GRUNDRISS DER GESAMTEN CHIRURGIE

VON

FRITZ HOLLE

APL. PROFESSOR DER CHIRURGIE
OBERARZT DER CHIRURGISCHEN UNIVERSITÄTSKLINIK WÜRZBURG

UNTER MITARBEIT VON

H. P. JENSEN

PRIVATDOZENT DER CHIRURGIE, INSBESONDERE NEUROCHIRURGIE
ASSISTENT DER NEUROCHIRURGISCHEN ABTEILUNG
DER CHIRURGISCHEN UNIVERSITÄTSKLINIK WÜRZBURG

SIEBENTE, VÖLLIG NEU BEARBEITETE AUFLAGE DES
»GRUNDRISS DER GESAMTEN CHIRURGIE«
TASCHENBUCH FÜR STUDIERENDE UND ÄRZTE

VON

E. SONNTAG

MIT 652 ABBILDUNGEN

ERSTER TEIL

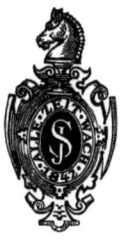

SPRINGER-VERLAG BERLIN HEIDELBERG GMBH
1960

ISBN 978-3-642-48464-3   ISBN 978-3-642-86908-2 (eBook)
DOI 10.1007/978-3-642-86908-2

Alle Rechte, insbesondere das der Übersetzung in fremde Sprachen, vorbehalten

Ohne ausdrückliche Genehmigung des Verlages ist es auch nicht gestattet, dieses Buch oder Teile daraus auf photomechanischem Wege (Photokopie, Mikrokopie) zu vervielfältigen

© Springer-Verlag Berlin Heidelberg 1937, 1942, 1949 and 1960
Ursprünglich erschienen bei Springer-Verlag OHG / Berlin • Göttingen • Heidelberg 1960
Softcover reprint of the hardcover 7th edition 1960

Die Wiedergabe von Gebrauchsnamen, Handelsnamen, Warenbezeichnungen usw. in diesem Werk berechtigt auch ohne besondere Kennzeichnung nicht zu der Annahme, daß solche Namen im Sinn der Warenzeichen- und Markenschutz-Gesetzgebung als frei zu betrachten wären und daher von jedermann benutzt werden dürften

HERRN PROFESSOR
DR. WERNER WACHSMUTH
IN DANKBARKEIT UND VEREHRUNG GEWIDMET

Vorwort zur siebenten Auflage

„Nil est sine ratione", *Leibniz*
„Nichts ist ohne Grund", *Heidegger*

Auf diesen vier Worten von *Leibniz* ruht die Idee der Universität, und mit ihr die Chirurgie. Ein „Grundriß der gesamten Chirurgie" soll der chirurgischen Begriffsbildung dienen, die Gründe der chirurgischen Erkrankungen aufdecken und das chirurgische Handeln erklären. Die Grundlagen des Urteils sind in der Chirurgie, wie überall sonst, unveränderlich; denn sie gehorchen den logischen Denkgesetzen. Praktisches chirurgisches Handeln hingegen bleibt stets wandelbar und ist seinem Wesen nach unvollendbar, weil die restlose Synthese eines endgültigen Urteils in der Praxis ein Ideal bleibt und im Augenblick der modernen Entwicklung der Chirurgie vollends unmöglich ist. Chirurgische Vollkommenheit könnte nur dort erreicht werden, wo sich ein definitives Urteil aus unbestechlicher Beobachtung und reiner Vernunft bilden könnte und wo sich Kühnheit des Vorgehens und sublimes Zartgefühl in einer Hand vereinigt fänden.

Der Einbruch des technischen Zeitalters in die Medizin mit seiner tiefgehenden Umformung des idealistischen in ein mechanistisches Weltbild ist an der Chirurgie als dem technischen Fach der Medizin naturgemäß nicht spurlos vorübergegangen. Die operativen Möglichkeiten wurden in ungeahntem Maße ausgeweitet und ein großes Neuland dem chirurgischen Zugriff erschlossen. Zur Bewältigung der Fülle von technischen Neuerungen und Einzelheiten ist zur Zeit in den großen chirurgischen Zentren eine extreme Spezialisierung, ja sogar Automation, unumgänglich geworden. Dieser Vorgang bedroht die Einheit der Chirurgie durch fortschreitende Vereinseitigung und Nivellierung. Es besteht die Gefahr, daß der chirurgische Spezialist auf das Niveau eines Routinehandwerkers herabgedrückt wird. Solches geschieht vor allem dann unweigerlich, wenn der angehende Chirurg von vornherein vor dem Umfang des zu bewältigenden Stoffes kapituliert und sich ins Einzelne begibt, bevor er wirkliche Einsicht und Erfahrung in der Allgemeinen Chirurgie und einen Überblick über die gesamte Chirurgie gewonnen hat. Niemand vermag heute mehr sämtliche chirurgischen Eingriffe manuell zu beherrschen. Es darf aber kein Chirurg den Versuch unterlassen, die Fundamente der allgemeinen und speziellen Chirurgie und den Aspekt der Chirurgie als Wissenschaft in sich aufzunehmen. Dann erst kann die technische Perfektion unseres Zeitalters mit ihren bewundernswerten Möglichkeiten für den einzelnen Chirurgen im speziellen Detail ein Mittel zur Entfaltung von Meisterschaft werden. Wer zu diesem Ziel gelangen will – und das muß jeder Chirurg – der sollte den Weg vom Allgemeinen zum Einzelnen und umgekehrt, in beiden Richtungen durch unablässige aufmerksame Betreuung seiner Kranken und Beschäftigung mit seinem Fach sowie durch stete kritische Überprüfung seiner selbst zu Ende zu gehen versuchen.

Aus den genannten Gründen wird in der hiermit vorgelegten Neubearbeitung der Versuch gewagt, das Gebiet der gesamten Chirurgie in einem Kompendium darzustellen, welches das Allgemeingültige in den Grundzügen hervorhebt. Die Neubearbeitung baut auf den bewährten Grundsätzen des *Sonntag*schen Grundrisses weiter. Sie soll ein Leitfaden für das Studium, ein Repetitorium für das Examen und ein Vademecum für Unterricht und Praxis, keinesfalls ein Ersatz für Lehr- und Handbücher, sein. Hierzu war es notwendig, den schon von *Sonntag* gehegten Plan zu verwirklichen und eine größere Anzahl halbschematischer Abbildungen einzufügen, durch welche vor allem dem Anfänger das Vorstellungsvermögen erleichtert wird. Neben zahlreichen Streichungen waren auf allen Teilgebieten noch weit mehr Ergänzungen und teilweise die Einfügung völlig neuer Kapitel erforderlich. Eine erhebliche Vergrößerung des Buchumfanges war daher nicht vermeidbar. So wurden z. B. eingefügt: im Allgemeinen Teil die Kapitel Anästhesie, Bluttransfusion und Blutersatz, Thrombose und Embolie, Chemotherapie, Pathophysiologie des chirurgischen Eingriffs, Funktionsdiagnostik, und im Speziellen Teil die Kapitel, welche die Neurochirurgie und Thoraxchirurgie umfassen sowie Abschnitte der Urologie, Gliedmaßen- und Unfallchirurgie und Begutachtung betreffen. Aus Gründen des praktischen Bedürfnisses wurde der frühere Teil „Operationslehre" durch einen kurzen, nur aus Abbildungen bestehenden Abschnitt „Dringliche Operationen" ersetzt und dafür das Prinzip der typischen Eingriffe am Ort ihrer häufigsten Indikation in den Speziellen Teil eingearbeitet. Gleich dem Erstverfasser ist sich auch der Nachfolger bewußt, daß der Neuauflage zahlreiche Mängel anhaften, für welche um Nachsicht und kritische Verbesserungsvorschläge gebeten wird.

Meinen besonderen Dank möchte ich an dieser Stelle meinem chirurgischen Lehrer und stets verständnisvollen Chef, Herrn Professor Dr. *W. Wachsmuth*, Direktor der Chirurgischen Universitäts-Klinik Würzburg, abstatten, der mir alle erdenkliche Unterstützung für die Ausarbeitung der vorliegenden Neuauflage angedeihen ließ. Einen wesentlichen Teil der Neubearbeitung verdanke ich Herrn Privatdozent Dr. *Hans-Peter Jensen*, Assistent der Neurochirurgischen Abteilung der Chirurgischen Universitäts-Klinik Würzburg, welcher die Bearbeitung der Abschnitte 1–8 des Speziellen Teils übernommen hat. Für wertvolle Anregungen und Hilfe beim Lesen der Korrekturen danke ich den Herren Dr. *F. Becker*, P. D. Dr. *G. Heinrich*, Dr. *W. Klein*, Dr. *H. Kranz*, P. D. Dr. *W. Lutzeyer*, P. D. Dr. *R. Schautz*, P. D. Dr. *G. Viehweger*, P. D. Dr. *H. J. Viereck* von der Chirurgischen Universitäts-Klinik Würzburg, Herrn Prof. Dr. *Th. Dimmling* vom Hygienischen Institut der Universität Würzburg, meiner Frau und Mitarbeiterin Dr. *G. E. Holle* von der Med. Univ.-Poliklinik Würzburg sowie dem Zeichner Herrn *J. S. Pupp*, welcher die ihm gestellte Aufgabe, mit möglichst einfachen zeichnerischen Mitteln eindringliche, halbschematische Zeichnungen zu liefern, aufs beste gelöst hat und der Sekretärin Fräulein *A. Schneider* für das sorgfältige Schreiben des Manuskriptes.

Als Unterlagen dienten die meisten modernen Lehr- und Handbücher des inländischen und ausländischen Schrifttums sowie zahlreiche Monographien, deren Aufzählung im einzelnen unmöglich ist. Besonders hervorgehoben seien lediglich folgende Werke, von welchen z. T. auch das Abbildungsmaterial entlehnt wurde:

d'Abreu: Practice of thoracic Surgery.
d'Allaines: Chirurgie du coeur.
d'Allaines: Die chirurgische Behandlung des Rektumkarzinoms.
Bauer: Das Krebsproblem.
Bier – Braun – Kümmell: Chirurgische Operationslehre.
Bing: 1. Lehrbuch der Nervenkrankheiten. 2. Kompendium der topischen Gehirn- und Rückenmarksdiagnostik.
Bodechtel: Differentialdiagnose neurologischer Krankheitsbilder.
Böhler: Die Technik der Knochenbruchbehandlung.
Boeminghaus: Lehrbuch der Urologie.
Breitner: Chirurgische Operationslehre.
Brunner – Henschen – Heußer: Lehrbuch der Chirurgie.
Bürkle de la Camp – Rostock: Handbuch der gesamten Unfallheilkunde.
Bunnel – Surgery of the hand.
Campbell: Operative Orthopedics.
Chusid – McDonald: Correlative and Functional Neuroanatomy.
Clara: Das Nervensystem des Menschen.
Dandy: Hirnchirurgie.
Davis: The Principles of Neurological Surgery.
Dennig: Lehrbuch der inneren Medizin.
Fischer – Herget – Molineus: Das ärztliche Gutachten im Versicherungswesen.
Frey, E. K. – Kuetgens: Chirurgie des Herzens und der großen Gefäße.
Frey – Hügin – Mayrhofer: Lehrbuch der Anästhesie.
Garré – Stich – Bauer: Lehrbuch der Chirurgie.
Grob: Lehrbuch der Kinderchirurgie.
Guleke: Die bösartigen Geschwülste des Dickdarmes und Mastdarmes.
Handbuch der Inneren Medizin.
Handbuch der Thoraxchirurgie.
Handbuch der speziellen pathologischen Anatomie und Histologie.
Handbuch der Neurochirurgie.
Handbuch der Urologie. (Sämtlich Springer-Verlag.)
Handbuch der Orthopädie.

Hellner – Nissen – Voßschulte: Lehrbuch der Chirurgie.
Jacobi – Loeweneck: Operable Herzleiden.
Kahn – Bassett – Schneider – Crosby: Correlative Neurosurgery.
Kaufmann: Lehrbuch der speziellen pathologischen Anatomie.
Kautzky – Zülch: Neurologisch-neurochirurgische Röntgendiagnostik.
Killian – Weese: Die Narkose.
Kirschner: Operationslehre.
Kirschner – Nordmann: Die Chirurgie.
Kleist: Kriegsverletzungen des Gehirns in ihrer Bedeutung für die Hirnlokalisation und Hirnpathologie.
Kremer: Die Chirurgie der Arterien.
v. Lanz – Wachsmuth: Praktische Anatomie.
Lange, M: Orthopädisch-Chirurgische Operationslehre.
Laubenthal: Leitfaden der Neurologie.
Lexer – Rehn: Allgemeine Chirurgie.
Lezius: Die Lungenresektionen.
Lindemann – Kuhlendahl: Die Erkrankungen der Wirbelsäule.
Lob: Die Wirbelsäulenverletzungen und ihre Ausheilung.
Monrad – Krohn: Die klinische Untersuchung des Nervensystems, 2. Aufl.
Nissen: Operationen am Oesophagus.
Oberdahlkoff – Vieten – Karcher: Klinische Röntgendiagnostik chirurgischer Erkrankungen.
Reichardt: Unfall und Rentenbegutachtung.
Reiferscheid: Chirurgie der Leber.
Rush – Gelbke, Technik der intramedullären Frakturfixation.
Saegesser: Spezielle chirurgische Therapie.
Schaltenbrand: Lehrbuch der Neurologie.
Schinz – Baensch: Lehrbuch der Röntgendiagnostik.
Schmorl – Junghanns: Die gesunde und die kranke Wirbelsäule in Röntgenbild und Klinik.
Souttar: Textbook of British Surgery.
Stucke: Leberchirurgie.
Sunder – Plaßmann: Sympathicuschirurgie.
Thorek: Modern Surgical Technic.
Wanke: Chirurgie der großen Körpervenen.
Watson – Jones: Fractures and Joint-injuries.
Wullstein – Wilms: Lehrbuch der Chirurgie.
Zenker – Heberer: Die Lungenresektion.
Zülch: Die Hirngeschwülste in biologischer und morphologischer Darstellung.
Zukschwerdt und Mitarbeiter: Wirbelgelenk und Bandscheibe.

Nicht zuletzt gebührt dem Springer-Verlag Anerkennung und Dank dafür, daß er mir die Aufgabe der Neubearbeitung des „Grundrisses" vertrauensvoll übertrug und die Form und Ausstattung des Buches durch großzügiges Entgegenkommen in jeder Weise gefördert hat.

Würzburg, den 10. März 1960

FRITZ HOLLE

Inhaltsverzeichnis

ERSTER BANDTEIL
(S. 1-919)

Erster Teil
Allgemeine Chirurgie

	Seite
Zeittafel. Entwicklung der Chirurgie seit Hippokrates	1
1. Abschnitt: **Aseptik**	8
A. Körperoberfläche	9
1. Operateur und Assistenten (Händedesinfektion)	10
2. Patient (Operationsfeld)	12
B. Operationsmaterial	14
I. Instrumente	14
II. Naht- und Verbindungsmaterial	16
III. Tupfer, Verbandstoff und Handschuhe sowie Operationswäsche	19
C. Operationsräume (Verhalten im Operationssaal)	21
2. Abschnitt: **Anästhesie**	24
A. Allgemeine Betäubung (Narkose)	25
1. Instrumentarium	27
2. Vorbereitung	27
3. Prämedication	28
4. Lagerung	29
5. Einleitung der Inhalationsnarkose	30
6. Verlauf bzw. Leitung der Inhalationsnarkose (Narkosestadien)	31
7. Nachbehandlung	33
8. Komplikationen der Allgemeinbetäubung	34
9. Notwendige Voraussetzungen zur Allgemeinbetäubung	39
10. Inhalationsnarkosen	52
11. Die intravenöse Narkose	55
12. Die rectale Narkose	58
13. Potenzierte Narkose und pharmakologische Hibernation	60
14. Künstliche Hypothermie	64
15. Extracorporaler Kreislauf (Herz-Lungenmaschine)	65
B. Spezielle Anästhesie	66
1. Thoraxchirurgie	66
2. Abdominalchirurgie	72
3. Gefäße	74
4. Eingriffe am vegetativen Nervensystem und an endokrinen Organen	74
5. Neurochirurgie	75
6. Kopf- und Halschirurgie	76
7. Zahn-, Mund- und Kieferchirurgie	77
8. Wiederherstellungs- und Unfallchirurgie	77
9. Urologie	78
10. Oto-Rhino-Laryngologie	79
11. Endoskopien	79
12. Anästhesie bei Kindern	80
C. Örtliche Betäubung (Lokalanästhesie)	82
I. Allgemeine Anwendung	82
1. Lokale Kälteanästhesie	82
2. Lokalanästhesie mit chemischen Mitteln	83
II. Spezielle Anwendung	92
1. Thoraxchirurgie	92
2. Abdominalchirurgie	93
3. Neurochirurgie	93
4. Kopf-Hals-Chirurgie	94
5. Wiederherstellungs- und Unfallchirurgie	94
6. Urologie	94
7. Endoskopien	95
3. Abschnitt: **Wunde, Wundheilung, Wundbehandlung**	95
A. Wunde	95
1. Wundarten	95
2. Geschosse	99
B. Wundheilung	100
I. Stadien der Wundheilung	101
1. Stadium der Latenz	101
2. Stadium der Wundreinigung	102
3. Stadium der Assimilation oder des Aufbaus	103
4. Stadium der Vernarbung	103
II. Arten der Wundheilung	104
III. Pathologie der Narbe	104
IV. Die Regeneration	105
Die Regeneration einzelner Gewebe und Organe	106
C. Die Wundbehandlung	108
I. Wundversorgung	108
II. Behandlung im Körper steckengebliebener Fremdkörper, einschließlich Steckgeschosse	113
III. Wundnaht	115
IV. Ableitung des Wundsekrets (Drainage)	118
1. Stoff-, Docht- oder Capillardrainage, sog. Tamponade	118
2. Röhren- oder eigentliche Drainage	119
V. Blutung, Blutsparung und Blutstillung	120
1. Blutung	120
2. Blutsparung	122
3. Blutstillung	122

	Seite
VI. Wundverband	127
1. Bei aseptischen (operativen oder akzidentellen) Wunden	127
2. Bei infizierten bzw. granulierenden Wunden	128
VII. Sonstige Methoden der Wundbehandlung	144
VIII. Geschwür, Fistel, Narbe	146
1. Geschwür	146
2. Fistel (Fistula)	147
3. Narbe	149

4. Abschnitt: Plastik und Transplantation .. 149

A. Plastik	149
I. Die direkte Naht	150
II. Bildung lokaler Verschiebelappen	150
III. Stiellappen	151
B. Transplantation	153
I. Schicksal der freien Transplantation	153
1. Haut	155
2. Schleimhaut	157
3. Knochen	157
4. Knorpel	158
5. Gelenke bzw. Gelenkteile	158
6. Fett	158
7. Fascie (Kirschner)	158
8. Seröse Häute	159
9. Netz	159
10. Sehnen	159
11. Muskeln	159
12. Nerven	159
13. Gefäße	159
14. Organe	160

5. Abschnitt: Nekrose 160

1. Allgemeines	160
2. Besonderes	162
A. Nekrose durch Trauma	162
B. Nekrose durch Druck, Abschnürung, Einklemmung und Stieldrehung	162
C. Nekrose durch thermische und chemische Ursachen	163
D. Nekrose durch arterielle Thrombose und Embolie	164
E. Nekrose durch chronische Gefäßerkrankungen (einschließlich periphere Durchblutungsstörungen)	165
I. Physiologie und Pathologie	166
II. Pathogenese und Ätiologie	169
III. Diagnostik	171
IV. Symptomatologie, Klinik und Therapie	175
1. Vorwiegend funktionelle Durchblutungsstörungen	175
2. Durchblutungsstörungen mit vorwiegend entzündlichen Gefäßveränderungen	178
3. Durchblutungsstörungen mit vorwiegend degenerativen Gefäßveränderungen	182

6. Abschnitt: Verletzungen, ausschließlich Frakturen und Luxationen 187

A. Mechanische Verletzungen	187
1. Haut und Unterhaut	187
2. Fascien und Muskeln	189
3. Sehnen	190
4. Sehnenscheiden und Schleimbeutel	193
5. Periphere Nerven (vgl. Spez. Chir. Kap: Periphere Nerven)	194
6. Blutgefäße	197
7. Lymphgefäße	200
8. Gelenke	201
B. Thermische und strahlenenergetische Verletzungen	202
1. Kälteschäden	202
2. Verbrennung (Combustio)	204
3. Elektrounfall	207
4. Strahlenenergetische Verletzungen	210
C. Chemische Verletzungen	214

7. Abschnitt: Pathophysiologie des chirurgischen Eingriffs 215

A. Das Operationsrisiko und die postaggressorische Krankheit	215
B. Störungen des Wasser- und Salzhaushaltes	220
1. Reiner Wassermangel	221
2. Reiner Wasserüberschuß	222
3. Salzmangel	222
4. Salzüberschuß	223
5. Kombinierte Wasser- und Salzstörungen	223
6. Kaliumhaushalt	224
C. Störungen des Eiweiß- und Lipoidhaushaltes	225
I. Verhalten der Plasmaproteine nach Operationen	225
II. Eiweißmangelzustände	225
III. Diagnose des Eiweißmangels	226
D. Störungen des Kreislaufs (Schock und Kollaps)	228
I. Gebräuchliche Einteilungen des Schock-Kollaps-Syndroms	229
1. Der Spannungskollaps oder die Kreislaufzentralisation	230
2. Der Entspannungskollaps	231
3. Der paralytische Kollaps	232
E. Bluttransfusion und Blutersatz	234
I. Bluttransfusion	234
1. Serologie	235
2. Allgemeine Blutspenderuntersuchung	241
3. Blutkonservenherstellung	242
4. Indikation	243
5. Technik	244
6. Transfusionsschäden	247
7. Austauschtransfusion	250
II. Blutersatz	251
1. Colloidale Lösungen	251
2. Kristalloide Lösungen	252
F. Thrombose und Embolie	253
1. Morphologie	253
2. Lokalisation	254
3. Einteilung	256
4. Pathogenese	256
5. Häufigkeit	258
6. Diagnostik	258
7. Prophylaxe	258
8. Therapie	262
G. Fettembolie	266
H. Diabetes	268
1. Präoperative Stoffwechselführung	268
2. Postoperative Stoffwechselführung	268
3. Traumatischer Diabetes	269
J. Säuferwahnsinn (Delirium tremens)	269

8. Abschnitt: Chirurgisch-klinische Funktionsdiagnostik 270

I. Schilddrüse	270
1. Grundumsatzbestimmung	270

2. Grundumsatzbestimmung mit spezifisch-dynamischer Eiweißwirkung 270
3. Kohlehydratstoffwechsel 271
4. Radio-Jod-Stoffwechsel 271
II. Nebenschilddrüse 272
1. Hyperparathyreoidismus 272
2. Hypoparathyreoidismus 272
III. Nebenniere 273
1. Hypophysenvorderlappen-Nebennierenrindensystem ... 273
2. Chromaffines System 275
IV. Gonaden 276
V. Herz und Kreislauf 277
1. Kreislaufregulationsprüfung nach Schellong 277
2. Atemanhalteprüfung 278
3. Veritol-Test 278
4. Histamin-Belastungs-Test ... 278
5. Venendruckmessung 278
6. Blutströmungsgeschwindigkeitsmessung 279
7. Bestimmung der aktiven Blutmenge 280
8. Elektrokardiogramm 280
9. Phonokardiogramm 281
10. Röntgenologische Herzfunktionsdiagnostik 281
11. Angiokardiographie 282
12. Herzkatheterismus 282
13. Blutgasanalyse 283
14. Intrakardiale Druckmessung 283
VI. Atmung und Lungenfunktion ... 284
1. Physiologie und Pathophysiologie der Atmung 284
2. Methoden der Atemfunktionsprüfung 286
3. Begriffsbestimmung, Gliederung und Merkmale der Insuffizienzgruppen 290
VII. Nierenfunktion 292
1. Prüfung der Nierengesamtleistung 292
2. Prüfung der Einzelleistung jeder der beiden Nieren..... 295
VIII. Magen 297
1. Probefrühstück 297
2. Coffeinprobetrunk 297
3. Alkoholprobetrunk 297
4. Histaminprobe 298
IX. Pankreas.................... 299
1. Schmidtsche Probekost 299
2. Ätherreflex 299
3. Fermententgleisung 299
4. Prostigmintest 299
5. Mydriasistest 300
6. Sekretintest 300
7. Stärketoleranztest 300
8. Quantitative fraktionierte Pankreassaftuntersuchung .. 301
X. Leber und Galle 301
1. Gallenfarbstoffe im Blut und Urin 301
2. Leberfunktionsprüfungen ... 301
3. Kohlehydratstoffwechsel 303
4. Entgiftungsfunktionsproben . 303
5. Chromodiagnostik 303
6. Bestimmung der alkalischen Phosphatase............... 304
XI. Blutkrankheiten 304

9. Abschnitt: Chirurgische Erkrankungen der einzelnen Gewebe 307
1. Haut und Schleimhaut 307
2. Muskeln 311

3. Sehnen und Sehnenscheiden . 311
4. Schleimbeutel 313
5. Blut- und Lymphgefäße 314
6. Nerven 319
7. Gelenke 322
8. Knochen 333

10. Abschnitt: Die chirurgischen Infektionskrankheiten 343
A. Allgemeines 343
I. Wesen der Infektion 343
II. Infektionserreger 344
III. Folgen der Infektion 345
1. Entzündung 346
2. Fieber 350
3. Natürliche Schutzkräfte des Organismus 352
4. Ehrlichs Seitenkettentheorie . 353
5. Seuchenimmunität 353
6. Vaccine und Serumtherapie . 354
7. Überempfindlichkeit (Anaphylaxie) bzw. Serumkrankheit 355
B. Spezielles über die einzelnen Infektionskrankheiten 356
I. Pyogene (aerobe) Infektion..... 356
1. Haut und Unterhaut 361
2. Schleimhäute 365
3. Lymphgefäße und -drüsen .. 366
4. Blutgefäße 367
5. Knochen 368
6. Gelenke 373
7. Sehnenscheiden und Schleimbeutel 376
8. Muskeln: Myositis acuta purulenta 377
9. Seröse Höhlen: Pleuritis, Perikarditis, Meningitis......... 377
10. Innere Organe 378
II. Die pyogene Allgemeininfektion mit und ohne Metastasen....... 378
III. Die putride (anaerobe) Wund- und Allgemeininfektion, spez. Gasbrand bzw. Gasödem, bzw. Gasphlegmone und malignes Ödem; Wangenbrand und Hospitalbrand 382
IV. Chirurgische Infektionskrankheiten 387
1. Wundinfektion durch Giftstoffe: Wundvergiftung 387
2. Chirurgische Viruserkrankungen 389
3. Wundstarrkrampf (Tetanus) . 392
4. Diphtherie 396
5. Milzbrand (Anthrax) 400
6. Rotz- oder Hautwurm (Malleus) 401
7. Morbus Bang (Brucellosis)... 402
8. Tularämie................. 403
9. Erysipeloid (Schweinerotlauf) 403
10. Strahlenpilzkrankheit (Aktinomykose) 404
11. Streptotrichose (Madurafuß). 406
12. Blastomykose (Kryptococcosis, Torulosis) 406
13. Sporotrichosis 406
14. Coccidiomykosis 407
15. Moniliasis (Soor) 407
16. Sklerom oder Rhinosklerom . 407
17. Aussatz (Lepra)............ 408
18. Tuberkulose 409
19. Syphilis (Lues) 423
20. Rattenbißkrankheit (Sodoku) 431

	Seite
11. Abschnitt: **Geschwülste**	431
A. Allgemeiner Teil	431
1. Mesenchymale Geschwülste	432
2. Epitheliale Geschwülste	432
3. Mischgeschwülste	432
4. Cysten	432
5. Hirntumoren	432
Ätiologie der Geschwülste	433
1. Vererbung	433
2. Parasiten, Bakterien, Viren	434
3. Chemische Stoffe	435
4. Physikalische Einwirkungen	437
5. Mutationstheorie	441
6. Theorie der irreversiblen Summationswirkung	441
Kausale Therapie	444
1. Operativ	444
2. Konservativ	446
3. Chemotherapie der Geschwülste	449
B. Spezieller Teil	453
1. Gutartige Geschwülste der Binde- und Stützgewebe	453
2. Bösartige Geschwülste der Binde- und Stützgewebe	463
3. Gutartige epitheliale Geschwülste	474
4. Bösartige epitheliale Geschwülste (Carcinome)	489
5. Mischgeschwülste	500
6. Cysten	502

Zweiter Teil

Spezielle Chirurgie

I. Kapitel

Gehirnschädel, Gehirn und Rückenmark, Wirbelsäule, periphere Nerven und vegetatives Nervensystem

1. Abschnitt: **Weiche Schädeldecke**	509
A. Verletzungen	509
I. Geschlossene Verletzungen durch stumpfe Gewalt	509
II. Offene Verletzungen durch scharfe oder stumpfe Gewalt	511
B. Entzündungen	512
C. Geschwülste	512
2. Abschnitt: **Schädelknochen**	515
A. Deformitäten des Schädels	515
I. Mißbildungen des Schädelknochens	515
II. Sekundäre Schädeldeformitäten	518
B. Verletzungen des Schädels (Schädelbrüche)	518
I. Anatomie	518
II. Entstehung	519
III. Bedeutung	519
IV. Einteilung	519
V. Diagnose der Schädelfrakturen	521
VI. Differentialdiagnose	524
VII. Komplikationen der Schädelfrakturen	524
VIII. Verlauf	525
IX. Therapie	525
C. Entzündungen	526
D. Geschwülste	528
E. Schädelplastik	531
3. Abschnitt: **Anatomie des Zentralnervensystems** (Übersicht)	533
A. Rückenmark	533
I. Rückenmarksnerven	533
II. Rückenmarksquerschnitt	534
III. Rückenmarkshäute	534
IV. Arterielle Versorgung des Rückenmarks	534
B. Gehirn	535
I. Das Rautenhirn	535
II. Das Kleinhirn	536
III. Das Mittelhirn	536
IV. Das Zwischenhirn	537
V. Das Endhirn	539
VI. Hirnhäute	542
VII. Die Blutgefäße des Gehirns und seiner Häute	543
C. Die Leitungsbahnen zwischen Rückenmark und Gehirn	545
I. Aufsteigende (afferente) Leitungssysteme	545
II. Absteigende (efferente) Systeme	547
III. Kleinhirnsystem	548
4. Abschnitt: **Untersuchung und allgemeine Diagnostik des Nervensystems**	548
A. Hirnnerven	548
I. Nervus olfactorius	548
1. Anatomie	549
2. Untersuchung	549
3. Riechstörungen	549
II. Fasciculus opticus	549
1. Anatomie	549
2. Untersuchung	550
3. Sehstörungen	551
III. Nervus oculomotorius	552
IV. Nervus trochlearis, VI. Nervus abducens	552
1. Anatomie	552
2. Untersuchungen	553
3. Augenmuskelstörungen	555
V. Nervus trigeminus	557
1. Anatomie	557
2. Untersuchungen	559
3. Krankhafte Veränderungen	559
VII. Nervus facialis	560
1. Anatomie	560
2. Untersuchung	561
3. Krankhafte Veränderungen	562
VIII. Nervus statoacusticus	563
1. Anatomie	563
2. a) Untersuchungen des Hörapparates	564
2. b) Untersuchungen des Gleichgewichtsapparates	565
3. Krankhafte Veränderungen	567

	Seite
4. Topik der Läsionen, die pathologische Veränderungen des Nystagmus und der Blickbewegungen hervorrufen	570
IX. Nervus glossopharyngicus	572
1. Anatomie	572
2. Untersuchungen	572
3. Krankhafte Veränderungen	573
X. Nervus vagus	573
1. Anatomie	573
2. Untersuchung	575
3. Krankhafte Veränderungen	575
XI. Nervus accessorius	576
1. Anatomie	576
2. Untersuchung	576
3. Krankhafte Veränderungen	577
XII. Nervus hypoglossus	577
1. Anatomie	577
2. Untersuchung	577
3. Krankhafte Veränderungen	577
B. Motorik	578
I. Inspektion	579
1. Unwillkürliche Bewegungen (Hyperkinesen)	580
2. Hypokinese oder Akinese	581
II. Muskeltonus und passive Beweglichkeit	581
III. Aktive Beweglichkeit	582
1. Langsamkeit der Bewegungen	582
2. Stärke der Bewegungen	582
3. Mitbewegung	582
IV. Koordination	583
V. Reflexe	583
C. Sensibilität	587
I. Oberflächensensibilität	588
II. Tiefensensibilität	588
III. Kombinierte Sensibilität	589
D. Sprache, Handlungsfolgen (Praxie) und gnostische Funktionen	589
I. Sprache	589
II. Handlungsfolgen (Praxie)	591
III. Agnosie	591
E. Psychischer Befund	592
I. Bewußtsein	592
II. Orientierung	592
III. Aufmerksamkeit und Konzentration	593
IV. Besinnung (Produktivität)	593
V. Gedächtnis und Merkfähigkeit	593
VI. Affektivität und Stimmung	593
VII. Wahrnehmungen	594
VIII. Denkstörungen und Intelligenz	594
IX. Störung des Bedeutungserlebens	595
F. Röntgenuntersuchungen	595
I. Schädelleeraufnahmen	595
II. Luftdarstellung der intrakraniellen Liquorräume	596
III. Arteriographie	599
IV. Wirbelsäulenleeraufnahmen	602
V. Myelographie	603
G. Elektroencephalographie	603
H. Elektrische Untersuchung	605
J. Liquordiagnostik	608
I. Liquorentnahme	608
II. Queckenstedtscher Versuch	609
III. Liquorwerte	609
K. Übersicht über die wichtigsten Muskeln des Rumpfes und der Extremitäten, deren nervöse Versorgung, ihre wichtigsten normalen Funktionen und Ausfallserscheinungen	610

	Seite
5. Abschnitt: **Gehirn**	630
A. Mißbildungen	630
I. Cephalocelen (Hirnbrüche)	630
1. Definition	630
2. Entstehung	630
3. Einteilung nach der Lokalisation	630
4. Diagnose	630
5. Differentialdiagnose	631
6. Prognose	631
7. Therapie	631
II. Cyclopie und Arhinencephalie	631
III. Anencephalie	631
IV. Balkenmangel	631
V. Doppelbildungen	632
VI. Megalencephalie	632
VII. Mikroencephalie	632
VIII. Angeborene Kernlähmung der Hirnnerven	632
IX. Ependymcysten	633
X. Kolloidcysten	633
XI. Septum-pellucidum-Cysten	633
XII. Arachnoidalcysten	633
XIII. Cerebrale Kinderlähmung	634
1. Begriffsbestimmung	634
2. Ätiologie	634
3. Pathologische Anatomie	634
4. Symptome	635
5. Diagnose	636
6. Differentialdiagnose	636
7. Prognose	636
8. Therapie	636
XIV. Hydrocephalus	639
1. Wesen	639
2. Ursachen	639
3. Folgen des Hydrocephalus	640
4. Symptome	640
5. Diagnose	640
6. Therapie	641
XV. Phakomatosen	642
1. Neurofibromatose	642
2. Tuberöse Sklerose	643
3. Hippel-Lindausche Krankheit	643
4. Sturge-Webersche Krankheit	644
B. Hirnverletzungen	644
I. Gedeckte Hirnverletzungen	644
1. Definition	644
2. Einteilung und Symptomatologie	644
3. Verlauf und Prognose	651
4. Diagnose	652
5. Differentialdiagnose	652
6. Therapie	652
7. Begutachtung	654
8. Detonationsschäden des Zentralnervensystems	654
9. Komplikationen	655
II. Offene Hirnverletzungen	663
1. Definition	663
2. Wesen	663
3. Allgemeine Symptomatik	663
4. Allgemeine Therapie	664
5. Offene Hirnverletzungen durch stumpfe Gewalt	665
6. Offene Hirnverletzungen durch scharfe Gewalt	668
7. Schußverletzungen des Gehirns	668
C. Epilepsie	672
I. Wesen	672
II. Erkrankungsalter	672
III. Pathophysiologie	672
IV. Symptomatologie cerebraler Anfälle	673

	Seite
1. Der große cerebrale Anfall (generalisierter Anfall = Grand mal)	673
2. Status epilepticus	674
3. Der kleine cerebrale Anfall (Petit mal)	674
4. Epileptische Ausnahmezustände	674
5. Der Herdanfall (Jackson-Anfall)	675
6. Seltene Anfallsformen	676
V. Ursache der cerebralen Anfälle	676
1. Genuine Epilepsie	676
2. Symptomatische Epilepsie	676
VI. Differentialdiagnose	677
1. Psychogener Anfall	677
2. Tetanischer Anfall	677
3. Narkolepsie	678
4. Schwindelanfälle	678
5. Vasovegetative Krisen	678
VII. Komplikationen	678
VIII. Diagnose	678
IX. Therapie	678
1. Allgemeinbehandlung	678
2. Medikamentöse Behandlung	679
3. Operative Behandlung	679
X. Prognose	680
XI. Begutachtung	681
D. Entzündungen	681
I. Entzündungen der Dura mater (Pachymeningitis)	681
1. Pachymeningitis externa (extraduraler Absceß)	681
2. Pachymeningitis interna (subduraler Absceß)	681
II. Entzündungen der weichen Häute (Leptomeningitis)	681
1. Eitrige, speziell traumatische Meningitis (Meningitis purulenta)	681
2. Andere Meningitisformen (Differentialdiagnose)	682
3. Therapie	683
III. Gehirnentzündung (Encephalitis)	683
IV. Hirnabsceß	683
V. Sinusthrombose	685
E. Hirngeschwülste (Tumor cerebri) Einteilung nach Zülch	685
A. Neuroepitheliale Tumoren	686
I. Medulloblastom	686
1. Medulloblastom des Kleinhirns	686
2. Retinoblastom	686
3. Pineoblastom	686
4. Sympathoblastom	686
II. Gliome	686
1. Spongioblastom	686
2. Oligodendrogliom	687
3. Astrocytom	687
4. Glioblastoma multiforme	687
III. Paragliome	687
1. Ependymom	687
2. Plexuspapillom	688
3. Pinealom	688
4. Neurinom	688
IV. Gangliocytome	689
1. Gangliocytom des Großhirns, der Oblongata und des Rückenmarkes	689
2. Gangliocytom des Kleinhirns	689
3. Gangliocytom des Sympathicus	689
B. Mesodermale Tumoren	690
1. Meningeome	690
2. Angioblastome	692

	Seite
3. Fibrome	692
4. Sarkome	692
5. Chondrome	693
6. Lipome	693
7. Osteome und Osteosarkome	693
8. Chordome	693
C. Ektodermale Tumoren	693
1. Kraniopharyngeome	693
2. Hypophysenadenome	694
3. Zylindromatöse Epitheliome	694
D. Mißbildungstumoren	695
1. Epidermoide	695
2. Dermoide	695
3. Teratome und Teratoide	695
E. Gefäßmißbildungen und Gefäßgeschwülste	695
1. Angiome und Aneurysmen	695
F. Sonstige raumfordernde Prozesse	697
1. Unklassifizierte Geschwülste	697
2. Metastasen	697
3. Parasiten	697
4. Granulome	697
5. Arachnoidalcysten (adhäsive Arachnitis mit Cystenbildung)	697
6. Ependymitis	698
F. Spezielle Diagnostik und Behandlung intracranieller raumfordernder Prozesse	698
I. Allgemeines	698
II. Hirndruck	700
III. Hirndurchblutung	704
IV. Regionale Häufigkeit und Symptomatologie der Hirntumoren	707
V. Kraniocerebrale Topographie	710
VI. Hirntumoroperationen	711
VII. Hypophysenoperationen zur Behandlung geschlechtsgebundener Carcinome	713
G. Gesichtsschmerzen (Hirnnerven-Neuralgien)	713
1. Essentielle Trigeminusneuralgie	714
2. Symptomatische Trigeminusneuralgie	714
3. Glossopharyngicusneuralgie	715
4. Neuralgie des Ganglion sphenopalatinum	715
5. Faciale Sympathalgien	715
6. Neuralgie des Ganglion geniculi	715
7. Syndrom des Ganglion ciliare	715
8. Gesichtskausalgie	716
9. Trigeminusneuritis	716
10. Psychalgien	716
H. Therapie der Gesichtsschmerzen (speziell Operationsverfahren)	716
1. Essentielle Trigeminusneuralgie	716
J. Neurochirurgische Eingriffe am Gehirn bei psychischen oder motorischen Störungen und bei unstillbaren Schmerzen	719
I. Eingriffe am Stirnhirn (psychochirurgische Operationen im engeren Sinne)	719
1. Technik	719
2. Folgeerscheinungen	720
3. Indikationen	721
II. Eingriffe an den Stammganglien und am Thalamus	721
1. Technik	721
2. Indikationen	722
III. Sonstige Operationsverfahren, besonders zur Schmerzbekämpfung	723

1. Spinothalamische Traktotomie im Bereich der Medulla oblongata 723
2. Mittelhirntraktotomie 723
3. Rindenexcision der sensiblen Postzentralgebiete 724

6. Abschnitt: **Rückenmark** 724
   A. Topische Diagnostik der Rückenmarksläsionen 724
      I. Querschnittsdiagnostik 724
      II. Höhendiagnostik.............. 725
      III. Querschnittssymptome bei Durchblutungsstörungen des Rückenmarks im Zusammenhang mit mechanischer Gefäßirritation oder -kompression..... 728
   B. Mißbildungen 729
      I. Spina bifida posterior.......... 729
      II. Syringomyelie 731
      III. Diastematomyelie 731
      IV. Lipome des Conus und der Cauda equina 731
      V. Kongenitaler Hautsinus (Walker und Bucy 1934), Epidermoide und Dermoide 732
      VI. Teratome 733
      VII. Kongenitale Cysten der Rückenmarkshäute 733
   C. Entzündungen 733
      I. Intraspinale, epidurale Abscesse. 733
      II. Pachymeningitis spinalis externa 734
      III. Leptomeningitis 734
      IV. Chronische Meningopathie 734
      V. Myelitis 734
   D. Verletzungen 735
      I. Verletzungsarten 735
      II. Therapie der Rückenmarksverletzungen 737
      III. Sonstige Rückenmarksverletzungen 738
   E. Geschwülste 740
      I. Extradurale Tumoren 740
      II. Intradurale, extramedulläre Tumoren 741
      III. Intramedulläre Tumoren 741
      IV. Lokal- und Artdiagnose der Rückenmarkstumoren 742
      V. Operative Technik 743
   F. Behandlung Querschnittsgelähmter ... 745
      I. Frühbehandlung 745
      II. Spätbehandlung 747
   G. Operative Eingriffe am Rückenmark und den Rückenmarkswurzeln bei motorischen Störungen und unstillbaren Schmerzen 747
      I. Spastische Lähmungen 747
      II. Torticollis spasticus 747
      III. Unstillbare Schmerzen 748

7. Abschnitt: **Wirbelsäule** 749
   A. Mißbildungen und Variationen 749
      I. Mißbildungen der Wirbelkörper- und Bandscheibenreihe 749
      II. Mißbildungen der Wirbelbogenreihe und deren Fortsätze....... 751
      III. Regionalvariationen 755
      IV. Kombinierte Mißbildung der Wirbelsäule 757
   B. Alterung, Verschleiß, Degeneration; „Bandscheibenkrankheit" 757
      I. Allgemeines 757
      II. Pathologisch-anatomische Zustandsbilder 758

III. Klinische Untersuchung der Wirbelsäule 761
IV. Funktionelle vertebrale und vertebrogene neurale Krankheitsbilder (Vertebralsyndrome) 763
   1. Entstehung 763
   2. Klinische Syndrome........ 766
   3. Therapie 770
C. Wirbelsäulendeformitäten 772
   I. Kyphose 772
   II. Lordose 774
   III. Wirbelgleiten 774
   IV. Sacrum acutum 775
   V. Skoliose 775
   VI. Allgemeine Skoliosenbehandlung 778
D. Entzündungen 779
   I. Spondylitis tuberculosa 779
   II. Spondylitis osteomyelitica...... 786
   III. Spondylitis infektiosa......... 787
   IV. Spondylarthritis 788
E. Wirbelsäulenverletzungen 792
   I. Vorkommen 792
   II. Mechanik der Wirbelverletzungen...................... 792
   III. Einteilung der Wirbelsäulenverletzungen auf funktioneller und pathologisch-anatomischer Grundlage (nach Lob) 793
   IV. Unterschiedliches Verhalten der verschiedenen Wirbelsäulenabschnitte 795
   V. Ausheilungsvorgänge 796
   VI. Symptome und Diagnose....... 797
   VII. Therapie 799
   VIII. Prognose 800
F. Systemerkrankungen der Wirbelsäule . 800
   I. Osteoporosen 800
   II. Rachitis und Osteomalacie...... 801
   III. Osteodystrophien 802
G. Wirbelsäulenveränderungen bei Erkrankungen des blutbildenden und lymphatischen Apparates 804
   I. Osteopathie bei Blutkrankheiten 804
   II. Lymphogranulomatose......... 804
   III. Plasmocytom................. 804
H. Geschwülste 805

8. Abschnitt: **Periphere Nerven** 806
   A. Aufbau und Funktion.............. 806
   B. Untersuchung.................... 807
      I. Vorgeschichte 807
      II. Motorik 807
      III. Sensibilität und Schmerzen..... 808
      IV. Reflexe 809
      V. Autonome Funktionen......... 809
   C. Verletzungen 809
      I. Formen 809
      II. Differentialdiagnose 810
      III. Degeneration und Regeneration. 811
      IV. Wichtigste periphere Nervenverletzungen 813
   D. Entzündungen 818
   E. Geschwülste 818
      I. Neurinome 818
      II. Neurofibromatose 818
      III. Amputationsneurome.......... 818
      IV. Glomustumoren 819
      V. Seltene Tumorformen 819
   F. Operative Behandlung 819
      I. Indikation 819
      II. Typische operative Eingriffe.... 820
      III. Nachbehandlung 820
      IV. Prognose 820

9. Abschnitt: **Vegetatives Nervensystem** 822
A. Anatomie 822
   1. Grenzstrang und seine Äste.. 823
   2. Rami communicantes....... 823
   3. Präviscerale Ganglien 825
   4. Abdomino-pelvines System . 826
B. Physiologie 826
   1. Sympathicus (motorisch).... 826
   2. motorischer Sympathicus (funktionell) 827
   3. Sympathicus (sensibel) 828
   4. Reflexstufen des Sympathicus 828
   5. Aufbau der Ri communicantes 828
   6. Parasympathicus (motorisch) 828
   7. Parasympathicus (sensibel) .. 829
C. Häufigste Eingriffe am vegetativen Nervensystem 830
   1. Injektionen 830
   2. Operationen 830
D. Indikation zu Eingriffen am vegetativen Nervensystem 832
   1. Gehirn und Kopf 832
   2. Hals und Brust 834
   3. Abdomen 835
   4. Urogenitalsystem 837
E. Geschwülste 841

II. Kapitel
Gesicht

1. Abschnitt: **Gesicht und Gesichtsplastiken** 842
A. Mißbildungen 842
   1. Nasenspalten 843
   2. Schräge Gesichtsspalte (Meloschisis) 843
   3. Quere Gesichts- und Wangenspalte 843
   4. Mediane Spalte von Unterlippe und Unterkiefer....... 843
   5. Oberlippenspalte (Cheiloschisis s. Labium fissum)........ 843
   6. Unterlippenspalte 849
B. Gesichtsplastiken................. 849
   1. Augenbrauen und Lider..... 849
   2. Ohrmuschel 851
   3. Nase 852
   4. Lippen 855
   5. Wange 857
   6. Kinnersatz 857
   7. Plastiken bei Facialislähmung................... 858
C. Verletzungen 858
   1. Quetschwunden 858
   2. Schnitt- und Hiebwunden... 858
   3. Stichwunden 859
   4. Schußwunden 859
   5. Erfrierungen 859
D. Entzündungen 859
   1. Furunkel und Karbunkel ... 859
   2. Gesichtsphlegmone 860
   3. Wangenbrand (Noma) 860
   4. Gesichtsrose (Erysipel) 860
   5. Tuberkulose (Tuberculosis cutis luposa) 861
   6. Aktinomykose 861
   7. Syphilis 861
   8. Kopftetanus.............. 862
E. Geschwülste 862
   1. Fibrome 862
   2. Lipome 862
   3. Hämangiome 862
   4. Lymphangiome 862
   5. Sarkome 863
   6. Hautpapillome 863
   7. Adenome 863
   8. Dermoide und Epidermoide.. 863
   9. Carcinome 863
   10. Mischgeschwülste 864
   11. Atherome 864
   12. Xanthelasmen 864
   13. Schleimcysten 864
   14. Rhinophym 864
   15. Gesichtsneuralgien 865

2. Abschnitt: **Speicheldrüsen: Glandula parotis, submaxillaris (s. submandibularis), sublingulis und Blandin-Nuhnsche Drüse**.. 865
A. Mißbildungen 866
B. Verletzungen 866
C. Speichelfisteln 866
D. Fremdkörper und Speichelsteine...... 867
E. Entzündungen 868
F. Geschwülste 870

3. Abschnitt: **Lider, Tränendrüse, Auge, Orbita** 872
   1. Lider 872
   2. Tränenorgane 872
   3. Auge 873

4. Abschnitt: **Ohr** 875
A. Mißbildungen der Ohrmuschel........ 875
B. Verletzungen einschl. Fremdkörper im Gehörgang 875
C. Entzündungen 877
   1. Ohrmuschel 877
   2. Gehörgang 878
   3. Mittelohr 878
   4. Inneres Ohr 881
D. Geschwülste 881

5. Abschnitt: **Zähne und Kiefer**.......... 882
A. Mißbildungen 882
   I. Entwicklungsstörungen der Zähne 882
   II. Lokalanästhesie für sämtliche Eingriffe im Kieferbereich. Leitungsanästhesie der Äste des N. trigeminus 883
      1. Erster Trigeminusast (N. ophthalmicus) 883
      2. Zweiter Trigeminusast (N. maxillaris) 883
      3. Dritter Trigeminusast (N. mandibularis) 884
   III. Deformitäten der Kiefer 885
      1. Progenie 885
      2. Mikrogenie (Opisthogenie)... 885
      3. Mikrognathie 886
      4. Offener Biß 886
      5. Prognathie 886
      6. Korrektur asymmetrischer Unterkiefer 886
B. Zahn- und Kieferverletzungen........ 887
   I. Zähne 887
   II. Gesichtsknochen- und Kieferbrüche 887

	Seite
1. Allgemeine Besonderheiten der Kieferbruchbehandlung..	887
2. Spezielle Formen der Gesichtsschädel- und Kieferbrüche..................	887
C. Entzündungen....................	898
1. Zahnkaries	900
2. Apikale Paradentitis	900
3. Marginale Paradentitis......	901
4. Odontogene pyogene Infektionen...................	901
5. Spezifische Infektionen	903
6. Phosphornekrose und Perlmutterdrechslerkrankheit ...	904
7. Ostitis fibrosa bzw. cystica und Ostitis deformans	904
8. Kiefergelenk	904
D. Geschwülste	906
1. Kiefer- und Zahncysten	906
2. Odontogene Tumoren.......	907

	Seite
3. Alveolarfortsatztumoren	908
4. Kiefertumoren (überwiegend bösartige, selten gutartige) ..	908
5. Therapie der Kiefergeschwülste	909
6. Abschnitt: **Nase und deren Nebenhöhlen**	912
A. Mißbildungen	912
B. Verletzungen	912
1. Rhinorrhoe...............	912
2. Frakturen der Nebenhöhlen	912
C. Verbiegungen, Perforationen und Hämatome der Nasenscheidewand.........	913
D. Fremdkörper und Nasensteine (Rhinolithen)	914
E. Nasenbluten (Epistaxis)	914
F. Entzündungen	915
G. Geschwülste der Nase und ihrer Nebenhöhlen	918

ZWEITER BANDTEIL
(S. 921—1957)

III. Kapitel

Mund, Rachen, Hals, Kehlkopf, Trachea

1. Abschnitt: **Zunge und Mundhöhle**	921
A. Mißbildungen	922
B. Verletzungen	922
C. Entzündungen	922
D. Geschwülste	924
2. Abschnitt: **Rachen**...................	927
A. Mißbildungen	927
B. Verletzungen	927
C. Fremdkörper	928
D. Entzündungen	928
E. Stenose	931
F. Geschwülste	931
3. Abschnitt: **Hals**	933
A. Mißbildungen	933
B. Schiefhals (Caput obstipum s. Torticollis).........................	936
C. Verletzungen	937
1. Verbrennungen	937
2. Stumpfe Verletzungen	937
3. Hieb-, Stich-, Schnitt- und Schußwunden	938
D. Entzündungen	940
1. Akute	940
2. Chronische	942
E. Geschwülste	943
4. Abschnitt: **Schilddrüse und Nebenschilddrüsen**	945
A. Mißbildungen	946
B. Verletzungen	946
C. Entzündungen der Schilddrüse, spez. der kropfigen (Thyreoiditis, spez. Strumitis)	946
D. Kropf (Struma)	947
E Hyper- und Hypothyreose	954

1. Hyperthyreose............	954
2. Hypo- bzw. Athyreose.....	957
F. Geschwülste, spez. bösartige: sog. Struma maligna (auch Schilddrüsenkrebs)	958
I. Epitheliale Geschwülste	959
II. Bindegewebsgeschwülste	959
III. Mischgeschwülste	959
IV. Metastatische Tumoren in der Schilddrüse	959
G. Nebenschilddrüsen	960
1. Tetanie	961
2. Hyperparathyreoidismus ...	961
5. Abschnitt: **Kehlkopf und Luftröhre**.....	962
A. Endoskopische Diagnostik und Eingriffe	962
B. Tracheotomie	964
C. Mißbildungen	965
D. Verletzungen	966
E. Larynx- und Trachealstenosen	966
F. Larynx- und Trachealfisteln	967
G. Fremdkörper	967
H. Entzündungen	968
1. Diphtherie	968
2. Glottis- oder besser Kehlkopfödem (Oedema laryngis)	968
3. Knorpelhaut-Knorpelentzündung (Perichondritis laryngea)	969
4. Spezifische Entzündung....	969
J. Stimmbandlähmung und Laryngospasmus........................	970
1. Stimmbandlähmung	970
2. Laryngospasmus (Stimmritzenkrampf)	971
K. Geschwülste	971
1. Gutartige	971
2. Bösartige	972

IV. Kapitel
Thorax

1. Abschnitt: **Thymus** 975
  A. Mißbildungen 975
  B. Entzündungen 975
  C. Geschwülste 976
  D. Thymushyperplasie 977
2. Abschnitt: **Mamma** 977
  A. Mißbildungen 978
  B. Entzündungen 979
    1. Brustwarze und -warzenhof 979
    2. Brustdrüse 979
  C. Geschwülste 981
    1. Brustwarze und -warzenhof sowie Brustdrüsenausführungsgänge; Atherome, Firome, Papillome, Adenome, Myome, Hämangiome, Sarkome, Melanome und Carcinome 981
    2. Brustdrüse 982
3. Abschnitt: **Brustwand** 988
  A. Formfehler (Deformitäten) 988
    1. Angeborene Thoraxdeformitäten (sog. Mißbildungen) .. 988
    2. Erworbene Thoraxdeformitäten 990
  B. Verletzungen 991
    1. Stumpfe oder subcutane Verletzungen 991
    2. Hämatothorax 991
    3. Penetrierende Verletzungen. 992
    4. Scharfe oder percutane (aber nicht penetrierende) Verletzungen 992
  C. Entzündungen 992
    1. Weichteile 992
    2. Knochen 993
  D. Geschwülste 994
    1. Entozoen 994
    2. Gutartige 995
    3. Bösartige 995
  E. Zwischenrippennervenschmerz (Intercostalneuralgie) 996
4. Abschnitt: **Rippenfell** 996
  A. Pneumothorax 996
    1. Geschlossener Pneumothorax 996
    2. Offener Pneumothorax 997
  B. Entzündungen: Rippenfellentzündung (Pleuritis), Empyem, Tuberkulose ... 999
    1. Pleuritis serosa, s. Serothorax 999
    2. Pleuritis purulenta, s. Pyothorax, s. Empyema pleurae 1000
  Technik der einzelnen Kollapsmethoden 1006
    1. Innere Kollapsverfahren .. 1006
    2. Äußere Kollapsverfahren (Thorakoplastiken) 1009
  C. Geschwülste 1011
    1. Gutartige 1011
    2. Bosartige 1011
5. Abschnitt: **Lungen** 1012
  A. Mißbildungen 1021
  B. Verletzungen 1022
  C. Entzündungen 1023
    1. Lungenabsceß 1023
    2. Lungengangrän 1025
    3. Bronchiektasien 1025
    4. Lungenemphysem 1027
    5. Lungentuberkulose 1027
    6. Pilzerkrankungen 1029
    7. Echinococcus 1033
    8. Morbus Boeck (Lymphogranuloma benignum, Boeck-Besnier-Schaumann) 1034
    9. Syphilis 1035
  D. Geschwülste 1035
    I. Benigne Geschwülste 1035
      1. Epitheliale 1035
      2. Mesenchymale 1036
    II. Maligne Geschwülste 1036
      1. Epitheliale 1036
      2 Mesenchymale Geschwülste. 1044
      3. Sekundäre, bösartige Geschwülste 1045
  E. Lungen- oder Bronchusfisteln 1046
6. Abschnitt: **Mediastinum** 1047
  A. Verletzungen 1047
  B. Entzündung (Mediastinitis) ... 1048
    1. Akute (eitrige) Entzündung 1048
    2. Chronische Entzündung, Tuberkulose, Syphilis und Aktinomykose 1049
  C. Geschwülste 1049
    I. Echte Tumoren 1050
      1. Mesoblasttumoren 1050
      2. Ektoblasttumoren 1050
      3. Endoblasttumoren 1050
      4. Mischgeschwülste 1050
    II. Pseudotumoren 1050
      1. Teratom, Dermoid 1050
      2. Thymom 1051
      3. Bronchogene Cysten ... 1051
      4. Enterogene und gastrogene Cysten 1052
      5. Gutartige mesenchymale Tumoren 1052
      6. Ganglioneurom 1052
      7. Neurinom, Neurofibrom.. 1053
      8. Neuroblastoma sympathicum 1053
      9. Struma mediastinalis 1053
  D. Ductus thoracicus 1053
7. Abschnitt: **Herzbeutel, Herz und große Blutgefäße** 1054
  A. Entwicklungsgeschichte, Anatomie und Physiologie, allgemeine Diagnostik, Herzstillstand 1054
    I. Entwicklungsgeschichte ... 1054
      1. Fötaler Kreislauf 1054
      2. Typische Entwicklungsfehler 1054
    II. Anatomie und Physiologie..... 1055
    III. Diagnostik 1058
      1. Anamnese 1058
      2. Klinische Untersuchung ... 1058
      3. Anästhesie 1064
  B. Herzbeutel 1065
    1. Herztamponade 1065
    2. Entzündungen 1065
    3. Herzbeutelgeschwülste 1067
  C. Verletzungen 1068
    1. Commotio cordis 1068

Inhaltsverzeichnis

	Seite
2. Stumpfe Herzverletzung	1068
3. Scharfe Verletzungen	1069
D. Erworbene Herzfehler	1070
1. Mitralstenose	1070
2. Mitralinsuffizienz	1077
3. Aortenstenose	1078
4. Aorteninsuffizienz	1079
E. Angeborene Herz- und Gefäßmißbildungen	1079
I. Fehler ohne Shunt (acyanotisch)	1079
1. Lageanomalien	1079
2. Isolierte Klappenfehler	1080
3. Anomalien des Aortenbogens	1081
II. Fehler mit Links-Rechts-Shunt (acyanotisch)	1085
1. Ductus Botalli apertus (persistens)	1085
2. Vorhofseptumdefekt und Lutembacher-Syndrom	1087
3. Ventrikelseptumdefekt	1091
4. Transposition von Lungenvenen	1092
III. Fehler mit Rechts-Links-Shunt (cyanotisch!)	1092
1. Ventrikelseptumdefekt mit Rotationsstörung des Gefäßstammes	1092
2. Fehler mit Stenose oder Atresie der Klappen des rechten Herzens und mit Vorhofseptumdefekt	1098
F. Eingriffe zur Durchblutungsverbesserung des Herzens	1100
G. Geschwülste des Herzens	1101
H. Eingriffe an den großen Gefäßen	1102
1. Embolie der A. pulmonalis (sog. Lungenembolie)	1102

	Seite
2. Ligatur der V. cava inferior	1102
3. Aneurysma und Obliteration der Aorta	1103
4. Gefäßkonservierung	1106
8. Abschnitt: **Ösophagus**	1107
A. Mißbildungen	1109
1. Ösophagusatresie	1109
2. Kongenitale Ösophagusstenose	1110
3. Kongenitaler Megaösophagus	1111
B. Verletzungen	1111
C. Fremdkörper	1112
D. Entzündungen (Oesophagitis) und Geschwür (Ulcus oesophagi) sowie Verätzung	1112
1. Entzündung (Oesophagitis)	1112
2. Geschwür (Ulcus oesophagi)	1114
E. Verengerungen (Stenosen bzw. Strikturen)	1114
1. Wandstenosen oder echte Stenosen, spez. Strikturen (Wanderkrankung!)	1114
2. Obturationsstenosen (Lumenverlegung!)	1114
3. Kompressionsstenosen (Druck von außen)	1114
F. Erweiterungen (Ektasie und Divertikel) sowie Kardiospasmus	1117
G. Geschwülste	1121
1. Gutartige	1121
2. Bösartige	1121
H. Ösophagusvaricen	1125

V. Kapitel
Abdomen

1. Abschnitt: **Bauchdecken**	1128
A. Mißbildungen	1128
1. Bauchwand	1128
2. Nabel	1128
B. Verletzungen	1130
C. Entzündungen	1131
D. Geschwülste	1132
2. Abschnitt: **Peritoneum**	1133
A. Verletzungen	1133
B. Entzündungen: Bauchfellentzündung (Peritonitis)	1136
1. Akute Bauchfellentzündung (Peritonitis acuta)	1136
2. Lokale oder abgesackte Bauchfellentzündung (Peritonitis circumscripta)	1139
3. Pneumokokkenperitonitis	1141
4. Polyserositis s. Peritonitis chronica exsudativa	1142
5. Bauchfelltuberkulose (Peritonitis tbc)	1142
6. Bauchfellaktinomykose	1144
C. Geschwülste	1144
D. Bauchwassersucht (Ascites)	1146
E. Laparotomie	1148
I. Vorbereitende Maßnahmen	1148

1. Wasser-Salz-Eiweiß- und Lipoidhaushalt	1148
2. Herz- und Kreislauf	1148
3. Thrombose und Embolie	1148
4. Lagerung, Anästhesie und Spezielles	1148
5. Maßnahmen bei Stoffwechselstörungen	1148
6. Maßnahmen zur prophylaktischen Darmentkeimung vor Laparotomien	1148
7. Maßnahmen zur Infektionsprophylaxe bei Laparotomien	1149
II. Methoden	1149
1. Allgemeines	1149
2. Spezielles: Bauchschnitte	1150
III. Nachbehandlung	1152
1. Ernährung	1152
2. Maßnahmen zur Wiederherstellung der Magen-Darm-Tätigkeit	1153
3. Kaliumdefizit	1154
4. Bettgymnastik, Frühaufstehen	1154
5. Schmerz	1154
6. Durst	1155
7. Erbrechen	1155
8. Schlucken	1155

	Seite
9. Blasenschwäche	1155
10. Enterocolitis acuta postoperativa (pseudomembranacea)	1155
11. Postoperatives Aufplatzen der Bauchwunde	1156
12. Relaparotomie	1156
13. Bauchdeckeninfektion	1156
14. Entzündlicher Bauchdecken-(Schloffer) und Netztumor (Braun)	1156
15. Fadeneiterung	1156
16. Magen-, Darm-, Gallen- und Pankreasfistel	1156
17. Maßnahmen bei Dumping-Syndrom	1156
18. Laparoskopie	1157
19. Pneumoperitoneum	1157
20. Fremdkörper in der Bauchhöhle	1157
21. Dauerresultate	1158

3. Abschnitt: **Diaphrama (Zwerchfell)** 1158
  A. Mißbildungen 1159
   1. Kongenitale Defektbildung und Aplasie (Relaxatio diaphragmatica) 1159
   2. Kongenitale Zwerchfellbrüche (Herniae diaphragmaticae) 1160
  B. Verletzungen 1163

4. Abschnitt: **Magen und Duodenum** 1164
  A. Anatomie 1164
  B. Häufigste Eingriffe an Magen-Duodenum-Jejunum 1166
   1. Allgemeines 1166
   2. Durchtrennung 1166
   3. Nähte 1166
   4. Enteroanastomose 1167
   5. Gastrotomie 1167
   6. Gastrostomie 1168
   7. Gastroenterostomie 1169
   8. Beseitigung einer Gastroenterostomie (Degastroenterostomie) 1169
   9. Pyloroplastik (n. Heinecke-v. Miculicz) 1169
   10. Magenresektion (Typische Verfahren und Indikation) 1169
  C. Mißbildungen 1177
   1. Angeborene hypertrophische Pylorusstenose 1177
   2. Stenose, Atresie und Defektbildung 1178
   3. Divertikel 1178
  D. Verletzungen und Verätzungen 1178
  E. Fremdkörper 1179
  F. Magenfistel 1180
  G. Motorische Störungen, Form- und Lageveränderungen des Magens 1180
  H. Entzündungen 1182
  J. Ulcus ventriculi et duodeni (Magen-Zwölffingerdarmgeschwür) 1183
  K. Geschwülste 1190
   1. Benigne 1190
   2. Maligne 1190

5. Abschnitt: **Dünn- und Dickdarm** 1194
  A. Anatomie und Physiologie 1194
  B. Allgemeine Eingriffe am Darm 1195
   1. Enterotomie 1195
   2. Enterostomie 1196
   3. Enteroanastomose 1200
   4. Darmresektion 1200

	Seite
C. Mißbildungen	1201
1. Lageanomalien des Darmtraktes	1201
2. Angeborene Darmatresien und -stenosen	1203
3. Duplikaturen des Verdauungstraktes	1205
4. Meckelsche Divertikel	1206
5. Megacolon congenitum (Hirschsprungsche Krankheit „aganglionäres" Megacolon)	1206
6. Chilaiditi-Syndrom	1207
D. Verletzungen	1208
E. Ileus (Darmverschluß)	1209
F. Entzündungen	1214
1. Akute	1214
2. Chronische	1219
G. Fisteln	1221
H. Geschwülste	1221
1. Benigne	1221
2. Polyposis	1222
3. Maligne	1223

6. Abschnitt: **Rectum und Anus** 1227
  A. Mißbildungen 1228
   Mastdarm- bzw. Afterverschluß (Atresia recti bzw. ani) 1228
  B. Fremdkörper 1230
  C. Verletzungen 1230
  D. Entzündungen 1231
   1. Am Anus 1231
   2. Am Rectum 1232
  E. After- oder Mastdarmfistel (Fistula ani und recti) 1234
  F. Verengerung (Strictura) 1235
   1. Afterverengerung (Strictura ani) 1235
   2. Mastdarm-Verengerung (Strictura recti) 1236
  G. Hämorrhoiden (zu deutsch: Blutfluß, tatsächlich Blutadererweiterung evtl. mit Blutabgang 1236
  H. Vorfall (Prolapsus) 1239
  J. Geschwülste 1241
   1. Benigne 1241
   2. Maligne 1241

7. Abschnitt: **Leber** 1248
  A. Häufigste Eingriffe an der Leber 1249
   1. Freilegung 1249
   2. Blutstillung 1250
   3. Lebernaht 1250
   4. Laparoskopie und Leberpunktion (nach Kalk) 1251
   5. Leberresektion 1251
   6. Hepatoenterostomie 1252
   7. Hepatostomie 1252
   8. Leber-Gallen-Fistel 1253
  B. Mißbildungen 1253
   1. Schnürlappen 1253
   2. Akzessorischer Leberlappen 1253
   3. Omphalocele 1253
   4. Zwerchfellhernie mit Leberkuppelprolaps 1253
  C. Verletzungen 1253
  D. Entzündungen 1255
   1. Cholangitis diffusa und Leberphlegmone 1255
   2. Leberabszeß 1255
  E. Portale Hypertension (Lebercirrhose) 1257
  F. Parasiten 1258
  G. Geschwülste 1259
   1. Benigne 1259
   2. Maligne 1260

	Seite		Seite
8. Abschnitt: **Gallenblase und Gallenwege**	1262	3. Chronische Pankreatitis	1274
A. Mißbildungen	1262	F. Pankreascysten	1280
1. Kongenitale Gallengangsatresie	1262	G. Geschwülste	1281
2. Idiopathische Choledochuscyste	1263	10. Abschnitt: **Milz**	1283
		A. Mißbildungen	1283
B. Häufigste Operationen an der Gallenblase und den Gallenwegen	1264	B. Häufigste Eingriffe an der Milz	1283
1. Gallenblase	1264	C. Verletzungen	1284
2. Gallenwege	1265	D. Milzabsceß	1285
3. Gallenwegsanastomosen mit dem Magen-Darm-Kanal	1267	E. Chronische (spezifische) Infektionen: Tuberkulose, Syphilis, Aktinomykose, Lymphogranulomatose, Lepra	1286
4. Beseitigung postoperativer Gallenfisteln	1267	F. Geschwülste	1286
5. Beseitigung umschriebener Stenosen oder Defekte der Gallenwege	1268	1. Cysten und Neubildungen	1286
		2. Splenomegalien und Störungen der Milztätigkeit	1288
6. Einpflanzung kurzer Choledochus- bzw. Hepaticusreste in das Duodenum (Voelcker)	1268	G. Wandermilz	1287
		11. Abschnitt: **Hernien**	1289
7. Anastomosen zwischen intrahepatischen Gallengängen und dem Magen-Darm-Kanal	1268	A. Allgemeines	1289
		B. Spezielles	1297
		1. Leistenbruch (Hernia inguinalis), d.h. Bruch in der Leiste, und zwar oberhalb des Leistenbandes	1297
8. Nachbehandlung nach Operationen an der Gallenblase und den Gallenwegen	1269	2. Schenkelbruch (Hernia femoralis)	1301
C. Verletzungen	1269	3. Bruch des eirunden Lochs (Hernia obturatoria)	1303
D. Entzündungen	1269	4. Lendenbruch (Hernia lumbalis)	1303
E Gallensteine (Cholelithiasis)	1270	5. Hüftausschnittbruch (Hernia ischiadica)	1303
F. Geschwülste	1274	
G. Parasitäre Gallenwegserkrankungen	1275	6. Beckenboden- oder Mittelfleischbruch (Hernia perinealis s. ischiorectalis, auch H. vaginalis und rectalis sowie sacralis)	1304
Abschnitt: **Pankreas**	1275	
A. Mißbildungen	1276	
B. Verletzungen	1276	
C. Fisteln	1277	7. Nabelbruch (Hernia umbilicalis)	1304
D..Pankreassteine	1277	
E. Entzündungen	1277	8. Bauchbruch (Hernia ventralis)	1305
1. Akute Pankreasnekrose (Pankreatitis haemorrhagica acuta)	1277	
		9. Zwerchfellbrüche	1306
2. Akute Pankreatitis	1278	

VI. Kapitel
Becken und Urogenitalsystem

	Seite		Seite
1 Abschnitt: **Becken**	1307	6. Röntgendiagnostik	1316
A. Verletzungen	1307	7. Harn und seine Bestandteile	1317
B. Entzündungen	1307	8. Harnentleerung und Entleerungsstörung	1318
1. Weichteile	1307	9. Nierenfunktion	1321
2. Knochen und Gelenke	1308	10. Niereninsuffizienz, Urämie, Anurie	1321
C. Geschwülste	1309	
D. Angeborene Kreuzsteißbeingeschwülste, spez. Dermoidcysten (Sacraltumoren bzw. Sacrococcygealtumoren)	1310	B. Häufigste Eingriffe an Niere, Nebenniere und Harnleiter	1324
		1. Niere	1324
E. Coccygodynie	1310	2. Ureter	1327
		3. Nebenniere	1331
2. Abschnitt: **Niere, Nebenniere und Harnleiter**	1311	C. Mißbildungen	1332
Anatomie und Entwicklungsgeschichte	1311	D. Verletzungen	1335
1. Nieren	1311	E. Wanderniere bzw. Nierensenkung (Ren mobilis bzw. Nephroptose)	1336
2. Nebennieren	1311	F. Nieren- und Uretersteine (Urolithiasis)	1337
3. Ureter	1312	G. Entzündungen	1341
A. Allgemeine urologische Diagnostik und Therapie	1312	I. Unspezifische	1341
		1. Primäre Entzündungen der oberen Harnwege	1341
1. Schema eines urologischen Untersuchungsganges	1312	2. Primäre Entzündungen des Nierenparenchyms	1344
2. Katheterismus	1313	
3. Verweilkatheter	1314	
4. Blasenspülung	1314	3. Entzündliche Erkrankungen der Nierenhüllen	1345
5. Cystoskopie	1315	

	Seite
4. Nicht eitrige, doppelseitige Nierenerkrankungen	1346
II. Spezifische	1347
1. Urotuberkulose	1347
2. Lues	1348
H. Sackniere (Uro- s. Hydronephrose)	1349
J. Geschwülste	1351
1. Benigne	1351
2. Maligne	1351
3. Geschwülste der Nierenkapsel	1352
4. Geschwülste des Nierenbeckens und Ureters	1354
5. Pseudotumoren	1353
K. Nebenniere	1353
1. Nebennierensuffizienz	1353
2. Hyperfunktion der Nebennierenrinde und Nebennierenrindengeschwülste	1354
3. Hyperfunktion des Nebennierenmarks	1355
3. Abschnitt: **Harnblase**	1356
A. Anatomie	1356
B. Häufigste Eingriffe an der Harnblase	1356
1. Punktion	1356
2. Freilegung	1357
3. Blasenfisteln	1357
4. Extraperitonisierung der Blase	1358
5 Blasenresektion	1358
6. Cystektomie	1359
7. Blasenersatz	1359
8. Transurethrale Operationen	1360
C. Mißbildungen	1361
D Verletzungen	1363
E. Blasenfistel	1364
1. Äußere Fistel	1364
2. Innere Fistel	1365
F. Fremdkörper	1366
G. Entzündungen	1366
1. Unspezifische	1369
2. Spezifische	1369
H. Blasensteine	1370
J. Geschwülste	1372
K. Harnblasenbruch bzw. -prolaps (Cystocele)	1373
L. Funktionelle Blasenstörungen (Blasenlähmung)	1374
4. Abschnitt: **Urethra**	1376
A. Anatomie	1376
B. Häufigste Eingriffe an der Harnröhre	1379
C. Mißbıldungen	1380
D. Verletzungen	1383
E. Harnröhrenverengerung (Strictura urethrae)	1385
F. Urethralfistel	1388
G. Fremdkörper und Steine	1389
H. Harnröhrenentzündung (Urethritis)	1389
J. Geschwülste	1390
K. Erkrankungen der weiblichen Urethra	1391
L. Urinphlegmone	1391
5. Abschnitt: **Prostata**	1391
A. Häufigste Eingriffe an der Prostata	1392
1. Freilegung	1392

	Seite
2. Prostatapunktion	1393
3. Prostatotomie	1393
4. Elektroresektion	1393
5. Subtotale Prostatektomie	1394
6. Intrakapsuläre Prostatektomie	1394
7. Extrakapsuläre Prostatektomie	1397
B. Mißbildungen	1397
C. Verletzungen	1397
D. Prostatasteine	1397
E. Entzündungen	1398
1. Prostatitis bzw. Prostataabsceß	1398
2. Prostataneurose	1399
3. Tuberkulose	1399
4. Lues	1400
F. Prostatahypertrophie und -atrophie	1400
G. Maligne Geschwülste	1404
1. Sarkom	1404
2. Carcinom	1404
6. Abschnitt: **Samenblasen**	1406
A. Mißbildungen	1406
B. Verletzungen	1406
C. Entzündungen	1406
1. Spermatocystitis	1406
2. Tuberkulose	1407
D. Geschwülste	1407
7. Abschnitt: **Hoden und seine Hüllen, Samenstrang**	1407
A. Mißbildungen	1407
B. Verletzungen	1410
1. Scrotum	1410
2. Scheidenhäute: Hämatoma extra- und intravaginale	1410
3. Hoden, Nebenhoden und Samenstrang	1410
C. Entzündungen	1411
1. Scrotum	1411
2. Nebenhoden und Samenstrang	1411
3. Hoden	1413
D. Hydro-, Hämato-, Spermato- und Varicocele	1413
E. Geschwülste	1416
1. Scrotum	1416
2. Hoden und Samenstrang	1417
F. Vasektomie, Sterilisierung und Refertilisierung	1417
1. Vasektomie	1417
2. Vasotomie	1418
3. Refertilisierung	1418
4. Artefizielle Insemination	1418
8. Abschnitt: **Penis**	1419
A. Mißbildungen	1419
B. Verletzungen	1421
C. Entzündungen (außer den venerischen)	1422
D. Geschwülste	1424
1. Condylomata arcuata (spitze Condylome)	1424
2. Cystische Penisgeschwülste	1424
3. Acanthoma callosum	1425
4. Sarkom	1425
5. Carcinoma penis	1425

VII. Kapitel

Erkrankungen und Verletzungen der Extremitäten
(ausschließlich Frakturen und Luxationen)

	Seite
1. Abschnitt: **Allgemeines**	1427
Häufigste Eingriffe an den Extremitäten	1427
1. Arterien	1427
2. Venen	1428
3. Lymphgefäße	1428
4. Sehnen	1429
5. Nerven	1431
6. Gelenke	1432
7. Knochen	1434
8. Amputation und Exarticulation	1437
9. Apparate und Prothesen	1439
2. Abschnitt: **Schulter**	1442
A. Mißbildungen	1443
B. Verletzungen	1444
1. Haut: Hautabreißung	1444
2. Muskulatur und Sehnen	1444
3. Gefäße: A. und V. subclavia und axillaris	1447
4. Nerven: Plexus cervicalis, brachialis und seine Zweige	1448
C. Entzündungen	1451
1. Haut usw.	1451
2. Lymphknoten der Axilla	1451
3. Knochen	1452
4. Unspezifische und spezifische Schultergelenkentzündung (Omarthritis)	1453
5. Chronische unspezifische und sekundäre Gelenkerkrankungen	1456
6. Schulterschleimbeutel	1457
D. Geschwülste	1457
3. Abschnitt: **Oberarm**	1459
A. Mißbildungen	1460
B. Verletzungen	1460
1. Haut usw.	1460
2. Muskulatur	1460
3. Gefäße (A. brachialis)	1462
4. Nerven	1462
C. Entzündungen	1464
1. Haut	1464
2. Muskulatur	1465
3. Knochen	1465
4. Gefäße	1465
D. Geschwülste	1465
4. Abschnitt: **Ellbogen**	1466
A. Mißbildungen	1467
B. Verletzungen	1467
C. Entzündungen	1469
1. Unspezifische und spezifische Ellbogengelenkentzündung	1449
2. Chronische und sekundäre Gelenkveränderungen	1470
3. Schleimbeutelentzündung	1472
5. Abschnitt: **Vorderarm**	1473
A. Mißbildungen	1474
B. Verletzungen	1476
C. Entzündungen	1478
D. Geschwülste	1479
6. Abschnitt: **Hand und Finger**	1479
A. Mißbildungen	1483
B. Verletzungen und Kontrakturen	1485
I. Frische Verletzungen	1485
1. Subkutane oder geschlossene Hand- und Fingerverletzungen	1485

	Seite
2. Offene Hand- und Fingerverletzungen	1486
II. Veraltete Hand-Fingerverletzungen	1491
III. Ersatzoperationen bei Fingerverlust	1498
1. Phalangisation	1498
2. Fingerauswechslung	1498
3. Daumenbildung nach Nikoladoni	1499
C. Entzündungen	1500
1. Phlegmone an Fingern (Panaritium) und Hand einschließlich Sehnenscheidenphlegmone	1500
2. Sehnenscheidenentzündungen	1507
3. Handgelenkentzündungen	1510
4. Knochenentzündungen	1511
D. Nekrose	1512
E. Geschwülste	1514
7. Abschnitt: **Hüfte**	1516
A. Mißbildungen	1518
1. Angeborene Hüftgelenkverrenkung, Dysplasia coxae luxans (Luxatio coxae congenita)	1518
2. Coxa vara congenita	1522
3. Schnellende Hüfte	1523
B. Verletzungen und Kontrakturen	1523
1. Frische Verletzungen	1523
2. Veraltete Verletzungen	1526
C. Entzündungen	1528
Hüftgelenkentzündung (Coxitis siehe Coxalgie)	1528
1. Unspezifische	1528
2. Spezifische	1530
3. Chronisch-deformierende und sekundäre	1533
D. Nekrose	1535
1. Osteochondrosis deformans coxae juvenilis	1535
2. Epiphyseolysis capitis femoris adolescentium (Epiphysenlösung des Schenkelkopfs)	1536
3. Schenkelkopfnekrose des Erwachsenen	1537
4. Osteochondrosis dissecans	1537
E. Schenkelhalsverbiegungen: Coxa vara und Coxa valga	1537
F. Geschwülste	1540
1. Ausräumung maligner Lymphknotengeschwülste in der Leistenbeuge	1540
2. Exarticulation im Hüftgelenk	1540
3. Hemipelvektomie	1540
8. Abschnitt: **Oberschenkel**	1541
A. Mißbildungen	1542
B. Verletzungen	1543
C. Erkrankungen	1544
D. Geschwülste	1546
9. Abschnitt: **Knie**	1549
A. Mißbildungen	1551
B. Verletzungen (nebst Meniscusverletzungen) und Kontrakturen	1551

C. Kniegelenkentzündung (Gonitis siehe Gonarthritis) 1561
   1. Schleimbeutelentzündungen und Ganglien 1561
   2. Unspezifische 1562
   3. Spezifische 1564
D. Kniedeformitäten und chronisch-deformierende Erkrankungen 1566
E. Geschwülste der Kniegelenkgegend .. 1572

10. Abschnitt: **Unterschenkel** 1573
A. Mißbildungen 1575
B. Verletzungen 1576
C. Entzündungen 1579
   1. Weichteile 1579
   2. Knochen 1581
D. Verkrümmungen (Kurvaturen) und Überlastungsschäden des Unterschenkels 1581
E. Varicosis (Krampfadern) und Ulcus cruris 1583
F. Geschwülste 1583

11. Abschnitt: **Fuß und Zehen** 1583
A. Mißbildungen 1586
B. Verletzungen 1587
C. Entzündungen 1588
   1. Äußere Bedeckungen 1588
   2. Nägel 1590
   3. Sehnen und Sehnenscheiden: Sehnen- und Sehnenscheidenentzündung (Tendinitis und Tendovaginitis, siehe Peritendinitis) 1591
   4. Schleimbeutel: Schleimbeutelentzündung (Bursitis achillea, Haglunds Exostose) 1592

   5. Knochen und Gelenke, speziell Talo-Crural-Gelenk.... 1592
D. Fußschmerzen und Wachstumsstörungen (aseptische Nekrosen, Apophysitis, accessorische Fußwurzelknochen) 1600
   1. Metatarsalgie (Mortonsche Neuralgie, Fußgeschwulst, Deutschländersche Erkrankung) 1600
   2. Fersenschmerz (Tarsalgie).. 1601
   3. Apophysitis der Tuberositas metatarsalis V (Iselin) 1602
   4. Epiphysitis der proximalen Metatarsalepiphysen (Burman) 1602
   5. Epiphysitis der proximalen Zehengrundgelenke (Thiemannsche Erkrankung) ... 1602
   6. Koehlersche Krankheit am Kahnbein des Fußes bei Kindern: sog. Koehler I (Koehler 1908) 1603
   7. Koehlersche Krankheit am (zweiten o. a.) Mittelfußköpfchen: sog. Koehler II (Koehler 1915 bzw. 1920)........ 1603
   8. Überzählige Fußwurzelknochen 1604
E. Deformitäten an Fuß und Zehen..... 1604
   1. Fußdeformitäten 1604
   2. Zehendeformitäten 1622
F. Geschwülste 1628
   1. Gutartige 1628
   2. Bösartige 1629

VIII. Kapitel
Frakturen und Luxationen

1. Abschnitt: **Allgemeiner Teil** 1630
A. Frakturen 1630
   I. Formen und Einteilung 1631
   II. Symptome 1635
   III. Untersuchungsgang und Diagnose 1637
   IV. Heilungsvorgang und -dauer... 1640
   V. Komplikationen 1643
   VI. Therapie 1647
B. Kontusionen, Distorsionen und Luxationen der Gelenke 1663
   1. Quetschung (Kontusion) .. 1663
   2. Verstauchung (Distorsion).. 1663
   3. Verrenkung (Luxation) 1664

2. Abschnitt: **Spezielle Frakturenlehre**..... 1668
   1. Schädelbrüche 1668
   2. Wirbelbrüche 1668
   3. Gesichtsschädel- und Kieferbrüche.................... 1668
   4. Brüche an Hals, Zungenbein, Kehlkopf und Luftröhre 1668
   5. Brustbeinbrüche (Fr. sterni) 1668
   6. Rippenbrüche und -verrenkungen 1668
   7. Schlüsselbeinbrüche und -verrenkungen 1670
   8. Schulterblattbrüche (Fr. scapulae)............ 1674
   9. Schulterverrenkungen (Lux. humeri) 1675
  10. Oberarmbrüche (Fr. humeri) 1684
  11. Ellbogenverrenkungen (Lux. cubiti) 1699
  12. Vorderarmbrüche 1702
  13. Luxationen (Distorsionen) an Hand und Fingern...... 1714
  14. Brüche an Hand und Fingern 1718
  15. Beckenbrüche und -verrenkungen 1723
  16. Hüft- (Oberschenkel-) Verrenkungen und Verrenkungsbrüche (Lux. coxae sive femoris) 1727
  17. Oberschenkelbrüche (Fr. femoris) 1730
  18. Brüche und Verrenkungen der Kniescheibe........... 1746
  19. Meniscusschaden, Seiten- und Kreuzbandschaden ... 1751
  20. Knie- oder Schienbeinverrenkungen (Lux. genus s. tibiae) 1751
  21. Unterschenkelbrüche 1753
  22. Fuß und Zehenbrüche 1766

Dritter Teil

I. Kapitel
Dringliche Operationen

	Seite		Seite
I. Schädel	1778	Blasenpunktion	1783
Trepanation	1778	Urethrotomia externa	1783
II. Hals	1778	Sectio alta	1783
Tracheotomie	1778	V. Extremitäten	1784
III. Thorax	1779	Venae sectio	1784
Thorakotomie	1779	Freilegung der A. brachialis	1784
Notthorakotomie	1779	Freilegung der A. ilica externa und A. femoralis in der Leistenbeuge	1785
Herzstillstand –Herzmassage	1779		
Lungenembolie	1780	Gelenkpunktionen an der oberen Extremität	1785
Rippenresektion – Thorakotomie	1780	Gelenkpunktionen an der unteren Extremität	1785
Notversorgung des offenen Pneumothorax	1781	Sehnennaht	1786
IV. Abdomen	1781	Schnittführungen an der Hand	1786
Laparotomie	1781	Oberschenkelamputation	1786
Appendektomie	1782	Vorderarmamputation	1787
Katheterismus	1782	Fingerexarticulation	1787

II. Kapitel
Verbandlehre

A. Bindenverbände (Fasciae)	1788	D. Klebeverbände	1800
1. Allgemeines	1788	E. Lagerungsverbände	1802
2. Grundtouren oder -gänge	1790	F. Kontentivverbände (Schienenverbände, Gipsverbände)	1803
3. Typische Bindenverbände	1791	G. Streckverbände	1817
B. Trikotschlauchverbände	1795	H. Elastische und Kompressionsverbände	1823
1. Stülpa-Verbände	1796	1. Elastische Einwicklung der Extremitäten und des Leibes	1823
2. Tubegauze-Verbände	1798	2. Gelenkkompressionsverband	1824
C. Tuchverbände	1798	3. Druckverband	1825
1. Allgemeines	1798		
2. Typische Tuchverbände	1799		

III. Kapitel
Unfall- und Rentenbegutachtung

1. Grundbegriffe	1826	Bewertungssätze im Versorgungswesen	1856
2. Unfallversicherung	1833		
3. Rententabelle	1855		

Sachverzeichnis 1876

Erster Teil

Allgemeine Chirurgie

Zeittafel. Entwicklung der Chirurgie seit Hippokrates

460–375 v. Chr. *Hippokrates*, Gründer der Ärzteschule von Kos. Überliefert sind folgende chirurgische Schriften: De medici officina, De frakturis, De articulis, Vectiarius, De ulceribus, De fistulis, De haemorrhoidibus, De capitis vulneribus.
Die Exaktheit der Beobachtung, sowie der Beschreibung der anatomischen Verhältnisse ist überraschend groß. Sie ist nur aus eingehenden anatomischen Studien und einer naturwissenschaftlich geschulten, klinischen Beobachtungsgabe erklärlich. *Hippokrates* befaßt sich bereits mit der Verbandtechnik, mit der Behandlung von Frakturen und Luxationen, wobei die Heilungsdauer und die Repositionsmöglichkeiten bereits genau angegeben werden. Er empfahl die austrocknende Behandlung frischer Wunden. Seine Behandlung der unvollkommenen Mastdarmfistel ist auch heute noch üblich. Am vorzüglichsten ist die Beschreibung der Schädelverletzungen und der Schädeltrepanation. Die Entleerung des Pleuraempyems, der paranephritische Absceß, die Miktionsstörung beim Blasenstein und dessen Entfernung durch Steinschnitt sind ihm bekannt. Neben den speziellen Lehren hat er in den ,,Aphorismen" allezeit gültige Wahrheiten ausgesprochen. Seine berühmteste Sentenz: ,,Das Leben ist kurz, die Kunst ist lang, die Gelegenheit flüchtig, die Erfahrung trügerisch, das Urteil schwierig", wurde von Goethe in den Lehrbrief des Wilhelm Meister aufgenommen.

300–47 v. Chr. Alexandrische Schule (*Herophilus* und *Erasistratos*. Erste öffentliche Zergliederung menschlicher Leichen; Beginn der Anatomie als Wissenschaft.

25 v. Chr. bis 45 n. Chr. *Celsus*, bedeutendster medizinischer Autor nach *Hippokrates*. War selbst sehr wahrscheinlich kein Arzt, hat jedoch ärztliche Tätigkeit ausgeübt und reiche Erfahrung dabei gewonnen. Sein Hauptwerk ,,De re medica" ist die gedrängteste Übersicht über das gesamte medizinische Wissen des Altertums vor *Galen*. *Celsus* beurteilte die Wunden zum ersten Male richtig nach ihrer Beschaffenheit und ihrer Entstehung, er beschreibt die Symptomatologie von Lungenwunden, Hirnwunden, Rückenmarksverletzungen, sowie die verschiedenen Eiterungen. Er erkennt die Notwendigkeit der beidseitigen Unterbindungen bei Verletzung bedeutender Gefäße. Auch ist die Wundnaht mit Wundklammern (fibulae) von ihm beschrieben. Breiteste Anwendung findet das Glüheisen bei Karbunkeln, Furunkeln, Geschwüren aller Art. *Celsus* gibt eine genaue Einteilung der damals bekannten Chirurgie, sowie die berühmte Darstellung der Eigenschaften eines echten Chirurgen. Am bekanntesten ist seine sehr anschauliche Beschreibung des Steinschnittes, mehr aphoristisch ist die Darstellung der Amputationen. Bemerkenswert das Kapitel über die plastischen Operationen. *Celsus* kennt nur die örtlichen Verschiebeplastiken.

100 n. Chr. *Archigenes* liefert nähere Beschreibung der Technik der Amputationen und erweitert die Indikation.

131–210 n. Chr. *Galen*. Für die Chirurgie wichtig seine Kommentare zu den chirurgischen Schriften des *Hippokrates*. Seine Kenntnisse ruhen auf anatomischen und physiologischen Studien; er erweitert das Instrumentarium.

250 n. Chr. *Antyllus* beschreibt die Behandlung osteomyelitischer Knochenfisteln, Tracheal-, Brust- und Bauchfisteln; besonders klare Darstellung der Aneurysmen und deren Behandlung; ferner der Tracheotomie bei Angina.

300 n. Chr. *Leonides* verwendet beim Mastdarmprolaps das Glüheisen, um solide Narben zu erzielen, welche den Darm zurückhalten; liefert die erste richtige Schilderung der Atherome, rät mit Recht die Geschwulst unverletzt zu exstirpieren, damit nichts vom Balg zurückgelassen wird. Seine Anschauungen über die Lipome stehen mit unseren heutigen in völligen Einklang. Der Brustkrebs soll durch Schneiden und Brennen entfernt werden, wodurch sowohl gute Blutstillung, als auch energische Zerstörung zurückgebliebener Geschwulstreste erreicht wird.

912–1013 (?) n. Chr. *Abulkasim*, berühmtester chirurgischer Schriftsteller Arabiens. Hauptwerk: Die Chirurgie des Abulkasim in 3 Büchern. 1. Buch: Über die Kauterisation, 2. Buch: Über die chirurgischen Erkrankungen und die chirurgischen und geburtshilflichen Operationen, 3. Buch: Über Frakturen und Luxationen. Verwendet die Kauterisation nicht nur als „Ableitungstherapie" bei den verschiedensten Krankheiten, sondern auch bei habituellen Luxationen, bei Hernien, Abscessen, Gangrän, Schwielen, Warzen und Pusteln, gibt sehr verschiedenartige und umfangreiche Anweisung über die Wundbehandlung in den verschiedenen Körperregionen, beschreibt die umschlungene und überwendliche Naht und als erster die Exstirpation der Varizen etwa nach Art des später von *Babcok* angegebenen Exstirpationsverfahrens. In der Frakturenlehre empfiehlt er erstmalig die Fensterung des ruhigstellenden Verbandes über der Wunde bei komplizierten Knochenbrüchen.

980–1037 n. Chr. *Avicenna.* Namhaftester Arzt Arabiens. Steht als Chirurg dem *Abulkasim* nach, beschreibt als erster das Krankheitsbild der spina ventosa, sowie die Steißbeinluxation. Gibt genaue Vorschrift über die Behandlung penetrierender Bauchwunden durch Reposition des Vorgefallenen, Naht der Bauchwunde, Auflegen eines geigneten Medikaments. Auch kennt er die Schwierigkeiten der Heilung von Darmfisteln.

1250. *Bruno da Longoburgo* spricht sich im Gegensatz zu den alten Autoren erstmalig für die frühzeitige Reposition von Frakturen aus, desgleichen für die frühe Reposition von Luxationen. Er grenzt die Symptome des Erysipels ab, erwähnt als erster steinlösende Mittel beim Blasenstein und empfiehlt deren Anwendung vor dem Steinschnitt.

1258 (?). *Theoderich* tritt für die sorgfältige Nahtvereinigung frischer Wunden, für das Wiederannähen abgehauener Nasen sowie für die genaue Verschließung der penetrierenden Thoraxverletzungen ein. Nachblutungen weiß er durch Kälteanwendung zu verhindern. Darmwunden sollen ebenfalls genäht, die Verunreinigung der Wunde und ihrer Umgebung durch Kot vermieden, der Darm reponiert werden. Verwendet als erster eine Art von „Stärke"verband bei Knochenbrüchen, indem er die Binden mit Eiereiweiß durchtränkt. Man findet bei ihm die erste Spur einer künstlichen Betäubung durch Inhalation von narkotischen Dämpfen bei chirurgischen Operationen. Urheber des Verfahrens *Hugo v. Lucca.* Es handelt sich dabei wohl um ein Gemisch von Opium und Mandragorawurzel.

1250–1306 (?). *Lanfranchi* gibt genaue Anweisung der Knopfnaht mit chirurgischem Knoten. Soll als erster die Indikation zur Nervennaht, bei dessen querer Durchtrennung gestellt haben. Die Blutstillung arterieller Gefäße geschieht durch digitale Kompression des Lumens für die Dauer wenigstens einer Stunde bis die Koagulation eingetreten ist. Für die Kropfentstehung wird die Beziehung zum Trinkwasser und zum Leben in bestimmten Gebirgsgegenden erkannt. Die Entstehung von Hernien wird auf eine Ruptur und Erschlaffung des Peritoneums zurückgeführt.

1275–1326. *Mondino Liucci* lehrt in Bologna, verfaßt ein Handbuch der Anatomie (1316) und nimmt die methodische Leichenzergliederung wieder auf. 16 Jahrhunderte lang, d. h. seit Aufhören der alexandrinischen Schule von *Erasistratus* und *Herophilus* war keine methodische Anatomie mehr betrieben worden. Man darf in dieser Tatsache den Grund für den gewaltigen Niedergang der gesamten Medizin und speziell der Chirurgie im Mittelalter suchen. Die Wiederbelebung der Anatomie war nur durch die freizügige Denkweise von Kaiser Friedrich II. möglich geworden. Bis dahin wurde jedem Arzt der Prozeß gemacht (*Bartholomeo Varignana*), welcher heimlich sezierte.

1270 (?) bis 1330 (?). *Jehan Yperman*, Vater der flämischen Chirurgie. Erwähnt als erster die Unterbindung durch Umstechungsligatur.

unbekannt bis 1412 (?). *Nikolaus Florentinus* beobachtet die Contrecoup-Wirkung der Schädeltraumen und vergleicht sie treffend mit der Verletzung von Glasgefäßen.

1400–1460. *Bertapaglia* beschäftigt sich erstmalig mit Knochenresektionen. Es scheint sich vorwiegend um Rippenresektionen gehandelt zu haben.

Anf. bis Ende 15. Jahrh. *Heinrich v. Pfolspeundt*, Verfasser der ersten chirurgischen Schrift über „Bündth-Erzney" in deutscher Sprache (1460 erschienen). Beschreibt die erfolgreiche Versorgung von Darmwunden durch Resektion des verletzten Darmes und Anastomosierung desselben über einer Art von „Murphy-Knopf". Ferner Operation der Hasenscharte durch Excision der Scharte und Nahtvereinigung der angefrischten Wundränder. Außerdem genaue Beschreibung der Rhino-Plastik durch Lappenbildung aus dem Arm. Die Methode wird meist dem Tagliacozzi (s. dort) zugeschrieben. *Pfolspeundt* gebührt jedoch offenbar das Primat. Zur künstlichen Betäubung wird ein Gemisch von schwarzem Mohnsaft, Samen des Bilsenkrauts und von Alraunblättern, unreifen Maulbeeren, Schirlingssaft, Efeu und Seidelbast empfohlen. Dieses Gemisch wird von Schwämmen aufgesogen, dann getrocknet und bei Gebrauch in Warmwasser eingelegt und sodann dem Patienten vor die Nase gelegt. Als Weckmittel wird ein Gemisch von Fenchelsamen mit Essig und Baumöl angegeben; damit werden Wergdochte getränkt und diese in die Nasenlöcher eingelegt.

Anf. bis Ende des 15. Jh. *Marcello Cumano* erwähnt als erster in der Geschichte der Chirurgie die Behandlung der Schußwunden mit Pulverwaffen.

1460–1517. *Giovanni da Vigo.* Sein Name knüpft sich an die Behandlungsmethode von Schußwunden durch Eingießen siedenden Öles. Er konnte hierdurch das Auftreten schwerer Wundinfektionen vermeiden.

1300–1368. *Guy de Chauliac*, Leibarzt der Päpste von Avignon. Letzter der Arabisten und „restaurateur de la chirurgie". Liefert erstmalig seit *Celsus* wieder eine Skizze der Geschichte der Chirurgie. Definiert den Unterschied der Hernien von den Hydrocelen. Beschreibt verschiedene Arten von Verbänden, welche mit Rollbinden auszuführen sind. Er kennt die zweiköpfige Binde. Verwendet offensichtlich als erster metallene Drainröhren zur Ableitung des Wundsekretes. Unterscheidet gedeckte und offene Schädelfrakturen und erneuert das Wissen von der Frakturreposition mit Extensionsapparaten, wie sie ursprünglich schon *Hippokrates* angegeben hat. Befaßt sich mit 2 Verfahren zur Leichenkonservierung. Beschreibt 6 Verfahren zur Behandlung der Hernien, darunter auch operative Verfahren mit Freilegung des Bruchsacks und Unterbinden desselben mit Golddraht, der in der zugenähten Wunde zurückbleibt.

1489–1550 (?). *Mariano Santo* erneuert und erweitert die Kunst des Steinschnittes, der nach ihm auch der „Marianische Schnitt" heißt. Die Vorbereitung, Lagerung, Ausführung der Operation und Nachbehandlung werden genau beschrieben.

Anf. bis letztes Viertel 16. Jh. *Hans v. Gersdorff*, ein besonders in der Feldchirurgie erfahrener Wundarzt aus Straßburg; besonders bekannt durch seine rüstungsartigen Schienenanordnungen zur Beseitigung von Kontrakturen, Ankylosen und Reposition von Frakturen. Bei ihm findet sich die erste bekannte Abbildung einer Amputation des Unterschenkels.

1514–1564. *Andreas Vesalius*, erster großer Anatom der Neuzeit. Lehrt in Padua und Bologna Anatomie und Chirurgie; übertrifft alle Vorgänger an anatomischen Kenntnissen und stellt zahlreiche Irrtümer *Galens* richtig. Schafft eine eigene Anatomie, die 1542 vollendet ist. Bekannt sind seine Werke „de humani corporis fabrica libri septem" (1543), „chirurgia magna" in 7 Büchern (1569), „opera omnia anatomica et chirurgica" und „tabulae ossium humanorum".

1510–1590. *Ambroise Paré*, Vater der französischen Chirurgie besaß außergewöhnliches praktisches Talent, vorzügliche Naturbeobachtung; war heftigsten Angriffen von seiten der Pariser Fakultät ausgesetzt. Auf ihn geht die Gefäßunterbindung nach Amputation an Stelle der Blutstillung durch das Glüheisen zurück. Sein Werk umfaßt 10 Bücher über Chirurgie (1564); er empfiehlt als erster mit Bestimmtheit bei den Amputationen im Gesunden abzusetzen und von der Gliedmaße so viel als möglich zu erhalten. Führt die erste Exartikulation im Ellenbogengelenk aus und rät zur Vermeidung von Nachblutungen an Extremitäten, zur Unterbindung des Hauptgefäßstammes am Orte der Wahl. Liefert ausführliche Beschreibung und Abbildung von Prothesen und orthopädischen Apparaten. Entdeckt die Pyämie und die Ätiologie der metastatischen Abscesse. Führt die Radikaloperation der Hernie bei Brucheinklemmung ohne Kastration aus; beschreibt zum ersten Male eine Zwerchfellhernie. Beschreibt das Hautemphysem bei Verletzungen der Lunge und der Trachea. Empfiehlt die künstliche Blutstauung bei verzögerter Kallusbildung. Wendet Entspannungsschnitte bei der Operation des Lippenkrebses an. Gibt hervorragende Beschreibungen schwerer Verletzungen, darunter eine einer Herzverletzung.

1540. *Valerius Cordus.* Erste Herstellung von Di-äthyläther (noch nicht zu Narkosezwecken).

1546–1599. *Gaspare Tagliacozzi* hat das Verdienst, als erster die 6 Sitzungen für die Rhinoplastik aus dem Arm genau beschrieben zu haben. 1. Sitzung: Bildung eines Brückenlappens am Oberarm. 2. Sitzung: Abtrennung der proximalen Hautbrücke. 3. Sitzung: Anfrischen des Nasendefektes und Anheftung des Lappens am Nasenstumpf, Fixierung des Armes durch einen den Kopf, Thorax und Arm einbeziehenden Pelottenverband aus Leder. 4. Sitzung: Abtrennung des Lappens vom Arm. 5. Sitzung: Modellierung des Lappens zur Bildung einer Nasenspitze und eines Septums. 6. Sitzung: Anheftung des Septums.

Auch mit Plastiken der Lippe, der Ohren, Entfernung von narbigen Defekten im Gesicht und der Operation der Hasenscharte hat sich *Tagliacozzi* befaßt.

1493–1541. *Theophrast v. Hohenheim,* genannt Paracelsus. – Eine merkwürdige und schwer zu beurteilende Persönlichkeit. Seine Ansichten beruhen vielfach auf reiner Spekulation und entbehren der festen naturwissenschaftlichen Grundlage und Beobachtung. Nach dem Urteil *Albrecht v. Hallers* war er bemüht, die Irrtümer der Alten zu beseitigen, um dafür seine eigenen an deren Stelle zu setzen. Auf den Fortschritt der Chirurgie ist er ohne Einfluß geblieben.

1597–1677. *Francis Glisson,* berühmt durch seine Abhandlung über die Kyphose, konstruiert zu deren Behandlung die nach ihm benannte Glissonschlinge.

1648–1727. *Mathaeus Gottfried Purmann,* brillanter Techniker vor allem auf dem Gebiet der Amputation und Exartikulationen. Inauguriert die Lammblutübertragung in Deutschland (1668), macht an sich selbst Infusionsversuche; beherrscht die Sehnennaht.

1674–1760. *Jean Louis Petit* arbeitet über den Riß der Achillessehne, über Blutung und Blutstillung, über Tränengangfisteln, führt den zweizeitigen Zirkelschnitt ein und die Trepanation des Warzenfortsatzes. Nach ihm ist das *Petit*sche Lendendreieck benannt.

1688–1752. *William Ch. Cheseldon,* berühmt durch seine Arbeit über die Bildung einer künstlichen Pupille; operiert erstmalig erfolgreich 2 Fälle einer Iritis mit Kataraktdepression.

1713–1788. *Percival Pott* erkennt und beschreibt als erster den Kaminfegerkrebs als ein durch äußeren Reiz (cancerogene Substanzen) entstehendes Leiden; außerdem die Spondylitistbc. („Pottscher Buckel"!).

1728–1793. *John Hunter* erkennt die Ursache der angeborenen Hernien und beschreibt den descensus testis, die Bedeutung der Entzündung nicht nur als zerstörenden, sondern auch erneuernden Vorgang. Bekannt ist seine Behandlung der Aneurysmen durch Ligatur des zuführenden Stammgefäßes.

1744–1795. *Desault.* Bekannt durch seinen Verband für den Schlüsselbeinbruch; erneuert die Lehre von der klassischen Gefäßunterbindung am Orte der Wahl; führt an Stelle der bis dahin üblichen krummen Amputationsmesser gerade Messer ein; gilt als genialster Chirurg Europas, während der Epoche der französischen Revolution.

1800. *Pierre Francois Percy* führt als erster Oberarmkopfresektionen aus und schränkt dadurch die Indikation zur Amputation ein.

1766–1824. *Jean Dominic Larrey,* Feldchirurg Napoleons des I. Ist in vieler Hinsicht als Vater des neuzeitlichen Militärsanitätswesens anzusehen. Bekannt durch seine in die Hunderte gehenden Amputationen auf freiem Schlachtfeld, vor allem im Rußlandfeldzug Napoleons (1812), wodurch er die Mortalität der Extremitätenschußbrüche von 60-70 % auf ca. 20 % senkt; führt erstmalig Exartikulationen im Hüftgelenk aus.

1792–1847. *Joh. Friedrich Dieffenbach.* Begründer der modernen plastischen Chirurgie, vor allen Dingen der Gesichtsplastiken. 1845 *Dieffenbachs* erste erfolgreiche Blasenscheidenfisteloperation.

1796–1856. *Jean Amussat.* Erfolgreiche Ausführung der sectio alta.

1796–1867. *Civiale* gelingt am Lebenden mit dem Litholabe die erste Steinzertrümmerung (1824).

1797. *John Abernethy* unterbindet die Arteria iliaca externa zwecks Behandlung eines Aneurysmas der Arteria femoralis.

1805. *Astley Cooper* behandelt ein Carotisaneurysma mit Unterbindung der Carotis. Patient stirbt.

1809. Er wiederholt die Operation in einem ähnlichen Fall mit Erfolg. **1818.** *Cooper* unterbindet als erster die Aorta abdominalis.

1827. *Guillaume Dupuytren* faßt als erster den Entschluß, einen Anus praeter naturalis anzulegen; unterbindet als erster die Arteria subclavia, Carotis und iliaca in Frankreich. Nach ihm ist die Fingerkontraktur benannt.

1812. Erste Unterkieferresektion durch *Dupuytren*.

1818. *Faraday* erkennt die schmerzstillende Wirkung des Di-äthyläther.

1846. *Beginn einer Chirurgie im modernen Sinne durch Entdeckung der Narkose.* William Greene Morton gelingt die erste öffentliche Demonstration einer Narkose mit Äther im Massachusets General Hospital in Boston. Schon 1845 hatte der Zahnarzt *Horace Wells* in demselben Krankenhaus nach mehreren gelungen Selbstversuchen eine mißlungene Narkosedemonstration mit Stickoxydul durchgeführt.

Versuche einer Schmerzbetäubung durch Drogemisch von Mandragora, Belladonna, Opium u.a. reichen bis *Dioskorides* zurück und wurden gelegentlich auch im Mittelalter (s. vorn) zu Narkosezwecken benützt. Infolge der Nichtsteuerbarkeit waren sie häufig ohne Wirkung oder verliefen tödlich.

1847. *James Young Simpson*, ein Geburtshelfer in Edinburgh wendet das Chloroform zur Inhalationsnarkose an („narcose à la reine").

1847. *Ignaz Philipp Semmelweis* veröffentlicht aus der geburtshilflichen Abteilung des Wiener Allgemeinen Krankenhauses seine Schrift über die Ätiologie des Kindbettfiebers durch einen „zersetzten tierischen Stoff", der durch Kontaktinfektion von Leichen, aber auch von Kranken auf die Wunden übertragen werde. Nach erfolglosem Kampf für die Richtigkeit seiner Theorie stirbt er 1861 an den Folgen einer Sepsis. Schon vor *Semmelweis* (1843) hatte *Oliver Wendel Holmes* in Boston in einer Schrift die These von der Kontagiosität des Kindbettfiebers aufgestellt. *Holmes* Schrift fand keine Beachtung.

1851. *Simon*, Heidelberg. Erste Implantation eines Ureters in den Dickdarm.

1866. *Sir Patrik Watson* in Edinburgh. Erste Exstirpation des Kehlkopfes wegen syphilitischer Stenose. Tod des Patienten nach 3 Wochen an Pneumonie.

1867. *Jules Péan.* Erfolgreiche Exstirpation einer Milz in Paris. 1826 hatte erstmalig *Quittenbaum* in Rostock eine hypertrophische Milz exstirpiert. Die Patientin war 6 Stunden nach der Operation verstorben. Ein weiterer Versuch einer Milzexstirpation durch *Küchler* in Darmstadt 1855 endete ebenfalls tödlich und setzte den Operateur heftigen Angriffen aus.

1867. *John Listers* erste Veröffentlichung über seine antiseptische Wundbehandlung mit Karbolsäure und Karbolsäurespray.

1870. *Pasteur* empfiehlt als bestes Desinfektionsmittel trockene Hitze.

1880. *Robert Koch* beweist, daß durch trockene Hitze von 125° Sporen nicht vernichtet werden und empfiehlt den strömenden Dampf als geeignetstes Desinfektionsmittel.

Ernst v. Bergmann und *Schimmelbusch* bauen diese Desinfektionsmethode systematisch aus und entwickeln einen wesentlichen Teil der Ausrüstung des modernen Operationssaals.

1848–1924. *William McEwen*, diagnostizierte und entfernte 1879 ein Subduralhämatom und ein Meningeom mit Hyperostose. 1886 hatte er schon 5 Laminektomien wegen Lähmungen durchgeführt. 1895 Pneumonektomie. Nach *Cushing* Hauptpionier der kraniocerebralen Chirurgie.

1890. *William Stewart Halsted* führt in Amerika die Gummihandschuhe ein.

1867. *John Stough Bobbs* führt in Indianapolis erstmalig eine Cholecystotomie durch und entfernt 40 Gallensteine.

1869. *Gustav Simon.* Erste erfolgreiche und mit voller Überlegung ausgeführte Nephrektomie in Heidelberg. 1861 hatte erstmalig der Amerikaner *Walcott* in Milwaukee eine Nephrektomie ausgeführt, nachdem er das Abdomen in der Annahme einer Lebercyste eröffnet hatte. Der Patient starb am 15. Tag an Allgemeininfektion.

1869. *Billroth.* Erste perineale Prostatektomie. Die Methode wurde 1889 von *O. Zuckerkandl* weiter ausgebaut.

1869. *F. Trendelenburg* führt mittels Tracheotomie die erste endotracheale Narkose am Menschen durch.

1872. *Billroth* berichtet über eine gelungene Resektion des Halsteiles des Ösophagus.

1873. *Theodor Billroth.* Erste Exstirpation des Kehlkopfes wegen Carcinom in Wien und Einsetzen eines von *Gussenbauer* konstruierten künstlichen Kehlkopfes.

1875–1942. *Ludwig Puusepp*, entwickelte die operative Behandlung der Syringomyelie und führte Anfang des 20. Jahrhunderts eine frontale Lobotomie bei Psychose durch.

1876–1940. *Thierry de Martel* begründete die Neurochirurgie in Frankreich. Führte viele technische Verbesserungen ein (*Trepan* nach *de Martel*).

1878. *W. McEwen*, Schottland, intubiert erstmalig auf oralem Wege.

1879. *Maximilian Nitze* demonstriert sein Cystoskop in der Gesellschaft der Ärzte in Wien am Kranken.

1881. *Sonnenburg.* Erste totale Blasenexstirpation.

1881. Erfolgreiche Resektion eines Magencarcinoms durch *Billroth.* Der erste Versuch, einer Resektion des carcinomatösen Pylorus durch *Jules Péan* in Paris (1879) hatte mit dem Tod des Patienten geendet, ebenso ein weiterer von *Rydiger* 1880 in Kulm unternommener Versuch.

1883. Entwicklung der Kropfoperation aus einer atypischen Geschwulstoperation mit hoher Mortalität zu einer typischen Organexstirpation durch *Billroth* in Wien und *Kocher* in Bern.

1884. *Koller,* Wien, setzt das Kokain als Lokalanästhetikum in der Augenheilkunde durch.

1885. *Halsted.* Erste Leitungsanästhesie durch Injektion von Kokainlösungen in den Nervus mandibularis.

1885. *Billroth* führt die erste suprapubische Prostatektomie aus.

1890. *Reclus* baut die Kokainanästhesie aus.

1892. *Carl Ludwig Schleich* führt auf dem deutschen Chirurgenkongress seine Methode der Infiltrationsanästhesie mit niedrigprozentigen Cocainlösungen vor.

1897 erste erfolgreiche totale Gastrektonie durch *Schlatter.* Eine 1884 von *Connor* ausgeführte Totalresektion des Magens verlief letal.

1898. *August Bier* entwickelt die Lumbalanästhesie.

1856-1937. *Fedor Krause,* Schüler *Volkmann's,* Mitbegründer der deutschen Neurochirurgie. 1892 extraduraler Zugang zum Ganglion Gasseri, später Exstirpation des Ganglions. 1898 Zugang zum 8. Hirnnerven, 1900 transfrontaler Zugang zur Hypophyse.

1884. *Rickmann Godlee,* London, entfernt einen Hirntumor unter Anwendung der *Lister*schen antiseptischen Methode mit Erfolg, nachdem der Sitz des Tumors nach den neueren neurologischen Methoden lokalisiert worden war.

1885-1949. *Max Minor Peet* führte die entwässernde Behandlung mit hypertonischen Zuckerlösungen ein, operierte Subduralhämatome im Kindesalter, intrakranielle Wurzeldurchschneidung bei Glossopharyngeusneuralgie sowie operative Behandlung des arteriellen Hochdruckes, vor allem Splanchniektomie, Grenzstrangresektionen usw.

1887. *Edoardo Bassini,* Padua, revolutioniert die Leistenbruchoperation durch Entwicklung seiner Operationsmethode. Bis dahin hatte die Bruchoperation seit *Paré* kaum mehr Fortschritte gemacht. Die Zahl der Operationsmißerfolge und Recidive war noch sehr hoch.

1888. *Thomas Morton,* Philadelphia. Erste Appendektomie wegen akuter Appendicitis, nachdem die richtige Diagnose vor der Operation gestellt worden war.

Ulrich Krönlein in Zürich hatte **1884** erstmalig einen perforierten Wurmfortsatz bei diffus eitriger Peritonitis entfernt.

Ein perityphlitischer, von der perforierten Appendix ausgehender Absceß war erstmalig **1884** von *Henry Hancock* in London eröffnet worden, der damals schon, allerdings vergeblich, die Frühoperation der „Perityphlitis" vorschlug.

1895. *Wilhelm Conrad Röntgen* entdeckt in Würzburg die nach ihm benannten Strahlen.

1896. *Guido Farina,* Rom, versucht die Naht einer Dolchstichwunde des Herzens. Patient stirbt am 5. Tag an Bronchopneumonie. Wenige Monate später gelingt *Ludwig Rehn* in Frankfurt die erste erfolgreiche Herznaht nach einer Stichverletzung des rechten Ventrikels.

1857-1916. Sir *Victor Horsley,* operierte 1887 einen von *Gowers* diagnostizierten Rückenmarkstumor, arbeitete über die cerebrale Lokalisation und hatte 1890 bereits 44 Hirnoperationen durchgeführt. 1891 Operation an den retroganglionären Wurzeln bei Trigeminusneuralgie. 1892 Feststellung eines Hirnherdes bei Epilepsie.

1869-1939. *Harvey Williams Cushing,* erkannte 1894 bei seiner Teilnahme an einer Hirnoperation unter *Williams Stewart Halsted* die Bedeutung einer wirksamen Kontrolle der Blutung. Entwickelte die erste große Neurochirurgenschule in Nordamerika, entdeckte 1910 die Pathologie der Hypophyse und berichtete 1917 über Akustikustumoren, 1926 über Gliome, 1932 über den Hypothalamus und gab die erste statistische Auswertung von 2000 exakt bestätigten Hirntumoren. Bezüglich seiner zahlreichen Schüler zitierte *Cushing* stets das *Leonardo*-Wort, „daß es nur einem mittelmäßigen Schüler nicht gelingt, seinen Lehrer zu übertreffen".

1870–1936. *Charles Harrison Frazier*, entwickelte mit dem Neurologen *Spiller* die retroganglionäre Wurzeldurchschneidung bei Trigeminusneuralgie, weiterhin die Chordotomie und die periphere Nervenchirurgie.

1873–1941. *Otfried Foerster*, gab 1908 die Hinterwurzeldurchschneidung bei Spasmen und gastrischen Krisen an, 1912 die Chordotomie. Verband grundlegende neurologische Forschungen mit neurochirurgischer Therapie. Beschrieb die sensiblen Dermatome beim Menschen und den atonisch-astatischen Typ der cerebralen Kinderlähmung.

1900. *Freyer*, London, arbeitet sein Verfahren der suprapubischen Prostatektomie aus.

1904. *Ferdinand Sauerbruch*, Breslau, entwickelt die Unterdruckkammer, *Ludolf Brauer* und *Petersen* das Überdruckverfahren in Heidelberg. Dies ist die Geburtsstunde der Thoraxchirurgie im modernen Sinne.

1905. *F. Sauerbruch* führt im Tierexperiment erfolgreiche Resektionen des unteren Ösophagus mit nachfolgender Ösophagogastrostomie durch.

1907. Totale Thorakoplastik durch *Brauer* und *Friedrich*.

1910. *Frank Hartley* in Amerika, *Fedor Krause* in Deutschland, exstirpieren das Ganglion Gasseri bei schweren Fällen von Trigeminusneuralgie.

1910. *A. Laewen* macht die ersten klinischen Versuche mit Curare zum Zwecke der Anästhesie.

1918. *Walter E. Dandy* entwickelt die Ventrikulographie. Lebte von 1886–1946, entdeckte die Liquorzirkulationsstörungen bei Verschluß des Foramen Monroi, des Aquäductus Sylvii und empfahl die Entfernung des Plexus chorioideus bei Verschlußhydrocephalus. Führte die Ventrikulographie ein. 1928 Durchtrennung des 8. Hirnnerven bei *Menière*scher Erkrankung. Operierte intraventrikuläre Tumoren, Gefäßgeschwülste und vor allem Tumoren der hinteren Schädelgrube.

1920. *I. W. Magill* und *Rowbotham*, England, führen die endotracheale Narkose ein.

1921. *Coffey-Mayo*, Ausschaltung der Blase durch Schrägkanalimplantation der Harnleiter in das Sigma, ähnlich der *Witzel*schen Magenfistel.

1923. *Cutler, Levine* und *Beck* führen die erste Kommissurotomie einer Mitralstenose bei einem 11j. Mädchen aus.

1924. *Henschen* gelingt eine Ösophagusgastrostomie auf transpleuralem Wege beim Menschen.

1925. *Souttar* führt die digitale Sprengung der Mitrastenose vom li. Herzohr aus. Seit 1948 (*Bailey, Brock*) wird dieses Vorgehen zur Methode der Wahl.

1931. *Rudolf Nissen*, entfernt in Berlin mit Erfolg einen Lungenflügel wegen Bronchiektasien. *Gluck, Garre* und *Lenhartz* hatten 1899 über die ersten erfolgreichen Lobektomien wegen Bronchiektasen berichtet.

1938. *Gross* verschließt erstmalig erfolgreich einen offenen Ductus Botalli durch Ligatur; in Deutschland *E. K. Frey*.

1939. *Gibbon* und Mitarbeiter berichten über erfolgreiche Versuche mit einer Herz-Lungenmaschine an Katzen (1938).

1940. *Gerhard Küntscher* berichtet vor der Deutschen Gesellschaft für Chirurgie über sein Verfahren der Marknagelung zur stabilen Osteosynthese durch innere Schienung.

1941. *Cameron Haight*. Erste erfolgreiche Operation der Ösophagusatresie beim Neugeborenen.

1942. *Garlock*. Resektion des mittleren thorakalen Ösophagusabschnittes mit unmittelbarer Wiederherstellung des Speiseweges durch Ösophagogastrostomie.

1945. *Crafoord* beseitigt die Isthmusstenose der Aorta durch Resektion des stenosierten Segmentes und End-zu-End-Anastomose.

1948. *Brock* geht die valvuläre Klappenstenose der Pulmonalarterie, sowie deren infundibuläre Stenose durch Dilatation von der re. Herzkammer aus an. 1931 hatte *Doyen* die erste Valvulotomie mit Hilfe eines schmalen Tenotoms vom rechten Ventrikel aus durchgeführt.

1948. Entfernung des gesamten thorakalen Ösophagus mit folgender cervikaler Ösophagogastrostomie (*Brewer, v. Wiley, Nissen*).

1948. *Murray* verschließt erstmalig einen Vorhofseptumdefekt durch Einstülpungsnähte von außen.

1950. *Enderby*, England, künstliche Senkung des Blutdruckes mit Hexa- und Pentamethoniumpräparaten.

1951. *Huguenard* und *Laborit*, Paris, legen die experimentellen und praktischen Grundlagen für die potenzierte Narkose und den künstlichen Winterschlaf.

1953. *Bailey*, *Varco* und *Lewis* operieren den Vorhofseptumdefekt erstmalig in Kreislaufstillstand am geöffneten Herzen und unter direkter Sicht.

1948–1958. Weiterentwicklung der Herz-Lungenmaschine und erfolgreiche Anwendung des extrakorporalen Kreislaufes in den letzten Jahren. *Björk* (1948), *Jongbloed* (1949), *Clark* und Mitarbeiter (1950), *Lillehei* und Mitarbeiter (1950), *Kirklin* und Mitarbeiter, *Craaford* und *Senning*.

1. Abschnitt: Aseptik

Begriff. *Asepsis* ist die Methode durch welche alles, was mit einer Wunde in Berührung kommen kann, *keimfrei* gemacht wird. Dies geschieht vorwiegend durch *physikalische Mittel* (kochendes Wasser, gespannter Dampf, Heißluft). Der Vorgang heißt *Sterilisation*.

Antisepsis ist die Methode, durch welche alles was mit einer Wunde in Berührung kommen kann, *keimarm* gemacht wird. Dies geschieht vorwiegend durch *chemische Mittel* (Jodtinktur, Sublimat, Zephirol, Sulfonamide, Antibiotica). Der Vorgang heißt *Desinfektion*.

Sterilisation ist nur an bestimmten toten Materialien möglich. Daher muß man sich häufig mit der Desinfektion begnügen (Wunden, Hände, Operationsfeld).

Aseptisch = keimfrei; *antiseptisch* = keimwidrig.

Geschichtliches. Vor Einführung der Anti- und Asepsis waren die Wunden, offenen Knochenbrüche, Operationen (z. B. Amputationen) und vor allem Kriegsverletzungen häufig von örtlicher und allgemeiner Eiterinfektion. Erysipel, Hospitalbrand, Tetanus usw. gefolgt, so daß man im wesentlichen nur Notchirurgie trieb und u. a. bei offenen Knochenbrüchen oder bei Knochen- und Gelenkschüssen gern primär amputierte sowie die *subcutanen* Operationen (z. B. die subcutane Achillotenotomie) erfand; damals starben von offenen Knochen-, spez. Oberschenkelbrüchen über die Hälfte und von großen Operationen (Kropf-, Mamma- u.a. Operationen) auch fast die Hälfte (noch bei *Billroth* starben an Sepsis von offenen Knochenbrüchen 60% und von 5 Mammaamputationen mindestens 1, also mindestens 20%; die Zahl der Erysipelkranken in den Hospitälern betrug 3,5–5% und ihre Mortalität 7–20%; Schußbrüche hatten etwa 40% Mortalität).

Schon *Ignaz Philipp Semmelweis* (1847) erkannte die Bedeutung der Kontaktinfektion, d. h. die Tatsache, daß oft die *Hände des Operateurs* die Wundinfektion übertragen, und zwar auf Grund einer bedeutenden Erkrankungs- und Sterblichkeitsdifferenz an Wochenbettfieber bei zwei Gebärabteilungen eines Wiener Krankenhauses, auf deren einer die Schwangeren durch Studenten untersucht wurden, welche mit anderen Kranken und mit Leichen in Berührung gekommen waren, auf deren anderer aber dies nicht statthatte sowie auf Grund gleicher Klinik- und Sektionsergebnisse der an Kindbettfieber verstorbenen Frauen und sonstigen an Sepsis verstorbenen Personen, auch eines befreundeten Kollegen, welcher nach einer Fingerverletzung bei einer solchen Sektion verstorben war. Er bezeichnete die Arzthände und Instrumente als hauptsächliche Krankheitsvermittler und forderte schon Chlorwaschungen bei Geburten und Operationen, wodurch die Sterblichkeit von 10% auf 1,5% herabgedrückt werden konnte.

Der englische Chirurg *Lister* (1864–1871), angeregt durch *Pasteurs* Entdeckung (1861) von den lebenden, der Außenwelt, spez. der Luft entstammenden Pilzen als Ursache von Gärungen und Zersetzungen organischer Massen, erkannte, daß die Wundinfektionen eine ähnliche Ursache haben und verwandte zur Desinfektion die 1860 von dem Pariser Apotheker *Lemaire* aus dem Steinkohlenteer gewonnene und 1863 von dem Italiener *Bottini* bei der Wundbehandlung benützte *Carbolsäure*, und zwar 5%ig für Wunden, Haut- und Operationshände, Instrumente, Wundschwämme, Verband-, Naht- und Unterbindungsmaterial und 2½%ig für die Luft des Operationssaales mittels Zerstäubungsapparates („Karbolspray"); 1867 veröffentlichte er seine glänzenden Erfolge bei 10 offenen Knochenbrüchen ohne Todesfall. Mit der weiteren Einführung der *Lister*schen antiseptischen Wundbehandlung, deren Einführung in Deutschland wir *Bardeleben, Thiersch, Volkmann, Nußbaum* u.a. verdanken, kam es dann freilich zum Massenverbrauch der Carbolsäure, spez. auch an der Wunde (welch letztere *Lister* selbst allerdings nicht mit Carbolsäure berieselte, vielmehr mit dem carbolgetränkten *Okklusivverband* behandelte).

Das *Lister*sche Verfahren nahm rasch seinen Siegeszug durch die Welt, mußte aber bald einem vollkommeneren Platz machen: An die Stelle der mit Gewebsschädigung und mit Vergiftungsgefahr (Sublimat- und Carbolvergiftung!) verbundenen **Anti***sepsis* d. h. Verringerung und Hemmung der Infektionserreger mit *chemischen* Mitteln (Carbolsäure, später Sublimat, Jodoform, Salicylsäure, Borsäure, Silber, Rivanol, quarternäre Ammoniumverbindungen, Hexachlorophen, Sulfonamide, Antibiotica) trat um 1886 (Dampfdesinfektion!) die **A***sepsis* d. h. die Vermeidung der Infektionsmöglichkeit durch Keimabtötung d. h. Sterilisation aller mit der Wunde in Berührung kommenden Gegenstände, spez. des Operationsmaterials, und zwar auf *physikalischem* Wege (durch Auskochen oder durch Behandlung im gespannten Wasserdampf), nachdem schon *Pasteur* 1874 die Verbandstoffe durch Hitze und *Buchner* 1878 die Instrumente durch Auskochen keimfrei zu machen gelehrt sowie *Neuber* 1884 bis 1886 die Antiseptica durch keimfreie Kochsalzlösung ersetzt hatte. Gegenüber der *Kontaktinfektion* wurde gleichzeitig die *Luftinfektion* als weniger bedeutungsvoll erkannt; als besonders gefährlich haben zu gelten die vom Kranken stammenden Keime; überhaupt spielt die Menge und vor allem die Virulenz der Erreger sowohl wie die Widerstandskraft des Organismus und des Gewebes eine beachtenswerte Rolle. Der Fortschritt der Wissenschaft baute sich u. a. auf der Entdeckung sowie Züchtung und Isolierung der meisten Krankheitserreger auf, welche in diesen Jahren vor allem dank den Arbeiten von *Rob. Koch* (1878—1881) und seinen Schülern gelang.

Bahnbrechend in der Chirurgie wirkte u. a. *v. Bergmann*, welcher durch seine berühmt gewordenen Knieschüsse aus dem russisch-türkischen Kriege (1877/78) zeigte, daß man schon bei sauberem Wundverband und bei sorgfältiger Ruhigstellung durch Gipsverband, auch ohne *anti*septische Maßnahmen, welche im Felde durchzuführen nicht immer möglich war, gute oder vielmehr noch bessere Ergebnisse erzielt (von 15 Knieschüssen mit Knochenverletzung starb 1, während durch aktives Vorgehen (Sondieren) bei Knieschüssen die Sterblichkeit das Zehnfache betrug). Er und sein Assistent *Schimmelbusch* (Instrumentenkocher und Verbandstofftrommel s. u.) machten sich in den Jahren 1886 bis 1891 um die Durchführung der Asepsis besonders verdient.

Aseptische Vorbereitung (Sterilisation bzw. Desinfektion). Die Aseptik ist neben Anästhesie und Blutstillung der wichtigste Grundpfeiler der modernen operativen Chirurgie. Ideal ist Sterilisation durch Abtötung aller, auch harmloser Krankheitserreger; doch ist tatsächlich, auch unter den günstigsten Verhältnissen des Krankenhauses eine solche nicht immer erreichbar, sondern oft nur Desinfektion möglich. Von den verschiedenen Dingen ist das „tote" Material, nämlich Instrumente und Verbandstoffe durch genügende Hitze unter Voraussetzung sachgemäßen Vorgehens einschließlich ständiger Überwachung völlig keimfrei zu machen, wenn dies aber in der Allgemeinpraxis auch keineswegs immer gelingt. Dagegen lassen sich an Operateur und Operationsfeld welche ja die zur Sterilisation erforderliche Hitze nicht vertragen, die Keime nicht gänzlich abtöten, sondern nur vermindern und abschwächen bzw. unschädlich machen. Dementsprechend heilen nicht alle Operationen primär, sondern es kommt in einem gewissen Prozentsatz (1—7, durchschnittlich 3,5%) zu mehr oder weniger bedenklicher Infektion mit Fadeneiterung, Absceß, Phlegmone, Sepsis usw. Von größter Gefährlichkeit ist dabei der Arzt, und zwar dessen Hand (wichtig ist daher Noninfektion und Abstinenz neben Desinfektion!) und in zweiter Linie dessen Luftwege (neuerdings vor allem durch Einschleppen von resistenten Keimen in die Wunde). Wichtig ist daher stummes Operieren neben Mund- und Nasenschutz, evtl. auch hier Abstinenz bei eigener Erkrankung der oberen Luftwege! Demgegenüber ist die Gefahr von seiten des Operationsfeldes viel geringer (außer bei zufälligem Infektionsherd an Haut oder Tiefengewebe) ebenso wie von seiten des Naht- und Unterbindungsmaterials (Catgut!). Im übrigen spielen die allgemeinen und örtlichen Schutzkräfte im Körper des Patienten eine wichtige Rolle. Regelmäßige bakteriologische Kontrollen von Instrumenten, Verbandstoffen, Rachen und Händen der Ärzte und des Personals sind empfehlenswert!

A. Körperoberfläche

1. Operateur, spez. dessen Hände und 2. Patient, spez. Operationsfeld; beide sind nicht absolut, sondern nur relativ sterilisierbar also desinfizierbar, da physikalische Sterilisation durch Auskochen hier unmöglich ist und da außerdem die Haut eine unregelmäßige Oberfläche mit mannigfachen Unregelmäßigkeiten, spez. Vertiefungen und Poren sowie Haarbälger und Schweißdrüsen besitzt.

1. Operateur und Assistenten (Händedesinfektion)

„Händedesinfektion". (Von der Gewissenhaftigkeit des Arztes hängt u. U. das Leben des Patienten ab!)

a) Prophylaxe. Das Wichtigste bei der Händedesinfektion ist nicht etwa nur das Waschen, überhaupt Desinfizieren, sondern nicht zuletzt die Hautpflege und die Noninfektion bzw. Abstinenz!

α) *Hautpflege.* Desinfizierbar sind nur gepflegte d. h. glatte und weiche Hände; rissige Hände sind Bakterienbrutstätten; deshalb empfiehlt sich Waschen der Hände mit *milder* Seife, weicher Bürste und nicht zu heißem Wasser und Einfetten mit Eucerin oder Lanolin, Quimbo, Penatencreme, speziell nach den Operationen sowie sorgfältige Behandlung auch der kleinsten Verletzung durch Betupfen mit Jodtinktur usw., bei empfindlicher Haut auch Vorsicht mit Schmierseife, scharfen Bürsten, Sublimat, Alkohol spez. vergälltem hartem Wasser, Benzin, Jodtinktur, Antiseptika usw.; mit milden Seifen, weichen Bürsten und schonenden Desinfizientien erreicht man das Beste; evtl., nämlich bei alkaliempfindlicher Haut benutze man statt Seife neutrale synthetische Seifenersatzmittel: hydrophile Öle, Satina, Präkutan oder dgl., auch mit Borax weich gemachtes Wasser.

β) *Noninfektion bzw. Abstinenz.* „Nichtinfizieren ist besser als desinfizieren." (*Semmelweis*) oder (vor der Einführung der Gummihandschuhe gesagt!) „Man soll im gewöhnlichen Leben Handschuhe tragen, um sie zur Operation auszuziehen." Dieser Satz von *Kocher:* ist heutzutage abzuwandeln in den Satz: „Man soll im gewöhnlichen Leben bei jeder groben Handarbeit Schutzhandschuhe und *zu jeder Operation Gummihandschuhe* tragen." Von größter Gefährlichkeit ist die Kontaktinfektion, und die gefährlichste Infektionsquelle ist die Arzthand, da sie mit resistenten Krankheitskeimen in Berührung kommt. *Noninfektion* bedeutet Schutz vor Berührung mit infektiösen Stoffen; daher soll bei unreinen Verbänden, Untersuchungen und Operationen nichts mit den Händen, sondern nur mit Instrumenten (Pinzetten) bzw. Tupfern angefaßt werden; am besten trägt man dabei Gummihandschuhe oder wenigstens Condomfingerlinge, (im Notfall auch Salbenüberzug) bei Untersuchung der Körperöffnungen (Mundhöhle, Mastdarm, Scheide) und bei Anfassen von Präparaten. (Der beste Schutz in allen Fällen ist der Gummihandschuh!) Dabei ist zu beachten, daß Krankheitserreger nicht nur in unreinen Wunden haften, sondern oft weithin über Körperoberfläche, Verband, Gerät und Wäsche sowie Operationsraum und -einrichtung verstreut sind. Bei trotzdem erfolgter Infektion der Hände sind diese sofort und gründlichst mechanisch und chemisch zu desinfizieren, außerdem evtl. Vollbad sowie Wäsche- und Kleiderwechsel vorzunehmen; bei Vornahme *mehrerer* Operationen sei deren Reihenfolge entsprechend der Asepsis; vor aseptischen keine septischen Operationen oder septischer Verbandwechsel; getrennte Räume mit getrenntem Instrumentarium, Spritzen, Waschapparat, Rasiermesser, Gummihandschuhen und Personal für aseptische und septische Operationen sowie für Unfallverletzungen. Eiter usw. ist in Schalen aufzufangen, Tupfer in Eimer zu werfen (nichts auf den Boden!), Seife, Bürste, Waschschalen usw. nicht mit eiterbeschmutzten Händen anzufassen und nicht von mehreren Personen zugleich zu benutzen

Abstinenz: Eitrige Prozesse an Händen und Armen z. B. infizierte Schrunde, Wunde, Furunkel, Ekzem (auch bei Gummihandschuhschutz), desgl. Schnupfen, Halsentzündung, Bronchitis u. dgl. (auch bei Mundtuchschutz) schließen aseptische Operationen aus; bei mit Eiter oder Leichenmaterial infizierten Händen ist eine Karenzzeit von 24 bis 48 Stunden ratsam, es sei denn, daß die Hände durch Gummihandschuhe zuverlässig geschützt waren.

b) Desinfektion. *Vorbereitung:* Bad, reine Wäsche und weißleinener Operationsanzug, sonst Ablegen von Rock und Weste sowie Aufstreifen der Hemdärmel bis über den Ellbogen; keine Ringe; Kopf und Barthaar kurz gehalten und oft gereinigt, sonst (ebenso bei Frauen) glatt gescheitelt und mit Haube, Mütze, Schleier, Binde oder dgl. gedeckt; gutsitzende Brille; Nägel gekürzt (höchstens 2–3 mm lang); Mundspülen, undurchlässige Schürze aus Gummi oder Billrothbatist (Schirting, mit wasserundurchlässigem Stoff getränkt); Schuhe abstreichen und hohe Gummischuhe auch sterile Leinenüberschuhe anlegen (Straßenschmutz!).

Händedesinfektion: Klassische (nach *Fürbringer* bzw. nach *Ahlfeld*): nach letzterem ohne Nachbehandlung mit Desinfektionsmittel: sog. „Heißwasseralkoholmethode":

1. 10 (bis 20) Minuten (nach der Uhr bzw. Sanduhr; am besten im Sitzen) zwecks Entfernung des oberflächlichen Schmutzes chemisches und mechanisches Reinigen der Hände

und Vorderarme mit Wasser (fließend, andernfalls mehrmals gewechselt, genügend warm, mit kräftigem Strahl oder Brause, evtl. mit Borax weich gemacht), Seife (stets frisch, mild, und zwar neutral, evtl. alkalisch; und Bürste (aus Holz mit Borsten oder Kunststoffborsten, nicht zu grob oder aus Gummi, stets frisch, ein- oder mehrmals gewechselt, nach Gebrauch ausgekocht oder besser trocken im Autoklav sterilisiert und in $1^0/_{00}$ Sublimat- oder besser 5% Zephirollösung oder besser trocken in sterilem Behälter oder Leinwandsäckchen aufbewahrt) bzw. Luffa- oder Gummischwamm (ausgekocht!) oder Gazelappen (steril!). Waschen systematisch und gründlich unter besonderer Berücksichtigung von Nagelfalz und -raum, Daumen- und Kleinfingerballen, Gelenkfalten, Streckseiten, Zwischenfingerflächen, Hohlhandfurchen und Vorderarmaußenseite; Nägel nicht bloß vor- und nachher, sondern während des Waschens mehrmals reinigen mit Nagelreiniger (aus vernickeltem oder verchromtem Metall, ausgekocht, trocken in steriler Schale; stumpf, da sonst Gefahr der Verletzung!); öfters, namentlich zum Schluß Hände mit reichlich fließendem Wasser abspülen und mit *sterilem* rauhem Tuch (Handtuch oder Kompresse) abtrocknen.

2. 3–5 Minuten abspülen und abreiben mit Chloramin, Zephirol, Desogen, Delegol, Bradosol; Alkohol wirkt gerbend und desinfizierend, aber nicht sterilisierend; seine wiederholte Verwendung ist nicht ratsam.

Eine *abgekürzte Schnelldesinfektion* ist bei Verwendung von 3% hexachlorophenhaltigen Seifen und Seifenlösungen (pH-isohex, Satinasept) möglich (Hexachlorophen = Dihydroxy-hexachlor-diphenyl-methan). Die Waschung wird durch Verwendung dieser Präparate auf 5 Minuten abgekürzt. Der biologische Säuremantel der Haut bleibt intakt. Die Resistenz der Haut gegen residente und auch transidente Bakterien bleibt somit erhalten. Hexachlorophenhaltige Präparate gewährleisten einen protrahierten antiseptischen Effekt. Die Keimregeneration bleibt infolge echter bactericider Wirkung für mehrere Stunden fast völlig gehemmt. Die postoperativen Infektionen sind auf 0,9–1,9% (größtenteils unbedeutende Fadeneiterungen) herabgedrückt.

Die bactericide Wirksamkeit der Hexachlorophenpräparate steigt bei regelmäßigem täglichen Gebrauch.

Anwendungstechnik für Kurzwaschung mit hexachlorophenhaltigen Seifenlösungen:

1. Nagelschneiden und Anfeuchten von Händen und Armen.
2. 2 ccm Seifenlösung aus Seifenspender in die Handfläche tropfen lassen und damit Hände bürsten.
3. 1 Minute abwaschen mit Wasser und Bürste.
4. 2 ccm Seifenlösung in die Handfläche tropfen lassen und 2 Minuten den Schaum verreiben.
5. Kein weiteres Abspülen, sondern lediglich Abwischen mit trockenem sterilem Tuch.

Zur Zwischendesinfektion der Hände während der Operation dürfen nur hexachlorophenhaltige Präparate verwendet werden (1–2 Minuten) keine Seifen u. dgl. Im Sinne der Noninfektion wird geraten auch im täglichen Leben nur die hexachlorophenhaltigen Seifen zu verwenden. Notdesinfektion der Hände (Bestreichen mit Jodtinktur) ist seit Kenntnis der Hexachlorophenpräparate nicht mehr notwendig. Spätestens alle 2 Stunden soll eine kurze Zwischendesinfektion der Hände erfolgen.

Trotz allem bleibt die absolute Sterilität der Hände eine Idealforderung, welche zur Zeit noch nicht ganz erfüllt werden kann. Deshalb ist der *obligatorische Gebrauch von Gummihandschuhen für alle Operationen* zu fordern (nahtloser Kondomgummi, *Halsted, Zoege v. Manteuffel, Friedrich* 1898). Für septische Operationen werden dickere, für aseptische Operationen dünnere Handschuhe benutzt. Geflickte Handschuhe sind für aseptische Operationen auszuschließen.

Nach Gebrauch Reinigen (am besten an der Hand, also vor dem Abstreifen!), Einlegen in Tegolösung $^1/_2$ Stunde, gründlich waschen, zum Trocknen aufhängen, nach 12 Stunden umgedreht nochmals trocknen, auf Durchlässigkeit prüfen durch wurstförmiges Aufblasen der Handschuhe, bei Defekt flicken durch Aufsetzen von Stücken zerrissener Handschuhe mittels Handschuhleims (Paragummilösung), mit Wattebäuschchen aufspreizen, in Fließpapier oder Mullkompresse einschlagen (*Cave!* Berührung mit Metallinstrumenten!) und in gespanntem Dampf bei 120° sterilisieren (weniger verträglich ist Auskochen in Wasser oder Sodalösung). Anziehen steril d.h. ohne Fingerberührung auf die sorgfältig getrocknete und mit sterilem Talk oder dgl. (in flacher Schale bei dünner Schicht 30 Minuten in gespanntem Dampf bei 120° oder 60 Minuten in Heißluft bei 200° sterilisieren) oder besser, falls es vertragen wird, mit dem (4%igen) formalinhaltigen, daher antiseptischen und antihidrotischen Vasoform bzw. mit Silberpulver (Cumasina) gepuderte Hand (nicht ratsam ist das Anziehen aus einer Flüssigkeit z. B. aus phys. steriler Kochsalzlösung wegen der Hautmaceration und wegen des sog. „Handschuhsaftes"). Vor dem Anziehen der Gummihandschuhe wird zur Hautpflege Einfetten der Hände mit steriler Salbe empfohlen (Rp. Adeps lanae anhydr. 74, Ol arach. 20 Aqua dest. 6). Handschuhe stets als letztes der sterilen Bekleidungsstücke unmittelbar vor dem Hautschnitt anziehen lassen.

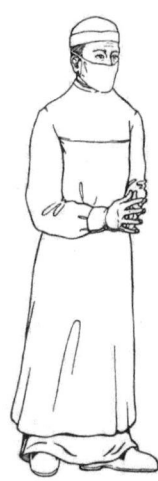

Abb. 1. Vorschriftsmäßig aseptisch gekleideter Operateur

Nachteile der Gummihandschuhe: Teuer und zerreißlich. Zur Schonung der Gummihandschuhe bei derben Eingriffen (Knochenoperationen usw.) Zwirnhandschuhe überziehen. Aus den Rissen droht es, bei nicht einwandfrei gewaschener Hand zur Überschwemmung der Wunde mit evtl. sogar vermehrten Hautkeimen („Handschuhsaft") zu kommen. Für diffizile spezielle Operationen mit Halten schlüpfriger Organe neuerdings Herstellung dünnster Gummihandschuhe mit aufgerauhter Oberfläche.

Zwirnhandschuhe (v. *Mikulicz*). a) Allein nur ausnahmsweise z. B. bei kurzem und aseptischem Eingriff. b) Häufiger über Gummihandschuh z. B. bei Knochenoperationen (hier zum Schutz der gefährdeten Gummihandschuhe) sowie bei Bauchoperationen (hier zum besseren Halten der schlüpfrigen Eingeweide, spez. Därme, Leber usw.); hier sind die Zwirnhandschuhe zu wechseln bei Beschmutzung oder Durchfeuchtung sowie bei längerer Operation. Zwirnhandschuhe sind auch benutzbar beim Herrichten von Verbandstoffen, Instrumenten und zum Abdecken.

Sterile Operationskleidung (s. Abb. 1), und zwar: *Operationsmantel* (mit langen Ärmeln bis zum Handgelenk nebst Trikotmanschetten und mit Rückenschluß, durch Hilfspersonen zu besorgen) und *Mundtuch* (aus zwei- oder mehrfacher genügend dichter Gaze, Leinen oder Kaliko, ratsam gegen Tröpfcheninfektion durch Sprechen und Husten, spez. bei Katarrh der oberen Luftwege, wenn hier nicht besser vom Operateur Abstinenz gewahrt wird), am besten nebst Cellophaneinlage (*Kirschner*) oder Gesichtsmaske; *Nase muß stets mit bedeckt werden,* evtl. außerdem *Kopfmütze* bzw. *Ganzschleier* (Schleier über den ganzen Kopf als Mund- und Kopftuch zugleich mit gesäumtem Augenschlitz und im Hinterkopf verknüpfbaren Bändern an den Enden des Schlitzes). Evtl. besonderer Rückenschutz für den Arztmantel. Zum Schutz des Arztes dient bei Untersuchungen und Operationen an den oberen Luftwegen (Diphtherie, Tbc) eine Operationsschutzbrille oder -scheibe.

Sonstige Verhaltungsmaßregeln: Nach beendeter Desinfektion jede Berührung nichtsteriler Gegenstände, spez. des eigenen Körpers (z. B. des Gesichtes) vermeiden. Die Operationsmannschaft spreche möglichst wenig; gesteigerte Ansprachen sind zu unterlassen; alle Bewegungen seien so knapp und konzentriert als möglich. Das Arbeitstempo ist so zu halten, daß eine reibungs- und lautlose Zusammenarbeit entsteht. Alle unbeherrschten Äußerungen (lautes Sprechen, Instrumentewerfen usw.) sind unerlaubt. Bei Berührung von *nichtsterilen* Gegenständen (z. B. durch Anstreifen) Desinfektion erneuern (Mantel wechseln, Hände durchwaschen). Bei Berührung mit *infektiösem Material* (z. B. bei Eröffnung des Magens, Darm, Gallen- und Harnblase, Bronchialbaumes) Instrumente abdecken (evtl. bunt gefärbte Tücher zur Markierung eines septischen Operationsaktes). Für die Dauer des nicht aseptischen Aktes nur getrennte Instrumente verwenden. Nach Beendigung des septischen Aktes Tuch mit septischen Instrumenten zusammenlegen und abwerfen, Handschuhwechsel; evtl. Hände durchwaschen, wenn Handschuhe durchlässig waren.

2. Patient (Operationsfeld)

Vorbereitung: Evtl. sind einige Tage Krankenhausaufenthalt zur Vorbereitung der Desinfektion ebenso wie der Narkose notwendig. Nach erfolgter Stuhlentleerung (nicht zu spät und nicht zu energisch wegen Gefahr der Verunreinigung und Schwächung!) allgemeine *Reinigung* durch warmes Vollbad mit Seife und Bürste, und zwar abends zuvor (nicht am Operationstage selbst, sonst Hautaufweichung!); Haar gesäubert und bei Frauen geflochten (keine Nadeln!), bei Kopf- und Halsoperationen eingewickelt; Nägel gekürzt und gesäubert; Mund gespült; Zähne gebürstet bzw. mit Kohlensäuregebläse (*Atomiseur*) bearbeitet, evtl. zahnärztlich gereinigt und hergerichtet (sog. Sanierung der Mundhöhle); evtl. Wunden mit Jodtinktur betupft; bei infizierter Wunde, Furunkel, Ekzem, Erysipel, Fistel

u. dgl. Operation tunlichst aufschieben, und zwar mindestens für mehrere Wochen nach völliger Abheilung (vgl. Latente Infektion!), desgl. nicht operieren bei Menses und bei Fieber; frische Leib- und Bettwäsche. Tags zuvor ist angezeigt insonderheit Operationsfeld gründlich abgeseift (unter besonderer Berücksichtigung von Nabel, Hautfalten u. dgl.), rasiert (zur mechanischen Abtragung der aufgelockerten Epidermisschicht, auch an haarlosen Stellen, aber nicht an den sehr langsam wachsenden Augenbrauen. Keinesfalls erst kurz vor der Operation im Operationssaal rasieren. (Übersehen von Haarbalgeiterung, Verunreinigung des asept. Operationssaales); getrennte Badewannen und Rasiermesser bzw. -apparat für aseptische und septische Fälle, also Aufbewahrung der Messer in Formalindampfbehältern (Hüttmanns „Hygiena"); Waschung der rasierten Haut mit hexachlorophenhaltiger Seife und Bedeckung mit sterilem, trockenem, nicht rutschendem Verband. (*Feuchter* antiseptischer, z. B. Sublimat-Alkoholverband, ist dagegen wegen Hautreizung nachteilig)!

Desinfektion unmittelbar vor der Operation (stets von der Mitte nach dem Rand; *Cave!* Verbrennung durch überschüssiges Desinfiziens, namentlich an Hautfalten und Aufliegestellen sowie Abkühlung durch zu langes Bloßliegen oder Durchnässen!): Je zweimaliges Abwaschen durch Tupfer (an Hand, Holzstäbchen, rostfreier Pinzette oder als Stieltupfer) mit: 1. (zur Reinigung und Entfettung) Äther, Benzin oder dgl., 2. (zur Desinfektion) 7%iger Jodtinktur (nach *Grossich* 1908); zur Schnelldesinfektion z. B. bei frischen Verletzungen, evtl. auch allein genügend; am besten 10 Minuten vorher und nochmals unmittelbar vor der Operation; wegen Gefahr der Hautreizung (Dermatitis oder Ekzem mit anschließender Infektion: Erysipel usw.). Stets frische Lösung aus gut mit Glasstöpsel verschlossener Flasche, bei Hautplastik und überhaupt bei empfindlicher Haut (z. B. bei blond- und rothaarigen Personen und bei Kindern, sonst auch an Scrotum, Brustwarzen, Achselhöhlen, Hals, Gesicht, Augenlidern usw.) sowie bei Basedowkranken ersetzt durch Dijozol (reizloses Jodpräparat) oder durch jodfreie Ersatzmittel: Dibromol, Desogen-Merfentinktur, Bradosol 1%, Riseptin $^1/_2$-1%; Sepsotinktur, auch durch 5%igen Thymol- bzw. 7,5%igen Tanninspiritus (durch einige Carbolfuchsinkristalle gefärbt). Formalinspiritus (nicht immer verträglich) oder *Heusners* Jodbenzin; (dieses auch allein genügend bei 5 Minuten langer Anwendung). Bei Schleimhäuten: trocken abtupfen; bei umschriebenem Eingriff, z. B. bei Schnitt oder bei Stich zur Lokalanästhesie und bei Eröffnen des Magen-Darm-Kanals, z. B. bei Gastroenterostomie, auch hier Jodtinktur oder dgl. aufstreichen; bei Operation in der Mundhöhle auch Ausspülung mit 3%iger Wasserstoffsuperoxyd-, Menthoxol-, Kal.-permang.-, 2%iger Bor- oder Boraxlösung usw. sowie in Scheide und Mastdarm mit 1-2% Zephirol- Desogen- oder Merfenlösung.

Abdeckung. Nach Desinfektion in genügendem Umkreis und Umranden mit Klebstoff (Arasol) *Abdecken des Operationsfeldes mit sterilen sog. „Abdecktüchern"* (und zwar entweder mit einem einzigen großen „Schlitz"tuch (z. B. Finger, Zehen, Penis od. a.) oder *besser mit mehreren*, im allgemeinen vier, von allen Seiten umgelegten kleineren Tüchern, wobei keine Lücken gelassen werden dürfen und die Tücher nötigenfalls in *mehr*facher Schicht sowie möglichst bis nahe an die Schnittlinie, aber wegen anatomischer Übersichtlichkeit und Schnittverlängerbarkeit auch nicht zu weit heran zu legen sind; periphere Gliedabschnitte sind abzudecken durch Säcke, sog. „Höschen"; Kopf durch „Mütze") und *Befestigen der Tücher* (mit „Arasol") mittels Anklebens und Anklemmens durch Hakenklemmen (sog. „Tuchklemmen" z. B. nach *Backhaus*; anzulegen zwecks anatomischer Orientierung an markanten Punkten, spez. solchen der Mittellinie z. B. an Kinn, Jugulum, Schwertfortsatz, Nabel, Symphyse, Warzenfortsatz, Darmbeinstachel u. dgl.); spez. bei Operationen in Lokalanästhesie empfiehlt sich Ankleben mit Arasol, desgl. ist das Ankleben vorzuziehen evtl. bei Infektionen (sonst Stichinfektion!).

Abschluß infizierter Umgebung gegen das Operationsfeld (vor dessen Desinfektion, mit zu wechselnden Gummihandschuhen!): z. B. infizierte Wunde, exulcerierten Tumor, Geschwür, Fistel, Ekzem, Pustel u. dgl. mit Jodtinktur betupfen oder mit Thermokauter ausbrennen oder exzidieren und mit sterilem Köper- oder Guttaperchastoff mittels Arasol zukleben oder (z. B. bei Darmfistel, ulceriertem Mammatumor, Mastdarmamputation) nach zirkulärer Hautumschneidung und Umkrempelung mit fortlaufender Naht zunähen; bei Mastdarmresektion After durch eine am Schluß der Operation wieder zu entfernende ringförmige Naht verschließen; bei Operation in der Nähe der Scheide und Mastdarm diese durch angenähtes oder angeklebtes Tuch bzw. wasserdichten Stoff abschließen; in der Nähe des Mundes, z. B. bei Strumektomie, durch ein um Kinn-Hinterhaupt fest umgestecktes zusammengefaltetes Handtuch oder durch Drahtbügel, sog. „Narkosebügel" (nach

Kocher); an den Extremitäten, z. B. bei Amputation wegen Sepsis oder Gangrän, den ganzen peripheren Gliedabschnitt einwickeln mit steriler Kompresse und Binde oder mit Sack („Höschen"), welche durch Ankleben oder Anklemmen gut befestigt werden.

B. Operationsmaterial

a) Instrumente, b) Naht- und Unterbindungsmaterial, c) Tupfer und Verbandstoff sowie Operationswäsche (sämtlich *absolut* sterilisierbar, und zwar auf *physikalischem* Wege!).

I. Instrumente

(möglichst glatt, einfach und aus einem Stück sowie ganz aus Metall, spez. ohne Holz-, Elfenbein- oder Horngriff u. dgl., vernickelt oder besser verchromt oder am besten, soweit möglich, aber nicht für schneidende Instrumente: Messer, Scheren, Meißel u. dgl. aus rostfreiem Stahl (glatt und rostsicher!), auch versilbert; nötigenfalls seien gewisse Instrumente z. B. Scheren, Klemmen auseinandernehmbar.

Sterilisation durch Auskochen in Wasser mit Sodazusatz (etwa (1)-3%ige, also (1-2)-3 Eßlöffel auf 1 l; wegen schädlicher Beimengungen der Handelsware verwende man nur chemisch reines Präparat: Natr. carb. puriss. sicc. in Pulver- oder Tablettenform. Zweck: Lösung des anhaftenden Schmutzes, erhöhte bakterizide Wirkung und Schutz gegen Rosten) 10-30 (durchschnittlich 20 Minuten lang), (vom Kochen an gerechnet) bei gut schließendem Deckel und ganz vom Wasser bedeckten Instrumenten; die meisten pathogenen Mikroorganismen, spez. Eiterkokken werden in wenigen Sekunden, die sehr widerstandsfähigen Milzbrandsporen in einigen (2-4 und mehr) Minuten abgetötet! - Sicherer, auch native Erdsporen, welche im kochenden Wasser erst nach (3-4) Stunden zu Grunde gehen, vernichtend ist die Behandlung der Instrumente bei *höherer* Temperatur (120°) *Hochdruckapparat (1 atü)* für mindestens 8-10 Minuten, was für den Operationssaal zu fordern, aber auch für die Praxis zu wünschen ist (es gibt im Handel große und kleine Hochdrucksterilisatoren); zuvor sind zwecks Rostschutzes die Instrumente in 3% Sodalösung einzutauchen. Noch größere Sicherheit bietet die *Hochdruckdampfsterilisation mit Vorvakuum*, da hierdurch alle Restluft völlig entfernt wird. Bei Vorvakuum von 0,93 atü kann die Sterilisierzeit auf 5 Minuten reduziert werden. Brauchbar, namentlich für nicht scharfe Instrumente ist auch die Sterilisation durch Heißluft von 200° für 10-30 Minuten bis zur Bräunung des Verbandstoffs (Bodenfüllung und Mündungsstopfen in Reagenzglas aus Jenaer Glas). Das Einlegen der Instrumente und Spritzen in 70 (60-80)%igem Alkohol oder 2-5%iger Carbollösung oder 10% Zephirol ist ungenügend und nicht mehr zulässig; durch Einlegen in Detergizidelösung 1:1000 für 15 Minuten kann in Notfällen ausreichende Sterilität erzielt werden. Jedenfalls sind die Instrumente, auch die scharfen nach dem Gebrauch erst einmal auszukochen. - Das Einlegen in Sublimatlösung ist wegen Quecksilberabscheidung nicht rätlich ebensowenig wie das Anglühen in der Flamme wegen Abblätterns des Nickels; auch das Abflammen, d.h. Ausbrennen in einer Schale mit Alkohol genügt nicht. In höher gelegenen Orten (über 1500 m), wo das Wasser nicht erst bei 100° kocht, empfiehlt sich Zusatz von Formalin (0,1-0,25%) oder Zephirol (2%) ebenso wie bei Verdacht auf native Erdsporen. Das Auskochen erfolgt für Notfälle im Kochapparat nach *Schimmelbusch-Lautenschläger* mit siebartig durchlöchertem Einsatz und Faßhaken, auch in Spargelkocher oder Fischkessel oder (unter Einschlagen der Instrumente mit Handtuch) im gewöhnlichen, aber gut schließenden Kochtopf (*scharfe* Instrumente entsprechend geschützt, z. B. Nadeln in gelochtem Nadelbüchschen und Messer auf Liegegestell, sog. „Steg" mit Watte- oder Mullstreifen umwickelter Schneide, auch nicht zu lang (etwa 5 Minuten) ausgekocht, also evtl. später eingelegt; Spritzen und Glasdrains werden in kaltem oder lauem Wasser und mit herausgezogenem Stempel angesetzt und zum Gebrauch mit sterilen Händen oder Zangen zusammengesetzt). Empfohlen wird Einlegen eines Luffaschwamms in den Instrumentenkocher zum Aufnehmen der im Wasser enthaltenen Kalksalze.

Die Sterilisationsverfahren wechseln je nach der Beschaffenheit des Sterilisationsgutes. Folgende Verfahren sind im Gebrauch:

a) Auskochen in 2%iger Sodalösung während 10-15 Minuten; geeignet für Instrumente; nicht geeignet für Spritzen zur Lokalanästhesie und Nahtmaterial.

b) Auskochen in destilliertem Wasser unter Überdruck von 120°: geeignet für chirurgische Instrumente, alle Spritzen, Schüsseln und andere Behälter; nicht geeignet für Nahtmaterial.

c) Auskochen in 1°/₀₀ Sublimatlösung; geeignet für Seide und Zwirn als Nahtmaterial.
d) Sterilisation im Autoklaven durch strömenden Dampf

120° 1 atü 45 Minuten
127° 1,5 atü 30 Minuten
138° 2,5 atü 20 Minuten
138° 2,5 atü 5–10 Minuten (mit Vorvakuum)

geeignet für Wäsche, Verbandmaterial, Instrumente, Spritzen.

e) Heißluftsterilisation

120° 120 Minuten
150° 60 Minuten
160° 40 Minuten
200° 20 Minuten

geeignet für chirurgische Instrumente und alle hitzebeständigen Gegenstände, z. B. Glassachen, Schalen u. dgl.

Die einzelnen Verfahren werden bei den wichtigsten chirurgischen Gegenständen folgendermaßen angewendet:

Instrumente: Verfahren a, b, e.

Spritzen: Verfahren a, b, d (Verfahren e bei 200° nur für hartgelötete Spritzen, sonst bei 120°).

Messer: a und b mit Watteumwicklung der Schneiden, e.

Glasgefäße und Schalen: Verfahren a, b, d, e.

Verbandstoff und Wäsche: Verfahren d.

Seide und Zwirn: Verfahren c und d.

Gummihandschuhe: Verfahren d 20 Minuten bei 112–115°.

Septische Handschuhe sind nach Gebrauch auszukochen.

Gummidrains: Auskochen in Aqua dest. 10 Minuten lang.

Gummikatheter: 3 Minuten in Wasser kochen oder 10 Minuten in Dampf bei 110° sterilisieren.

Catgut; Kabel, Beleuchtungsinstrumente, urologische Apparate sind nach Spezialvorschrift zu sterilisieren (die meisten Endoskopiegeräte sind heute auskochbar).

Nach der Sterilisation Instrumente auf fahrbarem Instrumententisch mit Rahmen und die meistgebrauchten auf Beitisch mit *doppeltem* sterilen Tuch (sog. „stummen Diener") geordnet ausbreiten und abkühlen sowie abtropfen lassen.

Während der Operation auf den Boden gefallene oder durch Anstreifen u. dgl. nicht mehr aseptische Instrumente sofort abspülen und neu auskochen, durch Berührung mit infektiösem Material infizierte ersetzen (z. B. zweites Instrumentarium zur Bauchnaht nach Magen-Darmoperationen). Für Operationen mit mehreren Akten (Zweihöhleneingriffe, plastische Darmoperationen) sind entsprechend viele, geordnete Instrumentarien bereitzuhalten.

Nach Gebrauch: Instrumente evtl. auseinandernehmen, mit Wasser unter Brause abspülen und abbürsten (Personal trage hierzu Gummihandschuhe!), und zwar erst in *kaltem* Wasser (sonst koaguliert Blut und Eiter!), dann einlegen in heiße Soda- oder Seifenlösung, auskochen, abbürsten in Alkohol, gut mit Leinwand abtrocknen und im staubdichten und abgeschlossenen, aber joddampffreien Instrumentenschrank auf Glasplatten geordnet einreihen, evtl., nämlich bei feuchter Luft dünn mit flüssigem säurefreiem Paraffin komplizierte Instrumententeile mit Knochenöl einfetten; infizierte Instrumente soll man wegen Gefahr der Keimverstreuung nicht erst in Wasser einlegen und abbürsten, sondern zunächst in **Detergizidelösung** bringen und dann kochen; für dringliche Operationen (z. B. Tracheotomie, Notthorakotomie, Gefäßnaht u. dgl.) sei ein Instrumentarium in sterilem Zustand fertig zusammengestellt.

Für Transport empfiehlt sich Segeltuchtasche, welche Dampfsterilisation zuläßt, für kleineren Bedarf auch steriles Tuch oder mitsterilisierter Metallbehälter, auch 2 ineinander schiebbare Schalen, deren untere seitliche Löcher hat und deren obere beim Auskochen auf die untere gelehnt und später aufgesetzt wird. Instrumente, spez. Kanülen müssen nach jedesmaligem Gebrauch durch Auskochen oder durch gespannten Dampf sterilisiert und können dann steril aufbewahrt werden, und zwar am besten in sterilen Behältern aus Metall, Glas, Tuch oder in antiseptischer Lösung, z. B. Quartamon, Zephirol, (Zephirol verlangt Zusatz von ½% Natr. nitros. gegen Rosten), Tego, Detergizide.

Wie die Instrumente in Sodalösung ausgekocht werden: Die kalt anzusetzenden *Glasspritzen* (bei Lokalanästhesie ohne Soda!) und alle Glas- und Metallsachen, also *Glasdrains* sowie *Metalldraht, Metallkatheter* usw. *Gummiröhren* und *-katheter* werden am besten ohne Soda und nicht zu lange und zu oft ausgekocht, auch besonders oder in Tuch eingeschlagen aufbewahrt (Metallinstrumente erhalten sonst schwarze Flecken!), und zwar in 60%igem, Alkohol mit etwas Glycerinzusatz oder in antiseptischer Lösung, z.B. 1–5% Zephirol, Tego, Delegol, Riseptin, Detergizide oder dgl.; dagegen vertragen mit Lack *überzogene Seiden- und Kautschukbougies und -katheter* das Kochen in Sodalösung schlecht (sie werden aufgeweicht, klebrig und rauh, damit unbrauchbar), wohl aber Sterilisation durch den strömenden Wasserdampf (eingewickelt in Fließpapier oder Handtuch) oder für 24 Stunden durch Formalindämpfe (in Glasbehältern mit entsprechenden Tabletten) oder in $1^0/_{00}$iger Sublimat- oder Hydrarg. oxycyanat.-Lösung nebst $1/_3$–$1/_2$ Glycerin für mindestens 24–48 Stunden nach vorheriger mechanischer Reinigung mit Seife und Bürste, Ätheralkohol usw.; Herz- und Ureterkatheter werden in langen sterilen Glasröhren hängend aufbewahrt und mehrere Stunden mit Oxycyanat- oder Detergizidelösung automatisch durchgespült (Alfuka-Reiniger, Heynemann). Anschließend erfolgt Trocknung mit Ventilator und Einstecken in eine sterile Nylonnetzhülle. In Formalindämpfen werden *Cystoskope* desinfiziert (sonst Lockerung der Kittsubstanz der Linse!), außerdem nach Gebrauch in 1% Sagrotan 1 Stunde eingelegt und in Formalintrockenbehältern aufbewahrt, nachdem sie vorher 3–5 Minuten mit Alkoholäther abgerieben wurden. Verfügt man über moderne, kochfeste Optiken (ausdrücklich durch Aufschrift „kochfest" gekennzeichnet), so können sie durch Kochen in destilliertem Wasser sterilisiert werden. Auch halbsteife Katheter aus Kunststoff vertragen das Auskochen. Im übrigen werden alle Gummisachen (Handschuhe, Fingerlinge, Katheter, Drains, Sonden, Schläuche, Eisbeutel, Luft- und Wasserkissen, Gebläse, Saugapparate u. dgl.) luftdicht, sowie kühl, dunkel und trocken in einem mit Zinkblech ausgeschlagenen Schrank aufbewahrt, auf dessen Boden ein mit Petroleum gefülltes Gefäß steht. Starr und brüchig gewordene Gummisachen, spez. Katheter dürfen nicht weiter benutzt werden wegen Gefahr des Abbrechens und Zurückbleibens abgebrochener Teile in Harnblase oder Harnröhre usw.

Spritzen und Kanülen werden sterilisiert durch kochendes Wasser (Spritzen auseinandernehmen, in Gaze einschlagen und kalt ansetzen!) oder durch gespannten Dampf von 138° bei 2,5 atü 20 Minuten lang, oder mit Vorvakuum 5–10 Minuten (besser, weil sicherer auch native Erdsporen und das Hepatitisvirus vernichtend), auch durch heiße Luft von 200° (Jenaer Glas und besondere Lötmasse ist erforderlich!) und aufbewahrt am sichersten in sterilem Behälter aus Glas, Metall, Tuch. Zur Not auch in folgender Lösung: Rp. Carbolsäure 3, Borax 15, Formalin 20 und Wasser ad 1000; Kanülen wasche man mit Drain. Zum Aufbewahren und Mitnehmen von Spritzen und Kanülen sind auch praktisch luftdichte Behälter (Paratus, Primus, Rex u.a.). Bei in Glaszylindern festklebendem Metallstempel der Rekordspritze versuche man Abkühlen mit Eis oder Chloräthylspray oder Einfüllen von Alkohol abs. von beiden Seiten her oder Ansetzen eines axial wirkenden Schraubendruckstempels; prophylaktisch soll man bei Eiter, Blut oder Serum sofort nach dem Gebrauch die Spritze ausspülen und auseinandernehmen; auch Einlegen in 90% Alkohol (entkeimt durch Bakterienfilter) sowie in 5% Formalin oder eine der quarternären Ammoniumbasen wird empfohlen. Die zur Einspritzung dienenden Lösungen, entnehme man möglichst nur aus Ampullen, und zwar am besten aus Einzelampullen, spez. Majolen (Ampullenfeile ist zu sterilisieren!); Sammelflaschen, welche jedenfalls klein zu wählen sind, verschließe man mit Glasstulpe oder versehe sie mit sterilem Ausgießer. Größere Mengen steriler Arzneiflüssigkeiten nur in Glasfläschchen, die mit Gummistöpsel verschlossen sind. Dieser wird zur Entnahme mit steriler Kanüle durchbohrt (Stechampulle).

II. Naht- und Unterbindungsmaterial

Jeder der im Körper zurückbleibenden Fäden birgt als Fremdkörper die Gefahr der Bakterienansiedlung in sich („Implantationsinfektion"), und damit die Gefahr der Wundstörung, Fistelbildung und Fadenausstoßung („Fadeneiterung" bzw. Ligaturenabsceß), und zwar:

1. *primär* bei der Herstellung (hiergegen schützt Sterilisation!);
2. *sekundär* beim Einfädeln, Zureichen und Knüpfen: sog. „Fingerinfektion" (hiergegen schützt Tragen von Gummihandschuhen oder Fassen mit Instrumenten; nirgends anstreifen!);

3. *tertiär* bei der Wundinfektion (hiergegen schützt möglichst dünner, nötigenfalls mehrfach [statt einfach und dick] genommener, antiseptisch präparierter [Jodcatgut, Sublimatseide], möglichst wenig imbibierbarer [Paraffinseide, Celluloidzwirn, Metalldraht, Kunststoffäden und evtl. namentlich bei unreinen, auch latent infizierten Wunden resorbierbarer [also Catgut-]Faden!).

Man versenke möglichst wenig Naht- und Unterbindungsmaterial und verwende möglichst dünne Fäden; besondere Vorsicht ist beim Einfädeln und Knüpfen zu beachten, um Infektion zu vermeiden.

Versenkte Seiden- oder Zwirnsfäden werden beim Abschneiden nur 2–3 mm, Catgutfäden aber 5–8 mm lang gelassen, da bei diesen infolge nachträglicher Quellung sonst der Knoten sich lösen könnte; Hautnähte lasse man etwa 10 mm lang.

Man benutzt in der Praxis meist bereits fertig sterilisiertes Naht- und Unterbindungsmaterial in käuflichen Packungen z. B. Glasröhrchen, welche man übrigens zweckmäßigerweise mit den Instrumenten auskocht, damit sie von außen keimfrei sind und vom Operateur selbst berührt werden können.

Man unterscheidet nichtresorbierbares und resorbierbares Fadenmaterial.

a) Nichtresorbierbares Fadenmaterial. α) *Seide*. Gezwirnt oder geflochten, von schwarzer oder weißer Farbe. *Vor- und Nachteile:* Zuverlässig haltbar und sicher sterilisierbar (daher ist die Seide das gewöhnliche Naht- und Unterbindungsmaterial bei *aseptischen* Operationen unter Voraussetzung einwandfreier Asepsis, falls Festigkeit verlangt wird, z. B. bei der Bauchdeckennaht und bei der Unterbindung großer Gefäße), aber nicht resorbierbar, daher bei der rauhen Oberfläche sich leicht imbibierend (deshalb nicht ratsam für infizierte Wunden, Massenligaturen bei Hernien), auch Inkrustation verursachend (deshalb nicht brauchbar in Gallen- und Harnblase). Weniger inbibierend die *NC-Seide*, die kaum noch Dochtwirkung ausübt. *Herrichtung:* Aufgewickelt auf Glasrollen entweder aseptisch oder besser (da Seide nicht resorbierbar, dabei imbibierbar) antiseptisch, z. B. als *Kochers Sublimatseide:* 12 Stunden in Äther und 12 Stunden in Alkohol abs. eingelegt, 5–10 Minuten in 1–2$^0/_{00}$iger farbloser Sublimat- oder in 2$^0/_{00}$iger Sublaminlösung gekocht, darin aufgehoben und vor Gebrauch nochmals 5–10 Minuten in Sublimat- bzw. Sublaminlösung gekocht; Seide wird heute in 1$^0/_{00}$ Sublimatlösung 45 Minuten gekocht oder im Vakuumhochdrucksterilisator 10–20 Minuten sterilisiert. Außerdem ist für Sehnennähte u. dgl. gebräuchlich „gewachste" Seide, d. h. zwecks Glättung mit sterilisiertem Paraffin imprägniert als *Langes* Paraffinsublimatseide. Benutzung vorwiegend in Bauchchirurgie, Chirurgie der Gefäße, der Nerven, des Auges.

β) *Zwirn,* d. h. *Leinenzwirn*. Billiger und fester, aber noch leichter imbibierbar, daher am besten imprägniert als *Pagenstechers* Celluloidzwirn; auch Glättung durch Aufbewahren in Paraffin. Liq.; Vorbereitung wie Seide, meist bei 138° im Hochdruckdampfapparat für 20 Minuten.

γ) *Silkworm*. Es ist der zu Fäden ausgezogene und erstarrte Inhalt der Spinndrüse der Seidenraupe: besonders glatt, daher wenig imbibierbar, aber teuer, spröde und nur etwa 25 cm lang. Daher besonders geschmeidig gemacht und zur besseren Auffindung beim Entfernen mit Methylenblau gefärbt („Tutosilk").

δ) *Pferde- oder Menschenhaar*. 30–40 cm lange ausgezogene Haare gesunder und gepflegter Tiere; sterilisiert durch Auskochen in Wasser 10, höchstens 25 Minuten ohne Sodazusatz oder besser durch gespannten Dampf bei 120° 10–20 Minuten, glatt und nicht imbibierbar, daher ohne Stichkanaleiterung; früher für kosmetische Operationen im Gesicht verwendet, da wenig narbenbildend.

ε) *Metall, und zwar Silber- oder rostfreier Stahldraht*. Antiseptisch und nicht imbibitionsfähig, aber bei versenkten Nähten bisweilen störend und sich abstoßend, daher nur zu Knochennaht sowie zu Hautnaht in infiziertem Gebiet oder am Gesicht, schließlich zur Entspannung z. B. an Damm, Amputationsstumpf, Bauchdecken u. dgl. *Sterilisation* durch Auskochen (wie die Instrumente). *Fixation* durch Zusammendrehen mit den Händen und weiter (unter leichtem Anziehen) mit Drahtzange oder Drahtschnürer und dann abkneifen mit Drahtzange. *Entfernen* durch Aufschneiden mit der Drahtschere und Herausziehen mit der Klemmzange.

Madrafil, Fagersta (rostfreier, schwedischer Suturdraht) sind Gespinste aus feinsten Metallfädchen, geschmeidig und nicht imbibierbar, daher statt des starren Drahts oder der imbibierbaren Seide für Haut-, Knochen- oder Bronchusnaht, auch für Sehnennähte ratsam; man braucht Nadel mit einfachem Öhr und darf beim Knüpfen nicht überwerfen; Sterilisation ist wie bei Metall. Sehnendrahtnaht n. *Lengemann*.

ζ) *Känguruhsehne:* An sich zwar resorbierbares Material, wird jedoch so stark chromiert, daß die Resorption außerordentlich verlängert ist. Der chromierte Faden wird in steriler Aufbewahrungslösung konserviert. Benutzung hauptsächlich für Sehnenersatz.

η) *Nylon, Perlon, Supramid:* Organisch-synthetische Nahtmaterialien. Nylon (Fa. Du Pont de Nemours), Supramid (Badische Anilin-Soda-Fabrik, dem Perlon voll entsprechend) sind Polyamide durch Kondensation von Hexamethylendiaminadipat hergestellt, in der Konstitution dem Eiweiß nahestehend und demzufolge in den physikalischen Eigenschaften der Seide und Wolle sehr ähnlich. In drei verschiedenartigen Formen zur Verfügung stehend: Als *monofiler Faden*, wegen Drahtigkeit und schlechter Knotbarkeit wenig geeignet, als *geflochtener Faden* sehr weich und elastisch, 3–4faches Knoten erforderlich, wenn die Ligaturen festsitzen sollen. Als Kombination des monophilen und geflochtenen Fadens *der gezwirnte Faden*, welcher mit einem Mantel aus dem gleichen Material umgeben ist. Den Anforderungen der meisten Chirurgen entsprechend; mehrfaches Knoten wegen glatter Oberfläche notwendig. Benutzung: in der plastischen Chirurgie, Haut- und Sehnennaht, für Bronchusverschluß und in Form von Netzgewebe für plastische Zwecke (Bruchpfortenverschluß usw.).

Eine cancerogene Wirkung der Kunststoffe wird diskutiert, ist jedoch bisher nicht einwandfrei festgestellt worden.

b) Resorbierbares Fadenmaterial und zwar *Catgut* d.h. Schaf- (aber jetzt nicht mehr Katzen-) darm, welcher durch Abschaben von seiner Mucosa, Serosa und z. T. Muscularis befreit ist also fast nur noch die elastische Submucosa enthält und dann zu Seilen zusammengedreht wird; notwendig ist im Interesse eines Fadens mit kräftiger Elastica ausgesuchtes Darmmaterial von Tieren besonderer Landschaft, Ernährung und Wartung.

Vor- und Nachteile: Resorbierbar, und zwar je nach Vorbereitung in etwa 1–4 Wochen sich auflösend, aber manchmal bereits vorher schon weniger zugfest, daher nicht immer brauchbar zu stark belasteten Unterbindungen (großer Gefäße oder kleinerer im Fettlager, z. B. am Mesenterium) und Nähten (Magen-, Darm-, Bauchwand- und Bruch-, Sehnen-, Gefäß-, Haut- und Schleimhautnaht); auch nicht immer sicher steril (man verwende nur fabrikmäßig hergestelltes „Sterilcatgut" z. B. der Firmen: Braun-Melsungen, Pfrimmer-Erlangen, Ruhland, Graf, Pirazzo, Hammer!). Die selbst vorgenommene Sterilisation ist zu unsicher; daher von manchen Chirurgen für aseptische Operationen verworfen; von anderen aber wegen der bei Seidenfaden zu befürchtenden Fadeneiterungen bevorzugt und auch bei stärkerer Belastung, z. B. zu Bauchdecken- oder Bronchusverschluß und Bruchnaht brauchbar, wenn es genügend gegerbt ist, also nicht vorzeitig resorbiert wird (Chromcatgut!). Gelegentliche bakteriologische Stichproben auf Sterilität sind ratsam. Dagegen ist Catgut als Ersatz der Seide jedenfalls anzuwenden in folgenden Fällen:

1. zu Ligaturen und versenkten Nähten in infektiösem Gebiet und bei Massenligaturen, überhaupt häufiger in der Allgemein- und Kriegspraxis (um Fadeneiterungen zu vermeiden);

2. an Gallen- und Harnblase (um Inkrustation zu vermeiden);

3. zu Muskel-, Leber-, Lungennähten (um Durchschneiden der Nähte zu vermeiden);

4. zu Schleimhautnaht (z. B. an Mund und After sowie an Scheide und Penis), um das u. U. hier schwierige oder schmerzhafte Entfernen der Nähte zu vermeiden. Am Magen-Darm-Kanal zur Schleimhautnaht der Anastomatose, zur Blasennaht usw. doch bedenke man, daß u. U., spez. in der Mundhöhle (z. B. in der Zunge) die Catgutfäden wegen der hier allzu baldigen Resorption unzuverlässig sind, weshalb man dann auch hier Seidenfäden oder Silkworm (Tutosilk) wählen muß, wenigstens teilweise.

5. Zur Hautnaht unter dem Gipsverband, wenn er länger liegenbleiben soll.

Voraussetzungen: Sterilität sowie Reizlosigkeit, Zugfestigkeit und Haltbarkeit müssen genügend sein.

Aufbewahrung: In sterilen Glaskolben, welche am besten auf besonderen Catguttischen steril abgedeckt und geordnet nach den einzelnen Größen, aufgestellt sind.

Herrichtung: Aufgespannt auf Glasplatten; Sterilisation ist *physikalisch* wegen Einbuße der Zugfestigkeit nicht möglich, daher *chemisch*, und zwar:

1. *Jodcatgut (Claudius).* Am besten (antiseptisch und zugfest!); 2–8 Tage in Jodjodkaliumlösung (1 Jodkali in etwas Wasser lösen, dazu 1 Jod und 100 Wasser); gewöhnlich nach 8 Tagen, spätestens 1–2 Monaten zu erneuern; vor dem Gebrauch in Jod-Alkohol einzulegen, welcher keim-, auch sporenfrei sein soll, daher durch Bakterienfilter geführt ist; ähnlich wie die genannte *Lugol*sche Lösung wirken 0,2%ige alkoholische Jodlösung (*Kuhn*) oder Joddämpfe (*Abel-Storp*).

Das Jodcatgut wird manchmal schlecht vertragen (Gewebsreizung mit Serombildung) oder schlecht resorbiert, weshalb u.a. Vorsicht bei Blasennaht u. dgl. notwendig ist wegen Gefahr der Inkrustation.

2. *Formalincatgut* (*v. Hofmeister*). 24 Stunden in 10%ige Formalinlösung einlegen, 12 Stunden in fließendem Wasser auswaschen, $1/4$ bis $1/2$ Stunde in Wasser ohne Zusatz kochen und aufbewahren in Alkohol mit Zusatz von 5% Glycerin und $1^0/_{00}$ Sublimat.

3. *Cumolcatgut* (*Krönig*). In Seidenpapier eingewickelt 2 Stunden im Trockenschrank bei 70°, dann mit Cumol im Heißluftkasten bei 150–160° erhitzt, schließlich mit Benzin abgetupft und getrocknet; auch fertig bezogen und trocken verwendbar; evtl. geschmeidiger gemacht durch einmaliges Eintauchen in phys. Kochsalzlösung oder durch Einlegen in 25%igen Glycerinalkohol.

4. *Höllensteincatgut* (*Rovsing*).

5. *Chromcatgut* (spät resorbiert) u.a.

Rohcatgut enthält u.U. – außer Fäulnisbakterien – auch Milzbrand- sowie Gasbrand- und Tetanuskeime; daher empfiehlt sich die sog. „sterile Gewinnung" nach *Kuhn* durch Verwendung von Därmen frischer Schlachttiere, aseptische Behandlung bei der Fabrikation, Vor- und Nachdesinfektion z.B. Imprägnation mit Jod vor und nach dem Zusammendrehen der Darmlamellen, Sterilverpacken usw. sowie Sterilitätskontrolle (am besten staatlich) auf Tetanus- u.a. Keime durch Stichproben.

6. *Sterilcatgut* der verschiedenen Firmen (s. S. 18) entspricht am besten den Anforderungen an Sterilität, Zugfestigkeit und Knotenfreiheit.

7. *Catgutersatz:* Statt des nicht immer keimfreien und nicht sicher sterilisierbaren Catgut wird als ebenfalls resorbierbarer und zugleich im Ausgangsmaterial keimfreier Ersatz neuerdings empfohlen neben (autoplastischer) *Fascie oder (Känguruh-, Pferde- und Rentier-) Sehne* (derb und teuer):

Carnofil, Collafil (Muskelfleisch vom Pferd oder Rind).

Sämtliche resorbierbaren und nicht resorbierbaren Fäden werden auch steril und gebrauchsfertig mit atraumatischen Nadeln geliefert. (Deknatel, Braun-Melsungen, Pfrimmer-Erlangen). Vorteile: Sehr gewebsschonend für Parenchymnähte (Lunge, Herz, Niere, Leber), sehr dünne Stärken (bis 000 000) für Gefäß- und Nervennähte. Nachteil: Kostspielig.

III. Tupfer, Verbandstoff und Handschuhe sowie Operationswäsche

Sterilisation: 1. nur im Notfall durch 10 Minuten langes Auskochen; 2. manchmal (z.B. in der Allgemeinpraxis) durch Verwendung fertig sterilisierter und evtl. auch noch antiseptisch imprägnierter Verbandstoffe, welche in Pergamentpapier oder Metallhülsen käuflich sind; gewöhnlich 3. durch *gespannten Wasserdampf im Dampfsterilisator* (sog. „Autoklav") bei $1/2$–1–2–3 Atmosphären Überdruck und 110–120–130–140° $1/2$–$1 1/2$ Stunde lang (ratsam und bei richtig arbeitendem Apparat genügend sind 1 atü und 120° $1/2$–$3/4$ Stunde lang oder besser (Sicherheitsüberschuß; aber teuer und verbunden mit hohem Verschleiß des Verbandguts) $2 1/2$ atü und 138° 5–20 Minuten lang vom Beginn der Dampfentwicklung bzw. der vorgeschriebenen Temperatur an gerechnet; neuerdings gibt es sog. Blitzsterilisatoren mit 134° und 2 atü evtl. mit Vorvakuum („Neofix", Stiefenhofer), welche in 10 Minuten (ohne Hinkezeit: Steigezeit und Ausgleichzeit) schonend und sparsam arbeiten; zur Kontrolle der erreichten Temperatur und Dauer dienen 4wöchige (sporenhaltige Testbeutel) Prüfungen durch Techniker und Bakteriologen, sonst Maximalthermometer; (evtl. Testobjekte: bei einem bestimmten Temperaturgrad schmelzende Metallegierung oder umschlagende Farbe z.B. Fließpapier mit 3%igem Stärkekleister bestrichen und halbtrocken durch Jodjodkaliumlösung [1:2:100] nach genügender Hitzewirkung gezogen muß statt schwarzblau farblos werden: Streifen mit dem Namen „steril"). Am besten wird das Verbandgut verpackt in sog. *Schimmelbuschschen Verbandtrommeln,* d.h. Blechbüchsen mit doppelter Wandung und mit zahlreichen, durch einen seitlich verschiebbaren Blechstreifen verschließbaren Löchern, welche zum Durchströmen des Dampfes offengehalten und dann geschlossen werden. An den neueren Behältern sind die seitlichen Löcher fortgelassen, dafür Deckel und Boden durchlocht und mit Köper-Gewebe bespannt, damit der von oben eindringende Dampf die Luft gleichmäßig nach unten austreibt (Citocert); hierbei wird nur die halbe Sterilisierungszeit (30 statt 60 Minuten) benötigt und das Auftreten von Kaltpunkten vermieden. Für Handschuhe, Tupfer u. dgl. empfehlen sich auch Weidengeflecht- oder Spankörbe sowie Einschlagtücher mit staubdichtem Überzug. Im allgemeinen auch Handschuhe in Schimmelbuschtrommeln, einzeln in Leinentaschen, innen gepudert und mit Mulleinlage versehen. Die Behälter dürfen nicht fest, sondern nur locker gepackt werden, damit der Dampf gut durchstreichen kann. Bei senkrecht stehenden Wäschestücken wird besserer Dampfdurchtritt erzielt. In der Allgemeinpraxis und im Feld ist die gleichzeitige Sterilisation der Instrumente und der Wäsche usw. möglich in einem durch Gas-, Spiritus-, Petroleumbrenner oder elektrisch heizbaren Apparat, dessen unterer Kasten mit flachem Einsatz das Auskochen der Instrumente in Sodalösung und dessen oberer (in den Rand des unteren passender, am Boden siebartig geflochtener und oben mit Klappdeckel versehener) das Durchströmen der Wäsche usw. mit den im unteren Kasten entwickelten Dämpfen ermöglicht (Prinzip des Kartoffeldämpfers); doch ist das Verfahren mangels genügenden Temperaturgrads und Überdrucks nicht sicher und nur in Notfällen noch erlaubt.

Zum *Gebrauch* Trommeln entweder selbst mittels Tretvorrichtung öffnen oder durch Hilfspersonen vorsichtig öffnen lassen; die nötigen Stücke mit in Desinfektionslösung stehenden Greifzangen, langen Pinzetten oder gewaschener Hand entnehmen; Trommeln nur möglichst kurze Zeit offen lassen; stets frisch sterilisieren (also am besten am Morgen unmittelbar vor dem Operieren), oder laufend, so daß jedenfalls keine Trommel länger als 12 Stunden steht (Bei längerem Stehen nachsterilisieren!).

Reinigen nach dem Gebrauch: In Seifen- oder 3%iges Sodawasser oder 3%ige Kresolseifenlösung einlegen unter Umrühren für 24 Stunden, dann ½–1 Stunde in 3%iger Soda- oder Natronlauge oder 5%iger Zephirollösung auskochen, abspülen in heißem und kaltem Wasser, trocknen, bügeln, sterilisieren; evtl. bleichen in Chlorwasser (Eau de Javelle).

Material

a) Wundstoffe: Tupfer und Verbandstoffe: 1. Gaze, 2. Watte und 3. Binden.

1. *Gaze* oder Mull, d.h. lockeres (netzartiges) Baumwollgewebe. Stark Wasser aufsaugend (hydrophil), daher gut sekretableitend. Als *Rollgaze* und als *Wundkompressen*, d.h. geordnet gelegt, 6–8fach, u.U. an den Rändern vernäht, evtl. (z.B. in der Bauchhöhle) gegen Verschwinden geschützt durch Anknüpfen einer Glas- oder Bleiperle, Annähen eines Fadens, Anhängen einer Klemme oder dgl. (sog. ,,Perltuch, Stopftuch, Schürze, Serviette''), verwandt zum Abdecken und Abstopfen in der Wunde; ferner als *Krüllgaze*, d.h. auseinandergenommene und wieder lose zusammengefaltete, evtl. noch in einem Gazestück eingeschlagene und eingenähte Gaze, verwandt teils als Tupfer (etwa 10×10 cm) zum Abtupfen des Blutes während der Operation (statt der früher gebrauchten Wundschwämme), teils als Wundverband (und zwar zu dessen unterem Teil). Für die Praxis empfehlen sich Kleinpackungen, evtl. solche in Schlitzkarton. Kleine Tupfer (,,Präparierstiele'', ,,Perle'') werden über den Zeigefinger gesteckt und fest zusammengedreht.

Jodoform-, Vioform-, Dermatol-, Yatren-, Marfanil-Prontalbin- u.a. *Gaze* (10%). Zur Herstellung entweder sterile Gaze mit Jodoformpulver mittels sterilem Tupfer einreiben oder nach Anfeuchten in heißem Wasser mit Jodoformlösung (Rp. Jodoform 50, Glycerin 450, 96%iger Alkohol 500) tränken, auswinden, trocknen und aufwickeln; in sterilem Glasbehälter aufbewahren und zum Gebrauch mit steriler Pinzette und Schere entnehmen. Solche antiseptische Gaze wird man in der Regel fertig beziehen. *Stryphnon*gaze dient zur Blutstillung.

2. *Watte*, d.h. entfettete Baumwolle. Wenig aufsaugend, aber gut polsternd, verwandt teils als Wundverband (und zwar zu dessen oberem Teil zwecks Kompression, sonst hier besser ersetzt durch Zellstoff aus entharzter Holzfaser [billig und aufsaugend, aber weniger gut polsternd], im Notfall auch durch Holzwolle, Torf, Moos, Papier, Leinenscharpie u.dgl.), teils als Tupfer zum Desinfizieren des Operationsfeldes und evtl. auch (in 4facher Gaze briefumschlagartig eingeschlagen und vernäht!) zum Blutabtupfen statt der Krüllgaze. ,,Wiener Watte'' = gepreßte Watterollen zur Polsterung unter Gipsverbänden.

3. *Binden* aus Mull, ausnahmsweise auch aus Kambrik (teuer aber haltbar, auch waschbar), im Notfall aus Papier oder Papiergarn.

Heutzutage werden Gaze, Watte und Binden auch aus Kunstfaser hergestellt.

b) Bekleidungs- und Abdeckungsstoffe: Operationswäsche: 1. Operationsmantel, Mundtuch und Kopfmütze bzw. Schleier, Trikotmanschetten, Gummi- und Zwirnhandschuhe. 2. Operationstücher: groß (260×165 cm) oder klein (80×80 cm), auch geschlitzt und sackartig sowie Handtücher.

c) Lösungen: Selbstherstellbare und sterilisierbare, kristalloide Salzlösungen. **Sterile physiologische d.h. 0,9%ige Kochsalzlösung:** (3,54 g/l Na$^+$ + 5,46 g/l Cl$^-$). Am besten beständig vorrätig im *Autoklaven* 139° für 45 Minuten (und mehr) *sterilisiert* und durch Autoregulator auf 40–50 °C gehalten; Ausfluß durch Unterhalten einer Flamme leicht sterilisierbar oder mit staubsicherem Entnahmehahn; sonst durch *Abkochen* sterilisiert (Flasche klares, durch Watte filtriertes oder am besten *destilliertes Wasser* mit Zusatz von 9 g = 2 Teelöffel oder 1 gestrichenem Eßlöffel Tischsalz oder besser durch Zugabe von 1 NaCl-Tablette à 9 g auf 1 l lauwarmes Wasser ansetzen. Kochen des Inhalts 10 Minuten, im ganzen etwa ½ Stunde warten und auf Holzplatte absetzen; desgl. Öl, Glycerin, Vaseline!). An Hand des Thermometers temperiert, d. h. nach Bedarf kalt und warm gemischt oder abgekühlt bzw. erwärmt; Verwendung: 1. zum Wundspülen, 2. Zur Blutstillung. 3. zur Herstellung feuchter Kochsalzkompressen (diese zum Abdecken in der Wunde, spez. in der Bauchhöhle zum Zurückhalten der Därme bzw. Abstopfen der Bauchhöhle beim sog. „Extraperitonealisieren" und Einpacken vorgelagerter Därme, z. B. bei der Ileusoperation), 4. zur subcutanen und intravenösen Kochsalzinjektion, 5. zur Verdünnung bei der Lokalanästhesie, 6. In Notfällen zum kurzfristigen Blutersatz (s. dort) und bei Verlust von plasmaisotoner Flüssigkeit.

Statt der phys. Kochsalzlösung werden als zweckmäßiger (unschädlicher), weil in dem Salzgehalt mehr der Blutzusammensetzung entsprechend, empfohlen als sog. Blutsalzlösung u. a.:

α) Ringer-Lactat-Lösung „Hartmann" (2,98 g/l Na + 0,21 g/l K + 3,96 g/l Cl + 27,2 Lactat⁻) stellt eine zusammengesetzte physiologische Ersatzflüssigkeit dar, die sich für alle oben bereits genannten Indikationen besser eignet, als die physiologische Kochsalzlösung.

β) Modifizierte Tyrodelösung (3,36 g/l Na + 0,11 g/l K + 5,25 g/l Cl.) zum physiologischen Ausgleich sehr geeignet.

γ) Zuckerlösungen: Isotonische *Glucose-* oder *Laevulose-* oder *Invertose*lösung, je 5,25%ig bei Mangel an elektrolytfreiem Wasser zu geben. (Weitere Infusionslösungen mit spezieller Indikation s. S. 251.)

d) Geräte: *Schüsseln* für Händewaschung oder Kochsalzlösung, entweder mit warmem Seifenwasser abbürsten, mit Alkohol abreiben und einige (wenigstens 3–4 Minuten) ausbrennen (dazu 2–3 Eßlöffel Spiritus eingießen, anzünden und durch Hinundherdrehen: „Schwenken", verteilen, wobei freilich Rand und Außenfläche unsteril bleiben; wegen Berstungsgefahr in einer zweiten mit Wasser angefüllten Schüssel; (*Methode ist unsicher und nur als Improvisation berechtigt!*) oder besser in Heißluft bei 160–200° für 30–60 Minuten oder am besten für 10 Minuten bei 138° und 2,5 atü im Vakuumautoklav sterilisieren; bis zum Gebrauch mit sterilem Tuch bedecken; anfassen ohne Berühren der Innenfläche (Daumen außerhalb!)

Puder, Salbe, Öl und Paraffin ebenso wie Schüsseln, Glassachen, Instrumente, Spritzen u. dgl. sind sterilisierbar durch Heißluft bei 160–200° für 30–60 Minuten.

C. Operationsräume (Verhalten im Operationssaal)

Hauptpunkte sind größte Reinlichkeit, genügend Wärme (20–26 °C) und beste Beleuchtung!

Nach Gebrauch: Wände, Fußboden und Möbel abwaschen mit heißer Schmierseifen- oder Sodalösung (1 Handvoll auf 1 Eimer), auch mit 3% Kresolseifen- oder 1–2% Sagrotan- oder Tegolösung (letztere sehr wirksam und billig), danach mehrere Stunden lüften und über Nacht bzw. vor der Operation mehrere Stunden abschließen (damit sich der Staub setzt!). In genannte Lösungen bringt man auch für 2 Stunden Operationsschürzen und Schuhe, Kissen, Riemen, Gurte u. dgl. nach Abwaschen und Abspülen. Wäsche legt man für 10 Stunden in genannte Lösung ein.

Lüftung, Heizung und Luftdesinfektion: Lüftung und Heizung wird am besten durch eine vollautomatische Klimaanlage besorgt. Mit ihrer Hilfe läßt sich gefilterte, angewärmte, angefeuchtete und u. U. auch vorbestrahlte Luft durch hoch an den Wänden gelegene Luftschächte in den Raum schicken und durch in Bodenhöhe liegende Luftschächte absaugen. Hierdurch wird gleichzeitig die Temperatur konstant erhalten und die Ventilation des Raumes ohne Zugluft oder Öffnen von Fenstern ermöglicht. Zur Verminderung des Keimgehaltes der Raumluft dient die Luftdesinfektion. Zur Verwendung kommen: UV-Strahler (am besten an allen 3 Wänden in ²/₃ Höhe angebracht), ferner Aerosolierung oder Verdampfung chemischer Substanzen. Durch UV-Direktbestrahlung wird fast 100%ige Entkeimungsleistung erzielt. Bei Indirektbestrahlung (meistverwendetes Verfahren) wird eine Reduktion von 12 bis 71% erreicht. (Empfehlenswert sind die verschiedenen Modelle „Sterisol"-Lampen der Quarzlampen AG. Hanau.) Für die Luftdesinfektion mittels keimtötender Substanzen eignen sich „Aerosept M", Triaethylenglykol mit Hilfe der Verdampfungsgeräte „Tatex" und „Tagator" (Keimreduktion 45–75%). Kombination von UV-Bestrahlung und Aeroseptvernebelung am günstigsten. Die Anwendung von Luftdesinfektionsmaßnahmen entbindet nicht von der peinlichen Einhaltung aller übrigen Maßnahmen im Rahmen der Gesamtasepsis.

Bei Operationen unter improvisierten Umständen sorge man für ausreichende Beheizung eines passenden Raumes, aus welchem alle „Staubfänger" entfernt werden und der nach Möglichkeit mit Desinfektionslösung ausgewischt wurde. Operationen im Privathaus sind auf Notfälle (Tracheotomie, Herniotomie, Absceßeröffnung, Empyemdrainage, evtl. Herzmassage) zu beschränken,.

Lage des Operationsraumes und Einrichtung:

Lage möglichst nach Norden, jedoch zentral und zugleich abseits gelegen. Keinesfalls darf im Op-Trakt irgendwelcher Durchgangsverkehr stattfinden. Die Operationsräume sollen ausreichend groß und hoch genug sein, um günstige Be- und Entlüftungsverhältnisse zu schaffen. Außerdem sind besondere Räume notwendig für

1. *Vorbereitung*, in unmittelbarer Nachbarschaft des Op. (s. S. 27).

2. *Waschraum*. Wichtig sind große Porzellanbecken, fließendes heißes Wasser mit durch Fuß oder Ellenbogen bedienbaren Hähnen (Zulaufhebel, Brause, Mischhahn, Abflußsperre). Sterile Behälter für Seife, sterile Bürsten, sterile Nagelreiniger und Schere, Seifenspender mit Armhebel für die Verwendung von Seifenlösungen. Genaue Waschvorschrift über jedem Waschplatz anschlagen! Am Boden Abwurfschalen mit Lösung gefüllt zum Abwerfen gebrauchter Handschuhe. Unsterile Schalen zum Ablegen gebrauchter Handbürsten.

3. *Raum für Verbandstoff*, Wäsche und Instrumente: mit ausreichend großen Trommelregalen versehen, Trommelwagen zum Fahren der in gefülltem Zustand schweren Trommeln, große Tischplatten für die Verbandstoffzubereitung.

4. *Abstellräume* für Aufbewahrung von Geräten, Narkoseapparaten, EKG, Registriergeräten, Winterschlafgeräten, Sauerstoffapparaten, Sauerstoffflaschen usw. Dort auch fahrbare Drahtkörbe zum Abwerfen gebrauchter Wäsche. (Für Abstellräume nicht an Raum sparen!)

5. *Sterilisationsraum:* mit Reinigungs- und Trockenmöglichkeit, Kochsterilisation und Autoklav oder wenn möglich Hochdruckdampfsterilisation mit Vorvakuum.

6. *Garderoberäume:* für Ärzte mit Schürzen, Überschuhen, und Wäsche für nichtaseptische Personen und Zuschauer. Je nach Größe des Betriebes 1–3 Aufenthaltsräume für Ärzte, Schwestern und Krankenpfleger, Bade- bzw. Duschräume und Toiletten für Ärzte und Personal (*alle Nebenräume von ausreichender Größe!*).

Eine möglichst weitgehende Trennung der Operationsräume in septische und aseptische Räume ist anzustreben; für alle beweglichen Geräte, Mobiliar, Instrumente und Personal ist sie streng durchzuführen!

Decken, Wände und Fußböden, sowie das Mobiliar (möglichst nur Einbauschränke verwenden) müssen glatt und abwaschbar sein, Wände ganz gekachelt mit sorgfältig verstrichenen Fugen. Große Marmor- oder Glasplatten, auch Kunstglasplatten sind zweckmäßig. Gedeckte Farben bevorzugen (grün, graublau, braun), nicht nur blendendes Weiß verwenden! Fußboden aus Fließen, Terrazzo oder Kunststein mit sorgfältig ausgestrichenen oder mit Metalleisten ausgelegten Fugen. Leichtes Gefälle in Richtung auf einen gedeckten Wasserabfluß ist zweckmäßig. Möbel sind auf die notwendigsten Tische, Stühle und Metallständer zu beschränken. Diese seien möglichst einfach, glatt, mit Emaillelack gestrichen, die freien Metallteile aus rostfreiem Stahl; Tischplatten aus dickem Glas oder rostfreiem Stahl, Spiegel, Uhren, Wandschränke, Röntgenschaukästen in die Wand eingelassen, Steckkontakte in ausreichender Zahl in den verschiedenen Stromarten (markieren!) ebenfalls in die Wand eingelassen, nur Sicherheitsstecker verwenden. Becken und Ausguß möglichst bei jedem Operationstisch. *Heizung:* (wenn keine Klimaanlage vorhanden), nur in verdeckter Wandeinsenkung, am besten unterhalb der Fenster, jedoch gut zugänglich und nicht bis auf den Fußboden reichend. *Ventilation:* elektrisch, während der Operation nicht durch freistehende Flügelventilatoren (Staubentwicklung!): *Fenster:* doppelt (sonst beschlagen!). Als Kipp- oder Drehfenster oder als zugfreies Schiebefenster, sog. Garni-Fenster, empfehlenswert) zur Verdunkelung automatische Rollvorhänge zwischen den Doppelfenstern, keine Stoffvorhänge. Fenster wenigstens zu 2/3 der Höhe undurchsichtig. *Beleuchtung:* a) natürliche: möglichst reichliche Beleuchtung von mehreren Seiten durch möglichst große Fensterfronten, evtl. teilweise Oberlicht, direktes Sonnenlicht muß vermieden oder abgeblendet werden. Wichtiger als die natürliche ist heutzutage die b) *künstliche Beleuchtung:* fast ausschließlich nurmehr durch elektrisches Licht. Auch in Notfällen ist offenes Licht auf jeden Fall zu vermeiden (Explosionsgefahr bei Verwendung von explosiblen Narkoticis). Besonders empfehlenswert sind die „schattenfreien Lampen" (Pantophos, Doppelstativleuchte (Zeiß), zum Ausleuchten besonders tiefer Operationsfelder), für den gleichen Zweck eine Zeißsche Handleuchte; die Hanauer Operationsleuchten (für Großbetriebe vor allem das Modell „München" evtl. mit eingebauter Photokamera). *Sauggregat:* für jeden Operationstisch wenigstens eine (elektrische) Saugpumpe der verschiedensten Firmen oder besser, da geräuschlos, eine zentrale Sauganlage (Fa. Medap) mit Wandanschluß für jeden Operationstisch. *Operationstische* (Fa. Maquet, Heidelberg, Fuchs, Hannover, Stiefenhofer, München) für spezielle Zwecke, auch spezielle Anfertigungen, z. B. Röntgenoperationstisch, ferner Instrumententisch, Überstelltisch nach *Sonnenburg*, Beitische, Narkosetische, Drehschemel, Eimer und Abwurfbecken mit Abfallzange, Ständer für Wäsche, Op-Tücher und Handschuhe, Trommeln; Ständer mit großen Kolben verschiede dene Lösungen enthaltend (Kochsalzlösung, Tegolösung, Zephirollösung, Alkohol, Sublimat, Oxycyanat). *Gipsraum* ausgerüstet mit Extensionsgeräten, Röntgengerät (Siemenskugel oder besser Bildverstärkerröhre der Fa. Müller, Hamburg). In unmittelbarer Verbindung mit dem Operationssaal befinde sich eine *Röntgendunkelkammer* für die Schnellentwicklung intraoperativ angefertigter Aufnahmen, ferner die *Wachstation* zur Aufnahme aller schweren frischoperierten Fälle für einige Tage. Die Wachstation ist besonders ausgestattet mit allen Geräten, die für die rasche Reanimation notwendig sind (Spezialbetten, Sauerstoffzelt, Sauerstoffhauben, Sauerstoffgerät, elektrisches Rektalthermometer, EKG, EEG, Kreislaufüberwachungsgerät, Narkoseapparat, Beatmungsbronchoskop, Gerät zur Einleitung und Fortführung eines künstlichen Winterschlafs (empfehlenswert das Winterschlafgerät nach *O. Just*). Die Wachstation untersteht zweckmäßig einem mit den modernen Grenzgebieten der Chirurgie vertrauten Anästhesisten oder Internisten.

Allgemeine Regeln für das Verhalten im aseptischen Operationssaal und bei aseptischem Operieren (Vorschrift der Chir. Univ. Klinik Würzburg): Durch die Asepsis soll alles, was mit der Operationswunde in Beziehung kommt, keimfrei gemacht und möglichst keimfrei gehalten werden. Dazu ist in den aseptischen Operationsräumen folgendes Verhalten für jeden im Operationssaal Tätigen, speziell für alle Operateure und die Operationsmannschaft, dringende Pflicht!

Beim Eintritt in den Operationssaal legen alle Personen weiße Überschuhe an; Schwestern und Pfleger Leinenüberschuhe, Ärzte Leinen- oder Gummiüberschuhe. Im septischen Operationssaal werden ausschließlich *schwarze* Gummiüberschuhe getragen. Nicht sterile Personen bekleiden sich außerhalb des Operationssaals mit unsteriler Mütze, Mundtuch und Mantel. Die sterilen Personen bekleiden sich mit Gummischürze vor der Händewaschung und außerdem nach der Waschung mit steriler Mütze, Mundtuch oder Schleier und Mantel, evtl. mit Rückenschutz, sofern der Mantel zu klein ist. Die Händewaschung wird mit Hexachlorophenpräparaten (Satina-Sept, Phiso-hex) nach Vorschrift ausgeführt (s. dort).

Das Operationsfeld wird mit Benzin, Jod und Alkohol gereinigt, bei empfindlicher Haut 5 Minuten mit Seifenlösung oder Satinasept gewaschen. Das gewaschene Operationsfeld wird mit Arasolklebstoff umrandet (zur Keimfixierung). Die Abdeckung erfolgt durch 4 kleine Abdecktücher. Diese innere Abdeckung wird durch eine entsprechende Anzahl möglichst glattgedeckter, großer Abdecktücher ergänzt.

Erst unmittelbar vor dem Hautschnitt lassen sich alle an der Operation Beteiligten sterile Gummihandschuhe anziehen. Handschuhe nicht allein anziehen, damit die Außenseite absolut steril bleibt (gegenseitig in die Handschuhe helfen!). Handschuhwechsel erfolgt etwa ½stündig, jedenfalls nach jedem Defektwerden und nach jeden nicht ganz aseptischen Operationsakt. Sind die Hände unsteril geworden, ist jeweils kurz mit Seifenlösung durchzuwaschen.

Während der Operation herrscht im Operationssaal *absolute Ruhe!* Alle unnötigen Geräusche, Hin- und Herlaufen, lautes Rufen, Husten, Nießen u. dgl. ist streng zu vermeiden.

Sorgfältige Abdeckung der Wundränder durch Annähen oder Anklemmen trockener oder kochsalzgetränkter Abdecktücher, Abstopfen der freien Bauch-, Brust- und Schädelhöhle bei Operationen, bei welchen infektiöse Organe oder Gewebsteile eröffnet, durchtrennt oder abgetragen werden.

Größtmögliche Gewebsschonung durch Vermeidung aller grobmechanischen, chemischen und thermischen Schädigungen ist anzustreben; deshalb schnell, aber zugleich exakt, zügig und überlegt operieren (keinesfalls nach der Uhr oder auf Rekordzeit operieren). Anatomisches Präparieren mit Beachtung der einzelnen topographischen Gebilde ist Vorbedingung für eine blutsparende Operation und komplikationslose Wundheilung (nicht mit den Fingern in der Wunde wühlen und graben!).

Auseinanderhalten der Wunde nur mit Haken, möglichst fingerloses Operieren durch möglichst ausschließlichen Instrumentengebrauch. Wundspülung nicht mit scharfen Antiseptica, erlaubt nur physiologische Kochsalzlösung o. ä., sowie entsprechend verdünnte Sulfonamid- und antibiotische Lösungen.

Die Blutstillung ist bis zur völligen Trockenheit der Wundhöhle durch fortlaufendes Fassen mit Klemmen und deren Ligatur oder bei kleineren Blutpunkten durch sofortige Elektrokoagulation fortzuführen. Blutgerinnsel und Haematome dürfen keinesfalls bestehen bleiben. Ligaturen kurz abschneiden, keine Massenligatur, keine zu langen Stümpfe, für Naht und Unterbindung möglichst dünne, resorbierbare und wenig imbibierbare Fäden verwenden. Tote Räume vermeiden durch schichtweise angelegte Nähte; bei sezernierenden Höhlenwunden ist Drainage und Ableitung zum tiefsten Punkt mittels Gummi-, Glas- oder Kunststoffdrains erforderlich, evtl. Tamponade unumgänglich (Mikulicz-Tampon). Sorgfältige Hautreinigung nach beendeter Hautnaht. Desinfektion der Haut. Umrandung der Wunde mit Arasolklebestoff und Auflegen eines zweischichtigen resorbierenden und komprimierenden Verbandes, bestehend aus Mullkompresse oder Krüllgaze in erster Schicht und größerer bedeckender Wattekompresse; zur Kompression Elastoplastverband, „Langs" Pflasterbinde, Leukoplast, evtl. Sandsackauflagerung, Ruhigstellung durch Schiene, Gipsverband usw.

Desinfektion der Böden und Wände, sowie Möbel erfolgt mit Tegolösung. Jede unnötige Beschmutzung des Bodens durch herabfließendes Blut oder Sekret ist zu vermeiden. Ist eine Verschmutzung des Bodens und des Tisches eingetreten, so wird derselbe laufend und sofort mit Tegolösung abgewischt; zwischen 2 Operationen Boden jeweils frisch aufzuwischen.

Rasiermesser und Haarschneidemaschine in eigenen Formalindampfbehältern aufbewahren, getrennt nach Operationssälen. Patienten sind keinesfalls im Operationssaal zu rasieren!! Die Rasur erfolgt vor dem Reinigungsbad am Vorabend auf Station. Im Operationssaal höchstens Nachrasur.

Neben jedem Operationstisch stehen 2 mit sterilen Tüchern ausgeschlagene Abwurfkörbe, diese brauchen nur zusammengerafft zu werden, wenn abgeworfene Instrumente oder Verbandstoffe zur Reinigung bzw. zum Waschen gebracht werden müssen. Gebrauchte Instrumente nur mit Handschuhen anfassen und reinigen.

Zu Boden gefallene Tupfer nur mit Tupferzangen aufheben und abwerfen. Gebrauchte Operationshandschuhe nur in eigens dafür aufgestellte, mit Tegolösung gefüllte Abwurfeimer werfen.

Gebrauchte Operationswäsche nur in dafür eigens aufgestellte Wäschekörbe abwerfen.

Sterilisation von Instrumenten, Spritzen und Wäsche erfolgt möglichst nur in der Hochdruckdampfsterilisation mit Vorvakuum bei 138° und 2½ atü für die Dauer von 5 bis 20 Minuten.

Das Kochen von Instrumenten und vor allen Dingen Spritzen ist nicht ausreichend und daher zu unterlassen.

Instrumente und Mobilar dürfen zwischen aseptischen und septischen Operationssälen nicht ausgetauscht werden.

2. Abschnitt: **Anästhesie**

Man unterscheidet folgende Methoden der Schmerzbetäubung (Anästhesie):

A. *Allgemeine* Betäubung (Totalanästhesie oder Narkose), 1. (Masken-) Inhalationsnarkose, 2. i.v. Narkose, 3. endotracheale Narkose.

B. *Örtliche* Betäubung (Lokalanästuesie) einschl. Leitungsanästhesie, Spinal- und Periduralanästhesie.

Die Wahl unter den verschiedenen Betäubungsverfahren, welche in jedem Einzelfall unter besonderer Berücksichtigung der jeweiligen Gefährdung (Herz, Kreislauf, Atmung, Leber, Nieren usw.) sorgfältig zu treffen ist, richtet sich einmal nach dem Zustand des Kranken und dann nach dem erforderlichen Eingriff. Jedes Betäubungsverfahren hat seine Vorteile und Nachteile sowie Anzeigen und Gegenanzeigen. Wegen ihrer ausgedehnten Variationsmöglichkeiten und der viel größeren psychischen Schonung hat *die Allgemeinbetäubung für alle größeren Eingriffe über die Lokalanästhesie den Sieg davongetragen.* Die Technik der Lokalanästhesie sollte dadurch aber nicht in Vergessenheit geraten. Ihre erschwerte Indication und Ausführung macht die Anwesenheit eines geschulten Fachanästhesisten notwendig, wie er heute in jeder größeren Klinik und auch in der freien Praxis zur Verfügung steht. *Die Mitverantwortung für die Anästhesie wird dem Chirurgen dadurch weitgehend abgenommen.*

A. Allgemeine Betäubung (Narkose)

Geschichtliches: Vom Altertum bis zum ausgehenden 18. Jahrhundert (*Asklepios* 1200 v. Chr., *Hippokrates* 450 v. Chr., *Dioskurides* 54 n. Chr., *Monte Cassino-Codex* 800 n. Chr., *De Lucca* 1200 n. Chr., *Guy de Chauliac* 1300 n. Chr.) erstrebte man Schmerzbetäubung durch narkotische Getränke oder damit getränkte Schwämme (sog. ,,Schlafschwämme"), z. B. Opium, Alkohol, Hanf, Alraune, Schierling u.a. (in großen Dosen) oder durch Kompression der Halsblutgefäße oder die des Hauptnervenstammes mittels Gliedumschnürung oder Pelottendrucks (*Ambroise Paré* 1564) sowie durch Umschläge oder Kälte (*M. A. Severino* 1646; *Larrey* konnte in der Schlacht bei Eylau wegen der damals herrschenden Winterkälte schmerzlos amputieren); auch half man sich durch rasches Operieren oder durch Operieren im Kollaps; schließlich versuchte man auch damals wohl schon eine psychische Beeinflussung, vielleicht auch eine Hypnose (*M. A. Mesmer* 1766–1800). *Die jetzige Narkose begann mit der Entdeckung der Inhalationsnarkotica:* Stickoxydul (*H. Davy* 1800, *H. Wells* 1844) sowie Äther und Chloroform (*Jackson, Morton* 1846, Äther; *J. Simpson* 1847, Chloroform). In der ersten Zeit hatte das Chloroform den Vorzug wegen seiner rascheren und stärkeren Wirkung. Mit der Zeit fand aber der weniger gefährlichere Äther immer mehr Anwendung, während man das Chloroform nur im Bedarfsfall verwandte, auch nötigenfalls dem Äther zufügte. Diese Inhalationsnarkose wurde im Laufe der Jahre weiter ausgebaut zu der heute wohl allgemein gebräuchlichen Misch- und Kombinationsnarkose, wobei durch Verbindung mehrerer Narkotica ihre betäubende Wirkung erhöht und ihre gefährliche Wirkung erniedrigt, auch durch Apparate ihre Dosierung genau und gleichmäßig gestaltet wird. Schon frühzeitig verwandte man Narkosegemische oder man benutzte Äther und Chloroform nebeneinander unter Bevorzugung des Äthers, und zwar vornehmlich in Form der Äthertropfnarkose mit luftdurchlässiger Maske (*Schimmelbusch* 1862) oder mit dem Apparat (*Junker* 1867, erster Ätherinhalationsapparat, *Braun* und *Roth-Dräger*), wobei man im ersteren Falle die einzelnen Narkotica in beschränkter Dosis und in letzterem Falle sie in abgemessener, zugleich gleichmäßiger Dosis geben kann; Von *Ombrédanne* stammt der erste Rückatmungsapparat. Außerdem kombinierte man die Inhalationsnarkose mit gegebenen Narcoticis als Kurz- und Basisnarkose subcutan, intramuskulär oder intravenös sowie per os oder per rectum. Im Bestreben die Komplikationen zu verringern, hat man verschiedene intravenöse und rectale Schlafmittel (Chloralhydrat 1874, Hedonal 1910, Avertin 1926, Pernoctan 1927, Evipan 1932, Nembutal, Pentothal u.a.) eingeführt; ferner Apparate zur Gasmischnarkose (*Neu, Gottlieb-Madelung* 1910, *Foregger* 1914, *Sword* 1928). In ihnen kommen auch neue Gase zur Verwendung (Äthylen 1918, Narcylen 1923, Cyclopropan 1928, Isoprophylchlorid 1939, Trilen 1941). Eine weitere Ausdehnung der Narkose bringt die endotracheale Narkose mit sich (*Magill-Rowbotham*, 1920), welche seit Einführung des Curare in die Praxis (*Griffith-Johnson* 1942) immer mehr an Boden gewinnt. Kurzwirkende Relaxantien (*Succinylcholin* 1949) ergänzen und erweitern die Anwendungsmöglichkeit.

Mit Entdeckung der künstlichen Blutdrucksenkung und der künstlichen Hypothermie wurde für die Anästhesie ein weites neues Feld erschlossen.

Begriff: Narkose ist Schmerzbetäubung durch Einwirkung pharmakologischer Mittel auf das ZNS und geht deshalb mit Bewußtlosigkeit einher.

Die Zufuhr der Narkotica erfolgt durch Inhalation, Injektion, Infusion oder Klysma, wobei das Betäubngsmittel immer auf dem Blutwege zum ZNS gelangt.

Die Wirkung der Narkotica muß reversibel und spezifisch sein.

Theorien der Wirkung:

a) Lipoidtheorie: (*Overton* 1899, *Meyer* 1901). Die narkotische Wirkung einer Substanz ist umso stärker, je höher ihre Lipoidlöslichkeit ist. Äther z. B. wird im Fettgewebe gespeichert. Der eigentliche Angriffspunkt ist am Protoplasma oder der Membran der Zelle zu suchen.

b) Kolloidtheorie: (*Claude Bernard* 1875) nimmt als Wesen der Narkose eine reversible Koagulation der Zellkolloide an. Tatsächlich wurde ein Verschwinden der Molekularbewegung beobachtet (*Bancroft-Richter* 1931). *Seifritz* (1950) hält eine reversible Dehydratation der Ganglienzelle für wahrscheinlich.

c) Chemische Kombinationstheorie: (*Moore-Roaf* 1905) glaubten an eine echte chemische Verbindung zwischen Narkoticum und Zellprotein. Heute nicht mehr haltbar.

d) Permeabilitätshemmungstheorie: (*Traube* 1904) postulierte ein direktes Verhältnis zwischen narkotischer Wirkung und Eigenschaft des Narkoticums, die Oberflächenspannung herabzusetzen. Adsorption an der Zelloberfläche mit Permeabilitätshemmung wurde von *Höber* 1907, *Lillie-Winterstein* 1916 als Ursache mitgeteilt. Dem entspricht *Fleckensteins* Erklärung für die Wirkung der Lokalanästhesie (s. dort). Sie besteht in Membranabdichtung, Verhütung der Depolarisation und somit der Erregungsübertragung.

e) Oxydationshemmungstheorie: *Verworn* 1912 sah das Wesen der Narkose in einer Störung der Zelloxydationsvorgänge. *Anastel-Wheatley* schließen auf eine schlechte O_2-Auswertung. *Greig* vermutet eine reversible Inaktivierung der Zellatemfermente. Hierfür spricht auch die Vermehrung der sauren Stoffwechselendprodukte (*Hügin*).

Das Wesen der Narkose besteht in einer gezielten, reversiblen Dämpfung aller Zellfunktionen.

Die verschiedenen Narkoseverfahren verhalten sich bezüglich der Reversibilität sehr unterschiedlich. Dies bedingt die Schwierigkeiten der Anzeigestellung.

Über die Wirkung der einzelnen Narkosemittel siehe hinten.

Anzeigen und Gegenanzeigen für die Allgemeinbetäubung (spez. Inhalationsnarkose).

a) Gegenanzeigen (statt dessen Lumbal-, Sakral- oder Lokalanästhesie, evtl. kombiniert mit Inhalationskurznarkose oder Basisnarkose): Dekompensierte Herzfehler (kompensierte dagegen können narkotisiert werden!), Herzmuskelerkrankungen, schwere Arteriosklerose spez. der Kranzgefäße des Herzens, Lungenemphysem und -empyem, Bronchitis, Asthma, aktive Tbc pulm., schwere Nieren- und Leberleiden, Diabetes (Gefahr des Koma!), Fettsucht, schwere Anämie und Leukämie, Altersschwäche, Sepsis, Schock, Basedow, Status thymico-lymphaticus sowie entzündliche Prozesse in der Kehlkopfgegend mit Gefahr des Glottisödems oder des Carotis-sinusreflexes (Tonsillarabsceß, Mundboden- und Halsphlegmone u. dgl.), Gefährdete Schwangerschaft.

b) Anzeigen (spez. gegenüber der örtlichen Betäubung): Psychisch empfindliche Patienten, u.a. auch Kleinkinder, Operationen ausgedehnter Art und solche, welche völlige Muskelentspannung verlangen, spez. die meisten Thorax- und Bauchoperationen sowie Einrichtung von Frakturen und Luxationen (mit gewissen Ausnahmen, wo Lokal-, Leitungs- oder Lumbalanästhesie ausreicht) und phlegmonös-entzündetes oder strahlengeschädigtes Gewebe.

Bedeutung: Die Einführung der Narkose bedeutet einen großen Fortschritt der Chirurgie: für den Kranken Wohltat und für den Operateur Hilfe. Jedoch ist sie nicht ungefährlich, evtl. gar tödlich, namentlich durch Narkosestörungen und durch Überdosierung. Jede Narkose (weil individuell verschieden) ist eine Kunstleistung. Zum Fachanästhesisten wird eine 4–5jährige theoretische und praktische Ausbildung gefordert. Der Anästhesist soll unterrichtet und geübt sein; er soll sich lediglich der Narkose widmen, nicht auch zugleich der Operation, über deren Gang er allerdings so weit zu unterrichten ist, daß er (zwecks Ersparnis von Narkoticum und Schonung des Patienten) den einzelnen Phasen der Operation sich anpassen kann; dabei soll die Narkose immer nur so tief sein, als die jedesmalige Phase der Operation es verlangt („streng individualisierte Minimalnarkose"); andererseits ist eine „ruhige" Narkose zu erstreben ohne Schwanken von einem Extrem ins andere; Übertragung während einer Narkose ist zu vermeiden; der Narkotiseur muß *bis zum Erwachen* bei dem Kranken verbleiben. Der Narkotiseur mit Fachausbildung, wenn möglich Facharzt, betreut den Kranken bis zum Erwachen. Ist der Narkotiseur kein Arzt, so ist der Operateur für die Narkose verantwortlich. Vom Narkotiseur und Pflegepersonal sorgfältigste Überwachung des Kranken bis zum vollständigen Erwachen. Außer ihm auch wenigstens ein Zeuge (sonst Gefahr falscher Verdächtigung, spez. bei

Frauen!). Jeder Narkosetodesfall ist der Polizeibehörde anzuzeigen; für die Straffreiheit des verantwortlichen Arztes ist wichtig, daß kein Kunstfehler gemacht wurde (also vorherige Körperuntersuchung, richtige Operationsanzeige, Überwachung, Hilfs- und Wiederbelebungsmittel, wohlindiziertes Verfahren).

1. Instrumentarium

Über folgende Standardinstrumente muß der Anästhesist stets verfügen (*Frey-Hügin-Mayrhofer*):

Zur *Äthertropfnarkose:* Ätherflasche mit Tropfer, 3 Mundsperrer (*König, Heister, Roser*), 3 Mayotubus, Zungenzange, Tupferhalter, Tupfer, Mullplatten, Reservemasken, Tuch zum Abdecken der Augen, Korkenzieher, Rekordspritze und Kanülen, Kreislaufmittel (Cardiazol, Coramin, Adrenalin, Lobelin).

Zur *Intubation:* Laryngoskop mit geradem und gebogenem Spatel in 3 Größen, 1 Satz steriler Intubationskatheter mit aufblasbarem Ballon (Dichtigkeit vorher prüfen!), 1 Katheterspanner, Mayotuben verschiedener Größen, Zungenzange, Mullbinde, Kathetergleitmittel, 3 Rekordspritzen, Brechschale.

Zur *Bronchoskopie:* 1 Bronchoskop nach *Negus*, (90° und 135°-Optik), 2 Absaugrohre, 1 Fremdkörperfaßzange, 1 Probeexcisionszange, 2 Watteträger.

Zur *Venae sectio:* 1 Nadelhalter, 1 kleiner Deschamps, 1 kleines Skalpell, 1 Rinnensonde, 1 Knopf- oder Glaskanüle, 1 Straußkanüle, 2 chirurgische Pinzetten, 1 anatomische Pinzette, 1 Präparierschere, 1 gerade Gefäßschere, 3 Kocherklemmen, 2 Gefäßklemmen, 2 Wundhäkchen, Schälchen, Tupfer, Abdecktuch, sterile Handschuhe, Seide Catgut, Desinfektionslösung.

Außerdem stehen bereit: 1 Kreislaufnarkoseapparat, 1 elektrischer Sauger mit Schlauch 1 Sauerstoffgerät mit Maske und Nasensonde.

2. Vorbereitung

α) In allen Fällen (auch in akuten!). Genaue Vorgeschichte, Untersuchung von Puls, Blutdruck, Blutgruppe (evtl. auch Blutbild, Blutgerinnungsfähigkeit und Blutkörperchensenkungsgeschwindigkeit), Herz, (evtl. auch Elektrokardiogramm), Lungen, Eiweiß und Zucker sowie evtl. Aceton im Harn, außerdem entfernen aller Fremdkörper aus dem Mund (Gebisse, Bonbons, Kaugummi); Mundpflege durch Mundspülen und Zähnebürsten, evtl. -reinigen durch Zahnarzt (gegen Aspirationspneumonie; evtl. Zahnextraktion, sie erfolge möglichst einige Zeit zuvor!), Magenentleerung (gegen üble Zufälle durch Erbrechen während oder nach der Narkose; daher mindestens 6 Stunden vorher nüchtern bleiben, andernfalls Magen ausheben und evtl. spülen mit Magensonde durch Mund oder Nase, Apomorphin 0,005—0,01, desgl. stets bei Operationen wegen Magen-Darm-Verschlusses bzw. -lähmung oder Magenleidens, aber nicht bei Magenperforation und auch sonst in der Regel besser unterlassen) wegen Aspirationsgefahr durch zurückbleibende Flüssigkeitsreste), Entleerung von Blase (evtl. durch Katheter) und Mastdarm (durch Abführmittel und Einlauf). Einbinden der Haare bei Frauen mit langen Haaren mittels Kopfverband oder Tubegauzeturban, Annarkotisieren im Vorbereitungsraum. Bei Kindern auf Station durch Klysma (Evipan, Narkonumal).

β) In besonderen Fällen (vor allem bei stationären).

Genaue Untersuchung am Operationsvortag:

Wichtig ist auch die psychische Vorbereitung und Führung durch beruhigenden Zuspruch und Zerstreuen der vielseitigen Angstgefühle. Sachliche Überzeugung ist im allgemeinen wichtiger als Verniedlichung des Operationsrisikos! Evtl. Hypnonarkose (*Friedländer* 1920). Den Willen nicht brechen, sondern wecken, aufrichten und stärken!

Besonderer Vorbehandlung bedürfen:

Luftwege: Auskultation und Perkussion bei jedem Patienten. Ausschluß von Asthma, Emphysem, Bronchitis. Bei Asthma Äther, bei Emphysem Lachgas, Cyclopropan, Zug- und Druckbeatmung. Bei thoraxchirurgischen Eingriffen genaue Lungenfunktion (s. spez. Narkoseverfahren). Bronchitis, Bronchiektasien, Lungenabsceß, Tuberkulose erfordern Vorbehandlung mit Atemübungen, Lagerungsdrainage, Ärosolinhalation, antibiotische und chemo-therapeutische Vorbehandlung. Bei Hindernissen im Bereich der oberen Luftwege (Strumen, große Tonsillen, Adenoide, Stimmbandparesen) besteht latente Asphyxiegefahr. Hier ist die Intubation der Lokalanästhesie vorzuziehen. Bei akuten Entzündungen der Atmungsorgane möglichst nicht operieren. Wenn Operation nicht vermeidbar nichtirritierende Gase verwenden (Lachgas, Cyclopropan, Trichloräthylen).

Herz- und Kreislauf: EKG vor jeder größeren Operation!
Herzvitium, Myokardschaden, Coronarinsuffizienz unterscheiden. Alle Herzgeschädigten bedürfen reichlicher O_2-Zufuhr. (Bei Reizleitungsstörungen Procainamid 0,2–1,0 i.v., 0,5–1,0 i.m.; Zur Dauerbehandlung 2–4 Dragees à 0,5–1,0 alle 6 Stunden). Evtl. internistische Herzvorbehandlung. Blutdruckkontrolle evtl. laufend alle Stunden bei Hypertonie oder Hypotonie.

Bei *Hypotonie* langsame Applikation der Barbiturate.
Orthostatische Kreislaufstörung (durch Schellongtest) ausschließen. (Füllungsschwankungen des Herzens durch Rö, EKG, Schellong).

Bei *Schock und Anämie* (Hb. unter 70%) zunächst immer eine (Blut)-Transfusion anschließen. Möglichst Normalisierung der Blutbefunde abwarten!

Dekompensierte Vitien besonders gefährdet. Ruhige Narkoseeinleitung, reichlich O_2, Vermeidung von RR-Schwankungen. Freihalten der Luftwege; bei Lungenödem und Rechtsdekompensation Spinalanästhesie bei Th 7–8 vorzuziehen.

Myokardschäden vertragen keinen RR-Abfall. Daher künstliche Hypotension und Ganglienblocker kontraindiziert. Sauerstoffreiche Äther- oder Cyclopropannarkose vorziehen.

Nieren: Nierenfunktionen (*Volhard*scher Wasserversuch, Phenolrotausscheidung, Kreatininclearance), i.v. Pyelogramm möglichst vor jeder größeren Operation, da fast alle Narkosemittel in der Leber entgiftet und durch die Niere ausgeschieden werden müssen. Bei Einschränkung Vorsicht mit Curarepräparaten. Bei Nierenerkrankten gasförmige Agentien und flache Narkose geeignet (keine Halogen-haltigen Mittel, keine Barbiturate, Relaxantien, Ganglienblocker) RR-Abfall und Sauerstoffmangel vermeiden. Spinal- und Epiduralanästhesie bessern die Nierendurchblutung, daher mitunter vorzuziehen.

Leber: Leberschäden durch Leberfunktionsproben (Leberwasserversuch, *Weltmann*, Takata-Ara, Serumcholinesteraseaktivität) feststellen. Vorbereitung mit Dextrose, Lävulose, Aminosäuren, Vitamin K, B, C., am besten in Form eines Cocktails mehrere Tage präoperativ. Indikation: Gasförmige Narkotica, Lokalanästhesie, Kontraindiziert: Halogenhaltige Mittel, Barbiturate. Vorsicht mit Curare! Vorbereite: Große Blutmengen bei Pfortaderstauung und Leberresektion.

Stoffwechselstörungen: Hyperthyreosen und Fiebernde mit gesteigertem Grundumsatz sind besonders schwer zu narkotisieren. Längere medikamentöse Vorbereitung nötig.

Bei Hyperthyreosen: 3 Wochen Bettruhe, Plummerung, kräftige Prämedikation (s.d.), rectale Basisnarkose, künstliche Hypothermie in schweren Fällen.

Bei Diabetes: Präoperative Einstellung mit Insulin und erhöhte KH-Diät. Depotinsulinpatienten auf Altinsulin umstellen. Hyperglykämie harmloser als Hypoglykämie. Gasförmige Mittel, Barbiturate und Relaxantien erlaubt. Halogenhaltige Stoffe meiden.

In akuten Fällen: 25 E Altinsulin s.c. und 50–100 g Dextrose 10–30% i.v., besteht Ketonurie, dann i.v. Dauertropfinfusion von 1000 cm/10% Dextrose mit 100 E Altinsulin bis Harn ketonfrei ist. Bei Coma diabeticum solange Insulin bis Ketose verschwindet.

Bei Störungen im Wasser- und Elektrolythaushalt vor allem durch chronischen Flüssigkeitsverlust (Erbrechen, Diarrhoe, Pylorusstenose, Darmstenose mit Ileus, Darmfisteln) Normalisierung durch i.v. Infusion (*Darrow*sche Lösung). Erforderliche Mengen aus Urinmenge, Hb., Hämatokrit, Elektrolytuntersuchungen im Plasma errechnen!

Zur allgemeinen Operationsschockprophylaxe prä- und postoperative Gaben von Vit. C (tgl. bis zu 2 g) und Prednisolon 4 Tage vor bis 4 Tage nach Op. (25–50 mg tgl.).

3. Praemedication

ist medikamentöse Vorbereitung auf die Narkose. Sie bezweckt psychische und vegetative Dämpfung, leichte Analgesie, und damit Abschwächung von Komplikationen und Nebenwirkungen, z.B. Sekretionssteigerung. Die Narkose wird dadurch zur *erleichterten Narkose*.

a) Opiate und verwandte Mittel: (Morphin, Pantopon, Dilaudid, Eucodal, Cliradon, Dromoran, Polamidon): *Morphin:* 0,01–0,02 s.c. hält 3–5 Stunden an. Wegen Nebenwirkungen (Erbrechen, Atemdepression, Hemmung von Persistaltik, Diurese, Stoffwechsel, endokriner Funktion) wenigstens 1 Stunde vor Operation geben. Durch Allylderivat (*Hoffmann La Roche*) werden Nebenwirkungen abgemildert.

Dolantin: (75–100 mg im +Atropin 0,6 mg oder Scopolamin 0,4 mg) besonders geeignet. Vorwiegend analgetisch und spasmolytisch. Bei Bedarf auch s.c. oder i.v.

b) *Belladonnaalkaloide:* (Atropin, Scopolamin), Vagusdämpfung, sekretionshemmend, atemanregend. Atropin dem Scopolamin vorzuziehen, da letzteres Erregungszustände erzeugen kann. Gewöhnlich mit Morphin in Mischspritze (s. oben) 1 Stunde vor Op-Beginn.

c) *Barbiturate:* Luminal 0,1–0,3, Veronal 0,3–0,5 am Vorabend und Morgen des Op-Tages. Langwirkend, sichern Vorschlaf und erleichterte Einleitung. Ersetzen die Analgetica nicht, da sie reine Schlafmittel sind.

d) *Phenothiazine:* Vor allem zur Einleitung der verschiedenen Formen der potenzierten Narkose und des Winterschlafes (s. dort). (Laborit, Huguenard). Verwendet werden: Atosil, Latibon, Megaphen (Bayer) Pacatal (Promonta). Sie wirken: Histamininhibitorisch, gangliopegisch, analgetisch, antiemetisch. *Dosierung:*

abends: Atosil   0,05 g
         Luminal 0,1–0,2 g

morgens: 1½ Stunde vor Operation bzw. Narkosebeginn, Atosil 0,05 ⎫ jede halbe
                                                     Megaphen 0,05 ⎬ Stunde ⅓ dieser
                                                     Dolantin 0,1 ⎭ Mischung

         Cave! Opiate
oder: Cave! Digitalis

abends: Luminal 0,1 –0,2 g
         Pacatal 0,05–0,2 g (fraktioniert injizieren)

morgens: 1½ Stunde vor Narkosebeginn   Pacatal 0,05–,01
         1 Stunde vor Narkosebeginn   Pacatal 0,05–0,2
         ½ Stunde vor Narkosebeginn   Dolantin 0,1
                                          (Atropin? 0,005)

e) *Tranquilizer und Ataraktica:* Zur Dämpfung psycho-vegetativ gestörter Patienten mehrere Tage vor Operation (z.B. Phasein, Miltaun, Cirpon, Aneural),

Wurde mit Phenothiazinen eingeleitet, so sollen diese auch postoperativ noch während der ersten Nacht fortgesetzt werden. Nicht plötzlich absetzen! Kreislaufmittel (Sympatol), außer Nor-Adrenalin, sind bei Phenothiazinen unwirksam.

4. Lagerung

Richtige Lagerung erleichtert die Operation. Falsche Lagerung macht kunstgerechtes Operieren u.U. unmöglich. Jede Lagerung vermeiden, die in wachem Zustand unangenehm empfunden wird. Also sämtliche extremen Haltungen (extreme Lordose der HWS und BWS, extreme Abduktion und Rotation von Armen und Beinen). Lagerung wird durch die Art des Eingriffes bestimmt.

a) *Normale Rückenlage* für alle Operationen im Ober- und Unterbauch. Für letztere evtl. Beckenhochlagerung (Mastdarmresektionen, gynäkologische Operationen). Normale Rückenlage am schonendsten für Herz und Kreislauf. Durch die maximale Muskelerschlaffung fast immer optimal.

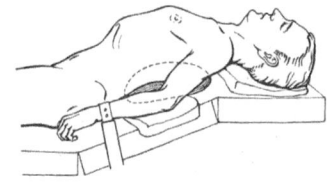

Abb. 2. *Rückenlage* mit erhöhtem Oberkörper

b) *Rückenlage mit erhöhtem Oberkörper* (s. Abb. 2) für Magenresektionen, Galle, Mamma, Struma. Früher vielfach bevorzugt. Mehrbelastung des Kreislaufes vor allem, wenn zusätzlich das „Gallenbänkchen" hochgedreht wird (Kollaps der Vena cava inf. durch zu starke Lordose der Lendenwirbelsäule); Bei Anwendung von Phenothiazin Gefahr des RR-Sturzes besonders groß.

c) Seitenlagerung (s. Abb. 3) für Thorax- und Nierenoperationen! Seitliche Abknickkung nicht übertreiben!

d) „Vornüber"-Lagerung („prone position") (s. Abb. 3a) für die meisten Lungenoperationen, vor allem bei feuchten Lungen.

e) Steinschnittlagerung für perineale Operationen (Boutonniere, Prostata, Harnröhrenoperationen und Analoperationen).

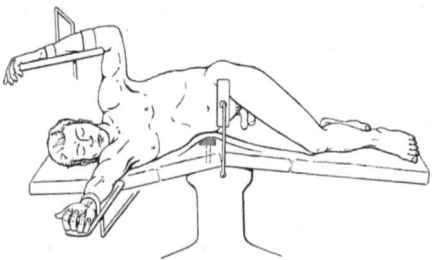

Abb. 3. *Seitenlagerung* für Eingriffe an der Niere und zur lateralen Thorakotomie

f) Knie-Ellenbogenlagerung nach *Goetze* für Operationen im kleinen Becken mit sacralem Zugangsweg (sacraler Akt der Rectumamputation und Continenzresektion).

g) Bauchlagerung für Eingriffe am Rücken und hinteren Schädelgrube.

h) Armlagerung (s. Abb. 4) am besten in völliger Adduktion oder in höchstens 45° Abduktion, Unterarm leicht angewinkelt. Bei zu starker Abduktion Schädigung des Plexus brachialis durch Zerrung oder Druck der Clavicula. Abhilfe durch Unterlegen eines kleinen Schulterblattpolsters und Vermeidung extremer Elevation und Rotation. Mit Polster auch Schulterstützen erlaubt. Weitere Gefahr durch Druck des Armhalters in der Ellenbeuge!

i) Beinlagerung: Hier ist vor allem der Peronaeus gefährdet. Meist durch Druck der Beinstützen bei der Steinschnitt- und Knie-Ellbogenlage.

k) Am *Kopf* ist Drucklähmung des Facialis durch zu gewaltsamen *Esmarch*schen Handgriff möglich!

l) Säuglingslagerung für Operationen am Kopf am besten völlig einwickeln. Sonst je nach Art des Eingriffes. Infusionen in die Knöchelvene und Fixieren des Beines durch Gipslonguette. Besonders Frühgeburten (Operationen von Mißbildungen usw.) vor Wärmeverlust schützen (Wärmekissen).

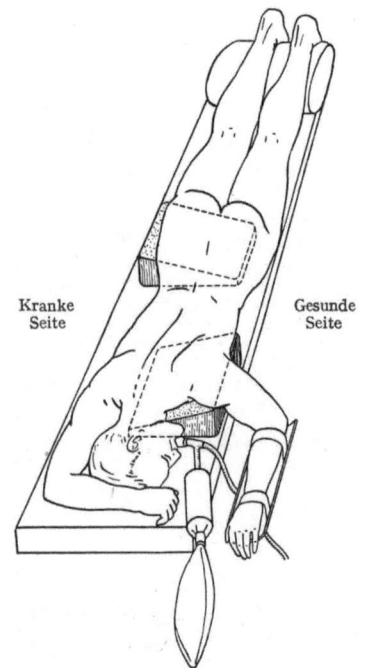

Abb. 3a *Bauchlagerung* („Prone Position"), viel gebrauchte Lagerung für Eingriffe an der Lunge

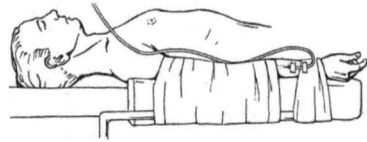

Abb. 4. *Gefahrlose Armlagerung* direkt am Körper

5. Einleitung der Inhalationsnarkose

Jede Beunruhigung vermeiden. Ruhigen Zuspruch geben. Keine hastigen Manipulationen. Nur im Vorbereitungszimmer annarkotisieren. Bequemes Kissen unter den Kopf legen. Fixierung von Armen und Beinen möglichst erst im Toleranzstadium. Fahnden nach Fremdkörpern im Mund. Maske (vgl. Abb. 23) schon vorher mit Äther anfeuchten und erst allmählich auf das Gesicht legen. Gesicht und Augen vorher mit feinster Vaselinesalbe einreiben. Patient während der Einleitung nicht mehr anreden, auch *nicht „Zählenlassen"*. Genaue Beobachtung der Augenlider und Lidreflexe genügt, um den Eintritt der Bewußtlosigkeit zu erkennen. Kopfkissen erst jetzt entfernen! Dauer der Einleitung für Kinder 10 Minuten, Erwachsene 20 Minuten (für Aether).

Ist längerdauernde Narkose vorgesehen, möglichst bald von der reinen Tropfnarkose zur Äther-O_2-Lachgasgabe mittels oraler oder nasopharyngeater Insufflation übergehen.

6. Verlauf bzw. Leitung der Inhalationsnarkose (Narkosestadien)

Die jeweilige Tiefe der Narkose läßt sich aus einer Anzahl klinischer Symptome hinlänglich erschließen. Die „Narkosesymptome" sind Reflexe bzw. Reaktionen der autonominnervierten Organe. Narkose nur so tief führen, als es für den jeweiligen Eingriff erforderlich ist.

Man kennt *4 Narkosestadien:* (s. Abb. 5).
I. Stadium der Analgesie
II. Stadium der Excitation
III. Stadium der Toleranz
IV. Stadium der Asphyxie

Die Stadien gelten im klassischen Sinne nur für die Äthernarkose. Nur *Stadium I–III wird üblicherweise bei der chirurgischen Narkose durchlaufen.*

Bei Kombinationsnarkosen wird die Beurteilung immer schwieriger. Daher die moderne Tendenz, die Narkose apparativ zu überwachen, z. B. durch encephalographische Kontrolle der Schlaftiefe.

I. Stadium der Analgesie: Abnahme der psychischen Leistung, Desorientierung, Verlust der Merkfähigkeit, Verwirrung, delirante Bewußtseinstrübung (kann mit II. Stadium verwechselt werden). Rauschstadium ist erreicht. Es besteht Oberflächensensibilitätsstörung ohne völlige Analgesie. Kurze Eingriffe (Incisionen, Excisionen, Tenotomien) können ausgeführt werden. Völlige Bewußtlosigkeit ist eingetreten, wenn Patient auf Anruf nicht mehr reagiert. Kiefermuskeln erschlaffen. Zunge sinkt zurück, Mund steht offen.

II. Stadium der Excitation: Bewußtlosigkeit und unmotivierte motorische Aktivität, Strampeln, Singen, Pfeifen, Schreien, Zornausbrüche. Durch gute Prämedikation weitgehend auszuschalten, bei Alkoholikern oft verlängert und gesteigert. Atmung unregelmäßig, Pupillen weit, reagieren lebhaft, Augenrollen, Tonus der Skelettmuskulatur erhöht, Tränen-Speichelsekretion gesteigert. RR steigt an, Arrhythmien möglich; vereinzelt Kammerflimmern beobachtet. Patient ist gefährdet. Rasche Passage der Excitation notwendig. Narkoticum *gleichmäßig* weitergeben, nicht „gießen". Keinesfalls schon zu operieren beginnen.

III. Stadium der Toleranz: (Stadium der chirurg. Narkose). Bewußtlosigkeit mit Reflexdämpfung ist erreicht. Jede Operation wird toleriert. Kenntnis der Reflexsymptome (vgl. Abb. 5) besonders wichtig, da Patient in diesem Stadium gehalten werden muß, solange operiert wird. 4 Unterstufen bekannt.

a) Atmung: Gleichmäßig, schnarchend, vertieft. Unregelmäßigkeit kann bei starker Traumatisierung noch auftreten (*1. Unterstufe*). Flacher- und Langsamerwerden bei Vertiefung zur *2. Unterstufe*. Übergang zur vorwiegenden Zwerchfellatmung bei Flacherwerden der Thoraxatmung *3. Unterstufe*. Kein Hustenreflex mehr. Erweitert sich der Thorax erst nach Beendigung der Zwerchfellkontraktion, so spricht man von paradoxer Atmung. Liftbewegungen der Trachea und des Larynx.

In der *4. Unterstufe* bewegt sich nur noch das Zwerchfell. Die Thoraxheber sind völlig gelähmt. Kadaverstellung der Stimmbänder rufen „Phonation der drohenden Asphyxie" hervor. Übergang in das lebensbedrohliche Stadium der Asphyxie besteht unmittelbar bevor.

b) Augen: Lebhafte koordinierte und unkoordinierte *Augenbewegungen* (II/III,1). Geringerwerden der Augenbewegungen (III, 1). Extreme Augenstellung nach oben oder unten bei weiter Pupille zeigt Übergang in Stadium IV an (III, 3/IV). Solange Augenbewegungen vorhanden sind, ist die Narkose noch nicht zu tief. *Pupillen*reaktion sehr variabel. Reflektorische Pupillenerweiterung im Stadium I und II. Enge Pupillen im Stadium III, 1–2. Weiterwerdende Pupille im Stadium III, 3. Vollständige Erweiterung im Stadium IV. Erweiterte Pupillen bei Anwendung von Ganglienblockern und bei Anoxie. Prämedikation mit Morphin, Atropin, Scopolamin verändert die Pupillenreaktion ebenfalls, so daß sie diagnostisch wertlos wird.

Cornea- oder Conjunctivalreflex (Berühren mit Tupfer löst blitzschnellen Lidschluß aus), erlöschen bei III, 3.

Pupillenreaktion: (Bei Lichteinfall verengt sich die Pupille.) Erlischt bei III, 3.

c) *Muskulatur:* Skelettmuskeln erschlaffen in der Reihenfolge: 1. Kopf-Hals, 2. Gliedmaßen, 3. Rumpf (von Schulter absteigend), 4. Zwerchfell.

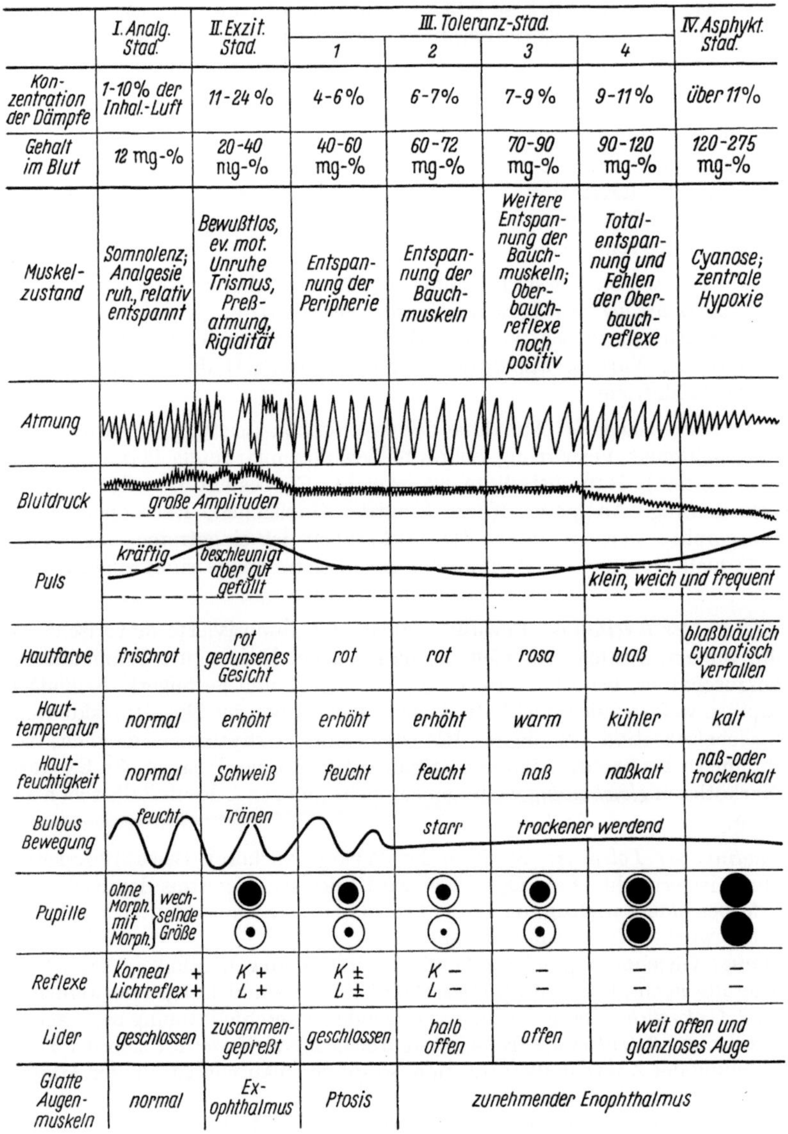

	I. Analg. Stad.	II. Exzit. Stad.	III. Toleranz-Stad.				IV. Asphykt. Stad.
			1	2	3	4	
Konzentration der Dämpfe	1-10% der Inhal.-Luft	11-24%	4-6%	6-7%	7-9%	9-11%	über 11%
Gehalt im Blut	12 mg-%	20-40 mg-%	40-60 mg-%	60-72 mg-%	70-90 mg-%	90-120 mg-%	120-275 mg-%
Muskelzustand	Somnolenz; Analgesie ruh., relativ entspannt	Bewußtlos, ev. mot. Unruhe Trismus, Preßatmung, Rigidität	Entspannung der Peripherie	Entspannung der Bauchmuskeln	Weitere Entspannung der Bauchmuskeln; Oberbauchreflexe noch positiv	Totalentspannung und Fehlen der Oberbauchreflexe	Cyanose; zentrale Hypoxie
Atmung							
Blutdruck		große Amplituden					
Puls	kräftig	beschleunigt aber gut gefüllt					klein, weich und frequent
Hautfarbe	frischrot	rot gedunsenes Gesicht	rot	rot	rosa	blaß	blaßbläulich cyanotisch verfallen
Hauttemperatur	normal	erhöht	erhöht	erhöht	warm	kühler	kalt
Hautfeuchtigkeit	normal	Schweiß	feucht	feucht	naß	naßkalt	naß-oder trockenkalt
Bulbus Bewegung	feucht	Tränen			starr	trockener werdend	
Pupille	ohne Morph. / mit Morph. wechselnde Größe		● / ⊙	● / ⊙	● / ⊙	● / ●	● / ●
Reflexe	Korneal + Lichtreflex +	K + L +	K ± L ±	K − L −	−	−	−
Lider	geschlossen	zusammengepreßt	geschlossen	halb offen	offen	weit offen und glanzloses Auge	
Glatte Augenmuskeln	normal	Exophthalmus	Ptosis	zunehmender Enophthalmus			

Abb. 5. Die 4 Stadien einer Äthernarkose nach *Killian-Weese*

Rückkehr der Spannung bestimmter Muskeln zeigt obere Grenze der nötigen Narkosetiefe an. Mitunter genügt schon Stadium I (bei Kachektischen, Greisen).

d) *Brechreiz-Schluckreflex:* Erbrechen häufig in Stadium II, vor allem bei vollem Magen. Seltener nach Magenaushebung und rascher Passage von Stadium II. Auch beim Absetzen der Äthernarkose häufig Erbrechen. Schluckreflex kündigt Erbrechen an, tritt vor und nach dem Vomitus auf.

e) *Sekretionsreflex:* Abnahme von Speichel, Tränen und Bronchialsekretion bei III. Augen und Schleimhäute in tiefer Narkose trocken, nicht verwertbar bei künstlicher Hypotension.

IV. Stadium der Asphyxie: Leichenblässe, Pupillenerweiterung mit fehlender Lichtreaktion und fehlendem Cornealreflex, Zwerchfellatmung steht still. Tod tritt ein, sobald noch vorhandener O_2 aufgezehrt ist. Alle Narkotica absetzen!! Künstliche Atmung!! am besten durch rasche Intubation und reine O_2-Beatmung. An Hand klinischer Symptome ist sichere Beurteilung weiter nicht möglich.

7. Nachbehandlung

a) Bei allen Fällen Aufsicht bis zum Erwachen (sonst Gefahr durch Atemstörung, Herzschwäche oder Erbrechen sowie Herausfallen aus dem Bett und Verbandabreißen!). Zimmer gelüftet, evtl. Fenster geöffnet, aber unter Vermeidung von Zugluft oder direktem Luftzug; Patient gut abgetrocknet und eingehüllt. Nach dem Erwachen Anhalten zu Mundspülen, Atemübungen (alle 5–10 Minuten 20 tiefe Atemzüge), Gliederbewegungen, evtl. Aufsetzen nebst Knierollen, Fußrollen und Umlagern: sog. „Spaziergang im Bett" sowie u. U. Frühaufstehen nach allen leichten und mittelschweren, typisch verlaufenen Operationen. Ernährung vorsichtig, zunächst mindestens 6 Stunden nur Mundspülen (z. B. mit Mundwasser), Lippenanfeuchten (z. B. mit Essig- oder Citronenwasser), höchstens schluckweise oder mit dem Löffel ungesüßter heißer oder kalter Tee oder heißer Bohnenkaffee, evtl. auch kleine Stückchen Eis; Regelmäßige Zählung von Puls und Atmung, Blutdruckmessung und Registrierung dieser Werte auf Spezialformularen.

b) Bei besonderen, vor allem schweroperierten und gefährdeten Fällen. Postoperative Fürsorge beginnt unmittelbar nach beendigtem Eingriff. Umlagerung sehr schonend (s. Abb. 6) erst nach Stabilisierung von Herz, Kreislauf und Atmung. Bis zum Erwachen völlige Flachlagerung. Erhöhung des Oberkörpers erst nach Erwachen und Normalisierung des Kreislaufs.

Unterbringung zunächst möglichst auf einer „Wachstation". Dort ist Sauerstoffbeatmung, Absaugung, Dauerwache ständig möglich. Laufende Kontrolle und Registrierung von Puls, Blutdruck, Atmung, Temperatur, anfangs viertelstündlich, dann halbstündlich. Aus Kurvenverlauf läßt sich das Eintreten einer Regulationsstörung sofort ablesen. Nur dadurch sofortige Gegenmaßnahmen möglich.

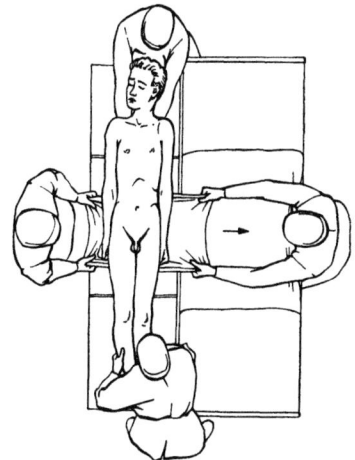

Abb. 6. Umlagerung eines bewußtlosen oder narkotisierten Patienten vom Operationstisch in das Bett. *Cave!* alle stärkeren Abweichungen von der Horizontallagerung (Kreislaufgefährdung!)

Herz, Kreislauf und Atmung: Bei stetem Blutdruckabfall oder -anstieg droht Schockgefahr. Ersatz des fehlenden Flüssigkeitsvolumens durch (Kochsalz-Traubenzucker)-Dauerinfusion, Vollbluttroptransfusion, Plasma. Bei Kollaps Zugabe von Noradrenalin (2–5 mg auf 500 cm³ Infusion). Bei großem Blutverlust Ersatz durch rasche intraartielle Infusion von Blut. (*Cave!* Übertransfusion wegen Lungenödem!). Bei Reizleitungsstörung – Novocamid i. v. Nach potenzierten Narkosen ausklingende Fortsetzung der Gabe des lytischen Coctails.

Atmung: Freimachen der Atemwege durch pharyngeales und tracheobronchiales Absaugen. Besonders nach *Curare* wichtig. Abhusten anregen durch Epiglottisreiz *Cave!* Nachblutung! Laufende O_2-Applikation solange noch wechselnde, unregelmäßige Atmung besteht (5 l O_2/min) (Prostigmin bei Recurarisierung).

Eiweiß-Flüssigkeits-Elektrolyt-Zufuhr (vgl. Abschn. 7, B, C) „Postaggressorische Krankheit" (*Leriche*) durch biochemische Defizite bedingt. Beste Bekämpfung durch Flüssigkeitszufuhr und Regelung der Elektrolyte und Eiweißkörper, Prednisolon. Dazu Bestimmung von: Gesamteiweiß, Hämoglobin, Hämatokrit, Rest-N, kolloidmotischem Druck, Elektrolytwerten.

Eiweißzufuhr: Plasma und Aminosäurepräparate (Aminosol). *Kohlehydrate:* Glucose-Fructosegemisch 5%. *Fette:* Injizierbare Fettemulsionen. *Flüssigkeit:* 1–2000 cm³ + 100 g Dextrose innerhalb der ersten 24 Stunden. Wenn per os nicht möglich, dann rectal als Dauertropf (beste Durstbekämpfung) oder i. v. physiolog. Kochsalzlösung.

Kalium: K-Mangel fast nach jeder größeren Operation. Symptome: Benommenheit, Übelkeit, Appetitlosigkeit, oberflächliche Atmung, RR-Abfall, EKG-Veränderung (ST-Verlängerung, T-Abflachung). Normaler K-Spiegel 18 bis 20 mg-%. K-Substitution bei

Werten unter 17 mg-% beginnen. Marks-Lösung (NaCl 0,8, KCl 2,0, Glucose 50,0, Aqua dest. aa 1000). Bei sehr großen Eingriffen schon intra op. K-Zufuhr beginnen.

Schmerzbekämpfung: Bei Früherwachen des Patienten frühzeitig beginnen. Morphinderivate möglichst vermeiden wegen Atemdepression, RR-Senkung, Peristaltikverlangsamung, Benommenheit. Bevorzugt sind: *Dolantin* (50–100 mg), *Polamidon* (10–15 mg,) *Cliradon* (0,005–0,01).

Phenothiazine: Fortsetzen, evtl. sogar über mehrere Tage, wenn präoperativ begonnen. langsame Dosissteigerung wegen abnehmender Wirkung. Es kann auch postoperativ damit begonnen werden.

Erbrechen: Kopf tief hängen, Linksdrehen, Pharynx absaugen, O_2-Atmung, Antihistaminica (Atosil Peremesinforte).

Singultus: Beruht auf Peritonealreiz oder Acidose. *Therapie:* Atropin, Dolantin, Chloraethylspray auf Fossa jugularis, Novocamid, Phrenicusblockade, Natriumbikarbonat (3,5%) per os und i.v., Pervitin.

Miktionsstörung: Harnverhaltung durch Blasenmotilitätsstörung bedingt (Morphinwirkung!). Kann tagelang andauern. *Therapie:* Spasmolytica (Buscopan i.v.). Katheterismus bis Spontanmiktion in Gang kommt.

Laryngitis und Glottisödem: Nicht selten nach unsachgemäßer Intubation. Bei Kindern gefährlich. *Therapie:* Calcium i.v. Decortin H 50 mg i.v., notfalls Tracheotomie.

Magen-Darmatonie: Kann nach jedem größeren besonders nach abdominellen Eingriff eintreten und in paralytischen Ileus übergehen. *Ursachen:* Starkes präoperatives Abführen; großer operativer Eingriff; Magenüberdehnung; Ödem der Schleimhaut; Peritonitis, Hämatome; Wasserhaushaltsstörungen; Demineralisation (K-defizit, Na-zetention); Dysproteinämie, Acetylcholinmangel; Pantothensäuremangel; Vegetative Störungen; Opiate, Atropin, Narkotica, Überinfusion von NaCl, Curare?

Prophylaxe: Vermeiden des Obengenannten. *Therapie:* Magenverweilsonde, Darmrohr. Einläufe, lokale Wärme, Frühaufstehen, Prostigmin, Esmodil, Hypophysin, Pitressin, Panthenol, Periduralanästhesie. Infusionen von: Blut, kolloidale Lösungen (Dextran, Periston), NaCl (50–60 cm³ 20%) 2–3mal tgl., KCl (3–6 g/100 cm³ Glucose tgl., notfalls Coecostomie.

Pflege von Bewußtlosen:

Ursache: Sehr vielfältig (*Narkose, Vergiftung,* alle Arten von Coma, Schädelhirntrauma usw.). Behandlungsbedürftig ist zunächst nur das Symptom, da Patient völlig hilf- und schutzlos ist. Hauptgefahren von Seiten der Atmung, Kreislauf, Stoffwechsel.

Therapie: Rachen austasten, Fremdkörper entfernen, kräftig und sorgfältig absaugen, evtl. Tracheobronchialtoilette. *Geeignete Lagerung:* Linksseitwärts, halbbauchwärts, völlige Bauchlage durch Anziehen des oben liegenden Beines vermeiden, leichte Kopftieflage, Mayotubus. Ist keine freie Atmung erzielbar und längere Bewußtlosigkeit zu erwarten präliminare Tracheotomie vor Ablauf von 6 Stunden. Peroralen Trachealtubus keinesfalls länger als 24 Stunden liegen lassen (Druckulcera, Nekrosen, Tracheobronchitis). Kinder sofort tracheotomieren. Atemluft stark anfeuchten (Aerosol). Häufiges Absaugen durch Tubus oder Kanüle. Magenaushebern und Absaugen! Verweilsonde. Assistierte Beatmung bei ungenügender Spontanatmung (Kreislaufapparat!), Sauerstoffbrille, O_2-Zelt, Ångströmapparat mit CO-Absorption. (*Verboten:* Künstliche Zufuhr von CO_2). Augenschutz mit Paraffintropfen oder Voganal.

Mund-Rachenpinselung (Borax-Merfen-glycerin, Antimykotica z. B. Moronal). Erregungszustände durch Phenothiazine, Barbiturate, kleine Dosen Pantopon-Scopolamin (s. S. 664) dämpfen. Regelmäßige Kathetisierung. Kein Dauerkatheter. Fortlaufende Protokollierung von RR, Puls, Atmung, Temperatur.

8. Komplikationen der Allgemeinbetäubung

Narkosezwischenfall bedeutet akute Lebensbedrohung! Narkosemortalität 1:1650 (*Beecher*). Asphyxiebekämpfung ist stets die erste Aufgabe des Anästhesisten. Daher gilt grundsätzlich:

1. Freihalten bzw. Freimachen der Atemwege.
2. Ausgiebige Lungenventilation mit O_2-reichem Gemisch unter CO_2-Absorption.
3. Absetzen des Narkoticums und Verflachung der Narkose.
4. Allgemeine Maßnahme der Schockbekämpfung und Wiederbelebung (Blut- und Flüssigkeitsersatz, Lagerung).

Obere Luftwege. *Einengung durch Erguß und Ödem* der Gewebsschichten des Halses (Strumektomie), tritt bei Kindern besonders rasch auf. Diffuse Schwellung der Trachealschleimhaut vermindert das Tracheallumen wesentlich. Bei Einengung über 50% tritt Asphyxie auf. Atembehinderter Patient ist besonders asphyxiegefährdet, wenn er narkotisiert wird, da willkürliche Atemunterstützung wegfällt.

Analeptica, da der O_2-Verbrauch gesteigert wird. (*Cave!*, Morphin, da zusätzliche Atemdepression).

Prophylaxe: Keine zu dicken und harten Tuben, Gleitmittel, Kopf richtig lagern. Nur sterile Instrumente verwenden, zarte Gummimanschette am Tubus.

Therapie: Behebung der Atemhindernisse (Potenzierung, Tracheotomie). Aerosol, Nebelraum, O_2-Zelt mit Befeuchter.

Erhöhte Reflexerregbarkeit durch Entzündungen im Halsbereich Carotissinus-Syndrom (Reizung der Chemoreceptoren des Glomus Caroticum durch Druck, Entzündung, Zug) kann zu RR-Abfall, Atemdepression und Reizleitungsstörung führen (*Hering*, *H. Franke*, etwa 5% der Fälle), Carotissinusreflextod (*Weißbecker*) nicht sehr wahrscheinlich bei gut geführter Narkose (*Hügin*).

Ursache: Erhöhte Reflexerregbarkeit durch Entzündung im Halsbereich, zu oberflächliche Narkose, brüske Kopfdrehung oder Zug an der Zunge.

Prophylaxe und Therapie: Erhöhte Atropindosis zur Narkoseverbereitung. Freimachen der Luftwege, evtl. präliminare Tracheotomie, tracheale Intubation. Vermeidung intravenöser Barbiturate. Wenn unumgehbar, dann tiefe Narkose mit kurzwirkendem Barbiturat mit N_2O-Ergänzung und unterstützter Atmung.

Nervendruckschädigung s. Lagerung (vgl Abb. 4).

Druckschäden durch Trachealtubus und Gesichtsmasken:

Trachea, Ursache: Durchblutungsstörung, Ulceration, Nekrose der Trachealschleimhaut durch Manschettentubus möglich. *Prophylaxe:* Tubus nur bis zum knappen Anliegen an die Wand blähen. Alle Stunden wenigstens einmal völlig entblähen.

Gesicht und Augen: Gefahr der Augendruckschädigung durch nichtpassende Masken. (Blindheit durch Retinaischämie). Conjunctivitis und Cornealulceration bei Druck auf das ungeschützte Auge. Bei Bauchlage besondere Vorsicht geboten! Parotitis durch zu harten Druck auf die Drüse (*Esmarch*scher Griff, Gummibänder zur Halterung der Maske, Sekretstauung) und ascendierende Infektion, daher auch möglichst alle Kautelen der Asepsis einhalten!!

Erhöhte Blutungsgefahr. Bei Ikterus s. Vorbereitung. Schleimhautblutungen durch unsachgemäßes Absaugen durch die Nase. *Prophylaxe:* Endständig offene Katheter verwenden. Sog nicht mehr als 2 m Wassersäule. Bestehende Blutungsneigung beachten (Hämophilie, Kopftieflage, Hypertoniker, Asphyxie). Gefäßkonstriction durch Einträufeln von Ephedrinlösung (3%), Adrenoxyl (per os, s.c. oder i.v.). Cyclopropan wirkt blutdrucksteigernd (*Price*).

Gefahren des Curare. Anwendung von Curare nur dem Geübten anvertrauen! Gefahr liegt nicht in mangelnder O_2-Zufuhr während der Apnoe (Diffusionsatmung würde genügen), sondern in der *respiratorischen Acidose* durch CO_2-Anreicherung im Blut. Sie führt zur zentralen Atemlähmung.

Prophylaxe: Zirkulationsbehinderung durch falsche Beatmung (zu lange inspirationsbetonte Druckatmung) vermeiden. Druckatmung allein kann zum Tode durch venöse Rückflußbehinderung führen. *Gewährleistung* sicherer Abdichtung des Narkoseapparates und des Ballontubus. Bei geplatztem Ballon seitliche Abdichtung durch Abstopfen des Pharynx mit paraffingetränkten Gazestreifen. *Neuintubation* nicht versuchen!, solange keine günstige Lagerung besteht. Operation evtl. unterbrechen, Rückenlage, Neuintubation. *Antidot gegen Curare:* Physostigmin (Prostigmin, 0,005 i.v.) verursacht Bradykardie, da starkes Parasympathicomimeticum. Daher vorher das Lyticum Atropin (0,0005 i.v.), Wirkung abwarten! (geht über Hemmung der Cholinesterase und Acetylcholinanreicherung). *Gefahr der Recurarisierung* besteht, solange nicht zerstörtes Curare vorhanden ist. Daher lieber länger passiv beatmen als zu früh extubieren. Postoperative Überwachung.

Prophylaxe: Pyridostigmin, Mestinon statt Prostigmin wirkt protrahierter, weniger Nebenerscheinungen. Bei Bronchospasmus durch Curare, Calcium und Antihistaminica.

Gefahr der Rückatmungsysteme. Da im Kreisatmungs- und Pendelatmungs („to and fro")system die Ausatmungsluft teilweise oder gar nicht nach außen abgegeben wird, besteht

1. Gefahr der *ungenügenden Absorption von* CO_2. Dies führt zur respiratorischen Acidose.
2. *Gefahr der Überhitzung* der Atemluft durch im Absorber frei werdende Wärme (spez. bei Pendelatmung).

Prophylaxe zu 1.: a) Totraum möglich klein halten.

b) Atemwiderstand möglichst verringern (Ventile sauber halten, Exspiration durch Sog unterstützen zur Vermeidung eines verzögerten Exspirium, ventillose Geräte verwenden. AGA-Apparat-Craaford).

c) Pendelatmung verwenden, da geringer Atemwiderstand.

d) Absorberkanister der Größe des Atemvolumens des Patienten anpassen (Säuglings-Kinderkanister).

e) Auf Verbrauch der Absorbermasse achten (Verfärbung des Kalks, CO_2-Detektor).

f) Apparative Narkoseüberwachung (Carbovisor usw., s. dort).

Prophylaxe zu 2.: Wärmeerzeugung im Absorptionskanister 125 kal/min. Folge: Wärmestauung im Organismus. *Absorber wechseln*, sobald er mehr als handwarm wird. (Laufende Absorberkühlung durch Eispackung). Nur harten, körnigen, gesiebten Atemkalk verwenden. Keinen Tablettenkalk oder Kalkstaub (schwere Bronchitis und Bronchiolitis).

Gefahren durch Acidose.

1. Respiratorische Acidose.

Ursache: Störung der Lungenventilation. Störung der Alveolardiffusion. Störung der Capillardurchblutung.

Folge: CO_2-Überladung von Blut und Gewebe.

Symptome: Schweißausbruch, Puls- und RR-Steigerung, Coma bei pH unter 7,15, Mydriasis, Lichtstarre. Corneal-Husten-Sehnenreflexe schwach oder erloschen.

Prophylaxe: Fortlaufende Messung des CO_2-Gehaltes der Alveolarluft (Carbovisor von *Brinkmann*, ,,Uras M" (von *Hartmann und Braun*).

Therapie: Ausgiebige Beatmung im geschlossenen System mit CO_2-Absorption, Vitmin B 1, C, Berolase ,,Roche".

2. Acidotische Stoffwechselstörung durch das Narkoticum.

Ursache: Der nicht an CO_2 gebundene Teil der Alkalireserve wird von anderen durch die Narkose pathologisch vermehrten Säuren belegt. (Brenztraubensäure), wahrscheinlich infolge schlechter Phosphorylierung.

Therapie: Berolase 3 × 100 mg in den ersten 24 Stunden post op.

Atemstörungen. außer Hypoventilation (s. dort).

Laryngospasmus: Ursache: Tonuserhöhung der Kehlkopfmuskulatur durch Hypoxie und Asphyxie. Gesteigerte Reflexerregbarkeit in Phraynx und Larynx, besonders bei Kleinkindern; kann bis zum tödlichen reflektorischen Atemstillstand führen. *Prophylaxe und Therapie:* Sorgfältige Lokalanästhesie vor Intubation, Narkose tief genug führen vor Intubation, Freimachen der Atemwege.

Singultus, Ursache: Vagusreflex durch Zug am Mesenterium, daher fast nur bei Abdominaloperationen vorkommend jedoch auch bei Operationen in der hinteren Schädelgrube. *Therapie:* Sofortige Gegenmaßnahmen, bevor Reflex ,,gebahnt" ist. Atemanhalten in Inspiration. Inspirationsbetonte Atmung fortsetzen (*Cave!* Kreislaufbeeinträchtigung). Daher nicht länger als für 20 Atemzüge. Atropin langsam i. v. (0,00025–0,0005). Wechsel des Narkoticums. Relaxantien in der Dosis wie zur Intubation nötig nur wenn besondere Gefahr besteht (z. B. Blutung im Op.-Gebiet, welche absolute Ruhigstellung verlangt). Amylnitrit 5 Tropfen = 0,075 g in den Einatmungsschlauch. Absolut sicheres Verfahren noch nicht bekannt. Evtl. Pervitin!

Aspiration von Mageninhalt. *Ursache:* Gefüllter Magen (Retention, künstliche Nahrungsaufnahme). Erbrechen (Regurgitation). Bewußtseinsstörung. Narkoseeinleitung, erhöhte Reflexerregbarkeit.

*Prophylaxe: Eß- und Trink*verbot 8–12 Stunden vor jeder Narkose. *Künstliche Magenentleerung* durch Aushebung und Spülung. Kopftieflage. Verweilsonde bei abdominellen Eingriffen.

Therapie: Sofortige starke Kopftieflage. Narkose absetzen, Absaugen, Tracheobronchialtoilette, Atropin, Adrenalin und Euphyllin, Antibiotica.

Schock und Kollaps ist ein Kreislaufsyndrom, das fließende Übergänge zeigt und daher klinisch nicht scharf voneinander trennbar ist.

Ursache: Abwehr- und Verteidigungsreaktionen bzw. Anpassungsvorgänge (Adaptationssyndrom n. *Selye*). (Näheres s. S. 228,)

Allgemeine Betäubung (Narkose)

Die sog. Sauerstofftoxikose. Bei chronischer Hypoxämie gelegentlich schlechte *Verträglichkeit von reinem* O_2.

Ursache: Emphysem, dekompensierte Vitien, Lungengefäßkrankheiten verursachen respiratorische Insuffizienz für O_2 und CO_2. Bei chronisch erhöhtem CO_2 wird auch O_2 als Atmungsregler benötigt. Auch cerebrale Gefäßspasmen, erhöhter Liquoraordruck, reflektorische oder direkte Dämpfung der Hirnrinde kommen in Frage.

Symptome: Hypoventilation, Koma, respiratorische Acidose. *Therapie:* Intensive Beatmung mit Kreislaufapparat unter CO_2-Absorption.

Sauerstoffintoxikation tritt ein bei O_2-Konzentration von über 60 bis 70%.

Symptome: Paraesthesien, Somnolenz, fibrilläre Zuckungen, Schmerzen und Muskelkrämpfe, Pulssteigerung, RR-Erhöhung, paradoxe hypoxämische Schädigung von Herzmuskel, Leber, Niere (durch Epitheldesquamation), Ödem der Lungenalveolen, schlechte innere Atmung) Amaurose bei Säuglingen (Inkubatorbehandlung).

Prophylaxe und Therapie: Im Sauerstoffzelt, O_2-Brille, Nasensonde, Konzentrationen meist nur bis 25–40%. Sauerstoffbeatmung nur intermittierend. Gemische mit zwei Drittel O_2 unter Atmosphärendruck sind auch bei Dauergebrauch ungefährlich. Überdruckatmung mit O_2 nur für ganz kurze Zeit (Störung der CO_2-Bindungsfähigkeit des Blutes, „Bohr"-effekt).

Komplikationen durch Explosionen, Verwechslung von Substanzen und Dosierungen. Prämedikationsformular für Eintragung aller verabreichten Medikamente! Getrennte Aufbewahrung, klare Beschriftung aller Medikamente. Aufgezogene Spritzen in beschriftete Spritzengestelle ablegen. Verwechslung von Narkosegasen vermeiden durch Gasflaschen mit verschiedenen Anschlußgewinden, verschiedenfarbigem Anstrich.

Explosionen: O_2-Flaschen besonders gefährlich.

Prophylaxe: Nicht stürzen, kühl lagern, langsam öffnen, Flaschenbedienung nur durch geschultes Personal, Reparaturen nur von Fachleuten, Ausblasöffnung senkrecht gegen Decke oder Boden richten, leicht entflammbares Material fernhalten, Hähne nicht ölen oder schmieren, Druckreduziereinrichtung unmittelbar an der Flasche anbringen, hochgespannte Gase nicht in lange Leitungen schicken, Leitungen von Metallspänen freihalten.

Explosive Gemische vermeiden, wenn Zündungsquellen in der Nähe sind (Diathermie, offene Flamme). Wenigstens 3 Minuten Raumluft beatmen, vor Benutzung von Diathermie, Brennbarkeit der Ausatmungsluft prüfen *(Thomas).* Nicht brennbar sind: Chloroform, Lachgas. Alle übrigen sind brennbar oder entflammbar.

Zündungsquellen sichern (Heizgeräte, Wackelkontakte, Kollektoren, Verlängerungskabel, Röntgenapparate) nur gummiumhüllte Kabel verwenden. Alle elektrischen Apparate erden!

Bekämpfung statischer Elektrizität: Erden, Interkoppeln! (Baumwollkleidung, Ledersohlen, Stehen auf feuchtem Tuch, Erdung des Patienten durch feuchte Rolle, Kupferdraht, Wolldecken entfernen. Boden am Op.-Tisch anfeuchten. Feuchthalten der Luft).

Herzstillstand (vgl. Abb. 525, 526): Der akute Herzstillstand ist vom Kreislaufstillstand zu unterscheiden. Herzstillstand führt zu Kreislaufstillstand, Kreislaufstillstand nicht notwendig zu Herzstillstand.

Formen: 1. *primärer Herzstillstand* (Reizleitungsstörung, Coronarschaden, Herzmuskelschwäche), asystolischer Stillstand (systolisch selten, diastolisch häufig), Kammerflimmern.

2. *Sekundärer „Herzstillstand"* oder „funktioneller Herzstillstand". Hier handelt es sich um keinen eigentlichen Stillstand, sondern um eine zu schwache Herzaktion (frustrane contraction) infolge peripheren Kreislaufversagens. Die Mehrzahl der sog. „Herzstillstände" sind sekundäre.

Häufigkeit: (1932–1952) 1:2504 Operationen; (1951–1955) 1:1128; bei Herzoperationen 1:20.

Ursachen: 1. Zu tiefe Narkose, toxisch wirkende Narkotica.
2. Hypoxie, Hyperkapnie, Acidämie.
3. Direkte Traumatisierung des Herzens.
4. Reflektorisch durch Vagusreizung (bronchiale, vasculäre, pleurale Reflexe).
5. Bereits vorhandene Herzschäden.

Ursachen: Zu 1. Jede *Überdosierung* des Narkosemittels kann zu Herzstillstand führen, vor allem bei Endotrachealnarkose fällt die alarmierende Atemlähmung weg. Chloroform, Chloräthyl löst Synkope aus (Coronarspasmen bei anfänglicher Überdosierung). Cyclopropan, Isopropylchlorid führen zu Herzmuskelschädigung – Kammerflimmern. Vorsicht bei rascher Barbituratinjektion (Vagusreiz durch Hypoxämie in apnoischer Pause).

Zu 2. Wiederholte *hypoxämische Krisen* bewirken Adynamie des Herzmuskels. Reflektorischer Herzstillstand meist nur bei gleichzeitiger Hypoxämie (Sloan, vermehrte Adrenalinausschüttung bei O_2-Mangel) pH unter 7,0 führt zu Herzblock (*Andrus-Carter*, Kontrollierte Beatmung, Absorberwechsel). Posthyperkapnisches Phänomen – Hyperkaliämie nach längerer Beatmung mit CO_2–O_2-Gemischen führt zu Kammerflimmern.

Zu 3. In Frage kommende Reizwege: Respirations- und Magendarmtrakt – afferente Vagusfasern – Medulla oblong. – efferente Vagusfasern – Herz (Vago-vagaler Reflex). Direktes Überspringen von der afferenten auf die efferente Faser (Axonreflex). Ausbreitung über die Vagusenden bis zum nächsten Ganglion von dort über Sympathicus zum Herz. Erregung des Carotissinus, Aortenplexus, Pulmonalplexus.

Diagnose muß innerhalb 3 Minuten gestellt sein. Maximum 8 Minuten. Welche Form des Herzstillstandes vorliegt, kann fast immer nur nach Thoracotomie und Pericarderöffnung festgestellt werden (Asystolie, Kammerflimmern, frustrane Contractionen).

Prognose: Herzstillstand bis 5 Minuten Dauer 14,9% Mortalität; Herzstillstand mehr als 5 Minuten Dauer 70%; Herzstillstand von mehr als 8 Minuten Dauer 100%. Bei Hypothermie auf 30° wird Stillstand bis 10 Min. toleriert.

Symptome: Puls fehlt, Herztöne fehlen, Atmung sistiert, Pupillen maximal weit, Leichenblässe in bläulichen Unterton übergehend.

Therapie: a) bei asystolischem Stillstand (*Gütgemann, Schlegel,*).
1. Operation sofort unterbrechen!
2. Intubation und reine O_2-Beatmung.
3. Kopftieflagerung.
4. 0,2–0,5 mg Adrenalin 1:1000. (Einstich im IV. ICR links direkt parasternal) dazu 9,5 cm³ 1% Procain intracardial; evtl. Calcium gluconic. oder Calciumchlorid (7–10% 3–5 cm³ i.c.). Kehrt Herztätigkeit nicht wieder, keine Zeit verlieren (*Zeitgrenze 3–4 Minuten*). Rasche Thorakotomie im IV. ICR und Herzbeuteleröffnung zur *direkten, manuellen Herzmassage* (vgl. Abb. 526). Frequenz 60–80. Herz kräftig ausdrücken, Wiederauffüllung abwarten. Aufrechterhalten eines Notkreislaufes. Massage nicht zu frühzeitig aufgeben [noch nach 110 Minuten Massage Erfolg mitgeteilt (*Hossli*)]. Nach Ingangkommen der Aktion „unterstützte Kontraktionen" für 15–30 Minuten fortsetzen. Intraaortale Infusionen, sobald Sinusrhythmus wiederhergestellt; dazu Strophantin, Calciumchlorid 7,5% 3–5 cm³ intracardial, Noradrenalindauertropfinfusion 3–5 mg auf 1000 cm³ 5%ige Traubenzuckerlösung. Langsame Bluttransfusion, nasale O_2-Gabe, hohe Dosen Vitamin B und C, fortlaufende Blutdruckkontrolle. Evtl. Abklemmen der Aorta descendens zur Verbesserung der Hirndurchblutung.

b) bei Kammerflimmern: Besteht in wurmförmigen, völlig dissoziierten Kontraktionen der einzelnen Herzmuskelfasern.
1. Sofortige Herzfreilegung!
2. Herzmassage unter Novocainschutz.
3. Defibrillation:
Elektrisch: 120–240 V, 50–60 Wechsel, 1–2 A Stromdurchgang, Einzelschocks 1–2 Sekunden oder 4–6mal 0,2–0,3 Sekunden.
Pharmakologisch: Kaliumchlorid (7,5%) 3–5 cm³ intracoronar; Acetylcholin 5 mg/kg Körpergewicht intracoronar.
4. Nach Defibrillation: folgt Tonisierung, Calciumchlorid (10%), 3,5 cm³ i.c.; Adrenalin *nur* am völlig stillstehenden oder bereits regelmäßig schlagenden Herzen.
5. Sauerstoff und Flüssigkeitsersatz wie bei Asystolie. (*Cave!* Adrenalin bei Kammerflimmern).

Der Kreislaufstillstand. 1. durch Kreislaufversagen (vgl. S. 228).
2. Künstlich, vor allem für intracardiale Eingriffe unter Sicht. Wird durch Drosselung der Venae cavae und azygos, sowie Abklemmen der Aorta erzeugt. Wird ohne Hypothermie nur 3–4 Minuten toleriert. Mit Hypothermie 18–12 Minuten. Günstigste Temperatur 29–30°.

Wiederbelebung nach Herz- und Kreislaufstillstand. Wiederbelebung des Herzens nicht gleichbedeutend mit Überleben des Patienten. Zur klaren Definition unterscheide man:
1. Befristete Wiederbelebung. Patient wacht aus Narkose nicht auf, Übergang in Koma, cerebrale Krämpfe, Tod spätestens am 3. bis 4. Tag post operationem.

2. **Wiederbelebung mit manifesten Organschäden.** Späterwachen aus Narkose. Patient überlebt; multiple neurologische Ausfälle bleiben bestehen.
3. **Wiederbelebung mit latenten Organschäden.** Rechtzeitiges Erwachen. Patient überlebt. Mit besonderer Untersuchungstechnik lassen sich Ausfälle nachweisen (EEG, EKG, Nieren- und Leberfunktion).
4. **Wiederbelebung ohne Organschäden.** Völlige Restitution, keinerlei Ausfälle nachweisbar.

9. Notwendige Voraussetzungen zur Allgemeinbetäubung

a) Freihalten der Atemwege.
b) Künstliche Atmung.
c) Beatmungsapparate.
d) Narkoseapparate.
e) Die Lungenfunktion.
f) Spezielle Zusatzverfahren der Allgemeinbetäubung.

Zu a) Freihalten der Atemwege. Durch *Esmarchschen Handgriff*, Einlegen von *Oropharyngeal*tuben (*Guedel-Mayo*) Nasopharyngealtuben zur Freihaltung des oberen Respirationstraktes (Tuben sichern!). Kopftieflagern und Linksseitwärtsdrehen bringt Sekret, Schleim, Blut zum Ausfließen. Austupfen oder besser absaugen (Sauggerät, wichtiges Hifsgerät der modernen Narkose, Atmos, Äskulap, zentrale Sauganlagen; Vorteil geräuschlos, Injektorsauger). Saugkatheter aus weichem Latexgummi mit 2 seitlichen gegenüberstehenden Öffnungen am distalen Ende.

Atmung darf niemals „schnarchend" oder röchelnd sein, sondern rein und leise. Aspiration: Sofortige Intubation und Absaugung, bis alle atembehindernden Partikel entfernt sind. Ventilation muß ungehindert möglich sein. Evtl. bronchoskopische Nachsaugung, Aspirationsbekämpfung in der Nachbehandlung (s. dort). Extubation unter ständigem Absaugen. Künstliche Hustenstöße durch den Exsufflator (n. *Bickermann*).

Zu b) Künstliche Atmung. *Therapie:* Bei Atemstillstand (mit Herzstillstand s. S. 37). Ohne Herzstillstand: Sofortige Kopftieflagerung (Becken und Thorax erhöhen, „Sinus"-lagerung). Sofortige künstliche Atmung.

α) Mund-zu-Mundatmung (Einfachste Methode, ohne Hilfsmittel möglich), *wirksamer als alle Analeptica*.

Methode: Taschentuch zwischen Mund des Arztes und des Patienten. Aktive rhythmische Einblasung von Atemluft in den Mund des Bewußtlosen. Exspiration durch Sog unterstützen, Nase des Patienten zuhalten, Magengrube abstützen (gegen Magenblähung), zugeführter O_2-Gehalt etwa 15%.

β) Nach Silvester (Abb. 7, 8): Atemvolumen 1069 cm³ je Atemzug.
Methode: Patient in Rückenlage, Helfer zu Häupten, ergreift Unterarme, führt sie rasch im Halbkreis nach oben – außen (Inspirium). Freiheit der Atemwege beachten. Zurückführen der Arme und festes Andrücken seitlich auf den Thorax erzeugt Exspirium.

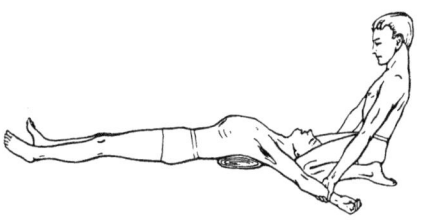

Abb. 7. *Künstliche Atmung:* Methode nach *Silvester* (Einatmung)

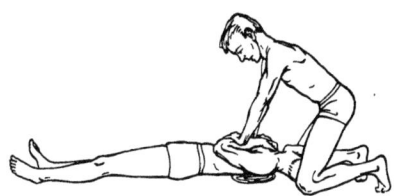

Abb. 8. *Künstliche Atmung:* Methode nach *Silvester* (Ausatmung)

Verstärken des Exspiriums durch extremes Anbeugen der Beine und Andrücken gegen Bauch und Rippenbogen (2. Helfer nötig). *Inspirium und Exspirium müssen hörbar sein.*

γ) Nach Schäfer: Atemvolumen 185 cm³. Patient in Bauchlage, Helfer rittlings über dem Gesäß, preßt mit beiden Händen die untere Thoraxapertur zusammen und gegen die Unterlage (Exspirium). Inspirium erfolgt automatisch durch die Thoraxelastizität. Vorteil: Atemwege bleiben frei.

δ) Holger-Nielsen-Schäfer (Abb. 9, 10): Atemvolumen 1056 cm³.
Patient in Bauchlage. 1. Helfer ergreift Oberarme und führt sie im Bogen nach oben Inspirium).

2. Helfer komprimiert den Thorax wie bei der *Schäfer*schen Methode (ergibt ähnlich der Silvestermethode sehr ausgiebig Ventilation) (vgl. Abb. 10a).

ε) *Übrige Methoden* (Eve-Schaukelmethode, *Emerson*, *Ivy*) ergeben keine günstigeren Ventilationsverhältnisse.

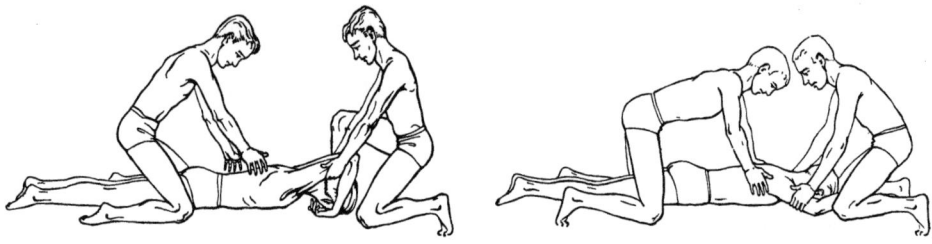

Abb. 9. *Künstliche Atmung:* Methode nach *Holger-Schäfer-Nielsen* (Einatmung)

Abb. 10. *Künstliche Atmung:* Methode nach *Holger-Schäfer-Nielsen* (Ausatmung)

ζ) *Beatmungsgeräte:* Kreiselmans Ziehharmonikagerät (s. Abb. 11), Ventilgerät, das Frischluft ansaugt, Ausatmung erfolgt spontan. Maske und Atembeutel, Beutel am besten mit O_2 füllen, sonst Frischluft, Preßluft, Tretblasebalg. Kleines Modell für Kinder. „Maske und Beutel" wirkungsvollstes Gerät für alle akuten Wiederbelebungen. Am besten mit eingelegtem orotrachealem Tubus.

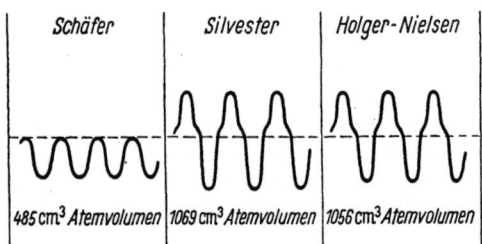

Abb. 10a. Atemvolumina bei den einzelnen Methoden der künstlichen Atmung

Zu c) Beatmungsapparate. An Stelle der manuellen rhythmischen Compression tritt *automatische Aktion eines Apparates (Resuscitator n. Emerson), Pulmotor u. Draeger*. Arbeitet nach dem Prinzip des Venturiventils; Poliomat (*Draeger*); Engströmapparatur. Anwendung: Bei Atemlähmung (Schlafmittelvergiftung, Schädeltraumen, Poliomyelitis).

Phrenicusreizung durch elektrischen Strom (Elektro-Phrenic-Respirator n. *Sarnoff*). Elektrode supraclaviculär über dem N. phrenicus und in Zwerchfellhöhe an der Brustwand evtl. Reizung des freigelegten Nerven?. Erzielte Atmung kommt der physiologischen Atmung sehr nahe. Nachteil: Nur für einige Stunden möglich, da Nerv-Muskelverbindung ermüdet (ständige Stromzufuhr sicherstellen).

Zu d) Narkoseapparate. Erste Narkoseapparate stammen schon von *Horace Wells*, *William Morton*, *John Snow*, *Paul Bert;* die modernen Konstruktionen von *Foregger* (Amerika) und *Draeger* (Europa).

Hauptbestandteile eines modernen Apparates: Die Gaszylinder; der Gasstromzähler (Aquameter oder Trockenrotameter); der CO_2-Absorber mit Atembeutel und Gesichtsmaske.

Zufuhr als Anästhesiegemisch erfolgt entweder im *Kreislauf- oder im Pendelsystem*. Im Kreislaufsystem erfolgt die Atmung in einer Richtung durch den Absorber hindurch (umständlichere Konstruktion). Im Pendelsystem wird durch den Ätzkalk hin und zurück („to-and-fro") geatmet. Durch Nebenschluß kann Äther, Chloroform zugeteilt werden. Verbindung Gummi-Ziehharmonikaschläuche erden (interkoppeln).

Natronkalk, Narkosemaske (s. Gefahren der Rückatmungssysteme). Sorgfältige Sauberhaltung und Pflege aller apparativen Anästhesieeinrichtungen.

Zu e) Die Lungenfunktion (vgl. Abb, 236). Bestimmung der Lungenfunktion ist eine der Voraussetzungen vor jeder Narkose für einen größeren Eingriff; vor allem in der Thoraxchirurgie ist sie unerläßlich. Sie zeigt latente Funktionsstörungen der Lunge an. Die Prüfung der Vitalkapazität allein (*Hutchinson* 1846) genügt nicht. Erst die Analyse der einzelnen Faktoren der Lungenfunktion erlaubt genaueren Einblick in vorhandene Störungen (*Bert*-Gasspannung 1872, *Bohr-Loewy*-Dissoziationskurve des Oxyhämoglobins, *Barcroft*-Sauerstoffbindungskurve des Blutes, *Priestley-Haldane* sr.-alveoläre CO_2-Spannung, *van Slyke-Haldane* jr., *Henderson*-Säure-Basengleichgewicht, Brauer-Knipping-Einführung der Lungenfunktionsprüfungen in die Klinik).

Störungen des Gasaustausches können bedingt sein durch: Erniedrigung der O_2-Spannung der Außenluft in großen Höhen; Stenosen der Atemwege (Narben, Tumoren, Spasmen); Atemmechanik (Brustkorbstarre, Zwerchfellähmung, Intercostalmuskulatur); Verkleinerung der Atemfläche (Ödem, Infiltration, Atelektase); Diffusionsstörung (Ödem, Sekretion,

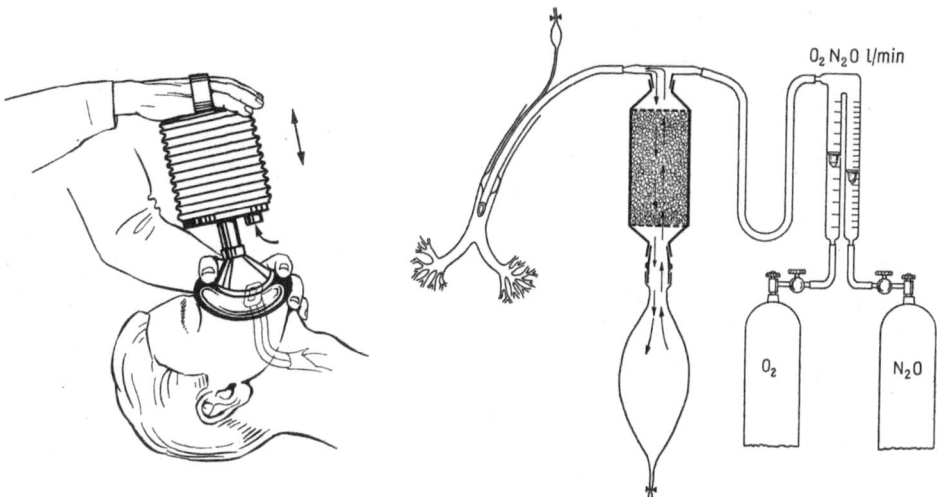

Abb. 11. Harmonikareanimator n. *Kreiselman-Draeger*   Abb. 12. Apparatnarkose: Pendelsystem

Pneumoniose); Zirkulationsstörung im großen und kleinen Kreislauf; Diffusionsstörung im Gewebe (Capillarschaden, Kohlenoxyd-Cyamidvergiftung).

Störung der Gewebsatmung durch Fermentgifte.

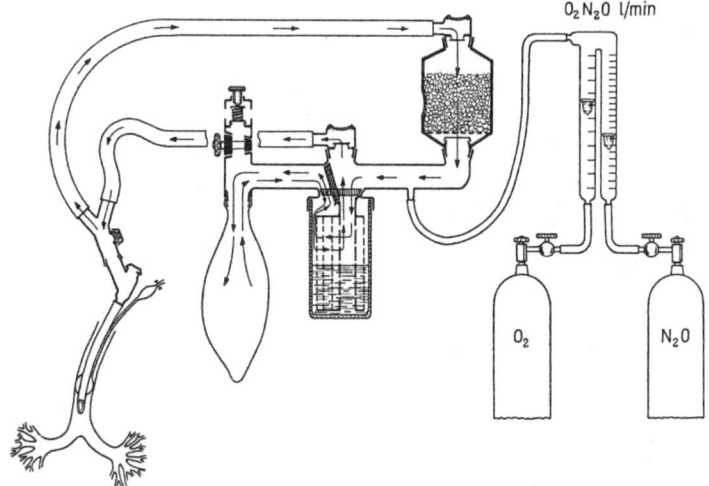

Abb. 13. Apparatnarkose: Kreislaufsystem

Untersuchungsmethoden der Lungen:

α) **Klinische und Röntgenuntersuchung.**

β) **Spirometrie und Ergometrie** (*Knipping*).

γ) **Bronchospirometrie.**

δ) **Adrenalintest.**

ε) **Gasanalyse des arteriellen Blutes.**

Zu α) Thoraxinspektion, Atemexkursionen, Deformitäten, Seitendifferenz, Atemtypus. Perkussion und Auskultation: Beweglichkeit der Lungengrenzen, Sekretansammlung, schwere Parenchymveränderungen. Rö.: Beweglichkeit des Zwerchfells, Aufhellung des Parenchyms, Infiltrationen.

Zu β) **Spirometrie:** Gemessen werden (s. Abb. 87, 236): O_2-Aufnahme je Minute, CO_2-Abgabe in der Ausatmungsluft, respiratorischer Quotient und Grundumsatz; Atemfrequenz (AF), Atemminutenvolumen (AMV), Atemäquivalent bzw .spezifische Ventilation, Vitalkapazität (VK), Komplementärluft, Atemvolumen, Reserveluft, evtl. Residualluft. *Atemgrenzwert:* (AGW = die Menge Luft, die maximal je Minute ventiliert werden kann (100 l bei der Frau, 150–160 l beim Manne), Soll = 40mal VK (AGW: 25% unterste Grenze der Operabilität; Keine parenchymverringernden Eingriffe ausführen).

Apnoische Pause: Inspiratorisch und expiratorisch. Unter 10 Sekunden Vorsicht!

Tiffeneautest: Die Menge Luft, die nach tiefer Inspiration innerhalb 1 Sekunde forciert ausgeatmet werden kann (mehrmals bestimmen!). Soll = 70–80% der VK. 30mal Tiffeneau = AGW. Alle Größen der Lungenfunktion auf ein übersichtliches Protokoll eintragen: AMV laufend kontrollieren (durch Einschalten einer Gasuhr). Anfänger *hypo*ventilieren fast stets.

Ergo-Spirometrie: Lungenfunktion bei körperlicher Belastung (Ergometer, meist auf dem Prinzip des Tretrades oder der Handkurbel mit dosierbarem Widerstand, Messung in Watt), zur Aufdeckung latenter Lungenstörungen.

Totraum: Am Gasaustausch nicht beteiligter Abschnitt des Respirationstraktes. Totraum möglichst klein halten (Tubus weit genug, langsame, tiefe Beatmung).

Zu γ) **Bronchospirometrie:** ist getrennte Funktionsprüfung der Lungenflügel (*Jacobaeus, Frenckner, Björkmann* 1932).

Bedeutung: Feststellung der Atemleistung einer Lungenseite und prognostische Feststellung einer postoperativen Ateminsuffizienz (spez. vor Pneumonektomien).

Messung: Mit doppellumigen Blockadekathetern (*Breton-Mereau, Gebauer-Zavod, Carlens, Marsh*). Oder Verschluß einer Lungenseite und Messung von VK und AGW (letzterer nur mit Bronchusblocker n. *Maurath*). Zur Berechnung von den prozentualen Istwerten im Verhältnis zu den Sollwerten ausgehen. Gasstoffwechsel in der verbleibenden Lunge soll mindestens $^1/_3$ des Sollwertes betragen.

Technik: Prämedikation, Rachenanästhesie (Pantocain 2% + 3 Tropfen Suprarenin + 1 Tropfen Pfefferminzöl). Einführen eines Carlenskatheters (vgl. Abb. 18) und getrennte Schreibung beider Lungenseiten mit Doppelspirometer (Pulmotest u. a.).

Zu δ) **Adrenalintest** *(n. Rossier). Bedeutung:* Der Bronchospasmus wird durch Adrenalin gelöst, die Bronchialmuskulatur erschlafft. Dies führt zur Ventilationsverbesserung.

Technik: Bei großer Diskrepanz zwischen prozentualem Istwert der VK und des AGW. Injektion von 0,5 bis 1,0 Adrenalin 1:1000 i.m. nach 15 Minuten nochmalige Bestimmung von VK und AGW. Verbessert sich das Mißverhältnis beider Werte, dann präoperativ Vorbereitung des Patienten mit Aerosol (Aludrin, Megaphen-Atosil, Prednisolon) zur Beseitigung des Bronchospasmus.

Zu ε) **Gasanalyse** des Blutes: Gemessen werden Sauerstoffspannung n. *Barthels*, O_2-Kapazität und -sättigung n. *v. Slyke* oder *Haldane-Barcroft*, Hämoreflector (*Brinkmann*).

1. Blutentnahme (15–20 cm³) aus A. cubitalis, brachialis oder femoralis mit 20 cm³-Spritze. Spritze beschicken mit 0,04 Kal. oxalicum (Gerinnung), 0,02 Natr. fluoratum (Autooxydation). Pulver überschichten mit 1–2 ccm Paraffin. Liqu. (gegen Luftzutritt). Blut in Reagenzglas unter Paraffin schichten und aufbewahren.

2. Blutentnahme 2 cm³ in kleiner Glasspritze mit etwas Heparin. Damit sofortige Bestimmung der O_2-Spannung (n. *Wiesinger* und *Barthels*). Darauf Bestimmung von O_2-Kapazität und -sättigung n. *Haldane-Barcroft* (einfach) oder *van Slyke* (umständlicher) mit dem Blut der Entnahme 1. *Oxymetrie* zur fortlaufenden Messung der Arterialisierung des Blutes (*Mathes-Kramer*, Cyclops n. *Brinkmann*, Oxytest n. *Hartmann* und *Braun*). Ergibt nur Relativwerte. CO_2-*Gehalt im Blut und Plasma* nach Manometermethode von *van Slyke*. pH-*Konzentration im Plasma* mit Capillarglaselektrode (auf $^1/_{100}$ genau) ergibt Einblick in das Säure-Basengleichgewicht, pH-Wert wichtigste Größe in der Beurteilung blutgasanalytischer Verhältnisse (*Lange, Graig, Tschertkopff, Obermann, Lo Casto*). Wenn CO_2-Gehalt und pH bekannt, kann die CO_2-Spannung berechnet werden nach Formel: von. *Henderson-Hasselbach*:

$$pCO_2 \, alv = \frac{CO_2 \, Vol\%}{0{,}1316 \cdot \alpha \cdot (10 \, p_H^{pk' + 1})}$$

α = Löslichkeitskoeffizent des CO_2 im Plasma = 0,51 bei 58°
pk' = Konstanter Faktor bei 38° = 6,1

Abb. 14

CO_2-*Spannung* der Ausatemluft während der Narkose (n. *Haldane-Priestley*) oder mit „Carbovisor" (n. *Brinkmann*) oder mit „Uras-M" (Hartmann & Braun) Entnahme der Atemprobe aus dem Trachealtubus.

Zu f. Spezielle Zusatzverfahren der Allgemeinbetäubung.
α) **Die endotracheale Intubation.**
β) **Die Bronchoskopie.**
γ) **Die Muskelrelaxantien.**
δ) **Die künstliche Blutdrucksenkung.**
ε) **Die apparative Narkoseüberwachung.**

Zu α) Endotracheale Intubation:
Geschichte: F. *Trendelenburg* intubierte mittels Tracheotomie erstmalig am Menschen. W. *Mac Ewen* erstmalig auf peroralem Wege. *Maydl* führte 1893 etliche Narkosen in endotrachealer Narkose aus. F. *Kuhn* veröffentlicht 1911 seine Erfahrungen mit dem Verfahren. *Magill-Rowbotham* (England) und *Guedel-Waters* Amerika) entwickelten die Methode in der heutigen Form (vgl. Geschichtliches, S. 25).

Vor- und Nachteile: Bestmögliche Freihaltung der Atemwege, Vorbeugung von Spasmen, Vermeidung von Aspiration, Möglichkeit der völligen Absaugung, beste Kontrolle der Atmung, völlige Erschlaffung der Skelettmuskulatur, Beseitigung der Gefahr der Luftembolie bei Eröffnung großer Venen am Hals und im Thorax.

Abrücken des Narkotiseurs vom Op-Feld (spez. bei Operationen im Kopf-Hals-Bereich). Direkte Traumen an Zähnen, Lippen, Rachen, Kehlkopf, subglottisches Ödem (sorgfältige Intubation, peinliche Sauberkeit des Instrumentariums!), Infektionen von Trachea, Bronchien, Lungen; Granulome des Larynx (keine zu großen Tuben).

Indikation: Bei allen intrathorakalen Eingriffen (absolut); Kopf-Hals-Oberbaucheingriffe (relativ); Bauch- und Seitenlage bei Schädel- und Nierenoperation.

Bei allen besonders schweren Eingriffen (Sicherung der bestmöglichen O_2-Versorgung. Deshalb *auch bei schlechtem Allgemeinzustand,* Kyphoskoliose, reduzierter Atemkapazität, Kreislaufschwäche, Hypertonie.

Bei ventilationsbehindernden Prozessen (Strumen, Mediastinaltumoren, kurzer Hals, Adipositas gravis.

Bei Anwendung der Relaxantien (relativ) und Hypotension (relativ), doch zu empfehlen wegen Hypoxiegefahr.

Zu diagnostischen Zwecken (Bronchographie, Ösophagoskopie, Bronchoskopie).

Zu therapeutischen Zwecken: Tracheobronchialtoilette bei Ertrinken, Erstickung, Vergiftung, Respirationshindernisse, an Stelle von Tracheotomie, Atemlähmung (s. dort).

Kontraindikation: Akute Entzündungen der oberen Luftwege. Larynxtuberkulose, Operationen im Augeninneren (relativ), bei Säuglingen (relativ); gilt nicht für Thorax- und Spaltenoperationen beim Kleinkind.

Instrumentarium: Immer den bequemst durchgängigen Katheter wählen! *Katheter* aus mineralisiertem Gummi, plastischem Material (Polyvinyl, Polyäthylen) Spiraldraht mit Gummi, Plastikmasse überzogen; leicht gekrümmt (Radius 10–12 cm). Weite nach *Magill* von 00–12 genormt.

Verschiedene Modelle: Katheter zur oralen Intubation, zur nasalen Intubation, für Frühgeburten und Kleinkinder, Endobronchialkatheter für Tracheotomierte, Bronchusblocker (*Magill, Mülly, Maurath*), Endotrachealkatheter mit Bronchusblocker (*Carlens, Stürzbecher*). Endobronchialkatheter mit Ballon zum Ausschalten des rechten Oberlappens (*Dibold*).

Laryngoskope: gerade (*Magill, Waters, Guedel, Flagg*) gekrümmte (*Macintosh*), schonender.

Hilfsinstrumente: Führungsdrähte aus biegsamem Metall, Spitze abgerundet, darf nicht über Tubus hinausragen, besonders für Einführung von Plastiktuben. *Einführungszangen:* (*Magills* Faßzange) bajonettartig gekrümmt, Enden pelottenartig erweitert zum Festhalten der Tuben. *Beißblöcke:* Gummi oder Gazerollen verhindern Zahnverletzung und Kompression der Tuben. *Verbindungsstücke:* Winkelstücke mit Verschluß zum raschen Öffnen (Absaugen!). Sauggerät und Katheter zu jeder Intubation erforderlich.

Pflege: Laryngoskopspatel auskochen. Alle Metallteile auskochen, Plastiktuben auskochen, und mit eingelegtem Führungsdraht steril aufbewahren.

Gummituben: Reinigen in Wasser und Seife, 3 Minuten Auskochen oder 10 Minuten in Quecksilberjodidlösung einlegen (1%), steril aufbewahren, vor Gebrauch gründlich durchspülen und Ballon prüfen.

Technik der oralen Intubation (s. Abb. 15). *Anästhesie* von Mund, Pharynx und Larynx. *Lagerung:* Stets in Rückenlage, HWS *ante*flektiert, Kopf extendiert („Sniffing-Air-position"). *Einführung:* Stets von rechts, Laryngoskop mit linker Hand bedienen, Zunge nach links drücken, Spatel in der Medianlinie tiefer schieben, bei Erscheinen der Epiglottis

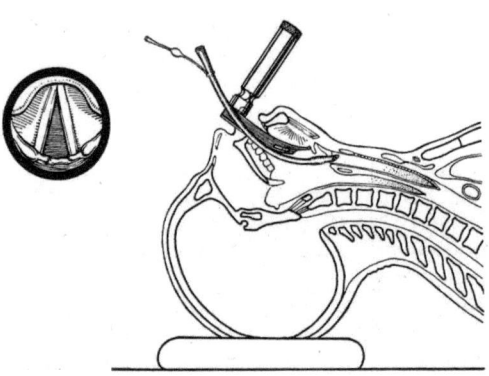

Abb. 15. Orotracheale Intubation mit gebogenem Laryngoskop. Im Kreis Stellung der Stimmritze bei der Einführung

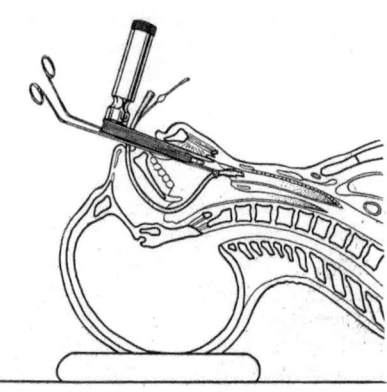

Abb. 16. Nasotracheale Intubation mit geradem Laryngoskop (*Magills* Faßzange)

diese nach vorn hebeln (mit dem Laryngoskop n. *Macintosh* genügt Druck auf den Zungengrund), sobald Larynxeingang frei und Stimmritze sichtbar (vgl. Abb. 15 [Kreis]), Tubus möglichst weit rechtslateral vorschieben und *unter Sicht* in die Rima einschieben. *Die blinde orale Intubation* geschieht am halb sitzenden Patienten. Nach guter Anästhesie geht der linke Zeigefinger bis zur Epiglottis vor, drückt diese nach vorn und leitet den mit Draht geführten Tubus in die Rima ein. *Nach Einlegen* des Tubus richtige Lage durch Horchen am distalen Tubusende kontrollieren.

Technik der nasalen Intubation (s. Abb. 16). Seltener als orale Intubation angewendet.

Indikation: Mund-Kiefer-Rachen-Operationen, Kiefersperre, Kieferdeformitäten, Trismus.

Einführung: Tubus gut fetten, sorgfältige Anästhesie des Nasendurchganges, Tubus am Nasenboden vorschieben, Laryngoskop stellt Rima glottidis ein, mit der rechten Hand oder einer Faßzange (n. *Magill*) wird der Tubus eingebracht. *Die blinde, nasale Intubation (Rowbotham-Magill)* geschieht nur am spontan Atmenden. Die Leitung des Tubus wird durch das Gehör kontrolliert. Kommt

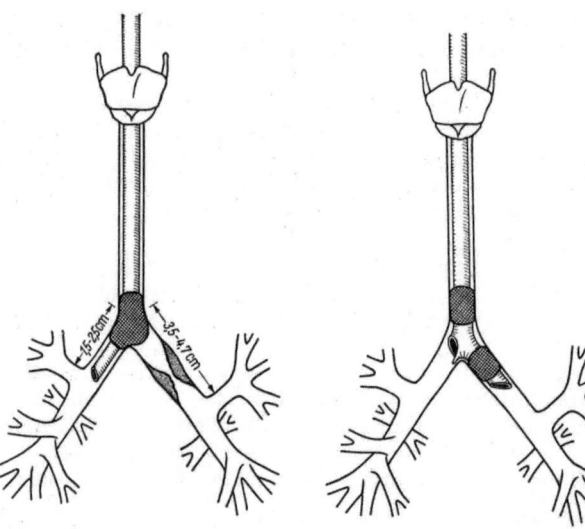

Abb. 17. Linksseitige Bronchusblockade (Stenose des linken Hauptbronchus)

Abb. 18. Richtige Lage des Tubus (n. *Carlens*) zur getrennten Beatmung beider Lungenflügel

es zu Reizhustenstoß und Atmung ausschließlich durch den Tubus, so liegt er richtig. Keine zu häufige frustrane Wiederholung, da Schleimhautverletzungen, Glottisödem und Laryngospasmus entstehen.

Bronchiale Intubation. Zur Ausschaltung eines ganzen Lungenflügels.

Linker Hauptbronchus: Entsprechend langer und kleinkalibriger endobronchialer Tubus. Spiralfedertubus vorziehen.

Rechter Hauptbronchus: Spezielle Tuben, die Blockierung des Oberlappenbronchus verhindern: (kurze, schräge Tubusspitze, dachrinnenförmige Spitze, perforierte oder Spiralfederspitze).

Indikation (absolut) bei tuberkulöser oder tumoröser Bronchusstenose (s. Abb. 17), sowie bei plastischen Eingriffen am gegenüberliegenden Bronchialsystem, (relativ) dort wo ebensogut die zu operierende Seite intubiert werden könnte. Bei nassen und eitrigen Lungen Intubation der gesunden Seite zu bevorzugen, zur Vermeidung von Aspirationen aus dem erkrankten Lungenteil während der Operation.

Einführung: In Lokalanästhesie mit Führungsbronchoskop n. *Magill*, evtl. mit Hilfe der Geradeausoptik oder bei einiger Übung auch *blind*. Röntgenkontrolle! (Durchleuchtung und Aufnahme). Getrennte Ventilation und Aspiration der rechten und linken Lunge durch *Doppellumentubus n. Carlens und Björk möglich* (s. Abb. 18). *Indikation:* Kurzdauernde Bronchospirometrie und Eingriffe an der distalen Trachea. *Cave!* bei stark verzogenem Bronchialbaum und bei langedauernden Eingriffen.

Bronchiale Blockade. Zur Blockierung eines Haupt- oder Lappenbronchus dient doppelläufiger Katheter mit aufblasbarem netzüberzogenem Gummiballon (*Magill, Moody, Thompson, Stürzbecher*).

Einführung: In Barbituratnarkose mit Relaxantien unter Bronchoskopsicht. Röntgenologische Kontrolle. Blockade der Hauptbronchien, Mittel- und Unterlappen im Bereich des Stammes bronchus gelingt zuverlässig. Unterlappenbronchien allein nicht sicher. Eine einfache sichere Methode ist die gezielte Tamponade mit Gazestreifen (n. *Crafoord*). Sie wird durch Pelottendraht in situ gehalten und bei Bronchusdurchtrennung entfernt.

Zu β) Die Bronchoskopie (s. Abb. 19).

Geschichte: Kirstein gerät versehentlich bei einer Ösophagoskopie in die Trachea. *Killian* (1897) baut das Verfahren aus. Verbesserung des Lichtes durch *Brünings-Haslinger* (proximale Lichtquelle), *Jackson* (1907), *Negus* (distale Lichtquelle), *Morlock-Schranz-Scott* (1932, Winkelteleskope). In Chirurgie und Anästhesie oft lebensrettend (Beherrschung postoperativer Komplikationen, Atelektasen, Aspiration, Schleim, Blut, Eiter). Deshalb zum Rüstzeug des modernen Chirurgen gehörig.

Topographie: des Bronchialbaumes und internationale Nomenklatur von Lappen und Segmenten (s. Abb. 20 u. 20 a, b). Der Bronchialbaum nebst Ostien bei der praktischen Bronchoskopie in Rückenlage (s. Abb. 21). Die einzelnen Winkel- und Größen-

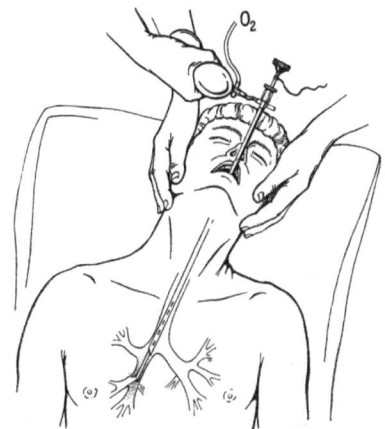

Abb. 19. Bronchoskopie: Beatmungsbronchoskop n. *Mündnich* in situ

maße sind bei Erwachsenen ziemlich konstant (s. Abb. 20) und wichtig für bronchoskopische Beurteilung und Wahl der Blocker. Larynx liegt 140 mm distal der oberen Zahnreihe, Höhe V/VI. HW. Länge der Trachea 105–115 mm, bis Höhe IV/V BW Länge schwankt je nach Flexion und Deflexion um 50%. (vgl. Abb. 20). Durchmesser der Trachea nimmt von oben nach unten zu. Querschnitt oben oval, unten mehr zylindrisch. Nach vorn liegen die runden Knorpelspangen, nach hinten die flache und dehnbare Pars membranacea. *Schleimhaut* ist weißlich, glatt, glänzend, feucht, Knorpelringe normalerweise gut erkennbar. Epithel: cilientragendes Flimmerepithel meist einschichtig. Flimmerbewegung nach oral gerichtet. *Carina* messerscharf, leicht linksständig, seitlich kaum verschieblich, Lageveränderungen nur bei pathologischen Zuständen. *Rechter Hauptbronchus* verläuft praktisch in Verlängerung der Trachea (Intubation rechts leicht, Fremdkörper meist rechts). *Linker Hauptbronchus* stärker abgewinkelt (45–75°), Intubation schwieriger.

Indikation: diagnostisch: Praktisch alle für chirurgische Abklärung bedeutungsvollen Lungenerkrankungen (s. dort), Thoraxchirurgie.

Therapeutisch: präoperativ: Bronchopulmonale Eiterungen, lokale gezielte Chemotherapie, Dilatation von Stenosen und Sekretaspiration auch bei Bronchialtumoren, Hämoptoe, Vorbehandlung nasser Lungen, Lagekontrolle von Tubus und Blockern. *Postoperativ:* Alle Fälle mit reichlich Eitersputum (spez. nach Nekrosen, Tumorbröckeln, Atelektasenbekämpfung, Leitung der Fremdkörperzange, Entfernung von Fäden aus verheilten Bronchialstümpfen), gezielte Intubation von Lappen und Segmenten und deren aktive Blähung.

Gegenindikationen: Akute Infektionen des Respirationstraktes (exsudative Tuberkulose, Syphilis, Neoplasma des Larynx), Allergie, Ödemneigung, Spondylitis cervicalis,

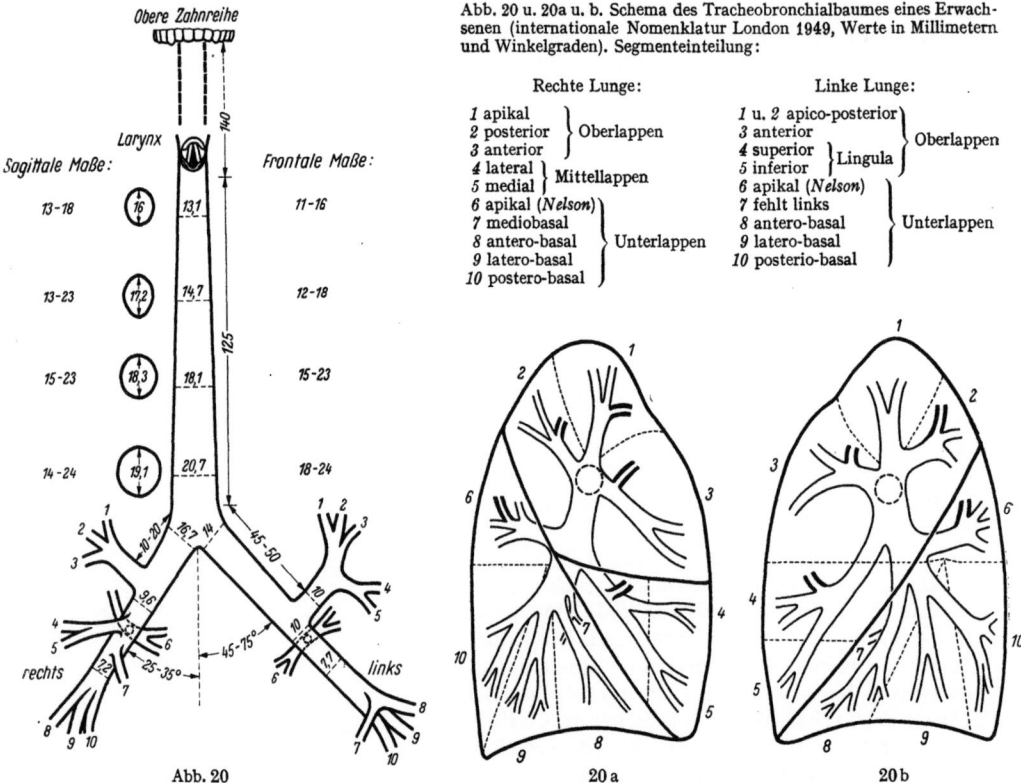

Abb. 20 u. 20a u. b. Schema des Tracheobronchialbaumes eines Erwachsenen (internationale Nomenklatur London 1949, Werte in Millimetern und Winkelgraden). Segmenteinteilung:

Abb. 20a. *Topographische Anatomie der pulmonalen Segmente* (rechte Lunge). Dick ausgezogene Bronchen bilden das axilläre Feld. Nomenklatur **s. oben**
Abb. 20b. *Topographische Anatomie der bronchopulmonalen Segmente* (linke Lunge). Nomenklatur s. oben

Metastasen der HWS, Aneurysma des Aortenbogens, Coronarinsuffizienz, entzündliche Erkrankungen am Hals, Kyphose, Ankylose. Bei Herzinsuffizienz, post-asphyktischen Zuständen, Schock und Kollaps nur mit O_2-Beatmung. Bei Kachexie und allgemeiner Schwäche nur aus vitaler Indikation.

Komplikationen: Überempfindlichkeitsreaktion auf das Lokalanästheticum. *Therapie:* Freie Atemwege, O_2-Zufuhr, Barbiturate i. v. Bronchoskop erst entfernen, wenn Atemwege spontan offen bleiben und Gummitubus eingeführt werden kann.

Minimalinstrumentarium zur Bronchoskopie:

Laryngoskope für Erwachsene, Kinder, Säuglinge; je 1 Bronchoskop (*Negus*) oder Beatmungsbronchoskop (n. *Mündnich*) für sehr große Erwachsene, für normal große Erwachsene, für Kinder und für Säuglinge.

1 Notfallbronchoskop passend zum Larynxspatel.

Saugröhren: 1 gerader Sauger, 1 Sauger mit flexibler Spitze, 1 Sauger für Kinderbronchoskop, 1 Sauger für Säuglinge; 6 Sekretsammelröhrchen. Sauger: elektrisch oder

Abb. 21. Der Bronchialbaum und seine Ostien bei der Bronchoskopie in Rückenlage des Patienten (vgl. Abb. 19) (In ein derartiges vorgedrucktes Schema wird der Endoskopiebefund direkt eingetragen).

Wasserstrahl mit Sog von mindestens 500 mm Hg. Tupferhalter: 3 Halter, die sichere Tupferfixierung gewährleisten. 2 lange Sprayer mit auswechselbaren Röhrchen. Faßzangen: 1 Löffelzange, 1 Greifzange, 1 Krokodilmaulzange. Seidenkatheter und Metallbougies mit Maßtabelle. Teleskope: 1 prograde Optik, 1 orthograde Optik, 1 retrograde Optik. Schutzbrille, Schutzschild, Mundschutz, Mantel, Handschuhe für Untersucher. Spritzen, Nadeln, Schälchen, NaCl-Lösung, Medikamente zur Behebung von Zwischenfällen. Fahrbares Tischchen und Transformer. O_2-Gerät oder Narkoseapparat mit Zubehör für künstliche Atmung.

Technik der Bronchoskopie: Bronchoskopie ist ein chirurgischer Eingriff, Asepsis muß streng gewahrt werden.

Lagerung: Sitzend auf Stuhl oder besser in Rückenlage auf Op-Tisch (vgl. Abb. 19). Kopf durch Helfer halten lassen, so daß Anpassung an die Richtung des Instrumentes möglich. Hände freilassen zur Verständigung (außer bei Allgemeinbetäubung).

Anästhesie, lokal: Bei Fällen mit pathologischer Fixation oder Beweglichkeit des Bronchialbaumes, damit diese genau beurteilt werden können; ferner bei großen Mediastinaltumoren, Lungengeschwülsten, intrathorakalen Strumen, da bei diesen in Allgemeinbetäubung leicht völlige Kompression durch Tonusverlust eintritt. Schließlich bei stark reduzierter Atemoberfläche.

Allgemeinbetäubung: Durch Barbituratkurznarkose mit Muskelrelaxantien. Für Patienten angenehmer. Beatmungsbronchoskop (n. *Mündnich* oder *Bark*) verwenden. Besonders empfehlenswert bei ängstlichen Patienten, Kindern und bei sofort angeschlossener *gezielter Bronchographie.* Dazu Lagerung auf Rö-Durchleuchtungs- und Aufnahmetisch in drehbarer Wanne, so daß auch Aufnahmen im schrägen Durchmesser möglich werden. Injektion von möglichst wenig Kontrastmittel, das durch Blähen nach peripher getrieben und nach Aufnahme sofort wieder abgesaugt werden kann. *Einführung* des Bronchoskopes durch den Larynx am besten unter direkter Sicht mit der rechten Hand, gesichert durch Daumen und Zeigefinger der linken Hand, 3. und 4. Finger stützen am harten Gaumen ab. Schutz der oberen Schneidezähne durch Leukoplast. Bei vorspringenden Zähnen Kopf leicht links drehen und Instrument im rechten Mundwinkel einführen; Aufsuchen der Epiglottis, Bronchoskop 90° nach rechts drehen und durch sagittal gestellte Rima einführen.

In rechten Hauptbronchus gelangt man durch mäßige Linksneigung des Kopfes, in den linken durch extreme Neigung des Kopfes nach rechts.

Zu γ) **Muskelrelaxantien:**

Voraussetzung: Möglichkeit der künstlichen Beatmung mit O_2-reichem Gasgemisch.

Physiologie: Von zentral kommende Nervenreize lösen an der motorischen Nervenendplatte ein negatives Potential, den Endplattenstrom, aus, der bei Erreichen einer gewissen Reizschwelle (etwa 3 mV) die Kontraktion auslöst. Die Reizübertragung vermittelt das

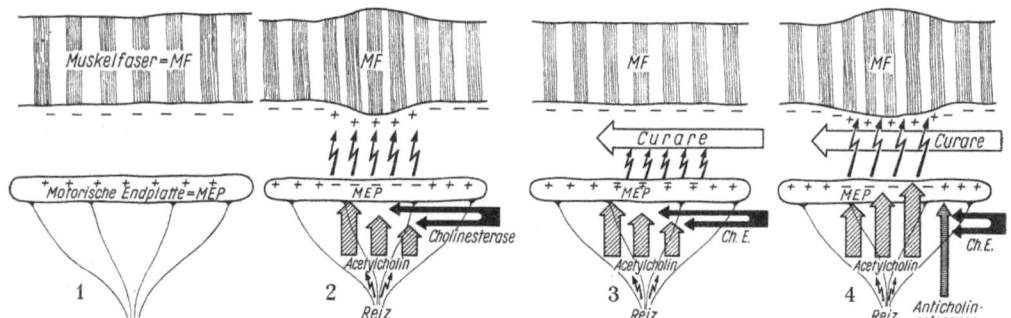

Abb. 22. 1 Normal polarisierte Membran der motorischen Endplatte und der quergestreiften Muskelfaser. 2 Normaler Erregungsablauf durch Depolarisation der motorischen Endplatte und der Muskelfaser bei auftretendem Endplattenstrom. 3 Curareblock bei unterschwelligem Endplattenstrom und Repolarisation der Endplatte. 4 Durchbrechung des Curareblocks durch Anwendung von Anticholinesterasen. Steigende Acetylcholinkonzentration löst Endplattenstrom aus.

Acetylcholin, welches durch die Cholinesterase binnen 2 P abgebaut wird. In die elektrischen und humoralen Faktoren der Reizübertragung greifen die Relaxantien ein (*Eccles, Göpfert, H. Schaefer* 1936) (s. Abb. 22). Muskelrelaxantien sind jene Synapsengifte, welche zuerst die Synapsen der zur Skelettmuskulatur ziehenden motorischen Bahnen ausschalten. Nach der Reihenfolge ihrer Angriffspunkte unterscheiden sie sich von anderen Synapsegiften (Myanesingruppe, depolarisierende Dekamethoniumgruppe, repolarisierende Curaregruppe).

Für die *klinische Anwendung* sind am geeignetsten:

Curarepräparate: d-*Tubo-Curarin* (Hamburger Arzneimittelfabrik und Asta Brackwede, 1 ccm = 3 mg Substanz).

Dimethyl-d-Tubocurarinchlorid (Hof und Lilly, 1 ccm = 1,5 mg), *Callamin* (Flaxedil, Boehringer, Ingelheim), *Mytolon* (Winthrop-Windsor, Ont.).

Dekamethoniumpräparate: Dekamethoniumjodid (Braun-Melsungen) *Succinylcholinchlorid* (Lysthenon-Stickstoffwerke Linz, Pantolax, Reis, Berlin). *Succinylcholinjodid* (Celocurin, Vitrum, Stockholm, Succinyl-Asta, Curacholin, Mack).

Myanesinpräparate: Byk M 1, Konstanz (Tabletten), *Guajakol-Glyzerin-Äther* (Myocain, Holzinger, Wien; *My 301*, Brunnengraeber, Lübeck).

Als *Antagonisten* des neuromuskulären Blocks werden verwendet: *Anticholinesterasen* (gegen kompetitiven, depolarisierenden Block): Eserin, Prostigmin, Pyridostigmin (Mestinon).

Phenylalkylammoniumderivate: (leichte Anticholinesterasewirkung, direkte Stimulierung der Endplatte, Sensibilisierung der Endplatte gegenüber depolarisierenden Mitteln): Tensilon.

Repolarisierende Mittel: (gegen depolarisierende Substanzen wie Succinylcholin, Dekamethonium): Curaregruppe, Äther, Cyclopropan, Hexamethonium, künstliche Cholinesterase (Winthrop, N. R.).

Anwendung einzelner Präparate: *Magnesium-thiosulfat* oder *-ascorbat* 5–10% i. m., 1% i. v. (0,5–1,0 zur Prämedikation). Setzt Muskeltonus herab, RR-Senkung um 10–20 mm Wirkungsdauer etwa 20 Minuten.

Guajacol-Glycerin-Äther (Myocain, My 301) 10 und 3 Minuten vor Operationsbeginn je 1 g = 20 ccm i. v. Alle 20 Minuten ein weiteres Gramm nachspritzen. Setzt Muskeltonus herab, keine komplette Erschlaffung.

d-Tubocurarinchlorid: 15–30 mg i. v., max 80 mg, Anfangsdosis die Hälfte, Wirkungsdauer 26 Minuten.

Dimethyl-d-tubocurarinchlorid (6–15 mg i. v. max. 40 mg Anfangsdosis die Hälfte), Wirkungsdauer 20 Minuten. Sie führen zu völliger Erschlaffung. Folgende Stadien werden durchlaufen:

Stadium I: (*Bremer*sche Atonie) = Herabsetzung des Muskeltonus, lissive Wirkung, Ausfall der tonischen Muskelfasern.

Stadium II: (Paralyse n. *Valpian*) Lähmung auch der tetanischen Muskelfasern gegenüber physiologischen, willkürlichen Innervationen; abnorm starke und elektrische Reize dringen noch durch.

Stadium III: (Paralyse n. *Cl. Bernard*) Lähmung aller quergestreiften Muskelfasern auch gegenüber unphysiologischen Reizen.

Komplikationen:

Bronchospasmen: (Asthmaneigung).

Therapie: O_2-Beatmung, O_2-Heliumgemisch, Absaugung, Atropin, Aludrin, Antihistaminica, Novocain, Papaverin.

Verlängerte Atemdepression: Nach extremen Curaredosen, bei abnormer Empfindlichkeit (infolge niedriger Cholinesteraseaktivität, latenter Myasthenie).

Therapie: O_2-Beatmung evtl. über Stunden; künstliche Cholinesterasepräparate.

Callamin (Flaxedil), Vorteil: Geringe Histaminnebenwirkung; Nachteil: Beschleunigung der Herzaktion (60–100 mg i. v., Wirkungsdauer 13 Minuten)

Dioxyhexadecaniumbromid (Prestonal) 40–80 mg i. v., Wirkungsdauer 5 Minuten). Zur Ergänzung der Curarepräparate kann es alternierend mit Curarin gegeben werden und mit Prostigmin antagonisiert werden.

Succinylcholin (50–100 [–1000] mgr. i. v., Wirkungsdauer 4 Minuten) nicht mit Curarin kombinieren (da antagonistische Wirkung), sondern durch wiederholte Injektion (Dauertropfinfusion) fortsetzen (oder Dekamethonium). Bei mehr als 1,0 besteht Gefahr der Cumulierung. Antidot, künstliche Cholinesterase.

Decamethonium selten verwendet, da kein Antidot.

Merke! Wegen gegensätzlichem Wirkungsmechanismus nur wenige Mittel und nur Mittel ein und derselben Gruppe verwenden! Entweder nur re- oder nur de-polarisierende Relaxantien. Also z. B.: Di-methyl-d-Tubocurarin (lang) und Dioxyhexadekanium (kurz) oder: Dekamethonium (lang) und Succinylcholin (kurz).

Allgemeine Betäubung (Narkose) 49

Technik der Relaxierung; Prämedikation (Luminal 0,2 morgens, Dolantin 100 mg, Atropin 0,001, 1 Stunde vor Op-Beginn).
1. Testdosis eines kurzwirkenden Barbiturates (Evipan, Pentothal, Trapanal 0,1).
2. Testdosis eines Relaxans (6 mg d-Tubocurarinchlorid oder Äquivalent). Reichlich O_2-Zufuhr, beobachten evtl. Überempfindlichkeit, Atembeeinträchtigung.
3. Relaxansdosis errechnet aus Wirkung der Testdosis (meist 1 mg/5 kg Körpergewicht Di-methyl-d-Tubocurarinchlorid oder 1 mg/kg Succinylcholin) langsam innerhalb 1 Minute i. v. injizieren.
4. Weitere Barbiturgaben (fortlaufend O_2) sobald der Höhepunkt der Erschlaffung erreicht ist (Succinyl nach 1 Minute, Curare nach 3 Minuten).
5. Intubation, wenn völlige Regungslosigkeit, Erschlaffung und Entspannung erreicht ist.
6. Kontrollierte bzw. assistierte Beatmung fortsetzen.

Merke! Neugeborene und Kinder bis zur Pubertät gegen Curare sehr empfindlich. Nachinjektionen von Curare nicht beliebig oft, speziell nicht gegen Ende der Operation. Hier nur noch assistierte Lachgas-O_2-Narkose.

7. Bei letzter Hautnaht umschalten auf reinen O_2, 1 cm³ = 5 mg Mestinon oder 0,5 mg Prostigmin, Tensilon i. v.
8. Extubation nach Wiederkehr der Reflexe bei adäquaten Atembewegungen Absaugung. Ansprechbarkeit stellt sich daraufhin sofort ein.
9. Nachbehandlung mit weiterer Absaugung, 3–4 l O_2/min endopharyngeal bis spontanes Abhusten möglich.

Kurzverfahren: (Mayrhofer-Zürn, Irmer): Succinylcholin (1 mg/kg), Intubation, u. U. fortlaufend Succinylcholin in Dauertropfinfusion oder Nachinjektion von Curarin. *Vorteil:* Bei Mißlingen der Intubation kommt Spontanatmung nach 4 Minuten wieder.

Zu δ) Die künstliche Blutdrucksenkung (artifizielle Hypotension):
Definition: Willkürlich steuerbare Herabsetzung des Blutdruckes zur Verringerung des Blutverlustes und zwecks blutsparenden Operierens.

Ältere Verfahren: Blutleere an den Extremitäten, auch heute noch gebräuchlich, wo sie sich wirkungsvoll anlegen läßt. Der totale *spinale sympathische Block (Griffith-Gillies)* durch Spinalanästhesie. *Technik:* Narkose mit Barbiturat, Spinalanästhesie in Seitenlage (L_2–L_3) mit 150–250 mg Procain in 3–4 cm³ Liquor gelöst. Reine O_2-Atmung. Rückenlage, steile Trendelenburglagerung bis zu deutlichem RR-Abfall, dann „Taschenmesser"lagerung (Senkung des Kopfendes um 20–30°, des Fußendes um 10–15°), darauf weiterer RR-Abfall. Postoperativ Einhalten der Trendelenburglagerung (20°) für 8 Stunden. Noch stärkere Wirkung durch Verwendung von 150 mg Novocain mit 6 mg Pantocain (Herztöne werden unhörbar, RR nicht meßbar, Atemlähmung) *Swanson, Greene, Beecher.*

Hypotension durch pharmakologische Hibernation: Prämedikation: Abends Luminal 0,2 + Megaphen 0,05, 90 Minuten vor op.: Megaphen 0,05 + Dolantin 0,1 oder: Megaphen 0,05 + Morphin 0,005 + Atropin 0,0005 i.m.

30 Minuten ante op.: Dextroseinfusion + 4–6 g Novocain je 1000 cm³; hohe Spinalanästhesie mit hyperbarischem Pantocain (bis Th VI–VII). Wenn RR-Abfall nicht ausreichend Ausdehnung der Anästhesie bis auf Th– IV-V. Umlagerung; fraktioniert Injektion von Mischspritze (Dolantin 0,1, Megaphen 0,05, Atosil 0,05) i.v.

Chemische Ganglienblockade (Enderby, Merle d'Aubigne, E. Kern) mit den Präparaten: *Hexamethoniumbromid*(-chlorid) (Hexathide, *Allen-Hauburg,* London; Deprenin, Stickstoffwerke Linz). **Pendiomid,** Ciba, Basel. **Arfonad,** *Hoffmann La Roche. Lagerung:* Operationsfeld als höchste Region lagern, Verstärkung der RR-Senkung durch Neigung des Tisches (nicht über 40° gehen! da sonst Hirnkomplikationen). RR-Abfall vom Alter des Patienten und Gefäßzustand abhängig. *Dosierung:* Tiefe des RR-Abfalles ist abhängig von der Einleitungsdosis, Nachinjektionen verursachen kein weiteres Absinken, besonders für Jugendliche gültig.

Gefahren und Komplikationen: Es erfolgt keine Verminderung, sondern eine Verlagerung der zirkulierenden Blutmenge. Unter 21125 Hypotensionen (England) 553 Zwischenfälle, davon 46 mit letalem Ausgang, 190 verzögerte Erholung, 165 Nachblutungen, 126 Sehstörungen, 84 Oligurien, ferner Cheyne-Stockes-Atmung, irreversible Hypotonie und Kollaps, Herzstillstand. Bei zu geringem Angebot auf der arteriellen Seite kann es möglicherweise zur morphologisch- oder funktionell-anoxischen Schädigung in Gehirn, Herz, Leber, Niere kommen.

Bei prolongierter Hypotension sind vorübergehende Abducens-Facialislähmungen bekannt. Im allgemeinen jedoch keine irreversible Schädigung zu erwarten (*Bernsmeier,*

Schönbauer). Am EKG flüchtige Veränderungen beschrieben; jedoch erbringt RR-Senkung den Vorteil der Herabsetzung des peripheren Widerstandes, Entlastung des großen und kleinen Kreislaufs, daher besteht Indikation für Operationen mit Rechtsbelastung durch Lungenerkrankungen.

Vereinzelte Fälle von postoperativem Icterus lassen vermuten, daß die kritische RR-Grenze bei 60–80 mm systolisch liegt (*Bromage, Feurstein*). Nierenfunktionsprüfungen ergaben Einschränkung der Creatinin-Clearance (*Schönbauer*) und Phenolrotausscheidung (*Holle-Kern*). Bei Niereninsuffizienz daher Vorsicht! Stets vorher Nierenfunktionsproben. Nachblutungsgefahr nicht allzu groß, wenn postoperativ nur ein allmählicher Wiederanstieg zugelassen wird.

Vorbereitung zur Hypotension: Komplettes Blutbild mit Thrombocyten, Blutgruppe, Rh-Faktor, EKG, Nierenfunktionsproben (Harnanalyse, *Volhard, Clearances*, PSP-Ausscheidung), Reststickstoffbestimmung, Blutgerinnung, Nachblutungszeit, Rutin (100 mg p. die i. m.).

Technik und Dosierung: Anlegen einer i. v. Dauertropfinfusion mit 5% Dextrose, Intubationsnarkose bis zum Stadium III/1, langsame i. v. Injektion von Pendiomid oder Arfonad. Initialdosis je nach Alter verschieden. Als Erhaltungsdosis im allgemeinen die Hälfte der Initialdosis ausreichend.

Dosierungsschema

	Jahre	Initial	Erhaltung
z. B.: Pendiomid:	2– 8	30	10
	8–15	50	30
	15–20	80	40
	20–40	100	100
	40–60	100	50
	60–90	50	30
Arfonad:	2– 8	5	5
	8–15	10	5
	15–20	15	10
	20–40	20	10
	40–60	15	10
	60–90	10	5

Merke! Unterschreiten von systolisch 60–80 mm-Hg nicht empfehlenswert!

O_2-Beatmung! Aussehen beobachten, Haut muß rosig, warm, trocken sein. Wirkungsdauer bei Pendiomid 5–10 Minuten, Hexamethonium 40–60 Minuten. Neigungslagerung gegen Ende der Operation abflachen, RR soll zu Ende der Operation 80 mm Hg betragen. Nach 3–4 Stunden ist Normaldruck erreicht. Bis dahin Flachlagerung, O_2-Beatmung, regelmäßige RR-, Puls- und Atemkontrolle (*Cave!* pressorische Stoffe in der Nachbehandlung).

Besser ist: Trendelenburg-Lagerung. Bluttransfusion, Humanalbumininfusion, 0,5 mg Noradrenalin auf 300 cm³ Blut (nur ausnahmsweise!). Ausreichende O_2-Versorgung, strenges Transport- und Umlagerungsverbot.

Vorgehen bei „resistenten" Fällen: Vertiefung der Narkose (Barbituralzufuhr), Verstärkung der Neigungslagerung, Lordose der Wirbelsäule (Rückflußhemmung in der Cava inf.), Kombination mit Novocainamid, Regitin i. v., Infusion von Novocain (2 g/500 cm³). Wechsel des Präparates (Arfonad, wird in Dauertropfinfusion zugeführt). Kombination mit Veratrumalkaloiden mit Curare oder Hydergin.

Indikation: Neurochirurgie: (Herabsetzung der Blutungstendenz des intrakraniellen Druckes, Ödemabnahme, Reduktion des Hirnvolumens, geringere Vulnerabilität des Gehirnes). Hals-Nasen-Ohren: Fenestration, Laryngektomie, septische Prozesse am Hals. Augen: Senkung des Augenbinnendruckes, Glaukomdiagnostik, Blutungsprophylaxe. Zahn-Kiefer: Ober-Unterkieferresektionen. Plastiken: Postoperative Hämatomvermeidung. Struma: Vermeidung postoperativer Schwellungen. Mamma: Blutsparung. Thoraxchirurgie: Panzerherz, Eingriffe an großen Gefäßen, Dekortikation. Orthopädie: Hüftplastiken, Gelenkresektionen, soweit nicht in Blutleere ausführbar. Urologie: Akuter Hochdruck, Prostatektomie, totale Cystektomie. Periphere Gefäßerkrankungen, Lungenembolie, arterielle Embolie, Lungenödem, Angiospasmen, Gallenkoliken, Kausalgie, Herpes Zoster. *Akute intraoperative Blutung.*

Kontraindikation: Coronarschäden, debile und kachektische Patienten, Kaiserschnitt, Niereninsuffizienz, chronische Erkrankungen des Respirationstraktes, Herzchirurgie, Schock, Kinder, Greise, primäre Hypertonie.

Zu ε) **Apparative Narkoseüberwachung:**

Die kontinuierliche Gasanalyse, Oxymetrie: Erlaubt fortlaufende Messung der prozentualen O_2-Sättigung des arteriellen Blutes mit einem „Oxymeter", bestehend aus Meßauge und Galvanometer. Minütliche Ablesung der Werte und Eintragung der Werte auf Millimeterpapier ergibt ein Oxygramm. Normale O_2-Sättigung 95–97%. Reine O_2-Beatmung erhöht die Sättigung auf 100% innerhalb von Sekunden. Beobachtung der Cyanose allein genügt nicht zur Feststellung eines O_2-Defizits. Cyanose wird erst bei 70–80% Sättigung klinisch erkennbar. Daher apparative Kontrolle erforderlich. (Spez. in der Lungen- und Herzchirurgie).

Photoelektrische Bestimmung: mit den Oxymetern n. *Millikan, Goldie, Squire, Wood,* „Atlas"-Universal-Oxymeter. Gemessen wird die Differenz der Lichtabsorption zwischen Hämoglobin und Oxy-Hämoglobin.

Reflektometrische Bestimmung: mit dem Oxymeter „Cyclop" n. *Brinkmann.* O_2-Sättigung ist eine einfache Exponentialfunktion der Lichtreflexion. Meßgenauigkeit 1% Hb. O_2. Methode ist vor allem zur Beurteilung der O_2-Sättigung während Thoraxoperationen geeignet.

Direkte O_2-Druckmessung: mit Hämoxytensiometer n. *Barthels-Lane.* Hier wird die alveolar-arterielle O_2-Druckdifferenz bei verschieden hohem O_2-Druck in der Alveolarluft bestimmt. Verfahren besonders für die Diagnostik (Kurzschlußblutmengen, Diffusionsstörungen geeignet.

Die *prozentuale Zusammensetzung des Atemgemisches:* und Bestimmung des O_2-Anteiles gestattet der „Oxytest" (*Hartmann* und *Braun*). Die O_2-Konzentration kann fortlaufend abgelesen werden. Vorteil: Kontrolle der O_2-Verhältnisse im geschlossenen System.

Carboxymetrie: Kontrollierte Atmung führt zu veränderten Druckwerten gegenüber Spontanatmung. Der Reiz der CO_2 auf das Atemzentrum ist in Narkose vielfach herabgesetzt (Hyperkapnie, CO_2-Anhäufung, Acidose). Die *alveoläre Kohlensäurekonzentration* gibt Auskunft, ob die CO_2-Eliminierung ausreichend ist. Ihre kontinuierliche Bestimmung ohne Gasanalyse gestattet der „Carbovisor" n. *Brinkmann.* Dabei wird die Farbänderung eines Indicators photoelektrisch beobachtet. Nach Eichung kann der Wert direkt in CO_2-Vol.-% vom Galvanometer abgelesen werden (ergibt Mittelwert CO_2 in der Exspirationsluft). Der Ultra-Rot-Absorptionsschreiber (URAS-M., *Hartmann* und *Braun*) analysiert den CO_2-Gehalt jedes einzelnen Atemzuges (bedeutungsvoll für langdauernde Beatmungen).

Sonstige Atemgrößen: Bestimmung des *Atemminutenvolumens* durch *Gasuhr,* eingeschaltet im Einatmungsschenkel des Atemkreissystems (Kontrolle des Ausmaßes der Beatmung). Der *Beatmungsdruck* wird durch ein Vakuummanometer (Meßbereich von −10 bis +30 cm Wassersäule) gemessen.

Kreislaufüberwachung: Mit Narkose-Zeitstoppuhr, fortlaufende Blutdruckmessung, durch intraarteriellen Verweilkatheter, fortlaufende Blutdruckmessung nach dem Infraton-System (*Bouke-Brecht*), direktschreibendes EKG zur Aufzeichnung von Herzaktion, Pulswelle und Arteriengeräusch (für direkte Beobachtung mit Kathodenstrahlsichtgerät).

Temperatur: Fortlaufende Messung mit elektrischem Widerstandsthermometer (rectal eingelegte Sonde!). Bei künstlichem Winterschlaf unerläßlich.

Elektroencephalographie, *Überwachung:* (*Bickford, Kiersey, Bark*). *Definition:* (s. S. 603). Eine fronto- oder parieto-occipitale Ableitung genügend, Direktschreibung, kleine Klebeelektroden (Haut entfetten, Elektrodennadel mit NaCl anfeuchten).

α-Wellen: Wachzustand in Ruhe.

β-Wellen: Gesteigerte Hirntätigkeit.

Zwischen- und γ-Wellen: Im Schlaf und Narkose Beurteilung der Narkosetiefe aus der Frequenzänderung. Auch akuter O_2-Mangel, Hypoglykämie, CO_2-Mangel, pH-Verschiebung verursachen Frequenzänderungen.

5 *EEG-Stufen der Narkose:* 1. Schwinden des Bewußtseins: häufige β-Wellen, deutlichere α-Wellen.

2. Völliger Bewußtseinsverlust: große Schwankungen, von α-Wellen überlagert. Zurücktreten der β-Wellen.

3. Rhythmusverlangsamung: große (2–3 je Sekunde). δ-Wellen, nur vereinzelt α-Wellen.

4–5. Weitere Abflachung der EEG-Kurven durch zunehmende Hemmung der allgemeinen hirnelektrischen Aktivität (vorwiegend N. caudatus). Rückbildung erfolgt deutlich langsamer als Eintreten bei Einleitung.

pH-Ionenkonzentration im Plasma und Vollblut: durch potentiometrische Messung mit Capillarglaselektrode (s. Blutgasanalys). Für Einzelbestimmungen in 10–15 Minuten Abstand. Blutentnahme am zweckmäßigsten aus intraarteriellem Verweilkatheter. Besonders bedeutungsvoll bei Herzoperationen mit künstlich induziertem Herzstillstand.

Elektrolytbestimmung: Flammenphotometrisch.

10. Inhalationsnarkosen¹

a) Di-Äthyl-Äther.

Definition: Zufuhr gasförmiger Narkotica auf dem Respirationsweg.

Chemisches: Äther ist Schwefel- oder Diätyläther $(C_2H_5)_2O$; sehr flüchtig (Siedepunkt um 35°, also etwas unter Körpertemperatur, dabei im Gegensatz zu Chloroform niedriger und zu Chloräthyl höher!); in gewöhnlicher Luft ist Äther in Konzentration von 1,83 bis 36,5% explosiv; in Sauerstoff hingegen in Konzentrationen von 2,1 bis 82,5%. Anwendung in der offenen Tropfmethode oder neben dem halboffenen oder halbgeschlossenen, auch im ganz geschlossenen System; das Toleranzstadium wird mit Äther in Konzentrationen von 3,5 bis 4,5% erreicht; 6,7–8% Ätherdampf im eingeatmeten Narkosegasgemisch führen zu Atemstillstand.

Zur Narkose nur als reines Präparat verwendbar („Äther pro narcosi"); Aufbewahrung muß in brauner, fest verschlossener, kühl und dunkel gehaltener Flasche erfolgen, da sonst Zersetzung durch zutretende Luft oder Licht erfolgt. Am besten werden nur kleine, frisch geöffnete Flaschen verwendet! Thermokauter, elektrisches Messer, offene Feuerstellen sind bei Ätheranwendung streng zu vermeiden.

Vor- und Nachteile:

Vorteile: 1. Herzanregung und Blutdrucksteigerung.

2. Geringere Schädigung der parenchymatösen Organe.

3. Größere Narkosebreite, d.h. bedeutende Differenz zwischen betäubender und tödlicher Dosis, daher geringere Gefahr der Überdosierung.

Nachteile: 1. Geringere Wirksamkeit, daher Mehrverbrauch, namentlich bei Männern, spez. Trinkern und überhaupt bei Unterlassung der Prämmedikation. Gefährdung des Atemzentrums durch Überdosierung selten und bei richtiger Anwendung so gut wie vermeidbar. Äther erhöht den Blutzuckerspiegel um 100–200% (*Cave!* bei Diabetikern und Schädelverletzten mit zentral-bedingter Hyperglykämie!). Vorsicht ist außerdem geboten bei erhöhtem Hirndruck, Hypertonie, apoplektischen Insulten, Acidose, Niereninsuffizienz, akute Lungenaffektionen, chronischer Lungentuberkulose. Spezielle Indikation besteht bei Splenektomie und Asthma bronchiale.

Mortalität: etwa 1 : 12 000

Technik, offene Tropfmethode (s. Abb. 23): Verwendung einer gut passenden Tropfmaske, um ungehinderten Gasaustausch zu gewährleisten. Bewährte Maskenmodelle nach *Schimmelbusch* und *Yankauer*. Bedeckung der Maske mit einfacher Mullkompresse oder 4–12facher Gazelage von 6×6cm Größe, die Mund und Nase bedeckt. Auftropfen aus großer Höhe und über die ganze Maske gleichmäßig verteilt. Zwecks schnellerer Verdunstung warme Hand kurz auf die Maske legen. *Cave!* heißes Tuch! Dosierung zur Einleitung mit 100–200 Tropfen in rascher Folge (nicht im Strahlgießen!). Nach Eintritt des Toleranzstadiums Tropfenfolge je nach Narkosetiefe richten!

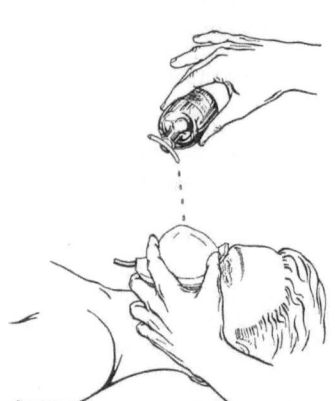

Abb. 23. Offene Äthertropfnarkose (Salbenschutz der Augen!).

Erleichterung des Tropfens durch Verwendung einer Tropfflasche oder Stöpsels mit Tropfröhrchen; improvisiert durch gewöhnlichen Korkstöpsel, in welchen zwei Längsrinnen geschnitten sind. Durch die eine Rinne wird ein dünner Gazestreifen mit zugespitztem Ende gelegt. Sauerstoffquelle, Saugapparat, Mundtubus und Intubationsgerät sollen stets bereit liegen.

Laufende Überprüfung der Herztätigkeit durch auf der linken Brust- oder Rückenseite fixiertes Stethoskop. Außerdem häufige Puls- und Blutdruckkontrolle. Narkose kann auch mit Äther allein eingeleitet werden.

Fixierung des Patienten möglichst erst im Toleranzstadium. Auf gute Polsterung der Arme und Beine (vgl. Abb. 4) ist besonders zu achten. Kinder werden von vornherein etwas kopftiefgelagert, um der Gefahr einer Aspiration vorzubeugen. Maske nicht plötzlich aufsetzen, sondern unter langsamem Tropfen erst allmählich dem Gesicht nähern. Dabei beruhigenden Zuspruch. Zählenlassen und Anrufen des Patienten ist ungünstig! Narkosetiefe läßt sich ausreichend durch Beobachtung der Augenlider, eingetretene Bewußtlosigkeit und Prüfung der Lid- und Pupillenreflexe vornehmen. Zum Schutz der Augen wird amerikanische Vaseline oder Irgamidsalbe in den Konjunctivalsack eingestrichen. Sie schützt die Konjunktiva und hält die Augen geschlossen. Dauer der Einleitung der Äthernarkose bei Kindern 10, bei Erwachsenen 20 Minuten. Bei längerdauernder tiefer Äthernarkose wird zweckmäßig Äther mit Sauerstoff oder Lachgas kombiniert. Zweite Narkosemaske stets in Reserve halten. Operationsbeginn erst nach Erreichen des Toleranzstadiums. Im allgemeinen ist Stadium III,1 ausreichend. Für Eingriffe im Oberbauch ist mitunter Stadium III,2 und III,3 erforderlich. Absetzen des Äthers kann bereits 10–15 Minuten vor Operationsende erfolgen.

Die sog. *Guß- oder „Erstickungs"narkose* mit der Maske von *Juillard*, d. h. mit großem, das ganze Gesicht bedeckendem, hutartigem Drahtgestell mit Wachstuch überzogen und Flanell- oder Watteeinlage versehen, wird heutzutage nicht mehr angewandt.

Halbgeschlossenes und geschlossenes System. Die einfachen geschlossenen Masken (n. *Ombrédanne*) finden heute kaum noch Anwendung. Zum halbgeschlossenen und geschlossenen Verfahren muß ein Narkoseapparat mit Lachgas und Sauerstoff zur Verfügung stehen. Die Einleitung der Narkose erfolgt daher mit Lachgassauerstoff. Das Stadium analgeticum wird hierbei binnen 1–2 Minuten erreicht, sodann langsames Einschalten des Ätherzusatzes aus dem Verdampfungsbehälter. Nach Erreichen des Toleranzstadiums wird das Lachgas abgeschaltet und das System bei laufender Zufuhr von 200 bis 300 cm³ je Minute Sauerstoff geschlossen. Bei Bedarf wird zeitweise Äther zugesetzt. Die Einleitung der Äthernarkose wird dadurch auf 5–10 Minuten abgekürzt. Vom Patienten wird dieses Verfahren besonders angenehm empfunden. Auch heute noch ist, selbst an großen Krankenhäusern die Äthernarkose mit Lachgassauerstoffeinleitung, die am häufigsten angewandte Narkoseart.

b) Chloroform (Trichlormethan). *Chemisches:* Wasserklare, sehr bewegliche Flüssigkeit, mäßig flüchtig (Siedpunkt um 60–62°); 4,12mal schwerer als Luft, Dämpfe sinken rasch zu Boden; zur Narkose nur als reines Präparat (Chloralchloroform *Liebig*, Salizylidchloroform *Anschütz*). Aufbewahrung in brauner, fest verschlossener, nicht zu großer Flasche. Zersetzung bei Erhitzung und in Luft zu Phosgen (Vergiftungs- und Todesgefahr!) Prüfung durch Geruchsprobe n. *Hepp:* Einige Tropfen auf Fließpapier getropft, dürfen nach Verdunstung keinen scharfen ranzigen Geruch (Phosgen) hinterlassen; chemische Probe (*Langgarde*): 20 cm³ Chloroform + 15 cm³ Schwefelsäure + 4 Tropfen Formalin in einem mit Schwefelsäure ausgespülten und mit Glasstöpsel versehenen Fläschchen geschüttet, dürfen sich während einer halben Stunde nicht färben; Chloroform wirkt hautätzend; Gesichtshaut und Augen müssen daher besonders geschützt werden; Gesicht gut einfetten, Gummibandschutz der Augen, Maske mit Rinne und Abflußrohr; (*Cave!* Hornhautschädigung!).

Vorteile: Nicht brennbar, schnelle und intensive Wirkung, keine Reizung des Rachens und der Luftwege, Wirkung 30mal stärker als Äther, daher im Kriege und bei Katastrophen noch im Gebrauch.

Nachteile: Geringe Narkosebreite! Verringert die Herzleistung durch Myokarddepression; kardiale Reflexbereitschaft und Arrhythmien sind gesteigert; Ventrikelflimmern während Einleitung der Narkose infolge emotionell bedingter Adrenalinausschüttung (Synkope!); Verzögerung der Funktion der parenchymatösen Organe; fettige Degeneration von Herzmuskel, Leber und Nieren, dadurch Gefahr des Spättodes. Mortalität etwa 10mal größer als bei Äthernarkose.

Indikation: Als alleiniges Narkoticum nur in Notfällen, sonst in Verbindung mit Äther zur Narkosevertiefung, speziell bei Trinkern; bei im übrigen gesunden Unfallverletzten (Kinder, jüngere Jugendliche). Heute wegen geringer Narkosebreite weitgehend verlassen.

Kontraindikation: Dekompensierte Herzfehler; Myodegeneratio cordis, Sklerose der Herzkranzgefäße, chronische Leber und Nierenleiden, schwere Allgemeininfektion, Sepsis, Peritonitis, Ileus, Anämie, Schwäche, Schock und Kollaps, Basedow, wiederholte Narkosen.

Anwendung: 1,35% Chloroform in Atemluft erzeugt oberflächliche Narkose; 1,65%iger Chloroformdampf, Muskelentspannung; 2%iger Chloroformdampf Atemstillstand; Anwendung am besten mittels offener Tropfmethode, ähnlich Äther. Einleitungsphase ist kürzer und für den Patienten angenehmer als Äthereinleitung; wegen geringer Narkosebreite kommt leicht Überdosierung mit Dämpfung und Lähmung der Atmung und Herzkreislaufbeeinträchtigung zustande; Zeichen der Narkosetiefe bei Chloroform daher besonders genau beachten; Tropfenzahl anfangs etwa 10 je Minute, später bis zu 60, durchschnittlich 30 und zur Erhaltung des Toleranzstadiums 5–15 Tropfen je Minute; bei Kindern weniger! Bei sorgfältiger Narkoseleitung ist Chloroform nicht wesentlich gefährlicher als Äther oder Cyclopropan (*Waters*).

c) **Chloräthyl (Äthylchlorid).** *Chemisches:* Bei gewöhnlicher Temperatur und atmosphärischem Druck gasförmig, Geruch stechend, Siedepunkt zwischen 12–13 °C, sehr leicht verdampfbar, die Temperatur sinkt dabei unter den Nullpunkt.

Klinische Anwendung: Aus luftdicht verschlossenen Glasfläschchen Auftropfen auf Narkosemaske oder Aufspritzen auf die Haut.

Vorteile: Gute Wasser- und Lipoidlöslichkeit, daher rasche Aufnahme in den Körper; schnelle Überbrückung des Initialstadiums der Narkose, rasche Ausscheidung durch die Lungen.

Nachteile: Gefahr der Überdosierung mit Atemlähmung und sekundärem Herzstillstand. Daher nicht zu rasche Tropfenfolge. Genaue Kontrolle der Atmung, ausschließliche Anwendung als Kurznarkoticum in offener Tropfmethode.

d) **Divinyläther (Vinethene).** *Chemisches:* Klare, ätherische, angenehm riechende Flüssigkeit; Siedepunkt bei 38,3 °C, 2,2mal schwerer als Luft. In Luft von 1,87–27,9%, in Sauerstoff von 1,85–85,5% explosiv. Herstellungsform: Als Vinethene in kleinen dunklen, luftdicht verschlossenen Flaschen mit 0,1% Phenylnaphthylamin als Antikatalysator und 3,5% absolutem Alkohol zur Erhöhung des Siedepunktes. Geöffnete Flaschen nach 12 Stunden unbrauchbar.

Wirkung: Rasch und stark wirkendes Anästheticum erzeugt in 4%iger Konzentration binnen 1–2 Minuten Narkose. 10–12%iges Gemisch bewirkt Atemstillstand; 68 mg-% führen zur Atemlähmung. Gesamtwirkung ähnlich der des Chloroforms und des Chloräthyls; Steigerung der Schleim- und Tränensekretion. Völlige Entspannung der Skelettmuskulatur wird im Stadium III nicht erreicht.

Indikation: Wegen mangelhafter Entspannung nicht für Laparotomien geeignet. Verabreichung meist mittels offener Tropfmethode. Gefahr der Überdosierung besteht; als Analgeticum und Kurznarkoticum bestens bewährt; dem Chloräthyl in mancher Hinsicht überlegen (geringerer Brechreiz); vor forcierter Narkose mit Divinyläther ist zu warnen.

e) **Trichloräthylen.** 1864 hergestellt, wasserklare, nicht unangenehm riechende Flüssigkeit zur Öl- und Schmutzreinigung, sowie zur Wundreinigung verwendet; analgetische Wirkung 1916 von *Plessner* entdeckt; klinische Anwendung seit 1930 (*Jackson, Hewer, Waters*).

Chemisches: Siedepunkt bei 87 °C, Flüchtigkeit gering, Dämpfe 4,53mal schwerer als Luft, in gewöhnlicher Luft nicht brennbar, in Sauerstoff hingegen explosiv; durch Hitzeeinwirkung erfolgt Zersetzung u.a. in Salzsäure, Kohlenmonoxyd, Phosgen. Einschränkung der Zersetzung durch Thymol; kann im geschlossenen System nicht angewendet werden, da Natriumkalk zersetzend wirkt; unter dem Namen „Trilene" oder „Trichloran" im Handel; zur Unterscheidung von Chloroform bläulich gefärbt.

Wirkung: Sehr ähnlich dem Chloroform. Parenchymatöse Organe weniger beeinträchtigend; wird leicht eingeatmet; Gefahr der Überdosierung besteht; für größere Eingriffe unzureichend, da nur geringe Muskelentspannung erzeugt wird.

Anwendung: Meist mit Hilfe besonderer Trileninhalationsapparate wegen seiner geringen Flüchtigkeit und des hohen Siedepunktes. Offene Tropfmethode unrationell. Hauptanwendungsgebiet ist die häusliche Geburtshilfe und Zahnheilkunde.

f) Lachgas (Stickoxydul). *Chemisches:* Farbloses Gas-, welches leicht eingeatmet werden kann; unbrennbar, wird unter 50 Atmosphären Druck bei 28 °C zu einer farblosen, klaren Flüssigkeit komprimiert und flüssig in Stahlflaschen geliefert.

Wirkung: Die Tätigkeit innerer Organe wird nicht beeinträchtigt. Funktionsstörungen treten auf, wenn im Narkosegemisch der Sauerstoffgehalt unter 20% gedrosselt wird; Störungen durch Hypoxie und Anoxie sind möglich, wenn bei Anwendung von Relaxantien eine unzureichende Atmung nicht genügend unterstützt wird.

Anwendung: Applikation im geschlossenen oder halbgeschlossenen System oder mittels Insufflation oder im halboffenen System. 40% Lachgas in Luft bewirken Analgesie; durch Steigerung des Partialdruckes kann Vertiefung der Lachgasnarkose erreicht werden. Ohne Anwendung hypoxischer Konzentrationen ist Vertiefung jedoch nur durch Zusatz anderer Mittel möglich. Die Ausscheidung erfolgt unverändert durch Lungen, Haut, Excrete. *Für die kleine Chirurgie ist Lachgas das ideale Anästheticum.* Zur Einleitung erfolgt die Applikation mit ,,Maske und Atembeutel", in welche 8 l Lachgas und 2 l Sauerstoff eingeleitet werden. Analgesie tritt binnen 1 Minute ein. Vor allem zur Einleitung von Kindernarkosen empfehlenswert. Maske muß bis zur Beendigung der Operation belassen werden. Das Bewußtsein kehrt nach 1–2 Minuten wieder; kein Brechreiz. Für Erwachsene besonders bei kleinen chirurgischen Eingriffen in der Ambulanz vorteilhaft; ferner in der postoperativen Behandlung bei Verbandwechsel, Streifenentfernung usw.; Analgesie hält 3–4 Minuten an, besonders beliebt in der Zahnheilkunde und Geburtshilfe zur Erleichterung von Extraktionen bzw. der Wehen; zur Narkoseeinleitung bei Erwachsenen und Kindern besonders günstig; der Äther wird erst im Stadium Analgeticum vorsichtig steigernd zugesetzt. Nach Erreichen des Toleranzstadiums wird entweder ein Absorber angeschaltet oder Äther mit offener Tropfmethode weiter gegeben. Zusätzlich zur Äthertropfmethode kann Lachgassauerstoff mit naso- oder oropharyngealer Insufflation appliziert werden. Für Erwachsene von vornherein Anwendung des Kreislaufsystems (System vorher mit Sauerstoff ausblasen und auffüllen). Nach Erreichen der gewünschten Narkosetiefe durch Äther kann Lachgaszufuhr schließlich ganz abgestellt werden. Zur Narkosebeendigung wird umgekehrt vorgegangen, d. h. Äther gedrosselt und die Narkose mit Lachgassauerstoff im halbgeschlossenen System wieder oberflächlicher gestaltet. Auch bei der intravenösen Narkose kann Lachgas als Zusatzanästheticum dienen.

g) Cyclopropan. *Chemisches:* Farbloses, süßlich riechendes Gas, spez. Gewicht 1,46, bei 5 Atm. Druck zu einer wasserklaren Flüssigkeit komprimierbar; in Luft in Konzentration von 2,4 bis 10,3%, in Sauerstoff in 2,45 bis 63,1% brennbar. Noch stärkere Explosionsgefahr als bei Äther!! Lieferung in kleinen Metalltanks, relativ teuer, jedoch äußerst geringer Verbrauch durch Applikation im geschlossenen System.

Wirkung: Rasch eintretende, sehr kräftige Wirkung, vorwiegend parasympathikomimetisches Mittel. 3–5% Cyclopropan erzeugen Analgesie, 20–25% Toleranzstadium, 35–40% Atemstillstand. Ausscheidung unverändert durch die Lungen innerhalb 5–10 Minuten.

Vorteile: In normaler Konzentration keine Schleimhautreizung, keine Schädigung der Parenchymorgane, rasche Wiederkehr der Peristaltik, Wehentätigkeit unbeeinflußt. Anzeige in allen Fällen, bei denen andere Inhalationsanästhetica nicht in Frage kommen.

Nachteile: Explosibel; bei Überdosierung Laryngospasmus und Bronchospasmus, kardiale Rhythmusstörungen, reflektorischer Herzstillstand bei Einleitung der Narkose. Beurteilung der Narkosetiefe durch Pupillenreaktion schwierig, besser ist Bulbusfixierung als Zeichen der Muskelerschlaffung und bedrohliche Frequenzsteigerung als Zeichen der Intoxikation zu beobachten. Ätherzugabe verstärkt ungenügende Muskelerschlaffung, Capillarerweiterung, deshalb häufig verstärkte Sickerblutung. Kontraindikation bei herzgeschädigten Patienten mit Dekompensationszeichen.

Anwendung: Zur Einleitung 30–40% Cyclopropan in Sauerstoff, Toleranzstadium wird innerhalb 5 Minuten erreicht; zur Verlängerung der Narkosewirkung Ätherzusatz nach Eintritt des Stadium Analgeticum; Zufuhr im geschlossenen System mit etwa 300 cm³ Sauerstoff je Minute. Zur Operationsbeendigung wird Cyclopropan durch Lachgassauerstoff ersetzt, die Narkose dadurch abgeflacht und der ,,postcyclopropanen Hypotension" vorgebeugt.

11. Die intravenöse Narkose

Definition: Parenterale Zufuhr flüssiger Narkotica auf dem Blutwege.

Präparate, erste Gruppe: N-alkylierte Barbiturate: (**Evipan-Na,** Evipansodium, Hexobarbital, Hexobarbitone) in 10%iger selbstbereiteter Lösung zu Narkosezwecken verwendbar, gut gewebsverträglich, keine ernstlichen Schäden durch paravenöse Injektion, rectal oder intramuskulär als Basisnarkoticum, mitunter feinschlägiger Tremor und postnarkotische Erregungszustände; relativ geringe Toxizität (O. P. zu 0,5 und 1,0 Evipannatriumsubstanz mit 5 oder 10 cm^3 Aqua redest. steril. als Lösungsmittel, Bayer, Leverkusen).

Eunarcon: Stärker wirksam als Evipan, 10%ige Lösung (*I. D. Riedel, E. de Haen* A. G, Berlin), rascher wirkend ist „*Cito-Eunarcon*", welches schnellere Injektion zuläßt. Enthält 5% Eunarkon und 4% Äther.

Narkonumal: In 10%iger Lösung, Wirkung ähnlich der beiden Erstgenannten (O. P. zu 1,0 mit 10 cm^3 Aqua bidest. Hoffmann, La Roche, Basel).

2. *Gruppe: Thiobarbitursäuren:* (**Pentothal,** Thiopenthal-Na, **Trapanal**): Gelblich-amorphes Pulver, Schwefelwasserstoffgeruch, 30–50% stärker wirksam als die N-alkylierten Barbiturate, jedoch toxischer als sie. Entzündung und Nekrosebildung bei paravenöser Injektion. Anwendung in 2,5–5%iger Lösung (bis zu 48 Stunden verwendungsfähig). Keine Excitationserscheinungen, keine muskulären Überregungszustände; ruhiges postoperatives Erwachen, stark atemdepressorische Wirkung (O. P. zu 0,5, 1,0 und 5,0 mit Aqua bidest. Abbott, Chicago; Promonta, Hamburg; Sanabo, Wien).

Kemithal-Natrium, Thialbarbiton, Thialbarbital: Gelbliches, mäßiglösliches Pulver, kaffeeartiger Geruch, Verwendung in 10%iger Lösung, nur halb so wirksam wie Pentothal, daher doppelt so starke Dosierung. Geringe Toxizität, daher nur geringe atemdepressorische Wirkung. Nachteilig wegen Herzrhythmusstörung; deshalb bei Herzschädigung nicht verwenden (O. P. zu 1,0, 2,0 und 5,0 mit Aqua bidest.).

Inaktion, Narkothion: Gelbliches amorphes Trockenpulver in 5 oder 10%iger Lösung anwendbar. Am schwächsten wirkend von allen intravenösen Barbituraten; dafür geringste histotoxische Eigenschaften (O. P. zu 0,5 und 1,0 Substanz in Ampullen mit Lösungsmitteln, Promonta, Hamburg; Sanabo, Wien).

Weitere Präparate: Thiogenal zur Kurznarkose (O. P. zu 1,0 mit 10 cm^3 Lösungsmittel, Merck, Darmstadt); *Thiopenthal* (Sanabo) und *Narkothizon* (Sanabo) besonders rasch löslich; *Baytinal,* sehr kurzwirkendes Barbiturat in 5–10%iger Lösung zur Anästhesie ambulanter Patienten (Bayer, Leverkusen).

Wirkungsweise: Sämtliche intravenösen Narkotica sollen folgende *Forderungen* erfüllen:

1. Rascher Wirkungseintritt; 2. Kurze Wirkungsdauer; 3. Größtmögliche therapeutische Breite; 4. Primäre Gefährdung des Atemzentrums *vor* Versagen der Kreislauffunktionen; 5. Fehlen einer Abbauverzögerung durch die Narkose selbst.

Nur wenn diese Forderungen erfüllt sind, besteht eine relative Steuerbarkeit. Die therapeutische Breite der Stoffe ist etwa umgekehrt proportional ihrer Wirkungsstärke, Höchstdosen können nicht angegeben werden. Die 2,0-g-Grenze soll jedoch nicht überschritten werden!

Das wesentliche Gefahrenmoment der intravenösen Narkose ist das Fehlen jedes natürlichen Schutzmechanismus gegen eine initiale Überflutung (Glottisschluß, reflektorischer Atemstillstand). Ferner sind Abbau und Ausscheidung der Endprodukte unbekannte Größen. Die Abbaugeschwindigkeit beträgt etwa 10–15% je Stunde; in 12 Stunden sind etwa 90% des Narkoticums unwirksam geworden; der Hauptabbauort ist die Leber (*Shideman, Kelly, Dorfman* und *Goldbaum*); Abbauvorgänge sind an die Gegenwart von Sauerstoff gebunden. Allgemein unterscheidet man für die Verteilung und Speicherung der Barbitursäurenarkotica 4 Phasen, nämlich die Anflutungsphase, die primäre Abflutungsphase (wäßrige Verteilungsphase), die sekundäre Abflutungsphase (fette Verteilungsphase), die tertiäre Abflutungsphase (Abbauphase). Da der Abbau über eine anaerobe Fermentphase geht, muß jede Störung der Sauerstoffversorgung während intravenöser Narkosen unbedingt vermieden werden. Allergische Reaktionen nach wiederholter Verabreichung von Thiobarbituraten sind beobachtet.

Technik: *Vorbereitung* wie zur Inhalationsanästhesie notwendig (s. S. 27).

Intravenöse Injektion: Kubitalvenen sind der Vena saphena vorzuziehen (geringere Thrombosegefahr, Vermeidung der postoperativen Renarkotisierung). Vena jugularis und subclavia nur im Notfall.

Gute Fixierung des Armes auf gepolstertem Armbrett, Abduktion des Armes nicht über 45° (Plexusschädigung?) (vgl. Abb 4). Auch Handrückenvenen können ausnahmsweise verwendet werden. Sicherung der Kanüle durch möglichst weites Vorschieben in die Vene und Fixierung mit Heftpflaster; Einspritzung muß schmerzfrei sein! Injektionsschmerz ist durch paravenöse Injektion verursacht; vor allem durch Thiobarbiturate können Entzündung und Nekrosebildung hervorgerufen werden (sofortige Injektion von 1% Novocainlösung mit Zusatz von Hyaluronidase kann ernstere Gewebsschädigung vermeiden). Intraarterielle Injektion ruft ausstrahlenden Schmerz in die gleichseitige Hand hervor. Gegenmaßnahme: intraarterielle Anwendung von Novocain, Anticoagulantien und Ganglionstellatumblockade. Stets nach etwa auftretendem Injektionsschmerz fragen! Wo solcher auftritt, ist sofortige Gegenmaßnahme erforderlich. Liegenbleibende Kanülen sind zeitweise mit isotoner NaCl-Lösung zur Verhinderung von Thrombenbildung durchzuspritzen. Bei längerdauernden Narkosen wird zweckmäßigerweise eine Dauertropfinfusion angelegt (vgl. Abb. 4). Spezielle Kanülen zur intravenösen Injektion (Schubertkanüle mit Einstichmembran und Mehrwegekanülen) sind vorteilhaft.

Dosierung: Schematische Dosierungsvorschriften lassen sich nicht geben. Die individuelle Ansprechbarkeit muß berücksichtigt werden. Daher sind zunächst kleine, langsam injizierte Testdosen am Platze. Ausschlaggebend ist nicht die Gesamtmenge, sondern die jeweils injizierte Menge je Zeiteinheit. Zu rasche Injektion führt zu Atemstillstand. Zu langsame Injektion zu mangelhaftem narkotischen Effekt. N-alkylierte Barbiturate langsamer injizieren als Thiobarbiturate. 1–2 cm^3 je Minute sind im Durchschnitt richtig. Von Thiobarbituraten wird eine höhere Anfangsdosis (0,1–0,25) in 30 Sekunden verabreicht. Nach einwandfreier Beurteilung des Initialdosiseffektes kann unter ständiger Kontrolle von Atmung und Kreislauf langsam nachgespritzt werden. Bei intravenösen Narkosen soll der Patient zählen. Völlige Ruhe bei der intravenösen Narkoseeinleitung ist geboten (gesteigerte Gehörsempfindungen). Zurückfallen des Unterkiefers zeigt noch keine ausreichende muskuläre Entspannung an. Erst bei zentraler Fixierung der Bulbi, Myosis und träger Lichtreaktion ist die richtige Narkosetiefe erreicht.

Reflektorische Schmerzsymptome, unregelmäßige Atmung, vor allem deren Frequenzsteigerung, Abwehrbewegung, Rotationsbewegungen des Kopfes kennzeichnen die zu oberflächliche Narkose. Fehlende reflektorische Abwehrzeichen bei ausreichender Atmungsfunktion und freien Luftwegen kennzeichnen die richtige Narkosetiefe. Verminderung des Ventilationsvolumens bis zum völligen Atemstillstand deuten auf beginnende Überdosierung hin. Nachinjektionen müssen langsam erfolgen (1–2 cm^3 je Minute). Bei mehrfachen Nachinjektionen immer geringere Barbituratmengen geben. Das Erwachen soll ruhig erfolgen. Postoperatives Erbrechen ist selten. Es besteht meist retrograde Amnesie für den Narkosebeginn. Gabe von Excitantien zur Abkürzung des Nachschlafes ist im allgemeinen nicht zweckmäßig.

Ergänzungsanästhetica zur intravenösen Narkose: Alle Inhalationsnarkotica und Lokalanästhetica lassen sich mit den intravenösen Barbituraten kombinieren.

Indikation: Mortalität etwa 1:10000. Wegen inkonstanter klinischer Narkosebreite sind Barbiturate zur Dauervollnarkose nicht geeignet. Eignung besteht:
1. Zur *intravenösen Narkoseeinleitung* mit Übergang auf Inhalationsnarkotica. Vorteil: Rascher schonender Narkosebeginn ohne Excitation. Einleitung schon im Bett. Nachteil: Atemdepression. Schwierigkeiten beim Übergang auf Inhalationsnarkoticum (Zur Überbrückung Chloräthyl, Divinyläther, Lachgas, Cyclopropan). 2. *Zur Kurznarkose:* Sehr einfache, angenehmste Anästhesie für kurze Eingriffe. Rasche Injektion, um mit einer Injektion über die narkotisch wirksame zentrale Grenzkonzentration zu kommen. Nach ambulanter Anwendung den Kranken nur mit Begleitperson entlassen! Verlängerungen der Kurznarkose über die Dauer von 20 Minuten sind abzulehnen (stets zusätzliche Sauerstoffinhalation). Nachteile: Mangelhafte Muskelentspannung. Respiratorische Abwehrreflexe.
3. *Zur intravenösen Basisnarkose:* Dankbarstes Anwendungsgebiet für intravenöse Narkotica. Kombination mit Relaxantien, Novocain, Antihistaminica, Ganglienblockern gewährt weiten Spielraum, wenn sie sinnvoll dem jeweiligen operativen Geschehen angepaßt wird. 4. *Zur intravenösen Ergänzungsnarkose:* Von Lokal- und Leitungsanästhesien zur psychischen Schonung während besonders schmerzhafter Operationsakte.

Kontraindikation, Absolute: Mechanische Behinderung der Atemwege, Hypoxämie, entzündliche Erkrankungen der Mund- und Halsregion (*Weese*).
Relative: Leberschädigungen mit Ikterus (allenfalls Thiobarbiturate erlaubt); akute Blutung, Schock; Hämoglobin- bzw. Erythrocytenmangel; Insuffizienz des Herzens und der Kreislauforgane, Ileus (erst nach Vorbereitung mit Infusion, Blut- und Plasmatransfusion, Magenspülung). Allergische Erkrankungen (Asthma bronchiale, Bronchospasmus). Erst nach Antihistaminvorbereitung besteht keine Komplikationsgefahr mehr; fortgeschrittene Gravidität (Gefährdung der Spontanatmung des Neugeborenen, Tonussteigerung des Uterus); chronische Intoxikationen (Sepsis, hohes Alter).

Komplikationen: Gefährlichster Fehler besteht in Dosissteigerung zur Erzwingung einer Vollnarkose! Laryngospasmus ist eine der bedrohlichsten Komplikationen (fortschreitende Hypoxie). Gegenmaßnahme: Beatmung mit Sauerstoff unter mäßigem Druck, Injektion eines kurzwirkenden Relaxans (Succinylcholin) in massiver Dosierung (40 bis 80 mg). Analeptica erst in 2. Linie, d. h. wenn optimale Sauerstoffversorgung gesichert ist (Pikrotoxin, Pervitin, Coramin). Vorhandensein eines Sauerstoffbeatmungsgerätes ist die unerläßliche Voraussetzung von Barbituratnarkosen!

12. Die rectale Narkose

Definition: Applikation von flüssigen Narkoticis auf rectalem Wege. Das rectale Betäubungsverfahren zum Zweck der Vollnarkose ist nicht mehr üblich. Als Einleitungsnarkose jedoch ist es bei Kindern und besonders ängstlichen Erwachsenen als psycheschonendes Verfahren im Gebrauch (*Butzengeiger, W. Straub*). Je nach der Dauer der Basisnarkose spricht man von einer einleitenden oder initialen bzw. von einer anhaltenden oder kontinuierlichen Basisnarkose.

Vorbereitung und Anwendung: Das rectal verabreichte Narkoticum kann elektiv resorbiert werden, d. h. sich von seinem Lösungsmittel trennen und rascher als dieses in die Blutbahn gelangen. Wegen der gesteigerten Resorption in höheren Darmabschnitten darf der Narkoticumeinlauf nicht zu hoch verabreicht werden. Deponierung dicht oberhalb des Anus und in möglichst kleinen Flüssigkeitsmengen ist daher zweckmäßig. *Prämedikation:* Bei Avertin unbedingt Morphin vermeiden (Atemdepression). Bei Barbituraten unbedingte Zugabe von Atropin und Scopolamin notwendig (Vagolytica!). Zur Vorbereitung entweder am Vorabend ein Barbiturat (Veronal, Luminal oder Nembutal 0,1–0,2 g); 1 Stunde vor Operation Scopolamin oder Atropin 0,0003–0,0005 g mit kleiner Morphinmenge (für Erwachsene 0,0125 g).

Butzengeiger-Schema: Abführen am Vortag, 0,5–0,75 g Veronal am Vorabend, 1 Stunde vor Operation $^3/_4$–1 cm^3 Dilaudid oder Pantopon, kein Morphin, $^1/_2$–$^3/_4$ Stunde vor Operation Applikation des kurz vorher zubereiteten, in Thermosflasche aufbewahrten Avertins als 2,5%ige Lösung.

Für Kinder: Allional am Vorabend, Morphium-Atropin 1 Stunde vor Narkosebeginn, 20 Minuten vor Operationsbeginn Applikation des genau berechneten und bereits gelösten Thiobarbiturates. Dosierung s. bei Präparaten. Zweckmäßigerweise kann bei Kindern bis zu 2 Jahren auch ausschließlich das atemanregende Scopolamin gegeben werden. *Darmvorbereitung:* Keine übertriebenen Reinigungsmaßnahmen, keine darmreizende Seifenlösung, sondern nur reines Wasser verwenden; keine Reinigungsmaßnahmen am Operationstag selbst. Hingegen kleiner vorsichtiger Wassereinlauf am Vorabend, evtl. Darmentleerung durch mildes Abführmittel. Als Gleitmittel am Morgen des Operationsvortages Agarol. Bei Operationsende einfaches Ablaufenlassen der noch vorhandenen Flüssigkeit, als Weckmittel Coramin; nur bei Überdosierung und Avertinintoxikation intensivere Darmspülung (Hinaufspülen der Flüssigkeit in höhere Darmabschnitte vermeiden). *Praktische Anwendung:* Einleitung auf Station oder im Narkosevorbereitungsraum (äußerste Ruhe, kein grelles Licht; Applikation in Rücken- oder Seitenlage mit angezogenen Knien). Darmrohr oder Nelaton-Katheter (bei Kindern) 3–6 cm über den Sphincter ani hinaufführen; Gesäßbacken komprimieren oder mit Leukoplaststreifen zusammenkleben; narkotische Wirkung setzt innerhalb weniger Minuten ein. Nach 20–30 Minuten können kleine Eingriffe erfolgen oder die Überführung in Vollnarkose stattfinden. Von Avertin wird eine 2$^1/_2$%ige, von Barbituraten eine 5%ige Lösung bei Kindern bis zu 5 Jahren, eine 10%ige für solche über 10 Jahren verabfolgt. Errechnung der notwendigen Flüssigkeitsmenge durch Multiplikation der errechneten Avertinmenge mit 40; die Temperatur des Lösungsmittels darf niemals 40° übersteigen.

Cave! Beckenhochlagerung während Einfließens des Narkoticums und während der ersten 20–30 Minuten (überstürzte und lebensgefährliche Anflutung durch zu hohes Aufsteigen der Lösung im Dickdarm). Lösungen stets unmittelbar vorher ansetzen. Kongorotprobe: tritt bei Zusatz von Kongorot zur Avertinlösung eine bläuliche Verfärbung ein, so ist die Avertinlösung unbrauchbar. Nachweis toxischer Produkte.

Indikation: Chloralhydrat, Paraldehyd, Magnesiumsulfat zur Erzielung eines Dämmerschlafes bei motorischer Unruhe, Chorea, chronischem Alkoholismus' (Pädiatrie, Psychiatrie). Zur Barbiturat-Basisnarkose (Evipan, Eunarkon, Rectidon) ist ergänzende Inhalationsnarkose oder Lokalanästhesie nötig. Zur initialen Basisnarkose mit Thiobarbituraten

(Pentothal, Trapanal, Inactin); besonders bei Kindern zur schonenden Narkoseeinleitung. Avertinbasisnarkose evtl. für neurochirurgische Eingriffe bei Kindern, Bronchoskopien. Herzkatheterismus. Zur kombinierten Basisnarkose bei Tetanus (Avertin, Evipandauertropfinfusion, Magnesiumsulfat und Depot-Curare) abwechselnd verabreicht.

Kontraindikation: Bei Proktitis und Colitis, bei Dickdarmoperationen Leber- und Nierenparenchymschäden, toxischem Ileus, allen Zuständen von Hypoxämie, Kachexie, Glykogenverarmung.

Präparate:

a) **Chloralhydrat.** (*Liebig* 1832). Erstes synthetisches Schlafmittel. Zu therapeutischen Zwecken von *Liebreich* 1869 eingeführt; leicht wasserlöslich, bitterer Geschmack und daher rectale Verabreichung gegenüber der oralen bevorzugt. *Dosis:* oral 0,6 g, rectal 0,25 bis 3,0 g je nach Alter; durchschnittliche Gesamtdosis 0,6–1,0 g rectal; wegen Schleimhautreizung nur mit Haferschleim gut vermischt geben; Vollnarkose wird nicht erreicht. Bei Überdosierung: Atemstörung, Vasomotorenlähmung, Herzmuskelschäden; Gefahr der Leber-, Nieren-, Herzschädigung besteht bei dauernder Zufuhr; letale Dosis etwa 10 g. *Indikation:* motorische Unruhe, zentrale Krampfzustände, Eklampsie.

b) **Paraldehyd.** Flüchtige Flüssigkeit von durchdringendem Geruch und unangenehmen Geschmack (*Cervella* 1882). Dosis: 0,5 g je kg Körpergewicht 10%ig in physiologischer Kochsalzlösung verabreicht (z. B. für 10 kg schweres Kind $10 \times 0,5 = 5,0$ g Paraldehyd in 50 cm^3 physiologischer Kochsalzlösung und rectal gegeben). *Indikation:* Wie für Chloralhydrat, vor allem in Pädiatrie und Psychiatrie, bei akutem Alkoholismus und bei Tobsüchtigen; bei Status epilepticus und Tetanus (*Eichholtz*). Bei letzteren in Dosis von 10 bis 40 g in 10%iger Lösung mit Stärkezusatz.

c) **Magnesiumsulfat.** Dosis 5,85%ige Lösung rectal verabreicht. *Antidot:* Calciumgluconat 10–20 cm^3 oder Calciumchloridlösung (25%ig); *Indikation:* Zur Ergänzung der Avertinnarkose; Analgesie bei 15 mg-%, Toleranz bei 23 mg-%, Atemstillstand bei 33 mg-% im Blutspiegel; Überdosierung erzeugt Atemlähmung und Kreislauf-Herzversagen; durchschnittliche Dosis etwa 15–30 cm^3 einer 25%igen Lösung, auch subcutan, intramusculär oder in 10%iger Lösung i. v.; *Indikation:* Tetanus, Eklampsie, täglich 20 cm^3 i. v. bis zum Sistieren der Krämpfe; Handelspräparat: *Magnorbin* (Merck, Darmstadt). Seine Verwendung in Kombination mit Procain und Sparteinsulfat bei der potenzierten Narkose (s. dort).

d) **Barbiturate.** Rectale *Evipan*narkose: 0,04–0,08 g/kg Körpergewicht als 10%ige Lösung, Höchstdosis 3 g; weitgehend überholt.

Eunarcon zur initialen Basisnarkose; Dosis 0,23 ccm/kg Körpergewicht. Höchstmenge 1,0 g; nicht sehr verbreitet.

Rectidon: Durchschnittliche Erwachsenendosis 1,2–1,5 cm^3/10 kg Körpergewicht, d. h. entweder 1–2 Suppositorien á 0,4 g oder etwa 7–8 cm^3 Rectidon flüssig. Optimale Schlaftiefe nach 45 Minuten.

Vorteile: Wegfall des Excitationsstadiums, Ätherersparnis, postoperative Komplikationen des Respirationstractes selten, sehr psycheschonend.

Nachteile: Atemdepression, Erregungszustände; Indikation zur Narkoseeinleitung und Basisnarkose für Strumektomien, jedoch bei großen Strumen mit Verdrängung der Trachea ist Vorsicht geboten.

e) **Thiobarbiturate.** (Pentothal, Inaktin, Trapanal). Vor allem zur Narkoseeinleitung bei Kindern. Dosis: Kinder von 10 bis 16 kg Gewicht erhalten 0,02 g/kg Körpergewicht als 5%ige Lösung; bei Gewicht von 17 bis 33 kg gleiche Dosierung als 10%ige Lösung; Höchstmenge von 6,6 ccm nicht überschreiten; Dosiserhöhung auf 0,03–0,04 g/kg Körpergewicht ist möglich; Dosierung für Inaktin 0,025–0,03 g/kg Körpergewicht. Tiefe Narkosewirkung wird bei über 60% der Patienten innerhalb 15 Minuten erreicht; Inaktin beeinflußt die Sauerstoffversorgung des Gewebes besonders günstig.

f) **Avertin.** Klassische rectale Narkose; zur Vollnarkose nicht mehr herangezogen. *Dosis:* 0,1 g/kg Körpergewicht; 0,06–0,08 g/kg Körpergewicht ebenfalls meist ausreichend (Bayer, Leverkusen). *Chemisches:* Tribromäthylalkohol (*Willstätter* 1923); bei 40° bis zu 3½% wasserlöslich; heute wird ausschließlich Avertin flüssig angewandt; 1,0 g Avertin = 1 cm^3 Avertin flüssig mit Zusatz von 0,5 g Amylenhydrat; bei Temperatur über 40° zersetzlich, Zersetzungsprodukte sind toxisch (Kongorotprobe, s. vorn). *Dosis:* Absolutmenge des Narkoticums und die des erforderlichen Lösungsmittels für eine 2½%ige Lösung wird aus folgenden *Dosierungstabellen* (s. S. 60) berechnet.

Nachteile: Atemdepressorische Wirkung, Cyanose und evtl. generalisierte Hypoxie, Herzverlangsamung, Abschwächung der Herzkontraktionen, Verminderung der Alkali-

Dosierungstabelle zur Herstellung einer 2½%igen Avertinlösung

Körper-gewicht in kg	Dosis: 0,06 je kg		Dosis: 0,08 je kg		Dosis: 0,1 je kg	
	Menge des Lösungsmittels	Menge von Avertin flüssig in cm³	Menge des Lösungsmittels	Menge von Avertin flüssig in cm³	Menge des Lösungsmittels	Menge von Avertin flüssig in cm³
10	24	0,6	32	0,8	40	1,0
12	28	0,7	40	1,0	48	1,2
14	32	0,8	44	1,1	56	1,4
16	40	1,0	52	1,3	64	1,6
18	44	1,1	56	1,4	72	1,8
20	48	1,2	65	1,6	80	2,0
22	52	1,3	72	1,8	88	2,2
24	56	1,4	76	1,9	96	2,4
26	64	1,6	84	2,1	104	2,6
28	68	1,7	88	2,4	112	2,8
30	72	1,8	96	2,4	120	3,0
32	76	1,9	104	2,6	128	3,2
34	80	2,0	108	2,7	136	3,4
36	88	2,2	116	2,9	144	3,6
38	92	2,3	120	3,0	152	3,8
40	96	2,4	128	3,2	160	4,0
42	100	2,5	136	3,4	168	4,2
44	104	2,6	140	3,5	176	4,4
46	112	2,8	148	3,7	184	4,6
48	116	2,9	152	3,8	192	4,8
50	120	3,0	160	4,0	200	5,0
52	124	3,1	168	4,2	208	5,2
54	128	3,2	172	4,3	216	5,4
56	136	3,4	180	4,5	224	5,6
58	140	3,5	184	4,6	232	5,8
60	144	3,6	192	4,8	240	6,0
62	148	3,7	200	5,0	248	6,2
64	152	3,8	204	5,1	256	6,4
66	160	4,0	212	5,3	264	6,6
68	164	4,1	216	5,4	272	6,8
70	168	4,2	224	5,6	280	7,0
72	172	4,3	232	5,8	288	7,2
74	176	4,4	236	5,9	296	7,4
76	184	4,6	244	6,1	304	7,6
78	188	4,7	248	6,2	312	7,8
80	192	4,8	256	6,4	320	8,0

reserve, *Antidot:* Coramin; Atemstörungen können auch verspätet noch auftreten; besonders nachteilig ist der fast stets durch Avertin hervorgerufene Leberschaden, welcher nur durch exakte und möglichst niedrige Dosierung geringgehalten werden kann. Avertinausscheidung über die Nieren durch Paarung an Glucuronsäure. Entgiftung jedoch nicht nur in der Leber, sondern auch ubiquitär.

Nebenwirkungen: Die narkotische Breite des Avertins liegt bei 1,7 (*Eichholtz, Lendle*). Für Äther bei 1,4–1,6! Bei längerer Avertineinwirkung Gefahr der Hämolyse. Mortalität liegt etwa in Höhe der Äthernarkose (in der Anfangszeit 1:500, *Beecher*).

Indikation: Kinderchirurgie, Neurochirurgie (Hemmung der Hirnschwellung), größere diagnostische Maßnahmen (Herzkatheterismus, Angiocardiographie), Tetanus (Kombinationsbehandlung mit Depot-Curare, Magnesiumsulfat, Barbituraten).

13. Potenzierte Narkose und pharmakologische Hibernation

Definition: Von *Laborit* und *Huguenard* 1948 eingeführt, beruht auf dem Grundprinzip, daß das freie, vom äußeren Milieu unabhängige Leben des Menschen durch ein konstantes internes Milieu in einem physiologischen Gleichgewicht (Homoeostase. *Cannon*) gehalten wird. Gegen Aggressionen aller Art (Trauma, Infektion, thermischer oder psychischer Stress) verteidigt sich der Organismus durch neuroendokrine Reaktionen. In erster Linie beteiligt ist das hypophysär-hormonale System, jedoch auch das Neurovegetativum (*Selye, Reilly*). Die Verteidigungsreaktionen verlaufen über verschiedene Phasen, in welchen abwechselnd dissimilatorisch-adrenergische und assimilatorisch-cholinergische Reaktionen auftreten. Ist die Aggression nicht zu schwer, so wird das Gleichgewicht wiederhergestellt; widrigenfalls führen postaggressorische, dysharmonische Reaktionen zur Erschöpfung und zum Versagen infolge mangelhaften Energievorrates, mangelnder Leistungsfähigkeit und überschießenden Reaktionen. Durch die potenzierte Narkose sollen übermäßige Abwehrreaktionen unterdrückt werden; deshalb wird versucht, alle bekannten Synapsen und Überträgersubstanzen des Vegetativums zu blockieren (zentral, ganglionär und peripher). Durch Kombination verschiedener Medikamente („Cocktail lytique") kann der Operationsschock und die postaggressorische Krankheit stark abgemildert werden. Durch Unterkühlung kann dieser Effekt noch verstärkt werden. Am günstigsten hat sich die Kombination Megaphen-Atosil-Dolantin im Verhältnis 1:1:2 mit zusätzlicher Hypothermie erwiesen (*Hoffmeister, Vormann, Weese* 1954). Man unterscheidet in der klinischen Anwendung 4 Stufen: *1. erleichterte Narkose, 2. potenzierte Narkose, 3. Teilhibernation, 4. Vollhibernation.*

Präparate: Phenothiazinderivate: Latibon (Diparcol, Casantin) stark parasympathicolytisch, selten verwendet. **Atosil** (Promethazin, Phenergan) stark histaminibitorisch. Nie länger als 2 Tage verabreichen (sekundäre Histaminämie mit verstärkter Bronchialsekretion, Urticaria und Hypertension). **Megaphen** (Chlorpromazin): Wichtigstes und am stärksten und vielseitigsten wirkendes Gangliopegicum, 1950 synthetisiert von *Charpentier*. Als Hydrochlorid in 2,5%iger und 0,5%iger Lösung und in Tabletten zu 25 mg im Handel. Maximale Blutkonzentration nach 1½ Stunden bei subcutaner Injektion, nach 3 Stunden bei oraler Gabe. Rasch ansteigende Toleranz (schon nach 24 Stunden!). Es wird oral, tiefintramuskulär, i.v. nur in starker Verdünnung und rectal in Suppositorien appliziert.

Dämpfung auf Hirnrinde und Stamm, Somnolenz, psychisch indifferent, desinteressiert, antiemetisch, antikonvulsivisch, temperatursenkend, muskeltonussenkend. Antagonistisch zu zentralen Analeptica (Coffein, Pervitin, Cardiazol, Coramin). Erniedrigt die O_2-Aufnahme des Gehirns, verstärkt und verlängert die Wirkung von Narkoticis, Anlageticis und Alkohol. Atmung verlangsamt, vertieft und regelmäßig, Magensaftsekretion verringert, Peristaltik herabgesetzt, darmspasmolytisch; Stoffwechsel und Enzymhemmung, Herabsetzung der Gewebsatmung; Abwehrreaktion und Muskelzittern vermindert, dadurch Erleichterung der physikalischen Abkühlung. **Padisal** (Multergan). **Dibutil** (Parsidol).

Wirkung auf das *vegetative Nervensystem*: Stark adrenolytisch, acetylcholinolytisch, gangliopegisch. Kehren fast sämtliche Adrenalinwirkungen um; hemmen Vagusreflexe auf das Herz; setzen pleuropericardiale Reflexe herab; Blutdruckerniedrigung um 10-30 mm Hg; initiale Tachykardie, dann Pulsnormalisierung. Am EKG leichte T-Depression, Verlängerung der AV-Strecke, der intraventrikulären Reizleitung bis zum Block. Stabilisierung der vasomotorischen Reaktionen. Dadurch Hemmung übermäßiger kompensatorischer Kreislaufreaktionen, vor allem bei hämorrhagischem und traumatischem Schock; Verstärkung der Muskelentspannung durch Curarepräparate; *Indikation:* Zur Prämedikation, Erleichterung der Unterkühlung, Behandlung von Singultus und Erbrechen bei Labyrinthitis, Carcinomatose, Urämie, Stickstoff- und Cilagbehandlung, akuter Gastritis, nach Rö-Bestrahlung, Hyperemesis gravidarum, Eklampsie, zur Behandlung des hämorrhagischen, traumatischen und Verbrennungsschocks, bei schweren Schmerzzuständen zur Potenzierung von Analgeticis, bei psychomotorischer Unruhe, manischen Phasen, Angstzuständen, Phobien, paranoiden Psychosen, peripheren Durchblutungsstörungen.

Ergänzungspräparate: **Dolantin** (Dolosal, Pethidin, Demerol) analgetisch, sedativ, spasmolytisch und schwach vagolytisch; schwach blutdrucksenkend. Morphinwirkung potenzierend (daher nicht mit Morphin zusammen). Dosis in 24 Stunden 100-300 mg.

Novocainamid: Acetylcholinolytisch, histamininhibitorisch, schwach ganglienblockierend, zentral und peripher analgetisch, schwach curarisierend, blutdrucksenkend, erregbarkeitsvermindernd, Verlangsamung der Reizleitung des Herzmuskels, negativ inotrope Wirkung. Sehr langsamer Abbau, daher nur einmal in Maximaldosis von 300 mg i.v. zu geben.

Novocain ähnlich wie Novocainamid wirkend, jedoch zusätzlich coronarerweiternd, bronchienerweiternd, diuretisch und euphorisierend, stündlich 1,5–2,0 g in 0,1–0,6%iger Lösung, Tagesdosis 4,0–6,0 g.

Magnesiumsulfat sedativ-hypnotisch, temperatursenkend, curarisierend und lokalanästhetisch, nierenschädigend bei längerer Applikation, wird in Abwechslung mit Megaphen-Atosil verwendet. In Tropfinfusion (0,2–0,6%) bei einer Tagesmenge von 6,0 g.

Sparteinsulfat, ganglioplegisch, vagolytisch, temperatursenkend, etwas eupnoisch, etwas blutdrucksenkend, die Reizleitung verlangsamend, daher antifibrillatorisch. Zeichen der Überdosierung sind Hypotension, Bradykardie, atrioventrikuläre Dissoziation.

Hydergin, peripher adrenolytisch, zentral sedativ und temperatursenkend, Bradykardie erzeugend. Blutdruck und Gefäßtonus herabsetzend, zur Verstärkung der adrenolytischen Wirkung während der Hibernation verwendet, z.B. bei Hyperthermie, paralytischem Ileus, Tachykardie nach Gehirnoperation. Dosis im Anfang 0,15–0,6 mg, zur Fortsetzung 0,3 mg alle 6–8 Stunden.

Barbiturate: Intravenös, intramuskulär und rectal in kleinen Dosen von etwa 500 bis 1000 mg/24 Stunden zur Vervollständigung der Hibernation.

Somatotropes Hormon (Wachstumshormon, Somatotropin, Chondrotropin): Inkret des Hypophysenvorderlappens. Bewirkt Bremsung des Aminosäurestoffwechsels, Steigerung des Fettstoffwechsels und Elektrolytretention, verstärkt die Eiweißsynthese, wirkt biologisch gegensinnig wie ACTH, erleichtert die Einleitung der Hibernation und ihre Durchführung für mehrere Tage, fördert die Diurese und beschleunigt die Wundheilung. Dosis: 1 Ampulle (100 E) in 24 Stunden für etwa 3 Tage, möglichst schon 24 Stunden vor Beginn der Hibernation.

Pendiomid (zur gesteuerten Blutdrucksenkung s. dort), *Pacatal*, Causat, Panthesin (lokalanästhetisch), Sanosten (histamininhibitorisch), Regitin, Antistin, Cliradon, Reserpin, Chinin, *Khellin*.

Technik:
a) **Die erleichterte Narkose.** Übliche Prämedikation mit Dolantin bzw. Morphin-Atropin oder Scopolamin, außerdem 1–4 mg/kg Körpergewicht Atosil i.m. 1–3 Stunden vor Narkosebeginn; evtl. auch erst 10 Minuten vor Narkosebeginn stark verdünnt i.v. in 5 bis 10 Minuten injiziert; *Indikation:* Eingriffe der kleinen und mittleren Chirurgie, bei denen ein stärkeres postaggressorisches Syndrom nicht zu erwarten ist.

b) **Die potenzierte Narkose.**
Anwendungsschemata: Vorabend: Atosil 0,05 i.m., Luminal 0,2 i.m.
2 Stunden vor Operation: Megaphen 0,05 i.m., Dolantin 0,1 i.m.
1 Stunde vor Operation: Atropin 0,00025 i.m., Dolantin 0,1 i.m.
Flachlagerung, vorsichtige Umlagerung, Puls- und Blutdruckkontrolle, keine Opiate und Sympathicomimetica, *Cave!* Digitalis.
4 Stunden nach Operation: Megaphen 0,025 i.m., Dolantin 0,05 i.m.
8 Stunden nach Operation: Megaphen 0,025 i.m., Dolantin 0,05 i.m.
oder nach folgendem Schema:
Vorabend: Atosil 0,05 per os, Luminal 0,1–0,2 per os,
2–3 Stunden vor Operation Megaphen 0,05 i.m., Atosil 0,05 i.m.; 1 Stunde vor Operation 0,1 i.m.

Es ist zweckmäßig, auch postoperativ die Potenzierung noch eine Zeitlang fortzusetzen.

Indikation: Alle großen Eingriffe mit erhöhter Schockgefahr, ausgedehntem Gewebstrauma und langer Operationsdauer; traumatischer Schock und Kollaps mit Kreislaufzentralisierung; hohes Alter, Darniederliegen des Energievorrates, Atmungsinsuffizienz, hohes Fieber, stark erhöhter Stoffwechsel und akute Infektionen (Bronchiektasen, Lungenabsceß), Zweihöhleneingriffe (Cardia- und Ösophaguscarcinom).

Kontraindikation: Durch Potenzierung kommt es zu Blutdruckabfall, Blässe und Tachykardie, deshalb ist bei hohem Alter, Kachexie und schlechtem Allgemeinzustand die Dosierung vorsichtig zu wählen. Tritt bereits bei Einleitung der Potenzierung trotz Kopftieflagerung und Flüssigkeitszufuhr ein bedrohlicher Blutdruckabfall auf, so sind alle nicht dringlichen Operationen zu verschieben. Bei tiefer vegetativer Blockade können atrioventrikuläre Reizleitungsstörungen auftreten. Eine relative Kontraindikation besteht bei Nebenniereninsuffizienzen (Morbus Addison nach chronischen Cortisongaben). Bei Morbus Cushing können Erregungszustände ausgelöst werden. Bei Phäochromocytom wird vor Anwendung des Megaphen gewarnt. Alkohol- und Barbituratvergiftungen sind Kontraindikationen wegen Verstärkung der narkotischen Wirkung. Kräftige und widerstandsfähige

Allgemeine Betäubung (Narkose)

Patienten bedürfen im allgemeinen der Potenzierung nicht. Je größer und je leichter die Erschöpfbarkeit des Patienten ist, desto mehr ist er zur Potenzierung und evtl. Hibernation geeignet.

c) Die Teilhibernation.
Anwendungsschema: 3 Tage vor Operation: Täglich Atosilsirup 3mal 1 Eßlöffel. Am Vorabend: Atosil 0,1 per os, Luminal 0,1 per os.
Am Vorabend: Atosil 0,1 per os, Luminal 0,1 per os.
Operationstag: 3 Stunden vor Operation Atosil 0,05 i.m., Dolantin 0,1 i.m.
Puls- und Blutdruckkontrolle, Flachlagerung, Dunkelzimmer, Ruhe! 1½ Stunde vor Operation: Procainamid 0,2 i.v. (0,025–0,3!), 1 Stunde vor Operation: Viertelstündlich 2 cm³ der Mischung: Dolantin 0,1 i.m., Atosil 0,05 i.m., Megaphen 0,05 i.m. Applikation der Mischspritze solange bis folgender Zustand erreicht ist: Somnolenz, Arreflexie, rosige Haut, Analgesie, langsame tiefe Atmung, Pulsverlangsamung, Blutdrucksenkung um bis 30 mm Hg. Auflegen von Eisbeuteln auf Herzgegend, Leber, beide Oberschenkel und regelmäßige Temperaturkontrolle bis Temperatur auf 34–35° abgesunken ist.
Bei Op-Beginn: d-Tubocurarin (Succinyl) 0,01 Intubation, Sauerstoff-Lachgasgemisch aa.
4 Stunden nach Operation: 2 cm³ der Mischspritze, 8 Stunden nach Operation 1 cm³ der Mischspritze, allmähliches Entfernen der Eisbeutel, spontane Wiedererwärmung abwarten.
Indikation: Alle Eingriffe, bei welchen eine Senkung des Sauerstoffbedarfs, eine Verbesserung der Ventilation und Kräfteersparung erwünscht ist (Lungenchirurgie, Ösophagusresektionen, toxische Strumen, totale Gastrektomie).

d) Die Vollhibernation. *Anwendungsschema:* 3 Tage lang vor Operation täglich Atosilsirup 3mal 1 Eßlöffel.
Vorabend: Atosil 0,1 per os, Luminal 0,1 per os, Dolantin 0,1 i.m.
Operationstag: 3 Stunden vor Operation Atosil 0,05 i.m. Dolantin 0,1 i.m. Flachlagerung, Dunkelzimmer, Ruhe!
2 Stunden vor Operation: Dextrose 5% 500,0 ⎫
                              Aneurin 0,2 ⎬ i. v. in Dauerinfusion eisgekühlt
                              Sparteinsulfat 0,2 ⎭
Fortlaufende Puls-, Blutdruck-, Temperatur- und Atmungskontrolle!
1½ Stunde vor Operation, Procainamid 0,2 i.v., 1¼ Stunde vor Operation 2 cm³ der Mischspritze.
               Dolantin 0,1 ⎫
               Atosil 0,05 ⎬ zur i. v. Dauerinfusion
               Megaphen 0,05 ⎭
Von der Mischspritze alle 10 Minuten 1 cm³ verabreichen. 45 Minuten vor Operation: d-Tubocurarin 0,01. Intubation, Lachgas-Sauerstoffgemisch usw. Einschlagen in feuchtkalte Tücher mit Eiszwischenlage oder Einwickeln in Kühlmatte und Anschalten des Winterschlafgerätes oder Einlegen des Patienten in ein Eiswasserbad (vgl. Abb. 24 u. 25) für etwa ½ Stunde, d. h. bis die Körpertemperatur auf 32° gefallen ist. Sodann Herausnehmen und Lagerung auf Operationstisch; im Verlauf einer weiteren halben Stunde sinkt die Temperatur spontan um weitere 3–4° ab, so daß am Höhepunkt der Operation eine Temperatur von 29 bis 30° erreicht ist. Diese Temperatur bleibt etwa 2 Stunden konstant und kann durch Aufbringen von Eisbeuteln oder erneutes Ingangsetzen der Kälteapplikation aufrechterhalten werden.
Nach Operation: Rasche Wiedererwärmung durch Bedecken des Patienten, mit warmen Tüchern auf Brust und Abdomen, Heizkissen, Infrarotstrahler, gelegentliche Unterstützung mit Diathermie, Wiedererwärmungsaggregat, Warmluft, Vollblutkonserve oder Plasma 400,0.
Sämtliche vegetative Funktionen sollen gleichmäßig wiederkehren!
Komplikationen der Vollhibernation: Hochgradige Bradykardie bis zu Kammerflimmern und Herzstillstand; *Gegenmaßnahme:* Erwärmung der Herzgegend durch Diathermie und Gabe von Ephedrin in kleinen Dosen.
Wiedererwärmungskrise mit Hyperthermie, Erregung und hochrotes Gesicht durch vermehrte Produktion thyreotropen Hormons. *Gegenmaßnahme:* Dijodthyrosin oder Thyroxin (2–3 mg) i.m.
Ausbleiben der spontanen Wiedererwärmung bei sehr alten Patienten, bei Neugeborenen, bei Überdosierung oder zu langsamer Ausscheidung. *Gegenmaßnahme:* Weglassen

aller Blockademittel, Erwärmung des Herzens mit Wärmflaschen oder Kurzwellen, Bluttransfusion.

Bei Reizleitungsstörungen des Herzens kleine Dosen von Ephedrin und Strophantin.

Erhöhte Thrombosegefahr infolge rascheinsetzender Verkürzung der Blutgerinnungszeit in der Wiedererwärmungsphase. *Gegenmaßnahme:* Laufende Kontrolle des Prothrombinwertes und Heparingabe.

Indikation: Alle Eingriffe am Herzen, welche in Kreislaufstillstand, evtl. induziertem Herzstillstand, und am offenen Herzen unter Sicht ausgeführt werden (Vorhofseptumdefekt, Ventrikelseptumdefekt); zur Prophylaxe des Kammerflimmerns bei allen intrakardialen Eingriffen mit erhöhter Gefährdung durch Blutverlust, lokale Traumatisierung, herabgesetzte Widerstandsfähigkeit des Patienten (vgl. S. 65).

Bei *Basedow* mit stark erhöhtem Grundumsatz kann durch Vollhibernation die hyperthyreoide Krise vermieden werden. Operationen in der *Nähe des Zwischenhirns*, des Hirnstamms, des 4. Ventrikels, der hinteren Schädelgrube, sowie bei Operationen besonders großer und gefäßreicher Tumoren, bei *schweren Verbrennungen* zur Überwindung des Verbrennungssyndroms.

14. Künstliche Hypothermie

Definition: Senkung der Körpertemperatur durch physikalische Maßnahmen (vgl. Vollhibernation S. 63).

Patho-Physiologie: Die akute allgemeine Unterkühlung verläuft in 3 Phasen.

1. Phase: (Rectaltemperatur 37–34 °C). Die aktive Kälteabwehr steht im Vordergrund (Kälte, Zittern, Steigerung des Energiestoffwechsels, der Herzfrequenz und des Blutdrucks), unter 36 °C gewinnt die Kältewirkung die Oberhand über die Abwehrreaktionen (Verminderung der Herzfrequenz).

2. Phase (Rectaltemperatur etwa 34–29 °C): Kältewirkung gewinnt die Oberhand über Verteidigungsreaktionen (weitere Pulsverlangsamung, Pulsunregelmäßigkeit, Verlangsamung der Atemfrequenz, Atemabflachung, Muskelstarre, Absinken des Energiestoffwechsels, Müdigkeit, Bewußtseinstrübung, Abschwächung der Reflexe, Zusammenbruch der Wärmeregulation).

3. Phase (Rectaltemperatur etwa 29–22 °C): Fast alle aktiven Funktionen des Organismus erlöschen progressiv (Versiegen der Schmerzreize, Puls schwach und unregelmäßig, Minimalatmung, Blutdruck peripher nicht meßbar, Energiestoffwechsel weit unter dem Ruhewert, terminale Muskelerschlaffung, Atemstillstand, Herzstillstand, Exitus).

Der Sauerstoffverbrauch sinkt proportional zum Abfall der Körpertemperatur. Bei 30 °C beträgt die Sauerstoffaufnahme 50%, bei 25 °C 20–25% des Ausgangswertes.

Die Spontanatmung wird bei 30–32 °C ungenügend und sistiert unter 30 °C ganz; Verschiebung des Blut-ph durch Anstieg des CO_2-Gehaltes des Blutes. Stimulation der Atmung durch CO_2-Gaben nicht mehr möglich; gesteigerte Irritabilität des Herzens; dadurch Begünstigung von Kammerflimmern. Gegenmaßnahme: Hyperventilation bei künstlicher Beatmung.

Methodik der Unterkühlung und Wiedererwärmung: Die allgemeine tiefe Hypothermie kann mit der Anwendung von Potenzierungsstoffen kombiniert werden (s. Vollhibernation S. 63) und wird sodann nach Ansicht verschiedener Autoren rascher erreicht und besser vertragen. Jedoch kann sie auch mit gewöhnlicher, genügend tiefer Narkose erzielt werden. In Frage kommen äußere Kälteanwendung durch Einbringen des Patienten in ein Eiswasserbad oder Einpacken in eine Gummistoffkühlmatte, durch welche eine Kühlflüssigkeit zirkuliert.

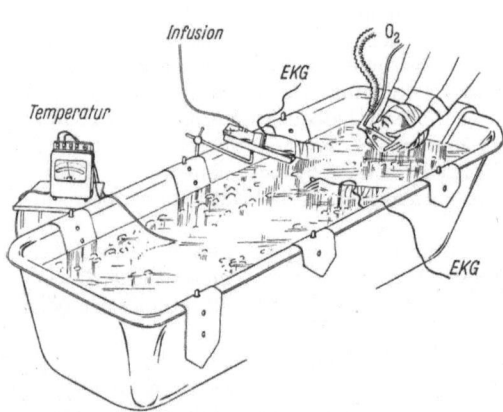

Abb. 24. Unterkühlung im Eiswasserbad

Unterkühlung im Eiswasserbad (Abb. 24): Tiefe Narkose; im Stadium III,2 bis 3 Einlegen des Kranken in ein Eiswasserbad. Innerhalb 30–80 Minuten wird die Temperatur von 33 °C erreicht und der Patient aus dem Bad genommen. Er wird abgetrocknet und auf den

Operationstisch gelagert. Während einer weiteren halben Stunde sinkt die Temperatur insgesamt noch 2-5 °C ab; danach wird die Kerntemperatur konstant gehalten; Temperatursenkung unter 26 °C ist lebensbedrohlich. *Vorteile:* Die Unterkühlung erfolgt schnell; maximaler Wärmeaustausch. *Nachteile:* Mehrfache Umlagerung des Patienten, unsichere Steuerbarkeit der Temperaturtiefe; bei Auftreten von Kammerflimmern während des Wasserbades entsteht gefährlicher Zeitverlust bis eine Thoraktomie möglich wird.

Unterkühlung mit Kühlmatte, Kühlanzug, Winterschlafgerät (vgl. Abb. 25): Durch Kühlapparaturen *(Just)* wird eine Alkoholwassermischung auf eine Temperatur von 0 oder — 4 °C gebracht. Die Einleitung der Unterkühlung mit Kühlmatte erfolgt am zweckmäßigsten mit Potenzierungsstoffen (s. Vollhibernation S. 63, *Ciocatto, Cattaneo*). Unter der Prämedikation erfolgt eine spontane Abkühlung auf etwa 35 °C, welche abgewartet wird; erst bei dieser Temperatur wird die Kühlmatte angelegt und angeschaltet; Erreichen der Rectaltemperatur von 32 bis 33 °C etwa innerhalb 2 Stunden; daraufhin Abschalten der Kühlmatte, Abdecken des Thorax, Operation; die Temperatur sinkt während der nächsten halben Stunde weiter um 2-5 °C ab.

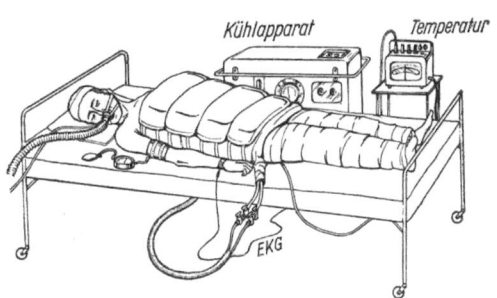

Abb. 25. Kühlapparat nach *Just*

Vorteile: Anwendung der Kühlmatte ist einfacher, keine Umlagerung, gewisse Temperatursteuerung möglich, außerdem Wiedererwärmung auf dem Operationstisch.

Nachteil: Lange Dauer der Unterkühlung, Kühlvorrichtung umständlich, kostspielig und schwierig in der Wartung und Pflege.

Die Wiedererwärmung (vgl. Vollhibernation S. 63): Nach der Operation Erwärmung mit Wärmeflaschen, Warmluft, Diathermie oder Winterschlafaggregat; dabei wird zur Wiedererwärmung die Temperatur der Flüssigkeit auf 40-45° erwärmt und der Patient auf 32-33° wiedererwärmt. Weitere Temperaturnormalisierung spontan.

Die Wiedererwärmung soll stets schnell durchgeführt werden, damit der Patient aus der Gefahrenzone um 29 °C herausgebracht wird. Die Wiedererwärmung kann auf dem Operationstisch durch Thoraxspülung mit warmer Kochsalzlösung begonnen werden.

Komplikationen: Kammerflimmern ist die häufigste lebensbedrohliche Komplikation der tiefen Hypothermie. Es kann schon zu Beginn der Unterkühlung auftreten; ferner kommt es bei Unterkühlung unter 25° zustande, sowie nicht selten während des Kreislaufstillstandes. Ursachen des Kammerflimmerns sind das lokale Trauma, die Kältewirkung, die Anoxie, die Acidose. *Behandlung:* (s. S. 38, vgl. Abb. 530a, b).

Indikation zur tiefen Hypothermie (vgl. Vollhibernation): Besteht nur für Operationen, welche ohne sie keinesfalls ausgeführt werden können (alle Operationen, welche Kreislaufstillstand erfordern, Aneurysmaoperation des Gehirns, der Aorta und ihrer Hauptäste, bei angeborenen Herzmißbildungen, wenn die Operationsmortalität bei normaler Temperatur über 25% beträgt, evtl. in Kombination mit extracorporalem Kreislauf.

Kontraindikation: Ateminsuffizienz, Herzinsuffizienz. Die sehr tiefe künstliche Hypothermie (unter 25 °C) ist bisher mit ausreichender Sicherheit noch nicht möglich, unter 25 °C vermehren sich die Gefahren der Hypothermie. Üblicherweise wird nur bis 29 °C unterkühlt.

Im Tierexperiment gelang die Wiederbelebung nach Unterkühlung bis + 15 °C und Herzstillstand bis zu 2 Stunden in 70-90% der Fälle (*Watanabe, Okamura, Ishikawa; Spohn* u. Mitarb.). Ob diesen Versuchen eine praktische Bedeutung für die Anwendung am Menschen zukommen wird, läßt sich noch nicht voll übersehen.

15.. *Extracorporaler Kreislauf (Herz-Lungenmaschine)*

Definition: Extracorporaler Kreislauf bedeutet den Ersatz der Herz- und Lungenfunktion durch ein von außen an den Kreislauf angeschlossenes künstliches System. Dies kann sein:

α) Eine Hilfsperson, deren Herz und Lunge die Pumpleistung bzw. Arterialisierung des Blutes übernimmt (Cross-circulation n. *Lillehei*). Wegen tödlicher Zwischenfälle bei der Hilfsperson ist das Verfahren verlassen.

β) *Ein maschinelles System*, welches im Prinzip aus Pumpen für den Bluttransport (künstliches Herz und einem Oxygenator für die Aufsättigung des Blutes mit Sauerstoff (künstliche Lunge) besteht (*Herz-Lungenmaschine*).

Methoden: Verschiedenste Modelle von Herzlungenmaschinen wurden inzwischen konstruiert (*Gibbon, Kirklin, Craaford, Thomas, Lillehei – de Wall, Grießer*). Der Vorzug ist der möglichst einfachsten Konstruktion zu geben, welche zugleich ein ausreichendes Minutenvolumen bei optimaler Arterialisation des Blutes, Isoionie, Isothermie usw. liefert. Die ableitende, venöse Schlauchleitung wird in beide Hohlvenen kreuzweise über den rechten Vorhof eingelegt und das venöse Blut von dort abgesogen. Es passiert den Oxygenator (u. U. mit entsprechender Vorrichtung zur Entschäumung), wird dort arterialisiert und mittels einer 2. Pumpe über eine arterielle Schlauchleitung in die A. femoralis oder subclavia sin. zurückgeleitet.

Technik: Reinigung der Maschinenteile mit Natronlauge oder Formalin und möglichst nur einmaliger Gebrauch leicht ersetzbarer Einzelteile (Schläuche usw.). Durchspülen der zusammengesetzten Maschine mit Aqua dest. (2 Std.), anschließend mit physiologischer Kochsalzlösung (1 Std.). Beschickung der gereinigten Maschine mit gegeneinander gekreuzten Blutkonserven (37 °C); Laufenlassen der blutgefüllten Maschine im Kurzschluß und Kontrolle von Hämolyse, pH-Ionenkonzentration, O_2-Sättigung, Temperatur und Durchflußvolumen. Inzwischen Thorakotomie des Patienten und Einlegen der arteriellen Zuflußkanülen in die A. fem. sowie von 2 Kunststoffkathetern zur venösen und arteriellen Druckmessung in die A. femoralis und V. saphena. Heparinisierung des Pat. (2–4 mg Heparin/kg Körpergewicht).

Anschließen der Maschine: Canulement der V. cava sup. und inf. – Drosselung der beiden Hohlvenen über dem eingelegten Katheter bei gleichzeitigem Anlaufenlassen der Maschine (totaler By-pass) – Steuerung der Perfusionsrate derart, daß arterielle und venöse Druckwerte normal bleiben. Evtl. künstlich induzierter Herzstillstand (Kaliumzitrat, Acetylcholin intraaortal nach Abklemmen der Aorta distal vom Abgang der Coronararterien). Es folgt der intracardiale Eingriff, welcher bis zu einer Zeitgrenze von 40 Min. dauern kann, jedoch stets so kurz als möglich ausgedehnt werden soll.

Abschalten der Maschine: Bei Kammerflimmern – Defibrillation durch Elektroschock bis normaler Herzrhythmus wiederkehrt, dann schrittweise Abschalten des extracorporalen Kreislaufs über mehr oder weniger lange dauernden partiellen By-pass. Decanulement erst, wenn Sinusrhythmus des Herzens wiederhergestellt ist und die Herzkraft für die Übernahme des Kreislaufs ausreichend ist. Nach erfolgtem Decanulement Protaminsulfat i.v. (evtl. wiederholt unter mehrfacher Kontrolle des Heparinspiegels) im Verhältnis 1,5 Protaminsulfat: 1,0 Heparin); bei Acidose Natriumbicarbonat i.v., bei Absinken der Temperatur entsprechende Wiedererwärmungsmaßnahmen. Dauerwache für wenigstens 12 Stunden.

Komplikationen: Zahlreich: Meist bedingt durch *Acidose* (Natriumbicarbonatinfusion), *Nachblutung* infolge Gerinnungsstörung (Protaminsulfat, Heparinkontrolle, Zitratbluttransfusion, *Kohn*sche Fraktion,) *Hypoxämie* infolge mangelhafter Leistung des Oxygenators oder ungenügender Perfusionsrate (genaue Kontrolle der Perfusion und O_2-Sättigung).

Indikation: Alle intracardialen Eingriffe, deren Korrektur mehr als 8 Min. Zeit erfordert (Vorhofseptumdefekt – Ostium primum, Ventrikelseptumdefekt, komplette Korrektur der *Fallot*schen Tetralogie, angeborene Aortenstenose, *Fallot*sche Trilogie und Pentalogie, Transposition der großen Gefäße). Die Indikation zum extracorporalen Kreislauf konkurriert nicht mit der Hypothermie, sondern hat ein eigenes Anwendungsgebiet.

Prognose: Fraglich; Mortalität selbst in Händen geübter Operationsteams noch 20%; je nach der Schwere der unternommenen intracardialen Korrekturen auch noch höher. Lange und gewissenhafte Schulung des Teams im Tierexperiment ist unbedingte Voraussetzung.

B. Spezielle Anästhesie

1. Thoraxchirurgie

a) Besonderheiten bei Thorakotomie. *(Beseitigung der Gefahren des offenen Pneumothorax).* Sie wurde schon seit alters auf die verschiedenste Weise versucht (*Vesal* 1555, Thoraxsitusdemonstrationen am lebenden Tier); *Robert Hook* 1667, *George Fell* 1887, *O'Dwyer* 1888, *Tuffier* und *Hallion* 1896, *Tiegel* 1908 Überdruckatmung gegen eine Wassersäule zur Erzeugung eines Ausatemgegendruckes; *Sauerbruch* 1904 Unterdruckkammer, sog. Druckdifferenzverfahren; *Brauer* 1904, Überdruckverfahren (in Mitteleuropa bis 1947 noch gebräuchlich); *Volhard* 1908 kontinuierliche Sauerstoffinsufflation. Heute übliche Verfahren sind die assistierte Beatmung (*Beecher*) und die kontrollierte Beatmung.

Die assistierte Beatmung: Dabei wird die Spontanatmung belassen und jede Inspiration durch manuelle Kompression des Atembeutels unterstützt. Narkoseeinleitung erfolgt mit Stickoxydul, Cyclopropan, Barbiturat, Chloräthyl, rectaler Basisnarkose. Sie wird mit Äther oder Cyclopropan fortgesetzt. *Vorteile:* der assistierten Beatmung sind die individuelle Unterstützung der Atembewegungen in zeitlicher Übereinstimmung mit denselben. *Nachteile:* Starke und plötzliche Veränderungen der Atemfrequenz und Atemtiefe, vor allem bei Operationen in Hilusnähe. Kreislaufreaktionen durch plötzlichen intrapulmonalen Druckwechsel.

Die kontrollierte Beatmung: Derzeit häufigst geübte Methode. Durch Anwendung von Muskelrelaxantien und Hyperventilation wird Apnoe erzeugt. Die Atmung wird durch manuelle oder maschinelle Beatmung vollständig übernommen (s. die einzelnen Narkoseverfahren). Notwendiger Druck bei intaktem Thorax: bei Kleinkindern 2–3 cm Wasser, bei Erwachsenen 15–25 cm Wasser; nach Thoraxeröffnung 10–20 cm Wasser. *Vorteile* der kontrollierten Beatmung: Vermeidung von Pendelluft und Mediastinalflattern, physische Schonung bei Ruhigstellung der Atemmuskulatur; Herabsetzung des Sauerstoffbedarfs; vollständige Kontrolle der Lunge und ihrer Bewegungen durch den Anästhesisten. Die Atemexkursionen können den Operationserfordernissen angepaßt werden. *Nachteile:* Erschwerte Kontrolle genügender CO_2-Ausscheidung; Sekretverschleppung in die terminalen Bronchiolen (Atelektasenbildung), schwere Erkennbarkeit von Überdosierungen; Möglichkeit der Alveolarruptur; exspiratorischer Ventilverschluß bei einzelnen, seltenen Fällen (Lungencysten, Bronchusstenosen).

Die Beatmungsapparate (Pulmonat, Pulmopulsor, Spiropulsator, Pulmoflator) arbeiten mit Über- und Unterdruck sehr gleichmäßig und daher paradoxerweise physiologischer als die manuelle Beatmung, bei welcher der Blutrückfluß zum Herzen zeitweise gedrosselt wird und Kreislaufschwankungen auftreten können. Richtige Einstellung und ständige Beobachtung der Maschine ist unerläßlich.

Allgemeine Maßnahmen bei Beendigung einer Thorakotomie: Geschlossene Saugdrainage zur Entfernung von restlicher Luft, Sekret und Herstellung eines kontinuierlichen leichten Unterdrucks ist nach allen Thorakotomien erforderlich (Ausnahme: Pneumonektomiehöhle!); während Brustwandverschluß ist die Lunge soweit zu blähen, daß sich bei Inspiration beide Pleurablätter berühren (Verdrängung der intrathorakalen Luftansammlung, optimale Entfaltung der Lunge (notwendiger Druck durchschnittlich 10–15 cm Wasser); sofortiger Anschluß einer geschlossenen Saugdrainage; der intrapleurale Sog wird kontinuierlich wenigstens während 48 Stunden postoperativ fortgesetzt; er soll 10–20 cm Wasser nicht übersteigen; höhere Sogwerte nur bei Vorliegen einer Bronchusfistel oder kleinerer Lungendefekte (vgl. Abb. 216–218).

b) Die Verhütung von Sekret- und Flüssigkeitsübertritt in die gesunde Lunge. Die Gefahr des Sekretübertrittes in die gesunde Lunge besteht vor allem bei sog. „feuchten Lungen". Die in Frage kommenden Sekrete sind Schleim, Eiter und das durch die Operation eintretende Blut. Dem Sekretübertritt aus feuchten Lungen (Bronchiektasen, Lungenabscesse, stenosierende Carcinome und posttuberkulöse Bronchusstenosen, tuberkulöse Kavernen) wird durch entsprechende Vorbehandlung vorgebeugt. Zweckmäßige präoperative Maßnahmen sind:

1. Abhusten in Kopfhängelage, wobei die Sekretmobilisation durch Klopf- und Vibrationsmassage unterstützt wird.

2. Tägliche Inhalationen und intrabronchiale Instillation von Antibioticis (Empfindlichkeitstestung).

3. Nochmalige Lagerungsdrainage mit Abhusten 2 Stunden vor Anästhesiebeginn.

Endobronchiale Intubation: Blockieren der erkrankten Lunge durch gezielte Intubation des gesunden Lungenflügels, in dessen Hauptbronchus entsprechende Spezialkatheter ([z. B. n. *Stürzbecher* (Abb. 17) oder n. *Carlens* (s. Abb. 18)] eingeführt wird. Genaue Kenntnis der Anatomie des Bronchialbaumes (vgl. Abb. 20) ist dafür unerläßliche Voraussetzung. Gezielte Intubation erfolgt entweder in Lokalanästhesie oder in Vollnarkose; Auskultatorische Kontrolle gibt Aufschluß über die richtige Lage; über dem Obergeschoß des gesunden Lungenflügels dürfen keine schnarchenden Atemgeräusche zu hören sein; denn dies ist ein Zeichen, daß der Oberlappenbronchus verlegt ist; ein nicht korrekt sitzender Tubus oder

Blocker ist um vieles schlechter als eine normale Trachealintubation. Röntgenologische Kontrolle während der Einführung und nach Anlegen des Blockers erhöht die Sicherheit; Nachteil der Blockermethode: Der Ballon verschiebt sich leicht (in 20–25% ist die Blockade unzureichend). Verrutschte Blockadekatheter müssen sofort entfernt werden. Eine improvisierte Blockade des zu verschließenden Haupt- oder Lappenbronchus kann auch durch Tamponade mit einem Gazestreifen erfolgen (*Crafoord* 1938). Bei Kindern ist die Blockade mit Bronchusblockern und Doppellumenblockern frühestens ab 12. bis 13. Lebensjahr brauchbar. Im 8. bis 12. Lebensjahr kommt die *Crafoord*sche Tamponade in Frage; unterhalb des 7. Jahres ist eine zuverlässige Blockade nicht möglich.

Lagerung: Kopftieflagerung mit Neigung des Operationstisches etwa 20° (*Beecher* 1940) Besser ist die Bauchlagerung mit leichter Senkung der kranken Lungenseite (*Overholt* und *Langer, Holmes Sellors* 1945). Bei der Overholtlage werden Brustkorb und Schultern durch 2 Gummipolster gestützt, der Kopf ruht seitwärtsgedreht auf einem Kissen, Thorax und Bauchdecken hängen frei. Bei der Lagerung nach *Holmes Sellors* wird die gesunde Thoraxseite, sowie das Becken der kranken Seite durch ein Bänkchen etwas erhöht (vgl. Abb. 3a); dadurch wird die Wirbelsäule etwas torquiert und fixiert.

Pneumonektomiehöhlen werden sofort durch intrathorakale Druckmessung auf $+0$ einreguliert.

Eine bronchoskopische Absaugung vor der Extubation ist bei feuchten Lungen oder reichlichem Sekret- und Blutanfall angezeigt. Vor Umlagerung Röntgenkontrolle der Lunge auf dem Operationstisch.

Schonende Umlagerung des Thoraxoperierten vom Operationstisch in das Bett durch wenigstens 3 Personen, so daß stärkere Lageveränderungen des Körpers vermieden werden (vgl. Abb. 6).

Extubation erst wenn ausreichendes Atemvolumen gesichert ist. Alle Schutzreflexe müssen vorhanden sein. Ständige Sauerstoffzufuhr mit Gesichtsmaske und Rückatembeutel, Sauerstoffbrille oder nasopharyngealer Insufflation auch auf dem Weg zum Krankenzimmer.

c) Transport und Maßnahmen im Krankenzimmer. Sie erstrecken sich auf: Sicherung unbehinderter Lungenventilation, Freihaltung der Atemwege, Vermeidung von Sauerstoffmangel, Aufrechterhaltung normaler Kreislaufverhältnisse, Kontrolle des postoperativen Blut- und Flüssigkeitsverlustes.

Während des Transportes ist der Drainageschlauch abzuklemmen; bei drohendem Spannungspneumothorax ist der Drainageschlauch mitunter zu lüften; bei Ankunft im Krankenzimmer sofortiger Anschluß an den Dauersog erforderlich; Druckregulierung zwecks Erzielung eines konstanten Sogs (Dauersog von 4 bis 20 cm Wasser ausreichend); sparsamer Gebrauch von Opiaten (Atemdepression!). Regelmäßige Atemübungen und intensives Abhusten sobald Schleimansammlung vorliegt. Unter Umständen Forcierung des Abhustens durch Einführung eines Saugkatheters durch die Nase mit Vorziehen der Zunge; auch wenn der Katheter nicht in die Trachea eintritt, führt der Hustenreiz zur Expektoration; bei Atelektasenbildung (Dyspnoe, Cyanose, Tachykardie, segmental oder lobär begrenzte Verschattung im Röntgenbild) muß tracheale Absaugung erfolgen; fortlaufende Sauerstoffzufuhr unter Sauerstoffzelt, mittels Nasenkatheter oder Sauerstoffbrille!; Ersatz des Blutverlustes, sofern dieser über 300 cm³ lag; weitere Blutübertragung je nach Inhalt des Auffanggerätes innerhalb 48–72 Stunden Unterstützung der Herzmuskelkraft durch Strophantin (Elektrolyt- und Eiweißersatz s. S. 220, 228).

d) Besonderheiten bei Eingriffen im Bereich des Mediastinums.

α) *Die kongenitale Ösophagusatresie des Neugeborenen* (s. S. 1109): Bei Austrocknung ist der Ersatz des Flüssigkeitsdefizits mit Elektrolyt-haltigen Infusionen, Antibioticis und Vitaminen (K und C) unerläßlich; Sauerstoffzelt bis zur Narkoseeinleitung; Freilegung der Knöchelvene und Einführung eines dünnen Plastikkatheters oder stumpfer Kanüle; Fixierung des Beins auf Gipsschiene; Laryngoskopie und Pharynx- und Trachealtoilette; tracheale Intubation ohne Betäubung (Trachealtubus besonders sorgfältig auswählen); durchschnittliche Größe der Katheter (Cole, Deming-, Magill-) 12–14 Ch.; Loenneckentubus; Verbindung des Tubus mit einem Leigh- oder Stephen-Slater-Ventil, einem *Ayre*schen T-Stück und kleinem Pendelabsorber; zur Narkoseeinleitung Cyclopropan mit Sauerstoff von 80 bis 85%; häufig ist keinerlei Narkoticum im weiteren Narkoseverlauf nötig; Ätherzusatz ist gestattet. Narkosebeurteilung ist schwierig; die Pupillenweite bietet noch den verläßlichsten Anhalt. Keine zirkulären Elastoplastverbände um den Thorax (Atembehinderung!); Belassen der Saugdrainage für etwa 3 Tage; bei Extubation Laryngospasmus beachten; Gefahr des Spannungspneumothorax besteht trotz sorgfältiger Deckung der Trachealfistel; Sauerstoffinkubator, fortlaufende Registrierung von Temperatur, Puls, Atmung, ständige Mund-Rachentoilette. Neugeborene husten nicht ab, daher auch tracheobronchiale Absaugung etwa alle 4 Stunden; Flüssigkeitszufuhr (s. Kap. Blutersatz S. 251). Perorale Nahrungsaufnahme am 3. postoperativen Tag; zunächst 5%ige Glucoselösung mit Tropfpipette.

β) *Ösophagusdivertikel, Hauptgefahr:* Rückfluß von Divertikelinhalt in den Pharynx und Aspiration von dort. *Prophylaxe:* Schnelle tracheale Intubation mit Ballonkatheter, Divertikelabsaugung und Rachentamponade.

γ) *Thymektomie (Myasthenia gravis):* Anwendung von *Curare kontraindiziert;* Dekamethonium und Succinylcholin wirken wie beim Normalen und sind daher erlaubt; Indikation zur Intubation ist gegeben; prä- und postoperative Prostigminmedikamente fortsetzen; Narkoseführung mit Barbiturat-Dolantin-Lachgas-Sauerstoff. Wird die letzte Prostigmingabe präoperativ weggelassen, so kann mit Barbiturat allein intubiert werden; wird die Prostigminmedikation fortgeführt, kann Äther oder Cyclopropan Verwendung finden; forcierte postoperative Prostigminmedikation in Dauerinfusion verhindert postoperative myasthenische Krisen.

e) Besonderheiten bei Operationen wegen Lungentuberkulose. *Vorbereitung:* Genaueste Kenntnis der Atemfunktion, Sekretionsverhältnisse, Herz und Kreislauf, Nierenfunktion, Blutungs- und Gerinnungszeit und Beachtung der besonderen Vor- und Nachbehandlung. Außer peripheren Atemhindernissen (Narbenstenosen, Bronchusspasmus, Totraumvergrößerung, Empyem, Schwartenbildung, Brustkorbdeformierung, Zwerchfellähmung) sind auch Störungen der zentralen Atemregulation zu beachten. Bedeutungsvoll für die Narkose ist vor allem die Kenntnis von Vitalkapazität, Atemgrenzwert, Tiffeneau, Bronchospirometerwerte, Sauerstoffsättigung und Kohlesäuregehalt des Blutes (s. S. 92, Abb. 14 und Abb. 236). Bronchoskopische Untersuchung ist in den meisten Fällen ratsam; vor kollapstherapeutischen Eingriffen und Resektionen ist sie unerläßlich (Erkennung von Bronchialschleimhauttuberkulosen, Stenosen).

Herz- und Kreislaufuntersuchungen: Schrumpfende Lungenprozesse und Einengung der Lungenstrombahn führen zu mechanischen und hämodynamischen Kreislaufstörungen; ihre Erkennung erfolgt durch Druckmessung im kleinen Kreislauf (n. *Bolt, Knipping*), Angiokardiographie und allgemeine Herzkreislaufuntersuchung; sind schwerere Störungen vorhanden, so ist intrapulmonale Drucksteigerung während der Narkose, Hypoxämie und Kohlensäureanreicherung zu vermeiden.

In der *Vor- und Nachbehandlung* ist Sorge zu tragen für Verminderung von tuberkelhaltigem Auswurf durch Gaben von Streptomycin, PAS, Tb 1 und Neoteben, sowie Lagerungsbehandlung und Klopfmassage; durch Aerosolinhalationen mit Aludrin-Euphyllin (0,5%), Penicillin, Streptomycin werden entzündliche Schleimhautveränderungen und Bronchospasmen beseitigt. Nachbehandlung: Fortsetzung der Inhalationstherapie, reichlich Sauerstoff, geringe Prostigmingaben zur Beseitigung von Curarewirkung und Steigerung der Wirkung von Analgeticis; Blutersatz in der postoperativen Phase nur mit Vorsicht (Überlastungsgefahr des rechten Herzens; laufende Kontrolle von Blutungs- und Gerinnungszeit, frühzeitiger Beginn mit Thromboseprophylaxe).

Allgemeinnarkose bei kollapstherapeutischen Eingriffen: Allgemeinnarkose hat für diese Eingriffe wegen Vermeidung des psychischen Traumas gerade bei tuberkulösen Patienten große Bedeutung bekommen. Sie muß folgende Forderungen erfüllen:

1. Sie darf nicht toxisch und reizend für die Atemwege sein.
2. Sie muß eine genügende Sauerstoffversorgung ermöglichen.
3. Sie muß den Hustenreflex schnell wieder eintreten lassen.
4. Sie darf nicht explosionsgefährlich sein.

α) *Thorakoplastiken:* Bei vermehrtem Bronchialsekret ist Endotrachealnarkose mit beständiger Absaugemöglichkeit die Methode der Wahl; Ätheranwendung ist nicht kontraindiziert; die Häufigkeit postoperativer Streuungen und Reaktivierung ist bei Allgemeinnarkose nicht größer als bei Lokalanästhesie; besondere Indikation besteht bei Empyemplastiken mit Schwartenbildung, Rippenregeneraten, Lageveränderung der Rippen, bei 2. und 3. Sitzungen der Plastik; Prämedikation: Am Vorabend, sowie 2 Stunden vor Operation Nembutal, dazu Morphium-Atropin, evtl. Scopolamin je nach Alter, Größe und Gewicht.

Die Lagerung: *Trendelenburg*sche Lage wird gegenüber der früher üblichen Aufrichtung des Oberkörpers bevorzugt (besserer Sekretabfluß, bessere Cerebraldurchblutung,

Verminderung der Gefahr einer cerebralen Luftembolie, bessere kreislaufphysiologische Verhältnisse).

β) Extrapleurale Pneumolyse: Im allgemeinen Kombination von Allgemeinnarkose mit Intubation und Lokalanästhesie; bei Lösung der Lungenspitze zusätzliche Applikation eines kurzwirkenden Muskelrelaxans (Ausscheidung von Atmung und Hustenreflexen, bessere Sekretabsaugung).

γ) Kavernenexstirpation, Dekortication: Immer in endotrachealer Narkose, da Ausschälung der Kaverne, Bronchusunterbindung und Muskelplombierung des entstehenden Defektes noch bei künstlicher Beatmung und ständiger Absaugemöglichkeit durchführbar sind. Die willkürliche Blähung der kollabierten Lunge durch künstliche Beatmung ist bei der Dekortikation besonders bedeutungsvoll.

δ) Segment- und Keilresektion, Lob- und Pneumonektomie: Endotrachealnarkose mit kontrollierter Beatmung ist die Methode der Wahl; die Möglichkeiten in Lokalanästhesie zu operieren sind unbestritten, bedeuten jedoch eine unnötige Gefährdung des Patienten (durch Mediastinalflattern, paradoxe Beatmung, Sauerstoffuntersättigung, Acidose (Sekretaspiration); Blockierung der zu resezierenden Lungenteile wird von manchen Autoren energisch vertreten (*English*), von anderen völlig verworfen (*Guld*). Getrennte Beatmung beider Lungenhälften durch Intubation mit dem Carlenstubus (Gefahr der Stenoseatmung infolge des begrenzten Lumens des Tubus); Ventilationskontrolle durch in den Kreislauf des Narkoseapparates eingeschaltete Gasuhr ist empfehlenswert (*Bark*); bei der Beatmung soll mäßig hyperventiliert werden; Narkosekontrolle durch Oxymetrie und Carboxymetrie (s. dort) ist zweckmäßig; Vermeidung explosiver Narkotica, vor allem bei Verdacht auf innere Fistel; bei Verwendung von Diathermie sind mit Ausnahme von Lachgas praktisch alle anderen Inhalationsnarkotica verboten; meist gebrauchtes Verfahren: Intubation unter Barbituratnarkose mit Succinylcholin und Fortführung der Narkose als Inhalationsnarkose mit Lachgassauerstoff; Lokalanästhesie des Hilus muß sämtliche Vagusäste erfassen; sorgfältige Bronchialtoilette am Schluß der Operation macht die postoperative Bronchoskopie fast immer vermeidbar. Verschlußatelektasen durch Blut und Schleim können noch tagelang nach der Operation auftreten und durch bronchoskopische Absaugung beseitigt werden.

Indikation zu potenzierter Narkose und Hibernation besteht vor allem bei ungenügender Atemreserve; das Verfahren kann tödliche Atmungsinsuffizienzen überbrücken, besonders bei Forsetzung der kontrollierten Beatmung mittels Intubation über Tracheotomie und Beatmung mit Engströmapparat (*Björk*).

f) Besonderheiten bei Herzoperationen (vgl. S. 1064). Sämtliche Narkotica besitzen eine gewisse toxische Wirkung für Herz- und Kreislauf; der überlastete und schon chronisch geschädigte Herzmuskel von Herz- bzw. Kreislaufpatienten reagiert besonders empfindlich auf jede Hypoxie (reichliche Sauerstoffzufuhr [dekompensierte insuffiziente Herzen sind inoperabel]); Coronarinfarkte bedingen eine 4monatige Erholungspause.

Narkotica: Äther an erster Stelle.

Cyclopropan nur bei Konzentration unter 30% (bei dieser Konzentration wegen seiner Kreislaufdifferenz ein ideales Anästheticum; speziell bei Pulmonalstenose).

Kombination von *Barbiturat mit Stickoxydul* (50% Sauerstoffanteil nicht unterschreiten) wohl bewährt.

Potenzierte Narkose evtl. mit *Teilhibernation* und 500 mg Novocainamid in 200 cm³ Glucoselösung (5%ig).

Vollhibernation, künstliche Hypothermie und extracorporaler Kreislauf spez. bei intrakardialen Eingriffen, welche künstlichen Kreislaufstillstand verlangen.

Prämedikation (vgl. Potenzierte Narkose S. 29): Seelische Beruhigung; häufige kleine Barbituratgaben; Dolantin oder Megaphen-Atosil-Dolantin.

α) Mitralstenose: Vorsicht bei Hämoptoen und Embolien in der Anamnese, sowie bei noch akutem Rheumatismus!; kurzfristige Operationsunterbrechung zur ausgiebigen Belüftung aller Lungenbezirke; Extrasystolen während der intrakardialen Arbeit sind unbedenklich; digitaler Verschluß der Mitralklappe (gleichbedeutend mit Kreislaufstillstand) nicht länger als 4–6 Herzschläge, dann Finger zurückziehen; mehrmalige Wiederholung ist unbedenklich, desgleichen kann der Finger ohne Gefahr längere Zeit im linken Vorhof verweilen. Postoperativ besteht die Gefahr des Versagens des linken Ventrikels, der Embolie.

β) Pulmonalstenose: (Isoliert als Klappenstenose oder infundibuläre Stenose oder als Teilsymptom kombinierter Herzfehler). Bei retrogradem Vorgehen ist induzierter Herzstillstand mit Kaliumcitrat oder Acetylcholin erforderlich. Nur dann ist Direktsichteingriff möglich. Die Stenose wird von der Pulmonalarterie unter Sicht des Auges oder vom rechten Ventrikel aus blind geöffnet. Gefahren: Tachykardie, bis zu Kammerflimmern während Novocaininfiltration des Myokards an der Incisionsstelle der Herzmuskels; Antidot ½ mg Prostigmin i. v.; weitere Gefahr besteht in heftiger Blutung bei Einführung des Valvulotoms; ferner Lungenödem infolge Überlastung des kleinen Kreislaufs nach Klappensprengung (Ödemgefahr besteht 3–4 Tage nach der Operation).

Bei Kammerseptumdefekt, Aortenklappenstenose oder plastischen Verschluß einer Mitralinsuffizienz ist meist ein längerdauernder Kreislaufstillstand (10–15 Minuten) erforderlich. Er kann nur bei Anwendung von Herz-Lungenapparaten oder Cross-Zirkulation ohne bleibende Anoxieschäden überwunden werden. Operationsrisiko heute noch (vgl. S. 66) immer erheblich.

γ) *Fallotsche Tetralogie:* (Ventrikelseptumdefekt, Pulmonalstenose, reitende Aorta, Hypertrophie des rechten Ventrikels). Günstigstes Alter für die Operation zwischen 3 und 6 Jahren. Operation: Sprengung der Stenose vom re. Ventrikel aus (*Brock*).

Anastomose zwischen Arteria subclavia und Art. pulmonalis (*Balock*).

Anastomose zwischen Aorta und Art. pulmonalis (*Potts*).

Komplette Korrektur durch plastischen Eingriff im extracorporalen Kreislauf (*Kirklin*).

Vorbereitung: Präoperative Aderlässe (50–250 cm³) und Ersatz durch Plasmainfusionen (Verminderung der Bluteindickung); als Prämedikation Morphin-Atropin in höheren Dosen (0,001 je Lebensjahr) oder Prämedikation mit Megaphen (1 mg/kg) Dolantin-Atosil. Eine Stunde vor Operation Sauerstoffzelt, von da an laufende Sauerstoffzufuhr; Vermeiden jeder Exzitation bei der Narkoseeinleitung (Basisnarkose mit kurzwirkendem Mikroklysma [Pentothal 20 mg/kg oder Inactin 30 mg/kg]); Narkosefortführung mit Äthersauerstoff oder Cyclopropansauerstoff; Intubation und halbgeschlossenes kontrolliertes Pendelsystem mit assistierter oder kontrollierter Beatmung; Venae sectio erst in Narkose; bessert sich die Cyanose nach Narkoseeinleitung trotz O_2-Zufuhr nicht, so ist die Prognose sehr ungünstig. Ein weiteres Warnsymptom für Anoxämie und CO_2-Rückstauung ist das Auftreten spontaner Atembewegung bei zeitweiliger Abklemmung der Arteria pulmonalis; Eigenatmung verschwindet, sobald die Anastomose fertiggestellt und gut durchgängig ist; bei absinkendem Blutdruck und Bradykardie besteht cerebrale Thrombosegefahr (0,1–0,5 mg Atropin i.v.); Vollblutzufuhr nur im Falle einer größeren Blutung; in der Regel 300–500 cm³ Glucoselösung (5%ig), evtl. Plasmainfusion; für Brocksche Operation Hypothermie; für komplette Korrektur extracorporalen Kreislauf.

δ) *Ductus Botalli* (Verbindung zwischen Art. pulmonalis und Aorta) führt zu Rechtshypertrophie und Myokardschaden, mitunter endokarditischer Befall des Ductus und Pulmonalissklerose infolge Erhöhung des pulmonalen Drucks. Narkoseform: Intubationsnarkose mit Lachgas-Äther-Sauerstoff.

Gefahren: Blutung bei der Ligatur oder Durchtrennung eines kurzen und breiten Ductus. Mortalität der Operation liegt unter 1%, solange keine schwereren Organschäden des Herz-Lunge-Kreislaufsystems vorliegen.

ε) *Aorten-Isthmusstenose* (Obliteration der Aorta) am Übergang des Aortenbogens zur absteigenden thorakalen Aorta). Es besteht Hypertonie in der oberen und Hypotonie in der unteren Körperhälfte, außerdem zahlreiche Anastomosen über die Intercostalgefäße.

Gefahren: Großer Blutverlust bereits bei Thoraxeröffnung; bedrohliche Blutdrucksteigerung bei Abklemmung der Aorta zwecks Herstellung der Anastomose; Kollaps durch Versacken des Blutes in der unteren Körperregion nach Öffnung der Anastomose (Gefäßklemme nur sehr langsam lösen und Bluttransfusion unter Druck). Weitere Maßnahme: Künstliche Blutdrucksenkung mit Hochlagerung des Oberkörpers bis zur Fertigstellung der Anastomose. Horizontallagerung bzw. Hochlagerung des unteren Körperabschnitts bei Öffnen der Klemmen; Sympathicomimetica im Augenblick der Anastomosenöffnung, evtl. Hypothermie.

ζ) *Panzerherz* (Kalkeinlagerung und Obliteration des Epi- und Perikards meist durch spezifische Pericarditis): Es besteht fortschreitende Drosselung der Venae cavae mit entsprechender Einflußstauung, Herzmuskelschädigung.

Operation: Besteht in Abtragung der Kalkschalen und Entrindung des Herzens, mitunter außerordentlich schwierig und blutungsgefährlich. Anästhesiologisch ist vor allem die Dämpfung vegetativer Reflexe durch Verabreichung von Novocain, Novocainamid, Megaphen-Atosil-Dolantin erforderlich. Bluttransfusion nur im Falle stärkeren Blutverlustes; Gefahren bestehen in Herzmuskelversagen nach der Entrindung durch zunehmende Herzdilatation.

η) *Herzverletzung:* Es besteht stets ein schwerer Kollaps; zeitraubende Schockbekämpfung ist selten möglich. Sofortiges chirurgisches Eingreifen erforderlich.

Maßnahmen: Bluttransfusion, Kopftieflagerung, Atropin, Intubation und Beatmung mit Sauerstoff bei gleichzeitiger Thorakotomie durch den Chirurgen; nach Naht der Herzwunde intraarterielle Transfusion (Art. radialis oder thorakale Aorta); Narkose wegen bestehender Bewußtlosigkeit meist nicht erforderlich; bei Wiederkehr des Bewußtseins genügen Spuren von Äther. Besteht Verdacht auf cerebrale Anoxieschäden soll der Narkosenachschlaf in eine Teil- oder Vollhibernation übergeführt werden.

Hauptgefahr ist der Herzstillstand (s. S. 37).

2. Abdominalchirurgie

Bei Magendarmleiden finden sich häufig Proteinmangelzustände. Sie führen zur Herabsetzung der Darmmotilität, Verminderung des oncotischen Druckes und damit des Plasmavolumens, zu Ödemneigung, Vermehrung der interstitiellen Flüssigkeit mit Lungenödemgefahr, zu hepatorenalem Syndrom und Störungen der Leberfunktion (erhöhte Schockempfindlichkeit, erhöhte Empfindlichkeit gegenüber Anästheticis). Prä- und intraoperativer Eiweißersatz ist daher erforderlich (Blut, Plasma, Humanalbumin, Aminosäurengemische).

Das Humanalbumin ist besonders geeignet, jedoch kostspielig. Gehäuftes Erbrechen, Durchfälle, Dauerabsaugung des Magendarmtraktes, Ileus und Darmfistel führen zur Dehydratation und Verminderung der zirkulierenden Blutmenge mit Hämokonzentration. Außerdem ist das Elektrolytgleichgewicht gestört; Flüssigkeitsverlust ruft Kaliumverarmung hervor (Magensaft enthält 10mal, Darmsekret 2mal mehr Kalium als das Blutserum). Zufuhr von Kochsalzlösung, Glucose und anderer Kalium-freier Flüssigkeiten bedingt zusätzliche Verdrängung des Kaliumions.

Symptome der *Hypokaliämie* sind: Abnahme der Darmtätigkeit bis zum Ileus, Störungen der Atmung, Cyanose, Blutdruckabfall, Arrhythmien bis zu Herzversagen; bei Kaliummangel besteht erhöhte Curareempfindlichkeit und Neigung zu Citratretention (bei größeren Transfusionen Vorsicht!). *Therapie:* Hypertonische Lösungen bei Kochsalzmangel; größere Kochsalzgaben sind postoperativ kontraindiziert (Natriumretention!); Ausgleich eines isolierten Cl- bzw. Na-Defizits durch Amoniumchlorid, bzw. Natriumlactat; ferner mittels *Coller*scher Lösung (0,38% NaCl + 0,11% NaHCO$_3$). Kaliumersatz durch *Darrow*sche Lösung (Natrii chlorati 4,0, Kalii chlorati 2,67, Natrii lactici 6,0/1000 oder KCl per os).

Präoperative *Normalisierung des Blutbildes*, vor allem bei geplanter Curareanwendung; bei chronischen Anämien ist neben Vollblut auch Eiweißzufuhr der Hämoglobinsynthese zuträglich (dynamisches Proteingleichgewicht). Korrektur eines chronischen Eisenmangels (Nachweis durch Eisenresorptionsversuch) mit leicht resorbierbaren Eisenpräparaten (Kobaltferrilecit, Ferrofolsan); bei hämorrhagischem Schock, bei Mesenterialembolie, Peritonitis, Ileus ist intraarterielle Transfusion hervorragend wirksam.

Die *Herzvorbehandlung* hat folgende Faktoren zu beachten: Gestörten Kontraktionsvorgang (Veränderung des Myosins bei Eiweißmangel, Dysproteinämie im Sinne der *Wuhrmann*schen Myokardose, Elektrolytstörungen bei Hypokaliämie, welche die „energetisch-dynamische Herzinsuffizienz" hervorruft). Störungen des Erholungsstoffwechsels (gestörter ATP-Aufbau, Phosphorylierung, Brenztraubensäureabbau, Hypoxämie, Vitamin B$_1$-Mangel, Leberschädigung). *Therapie:* Intravenöse Eiweißzufuhr, Kaliumzufuhr unter EKG-Kontrolle, Vitaminstoß, NNR-Hormone, Cytochrom C bei Hypoxie; Herzglykoside (Digitalis) in hoher Dosierung, 5mal $^1/_{10}$ mg Strophantin am ersten postoperativen Tag; Cedilanid 2–4 Ampullen i. v. p. d. bei Flimmern. Leberschädigungen durch Vitamindefizit verursachen Störungen des Eiweißhaushaltes, der Blutgerinnung und Darmmotilität.

Therapie: Tägliche Zufuhr von „Lebercocktail" (Plasma 500,0 Laevulose 250,0, Desoxycorticosteron 50 mg, Methionin-Cholin). Sauerstoff sollte nach allen größeren abdominellen Eingriffen in der Nachbehandlung reichlich, jedoch nicht ununterbrochen gegeben werden.

Maßnahmen bei Oberbauchoperationen: Erforderlich ist stets das Narkosestadium III/3; Äther ist das Hauptagens, evtl. Chloroform; ausschließliche Barbituratanwendung ist absolut abzulehnen (Gefahr der Hypoxie durch vorübergehenden Atemstillstand oder reflektorischen Laryngospasmus); sehr schonend ist die Kombination eines ultrakurzwirkenden Barbiturates mit Lachgas und Curare; Succinylcholin nur für kurzdauernde Explorationen, sowie zum Bauchdeckenverschluß, außerdem in Fällen, bei welchen Curare kontraindiziert ist.

Bei *Operationen im Mittel- und Unterbauch* bestehen hinsichtlich der Narkose gegenüber Oberbaucheingriffen keine größeren Unterschiede.

α) *Magen:* Magenspülung und Absaugung, sowie Eiweiß- und Elektrolytsubstitution bei Pylorusstenose; frühzeitiger Blutersatz bei Ulcus pepticum jejuni wegen längerer Operationsdauer; Glucosedauertropfinfusion bei allen Magenoperationen; Novocain 0,25–0,5% i. v. bei allen Magenoperationen; bei Carcinom erhöhte Gefahr vegetativer Störungen und Schock infolge funktioneller Minderleistung. Bei allen ausgedehnten Carcinomresektionen ist daher evtl. potenzierte Narkose bis zur Teilhibernation angezeigt.

Singultus: Splanchnicusanästhesie, Infiltration der unteren Zwerchfellfläche, Atropin, Ganglienblocker, Vertiefung der Anästhesie, Atemanregung durch CO_2, tiefe Curarisierung, Coramin, Papaverin, Diparcol i. v.; Dolantin 50–100 mg i. v., Hyperventilation, Novocain 200 mg i. v.; bei postoperativem Singultus Periduralanästhesie in Höhe von D 6–7. CO_2-Inhalation oder Natriumbicarbonat 20–30 cm³ einer 1%igen Lösung i. v.; Novocain, Megaphen (50 mg) i. v.

β) *Leber- und Gallenwege:* Barbiturate bei bestehendem Leberschaden möglichst vermeiden; für Cholecystektomie: Lachgas oder Cyclopropan und Äther, wenig Barbiturat und Lachgas und Curare oder Succinylcholin; bei adipösen Patienten und Curaregebrauch unbedingt Intubation; Hochdrehen des Gallenbänkchens nicht übertreiben (Ventilationseinschränkung). Bei Icterus Epidural-Splanchnicus- oder Paravertebralanästhesie mit Lachgaszusatz, evtl. auch Curare; für sehr große Eingriffe (schwierige Anastomosen, Plastiken und Leberresektionen sowie bei schwersten Leberschäden Teil- und Vollhibernation). Bei peroperativer Cholangioradiomanometrie Intubationsnarkose mit Curare zur Erzielung völligen Atemstillstands; keine Barbiturate wegen Senkung des Gallenblaseninnendrucks; in der Prämedikation kein Morphin, kein Dolantin, statt dessen Codein 0,06 für Erwachsene (*Cave!* Succinylcholin bei schweren Leberschäden, da infolge darniederliegender Aktivität der Cholinesterase die Succinylwirksamkeit äußerst prolongiert sein kann).

γ) *Milz:* Bei Milzexstirpation wegen subakuter bakterieller Endocarditis ist besonders auf wirksame Reflexblockade (ausreichende Narkosetiefe, Novocain intravenös, Milzhilusinfiltration, potenzierte Narkose) zu achten; bei Hypersplenismus besteht nicht selten Pancytopenie, deshalb frühzeitiger Blutersatz, reichlichste Sauerstoffzufuhr (nach Ligatur der Milzarterie); nasale Magensonde zur Dekompression des Magens erleichtert den operativen Zugang.

δ) *Pankreas: Bei akuter Pankreatitis* (sofern sie operiert wird) kommen in Betracht: Spinalanästhesie, Splanchnicusinfiltration, Hexamethoniumbehandlung, Trasylol, Hibernation. Bei Hyperinsulinismus (sofern eine subtotale oder totale Resektion ausgeführt wird) Vermeidung hypoglykämischer Phasen durch laufende Dextrosezufuhr; reaktive, postoperative Hyperglykämie beachten und mit Insulingaben steuern.

Große intraabdominelle Resektionen: Erfordern in erster Linie reichlichen Blutersatz (Gefahr der Zitratintoxikation!) evtl. Zusatz von 1 g Calciumgluconat je 1500 cm³ rasch transfundierten Blutes oder Plasmas); als Anästhesie entweder Dauerspinalanästhesie mit Äthylen oder N_2O-Zusatz oder Kombinationsnarkose mit Curare (am meisten gebräuchlich); Kontrollierte künstliche Blutdrucksenkung für besonders blutreiche Bauchoperation evtl. mit Teilhibernation oder Spinalanästhesie mit Hibernation. Postoperativ laufende Sauerstoffgabe, Stoffwechselkontrolle, Elektrolyt- oder Säurebasengleichgewicht kontrollieren, Überwachung der Nierenfunktion.

ε) *Sigma, Rectum und Anus:* Seit Einführung der Relaxantien genießt die Curarekombinationsnarkose mit obligater Intubation den Vorzug vor der Spinal-Epidural- und Caudalanästhesie; adipöse Patienten werden jedoch besser in Spinalanästhesie operiert.

Hauptgefahren bei *Sigmaresektionen* und Rectumresektionen und -amputationen sind: Schlechter präoperativer Allgemeinzustand, Schock durch Blutverlust und Umlagerung, Schock durch Irritation der vegetativen Nervengeflechte des kleinen Beckens; kontrollierte Blutdrucksenkung und Hibernation zur Verringerung der Schockgefahren ist angezeigt.

Für Operationen *am Anus* sind sehr tiefe Narkosestadien nötig; Barbiturate reichen nicht aus; oberflächliche Narkose bei guter Sphinctererschlaffung ist nur durch Anwendung von Curare bzw. Succinyl möglich.

ζ) **Abdominelle Notoperationen:** *Magenperforation:* Oberflächliche Allgemeinnarkose mit Curare, Magensonde und Intubation, evtl. Intercostal- und Splanchnicusanästhesie, Periduralanästhesie, Spinalanästhesie.

Blutungen und Organrupturen: Massive Transfusionen (evtl. intraarteriell) zur Normalisierung von Puls und Blutdruck; Narkose mit kleinsten Dosen, am besten Äther-Sauerstoff; in schweren Fällen Versuch einer künstlichen Hypotension (*Cave!* anoxische Organschäden!); zur Schockbekämpfung Dauertropfblutinfusion bei gleichzeitiger Gabe kleiner Dosen der lytischen Mischung (Megaphen-Atosil-Dolantin).

Platzbauch: Vorsichtige Intubation nach Anwendung kleiner Dosen von Relaxantien und Pentothal oder Cyclopropan.

Darmverschluß und Peritonitis: Magenaushebung und Dauerabsaugung, Bluttransfusion (evtl. intraarteriell), Plasma, Aminosäuren, Elektrolyte, Leberschutzstoffe, hohe Vitamindosen, Herzglykoside, NNR-Präparate, Sauerstoff; nach dieser Vorbereitung Pentothal-N_2O-Curarenarkose mit Intubation; offene Äthertropfnarkose oder reine Barbituratnarkose sind keinesfalls gestattet!; Teilhibernation, Vermeidung jeder Excitaration, leichte Trendelenburglage mit sicherer Absaugmöglichkeit und grundsätzlicher Intubation; ausreichende Narkosetiefe, Vorsicht mit Relaxantien (schlechte Nierenfunktion); am besten wird Succinylcholin gegeben. Bei ausgedehnter Peritonitis sind die Hibernationsverfahren besonders empfehlenswert; die örtlichen Betäubungsverfahren (Splanchnicus-, Intercostal-, Mesenterialanästhesie, sowie Epiduralanästhesie) sind z. Z. in den Hintergrund getreten, jedoch durchaus brauchbar.

3. Gefäße

Künstliche *Hypotension* bei blutungsgefährdeten Gefäßoperationen empfehlenswert (Aneurysmen, Gefäßtransplantationen, Aortenisthmusstenose, portaler Hochdruck); intraaortale oder periphere intraarterielle Transfusion stets bereithalten.

Für *Anastomosenoperationen* bei portaler Hypertension: Hibernation, Ganglienblocker, Spinalanästhesie (*Cave!* Leberschädigung durch zu langedauernde Hypotension); postoperativ: O_2-Therapie, Dauerabsaugung zum Anastomosenschutz.

Ligatur der Vena cava inferior: Wegen schwerer Rechtsdekompensation wird zweckmäßig in Spinalanästhesie durchgeführt; bei retroperitonealem Zugang Paravertebralanästhesie + Lokalanästhesie + Pentothal; auch Cyclopropan + Äther + O_2 ist zu empfehlen; gegen Arrhythmien Novocain i.v. und reichlich O_2.

4. Eingriffe am vegetativen Nervensystem und an endokrinen Organen

Vagotomie: Tiefe Äthernarkose und reichlich Atropin zur Ausschaltung vago-vagaler Reflexe; Ganglienblocker und Parasympathicolytica.

Bei *thorakolumbaler Grenzstrangresektion* Allgemeinanästhesie mit Curare, evtl. hohe Spinalanästhesie; zur Beherrschung der Blutdruckstürze: Bluttransfusion, Adrenalintropfinfusion 1:5000, Noradrenalin bei laufender Blutdruckkontrolle zur Ermittlung der optimalen Tropfenzahl.

Phäochromocytom, Paraganglion: Vor Narkoseeinleitung Senkung des Blutdrucks auf normale Werte durch Sympathicolytica (Regitin, Benzodioxan, Dibenamin); während der Manipulation am Tumor erneute Regitingaben; nach Tumorentfernung sofortiger Dauertropf mit Noradrenalin (4 mg/l) bis zur endgültigen Stabilisierung; kein Adrenalin! Cortisonschutz Vermeidung jeglicher Anoxie, Hyperkapnie; Intubation wegen Gefahr eines traumatischen Pneumothorax.

Morbus Cushing: Hohe Operationsmortalität, prä- und postoperativ Cortison (200 bis 300 mg) und täglich DOCA (1 mg) täglich bei schrittweisem Abbau innerhalb 4–12 Tagen.

Akutes Nebennierenversagen: Auf Grund von Addisonismus, Cortisonbehandlung (Arthritis, Blutkrankheiten, Hautleiden) und Schock; der nebennierenbedingte Kollaps tritt während oder bis zu 36 Stunden nach der Operation auf. *Prophylaxe:* Cortison (100mg) zu 2–3 Tagen prä- und postoperativ; im akuten Fall NNR-Extrakt i.v., Kochsalzinfusion, Cortison i.v.; Gefahr der Hyperkaliämie beachten. Nach längerdauerndem Blutdruckabfall NNR-Extrakt; dies gilt auch bei „unbehandelbarem" Vasomotorenkollaps. Die Gefäße werden nach NNR-Gabe auf Noradrenalin wieder ansprechbar.

5. Neurochirurgie

Gefahren und Schwierigkeiten der Allgemeinnarkose bei operativen Eingriffen am Gehirn und Rückenmark:

1. *Intrakranielle Drucksteigerung* infolge unfreier, pressender Atmung durch Steigerung des intrathorakalen Druckes mit Rückstauung des venösen Blutes im Schädelinnern und im Wirbelkanal. Eine periphere Atemrhythmusstörung tritt bei Einatmung eines jeden schleimhautreizenden Gases und im Excitationsstadium auf.

Folgen:

a) Bei geschlossener Schädeldecke Massenverschiebung des Gehirns, zentrale Atemlähmung und Kreislaufversagen infolge Einklemmung (Kleinhirntonsilleneinklemmung oder Tentoriumschlitzeinklemmung, s. Hirndruck!), besonders bei raumfordernden intrakraniellen Prozessen.

b) Bei eröffneter Schädeldecke Hirnprolaps, evtl. mit irreversibler Parenchymschädigung, wodurch eine Resektion der prolabierten Hirnteile notwendig werden kann.

c) Erhöhte Blutungsgefahr, besonders bei blutreichen Tumoren, Aneurysmen usw.

d) Hirnödem oder Hirnschwellung und hypoxische Schädigung lebenswichtiger Zentren infolge der Zirkulationsstörung.

2. Explosionsgefahr bei Verwendung von Diathermie und Narkose mit explosiblen Gasen.

3. Schwierigkeit der Narkoseanwendung bei abgedecktem Kopf oder in Bauchlage des Patienten bei Operationen am Kleinhirn oder Rückenmark.

4. Postoperatives Erbrechen mit Gefahr der Hirndrucksteigerung, Blutung und Aspiration.

5. Gefahr der Lungenkomplikation bei den oft mehrere Stunden dauernden Operationen.

Wegen dieser Gefahren ist die **Inhalations**äther- oder Chloroform**narkose** in der Neurochirurgie **kontraindiziert**!

Lokalanästhesie in der Neurochirurgie s. S. 93, evtl. in Verbindung mit Basisnarkose. *Nachteil:* Häufig starke psychische Alteration, Unruhe des Patienten und dadurch Erschwerung der Operation, besonders motorische Unruhe psychotischer Patienten bei psychochirurgischen Eingriffen, häufig starke Reaktionen des Kreislaufes und der Atmung besonders bei Eingriffen in der Nähe des Hirnstammes und der Medulla oblongata.

Rectale Avertinnarkose: Nach einem Reinigungseinlauf werden zur Erreichung einer Vollnarkose beim Erwachsenen in individueller Dosierung 0,08 bis höchstens 0,1 g Avertin pro kg Körpergewicht rectal appliziert. *Nachteil:* Geringe Steuerbarkeit, relativ geringe Narkosebreite mit Gefahr der Atemzentrumslähmung, langer Nachschlaf gelegentlich erhebliche Blutdrucksenkung, besonders bei Hypertonikern. – Wurde früher in geringerer Dosierung als Basisnarkose in Verbindung mit Lokalanästhesie häufig angewandt. Besser als *Basisnarkotikum*, besonders bei Kindern, Pentothal oder Trapanal rectal, wegen der geringeren Gefahr einer Atemlähmung. Bei Kindern unter 2 Jahren werden 35 mg pro kg Körpergewicht und bei Kindern über 2 Jahren 40 mg pro kg Körpergewicht rectal appliziert.

Endotrachealnarkose: Als Prämedikation werden 2 Stunden vor Narkosebeginn 0,2 g Luminal und 0,5 mg Atropin gegeben. Zur Intubation ist *tiefste Narkose* zur Vermeidung eines Hustenreflexes, eines Bronchospasmus und einer Preßatmung notwendig. Es werden 0,5–0,9 g Pentothal oder Trapanal und danach 15–24 mg Curare bzw. eines synthetischen curareähnlichen kurzwirkenden Präparates intravenös injiziert. Die Intubation muß schnell und bei völliger Erschlaffung des Patienten erfolgen. Der Trachealkatheter wird durch Aufblasen seiner Manschette abgedichtet und an das Kreislaufsystem des Narkoseapparates angeschlossen. Während der Operation wird ein Lachgas-Sauerstoffgemisch von 1:1 gegeben. Nur ausnahmsweise muß bei längeren Operationen eine geringe Dosis des Barbiturates nachgespritzt werden. *Vorteile:* Einwandfreie Atmung, deren Frequenz und Tiefe leicht kontrolliert und im Bedarfsfalle assistiert werden kann. Einwandfreie Sauerstoffversorgung des Gehirns. Absolute motorische Ruhigstellung des Patienten. Ausschaltung psychischer Alterationen, ängstlicher Erregungen mit vegetativen Reaktionen. Vermeidung von Brechreiz und Erbrechen. Gute Steuerbarkeit der Narkosetiefe.

Potenzierte Endotrachealnarkose: Am Abend vor der Operation 0,2 g Luminal, 50 mg Atosil. Am Tage der Operation werden 50 mg Megaphen, 50 mg Atosil und 100 mg Dolantin in einer „Mischspritze" intramuskulär verabreicht, indem ein Drittel dieser Mischspritze

2 Stunden vor Narkosebeginn und die beiden weiteren Drittel jeweils im Abstand von 45 Minuten verabreicht werden. Dabei laufende Blutdruck- und Pulskontrolle. Bei starkem Absinken des Blutdruckes werden nur zwei Drittel der Mischspritze verabreicht. Vor Einleitung der Narkose wird stets eine Dauertropfinfusion angelegt. Die Intubation erfolgt nach Injektion von 0,5–0,6 g Pentothal oder Trapanal und 10–15 mg Curare intravenös in tiefer Narkose und in einem Zustand völliger Entspannung. Die weitere Durchführung der Narkose erfolgt wie bei der Endotrachealnarkose ohne Potenzierung mit Zuführung eines Lachgas-Sauerstoffgemisches von 1:1.

Vorteil: Außer den Vorteilen der nicht potenzierten Endotrachealnarkose, Ausschaltung unerwünschter vegetativer Reaktionen und Möglichkeit durch weitere Gaben von Mischspritze und Kälteapplikation von außen eine zentralbedingte Hyperthermie intra- oder postoperativ leicht abfangen oder eine Unterkühlung einleiten zu können. Damit ist die potenzierte Narkose bei allen Hirnoperationen und besonders bei Tumoren in der Nähe des Hirnstammes und der Medulla oblongata die Methode der Wahl.

Künstliche Blutdrucksenkung: (s. dort S. 49), *Indikation:* Blutreiche Tumoren, Aneurysmen usw.

6. Kopf- und Halschirurgie

a) Kopf. Es handelt sich meist um plastische und kosmetische Eingriffe; die Allgemeinbetäubung hat auch hier die Lokalanästhesie weitgehend verdrängt, da Schwellung und Formentstellung durch die meist sehr massive Infiltration die Lappengestaltung und Orientierung erschweren, außerdem wird die Durchblutung verschlechtert. Als Standardmethode wird empfohlen: Prämedikation mit Morphin-Scopolamin, Atropin, grundsätzlich intravenöse Infusion, Narkoseeinleitung und Intubation mit Barbiturat und Succinylcholin, zusätzlicher lokaler Pantocainspray der Trachea (bessere Verträglichkeit des Tubus bei oberflächlicher Narkose); Aufrechterhaltung der Narkose mit Lachgassauerstoff, Dolantin (Dolantin bis 25 mg alle 20–30 Minuten); kleine Curaredosen (10–15 mg). Kontrollierte Blutdrucksenkung bei blutreichen Eingriffen (ausgedehnte Plastiken, Hämangiome); Schluckreflexe und Bewußtsein müssen rasch nach Ende der Operation wiederkehren; postoperatives Erbrechen und Husten sind zu vermeiden.

b) Hals. α) *Strumektomie, Mechanische Struma:* Grundsätzliche Intubation bei Einengung der Luftröhre erscheint heutzutage meist angezeigt; Intubation gelingt meist nach Barbituratgaben mit Succinylcholin; bei maximaler Trachealkompression soll in Lokalanästhesie (Pantocain 1%) intubiert werden; Narkosebeginn erst nach gelungener Intubation (*Mayrhofer*); die Möglichkeit der Stimmprüfung durch Erhaltung des Bewußtseins ist vielerorts auch heute noch die Indikation zur ausschließlichen Lokalanästhesie bei der Strumektomie. Die Phonationsprobe kann am narkotisierten Patienten durch die direkte Laryngoskopie ersetzt werden (kurzfristige Extubation unter ständiger Sicht dazu erforderlich); Kombinationsverfahren sind vielerorts üblich, z. B. Lokalanästhesie mit rectaler Basisnarkose (Avertin, Pentothal), flache intravenöse oder Inhalationsnarkose; Lokalanästhesie und potenzierte Narkose.

Besondere Maßnahmen bei Strumektomie: Bereitstellen von reichlich Konservenblut bei blutreichen großen Strumen; Horizontallagerung mit leichter Erhöhung der oberen Brustwirbelsäule und leichter Überstreckung der Halswirbelsäule, sowie Ausatmung gegen Überdruck und leichte manuelle Kompression des Atembeutels während emboliegefährdeter Operationsakte wirken der Gefahr der Luftembolie entgegen. Bei Pleuraeinrissen während Luxation großer substernaler Strumen ist sofortige Intubation bzw. Übernahme einer kontrollierten Beatmung erforderlich; Röntgenkontrollaufnahme unmittelbar nach Beendigung der Operation!; postoperative Atemstörung infolge einer malacischen Trachea erfordern fortlaufend postoperative Kontrolle nach der Extubation, u. U. Reintubation; Nachblutung, beiderseitige Recurrensschädigung, Larynxödem können verspätete Neuintubation erforderlich machen. Blutdruck- und Kreislaufkrisen (Carotis-Sinusreflex) mit schwerem Blutdruckabfall, Pulsverlangsamung, Atemverflachung bis zu Atemstillstand und primärem Herzstillstand erfordert sofortige Unterbrechung der mechanischen Manipulation, lokale Infiltration des Carotissinus, Procain oder Panthesin i. v., Atropin, Kopftieflagerung zur Vermeidung der Hirnanoxie, künstliche Beatmung mit Sauerstoff bis zur Wiederkehr der Spontanatmung; gegen Carotissinusreflex sind ganglienblockierende Maßnahmen (potenzierte Narkose) besonders wirksam.

Toxische Struma (Thyreotoxikose und Basedow): Langdauernde Vorbehandlung durch Bettruhe, Jod, Sedativa, Thioharnstoffe und psychische Beeinflussung ist günstiger als

Überraschungsmethoden durch getarnte rectale Basisnarkosen oder intravenöse Barbituratgaben prae- und postoperativ Cortison + Vit. C für je 3–4 Tage Vollhibernation mit Temperatursenkung auf 32–33° erzeugt Stoffwechseleinsparung von 50% und liefert günstige Voraussetzungen für das Überstehen des Eingriffs und Verhinderung postoperativer thyreotoxischer Krisen, die postoperative Hyperthermie kann durch Hibernation behandelt werden; Intubation ist grundsätzlich indiziert, desgleichen reichliche Sauerstoffzufuhr; sorgfältiger Augenschutz (Exophthalmus); ausreichender Blutersatz bei größeren Blutverlusten.

β) Tracheotomie: Meist als Notoperation wegen hochgradiger Einengung der Atemwege durchgeführt unter Wegfall vorbereitender Maßnahmen (vgl. Abb. 527). Nach der Tracheotomie kann durch das Stoma ein Tubus zur Fortsetzung der kontrollierten Beatmung und Absaugung eingeführt werden.

γ) Mundbodenphlegmone. Die Hauptgefahr besteht in reflektorischer Störung aus der Gegend des Carotis sinus. *Gegenmaßnahmen:* prophylaktische Reflexdämpfung (Atropin, Novocain). Absolute Freihaltung der Atemwege (Intubation in Lokalanästhesie, Tracheotomie vor Narkoseeinleitung), völlige Narkosetiefe vor Operationsbeginn abwarten, da rasche Narkoseeinleitung und vorschneller Operationsbeginn besonders reflexgefährdend sind.

7. Zahn-, Mund- und Kieferchirurgie

a) Lippen-Kiefer-Gaumenspalten. Mehrtägige Eingewöhnung des Kindes an das Krankenhausmilieu ist wünschenswert. *Prämedikation:* Atropin (dem Gewicht entsprechend dosiert). *Basisnarkose* mit rectalem Thiobarbiturat; Lachgas, Sauerstoff, Äther oder Divinyläthernarkose mit Apparat oder mit offener Maske. *Intubation* (Ausstopfen der Gaumenspalte mit Gazerollen vor Laryngoskopie erforderlich, da sonst Sicht erschwert ist); wenn möglich nasale Intubation, da der Tubus besser sitzt und den Operateur nicht stört. Orale Intubation nur bei reiner Lippenspalte; Anschluß des Tubus an das *Ayre*sche T-Stück oder das *Leigh*sche Doppelventil; *Lagerung:* Am besten hängender Kopf, sonst Pharynxtamponade zur Vermeidung der Aspiration; postoperativ möglichst frühzeitige Nahrungsaufnahme; sorgfältiger Augenschutz. *Komplikationen:* Narkoseeinleitung und Intubation, zu langer oder zu weiter Tubus (Atelektase, Larynxödem).

b) Sonstige kieferchirurgische Eingriffe. Intubationsnarkose: Nasale Intubation ist vorzuziehen; blinde nasale Intubation bei Kieferklemme und Ankylose des Kiefergelenks erforderlich. *Kieferresektion:* Meist recht blutreicher Eingriff, welcher Intubation absolut erforderlich macht; rechtzeitiger, ausreichender Blutersatz (1500–2000 cm³), künstliche Hypotension mit Neigungslagerung schafft blutfreies Operationsfeld. Lagerung: Horizontale Rückenlage ist der sitzenden Lagerung vorzuziehen (Cave! Anschneiden des Tubus oder Manschettenzuführungsschlauches). *Kieferfrakturen:* Genaue Orientierung über die Ausdehnung der Verletzung; Intubation am besten in Lokalanästhesie (Pantocain 1%). Besonders zu vermeiden ist: Excitation während des Aufwachens und postoperatives Erbrechen; präoperative Prophylaxe mit Apomorphin (1,5–2,0 mg auf 20 cm³ physiologische Kochsalzlösung i. v.); letzteres besonders bei Verschnürung von Ober- und Unterkiefer, da hier postoperatives Erbrechen besonders leicht zur Aspiration und Asphyxie führt (Progenieoperation).

8. Wiederherstellungs- und Unfallchirurgie

Vorbehandlung und Prämedikation: Beim Unfallpatienten steht meist der Schock im Vordergrund, Behandlung (s. Kap. Schock und Kollaps) und Vermeiden der Operation bis völlige Erholung eingetreten ist; Flüssigkeitsersatz, Sauerstoffzufuhr, besonders Wärmezufuhr. Cortison 100 mg² i. v. Analeptica und Kreislaufmittel möglichst vermeiden, da Vasokonstriktion die Gewebsanoxie vermehrt; zur Schmerzstillung Dolantin oder Potenzierung, Barbiturate oder Scopolamin; Alkaloide vermeiden; bei orthopädisch Kranken in höherem Lebensalter exakte interne Vorbereitung (Herzstützung, Bronchitisbekämpfung, Korrektur des Blutbildes, Equilibrierung des Flüssigkeitshaushaltes). Bei längerdauernder Vorbehandlung mit Prednisolon ist Vorsicht geboten und postoperative Fortführung des Präparates empfehlenswert. *Prämedikation:* Kleine Dolantin-Scopolamindosen oder Dolantin-Megaphen; frühzeitiger Prämedikationsbeginn (2–2½ Stunden vor Operation wegen schlechten Resorptionsverhältnissen wünschenswert; Bedarf an Anaestheticis ist stark verringert, d. h. etwa umgekehrt proportional dem Grade des Schocks.

Narkoseleitung: Äther im allgemeinen am günstigsten; Barbiturate allein oft von zu geringem analgetischen Effekt; deshalb mit N_2O zu kombinieren. Cyclopropan besonders bei schweren Becken- und Beintraumen; möglichst geringe Anästhesietiefe, Muskelerschlaffung durch kleine Curaredosen, besser als durch zu tiefe Narkose zu erreichen; für kleine orthopädische Eingriffe Rauschnarkosen (Divinyläther). Für alle größeren Operationen Allgemeinnarkose, mit Pentothal-Stickoxydul-Curare im geschlossenen System mit reichlich Sauerstoffzufuhr wird als günstigste Methode angesehen. Curare so niedrig als möglich dosieren, so daß keine Einschränkung der Spontanatmung auftritt. *Bei Kindern:* Pentothal rectal + Äther in Spuren; für Amputationen Pentothal-Stickoxydul nach Vorbereitung mit Dolantin-Megaphen.

Muskelrelaxantien (s. S. 47): Ihre Anwendung ist vor allem bei spastischen Zuständen, Behandlung von Contracturen und Gelenkmobilisation erfolgreich, desgleichen für die Reposition von Frakturen und Luxationen. Verwendet wird vor allem Succinylcholin, seltener Curare; besonders angezeigt ist die Gabe von Relaxantien bei schwer reponierbaren Querbrüchen, ungünstigen medianen Schenkelhalsfrakturen, pertrochanteren Oberschenkelbrüchen, Verrenkungsbrüchen des Humerus, veralteten Luxationen (spez. Hüftgelenkluxationen), Wirbelfrakturen und -luxationen, vor allem im Halsbereich, ferner bei Sehnennähten und für die Anlegung von Gipsverbänden nach gelungener Reposition.

Künstliche Hypotension: Bei großen orthopädischen Eingriffen (Gelenkplastiken und Arthrodesen der Hüfte, Knie und Schulter, Wirbelsäulenoperationen, Humerus- und Femurpseudarthrosen, Tumoren der langen Röhrenknochen). Bei Operationen, bei welchen auch geringe Blutungen störend wirken (Diskushernien, Sehnen- und Nervenoperationen); bei Fällen, bei welchen *Esmarch*sche Blutleere schädlich ist, *Volkmann*sche Kontraktur).

Potenzierte Narkose und Hypothermie: Bei langdauernden Eingriffen mit erhöhtem Risiko und gesteigerter Schockgefahr, sowie bei Greisen mit ausgeprägtem Emphysem und spastischen Bronchitiden. Besondere Maßnahmen bei *Crushsyndrom, Fettembolie* und „*blast injury*": Exakte Schockbekämpfung in der ersten Phase, Novocain i.v., Antihistaminica, Sympathicolytica (Hydergin, Regitin), Prednisolon, potenzierte Narkose, Regelung des Elektrolythaushaltes, Bekämpfung einer möglichen Urämie; bei Fettembolie exakte Ruhigstellung, Reposition durch Dauerzugbehandlung, keine plötzliche Gewaltanwendung, Vermeidung jeder Narkoseexcitation; potenzierte Narkose und Hibernation, wenn bereits eine pulmonale oder cerebrale Fettembolie besteht; Senkung des Blutdrucks auf etwa 100 mm Hg (Pendiomid, Arfonad) zur Vermeidung sekundärer Fettembolien.

Bei „blast injury" besteht ständig die Gefahr des Lungenödems, daher u. U. Aderlaß und vorsichtige Kreislaufauffüllung unter potenzierter Narkose und Hypothermie. Ähnliches Vorgehen dürfte bei Atomverletzungen ratsam sein (*E. Kern*).

9. Urologie

Anästhesie, Narkose und Prämedikation in der Urologie richtet sich weitgehend nach dem Funktionszustand der Nieren und dem Zustand des Urogenitaltraktes; welcher präoperativ stets genau zu überprüfen ist (Wasserversuch, Rest-N, Kochsalz, Alkalireserve, Phenolrotausscheidung, Clearance, i.v. Pyelogramm). Bei positiven Befunden sind die Mittel, deren Ausscheidung durch die Nieren erfolgt, zu vermeiden (Curare, i.v. Narkose). Viele dringliche Eingriffe bei bestehender Stauungsniere und Urämie sind in Lokalanästhesie durchführbar (s. Lokalanästhesie S. 94). Endotracheale Intubation nur für größere Operationen (Prostatektomie, Nephrektomie, Blasentumoren, Ureterumpflanzung, Cystektomie); kontrollierte Blutdrucksenkung, vor allem bei Prostatektomien und Blasenexstirpation.

Besondere Beachtung verdient: Die häufige Erfordernis, in Seitenlage zu intubieren, die sorgfältige Polsterung aller druckgefährdeten Körperstellen bei Nierenoperationen in geknickter Seitenlage, die Gefahr der Hämolyse bei Elektroresektionen der Prostata oder eines Blasentumors; das Lungenödem als terminale Folge der Hämolyse durch Einschwemmung der meist unter Druck zugeführten hypotonischen Spülflüssigkeit, die Explosionsgefahr bei Verwendung von Inhalationsanästhetica während Elektroresektionen; die Dosierung, vor allem von Ganglienblockern bei den meist älteren Patienten, die cardiale Dekompensation, die Aufrechterhaltung ausreichender Atmung bzw. postoperativer Sauerstoffzufuhr.

10. Oto-Rhino-Laryngologie

Orotracheale Narkose bevorzugt; sie verbürgt freien Luftweg, Verhinderung jeglicher Aspiration, Unabhängigkeit von der Lagerung oder vom Lagewechsel, geringste Behinderung des Operateurs.

Pharynx: Nasotracheale Intubation gegenüber der noch immer verbreiteten Rauschnarkose ist zu bevorzugen (Blutaspiration nach Tonsillektomie, Narkoseasphyxie); Intubation ist auch für die Tonsillektomie vertretbar. *Technik:* Prämedikation mit 0,0003 bis 0,0005 Atropin, Maskenatmung von Sauerstoff in halboffenem System, Ultrakurzwirkendes Muskelrelaxans und Barbiturat, nasale Intubation, tiefe Tamponade des Pharynx mit 60 cm einer paraffinölgetränkten, 5 cm breiten Kantebinde. Weitere Narkoseführung mit Lachgas-Sauerstoff 2:1 in geschlossenem oder halbgeschlossenem System. Gleiches Verfahren auch im Kindesalter. Die Tonsillektomie wird dadurch auch bei bestehenden schwerwiegenden Nebenerkrankungen (kongenitale Vitien) möglich.

Larynx: Bei bestehendem Tracheostoma: Intubation mit einem Woodbrigdetubus (Nähe der Carina beachten, Lagekontrolle des Tubus nach Einführung).

Bei Eingriffen ohne vorbereitendes Tracheostoma (vorwiegend bei Larynxcarcinom) Intubation bereits für den ersten Akt der Operation und Belassung des primär eingeführten Orotrachealtubus bis zum Zeitpunkt der Larynxabsetzung. Tubuswechsel kurz vor Absetzung des Larynx und Einsetzen eines sterilen, unknickbaren, gekürzten, Manschettentubus durch die Wunde, durch welchen die Inhalationsanästhesie fortgesetzt wird; Extubation kurz vor der Fixation der Trachea an die Haut und Einnähen der Trachea bei liegendem Saugkatheter; evtl. Durchtrennung des liegenden Trachealtubus tief in der Wundhöhle und Herausleiten seines peripheren Endes durch das Operationsgebiet (*Chester* und *Lewis*).

Endoskopische *Eingriffe im Larynxinneren:* In der Regel in Lokalanästhesie; Allgemeinanästhesie nur bei unüberwindlichen operativ-technischen Schwierigkeiten (Pentothal-Succinyl bei gleichzeitiger Sauerstoffinsufflation), zeitgerechte Nachinjektion und ausreichende Dosierung des Relaxans.

Eingriffe bei *Larynx- und Tracheaverletzungen:* Zunächst Lokalanästhesie von Larynx und Trachea durch die Verletzungsstelle (Pantocain 1%); saubere Trachealtoilette mittels dünnen Saugkatheters; Sauerstoffinsufflation durch die Verletzungsstelle in die Trachea; daraufhin Allgemeinnarkose und orale Intubation; Versorgung der Verletzungsstelle über dem liegenden Trachealtubus.

Besondere Maßnahmen: Gesteuerte Blutdrucksenkung bei der Fenestrationsoperation; potenzierte Narkose bei allen mit Vestibularisirritation einhergehenden Eingriffen, ferner bei Radikaloperationen, Tränensackoperationen, Kieferhöhlenradikaloperationen, Stirnhöhlenoperationen; ferner Ganglienblockade und künstliche Hypotension bei der Laryngektomie, sowie bei septischen und phlegmonösen Prozessen am Hals (Carotissinusreflexhemmung).

11. Endoskopien

a) Bronchoskopie (s. dort): Allgemeinnarkose hat große Vorteile (bessere diagnostische Auswertungsmöglichkeit, Gewinnung des Vertrauens des Patienten in weitere zusätzlich notwendige diagnostische und therapeutische Maßnahmen). In Form der Beatmungsbronchoskopie (*Mündnich* und *Hoflehner*) ist die Allgemeinnarkose sehr empfehlenswert. In intravenöser Barbituratnarkose mit einem kurzwirkenden Relaxans (Succinylcholin), ist durch das Beatmungsbronchoskop ausreichende Zufuhr von Sauerstoff und Stickoxydul möglich. Hypoxie, Tachykardie, Extrasystolie, Nodalrhythmen, Laryngo- und Bronchospasmen können dadurch ausgeschaltet werden. *Prämedikation:* 30 Minuten vor Operation 1 mg Atropin, Narkoseeinleitung mit Pentothal i.v.; hierauf Succinylcholin 20–40 mg, Einführung des Beatmungsbronchoskopes, bei Bedarf Nachspritzen von Barbiturat und Muskelrelaxans bzw. Ersetzen des Barbiturats nach der Narkoseeinleitung durch Lachgas. Pantocainspray (1%) des Kehlkopfes vor Einführung des Rohres und gründliche Absaugung vor Entfernung des Bronchoskopes sind ratsam.

b) Ösophagogastroskopie. *Vorbereitung:* 5 Minuten vor Untersuchungsbeginn einmaliges Schlucken eines halben Teelöffels einer Pantocainlösung 1%ig und Wiederholung der Anästhesie unmittelbar vor Einfügung des Rohres, jedoch mit dem Verbot, für die nächsten 30 Sekunden zu schlucken. Eventuell Unterstützung der Lokalanästhesie durch intravenöse Gabe von Dolantin. Bei ängstlichen Patienten Intubationsnarkose (Barbiturat i.v.

+ kurzwirkendem Relaxans) wird die Untersuchung wesentlich erleichtert. Technische Durchführung ganz ähnlich dem Verfahren bei Bronchoskopie (s. dort).

c) **Laparoskopie.** Prämedikation und Lokalanästhesie.

d) **Rectoskopie.** Nach Prämedikation wird die Untersuchung ohne jegliche Anästhesie vorgenommen.

e) **Thorakoskopie.** Wird nach Anlegen eines Pneumothorax im allgemeinen in Lokalanästhesie vorgenommen. Endotracheale Narkose mit assistierter und kontrollierter Atmung nur für ausgedehntere Kaustiken oder endoskopische Sympathektomien (*Kux*). Die Beatmung muß nach der endoskopisch beobachteten Lungenbewegung geleitet werden.

12. Anästhesie bei Kindern

Jedes psychische Trauma, d.h. eine mit Gewalt erzwungene Narkose, muß dem Kinde erspart werden. Ausreichende Eingewöhnung in das Krankenhausmilieu ist bedeutungsvoll (Krankenhausaufnahme mindestens 2 Tage vor Operationstermin). Aufgabe des Anästhesisten ist es, durch häufige Besuche im Kinderzimmer das Vertrauen der Kinder zu gewinnen.

Prämedikation: In Frage kommen Opiate, Belladonna-Alkaloide und Barbiturate zur allgemeinen Beruhigung, Hypersekretionshemmung des Respirationstraktes, Verminderung reflektorischer Hyperaktivität, evtl. Schmerzlinderung, Kinder vertragen relativ hohe Opiatdosen. Ihre sedative Wirkung ist meist geringer als bei Erwachsenen. Die atemdepressive Wirkung der Opiate ist bei Kindern weniger zu fürchten. Von Belladonna-Alkaloiden ist das Scopolamin dem Atropin vorzuziehen (rascherer Wirkungseintritt und stärkere Wirkung). Die Dosierung kann bei Kindern im allgemeinen etwas höher liegen als gewöhnlich empfohlen wird (Vorsicht bei akuten Infektionen, Infektionskrankheiten,

Tabelle 2. *Dosierungsschema der Prämedikation*

Alter	Körpergewicht in kg	Barbiturate						
		Evipan cm³ 10%		Nembutal mg			Pentothal	Rectidon
		i. v.	rectal	oral	i. v.	rectal	rectal	rectal
2 Monate	3,5–5	0,75						
3 Monate	5–6							
4 Monate	6–7	1,0				10		
7 Monate	7–8		35–45 mg/kg Körpergewicht	10		10		
12 Monate	8–10	1,5		10		20		2,5 cm³ 5%
18 Monate	10–12			10	6	20	4,5 cm³ 5%	3,0 cm³ 5%
24 Monate	12–13,5	1–2,0		20	8	30	5,0 cm³ 5%	3,6 cm³ 5%
3 Jahre	13,5–15	2–2,5		20	12	30	5,0 cm³ 5%	2,0 cm³ 10%
5 Jahre	15–20	2,5–3		30	24	40	3–4 cm³ 10%	2,5 cm³ 10%
8 Jahre	20–30		0,75	50	36	70	4–6 cm³ 10%	3,4 cm³ 10%
10 Jahre	30–35	3,0	1,0	60	42	90	6–7 cm³ 10%	4,0 cm³ 10%
10–12 Jahre	35–40			60	42	90		4,5 cm³ 10%
12–14 Jahre	40–45	3–4,0		70	48	100		5,0 cm³ 10%
14–17 Jahre	45–55	5,0 und mehr	nur intravenös	90	60	130		
	55–65			100	66	150		
	65–75			120	78	180		
	75–85			130	90	200		
	85–95			150	102	220		

Dehydration und Anämie). Barbiturate, vor allem das Thiopenthalklysma, erfreuen sich großer Beliebtheit. Zur Beruhigung am Vorabend Nembuthal, Seconal in Kapseln oder in Wasser aufgelöst mit Geschmackskorrigentien.

Thiopenthalklysma: 10 cm³ einer 5–10%igen Lösung werden durch gekürzten und gleitfähig gemachten Nelatonkatheter in die Ampulla recti instilliert. Der Katheter darf nicht mehr als 2–3 cm über den Sphinkter hochgeführt werden; ständige Beobachtung nach Applikation des Klysma ist erforderlich; Anästhesieeinleitung durchschnittlich 20 Minuten nach dem Klysma; in Dosen von 30 bis 40 mg/kg Körpergewicht hat Pentothal keinen wesentlichen Einfluß auf Atmung, Herz und Kreislauf. Bei kleinen Kindern unmittelbar vor dem Klysma kleinen Reinigungseinlauf geben.

Kontraindikationen: Erkrankungen des Rectum und Colons, Anämien, Atemhindernisse, Leber- und Nierenschäden, Myxödem, Kretinismus und Schock. Breiteste Anwendung des Thiopenthalklysmas zur Narkoseeinleitung, Voruntersuchung und die verschiedensten diagnostischen Maßnahmen können empfohlen werden.

Dosierung: Richtet sich weitgehend nach dem physiologischen Alter, Gewicht, Allgemeinzustand, vorgesehener Narkose und geplanter Operation (s. Tabelle).

Besonderheiten der Technik und Methoden der einzelnen Narkosearten bei Kindern:
Die technische Problematik der Kindernarkose besteht in der relativ großen Zunahme des mechanischen Totraumes bei Maskennarkosen und darin, daß mechanische Atemwiderstände sehr leicht entstehen und sehr schwer ins Gewicht fallen. *Äthertropfnarkose:* Narkoseeinleitung ohne Festschnallen und unter beruhigendem Zuspruch; Narkosemaske möglichst klein halten (Selbstherstellung). Narkoseeinleitung mit *Chloräthyl*, Isoprophylchlorid oder Vinyläther (bevorzugt, aber teuer); Ätherzufuhr zweckmäßigerweise als orale oder nasopharyngeale Insufflation eines Äther-O₂-Gemisches durch einen Katheter oder Mund-

in Milligramm (nach Hügin und Killian-Weese)

Belladonna-Alkaloide						Opiate				Avertin flüssig	
Atropin mg		Scopolamin mg		Scophedal (schwa). Org.-Lösung cm³		Morphin mg		Dolantin mg		(Basis Narkose)	
s. c.	i. v.	s. c.	i. v.	s. c.	i. v.	s. c.	i. v.	s. c.	i. v.	rectal	desgleichen g/kg
							5			0,5–0,75 cm³	
							6			0,75–0,9 cm³	
0,1							7			0,9–1,05 cm³	0,125–
0,1							9			1,0–1,2 cm³	
0,2						1	12			1,2–1,4 cm³	(*)
0,2	0,1					1	16	10		1,4–1,7 cm³	
0,2	0,1					2	18	1,5	12		0,12–
0,3	0,1					2	20	1,5	15	1,7–2,1 cm³	
0,3	0,2					3	30	2	20	2,1–2,6 cm³	0,11–
0,3	0,2	0,15	0,1			3	40	2	30	2,6–3,0 cm³	
0,4	0,2	0,2	0,1			4	50	3	35	3,0–4,0 cm³	0,10–0,12
0,4	0,3	0,2	0,15		0,5	5	60	4	40	4,0–4,4 cm³	
0,5	0,3	0,25	0,15	1,0	0,6	6	70	4	50	4,4–5,0 cm³	0,10–0,11
0,5	0,3	0,25	0,15	1,0	0,7	8	80	6	60	5,0–5,5 cm³	
0,6	0,4	0,3	0,2	1,2	0,8	10	100	8	80	5,5–6,5 cm³	0,10
0,6	0,4	0,3	0,2	1,5	0,9	12	100	10	80	6,5–7,5 cm³	
0,7	0,5	0,35	0,25	1,5	1,0	14	120	12	100	ab 50 Jahre	0,09
0,8	0,6	0,4	0,3	2,0	1,0	16	140	14	120	ab 60 Jahre	0,08
										ab 70 Jahre	0,07
										darüber	006–0,05

*) nach Angaben von Bayer (Leverkusen) nicht über 0,10 g/kg Körpergewicht in 2–2½%iger Lösung

tubus; hohe Konzentrationen sind nötig; *Indikation:* besonders für Säuglinge und Kleinkinder (bei Operationen im Mund- und Rachengebiet).

Endotracheale Methoden. 1. mit dem T-Stück nach *Ayre* (einfachste Methode); 2. Mit dem Doppelventil nach *Digby-Leigh* oder *Stephen-Slater* (wegen geringen Atemwiderstandes auch bei kleinsten Kindern anwendbar); intermittierender Überdruck wird bei beiden Techniken durch Zuhalten des offenen Schenkels bzw. des Ausatemventils erreicht; die Systeme ohne Rückatmung eignen sich besonders für Säuglinge und Kleinkinder.

System mit teilweiser Rückatmung. Maske und Atembeutel genügt; Methode nur anwendbar, wenn die Gaszufuhr das Atemminutenvolumen übersteigt. *Technik:* Reines Lachgas strömt von oben her auf das an Wange und Kinn durch die Hände abgeschirmte Gesicht, so daß das Gas möglichst unverdünnt eingeatmet wird; ruhiges Einschlafen in einer halben bis 1 Minute; daraufhin Reduktion der Lachgaszufuhr auf 6–10 l und Zugabe von 2 bis 5 l Sauerstoff/min; Fortsetzung der Narkose mit der Maske; evtl. Zusatz von Trilen; Äther nur für tiefere Narkose.

Pendelsystem. *Vorteile:* Beste Voraussetzungen für assistierte und kontrollierte Beatmung, sowohl für Masken, als auch Intubationsnarkosen verwendbar, geringer Atemwiderstand.

Nachteile: Wärmestauung durch den Absorber (Kanister alle 15 Minuten umdrehen, alle 30 Minuten wechseln), Unhandlichkeit, Gefahr der CO_2-Überladung durch Erschöpfung des Absorbers, bei Säuglingen durch übermäßige Vergrößerung des mechanischen Totraumes.

Indikation: Thoraxoperationen bei Kindern ab 3. Lebensjahr.

Kreislaufsystem. Mit Apparat nach *Adriani-Griggs.* Durch den Apparat ist der mechanische Totraum reduziert, der Atemwiderstand nur minimal erhöht, die Ventilfunktion besonders rasch.

Endotracheale Technik. An sich nicht schwerer als die des Erwachsenen, sofern geeignetes Instrumentarium vorhanden ist [kleines handliches Laryngoskop nach *Miller*, Tuben in verschiedener Größe je nach Alter des Kindes (nach *Loennecken*)]. Verwendet wird der jeweils größte Tubus, der sich eben noch ohne Widerstand einführen läßt; Länge und Weite der Trachea werden bei Säuglingen überschätzt (*Cave!* Intubation eines Hauptbronchus); Manschettentuben erübrigen sich; die Tuben schließen auch ohne Manschette dicht ab; gegen Aspirationsgefährdung Abstopfen des Larynx mit sterilen paraffinierten Mullbinden. Durchschnittliche Länge der kindlichen Trachea je nach Gewicht des Kindes zwischen 900 bis 13500 g liegt zwischen 4,5 bis 8 cm.

Komplikationen: Sind bei richtigem technischem Vorgehen bei Kindern nicht häufiger als bei Erwachsenen; die Gefahr des Larynxödems kann vermieden werden durch möglichst atraumatisches Vorgehen, Gebrauch von völlig gereinigten und sterilisierten Tuben, Vermeidung von Gleitmitteln, Verwendung weicher Plastiktuben, die über einen gebogenen Draht aufgezogen werden. Heiserkeit nach Intubation häufig (etwa 10%); sie hält meist 1–3 Stunden an.

Indikation: Eingriffe an Kopf und Hals, transthorakale Operationen.

C. Örtliche Betäubung (Lokalanästhesie)

I. Allgemeine Anwendung

1. Lokale Kälteanästhesie

Versuche durch örtlich angewandte Kälte eine lokale Erregungs- und Leitungsunfähigkeit der Hautnerven zu erzeugen, wurden schon frühzeitig unternommen (*Arnot* 1848, Kältemischung, Eis und Kochsalz), *Richardson* (Aufblasen feiner Äthertröpfchen auf die Haut durch Ätherzerstäuber). Auf diese Weise sind Temperaturen von -15 bis -20 °C zu erreichen. Einfacher gelingt die örtliche Vereisung mit *Chloräthyl* (Flüssigkeit mit einem Siedepunkt von $+12$ °C).

Technik, Indikation: Oberflächliche Hautexcisionen, Spaltung kleiner Furunkel und Abscesse. Aus 30–50 cm Abstand wird Chloräthyl auf die zu vereisende Stelle ausgespritzt. Ist diese weiß und hart, das ist gefroren, so wird sehr rasch die Incision ausgeführt. Die Unempfindlichkeit betrifft nur die obersten Hautschichten. Das darunterliegende Gewebe bleibt schmerzhaft, auch das Auftauen des Gewebes ist mit Schmerzen verbunden. Aus diesen Gründen ist die örtliche Vereisung mit Chloräthyl zugunsten des Chloräthylrausches weitgehend verlassen worden.

Brauchbarer und für größere Eingriffe geeigneter ist die *örtliche Unterkühlung ganzer Gliedmaßen (Allen* 1941).

Indikation: 1. die eigentliche örtliche Kälteanästhesie, 2. die abwartende Behandlung unter Kälteeinfluß (bereits 1861 von *Esmarch* vertreten). Es handelt sich hierbei lediglich um eine Unterkühlung, nicht um eine Einfrierung des betreffenden Körperabschnittes. Günstigste Körpertemperatur liegt bei $+1$ bis $+5$ °C. Kältemischungen dürfen nicht verwendet werden. Der Gefrierpunkt darf keinesfalls unterschritten werden; die Blutzirkulation muß durch völlige Blutleere komplett unterbunden werden.

Für Amputationen bei Greisen mit hochgradiger Arteriosklerose, Diabetes, cardialer Dekompensation, schwerer Zertrümmerung einer Gliedmaße mit Infektion. Im letzteren Falle kann durch das Unterkühlen der Operationstermin hinausgeschoben werden, bis der Patient aus dem primären Schock heraus ist.

Technik: Prämedikation $\frac{1}{2}$–$\frac{3}{4}$ Stunden vor Beginn der Anästhesie mit Dolantin, Atosil, Megaphen, wie bei der potenzierten Narkose; nach Wirkungseintritt Anlegen einer zirkulären Eismanschette an der Stelle der späteren Abschnürbinde; nach einer Stunde der Kälteeinwirkung wird in genau dieser Zone eine *Blutleere* mit kräftigem Gummischlauch oder Gummibinde angelegt; sobald die komplette Blutleere erzielt ist, wird die gesamte Extremität bis zur Stelle der Abschnürung mit Eis abgekühlt (Einschlagen in ein großes Gummituch, auf welches Eisstückchen ausgebreitet sind); das Bein muß ringsum von Eis umgeben sein; zur Kälteisolation wird das Gummituch noch mit 2 Wolldecken umgeben; Hochstellen des Kopfendes vermeidet das Ausfließen von Schmelzwasser (Auffangschale am unteren Ende der Packung); Dauer der Eispackung für Oberschenkel und Oberarm etwa $2\frac{1}{2}$–3 Stunden, für Unterarm und Unterschenkelamputation etwa $1\frac{1}{2}$–2 Stunden, für Hand und Fuß etwa 1–$1\frac{1}{2}$ Stunden, für Finger und Zehen etwa 20–30 Minuten; bei Einhalten dieser Zeiten ist schmerzfreie Amputation sicher möglich, lediglich die Knochenabsetzung wird mitunter unangenehm empfunden; zur Desinfektion des Operationsgebietes keinen Alkohol verwenden (zu starke Verdunstungskälte); nach der Operation Lagerung des Stumpfes zwischen Eisbeutel für einige Stunden.

Bei der *abwartenden Behandlung* wird analog vorgegangen, nur die Blutleere muß von Zeit zu Zeit geöffnet werden; der Allgemeinzustand bessert sich erstaunlich rasch, Schocksymptome klingen ab, Operationsfähigkeit wird auch bei sehr reduziertem Allgemeinzustand nahezu immer erreicht. Das Verfahren ist sehr schonend, weil kein zusätzliches Anästheticum benötigt wird, die Bildung von Toxinen gehemmt wird und die Stoffwechselvorgänge verlangsamt, die Blutgerinnung und Thrombosegefahr verringert wird.

2. Lokalanästhesie mit chemischen Mitteln

Definition: Lokalanästhesie bedeutet Schmerzfreiheit in einem örtlich begrenzten Bezirk, in welchem sie zum Zwecke der Operation, Diagnostik oder anderweitigen Therapie absichtlich durch geeignete Maßnahmen herbeigeführt wird. Das Wesen der Lokalanästhesie besteht in Unterbrechung der Leitfähigkeit sensibler Nerven oder Ausschaltung der sensiblen Endorgane. Jede Art von Lokalanästhesie darf nicht schaden und muß reversibel sein.

Formen: Oberflächen-(Schleimhaut-)*Anästhesie, Infiltrationsanästhesie, Leitungsanästhesie, Plexusanästhesie* und *Paravertebralanästhesie, Spinalanästhesie, extradurale Anästhesie.*

Wirkungsmechanismus: Nervengewebe wird von dem eingebrachten Lokalanästheticum durchtränkt und dadurch leitunfähig für sensible Reize gemacht; der Ort der Unterbrechung ist für die Wirkung ohne Bedeutung; Lokalanästhesie stellt im biologischen Sinne gesehen eine Narkose peripherer, nervöser Elemente dar; Lokalanästhetica sind sowohl wasser-, als auch fettlöslich; sie sammeln sich an der Oberfläche der wäßrigen Phase an und blockieren den Austritt von Kaliumionen und den Eintritt von Natriumionen; es sind ausgesprochene Zellgifte mit spezifischer Affinität zum Nervengewebe; sie setzen die Atmung des Nervengewebes bereits in Konzentrationen herab, durch welche Muskel- und Lebergewebe noch nicht beeinträchtigt wird; diese Fähigkeit der Leitungsunterbrechung ist reversibel. *Wirkungsdauer:* Dauer und Stärke der Wirkung ist abhängig von der Temperatur des Lokalanästheticums (höhere Temperatur beschleunigt den Wirkungseintritt), von der Konzentration (höhere Konzentrationen bewirken kürzere Latenzzeit), d.h. kleine dünne Fasern werden vor dickeren beeinflußt, markscheidenlose Fasern werden schneller durchdrungen als solche mit Markscheiden, vom molekularen Aufbau des Lokalanästheticums (rein physikalische Eigenschaft) von der Ausscheidungsgeschwindigkeit (letztere ist wohl der wichtigste Faktor für die Wirkungsdauer). *Erhöhung der Wirkungsdauer* ist zu erzielen durch: Abschnürung eines Gliedes, Abkühlung von Gewebe (Resorptionsverzögerung, Anwendung von Supraremin und Homologen (*Braun* 1900). *Suprareninwirkung* beruht auf: Verhinderung des raschen Abtransportes aus dem infiltrierten Gebiet, unmittelbare Wirkungsverstärkung am Ort der Applikation durch Verringerung der Stoffwechselvorgänge und dadurch Schwächung der Einzelzelle in ihrer Widerstandskraft gegen die Giftwirkung, durch Ausschwemmungsverzögerung des Lokalanästheticums in den übrigen Kreislauf. Durch Vasokonstringentia wird die therapeutische Breite heraufgesetzt.

Spezielle Wirkung: Gehirn und Rückenmark: Bei Überdosierung Reizzustände an der Hirnrinde beginnend und nach unten absteigend.

Temperaturzentrum: Bei örtlicher Anwendung keine Wirkung, bei i.v. Gaben in kleinen Dosen Reizung, in großen Dosen Depression.

Medulläre Zentren: Bei i.v. Gabe erst Reizung, dann Depression, schließlich Lähmung.

Brechzentrum: Bei i.v. Gabe erst Reizung, dann Lähmung.

Atemzentrum: Bei i.v. Gabe großer Dosen erst Reizung, dann Lähmung.

Vagus: Bei i.v. Gabe erst Reizung (Bradykardie), dann Lähmung.

Hirnrinde: Bei i.v. Gabe Reizung der sensorischen Gebiete (zunächst gesteigerte Aufmerksamkeit, schließlich Erregungszustände). Gemütsreaktionen, erhöhte motorische Aktivität bis zu Krampfbildung.

Augen: Mydriasis bei toxischen Dosen.

Herz: Myokarddepression durch i.v. Gaben, Senkung der Pulsfrequenz, gelegentlich Tachykardie; bei mittlerer Dosierung Verhinderung von Arrhythmien und gesteigerter Irritabilität.

Blutdruck: Bei höherer Dosierung RR-Anstieg durch Vasomotorenreiz, dann RR-Abfall durch direkte Herzeinwirkung und Lähmung des Vasomotorenzentrums.

Lungen: Bei i.v. Gabe Zunahme der Atemfrequenz, bei bereits eintretender Atemlähmung jedoch Frequenzabnahme; rasche Resorption durch die Alveolen bei Aspiration.

Stoffwechsel: Bei Überdosierung erhöht.

Leber: Abbauort der meisten Lokalanästhetica vom Estertyp.

Nieren: Ausscheidungsort für die nicht hydrolisierbaren Lokalanästhetica (Urinnachweis).

Vergiftungssymptome durch Lokalanästhetica: Blässe, Übelkeit, Brechreiz, epileptiforme Absencen, Krämpfe, Atemlähmung durch Ausschaltung der nervösen Endapparate der Atemmuskulatur.

a) Präparate. *Cocain, Novocain* = Procain, *Pantocain*, Salicain, Xylocain, Symprocain und Efocain.

α) *Cocain:* Methyl-benzoyl-ecgonin. *Anwendungsform:* Salzsaures Salz des Methyl-benzoyl-ecgonin, gutlöslich in Wasseralkohol-Glycerin, hitzelabil, nicht beständig gegenüber Säuren und Alkali, nur noch als Oberflächenanästheticum verwendet. *Indikation:* Ophthalmologie, Rhinolaryngologie, Stomatologie und Urologie; sehr toxisch, sehr geringe therapeutische Breite; durchdringt intakte Schleimhaut leicht (*Cave!* Überdosierung bei Schleimhautpinselungen) und Instillationen (Harnröhrenblase, Pharynx). Am Auge sympathicuserregend, vasokonstringierend, im übrigen Symphaticuserregung herabsetzend, wird zu 50% in der Leber hydrolisiert, der Rest ausgeschieden. *Dosierung:* Maximaldosis 0,03 g, toxische Dosis 0,04 bis 0,08 g, im allgemeinen in 2–5%iger Lösung, in der Rhinolaryngologie bis zu 10%iger Lösung angewendet (dann nur wenige Tropfen!!), 2–3mal wirksamer als Novocain, Wirkungseintritt sofort, Wirkungsdauer etwa 1 Stunde.

β) **Novocain:** = **Procain** (Synonyma: Allocaine, Neocaine, Syncaine). *Chemisch:* p-Aminobenzoyl-diäthylamin-äthanol; leicht löslich in Wasser, Alkohol und Chloroform. Hitzebeständig (bis 120 °C), keine Oberflächenwirksamkeit, dagegen zu Infiltrations-, Leitungs-, Plexus- und Lokalanästhesie geeignet, vasodilatierend, daher Kombination mit Vasokonstringentia erforderlich. *Dosierung:* Toxische Dosis je nach Applikationsgeschwindigkeit (rasche Leberentgiftung 0,2–2,0 g; 1,0 g im Verlauf einer Stunde i.v. gegeben, wird anstandslos vertragen. *Infiltrationsanästhesie:* 0,25–1,5%ige Lösung in 400–100 cm³ physiologischer Kochsalzlösung, Leitungs- und Plexusanästhesie 2–4%ig in 50–25 cm³ Kochsalzlösung, Wirkungseintritt sofort bis 5 Minuten, Wirkungsdauer etwa 1 Stunde.

γ) *Pantocain: chemisch:* p-Butylamino-benzoyl-dimethyl-amino-äthanol. Stabiler als Novocain, hitzebeständig, leicht wasserlöslich, gutes Schleimhautdurchdringungsvermögen etwa ebenso wie Cocain; Toxizität 2–3mal höher als Cocain, bei subcutaner Gabe 20mal höher als Novocain, ausschließlich als Oberflächenanästheticum verwendet, wird in der Leber hydrolysiert. *Dosierung:* Intradural je nach Höhe zwischen 5 und 20 mg, zur Infiltrations- und Leitungsanästhesie (Plexusanästhesie 75 cm³ einer 0,1%igen Lösung, zur Schleimhautanästhesie bis zu 2%ige Lösung, Wirkungseintritt nach 5–10 Minuten, Wirkungsdauer etwa 2 Stunden).

δ) Salicain: chemisch: Salzsaures Salz des p-n-Butyl-amino-salicylsäure-dimethylaminoäthylesters, in Wasser von 20 °C zu etwa 4% löslich, kristallisiert in der Kälte z.T. aus; Aufbewahrung bei Zimmertemperatur angezeigt. In physiologischer Kochsalzlösung wesentlich geringere Löslichkeit. Sehr empfindlich gegen Alkali. Lösung ist kochbeständig und haltbar, rasche Resorption durch die Schleimhaut und vom Gewebe, gutes Oberflächenanästheticum. *Dosierung:* Endotracheal 5–7 cm³ einer 1–2%igen Lösung, urologisch 0,1–0,2%ig, Wirkungseintritt rasch.

ε) Xylocain: chemisch: Diäthylamino-2-6-dimethyl-acetanilid, stabilstes aller Lokalanästhetica, wird durch Kochen, Säuren und Laugen nicht zersetzt! Als salzsaures Salz in Wasser und Alkohol löslich, verwendbar für sämtliche Arten von Lokalanästhesie. Wirksamkeit 4–5mal so stark als Novocain. Toxizität 2½mal jene von Novocain. Abbau durch Hydrolyse in der Leber. *Dosierung:* Für Infiltrationsanästhesien 0,25%ig, für Schleimhautanästhesien 5–10%ig, für Anästhesie am Auge 2–5%ig, Wirkungseintritt sofort. Wirkungsdauer 3–5 Stunden.

ζ) Adjuvantien: Suprarenin (Adrenalin, Epinephrin). *Dosierung* von Adrenalin: 0,5 mg auf 100 cm³ Lösung (5 Tropfen der Stammlösung 1:1000 auf 100 cm³).

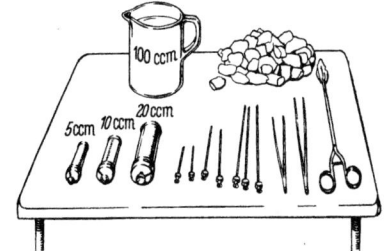

Abb. 26. Instrumentarium zur Lokalanästhesie. (Merke! Anästhesietöpfchen müssen deutliche, kochfeste Aufschrift tragen!)

b) Instrumentarium (s. Abb. 26). Graduierte Mensuren aus Porzellan zum Abmessen und Umfüllen, Porzellantiegel (10 cm³) zum Auflösen der Novocainlösung, (Kochfest und deutlich beschriftet?) Novocaintabletten mit und ohne Suprareninzusatz (Suprarenintropffläschchen, Tropfengröße prüfen!). Instrumentarium auf fahrbarem Tischchen oder kleinen Schränkchen steril abgedeckt und griffbereit halten. 5–10–20 cm³ Spritzen mit Rekordansatz.

c) Methoden. α) Infiltrationsanästhesie: Infiltration mit Novocainlösung + Suprarenin (0,25–1%ig). Zunächst Markierung des zu anästhesierenden Feldes mittels intracutaner Quaddelsetzung wenigstens an 4 Punkten daraufhin systematisch von der Oberfläche nach der Tiefe oder umgekehrt infiltrieren; oder „zirkuläre Anästhesierung" (Hackenbruch); diese hat den Vorteil, daß die anatomischen Verhältnisse im Operationsgebiet nicht mehr durch das künstliche Ödem beeinträchtigt werden. Nach Setzen der Hautquaddeln wird im allgemeinen ein rhombusförmiges Viereck mit langer Nadel subcutan umspritzt; sodann wird subfascial in gleicher Weise verfahren; bei Vorschieben und Zurückziehen der Nadel werden jeweils 5 cm³ Anästheticum injiziert; insgesamt werden für die Umspritzung des Rhombus etwa 80 cm³ verbraucht; der geplante Hautschnitt wird zusätzlich intracutan infiltriert. Sollen tiefer liegende Weichteilschichten zuverlässig unempfindlich gemacht werden, so wird eine pyramiden- oder muldenförmige Umspritzung in die Tiefe ausgeführt. Soll ein noch größeres Gebiet anästhesiert werden, so wird an Stelle des Rhombus ein unregelmäßiges Vieleck von Hautquaddeln angelegt und durch Umspritzung infiltriert. Der Wirkungseintritt der Anästhesie dauert je nach Konzentration der Lösung und lokalen Gegebenheiten 5–20 Minuten. Abkürzung dieser Zeit ist durch Anwendung von Hyaluronidase möglich. Niemals aus Ungeduld oder Zeitmangel vor vollem Wirkungseintritt zu operieren anfangen. „Sitzt" die Anästhesie nicht, so muß verdünnte Lösung nachgespritzt werden (*Cave!* Überschreiten der Absolutmengen und Maximaldosis, s. S. 84).

β) **Leitungsanästhesie:** Zur Leitungsanästhesie wird das Lokalanästheticum endo- oder perineural in einen einzelnen Nerv oder dessen direkte Umgebung, in einen Plexus (*Plexusanästhesie*), an die Nervenaustrittsstelle aus den Wirbelkanal (*Paravertebralanästhesie*), in das peridurale Bindegewebe (*Periduralanästhesie*) oder intrathecal (*Spinalanästhesie*) eingebracht.

Methoden: **Fingeranästhesie** *(nach Oberst)* (s. Abb. 27): Zur Anästhesierung des dorsalen und ventralen Nervenpaares an Fingern und Zehen wird an der Basis des Grundgliedes eine ringförmige Infiltration gesetzt. Zweckmäßiges Vorgehen: Von zwei dorsalen Hautquaddeln aus wird zunächst bis an die Beugeseite subcutan infiltriert, desgleichen beim Zurückziehen bis zur Einstichstelle. Vom gleichen Punkt aus oder einem erneuten Einstich wird die Streckseite in gleicher Weise infiltriert. 4–6 cm³ Novocain-Suprareninlösung (1%ig) werden verbraucht (bei größeren Mengen Ischämiegefahr!).

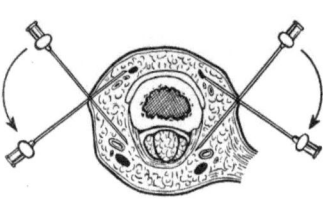

Abb. 27. *Leitungsanästhesie* an Fingern oder Zehen nach *Oberst*

Kontraindikation: Diabetische Gangrän, periphere Durchblutungsstörung u. ä.; Vorsicht bei eitrigen Prozessen am Finger mit Suprarenin! Nekrosegefahr des gesamten Fingers, Keimverschleppung, ungenügende Wirkung durch raschen Abtransport infolge der Entzündung.

Blockade der Intercostalnerven (s. Abb. 28): Zum Zweck der Muskelerschlaffung der Bauchdecken oder Anästhesie der Bauch- und Brustwand Einstich in der vorderen Axillarlinie und Vorführen der Nadel in Richtung schräg aufwärts bis zum unteren Rand der Rippe, (*Cave!* Pleuraverletzung). Setzen eines Depots dortselbst und weiteres Vorwärtsschieben der Nadel um 1/2 bis 1 cm unter fortgesetzter Injektion, dort Depot von 5 bis 10 ccm Novocain, Suprareninlösung (5–10 cm³); gleiches Vorgehen bei sämtlichen Rippen. Es wird Muskelerschlaffung und Anästhesie der Bauchwand von oberhalb des Nabels bis zum Leistenband erzielt. Eine Beeinträchtigung der Atemmuskulatur tritt bei dieser Technik nicht ein. *Indikation:* Greisenchirurgie zur Unterstützung oberflächlicher Narkosen bei abdominalen Eingriffen (Hernieninkarzerationen, Greisenappendicitis).

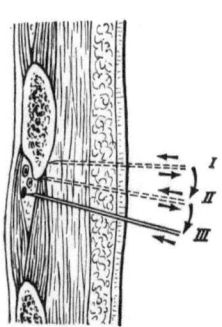

Abb. 28. Blockade des Intercostalnerven

Plexusanästhesie (s. Abb. 29): *Plexus brachialis. Indikation:* Fast sämtliche Operationen im Armbereich bis hinauf zur Hälfte des Oberarms. *Technik von Kulenkampff:* Liegender Patient, Kopf nach der Gegenseite gedreht, der seitengleiche Arm wird möglichst weit nach caudal längs des Körpers gezogen, Tasten der pulsierenden Arteria subclavia, Setzen der Hautquaddel dicht lateral der Stelle, an welcher die Pulsation gerade noch tastbar ist; sie liegt ziemlich genau in der Mitte des Schlüsselbeins (Markierung durch Jodpinsel). Einstich einer 5 cm langen Kanüle ohne Spritze in Richtung auf den 2. oder 3. Brustwirbeldornfortsatz; kurz nach Durchdringen der Fascie, etwa auf halbem Wege vor Erreichen

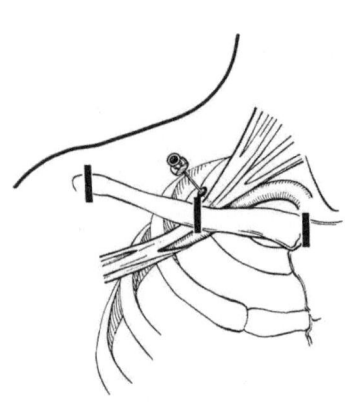

Abb. 29. Anästhesie des Plexus brachialis

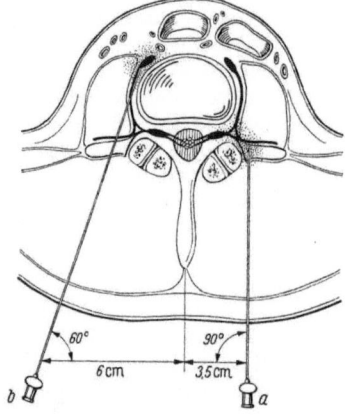

Abb. 30. *a* Paravertebralanästhesie, *b* Sympathicusblockade

der 1. Rippe, trifft man den Plexus brachialis. Sobald der Patient Paraesthesien oder einen „elektrischen Schlag" in bestimmten Armbereichen angibt, werden 10 cm³ einer Novocain-Suprareninlösung (0,5–1%ig) injiziert und weitere 10 cm³ in die unmittelbare

Umgebung unter leichtem Vor- und Zurückziehen infiltriert. Injektion ohne Auftreten von Parästhesien ist unzweckmäßig (*Cave!* Pleura).

Paravertebralanästhesie (s. Abb. 30a) (*Läwen*): *Definition:* Blockierung der Intercostal- und Lumbalnerven dicht an ihrem Austritt aus den Foramina intervertebralia vor Einmündung der rami comunicantes albi des Sympathicus. *Indikation:* Operationen im Thorax und Abdomen bei erhaltenem Bewußtsein, vorwiegend Operationen der Brust- und Bauchwand. Für ausgedehntere Operationen an den Eingeweiden nicht geeignet (s. Splanchnicusanästhesie), Thorakoplastiken. *Technik:* Zunächst Festlegung der Ausdehnung des Operationsfeldes; dabei bedenken, daß die Intercostalnerven bis zu 2 Segmenten tiefer in die sensible Versorgung eingreifen, als ihrer Austrittsstelle entspricht; daher Beginn der Anästhesie wenigstens 2 Segmente höher als der Ausdehnung des Schnittes entspricht; Infiltration eines schmalen subcutanen Hautstreifens 4–5 cm neben dem Proc. spin. Innerhalb des anästhesierten Hautstreifens wird nun dicht neben den Wirbeln zu den Spinalganglien vorgegangen. Sie werden unmittelbar vor- und unterhalb der Querfortsätze erreicht. Querfortsätze dienen zur Orientierung; unter Knochenfühlung des Querfortsatzes wird die Nadel streng parasaggital ohne aufgesetzte Spritze eingestochen (*Cave!* Abweichen der Nadelspitze nach medial wegen der Gefahr des Eindringens in den Duralsack); die segmentale Orientierung wird durch Abzählen der Rippen oder Proc. spin. gewahrt. Dornfortsätze stehen je 1 Segment tiefer als ihr zugehöriges Segment. *Dosierung:* Maximaldosis 1,5–2,0 g Novocain. Durchschnittsdosis 1,0 g (d.i. 100 cm³ 1%ig, 200 cm³ 0,5%ig, 400 c³m 0,25%ig).

Splanchnicusanästhesie: Zur Vermeidung der abdominellen Sensationen bei Zug an den großen Eingeweiden, Ligaturen und Durchtrennungen. Sie kann von rückwärts (nach *Kappis*) oder von vorn her nach Eröffnung der Bauchdecken ausgeführt werden (nach *Braun*). Auf beiden Zugangswegen muß das Ganglium coeliacum getroffen und infiltriert werden. *Posteriore Methode (Kappis):* Seitenlage des Patienten (Sitzhaltung unzweckmäßig); Hautquaddel am Unterrand der 12. Rippe, 7 cm seitlich der Proc. spin.; 12 cm lange Kanüle wird in einem Winkel von 60° zur Frontalebene bis an die Seitenfläche des Wirbelkörpers vorgeführt; Zurückziehen der Nadel um 1–2 cm und etwas weiter lateral nochmaliges Vorführen um 1–2 cm, so daß keine Knochenfühlung mehr besteht; Nadelspitze liegt sodann in unmittelbarer Nähe des Ganglien coeliacum. Injektion von 30 bis 40 cm³ Novocain-Suprarenin (1%ig); Nervi splanchnici werden auf diese Weise miterfaßt; gleiches Vorgehen auf der anderen Seite; Rückenlage des Patienten, Infiltrationsanästhesie der Bauchdecken für den Hautschnitt. *Anteriore Methode (Braun-Finsterer):* Infiltrationsanästhesie der Bauchdecken, mediane obere Laparatomie, Anheben des linken Leberlappens, Vortasten mit Zeige- und Mittelfinger auf die Wirbelsäule, in Höhe der Cardia, Verschiebung der Aorta nach links, Einführen einer 12–14 cm langen Nadel zwischen beide Finger und Einstich auf der Mittellinie des Wirbelkörpers (Blutaustritt aus der Spritze beobachten), Injektion eines Depots von 100 cm³ Novocain, Suprarenin ½%ig; durch die Infiltration wird das Ganglion coeliacum und beide Nervi splanchnici erfaßt; Wirkungseintritt prompt. *Nachteile:* Technik nicht einfach, Zielunsicherheit, lange Wartezeit, Gefahr der Überdosierung, Gefahr der intraduralen Injektion, Einbettung des Ganglion coeliacum in retroperitoneales Fett (Abschirmwirkung gegenüber Novocain), *Blutdruckabfall*, ganz allgemeine Überlegenheit der modernen Verfahren der Allgemeinbetäubung gegenüber diesen Verfahren.

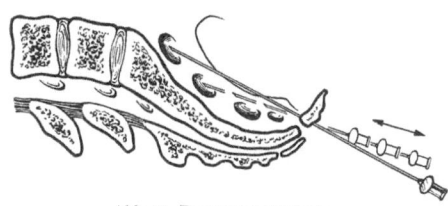

Abb. 31. Parasacralanästhesie

Parasacralanästhesie (Abb. 31) *Definition:* Analogon zur Paravertebralanästhesie, dient zur Unterbrechung der aus den 5 Sacrallöchern beiderseits austretenden Nerven und deren Verbindungen zu den sympathischen Geflechten. *Indikation:* Eingriffe am Anus und Rectum bis zur Flexur, Damm, Harnröhre und Blase, Penis, Scrotum und Prostata, Vagina, Uterus und Parametrien, Beckenboden und Spincteren von Anus und Vagina. *Technik:* Steinschnittlage, Tasten der Steißbeinspitze, Hautquaddel im seitlichen Abstand von je etwa 2 cm, Einstich einer 12 cm langen Nadel und Vortasten bis an den unteren inneren Rand des Kreuzbeins, streng parallel zur Medianlinie vorführen, Spitze leicht gesenkt; nach Knochenfühlung etwas Zurückziehen und nochmaliges Vorführen fast horizontal über die Innenfläche des Sacrums bis zur erneuten Knochenfühlung, Nadel liegt nun dicht oberhalb des 2. Sacrallochs. Unter langsamem Zurückziehen Injektion von 50 bis 60 cm³ Novocain- Suprarenin 1/2% zur Anfüllung der Kreuzbeinhöhlung mit Lokalanästheticum und Umspülung der Sacralnerven; exaktes Treffen der Nerven an den Austrittsstellen ist nicht erforderlich, nach Infiltration von S 2–5 nochmaliges Vorführen der Nadel zum ersten Sacralloch, dort Depot von 40 cm³ Lösung und Umspritzung des Plexus coccygeus durch Deponierung von je 10 cm³ Lösung an der Innen- und Außenfläche des Steißbeines; zur Ausschaltung der Hautsensibilität von Perineum, Scrotum und Labien werden beide Hautquaddeln durch Subcutaninfiltration verbunden und außerdem ein paramedianer subcutaner Infiltrationsstreifens am Anus, Scrotum und Labien vorbei angelegt, gleiches Vorgehen auf der Gegenseite; Wirkungseintritt etwa nach 10–20 Minuten.

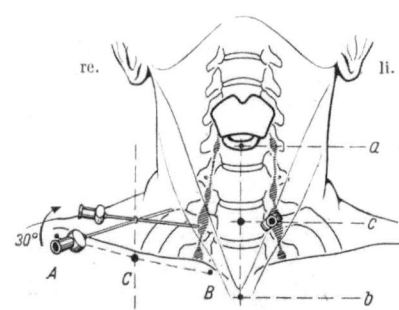

Abb. 32. Laterale (rechts) und ventrale (links) *Punktion des Ganglion stellatum*. *A, C, B* Konstruktionslinie für die laterale Punktion. *a, c, b* Konstruktionslinie für die ventrale Punktion

Grenzstrangblockade (Stellatumanästhesie, lumbale Sympathicusblockade). *Indikation.* Diagnostische Testung und Therapie bei peripheren Durchblutungsstörungen, Schmerzausschaltungen bei Kausalgie, Neurom, Sudeck). Ist die Testausschaltung von Erfolg, so kann die entsprechende Sympathektomie erwogen werden.

αα) **Stellatumanästhesie:** (Abb. 32): Rückenlage, Kopf flach und nach hinten gestreckt. Sternocleidii müssen deutlich hervortreten; Markierung des Sterno-claviculargelenkes und Sternocleido-Innenrandes, Setzen einer Hautquaddel 2–3 cm cranial des Sternoclaviculargelenkes am Innenrande des Sternocleido; langsames Vortasten mit einer 10–12 cm langen Kanüle senkrecht und streng paramedian in die Tiefe (*Cave!* Punktion der Arteria carotis, Eindringen in das Foramen intervertebrale, Verletzung der Pleurakuppel, Setzen eines Pneumothorax); nach Erreichen von Knochenfühlung liegt die Nadelspitze am Wirbelkörper bzw. am Hals der 1. Rippe in unmittelbarer Nähe des Ganglion stellatum. Dorthin Setzen eines Depots von 10–15 cm³ Novocainlösung 1%ig, evtl. Symprocain zur längerdauernden Ausschaltung, Wirkungseintritt nach 5–10 Minuten, Kennzeichen sind: Erwärmung des Armes, *Horner*sches Syndrom; treten diese nicht auf, so ist die Injektion zu wiederholen.

ββ) **Lumbale Sympathicusblockade** (vgl. Abb. 30 b): Auch mit einfacher Paravertebralanästhesie wird der lumbale Symathicus ausgeschaltet; soll der Grenzstrang allein getroffen werden, wird die spezielle lumbale Sympathicusblockade ausgeführt.

Technik: Markierung eines Punktes 6 cm seitlich der Proc. spin. Einführen einer 10–12 cm langen Nadel im Winkel von 60° in Richtung auf die Seitenfläche der Wirbelkörper; nach Gewinnen von Knochenfühlung tieferes Eindringen (1 cm, Depotsetzung von 15 bis 20 ccm Novocainlösung 1%ig). Wirkungseintritt nach 5–10 Minuten. *Kennzeichen:* Erwärmung des Beines, Schwitzen, besonders nach Erwärmen beider Beine mit einem Lichtkasten. Zur Injektion evtl. Zielgerät nach *Philippides*.

Die extradurale Anästhesie: *Definition:* Alle Maßnahmen, bei welchen das Lokalanästheticum in den Raum zwischen Dura mater und innerer Auskleidung des Wirbelkanales gebracht wird. *Formen:* *αα*) **Periduralanästhesie** (Kanüle wird zwischen 2 Dornfortsätzen eingeführt) (vgl. Abb. 34).

Technik: Prämedikation in gewohnter Weise, Sitzhaltung des Patienten auf dem Operationstisch mit seitlich herabhängenden Beinen. Füße auf Stuhl oder Schemel aufgestützt. Kopf nach vorn flektiert, Arme über dem Oberbauch verschränkt; Hilfskraft steht vor dem Patienten, um ihn evtl. in der richtigen Position zu halten. Bei akuten Fällen erfolgt die Punktion in Seitenlage; durch die Basislinie (Verbindung beider Darmbeinkämme wird der Dornfortsatz L_3 und L_4 gestimmt); von hier aus läßt sich durch Abzählen der Dornfortsätze die gewünschte Einstichhöhe ermitteln); bei Punktionen im Thorakalbereich von Prominenz aus nach caudal abzählen; Lokalanästhesie des Einstichgebietes mit 3–4 cm³ Novocainlösung (0,5%ig); Vortasten mit der Anästhesienadel in das Spatium interspinale, um die Passierbarkeit Aufschluß zu erhalten.

Langsames Vorschieben der Punktionskanüle mit nach schräg oben gerichteter Spitze genau in der Medianlinie, Durchbohrung des Ligamentum supra-spinale; schließlich wird das Ligamentum flavum erreicht, welches einen derben Widerstand bietet; nunmehr Aufsetzen einer 5 cm³ Spritze mit NaCl-Lösung. Vorsichtiges Weiterschieben unter stetem Druck des Daumens auf den Spritzenstempel; sobald das Ligamentum flavum durchbohrt ist, gibt der Stempel dem Druck ungehemmt nach; die Flüssigkeit infiltriert den Periduralraum und drängt die Dura von der Kanülenspitze ab (Stempeldruckverfahren). Andere Verfahren sind das Ansaugverfahren (nach *Gutierrez*), das Manometerverfahren (nach *Philippides, Ruppert*), der Steigrohrtest (*Frère*); liegt die Nadelspitze im Periduralraum wird die Spritze abgenommen und evtl. Blut- oder Liquorfluß kontrolliert (abtropfende Kochsalzlösung nicht verwechseln mit dem hellen, gleichmäßig schnell abtropfenden Liquor). Erhält man Liquor oder Blut, so muß ein Segment höher erneut punktiert werden (lediglich Zurückziehen der Nadel in den Periduralraum und Injektion in gleicher Höhe ist nicht gestattet. *Einstichhöhen:*

Thorakoplastik 1. Akt	C7–TH2
Thorakoplastik 2. Akt	Th_1–Th_3
Thorakoplastik 3. Akt	Th_3–Th_5
Intrathorakale Operation	Th_2–Th_5
Oberbauch	Th_6–Th_8
Leistenhernie	Th_{11}–L_1
Appendix	Th_9–Th_{10}
Ileus, Peritonitis	Th_9–Th_{12}
Niere und Ureter	Th_6–Th_{10}
Prostata und Harnblase	Th_{12}–L_3
Rectum	L_1–L_2
Untere Extremitäten und Perineum	L_4–L_5

Methode: Die *einzeitige Periduralanästhesie* mit wäßrigen Lösungen (Novocain, Pantocain, Xylocain).

Dosierung: Je Segment 1½–2 cm³ der Lösung, d.i. z.B. für 10 Segmente 15–20 cm³ (übliche Dosis). *Konzentrationen:* Novocain 3–5%ig, Pantocain 0,15–0,33%, Xylocain 1–2%. *Wirkungseintritt:* Für Novocain 15–20 Minuten, Pantocain 20–40 Minuten, Xylocain 10–20 Minuten. *Wirkungsdauer:* Für Novocain 1 Stunde, Pantocain 1½–3 Stunden, Xylocain 1½–2 Stunden. Verabreichung einer präliminaren Testdosis von 3–5 cm³ zum Ausschluß einer unabsichtlichen Lumbalanästhesie stets empfehlenswert.

Komplikationen:

Kreislaufkollaps: Als prophylaktische Gegenmaßnahme gegen den häufig eintretenden Kollaps ist präoperativer Ausgleich des Wasser- und Elektrolythaushaltes, sowie des Blutvolumens erforderlich; ferner Zusatz eines vasopressorischen Medikamentes zur Hautanästhesie (Ephedrin, Racedrin). Im Lumbal- und Sacralbereich sind bedrohliche Kreislaufstörungen nicht zu befürchten. Bei eingetretenem Kollaps (Blässe, peripher nicht tastbarer Puls, weicher, frequenter Carotispuls, Bewußtlosigkeit) ist rasch einsetzende Sauerstoffbeatmung, Bluttransfusion, Hochlagerung der Beine, Glukoselösung (5%ig) 500 cm³ mit Nor-Adrenalin 2,5 mg als i.v. Dauertropfinfusion angezeigt; Dauertropfinfusion sollte stets bereitgehalten werden.

Atemlähmung: Zu unterscheiden ist die periphere von der zentralen Form. Die *periphere Atemlähmung* tritt bei hochsitzenden Anästhesien und hochkonzentrierten Lösungen auf; sie lähmt sämtliche Intercostalmuskeln, ausnahmsweise auch den Nervus phrenicus; sie tritt allmählich ein und führt zu einer schleichend zunehmenden Hypoxämie und zunehmenden Atemnot; durch Hirnhypoxie tritt Bewußtlosigkeit auf.

Gegenmaßnahme: Sofortiger Beginn mit Sauerstoffbeatmung mit Maske und Atembeutel oder nach Intubation in Lokalanästhesie; Abklingen meist nach 15–20 Minuten bis zu 2 Stunden; durch sofortiges Einsetzen einer assistierten und kontrollierten Beatmung führt die periphere Atemlähmung zu keinen schwereren Komplikationen. Die *zentrale Atemlähmung* stellt hingegen eine ernste Komplikation dar; kommt meist durch intralumbale Applikation zustande. Sie ist erkennbar in einer innerhalb weniger Minuten rasch aufsteigenden Lähmung, die den ganzen Körper ergreift; Patient klappt zusammen, Sprache wird unartikuliert, etwas später kommt es zu Herzrhythmus und Frequenzstörungen, sowie zu Kreislaufkollaps. *Gegenmaßnahme:* Rasch einsetzende Sauerstoffbeatmung nach vorheriger Intubation, Flüssigkeitszufuhr i.v. Bluttransfusion, Kreislaufmittel (Nor-Adrenalin 2,5–5 mg in 500 cm³ Dextroselösung 5%ig; Dauer der Atemlähmung 2 Stunden und mehr; Bewußtsein kann erhalten bleiben. Bei Verwendung von Pantocainplomben verhindert sofortiges steiles Aufsetzen des Patienten ein Aufsteigen der Anästhesielösung.

Bei Auftreten tonisch-clonischer Krämpfe, welche bei jeder beliebigen Lokalanästhesie vorkommen können (Cyanose, Bewußtlosigkeit, Pupillenerweiterung, Starre), sofortige Barbituratgabe (Pentothal, Evipan i. v., Sauerstoffapplikation; keine Analeptica).

ββ) **Die sacrale Anästhesie** (s. Abb. 33). *Definition:* Injektion einer Anästhesielösung durch den Hiatus sacralis in den distalsten Anteil des Periduralraumes oder Sacralkanales.

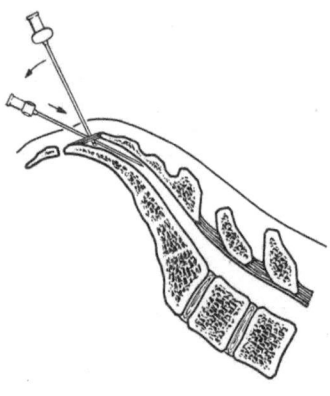

Abb. 33. Sacralanästhesie

Technik: Seitenlage mit angezogenen Beinen oder Bauchlage; Lokalisierung des Hiatus durch Fixierung der Steißbeinspitze und Abtasten nach cranial, bis in einer Entfernung von etwa 5 cm die Delle des Hiatus sacralis und ihre beiderseitige Begrenzung (Cornua sacralia) erreicht sind; Lage des Hiatus meist in Höhe des oberen Randes der Interglutäalfalte. Hautdesinfektion, Hautquaddel, 6–8 cm lange spitz geschliffene Nadel mit Mandrin, Einstich exakt in der Medianlinie bei 45° Neigung zur Haut, Durchstoßung des Ligamentes, Senken der Nadel bis sie in Richtung des Sacrum liegt, Vorschieben der Nadel 2–3 cm, Aspirationsprobe, Injektion von 8 cm³ Anästhesielösung, 5 Minuten abwarten. Anzeichen einer intralumbalen Injektion beobachten, sodann Injektion von 30 bis 35 cm³; Anästhesie reicht in der Regel bis L_1.

Präparate: Novocain 2%ig, Pantocain 0,15–0,25%, Xylocain 1–2%.

Indikationen: Alle Eingriffe am unteren Rectum, Anus, Perineum, Urethra, Penis, Harnblase, oder therapeutisch bei Ischialgien, Tenesmen, Tumorschmerzen.

Komplikationen: Versager beruhen meist auf falscher Lage der Nadel. Versehentliche Punktion des Rectums bei nicht genau medianem Einstich.

Die Spinalanästhesie (s. Abb. 34). *Definition:* Injektion der Anästhesielösung in den Lumbalsack, daher auch sog. „Lumbalanästhesie".

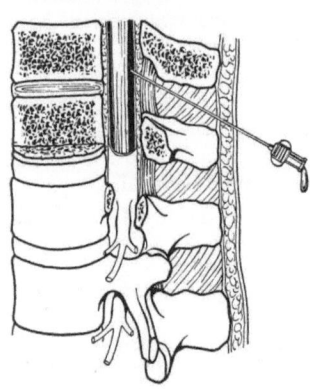

Abb. 34. *Spinalanästhesie:* Richtige Lage der Punktionskanüle zur Lumbalanästhesie
Merke! Zur Periduralanästhesie darf die Nadel nur in den Periduralraum vordringen.

Die Anästhesielösung: Wichtigster Faktor ist das spezifische Gewicht der Lösung bezogen auf Wasser bei 37 °C. Man unterscheidet hyperbare (schwerer als Liquor), *isobare* (gleichschwer) und *hypobare* (leichter als Liquor). Durch entsprechende Lagerung kann die Ausbreitung der Lösungen gesteuert werden. Bei isobaren Lösungen ist dies nicht möglich; Dosierung durch Volumenänderung der injizierten Lösung variabel; Änderungen der Konzentration sind nicht ratsam. Die Injektionsstelle ist stets caudal vom 2. LWK (Gefahr der direkten Rückenmarksverletzung bei höhergelegener Injektion). Die Injektionsgeschwindigkeit betrage möglichst konstant 0,5–1,0 cm³/sec. Vergrößerung der Ausbreitung durch Barbotage möglich. Durch Diffusion, Verdünnung und Resorption kommt es rasch zur Konzentrationsverdünnung der Lösung; Novocain bleibt im subarachnoidalen Raum unverändert. Die Allgemeinwirkung ist unwesentlich. *Isobare Lösungen* können durch Lösung von Pantocain oder Nupercain im Liquor hergestellt werden; zahlreiche Nachteile (höhere Dosierungen, mehr Versager, schlecht steuerbar; daher nur noch selten angewendet). *Hypobare Lösungen, Vorteile:* Schwächere Konzentration nötig, daher Gefahr einer Nervenschädigung gering. Besonders günstig für Operationen in Bauchlage (Hämorrhoiden; rectale und anale Fisteln, Laminektomien, Nucleus pulposus-Hernien), sowie in Seitenlage (Nieren- und Ureteroperationen, Sympathektomien), weitere Umlagerung nicht erforderlich. *Nachteile:* Schwierige Steuerbarkeit der Ausbreitung; erstrebte Höhe der Anästhesie zu erreichen, ist wegen sehr rascher Ausbreitung der Hypalgesie äußerst schwierig. *Hyperbare Lösungen,* meist bevorzugt.

Präparate, spezifisches Gewicht und Dosierung: *Pantocain:* 1:1000 in Aqua dest. (s = 1,0019 bei 37 °C). *Nupercain:* 1:1500 in 0,45%iger NaCl-Lösung (s = 1,0036 bei 37 °C). Lösungen sind nur wenig leichter als Liquor (s etwa 1,007 bei 37 °C, Durch Anwärmen der

Lösungen ist das spez. Gewicht (s) zu verringern. *Dosis:* Bein- und Hüftoperationen 6–10 cm³ = mg Pantocain oder 4–6,6 mg Nupercain.

Nierenoperationen: 12–18 cm³ = mg Pantocain bzw. 8–12 mg Nupercain.

Instrumentarium: besteht aus: einer 5 cm³ Glasspritze, einer 2 cm³-Glasspritze für Lokalanästhesie der Injektionsstelle, eine feine kurze Nadel für Hautquaddel, eine dickere Nadel (4 cm³) für tiefere Lokalanästhesie, 2 Lumbalpunktionsnadeln mit Mandrin (0,6 mm äußerer Durchmesser und 0,4 mm äußerer Durchmesser). 1 Ampulle Novocain (1%ig) 2 cm³, 1 Ampulle Ephedrin, 1 Pantocaintrockenampulle 20 mg bzw. 1%ig, 1 Ampulle 5 cm³ Traubenzuckerlösung 10%ig, Abdecktuch, Klemme und Tupfer zur Hautdesinfektion Gummihandschuhe. Für hypobare Lösungen zusätzlich eine 20 cm³ Glasspritze und 1 Ampulle mit 20 cm³ Aqua bidestillata. Mehrmaliges Sterilisieren der Anästhetica und des Traubenzuckers vermeiden; braungefärbte Lösungen nicht mehr verwenden; peinlich genaue Asepsis beobachten. Infektionen (Meningitiden, Arachnoiditis, Osteomyelitis der Wirbelsäule) wurden beobachtet.

Prämedikation: Vorabend 0,1–0,3 Luminal oder Evipan-Phanodorm, Nembutal; 1 Stunde vor Anästhesie bei Erwachsenen 8–50 mg Morphin + 0,4 mg Skopolamin bzw. 0,5 mg Atropin; zur stärkeren Dämpfung Megaphen-, Atosil-, Dolantin oder Dromoran (1–3 mg) bzw. Citarin (2–6 mg); Anlegen einer Dauertropfinfusion am Unterarm vor jeder Spinalanästhesie ist ratsam, Sauerstoffbeatmung bereithalten.

Lagerung und Punktionstechnik: Im allgemeinen sitzend oder bei kreislauflabilen oder reduzierten Kranken in Seitenlage (zu operierende Seite nach unten) bei maximaler Beugung der Lendenwirbelsäule (Knie nach cranial drücken und HWS stark flektieren); Hautdesinfektion mit nichtreizenden Desinfektionsmitteln behandeln, (Dijozol, Dibromol, Hexachlorophenpräparate) da stark reizende Desinfektionsmittel, z.B. Jod, chemische Arachnoiditis hervorrufen können; Markierung der Verbindungslinie beider Cristae iliacae, die Verbindungslinie schneidet den Dornfortsatz des LWK 4; steril abdecken; Auswahl des passenden, d.h. möglichst weiten Zwischenraums zwischen 2 Dornfortsätzen caudal vom 2. Lendenwirbel; evtl. Markierung der Medianlinie mit Skalpell oder Ampullenfeile; Lokalanästhesie mit Hautquaddel, sodann tiefere Infiltration zwischen den Dornfortsätzen, Ephedrin 25–50 mg, Vasoxyl 10–15 mg als Zusatz bei der tiefen Lokalanästhesie in die Rückenmuskulatur spritzen. Anschließend Punktion genau in der Mittellinie bei etwas Aufwärtsrichtung der Nadel; die Punktion wird erleichtert, wenn die Punktionsstelle in Augenhöhe liegt; Vorschieben der Nadel bis zum Ligamentum flavum, welches festen Widerstand bietet (es kann bis zu 1 cm Dicke aufweisen); Passieren des Periduralspaltes (0,2–1 cm Breite). Punktion von Dura und Arachnoidea, deren elastischer Widerstand ebenfalls noch fühlbar ist. Ziehen des Mandrins und Abwarten bis Liquor abtropft; Vorschieben der Nadel um 1–2 mm sobald Liquor abtropft, um richtigen Nadelsitz zu sichern; der Duralsack liegt gewöhnlich 3,5–4,5 cm tief. Ist kein Liquorfluß zu erreichen, wird in veränderter Richtung in einem anderen Zwischenwirbelraum punktiert. Auftreten von Paraesthesien ist zu protokollieren; bei anhaltenden Paraesthesien muß die Nadellage verändert werden (Nervenschädigung bei der Injektion). Bei Abtropfen von Blut soll in einem anderen Zwischenraum erneut punktiert werden (Gefahr des epiduralen Hämatoms).

Vorgehen bei einzeitige Spinalanästhesie: Mit hyperbaren Lösungen (Pantocain-Glucoselösung, Sise 1935). *Dosierung:* Tiefsitzende Anästhesie (6–10 mg), mittlere Anästhesie (unteres Abdomen 12–14 mg), hochsitzende Anästhesie (oberes Abdomen) 12–16 mg. *Technik:* Lösung von 20 mg der Trockenampulle in 2 cm³ Glucose 10%ig und Aufziehen in 5 cm³-Spritze; Aspiration der gleichen Menge Liquor wie vorhandene Anästhesielösung, d.i. 5%ige Glucose- und 0,5%ige Pantocainlösung; rasche Injektion dieser Lösung bei konstanter Geschwindigkeit (1 cm³/sec.). Nochmalige Aspiration von 0,1 cm³ Liquor, um einwandfreien Sitz der Nadel zu kontrollieren, Reinjektion der Probe und rasche Entfernung der Punktionsnadel mit Spritze. Protokollieren der Zeit der Injektion; Rückenlage des Patienten, bei hohen und mittleren Anästhesien Tisch sofort in 5° Kopftieflagerung für 1–4 Minuten bringen; mit Nadel oder Klemme Vorrücken der Hypalgesie prüfen; Horizontallagerung sobald als Hypalgesie die Höhe der gewünschten späteren Anästhesie erreicht hat; bei tiefen Anästhesien wird Horizontallage beibehalten, bis gewünschte Höhe der Anästhesie erreicht ist. Sodann Tisch in Kopfhochlage von etwa 5° bringen.

Wirkungseintritt: Volle Ausdehnung der Hypalgesie wird in etwa 3–12 Minuten erreicht.

Wirkungsdauer: 1½–4 Stunden durchschnittlich 2 Stunden.

Indikation: Operationen am Perineum, Rectum, äußeren Genitale, am Beckenboden und im Sphincterbereich, für rectale gynäkologische und urologische Operationen. Sie kann mit und ohne motorischer und sensorischer Blockierung der Beine ausgeführt werden. *Spinalanästhesie zu therapeutischen und diagnostischen Zwecken, diagnostisch: Differentiale Spinalanästhesie (Sarnoff* und *Arrowood* 1946) mit Novocainlösung 0,2%ig zur selektiven Leitungsunterbrechung sympathischer Fasern gestattet die Unterscheidung lokaler Schmerzzustände von solchen, welche durch Mitbeteiligung sympathischer Fasern bedingt sind. Diese Differentialdiagnose gibt Anhalt für weitere Therapie (periphere Nervendurchschneidung, Chordotomie, Lobotomie, Grenzstrangresektionen); ferner ist Unterscheidung zwischen mechanischem Obstruktionsileus und neurogenen, intestinalen Dyskinesien möglich (wird durch Spinalanästhesie sofortige Schmerzbeseitigung, Zunahme der Peristaltik und Windabgang erzeugt, so kann eine Sympathektomie Heilung bewirken), schließlich als *präoperativer Test vor Sympathektomien* bei Hypertensionen und peripheren Durchblutungsstörungen. *Therapeutisch:* Bei Präeklampsie, Eklampsie, Hypertension bei akuter Nephritis als kontinuierliche Daueranästhesie; bei Lungenödem (innerer Aderlaß durch Erweiterung des peripheren Strombettes). Die Spinalanästhesie ergänzt hier mit gleichem Erfolg die epiduralen Anästhesien, Grenzstrangblockaden und spezifische Ganglienblocker.

Komplikationen: Komplikationen sind fast immer durch unbemerkte Blutdrucksenkung und Lähmung der Atemmuskulatur durch aufsteigende Anästhesie spez. bei Verwendung hypobarer Lösungen, bedingt.

Blutdruckabfall: Hängt vom Ausmaß der Lähmung der sympathischen vasokonstriktorischen Fasern ab. Zur Prophylaxe werden regelmäßig etwa 10 Minuten vor der Spinalanästhesie vasokonstriktorische Mittel verabreicht. Dies ist besonders bei Hypertension und gleichzeitiger hoher Spinalanästhesie zu beachten (höhere Dosis nötig). Bei Blutdruckabfall trotz prophylaktischer Anwendung von vasokonstriktorischen Mitteln, müssen diese intravenös in Dauerinfusion gegeben werden. Weitere Kreislaufmaßnahmen sind: Senkrechtes Anheben der Beine, Kopftieflagerung, Ersatz von Blutverlusten; ein Blutdruck von 80 mm Hg, systolisch ist im allgemeinen ausreichend.

Atemlähmung: Kann zentrale oder periphere Ursachen haben. Erstere ist durch cerebrale Hypoxie, letztere durch aufsteigende Anästhesie bis zur vollständigen Lähmung der Intercostal- und Zwerchfellmuskulatur bedingt.

Therapie: Sofortige Beatmung mit Sauerstoff, endotracheale Intubation; hält die Atemlähmung länger als 30 Minuten an, ist die Prognose infaust; zentrale Analeptica sind wirkungslos.

Spätkomplikationen: Häufigkeiten von Rückenmarkschädigungen nach Spinalanästhesien etwa 0,01%; *Kopfschmerzen, Abducensparese Meningismus, Arachnoiditis*, Traumatische Schädigung der Nervenwurzeln, neurotoxische Schäden.

II. Spezielle Anwendung

1. Thoraxchirurgie

Paravertebralanästhesie von Th_1 bis Th_{12} für Thoraxwandeingriffe, z. B. Thorakoplastik Brustwandresektionen.

Phrenicusanästhesie mit Novocainlösung 1%ig zur temporären Ruhigstellung des Zwerchfells.

Periduralanästhesie für die Arbeit am offenen Thorax im allgemeinen wegen der schädlichen Auswirkungen (Paradoxe Atmung, Pendelluft, Mediastinalflattern) zugunsten der endotrachealen Narkoseverfahren erlassen. Punktion des Periduralraums für thoraxchirurgische Eingriffe zwischen Th_1 bis Th_6.

Vorteile: Kein Laryngo- oder Bronchospasmus. Keine postoperativen Atelektasen oder Lungenkollapse. Atemwege bleiben frei, Allgemeinbefinden stets bemerkenswert gut, Intubation während Periduralanästhesie ebenfalls leicht und ohne Störung in örtlicher Betäubung durchführbar (Glottiskrampf und sonstige Abwehrreaktionen fallen weg); zur Sicherheit stets Intubation oder Einführen eines dünnen Katheters in die Trachea für die Mehrzahl der intrathorakalen Eingriffe empfehlenswert.

Nachteile: Periphere Atemlähmung, vor allem bei älteren Kranken, bei welchen eine hohe Anästhesie angewendet wurde.

Tuberkulosechirurgie, Pneumothorax: Lokalanästhesie an der Einstichstelle.

Thorakokaustik: Lokalanästhesie an der Eingangsstelle für Thorakoskop und Diathermiebrenner.

Örtliche Betäubung (Lokalanästhesie) 93

Pneumoperitoneum: Lokalanästhesie an der Einstichstelle.

Phrenicusquetschung: Infiltrationsanästhesie oberhalb des Schlüsselbeines zwischen den Scalenusansätzen.

Apikolysenplastik: Infiltrationsanästhesie von Haut und Muskulatur mit Novocain 1%ig; vor Deperiostierung und Rippenresektion Depot jeweils am unteren Rippenrand (Intercostalnerv, Vordersitzungsoperation).

Thorakoplastik: Intercostale Leitungsanästhesie, an sämtliche, zu resezierende Rippen wird in 5 cm Abstand von der dorsalen Mittellinie ein Depot von 8 bis 10 cm³ 1%iger Novocainlösung an den Unterrand der Rippe gespritzt. Wenig Lösung auch an Oberrand und Periost; je zwei benachbarte, von der Resektion ausgenommene Rippen werden in die Anästhesie mit einbezogen; außerdem Anästhesie von Haut und Muskulatur in Ausdehnung der vorgesehenen Schnittführung, sowie Depot unter dem Scapulawinkel; nach Freilegen des Schulterblattes zusätzliche Leitungs- und Paravertebralanästhesie in Höhe der zu resezierenden Rippen; zur Paravertebralanästhesie Nadel etwa 4 cm von der Medianlinie schräg auf den Wirbelkörper führen, dort Depotsetzung zur Erfassung von Nervenwurzel und ramus comm. albus; evtl. Leitungsanästhesie des Plexus brachialis durch Depotsetzung neben dem 5. bis 6. HWK (völlige Erschlaffung des Schulterblattes).

2. Abdominalchirurgie

Hohe Spinalanästhesie, Nachteil: Blutdruckabfall.

Periduralanästhesie, Vorteil: Ideale Entspannung, verlängerte Schmerzfreiheit, fehlender Operationsschock, glatter postoperativer Verlauf, geringe Zahl von Lungenkomplikationen (durch Unterbrechung viscero-pulmonaler Reflexe, geringfügige Einschränkung der Vitalkapazität.

Nachteil: Gefahr des Blutdruckabfalls, jedoch nicht so groß wie bei Spinalanästhesie.

Splanchnicus- und Bauchdeckenleitungsanästhesie: Indikation: Besonders für Oberbaucheingriffe nach Anlegen eines Feldblocks des Operationsbereiches (*Finsterer*), Splanchnicusanästhesie von vorn nach Eröffnen des Abdomens (*Braun*) oder präoperativ von dorsal (*Kappis*).

Peritonealanästhesie (Wegener): Intraperitoneale Einbringung von 200 cm³ 0,25%igen Novocainlösung, wertvolle Methode zur Unterstützung bei Dringlichkeitsoperationen zum Bauchhöhlenverschluß.

Leitungsanästhesie, speziell für *Inguinalhernien* (s. Abb. 35): Umspritzen eines Rhombus über die Inguinalgegend, subfasciale Injektion in den Leistenkanal, Leitungsanästhesie in Richtung auf die Spina iliaca anterior superior in die Tiefe (Nervus genito-femoralis), Depot am tuberculum pubicum, Infiltration des Hautschnittes; für Recidivhernien und Hydrocelen ist Allgemeinnarkose zu bevorzugen.

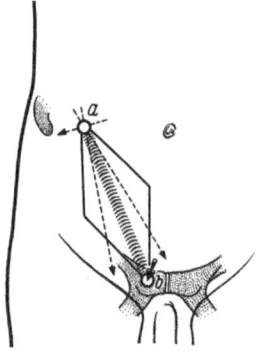

Abb. 35. Leitungs- und Infiltrationsanästhesie zur Radikaloperation der Leistenhernie: *a* 1. Injektionsstelle fingerbreit medial von der Spina ilica ant. sup. *b* 2. Injektionsstelle über dem Tuberculum pubicum

3. Neurochirurgie

Lokalanästhesie war in der Neurochirurgie lange Zeit in fast allen neurochirurgischen Schulen die Methode der Wahl (*Heidenhain* und *Braun* 1940, *Cushing* 1910).

Vorteile: Ständige Kontrolle über neurologische und psychische Reaktionslage des Patienten; ausreichende Analgesie im Bereiche des kleinen, hyposensiblen Operationsfeldes, keine Erhöhung des intracraniellen Druckes durch CO_2-Anreicherung, gute Blutungsfreiheit der Galea durch Verwendung von Adrenalin. Geringe intraarterielle Blutungsneigung, Wegfall aller Komplikationen technischer und toxischer Art durch Allgemeinnarkose, Unabhängigkeit hinsichtlich Lagewechsels, Gewährleistung sicherer Sterilität. Sofortige Ansprechbarkeit bei Operationsende. Sofortige klare Erfassung von intraoperativ gesetzten Läsionen neurologischer und psychischer Art. Leichte Erkennung postoperativer Nachblutung, Vermeidung postoperativen Erbrechens (intracranielle Drucksteigerung), Verhütung vermehrter Einklemmungs- oder Nachblutungsgefährdung. Vermeidung toxischer Turgeszenzerhöhung des Gehirns durch Anästhetica.

Nachteile: Ungenügende Schmerzstillung für die Trepanation (taktile Empfindungen bei der Knochenbohrung werden nicht ausgeschaltet), ungenügende Betäubung von intracraniellen sensiblen Formationen (Arteria meningica media, Falx cerebri, Tentorium cerebelli, Meningen, Hirnbasisgefäße, Hirnnerven V und IX. Psychische Irritationen mit Atem- und Kreislaufwirkung, O_2—Mangelerscheinungen und CO_2-Kumulation durch Erschwerung eines sicher freien Luftweges, erschwerte Beherrschung zentral-bedingter Atemstörungen oder akut auftretende Apnoe, Spontanbewegungen des Patienten bei Eingriffen unter psychiatrischer Indikation oder bei intrakraniellen Prozessen mit gleichzeitigen psychischen Störungen, ungenügende Dämpfung des postaggressorischen Syndroms (Dysregulation infolge intracranieller Druckveränderungen mit Störungen der Atmung, des Kreislaufs und der zentralen Wärmeregulation, größere Schockgefährdung infolge des stärkeren vegetativen Traumas).

Technik: ½–1%iges Novocain+Adrenalin 1:200 000 oder ½%ig Xylocain oder 0,1%ig Pantocain mit gleichem Adrenalinzusatz werden direkt subcutan in die Galea infiltriert

4. Kopf-Hals-Chirurgie

Lokalanästhesie für plastische Eingriffe im Gesicht nicht zweckmäßig. *Strumaresektionen* werden auch häufig heute noch in Lokalanästhesie operiert.

Technik (s. Abb. 36): Beiderseitiges Depot von Novocainlösung 1%ig mit Suprareninzusatz am hinteren Rand des Sterno-cleido-mastoideus, Infiltration des Hautschnittes, zweites Depot in die Gegend des oberen Strumapoles; Anästhesie ist im allgemeinen ausreichend.

Vorteil: Laufende Stimmprüfung möglich (Erkennung von Recurrensschädigungen). Reicht die Schmerzstillung durch Lokalanästhesie nicht aus, so ist Kombination mit rectaler Basisnarkose (Avertin, Pentothal) oder mit gerade deckender intravenöser oder Inhalationsnarkose vorteilhaft; im allgemeinen ist gute Prämedikation (evtl. Megaphen Atosil-Dolantin) und Lokalanästhesie völlig ausreichend; vielerorts wird heute die Allgemeinnarkose mit Intubation bevorzugt (s. dort).

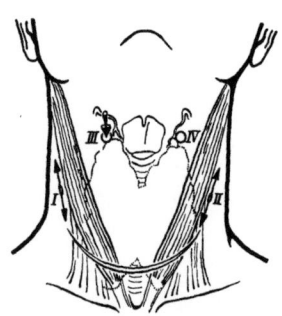

Abb. 36. Leitungs- und Infiltrationsanästhesie zur Strumaresektion. I, II: Einstich am Hinterrand des M. sterno-cleido-mastoideus. III, IV: Einstich auf den oberen Gefäßpol; Hautinfiltration im Bereich des Kragenschnittes

5. Wiederherstellungs- und Unfallchirurgie

Lokale und Leitungsanästhesie: Infiltrationsanästhesie in das Frakturhämatom zur Reposition, intraarticuläre Injektion für Gelenkoperationen und Luxationsrepositionen bei Frakturen kleinerer Knochen und Repositionen kleinerer Gelenke fast immer ausreichend; Leitungsanästhesie vor allem am Plexus brachialis, Unterbrechung des Nervus ulnaris, Anästhesie der ganzen Hand (*Braun*), *Oberst*sche Anästhesie der Finger; Leitungsanästhesie der unteren Gliedmaße: Ischiadicusanästhesie (*Hertel* und *Keppler*), Leitungsanästhesie des Fußes (*Braun*), *Oberst*sche Anästhesie der Zehen; für Operationen an der Wirbelsäule (Laminektomie, Bruchreposition, Einrichtung von Luxationen) kann Lokalanästhesie angewendet werden, Muskelentspannung doch oft unzureichend; bei Nervenwurzelfreilegung mitunter quälende Schmerzen für den Patienten.

Spinalanästhesie: Tür Marknagelung, vor allem für einseitige Anwendung, Blutdruckabfall selten, sorgfältige Kreislaufüberwachung und Flüssigkeitszufuhr erforderlich; ferner für Hüftoperationen; für Wirbelsäuleneingriffe kommt Spinalanästhesie nur im Lumbalbereich in Frage.

Periduralanästhesie: Wird wegen der längeren Wirksamkeit und des geringeren Blutdruckabfalls der Spinalanästhesie vorgezogen; wird keine Plombe angewendet, können mehr Segmente ausgeschaltet werden; therapeutisch bei therapieresistenter Lumbalgie und schmerzhaften Gelenkerkrankungen. Differentialdiagnostisch zur Abgrenzung der Beschwerden bei Pulposushernien von Ischialgie und Lumbalgie.

6. Urologie

Cystoskopie: Schleimhautanaesthesie mit Kokain- oder Pantocainlösung (*Cave!* Überdosierung, Kokainreaktion durch rasche Resorption der Anästhetica in Harnröhre und Blase; bei vorausgegangenen Harnröhrenverletzungen nur stark verdünnte Lösungen verwenden!).

Penis, Scrotum Vas deferens: Lokale Infiltrationsanästhesie oder Leitungsanästhesie.
Harnröhrenstrikturen, transurethrale Elektroresektion der *Prostata:* Sakral- und Parasakralanästhesie.
Niere und Ureter: Periduralanästhesie, evtl. in Form der Segmentanästhesie.
Nephrektomie und Nierenteilresektion: Spinalanästhesie mit hypobarischem Anästheticum.

7. Endoskopien

Bronchoskopie: Zur Schleimhautanästhesie von Mundhöhle und Rachen 10 cm³ einer Pantocainlösung 2%ig, intratracheale Instillation von 1 cm³. Stets beachten, daß nur kleinste Mengen von Pantocain (2–3 cm³ einer 2%igen Lösung) endotracheal verwendet werden; Adrenalinzusatz zur Pantocainlösung verhindert toxische Reaktionen nicht.
Rektoskopie: Im allgemeinen ohne jegliche Anästhesie oder etwas Schleimhautanästhesie und entsprechende Prämedikation.
Thorakoskopie: Lokalanästhesie der Einstichstelle, evtl. zusätzlicher intercostaler Block der beiden benachbarten Rippen.
Bronchographie: Bronchographie in Lokalanästhesie ist nur nach gründlicher Prämedikation befriedigend. 45 Minuten vor dem Eingriff 0,015 Dicodid + 0,0005 g Atropin s.c.; gleichzeitig oder etwas vorher 2–4 Kapseln (je nach Alter und Körpergewicht) „Nembutal" Abott (etwa 30 mg je Kapsel); Prämedikation so dosieren, daß Patient wach und gut ansprechbar bleibt.
Technik: Patient sitzt auf einem niederen Hocker, zieht sich selbst mit kleinem Läppchen die Zunge vor; Betäubung von Gaumenbögen, Zungengrund, Meso- und Hypopharynx mit Pantocainlösung 1%ig; dies wird mittels weniger Spraystöße eingebracht; für die tieferen Atemwege wird mittels gebogenem Sprayeransatz oder mit Larynxtupferspritze 2 cm³ einer Pantocainlösung 0,5% in die Trachea gespraht bzw. geträufelt; Verteilung erfolgt durch den auftretenden Hustenreiz; Neigung des Patienten nach der zu untersuchenden Seite und Nachspritzen von einem weiteren Kubikzentimeter anästhesiert die laterale Trachealwand und den Hauptbronchus der erkrankten Seite; reichen für die Anästhesie 3 cm³ Pantocain 0,5%ig nicht aus, so ist zusätzlich Xylocain zu verwenden. Sämtlichen Anästhesielösungen ist 1⁰/₀₀ Adrenalin oder Privin 15 Tropfen auf 100 cm³ Anästheticum zuzugeben.
Bei Auftreten von Blässe, Bewußtseinsstörung, Krämpfen, Blutdruckabfall, Pulsveränderungen (toxische Erscheinungen) sofortige Gabe von 0,5 g Pentothal i.v.; Stimulantien und zentrale Analeptica sind kontraindiziert; Fehlschläge bei Bronchographien sind fast stets auf ungenügende Anästhesie, weniger auf mangelhafte Aufnahmetechnik zurückzuführen.
Angiocardiographie: Kann ohne jegliche Anästhesie ausgeführt werden; es besteht jedoch Schockgefahr, deshalb wird der Eingriff besser in Allgemeinbetäubung vorgenommen.
Aorto- und periphere Arteriographie: Lokalanästhesie der Einstichstelle, evtl. intraarterielles Vorspritzen von 5 bis 10 cm³ Novocainlösung 1%.

3. Abschnitt: Wunde, Wundheilung, Wundbehandlung

A. Wunde

1. Wundarten

Definition: Wunde ist eine gewaltsame (traumatische) Gewebsdurchtrennung der freien Oberfläche von Haut, Schleimhaut oder Organen.
Unterscheidung: Man unterscheidet *geschlossene Wunden* (vulneratio occlusa) mit unversehrtem Haut- und Schleimhautmantel von *offenen Wunden* (vulneratio aperta), bei welchen die schützende Haut-Weichteildecke zerstört ist; ferner *oberflächliche und tiefe*, spez. *einfache und komplizierte Wunden;* letztere sind solche mit gleichzeitiger Verletzung von Haut und von tiefen Teilen, z.B. Muskeln, Nerven, Gefäßen, Knochen, Gelenken oder Körperhöhlen; die mit Eröffnung von Gelenken oder Körperhöhlen einhergehenden Wunden heißen *penetrierende*. Die Nebenverletzungen an Muskeln, Sehnen, Nerven, Knochen und Gelenken sowie an inneren Organen werden erkannt teils durch direkte, teils durch

indirekte Untersuchung, spez. unter Berücksichtigung der Folgeerscheinungen (Funktionsausfall) sowie der Gewalteinwirkung und der Lokalisation.

Symptome, 1. allgemeine: Auch physiologischerweise kommt es nach einer Verwundung zu einer mehr oder weniger deutlichen Allgemeinreaktion. Sie ist eine Antwort auf die traumatische Aggression. Es beteiligen sich vor allen Dingen alle vegetativ-hormonalen Funktionen an ihr. Die Folge sind: Ohnmacht, Schock und Kollaps, Atemstörung, Verschiebungen der Eiweißkörper, des Wasser- und Mineralhaushaltes, Fieber usw. (vgl. Abb. 215).

2. örtliche, **a) Schmerz:** Er ist von bestimmtem Charakter, meist brennend: sog. „Wundschmerz"; Ursache des Wundschmerzes ist die Reizung freigelegter Nervenendigungen in der Wunde; seine *Intensität* ist – abgesehen von der *individuellen Empfindlichkeit bzw. Willensstärke,* auch von *Aufmerksamkeit* und umgekehrt *Ablenkung* – abhängig von der *Entstehungsursache* (im allgemeinen um so geringer, je schärfer und rascher die verletzende Gewalt gewesen war, z. B. *scharfes* Messer macht weniger Schmerz als *stumpfes;* beim Schuß wird zunächst oft nur ein Schlag verspürt) und von der *Körpergegend* (im allgemeinen entspr. dem Nervenreichtum; besonders empfindlich sind die Körperöffnungen und Körperenden: Nase, Ohren, Lippen, Zunge, Zehen- und Fingerspitzen, Brustwarzen, äußere Geschlechtsteile und Aftergegend); die Beugeseiten der Glieder sind übrigens empfindlicher als die Streckseiten. Pathologische Schmerzverminderung bis -verlust (Hyp- bis Anästhesie) findet sich u.a. bei Rückenmark- und Nervenverletzungen und -krankheiten, z. B. Tabes, Syringomyelie usw. Nach starker Quetschung besteht bisweilen *Unempfindlichkeit* infolge Beeinflussung der betreffenden peripheren Nerven: sog. *Gewebsschock oder lokaler Wundstupor* (neben dem manchmal vorhandenen allgemeinen Schock). Therapie des Wundschmerzes: Verband mit Ruhigstellung sowie Analgetica (Dolantin, Dromoran, Morphium), u. U. Wundanästhetica (z. B. Anästhesin oder Contralgin-Pasta).

b) Klaffen (Dehiszenz) der Wundränder: Sie ist die Folge der Elastizität des durchtrennten Gewebes. Die Wunde klafft im allgemeinen *stark* an Haut, Arterien, Nerven, Muskeln und Sehnen, *wenig* an parenchymatösen Organen (Gehirn, Leber, Niere). An der Haut richtet sich das Klaffen der Wunde – abgesehen von der Längenausdehnung – nach dem Verhältnis zwischen Verlaufsrichtung der Wunde und der der Hautspannungslinien (z. B. gering bei parallelem, stark bei zueinander senkrechtem Verlauf beider; diese Tatsache ist nach *Kocher* bei Anlegung der Operationsschnitte zu beachten, da bei paralleler Anordnung zu den *Langer*schen Hautspannungslinien die Narben bessere sind, abgesehen davon, daß auch bei dem weiteren Vordringen in die Tiefe Gefäße, Nerven usw. besser geschont werden); bei Stich- und Schußverletzungen ist die Wunde oft spaltförmig; am behaarten Kopf klafft die Wunde nur, wenn die innig mit der Haut verbundene Galea mit durchtrennt ist. Bei schrägwirkender Gewalt entsteht meist eine *Lappenwunde*, bei tangentialwirkender oft ein *Substanzverlust* (Defekt); die Ablösung der Haut von einem Glied, spez. Penis, heißt *Schindung* (s. d), die vom behaarten Kopf *Skalpierung* (s. d.) und die von der Unterlage *Décollement* (s. d.).

c) Blutung: bzw. Austritt von Lymphe, an Gelenken auch von Synovia usw. Die Blutung ist die Folge der Verletzung von Blutgefäßen. Je nach Art der verletzten Blutgefäße spricht man von arterieller, venöser und capillarer Blutung (vgl. Blutgefäßverletzung!). Man unterscheidet die Blutungen als a) *primäre,* d.h. im Anschluß an die Verletzung, b) *sekundäre,* d.h. bei mechanischer oder eitriger Lösung des Thrombus: sog. „Nachblutung" (oft nach Quetschung). Der nach außen gerichtete Blutstrom schwemmt schon rein mechanisch etwa eingedrungene Fremdkörper oder Bakterien heraus; das „Ausblutenlassen" der Wunde ist also als durchaus richtig anzusehen. Die *Intensität der Blutung* hängt ab von der *Schärfe der verletzenden Gewalt* (z. B. Schnittwunden, spez. durch Rasiermesser bluten meist stark, Quetsch- und Rißwunden wenig infolge Einrollen der Gefäßwandschichten, desgl. Schuß- und Stichwunden mit engem Kanal infolge Gewebsdrucks) und von der *Menge, Größe und Art der verletzten Gefäße* (Verletzungen der *Arterien* sind stark blutend, evtl. (z. B. aus A. carotis comm., brach., fem.) tödlich, solche der *Capillaren* wenig blutend, solche der *Venen* verschieden: stark bei großen Venen, Venenplexus: Schwellkörper an Nasenmuscheln und Penis bzw. Klitoris und bei gestauten bzw. abhängigen Venen, evtl. tödlich (z. B. bei den großen Venen in der Nähe des Rumpfes, u. U. aber auch aus geplatztem Varix). Blutung kann trotz Blutgefäßverletzung fehlen, wenn die äußere Wundöffnung nicht klafft oder wenn die äußeren Wundlagen sich gegenüber den inneren verschoben haben (z. B. bei Stich- und Schußwunden mit engem und langem Kanal) oder wenn das Gefäßrohr sich verschließt (z. B. bei Quetschwunden), auch durch

Intimaverlegung oder durch Blutdrucksenkung oder durch Blutung nach innen (Schädel-, Brust- oder Bauchhöhle usw.). Abnorm starke Blutung bis Verblutung findet sich infolge Blutgerinnungsanomalie bei sog. hämorrhagischer Diathese, u. a. bei Bluterkrankheit: Hämophilie (vgl. Blutergelenk!). Sonst vgl. Blutgefäßverletzung und Blutstillung!

Sonstige *Komplikationen* örtlicher Art werden vor allem gegeben durch die Infektion, deren Gefahr u. a. abhängt von der Lokalisation und von der Art der Wunde, sei es äußerer (Haut und Schleimhaut), sei es innerer (Magen-, Darm- und Harnwege) vgl. Infektionskrankheiten!

Einteilung: Nach der Entstehungsursache, welche übrigens für Aussehen und Aussicht weitgehend von Einfluß ist, lassen sich folgende Arten von Wunden aufstellen: *Schnitt- und Hieb-, Stich-, Quetsch- (einschl. Riß-, Biß- und Platz-) und Schußwunden, ferner die Erschütterungsläsionen.*

a) Schnitt- und Hiebwunden: Vulnera secta et caesa. *Ursachen:* Messer, auch Operationsmesser, Schere, Glas, Porzellan, Blech, Beil, Säbel, Eisen usw. *Aussehen:* Ränder gewöhnlich glatt und Umgebung unverändert, ausnahmsweise (z. B. bei stumpfem Instrument oder bei Hieb) Ränder gequetscht; das Klaffen der Wundränder hängt in seinem Stärkegrad ab von dem Verhältnis der Wundrichtung zur Spaltrichtung der Haut (s. o.). Schnittwunden bluten meist stark (Rasiermesserschnitt!). Nicht selten sind die Schnittwunden kompliziert durch Sehnen-, Gelenk- usw. -verletzung. Im übrigen ist die Heilungsaussicht bei den Schnitt- und Hiebwunden vermöge der geringen Wundrandschädigung und der ergiebigen Ausblutung in der Regel recht gut; diese Wunden gleichen am meisten den vom Arzt gesetzten Operationswunden.

b) Stichwunden: Vulnera puncta. *Ursachen:* Nadel, Nagel, Messer, Trokar, Dolch, Stoßdegen, Seitengewehr, Bajonett, Lanze, Pfeil, Kuhhorn, Heugabel, Stock, Schirm, Pfahl usw. *Aussehen:* Ähnlich den Schnittwunden, aber schmal und tief, daher schlecht übersehbar, oft dem verletzenden Instrument entsprechend (wichtig für den Gerichtsarzt!), bisweilen (z. B. bei Stock, Schirm, Pfahl usw.), ähnlich den Quetschwunden, also Ränder gequetscht. *Komplikationen:* 1. Steckenbleiben des Fremdkörpers, z. B. Messerklinge, Nadel, Stock- und Schirmzwinge, Pfahlstück usw.; evtl. unentdeckt in der Tiefe. 2. Penetration in Gelenk- oder Körperhöhlen: Schädel-, Brust- oder Bauchhöhle (z. B. mit der Spitze abgleitender Schusterpfriem ins Kniegelenk, vom Damm eingedrungener Pfahl in Bauchhöhle, Seitengewehr, Bajonett, Lanze usw. in Herz, Lunge oder Bauchhöhle mit Gefahr der Nachblutung oder Darmverletzung) sowie Verletzung von Sehnen, Nerven und Gefäßen; solche Nebenverletzungen sind bei Stichwunden nicht eben selten, daher ist die Prognose bei nicht erkennbarer Tiefe des Stichs dubiös. 3. Infektion; diese ist u. U. besonders gefährlich, indem Krankheitserreger tief ins Gewebe versenkt und dort festgehalten werden, z. B. durch Messer- oder Nadelstich bei infektiöser Operation oder Sektion.

Eine besondere Form bilden die sog. *Pfählungsverletzungen*, d. h. gequetschte Stichwunden durch Eindringen eines pfahlartigen Gegenstandes in den Körper, spez. in den Unterleib; früher bisweilen als Todesstrafe, sonst als Unfall: bei Fall oder Sprung in Heugabel, Besen, Zaun usw.; meist an After, Damm, Scheide, Bauch oder Schenkel; prognostisch wichtig ist – abgesehen von der Frage der Infektion mit Eiter- sowie Tetanus- und Gasbranderregern – vor allem die Frage, ob die Bauchhöhle, evtl. sogar die Brusthöhle, eröffnet ist oder nicht; therapeutisch: Freilegung des ganzen Pfählungskanals mit Entfernen evtl. Fremdkörper, welche ebenso wie Tuchfetzen u. dgl. nicht nur in der Wunde, sondern auch an Pfahl, Hose usw. zu suchen ist; evtl., und zwar stets bei Verdacht auf Bauchhöhlenverletzung Laparotomie, bei 2-Höhlenverletzung zusätzlich noch Thoracotomie, vgl. Beckenverletzungen!

c) Riß-Quetschwunden: Vulnera lacero-contusa. *Ursachen:* Boxschlag, Stockhieb, Hufschlag, Auffallen von Lasten, Steinen, Holz- und Eisenteilen, Geschoßanprall, Türeinklemmung, Überfahrung, Maschinenverletzung (z. B. durch Fräse, Stanze, Zahnrad, Rolle, Walzen) usw. *Aussehen und Komplikationen:* Ränder unregelmäßig gezackt und blutunterlaufen; außerdem oft Hautabschürfungen, subcutane Blutergüsse und Hautabhebungen; evtl. ausgedehnte Verletzungen tiefer Teile: Fascien, Muskeln, Sehnen, Gefäße, Nerven oder innerer Organe; Blutung oft gering (infolge Intimaaufrollung!), evtl. aber nachträglich (infolge mechanischer oder eitriger Thromboslösung!) und Schmerzen oft fehlend (infolge lokalen Wundschocks); oft Infektion (infolge Gewebsschädigung; daher cave Naht!).

Eine besondere Form, welche am nächsten den *Quetschwunden* steht und wie diese zu Infektion neigt, bilden die *Rißwunden* (Nagel, Nadel, Dorn, Säge usw.), *Bißwunden*

(Mensch. Pferd, Esel, Katze, Hund, Schwein, Huhn, Gans, Ente und sonstige Haustiere, auch Papagei, Affe, Eichhörnchen, Ratten u.a.; Löwe und Leopard, Wolf, Bär, Kamel, Krokodil, Haifisch, Schlange usw.; oft infiziert durch den bakterienhaltigen Speichel und ungünstig durch Gewebsschädigung, daher mit Recht besonders gefürchtet, namentlich bei Menschenbiß; bei Schlangen und tollwütigen Hunden usw. auch kompliziert durch spezifische Gifte, vgl. Schlangenbiß, Wundstarrkrampf und Tollwut sowie Rattenbißkrankheit und Pasteurellose!) und *Platzwunden* (an der Haut, z.B. durch Explosion mit unregelmäßig zerfetzten Rändern, aber mit geringer oder fehlender Schädigung der Umgebung; an der Kopfhaut durch Stockschlag, evtl. mit scharfen Rändern, ähnlich einer Schnittwunde, aber doch meist etwas unregelmäßig und blutunterlaufen; an blut- oder flüssigkeitsreichen Organen, z.B. Milz, Leber, Nieren, Herz, gefülltem Magen, Darm und Blase durch Überfahrung oder Sturz). Hier zu erwähnen ist auch die *Gliedabquetschung, -abreißung und -abbeißung*, wobei das Glied öfters in einem Gelenk abgelöst, öfters auch im Bereich eines langen Röhrenknochens unter dessen Torsionsfraktur abgetrennt wird; die Blutung steht dabei häufig, kann aber jederzeit wieder auftreten, so daß entsprechende Beobachtung und Versorgung angezeigt ist. Schließlich nennen wir als *Wunden durch Tiere* – außer den obengenannten *Bißwunden* – *die Verletzungen durch Hufschlag* und durch *Tierhorn* (vgl. Bauch!) sowie durch *Insektenstich* und durch *Petermännchenbiß* (vgl. Infektionen!).

d) Schußwunden: Vulnera sclopetaria. Sie sind im wesentlichen sozusagen kombinierte Stich-, Riß- und Quetschwunden, auch den thermischen und chemischen Verletzungen nahestehend, aber doch Wunden besonderer Art; sie sind auch oft verbunden mit Verletzung mehrerer Gewebe: Weichteile, Knochen, Gelenke, Nerven und Gefäße sowie innerer Organe, dies u.a. auch bei *kleiner* Wunde, spez. bei Granat-, Minen- und Bombensplittern, aber auch bei Gewehrgeschossen, dazu auch oft verbunden mit Fremdkörpern: Geschoß, Knochensplitter, Tuchfetzen, Erde u.a.

Formen: a) Prellschuß. Geschoß dringt überhaupt nicht in den Körper ein, sondern prallt an ihm ab infolge geringer Kraft, sei es bei übergroßer Entfernung (über 2000 m beim Infanteriegeschoß), sei es bei Widerstand (Zigaretten- oder Brieftasche, Medaillon, Uhr): sog. „mattes Geschoß"; dabei entsteht überhaupt keine Wunde, evtl. aber Hautquetschung bis zur Nekrose, Bluterguß subcutan, subperiostal oder intrakraniell, subcutaner Knochenbruch, Schädeldepression usw.).

b) Tangential- (Streif-, Rinnen- und Haarseil-)Schuß. Geschoß trifft tangential, und zwar entweder oberflächlich berührend (Streifschuß) oder eine Hohlrinne aufpflügend (Rinnenschuß) oder ein Stück unter die Haut durchgehend (Haarseilschuß); besonders beachtenswert sind die Tangentialschüsse am Schädel (s. d.).

c) Durchschuß. Geschoß geht durch den Körper hindurch; dabei unterscheidet man Einschuß und Ausschuß (letzterer ist gewöhnlich größer, namentlich bei Knochenverletzung, Aufschläger, Querschläger und Dumdumgeschoß) sowie Schußkanal (dieser ist zu rekonstruieren durch Verbindung von Ein- und Ausschuß geradlinig oder unter Berücksichtigung einer besonderen Körperstellung bei der Verwundung, z.B. Knie-Leber-Schluß im Hocken oder Hacken-Gesäß-Schluß im Knien; auch ist an Ablenkung des Geschosses durch feste Teile (z.B. Knochen) zu denken, wodurch Winkel in der Geschoßbahn entstehen können. In der Umgebung des Wundkanals unterscheidet man 1. die Zone der direkten traumatischen Nekrose und 2. weiter nach außen die Zone der molekularen Erschütterung.

d) Steckschuß. Geschoß bleibt im Körper stecken; infolgedessen besteht nur ein Einschuß, aber kein Ausschuß, und der Schußkanal endet blind. *Vorkommen* meist bei Schrapnell und bei kleinem Minen-, Bomben- und Granatsplitter (25–40%), seltener bei Gewehrgeschoß (10–20%), hier am ehesten bei mattem (Weit-)schuß, Körperlängsschuß, Aufschläger, Querschläger sowie bei Widerstand außerhalb (Baum, Sandsack, Erde) oder innerhalb des Körpers (Bekleidung, Ausrüstung, Gewebe: Haut, Fascie oder Knochen). *Komplikationen:* Häufig Infektion, auch ruhende (latente), bisweilen Metall-(Blei-, Kupfer-)vergiftung, Wanderung (in Absceß, Muskelspalte, Gehirn, Bauchhöhle, Gefäßsystem einschl. Herz), Funktionsstörung (z.B. im Gehirn), Neuralgie, Inkrustation (Nieren- und Blastenstein), freier Gelenkkörper, Hautdruck und evtl. -nekrose bei subcutaner Lage usw.; manche Geschosse heilen ein ohne jegliche ernste Störung. *Diagnose:* Röntgenaufnahme, evtl. mit Lokalisation, spez. Tiefenbestimmung (s.u.).

e) Abschuß. Geschoß reißt einen ganzen Körperteil ab, und zwar vollständig oder bis auf eine ungenügende Verbindungsbrücke; vorkommend bei Granat- und Bombenverletzungen.

f) Ringel- oder Konturschuß (fraglich, jedenfalls selten). Geschoß tritt durch die Haut ein, geht dann aber an einem Knochen (Rippen, Schädel, Becken) oder vielleicht auch an einem angespannten Muskel (Bauchwand) entlang um einen Teil des Körpers, um schließlich auszutreten oder unter der Haut steckenzubleiben; meist wird allerdings die Abweichung des Schußkanals von der geraden Linie durch nachträgliche Verschiebung der kulissenartig sich einstellenden Weichteile vorgetäuscht.

Ferner sind zu unterscheiden:

g) Mehrfacher Schuß. Entweder durch mehrere Geschosse (Granatsplitter, Schrapnellkugeln, Gewehrgeschosse, spez. durch Maschinengewehr) oder durch dasselbe Geschoß, hier wiederum an demselben oder an mehreren Individuen (bei Verletzung durch dasselbe Geschoß ist die 2. Verletzung meist großartiger, evtl. dumdumähnlich infolge der Geschoßdrehung bei der 1. und infolge fortgeleiteter Wirkung).

h) Nahschuß. Durch Zufall oder Selbstverstümmelung; dabei Explosionswirkung, spez. Ausschuß dumdumgeschoßähnlich als Platzwunde (z.B. sternförmig am linken Handrücken bei Selbstverstümmelung); außerdem kenntlich am grauschwärzlichen Pulverschmauch in der Wunde und an den Pulverkörnchen in der Umgebung sowie an der Hautverbrennung, es sei denn, daß natürlich oder künstlich dies durch Schutzschicht verhindert wird.

i) Indirektes oder sekundäres Geschoß. *a)* Gegenstände vom Verletzten selbst: Knochenbruchstücke, Zahnplomben, Knöpfe, Orden, Geld, Schlüssel, Kompaß, Messer, Patronen, Taschen- und Armbanduhr, Feldstecher usw. *β)* Gegenstände der Umgebung: Steine vom Erdboden, Glas-, Holz- und Eisenteile von Bäumen, Wagen, Häusern, Schiffen usw.; auch diese sekundären Geschosse können stecken bleiben im Körper und tun dies recht oft.

k) Querschläger. Im Flug aus der Achsenrichtung abgelenktes Gewehrgeschoß durch Antreffen an Baum, Zweig, Stroh, Körper usw.

l) Aufschläger, Rikoschett- oder Prallschuß infolge vorherigen Aufschlagens auf den Boden.

Bei indirekten Geschossen, Quer- und Aufschlägern besteht stärkere Wundzerfetzung sowie Gefahr von Steckschuß und Infektion, spez. Gasphlegmone und Tetanus (Erdbeschmutzung!).

2. Geschosse

a) Aus Handfeuerwaffen (Pistole, Revolver, Karabiner, Gewehr, Maschinengewehr).

α) Schrotkorn.

β) Bleikugel. Rund- oder Langblei (rundlich oder länglich) sowie Weich- oder Hartblei (letzteres ist eine Legierung von Blei mit Kupfer usw. zwecks Vermeidung der Geschoßdeformierung und damit unnötiger Körperzersetzung).

γ) Das moderne „humane" Geschoß der Militärgewehre. Entweder als Vollgeschoß z.B., ganz aus Hartmetall, meist Kupfer oder als *Mantelgeschoß* aus Hartbleikern und Geschoßmantel von Nickel, Messing usw. oder von nickel-, messing- usw. plattiertem Stahl die Durchschlagskraft ist bei dem modernen Geschoß so groß, daß es auch noch auf 500–1000 m mehrere Körper durchschlagen kann; öfters sind aber auch Steckschüsse und Querschläger hierbei.

δ) Explosivgeschoß (genannt nach der Explosionswirkung). *Wirkung:* Explosiv, zumal bei Nahschuß (bis 200–400 m); bereits an Weichteilen, besonders aber an Knochen, hier auch noch bei einer Entfernung über 1000 m. *Verwendung:* Im Frieden verwandt zur Tier- (Elefanten-)jagd im Kriege wegen unnötig quälender und verstümmelnder Wirkung durch internationale Vereinbarung auf der Haager Friedenskonferenz 1899 verboten.

b) Sprenggeschosse aus Artillerie- u. a. Waffen (Schrapnells und Granaten, Gewehr- und Handgranaten, Bomben, Minen usw.). *Granaten* zuckerhutähnliche Eisenzylinder mit hochbrisantem Sprengstoff gefüllt; Kaliber 6,8–60,0 cm, Gewicht bis zu vielen Zentnern; sie zerspringen in einzelne bis hunderte scharfe Eisensplitter an Gewicht von Bruchteilen von 1 g bis 200 g und mehr; ihre Geschwindigkeit beträgt 400–2000 m je Sekunde; sie krepieren auf Aufschlag oder Zeit. *Schrapnelle*, bei welchen die Entzündung der Pulverfüllung durch einen Zünder auf einen bestimmten Zeitpunkt eingestellt wird, sind gefüllt mit mehreren (3–5) hundert Hartbleikugeln von Kirschgröße und -form und vom Gewicht 10–20 g. *Fehl- oder Blindgänger* sind nicht zum Krepieren gelangte Granaten oder Schrapnelle (Vorsicht: nicht berühren!). *Gewehr- und Handgranaten sowie Bomben und Minen* ähneln in ihrer Wirkung den Granaten. Die durch die Sprenggeschosse erzeugten Geschoßsplitter im Verein mit den indirekten Geschossen (Stein- und Holzsplitter) bedingen starke Zerreißung am Ein- und vor allem Ausschuß, mitunter aber nur Quetschung (durch glatte Vollkugeln) oder aber breite Eröffnung von Körperhöhlen oder Abreißung ganzer Glieder (durch in der Nähe platzende Granaten) Infektion ist bei den *Rauh*geschossen im Gegensatz zu den *Glatt*geschossen (Gewehrkugeln und Schrapnellkugeln) sehr häufig, zumal das Gewebe stärker geschädigt, auch oft Kleiderfetzen u.a. mit in die Wunde hineingerissen werden.

α) *Explosions- oder Sprengwirkung bei Gewehrgeschossen.* Die modernen Gewehrgeschosse haben in geringer Entfernung wegen ihrer Rasanz eine Sprengwirkung auf bestimmte Gewebe: auf Weichteile nur in nächster Nähe bis zu wenigen Schritt (sog. „Nahschuß", s.o.), dagegen auf Knochen und flüssigkeitsgefüllte Organe (Gehirn, Herz, Milz, Leber, Nieren, gefüllten Magen-Darm und Blase) auch noch bis zur gewöhnlichen Kampfentfernung von 500 bis 1000 m und mehr; die spröden Diaphysen der langen Röhrenknochen zeigen mit steigender Entfernung Knochengrus, Splitterbruch und Schmetterlingsbruch, evtl. mit langen Fissuren bis ins Gelenk, erst über 1500 m Loch- und über 2000 m Prellschuß, dagegen die spongiösen Epiphysen und die kurzen Knochen eher Lochschüsse außer bei Nahschuß und Querschlägern; am Schädel Sprengwirkung bis über 1500 m, bei weiterer Entfernung geringe Splitterung oder Lochschuß; bei Nahschuß, z.B. zu Selbstmord, erfolgt bisweilen Herausschleudern des Gehirns im ganzen (Exenteratio cranii; *Krönlein*scher Schädelschuß). Noch gewaltiger ist die Sprengwirkung beim Dumdumgeschoß. Dem Schrotschuß kommt nur aus nächster Nähe eine gewebszerreißende Wirkung zu. Die Sprengwirkung ist aufzufassen als hydrodynamische Wirkung d.h. Fortleitung der Gewalt nach allen Seiten durch die kleinen Flüssigkeitsteilchen.

β) *Infektion*, und zwar eitrige sowie Gasphlegmone und Tetanus (letztere infolge Erdbeschmutzung!) ist bei den Schußverletzungen häufig; die Schußwunde ist im bakteriologischen Sinne stets, im klinischen Sinne nahezu stets als infiziert zu erachten. Es kommt daher fast immer zur *klinisch-manifesten* Infektion. Steckschüsse und glatte Durchschüsse hinterlassen oft eine „latente Infektion", die jederzeit wieder aufflackern kann. Hieran ist vor allem bei Geschoßentfernungen zu denken (stets Tetanusprophylaxe!). Die Infektion kann erfolgen: a) *primär* durch den Patronenpfropfen und durch das Geschoß (spez. Artillerie-, überhaupt Prellgeschosse) bzw. Kleidung und Haut, namentlich bei Erdbeschmutzung, b) *sekundär* durch Haut, Kleidung, Erde, Stroh, Finger des Patienten oder der Ärzte, Sondierung und Ausspritzung usw. Begünstigend wirkt Gewebsschädigung (daher findet sich Infektion besonders bei Querschlägern, Explosivgeschossen, Granatsplittern und Bomben, überhaupt bei Rauhgeschossen) sowie Sekretstauung und mangelnde Ruhigstellung. Dagegen sind einfache Gewehrschüsse mit glattem Schußkanal bei kleiner Ein- und Ausschußöffnung als weniger infektionsverdächtig, aber immerhin als nicht frei von Eiterungs- sowie Tetanus- und Gasbrandgefahr anzusehen.

γ) *Die Erschütterungsläsionen* (reine Commotionen): Schwere Stoßdurchschütterungen kommen im Frieden vor allem durch die schweren Stürze bei Verkehrsunfällen Motorradfahrer), im Kriege durch Verschüttung und Bombenschäden vor. Die funktionelle Läsion des ZNS, Thorax, Herz, Abdomen und Testis kann bereits tödlich sein. Postcommotionelle Spätsymptome bleiben häufig bestehen. Sie sind die Folge von Spätblutungen, Gewebsquetschung mit Degeneration und Entzündungen. Die Ursache sind „vermutlich Gefügestörungen durch „molekulare Erschütterung" und „akute Pressung". Neuerdings sind Gewebsdissoziationsvorgänge im Bereich der Markscheiden und Gefäße festgestellt worden (*Schönbauer*). Es handelt sich um physikalisch-chemische Strukturänderungen in den gelisierungsfähigen Gewebsanteilen, die schon kurz nach der Erschütterung wieder in eine reversible Gelstarre verfallen.

B. Wundheilung

Wundheilung bezweckt die dauernde Wiedervereinigung der getrennten Teile, wobei die Heilung in der Regel von sich aus, also auf natürlichem Wege und ohne Arzthilfe erfolgt, u.a. durch die Tätigkeit des aktivierten Bindegewebes. Im *günstigsten Falle* erfolgt Wiederherstellung des früheren Zustandes (Restitutio ad integrum) durch Regeneration der getrennten Teile. Im *ungünstigsten Falle* entsteht die Narbe (Cicatrix) durch minderwertiges Ersatzgewebe, welches zwar die Verbindung der getrennten Teile durch Ausfüllung des Defektes schafft, aber sie in anatomischer und funktioneller Hinsicht nicht vollwertig ersetzt. In den übrigen Fällen findet sich (entspr. der verschiedenen Regenerationsfähigkeit der einzelnen Gewebe) einer der zahlreichen Übergänge, indem neben der minderwertigen Narbe einzelne Teile der zerstörten Gewebe in ihrer ursprünglichen Form wiederhergestellt werden.

Man unterscheidet von alters her zwei Arten von Wundheilung: *1.* **Primäre oder direkte Wundheilung** (vergl. Abb. 37): **Sanatio per primam intentionem** s. *Prima intentio,* d. h. Heilung im Verlaufe von 6–10 Tagen durch primäre oder direkte Wundverklebung (ohne stärkere entzündliche Reaktion spez. Eiterung und bei aneinander liegenden bzw. gelegten Wundrändern).

2. Sekundäre oder indirekte Wundheilung (vgl, Abb. 38): **Sanatio per secundam intentionem** s. *per granulationem* s. *Secunda intentio,* d. h. Heilung durch Ersatz- oder After-, und zwar Binde,- sog. Granulationsgewebe (bei Klaffen oder bei Eiterung der Wunde; demgemäß spricht man von sekundärer Wundheilung ohne oder mit Eiterung).

Pathologische Anatomie der Wundheilung: Die Wundheilung kommt zustande durch das Zusammenwirken der epithelialen Gewebe der *Haut und Schleimhaut,* deren hohe Regenerationskraft rascheste Epithelisierung ermöglicht; ferner des *Blutes* als ernährende flüssige Interzellularsubstanz, welche die nötigen Abwehrstoffe, Fibrinogen und Fibrin trägt (Bildung der primären Schutzdecke); ferner vor allem *des Bindegewebes,* welches Zellen und Gefäße neubildet und damit die entstandenen Defekte ausfüllt.

Bindegewebe besteht aus Zellen, flüssiger Interzellularsubstanz und Faserwerk. Die bei der Wundheilung tätigen Zellelemente sind Fibro- und Reticulocyten, sowie Histio-, Mono- und Lymphocyten, Eosinophile, Mast- und Plasmazellen.

Die *Fibro- und Reticulocyten* sind seßhaft, die letztgenannten mobile Zellen. Die *Fibrocyten* liefern die Struktur des Bindegewebes und sind außerdem die sensiblen Rezeptoren der Gewebespannungen. Die *Reticulumzellen* liegen in der Außenschicht der Kapillaren (Pericyten) und haben bindegewebige und muskelzellige Funktion. Die *Histiocyten* sind wandernde Phagocyten (große Wanderzellen, Makrophagen). Sie dienen dem Stoffwechsel der flüssigen Grundsubstanz. Sie stellen 20–25% aller Bindegewebszellen dar und sind die Stoffwechselverarbeiter und Schlackentransporteure des Bindegewebes. *Die Plasmazellen* dienen der Serumeiweißbildung (vermehrt bei chronischen Entzündungen und beim Zerfall parenchymatöser Organe). Die *Mastzellen* sind um die Gefäße angeordnet. Sie enthalten die Mucoitin-Polyschwefelsäure (Gewebedesinfizienz?) und spielen vor allem in der bakteriellen Abwehrphase eine entscheidende Rolle (mikrolytische Fermente); während des Heilungsvorganges sind alle genannten Zellen vermehrt vorhanden. Ihre Zahl nimmt mit abgeschlossener Wundheilung wieder wesentlich ab. Argyrophile und reticuläre Fasern bilden das Fasermaschenwerk, welches sämtliche Zellen umspinnt. Sie stellen die Gitterfasern dar, aus welchen das neugebildete Granulationsgewebe vorwiegend besteht. Nach ihrem Übergang in kollagene Fasern stellen sie ein zusammenhängendes Fasernetzwerk dar. Sie funktionieren als „elastomotorischer Mechanismus" und sind der Hauptbestandteil des kollagenen Materials der Narbe. Das gesamte Maschenwerk ist von interstitieller Lymphe durchtränkt, einem Sol, welches sowohl für die Ernährung des Bindegewebes, als auch für die Vermittlung des Stoffaustausches zwischen Blut und Zellprotoplasma dient.

Die physiologischen Aufgaben des Bindegewebes sind seine Elastizität und Festigkeit, seine Gleitfunktion durch Aufrechterhalten der Eukolloidalität, sowie der Konzentrationsregelung. Auch die Konstanterhaltung des Quellungsdruckes (Isoonkie), die Regelung der chemischen Gewebsreaktion und der Schutz der Isothermie mittels Flüssigkeitsverschiebung obliegt ihm. Die Qualität der Wundheilung hängt von der Art der Flüssigkeitsspeicherung im Körper ab („Status laxus" = schlechte Heilung = schlaff-fasrige Narbenbildung, „Status strictus" = feste und harte Vernarbung).

I. Stadien der Wundheilung

1. Stadium der Latenz

Die im Wundstupor liegenden Gewebe überziehen sich mit einer präfibrinösen, geleeartigen Blutschicht, welche das Ergebnis einer Konglutination von Plasmateilen mit den Zellelementen des Blutes (Thrombocyten) ist. Bis zum Abschluß der Blutgerinnung (Fibrinogen-, Profibrin-, Fibrinumwandlung) ist der Wundschutz nur provisorisch. Erst mit Ausfällung des Fibringels und Auftreten der übermolekularen Fibrinmicellen, sowie der fest aneinander haftenden Fibrinfadenbündel kommt es zur Bildung einer festeren Wundmembran. Am Wundgrund verankert sich diese als „Wundgrundmembran"; die Oberfläche ist durch eine abschließende Deckelmembran verschlossen, welche durch

Trockenhärtung entsteht. Zwischen den Wundmembranen spannt sich ein Netzwerk von Fibrinfäden aus, zwischen welchen sich das Serum sammelt. Klinisch wird die gute oder schlechte Heilung an der Art der Gerinnselbildung (zeitlicher Gerinnungsablauf, Stärke der Fibrinretraktion, Haftung und Zugfestigkeit des Coagulums) erkennbar. ,,Gute Heilungstendenz" besteht bei starkem und raschem Festkleben des Blutes auf der Haut der Wundumgebung. Feinfädige Strukturen im Koagel sind schon nach wenigen Minuten erkennbar; nach 24 Stunden müssen reichlich dichte Fibrinflocken an der Grenzzone des Blutergusses gebildet sein. Durch eine schwere Infektion wird die Fibrin- und Wundmembranbildung gehemmt.

Das Fibrin ist mechanischer Lückenfüller und organische Schutzdecke, welches die exsudative Sekretion erlaubt, alles Zellmaterial aber zurückhält. Ferner ist es Leitgerüst und Nährboden für die einwuchernden Zellen, Adsorptionsmedium und Säurebinder. Bakterien und Fremdkörper haften infolge seiner Klebekraft an ihm. Es baut das argyrophile Fasersystem auf. Es ist die leitende Matrix für die Ausbildung von Granulationen. *Die während einer Operation gesetzte Wunde soll nur zart getupft und nicht grob mechanisch ausgewischt werden*, da die wohl strukturierte erste Fibrindecke nicht beliebig oft wiederhergestellt wird, sondern sich an ihrer Stelle nur eine schlecht verwobene Notschicht bildet. Durch Retraktion des Fibringerüstes kommt es zum Auspressen der eingeschlossenen Flüssigkeit. Die Faktoren der Retraktion sind Gelalterung, Wundgrenzflächeneinstrom, Verdunstungs- und Trocknungshärte, Abnahme der Salzkonzentration, Fermentwirkung der Thrombocyten, Wundtranssudation und -exsudation. Durch die ,,Synhärese" des Wundgerinnsels werden die Wundränder einander angenähert, die Membran wird immer stärker abgedichtet, das schützende Deckpflaster ist durch günstige Anordnung der Fibrinfäden, -bündel und -membranen so gut wiederhergestellt, daß durch sie die Wunde zur Selbstheilung kommen kann.

2. Stadium der Wundreinigung

Bei jeder Wunde kommt es zu einem primär völlig zerstörten Gebiet (*Zone der Anoxybiose*); in ihr sind keine lebensfähigen Zellen mehr vorhanden. Die Wunde kann jedoch nur heilen, wenn wirklich lebensfähige Gewebszonen sich direkt vereinigen oder durch Bildung eines Füllgewebes zueinander gelangen. An die sauerstofflose Zone schließt sich die *Zone der Hypoxybiose* an, in welcher eine Notatmung (Sauerstoff der Luft, Glykolyse des Restglykogens) zustande kommt. Zur Wundheilung ist nötig die rasche Wundreinigung durch Abtransport der Trümmer der anoxybiotischen Zone. Hierzu ist reichlicher Blutzufluß und Lymphstrom notwendig. Die Neubildung von Blut -und Lymphkakillaren sichert diesen Notkreislauf. Bandartige Aussprossung der Capillaren verbinden sich mit den Capillaren des alten gesunden Gewebes und bahnen den Weg für den neuen Blutstrom. Im geschädigten Gewebe ändert sich schon innerhalb der ersten 2 Stunden die Wasserstoffionenkonzentration (von pH normal 7,1 bis 7,3 auf pH 6,71 bis 6,32). Die örtliche Acidose verursacht Erweiterung, Quellung und erhöhte Permeabilität der Kapilarwände und öffnet diese für die Emigration von Leukocyten und Lymphocyten. Die Folge ist ein gesteigerter Flüssigkeitsaustausch zwischen Gefäßen und umgebendem Gewebe. Die neue Gefäßversorgung ordnet sich entsprechend dem erhöhten Strömungsdruck in den Diffusionsstraßen (Stadium der Capillarreaktion).

Die mobilen Zellen (Leukocyten, Monocyten, Lymphocyten, Erythrocyten und Histiocyten) werden mit dem Flüssigkeitsstrom herbeigeschafft und entfalten eine nekrolytische Tätigkeit an den anoxybiotischen Gewebstrümmern (Verdauungsphase der Wundreinigung). Durch Histiolyse der Nekrosen entstehen Lücken und Höhlen, in welchen sich eine Flüssigkeit ansammelt, die die nötigen Nähr- und Baustoffe enthält.

Phasen der Wundreinigung. α) *Selbstverflüssigung* und Autolyse von Protoplasma- und fermentreichen Zellen, sowie der stark hydropischen Bindegewebszellen.

β) *Phagocytose* und intracelluläre Verdauung der restlichen Zelltrümmer durch die sekretorischen Fermente der Leukocyten (Mikrophagen) und der Histiocyten (Makrophagen). Die pepsinähnlichen Fermente der Leukocyten, die tryptaseähnlichen der Fibroblasten und die lipolytischen der Lymphocyten wirken mit den Lipasen des Serums zusammen.

γ) *Isohistolysine* bauen die paraplastischen Substanzen (Fasersysteme des Bindegewebes und Intercellularsubstanzen des Knochens) um, da diese nur im Solzustand neu verarbeitungsfähig sind.

δ) Die nicht zur Umwandlung in Kollagen verwendeten *Fibringerinnsel* werden durch *Fibrinolyse* abgebaut (Proteasewirkung). Zurück bleiben Colloid- oder kristalloidgelöste

Stoffe, micellare Kettenreste der Fasern und Kristallgruppen mineralischer Bausubstanzen. In dieser Phase des biologischen Geschehens (Intermediärphase) ist jede Wunde besonders schonungsbedürftig. Jede Störung verhindert die restlose Wundreinigung und verursacht verzögerte und minderwertige Vernarbung; denn in der Intermediärphase müssen unverwertbare Schlackenstoffe abtransportiert, Baumaterialien herangeschafft und Nährstoffe bereitgestellt werden. Aus den absterbenden Zellen entstehen Auslösungssubstanzen, Wundhormone, Wuchs- und Regenerationsstoffe), welche gewebsspezifisch sind. Injektion von Gewebsautolysaten oder Zellsuspensionen von Geweben in die zugehörigen Gewebe erzeugt mit Höchstdosen Nekrosen, mit Mitteldosen degenerative Zustände, mit wiederholten Kleinstdosen eine starke Wachstumsförderung. Die chemisch ausgelöste Mitosereaktion lebens- und teilungsfähiger Zellen ist von einer strahlend-energetischen Begleitemmission (quantenhaft rhythmisch auftretende Ultraviolettstrahlung λ 2000 bis 3400 Å) gefolgt (mitogenetische Strahlung).

3. Stadium der Assimilation oder des Aufbaus

Es ist gekennzeichnet durch die *Ausbildung des Kollagens*. Es fasert aus der Grundsubstanz (Wundleim) aus, indem zunächst extracellulär und extraplasmatisch argyrophile Fasern entstehen, welche die neuen Gefäßschlingen begleiten und, von den Fibroplasten orientiert, das neue Reticulum aufbauen. In ihm keimt das Granulationsgewebe aus, welches nach 6–8 Tagen erscheint und die typischen *Granula oder Fleischwärzchen* darstellt. Jedes Granulum besteht aus einem Gefäßbaum, der Querverbindungen zu den Nachbargranula besitzt. Das neue Gefäßsystem ist Träger der Vitalität und Leistung. Die Hohlräume des Reticulums füllen sich mit jungem Mesenchym (Sternzellen, histiogene Wanderzellen, Makrophagen, hämatogene Wanderzellen und Fibroplasten). Kräftige Granulationen erkennt man an korallenroter Farbe, sauberer Oberfläche, fehlender Blutung und Bakterienfreiheit. Es tritt eigentlich nur in breiten, offenen Wundhöhlen in Erscheinung. Es stellt eine geschlossene celluläre Schutzmembran dar, welche die Wunde ernährt, den Aufbauzellen Energie liefert und die Neubildung paraplastischer Substanzen sichert. Granulationshemmend wirkt starke Acidose, granulationsfördernd künstliche Alkalisierung (Ammoniumkarbonat pH 7,7). Gesundes Granulationsgewebe ist Voraussetzung für die endgültige Epithelisierung. Sie geht konzentrisch von den Wundrändern aus und führt zu einer zusammenhängenden Epithelschicht. Kranke Granulationen verhindern die Epithelisierung, weshalb sie durch entsprechende Behandlung in frische Granulationen umgewandelt werden müssen. *Kranke Granulationen* sind: Hydropisch gequollene, glasig aussehende Granulationen (Ursache: Fremdkörper, chronisch-fortwirkende Infektion).

Atrophische Granulationen (Ursache: Röntgenschäden, trophoneurotische und varicöse Ulcusbildung).

Caro luxurians = „wildes Fleisch" (Ursache: Ständig wiederholte Beunruhigung der Wunde teleangiektatisches Granulom an Lippe, Brustwarze, aus kleiner infizierter Hautwunde entstehend).

Hämorrhagische Granulationen (Ursache: Überstürzend rasch aufgebaute und nicht genügend mit argyrophilem Flechtwerk durchsetzte Gefäßbäume, z.B. bei Brandwunden, Neigung zu schweren Blutverlusten).

Geschwulstartige Granulationen von plasmacellulärem oder eosinophilem Charakter (Ursache: Fremdkörperreaktion, alte Schußwunde, Kontusionen).

Riesenzellhaltige Fremdkörpergranulationen (Ursache: Einmassieren von Fremdkörpern, z.B. Menstruationsbinden, Prothesenränder, Reizsetzung durch Öl- und Paraffindepots).

Pseudogranulationen (nicht mit obigen verwechseln!) (Ursache: zerfallende bösartige Geschwülste, syphilitische und tuberkulös-fungöse Granulationen).

4. Stadium der Vernarbung

Nach endgültigem und bis zur Oberfläche geführtem Aufbau des Fasergerüstes, Abklingen der Acidose und postacidotischen Alkalose ist die Narbenbildung erreicht (Gute Operationsnarbe soll nur eine feine, zunächst rote Narbenlinie sein). Sie ist im Hautniveau gelegen, verschieblich, schmerzlos, knotenfrei und funktionell nicht störend. Unter funktioneller Heilung versteht man die anatomisch-funktionelle Ordnung der Zellverbände,

Nachreifung der Fasersubstanzen und funktionelle Angleichung der Gleitschichten. Die „gute Narbe" ist von individuellen Faktoren der Wunde, dem Heilungsverlauf, von Wundkomplikationen und von der Behandlung abhängig.

II. Arten der Wundheilung

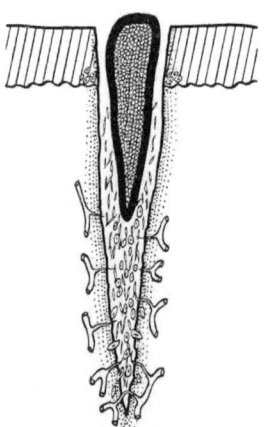

Abb. 37. Primäre Wundheilung
(n. Orator)

a) **Heilung per primam intentionem** (s. Abb. 37) (abgekürzt „p.p.-Heilung"). Ist die direkte Wiedervereinigung glatt geschnittener Wunden, welche entweder nicht klaffend und oberflächlich sind bei faserparallelem Verlauf (Selbstheilung, Konglutinatio Galens) oder aseptischen Operationswunden, welche schichtweise künstlich wiedervereinigt wurden, so daß kein toter Raum zurückbleibt. Sind die Wundflächen gut adaptiert, verkleben sie rasch durch eine vom tiefsten Punkt der Wunde bis zur Haut reichende Fibrinfüllmasse. Den Abschluß an der Oberfläche bildet eine trockene Schorfkappe. Binnen kurzmöglichster Zeit (7–10 Tage) werden alle Stadien der Sekundärheilung durchlaufen. Lediglich das Tempo der Heilung ist beschleunigt. Charakteristika der Primärheilung sind: Geringe Wundexsudation, sofortige Rückresorption der Sekrete, frühzeitiges Sistieren der cellulären Tätigkeit, geringes chemisch-physikalisches Begleitgeschehen, geringer Wundstoffwechsel, rasche Überhäutung unter der Schorfkappe. Kein sekundäres Eindringen exogener Erreger.

b) **Heilung per secundam intentionem** (s. Abb. 38) (abgekürzt „Sekundärheilung"). Bei ihr werden alle Stadien der Wundheilung (s.o.) durchlaufen. Die Dauer bis zur endgültigen Vernarbung läßt sich nicht sicher voraussagen. Sie hängt von der Größe der Wunde, von der Ausdehnung der Zerstörung, Art der Infektion, von der Behandlung und von dem Allgemeinzustand des Patienten ab. Endzustand: Eine mehr minder große und störende Narbe, welche eigene charakteristische pathologische Zustände hervorruft (s. Pathologie der Narbe)

c) **Heilung unter dem Schorf.** Sonderfall der Sekundärheilung kommt zustande bei oberflächlichen Wunden (meist blutige Schürfwunden), welche mit geronnenem und eingetrocknetem Blut bedeckt werden, das sich mit dem Fibrinfasernetz der Wunde zu einem dichten Flechtwerk verbindet (trockener Schorf). Der Schorf ist für globulinreiches Exsudat nebst Emigrationszellen durchlässig, aus welchem sich eine zweite, wiederum in der Tiefe verankerte Decke bildet. Weitere Schichten können sich ausbilden. Schorfränder haften wie klebendes Pflaster auf der gesunden Haut der Umgebung. Unter dem Schorf wächst von den Rändern her das Epithel vor und stößt ihn zusammen mit der verhornenden Oberschicht schließlich ab. Diese Schorf-

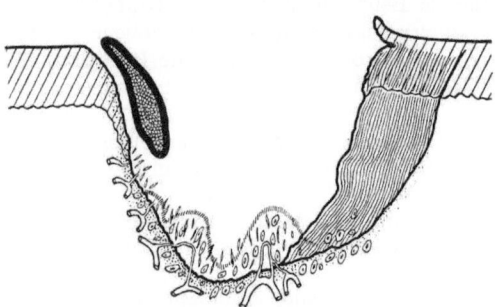

Abb. 38. Sekundäre Wundheilung
(n. Orator)

heilung darf nicht gestört werden, sondern ist abzuwarten. Abreißen des Schorfs stört die Wundheilung und führt zu einer schlechten Narbenbildung. An den Schleimhäuten vollzieht sich die Heilung unter einem feuchten Schorf in ähnlicher Weise (z.B. Zahnextraktionswunde).

III. Pathologie der Narbe

a) **Kosmetisches.** Lineäre Operationsnarben aus der Kinderzeit „wachsen" proportional dem Körperwachstum über die ursprüngliche Länge hinaus. Längsnarben „wachsen" mehr als Quernarben (z.B. Impfnarben des Armes). Pigmentverschiebungen sind häufig (entweder abnormes Weißwerden oder übermäßige Pigmentierung oder Scheckung von Flächennarben). Kosmetische Korrektur u.U. erforderlich.

Besonders unschön sind Breitnarben, Zickzacknarben infolge ungerader Schnittführung, geworfene Narben infolge schlechter Hautadaption, Zwickelbildung in den Narbenwinkeln infolge Schnittverlängerung, „Narbenleitern" infolge zu breit gefaßten und zu lange liegengelassenen Hautnähten, besonders störend im Gesicht, Brust und Hals.

b) Die funktionell störenden Narben. Schmerzende Narben: Verwachsung mit Nerven, Sehnen, Muskeln und Gelenken; Amputations- und Nervendurchschneidungsneurome; im Nerven sitzende Fremdkörper; Narbenumschwielung eines sensiblen Nerven; Callusdruck; Hypertrophie geschädigter Vater *Paccini*scher Körperchen; wetterempfindliche Narben (Sympathicusneurokeloide); Narbenkausalgie (besonders nach Medianus- und Ischiadicusverletzung), auch nach Frakturen, Distorsionen, Fingerquetschungen, Gesichts- und Kieferverletzungen (sympathalgisches Kausalgiesyndrom).

c) Fremdkörpernarben. Enthalten Einschlüsse von Holzsplittern (*Cave!* Spättetanus!), Kupfer-, Eisen-, Leichtmetall-, Bombensplitter, Bleigeschosse (Gewebsmetallose und Bleivergiftung). Entzündlich gereizte Narben: Infolge ruhender Infekte, Fremdkörper, äußere Dauerreize.

d) Keloid. Ist unmäßige, pseudofibromatöse Narbenbildung durch verholzendes Bindegewebe, nicht selten beträchtlich schmerzhaft. *Ursache:* Topographisch bedingt (z. B. bei Schnitten in der Sternalgegend), ferner durch Wundreizung während des Vernarbungsvorganges durch Ultraviolettstrahlen, ferner dispositionell auf dem Boden eines Status lymphaticus oder einer latenten Tuberkulose. *Behandlung:* Radiumauflage, besonders bei jungen Keloiden, Röntgengrenzbestrahlung beim Keloid der Erwachsenen, blasenziehende Ultraviolettbestrahlung, 0,5–1% Chlorzinklösung subcutan in das Narbengebiet, Unter- und Umspritzung mit 1%igem Pepsin- + 10facher Menge 0,5%iger Novocain-Adrenalin-Lösung; „Bügeln" der Narbe mit Diathermiebestreichungen; Unterspritzung mit Hyaluronidaselösungen; *Unna*sche Pepsinsalbe, Excision mit nachfolgender intracutaner Naht.

e) Fistelnde Narben sind meist durch Fremdkörpereinschlüsse bedingt.

Dermato-desmo-myo-tendino- und arthrogene Narbenkontrakturen: Im Kindesalter besonders gefürchtet, da zu Wachstumsstörungen führend (z. B. Schiefhals nach Furunkelnarbe am Hals).

Panzernarben des Thorax bei Brandnarben verursachen schwere Atemstörung.

Narbenverknöcherung, besonders bei Laparotomienarben; Atherombildung und tumorartige entzündliche Wucherungen in Laparotomienarben (Endometriose und Pseudoendometriose).

Narbengeschwüre, Ursache: Mechanisch bei dünner, schlechter Narbenhaut (Rißgeschwüre in Schwimmhautnarben), Dekubitalgeschwüre in Operationsnarben von Prothesenträgern; varicöse Geschwüre nach Verletzungen des Unterschenkels, rhagadäre Harthautgeschwüre in Narben der Fußsohle und Hohlhand; sekundäre Tuberkulinisierung, trophoneurotische Ulceration.

Pseudotumoren: Granulome (bei alter Röntgendermatitis), eosinophile Pseudosarkome alter Schußnarben; xanthoide Wucherungen, Pseudolipome (Rücken, Oberschenkel, Gesäß).

Echte Narbenmalignome: Sarkome (Callus-, Röntgensarkom). Carcinome (Strahlendermatitis, Brandnarben). *Behandlung:* Fast immer chirurgisch (Excision, plastische Korrektur, Teno- und Myotomien).

IV. Die Regeneration

Bezüglich des Endergebnisses ist zu unterscheiden zwischen *Reparation* und *Regeneration*.

Echte Regeneration ist der Ersatz verlorengegangener Körpersubstanz unter Erhaltung von spezifischen Gewebselementen und von spezifischer Funktion. Falsche Regeneration (Reparation) ist Substanzersatz, meist in Form von Ausbildung einer minderwertigen Narbe. Hier ist zu unterscheiden die *vicariierende Hypertrophie* (ohne Erhaltung der Form) und *die Metaplasie* (keine Erhaltung der spezifischen Gewebselemente). Die Regenerationsfähigkeit ist eine Funktion der Differenzierung. Je differenzierter ein Gewebe ist, umso mehr nimmt dessen regenerative Zellpotenz ab. Bei den niedersten Tieren (z. B. den Würmern) ist die Regenerationsfähigkeit sehr bedeutend, so daß u. U. sogar aus verbliebenen Teilstücken das Ganze regenerieren kann. Bei den höheren, vor allem bei den Säugetieren und speziell beim Menschen ist solche echte Regenerationsfähigkeit sehr selten

Beim Menschen ist die Regenerationskraft der Gewebskraft spezifisch, d. h. Epithel vermag nur Epithel, Bindegewebe nur Bindegewebe, Muskel nur Muskel und Nerv nur Nerv zu regenerieren. Lediglich das Bindegewebe besitzt eine gewisse prospektive Potenz und vermag auch Knorpel und Knochen zu bilden. Nur am Deckepithel der Haut und Schleimhaut ist beim Menschen die Regenerationskraft noch vollkommen. Die Bedeutung einer echten Regeneration wird im chirurgischen Handeln auch heute noch stark unterschätzt. Das chirurgische Problem besteht darin, durch geeignete Maßnahmen die vorhandenen Regenerationspotenzen eines verletzten Gewebes zu fördern und Bindegewebsinvasionen fernzuhalten. *Bier* unterscheidet 3 Formen des Gewebsersatzes: *Die Narbe, das geordnete falsche Regenerat* und *das wahre Regenerat.*

Die bindegewebige Narbe entsteht überall, wo echte Regeneration nicht möglich ist und vor allem dort, wo die Wundheilung von einer Infektion begleitet wurde. Sie besitzt starke Schrumpfungstendenz und verkleinert auf diese Weise den Defekt, den sie wie eine Plombe ausfüllt.

Das geordnete falsche Regenerat kann zu einem wahren Regenerat überleiten. Es besteht in einem lockeren, nicht schrumpfenden Fettbindegewebe oder in straffem sehnenähnlichem Bindegewebe oder in einem Knochenkallus und ist in der Lage, bestimmte Funktionen zu übernehmen. In funktioneller und morphologischer Hinsicht ist es ein nahezu vollwertiger Ersatz.

Voraussetzungen für eine echte Regeneration sind: *Vermeidung einer stärkeren Infektion.* Der Reiz des ,,Pus bonum" ist hingegen stark formativ und kann zur ,,Heilung unter dem Eitersee" ausgenützt werden. Wichtig ist die *,,Erhaltung der Lücke"* (*A. Bier*); denn die Regeneration braucht Zeit, soll sie nicht im rasch einbrechenden Narbenfüllgewebe ersticken. Das Offenhalten einer Lücke für die Aussprossung des Regenerates ist daher erforderlich (physiologischerweise besorgt dies das Hämatom). Das Vorhandensein von Frakturnämatomen ist daher für die Frakturheilung günstig, während Muskelregenerate im Hämatom nicht gedeihen. Sie verfallen einer bindegewebigen Narbe. Für Muskelregeneration ist die Regenerationshöhle mit Kochsalzlösung offenzuhalten, bis sie durch einsickernde Lymphe biologisch ersetzt wird. Notwendig ist ferner ein isotonisches und isoionisches Milieu bei geeigneter Temperatur. Natürliche gewebs- und organ-spezifische Wuchs- und Regenerationsstoffe wirken regenerationsauslösend. Ein geordnetes Zueinanderfinden der einzelnen Gewebe vollzieht sich unter dem Einfluß des *,,Homocytotropismus".* Exakte schichtenweise und topographische Gewebsvereinigung ist daher eines der wichtigsten Erfordernisse bei der Wundversorgung. Durch eine wechselseitige Raum- und Schichtenkorrelation wird die Ordnungsregulation aller im Wundraum gelegenen Gewebe gesteuert. Die anatomisch-funktionelle Selbstordnung des Regenerats erfolgt unter dem mechanischen Schutz einer wiederhergestellten Haut und Schleimhautdecke und durch ausreichende Durchblutung. In einigen Geweben und Organen bleiben gesteigerte regenerative Potenzen erhalten (frühere Epiphysenknorpelzonen, *Ranvier*sche Zellinseln der Knochen, Hili der Hilusorgane (Leber, Milz, Lunge, Schilddrüse, Lymphknoten). Aus genügend großen Resten dieser Organe können formgetreue Regenerate entstehen (vor allem aus Milz, Gallenblase, Schilddrüse, Lymphknoten). Hinzukommen hormonale steuernde Einflüsse aus Hypophyse, Thymus, Keimdrüsen (Kallusanreiz durch Sexualhormone), Schilddrüse und Vitamine (Vitamin C). Die echte Regeneration gedeiht in jugendlichen Organismen schneller und ausgiebiger als in alten.

Die Regeneration einzelner Gewebe und Organe

a) Haut. Regeneration der Epidermis erfolgt rasch vom stratum germinativum aus. Normale Cutis regeneriert, sofern starke Exsudation und Entzündung vermieden werden kann (primäre plastische Hautdeckung, Deckung mit Fibrinfilm). Bleibt Regeneration aus, so entsteht eine kollektive Narbenplatte, welche eine funktionslose, starre, oft verholzende Masse ist. Meist ist die Hautnarbe ein unvollkommener Ersatz. Ihre Epidermis bleibt dünn, haarlos, ohne exkretorische und thermoregulatorische Funktion, im Pigmenthaushalt gestört, unelastisch, abschilfernd, nicht selten ulcerierend. Vorbeugung gegen verholzende Vernarbung durch Grenzstrangblockade; bei Zerstörung eines größeren sensiblen Feldes ist die Zentralzone anästhetisch. Tastempfindung fehlt, tiefer Druck wird gerade noch wahrgenommen; Hyperästhesie der Zentralzone ist selten. Kleine Neurokeloide von sensiblen und sympathischen Fasern sind auslösend für Narbenneuralgien und spontane Wettermelder.

b) Bindegewebe. Regenerationskraft außerordentlich gut. Fasciendefekte, Schleimbeutel und andere bindegewebige Organe regenerieren meist vollkommen. Unter der funktionellen Beanspruchung werden die bindegewebigen Gleitlager weitgehend wiederhergestellt.

c) Elastische Fasern. Regeneration zweifelhaft; meist in Form von zusammenhanglosen Pseudoregeneraten, sofern die Wunde nicht zur primären Heilung gelangt. Die Enden der elastischen Fasern schlagen sich hakenförmig um und enden blind im Narbengewebe. Bei Primärheilung kommt es zur soliden Wiedervereinigung des elastischen Netzes und Wiederherstellung von dessen Funktion. Lineäre Narben verbreitern sich, wenn die elastischen Fasern durch Zug, die kollagenen Fasern durch Narbenschrumpfung senkrecht zu den Hauptzügen wirken.

d) Blut und Blutgefäße. Die Regeneration von Blut und Blutgefäßen ist sehr gut. Von der Geschwindigkeit und Vollständigkeit der Gefäßregeneration hängt die Vollkommenheit jedes größeren Regenerates weitgehend ab. Die Aktivität der Blutzellen und hormonalen Heilstoffe bestimmen die Regenerationspotenz und -energie. Gefäßregeneration geschieht auf dem Weg über Zellsprossen, die von Angioblasten gebildet werden und von den vorhandenen Gefäßen aus kanalisiert werden. Arterien und Venen entstehen aus Endothelrohren, die allmählich durch Bindegewebsanlagerung verstärkt werden. Die elastischen Faserelemente regenerieren vollkommen.

Bei der Blutregeneration wird zuerst die Flüssigkeit aus dem Gewebswasser ersetzt. Es folgt das Serumeiweiß, die Zellelemente werden aus dem Knochenmark, Milz, Lymphknoten, lymphoiden Geweben, Reticuloendothel mobilisiert. Heterotope Blutneubildung kommt bei schweren Anämien zustande; Leber, Niere, Nebenniere und Thymus gewinnen ihre embryonale Blutbildungsfähigkeit wieder. Beurteilung der Regenerationstätigkeit des Knochenmarks ist aus dem Sternalpunktat möglich.

e) Knochen. Die Regeneration des Knochens ist nahezu vollkommen. Sie geschieht über verschiedene Stadien. Zunächst bildet sich ein *Hämatomcallus* (perifrakturelles, intermediäres, subperiostes Frakturhämatom). Es besteht histologisch aus Gerinnsel und abgepreßtem flüssigem Serum mit Blutzellen; stark fibrinhaltig. Es folgt Umwandlung in den *Wundleimcallus*. Dieser ist eine gelatineartige Füllung der Bruchstelle mit Abbaustoffen (Autolysine, Heterolysine, Histolysine, Regenerationshormone); der Wundleimcallus ist der Nährboden des kommenden Regenerates. Dauer der Auflösungs- und Entschlackungsperiode 7–10 Tage. In den Wundleimcallus sprießt junges undifferenziertes Granulationsgewebe ein, das die Bruchenden verbindet (*Granulationscallus*). Histologisch besteht er aus Fibroblasten, Rundzellen, Leukocyten, Hämatomresten und jungen Capillaren, die aus dem Periost und Endost aussprießen. Sie bestimmen weitgehend die Callusstruktur. Im Granulationscallus bilden sich intercelluläre Fasersysteme, Osteoblasten werden tätig. Sie bilden Osteone im osteoiden Vorstadium und wandeln sich in Osteocyten um. Die erste Mineralablagerung findet sich in der *osteoiden Substanz* im Zentrum des neugebildeten Bälkchens; neben Osteoid wird auch chondroide Substanz hergestellt. Die Fasersysteme sind schraubenförmig angeordnet; adsorptiv lagern sich an ihnen die Mineralsalze an. So entsteht der *provisorische knöcherne Callus*, indem sich zahlreiche, funktionell noch nicht geordnete Knochenbälkchen ausbilden (myelogener und periostaler Callus). Durch Osteoblasten und -klastentätigkeit ordnen sich die neuen Bälkchen funktionell. Nach abgeschlossener Bälkchenanordnung ist der endgültige knöcherne Callus vorhanden. In ihm haben die Knochenbälkchen eine der Druck-, Zug- und Abscherbeanspruchung entsprechende Richtung und Ordnung erfahren. Ein Umbau findet nicht mehr statt. Das Fasermark wird durch Fettmark ersetzt, die Kontinuität der Markhöhle wiederhergestellt.

f) Gelenke. Gelenkenden können bei aseptisch verlaufender Heilung und frühzeitig einsetzender Funktion erstaunlich gut regenerieren. An ihre Stelle tritt „funktionell geschliffenes", derbes, aber glattes Narbengewebe. Kapsel- und Bandapparat wird ebenfalls bindegewebig ersetzt. Die funktionelle Heilung ist oft genügend. *Pseudarthrosen* und *Nearthrosen* sind Ersatzgelenke, die überall dort entstehen, wo die physiologischen Drehachsen antagonistischer Muskelgruppen liegen. Die operative Arthroplastik macht sich die im Mesenchym vorhandene Potenz noch vorhandener embryonaler Zellen zunutze, von denen aus faserknorplig überzogene Gelenkenden, fibröse Gelenkbänder, gelenkkapselähnliche Formationen und Synovialmembran mit Absonderung von Synovialschmiere ausgebildet werden.

g) Muskeln. Ihre Regeneration hängt davon ab, inwieweit außer der contractilen Substanz auch Sarcolemm und die Kerne zerstört werden. Bleiben letztere erhalten, so ist eine

Regeneration möglich. Im allgemeinen findet eine bindegewebige Narbenreparation (narbigen Zwischensehne) statt, welche den Muskel zweibäuchig macht. Jedoch wird er wieder funktionstüchtig, wenn die Innervation erhalten blieb. Im entnervten Muskel schwinden die Fasern. Echte Muskelregenerate sind möglich, wenn die Hautdecke erhalten und die Lücke nach Entfernung des Hämatoms mit Kochsalzlösung gefüllt wird. Hier folgt eine regenerationsfördernde Lymphnachfüllung. In günstigen Fällen erfolgt Regeneration durch Knospung des Sarcoplasmas aus den durchtrennten Muskelfasern über Neubildung von Sarcoblasten. Muskelrisse sind daher durch abseitigen Schnitt freizulegen, das Hämatom auszuräumen und frische Muskelquerschnitte zu vereinigen.

h) Nerven. Die Regeneration erfolgt vom proximalen Nervenstumpf aus; lediglich der Anstoß zur Regeneration erfolgt durch die *Schwann*schen Zellen des distalen Stumpfes. Anfänglich Bildung eines Blutkoagulums, in dem bereits am ersten Tag das Hämoglobin verschwindet. Bestehen bleibt ein Plasmakuchen nebst Fibringerüst. Am 2. Tag Auflösung des Fibrins durch fibrinolytische Vorgänge; bestehen bleiben wenige, den Kontakt zwischen den Nervenstümpfen herstellende Fibrinfäden. Wucherung der *Schwann*schen Zellen vom distalen Stumpf her, welche den restlichen Fibrinfäden entlang dem proximalen Stumpf zustreben und die Überbrückung herstellen (*Büngner*sche Bänder); Vordringen von Neofibrillen aus dem proximalen Stumpf längs der *Büngner*schen Bänder nach distal; ihr Verlauf ist nur teilweise longitudinal, größtenteils hakenförmig und rückläufig (Neurombildung); die gerade laufenden Achsenzylinder gewinnen Anschluß an die noch vorhandenen distalen Fasern, benutzen diese als Leitbahn und streben dem Erfolgsorgan zu; sie werden myelinhaltig und nehmen an Kaliber zu, bis sie schließlich völlig ausgereift sind. Übermaß an kollagenen Fasern verursacht eine funktionshemmende Narbe. Reduktion der mechanisch-wachstumshemmenden bindegewebigen Narbe auf ein Minimum ist die wichtigste Forderung bei der chirurgischen Versorgung. Die biologische Wirkung von Wachstumsfaktoren ist anzunehmen, jedoch noch nicht ausreichend bewiesen.

i) Sehnen. Ihre Regeneration kann vollkommen sein. Voraussetzung dazu ist, Erhaltung der Lücke, passender Nährboden, Ruhigstellung bis zur völligen Ausbildung des Ersatzgewebes, Fernhalten gewebsfremder Reize, Fernhalten von Infektionen, gesunde Hautdeckung durch Abseitsschnitte. Der Vorgang der Regeneration ist folgender: Einsprießen bogenförmiger Fasern in die Sehnenlücke, Einwuchern von Ersatzgewebe aus den Stümpfen und vom Mesotenonion; sehr rasch und früh festwerdende Fasern werden ausgebildet; Verkleben der anliegenden Fascie zu einem Hüllschlauch; längs der Wandung dieses sanduhrförmig eingeengten Regenerationsschlauches wachsen die neuen Fibrillen; durch direkte oder indirekte Gewebsspannung bilden sich gerichtete kollagene Sehnenfasern, die ein funktionell vollwertiges Regenerat darstellen. Einpflanzen von Seidenfäden fördert die Regeneration; gute Adaptation der Stümpfe und Ausbleiben einer Infektion ist Vorbedingung.

k) Parenchymorgane. Ihre Regenerationskraft ist gering. Ansätze zur Regeneration werden bei den „Hilusorganen" beobachtet (Niere, Milz, Schilddrüse), eine verläßliche Regenerationskraft besteht jedoch nicht. Lediglich die Leber besitzt ein relativ großes Regenerationsvermögen und bildet reichliche, aber ungeordnete Regenerate aus, die die Leberfunktion u. U. ausreichend aufrecht erhalten.

C. Die Wundbehandlung

I. Wundversorgung

Geschichtliches: Die Wundbehandlung ist von jeher, vor allem aber seit Einführung der Feuerwaffen im 16. Jahrhundert verknüpft mit der Kriegschirurgie (der Krieg, „der Vater aller Dinge", schafft sozusagen ein Massenexperiment oder wie man gesagt hat, eine traumatische Epidemie!); neuerdings hängt sie auch eng zusammen mit der operativen Chirurgie und Aseptik. Die Wundnaht kannten schon die alten Inder, welche die Wunden dadurch verschlossen, daß sie Riesenameisen in den Wundrändern sich festbeißen ließen und dann deren Körper abdrehten unter Zurücklassung des festgebissenen Kopfes. Alkohol zur Wundbehandlung empfahl schon *Hippokrates* und *Galen*. In der Bibel wird Öl erwähnt. Später benutzte man Harzstoffe, Gewürzauszüge oder Metallsalze. Im Mittelalter brannte man die Schußwunden mit kochendem Öl aus, bis *Ambroise Paré*, welchem in der Schlacht am Mont Cenis das Öl ausgegangen war und welcher daher viele Verwundete ohne Öl behandeln mußte, 1536/49 lehrte, daß die Wunden auch sonst mindestens ebensogut heilten; er empfahl auch die Gefäßunterbindung, z.B. an den Absetzungstumpfen, was allerdings damals oft zur Fadeneiterung mit Nachblutung führte. *Larrey*, der Chirurg Napoleons (1798–1842), behandelte die schweren Kriegsverletzungen mit Rücksicht auf hohe Infektionsgefahr ebenso wie schon *Petit* oft durch Gliedabsetzung; im übrigen warnte er vor der Vielgeschäftigkeit bei der Wundbehandlung ebenso wie *Pirogoff* und später *v. Bergmann*. Die offene Wundbehandlung empfahlen 1805 *V. v. Kern* und *Walther*, neuerdings (im I.Weltkrieg) *Braun*. Offene Wundbehandlung und zugleich operative Wundversorgung mit Entfernung der Fremdkörper forderte schon *Bilguer* (Generalchirurg Friedrichs des Großen), und *Desault* behandelte die Wunden aus den Straßenkämpfen bei der französischen Revolution mit Ausschneidung und Naht. Wesentlichen Fortschritt brachte die Einführung der Anti- und Asepsis: *Semmelweis* (1847), *Lister* (1867), *v. Volkmann, v. Nußbaum, Thiersch* u.a. (1871 usw.); *v. Bergmann* (1877) machte sich besonders verdient um die Durchführung der Asepsis; zugleich drang er auf sorgfältige Ruhigstellung des verletzten Körperteils durch Gipsverband, welchen *Matthysen* (1852) angegeben hatte. *v. Behring* (1891) fand das Tetanusserum. Im Weltkrieg ging man, nachdem man zunächst die konservative Wundbehandlung, nach den Vorschlägen von *v. Bergmann* durchgeführt hatte, bald über zur *aktiven* Wundbehandlung, wobei in frischen und geeigneten Fällen auch gelegentlich die von *Friedrich* 1898 empfohlene Wundausschneidung, im übrigen eine physikalische und chemische Wunddesinfektion sowie offene Wundbehandlung und sorgfältige Ruhigstellung angewandt wurde, während sich die Tiefenantisepsis nicht als durchführbar erwies (s.u.). Neuerdings sind zur Wundbehandlung neben den andernorts erwähnten *Antiseptica* eingeführt sog. *Antibiotica*, und zwar örtlich und allgemein: Sulfonamide von *Domagk* 1935 und Penicillin u.a. von *Fleming* 1929 bzw. *Florey* 1938.

Eine wesentliche Aufgabe der Wundbehandlung ist, unter Abhaltung bzw. Schwächung der Krankheitserreger an Zahl und Virulenz einerseits und unter Kräftigung der allgemeinen und örtlichen Schutz- und Widerstandskräfte des Organismus andererseits der Wunde diejenige Beschaffenheit zu geben, welche die bestmögliche Heilung erzielt.

Das Schicksal der Wunde und damit des Verletzten hängt ganz wesentlich ab von der *ersten Wundversorgung*, und zwar sowohl von der vorläufigen wie von der endgültigen.

a) Vorläufige (provisorische) Wundversorgung, d.h. Notverband liegt häufig in Händen von Laien. Gelegenheits-(accidentelle)Wunden können infiziert werden auf zweierlei Weise: 1. *primär*, d.h. bei der Verletzung (durch die verletzende Gewalt bzw. Fremdkörper oder Haut), 2. *sekundär*, d.h. später. Erstere Infektion ist unvermeidbar, letztere dagegen bei entspr. Behandlung vermeidbar, aber beide bekämpfbar. Die *vorläufige Wundversorgung* hat ihren Hauptwert nicht in dem Vernichten der *primären* Infektion, sondern in dem Schutz vor der *sekundären*; im übrigen gilt für Samariter der Satz „nil nocere". Daher empfiehlt sich folgende Technik: Nach vorsichtigem Entfernen bzw. Auf- und Abschneiden der Kleidung erfolgt das Bedecken der Wunde mit sterilem Verbandstoff: am besten Mull (aber nicht Watte, da diese mit der Wunde verklebt und den Sekretabfluß behindert; im Notfall auch saubere, d.h. frisch gewaschene und heiß mit Bügeleisen beiderseits geplättete Wäsche), und Befestigen des Verbandstoffes mit Binde, Pflaster bzw. Elastoplast, Mastisol oder Arasol (letzteres ist besonders empfehlenswert) einerseits wegen sparsamer und sicherer Verbandfixation, z.B. am Rumpf anderseits wegen Keimarretierung; außerdem Ruhigstellung durch Armtragetuch usw., bei Knochenbruch sowie überhaupt bei großen oder infizierten Wunden Notschiene; u.U. vorläufige Blutstillung durch Blutleerschlauch oder -binde usw. *Verboten* ist jedes Berühren der Wunde mit den Fingern; von Fremdkörpern sind nur oberflächliche und lose zu entfernen, tiefliegende und eingekeilte, z.B. abgebrochene Messerklinge zu belassen (sonst Gefahr der Blutung oder Verletzung!). Empfehlenswert ist für Fabrikarbeiter, Soldaten, Sportleute usw. die Bereitstellung handlicher Einzelverbände in Form keimfreier Kleinpackungen von Gaze; sog. „*Verbandpäckchen*" oder dgl. nebst Heftpflaster: sog. „Wundschnellverband" (Hansaplast usw.) *Payr* empfiehlt einen Notverband nebst einem mit Jodtinktur gefüllten Glasröhrchen, dessen beide spitz ausgezogenen und mit Feile angeritzten Enden leicht abgebrochen werden können, wobei die ausfließende Jodtinktur die Kompresse tränkt; ratsamer sind die Ersatzmittel: Dibromol, Sepsotinktur u.a. Manche Autoren empfehlen statt *aseptischer Gaze antiseptische*, z.B. Jodoform- oder besser Vioform-, Yatren-, Marfanil-Prontalbin- u. dgl. Gaze. Jodoform und Jodtinktur werden nicht von jedem vertragen, daher besser nicht allgemein benutzt. Bei arterieller Blutung, aber nur dann und in richtiger Weise, ist eine Blutleerbinde anzulegen

(s. Blutstillung), jedoch entspr. Anweisung zu geben, daß sie spätestens nach 1–2 Stunden entfernt und die Blutung versorgt werden muß. Zeitpunkt des Anlegens der Abschnürung auf Zettel vermerken, der dem Patienten mitgegeben wird. Vielfach wird die Blutleerbinde unnötigerweise (bei venöser oder capillärer Blutung) oder in falscher Art (Stauung statt Blutleere) angelegt. Außerdem empfiehlt sich u. U. Schienung und evtl. auch Schmerzstillung sowie Kräftigung; bei schweren Wunden ist Krankenhausaufnahme zu veranlassen, namentlich bei Unfallverletzten, welche nach den Weisungen des Versicherungsträgers am besten stets einem Facharzt als Durchgangsarzt zur Untersuchung vorzustellen, evtl. auch von ihm zu behandeln und in bestimmten Fällen schwerer Verletzung einem Krankenhaus, evtl. auch einem besonderen zur Behandlung zu überweisen sind.

b) Endgültige (definitive) Wundversorgung. α) *Bei klinisch nicht infektionsverdächtigen Wunden.* Jede Gelegenheitswunde ist an und für sich als infiziert zu betrachten. Die Wundinfektion tritt allerdings klinisch nicht immer in Erscheinung und wird oft vom Körper, dank dessen mannigfaltigen Schutzvorrichtungen, überwunden, falls nämlich die Wunde primär nicht schwer infiziert ist und unter günstigen Heilungsbedingungen steht, z. B. bei den glatten Schnitt-, Stich- und Hiebwunden, einfachen Gewehrdurchschüssen und Durchstichfrakturen bzw. -luxationen. Nur in den seltensten Fällen, d. h. dort, wo es sich um eine sicher beurteilbare Wundsituation handelt, ist *völliges Konservativbleiben* bei der definitiven Wundversorgung erlaubt. Sie besteht dann einfach in der aseptischen Wundocclusion und Ruhigstellung. Das rein konservative Verfahren kommt vor allem für Wunden im Gesichtsschädelbereich und an den Extremitäten in Frage. An weiteren konservativen Mitteln stehen zur Verfügung: Antiseptische Wundpulver (Sulfonamide, Antibiotica), die vorwiegend bakteriostatisch wirken. Feuchte Wundverbände, Wundsalben und Öle, sowie die offene Wundbehandlung, sind für die konservative Behandlung frischer Wunden weitgehend verlassen.

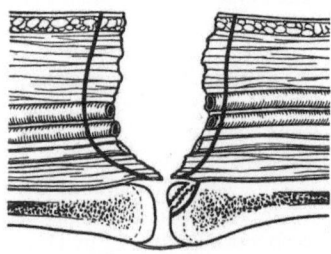

Abb. 39. *Primäre Wundversorgung* nach *Friedrich:* Wundanfrischung

Die primäre Wundausschneidung (Excision) nach *Friedrich* (1898): Sie ist eine aktivchirurgische, operative Versorgung frischer Wunden und stellt im Frieden die Wundbehandlung καθ' ἐξοχήν dar. Durch sie wird nicht nur die sekundäre Verunreinigung der Wunde vermieden, sondern auch die primär eingedrungenen Erreger, Fremdkörper, sowie die zerstörten Gewebsteilchen entfernt und auf diese Weise Verhältnisse geschaffen, welche eine Primärheilung ermöglichen. Ihre Wegbereiter sind v. *Bergmann, Friedrich, Boehler* und *Magnus.* Ihre erfolgreiche Durchführung ist an verschiedene Bedingungen geknüpft.

1. Die Wunde darf nicht zu umfangreich sein.
2. Die Verschmutzung der Wunde darf nicht zu hochgradig sein.
3. Der Verletzte muß innerhalb der ersten 6 Stunden nach der Verwundung versorgt werden.
4. Die Technik der Wundversorgung muß einwandfrei sein.
5. Die Excision darf sich nicht nur auf Muskulatur erstrecken, sondern auch mitverletzte Gefäße, Nerven, Knochen usw. sind zu revidieren und durch primäre Naht bzw. Fixation (primäre Osteosynthese usw.) wieder zu vereinigen.
6. Durch Anwendung lokaler und allgemeiner Prophylaxe mit Antibioticis ist die Sicherheit der Wundheilung sowie die Zeitspanne für die primäre Wundversorgung auf 9–10 Stunden zu erhöhen; jedoch ist sie nur in Fällen, die an die kritische Zeitgrenze herankommen, keinesfalls prinzipiell anzuwenden.
7. Exakte Ruhigstellung des Verletzten durch Bettruhe, Gips- und Schienenverband sichert einen primären Heilverlauf oder zum mindesten eine infektionsfreie Sekundärheilung.
8. Tetanusprophylaxe.

Technik (s. Abb. 39): Nach entsprechender Vorbereitung (Schock- und Kollapsbekämpfung, Schmerzstillung, Lagerung und Desinfektion des Operationsgebietes) wird die Wunde unter allen Kautelen aseptischen Operierens in einem Saum von etwa 2 bis 3 mm um- und ausgeschnitten. Reine Hautrandexcision genügt nicht. Es müssen sämtliche gequetschten und zerstörten Weichteile bis in die Tiefe des Wundgrundes und alle makroskopisch erkennbaren Schmutzpartikel und Fremdkörper entfernt werden. Lediglich bei funktionell wichtigen Gewebsteilen muß sorgfältig überlegt werden, ob sie nicht erhalten bleiben können.

Gefäße, Nerven, Knochenteile). Nach Ausschneidung besonders stark verschmutzter Wundpartien müssen Instrumente und Handschuhe gewechselt werden und die Operation mit frischen Instrumenten fortgesetzt werden. Eröffnete Gelenke sind zu verschließen, Knochen evtl. durch Osteosynthese zu fixieren und mit frischen Weichteilen zu decken, größere Gefäße durch Gefäßnaht, wichtige Nerven und Sehnen durch Nerven- bzw. Sehnennaht zu versorgen.

Prinzip der primären Wundversorgung ist es, (s. Abb. 40) nach Entfernung alles grobmechanisch zerstörten und verunreinigten Gewebes durch primäre Nahtvereinigung der einzelnen Gewebe möglichst topographisch-anatomisch ideale Verhältnisse wieder herzustellen. *Die fachgerechte chirurgische Wundversorgung steht im Vordergrund und kann durch die Anwendung der Chemotherapie keinesfalls ersetzt werden.* Bei sorgfältiger und richtiger Ausführung sind auf diese Weise 80—90% glatte Heilungen zu erzielen. Die primäre Osteosynthese im Rahmen der primären Wundversorgung hat in jüngster Zeit einen erheblichen Aufschwung erfahren und wird von manchen Autoren warm befürwortet. Sie wird jedoch nur in Händen erfahrener Unfallchirurgen wirkliche Erfolge zeitigen. In der Hand des Unerfahrenen kann sie lebensbedrohliche Gefahren heraufbeschwören. Nach schichtweisem Nahtverschluß der tieferen Wundgebiete wird die Oberfläche durch nicht zu eng gelegte Hautnähte verschlossen und auf diese Weise ein möglichst capillarer Wundspalt und eine Wiederherstellung der Hautbedeckung erzielt. Zur Ableitung allenfalls sich ansammelnden Sekretes in der Tiefe sollte jede größere primär versorgte Wunde für wenigstens 24 Stunden durch Gummilasche oder dünnes Drain drainiert werden. Exakte Ruhigstellung und laufende sorgfältige Beobachtung und Kontrolle von Temperatur, Puls, Atmung und Blutdruck sind erforderlich.

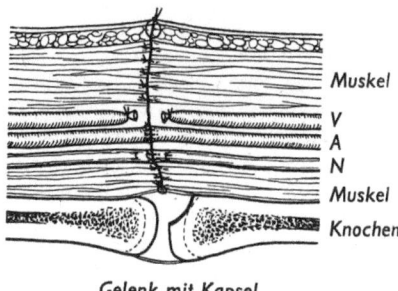

Abb. 40. *Primäre Wundversorgung* nach *Friedrich: Primäre Wundnaht*, d. h. topographisch-exakte Wiedervereinigung der einzelnen anatomischen Gebilde

Verboten ist: Auswaschen, Ausspülen, Ausspritzen, tiefes Sondieren, Tamponieren, ausgedehntes Kauterisieren, zu dichte Naht und feuchte Verbände, da diese Maßnahmen alle die Gefahr der Sekundärinfektion, Keimverschleppung und Sekrethemmung in sich bergen.

β) Bei infizierten bzw. infektionsverdächtigen Wunden, z.B. bei den verschmutzten Quetsch- und Rißwunden (Maschinen-, Überfahrungs-, Landwirtschaftsunfällen sowie solchen bei Gartenbau, Straßenbau, Transport, Tierabfall- und Fleischbearbeitung), Bißverletzungen, vielen Schüssen durch Rauhgeschosse, spez. Artillerieschüssen und schweren komplizierten Frakturen und Luxationen, sowie bei allen, infolge ihrer Größe und ihres Alters für die primäre Versorgung nicht geeigneten Wunden, ist das Prinzip der definitiven Wundversorgung das der ,,operativen Wundherrichtung'' (Wundtoilette). Es ist ebenfalls ein aktives Vorgehen, verzichtet aber auf primäre Naht und topographische Wiederherstellung der anatomischen Verhältnisse. Es bedient sich operativ-mechanischer und chemisch-desinfizierender Maßnahmen:

1. Die operative Desinfektion besteht in der *Wunderöffnung* und -herrichtung (*Débridement*), wobei die Wunde unter die günstigsten Heilungsbedingungen zu bringen ist. *Technik:* Gegebenenfalls Wundausschneidung wie oben, sonst jedenfalls Abtragen der zerrissenen und gequetschten Wundränder sowie sonst abgestorbener Gewebsteile, Entfernen loser Knochensplitter, Fremdkörper, Schmutzpartikel und Blutgerinnsel, evtl. Ausspülen der Wunde (z.B. mit Kochsalz- oder besser antiseptischer, z.B. Rivanol- bzw. Wasserstoffsuperoxydlösung, Penicillin, Sulfonamidlösung), Öffnen aller Taschen und Höhlen durch Verlängerungsschnitte oder Gegenöffnungen, spez. an den abhängigen Teilen. *Unterlassen der primären Verschlußnaht* (höchstens ist in besonderen Fällen, namentlich an Körperöffnungen und überhaupt im Gesicht eine weite Situationsnaht oder Heftpflaster- oder Elastoplastfixation, auch Silberdraht- oder Bleiplattennaht erlaubt. Bei stark infektionsverdächtigen Wunden mache man jedenfalls statt der *primären* lieber die *verzögerte* oder gar die *sekundäre* Naht, u.U. auch die Gliedabsetzung (vgl. Abb. 547—549), lockere Tamponade oder Drainage (Gummi- oder Kunststoffrohr), und zwar am tiefsten Punkt, evtl. unter Anlegen einer besonderen Öffnung, Blutstillung, Ruhigstellung und Hochlagerung bzw. entspr. Lagerung und Schienung (Papp-, Cramer-, Metall- oder *Gipsschiene, Gipsver-*

band, evtl. gefenstert oder überbrückt, Extensionsschiene oder -verband, evtl. mit Knochendrahtextension).

2. Die *chemische* Desinfektion der Wunde selbst tritt gegenüber der physikalischen zurück und wird von manchen Autoren überhaupt unterlassen, von vielen aber zur Unterstützung spez. bei Erdbeschmutzung, und zwar möglichst frühzeitig herangezogen, wobei zu bedenken ist, einerseits daß die Antiseptica z.T. ihre Wirksamkeit im Wundeiweiß verlieren und daß sie z.T. namentlich bei starker Konzentration nicht nur die Mikroorganismen, sondern auch die Gewebszellen schädigen, wodurch die Widerstandskraft derselben herabgesetzt wird, anderseits daß doch viele Antiseptica auch in der Wunde wirken und daß manche das Gewebe nicht nur nicht schädigen, sondern anregen dürften. In Betracht kommen bei frischen Wunden heute vor allem Chemotherapeutica und Antibiotica (s. dort) außerdem 5-10%ige Jodtinktur, Dijozol, Jodoform und seine Abkömmlinge (Vioform, Xeroform) möglichst wenig gewebsschädigende Antiseptica (Rivanollösung, Wasserstoffsuperoxyd). Die Verwendung dieser chemischen Wunddesinfizienzien berechtigt keineswegs zur Unterlassung oder Vernachlässigung der physikalischen Wundversorgung oder zum lückenlosen Wundverschluß unter Verzicht auf Drainage, sowie Ruhigstellung und Schutzimpfung.

Die Serumprophylaxe gegen Tetanus ist bei primärer Wundversorgung obligatorisch und am besten sofort primär während der Narkose zu verabreichen. Schlangenbiß verlangt Serum, Tollwutverletzung Vaccine.

3. *Die konservative Wundversorgung* kommt in Frage bei Wunden, die sehr ausgedehnt, älter als 9-12 Stunden sind und bereits deutliche Zeichen einer beginnenden Wundinfektion zeigen. Zur Behandlung der sekundär heilenden Wunde ist es notwendig, zunächst wundreinigend, sodann granulationsfördernd und -schonend und schließlich epithelisierend zu wirken. In Betracht kommen:

Wundpulver: Penicillin, Sulfonamide (Supronalpuder, Marfanil-Prontalbin-Puder u.ä.) Tierkohle, Zucker, Urea. Chlorophyllpuder wirkt desodorierend. Eventuell „offene Wundbehandlung" im gefensterten Gipsverband, wobei das Fenster von einem Mullschleier bedeckt wird.

Wundreinigend wirken Wasserstoffsuperoxyd, Natriumhypochlorit, hypertonische Kochsalzlösung 5-10%ig zur lymphatischen Selbstauswaschung des Gewebes (evtl. in Form der Dauerberieselung). Sind Nekrosen zur Abstoßung zu bringen, ist empfehlenswert: „Behandlung im Dauerbad", Kamillentee, Arnica- oder Zinnkraut-infus, Pankreasfermente (Pankrodermsalbe, Pankrazym), Allantoin, Harnstoff-Glycerinsalbe 10%ig, Cutrenpulver, Rhodan-Harnstoffsalbe Reoxyl, Glykokoll-Harnstoffpuder 10%ig. Eventuell Kauterisation der Wunde (spez. bei hochvirulenten Infektionen, Sektionsverletzungen, Schlangenbiß, Tollwut, Tetanus).

Granulationsschonend und -fördernd wirken: *Wundöle:* Perubalsam, Granugenol, Gallertin, Oleum Cadini 5,0, Xeroform 3,0, Oleum Ricini ad 100,0, bei Schmerzen Panthesinbalsam. *Salben:* Bepanthensalbe, Multivalsalbe, Metuvitsalbe, Honigsalben, bei Schmerzen Anästhesinsalbe. Zink-Lebertransalbe (weiße Lexersalbe) nur wenn deutliche Granulationsbildung schon vorhanden ist. Zur *Granulationsanregung* ist Abwechslung zwischen feuchten Kochsalzumschlägen mit Billroths-Schwarzsalbe (Argentum nitricum 1,0, Perubalsam 10,0, Vaseline 100,0) oder Granugenol günstig.

Bei *überschießenden Granulationen* = Caro luxurians- oder Granulationstumor verwendet man Ätzungen mit Argentum nitricumstift.

Zur Epithelisierung: Pantothensalbe, Scharlachrotsalbe 7%ig, Pellidolsalbe 2%ig. Schließlich plastische Deckung der gereinigten Granulationsflächen mit Hauttransplantaten. Verhütung von Narbenschrumpfung durch entsprechende Lagerung und zentripedale Narbenmassage. Zu jeder Wundbehandlung gehört die Tetanusprophylaxe und abschließend ein ruhigstellender Verband.

Besondere Berücksichtigung verdienen:

d) Kriegs-(Schuß-)Verletzungen. *Schablone* in Form schematischer Richtlinien ist hier, wenigstens für die große Zahl der nicht chirurgisch ausgebildeten Kriegsärzte ratsam.

Grundsätzliches: Infektion ist außerordentlich häufig, spez. eitrige, putride und Tetanusinfektion. Die Infektion erfolgt teils primär (durch Geschoß, dessen Erhitzung übrigens zur Abtötung der Keime nicht genügt, bzw. Erde, Kleidung, Haut), teils sekundär (spez. durch ungeeignete Behandlung; Verband und Wundversorgung, auch Befingern, Sondieren usw.). Im übrigen verhalten sich die einzelnen Schüsse recht verschieden: Ein Teil, spez. die glatten Gewehrschüsse verheilen ohne klinische Infektion, ein Teil spez. von den Gewehrschüssen die Querschläger und explosiven Schüsse sowie die meisten Artillerie-, Minen-,

Bomben- usw. Verletzungen mit Infektion. Man unterscheidet zweckmäßigerweise in dieser Hinsicht zwischen *Glatt*geschossen und *Rauh*geschossen. Überhaupt ist die Wundlage abhängig einmal von der Zahl und Virulenz der eingedrungenen Keime und dann von der Widerstandskraft des Körpers allgemein und lokal, letztere wiederum von der Körpergegend und von der Gewebsbeschaffenheit bzw. -schädigung.

Geschichtliches: Die Wundbehandlung bei Kriegsverletzungen ist so alt wie die Welt. Schon in *Papyrus, Bibel* und *Talmud, Homer* usw. finden sich Bemerkungen über die Kriegswunden. Den Höhepunkt im Altertum verkörpern der Grieche *Hippokrates* sowie die auf ihm fußenden Römer *Celsus* und *Galenus.* Ihre Lehren wurden fortgepflanzt durch die byzantinische und alexandrinische Schule sowie später durch die Araber. Das Mittelalter war im ganzen die Zeit der „Wundsegen" und „Wundgetränke"; immerhin gab es einzelne hervorragende Wundärzte in allen Ländern. Mit der Einführung der Feuerwaffen im 16. Jahrhundert gewann die Kriegschirurgie besondere Bedeutung. Jedoch forderten bis in das 19. Jahrhundert die Wundseuchen zahllose Opfer. Bereits im Mittelalter wurden die Schußwunden mit siedendem Öl ausgebrannt, um das „Pulvergift" zu zerstören. *Ambroise Paré* in der Mitte des 16. Jahrhunderts trat gegen dieses Verfahren auf, da er bemerkte, daß gerade diejenigen Verletzten nicht starben, deren Wunden er mangels des nötigen Vorrates an Öl nicht mit diesem ausgießen konnte; er benutzte auch wieder die Gefäßligatur. *Larrey,* der Chirurg Napoleons, verwandte den Eiweißverband, empfahl Frühversorgung der Wunden, amputierte viel wegen der damals oft lebensbedrohlichen Infektion und warnte vor Vielgeschäftigkeit ebenso wie *Pirogoff.* Dieser benutzte im Krimkrieg Chloroform und Gipsverband. Letzteren gebrauchte auch mit großem Vorteil *v. Bergmann* im Russisch-Türkischen Krieg (1877/78). *v. Bergmann* in der Mitte des 19. Jahrhunderts stellte auf Grund seiner berühmt gewordenen Knieschüsse im Russisch-Türkischen Kriege den Grundsatz auf, daß die Schußwunden durch Glattgeschosse als steril anzusehen und daher mit der einfachen Wundocclusion zu behandeln seien; gleichzeitig kam die Anti- und später die Asepsis zur Geltung. In dem I. Weltkrieg erfolgte unter dem Eindruck der überwiegenden Artillerieverletzungen ein Umschwung der *Grundsätze;* an Stelle der *konservativen* Behandlung der Schußverletzungen tritt in der Regel die *aktive,* und zwar eine operative bzw. operativ-antiseptische für alle Rauhgeschoßwunden (wie sie für die infizierten oder infektionsverdächtigen Gelegenheitswunden oben bereits entwickelt ist), nur für die glatten Wunden durch kleinkalibrige Geschosse eine weniger radikale Behandlung (ähnlich der für die klinisch nicht infizierten Gelegenheitswunden). Als besonders wichtig gilt auch hier *sorgfältige Wundversorgung mit Wundherrichtung* (Wundausschneidung ist meist hier weder nötig noch möglich) *und offener Wundbehandlung (Naht* ist nicht ratsam, höchstens ausnahmsweise z. B. im Gesicht; *Situationsnaht,* auch mit Silberdraht, Pflasterstreifen oder Bleiplatten sowie Deckung bei offenem Pneumothorax, Gelenk, Bauchhöhle oder Hirn; sonst erwäge man die schon von Nußbaum 1870/71 empfohlene *sekundäre,* auch *verzögerte* Naht nach einigen Tagen!). Einen weiteren Umschwung der Grundsätze brachte der 2. Weltkrieg. 1944 wandten die Amerikaner erstmalig das Penicillin im großen an. Sie gingen folgendermaßen vor: Exakte Wundausschneidung auch großer Trümmerwunden, lockerer Nahtverschluß, mehrere dünne Drainagen, durch die die Wunde lokal mit Penicillin gespült wurde; Ruhigstellung. 75% aller, auch schwerster Wunden heilten primär, desgleichen 90% aller Weichteilwunden. Seit diesen Erfahrungen hat sich eine Ausweitung der Indikation für die primäre Wundversorgung bei frischen, auch schweren, Wunden durchgesetzt. Diese Erfahrungen kommen der Unfallheilkunde zugute (primäre Gefäßnähte, Gelenkverschlüsse, Osteosynthesen).

e) **Wunden mit besonderer Infektionsgefahr.** Bei schwerer *Infektion mit Eiterungen,* z. B. bei *Ärzteinfektion* gilt: sofort (mit Unterbrechung der Operation, Sektion usw.) ausbluten lassen, Desinfektion mit Jodtinktur oder mit konz. Carbolsäure oder Kauterisation, Ruhigstellung, evtl. Stauungshyperämie und Sulfonamide oder Antibiotica.

Bei *Milzbrand-, Rotz-, Tollwut-, Schlangengift-, Tetanus- und Gasbrandgefahr:* Excision, Desinfektion mit Jodtinktur usw., offene Wundbehandlung mit Jodoformgaze- usw. Tamponade bzw. Drainage sowie gegebenenfalls Vaccine- oder Serumprophylaxe.

II. Behandlung im Körper steckengebliebener Fremdkörper, einschl. Steckgeschosse

Indikation: a) In der Wunde sichtbare Fremdkörper, spez. Schmutz- und Erdpartikel, Tuchfetzen usw. sind mittels Pinzette oder Tupfers, evtl. mittels Spülung mit phys. Kochsalz-, Kamillen-, Rivanol-, Wasserstoffsuperoxydlösung oder dgl. zu entfernen.

b) Bei tief eingedrungenen Fremdkörpern sollte die Einheilung nur versucht werden, wenn sie an völlig ungefährliehem Ort liegen und eine ausgedehntere Wundversorgung nicht erforderlich erscheint (Glattgeschosse). Alle anderen Steckgeschosse und Fremdkörper sollten im Zuge der primären Versorgung mit entfernt werden. Entfernt werden müssen auf jeden Fall: 1. solche Fremdkörper, *welche erfahrungsgemäß häufig zu Eiter-, Tetanus- oder Gasbrandinfektion führen oder solche bereits veranlaßt haben*, z. B. Holz- und Granatsplitter oder sonstige mit Tuchfetzen oder Erde beladene Geschosse ebenso wie Leichtmetall-, Quecksilber- oder Tintenstiftstücke. 2. *solche Fremdkörper, welche Beschwerden machen* oder an bedrohlichen Stellen sitzen infolge Druck auf die Haut oder Sitz an oder in Nerven, Gefäßen, Sehnen, Muskeln, Gelenken, Luft- und Harnwegen; sonst, spez. bei Lage in Schädel-, Brust oder Bauchhöhle ist stets gegenüber dem Vorteil der Entfernung der Nachteil des Eingriffes abzuwägen; man wird auch meist erst die Wundheilung besser abwarten und nachträglich unter günstigeren Verhältnissen eingreifen, wobei dann mit Rücksicht auf die latente Infektion die Wunde mehr oder weniger offen zu lassen, u. U. auch Tetanus- und Gasbrandserum zu verabfolgen ist. Man bedenke, daß manchmal ein Fremdkörper überhaupt nicht oder nicht mehr vorhanden ist, daß (z. B. bei Hysterischen oder Simulanten) die Angaben nicht zutreffen; man achte auf Wunde, Narbe, Fistel, Entzündung oder dgl. Bei chronischer Entzündung oder Fistel denke man an Fremdkörper; umgekehrt sind oft die Beschwerden nicht durch Fremdkörper bedingt, sondern durch andere Krankheiten, z. B. Rheuma, Neurasthenie, Organleiden u. dgl. Fremdkörper sind bei Kindern oft auf dem Boden liegende Nadeln (Hände und Füße sowie Knie!), im Sommer auch bei Barfußlaufenden Nägel, Holzsplitter, Glasscherben, Strohhalme oder dgl. (Fußsohle!). Geschoßwanderung ist selten, am ehesten in lockeren Geweben (Mediastinum, Retroperitonäum) und bei Eiterung möglich, sonst bei Nadeln, wobei festfassende (sog. Fremdkörper-) Pinzetten oder Klammern sich bewähren.

Technik der Fremdkörperentfernung: Manchmal sieht oder fühlt man den Fremdkörper von außen, so daß man nur darauf einzuschneiden oder gar ihn nur zu fassen braucht. Vor der Lokalanästhesie ist die Lage des festgestellten Fremdkörpers an der Haut zu markieren durch Skalpell- oder Kanülenritzer. Farblösung, Höllenstein und Jodtinkturstrich oder dgl. Im übrigen soll die Fremdkörperentfernung nur nach genauester Lagebestimmung erfolgen; *Lagebestimmung* gelingt bei metallenen und manchmal auch anderen, spez. gläsernen (bleihaltiges Glas!) Fremdkörpern durch das Röntgenverfahren (Durchleuchtung und Aufnahme in zwei senkrecht zueinanderliegenden Ebenen oder stereoskopisch oder mit besonderer Tiefenbestimmung, z. B. nach *Fürstenau*, dabei stets unmittelbar vor der Operation und in der bei der Operation einzunehmenden Gliedstellung, da der Fremdkörper sich mit Muskeln oder Sehnen verschieben kann, bei Fisteln unter Ausspritzen derselben mit kontrastgebender Masse (Sonde bzw. Bleisonde, Ureterenkatheter, Wismutpaste nach *Beck*, Kontraststäbchen aus Kakaobutter mit Cirkonoxyd, Jodoformglycerin, Jodipin u. dgl.); im übrigen hilft beim Suchen des Fremdkörpers: Beachten der Geschoßfährte (Blutung, Narben- bzw. Granulationsgewebe, Fistelgang), Untersuchungen mit dem Finger, bei Fisteln Sondieren oder Ausspritzen mit Farblösung (z. B. Methylenblau) oder mit Tusche, auch sonst Fremdkörper vor den Röntgenschirm mit feiner Kanüle anspießen und dann etwas Indigocarmin einspritzen. *Extraktion* erfolgt mittels Kornzange, bei eisenhaltigem Fremdkörper, spez. Geschossen (z. B. Splittern von Granaten, Schrapnellschüssen und Bomben sowie bei Stahlmantelgeschossen) auch mittels des Riesenmagneten bzw. Elektromagneten (nur brauchbar nach Freilegung durch dünne und lockere Gewebsschicht, z. B. *im Auge* und Hirn) oder mittels Operation unter dem Röntgenschirm ganz oder nach vorheriger Fremdkörperpunktion (d. h. nach Desinfektion und Anästhesierung erfolge Anstechen des Fremdkörpers mit ein oder mehreren Injektionskanülen: „Harpunierung") oder Umstechen mit verschiedenen Richtnadeln: „Nadelkissenmethode" oder Fassen mit einer Pinzette bzw. Klemme hinter dem Röntgenschirm oder mittels des elektrischen Kugelsuchers, bei welchem der Kontakt des Instrumentes mit dem metallischen Fremdkörper Schließung eines elektrischen Stromkreises bewirkt und dies durch Galvanoskop, Glühlämpchen oder Läutewerk anzeigt. *2 Metallsuchgeräte* sind brauchbar: nämlich ein *optisches* (Boloskop: Durchleuchtungsvorrichtung mit Untertischröhre, wobei auf dem Leuchtschirm von zwei Richtungslämpchen ausgehende Strahlenbänder den Operateur auf den Fremdkörper hinweisen) und ein *akustisches* (ein in Tätigkeit gesetzter Hochfrequenzstrom gibt durch Lautsprecher einen bei Näherung an den Fremdkörper sich ändernden Ton an; auch für Leichtmetall verwendbar!). Ferner die Bildverstärkerröhre (Fa. Müller, Hamburg 1956), mit welcher bei Tageslicht durchleuchtet werden kann, ohne Gefahr der Strahlenschädigung.

Die Wundbehandlung

Nachbehandlung bei infektiösen Fremdkörpern: Sulfonamidpuderung oder Jodtinkturpinselung u. dgl. des Wundbetts, offene Wundbehandlung mit Drainage, gegebenenfalls, spez. bei Geschoß, Holzsplitter u. dgl. Tetanusschutzimpfung (falls solche in den letzten Wochen nicht bereits erfolgt ist). Örtliche und allgemeine Prophylaxe mit Antibioticis!

III. Wundnaht

Indikationen. 1. *Primäre Naht:* Bei allen nicht infektionsverdächtigen Wunden, daher a) *aseptische Operationswunden* sämtlich und b) *akzidentelle* Wunden. α) glatte Schnittwunden (welche ähnliche Verhältnisse bieten wie aseptische Operationswunden, dagegen nicht Quetsch-, Riß-, Biß-, Schußwunden!): β) frische Wunden nach primärer Wundausschneidung mit zusätzlicher postoperativer Penicillinprophylaxe (dagegen nicht ältere oder infizierte Wunden!). Sonst sind höchstens einige *Situationsnähte* erlaubt, diese spez. im Gesicht sowie überhaupt an den Körperöffnungen: Lippen, Nase, Lider, After, Scheide (gute Heilungstendenz und kosmetische bzw. funktionelle Rücksicht!), hier aber auch nur sparsam, am besten mit Silber- oder nichtrostendem Stahldraht oder Pflasterstreifen, auch Bleiplattennaht.

2. *Sekundärnaht* kommt nach Abschluß der Infektion bzw. im Stadium der Granulation in Betracht, und zwar einmal zur Abkürzung der Heildauer und dann zur Vermeidung schlechter (kosmetisch oder funktionell ungünstiger) Narben. Dazu gehört auch die *verzögerte Naht*, d.h. nach einigen Tagen beim ersten Verbandwechsel, falls die Wunde und die Körpertemperatur es als zulässig erscheinen lassen.

Material, a) **Nadeln und Nadelhalter:** *Nadeln* gewöhnlich mehr oder weniger gebogen, evtl. gerade oder schlittenförmig (beim Nähen mit der Hand handlicher!); aus vernickeltem oder rostfreiem Stahl, evtl. aus Platiniridium (haltbarer!); scharfkantig mit seitlichem Schliff „lanzettförmig" (meist, namentlich für Hautnaht!) oder drehrund (schonender z.B. für Magen-, Darm-, Nerven-, Sehnen- oder Gefäß- sowie Leber-, Lungen-, Herz- und Nierennaht!), Am schonendsten sind „atraumatische Nadeln", d.h. endständig in der Nadel festsitzende Fäden, nur für besondere Zwecke (Bronchusnähte, Herzwand- und Gefäß- und Nervennähte). Fabrikmäßig hergestellt (Fa. Braun, Melsungen, Pfrimmer, Erlangen, Ethicon), sonst mit einfachem oder praktischer mit Springöhr; einzufädeln mit der Hand, evtl. mit besonderem Einfädelungsinstrument: sog. „Einfädler" (aseptischer!); Nadelhalter einfach oder praktischer mit Klemmverschluß („sperrbarer Nadelhalter"),

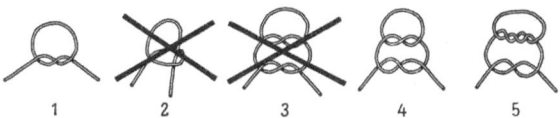

Abb. 41. Sicher bzw. nicht sicher haltende Knotenformen:
1 Einfacher Knoten (allein nicht haltend)
2 Überworfener Knoten } Ungünstig, da gleitend
3 Weiberknoten
4 Schifferknoten (sehr gut haltend)
5 Chirurgischer Knoten (Prinzip des Schifferknotens, am besten haltend)

evtl. Nadel und Nadelhalter aus einem Stück als sog. „gestielte Nadel" (z.B. für Schenkelbruchoperation!), auch als „Häkelnadel", welche erst durchgeführt und dann vor dem Zurückziehen eingefädelt wird (*Reverdin*); evtl. ist die Führung der Nadel mit der Hand vorzuziehen (z.B. bei fortlaufender Naht).

b) Nahtmaterial. *Seide*, seltener *Zwirn* oder *Silkworm* für Hautnaht, im Gesicht auch *Pferde- oder Menschenhaar* und feinster nichtrostender gezogener oder geflochtener Stahldraht sowie *Metallitze* (kosmetischer!); gelegentlich, z. B. bei länger liegendem, (spez. Gipsverband) auch *Catgut*, bei Infektion oder bei Spannung (Bauchdecken, Stumpf u.a.!) sowie überhaupt zur Sekundärnaht und bei Knochennaht auch *Metall-, spez. nicht rostender Stahldraht* (nicht imbibierbar und antiseptisch!); Kunststoffaden (Supramid, Nylon-Perlonfaden, acapilläre Seide) im übrigen vgl. Aseptik!

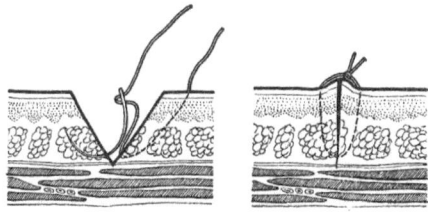

Abb. 42: Hautnaht: Einzelknopfnaht

Nahtmethoden: (s. Abb. 41)

1. *Knopf- oder Einzelnaht* (gewöhnliche Naht! s. Abb. 42): Nadel ist durch die ganze Tiefe der Wunde (nicht zu seicht wegen der Gefahr toter Räume!) durchzuführen unter Anheben

des Wundrandes mit der Pinzette. Einstechen nahe am Wundrand (durchschnittlich ½–1 cm von ihm entfernt). Nähte nicht zu weit und nicht zu dicht (durchschnittlich 1 cm voneinander entfernt). Je nach Bedarf wird die Naht angelegt als Situationsnaht (weit und tiefgreifend) oder als Adaptierungsnaht (eng und oberflächlich). Die Naht soll beide Wundlippen *gleichmäßig* tief und weit fassen. Hautränder werden vom Assistenten exakt adaptiert; *Cave!* Hauteinkremplung oder Fetteinklemmung! Knoten (vgl. Abb. 41) als Schifferknoten (mit *einfacher* Umschlingung; dabei sind die Fäden parallel zu halten, dagegen nicht gekreuzt: sog. Weiberknoten, welcher nicht verläßlich hält) oder als chirurgischer Knoten (mit *doppelter* erster Umschlingung). Knoten seitwärts von der Wundlinie (nicht auf sie) legen und nicht zu lose oder zu fest anziehen. Bei der Lembertnaht der Magen-Darmaußenfläche, wobei breite Serosaflächen aneinandergebracht werden sollen, wird beiderseits vom Wundrand, und zwar ½ cm entfernt, ein- und ausgestochen (vgl. Abb. 43 Magen- und Darmnaht!). *Verlorene oder versenkte Nähte* dienen zur Vermeidung toter Räume (sog. „Zwischenböden") in tiefen Wunden und als *Etagennaht* zur schichtweisen Vereinigung der einzelnen Gewebe (z. B. von Peritoneum, Fascie und Haut der Bauchwand); versenkte Nähte werden nicht wieder entfernt, sondern sollen einheilen. Draht wird nur bei feinstem Kaliber geknotet, sonst unter Anziehen gedreht, dann mit Plattzange nachgezogen und schließlich mit Kneifzange abgekniffen, worauf das verbleibende Drahtende niedergelegt wird.

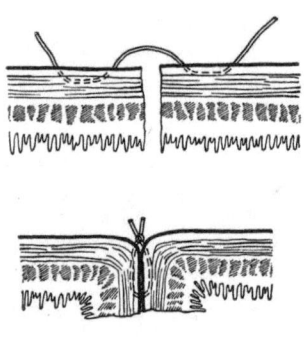

Abb. 43. *Darmnaht:* Sero-seröse Naht (*Lembert*-Naht)

2. *Fortlaufende oder Kürschnernaht*, gewöhnlich als a) *überwendliche Naht*, d. h. an einem Wundrand von außen nach innen und am anderen von innen nach außen; z. B. bei Darm- und Gefäßnaht zur schnellen und innigen („wasserdichten") Vereinigung, sonst dagegen gewöhnlich nicht, spez. nicht bei gefährdeten, evtl. aber auch bei operativen Wunden, weil bei eintretender Störung die *ganze* Naht gefährdet ist. Die Verknotung erfolgt durch chirurgischen Knoten nach dem ersten Stich und nach dem letzten durch Verknüpfen des Fadenendes mit der letzten, nicht ganz durchgeführten Schlinge.

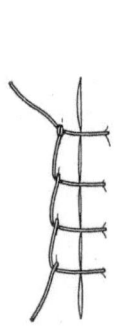
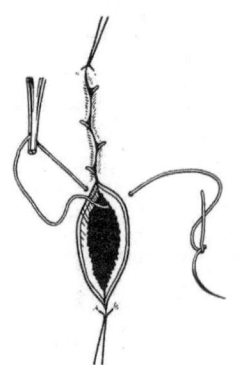

Abb. 44. Fortlaufende Naht mit Aufladen der durchgeführten Schlinge, sog. geschützte Naht

Abb. 45. *Darmnaht:* Einstülpende Naht nach *Schmieden*

b) *Geschützte Naht*, (s. Abb. 44) desgl. mit jedesmaligem Aufladen der durchgeführten Schlinge.

c) *Schneider- oder Hexennaht*, d. h. an beiden Wundrändern von außen nach innen; z. B. bei Darmnaht, falls die Wundränder besonders gut eingestülpt werden sollen (s. da). Die sog. „Schmiedennaht" (s. Abb. 45) ist eine fortlaufende einstülpende Naht. Sie kommt durch beidseits von innen nach außen geführten Rückstich zustande, speziell für Schleimhautnaht des Magen-Darms.

d) *Matratzen- oder Zickzacknaht*, d. h. der Faden verläuft jederseits ein Stück parallel zur Wundrichtung außerhalb; z. B. bei starker Spannung oder zur besonders soliden Vereinigung (z. B. bei der Querresektion des Magens zur ersten Abschlußnaht). Eine Matratzennaht stellt auch dar die *versenkte Kutannaht nach Halsted* (an Gesicht und Hals sowie bei Gaumenspalte), wobei ein dünner Silberdraht von einem zum anderen Wundwinkel dicht unter der Cutis und parallel derselben abwechselnd beiderseits ein Stück innen durchgeführt und nach Heilung vom Ende her herausgezogen wird.

e) *U-Naht* einzeln oder fortlaufend ist beste und am sichersten evertierende Naht. *Stichfolge:* Von außen nach innen auf der einen Seite, von innen nach außen auf der anderen Seite, auf der gleichen Seite von außen nach innen und von innen nach außen auf der anderen Seite usw. Anfang und Ende bleiben zunächst ungeknüpft, die zunächst locker gelegte Naht wird sodann angezogen und Anfang und Ende mit einem Einzelfaden verknüpft. Speziell für Gefäßnähte, Bronchusnähte usw. am besten mit atraumatischen Nadeln auszuführen.

f) Tabaksbeutelnaht oder *Schnürnaht*, (s- Abb. 46) d.h. der Faden wird unter mehrmaligem Ein- und Ausstechen durch ½–1 cm voneinander entfernte Gewebsfalten kreisförmig um einen lochförmigen Defekt geführt und unter Einstülpen des Zentrums zusammengezogen; z.B. zum Verschluß kleiner Darmlöcher oder zum Versenken des Wurmfortsatzstumpfes. Besondere Arten der Naht sind ferner:

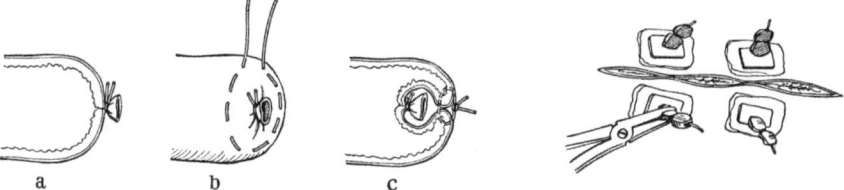

Abb. 46. Schnürnaht und einstülpende Tabaksbeutelnaht zum endständigen Verschluß eines Darmlumens (z.B. Appendixstumpf, jedoch auch endständiger Dünndarmverschluß)

Abb. 47. *Hautnaht:* Bleiplättchennaht

3. *Zapfen-, Bäuschchen- oder Bleiplattennaht*, (s. Abb. 47) d.h. der Faden oder Draht wird an beiden Enden eingefädelt oder an jedem Ende mit einer Nadel armiert, so daß an der einen Wundseite eine Fadenschlinge, an der anderen die beiden Fadenenden hervorschauen; beiderseits wird dann ein zylindrischer Körper: Zapfen, Bäuschchen, Schwammgummistück, halbiertes Gummirohr oder Bleiplatte eingeschoben, welche den Druck auf eine *breite* Fläche verteilt, z.B. als *Entspannungsnaht* bei Defekt nach Mammaamputation, Gaumenspalte, Bauchdeckennaht (sofern nicht zur Entspannungsnaht tiefgreifende und weite Knopfnähte, spez. mit Silberdraht oder Matratzennähte ausreichen) sowie als Lebernaht, da hier sonst die Fäden beim Knoten durchschneiden.

4. *Naht mit Hautklammern:* (s. Abb. 48)

a) nach *Michel* als Metallbogen mit spitzen Zähnchen, mittels Hakenpinzette angebogen (dabei Gefahr der Hautnekrose, daher evtl. mit Schutzscheiben und Schutzleisten, auch verbessert nach *v. Wachenfeldt-Kifa* mit Feder und öfters verwendbar).

b) nach *v. Herff* als „Serres fines", mittels der Hand an- und ablegbar.

Die Hautklammern haben den Nachteil unsicheren Haltens bei Spannung, aber den Vorteil des Vermeidens der Stichkanalinfektion und Narben sowie schonender (schmerzloser und unblutiger) Anwendung, welch letzterer Punkt für den Praktiker in der Sprechstunde bei ängstlichen Patienten, spez. Kindern wertvoll sein kann, zumal dabei meist auch keine Anästhesie erforderlich ist; auch wird die Narbe z.B. nach Kropfoperation kosmetischer, weshalb die Hautklammern an der Haut bei sauberen Wunden am Gesicht und Hals vorzuziehen sind.

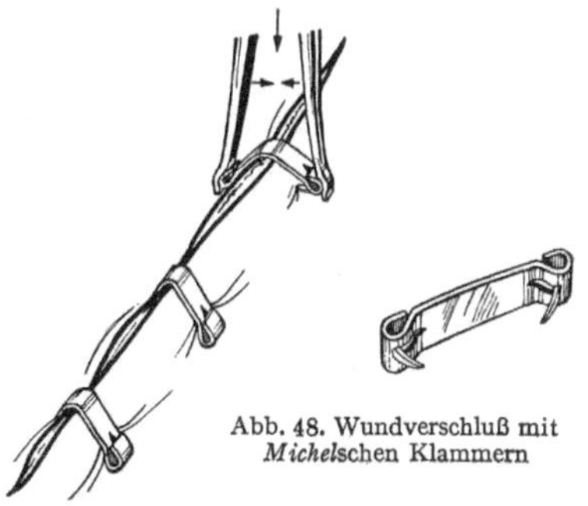

Abb. 48. Wundverschluß mit *Michel*schen Klammern

Entfernung der Hautnaht soll nicht zu früh (Dehiszenz!) und nicht zu spät (Stichkanalinfektion!) erfolgen; im übrigen individuell je nach Örtlichkeit, Krankheit, Alter, Spannung usw., z.B. am Gesicht früh etwa am 5., am Bauch und Rücken sowie an den Füßen spät, etwa am 10.–12. Tag, durchschnittlich nach 8 (5–12) Tagen, aber bei Kachexie (Carcinom) am Bauch erst nach etwa 14 Tagen. Spannende oder durchgreifende Nähte entferne man ab 5. Tag, evtl. teilweise. Bei eintretender Infektion ist die Naht evtl. sofort ganz oder teilweise zu entfernen.

Technik: Mit anatomischer Pinzette ein Fadenende des Knotens anheben, dann Nahtschlinge neben der Wundlinie, und zwar an der dem Knoten gegenüberliegenden Seite mit spitzer Schere durchschneiden und schließlich den Faden am Knoten herausziehen. Betupfen der Nahtlinie und Stichöffnungen mit Jodtinktur, Dibromol oder dgl. und Trocken- bzw. Penicillinpuderverband.

Bisweilen empfiehlt sich das *Zusammenziehen der Wunde* mit *Heftpflasterstreifen* oder dgl.

a) Entweder neben der Naht zwecks deren Entspannung;

b) oder statt der Naht, wobei die Wunde im Falle von Infektion leicht und beliebig auseinander- und wieder zusammengebracht werden kann.

Eine besondere Art stellt die *Miedernaht* dar, wobei die mit Heftpflaster nebst Ösen versehenen Wundränder durch Schnüren einander genähert werden.

IV. Ableitung des Wundsekrets (Drainage)

1. Stoff-, Docht- oder Capillardrainage, sog. Tamponade

Definition: Drainage und Tamponade sind zwei absolut entgegengesetzte Prinzipien der Wundbehandlung. Drainage bedeutet: Ableitung von Wundflüssigkeit, Tamponade bedeutet: Ausstopfen einer Wundhöhle.

Die verwirrende Verquickung beider Begriffe kommt daher, daß die für eine Tamponade verwendete Gaze eine vorübergehende capillare Sogwirkung (also drainierende Wirkung) entfaltet, sobald sie locker gelegt wird. Eine klassische abstopfende Tamponade wird nur noch kurzfristig zur provisorischen Blutstillung verwendet.

Wirkung: Mechanisch ableitende: Wundlippenspreizung sowie capilläre Saug-(Docht-) Wirkung und zugleich Wundsekretionsstrom anregende Wirkung, bei Verwendung antiseptischer (z.B. Jodoform-, Dermatol, Marfanil-Prontalbin- oder resorbierbarer) Gaze neben physikalischer zugleich chemische Wirkung, welch letztere aber keine große Bedeutung hat; jedenfalls ist die Gazedrainage in der ableitenden Wirkung der Rohrdrainage unterlegen, und keinesfalls darf der Sekretabfluß be- oder verhindert werden, daher empfiehlt sich *lockeres* Einlegen und Tränken des Gazedochtendes mit Flüssigkeit, Öl, Balsam oder Salbe, noch besser ist bei Eiter, Blut und Serum statt Gaze ein Streifen von Billroth-Battist, Pergamentpapier oder Gummihandschuh (Gummilasche).

Indikation: a) Bei Wunden mit Gefahr der Nachblutung, spez. bei Höhlenwunden; b) bei infizierten bzw. infektionsverdächtigen Wunden und bei Verletzungs- oder Operationswunden mit Kommunikation zu Nasen-Rachenhöhle, Magen-Darm, Scheide und Harnwege usw. und daher mit Gefahr der endogenen Infektion durch sog. Innenkeime (z.B. bei Oberkieferresektion, Mastdarmresektion, Basedowstrumaresektion).

Gegenindikation: a) Bei allen sicher aseptischen Wunden und b) bei Wunden mit *dick*flüssigem Eiter; am Gehirn, Gelenken.

Technik: Bereits früher als sog. „Meißel"; jetzt als Gazetampon am besten mit umsäumten Rändern (sonst Auffaserung!) und locker eingelegt (dagegen nicht fest eingestopft sonst Sekretverhaltung!) sowie nicht unnötig lange belassen (sonst Schädigung der Gewebe spez. Sehnen u. dgl.!).

a) *Feucht*, z.B. mit Kochsalz-, Supronal-Penicillinlösung, Kamillen-, Bor-, hypertonischer Salz-, Natriumhypochloritlösung (dabei wird am besten die angefeuchtete Gaze ausgedrückt und das außen vorstehende Ende ausgebreitet sowie von Zeit zu Zeit angefeuchtet; *Cave!* wasserdichten Abschluß (sonst Sekretstauung!); zwecks Erzielung eines stärkeren Sekretabströmens empfiehlt sich Tränken der Gaze mit 10% Kochsalzlösung oder dgl.

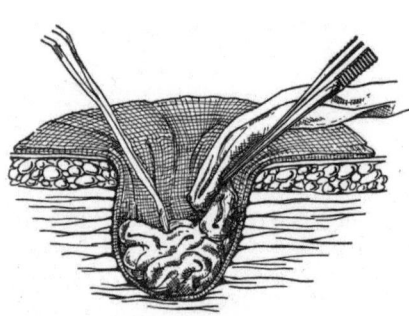

Abb. 49. Tamponade nach *v. Mikulicz*

b) *Mit Salbenaufstrich* (Verhütung von Sekretverhaltung, Wundverklebung und Verbandwechselschmerz!), auch als Desitin- (Lebertran-), Desitinolan- oder Unguentolan-, Lärchenharz-, Perubalsam u.a. Tampon; fertig zu beziehen als Vasenolsalbentampon sowie mit *Öl* oder *Balsam*.

c) *Trocken:* α) als *gewöhnliche* (aseptische) *Gaze;* und zwar entweder *entfettet* oder *nicht entfettet* („Rodgaze"), bei welch letzterer die saugende Wirkung fehlt, aber die ableitende mangels Verklebung und Retention sicherer ist;

β) als *Jodoformgaze* (Vorsicht wegen Ekzems und Vergiftung; angezeigt spez. bei großen oder bei putriden Wunden, auch nach Mastdarmoperationen!) bzw. Ersatz: Jod-, Vioform-, Dermatol-, Xeroform-, Isoform, Airol, Yatren-, Marfanil-Prontalbin- u. dgl. sowie Silber- oder Methylviolett- usw. Gaze (in der antiseptischen und blutstillenden Wirkung aber anscheinend der Jodoformgaze unterlegen!). Speziell zur Blutstillung Stryphnongaze (nicht länger als 12 Stunden liegenlassen, da örtliche Nekrosen vorkommen).

Mikulicz-Tampon, -Schleier, -Beutel oder *-Schürze* (s. Abb. 49) besteht aus einem Beutel in Gestalt eines großen quadratischen Stücks Jodoformgaze mit einem starken Seiden- oder Zwirnfaden im Zentrum und aus einer Füllung in Gestalt von gewöhnlicher Rollgaze oder Binde. Beim *Einbringen* wird zunächst der Beutel mit seiner Mitte mittels Kornzange in die

Tiefe der Wundhöhle eingeführt, die Jodoformgaze des Beutels rings entfaltet und der Seidenfaden herausgeleitet, dann Rollgaze bis zur lockeren Füllung eingelegt. Beim *Herausnehmen* wird zunächst die Gazefüllung allmählich verringert bzw. erneuert unter vorläufigem Belassen des Jodoformgazebeutels und schließlich der Jodoformgazebeutel selbst an seinem im Grund angenähten Faden entfernt. *Indikation:* Große, spez. infizierte Wundhöhlen, z. B. in der Bauch- oder Mastdarmchirurgie. *Vorteil:* Schonende Erneuerung bzw. Entfernung der Tamponade. Cave! Alte, mehrfach sterilisierte Gaze, da sie leicht zerfällt und teilweise zurückbleiben kann.

2. Röhren- oder eigentliche Drainage

Wirkung: Rohrableitung, wobei auf die Dauer der Saftabfluß weniger *durch* das oft mit Blutgerinnsel, Eiterpfröpfen oder Gewebstrümmern verstopfte Rohr als neben ihm geschieht.

Indikation: a) Bei aseptischen, spez. Höhlenwunden mit Gefahr der Blut- und Lymphansammlung, z. B. bei Strumektomie, Drüsenausräumung, Mammaamputation, Hydrocelen-, nur ausnahmsweise bei Hermiotomien, stets bei Thorakotomien, sofern Lunge erhalten bleibt. Als Sicherungsdrainage nach schwierigen Ösophagus-Magen-Darmanastomosen.

b) Bei eiternden Wunden, namentlich bei solchen von Gelenken und Körperhöhlen, z. B. Pleura, hier evtl. als Saugdrainage verbunden mit Flaschenaspirator oder mit Wasserstrahlpumpe (z. B. bei Pleuraempyem) oder mit Heber (vgl. Abb. 216–218); dagegen sind bei frischen infektionsverdächtigen Wunden der Gelenk- oder Körperhöhlen nur die Deckschichten zu drainieren, dagegen die Höhlen selbst zu schließen.

Material: 1. *Gummi* (möglichst Röntgenschatten gebend); 2. Kunststoffröhren aus PVC, Silikonkautschuk. *Vorteil:* Nicht benetzbar, daher seltener verstopfend (bes. für Thoraxdrainagen). 3. *Glas*, spez. bei aseptischen Operationen (starr; Vorteile: sicherer ableitend; Nachteile: zerbrechlich und unbiegsam!). Für oberflächliche Wunden, z. B. in der Hohlhand, wo Röhren nicht oder schlecht einlegbar sind, kommen auch *Spreizfedern* in Betracht, welche mit zwei auseinanderfedernden Branchen die Wunde offenhalten.

Für schmale Wundkanäle benutzt man ganz dünne und längs durchgeschnittene, also rinnenförmige Gummidrains oder Gummilaschen oder dgl. (abgeschnittene Streifen vom Gummihandschuh, Billrothbattist, Pergamentpapier, Cellophan, mit Längsrinnen versehenen Zellgummi. Wo Drainage überhaupt nicht möglich, hilft man sich mit öfters wiederholtem Absaugen.

Abarten: 1. *Gleichzeitige Tamponade* von I und II (zum breiteren Offenhalten eiternder Wunden in der ersten Zeit). 2. *Umwickeln des Drainagerohres mit Jodoformgaze* als sog. „Stopfrohr" (zur gleichzeitigen Ableitung der Darmgase und zur Blutstillung, z. B. nach Hämorrhoidenoperation). 3. *Lockeres Ausfüllen* des Drainrohres mit Gazestreifen, Baumwollgarn, Lampendocht usw. oder Umwickeln eines entsprechenden Tampons mit Pergamentpapier, Kautschuk Cofferdam, Protektivsilk, Gaudafil usw.: sog. *Zigarettendrain* (zum gleichzeitigen Ableiten des Eiters und zum Schutz gegen Verwachsung mit der Umgebung, z. B. in der Bauchchirurgie). 4. Exkretableitende Drainagen mittels in die ableitenden Hohlorgane eingelegten Drains, z. B. T-Drainage des Choledochus Nierenfisteldrainage, usw.).

Technik der Röhrendrainage: Rohr soll im allgemeinen kurz und dick sein. Eventuell Anbringen seitlicher Löcher (am Gummirohr durch seitliches Anschneiden längs mit der gebogenen Schere, und zwar wechselweise (sonst Gefahr des Brechens!). Sorge für Gefälle, daher Anlegen der Drainage am *tiefsten* Punkt, evtl. von einer Gegenincision oder an einer Stelle abseits der Naht (z. B. Anlegen eines Hautknopflochs in der Achselhöhle bei Mammaamputation in der seitlichen Bauchwand bei Bauchschnitten) und entsprechende Lagerung, evtl., nämlich bei Baucheiterung Bauchlage oder Oberkörperhochlagerung. Um ein Hineingleiten in die Wunde, spez. an Brust- und Bauchhöhle zu vermeiden, Annähen an die Haut oder Ankleben einer durchgeführten Seidenfadenschlinge oder Durchstechen einer mit Pflaster an der Haut befestigten Sicherheitsnadel mit unterlegter Gaze, sog. Drainfleck (gegen Decubitus!), Vorsicht in der Nähe großer Gefäße (hier sind starre Drains zu vermeiden und auch weiche nicht zu lange zu belassen, sonst Arrosionsblutung!). Einführen mit langer, evtl. gebogener Kornzange. *Entfernen: bei aseptischen Wunden nach 1-2 Tagen* (sonst Gefahr der Sekundärinfektion!), bei infizierten Wunden nach Versiegen der Eiterung und Fieberanfall (sonst Gefahr der Höhlenveraltung sowie der Gefäßarrosion usw.!); nach Bedarf sind die Drainröhren unter Durchspülen zu erneuern oder schrittweise durch dünnere und kürzere zu ersetzen; zum Erneuern durchgehender Röhren empfiehlt sich evtl. Anbinden eines Leitfadens. Die Drains sind bei jedem Verbandwechsel nachzusehen, um ein Abknicken oder ein Verschwinden in der Tiefe zu vermeiden.

Merke: Drainage und Tamponade sind „notwendige Übel", von denen in der aseptischen Chirurgie so wenig Gebrauch als möglich gemacht werden darf. In der septischen Chirurgie unterstützen sie die Wundheilung maßgeblich. Auf beiden Sektoren der Cchirurgie sollte nur so kurzfristig als möglich drainiert und tamponiert werden. Die unbedingt notwendige Dauer läßt sich nur aus der Beobachtung des Verlaufs bemessen.

V. Blutung, Blutsparung und Blutstillung

Geschichtliches: Zur *vorläufigen Blutstillung* bei Verletzungen und Operationen, spez. bei der Gliedabsetzung benutzte man wohl von jeher den *Fingerdruck* oder die *Gliedumschnürung*. Schon *Celsus* hat vor 2 Jahrtausenden eine Zusammenstellung der Blutstillungsverfahren gebracht. Eine Vervollkommnung bedeutet das *Tourniquet* (*Morel* 1674) und das *verbesserte Schraubentourniquet* (*Petit* 1718). Allgemeine Anwendung fand die künstliche Blutleere aber erst durch die Einführung des elastischen und breiten Materials, spez. Gummischlauchs (*Esmarch* 1854/73). Der Gummischlauch wurde dann später ersetzt durch die weniger gefährliche Gummibinde; haltbarer ist die Federdrahtspirale von *Henle;* noch schonender wirkt der Kompressor mit regulierbarem Luftdruck von *Perthes;* recht einfach sind auch die Aderklemmen von *Sehrt* und *Zwirn*, welche im Weltkrieg angegeben wurden. *Momburg* 1903–1908 bewirkte durch Taillenumschnürung mit einem Gummischlauch eine Blutleere der ganzen unteren Körperhälfte für gewisse Fälle; *Hans* empfahl statt dessen am Tisch zu befestigen einen Stab als Hebel über einem Bauchkissen ebenso wie schon früher *Brandis*.

Zur *endgültigen Blutstillung* werden von altersher Kompression und Tamponade sowie Kauterisation gebraucht. Auch Unterbindung, Umstechung, Abklemmung und Abdrehung sind schon im Altertum (*Celsus*) und im Mittelalter (*Paré*) bekannt gewesen, aber erstere immer wieder verlassen und durch das Glüheisen ersetzt worden wegen eitriger Abstoßung des Fadenmaterials nebst Nachblutung, Nerveneinbindung usw. Erst die Einführung der Anti- und Asepsis ermöglichte die regelmäßige Anwendung des Umstechens und Unterbindens. Um die Jahrhundertwende gelang vermöge der fortgeschrittenen Technik die Gefäßnaht (*Carrel*), welche bei großen Gefäßen in frischen und sauberen Fällen Anwendung verdient. Die Fortschritte der Wissenschaft, spez. Chemie bescherten uns in neuerer Zeit die allgemeinen und örtlichen Blutstillungsmittel, während man früher sich mit dem in die Wunde gestopften Feuer- oder Waschschwamm begnügte.

1. Blutung

Blutung oder *Hämorrhagie* ist jeder, die Gesundheit oder das Leben bedrohende Blutverlust. Er verursacht eine Kreislaufleere; die Folge davon ist eine Oligämie und Anoxämie aller Organe, welche infolge mangelnder Sauerstoffversorgung der Gewebe tödlich sein kann. Neben der *posthämorrhagischen Oligämie* führt die akute, oder chronisch-latente Blutung zur *zelligen Anämie* (Tumoren), das ist Mangel an Zellelementen bei quantitativ erhaltener Blutflüssigkeitsmenge; ferner sind zu beobachten: *die Hämokonzentration*, das ist relative Vermehrung der zelligen Elemente infolge einer Plasmorrhagie (z.B. bei Schock Verbrennungen). Plasmorrhagie ist immer ebenso bedrohlich wie Hämorrhagie; *die Hypochlorämie*, das ist Chloridmangel im Blut (besonders in der postaggressorischen Phase); *die Hypoproteinämie* (durch ungenügende Ernährung, chronischen Eiweißverlust durch Darm oder Nieren, Exsudate, Wundsekretion, Eiterung, Operationen, Blutungen, Schock, vermehrten Gewebsabbau, Infektionen, Intoxikationen, seröse Entzündung).

Bei Verletzungen einer großen Arterie (Arteria carotis, Arteria femoralis) tritt der Tod meist sehr rasch infolge Verblutung ein. Durch aktive Gefäßkontraktion kann dies jedoch auch vorübergehend verhindert werden und eine scheinbare spontane Blutstillung zustande kommen. Nach Abklingen des Wundstupors kommt es zur Späthämorrhagie.

Man unterscheidet *primäre Blutungen* (direktes Gefäßtrauma) von *sekundären Blutungen* (z.B. Arrosionsblutungen durch Wundinfektion);

ferner vom hämodynamischen Standpunkt aus, *kompensierte* Blutungen (Blutverlust wird durch Einstrom von Blut aus den Blutdepots ausgeglichen) und *dekompensierte* Blutungen (der Ausgleich ist nicht möglich, Kreislaufzusammenbruch!);

ferner unterscheidet man die Blutungen nach ihrem Ursprung in *arterielle, venöse und capilläre;* die arterielle Blutung ist hellrot, sie erfolgt rhythmisch und im Strahl. Auch bei Hochlagerung der Blutungsstelle dauert sie an. Die venöse Blutung ist dunkel und kontinuierlich, bei Hochlagerung verringert sie sich oder kommt zum Stehen. Die capilläre Blutung ist eine Sickerblutung, das Blut ist meist heller als das venöse. Sie kommt infolge geringerer Gerinnungsbereitschaft weniger leicht zum Stehen als die venöse Blutung. Bei interstitieller Blutung durchtränkt das Blut die Umgebung auf dem Wege der lockeren Bindegewebssepten. Bei den inneren Blutungen unterscheidet man solche in Hohlorgane (Magen-Darm-Kanal) und in seröse Höhlen (Brust-, Bauchhöhle). Blutungen in die Hohlorgane können längere Zeit latent bleiben. Sie werden erst durch die blutige Ausscheidung manifest (Hämoptoe, Hämaturie, Melaena). Blutungen in seröse Höhlen sind an entsprechenden örtlichen Erscheinungen erkennbar (Hämarthros, Hämatothorax, Hämoperitoneum).

Symptomatologie. *Akute schwere Hämorrhagie:* Blutverlust von 1 Liter und mehr; Hautblässe, kalter Schweiß, Verkleinerung der Blutdruckamplitude, Absinken des Venendrucks, Puls klein, frequent; Kreislaufversagen, Ohnmacht (Kreislaufzentralisation nach *Duesberg* und *Schroeder*), weiterer Blutdruckabfall, Schwindel, Brechreiz, Sehstörungen, Apathie, Bewußtlosigkeit, Coma, Tod, evtl. nach Auftreten cerebraler Krämpfe. Erfolgt die Blutung sehr rasch und massiv (mechanischer Verblutungstod), so kommt keine Regulation mehr zustande. Das Leerlaufen der Gefäße und das Leerschlagen des Herzens ist die unmittelbare Todesursache. Verlust von 1/3 bis 1/2 der Blutmenge muß als tödlich gelten.

Subakute schwere Hämorrhagie. Gewisse Kompensationsmaßnahmen sind möglich durch Flüssigkeitseinstrom aus dem Gewebe und Verengerung der peripheren Strombahn. Hierdurch vorübergehender Blutdruckanstieg und Vermeidung des Leerschlagens des Herzens. Infolge Hydrämie und Oligämie kommt es zur hypoxämischen Schädigung von Gehirn, Herz, Leber und dadurch bedingten Exitus (funktioneller Verblutungstod).

Mittelschwere Hämorrhagien. Blutverlust etwa 300–600 ccm (z.B. bei Verletzungen, Aderlaß, Blutspenden). Leichte Blutdrucksenkung, leichter Anstieg der Pulsfrequenz, Absinken des Hämoglobins entsprechend der Blutverdünnung, Verminderung der Proteinkonzentration im Plasma, geringe subjektive Störungen, mitunter leichte Ohnmacht.

Körpereigene Kompensation bei Blutverlust. *Anstieg der Pulsfrequenz*, folgt jedem größeren Blutverlust und ist klinisch als Blutungshinweis bedeutungsvoll; führt zur Erhöhung der Zirkulationsgeschwindigkeit und verbesserter Ausnützung der vorhandenen Blutmenge; letzteres nur wenn die Frequenzsteigerung mit Vergrößerung des Herzminutenvolumens einhergeht.

Verstärkung der Atmung dient der besseren Ventilation und Arterialisation des verminderten, die Lunge durchströmenden Blutes. Bei größerem Blutverlust verlangsamt sich die Atmung, es kommt zu Lufthunger.

Periphere Vasokonstriktion dient der Einengung des peripheren Gefäßstromgebietes und der besseren Durchblutung der lebenswichtigen Zentren (Gehirn, Herzmuskel, Niere, Leber). Diese sog. „Kreislaufzentralisation" ist nur kurze Zeit tragbar (*Duesberg* und *Schroeder*).

Mobilisierung der Blutdepots und Eintreten von interstitieller Flüssigkeit ins Blut: Kontraktion der Milz, der subcapillären Hautplexus und des Splanchnicusgebietes, sowie Einstrom der plasma-isotonischen-intercellularen Gewebsflüssigkeit in die Gefäße führt zur Vermehrung der Blutflüssigkeit. Substitution der verlorengegangenen Plasmamenge dadurch innerhalb 24–48 Stunden möglich.

Regeneration des Plasmas und der zelligen Elemente: Erfolgt durch Mobilisation von Reserve-Eiweiß aus der Leber, sowie durch die regenerative Tätigkeit des Knochenmarks. Ersteres dauert einige Stunden bis einige Tage, letzteres wochen- bis monatelang. Posthämorrhagische Anämie kann daher bis zu einigen Monaten bestehen bleiben.

Klinisch besonders ungünstig sind mehrere, wiederholte kleine Blutungen oder Sekundärblutungen nach beherrschter Primärblutung. Blutsparung und solide Blutstillung daher besonders wichtig. Erythrocytenzahl und Hämoglobinwert sind in den ersten Stunden nach einer raschen primären Blutung oft nicht verändert und daher zur Beurteilung der Größe einer Blutung nicht geeignet. Chemische Untersuchungen, Hämatokrit und Proteindiagramm ergeben einen sichereren Aufschluß.

Die Behandlung der Blutung erfolgt durch allgemeine und örtliche Maßnahmen. Die wichtigste allgemeine Maßnahme bei jeder schweren Blutung ist die Bluttransfusion (s. Kap. Bluttransfusion und Blutersatz). Sie stellt nur dann eine kausale Behandlung dar, wenn die Blutungsquelle sicher gestillt wurde. Sie ist somit nur eine Ergänzung der operativen Maßnahmen und muß vor, während und nach der Operation bei schweren Hämorrhagien angewandt werden.

2. Blutsparung

Blutsparendes Operieren ist die beste Schockprophylaxe. Daher *minutiöse Blutstillung* ein Hauptgebot der modernen Operationstechnik. Unterstützung blutsparenden Operierens durch gesteuerte Hypotension (s. Kap. Anästhesie) bei blutreichen großen Eingriffen. Einfache blutsparende Maßnahmen sind zweckmäßige Lagerung (Hochlagerung bei Kopf- und Halsoperationen usw.). Souveränes, freilich nur an den Gliedmaßen gut anwendbares Mittel ist die *Esmarch*sche Blutleere mit Binde oder dgl. (s. u.). Gelegentlich kann auch ein Abklemmen mit Fingern, Darmklemme, Gummischlauch oder dgl. an gestielten sonstigen Teilen (z. B. Milz, Zunge, Lippe usw.) stattfinden. Sonst verwendet man das auch bei der Lokalanästhesie wirksame Suprarenin (z. B. an Schädel, Kiefer, Zunge, Gaumen, Schilddrüse, Niere, Prostata usw., auch bei Lippenspalte, Hämangiom oder dgl.). Schließlich besorge man bei der Operation vorheriges Unterbinden der größeren Blutgefäße und Ligatur aller kleineren Gefäße, Elektrokoagulation der kleinsten Blutpunkte.

3. Blutstillung

a) Vorläufige (provisorische) Blutstillung, d. h. bei der ersten Hilfe. Bei *geringer* (capillarer, venöser und evtl. auch arterieller) Blutung (z. B. bei Krampfadergeschwür oder Fingerverletzung) genügt Elevation bzw. später Hochlagerung, komprimierender Verband

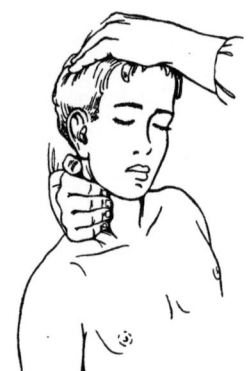
Abb. 50. *Vorläufige Blutstillung:* Handgriff zur Kompression der A. carotis communis

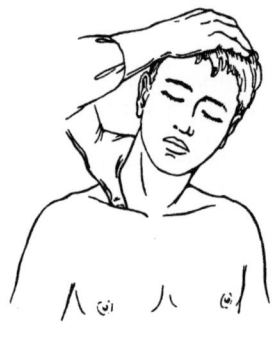
Abb. 51. *Vorläufige Blutstillung:* Handgriff zur Kompression der A. subclavia

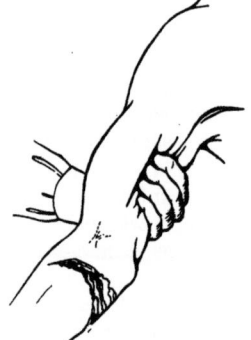
Abb. 52. *Vorläufige Blutstillung:* Handgriff zur Kompression der A. brachialis

(mit aseptischem oder antiseptischem, spez. Jodoformgazeverband oder im Notfall mit frischgewaschenem und heiß gebügeltem Tuch) und Ruhigstellung evtl. mit Schiene (Stauung durch aufgestreiften Rockärmel oder Hosenbein, Strumpfband u. dgl. ist zu beseitigen!).

Bei *starker* (spez. arterieller) Blutung, wo wegen Gefahr des Todes durch Verblutung schleunigste Hilfe nottut und die Tamponade zwar zunächst manchmal ausreicht, aber die Gefahr der Nachblutung namentlich im infizierten Gebiet in sich trägt, kommt in Betracht:

α) Zunächst Zudrücken der Arterie durch Fingerdruck (Digitalkompression): Nur im Notfall *in der Wunde selbst*, sonst *zentral*, d. h. zwischen Wunde und Herz an bestimmter (klassischer) Stelle, an welcher die hier oberflächlich gelegene, am Puls auffindbare Schlagader gegen den darunterliegenden Knochen angedrückt werden kann, und zwar (s. Abb. 50–54).

A. carotis mit dem Daumen oder besser mit den 4 Fingern von hinten her am Innenrand des Kopfnickers in Höhe des Kehlkopfes gegen die Halswirbelsäule (am besten *beiderseits* wegen der Anastomosen zwischen beiden Seiten; der gleichzeitige Druck auf den

N. vagus wird lästig empfunden; *Cave!* Druck auf den Carotissinus und Kehlkopf).
A. maxillaris ext. gegen den Unterkiefer in der Mitte zwischen Kieferwinkel und Kinn.
A. temporalis superfic. vor dem äußeren Gehörgang. *A. occipitalis* hinter dem Warzenfortsatz. *A. coronoria labiorum* an der Lippe nahe dem Mundwinkel von außen und innen zwischen Daumen und Zeigefinger. *A. subclavia* mit einem oder mit beiden übereinandergelegten Daumen von hinten-oben her am oberen Rand des Schlüsselbeins außen vom

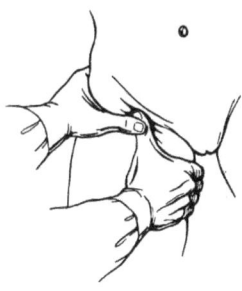
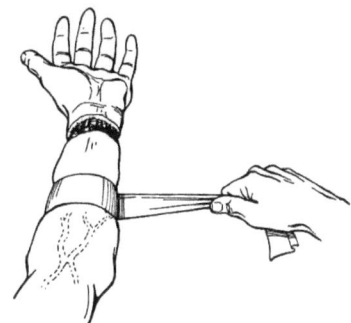

Abb. 53. *Vorläufige Blutstillung:* Handgriff zur Kompression der *A. femoralis*

Abb. 54. *Vorläufige Blutstillung:* Blutleere durch Abschnürbinde am Vorderarm bei Schnittverletzung im Handgelenkbereich

Kopfnickeransatz gegen die erste Rippe. *A. brachialis* gegen den Oberarmknochen am inneren Bicepsrand. *A. radialis* und *A. ulnaris* gegen den entspr. Knochen an der Pulsstelle. *A. femoralis* mit den von beiden Seiten und von oben her aufgelegten 2 Daumen gegen den horizontalen Schambeinast unter dem Leistenband etwas einwärts der Mitte zwischen Schambeinfuge und Darmbeinstachel. *Aorta* mit der Faust vom Bauch her knapp unterhalb des Nabels gegen die Lendenwirbelsäule.

β) *Demnächst* (da der Finger in wenigen Minuten ermüdet!): *elastische Umschnürung* (*"Esmarchsche Blutleere"*) jeweils handbreit proximal der Verletzungsstelle (s. Abb. 54), mit Gummischlauch oder -binde, früher auch mit Aderpresse (Tourniquet), im Notfall auch mit elastischem Gurt oder Hosenträger, Gasschlauch, Tuch, Binde u. dgl., in letzterem Fall am besten mit gepolstertem Holzstab, eingeschobenem Stock, Schlüssel, Taschenmesser u. dgl. als Knebel (aber nicht mit Band oder Schnur!); zu vermeiden ist einerseits zu *lose* Umschnürung (sonst Stauung!), andererseits zu *feste* (sonst Schädigung von Nerven!), auch zu lange (sonst ischämische Contractur oder Brand!). Zeitpunkt der Blutleere auf beigegebenem Zettel oder Begleitschreiben angeben (längste Dauer 2 Stunden), schließlich überhaupt unnötige (falls nämlich Elevation und Druckverband ausreichen) oder gar unerwünschte (falls nämlich Gasbrandgefahr besteht).

Ausnahmsweise (z. B. bei Fehlen einer geeigneten Blutleerbinde oder bei Gefahr des Abgleitens dicht am Rumpf) hilft *Verbinden in übertriebener Gelenkbeugestellung* (nach *Adelmann*): u. a. Hintenüber- und Herabziehen des Armes mit dem auf den Rücken gelegten anderen Arm (A. subcl., welche vom Schlüsselbein gegen die erste Rippe gepreßt wird) sowie Hyperflexion in Hüfte (A. ilaca ext. und fem.), vor allem aber im Knie (A. popl.) und im Ellenbogen (A. cubitalis).

Blutleere nach v. Esmarch (1873): Sie ist wohl schon früher in Form der Gliedumschnürung oder der Gefäßzudrückung angewandt worden, aber in Form der elastischen Abbindung erst durch *v. Esmarch* in die Chirurgie eingeführt; sie dient auch bei Operationen an den Extremitäten zur vorübergehenden Blutstillung zwecks Blutsparung sowie zwecks Übersicht und Assistenzersparnis (spez. bei Gliedabsetzung, Fremdkörpersuchen, Sehnenscheidenphlegmone usw.).

Gegenindikation: Frische Thrombophlebitis oder hochgradige Arteriosclerose (hier erfolgt die Blutstillung nötigenfalls durch Fingerkompression seitens des Assistenten, z. B. bei Gliedabsetzung wegen Altersbrands); schwere Infektionen (Gasödem usw.).

Gefahren: Nervenlähmung bzw. ischämische Contractur und Nekrose: 1. bei zu *langer* (über 2½—6 Stunden, im übrigen je nach Intensität etwas verschieden); muß die Blutleere länger liegen, so ist sie zeitweise abzunehmen oder zu lüften unter Ersatz durch Fingerkompression der Hauptschlagader; überhaupt sei man bei Wunden mit Gasbrandgefahr mit längerer Blutleere zurückhaltend!) oder 2. bei zu *starker* Umschnürung, besonders an schwachen Gliedern, spez. am Arm von Kindern und Mageren (Die Intensität der Umschnürung soll keinesfalls stärker sein als zur Unterbrechung des Blutstromes zw. Pulses genügt.); übrigens spielt neben *Zeitdauer* und *Intensität* der Constriction u. U. die *Außentemperatur* eine bedeutsame Rolle, insofern bei starker Kälte durch die Blutleere eine Erfrierungsnekrose der betr. Gliedmaße begünstigt oder herbeigeführt werden kann. Nach Abnahme der Blutleere droht durch Absacken des Plasmas in das Gewebe manchmal Kollaps; ratsam ist prophylaktisch nicht zu lange Liegenlassen, Anlegen dicht oberhalb der Blutungsstelle und Unterlassen vorheriger Wärmeapplikation sowie therapeutische Zufuhr von Blut und Blutersatzstoffen. Wegen der genannten Gefahren wird von manchen Autoren in der Regel, namentlich am Arm, die Blutleere an den *körpernahen* Gliedmaßenabschnitten (Oberschenkel und Oberarm) nur für *hoch*, d. h. oberhalb des Ellenbogens oder Kniegelenkes gelegene Verletzungen angewandt, dagegen sonst die Blutleere handbreit herzwärts der Verletzung bzw. Operation, also evtl. am Unterschenkel und Unterarm empfohlen. Eine wirkungsvolle Blutleere ist auch dort durchaus möglich.

Technik: Elevation für einige Minuten und evtl. Ausstreichen des elevierten Gliedes. Elastische Einwicklung des Gliedes mit dünner Gummibinde („Expulsionsbinde") zentripetal (aber nicht zulässig ebenso wie das Ausstreichen bei progredienter Entzündung, malignem Tumor oder Thrombose wegen Gefahr des Eintreibens in den Kreislauf; hier muß man sich mit Elevation für längere Zeit begnügen!). Anlegen des fingerdicken, desinfizierten Gummischlauches bzw. Binde („Constrictionsbinde") handbreit proximal der Verletzungsstelle zu vermeiden ist Einklemmen von Hautfalten (sonst Hautnekrose!); man soll kurz fassen und stark anziehen, spez. in der ersten Tour, bis der Puls verschwunden ist, aber nicht unnötig fest, dies spez. nicht am Arm wegen Nervenlähmungsgefahr; festgemacht wird durch mehrfache Schlinge oder durch Durchstecken des verdickten Endes oder durch sog. Schlauchklemme oder durch Haken und Kette oder dgl.; vor dem Abnehmen alle sichtbaren Gefäße fassen und unterbinden; nach dem Abnehmen Kompression der Wunde am hochgehobenen Glied mittels großen Gazebausches für einige Minuten und anschließend sorgfältiges Unterbinden aller blutenden Gefäße (man nehme also Schlauch bzw. Binde am besten nicht erst nach Wundnaht und Verband ab, sondern vorher!). Schädel vgl. Trepanation!

Material: 1. *Gummischlauch*, gewöhnlich fingerdick und 1–1½ m lang, im Notfall Gas- oder Radfahrschlauch. Man verwende den Schlauch nur für den *dicken Oberschenkel*, dagegen nicht am *dünnen* Oberschenkel und erst recht nicht am *Arm* (hier ist angezeigt Gummibinde, vgl. 2!). An *Fingern* und *Zehen* genügt ein bleistiftdicker finger- bis spannenlanger Gummischlauch um Finger- bzw. Zehenbasis. An *Schulter* und *Hüfte* ist gegen das Abrutschen notwendig: Fixation am Rumpf durch Achtertour um denselben oder durch eingeschobene und nach oben gehaltene Schlinge, Bindenzügel, Gurt (*Schultze* u.a.) u. dgl. oder durch einen in die Weichteile hindurchgesteckten Spieß, Nagel, Kornzange usw. (nach *Trendelenburg*). Für die *ganze untere Körperhälfte* kommt gelegentlich, aber nur *ausnahmsweise* (z. B. bei schweren, spez. beiderseitigen Oberschenkel- und Beckenverletzungen, geburtshilflichen Blutungen, Becken- oder Schenkelaneurysma, Beckenresektion, Hüftexartikulation samt Beckenhälfte u. dgl.) das Aortencompressorium oder einfacher die **Momburgsche Blutleere** (*Momburg* 1908) in Frage: Anlegen eines daumendicken und 1–2½ m langen Gummischlauches in der Taille zwischen Rippenbögen und Beckenschaufeln in Höhe des 3. Lendenwirbels, langsam in so viel (2–4) und so stark angezogenen Touren, daß der Femoralpuls verschwindet bzw. die Blutung aufhört, und zwar an dem in Beckenhochlagerung liegenden Kranken in tiefer Narkose bzw. Lumbalanästhesie mit völliger Bauchmuskelentspannung; am besten vorher Beine einwickeln und nachher an den hochgelegten Ober- und Unterschenkeln angelegte Abschnürungen allmählich lösen Zwecks allmählicher Ein- und Ausschaltung des Blutes!); Gefahr der Darmschädigung und (beim Lösen) des Kollapses; auch empfiehlt sich das Unterlegen eines Faktiskissens unter den Schlauch zum Schutz der Baucheingeweide. Gegenanzeige bilden Herz- und Gefäßkrankheiten, besonders bei alten Leuten, ferner Darmgeschwüre, Meteorismus, Enteroptose, Nierendystopie, Wirbelsäulenverbiegung usw. Statt dessen empfiehlt *Hans* die *Hebelabdrosselung der Aorta:* Ein besenstielartiger Stab wird in Taillenhöhe unterhalb des Nabels über den Bauch des Kranken über einem Tuch-, Decken-, Gummischwamm- oder Faktiskissen gelegt, das eine Ende des Stabes mit Strick oder Lederschleife an dem einen Seitenrand des Operationstisches befestigt und das andere (freibleibende) Ende des Stabes von einem Gehilfen bis zum Verschwinden des Femoralpulses für die Zeit der notwendigen Blutleere heruntergedrückt (einfach, schonend und kurzdauernd!).

Statt des evtl. schädlichen Gummischlauches empfehlen sich spez. am Arm:

2. *Gummibinde*, welche am einfachsten durch Einschieben des Endes (Bindekopfes) von oben her unter die letztgelegte Tour, sonst durch angenähtes Band befestigt wird (*Cave!* Nerven z. B. N. rad. am Oberarm!).

3. *Kompressor* nach *Perthes* (1910) d. h. regulierbare Constrictionsbinde mit einer von Metallhülse umgebenen Gummimanschette (nach Art einer Blutdruckapparatmanschette) mit Manometer zum Abmessen des Druckes (gewöhnlich 20—25 mm Hg) und mit Fahrradpumpe.

4. *Klemme* nach *Sehrt* (tasterzirkelartige gepolsterte Metallklammer mit Schraubenregulierung; aber nur anwendbar am Bein, dagegen nicht am Arm) u. a.

5. *Aderpresse* nach *Zwirn* (zwei nebeneinanderliegende umsponnene Drahtspiralen mit einem diese festhaltenden Schloß).

6. *Kompressionsfederbinde* nach *Henle* (mit Leinwandband durchzogene Stahldrahtspirale; ähnlich wie die Gummibinde, aber dauerhafter wie dieser daher empfehlenswert namentlich für den Praktiker!).

b) Endgültige (definitive) Blutstillung. *1. Unterbindung (Ligatur)*, d. h. Fassen mit Arterienklemmen (Zangen mit Sperrvorrichtung nach *Köberle, Pean, Kocher* u. a.) und Unterbinden mit Seide bzw. bei infektiösen Wunden mit Catgut; automatisch mit Unterbindungsapparat (Kammerligator) Fa. Aesculap. Bei großen Gefäßen sind keine scharfen, sondern *stumpfe* Instrumente anzuwenden (sonst Anreißen des Gefäßes!). Bei zarten Gefäßen, z. B. Piavenen ist der Faden nur einmal zu schlingen, während er sonst geknotet wird. Bei größeren Gefäßen und bei solchen in lockerem, zerreißlichem Gewebe in Form der *Massenligaturen* (z. B. an Netz, Mesenterium, peritonealen Verwachsungen) erfolgt die Unterbindung auf *Kocher*scher Hohlrinne und mit der *Deschamp*schen Nadel, d. h. großöhriger, stumpfer, gestielter Nadel. Sonst sind Massenligaturen zu vermeiden. Große Gefäße sind evtl. nach Eröffnung der Gefäßscheide mit langer gebogener Klemme (*Semb*) vom Nachbargewebe zu isolieren (sonst Gewebsnekrose, Abgleiten des Fadens und Schädigung von Nerven), Ureter u. dgl.! zu unterfahren und gesondert zu ligieren. Bei dicken Hilusgefäßen (Pulmonalis, Milz-Nierenarterie) empfiehlt sich eine 2. Durchstechungsligatur. Bei Massenligatur empfiehlt sich evtl. Vorquetschen mit Zange. Die Gefäße dürfen nicht blind gefaßt werden, damit nicht wichtige Gebilde, z. B. Nerven (Stimmnerven bei Kropfoperation!) mit gequetscht oder

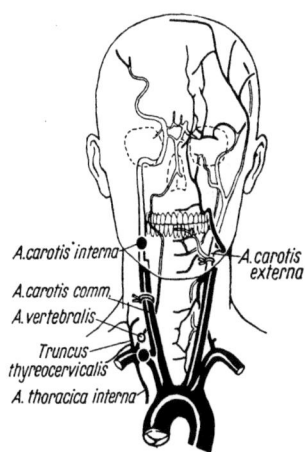

Abb. 55. Endgültige Blutstillung: Erlaubte (Sohlinge), bedingt erlaubte (weißer Kreis) und verbotene (schwarzer Kreis) Arterienunterbindungen im Kopf-Halsbereich

unterbunden werden; vielmehr ist die Wunde übersichtlich frei und trocken zu legen durch sorgfältiges und rasches Abtupfen, auch durch Absaugen; wenn die Blutung nicht durch zentrale Arterienkompression zum Stehen gebracht werden kann, ist die blutende Stelle in der Wunde zu komprimieren, bis das betreffende Gefäß dem Auge sichtbar wird. Die Unterbindung erfolgt am besten am Ort der Verletzung, nur im Notfall (z. B. beiz erfetzter oder jauchender Wunde) am Ort der Wahl (sonst Nachblutung aus dem Kollateralkreislauf!) sowie zweimal: zentral und peripher, bei größeren Gefäßen auch zentral doppelt, und zwar erst mit dickem, dann oberhalb noch mit dünnem Seidenfaden (letztere Unterbindung empfiehlt sich wegen der durch erstere eintretenden Kaliberverkleinerung!). Bei *Unterbindung der Hauptarterie* (s. Abb. 55, 56) droht, falls kein genügender Kollateralkreislauf vicariierend eintritt, Ernährungsstörung (Gangrän oder doch funktionsbeeinträchtigende Zirkulationsveränderung); die Verhältnisse sind bei den einzelnen Hauptarterien etwas verschieden: zulässig ist meist die Unterbindung der A. carotis ext., subcl., brach., hypogastr., fem. unterhalb der A. prof. fem. und ohne weiteres die der A. rad. unduln., tib. ant. und post. usw., dagegen durchaus zu vermeiden die der Aorta, Gekrösearterien, Nierenarterie, A. carotis comm. und int., il. comm. und ext., fem. oberhalb der A. prof. fem. sowie vor allem auch die der A. popl.; bei unumgänglicher Unterbindung empfiehlt sich evtl. die gleichzeitige Unterbindung der Vene, spez. bei Unterbindung der A. carotis comm. gleichzeitig Unterbindung der V. jug. int. Die Venen, auch V. cava inferior können meist ohne Schaden unterbunden werden.

1a. Bei starker Zerreißung parenchymatöser Organe, spez. Milz ist evtl. die *Naht oder Exstirpation des Organs* auszuführen ebenso wie die *Gliedabsetzung* bei stärkerer Zertrümmerung einer Gliedmaße.

2. Gefäßnaht bei *großen* Gefäßen, spez. bei solchen letztgenannter Art unter Voraussetzung frischer und sauberer Verletzung (vgl. Verletzungen der Blutgefäße); doch ist die Gefäßnaht weder erfolgsicher (Thrombose!) noch ganz unbedenklich (Gefahr von Infektion mit septischer Nachblutung!).

3. Umstechung, d. h. Durchführen eines Fadens mittels Naht durch das Gewebe dicht an der Spitze der Gefäßklemme und Knoten nach beiden Seiten, und zwar einfach nach der einen und doppelt nach der anderen Seite; angezeigt bei derbem (Kopfschwarte) oder bei brüchigem Gewebe (Muskulatur, Leber usw.) sowie bei schlecht gelegenen und schlecht isolierbaren Gefäßen.

4. Abdrehen (Torsion), d. h. Fassen mit Gefäßklemme und Drehen derselben um die Längsachse, bis sie abfällt; nur erlaubt bei kleinen Gefäßen, z. B. bei solchen der Subcutis (zur Ligaturersparnis).

5. Abklemmen (Forcipressur und Angiotripsie), d. h. Zerquetschen des Gefäßes mit Quetschzange; nur erlaubt bei kleinen Gefäßen, z. B. mit der Blutstillungszange nach *Blunk* oder bei größeren im Notfall, namentlich früher wegen der sonst gefürchteten Ligatureiterung, spez. bei tiefliegenden und unzugänglichen, z. B. gelegentlich vaginaler Operation mit der Kniehebelzange nach *Zweifel*, hier aber dann besser in Form der Dauerklemmen, z. B. nach *Péan* oder neuerlich nach *Doyen* u. a., welche einige (5–8–10 oder mehr) Tage liegenbleiben und durch Gazetampon und Verband gesichert werden müssen, aber auch so unsicher sind.

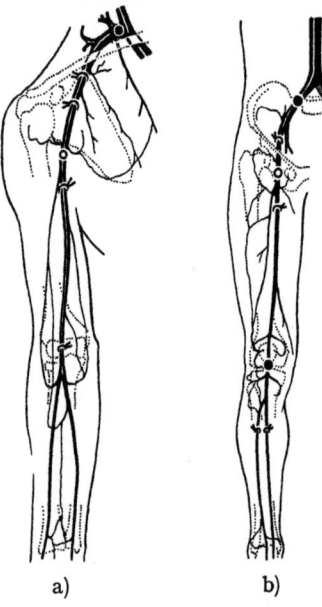

Abb. 56 a u. b. Endgültige *Blutstillung:* Erlaubte, bedingt erlaubte und verbotene Unterbindungsstellen zur endgültigen Blutstillung an Arm und Bein. Schlinge: Erlaubt. Weißer Kreis: Bedingt erlaubt. Schwarzer Kreis: Verboten

6. Hochfrequenzstrom in Form der Elektrokoagulation oder Elektrotomie (Radiotom-Siemens, Erbotom Fa. Erb), wodurch auch kleinere Gefäße zum Stehen gebracht und Unterbindungen gespart werden, was wiederum nicht nur Zeit- und Materialersparnis, sondern auch Vermeiden von Fremdkörperversenkung und Gewebsnekrosen in der Wunde bedeutet; bestes Verfahren für minutiöse Blutstillung. *Cave!* Anwendung bei offener Äthernarkose! Größere Arterien sind jedoch zu unterbinden wegen Gefahr der Nachblutung bei der Krampflösung oder später bei der Schorfabstoßung.

7. Druckverband mit Gaze und Heftpflaster oder mit Watte und Binde usw., z. B. bei oberflächlicher parenchymatöser Blutung.

8. Kompression in der Wunde, evtl. kombiniert mit Hitze (in Form heißer Kochsalzkompresse) oder mit Styptica oder mit Tamponade, gelegentlich auch mit Stentsmasse, z. B. vorübergehend über den angefrischten Granulationen der *Thiersch*schen Transplantationen, an parenchymatösen Organen (Leber) und bei zerreißlichen Gefäßen (Piavenen).

9. Tamponade, spez. mit Jodoform-, Xeroform-, Dermatol-, Vioform-, Methylviolett-, Stryphnon-, Clauden-, Coagulen, Eisenchlorid. Gaze bei Höhlenwunden, in Zertrümmerungsherden, in Nase, Scheide, Mastdarm usw., wobei die Tamponade 5–8–10 Tage liegen bleiben muß; bei Knochenblutungen empfiehlt sich eingepreßtes steriles Wachs; bei diesen und bei solchen aus parenchymatösen Organen (Leber und Milz) sowie aus zerreißlichen Gefäßen (Piavenen und Hirnsinus) ist besser ein organischer, daher einheilender oder resorbierbarer, sog. „lebender Tampon" aus aufgenähtem Muskel, Netz, Fett, Fascie u. dgl. vom Patienten selbst oder Fibrinschaum (Fibrospum).

10. Hämostatica s. -styptica. a) *Lokale:* Früher Feuer- und Waschschwamm; sonst Ätzmittel, z. B. Eisenchloridwatte (unerwünschte Schorfbildung mit Gefahr der nachträglichen Abstoßung!); jetzt Jodoformgaze oder Stryphnongaze oder Claudengaze (s. u.), Alaun, Tannin, Höllenstein, Chlorzink, Trichloressigsäure, Wasserstoffsuperoxydlösung, heiße (50°) Kochsalzlösung, verdünnte $1^{1}/_{00}$ige Suprareninlösung (wirkend durch aktive Gefäßwandconstriction; daher gefolgt von Dilatation mit Nachblutungsgefahr!), Koagulen, Clauden, Fibrinschaum (Fibrospum), Schluckthrombin (Magen-Darm-Blutungen). Calciumchloridlösung (4,5:100,0 in die warme Spritze einziehen und in die Lösung einspritzen sowie umwirbeln; kühl aufbewahren und frisch verwenden), Sangostop u. a. (vgl. b!).

b) Allgemeine (bei äußerer und innerer Blutung, spez. Wund-, Lungen-, Magen-, Darm-, Nieren, Uterusblutung, auch bei hämorrhagischer Diathese: Hämophilie, Cholämie Leukämie, Skorbut, Möller-Barlow, Pupura und anderen Krankheiten mit mangelnder Prothrombinbildung in der Leber sowie bei Aneurysma usw.): 1. *Vitamin K-Präparate* (Synkavit, Hämokoavit, Karan, Konakion), vor allem zur Operationsvorbereitung, nicht bei akuten Blutungen, da Effekt erst verzögert auftritt (spez. bei Icterus, Cholämie, bei verlängerter Blutungszeit). 2. *Ergotin* 0,1–0,5 mehrmals täglich per os oder Sol. Ergotini 20% $\frac{1}{2}$–1 ccm; Secacornin 1–2 ccm, bzw. Gynergen 0,0005 subcutan bzw. intramusc., aber nicht intravenös oder *Stypticin* 0,05 3–6mal täglich per os oder 1–2,0 10%ig einmal täglich subcutan oder Extr. Hydrastis fluid. und Tinct. amar. aa 3mal täglich 30–40 Tropfen (Ergotin wirkt an sich gefäßerweiternd, aber muskelkontrahierend, daher z. B. für Gebärmutterblutung!). 3. *Calcium*präparate z. B. *Chlorcalciumlösung* 2–3%ig 1,5 per os und 3,5 ccm per rectum täglich oder Calc. glucon. (Sandoz) 5–10 ccm intramusc. oder intravenös oder Afenil, Mosatil mehrere Amp. täglich intravenös. 4. *Chlornatrium* 5–10 ccm 5–10%ig intravenös in sterilen Ampullen evtl. mit Chlorcalciumzusatz. 5. *Koagulen* (Rinderblutplättchenextrakt nach *Kocher-Fonio*) intravenös (?) und lokal, auch per os (zu 10% in phys. Kochsalzlösung gelöst und 2–3 Minuten, aber nicht länger, durch Aufkochen sterilisiert; stets frisch hergestellt). 6. *Clauden* (nach *Fischl:* Extrakt aus Hammel- und Schweinelunge, Milz und Leber; 10 ccm intramusc. oder intravenös, später auch als Tabl.). 7. *Blut* und *Serum* von Mensch oder Tier, z. B. als Bluttransfusion (bestes Hämostypticum) oder Seruminfusion. 8. *Röntgenbestrahlung* von Milz, langen Röhrenknochen u. dgl. (?). 9. *Vitamin C:* Zum Beispiel *Fruchtsaft oder Nateina* (nach *Llopis:* Calciumphosphorvitaminpräparat*)* oder besser C-Ascorbinsäure (Cebion, Redoxon, Cantan u. a.) oder AT 10 (bestrahltes Ergosterinpräparat vgl. Tetanie!). 10. *Stryphnon* (adrenalinähnlicher Körper) intramusc. $\frac{1}{2}$% oder intravenös $\frac{1}{2}$%. 11. *Hormon-(Ovarial)-Präparate*) 12. *Sango-Stop* (S-St): pflanzl. Pektinpräparat kolloidal mit Zusatz von Chlorcalcium und Chlornatrium bis zur Isotonie; 1–10 ccm 3%, intramuskulär bzw. per rectum oder per os 3mal täglich 1 Eßlöffel oder intramuskulär und per os oder per rectum. 13. *Kongorot* (Hämostatikum Nordmark) $\frac{1}{2}$–1% Lösung 5–10 ccm intravenös. 14. *Manetol* (Rückenmarkextrakt) lokal und intramuskulär 1–2 Amp., evtl. mehrmals, auch prophylaktisch. 15. Rutin, Stypturon usw.

VI. Wundverband

1. Bei aseptischen (operativen oder akzidentellen) Wunden

erfolgt trockener, aseptischer Verband, bestehend aus:

a) innerem oder Deckverband mit Mull in Form von gelegter oder besser gekrüllter Gaze, fixiert mit Heftpflasterstreifen bzw. durchlochtem Heftpflaster oder Elastoplast oder Arasolgazeschleier oder neuerdings wird statt der an der Wunde haftenden Gaze auch Zellstoff mit durchlöcherter Cellophan-Filmlage empfohlen.

b) äußerem oder Aufsaugeverband mit Zellstoffwatte oder dgl. als Kompresse mit Mullhülle zu Kompression, auch mit entfetteter Watte, fixiert mit Binde oder Tuch, am besten mit elastischer (z. B. Trikotschlauch-)Binde, bei Gliedmaßen außerdem Schienung; zur Kompression z. B. nach Bruchoperation evtl. außerdem Sandsack (1 Pfd., bei kleinen Kindern 1/2 Pfd. schwer).

Bei aseptischen Operationswunden werden im allgemeinen keine Antiseptica in die Wunde gebracht; bei infizierten oder infektionsverdächtigen Wunden wird u. U. empfohlen 3% Wasserstoffsuperoxyd, Sulfonamid, Penicillin u. dgl. oder auch, namentlich bei längerdauernden Operationen phys. Kochsalzlösung; wichtig ist exakte Blutstillung evtl. unter Verwendung von Hämostyptica (Fibrospum, Clauden, Sangostop u. a.) und Naht in Schichten; ausnahmsweise verwende man Drainage für 1–2 Tage oder gar trockene Tamponade für kurze Zeit, meist 4–5 Tage (s. da).

Gesichtswunden an Auge, Mund, Nase usw., sowie Verbrennungen, Abschürfungen u. a. und *Thiersch*sche Transplantate können auch offen gelassen oder nur mit Penicillin, Marbadal usw. bepudert oder mit Arasolköperstreifen oder mit Silberblatt-Gazeverband versehen werden. Bei Plastiken bewährt sich perforierte Kunststoffolie wegen ihrer Unbenetzbarkeit.

Wunden mit Beschmutzungsgefahr, z. B. bei kleinen Kindern oder überhaupt in der Nähe der Körperöffnungen bzw. eines Anus praeternaturalis oder einer Fistelöffnung werden auch abgeschlossen durch Bestreichen mit der *Bruns*schen Airolpaste (Rp. Airol 5, Muc. Gummi arab. 10, Glycerin 10, Bolus alba q. s. ut f. pasta mollis), Dermatolzinkpaste oder dgl., evtl. auch mit Arasol, auf welches wasserdichter Stoff aufgeklebt wird.

Verbandwechsel (streng aseptisch, mit stets frisch ausgekochten und gewechselten Instrumenten und mit Gummihandschuhen!) erfolgt bei Drainage nach 1–2, sonst gewöhnlich erst nach 8 Tagen, aber gegebenenfalls auch schon nach einigen Tagen. Ausnahmsweise ist angezeigt: Erneuern, und zwar meist nur des äußeren Verbandes bei Durchtränkung (unter Aufstreuen eines aseptischen Puders, z. B. Supronalpuder) sowie bei Beschmutzung oder Verschiebung; ungesäumt hat stattzufinden *völliger* Verbandwechsel mit Wundrevision bei Infektion, d. h. bei fortdauerndem bzw. wieder auftretendem und „klopfendem Schmerz, Geruch, Schwellung, Allgemeinstörung und Fieber. (Nicht bedenklich ist das nach vielen, spez. Kropfoperationen auftretende und durch Resorption von Blut, Gewebselementen und Mikroorganismen bzw. Toxinen bedingte „initiale postoperative Wundfieber" in Form des sog. „aseptischen Fiebers", welches nicht mehr wie 2–3(–4–5) Tage anhält und dann abfällt, meist nicht über 38,0–38,5° beträgt und ohne stärkere Allgemeinerscheinungen verläuft); abzutrennen sind ferner durch entsprechende Untersuchung interkurrente Erkrankungen, spez. Bronchitis, Pneumonie, Pleuritis, Thromboembolie, u. dgl.; im Zweifel empfiehlt sich jedoch Wundrevision! Im Falle der Heilungsstörung ist zunächst Entleerung durch Punktion zu versuchen, bleibt dies frustran ist die Naht ganz oder teilweise zu entfernen, die Wundverklebung zu lösen, evtl. die Wunde zu erweitern durch Eingehen mit sterilem Instrument und Stoff- oder Röhrendrainage einzuführen; im Falle der Hämatombildung zu punktieren und evtl. auszuräumen mit späterer Sekundärnaht, während sonst die Wunde mit Heftpflasterstreifen zusammengezogen wird. Auch Absaugen wird empfohlen. Nach Eröffnung von Eiterungen wird öfters der Verbandwechsel für einige (2–6) Tage unterlassen werden können („Entfieberung im 1. Verband"). Bei akzidentellen Verletzungen ebenso wie nach ambulanten Operationen und ambulant angelegten Gipsverbänden ist es ratsam, den Patienten bereits nach wenigen (2–3) Tagen wieder zu bestellen und ihn aufzufordern, bei Fieber und bei Schmerz, Schwellung, Rötung usw. sofort sich vorzustellen

Der Verbandwechsel erfolge schonend, evtl. unter Schmerzbetäubung (Pyramidonpulver oder Eukodal- Ephetonin- Scopolamin- bzw. Dolantin i. v. o. a. einige Zeit vorher, nötigenfalls im Rausch oder in Kurznarkose mit etwa 4 ccm Evipan intravenös oder dgl.); evtl. ist der Verband aufzuweichen im warmen Bad oder durch Aufträufeln von Wasserstoffsuperoxyd (u. U. einige Minuten vorher und öfters wiederholt); sonst ist Heftpflaster mit Mastisol abzulösen mit Benzin, Äther, Öl u. dgl. Arasol mit gesättigter Natriumbicarbonatlösung oder Alkohol; die Haut ist nötigenfalls mit Puder, Salbe oder Paste zu pflegen und zu schützen.

2. Bei infizierten bzw. granulierenden Wunden

kommen folgende Verbände in Frage, welche je nach der Beschaffenheit der Wunde hinsichtlich Secretion, Granulation und Belag auszuwählen und nötigenfalls abzuwechseln sind (abgesehen von schmerzstillenden und überhäutenden Sonderpräparaten):

a) Trockener a- oder antiseptischer (Jodoform-, Jod-, Vioform-, Dermatol-, Noviform-, Marfanil-Prontalbin, Penicillin s. u.) Gazeverband, spez. bei *frischen* nicht aseptischen Operations- und Gelegenheitswunden.

b) Pulververband, spez. bei stark *sezernierenden* (aber sonst besser nicht bei granulierenden) Wunden.

Antiseptische Puder (zur Bekämpfung der Keimvermehrung): spez. bei genähten Operationswunden nach Fadenentfernung, ferner bei oberflächlichen Wunden, Verbrennungen und Erfrierungen (zur Heilung unter dem Schorf!) und bei Nekrosen (zur Mumifikation und gegen Gangrän):

Jodoform (von *Mosetig-Moorhof* 1880 erstmalig und weiter angewandt von *Billroth* u. a., heute durch Sulfonamide und Antibiotica weitgehend verdrängt); verwandt als Jodoformpulver-, gaze, -glycerin, -öl, -paraffin, -plombe; *chemisch* Trijodmethan CHJ_3; *Beseitigung des scharfen Geruches* gelingt durch Zusatz von Coffea tosta, Tonkabohnen, Perubalsam, Terpentinöl, Eucalyptusöl u. dgl. *Vorzüge:* Gutes Blutstillungsmittel und Wundantisepticum. *Nachteile: a) Jodoformekzem* bzw. -erythem mit Juckreiz und Blasenbildung; vor jeder Jodoformapplikation Patienten nach evtl. Unverträglichkeit fragen! *Therapie:* Zinkpuder, -salbe oder -paste. *b) Jodoformvergiftung:* Infolge Idiosynkrasie oder Überdosierung (spez. beim Einstreuen von viel Puder: bei Erwachsenen im allgemeinen höchstens bis 25–50 g und bei Kindern bis 5–10 g in die Wunden, namentlich bei frischen oder bei putriden Wunden und bei alten oder decrepiden Leuten. *Symptome* (in den nächsten Tagen): Übelkeit, Erbrechen, Kopfschmerzen, Schlaflosigkeit, Unruhe bis Tobsucht, Albuminurie und Hämaturie, Durchfall, Herzschwäche. *Diagnose:* Jodnachweis im Harn und Blut (zu einigen Kubikzentimetern Harn a) erbsengroßes Stück Stärke, kochen, erkalten lassen, auf konzentrierte Salpetersäure schichten: blauer Ring von Jodstärke oder b) rauchende Salpetersäure zugeben und mit einigen Kubikzentimetern Chloroform ausschütteln: carminrote Färbung. *Therapie:* Sofortige Entfernung des Jodoforms durch Verbandwechsel mit Spülung, erneute Punktion und Auswaschung jodoformgefüllter Abszeßhöhlen usw., Laxantia und Diuretica, Kochsalzinfusion bzw. Bluttransfusion und Alkalien (JNa!) z. B. Natrium bicarb. oder Rp. Acid. sulfanil. 5,0, Natr. bicarb. 2,5, Aq. dest. ad 200,0 1–2stündlich 1 Eßlöffel. *Prophylaxe:* Vermeidung des Jodoforms bei Idiosynkrasie (Anamnese!).

Ersatzmittel des Jodoforms (wenig giftig und geruchlos, aber nicht so gut blutstillend und antiseptisch.

1. Jodhaltige: Vioform (Jodchloroxychinolin).

Yatren (Jodoxychinolinsulfosäure).

Pregl-Lösung (Jodit, Jodol und Hypojodit mit etwas NaCl und $NaHCO_3$), auch fertig und haltbar als *Presojod* und *Septojod.*

Dijozol (alkoholische Lösung des dijodierten Salzes der Phenylsulfonsäure).

Jodtinktur (Jod 7, Jodkalium 3, Weingeist 90) 5–10%).

*Lugol*sche *Lösung* (Jod 1, Jodkalium 2 Aq. dest. ad. 100).

2. Bromhaltige: Dibromol (alkohol. Lösung eines Salzes einer gebromten isocyclischen Sulfosäure).

Sepsotinktur (alkohol. Lösung einer Komplexverbindung von Metallen mit Brom und Rhodan).

3. Wismuthaltige: Dermatol (Bism. subgall.).

Xeroform (Tribromphenolwismut).

Noviform (Tetrabrombrenzkatechinwismut).

Anusol (Jodresorcinsulfosaures Wismut).

4. Chlorhaltige: Chlorkalk (Calcaria chlorata) als Pulver (10%ig), Salbe (10%ig) oder Lösung (1%ig) u. a.; *Mallebrin* (Chlor und Sauerstoff abgebend); *Natriumhypochlorit* (s. unten).

5. Phenolpräparate: Carbolsäure (Acid. carbol.) und deren Lösungen (½–5%, meist 2–3%ige) sowie *Phenolcampher:* Rp. Acid. carbol crist. puriss. 30, Camphora trit. japan. 60, Alkohol abs. 10 (*Chlumsky*); antibakteriell und gewebsanregend, aber weniger ätzend als Carbolsäurelösungen.

6. Silberpräparate: a) Silbersalze: Höllenstein (Arg. nitric.) als Stift, Lösung $1/3\%$ig bis mehrprozentig), Pulver (½–1%ig) und Salbe (1%ig); je nach Konzentration adstringierend bis ätzend; Yxin (Silber-Kohle), Silargetten (Mundprophylaxe).

b) Silbereiweißverbindungen (Argentum proteinicum): Protargol, Choleval u.a. als Lösung (½–20%ig) oder Salbe (5–10%ig) sowie als Puder, z. B. Protargol und Borsäure āā.

c) Kolloidales Silber (Argentum colloidale: Crédé 1895); *chemisch* hergestellt: *Kollargol* als Lösung (½–2%ig) oder Salbe: Ungt. Crédé oder spez. zur intravenösen Applikation besser, weil mit feinerer Verteilung: *Dispargen* oder *elektrisch* hergestellt (auch mit feiner Verteilung, daher mit geringerer Reaktion): *Elektrokollargol,* auch zwecks Verstärkung der verhältnismäßig geringen bactericiden Wirkung kombiniert mit *Farbstoffen: Methylenblau (Argochrom)* oder *Trypaflavin (Argoflavin)* oder mit *Jod (Jodkollargol)* oder mit *Kupfer (Kupferkollargol)* oder mit *Urotropin (Argotropin).* Silberpulver und Silbersalbe s. u. Silbermetall in aktivierter Form! Aluminiumpulver (Medargal), Blattsilber (*Halsted*) zur Deckung oberflächlicher Wunden.

7. Farbstoffe: a) Anilinfarbstoffe, z. B. *Methylenblau* und vor allem *Methylviolett:* Pyoktamin (Kristallviolett 1%), Furacin bei 1:100000 bacteriostatisch, bei 1:50000 bactericid.

b) Acridinfarbstoffe: Trypaflavin (als Pulver 5%, Salbe 2% oder Lösung $1/2–2^0/_{00}$) und *Rivanol* (als Pulver 2%, Salbe 1% oder Lösung $1/2–1–2^0/_{00}$ig). Proflavin, Argoflavin.

8. Organische Chininpräparate (Morgenroth): Eucupin (Isoamylhydrocuprein) und vor allem *Vuzin* (Isophenylhydrocuprein; benannt nach dem französischen Ort Vouziers, wo es von *Klapp* im I.Weltkrieg zuerst angewandt wurde.

9. Urotropinpräparate: Urotropin (Hexamethylentetramin) 40%ig bei chron. Harnwegsinfekten); desgl. mit Silber: *Argotropin* s. o.

10. Harnstoffpräparate: Provocin (Urea mit Laktose und Harnstoffsuperoxyd) als Pulver sowie als 30–50%ige Lösung oder Paste); *Cutren* (Harnstoff und Thioharnstoff nebst Anästheticum); *Sufortan* (Sulfopyridin 20%, Harnstoff 30%, Harnstoff-Formaldehydverbindung 10% und Bolus-Amylum-Talk 40%), Urethan 10%.

11. Borsäurepulver (Acid. boric. pulver) bei Pyocyaneusinfektion, Chinosolpuder, Thyreoidinpuder.

12. Indifferente Puder (Wirkung: durch Adsorption, spez. durch Einhüllen der Bakterien und dadurch deren Unschädlichmachen sowie durch Bindung von Sekret und Geruch!), spez. bei stark eiternden oder jauchenden Wunden, Geschwüren und Geschwülsten; wegen der baldigen Erschöpfung der Adsorptionswirkung ist es notwendig, die indifferenten Puder dick aufzustreuen und oft, mindestens zu erneuern: *weißer Ton (Bolus alba)*, d. h. wasserhaltige kieselsaure Tonerde, evtl. mit 1%igem Arg. nitric. oder mit 10%igem Chlorkalk oder mit 3%igem Arg. colloidale usw., auch als Bolus-Tierkohlemischung; *Boluphen*, d. h. Bolusphenolformaldehyd usw., *Kieselsäure* evtl. mit Wasserstoffsuperoxyd, Kaliumpermangat usw. und kolloidal als *Solusal; Lenicet*, d. h. Aluminiumacetat, evtl. mit 0,5%igem Arg. nitric. (*Silberlenicet*) oder mit 7,5%igem Perubalsam (*Perulenicet*); *Lenicet Bolus* evtl. mit 0,5%igem Arg. nitric. oder 1%igem Phenol oder 5%igem Ichthyol oder 1%igem Jod; *steriler* (ausgeglühter) *feiner Sand*, spez. *Seesand; Torfpulver, Kohle (Carbo)*, Tierkohlegranulat *Merck*, 10%igem Jodoform, Silber (*Silberkohle*), Trypsin („*Carbencym*") usw. (billiger, aber weniger gut ist Knochen- oder Pflanzenkohle); *Weizenstärke* (Amyl. tritic.), *Rohrzucker (Saccharum alb.)* als Streuzucker, evtl. mit Nafalan aa; *Bärlappsamen (Lykopodium)* u. a. Cenatpuder (Glutathion, Chlorophyllin) besonders stark desodorisierend; Aktivkohlewatte, Nerogenwatte.

13) Schmerzstillender Puder. Anästhesin oder *Cycloform* usw. allein 5–10%ig mit Talk, Bolus usw. (s. u.).

c) Feuchter Verband. α*) Ganzfeuchter oder feuchtabschließender Verband*, z. B. mit phys. Kochsalzlösung, verdünntem Alkohol, Alsol, Salicylsäure, Kamillentee u. dgl.; mit wasserdichtem Abschluß mittels wasserdichten Stoffs, Guttapercha u. dgl. und evtl. Wolle-(Flanell-)wicklung darüber; täglich und evtl. öfters zu erneuern. *Wirkung:* Als „feuchtwarme Kammer" durch Hyperämie zur Aufsaugung (Resorption) oder zur Einweichung („Reifung") beginnender und geschlossener Entzündungen im Stadium der Infiltration, z. B. bei Lymphangitis, Phlegmone, Thrombophlebitis usw., sowie halbfeucht (s. u.) zur Reinigung und Anregung bei schlaffen und schmierigen Wunden und Geschwüren. *Nachteile:* Zugleich aber die Keimvermehrung begünstigend (daher nie bei frischen Wunden!), auch die Haut aufquellend und evtl. macerierend (daher Schutz der umgebenden Haut mit dicker Schicht durch Zinkpaste oder -salbe!); dadurch auch und wegen Schmerzstillung (z. B. bei Panaritium) das Fortschreiten der Entzündung verschleiernd; bei starken Antiseptica, spez. an Gliedenden: Fingern und Zehen auch Gangrän erzeugend (*Cave!* Carbolsäure und Sublimat, aber Vorsicht auch bei Alkohol, essigsaurer Tonerde).

β*) Halbfeuchter oder feuchtaustrocknender Verband* mit perforiertem oder durchlochtem wasserdichtem Stoff oder mit Watte oder mit Zellstoff (wodurch die Verdunstung zwar verzögert, aber nicht ganz unmöglich gemacht wird). *Wirkung:* Infolge lange anhaltender Abdunstung stark saugend; daher zur Reinigung und Nekrosenabstoßung bei eiternden, jauchenden oder schmierig belegten Wunden, Geschwüren und Granulationen, auch vor der *Thiersch*schen Transplantation, aber nicht bei progredienten Entzündungserscheinungen.

Phys. (0,9%ige) *Kochsalzlösung (Sol. Natr. chlorat.)* bzw. *Normosal* bzw. *Tutofusin* u. a. Blutsalzlösungen.

Kamillentee bzw. *Kamillosan:* 1 Eßlöffel auf 1 l Wasser (Gerbsäure und ätherische Öle enthaltend, daher adstringierend und gewebsanregend).

Bleiwasser (Aqua Plumbi) d. h. Liq. Plumbi subacet. (Bleiessig) 2%ig.

*Phenol-Carbolsäurelösungen: Chlumsky*sche Lösung (s. vorn), Sagrotan, Valvanol (1–10% Chlor-Kresoloxydiphenyl in Glyzerinalkohol).

Quarternäre Ammoniumbasen: (Zephirol ½–1%, Seife vermeiden!), Quartamon, Cid.

Salicylsäure: (Acid. salicyl.) 1%ig; spez. bei Pyocyaneusinfektion.

Borsäure: (Acid. boric.) 2–3%ig, spez. bei Pyocyaneus- und als Pulver bei Actinomycesinfektion.

Silberpräparate: 1) *Silbersalz:* Höllenstein (Arg. nitric.) $1/2$%ig bei $1/3$%ig sowie *Simanit* (Silbermanganverbindung) und *Silber aktiviert* (Silbermolke u. dgl.).

2) *Silbereiweißverbindung: Protargol, Choleval* u. a.

3) *Kolloidales Silber*, hergestellt *chemisch: Kollargol, Dispargen* u. a. oder *elektrisch: Elektrokollargol, Fulmargin* u. a., evtl. mit *Methylenblau (Argochrom), Tryvaflavin (Argoflavin) Jod, (Jodkollargol), Kupfer (Kupferkollargol), Hexamethylentetramin (Argolaval und Argotropin)* usw.

Spiritus (Alkohol) 50–96%ig, evtl. mit Jod, Salicylsäure, Tannin, Resorcin usw.

Campherwein (Vinum camphorat.) Rp. Campher 1, Weingeist 1, unter Umrühren versetzt mit Gummischleim 3 und Weißwein 45; vor Gebrauch umschütteln; spez. bei schmierig belegten Unterschenkelgeschwüren.

Übermangansaures Kali: (Kal. permangan.), Rp. 1 Teelöffel (1%ig) auf 1 Glas Wasser oder von der Kristallmasse einige Körnchen bis zu burgunderroter Lösung, aber auch verwendbar als übersättigte Lösung; am besten warm; für infizierte Wunden, spez. bei üblem Geruch sowie für Cystitis; auch 5–10%ig zum Betupfen und Tamponieren bei Furunkel, Schweißdrüsenabsceß u. dgl.; auch für Bäder.

Wasserstoffsuperoxyd (Hydrogenium peroxydatum) = H_2O_2, 3%ig; chemisch rein und haltbar 30%ig als Perhydrol *Merck:* 1–2–3%ig; fest als *Pergenol, Leukozon, Ortizon, Perhydrit, Zinkhydrol* in Form von Pulver, Tabletten oder Stäbchen; blutstillend, desodorisierend, desinfizierend, spez. bei Anaerobierinfektion (Sauerstoffentwicklung!) und mechanisch reinigend (Schaumentwicklung!), daher auch zum Verbandablösen und Wundreinigen, dagegen nicht verwendbar zu feuchtem Verband.

*Jodlösungen: Jodtinktur, Lugol*sche Lösung, *Dijozol, Yatren* (1–5%ig), *Pregl*sche Lösung usw.

Chlorzink: (Zinc. chlorat.) 1%ig und mehr.

Chlorkalk: (Calcaria chlorata) 1%ig, *Chloramin, Mianin, Clorina. Presojod* und *Septojod* (Pregl-Lösung) u. a.

Hypertonische Salz-(Natrium-, Calcium- und Magnesiumchlorid-) *Lösung:* (1–) 5–10%ig (weniger unwirksam, mehr schädigend!); Wirkung durch Anregung des Sekretstroms infolge lymphatischer Selbstauswaschung des Gewebes („lymphlavage": *Wright);* angezeigt vor allem bei torpiden Wunden.

Natriumhypochlorit (Carrel-Dakin): namentlich zu feuchten Verbänden und Dauerberieselung; Wirkung gut durch Sauerstoffzufuhr und Gewebeauswaschung, aber weder ideal noch unschädlich. Rp. Chlorkalk 200,0, Wasser 10 l, krist. Soda 140,0, schütteln, 30 Minuten stehen lassen, abheben und filtrieren, dazu bis zur Neutralisation unter Titrieren mit wäßriger Phenolphthaleinlösung: Borsäure krist. (etwa 25–40); oft (alle paar Tage) erneuern und im Dunkeln aufbewahren, auch fertig und haltbar als *Chloramin, Mianin* oder *Pantosept.*

Carbolsäure: ½–5%ig als Lösung (s. oben), Vergiftungsgefahr (Carbolharnen), möglichst vermeiden!

Acridinfarbstofflösungen: Trypaflavin, Rivanol u.a. und *Anilinfarbstofflösungen: Methylenblau, Methylviolett* u.a.

Furacinlösung 1:500.

Organische Chininpräparate: Eucupin, Vuzin, Optochin, Surfen, Guphen (oral).

Glykokoll (Aminosäure) 10–20%.

Chlorophyll in wäßriger Lösung (Cenat, Echinacin ext., Lacuprin). *Pepsin und Trypsinlösungen:* z. B. Pepsin 50,0, Acid. hydrochloric., Acid. carbol. liquid $\overline{aa}$ 5,0, Aq. dest. ad 1000,0 (*Herrmansdörfer*sche Lösung).

d) Salben. Speziell bei granulierenden Wunden, Geschwüren und Fisteln zum Offenhalten; in Form der Reizsalben auch zur Reinigung und Überhäutung; dagegen nicht bei genähten Wunden sowie bei Wunden mit Nekrosen und Belägen; besonderen Zwecken dienen die *überhäutenden* und die *schmerzstillenden* Salben (ebenso wie die entspr. Puder).

Salbengrundlagen: (Bei dem Salbenverband ist neben dem Wirkstoff wichtig die Salbengrundlage: Mineralfett wirkt nur als undurchlässige Schicht sekretableitend, dagegen Tier- und Pflanzenfett als verseifbare Masse in die Wunde eindringend!). *1. Schweinefett (Adeps suillus);* durch Freiwerden von Fettsäuren leicht ranzig werdend. 2. *Wasserfreies und wasserhaltiges Wollfett (Adeps Lanae und Lanolin);* auch sich mischend mit wasserlöslichen Substanzen und nicht leicht ranzig werdend; daher vorwiegend als Medikamententträger verwandt. *3. Mineralfett: Paraffin und Vaselinum flavum bzw. album;* nicht ranzig werdend ("parum affine"); gut brauchbar als Hautschutz. Besonders präparierte Salbengrundlagen sind *Vasenol* (mit wasserlöslichen Stoffen gut sich mischend) und *Vasogen* (mit Sauerstoff imprägnierte Vaseline, welche besonders leicht in die Haut eindringt) u. a.

Salbenrezepte: α) **Indifferente Salben** (als Hautsalben, auch für die Arzthände) außer den im Kapitel "Aseptik" genannten: Quimbo, Niveacreme, Perohautsalbe u.a.

Ungt. leniens (Cold Cream) aus Wachs, Walrat, Süßmandelöl und Rosenwasser.

Ungt. molle aus Vaselin und Lanolin āā oder Lanolin 60, Vaselin 30, Benzoetinktur 10.

β) **Antiseptische Salben:**

Byrolin (Boroglycerinlanolin) aus Borsäure, Glycerin und Lanolin.

Borsalbe (Ungt. acid. boric.) 2–10%ig.

*Zinksalbe (*Ungt. Zinci oxyd.) 10%ig.

Salicylsalbe (Ungt. acid. salicyl.) 10%ig.

Ungt. diachylon Hebrae (Empl. Lith. + Vaseline oder Ol. Oliv. āā).

Ungt. Wilsonii (Zinc. oxyd. crud. 5,0 Vaselin, flav. ad 50,0).

Lenicetsalbe (Aluminiumacetat).

Vasenolsalbe s. oben (Salbengrundlagen!).

Lyssiasalbe (Zinc. oxyd. Amyl. āā 150, Vaselin flav. 350, Nafalan 160, Perubalsam 60, Chinosol 5, Ichthyol 10, Extr. Hamamelid. 30, Ol. Cacao 30, Airol 10, Adeps lanae ad 1000)

Philoninsalbe (Gemisch mit Jod).

Pechonsalbe (Gemisch mit Ichthyol).

Ilonsalbe (Gemisch äther. Öle mit Phenol).

Dextromon- oder *Dextropursalbe* (Traubenzucker).

Combustinsalbe (Alaun, Wismut, Zink, Borsäure, Perubalsam u.a.).

Fissansalbe (kolloid. Milcheiweiß) und *Fissan-Schwefelsalbe.*

Varicosansalbe (Albumine, Lipoide, bituminöse und teerige Öle, kolloidaler Schwefel, Anästhesin und Zinkoxyd).

Collargolsalbe 15%ig.

Kamillosansalbe.

Camphersalbe (F. M. B.).

Chlorkalksalbe 10%ig.

Resorcin-, Schwefel-, Lenigallol- u.a. Salbe 2–5%ig.

Perubalsamsalbe 10%ig.

Ichthyol- bzw. *Karwendol-* bzw. *Leukichtol-* bzw. *Eutirsol-* (letztere beide farblos) oder *Ichthyanat-* oder *Thioseptsalbe* 5–50, meist 10%ig, auch mit Lebertran: *Leukichtansalbe* (mild) oder mit Karbolsäure, Terpenen u.a. *Dermichtolsalbe* (stark), auch *Piscyolan* u.a.

Silbersalbe (Ungt. Crédé) aus Arg. colloid (1%ig), *Simanitsalbe* (Silbermanganverbindung).

Jodoform-, Dermatol-, Yatren-, Jod-, Kupfer-, Ungt. Kal. jodat- u.a. Salbe 10%ig.

Phenolsalbe (1%): Rp. Acid carbol. liquif. 1, Ol. Lavend. 2, Eucerin ad 100.

Hamamelissalbe, auch *Hamelogransalbe* (Hamamelis, Lebertran, Paraffin, Kohlenwasserstoffette und Casein) und *Hametumsalbe.*

Rubrophensalbe.

Tanninsalbe (5–10%); auch Rp. Acid. tannic. 20,0 Trypaflavin 0,1 Acid. benzoic. 0,3 Ungt. Glycerini ad 100,0.

Trypaflavinsalbe: Rep. Sol. Trypaflav. 0,5% 5,0 Bism. subnitr. 2,0 Eumattan 30,0.

γ) **Reizende und überhäutende Salben:**

Königssalbe (Ungt. basilicum) aus Olivenöl 9, Wachs 3, Colophonium 3, Talg 2 und Terpentin 2, evtl. mit Myrrhentinktur (10%ig); spez. bei Unterschenkelgeschwür. Ähnlich wirkt die *Thymol-Rathaniasalbe* (1:10:100).

Milde *Zinksalbe:* Zinci oxydati 10,0, Adeps lanae 29,0, Aqu. dest. 10,0, Vaselin flavi 22,5, Ceresini flavi 6,0.

Quecksilbersalben, z.B. *graue Salbe* (Ungt. Hydrargyri ciner. 30%ig), *weiße Präcipitatsalbe* (Hydrarg. praecip. 1,5, Vaselin flav. 30,0) und *rote Quecksilbersalbe (Ungt. Hydrargyri rubr.:* Hydrarg. oxyd. 1 Vaseline 9) und 10%ige *Lokopansalbe* (Zinkquecksilbersalbe); spez. bei schlecht eiternden Wunden.

*Billroths*che *Schwarzsalbe:* Rp. Arg. nitr. 1, Bals. Peruv. 10, Lanolin ad 100; spez. bei schlecht granulierenden Wunden zur Umstimmung und Überhäutung, auch nach Hämorrhoidenoperation.

Protargolsalbe 5–10%ige; spez. bei Verbrennungen und Verätzungen zur Überhäutung.

Scharlachrot- (Amidoazotoluol-) Salbe 8%ig oder besser (reizloser und weniger intensiv färbend!) *Pellidol-(Diazethylo-A.)Salbe* 2%ig, auch *Epithensalbe* (Pellidol+Perubalsam + Anästhesin) oder *Fissanalsalbe* (Scharlachrot+Belladonna+Anästhesin: Hämorhoidenbehandlung) oder *Multivalsalbe;* alle vorgenannten Salben verwendet man namentlich zur Überhäutung, aber wegen der Reizwirkung abwechselnd neben indifferenten oder milden Salben (s. u.).

Lebertransalben (Unguentolan *[Löhr]*, Desitinhonigsalbe).
Resistan-(Phosphor-)Salbe.
Mallebrin-(Chlor-, Silber- und Sauerstoff-)Salbe.
Enzymsalben (aus Pancreassaft oder dgl.), z. B. Pancreas-Dispertsalbe.
Vitaminsalben: Vogan-Salbe (A); Bepanthensalbe (B); Multival-Linobion-NKL-Salbe (F).
Hormonsalben: Insulin-, Progynon-, Stilben-, Cyren- und Hydrocortisonsalbe (z. B. Scheroson-F-Salbe).
Vaccinesalben: Antiflammin-, Antipiol-, Histopin-, Inosepta- u.a. Salbe.
Bienengiftsalben: Forapin-, Apikur- u.a. Salbe.
Chlorophyllsalbe.
Harzsalben: Rp. Terebinth. laric. Vaseline alb. āā.; *Cilauphenharzsalbe* (Colophonium, Terpentinöl, ätherische Öle, Phenole und Oberflächenanästheticum), *Terpestrolsalbe, Provulnolan* (mit Lebertran).
Harnstoffsalben: Zum Beispiel Reoxylsalbe (5–10%), Cutren, Sufortansalbe.
Sulfonamidsalben: Siehe Chemotherapie.

δ) **Schmerzstillende Salben:**
Anästhesin- bzw. *Anästhesoform-* (jodhaltig), *Cycloform* usw. Salbe 5–10%ig, auch Anästhesin 2,0–10,0, Bismut. subgallic. 20,0, Vas. flav. ad 200,0. Rp. Cocain 0,25, Menthol 0,2, Anästhesin 1,0, Lanolin 12,0 oder Rp. Anästhesin 1,5 Extr. Hamamelid. 2,0, Acid. tannic. 1,0, Vaseline 15,0 sowie *Percainalsalbe* (1–2% Percain mit oder ohne Menthol), *Pantocainsalbe* (0,2%), *Panthesinsalbe, Curtacainsalbe* u.a.

Ferner: *Ungt. Hebrae* und *Wilsonii,* vgl. Ekzem, *Chlorkalksalbe,* vgl. Frostbeulen, *Ungt. cinereum* vgl. Syphilis. *Movabalsam,* vgl. Brustdrüsenleiden usw.

e) Pasten, d.h. Salben-Pulvermischungen, spez. bei Ekzem.
*Lassar*sche *Zinkpaste* (Rp. Zinc. oxyd. 1, Amyl 1, Vaseline 2); *Dermatolzinkpaste (Lauenstein)* (Rp. Bism. subgall. 4,0 Zinc. oxyd. Amyl. āā 50,0, Adipis Lanae c. aq. 60,0, Ol. Lin 36,0); *Ekzempaste* (Rp. Naftalan 18, Tumenolammon. 5, Zinkoxyd, Talc. venet. āā 15, Eumattan 25, Vaselin flav. 16), *Tumenolzink-, Lenigallol-, Teer-, Salicyl-, Schwefel-, Resorcin-* usw. *Paste* 5%ig; *Desitinpaste* (s.u.); *Fissanpaste* (s. oben); *Novalanpaste* (s.u.); *Granugenpaste* (s.u.); 2%ig Prontosilzinkpaste; *Bruns*sche *Airolpaste* 5%ig, vgl. Wundnaht; *Calot*sche *Paste* und *Beck*sche *Wismutpaste* vgl. Tuberkulose; *Zeller*sche *Paste* vgl. Geschwülste!

f) Balsame, Öle usw.
Lein- oder *Olivenöl.*
Ätherische Öle, z.B. *Eucalyptusöl* und *Campheröl.*
Perubalsam (Balsamum Peruvianum) oder weniger gut *Perugen* (synthetischer Balsam!): antiseptisch, bakterieneinhüllend und gewebsanregend, auch chemotaktisch; spez. bei frischen infizierten bzw. infektionsverdächtigen Wunden rein oder als 10%ige Salbe mit oder ohne 1%igem Höllenstein.
Wundöl Knoll (Granugenol): Gemisch verschiedener Mineralöle als Flüssigkeit, Pulver oder Paste; bindegewebsanregend; spez. für Wunden, Fisteln und Höhlen im Granulationsstadium.
Gallertin: Zum Beispiel (Ol. Cadini 5,0, Xeroform 3,0, Ol. Ricini ad 100,0), Panthesinbalsam 5%, Thyrothricin 3% in Glycerin.
Lebertran: (Ol. Jecoris Aselli), evtl. mit Perubalsam (10%), auch als Salbe: Unguentolan oder Desitinolan oder mit Zinkoxyd und Talk als Paste: *Desitinsalbe* bzw. *-paste;* spez. bei torpiden Geschwüren (Ulcus cruris, Röntgenulcus usw., vgl. auch *Provulnolan, Intrigon, Leukichtan, Hamelogran* u.a.). Statt dessen auch *Multivalsalbe* (ungesättigte Pflanzenfettsäuren) und *Iletinsalbe* (Lecithin-Cholesteringemisch mit Vitamin A und D in zinkoxydhaltiger Salbengrundlage).

Pix liquidi, Tinct. jodi, Ol. ricini zur „aktiven Wunddrainage,
Paraffin liquid., evtl. mit Jodoform 5–10%ig, ätherischen Ölen usw., z.B. β-Naphthal. ros. 0,25, Ol. Eucalypti 2,0, Ol. Oliv. 5,0, Paraffin. molle 25,0, Paraffin. dur. 67,75; bei Wunden, Verbrennungen, Röntgenulcus u. dgl.

Teer: Birkenteer (Ol. Rusci), Fichtenteer (Pix liquida), Braunkohlenteer (Thiol), Steinkohlenteer (Anthrasol) und *Tumenol;* spez. bei Ekzem, Unterschenkelgeschwüren, Wunden usw. (hier als billiger Ersatz des Perubalsams in Form des Birkenteers).

Ichthyol bzw. *Karwendol* bzw. *Leukichthol* oder *Eutirsol* (entfärbt), auch *Thiosept* und (lebertranhaltig) *Novalan, Pechon* u.a. (Ammon. sulf. ichthyolic., aus bituminösem Gestein Nordtirols), auch als 5–50, meist 10%ige Salbe; spez. bei Erysipel und Erysipeloid sowie zur Resorption von Infiltraten bei Lymphangitis, Thrombophlebitis, Phlegmone, Furunkel usw., auch bei Frostbeulen; neuerlich auch *Balingan, Piscyolan, Ichtoxyn, Biturnin* u.a.

g) Enzympräparate als Lösung, Pulver oder Salbe; angezeigt bei schlecht heilenden Wunden, Geschwüren, Fisteln und Höhlen sowie als Dunstumschlag bei Narben, Keloiden, Hyperkeratosen, Contracturen u. dgl.

Zum Beispiel *Salzsäurepepsinlösung* nach *Unna.* Rp. Pepsin 1–5,0 Salzsäure, Carbolsäure $\overline{aa}$ 1,0 (oder Borsäure 4,0 + Salzsäure 0,4), Aq. dest. ad 100,0 oder Lanolin ad 50,0 sowie Präparate aus Pankreassaft (*Pankreasdispert*), Speichel usw., auch *Incitamin*. Hyaluronidasepräparate (Luronase-Bayer, Kinetin) wirkt durch „spreading effect". (Zur Hämatomresorption, Myositisprophylaxe und Vermeidung von starker Narbenschrumpfung).

h) Hormonpräparate. Zum Beispiel Progynon-, Stilben-, Cyren-, Oestromon-, Hydrocortison(Scheroson F)Salbe.

i) Vitaminpräparate. Zum Beispiel Vogan-, Lebertran-, Bepanthen-, Multival-NLK-Salbe.

k) Biologische Wundantisepsis. *Bakteriophagentherapie* (d'Herelle) = Virusarten, welche antibakteriell wirken, z.B. Coliphag, Staphylophag. *Antivirustherapie (Besredka)* = gefilterte ältere Staphylokokken- und Streptokokkenkulturen enthalten Stoffe, die das Wachstum der entsprechenden Bakterien hemmen, z.B. Antipiolsalbe, Neosomsalbe, Antipiol-flüssig, Antiflamminsalbe.

l) Plomben. *Vaseline, Humanol, Paraffin, Wachs, Beck*sche *Wismutpaste* (vgl. Tuberkulose), *Mosetigs Jodoformplombe* (vgl. Osteomyelitis), *Gold und andere Edelmetalle, lebender Gewebstampon:* Zum Beispiel *Muskel, Fett, Haut* usw.; angezeigt bei starrwandigen Höhlen und Fisteln, z.B. nach Pleuraempyem, Osteomyelitis, Tuberkulose u. dgl., falls Ausheilung durch baktericide und gewebsreizende Mittel (Jodoformglycerin, Rivanol, Wasserstoffsuperoxyd, Perubalsam, Granugenol, Salzsäurepepsinlösung u. dgl.) nicht gelingt. In infizierten Höhlen haben nur Plomben aus lebendem Gewebe Aussicht auf Einheilung. In nicht infizierten Höhlen (z.B. Pneumonektomiehöhlen) können auch Kunststoffe (Lucitbälle, Polystanplomben) Verwendung finden. Die Aussichten auf Dauererfolg sind jedoch gering.

m) Chemotherapie: Antibiotica und Tuberkulostatica), Chemotherapie ist die wirksame Hemmung oder Abtötung pathogener Keime im Gewebe durch spezifisch-bakteriostatisch oder bactericid wirkende Substanzen („therapia magna sterilisans", *Paul Ehrlich* 1854–1915). Bis zur Entdeckung der Sulfonamide und Antibiotica war Chemotherapie nur in sehr begrenztem Umfang möglich. Seit Bekanntwerden dieser Stoffe (Sulfonamide: *Klarer, Mietzsch, Domagk* 1932, Antibiotica: *Pasteur* und *Joubert* 1887, *Emmerich* und *Loew* 1899, *Alexander Fleming* 1928, *H. W. Florey* 1938) hat in Verbindung mit den modernen Anästhesieverfahren eine eindrucksvolle Ausweitung der Chirurgie auf allen Gebieten, vor allem in der Thoraxchirurgie, stattgefunden. Die Mortalitätsziffer und die Zahl der postoperativen Komplikationen durch Wundinfektionen aller Art einschließlich der tuberkulösen Streuungen wurde durch prä- und postoperative prophylaktische Anwendung der Chemotherapie ganz entscheidend herabgedrückt. Die Erfolge der primären Wundausschneidung wurden verbessert, so daß mehr primäre Versorgungen ausgeführt werden. Die postoperative Peritonitis, die Gefahr der bakteriellen Aussaat nach Operationen, die Gelenkversteifungen nach Osteomyelitis und Gelenkempyem usw. konnten weitgehend gebannt werden. Insgesamt wurde durch die Anwendung der Chemotherapie das Operationsrisiko erheblich verringert und die Gesamtmortalitätsziffer von durchschnittlich etwa 6–7% aller Fälle auf 3–4% gesenkt. Innerhalb der pyogenen Infektionen sank die Mortalität von 14,9% (1933–1942) auf 3,7% (1950–1954). Trotz dieser, zweifellos den Antibioticis zuzurechnenden Erfolge darf niemals übersehen werden, daß Chemotherapie nur eine unterstützende Maßnahme der allgemein-chirurgischen Wundbehandlung ist; *niemals kann das chirurgische Handeln durch die Chemotherapie ersetzt werden.*

Nachteile: Der anfänglichen (1942–1949) enthusiastischen Begeisterung über die neuen Möglichkeiten der Chemotherapie ist eine Phase der kritischen Zurückhaltung gefolgt, welche mitunter bis zu einer skeptischen Ablehnung ging. Die Gegenströmung war durch Berichte über unerwünschte Nebenwirkungen und ernste Komplikationen in Gang gekommen. An bedrohlichen Nebenerscheinungen nach Antibioticis waren beobachtet worden: Tod im anaphylaktischen Schock, Schäden von Leber, Nieren und der blutbildenden Organe, Superinfektionen mit resistenten Keimen (Staphylokokken-Enterocolitis nach vorbereitender intestinaler Antisepsis), Zunahme resistenter Staphylokokkenstämme, z.B. von 5 bis 12% (1945) auf über 60% (1955), mutmaßliche Vermehrung der massiven Lungenembolien von 5,3% (1933–1942) über 1,9% (1943–1947) auf 12,6% (1950–1954). Die Ergebnisse der hierüber angestellten Untersuchungen sind bisher sehr widersprechend. Das Absinken der Embolien in den Jahren der Mangelernährung deutet daraufhin, daß hier die Ernährungsfrage eine größere Rolle spielt, außerdem das Alter der operierten Patienten.

Von nicht lebensbedrohlichen Nebenerscheinungen wurden beobachtet: allergische Reaktionen (Kontaktdermatosen, Exanthem, Ekzem, Urticaria, Glossitis, Stomatitis, schwarze Haarzunge), unspezifische Nebenwirkungen (lokale und generalisierte Moniliasis, Soor der Perianalgegend und der Lunge), verstärkte Pyocyaneusinfektion, Veränderungen akuter Krankheitsbilder (larvierte und symptomarme Verlaufsformen von typischen entzündlichen Erkrankungen, z.B. Appendicitis, Cholecystitis, paranephritischen Abszeß, Pleuraempyem, Lungenabszeß, Osteomyelitis).

Diese, zweifellos durch eine übermäßige und oft kritiklos durchgeführte Chemotherapie hervorgerufenen Komplikationen zwingen dazu, die „alten", bereits „verbrauchten" Antibiotica (Penicillin) zu verlassen und neue Antibiotica zu verwenden. Außerdem ist die Anwendung der Antibiotica durch eine strenge Indikation in den nötigen Grenzen zu halten.

Bei den *Sulfonamiden* sind die Nebenerscheinungen im allgemeinen weniger stark, jedoch werden auch hier primäre Unverträglichkeiten durch Allergie, Appetitmangel, Übelkeit und Erbrechen beobachtet. Lebensbedrohliche Sulfonamidschäden sind durch Störungen der Leuko- und Erythropoese, sowie durch Leberschädigung (subakute gelbe Leberatrophie) und Nierenstörungen (Hämaturie, Konkrementbildung und Anurie hervorgerufen. Bei Unterdosierung der Sulfonamide besteht auch hier die Gefahr, daß künstlich resistente Bakterienstämme erzeugt werden (Absinken der Erfolgsziffer der Gonorrhoebehandlung von 90% auf 30–40% durch Erregerresistenz).

I. Sulfonamide: Tabelle der wichtigsten Sulfonamide: Als Kern aller Sulfonamidwirkung erscheint das p-Amino-benzol-sulfonamid („Sulfa").

A. Die Prontosil-Cibazolgruppe (substituiert am N 1):
  „*Prontosil*" – Diazofarbstoff
  „*Prontalbin*" – Sulfonamid
  „*Marfanil*"
  „*Sulfacetamid*" – Albucid
  „*Irgafen*"
  „*Irgamid*"
  „*Tibatin*" – Diamino-diphenyl-sulfondigalaktosid
  „*Dagenan*", „*Eubasin*" – Sulfapyridin
  „*Cibazol*", „*Eubasin*" – Sulfapyridin
  „*Cibasol*", „*Eleudron*" – Sulfa-Thiazol
  „*Uroluscosil*", „*Globucid*" – Sulfa-Thiodiazol

B. Di-Methylpyrimidone und Supronalum (substituiert am N 1):
  „*Pyrimal, Debenal*", Sulfapyrimidin, „*Protocid*"
Sulfadimethylpyrimidin (die Di-Methyle in wechselnder Stellung am Pyrimidinring 2/4, 4/6).
  „*M-Debenal*", „*Aristamid* (2/4), „*Elkosin*"
  „*Diazil*", „*Sulfamerazin*"
  „*Sulfamezathine*" (4/6)
  „*Diazenol*" (4/6) + Calcium)
  „*Tri-Sulfanyl*"
  „*Marbadal*"-M-Debenal + Supronalum

C. Harnwirksame (substituiert am N 1):
  „*Euvernil*" – Sulfonamidharnstoff
  „*Badional*" – Sulfa-Thio-Harnstoff
  „*Sulfisoxazol*" (*Gantrisin*)

D. Darmwirksame (z.T. substituiert am N 4)
  „Intestin" – Euvernil
  „Guanicil" – Sulfaguanidin
  „Sulfasuxidine" – Succinyl – sulfathiazol
  „Phtalazol", *„Taleudron"* ähnlich „Sulfatalil", – Phtalyl-sulfathiazol
  „Phtalyl-Sulfacetamide" (vgl. Albucid) – Thalamyd

E. Kombinationspräparate (meist nach dem Sulfa-additionsprincip hergestellt).
  Supronal, Solusupronal
  „Andal" – Trisulfonamid aus
  Sulfa-äthylthiadiazol + Sulfamethylpyrimidin
  + Sulfapyrimidin
  „Protocid" aus Sulfa-äthyldiazol + Methylsulfadiazin
  Dosulfin (Sulfamerazin, Isopropoxy-benzoyl-p-amino-benzolsulfonamid)
  Furadantin – Furacin (Nitrofuranderivate) nur bei Harnwegsinfektionen

Wirkung: Der wirksame Bestandteil der Sulfonamide ist die am Benzolring in Parastellung zueinanderstehende Amino-(N 4) und Sulfonamid-(N 1)-(SO$_2$ NH2)gruppe. Durch Kupplung mit verschiedenen Ringen (Pyridin, Pyrimidin, Thiazol u.a.) wurde die Wirksamkeit verbessert und Nebenwirkungen herabgesetzt. Im Gegensatz zu den Desinfizientien (baktericid wirkend, Gewebsschädigung und eiweißfällend bei geringer Tiefenwirkung) sind die Sulfonamide gewebsverträglich, gut resorbierbar und leukocytenfreundlich. Im wesentlichen wirken die Sulfonamide bakteriostatisch, d.h. sie hemmen spezifische Wuchsstoffe pathogener Kokken (z. B. die für die Erreger lebenswichtige Paraminobenzoesäure). Diese, auch Vitamin H genannt, wird durch die Sulfonamide verdrängt und die Teilungsgeschwindigkeit, sowie das Wachstum verzögert (*Kuhn*). Die bakteriostatische Wirkung tritt im kranken Organismus besonders deutlich in Erscheinung. Die im Wachstum gestörten Krankheitserreger (z. B. Streptokokken) sind derart verändert, daß sie den natürlichen Abwehrfunktionen des Körpers leichter erliegen. Die Phagocytose der geschädigten Keime durch Leukocyten und Histiocyten wird besonders kräftig. Das Wesen der Sulfonamidwirkung liegt darin, daß sie oder ihre im Körper entstandenen Spaltprodukte die Bakterien schädigen, ohne zugleich die phagocytäre Tätigkeit der Leuco- und Histiocyten irgendwie zu hemmen.

Dosierung: Volle Wirksamkeit wird nur erreicht, wenn im Blut und in den Geweben ein Blutspiegel von etwa 5–20 (durchschnittlich 10) mg-% dauerhaft gehalten werden kann. Da eine rasche Resorption aus dem Dünndarm erfolgt, ist die perorale Gabe besonders günstig. Kleine verzettelte Dosen sind ungünstig (Gefahr der Entstehung resistenter Erreger). Im Anfang sind daher hohe Dosen erforderlich (Sulfonamidstoßtherapie).

Anwendung: Eine exakte Dosierung wird nach Gramm Sulfonamid je Kilogramm Körpergewicht berechnet. Für Supronal z.B. bei Erwachsenen 0,15 g/kg ist = 10 g für 70 kg Körpergewicht; für Säuglinge 0,3–0,4 g/kg; für Kinder von 1 bis 3 Jahren 0,3 g/kg; für Kinder von 4–6 Jahren 0,25 g/kg; ältere Kinder 0,18–0,2 g/kg Körpergewicht.

1. Oral: Günstigste und allgemein bevorzugte Anwendungsweise. Fast alle Sulfonamide werden in Tablettenform hergestellt; daneben auch als Sirup und Saft.

Beispiel einer peroralen Applikation: 6 g Andal (12 Tabletten oder Teelöffel Saft) über den Tag verteilt; nach Besserung Reduktion auf 4,0 g (8 Tabletten oder Teelöffel Saft); bei schweren Fällen kann die Initialdosis bis 8,0 g gesteigert werden. Zur Darmwäsche, prä- und postoperativen Vorbereitung von Magen-Darmoperationen (spez. Colon, Sigmoid und Rektum), schwer lösliche Sulfonamide (Taleudron, Intestin-Euvernil). Beispiel einer präoperativen Darmvorbereitung mit Taleudron, täglich 3½ g = 7 Tabletten für Erwachsene, 4–5 Tage lang, dabei schlackenarme Diät, Reinigungseinlauf vor der Operation.

2. Lokal: Lokalanwendung spielt eine hervorragende Rolle, da außerordentlich hohe Konzentration am Ort des Geschehens erzielt wird. Am günstigsten ist die Puderform (z. B. Marfanil-Prontalbin-Puder, Supronal-„B"-Puder, Badional-Puder 30%ig, Marbadal-Puder). Einstreuen des Puders in Wunden (10 bis max. 15 g Marbadal, bei Kindern die Hälfte), ferner in die Bauchhöhle (als Kochsalzaufschwemmung) bei Peritonitisgefahr, als intrapleurale Instillation bei Pleuraempyem, durch Duodenalsonde bei schwerer Gastroenteritis und Darmbrand; in flüssiger Zubereitung 2%ig. Zur Gelenkspülung bei Gelenkempyem, bei schwersten Infektionen (z. B. Gasödem) genügt die lokale Anwendung nicht. Lokale Anwendung in Hirnwunden und Liquorraum möglichst vermeiden.

3. Intramusculär und intravenös: Für die parenterale Anwendung in schweren Fällen werden die meisten Sulfonamide auch in Ampullenform hergestellt, z. B. Andal (20%ig), Protocid (20%ig), Solusupronal.

Die Einleitung erfolgt am besten in Form der Stoßtherapie, z. B. 3 Tage Kilogramm Körpergewicht 6-9 g die auf 4-5 Einzeldosen verteilt, nach den Mahlzeiten mit reichlich Flüssigkeit und zur besseren Verträglichkeit mit Natriumbicarbonatzusatz; allgemein werden Sulfonamide heute nur dort verwendet, wo geeignete Antibiotica nicht zur Verfügung stehen oder deren Kombination mit Sulfonamiden besonders günstig ist. Trotzdem ist die Entwicklung der Sulfonamide noch keineswegs abgeschlossen.

Indikationen: Streptokokkeninfektion: Pyrimal, Debenal, Badional, Tibatin.
Staphylokokkeninfektionen: Badional, Debenal, Cibazol.
Pneumokokkeninfektionen: Debenal, Cibazol, Irgafen.
Gonokokkeninfektionen: Debenal.
Meningokokkeninfektionen: Debenal, Cibazol.
Anaerobierinfektionen: Marfanil, Supronal, Marbadal.
Harnwegsinfektionen: Euvernil, Badional, Gantrisin, **Aristamid.**

Schnell resorbierbare und schnell und unverändert über die Nieren ausgeschiedene Sulfonamide werden hier bevorzugt.

Zur Darmantisepsis (Darmwäsche): Resulfon, Taleudron, Formocibazol, Sulfasuxidin, Intestin-Euvernil. Hierfür möglichst schwer lösliche und langsam resorbierbare Sulfonamide, welche lediglich im Dickdarm ihre Wirkung entfalten.

Resorption und Ausscheidung: Leicht resorbierbare Sulfonamide werden über die Niere ausgeschieden, nachdem sie durch Azetylierung unwirksam gemacht wurden. Bei saurem und neutralen Harn besteht die Gefahr der Auskristallisierung (Hämaturie, Nierensteinbildung, Tubulusverstopfung, Anurie). Zur Alkalisierung des Harns Natriumbicarbonat- und reichlich Flüssigkeitszufuhr, sowie Mischpräparate, z. B. Trisulfonamid.

Intensive Ausscheidung im Harn und entsprechende harndesinfizierende Wirkung haben Euvernil und Badional.

Gute Resorption und langsame Ausscheidung haben die Di-Methyl-Pyrimidine.

Die Verteilung auf Plasma und Erythrocyten ist unterschiedlich. Auf eine Plasmakonzentration von 1 ergibt sich für die Anreicherung im Erythrocyten und Liquor: Für Prontalbin 1,3, Pyridin 0,9, Thiazol 0,5, Pyrimidon 0,3. Umgekehrt wird bei einem Gesamtblutgehalt von 9,4 mg-% mit Pyridin eine Pleurakonzentration von 9,4, für Pyrimidin aber eine solche von 12,2 mg-% erreicht.

Die schwer löslichen „darmantiseptischen" Sulfonamide werden kaum resorbiert; die Blutkonzentration überschreitet 1,0 mg-% nicht; toxische Nebenwirkungen sind nicht zu befürchten. Wegen der starken Reduktion der Coliflora ist zusätzlich Vitamin K zu geben.

Nebenwirkungen: Appetitmangel, Übelkeit, Erbrechen, Sensibilisierung durch frühere Sulfonamidgaben, primär-allergische Sulfonamidunverträglichkeit; Erregerresistenz bei Unterdosierung (z. B. bei Gonorrhoe nur noch 30–40% Erfolge gegenüber 90% zu Beginn der Sulfonamidära); bei langdauernder oder Überdosierung Nierenstörungen (Hämaturie, Konkrementbildung, Anurie). Seitdem die älteren Sulfonamide (Uliron, Eubasin, Cibazol) nicht mehr verwendet werden, wird dies kaum noch beobachtet; ferner Leberschädigungen bis zum Bild der subakuten gelben Leberatrophie, lebensbedrohliche Störungen der Leuko- und Erythropoese (Agranulocytose, Anämie).

II. Tuberkulostatica: Die chemotherapeutische Vernichtung der Tuberkelbazillen wird mit den Tuberkulostatica Paraminosalizylsäure, Thiosemikarbazone und Isonikotinsäurehydrazid angestrebt. Die Präparate sind wirksam. Ein voller Erfolg ist jedoch mit ihnen nur bei exsudativen Fällen zu erwarten, bei denen Ausheilung Narbenbildung möglich ist.

Paraminosalizylsäure (PAS). *I. Lehmann* 1946, in vitro tuberkulostatisch wirksam noch in Verdünnungen von 1:650000 bis 1:2000000, weitgehend ungiftig; ausreichender Blut- und Serumspiegel nur durch hohe perorale Dosen erreichbar (10–15 g p. die); rasche Darmresorption und Ausscheidung durch die Niere; gleichmäßige Verteilung im Gewebe, Übergang in Liquor verzögert.

Indikation: Frisch exsudative Lungentuberkulose, Schleimhaut-, Darm- und Drüsentuberkulose.

Anwendung: Meist in Kombination mit Streptomycin und Neoteben, da hierdurch die Wirkung potenziert und vorzeitige Resistenz vermieden werden soll.

Conteben (Tebethion, 4-Acetylaminobenzaldehydthiosemikarbazon; *Behnisch, Mietzsch, Schmidt, Domagk* 1946), tuberkulosewirksam, jedoch schwere Nebenwirkungen, welche von Appetitlosigkeit bis zu schweren Blutbildveränderungen und Vergiftungserscheinungen reichen, laufende Blutbildkontrolle erforderlich.

Dosierung: 0,002/kg Körpergewicht täglich (das ist ½–1 Tablette) über längere Zeit.

Indikation: Frische exsudative Lungentuberkulose, Haut-, Schleimhauttuberkulose; geringere Aussichten bei Urogenitaltuberkulose, Knochen- und Gelenktuberkulose.

Neoteben (Isotebicid, Rimifon, Ertuban, Bazillin, Nydrazid, wirksame Substanz ist das INH = Isonikotinsäurehydracid, hergestellt von *H. Meyer* und *I. Mally* 1912) relativ, ungiftig, geringe Nebenwirkung.

Dosierung: 0,5 mg/kg Körpergewicht über mehrere Wochen kombiniert mit PAS. Bei hochexsudativen Formen mit Streptomycin kombiniert. Stärkst wirksames Mittel gegen die exsudative Tuberkulose (*Domagk*).

Indikation: Unterstützung der konservativen Heilstättenbehandlung und zur Vorbereitung und Nachbehandlung bei extrapulmonalen und pulmonalen Formen der Tuberkulose. Lokale Anwendung bei Kehlkopftuberkulose und spez. Empyemen und Fisteln.

III. Antibiotica:

Tabelle der wichtigsten Antibiotica und ihrer Wirkungsstärke gegenüber den klinisch bedeutungsvollsten Erregern

Erreger	Penicillin	Streptomycin	Dehydrostreptomycin	Chloromycetin	Aureomycin	Terramycin, Tetracyn	Häufigste Erkrankungen
Grampositive Erreger							
Staphylokokken	++	+	+	*	++	++	Osteomyelitis, Abscesse
Pneumokokken (Diplococcus pneumoniae)	++	+	+	+	++	++	Pneumonie, Meningitis
Enterokokken (Streptcoccus faecalis)	±	+	+	++	++	++	Intestinale Infektionen
Streptococcus haemolyticus (Streptococcus pyogenes)	++	+	+	++	++	++	Puerperalfieber, Erysipel
Streptococcus viridans (Streptococcus mitis, S. salivarius)	++	+	+	++	+	+	Endocarditis lenta
Corynebacterium diphtheriae (Klebs-Löffler-Bacillus)	+	+	+	+	+	++	Diphtherie
Säurefeste Mykobakterien Mycobacterium tuberculosis	O	++	++	±	O	+	Tuberkulose
Aerobe Sporenbazillen B. anthracis	+	+	+	+	++	O	Milzbrand
Anaerobe Sporenbazillen Bacillus botulinus (Clostridium botulinum)	+	O	O	−	−	O	Botulismus
Bacillus perfringens (Chlostridium perfringens welchii)	+	O	O	±	⊕	++	Gasbrand
Bacillus tetani (Chlostridium tetani)	+	O	O	O	−	O	Tetanus
Bacillus enterotoxicus	O	−	−	−	−	O	Darmbrand
Aktinomyceten Actinomyces	+	+	+	−	+	++	Actinomycose
Gramnegative Erreger							
Gonokokken (Neisseria gonorrhoeae)	++	+	+	+	++	++	Gonorrhoe

Erreger	Penicillin	Strepto-mycin	Dehydro-strepto-mycin	Chloro-mycetin	Aureomycin	Terramycin, Tetracyn	Häufigste Erkrankung
Meningokokken (Neisseria intracellularis)	*±	*±	*±	+	++	++	Meningitis epidemica
Pneumobacterium Friedländer (Klebsiella pneumoniae)	O	+	+	+	++	++	Pneumonie, Harnwegs-Erkrankung
Bacterium coli (Escherichia coli)	O	+	+	+	++	++	Peritonitis
Bacterium proteus (Proteus vulgaris)	O	+	+	+	O	±	Harnwegserkrankung, Enteritis
Bacterium typhi (Eberthella typhosa bzw. Salmonella typhosa	O	±	±	++	±	+	Typhus abdominalis
Bacillus enteritides (Salmonella enteritidis)	O	+	+	+	±	±	Enteritis
Bacterium pyocyaneum (Pseudomonas aeruginosa) ...	O	±	±	O+	O	±	Chirurgische Harnwegs-infektionen
Brucella (Br. abortus Bang, melitensis, suis)	O	±	±	++	++	++[1]	Febris undulans
Ruhrbakterien							
Shiga-Kruse-Bakterien (Shigella dysenteriae)	O	+		+	+	++	Bazillenruhr
Spirochäten							
Leptospira icterohaemorrhagiae	+	+	+	−	++	++	Weilsche Krankheit
Spirillum minus	+	−	−	−	++	++	Rattenbißfieber
Treponema pallidum	++	O	O	+	++	+	Syphillis
Rickettsien							
Rickettsia prowazeki (Erreger des Typhus exanthematicus)	+	−	−	++	++	++	Fleckfieber, Murines
Rickettsia mooseri (amerik. Bez. auch Rickettsia typhi)	+	+	+	+	++	++	Fleckfieber
Rickettsia burneti (Coxiella burneti)...........	−	−	−	+	++	++	Q-Fieber
Viren							
Lymphogranuloma inguinale-Virus (Lymphogranuloma venereum-Virus)	+	+	+	O+	++	++	Lymphogranuloma inguinale
Pneumonitisvirus	−	−	−	+	++	++	Viruspneumonie
Psittacosisvirus	O+	O	O	O+	++	++	Psittacosis
Toxoplasmen							
Toxoplasma gondii	−	−	−	−	++	−	Toxoplasmose

Zeichenerklärung:

[1] Kombiniert mit Streptomycin.
* = In vitro wirksam, nicht in vivo.
+ = Wirksamkeit bei einigen Stämmen, bei anderen nicht.
++ = Wirksamkeit in vitro und in vivo (Präparat der Wahl.)
− = Nicht untersucht.
± = Fragliche Wirksamkeit.
⊕ = Bisher nur in einzelnen Fällen mit Erfolg angewendet.
O = Keine deutliche Wirksamkeit in vitro.

1. Penicillin: *H. W. Florey* (Oxford 1938). 1941 erste Anwendung am Menschen, 1942 erste Heilung einer Streptokokkenmeningitis (*Fleming*). Herstellung aus den Kulturen des Schimmelpilzes Penicillium notatum. Seit 1943 industriell in großen Mengen hergestellt, 1. Chemotherapeuticum, welches pathogene Mikroorganismen baktericid und bakteriolytisch trifft, ohne das Körpergewebe und seinen Stoffwechsel wesentlich zu beeinflussen gelbliches Pulver, gut wasserlöslich.

Dosierung: nach Oxford-Einheiten (OE) (entsprechen den jetzt gültigen internationalen Einheiten (IE) nahezu völlig). Eine OE ist die Menge Penicillin, die in 50 cm^3 Bouillon gelöst, das Wachstum einer besonderen Staphylokokkenkultur gerade unterdrückt.

Indikation (s. Tabelle): infizierte Wunden, Abscesse, Schweißdrüsenabscesse, Furunkel, Panaritien, Phlegmonen, Gelenkempyeme, zur Unterstützung der primären Wundausschneidung und Erzielung primärer Wundheilung. Strepto-, Staphylo-, Pneumokokkenmeningitis, Meningitis epidemica, Sepsis, Syphilis, Gonorrhoe, Erysipel, Osteomyelitis, mischinfizierte Empyeme, Lungenabsceß, Harnwegsinfektion, Peritonitis, Tetanus, Gasbrand, Milzbrand, Aktinomykose. Die Indikation wird, wie für alle Antibiotica, von der Erregertestung bzw. dem Testergebnis geleitet (Morley-Test, Loch-Test, Röhrchen-Test). Wenn möglich, ist vor Beginn der Therapie das Testergebnis abzuwarten. Die indikationslose Anwendung von Penicillin und anderen Antibioticis ist zu unterlassen, da eine Reihe von Nebenwirkungen (s. dort) dadurch ausgelöst werden. Enge Zusammenarbeit mit einem bakteriologischen Institut, welches zuverlässige Testuntersuchungen ausführt, ist daher in allen Fällen erforderlich, bei welchen eine längere antibiotische Therapie beabsichtigt ist. Über die Indikation der antibiotischen Prophylaxe besteht keine völlige Einigkeit, einerseits kann durch Prophylaxe das Ergebnis primärer Wundversorgungen (z. B. Unfallverletzter) wesentlich verbessert werden, andererseits macht es die zunehmende Erregerresistenz notwendig, spez. mit der Penicillinanwendung nur gezielt vorzugehen, d.h. wenn das Vorhandensein empfindlicher Erreger erwiesen ist.

Präparate: a) Reines Penicillin: Penicillin „Bayer". Ampullenflaschen zu 50000, 200000, 1 Mega-Einheiten; Penicillin „Grünenthal" Ampullenflaschen zu 10000 und 200000 E.; Penicillin „Schering" Ampullen zu 5000 E.

b) Depotpräparate: Aquacillin comp. Ampullenflaschen zu 200000, 400000, 2 Mega IE, Solucillin „forte" Ampullenflasche zu 600000 IE; Tardocillin comp. Ampullenflasche zu 600000 IE; Tardocillin comp. „Citole" = sterile injektionsfertige Spritze mit 600000 IE Penicillin, NPc aqu. Ampullenflaschen zu 200000, 400000, 2 Mega IE; NPc ol. Ampullenflaschen zu 300000, 1,2 Mega und 3 Mega IE; Depocillin A, Ampullenflaschen zu 400000 und 2 Mega IE (Grünenthal); Depocillin O. Grünenthal, Ampullenflasche zu 300000 IE; Depot-Penicillin Göttingen, Ampullenflaschen zu 300000, 500000, 600000, 1 Mega und 3 Mega IE., Pronapen (*Boehringer*, Ingelheim), Pfizer, Ampullenflasche zu 400000 IE.

c) Kombinationspräparate: Supracillin Grünenthal, Ampullenflasche zu 500000 IE Penicillin und 0,5 g Streptomycin; Cobiotic (*Boehringer*, Ingelheim) Ampullenflasche 500000 IE Penicillin, 0,5 g Dihydrostreptomycin; Omnacillin (*Hoechst*, Penicillin + Novocain + Omnadin) Ampullenflaschen 200000, 300000 und 3 Mega IE, Manole zu 200000, 400000 IE; Omnamycin (*Hoechst*) Ampullenflasche zu 400000 IE Penicillin, 0,5 g Streptomycin und Omnadin; Hostamycin (*Hoechst*) Ampullenflasche zu 500000 IE Penicillin und 0,5 g Streptomycin, Hostamycin forte Ampullenflasche zu 400000 IE Penicillin und 1,0 g Streptomycin; Inhalopen (zur Ärosoltherapie) Ampullenflasche zu 500000 IE Penicillin + Antihistaminicum, 150000 IE Oxyprocainpenicillin, 0,5 g Streptomycin, 2000 γ Thyrotricin.

Dosierung: Zur Aufrechterhaltung eines Blutspiegels, welcher noch baktericid wird, ist durchschnittlich die Gabe von 100000 IE wäßriger Penicillinlösung aller 3 Stunden erforderlich. Bei Anwendung von Depotpräparaten wird der Blutspiegel 6–10 Stunden aufrechterhalten. Übliche Tagesdosen: Für Kinder bis 1 Jahr 120 bis 180000 IE, 1–4 Jahre 100000–160000 IE, 4–10 Jahre 160000–300000 IE, 10–15 Jahre 240000–400000 IE. Erwachsene 400000 bis 1 Mega IE je nach Schwere des Falles. Der baktericide Blutspiegel liegt zwischen 0,5 IE und mehr je Kubikzentimeter Blut und 0,03 IE/cm^3.

Anwendungsformen: 1. Lokal: Umspritzung beginnender pyogener Infektionen mit 0,25 bis 1 cm^3 Penicillinlösung, Punktion und Entleerung geschlossener Eiterhöhlen und Instillation von täglich 5000 bis 10000 IE Penicillinlösung, Einlegung penicillingetränkter Tampons in Wundhöhlen, lokales Aufträufeln auf aseptische Operationswunden 5000 bis 50000 IE je nach Größe der Wunde. Penicillinsalbe mit 500–1000 IE/mg oder Penicillin-

Kombinationssalben, z. B. Sulfocillinsalbe auf eiternde Wundflächen, Pyodermien, Ulcerationen.

2. *Parenteral* (subcutan, intramusculär und intravenös): Zweckmäßigste Anwendungsform der allgemeinen Penicillintherapie, da nur hierdurch ein ausreichender Blutspiegel erhalten werden kann, z. B. intramusculär alle 3 Stunden 25000 IE gelöst in 2,5 cm³ Aqua bidestillata oder als intravenöse Dauertropfinfusion in isotoner Kochsalzlösung 5000 bis 10000 IE stündlich und mehr, so daß in 24 Stunden 100000 bis 500000 IE appliziert werden. In schweren Fällen bei Erwachsenen 1–2 Mega IE täglich.

3. *Instillation* in Abscesse, infizierte Körperhöhlen (Nebenhöhlen, Pleurahöhle usw.) 50000–100000 IE täglich.

4. *Intralumbal:* 5000–20000 IE täglich (nur gereinigtes Penicillin verwenden!).

5. *Inhalation:* 30000–50000 IE in 1–2 cm³ physiologischer Kochsalzlösung 2–4mal täglich inhalieren oder 100000 IE 4–6mal täglich je nach Schwere der Erkrankung und Alter des Patienten.

6. *Depotpräparate:* Zur Vermeidung der für Schwerkranke lästigen, während Tag und Nacht fortgesetzten Injektionen werden besser Depotpräparate intramuskulär 1mal oder 2mal innerhalb 24 Stunden gegeben (Pronapen, „Boehringer-Ingelheim" usw., s. vorn). Depotwirkung und Stoßwirkung werden vereinigt, wenn ungefähr folgende Kombination verabreicht wird: Penicillin-G-Procain 300000 IE + Penicillin-G-Natrium 100000 IE/cm³; durch Gabe von öligen Suspensionen (z. B. Lösungen in Öl, Bienenwachs oder Aluminium Monostearad 2%ig) kann die Depotwirkung erhöht werden; einfach, billig und zweckmäßig ist das Eigenblut-Penicillin-Depot: In 10-cm³-Spritze werden gemischt 5 cm³ Eigenblut + 100–400000 IE Penicillin + 5 cm³ 2%ige Natr. citr.-Novocainlösung; das Verfahren hat den Vorteil, daß gleichzeitig eine bakteriostatische und Reizkörpertherapie betrieben wird.

Faustregeln für die Penicillinanwendung sind (*Fleming*): Penicillin ist gegen die meisten pathogenen und Staphylokokkenstämme wirksam; es soll nur gegeben werden, wenn empfindliche Erreger (Erregertestung) nachgewiesen sind; es soll nur dann gegeben werden, wenn die Keime auch erreicht werden können (nicht in devitalisierte Gewebe, größere Blutergüsse und stark verschwartete Höhlen einbringen); die Dosis muß ausreichend sein, um eine genügende Keimhemmung zu erzielen; es muß lange genug gegeben werden, so daß die Keime solange wirkungslos bleiben, bis der Organismus ausreichend Abwehrmaßnahmen getroffen hat.

Mechanismus der Penicillinwirkung: Einwirkung auf ruhende Keime gering, nur in Teilung befindliche Erreger werden angegriffen; je lebhafter die Vermehrung ist, desto besser ist die Penicillinwirkung; Wirkungseintritt durchschnittlich 4–6 Stunden nach Beginn der Therapie; Gewebszerfallprodukte beeinflussen die Penicillinwirkung nicht. Bakteriostase, Bactericidie und Bakteriolyse kommen durch Blockierung gewisser Enzymsysteme und Nährstoffhemmung bzw. Störung des Bakterienstoffwechsels zustande (*Herell*).

Ausscheidung: Zu 70% unverändert über die Nieren (Möglichkeit der Rückgewinnung des Penicillins aus dem Urin), 30% werden im Körper abgebaut, nach 2–3 Stunden ist die Ausscheidung nach intramusculärer Applikation beendet. Vergrößerung der Dosierung steigert den initialen Blutspiegel, verlängert aber die Ausscheidung nicht. Dies kann nur durch Depotpräparate erreicht werden.

Nebenwirkungen, Resistenz und *Komplikationen:* An Nebenwirkungen sind allergische Reaktionen, urticarielle Exantheme, Schüttelfröste und Phlebithiden nach intravenöser Dauertropfinfusion beobachtet; ferner Krampferscheinungen bei intralumbaler Anwendung, so daß hier die Maximaldosis (300 IE/cm³ Liquor) nicht überschritten werden darf. Anaphylaktische Penicillintodesfälle wurden beobachtet (etwa 53). Vorbehandelte Personen und Allergiker sind besonders gefährdet. Zur Behandlung der allergischanaphylaktischen Erscheinungen eignen sich Antihistaminica, Cortison, Arterenol und Sauerstoff. Schwerwiegender sind die lokalen und generalisierten Soorinfektionen, welche nach antibiotischer Therapie (vor allem nach Aureomycin- und Terramycinbehandlung) beobachtet werden. Moniliasis der Haut und metastatische Soorabscesse im Gehirn, Herzklappen, Speiseröhre, Magen-Darm, Niere, Ureter, Prostata, Nebenhoden Anus, Vulva sind beobachtet und können andere Krankheitsbilder (Bronchopneumonie, Tuberkulose, Lungenabsceß) vortäuschen. Gegen Soorinfektion ist Nystantin = Mycostatin „Schering", moronal wirksam.

Die *Penicillinresistenz*, welche neuerdings in gehäuftem Maße beobachtet wird (40–60%) betrifft vor allem die Staphylokokken. Auch die übrigen Antibiotica (Streptomycin, die

Tetracyclide, Chloromycetin, ja sogar Erythromycin) erfahren ein ähnliches Schicksal. Gewisse Erreger erzeugen einen Abwehrstoff encymatischen Charakters (Penicillinase), welcher die Penicillinwirkung völlig aufheben kann. Coli, Proteus, Pyoceaneus und Staphylokokken sind Penicillinasebildner. Mischinfektion oder Verunreinigung des Penicillins mit ihnen kann das Antibioticum völlig inaktivieren; auch primäre Resistenz der Erreger ist möglich; erworbene Resistenz kann auch durch das Arzt- und Pflegepersonal als Zwischenträger der resistenten Erreger hervorgerufen sein. (Rachenabstriche von Arzt und Pflegepersonal bis zu 80% penicillinresistent!). Die Resistenz kommt also durch Selektion zustande.

Gegenmaßnahmen: Peinliche und erweiterte Asepsis, Vermeiden von Penicillin für lange Zeit zugunsten anderer Antibiotica, Wechsel der Antibiotica, Resistenzbestimmung.

Erregertestung: Zur Bestimmung der Empfindlichkeit pathogener Erreger gegen Penicillin werden angewandt: Der *Röhrchentest* (Verdünnungsverfahren), bei welchem Trübung für fehlende, Klarbleiben für vorhandene Empfindlichkeit des Erregers gegen die im Röhrchen befindliche Penicillinkonzentration spricht.

Plattentest (Verdünnungsverfahren), bei welchem penicillinhaltige Platten verschieden starker Konzentration mit dem zu testenden Erreger beschickt werden. Ist Wachstum vorhanden, so besteht Resistenz.

Lochtest (Diffusionsverfahren), bei welchem Löcher in eine beimpfte Agarplatte gestanzt werden. Die Löcher werden mit einer bekannten Menge Penicillin beschickt. Durch Diffusion des Penicillins in den Nährboden werden Hemmungshöfe erzeugt, welche die Erregerempfindlichkeit anzeigen.

Plättchentest (Diffusionsverfahren); dabei werden penicillinhaltige Filterpapierblättchen auf den beimpften Nährboden gelegt und die Erregerempfindlichkeit aus dem Entstehen eines Hemmungshofes erkannt. Größe der Hemmzone ist nicht maßgebend für den Empfindlichkeitsgrad.

Besondere Komplikationen bringen die Änderung bekannter akuter Krankheitsbilder durch die antibiotische Therapie (Verschleierung der Symptomatik von Appendicitis, Cholecystitis, paranephritischen Absceß, Pleuraempyem, Pneumonie, Lungenabsceß, Osteomyelitis), sowie des postoperativen Verlaufs der Wundheilung.

2. Aureomycin: (*Duggar* 1948). Aus Streptomyces aureofaciens, goldgelbe Kristalle, schnell und stark wirksam, s. Tabelle, nicht auf Tuberkelbazillen wirkend.

Anwendung: Peroral und intravenös.

Ausscheidung: 10–15% durch die Nieren, der übrige Teil wird im Körper abgebaut, schnelle Diffusion ins Blut, Gewebe und Liquor.

Dosierung: 4–8mal (je nach Schwere des Falles) 250 mg täglich.

Nebenwirkungen: Verminderung der gesamten aeroben und anaeroben Darmflora bis zur Sterilität kann Appetitlosigkeit, Erbrechen, Obstipation, seltener Durchfälle infolge Besiedelung mit unempfindlichen Keimen hervorrufen. Die Störung der intestinalen Vitaminsynthese muß durch Substitution von Vitamin K- und B-Komplex verringert werden.

Indikation: Sehr großes Wirkungsspektrum auch gegen fast alle Erreger der Peritonitis. Eingriffe am Magen-Darm-Kanal können praktisch unter sterilen Verhältnissen durchgeführt werden. Aureomycin daher indiziert bei Peritonitis, Magen-Darm-Verletzungen und vor allem bei Gasödemen.

3. Chloromycetin (Chloramphenicol): *Ehrlich* 1947, aus Streptomyces venécuelae, heute fabrikmäßig synthetisch hergestellt.

Anwendung: Ausschließlich peroral.

Dosierung: 6–8mal 0,2–0,4 g täglich.

Ausscheidung: Innerhalb 24 Stunden bis zu 90% durch die Nieren, der Rest wird im Darm durch Bakterien abgebaut.

Indikation (s. Tabelle): Vor allem akuter Bauchtyphus, Fleckfieber, Viridansinfektionen, intestinale Infektionen.

4. Terramycin/ *Finlay* 1950, aus Streptomyces rimosus.

Anwendung: Peroral, intramuskulär und intravenös.

Dosierung: Peroral 1,0–2,0 g täglich in mehreren Einzeldosen, intramusculär ab 6. Lebensjahr 2–4 mal ½–1 Ampulle täglich, bei Kleinkindern entsprechend weniger; intravenös für Erwachsene 1,0–2,0 g täglich als langsame Dauertropfinfusion, für Kinder entsprechend weniger.

Indikation: Zur Darmantisepsis (starke Keimreduktion innerhalb 48 Stunden) bei Gabe von 3,0 g täglich, weitere Indikationen s. Tabelle.

5. Streptomycin (Dehydrostreptomycin), *Waksman, Bugie* und *Schats* 1944: Aus streptomyces griseus; thermostabile, wasserlösliche organische Base, leicht resorbierbar bei intramuscalärer Injektion, langsame Resorption in das ZNS, daher dort intralumbale Anwendung erforderlich.

Ausscheidung: Langsam durch die Nieren, Injektion im 12stündigem Abstand ausreichend.

Anwendungsform und *Dosierung:* Oral (nur im Magen-Darm-Trakt wirksam) keine Resorption, Erwachsene 1,0–3,0 g täglich, Kinder über 6 Jahre 300 mg bis 1,0 g bis 1,5 g täglich, intramusculär Erwachsene 1,0–2,0 g täglich, Kinder je nach Körpergewicht 20 bis 40 mg/kg Körpergewicht, keine intravenöse Applikation! intralumbal 0,1 g alle 24 bis 48 Stunden. Lokal in tuberkulöse Herde.

Nebenwirkungen: Betreffen vor allem den N. stato-acusticus bei Dosen über 2,0 g täglich und Gesamtmengen von 50 bis 70 g, Labyrinthstörungen, Taubheit, seltener Nieren- und Leberschäden, allergische Hautreaktionen auch bei Pflegepersonal, rasch eintretende Streptomycinresistenz, daher sofort mit hoher Dosierung einsetzend, so daß Keimvernichtung vor Resistenzbildung eintritt. Bei operativen Fällen von Tuberkulose nur unmittelbar zur Operationsvorbereitung und in der Nachbehandlung; Resistenzverzögerung durch Kombinationsbehandlung mit anderen Tuberkulosestaticus (s. vorn).

Indikation (s. Tabelle): Alle exsudativen Formen der Tuberkulose, Infektionen mit Erreger der Coli- und Proteusgruppe, Harninfektionen, Peritonitis (hier zweckmäßig in Kombination mit Penicillin) – s. dort –. Bei Tuberkulosen wird lediglich ein tuberkulostatischer Erfolg erzielt. Spezielle Indikationen sind: Miliartuberkulose, Meningitistuberkulose, Haut-, Schleimhaut-, Darm- und Peritonealtuberkulose, Knochen-, Gelenk- und Urogenitaltuberkulose (hier vor allem in Form eines Adjuvans der chirurgischen Therapie). Erfolge bei Lungentuberkulosen gering.

6. Polymycin, Bacitracin, Neomycin, Thyrothricin: Aus Kulturflüssigkeiten von Bodenkeimen isoliert (*Waksman* 1949, Neomycin, *Johnson* 1943 Bacitracin).

Anwendung: Meist peroral und lokal.

Dosierung für Polymyxin B: Oral 100–400 mg je nach Alter, nur lokale Wirkung im Magendarmtrakt, keine Resorption, intramusculär 100–200 mg maximal für Erwachsene, Kinder je nach Körpergewicht 5–30 mg.

Indikation: für Polymyxin; Infektionen mit Pyoceaneus, Meningokokken, Pneumokokken, Coli, jedoch sehr rasch toxisch wirkend.

Für Neomycin: Infektionen mit Pyoceaneus, Staphylococcus aureushaem., Coli, Aerogenes, Proteus.

Für Bacitracin: Infektionen mit Pyoceaneus, Staphylococcus haem., Gonococcus, Meningokokken, Pneumokokken, Streptococcus haem., Gasbrand, jedoch rasch toxisch wirksam.

Für Thyrothricin: Infektionen mit Pneumokokken, Streptococcus haem., jedoch rasch toxisch wirksam.

Thyrothricin: Dubos 1939. Aus Bacillus brevis und Gramicidin; aus einem russischen Bodenpilz, vor allem für örtliche Anwendung in eitrigen mischinfizierten Wunden und Abscessen. Bei parenteraler Verabreichung Hämolysegefahr.

Bacitracin: Aus Bacillus subtilis einer chronischen Osteomyelitis gewonnen zur Spülung mischinfizierter Wunden und zur Umspritzung oberflächlicher Infektionsherde.

Kombinationspräparate: Nebacetin, kombiniert aus Neomycin-Bacitracin. Zur örtlichen Behandlung pyogener Infektionen (Osteomyelitis, Abscesse, Fisteln, unzugänglichen Empyemresthöhlen und zur Prophylaxe postoperativer lokaler Wundinfektion. Die Wirkung ist etwa der Kombination Penicillin–Streptomycin vergleichbar. Resistenzerscheinungen bisher nicht beobachtet.

Achromycin-Neomycin: Anwendung nur oral. *Indikation* intestinale Infektionen, präoperative Darmantisepsis. *Schema der präoperativen Darmvorbereitung*(Chir. Univ.-Klinik, Würzburg):

2. Tag vor Operation: Schlackenarme Kost.

morgens 4 g
abends 2 g } Natriumphosphat zur Stuhlverflüssigung

morgens
abends } Reinigungseinlauf

6mal 3 Tabletten Achromycin-Neomycin über den Tag verteilt.

1. Tag vor Operation:

morgens ⎫
abends ⎭ –Reinigungseinlauf

6mal 3 Tabletten Achromycin-Neomycin über den Tag verteilt.
Operationstag:
Morgens 6 Uhr Darmrohr und Flüssigkeitsaspiration bis zur Operation.

7. Erythromycin (Erycinum-,,Schering") *Ehli-Lilly* 1954, aus streptomyces erythreus, weißes kristallinisches Pulver, wenig wasserlöslich, gering toxisch, rasche Resorption im Dünndarm, breites Wirkungsspektrum, keine Bildung von erythromycinhemmenden Enzymen durch penicillinresistente Erreger beobachtet; daher vor allem zur Bekämpfung penicillinresistenter grampositiver Keime verwendet.

Anwendung und Dosierung: Peroral 1,25–1,75 g in 4–6 Einzelgaben täglich, Maximaldosis 4,0 g täglich, Säuglinge und Kleinkinder 25–40 mg/kg Körpergewicht täglich. Dragees unzerkaut schlucken. *Intramusculär* 100 mg (2 cm³) 2–3mal täglich. Maximaldosis 4–6stündlich 200 mg (4 cm³); *Intravenös*: Ampullenflasche zu 250 mg Erythromycin, Ampulle in 10–20 cm³ Aqua bidest auflösen und auf 50–60 cm³ physiologischer Kochsalzlösung verdünnen. Die Lösung innerhalb 10 Minuten intravenös injizieren, Injektion 6stündlich wiederholen. Maximaldosis 2,0 g täglich, lokal: Spülungen, Instillationen mit 250 mg in 50–100 cm³ physiologischer Kochsalzlösung aufgelöst.

Indikation: Erkrankungen durch staphylococcus aureus und albus (vor allem, wenn Penicillinresistenz vorliegt). Streptococcus viridans, Enterococcus, Pneumococcus, Anthrax, Tetanus, Gasbrand, Aktinomycose, Meningococcus, Gonococcus, Bang, Tularämie, Pyocyaneus, Rickettsien, Protozoen. Häufigste chirurgische Indikation: Lobärpneumonie, Pleuraempyem, Meningitis, Cholecystitis, Enteritis, Harnwegsinfektionen, Mastitis, Tonsillarabsceß, Sinusitis, Pyodermie, Erysipel, Wundinfektionen, Furunkulose, Peritonitis, Osteomyelitis, sowie in der Nachbehandlung chronisch-mischinfizierter Eiterhöhlen.

VII. Sonstige Methoden der Wundbehandlung

a) Dauerberieselung (permanente Irrigation) mittels Irrigators durch ständiges Betropfen spez. bei schwer infizierten und breit offenen Wunden zur ständigen Einwirkung antiseptischer Spülflüssigkeit (Kochsalz-Bor-, Chinosol-, Kaliumpermanganat-, Rivanol-, Natriumhypochlorit, Wasserstoffsuperoxydlösung u.dgl.) und zur Ableitung bzw. Abspülung der Wundsekrete; evtl. kombiniert mit der *offenen*, d.h. *verbandlosen* Wundbehandlung und Saugbehandlung; Verfahren verlangt sorgfältige Ruhigstellung im Gipsverband mit gefensterter Wunde, über welcher die Tropfeinrichtung angebracht wird.

b) Dauer- (permanentes bzw. prolongiertes) Bad, sog. „Wasserbett" (Hebra 1861). Unter anderen bei ausgedehnten infizierten und bei offenen Wunden nach Phlegmone, spez. Rumpf-, Becken- und Schenkeleiterungen, Knochen- und Gelenkeiterungen, eiternden Resektionen und Amputationen, Verbrennung, Decubitus, Tetanus, Verletzungen und Operationen an Darm- und Harnwegen, auch bei Kot- und Harnfistel, nicht länger als 2–3 Wochen unter ständiger Herz- und Kreislaufkontrolle. *Gegenindikation*: Schock, Herz- und Kreislaufstörung und entzündliche Lungenaffektion (spez. Bronchitis und Pneumonie, auch offener Pneumothorax bei Lungenverletzung oder bei Empyem usw.); Vorsicht bei Nierenleiden sowie Typhus und Ruhr; *Cave!* Ertrinken, Schluckpneumonie, Erkältung und Mittelohreiterung (daher passende Vorrichtung und Überwachung gegen Hinabgleiten, spez. Kopfstütze!), Schutz vor Zugluft usw.; gegen Hautmaceration empfiehlt sich Bestreichen der Haut, spez. Handflächen und Fußsohlen mit Zinkpaste, Fichtenteer oder dgl.; Wasser wird unter Thermometerkontrolle körperwarm (+37 bis 40 °C) gehalten und immer wieder erneuert. *Vorteile*: Reinigung sowie Schmerzstillung und Entfieberung.

c) Offene oder verbandlose Wundbehandlung ist die Wundbehandlung ohne Deckverband. *Geschichtliches*: Bereits früher verwandt, u.a. von *v. Kern, Walther, Burow*; in der antiseptischen und aseptischen Ära verworfen wegen Gefahr der damals gefürchteten Luftinfektion; im I. und II. Weltkrieg vor allem wegen Verbandstoffnot verwandt. *Technik*: Schutz der Wunde gegen Sekundärinfektion, (Fliegen usw.) durch Mullschleier über Drahtbügel, Zellstoff- oder Papering usw. *Voraussetzung* ist entsprechende Wunderöffnung und -offenhaltung, evtl. durch Drainage, nötigenfalls von einer Gegenöffnung am tiefsten Punkt, Lagerung (evtl. Bauchlage) mit bestem Sekretabfluß und Ruhigstellung (Schiene oder

Brückengipsverband, an der unteren Gliedmaße auch Leerschiene nach *Braun* usw.). Eventuell *Kombination* mit Freiluft-, Heißluft-, Lampen- und Sonnenbehandlung oder mit Dauerberieselung. *Wirkungen:* Luftzutritt (Schädigung der Anärobier!), Lichtbestrahlung (Schädigung der Bakterien und Anregung der Körperschutzstoffe!) und Austrocknung (Ausschwemmung schädlicher Stoffe sowie Anlockung der Schutzstoffe und Schädigung der Bakterien!) sowie vor allem Vermeidung von Sekretstauung und Sekretzersetzung. *Vorteile:* Ersparung von Schmerz und von schädlichen Bewegungen beim Verbandwechsel (wichtig spez. bei Frakturen und Infektionen!), außerdem Zeit-, Arbeit- und Verbandstoffersparnis. *Nachteile:* Krustenbildung mit Gefahr der Eiterverhaltung und Bakterienvermehrung sowie gefährdeter Wundschutz gegenüber mechanischer Schädigung, Fliegen bzw. Maden usw. *Indikation:* Eiternde und jauchende Wunden auf der *Höhe* der Infektion (aber nicht im frischen oder im Heilungsstadium), spez. bei offenen Frakturen, Schußverletzungen, Gasbrand, Verbrennung und Erfrierung, Fisteln und Wunden an Darm- und Harnwegen, Gesichtswunden, eiternden Amputationsstümpfen usw. (jedoch ist die Indikation nur eine relative, dagegen eine absolute höchstens bei Verbandstoffnot!). *Gegenindikation:* Frische nicht infizierte, spez. Operationswunden (Sekundärinfektion!) oder Wunden mit freiliegenden Sehnen oder Knorpeln (Austrocknung!) oder Wunden im Heilungsstadium (Verzögerung der Heilung!).

d) Freiluftbehandlung (zur Allgemeinkräftigung).

e) Strahlenbehandlung (Sonne, und zwar am besten natürliche, evtl. Höhensonne Quarzlampe, Röntgenlicht, Rotlicht hyperämisierend, Blaulicht resorbierend) lokal und allgemein (vgl. Tuberkulose), aber auch bei infizierten Wunden und Eiterungen brauchbar.

f) Hyperämie. α) *Passive.* 1. *Staubinde (Bier* 1892), und zwar als Gummibinde, notfalls als Drahtspirale, dabei entweder in Form der Dauerstauung, wobei die Binde mehrere (bis 20) Stunden anhaltend oder 3mal 4 Stunden täglich liegenbleibt oder in Form der rhythmischen oder intermittierenden Stauung, wobei dieselbe etwa alle 3–5 Minuten für 1–2 Minuten durch an- und abschwellenden Gasdruck in einer um die Gliedmaße angelegten Hohlgummimanschette mittels besonderen Apparates automatisch reguliert, d.h. eingeleitet und unterbrochen wird (*Thies*); die Stauung soll warm, blaurot und schmerzlos sein. *Technik* verlangt Ausbildung und Erfahrung. *Wirkung:* Vor allem mechanisch ableitend bei offenen Wunden, daneben wohl auch antibakteriell und gewebsanregend („Hyperämie als Heilmittel": *Bier*); Anwendung erfolgt prophylaktisch und therapeutisch. *Indikationen:* Akute und chronische Entzündungen; gonorrhoische Gelenkerkrankung und Tuberkulose s. da. 2. *Saugglocke (Bier* und *Klapp)* als gläserner Schröpfkopf verschiedener Form mit Gummiballon oder Saugspritze, wobei das Saugen ähnlich wie bei der rhythmischen Stauung unterbrochen ausgeführt wird. *Wirkung:* Ähnlich wie bei Staubinde, dabei stärker ableitend, spez. mechanisch. *Indikationen:* Offene Abscesse, Phlegmonen, Furunkel und Karbunkel, Mastitis usw. 3. *Saugstiefel* zur passiven Hyperämisierung ganzer Extremitäten. *Wirkung:* Wie Saugglocke nur für die ganze Extremität. *Indikation:* Chronische Entzündungszustände (Thrombophlebitis, Ulcerationen, postthrombotische Durchblutungsstörungen). 4. *Synkardiale Massage (M. Fuchs),* das ist „peripheres automatisches Herz", wird hergestellt durch EKG-gesteuerte pulssynchrone Druckimpulse, die in eine Gummimanschette geschickt werden und die durchlaufende Pulswelle verstärken. *Wirkung:* Durch rhythmische Massage wird Entstauung und verbesserte arterielle Durchblutung erzielt. *Indikationen:* Ödeme nach Entzündungen (auch statische), Sudeck, Durchblutungsstörungen aller Art.

β) *Aktive:* 1. *Heißluft* als Heißluftdusche („Fön") oder mit Hexamikronlampe oder Glühlicht- oder Heißluftkasten, d.h. geräumiger, aufklappbarer, mit Packleinen überzogener Kasten aus harzfreiem Holz mit Heizquelle (Glühlampen), Thermometer, Zugloch, Schutzbrett und Öffnungen für das Körperglied nebst Abdichtungsmanschette; Temperatur 100–120 (80–140) °C; Applikationsdauer $1/4$–1 Stunde; Finger und Zehen als besonders wärmeempfindliche Glieder werden durch Asbest- oder Wasserglaswatte geschützt (gegen Verbrennung!); Wärmeregulation erfolgt durch Wahl entsprechender Stärken und Zahl der Heizquellen; Wirkung durch aktive Hyperämie teils antibakteriell teils gewebsanregend, spez. resorbierend, auch schmerzstillend. *Indikationen:* Infizierte Wunden, Erfrierung, derbe Narben, Thrombophlebitis, Lymphadenitis, Ödeme, Elephantiasis, Myositis ossificans, Sehnenscheiden- und Gelenkentzündung akuter oder chronischer Art, Arthrosis deformans, Gelenkversteifung, Rheumatismus, Neuralgie usw. *Gegenindikation:* Gefühlsstörung bei Syringomyelie, Narbe oder dgl. *Gefahr:* Verbrennung. 2. *Heiße Bäder* (Wasser-, physiologische Kochsalzlösung, Kamillen-, Salz-, Seifen-,

Kleien-, Moor-, Wasserstoffsuperoxyd-, Kaliumpermangat-, Chlorkalkbäder, Chinosol usw.) sowie Thermal-, Sol-, Schwefel-, Moor-, Sand- usw. Bäder; Güsse; Packungen mit Leinsamen, Hafergrütze, Kartoffelbrei, Senfmehl, Bolus, Antiphlogistine, Fango, Moor, Alkohol usw.; 35–43° warm; angezeigt an Knie, Hand, Fuß usw.; nicht ratsam bei frischen Wunden oder bei eitrigen Prozessen in der ersten Zeit nach der Eröffnung. **3. Wechselbäder:** Eintauchen der Gliedmaßen oder Duschen des ganzen Körpers mit Wasser von 50 °C und 15 °C abwechselnd je 5 Minuten. *Wirkung:* Aktive Gefäßgymnastik durch starke Vasodilatation (Wärme) und Vasokonstriktion (Kälte). Anregung der Wundheilung. *Indikation:* Ältere Wunden, chronische entzündliche Ödeme, posthrombotische Durchblutungsstörung. *Gegenindikation:* Frischere, eitrige Wunden; Herz- und Kreislaufschwäche.

g) Heilgymnastische Nachbehandlung zur Behandlung evtl. zurückbleibender Narbenschrumpfung, Weichteilschwellung, Muskelschwäche, Gelenkversteifung usw.

α) *Wärme* durch Bäder, Heißluft, Diathermie, Kurzwellenbehandlung, Lichtbestrahlung, Moor, Fango usw. (s. oben).

β) *Massage,* auch Unterwassermassage, synkardiale Massage, Bindegewebsmassage.

γ) *Elektrizität,* spez. Faradisieren.

δ) *Bewegungsübungen aktiv und passiv,* jedoch nur durch Hand der Heilgymnastin, nicht mittels rein passiver Apparate (*Cave!* Zanderapparate) allenfalls aktiv-passiv am Rollenzug. Außerdem bei *Narbenschrumpfung: Novocain-, Fibrolysin- und Hyaluronidaseinjektionen (Fibrolysin* ist eine lösliche Verbindung des Thiosinamin [Allylthioharnstoff]; steril in Ampullen zu 2, 3 cm³ für Injektionen oder als Pflaster. Hyaluronidase (Luronase, Kinetin in Ampullen zu je 10 E); elektiv wirksam auf Narbengewebe, und zwar auflockernd, daher z. B. bei Verletzungs-, Verbrennungs- und Operationsnarben, Keloid, Röntgendermatitis, Gelenkversteifung, Tendovaginitis crepitans, Myositis ossificans, *Dupuytren*scher Kontraktur, Kehlkopf-, Trachea-, Ösophagus-, Magen-Darmstenosen, Adhäsionen, Mastdarm- und Harnröhrenstriktur usw.; ferner spez. Hyaluronidase zur Verflüssigung viscöser Ergüsse, bei Gelenkcontracturen und zur rascheren Resoption von Medikamenten (Zusatz zur Lokalanästhesie usw.) (50–300 E). Daneben Wärme, Massage, Resorbentia örtlich (Salzsäurepepsinmischung, Ichthyol u. dgl.) und allgemein (Jod u. dgl.). Eventuell Operationen (Narbenlösung und -excision, Plastik usw.). Bei *chronischem Ödem:* Suspension und elastische Kompression, evtl. Jodkalium, Hyaluronidasepräparate, synkardiale Massage (s. oben). Bei *Gelenkversteifung:* Freilassen der Finger usw., passende Gelenkstellung (z. B. Schulterabduktion!), Stellungswechsel der Gelenke im Verband, zeitiges Fortlassen immobilisierender Verbände frühzeitige aktive Übungsbehandlung aller freigebliebenen Gelenke und des Gesamtkörpers, redressierende Schienen und Quengelverbände (vgl. Nachbehandlung bei Frakturen!).

VIII. Geschwür, Fistel, Narbe

1. Geschwür

Definition: Geschwür ist ein aus Gewebszerfall hervorgegangener und schlecht heilender, schlaff granulierender Substanzverlust äußerer und innerer Oberflächen.

Ursache ist praktisch immer eine lokale Mangeldurchblutung; diese kann bedingt sein durch: **a)** *Traumen:* Verletzung, Erfrierung, Verbrennung, Radium- oder Röntgenbestrahlung, chemische Verätzung (*traumatische Geschwüre*); dabei auch begünstigt durch künstliche Reize, z. B. bei Hysterie (artefizielle Geschwüre).

b) *Druck* von innen durch Dehnung (z. B. seitens eines andrängenden Knochenbruchstücks oder einer großen Geschwulst) oder meist von außen durch Aufliegen, Kleidung, Verband, Fremdkörper, Steine, Zahnrad, Zehennagel usw. (*Dekubitalgeschwüre*).

c) *Trophoneurose* durch Krankheiten und Verletzungen, spez. Lähmungen von Rückenmark und Nerven, auch Tabes, Syringomyelie, Spina bifida, Lepra, Ischiadicusschußverletzung oder dgl. (spez. als *Malum perforans pedis*).

d) *Zirkulationsstörungen* durch Erkrankungen von Arterien (Endangitis und Thrombangitis obliterans, Raynaud, Sklerose und Lues sowie Diabetes und Embolie) und Venen, spez. Varizen (hier als *Ulcus cruris varicosum*); dazu gehört auch das *Narbengeschwür,* d. h. das Geschwür in einer schlecht durchbluteten, daher widerstandsfähigen Hautnarbe (Narbengeschwüre haben eine recht geringe Heilungstendenz wegen mangelhafter Gewebsdurchblutung).

e) Entzündungen, und zwar teils *eitrige* (z.B. nach Phlegmone, Karbunkel u. dgl., z.B. Blutgeschwür bei Karbunkel, Zahngeschwür bei Parulis, Fingergeschwür bei Panaritium) teils sog. *spezifische* (Tuberkulose bzw. Lupus, Syphilis, Aktinomykose, Sporotrichose, Lepra, Rotz, Dysenterie, Typhus, Schanker, Diphtherie, Angina *Plaut-Vincent* u.a.).

f) Geschwülste, spez. maligne mit Gewebszerfall, dies namentlich an der Schleimhaut (Carcinom und Sarkom) und Cutis (Cancroid).

Daneben spielen auch eine Rolle *Allgemeinstörungen:* Körperschwäche, Blutarmut, Avitaminose, Stoffwechselstörungen u. dgl.

Symptome. 1. *Zahl* verschieden, manchmal multipel, z.B. bei Allgemeinschaden, Ernährungsstörung oder Allgemeininfektion (z.B. Tuberkulose), aber gelegentlich auch bei Traumen.

2. *Ort* je nach der Schädlichkeit; manchmal typisch, z.B. bei Ulcus cruris varicosum am unteren Teil des Unterschenkels.

3. *Größe* verschieden, z.B. meist klein bei Schleimhauttuberkulose und oft groß bei Röntgenverbrennung, Decubitus oder Krampfadern.

4. *Form* verschieden; manchmal typisch, z.B. bei Syphilis lochartigrund oder durch Zusammenfließen mehrerer guirlandenförmig bzw. serpiginös.

5. *Begrenzung* unscharf oder scharf; letzteres z.B. bei Syphilis und neurotrophischer Störung.

6. *Rand* derb bei Primäraffekt, steil (wie mit Locheisen „ausgestanzt") bei Syphilis; wallartig und derb bei Carcinom, weich und unterminiert („sinuös") bei Tuberkulose; manchmal hart und erhaben bei sog. *callösem Geschwür* des Magens.

7. *Grund* zerfallend-weich, evtl. mit Knötchen bei Tuberkulose; zerklüftet, evtl. mit Zellzapfen bei Carcinom; speckig oder schlaff (wie nasses Waschleder) bei Syphilis; mit festem Belag bei Diphtherie; je nach Zustand der Granulationen unterscheidet man: *a) gereizte (erethische)* und *b) reizlose (torpide) Geschwüre;* bei ersteren sind die Granulationen üppig, prall und rot, bei letzteren spärlich, schlaff und glasig. Bei rasch fortschreitendem Gewebszerfall spricht man von *fressenden* oder *phagedänischen Geschwüren*.

8. *Umgebung* evtl. entzündet bei Eiterinfektion, livid bei Tuberkulose, schwielig bei Trophoneurose, varicös bei Varizen u.dgl.

9. *Schmerzhaftigkeit* bisweilen auffallend gering (bei Trophoneurose) oder auffallend groß (bei Röntgenverbrennung).

Diagnose: Und andere Besichtigung bzw. Endoskopie, Betastung, Röntgenaufnahme mit Kontrastmasse, Probeexcision bzw. -exkochleation mit histologischer, serologischer, biologischer und bakteriologischer Untersuchung (u.a. *Wassermann*sche Reaktion, Tuberkulinreaktion u.dgl.

Komplikationen: 1. *Körperhöhleneröffnung* (z.B. Bauchhöhleneröffnung bei Magen-Darmgeschwür).

2. *Arrosionsblutung* (bei Eiterung, Tuberkulose, Typhus, Magen-Darmgeschwür usw.).

3. *Infektion* (bei Haut- oder Schleimhautgeschwüren, z.B. bei Ulcus cruris).

4. *Narbenverzerrung* bzw. *-Stenose* (z.B. an Magen, Darm, Harnröhre, Bronchus usw.).

5. *Carcinomentwicklung* (spez. bei Lupus-, Verbrennungs-, Röntgen- und Beingeschwür, bzw. -narbe).

Therapie: Möglichst *kausal* (z.B. bei Nervenleiden sowie bei Syphilis, Tuberkulose u.a. Infektionen); evtl. auch operativ (z.B. Nervendehnung-, Varizenoperation, -einspritzung oder -wicklung u. dgl.); sonst vgl. *Wundbehandlung;* meist empfiehlt sich zugleich Ruhigstellung und Hochlagerung; ferner *bei torpiden Geschwüren* auch Ätzen mit Jodtinktur, Höllenstein, Carbolsäure oder dgl. sowie Kauterisation, Heißluft-, Licht- und Röntgenbestrahlung, Novocain- oder Blutinjektion u.a., *bei Schmerzen* Perkain- oder Panthesinsalbe und Antineuralgica, *bei ausbleibender Überhäutung* außer Scharlachrot- bzw. Pellidolpräparaten und hyperämisierende Behandlung (Bäder, synkardiale Massage, Ultraschall), evtl. Circumcision oder Excision nebst Plastik (aus Nachbarschaft oder Ferne) oder Transplantation, ausnahmsweise bei unheilbarem Geschwür entbehrlicher Teile Gliedabsetzung (vgl. Unterschenkelgeschwür!).

2. Fistel *(Fistula)*

Definition: Fistel (zu deutsch Röhre) ist ein regelwidriger, mit unspezifischen oder spezifischen Granulationen (Röhrenfistel) oder mit Epithel (Lippenfistel) ausgekleideter Gang, welcher tiefgelegene Hohlräume mit der äußeren oder inneren Körperoberfläche oder Hohlräume untereinander (kommunizierende Fistel, z.B. Blasenscheidenfistel) verbindet.

Formen: Man unterscheidet:

a) *äußere Fisteln,* d.h. mit Mündung an der Haut und

b) *innere Fisteln,* d.h. mit Mündung an der Schleimhaut sowie

c) *Röhrenfisteln,* d.h. mit Granulationsbekleidung und

d) *Lippenfisteln,* d.h. mit Epithelbekleidung, welche kongenital angelegt oder (meist) durch nachträgliche Einwanderung des Epithels in die Granulationen der Röhrenfisteln entstanden ist, wobei die epithelbekleideten Fistelwände ebensowenig wie die Lippen des Mundes miteinander verwachsen; auch operativ werden solche Fisteln öfters angelegt als künstliche Öffnungen: Magen-, Darm-, Blasen- u.a. Fistel.

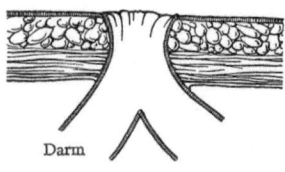

Abb. 57. *Fisteln:* Lippenfistel

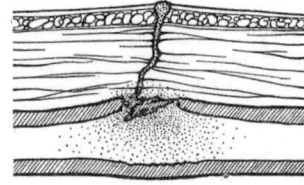

Abb. 58. *Fisteln:* Röhrenfistel

Einteilung und Benennung.

1. *Nach der Entstehung:*

A. *kongenital,* z.B. mittlere und seitliche Halsfisteln, Nabel- und Urachusfistel, Dermoidfistel (z.B. am Steißbein), Ösophago-Trachealfistel bei Ösophagusatresie (s. dort!)

B. *erworben:* a) traumatische, z.B. Fremdkörperfistel (Geschoß, Metall-, Holz- oder Glassplitter, Stachel, Dorn, Tuchfetzen, Drain, Seidenfaden, Tupfer u.a.),

b) entzündliche: α) unspezifische, z.B. Empyem-, Osteomyelitis-, Atheromfistel,

β) spezifische, z.B. tuberkulöse, aktinomykotische, syphilitische u.a. Fistel.

2. *Nach der Lokalisation:* Zum Beispiel Zahn-, Knochen-, Gelenk-, Magen-, Darm-, Blasen-, Scheidenfistel, Bronchus-Trachealfistel.

3. *Nach der Absonderung:* Eiter-, Lymph-, Chylus-, Ascites-, Liquor-, Synovia-, Speichel-, Milch-, Dermoid, Atherom-, Luft-, Harn-, Kot-, Pankreas-, Gallenfistel.

4. *Nach der Ausdehnung:* Vollständige und unvollständige Fisteln, vgl. Hals- und Mastdarmfistel!

Vorkommen: Unter anderen Knochenfistel nach Schuß, komplizierter Fraktur, Osteomyelitis, Tuberkulose usw., sonst angeboren, spezifisch, traumatisch und postoperativ sowie Organ- (Darm- und Harnweg, Nieren-, Lungen)fisteln.

Diagnose: Unter anderen Besichtigung bzw. Endoskopie, Sondierung, Eingießung von Farblösungen (z.B. Milch, Methylenblau, Pyoktanin u. dgl.), Röntgenaufnahme, evtl. mit eingeführter Sonde bzw. Ureterkatheter oder eingespritzter Kontrastmasse (z.B. Jodipin oder 60%iges Abrodil bzw. Perabrodil, Lipiodol, Ursoselektan, Urographin, Telepaque, Endographin, bei größerer Höhle auch Bariumbrei, evtl. nach Erweiterung der Fistelmündung durch Dehnen mit Laminariastift oder durch Spalten mit dem Messer), Probeexkochlation mit chemischer sowie histologischer und bakteriologischer Untersuchung. *Üppig wuchernde (knopfförmige)* und hochrote *Granulationen* sowie *rahmiger und gelber Eiter* an der Fistelöffnung deuten auf Fremdkörper bzw. eitrige Sequester, dagegen schlaffe und blasse Granulationen sowie dünner und graugelbgrünlicher Eiter auf tuberkulösen Herd; dazu ist in letzterem Fall die Fistelmündung unregelmäßig und der Wundrand unterminiert. Wichtig ist auch *Ausgangsherd* und *Sekret* (Serum, Eiter, Blut, Harn, Kot, Galle, Pankreassaft).

Die *Sondierung* erfolgt im allgemeinen mit dicker, schwerer und biegsamer, evtl. Bleisonde, evtl. mit Knopf; festzustellen ist Länge und Verlauf sowie Inhalt (z.B. hart bei Knochen, rauh wie Sandstein bei bloßliegendem und angefressenem Knochen, stumpf und glatt bei lebendem Knochen, beweglich bei gelöstem Sequester).

Komplikationen: 1. *Belästigung* (z.B. bei Harn- und Kotfistel). 2. *Säfteverlust* (z.B. bei Magen-, Dünndarm-, Gallen- und Pankreasfistel). 3. *Infektion* (z.B. bei Liquor oder Ascitesfistel). 4. Hautekzem und -geschwür in der Umgebung (z.B. bei Dünndarmfistel). 5. *Carcinombildung* bei jahrelangem Bestand (z.B. in Osteomyelitisfistel); dabei Schmerz und Geruch oft charakteristisch sowie Röntgenbild! 6. *Aspiration* bei Ösophago-Trachealfistel (angeboren oder bei Carcinomdurchbruch). *7. Atemstörung* bei großer Bronchialfistel. *8. Kreislaufschädigung* (bei arteriovenösem Kurzschluß durch A-V-Fistel).

Therapie: Möglichst *kausal* (durch Beseitigung der Ursachen, z.B. bei Harnröhrenstriktur, Gallenstein, Knochensequester, Fremdkörper, Seidenfaden, Drain, Zahn, tuberkulösem o.a. Infektionsherd) und gleichzeitig durch Schaffung des natürlichen Abflusses nebst Fortbringen einer Stenose, eines Schließmuskelkrampfes oder dgl.; sonst zu versuchen *Trockenlegen der Fistel* (z.B. Dauerkatheter bei Blasenfistel, Diabetesdiät bei Pankreasfistel. Trockendiät bei hoher Dünndarmfistel) oder Desinfektion und Verödung des Fistelgangs (mit Jodtinktur, Äther, Dijozol, Wasserstoffsuperoxyd, Jodoformglycerin, Wismutpaste, *Calot*scher Paste u.a. sowie Kupferdermasan oder Kupfersulfat und Zinksulfat $\overline{aa}$ 6,0 in Aqua dest. oder 20% Acid. acet., Jod-, Yatren- oder Nekrolysinstäbchen sowie Saugglas; evtl. *operativ:* Möglichst exakte Trennung der durch Fistel kommunizierenden Organe (Magen-Darmfistel, Blasen-Scheidenfistel, Ösophago-Trachealfistel, A-V-Fistel usw.) oder bei äußeren Fisteln. Dehnung mit Laminariastift oder Spalten mit Messer, Ätzung mit Jodtinktur Carbolsäure u.dgl. oder Kauterisation mit Paquelin. Galvanokauter oder Hochfrequenzstrom, Excision mit Naht oder Plastik, u.U. Verödung, Resektion oder Exstirpation des betr. Organs. Pflege der umgebenden Haut erfolge mit Zink-, Dermatol-, Lebertran- oder dgl. Paste.

Bei *Wundfisteln* ist die Heilung von der Tiefe nach der Oberfläche zu schaffen, daher eine trichterförmige Tamponade angebracht, wobei die äußere Öffnung breit zu erhalten ist, vgl. Mastdarm- oder Bauchdeckenfistel!

Bei *Narbenverzerrung* des Fistelgangs empfiehlt sich zwecks besserer Sekretentleerung seine Streckung durch Hautraffnaht in Richtung gegen den Narbenzug.

Bei *Lippenfistel* ist die Zerstörung der Epithelauskleidung oder die Exstirpation des Fistelgangs notwendig, vgl. Darmfistel, Halsfistel u.a.!

3. Narbe

Definition: Narbe ist das Endprodukt einer Wunde oder eines Geschwürs.
Hauptgefahr: Schrumpfung, Adhäsionsbildung.
Therapie: Wärme, Bestrahlung, Umschläge oder Salbenverbände, Diathermie, Massage, Stauungshyperämie, synkardiale Massage u. dgl.; Novocain- und Hyaluronidase-Unterspritzung; evtl. Plastik unter Ausschneidung; empfohlen wird auch Kurzwellenbestrahlung, Röntgen- oder Radiumbestrahlung und Pepsin-Salzsäurelösung zu Umschlägen sowie evtl. orthopädische oder operative Behandlung mit redressierenden Verbänden.

4. Abschnitt: **Plastik und Transplantation**

A. Plastik

Definition: *Plastik* ist Deckung bzw. Ersatz von Gewebsdefekten bzw. Funktionsstörungen mittels Operation: Sogenannte „plastische Operation", z.B. zur Beseitigung eines kosmetischen (Nase usw.) oder funktionellen Ausfalls (Hasenscharte und Wolfsrachen, Sehne, Muskel, Nerv, Knochen, Gelenk, Fingerglied usw.); besonders häufig ist Ersatz gegeben zum Ausgleich von Körperschäden, spez. Defekten nach Trauma, Entzündung, Geschwulst oder Mißbildung („Wiederherstellungschirurgie").

Geschichtliches: Die Plastik war von jeher verbunden mit dem Nasenersatz. Schon die Inder 1000 vor Christi Geburt ersetzten die bei Kriegsgefangenen oder Verbrechern abgeschnittenen Nasen durch einen gestielten Hautlappen von Wange oder Stirn. *Celsus* übte die Hautplastik mittels Verlängerungs- und Entspannungsschnitten. Die Hasenscharteoperation findet sich schon bei *Galen*. Im Mittelalter trat an die Stelle der indischen die italienische Methode des Nasenersatzes durch einen gestielten Hautlappen vom Oberarm (*Tagliacozzi* 1597). Weiter ausgestaltet wurde die Gesichts-, spez. Nasenplastik von *Graefe*, *Dieffenbach* und *Langenbeck* unter Verwendung frischer (statt granulierender) Hautlappen: Gestielte Schleimhautlappen gebrauchte *Dieffenbach* (1834). Neben Hautlappen verwandte man jetzt auch zusammengesetzte Lappen aus Haut und Schleimhaut zur Lippenplastik, aus Knorpel und Haut zur Lid- und Nasenflügelplastik, aus Schleimhaut und Periost zur Gaumenplastik: Gaumenspaltenoperation nach *Langenbeck* 1861.

Franz König 1886 benutzte zur Nasenbildung einen Haut-Periost-Knochenlappen der Stirn. Einen weiteren Fortschritt bedeutete die Nasenbildung aus der Armhaut, unter welche man vorher eine Knochenspange verpflanzt hatte. Schließlich ist die osteoplastische Operation zu nennen, welche der bleibenden oder vorübergehenden Verlagerung eines Weichteil-Knochen-Abschnitts dient. *Lexer* brachte einen wesentlichen Ausbau der Plastik, spez. Gesichtsplastik, u.a. den Ersatz auch großer und behaarter Gesichtsteile.

Hautlappen, z.B. bei blutigen (Quetsch-, Riß-, Biß-, Schuß- u.a.) Verletzungen. In diesen Fällen ist durch möglichst frühzeitige plastische Maßnahmen eine primäre Wundheilung zu extreben; oberstes Gesetz ist sofortige Herstellung einer intakten Haut. Defekt nach Geschwulstexstirpation, Defekt oder Kontraktur nach Verbrennung oder Erfrierung, Gangrän, entzündlichen (tuberkulösen, syphilitischen usw.) Geschwüren oder Fisteln, Ulcus varicosum, *Dupuytren*scher Kontraktur, Syndaktylie usw. Bei chronisch-infilzierten Defekten oder Granulationsflächen sind diese vorbereitend zu reinigen (feuchte Verbände), sodann auszuschneiden bzw. direkt zu decken. Je stärker die Infektion, desto zuverlässiger ernährt muß das Transplantatgewebe sein.

Als Verfahren der Hautplastik kommen in Betracht entweder *die direkte Naht)I)*, *die lokalen Verschiebelappen (II)*, *die gestielten Lappen (III)* und *die freien Transplantationen (IV)* (vgl. Abb. 60).

I. Die direkte Naht

muß stets spannungsfrei erfolgen. Dies wird erzielt durch:

a) Unterminieren der Hautränder (Coriumschicht nicht verletzen!).

b) Anfrischung bzw. kreisförmige Umschneidung, sog. Zirkumcision nach *Nußbaum* (nur bei kleinem Defekt), auch Serienexcision großer gutartiger Tumoren, Naevi usw.

c) Hilfsschnitte. α) teils in Form *paralleler Entspannungsschnitte*, β) teils in Form in der Verlängerung oder in anderer Richtung fortgeführter *Wundrandschnitte* mit nachfolgender Ablösung und Verschiebung des gebildeten Hautlappens (bereits von *Celsus* angewandt, später bei Gesichts-, spez. Lidplastik ausgearbeitet von *Dieffenbach* u.a.). V-, Y-, Z-Schnitte. Z-Schnitte spez. zur Beseitigung von Narbenfugen in Axilla, Fingerbeugeseite usw. (Morestinplastik).

II. Bildung lokaler Verschiebelappen

Eindrehen oder Einklappen desselben in den Defekt (*Lappenmethode oder sog. indische Methode*):

A. Mit seitlichem Einschieben des Lappens (Dehnungslappen).

1. Eines einfach gestielten Lappens, z.B. zur Augenlidbildung (Blepharoplastik) nach *Dieffenbach*, wobei der eine Rand des Defektes eine Seite des neuen viereckigen Lappens, zwei neue Schnitte, zwei weitere Seiten und eine stehenbleibende Basis die letzte Seite bildet, der Lappen von der Unterlage abgelöst und schließlich in den Defekt geschoben wird.

2. Eines doppelten gestielten oder sog. brückenförmigen Lappens, z.B. aus der Kinngegend zur Lippenbildung (Visierplastik nach *Morgan*), aus dem Unterschenkel zur Fersen- oder Fußstumpfdeckung (Steigbügelplastik nach *Samter*), aus der Gliedkontinuität zur Stumpfdeckung von schlecht geheilten Amputationsstümpfen und aus der Fingerbeugeseite (*Klapp*) zur Deckung der *quer* abgetrennten Fingerkuppe, während bei *schräg* abgetrennter ein seitlicher, *einfach* gestielter Lappen eingedreht wird (s. u., vgl. B).

B. Mit Eindrehen des Lappens um den gemeinsamen Stiel (Rotationslappen), z.B. aus der Gesichts- (Stirn-, Nasolabialfaltengegend usw.) Haut zur Nasenplastik ausgebildet von *Gräfe, Dieffenbach, Langenbeck, v. Blaskowicz* u.a., neuerdings als Haut-Periost-Knochenlappen zugleich mit Periost und vorderer Corticalis des Stirnbeins, s.u.); ferner aus der Gliedkontinuität zur Stumpfdeckung bei schlecht geheiltem Amputationsstumpf, aus der Fingerbeugeseite bei *schräger* Abtrennung der Fingerkuppe und aus der evtl. übrigbleibenden Haut bei verstümmelnden Fingerverletzungen. Hierher gehört auch die sog. „*Riemenplastik*" zur schnelleren Überhäutung großer Wundflächen, wobei von einer oder beiden Seiten gestielte Lappen gebildet, quer bis schräg über die Wundfläche hinübergezogen und am anderen Wundrand eingenäht werden, spez. zur Deckung von Dekubitaldefekten der Kreuzbeingegend durch Rotationslappen aus der Gesäßhaut; als

Verlegungs- oder Transpositionslappen, wobei der vorgeschnittene Lappen verlagert und ein zurückbleibender Defekt mit einem Thierschlappen gedeckt wird.

C. Mit Umklappen des Lappens, z.B. zum Ersatz der Schleimhaut bei Defekt von Nase, Wange, Lippe, Speiseröhre, Magen-Darm und Blase (Ectopia vesicae -s. da-):

1. durch *türflügelförmiges Hineinklappen eines Lappens* in den Defekt, wobei die nach innen gewandte Haut den Schleimhautersatz bildet und die nach außen gewandte Wundfläche durch sonstige Plastik oder durch freie Hauttransplantation nach *Thiersch* gedeckt wird, oder

2. durch sog. „*gedoppelten Lappen*", wobei derselbe so groß gewählt wird, daß er gedoppelt, d.h. sein Ende nochmals umgeschlagen und an der Basis vernäht werden kann.

III. Stiellappen

Bildung gestielter Lappen von *entfernteren Körperstellen:* sog. *Stiellappenplastik oder einfache* **Fernplastik,** *auch italienische bzw. deutsche Methode* (umständlicher, aber ergiebiger als II!).

Historisches: Früher erfolgte die Fernplastik in Form *granulierender* Hautlappen, welche einige Zeit vor der Einnähung von der Unterlage abgelöst und durch Einlegen von Verbandstoff zum Granulieren ihrer Wundfläche gebracht wurden, wodurch sie blutreich, weniger leicht einrollend und schlecht infizierbar werden sollten: sog. italienische Methode z.B. als Rhinoplastik nach *Tagliacozzi* 1597 mit der Bildung der Nase aus einem granulierenden Lappen vom Oberarm; jetzt gebraucht man gewöhnlich *frische* Hautlappen: sog. *deutsche* Methode nach *v. Graefe* u.a.

Indikationen: Bei Defekten die auf beiden Seiten eine epitheliale Bedeckung verlangen (Wangenloch); bei Wiederherstellung von Nase und Ohr; bei Ausfüllung störender Mulden der Oberfläche, bei Defekten an Stellen mit direkter Knochenunterlage (Tibiakante); zur vorhergehenden Weichteildeckung von Geweben, an denen weitere plastische Operationen vorgenommen werden sollen (Sehnen-Nerven-Knochenersatz).

Technik: a) In der 1. Sitzung: Umschneiden eines dem Defekt in der Form entsprechenden aber um $1/_3$ größeren Hautlappens aus einem entfernten Körperteil bis auf genügenden ernährenden Stiel (Basis) und Einnähen der freien Ränder in den Defekt; b) in der 2. Sitzung: Nach durchschnittlich *18 Tagen* ist die organische Vereinigung seiner freien Ränder und wunden Fläche mit den angefrischten Rändern und mit der Fläche des ihn aufnehmenden Defektes erfolgt; völlige Abtrennung des Lappens vom Mutterboden und restliches Einnähen in den Defekt, evtl. (spez. bei Brückenlappen) in *mehreren* Akten und nach Prüfung der neugebildeten Gefäßversorgung durch schrittweises seitliches Einkerben des Lappenstieles.

Formen: **a) Bildung eines einfach gestielten Lappens,** wobei eine Seite (Stiel oder Basis) mit dem Mutterboden in Zusammenhang bleibt (im allgemeinen mobiler, aber weniger sicher ernährt und weniger sicher fixierbar).

b) Bildung eines doppelt gestielten Lappens, wobei zwei, gewöhnlich parallele Hautschnitte gesetzt und die dazwischen gelegene Hautpartie unterminiert, dann der den Hautersatz empfangende Körperteil unter den abgehobenen Hautlappen wie unter eine Brücke oder in einen Muff eingeschoben wird: sog. „Brücken- oder Muffplastik" (weniger mobil, aber sicherer ernährt und sicherer fixierbar, auch ergiebiger, namentlich bei Verlängerung der erst angelegten Hautschnitte oder bei Anschließung gestielter Hautlappen).

c) Bildung von Rundstiellappen (*Filatoff* 1917) durch Anlage von zwei parallelen Hautschnitten, Unterminieren der Haut und exaktes Vernähen der freien Ränder und der Entnahmestelle, so daß eine henkelförmige Wurst entsteht und keine offene Wundfläche zurückbleibt. *Vorteile:* Völlig aseptische Heilungsbedingungen, daher kein Materialverlust, Schaffung von reichlich vitalem flexiblem und aseptischem Material, welches gut „modellierbar" bleibt. *Nachteile:* Lange Vorbereitungszeit notwendig, durchschnittliche Heilungsdauer 4–5 Wochen; wenn mehrere Operationsakte erforderlich sind, muß mit jeweiliger Verlängerung von 3 bis 4 Wochen gerechnet werden.

Indikation: Fernplastiken, bei denen lokale Verschiebelappen und einfache gestielte Lappen nicht möglich sind und unbedingt Haut und Subcutangewebe benötigt werden; also vor allem für die Wiederherstellung alter Defekte im Gesicht-Halsbereich, aber auch überall sonst.

Technik: Zur Anlage von Rundstiellappen eignet sich vor allem die ventrale Körperseite, sofern dort verschiebliche Haut ist (s. Abb. 59); am besten ist die laterale Gegend des Unterbauches geeignet; ferner die akromiopektorale Gegend; Richtung des Lappens entsprechend dem Gefäßverlauf; Wahl der Entnahmestelle ist so einzurichten, daß die Übertragung in einer Sitzung erfolgen kann; Länge des Lappens höchstens 15–20 cm, am sichersten 12 cm in 1. Sitzung u. U. Verlängerung um 4 cm in 2. Sitzung; sorgfältige Blutstillung. Ist eine Zwischenstation erforderlich, so wird am besten die radiale Handgelenkseite gewählt; zur Implantation darf der Lappen nur bis zur Hälfte eröffnet und ausgebreitet werden.

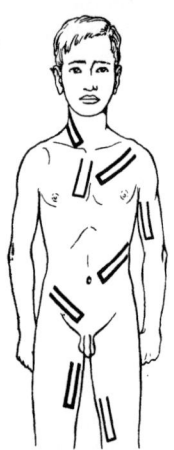

Abb. 59. Entnahmestellen für Rundstiellappen (Dick: Günstig, dünn: weniger günstig)

d) Bildung von Transportlappen. 1. Als nicht eingerollter abdominaler oder thorakoabdominaler Transportlappen:

Indikation: Defekte am Fuß und unteren Unterschenkeldrittel, welche nicht anders gedeckt werden können.

Transportweg: Handgelenk oder Vorderarm.

Zeitaufwand: 6 Operationen innerhalb 3–4 Monaten.

Technik: Umschneidung zweier Lappen am Abdomen und Vorderarm, deren Verhältnis von Breite zu Länge wie 1,5:1,0 beträgt. Vernähen der Lappen, so daß keine offene Wunde an den Lappen bestehen bleibt. Decken des Defektes am Abdomen mit Thierschlappen. Fixierung des Armes mit Elastoplastverband. Training des Lappens beginnt 3–4 Wochen nach Beginn mit Umschneidung und Unterminierung am Abdomen in 7–10tägigem Abstand; endgültige Abtrennung vom Abdomen 5–6 Wochen nach Beginn; Einnähen in den Defekt an der unteren Extremität, völlige Immobilisierung von Spendearm und Empfängerbein im Gipsverband. Tägliche Verbandskontrolle!

2. Bildung als Rundstiellappen (s. oben) Technik wie dort; Indikation wie beim nicht gerollten Lappen, jedoch für kleinere Defekte.

Nachteile: Noch zahlreichere Sitzungen (bis zu 10) und längere Zeitdauer (7–12 Monate) jedoch hängt dies weitgehend von der Art des Falles ab.

Weitere technische Grundregeln der Plastik: 1. *Strengste Aespsis* (*Cave!* differente Antiseptica, daher nur Dijozol u. ä., aber keine Jodtinktur; möglichste Asepsis des Operateurs und des Operationsfeldes; Defekt muß gereinigt und angefrischt, evtl. vernarbt sein); 2. *sorgfältigste Blutstillung;* 3. *Berücksichtigung der Ernährungsverhältnisse* (Schnittführung an der Haut entsprechend dem Gefäßverlauf, Knochen unter Mitnahme des Periosts usw.; außerdem rasche und schonende Loslösung und Einnähung). Für *Hautlappenbildung* gilt außerdem: Größe und Form des benötigten Hautlappens ist vorher abzumessen mit dem Finger oder besser mit sterilisierbarem Modell (*Billroth*-Battist-, Stanniol- oder Gazestück); *Größe sei reichlich* namentlich an der mit Muskeleinlage versehenen Hals- und Hodensackhaut, stets um ein Teil (mindestens $1/4$–$1/3$–$1/2$) größer als der Defekt (wegen Schrumpfung!) und *Ernährung gesichert* (wegen Gangrängefahr!), deshalb Lappen nicht zu schmal und nicht zu lang, außerdem abgerundet (*Cave!* spitze Zipfel!); schließlich genügend und gleichmäßig dick mit der die ernährenden Gefäße enthaltenden Subcutanschicht, spez. am Stiel; Stiel genügend breit (um so breiter, je länger der Lappen ist, im allgemeinen nicht schmaler als die Hälfte der größten Lappenbreite und -länge), die wichtigsten Gefäße und Nerven enthaltend und nicht zu stark gespannt oder gedreht (Lappen darf dabei nicht weiß aussehen!). *Cave!* Abknickung, Drehung und Spannung! *Einnähung* sei exakt, aber die Naht nicht zu dicht, nicht zu weitgreifend und nicht zu stark geschnürt. *Defektdeckung* erfolgt am besten primär durch Naht oder Plastik oder *Thiersch*sche Transplantation. *Verband* sei ausfüllend bis leicht andrückend, aber weich gepolstert und nicht komprimierend, ferner antiseptisch (Jodoform bzw. Sulfonamid und Penicillinpuder, Bepanthensalbe) und täglich gewechselt, evtl. mit Lüften oder Öffnen eiternder Nähte, schließlich immobilisierend (Heftpflaster, Schusterspan-Stärkebinde, Gips- o.a. Schiene, zirkulärer Gipsverband). Gegen *Anämie* des Hautlappens empfiehlt sich Wärme, Heißluftdusche, Solluxlampe, Glühbirne, Höhensonne usw.; gegen *Hyperämie* Stichelen oder Einschneiden in der Längsachse des Lappens mit anschließenden Saugen; empfohlen wird auch bei Blutumlaufstörung Einspritzen von einigen (1–3) cm³ Padutin in die Basis des gefährdeten Hautlappens, evtl. Hochlagerung, Blutegel; bei Anwendung der Lokalanästhesie wird Suprarenin besser fortgelassen. Bei *Schmerzen* gebe man reichlich Analgetica. Eventuell heilgymnastische Nachbehandlung sowie korrigierende Nachoperationen:

Fingerenthülsung, Narbenentfernung, Polsterausschneidung, Lappenverschiebung usw. Man beachte evtl. Behaarung; jedenfalls darf behaarte Haut nicht zum Schleimhautersatz in Mundhöhle, Harnröhre oder dgl. oder gar am Augenbindehautsack verwandt werden.

e) **Bildung von zusammengesetzten Lappen.** Zum Beispiel Schleimhaut und Haut zur Lidplastik, Knorpel und Haut vom Ohr zur Nasenflügel- oder Lidplastik, Schleimhaut und Periost von harten Gaumen zur Gaumenplastik, Hautperiost-Knochenlappen von Stirn oder Arm zur Nasen- oder Schädelplastik, Hautperiost-Knochenlappen von Brust- oder Schlüsselbein oder Weichteil-Knorpellappen von Schildknorpel zur Luftröhrenplastik, ferner in Rundstiellappen vorgepflanzte Knochenspäne zum Daumenersatz usw. Bei Dekubitaldefekten der Kreuzbeingegend durch Rotationslappen aus der Gesäßhaut; als *Verlegungs- oder Transpositionslappen,* wobei der vorgeschnittene Lappen verlagert und ein zurückbleibender Defekt mit einem Thierschlappen gedeckt wird.

Mit Umklappen des Lappens, z.B. zum Ersatz der Schleimhaut bei Defekt von Nase, Wange, Lippe, Speiseröhre, Magen-Darm und Blase (Ectopia vesicae [s. da]):

1. *durch türflügelförmiges Hineinklappen eines Lappens* in den Defekt, wobei die nach innen gewandte Haut den Schleimhautersatz bildet und die nach außen gewandte Wundfläche durch sonstige Plastik oder durch freie Hauttransplantation nach *Thiersch* gedeckt wird, oder

2. durch sog. *„gedoppelten Lappen",* wobei derselbe so groß gewählt wird, daß er gedoppelt, d.h. sein Ende nochmals umgeschlagen und an der Basis vernäht werden kann.

3. Hierher gehören auch die sog. *osteoplastischen Operationen* mit Auslösung eines Knochenabschnittes samt Weichteilen bzw. Haut: teils zur *vorübergehenden Verlagerung* als Voroperation bei der osteoplastischen Schädel-, Oberkiefer-, äußerer Orbitalwandresektion usw., teils zur *bleibenden Verlagerung* auf Knochenfragmente bei Resektion und Amputation (z.B. *Pirogoffs* osteoplastische Exartikulation des Fußes mit Aufsetzen des Fersenrestes auf die Sägefläche der Unterschenkelknochen, *Grittis* osteoplastische Amputation des Oberschenkels mit Aufsetzen der angefrischten Patella auf die Sägefläche des Oberschenkels, *Biers* osteoplastische Unterschenkelamputation mit Aufsetzen einer um ihren Perioststiel gedrehten Knochenspange auf die Sägefläche des Schienbeins).

B. Transplantation

Freie Plastik oder Gewebsverpflanzung (Transplantation) ist die Übertragung eines von einer anderen Körperstelle desselben oder eines anderen Individuums *frei* entnommenen Gewebsstückes zwecks Defektersatzes.

Geschichtliches: Über freie Transplantationen in früherer Zeit wird wenig berichtet. Außer zweifelhaften Einzelerfolgen (*Tagliacozzi* soll einem Kaufmann aus dem Arm eines Lastträgers mit Erfolg eine Nase gebildet haben) wird nichts Zuverlässiges überliefert. Die freie Plastik oder Transplantation ist somit eine Errungenschaft der neueren Zeit. Bei der *Haut*transplantation unterscheidet man *Epidermis-* und *Cutis*verpflanzung. *Epidermis* verpflanzte zuerst *Reverdin* 1869 mit Schere und Pinzette und dann *Thiersch* 1874 mit Rasiermesser; neuere Verfahren stammen von *v. Mangoldt, Braun* und *Pels-Leusden.* Die *Cutis*transplantation knüpft sich an *Wolfe* 1876, *Esmarch* 1885 und *Krause* 1893. Schleimhaut verpflanzte *Czerny* 1871 frei auf die Augenbindehaut, *Fett Lexer, Fascie Kirschner,* ganze *Gelenke Lexer, Enderlen.*

I. Schicksal der freien Transplantation

Die günstigsten Bedingungen für eine erfolgreiche freie Transplantation bietet die **Autoplastik** (Übertragung innerhalb des gleichen Organismus von einer Stelle zur anderen). Auch hier darf das frei überpflanzte Gewebsstück bezüglich seiner Ernährungsbedingungen nicht zu anspruchsvoll sein. Hochdifferenzierte Gewebe mit hohem Sauerstoffbedarf (Hirn, Rückenmark, Muskeln, Parenchymorgane) lassen sich daher auf die Dauer nicht unter Erhaltung ihrer Funktion zur Einheilung bringen. Sie werden bestenfalls bindegewebig umgewandelt, als Fremdkörper eingeheilt, langsam resorbiert und sehr oft auch rasch wieder abgestoßen. Gewebe mit unkomplizierter Struktur und geringerem Stoffwechsel dagegen (Epithel, Haut, Fascie, Periost, Knochen und Fett) sind widerstandsfähiger. Sie können am Leben bleiben, einheilen und eine gewisse Regenerationsfähigkeit behalten. Trotzdem kommt es auch hier im Laufe der Einheilung zu einer aseptischen, entzündlichen Reaktion der Umgebung mit aktiver Hyperämie, Leukocyten- und Plasmaaustritt. Das Plasma ist während der ersten 2–3 Tage die hauptsächliche Ernährungsquelle sodann dringen Gefäßsprossen in das überpflanzte Gewebe ein und schließen es an den Kreislauf an. Trotzdem muß man sich stets vor Augen halten, daß auch jedes autoplastische Transplantat größtenteils zugrunde geht und die Regeneration nur teilweise von den am Leben gebliebenen Zellen ausgeht. Zum anderen Teil wird die Regeneration durch Stoffe stimuliert, welche von den absterbenden Zellen in Freiheit gesetzt werden (Nekrohormone).

Bei den **homoplastischen Transplantationen (Homoioplastik)** kommt erschwerend hinzu, daß die Individualität der Gewebe und die Unverträglichkeit der verschiedenen Eiweißkörpergruppen das Gelingen der Transplantation sehr häufig vereiteln. Nach der Theorie von *Medawar* sind es Blutgruppen und Eiweißunverträglichkeit, genetische Zellunterschiede und die erworbene aktive Immunisierung, welche sich der Einheilung eines Homotransplantates feindlich entgegenstellen. Es wurde versucht, diesen Schwierigkeiten auszuweichen, indem nur möglichst nahe blutsverwandte Spender und Empfänger (am besten eineiige Zwillinge) zu Homoplastiken herangezogen wurden; ferner durch Unterdrückung der Antikörperreaktion und der Immunisierungsvorgänge (Ganz-Röntgenbestrahlung des Körpers, Splenektomie, Milzbestrahlung, Blockade der reticulo-endothelialen Funktion, Tiefkühlung der Transplantate, präliminare Zellinjektionen des homologen Gewebes vom gleichen Spender). Alle Versuche, auf diese Weise eine zuverlässige homoplastische Transplantation zu erzielen, sind bisher fehlgeschlagen. Trotzdem sind wir auf Homotransplantate häufig angewiesen (Knochen, Gefäße, Blut). Es darf jedoch nie vergessen werden, daß das Homotransplantat im allgemeinen bestenfalls eine vorübergehende Stützfunktion (Knochen) oder auch eine physikalisch-chemische Funktion (Erythrocyten als Sauerstoffträger bei Bluttransfusion) übernimmt und nach mehr weniger kurzer Zeit zugrundegeht und unter Umständen sogar ausgestoßen wird.

Das Schicksal der **Heteroplastik** ist noch ungünstiger als das der Homoioplastik. Die Unterschiede der Eiweißkörpergruppen sind hier noch wesentlich größer. Jedoch ist auch die Heteroplastik eine aus der Chirurgie nicht mehr wegzudenkende Methode (Catgut, heteroplastische Drüsentransplantate). Mithin wäre als ideal für alle Transplantationen anzusehen, wenn das transplantierte Gewebe an- und einheilt und seine absterbenden Anteile von den am Leben bleibenden Zellen regenerativ ersetzt werden. Erfolglos wird eine Gewebsverpflanzung von vornherein, wenn es zu einer stärkeren Infektion kommt, da diese unvermeidlich zur Ernährungsstörung des Transplantates und zu seiner Abstoßung als Fremdkörper führt.

Die **Alloplastik** (Verwendung von körperfremdem, totem Material) hat ein sehr weites Anwendungsgebiet (metallische Fremdkörper aller Art in der Knochenchirurgie, Endoprothesen, Plomben zur Totraumbekämpfung, Gefäßprothesen aus Teflon usw.). Wichtig ist es, hier gewebsfreundliches Material zu wählen (V_2A-Stahl, Gold, Silber, Plexiglas, Polyäthylen). Zu vermeiden sind cancerogene Kunststoffe und Paraffin (Paraffingranulome neigen zu maligner Degeneration). Bei Verwendung metallischer Fremdkörper muß an die Bildung elektrischer Ströme gedacht werden, die vor allem auftreten, wenn im Körper verschiedene Metalle versenkt oder im gleichen Körper noch ein zweites Metall getragen werden. Die völlig aseptische Einheilung ist auch hier Voraussetzung für ein gutes Gelingen; daher ist die Einheilung in nicht ganz aseptischem Gebiet (Ösophagus, Luftröhre, Gallenwege) stets sehr problematisch.

Wertigkeit der einzelnen Formen der Transplantation (angeordnet nach steigender Erfolgssicherheit):

1. Heteroplastik: Verpflanzung von fremder Tierart (d.h. beim Menschen vom Tier), z.B. Catgut, Känguruhsehne, Kalbshypophyse, Frischzellen, sonst meist ohne dauernden praktischen Erfolg.

2. Homo- oder Homoioplastik: Verpflanzung von der gleichen Tierart (d.h. beim Menschen vom Menschen, am schlechtesten von fremdrassigen, am besten von blutsverwandten Individuen) z.B. *Bluttransfusion,*

Knorpel (etwa 2 Jahre als homostatisches Transplantat wirksam),

Cornea (erfolgreich sofern keine Gefäßeinsprossung erfolgt),

Knochen (erfolgreich vor allem, wenn tiefgekühlter oder lyophilierter Knochen verwendet wird, z.B. Phemisterspan),

Blutgefäße (zu 90% erfolgreich, werden sehr langsam vom Wirtsorganismus ersetzt, neigen jedoch auch sehr zur Schrumpfung; Anwendung vor allem in der Herz- und Gefäßchirurgie), *endokrine Drüsen* (kurzfristig erfolgreich und wirksam, z. B. Schilddrüse, Nebenschilddrüse, Hypophyse; Dauer der spezifisch-physiologischen Funktion etwa 2–6 Wochen, *Nerven:* (Sehr wenig erfolgreich im Sinne echter Einheilung und Regeneration; lediglich als anatomisches Leitgebilde zur Überbrückung von Defekten brauchbar), *Parenchymorgane,* z. B. *Niere* (nur kurzfristig erfolgreich) Nierentransplantationen bei Blutsverwandten mit erhaltener Funktion für die Dauer bis zu 5 Monaten sind gelungen, *Tumoren* (erfolgreich, jedoch nur experimentell angewendet).

3. Alloplastik: Verpflanzung von totem Material, z. B. macerierter, sterilisierter oder ausgeglühter Knochen (erfolgreich, jedoch lediglich eine Stützfunktion ausübend, bindegewebige Einheilung, langsame Resorption und langsame Regeneration von Knochen durch Anregung des Wirtsgewebes möglich). Meist jedoch ist *die Alloplastik ein prothetisches Verfahren* (erfolgreich bei aseptischer Einheilung), z. B. Deckung großer Schädeldefekte durch Metall- oder Paladonplatten, Schenkelhalsnagelung, Küntschernagelung, Endoprothesen, Nylonnetz, Tantaldrahtnetz, Lucitbälle, Polystanplomben, Polythenrohre, Teflon- und Dakronprothesen zum Gefäßersatz.

Totes Material kann bei *aseptischem* Wundverlauf einheilen; sonst wird es aber ausgestoßen als Fremdkörper, freilich (auch bei aseptischem Verlauf) oft erst nachträglich (vgl. Seidenfäden, Silberdrähte u.a.!). Dabei ist zu unterscheiden zwischen nichtresorbierbarem Material, welches ohne organische Vereinigung bleibt und nur Füllmaterial bildet (z. B. Metall, Paraffin, Seide oder dgl.) und resorbierbarem Material, welches u. U. resorbiert und substituiert wird (z. B. toter Knochen, Elfenbein, v. Mosetigs Jodoformplombe). Die Bedeutung der Alloplastik liegt im wesentlichen darin, daß der Fremdkörper als Platzhalter (sog. innere Schiene) wirkt, und ferner, daß unter seinem Reiz die Regenerationskräfte des Organismus zu stärkerer Tätigkeit angeregt werden. Manchmal wird man den Fremdkörper nachträglich entfernen, wenn er seine Schuldigkeit getan hat, zumal wenn er auf die Dauer stört oder schädigt (z. B. Metallnähte, -schienen, -stifte, -nägel oder -schrauben bei der Knochennaht). Alloplastik findet vereinzelt als Notbehelf Verwendung, z. B. bei Sehnennähten als Catgut- oder Seidenzopf, bei großen Leisten- und Nabelbrüchen als Nylon- oder Tantaldrahtnetz!, bei deform geheilten Frakturen und Pseudarthrosen als Bolzen von Elfenbein, Horn usw. oder Nagel und Schraube von Stahl, Silber, Gold usw., bei Schädeldefekten als Platte von Paladon, Silber, Gold, Platin, Tantal, Plexiglas u.a., bei Zahnkaries als Plombe von Gold, Amalgam usw. Die Verwendung von subcutan injiziertem Paraffin (*Gersuny*) ist völlig verlassen (Paraffinome! kanzerogene Wirkung!).

Autoplastik: Verpflanzung innerhalb desselben Individuums, am erfolgreichsten bei direkter Replantation (z. B. Zähne!), d. h. bei Wiedereinpflanzung an der Entnahmestelle.

Einzelne Gewebe, welche am häufigsten zur freien Transplantation (vorwiegend Autoplastik verwendet werden] (etwa nach steigender Erfolgssicherheit angeordnet), sind folgende:

1. Haut

a) Epidermis *(Reverdin* 1869, *Thiersch* 1874–1886). *Nachteile:* Die neue Haut ist straff, schrumpfend, ungepolstert, ungeschmeidig, verletzbar und empfindlich. *Indikation und Gegenindikation:* Hautdefekte nach Operation, Trauma, Geschwür, Verbrennung, Narbenexcision usw., spez. Skalpierung, Unterschenkelgeschwür usw.; dagegen im allgemeinen nicht Defekte an Gesicht, Hand und Fingern, Fuß spez. Ferse und Zehen, Schienbeinvorderfläche, Gelenkbeugen, spez. Achselhöhle, Amputationsstumpf usw. (hier höchstens mit etwas dickeren Läppchen!) sowie nicht bei gewissen Wundinfektionen mit Pyocyaneus-, Diphtherie- u. dgl. Bazillen. *Technik:* Narkose oder (zwecks Mithilfe des Patienten, z. B. bei Notwendigkeit verschiedener Lagerung) Leitungsanästhesie (N. cut. fem. lat!) bzw. Umspritzung, aber wohl besser nicht Infiltrationsanästhesie. Defekt muß frisch oder, wenn granulierend, doch gereinigt und bluttrocken sein; die Granulationen sind dazu vorher mit Kochsalzlösung (evtl. mit Penicillinzusatz) komprimierend zu verbinden. Überschießende Granulationen müssen evtl. mit scharfem Löffel entfernt werden. Entnahmestellen: Oberschenkel, Oberarm usw. *Spender:* Gewöhnlich Patient selbst, auch ausnahmsweise Blutsverwandte (Eltern oder Geschwister) oder Angehörige der gleichen Blutgruppe (auch hierbei erfolgt keine völlige Anheilung, wohl aber Bildung längerdauernder Epidermisinseln!); keinesfalls andere Menschen, amputierte Glieder oder frische Leichen. Vorbereitung der Entnahmestelle erfolgt nur durch Rasieren und Abspülen mit physiologischer steriler Kochsalzlösung, höchstens durch Desinfektion mit Äther und Dibromol und

Nachspülen mit physiologischer steriler Kochsalzlösung, aber ohne Jodtinktur. Anspannen durch den Kleinfingerrand zweier Hände oder durch zwei flach aufgelegte Handbürstenrücken. Abtragen der Epidermis entweder nach *Reverdin* (s. Abb. 60) in Form von etwa 3 bis 10 mm im Durchmesser großen Läppchen mit Pinzette bzw. Nadel und gebogener Schere oder in Form der „Greffes epidermiques", oder nach *Thiersch* mit langem, breitem, schwerem und flachgeschliffenem, mit Kochsalzlösung befeuchtetem Spezialmesser mit feststehendem Metallgriff, auch mit dem Transplantationsmesser nach *Schepelmann* (ähnlich wie bei Mikrotom kann mittels Mikrometerschrauben die Streifendicke genau bemessen werden) in sägenden Zügen; zur Entnahme großer Lappen (8 × 12 cm ist das sog. *Padgett-Dermatom* vorzüglich geeignet. Die

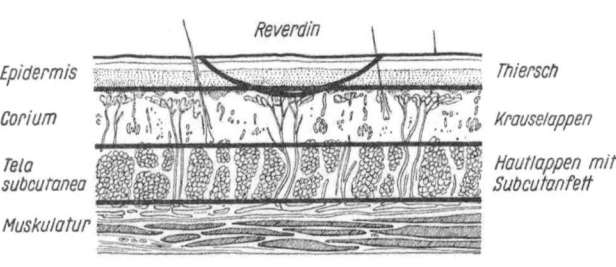

Abb. 60. Schichtdicke verschiedener Lappen zur freien Hauttransplantation

damit entnommenen Lappen sind völlig gleichmäßig dick und können auch als **Spalthautlappen** gebildet und von unzugänglichen Stellen entnommen werden. *v. Mangoldt* 1895 verwendet, spez. für schwer zugängliche Knochen- und Granulationshöhlen sowie für ausgedehnte Flächen Abschaben der Epidermis mit dem senkrecht aufgesetzten Rasiermesser in Form von Epithelbrei: sog. „Epithelaussaat"; *Braun* 1921 steckt in linsengroße Stückchen zerschnittene *Thiersch*-Läppchen in mit feinem Skalpell oder mit Nadel angelegte Löcher der Granulationen mittels einer Pinzette schräg hinein. Zur Deckung von Defekten in Höhlen und Röhrchen (z. B. Nasenloch, Mundhöhle, Speise- oder Harnröhre) sind einzulegen für 1–2–3 Wochen Träger aus Stentsmasse, Gummirohr oder dgl. mit umgekehrt aufgelegten Thierschläppchen, wenn man nicht lieber Schleimhautlappen zu ihrer Austapezierung *benutzen* kann und will. Für bestimmte Stellen z. B. Fingerdefekte, wo widerstandsfähige Haut erwünscht ist, kann man etwas dickere Hautlappen, sonst wie nach *Thiersch* bilden. Ausbreiten der Epidermislappen auf Spateln aus vernickeltem Blech (ähnlich wie das mikroskopischer Schnitte auf dem Objektträger). Auflegen und Ausbreiten der entfalteten Epidermisläppchen mittels Knopfsonden auf dem vorbereiteten bluttrockenen Defekt (evtl. Ränder 1–2 cm überstehen lassen; evtl. Einschneiden von Fenstern mit der spitzen Schere, spez. bei dicken Lappen und bei nicht ganz gereinigtem oder bluttrockenem Defekt; leichtes Andrücken an die Unterlage mit trockenem Gazebausch; evtl. Annähen an Grund und Rand mit feinster Naht; wichtig ist sorgfältiges Ausbreiten und Anlegen der Epidermisläppchen; (*Cave!* Auflegen mit der *Außen*seite!). Verband trocken mit Folie und Penicillinpuder, Blattsilber oder mit Perubalsam getränkter Gittergaze oder mit nichtbenetzbarer perforierter Kunststoffolie; darüber leicht komprimierender Verband, am besten mit Schaumgummiauflage und elastischer Binde, evtl. komprimierender Gipsverband, der gleichzeitig die unbedingt erforderliche Ruhigstellung für 7–10 Tage besorgt; 1. Verbandswechsel nicht vor dem 5.–8. Tag, möglichst erst am 10. Tag. An der Entnahmestelle dieselbe Verbandtechnik. Nach 14 Tagen kann die Entnahmestelle wiederum für Transplantation benutzbar sein; sie ist anfangs gerötet, später oft noch lange erkennbar. Die transplantierte Epidermis ist anfangs blaurötlich und eingesunken, später blaß und flach, evtl. keloidartig gewulstet; im übrigen vgl. Nachteile!

b) **Cutis** (*Wolfe* 1875, *Esmarch* 1885, *Krause* 1893, vgl. Abb. 60) **Vollhaut- und Spalthautlappen,** *Vor- und Nachteile:* Zwar kosmetisch und funktionell der Epidermistransplantation überlegen, am sichersten in Form des *Spalthautlappens* (Epidermis und oberste Coriumschicht) bei frischen Operationswunden sowie an gut ernährten Stellen, z. B. Gesicht (hier aber nicht durchaus geeignet wegen späteren Eintritts stärkerer Pigmentierung!). *Indikationen:* Hautdefekte an Gesicht (Nase, Ohr, Wange, Schläfe, Lid) und Hals sowie Gelenkbeugen, Ferse, Hand und Fingern, z. B. bei Syndaktylie, *Dupuytren*scher Kontraktur, Verbrennung, Defekt, Absetzungsgliedstumpf, Sehnen- oder Gelenkverletzung mit Hautverlust usw.; evtl. gelingt das Aufsetzen einer ganzen Finger- oder Zehenkuppe, auch Haut von einem anderen (frisch amputierten) Finger auf Finger, Nase, Ohr usw. *Technik:* Voraussetzung des Gelingens ist Beachtung der Grundregeln der Plastik, spez. aseptisches, schonendes, trockenes und schnelles Operieren! *Entnahmestellen:* Oberschenkel, Oberarm, Rücken usw., für

Lid auch Präputium. *Spender:* Patient selbst (Autoplastik). Entnahmelappen sei: 1. am besten spindelförmig (zwecks leichten Verschlusses; Verschluß erfolgt durch primäre Naht nach Unterminierung der Wundränder, sonst Deckung durch *Thiersch*sche Epidermisläppchen); 2. um ein gut Teil (1/3) größer als der Defekt (wegen Schrumpfung!); 3. ohne oder (bei starker Schrumpfungsneigung) mit dünner Fettschicht (sonst ist letztere nachträglich mit gebogener Schere von der Innenfläche abzutragen). Man vermeide scharfe Antiseptica. Leichtes Aufdrücken; meist Naht, und zwar weite. Trockener a- oder antiseptischer Compressionsverband (s. oben) Verbandwechsel nach 8 Tagen. Anheilung braucht 3–5 Wochen; dabei gehen anscheinend die oberflächlichen Epidermislagen, vielleicht auch tiefere Teile zugrunde, werden aber von Resten der tieferen Schicht wieder ersetzt. Eventuell ist ratsam Vorbehandeln der Entnahmestelle mit Höhensonne, Heißluftdusche, Acetylcholin (0,1–0,2 subcutan mehrmals täglich) oder dgl. und Nachbehandlung des überpflanzten Hautlappens bei Blutstauung mit Sticheln durch zweischneidiges Messer in Form der Skarifikation. Hierher gehört auch die Übertragung einer Zehenkuppe auf den Fingerstumpf (*Nicoladoni*).

Cutanes und subcutanes Bindegewebe der Haut vom Oberschenkel oder anderen nach Abtragen der Fett- und Epidermisschicht kann man benutzen ähnlich wie Fascie (s. u.) zum Ersatz von Bändern, Sehnen u.dgl. (z. B. Cutislappen eingelegt als Seitenbandersatz vom Quadriceps zum Gastrocnemius bei Schlotterknie) sowie zum Bruchpfortenverschluß oder zur Deckung von Bauchnarbenbruch s. da. *Cutistransplantation.*

Wimpernersatz (nach *Krusius*): Die kurz geschnittenen und mit dem *Kromayer*-Trepan von 1½ mm Durchmesser ausgestanzten Haare aus der Augenbraue oder Nackenhaargrenze werden nach Durchstechen mit einer Hohlnadel durch den Lidrand mit der Wurzel in die Nadel eingesteckt und unter Zurückziehen der Nadel in den Lidrand versenkt.

2. Schleimhaut

(*Czerny-Wölfler* 1871–1888). Ähnlich wie Cutis, am besten autoplastisch, z. B. aus Lippe oder Wange bei Bindehaut-, Lid-, Wangen-, Harnröhrendefekt (der Schleimhautlappen muß wegen Retraktionsneigung recht reichlich, und zwar etwa doppelt so groß gewählt werden als der Defekt; Haut ist weniger geeignet zum Schleimhautersatz, aber auch manchmal genügend).

3. Knochen

Pathologische Anatomie: Nicht nur, wie man früher annahm, toter oder artfremder, sondern jeglicher frei transplantierter Knochen verfällt der Resorption und wird günstigenfalls von der ossifikationsfähigen Umgebung substituiert, wobei der Transplantat-Knochen gleichsam nur als Stütze und Leitung sowie Reiz dient, dagegen die Regeneration wohl vor allem vom ortsständigen Gewebe, spez. Mark erfolgt. Jedoch ist – wenigstens bei Auto- und Homoplastik – evtl. mitverpflanztes, spez. gestieltes Periost sowie Knochenmark wertvoll, indem es einige Zeit leben bleibt und dabei seine knochenneubildende Fähigkeit behält, wobei die von dem mitverpflanzten Mark und Periost neugebildete Knochengewebe dem absterbenden überpflanzten Knochen in inniger (organischer) Verbindung anlegt und schließlich auch die Form des alten Knochens wieder bildet. Die Homoplastik ist hier angängig und der Autoplastik nicht wesentlich unterlegen. Daher empfiehlt sich Verwendung von lebendem auto- oder im Notfall homoplastischem Knochen (als dem toten oder artfremden überlegen!) und Mitverpflanzung, evtl. (z. B. bei Pseudoarthrose oder am Unterkiefer) auch Alleinverpflanzung des Periosts (als knochenbildend!). *Material:* Am besten *lebender* Knochen *vom Patienten selbst* (Autoplastik) oder doch von *anderem Menschen* (Homoplastik) *nebst Periost und Knochenmark*, heute häufig in Form von Konservenspänen, welche bei Operationen (Rippen) oder aus frischen Leichen oder Amputationspräparaten aseptisch entnommen und in einer „Knochenbank" aufbewahrt werden".

Für die Konservierung homoioplastischer Knochentransplantate kommen 4 Möglichkeiten in Frage:

1. Tiefkühlung in Luft oder Paraffin, die Erfolge sind bei beiden Verfahren etwa gleich. Der biologische Wert ist über längere Zeitdauer unverändert (bei − 72 °C) – Gefriertrocknung erzielt praktisch unbegrenzt haltbare Präparate, die gut brauchbar sind.

2. Tyrodelösung mit Serumzusatz, Blutkonserve und Luft, sämtliche bei +4 °C. Ergebnisse nur wenig schlechter; autolytische Vorgänge sind nachgewiesen, praktische Verwertbarkeit begrenzt. In Luft aufbewahrte Knochen bereits nach 1 Monat nicht mehr verwendbar.

3. Cialit bei Zimmertemperatur; praktisch brauchbar.

4. Kochen und Maceration; praktisch schlecht brauchbar. Schließlich der *frische* homoplastische Knochen, welcher selten zur Verfügung steht.

Aktiv am Einbau nimmt nur der frische autoplastische Knochen durch überlebende knochenbildende Zellen teil.

Entnahmestelle für lebenden autoplastischen Knochen sind u. a. vordere Tibiakante, Darmbeinkamm, Schulterblattmitte (Rahmen mit Muskelansätzen bleibt!), Radius, Ulna, Fibula, Rippe, benachbarte Mittelfuß- und -hand- sowie Unterarm- und Unterschenkelknochen; an Nase, Kehlkopf und Luftröhre auch Rippe oder Rippenknorpel an Schädel auch benachbarte periostbedeckte Corticalis „Schällappen" oder reimplantierte Bruch- oder Trepanationsstücke. *Indikation:* Deckung von Schädel-, Nasen- u.a. Defekten, Vereinigung bzw. Defekt bei Frakturen und Pseudoarthrosen, Arthrodese, *Henle-Albee*sche Operation usw. Am besten ist Autoplastik, weniger gut Homo- oder Heteroplastik; wichtig ist Gewebsschonung und Blutstillung bei der Operation und anschließend Ruhigstellung durch Gipsverband oder dgl., im übrigen notwendig Auffrischen der Einbettungsstelle in genügender Breite und tunlichst Verzicht auf Fremdkörperversenkung sowie Durchführen des Wundnahtverschlusses; evtl. ist *Knochenvorpflanzung* in die Weichteile der Empfangsstelle oder anderen ratsam.

4. Knorpel

(am besten mit Perichondrium, welches hier hinsichtlich der Regeneration dieselbe Rolle spielt wie das Periost für den Knochen) brauchbar ist hier Homo- und vor allem Autoplastik. *Entnahme:* Vorzugsweise aus dem Rippenbogen; von dort können mehrere Späne bezogen werden. Seltener aus der Ohrmuschel (durch hinteren Läppchenschnitt), wenn dünne Knorpelplatten benötigt werden; ferner aus dem Nasenseptum (ungünstig, da infektionsgefährdet).

5. Gelenke bzw. Gelenkteile
(*Lexer, Enderlen*)

stets nur homoplastisch, am besten von frischamputierten Gliedern bei schwerer Verletzung, Lähmung oder arteriosclerotischer Gangrän, vielleicht auch von frischen Leichen; unsicher!

6. Fett

(z. B. von Bauch, Oberschenkel, Gesäß usw.) zur Umhüllung von Sehnen- und Nervennähten, namentlich im Anschluß an Neurolyse, als Interpositum bei Gelenkplastik nach *Lexer*, als Füllsel bei Enucleatio bulbi, zur Ausfüllung von Höhlen, zur Defektdeckung an Dura, Peritoneum, Pleura, Perikard usw., zur Beseitigung subcutaner Defekte an Gesicht, Mamma, Hoden usw., u.a. auch bei Hemiatrophia facialis, schließlich zur Blutstillung als „lebender Tampon", soweit nicht Muskel, Fascie, Netz oder dgl. benutzt werden kann. Autoplastik kommt hier wohl allein in Frage. Bei der gerade im Fettgewebe leicht eintretenden Infektion droht Ausstoßung, so daß man bei Wundstörung baldige Entfernung erwägen muß; auch kommen cystische und narbige Veränderungen des transplantierten Fettes vor, was bei der Verwendung am Hirn zu beachten ist. Mit Substanzschwund von etwa 75% muß in jedem Fall gerechnet werden. Flüssiges Fett (*Wakeley*) zur Unterspritzung adhärenter Narben. Erfolg fraglich!

7. Fascie
(*Kirschner*)

Vorteile: Leichte und ausgiebige Beschaffung von autoplastischem Material, dabei große Festigkeit, Schrumpfungswiderstand, Adaptationsmöglichkeit und Einheilungstendenz. *Entnahmestelle und -technik:* Fascia lata am Oberschenkel außen, ausnahmsweise Operationsstelle; zur Entnahme Längsschnitt am Oberschenkel außen, Ausschneiden eines entsprechenden Fascienstücks, Blutstillung, bei kleinerem Defekt Naht der Fascie, sonst Hautnaht. *Indikation:* Einhüllung unsicherer Nähte (z.B. an Sehnen; dagegen ist die Umhüllung gelöster oder genähter Gefäße, Hohlorgane und Nerven nicht ratsam wegen Gefahr der Kompression infolge Schrumpfung der Fascie), Ersatz von Sehnen (Finger-, Quadriceps-, Achilles-, Peroneussehnen usw.). Muskel (bei Muskelruptur, z.B.

am M. biceps brachii oder Muskel- bzw. Nervenlähmung, z.B. bei Ptosis Verbindung des Tarsus mit M. frontalis oder bei Facialislähmung Raffung des Mundwinkels an Jochbogen oder M. temporalis), Gelenkbänder (z.B. bei habitueller Schulter- und Knieluxation) und Haltebändern (bei Luxation der Peroneus-, Fingerstrecksehnen usw.), Duradefekt (?), Brustwand- und Zwerchfelldefekt, Bauchwanddefekt, spez. bei großen Hernien jeglicher Art, Deckung von Wunden und Blutstillung an parenchymatösen Organen (Herz, Leber, Milz, Niere), Überbrückung oder Nahtsicherung bei Defekten von Organen mit Epithelbekleidung (Magen-Darm, Blase-Harnröhre, Ösophagus, Trachea), Aufhängung von Organen (z.B. bei Wanderniere an die 12. Rippe oder an die Fascia lumbocostalis bzw. lumbodoralis entweder um die Niere oder ein Stück unter der Capsula fibrosa geführt), Zurückhaltung von Prolaps der Scheide oder des Mastdarms (hier entweder als „*Thiersch*scher Ring" statt Draht oder als Rectopexie an Steißbein bzw. Kreuzbeinligamenten), Interpositum bei Gelenkmobilisation nach *Payr* usw. Autoplastik ist hier die Regel.

8. Seröse Häute

spez. Peritoneum (z.B. Bruchsack, Tunica vaginalis) u.a.; brauchbar (ähnlich wie Fascie) als Duraersatz usw.

9. Netz

Zur Blutstillung bei parenchymatösen Organen als „lebender Tampon" (ähnlich wie Fascie oder Muskel).

10. Sehnen

Am besten vom Patienten selbst, z.B. Palmaris longus, Zehenstrecker, Peroneuslongussehne u.a.; ausnahmsweise auch von frischamputierten Gliedern; vorwiegend als Ersatz bei Sehnendefekt, wobei auch der Funktionsersatz gut ist.

11. Muskeln

Im allgemeinen ungeeignet wegen völliger Degeneration des freien Transplantats mangels entsprechender Gefäß- und Nervenversorgung, höchstens zur Nahtsicherung und zur Blutstillung bei parenchymatösen Organen (Gehirn, Herz, Leber, Milz, Niere) als „lebender Tampon", und zwar autoplastisch und meist aus der Operationsgegend.

12. Nerven

Ebenfalls im allgemeinen ungeeignet wegen völliger Degeneration des freien Transplantates, vielleicht bei Nervendefekt als Leitungsstrang (Nervenschaltstück) brauchbar. Verwendbar ist hier Autoplastik und wohl auch Homoplastik. Erfolgversprechend ist dagegen die Einpflanzung eines funktionstüchtigen Nerven in einen gelähmten Muskel (z.B. des N. accessorius in den gelähmten M. trapezius) oder die breite Verbindung eines gelähmten mit einem gesunden Muskel oder sein Ersatz durch gestielten Muskellappen unter Erhaltung des versorgenden Gefäß-Nervenbündels und unter Berücksichtigung der Ansatzstelle (z.B. M. temporalis und orbicularis oculi bzw. M. masseter und orbicularis oris oder M. trapecius und deltoideus) vgl. Gesicht, Schulter u.a.!

13. Gefäße

Zum Beispiel eine Arterie oder einfacher die V. saphena, bzw. V. femoralis, welche allmählich sich den neuen Verhältnissen anpaßt, also arterialisiert wird, aber Venenklappenberücksichtigung verlangt als Gefäßdefektersatz (bei Gefäßnaht nach Verletzung, Aneurysma, Tumorexstirpation), ferner zur Einscheidung bei Sehnen- und Nervennähten, weiter als Urethraersatz und schließlich zur dauernd offenen Verbindung des Seitenventrikels mit einem Sinus bei Hydrocephalus (nach *Payr*) Zur Überbrückung bei Aortenisthmusstenose oder zu Shuntoperationen bei *Fallot*scher Erkrankung. Bei der Gefäßtransplantation ist außer Autoplastik auch Homoplastik und Alloplastik (Gefäßprothesen aus Teflon) erfolgreich. Sie ist in letzter Zeit gegenüber der Verwendung von autoplastischen Venentransplantaten in den Vordergrund getreten.

14. Organe

Die Organtransplantation bietet wenig Aussicht bei *Hetero-*, aber wohl auch nicht bei *Homo-*, sondern am meisten bei *Autoplastik;* auch dabei erfolgt zwar zunächst Einheilung, später (im Verlauf von Monaten) aber Schwund. Die Einheilung kleiner, aus dem Zusammenhang excidierter Organteile (am besten flacher Scheiben) vermag auch nicht die Funktion im Sinne der äußeren Sekretion aufrechtzuerhalten, wohl aber im Sinne der *inneren* Sekretion (Schilddrüse, Epithelkörnchen, Ovarien, Hoden usw.), jedoch auch hier zufolge des allmählich eintretenden Schwundes der transplantierten Organe *nur vorübergehend*, es sei denn, daß die körpereigenen Organe mittlerweile wieder genügend leistungsfähig geworden sind oder andere verwandte Organe zu stärkerer Tätigkeit angeregt werden („Hormonstoß"!); dazu kommt, namentlich an den Geschlechtsorganen, die günstige Beeinflussung im psychischen Sinne. Da es sich bei der Organtransplantation nicht um lokalen Ersatz handelt, so ist man hinsichtlich der Transplantationsstelle nicht (wie bei der Gewebstransplantation) an einen bestimmten Ort gebunden, kann sie vielmehr „am Orte der Wahl" vornehmen unter dem Gesichtspunkt, daß das Implantat am neuen Standort günstigste Ernährungsbedingungen findet und daß die Implantation leicht und sicher gelingt; als Implantationsstelle kommen demgemäß in Betracht: Subcutis, Muskulatur, Peritoneum, Netz, Milz und Knochenmark, für Hoden auch Hodensack. Besonders wichtig ist für Organtransplantation neben Asepsis und Blutstillung schnelles und schonendes Operieren (daher u.a. *Cave!* Zeitverlust, Quetschung des Transplantats, Antiseptica!). Mit vorübergehendem Erfolg wurde bisher ausgeführt die *Homoplastik* u.a. an Schilddrüse, z.B. von der Mutter in die kindliche Milz (*Payr*) oder in die obere Tibiaepiphyse (*Kocher* u.a.) usw. bei Cachexia strumipriva idiopathica und post-operativa, die von Epithelkörperchen bei Tetania parathyreopriva, die von Hoden bei spontaner sowie bei traumatischer, entzündlicher oder operativer Kastration, namentlich frühzeitiger (u.a. Eunuchoidismus), die von Ovarien bei Kastration, Infantilismus usw., die von Hypophyse bei hypophysärer Magersucht (*Simmond*sche Krankheit). Noch günstiger verhält sich die *Autoplastik;* lassen sich bei Operationen die Epithelkörperchen oder von größeren endokrinen Drüsen Scheiben erhalten, so kann deren Reimplantation versucht werden: sog. „Stückchentransplantation". Eventuell ist die Transplantation zu wiederholen. Schließlich muß sie u.U. unterstützt werden durch Verfütterung von Organsubstanz, während die Organtransplanation auf die Dauer nicht wirksam bleibt mangels der für ihre Tätigkeit notwendigen Blut- und Nervenversorgung. Die *Transplantation ganzer Organe*, und zwar solcher mit innerer und evtl. auch solcher mit äußerer Secretion *mittels Gefäßnaht* ist noch im Stadium des Versuchs, gelingt dauernd aber wohl nur bei Autoplastik, besondere Beachtung findet die homoplastische und autoplastische Transplantation *der Niere* in jüngster Zeit. Im Tierexperiment sind erfolgreiche autoplastische Transplantationen für die Dauer von 6 bis 9 Monaten bekanntgeworden (*Dempster*). Am Menschen gelang es bis zu 3 Wochen eine funktionstüchtige Homotransplatnatniere zu schaffen (*Michon* und *Hamburger*). Schließlich gehen jedoch alle Organtransplantate zugrunde und sind daher bisher noch immer ohne breitere praktische Bedeutung. Mittels Gefäßnaht erreichte ferner *Carrel* die Wiederanheilung eines abgetrennten Schenkels beim Hund und *Enderlen, Sauerbruch* u.a. die Parabiose künstlich vereinigter Warmblüter. Die homoplastische Extremitätentransplantation kann möglicherweise durch längerdauernde Durchströmung des Transplantates mit einem extracorporalen Kreislauf (Desensibilisierung!) erfolgreich werden.

Im Tierexperiment ist die Transplantation des gesamten Herzens und die Funktionserhaltung des Transplantatherzens für 30 Minuten gelungen.

5. Abschnitt: Nekrose
(einschl. periphere Durchblutungs-Störungen)

1. Allgemeines

Definition: Nekrose ($\nu\epsilon\varkappa\varrho\grave{o}\varsigma$, Griech.: tot, so benannt nach dem verkohlten Aussehen oberflächlich gelegener Nekrosen) bedeutet lokalen Gewebstod. Das Gewebe ist völlig unerregbar und kann niemals wieder lebendig werden.

Bei langsamem Erlöschen des Lebens und allmählichem Aufhören der Erregbarkeit spricht man von „Nekrobiose". Hier handelt es sich um einen Zustand, welcher u.U. noch teilweise reversibel sein kann.

Ursache ist die völlige (Nekrose) oder teilweise (Nekrobiose) Unterbrechung des Stoffwechsels und die Aufhebung bzw. das Ungenügendwerden der Zirkulation. Die plötzliche Unterbrechung des arteriellen Hauptstamms führt, wenn sie bestehen bleibt, fast stets mit Sicherheit zur irreversiblen Nekrose; aber auch eine Verlegung des venösen Abflusses kann durch längerdauernde Stase zur acidotischen Ernährungsstörung und schließlich über einen nekrobiotischen Zustand zur endgültigen Nekrose führen. Im übrigen können alle mechanischen, chemischen, thermischen und bakteriell-toxischen Krankheitsursachen bei genügender Intensität und Einwirkungsdauer eine Nekrose verursachen. Die Nekrose ist der Ausdruck eines genügend starken und genügend rasch auftretenden Gewebsschadens. Aus dem nekrotischen Gewebsherd können Giftstoffe in das Körperinnere gelangen und bei hinreichender Menge und Intensität die Allgemeinintoxikation des Organismus herbeiführen. *Erkennung und Symptome:* Im Anfangsstadium ist die Erkennung häufig schwierig. Das sicherste Symptom ist: Aufhören der Reizbarkeit. Im fortgeschrittenen Stadium kommt es zur Veränderung des Aussehens, der Farbe und Festigkeit des Gewebes.

Formen der Nekrose: α) *Koagulationsnekrose:* Die im Solzustand befindlichen Eiweißkörper gehen in den festeren Gelzustand über. Das Gewebe wird fester und zäher, von schmutziggrauer Farbe, lehmgelb, völlig undurchsichtig und trübe (z. B. anämischer Milzinfarkt). Hinzukommt die hyaline Degeneration und fibrinoide Umwandlung des Zellprotoplasmas (z. B. wachsartige Degeneration des Muskels). Histologisch geht die feinere spezifische Struktur der Organe (Querstreifung der Muskelfasern) verloren und das Gewebe wird kernlos. Je allmählicher das Absterben erfolgt, desto ausgesprochener fehlt jegliche Kernfärbbarkeit.

Eine spez. Form der Koagulationsnekrose ist die „Verkäsung". Die Nekrose ist hierbei gelb gefärbt und von derbzäher Beschaffenheit. Sie wird durch den Tuberkelbazillus (Tuberkulome) und durch die Syphilis (gummiartige Verkäsung = Gumma) hervorgerufen.

β) *Colliquationsnekrose* bedeutet Verflüssigung und Weicherwerden der toten Gewebsteile im Vergleich zu Gesunden. Autolytischer Vorgang, welcher durch fermentative Einwirkung von Zerfallsprodukten hervorgerufen wird. Mikroskopisch kommt es zum Kern- und Protoplasmazerfall, Auftreten von Lipoiden und Myelinfiguren (z.B. Erweichungsherde des Gehirns, Nebennierenmarks, der Haut und Schleimhäute). Koagulationsnekrosen können in Colliquationsnekrosen übergehen, indem einwandernde Leukocyten und Bakterien und deren fermentative Kräfte die Verflüssigung herbeiführen.

γ) *Brand* bedeutet das Auftreten einer Nekrose an der Körperoberfläche. Hier kann es kommen: 1. zur *Mumifikation* oder dem trockenen Brand, was die Verfestigung der Nekrose durch Austrocknung des Gewebes bedeutet. Das Gewebe wird knochenhart, völlig trocken und ist gegen das gesunde Gewebe durch eine scharfe Grenze (Demarkation) abgesetzt.

2. Zur *Gangrän* oder feuchtem Brand, bei dem das abgestorbene Gewebe eine Verflüssigung erleidet. Diese ist meist die Folge einer durch Fäulnisbakterien hervorgerufenen Entzündung, die sich auf dem toten Gewebe ansiedeln. Die Gangrän ist mißfarben und stark foetide.

Schicksal: Während der trockene Brand ein „aseptischer" Vorgang ist, welcher meist stationär bleibt und bei welchem durchaus die vollständige Demarkation, ja sogar die spontane Abstoßung der Nekrose abgewartet werden kann, schreitet die Gangrän oft sehr rasch fort. Vor allen Dingen wenn die Gangrän von anaeroben Erregern besiedelt wird, ist rasches Handeln, die Incision, Excision und nicht selten die Amputation im Gesunden erforderlich. Nekrotisches und gangränöses Gewebe kann niemals wieder belebt werden. Lediglich der Zustand der Nekrobiose kann reversibel sein, jedoch darf die Diagnose einer Nekrobiose nur mit größter Vorsicht gestellt werden. Nekrotisches Gewebe kann völlig aufgelöst und durch körpereigenes Gewebe ersetzt werden, es kann scharf abgesetzt und abgestoßen (Demarkation) oder aufgesaugt (Cystenbildnng) oder durch Bindegewebe abgekapselt und abgeschlossen werden. Abgekapselte Nekrosen heißen *Sequester*. Sie ruhen in einer Totenlade oder werden durch erweichende Entzündung der Umgebung auf dem Weg über eine Fistel schließlich ausgestoßen. Nekrosen an der äußeren Oberfläche führen zum Geschwür, in inneren Organen zur Hohlraumbildung (Kaverne), im Inneren liegende Hohlräume haben stets die Neigung, durch colliquative Vorgänge eine Spontandrainage durch Durchbruch in Hohlorgane oder nach außen durch die Haut zustande zu bringen. Die operative Entfernung von größeren Nekroseherden muß daher stets erwogen werden. Bei nekrobiotischen Zuständen hingegen ist abwartendes Verhalten und konservative Therapie angezeigt.

2. Besonderes

A. Nekrose durch Trauma

Entstehung teils durch unmittelbare Einwirkung auf das Gewebe, z.B. durch Quetschung infolge Maschinenverletzung, Verschüttung u.dgl. (hier entweder sofort oder infolge Gefäßthrombose erst später) teils durch Verletzung, Ruptur oder Unterbindung der Hauptgefäße bzw. durch völlige Gewebsabtrennung, wobei das Wiederanheilen nur ausnahmsweise gelingt (Nasenspitze, Fingerbeere, Kopfhaut) (z.B. bei der freien Hauttransplantation). *Bedingung* für das Zustandekommen der Nekrose ist in letzterem Falle dabei *das Nichteintreten eines genügenden Kollateralkreislaufs*, sei es, daß derselbe aus anatomischen Gründen ausbleibt (keine bzw. ungenügende Anastomosen: sog. Endarterie!), sei es, daß er keine Zeit zu seiner Ausbildung findet (daher ist *schneller* Eintritt der Zirkulationsstörung verhängnisvoller als *langsamer*, welch letzterer öfters durch Druck seitens eines malignen Tumors auf die Hauptarterie beobachtet wird ohne Eintreten der sonst wahrscheinlichen Gliednekrose); ferner wirkt ungünstig: *a) allgemein:* Schwäche, Blutarmut und Blutverlust, Diabetes, Infektionskrankheiten u.dgl.; *b) lokal:* Bluterguß und entzündliches Infiltrat, Gefäßerkrankungen (Arteriosklerose und Phlebektasie), enger Verband, herabhängende Gliedlage. Schließlich verhalten sich gegen die Zirkulationsstörung als verschieden widerstandsfähig: *α)* die einzelnen *Gewebe,* und zwar in aufsteigender Reihenfolge: Zentralnervensystem, innere Organe (Milz, Nieren, Hoden usw.), Drüsen, Nerven, Muskeln, Haut, Knochen, Knorpel, Sehnen und Fascien; Hautnekrose ist aus verständlichen Gründen verhältnismäßig häufig, z.B. bei Quetschung, auch bei Operation, namentlich bei Hautplastik in Form gestielter oder gar freier Lappen; *β)* die einzelnen *Körperteile:* Arm ist im allgemeinen prognostisch günstiger als Bein. Absterben des peripheren Gliedabschnitts bzw. Blutumlaufstörung nebst Gelenkkontrakturen usw. erfolgt im Falle der Unterbindung der Hauptarterie bei A. il. comm. in mindestens 50%, A. fem. comm. d.h. oberhalb der A. profunda 25%, A. il. ext. und A. fem. ext. (unterhalb des Abgangs der A. prof. femoris) 10-15%, A. popl. 15-50% (?), A. axillaris 10-15%, A. brach. 0-3% und A. subcl. 0-5% vgl. Abb. 55, 56. Von einzelnen Organen werden häufiger betroffen: Hoden (Verletzung der A. sperm. gelegentlich Leistenbruch- oder Krampfaderoperation), Nieren, Milz, Darm, Lunge, Gehirn (hier Tod nach Unterbindung der A. carotis comm. in fast $33^1/_3$% oder herdförmige Degeneration nach Unterbindung der A. carotis int. oder comm., auch nach solcher einerseits, spez. bei alten Leuten; daher ist bei Leuten über 35 Jahren die Unterbindung der A. carotis comm. oder int. höchstens nach allmählicher Drosselung zulässig). Manchmal kommt es zu einer beschränkten Nekrose. Besonders empfindlich ist die Muskulatur. Wichtig für die Frage der Nekrose ist, ob die Blutunterbrechung rasch (Verletzung) oder langsam (Aneurysma) erfolgt. *Prophylaxe:* Eventuell vor Gefäßunterbindung „Drosselung" der zuführenden Arterien, d.h. allmähliche Kompression durch Pelotte bzw. Verband oder durch umgelegten Gummischlauch, Catgutfaden oder Fascienstreifen. Empfohlen wird auch (spez. bei A. carotis comm., manchmal auch an den Gliedmaßen) gleichzeitige Unterbindung der begleitenden Vene (?). Bei der primären Wundversorgung nach frischen Verletzungen und Operationen erstrebe man die Gefäßnaht bei den obengenannten (für den betr. Körperteil lebenswichtigen) Arterien.

B. Nekrose durch Druck, Abschnürung, Einklemmung und Stieldrehung

a) Drucknekrose oder Druckbrand (Decubitus). *α) Druckbrand durch Körperschwere bei Bettlage,* spez. bei elenden und mageren Patienten und bei Durchnässung mit Kot oder Harn sowie vor allem bei Rückenmark- oder Nervenverletzung; in letzterem Falle *erhöhte Infektionsgefahr* mit Ausbruch von Erysipel, Lymphangitis, Phlegmone und Sepsis sowie Tetanus. *Lokalisation* (s. Abb. 61, 62). Je nach Körperlagerung des Patienten, und zwar: Kreuz-Steißbein, Wirbeldornfortsätze, Schultergräte und -blatt, Ferse, Hinterhaupt usw. bei Rückenlage; bei Seitenlage dagegen Trochantergegend usw.; bei alten Leuten mit Bettruhe auch Großzehenspitze durch Bettdeckendruck. *Prophylaxe:* Lagewechsel, glatte, weiche und trockene Unterlage: Schaumgummi-, Wasser- oder Luftring, -kissen oder -bett, evtl. permanentes Wasserbad, Abhalten von Kot und Harn, Hautpflege durch regelmäßige Waschungen mit lauwarmer Seifen-, Citronen-, Essig-, Spirituslösung, danach Einpudern oder bei Benetzungsgefahr Einfetten. *Therapie:* Anfangs Mastisolanstrich oder Zinkpflaster; später trockener antiseptischer Puder- (z.B. Dermatol-, Penicillin-Marfanilpuder, Chlorophyll-, Kohle- oder dgl.) oder Salbenverband (Zink-, Desitin-, Pellidol-, Epithen-, Dekubitan- oder dgl. Salbe), bei Nekrose deren Abtragung mit Pinzette und Schere; evtl.

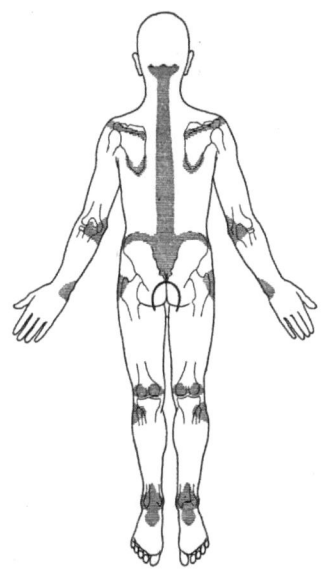 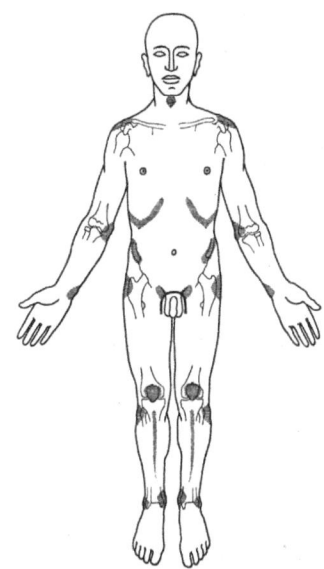

Abb. 61. Besonders druckgefährdete Körperstellen (Ansicht von hinten)

Abb. 62. Besonders druckgefährdete Körperstellen (Ansicht von vorn)

Excision nebst Hautplastik, und zwar am besten Rotationslappen, evtl. Dauerbad, Wasserkissen bzw. Wasserkissengipsverband oder Schwebelagerung, Aufhängung im Draht-Gipsverband, Rahmengipsverband (vgl. Abb. 560).

β) Druckbrand durch schlecht gepolsterten, spez. Gipsverband (vgl. Verbandlehre!). *Lokalisation:* 5. Mittelfußbasis, Ferse, Knöchel, Achillessehne, Schienbeinkante, Kniescheibe, Großrollhügel usw. (vgl. Abb. 61, 62).

γ) Druckbrand durch Prothese, Fremdkörper u.a.

b) Abschnürungsnekrose. Durch abschnürenden, spez. Gipsverband, namentlich bei Knochenbruch oder Entzündung, *Volkmann*sche Vorderarmkontraktur („ischämische Kontraktur"), ferner durch *Esmarch*sche Blutleere (ab 2½–6stündiger Dauer), schließlich vereinzelt am Penis durch Paraphimose, am vorgefallenen Arm des Fötus durch Beckeneingang usw.

c) Einklemmungsnekrose (Incarceration) z.B. Brucheinklemmung, d.h. Einklemmung eines Darmteiles in der Bruchpforte mit Gefahr der Kotphlegmone und evtl. jauchiger Peritonitis, vgl. Spez. Chirurgie, Hernien!

d) Stieldrehungsnekrose *(Torsion)*, z.B. am Darm (Volvulus des Dünndarms oder der Flexura sigmoidea), Nieren, Milz, Hoden, Ovarial- und Uterustumoren, vgl. Spez. Chirurgie, Darmverschluß!

C. Nekrose durch thermische und chemische Ursachen

Die Schädigung dringt bei beiden Verletzungen von der Körperoberfläche in die Tiefe. Folgende Verbrennungsarten sind zu unterscheiden:

a) Rein hypertherme Schäden. Durch strahlende Wärme (Insolations-, Lichtbogenstrahlung, offenes Feuer, flüssiges Metall, Glas, Flammöfen), ferner durch Verbrühung mit heißen Flüssigkeiten (Öl, Fett, Teer, Leim); ferner durch Kontakt mit heißen Festkörpern (Bügeleisen, Öfen). Verbrühungen durch ausströmenden Wasserdampf (fast ausschließlich 1.–2. Grades); ferner Verbrennungen durch Heißgase und reine Flammenwirkung (Häuserbrände, Benzinmotorbrände, Stichflammen von Schweißapparaten); ferner Explosionsverbrennungen (Schußexplosion, Gas- und Staubexplosion, Explosion brennbarer Flüssigkeiten). Wirkung verschieden, je nachdem überhitzte Gase, Flüssigkeiten, feste Körper, Sprengstücke, brennende Gase und Körper in wechselnder Weise einwirken. Letztere sind meist kombinierte Randverletzungen und mechanische Verletzungen.

b) Normotherme Schädigungen (Verätzung durch Säuren, Laugen, Kalk, Zement) können je nach Art der Säure mit starker Hitzeeinwirkung kombiniert sein und daher eine zusätzliche Verbrennung hervorrufen (Schwefelsäureverätzung).

Eine durch biologische Säuren und Fermente hervorgerufene Nekrose findet sich beim Austritt von Magensaft auf die Haut (Ekzem bei Magenfistel), bei Verletzung des Pankreas (Fettgewebsnekrose), bei Harn- und Kotfistel auf der Haut (spez. bei hinzutretender putrider Infektion).

c) Hypertherme Schädigung durch anorganische oder organische Säurenlaugen und Kalk (Ätzkalk, Carbid) führen ebenfalls zu einem Mischbild von Verbrennung und Verätzung.

d) Chemische Schädigungen durch Einwirkung von Phosphor- und Phosphorverbindungen. Der Phosphor durchsetzt das Gewebe und führt durch einen eindringenden „Phosphorstrom" zur Phosphorvergiftung (Ikterus, Durchfälle, Phosphornekrose des Knochens, Albuminurie, Phosphorleber).

Einteilung der Verbrennungen in verschiedene Schweregrade: (vgl. Abb. 72) erfolgt am besten nach *Dupuytren* 1832, in 6 Grade:

1. Grad: Erythem;
2. Grad: Oberflächliche Epidermisschädigung mit seröser Blasenbildung.
3. Grad: Schädigung der Cutis samt rete Malpighii und stratum papillare, hämorrhagische Brandblasen, Hautnekrosen; Schweiß- und Talgdrüsen, sowie Reste der papillären Wurzelstöcke bleiben unversehrt.
4. Grad: Nekrose von Cutis und Subcutis.
5. Grad: Mitverbrennung des Muskellagers.
6. Grad: Totale Verbrennung einschließlich Knochen (Verkohlung).

Der 1.–3. Grad entspricht den oberflächlichen, der 4.–6. Grad den destruktiven Formen der Verbrennung. Die Verbrennungsfolgen und die Prognose der Verletzung ist weniger durch die Tiefenwirkung, als durch die Größe der verbrannten Fläche bestimmt. Verbrennungen von mehr als der Hälfte der Körperoberfläche sind stets, Verbrennungen bis zu einem Drittel der Oberfläche sind größtenteils tödlich. Besonders gefährdet sind Säuglinge, Greise, Tuberkulöse, Diabetiker und Alkoholiker, da sie widerstandsgeschwächt sind und schon Verbrennungen kleineren Ausmaßes leicht erliegen. Genaueres s. S. 204.

D. Nekrose durch arterielle Thrombose und Embolie

a) Thrombose entsteht bei Arteriosklerose, Syphilis, Aneurysma, Quetschung mit Intimaruptur, Druck seitens Geschwulst, eitriger Entzündung usw. des Arterien oder bei Endocarditis nach Infektionskrankheiten (Typhus, Pocken, Scharlach, Sepsis usw.), zumal bei gleichzeitiger Herzschwäche. Der Thrombus stellt ein Abflußhindernis auf der venösen Seite dar, sofern er in einer Vene zustande kommt. Allerdings kann er auch eine Verminderung des arteriellen Zuflusses bewirken, wenn er in einer Arterie auftritt. Beide Vorgänge können einen örtlichen Blutstillstand (Stase = reversibel) hervorrufen, der bis zur völligen Blutstockung gehen kann. Im letzteren Falle kommt es zum Austritt von Blutzellen aus den Capillaren (hämorrhagischer Infarkt), der durch Auslaugung des Blutfarbstoffes und durch Einwachsen von Bindegewebe schließlich entfärbt wird und vernarben kann („anämischer Infarkt"). Bleibt der Zustand der Thrombose eines größeren Gefäßbezirkes längere Zeit bestehen, so verfallen Blut, Gefäß und zugehöriger Gewebsbezirk dem Untergang durch Nekrose. Genaueres s. S. 253.

b) Embolie. *Begriffsbestimmung:* Embolie ist die Verschleppung eines Thrombus aus dem zentralen Körperkreislauf oder aus dem linken, ausnahmsweise auch aus dem rechten Herz (bei offenem Foramen ovale als sog. „paradoxe Embolie") in periphere Gefäßgebiete. Je nachdem, wie rasch die Embolie erfolgt, führt sie zur völligen Absperrung des Blutzuflusses.

Folgen können schwerwiegend sein, wenn wichtige Gefäßstämme (Mesenterialarterien, Milzarterie, Lungenarterie, Arteria femoralis, poplitea) oder ausgesprochene Endarterien durch den Embolus verstopft werden. Endarterien sind solche, die jenseits des Embolus keine arteriellen Anastomosen mehr haben, sondern direkt in die Capillarausbreitung übergehen (*Cohnheim*). Typische Endarterien sind die Nieren-, Milz- und Netzhautgefäße; jedoch kennt man auch ,,funktionelle Endarterien" (z.B. Hirngefäße), in welchen die Embolie trotz vorhandener netzartiger Gefäßverzweigungen in ihrer Wirkung denen einer anatomisch typischen Endarterie entspricht. Die völlige Abschaltung des Blutstromes wird außerdem durch eine extreme Kontraktion der gesamten arteriellen Strombahn distal des Verschlusses komplettiert.

Nach Embolie kann durch Erweiterung der Kollateralbahnen (z.B. der Arteria profunda femoris), ferner durch Ausbildung neuer Capillarnetze, sowie durch teilweise Stromumkehr in der Gefäßbahn in Ruhe eine noch ausreichende Ernährung gewährleistet werden. Bei Belastung treten funktionelle Insuffizienzerscheinungen auf (Claudicatio intermittens!). Ist die Kompensation unzureichend, so kommt es zur anämischen Nekrose (z.B. Milz-Nieren-Infarkt, Brand des Fußes, Tod durch Ateminsuffizienz bei Lungenembolie). Die Form der Nekrose ist im allgemeinen eine Koagulationsnekrose, im Gehirn, Fettgewebe und Schleimhäuten kommt es sofort zur Colliquation.

Besonders wichtige Embolien sind: α) *Die Embolie der Mesenterialgefäße* (durch hämorrhagische Infarcierung der Darmwand kommt es unter dem Bild des Ileus zu Blutungen, Durchwanderungsperitonitis und Darmgangrän).

β) *Embolie der Extremitätengefäße* (am Bein häufiger als am Arm, meist an der Teilungsstelle der Arteria iliaca, femoralis und poplitea; der Embolus sitzt dabei etwa handbreit höher als die äußerlich sichtbare obere Grenze der Zikulationsstörung).

γ) *Die Embolie von Hirngefäßen* (führt rasch zu Erweichungsherden mit Ausfallserscheinungen, welche dem Sitz des Herdes entsprechen).

δ) *Die Embolie der Lungengefäße* (meist von den Iliacalvenen und der unteren Hohlvene nach größeren Operationen ausgehend; der Verschluß kann bei kleiner Embolie weit peripher erfolgen und lediglich zum hämorrhagischen Infarkt führen oder einen Hauptast, in schweren Fällen auch beide Hauptäste der Pulmonalarterie betreffen; in letzterem Fall meist tödlich), vgl. Abb. 527.

Differentialdiagnose: Bei Thrombose ist die Zirkulationsstörung im Gegensatz zur Embolie gewöhnlich weniger stürmisch, nicht absolut und eher reparabel, da der Verschluß langsamer erfolgt. Genaueres s. S. 253 ff.

E. Nekrose durch chronische Gefäßerkrankungen, einschließlich periphere Durchblutungsstörungen

Definition: Störungen des Blutdurchflusses in den peripheren Gefäßen, welche zur Nekrobiose und in schweren Fällen zur Nekrose führen können, sind hervorgerufen durch *Gefäßerweiterung* oder durch eine *angioneurotisch-spastische* oder *morphologisch* bedingte Gefäßverengerung bzw. Gefäßverschluß.

a) Gefäßerweiterung (Abb. 63) kann venöser und arterieller Natur sein.

α) *Die venöse Gefäßerweiterung* (Phlebektasie) tritt entweder lokal als Varizen (spez. am Unterschenkel im Gebiet der Vena saphena magna und parva), oft beiderseits, auf; jedoch ist auch eine genuine diffuse Phlebektasie aller Venen möglich. *Folgen:* sind varicöses Unterschenkelgeschwür, Ulcus cruris varicosum, das ist ein nekrobiotischer Gewebstod.

β) *Arterielle Vasodilatation* kann lokal als Aneurysma, auch arteriovenöses oder als Rankenangiom, sowie als genuine diffuse Phlebarteriektasie in Erscheinung treten. Durch arteriographische Untersuchungen konnte gesichert werden, daß schwerere Formen der venösen Gefäßerweiterung auch fast immer mit einer Dilatation der Arterien einhergehen. *Folgen:* Verlangsamung des gesamten arteriellen Blutzustromes, sowie des venösen Abtransportes, also verzögerte Gesamtdurchströmung des Gewebes.

b) Gefäßverengerung betrifft fast ausschließlich die großen und mittleren peripheren Arterien. Sie kann bedingt sein:

α) funktionell durch eine angiopathische Reaktionslage (s. Abb. 64), durch welche infolge erhöhter Verengerungsbereitschaft der Arterien die Mangeldurchblutung hervorgerufen wird, z.B. ,,toter Finger", Akroparästhesien, Brachialgia paraesthetica nocturna, segmentärer Gefäßkrampf, ischämische Muskelkontraktur, reflektorischer Venenkrampf (Achselvenenstau), Morbus Raynaud, Autohämagglutination, Ergotismus.

β) durch entzündlich-obliterierende Gefäßveränderungen (z. B. Angiitis obliterans, Arteriitis temporalis, Periarteriitis nodosa),

γ) durch degenerative Veränderungen der Gefäßwand (s. Abb. 65) (z. B. Arteriosklerose, Diabetes und Gicht, sowie Lues.

δ) durch sonstige Verschlüsse der Blutbahn (z. B. nach Verletzung, Erfrierung, arterielle und venöse Spasmen, arterielle Embolie, Venenthrombose, neurotische und posttraumatische Ödeme).

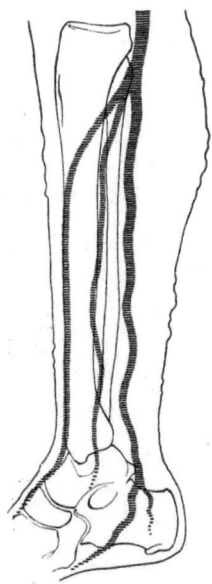
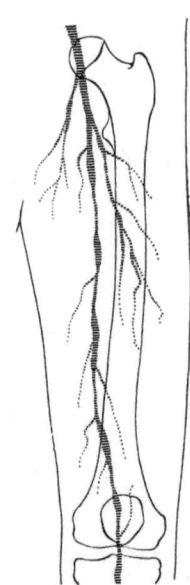
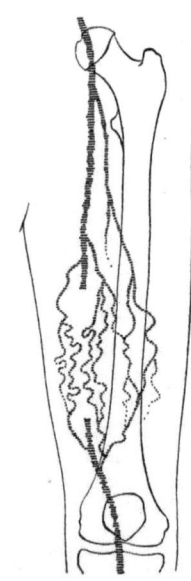

Abb. 63. Arteriographie bei dilatorischer Durchblutungsstörung der Arterie, zugleich fast stets Varicosis

Abb. 64. *Periphere Durchblutungsstörung:* Arteriographiebefund bei funktionell-spastischer Gefäßveränderung (Kaliberschwankungen bei Morbus Raynaud) (*Merke!* Häufiger an der oberen Extremität)

Abb. 65. Arteriographiebefund bei morphologischer Gefäßwandveränderung (Gefäßabbruch bei Arteriosklerose), Versorgung der peripheren Gliedmaßenabschnitte über Kollateralen

I. Physiologie und Pathologie

Physiologie: Die normale bzw. gestörte Gewebsdurchblutung ist weitgehend abhängig vom Zustand der Gefäßwand und der Tätigkeit des Gefäßnervensystems. Die Vasomotorik wird durch ein Zusammenspiel von Vasokonstriktoren (Sympathicus) und Vasodilatatoren (weitgehend hypothetisch, möglicherweise parasympathisch) bewerkstelligt. Zentren sind das diencephale Gefäßnervenzentrum im Hypothalamus (vorderes parasympathisch, hinteres sympathisch); ferner die vegetativen Rückenmarkszentren (parasympathisch im kranial-autonomen und dem sacralautonomen Anteil) und das sympathische Nervensystem mit dem Grenzstrang und seinen Ganglien, sowie die Paraganglien. (vgl. Abb. 153) Präganglionäre vasokonstriktorische sympathische Fasern entspringen aus den Ganglien der sympathischen Seitenhornsäule, ziehen durch die vorderen Wurzeln und die rami communicantes albi in die einzelnen Grenzstrangganglien. Parasympathische, vasodilatatorische Fasern verlassen das Rückenmark segmentär im ganzen Verlauf mit den hinteren Wurzeln. Eine exakt-morphologische Trennung sympathischer und parasympathischer Zellen innerhalb des Rückenmarks ist nicht möglich. Die postganglionären sympathischen Fasern kommen für den Arm aus dem Ganglion cervicale medium und inferius und aus dem Ganglion thoracale I und II (Grenzstrangganglien C 5 bis Th 2); für das Bein aus den 5 Lenden- und 3 Kreuzbeinganglien (L 1 bis S 3). Durchschneidung des Grenzstranges zwischen Th 2 und 3 erfaßt sämtliche präganglionären Konstriktoren des Armes (vgl. Abb. 155), Durchschneidung zwischen L 2 und L 3 die Mehrheit der Fasern für das Bein. Auch die strenge Unterscheidung zwischen präganglionären und postganglionären Fasern (Neuronentheorie von *Langley*) wird seit der Auffindung des nervösen Terminalreticulums (*Stöhr jr., Reiser, Sunder-Plassmann*) nicht mehr aufrecht erhalten. Das nervöse Terminalreticulum ist syncytial mit allen Zellen verwoben und geht innige plasmatische Beziehungen ein. In der

Adventitia sind die vegetativen Fasern marklos; die receptiven, afferenten Gefäßnerven unterscheiden sich davon durch dicke markhaltige Hüllen. Im Präterminalplexus liegen zahlreiche perivasal angeordnete Kerne mit polyvalenten Eigenschaften (nh-Zellen). Sie sind vor allem für die Produktion des gefäßerweiternden Acetylcholins verantwortlich.

Auch die Venen und ihr Quellgebiet werden nervös versorgt (Venenspasmen, Achselvenenstau).

Paraganglien sind neurogene Nebenorgane chromaffiner Herkunft, längs den peripheren Sympathicusenden verstreut und verschieden zahlreich, mitunter aktiv Katecholamin (Adrenalin) produzierend (bei Tumorbildung Phäochromocytom).

Auf dem Wege über dies Gefäßnervensystem wirken chemische, humoral-hormonale, physikalische, mechanische, thermische, elektrische und seelische Einflüsse auf die periphere Durchblutung ein (Zwischenhirnzentren für die allgemeine Blutverteilung, Terminalreticulum für die örtliche Gewebsdurchblutung verantwortlich).

Mitwirkende Faktoren bei der Gewebsdurchblutung:

a) **Organisch-vasoaktive Substanzen.** *Histamin:* Aus Histidin im Gewebe entstehend, bewirkt Capillardilatation und Kontraktion der vorgeschalteten Arterien, Transsudation und Quaddelbildung, sowie in Zusammenwirkung mit Acetylcholin Schmerzen.

Acetylcholin: In fast allen Organen vorhanden, Ester des Cholins mit Essigsäure, wird durch Cholinesterase fermentiert, bewirkt Arteriolenerweiterung und Öffnung der arteriovenösen Anastomosen; besonders reichlich in Milz und Placenta, Entstehung vermutlich an den Nervenendplatten; acetylcholinähnlich wirken Muscarin, Doryl.

Adenosinverbindungen: Produkte der Muskeltätigkeit, besonders wirksam Adenosintriphosphorsäure (Präparat: Laevadenyl). „*Vierter Stoff*": Wirkung blutdrucksenkend, Angriffspunkt die contractile Zelle.

Arterenol: (= Nor-adrenalin) stark blutdrucksteigernd, peripher konstriktorisch; nur tropfenweise in Dauertropfinfusion geben.

b) **Anorganische vasoaktive Stoffe.** Arsen, Antimon, Borsäure, Eisen, Nickel, Kobalt, Mangan, Platin, Gold, Quecksilber, Blei, sämtlich anorganische Gefäßgifte mit starker Capillarwirkung. Befallen werden vor allem Berufsgruppen, welche mit diesen Schwermetallen ständig in Berührung kommen (z.B. Winzer, Küfer).

Folgen: Haut- und Schleimhautveränderungen, Störung des Nagelwachstums, periphere Durchblutungsstörung, Akrocyanose, Nekrose und Gangrän ganzer Extremitäten.

c) **Organische Gefäßgifte.** *Colchicin,* Emetin, Bakteriengifte (Typhus- und Ruhrbazillen). Sämtliche sind Capillargifte.

Coffein und andere Xanthinderivate sind capillar- und arteriolerweiternd, Funktionsänderungen sind rückbildungsfähig, besonders durch Adrenalin.

Mutterkorn, Nicotin: Verursachen zunächst funktionelle Durchblutungsstörungen. Aus den Gefäßkrämpfen entwickeln sich bald organische Gefäßwandschäden (subintimale Infiltration und Thrombose). Bei Gefäßkranken ist die Nicotinwirkung verheerend, weil schon vorhandene Gefäßverengung durch die konstriktorische Wirkung des Nicotins zur irreversiblen Durchblutungsstörung führen kann. Allen Angiitiskranken und Angiospastikern ist das Rauchen unbedingt zu verbieten! Ausgesprochene Vagotoniker müssen vorsichtig sein!

Ergotamin: Arteriolen und Venolen spastisch verengend, bei vasokonstriktorischen Durchblutungsstörungen zu vermeiden, zur Therapie dilatorischer Durchblutungsstörungen allenfalls heranzuziehen.

d) **Vasoaktive Hormone.** *Hypophyse:* Ihr Inkret Hypophysin bewirkt allgemein Capillarkrampf, wichtig für Nierensekretion und Wasserhaushalt auf dem Weg über das antidiuretische Hormon.

Schilddrüse: Thyroxin wirkt direkt auf die Capillaren und deren Permeabilität.

Pankreas: Kallikrein wirkt arteriolenerweiternd und resorptionsfördernd; Präparat: Padutin *(E. K. Frey)*; bei peripherer Durchblutungsstörung.

Nebennieren: Adrenalin, sympathicomimetisch wirkendes Blutverteilungshormon (Rein), Wirkung flüchtig, u.U. doppelwirkend, da aus Epinephrin und Nor-Epinephrin bestehend, ersteres wirkt gefäßerweiternd, letzteres verengernd.

Corticosteron, Inkret der Nebennierenrinde wirkt peripher durchblutungsregulierend und steigernd.

Keimdrüsenhormone: Männliche wie weibliche wirken parasympathicomimetisch, capillarerweiternd und permeabilitätssteigernd. Wiederholte kleine Gaben besser als einmalige hohe (Verstärkung der Blutungsneigung während und kurz vor der Menstruation, deshalb während Menstruation Operation möglichst verschieben).

e) **Physikalische Faktoren.** *Mechanische:* Durch Wechsel der Körperlage, z.B. Abflußbehinderung im Stehen, vor allem bei Varizen, welche in senkrechter Lage oft paradox durchströmt werden (*Magnus*), Privatkreislauf verhindert Abschwemmung der Stoffwechselschlacken. *Folge:* Krampfadergeschwüre.

Thermische: Erwärmung erweitert, Abkühlung verengt die Gefäße (reflexbedingtes Geschehen).

Elektrische: Faradische Reizung bedingt örtliche Verengerung; Anodenanwendung örtliche Vasodilatation.

Kurzwelle bei geringer Stärke und mittlerer Dauer erzeugt Durchblutungsförderung infolge Gefäßerweiterung und Beschleunigung des Kreislaufs, bei übergroßer Stärke und Dauer Gefahr der Kreislaufstockung. Wirkung wahrscheinlich über kreislaufaktive Stoffe (Acetylcholin-Histamin), welche durch Wärme, molekulare und mizellare Vorgänge frei werden. Andere physikalisch-therapeutische Maßnahmen (Massage, Bäder) wirken ähnlich.

Pathologie: Pathologisch-anatomisch läßt sich die strenge Trennung der Gefäßveränderungen der einzelnen Krankheitsbilder nicht mehr aufrechterhalten. Histologisch zeigen sich alle Bilder von Übergängen. Die exakte Trennung in funktionelle, entzündliche und degenerative Durchblutungsstörungen behält jedoch ihren Wert für die klinische Beurteilung und Behandlung. Es ist inzwischen gesicherte Tatsache, daß praktisch bei allen Durchblutungsschäden eine besondere Reaktionsweise des Organismus, vor allem der Gefäße vorliegt, und daß diese nicht nur auf einzelne Gefäßgebiete beschränkt ist, sondern eine weitgehend generalisierte Systemerkrankung darstellt (z.B. Mitbeteiligung von Hirn-, Lungen- und Nierengefäßen bei der Angiitis obliterans). Außerdem finden sich fast stets in den zugehörigen neurovegetativen Strukturen (Grenzstrangganglien) gleichsinnige entzündliche und degenerative Veränderungen (*Block*). Eine weitgehend synthetische Betrachtung der pathologischen Grundlagen der Durchblutungsstörungen ist daher vor allem in den Früh- und Übergangsstadien erforderlich.

Die primären Veränderungen betreffen die *Intima* der Gefäße, jedoch sind sehr bald alle Wandschichten betroffen (daher besser Angiitis als Endangitis). Intimawucherungen finden sich bei jeder Art von mechanischer, chemischer und infektiös-toxischer Gefäßschädigung (Arteriosklerose, Angitis obliterans, *Raynaud*). Die Intimaverdickung ist von hormonalen Einflüssen abhängig (Intimahyperplasie durch hohe Follikulingaben). Daher Angiitis fast nur bei Männern, Gefäßkrämpfe vorwiegend bei Frauen. Zusätzliche Thrombenbildung ist bei sämtlichen Durchblutungsstörungen häufig. Die Verschlüsse betreffen meist nur kürzere Gefäßabschnitte (1–10 cm).

Grade der Gefäßwandschädigung (Siegmund, Ratschow).

1. Grad. Endothelschädigung durch intravasale Blutgerinnung (Schädigung kann auch in tiefere Gefäßwandschichten eindringen). Abbau des geschädigten Gewebes und der Zerfallsprodukte durch neugebildete ortständige Zellen und Ersatz durch faserbildendes Bindegewebe.

2. Grad. Blutgerinnung im Gefäßrohr an den Stellen der Endothelauflockerung; Verbreiterung der subendothelialen Grundsubstanz und plasmatische Durchtränkung derselben; Fortsetzung der schon bei 1 begonnenen Organisation durch ungeordnete Faserbildung.

3. Grad. Mukoide Hyperplasie der Grundsubstanz des Endothels und der subendothelialen Strukturen; Verquellung und Einlagerung kollagener und elastischer Fasern.

4. Grad. Endoteldurchwachsung durch intravasale Gerinnungsthromben und Organisation unter Bildung von Restkanälen, besonders in den Venen.

Prototyp für alle Durchblutungsstörungen sind die Gefäßveränderungen bei Erfrierungen. Die verschiedenen Grade sind bei den einzelnen Durchblutungsstörungen verschieden stark vorhanden (z.B. 1. Grad bei Angiitis obliterans, 2. Grad bei Rheumatoid und infektiös-toxischen Gefäßschäden, 3. Grad bei alten Fällen von Raynaud, 4. Grad bei Angiitis obliterans). Jede sog. funktionelle Durchblutungsstörung kann bei längerdauerndem Bestehen zu den morphologischen Gewebsschäden führen.

Ursächlich spielen primäre Erkrankungen der Grenzstrangganglien des Terminalreticulums, Toxineinwirkung bei akuten Infekten eine Rolle. Ihre Folgen sind physikalisch-chemische Milieuänderung, die eine Dysorie, Eiweißabwanderung ins Gewebe, Agglutinationsbeschleunigung der Blutkörperchen, Koagulation des Kolloids, Stase und Thrombose erzeugen.

Spezielle Wandveränderungen sind:

Fibrinoide Nekrose: Durch Nekrotisierung und Abscheidung homogener Fibrinmassen drücken sich polsterartige Intimawucherungen ins Lumen vor, besonders bei Angiitis obliterans und Periarteriitis nodosa (in der media bei Arteriitis tuberkulosa).

Rundzelleninfiltration: Herde granulierender Entzündung mit Rundzelleninfiltration, vor allem bei Periarteriitis nodosa, gehen von der Adventitia aus, durchdringen die übrigen Wandschichten und führen zu völligem Verschluß der Lichtung.

Muskelverbreiterungen der muscularis und hyaline Schwellung: Beide bei Angiitis obliterans, rufen Einengung der Lichtung hervor.

Elastose der Präarteriolen: Verbreiterung der elastischen Elemente und deren Aufsplitterung, vor allem bei langjährigem Raynaud.

Verfettung, Atheromatose, Sklerose: Nicht nur bei Arteriosclerose, sondern auch bei Angiitis obliterans.

Venenveränderungen: Grundsätzlich von denen der Arterien nicht verschieden; bei Angiitis obliterans völlig gleichsinnig mit ihnen; auch Thrombose, Intimaverdickung, Polsterbildung und Sklerosierung erfolgt in gleicher Weise.

Nekrobiose und Nekrose bei Durchblutungsstörungen: Nekrose, Infarkt und Gangrän werden bei Durchblutungsstörung häufig beobachtet. Der Grad ihrer Ausbildung hängt von der Geschwindigkeit der Entstehung des Gefäßverschlusses ab, d.h. von der Kompensationsmöglichkeit durch Ausbildung von Kollateralkreisläufen. Ausbildung ernstlicher Gewebsschäden nur bei „Querschnittsobliteration".

Haut: Verfärbung, stärkere Feuchtigkeit, Kälte, Atrophie, Glanzhaut, Verhärtung bis zur Sklerodermie, Nagelverformung und Brüchigkeit, Ulceration, Brand.

Muskeln: Atrophie und Degeneration, Fett- und Rundzelleneinlagerung, wachsartige Degeneration bei Ischämie.

Periphere Nerven: Degeneration mit Untergang der Markscheiden und Achsenzylinder, entzündliche Veränderungen im Peri- und Endoneurium, besonders stark bei Erfrierungen (*Stemmler, Siegmund*) und weit über das Gebiet der unmittelbaren Kälteeinwirkung hinausreichend.

Sympathische Ganglien: Degenerative und chronisch-entzündliche Veränderungen, welche bis in die Ganglienzellen der Seitenhörner des Rückenmarks hineinreichen können (Grenzstrangresektion kommt dann zu spät); Ganglienveränderungen sind bei den unterschiedlichsten Durchblutungsstörungen gleichsinnig. Das Ausmaß der Veränderungen ist sehr verschieden, Beginn meist mit Tigrolyse bis zum völligen Verschwinden des Tigroids, Verklumpung des Tigroids und Schrumpfung der ganzen Ganglienzellen; außer degenerativen Prozessen auch entzündliche Erscheinungen in Form von perivasalen Rundzellinfiltraten; ferner Arteriosklerose des Gangliengefäßapparates mit Wandhyalinisierung, Verengung und Verschluß der Lichtung, Erythrocytendiapedese, Endothelwucherung und polynukleäre Zellanhäufung. Außer Ganglien auch ähnliche Veränderungen in den vegetativen Nervenfasern, einschließlich dem nervalen Terminalreticulum.

Knochen: Demineralisation und Dystrophie (namentlich bei Erfrierung). Knochenbeteiligung beim sog. *Sudeck*schen Syndrom in verschiedenem Ausmaß, je nachdem, in welchem Stadium (I akute Phase, II fleckige Dystrophie, III Endatrophie) sich die Erkrankung befindet.

Endgültiger Gewebstod: Brand, Nekrose und Gangrän als Folgen schwerster Mangeldurchblutung oder Ischämie (s. dort).

Dekubitusgefahr: Bereits bei einem Druck von 50 bis 60 mm Hg kommt es zur Minderdurchblutung, welche bei Gelähmten, Altersschwachen und Geistesgestörten rasch zur Ausbildung der Nekrose führt.

Rein funktionell bedingte Durchblutungsstörungen reichen nicht aus, um eine örtliche Nekrose hervorzubringen; daher müssen in diesen Fällen (*Raynaud*) stets auch bereits organische Gefäßwandschädigungen vorhanden sein. Bei *Raynaud* treten die Nekrosen zunächst an den Fingerbeeren, bei Angiitis in den Interdigitalfalten auf; ausgedehnteste Nekrosen werden bei hohen Gefäßverschlüssen durch Embolie oder Thrombose (Beckengefäße, Poplitea, Brachialis) angetroffen; Krampfadergeschwüre sind die Folge eines nekrobiotischen Gewebszerfalles.

II. Pathogenese und Ätiologie

Die Auslösung sämtlicher pathogenetischer Teilerscheinungen bei Durchblutungsstörungen erfolgt mittelbar oder unmittelbar durch das vegetative Nervensystem.

Die pathogenetischen Einzelfaktoren sind:

a) **Permeabilitätsstörung.** Ist die Folge eines Erstickungsstoffwechsels, durch welchen die Endothelmembran der unter O_2-Mangel stehenden Gefäßwände für Flüssigkeit und Eiweiß durchlässig wird. Quellung, Auflösung der Grundsubstanz, der elastischen und kollagenen Fibrillen sind die Folge; außerdem Störung des Säfteaustausches zwischen Blut und Zelle, Störung der Sauerstoffübermittlung und des Mineralaustausches (Verlust von K und $PO4$ einerseits, Aufnahme von NaCl und H_2O andererseits).

b) **Angeborene und erworbene angiopathische Reaktionslage.** Familiär gehäuftes Auftreten von Gefäßkrankheiten spricht für die Möglichkeit einer angeborenen angiopathischen Reaktionslage (Akrozyanose, Migräne, intermittierendes Ödem, vikariierende Blutungen, Spasmen innerer Organe, Arteriosklerose).

Bedeutungsvoller ist die *erworbene angiopathische Reaktionslage*. Sie entsteht durch Sensibilisierung und Erhöhung der Reizbarkeit auf bestimmte, wiederholt zugeführte Stoffe (Hyperergie, Toxinausschwemmung aus Fokalherden, Sensibilisierung durch körpereigene Gewebszerfallprodukte, endogene Allergene). Sensibilisierung bedeutet erhöhte Durchlässigkeit der Endothelgrenzflächen und Diffusion von Eiweißkörpern ins Gewebe (an den Gefäßen bis zu fibrinoider Nekrose führend); Vagotoniker besonders allergiegefährdet.

c) **Gefäßwandzellen,** (nh-Zellen) bei Angiitis in der Gefäßwand vermehrt; sollen örtlich Acetylcholin entstehen lassen und dadurch der Verengerung entgegenwirken und av-Anastomosen öffnen (*Sunder-Plassmann*); bei Arteriosklerose vermindern sie sich und sterben ab, zum Zeichen des Überwiegens der Schädigung; besitzen phagozytäre Eigenschaften und können demnach sehr variabel ab- und zuwandern; ihre „Pluripotenz" ist noch umstritten.

d) **Funktionsstörung der erkrankten Sympathicusganglien.** Meist krankhaft gesteigert, d.h. Vasokonstriktion infolge Sympathicusreizung hervorrufend; häufig Funktionsstörung des ganzen sympathischen Systems; Reizzustand, kann sich selbst zur Ursache werden und aus eigener Kraft fortentwickeln (*Speransky*).

e) **Exogene und endogene ätiologische Faktoren.** α) *Kälte und Nässe:* Wohl niemals alleinige Ursache, jedoch im Rahmen aller Noxen ätiologisch an erster Stelle stehend. Besonders gefährdet sind Vagotoniker (zentrale Vagotonie meist mit peripherer Sympathicotonie vereint). Beweis hierfür ist, daß bei gleichen äußeren Bedingungen unter einer großen Anzahl von Betroffenen (Kriegswinter 1941/42) nur ein sehr kleiner Teil Erfrierungen davontrug. Die *Erfrierung ist also die Folge einer längerdauernden Kälteschädigung bei Dystonie des vegetativen Nervensystems (Block)*. Die absolute Temperatur und Dauer der Kälte sind kein Gradmesser für das Auftreten von Erfrierungen; am gefährlichsten sind Kälte-Nässe-Schäden bei Temperaturen um 0 °C. Äußere und innere, sowie psychische Momente (mangelhafte Kältegerinnung, Allgemeinerkrankung, Verletzungen, Erschöpfung, Mangelernährung, seelische Belastung, Bewegungslosigkeit usw.) wirken begünstigend; Verschlimmerung, namentlich durch Tabakmißbrauch unter Kälteeinwirkung (Schweißabsonderung der Vagotoniker wird noch vermehrt!); Alkoholeinwirkung im Vergleich zur Nicotinwirkung wesentlich ungefährlicher; die häufig in Gutachten gestellte Zusammenhangsfrage ist vielfach strittig. Als alleinige Ursache einer Durchblutungsstörung ist der Kälte-Nässe-Schaden im allgemeinen abzulehnen (*Ratschow*). Die Kälteeinwirkung bringt den Kranken mit Durchblutungsstörungen ihr Leiden oft zum ersten Mal oder in verstärktem Maße zum Bewußtsein (*Block*). Sind besondere Bedingungen (nachweisliche Kriegseinwirkung) vorhanden, so darf die Verschlimmerung einer bereits bestehenden Durchblutungsstörung durch Kälte und Nässe angenommen werden.

β) *Hitze:* Kann Durchblutungsstörungen vom Typ der Angiitis obliterans verursachen (Sonneneinwirkung in Äquatorialafrika bei Bodentemperaturen von 65 bis 70 °C). Verbrennungen richten stets nur örtliche Gewebsschädigungen durch Koagulation, auch der Gefäße, an; folgt diesen eine Thrombose, so ist eine weiterreichende Störung möglich.

γ) *Dauertraumen:* Einmalige, auch heftige Traumen sind als Ursache von Angiitis abzulehnen; Dauertraumen als Folge von Arbeiten mit vibrierenden Werkzeugen (Niethammer, Betonbohrer, Formstampfer) können bei jahrelanger Einwirkung eine erhöhte intermittierende Verengungsbereitschaft der Gefäße bis zum echten Raynaud-Anfall und zur Angiitis obliterans auslösen (Konstitutionelle Faktoren oder eine angioneurotische Disposition muß hinzutreten).

δ) *Anorganische und organische Gefäßgifte* (s. S. 167).

ε) *Infektionskrankheiten und Herdinfekte:* Interkurrente und chronische Infektionen, welche eine Allergie hinterlassen (Rheumatismus, Fokalinfekte, Diphtherie, Scharlach,

Grippe, Pneumonie, Fleckfieber, Typhus) sind ätiologisch sehr wichtige Faktoren; überstandene Infektionskrankheiten hinterlassen vermehrte Kälteempfindlichkeit und wirken dadurch prädisponierend.

ζ) *Ernährungsschäden:* Mangelernährung (Eiweißmangel) kann für paradoxe Gefäßreaktion verantwortlich sein; die Ursache dafür liegt möglicherweise in einer diencephalen Insuffizienz mit peripherer Reaktionslosigkeit des vegetativen Nervensystems (*Sturm*).

η) *Hormone:* Bedeutung von Hypophysenpräparaten, Thyroxin, Kallikrein, Adrenalin, Nebennierenrinde und Keimdrüsen (s. S. 167).

III. Diagnostik

a) Schmerz. Schmerzen bei Durchblutungsstörungen können von den Blutgefäßen selbst, von den ungenügend durchblutenden Geweben und vom Zentrum der Schmerzempfindung im Thalamus opticus ausgehen. Es sind vorwiegend „vegetative Schmerzen", jedoch beteiligen sich auch sensible Fasern von gemischten Nerven, welche die Gefäße versorgen; chemische Noxen aus Stoffwechselabbauprodukten und mechanische Reize (Dehnungsreiz des Gefäßes) wirken auslösend. Vor allem die anoxämischen Schmerzen sind vorwiegend durch chemische Stoffe bedingt; durch Dauerischämie verursachte Ruheschmerzen sind vorwiegend Gewebeschmerzen; *Kausalgie*, ein glühender Brennschmerz, ist neuralgischer und vegetativer Natur. Er kann jedoch sehr weitgehend durch Veränderung im Thalamus fixiert sein, so daß periphere operative Maßnahmen erfolglos bleiben. Im *Raynaudanfall* treten kürzere oder längerdauernde Attacken auf, die von sichtbaren Störungen der Gewebsdurchblutung begleitet sind; *intermittierendes Hinken* (Claudicatio intermittens) ist ein Schmerzsymptom, das bei verschiedenen Durchblutungsstörungen auftritt. Der Schmerz ist hier durch das Leerlaufen und die ungenügende Wiederauffüllung der Gefäße bei Muskelarbeit bedingt. Die Schmerzen lassen sich durch Arbeitsversuche auslösen. Sowohl durch Hyperämie, wie durch Ischämie oder Anämie können Schmerzen verursacht sein. Differentialdiagnostisch ist daher der Schmerz nur beschränkt zu verwerten.

Schmerzproben: Durch *Belastungsversuche (Erb, Collens, Wilensky, Ratschow, R. Schneider* u.a.) werden entweder die Anzahl der Schritte gezählt, welche bis zum Auftreten von Schmerzen getan werden können; oder man mißt die Zeit, die der Kranke für das Zurücklegen einer Strecke braucht, die von einem Normalen in einer bestimmten Zeit zurückgelegt wird; *Leistungsmesser (Schneider, Meyran)* mit angeschlossenem Tourenzähler werden vom Kranken betätigt. Das Auftreten von Ermüdung und Schmerzen wird durch „Mindestleistungszahlen" bestimmt. Die differentialdiagnostische Abgrenzung gegenüber rheumatischen oder neuritischen Schmerzen (solche Kranke können den Apparat gar nicht betätigen) wird dadurch erleichtert. Die Leistungsapparate sind auch für Gefäßtraining brauchbar.

Intraarterielle Injektion von 2 cm^3 Acetylcholin (2%) führt beim Normalen und funktionell Gefäßgestörten zu schmerzhaftem Kribbelgefühl; beim organischen Gefäßleiden bleiben diese Schmerzen aus.

b) **Hautfarbe:** Unterscheiden lassen sich Blässe, Blaufärbung und Rötung der Haut.

Örtliche Blässe: Auftreten bei völliger Blutleere, bei Unterbrechung des arteriellen Zuflusses und Entleerung des venösen Gefäßanteils (z.B. bei peripherer arterieller Embolie); die Venen sind eingefallen („Venenrinnsale"); bei Gefäßkrankheit mit verminderter arterieller Zufuhr kommt es zu Wärmeverlust und Verringerung der Hauttemperatur; Blässe bei angiospastischen Zuständen, insbesondere einzelner Finger im Raynaudanfall („Leichenfinger").

Abnorme Hautrötung: zeigt Weitstellung der Capillaren an; Rötung bei gesteigerter Wärmebildung deutet auf Durchblutungsvermehrung infolge Entzündung hin; Rötung bei kalter Haut tritt ein infolge verminderter Sauerstoffabgabe bei niedriger Oberflächentemperatur (die venösen Capillarschenkel bleiben arterialisiert); arterielle Capillarstase kann kalte Hautrötung verursachen.

Blaufärbung: Zeichen der Stauung und Überfüllung im Endstromgebiet infolge herabgesetzter Strömungsgeschwindigkeit; Überfüllung mit Venenblut bei geöffneten arteriovenösen Anastomosen und minder durchblutetem Gewebe ruft Hautpigmentierung hervor (Folge des Zerfalls durchgewanderter Erythrocyten); letzteres besonders bei stärkerer Varicosis; Cyanose bei stärkerer Venenstauung meist nicht so hochgradig wie bei arteriellen Durchblutungsstörungen mit freiem Venenabfluß; marmorierte Haut (Cutis marmorata) ist eine Störung der regelrechten Capillarinnervation.

Proben der Farbveränderung:

Lagerungsprobe oder Hochhalteversuch (Ratschow): Nach 30 Minuten Flachlagerung und Gewöhnung an die Umgebungstemperatur werden beide Beine senkrecht erhoben und die Füße während 10 Minuten gleichmäßig gerollt; bei organischen Gefäßerkrankungen tritt rasch Leichenblässe und Schmerzhaftigkeit auf; Fußpulse schwinden, subcutane Venen fallen ein, Venenrinnsale werden sichtbar. Bei Embolie sind die Venenrinnsale auch schon in Horizontallage deutlich. Nach raschem Aufstellen des Patienten zeigt der Gesunde binnen 1–2 Sekunden lebhafte Rötung und Wiederauffüllung der leergelaufenen Venen, bei arterieller Zuflußbehinderung bleibt die Blässe länger bestehen.

Teilbadprobe: Bäder in Temperaturen von 0 Grad, 15 °C, 40 °C lassen differentialdiagnostische Unterscheidung der organisch bedingten von den vorwiegend spastischen Störungen zu; bei dilatorischen Durchblutungsstörungen werden Bäder von 40 °C als unangenehm, mitunter sogar schmerzhaft, solche von 15 °C als angenehm empfunden; bei abnormer Verengerungsbereitschaft der Gefäße (*Raynaud*) lassen sich durch niedertemperierte Bäder schwere spastische Zustände mit Blaßwerden und Schmerzen hervorrufen; charakteristisch ist der schnelle Wechsel der Farbunterschiede. Akrocyanose der Jugendlichen wird im Kaltbad regelmäßig stärker, im Warmbad verliert sie sich. Organische Gefäßerkrankungen mit verminderter arterieller Blutzufuhr zeigen im Kaltbad oft keine typische Farbveränderung, im Warmbad tritt Cyanose auf. Tritt weder im warmen, noch im kalten Teilbad eine Farbveränderung ein, so fehlt die Reaktionsfähigkeit der Endstrombahn (z.B. Arteriosclerose, Hypertonie).

c) **Hautwärme.** Ist von der in der Zeiteinheit durchströmenden Blutmenge abhängig; die Hautfarbe läßt keinen Rückschluß auf die Hautwärme zu (bei enger Capillarstrombahn und weiten Arteriolen kann trotz Blässe die Haut warm sein). Die Hauttemperatur symmetrischer Körperabschnitte ist normalerweise gleich, Temperaturunterschiede zwischen symmetrischen Hautstellen weisen auf Durchblutungsschaden hin; normale Hauttemperatur beträgt 30–32°.

Hauttemperaturmessung: Mittels Filzläppchenmethode von *Ipsen;* Thermometer mit Skala von 24 bis 40 °C wird unter ein mit Heftpflaster auf der Haut befestigtes Filzläppchen von 5:5 cm gesteckt. Ferner Messung mit Spiralthermometer, welche gegen äußere Temperatureinwirkung durch geschlossene Glasglocken geschützt sind; Messung mit Thermoelementen (z.B. Doppelpunktelement nach *Büttner*) oder zur Messung der Gewebswärme Anwendung eines nadelförmigen Thermoelements (nach *Lippross*). Bei Durchblutungsstörungen oft auffallende Unterschiede zwischen Haut- und Gewebstemperatur.

Vergleichende Prüfung der Hautwärme: Direkte Erwärmung: Mittels Glühlichtkasten werden die Gliedmaßen 15 Minuten lang erwärmt und sollen dann normalerweise gleichmäßige Temperaturerhöhung zeigen. Finden sich Temperaturunterschiede von 1° und mehr, ist eine arterielle Durchblutungsstörung anzunehmen. Auch der Abkühlungsvorgang wird durch Messung beobachtet.

Indirekte Erwärmungsproben: Beruhen auf dem Gesetz der konsensuellen Mitbeteiligung und gleichsinnigen Steuerung aller Gefäße der Hautoberfläche, sowie von Herz, Muskel und Gehirn, während Lungengefäße und Splanchnicusgefäße umgekehrt reagieren (*Dastre-Moratsches Gesetz*).

Allgemeine Erwärmung: Im Schwitzkasten (Temperatur 60 °C) Arme und Füße werden durch Öffnungen herausgesteckt und nicht unmittelbar miterwärmt; Messung der Hände und Füße in minütlichen Abständen. Nach 30 Minuten Erwärmung müssen überall gleiche Temperaturwerte vorhanden sein. Auf heiße Fernteilbäder erfolgt der konsensuelle Temperaturanstieg in den erkrankten Gliedmaßenabschnitten langsamer.

Messung nach *direkter und indirekter Abkühlung im Wasserbad* von 16 °C; wichtig ist hier vor allem die Geschwindigkeit der Wiedererwärmung der Haut (kurzer steiler Anstieg und langsame Abflachung beim Angiopastiker, rasches Wiedererreichen der Ausgangswerte bei dilatorischer Durchblutungsstörung.

Messung der reaktiven Hyperämie nach Lösung einer arteriellen Blutsperre (bei schweren morphologischen Gefäßveränderungen gefährlich!). Die Hyperämie muß normalerweise nach 3–5 Sekunden das Maximum erreicht haben, die reaktive Erwärmung nach 50–60 Sekunden; arterielle Durchblutungsstörung ist anzunehmen, wenn nach 10–15 Minuten der Ausgangswert nicht erreicht wird.

Grenzstrangblockade: Durch Novocainblockade einzelner Grenzstrangganglien wird der sympathische Vasokonstriktoreneinfluß zeitweilig abgeschaltet. Die Sympathicolyse wird an einer Hyperämie, meßbaren Hauterwärmung und subjektiven Erwärmungsgefühl, sowie Nachlassen der Schmerzen erkennbar. Die Methode gibt Aufschluß darüber, ob die neurovegetative Komponente noch entscheidenden Einfluß ausübt. Die Anzeige für den chirurgischen Eingriff aus dem Ausfall der Reaktion zu stellen ist verfehlt (paradoxe Reaktionen, mangelhafte Injektionstechnik). (Technik der Grenzstrangblockade (vgl. Abb. 30) in Kap. Lokalanästhesie!). Für den Arm Blockade des Ganglion stellatum (vgl. Abb. 32), für das Bein Grenzstrangblockade von L_1 bis L_4. Anästhesie einzelner Nerven, Plexusanästhesie, Lumbalanästhesie und Periduralanästhesie sind in gleicher Weise verwertbar.

d) Der periphere Puls. *1. Subjektive Untersuchungsmethode:* Ist die Palpation mit dem tastenden Finger; Fehlen des Pulses weist auf organische Gefäßerkrankung hin (Variationen und Anomalien des Gefäßverlaufes sind allerdings sehr häufig, bis zu etwa 30%); bei spastischen Durchblutungsstörungen sind die Verhältnisse sehr wechselnd, so daß Tastbarkeit des Pulses nicht unbedingt gegen Durchblutungsstörung spricht; auch bei dilatorischen Durchblutungsstörungen sind die Pulse meist gut tastbar, trotzdem bestehen gestörte Durchblutungsverhältnisse; auch bei Morbus Raynaud ist die Pulspalpation oft trügerisch, weil sich der Spasmus nur auf Endstromgefäße (z. B. Digitalarterien) erstreckt. Beim völligen Fehlen der Pulse an den unteren Gliedmaßen ist an die Isthmusstenose der Aorta zu denken.

Die Auskultation oder Phonographie der Gefäße (über A. brachialis, femoralis und Bauchaorta) kann Stenosegeräusche aufdecken.

Seitenungleichheit der Pulse deutet auf krankhafte Störung hin, wenn auch deutliche Unterschiede der Hautwärme bestehen. Besondere Beachtung verdient die Pulsprüfung der A. poplitea (sehr ungünstige Collateralkreislaufverhältnisse); die Pulsprüfung erfolge stets streng systematisch und berücksichtige nicht nur das Vorhandensein, sondern auch alle übrigen Pulsqualitäten.

2. Objektive Untersuchungsmethode. α) *Oscillometrie:* Wichtigste und zuverlässigste indirekte Methode zur Feststellung der Durchgängigkeit der Gefäße und Elastizität der Gefäßwand; gemessen wird die Pulswelle in Gliedmaßenquerschnitt; oscillometrischer Index ist die maximale Oscillation zwischen dem untersten und obersten Grenzpunkt; gebräuchliche Apparate sind die von *Pachon*, die „Skala alternans" von *Recklinghausen*, von *Gesenius-Keller* und die neuesten Geräte, welche nach dem Infratonprinzip mit elektronischer Übertragung im Registriergerät arbeiten (*Boucke-Brecht*); letztere gestatten eine genaue Darstellung der Pulsform, woraus wichtige Schlüsse gezogen werden können; der oscillometrische Index ist je nach der verwendeten Apparatur verschieden; steil aufsteigende und ebenso abfallende Kurven zeigen die Hypertonie und Arteriosklerose, je stärker die Gefäßobliteration ist, um so flacher verläuft die Kurve; wichtig ist die Feststellung der Anpassungsleistung des Gefäßes, auf welches rhythmische Reize pulssynchron (z.B. synkardiale Massage) ausgeübt werden; normalerweise kommt es unter der Reizsetzung zur Amplitudenvergrößerung, welche nach Abschalten der Reizsetzung etwa 1 Stunde bestehen bleibt. Beim wandstarren Gefäß tritt dieser Effekt gar nicht, beim spastischen Gefäß sehr verzögert auf, bei erschlafften Gefäßen (nach Sympathektomie, bei dilatorischer Durchblutungsstörung) verursacht die Reizsetzung eine sehr starke Vergrößerung der Ausschläge, welche nach Absetzung des Reizes sofort wieder verschwindet.

β) *Tonoscillographie (Ejrup):* Hiermit lassen sich ebenso wie mit der Methode *Boucke-Brecht* besonders einwandfreie Oscillogramme gewinnen; bedeutungsvoll ist die Belastungs-Tonoscillographie (BTOG), mit welcher über den Zustand der größeren und mittleren Arterien Genaueres ausgesagt wird; die charakteristischen Kurven vor und nach Belastung sind in allen Fällen klassischer Durchblutungsstörungen typisch verändert. Methode vor allem zur Beurteilung der Therapieerfolge wichtig!

e) Die Blutdurchströmung der Gefäße. α) *Die Plethysmographie:* Bedeutet Messung der Volumenschwankung der Glieder, soweit sie durch wechselnde Durchblutung bedingt ist. Früher nach *Curshmann* und *G. Müller*, heute durch die Methode der lichtelektrischen Plethysmographie wesentlich ausgeweitet (*Matthes*). Hiermit können auch Messungen im peripheren Capillargebiet (Fingerbeere, Zehe, Ohrläppchen) erfolgen; das Capillargebiet wird durchleuchtet und die durchgelassene Lichtmenge von verschieden empfindlichen Photozellen registriert.

β) *Der Vasograph (Hensel):* Beruht auf den Grundlagen der Strömungskalorimetrie. Mit einer Meßkammer wird die Kalorienabgabe/cm^3 Körperoberfläche und Sekunden abgelesen; die Kalorienabgabe ist abhängig von der Eigenwärme des Gewebes, der Wärmeleitfähigkeit der Haut und dem Grad der Durchblutung; insofern bedeutet der Vasograph eine Ergänzung der Hautthermometrie.

γ) Die Angiographie (Moniz, 1927) ist die direkteste und zuverlässigste Prüfmethode der Gefäße.

Technik: Je nach Lage des Falles Punktion einer der großen Arterien (A. femoralis dicht unterhalb des Leistenbandes, A. subclavia dicht unter dem Schlüsselbein, Aorta mit 15 cm langer Nadel etwa 12 cm li. seitlich der Dornfortsatzlinie inHöhe des 1.–2. Lendenwirbels oder per-oesophageal *(Euler)* durch das Ösophagoskop mit besonders langer Nadel in Höhe des 7.–9. Brustwirbels durch die Ösophaguswand in die Aorta (thorakale Aortographie); im allgemeinen wird in Lokalanästhesie percutan punktiert, die Verwendung von speziellen Kanülen mit stumpfem Mandrin, welcher die Nadelspitze überragt, ist zweckmäßig *(Jensen)*. Die operative Freilegung der Gefäße ist möglichst zu vermeiden. Liegt die Nadel intraarteriell, wird ein Ansatzkonus mit Schlauch aufgesetzt und das Kontrastmittel (Vasoselektan, Perabrodil 50–80%ig, Urographin, Joduron) mit zunehmender Geschwindigkeit injiziert; 20–40 cm³ des Kontrastmittels genügen. Um nicht nur einzelne Phasen festzuhalten, ist es notwendig, eine *Serienarteriographie* auszuführen. Hierbei ist es möglich, durch besonders konstruierte Kassetten oder Kameras, welche mit der Röntgenröhre gekoppelt sind, zahlreiche Aufnahmen rasch hintereinander anzufertigen (Seriographen von *Buchtala, Janker, Wenzlik,* Odelka-Kamera). Zweckmäßig ist es, vor der Kontrastmittelinjektion die Durchströmungsgeschwindigkeit des Blutes festzustellen (Farbteste, Fluorescinprobe), da diese außerordentlich variabel sein kann (normal 3–4 Sekunden am Bein, pathologisch bis zu 60 Sekunden verlängert). Die Feststellung der Durchströmungsgeschwindigkeit spart Filmmaterial!

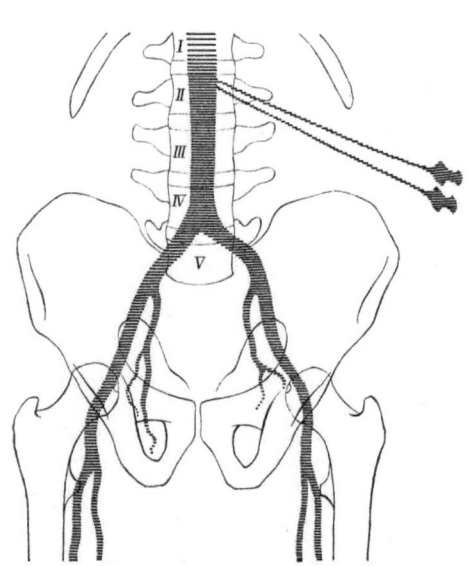

Abb. 66. Normale lumbale Aortographie

Cerebrale Arteriographie (s. Abb. 113, 114).

Bei entsprechender Steuerung der Serienarteriographie können auch die Venenfüllung und die venösen Abflußverhältnisse im Serienarterio-Venogramm festgehalten werden. Die Angiographie sollte in keinem Fall unterlassen werden der diagnostisch irgendwie zweifelhaft liegt. Bei einwandfreier Technik ist sie in Form der Serienarteriographie und der Röntgenkinematographie *(Janker)* nahezu unumschränkt beweisend. Besondere Injektionsapparate *(Dos Santos, Denecke)* sind eine Ergänzung.

Spezielle Vorteile der Angiographie:

1. Die Arteriographie ist bei Gefäßobliterationen in chirurgischer Sicht unter sämtlichen Untersuchungsmethoden diagnostisch am wertvollsten.

2. Sie lokalisiert die Verschlußstellen am genauesten. Sie befähigt uns, eine topographische und funktionelle Diagnose zu stellen.

3. Sie gibt Aufschluß über den Zustand der Collateralen in der ganzen Extremität.

4. Sie legt die Natur der Veränderungen weitgehend klar.

5. Sie ist prognostisch bedeutungsvoll, da man aus Sitz und Ausdehnung einer Obliteration und Ausbildung des Collateralkreislaufs das Schicksal der Extremität mit großer Wahrscheinlichkeit voraussagen kann.

6. Sie ist für alle größeren Gefäßbezirke brauchbar (Schädelarteriographie, thorakale und lumbale Aortographie, Nierenarteriographie, Lienoportographie, periphere Extremitätenarteriographie.

Die Capillarmikroskopie: Sie tritt gegenüber der Arteriographie in chirurgischer Hinsicht stark zurück. Ihre Bedeutung liegt vorwiegend auf wissenschaftlichem Gebiet.

IV. Symptomatologie, Klinik und Therapie

1. Vorwiegend funktionelle Durchblutungsstörungen

a) Gefäßübererregbarkeit. Ursache ist eine angiopathische Reaktionslage mit gesteigerten, oft überschießenden vasomotorischen Reaktionen; häufig mit hormonalen Störungen (Schilddrüse, Hypophyse) kömbiniert.

Diagnostik: Einfaches Teilbad (14–16 °C) verursacht Blässe und Cyanose der Gliedmaße.

Therapie: Abhärtung, Sympathicus-dämpfende und blockierende Mittel (Sedativa, Bellergal, Phenothiacine).

b) Gesteigerte Verengerungsbereitschaft der peripheren Gefäße.

α) *Vasoneurosen:* meist bei Jugendlichen, mit hormonaler Dysfunktion.

Behandlung: Allgemein-roborierende und abhärtende Maßnahmen, Diät, Sedativa, Psychotherapie, evtl. Substitution endokriner Ausfallserscheinungen (Hypophysentransplantation).

β) **„Digitus mortuus"** (*Reil*scher toter Finger): Vasokonstriktorische Neurose, meist bei jüngeren Personen am 2. bis 4. Finger, ohne Schmerzen tritt Kälte und Leichenblässe auf; Pulse fühlbar.

Diagnostik: Abgrenzung vom echten Raynaud durch Kürze der Anfälle, kalte Teilbäder provozieren den Anfall meist nicht, bei Allgemeinerwärmung folgt die betreffende Hand nur langsam, Spasmen des toten Fingers lösen sich im Gegensatz zum Raynaud meist von selbst.

Behandlung: Diathermie der sympathischen Halsganglien, intensives physikalisches Gefäßtraining.

γ) *Trophoneurose und neuropathische Nekrosen:* Trophische und vasomotorische Störungen im Verein mit äußeren Ursachen (Druck, Verletzung, Entzündung bei zusätzlicher neuropathischer Gewebsveränderung durch Syringomyelie, Tabes, Myelitis, Myelodysplasie, Rückenmarkverletzung, toxische Schädigungen durch Kohlenoxydvergiftung, Schädigung peripherer Nerven).

Beispiele: 1. *Keratitis neuroparalytica* (Verletzung durch Staub, Finger), sowie Ulceration der Zungen-, Lippen-, und Wangenschleimhaut bei Affektion des Nervus trigeminus oder nach Resektion des Ganglion Gasseri wegen Neuralgie. *Differentialdiagnose; Cave!* Schleimhautnekrose bei Agranulocytose, Leukämie usw.

2. *Decubitus:* Vor allem über dem Kreuzbein bei Querschnittgelähmten, rasch zu tiefer und auf den Knochen übergreifender Nekrose führend. *Behandlung:* Entlastung des Kreuzbeines durch Hänge- und Schwebelagerung nach *Westhues*, Bauchlagerung, Dauerbad, plastische Deckung des vorher gereinigten Defektes durch Rotationslappen aus der Gesäßhaut.

3. *Malum perforans pedis* („mal perforant du pied", Nélaton). *Ursache:* Zentrale oder periphere Nervenaffektion bei Tabes, Syringomyelie, Spina bifida, Verletzungen und Erkrankungen der Wirbelsäule und des Rückenmarkes, Nervenlepra. *Symptome:* Chronisches, hartnäckiges, schmerzloses Geschwür, mit steilen, unterwühlten Rändern bei gleichzeitigen Gefühls- und trophischen Störungen der Umgebung, häufig Zerstörung benachbarter Knochen und Gelenke. *Lokalisation:* Meist am Fuß, spez. an der Fußsohle, an den Hauptauftrittspunkten (unter dem Köpfchen des 1. und 5. Metatarsus, an Ferse, Großzehengrund- oder Endglied). *Morvan*sche Gangrän an den Fingerspitzen bei Syringomyelie. *Differentialdiagnose:* Vernachlässigte traumatische Geschwüre, Carcinom, Schwielen- oder Schleimbeutelvereiterung.

δ) *Akroparästhesie:* Brachialgia paraesthetica nocturna (nächtlicher Kribbelschmerz der Arme, *W. Schulte*), Störungen des vasovegetativen Apparates. *Differentialdiagnose:* Neuritis des Plexus brachialis, Scalenussyndrom, Osteochondrose der Halswirbelsäule mit Insertionstendopathie, pectangiöse Beschwerden bei Coronarsclerose. Von diesen abgrenzbar durch das lediglich in der zweiten Hälfte der Nacht oder den frühen Morgenstunden auftretende Schmerzsyndrom; Schmerzen können durch Schleuderbewegung der Arme, Massage, Kaltwasserbad der Hände beseitigt werden. Abgrenzung von den Beschwerden durch Bandscheibendegeneration der Halswirbelsäule ist schwierig. Röntgenologische Kontrolle der Halswirbelsäule unerläßlich, negativer Befund jedoch nicht für Brachialgie beweisend.

Behandlung: Venostasin, Novocaininfiltration des Gefäßnervenstrangs am Oberarm, Röntgentiefenbestrahlung, Pyramidonstoß, Irgapyrin, Bindegewebsmassage, Sexualhormone.

ε) *Traumatische Angioneurose:* Hervorgerufen durch Dauererschütterungen (Arbeit mit vibrierenden Werkzeugen) oder durch mechanische und thermische Insulte; reflektorischer Arterien- und Venenkrampf (traumatisch-segmentärer Gefäßkrampf nach *Küttner-Baruch*) kann durch stumpfe Gewalt und Hitzeeinwirkung entstehen, bleibt u. U. mehrere Stunden bestehen und kann zur Ischämie bzw. hochgradigen Stauungen im peripheren Kreislauf führen. Nekrose ganzer Gliedmaßen wurde beobachtet (*Franke, Novicki, Dintza* u. a.). Gefäßstörungen bei Granitbrechern nach 2 Jahren in 35%, nach 10 Jahren in 70%. *Therapie:* Arbeitswechsel, Sympathicusausschaltung. Als Berufskrankheit bisher nicht anerkannt.

ζ) *Ischämische Muskelkontraktur:* Durch segmentären Gefäßkrampf, direkte oder indirekte Kompression der Arterie hervorgerufen (insbesondere die ischämische Muskelkontraktur nach *Volkmann* bei suprakondylären Oberarmbrüchen infolge Gefäßkompression durch den in der Fascienbinde gefesselten Bluterguß), primäre Nervenschädigung des Medianus und Vasomotorenstörung kann hinzutreten. *Therapie:* Wiederherstellung einer ungestörten Blutzirkulation (durch Abnahme von zu engen Verbänden, Lagewechsel, Grenzstrangblockade, Hämatomausräumung, Arteriolyse, evtl. Gefäßnaht). Arterienresektion nur im Falle schwerer Wandverletzung.

η) *Reflektorischer Venenkrampf:* Achselvenenthrombose, Claudicatio venosa intermittens, „Achselvenenstau" (*Brandt*) ist Gefäßkrampf der Achselvene an ihrer physiologischen Enge in Höhe der 1. Rippe. *Symptome:* Starker Anfangsschmerz meist nach ungewohnter anstrengender Tätigkeit, vorwiegend bei Männern auftretend; *Diagnostik und Lokalisation:* Phlebographie. *Behandlung:* Lösung des Gefäßkrampfs durch feuchte Umschläge, Hochlagerung, Spasmolytica, Stellatumanästhesie, operative Entfernung des Thrombus, Resektion des Venenabschnittes zur Ausschaltung des Dauerreizes.

ϑ) **Morbus Raynaud,** 1862: Ist eine paroxysmal-auftretende, vasomotorische Störung der Durchblutung *mit Schmerzen,* fast nur an den Händen, bei Frauen im 3.–4. Dezenium, differentialdiagnostisch von anderen Durchblutungsstörungen durch das anfallsweise Auftreten und den raschen Wechsel der Erscheinungen abgrenzbar. *Ursache:* Entzündliche und degenerative Veränderungen der Grenzstrangganglien, sowie des neurofibrillären Apparats durch toxischen Schaden, welcher besonders am vegetativen Nervensystem angreift. Hinzukommt eine hyperergische Reaktionslage und hormonale Faktoren, bzw. endokrine Dysfunktion, chronische Infektionen (Lues u. a.) können eine Rolle spielen. *Symptome:* Anfall beginnt bei Einwirkung von Außentemperaturen von etwa 16–18 °C, zunächst tritt Cyanose, dann Taubheitsgefühl und nach etwa 45 Minuten starke Schmerzhaftigkeit auf, Dauer der Anfälle von einigen Stunden bis zu mehreren Tagen. Auch Nase, Kinn, Zunge und Ohrläppchen können befallen werden; geographische (Südwestdeutschland) und familiäre Häufung ist die Regel. Rasch wechselnde Hautfarbveränderungen von rot zu blau, Cyanose kann in jedem Stadium durch Hochhalten zum Verschwinden gebracht werden, mitunter tritt Ödem hinzu (*Nothnagel*sche Form), hierbei laufen die Venen beim Hochhalten nicht leer, auch schmerzhafte Gelenkschwellungen mit Teilversteifungen werden beobachtet; örtliche Nekrosen zunächst selten, erst nach Jahren kommt es zum Gangräneszieren einzelner Akren (meist Fingerbeeren), im Endstadium Nekrose ganzer Finger, Ohrläppchen, Nase, Penis- und Zungenspitze; das symmetrische Auftreten der Anfälle ist die Regel. Fast immer besteht gleichzeitig Sklerodermie, Überschneidung mit diesem Krankheitsbild, welches eine echte Dysprotie ist, ist anzunehmen; auch echte Psychosen begleiten die *Raynaud*sche Krankheit (4½% nach *Monroe*). *Diagnostik:* Typischer Raynaudanfall bietet keine diagnostischen Schwierigkeiten; die Anfallsdauer ist entscheidend. Abgrenzung von „totem Finger" oder in vorgerückten Fällen von Angiitis obliterans, am besten durch Novocaininfiltration des Ganglion stellatum (der echte Raynaud wird hierdurch kupiert); Auslösung des Anfalls durch Einwirkung von Untertemperaturen zwischen 16–18 °C ist ebenfalls pathognomonisch. Der echte Raynaud ist auf die Digitalarterien beschränkt; die zuführenden Arterien im Ober- und Vorderarm bleiben durchgängig. *Verlauf:* Ist vom Grad der zugrundeliegenden angiopathischen Reaktionslage, sowie vom frühzeitigen Einsetzen einer allgemeinen und speziellen Therapie abhängig; Einteilung in 3 Stadien (1. reine arterielle Vasokonstriktion, 2. örtliche Cyanose, 3. Gangrän) ist wenig aufschlußreich, da die Stadien fast nie regelrecht durchlaufen werden, recidivfreie Ausheilung nach einem oder wenigen Anfällen ist möglich; bei chronischen Fällen meist Exacerbation im Winter und Remission in der warmen Jahreszeit. *Prognose:* Quoad vitam gut, quoad valitudinem ernst. *Behandlung:* Revision und Sanierung von Herdinfekten (Zähne, Tonsillen, Nebenhöhlen), diätetische Lebensweise (vorwiegend vitaminreiche, laktovegetabile Kost bei Fleischkarenz), außerdem Beschränkung der Fettzufuhr, Rohkost, Rauchverbot, stets warme Bekleidung der Gliedmaßen, Vermeidung jeglicher Verletzung an Händen und Füßen, Vermeidung schnürender Kleidungsstücke, reichliche Flüssigkeitszufuhr (Kaffee und mäßig Alkohol erlaubt), planvolle, aber nicht übermäßige Körpergymnastik. Ausschaltung begleitender Allgemeinerkrankungen (besonders Thyreotoxikose, Morbus Basedow), Scarifikationen (*Noesske*), A.T. 10 bei Vorhandensein tetanischer Zeichen. *Operative Maßnahmen:* Grenzstrangresektion C 8–Th 2 oder Grenzstrangdurchtrennung zwischen Th 2–4 bzw. L_2–S 1 (s. S. 831). Zur Gesamtumstellung des neurovegetativen Systems evtl. Resektion des linken Splanchnicus (nach *Pende*), ferner Resektion der Nebenschilddrüsen (*Garlock*). Letzteres Verfahren ist umstritten; zur Besserung der Sklerodermie die gleichen Sympathicuseingriffe oder Implantation von Kalbshypophyse, welche mehrfach wiederholt werden muß.

ι) *Kältehämoagglutination:* Periphere Gefäßstörung, welche durch intravasale Hämagglutination bei Kälteeinwirkung auftritt, wird mit dem Raynaudformenkreis in Verbindung gebracht; dabei ballen sich die Erythrocyten zu unregelmäßigen, mit bloßem Auge sichtbaren Klümpchen zusammen. *Ursache:* Vorhandensein von Kälteagglutininen im Serum. Kälteagglutination wird von manchen Autoren (*Forbes*) für das Zustandekommen der Raynaudanfälle angeschuldigt; ätiologischer Zusammenhang jedoch bisher nicht bewiesen. *Ursache:* Weitgehend unbekannt, Lues fast immer vorhanden. *Nachweis:* Hämoglobinurie nach jedem Anfall. *Behandlung:* Intraarteriell Venostasin.

κ) *Ergotismus* (Mutterkorn oder Kribbelkrankheit): Chronische Vergiftung durch den Mutterkornpilz selbst (Secale cornutum) oder durch secalehaltige Präparate (z.B. Bellergal, Gynergen, Ergotamin). *Symptome:* Kribbeln und Taubheitsgefühl an den Händen, oft schon nach geringen, d.h. nach therapeutischen Dosen, fleckförmige Blässe und Cyanose mit herdförmiger Begrenzung, selten ausgedehntere Durchblutungsstörungen mit Übergreifen der Veränderungen auf größere Gefäße. *Vorkommen:* Im Mittelalter als „Ignis sacer", heute in Europa selten, durch starkes Ausmahlen von Getreide steigt die Vergiftungsgefahr. *Differentialdiagnose:* Paraesthesien gehen dem Durchblutungsschaden und der Ausbildung der Cyanose einige Tage voraus, Digitalarterien bleiben zunächst frei. Ausgedehnte Nekrosen gehören zunächst nicht zum Bild des Ergotismus. *Therapie:* Absetzen der ergotaminhaltigen Präparate, Injektion von Follikelhormon, Yohimbin, Theophyllin, Depot-Padutin 100.

c) Gesteigerte Erweiterungsbereitschaft der Gefäße. α) *Akrozyanose: Symptome:* Beginn meist schon im Kindesalter und in der Pubertät, im geschlechtsreifen Alter der Frau häufiger als beim Mann; es handelt sich um eine Angiolopathie, wobei die venösen Anteile der Endstrombahn abnorm erweitert, tonus- und reaktionslos sind. Dadurch kommt es zur Überfüllung der venösen Anteile und zur Rückstauung in die arteriellen Capillargebiete; Hände, Füße, Nase und Ohren sind beim Herabhängen und bei Umgebungstemperatur bis zu 20 °C ständig blau, teigige Schwellung der Glieder, starke Schweißabsonderung, keine Schmerzen, Zeichen geschlechtlicher Insuffizienz bestehen („main hypogenitale" nach *Maranon*). Nach Eintreten voller Geschlechtstätigkeit gehen die Störungen zurück. Mitunter treten örtliche Nekrosen, Rissigwerden der Haut, Schwere und Gliederjucken auf. Kälte verschlimmert das Leiden, Neigung zur Frostbeulenbildung ist besonders groß. *Differentialdiagnose:* Abgrenzung vom Raynaud, Erythromelalgie, Akroparaesthesie und paroxysmalen Ödemen möglich, da Schmerzen, schubweises oder anfallsweises Auftreten, sowie Zeichen völligen Gefäßverschlusses fehlen; Verstärkung der Cyanose bei Kälte, Verringerung durch Hochlagerung der Gliedmaße, Kaltbadreflexe fehlen, die Prüfung der reaktiven Hyperämie ergibt verstärkten Ausfall mit einem Stich ins Blaue. Die Ketosteroidausscheidung im Urin ist vermehrt (Behandlung s. unter β).

β) *Erythrocyanosis crurum puellarum:* Harmlose periphere Durchblutungsstörung, vor allem im unteren Drittel der Unterschenkel, ohne Beteiligung von Händen und Füßen. *Ursache:* Konstitution, Geschlechtshormone und Kälteeinwirkung (kurzer Rock und Seidenstrümpfe) wirken zusammen. *Behandlung:* Bei Jugendlichen keine; Bestehenbleiben der Veränderungen nach Eintritt der Geschlechtsreife erfordert Einreibung mit Cyrensalbe, physikalisches Gefäßtraining, Röntgenbestrahlung der Ganglienzellen bei starker Schweißsekretion, Hypophysin, Hypophysenimplantation (*Feuchtinger*), langdauernde Gabe von Vitamin E (150–300 mg pro die).

γ) *Erythralgien. Ätiologie:* Atonie der arteriellen Capillarschenkel, Sitz der Störung in den spinalen vasomotorischen Zentren und Grenzstrangganglien zu suchen, ferner durch Überfunktion des Hypophysenvorderlappens oder der Schilddrüse; organische Veränderungen an den kleinen und mittleren Gefäßen mit Plasmaabstrom ins Gewebe entwickeln sich frühzeitig. *Symptome:* Flammende Rötung der Füße und Unterschenkel, seltener der Hände und Finger, ähnlich dem Hauterythem bei Verbrennung 1. Grades (durch Sonnen- oder Ultraviolettstrahlen), heftige Schmerzen, allmählich Übergang der Röte in Blaufärbung (Erythromelalgie), Steigerung der Hauttemperatur der erkrankten Gliedmaßenabschnitte bis zu 5 °C über die Norm.

Differentialdiagnose: Abgrenzung von Frostbeulen, Kausalgie (bei schwerer Erythralgie mitunter vorhanden), von Pseudoerythralgie (heiße Füße alter Leute, durch obliterierende Arteriosklerose hervorgerufen), von der Erythrämie (eine Polycythämie), von Erysipel, entzündlichem Ödem und Phlegmone, von Erythroprosopalgie (vasomotorische Neurose im Bereich des Halssympathicus); allgemeines differentialdiagnostisches Kennzeichen ist die Verschlimmerung der Beschwerden bei Wärmeeinwirkung. *Behandlung: Cave!* Kälteanwendung, da ihr eine Verschlimmerung folgt! Zufuhr leichterer Wärme, hohe Salycilgaben, Vitamin B1, Grenzstrangblockade (?), Cyren- und Acetylcholinsalbe, Ultraschall in niedriger Dosis.

δ) *Quinckesches Ödem. Ätiologie:* Abnorme Gefäßdurchlässigkeit bei vermehrter Lymphsekretion; beides wahrscheinlich durch direkte Capillarschädigung infolge Intoxikation durch Stoffwechselgifte bedingt. Möglicherweise auch gestörte Schilddrüsenfunktion. *Symptome:* Akute und chronische Form ist zu unterscheiden. Es entstehen an verschiedensten Körperstellen (vor allem Gesicht, Augenlider, Zunge, Hände, Füße) scharf umschriebene, niemals symmetrisch auftretende Anschwellungen, welche einige Stunden bis zu Tagen bestehen bleiben und regelmäßig recidivieren. Besonders gefährlich ist die Lokalisation im Mund, Rachen und Kehlkopf (Erstickungsanfälle, Glottisödem).

Differentialdiagnose: Erysipel, Leukaemia cutis, Lymphödem, Myxödem, Polyarthritis rheumatica acuta. *Verlauf:* Ödemanfälle können 2–3mal in der Woche, alle 4 Wochen (bei Frauen menstruell wiederkehrend) alle Vierteljahre auftreten, Übergang in das chronische Trophödem selten, gelegentlich gleichzeitig Haut- und Schleimhautblutung, Hämaturie. *Behandlung:* Bei intestinal-toxischen Ödemen Darmreinigung durch subaquale Darmbäder, Allisatin, Torantil, Enzynorm, Kalk, Antihistaminica (Atosil), als Leberschutz Hepata-Madaus.

ε) *Kausalgie*, strenggenommen keine vasomotorische Durchblutungsstörung, vielmehr sind die vasomotorischen Störungen Folge einer unvollständigen Verletzung eines Spinalnerven. *Ätiologie:* Gesteigerter Erregungszustand der efferenten vegetativen Fasern, die vom Zwischenhirnzentrum an die einzelne Organzelle ziehen; Durchschneidung dieser Fasern führt zu gesteigertem Sympathicotonus mit Kontraktion der zugehörigen Gefäßabschnitte. Die Folge ist Durchblutungsverminderung und Vermehrung der Acidose des Gewebes mit Zellstoffwechselsteigerung. Dieser circulus vitiosus spielt sich vor allem in der Haut ab, wo selbst durch freiwerdendes Histamin eine erhöhte Reaktionsbereitschaft gegen unterschwellige Reize und eine Irritation der Schmerznervenfasern ausgelöst wird. Eine gesteigerte Erregungslage im vegetativen Nervensystem muß bereits vorliegen, um den Circulus vitiosus zum Anlaufen zu bringen (*Brüggemann, Lauber,*). *Histologisch:* Degenerative Veränderungen der sympathischen Ganglien gleich denen bei Raynaud und anderen Durchblutungsstörungen. *Behandlung:* Vitamin B, Sexualhormon, Gynergen, Acetylcholin, Eupaverin (*Cave!* Morphin), Unterbringung in Einzelzimmer, Insulinschock, Blockade und operative Ausräumung des zugehörigen Grenzstrangabschnitts, evtl. noch weiter zentral gelegene Durchschneidungen.

2. *Durchblutungsstörungen mit vorwiegend entzündlichen Gefäßveränderungen*

Gefäßveränderungen mit vorwiegend entzündlichen Erscheinungen, die zu morphologischen Veränderungen der Gefäßwand führen, werden unter dem Begriff *Angiitis obliterans* zusammengefaßt. Die älteren speziellen Unterscheidungen (primäre Arteriitis, echte Arteriitis, allergisch-hyperergische Entzündung, Panangiitis usw.) werden zweckmäßigerweise fallen gelassen. Lediglich die entzündlichen Erkrankungen der Venen sollen davon abgegrenzt bleiben.

a) Angiitis obliterans (*v. Winiwarter* 1878, *Hecker* 1891, *Buerger* 1908, 1924) ist eine Allgemeinerkrankung des Gefäßapparates mit degenerativ-entzündlichen Veränderungen der Gefäßwände.

Pathologie: Die Deutung der pathologisch-anatomischen Befunde ist noch immer nicht einheitlich (*Rieder* 1932, *Ceelen* 1932, *v. Hasselbach* 1939, *Wagner* und *Neuner* 1939,

Klostermeier 1941, *Dennecke* 1941, *Block* 1951). Makroskopisch verwachsen Arterien, Venen und auch Nerven zu einem bindegewebigen Strang, die Arterienwand ist ungleichmäßig verdickt, die Gefäßlichtung verengt, die Venen bleiben meist frei. Sind sie jedoch erkrankt, so unterscheiden sie sich von den Arterien nicht wesentlich. Thromben in Arterien und Venen sind vorhanden; mikroskopisch zeigen sich fibrinoid-hyaline Aufquellungen der Intima mit proliferativen Gewebsneubildungen; an der Oberfläche der Wucherungen bildet sich eine neue Endothelschicht; die Strukturänderung betrifft auch die Elastica interna; die Gefäßwandschichten sind mit Riesenzellen und Leukocyten durchsetzt, so daß das Bild einer exsudativen Entzündung besteht. Verkalkungen in der zerstörten Intima sind möglich. An den verengten Stellen kommt es zur Ablagerung von Thromben, welche sich schubweise nach zentral auflagern und zur völligen Verlegung der Lichtung führen. Rekanalisation der Thromben ist möglich. Media und Adventitia bleiben weniger betroffen als die Intima; jedoch kann mitunter der Prozeß auch von der Adventitia her das Gefäß durchwandern. Die Venen zeigen analoge Veränderungen. Aneurysmatische Ausbuchtungen, Veränderungen an den peripheren Nerven, den sympathischen Grenzstrangganglien, Arterioleninsuffizienz mit Capillarspasmus, Knochenveränderungen im Sinne der *Sudeck*schen Dystrophie und Gewebsveränderungen an allen übrigen Organen, welche bis zur Nekrose gehen können, außerdem funktionelle Störungen innerer Organe (z. B. der Niere) sind typische Begleiterscheinungen.

Ätiologie: Akute Infektionskrankheiten (Typhus, Flecktyphus, Scharlach, Grippe usw.) und chronische Infekte (Fokalherde an Zähnen, Tonsillen, Appendix, Gallenblase, Darm, Prostata) sowie blande rheumatische oder rheumatoide Schübe sind die allergisierenden Wegbereiter für die vasomotorischen Störungen. Die allergisch-hyperergischen Gefäßveränderungen finden sich vor allem bei den Infektionskrankheiten, welche als Sepsis verlaufen oder durch septische Infektionen kompliziert sind; ferner Polycythämie, Kälteschäden (I. Grad: Austritt von Flüssigkeit und Eiweiß ins Gewebe, II. Grad: Ödeme der tieferen Schichten, Blasenbildung, III. Grad: Kernzerfall, extreme Gewebsödeme, Stase und Agglutination des intravasalen Blutes mit Hämolyse); Erfrierung ist ein zusätzlicher Faktor, der zur Angiitis obliterans führen kann. Besonders prekär wird der Kälteschaden, wenn er auf vegetative Dystoniker vom Typ des Vagotonikers trifft; ferner rassische und konstitutionelle, sowie familiäre Einflüsse, hormonal-endokrines Versagen (Hyperadrenalinämie?, Nebennierenentfernung (?) *Leriche*); chronische Vergiftungen (Nicotin, Schwermetalle), physikalisch-mechanische Faktoren. Sehr häufig ein Zusammenwirken von verschiedenen der genannten Faktoren.

Symptome: Hauptsächlich befallen sind Männer zwischen dem 18.–45. Lebensjahr. Im Beginn drei verschiedene Bilder:

1. Unmittelbar im Anschluß an eine Infektionskrankheit, Auftreten einer örtlichen und langsam fortschreitenden Zirkulationsstörung, welche binnen Wochen und Monaten bis zur Nekrose führt.

2. Es besteht das Bild der „Phlebitis migrans", hier werden zuerst die Venen befallen, zunächst nur einige Knötchen, die von Ödemen und Wadenkrämpfen begleitet werden, Rückgang der kleinen Entzündung nach 5–10 Tagen unter Hinterlassen einer dunkelbraunen Hautpigmentierung, erst nach Jahren Hinzutreten arterieller Durchblutungsstörungen.

3. Uncharakteristischer Beginn, meist auf eine Infektionskrankheit zurückgehend, erhöhte Kälteempfindlichkeit, eines Tages Übergang in Schmerzen in der Wade, der Ferse, an den Fußsohlen oder Zehen (häufig im Anschluß an eine Durchnässung oder stärkere Unterkühlung der Gliedmaße auftretend). An erster Stelle der Symptome steht der Schmerz, Hautfarbveränderungen; Mitbefall anderer Gefäßgebiete (Coronar-, Hirn-, Bauch-, Nieren- und Lungengefäße) mit entsprechenden Beschwerden und Ausfallserscheinungen tritt fast stets hinzu.

Diagnostik: Lagerungsproben und Arbeitsversuch zum Nachweis des Auftretens von Schmerzen und Hautfarbveränderungen (s. vorn unter allgemeine Diagnostik), ferner Oscillographie und Serienarteriographie in allen Fällen, welche irgendwelchen diagnostischen Zweifel bestehen lassen.

Behandlung: a) *konservativ:* Beseitigung von Fokalherden und anderer allergisierender Ursachen, Rauchverbot, Fernhalten seelischer Belastungen und Erregungen, entsprechende Körperpflege und Arbeitsbedingungen (Vermeidung von Kälte, Nässe, Preßluftwerkzeugen für Vasolabile), strenge Bettruhe und Ausschaltung aller Muskelarbeit, Tieflagerung der erkrankten Gliedmaße (Hochlagerung nur bei Ödem oder dilatorischer

Durchblutungsstörung); Warmhalten der Gliedmaßen durch Tragen geeigneter Kleidung bzw. Einpacken der Gliedmaßen in Watte. Zufuhr von Vitamin C, Einschränkung von tierischem Eiweiß und Kochsalz; *medikamentös:* Zur Schmerzstillung Phenothiacine, Analgetica, cave Opiate! Zur Durchblutungsverbesserung Padutin, Depotpadutin 100, Embran (aus dem Herzmuskel, 20–30 E. i. v.), Eutonon (2mal täglich 1 cm^3 i. v.), Priscol (2mal 2 Tabletten, 1–2 Ampullen i.m. täglich), Eupaverin (auch schmerzstillend, 0,06 g = 2 Ampullen ½–1stündig i.v., evtl. auch intraarteriell), Deriphyllin und Euphyllin (Supp. zu 0,4 und 0,2 mehrfach täglich), Strychnin (0,01–0,03 subcutan) Pilokarpin (0,005–0,01 subcutan), Adenosintriphosphorsäure, Omnivit, Sympathin, Dilatol, Ronicol, Doryl (0,05–1,0 mg subcutan), Acetylcholin (0,1+5cm^3 Novocain 1% zur Infiltration) wirkt durchblutungsverbessernd und Schmerzlindernd. Nicotinsäure als Bestandteil des Vitaminkomplexes B$_2$, Antipyrin und Salicylpräparate in den Anfangsstadien einer Angiitis, Vitamine (B1, A und C), Hormone (bei *Frauen* täglich 1 mg Progynon oder Cyren i.m., dazu Testoviron 5 mg über 10 Tage verteilt, 10 Tage Pause, dann 10 mg Testoviron und 5 mg Progynon i.m., 10 Tage Pause dann Wiederholung des 1. Schemas; bei *Männern* täglich 25 mg Testoviron + 1 mg Progynon über 10 Tage, Pause von 10 Tagen, dann 50 mg Testoviron, 10 Tage Pause dann Wiederholung des 1. Schemas, ferner Nebennierenrindenhormon (Percorten, Cortiron, Cortenil, Ficortil, Scheroson, 10 bis 20 mg täglich nach 10 Tagen 3mal täglich 5–10 mg).

Physikalisch: Bäder (ansteigende Teilbäder, *Cave!* zu heiße Bäder und direkte örtliche Wärmeanwendung). Temperaturen nicht über 40–50° steigern, Wechselbäder, 30–40maliges Abwechseln des Eintauchens der Gliedmaße in Wasserbad von 15° bzw. 35–45°, Kohlensäurebäder, rasches Auftauen bei Erfrierungen durch vorsichtige örtliche Wärmeanwendung.

Massagen: Vibrationsmassage, Periostmassage, Widerstandsübungen, synkardiale Massage (*Fuchs*), Bindegewebsmassage (*Leube-Dicke*); *Stauungsbehandlung:* Durch zeitweilige venöse oder arterielle Sperre, abwechselnde Saug- und Druckbehandlung (*Bier*), passive Gefäßübungen; *künstliche Fiebererzeugung:* Durch Typhusvaccine (50–250 Mill. abgetötete Typhusbazillen i. v. verursachen starke Oberflächentemperatursteigerung, wodurch 75% der Durchblutungsstörungen günstig beeinflußt werden. Pyripher mit steigenden Dosen alle 3–4 Tage eine Injektion, Gesamtdosis etwa 10 Injektionen). *Strahlenbehandlung:* Zum Beispiel Kurzwellendurchflutung (muß unbedingt athermisch sein) mit großen Elektroden zur Längsdurchflutung der Glieder (Kurzwellendurchflutung der sympathischen Ganglien), Ultrabeschallung der Ganglien (*Cave!* Halsganglien wegen Herzbeeinflussung). Vor Röntgenbestrahlung der Grenzstrangganglien, Anwendung von Ultraviolett-, Blau- und Rotlichtlampen ist im allgemeinen abzuraten.

b) Chirurgisch-operativ: Bezweckt wird stets die Aus- bzw. Abschaltung übergeordneter Nervenzentren und deren krankhaft gesteigerte Erregbarkeit, also Aufhebung eines übermäßigen Sympathicotonus zur Wiederherstellung einer vegetativen Eutonie. Dies ist möglich durch intraarterielle Injektion von Novocain (1%ig, *Leriche* 1932), Quaddelsetzung mit Novocain im Bereich der *Head*schen Zonen (*Hunecke*), Novocainumspritzung und Querschnittsinfiltration zentral von den durchblutungsgestörten Gebieten, „schleichendes Novocaininfiltrat" nach *Wischnevsky*, Plexus- bzw. Leitungsanästhesie der spinalen Nerven.

Von peripheren operativen Eingriffen kommen in Frage: die Nervenvereisung, spez. des Ischiadicus (motorische Lähmung muß in Kauf genommen werden (*Laewen*). Die intraneurale Sympathektomie, spez. am Medianus und Ischiadicus, welche gespalten und aufgefasert werden (wenig geübte Methode!). Die Umspritzung der Arterie mit Novocain oder einigen Tropfen Alkohol und Phenol (4%ig) ist eine chemische periarterielle Sympathektomie (Sympathicodiaphtherese) weitgehend verlassen zu Gunsten *der periariellen Sympathektomie (Jaboulay* 1899), von diesem zur Verblutungsverbesserung bei malum perforans pedis ausgeführt, 1913 von *Leriche* auch für Raynaud und Angiitis obliterans angewendet. Sie führt zu keiner ausreichenden sympathischen Denervierung und kommt daher nur für reflektorisch-spastische Durchblutungsstörungen im Gefolge von Verletzungen und andere akute Durchblutungsstörungen in Frage. Für die eigentlichen Angiitiden nur noch selten angewendet. *Technik:* Die betreffende Arterie (meist Arteria femoralis) wird in 7–8 cm Länge von ihrer Gefäßscheide und Adventitia restlos befreit. Kochsalzinfiltration der Adventitia erleichtert die Ablösung. Wegen der ungenügenden anatomischen Begründung des Eingriffes sind die Erfolge gering, die Nachteile nicht unbeträchtlich (Arrosionsblutung, Ruptur, späteres Aneurysma, arterielle Thrombose, sklerosierende Narbe). Für eine kausale Therapie der Angiitis obliterans ist der Eingriff nicht ausreichend.

Die Arterienresektion (Leriche 1922) ist eine erweiterte periarterielle Sympathektomie, indem die gesamte obliterierte Gefäßarterienstrecke einschließlich den periadventitiellen Geflechten und der von hier ausgehende vasokonstriktorische Dauerreiz entfernt werden. *Indikation:* Nur bei umschriebenen obliterierenden Gefäßprozessen, nicht bei generalisierter Angiitis. Die Erfolge sind günstiger als mit der periarteriellen Sympathektomie. *Technik:* Die Resektion soll über die obliterierte Strecke nach beiden Richtungen hinausgreifen, jedoch ist die Unterbindung wichtiger Collateralen peinlich zu vermeiden; Erfolge der Arterienresektion bei Angiitis obliterans etwa bei 55,9%, bei Arteriosklerose bei 76,4%. Die Anfangserfolgsziffer sinkt jedoch mit zunehmendem Abstand von der Operation sehr rasch nach 1–2 Jahren auf 30% und weniger.

Skarifikationen (Nußbaum, Noesske, Sauerbruch, Jung): Hunderte von 2 bis 3 cm langen Incisionen der Cutis werden dicht nebeneinander angelegt, die Folge ist eine nachhaltige Hyperämie durch unspezifische Umstimmung des vegetativen Systems. Ausschaltung übergeordneter sympathischer Bahnen und Zentren: *Eingriffe an den vasomotorischen Zentren des Diencephalon* (etwa nach Art der stereotaktischen Eingriffe), sind bisher nur theoretisch erwogen. *Chordotomie:* = Durchtrennung des Vorderseitenstrangs, hierdurch wird Schmerzausschaltung und Gefäßdilatation erzielt.

Lumbalanästhesie: Führt zur Lähmung aller präganglionären Fasern für die unteren Gliedmaßen bereits vor dem Verlassen des Rückenmarkkanals, es folgt eine Hyperämie der unteren Gliedmaßen, Wirkung jedoch flüchtig, daher für die Therapie wenig geeignet, jedoch ein brauchbares Hilfsmittel für die Indikationsstellung zu einer Sympathicusresektion.

Periduralanästhesie: Für sie gilt das gleiche wie für die Lumbalanästhesie.

Grenzstrangblockade: Ausgezeichnetes Mittel, um schnell und gefahrlos den Sympathicus örtlich auszuschalten, zur Blockade wird verwendet Novocain (0,5–1%) oder Symprocain (Procain 1% und Phenmethylol 2,5%ig), der Effekt bleibt 8–12 Tage bestehen; verwendet man Alkohol 70–90%ig, wird die Einspritzung in einer intravenösen Kurznarkose vorgenommen. Die Alkoholblockade des Ganglion stellatum ist wegen unangenehmer Nebenerscheinungen (Diffusion in die Pleura mit starkem Hustenreiz und reflektorischer Atembehinderung) nicht empfehlenswert. Alkoholblockade im Lendengrenzstrangabschnitt führt zu einer Reithosenanästhesie, sie ist ein Kriterium für den richtigen Sitz der Blockade (Parallele zum *Horner*schen Syndrom). *Nachteile* der Alkoholblockaden sind impotentia generandi und evtl. sogar coeundi, Auftreten des *Horner*schen Syndroms, starke Kopfschmerzen; während der Blockaden kann es zu reflektorischen Störungen (Angina pectoris, Praecordialangst, Asthmaanfall, Herz- und Atemlähmung) kommen; auch Todesfälle wurden beobachtet. Häufiger sind die Gefahren durch fehlerhafte Technik (Pneumothorax durch Anpunktieren der Pleura, inkomplette temporäre Lähmung durch Treffen einer spinalen Wurzel), daher Novocainblockade angezeigt bei Durchblutungsstörungen spastischen Charakters und bei akuten Durchblutungsstörungen nach Gefäßverletzung; Alkoholblockade hingegen bei Durchblutungsstörungen mit bereits deutlichen organischen Gefäßveränderungen. Wo Alkoholblockade angezeigt erscheint, ist mit gleichem Recht die operative Entfernung des Grenzstrangs vorzuschlagen. Technik von Stellatumblockade und Lendengrenzstrangblockade (vgl. Abb. 30, 32).

Operationen am Grenzstrang: Resektion des Hals-Brustgrenzstranges von vorn, seitlich oder hinten (s. S. 831). Elektrochirurgisch mittels Endoskopie durch die Pleurahöhle nach *Kux*, Resektion des Lendengrenzstrangs von L_2 bis S_2 auf verschiedenen Zugangswegen (s. S. 831). *Nachteile:* Reflektorische Blutungen im Magen-Darm-Kanal, Lungenkrampf bzw. Alveolarspasmus (*W. Bange*) und andere reflektorische Störungen. *Vorteile:* Schlagartige Schmerzfreiheit, Abheilung von Ulcera, Nekrosen, weitgehende Wiederherstellung der Gebrauchsfähigkeit der Gliedmaßen in allen nicht zu sehr fortgeschrittenen Fällen, vor allen Dingen in solchen, bei welchen die spastische Komponente noch überwog. *Plastische Eingriffe:* Umgehungsanastomosen mit homoio- oder alloplastischen Transplantaten sind bei der Angiitis obliterans wegen ihres Charakter seiner generalisierten Systemerkrankung nur in seltenen Einzelfällen indiziert.

b) Periarteriitis nodosa, ebenfalls eine Systemerkrankung, in den Formenkreis der Angiitis obliterans gehörig, jedoch sehr selten. Zahl der zuverlässig gesicherten Fälle etwa 150. Bevorzugt sind Männer im Alter zwischen 20–40 Jahren, es handelt sich um eine Entzündung der Arterienwand und des periarteriellen Gewebes mit generalisierter Verbreitung.

Pathologie: Fleck-, sichel- oder ringförmige Verquellung der subintimalen Gewebe und der Media bei kleineren und mittleren Arterien, Nekrose, exsudative Fibrinausscheidung, Rundzellenanhäufung, mit reichlicher Durchsetzung von Eosinophilen, schließlich Intimawucherung, welche zum völligen Verschluß der Lichtung führen kann. Vorhandensein von Riesenzellen und lympathischer Reaktion kann Tuberkulose vortäuschen, wiedei anderen Durchblutungsstörungen finden sich Veränderungen der Grenzstrangganglien (*Ratschow*)

Ätiologie: Spezifische oder unspezifische Infektion oder Intoxikation, Rheumatismus, d.h. allergisch-hyperergische Reaktionsform eines sensibilisierten Organismus.

Symptome: Gliedmaßenschmerzen, uncharakteristische Bauchschmerzen (durch hämorrhagische Nephritis), Blutungsneigung, Linksverschiebung, Eosinophilie, meist tödlicher Ausgang durch Peritonitis oder Urämie im Laufe von etwa 1 Jahr.

Behandlung: Sulfonamide und Penicillin, Jod, antiluetische Kur sollen bisweilen einen Stillstand erzeugt haben.

c) **Phlebitis und Thrombophlebitis.** Häufig bei Varicosis, exogene Noxen, Trauma, fortgeleitete Lymphangitiden und andere Entzündungen, welche auf die Venenwand übergreifen, allerdings kommt auch Funktionsstörung der Gefäße und Endothelien durch allergisch-hyperergische Vorgänge ähnlich der Angiitis vor. Häufig tritt örtliche Thrombose auf. Blutstase der kleinen Gefäße in der Nachbarschaft, Ödem. Besondere Form ist die Phlebitis migrans, wegen heftiger Rötung, Schwellung und sprunghaften Fortschreitens mit Erysipel zu verwechseln, die heftigen Schmerzen unterscheiden sie jedoch von ihm.

Therapie: Penicillin, Sulfonamide, Antikoagulantien (s. Kap. Thrombose und Embolie S. 262) Bettruhe mit Horizontallagerung der Beine (keine Hochlagerung wegen Gefahr der Thrombusverschleppung!) nur bis zum Abklingen der akuten Erscheinungen, dann Aufstehen mit festem Kompressionsverband zur Vermeidung der Aufpfropfung weiterer Koagulationsthromben, Venostasin, Blutegel, Sympathicusblockade. Thrombektomie in geeigneten Fällen, Resektion des obliterierten Gefäßabschnittes, Incision bei Vereiterung.

3. Durchblutungsstörungen mit vorwiegend degenerativen Gefäßveränderungen

sind häufig das Endstadium einer langen Entwicklungsreihe in der Pathogenese der Durchblutungsstörungen; sie können jedoch auch die funktionellen und entzündlich bedingten Stadien der Durchblutungsstörung überspringen und sich selbständig ausbilden. Allgemeine oder lokale Stoffwechselstörungen stellen die wichtigste Ursache für ihre Entstehung dar.

a) **Arteriosklerose.** *Pathologie:* Primäre Lipoidablagerung (Atheromatose), in den Arterienwänden bei gleichzeitiger hyaliner und schleimiger Entartung, Verkalkung und Geschwürsbildung, sowie Auflagerung von Thromben an den wandgeschädigten Stellen; Gefäßerweiterung und Schlängelung in fortgeschrittenen Stadien; an den mittleren und größeren Gefäßen ist vor allen Dingen die Media von den sklerotischen Veränderungen befallen, die kleineren Arterien und Arteriolen, welche den Collateralkreislauf bilden, bleiben häufig frei. Eine exakte Abgrenzung von den vorwiegend entzündlich-degenerativen Gefäßveränderungen ist häufig nicht möglich. Entzündlich-degenerative und arteriosklerotische Veränderungen werden häufig bei ein- und demselben Kranken festgestellt.

Ätiologie: Degenerative Veränderung der Sympathicusganglien (*Stämmler*) stört die nervöse Regulation des Gefäßtonus. Das Gefäß wird durch die Blutdruckschwankungen vermehrt belastet; die Muskelelemente der Media degenerieren unter der Wirkung des Blutdruckes und werden durch Bindegewebe ersetzt, Beteiligung der Intima erst sekundär; Störungen des Cholesterinstoffwechsels (nh-Zellen des Terminalreticulums) sollen hinzutreten; ferner konstitutionelle Faktoren, Ernährungsstörung, chronische Gifteinwirkung (Nicotin, Blei, Alkohol, Infektionen) mechanische Schädigungen (funktionelle Überbeanspruchung, Unterfunktion der Nebenniere, Infektionen und chronische Infekte), ähnlich jenen Vorgängen, welche zur Angiitis obliterans führen.

Symptome: Hauptsymptome sind das intermittierende Hinken und der Hackenschmerz welche oft schon nach kurzem Gehen auftreten, Kribbeln, Ameisenlaufen, kalte Füße, Hitze und Brennen in den Füßen, Fehlen des Fußrückenpulses, Auftreten peripherer Nekrosen (Altersbrand).

Diagnose: Durch Nachweis anderer arteriosklerotischer Veränderungen im Körper, hohen Blutdruck, Hypertonie, Cholesterinämie, Hyperglykämie.

Oscillationen abnorm stark, im Wasserbad nur wenig beeinflußbar; arteriographisch breite, unregelmäßig gewundene Gefäße mit zackigen Wandeinkerbungen.

Differentialdiagnostisch ist die Feststellung etwa vorhandener Stoffwechselleiden (Gicht, Diabetes) erforderlich. Häufig ist Diabetes vorhanden. Beim Altersbrand sind meist ganze Glieder, bei Stoffwechselleiden meist nur einzelne Endglieder befallen, bei Angiitis obliterans sind die Nekrosen herdförmig. Gleichzeitiges Vorhandensein von Raynaudartigen Anfällen spricht ebenfalls mehr für Angiitis eoblitrans.

Verlauf: Meist ungünstig, d.h. mehr oder weniger rasch zu Nekrose und Gliedmaßenverlust führend.

Behandlung: Sexualhormone (Implantation von Cyren 25 mg), Depotpadutin 100, Einreibung mit Histaconsalbe, Milzextrakt, Magnesium (Theomagnol Nordmark), Jod (Kal. bromat, Kal. jodat., $\overline{aa}$ 0,5 auf 500, 3mal täglich 1 Teelöffel). *Plastische Eingriffe:* Bei Nachweis umschriebener Stops kommt bei jüngeren Patienten der Versuch einer Umgehungsanastomose mit Gefäßkonserve oder alloplastischer Gefäßprothese in Betracht, sofern das peripher vom Stop gelegene Lumen noch offen und die periphere Gefäßwand nicht stärker verändert ist.

b) Stoffwechselleiden (Diabetes und Gicht). Abgrenzung von dem Altersbrand schwierig und meist auch unberechtigt. Diabetische Gangrän betrifft überwiegend mittelalterliche Männer (54,4 Jahre im Durchschnitt), das durchschnittliche Alter des beginnenden Altersbrandes liegt bei 66,2 Jahren *(Graves).*

Ätiologie: Der gestörte Stoffwechsel löst relativ frühzeitig degenerative Gefäßveränderungen mit Verlust der Gefäßwandelastizität aus. Die Schwere des Diabetes geht nicht parallel mit der Sklerose und dem Durchblutungsschaden. Interkurrente Entzündungen verursachen infolge zusätzlicher Sauerstoffnot des Gewebes die Gangrän.

Symptome: Gangräneszierende Nekrose einzelner Zehenendglieder, zum Unterschied von der Altersgangrän ist die Demarkation durch einen entzündlichen „Brandhof" gekennzeichnet. Außerdem schreitet die diabetische Gangrän, wie jede Gangrän, rasch fort und ist infolge der reduzierten Widerstandskraft des Diabetikers nur schwer aufzuhalten.

Therapie: Diätetische Einstellung und Regulierung der Stoffwechsellage mit kleinsten Insulindosen (*Cave!* große Dosen wegen ihrer gefäßverengernden Wirkung!); bei Gicht sind Maßnahmen zur Herabsetzung des Harnsäurespiegels erforderlich; Kohlensäuregasbehandlung (*Ratschow*), synkardiale Massage, häufig radikale chirurgische Behandlung durch hohe Gliedabsetzung. Grenzstrangresektion nur ausnahmsweise wegen schlechter Heilungstendenz jeglicher Operationswunde beim Diabetiker.

c) Varicosen. *Definition:* Venektasieen (Venenerweiterungen) genuiner Art am Bein, spez. im Bereich der V. saphena magna et parva.

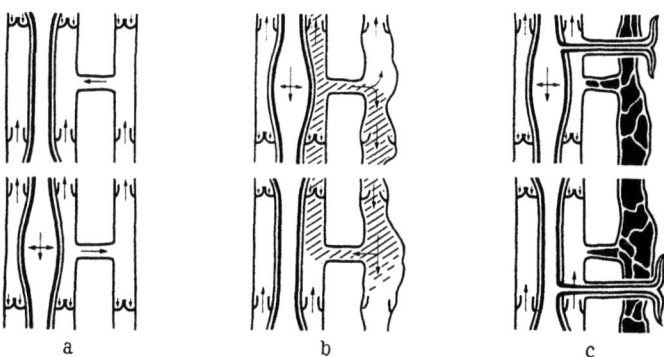

Abb. 67. Varicöser Symptomenkomplex: a) Normale Blutförderung in den Hautvenen durch Vermittlung der Tiefenverbindungen. b) Privatkreislauf infolge ungenügenden Klappenschlusses bei Krampfadern. c) Kausale Heilung des varicösen Symptomenkomplexes durch Verödung des Privatkreislaufes (nach *v. Lanz-Wachsmuth*)

Pathogenese: Beginn oft frühzeitig mit Veränderung der Venenwand, wobei Disposition eine Rolle spielt; bedingende Bedeutung kommt endokrinen Faktoren, Thrombophlebitiden und postthrombotischen Zuständen zu; die Folge ist unvollkommene Anpassung der Venenwand an die physiologische Anforderung; die Venenwand antwortet zunächst mit einer Hypertrophie der muscularis und einer allgemeinen Erweiterung (Phlebektasie); bei Fortschreiten entwickeln sich ungleichmäßige Aussackungen der Venenwand (echte Varicen, diese füllen sich bei senkrechter Körperhaltung retrograd). Es entsteht ein venöser „Privatkreislauf" (s. Abb. 67), der durch direkte und indirekte Kompensationsmaßnahmen (*Ratschow*) jahrelang kompensiert bleiben kann; direkte Kompensation erfolgt durch kleine, gerade Richtwegvenen, welche den langen Umweg der Varicen abschneiden; indirekte Kompensation besteht in der Umkehr des Blutflusses im Stehen; Dekompensation tritt ein, wenn die Collateralbahnen verlegt werden (Thrombophlebitis, Thrombose). Dies verursacht erhöhten Druck in den Capillargebieten, ferner arterielle Blutsperre, entzündliche Infiltration und örtlichen Gewebsuntergang (Ulcus cruris).

Symptome: Das klinische Syndrom von Juckreiz, Ekzem, Ödem, akuter und chronischer Thrombose und Thrombophlebitis, sowie Ulcus cruris heißt „varicöser Symptomenkomplex". Im Frühstadium steht leichte Ermüdbarkeit beim Gehen und Stehen, zeitweise krampfartige Schmerzen und Anschwellungen des distalen Unterschenkeldrittels im Vordergrund (Stauungsdermatose).

Eine besondere Symptomatik bietet die *Oslersche Krankheit* (Teleangiektasia hereditaria multiplex). Hierbei finden sich kleinste varicöse Erweiterungen der hautnahen Venen, habituelles schweres Nasenbluten, Teleangiektasien an Wangen, Lippen, Zunge, Rachenwand, nachweisbare, erbliche Störungen von Blutgerinnung und Blutungszeit. *Ursache:* Erweiterung der Endstromgefäße und abnorme Wandbrüchigkeit; typisch sind auch kleinste, angiomartige Flecken an den Fingerbeeren („*Fawcett-Plaques*"). *Behandlung:* Symptomatisch, Vitamin K.

Diagnostik der Varicen: Versuch von *Perthes* (bei Anlage einer Venenstauung am Oberschenkel laufen die Venen leer, sobald der Kranke umhergeht). Versuch von *Trendelenburg* (nach Ausstreichen der Venen an der liegenden Versuchsperson und Abdrücken der Vena saphena an der Einmündungsstelle füllen sich die Venen retrograd von oben her nach Aufstehen der Versuchsperson und Entfernung des abdrückenden Fingers); typische Druckschmerzen der tiefen Infiltrationen (krampfartige Verziehung der mimischen Muskulatur bei Auslösen der Druckschmerzen, *Bisgaard*); Varicographie und Bestimmung der Durchströmungszeit, welche bei Varicen stark verlängert ist.

Behandlung, α) **Konservativ:** Hochlagerung und Entstauung des Beines durch tiefgreifende Streichmassage, sodann Anlegen eines gutgepolsterten Kompressionsverbandes (*Bisgaard*). Die *Verödungstherapie* durch Injektion von Verödungsflüssigkeiten steht zur *Behandlung der unkomplizierten Varicen* im Vordergrund. Geeignete Verödungsmittel: Gesättigte Kochsalzlösung (26%) Alkohol 2 cm³ (30%ig), Varicophthin (Kochsalzlösung 20%ig + Anaestheticum), Varicocid, Varixon, Varsyl (Monoäthanolaminoleat 6%ig + Sulfonamid 2%ig + Benzylalkohol 3%ig), Neovaricane, Varex, Varidiol, Phlebex. Die meisten neueren Präparate bilden festsitzende Thromben ohne Emboliegefahr und ohne Nekrosenbildung bei gelegentlicher paravenöser Injektion; Kochsalz- und hochprozentige Zuckerlösungen lassen diese Vorteile vermissen. *Indikation:* Besteht für alle Varicen, auch für daumendicke und ausgedehnte Konvolute, sofern keine frischere Thrombophlebitis abläuft (frühestens 3–4 Monate nach abgelaufener Phlebitis darf injiziert werden); auch massive Ödeme, Verlegung der tiefen Venen (zu prüfen mit dem *Perthes*schen Versuch, dem Lintontest und Mahorner-Howard-Oxner-Test), hochgradige Arteriosklerose, Diabetes, kardiale Insuffizienz stellen eine Kontraindikation dar. Eine Altersgrenze besteht praktisch nicht.

Technik: Einstich in die gefüllten Venen des herabhängenden Beines, sodann Injektion bei angehobenem Bein in die leere Vene (Assistenz stets notwendig). Leichte Kompression der Varicen während der Injektion bringt die Venenwand an der Verödungsstelle in möglichst innigen Kontakt mit der einströmenden Verödungsflüssigkeit. Kompression der Punktionsstelle und grundsätzliches Anlegen eines Kompressionsverbandes aus elastischen Binden. Die Menge des Injektionsmittels schwankt je nach Art des verwendeten Mittels zwischen 0,5 und 5 cm³, grundsätzlich versuche man mit kleinsten Mengen auszukommen.

Die *Behandlung komplizierter Varicen* setzt ebenfalls mit Kompressionsverbänden ein (Korsettverband, Schaumgummiverband, Dachziegelverband aus Heftpflaster, Kreuzverband nach *Pütter*), nach Abklingen der Ödeme unter Druckverbänden folgt die Varicenverödung (s. vorn). **Lokalbehandlung des Ulcus cruris:** Besteht im Prinzip stets in einer Unterstützung der Wundkinematik durch absolute Stillegung und Entspannung der Wundumgebung. *Konservativ:* Durch absolute Bettruhe, Kompressionsverbände mit durchblutungsfördernden und granulationsanregenden Präparaten (*Medicrucin*, Vitacosöl, Unguentacidsalbe (vitaminhaltig), Eigenblutverbände, Blut-Kaolin-Penicillinpaste, Chlorophyll (Cenat), Präparat Ringelheim K 6, Digitalispulver, Aluminiumpulver, Zinkmull, Traubenzucker mit feuchter Kammer, Bepanthensalbe, Placentan (Placentaextrakt mit Vitamin), Hirudoidsalbe, Perivar, Ultraschall, Hydrotherapie, Massage und Gymnastik, synkardiale Massage, Lichtkasten und Unterwassermassage. *Operativ:* Excision mit anschließender Transplantation von Thierschlappen, strahlenförmige Incision des Ulcusrandes, *Circumcision, Braun*sche Pfropfung, Implantation von Placentagewebe. *Medikamentöse Behandlung des varikösen Symptomenkomplexes:* Venostasin per os und i. v., 2–3mal täglich 12 Tropfen bzw. 1–2 cm³ täglich, Adenosintriphosphorsäure (5mal 20 g stündlich 3 Tage lang, anschließend 20 g täglich, während 3–4 Wochen, Vitamin C (500 mg i. v. alle 6–12 Stunden), Vitamin B1, Tokopherol (3mal 400 mg täglich per os), Acetylcholin, Padutin (vorwiegend beim arteriell bedingten Ulcus cruris), Priscol, Dihydroergotamin, Sympathektoman (0,5–1,0 g i. m. und i. v.). Depot-Padutin (1 Ampulle täglich), Pyrifer.

β) **Operativ:** Im Vordergrund steht die *Resektion der Vena saphena*, welche bei positivem Ausfall der *Trendelenburg*schen Probe häufig allein schon erfolgreich ist; Exstirdation der V. saphena mit der *Babcock-Sonde* (nur für langgestreckte Varicen brauchbar). Exstirpation nach *Madelung* bei größeren Paketen und thrombosierten Varixknoten; kombiniertes Vorgehen zwischen Exstirpation und Injektion wird häufig bevorzugt (z. B. Extraktion der Saphena mit der Babcocksonde am Oberschenkel, Injektion der Unterschenkelvaricen von der distalen Durchtrennungsstelle der Saphena aus); multiple *subcutane Diszisionen* nach *Klapp* (dabei werden die Venen subcutan durchstochen und unterbrochen); bei großem Ulcus cruris evtl. Sympathicusblockaden, periarterielle Sympathektomie in Verbindung mit der lokalen Behandlung der Krampfadern und Ulcera (Erfolg etwa 50%). Grenzstrangresektion nur in vereinzelten, völlig therapieresistenten Fällen. *Begutachtung:* Unfallzusammenhang im Sinne der Entstehung nur äußerst selten (z. B. bei schnürenden Narben usw.); ebenso ist Krampfaderverletzung meist nicht Folge eines Arbeitsunfalles; vielmehr platzen die Varixknoten aus innerer Ursache auf. Für Thrombose in Varicen ist Unfallzusammenhang manchmal anzuerkennen, wenn z. B. Bettruhe oder Ruhigstellung im Gipsverband aus Unfallfolge in zeitlichem Zusammenhang zur Thrombose in Varicen geführt hat.

d) **Ödeme.** *Ätiologie:* Größtenteils noch ungeklärt. Als gesichert kann gelten das Vorliegen einer vermehrten Durchlässigkeit der Capillarwände an den Scheitelstücken und vermehrter Flüssigkeitsaustritt nach beiden Seiten, vor allem nach der venösen Seite; die Dilatation der Capillaren und die Permeabilitätssteigerung soll auf H-Substanzen (*Lewis*) beruhen; ferner besteht CO_2-Anreicherung im Blut und Gewebe, endokrine Faktoren, vegetativ-nervöse Einflüsse bei den flüchtigen und paroxysmalen Ödemen; Einflüsse der Sexualhormone, insbesondere Ödembildung aus Hormonmangel sind nicht sicher erwiesen; allgemein ist die Ödembildung eine Folge von Formveränderungen der Zellen (*H. Sturm*). Durch bestimmte Reize verliert die intercellulare Kittsubstanz ihre Adhäsivkraft, wodurch Spalten zwischen den einzelnen Zellen entstehen.

α) Das Lymphödem: Kommt durch Verschluß der Mehrzahl der Lymphbahnen zustande (angeboren, erblich, nach Entzündungen, tropischen Infektionen, Tumormetastasen, operativer Entfernung der regionären Lymphdrüsen); Bei langem Bestehen kommt es zum Einwandern von Fibroplasten, narbiger Veröoung der Lymphbahnen, Atrophie von Muskeln und Nerven; auch die Sklerodermie ist eine solchermaßen entstandene Gewebsinduration.

Differentialdiagnose: Im Gegensatz zu anderen Ödemen lassen Fingereindrücke keine Dellen zurück. Schmerzen entstehen nur bei entzündlichen Schüben, Bewegungseinschränkung der Gliedmaßen ist oft erheblich. *Formen: Elephantiasis nostras* (chronisch entzündliches Lymphödem) nimmt oft monströse Formen an, es handelt sich um eine stauungsbedingte Lymphstase mit extremer Erweiterung der Lymphbahnen; *erbliche Lymphektasie* („Milroys disease"), *Lymphoma praecox*, bei Frauen zwischen dem 10. und 24. Lebensjahr (hormonelle Störung).

Behandlung: Massagen, Hochlagerung, Kompressionsverbände, synkardiale Massage, Grenzstrangblockade, bei Elephantiasis nostras auch operativ durch Lymphdrainage (*Handley, Draudt, Lanz*, vgl. Abb. 91) durch Fascienfensterung (*Payr*) sowie durch radikale Exstirpation von Fascie und Unterhautfettgewebe.

β) Neurotische Ödeme: Pathogenese: Störungen der Endotheldurchlässigkeit infolge Schilddrüsenunterfunktion, jedoch auch bei verminderter Ovarialfunktion (Klimakterium); Capillarwandschädigung durch Stoffwechselgifte, funktionelle Störungen des Thymus und der Nebenschilddrüsen; Allergie (Eosinophilie), Lymphocytose im Intervall, Polynucleose im Anfall.

Formen: Oedema circumscriptum cutis (Quinke 1882), entsteht unsymmetrisch an beliebiger Stelle, an der Peripherie leicht gerötet, im Zentrum blasser, Ausdehnung schwankt zwischen Pfennig- und Handgröße. Gesicht und Augenlider vorwiegend befallen, lebensgefährlich bei Auftreten im Mund und Kehlkopf. Charakteristisch sind die unregelmäßigen Recidive. Übergang in chronisches Trophödem ist möglich.

Intermittierender Hydrops der Gelenke (Moore, Schlesinger). Idiopathische Anschwellung meist eines einzelnen, selten von mehreren Gelenken.

Differentialdiagnose: Abgrenzung von den chronisch-recidivierenden traumatischen Ergüssen (Reiterknie), schmerzlose Gelenkschwellungen bei Syringomyelie und Tabes.

Das *intermittierende Ödem der Sehnenscheiden (Schlesinger)* meist von schmerzhaften Muskelschwellungen begleitet.

Die *Pseudoperiostitis (Quinke)* befällt akut und rezidivierend alle Knochen (am häufigsten das Sternum).

Das *chronische neurotische Ödem:* Selten, gelegentlich erblich, öfters nach geringen Traumen und nach Polyarthritis.

Differentialdiagnose: Erysipel, Ekzem, Leukaemia cutis, Myxödem.

Therapie: Bei allen neurotischen Ödemen Diät, fleischarme und salzarme Kost, wenn veränderte Durchlässigkeit der Darmschranke für Capillargifte besteht, subaquale Darmbäder, Allisatin, Torantil, Enzynorm, Calciumsalze, Antihistaminica, Adrenalin, Progynon (bei endokrinen Störungen), Thyreoidin.

γ) Das *posttraumatische Ödem* („hartes traumatisches Ödem", „akute Trophoneurose der Hand", „neurotisches Akroödem", „reflektorische Extremitätendystrophie"). *Prädilektionsort:* Hand, Handrücken, Fingergrundglieder. *Ätiologie:* meist stumpfe Gewalteinwirkung, nicht selten Artefakt; durch das Trauma entsteht eine Entzündung der Gefäßwände, die durch Stauung, Ernährungsstörung und Bindegewebswucherung zur schwieligen Umwandlung führt; die chronische Entzündung ist der wesentliche ätiologische Faktor.

Differentialdiagnose: Knochen-Gelenk-Sehnenscheidentuberkulose (abzugrenzen durch Röntgenbild), organische Nervenläsionen, Hysterie, Artefakt, echtes *Sudeck*sches Syndrom.

Therapie: Stellatumblockade, Plexusanästhesie, Hochlagerung, Warmwasserbäder, Heißluft, absolute Ruhigstellung, Sand- und Schrotkugelbad, Kompressionsverband. Paraffinwatteverband, Blutegel, Senföl, Cantharidenpflaster. Operativ (nur in besonders hartnäckigen Fällen) Durchtrennung des Hals-Brust-Grenzstranges zwischen Th 2/3, Ramisektion.

e) Thrombose und Embolie der Gliedmaßengefäße (s. Kap. Thrombose und Embolie S, 253).

Symptome bei arterieller Embolie: Peitschenschlagähnlicher Anfangsschmerz (Arterienkrampf!); jedoch können Schmerzen auch fehlen, wenn nur kleinste periphere Arterien verstopft werden, Konsistenz des Embolus bestimmt das Schicksal der Extremität (fester Embolus bleibt an Gefäßteilungsstellen hängen und verschließt das Gefäß an einer Stelle), weicher Embolus zerschellt und verschließt mehrere periphere Äste). Je nach Lokalisation des Embolus kann sich ein Kollateralkreislauf ausbilden oder folgt der Gewebstod; nach anfänglichem häufigen Farbwechsel zwischen Leichenblässe und Cyanose kommt es schließlich zu einer schärferen Abgrenzungslinie (innerhalb 2–4 Stunden nach erfolgter Embolie) welche bei „Querschnittsobliteration" etwa 1–2 Handbreiten oberhalb der Verschlußstelle gelegen ist.

Behandlung: Bei schwer gestörtem Allgemeinbefinden konservativ mittels Antikoagulantien (s. S. 253 ff) Eupaverin i.v., Phenothiacin, Grenzstrangblockade; bei günstigem Sitz (stets Lokalisation durch vorhergehende Oscillographie und Arteriographie!) operativ durch *Embolektomie;* der Eingriff ist nur erfolgreich, wenn er innerhalb der ersten 6 Stunden ausgeführt wird, da nach Ablauf dieser Zeit die Intimaschädigung so stark ausgeprägt ist, daß kein Dauererfolg mehr möglich ist. Am günstigsten für die Embolektomie sind reitende Thromben der Aortenteilungsstelle, der Art. femoralis am Abgang der Art. profunda femoris und der Art. poplitea. *Technik:* Nach Freilegung des Gefäßes und Querincision desselben wird der Thrombus am besten mit einem dünnen Saugrohr aspiriert und vorsichtig aus dem Gefäß herausgezogen, Eingehen mit Faßzangen in das Gefäß ist nicht empfehlenswert. Gefäßnaht mit fortlaufender evertierender U-Naht, da sie die beste Intima-Adaptation zustande bringt. In der Nachbehandlung nach Embolektomie ist Antikoagulantienapplikation erforderlich (s. S. 263).

Symptome der Thrombose: Gliedmaße ist kälter als die gesunde, blasser, bei Belastung schmerzhaft (infolge Ischämie); Druckempfindlichkeit des gesamten Gefäßstammes, Venenstauung, Cyanose, ödematöse Schwellung (erst nach 24 Stunden). Typisch ist der plantare Druckschmerz; mit zunehmender Stauung und Schwellung wird die thrombosierte Gliedmaße wärmer als die gesunde. Functio laesa der Gelenkbewegungen besteht.

Behandlung: Thromboseprophylaxe bei allen thrombosegefährdeten Antikoagulantien, Eupaverin, Hochlagerung, Hirudoidsalbenverbände bei manifester Thrombose, Grenzstrangblockade, antiphlogistische Maßnahmen, Panthesien-Hydergin (s. S. 253 ff).

f) Seltenere Durchblutungsstörungen. α) *Die Arteriophlebektasie (Clara, Koenen,* 1939). *Ursache:* Angeborene Fehlbildungen der arteriovenösen Anastomosen; möglicherweise auch neurogen-dysplastische Störung. *Symptome:* Marmorierte Hautzeichnung, pulsatorisches Schwirren, Pigmentanomalie, Behaarung, Schweißsekretion gesteigert, Schmerzen und Temperaturerhöhung; die Ernährungsstörung kann zu Gewebsveränderungen bis zu Geschwüren und Gangrän führen.

β) *Glomustumoren:* Tumorartige Wucherungen der arteriovenösen Anastomosen (*Martorell*), meist nur auf eine Gliedmaße beschränkt, rufen örtliche, wenn auch schwere Durchblutungsstörungen hervor. *Lokalisation:* Endglieder der Finger, Zehen, Nagelendplatten. *Symptome:* Außerordentliche Berührungsempfindlichkeit, Spontanschmerzen. *Therapie:* Operative Entfernung.

γ) *Pseudoxanthoma elasticum: Symptome:* Trias von Sehstörung, xanthomatöse Hautveränderung und periphere Durchblutungsstörung (*Groenblad* und *Strandberg* 1929); die Augenveränderungen stehen im Vordergrund, Degeneration der Gefäßelastica führt zu peripherer Durchblutungsstörung mit intermittierendem Hinken. *Diagnose:* Oscillographie, Sphygmographie, Vorhandensein der genannten Symptomentrias.

6. Abschnitt: Verletzungen, ausschließlich Frakturen und Luxationen

A. Mechanische Verletzungen

1. Haut und Unterhaut

a) Hautabschürfung (Excoriatio) ist Epidermisverlust, wobei das Corium als sog. „rohes Fleisch" leicht blutend und schmerzhaft vorliegt. *Ursache:* Fall (auf Knie, Ellenbogen, Stirn, Kinn usw.), Stoß, stumpfe Gewalt usw. *Heilung* erfolgt gewöhnlich ohne Narbe. *Gefahr* der Infektion mit Erysipel, Phlegmone, Lymphangitis usw., aber wohl kaum Tetanus. *Therapie:* Nach Entfernen von Schmutz durch Pinzette oder Tupfer bzw. durch Wasserstoffsuperoxydspülung und nach Desinfektion der Umgebung mit Äther, Alkohol und Jodtinktur oder mit letzterer allein trockener Verband, evtl. Wundstarrkrampfschutzimpfung bei Erdbeschmutzung (Wundstarrkrampfgefahr jedoch hier wegen der oberflächlichen und offenen Wundbeschaffenheit erfahrungsgemäß gering, daher Schutzimpfung im allgemeinen nicht nötig und bei der Häufigkeit solcher Verletzungen namentlich bei Kindern mit Rücksicht auf die Anaphylaxiegefahr auch nicht ratsam!). Frühzeitige aktive Immunisierung der Kinder mit DTS-(Diphtherie-Tetanus-Scharlach-)Impfstoff ist die beste Vorbeugung!

b) Hautquetschung (Contusio); auch oft auftretend in Form roter Streifen oder (erhabener) Striemen; Gefahr der Hautnekrose! *Therapie* trockener a- oder antiseptischer Schutzverband; evtl. Blutblase steril anstechen und verbinden (wie Brandblase).

c) Bluterguß im Unterhautzellgewebe (subcutanes Hämatom: sog. „Beule"). *Formen:* Punktförmig (Ekchymose), strichförmig (Sugillation), capillar (hämorrhagisches Infiltrat), aus größeren Gefäßen (Hämatom), arteriell (pulsierendes Hämatom; selten wegen der Widerstandsfähigkeit der Arterien!). Besonders großen Bluterguß, auch bei verhältnismäßig geringer Gewalt (z. B. Kneifen) sieht man bei Hämophilie, aber auch bei cutanen und subutanen Varicen. *Symptome:* Weichteilschwellung mit blauroter (1.–3.Tag), später gelb grünlicher (10.–12. Tag, ab 25. Tag Entfärbung). Verfärbung der Haut, manchmal bedeutend, spez. an lockeren Stellen (Lider, Hodensack); evtl. Fluktuation oder Schneeballenknistern (je nach dem flüssigen oder geronnenen Zustand der Blutmassen); bei großem Bluterguß auch geringes (sog. „aseptisches") Fieber. *Gefahr* der Vereiterung bzw. Verjauchung (infolge Infektion durch gleichzeitige Wunde oder durch benachbarten Entzündungsherd oder auf dem Blutweg; Unfallzusammenhang ist für solche Fälle anzuerkennen, wenn der Bluterguß durch den Unfall entstanden und die Vereiterung spätestens nach 8–14 Tagen aufgetreten ist!) oder der Blut- bzw. Lymphcyste (infolge verzögerter Resorption!) sowie der Thrombo-Embolie und des Aneurysma. *Therapie:* Hochlagerung, Ruhigstellung und Kompression, evtl. kalter Umschlag oder Eisbeutel; nach etwa 1 Woche Bäder, Heißluft, Massage und Bewegungsübungen; *bei Vereiterung* Incision nebst Drainage, Antibiotica, *bei zögernder Resorption* Punktion und evtl. Injektion von Dondren, Varicocid oder dgl., evtl., aber nur ausnahmsweise, Spaltung, Ausräumung und Wiedervernähung oder Drainage; *bei postoperativem Hämatom* teilweises oder völliges Öffnen der Naht und Auspressen der Gerinnsel durch seitlichen Tupferdruck ohne Wundberührung, evtl. Gefäßunterbindung; u. U. anschließend Vioformgazetamponade und Kompressionsverband, später Sekundärnaht. Komprimierendes Hämatom ist beizeiten zu entleeren durch Punktion oder Incision. *Prophylaxe:* Bei Operationen empfiehlt sich sofortiges Fassen und Unterbinden aller blutenden Gefäße nach dem Durchschneiden (spez. bei Infiltrationsanästhesie!), fortlaufende Elektrokoagulation aller kleinsten Blutpunkte und sorgfält ge Blutstillung vor dem Wundschluß sowie Kompressionsverband und Ruhigstellung (da sonst die Gefäße beim Erwachen aus der Narkose, Erbrechen, postoperativem Blutdruckwideranstieg, Nachlassen von Infiltrationsdruck und Suprareninwirkung nachbluten). Zur Verhütung der Infektion empfiehlt sich von vornherein Hautdesinfektion in weitem Umkreis mit Jodtinktur und a- oder antiseptischer Deckverband.

d) Traumatische Blut- bzw. Lymphcyste. *Wesen:* Cyste mit bindegewebig verdichteter Wand und mit bräunlichem oder hellem, dick- oder dünnflüssigem Inhalt; sie bleibt bisweilen bei ungenügender Resorption zurück nach Hämatom bzw. Serom. *Therapie:* Punktion und evtl. Injektion von Alkohol, Jodtinktur oder Karbollösung, auch Clauden oder Varicocid (2–5 ccm³); ferner Diszission subcutan mittels Tenotoms; evtl. Incision mit Ausräumung oder Exstirpation.

e) Subcutane oder geschlossene Hautlosreißung (Décollement traumatique de la peau). *Wesen:* Stumpfe Verletzung mit Verschiebung der Haut gegen ihre Unterlage, dadurch flächenhaftes Losreißen der Verbindungen zwischen Haut und Fascie, ausnahmsweise auch der *tieferen* Verbindungen, nämlich zwischen Muskulatur und Periost oder zwischen Periost und Knochen (Décollement de la peau et des couches sousjacentes). *Ursache:* Tangential wirkende stumpfe Gewalt, z. B. Quetschung, Maschinenverletzung, Überfahrung u. dgl. *Vorkommen:* meist am Oberschenkel und Rumpf. *Symptome:* Großes, flächenhaftes Blutextravasat; zum Unterschied von einfachem Hämatom bzw. Serom allmählich anschwellend, nicht oder nur wenig verfärbt und schlaff-undulierend oder prall-fluktuierend. *Prognose:* hartnäckig-rezidivierend. *Gefahren:* Hautnekrose und Infektion. *Therapie:* Incision am tiefsten Punkt, kurzfristige Drainage, Kompressionsverband, evtl. sog. „Bodennaht", Infektionsprophylaxe.

Traumatische Fettgewebsnekrose fettreicher Körperteile (Brust, Gesäß, Hüfte, Oberschenkel). *Ursache:* Quetschung, Injektion nekrotisierender Medikamente, Erfrierung (Eisblase), Verletzung mit langen Nadeln. *Formen: Lipophage oder steatolytische Granulome, Oleome* (nach Ölinjektionen), *Paraffinome* (nach Paraffininjektion); Können Malignome vortäuschen. *Therapie:* Excision.

f) Hautablederung. *Ursache:* Rotierende Maschinenteile, Pferdebiß usw. *Vorkommen:* Meist an der behaarten Kopfhaut von Frauen, spez. Fabrikarbeiterinnen, deren langes Haar gefaßt wird („Skalpierung"), ferner an Penis und Scrotum („Schindung") sowie an Hand und Fingern (deren Haut wie ein Handschuh abgestreift werden kann). *Therapie:* Reimplantation der abgerissenen Haut nach Wundreinigung, sonst Hauttransplantation gestielt oder frei, meist nach *Thiersch* und *Wolfe-Krause*, und zwar am besten primär, sonst sekundär.

g) Traumatisches Hautemphysem. *Wesen:* Lufteinpressung ins Unterhautzellgewebe, evtl. weiter in das lockere um die Muskeln, Gefäßnervenbündel und Organe gelegene Gewebe. *Ursachen:* Meist Lungenverletzung bei Rippenbruch sowie bei Schuß, Stich usw. oder bei Thoraxdrainge oder Anlegung von Pneumothorax oder Pneumoperitoneum, seltener offene und subcutane Verletzung von Nasenhöhle, Sinus front. und max., Proc. mastoideus, bisweilen Verletzung oder entzündliche (tuberkulöse) Perforation von Kehlkopf, großen Bronchien, Trachea, Tracheotomiewunde bei zu enger, verstopfter oder herausgeglittener Trachealkanüle, Ösophagusrissen, abdominellen operativen Zwerchfellverletzungen, Weichteilwunde mit Lufteinziehung infolge Wundhakenzugs oder infolge Bewegungen, bei Laparotomie mit Beckenhochlagerung, auch infolge Erbrechens mit Austritt von Luft aus der Bauchhöhle in die Bauchwand, Weichteilverletzung mit Einpressung von Pulvergasen usw. *Symptome:* Luftkissenartige oder walzenförmige Weichteilschwellung schmerzlos, weich, elastisch, wegdrückbar, unscharf begrenzt, auf Druck knisternd und mit tympanitischem Klopfschall sowie mit blaß-bläulicher Haut (ohne Entzündungssymptome!); Röntgenbild zeigt Luft in den Gewebsspalten, während bei Gasbrand das Gewebe, vor allem die Muskulatur, mit Gas durchsetzt ist. *Differentialdiagnose:* Bluterguß (s. o.) und Gasphlegmone (örtliche und allgemeine Zeichen von Infektion!). *Verlauf und Prognose:* Meist geringe und beschränkte Schwellung, dann in 2 bis 3 Tagen durch Resorption verschwindend; selten Ausbreitung ins Mediastinum mit Gefahr der extraperikardialen Drucktamponade des Herzens (spez. bei Verletzungen von Kehlkopf und Luftröhre vgl. Abb. 575) *Therapie:* Kausal; an der Nase Verstopfen mit Tampon, an Kehlkopf, Bronchien und Trachea Naht oder Tracheotomie unterhalb, bei perforierenden Thoraxwunden mit Pneumothorax feste Tamponade, möglichst Thoraxverschluß und Saugdrainage; sonst Ruhe und Morphium; bei bedrohlichem Mediastinalemphysem (s. d.) Punktionen oder collare Mediastinotomie am Jugulum mit Drainage des oberen Mediastinums.

2. Fascien und Muskeln

a) Fascienriß, echter und falscher Muskelbruch (Muskelhernie). *Ursache:* Durch Überlastung entsteht Auffaserung und Verdünnung schwächerer Fascienzonen (Myocele, falsche Muskelhernie) oder durch plötzliche und heftige Muskelkontraktion oder -kontusion. *Symptome* und *Diagnose:* Bei *falscher Muskelhernie* ist nur geringe Vorwölbung zu tasten. Das mitgeschädigte Perimysium verursacht bei Bewegungen eine leichte Crepitation. Bei *echter Muskelhernie* ist die Vorwölbung in Ruhe am größten, sie verschwindet bei freier Contraction größtenteils, bei gesteigerter Contraction gänzlich. Bei *Hernienprolaps eines verletzten Muskels* tritt die „Bruchgeschwulst" in Ruhe und Contraction deutlich hervor und verschwindet bei passiver Gegenbewegung. *Differentialdiagnose:* Verwechslung mit subcutaner Muskelruptur (Auseinanderklaffen zweier Muskelwülste unter Grabenbildung). *Therapie:* Gummibandage, bei stärkeren Beschwerden operativ durch Fasciennaht unter Mitfassen des Muskels.

b) Kontusionsschäden und Zerreißung der Muskeln. *Ursache:* Subcutane Zermalmung durch Verkehrsunfall, Transmissionsverletzung, Walzenverletzung und Verschüttung. *Prognose:* Je nach Ausdehnung der zermalmten Muskelmasse ist mit schwerem, primärem und vor allem sekundärem („crush syndrome") Schock zu rechnen; bei Verletzung großer Gefäße drosselt der zunehmende Bluterguß die kollaterale Gefäßversorgung, wodurch es zur Druckischämie, raschem Muskelzerfall und endgültigem Funktionsverlust der Gliedmaße kommen kann. *Ausgänge:* In leichteren Fällen Muskelschwiele (Myositis traumatica fibrosa), Muskelverknöcherung (Myositis traumatica ossificans), Vereiterung, Blut- bzw. Lymphcyste. *Folgen:* Nicht selten anaerobe Infektion, welche Amputation erzwingt, häufig Bestehenbleiben von Kontrakturen durch Narben und ischämische Muskelschrumpfung.

Ein besonderes Bild bei den massiven Muskelquetschungen durch Verschüttung bietet das sog. „crush-syndrom".

Symptome: Mächtige Anschwellung des zunächst nur leicht gequetscht erscheinenden Gliedes, motorische und sensible Lähmung, Brüchigkeit der Muskulatur, glänzende, rote und heiße Haut, Blasenbildung; nach Abklingen des traumatischen Schocks entsteht eine schwere Allgemeinintoxikation infolge Gewebszerfalls. Urinausscheidung wird spärlich, der Urin dunkelrot (paroxysmale Myoglobinurie) mit positivem Benzidin-Peroxydase-Test der Leukocyten, Masseneinschwemmung von aus Muskelinfarkten stammendem Myoglobin und von Adenosintriphosphorsäure führt zu renalem und hepatorenalem Versagen mit Hypurie, schwerer tubulärer Niereninsuffizienz und bisweilen tödlicher Anurie; Urin enthält Eiweiß, Kreatin, Kreatinin, Myoglobin, Zylinder und bei drohender totaler Nierenblockade: Hämatin.

Therapie: Freilegung des gesamten gequetschten Muskelgebietes, primäre Wundexcision und spannungsfreie primäre Wundnaht; bei schwerer Muskelzermalmung und zunehmenden Zeichen des Nierenschadens frühzeitige Amputation; Allgemeinbehandlung durch Urinalkalisierung (NaHCO₃-Lösung, isotonisch, intravenös), Plasmainfusion, isotonische Kochsalz Glucoselösung rectal und subcutan, Eispackung der betroffenen Gliedmaße, Hydergin.

c) Subcutane Muskelruptur. *Vorkommen:* Häufig, manchmal doppelseitig, oft verkannt; meist bei alten Menschen infolge Schwund der kontraktilen Substanz und reaktiver Fibrose, wachsartiger Degeneration, durch welche eine erhöhte Zerreißbarkeit bei abnehmender Koordination, Elastizität und Kontraktionskraft besteht; ferner bei bestimmten Berufen, z.B. Sportlern (Läufern, Speer- und Diskuswerfern, Fußball- und Tennisspielern, Athleten); bei Erkrankungen, welche mit erhöhter Muskelkontraktion einhergehen (Tetanus, Delirium tremens, nach Elektroschockbehandlung); jedoch auch spontan oder nach äußeren Traumen oder unter innerer Gewalt (Geburt, Hustenstoß, Defäkation); meist also durch direkte oder indirekte Überraschungsgewalt: Erstere zersprengt den Muskel ganz oder teilweise am Ort der Verletzung (Huf- und Stockschlag, Transmission), im Kontraktionszustand mehr als in der Erschlaffung; schlaffer Muskel reißt, wenn ihn die Kontraktion des Antagonisten oder passive Streckung überrascht; „Kraftruptur" des arbeitenden Muskels tritt ein bei ungeordneter, nicht kontrollierter Kontraktion, bei übermäß ger Wirkung des Antagonisten oder gegen eine übermäßige Reißkraft; ferner bei zeitlichem Auseinanderfallen der Kontraktion eines inneren gegen einen äußeren oder eines distalen gegen einen proximalen Muskelabschnitt oder durch plötzliche Verdrehung eines Gliedes.

Formen: Fibrilläre, fasciculäre, partielle und totale Muskelruptur. Fibrilläre und fasciculäre Rupturen melden sich durch plötzlichen peitschenartigen Schmerz (Oberschenkel oder Wade der Tennisspieler und Bergsteiger). Heilung meist folgenlos oder mit einer über lange Zeit arbeits- und wetterempfindlichen, spindelförmigen Muskelschwiele. Partielle Risse (Nackenmuskeln der Bauarbeiter, Adduktorenrisse der Reiter) entstehen meist am Sehnen- oder Muskelansatz, sie enden, wenn nicht behandelt, in schmerzhaften Granulomen, Narbenkalli und Narbenüberdehnung; die totale Ruptur hinterläßt einen spalt- oder dellenförmigen Rißgraben und ein die Lücke ausfüllendes Hämatom. *Endzustände:* Störungsfreie Narbenbrücke, pigmentierter Narbencallus mit Schrumpfung und Kalkverkrustung, Verwachsung der Stümpfe mit der Umgebung, cystoide Umwandlung der Rupturhöhle mit Wandverkalkung und -verknöcherung. *Symptome:* Kraftlosigkeit im direkt und indirekt betroffenen Gesamtbewegungsfeld, Bewegungsschmerz, Retraktion, Bauchbildung des seitlich abnorm verschieblichen, das Kontraktionsspiel passiv mitmachenden, abgerissenen Muskelteiles. Im Augenblick der Gewalteinwirkung nicht selten hörbares Rißgeräusch und das Gefühl „als gehe etwas weg". *Differentialdiagnose:* frische Thrombosen und Thrombophlebitiden, vor allem im Wadenbereich; das „Vierzeichensignal". (*Henschen*): Charakteristische Entstehung, Druckschmerz, Hämatom mit Randinfiltrat, Eindellung läßt die subcutane Muskelruptur im allgemeinen leicht erkennen. *Prognose:* Günstig, Komplikationen durch Eiterungen (Typhus, Paratyphus, poygene Infektion, sekundäre Tuberkulose) und Nekrosen, die auf andere Muskeln übergreifen. Ideale Heilung mit regenerativem Lückenersatz durch Neubildung von Muskelfasern in 84,9% (Dauerinvalidität in 1,5–2%). *Therapie:* Fibrilläre Zerreißung (1- bis 3malige Novocaininfiltration und Schonung), fasciculäre Zerreißung (Novocaininfiltration und Ruhigstellung von 2 Wochen, anschließend Massagebehandlung), partielle und totale Abrisse (frühzeitige operative Revision mit Adaptation der Muskelstümpfe in Entspannungslage, sorgfältige Naht, verspätete Operationen häufig unbefriedigend wegen der fibroiden Degeneration und Verkürzung der Muskelstümpfe).

3. Sehnen

a) Sehnenquetschung (nur durch grobe Gewalt, z.B. Maschinenverletzung, Hufschlag) und **Blutergüsse in den Sehnenscheiden** (bei Quetschung oder Zerrung u.a. auch bei Distorsion, Fraktur und Luxation).

b) Subcutane Sehnenruptur. *Vorkommen:* Selten, meist im musculo-tendinösen Übergangsgebiet, ferner im Ansatzgebiet am Knochen, in der freien Sehnenstrecke, oder als Abrißfraktur mit Ausriß der knöchernen Insertion. *Formen: Partieller* seitlicher Einriß, *vollständige* Querdurchtrennung, *tangentiale* Abscherung verursacht Überdehnungsschaden, *Zerfaserung* infolge Materialermüdung, allmähliche Abfaserung in der tendinomusculären Zone. *Ursache: Akute, traumatische Ruptur* entsteht durch heftigen Schlag auf die angespannte Sehne oder durch unerwartet überfallende Rißkraft; *chronische traumatische Ruptur* kommt durch Summation von Arbeitsschäden zustande (Typ der

Zerfaserungsruptur); halbspontane und spontane, pathologische Sehnenruptur durch genuine Sehnenerkrankung (Arthrosis deformans, Tendovaginitis spezifica). *Symptome:* Bei *akuter traumatischer* Ruptur heftiger, plötzlich einsetzender, rasch abklingender Schmerz („calf-sprain" der Achillessehne der Tennisspieler), Rißstelle ist durch eine kleine Schwellung sowie Lücke und Querrinne erkennbar; die *chronische traumatische* Ruptur bleibt lange Zeit unauffällig, Schmerzen und Funktionsstörungen treten erst beim Schlußriß auf; die *tendino-musculäre Auffaserungs*ruptur und Abschürfungsruptur ist an dem leicht beweglichen abgelösten Muskelwulst gut erkennbar; partielle Querrupturen, Gitterrupturen und Auffaserungsrupturen bilden einen schmerzhaften Narbentumor; sog. „Glücksrupturen" sind solche, bei welchen Selbstheilung unter Wiederherstellung der Funktion zustande kommt. *Folgen:* Narbenknochen, Verknöcherung des Sehnenansatzes, Reizexostosen (z.B. Sportexostosen der Boxer und Tennisspieler an den Händen, der Speerwerfer an den Humeruskondylen, *Haglund*sche Reizperiostose des Achillessehnenansatzes am Fersenbein, Olecranon- und Calcaneussporn); ferner Verknöcherung der tendinomusculären Übergangszone (Myotenonitis ossificans traumatica) und Verknöcherung der freien Sehnenstrecke (z.B. Tendinitis ossificans traumatica der Achillessehne nach *Höring*, proliferierende Tendinosis) an der Ausbildung der chronischen Verknöcherungen spielt das Alter, die Arbeitsabnützung, die osteoplastische Mesenchymkonstitution, Nierenleiden, Tabes, Verletzungen des spinalen und peripheren Nervensystems eine mitwirkende Rolle. In der Begutachtung von Sehnenverknöcherungen ist dementsprechend Rechnung zu tragen. *Therapie:* Bei kleinen Rissen Ruhigstellung in Entspannungslage, bei oberflächlichen Sehnen exakte operative Vereinigung frischer Risse z. B. durch percutane 8-er-Naht sowie Sehnenplastik bei alten, mit Sehnendefekt und Funktionsstörung geheilten Rissen; Abtragung von Sehnencalli und jeweilige Korrektur der notwendigen Muskel- und Sehnenlänge. Bei Sehnenverknöcherung (Sehne des M. tibialis posterior, quadriceps, triceps surae) Beseitigung jedes chronischen Druckreizes (geeignetes Schuhwerk), Exstirpation erst im ausgereiften Endzustand unter Mitnahme der Chondroidzone (sonst Recidivgefahr).

c) Sehnenluxation, d.h. Verlassen des Sehnenlagers nach Sprengen der Sehnenscheide und der Haltebänder. *Vorkommen:* Selten; bisweilen Peronei (nach vorn über den äußeren Knöchel bei Umknicken des Fußes nach innen und bei gleichzeitiger Peroneikontraktion), langer Bizepskopf (nur bei Fraktur oder Luxation des Oberarms), Fingerstrecker (an den Metakarpalköpfchen ulnarwärts nach Zerreißung der Haltebrücke zur Nachbarsehne). *Therapie:* Reposition und Fixation mittels Gaze- oder Wattebausches im Verband für einige Wochen; evtl. operative Befestigung durch künstliches Halteband aus Seide, Cutis, Fascie oder Periostknochenlappen.

d) Offene Sehnenverletzung. (vgl. spez. Chir, Hand, S. 1487). *Ursachen:* Scharfe Instrument (z.B. Messer, Metall- und Glassplitter) oder Quetschungen und Zerreißungen bei Maschinen-, Explosions- und Bißverletzungen; bei Ausreißungen der Finger, spez. des Daumens oder bei Aufrollung der Sehne durch einen in Bewegung befindlichen Bohrer erfolgt evtl. Abreißung bis zum Muskelansatz. *Komplikationen:* Gefäß-, Nerven-, Knochen- oder Gelenkverletzung. *Diagnose:* Genaue Wundrevision (evtl. nach Hilfsschnitt) und Funktionsprüfung, auch bei kleinster Verletzung. *Prognose:* Sehnennaht hat Erfolg an Strecksehnen primär $66^2/_3\%$ und sekundär 70%, an Beugesehnen primär $33^1/_2\%$ und sekundär 70% (außerhalb des Niemandslandes) durchschnittlich. *Therapie:* Sehnennaht. *Indikation:* Wenn möglich primäre Naht im Zuge der primären Wundversorgung. Bei starker Verschmutzung Verzicht auf die primäre Naht zugunsten einer sekundären Naht nach Abwarten der Wundheilung. Sekundäre Sehnennaht häufig infolge Schrumpfung und narbiger Verwachsung sehr erschwert. Besonders das Aufsuchen des proximalen Endes bei langen Sehnen kann mühsam, mitunter unmöglich sein. Daher ist primäre Naht möglichst weitgehend anzustreben. Bei älteren Sehnenverletzungen kommt die Defektüberbrückung durch Transplantat oder Fremdmaterial oder die funktionelle Ersatzoperation in Betracht. Besondere Verhältnisse liegen vor für die Nähte der Beugesehnen im Bereich des „Niemandslandes" (*Bunnell*), d.h. im Bereich der distalen Hohlhand und der Fingergrundglieder (s. Abb. 68); hier sind primäre und sekundäre Sehnennähte prognostisch ungünstig; auf die unmittelbare primäre Vereinigung der Sehnenstümpfe wird daher zugunsten der späteren Kontinuitätswiederherstellung mittels eines interponierten autoplastischen Transplantates verzichtet (vgl. S. 443, 545).

Technik. 1. *Einfache Sehnennaht:* Anlegen von Blutleere und Aufsuchen des distalen und (weit schwieriger) des proximalen Stumpfes; durch Ausstreichen und Auswickeln des Gliedes kann das proximale Sehnenende in die Wunde zurückgebracht werden; gelingt dies nicht, so sind Erweiterungsschnitte (vgl. Abb. 441, 546) notwendig bzw. neue Einschnitte weiter proximal in der Gegend des vermuteten Sehnenstumpfes. Das aufgefundene Sehnenende wird angeschlungen und vorsichtig mittels Öhrsonde unter der Hautbrücke, wenn möglich durch die Sehnenscheide, in die Wunde gezogen. Erweiterungsschnitte bzw. Hilfsschnitte sind nicht direkt über der Sehne, sondern seitlich davon oder als Bogenschnitte anzulegen. Bei mehrfacher Sehnenverletzung werden die zusammengehörigen Stumpfenden nach Form und Größe der Sehne, Querschnitt, anatomischer Lage und durch die durch Ziehen am peripheren Ende auslösbare Funktion ausgemacht. Ist direkte Vereinigung möglich, so folgt nach sparsamer Anfrischung gequetschter und zerrissener Sehnenstümpfe die einfache Sehnennaht. *Die Technik der Sehnennaht ist entscheidend für den Erfolg.* Sehnennähte wurden angegeben von *Friedrich, Hägler, Wilms* und *Sievers, Kirchmayr, M. Lange, Dreyer, Schwarz, Suter,* u.a. neuerdings von *Bunnell.* Die *Bunnell*sche Nahttechnik ergibt sehr günstige funktionelle Resultate.

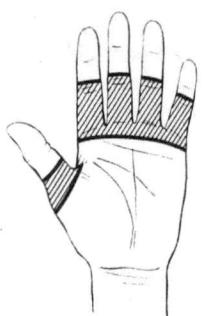

Abb. 68
Im sog. „Niemandsland" nach *Bunnel* dürfen keine primären Sehnennähte angelegt werden.

Methode: Technik der *„Versenkten Naht".* Verwendung feinsten Drahtes, welcher am besten atraumatisch in gerade Nadeln eingelassen ist. Beide Fadenenden sind mit einer Nadel bewehrt; zunächst quere Durchstechung der Sehne und überkreuzende Stiche mit beiden Nadeln bis zur Schnittfläche, sodann durch den Sehnenquerschnitt in das gegenüberliegende Sehnenende, dort weitere überkreuzende Stiche und Zudrehen des Drahtes nach der letzten queren Durchstechung und leichtem Anziehen der Drahtenden, bis exakte Adaptation der Sehnenenden erreicht wurde.

„Pull-out-wire"-Technik (Bunnell. s, Abb. 68a) : Ausführung ebenfalls mit feinem Draht, welcher im proximalen Ende mit Kreuzstichen fixiert festgelegt wird; im distalen Seh-

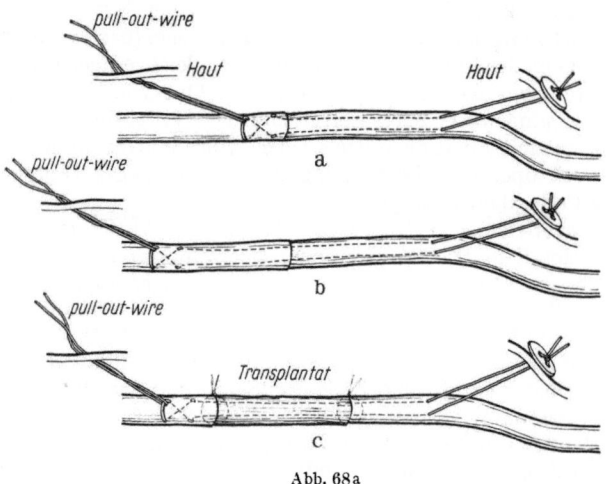

Abb. 68a

nenstumpf liegt er lediglich ein Stück weit in Längsrichtung, verläßt sodann die Sehne und wird zur Oberfläche geführt und dort unter Spannung mit einem Knopf fixiert. Durch eine in die Kreuzstichschlinge eingelegte zweite Drahtschlinge, welche perkutan herausgeleitet wird, kann der gesamte Draht nach Verheilung aus der Sehne herausgezogen werden. Die „pull-out-wire"-Technik ist verbessert (nach *Lengemann*), indem atraumatische Drahtnähte verwendet werden, die mit Widerhaken, welche die Sehnen erfassen, versehen sind. Auch sie werden perkutan gelegt und können nach Verheilung der Sehnenwunde zurückgezogen werden.

Besonders bewährt (vor allem an den Strecksehnen der Hand) hat sich auch die *transcutane Achternaht (Bunnell).* Hierbei wird eine Drahtnaht percutan gelegt, welche Sehnenstümpfe und Haut in einer achterförmigen Tour umschlingt und festhält. Auch die Längsdurchschlingung schräg durchtrennter Sehnen mit präcutaner Befestigung zur Sehnennaht, Sehnenverlängerung und -verkürzung ist von *Bunnell* angegeben. Wulstbildende Nähte (*Kocher, Vulpius, Pels-Leusden*) bewähren sich nicht.

2. *Sehnenplastik:* Meist in Form der freien Sehnentransplantation; verwendet werden autoplastische Transplantate (aus dem M. palmaris longus, der langen Strecksehne des 4. und 5. Fingers); aus Ernährungsgründen müssen die Transplantate dünn, wenn möglich flach und nicht allzulang sein.

Indikation: Meist Defektüberbrückungen nach älteren Sehnenverletzungen.

Technik (vgl. Abb. 68a). Am besten mittels *Bunnell*-Naht, welche bei längeren Transplantaten an beiden Vereinigungsstellen in typischer Weise ausgeführt wird; bei kurzen Transplantaten wird die Kreuzstichnaht nur in den Enden der Sehne ausgeführt, durch das Transplantat werden die Fäden nur in Längsrichtung hindurchgeführt. Durch Fadenspannung wird das Transplantat etwas zusammengestaucht und gute Adaptation erreicht. Bei breiten Sehnen zur Defektüberbrückung die Griffelschachteltechnik (*Witt*); dabei wird aus dem einen Sehnenende ein rechteckiges Stück herausgeschnitten und zur Defektüberbrückung verwendet. Ferner können zur Sehnenverlängerung und Defektüberbrückung freie Transplantate mittels Knopflochtechnik nach *Lange* oder mittels Fascie (*Kirschner*) überbrückt werden.

Nachbehandlung: Sehnennähte und Sehnenplastiken werden durchschnittlich 3 Wochen im Gipsverband vollständig ruhiggestellt. Danach schrittweiser Abbau der Ruhigstellung und vorsichtiger Beginn mit Bewegungen, am besten in körperwarmen Bädern.

3. *Funktionelle Sehnenverpflanzung:* Das ist Durchtrennung einer Sehne am Ansatz und Verpflanzung des Sehnenendes auf die Sehne eines gelähmten Muskels oder auf den Knochen, gelegentlich genügt es, einen Teil der Spendersehne abzuspalten und zu verpflanzen oder Spender und Empfängersehne seitlich aneinanderzunähen.

Indikation: Schlaffe Lähmungen nach peripherer Nervenschädigung (Poliomyelitis); jedoch erst dann, wenn durchdachter Operationsplan aufgestellt ist und wenn der kraftspendende Muskel sicher voll funktionstüchtig, entbehrlich oder funktionell ersetzbar ist; krankengymnastische Vorbehandlung zur Kräftigung der Spendermuskeln und Feststellung, ob endgültige Lähmung des geschädigten Muskels vorliegt. Das vollendete 4. Lebensjahr abwarten, da aktive Mitarbeit des Patienten erforderlich ist.

Technik: Entweder seitliche Vereinigung von Spender- und Empfängersehne durch einfache seitliche Anlagerung und Nahtvereinigung oder Verankern des durchtrennten Spenders, nachdem er durch ein Knopfloch im Empfänger hindurchgezogen und vor und hinter dem Knopfloch mit Nähten vernäht wurde (*Vulpius*). Auch doppelte Knopflochbildung und Durchschlingung der verpflanzten Sehne ist möglich (*Codivilla*). Zur Befestigung von Sehnen am Knochen werden sie entweder durch einen Bohrkanal gezogen und in sich vernäht (*Biesalski*) oder in einer tangentialen Knochenrinne durch seitliche Nähte am Periost oder Überdeckung mit einem Periostlappen fixiert; auch hier können die Nähte nach der „pull-out-wire"-Technik gelegt werden.

Seidensehnen: An Stelle von Autotransplantaten können auch Heterotransplantate (Känguruhsehne) oder alloplastisches Material (Seidenstränge – *Gluck* 1892) verwendet werden (Ausbau der Methode durch *F. Lange*); Vorbereitung der Seide durch Sterilisation in Oxycyanatlösung (1 pro-millig), bei sorgfältiger Asepsis und raschem Arbeiten ausgezeichnete Erfolge (bis zu 97%). Die Seidensehne wird im Laufe von Jahren von bindegewebigen Schichten umgeben, so daß mit der Zeit volle Ähnlichkeit mit einer echten Sehne erreicht wird; Durchziehen der Seidenstränge durch die Sehnenscheiden, sowie Überdehnen der Seidenzügel ist zu vermeiden; Einlagerung in das subcutane Fettgewebe vorzuziehen. Sorgfältige Ruhigstellung für 6 Wochen im Gipsverband und fortdauernde ruhigstellende Nachtschiene zur Fixierung des Gelenkes in günstiger Mittelstellung. Befestigung der vorbereitenden Seide entweder am Sehnenstumpf oder direkt am Muskel. Besonders günstig ist die direkte Fixierung am Knochen, weshalb die Seidensehne vorwiegend in solchen Fällen oder zum Ersatz von Bändern verwendet wird.

4. Sehnenscheiden und Schleimbeutel

Sehnenscheiden: Ursache: Quetschung, Zerrung, Stoß, Schlag. *Lokalisation:* Hand- und Fußrücken in Gelenknähe. *Symptome:* Schmerzhafte Stränge und umschriebene Schwellungen im Verlauf der Sehnenscheiden. *Verlauf:* Meist rasch abklingend, bei Übergang in chronischen Reizzustand *Hygrom. Therapie:* Ruhigstellung, Druckverband, Exstirpation.

Schleimbeutel: Ursache: Schlag, Fall, Stoß. *Lokalisation:* Meist Bursa praepatellaris, B. olecarni. *Symptome:* Schwellung, Fluktuation, Bewegungsstörung. *Verlauf:* Hämatombildung, bei Vernachlässigung oft in chronischen Entzündungszustand übergehend (Hygrom). Bei offener Verletzung nicht selten fortschreitende Vereiterung (Buritis purulenta). *Therapie:* Ruhigstellung, feuchtwarme Umschläge, Jodanstrich, Ichthyoldruckverband, bei anhaltendem Erguß Punktion mit Injektion von Verödungsmitteln, bei Vereiterung Incision, bei Hygrombildung Exstirpation.

5. Periphere Nerven *(vgl. Spez. Chir., S. 806).*

a) Nervenerschütterung bedingt nur vorübergehende Funktionsstörung, evtl. Schock; solche Schädigung betrifft entweder den Stamm, z.B. bei Stoß am Ellbogen (N. ulnaris!) oder die Endzweige, z.B. bei Prellschlag auf die Hand. Rasch abklingend. Bei starker Erschütterung sensibler Nerven kann Schock folgen. *Berufslähmungen* durch Dauertraumen (Preßluftbohrer) oder Materialermüdung (Plexusschaden durch Lastentragen, Peronäuslähmung des Dachdeckers); *Injektionslähmung* (Einspritzung von Alkohol, Äther, Quecksilber, Arsen, Chinin, Calcium in oder an den Nerven). *Prognose:* Dubiös.

b) Nervenquetschung bedingt vorübergehende oder bleibende Funktionsstörung. *Ursachen:* 1. Druck a) in *leichter* Form und meist sofort nach Stellungsänderung unter Kribbeln verschwindend *während des Schlafes* bei schlechter Lage von Arm und Bein, z.B. an N. uln., rad., isch.; b) in *schwerer* Form und evtl. mehrere Wochen anhaltend *während der Narkose*, z.B. am N. rad. durch Druck der Tischkante auf den herabhängenden Arm, am N. peroneus durch Druck der Beinhalter und am Plexus brach. durch Zerrung oder Quetschung bei eleviertem und abduziertem Arm (Drucklähmung hat keine durchaus ungünstige Aussicht, da sie oft spontan, allerdings nur langsam wieder vergeht!). 2. Abschnürung durch *Esmarch*-Schlauch oder durch schlechten Verband, z.B. an N. rad., uln., peroneus. 3. Narbe sowie Callus- oder Fragmentdruck, z.B. an N. rad., uln., peroneus. 4. Maligner Tumor. 5. Aneurysma. 6. Fremdkörper. 7. Hämatom. *Therapie:* Zunächst konservativ, Ruhigstellung, Galvanisieren (Kathode an der Verletzungsstelle, Anode auf den Plexus). Bei vergeblicher konservativer Therapie Nervenfreilegung und Neurolyse (bei Callus- und Nervendruck) oder Resektion und Naht (spätestens nach 4–6 Wochen).

c) Subcutane Nervendehnung und -zerreißung bedingt ebenfalls vorübergehende oder dauernde Funktionsstörung. *Ursache: Motorradsturz* (Armplexusausriß); *pränatal* durch Druckschaden von Hals-Schulterteilen (Plexusschaden) oder von Beckenknochen, Nabelschnur, Amminonstrang auf den N. radialis (Heilung in 50%) *internatal* bei Beckenlage, geburtshelferische Handgriffe (Kopfextraktion), Zange oder Geburtshacken (Typ *Erb-Duchenne, Klumpke*, letztere ungünstig!). *Therapie:* 4–6 Wochen konservativ, bei Versagen operativ (Nervennaht).

d) Nervenluxation, d.h. Verlagerung des Nerven aus seinem Bett. *Vorkommen:* Bisweilen am N. peroneus bzw. des inneren Oberarmknorrens; bei dessen flacher Gestaltung auch habituell, teils angeboren, teils traumatisch (bei kräftigen Vorderarmbewegungen). *Diagnose:* Schmerzhafte Palpation des Nerven an falscher Stelle und evtl. Funktionsstörungen. *Therapie:* Bei Beschwerden operative Zurücklagerung und Befestigung mittels Weichteil- (Bindegewebs-, Muskel oder Fascien-) Lappens, evtl. nach Vertiefung der Knochenrinne.

e) Offene Nervenverletzung. *Physiologisches über De- und Regeneration des verletzten Nerven* (s. S. 108). Bei jeder Nervendurchtrennung erfolgt Entartung *(Degeneration)* des *ganzen peripheren* Nervenabschnittes und einer kleinen Strecke des *zentralen*, und zwar jedenfalls bis zum nächsten *Ranvier*schen Schnürring, evtl. noch weiter. Die *Regeneration* geschieht durch Auswachsen junger Nervenfasern (Achsenzylinder) vom zentralen Stumpf bis in die äußerste Peripherie (*Waller*sches Gesetz), wobei die untergegangenen Fasern anscheinend nur als Leitungsstränge für die neugebildete Nervenfaser dienen, wahrscheinlich auch das periphere Stück sich aktiv an der Regeneration beteiligt unter Anregung des zentralen; gewöhnlich dauert daher das Wiedereintreten der Funktion Monate bis Jahre, nur ausnahmsweise weniger, nämlich falls die Verletzung nur eine geringfügige ist und die Leitung sich wieder herstellt, ehe die periphere Nervenfaser degeneriert ist; im übrigen ist für die Dauer der Funktionswiederkehr maßgebend die Länge des Wegs, welchen die aus dem zentralen Nervenende auswachsenden Nervenelemente zurücklegen müssen; durch jeglichen Widerstand (z.B. Narbe oder Bluterguß) werden die auswachsenden Fasern abgelenkt; unterbleibt die

Nervenvereinigung (z.B. durch Wundinfektion, Fremdkörper, Defekt, Verschiebung, Zwischenlagerung), so schwillt das zentrale Ende kolbig an durch die auswachsenden und anschlußverfehlenden Nervenfasern (*Durchschneidungsneurom* bzw. am Amputationsstumpf *Amputationsneurom*) und der periphere Nervenabschnitt degeneriert bindegewebig, während die von ihm abhängige Muskulatur atrophiert (*neurogene Muskelatrophie*). Ein durchtrennter Nerv kann nicht nur in seinen peripheren Stumpf auswachsen, sondern auch unmittelbar in einen Muskel, wenn man ihn in diesen nach der Durchtrennung verlagert (*Neurotisation des Muskels*). Schließlich können auch zwei verschiedene motorische Nerven miteinander zur Vereinigung gebracht werden, z.B. Hypoglossus und Facialis, zwecks Heilung der Gesichtslähmung, wobei der Zungennerv die mimische Gesichtsmuskulatur bewegen lernt, also „umlernt".

Ursachen: Schnitt, Stich, Schuß, Quetschung und Zerreißung durch Frakturen, Maschinen- oder Granatverletzung usw.; bei matten Geschossen, spez. Schrapnells weichen die Nerven in der Regel aus; gelegentlich wird ein Nerv durchschnitten, gequetscht, gezerrt oder abgebunden bei Operation (z.B. N. recurrens bei Kropfoperation oder Stellektomie, N. accessorius bei Halsdrüsenoperation).

Lokalisation (in absteigender Reihenfolge sind betroffen): N. radialis, N. medianus, N.ulnaris, Plexus brachialis, N. peroneus, N. ischiadicus, N. tibialis, N. femoralis, N. musculo-cutaneus, N. cutaneus antebrachii, N. suralis, N. plantaris medialis, N. cut. femoris lateralis usw.; Arm ist befallen in etwa 70%, die 3 Armnerven in je 20% und der Plexus brachialis in nicht ganz 10%.

Differentialdiagnose: Ischämische Muskelcontractur, Folgen von Muskelquetschungen und -rupturen, „Muskel"neuralgie (N. musculocutaneus im Coracobrachialisbereich, N. femoralis im Sartoriusbereich), Sehnenruptur, *Dupuytren*sche Contractur; Hysterie (massive Lähmung, zugleich infolge Untätigkeit und Herabhängens oft Schwellung, Cyanose und Kälte; faradische Erregbarkeit erhalten; man untersuche mittels Täuschungsmanöver!).

Symptome sind die der teilweisen oder völligen Funktionsstörung. Nicht selten sog. 2-Phasensymptomatologie: Das ist fehlende Symptome nach plötzlicher Gewalteinwirkung in der 1. Phase, spätere Ausbildung des neurologischen Schadens in 2. Phase. 1. *Motorische* Störungen: Schlaffe Lähmung mit Verminderung bis Aufhebung der Sehnenreflexe (meist typisch, vgl. Radialis-, Medianus-, Ulnaris-, Plexus-, Ischiadicus-, Femoralis-, Tibialis-, Peroneus-, Facialislähmung; bisweilen, spez. bei Verletzung von nur einzelnen Nervenzweigen, aber verschleiert durch die Funktion ähnlich wirkender Muskeln); zugleich elektrische Erregbarkeit am Nerven faradisch und galvanisch allmählich (etwa innerhalb der 2.–6. Woche) vollkommen erlöschend, am Muskel faradisch ebenfalls erlöschend, galvanisch zunächst (innerhalb der 2. Woche) gesteigert bei träger Zuckung, dann nach einigen (3–4) Wochen mit Entartungsreaktion (Umkehrung des Zuckungsgesetzes, so daß die ASZ. die KSZ. an Stärke übertrifft), schließlich nach Monaten (infolge Muskelatrophie) ebenfalls völlig erlöschend; später (durch Verkürzung der Antagonisten) Contracturstellung. Zu beachten ist, daß die elektrische Untersuchung kein eindeutiger Indicator für die Operation ist; z.B. beweist Reaktionslosigkeit nicht immer komplette Nervendurchtrennung, findet sich vielmehr auch bei Narbenkompression u.dgl. 2. *Sensible* Störungen: (man prüfe auf Berührungs-, Schmerz-, Temperatur- und Tiefenempfindung!), Initial-, Dauer- und Spätschmerz (häufig bei nur andeutungsweiser Lähmung). Anästhesie, meist aber nicht genau entsprechend dem anatomischen Ausbreitungsbezirk, sondern beschränkter, auch unvollkommen und allmählich verschwindend infolge sog. „supplierender Funktionen" (durch Anastomosen mit benachbarten Nerven bzw. Hineinwachsen neuer Zweige aus diesen oder durch Versorgung des betreffenden Bezirks durch mehrere Nerven); ausgedehnt und dauernd dagegen u.a. bei Verletzung mehrerer benachbarter Nervenstämme oder *sämtlicher* Stränge des Armplexus. 3. *Neuro-vegetative* Störungen: Rötung, Cyanose, Schwitzneigung, Kälte der Haut; Hyperkeratose, Ulcera trophica; Osteoporose, Arthrosis deformans neuroparalytica; neben elektrischer Prüfung ist auch wertvoll die auf Vasomotorenfunktion; die normaliter bis um 10° ansteigende Temperatur steigt nicht im Fall von Nervendurchtrennung bzw. Novocainblockade des Sympathikus: Ganglion stellatum für Finger und Paravertebralganglien für Zehen. Bei Entzündung, Verwachsung, Druck oder Fremdkörperreiz kann *Neuralgie und Neuritis* hinzutreten, ebenso wie später *Neurombildung und Kontraktur*. Bei teilweiser Durchtrennung des Nervenquerschnitts werden bestimmte Bahnen vorzugsweise gelähmt, z.B. bei Radialisverletzung die Fingerstrecker: sog. „Dissoziierte Lähmung".

Therapie. Nervennaht (s. Abb. 69). *Technik:* 1. Primär. oder am Ende der 4. Woche, auch noch nach Jahren zu versuchen, aber schon nach ½–1 Jahr wenig aussichtsvoll; bei stumpfer und auch bei Schußverletzung im Hinblick auf die oft unvollkommene Durchtrennung und in diesem Fall *spontane* Wiederherstellung (Spontanheilung erfolgt in fast 50% und Besserung in fast $33^{1}/_{3}\%$), evtl. abwartend, aber nicht länger als einige (bis 12) Wochen; langes Zuwarten verbietet sich wegen der zunehmenden Muskelatrophie und -schrumpfung; man kontrolliere regelmäßig mit elektrischer Untersuchung des proximalen Nervenabschnitts (EAR nach 3–4 Wochen auf dem Höhepunkt, bleibt monatelang bestehen, mit Eintritt völliger Muskelatrophie verschwindet sie), auch mit Elektromyographie (*Rehn*). 2. Queres Anfrischen der (an ihrer Streifung kenntlichen) Nervenstümpfe, bei Narben unter deren *gründlicher* Entfernung in Serienschnitten bis zum gesunden Querschnitt, und zwar mit scharfem Messer (nicht mit der quetschenden Schere!).

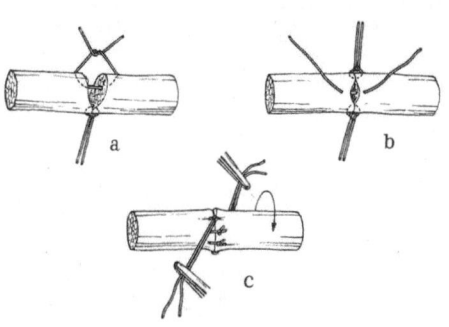

Abb. 69. Technik der Nervennaht

3. Schonendes Behandeln der Nerven: Anfassen nur am Neurilemm mit feinster Pinzette oder Ringpinzette. Naht mit drehrunder atraumatischer Nadel mit feinstem Catgut, Seide oder Tantaldrähtchen; dabei möglichstes Adaptieren der zusammengehörigen Nervenbündel, entsprechend dem anatomischen Querschnitt („innere Topographie des Nerven" nach *Stoffel*) und u. U. unter elektrischer Untersuchung und Bestimmung; Naht wird teils durch die Nervenfasern, teils vor allem und wenn möglich allein indirekt durch Nervenscheide bzw. paraneurotisches Bindegewebe hindurchgeführt, jede Spannung ist zu vermeiden. 4. Einlagerung des genähten Nerven in gesundes Nachbargewebe besser als Umscheidung (Tubulisation nach *Foramitti*) oder nötigenfalls Einbettung und Deckung der Nervennaht mit freiem oder besser gestieltem Fettlappen (*Rehn*) oder mit Epineurium (*Eden*). 5. Ruhigstellung in entspannter Stellung (für die einzelnen Nerven verschiedene Haltungen; s. Spez. Chir.) für 2–3–4 Wochen. 6. Nachbehandlung mit Bädern, Massage, Elektrizität und Bewegungsübungen.

Bei Nervendefekt sind folgende Verfahren anzuwenden: a) Bis 3 cm: Vorsichtiges Vorziehen und Dehnen der Nervenstümpfe. b) Bis 8 cm: Entsprechend (entlastende) Gliedstellung, z. B. für Plexus, brach. Oberarmadduktion, für N. med. und rad. bzw. ulnaris am Oberarm Oberarmadduktion und Unterarmbeugung bzw. -streckung, für N. med. bzw. rad. bzw. ulnaris am Unterarm Unterarmbeugung und -supination und Handbeugung bzw. -streckung, für N. isch. am Gesäß Beinstreckung, für N. isch., tib. und peroneus am Oberschenkel Oberschenkelstreckung, Unterschenkelbeugung und Fußsenkung, für N. fem. Oberschenkelbeugung. (Der so erzielte Gewinn beträgt 3–8 cm, ist im übrigen für die einzelnen Nerven verschieden groß. c) Ausnahmsweise (z. B. am Oberarm, spez. bei gleichzeitiger Pseudarthrose) erfolge Knochenresektion. d) Nervenveranlagerung , z. B. am N. uln. auf die Beugeseite zwecks Wegverkürzung. e) Nervenplastik (unsicher!), und zwar: 1. Seitliches Abspalten eines schmalen Längsläppchens aus dem peripheren Nervenstumpf oder 2. freie autoplastische Transplantation eines entbehrlichen (sensiblen) Nervenstücks (sensible Hautnerven, Zwischenrippennerv, N. saph., N. cut. fem. lat., N. radialis superfic. o. a.) oder 3. Nervenpropfung, d. h. Verbindung des peripheren Nerven stumpfes mit dem angefrischten Nachbarnerven bzw. mit einem davon abgespaltenen Lappen, z. B. des N. fac. mit dem N. accessorius oder hypoglossus, des N. med. mit dem N. uln. oder rad. und umgekehrt usw. oder 5. Einpflanzen eines gesunden Nerven in den gelähmten Muskel *(Heineke)* z. B. des N. med. in den biceps bzw. eines gesunden Muskelteils in einen gelähmten, z. B. gestielten Muskellappen vom M. temp. und vom M. masseter (N. trig.) in die mimische Gesichtsmuskulatur: M. orbicularis oculi bzw. oris bei Facialislähmung. Aussichtslos ist Homoio- und Heteroplastik. *Stoffel* empfiehlt Einpflanzen des zentralen Nervenstumpfes und ein Stück abwärts auch des peripheren Nervenstumpfes in einen benachbarten gesunden Nerven durch seitliches Einpflanzen beider Nervenenden in eine Vene (Erfolge über Strecken bis zu 4 cm beobachtet).

Prognose: Bei bloßer Erschütterung oder Zerrung oder Bedrückung erholt sich der Nerv oft spontan, und zwar in Tagen bis Wochen. Bei notwendiger Operation braucht der Nerv bis zur Funktionswiederkehr durchschnittlich 2–4 Wochen für die sensible,

6 Wochen für die motorische Funktion; bis zur Gebrauchsfähigkeit aber 1½–2 Jahre endgültige Heilung und Ergebnis sind frühestens im 3. Jahre für den Arm und im 4. Jahre für das Bein zu beurteilen. „Schnellheilungen" innerhalb von Tagen erklären sich durch muskuläre Doppelinnervation. Die operativen Erfolge sind am günstigsten bei einfacher Neurolyse (etwa 75%), gut bei *primärer* Nervennaht (etwa 50%, bei Schuß freilich weniger) und wenig erfreulich bei *sekundärer* Nervennaht: Durchschnittlich beträgt der Erfolg der Nervennaht 40%.

Wiederkehr der Funktion zeigt sich zuerst in der Sensibilität und erst später in der Motilität, sie gelingt im allgemeinen um so rascher, je weiter peripher die Verletzungsstelle liegt und je früher die Nervennaht erfolgt; bei der sekundären Nervennaht ist sie weniger sicher und weniger rasch als bei der primären; Aussicht besteht in absteigender Reihenfolge für Radialis, Ulnaris, Medianus, Peroneus, Ischiadicus und Tibialis. Das *Hoffmannsche Klopfzeichen* (Beklopfen eines regenerierenden Nerven löst Prickeln aus) läßt Rückschlüsse auf die sensible Funktion, auf den Ort der Läsion, auf völlige Leistungsunterbrechung zu (nicht auf die motorische Funktion!). Voraussetzung für den Operationserfolg ist natürlich, daß Muskulatur, Gelenke usw. funktionstüchtig erhalten worden sind durch Bäder, Massage, Elektrisieren und Bewegungsübungen (Vorsicht wegen Beschädigungsgefahr infolge Gefühllosigkeit walte bei Behandlung mit Hitze, z. B. Heißluft!). *Bei Mißlingen* empfiehlt sich Revision mit Neurolyse oder evtl. mit wiederholter Nervennaht, sonst Muskelersatzplastik (z. B. Einpflanzung des M. flexor carpi rad. und uln. in die gelähmten Daumen- und Fingerstrecker bei Radialislähmung). Bei länger dauernder Lähmung entsteht mit der Zeit teils durch die Wirkung der nicht mehr genügend gehemmten Antagonisten teils durch äußere Einflüsse, nämlich Schwere oder Schmerz *Contracturstellung*, und zwar meist an der Adduktion, am Ellenbogen Halbbeugung und Pronation, an der Hand Beugung, an den Fingern Beugung, an der Hüfte Beugung und Adduktion, am Knie Halbbeugung, am Fuß Plantarflexion und an den Zehen Beugung. Eventuell empfiehlt sich *mittlerweile Stützvorrichtung oder Sehnenoperation* gegen Contracturstellung (z. B. Schiene bei Radialis- und Peroneuslähmung) oder gegen Kapseldehnung (z. B. Heftpflasterverband oder Armtragetuch bzw. -schlinge bei Deltamuskellähmung).

6. Blutgefäße

a) Subcutane Verletzung. *Ursachen:* a) *an den Gliedern:* Quetschung und Zerrung durch Stoß, Schlag, Überfahrung oder Verschüttung (u. a. bei Frakturen und Luxationen), ferner Überdehnung durch gewaltsame Gliedstreckung bei Beugecontractur, z. B. Abriß der A. subscapularis aus der A. axillaris beim Lastenheben; b) *in der Schädelhöhle:* Schädelbruch mit Zerreißung der A. meningica media; c) *in der Brusthöhle: Aneurysma dissecans* von einem intramuralen Hämatom der Aorta ascendens ausgehend (meist am Ductus Botalliansatz) ist eine lammelläre Auffaserungsruptur (s. spez. Chir), Rippenbruch mit Zerreißung der Intercostalgefäße oder A. mammaria interna; d) *in der Bauchhöhle:* stumpfe Verletzung (z. B. Hufschlag, Lenkradstoß) mit Zerreißung der Mesenterialgefäße oder der Aorta sowie blutreicher Organe: Leber, Milz, Nieren; mitunter auch der V. cara inf. oder der Pfortader, Milz- und Nierenvene. Begünstigend wirken Atherosklerose, Infektion, Tumor u. dgl. *Formen:* a) Stupor arterialis mit angiospastischer Drosselung, Intimasugillationen, restitutio a. i.; b) Intimaruptur mit Restitutio ad integrum oder mit Thrombose; c) Verletzung der Intima und Media mit Thrombose oder mit Aneurysma dissecans (vgl. Abb. 95); d) Verletzung aller Gefäßhäute; dabei entweder seitliche Wunde (*v. Wahl*sches Zeichen = systolisches schabendes Geräusch über der Verletzungsstelle) oder völlige Kontinuitätsdurchtrennung mit Thrombose unter gleichzeitigem Bluterguß oder mit Aneurysma traum. spurium (vgl. Abb. 92). *Gefahren:* Verblutung, Infektion, Druck auf wichtige Organe (z. B. Hirndruck, Herztamponade, Gliedmaßengangrän), Nebenverletzungen. *Therapie:* Bei Arterienkrampf periarterielles Novocaindepot, periarterielle Sympathektomie, Eupaverin i. v., Novocain, Äther, Heparin; Revision mit Hämatomausräumung und Gefäßversorgung: Unterbindung, evtl. Naht; bei bedrohlicher Blutung in Schädel-, Brust- und Bauchhöhle Blutstillung unter Eröffnung der betreffenden Körperhöhle; an den Gliedern zugleich Ruhigstellung und Hochlagerung sowie Druckverband, bei *Thrombose* außerdem Spaltung des Hämatoms; *bei innerlicher Verblutung* doppelte Unterbindung an der Verletzungsstelle, nur ausnahmsweise am Orte der Wahl oberhalb (hierbei Gefahr der Nekrose und der Nachblutung!) oder in frischen Fällen besser zirkuläre Gefäßnaht nach querer Anfrischung. Bei Defekt evtl. dessen Überbrückung mit Gefäßtransplantat. Bei schwerer arterieller Blutung zuerst stets Bluttransfusion und Blutersatz (s. dort).

c) Offene Verletzung. *Ursache:* Schnitt, Hieb, Stich, Schuß, Quetschung oder Zerreißung (durch Explosions-, Granat-, Maschinenverletzung, Biß, Gliederausreißung, komplizierte Frakturen und Luxationen), ferner Operation, schließlich Arrosion (durch verlagertes Knochenfragment, Drainrohr, Trachealkanüle, Eiterung). *Vorkommen:* Im Krieg besonders häufig; allein fast ½ aller Verwundeten sterben durch Gefäßverletzung am Verblutungstod und von den Überlebenden sterben noch viele an Nachblutung oder Infektion oder Nekrose. Im Frieden sind es vor allem Schnitt- und noch mehr Stichverletzungen. *Folgen:* a) Unmittelbare: Blutung nach außen oder innen, Thrombose, Luftembolie, Nekrose. b) Mittelbare: Infektion, Nachblutung, Thrombo-Embolie, Aneurysma. *Komplikationen:* Nebenverletzungen an Lymphgefäßen, Nerven, Knochen, Gelenken und inneren Organen sowie Kompression an Nerven, Trachea u. dgl. *Prognose:* Vgl. Folgen; 25% sterben noch später an Nachblutung, Infektion oder Thrombo-Embolie; Spontanheilung kommt gelegentlich auch an großen Gefäßen vor; im übrigen ist die Blutung um so gefährlicher, je größer das Blutgefäß ist, im übrigen gefährlich namentlich bei Arterien, aber auch bei Venen manchmal (z. B. bei Stauung) – abgesehen von der bei diesen gelegentlich vorkommenden Luftembolie (s. u.). *Formen:* a) *Nicht durchgehende:* Gefäßwunde vernarbt oder führt noch später zu Aneurysma traum. verum.; b) *durchgehende:* Gefäßwunde vernarbt (aber nur bei *feinem* Stich mit Nadel oder dgl.) oder führt zu Blutung mit Thrombose oder mit Aneurysma spurium oder (bei gleichzeitiger Verletzung von Arterie und Vene an gegenüberliegenden Stellen) mit Aneurysma arterio-venosum (vgl. Abb. 96); c) *völlige:* Gefäßdurchtrennung führt bei Quetschung und Zerreißung durch stumpfe Gewalt bisweilen, namentlich bei gleichzeitiger Drehung infolge Einrollung der Intima und Media sowie Gefäßretraktion und Blutdrucksenkung zu spontanem Gefäßverschluß, evtl. mit nachfolgender Thrombose; sonst kommt es zur Blutung, und zwar teils *arterieller* (hellroter, kräftiger, mit dem Puls zu- und abnehmender Strahl „wie aus einem Springbrunnen spritzend"), teils *venöser* (dunkelroter, schwacher und gleichmäßiger Strahl „wie aus einer Quelle rieselnd", auch bei zentraler Stauung oder bei Gliedherabhängen stärker und umgekehrt bei Gliedhochlagerung schwächer werdend), teils *capillarer oder parenchymatöser* (kleine Blutpunkte mehr oder weniger dunkler Farbe, welche langsam zu einem größeren Tropfen zusammenfließen, aber auch bei größerer Flächen- und Tiefenausdehnung eine beträchtliche Sickerblutung bedingen können). Bei *Blutkrankheit (Hämophilie)* kann infolge Blutgerinnungsanomalie auch eine *kleine* Blutung (z. B. bei Verletzung oder Operation, auch Zahnextraktion) verhängnisvoll werden. Alle stumpfen Gewalten setzen interstitielle Blutungen größeren Umfanges als bei Nichtblutern. voraus. *Folgen:* Hämatome in Subcutis, Damm, Gesäß, epi- und subdural, Gelenken, Zungengrund, Mediastinum (Erstickungsgefahr!), Paresen der Nerven durch Verdrängung, Verblutung ins eigene Gewebe, Vereiterung der Hämatome (Sepsis), Resorptionsgranulome mit osteolytischen Usuren der Corticalis, periostale Hyperostosen (Vortäuschung osteogenetischer Sarkome). Eine beachtenswerte Neigung zu Blutverlust besteht ferner bei *hämorrhagischer Diathese* infolge Cholämie, Sepsis Leukämie, Skorbut, *Moeller-Barlow*scher Krankheit usw.

Folgen: **1. Nachblutung** ziemlich häufig, und zwar am 3. Tag bis zur 8. Woche, meist in der 2. Woche, häufig in Schüben infolge Lösung des Thrombus durch Bewegung (spez. bei Lagewechsel, Transport, Verband u. dgl.) oder Fremdkörper, Knochensplitter, Drain u. dgl. oder Eiterung bzw. Gefäßwandnekrose.

2. Luftembolie *Definition:* Verschleppung eingedrungener Luft im arteriellen und venösen großen und kleinen Kreislauf gekreuzte oder paradoxe Luftembolie ist eine Kombination beider. *Vorkommen* u. a. bei Operationen wegen Kropfs, spez. substernalem (V. jug. int. und V. jug. ext.), Mammacarcinom (V. axillaris u. a.; namentlich bei carcinomatöser Infiltration) sowie an Hirn, Rückenmark, Lungen, Knochen usw., auch bei Pneumothoraxanlegung sowie bei Punktion, Operation oder Verletzung der Lungen, Operation am offenen Herz. Voraussetzung für den Lufteintritt in das Blutadersystem ist einmal das Klaffen der Venen und dann ihr negativer bzw. geringer Druck; negativer Druck findet sich nahe dem Herz, spez. bei Inspiration sowie bei Lagewechsel (Beckenhoch- oder gar Knieellenbogenlagerung, am Hirnsinus Kopfhochlagerung); daneben ist manchmal anzuschuldigen direktes Lufteinpressen bei Lufteinfüllung in Blase, Venen, Gebärmutter, Tuben, Nebenhöhlen, Pneumo-Thorax, -Mediastisum, -Peritoneum, -Petroperitoneum. Neben der *venösen* gibt es auch eine *arterielle* Luftembolie durch Eindringen von Luft entweder durch das in 30% offene Foramen ovale oder direkt in die Pulmonalvenen bei Thoraxoperationen,

(Pneumotomie, Thorakoplastik, Operationen am offenen Herz, Lungenverletzungen); *Folgen* sind Eindringen der Luft in die Herzkranzgefäße oder in das Hirn. Die Venen der oberen Thoraxöffnung, spez. V. jug. int. und subcl., evtl. auch V. axillaris u. fem., aber auch kleinere Venen sowie die venösen Blutleiter der harten Hirnhaut und die Knochenvenen, die Brustraumschlagadern bzw. der rechte Vorhof bei seiner operativen Eröffnung, klaffen bei ihrer Verletzung u. U., nämlich bei entsprechender Körperhaltung (Kopf rückwärts geneigt, Arm ab- und rückwärts gespreizt, Bein gestreckt) stark wegen ihrer Verbindung mit der umgebenden Fascie und Muskulatur bzw. wegen ihrer instrumentellen Spreizung und saugen bei der Inspiration Luft an (*Luftaspiration*) und führen dieselbe zum Herzen (*Luftembolie* der Coronargefäße); zunächst ist es stets eine venöse Embolie; in schweren Fällen erfolgt Exitus sofort oder in wenigen Minuten bis Stunden unter Unruhe, Angstgefühl, Atemnot, Blässe oder Cyanose, Pulslosigkeit, Bewußtlosigkeit und Krämpfen, indem die aspirierte Luft das rechte Herz und von hier weiter die Lungenarterien gleichsam als ein großer Embolus füllt und den lebenswichtigen Zentren im Gehirn und im verlängerten Mark mechanisch den Blutzutritt versperrt; die Luftembolie macht sich öfters bemerkbar durch schlürfendes Geräusch bei der Inspiration und evtl. Austreten schaumigen Blutes bei der Exspiration, welchem lebhafte Dyspnoe, Beklemmung, Brustschmerz, Herzklopfen, Schwindel, Bewußtseinsschwund bei blaßbläulicher Gesichtsfarbe und kleinem frequenten Puls, evtl. Tod folgt; evtl. Herzmühlengeräusch und Röntgenbild. *Prophylaxe:* *Sorgfältige Venenversorgung*, besonders im Hals- und Thoraxbereich. (Typische Lungenresektionen bevorzugen, Pneumotomieen vermeiden); *geschickte Lagerung* zur Vermeidung von Druckgefälle in den Venen (leichte Linksseitlagerung, so daß der rechte Vorhof am höchsten Punkt liegt); *beruhigte Atmung* bei Operationen in Lokalanästhesie; *intrabronchialer Überdruck* **(Intubation,** Überdruckbeatmung), wenn mit Venen zu rechnen ist, in denen negativer Druck herrscht (gegen arterielle Luftembolie nicht vorbeugend, da er Lufteintritt in die Lungenvenen begünstigt); *Abklemmen der großen Gefäße* bei Operationen am offenen Herzen, Flüssigkeitsfüllung der Herzhöhle vor Verschluß derselben; *intravasale Gaseinblasung* (Sauerstofftherapie) vermeiden. *Therapie:* Sofort nach dem gefahrdrohenden Schlürfen ist das Loch in der Vene zuzudrücken; Linksseitenlage mit Beckenhochlagerung, evtl. Kopftieflagerung (außer bei *zerebraler* Luftembolie), Thoraxkompression, Intubationsnarkose, Auffüllen der Wunde mit Kochsalzlösung und Austreiben der Luft durch leichte Überdruckstöße und Lüften des abdrückenden Fingers bzw. der Gefäßklemme während des Überdrucks; Überdruckanwendung über dem Gesamtkörper (Caissonwirkung): Medikamentös: Euphyllin, Luminal, Megaphen, Atosil, Cardiaca, Alkohol i. v., Aderlaß, Weckmittel intraarteriell (Carotis!). Im äußersten Notfall Punktion und Aussaugen des rechten Herzens und der A. pulm. (links neben dem Brustbein über der 5. Rippe 4–5 cm tief medianwärts), und zwar genügend lange und evtl. wiederholt), sofortige Einführung des Herzkatheters und Absaugen des Blutschaumes aus dem rechten Herzen; evtl. Thorakotomie und Herzmassage nach Defibrillation. *Differentialdiagnose:* Thrombo- und Fettembolie sowie Schock und Vergiftung, z. B. durch Narkose oder Lokalanästhesie.

Therapie der offenen Gefäßverletzung: Blutstillung erfolgt: a) **Vorläufig** durch Elevation, Kompressionsverband und Ruhigstellung (bei kapillarer und venöser Blutung gewöhnlich genügend!); bei starker arterieller und ausnahmsweise auch venöser Blutung durch 1. *zentralen Finger- oder Handdruck* oder 2. *Esmarch-Schlauch bzw. -Binde* (vgl. Abb. 50–54) (Cave! Blutstauung statt Blutleere sowie Anlegen ohne zwingende Notwendigkeit: Verletzung einer größeren Schlagader!) oder 3. ausnahmsweise *übertriebene Gelenkstellung* (nach *Adelmann*) oder 4. *Kompression der Wunde* mit Tampon und Druckverband (wenn Verfahren 1–3 nicht angängig sind, z. B. bei A. oder V. anonyma). **b) Endgültig:** 1. *Unterbindung* bzw. Umstechung (in der Wunde, sonst am Ort der Wahl) oder 2. *Gefäßnaht* (spez. bei A. carotis comm., subcl., axill., fem. und popl.), also *ausschließlich* dort, wo sonst (d. h. bei Unterbindung) Nekrose droht (vgl. Abb. 55, 56!); Voraussetzung ist frischer und aseptischer Fall; dagegen können ohne Bedenken unterbunden werden: A. carotis ext. und deren Äste, A. rad. und uln. und wohl auch brach., A. tib. ant. und post. sowie A. fem. prof. Über den Kollateralkreislauf unterrichtet das Zeichen von *Henle-Coenen-Lexer:* aus dem distalen Arterienende muß hellrotes Blut in kräftigem Strahl fließen. Seitliche Gefäßwanddefekte verschließt man bei kleineren Gefäßen durch seitliches Abbinden und bei größeren durch seitliche oder zirkuläre (nach Herstellung glatter Querschnitte) *Gefäßnaht*. Die Gefäßnaht ist auch in frischen und aseptischen Fällen weder durchaus sicher (Thrombose!) noch ganz ungefährlich (Infektion!). *Voraus-*

setzungen: 1. Frische, saubere Wunde. 2. Zurichtung der Gefäßwunde, so daß exakte Adaptation möglich ist. 3. Spannungsfreie Naht. 4. Atraumatisches Vorgehen. 5. Wirkungsvolle gefäßwandschonende Klemmen (*Höpfner, Potts, Glover*). 6. Gefäßinstrumentarium (atraumatische, drehrunde Nadeln mit Seide 00–000 000).

Technik: 1. Möglichst bald. 2. Vorher Verschluß der Stumpfenden durch nichttraumatisierende Klemmen bzw. in *Esmarch*scher Blutleere. 3. Gefäßnaht mit feinster drehrunder Nadel (s. o.) nach Präparation der Gefäßstümpfe aus dem periarteriellen Gewebe (nicht zu weit!), fortlaufende überwendliche Naht, dicht, durch alle 3 Gefäßwandschichten mit *Aus*krempelung der Intima (während bei der Darmnaht die Mukosa *ein*gekrempelt wird) oder mittels evertierender Einzel- (n. Jaboulay) oder fortlaufender Naht (n. Blalock) (s. Abb. 70), evertierend und zusätzlich mit fortlaufender Naht der evertierten Ränder (n. Dorrens) je nach der Wunde seitlich oder zirkulär; bei größeren Gefäßen noch Übernähung der Adventitia bzw. periadventitiellen Schicht und Gefäßscheide; Klemmen *langsam* lösen und Nahtstelle einige (1–2) Minuten mit sanftem Fingerdruck oder Gazebausch (am besten feucht zwecks Quellung der Fäden!) leicht komprimieren, um die Stichkanäle durch koagulierendes Blut zu schließen; gegen Thrombose wird empfohlen, bei Abschluß der Naht 3–5 cm³ Heparin ins Gefäß und weiter täglich 20–40000 Einheiten i. v. unter laufender Prothrombinwertkontrolle (Gefahr der lokalen Hämatombildung!). Naht der Weichteildecken in Schichten, mit Drainage für 48 Stunden. Ruhigstellender Verband in Entspannungsstellung für 2–3 Wochen. *Bei Defekt* bzw. Gefäßwandnekrose (z. B. nach Verletzung, Tumor- oder Aneurysmaexstirpation), falls nicht Mobilisieren der Gefäßstümpfe oder Beugestellung der Gelenke genügt, evtl. Einschaltung eines frisch resezierten Venenstücks, z. B. aus der Begleitvene oder aus der Vena saphena (unter Berücksichtigung der Klappenstellung, also entgegen der normalen Verlaufsrichtung und am besten autoplastisch) oder aus der Vena femoralis oder besser homoioplastisches lyophiliertes oder gefriergetrocknetes Konserventransplantat aus „Gefäßbank"; oder Einbau von Prothesen aus Kunststoff (Nylon, Teflon). Anschließend evtl. *Blutersatz* (s. da). Bei *Nachblutung:* Wundrevision mit Gefäßversorgung durch Unterbindung, und zwar am Orte der Not oder Wahl oder Beides, nur im Notfall Tamponade, sonst Amputation; dazu Hämostatica (s. da).

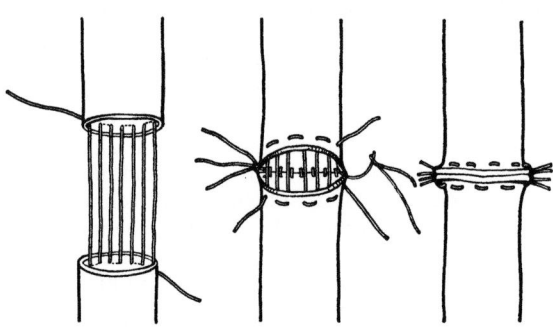

Abb. 70. *Gefäßnaht: Evertierende Nahttechnik* nach *Blalock* (fortlaufende U-Naht) oder dach *Jaboulay* mit Einzel-U-Nähten. Heutzutage für Gefäßanastomosen aller Art bevorzugte Nahttechnik.

7. Lymphgefäße

a) Chylorrhoe, d. h. Ausfluß von Chylus. *Ursache:* Meist Verletzung des Ductus thoracicus bzw. eines seiner Hauptäste an der linken Halsseite zwischen V. jug. int. und subcl.; bei Operation tiefliegender und verwachsener Lymphdrüsen, Tumoren und Stellektomie, ferner ausnahmsweise bei Stich-, Schnitt- und Schußverletzung der Oberschlüsselbeingegend. *Verlauf:* Gelegentlich Lympherguß oder Lymphfistel, dies namentlich an der Haut. *Prognose:* Mortalität etwa 5%. *Therapie:* Unterbindung oder wenn möglich Naht; sonst Tamponade, wobei gewöhnlich eine Stumpffistel für einige Zeit bleibt, schließlich aber ausheilt; später evtl. Punktion, nach Bedarf wiederholt.

b) Chylothorax und chylöser Ascites, d. h. Erguß von Chylus in Brust- bzw. Bauchhöhle. *Ursache:* Verletzung des Ductus thoracicus bei Brust- bzw. Bauchkontusion oder bei Wirbelbruch, scharfer Verletzung und vereinzelt bei totaler Gastrektomie (Cisterna chyli hinter und rechts der Aorta unter der Zwerchfellkuppel), häufiger nach Operationen am Grenzstrang, an den großen Gefäßen des Mediastinums an der Speiseröhre und bei Entfernung tuberkulöser Schwarten (Pleuropneumonektomie). *Diagnose:* Probepunktion ergibt milchige Flüssigkeit mit Fett und Eiweiß und meist auch Zucker. *Prognose:* Spontanheilung kommt öfters zustande durch postoperative Nahrungs- (spez. Fett-)entzug und Blut- und Fibringerinnsel. *Therapie:* Sofortige Unterbindung am Ort der Verletzung; bei

B. Thermische und strahlenenergetische Verletzungen

1. Kälteschäden

a) Der allgemeine Unterkühlungsschaden. *Pathophysiologie:* Temperaturoptimum des erwachsenen, gesunden Menschen liegt bei 37 °C; zur Aufrechterhaltung dieser Temperatur dienen zwei Ausgleichsmechanismen: Die chemisch-gelenkte *Wärmebildung* im Körperkern und die physikalisch-gesteuerte *Wärmeabgabe* der Körperschale; der Blutmantel der Körperschale hat „Kühlwasserfunktion" bei Übertemperatur der Kernzone, Wärmeschutzaufgabe bei Abkühlung; bei Auskühlung erfolgt Blutverlagerung von der Schale zum Körperkern unter Wasserverschiebung und Plasmaabstrom aus dem sich eindickenden Blut (Schock) in die Gewebe; allgemeine Unterkühlung bewirkt durch körpereigene Regulation ein Absinken der Kerntemperatur auf Werte zwischen 37–34 °C; die Folge ist Reflexsteigerung, Puls- und Blutdrucksteigerung, Vertiefung und anschließendes Flacherwerden der Atmung; weitere Senkung auf 34–30 °C führt zur Dekompensation der Wärmeregulation (Erschöpfung der Stoffwechselreserven und Hormone, Ausschüttung des thyreotropen Hypophysenhormons, des Schilddrüsenkolloids und, nach anfänglichem „Kältediabetes", des Adrenalins); die Folgen sind Entspeicherung der Erythrocytendepots, Leerschüttung der Milz, Sinken der Herz- und Atemfrequenz, Bildung vasoaktiver und toxisch-wirkender Stoffe (H-Substanzen, Adenosin, Adenylsäure); ferner droht Zusammenbruch der Fermentsysteme, kolloidale Entmischung, Hämoglobinsturz; bei rechtzeitig Geborgenen kann die Kerntemperatur noch auf 28–26 °C fallen; noch weitergehende Kälte führt zum Aufbruch der Glykogen- und Fettreserven, zu Plasmaverlust, Absinken des onkotischen Druckes, zur Hypochlorämie und „Kaliumintoxikation", sowie zu allgemeiner zunehmender Acidose.

Ursache: Gleichmäßige Kälteeinwirkung in Luft, Wasser, Schnee, vor allen Dingen bei scharfem, kaltem Wind und gleichzeitiger Durchnässung (Kälte-Nässeschaden); begünstigend kommen hinzu allgemeine Widerstandsschwäche des Organismus (Erschöpfungszustand, überstandene Infektionskrankheiten, Blutverluste, Wundschock); ferner dispositionelle und konstitutionelle Faktoren (Säuglinge, Kinder und Greise, vor allem schon früher Kältegeschädigte, Vagotoniker mit Neigung zu Schweißausbrüchen, Kälteallergiker mit Kälteurticaria, Angiopathien, Kryallergie (besondere Gefährdung von Schwimmenden in kaltem Wasser); besonders betroffen sind im Frieden Landstreicher, Verirrte, Obdachlose, Schiffbrüchige, Betrunkene, im Kriege Soldaten, Gefangene, Verwundete, Flüchtlinge. Der Kälte-Nässeschaden kann auch bei Temperaturen über 0 bis 8 °C, also auch bei Tauwetter, entstehen. Gewöhnung und Training erzeugt größere Anpassungsbreite für Tieftemperaturen (am bewohnten „Kältepol" Werchojansk bis zu − 70 °C); als maximal erträglich gelten im allgemeinen Außentemperaturen bis zu −50 °C (ebenso bis +50 °C, vgl. Verbrennung!).

Symptome: Zunächst Frösteln und Zittern, Rotcyanose der Haut, dann Totenblässe, Empfindungsverlust, Halluzinationen, Apathie, Somnolenz, Koma (bei 31 °C rectal); hinzutreten Erscheinungen des Magendarmkanals (Enterocolitis, paralytischer Ileus, Nekrosen der Darmschleimhaut), des Urogenitalsystems (Harndrang, Oligurie und Anurie: Kältemyoglobinämie), der Lungen (Kälteasthma, Thrombosen, Ödem, Pneumonie); des Zentralnervensystems (Kopfschmerzen, zentrales Fieber, Lähmungen, apoplektiforme und epileptiforme Zustände). Gerettete tragen häufig cerebro-neurale Schäden davon; Kältetod ist ein Herztod (Überanstrengung, Leerlauf) oder Tod durch Kollaps und hypoglykämischen Schock, letztlich ein solcher aus Anoxämie von Hirn, Herz, Leber und Nebenniere.

Prognose: Wiederbelebung möglich, wenn die Rectaltemperatur nicht unter 25 °C, Puls nicht unter 40 Schläge und Atmung nicht unter 8 Züge gesunken ist; sie kann noch nach Stunden bis Tagen erfolgreich sein.

Prophylaxe: Kalorienreiche Kost und Training (kurzfristige Körpergymnastik bei niedriger Außentemperatur, Sauna), Alkohol- und Nikotinverbot.

Therapie: Wie Erfahrungen und Untersuchungen des 2. Weltkrieges gelehrt haben, ist das früher geübte Verfahren der langsamen Wiedererwärmung nicht zweckmäßig; die starke Verringerung der zirkulierenden Blutmenge fordert **rasche** *Wiedererwärmung* unter ständiger pflegerischer Kontrolle (Vollbad von 40 °C, elektrische Wärmematte, Wärmekasten, warme Klysmen und Infusionen, Diathermie, Plasma- und Traubenzuckerzufuhr

Chylothorax: Entlastungspunktion, evtl. Saugdrainage; bei Fehlschlagen der konservativen Behandlung: Unterbindung am Ort der Verletzung oder Ort der Wahl rechts oberhalb des Diaphragma. Zugänge: 1. Extrapleural durch das Bett der 10. oder 11. Rippe rechts. 2. Transpleural zwischen Ösophagus und V. azygos dicht oberhalb des Diaphragma; (150 g Sahne 6 Stunden vor dem Eingriff per os gegeben, erleichtert das Auffinden.)

8. Gelenke

Geschlossene Gelenkverletzungen (Contusion, Distorsion, Luxation s. S. 1663),
Offene Gelenkverletzungen:
Ursachen: Stich, Schnitt, Hieb, Schuß, meist durch Geschoß- und Granatsplitter, Nadeln, Nägel, Glas, Stein- und Holzsplitter, Messer, Sense, Beil.
Symptome und *Diagnose:* Vorgeschichte, Lokalisation, Gelenkschwellung (beginnende Entzündung), Funktionsstörung, Ausfluß von Synovia (Fadenziehen der Flüssigkeit wird festgestellt durch Ausziehen zwischen zwei Pinzettenbranchen), Bluterguß, schwere örtliche und allgemeine Erscheinungen. *Prognose:* wegen raschen Fortschreitens der Infektion quoad vitam günstig (Mortalität 2–5%), quoad sanationem heute sehr viel günstiger als früher (Vollbeweglichkeit etwa in 50%, Teil- und völlige Versteifung in 30%); häufig störende Spätfolgen (Contractur, Ankylose, Schlottergelenk), wodurch Nachoperationen (Resektion, Arthrorise, Arthroplastik, blutige und unblutige Gelenkmobilisation) notwendig werden; günstig sind Gewehrsteckschüsse ohne stärkere Knochenbeteiligung, da sie bei konservativer Behandlung mit aseptischem Verband und völliger Ruhigstellung fast stets folgenlos heilen, bei breiten Aufreißungen durch Nahschüsse, große Granatsplitter und Maschinenverletzungen verschlechtert sich die Prognose naturgemäß.
Therapie: Möglichst innerhalb der 6-Stundengrenze nach den Regeln der *Friedrich*schen Wundversorgung unter exakter Entfernung eingedrungener Fremdkörper, abgesprengter Knorpel und Knochenteile usw.; Spülung der Gelenkhöhle mit Chemotherapeuticis, sorgfältige Kapselnaht und Situationsnaht der Haut (niemals primäre Gelenkdrainage wegen Gefahr der Sekundärinfektion!). Absolute Ruhigstellung im großen Gipsverband, welcher das betroffene und die benachbarten Gelenke zuverlässig ruhigstellen muß; bei *pyogener Gelenkinfektion* infolge versäumter primärer Versorgung oder infolge sekundären Auftretens einer Infektion versuche man stets zunächst durch wiederholte Punktionen, u. U. mit Gelenkspülungen mit Penicillin (oder anderem testgerechten Antibioticum) auszukommen; meist kann die Infektion dadurch beherrscht und zum Abklingen gebracht werden (s. Abb. 71). Bei Fortschreiten der Entzündung (Kapselphlegmone, periarticuläre Phlegmone, Senkungsabszeß, schwere Allgemeinintoxikation) sind paraarticuläre Incisionen und streng aseptische Drainage erforderlich; das Drain soll so kurz als möglich intraarticulär liegen bleiben; bei schwersten Formen der Infektion sind breite Incisionen, Condylenabmeißelung, Resektion oder Amputation erforderlich.

In der Wunde zurückgebliebene und „eingeheilte" Fremdkörper werden nur entfernt bei recidivierenden serösen Reizergüssen oder wenn sie als freie Körper Bewegungsstörungen auslösen; bei allen Gelenkverletzungen (besonders bei Splitterentfernungen) *Tetanus und Gasbrandserumprophylaxe; Nachbehandlung:* Beginne bald nach völligem Abklingen aller entzündlichen Erscheinungen mit allgemeinen Kräftigungsübungen der betreffenden Extremität; verfrühte Versuche, das betreffende Gelenk selbst zu mobilisieren, sind strikt zu unterlassen. Stellt sich die Gelenkbeweglichkeit nicht spontan wieder ein, so sollen blutige und unblutige Mobilisationsmaßnahmen allenfalls nach Ablauf von 3–6 Monaten je nach Schwere der Infektion unternommen werden.

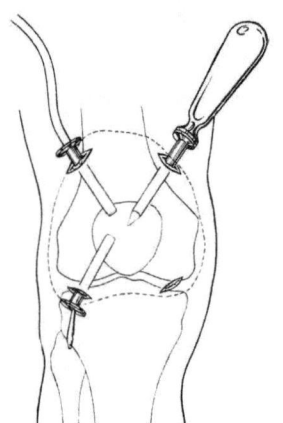

Abb. 71. *Kniegelenkempyem:* Spülbehandlung

9. Innere Organe

s. spezielle Chirurgie!

i. v.); ferner Sauerstoffzufuhr, Herz- und Kreislaufanaleptica, Cortison, Vitamin A, B, C, E, nach Wiedererlangung des Bewußtseins heißen Kaffee oder Tee per os.

Allgemeinerfrierungen sind häufig mit örtlichen Erfrierungen verknüpft.

b) Örtliche Erfrierung. *Pathophysiologie:* Örtliche Erfrierung entsteht durch Überwiegen des Wärmeabstroms über den Wärmezustrom, erzeugt örtliche kolloidchemische Schädigung (Kältegelosierung), Eisbildung in den Zellen und interstitiellen Wassergebieten; die Vereisung betrifft auch Gefäße und Nerven, schädigt über sie die Parenchyme und schließlich den muskulären Innenkern.

Ursache: Auch hier ist die ungünstige Konstellation der Ursachen wichtiger als der absolute Kältegrad: Dauer der Kälteeinwirkung, Temperaturdifferenz zwischen Luft und Haut, Temperaturgefälle zwischen Oberfläche und tieferen Geweben, Leitfähigkeit der Grenzgewebe (weshalb Naßerfrierung schon bei $+4-6$ °C eintritt), Windgeschwindigkeit, Luftdruck, mangelnder Isolierschutz an den Körperakren, Funktionsstörungen der Gefäßnerven, Wasserhaushaltsstörung; nur längerdauernde Kälteeinwirkung führt zu örtlicher Erfrierung, Momentanerfrierung nur sehr selten durch Kontakt mit Kohlensäureschnee, flüssiger Luft, direkte Berührung von Metall bei arktischen Temperaturen; betroffen ist zunächst nicht die Haut, sondern Muskeln und Knochen; besondere Gefährdung liegt vor an Nase, Ohrenrändern und -läppchen, 2.-5. Finger der Hand, Kniescheibe und Innenseite des Kniegelenkes, Knöchelgegend, Ferse, Großzehe; Schuhdruck und Zirkulationsbeengung bei Nässe stellt im Krieg das Hauptkontingent der Erfrorenen, typische Naßerfrierung des Krieges ist der „immersion-foot of shipwrecked mariners", d. h. von überlang im Meer schwimmenden oder in überfluteten Rettungsbooten Umhertreibenden; die Gewebsreaktion läuft hier über eine zirkulatorische, bei offenen arteriovenösen Anastomosen zu Thrombose und Gangrän führende Schadenbildung.

Hauptursache der örtlichen Kältenekrose ist die *Ischämie* (Spasmus und Angiitis); außerdem die chemisch-physikalische Änderung des Zellprotoplasmas.

Symptome: Es werden 4 *Schweregrade* unterschieden:

Kongelatio erythematosa, bullosa, gangränosa und totalis. Die einzelnen Grade gehen ineinander über; die Schwere der Erfrierung kann stärker sein als die Gradeinteilung anzeigt.

Vorphase: Brennende Schmerzen, Steifheitsgefühl, Sensibilitätsstörung, trockene Haut durch Aufhören der Schweißsekretion, Krebsröte, Übergang in Cyanose und Ödem bei noch erhaltenem Kreislauf, plötzlicher Übergang in „wachsartige Anämie", Capillarlähmung und Peristase.

1. Grad (Kongelatio erythematosa): Rötung, Schwellung, Heißwerden der Haut (Wurstfinger, Schwellhand, hartes Unterschenkelödem), Hyp- oder An- oder Parästhesie (schmerzhafte Vasomotorenkrise). Verlauf: Abheilung innerhalb einiger Wochen. Als Rückstand können bestehen bleiben: Gefäßlähmung (Frostbeulen, Erythrocyanose, Tremor, Muskelkrämpfe, abnorme Pigmentierung, trophische Störung des Nagelwachstums).

2. Grad (Kongelatio bullosa): Bildung lederhäutiger, konfluierender Blasen mit serös-hämorrhagischem Inhalt, Zunahme der Ödeme und Ernährungsschäden der Gewebe, chronische torpide Kältegeschwüre, deren Heilung sehr verzögert unter Hinterlassung von Narben, Kontrakturen, Sensibilitätsausfällen und kausalgiformen Schmerzzuständen erfolgt.

3. Grad (Kongelatio gangränosa): Tiefgreifende Nekrose, meist mit feiner Demarkationslinie abgegrenzt, über eine dunkelblaugraue Grenzzone in Mumifikation übergehend, nicht selten putride und anaerobe Infektion mit rasch verlaufender Gangrän. *Verlauf:* Demarkation etwa am 6. Tag abgeschlossen (Entkalkungszone auch im Röntgenbild sichtbar).

4. Grad (Kongelatio totalis): Totalvereisung, vor allem an den Körperakren vorkommend, welche wie Eiszapfen schon bei geringer Berührung abbrechen können; beim Auftauen zerfällt die Muskulatur zu einem strukturlosen Brei; weitere Veränderungen sind: Hämolyse, Gefäßspasmen (im Kapillargebiet in Vasomotorenlähmung endend), Ischämie, Erstickungsstoffwechsel, welcher weit über das äußerlich geschädigte Gebiet hinausgeht (Kältethrombangiitis, Angiitis obliterans); Muskelschäden (Verlust der Querstreifung, Faserzerfall und Atrophie), Knochenatrophie und Nekrose (fleckige Entkalkung nach Art der *Sudeck*schen Osteotrophoneurose), Nervenstörungen (Kälteneuralgie, Kälteheuritis mit Sensibilitätsstörung, deren Grenze der Durchblutungsstörung entspricht); Hautveränderungen (Haarausfall, Pigmentierung, Atrophie, Hyper- und Parakeratose, Schrumpfung, Sklerodermie, allergische Purpura, Nageldystrophie), Augenveränderungen (Kältekonjunktivitis, Hornhauttrübung).

Komplikationen und Folgen: Fortschreitende Infektion (Sehnenscheidenphlegmonen. Osteomyelitis, Gelenkempyeme, Erysipel, Thrombophlebitis, Wunddiphtherie, Tetanus (meist als Frühtetanus sehr schwer verlaufend), Gasbrand; schwere Störungen des Allgemeinbefindens nur wenn es zu einer der genannten Komplikationen kommt, sonst im allgemeinen erstaunlich gering; regelmäßige oscillographische Kontrolle (evtl. auch Arteriographie) abgeheilter schwerer örtlicher Erfrierungen ist erforderlich.

Therapie: Frühfälle: Wiedererwärmung der erfrorenen Partien durch eine Gesamterwärmung des Organismus (s. Behandlung der allgemeinen Kälteschädigung), vor allen Dingen Vollbad, Pyriferstoß, körperwarme Infusionen; Grenzstrangblockade zur Hyperämisierung und Ödembekämpfung der brachialen und lumbalen Sympathicusgebiete, Blutegel bei hochgradiger Ödembildung, Thromboseprophylaxe und Capillarschutz (Heparin, Rutin), Hochlagerung der Extremität, trockene antiseptische Puderbehandlung der Wunde, Lichtbogen.

Bei *Spätfällen* 1. *Grades:* Kühlsalben, Wechselbäder, Diathermie, Rö-Bestrahlung der Sympathicusganglien längs der großen Gefäße.

Erfrierungen 2.–4. *Grades:* Lokal absolut trocken, Infektionsprophylaxe (lokal und parenteral Antibiotika, Tetanus-Gasbrandserum, Ruhigstellung in Gipsverbänden, evtl. Kompressionsgipsverband, Incision von Abszessen, Frühamputation (bei Gasbrand, Tetanus), im allgemeinen jedoch vollendete Demarkation abwarten und möglichst sparsame Absetzung absterbender Gliedabschnitte, bei Gefäßneuralgien, Ödemen und Ulcera Grenzstrangblockaden, synkardiale Massage, Arterienresektion und Grenzstrangresektion, Depotpadutin, Hormone, Vitamin A, B, C, E.

2. Verbrennung (Combustio)

Pathologie und Ätiologie: (s. S. 163).

Ursachen: Rein hyperthermische Schädigungen durch strahlende Hitze (Insolations-, Lichtbogen-, Ultraviolettstrahlung, Heißstrahlung von offenen Feuern), Verbrühung durch heiße Flüssigkeiten (heißes Wasser, Öl, Fett, Teer, Leim, geschmolzenen Zucker), durch Kontakt mit heißen festen Körpern (Öfen, Bügeleisen), durch heißgeschmolzene Metalle (Metallgießereien), Verbrühung durch ausströmenden Wasserdampf, Heißgasverbrennung durch überhitzte Luft, Gase und Rauch (Feuerwehr), Versengung durch reine Flammenwirkung (Stichflammen von Bomben, Eisen-Schweißapparate mit Temperaturen bis zu 3000 °C und mehr), Explosionsverbrennungen (Granaten, Gas-Staub-, Flüssigkeitsexplosionen).

Bei *normothermischen Verätzungen* (Säure, Lauge, Kalk, Zement) kommt es außer zur Verätzung, durch Hitzeentwicklung zu einer zusätzlichen Verbrennung; auch die *hyperthermischen Einwirkungen* von anorganischen oder organischen Säuren, Laugen, Kalk (Ätzkalk, Karbid) führen zu Mischbild von Verätzungen und Verbrennungen.

Einführung von Phosphor in den Organismus ruft schleichende Phosphorvergiftung (Knochennekrose, Phosphorleber, Ikterus, Durchfälle, Hautblutungen usw.) hervor.

Symptome: Man unterscheidet 6 Grade der Verbrennung (*Dupuytren*, 1832) (s. Abb. 72). Verbrennungen 1.–3. Grades setzen oberflächliche, Verbrennungen des 4.–6. Grades eigentlich destruktive Schädigungen. Die Einteilung in nur 3 Grade genügt den modernen klinischen Bedürfnissen infolge der immer häufiger werdenden schwersten Hitzeeinwirkungen nicht mehr.

1 Grad: Erythem: Rötung, Schwellung und brennender Schmerz; häufig durch Sonneneinwirkung bedingt, speziell in großer Höhe, auf Schneefeld und Gletschern oder am Meer (Erythema solare), evtl. mit Blasen- und Borkenbildung einhergehend (Eczema solare); später eine dunkelbraune Pigmentierung hervorrufend; Schutz durch Sonnenschirm, Sonnenmaske, Sonnenbrille, Abdecken mit zinkhaltigen Salben, Sonnenbrandsalben. Ähnlich, aber stärker wirkt die künstliche Höhensonne; Ultraviolettbestrahlungen daher nur mit $^1/_2$–2 Minuten beginnend und langsam steigernd.

2. Grad: Oberflächliche Epidermisverbrennung mit Bildung rein-seröser Brandblasen; innerhalb weniger als 24 Stunden im Bereich der Hautverbrennung 1. Grades durch Exsudation zwischen Horn- und tunica propria entstehend und große Blasen mit wasserhellem bis gelblichem, serösem bis gallertartigem Inhalt hervorrufend; nach Platzen oder Abtragen der Brandblasen liegt das gerötete Corium frei (frische Brandwunde). Unter Krustenbildung erfolgt, bei Vermeidung von Sekundärinfektion, völlige Heilung; bei eintretender Eiterung bleibt eine Narbe zurück. Die Behandlung ist in erster Linie auf die Infektionsprophylaxe gerichtet.

3. Grad: Brandschädigung der Haut samt rete Malpighii und Papillenstock; hämorrhagische Brandblasen, Hautnekrose bis Mumifikation; Schweiß- und Talgdrüsen, sowie Reste der epithelialen Papillenstöcke bleiben als Epithelisierungszentren erhalten.

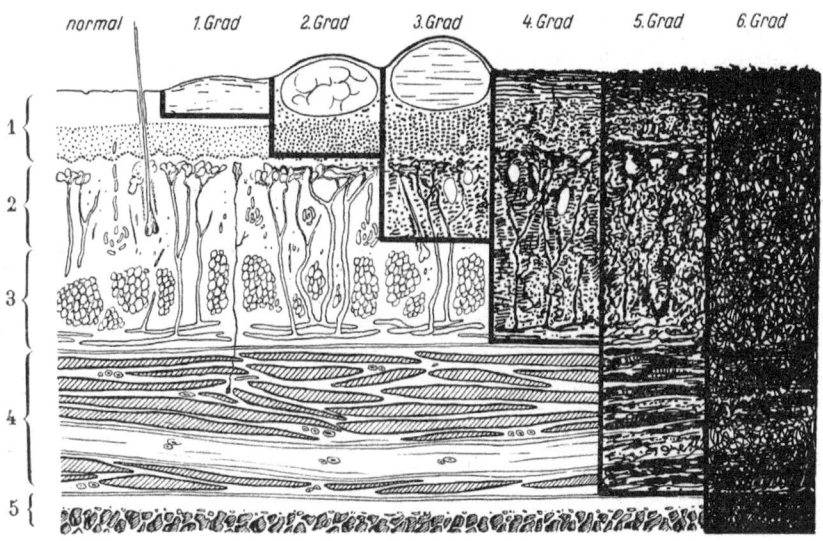

Abb. 72. Die 6 verschiedenen Stadien der Verbrennung nach Dupuytren: 1. Epidermis, 2. Tunica propria, 3. Tela subkutanea, 4. Muskulatur, 5. Knochen (n. *Henschen*)

4. Grad: Brandnekrose von Haut *und* Subcutis.
5. Grad: Vordringen der Verbrennung bis in das Muskellager.
6. Grad: Totalverbrennung aller Schichten einschließlich des Knochens (Verkohlung).

Prognose: Verbrennungen von mehr als der Hälfte der Oberfläche sind so gut wie immer, solche von einem Drittel noch zum größten Teil tödlich; Säuglinge und Kleinkinder, Greise, Tuberkulöse, Diabetiker, Alkoholiker und Patienten mit allgemein herabgesetzter Widerstandskraft erliegen schon Verbrennungen kleineren Ausmaßes. Schätzungsweise Bestimmung der Ausdehnung einer Verbrennung gestattet die sog. ,,Neunerregel'' (s. Abb. 73)

Klinische Symptome: Die Verbrennung ist ein Komplexgeschehen örtlicher Brandverwundung mit einer besonderen Anatomie und Bakteriologie und einer allgemein-wirkenden toxischen Verbrennungskrankheit. Am Ort der Verbrennung werden durch die Verröstung der Eiweiße, Fette und Kohlehydrate Toxine gebildet, welche spezifische, chemische Affinitäten haben (z. B. neurotropes Rösttoxin, welches hauptsächlich an den Kernen der substantia grisea centralis und des thalamus opticus angreift); sie bewirken je nach der Ausdehnung der Verbrennung mehr oder weniger starke Allgemeinwirkungen.

Allgemeinwirkungen: Temperatur (starkes Absinken der Hauttemperatur bis 34,6 °C axillar, bei hoher Innentemperatur 39–44,8 °C rectal). *Blutdruck* (zunächst steiler Anstieg, 2–3 Stunden später Absinken des systolischen und diastolischen Druckes, terminale Blutdruckkatastrophe), Steigerung der *Atmungs- und Pulsfrequenz* (Leerlaufen von Arterien und Venen), *gastrointestinale Störungen* (prognostisch besonders ungünstig, Singultus, Erbrechen, Durchfall); *cerebrale Erscheinungen* (Unruhe, Erbrechen, Somnolenz, Coma, zentrale Regulationsstörungen), *Thromboembolien* (Gehirn, Magendarmkanal, Lungen) *Blutschäden* (Absinken des Wassergehaltes des Blutes um 2–8%, Bluteindickung venös

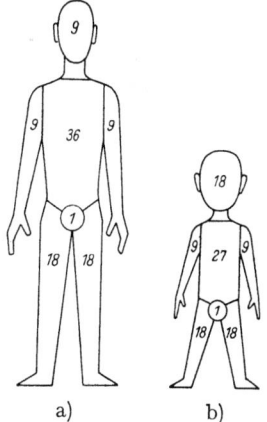

Abb. 73. Verbrennungen: Sog. ,,Neuner-Regel''. (Die Zahlen geben die Ausdehnung der einzelnen Körperregionen prozentual zur Körpergesamtoberfläche an.) a) beim Erwachsenen, b) beim Kind

bis 8%, capillär bis 16%, sub finem bis 50%), Albumin-Globulin-Verschiebung (Zunahme der Globuline bis zu 1,5%), Blut-pH-Verschiebungen (der Verletzungsschwere parallel gehende Acidose), Anoxämie, Chlor- und Eiweißverarmung, Ansteigen des Calcium- und Kaliumspiegels, des Kreatinins, des Reststickstoffs, des Blutzuckers, der Blutpolypeptide, rasches Absinken des Nebennierenrindenhormons Cortin, vermehrte Einschwemmung des Adrenalin, welches nur langsam abnimmt; Zunahme der Gerinnungszeit, sub finem Aufhebung der Blutgerinnung; *Blutbild* (Polycythämie bis zu 8-16 Millionen, Hämoglobinzunahme bis 40%, Leukocytose bis 50000, Vermehrung der Thrombocyten und Myelocyten), *Urin* (Albumosen, Methyl-Guanidin, Pyridin, Eisen, Kreatin, Kreatinin bei Hypochlorurie, Hämoglobinurie, Glykosurie, selten Albuminurie und Zylindrurie, initiale Anurie, welche oft plötzlich durch eine entlastende Harnflut überwunden wird), Gewebsveränderungen (charakterisiert durch eine gestörte Blutgewebsschranke im Sinne der „Dysorie" und „serösen Entzündung"), ihr folgt eine „Entparenchymisierung" der Organe (Gehirn, Leber, Nieren, Nebennieren) mit entsprechenden Organerscheinungen cerebraler, hepatorenaler und suprarenaler Symptomatik.

Der Verbrannte *durchläuft 4 Stad en:* Das Schock-, das Intoxikations-, das Infektions-, das Heilungs- bzw. Spätkomplikationsstadium.

I. Stadium (Schockstadium): Zunächst akuter, vorwiegend neurovegetativ bedingter, sog. „weißer" Frühschock, ihm folgt nach 6-10 Stunden ein Sekundärschock, welcher bei Nichtzustandekommen der Regulation in schweren „Verbrennungskollaps" übergeht.

II. Stadium (Verbrennungstoxikose): Meist am 2.-3. Tag einsetzend, klinisch erkennbar an rascher Temperatur- und Pulssteigerung mit Fieber bis 42 und 43 °C, gelegentlich auch Untertemperatur; cerebrale, intestinale, renale und cardiale Symptome; in diesem Stadium ist die Mortalität am höchsten (80% der Todesfälle); therapeutisch bieten sich hier die meisten Schwierigkeiten (s. unter Therapie).

III. Das Infektionsstadium: Da die Brandwunden und -blasen primär nur in 25% der Fälle steril sind, folgt fast stets nach einer Latenz von 3-5 Tagen die Mischinfektion der Verbrennungswunde durch Staphylokokken, Coli, hämolytische Streptokokken, Tetanus und Pyocyaneus (Gasbrand praktisch niemals).

IV. Das Stadium der Heilung bzw. Spätkomplikationen: Heilung meist sekundär auf dem Wege über große Granulationsflächen; nicht selten Spätkomplikationen (Blutung und Perforation von Verbrennungsgeschwüren des Duodenums – auf Grund einer zentralen hypothalamischen, entero-hepatischen Regulationsstörung), plötzliches Hirnödem, intracranielle Blutungen (vor allem bei Schädelverbrennungen), aufsteigende spinal-cerebrale Meningitis, Encephalose, Myocarditis und plötzlicher Herztod durch Herzmuskeldegeneration.

Therapie: Erste Hilfe: Man beschränke sich auf Mittel der ersten Hilfe in der Schockbekämpfung und unterlasse möglichst alle Maßnahmen der örtlichen Verbrennungsbehandlung. Der Verbrannte ist in erster Linie Schockierter, nicht örtlich Verwundeter! Deshalb nach Löschen des Brennenden mit Decken, Trocken- und Schaumlöschapparaten, Kopftieflagerung, Becken- und Beinhochlagerung, Einwickeln in Decken, Zuführung heißer Getränke, sofern keine schwerere Bewußtseinsstörung besteht; Belassen der Kleider, da die Verbrennungswunde unter dem Kleiderschutz noch einige Zeit steril bleibt. Kein Ölen, Salben und Pudern der lokalen Verbrennungsschäden! Hingegen Schmerzbekämpfung (Dolantin i.v.); sofortige Einlieferung ins Krankenhaus bei Verbrennungen von mehr als 5% Körperoberfläche. (s. Abb. 73).

Maßnahmen im ersten Stadium (Schockbekämpfung): Stets besteht zumindest ein „latenter Schockzustand", der jederzeit in den gefährlichen sekundären Schock übergehen kann; deshalb stets präventiv wirksame Schockbekämpfung einleiten. Da der Schock durch Kapillaratonie, erhöhte Permeabilität der Gefäßwände und Verminderung der zirkulierenden Blutmenge charakterisiert ist, besteht die zweckmäßige Schockbekämpfung in: fraktionierter Gabe von Phenothiacinen (Megaphen-Atosil-Dolantin etwa ½- bis 1stündlich je 1 ccm). Diese „Potenzierung" kann jederzeit in eine Hibernation mit künstlicher Unterkühlung (s. Stadium II) übergeführt werden; zum kontinuierlichen Ersatz des verminderten Blutvolumens: Plasmainfusionen und kolloidale Ersatzlösungen (jedoch keine kristalloiden Lösungen, wegen der Gefahr der Ödembildung); außerdem Heizbogen, Leber- und Milzdiathermie, heiße Getränke (bei Bewußtlosigkeit statt dessen rektale Einläufe), Insulingaben während der ersten 3 Tage, Sauerstoffzelt, Strophantin, Stützung bzw. Substitution des gestörten hypophysär-hormonalen Systems durch allgemeine und örtliche Gabe von *ACTH* bei leichteren, durch Gabe von *Cortison* bei schweren Fällen, laufend *Antibiotika* (besonders bei ACTH-Cortison-Therapie unumgänglich notwendig, da die Infektionsgefährdung heraufgesetzt wird).

Im Stadium der Verbrennungstoxikose: Überleitung der Potenzierung in eine Hibernation (s. dort) durch künstliche Hypothermie; Beginn mit der Abkühlung, sobald (2.–3. Tag) die Neigung zur Hyperthermie erkennbar wird. Die zentralen Auswirkungen der Verbrennungstoxine können hierdurch eliminiert werden; Verbrennungen bis zu zwei Drittel der Körperoberfläche konnten auf diese Weise gerettet werden; Fortsetzung der Plasmatransfusionen bis zu 2 Liter pro die, Dosierung proportional der Verbrennungsfläche, Entgiftung durch Aderlaß oder Austauschtransfusion, Infusion von Rekonvaleszentenserum, Vitamin A, B, C und Nikotinsäureamid, Regulierung des Wasserhaushalts durch genaue Registrierung der Urinausscheidung (Wasserpegel liegt richtig bei Ausscheidung von 1200–1500 ccm), Rest-N.-Kontrolle, protein- und kohlehydratreiche Kost; sobald Nahrungsaufnahme möglich ist, reichlich trinken lassen (soweit dies nicht durch tiefe Hibernation unmöglich ist).

Im Infektionsstadium: Alle Maßnahmen der örtlichen und allgemeinen Infektionsbekämpfung (Sulfonamide, Antibiotika nach Erregertestung), Tetanusprophylaxe, u.U. Fortsetzung der Hypothermie, Absetzen der ACTH und Cortisontherapie, sobald progrediente, pyogene Infektionen erkennbar werden; *im Stadium der Spätkomplikationen:* Therapie entsprechend der Art der Komplikation; plötzlich auftretendes Herzkreislaufversagen ist meist irreparabel.

Örtliche Behandlung des Brandfeldes: Beginnt erst, nachdem der primäre oder sekundäre Schock mit Sicherheit überwunden ist.

Beim *1. Grad:* Schmerzlindernde Kühlsalben (Sulfonamid-Gel-Präparate, z. B. Badionalgel (*Bayer*) 10%ig, Bepanthensalbe (*Roche*) 5%ig).

Beim *2. Grad:* Aseptische Blasenabtragung, wenn möglich unter Erhaltung der Blasendecke als organisches Pflaster, darüber steriler Kompressionsverband mit Penicillinsalbe oder Sulfonamid-Gel; Ruhigstellung.

Beim (*3.*) *4.–6. Grad:* Operative Abtragung der Brandnekrosen zur Ausschaltung der Röstgifte und Vermeidung der Einschwemmung von Nekrohormonen; je nach Grad der Verbrennung erfolgt die Abtragung der Nekrose durch Abbürsten, tangentiales Abtragen mit Rasiermessern, Excision, u.U. Amputation bei Verkohlung; Wundspülung durch antiseptische Spülmittel (Badionallösung, sterile Seifenlösung 1–2%, physiologische Kochsalzlösung); Wundverbände durch Auflegen antiseptischer „Filmverbände", z.B. imprägnierte Spezialseidenfilme (mit 30%igem Sulfonamid imprägniert), oder sulfonamidhaltige Gelatine- oder Fibrinfilme, mit Sulfonamiden durchsetztes Trockenplasma, steril entnommenes Hühnereiweiß (besonderer Schutz der Augen durch antibiotische Augensalben); Verband als Kompressionsverband, u.U. Kompressions-Gipsverband; bei nicht zu großen Verbrennungen 3.–6. Grades evtl. primäre Excision und Deckung mit *Thiersch-* oder *Wolfe-Krause*-Lappen; Erstverband 8–10 Tage belassen!

Bei Übergang ins Granulationsstadium: Vorbereitung für rasche Reinigung der Granulationen (Umschläge mit physiologischer Kochsalzlösung) und Defektdeckung mit *Reverdin-Thiersch-Wolfe-Krause*-Lappen möglichst vom 18. Tag an; frühzeitiger Beginn mit aktiven Bewegungen und Ruhigstellung der verbrannten Gliedmaße (vor allem der Hände und Finger in funktionell günstiger Stellung).

Im Stadium der Narbenbildung: Plastische Wiederherstellung und Beseitigung der Verformungen (Verzerrung und Verziehung von Ohren, Augenlidern, Nase, Mund, Narbenschiefhals, Gelenkkontrakturen, Wirbelsäulenverbiegung, Flügelhautbildung zwischen Fingern, Zehen, Ansatzstellen der Arme und Beine, Verformung der weiblichen Mamma, Verklumpung der Hände); Vermeidung sekundärer Spätkomplikationen (Tuberkulisierung, maligne Entartung hartnäckig recidivierender Narbenulcera), Entfernung bestehenbleibender und recidivierender Verbrennungsgeschwüre des Magens.

Bei *Phosphorbrandwunden:* Ausgießen der Wunde mit Natriumbicarbonatlösung, Ausschneiden aller Phosphorspuren, feuchte Verbände mit Kaliumpermanganat u.a. Oxydationsmitteln.

3. Elektrounfall

Vorkommen: Mit zunehmender Elektrifizierung der industriellen Betriebe und Verkehrsmittel immer häufiger werdend (jährlich rund 2500 Elektrounfälle in Westdeutschland, davon etwa 150 tödlich).

Physikalisches: Schwere der elektrischen Verletzung ist abhängig von der Stromstärke und der Menge des durchfließenden Stromes (von 50–100 mA an besteht Lebensgefahr durch Herzarrhythmie und Herzflimmern); der Gefährdungsgrad durch Elektrounfall steht in Relation zum *Ohm*schen Gesetz ($J = U/R$); die Stromart spielt für die Schwere der Verletzung keine wesentliche Rolle; maßgebend ist die Frequenz des Wechselstroms; Frequenzen von 40–60 Hertz pro Sekunde sind besonders gefährlich, Diathermiestrom mit etwa 500 000 Hertz ist ungefährlich; bedeutungsvoll sind der Widerstand bzw. die Teilwiderstände im menschlichen Körper, welche sich dem Stromdurchgang entgegenstellen; Hohlhand und Fußsohle bieten Spannungen unter 500 Volt einen erheblichen dielektrischen Schutz (feuchte Haut oder nasse Hand eines Badenden leitet den Strom fast widerstandslos in den Körper ein); die Durchströmungsdauer bestimmt das Ausmaß der Verbrennungs- und Hitzeschädigung. Die Schädigungen werden durch die entwickelte *Joule*sche Wärme hervorgerufen; nach dem *Joule*schen Gesetz ($J^2 \cdot R \cdot t$) ist die Schädigung maximal bei großer Stromstärke, großem Widerstand im Körper und langer Durchströmungsdauer; die Muskulatur bietet relativ wenig Widerstand, den größten Widerstand bieten die Gelenke, weshalb in ihren Zonen die stärksten Schädigungen auftreten; außerdem ist die Schwere der Elektroläsion durch den Stromweg und die Funktionsphase eines Organs im Augenblick des Stromdurchganges bestimmt (am Herzen am größten am Ende der Systole!).

Pathologie: Haut: Verschieden schwere Zerstörungen von oberflächlicher „Strommarke" (oft schwer aufzufindende Epidermisschädigung, schmerzlose, grauweiße, gelbe bis schmutziggraue, runde oder ovale, mehr oder weniger erhabene Stelle mit zentraler Eindellung und zentraler braunschwarzer Nekrose) bis zu tiefer Verbrennung und Verkohlung gehend; histologisch findet sich eine Unterbrechung des Stratum corneum an der Stromdurchschlagstelle, dort typische Kernausziehung, Metallsalzeinlagerung, Metallisation (Nebenerscheinungen bei Flammenbogenverletzungen), Sprengwirkung an den Weichteilen bei besonders hohen Temperaturen und Stromstärken (Blitzschlag etwa 100 000 A).

Muskeln: Spezifisch-elektrische Muskelschädigungen sind die hitzebedingten Verdichtungsstreifen („Muskelspiralen"), Faserzerreißung, scholliger Zerfall, hyaline und wachsartige Degeneration; bei Zerstörung großer Muskelmassen Myoglobinurie (Crush-Syndrom) mit Anurie durch Verstopfung der Nierentubuli.

Knochen: Hitzeschädigung verursacht Sprunglinien (Osteoschisis nach *Jellinek*), Abrißfrakturen durch unkoordinierten Muskelzug, Schmelzungseffekte der Knochensubstanz (Knochenperlen aus phosphorsaurem Kalk), Verkohlung, Knorpelschädigung durch die Hitzewirkung, vor allem an den Gelenken.

Gefäße: Gefäßstörungen von leichter Intimanekrose bis zur Verbrennung des ganzen Gefäßes mit sekundären Ernährungsstörungen der distalen Abschnitte; Thrombenbildung an den Stellen der Intimaverletzungen, vermehrte Gefäßbrüchigkeit durch Hitzeschädigung der Media und infolge davon Nachblutungen (1% der Fälle); Gefäßrupturen durch Blutdruckanstieg während der extremen Muskelkontraktion unter Stromdurchfluß; elektrisches Ödem (*Jellinek*) durch Kapillarschädigung und toxische Gewebsnekrose, spätthrombotisches Ödem.

Blut: Hämoglobinämie (selten), Störungen des Eiweiß-, Mineral- und Wasserhaushaltes, dadurch Flüssigkeitsverlust und Acidose.

Herz: Schädigung tritt nur ein, wenn das Herz direkt vom Strom durchflossen wird; im Stromstärkebereich III (s. unten Tabelle) zwischen 80 mA bis 3 A besteht besondere Gefahr durch vorübergehenden Herzstillstand (bei kurzdauernder Stromeinwirkung), sowie durch irreversibles Kammerflimmern bei längerdauernder Stromeinwirkung; Stromstärkebereiche I, II und IV können bei besonderen Widerstandsverhältnissen, Herzleiden u. a. ebenfalls Sekundenherztod auslösen; bei nicht-tödlichen Herzschädigungen finden sich EKG-Veränderungen, ähnlich der Coronarsklerose; die Todesfälle sind meist auf Kammerflimmern zurückzuführen.

Zentralnervensystem: Funktionelle Störungen (Elektronarkose, Elektrokrampf, neurologische Reizerscheinungen), meist durch Blutungen und Ödeme bedingt; bei Hitzeschaden Steigerung des Hirndrucks durch Hirnödem und -schwellung, durch Liquorvermehrung (therapeutische Lumbalpunktion nutzlos). *Spätschaden:* Chronischer Meningismus, Spätepilepsie (5–20 Jahre nach dem Unfall); Stromeintritt am Nacken ist durch Hirnstammlähmung fast stets tödlich.

Periphere Nerven: Schädigungen durch Hitzeeinwirkung (vor allem in Höhe der Gelenke), durch mechanische Zerrung (Muskelkrämpfe) durch sekundär-infektiös-toxische Einwirkung.

Übrige Organe: Meist sekundär betroffen durch direktes und indirektes Trauma bei Sturz, durch sekundäre Infektion, durch Verbrennungstoxine und Myoglubinurie (Niere, Crush-Syndrom!).

Symptome:

Stromstärkebereiche bei Gleich- und Wechselstrom (Koeppen)

		sichtbare Merkmale	klinische Merkmale
Stromstärkebereich I	Gleichstrom bis 80 mA	Muskelkontraktionen in den Fingern; gering bis 0,1–2,4 mA	vorübergehende Blutdrucksteigerung ohne Einfluß auf Herzrhythmus und Erregungsleitung
		Loslassen des Kontaktes noch möglich (9–15 mA)	
	Wechselstrom bis 25 mA	Loslassen des Kontaktes nicht mehr möglich (19–25 mA)	Physiologische Ausgleichsreaktionen
Stromstärkebereich II	Gleichstrom 80–300 mA	Noch eben ertragbare Stromstärke	Herzarrhythmie, vorübergehender Herzstillstand
	Wechselstrom 25–80 mA	Keine Bewußtlosigkeit	vorübergehende Blutdrucksteigerung
Stromstärkebereich III	Gleichstrom über 300 mA	Herz- und Atemstillstand, Tod wenn Stromdurchgang länger als ½ Sekunde dauert	Kammerflimmern
	Wechselstrom über 80 mA		
Stromstärkebereich IV	Wechselstrom über 3 A	Verbrennungen	Wie Stromstärkebereich II

Therapie: 1. Hilfe: Wichtigste erste Hilfemaßnahme ist die Befreiung des Verletzten aus dem Stromkreis durch Abschalten des Stromes oder Kurzschluß (Vermeidung von Absturzverletzungen!), sofortiges Einsetzen von Wiederbelebungsmaßnahmen an Ort und Stelle, welche wenigstens 2–3 Stunden fortgesetzt werden müssen (künstliche Atmung nach der Methode von *Silvester, Holger-Nielsen* usw., intracardiale Injektion von Novocainamid 5–10 ccm, künstliche Beatmung mit Beatmungsgeräten); die Wiederbelebungsversuche sind auch auf dem Transport und in den Sanitätsstellen fortzusetzen.

Operativ: Nur die Gefahr der Myoglobinüberschwemmung des Organismus, also die Symptomatik des Crush-Syndroms zwingt zu sofortigen operativen Maßnahmen (Sofortamputation besonders schwer geschädigter Gliedmaßen, evtl. Excision größerer, deutlich circumscripter Nekroseherde), im übrigen Abwarten für die Dauer von etwa 2 Wochen, Trockenbehandlung, Tetanusprophylaxe; Abtragen von nekrotischem Gewebe erst nach sicherer Demarkierung (Anfang der 3. Woche), frühzeitige Transplantationen zur Defektdeckung, Incisionen von eitrigen Komplikationen. Bei leichteren Verletzungen Behandlung der elektrischen Verbrennung genauso wie die anderer Verbrennungen, vor allem unterstützende Behandlung mit Cortison und ACTH (s. Verbrennungen).

Folgen: a) Herzerkrankungen (organische und funktionelle Angina pectoris electrica), b) neurologische Späterkrankungen (Folgen der direkten Verbrennung des ZNS bei Hochspannungsunfällen, symptomatische spastische Spinalparalyse, spinalatrophische Erkrankungen bei Unfällen der Stromstärkebereiche II und III). c) Gutachtlich ist wichtig, einen erfahrenen Elektroingenieur heranzuziehen, um das elektrische Geschehen zu analysieren und festzustellen, ob eine nennenswerte elektrische Einwirkung stattgefunden haben kann; nach Jahren auftretende Herzerkrankungen sind im allgemeinen nicht auf den Elektrounfall zurückzuführen; elektrotraumatische Nervenerkrankungen können als Unfallfolge nur Anerkennung finden, wenn die neurologischen Symptome (speziell Lähmungen) in den ersten Stunden oder Tagen nach dem Unfall aufgetreten sind.

Blitzschlag: Wirkung ähnlich wie elektrischer Starkstrom. *Vorkommen:* Vor allem bei Feldarbeitern; begünstigend wirken einzelstehende, durch feuchten Untergrund besonders geerdete Erhöhungen, z.B. Bäume (Eichen mehr als andere Bäume, z.B. Buchen).

Allgemeinsymptome und Therapie: Wie bei Starkstromverletzung (s. dort).

Besonderheiten: Die gewaltige, zerreißende Wirkung des Blitzschlags verursacht Zerfetzen von Kleidern, Abtrennung ganzer Gliedmaßen vom Körper, schwere sekundäre Traumatisierung dadurch, daß der Getroffene zu Boden geworfen und weithin geschleudert wird; Ein- und Austrittsstellen des Blitzes sehen Schußwunden ähnlich infolge des tiefen, rundlich ausgestanzten Defektes, welchem kleine Brandlöcher in der Kleidung entsprechen; der Verlauf des Blitzes auf der Haut hinterläßt Blitzfiguren (rotbraune Streifen mit schlingpflanzen-, besenreiser- oder baumverästelungsartigen „Verzweigungen"), sie sind durch Paralyse der Hautgefäße und Hämorrhagie hervorgerufen, verschwinden meist nach 2–3 Tagen; Verbrennungen 1.–3. Grades treten auf, wo die Kleidung sehr eng anlag oder wo Metall (Knöpfe, Uhrketten, Geldstücke, Brille) zum Schmelzen kam; Mortalität etwa 75%.

4. Strahlenenergetische Verletzungen

a) Insolationsschäden. α) *Sonnenstich (Insolation): Ursache:* Chemische Wirkung der Ultraviolettstrahlen auf Haut und Schleimhäute (Sonnen-, Gletscher- und Polarbrand). Natürlich durch Einwirkung der Sonnenstrahlen, künstlich durch Ultraviolettbestrahlung hervorgerufen.

Vorkommen: Bei Erntearbeitern, Soldaten, Touristen, Spielenden oder im Wagen schlafenden Kindern, welche in die Sonne gebracht wurden; speziell gefährdet sind Gesicht und Kopf beim Aufenthalt in der Sonne ohne Kopfbedeckung.

Symptome und Verlauf: Kopfschmerzen, Schwindel, Ohrensausen, Somnolenz bis Bewußtlosigkeit, evtl. Tod mit Hyperämie und Hirnödem; die Schädigung kann betreffen die Leber (Vergrößerung durch Parenchymdissoziation), das Zentralnervensystem (miliare Blutungen, Durahämatome, Meningitis), das Herz (akute Dilatation); Verschlimmerung latenter Leiden durch Überdosierung der UV-Strahlung, nicht selten bei Lungentuberkulose, welche aktiviert wird (Fieberanstieg, Sputum positiv, Aktivierung chirurgischer Begleittuberkulosen, miliare Streuung); auch ruhende Carcinomzellen können durch UV-Bestrahlung irritiert werden, Hypertrophie und Keloidbildung frischer Narben wird beobachtet, röntgenvorbestrahlte Haut ist besonders empfindlich.

Therapie: Prophylaktisch entsprechender Schutz des Kopf- und Halsbereichs (Kopftuch, Tropenhelm, Burnus, Sonnenbrille usw.). Wiederbelebung durch künstliche Beatmung; allgemeine Abkühlung (kalte Übergießungen und Packungen, Aderlaß, Phenothiazine, in leichten Fällen gering dosierte zentrale Analeptica).

β) *Hitzschlag: Ursache:* Wärmestauung durch Überwärmung des Gesamtorganismus, d.h. Mißverhältnis zwischen erhöhter Wärmeerzeugung und erschwerter Wärmeabgabe, meist, wenn nach längerer Hitzeeinwirkung (UV-Bestrahlung nebst Infrarot-Wärmebestrahlung), feucht-warmes Wetter und Windstille bestehen bleibt. Namentlich in Zeiten sommerlicher Hitzewellen auftretend, wenn verdunstungshindernde Kleidung bei gleichzeitiger körperlicher Anstrengung getragen werden muß (Erntearbeit, Soldaten, Heizer, Bergmänner und Bergsteiger); begünstigend wirkt Alkoholabusus, Fettsucht, Erkrankungen des Herz-, Kreislauf- und Atmungsapparates. Nicht selten verknüpft sich der chemische Lichtschaden (UV-Bestrahlung) mit dem infraroten Wärmeschaden, so daß Sonnenstich und Hitzschlag nicht immer sicher trennbare Krankheitsbilder sind.

Symptome: Mattigkeit, Durst, Erbrechen, Kopfschmerzen, Schwerhörigkeit, lallende Sprache, Taumeln, Hinstürzen in Bewußtlosigkeit mit Cyanose des Gesichts, engen und starren Pupillen, Kreislaufkollaps, Temperatursteigerung bis 41 °C, mitunter Krämpfe und Delirien.

Prognose: In der Hälfte der Fälle Tod durch akute Herzdilatation binnen wenigen Stunden; sonst allmähliche Genesung, oft länger anhaltende, vorwiegend funktionelle Störungen des Herzens und Zentralnervensystems.

Prophylaxe: Training, leichte und poröse Kleidung, häufiges Ausruhen an schattigem und kühlem Ort, Verdunstungsbegünstigung durch künstliche Luftbewegung (Ventilator), Gepäckentlastung, reichlich Flüssigkeitszufuhr durch häufiges Trinken von Wasser, Tee, Kaffee (*Cave!* Alkohol!).

Therapie: Ruhe, Entkleiden, kühles Vollbad, kalte Übergießungen, feuchte Packungen, Ventilator, reichlich Flüssigkeitszufuhr per os und i. v., zentrale Analeptica, künstliche Atmung.

b) Röntgen- und Radiumschäden. *Ursache:* Bei Röntgenologen und seinen Hilfskräften durch Versäumen des Selbstschutzes, bei Patienten durch Bestrahlen (Vergessen des Filters, Überdosierung durch Filterirrtum, fehlerhafter Röhrenabstand) oder durch eine allzugroße Serie von Röntgenaufnahmen bei zu weicher Strahlung oder nach zu lange dauernden Durchleuchtungen.

Folgen: Röntgen- und Radiumstrahlen schädigen alle absorptionsfähigen Zellen reversibel oder irreversibel oder unter Hinterlassen einer latenten Allergie gegen weitere Strahleneinwirkung; kleinere Dosen rufen Zellwucherung, mittlere Mitosenhemmung, größere Zellzerstörung und Gefäßschäden hervor. Im einzelnen beobachtet man: die *akute Radiodermatitis* nach übergroßer einmaliger Bestrahlung entstehend, die *chronische Radiodermatitis*, oft erst nach vielen Jahren durch Summation chronischer Bestrahlungsschädigungen entstehend; das *Plattenepithelcarcinom* nach erheblicher einmaliger oder sehr lange einwirkender Schädigung, durchschnittliche Entstehungszeit etwa 7 Jahre; die „Röntgenhaut" ist eine hartnäckig bestehenbleibende Hautatrophie mit Trockenheit, Haarausfall, Rissigwerden der Nägel, Hyperkeratose, abnormer Pigmentierung, Teleangiektasien, leichter Verwundbarkeit gegenüber kleinsten Traumen (Nadelstich oder -ritzer), Ulcerationen.

Skelett: Radionekrosen der Knochen und Knorpel aus summierend gespeicherter Strahlenenergie (Gefahr der osteogenetischen Sarkomentstehung bei Gelenkbestrahlungen), Spontanfraktur der Colla femoris (Uterusbestrahlung), der aplastischen Anämie und Leukämie. *Zähne:* Degenerativer Pulpazerfall mit Hartsubstanzbildung in der Pulpakammer und im Wurzelkanal; Sklerose des Mundbodens. *Larynx:* Knorpelnekrosen, schwielige Stenosen noch nach 5–9 Monaten. *Lungen:* Fibrosklerose, Knochenbildung, Epithelwucherung. *Zwerchfell:* Ausflußstörung des Lebervenenblutes mit Leberschwellung und Herzversagen infolge ungünstig gelegener Einmündung der Venae hepaticae in die Cava. *Darm:* Verschwielungsstenose und Adhäsionsileus, Geschwürsbildung, Perforation; Rectum: Strahlenulcus.

Symptome: Die akute Radiodermatitis verläuft in 3 Schweregraden: Im *ersten Grad* unangenehmes Hautspannungsgefühl und Erythem, im *zweiten Grad* intensives Erythem, schmerzendes Ödem, Blasenbildung, Abschilferung der oberflächlichen Hautschicht, Haarausfall, schlecht heilendes oberflächliches Geschwür, welches eine entfärbte oder pigmentierte, gerunzelte Narbe mit starker Gefährdung für Spätfolgen hinterläßt. Beim *dritten Grad* trockene, bis tief in Muskeln und Gelenke reichende, Wochen oder Monate verweilende Nekrose, nach deren Abstoßung ein tiefes, sehr schmerzhaftes, ausgestanztes Ulcus zurückbleibt, welches während Monaten und Jahren allmählich heilt oder als ständiges *Röntgenulcus* bestehen bleibt (Malignomgefahr im Geschwürs- und Narbenbereich). Bei chronischer Radiodermatitis entsteht schleichend das heimtückische *Spätgeschwür*, welches sich langsam von der Oberfläche in die Tiefe fortfrißt; charakteristisch sind Epidermisatrophie, Unterhautsklerose, Degeneration des kollagenen und Verklumpung des elastischen Fasersystems, Keratose, rauh-schuppig-rissige Gelenkfaltenhaut, Nekrose, Ulcus mit Erysipelschüben, Carcinombildung, Stoffwechselstörung. Bei „Röntgenhaut" können kleinste Verletzungen Spätgeschwüre herbeiführen und den bisher latenten Schaden manifestieren. Operationen in bestrahltem Gewebe sind daher besonders atraumatisch, ohne chemische Infektion und unter möglichster Entfernung endgültig geschädigter Haut und Unterhaut auszuführen.

Diagnose: Meist aus Anamnese und Befund zu stellen; schlecht heilendes, schmerzhaftes Geschwür mit nekrotischem Grund, scharfen Rändern und glattnarbiger Umgebung nebst büschelförmigen Teleangiektasien spricht für Röntgenschaden. Die schädliche Wirkung von α-, β-, γ- und Sekundärstrahlen ist der Röntgenstrahlenwirkung ähnlich, verläuft jedoch schneller und stärker; β-Strahlen von Radioelement und Radioemanation setzen oberflächliche, rascher und vollständiger heilende, weniger entstellende Läsionen und ziehen keine gefährlichen Spätfolgen nach sich. Auch Nekrosen und Ulcera sind nicht so hartnäckig und schmerzhaft und neigen weniger zur malignen Entartung, wie Röntgengeschwüre; Glanzhautbildung und Ulcera an den Fingern, Osteonekrosen, Blasengeschwüre, sowie Lungencarcinom bei Uranarbeitern (Schneeberger Lungenkrebs) können jedoch auch durch Radium hervorgerufen werden.

Prognose: Bei Röntgenverbrennung meist irreversible Schädigung mit gesteigerter und fortschreitender Hinfälligkeit der Gewebe, bei Radiumschädigung ist vollständige Heilung unter wenig entstellender Läsion, sowie geringere Gefahr der malignen Entartung, möglich.

Prophylaxe: Ständige ärztliche Aufsicht (Blutbildkontrolle), Dosimetrie, Schutzvorrichtungen (Handschuhe, Schürzen, Schutzbrillen), zeitlich automatische Begrenzung der Bestrahlungsdauer (Janker-Uhr), möglichste Einschränkung operativer Maßnahmen unter gewöhnlicher Durchleuchtungskontrolle, Bevorzugung von Bildverstärkerröhren für den intraoperativen Gebrauch (spez. zur Frakturreposition und Knochennagelung), Vermeidung von hautreizenden Mitteln (Antiseptika, Schmieröl, Höhensonne, Teer), durch welche die Hautschädigung begünstigt und Kombinationsschäden hervorgerufen werden.

Therapie: Bei Strahlenkrankheit von Bestrahlungspatienten zur Prophylaxe und Therapie Antihistaminika (Atosilsirup), Vitamin B 6 (Benadon, 1 ccm s.c. oder i.m., Steigerung bis 3 ccm Benadon bis zum Verschwinden der Symptome). Außerdem Vitamin A, B, C Antineuralgica. Bei akuter Röntgendermatitis *1.Grades:* Bepanthensalbe, bei *2.* und *3. Grad* Iontophorese mit Histamin zur Erzielung von Schmerzfreiheit, Priscol, Pepsinlösung, Pepsinsalbe (nach *Unna*'schen Rezepten), Aloe vera (Blätter oder Wundbalsam), Pasta hydrargyri oxydati flavi 5%ig (Iselin), bei größerem Defekt Excision im Gesunden und plastische Deckung. Bei chronischer Röntgendermatitis rechtzeitige plastische Operationen, d.h. sobald sklerodermische, schmerzende, ulcerierende oder malignitätsverdächtige Röntgenhaut vorliegt. Stets sind gut ernährte gestielte Lappen zu verwenden, da an den Wundflächen trotz breiter Excision mangelnde Regenerationskraft vorliegt.

c) **Atomschäden.** α) *Schädigungen durch Anwendung radioaktiver Substanzen innerhalb der Medizin:* Durch die gewaltige Entwicklung der Kernphysik in der letzten Zeit, sowie durch Einführung der künstlichen radioaktiven Isotope in die Medizin sind wir vor neue Aufgaben hinsichtlich des Strahlenschutzes gestellt.

Physikalisches: Grundlage des Strahlenschutzes beim Umgang mit radioaktiven Stoffen bildet die Kenntnis des Zusammenhanges zwischen Strahlendosis und biologischer Wirkung der Strahlung. Dosiseinheit für Corpuscularstrahlung ist das „rad"; das rad ist die Einheit der absorbierten Dosis und ist gleich 100 erg pro Gramm; zulässige Dosis („Toleranzdosis") ist diejenige Dosis ionisierender Strahlung, die aller Voraussicht nach der betreffenden Person während ihrer Lebenszeit keinen merklichen körperlichen Schaden zufügt.

Strahlung von außen: kommt durch ungewollte Einverleibung radioaktiver Stoffe infolge Verseuchung der Arbeitsplätze und unvorschriftsmäßiger Handhabung der strahlenden Substanzen beim Arbeitspersonal zustande; als besonders kritisch für die Aufnahme von ionisierender Strahlung sind folgende Organe zu betrachten: 1. Haut, 2. blutbildende Organe, 3. Gonaden (Fertilitätsstörungen), 4. Augen (Katarakte). Die Toleranzdosis für Bestrahlung mit β-Strahlen von außen liegt für die blutbildenden Organe, Gonaden und Augen bei 0,3 rad/Woche, für die Basalschicht der Epidermis bei 0,6 rad/Woche; für schnelle Neutronen (blutbildende Organe, Gonaden und Augen bei 0,03 rad/Woche, Basalschicht der Epidermis bei 0,06 rad/Woche). Für den Strahlenschutz gegen Strahlung von außen ist zu beachten:

1. Genügender Abstand von der Strahlenquelle (Intensität der Strahlung verhält sich umgekehrt proportional dem Quadrat der Entfernung von der Strahlenquelle).

2. Beschränkung der Strahlenexpositionszeit auf das Minimum, welches zum raschen und sicheren Arbeiten unbedingt erforderlich ist.

3. Abschwächung der Strahlung durch Einbau von Schutzschichten (Bleigläsern, Bleiwänden), daß bei der Arbeit die Toleranzwerte nicht überschritten werden können.

Zur Totalabschirmung reiner β-Strahler genügen 3 mm Glas oder 6 mm Plexiglas.

Strahlung von innen: kommt zustande bei Indikatoruntersuchungen und zur Therapie, wobei die radioaktiven Substanzen absichtlich dem Organismus inkorporiert werden. Die gesamte Energieabgabe erfolgt in unmittelbarer Umgebung des Zerfallsortes. Hauptzerfallsorte sind die „kritischen Organe"; dort kommt es zur Anreicherung und besonders hoher örtlicher Strahlenbelastung; die zulässigen Mengen radioaktiver Substanzen im Gesamtkörper werden so berechnet, daß bei einer lebenslänglichen (70 Jahre) konstanten Zufuhr die zulässige Wochendosis für Langzeitbestrahlung von 0,3 rem für das jeweilige kritische Organ niemals überschritten wird. Die *Toleranzdosis* für β-Strahlen von innen liegt bei 0,3 rad/Woche, für α-Strahlen von innen bei 0,03 rad/Woche. Die zulässigen Mengen radioaktiver Isotope im Gesamtkörper und maximal zulässige Konzentration in Luft und Wasser bei Dauerexposition muß der Fachliteratur entnommen werden.

Praktische Hinweise zum Strahlenschutz: Laufende Überprüfung sämtlicher Laboratorien auf Aktivität, Abschirmung der Betten von mit γ-Strahlen behandelten Patienten durch verschiebbare Wandschirme mit hinreichender Bleiäquivalenz, Einteilung der Isotopenarbeit in Gefahrenklassen, Verwendung von langstieligen Instrumenten hinter Bleischutzwänden, Verwendung installierter Isotopen-Arbeitsschränke mit Beleuchtung und Abzugssystem; strenge Beachtung der Vorschriften, die von der internationalen Kommission für Strahlenschutz (Kopenhagen, Juli 1953) herausgegeben wurden.

β) Schädigungen durch radioaktive Substanzen außerhalb der Medizin, Vorkommen: Industrie, Technik, Forschung, Atombombardierung.

Physikalisches: Bei der Atomexplosion wird durch ungesteuerte Kettenreaktion Uran 235 oder Plutonium in eine große Anzahl von Spaltprodukten aufgespalten. Die Kettenreaktion läuft nur ab, wenn eine bestimmte Mindestmenge spaltbaren Materials (sog. kritisches Volumen) vorhanden ist. Beliebig kleine Atombomben („gezähmte Bombe") sind daher bisher nicht herstellbar. Die Energieabgabe erfolgt durch Zusammensintern mehrerer Kernbestandteile. Der größte Teil der freiwerdenden Energie tritt in Form von ionisierender Strahlung auf. Die Schäden sind hervorgerufen durch eine vernichtende *Druckwelle*, durch gewaltige *Hitzestrahlung* (sog. „Lichtblitz" bis zu 4 km noch zu schweren Verbrennungen führend), sowie durch sehr energiereiche γ-Strahlung (sog. „Gammablitz") Dauer der Hitzestrahlung etwa 3 Sekunden, der Gammastrahlung etwa 100 Sekunden; innerhalb eines Radius von 1 km muß mit schwersten, meist tödlichen Strahlenschädigungen, innerhalb von 2 km mit mittleren, innerhalb von 4 km leichteren Strahlenschäden gerechnet werden. Außerdem kommt es durch bestehenbleibende Neutronenstrahlung zur induktiven Radioaktivität, vor allem schweratomischer Stoffe, die von der Neutronenstrahlung getroffen werden. Spaltprodukte können durch den Explosionsdruck bis in die Stratosphäre emporgeschleudert werden und allmählich zu Boden sinken und zur radioaktiven Verseuchung führen. Neben der den Organismus von außen treffenden Strahlung stellt die Aufnahme von radioaktivem Material in den Körper eine schwere Gefahr dar (radioaktive Vergiftung, schwere Schädigung der Gonaden, des Skeletts, der blutbildenden Organe).

Folgen:

1. *Mechanische Explosionsschäden:* Verwundungen in etwa 70%.

2. *Verbrennungen:* In 65–85% bis auf eine Distanz von 4 km vom Bombenzentrum (nur an ungedeckten, der Bombe zugekehrten Körperstellen), in dessen näherem Aktionskreis es auch zu Verbrennungen unter der Haut kommt; stärker unter dunklen, als unter hellen Kleidern; 90% der Verbrennungen sind zweiten Grades; Hauptunterschied gegenüber den gewöhnlichen Verbrennungswunden ist die dunklere Verfärbung der Schadenzone.

3. *Überbelichtungsschäden:* Durch sichtbares, infrarotes und ultraviolettes Licht.

4. *Strahlenschäden:* Durch α-, β- und γ-Schaden und durch Neutronen; Hauptschädiger sind die γ-Strahlen; sie verursachen Spätschäden infolge Strahlungsspeicherung bei den weder mechanisch, noch thermisch Verletzten (etwa 1/7 der Fälle nach 1–5 Wochen); im Vordergrund stehen Knochenmarkschäden, akute und subakute Panmyelophthise; schwächere Bestrahlung erzeugt akute entzündliche Erscheinungen der Mundrachenorgane, des Magen-Darmkanals, Anämie, aplastische Anämie, Thrombocytenschwund und hämorrhagische Diathese; bei starkem Strahlenschaden entstehen Fieber, Durchfälle, Leukopenie, Agranulocytose, agranulocytotische Ulcera, Magen-Darmblutungen, Nekrosegeschwüre der Trachea, des Darms, der weiblichen Genitalien, Sepsis, Pneumonie, schwere Augenstörungen, disseminierte subkutane Tumoren.

Prophylaxe und Therapie: Gegen Initialstrahlung kommt nur Aufenthalt in besonders gesicherten Luftschutzräumen in Frage; gegenüber Rückstandsstrahlung ist der wirksamste Schutz die begrenzte Aufenthaltszeit im verseuchten Gebiet (Ganzbestrahlungsdosis von 50–60 r eben noch tragbar). Die gespeicherte radioaktive Energie läßt sich noch nicht sicher inaktivieren (Versuche des aktiven Strahlenschutzes mit Cystein und Cysteamin werden diskutiert). Chirurgischerseits kommt in erster Linie die Behandlung der mechanischen und thermischen Verletzungen, Infektionsschutz mit Antibioticis, Schock- und Kollapsbekämpfung, sowie der Blutschäden mit Plasma- und Bluttransfusionen in Betracht.

C. Chemische Verletzungen

Ursachen: Sogenannte „Ätzmittel", und zwar *Alkalien:* Ätzkali und -natron (Seifensiederlauge), Ätzkalk (häufig im gewerblichen Betrieb, ferner durch Hinfallen in Kalkgruben, schließlich bei Anwendung der Wiener Ätzpaste). *Säuren:* Salz- (Ätzschorf grauweiß), Schwefel- (Ätzschorf braunschwarz) und Salpetersäure (Ätzschorf gelbbraun), spez. rauchende (auch als Ätzmittel benutzt bei Warzen und Hämangiomen) sowie Carbol-, Arsen-, Chrom-, Milch-, Trichloressigsäure (letztere beiden auch als Ätzmittel benutzt bei Schleimhautaffektionen, spez. bei Tuberkulose). *Metallsalze:* Argentum nitric. (auch als Ätzmittel benutzt bei Granulationen usw. als Höllensteinstift: *Lapis infernalis* oder milder mit Zusatz von Kal. nitric. 1:2 als *Lapis infernalis mitigatus*), Chlorzink (auch als Ätzmittel benutzt bei malignen Tumoren; die gesunde Haut nicht angreifend), Kupfervitriol, Sublimat, außerdem Senf- und Crotonöl, Canthariden, Jodtinktur, Gelbkreuzkampfstoffe (Lost, Lewisit, Stickstofflost); Kohlensäureschnee, Äther, Chloräthyl, Chloroform.

Symptome und Folgen: Chemische Stoffe erzeugen Verbrennungssymptome, welche im *1. und 2. Grad* vollkommen jenen gleichen (Erythem, Blasenbildung); bei stärkerer Konzentration und Einwirkungsdauer entsteht Verschorfung und Nekrose, welche an der Haut weniger gefährlich sind, an der Schleimhaut jedoch sehr tief gehen.

Einzelne Stoffe: Oberflächlich wirken Essig-Trichloressigsäure, Arsen-, Chrom-, Milchsäure, Ammoniak (zur Verschorfung der Schleimhäute); stärkere Tiefenwirkung entwickeln konzentrierte Schwefelsäure, rauchende Salpetersäure, Höllenstein (zur Kauterisation von Hämangiomen, Warzen, kranken Granulationen); verdünnte Argentum-Nitricumlösungen (1:10000 bis 1:500) zur Behandlung hartnäckiger Harnblasenentzündungen (*Cave!* Verwendung von Stammlösung [1%], da hierdurch völlige Zerstörung der Blasenwand eintritt).

Karbolsäure: Früher häufig zu feuchten Umschlägen benutzt, ist heute *verboten*, da schwerste Hautnekrosen durch sie hervorgerufen werden.

Chlorgas (Herstellung von Chlorkalk, Bleichen von Papier, Stroh, Geweben) erzeugt Hauterytheme, Ekzeme, Schleimhaut und Bindehaut reizend; *Chlorkalk* bewirkt Verätzungsekzeme an den Hautfalten und Stellen stärkerer Schweißabsonderung; *Arsen* und seine Verbindungen rufen an unbedeckten Körper- und Reibestellen (Achselfalten, Interdigitalfalten, Genitalien, Gürtel) juckende Hautausschläge, Pusteln, Knötchen und Ulcera (Arsenschanker) hervor.

Chromate bewirken Chromgeschwürchen mit Neigung zur Ausdehnung in die Tiefe, Eröffnung von Gelenken, Sehnenscheiden, Defektbildung der knorpligen Nasenscheidewand, außerdem Chromekzeme und Dermatitiden.

Quecksilberdämpfe und *Staub:* Neben Haut- und Schleimhautentzündung schwere Vergiftungserscheinungen durch Nieren- und Darmschädigung.

Kohlenwasserstoffe und *Steinkohlenteer:* Entzündliche Reizerscheinungen der Haut, papilläre Wucherungen, Hautcarcinome (Hodensack-Ca der Kaminkehrer und Paraffinarbeiter).

Flußsäure (Glasindustrie, Spiritus- und Bierbrauerei) dringt durch die intakte Haut in die Tiefe und erzeugt dort Nekrosen der Subcutis, der Knochen und Gelenke. *Therapie:* Frühzeitige örtliche Umspritzung der geschädigten Stelle mit Calcium gluconicum (10%).

Folgen: Bei allen Verätzungen Ausbildung eines Ätzschorfs, welcher sich abstößt und per granulationem unter Hinterlassung breitflächiger Narben abheilt (häufig Keloidbildung, Verzerrung, Verengung natürlicher Öffnungen, Ektropium von Lippen und Lidern; besonders schwere Folgen nach Verätzung der Speiseröhre und Urethra, welche bis zur Undurchgängigkeit stenosieren können.

Phosphor nimmt eine besondere Stellung ein, indem der brennende Phosphor nicht nur Brandwirkung, sondern auch chemische Verätzung ausübt; außerordentlich schmerzhafte Brandwunden mit schlechter Heilungstendenz; außerdem allgemeine resorptive Phosphorvergiftung von der Wunde aus; frische Phosphorwunde ist trocken, riecht nach Phosphor, leuchtet im Dunkeln und zeigt in der Tiefe schwarzen oder graubraunen Schorf; bei Eröffnung eines Schußkanals kann der grauweißliche Phosphordampf in feinen Schwaden aus der Wunde aufsteigen; allgemeine Phosphorvergiftung ist durch Leberschädigung (gestörter Kohlehydratstoffwechsel, Hypoglykämie und Glykogenverarmung) und des Fettstoffwechsels (Fettleber) gekennzeichnet; in akuten Fällen außerdem Allgemeinstörungen des Gastrointestinaltraktes (Erbrechen, Durchfälle, Bauchschmerzen), schließlich tritt Gelbsucht auf und Ausgang in akute gelbe Leberatrophie; chronische Phosphorvergiftung (heute selten, Phosphorindustrie), verursacht zerstörende Knochenprozesse (besonders am Unterkiefer mit Totenladenbildung (Phosphornekrose); extrem selten im Anschluß an äußere Verletzungen.

Therapie: Rasches Unschädlichmachen des Mittels durch entsprechende Gegenmittel in frischen Fällen. Alkaliverätzungen werden mit Eisessigsäure (1%ig), Citronensaft, Essig betupft, Säureverätzungen mit Natrium bicarbonicum. Alkohol, Kreide, Soda; nach Ausbildung des Ätzschorfs kommt nur abwartende Behandlung wie bei echten Verbrennungen in Frage; nach Abstoßung der Nekrosen Epidermistransplantation, Beseitigung narbiger Strikturen der Speiseröhre, des Pylorus, der Harnröhre; an der Speiseröhre meist Resektion und Ersatz der Speiseröhre durch den intrathorakal verlagerten Magen, bei Harnröhrenstriktur Aufbougieren mit Hilfe filiformer Bougies.

Bei *Phosphorverbrennung* als erste Hilfe: Erstickung der Flammen, Auflegen von nassen Tüchern (*Cave!* Wiederentflammung des Phosphors nach dem ersten Ablöschen), Abspülen mit Kupfersulfat (1%ig), Natriumbicarbonicum (5%ig), Soda- oder Seifenlösung (2%ig), Selbstschutz der Helfer vor Phosphorverletzung nicht vergessen (Gummischürze, Gummihandschuhe); Weiterbehandlung nach allgemeinchirurgischen Grundsätzen wie bei Brandwunden. Bei *Gelbkreuzverätzung* rascheste Säuberung des verseuchten Körperabschnitts (Kleidung entfernen, Brausebad, Abtupfen der Haut, Auflegen von Losantin, Chloramin oder Chlorkalkbrei). Bereits eingetretene Gelbkreuzverätzungen: Wie echte Verbrennungen.

7. Abschnitt: Pathophysiologie des chirurgischen Eingriffs

A. Das Operationsrisiko und die postaggressorische Krankheit

Jede Operation stellt eine Aggression auf den Organismus dar. Sie löst einen bestimmten Reaktionsmechanismus aus:

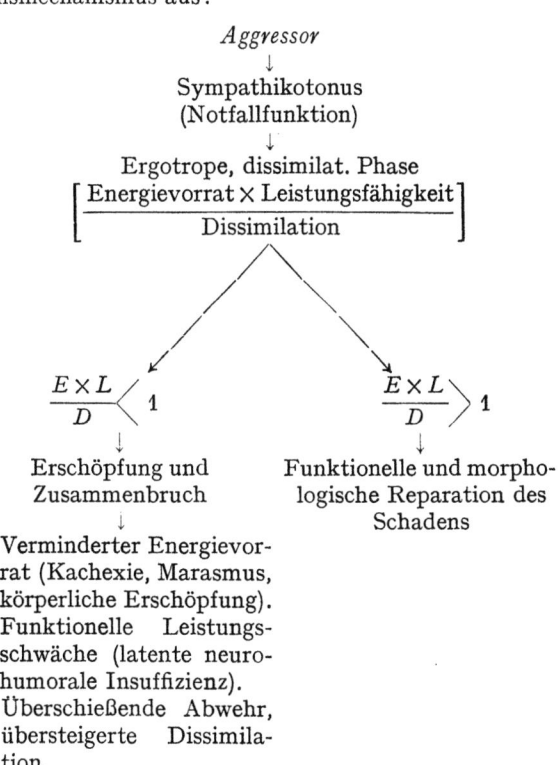

Die Reaktion dient dem Zweck, die *Homoeostase des Organismus* wiederherzustellen. Die Summe aller unspezifischen Systemreaktionen, welche durch eine Aggression oder einen Stress in Erscheinung treten, bezeichnen wir mit *Hoff* als *vegetative Gesamtumschaltung* oder nach *Selye* als „*allgemeines Adaptationssyndrom*". Innerhalb dieses Syndroms unterscheiden wir 3 Phasen: *Die Alarmreaktion, die Widerstandsphase und die Erschöpfungsphase.* Im Anschluß an eine einmalige Einwirkung, z. B. eine Operation, tritt nur die Alarmreaktion in Erscheinung. Diese unterteilt sich in die Schockphase und in die Schockabwehrphase. Der Auslösungsort der allgemeinen Operationswirkungen ist das Diencephalon. Von hier aus kommen auf dem Wege über das Neurovegetativum und über das hypophysärhormonale System vegetative und hormonale Effekte zustande, welche je nach Größe des Energievorrates, der Leistungsfähigkeit und der Dissimilation zur funktionellen Anpassung und morphologischen Reparation oder zur Erschöpfung und zum Zusammenbruch führen können. Durch diese Faktoren wird die Operationsprognose bestimmt.

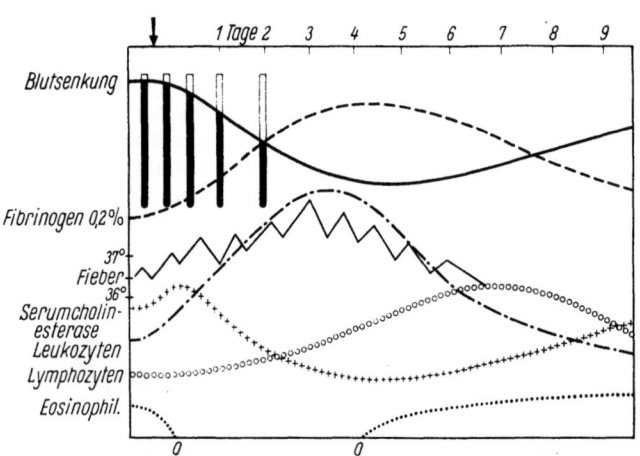

Abb. 74. Verhalten verschiedener Blut- und Plasmagrößen im Zuge der unspezifischen postoperativen Allgemeinreaktion (postaggressorisches Syndrom, allgemeines Adaptationssyndrom 1. Phase)

Die *Alarmreaktion* ist durch folgende Veränderungen gekennzeichnet: (s. Abb. 74). Leukocytose, Verschwinden der Eosinophilen, absolute und relative Lymphopenie, Zunahme der Blutplättchen, Verkürzung der Gerinnungszeit, Fibrinogenvermehrung, nach initialem Blutdruckanstieg anschließende erhebliche Blutdrucksenkung, Absinken der Serumcholinesteraseaktivität mit nachfolgendem Wiederansteigen, durch welches die Erholungsphase bzw. die ausbleibende Erholung zur Darstellung kommt, Zunahme der Blutkörperchensenkungsgeschwindigkeit, kurzfristiger initialer Temperaturabfall und anschließender Temperaturanstieg, Tachykardie, nach initialer Blutzuckersenkung Hyperglykämie, auch wenn keine Nahrung gegeben wird; Verminderung des Leberglykogens, Herabsetzung der Insulinempfindlichkeit, ausgesprochen negative Stickstoffbilanz, nach initialer Hypochlorämie Hyperchlorämie, verstärkte Kalium- und Phosphorausscheidung, allgemeiner Gewichtsverlust.

Pathologisch-anatomisch: Hypertrophie der Nebennierenrinde (verbunden mit Lipoidverlust), Thymusatrophie, Lymphdrüsenatrophie, Milzverkleinerung, akute Pankreasinvolution, Degranulierung im Hypophysenvorderlappen (besonders der eosinophilen Zellen); Atrophie der Gonaden bei beiden Geschlechtern, gastrointestinale Ulcera, akute Hyperämie und Ödem der Lungen (seltener akute Pneumonie), trübe Schwellung, Atrophie und starke Verfettung der Leber, trübe Schwellung der Nieren.

Nebenniere: Die Alarmreaktion (Selye) ist eine hormonale Gleichgewichtsstörung, welche in der Hypophyse zur vermehrten Ausschüttung adrenocorticotropen Hormones und durch dieses zur adäquaten Reizsetzung in der Nebenniere führt (progressive Transformation nach *Tonutti*). An der Reaktion beteiligen sich auch andere endokrine Organe (s. Abb. 75). Die Nebennierenreaktion führt zur schnellen Erholung oder leitet in die Schockabwehrphase (*Selye*) über, welche eine Phase der vorwiegenden Störung des vegetativen Gleichgewichts ist. Die vegetative Labilität dieser Phase bildet den Ausgangspunkt für die postoperativen Komplikationen der Pneumonie, Thromboembolie und des sekundären Kollapses. Reaktionen der Nebenniere sind auch die Veränderungen des Albumin-Globulin-Quotienten, der Kohlehydrattoleranz, der Herabsetzung der Alkalireserve, Erhöhung der Blutsenkungsgeschwindigkeit und Störungen der Fermentaktivitäten.

Während der Alarmreaktion kommt es außerdem zur vermehrten Ausscheidung von 11-Oxycorticosteroiden (Zuckerstoffwechselregulatoren der Nebennierenrinde) und zur kurzfristigen Erhöhung der 17-Ketosteroidausscheidung. Dieser folgt ein Absinken für längere Zeit auf unternormale Werte. Auch die Androgene werden initial vermehrt ausgeschüttet (Testosteron, Perandren). Die Regulatoren des Mineralstoffwechsels (Sauer-

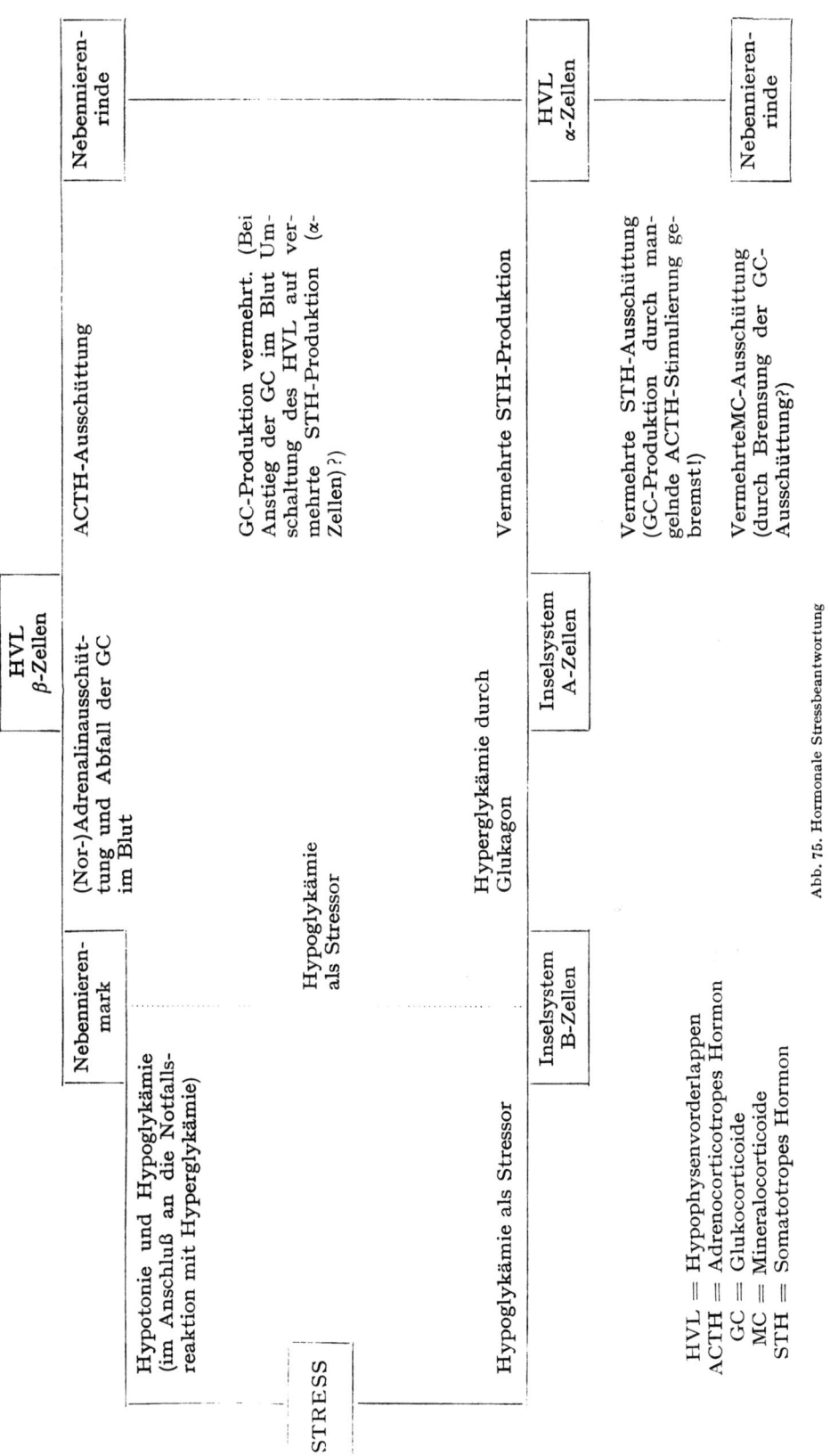

Abb. 75. Hormonale Stressbeantwortung

HVL = Hypophysenvorderlappen
ACTH = Adrenocorticotropes Hormon
GC = Glukocorticoide
MC = Mineralocorticoide
STH = Somatotropes Hormon

stofffreie Corticosteroide, z. B. Desoxycorticosteron, werden nur minimal beeinflußt. Die Nebennierenstimulation zur Produktion androgener Hormone ist Ursache der bei Frauen häufig zu beobachtenden Cyclusanomalien (verfrühte Menstruation nach operativen Eingriffen). Im wesentlichen ist daher die Alarmreaktion durch ein Überwiegen der 11-Oxycorticosteroide bei gleichzeitigem Zurücktreten der übrigen Nebennierenrindenhormone verursacht. Da die 11-Oxycorticosteroide katabol wirksam sind, während die 17-Ketosteroide anabol wirken, ist die Alarmreaktion eine vorwiegend katabole Gleichgewichtsstörung, welche nur durch anabolisierende Maßnahmen ausgeglichen werden kann (s. unten Prophylaxe und Therapie).

Leber: Sie besitzt ausgeprägte Beziehungen zur Nebennierenrinde, Milz und Knochenmark und regelt den Auf-, Um- und Abbau der meisten Hormone. Störungen im hormonellen Gleichgewicht (Alarmreaktion) treffen die Mesenchymfunktion der Leber. Außerdem sind 2 Zellgruppen in der Leber tätig:

1. die Leberparenchymzelle und
2. die *Kupffer*schen Sternzellen, welche dem RES angehören und dem Gallenfarbstoffwechsel dienen.

Störungen der Parenchymzelltätigkeit treffen die Glykolyse, die Fettverseifung, die Aufspaltung der Zucker in Brenztraubensäure und Milchsäure, sowie der Proteine in Aminosäuren ferner die Enzymsysteme zur Eiweißsynthese (Plasmaalbuminbildung), sowie das Fermentsystem der Atmungskettenphosphorilierung (ATP in Verbindung mit Kalium). Hemmungen der ATP-Bildung (Gewebshunger, Erschöpfungsphase, Leberkrankheit) führen zur Störung der Albuminsynthese, der Nucleinsäuren, der Hippursäure.

Milz: Regulationsorgan erster Ordnung für die Normalisierung der vegetativen Reaktionslage. Deshalb bei fehlender Milz oft verstärkte Alarmreaktion und verzögerte Erschöpfungsphase. Ferner kenntlich an der Blutgerinnung, dem Cholesterinspiegel, der Drüsensekretion und der Magensäure (Milzextrakte normalisieren Hyperacidität und Hypoacidität), an der Nebennierenrindentätigkeit bei Allergien (günstige Beeinflussung allergischer Krankheiten mit erhöhtem Serumkalium durch Milzextrakt), Verzögerung des Serumschocks durch Splenektomie und Beschleunigung desselben durch Milzextrakte.

Niere: Im Verlauf des Adaptationssyndroms kommt es innerhalb der ersten 6 Tage zur deutlichen Ausscheidungs- und Rückresorptionsstörung der Niere (Einschränkung der Phenolrotausscheidung und Kreatininclearance). Im übrigen nimmt dieses Organ an der allgemeinen Zellstörung (gestörtes Kalium-Natriumgleichgewicht) teil. DOCA und Cortison stellen Elektrolyt-Gleichgewicht her und beseitigen Hyperkaliämie.

Postaggressorische Krankheit („maladie postaggréssoire", *Leriche*) ist die Gesamtheit der durch unspezifisches Stressgeschehen ausgelösten Allgemeinreaktionen.

Prognose: Die prognostische Vorhersage ihres Schweregrades ist eines der Hauptanliegen der chirurgischen Diagnostik und präoperativen Vorbereitung. Eine zuverlässige Prognose der zu erwartenden postaggressorischen Krankheit ist bis heute noch nicht möglich. Einige präoperative Teste geben jedoch in dieser Hinsicht gewisse Einsichten.

Operationsgefährdungsteste:

1. Kohlehydrattoleranztest: Läßt sich im Glukosebelastungsversuch (perorale Gabe von 100 g Glukose) und Kontrolle des Blutzuckerwertes während der ersten $\frac{1}{2}$, 1., 2. 3. Stunde bei Personen mit gestörter Glukosetoleranz die Blutzuckerkurve durch Gabe von 8×5 mg Cortison nicht normalisieren, so liegt erhöhte Operationsgefährdung vor.

2. Thorn- und Robinsontest: Beide sind untereinander nicht vergleichbar, weil sie unterschiedliche Teilfunktionen der Nebennierenrinde ausdrücken.

a) *Thorn-Test* beruht auf der Beobachtung, daß es nach Gabe von ACTH oder Ausschüttung von adreno-corticotropem Hormon aus dem Hypophysenvorderlappen (nach *Stress*) zu einem von der Nebennierenrinde gesteuerten Abfall der eosinophilen Zellen und der Lymphocyten im peripheren Blut kommt. Die Neutrophilen und der Harnsäurekreatininkoeffizient im Urin steigen an. Die Schwankung muß bei funktionstüchtiger Nebennierenrinde wenigstens 50% betragen; Nebennierenrindeninsuffizienz ist durch mangelnden Abfall der Eosinophilen und Lymphocyten gekennzeichnet.

Beurteilung des *Thorn*-Tests ist schwierig; der Test muß mehrmals wiederholt werden; *ein* negatives Ergebnis unter mehreren Untersuchungen ist stets schwerwiegender als ein positives. Bei nachgewiesener Nebennierenrindeninsuffizienz kann das bedrohliche Stadium durch Zufuhr von Desoxycorticosteronacetat (DOCA) und Nebennierenrindenextrakten (Perandren u.ä.), überwunden werden.

b) Im *Robinson-Test* werden die Mineralocorticoide erfaßt, indem Veränderungen im Wasser- und Mineralhaushalt unter Einbeziehung der Nierentätigkeit festgestellt werden.

Ausführung: Am Vortag: Fasten ab 18 Uhr, 22^{30} Uhr Blasenentleerung, Sammlung des Nachturins bis 7^{30} Uhr morgens (Mengenbestimmung); weiterhin Nüchternlassen, 8^{30} Uhr erneute Blasenentleerung und Zufuhr von 20 ccm/pro kg Körpergewicht dünnen Tees oder Wassers innerhalb 45 Minuten; Urinentnahme stündlich bis 12^{30} Uhr -(Mengenbestimmung jeder Portion); 11 Uhr Blutentnahme zur Harnstoff und Chloridbestimmung; ist die Nachturinmenge kleiner als die größte Tagesstundenportion, so liegt keine Nebennierenrindeninsuffizienz vor (Abbrechen des Versuches); andernfalls wird die Bestimmung von Cl und Harnstoff im Serum und im Nachturin ausgeführt.

Beurteilung: Index unter 25 spricht für Nebennierenrindeninsuffizienz, Indices über 30 gegen eine solche. Errechnung des Index aus der Formel:

$$J = \frac{\text{Harnstoff im Nachturin (mg-\%)}}{\text{Harnstoff im Serum (mg-\%)}} \cdot \frac{\text{Cl im Serum (mg-\%)}}{\text{Cl im Nachturin (mg-\%)}} \cdot \frac{\text{größte Tagesportion (ccm)}}{\text{Nachturinmenge (ccm)}}$$

Besonders geeignet ist der *Robinson*-Test für urologische Erkrankungen, da er über Wasserausscheidung, sowie Harnstoff und Chlor-Clearance aussagt.

3. Leberfunktionsprüfung: Durch Galaktose-Belastungsprobe, Gesamtcholesterinbestimmung, Takata-Ara, Bestimmung der Alkalireserve (s. klinische Funktionsdiagnostik) läßt sich über die Operationsgefährdung einiges aussagen. Bei lebernahen Erkrankungen ist eine Schädigung der Leberfunktion im allgemeinen nur dann gefährlich, wenn im Gesamtstoffwechsel Zeichen einer Acidose offenbar werden. Bei leberfernen Erkrankungen ist die Verringerung des Kohlensäurebindungsvermögens des Blutes ein ernstes Warnungszeichen.

Serumcholinesteraseaktivität (vgl. Abb· 74) (*Holle*): Ihre Bestimmung sagt sowohl über die Leistungsfähigkeit der Leberparenchymzelle (Albuminproduktion) etwas aus, als auch über die ergotrope bzw. trophotrope Gesamtsituation. Bei regelmäßiger prä-, per- und postoperativer Esterasebestimmung (gasanalytisch im *Warburg*-Apparat, spektro-photometrisch im Photometer „*Eppendorf*") läßt sich aus dem postoperativen Esteraseabfall der Schweregrad des postaggressorischen Syndroms ablesen. Sehr hohe und sehr niedrige Esteraseausgangswerte sind prognostisch ungünstig, mittlere Werte (etwa zwischen 80 und 120 Mikromol bei photometrischer Bestimmung) zeigen Operationsreife an. Durch entsprechende anabolisierende Vorbereitung bei niedrigen Ausgangswerten und durch zentralsedative Vorbereitung bei extrem-hohen Ausgangswerten läßt sich durch die Esterasekontrolle das Erreichen der Operationsreife nachweisen. Der Abschluß der Erholungsphase ist am Wiedererreichen normaler Esterasewerte zu erkennen.

4. Veritol-Test (n. *Rehn-Schneider*, vgl. Abb. 84) ist ein Kreislauftest zur Beurteilung der Operationsgefährdung bei Verletzten oder kranken Menschen. *Prinzip:* Der gesunde Kreislauf antwortet bei normaler Ausgangslage auf Veritolgabe mit einer Blutdruckerhöhung und Pulsverlangsamung (jedenfalls keine Pulsbeschleunigung); Gefährdung zeigt sich an, wenn auf Veritolgabe der Blutdruck etwa normal bleibt, eine geringe Blutdrucksteigerung und erhebliche Pulsbeschleunigung auftritt; starke Gefährdung liegt vor, wenn in der Ausgangslage niedriger Blutdruck bei raschem Puls und im Ablauf des Testes eine flüchtige oder fehlende Blutdrucksteigerung bei starker Pulsbeschleunigung eintritt; höchste Gefährdung besteht bei Fehlen von Blutdruck- und Pulsanstieg in bedrohlicher Ausgangslage.

Weitere Funktionsproben, welche nicht unmittelbar mit der Operationsprognose und -gefährdung zusammenhängen (s. Funktionsdiagnostik).

Prophylaxe und Therapie des postaggressorischen Syndroms:
Prophylaktische und therapeutische Maßnahmen überschneiden sich hier vielfach; wichtigster Grundsatz muß sein, durch den Eingriff das biologische Gleichgewicht des Organismus möglichst wenig zu stören; man arbeite daher stets unter strenger Beachtung von: einwandfreier Asepsis, atraumatischer Gewebsschonung, zügigem und genauem Operieren, Beseitigung jeglicher Angst (vor Flüssigkeits- und Nahrungsaufnahme, vor Durchatmen und Aushusten, vor Frühaufstehen und Bewegen, vor Schmerz).

Befindet sich der Kranke vor der Operation nicht im Zustand des biologischen Gleichgewichtes, so muß derselbe präoperativ hergestellt werden durch Maßnahmen wie: Beseitigung von *Mangelernährung* durch ausreichende Nahrungsaufnahme per os, rectale oder parenterale Zufuhr von Kohlehydraten, Fett- und Eiweißkörpern, tägliche Gesamtkalorienzahl mindestens 3000 KAL, zusätzlich intravenöse Zufuhr von Dextroselösung

5%ig 1000 ccm jeden 2. Tag, im Wechsel mit 500 ccm Plasma i.v. (Infusionen stets als langsame Dauertropfinfusion, *Cave!* Kreislaufüberlastung!) Behebung der *chronischen Anämie* durch Vollblut-Konserventransfusion von 600 cm³ jeden 2. Tag; Blutersatzlösungen sind zur Auffüllung chronischen Blutdefizits nicht geeignet. Fortlaufende Kontrolle des Blutstatus und Hämatokrit orientiert über die Normalisierung. Ausgleich von *Flüssigkeits- und Elektrolytmangel* (möglichst durch Zufuhr per os von Milch, Fruchtsäften, Suppen, Nährstoffen, Vitaminen und Salzen, solange bis tägliche Harnmenge zwischen 1000–1500 ccm liegt (s. Kapitel Wasser- und Salzhaushalt). Zusätzlich als Infusionslösung eine Blutsalzlösung (Sterofundin, Tutofusin), speziell zusammengesetzte Elektrolytlösungen je nach Lage des Falles (s. Kapitel Bluttransfusion und Blutersatz). Zufuhr *anabolisierender Medikamente* (Vitamin C 500–1000 mg täglich, Vitamin-B-Komplex, Polyvital, Polybion); Androgene (z. B. Testoviron, Durabolin); Unterstützung der Auffüllung der *Eiweiß- und Glykogenreserven* (Testosteron 25–50 mg pro die bis zu 1 Monat, bei Frauen nur bis zu einer Gesamtmenge von höchstens 400 mg/Monat, somatotropes Hormon zum Stoffansatz); *Dämpfung der Stoffwechsellage* und des Neuro-endokriniums bei Patienten mit vegetativer Labilität und gesteigertem Grundumsatz (Plummerung bei Basedow und Thyreotoxikose, zentrale Sedativa, potenzierte Narkose, in schweren Fällen künstliche Hypothermie evtl. über mehrere Tage). Zur *Schockprophylaxe* hat sich besonders bewährt: *praeoperativ:* 4. Tag: 500 mg Cebion; 3. Tag: 500 mg Cebion + 20 mg Dekortin; 2. Tag: 500 mg Cebion; + 20 mg Dekortin; 1. Tag: 500 mg Cebion + 20 mg Dekortin; *Op-Tag:* 2 g Cebion + 25 mg Dekortin (intra op.) + abends weitere 25 mg Dekortin; *postoperativ:* 1. Tag: 2 g Cebion + 25 mg Dekortin; 2. Tag: 2 g Cebion + 15 mg Dekortin; 3. Tag: 1 g Cebion + 5 mg Dekortin; 4. Tag: 500 mg Cebion.

Für alle Fälle *Beschränkung des Blutverlustes auf ein Minimum.* Jeder Blutverlust über 200 ccm muß während der Operation unmittelbar ersetzt werden; der Operationsschock ist im wesentlichen durch den Blutverlust hervorgerufen und heutzutage durch Anästhesie, Blutersatz und schonendes Operieren weitgehend vermeidbar. Kontrolle des Blutverlustes durch die Wägemethode: Gebrauchte Tupfer und Kompressen werden vor und nach der Operation gewogen, das Blut im Saugapparat gemessen. Große Blutverluste müssen durch sofortige intraarterielle Transfusion ausgeglichen werden (s. Bluttransfusion und Blutersatz).

Nachbehandlung: Setzt im wesentlichen die Maßnahmen der Vorbereitung fort. Flüssigkeitsbedarf des Operationstages muß durch parenterale Zufuhr gedeckt werden; Dauertropfinfusion von 1000–1500 ccm Kochsalztraubenzucker, Eiweißersatz durch Plasma und Serumzufuhr, Blutsalz- und Kochsalzlösungen als Flüssigkeitsersatz, kolloidale Blutersatzmittel nur zur Gefäßauffüllung in Notfällen. Fortführung der Zufuhr von anabolisierenden Medikamenten bei darniederliegendem Energievorrat, Fortführung der stoffwechselherabsetzenden Medikation (Phenothiacine, zentrale Sedativa) bei gesteigertem Grundumsatz, Fieber, starker psychischer Erregung. Möglichst frühzeitige Normalisierung der Haltung, der normalen Bewegung durch Vermeiden von extremen Lagerungen und durch Frühaufstehen (u. U. schon vom 1. Tag nach der Operation an); durch normale Flüssigkeits- und Nahrungsaufnahme, wobei der Normalweg dem künstlichen Weg vorzuziehen ist. Die Nahrung ist zunächst immer flüssig und besteht aus gezuckertem Tee am 1. Tag, vom 2. Tag an etwas Suppe mit Ei („Plasma-Chadeau"), breiige Nahrung vom 3. Tag an in häufigen kleinen Portionen, so daß der Eiweißbedarf von 50–100 g Eiweiß täglich möglichst frühzeitig gedeckt wird.

Spezielle Maßnahmen bei abnormen Flüssigkeitsverlusten, Salz- und Eiweißdefizit infolge Erbrechens, Diarrhöen, Galle- und Darmfisteln usw. (s. Wasser und Elektrolythaushalt).

B. Störungen des Wasser- und Salzhaushaltes

Physiologie: Gesamtwassergehalt des Erwachsenen 76–70% des Körpergewichtes. Die Wassermenge verteilt sich auf:
 a) intravasculäres Plasmawasser (5%),
 b) interstitielle Flüssigkeit (15%),
 c) intracelluläres Zellwasser (50%).

Plasmawasser und interstitielle Flüssigkeit bilden zusammen die extracelluläre Flüssigkeit (20%). Extra- und intracelluläre Flüssigkeit sind durch die für Wasser und Elektrolyt durchlässige, für Proteine normalerweise undurchlässige Kapillarmembran getrennt.

Auf Grund der verschiedenen Permeabilitätsverhältnisse der Kapillarmembran ergeben sich Wasserverschiebungen, welche für die einzelnen pathologischen Zustände charakteristisch sind. Die normale Wasserzufuhr und -abgabe in 24 Stunden beträgt 2500 ccm. Die Wasserabgabe erfolgt durch den Urin und durch Vaporisation. Mit dem Urin werden die überschüssigen Wassermengen und die vorhandenen harnpflichtigen Stoffe eliminiert und auf diese Weise die Isotonie der extracellulären Flüssigkeit aufrecht erhalten. Die Vaporisation dient der Wärmeregulation. Tägliche Diurese beträgt 800–1000 ccm; bei Krankheit (Fieber, Hyperthyreose, Urämie) ist der Flüssigkeitsbedarf erhöht, da eine vermehrte Ausscheidung erforderlich ist.

Neben dem äußeren Wasserhaushalt besteht ein *innerer Wasserhaushalt* (Intestinalkreislauf); er besteht aus der Magensaftsekretion, Darmsekretion und Tätigkeit der Verdauungsdrüsen und beträgt etwa 8–10 Liter Flüssigkeit täglich; die Flüssigkeit wird fast vollständig rückresorbiert; zur Ausscheidung durch den Intestinalkreislauf kommen nur etwa 100 ccm; bei Erbrechen, Durchfall, Magen- und Darmfisteln tritt Gleichgewichtsverlust des Intestinalkreislaufs auf, infolge Wasser- und Salzabstroms. Die Wasserbewegungen sind eng an den Mineralgehalt der Säfte und Gewebe gebunden; wichtigstes Elektrolyt ist das Natriumchlorid; es ist fast ausschließlich in der extracellulären Flüssigkeit und den Körpersekreten enthalten; intracellulär findet sich nur sehr wenig Kochsalz. Gesamtgehalt des Organismus an NaCl 150–180 g; normale NaCl-Konzentration im Blutplasma 560–630 mg-%. Tägliche Kochsalzzufuhr im Mittel 8–15 g (Minimum täglich 5 g); Kochsalzabgabe durch die Haut (0,2 g), durch den Darm (0,25–0,5 g) und durch die Nieren; maximale NaCl-Konzentration im Urin 2% durch Anpassungsfähigkeit der Nieren wird das Kochsalz sowohl bei überschüssiger, als auch bei mangelhafter Zufuhr praktisch konstant erhalten. Die vitale Funktion des Kochsalzes ist die Aufrechterhaltung des osmotischen Drucks, der extracellulären Flüssigkeit und des Säurebasengleichgewichts. Gehen Na- und Cl-Ionen im ungleichen Verhältnis verloren, so kann es bei Cl-Ausscheidung im Übermaß (Erbrechen von saurem Magensaft) zur Alkalose, bei Verlust von Na-Ionen (profuse Durchfälle) zur Acidose kommen, also Änderung des Säurebasengleichgewichts eintreten.

1. Reiner Wassermangel

Pathophysiologie: Versagen der renalen Regulation („Dilemma der Nieren") infolge einander widersprechender Aufgaben (entweder genügende Ausscheidung harnfähiger Substanzen oder Sparen von Körperwasser); ferner Wassermangel durch Wasserverschiebung innerhalb des Organismus (Migrationsregulation des osmotischen Druckes). Es besteht Hypertonie der extracellulären Flüssigkeit, welche durch Wasserzustrom aus den Zellen wieder zur Isotonie gebracht wird; Wasserverlust bei reinem Wassermangel, kommt durch Verringerung des Zellwassers zustande.

Ursachen: Mangelhafte Wasserzufuhr (Flüchtlinge, Gefangene, Schiffbrüchige, Verirrte), ungenügende Wasserzufuhr bei Operierten, Anorexie, Schlucklähmung, Verschwinden des Durstgefühls, Geisteskrankheit, Bewußtlosigkeit. Vermehrte Wasserabgabe (extremes Schwitzen mit Ersatz der abgegebenen Salze durch Nahrungsaufnahme ohne ausreichende Flüssigkeitsaufnahme), es kommt zur Polyurie (ohne oder mit ungenügender Salzabgabe).

Klinik und Symptome: Starker Durst infolge Zellentwässerung, Gewichtsabnahme infolge Wasserverlust und toxischen Eiweißabbaus, fahlgraue Hautfarbe, Abgeschlagenheit, später Halluzinationen, Oligurie; Kreislaufstörungen zunächst gering, da bei reinem Wassermangel der Blutdruck lange Zeit aufrecht erhalten bleibt (bei Wassermangel mit Salzdefizit ist dies nicht der Fall).

Diagnostik und Laboratoriumsbefunde: Bei akuten Fällen Hyperchlorämie, Hämokonzentration, hochgestellter Urin (solange Nierenfunktion noch erhalten); Kochsalz im Plasma normal oder erhöht; Hämokonzentration normal oder erhöht; Harnstoff im Blut vermehrt; Plasmavolumen normal, Diurese vermindert, Kochsalz im Urin normal.

Prophylaxe: Notwendig bei Patienten, die aus irgendeinem Grunde zeitweilig keine oder nur ungenügend Flüssigkeit per os aufnehmen können. Erforderlich sind: 2000 bis 3000 ccm Traubenzuckerlösung 5% i. v. oder rectal pro Tag; bei dauernder Trinkunfähigkeit 3–5 g NaCl in 24 Stunden vom 3. Behandlungstag an (= $\frac{1}{2}$ l NaCl physiol. intravenös oder subkutan); bei polyurischen Patienten (Prostatikern) muß diese Menge erhöht werden bei Diurese von nur 800–1200 ccm, bei gutem spezifischem Gewicht oder bei Wasserretention infolge Anurie muß sie verringert werden.

Therapie: Bei reinem Wassermangel bedarf der Kranke nur des Wassers; Salzbeigaben sind wegen Gefahr der Hypertonie der extracellulären Flüssigkeit und dadurch hervorgerufener verstärkter Wasserabgabe verboten. Zuzuführende Flüssigkeitsmengen (s. oben unter Prophylaxe); kleinere Salzbeigaben (300 ccm physiologische Kochsalzlösung und 700 ccm Traubenzuckerlösung 5%ig) sind erst zuzusetzen, wenn das Kochsalz im Urin stark abnimmt. Bei gleichzeitiger Hypoproteinämie vorsichtige Zufuhr von Plasma oder Aminosäurepräparaten (s. Eiweißhaushalt) unter Berücksichtigung der darin enthaltenen Kochsalzmenge.

Präparate: Isotonische Glukoselösung (5,25%), isotonische Lävuloselösungen (5,25%), isotonische Invertoselösungen (5,25%), physiologische Kochsalzlösung (0,9%, Zusammensetzung: 3,54 g/l Na$^+$ + 5,46 g/l Cl$^-$).

2. Reiner Wasserüberschuß

Pathophysiologie: Reiner Wasserüberschuß ist äußerst selten, da die Wasserausscheidung auch von stark geschädigten Nieren meist noch geleistet wird; Hypotonie der extracellulären Flüssigkeit erzeugt Wasserabstrom in den cellulären Raum; die Folge ist Quellung der Zellen (besonders Gehirn), Vermehrung der interstitiellen Flüssigkeit bis zur Ödembildung.

Klinik und Symptome: Blutdruckerhöhung, Speichelfluß, Durchfall, Hirnschwellungssymptome (Kopfschmerzen, Bradykardie, Stauungspapille, Sehstörungen, Erbrechen); treten die Erscheinungen im Anschluß an Infusionen auf, so liegt „water-intoxication" vor.

Diagnostik und *Laboratoriumsbefunde:* Kochsalz im Plasma normal oder erniedrigt, Hämokonzentration normal oder erniedrigt, Harnstoff im Blut normal. Plasmavolumen vermehrt, Diurese der Nierenfunktion entsprechend, spezifisches Gewicht des Urins niedrig, Kochsalz im Urin wechselnd.

Prophylaxe und Therapie: Absetzen der übertriebenen Wasserzufuhr, Anregen der Nierenfunktion durch Diathermie, Diuretika (Harnstoff), kleine Kochsalzgaben (auch per os oder hypertonische Lösung i.v.); bei Hypoproteinämie Zufuhr von konzentriertem Plasma oder konzentrierter Albuminlösung. *Präparate:* Hypertonische Kochsalzlösung (6%ig und 10%ig, Zusammensetzung je nach dem Prozentgehalt, Höchstdosis 20 ccm).

3. Salzmangel

Pathophysiologie: Fast immer ein kombinierter Wasser- *und* Salzmangel, da bei reinem Salzmangel infolge Verminderung des osmotischen Druckes auch ein Verlust an extracellulärer Flüssigkeit auftritt; Salzmangel kommt kaum je durch einfaches Absetzen der Kochsalzzufuhr zustande, da die Nahrungsmittel auch ohne Salzzusatz noch eine genügende Menge Kochsalz enthalten; der Salzmangel verursacht Herabsetzung des osmotischen Druckes der extracellulären Flüssigkeit. Zur Aufrechterhaltung der Isotonie wird daher ein Teil der Flüssigkeit nach außen ausgeschieden, zum anderen Teil wird das Wasser in den cellulären Raum verschoben; Folge ist eine Verminderung (bis zu 40%) des Volumens der extracellulären Flüssigkeit, welche den durch Salzmangel verursachten Wasserverlust allein auszugleichen hat; die interstitielle Flüssigkeit gibt dabei den größeren Wasseranteil ab, als das durch seinen Eiweißgehalt stärker wasserbindende Plasma.

Ursachen: Erbrechen (Hyperemesis, Vergiftung, Infektion, Pylorusstenose), täglicher Verlust von 2–5 Liter einer chloridreichen Flüssigkeit. *Folgen:* Hypochlorämie, Alkalose, Bluteindickung, Azotämie (*Cave!* zu lange fortgesetzte Dauersaugdrainage des Magen-Darmkanals).

Durchfälle: Bei Durchfällen gesteigerte Salz- und Wasserabgabe durch den Darm (3–5 Liter Wasser, 5–10 g NaCl täglich) *Folge:* Exsikkose, Hypochlorämie, Acidose, Azotämie.

Gallen- und Darmfisteln: Verhältnisse ähnlich wie bei Erbrechen und Durchfällen; Gallen-, Ileum- und Colonfisteln führen zur Verminderung, Jejunalfisteln zu keiner Änderung der Alkalireserve.

Abundantes Schwitzen: Reichlicher Flüssigkeitsverlust und Verlust von NaCl bis zu 20 g pro die; Durstgefühl nur wenn der Wasserverlust relativ größer ist als die Salzausscheidung; reichliches Trinken ohne Salzzufuhr führt zu gesteigerter Diurese und Salzverlust, weil bei vorhandenem Salzmangel eine Wasserretention unmöglich ist, solange die renale Regulation funktioniert; die Diurese ist nur scheinbar eine gute; Prüfung des spezifischen Gewichts (niedrig) und des Chloridgehalts des Urins (niedrig) deckt den Salzmangel auf. Zum Beispiel vermehrter Durst und Salzmangelbeschwerden bei körperlicher Anstrengung unter erhöhter Außentemperatur und Schwitzen (Minenarbeiter, Heizer, Bergsteiger, Soldaten); oder Frischoperierte, welche abundant schwitzen (Überwärmung durch Wärmezufuhr, Bettflaschen, Heizdecken usw.) können trotz Wasserzufuhr (Traubenzuckerinfusionen) und trotz guter Diurese rasch verfallen, wenn kein NaCl zugeführt wird.

Polyurie: Führt zusammen mit der Diurese zu NaCl-Verlust, kann jedoch klinisch symptomlos bleiben, wenn alimentär genügend Kochsalz eingenommen wird (z. B. Biertrinker gleichen den Salzverlust durch zusätzliches Essen von stark gesalzenen Speisen aus); bei Polyurie und salzfreier Diät wird der Salzmangel nicht ausgeglichen (z. B. schluckunfähige Bewußtlose, deren Diurese lediglich durch Traubenzuckerinfusion in Gang gebracht wird oder Prostatiker mit Polyurie bei guter Salzausscheidung, welche langdauernde salzfreie Diät einhalten).

Klinisches Bild und Symptome: Müdigkeit, Schlappheit, Schwäche, Kopfschmerzen, Schwindelgefühl, Appetitlosigkeit, Erbrechen, Coma, Dysphagie, Pylorospasmus, Austrocknung, Gewichtsabnahme, Verminderung der zirkulierenden Blutmenge, Bluteindickung, Blutdrucksenkung, Kreislaufversagen. Bei Erbrechen entsteht selektiver Verlust von Cl-Ionen (Alkalose), bei Durchfällen selektiver Verlust von Na-Ionen (Acidose).

Diagnostik und Laboratoriumsbefunde: NaCl im Plasma normal oder erniedrigt; Hämokonzentration normal oder erhöht; Harnstoff im Blut vermehrt; Plasmavolumen erniedrigt; Diurese normal oder vermehrt; spezifisches Gewicht des Urins wechselnd; NaCl im Urin erniedrigt. Hypochlorämie und Hämokonzentration nur bei akuten Fällen; bei chronischen Fällen weniger deutlich ausgeprägt. Verminderung des Plasmavolumens und der interstitiellen Flüssigkeit, sowie Azotämie sind konstanter vorhanden.

Prophylaxe: Durch rechtzeitige Zufuhr von NaCl-haltigen Infusionslösungen und Vermeidung der reinen Traubenzuckerinfusion über längere Zeit.

Therapie: Wasserzufuhr ohne Kochsalzbeigabe vermeiden, desgleichen forcierte Wasserzufuhr unterlassen. Physiologische Kochsalzlösung 2000—3000 ccm pro die, bis die Salzmangelsymptome verschwinden und normaler Chloridgehalt im Urin nachweisbar ist. Anschließend Weiterbehandlung mit hypotonischen Salzlösungen (mit Traubenzucker isotonisch gemacht) bis zur Wiederherstellung. Richtige NaCl-*Dosierung* ist schwierig; Steuerung derselben durch genaue klinische Beobachtung, durch Kontrolle des Chloridgehalts im Urin (am besten) oder durch präzises Wiegen des Patienten (Bettwaageverfahren).

Präparate: zur Prophylaxe: Zusammengesetzte physiologische Ersatzflüssigkeit (Na^+ 129,8 mäq/l, 2,98 g/l, K^+ 5,4 mäq/l, 0,21 g/l, Cl^- 111,7 mäq/l, 3,96 g/l, $Lactat^-$ oder $Ammonium^+$ 27,2); *zum physiologischen Ausgleich:* modifizierte Tyrodelösung (Na^+ 145,9 mäq/l, 3,36 g/l, K^+ 2,7 mäq/l, 0,11 g/l, Cl^- 147,9 mäq/l, 5,25 g/l); *zur Acidosebehandlung:* isotonische Na-Lactat-Lösung 1,75%ig (Na^+ 156,0 mäq/l, 3,60 g/l, $Lactat^-$ oder $Ammonium^+$ 156,0 mäq/l); *zur Alkalosebehandlung:* isotonische Ammonium-Chloridlösung 0,83%ig, 40—50 Tropfen pro Minute (Cl^- 155,1 mäq/l, 5,50 g/l, $Lactat^-$ oder $Ammonium^+$ 155,1 mäq/l); *bei Verlust von Magensaft:* Lösung nach *Cook* I (Na^+ 63,3 mäq/l, 1,45 g/l, K^+ 17,4 mäq/l, 0,68 g/l, Cl^- 150,6 mäq/l, 5,35 g/l, $Lactat^-$ oder $Ammonium^+$ 69,9); *bei Verlust von alkalischen Sekreten (Galle, Pankreas, Dünndarm):* Lösung nach *Cook* II (Na^+ 137,2 mäq/l, 3,16 g/l, K^+ 12,1 mäq/l, 0,47 g/l, Cl^- 99,4 mäq/l, 3,52 g/l, $Lactat^-$ oder $Ammonium^+$ 50,0), bei *Kaliummangelzuständen* (s. Abschnitt: Kaliumhaushalt).

4. Salzüberschuß

Prophylaxe: Vermeiden übertriebener Salzmedikation, besonders bei Nierenschädigung (Schock, Blutverlust, Operation).

Therapie: Salzfreie Diät, normale Wasserzufuhr bei parenteraler Anwendung Traubenzuckerinfusion i. v.

5. Kombinierte Wasser- und Salzstörungen

Prophylaxe: Je nach Art der vorhandenen Symptome (Erbrechen, Durchfälle), adäquate Prophylaxe sofort einsetzen (s. vorn) bevor die klinischen Symptome des Wasser- und Salzmangels manifest werden.

Therapie: Im Prinzip wie bei reinem Salzmangel, jedoch größere Vorsicht geboten; Beginn mit halbisotonischer NaCl-Lösung (mit Traubenzucker isotonisch gemacht), Weiterführung je nach Diurese, Chlorurie und Gewichtskontrolle; in schweren Fällen (Pylorusstenose) Vorbereitung solange bis normales Gewicht, Diurese mit genügender Chlorurie, normale Azotämie und ein dem Körpergewicht entsprechendes Plasmavolumen erreicht ist; bei kontrolliertem Wasser- und Salzverlust (kontinuierliche Duodenalabsaugung, Erbrechen, Gallefisteln) erfolgt der Wasser- und Salzersatz entsprechend der täglichen Ausscheidungsmenge („volume-for-volume-replacement"). Bei Alkalose oder Acidose Zufuhr entsprechender Lösungen (s. vorn bei Behandlung des Salzmangels). Zur Acidosebehandlung evtl. isotonische oder halbisotonische Kochsalzlösung mit intravenöser Infusion von 1,3–2% Natrium-bicarbonicum-Lösung *Cave!* Überdosierung wegen raschen Umschlags in Alkalose). Berechnung der Bicarbonatdosis mittels Normogramm nach *van Slyke.*

6. Kaliumhaushalt

Kohlehydrat- und Eiweißstoffwechsel sind innig an den Kaliumstoffwechsel gebunden. Die geschädigte und erschöpfte Zelle gibt Kalium ab und nimmt Natrium und H-Ion auf. Kalium ist für die normale Entwicklung aller intracellulären, enzymatischen Prozesse erforderlich (Beziehung zur ATP = Adenosintriphosphorsäure). Der Serumkaliumspiegel wird durch die Fähigkeit der Körperzellen, Kalium aufzunehmen und abzugeben, sowie durch die Nieren konstant erhalten. Während der Alarmreaktion kommt es zur Erhöhung der Permeabilität der Zellen mit Kaliumverlust, Hyperkaliämie, vermehrter Kaliumabgabe durch die Nieren, zu effektivem Kaliumverlust. Wie weit der Kaliumverlust (vermehrte Kaliumdiurese) geht, ist vom Ausmaß des Stress bzw. der Adaptation abhängig. Mit Überwiegen der Glucocorticoide (Einsetzen der Neoglucogenese) wird Kalium wieder in die Zellen eingelagert. Vermehrte Insulinausschüttung normalisiert den Kaliumhaushalt durch Verminderung der Zellpermeabilität. Die Mineralocorticoide gleichen die Unterschiede zwischen intra- und extracellulärer Elektrolyt- und Proteinverteilung aus und steuern somit den Übertritt von Kalium ins Zellinnere. Kaliummangel kann selbst zum Stressor werden, indem eine Störung des Elektrolytgleichgewichts auftritt, welche bis zum irreversiblen Zellschaden führen kann. Wie weitgehend der Kaliumverlust ist, hängt von der jeweils geschaffenen Stoffwechsellage, dem Ausmaß der Neoglucogenese und dem Ausmaß des Eiweißabbaues durch die Glucocorticoide ab. In der anabolen Phase tritt das Kalium in die Zellen zurück, wodurch bei ungenügender Kaliumzufuhr das Serumkalium vermindert wird und Hypokaliämie auftritt.

Symptome: Übelkeit, Appetitlosigkeit, Muskelschwäche, Repression bis zu Lethargie, Benommenheit, paralytischer Ileus, oberflächliche Atmung, Pulsunregelmäßigkeit, Blutdruckabfall, EKG-Veränderung (ST-Verlängerung, -senkung, T-Abflachung), Absinken des Blutkaliumspiegels (normal 18–20 mg-%).

Therapie: Bei Sinken des Kaliumspiegels unter 17 mg-% Beginn mit Kaliumsubstitution. *Präparate: Mark*sche Lösung: NaCl 0,8, KCl 2,0, Glucose 50,0, Aq. dest. ad 1000, *Diukal* per os und rectal, Elo Mel IV i. v.); bei Kaliummangel infolge Steigerung der Zellpermeabilität, bei anhaltender Glucocorticoidwirkung mit negativer Stickstoff- und Kaliumbilanz, bei fehlender Insulingegenregulation, bei „überschießender" Mineralocorticoidproduktion (Fehladaptation *Selyes*), bei forcierter Eiweiß- und Glykogensynthese besonders in der Erholungsphase; bei Störungen der Eiweißsynthese infolge Leberzellschäden; bei Hypovitaminose und Nierenparenchymschäden.

Kontraindikation: Kaliumzufuhr ist kontraindiziert in der Alarmreaktion, bei der das Nebennierenrindensystem *noch nicht* in Tätigkeit ist und im Erschöpfungsstadium, bei dem das Nebennierenrindensystem *nicht mehr* aktiv eingreifen kann. Ständige Kontrolle des EKG und des Natrium-Kalium-Spiegels im Serum hierzu erforderlich!

Präparate: Bei Kaliummangel mit azidotischer Tendenz Lösung nach Darrow I (Na^+ 120,1 mäq/l 2,76 g/l, K^+ 36,2 mäq/l 1,41 g/l, Cl^- 104,6 mäq/l 3,70 g/l, Laktat$^-$ oder Ammonium$^+$ 51,7 mäq/l).

Bei Kaliummangel mit alkalotischer Tendenz Lösung nach Darrow II (Na^+ 102,7 mäq/l 2,36 g/l, K^+ 36,2 mäq/l 1,41 g/l, Cl^- 138,9 mäq/l 4,92 g/l).

Bei Kaliummangel mit Phosphorbedarf (Kal. phosphor. bibasic. sicc.). *Lösung nach Butler* (Na^+ 56,2 mäq/l 1,30 g/l, K^+ 24,9 mäq/l 0,97 g/l, Cl^- 49,5 mäq/l 1,75 g/l, Laktat$^-$ oder Ammonium$^+$ 25,0 mäq/l).

C. Störungen des Eiweiß- und Lipoidhaushaltes

Allgemeines: Das Körpereiweiß ist in *Gewebeeiweiß* und *Plasmaeiweiß* aufgeteilt. Die Menge des Gewebeeiweißes ist etwa 30mal so groß wie diejenige des Plasmaeiweißes. Das Gewebeeiweiß ist in 3 Formen vorhanden: Als labiles Reserveeiweiß (kann jederzeit an das Plasma abgegeben werden), als disponibles Eiweiß (normalerweise im Gebrauch der Zellen und Organe, nur notfalls für das Plasma freizumachen), als fixiertes Eiweiß (bleibt stets im Gewebe zurückgehalten); tägliche Eiweißmindestzufuhr zur Aufrechterhaltung der Eiweißbilanz 0,5 g Eiweiß pro kg Körpergewicht; unter besonderen Verhältnissen (Hunger, Wachstum, Gravidität, Krankheit) ist wesentlich größere Eiweißzufuhr erforderlich; zur Aufrechterhaltung eines normalen kolloidosmotischen (onkotischen) Druckes des Plasmas, sowie des hydrostatischen Kapillardruckes ist eine normale Zusammensetzung der Plasmaproteine notwendig; der Gehalt des Plasmas an Eiweiß beträgt 6–8 g pro 100 ccm; das Plasmaprotein besteht aus Fibrinogen 0,2–0,4 g-%, Albumin 3,6 bis 5,6 g-%, Globulin (Pseudoglobulin und Euglobulin) 1,3–3,2 g-%; Verhältnis von Albumin zu Globulin wie 1,5–2,5:1; Bildungsstätte der drei Fraktionen ist die Leber (für Albumin und Globulin auch Milz, Darmwand, reticulo-endotheliles System); hydrostatischer Kapillardruck (preßt Wasser und gelöste Stoffe ins Zwischengewebe) und kolloidosmotischer Druck (sorgt für die Rückresorption im venennahen Kapillarteil) sind direkte Funktionen der Plasmaproteine; der kolloidosmotische Druck beträgt normal 24–30 mm Hg. Er wird hauptsächlich von den Albuminen ausgeübt; Druckveränderungen sind fast ausschließlich auf Störungen der Albuminkonzentration zurückzuführen.

I. Verhalten der Plasmaproteine nach Operationen

Im Zusammenhang mit dem durch jeden operativen Eingriff ausgelösten *allgemeinen Adaptationssyndrom* kommt es zur *Dysproteinämie*. Sie äußert sich in einem Absinken der Gesamteiweißwerte, Abnahme des Hämoglobingehaltes und Hämatokritwertes, Absinken des kolloidosmotischen Druckes und *der Albuminfraktion* während der ersten 3–6 Tage; die α-Globulinfraktion steigt bis zum 3. Tag post op. relativ stärker an als die γ-Globulinfraktion; der Vorsprung wird durch die γ-Globuline bis zum 6. Tag post op. wieder aufgeholt. β-Globuline bleiben indifferent. Die Serum- und Plasmalabilitätsreaktionen (*Weltmannsches* Koagulationsband, Cadmiumsulfatreaktion, u. U. auch Takatareaktion und Thymoltrübungstest) zeigen typische Veränderungen im Sinne stärkerer Verkürzung (*Weltmann*) und Positivwerden (Cadmiumreaktion); der *kritische Wendepunkt* ist der *6. Tag*; hier erreichen der Gesamteiweißwert, Hämatokrit und kolloid-osmotischer Druck, sowie die Albumine die tiefsten Werte, die BKS erfährt die stärkste Beschleunigung; in Verbindung mit der Verminderung der Albumine ist die Serumcholinesteraseaktivität am 6. Tag am niedrigsten; hingegen ist die postoperative Fibrinogenvermehrung schon am 3. Tag am stärksten (Costareaktion). Die Hypalbuminämie kann zu diesem Zeitpunkt lebensbedrohlich werden, wenn sie bereits präoperativ vorlag; ihre Feststellung ist der feinste Indikator für den Nachweis einer Schockgefährdung (*Marggraf*). Je schwerer das Trauma, desto stärker ist der Albuminabfall; endgültige Normalisierung des gestörten Eiweißwechsels oft erst nach 6–10 Wochen post op.; präoperative Feststellung und prophylaktische Therapie eines Eiweißmangelzustandes hat daher in der Chirurgie die größte Bedeutung.

II. Eiweißmangelzustände

Ursachen: Mangelhafte Eiweißzufuhr (ungenügende Ernährung, verhinderte Nahrungsaufnahme und -resorption, Eßverbot bei Krankheiten und nach Operationen), Eiweißverluste durch Darm und Nieren, Eiweißverlust durch Exsudate, Wundsekretion, Wundeiterung (Kriegswundkachexie nach *Wachsmuth-Duesberg*), Narkose und Anästhesie, Operationen, Blutungen, Schock, akutes Trauma mit Eiweißverlust (Hämorrhagie, Plasmaexsudation), Verbrennungen, Infektionen, Intoxikationen, Plasmaaustritt ins Gewebe bei Allgemeinerkrankungen (seröse Entzündung).

Folgen: Ödeme (generalisiert und lokal), seröse Durchtränkung der Wundumgebung, von Darmanastomosen, vermehrte Neigung zu Lungenödem und Pneumonie, seröse Exsudatbildung in Körperhöhlen mit nachfolgendem Eiweiß- und Flüssigkeitsverlust (kritische Plasmaproteinkonzentration bei 5,5 g-%); vermehrter Flüssigkeitsaustritt aus den Kapillaren wohl jedoch schon bei höheren Plasmaproteinwerten, vor allem bei relativem Albuminmangel.

Wundheilung: Verzögert infolge seröser Durchtränkung und herabgesetzter Gewebsaktivität (mangelhafte Fibroblastenbildung).

Darmfunktion: Motorische Tätigkeit stark eingeschränkt infolge seröser Durchtränkung der Magen-Darmwand, vor allem nach Operationen am Intestinaltrakt an den besonders traumatisierten Darmteilen (daher möglichst atraumatische Operationstechnik).

Widerstandslosigkeit gegenüber Intoxikation und Infektion: Infolge herabgesetzter Organleistung und Globulinmangel, deren γ-Fraktion für die Antikörperbildung verantwortlich ist.

Rekonvaleszenz verzögert, infolge akuten oder chronischen Eiweißmangels; daher ausreichend lange präoperative Vorbereitung und postoperative Eiweißtherapie bzw. baldmöglichste Wiederaufnahme einer richtig zusammengesetzten Nahrung. Länger andauernde Fleischkarenz nach Operationen (auch des Magen-Darmtraktes, Magenresektionen usw.) ist schädlich.

III. Diagnose des Eiweißmangels

a) Elektrophorese ist die empfindlichste Methode für den Nachweis feiner Dysproteinämien und Paraproteinämien; durch die verschiedenen Methoden (*Tiselius, Antweiler,* Papierelektrophorese, *Howe*) kann die prozentuale Zusammensetzung der Serumeiweißfraktionen exakt bestimmt werden; die Fraktionierung der Plasmaproteine läßt sogar differentialdiagnostische Rückschlüsse zu (Erhöhung der α_2-Globuline bei zerfallenden Carcinomen, Erhöhung der γ-Globuline bei entzündlichen Prozessen usw., Vorsicht bei allen speziellen Rückschlüssen ist geboten!).

b) Serumlabilitätsproben haben größere praktische Bedeutung, da sie relativ einfach sind (s. Funktionsdiagnostik); sie sagen lediglich über die Verschiebung des Albumin-Globulin-Quotienten aus; *Takata-Ara-Reaktion* zeigt pathologische Werte, wenn der Albumin-Globulin-Quotient zugunsten der β-Globuline sinkt; *Weltmanns Koagulationsband* verlängert bei Vermehrung der β-Globuline, verkürzt bei Vermehrung der α- und β-Globuline; *Cadmiumsulfatreaktion* positiv bei allen Eiweißverschiebungen, die eine positive Takata-Reaktion auslösen; ähnliches gilt für die *Grossche Reaktion* und die *Formol-Gel-Probe; Thymoltrübungstest* positiv bei Vermehrung der β- und γ-Globuline; BSG vom Fibrinogengehalt abhängig, daher nichts über den Albumin-Globulin-Quotienten aussagend.

c) Proteinkonzentration im Plasma. Die Plasmaproteinzahl orientiert über den Schweregrad einer Hypoproteinämie. Ihre Bestimmung erfolgt am einfachsten aus dem spezifischen Gewicht des Plasmas oder aus dem des Vollblutes nebst Hämatokrit und Hämoglobin unter Verwendung des Normogramms nach *Philips* (Abb. 76). Bei Wasserüberschuß werden relativ zu niedrige, bei Wassermangel relativ zu hohe Plasmaproteinwerte abgelesen; Korrektur solcher Fehler durch Hämatokrit- und Plasmavolumenbestimmung ist möglich; Hypoproteinämie geht mit Verminderung des kolloidosmotischen Druckes des Plasmas (seröse Entzündungen, Ödem) einher; die „kritische Konzentration" liegt bei 5,5 g-% (erhöhte Schockgefährdung); normale Proteinkonzentration beweist jedoch nicht unbedingt einen genügenden onkotischen Druck, weil dieser von der richtigen proportionalen Verteilung von Globulin und Albumin abhängt; nur getrennte Bestimmung der Hauptfraktionen (u. U. auch eine erhöhte Blutsenkungsgeschwindigkeit = Globulinvermehrung) können eine endgültige Klärung herbeiführen. Hypoproteinämie bedeutet Mangel an Proteinen im Blutplasma; wie weit dabei das Gewebseiweiß mit betroffen ist, läßt sich erst ex juvantibus feststellen (bei isoliertem Plasmaproteinmangel wird durch zugeführtes Plasma rasch ein normaler Proteingehalt erreicht, bei chronischem Eiweißmangel, welcher auch das Gewebseiweiß betrifft, dauert die Ergänzung des Eiweißdefizits sehr viel länger). Als Regel gilt: 1 g Eiweißdefizit im Gesamtplasma ist gleichwertig 30 g Eiweißdefizit im Gewebe.

Abb. 76. Nomogramm zur Bestimmung des Hämatokritwertes, sowie des Plasmaproteingehaltes aus den spezifischen Gewichten von Vollblut und Plasma (oder des Vollblutes allein) nach *Philips.* } = Normalbereiche

1. *Bestimmung des Plasmaproteinsgehaltes* aus dem spezifischen Gewicht des Plasmas: Skalen links 2. *Approximative Bestimmung des Hämoglobins und Hämatokritwertes* au dem spezifischen Gewicht des Vollblutes allein: Man verbinde das beobachtete spezifische Gewicht des Vollblutes (Skala rechts) mit dem normalen mittleren spezifischen Gewicht des Plasmas 1,0264 (Skala links) und lese auf den mittleren Skalen ab. 3. *Für genaue Bestimmung des Hämoglobins und Hämatokritwertes* gilt der gleiche Vorgang, an Stelle des normalen Plasmamittelwertes wird jedoch der beobachtete Wert eingestellt.

Bestimmung des Proteindefizits aus der Plasmaproteinkonzentration erfolgt nach verschiedenen Formeln, z. B.

$PD = 3{,}5\,W - PV \cdot p \cdot 10$,

[PD = Proteindefizit im Plasma (in g), W = Körpergewicht (kg),
PV = Plasmavolumen des Kranken (in l), p = Plasmaproteinkonzentration (in g-%)].

Wird das Plasmavolumen nicht direkt gemessen, sondern aus den Hämatokritwerten berechnet, so gilt die Formel

$$PV = \frac{W}{20} \cdot \frac{(100 - Ho) \cdot Hn}{(100 - Hn) \cdot Ho}$$

Hn = normaler Hämatokritwert (= 45% Zellen); Ho = Hämatokritwert beim Patienten.

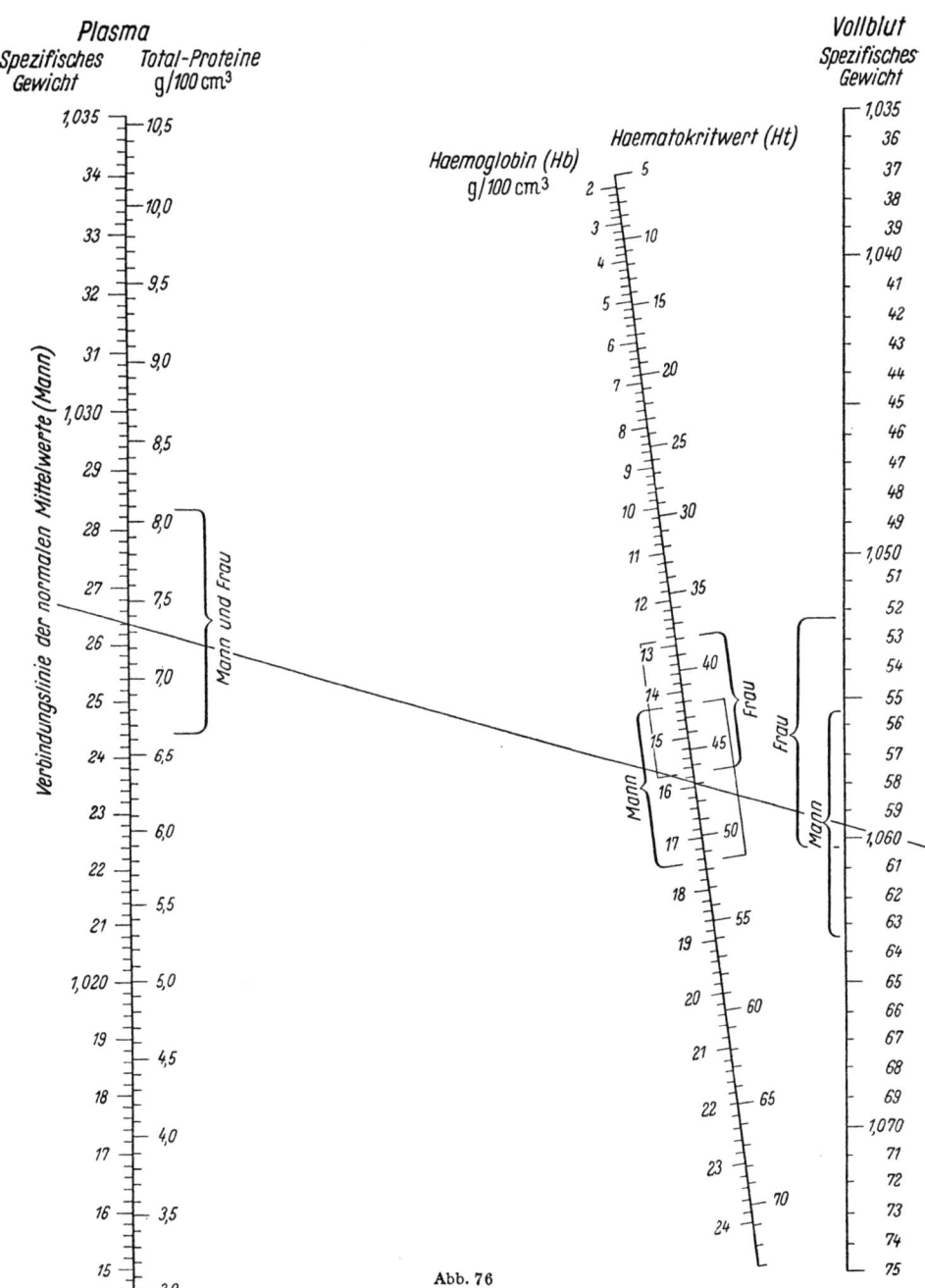

Abb. 76

$$\text{ergibt:} \quad PD = 3{,}5\,W - \frac{W}{2} \cdot \frac{(100 - Ho) \cdot Hn}{(100 - Hn) \cdot Ho} \cdot p$$

Das solchermaßen errechnete Plasmaproteindefizit ist bei akuten Fällen als gesamter Eiweißverlust zu betrachten; bei chronischen Fällen ist das errechnete Defizit im Plasma mit 30 zu multiplizieren, wodurch auch die Gewebseiweißverluste erfaßt werden.

d) Plasmavolumen. Seine Messung orientiert über Hydration oder Dehydration des Blutes, ferner über die quantitative Eiweißmenge des Plasmas (Plasmavolumen · Proteinkonzentration = Gesamteiweißgehalt der Blutflüssigkeit).

e) Albumin- und Globulinbestimmung. Ihre gesonderte quantitative Bestimmung ist zur Errechnung des kolloidosmotischen Drucks des Plasmas erforderlich; treten bei normalem Proteinwert im Plasma Ödeme auf, so ist die Bestimmung der Albumine und Globuline zur Erkennung der quantitativen Albuminverminderung und relativen oder absoluten Globulinvermehrung erforderlich.

f) Prophylaxe und Therapie. 1. *Präoperativ:* Raschester Ausgleich einer etwa vorhandenen Hypalbuminämie durch Bluttransfusion, Seruminfusionen, Humanalbumin; die Zufuhr von Blut und Plasma erfolge solange bis ein normaler Hämatokrit, Hämoglobin von 80–82% und Serumeiweißspiegel von etwa 7,5 g-% erreicht ist (zu beachten bleibt, daß ein normaler Gesamtserumeiweißwert noch nichts über eine Normalisierung der Albumine aussagt; dies ist nur durch quantitative oder elektrophoretische Untersuchung möglich). Vorbereitungszeit kann in schweren Fällen 1–3 Wochen in Anspruch nehmen und bis zu 20 Transfusionen und Infusionen erfordern.

2. *Postoperativ:* Nach Ausschaltung der Quelle der Eiweißverluste liegt das Schwergewicht der Therapie des Eiweißmangels in der Unterstützung der Regeneration der Gewebsproteine; dies geschieht durch initiale Blut- und Seruminfusion und im weiteren (Regenerationsphase der Gewebsproteine) durch Verabreichung von Aminosäuregemischen unter gleichzeitiger Stützung der Leberfunktion („Prohepar"). „Prohepar" bessert die Albuminsynthese der Leber, ist jedoch nur in Verbindung mit Aminosäuregemischen oder Blut- oder Serumzufuhr wirkungsvoll.

Außer der parenteralen Zufuhr möglichst frühzeitige enterale Gabe durch Mund, Magensonde, Jejunostomie, Rectaleinlauf (zweckmäßigerweise als Dauertropfinfusion von eiweißreichen Nährgemischen, welche 150–200 g Eiweiß und insgesamt 5000 Kalorien einschließlich Kohlehydraten, Fett und Vitaminen enthalten müssen).

g) Präparate: *Humanalbumin*, Behring-Werke, Marburg; *Aminovit* (Aminosäurepräparat Fa. Boehringer, Flasche à 600 ccm entspricht 300 g Fleisch), *Aminotrat* (Nordmark-Werke, Ütersen), zusätzlich „*Prohepar*" (Nordmark-Werke, Ütersen, 10 ccm auf 50 ccm physiologische Kochsalzlösung i.v. oder [Kinderdosis] 3 × 3 Bohnen, „Prohepar cps" über 4–8 Wochen).

Bei Störungen des Lipoidstoffwechsels der Leber: Fettige Degeneration oder fettige Infiltrationszirrhose der Leber wird wirksam bekämpft mit lipotropen Substanzen (Cholin, Methionin), gut verträgliches Präparat ist „Hepsan" (Chemische Werke, Minden, 10 bis 20 ccm pro die); durch Methionin und Cholin wird sowohl der Abtransport des Leberfettes, als auch die gestörte Entgiftungsfunktion der Leber günstig beeinflußt (Nachweis mit Hippursäuretest).

Empfehlenswert ist die routinemäßige Anwendung eines in der Zusammensetzung standardisierten Eiweißersatz- und Leberschutzgemisches (Cocktail), welches nach den oben erörterten Gesichtspunkten zusammengesetzt ist.

D. Störungen des Kreislaufs (Schock und Kollaps)

Allgemeines: Schock und Kollaps sind ein ineinander übergehendes Syndrom einer allgemeinen Regulationsstörung, welches sich vor allen Dingen am Kreislauf manifestiert. Zwischen beiden Zustandsformen des Kreislaufversagens bestehen fließende Übergänge. Dem Wesen nach handelt es sich meist um ein Mißverhältnis zwischen zirkulierender Blutmenge und Fassungsvermögen des Gefäßsystems. Die harmonische Abstimmung beider aufeinander ist verlorengegangen. Die eigentliche Aufgabe des Kreislaufes, die Peripherie mit genügend Sauerstoff und das Herz mit genügend Blutvolumen zu versorgen, wird nicht mehr ausreichend erfüllt. Die Störung tritt am deutlichsten in Erscheinung:

1. Am *Blutvolumen*, welches entweder vermindert ist, oder eine gestörte Verteilung innerhalb des Gefäßsystems erfährt.

2. Am *vegetativ-hormonalen System*, welches für die vasomotorische Steuerung verantwortlich ist und im Schock-Kollaps-Syndrom entweder überschießend reagiert oder versagt.

3. Am *Zellstoffwechsel*, an welchem es zu einer Entgleisung mit Überwiegen der katabolen Effekte kommt.

Ursachen: Für die Chirurgie das größte Interesse besitzt jener Schockzustand (*akuter Schock*), welcher durch größere, *plötzlich eintretende Blutverluste* hervorgerufen ist. Er führt unmittelbar zu einer Verminderung der zirkulierenden Blutmenge und wird lebensbedrohlich, wenn binnen kurzer Zeit mehr als ein Drittel des Blutvolumens verlorengeht. Der subakute und *chronische Schock*, welcher durch eine chronische Hypoxämie der Organe infolge Mangeldurchblutung (durch okkulte Blutungen, Anämien u. dgl. bedingt ist, tritt dagegen in der Chirurgie mehr zurück. Andere Ursachen eines Schockzustandes in der Chirurgie sind stumpfe Traumen, Verbrennungen, große Wasserverluste (z. B. beim Ileus), Vergiftungen.

Aetiologie: Über die Entstehungsweise des Schock-Kollaps-Syndroms bestehen zahlreiche Auffassungen und Theorien. Zum Beispiel die *nervöse Schocktheorie* (*Crile, Leriche*), die *toxische Theorie*, nach welcher Desintegrationsprodukte aus geschädigtem Gewebe zu Störungen der Vasomotorik und Permeabilität führen sollen (*Quénu*); die Theorie der *Schockgifte*, Triadenosinphosphat und Kalium (nach *Dubois-Ferrière*); die Theorie der *Verminderung der zirkulierenden Blutmenge* (nach *Blalock*); die Theorie der *Kombination von nervöser Störung* und *verminderter zirkulierender Blutmenge* (nach *O'Shaugnessy*); die Theorie der *Atmungsinsuffizienz*, welche zur Hypoxämie, Azidose und Chlorabwanderung ins Gewebe führen soll (nach *Habelmann*). Die zentrale Stellung des *Kreislaufs* in ihren Schocktheorien betonen *Decker, Davis, Duesberg* und *Schroeder*; die *Schocktheorie nach Selye*, nach welcher im Schock ein den ganzen Körper ergreifender schwerer krankhafter Prozeß erblickt wird, der im Rahmen eines allgemeinen Adaptationssyndromes auf dem Wege über eine relative Nebenniereninsuffizienz zum Versagen sämtlicher Regulationsmechanismen des Organismus führt und unter anderem auch durch eine Störung der Kreislaufregulation gekennzeichnet ist. Bei letzterem ist das Kreislaufversagen nur ein Teil einer umfassenden Allgemeinreaktion (s. oben).

Formen und Einteilung: Entsprechend der verschiedenen Schocktheorien sind auch verschiedene Einteilungen des Schock-Kollas-Syndroms geläufig. Sie fußen sämtlich auf der Beobachtung, daß im Schock-Kollaps-Zustand eine *Dreiheit von Cardinalsymptomen* besteht, nämlich eine *verminderte zirkulierende Blutmenge*, eine *Kapillardystonie* und eine *erhöhte Permeabilität der Gefäßwände*. Je nachdem, ob der Blutvolumenverlust oder die vegetativ-hormonale Regulationsstörung oder der gestörte Zellstoffwechsel im Vordergrund steht, tritt einer der drei genannten Faktoren in den Vordergrund und bestimmt das klinische Bild.

I. Gebräuchliche Einteilungen des Schock-Kollaps-Syndroms sind

a) Nach *Ogilvie:*

1. Der *hämatogene oder hämodynamische Schock* (z. B. Blutungsschock);

2. der *neurogene Schock* (z. B. Ohnmacht, orthostatischer Kollaps), also eine durch psychische oder vegetative Reize ausgelöste, vagotone Gefäßdilatation mit Versacken des Blutes in den abhängigen Körperpartien;

3. der *vasogene Schock* (z. B. anaphylaktischer oder toxischer Schock mit Weitstellung der Blutgefäße durch direkte toxische Einflüsse auf die Gefäßwand). Die Gefäßdilatation ist durch Histamin und histaminartige Körper bedingt und führt zur Durchlässigkeit der Gefäßwand für Wasser, Salze, Albumine (protoplasmatischer Schock).

b) Nach *Laborit-Benitte:*

1. *Hämorrhagischer Schock* (Blutverlust nach außen oder in die Körperhöhlen).

2. *Traumatischer Schock* (Plasma- und Blutverlust in die traumatisch-geschädigten Gewebe).

3. *Proteinschock* (durch Eiweißzerfallprodukte bedingter anaphylaktischer Schock).

4. *Endokriner Schock* (durch endokrine Störungen, z. B. Nebenniereninsuffizienz bedingter Blutdruckabfall).

c) Nach *Wollheim:*

1. *Einfache Gefäßinsuffizienz,* bei welcher lediglich eine Verkleinerung der aktiven Blutmenge durch Versacken des Blutes in präformierten Reservoiren des Kapillargebietes zustande kommt.

2. *Schock,* infolge Verkleinerung der aktiven Blutmenge durch direkten Austritt von Blut oder Blutflüssigkeit aus der Blutbahn (der Blutverlust wird entweder nicht ausreichend durch Nachstrom von Flüssigkeit aus den Geweben kompensiert oder es tritt infolge gestörter Permeabilität der Kapillarwände lediglich das Plasma über). Es kommt in jedem Fall zur Hämokonzentration.

3. *Vasomotorenkollaps,* das ist Verlust der Wandspannung der gesamten arteriellen Strombahn, dies führt zu starkem Blutdruckabfall, die aktive Blutmenge ist hierdurch entweder absolut zu klein oder relativ zu klein im Verhältnis zur Kapazität des Gefäßraumes.

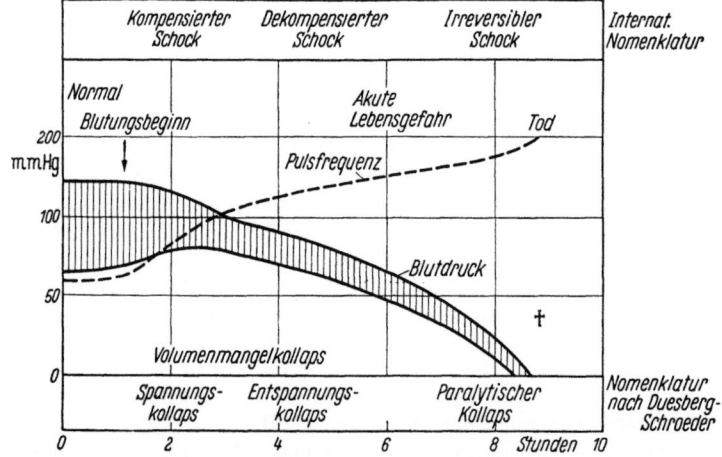

Abb. 77. Verhalten von Blutdruck- und Pulsfrequenz in den 3 Stadien eines Schockkollapssyndroms (Spannungskollaps = Kreislaufzentralisation, Entspannungskollaps, paralytischer Kollaps)

d) Nach *Duesberg-Schroeder* (s. Abb. 77):
1. Der *Spannungskollaps* oder die Kreislaufzentralisation,
2. der *Entspannungskollaps,*
3. der *paralytische Kollaps.*

Anhaltspunkte für die Praxis: Beim *Spannungskollaps* liegt ein *kompensierter Schockzustand* vor: Ein solcher besteht, wenn der systolische Blutdruck nicht unter 100 und die Pulsfrequenz nicht wesentlich über 100 Schlägen liegt. Der *Entspannungskollaps* entspricht dem *dekompensierten Schock.* Der Blutdruck sinkt dabei unter 90 mm Hg, die Pulsfrequenz steigt über 120 in der Minute an. Bedeutungsvollstes Unterscheidungsmerkmal zwischen dem Spannungskollaps (kompensierter Schock) und Entspannungskollaps (dekompensierten Schock) ist, daß bei Spannungskollaps eine Verkleinerung der Blutdruckamplitude durch Absinken des systolischen und Ansteigen des diastolischen Blutdruckwertes zustande kommt, während beim Entspannungskollaps systolischer *und* diastolischer Blutdruckwert konform absinken. Unter gleichzeitigem, kontinuierlichem Abfall von systolischem und diastolischem Blutdruck mit zunehmender Verkleinerung der Amplitude geht der dekompenisierte Schock in den *irreversiblen Schock (paralytischer Kollaps)* über. Der Zustand wird lebensbedrohlich, wenn Blutdruckwerte von 80:40 mm Hg und weniger und eine Pulsfrequenz von 140 pro Minute und mehr länger als 30 Minuten bestehen bleiben. Die Analyse des Schock-Kollaps-Syndromes von *Duesberg* und *Schroeder* hat sich für chirurgische Zwecke als brauchbare Arbeitstheorie erwiesen.

1. Der Spannungskollaps oder die Kreislaufzentralisation

Pathophysiologie: Kreislaufzentralisation ist eine Funktionsänderung des Gesamtkreislaufes, welche durch Volumenverlust und eine sympathikotonische Spannungserhöhung der Gefäße verursacht ist und zu einem weitgehenden Verlust der Reaktionsfähigkeit führt. Die Therapie muß in raschem Ersatz der verlorengegangenen Blutmenge und Wiederherstellung eines Normotonus der Gefäße bestehen. Pulsfrequenz leicht erhöht, Verkleinerung der Blutdruckamplitude bis zur Hälfte ihres Normalwertes, und zwar durch Absinken des systolischen und Anstieg des diastolischen Druckes bedingt, Pulswellengeschwindigkeit erhöht, Wandspannung des Gefäßapparates erhöht bis zum praktisch-kompletten Verschluß der peripher gelegenen Stromgebiete; unter Abdrosselung peripherer Stromgebiete vollzieht sich eine nach zentral vorrückende Einengung des Kreislaufes; der Kreislauf beschränkt sich „auf die lebenswichtige Mitte", daher: „Zentralisation des Kreislaufes".

Formen: α) Der *Volumenmangelkollaps* entsteht nach akuten, größeren Blutverlusten.

Klinisches Bild und *Symptome:* Höchstgradige Erschöpfung, Ruhebedürftigkeit, Apathie, Bewegungslosigkeit, Gleichgültigkeit gegenüber der Umgebung, gesteigertes Schlafbedürfnis, erschwerte Ansprechbarkeit, quälender Durst, Atemfrequenz etwas gesteigert (20–25)Minuten), vertiefte Atmung, Haut trocken und kühl, periphere Pulse fehlen häufig oder sind klein und gespannt, Frequenz zwischen 100–140/Minute, Blutdruck etwa 100–80 mm Hg (die verkleinerte Amplitude bei erhalten gebliebenem oder sogar etwas angestiegenem diastolischem Blutdruck ist besonders charakteristisch und ein nie fehlendes Zeichen); Schlag- und Minutenvolumen herabgesetzt, die elastischen und peripheren Gefäßwiderstände sind um das Mehrfache erhöht; bis zur vollen Ausprägung der Kreislaufzentralisation vergehen 1–2 Stunden, die dann erreichte Regulationsänderung wird vom Organismus unverändert festgehalten, bis das verlorene Volumen ersetzt und die entleerten Gefäßgebiete wieder aufgefüllt werden oder der Übergang in einen Entspannungskollaps (dekompensierter Schock) erfolgt.

Ursachen: Große Blutverluste, Plasma- oder Flüssigkeitseinbuße bei serösen Exsudationen, Verbrennungen, Austrocknung (Erbrechen, Dünndarmfisteln, Gallefisteln).

β) Der *bakteriotoxische Kollaps* ist eine allmählich eintretende Kreislaufzentralisation (chronischer Schock), bei welchem ursächlich kein Defizit des Blutvolumens besteht.

Klinisches Bild und Symptome: Fortgeschrittenes Siechtum, welches durch infektiöstoxische Prozesse mit allgemeiner Stoffwechselsteigerung hervorgerufen ist, Herabsetzung der allgemeinen Resistenzlage, der Kranke befindet sich in der Erschöpfungsphase nach *Selye*, fortgeschrittene Kachexie, Atrophie der Fettpolster und Muskulatur, Appetitmangel, Extremitäten kühl, Atemfrequenzsteigerung bei kleinsten Anstrengungen, chronische Hypoxämie mit allgemeiner Organschädigung, sekundäre Anämie, fehlende Wundheilungstendenz, vita minima, Puls klein, gespannt, Frequenz 100–120 Minuten, Blutdruck 90:70 mm Hg, Amplitude verkleinert (auf 20 mm und weniger), Pulswellengeschwindigkeit erhöht, Schlag- und Minutenvolumen bedeutend erniedrigt (bis zum 5. Teil der Norm), Darniederliegen sämtlicher vegetativen Funktionen, Einschränkung des Kreislaufs auf die lebensnotwendige Mitte unter stärkster Drosselung der Peripherie.

Ursachen: Chronische Allgemeinintoxikation infolge Infekten mit chronischer Stoffwechselsteigerung, Flüssigkeits- und Eiweißverlust, jedoch auch akute Infekte (Scharlach, Gasbrand) und stets bei plötzlich eintretendem starkem Fieberanstieg.

γ) Der *Narkosekollaps:* Durch Barbitursäuren (Evipan) entsteht eine Kreislaufveränderung, welche der Kreislaufzentralisation entspricht (Verkleinerung der Blutdruckamplitude durch Anstieg des diastolischen und Absinken des systolischen Druckes, Reduktion des Schlag- und Minutenvolumens, Frequenzsteigerung, Steigerung des peripheren Widerstandes bis zum 5–8fachen).

2. Der Entspannungskollaps

Pathophysiologie. Allgemeines: Bei den mit Gefäßentspannung verbundenen Kollapszuständen dominiert die parasympathische Kreislaufregulation; es besteht relativer Volumenmangel infolge allgemeiner Erweiterung der Gefäßräume, das Blut ist in der weit geöffneten Peripherie versackt. Vasodilatation führt zur Herabsetzung des arteriellen Wandmoduls und Strömungswiderstandes und zur Verkleinerung der Blutdruckamplitude, wobei systolischer *und* diastolischer Blutdruck absinken, Verkleinerung des Schlag- und Minutenvolumens; die einzelnen Teilgrößen des cardiovasculären Geschehens sind in ihr Gegenteil verkehrt; Resultat ist ähnlich jenem bei der Kreislaufzentralisation: Die periphere Kreislaufschwäche. Therapie muß in einer Auffüllung und Tonisierung des arteriellen Gefäßsystems bestehen.

Ursache: Meist psychischer Stress (Angst, plötzlicher Schreck, Entsetzen). Der Organismus verhält sich so, **als ob** ihn ein schweres körperliches Trauma betroffen hätte (Schrecklähmung der Vögel, Totstellreflex mancher Tierarten, Stupor des Schockierten, „Schrecksekunde"), Grad der Vaguserregung kann von harmlosen Schreckreaktionen bis zum Schocktod in plötzlichem Herzstillstand (*Goltz*scher Klopfversuch) gehen. Im allgemeinen handelt es sich um eine zweckmäßige „Schon- und Schutzmaßnahme für den ganzen Organismus", da durch die parasympathische Erregungssteigerung eine allgemeine Kräfteschonung, Dämpfung der vegetativen Funktionen und eine aktive Hemmung des Gesamtstoffwechsels eintritt.

Häufigkeit: Der echte Wundschock ist ein sehr flüchtiges Kreislaufgeschehen, welches rasch in andere Kollapszustände übergeht; wird daher nicht häufig beobachtet.

Symptome: Pulsverlangsamung, Blutdruck systolisch und diastolisch gesenkt, Pulswellengeschwindigkeit verringert, Minutenvolumen normal, Schlagvolumen vergrößert.

α) *Formen: Acetylcholinkollaps* ist das experimentelle Modell eines Entspannungskollapses mit Blutdruckabfall, hauptsächlich infolge starker Erniedrigung des diastolischen Druckes, Verlangsamung der Pulswellengeschwindigkeit, Erschlaffung der Gefäßwände, Vergrößerung des Schlagvolumens um ein mehrfaches, Herzfrequenz stark beschleunigt, u. U. auch (s. oben) erheblich verlangsamt, Minutenvolumen normal, peripherer Gefäßwiderstand bedeutend herabgesetzt, infolgedessen trotz vergrößerten Schlagvolumens mangelhafte Blutversorgung der Peripherie, peripherer Kreislaufkurzschluß infolge Öffnung der arteriovenösen Anastomosen.

β) *Ohnmacht:* Ist meist kurzdauerndes Kreislaufversagen durch schmerzhafte oder psychische Alterationen, unter dem Bild eines allgemeinen Entspannungszustandes des arteriellen Gefäßnetzes verlaufend und, ähnlich dem *Bezold-Jarisch*-Effekt, durch eine zentrale Erhöhung des Vagustonus bedingt.

Symptome: Nausea, Übelkeit, Bewußtseinsverlust, Blutdruck systolisch und diastolisch erniedrigt, Frequenz stets stark verlangsamt, Minutenvolumen normal oder wenig gesenkt, Schlagvolumen vergrößert, peripherer Strömungswiderstand bis zur Hälfte des Normalen verringert.

γ) *Wundschock:* Ebenfalls eine durch parasympathische Fehlregulation hervorgerufene Einschränkung der Kreislauftätigkeit bei gleichzeitiger Dämpfung sämtlicher Stoffwechselvorgänge.

3. Der paralytische Kollaps

Pathophysiologie: Während bei der Kreislaufzentralisation und beim Entspannungskollaps eine Einheitlichkeit der getroffenen Notregulation im Sinn einer sympathicotonen (Kreislaufzentralisation) oder parasympathicotonen (Entspannungskollaps) Prävalenz besteht, kommt es beim paralytischen Kollaps zu einer Dissoziation der Regulation in dem Sinn, daß einer Spannungszunahme der zentral gelegenen Gefäße eine Spannungsabnahme infolge Erweiterung der peripheren Gefäße gegenübersteht.

Ursachen: Die Überwärmung ist die physiologische Ausgangslage des paralytischen Kollapses; demzufolge führen pyrogene Hyperthermie, infektiöse Fieberzustände, fieberhafte Entzündungen, septische Allgemeininfektion und Allgemeinintoxikation mit toxisch bedingter Permeabilitätsstörung der Kapillarwände zum Bild des mehr oder weniger irreversiblen, paralytisch-febrilen Kollapses.

Symptome: Pulswellengeschwindigkeit normal oder beschleunigt, Frequenz stark gesteigert bis zu 130 Minuten und mehr; extreme Weitstellung der arteriovenösen Anastomosen, Atonie und Erweiterung der präcapillaren Hautgebiete, Stase und Prästase bei erhöhter Wandspannung der großen und mittleren Arterien (dissoziiertes Verhalten des Gefäßsystems); Minutenvolumen vergrößert, Schlagvolumen verkleinert, Blutdruckamplitude zunächst vergrößert durch starkes Absinken des diastolischen Wertes; bei zunehmender Kreislaufparalyse Absinken des systolischen und diastolischen Blutdruckwertes bis zur Unmeßbarkeit. Allgemeine Stoffwechselsteigerung, mit vermehrtem Sauerstoffverbrauch, Vertiefung und Beschleunigung der Atmung, livide Verfärbung der Haut, Hautmarmorierung, Hypoxämie und Hypoxidose (Gegensatz zur Kreislaufzentralisation!), positiver Venenpuls, allgemeine Gewebsanoxie, Acidose, Prädem und Ödembildung (protoplasmatischer Schock); Unansprechbarkeit des Gefäßapparates für pressorische Medikamente, allgemeiner Kreislaufzusammenbruch, Exitus. Im Vordergrund steht die febrile Stoffwechselstörung und die Wärmeregulationsstörung mit ihren außerordentlichen Leistungssteigerungen. Therapeutisch ist der ausgebildete paralytisch-

febrile Kollaps sehr schwer beeinflußbar, daher muß Abhilfe erfolgen, bevor dieser irreversible Schockzustand voll ausgebildet ist.
Therapie des Schock- und Kollapssyndroms.
Allgemeinmaßnahmen: Grundsatz der Schocktherapie ist Wiederherstellung einer normalen zirkulierenden Blutmenge und eines Normotonus des Gefäßsystems!

Die Prophylaxe und Therapie des chirurgisch Schwerverletzten mit Schock-Kollaps-Syndrom durchläuft im allgemeinen 3 Stationen:

1. *Erste Hilfe:* Erzielt *Transportfähigkeit* durch Notverband, Infusionen, Analgetica (Opiate niedrig dosieren!).

2. *Eigentliche Schockbekämpfung* innerhalb der Klinik oder des Krankenhauses erzielt Operationsreife durch Transfusionstherapie, Prämedikation und Anästhesie.

3. *Die eigentliche chirurgische Versorgung* erzielt endgültige Blutstillung und Genesungsfähigkeit durch operative Wundversorgung und endgültigen Verband.

Schock-Kollaps-Bekämpfung:
Wichtigste Maßnahme ist:

a) Die Infusions- und Transfusionstherapie (s. Abb. 78).

Bluttransfusionen (Blutkonserve oder Frischbluttransfusion) nur bei starkem Blutverlust, intravenös, in schweren Fällen intraarteriell. Die unterstützende Wirkung der sofortigen Autotransfusion durch Hochhalten der Beine und Auswickeln derselben sollte niemals vergessen werden (künstliche Kreislaufzentralisation!).

Blutderivate: Plasma flüssig oder trocken, Serum, Albuminlösungen.

Blut und Derivate sind die besten Blutersatzmittel. Sie stehen leider nicht immer sofort zur Verfügung. Daher sind zunächst künstliche *Blutersatzmittel*

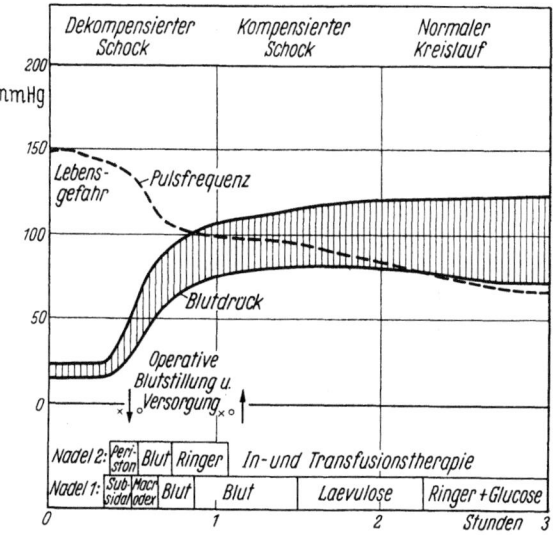

Abb. 78. Verhalten von Blutdruck- und Pulsfrequenz bei Infusions- und Transfusionstherapie eines Entspannungskollapses (dekompensierten Schocks)

(Plasmaexpander und kristalloide Lösungen) zu verabreichen. *Plasmaexpander* (Periston, Makrodex, Gelatinelösung) verbleiben etwa 1 Tag in der Blutbahn und sind durchaus in der Lage, eine erste nachhaltige Auffüllung des Gefäßsystems zu bewirken.

Kristalloide Lösungen: Kohlenhydratlösungen (Glukose 5%ig, Lävulose 5%ig, Invertose 5%ig); Ringerlösung, Ringerlösung mit Rutinzusatz, physiologische 0,9%ige NaCl-Lösung und verschieden zusammengesetzte Salzlösungen zur Behandlung der speziellen Störungen des Mineralhaushaltes (s. Wasser- und Salzhaushalt).

Die kristalloiden Lösungen verweilen nur kurzfristig (½–1 Stunde in der Blutbahn). Sie sind daher nur für die Überbrückung der allerersten Zeitspanne und im äußersten Notfall zu verwenden. Auch in diesen Fällen ist die Ringerlösung in ihren verbesserten Formen von Tutofusin, Sterofundin, Subsidal, der sog. „physiologischen Kochsalzlösung" vorzuziehen. Die Berechnung der Infusionsmenge kann schwierig sein; *erfolgreiche Schock-Kollaps-Bekämpfung ist nur durch 5–10minütige Blutdruckmessung und Protokollierung, sowie Pulszählung und exakte Beobachtung des Patienten möglich.* Sofortige Erhöhung des Blutdrucks über 100 mm Hg systolisch ist nicht erstrebenswert (Gefahr der Weiterblutens und der Überinfusion, Ödembildung). Überinfusion erkennbar an vermehrter Schweißsekretion. Sobald ausreichende Blutdruckwerte erzielt sind, wird die Trans- und Infusionstherapie abgesetzt bzw. gedrosselt.

b) Medikamentöse Maßnahmen. Da die Analyse der einzelnen Kreislaufzustände früher nicht bekannt war, bestand das therapeutische Prinzip darin, das Schock-Kollaps-Syndrom durch pharmakologische Engstellung der Gefäße zu bezwingen. Die früher geübte, ausschließliche *Anwendung vasopressorischer Substanzen* (Adrenalin-Dauertropfinfusion, ¼-stündlich Sympatol, Coramin, Cardiazol usw.) *ist unbefriedigend, vielfach schädlich*

(z. B. während des Spannungskollapses). Die zweckmäßige medikamentöse Therapie läßt sich nur aus einer genauen Beobachtung und Protokollierung von Pulsfrequenz, Blutdruckamplitude und Beobachtung der klinischen Symptomatik ableiten.

Sie besteht beim *Spannungskollaps und beginnenden Entspannungskollaps* in der Anwendung einer neuroendokrinen Blockierung (Megaphen-, Atosil-, Dolantingemisch, alle 10–20 Minuten 1–2 ccm) bis eine Stabilisierung des Blutdrucks erreicht ist, u. U. Vertiefung der Potenzierung mit Hilfe von Phenothiacinen bis zur pharmakologischen Hibernation (*Laborit*). Durch die neurohormonale Dekonnektion in Verbindung mit zweckmäßiger In- und Transfusionstherapie können auch schwerste kompensierte und dekompensierte Schockzustände binnen 1–2 Stunden überwunden werden. Vasopressorische Medikamente (Sympatol, Coramin, Cardiazol, Pitressin, Hypophysin, Nor-Adrenalin) sind nur dann angezeigt und erlaubt, wenn trotz Infusionstherapie ein Absinken von systolischem und diastolischem Blutdruck (sicherer Entspannungskollaps) vorliegt bzw. eintritt. In diesen Fällen Dauertropfinfusion von 1 mg Nor-Adrenalin auf 100 ccm Tutofusinlösung bei gleichzeitig laufender Blutdruckkontrolle und sofortigem Absetzen des Medikamentes, sobald eine ausreichende Blutdruckhöhe und Amplitude erreicht sind. In jedem Falle *verboten* ist die routinemäßige Gabe von pressorischen Substanzen in kurzfristigen Zeitabständen über mehrere Stunden oder sogar Tage ohne exakte Blutdruckkontrolle.

Bei *paralytischem Kollaps* ist ein Versuch mit Nor-Adrenalin- und Hypophysininfusion zu machen. Reine Herzmittel (Strophantin, Digitalis) nur, wenn eine Myocardschädigung im EKG nachweisbar ist.

c) Stoffwechselbegünstigende Maßnahmen. Oxygenotherapie des Schock-Kollaps-Syndroms (Zufuhr von reinem O_2 durch Zelt, Maske oder Nasenkatheter) kontinuierlich oder während halbstündiger Perioden, bei darniederliegender Atmung Lobelin (0,3–0,5 mg mehrmals täglich); intermittierende intravenöse Zufuhr von Traubenzucker- und Aminosäurelösungen zur „Zellfütterung", anabolisierende Maßnahmen durch Zufuhr von Vitamin, Nebennierenrindenhormon (Percorten), genaue Überwachung des Wasser- und Salzhaushaltes (siehe Kapitel: Wasser- und Salzhaushalt), Prophylaxe des Kaliummangels, Hormongaben (Testosteron, Methylandrostendiol), Eisen, Kobalt (Kobaltferrilecit). *Schocktherapie mit Prednisolon.* Sofort!! 50 mg Solu-Decortin i.v. (langsam injizieren). Nach 12 Std. 50 mg Solu-Decortin i.v. 1. Tag: 75 mg Solu-Decortin in 2 Gaben. 2. Tag: 2 × 25 mg Solu-Dekortin i.m. 3. Tag: 25 mg Solu-Dekortin i.m. (oder 5 × 1 Tablette Dekortin). 4. Tag: 15 mg Solu-Dekortin i.m. (oder 3 × 1 Tablette Dekortin). 5. Tag: 5 mg Solu-Dekortin i.m. (oder 1 × 1 Tablette Dekortin).

d) Analgetische Maßnahmen sind bei Anwendung einer neurohormonalen Blockade (Phenothiacine) nicht erforderlich; wo solche nicht gegeben werden, können Morphin und andere Opiumderivate appliziert werden. (Vorsichtige Dosierung!)

E. Bluttransfusion und Blutersatz

I. Bluttransfusion

Geschichtliches: Die theoretische Erkennung „der geheimen Kräfte des Blutes zur Heilung von Krankheiten" und die Beschäftigung mit den Möglichkeiten der Blutübertragung reichen sehr weit ins Altertum und Mittelalter zurück (*Plinius*, 23–79, möglicherweise eine bei Papst Innozenz VIII., 1484–1492, durchgeführte Bluttransfusion). Sichere Vorschläge zur Bluttransfusion für therapeutische Zwecke gehen zurück auf *Marsilius Ficinus* (1433 bis 1499), *Girolamo Cardano* (1501–1576), *Magnus Pegel* (1547–1615), *Andreas Libavius* (gest. 1616), *Giovanni Colle* (1558–1631). Wenn auch die Bluttransfusion bis dahin schon bekannt war, so bleibt doch zweifelhaft, ob und wie der Eingriff tatsächlich ausgeführt wurde. Auch sind die Vorstellungen über Indikation und Wirkung des Blutes weitgehend von magisch-mystischen Anschauungen getrübt. Erste nachweisbare Demonstrationen einer Bluttransfusion stammen von *Francis Potter* (1594–1678), *John Wilkins* (1614–1672), *Daniel Coxe, Thomas Coxe* (1615–1685), *Robert Hooke* (1635–1703). Es handelte sich um Transfusionen am Tier. Die erste geglückte Transfusion führte *Lower* Ende Februar 1666 aus (Übertragung aus der Arterie eines Hundes in die Vene eines anderen Hundes). Daraufhin Intensivierung der Bluttransfusion durch *Robert Boyle* (1627–1691), *Edmund King* (1629–1709) und *Thomas Coxe*. Erste Bluttransfusion vom Tier (Lamm) auf den Menschen am 15. Juni 1667 durch *Jean-Baptiste Denis* (gest. 1704) und *Paul Emmerenz* (gest. 1690). Von diesen sind auch weitere erfolgreiche Lammbluttransfusionen auf den Menschen bekannt. Die häufig auftretenden Störungen (Schweißausbruch, Schmerzen in der Nierengegend, Erbrechen, Nasenbluten, Hämaturie, Schock und Kollaps) bewirkten einen Urteilsspruch der offiziellen Medizin (April 1668), der einem Verbot der Bluttransfusion gleichkam. Es folgt eine Periode der stärksten Kritik gegenüber dem Eingriff (*Santinelli*) und der spekulativen Beschäftigung mit den Wirkungen der Bluttransfusion und den Funktionen des Blutes [*Albrecht v. Haller* (1708–1777), *John Hunter* (1728–1793), *Georg Levison* (gest. 1797), *Heinrich Schultz-Schultzenstein* (1798–1871), *Joh. Friedr. Dieffenbach* (1792–1847)]. Die Wiedereinführung der Bluttransfusion ist ein Verdienst von *James Blundell* (1790–1877). Mit ihm beginnt die neuere Geschichte der Bluttransfusion. Er stellte als erster die Forderung auf, daß dem Menschen nur menschliches Blut übertragen werden darf; *Blundell* benützte ein trichterähnliches Gerät mit Zweiwegehahn und Spritze, wodurch eine exaktere Dosierung des zugeführten Blutes möglich war. Nach der Statistik von *Leonard Landois* (1837–1902) waren bis 1874 347 Transfusionen mit menschlichen und 129 mit tierischem Blut angestellt worden. Die meisten Transfusionen fanden zwischen 1870–1874 statt. Die Hauptindikation ergab sich bei ausgebluteten Wöchnerinnen (z. B. indirekte Transfusionen des Geburtshelfers *Hermann Friedr. Kilian* 1800–1863, sowie *E. Arnold Martin*, 1809–1875). Andere Indikationen waren Vergiftungen mit Kohlenmonoxyd oder Phosphor (Zündholzfabriken), ferner Kachexie bei Lungentuberkulose, welche bis zum ausgehenden 19. Jahrhundert als spez. Indikation für eine Tierbluttransfusion angesehen worden war. Etwa die Hälfte der mit Tierbluttransfusionen behandelten Patienten starb im Anschluß an die Transfusion.

Der Ausbau der Bluttransfusion auf serologischer Grundlage wurde möglich auf Grund der Agglutinationsforschungen von *Max Gruber* (1853–1927) und *Isidor Vidal* (1862 bis 1929), sowie endgültig durch die Entdeckung der Blutgruppen durch *Karl Landsteiner* (1868–1943). Von ihm wurden die Folgen der fehlenden Blutgruppenbestimmung (schwerer Kollaps, Bewußtseinsverlust, maximale Pupillenerweiterung, Atemstillstand) eingehend dargestellt und die routinemäßige Blutgruppenbestimmung gefordert. Fabrikmäßige Herstellung internationaler Standardsera seit 1922 (*Paul Moritsch* und *Neumüller*). Die Berücksichtigung der Rhesusfaktoren (*Landsteiner, Alexander Solomon, Wiener*) ermöglichte eine weitere Differenzierung der Teste zur Ausschaltung von Transfusionsschäden. Der wesentliche praktische Fortschritt fand im Laufe des 1. Weltkrieges auf alliierter Seite statt, wo etwa 200 Transfusionen beschrieben sind. Auf deutscher Seite wirkte das zähe Festhalten an der 1910 üblichen Technik (arteriovenöse Nahtvereinigung der Gefäße von Spender und Empfänger) sehr ungünstig, so daß es bei einzelnen Versuchen blieb und praktisch in Feldlazaretten keine Bluttransfusion gab. Von französischer Seite (*Piqué, Lacoste, Lartigaut*) wurde 1918 die Transfusion als das Verfahren der Wahl zur Behandlung primärer und sekundärer Blutungen dargestellt und die Bereitstellung von Blutspendern mit bekannter Blutgruppe gefordert. In den Jahren nach dem ersten Weltkrieg fand man den Weg zu dem indirekten Verfahren und zur Konstruktion zahlreicher Geräte für die indirekte Bluttransfusion. 1937 wurde erstmalig in Chikago von *James Robert Goodall* (geb. 1878) eine „Blutbank" mit den heutzutage fast ausschließlich gebrauchten Blutkonserven in Betrieb genommen.

1. Serologie

Morphologisch besteht das Blut aus *Blutzellen* und einer *flüssigen Phase* (Plasma). *Plasma* entsteht durch Zusatz von Natriumzitrat zu Blut und enthält das Fibrin; bei Blutgerinnung setzt sich der Blutkuchen (Fibrin- und Blutzellen) vom *Serum* ab. Die Serologie der Antigene und Antikörper beschäftigt sich mit den Zellelementen, sowie dem Serum bzw. Plasma. Bei Vorhandensein eines bestimmten Antigens in den Erythrocyten können im Serum der gleichen Person außer Auto- und Kälteagglutininen keine Antikörper vorhanden sein, die gegen dieses Antigen gerichtet sind (*Landsteiner*sche Regel). Serologisch werden 3 Reaktionsformen untersucht: *Die Verklumpung der Erythrocyten* (*Agglutination* infolge Reaktion der im Testserum vorhandenen Antikörper mit den spezifischen Blutkörperchenantigenen),

die Auflösung der Erythrocyten (*Hämolyse*) durch Vorhandensein von Antikörpern in nicht inaktiviertem Serum (Hämolysine), welche die Blutkörperchen auflösen und zum Austritt von Hämoglobin führen.

Zusammenballung der Erythrocyten (*Präzipitation* durch Fällung der inkompletten Antikörper, d.h. Globulinmoleküle, durch ein Antiglobulinserum).

Die *agglutinablen Substanzen* (Antigene, Agglutinogene) finden sich im Erythrocyten, die *Antikörper* (Agglutinine) finden sich im Serum; Bestimmung des *Antikörpertiters* ergibt die Menge des im Serum vorhandenen Antikörpers.

Testseren dienen zur Untersuchung der Blutkörpercheneigenschaft.

Testerythrocyten sind Blutkörperchen mit bekannter Gruppen- und Faktorenzugehörigkeit.

Supplemente sind Zusatzstoffe zu den erwähnten Untersuchungsmaterialien (physiologische NaCl-Lösung, bovines Albumin, AB-Serum vom Menschen, gepufferte Gelatinelösung, kolloidale Lösung, Polyvinylpyrrolidon, Dextran).

Untersuchung der Blutprobe beginnt mit Trennung von Serum und Blutkuchen, Serum wird in ein gesondertes Röhrchen pipettiert, die Blutkörperchen in ein zweites Röhrchen, dem Kochsalzlösung zugegeben wird, so daß eine etwa 5%ige Blutkörperchensuspension entsteht. Genaue Beschriftung der Blutproben ist stets zu fordern, so daß Verwechslungen unmöglich werden. Aufbewahrung und Untersuchung erfolgt bei Zimmertemperatur bzw. bei 37 °C im Brutschrank oder Wasserbad.

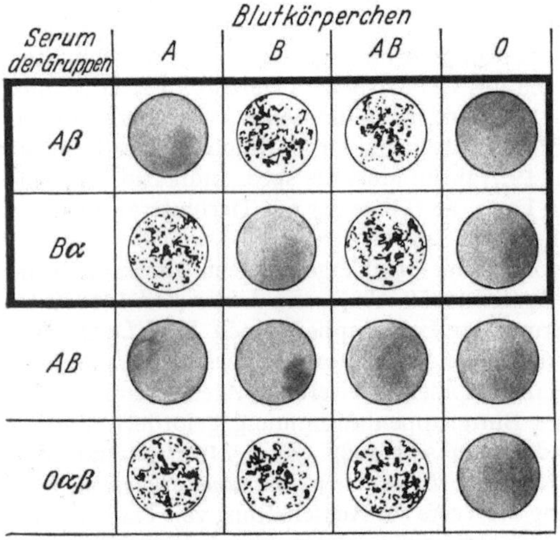

Abb. 79. Die Blutgruppenreaktionsbilder

Verschiedene Antikörperarten sind: Die *Isoagglutinine* Anti-A, Anti-B (ergeben Zusammenballung der Blutkörperchen, wenn diese mit physiologischer Kochsalzlösung aufgeschwemmt werden). Die *Immunantikörper* (verklumpen die Blutkörperchen nur in Abwesenheit der physiologischen Kochsalzlösung). Isoagglutinine und andere Agglutinine heißen auch komplette Antikörper. Die Immunantikörper heißen dagegen inkomplette Antikörper. Die *Hämolysine* (sind nur in nicht inaktiviertem Serum nachweisbar und kommen praktisch nur als gruppenspezifische Hämolysine Anti-A und Anti-B vor).

a) ABO-System (s. Abb. 79). Bei den Blutgruppen ABO (*Landsteiner* 1900) findet sich im Serum eines Menschen immer derjenige Antikörper, der gemäß den Blutkörpercheneigenschaften erlaubt ist, also: im Serum der Blutgruppe A stets das Anti-B, im Serum der Blutgruppe B das Anti-A, im Serum der Blutgruppe O stets das Anti-A und das Anti-B, im Serum der Blutgruppe OB stets *keine* Antikörper (*Landsteiner*sche Regel). Bei den Blutgruppen handelt es sich um „serologische Gruppen", d.h. nicht nur die Erythrocyten haben diese spezifischen Merkmale, sondern auch andere Körperzellen und Körpersekrete enthalten Antigene, die mit dem ABO-System übereinstimmen.

Die Blutgruppenbestimmung: Untersucht werden die unbekannten Probandenblutkörperchen mit den A-(Anti-B), B-(Anti-A), O-(Anti-A und Anti-B)Testseren. Zur Sicherung der Diagnose müssen außer den Serumeigenschaften auch Blutkörpercheneigenschaften bestimmt werden. Das Ergebnis darf nur als gesichert angesehen werden, wenn die Befunde gemäß der *Landsteiner*schen Regel übereinstimmen.

Technik, α) *Objektträgermethode:* Entnahme von 5–7 ccm Probandenblut in ein Röhrchen, nach dem Gerinnen Zentrifugieren, Abpipettieren des Serums in ein leeres Röhrchen, Aufschwemmung einiger Blutkörperchen in einem zweiten leeren Röhrchen mit physiologischer NaCl-Lösung, so daß eine etwa 5%ige Blutkörperchensuspension entsteht, auf Glasplatte oder Porzellanobjektträger je einen Tropfen A-(Anti-B), B-(Anti-A), O-(Anti-A und Anti-B)-Testserum, zu jedem Test-Serumtropfen je einen Tropfen der Blutkörperchen aufschwemmung hinzufügen und mit Glasstab gut verrühren. Leichtes Schaukeln der Glasplatte, damit gute Durchmischung erfolgt, Stehenlassen der Platte für 10 Minuten bei Zimmertemperatur. Nach 10 Minuten nochmaliges leichtes Schaukeln und Beobachtung, ob es zur Zusammenballung der Erythrocyten kommt oder ob der Tropfen homogen bleibt.

β) *Röhrchenmethode:* Nur anzuwenden, wenn die Blutgruppenbestimmung auf der Glasplatte Schwierigkeiten bereitet. Je ein Tropfen Testserum in je 1 Röhrchen, Zugabe je eines Tropfens der Blutkörperchenaufschwemmung, Stehenlassen der Röhrchen für 20 Minuten bei 20 °C im Brutschrank oder Wasserbad (37 °C), Zentrifugieren (1000 Umdrehungen/Minute), Aufschütteln des Sediments und Beobachtung, ob ein Agglutinat erfolgt ist oder homogene Suspension bestehenbleibt.

γ) *Untersuchung mit ABO-Immun-Seren:* An Stelle der ABO-Isoseren lassen sich auch Test-Seren mit Immun-Antikörpern verwenden. *Vorteil:* Besonders stabil und schnell wirksam. Aufschwemmung der Erythrocyten zu etwa 50% im eigenen Serum (AB-Serum) und Vermischung mit dem Test-Serumtropfen. Ablesen nach wenigen Sekunden.

δ) *Bestimmung der Serumeigenschaften:* Auf Glasplatten je einen Tropfen einer 5%igen A- und B-Test-Blutkörperchensuspension, Hinzufügen eines Tropfens des Probandenserums zum Testblutkörperchenaufschwemmungstropfen, gut verrühren, 10 Minuten abwarten, dann ablesen (Blutkörperchen können zusammengeballt, vollständig oder teilweise aufgelöst oder unbeeinflußt sein).

Fehlerquellen: Falsche oder undeutliche Beschriftung, Untersuchung bei zu tiefen Temperaturen (unter 18 °C), wodurch Kälteantikörper wirksam werden, welche eine feinkörnige Zusammenballung verursachen; Vorhandensein von Auto-Antikörpern (bei bösartigen Geschwulsterkrankungen, hämolytischer Anämie, Leukosen). Ausschaltung der Fehlerquelle dadurch, daß die Untersuchung der Serumeigenschalten des Probanden mit dem Ergebnis der Blutgruppenbestimmung nicht übereinstimmen. In solchen Fällen ist Spezialuntersuchung in einem Fachinstitut erforderlich. Zu hohes Alter oder bakterielle Verunreinigung der Blutgruppen führt zu spontaner Verklumpung der Probandenblutkörperchen (*Thomsen*-Phänomen). Gleiche Schwierigkeiten können durch zu hohes Alter oder bakterielle Verunreinigung der Testseren entstehen. Vortäuschung einer spezifischen Blutkörperchenzusammenballung durch *Pseudoagglutination* (Geldrollenbildung) (meist feinkörniger als normale Agglutination). Vermeidung durch Verwendung von Blutkörperchensuspensionen oder von Immunseren.

Durch Vorhandensein von A-Untergruppen kommen Fehlbestimmungen und Transfusionszwischenfälle vor. Sie sind klinisch von untergeordneter Bedeutung, da es sich meist um Kälteantikörper handelt, welche bei 37 °C nicht wirksam sind. *Bestimmung der A-Untergruppen vor Transfusionen nicht erforderlich!* Ausscheidung eines irregulären A-Antikörpers, welcher bei 37 °C noch wirksam sein sollte durch ordnungsgemäße Kreuzprobe vor der Blutübertragung und Ausscheidung eines solchen Spenderblutes.

b) Das Rh-System (*Landsteiner, Wiener* 1940): Spritzt man Kaninchen Affenblutkörperchen ein, so bildet sich in ihrem Serum ein Antikörper, der nicht nur die Erythrocyten der zur Sensibilisierung verwendeten Rhesusaffen, sondern auch die Blutkörperchen von etwa 84% der weißen menschlichen Rasse zusammenballt. Erythrocyten, die vom Kaninchenantiserum agglutiniert werden, heißen Rh-positiv (Rh). Blutkörperchen, die in dem spezifischen Serum homogen suspendiert bleiben, werden als Rh-negativ (Rh) bezeichnet. Es gibt etwa 84% Rh-positive und 16% Rh-negative Menschen. Das Rh-System steht in Beziehung zur Neugeborenen-Erythroblastose. Im Serum von Frauen, deren Kinder entweder an schwerer Neugeborenen-Gelbsucht erkrankt waren oder bei denen häufig Tot- oder Fehlgeburten vorkamen, finden sich Antikörper, die die Blutkörperchen der Kinder zusammenballen. Die Foeten sind dann Rh-positiv und deren Mütter Rh-negativ. Neugeborenenerythroblastose und Transfusionszwischenfälle sind meist durch den Rh-Typ „D" bedingt. Dem Merkmal „D" kommt die stärkste antigene Wirksamkeit zu. Ist bei einem Patienten das Merkmal „D" oder „D^u" nachgewiesen, so wird ihm, vor allem bei Vorliegen von „D^u" im Falle einer Transfusion zweckmäßigerweise „Rh-negatives Blut" übertragen.

Technik: α) *Untersuchung mit agglutinierenden Anti-Rh-Testseren:* Abpipettieren von Blutkörperchen aus einem Röhrchen mit Probandenblut in ein zweites Röhrchen, Herstellung einer etwa 5%igen Blutkörperchensuspension in physiologischer Kochsalzlösung. Vermischen eines Tropfens der Blutkörperchensuspension mit je einem Tropfen des spezifischen Anti-Rh-Testserums auf dem Objektträger. Stehenlassen des Objektträgers für 30—45 Minuten bei 37 °C in der feuchten Kammer bei gleichzeitigem Schaukeln desselben. Ablesen des Ergebnisses (Zusammenballung der Blutkörperchen = Rh-positiv, Homogenbleiben der Suspension = Rh-negativ). Zur Sicherung ist gleichzeitige Untersuchung je einer Kontrolle mit Rh-positiven und Rh-negativen Blutkörperchen zu empfehlen.

β) *Untersuchung mit inkompletten Anti-Rh-Testseren:* Vorgehen wie unter α, jedoch dürfen die Blutkörperchen nicht in Kochsalzlösung, sondern nur in einem Albuminsupplement aufgeschwemmt werden. *Vorteile:* Inkomplette Anti-Rh-Testseren, zeigen das Merkmal „D"' an, sie haben einen höheren Antikörpertiter und lassen die Blutkörperchenzusammenballungen deutlicher erkennen; in fraglichen Fällen kann anschließend der Antiglobulintest (Coombstest) gemacht werden.

γ) *Untersuchung mittels Röhrchenmethode:* Kleine Untersuchungsröhrchen (lichte Weite 5 mm, Höhe 40 mm) mit glatt zugeschmolzenen Kuppen werden mit den Tropfen wie unter α beschickt und bei 37 °C 60 Minuten abgestellt, evtl. kurzfristiges Zentrifugieren zur Beschleunigung der Sedimentation, danach Ablesen des Reaktionsausfalles (Sedimentknopf an der Kuppe des Röhrchens = negativer Ausfall, Blutkörperchenzusammenballung mit gezacktem Rand = positiver Ausfall, homogenes Aufwirbeln der Blutkörperchen bei seitlichem Anstoßen = negativer Ausfall, Aufwirbeln von Erythrocytenklumpen = positiver Ausfall).

4) Schnelltest: Beschicken eines Objektträgers mit einem großen Tropfen Anti-Rh-Schnelltestserum, Zusetzen von 1 Tropfen einer 40–50%igen Blutkörperchensuspension im eigenen Serum oder Plasma, Probandenblut kann auch als Citrat- oder Oxalatblut gewonnen werden (überschüssige Menge von Citrat oder Oxalat stört jedoch die Reaktion), gute Durchmischung von Testserum und Blutkörperchen auf einer geheizten, von unten beleuchteten Glasplatte (40 °C) und Hinundherschaukeln derselben nach einer Wartezeit von 30 Sekunden, Ablesen des Reaktionsausfalls nach 45–75 Sekunden (deutliche Ausbildung von Zusammenballungen vom Rande her = positiver Ausfall, Homogenbleiben = negativer Ausfall); Vermeiden von Pseudoagglutinationen durch Zugabe eines Tropfens physiologischer Kochsalzlösung unmittelbar vor dem Ablesen der Reaktion und vorsichtiges Verrühren; positive und negative Kontrollblutkörperchen gleichzeitig untersuchen! (*Cave!* Verwendung von Vollblut aus Fingerbeere oder Ohrläppchen, das nicht ungerinnbar gemacht wurde, sondern unmittelbar mit dem Testserum vermischt wurde. Das nicht ungerinnbar gemachte Blut gerinnt während der Untersuchung und wird fälschlich positiv beurteilt.)

Fehlerquellen: Grundsätzlich gleich wie für die ABO-Blutgruppenbestimmung. Also: Kälte-Antikörper, Auto-Antikörper, bakterielle Veränderungen der Probandenblutkörperchen, bakterielle Verunreinigung der Testseren, Pseudoagglutination, Sensibilisierung einer Rh-negativen Mutter durch einen Rh-positiven Foeten und Ausbildung inkompletter Antikörper, welche auf den Foeten übertreten und dessen Blutkörperchenrezeptoren blockieren, wodurch die Blutkörperchenzusammenballung ausbleibt, wenn agglutinierende Anti-Rh-Testseren verwendet werden. Die Reaktion bleibt dann negativ, obwohl ein Rh-positives Blut vorliegt. Beweis der Blutkörperchenrezeptorenblockade durch den *direkten Coombstest;* bei der Untersuchung der Neugeborenenblutkörperchen ausnahmslos menschliche Anti-Rh-Testseren verwenden! Bei Blockierung von Blutkörperchenrezeptoren mit Auto-Antikörpern (hämolytische Anämie u. a.) ergeben Schnelltestseren fälschlicherweise positive Ergebnisse (Wiederholung der Untersuchung mit agglutinierenden Testseren ist erforderlich).

c) Weitere Blutkörperchenmerkmalsysteme. Bis heute sind etwa 10 verschiedene Blutkörperchen-Merkmalsysteme bekannt. Sie werden alle unabhängig voneinander vererbt; ihre klinische Bedeutung ist verhältnismäßig gering; die Anwendung erfolgt vor allem in der forensischen Blutfaktorenserologie. Im einzelnen handelt es sich um:

das *Kell-System:* Seine regelmäßige Bestimmung bei Blutspendern und Patienten ist überflüssig; im Falle einer Transfusionsreaktion muß bei einer Nachkontrolle die Kreuzprobe durch indirekten Coombs-Test oder Enzym-Test ergänzt werden.

Das *Duffy-System:* Routineuntersuchung vor Transfusionen nicht erforderlich, bei Transfusionsreaktionen Nachweis durch den indirekten Coombstest.

Das *MNS-System:* Bei 37 °C im allgemeinen nicht wirksame irreguläre Antikörper, welche für die Transfusion von untergeordneter Bedeutung sind; sollte einmal eine Wirksamkeit bei 37 °C bestehen, so ist Erfassung durch Kreuzprobe ohne weiteres möglich (Klärung der Spezifität des Antikörpers durch ein Fachinstitut erforderlich).

Das *P-System:* Irreguläre Antikörper, welche auch bei 37 °C wirksam sein können, jedoch ist die antigene Wirkung gering; routinemäßige Bestimmung daher nicht gerechtfertigt.

d) Testuntersuchungen. Die **Kreuzprobe** dient der Feststellung, ob im Patientenserum Antikörper vorhanden sind, die die Erythrocyten des Spenders zusammenballen oder auflösen (= positive Kreuzprobe); bei positiver Kreuzprobe muß mit hämolytischer Transfusionsreaktion gerechnet werden; das Spenderblut darf für den betreffenden Empfänger nicht verwendet werden.

Technik, α) Röhrchenmethode (s. Abb. 80): Gleichmäßige Beschickung von 2 Röhrchen auf folgende Weise:

1. *Röhrchen:* 2 Tropfen Patientenserum + 1 platinöses Spenderblutkörperchenkonzentrat (aus Blutkuchen) + 1 Tropfen 30%iger Albuminlösung (oder Gelatine, Dextran).

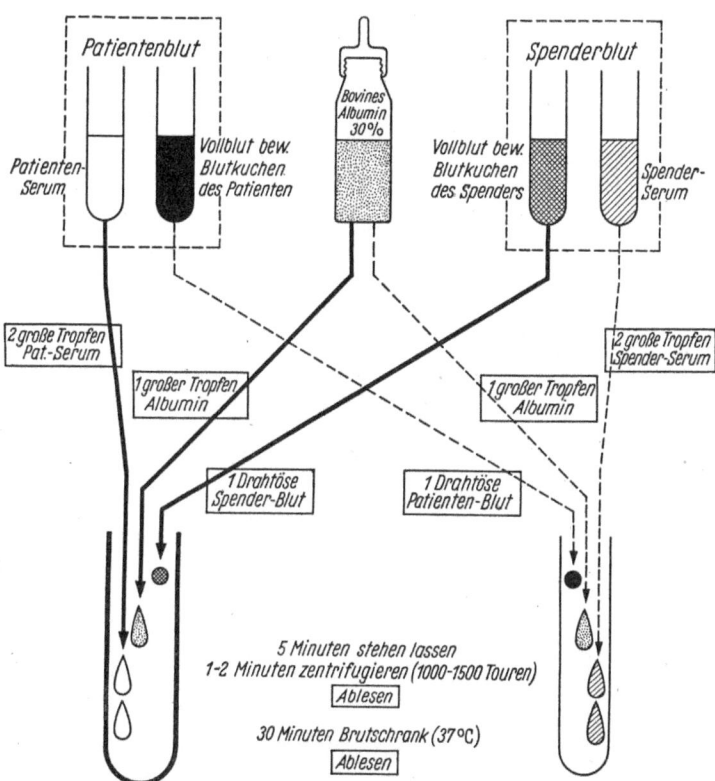

Abb. 80. Freiburger Kreuzprobentechnik

Im 2. *Röhrchen:* 2 Tropfen Spenderserum + 1 platinöses Patientenblutkörperchenkonzentrat (aus Blutkuchen) + 1 Tropfen 30%iger Albuminlösung (oder Gelatine usw.). Beide Röhrchen 5 Minuten stehenlassen, sodann 1–2 Minuten bei 1000 Umdrehungen zentrifugieren und ablesen, danach 20 Minuten bei 37 °C im Wasserbad oder 30 Minuten bei 37 °C im Brutschrank stehen lassen und erneut ablesen. Zur Ablesung wird Bodensatz vorsichtig aufgeschüttelt (bei gleichmäßiger Verteilung der Blutkörperchen ist die Probe negativ, bei Aufwirbeln von verschieden großen Klümpchen oder festem Zusammenhängen des Sediments ist die Kreuzprobe positiv). Bei Anwendung des Zentrifugierens kann die Probe als Schnelltest gebraucht werden, sonst wird das Röhrchen 60 Minuten bei Zimmertemperatur stehengelassen und im Abstand von je 30 Minuten zweimal abgelesen. Röhrchen 2 dient der Erfassung irregulärer Antikörper (nicht unbedingt erforderlich). Bei O-Spendern ist die Probe in Röhrchen 2 anzustellen; sind dabei die Blutkörperchen hämolytisch, so liegt *kein* Universalspender vor (Transfusion mit solchem Blut muß unterbleiben).

β) Kreuzprobe des schweizerischen Roten Kreuzes (Objektträgermethode): Linke Objektträgerseite (Nachweis kompletter kälteaktiver Antikörper), rechte Objektträgerseite (Nachweis inkompletter wärmeaktiver Antikörper). Beide Seiten werden folgendermaßen beschickt:

Links: 2 große Tropfen Patientenserum + 1 kleiner Tropfen Spendervollblut.
Rechts: 1 kleiner Tropfen Patientenserum + 1 großer Tropfen Spendervollblut.

Auf beiden Seiten Durchmischen und Tropfen auf 2–3 qcm ausbreiten; 5 Minuten bei Zimmertemperatur liegenlassen, Objektträger auf von unten erwärmte Glasplatte legen, 1–2 Minuten liegen lassen, 2–3 Minuten hin- und herschaukeln, makroskopisch oder mikroskopisch ablesen. Bei Auftreten von Pseudoagglutination Zusatz von 1–2 Tropfen physiologischer Kochsalzlösung zu dem Serum-Blutkörperchengemisch und vermischen; hierauf verschwindet eine Pseudoagglutination; echte Agglutination bleibt unbeeinflußt, Kreuzprobe ist positiv wenn sich Agglutination oder (Teil-)Hämolyse zeigen.

Fehlerquellen: Ungenügende Beschriftung (Beschriftung muß enthalten: Vor- und Nachnamen, Geburtsdatum, Kennummer, Datum der Blutentnahme), zu frühzeitiger Zusatz der physiologischen Kochsalzlösung bei schnell einsetzender Pseudoagglutination (in jedem Fall Kochsalzlösung erst nach Ablauf der Reaktionszeit zusetzen), Vortäuschen einer positiven Kreuzprobe durch Kälteantikörper bei Abkühlung (Agglutination verschwindet bei vorsichtigem Erwärmen), positive Kreuzprobe bei Vorhandensein von Autoantikörpern (hämolytische Anämien u.ä.), zu starke Blutkörperchenkonzentration (Wirkung der Isoagglutinine wird dadurch abgeschwächt oder aufgehoben, richtige Mischungsverhältnisse genau einhalten!); wird einerseits Serum, andererseits Plasma verwendet, so kann Gerinnung auftreten und positives Ergebnis vorgetäuscht werden (im Zweifelsfall Kreuzprobe mit gewaschenen Blutkörperchen wiederholen), bakteriell verunreinigtes Blut ruft Panagglutination hervor und zeigt fälschliche positive Kreuzprobe an (möglichst nur frisch entnommenes Blut verwenden). Fälschliche negative Resultate durch Nichterfassen der weiteren Blutkörperchenmerkmalsysteme, welche nur durch den Coombstest erfaßbar sind.

γ) *Der indirekte Coombstest:* Sicherste Kreuzprobentechnik! *Prinzip:* Antikörper sind Globuline, d.h. Blutkörperchenrezeptoren, welche mit inkompletten Antikörpern behaftet sind und durch ein spezifisch gegen menschliches Globulin wirksames Antiserum zusammengeballt werden. Gewinnung der Coombsseren vom Kaninchen durch Sensibilisierung mit menschlichem Globulin.

Technik: Waschen der Spenderblutkörperchen zur Entfernung der Serumglobuline. Stehenlassen von 1 ccm Patientenserum + 0,1 ccm Spenderblutkörperchensediment bei Zimmertemperatur für 30 Minuten (währenddem beladen sich die Blutkörperchenrezeptoren mit den im Patientenserum vorhandenen Antikörpern), nochmaliges Waschen der Blutkörperchen mit physiologischer Kochsalzlösung zur Entfernung der Serumglobuline, Herstellung einer etwa 5%igen Blutkörperchensuspension, Hydrieren des Coombsserums mit physiologischer Kochsalzlösung (zur Herstellung einer Verdünnungsreihe), Zufügen von je einem Tropfen der 5%igen Blutkörperchensuspension zu 1 Tropfen der Verdünnungsreihe des Coombsserums, gutes Verrühren der Reaktionsgemische, Ablesen des Ergebnisses nach etwa 5 Minuten (Zusammenballung beginnt oft erst in der 3. oder 4. Verdünnungsstufe); Blutkörperchenzusammenballung = positiver Coombstest, Homogenbleiben der Suspension = negativer Coombstest.

Zur Bestimmung der Antikörpertiter des Patientenserums wird eine Verdünnungsreihe von diesem hergestellt, jeder Verdünnungsstufe werden Testblutkörperchen zur Beladung mit Antikörpern aus dem Serum hinzugefügt, der Ansatz 30 Minuten bei Zimmertemperatur stehengelassen, sodann die Blutkörperchen dreimal mit Kochsalzlösung gewaschen, aus jeder Blutkörperchenportion eine etwa 5%ige Aufschwemmung in Kochsalzlösung hergestellt, die Aufschwemmung mit Coombsserumverdünnung zusammengebracht, welche gerade noch eine +++-Reaktion ergeben hatte, Ablesen des Ergebnisses nach 5 Minuten.

δ) Der *Supercoombstest* dient dem Nachweis von Kryptagglutininen, der *direkte Coombstest* dem Nachweis von inkompletten Antikörpern (bei hämolytischen Transfusionsreaktionen), der *Papaintest* ist ein Enzymtest (für den Nachweis inkompletter Antikörper besonders geeignet). Die unter δ genannten Tests sollten nur in Spezialinstituten angestellt werden.

ε) *Luesprophylaxe:* Innerhalb der Inkubationszeit der Lues (etwa 3½ Wochen) ist eine wirksame Prophylaxe infolge mangelnder Nachweismöglichkeiten der Erkrankung nicht erreichbar; Gefahr der Infektion besteht vor allem bei Frischbluttransfusion; außer der serologischen Luesreaktionen in Abständen von 3 Monaten bei Blutspendern muß vor jeder Transfusion ein Luesschnelltest gemacht werden (bei Verwendung von Blutkonserven ist die Luesübertragung nicht zu befürchten; denn nach 3tägiger Kühlschrankaufbewahrung ist die Spirochäte nicht mehr infektionstüchtig!); der Zusatz von Desinfizienzien zur Konserve (Hämosept, Hoechst) soll daher nicht routinemäßig erfolgen.

Methoden: α) *Cardiolipinschnelltest,* β) *Klärungsreaktion II nach Meinicke* (Zentrifugiermethode), γ) *Trockenblutprobe* (nach *Chediak*). Luesproben werden zweckmäßigerweise nur vom Serologen ausgeführt.

2. Allgemeine Blutspenderuntersuchung

Als Blutspender kommen alle gesunden Personen zwischen 18 und 60 Jahren in Frage. Ältere Menschen nur, wenn therapeutische Aderlässe angebracht sind. Genaue Überwachung des Blutbildes bei Personen über 60 Jahren notwendig, Einwilligung des Erziehungsberechtigten bei Jugendlichen zwischen 18 und 21 Jahren; Untersuchung jedes Spenders vor der Blutabnahme zur Vermeidung der Krankheitsübertragung und Aktivierung nicht erkannter krankhafter Prozesse beim Spender, sowie zum Schutz des Arztes vor Regreßansprüchen; genaue Anamnese früherer Krankheiten (Hepatitis, Malaria, Lues, Wolhynisches Fieber, Typhus, Bang, Tuberkulose, Nierenerkrankungen, Diphtherie). Wurden solche Krankheiten durchgemacht, so empfiehlt sich Ablehnung des Blutspenders oder Spezialuntersuchung, um Spätschäden auszuschließen; exakte klinische Untersuchung und Röntgendurchleuchtung des Thorax, Blutsenkungsgeschwindigkeit, Luesreaktionen, Hämoglobinwert (Grenzwert 84 oder 13,5 g-%); absolut abzulehnen alle Personen, die innerhalb der letzten 5 Jahre eine Lues, Hepatitis, Malaria durchgemacht haben, stark reduzierten Allgemeinzustand und Hb-Wert von unter 84% aufweisen; ferner jede Form von aktiver und inaktiver Tuberkulose (Ausnahme macht nur der Primärkomplex); bei Rest-N-Erhöhung darf das Blut keinen Nierenleidenden übertragen werden (Nierengesunde scheiden vermehrte harnpflichtige Substanzen schnell aus). Doppelte Untersuchung von Blutgruppen- und Rh-Bestimmungen bei Spendern, Ermittlung des Antikörpertiters bei O-Spendern und Prüfung auf Hämolysinfreiheit; Bereithaltung von einigen Universalspendern ist wertvoll; wirkliche Universalspender sind nur solche der Blutgruppe „O Rh-negativ (cde/cde)", ohne nachweisbare Hämolysine und Antikörpertiter nicht höher als 1:32.

Prophylaxe der Spenderschädigung: Einmalige Blutentnahme nicht größer als 500 bis 600 ccm, durchschnittlich 420 ccm, bei Überschreiten der optimalen Menge aus vitaler Indikation Ersatz des Volumens durch Infusion; Zeitspanne zwischen 2 Blutspenden wenigstens 10–12 Wochen (bei Spendern über 50 Jahre sind die Pausen zu vergrößern); bei Unterschreiten der Zeitabstände aus Spendermangel Applikation von Eisenpräparaten (bei Spendepausen von nur 6 Wochen für Männer und von nur 8 Wochen für Frauen je 30 Dragees Ferro-Redoxon, Hoffmann La Roche-AG, Hämostimol, Biotest), hohe Eisendosierung erforderlich, da nur etwa 20% des Eisens resorbiert werden (*Wachsmuth-Lutzeyer-Heinrich*); zur Vermeidung von Eiweißmangelzuständen bei Blutentnahmen in so kurzen Intervallen ergibt die Hb-Bestimmung nach der Schnellmethode von *Philips* und *van Slyke* eine gewisse Sicherung (bei erniedrigten Werten wird Hb-Mangel ebenso wie Eiweißmangel erfaßt); Kollapsprophylaxe bei Kreislauf-labilen Spendern durch Gabe von Kreislaufmitteln per os (Veriazol, Coffein) in einer 30–35%igen alkoholischen Lösung unter Zusatz von Geschmackskorrigentien; Blutentnahme nur in liegender Stellung, Hochlagerung der Beine, nicht zu rasche Blutentnahme (nicht über 100 ccm/Minute); nach Blutentnahme 20 Minuten Flachlagerung, Verabreichung eines Imbisses (besonders bei nüchternen Spendern wichtig), vollkommene Nüchternheit zur Blutentnahme nicht verlangen; mitunter wird Spätkollaps nach mehreren Stunden beobachtet (daher Spender mit Gefahrenberuf, z.B. Lokomotivführer, Fernlastfahrer, Dachdecker, nicht kurz vor oder während der Arbeitszeit zum Blutspenden heranziehen); bei aufgeregten Spendern mit Neigung zur Hyperventilation ist die Aufforderung zum Anhalten des Atems meist ausreichend, in ausgeprägten Fällen Kohlensäurezusatzatmung empfehlenswert. Haftung für Spenderschäden besteht für den Arzt nur, soweit diese durch schuldhaftes Verhalten entstanden sind (Unterschreiten der Spenderintervalle, Spenderanämie, Eiweißmangel, mangelhafte Sterilisation und Desinfektion, Thrombophlebitiden oder Infektion der Einstichstelle, ungenügende Spenderuntersuchung); der Spender ist schadenersatzpflichtig, wenn durch sein Verschulden eine Schädigung des Patienten eintritt (Verschweigen durchgemachter Erkrankungen); da die durch direktes oder indirektes Verschulden hervorgerufenen Spenderschädigungen nicht selten sind, ist es unbillig, grundsätzlich eine unentgeltliche Blutspende zu verlangen; der Abschluß einer speziellen Haftpflichtversicherung ist anzuraten.

3. Blutkonservenherstellung (s. Abb. 81)

Vor jeder Blutkonservenherstellung Anlegen eines genauen Protokolls (dies enthalte: Tag der Abnahme, Art der Schaumbildung, Blutgerinnung im Entnahmesystem, Wechsel des Entnahmegerätes, verzögerte Flaschenfüllung, ungenügendes Vacuum, Verwendung von 1 oder 2 Spendern für eine Konservenflasche, durchgemachte Erkrankungen des Spenders, Spenderallergie, Hypertoniker); *bei der Ausgabe* der Konserve weiterer Protokollvermerk (dieser enthalte: Zustand der Konserve (-*klar*, *trüb*-), abgesetzte Fettschicht, Grad der Hämolyse, genaue Dauer der Aufbewahrung, deren Unterbrechung, ob Plasma

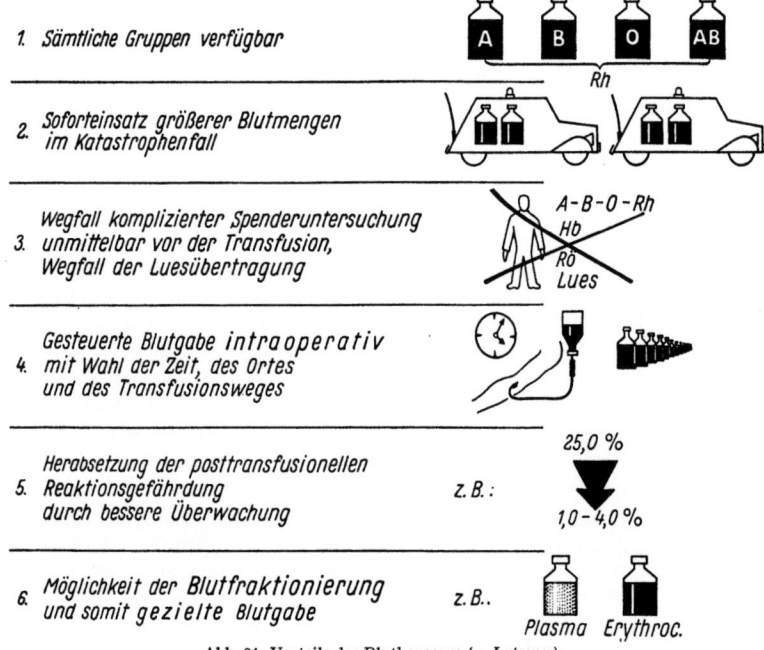

Abb. 81. Vorteile der Blutkonserve (n. *Lutzeyer*)

(*ganz, teilweise, gar nicht*) abgesaugt wurde, Zahl der Blutkörperchenwaschungen, evtl. weitere Untersuchungen, Abgabedatum, empfangende Station, Transportart), **nach** der Transfusion ist ein Ergänzungsprotokoll notwendig (dies enthalte: Gesamtzustand des Patienten, Diagnose, Dauer der Transfusion, evtl. Reaktionen).

Indirekte Transfusionen in halboffenen oder offenen Systemen sind wegen der Möglichkeit bakterieller Verunreinigungen abzulehnen; geeignet sind für indirekte Blutübertragung nur Blutkonservenflaschen, d. h. vollkommen geschlossenes System, in welchem das Blut mit der Außenluft niemals in Berührung kommt. Die Flasche ist evakuiert und mit ACD-Stabilisator (*A*cidum citricum, Natrium-*C*itrat, *D*extrose) gefüllt; Füllung der Flasche durch 40 cm langen, sterilen Gummi- oder Kunststoffschlauch mit je einer Kanüle an jedem Ende (Kaliber der Kanüle 1,4–1,6 mm), Kontrolle der Strömungsgeschwindigkeit durch Fingerdruck oder Schlauchklemme. *Ausführung:* Punktion der Spendervene, zunächst Füllung je eines sterilen Wassermann- und Kreuzprobenröhrchens, sodann Durchstechen des desinfizierten Gummistopfens der Flasche an markierter Stelle (kleiner Kreis), so daß die Nadel in die Flasche ragt; Aufhängen der Flasche mit Stopfen nach unten, so daß das Blut den Stabilisator durchfließt (schießt das Blut direkt ins Vacuum, kommt es zur Hämolyse), zu schnelles Einströmen des Blutes in die Flasche vermeiden (Gefahr der Schaumbildung), Bewegung der Flasche nicht erforderlich, sofern gute Durchmischung mit dem Stabilisator erfolgt; bei verzögerter Strömung vorsichtiges Hin- und Herschwenken der Flasche (Vermeidung von Gerinnselbildung), Flasche bis zur Vollfüllung mit Stopfen nach unten hängen lassen (sonst Gefahr der Luftembolie in die Spendervene infolge Überdrucks in der Flasche). Nach beendeter Konservenfüllung zuerst die Nadel aus der Flasche ziehen, sodann aus der Vene (bei umgekehrter Reihenfolge Gefahr der bakteriellen Verunreinigung des Flascheninhalts).

Verwendung und Aufbewahrung: Schonendstes Transfusionsverfahren ist die sofortige Verwendung der frischen Vollblutkonserve (= „Frischkonserve"); bei späterer Verwendung erfolgt Aufbewahrung im vibrationsfreien Spezialkühlschrank. Es ist erst nach 3 Tagen Lagerung benutzbar (Reaktionshäufigkeit verringert sich innerhalb von 72 Stunden sehr stark, Spirochäten verlieren ihre Infektiosität); optimale Aufbewahrungstemperatur $+4°C$, Verwendungsfähigkeit der Blutkonserve 14–21 Tage nach der Herstellung; innerhalb der ersten 14 Tage bleibt die Konserve gegenüber frischem Blut praktisch unverändert, nach dieser Zeit kommt es zu einer raschen Alterung der Blutkörperchen; vom 3.–4. Tag an geht die bactericide Kraft des Blutes verloren, eingedrungene oder jetzt eindringende Luftkeime (bakterielle Verunreinigung) vermehren sich ungehemmt; der Luftzutritt zur Flasche während der Bluttransfusion erfolge daher durch Bakterienfilter; nicht verbrauchtes Restblut ist nicht mehr verwendbar.

Für Transporte nur Konserven nicht älter als eine Woche verwenden; nach dieser Zeit vermehrt sich die Anfälligkeit der Erythrocyten gegen Erschütterung (Hämolysegefahr); bei längeren Transporten Kühlbehälter verwenden; grobe Erschütterung schädigt das Konservenblut weniger als feine Dauervibration ungeeigneter Kühlschränke.

4. Indikation

α) *Akute Blutung:* Hauptindikation für Bluttransfusionen ist der Ersatz verlorengegangenen Blutes (akute Blutungen, Schockkollapssyndrom s. dort). Besteht bereits ein ausgeprägter Schockzustand, so ist *Schnelltransfusion* notwendig (mehrere Blutkonserven unter erhöhtem Druck, in kurzer Zeit etwa 100 ccm pro Minute auf intraarteriellem oder intravenösem Weg!). Bei intravenöser Zufuhr ist das Natriumcitrat laufend durch Calciuminjektionen zu kompensieren (Venendrucksteigerung und Rechtsherzüberlastung beruhen vor allem auf Citratwirkung), die Dosierung wird am b sten nach dem Venendruck bestimmt; Rechtsüberlastung ist nicht zu befürchten, solange ein Kollapsblutdruck besteht und die zugeführte Blutmenge 100 ccm/kg/Stunde nicht übersteigt; zur Sicherung zusätzliche Lähmung der Pressorezeptoren durch langsame intravenöse Novocaindauertropfinfusion (Einzelheiten s. Schock und Kollaps); neuerdings Blutstabilisierung durch *Kationenaustauscher,* welche das $Ca^{..}$ unwirksam machen (Ungerinnbarmachung).

Chronische Blutung: Erythrocytenverlust steht im Vordergrund, Blutvolumen nur wenig verändert, Transfusion angezeigt, wenn der Hb-Wert unter 30%, die Erythrocyten unter 1,5 Millionen absinken oder die Hämorrhagie nicht zum Stehen kommt; besonders geeignet ist hier die *Transfusion eines Erythrocytenkonzentrats* (in der Konservenflasche wurde das überstehende Plasma unter sterilen Kautelen abgesaugt); durch Erythrocytentransfusion wird bei gleicher Kreislaufbelastung das doppelte Quantum an cellulären Bestandteilen übertragen; bei anhaltender Blutung ist Konservenblut älter als 5 Tage vorzuziehen (*Lutzeyer*); Plasmakonserven ebenfalls als Hämostyptikum verwendbar; kontraindiziert sind alle übrigen Infusionen (Serum, Plasma, Blutersatzmittel).

β) *Verbrennung* (s. dort): Bluttransfusion nur in Kombination mit Plasmainfusion, da die Dehydration und der Flüssigkeitsverlust im Vordergrund stehen. Art und Menge der geforderten Blut- bzw. Plasmatransfusion wird durch den Grad der Hämokonzentration, sowie nach der Formel (*Berkow*) bestimmt: Flüssigkeitsmenge/ccm = Körpergewicht × % verbrannter Oberfläche × 3.

γ) *Anämien und Blutkrankheiten:* Aplastische Anämien, Panmyelophthise, Agranulocytose, Thrombopenie: *Erythrocytenkonzentrattransfusion oder Frischkonserve* (Cave! Übertragung von Thrombocytenantikörpern!).

Angeborener hämolytischer Ikterus = hereditäre Minderwertigkeit der Patientenerythrocyten: *Erythrocytenkonzentrattransfusion und Vollbluttransfusion.*

δ) *Die Blutungskrankheiten:*

Hämophilie A: Es fehlt das antihämophile Globulin (Faktor VIII); Frischbluttransfusion wegen Labilität des Faktors VIII, auf dessen Zufuhr allein es ankommt; Spezialtrockenplasma und fraktioniertes antihämophiles Globulin sind sofort in frischer Lösung zu geben (Labilität des Faktors!).

Weitere Formen der Hämophilie (Hämophilie B, Hämophilie C, Parahämophilie) beruhen ebenfalls auf verschiedenartigem Faktorenmangel; sie verlangen therapeutisch Frischbluttransfusion, Fibrinogen, *Cohn*sche Fraktion I; diese auch bei Fibrinogenopenie, Afibrinogenämie, Prothrombinmangelstörungen, hämorrhagische Diathesen.

ε) *Begleitanämien* (Infektanämie) sind ohne Infektbeseitigung therapieresistent, daher Sanierung der Herde und zusätzlich Bluttransfusionen, u. U. mehrfach kleine Transfusionen; niemals warten bis der Zustand der chronischen Hypoxämie vorliegt, sondern frühzeitig mit Transfusionen beginnen; bei chronisch-eitrigen Erkrankungen (Osteomyelitis Empyeme) dient die Transfusion vor allem der Prophylaxe des Eiweißmangels und der allgemeinen Resistenz. Bei akuten Infektionskrankheiten Transfusion nur bei plötzlichen schweren Blutungen und gleichzeitig bestehender schwerer Anämie.

ζ) *Intoxikation* (Kohlenoxyd, Pilzgifte) verlangen große Transfusion, evtl. Austauschtransfusion (s. hinten).

Tuberkulose: Bei schwerer Hämoptoe mit Kollapserscheinungen, größte Zurückhaltung mit Transfusionen, bei hochgradiger Anämie vorsichtige Dauertropftransfusion mit deplasmatisierten Konserven (Erythrocytenkonzentrat von jeweils etwa 250 ccm).

Leberkrankheiten: Bei Leberschädigungen nur Blut ohne Antikoagulantien (Frischblut), da eine Zitratintoxikation und Blutungsneigung herbeigeführt werden kann; falls nur Blutkonserven vorhanden, sollen diese nur deplasmatisiert und sehr langsam gegeben werden; außerdem Kompensation der Zitratwirkung durch Calciumgaben.

Nierenkrankheiten erfordern besonders strenge Indikation (wegen starker Neigung zu Transfusionsreaktionen); allergische Störungen betreffen hier die Niere besonders schädlich; daher bei Anämie nur Erythrocytenkonzentrattransfusion, bei Eiweißdefizit langsame Dauertropftransfusion mit Konservenblut, wobei innerhalb der ersten Stunde eine Desensibilisierung und Allergieprophylaxe erreicht wird; Transfusionszwischenfälle sind bei Nierenkranken besonders katastrophal (Kreuzprobe, evtl. Coombstest).

η) *Absolute und relative Kontraindikation:* Absolute Kontraindikation bei drohendem oder bestehendem Lungenödem, frischen Embolien, Infarkten, Thrombosen, Thrombophlebitiden, Thromboseneigung, schwerem Herzschaden, Kreislaufdekompensation; bei sehr dringender Transfusionsindikation muß hier durch Heparinisierung den bestehenden Gefahren (Erhöhung der Gerinnungsfähigkeit des Blutes durch Transfusion) vorgebeugt werden. Bei schweren Herzschäden sind alle schnellen Übertragungen mit direktem Verfahren kontraindiziert. Nur in Ausnahmefällen kleine Blutübertragungen als ganz langsamer Dauertropf (100–200 ccm Erythrocytenkonzentrat) bei genauer Überwachung des Patienten (Kontrolle des Venendruckes). Bei Tuberkulose ist die Gefahr einer Aktivierung zu befürchten. Übertragung gruppenfremden Blutes zum Zwecke der Reiztherapie ist in jedem Fall als *Kunstfehler* anzusehen.

5. Technik

a) Direkte Transfusion. Nur noch bei speziellen Indikationen und in Notfällen auszuführen. In den meisten Fällen ist die Blutkonserve vorzuziehen, da mit ihr vollkommen steril und pyrogenfrei vorgegangen werden kann. Direkte Transfusion bedeutet unmittelbare Übertragung des Spenderblutes aus der Spendervene über einen Pumpapparat in die Empfängervene (evtl. Empfängerarterie).

Oehleckersche biologische Probe: 10–20 ccm Spenderblut werden vor der eigentlichen Direkttransfusion schnell übertragen, treten innerhalb von 2 Minuten keine Reaktionen auf, werden weitere 20 ccm transfundiert; bleibt auch die zweite Überleitung beschwerdefrei, kann die eigentliche Transfusion beginnen.

Direkttransfusionsgeräte:

α) *Die Spritze nach Oehlecker:* Glasspritze mit Zweiwegehahn; das Blut wird direkt aus der Spendervene angesaugt, nach Drehung des Zweiwegehahns in die Empfängervene eingespritzt. *Nachteil:* Keine Möglichkeit des Durchspülens mit gerinnungshemmenden Stoffen.

β) *Die Mühle nach Beck:* Prinzip einer Schlauchpumpe, bei welcher durch Drehung einer Kurbel mittels drei Rollen das Blut in einem PVC- oder Siliconschlauch vorwärts bewegt wird. *Vorteile:* Ziemlich kontinuierliche, rasche Transfusion möglich. *Nachteile:* Transfusionsmenge nicht exakt bestimmbar, da von der Schlauchart, Viscosität und unterschiedlichem Ansaugwiderstand abhängig.

γ) *Tzanck-Braunscher Apparat:* Rekordspritze mit Dreiwegehahn, gut auseinandernehmbar, leicht zu reinigen und zu pflegen (s. Abb. 82); der Dreiwegehahn führt zu drei Schläuchen (Nr 1 zur Spendervene, Nr. 2 zu steriler physiologischer Kochsalzlösung evtl. mit Vetren versetzt. Nr. 3 zur Empfängervene), vor Anwendung muß das System vollkommen luftfrei und mit physiologischer Kochsalzlösung gefüllt sein; zur

Verhinderung von Gerinnselbildung kann das System während der Transfusion mehrmals durchgespritzt werden. *Cave!* Nur Schläuche mit glatter Innenfläche (PVC, Silikon) verwenden, desgleichen nur festsitzende Spritzenkolben (Gefahr der Luftembolie). *Vorteil:* Einfachste Bedienung, größte Sicherheit, Blutmenge genau meßbar.

Durch Ergänzung eines Zusatzteiles (nach *Schäfer*) kann das Dreiwege- in ein Vierwegesystem umgewandelt werden, welches zur Austauschtransfusion beim Neugeborenen dient. Ähnlich dem *Braun*schen Apparat ist die *Rotandaspritze* konstruiert.

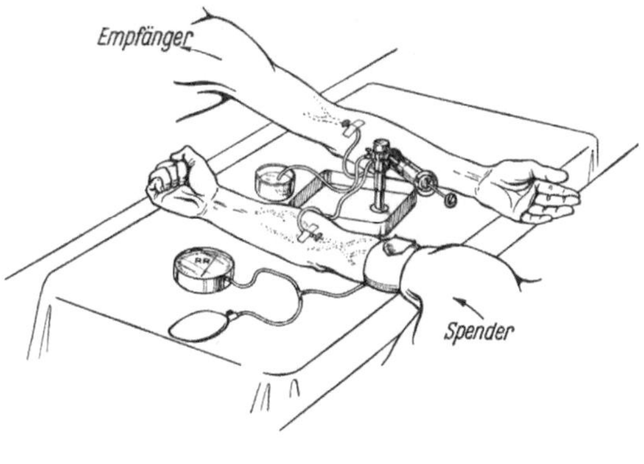

b) Indirekte Transfusion. Indirekte Transfusion mit offenen Geräten ist veraltet und wegen Infektionsgefahr höchstens in Notfällen erlaubt.

Frischblutkonserve = („Frischkonserve"). Man versteht hierunter die sofortige Verwendung einer frisch zubereiteten Blutkonserve; beste Form der Transfusion; sie kann für die meisten Indikationen empfohlen werden. Das Blut kann als Dauertropf, normale und Überdrucktransfusion zugeführt werden; es sind alle Spenderuntersuchungen anzustellen, welche bei Frischblutübertragungen vorgeschrieben sind (s. vorn).

Abb. 82. Bluttransfusion auf direktem Wege (*Braun*scher Apparat, Dreiwegehahnsystem)

Blutkonserve (zwischen 3–21 Tagen alt): Verwendung nur nach vorheriger Kreuzprobe (negativ!!), der sedimentierte Erythrocytenbodensatz muß gut gegen das übergeschichtete Plasma abgegrenzt sein, leichte Hämolyse ist ungefährlich; überalterte Konserven möglichst ausscheiden; Konserve vor mechanischen und thermischen Beeinflussungen schützen; Mischung von Sediment und Plasma durch 5–6maliges Hin- und Herneigen der Konservenflasche; Erwärmung nicht erforderlich; forcierte Erwärmung (im Instrumentenkocher oder heißen Wasser) häufig schädlich. Höhere Temperaturen (über 56 C°) verursachen Denaturierung des Eiweißes und Inaktivierung des Flascheninhaltes (heftige Reaktionen!); für Transport von Konservenflaschen möglichst nur Kühlbehälter verwenden.

Vorbereitung der Konserve zur Transfusion: (s. Abb. 83) Abnehmen der Schutzkappe, Desinfektion des Gummistopfens (70%iger Alkohol, Merfen, Detergicide), Einstechen der Kanüle des Luftfilters in die mit + bezeichnete Stelle des Stopfens. Befestigung des freien Endes des Luftfilterschlauches an der Flasche, damit kein Blut aus dem Luftsteigrohr in das Filter läuft; Einstechen des Übertragungsgerätes an der vorgebohrten (o) kreisrunden Stelle des Gummistopfens (evtl. Perforation des Stopfens mit einer Kanüle, wenn Kunststoffansätze verwendet werden); Flasche auf den Kopf drehen, so daß das Übertragungsgerät nach unten sieht; Einfließenlassen des Blutes aus der Flasche in die Tropfampulle des Übertragungsgerätes; Einstellen eines konstantbleibenden Blutspiegels in der Tropfampulle zur Gewährleistung eines gleichmäßigen Blutabflusses (dazu wird der Übertragungsschlauch mit seinem Ende etwa in Höhe der

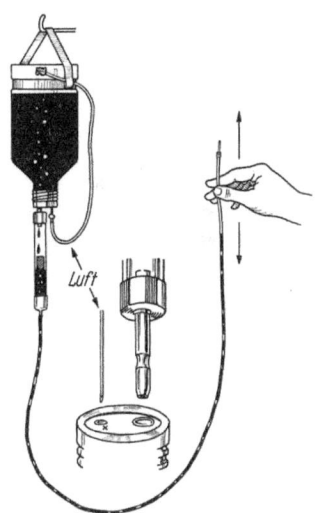

Abb. 83. Bluttransfusion: Vorbereitung von Blutkonserve und Einmalgerät zum Gebrauch

Tropfampulle mehrfach nach oben und nach unten geführt, bis alle Luft entwichen ist und sich der Blutspiegel im unteren Teil der Tropfampulle eingestellt hat (vgl. Abb. 83). Eventuell Ausdrücken des Übertragungsschlauches von distal nach proximal zur rascheren Entfernung der Luftblasen; Punktion der Empfängervene und Beginn der Transfusion; möglichst komplette Übertragung der Konserve auf ein- und denselben Empfänger; Weiterverwendung eines übrigbleibenden Konservenrestes auf andere Empfänger nur in Ausnahmefällen und wenn die zweite Transfusion unmittelbar angeschlossen wird. Rückgabe bzw. Zurücknahme von abgegebenen oder bereits angebrochenen Blutkonserven nur ausnahmsweise und nach ausdrücklicher Genehmigung des verantwortlichen Arztes der Blutbank.

Fehlerquellen: Bakterielle Verunreinigung bei Füllung oder Übertragung der Konserve; Hämolyse (durch Bakterienwirkung, durch zu großes Vacuum bei der Flaschenfüllung, durch mechanische Schädigung der Blutkörperchen, durch thermische Schädigung); Luftembolie beim Empfänger (durch Zurückbleiben von Luftblasen im System, durch Überdrucktransfusion bei mangelhafter Beobachtung). *Prophylaxe:* Verwendung von geschlossenen Plastikbeuteln; technische Mängel (Verhinderung des Blutabflusses durch Ausstanzen eines Gummizylinders aus dem Stopfen, der die Abflußkanüle verlegt, durch seitlichen Blutaustritt neben dem Übertragungsgerät); Blutgerinnselbildung (durch Eindringen von Gewebsthrombokinase infolge Venenperforation bei der Flaschenfüllung oder durch Gerinnselbildung im Entnahmeschlauch), mangelnde Luftdichte der Tropfampulle (dadurch schwieriges Einstellen des Blutspiegels in der Tropfampulle und Blutaustritt aus den Verschraubungen).

c) Wege der Blutzufuhr. Im allgemeinen *intravenös* nach percutaner Venenpunktion in die Cubitalvene oder Vena saphena oberhalb des medialen Malleolus; bei Operationen mit nachfolgender längerdauernder Dauertropftransfusion auch Venenfreilegung und Einlegen eines Polyäthylenkatheters oder einer innen polierten Infusionskanüle (vgl. Abb. 536). Geschwindigkeit der Blutzufuhr je nach Zustand des Patienten und Indikation.

Intraarteriell, vor allem zur raschen und wirksamen Bekämpfung eines großen Blutverlustes und dadurch hervorgerufener Schockkollapszustände (rasche Behebung von solchen bei intraarterieller Infusion in 75%, bei intravenöser Transfusion in 30% der Fälle). *Indikation:* Blutungen in der Geburtshilfe, bei großen intraabdominellen oder Thoraxoperationen, bei schweren Unfällen, Asphyxie, Herzstillstand). Gerät zur intraarteriellen Überdrucktransfusion (bestehend aus hintereinander geschalteter Blutkonserve und Kochsalzflasche mit angeschlossenem Gummiballon zur Herstellung des Überdrucks, Manometer und zwischengeschalteter Tropfkugel sollte stets vorbereitet sein. Die Zufuhr erfolgt in die Arteria radialis, femoralis, dorsalis pedis, tibialis posterior und (besonders wirkungsvoll, jedoch nur am offenen Thorax oder Abdomen möglich) in die Aorta thoracalis bzw. abdominalis.

Intrasternal (Henning 1940) durch 2 mm dicke Sternalpunktionsnadel bei Unmöglichkeit der intravenösen oder intraarteriellen Transfusion (Kleinkinder, Greise, Fettleibige, Unruhige, Thrombosen).

Kontraindikation: Knochensklerose, Aortenaneurysma, Infektion; Methode hat wenig Verbreitung gefunden. Desgleichen die direkte intrakardiale Transfusion.

Intraconchal (in die Conchen der Nase).

Vorteile: Rascher Blutabfluß, leichte Einstichmöglichkeit.

Nachteil: Mangelhafte Asepsis.

d) Reinigung, Sterilisation, Pyrogenfreiheit. *Reinigung und Sterilisation:* Einmalgeräte werden nach einmaligem Gebrauch verworfen; Mehrmalgeräte werden durch Kliniken und Blutspendezentren aufbereitet; äußerst sorgfältige Reinigung, Sterilisation und Zusammensetzen der Geräte ist Vorbedingung für komplikationsfreien Transfusionsverlauf.

Technik: Geräte unmittelbar nach Gebrauch auseinandernehmen und eine halbe Stunde lang in Wasser oder Spezialreinigungsmittellösung, (Detergizide, Edisonite) einlegen und gründlich durchspülen. Metall-, Glas- und Kunststoffteile, sowie Schläuche mit Bürsten reinigen; alle Teile unter Druck zweimal gründlich durchspülen (1. mit Leitungswasser, 2. mit pyrogenfreiem, destilliertem Wasser); da Gummi im Autoclaven bei Berührung mit Metall und Glas an Elastizität einbüßt, sind die Schlauchenden vor der Reinigung je 1–2 cm abzuschneiden; PVC-Schläuche nach einmaligem Gebrauch verwerfen; Einzelteile sind vorzusterilisieren (Glas und Metall bei 180 °C, 2 Stunden in Heißluft, Gummi und Kunststoff bei 120 °C für 40 Minuten oder 138 °C für 20 Minuten im Autoclaven bzw. Schnellsterilisator; Siliconschläuche sind besonders hitzebeständig aber teuer); Zusammensetzen der Einzelteile unter aseptischen Kautelen und Beachtung absoluter Dichtigkeit; Kanülen, Rekordkonus und andere kleine Einzelteile in Glas- oder verschließbare sterile Kunststoffröhrchen einschließen; Geräte für 40 Minuten bei 120 °C oder 20 Minuten bei 138 °C sterilisieren und im Heißluftschrank nachtrocknen (45 Minuten bei 80 °C); Geräte staubfrei, dunkel, trocken und kühl aufbewahren.

Blutkonservenflaschen: Möglichst von der einschlägigen Industrie aufbereiten lassen; dort werden sie mit neuen Stopfen versehen, auf — 650 mmHg evakuiert und zurückgeliefert; bei Füllung der Blutkonservenflasche vor allem bakterielle Infektion des Inhaltes vermeiden (Luftentkeimung des Entnahmeraumes, Schutzkleidung, Vorgehen wie im aseptischen Operationssaal). Blutentnahmegeräte müssen zuverlässig steril und vacuumdicht sein, Restvacuum niemals mit ungefilterter Luft ausgleichen, zur Entnahme und Übertragung möglichst nur *Einmalgeräte* verwenden (erhöhte Sicherheit, Zeitersparnis, Wegfall der Sterilitäts- und Pyrogentests); zumindest sollen die Schläuche jedesmal erneuert werden, wozu der Gebrauch von PVC-Material zu empfehlen ist.

Pyrogene Stoffe (Cetanni, 1894): Bakterielles Fiebergift (= Pyrotoxin) ruft Temperaturanstieg, Schüttelfrost, Durchfall und Erbrechen hervor; Beginn der Reaktionen 2 bis 3 Stunden nach der Transfusion, danach langsames Abklingen.

Herkunft: Anorganisch, organisch und organismisch, letztere für die Klinik besonders bedeutungsvoll (z.B. pyrogene Keime = Bacterium subtilis usw. oder Stoffwechselprodukte dieser und anderer Mikroben).

Nachweis: Nur durch biologische Reaktionen im Tierversuch mit Kaninchen, bei welchen nach Injektion in stündlichen Abständen Temperaturmessungen vorgenommen werden. In Geräten durch Ausspülen derselben mit steriler pyrogenfreier physiologischer Kochsalzlösung, mit welcher sofort der Tierversuch angestellt wird.

6. Transfusionsschäden

a) Hämolyseunfall: (A, B, O, Rh). Infolge Übertragung gruppenfremden Blutes (*mit Hämoglobinämie, Hämoglobinurie*): Gefährlichste Transfusionsschäden, Mortalität etwa 50%; zumeist nach Übertragung ABO-unverträglichen Blutes oder Unstimmigkeiten im Rh-System oder seltener bei anderen Blutfaktorensystemen; Hämolysine lösen dabei intravasalen Blutzerfall aus; die ablaufende Antigen-Antikörperreaktion zwischen Spenderblutkörperchen und Antikörpern des Patientenserums führen zu schwerem Schock, der schon während der Transfusion den Exitus herbeiführen kann; bei Überleben des Schockzustandes folgt Oligurie, häufig Anurie; die Harnsperre ist reflektorisch durch eine Ischämie des Nierenparenchyms infolge einer allergischen Reaktion ausgelöst; eine mechanische Verlegung der Nierentubuli durch Hämoglobinzylinder liegt nicht vor. (Veraltete Auffassung!)

Symptome: Kreuzschmerzen, Hitzegefühl im Kopf, Beklemmungen, kleiner, schneller Puls, Farbwechsel der Haut (anfängliche Rötung – später Leichenblässe), kalter Schweiß, schweres Schockkollapssyndrom, Übelkeit, Erbrechen, Stuhl- und Harnabgang, Dyspnoe, Temperaturanstieg, Schüttelfrost, Blutdruck erniedrigt, Mydriasis, Benommenheit, Bewußtlosigkeit, u.U. binnen wenigen Minuten Exitus. Während Narkose sind die Symptome verwischt, jedoch kommen Blutgerinnungsstörungen infolge Thrombocytensturzes und schnell einsetzender Fibrinolyse zur Beobachtung. Blutungen dieser Art können tödlich sein. Bei Überleben folgt Erythrocyten- und Hämoglobinabsturz, Eigenhämolyse, Ikterus, urämisches Coma mit sekundärem, tödlichem Ausgang. Bei Überstehen der Harnsperre setzt nach 6–8 Tagen Harnflut bei Isosthenurie, Rest-N.-Anstieg und vermehrter Ausscheidung von Blutschlacken ein. Heilung möglich, nach mehreren Monaten kein Nierenschaden mehr nachweisbar.

Therapie: Sofortige *Austauschtransfusion mit gruppengleichem Blut* (5–10 Liter sind ausreichend); andernfalls möglichst große Transfusion mit gruppenverträglichem Blut; evtl. Alkalisierung mit 50 ccm Natriumlactat 17,5%ig auf 1000 ccm bidestilliertes Wasser oder physiologischer Kochsalz-Glukoselösung (ersatzweise 8–10 g Natriumbicarbonat per os); sofort i.v. Injektion von Antiallergicis, Hypnoticis, Novocain (2 ccm 2%ige Lösung auf 5 ccm physiologischer Kochsalzlösung ohne Suprarenin); zur Schockbekämpfung intraarterielle Transfusion und Nor-Adrenalin-Dauertropfinfusion (4–16 mg Nor-Adrenalin-/500–1000 ccm Natrium-Lactat- oder Glukoselösung/24 Stunden lang = 5–10 Tropfen Minute), Cortison. In schweren Fällen:

Intestinale Perfusion: Einlegen einer *Miller-Abott*-Sonde ins Jejunum, Instillation von Perfusionslösung 3–4 Liter/Stunde, Rectalsonde zur Ableitung, Wasserresorption und Ausscheidung wird durch die Salzkonzentration der Lösung (hypo- bzw. hypertonisch) gesteuert; Kontrolle des Körpergewichts, Hämatokrits, osmotischen Drucks im Blutplasma erforderlich, Ionenaustauscher infolge Nierenversagens sehr problematisch, Bekämpfung einer Hyperkaliämie durch Gabe von kaliumfreien Kunstharzen (50 g/24 Stunden) per os kann versucht werden.

Intraperitoneale Dialyse: Punktion der Bauchwand zwischen linker spina iliaca und Nabel mit Troikart (streng aseptisch!), Einführen eines PVC-Nylon-, Polyäthylenrohres,

Verbindung desselben mit dem Perfusionsgerät nach Entfernen des Troikarts; Zuleitungsschlauch durch einen Thermostaten führen, um die Lösung auf Körpertemperatur zu halten. Auffüllen der Bauchhöhle mit 2–3 Litern, bis deutlicher Ascites besteht, dann Punktion auf der rechten Seite in gleicher Weise und Einlegen eines PVC-Abflußrohres; Zusammensetzung der Perfusionslösung: 1,6 g NaCl, 0,35 g KCL, 0,5 g MgCl, 0,23 g CaCl, 0,7 g NaH_2PO_4, 2,2 g $NaHCO_3$, 20 g Glukose/Liter; Zusatz von Heparin, Penicillin, Streptomycin, Antibiotica mit breitem Wirkungsspektrum (Vorbeugung der Peritonitisgefahr); stündlicher Durchlauf etwa 2 Liter/Stunde bei einer Gesamtmenge von 25 Liter pro die; Steigerung auf 30–50 Liter pro die ist möglich. (*Merke*: Menge der abfließenden Flüssigkeit muß unbedingt der zugeführten Flüssigkeit entsprechen.)

Künstliche Niere: Durchleiten des Blutes des Kranken aus einer Arterie (Arteria femoralis) durch ein, meist nach dem Diffusionsprinzip arbeitendes Gerät und Wiedereinleiten des gereinigten Blutes in die venöse Seite.

Blutwechseltransfusion: Patientenblut wird umschichtig auf den Spender und umgekehrt Spenderblut auf den Patienten übertragen; die gesunde Spenderniere übernimmt die Funktion der erkrankten Niere und eliminiert die harnpflichtigen Stoffe; Höhe der ausgewechselten Blutmenge schwankt zwischen 2–5 Litern pro die; mehrere kleine Blutwechseltransfusionen sind erfolgreicher als eine übergroße.

Diätetisch: Proteinfreie Kost, bestehend aus Kohlehydraten und Fetten (Rp! Dextrose 400 g, Oleum arachidis 100 g, Gummi arab. q. s. Emulsio, Aqua ad 1000,0 pro die). Wassermenge niemals größer als die täglich ausgeschiedene Urinmenge zuzüglich des extrarenalen Wasserverlustes (500–600 ccm); Gabe der Emulsion durch Magen-Duodenalsonde; intravenös Fettemulsionen; oral gezuckerte Fruchtsäfte, Zwieback, Butter, Honig. Nierendekapsulation und Splanchnicusblockade bzw. lumbale Grenzstrangblockade meist erfolglos; darum verlassen.

b) Hämolyse durch primär hämolysiertes Transfusionsblut. *Ursachen:* Konservenherstellung, Lagerung, thermische Einflüsse; gruppengleiches hämolysiertes Blut macht bei geringem Hämolysegrad keine Störungen; bei starker Hämolyse ist das Blut nicht mehr verwendbar. Während der Lagerung entstandene Hämolyse ist schwerwiegender; eine solche Konserve ist unbrauchbar (Verunreinigung mit hämolysierenden Bakterien läßt schweren Transfusionszwischenfall befürchten). Durch starke Erwärmung hämolytisch gewordenes und denaturiertes Konservenblut verursacht Schüttelfrost, schweren Kreislaufkollaps, Hämoglobinurie, weshalb die forcierte Erwärmung zu unterlassen ist. Vorsichtige Anwärmung im Wasserbad von 30–35 °C kommt nur für Schnelltransfusionen (s. vorn) in Frage. Hämolyse durch zu tiefe Abkühlung (Gefrierung) ist weniger gefahrvoll; Verwendung solchen Blutes trotzdem vermeiden. In Zweifelsfällen jedes Blut vor der Transfusion durch scharfes Zentrifugieren prüfen (Hämolyse des überstehenden Plasmasaumes?).

Hämaturie nach Transfusionen tritt selten ein, sie ist von Hämoglobinurie scharf zu trennen und hat mit einer hämolytischen Transfusionsreaktion nichts zu tun; Ursache wahrscheinlich Allergie bei latentem Nierenschaden.

c) Fieberreaktionen. α) *Pyrogene Reaktionen: Ursache:* Bakterielle Verunreinigungen, welche auch noch ohne Vorhandensein lebender Keime wirksam sind, denaturierte Eiweißstoffe (meist aus Blutresten nach ungenügender Reinigung bestehend); Mineralien, welche trotz Bi-Destillation im Wasser noch vorhanden sind.

Symptome: Fieberanstieg, Übelkeit, Erbrechen, Kopfschmerzen, keine stärkere Kreislaufinsuffizienz.

Prophylaxe und *Therapie:* Exakte Reinigung der Geräte, Verwendung pyrogenfreier Lösungen, Hypnotica, Antiallergica, Antipyretica (Mischspritze aus Megaphen-Dolantin-Atosil, je 1 ccm der Mischung alle 15 Minuten, bis die Symptome unterdrückt oder abgeschwächt sind), exakte Ausführung der serologischen Untersuchung, langsame Transfusion (etwa 20–30 Tropfen pro Minute anfangs, dann Erhöhung der Geschwindigkeit auf das Doppelte).

β) *Fieber infolge Primärerkrankung des Patienten:* Hämolytische Anämien, Dys- und Paraproteinämien, Nephrosen, Nephritiden, Plasmocytom, Leukämien, Hodgkin, Agranulocytose, maligne Tumoren zeigen häufig Fieberreaktionen. *Ursache:* Unbekannt. *Prophylaxe:* Wie oben (vorhergehender Abschnitt), außerdem Streßbekämpfung durch Hormongaben (100 mg Testoviron, Schering); Cortison (s. oben: Schocktherapie mit Prednisolon und ACTH).

Therapie: Lichtbügel, Antipyretika, Hypnotica, Kontrolle auf Hämolyse (Zentrifugat von 3 ccm Blut, klarer Überstand spricht gegen Blutgruppenunverträglichkeit), Kreuzprobe wiederholen.

γ) *Fieber infolge toxischer Wirkung des Natriumzitrats: Ursache:* Verwendung von nicht reinem pyrogenfreiem Natriumzitrat (gewöhnliches Natriumzitrat ist für Transfusionszwecke nicht geeignet, da nicht pyrogenfrei).

Symptome: Temperatursteigerung, Schüttelfrost, Kollaps, Atemstörung, Herzversagen.

Therapie: Kreislaufmittel, Antipyretika, Atmungsanaleptica, Calcium (1 ccm 10%ige Calciumgluconatlösung/100 ccm Zitratblut).

d) Herzkreislaufreaktionen. α) *Blutdruck:* Plötzlicher Blutdruckabfall ist gefährliches Alarmsymptom, sofortige Unterbrechung der Transfusion ist angezeigt (bei Pulsfrequenzanstieg stets fortlaufende Blutdruckmessung; bei Kleinerwerden der Amplitude und zunehmender Hautblässe liegt Schocksyndrom vor). Fortführung der Transfusion in diesem Fall nur sehr langsam und unter ständiger Blutdruckkontrolle erlaubt. Sinkt der Blutdruck weiter ab, muß die Transfusion endgültig abgebrochen werden. Bei kollapsartigem Blutdruckabfall muß dies sofort geschehen.

Therapie: Übliches Vorgehen bei Kollaps-Schockbehandlung (s. dort); in schweren Fällen mit bedrohlichem Blutdruckabfall Dauertropfinfusion mit Arterenol, Nor-Adrenalin, evtl. intraarterielle Überdruck-Schnelltransfusion mit ausreichenden Calciumgaben; vorher Blutgruppen-, Blutfaktoren-Unverträglichkeit ausschließen (Wiederholung der Kreuzprobe).

β) *Durch Verunreinigung mit apathogenen Erregern. Symptome:* Schwerer Kreislaufkollaps, Temperaturerhöhung, Schüttelfrost, anginöse Herzbeschwerden, Erbrechen, Kopfschmerzen, Cyanose („roter Schock").

Ursache: Gramnegative Erreger, welche außer pyrogenen auch kreislaufwirksame Toxine (Endotoxine) bilden, sog. kryophile Keime vermehren sich nur bei 4 °C. Je nach Art der Toxine stehen Fieber- bzw. Kreislaufreaktionen im Vordergrund; Zwischenfälle durch infiziertes Blut halten viel länger an, als bei rein pyrogener oder Kreislaufreaktion. *Nachweis:* Erregernachweis schwierig, Untersuchungen bei 4 °C, 20 °C, 37 °C. Chemische Struktur der kreislaufwirksamen Toxine gramnegativer Bakterien („Frühgifte") wahrscheinlich Polypeptide. *Prophylaxe:* Kaum möglich, evtl. Ausstrichpräparate von Blutkonserven und mikroskopische Untersuchungen (negatives Resultat ist nicht beweisend); daher besser sehr langsame Tropfinfusion (Frühgifte wirken tachyphylaktisch), am besten zuverlässige aseptische Herstellung der Blutkonserven, makroskopisch läßt sich eine bakterielle Verunreinigung der Blutkonserve meist nicht erkennen.

Therapie: Sofortige Schockbehandlung (s. oben), Oxygenotherapie, Lobelin, Breitspektrumantibiotica, Empfindlichkeitstestung des Restblutes.

γ) *Luftembolie:* Ursache stets ein technischer Fehler und daher vermeidbar. *Symptome:* Beklemmungsgefühl über der Brust, Dyspnoe, Cyanose, Blutdruckabfall, Kollaps, typisches Mühlengeräusch (sehr selten); Schweregrad der Symptome hängt von der Geschwindigkeit und dem Druck ab, unter welchem die Luft eindringt (*Cave!* Einströmen von Luft bei Überdrucktransfusionen; Eindringen kleiner Luftblasen bei undichtem System usw., weniger gefährlich). *Therapie:* Linksseitenlagerung, Sauerstoff, Herzpunktion oder Katheterisierung zur Absaugung der Luft aus dem rechten Ventrikel, Strophantin, Kreislaufmittel.

e) Allergische Reaktion. α) *Infolge Empfängerallergie, Ursache:* Vermutlich Überempfindlichkeit des Empfängers gegenüber Spenderplasma. *Symptome:* Urticaria, Fieber, Schüttelfrost (meist harmlos), in schwereren Fällen angioneurotisches Ödem, Glottisödem. *Prophylaxe:* Erkennung der Überempfindlichkeit durch intracutane Injektion von 0,1 ccm Plasma oder intramusculäre oder intravenöse Injektion von 20–30 ccm Plasma ½–1 Stunde vor der Transfusion; bei Bestehen einer Plasmaallergie entweder Verwendung eines anderen Spenders oder Desensibilisierung des Empfängers durch stufenweises Vorspritzen kleiner Plasmamengen (evtl. auch Deplasmatisierung bzw. Blutwäsche vor Transfusionen für Allergiker). Medikamentös vor der Transfusion Antihistaminica, Hypnotika, Vitamin P (Rutin). *Therapie:* Antihistaminica, Hypnotica, Calcium (Calcium-Glukonat, Atosil, Antistin, Dolantin, Novalgin, Novocain langsam intravenös).

β) *Infolge der übertragenen Spender-Antikörper, Ursache:* Übertragung von Spender-Antikörpern kann zur passiven Anaphylaxie des Empfängers führen (Übertragung von Nahrungsmittelallergien, Asthma, Heuschnupfen, angioneurotischem Ödem). *Symptome:* Im allgemeinen stark abgeschwächt, entsprechend der Verdünnung des Anti-Körper-Gehaltes; Anhalten der Erscheinungen selten länger als 2 Monate. *Prophylaxe:* Ausschluß der Spender mit allergischen Zeichen nur im Falle von angioneurotischem Ödem erforderlich. *Therapie:* Antiallergica, Vermeidung des Allergenkontaktes für den Empfänger.

f) Krankheitsübertragung. α) *Hepatitis:* Häufigste und ernsteste Transfusionsinfektion, u.U. folgenschwerer als alle übrigen Infektionen (z.B. auch als Lues, deren Mortalität gering und Heilungsprognose günstiger ist). *Prophylaxe:* Schwierig, da stärkste Infektiosität während der Inkubationszeit besteht; Ausschluß aller Blutspender, welche innerhalb der letzten 5 Jahre eine Gelbsucht durchgemacht haben.

β) *Lues, Prophylaxe:* Schwierig, da Seroreaktionen erst etwa 6 Wochen nach der Infektion positiv werden und bereits kurz nach der Infektion Spirochäten im Blut sind. Serologische Luesuntersuchungen bei allen Spendern mit möglichst empfindlichen Methoden. Unterschriftliche Erklärung des Spenders, daß keine Geschlechtskrankheit bekannt ist (Inspektion des Genitale und Befragen nach Infektionsmöglichkeiten ist nicht zumutbar!); ausschließlicher Gebrauch von wenigstens 3 Tage alten Blutkonserven ist die beste Prophylaxe, da die Spirochäte nach 72stündigem Kühlschrankaufenthalt nicht mehr infektiös ist; Zusatz spirochätocider Mittel (Hämosept, Hoechst) nur in Fällen, bei welchen dringend eine Transfusion erfolgen muß und kein Spender mit sicher negativer Seroreaktion zur Hand ist; Luesschnelltest bei jeder direkten oder Konservenbluttransfusion, bei welcher die Konservierungszeit weniger als 72 Stunden beträgt; Schnelltest kann keinesfalls die vorgeschriebenen Luesuntersuchungen ersetzen.

γ) *Malaria:* Ausschluß aller Blutspender, die innerhalb der letzten 5 Jahre die Erkrankung oder einen Rückfall durchgemacht haben (bei Malaria tropica: lebenslang); keine absolute Sicherheit, da auch noch nach 30 Jahren Übertragung der Erkrankung beobachtet wurde; Ausschluß aller Spender, die jemals in Malariagegenden waren, ist übertrieben.

Wolhynisches Fieber, Morbus Bang, Thyphus und mehrere andere Infektionskrankheiten bleiben ebenfalls jahrelang infektiös; ein Ausschluß solcher Personen vom Blutspenden ist nicht vertretbar.

g) Sonstige Transfusionsschäden. *Zitratschäden:* Große Mengen von Zitrat (Überdruckschnelltransfusion) lösen Spasmus der Lungenkapillaren aus; es kommt daher zur Venendrucksteigerung im großen Kreislauf und Rechtsüberlastung des Herzens; toxische Grenzdosis für Zitrat: Trinatriumzitrat 260 mg/kg/Stunde, Binatriumzitrat 330 mg/kg/Stunde; bei üblichem ACD-Stabilisator der Blutkonserve kommt es bei Zuführung von 100 ccm/kg/Stunde Zitratblut nicht zu toxischen Erscheinungen; bei Lebergeschädigten wird die toxische Dosis bedeutend früher erreicht (Blutdruckabfall, tetanische Zuckungen, Erbrechen). *Prophylaxe und Therapie:* Verwendung von heparinisiertem Blut, Dämpfung der Depressorzentren (Novocain i.v.), Calciuminjektion, genaue Blutdruckkontrolle, Venendruckkontrolle zur Steuerung der Calciumdosierung (1 ccm 10%iges Calciumglukonat/100 ccm Blut); Calciumpräparate nicht in den Transfusionsschlauch spritzen (Gerinnungsgefahr!).

Kaliumschäden, Ursache: Verwendung von älteren Blutkonserven zur intraarteriellen Schnelltransfusion, wodurch die toxische Grenzdosis in den Coronargefäßen überschritten wird (40 mg-%); Plasma-Kaliumspiegel einer hämolytischen Konserve liegt sehr hoch, weil die Erythrocyten etwa 20mal mehr Kalium enthalten als das Plasma.

Symptome: EKG-Veränderungen (bereits bei Kaliumspiegel von 30 mg-%), Reizleitungsstörungen, Herzstillstand (bereits bei Kaliumspiegel von 40 mg-% beobachtet!).

Prophylaxe und Therapie: Für intraarterielle Schnelltransfusionen nur frische, nicht hämolytische Konserven verwenden; bei Rhythmusstörungen Calciumglukonat in hohen Dosen i.v. (Calcium-Kalium-Antagonismus). Parasympathicolytica, zentrale Sedativa (Morphium-Dolatin).

Transfusionshämosiderose, Ursache: Gehäufte Transfusionen führen zur Eisenüberbelastung des Körpers (500 ccm Blut enthalten 250 mg Eisen), Eisenablagerung im Gewebe, Hämosiderose von Leber und Milz, exogene Hämochromatose. *Prophylaxe:* Nicht allzu freigebige Transfusionsindikation. *Therapie:* Nulla.

7. Austauschtransfusion

Indikation: Foetale Erythroblastose (erfordert spezielle Technik der Austauschtransfusion), Rest-N-Erhöhung bei akuter Anurie, Intoxikationen mit reinen Blutgiften (CO-Vergiftung), akute Hämolyse (Transfusionszwischenfall, große Verbrennungen). Bei Intoxikationen, bei welchen sich die Giftstoffe sowohl im Blut als auch im Gewebe befinden (Rest-N-Erhöhung) sind mehrere kleine Austauschtransfusionen in mehrtägigem Abstand geboten (je das 1–1,5fache Blutvolumen des Patienten). Bei Intoxikation mit reinen Blutgiften (CO-Vergiftung, akute Hämolyse) genügt ein einziger größerer Blutaustausch; bei Hämolyse soll die ausgewechselte Blutmenge möglichst groß sein; bei CO-Vergiftung Austauschmenge 1–1,5fach. Bestimmung der ausgetauschten Blutmenge ist mittels Normogramm aus Gesamtblutvolumen (bzw. Körpergewicht) des Patienten und transfundierter Blutmenge möglich.

Technik beim Erwachsenen: Blutübertragung aus Frischkonserven oder Konserven nicht älter als 8 Tage in eine Armvene; gleichzeitige Blutentnahme aus der Vene des anderen Armes oder Vena saphena oder rasche Blutentnahme durch Punktion der Arteria femoralis. Auffangen des entnommenen Blutes in Blutkonservenflaschen oder mittels Wasserstrahlpumpe in ein zwischengeschaltetes Meßgefäß; der Eingriff wird am besten in oberflächlicher Potenzierungsnarkose ausgeführt; optimale Transfusionsgeschwindigkeit etwa 500 ccm Konservenblut/7 Minuten, beim Erwachsenen etwa 200 ccm mehr Blut übertragen als abnehmen; Geschwindigkeit der Blutzufuhr nach dem Tempo der Blutentnahme einstellen, da sonst Gefahr der Kreislaufüberlastung entsteht; zur Neutralisation des zugeführten Natriumzitrats: Injektion von 1,0 g Calciumglukonat zwischen jeder Blutkonserve.

Die Austauschtransfusion mit direkter Methodik, bei welcher das Blut in die Spendervene zwecks Entgiftung wieder eingeleitet wird, kommt nur in besonderen Notfällen (Blutkonservenmangel) und bei vereinzelten Indikationen (akute Anurie) in Betracht. Als Routinemethode ist sie abzulehnen. *Kontraindikation* der Austauschtransfusion: Kreislauflabilität oder -dekompensation.

II. Blutersatz

(s. auch Kap. Wasser- und Salzhaushalt S. 220, Schock und Kollaps S. 228)

1. Colloidale Lösungen.

Abgesehen von Vollblut sind die natürlichen Blutderivate die besten Blutersatzmittel. *Vorteil:* Blutgruppen- und Rhesusunabhängig. *Nachteil:* Sie stehen nicht immer zur Verfügung und sind relativ teuer und schwierig herzustellen. Man ist daher in vielen Fällen auf den Gebrauch von künstlichen kolloidalen Ersatzstoffen (Plasmaexpander) angewiesen. Kolloidale Lösungen haben ein Molekulargewicht von etwa 10000–120000; ihre Wertigkeit wird danach beurteilt, wie lange sie im Kreislauf verweilen und welche Speicherungs- bzw. Nebenerscheinungen sie hervorrufen.

a) Blutderivate. α) *Plasma:* Entsteht durch Zusatz von Natriumzitrat zu Vollblut und enthält noch Fibrin. Enthält, ebenso wie Serum, 92% Wasser, 7% Eiweiß, außerdem Zucker, Salze, Harnstoff, Harnsäure, Vitamine, Hormone. *Gewinnung* aus Vollblutkonserven, welche zu überaltern drohen durch Abpipettieren des Überstandes, evtl. durch Zentrifugieren, wenn nur kleinere Mengen benötigt werden; Aufbewahrung und Haltbarkeit: Flüssige Plasmakonserve bei Zimmertemperatur viele Monate brauchbar; am haltbarsten ist *Trockenplasma* (10 Jahre und mehr); Trockenplasma wird auf einfache Weise im destillierten Wasser gelöst und ist sofort infusionsfertig. Blutgruppen- und Rh-unabhängig.

Indikation: Verbrennungskrankheit, Schock- und Kollaps, akuter Blutverlust (zur Überbrückung bis Vollblut zur Verfügung steht), Eiweißmangel, Proteinkörpertherapie, Blutstillung. In therapeutischer Hinsicht ist Plasma und Serum dem Vollblut nahezu stets gleichwertig (Ausnahme: Großer Blutverlust), in mancher Hinsicht sogar überlegen; die Konservierung ist einfach, Plasmakonserve wenig empfindlich, haltbar (Trockenplasma im Katastrophen- und Kriegsfall!).

β) *Serum:* Ist der flüssige Rückstand, welcher sich bei der Gesamtblutgerinnung absetzt; technische Herstellung schwieriger als Plasma (Defibrinierung des Plasmas); Blutgruppen- und Rh-unabhängig. Zusammensetzung wie Plasma, in frischem Zustand ist die Serumkonserve nicht verwendbar, da schädlich-toxische Nachwirkung sehr häufig besteht; steht auch als agglutininfreies *Trockenserum* mit Glukosezusatz (*Lang* und *Schwiegk*) zur Verfügung und ist als solches fast unbegrenzt haltbar. *Indikation:* Wie bei Plasma, jedoch in der Schockkollapsbekämpfung sowie zur Proteinkörpertherapie und bei Eiweißmangel zu bevorzugen.

γ) *Humanalbumin* (Behring-Werke): Klare Lösung der hochgereinigten Albuminfraktion des menschlichen Serums, isoviscöse 20%ige Lösung, 100 ccm entsprechen etwa 400 ccm Plasma. *Indikation:* Behandlung von Ödemen; in 5%iger, isoosmotischer, isotonischer Lösung zur schnellen Kreislaufauffüllung (Schock, Kollaps, großer Blutverlust usw.).Blutgruppen- und Rh-unabhängig.

δ) *Tierisches Serum:* Desantigenisierte Rinderseren werden in jüngerer Zeit empfohlen und auch gebraucht. Nebenerscheinungen sind relativ gering. *Vorteile:* Geringe Kosten, einfachere Beschaffung, Blutgruppenunabhängigkeit, in nahezu unbegrenzter Menge herstellbar. *Nachteile:* Tierische Eiweiße werden im menschlichen Körper nicht abgebaut, Antigenfreiheit nicht absolut gesichert, Sensibilisierung führt zur Präzipitinbildung; die verwendeten Präparate sind denaturierte Proteinlösungen, welche im menschlichen Organismus nicht zu arteigenem Eiweiß umgebaut werden können. *Präparat:* „Adäquan" (Resorba, Nürnberg).

b) Künstliche Ersatzstoffe (Plasmaexpander). α) *Gummi arabicum* 7%ig: Gemisch von Calcium-Magnesium und Kaliumsalzen, verschiedenen Arabonsäuren und etwas Eiweiß; wurde in beiden Weltkriegen häufig verwendet.

Vorteile: Gegenüber den neueren kolloidalen Ersatzstoffen *keine*.

Nachteile: Leberparenchymschäden, Schock, sehr hohe Viscosität und daher starke Herzbelastung. Im allgemeinen nicht mehr in Verwendung. Ebenso keine *Gelatinelösungen* (Gefahr schwerer Nierenstörung).

β) *Polyvinylpyrrolidon* (Hecht und Weese 1940/41, Periston), Polymerisat von mittlerem Molekulargewicht 50000. Onkotischer Druck einer 3,5%igen Lösung 400–460 mm Wasser (etwas hyperonkotisch). Hyperonkotische Lösung ist klinisch wirkungsvoller als isoonkotische Lösung (2,5%) und die Verweildauer des Kollidons in der Blutbahn 1–2 Tage, Ausscheidung durch die Nieren hält im allgemeinen 56 Stunden an; eine Restmenge verweilt 2–3 Wochen in der Blutbahn, geringgradige Speicherung besteht; ernstliche Organschäden durch Speicherung sind nicht beobachtet. *Indikation:* Akuter großer Blutverlust, Verlust bis zur Hälfte des Gesamtblutes kann durch hyperonkotische Peristoninfusion allein behoben werden. Anschließende Vollbluttransfusion dürfte stets empfehlenswert sein; Schock-Kollaps, Exsikkation.

Periston-„N", ein Polymerisat von mittlerem Molekulargewicht 20000 mit Natrium-, Kalium-, Calcium-, Magnesiumzusatz. *Zufuhr:* Intravenös und subcutan, intramusculär zur wirksamen Nierenentgiftung und Toxinbindung. *Indikation:* Urämie, chronische Infekte, Verbrennung, *Tetanus* (Serum- und Gewebswäsche, Schubert).

Präparate: Periston, Bayer, Infusionsflasche mit 500 ccm, Periston „N" Bayer, Infusionsflasche zu 100 ccm.

γ) *Dextran* (Ingelmann und Grönwald): Polysaccharid von mittlerem Molekulargewicht 100000, physikalische Eigenschaften stehen dem Serumeiweiß, chemische Eigenschaften der Stärke und dem Glykogen nahe; 6%ige Dextranpharmacia-Infusionslösung ist dem Blut isoviscös, isoosmotisch und isoonkontisch, keine Speichererscheinungen; wird zu Glukose verbrannt. Durch die Niere in den ersten Stunden teilweise als niedermolekulares Dextran ausgeschieden, mengenmäßige Verabreichung: wie Serum oder Plasma; Verweildauer in der Blutbahn: wie Periston. *Indikation:* wie Periston und in höherer Konzentration zur Osmotherapie.

Präparate: Makrodex (Knoll), 6%ig Infusionsflaschen zu 500 ccm. *Onkovertin* (Braun, Melsungen) 3% Dextran, 2,5% Lävulose, 2,5% Glukose, 10 m äqu. Kalium. *Makrodex* (Braun, Melsungen) 10%ig zur Osmotherapie, Infusionsflasche zu 300 ccm.

2. Kristalloide Lösung

Verweildauer in der Blutbahn nur ½ Stunde, daher zur wirkungsvollen Gefäßauffüllung nicht geeignet!!!

a) Kohlehydratlösungen. Isotonische Glukose-Lävulose-Invertoselösung je 5,25%ig als Kalorienspender bei hypoglykämischem Schock und Mangel an elektrolytfreiem Wasser; Lävulose ist der Glukose vorzuziehen wegen ihrer leichteren Umsetzbarkeit in Glykogen und wegen eiweißsparenden Effektes.

b) Anorganische Lösungen: „Physiologische" Kochsalzlösung nur im äußersten Notfall; vorzuziehen sind die verbesserten, stabilisierten und pyrogenfreien Formen von Ringer- und Tyrodelösungen.

α) *Physiologische Kochsalzlösung* 0,9%ig, *Nachteile:* Gehäuft auftretende Schüttelfröste, Ödemgefahr (spez. am Magen-Darmtrakt gefährlich nach Magen-Darmanastomosen), Organ- und Herzmuskelschäden, nicht sicher pyrogenfrei. *Indikation:* In Notfällen bei Verlust von plasmaisotoner Flüssigkeit. *Präparate:* Selbstherstellung aus Kochsalztabletten, Kochsalzlösung 0,9%ig (Braun, Melsungen), Infusionsflaschen zu 250, 500 und 1000 ccm.

β) *Modifizierte Ringer-Locke-Tyrode-Lösungen:* NaCl-Lösung durch Zusätze von Kalium, Calcium, verträglicher gemacht; jedoch auch sie ohne Dauerwirkung. In einigen Präparaten ist Vitamin „P" (Rutin) zugesetzt, um die Verweildauer in der Blutbahn zu erhöhen (*Subsidon, K. Lang*). Zuverlässige Ausschaltung der Ödemgefahr ist auch hier nicht sicher gegeben. *Indikation:* Großer Blutverlust, Schockkollaps, Exsiccation. *Kontraindikation:* Blutstillung, Verbrennungskrankheit, Proteinkörpertherapie. Bei Blutverlust sowie Schock und Kollaps nur ganz flüchtige Wirkung.

Präparate: Normosal; Sterofundin (Braun, Melsungen), modifizierte Tyrodelösung in Infusionsflaschen zu 250, 500, 1000 ccm; *Sterofundin „G"* mit 5%igem Glukosezusatz; *Sterofundin „J"* mit 10%igem Invertzucker; *Sterofundin „VB"* mit Vitamin-„B"-Komplexzusatz; *Sterofundin „R"* mit 100 mg Rutinzusatz. *Tutofusin, Subsidal* (Tutofusin mit Rutinzusatz, Pfrimmer), Infusionsflaschen zu 500 ccm.

Verschieden zusammengesetzte Elektrolytlösungen zur Bekämpfung der verschiedensten Mangelzustände (s. Kap. Flüssigkeits- und Salzhaushalt).

F. Thrombose und Embolie

Thrombose = intravasale Gerinnselbildung aus Bestandteilen des Blutes. *Embolie* = spontane Verschleppung eines Thrombus in die arterielle Peripherie des kleinen oder großen Kreislaufs.

Thromboembolische Krankheit = Gesamtheit aller Erscheinungen, welche das Bild von Thrombose und Embolie ausmachen. Die Trennung beider Vorgänge ist rein willkürlich und nicht streng aufrechtzuerhalten, seitdem bekannt ist, daß Thrombose und Embolie bei bestimmter Disposition und unter bestimmten Voraussetzungen als Folge einer Dysregulation auftreten. Im Zentrum der Thromboembolieforschung steht heutzutage die Therapie des Leidens mit Antikoagulantien.

1. Morphologie

Man unterscheidet: Abscheidungs- (weiße)thromben, Gerinnungs-(rote)thromben und gemischte (bunte) Thromben. Diese Thromben sind von postmortalen intravasalen Gerinnselbildungen zu trennen. Der Abscheidungsthrombus ist trocken, grauweiß und an der Oberfläche meist gerifelt, mikroskopisch sind Plättchenbalken mit girlandenförmiger Anordnung von Fibrinfasern charakteristisch und beweisend für intravasale Entstehung; der Gerinnungsthrombus liegt ebenso wie das Leichengerinnsel glatt im Gefäß, ist wasserreich und von spiegelnder Oberfläche; mikroskopisch zeigen sie ein Gewirr von Fibrinfasern und Thrombocytenhaufen mit unregelmäßig eingestreuten Leukocyten.

Entstehung: Die wichtigsten Faktoren für die intravasale und intravitale Gerinnselbildung sind: Vermehrte Gerinnungstendenz des Blutes, Gefäßwandschädigung und verlangsamte Strömungsgeschwindigkeit (*Virchow*sche Trias). Die größte Bedeutung kommt den Blutveränderungen selbst zu. Die Entstehungs*dauer* eines Thrombus ist sehr kurz (Bruchteile von Minuten); daher genügt es, wenn der Blutstrom in einer Vene einige Minuten lang ungünstig auf die herrschende Gerinnungsneigung des Blutes abgestimmt ist.

a) Blutströmung. Stromverlangsamung bedingt eine Änderung des normalen Mischungsverhältnisses zwischen Blutkörperchen (Achsenstrom) und der plasmatischen Randzone (Randstrom). Verlangsamte Blutströmung führt zur Randständigkeit der Plättchen und Leukocyten; deren Verklebung mit der Gefäßwand und untereinander selbst wird dadurch begünstigt. Die Stromverlangsamung ist vor allem ein unterstützendes Moment im Sinne eines *Lokalisationsfaktors*.

b) Gefäßwand. Gefäßwandschädigung begünstigt die Haftungsmöglichkeit corpusculärer Elemente (*Fonio, Vanotti*). Alle Gefäßendothelien reagieren auf äußere Reize, sobald eine gewisse Toleranzbreite überschritten ist. Reizstoffe sind: Bakterien und deren Toxine, Eiweißstoffe und deren Abbauprodukte aus aseptischen und septischen Wunden.

Tumoren, Hämatome, Abszesse, Nekrosen, chemische Giftstoffe, Metalle, Produkte der inneren Sekretion.

c) **Gefäßinhalt.** α) *Formelemente und Agglutination:* Von den Formelementen des Blutes nehmen im wesentlichen nur die *Thrombocyten* teil. Bei Thrombopenie ist Thrombose selten, bei Polycythämie sehr häufig; am häufigsten bei plötzlicher krisenhafter Vermehrung der Thrombocyten (z. B. nach *Splenektomie*!). Die Thrombocytenagglutination ist beim Lebenden der Beginn der Thrombenbildung; Zustandekommen der Thrombocytenagglutination durch Haftung an klebrigem Profibrin (*Apitz*) oder durch Oberflächenveränderung mit elektrischem Potentialausgleich (*Jürgens, Braunsteiner*).

Thrombocyten enthalten folgende bisher bekannte Faktoren:

Plättchenfaktor 1 (beschleunigt die Umwandlung von Prothrombin in Thrombin).
Plättchenfaktor 2 (beschleunigt d e Reaktion Fibrinogen. Fibrin.
Plättchenfaktor 3 (hemmt die Heparinaktivität).
Plättchenfaktor 4 (Thromboplastischer Plättchenfaktor bildet mit Plasmafaktor VIIl bis X (Thromboplastinogen) aktives Pl smathromboplastin.

Die doppelte Funktion der Thrombocyten beim Gerinnungsvorgang besteht in der Abgabe von Gerinnungsfaktoren an das Plasma und in der Abgabe des Retraktocyms. Durch Bildung eines Fibrinnetzes, das die agglutinierenden Elemente zusammenfaßt, kommt es zur eigentlichen Thrombenbildung.

β) *Blutgerinnung* (s. Gerinnungsschema). Nach *Morawitz* sind 4 Gerinnungsfaktoren obligat, nämlich: Prothrombin, Thrombokinase, Calcium und Fibrinogen.

Die Gerinnung ist in eine Reihe von Phasen aufgeteilt:

In der *Vorphase* werden durch Agglutination und Desintegration der Thrombocyten die Plättchenfaktoren, besonders der für die Thromboplastinbildung notwendige Plättchenfaktor 3 frei.

Aus dem Pl. F. 3 erfolgt dann in der 1. Hauptphase der Gerinnung mit Hilfe einiger Plasmafaktoren, u.a. dem Antihämophilen Globulin (= Faktor VIII), dem Faktor IX (= Christmas-Faktor, PTC), dem Faktor X die Bildung des Blutthromboplastins (Thrombokinase), das sich von dem beim Zellzerfall freiwerdenden Gewebsthromboplastin (-kinase) dadurch unterscheidet, daß es sich ausschließlich aus Elementen des Blutes bildet.

Beim Fehlen eines oder mehrerer dieser Plasmafaktoren kommt es zur Ausbildung der als Hämophilie bekannten hämorrhagischen Diathese, wobei der Mangel an Faktor VIII als Hämophilie A, der Mangel an Faktor IX als Hämophilie B bezeichnet wird. –

In der 2. Phase verwandelt das in der vorhergehenden 1. Phase gebildete Thromboplastin in Gegenwart von Calcium-Ionen Prothrombin in das eigentliche Gerinnungsferment, in aktives Thrombin. An dieser fermentativen Umwandlung sind die Acceleratoren, die Faktoren V und VII beteiligt.

Die Acceleratoren befinden sich sowohl in den Thrombocyten (Plättchenaccelerator) als auch im Plasma (Plasmaaccelerator). Thrombin selbst beschleunigt seine Bildung aus der Vorstufe, indem es die Aktivierung von Faktor V in Faktor VI bewirkt (Autokatalyse des Thrombin).

Die Umsetzung des löslichen Fibrinogens in Fibrin geschieht durch das Thrombin in der 3. Phase.

Anschließend erfolgt die Retraktion des geronnenen Blutes, wobei das Serum ausgepreßt wird. Die Schnelligkeit der Retraktion hängt von den im Gerinnsel in agglutinablem Zustand eingeschlossenen Thrombocyten ab. Sie bleibt bei Thrombocytenmangel teilweise oder auch ganz aus. –

In die Nachphase gehört die Fibrinolyse. Die Abtrennung vom Gerinnungsvorgang geschieht aus klinischen Belangen, weil die fibrinolytischen Vorgänge (Gerinnselauflösung) für die Klinik der thromboembolischen Krankheit besonders bedeutungsvoll sind.

Das Fibrin wird durch ein proteolytisches Ferment, durch das Fibrinolysin (Plasmin) gelöst. Fibrinolysin entsteht aus Pro-fibrinolysin (Plasminogen) durch die Fibrinolysokinase, die in einem Gleichgewicht mit dem Antifibrinolysin steht.

2. Lokalisation

Häufigster Sitz und Ausgangspunkt der fortschreitenden Fernthrombose sind 1. die Wadenvenen, 2. die Fußvenen, 3. die Oberschenkelvenen; Venenklappen.

Innerhalb der Beinvenenthrombosen unterscheidet man: die *unizentrische rückläufige Oberschenkelthrombose* (Haftstelle im Bereich des Kopfteils (Abscheidungsthrombus) und

Gerinnungsschema (vereinfacht)

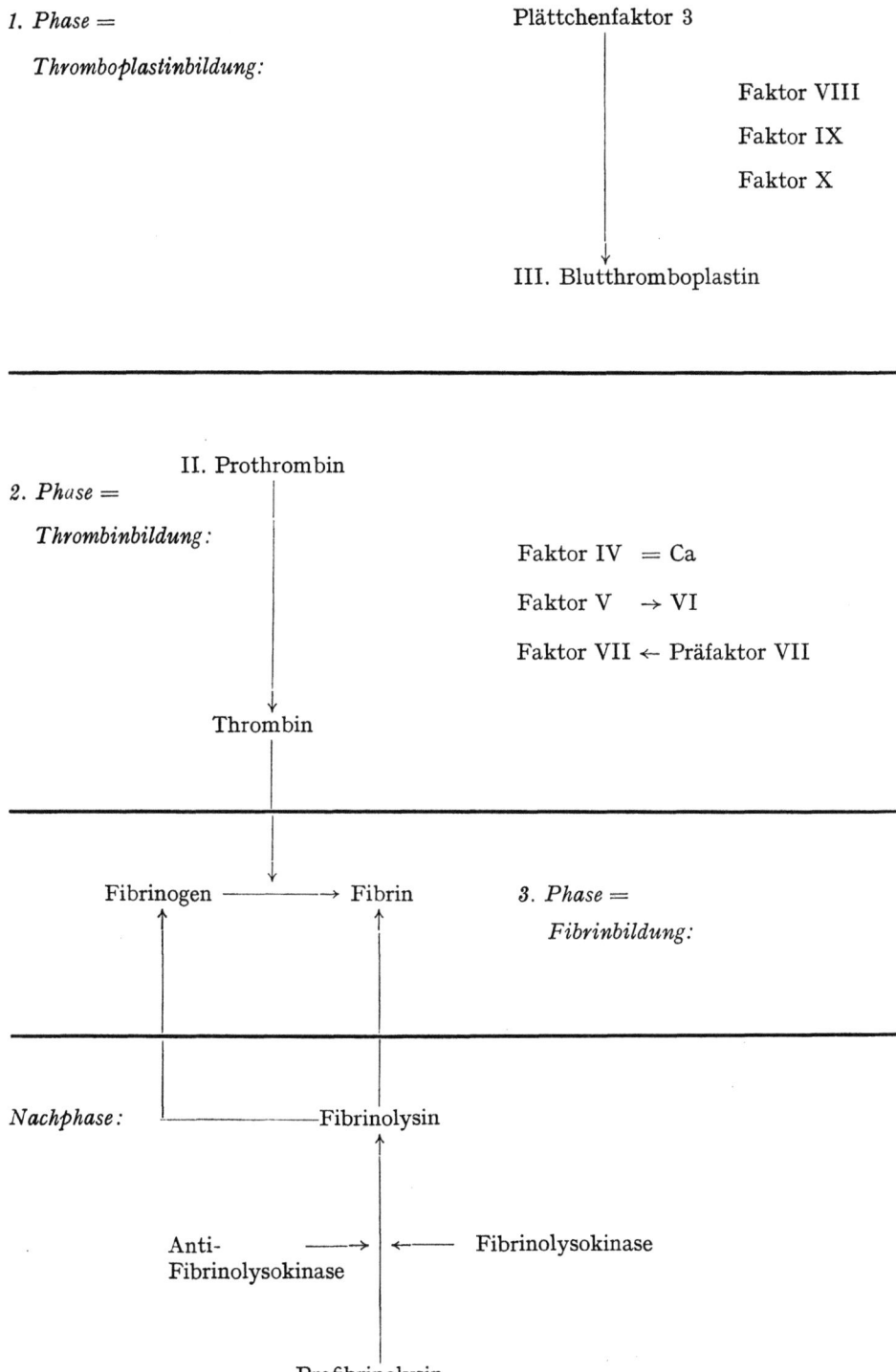

am einheitlichen Schwanzteil (Koagulationsthrombus); sehr schnelle Bildung, Gefahr der embolischen Verschleppung groß; *die unizentrische gemischte Oberschenkelthrombose* (langsameres Zustandekommen des Schwanzteils, gemischter Thrombus mit mehreren Ansätzen zur Organisation; *die multizentrische Segmentationsthrombose* (mehrere zusammengewachsene, gleichzeitig entstandene Beinvenenthrombosen). Andere Lokalisationen sind sämtliche variösen Erweiterungen des Venensystems (z. B. Hämorrhoidalvenen), ferner Mesenterialgefäße, Pfortader, wandständige Thromben im Herz (am häufigsten im linken Ventrikel, seltener im rechten Ventrikel und in den Herzohren. Arterielle Thrombosen am häufigsten in der Aorta, jedoch auch in kleineren und mittleren Arterien.

3. Einteilung

Lokalisatorisch in oberflächliche Thrombophlebitis und tiefe Phlebothrombose der Beinvenen. *Klinisch* in Thrombosen *ohne* Anschwellung des Beines (erhöhte Emboliegefahr, keine völlige Verlegung des Lumens) und Thrombosen *mit* Anschwellung des Beines (geringe Emboliegefahr, schwerere Spätfolgen); ferner (*Barker* 1934) in

Primäre (Thrombophlebitis migrans, idiopathische Thrombophlebitis).

Lokale: Direkte (chemische, mechanische Überanstrengungs-)Wandläsion, lokal entzündliche mit subjektiven Beschwerden, eitrige Thrombophlebitis, Thromben in varicösen Venen, ischämische Thrombophlebitis.

Sekundäre: Post partum, post operationem, nach Infektionskrankheiten, nach sonstigen Krankheiten und längerer Bettruhe (der Fernthrombose entsprechend).

4. Pathogenese

(s. Schema S. 257!), umfaßt 3 Phasen (*Koller*):
1. Zellagglutination,
2. Thrombusbildung,
3. Übergang des ortsständigen in den fortschreitenden Thrombus. Gerinnungsgeschehen (s. Gerinnungsschema) spielt die ausschlaggebende Rolle für die Entstehung des fibrinreichen Thrombenschwanzes der malignen Fernthrombose. Das Gerinnungspotential steht dem fibrinolytischen Potential gegenüber. Störungen des Gleichgewichts zwischen beiden Potentialen führt zur Entwicklung der malignen Fernthrombose und zur Bildung eines aufsteigenden, fibrinreichen, roten Schwanzteiles. Fibrinolytisches und Gerinnungspotential unterliegen einer neurohormonalen Steuerung; Dysfunktion derselben (s. Kap. Pathophysiologie des chirurgischen Eingriffs) löst bei Kranken, in der postoperativen Phase und bei langer Bettlägerigkeit thromboembolische Krankheit aus. Außerdem spielen Disposition (erbliche, konstitutionelle und anatomische Verhältnisse) und individuelle, erworbene Faktoren eine entscheidende Rolle (Operationen, auch überstandene), Krankheiten, Berufsgifte, Genußmittel, Alter. Wichtigste Faktoren sind: *Operationen* und diesen gleichzusetzende Traumen bzw. Stresseinwirkung (vasomotorische Störungen, Abbauprodukte des Wundstoffwechsels, veränderte Organfunktion, Verkürzung der Gerinnungszeit, Fibrinogen und Thrombocytenvermehrung, Leukocytose und Linksverschiebung, Hypoproteinämie, relative Globulinvermehrung, Beschleunigung der Blutkörperchensenkungsgeschwindigkeit usw.) (s. Kap. Pathophysiologie des chirurgischen Eingriffs).

Plötzliche Bettlägerigkeit vorher nicht bettlägeriger alter Personen (Verlangsamung der Kreislaufzeit, fortschreitende Sklerosierung, physiologische Abnahme der Mastzellen und der Bildungsstätten des körpereigenen Heparins im Alter).

Herzkrankheiten (veränderte Hämodynamik);

Neoplasmen (spez. metastasierende Tumoren, prädisponieren zu Thrombose);

Wasser- und Flüssigkeitsverluste (besonders in der postoperativen Phase);

meteorologische Einflüsse (erhöhte Emboliegefahr bei Temperaturanstieg, Luftdruckabfall, meist 3–4 Tage nach Beendigung von Hochdrucklagen bei stark zyklonalem Wettergeschehen);

Frakturen (spez. der unteren Extremitäten), ferner große Hämatome, Muskelzermalmung, jahreszeitliche Schwankungen (häufigstes Auftreten der tödlichen Lungenembolie im Februar und zwischen Juni und August).

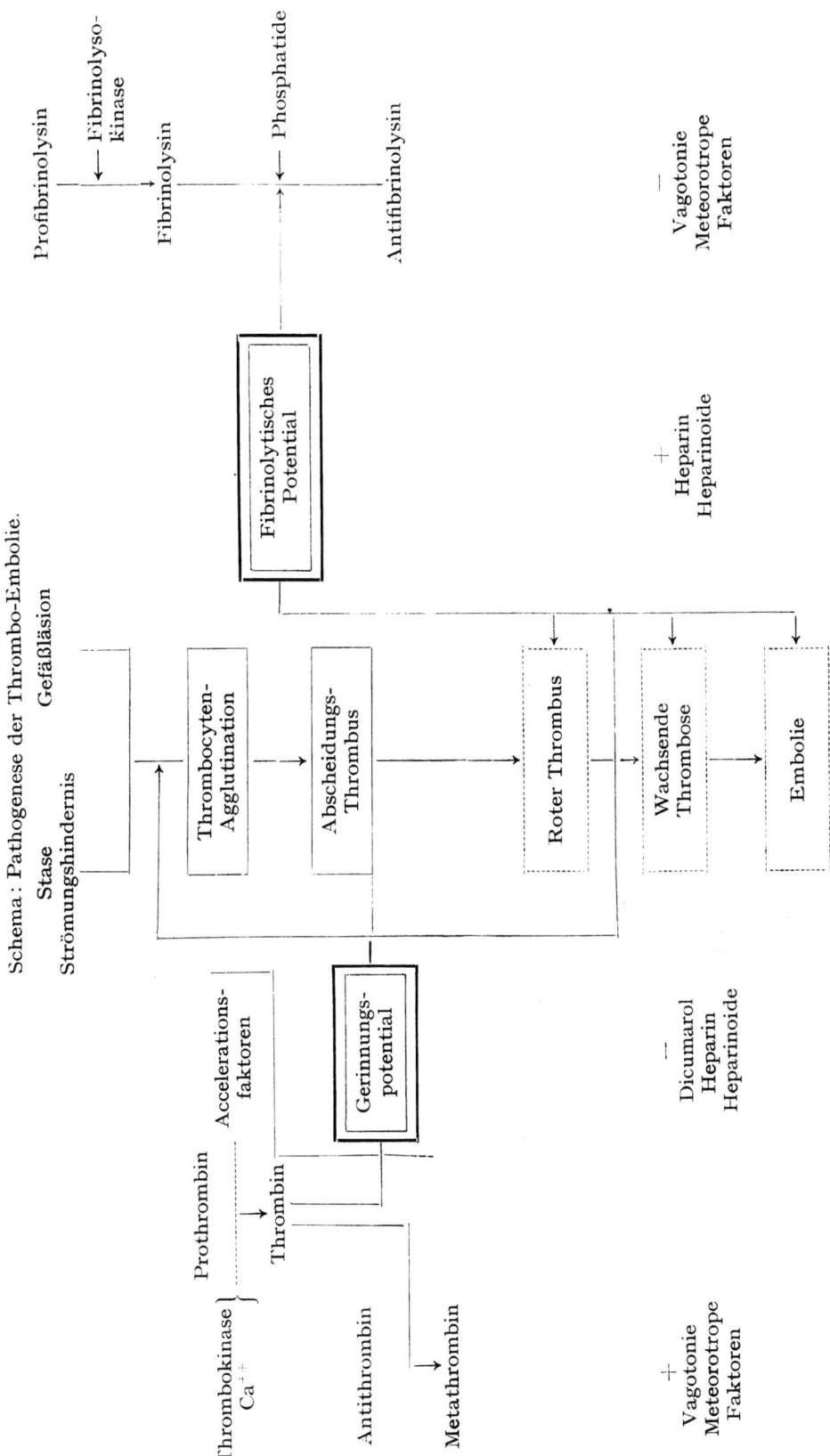

Schema: Pathogenese der Thrombo-Embolie.

5. Häufigkeit

Ein Drittel der Thrombosen treten innerhalb der ersten 8 Tage, die Hälfte vom 9. bis 14. Tag, der Rest vom 15. Tag ab klinisch in Erscheinung. Die Bildung des Thrombus kann wesentlich früher, oft schon direkt nach dem operativen Eingriff einsetzen (durchschnittliches Auftreten der Thrombose um den 12. Tag, der Lungenembolie am 7.–9. Tag post op.). Bei unbehandelter postoperativer Thrombose kommt es in 50–60% zu Lungenembolie (davon etwa 20% tödlich); 20–30% der Femoralthrombosen führen zu einem Lungeninfarkt (davon 6–14% tödlich); 30% der Emboliefälle erleiden einen zweiten embolischen und 18% einen tödlichen Schub. Im Gesamtsektionsmaterial finden sich etwa 20–25% Thrombosen (mit und ohne vorausgehende Symptome). Die klinische Komplikation der Thromboembolie tritt in 0,9–1% aller Fälle auf; davon Laparotomien 2mal so häufig wie andere Operationen, doppelseitige Inguinalhernien 2mal so häufig wie einseitige Hernien, perforierte Appendicitis 2mal so häufig wie chronische Appendicitis, (Infektion!!), Probelaparotomien wegen Neoplasmen hochbelastet, *Splenektomie* mit 5% postoperativen Thrombosen und 0,77% tödlicher Lungenembolie *absolut an erster Stelle*, Häufigkeit der tödlichen Lungenembolie in der Chirurgie 0,25% aller Operationen bzw. 2–5% aller Obduktionen. Die Geburtshilfe ist mit 0,76% aller Geburten deutlich mehr belastet als die Chirurgie. Thrombosefrequenz und Emboliefrequenz verhalten sich nicht kongruent, d. h. Thrombosebereitschaft bedeutet noch nicht Emboliebereitschaft.

6. Diagnostik

1. Thrombose, Frühsymptome: Subjektiv Beinschmerzen, Brennen der Wade oder Oberschenkel, *Fußsohlenschmerz!*; objektiv: Temperatursteigerung (*Michaelis*sche Zeichen, fehlt häufig): Anhaltendes Fieber ohne andere Ursache, treppenförmiger Pulsfrequenzanstieg (*Mahler*sches Zeichen), Druckempfindlichkeit der Wade (*Homan* I) und Fußsohle, Schmerzen bei Dorsalflexion des Fußes bei gestrecktem Bein (*Homan* II), Lungensymptome (Infarktsputum), dilatierte oberflächliche Unterschenkelvenen („Warnungsvenen", *Pratt*).

Diagnostische Maßnahmen zur Frühdiagnose: Phlebographie, Venendruckmessung (auf das Drei- bis Vierfache des Normalen erhöht).

Spätsymptome: Stauungserscheinungen, Schwellung, entzündliche Ödeme, Schmerzen; sind meist durch die Verlegung des Gefäßlumens und primäre und sekundäre Entzündungsvorgänge der Gefäßwand charakterisiert.

Differentialdiagnose: Phlegmasia alba dolens, Lymphangitis; Mesenterialthrombose – Peritonitis, Phlegmasia coerulea dolens (fulminante Form der tiefen Venenthrombose), Ermüdungsphlebitis (*Lenggenhager*), Pfortaderthrombose – Milzvenenthrombose (evtl. Klärung durch Lienoportographie, *Stutz*).

2. Embolie: Symptome der Lungenembolie: Ohnmachts- oder erstickungsähnliches Bild, Blässe, verfallenes Aussehen, Kreislaufversagen, schwere Atemnot, Retrosternalschmerz, Todesangst. In leichten Fällen nur Pulsfrequenzanstieg.

Differentialdiagnose: Kollaps, Herzinsuffizienz, Angina pectoris, Myocardinfarkt, innere Blutung, Apoplexie, akuter Herztod. Abgrenzung schwierig; Drucksteigerung im kleinen Kreislauf, Druckabfall im großen Kreislauf auf Werte von 60–70 mm Hg, akute Rechtsdilatation, Betonung des P 2 sprechen für Lungenembolie.

Symptome bei Lungeninfarkt: Atemfrequenzsteigerung, Bronchialatemgeräusch, evtl. Pleuraerguß, Tachycardie, Hämoptoe, röntgenologisch evtl. segmentär begrenzte Verschattung.

Differentialdiagnose: Lungentuberkulose, Bronchiektasenblutungen, Tumoren, wichtigstes subjektives Symptom des Lungeninfarktes ist der *Pleuraschmerz* (in 90% der Fälle). Pleuraschmerzen in der 1.–3. Woche nach der Operation sind als Lungeninfarkt aufzufassen und als solcher zu behandeln, bis intensive Nachforschung eine andere Ursache aufgedeckt hat.

7. Prophylaxe

a) Auswahl der Patienten. *Generelle Prophylaxe* bei allen Operierten und Verletzten ungünstig. Besser ist die *gezielte Prophylaxe*, wobei aus einem durch klinische Auswahl eingeengten Patientenkreis zusätzlich noch besonders gefährdete Personen ausgetestet werden. Besondere Thromboemboliebereitschaft und erhöhte Gefährdung besteht bei:

höherem Alter (wobei das biologische Alter wichtiger ist als das absolute!), bei erhöhter Emboliefurcht, bei Adipositas, durchgemachten Operationen, durchgemachten thromboembolischen Komplikationen, Varikosis bei Carcinomträgern, bei cardialer Dekompensation, bei Anämie, nach größeren Bluttransfusionen, bei hochgradiger posttraumatischer Gewebszerstörung und bei besonders belastenden Operationen (*Splenektomie!*, abd. Hysterektomie, Darmresektionen, doppelseitige Herniotomie, Sectio caesarea, Magenresektion, größere Thoraxeingriffe, Osteosynthesen, Appendicitis, Mammaradikaloperation, Prostatektomie, Beckentraumen, vor allem im Bereich des Unterschenkels und Kniegelenkbereichs.

b) Unspezifische Prophylaxe. α) *Zweckmäßige prä- und postoperative Vorbereitung bzw. Nachbehandlung* (Regelung des Wasser- und Salzhaushaltes, s. dort; Auffüllung des Kreislaufs, Kreislaufmittel, Herzmittel, Normalisierung der Hämatokritwerte).

β) *Frühaufstehen:* Zu unterscheiden ist das Sofortaufstehen vom Operationstisch, das Frühaufstehen (innerhalb der ersten 24 Stunden), das beschleunigte Aufstehen (vom 2. bis 4. Tage), das gewöhnliche Aufstehen (Spätaufstehen vom 5. Tage an). Sofortaufstehen und Frühaufstehen ohne medikamentöse Prophylaxe erbringt die besten Resultate (Senkung der postoperativen tödlichen Embolien von etwa 3,25 auf 0,19%), strenges Schematisieren ist hier nicht möglich, Individualisieren des Aufstehzeitpunktes ist notwendig. Aufstehen später als nach dem 5. postoperativen Tag ist nicht vertretbar; es sei denn, es liegen besondere Komplikationen vor.

γ) *Kompressionsverband:* Hochstellen des Bettendes, prophylaktische Anlegung komprimierender Verbände an den unteren Extremitäten zur Verhütung von Stase und Ödemen; wird bereits vor der Operation angelegt und bleibt während der postoperativen Bettruhe liegen, möglichst unter Durchführung des Frühaufstehens oder unter ständigen Bewegungs- und Atemübungen im Bett. *Indikation:* Gravide mit Beinödem, Varicenträger, ältere Gebärende, bei allen Patienten über 45–50 Jahre, bei erhöhter Phlebitisgefahr.

δ) *Venentonisierung:* Durch intravenöse Anwendung von Roßkastanienextrakt mit Vitamin B1 (Venostasin); dieser „medikamentöse Kompressionsverband" kommt als Adjuvans der übrigen unspezifischen Maßnahmen in Frage.

c) Spezifische Prophylaxe. *Präoperativ* nur sehr schwer möglich, *postoperativ* erfolgreich durch fortlaufende Anticongulationgaben und Kontrolle des Gerinnungsmechanismus.

α) **Gerinnungsbestimmungen** (durchführbar mit dem Gerinnungsbesteck von *Marbet-Winterstein*).

αα) *Thromboplastinzeit* = Quickwert (früher *Prothrombinzeit*) Einzelwerte oder anfänglich überhöhte Werte sind bedeutungslos; dagegen spricht das Ausbleiben des physiologischen Absinkens des Prothrombinpotentials zu bestimmten Zeitpunkten also ein „starres Verhalten" für eine Gefährdung. Ständige (einmal täglich ausgeführte) postoperative Kontrolle daher erforderlich. *Indikation:* Thromboplastin-Zeit-Bestimmung dient zur Ermittlung der Quickwerte in Prozent der Norm, vor und während der Verabreichung von Cumarinderivaten, sofern vor deren Anwendung keine Gerinnungsstörung vorlag; sind solche vorhanden, so geben hierüber die Methoden γγ, δδ, εε Auskunft; ferner zur Erkennung von Störungen in der 2. Gerinnungsphase (s. Gerinnungsschema). *Prinzip:* Genau abgemessene Menge Zitratblut läßt man nach Vermischen mit Thromboplastinlösung und Chlorcalciumlösung aus einer Injektionsspritze durch die Injektionsnadel abtropfen. Der Eintritt der Gerinnung ist leicht daran erkennbar, daß ein geronnener Blutstropfen an der Nadel hängen bleibt. Die Thromboplastinzeit kann auch mit Hilfe einer Mikromethode bestimmt werden. *Beurteilung:* Quickwert läßt sich aus einer Quickwerttabelle (s. Fachliteratur), entsprechend der gefundenen Thromboplastinzeit ablesen. Quickwerte unter 10% (z. B. Spritze läuft bei Meßtemperatur von 30–37 °C völlig leer) bedeutet: Überdosierung von Cumarinpräparaten.

ββ) *Antithrombinzeit* = *Thrombin-Zeit; Indikation:* Zur Kontrolle der Wirkung von Heparin und Heparinoiden bei deren Anwendung trotz bestehender *bedingter* Kontraindikation und bei einer Therapiedauer von mehr als 4–5 Tagen, sowie bei Verwendung von Heparindepot; ferner bei Gerinnungsstörungen in der 3. Gerinnungsphase. *Prinzip:* Wie Bestimmung der Thromboplastinzeit; nur daß an Stelle der Thromboplastinlösung ein genau eingestelltes Thrombinpräparat verwendet wird und die Chlorcalciumlösung wegfällt; Meßtemperatur muß zwischen 35 und 38 °C liegen. *Beurteilung:* Antithrombinzeit von Normalblut $X = 10 \pm 1$ Sekunde; bei Antithrombinzeiten unter 10 Sekunden (z. B. 5–7 Sekunden) besteht erhöhte Gerinnungsneigung. Die Zeiten gelten für Thrombin-Lösung von 4 NIH-Einheiten/cm^3.

γγ) *Spontangerinnungszeit (Lee-White)*, *Indikation:* Zur Feststellung, welche Gerinnungsneigung vorliegt (Globaltest zur Erfassung der Gesamtgerinnung, nicht aber einzelner Phasen); *Prinzip:* Venenblut wird in genau dimensionierten Reagenzgläsern bei 37 °C stehen gelassen und der Endpunkt der Gerinnung durch Kippen der Gläschen festgestellt.

Beurteilung: Normalblut gerinnt nach 5–6 Minuten. Verlängerung der Gerinnungszeit auf das 3–4fache bedeutet ausreichende Heparinisierung, in Verbindung mit dem Quickwert lassen sich Rückschlüsse auf Hypokoagulabilität bzw. Hyperkoagulabilität anstellen.

δδ) *Recalcifizierungszeit (Howell)*, *Indikation:* Zur Verwendung wie γγ und εε; *Prinzip:* Frisch entnommenes Citratblut wird recalcifiziert und die Zeit bis zum Eintritt der Gerinnung gemessen.

Beurteilung: Recalcifizierungszeit von Normalblut beträgt 90–120 Sekunden, Zeiten über 120 Sekunden = Gerinnungsverzögerung.

εε) *Heparintoleranz*, *Indikation:* Zur Verwendung wie γγ und δδ; nach der Thrombelastographie brauchbarster und zuverlässigster Globaltest. *Prinzip:* 0,5 cm³ frisches Citratblut werden bei 37 °C mit 0,5 cm³ einer Lösung von m/40 Chlorcalcium, enthaltend 2 γ Heparin = 0,2 I.E. je cm³, versetzt und die Gerinnungszeit bestimmt.

Doppelbestimmung: Bei Differenz größer als 15 Sekunden sind die Bestimmungen zu wiederholen. *Beurteilung:* Heparintoleranz von Normalblut beträgt nach der beschriebenen Methode etwa 2 Minuten, 15 Sekunden; in Verbindung mit dem Quickwert lassen sich Rückschlüsse auf starke Hypokoagulabilität (erhöhte Blutungsgefahr) oder Hyperkoagulabilität (ungenügende therapeutische Wirkung des Antikoagulans) anstellen. Weitere Dosierung von Cumarin richtet sich sodann nach den Resultaten des Heparintoleranztestes. Quickwert hat dann nur als Zusatzkontrolle eine Bedeutung.

ζζ) *Differentialdiagnose hämorrhagischer Diathesen:* Durch Bestimmung und vergleichende Beurteilung der Heparintoleranzzeit, der Antithrombinzeit und Thromboplastinzeit.

ηη) *Thrombelastographie, Prinzip:* Die Thrombelastographie erlaubt die kontinuierliche visuelle und photokymographische Beobachtung von Blut- oder Plasmaproben während aller Gerinnungsphasen einschließlich der Fibrinolyse. Der automatische Meßvorgang beruht auf dem Prinzip der Fibrinelastizitätsmessung.

Registriert werden Reaktionszeit, Thrombusbildungszeit, maximale Thrombuselastizität und Fibrinolyse.

Indikation: Das sehr exakte Verfahren dient nicht nur zur Überprüfung augenblicklicher Koagulabilitätsverhältnisse, sondern kann neben der Überwachung aller Arten von Antikoagulantientherapie auch zur Differentialdiagnose hämorrhagischer Diathesen herangezogen werden.

Beurteilung: An Hand der registrierten Kurven je nach Indikation unter Berücksichtigung spezieller Gesichtspunkte (s. Fachliteratur).

β) **Antikoagulantia (Antithrombotica I. Ordnung):** Setzen die Gerinnbarkeit entweder durch Vermehrung gerinnungshemmender Faktoren oder durch Eliminierung gerinnungsfördernder Faktoren herab. Direkt in den Gerinnungsvorgang greifen an mehreren Ansatzpunkten ein: die *Heparine* und *Heparinoide*; indirekt über die Leber wirken das *Dicumarol* und seine Drerivate.

αα) Die *Heparine:* Bildung in den Mastzellen (*Ehrlich*); normal im Blut vorkommende Heparinmenge 0,009 mg-%; Ausscheidung über die Niere; *Inaktivierung* des Heparins durch *Protaminsulfat*; Wirkungsweise: Direkt und sofort einsetzende Gerinnungshemmung durch Eingriff in das Gerinnungssystem an mehreren Stellen; Herabsetzung der Plättchenagglutnation, Verminderung der Plättchenadhäsion, Hemmung der Opsonisation, Hemmung der Thrombokinaseaktivität, Verhinderung der Prothrombinumwandlung in Thrombin (Antiprothrombinwirkung); Hauptwirkung des Heparins ist die eines Antithrombins und Antiprothrombins; hinzukommen fibrinolytische Eigenschaften; gerinnselauflösende Wirkung des Heparins ist eindeutig erwiesen; Rekanalisation frischerer Thromben durch ausreichende Heparinisierung möglich; Thrombolyse bakteriell gesetzter Thromben nur unter gleichzeitiger Penicillinverabreichung möglich. Verlangsamte Gerinnung ist auch an der Verzögerung der Retraktion erkennbar.

Wirkungsdauer: Einmalige Injektion therapeutischer Dosen hält 3–5 Stunden an mit einem Gipfel nach etwa 10 Minuten; intermittierende Applikation führt daher zeitweise zur Überdosierung und zum Ondulieren der Gerinnungswerte (bei intaktem Gefäßsystem ohne Gefahr).

Vorteile: Sofortiger Wirkungseintritt, rasches Abklingen der Wirkung nach Absetzen des Medikamentes, sofortige Unterbrechungsmöglichkeit, fibrinolytische, d. h. thrombolytische Wirkung und Beeinflussung der Retraktilität. Praktisch keine Überdosierungsmöglichkeit; Gerinnungskontrollen können entfallen!

Nachteile: Peroral unwirksam, intravenöse Applikation umständlich und für den Patienten unangenehm, kostspielig.

Dosierung zur Prophylaxe: Einleitung mit verhältnismäßig hohen Dosen; zu kleine und verzettelte Dosen verschleiern die klinischen Warnungssymptome, verhindern jedoch nicht das Weiterschreiten des thrombotischen Prozesses. Täglich 40000–50000 I.E. Heparin als minimale Tagesdosis (z. B. 8–10 cm^3 Liquemin) intravenös während der ersten 2 Tage in 4 Einzeldosen oder bei Verwendung von Depotpräparaten (Liquemin-depot) 40000 I.E. sc. oder im.; anschließend allmähliche Herabsetzung der Tagesdosis auf 25000–20000 I.E. Dauer der Prophylaxe durchschnittlich bis zum 3. oder 4. Tag nach dem Aufstehen. Zur Thromboseprophylaxe in der Gefäßchirurgie Beginn mit Heparingaben schon während der Operation (intravenöse Dauertropfinfusion einer Ringerlösung mit 20000 I.E. 15–25 Tropfen je Minute oder täglich 30000 I.E. in 4 Teildosen intravenös), Fortsetzung dieser Behandlung bis zum 4. Tag nach dem Aufstehen; Zusatz von 2500 I.E. Heparin zu Infusionsflüssigkeiten je Liter, um die Venenthrombosierung zu vermeiden (vor allem bei Herzkatheterismus, intravenösem oder intraarteriellem Dauerkatheter, Dauertropfinfusionen von PAS usw.).

ββ) Heparinoide: Synthetische Polysaccharid-Schwefelsäureester, **Thrombocid** bei adäquater Dosierung dem Heparin praktisch gleichzusetzen. *Wirkung:* Im Sinne eines Antithrombins und Antiprothrombins; außerdem fibrinolytisch und gefäßerweiternd, d. h. vasoaktiv. Inaktivierung erfolgt durch Protaminsulfat, *Indikation* ist gegeben, wo eine Unverträglichkeit gegenüber Nativheparin vorliegt. Prothrombinzeit- bzw. Gerinnungskontrolle *entfällt.* Dosierung zur Prophylaxe: 3mal täglich 200 mg (2 Ampullen i. v.) 2 Tage lang, anschließend 2mal täglich 200 mg 2 Tage lang, abschließend 2mal täglich 100 mg (1 Ampulle i. v.), jedoch kann die Prophylaxe nötigenfalls auch über Wochen und Monate ohne Gerinnungskontrolle ausgeführt werden.

Depotthrombocid: 2mal täglich 300 mg (1 Ampulle i. m.) 3 Tage lang, anschließend 1mal täglich 300 mg i. m. 3 Tage lang.

Weitere Heparinoide sind das Paritol, Thrombostop, Elheparon.

γγ) Dicumarol und Derivate (3,3 Methylen- bis 4-Hydroxy-Cumarin). *Wirkungsweise:* Hemmt die Bildung von Faktor II (Prothronbin), Faktor VII und X; therapeutische Wirkung tritt verzögert (innerhalb 36–48 Stunden) ein und klingt innerhalb 36–72 Stunden ab. Peroral anwendbar, sehr wirtschaftlich. *Ausscheidungsort:* Vorwiegend Leber. *Vorteile:* Langanhaltende, relativ gleichmäßige Wirkung, besonders günstig in Kombination mit einem rasch wirkenden Heparin oder Heparinoid in der Thrombosetherapie. *Nachteile:* Langsame Ausscheidung, Kumulationsgefahr, relativ schlechte Steuerbarkeit, *Gerinnungskontrollen erforderlich. Dosierung:* 300 mg am 1. Tag, 100 mg am 2. Tag, weitere Dosierung hängt vom Ausfall der Thromboplastinzeitbestimmung ab; die Quickwerte sollen innerhalb 30–10% gehalten werden.

Tromexan, Dicumarolderivat, dessen Wirkungsprinzip dem Dicumarol entspricht, rascher wirkend (Wirkungsbeginn etwa 10 Stunden); Erreichen therapeutischer Werte etwa nach 24 Stunden, rasche Rückkehr zur Norm nach Absetzen des Medikamentes, rasche und intensive Speicherung in der Leber. *Dosierung:* Initialdosis 1200–1500 mg, exakte Gerinnungskontrolle besonders wichtig, damit die „thrombosefreie Zone" (Quickwert zwischen 30–10%) zuverlässig konstant erhalten bleibt; fraktionierte Dosierung anzuraten ($^1/_3$ Tagesdosis 8stündlich).

Marcumar [3(-1–Phenyl-Propyl)-4-Oxy-Cumarin] langsam, jedoch intensiv wirkendes „Superdicumarol"; für den klinischen Gebrauch besonders geeignet, oral und als Injektion anwendbar, ausreichende Prothrombinsenkung durchschnittlich nach 36 Stunden, Normalisierung durchschnittlich 7–10 Tage nach der letzten Gabe. *Indikation:* Postoperative Prophylaxe vom 2.–3. Tag nach der Operation. *Dosierung:* Initialdosis je nach Quickwert am 1. Tag 6–8 Tabletten Marcumar (18–24 mg) oder 3–1$^1/_2$ Ampullen (30–15 mg), am 2. Tag 2–4 Tabletten (6–12 mg), Erhaltungsdosis je nach Quickwert $^1/_2$–1 Tablette. Ständige *Kontrolle des Quickwertes unerläßlich.* Sie muß erstmals vor Beginn der Behandlung, dann jeden 2. Tag vorgenommen werden; ab der 2. Woche 1–2mal wöchentlich.

Kontraindikation (s. hinten, Komplikationen, S. 266).

δδ) *Sonstige Antikoagulantien: Phenylindandion*, befriedigende Prothrombinspiegelsenkung etwa nach 24–36 Stunden.
Indikation: Bei Nichtansprechen auf Dicumarol und Dicumarolderivate.

Seltene Erden: Zum Beispiel Neodymsalze (nur i.v.) (Thrombodym); Wirkung als Antiprothrombin; in die erste Phase der Blutgerinnung eingreifend, Wirkungsmaximum innerhalb der 1.–2. Stunde, Normalisierung der Gerinnungszeit etwa nach 24 Stunden; etwas langsamer wirkend als Heparin, dafür länger anhaltend.

γ) **Antithrombotica, II. Ordnung:**

αα) *Vitamin E* (α-Tocopherol). *Wirkung:* Als Antithrombin physiologischerweise im Serum in einer Konzentration von 1 mg-% vorhanden und deutlich antithrombinwirksam.

Rutin (Quercetinrutinosid). Wirkung: Entspricht der des Vitamins P, kapillarabdichtend, in Verbindung mit Vitamin E und C, zur Bekämpfung entzündlicher Gefäßwandveränderungen und dadurch der Thrombenentstehung entgegenwirkend, im Rahmen der spezifischen Thrombosetherapie zur Blutungsprophylaxe.

Venentonisierende Stoffe: Roßkastanienextrakt + Vitamin B1 (Venostasin) zur Tonisierung der Venenwand und Zirkulationsverbesserung, d.h. Erhöhung der Kreislaufzeit. *Indikation:* Varicenträger in der postoperativen Phase, jedoch nur zur Prophylaxe; therapeutische Aussichten bei bestehender Thrombose sind gering.

8. Therapie

a) Thrombose. α) *Passiv konservativ:* Klassische Behandlung legt das Hauptgewicht auf strengste Ruhigstellung und Hochlagerung; muß im großen und ganzen als überholt gelten, da die Dauer der Bettlägerigkeit und Behandlung sehr lange ist und das Fortschreiten der Thrombose (auf den Oberschenkel in 80%, auf das andere Bein in 30%) und das Auftreten von Lungenembolien (bis zu 50%, davon 15% mit tödlichem Ausgang) nicht sicher vermieden werden kann.

Aktiv konservative Behandlung: Bestehend aus Kompressionsverbänden unter Verzicht auf völlige Ruhigstellung, zeitigt bessere Erfolge. *Indikation:* Besteht vorwiegend bei oberflächlichen Thrombophlebitiden.

Bei tiefer Phlebothrombose ist diese Behandlung mit spezifisch-medikamentöser Therapie zu kombinieren.

β) *Operativ, Venenunterbindung:* Proximalwärts des Thrombus zur Verhinderung seiner Verschleppung. *Indikation:* Bei eitrigen Thrombophlebitiden, zur Prophylaxe und Behandlung tiefer Beinvenenthrombosen; durch prophylaktische Unterbindung der Vena femoralis superficialis kann die Rate der zu erwartenden tödlichen Embolien erheblich gesenkt werden; absoluten Schutz vor der Lungenembolie bietet der Eingriff jedoch nicht. Ligatur und Thrombektomie der Cava caudalis bei Thrombose der Iliacalgefäße nur in Ausnahmefällen. In Frage kommen die Venenunterbindungen vor allem bei Kontraindikation gegen Anticoagulantia oder bei Resistenz gegen dieselben; auch als prophylaktische Maßnahme, wenn mit sehr langer Liegezeit zu rechnen ist.

γ) *Spezifisch-medikamentös, Prinzip:* Gerinnungshemmende Therapie verläuft in 3 Abschnitten.

1. Abschnitt (erste 72 Stunden) erstrebt einen maximalen gerinnungshemmenden Effekt innerhalb kürzester Zeit.

2. Abschnitt (2.–4. Woche), erstrebt die Sicherung und Aufrechterhaltung des erzielten therapeutischen Effekts.

3. Abschnitt (ab 4. Woche bis mehrere Monate) entspricht der Antikoagulantiendauerbehandlung bei speziell gefährdeten Kranken mit Tendenz zur Entwicklung thromboembolischer Zustände. *Voraussetzung:* Frühzeitige exakte Diagnose, exakte Indikation bzw. Einhaltung der Gegenindikationen, adäquate Dosierung und Möglichkeit einer fortlaufenden Gerinnungskontrolle.

Indikation: Lungenembolie, Venenthrombosen, arterielle Gefäßverschlüsse (Thrombose oder Embolie), Coronarverschluß, Gangrän, recidivierende Thrombophlebitis, Thrombophlebitis migrans, wiederholte Lungenembolie, rheumatische Herzerkrankung mit multiplen Lungen- oder peripheren Embolien (gewöhnlich mit Vorhofflimmern einhergehend), wiederholter Coronarverschluß mit Myocardinfarkt (speziell wenn die Anfälle kurz hintereinander auftreten).

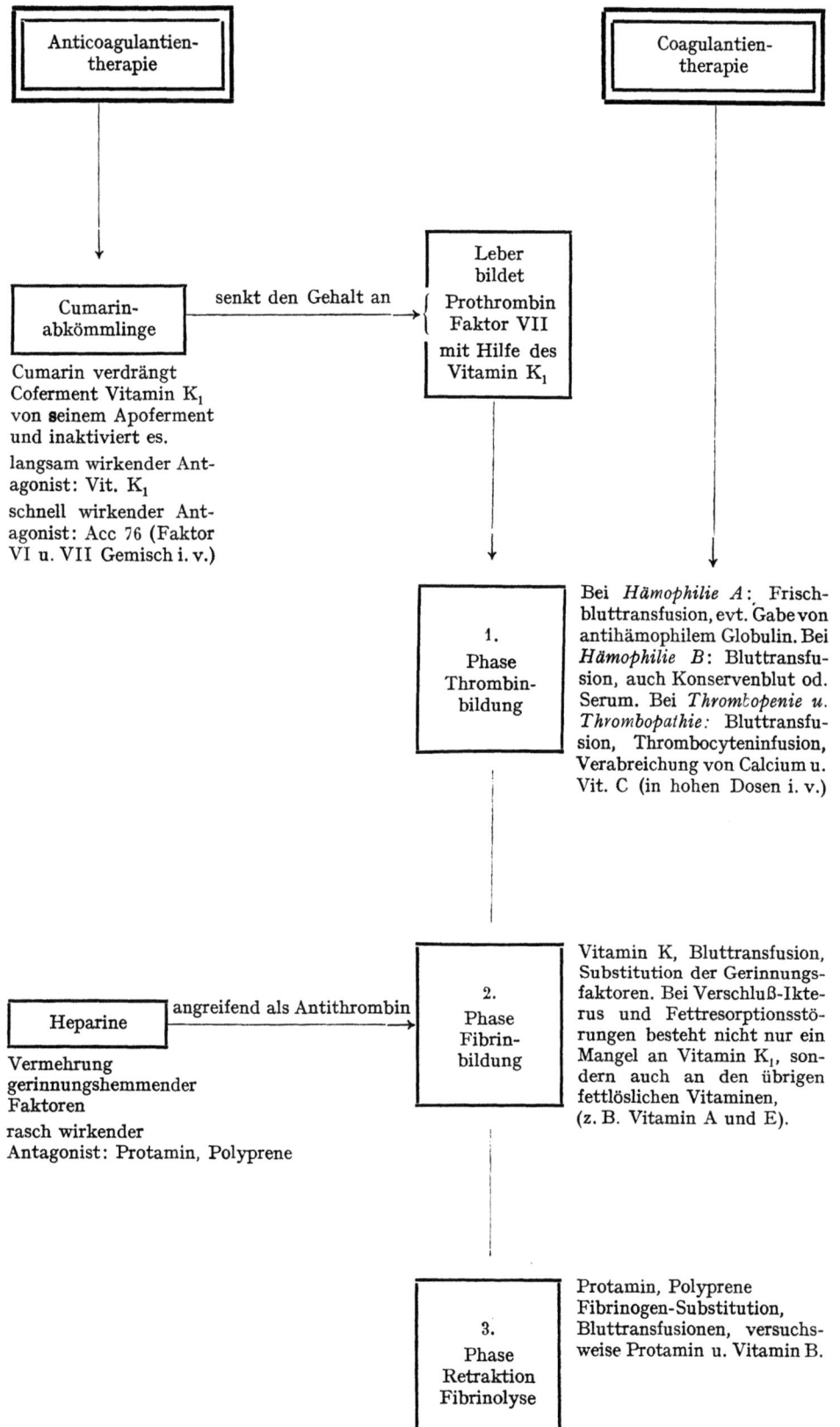

Kontraindikation: Hämorrhagische Diathesen, gestörte Ausscheidungsverhältnisse für Anticoagulantia (Leber- und Nierenerkrankungen), Hypertonie über syst. RR von 200 mm, Arteriosklerose; Gehirn- und Rückenmarksoperationen, großflächige Wunden, Geschwürsbildung im Magen- und Darmtrakt, urologische Operationen solange makroskopische Hämaturie.

Kontrollmethoden (s. vorn): Ihre Auswahl richtet sich nach dem beabsichtigten Zweck. Zur Ermittlung der Quickwerte in Prozenten und zur Kontrolle derselben vor und während der Verabreichung von Antikoagulantien ist am zweckmäßigsten die Bestimmung der Thromboplastinzeit nach der Makro- oder Mikromethode (*Marbet-Winterstein*). (Die Indikationen für die übrigen Methoden s. vorn. Kap. Prophylaxe.)

Dosierung: Prinzipiell der bei Prophylaxe gebrauchten entsprechend. Abweichungen nur wenn Gerinnungsdefekte oder besonders intensive Gerinnungshemmung erstrebenswert erscheint.

Heparin: 2–3fache Verlängerung der Ausgangswerte der Blutgerinnungszeit 90 Minuten nach Applikation wird angestrebt. 1 mg Heparin = 100 IE. *Applikation:* Als *Dauertropfinfusion*, welche die günstigste Applikationsart darstellt, täglich 4–8 cm³ (20 000 bis 40 000 IE.).

Als *intermittierende Injektionen* in leichten bis mittelschweren Fällen 40 000–60 000 IE, auf 4 Einzelinjektionen verteilt, z. B. 12 500 IE alle 6 Stunden. Als *Soforttherapie bei vitaler Indikation:* Sofort 25 000 IE intravenös und tägliche 80 000–120 000 IE in 4–6stündlichem Abstand während 2–3 Tagen.

Depottherapie: (intramusculär) von Depotpräparaten (z.B. Liquemindepot) 40 000 IE alle 24 Stunden subcutan oder intramusculär. Wegen Latenzzeit 1–2 Stunden ist initiale Gabe von 15 000–25 000 IE intravenös ratsam. Steuerung der weiteren Injektionen durch laufende Kontrolle der Spontangerinnungs- und Antithrombinzeit. Es kann abgewartet werden, solange die Gerinnungszeit noch deutlich über der Norm liegt. Depotpräparate in der Regel nicht länger als 5–6 Tage geben.

Thrombocid: Analog gilt das bei Thrombocidprophylaxe Gesagte; jedoch kann die therapeutische Dosierung auf 800–900 mg am 1. Tag und 600 mg am 2.–4. Tag erhöht werden.

In akuten Fällen sogar Erhöhung bis zu 1200 mg am 1. Tag. Von Depotthrombocid können 3mal 300 mg am 1. und 2. Tag gegeben werden, anschließend absteigende Dosierung auf 2mal 100 mg täglich bis zum 6. Tag. Dosierungsfehler sind durch Absetzen oder Neutralisation mit Protaminsulfat zu beheben. 100 mg Heparin werden von 70 mg Protaminsulfat neutralisiert. Dies gilt auch für Thrombocid.

Heparin (Heparinoide) + Dicumarol (kombinierte Behandlung): *Prinzip:* Einleitung der Therapie mit Heparinen (Heparinoiden) zur sofortigen Gerinnungshemmung unter Ausnützung des fibrinolytischen Effekts und Fortführung mit Cumarinderivaten. Dabei zeitliche Überschneidung erforderlich, um Schwankungen im Gerinnungspotential zu vermeiden. (Einzeldosierung wie üblich!)

Die Antagonisten: Protaminsulfat, 1%ig (zur intravenösen Injektion) und 5%ig (zur intramusculären Injektion), verbindet sich mit Heparin zu unlöslichen Salzen, die keine hemmende Wirkung auf die Blutgerinnung haben. Indikation: Stärkere Blutungen nach Heparinbehandlung. Nach intravenöser Anwendung von Heparin zur Aufhebung seiner Wirkung intravenöse Injektion von 50 mg Protaminsulfat 1%ig, u. U. ein- oder mehrmalige Wiederholung in Abständen von 15 Minuten; nach subcutaner oder intramusculärer Anwendung von Depotheparinen, zunächst 50 mg Protaminsulfat 1%ig i. v., anschließend 250 mg Protaminsulfat 5%ig intramusculär; nach 3 Stunden Wiederholung von 250 mg Protamin 5%ig i.m. *Präparat:* Protamin „Roche" 1%ig (1 Ampulle zu 5 ccm i.v.), Protamin „Roche" 5%ig (1 Ampulle zu 5 cm³ i.m.).

Vitamin K_1, Indikation: Blutungen oder Blutungsgefahr infolge Hypoprothrombinämie (Mangel an Gerinnungsfaktor II (= Prothrombin), an Faktor VII und X) bei Blutungen unter Anwendung von Cumarinderivaten mit zu starker Senkung des Quickwertes (meist infolge Überdosierung). Differentialdiagnostische Erfassung der verschiedenen Arten der Coagulopathie mit Hilfe der verschiedenen Globaltest- oder Gruppentestmethoden (s. Bestimmungsmethoden der Gerinnungsfaktoren). *Dosierung:* Bei schweren Blutungen 10–20 mg Vitamin K_1 intravenös, evtl. wiederholte Injektion nach 2–3 Stunden, sofern kein deutlicher Anstieg des Quickwerts erkennbar wird. Durchschnittliche obere Grenzdosis 20 mg für Einzeldosen, 40 mg für Gesamtdosis. Zusätzliche Verabreichung von frischem Vollblut empfehlenswert; bei leichteren Blutungen 1–10 mg Vitamin K_1 per os oder 5–10 mg i.v. oder 10–20 mg i.m. zur Korrektur eines zu tief abgesunkenen Quickwertes ohne bedrohliche Blutung 1–5 mg Vitamin K₁ per os. Überdosierung vermeiden (erneute Zunahme der Thrombosegefahr!).

Vitamin K₁ normalisiert nur die durch Dicumarine veränderten Gerinnungsverhältnisse. *Präparat: Konakion,* „Roche" (Tropfen zu 20 mg je ccm, insgesamt 2,5 cm³). Gemisch von Convertin und Accelerin (Faktor VII und VI).

Wirkung: 1 Ampulle (100 mg) entspricht in der Convertinwirkung 400 g Frischblut.

Indikation: Blutungen infolge Überdosierung von Cumarinderivaten; Sofortwirkung!, außerdem Vitamin K₁.

b) Embolie (Lungenembolie): Gefürchtetste Thrombosekomplikation, sehr häufig foudroyant einsetzend ohne vorausgehende spezifische Warnsymptome; unspezifische Warnsymptome (Pulsanstieg, allgemeine Unruhe des Patienten) finden sich allerdings häufig, werden jedoch meist erst retrospektiv richtig gedeutet. Rascher Verlauf (Tod innerhalb 10 Minuten 8,5%, Tod innerhalb 1 Stunde 31%, Tod später als 1 Stunde 60,5%); rechtzeitige hochdosierte Heparintherapie bietet demnach in jedem Falle noch gewisse Aussicht. *Todesursache:* Rechtsherzversagen durch mechanische und plötzlich einsetzende Kreislaufunterbrechung im Bereich des Hauptstammes der Arteria pulmonalis oder eines der beiden großen Äste; außer der mechanischen Gefäßverstopfung spielen reflektorische Vorgänge (pulmocoronarer Reflex mit coronarer Mangeldurchblutung und schweren Gefäßpasmen) eine wichtige unterstützende Rolle.

Operative Behandlung: Embolektomie aus der Arteria pulmonalis (nach *Trendelenburg*) (vgl. Abb. 531). *Indikation:* Außerordentlich schwierig, da die Notwendigkeit eines unverzüglichen Operationsbeginnes besteht. In etwa 25% aller Embolien, in 50% der tödlichen und 62% der tödlichen Erstembolien kommt jede Operation zu spät. Operation muß längstens 25 Minuten nach Eintritt der Embolie bei Patienten mit zunehmender Herzvergrößerung ausgeführt werden, sofern das Allgemeinbefinden den Eingriff überhaupt zuläßt. *Prognose:* Ungünstig, da die Mortalität fast 100% beträgt. Mit fortschreitender Routine in der Thoraxchirurgie scheinen sich die Ergebnisse etwas zu bessern.

Operation: Anterolaterale Thorakotomie links, wie zur Freilegung des linken Herzens von vorn, gemeinsames Anschlingen von Pulmonalis und Aorta mit dem *Trendelenburg*schen Instrument, Incision der Pulmonalis, Extraktion des Embolus, Gefäßnaht. Thoraxdrainage, Thoraxverschluß.

Chirurgische Maßnahmen (periphere arterielle Embolektomie) aber nur, wenn ein solitärer Embolus vorliegt, dessen Lokalisation absolut gesichert ist (Arteriographie!). Häufig ist der arterielle Stop durch den Begleitspasmus bedingt, welcher durch kleinste Emboli hervorgerufen werden kann. In solchen Fällen besteht Kontraindikation für eine Embolektomie. Konservative, spasmenlösende Behandlung und Anwendung von Antikoagulantien erreicht in diesen Fällen mehr (s. auch periphere Durchblutungsstörungen).

Blockade des Ganglion stellatum: Zur Beseitigung der von der embolisierten Seite ausgehenden Arterio- und Bronchospasmen. *Anwendung:* Nur innerhalb der ersten 12 Stunden erfolgreich.

Pleurale Injektion von Novocain 1% an die Stelle des Schmerzes bei Lungeninfarkt und Embolie.

Injektion von Natrium phosphoricum 100–300 cm³ einer 2,5%igen Lösung durch Herzkatheter direkt ins rechte Herz, evtl. kombiniert mit Coramin und Adrenalin.

β) Spezifisch-medikamentös: Herabsetzung der allgemeinen Alteration des Patienten und Erregbarkeit des Atemzentrums durch Morphin und Derivate, besonders Dilaudid, Oxygenotherapie (Sauerstoffzelt, nasale Insufflation); Bekämpfung der reflektorisch-spastischen Komponente durch gefäßerweiternde Medikamente (Eupaverin i. v., Euphyllin, Atropin 0,0005 mg und Papaverin 0,04 mg), sofort einsetzende massive Antikoagulantienbehandlung (Heparine in maximalen Dosen bis zu 120000 IE i. v. täglich). *Kontraindikation:* Für Strophantin, Digitalis (wegen Verminderung des diastolischen Blutangebotes), periphere und zentrale Analeptica (wegen Widerstandserhöhung im großen Kreislauf).

Embolien in kleinere Lungenarterien (Lungeninfarkte) stellen ebenfalls eine Indikation für die Anwendung von Anticoagulantien dar; sie können prophylaktisch zur Abfangung eines zweiten größeren Schubes angewendet werden, auch Venenunterbindung kommt in Frage.

Embolie in den großen Kreislauf (*arterielle Embolie*) meist durch chronische Herzfehler verursacht, sind die Domäne der Antikoagulantiendauerbehandlung, welche über Monate fortgesetzt werden soll.

9. Komplikationen bei Antikoagulantientherapie

a) Blutungen. Nach Dicumarolmedikation in 3–3,5%, nach Heparinmedikation in 1–1,5% der Fälle.

Blutungsgefahr besteht bei: Gefäßschädigungen (hier ist Antikoagulantientherapie nur mit Vorsicht anzuwenden, da vor allem die Heparine und Heparinoide eine vasoaktive, gefäßerweiternde und durchblutungsfördernde Wirkung aufweisen; auch eine gewisse kapillarschädigende Wirkung wurde beobachtet. Hämorrhagische Diathesen, Störungen der Nieren- und Leberfunktion (gestörte Umwandlung, Abbau und Ausscheidung der Antikoagulantien), Ulcera, große sezernierende Wundflächen, Hirn- und Rückenmarkoperationen, stellen wegen der Blutungsgefahr eine **Kontraindikation** (s. vorn S. 260) für die Anwendung von Antikoagulation dar.

Prophylaxe: Vitamin P (Rutin), Calcium, Antihistaminica, Vitamin C.

Therapie: Bei Blutungen nach Antikoagulantienanwendung ist unverzügliche Abhilfe erforderlich!; bei *Heparin* Absetzen des Präparates, Protaminsulfat, Bluttransfusion.

Bei *Dicumarol*, Frischbluttransfussion, Rutin, Vitamin K_1 (Vitamin K_1 = Antidicumarol bzw. Dicumarol = Antivitamin). Zur sofortigen Aufhebung der Dicumarolwirkung nur ACC 76 und Vitamin K_1 geeignet. *Dosierung:* 20–50 mg K_1 normalisieren die Gerinnungsverhältnisse innerhalb weniger Stunden; häufig genügen 5–10 mg K 1 bei wiederholter peroraler Gabe in fein emulgierter Form.

Von Aminosäuren wirken Glykokoll und Methionin gerinnungsfördernd.

b) Sekundäre thromboembolische Schübe treten meist auf, wenn die Antikoagulantientherapie nicht intensiv genug ausgeführt wird oder die „sichere, emboliefreie Zone" (zwischen 30–10% Quickwert) mehrmals verlassen wird. Obwohl die Einstellung der Gerinnungswerte auf die „emboliefreie Zone" keinen absoluten Schutz gewährt, ist sie derzeit das beste Verfahren zur Vermeidung sekundärer thromboembolischer Schübe und Lungenembolien.

c) Sonstige Komplikationen. *Überempfindlichkeitsreaktionen* auf Heparine und Heparinoide. Bei wiederholter Therapie evtl. Kontrolle der Thrombocyten. Absinken um mehr als 50000/cmm nach s.c.-Injektion zeigt Überempfindlichkeit. *Prophylaxe:* Vorschaltung je einer Rutininjektion, Antihistaminica, Adrenalin (ein- oder mehrmals 1:4 cm³ einer Lösung 1:1000); *Haarausfall* primär innerhalb des 5. Tages bis zur 5.–6. Woche, sekundär in der 10. Woche (spez. nach Beginn der Thrombocidbehandlung).

Prophylaxe: Unsicher, Vitamin D_2, gelegentlich erfolgreich.

Herzkrankheiten schaffen für thromboembolische Komplikationen besonders günstige Voraussetzungen. Unter Digitalis mitunter erhöhte Thromboemboliegefahr.

Antibiotica besitzen eine gewisse vasotrope Wirkung und beeinflussen z. T. die Darmflora (Vitamin-K-Synthese), wodurch es zu Veränderungen der Gerinnungsfaktoren kommen kann; völlige Klarheit herrscht auf diesem Gebiet noch nicht. Penicillin löst prothrombinopenischen Effekt aus (durch Vitamin K_1 zu verhüten); Streptomycin verlängert die Prothrombin- und Gerinnungszeit; Aureomycin führt zur Verkürzung der Gerinnungszeit, nicht aber der Prothrombinzeit; Terramycin 3–5 Tage verwendet, führt zu keiner nachweisbaren Änderung des Gerinnungsmechanismus.

Vitamine und Hormone: Vitamin C, E, K und P wirken vasotrop, Vitamin B wirkt auf das Bakterienwachstum im Darm und dadurch indirekt auf die Gerinnungsverhältnisse. Sexualhormone sind sämtliche vasoaktiv, ACTH und Cortison steigern die Thromboemboliefrequenz. Abgeschlossene Erkenntnisse liegen jedoch noch nicht vor.

Zusammenfassung der Gegenindikationen: Zur Vermeidung von Komplikationen durch Antikoagulantientherapie sollen Antikoagulantien nicht angewendet werden bei: manifesten oder latenten Veränderungen am Gefäßsystem (Hypertension, Apoplexie, Gefäßsklerose, Diabetes), hämorrhagischen Diathesen, Endocarditis lenta, ulcerösen Erkrankungen am Magen- und Darmtrakt, Leber- und Nierenerkrankungen, Avitaminosen (Vitamin C und K), gewissen Formen antibiotischer Therapie, Gravidität; zu frühe postoperative Anwendung nach größeren Eingriffen (Hirn-, Rückenmark und große Körperhöhlen) bzw. solange Hämaturie besteht.

G. Fettembolie

Definition: Fettembolie ist Eintritt von Fett in den Blutkreislauf im Anschluß an Verletzungen, spez. schwere. *Ursache:* Fett aus verletzten Weichteilen und vor allem Knochen bei Knochenbruch oder -kontusion, Zertrümmerungsschußbruch, Brisement forcé, Reposition von Frakturen und Luxationen, Redressement bei Fuß- oder Kniedeformität sowie bei Contractur oder Ankylose, Osteotomie, Osteoklasis, Resektion sowie bisweilen bei Osteomyelitis, seltener Fett aus Unterhautzellgewebe, verfetteter Muskulatur, Bauchdecken- und Mesenterialfett, Leber usw., gelegentlich auch bei subcutanen Verletzungen mit Quetschung oder Erschütterung durch Sturz, Überfahrung, Fliegerabsturz, Mißhandlung usw. oder bei Delirium von Alkoholikern oder Geisteskranken, seltener bei Operationen an Weichteilen oder an inneren Organen, manchmal bei subcutaner oder intravenöser Ölzufuhr zwecks Ernährung oder Medikation fettiger oder öliger Emulsionen. *Vorkommen:* Vorwiegend im Alter von 30–50 Jahren (Fettmark!), selten bei Kindern (fettarmes Mark!) und bei Greisen (gallertatrophisches Mark!); Fett stammt weniger aus den kompakten Diaphysen als aus den spongiösen Epiphysen der langen Röhrenknochen, spez. des Oberschenkels sowie aus Wirbelkörpern, Becken, Rippen u. dgl. *Pathologische Anatomie:* Das in den Kreislauf übertretende Fett stammt, z. B. bei Knochenbrüchen, größtenteils aus dem zertrümmerten Knochenmark; von da gelangt es in die eröffneten Lumina der Lymph- und vor allem Blutgefäße, vor allem solcher des Knochenmarks und weiter durch die Blutbahn, nur zum geringen Teil durch die Lymphbahn unter Vermittlung des Ductus thoracicus in die Lungencapillaren (Lungenfettembolie), evtl. noch weiter durch die Lungen unter Passieren ihrer Kapillaren oder ein offengebliebenes Foramen ovale über das linke Herz in das arterielle Gefäßsystem (massenhafte Verlegung der Capillaren des großen Kreislaufs, spez. im Centralnervensystem sowie in Nieren und Nebennieren); schließlich wird das Fett, soweit es nicht in den Gefäßen resorbiert wird, durch die Nieren ausgeschieden, und zwar periodisch mit mehrtägigen Pausen. Fettembolie ist *pathologisch-anatomisch* häufig, ja bei Knochenbrüchen fast regelmäßig, aber *klinisch vortretende,* also bedrohliche, selten. **Symptome** (sofort oder doch spätestens einige Stunden bis Tage nach der Verletzung): a) **pulmonale:** Blässe, Pulsverschlechterung, Dyspnoe, Unruhe, Angst, Husten und Hämoptoe infolge Lungeninfarkts, evtl. Exitus durch Atmungsinsuffizienz (*Lungenembolie* oder *Embolie des kleinen Kreislaufs*), b) **cerebrale:** Somnolenz bis Koma, Angstgefühl, Unruhe, Delirien, Krämpfe, Lähmungen (*Gehirnembolie* oder *Embolie des großen Kreislaufs;* diese vorwiegend später und im Anschluß an erstere); auch Temperaturanstieg, Anurie, Haut- und Schleimhautblutung u.a. *Diagnose:* Bei Lungen- oder Hirnerscheinungen meist leicht; evtl., aber nicht konstant: Nachweis von Fetttröpfchen im Augenhintergrund (Augenspiegel) und im Blut (Lipämie), später im Harn (Lipurie) makroskopisch, chemisch und mikroskopisch, bei der Sektion in den Lungen mikroskopisch (mit Natronlauge oder Sudan III; Fett liegt in Tropfen innerhalb der Capillaren, vorwiegend an deren Vereinigungsstellen); zum Blutfettnachweis lasse man zu 5 cm³ Venenblut 1 cm³ Natriumzitrat im Reagenzglas langsam einlaufen und füge 2–5 Tropfen Nilblausulfat auf die Oberfläche sowie nach 2 Minuten 2–5 Tropfen Äther, worauf Fetttropfen gelbrot auftreten. *Differentialdiagnose:* u.a. Wundschock (plötzlich, also ohne Intervall sowie mit Temperatursturz und vollem Bewußtsein), Crush-syndrom bei cerebraler Fettembolie auch Hirnerschütterung oder -blutung. *Prognose:* In leichten Fällen Rückbildung der Symptome, in schweren Fällen Exitus durch Erstickung mit Herzschwäche oder seltener (kaum 10%) durch Hirnschädigung (Todesursache ist meist eine komplexe: Hirn-, Herz- und Lungenschädigung!) in den ersten Minuten bis Stunden bis Tagen (dagegen bei Thromboembolie meist später, d.h. nach einigen Tagen bis Wochen!). *Prophylaxe:* Vorsicht bei Geradebiegen verkrümmter Knochen oder versteifter Gelenke, spez. bei atrophischen Knochen; Durchsägen statt Durchmeißeln fettreicher Knochen; *allmähliches* Lösen der Blutleere nach Knochenoperationen; auch Vorsicht bei Transport und bei Reposition frischer Frakturen sowie baldige und gute Ruhigstellung im Verband. *Therapie* (symptomatisch): Ruhe ohne Abtransport und ohne gewaltsame Einrichtung bei Frakturen, Kreislauf- und Herzmittel, Aderlaß, Hypophysin, Insulin, Traubenzucker- oder Kochsalzinfusion, später Bluttransfusion, Sauerstoffatmung mit Überdruck, Suprarenin oder Ephetonin; zu versuchen ist Anlegen der Blutleere bzw. Blutstaubinde und Freilegen des verletzten Knochens, auch Unterbindung der abführenden Hauptblutadern, schlimmstenfalls Gliedabsetzung, bei cerebraler Form auch Lumbalpunktion, bei Meteorismus mit Ileusgefahr Einläufe und Hypophysin, bei Anurie Nierendiathermie und Euphyllin, auch Decholin (10 cm³ i.v.) und Eupaverin (2 cm³ i.v.); nach Bedarf Narkotika, zentrale Sedativa, Phenothiazine, gefäßerweiternde Mittel.

Luftembolie (Siehe Gefäßverletzungen, S. 198).

H. Diabetes

Allgemeines: Pathogenetisch ist beim Diabetes die spezifische Organdurchblutung durch gesteigerte Erregbarkeit der Dilatatoren und herabgesetzte Erregbarkeit der Constrictoren im Sinne eines Erregungszuwachses abgewandelt. Die Bedeutung des Diabetes in der Chirurgie liegt darin, daß eine mangelhafte Verwertung der Kohlehydrate besteht; der Stoffwechsel aller Zellen ist daher gestört. Dies äußert sich in einer gestörten und verzögerten Wundheilung. Chirurgische Infekte (Karbunkel, Furunkel, Lungenabszesse, Gangrän, Phlegmonen, Panaritien usw.) neigen daher zu rascher und unbeherrschbarer Ausbreitung. Die Gewebe sind gegenüber einer Infektion wehrlos und der Diabetiker gegenüber einem Infekt hilflos. Operationsinfektionen sind für den Diabetiker besonders schwerwiegend. Im Organismus kreisende autolytische, peptische oder tryptische Fermente inaktivieren das Insulin und zerstören es zum Teil. Die Stoffwechsellage des Diabetikers ist schwankend und erfordert den prä-, intra- und postoperativen Ausgleich. Dieser erfolgt durch entsprechende Diät, Insulinzufuhr und laufende Blut- und Urinzuckerkontrolle.

Indikation: Operationen der Wahl nur in einer der Norm angeglichenen Stoffwechsellage; dringliche Operationen nur unter entsprechendem Insulinschutz und Narkoseeinschränkung, Blutzuckerregulierung erfolgt in dringlichen Fällen erst postoperativ; bei ernstem Infekt wird das Coma durch energische Insulinglukoseapplikation beherrscht, sowie durch reichliche Anwendung von Antibioticis und Sulfonamiden.

Häufigkeit: Männer überwiegen gegenüber den Frauen in einem Verhältnis 3:1.

1. Präoperative Stoffwechselführung

Bei allen Fällen von Diabetes, die zur chirurgischen Behandlung kommen, wünschenswert; bei bereits manifesten Infektionen (spez. bei Tuberkulose) unerläßlich.

Diät: Zunächst eiweiß- und fettarme, relativ kohlehydratreiche, bilanzgemäße Dauerkost (30–35 Kalorien/kg Körpergewicht). Bis zu 3 Wochen a. Op. betrage der Eiweißanteil der Dauerkost 15% der Gesamtkalorien, in den letzten 3 Wochen a. Op. Erhöhung des Eiweißanteils auf 20–25% der Gesamtkalorien; Fett präoperativ 60 bis maximal 80 g pro die (höchstens 20–35% der Gesamtkalorienzufuhr); tägliche Kohlehydratmenge nicht unter 200 g Broteinheiten auf 5–6 Mahlzeiten verteilt.

Insulin: präoperativ grundsätzlich Altinsulin 3–4 Fraktionen pro die.

Kontrolle: Durch Urin- und Blutzuckerbestimmungen jeweils vor den Insulingaben. Ketonurie soll präoperativ nicht mehr bestehen (bei Vorliegen sekundärer und kompensatorischer Acidosen ist dies nicht immer möglich).

Operationsvorabend: Breimahlzeit, bestehend aus den bisher verordneten Broteinheiten, Reinigungseinlauf.

Operationstag: 4 Stunden ante a. op. Haferschleimmahlzeit (Haferflocken 60 g, Butter 10 g, Invert- oder Traubenzucker 36 g, Milch 300 cm³ und etwas Salz, „Haferdepot"), dient der Bekämpfung des postoperativen Hungers und der Acidosegefahr. Altinsulindosis am Operationsmorgen um etwa 1/5–1/6 gegenüber der bisherigen Dosierung reduziert; vom Patienten nicht aufgenommene Broteinheiten werden intravenös als Invert- oder Traubenzucker verabreicht; Blutzuckergrenzwert vor Beginn der Anästhesie und Operation 150 mg-% (Grenzwert nicht starr auf jeden Fall anwendbar, sondern gemäß den durchschnittlichen Morgenblutzuckerwerten variabel).

Narkose: Am schonendsten Pentothal-Äther-Sauerstoffnarkose, wenn nötig mit künstlicher Beatmung in Curare-Apnoe, überschüssige Sauerstoffversorgung erforderlich.

Kontrolle: Intraoperative Blutzuckerbestimmung (nach *Neuweiler, Hagedorn-Jensen, Crecelius-Seifert*) zur Orientierung (bei Werten über 300 mg-% Altinsulin in kleinen fraktionierten Dosen von 8–10 Einheiten intraoperativ); bei Schwierigkeit der intravenösen Zufuhr von Zuckerlösung tritt die subcutane Infusion 5%iger isotonischer Invertosefructose oder Glukoselösung (evtl. mit Hyaluronidasezusatz zur Resorptionsbeschleunigung) in ihr Recht.

2. Postoperative Stoffwechselführung

Operationstag: Zufuhr der benötigten Broteinheiten durch rectalen Tropfeinlauf oder als isotonische Zuckerlösung subcutan; intravenöse Zufuhr nur in besonders schwierigen Fällen; Insulin in fraktionierten Dosen von 8–10 Einheiten Altinsulin 2–4stündlich bei fortlaufender (1–4stündlicher!) Blutzuckerkontrolle; bei Acidosegefahr intravenöse Infusion: Spiritus vini rectificati 5,0/Sacchar. Amylacei puriss. 75,0/Sol. Ringer physiolog. RF ad 500,0 (Lösung enthält 339 Kalorien; kann bis zu 3–4mal innerhalb der ersten 24 Stunden wiederholt werden). Dies besonders bei Bauchoperierten! Alle übrigen trinken ertmalig 7–8 Stunden p. op. Tee mit Invertfrucht- oder Traubenzucker, eisgekühlte Buttermilch, verdünnte Milchsäurelösung (sämtliche Getränke nur löffelweise!). *Verlauf:* 1. bis 3. Tag (flüssige Kost), Suppenkost, Haferschleim, Buttermilch, Saft mit Zucker, Speiseeis, Tee; 4.–6. Tag (breiig-flüssige Kost): Suppen, Milch, Grieß, Kartoffelmus, Pudding, weiche Nudeln, haschiertes weißes Fleisch oder Schinken, fettarme Wurst. 7.–14. Tag (breiig-feste Kost): Außer oben erwähnten Speisen Bohnenkaffee mit Vollmilch, Brötchen mit Butter, Fruchtspeisen, dunkles Bier, Wein, Sekt, Zitronensaft.

Verboten: Helles Bier, Schnaps, ungekochte Milch und Sahne, blähende Gemüse, rohes Obst, frisches Brot, gebratene Speisen, Innereien, Knochenmark, Fett, Olivenöl, Schmalz. Größte Stoffwechselschwankungen meist zwischen 2. und 4. Tag, bei exakter Stoffwechselführung Stabilisierung meist ab 6.–7. Tag.

Kontrolle: Außer laufender Blutzuckerkontrolle, Urinsammlung in 3 Tagesportionen (7–12 Uhr, 12–19 Uhr, 19–7 Uhr, und Untersuchung der Sammelportionen auf Zucker und Aceton).

3. Traumatischer Diabetes

Physiologie: Verletzung am Boden des unteren Teiles der Rautengrube zwischen Vagus und Acusticusursprung (vgl. Abb. 111) ruft nach wenigen Stunden Glykosurie hervor (Zuckerstich nach Claude Bernard). Hierbei wird das Zentrum der Lebervasomotoren getroffen. Polyurie entsteht, wenn vor den Vagusursprüngen das Zentrum der Nierenvasomotoren verletzt wird.

Ursachen: Kopfverletzungen, Schädelbasisfrakturen, Frakturen anderer Skelettabschnitte, Verletzungen oder Resektionen des Pankreas, der Leber, der Nieren und anderer Organe; psychische Traumen können Störungen des Zuckerstoffwechsels und der Harnausscheidung verursachen.

Symptome: Wenige Tage nach dem Trauma tritt eine meist flüchtige Glykosurie, seltener ein ausgeprägter Diabetes mellitus auf; manchmal auch Diabetes insipidus (Polyurie, Durst) bei Beeinträchtigung der Hypophysenfunktion (Wasserhaushalt).

Therapie: Nach den obengenannten Grundsätzen.

I. Säuferwahnsinn (Delirium tremens)

Vorkommen: Meist bei Männern im 4. und 5. Jahrzehnt, und zwar bei Gewohnheits-, spez. Schnapstrinkern oft ohne besondere Ursache, manchmal nach Infektionen und vor allem nach Verletzungen, spez. nach Brustverletzungen sowie nach Frakturen oder Operationen, namentlich bei erzwungener Bettruhe. *Symptome:* Oft bestehen Vorboten: Schlaflosigkeit, Reizbarkeit, Schwatzen, Unruhe und Zittern der Hände; dann erfolgt Bewußtseinstrübung mit Wahnvorstellungen und Desorientierung (Wirtshausaufenthalt, Rauferei, Verfolgung, Sehen von Getier, z. B. Mücken, Mäusen usw., evtl. Fluchtversuch und Tobsuchtsanfall); dabei Schmerzlosigkeit mit rücksichtslosem Gebrauch der gebrochenen oder sonstig verletzten Glieder. *Prognose:* Ernst; Tod in etwa 10–50% durch Herzschwäche (namentlich bei Blutverlust), Infektion und Pneumonie; sonst, namentlich bei sachgemäßer Behandlung Genesung in 3–8 Tagen nach langem und tiefem Schlaf mit Amnesie beim Erwachen; nicht selten Rückfälle. Unfallzusammenhang ist möglich bei Zwischenraum von 2–3 Tagen, dagegen unwahrscheinlich bei Eintritt sofort oder erst Wochen nach dem Unfall. *Therapie:* Alkohol wird von manchen Autoren verworfen, von anderen als Vorbeugungsmittel und als Behandlungsmittel in schweren Fällen, spez. bei Herzschwäche gegeben; kräftige Ernährung und vor allem Flüssigkeitszufuhr (Fruchtsaft, Milch, Tee u. dgl.), auch hypertonische Kochsalzlösung intravenös; Außerbettsetzen; haltbarer, evtl. Eisenband-Gipsverband, am besten als Gehverband; Vitamin B_1; Herzmittel (Digitalis und Kardiazol oder Coffein) und leichte Sedativa (Paraldehyd 8 g als „Schnaps", evtl. nebst Veronal, aber kein Morphium, Skopolamin oder Chloralhydrat; auch Luminal oder Somnifen subcutan); regelmäßige und sachgemäße Überwachung mit ständiger Beschäftigung, keine Zwangsmaßnahmen, Insulin (20–40 Einheiten täglich mit Zuckerwasser) und Decholin (10 cm³ 20%ige Lösung, evtl. wiederholt) werden empfohlen, sofortiger Beginn mit Psychotherapie.

8. Abschnitt: Chirurgisch-klinische Funktionsdiagnostik

Die moderne Chirurgie bedarf einer größeren Anzahl von funktionsdiagnostischen Untersuchungsmethoden zur Erkennung der Operationsfestigkeit eines Organismus und spezieller Erkrankungen, welche u. U. der operativen Behandlung bedürfen. Die wichtigsten Untersuchungsmethoden sind im folgenden zusammengefaßt:

I. Schilddrüse

Prinzip: Die Schilddrüse steuert die Oxydationsvorgänge im Organismus (direkte Zellwirkung, Beeinflussung der vegetativen Zentren). Daneben spielt sie im Jod-Kohlehydrat und Cholesterinhaushalt eine wesentliche Rolle. Außerdem kann sie radioaktives Jod speichern, so daß aus dem Verhalten des Radio-Jodstoffwechsels Rückschlüsse auf die Schilddrüsenfunktion angestellt werden können.

1. Grundumsatzbestimmung

Bestimmung des Ruhegrundumsatzes, der die Summe der Verbrennungen im ruhenden menschlichen Körper in 24 Stunden widerspiegelt, ist nach wie vor die wichtigste Voruntersuchung bei Schilddrüsenerkrankungen (Struma, Basedow, Thyreotoxikose).

Methodik: Bestimmung am frühen Morgen vornehmen (Patient vollkommen nüchtern, letzte Nahrungszufuhr am Abend vorher), Patient muß völlig zur Ruhe gekommen sein (bei ambulanter Untersuchung Flachlagerung für wenigsten 40 Minuten). Ausschaltung aller exogenen Faktoren ist wesentlich, daher ergeben ambulante Untersuchungen häufig große Fehlerbreiten.

Apparaturen: Am zuverlässigsten sind die Apparate von *Knipping* oder *Krogh*.

Schätzung des Grundumsatzes nach Formeln: Führt lediglich zur groben Orientierung; sie liefert unzuverlässige Werte. Formel von *Schoffa*: $G = 1440 \times n \times R$ $(100{,}68 + 0{,}22\, a - 4{,}82\, b)$; [$n$ = ausgeatmete Luft, R = Reduktionsfaktor auf Temperatur und Luftdruck, a = Kohlensäure in Volumen-%, b = Sauerstoff in Volumen-%].

*Read*sche Formel: $G = 0{,}68 \times (PZ + BA \times 0{,}9) - 71{,}5$; PZ = Pulszahl, BA = Blutdruckamplitude.

*Gale*sche Formel: $G = PZ + BA - 111$.

Beurteilung: Grundumsatzsteigerung bis $+10\%$ nicht verwertbar, $+15$ bis $+30\%$ = leichte; $+30$ bis $+50\%$ = mittelschwere; über $+50\%$ = schwere Hyperthyreose. Erniedrigung des Grundumsatzes bis -5% nicht verwertbar. Werte von -5 bis -40% bei Myxödem; unspezifische Grundumsatzsteigerung bei Gravidität, Blutkrankheiten, Polyzythämien, bei medikamentöser Einwirkung; unspezifische Erniedrigung bei Hypophysenvorderlappeninsuffizienz, bei Nephrose, schweren Anämien, Addison.

2. Grundumsatzbestimmung mit spezifisch-dynamischer Eiweißwirkung

Prinzip: Aus fortlaufenden Grundumsatzbestimmungen vor und nach Verabreichung eiweißhaltiger Nahrung kann auf die primäre oder sekundäre Bedeutung der Schilddrüse für die Erkrankung geschlossen werden.

Methodik: 2 Tage vor der Bestimmung eiweißarme Kost; ferner 12–14 Stunden vor der Bestimmung völliges Fasten; alle Medikamente wenigstens 3 Tage vorher absetzen; sodann Bestimmung des Ruhenüchternumsatzes und anschließend Verabreichung einer eiweißreichen Kost; danach halbstündige Grundumsatzkontrolle während der Dauer von $3\frac{1}{2}$ Stunden. Zur Belastung wird am besten ein Tatarbrot, bestehend aus 125–250 g Hackfleisch, 40 g Butter, 75 g Brot verabreicht.

Beurteilung: Gute Funktion des Hypophysenvorderlappen-Zwischenhirnsystems liegt vor, wenn nach der Verabreichung der Grundumsatzanstieg mehr als 20% beträgt. Fehlen des Anstiegs oder Absinken bedeutet mangelhafte Funktion des Hypophysenvorderlappen-Zwischenhirnsystems (bei diencephaler Fettsucht, nach schwerem körperlichem Stress, in der Rekonvaleszenz, im tiefen Schlaf). Dabei bleibt die vermehrte Ausschüttung von thyreotropem Hormon aus.

3. Kohlehydratstoffwechsel

Prinzip: Hyperthyreose führt zur Störung des Kohlehydratstoffwechsels im Sinne erhöhter Glykogenmobilisation mit Hyperglykämie und Glykosurie.

Folgen: Leichte Ermüdbarkeit bei guter Anfangsleistung.

Methodik Traubenzuckerdoppelbelastung: 2mal 50 g Dextrose beim Erwachsenen im zeitlichen Abstand von 1½ Stunden per os verabreichen; bei Kindern im gleichen zeitlichen Abstand 2mal 40 g Glukose in Tee gelöst per os. Blutzuckerbestimmung nach der Methode von *Hagedorn-Jensen* alle 30 Minuten während einer Gesamtzeitspanne von 3½ Stunden.

Beurteilung: Wegen der außerordentlich starken Schwankungsbreite der Einzelwerte sind nur solche Kurven als pathologisch anzusprechen, bei denen der Erstanstieg über 100% des Nüchternwertes ausmacht und der Zweitanstieg mindestens 20 mg-% höher liegt als der Erstanstieg. Extrem steiler Anstieg und Absturz des Blutzuckers steht mit beschleunigter Zuckerresorption im Darm im Zusammenhang. Intravenöse Dextrosebelastung (Infusion von 20%iger Dextroselösung innerhalb einer halben Stunde) fällt auch beim Hyperthyreotiker normal aus (d.h. Anstieg auf 200–250 mg-% in der 1. Stunde, nach 2 Stunden Abfall auf unternormale Werte).

4. Radio-Jod-Stoffwechsel

Prinzip: Bei normaler Schilddrüsenfunktion werden 7–42 cm³ Plasma/Minute von ihrem Jodid befreit. Bei Schilddrüsenüberfunktion wird dieser Clearanceprozeß im Plasma beschleunigt. Zugeführtes Radiojod wird rascher aus dem Plasma eliminiert (bis zu 85 bis 500 cm³ Plasma/Minute). Das Jodid wird tage- bis wochenlang in der Schilddrüse gespeichert, in organische Jodverbindungen umgewandelt und wieder an die Blutbahn abgegeben (Jodidphase). In der Blutbahn erfolgt erneuter Abbau zu Jodid und Ausscheidung durch die Niere oder Wiederaufnahme in die Schilddrüse (Thyroxinphase). In der *Jodidphase* wird die „Schilddrüsenclearance" erfaßt, in der *Thyroxinphase* die gesteigerte Thyroxinumsatzgeschwindigkeit, die für die Überfunktion der Schilddrüse maßgebend ist.

Methodik (Jodidphase): Das von der Schilddrüse aufgenommene oder durch die Nieren wieder ausgeschiedene Radiojod wird im Urinausscheidungstest, durch die Schilddrüsen-Jodid-Clearance oder die Schilddrüsenjodspeicherungsfähigkeit gemessen. Die Messung erfolgt mit einem Geigerzählrohr im Abstand von 30 cm. Schon bei Gaben von 5–10 μC als Testdosis können exakte Ergebnisse erzielt werden. Auch größere Mengen (bis zu 100 μC) können verabreicht werden. Die Messung erfolgt 2, 4, 6 und 24 Stunden nach Verabreichung des Radiojods. *Beurteilung:* Werte über 25% entsprechen einer Hyperthyreose.

In der *Thyroxinphase* (Umwandlung des Radiojods in organische Verbindungen und Abgabe als Hormonjod an das Blut) wird der Gesamtradiojodgehalt des Serums 48 Stunden nach Applikation bestimmt.

Methodik: 25–30 μC Radiojod werden intravenös appliziert, nach 48 Stunden Entnahme von 20 cm³ Venenblut. Untersuchung der Radioaktivität des Plasmaeiweißes nach Fällung mit Trichloressigsäure.

Beurteilung: Normalfunktion 0,15% der zugeführten Dosis in 1 Liter Serum, leichte Hyperthyreose 0,3%, deutliche Hyperthyreose 1,8%.

Weitere Teste: Weitere Aufschlüsse liefert die Errechnung des *Jodutilisationsindex* und des *24-Stunden-Geschwindigkeitsindex*. Ersterer bedeutet den Quotienten aus der Impulszahl des Serums 2 Stunden nach Radiojodgabe durch die Impulszahl 48 Stunden nach Radiojodgabe; unter letzterem versteht man das Verhältnis der Radiojodaufnahme der Schilddrüse nach 2 Stunden zur Radiojodaufnahme nach 24 Stunden (beträgt normalerweise 40–50%). Herabsetzung des 24-Stundenindex spricht für eine Hypophysenvorderlappendepression.

Normalwerte des Radiojodstoffwechsels: 2 Stunden-Radiojodaufnahme der Schilddrüse: 8–25% der zugeführten Dosis; 24-Stunden-Radiojodaufnahme der Schilddrüse: 10–45% der zugeführten Dosis.

Geschwindigkeitsindex: 30–55%.

Jod 131 im 48-Stundenserum pro Liter: 0–0,5% der zugeführten Dosis.

II. Nebenschilddrüse

Die Nebenschilddrüsen steuern den Kalkstoffwechsel und regulieren den Blutcalciumspiegel (Normalspiegel 8,2–11,6 mg-%).

1. Hyperparathyreoidismus

führt zur Ostitis fibrosa cystica generalisata (*Recklinghausen*). Die Überfunktion der Nebenschilddrüsen führt zur Steigerung des Serumcalciumspiegels sowie zum Absinken des Serumphosphatspiegels (Normalwert 2,4–4,4 mg-%); möglicherweise liegt die primäre Störung in einem „Phosphatdiabetes" der Niere (*Albright*). Der erhöhte Serumcalciumspiegel kommt durch die Kalkmobilisierung aus dem Knochen zustande. Bestimmung des Calcium- und Phosphatspiegels im Serum, sowie der Calciumtoleranztest klären die Diagnose.

2. Hypoparathyreoidismus

führt zum *tetanischen Syndrom*. Kalkspiegel unter 8 mg-% ist beweisend für Tetanie, Kalkspiegel über 8,2 mg-% spricht nicht unbedingt gegen Tetanie. Der Hypocalcämie entspricht eine Erhöhung des Phosphatspiegels im Serum (bis zu 6–7 mg-%). Innerhalb des tetanischen Syndroms, welches aus intermittierenden tonischen Skelettmuskelkrämpfen bestimmter Coordination bei freibleibendem Bewußtsein besteht, lassen sich *hypocalcämische Formen* (die parathyreogene Tetanie oder Pseudohypoparathyreoidismus die rachitogene Tetanie, die enterogene Tetanie, die Tetanie bei Vergiftung blutkalkfällender Agentien) und die *normocalcämischen Tetanieformen* (idiopathische Tetanie, psychogene Tetanie, Tetanie bei organischen Hirnprozessen, Hyperventilationstetanie, Maternitätstetanie, Magentetanie, tetanische Gelegenheitsanfälle) voneinander unterscheiden. Die Differentialdiagnostik des Hypoparathyreoidismus stützt sich auf folgende Untersuchungen:

α) *Chvosteksches Zeichen: Methodik:* Beklopfen des Facialisstammes vor dem Gehörgang führt zum Zucken im Bereich der beiden oberen Äste des Nervus facialis und im 3. Ast.

Beurteilung: In der Pubertätszeit unzuverlässig, positiver Ausfall im 3. Ast besagt lediglich, daß eine Überregbarkeit vorliegt (Chvostek im 3. Ast bei 15–20% nicht-tetanisch bedingt), lediglich der positive Ausfall in den beiden oberen Ästen ist hinlänglich beweisend für Epithelkörpercheninsuffizienz.

β) *Trousseausches Zeichen: Methodik:* Blutdruckmanschette am Oberarm bis zum Verschwinden des Radialispulses aufblähen und 4 Minuten lang liegen lassen; bei positivem Ausfall tritt ein Krampf der Carpalmuskeln (Pfötchenstellung) auf.

Beurteilung: Bei positivem Ausfall sehr beweisend für Epithelkörpercheninsuffizienz; häufiger fällt das Zeichen in Kombination mit dem Hyperventilationsversuch positiv aus.

γ) *Erbsches Phänomen: Methodik:* Elektrische Prüfung des Nervus ulnaris [Herabsetzung der KSZ von normal (0,6–1,8 mA) auf 0,1–0,3 mA und der KÖZ von normal (über 8,0 mA) auf 2–5 mA].

Erbsches Phänomen auch am Nervus facialis prüfbar; 75% der Tetaniekranken weisen erhöhte Reizbarkeit auf.

δ) *Hyperventilationsversuch: Methodik:* Während 2–5 Minuten soll der Patient möglichst viele Atemzüge in kurzer Zeit bei starker Exspiration vornehmen (das beschleunigte Atmen wird zweckmäßigerweise von einem Arzt vorgeführt); das *Trousseau*sche Zeichen wird gleichzeitig geprüft. Bei Tetanie lassen sich Krämpfe der Hände und Füße (Carpopedalspasmen) und die gesamte klassische Symptomatik der Tetanie auslösen.

Beurteilung: Beweisend sind nur Carpopedalspasmen bei gleichzeitigem, positivem Trousseau; leichtere Symptome (Kribbeln in den Händen, Chvostek im 3. Ast) sind auch bei Gesunden mitunter auslösbar.

ε) *AT-10-Test: Prinzip:* Calcinosefaktor AT-10 führt, ausreichend dosiert, in 2–3 Tagen bei Gesunden zu einer Erhöhung des Kalkspiegels. Bei Tetanie kommt diese Erhöhung nicht zustande.

Methodik: 2mal täglich 20 Tropfen AT 10 während 7 Tagen.

Beurteilung: Anstieg des Serum-Kalkspiegels um mehr als 0,6 mg-% und bis zu 2 mg-% spricht gegen das Vorliegen einer echten Tetanie. Tetanie liegt vor, wenn der Calciumspiegel abfällt oder höchstens um 0,5 mg-% ansteigt. Die Beweiskraft des Testes wird von verschiedenen Seiten bezweifelt.

ζ) *Calcium-Test:* (*Howard-Hopkins-Connor*) *Prinzip:* Intravenöse Injektion von Calciumsalzen (Dosis 15 mg/kg Körpergewicht) bewirkt innerhalb 24 Stunden beim Gesunden einen Anstieg des anorganischen Serumphosphors und Verminderung des Harnphosphors. Die verminderte Phosphorausscheidung im Harn ist durch Hemmung der Parathormonsekretion infolge Hypercalcämie zu erklären.

Beurteilung: Bei Hyperparathyreoidismus (Epithelkörperchenadenom) steigt der Serumphosphorspiegel geringer an als bei Normalem, auch tritt der Rückgang des Harnphosphors weniger deutlich in Erscheinung als bei Normalen. Bei postoperativ bedingtem Hypoparathyreoidismus zeigt sich stark vermehrte Harnphosphorausscheidung.

η) *Weitere Teste:* sind der Parathormontest, der Ellsworth-Howard-Test, der Östradiolversuch (s. Spezialliteratur); auch im EKG finden sich bei Tetanie charakteristische Veränderungen (relative QT-Verlängerung, ohne Verbreiterung der P-Zacke). QT-Verlängerung ist relativ und muß in Beziehung zur Frequenz gebracht werden.

III. Nebenniere

1. *Hypophysenvorderlappen-Nebennierenrindensystem*

Aus der Nebennierenrinde wurden bisher 36 verschiedene Steroide dargestellt. Am wichtigsten sind die *Mineralocorticoide* (Herstellungsort: Zona glomerulosa), die *Glucocorticoide* (Zona fasciculata), die *Androgene* (Zona reticularis). Glucocorticoide sind identisch mit den S-Hormonen, die Androgene mit den N-Hormonen. Die Ausscheidung im Harn als Aldosteron (Mineralocorticoide), als Corticoide (Glucocorticoide), als 17-Ketosteroide (Androgene) spiegelt die Funktion der entsprechenden Nebennierenrindenabschnitte wider. *Nebennierenrindeninsuffizienz* (bei schweren Formen Ursache des Morbus Addison) und *Nebennierenrindenhyperplasie* (bei schweren Formen Ursache des Cushing-Syndroms und adrenogenitalen Syndroms) lassen sich erfassen durch Prüfung von: Adynamie, Mineralocorticoiden, Glucocorticoiden, Androgenen.

a) Dynamometrie. α) Mit *Dynamometer* zur Kraftmessung des Händedrucks (*Regnier, Collin, Charri re*).

Methodik: Kraftmessung der Hände in Abständen von 3–4 Sekunden.

Beurteilung: Bei normaler Funktion sinken nach anfänglicher Erhöhung der Werte diese sehr allmählich bis zur Ermüdung ab; beim Addison-Kranken hingegen sehr rasches Absinken unter die Norm.

β) *Muskelinnendruckmessung* ergibt zuverlässigere Werte als die Dynamometrie.

Methodik (nach *Beiglböck-Junk*): Einstechen einer Kanüle in die Kuppe des M. biceps brachii im Winkel von 45° und Anschließen derselben an ein Wassermanometergerät, an welchem der Druck abgelesen werden kann, unter welchem die Flüssigkeit aus einer Capillare in den Muskel kontinuierlich abströmt.

Beurteilung: Muskelleistung hängt von der stets aufs neue erfolgenden Resynthese des Symplexes: Phosphoryliertes Myosin, Glykogen und Kalium, ab. Die Schnelligkeit der Resynthese wird von der Nebennierenrindenfunktion bestimmt (speziell von den Glucocorticoiden). Beim Gesunden liegt der Muskelinnendruck bei 84,4 mm H_2O, beim Hypadrenergiker bei 58,4 mm H_2O.

b) Mineralocorticoide. *Prinzip:* Steuern den Mineral- und Wasserhaushalt.

Signifikante Veränderung des Natrium-Kaliumquotienten (sehr selten zu beobachten) spricht für Nebennierenrindeninsuffizienz.

α) *Cutler-Power-Wilder-Test, Prinzip:* Kaliumbelastung bei gleichzeitigem Kochsalzentzug. *Ausführung:* Verabreichung einer natriumarmen und kaliumreichen Kost (täglich 0,95 g Cl, 0,59 g Na und 4,1 g K); am ersten Versuchstag unbeschränkte Flüssigkeitszufuhr, am Nachmittag des 1. Tages 90 mg Kaliumcitrat/kg Körpergewicht, am 2. Tage 40 cm³ Flüssigkeit/kg Körpergewicht zur oben beschriebenen Kost und am Vormittag die gleiche Kaliummenge; am 3. Versuchstag von 8–11 Uhr 20 cm³ Flüssigkeit/kg Körpergewicht, um 12 Uhr Beendigung des Versuchs. Bei akuter allgemeiner Verschlechterung sofortige Zufuhr von Kochsalz-Dextroselösung und evtl. Substitutionstherapie (Durchführung des Versuchs nur unter stationärer Beobachtung!); am 3. Tag Urinsammlung von 8–12 Uhr; um 8 Uhr des 2. und um 10 Uhr des 3. Tages Blutentnahme. *Beurteilung:* Werte über 220 mg-% Cl im 4-Stundenharn des 3. Tages sprechen für Nebennierenrindeninsuffizienz (Normalwerte fast immer unter 150 mg-%); Serumnatriumgehalt sinkt am 3. Tage gegenüber dem Wert des 2. Tages ab, ebenso der Cl-Gehalt, K-Gehalt steigt am 3. Tage an. Test kann auch mit dem kombinierten Kaliumpräparat Diathen durchgeführt werden. Der Test eignet sich auch für die unspezifische Prüfung des Mineral- und Wasserhaushaltes.

β) *Robinson-Power-Kepler-Test, Prinzip:* Ist ein Flüssigkeitsbelastungstest zur Prüfung von Nebennierenrindeninsuffizienzen.

Methodik, Vortag: Ab 18 Uhr keine Flüssigkeits- und Nahrungsaufnahme, Sammlung des Nachturins, am Versuchstag morgens Blasenentleerung, anschließend Verabreichung von 20 cm³ Tee/kg Körpergewicht innerhalb 45 Minuten, fraktionierte Harnentleerung während 4 Stunden in einstündigem Abstand, Blutentnahme zur Harnstoff- und Chloridbestimmung und Sammeln der 4-Stunden-Urinportionen.

Beurteilung: Ist die Nachturinmenge vom Vortag kleiner als die größte einzelne Tagesstundenportion, so kann eine Nebennierenrindeninsuffizienz ausgeschlossen werden; ist sie größer, so läßt sich aus dem Verhältnis von Harnstoff und Chloriden im Nachturin bzw. im Serum eine Nebennierenrindeninsuffizienz beweisen bzw. ausschließen.

γ) *Desoxycorticoide, Prinzip:* Ihre Bestimmung läßt Rückschlüsse auf die Funktion der Nebennierenrindenhormone zu. Bei gesunden Menschen wird Desoxycorticosteroid in 11-Oxysteroid überführt; bei Nebennierenrindeninsuffizienz ist diese Umwandlung gestört.

c) **Glucocorticoide** (S-Hormone = Sugar hormones), *Prinzip:* Beeinflussen besonders den Kohlehydratstoffwechsel. Hypadrenale Patienten neigen zur Hypoglykämie; daher können schon nach kürzerer Hungerperiode, besonders aber nach Belastung, spontane hypoglykämische Anfälle auftreten.

α) *Fastentest:* Nach kürzerer oder längerer Fastenperiode tritt die Symptomatik des hypoglykämischen Anfalls (Schweißausbruch, Zittern, Schwächegefühl, Sehstörung, geringe Blutzuckererniedrigung) auf. Anfallsbereitschaft geht nicht parallel mit der Schwere der Erkrankung (Infekte, schwerere Anstrengungen, Stress usw. können ähnliches Anfallsgeschehen auslösen).

β) *ACTH-Eosinophilentest* (Thorntest), *Prinzip:* Nach Verabreichung von ACTH sinkt beim Gesunden die Zahl der eosinophilen Zellen im Blut ab; die Ursache ist in einer Stimulierung der intakten Nebennierenrinde durch ACTH im Sinne einer Auslösung der Alarmreaktion (*Selye*) zu suchen. Bei primärer oder sekundärer Nebennierenrindeninsuffizienz bleibt der Eosinophilensturz aus.

Methodik: Als 4- oder 24- oder 48-Stundentest unter Umständen mit gleichzeitiger Bestimmung des Harnsäure-Kreatininquotienten, des Vitamin C und Cholesterinhaushaltes und der Corticoide und 17-Ketosteroide im Harn. 25 mg ACTH i.m. und 1stündlicher Eosinophilenzählung während 4, 24 oder 48 Stunden; beim Normalen muß der Eosinophilensturz wenigstens 50% betragen. Fehlerquellen sind durch tagesrhythmische Schwankungen, durch die Ausgangslage, sowie durch die Methode der Eosinophilenzählung bedingt.

Beurteilung: Nur bei wiederholter Ausführung und übereinstimmenden Ergebnissen beweisend.

γ) *Adrenalinbelastungstest, Prinzip:* Adrenalin bewirkt Hyperglykämie, Blutdruckanstieg, Leukocytose, Eosinopenie, Stoffwechselsteigerung.

Methodik: 1 mg Adrenalin subcutan (beim Mann) 0,75 mg, (bei Frauen) lösen nach 15–60 Minuten die beschriebene klinische Symptomatik aus. Vor allem steigt normalerweise der Blutzucker um mindestens 40 mg-% an und erreicht nach 2 Stunden den Ausgangswert wieder. Nach 120–180 Minuten ist der Gleichgewichtszustand wiederhergestellt.

Beurteilung: Unter pathologischen Bedingungen bleiben entweder Hyperglykämie, Blutdrucksteigerung oder Leukocytose aus, oder es fehlt die negative Nachschwankung als Ausdruck der gestörten Gegenregulation.

δ) *Traubenzuckerdoppelbelastung* (*Staub-Traugott*), *Indikation:* Ausschluß von Nebennierenrindenfunktionsstörungen, latenten Diabetesformen, vegetativ-funktionellen Störungen, diencephalen Regulationssperren.

Methodik: Einmalige Verabreichung von 100 g Traubenzucker oral, 1 Stunde später Hyperglykämie bis zu 200 mg-% oder (klassische Form) 2mal in 1½stündigem Abstand je 50 g Traubenzucker in je 250 cm³ Wasser oder dünnem Tee.

Beurteilung: Schwierig, da sehr große Fehlerbreite und vielseitige Beeinflussungsmöglichkeit; pathologische Verhältnisse sind nur anzunehmen, wenn entweder der Blutzuckeranstieg überhaupt ausbleibt oder der zweite Gipfel nach Verabreichung der zweiten Zuckergabe mindestens 20 mg-% höher angestiegen ist als der erste. Aus kleinen Kurvenabweichungen allzu differenzierte Rückschlüsse zu ziehen, ist nicht empfehlenswert.

ε) *Corticosteroide im Blut:* Nachweis der 17-Oxycorticosteroide im Serum vor und nach intravenöser Infusion von 25 mg ACTH über 6 Stunden erlauben sichersten Anhalt über die Kapazität der Nebennierenrinde; auch eine Bestimmung der „Gesamtcorticosteroide" ist möglich.

ζ) *Corticoide im Harn:* C_{21}-Steroide des Harns (reduzierende Corticoide, formaldehydrogene Corticoide) liefern bei Vorbehandlung mit gewissen Reagentien (Verfahren nach *Heard-Sobel, Staudinger* und *Schmeißer, Corcoran* und *Page* u. a.) Farbstoffe, welche kolorimetrisch ausgewertet werden können.

Beurteilung: Schwierig, da viele Fehlermöglichkeiten und sehr unspezifisch.

d) Androgene. *Prinzip:* Die Androgene (N-Hormone) beeinflussen den Eiweißstoffwechsel. Ihre Abbauprodukte (17-Ketosteroide) erscheinen im Harn und sind in den jeweiligen Tagesportionen zu untersuchen. 17-Ketosteroide werden z.T. auch aus den Androgenen gebildet, welche dem Zwischengewebe des Hodens entstammen. Aus der Menge des nachweisbaren Dehydroisoandrosterons läßt sich auf die in der Nebennierenrinde gebildeten Androgene schließen.

Methodik: Grundlage der Bestimmung der 17-Ketosteroide ist die Reaktion von *Zimmermann*. Sie besteht in einer Rotfärbung, welche die Steroide mit n-Dinitrobenzol in alkalischer Lösung geben (Einzelheiten s. Fachliteratur).

Beurteilung: 17-Ketosteroidausscheidung liegt im Kindesalter bei sehr niedrigen Werten, steigt dann langsam an. Vom 25.–40. Lebensjahr werden die Maximumwerte erreicht. Nach dem 40. Lebensjahr nehmen die Werte wieder ab. Sehr *niedrige* Werte finden sich bei Addison, *Simmonds*scher Krankheit, Anorexia nervosa. *Erhöhte* Werte beim Cushingsyndrom und adrenogenitalen Syndrom (zwischen 20 und 100 mg der Tagesausscheidung). Hirsutismus als Einzelsymptom zeigt normale Werte. Nebennierenrindentumoren führen zu erhöhter 17-Ketosteroidausscheidung und erhöhter β-Fraktion; Rindenhyperplasie zu erhöhter 17-Ketosteroidausscheidung bei normaler β-Fraktion.

Cortisontest nach Wilkins, Prinzip: Bei Nebennierenrindenhyperplasie besteht relative Unfähigkeit der Nebennierenrinde zur Hydroxylierung von C_{21}-Steroiden; es bilden sich inkomplette Nebennierenrindensteroide (17-Hydroxyprogesteron), wodurch vermehrte 17-Ketosteroidausscheidung zustande kommt. Hyperplasie entsteht, da Bremswirkung auf die ACTH-Produktion fehlt.

Methodik: 50 mg Hydrocortison i.v. stoppt die Bildung inkompletter Nebennierenrindensteroide. Steroidausscheidung im Harn nimmt ab. Bei Rindentumoren oder Neoplasmen außerhalb der Nebennierenrinde ändert sich nach Cortisongabe die Steroidausscheidung nicht. Um Irrtümer zu vermeiden, ist dringend wiederholte, wenigstens zweimalige Bestimmung angezeigt.

2. Chromaffines System

Nebennierenmarktumoren (Phäochromocytom, Paragangliom), *Manasse* 1893 – lösen durch Sekretion pressorischer Substanzen (Adrenalin, Noradrenalin = Katecholamine) typische Hochdruckkrisen oder Dauerhochdruck aus. Bei typischen Anfällen findet man plötzlichen Blutdruckanstieg für Minuten oder Stunden, hochgradige Blässe, Kopfschmerzen, Herzklopfen, Beklemmungsgefühl, Brechreiz, weite Pupillen, gelegentlich Glykosurie und Albuminurie. Die Diagnose läßt sich erhärten durch Belastungen, welche das Anfallsgeschehen auslösen. Solche Belastungsversuche sind:

a) Nierenlagerdruckversuch. Anfallsauslösung durch Druck oder Massage des Nierenlagers (Tumorgegend). Test versagt häufig.

b) Kaltwassertest. Flachlagerung des Patienten solange bis ausgeglichene Ruheblutdruckwerte vorliegen; Eintauchen einer Hand bis zum Handgelenk in eisgekühltes Wasser, dabei gleichzeitige Blutdruckmessungen; 30 Minuten nach Beendigung des Kältereizes tritt maximaler Druckanstieg ein; maßgebende Werte sind: Relative Druckzunahme vom Ruhe- bis zum Maximalwert und der maximal erreichte Blutdruck als absolutes Maß.

Beurteilung: Bei Phäochromocytom extreme Blutdrucksteigerung und Auslösung des Vollbildes der zugehörigen Symptomatik. Funktionsprobe versagt nicht selten.

c) **Carotissinusdruckversuch.** Kompression der Carotiden kann bei Phäochromocytom Blutdruckkrise auslösen.

d) **Histamintest.** 1 mg Histamin subcutan bei Puls- und Blutdruckkontrolle erzeugt normalerweise Tachykardie und leichten Blutdruckabfall; bei Phäochromocytom excessiver Blutdruckanstieg innerhalb der ersten Minuten. Leichterer Druckanstieg bei Übererregbaren häufig vorhanden.

e) **Mecholyltest.** 25 mg Methylacetylcholin subcutan erzeugt normal kurzfristigen Blutdruckanstieg (20–50 mm Hg) mit nachfolgendem Blutdruckabfall; bei Phäochromocytom Auslösung von typischen Blutdruckkrisen.

f) **Benzodioxantest.** *Prinzip:* Adrenolytische Substanzen blockieren die Adrenalinwirkung ohne einen peripheren sympathicolytischen Effekt auszuüben. Bei Phäochromocytom rufen sie Blutdruckabfall, bei essentieller Hypertonie und renaler Hypertonie einen weiteren Blutdruckanstieg hervor.

Methodik: 15–20 mg Benzodioxan 1%ig innerhalb von 3 Minuten langsam i.v.; nach etwa 1 Minute folgt bei Vorliegen eines Phäochromocytoms ein Blutdruckabfall (mindestens 30–50 mm Hg). Bei anderen Hochdruckformen steigt der Blutdruck um etwa ebensoviel mm Hg an.

Beurteilung: Test ist hinlänglich phäochromocytom-spezifisch.

g) **Regitintest.** *Prinzip:* 0,1 mg Regitin/kg Körpergewicht i.v. senken bei Phäochromocytom den Blutdruck (mindestens 50 mm Hg für 10–15 Minuten Dauer); Blutdruckabfall muß wenigstens 35 mm Hg betragen. Mehrmalige Wiederholung empfehlenswert, da gelegentlich auch ohne Phäochromocytom ein positiver Ausfall vorkommt. Eventuell Wiederholung mit höheren Dosierungen (bis zu 10 mg Regitin i.v.). Sehr guter „Suchtest", wenn auch nicht absolut spezifisch.

h) **Dibenamintest.** *Prinzip:* 250 mg Dibenamin in 500–1000 cm^3 physiologischer Kochsalzlösung i.v. Dauertropfinfusion innerhalb 30–60 Minuten (5–7 mg/kg Körpergewicht) verursachen langanhaltende Blutdrucksenkung bei jeder Art von Hochdruck (auch nicht phäochromocytombedingtem). Zusätzliche Gabe von Histamin führt bei Phäochromocytom zu keinem kritischen Blutdruckanstieg. Bei nicht phäochromocytombedingten Hypertonien kommt ein solcher zustande. Starke subjektive Beschwerden machen diese Funktionsprüfung ziemlich unbeliebt.

i) **Retroperitoneales Emphysem.** Zur Nierenlager- und Nebennierendarstellung durch präsacrale Insufflation von 1400 cm^3 Luft und Schichtaufnahmen in 8, 9, 10, 11 cm.

k) **Katecholaminbestimmung.** *Prinzip:* Fluorometrische Bestimmung der *Katecholamine* (Adrenalin und Noradrenalin) im Harn (*v. Euler* und *Floding*, 1955) gilt heute als wichtigstes Differentialdiagnosticum, um ein Phaeochromocytom von einer labilen oder fixierten essentiellen Hypertonie oder von malignem Hochdruck abzugrenzen. Lediglich bei paroxysmalem Hochdruck kann sie im Stich lassen.

IV. Gonaden

Prinzip: Männliche Keimdrüsen bilden Spermien und männliche Sexualhormone. Letztere entstammen dem tubulären Apparat mit den Sertolizellen und den Zwischen- oder Leydigzellen. Beide Funktionen werden durch zwei *Gonadotropine* gesteuert (follikelstimulierendes Hormon und interstitiumstimulierendes Hypophysenvorderlappenhormon). *Primäre und sekundäre Keimdrüsenstörungen* sind voneinander zu trennen, indem Entwicklungsstörungen des Hodens durch Störungen des spermien- bzw. testosteronbildenden Hodenanteils oder durch eine gestörte Produktion des follikelstimulierenden und interstitiumstimulierenden Hypophysenvorderlappenhormons bedingt sein können. Störung der Androgenbildung der Nebennierenrinde im Sinne einer Überproduktion ist beim Mann sehr selten. Primäre Produktionsstörung des Testosterons beeinflußt die Spermiogenese; primär gestörte Spermiogenese wirkt sich hingegen auf die Testosteronbildung nicht aus. Beginnt die Erkrankung vor der Pubertät, so treten Wachstumsstörungen auf; beginnt sie nach der Pubertät, so lassen fehlende Ausbildung der sekundären Geschlechtsmerkmale und Fettansatz die Keimdrüsenstörung erkennen. Diagnostik stützt sich auf die Bestimmung der Gonadotropine im Harn und der Androgene im Harn.

a) **Gonadotropine im Harn.** *Methodik:* Harnkonzentrierung zur Hormonanreicherung durch Ultrafiltration oder Alkoholfällung; Austestung durch Gewichtsbestimmung des Uterus der infantilen Maus.

Beurteilung: Normalwerte sind etwa 10 Mäuseeinheiten pro Liter für den erwachsenen Mann. In früher Kindheit und bei hypophysären Ausfallserscheinungen sind Gonadotropine nicht nachweisbar.

b) 17-Ketosteroide im Harn (s. vorn Nebennierenrinde). *Beurteilung:* 17-Ketosteroidauscheidung spiegelt beim Mann die Nebennierenrindentätigkeit und die der Hodenzwischenzellen wider; bei der Frau lediglich die Androgenproduktion der Nebennierenrinde. Unterteilung in α-Fraktion und β-Fraktion gestattet Aussage über die Funktion der Keimdrüse bzw. Nebennierenrinde. β-Fraktion entspricht dem Dehydroisoandrosteron, welches bei Nebennierenrindentumor stark vermehrt ist.

Zusammenfassung: Durch die Gonadotropinbestimmungen lassen sich hypergonadotrope von hypogonadotropen Störungen unterscheiden, also primäre Hodeninsuffizienzen (angeborene und erworbene Anorchie, funktionelle präpubertale Kastration, Dysgenesie des Hodens, Klinefeldersyndrom, Kryptorchismus, exogen bedingte Hodenschädigung) und sekundäre Hodeninsuffizienzen (idiopathischer Eunuchoidismus, isosexuelles adrenogenitales Syndrom, hypophysär-diencephale Erkrankungen, Erkrankungen des Rückenmarkes) voneinander unterscheiden.

V. Herz und Kreislauf

1. Kreislaufregulationsprüfung nach Schellong

Einfachste Methode zur Beurteilung der Kreislaufregulationsvorgänge. Prüfung besteht aus 3 Einzelabschnitten:

a) Blutdruck und Pulszahl im Liegen, sofort nach dem Aufstehen und in Minutenabständen während der aufrechten Stellung, sofort nach Hinlegen und in Minutenabständen während des Liegens;

b) Blutdruck und Pulszahl sofort nach körperlicher Belastung (10 Kniebeugen oder Treppensteigen) und weiter in Minutenabständen;

c) QRS-Dauer im EKG vor und nach körperlicher Belastung und weiter in Minutenabständen. Zahlreiche Modifikationen sind möglich. Für den praktischen Gebrauch genügt die Funktionsprüfung a) und b).

Methodik: Zu a): Liegenden Patienten 10 Minuten zur Ruhe kommen lassen, systolischen und diastolischen Blutdruck, sowie Pulszahl in 3–5 Minutenabständen messen; anschließend Fortführung der gleichen Messung während 5 Minuten bei zwanglosem Stehen (Blutdruckmeßarm nicht aktiv bewegen!).

Zu b): Körperliche Belastung durch 20 Kniebeugen oder Treppenlauf über 25 Stufen in mittlerem Tempo; Blutdruckmanschette bleibt am Arm liegen; nach dem Lauf sofortiges Hinlegen und erste Blutdruck- und Pulsmessung während der ersten 15 Sekunden, weitere Messungen in Minutenabständen bis die Ruhewerte erreicht sind (Schwerherzkranke ausschließen!). Protokollierung der gefundenen Werte am besten in einem Diagramm.

Zu c): Zur QRS-Beurteilung vor und nach der gleichen körperlichen Belastung ist auf gut erkennbaren QRS-Komplex zu achten. Hierzu ist Thoraxableitung zweckvoller als Extremitätenableitung; das Ruhe-EKG erfolge bei völliger Entspannung, die Belastung mit liegenden Elektroden, das EKG nach der Belastung ist sofort (insgesamt 5mal in 2minütigen Abständen) zu schreiben; Filmgeschwindigkeit mindestens 100 mm/Sekunden; Ausmessung und Mittelwertsbestimmung erfolgt an 6 QRS-Gruppen (wechselnde Papiergeschwindigkeit berücksichtigen!).

Beurteilung: zu a) Bei Gesunden kommt im Stehen ein leichter systolischer Druckanstieg oder Abfall zwischen 5–15 mm Hg zustande. Der diastolische Druck steigt leicht an, desgleichen die Pulsfrequenz um 10–30 Schläge/Minute (bei Jugendlichen sind die Unterschiede stärker als beim Erwachsenen). Das Minutenvolumen bleibt fast gleich. Bei Störungen der Kreislaufregulation lassen sich *hypotone* (abnorm weite periphere Gefäßbezirke) und *hypodyname* (mangelhafte nervöse Regulation) unterscheiden. Nimmt die Frequenz im Stehen sehr rasch zu, so besteht vermehrte vegetative Labilität; sinkt sie ab, so liegt ein parasympathischer Hemmungsreiz vor; bleibt sie unverändert, während systolischer und diastolischer Blutdruck absinken, so bedeutet dies ein Versagen des Carotissinus. Die hypotone Regulationsstörung ist durch besonders starkes Absinken des systolischen Blutdrucks (orthostatischer Kollaps) gekennzeichnet.

Zu b): Nach körperlicher Belastung steigen beim Normalen Pulszahl und systolischer Blutdruck an. Der diastolische Blutdruck verhält sich unterschiedlich. Die Frequenzsteigerung des Herzens ist vom funktionellen Zustand, vom Vegetativum und anatomischen Zustand abhängig. Diastolischer Druckanstieg um 10–15 mm Hg nach Belastung bedeutet eine zu geringe Erweiterung der Peripherie (Hypertoniker); Absinken des diastolischen Blutdrucks bedeutet erhebliche Herabsetzung des peripheren Widerstandes, besonders wenn der systolische Druck nur gering oder nicht gesteigert ist (Hypotoniker). Steigerung des systolischen und Herabsetzung des diastolischen Blutdrucks bedeuten herabgesetzte Dehnbarkeit der Gefäße bzw. Erhöhung des elastischen Widerstandes; ausgeprägte Vergrößerung der Amplitude bei vorwiegend systolischer Blutdrucksteigerung läßt eine Minutenvolumenvergrößerung annehmen. Fehlen oder auffälliges Geringbleiben des systolischen Blutdruckanstiegs bei gut trainierten Personen oder bei mangelhaftem Rückfluß zum Herzen infolge Herzschwäche.

Zu c): QRS-Verhalten wird vom Zustand des Myocards bestimmt; normalerweise findet sich QRS-Verkürzung nach Belastung; fehlt diese oder wird eine Verlängerung nachweisbar, so liegt eine organische oder stoffwechselbedingte Funktionsstörung des Myocards vor.

2. Atemanhalteprüfung

Läßt man die Versuchsperson so tief wie möglich einatmen und anschließend die Atmung solange wie möglich anhalten, so kann der Gesunde die Atmung mindestens 20 Sekunden einstellen, gewöhnlich sogar 1 Minute und länger; nach Wiedereinsetzen der Atmung kommt keine wesentliche Dyspnoe zustande; beim Kreislaufgestörten folgt bereits auf eine kurze Atemanhaltzeit eine verhältnismäßig starke Dyspnoe.

3. Veritol-Test (s. Abb. 84)

Prinzip: Durch Veritolverabreichung kommt es zur Vermehrung der zirkulierenden Blutmenge; dadurch systolischer Blutdruckanstieg und Amplitudenvergrößerung beim Gesunden; Erhöhung des Schlag- und Minutenvolumens; Pulsfrequenz bleibt normalerweise unverändert bzw. sinkt etwas ab.

Methodik: Eine halbe Stunde Bettruhe vor dem Versuch, 3malige Messung von Blutdruck und Pulsfrequenz, darauf Mittelwertbestimmung; 0,02 g Veritol i.m.; Puls- und Blutdruckkontrollen in Minutenabständen bis zum Wiedererreichen der Ausgangslage; Änderungen setzen etwa 3–5 Minuten nach Injektion ein und erreichen nach etwa 20 Minuten das Maximum.

Beurteilung (s. Schema Veritoltest): Kreislaufgefährdung ist anzunehmen, wenn es zu stärkerer Pulsfrequenzsteigerung ohne systolische Blutdrucksteigerung kommt oder wenn sich bei niedriger Blutdruckausgangslage Druck und Frequenz völlig refraktär verhalten (schwer gefährdet!). Test zur Feststellung einer Operationsgefährdung geeignet.

4. Histamin-Belastungs-Test

Geeignet zur Erfassung der protoplasmatischen Kollapsbereitschaft (*Rühl*).

Methodik: Mehrmalige Puls- und Blutdruckmessung in Ruhelage, sodann 0,001 g Histamin subcutan, Blutdruck- und Pulsmessung in 2-Minutenabständen während 10 Minuten; anschließend Aufstehversuch mit Fortführung der Puls- und Blutdruckmessung in 1-Minutenabständen während 5–10 Minuten.

Beurteilung: Im Liegen zeigen die Werte bei Gesunden und Kranken praktisch keinen Unterschied; im Aufstehversuch kommt es beim Gesunden zu leichtem systolischem Druck- und Pulsfrequenzanstieg um 10–30 Schläge/Minute; bei Kollapsgefährdung treten Blässe, Übelkeit, Schwindelgefühl, Absinken der Pulsfrequenz und erheblicher systolisch-diastolischer Blutdruckabfall ein. Pathologisch ist ein stärkerer Anstieg der Puls- und Atemfrequenz und ein Absinken der VK; Ruhewerte sind nach 30 Minuten nicht wieder erreicht.

5. Venendruckmessung
(*Moritz* und *v. Tabora*)

Methodik: Rechte Ellenbeuge in Höhe des rechten Vorhofs, Arm völlig entspannt. Normalwerte liegen bei 40–80 mm Wasser in beiden Armen (Variationen zwischen 4 bis 15 cm H_2O sind möglich). *Beurteilung:* Druckanstieg bei Rechtsinsuffizienz, normale Druckverhältnisse bei reiner Linksinsuffizienz; im *Valsalva*schen Versuch beim Normalen starker Druckanstieg, bei Herzinsuffizienz nur geringgradiger oder kein Druckanstieg; mit steigendem Alter sinkt der Venendruck; einseitige Drucksteigerungen sprechen für raumfordernde Prozesse der entsprechenden venösen Einstromgebiete; zahlreiche Fehlermöglichkeiten (intrathorakale Druckschwankungen, Reflexmechanismen).

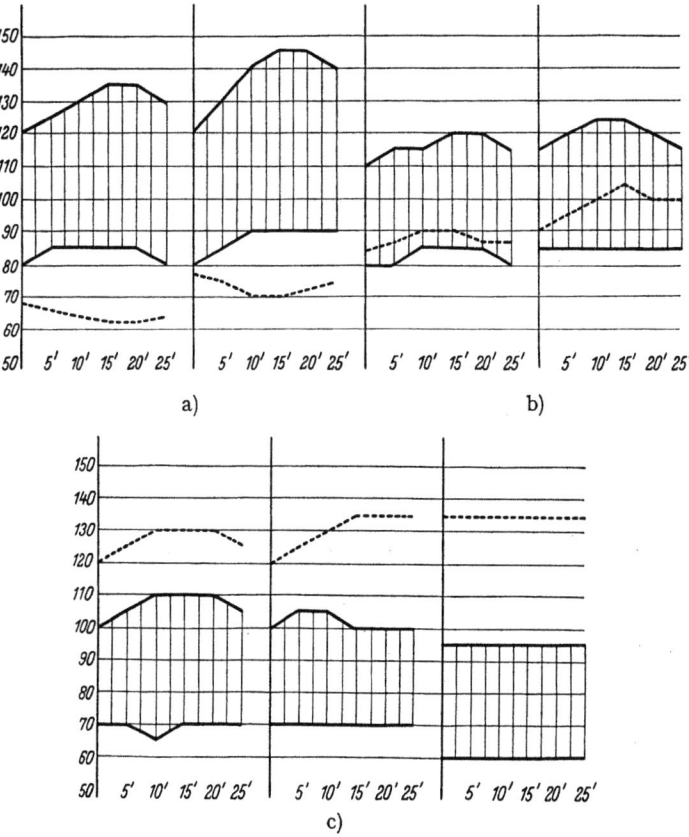

Abb. 84. Veritol-Test nach *Rehn-Schneider*
a) *Nichtgefährdet!* Der gesunde leistungsfähige Kreislauf antwortet bei normaler Ausgangslage mit einer Blutdruckerhöhung und Pulsverlangsamung. Die Blutdrucksteigerung kann gering oder auch stärker sein; wesentlich ist, daß keine Pulsbeschleunigung auftritt.
b) *Gefährdet!* Ein wenig günstiger, gegen Belastung gefährdeter Zustand zeigt in der Ausgangslage mehr oder weniger normale Blutdruckwerte bei rascherem Puls und im Ablauf des Testes eine geringe Blutdrucksteigerung mit Pulsbeschleunigung.
c) *Sehr stark gefährdet!* Niederer Blutdruck bei raschem Puls als Ausgangslage und im Verlauf des Testes eine flüchtige oder fehlende Blutdrucksteigerung bei starker Pulsbeschleunigung zeigen hohe Gefahr an. Der höchste Gefährdungsgrad besteht bei Fehlen von Blutdruck und Puls bei bedrohlicher Ausgangslage

6. *Blutströmungsgeschwindigkeitsmessung*

Prinzip: Blutströmungsgeschwindigkeit hängt von der Herzleistung und dem Verhalten der Kreislaufperipherie ab. Meßbare Veränderungen der Blutströmungsgeschwindigkeit lassen Rückschlüsse auf einen der beiden Faktoren zu (Herzversagen, Feststellung von Shunts, periphere Durchblutungsstörungen). Die Methoden haben besonders für die Herz- und Gefäßchirurgie Bedeutung (s. dort).

a) Decholinmethode. *Prinzip:* Gestoppt wird die Zeit, welche vergeht von der schnellen Injektion von 3–5 cm³ einer Decholinlösung (20%ig) in die Cubitalvene bis zum Auftreten eines bitteren Geschmacks auf der Zunge. *Beurteilung:* Der Weg (Cubitalvene – rechtes Herz – Lunge – linkes Herz – Aorta – Carotis externa – Arteria lingualis – Zunge) wird normalerweise in 10–15 Sekunden zurückgelegt. Bei Rechts- und Linksherzinsuffizienz, bei Polycythämie, Myxödem ist die Decholinzeit deutlich verlängert (bis zu 45 Sekunden); bei Rechts-Links-Shunt (Ductus Botalli, Septumdefekt) ist sie deutlich verkürzt. Die Methode kann mit Ätherapplikation (0,3 cm³ Äther i.v.) kombiniert werden.

Beurteilung: Die Ätherzeit (d.h. Zeit bis zum Auftreten von Äthergeruch in der Atemluft) beträgt normal 6 Sekunden = halbe Decholinzeit. Die Kombination Äther–

Decholin gestattet differenziertere Unterscheidung zwischen Rechts- und Linksinsuffizienz.

b) Fluoreszinmethode. *Prinzip:* Stoppen der Zeit, welche von der Injektion von 2 cm³ Fluoreszin-Natriumlösung (20%ig) i. v. vergeht bis zum Aufleuchten einzelner Kapillarbereiche (Zunge) im Ultraviolettlicht der Analysenquarzlampe.

Beurteilung: Normalwerte für die Strecke: Cubitalvene – Lippencapillare 12–15 Sekunden, für Handcapillarbereich ca 20–30 Sek., für Fußcapillarbereich 30–60 Sekunden. Extreme Verlangsamungen vor allem bei peripheren Durchblutungsstörungen.

c) Blautest. *Prinzip:* Nach Injektion von Evansblau 10 mg oder Methylenblau 5 mg oder einem Gemisch von beiden mittels Herzkatheter in die einzelnen Herzabschnitte und Registrierung der Ankunft des Farbstoffes in der Peripherie mittels eines Reflektometers (Zyklop nach *Brinkmann*) können vor allem kongenitale Herzvitien und Shunts festgestellt werden. Bei intraarterieller Injektion in die Gliedmaßenarterien und Anbringen des Reflektometers in der Peripherie (Hand- oder Fußrücken) kann die Durchströmungszeit der Gliedmaßen gemessen werden (zur Erkennung peripherer Durchblutungsstörungen).

Beurteilung: Normalerweise kommt es bei Injektion des Farbstoffes in die Vena saphena und Messung an der Stirnoberfläche innerhalb 6–10 Sekunden zu einem einmaligen, kräftigen Ausschlag des Galvanometers. Photokymographisches Festhalten der Kurven ist zweckmäßig. Bei kongenitalen Vitien (Pulmonalstenose, Vorhofseptumdefekt, Ductus Botalli, *Fallot*scher Tetralogie, Transposition der Lungenvenen u. a.) treten typische Kurvenveränderungen (Doppelgipfel, verlangsamte Anflutung oder verzögerte Abflutung) zustande.

Aus den Kurvenverläufen lassen sich differentialdiagnostische Rückschlüsse auf die Art des vorliegenden Vitiums ziehen (s. Kap. Herzchirurgie).

7. Bestimmung der aktiven Blutmenge

Prinzip: Die Bestimmung der zirkulierenden aktiven Blutmenge erfolgt durch Farbstoffinjektionen. Es werden solche Farbstoffe verwendet, die nur langsam aus dem Kreislauf ausgeschieden werden (*Evans-Blue*, 1924).

Methodik: 7,5 cm³ Blut im Verhältnis 3:1 mit 1,6%iger Natriumoxalatlösung auf 10 cm³ verdünnt, werden vor und 4 Minuten nach der Farbstoffinjektion von 0,2 cm³/kg Körpergewicht einer 1%igen Evans-Bluelösung i. v. verglichen. Gleichzeitige Hämatokritbestimmung; Plasma des Restblutes kolorimetrisch untersuchen, wobei die Standardlösung aus 2 cm³ verdünnter 1/267%iger Farblösung, 2 cm³ des vor der Injektion gewonnenen Plasmas und 2 cm³ physiologischer Kochsalzlösung besteht. Zu untersuchende Lösung setzt sich aus 2 cm³ des nach Injektion gewonnenen Plasmas und 4 cm³ physiologischer Kochsalzlösung zusammen. Das Plasmavolumen berechnet sich nach der Formel:

$$PV = \frac{0{,}75 \times 26700 \times \text{injizierte Farbstoffmenge in ccm}}{\text{Farbstoffkonzentration in \% des Standards}}$$

$$\text{Blutvolumen } BV = \frac{100 \times \text{Plasmavolumen}}{\text{Haematokritwert des Plasmas}}$$

Beurteilung: Normalwerte für Plasmavolumen zwischen 40–45 cm³/kg, die des Blutvolumens zwischen 65 und 75 cm³/kg.

8. Elektrokardiogramm

a) Beurteilung der QRS-Zacke nach körperlicher Belastung. Beim Gesunden führt körperliche Belastung zu QRS-Verkürzung; sie bleibt bei geschädigtem Herzmuskel häufig aus; Verlängerung der QRS-Zacke spricht mit größter Wahrscheinlichkeit für Herzmuskelschaden.

b) Beurteilung des Steh-EKG. Wird nach der Registrierung des EKG im Liegen eine weitere Registrierung nach 1–5 Minuten Stehen vorgenommen, so kann eine Senkung der ST-Strecke oder deren Abflachung, selbst Ausbildung negativer T-Zacken auftreten. Bei Entwicklung eines flachen T 1, eines isoelektrischen T 2 und eines negativen T 3 können neben Blutverlagerungen zusätzliche Regulationsstörungen des Coronarsystems oder direkte Nervenwirkung auf den Herzmuskel angenommen werden (neurozirkulatorisch-dystone Regulationsweise mit überschießender Sympathicotonie).

c) Beurteilung des Belastungs-EKG. Nach Registrierung im Liegen wird mit gut fixierten Elektroden eine entsprechende körperliche Arbeit geleistet; erste Registrierung erfolgt sofort nach der Belastung, weitere Registrierungen nach 3 und 5 Minuten.

P-Zacke: Beim Gesunden nach Belastung vergrößert und verlängert; abnorme P-Zacken sprechen für Manifestierung eines latenten Herzmuskelschadens. *Überleitungszeit:* Bei Gesunden nach Belastung unverändert, allenfalls etwas verkürzt. Atrioventriculäre Verlängerung sofort nach leichten und mittleren Belastungen spricht für Überleitungsschaden; besonders pathologisch ist das Auftreten einer *Wenkebach*schen Periodik bzw. atrioventrikulären Blocks.

QRS-Zacke: Normal nach Belastung verkürzt; bei Herzmuskelschaden verlängert.

Erregungsrückgang: QT-Dauer normal, bei Belastung sofort verkürzt, sekundär verlängert.

T-Welle: Bei trainierten gesunden Personen normal, gewöhnlich gleichbleibend oder etwas vergrößert, gelegentlich gering gesenkt; 2–3 Minuten nach Belastung wieder normalisiert; T-Abflachung mit ST-Senkung kombiniert spricht für vorzeitige Herzermüdung (Herzmuskelschaden); Umkehrung der T-Zacke, deutliche ST-Senkung mit T-Abflachung über 50% charakterisiert pathologischen Herzmuskelstoffwechsel.

d) Beurteilung des EKG im Zweistufenübungstest. *Methodik:* Patient steigt während 90 Sekunden auf 2 Stufen wiederholt hinauf und hinunter (Stufenhöhe 23 cm); Zahl der Besteigungen richtet sich nach Alter, Gewicht und Geschlecht des Kranken; EKG sofort nach Belastung, 3 und 10 Minuten nach Belastung anfertigen; gleichzeitig Puls und Blutdruckmessung.

Beurteilung: Beim Normalen keine EKG-Veränderungen; Herzmuskelstoffwechselstörung liegt vor, wenn sich eine Senkung der ST-Strecke um mehr als 0,5 mm zeigt, wenn vorher positive T-Zacken flach oder negativ werden, wenn ein ursprünglich negatives T in ein flaches oder positives T umgewandelt wird, wenn Arrhythmien auftreten, wenn QRS-Verbreitung auftritt, wenn Abflachung der Q-Zacke auftritt und wenn eine Verlängerung des PR-Intervalls oder Entwicklung eines Blockes beobachtet wird.

e) Beurteilung des EKG im Atemanhalteversuch. *Prinzip:* Inspiratorische Atemanhaltepause führt zur passageren Hypoxämie des Herzmuskels. Diese wirkt sich auf den Kurvenverlauf des EKG aus.

Beurteilung: Beim Normalen sind nach apnoischen Pausen bis zu 60 Sekunden keine EKG-Veränderungen erkennbar; beim Herzkranken tritt eine Abflachung der P-Zacke auf, sie wird isoelektrisch oder negativ. Prüfung ist besonders für die präoperative Beurteilung geeignet.

f) Preßatemversuch. *Prinzip:* Beim Preßdruckversuch erfährt der Normale einen geringen Blutdruckanstieg oder geringen Abfall, sowie einen sekundären Blutdruckanstieg; der Herzkreislaufkranke läßt während und nach dem Pressen einen Blutdruckanstieg vermissen; nicht selten kommt ein Blutdruckabfall zustande. Beim Gesunden ist die ST-Strecke unverändert; unter pathologischen Bedingungen entwickelt sich eine allgemeine Abflachung der T-Zacken, auch negative T-Zacken.

9. Phonokardiogramm

Herzschallregistrierung im Liegen, Stehen oder nach körperlicher Belastung über der Herzspitzengegend, dem *Erb*schen Punkt und der Herzbasis erlaubt die klare Differenzierung von Geräuschen (auch „stummen" Geräuschen bzw. Klappenfehlern), welche dem Ohr nicht immer akustisch faßbar sind. Phonocardiographische Registrierung muß wegen der sog. „stummen Zonen" mit verschiedenen Frequenzen (im Bereich von 10–800 Hz) durchgeführt werden (s. Kap. Herzchirurgie).

10. Röntgenologische Herzfunktionsdiagnostik

Regelmäßige Herzgrößenmessung vor und nach körperlicher Belastung.

Beurteilung: Bei Gesunden verkleinert sich die Herzsilhouette meist; bei Untrainierten und Herzgeschädigten kann eine Vergrößerung meßbar werden. Bei der Elektrokymographie werden die Bewegungsvorgänge verschiedener Herz- und Gefäßabschnitte bildmäßig festgehalten. Aus den Randzackenformen lassen sich Rückschlüsse über Herzrandbewegung, wechselnde Füllung, Auswurfmenge und Pulsationstyp machen. Kymogramme in Ruhe, nach Arbeitsbelastung und 6 Minuten nach Arbeit lassen typische Veränderungen erfassen, wobei das 3. Kymogramm normalerweise dem Anfangskymogramm wieder entsprechen muß. Die Röntgenuntersuchung während des Preßversuchs läßt beim insuffizienten Herzen die normalerweise vorhandene Herzverkleinerung nach dem Pressen vermissen. Bleibt sie aus, so ist an eine Herzfunktionsstörung oder Stauung im kleinen Kreislauf zu denken. Preßversuch kann mit Arbeitsbelastungsversuch kombiniert werden, evtl. bei gleichzeitiger EKG-Registrierung und Bestimmung der Vitalkapazität.

11. Angiokardiographie
(*Castellanos* 1938, *Robb* und *Steinberg*)

Prinzip: Rasche intravenöse Injektion eines Röntgenkontrastmittels und Anfertigung einer Serie von Röntgenaufnahmen des Herzens, auf denen das Vorrücken des Kontrastmittels durch das Herz und die großen Gefäße dargestellt wird. Unter normalen Verhältnissen werden hintereinander dargestellt: Vena cava superior – rechter Vorhof – rechter Ventrikel – Arteria pulmonalis (sog. ,,Dextrokardiogramm"), nach Durchströmung der Lunge Darstellung des linken Vorhofs – linken Ventrikels – Aorta und ihrer Äste (sog. ,,Laevokardiogramm" s. Abb. 85 a, b). *Indikation:* Kongenitale Herzvitien, Anomalien der Herzhöhlen und großen Gefäße, intracardiale Kurzschlußverbindungen und Stenosen.

Methodik: Perabrodil 80%ig 15–25 cm³ bei 2–4jährigen Kindern, 40–60 cm³ bei 4–14jährigen Kindern (auch bei Erwachsenen nicht über 60 cm³) innerhalb 1–2 Sekunden in die Vena jugularis externa oder Vena cubitalis oder auf dem Weg über die Vena saphena in die Cava inferior injizieren. Vor der Injektion Probe auf Jodempfindlichkeit durchführen! Da sehr schnell injiziert werden muß, empfiehlt sich Verwendung einer möglichst dicken Kanüle oder eines mechanischen Injektionsgerätes (*Dos Santos, Denecke*). Sofort nach Injektion mehrere Röntgenaufnahmen mit schnellem Plattenwechsel (6 Aufnahmen in 6–8 Sekunden), am besten kinematographische Röntgenaufnahmen (*Janker*) oder mit Odelcakamera. Je nach den darzustellenden Herz- und Gefäßabschnitten Aufnahmen im a.p. oder im linken schrägen Durchmesser (letztere besonders zur genauen Beurteilung der Arteria pulmonalis, des Conus pulmonalis, des Verlaufes des Aortenbogens und der Aorta (zur Erkennung eines offenen Ductus Botali oder einer Isthmusstenose).

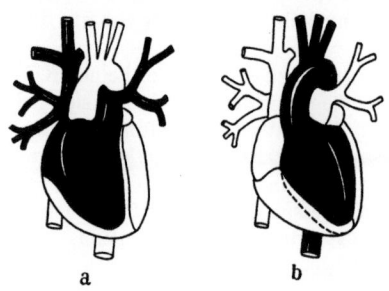

Abb. 85. *Angiokardiographie:* Dextrogramm (a), Laevogramm (b)

Komplikationen: Reizhusten während der Passage des Kontrastmittels durch die Lungen (bei guter Lungendurchblutung rasch einsetzend und intensiv, bei Pulmonalstenose und geringer Lungendurchblutung aus anderen Gründen später einsetzend und wesentlich schwächer); Verfahren nicht ganz harmlos, einzelne Todesfälle sind beschrieben (6 von 2000 bei *Crafoord*).

Beurteilung: Füllungsbilder der Herzhöhlen und Arteria pulmonalis fast immer befriedigend und einwandfreie Rückschlüsse zulassend (Sitz und Ausdehnung einer Pulmonalstenose, Vorhof- und Ventrikelseptumdefekt, Länge und Weite eines offenen Ductus Botalli). Schwieriger ist die Beurteilung der Aorta, so daß für die Darstellung von Aortenisthmusstenosen retrograde Darstellungsmethoden (retrograde Aortographie) ausgearbeitet wurden. Dabei wird das Kontrastmittel entweder durch die linke Arteria radialis (*obere retrograde Aortographie*) oder durch die Arteria femoralis oder profunda femoris (*untere retrograde Aortographie*) an die Aorta herangebracht. Auch die *direkte Aortographie* durch Punktion des Aortenbogens durch den 2. Intercostalraum links ist möglich (*Menesses*); ferner direkte Punktion des linken Vorhofes (*Björk*).

12. Herzkatheterismus
(*Forssmann* 1929, *Cournand* 1944/45)

Prinzip: Einführen eines über 1 m langen, weichen, radioopaken Katheters mit leichter Biegung kurz vor der Spitze in die freigelegte linke vena cubitalis oder vena saphena. Durch rasches Vorführen des Katheters gelangt man in den rechten Vorhof – rechten Ventrikel –, Arteria pulmonalis und deren Endverzweigungen in der Lunge. Aus dem Weg, welchen der Katheter nimmt und aus Abweichungen vom Normalweg lassen sich einfache und kombinierte Herzfehler, sowie vorliegende Mißbildungen bestimmen. In vielen Fällen muß die richtige Diagnose durch *Blutgasanalysen* und *intrakardiale Druckmessung* ergänzt werden.

Methodik: Nach Prämedikation und Freilegung einer geeigneten Vene (V. basilica oder mediana cubiti, V. jugularis oder V. saphena links) wird der Katheter unter Röntgendurchleuchtungskontrolle in das Herz vorgeführt; Katheter muß rasch, aber mit feinem Gefühl geschoben werden, um Irregularitäten des Herzschlags möglichst zu vermeiden. Aus den einzelnen Herzabschnitten wird Blut zur Blutgasanalyse (s. dort) entnommen und der intrakardiale Druck fortlaufend registriert (s. dort). Häufiges Durchspülen des Katheters mit physiologischer Kochsalzlösung mit Liqueminzusatz (2 cm³ + 40 mg Heparin auf 1000 cm³ Lösung).

Komplikationen: Venenspasmen (zu vermeiden durch Injektion von Procain 1%ig durch den Katheter und Einhüllung des Armes in heiße Kompressen), Herzarrhythmien bis zu vorübergehendem Rechtsschenkelblock.

Beurteilung: ,,Austastung" der Herzhöhlen zur Feststellung ihrer Größe, des Vorhandenseins von Septumdefekten oder abnormen Gefäßlagen; sorgfältige Röntgendurchleuchtung mit liegendem Katheter, evtl. Röntgenaufnahme von typischen bzw. unklaren Situationen in verschiedenen Ebenen sind unerläßlich. Direkte Passage des Katheters vom rechten in den linken Ventrikel und in die Aorta spricht für Vorhof- bzw. Ventrikelseptumdefekt, Passage aus der Pulmonalis in die Aorta für offenen Ductus Botalli usw.

13. Blutgasanalyse

Prinzip: O_2-Kapazität, O_2-Sättigung, CO_2-Gehalt und p_H-Wert, der aus den einzelnen Herz- und Gefäßabschnitten entnommenen Blutproben werden bestimmt. Die jeweilige Abweichung der Werte von den normalerweise in engen Grenzen schwankenden Werten weisen auf ein bestimmtes pathologisches Geschehen hin.

Normalwerte: Arterielles Blut 94–97% Sauerstoffsättigung; venöses Blut 72–75 Vol.-% Sauerstoff.

Methodik: Bestimmung der Sättigungswerte mit photoelektrischen Oxymetern (nach *Milikan*, Hämoreflektor und Carbovisor nach *Brinckmann*) oder nach der Methode von *Haldane, van Slyke* u. a.

Beurteilung: Vorhofseptumdefekt: Höherer Sauerstoffgehalt im rechten Vorhof als in der Vena cava superior infolge Links-Rechtsshunt mit Überfließen von arteriellem Blut aus der linken nach der rechten Seite. Links-Rechtsshunt nur dann gesichert, wenn das Vorhofblut mindestens 2 Vol.-% mehr Sauerstoff enthält als Cavablut.

Ventrikelseptumdefekt: Rechtes Kammerblut um einige Vol.-% sauerstoffreicher als rechtes Vorhofblut.

Ductus Botalli: Blut in der Arteria pulmonalis deutlich stärker sauerstoffgesättigt als im rechten Ventrikel infolge der dauernden Blutmischung zwischen Aorta und Arteria pulmonalis. Unterschiedliche O_2-Werte innerhalb ein und derselben Herzhöhle sprechen für ungleichmäßige Blutdurchmischung infolge Wirbelbildung, mehrmalige Blutprobenentnahme von verschiedenen Stellen der Herzhöhle erforderlich.

14. Intrakardiale Druckmessung (vgl. Abb. 86)

Prinzip: Die normalen Herzinnendruckwerte werden durch kongenitale Mißbildungen (Stenosen, abnorme Verbindungen usw.) in typischer Weise verändert. Aus den Veränderungen lassen sich zuverlässige Rückschlüsse auf die Art des Fehlers ziehen.

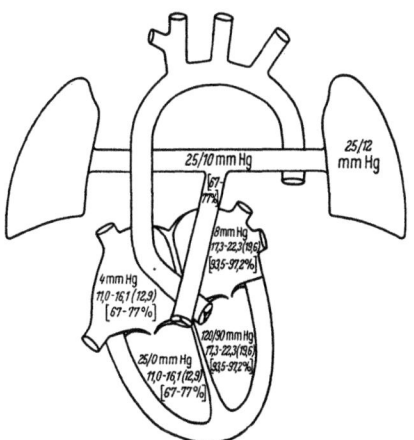

Abb. 86. Normale Druck- und Sauerstoffsättigungswerte des Blutes im Herz und kleinen Kreislauf. Druck in mm/Hg, O_2-Sättigung in Vol.-% (Mitteldruck). [O_2-Sättigung in Vol-%]

Normalwerte: Rechter Vorhof 5/1 mm Hg, rechter Ventrikel 25/0 mm Hg, Arteria pulmonalis 25/9 mm Hg, Pulmonal-Capillardruck 12/7 mm Hg; bei Herzinsuffizienz steigen diese Drucke an.

Methodik: Anschließen eines Druckmeßgerätes (*Hamilton, Warburg, Hansen, Neuhaus* und *Maaß*) an den Herzkatheter und Elektrokymographie, Registrierung während des Vorschiebens bzw. Rückzuges des Katheters durch die verschiedenen Herzabschnitte.

Beurteilung: Eisenmengerkomplex: Druck im rechten Ventrikel und Arteria pulmonalis etwa gleich und sehr hoch.

Fallotsche Tetralogie: Druck im rechten Ventrikel hoch und im Pulmonalkreislauf sehr niedrig.

Reine pulmonale Klappenstenose: Druck schnellt beim Rückzug aus der Pulmonalis in den Ventrikel plötzlich in die Höhe.

Infundibuläre Pulmonalstenose: Druckanstieg erfolgt beim Rückzug langsamer. *Vorhofseptumdefekt:* Erhöhter Druck im rechten Vorhof.

VI. Atmung und Lungenfunktion

Die klinische Funktionsdiagnostik der Atmung (*Brauer, Knipping, Bolt, Valentin, Venrath*) dient der Ergänzung der nosologischen Diagnostik. Sie vermag komplexe funktionelle Störungen aufzudecken und erfaßt die Leistungsgrenzen des cardio-pulmonalen Systems. Exakte Lungenfunktionsprüfung ist vor allen größeren thoraxchirurgischen Eingriffen und bei allen größeren Eingriffen in der Alterschirurgie von grundsätzlicher Bedeutung.

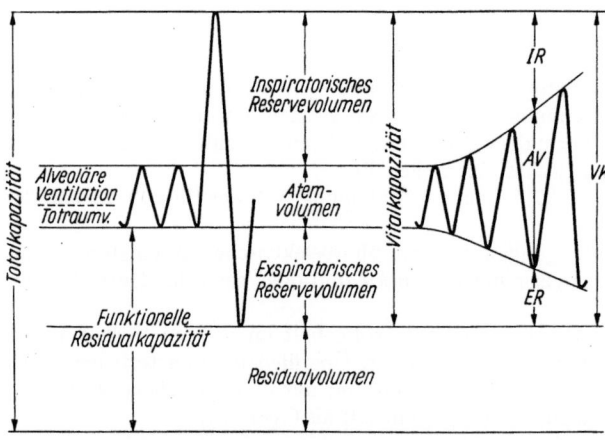

Abb. 87. Einzelne Lungenvolumina und ihre Bezeichnung (n. *Küchmeister*)

1. Physiologie und Pathophysiologie der Atmung

Atemfunktionsgrößen und Normalwerte der Atemgrößen: (vgl. Abb. 87)

Totalkapazität (TK, normal 4500–6500 cm^3), Vitalkapazität (VK, 3500–5000 cm^3), inspiratorisches Reservevolumen (Komplementärluft, KV = 35–40% der VK = 1500 bis 2000 cm^3), exspiratorisches Reservevolumen (Reserveluft, Rve-Vol = 20–25% der VK = 800–1500 cm^3), Residualvolumen (Resid-Vol = 1000–1400 cm^3), funktionelle Residualkapazität (FRK), Atemvolumen (AV = 10–15% der VK = 500–800 cm^3), Atemminutenvolumen (AMV = 6000–8000 cm^3/Minuten), Atemgrenzwert (AGW = 8000–12000 cm^3/Minute), Atemstoß (ASt = 80% der VK/Sekunden = 2800–4000 cm^3), Atemäquivalent (= AMV/Liter × 100 : O_2-Aufnahme bzw. CO_2-Ausscheidung). O_2-Aufnahme = 180 bis 230 cm^3/Minute, CO_2-Ausscheidung = 145–230 cm^3/Minute, Ventilationsleistungsquotient (VLQ = Verhältnis von AGW : VK), respiratorischer Quotient (RQ = 0,8–1,0), funktioneller Totraum (fTR = 130–200 cm^3), H_2-Mischzeit (MZ = 50–110 Sekunden), alveoläre Ventilation (alv. Vent. = 3500–5000 cm^3).

Normalwerte des arteriellen Blutes:

O_2-Kapazität (Vol.-%) = 19,5–20,5 Vol.-%. O_2-Sättigung (%) = 95,0–97,0%. O_2-Spannung (mm Hg) = 85–100 mm Hg. CO_2-Spannung (mm Hg) = 40,0 mm Hg. CO_2-Gehalt im Plasma (Vol.-%) = 54–57 Vol.-%. p_H im Plasma = 7,38–7,41.

Normalwerte bei Arbeitsatmung:

Watt/W	Liter/min	cm^3/min
20	12–20	670–1060 cm^3
40	17–30	940–1340 cm^3
60	20–40	1200–1600 cm^3
80	40–50	1480–1677 cm^3
100	40–60	1750–2130 cm^3

a) Atemvolumen (AV) = Luftmenge, welche bei ruhiger Atmung hin- und herbewegt wird; da starke Schwankungen bestehen, muß stets ein Mittelwert mehrerer Atemzüge bestimmt werden. AV steigt bei Belastung bis auf das 4–5fache an.

b) Atemminutenvolumen (AMV) = Produkt von Atemvolumen (AV) × Atemfrequenz (AF, normal 12–15 Minuten), steht zur O_2-Aufnahme in enger Beziehung und ist neben der O_2-Aufnahme eines der wichtigsten Beurteilungskriterien.

c) Sauerstoffaufnahme/Minuten (O_2-Aufnahme/Minuten) wird spirographisch aus dem Anstieg der Fußpunkte aller Atemzüge bestimmt.

d) Spirographisches Sauerstoffdefizit (O_2-Defizit) besteht, wenn unter O_2-Beatmung die O_2-Aufnahme größer ist als bei Luftatmung. Das Phänomen ist pathologisch und zeigt eine respiratorische Insuffizienz an.

e) Vitalkapazität (VK). Meist untersuchte Ventilationsgröße, praktisch nicht sehr vielsagend; von vitaler Bedeutung erst, wenn sie unter 1,5–1,0 Liter absinkt.
Methodik: Nach maximaler Inspiration oder Exspiration läßt man den Probanden so tief wie möglich ein- bzw. ausatmen. Der Abstand zwischen höchstem und tiefstem Punkt der Atemkurve entspricht der Vitalkapazität. Die Registrierung erfolgt am besten ebenso wie für die übrigen Ventilationsgrößen mittels des Spirometerapparates. Auf leicht bogenförmigen oberen und unteren Umschlag ist zu achten; bei unkorrekter In- bzw. Exspiration kommt es zu stufenförmigen bzw. spitzen Umschlägen. Derartige Kurven sind nicht exakt auswertbar.

f) Atemstoßtest (*Tiffeneau-Pinelli, Bock*):
Methodik: Nach möglichst tiefer Inspiration und etwas angehaltenem Inspirium wird die Luft mit einem Stoß so rasch und tief wie möglich ausgeatmet (Umschaltung des Kymographion auf schnellen Ablauf!).
Beurteilung: Normalerweise müssen in der ersten Sekunde mindestens 80% der VK exspiriert werden. Größe des Atemstoßes/Sekunde ist abhängig von der Weite des Bronchialbaumes, Lungenelastizität, Thoraxelastizität und von der Atemmuskulatur. Zwischen Tiffeneau und Atemgrenzwert besteht eine lineare Beziehung. Vorhersage des Atemgrenzwertes ist möglich, wenn der Atemstoßwert mit 38,5 multipliziert wird.

g) Atemgrenzwert (AGW, *Herrmannsen***)** gestattet einen Einblick in die vorhandene Atemreserve (Atemreserve = AGW − AMV).
Methodik: Proband atmet während 15 Sekunden mit einer Atemfrequenz von 30 so tief und schnell als möglich ein und aus.
Beurteilung: Mehrfache Kontrollen zur Übung bzw. Ausschaltung von Täuschungen (Gutachtenpatienten) ist zweckmäßig. Bei Emphysem und Asthma ergibt sich eine Einschränkung und charakteristische inspiratorische Verschiebung der Atemausgangslage infolge erschwerter Exspiration (günstige AF liegt hier zwischen 30 und 50).

h) Atemzeitquotient (AZQ) = Verhältnis von Inspirationszeit zur Exspirationszeit (Inspiration gleich 1 gesetzt).
Beurteilung: Bei Emphysem und Bronchialspasmen deutlich verlängerte Exspirationsdauer.

i) Residualvolumen (Resid-Vol) und Fremdgasmischzeit. Residualvolumen ist das nach extremer Ausatmung verbleibende Luftvolumen. Mischzeit ist die Zeitdauer, welche zur vollständigen Durchmischung eines eingeatmeten Fremdgases (Wasserstoffgas, Helium) in den Luftwegen und der Lunge notwendig ist. Sie ist abhängig von der Atemtiefe, Atemfrequenz, Größe des Residualvolumens und den Durchmischungsverhältnissen.
Beurteilung: Mischzeit (MZ) verlängert bei Vergrößerung des Thoraxvolumens, bei lokaler oder diffuser Stenosierung des Bronchialbaumes (Bronchustuberkulose, Bronchialcarcinom, Emphysem, Asthma).

k) Atemäquivalent (A-Äqu, *Anthony***)** bedeutet das Verhältnis von AMV:O_2-Aufnahme/Minuten, bezogen auf das Verhältnis von AMV:CO_2-Ausscheidung/Minuten.
Beurteilung: Anstieg des A-Äqu über 3,0 bei Dyspnoe der verschiedensten Genese (Erschwerung der O_2-Versorgung durch Störung der alveolären Ventilation, Vergrößerung des funktionellen Totraums, Membrandiffusionserschwerungen, Störungen im Lungenkreislauf). Diagnostische Aussage durch normale Schwankungsbreite des A-Äqu stark beeinträchtigt. Für die Beurteilung des Verhältnisses von Ventilation/Lungendurchblutung bei der Bronchospirometrie und bei Vergleich des Arbeitsäquivalentes in den einzelnen Wattstufen ist die Bestimmung von Wert.

l) Ventilationsleistungsquotient (VLQ) bedeutet das Verhältnis von Atemgrenzwert: Vitalkapazität (normal 1,0), ist abhängig von der Exspirationsgeschwindigkeit).

Beurteilung: Vergrößert bei Verlust an beatembarem Lungenparenchym (Index vergrößert sich proportional dem Verlust von beatmetem Gewebe); verkleinert bei Bronchialstenosen und Verlust der Lungenelastizität.

m) Alveoläre Ventilation, funktioneller Totraum, Totraumventilation. AMV teilt sich in die *alveoläre Ventilation* (Luftmenge/Minute, die in der Alveole mit dem Blut in Gasaustausch tritt) und in die *Totraumventilation* (Luftmenge/Minute, die in den Luftwegen ungenutzt verlorengeht), Verhältnis dieser Größen normal 4:1).

Indikation: Berechnung der alveolären Ventilation zur Klärung der Ursache arterieller O_2-Untersättigung. Die Ursachen können liegen in unvollständigem Ausgleich zwischen Alveolarluft und Lungencapillarblut (Membrangradient), in ungleichmäßiger Verteilung von Beatmung und Durchblutung (Verteilungsgradient), in venösen Beimischungen von Mischlut zum Kapillarblut (Gradient durch venöse Beimischung).

Methodik: Berechnung erfolgt aus der Alveolarluftzusammensetzung nach der Formel von *Bohr* oder indirekt über das arterielle Blut durch Messung der pCO_2-art nach *Fenn-Rahn-Otis* oder *Enghoff* und *Rossier* mit Hilfe der *Henderson-Hasselbach*schen Formel. (vgl. S. 42). Die Totraumbestimmung aus den Atemgasen erfolgt nach der *Bohr*schen Formel.

n) Diffusion. O_2-Spannungsdifferenz zwischen Alveole und arteriellem Blut beträgt normalerweise 6–9 mm Hg. Diffusionsstörungen führen zur erhöhten alveolo-capillären O_2-Spannungsdifferenz. Sie ist durch Erschwerung des Gasdurchtritts aus der Alveole in das Blut bedingt (teils Diffusionseffekte, teils venöse Beimischung in der Lunge).

Indikation: Differenzierung von Diffusionsstörung und venöser Beimischung.

Methodik: Vorausgehende spirographische Lungenfunktionsprüfung mit Residualluft- und Mischzeitbestimmung. Anschließend spirographische Kontrolle der Atmung unter zunehmendem O_2-Mangel während des Atmens definierter O_2-Mangelgemische (Außenluft mit 20 Vol-% O_2 in N_2- und O_2-Mangelgemisch von 14 Vol-% O_2 in N_2) mit Hilfe der Spirometrie nach *Knipping*. Gleichzeitg fortlaufende Messung der arteriellen O_2-Sättigung mit Oxymetern nach *Matthes, Kramer, Brinkmann*). Spirographisch und oxymetrisch zum gleichen Zeitpunkt erhaltene O_2-Werte werden in ein Coordinatensystem eingetragen.

Beurteilung: Schrumpft eine alveolar-arterielle pO_2-Differenz bei Sauerstoffmangel, so ist sie im wesentlichen auf eine venöse Beimischung zurückzuführen; der Einfluß der O_2-Mangelbeatmung auf die Membrankomponente verhält sich hingegen umgekehrt; primär pulmonal-bedingte Diffusionsstörungen und sekundäre Diffusionsstörungen bei cardialer Linksinsuffizienz und Mitralstenose sind durch niedrigere O_2-Sättigung des Arterienblutes bei gleichem Sauerstoffgehalt in der Einatmungsluft gekennzeichnet. Die Differenz ist bei Diffusionsstörungen ab 14% O_2 in N_2 in der Inspirationsluft signifikant. Störungen des Membrangradienten sind durch steileres und frühzeitigeres Absinken der O_2-Sättigung im Arterienblut im Vergleich zu Gesunden gekennzeichnet. Auch die Zeit bis zum oxymetrisch registrierten Wiederanstieg der arteriellen O_2-Sättigung nach Zurückschaltung auf Außenluftatmung ist meßbar (Lungenkapillarzeit (LCT) = normal 4 bis 6 Sekunden; Gesamtaufsättigungszeit (GAT) = normal 10–12 Sekunden.

2. Methoden der Atemfunktionsprüfung

a) Einfache orientierende Untersuchungen. Inspektion (Beurteilung des Grades einer bestehenden Cyanose, Dyspnoe, sowie der Atmungsform (z. B. *Cheyne-Stokes*sche Atmung, *Kussmaul*sche Atmung), des Verhältnisses von Inspirium zu Exspirium, der forcierten Atmung im Sinne einer Grenzwertatmung mit Messung des Thoraxumfanges kann bereits weitgehende orientierende Aufschlüsse verschaffen.

Die Vitalkapazität (VK) ist mit dem einfachen *Hutchinson*schen Spirometer verläßlich bestimmbar; desgleichen der Atemstoßwert durch Markierung des in einer Sekunde erzielbaren maximalen Atemstoßvolumens nach maximaler Inspiration mit Stoppuhr und Fettstift. Qualität des Atemstoßes ist kontrollierbar durch Hustenlassen oder Aufblasen eines Gummiballons; Prüfung der Dyspnoe durch Treppensteigen (pulmonale Dyspnoe ist so von einer cardial bedingten grob abzugrenzen).

b) Spirographie (*Hutchinson* 1846, *Barcroft, Brauer, Knipping, Anthony, Herrmannsen*).

Prinzip: Spirographie ist die automatische, fortlaufende, direkt sichtbare Registrierung der Ventilationsgrößen in einem Volumen-Zeit-Coordinatensystem. Zur Untersuchung finden offene und geschlossene Systeme Anwendung.

Offene Systeme: Tissot-Spirometer: Wegen der erforderlichen Gasanalysen für klinische Zwecke nur sehr begrenzt brauchbar.

Geschlossene Systeme: Knipping-Spirometer, *Benedict-Roth*-Spirometer, *Krogh*-Spirometer, Spirograph D-51 nach *Dirksen* und *Orie*, Pulmotestspirometer (Fa. Godaert Laméris.) Letztere sind für klinische Belange besonders geeignet und gut durchkonstruiert. Mit Spirograph D-51 und Pulmotest können sämtliche Untersuchungen der wichtigsten Lungenfunktionsgrößen ausgeführt werden. Soll außerdem das Residualvolumen bestimmt werden, so müssen die Spirographen mit einem Gasanalyseapparat (Pulmoanalysor; Diaferometer, Kipp) kombiniert werden. Die Spirographen arbeiten nach dem geschlossenen Kreislaufsystem mit einer Gebläseleistung von etwa 200 Liter/Minute. Ferner sind zwei Papiergeschwindigkeiten (3 und 120 cm/Minute) vorgesehen, Temperaturstabilisation zur Vermeidung von Volumfehlern, Ausgleich des Sauerstoffverbrauchs des Atemspirometers aus dem zweiten Spirometer.

Methodik der Ruhe-Spirographie: Feststellung von Alter, Größe und Gewicht des Patienten zur Berechnung des Grundumsatzes bzw. der Körperoberfläche, um daraus die spirographischen Sollwerte abzuleiten. Ruheuntersuchung am besten unter Grundumsatzbedingungen (s. dort); zunächst unter stabilisierter Luftatmung 8–10 Minuten lang Registrierung des AMV ($= AV \times AF$) und der O_2-Aufnahme, dann Umschaltung auf O_2-Atmung und weitere Registrierung für 5–10 Minuten von AMV und O_2-Aufnahme, anschließend Registrierung des Atemzeitquotienten (schnelle Schreibung), der Vitalkapazität (langsame Schreibung), des Atemstoßwertes und Atemgrenzwertes (beide mit schneller Schreibung).

Beurteilung: Prüfung des spirographischen O_2-Defizits (Steigerung der O_2-Aufnahme unter O_2-Atmung); sind Differenzen und Werte unter Luft- und unter O_2-Atmung vorhanden, so ist mehrfache Kontrolle notwendig (emotionelle Atemsteigerung ausschließen!); ferner möglichst sofortige Beurteilung, ob Vitalkapazität, Atemstoßwert und Atemgrenzwert in normalen Grenzen liegen. Aus dem Ausfall der Untersuchung lassen sich Rückschlüsse bezüglich Operabilität ziehen (vgl. Abb. 236). Besteht kein spirographisches O_2-Defizit und kein verdecktes O_2-Defizit, so folgt die ergometrische Belastung.

c) **Spiroergometrie** (*Knipping*). *Prinzip:* Zur Aufdeckung der praktisch wichtigen, latenten Schäden (z. B. Frühschäden) ist die Untersuchung unter Arbeitsbelastung wichtiger als die Ruheuntersuchung (*Brauer, Knipping*).

Methodik: Arbeitsbelastung durch Betätigen des Drehkurbel- oder Fahrradergometers (*Lanovy*), wodurch die in der Ruhe gewonnenen Meßwerte des Patienten mit denen unter Belastung vergleichbar werden. Feststellung des Belastungsgrenzwertes, bei welchem der Patient deutliche Zeichen einer Unterfunktion von Kreislauf und Atmung zeigt. Voraussetzung für die Prüfung ist die Möglichkeit einer stufenweisen Belastung mit eindeutig definierten physikalischen Leistungsgrößen (Wattmeter). Vollständige Spiroergometrie enthält 3 Abschnitte (1. Ruhe-Lungenfunktionsprüfung mit Residual-Volumenmessung), 2. Belastungsuntersuchung in den verschiedenen, meist ansteigenden Belastungsstufen + Kontrolle der Erholungszeit und der Lungenfunktionswerte nach Belastung, 3. Untersuchung der Diffusion in der Lunge, Totraumbestimmung, Erregbarkeitsprüfung des Atemzentrums usw.). Nach Belastungsende jeweils erneute Kontrolle der Ventilationsgrößen (VK, AST, AMV, AGW), ferner Registrierung der O_2-Aufnahme und Atmung in der Erholungszeit (8 Minuten). Zum Abschluß nochmalige Kontrolle der Ventilationsgrößen. Beim Gesunden genügt es, bis zu 120–150 Watt zu prüfen. Belastungsgrenze ist erreicht, wenn ein spirographisches Sauerstoffdefizit auftritt oder die O_2-Aufnahme mit steigender Belastung nicht mehr entsprechend größer wird.

Bestimmung der maximalen O_2-Aufnahme: Wichtigste Funktionsuntersuchung zur Beurteilung der vita maxima; leistungsbegrenzend sind weniger die pulmonalen Faktoren, als die Größe der Lungendurchblutung; das maximal erreichbare Herzminutenvolumen setzt der O_2-Aufnahme eine Grenze. *Methodik:* Anschluß des Probanden an eine O_2-gefüllte Spiroergometerapparatur; Belastung beginnend mit 20, 40, 60 usw. Watt. Steigerung bis zur kritischen Belastungsstufe, bei welcher die Atmung weiter zunimmt, die Sauerstoffaufnahme jedoch auf dem erreichten Maximalwert stehen bleibt trotz weiterer Belastung. Erreicht die Pulsfrequenz Werte von über 150/Minute, darf keine Weiterbelastung erfolgen.

Beurteilung: Aus der maximalen O_2-Aufnahme läßt sich ein Mindestwert für das Herzminutenvolumen unter Arbeit ableiten (*Knipping*). Volle Leistungsfähigkeit besteht bei maximalen O_2-Aufnahmewerten zwischen 2500–3000 cm³/Minute und Herzminutenvolumen von 22–26 Litern. Maximale O_2-Aufnahmewerte von nur 900 bis 1600 cm³ (Mitralstenose, Pulmonalstenose, Ductus Botalli, Morbus Roger, primäre Pulmonalsklerose usw.) sind mit geregeltem Berufsleben nicht vereinbar. Erhöhte Operationsgefährdung besteht bei einer maximalen O_2-Aufnahme unter 1000 cm³/Minute. Hier ist mit Herzkreislaufzwischenfällen zu rechnen. Besteht bei einem operablen Herzfehler nach mehrfacher sorgfältiger Kontrolle eine stationäre Situation mit ausreichender Herzleistungsbreite (90 Watt, O_2-Aufnahme 1600–2000 cm³), so besteht erhöhtes Risiko, eine Operation ist *nicht* angezeigt (Ausnahme offener Ductus Botalli wegen Gefahr der Lentainfektion, Aortenisthmusstenose wegen Fortschreitens der vorzeitigen Gefäßsklerosierung). Zeigt sich bei wiederholter Kontrolle eine *Progredienz des Funktionsverlustes*, so ist *frühzeitige Herzoperation notwendig*, bevor Ruheinsuffizienz eintritt.

d) Residualvolumenbestimmung. *Indikation:* Bestimmung des Grades von *Emphysem*, bei welchem die Größe des Residvol nahezu umgekehrt proportional zur Leistungsfähigkeit ist; Erfassung der Größe einer *Lungenstauung* bei Herzfehlern und deren Beeinflussung durch Belastung bzw. Medikation; Bestimmung des Residvol unter Belastung, um ein Maß der sich unter Arbeit in der Lunge aufstauenden Blutmenge zu erhalten.

Methodik: Fremdgasmethode unter Benutzung einer wärmeelektrischen H_2-He-Meßkammer nach *Knipping* oder Auswaschmethode. In den Kreislauf eines Spirographen mit geschlossenem System ist die wärmeelektrische Meßkammer im Nebenschluß hinter dem Absorber eingeschaltet (brauchbare Gasanalysatoren sind z.B. der Diaferometer, Fa. Kipp, Delft; Pulmoanalysor, Fa. Lam(ris). In den luftgefüllten, O_2-horizontalstabilisierten Spirographen wird eine exakt abgemessene Wasserstoff- oder Heliummenge eingefüllt. Eine Pumpe sorgt für sorgfältige Durchmischung der Systemluft und der Meßkammerluft, die nach 2–3 Minuten abgeschlossen ist. Der H_2- bzw. He-%-Wert kann auf geeichtem Ampèremeter direkt abgelesen werden. Der Patient wird in Exspirationsstellung mittels Mundstück in das System eingeschaltet. Nach einigen Sekunden beginnt das Fremdgas zunächst schnell, dann immer langsamer abzufallen. Es erreicht seinen Endwert beim Gesunden nach 50–110 Sekunden. Dann besteht praktisch Gleichgewicht in der H_2-Spannung der Systemluft und der Alveolarluft. Die während der Mischzeit aus dem System herausgeatmete O_2-Menge wird laufend automatisch oder manuell ersetzt, so daß das Spirogramm waagerecht verläuft. Der H_2-Gehalt wird automatisch registriert oder in den ersten 2 Minuten im Abstand von 10 Sekunden, später von 30 Sekunden über die ganze Untersuchungsdauer abgelesen. Die Mischzeit ist abgeschlossen, wenn die H_2-Werte über 60 Sekunden meßbar konstant bleiben.

Beurteilung: Mischzeit (MZ) ist bei Vergrößerung des Thoraxvolumens, bei lokaler oder diffuser Stenosierung des Bronchialbaumes (Bronchustuberkulose, Bronchialcarcinom, Emphysem, Asthma) verlängert, sie ist abhängig von der Summe aller Stenosen im Bronchialbaum, deren funktioneller Anteil durch den Adrenalin- oder Aludrintest aufklärbar ist. Normales Residualvolumen = 25% der Totalkapazität (TK), *leichtes Emphysem* (Residualvolumen = 25–35% der TK), *mittelgrades Emphysem* (Residualvolumen = 35 bis 45% der TK), *fortgeschrittenes Emphysem* (Residualvolumen = 45–55% der TK), *schweres Emphysem* (Residualvolumen = über 55% der TK).

e) Bronchospirographie. *Prinzip:* Gestattet getrennte Aufzeichnung der Funktion der beiden Lungenseiten, und zwar durch simultane Registrierung beider Seiten, getrennt mittels doppelläufigem Latex-Gummikatheter (nach *Gebauer, Zavod, Carlens*) oder durch einseitige Blockade einer Lunge mittels Ballonsonde (nach *Arnaud, Tulou, M.rigot*).

Indikation: Zur Prognosestellung vor lungenchirurgischen Eingriffen, vor allem vor Pneumektomien zur Beurteilung, ob die verbleibende Restlunge eine ausreichende funktionelle Leistung besitzt.

Kontraindikation: (Absolut) bei ulcerierender Tracheobronchialtuberkulose, frischer Hämoptyse bis zu 3 Wochen nach der Blutung, (relative) bei Verschluß des linken Hauptbronchus durch Bronchialkarzinom und schwerer Tuberkulose und Intoxikationserscheinungen.

Methodik: Apparaturen: Doppelbronchospirograph nach *Knipping*, Standardspirograph mit O_2-stabilisierter Horizontalschreibung und neben geschlossener wärmeelektrischer H_2-Meßkammer nach *Knipping*. Am meisten benutzt wird der Doppellumenkatheter nach *Carlens* (vgl. Abb. 18). *Vorteil: Carlens*-Katheter starrer als der *Zavod*-Katheter. Lumina sind weiter. Er besitzt eine der Mundhöhle und dem Rachenraum entsprechende Krümmung; trägt einen Gummisporn an der Abgangsstelle des längeren linken Katheterendes, welcher nach Einführen in den linken Hauptbronchus auf der Karina reitet; Abdichtung des linken Hauptbronchus und der Trachea erfolgt durch 2 aufblasbare Gummimanschetten. *Nachteile:* Doppellumenkatheter bedeuten infolge der Enge ihrer Lumina stets eine unphysiologische Stenosierung der Luftwege. Einhaltung strenger Ruhebedingungen ist oft sehr schwierig. Kontrolluntersuchungen nahezu unmöglich. Bei Verwendung der Ballonsonde nach *Arnaud* fällt die nachteilige Stenosierung weg. Die blockierte Lunge ist aber gewissermaßen vasculär kurz geschlossen, wodurch die Ausgangssituation ebenfalls unphysiologisch wird. Die spirographischen Meßwerte sind daher stets bedeutend reduziert bzw. nur bei simultanem Vergleich der rechten und linken Seite aufschlußreich. *Untersuchungsvorgang:* Zur Vorbereitung am Vorabend 0,3 Luminal, ½ Stunde vor Untersuchung 1 cm³ Morphin-Atropin (0,02–0,0005) subcutan, Patient soll nüchtern sein, sorgfältige Lokalanästhesie durch Salicainspray bei Linkslagerung bzw. Linksneigung des Patienten. Einführung des Katheters entweder liegend oder sitzend mit Hilfe eines Kehlkopfspiegels; Sporn des *Carlens*-Katheters während der Einführung mittels Fadenumschlingung zurückhalten; nach Passieren des Kehlkopfes ist der Faden zu entfernen. Einschieben des Katheters bis der Sporn auf der Karina aufsitzt (Abstand Zahnreihe – Karina = 24 bis 26 cm), Aufblasen der Manschetten oder Pilotballons und Anschluß des Katheters an einen der Spirographen. Registriert werden die Ruheatmung (AV, AF, AMV), O_2-Aufnahme, KV, AZQ, Residualvolumina jeder Seite (letztere mit Hilfe der Wasserstoffmethode), H_2-Mischzeit, evtl. AGW (nicht unbedingt notwendig, da durch die Stenose ohnehin kein Maximalwert erreicht werden kann; das gleiche gilt für den Atemstoßtest). Sekretverlegung der Katheterlumina kann einseitige Funktionsminderung vortäuschen, Freihalten der Katheterlumina durch Absaugung, mehrfache Funktionskontrolle daher erforderlich. Dauer der bronchospirographischen Untersuchung etwa 20–30 Minuten.

Bronchospirographisch getrennte Ermittlung des *Residualvolumens* prinzipiell die gleiche wie Bestimmung des Gesamtresidualvolumens. Atmet der eine Lungenflügel Außenluft, so muß auch der an das Registriersystem angeschlossene Lungenflügel dasselbe Gasgemisch, also Außenluft atmen. Keine Nahrungsaufnahme bis zum vollständigen Abklingen der Anästhesie (2–3 Stunden).

Beurteilung: Sauerstoffaufnahme der rechten Lunge bereits normalerweise größer als die der linken (55–58% der Gesamtsauerstoffaufnahme); Verteilung des AMV ebenso; Atemäquivalente rechts und links gleich groß; Residualvolumen rechts 58–60% des Gesamtresidualvolumens; Volumina der gesunden Lungen und ihre Funktion laufen weitgehend parallel; bronchospirographisch bestimmte Vitalkapazitäten verhalten sich gleichsinnig; Summe der VK rechts + links liegt z. T. beträchtlich unter dem bei Normalatmung gewonnenen Wert; Residualvolumina addieren sich regelrecht. Frühe Tuberkulosen, isolierte Kavernen oder kleine Infiltrate der erkrankten Seite sind kaum erkennbar; Pleuraverwachsungen hingegen bewirken deutlich nachweisbare Herabsetzung der respiratorischen Funktion auf der betroffenen Seite; bei intrapleuralem Pneumothorax nehmen O_2-Aufnahme und AMV gleichsinnig ab. Residualvolumen zeigt eine parallel laufende Verminderung entsprechend dem Ausmaß des Kollapses. Zwerchfellähmung oder starke Verwachsungen des Sinus phrenicocostalis bedingen erhebliche Reduzierung der Atemfunktion der betroffenen Lungenseite; AMV und O_2-Aufnahme können in schweren Fällen praktisch völlig verlorengehen. Ausschaltung des Nervus phrenicus kann für den Lungenkranken eine funktionelle Katastrophe bedeuten. Nach partiellen Lungensekretionen (Segmentresektion und Lobektomie) findet sich häufig keine Minderung der Lungenfunktion gegenüber der gesunden Seite, sofern sich die Resektion nur auf die Entfernung des atelektatischen Gewebes beschränkt hat und sofern die Atemmotorik, vor allem die Zwerchfellmotilität erhalten blieb. Zwerchfellnahe Drainage nach diesen Resektionen ist daher möglichst zu vermeiden.

f) Pneumotachographie: Registriert eine Geschwindigkeitskurve, d.h. den Differentialquotienten Atemvolumen über Zeit. Physikalisch besteht das Prinzip in der Herstellung einer Druckdifferenz im Strömungsgebiet der Atemluft.

Methodik: Messung der Geschwindigkeit strömender Luft mit Hilfe einer Differentialstromuhr (Pneumotachograph nach *Fl isch* oder mittels *Silverman*-Pneumotachograph).

Indikation: Untersuchungen des Atemwiderstandes in Kombination mit kurzdauernden Unterbrechungen des Atemstroms mit Pneumotachographie; vorwiegend jedoch nur für Forschungszwecke.

g) Blutgasanalyse. α) *Prinzip:* Bestimmung des O_2-*Gehaltes* und des CO_2-*Gehaltes* des Blutes in Ergänzung zur Lungenfunktion, Herzkatheterismus usw. Normalwerte der Blutgase (s. S. 283, Abb. 86).

Indikation: Schweres Emphysem (arterielle O_2-Sättigung erniedrigt, CO_2-Gehalt deutlich erhöht), Diffusionsstörungen (O_2-Sättigung reduziert, CO_2-Werte normal, da CO_2 leichter diffundiert als O_2), Differenzierung der respiratorischen Insuffizienz; regional-funktionelle Veränderungen (z.B. einzelner Lungensegmente) sind blutgasanalytisch nicht mit Sicherheit erfaßbar, da zahlreiche Kompensationsmechanismen (Drosselung der Durchblutung in hypoventilierten Lungenabschnitten, Herzminutenvolumenerhöhung usw.) wirksam sind.

Methodik: Manometrische Methode nach *van Slyke* und *Peters*.

Prinzip: Eine genau abgemessene Blutmenge (1 cm³) wird nach Hämolyse durch Auspumpen im Vacuum entgast; nach Zugabe von Kalilauge wird die vorhandene CO_2 absorbiert, durch Zugabe von Natriumhydrosulfit wird O_2 absorbiert; die in den einzelnen Arbeitsgängen resultierenden Gasdruckdifferenzen werden manometrisch bestimmt.

β) *Oxymetrische Bestimmung der O_2-Sättigung des Blutes* (nach *Kramer*), *Prinzip:* Entsprechend dem *Lambert-Beer*schen Gesetz ist die Sauerstoffsättigung des Blutes eine logarithmische Funktion der von der Blutschicht durchgelassenen Lichtmenge, solange sich der Gesamthämoglobingehalt des Blutes nicht ändert.

Methodik: Mittels „Hämoreflektor" (nach *Brinkmann*). Genauigkeit der Methode soll maximal bis auf 1–2% an die *van-Slyke*-Werte heranreichen; oder mit Universaloxymeter (Atlas-Werke).

γ) *Oxymetrische Bestimmung der O_2-Sättigung an der histaminisierten Haut:* Mittels Transmissionsmethode am histaminisierten Ohrläppchen (*Matthes*) und nach dem Reflexionsprinzip in der Klinik zur fortlaufenden Kontrolle der Sauerstoffsättigung („Oxymeter Zyklop" nach *Brinkmann*).

δ) *Bestimmung der O_2- und CO_2-Spannung des Blutes:* Berechnung der pCO_2 nach der *Henderson-Hasselbach*schen Formel, wobei außer dem CO_2-Gehalt des Blutes das p_H des arteriellen Blutes bekannt sein muß, s. S. 42; ferner nach der pO_2- und pCO_2-Bestimmungsmethode nach *Riley-Proemel-Franke* oder polarographische pO_2-Bestimmung nach *Wiesinger*, ferner mit der potentiometrischen Methode (nach *Barthels* und *Lau*), bei welcher die pO_2-Messung im Vollblut möglich ist unter Verwendung des Hämoxytensiometers.

ε) p_H-*Messung:* Im Plasma und Blut mittels Kapillarglaselektrode nach *Mc-Innes* oder *Stadie* unter Verwendung der p_H-Meter von Cambridge oder des Radiometers Kopenhagen, p_H muß auf 1/100 genau gemessen werden.

h) Atemgasanalyse. α) CO_2- *und* O_2-*Analyse* nach *Haldane* bzw. Mikroanalyse nach *Scholander* (klinisch besonders brauchbar).

Prinzip: Das durch Absorption von CO_2 und O_2 verlorene Volumen des Atemgases wird durch die Zugabe von Hg wieder aufgefüllt. Aus der Menge des jeweils zugegebenen Hg können die einzelnen Gasphasen prozentual berechnet werden.

β) *Infrarot-Absorptionsanalysator* (*Luft, Pfund, Göpfert*) zur kontinuierlichen quantitativen Analyse polyatomarer Gaskomponenten in Gasgemischen.

Prinzip: Infrarote Strahlen werden von Gasen absorbiert, deren Moleküle aus verschiedenen Atomen bestehen, elementare Gase und Edelgase absorbieren infrarote Strahlen nicht. Apparatur: „Uras M." (Fa. Hartmann & Braun).

γ) O_2-*Messung nach dem paramagnetischen Prinzip:* Sauerstoff als einziges paramagnetisches Gas wird in ein Magnetfeld hineingezogen; erwärmt man Sauerstoff, so nimmt der Paramagnetismus ab (Apparatur: „Paulingmeter").

δ) *Nitrogenmeter* (*Lilly* und Mitarbeiter): Arbeitet nach dem Prinzip der Leuchtstoffröhren, vorwiegend für spezielle Fragen bezüglich kontinuierlicher Momentananalyse der Exspirationsluft, des Totraums und der Durchmischung in Verwendung.

ε) *Isotopenthorakographie* (*Knipping, Bolt, Venrath*). *Prinzip:* Edelgase gehen im Organismus keine chemischen Verbindungen ein, sondern werden sofort wieder exspiriert. Nach Einatmung mehrerer Atemzüge aus einem Grundumsatzgerät, welches ein Gemisch von Sauerstoff, inaktivem Xenon oder Argon und eine Zugabe von aktivem Xenon 133 bzw. Argon 37 enthält, wird die Aktivität an symmetrischen Stellen über den Thorax mit gerichtet abgeschirmten Zählrohren simultan registriert.

Indikation: Fortlaufende momentane Analyse der Exspirationsluft, Ventilation einzelner Lungensegmente, Totraumfragen.

3. *Begriffsbestimmung, Gliederung und Merkmale der Insuffizienzgruppen*

Respiratorische Insuffizienz ist der Zustand, bei welchem die Atmung nicht ausreicht, das Blut normal mit Sauerstoff zu sättigen und die Kohlensäure soweit zu eliminieren, daß die Blutreaktion entsprechend den Bedürfnissen des Organismus reguliert ist.

Ruheinsuffizienz und *Arbeitsinsuffizienz* haben praktische Bedeutung, da die Leistungsbreite der Atmung, normalerweise das 10–20fache der Ruheleistung beträgt und Schäden, welche nur im Bereich der Arbeitsinsuffizienz liegen, auch nur durch Untersuchung unter Belastung erfaßbar werden. Einteilung der Insuffizienzgruppen (nach *Brauer-Knipping*):

A. Respiratorische Ruhe- und Arbeitsinsuffizienz
  a) Ventilationsstörungen
  1. Einschränkung der Ventilationsbewegungen
  2. Stenose der Luftwege
  3. Mischstörung
  4. Pendelatmung.
  b) Excessiver funktioneller Totraum.
  c) Vasculärer Kurzschluß.
  1. Abnorme Gefäß- und intracardiale Kurzschlußverbindungen,
  2. Durchblutung nichtbeatmeter Lungenteile.
  d) Diffusionsstörungen.

B. Ruhe- und Arbeitsinsuffizienz des linken und rechten Herzens
(Mit sekundärer respiratorischer Insuffizienz)

Zu a) Ventilationsstörungen. Innerhalb der Einschränkungen der Ventilationsbewegung ist eine *zentrale Form* (Abstumpfung der Zentren, Vergiftungen, bulbäre Atemlähmung usw.) von einer *peripheren Form* (Zustand nach Thorakoplastik, Thoraxstarre, Kyphoskoliose, Pleuraverschwartungen) abzutrennen; ferner *Stenosen der Luftwege* (Bronchialspasmen, Bronchustuberkulose, Bronchialcarcinom, Sekretretention, Emphysem).

Mischstörungen: Das schwere Emphysem und der asthmatische Anfall, bei welchen außerdem funktionell-stenosierende Faktoren wirksam werden.

Pendelatmung: Exspiratorisch wird ein Teil des Atemvolumens in die kontralaterale, funktionell gestörte Lunge verschoben und inspiratorisch in die gesunde Lunge zurückventiliert (bei offenem Pneumothorax, innerer Bronchiafistel u.ä.).

Zu b) Excessiver funktioneller Totraum ist diejenige Luftmenge, die nicht zum Gasaustausch mit dem Blut gelangt, also praktisch bei jedem Atemzug verlorengeht. Wird bedeutungsvoll bei ventilatorischer Insuffizienz bei Atemmuskelparese, Bronchialfisteln; großen, noch ventilierten Cysten, die von der Durchblutung praktisch ausgeschlossen sind; bei multiplen Embolien, bei denen die Vascularisierung noch ventilierter Lungenbezirke gestört oder völlig verhindert ist; durch diese kommt es zu einer Verkleinerung des Atemvolumens und damit zu einer relativen Totraumvergrößerung.

Therapie: Verschluß von Fisteln, Resektion von Cysten, Maßnahmen zur Revasculierung ventilierbarer Lungenbezirke.

Zu c) Vasculärer Kurzschluß (*Barcroft*) kommt dadurch zustande, daß entweder venöses Mischblut von der Arteria pulmonalis zur Vena pulmonalis über arteriovenöse Anastomosen oder breite a-v-Fisteln unter Umgehung der Lungenkapillaren abfließt (Aneurysmen der Lungengefäße) oder dadurch, daß nichtventilierte Alveolen durchblutet werden.

Zu d) Diffusionsstörungen. Membrandiffusionsstörungen infolge Pneumonose (*Brauer*) oder bei Stauungslunge (Mitralvitien).

C. Differentialdiagnostische Merkmale der Insuffizienzgruppen

Zu a) Ventilationsstörungen sind durch einfache spirographische Methoden (AGW), spirographisches Sauerstoffdefizit, Registrierung der O_2-Spannungsänderung auf das AMV, Residualvolumenbestimmung und Messung der Mischzeit weitgehend differenzierbar. Nur selten ist Arterienpunktion zur Durchführung weiterer Differenzierung notwendig.

Zu b) Excessiver funktioneller Totraum. Fraktionierte Analyse der Exspirationsluft zeigt deutlich eine Vergrößerung der Luftquote, die bei jedem Atemzug ungenützt ventiliert wird. Spirographisch gesteigertes AMV mit großem Atemäquivalent, Fehlen eines nennenswerten Sauerstoffeffektes auf die Atmung läßt auf excessive Totraumbildung schließen, sofern nicht eine Residualvolumenvergrößerung und andere Mischstörungen vorliegen. Analyse der Exspirationsluft zur Totraumbestimmung ist vor allem mit Hilfe der Isotopenthorakographie möglich.

Zu c) Vasculärer Kurzschluß zeigt Erhöhung des AMV bei Verminderung der alveolären pCO_2 und keinen Sauerstoffeffekt auf die Atmung.

Zu d) Diffusionsstörungen sind charakterisiert durch den Effekt der O_2-Spannungssteigerung in der Inspirationsluft auf die O_2-Aufnahme und das AMV.

VII. Nierenfunktion

Für die chirurgische Nierendiagnostik und Operationsindikation ist die Klärung folgender Fragen wichtig: Gesamtfunktion beider Nieren, Störungen der Nierenfunktion einer Seite, getrennte Funktion beider Nieren. Durch Prüfung der Nierengesamtleistung und der Einzelleistung jeder der beiden Nieren lassen sich alle entscheidenden Fragen der Organfunktion beantworten.

1. Prüfung der Nierengesamtleistung

a) Kontrolle des spezifischen Gewichtes und der Menge des 24-Stundenharns. Normalwerte 1200–1500 cm³ Urin von spezifischem Gewicht 1012–1017.

Beurteilung: Dauernd geringe Tagesmengen (unter 1000 cm³) bei normalem spezifischem Gewicht (1012–1017) spricht für ungenügende Nierentätigkeit; große oder kleine Tagesmenge mit konstant niedrigem spezifischem Gewicht (1006–1008) bedeutet gefahrdrohende Nierenschädigung.

b) Verdünnungs- und Konzentrationsversuch. (s. Abb. 88a, b, c) Belastungsprobe der Sekretionskraft der Nieren (*Volhard*).

α) Verdünnungsversuch (vgl. Abb. 88a).

Methodik: Völlige Blasenentleerung vor Beginn des Versuches, Zufuhr von 1000-1500 cm³ Lindenblütentee morgens nüchtern innerhalb einer Viertelstunde. Anschließend stündliche Harnentleerung und Messung der Menge und des spezifischen Gewichtes jeder Urinportion. Eintragung der erhaltenen Werte in ein übersichtliches Diagramm. Wird Restharn retiniert, so muß während der Versuchsdauer ein Blasenkatheter gelegt werden. Nach Abschluß des Verdünnungsversuches (4 Stunden) wird der

β) Konzentrationsversuch angeschlossen, d.h. bis zum Abend 18 Uhr keinerlei Flüssigkeit, sondern nur Trockenernährung gereicht und 2stündliche Urinmenge und spezifisches Gewicht bestimmt.

Beurteilung: Normalerweise muß innerhalb der ersten 4 Stunden die zugeführte Flüssigkeitsmenge wieder ausgeschieden sein. Das Maximum der Ausscheidung liegt in der 2. und 3. Stunde. Parallel zum Anstieg der Ausscheidungsmenge sinkt das spezifische Gewicht ab (Minimum in der 2.–3. Stunde 1003–1001). Zu Beginn der 5. Stunde wird das spezifische Gewicht des Versuchsbeginns erreicht. Während der Konzentrationsphase kommt es zu weiterem Absinken der Ausscheidungsmenge und zum Anstieg des spezifischen Gewichtes auf Werte von 1020–1030. Bei Nierenschädigungen wird das spezifische Gewicht trotz Trockenernährung 1015–1017 nicht übersteigen (Hyposthenurie vgl. Abb. 88b), bei schwerer doppelseitigen Nierenfunktionsstörung mit Nierenstarre kommt es zu völligem Gleichbleiben des spezifischen Gewichtes während des ganzen Versuches (Isosthenurie, vgl. Abb. 88c). Zur genauen Bestimmung der mit den einzelnen Harnportionen ausgeschiedenen harnpflichtigen Stoffe ist zusätzliche Harnstoff- und Kochsalzbestimmung nötig.

c) Farbstoffproben. *α) Indigoprobe:* 3–5 cm³ Indigokarmin werden intravenös gespritzt und das Erscheinen der Farbstofflösung in der Blase durch cystoskopische Beobachtung gestoppt (Chromocystoskopie).

Beurteilung: Normalerweise soll der Farbstoff nach 4 Minuten an beiden Ureterenostien gleichzeitig sichtbar werden. Hierdurch sind einseitige Funktionsstörungen und Verzögerungen der Gesamtausscheidungsleistung feststellbar.

β) Phenol-Sulfophthalein-Ausscheidungsprobe, Methodik: Völlige Blasenentleerung, evtl. mittels Katheter, welcher am besten für die Versuchsdauer in der Blase liegen bleibt. Injektion von 1 cm³ Phenol-Sulfophthalein (= 6 mg) in die Lumbalmuskulatur (intravenöse Injektion ist unnötig). Nach Farbstoffinjektion werden alle 5 Minuten die kleinen Urinmengen in je ein wenige Tropfen Natronlauge (10%ig) enthaltendes Gläschen ent-

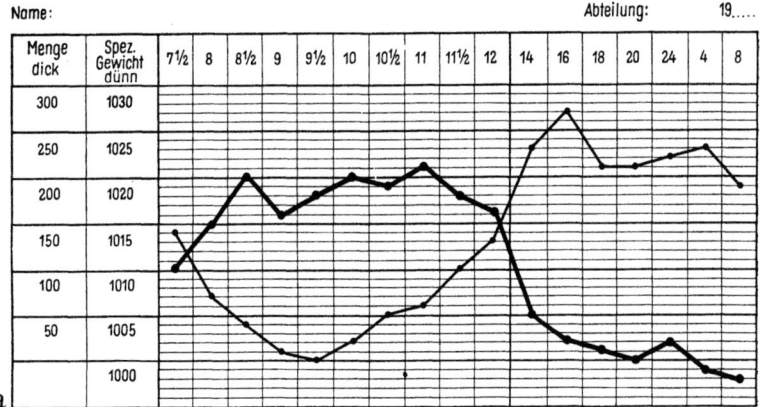

Abb. 88a, b u. c. *Nierenwasserversuch nach Volhard:* a) *Normalkurve* (dicke Linie: Menge, dünne Linie: spez. Gewicht); bei normalen Ausscheidungsverhältnissen muß nach 4 Std. die gesamte zugeführte Wassermenge ausgeschieden und das spez. Gewicht der Ausgangslage wieder erreicht sein. Bei anschließenden Durstversuch soll eine Konzentration auf wenigstens 1025 erreicht werden. b) Verhalten bei *Hyposthenurie.* c) Verhalten bei *Isosthenurie*

leert; sobald die Urinmengen deutlich rote Färbung annehmen, wird der Urin stündlich getrennt aufgefangen und jede Stundenportion kolorimetrisch auf ihren Farbstoffgehalt geprüft. Hierzu wird jede Stundenportion mit Natronlauge (10%ig) bis zur maximalen Rotfärbung alkalisiert und mit Brunnenwasser auf 1000 cm³ verdünnt.

Beurteilung: Normaler Beginn der Farbstoffausscheidung zwischen 5–15 Minuten; Verlängerung bei Kranken bis auf 1 Stunde.

Normalwerte: 40–60% Farbstoff müssen innerhalb der 1. Stunde ausgeschieden werden, 20–30% innerhalb der 2. Stunde, 5–15% innerhalb der 3. Stunde; Ausscheidungsmaximum während der 1. Stunde, beginnender Abfall in der 2. Stunde, sehr starke Verminderung in der 3. Stunde. Bei Nierenerkrankung kann die Ausscheidungskurve verzögert sein (Eintragung in ein Diagramm zweckmäßig). Je ausgedehnter die Erkrankung des Nierenparenchyms, um so geringer ist die Farbstoffausscheidung (Fehlergrenzen 5 bis 20%). Werte über 30% in der 1. Stunde sprechen für gute, Werte unter 20% für stark reduzierte Nierenfunktion; bei Ausscheidung unter 10% sollen schwerere operative Eingriffe unterbleiben und zunächst eingehende Vorbereitung erfolgen.

γ) *Säure-Alkali-Umschlagprobe (Rehn):* Prüft die Änderung der Wasserstoffionenkonzentration im Harn bei plötzlicher Veränderung der Säureverhältnisse des Blutes, als Gradmesser für die Funktionskraft der Niere; umständlich, Resultate nicht zuverlässiger als die der gebräuchlicheren Funktionsproben.

d) Kryoskopie und Reststickstoffbestimmung. α) *Kryoskopie:* Bedeutet Blutgefrierpunktbestimmung (normal — 0,53 bis — 0,56°). Durch Erhöhung der molekularen Konzentration des Blutes infolge Anstauung harnfähiger Moleküle im Blut wird der Blutgefrierpunkt erniedrigt.

Methodik: 10 cm³ Venenblut werden in den zentralen Glaszylinder des Gefrierpunktbestimmungsapparates nach *Beckmann* gebracht und die etwaige Gefrierpunkterniedrigung bestimmt.

Beurteilung: Geringe Erniedrigungen auf — 0,57 bis — 0,59° sind bedeutungslos; Sinken des Blutgefrierpunktes unter — 0,6° zeigt gefahrdrohende Niereninsuffizienz an. Da die Insuffizienz vorübergehend sein kann und auch die Leber die molekulare Blutkonzentration beeinflußt, sollten bezüglich der Indikation (z. B. für Nephrektomie) keine zu weitgehenden Schlüsse gezogen werden.

β) *Reststickstoff- und Harnstoffbestimmung im Blut:*
Reststickstoff: Bestimmung mit der Veraschungsmethode nach *Kjeldahl*.
Beurteilung: Normal 20–50 mg Reststickstoff in 100 cm³ Blutserum. Werte über 50 mg bedeuten krankhafte Stickstoffretention im Blut; bei Urämie steigen die Werte auf 200 bis 300 mg; rascher Anstieg der Reststickstoffwerte ist ein Zeichen besonders übler Prognose.

Harnstoff: Bestimmung durch das Brom-Lauge-Verfahren. Normal 60 mg Harnstoff in 100 cm³ Blutserum.

Beurteilung: Werte über 80 mg je 100 cm³ Serum sprechen für Niereninsuffizienz. Reststickstoff- oder Harnstoffbestimmung allein genügt nicht zur Beurteilung der Nierenfunktion. Vor allem können geringgradige Störungen nur durch die Belastungs- und Ausscheidungsproben erfaßt werden.

e) Indikan. *Methodik:* Am besten nach *Rosenberg*.

Beurteilung: Bei plötzlichen Nierenfunktionsstörungen steigt der Indikangehalt des Blutes langsamer an als der Rest-N-Gehalt. Bei langsam einsetzenden, chronisch zunehmenden Nierenerkrankungen steigt der Indikangehalt des Blutes rascher als der Rest-N-Gehalt. Hohe Indikanwerte sind von größerer prognostischer Bedeutung als hohe Rest-N-Zahlen. Auch die Indikanwerte sind nur in Verbindung mit den übrigen Untersuchungen (Gefrierpunktbestimmung, Reststickstoff, Verdünnungs- und Konzentrationsprobe, Farbstoffproben) verwertbar.

f) Clearancemethoden (*Ambard* 1928, *Möller, MacIntosh, van Slyke*).

Prinzip: „Clearance" eines Stoffes bedeutet das Plasmavolumen/cm³, welches die Nieren in einer Minute von dem untersuchten Stoffe reinigen können. Die ausgeschiedene Substanzmenge wird in cm³/Plasma ausgedrückt. Clearancebestimmung von Substanzen, die im Blut nicht an Eiweiß gebunden und daher durch die Glomeruli vollständig filtriert werden, ohne in den Tubuli rückresorbiert zu werden, geben die Möglichkeit, die Größe des Glomerulusfiltrats zu bestimmen (Inulin, Kreatinin, Harnstoff?). Substanzen, welche während einer einzigen Passage des Blutes durch die Nieren ganz ausgeschieden werden, gestatten die Bestimmung der Durchblutungsgröße der Niere (Diodrast-„Perabrodil", Paraaminohippursäure-„Hippuran").

α) *Inulinprobe nach Hamm:* Zur Beurteilung der Glomerulusfiltrationsleistung für klinische Zwecke ausreichend.

Für exakte Bestimmungen sind kompliziertere Methoden erforderlich (s. Fachliteratur).

Prinzip: 5 g Inulin i.v. verabreichen und die im Harn ausgeschiedene Menge (in g) innerhalb 2 Stunden bestimmen. Die Bestimmung erfolgt mit der polarimetrischen Methode. Inulin dreht um 37° nach links, beide Harne (U 0 und U 1) werden nach Klärung mit Bleiacetat und Filtrierung polarisiert.

Beurteilung: Inulinausscheidung von über 3 g in 2 Stunden zeigt normales Glomerulusfiltrat an; unter 3 g innerhalb 2 Stunden bedeutet erniedrigtes Glomerulusfiltrat (unter 120 cm³/min.

β) *Kreatinin-Clearance (Rehberg):* Zur Bestimmung der Glomerulusfiltratmenge benutzt als sog. endogene Kreatinin-Clearance (*Popper* und *Mandel*). Die klinische Brauchbarkeit ist beschränkt gegenüber der Inulinmethode, da Kreatinin bei tubulären Schädigungen eine gewisse Rückresorption erfährt.

Methodik: Völlige Blasenentleerung (U1) i.v.-Injektion einer Kreatininlösung; nach 1 und 2 Stunden nochmalige völlige Blasenentleerung (U2), Messung der Harnportionen, Feststellung des Plasma-Kreatininwertes durch einmalige Blutentnahme 1 Stunde nach Beginn der Untersuchung, Bestimmung eines Plasmawertes ist ausreichend; nach Bestimmung des Kreatinin-Plasma- und Harnwertes erfolgt die Berechnung nach der üblichen Clearanceformel.

Beurteilung: Normalwerte 80–180 cm³/min.

γ) *Paraaminohippursäure-*(Hippurat-, PAH)Clearance (*Smith* 1945).

Methodik: Zu Beginn völlige Blasenentleerung, Erstharn auffangen und später als Leerwert mituntersuchen (U 0), anschließend langsame intravenöse Injektion von 10 cm³ PAH-Lösung 20%ig (als „Nephrotest" im Handel); zeitlich genaue Festlegung der Injektion und 2 Stunden später erneut völlige Blasenentleerung. Auffangen des Gesamtharnes und Mengenmessung in cm³ (U 1). Zur Erzielung besonders genauer Ergebnisse ist die Dauerinfusionsmethode zur Konstanterhaltung des PAH-Plasmaspiegels erforderlich.

Beurteilung: Maximale Clearancewerte 500–700 cm³/min, Nierengesamtdurchblutung etwa 1200–1400 cm³/min. Berechnung nach der üblichen Clearanceformel.

δ) *Diodrast-Clearance (Smith* 1938): Diodrast passiert die Nieren sehr schnell und gestattet, da es radioopak ist, die röntgenologische Funktionskontrolle der Nieren und ableitenden Harnwege. Auf Röntgenserienaufnahmen in gewissen Zeitabständen (3, 8, 16 und 60 Minuten) läßt sich die Geschwindigkeit der Ausscheidung beurteilen.

ε) *Clearancemethoden der maximalen tubulären Sekretion:* Können ebenfalls mittels PAH und Diodrast, solche zur Prüfung der *maximalen tubulären Rückresorption* mit Glukose ausgeführt werden.

Gesamtbeurteilung der Clearancemethoden: Starke Schwankungen beim Einzelnen sind möglich, da die Streubreite der normalen Clearancewerte ziemlich groß ist. Bedeutung besitzen sie für die Erkennung von Restschäden (Hämaturie, Restproteinurie) und der Amyloidschrumpfniere, welche starke Einschränkung aller Werte aufweist. Interstitielle Nephritis zeigt Herabsetzung der Nierendurchblutung und des Glomerulusfiltrates bei erhöhter Filtrationsfraktion; Schwangerschaftsnephropathien und Scharlach zeigen eine Herabsetzung der Filtrationsleistung; kompensierte Klappenfehler (verminderte Nierendurchblutung), dekompensierte Herzklappenfehler (Einschränkung der Glomerulusfiltration und der tubulären Funktion); chronische Anämie (Nierenplasmastrom erniedrigt); Gefäßkrankheiten, vor allem Endangiitis obliterans (Einschränkung der Filtration und des Nierenplasmastroms). Einen negativen Einfluß üben ferner aus Pharmaka, besonders angiotrope Stoffe, Bestrahlungen, Bäder, größere Operationen und Intoxikationen. Krankheitsspezifische Rückschlüsse lassen sich aus den Clearancewerten meist nicht ziehen.

2. *Prüfung der Einzelleistung jeder der beiden Nieren*

a) Chromocystoskopie. *Prinzip:* Intravesicale Beobachtung der Indigoausscheidung durch Betrachtung beider Ureterenostien nach Klarspülung der Blase.

Methodik: 3–4 cm³ Indigo-Karminlösung (4%ig, steril) intravenös oder intramusculär in den oberen äußeren Quadranten der Glutäalmuskulatur. Intravenöse Injektion birgt eine gewisse Emboliegefahr. Da nach intravenöser Farbinjektion die Ausscheidung etwas protrahierter verläuft, ist sie zur Feststellung feinerer Unterschiede vorzuziehen.

Beurteilung: Blaufärbung des Ureterenharnes wird bei intravenöser Injektion nach 4 Minuten, bei intramusculärer Injektion nach 6—8 Minuten sichtbar. Eine kranke Niere scheidet verzögert aus. Aus dem Grad der Verzögerung und der Verminderung der Farbausscheidung lassen sich gewisse Schlüsse ziehen auf die Ausdehnung des Krankheitsprozesses in der Niere. Auch mechanische Verlegung der Ureteren oder Nierenbecken können die Abgabe des Farbstoffs verhindern. Um zu starke Verdünnung zu vermeiden, soll der Kranke 2 Stunden vor der Chromocystoskopie nicht trinken, auch Morphininjektionen sind zu unterlassen. Gute Ausscheidung beweist nicht, daß beide Nieren auch anatomisch gesund sind (Cysten, Hypernephrome, umschriebene Entzündungs- oder Eiterherde). Bei beidseitiger Verminderung und Verlangsamung der Farbstoffausscheidung wird eine doppelseitige Nierenerkrankung wahrscheinlich; evtl. ist Kontrolle der Farbstoffausscheidung ohne Cystoskopie erforderlich (zur Ausschaltung psychischer und reflektorischer Einflüsse auf die Harnsekretion). Einseitige Verminderung und Verzögerung der Farbstoffausscheidung beweist Parenchymerkrankung oder Harnstauung der betroffenen Seite bei guter Funktion der anderen Seite; die funktionell leistungsfähige Niere ist fast immer in der Lage, die gesamte Harnsekretion zu übernehmen, falls auf der erkrankten Seite eine Nephrektomie erforderlich wird.

b) Urinseparation. *Prinzip:* Trennung der Nierensekrete beider Seiten durch *Ureterenkatheterismus.*

Methodik: Einführen von 2 Ureterenkathetern, Kaliber Nr. 5—6 durch ein Ureterencystoskop (nach *Ringleb, Jahr,* nicht auskochbar; daher besser mit den auskochbaren Instrumenten der Fa. Heynemann & Wolff). Einführen des Instrumentes nach Harnröhrenanästhesie durch Injektion einer Novocain-Adrenalinlösung 2%ig oder bei sehr empfindlichen Kranken nach Sacralanästhesie (Allgemeinnarkose und Morphininjektion unbedingt vermeiden). Das Einführen der Katheter muß unter Sicht erfolgen. Zum Zwecke der Urinseparation genügt es, den UK 5—6 cm hoch in den Harnleiter einzuführen (höhere Sondierung nur, wenn zugleich nach Stenosen, Steinen oder Harnverhaltung im Nierenbecken geforscht werden soll); Abfluß des Urins durch den Katheter erfolgt intermittierend in einer Menge von je 3—5 Tropfen; die Intervalle zwischen jeder Harnemission schwanken zwischen 20—60 Sekunden; wegen Gefahr der Infektion ist der Katheter rasch einzuschieben und Herumstochern an der Blasenwand zu vermeiden; UKs sollen nicht länger als $\frac{1}{2}$—$\frac{3}{4}$ Stunde liegen bleiben.

Beurteilung: Feststellung des *Zellen- und Eiweißgehaltes* der beiden Nierensekrete zur Erhärtung der Seitendiagnostik; ferner *der Ausscheidungsmenge* zur Bestimmung des Funktionsanteiles jeder der beiden Nieren an der Gesamtleistung; normalerweise scheiden beide Nieren während derselben Zeit gleichzeitig gleiche Mengen eines chemisch und physikalisch gleichartigen Urins aus; die erkrankte Nierenseite zeigt Beimischungen von Eiter, Blut, Zylinder, Eiweiß usw.; außerdem bleibt die Konzentration des Urins der kranken Seite meist hinter der gesunden zurück; Vergleich der Mengen und Konzentration der beiden Nieren läßt erkennen, wie weit die Funktion der einen Niere durch die Erkrankung gestört ist; es folgen:

die Untersuchungen der *molekularen Konzentration* der getrennten Nierensekrete durch *die Gefrierpunktbestimmung* (s. vorn), Unterschied zwischen kranker und gesunder Seite können 0,5—1,0° betragen; die Gefrierpunktunterschiede sind jedoch nur in bezug auf die ausgeschiedene Menge verwertbar; entspricht die Gefrierpunkterniedrigung einer verringerten Menge, so ist die Arbeitsleistung trotzdem als nicht gestört zu betrachten; je näher die beidseitigen Gefrierpunkt- und Mengenzahlen stehen, desto geringer ist der Unterschied in der Leistungsfähigkeit beider Nieren.

Auch die *Harnstoff- und Reststickstoffbestimmung,* sowie die *Verdünnungsprobe, Alkalibelastungsprobe, Farbstoffausscheidungsproben* und *Phlorrhizinprobe* können am separierten Harn angestellt werden; jedoch kann das lange Liegenlassen der UK über die ganze Dauer der Proben schädlich werden. Alle Funktionsprüfungen liefern keine absoluten, sondern nur relative Maße der Nierenleistungsfähigkeit. Empfehlenswert ist (nach *Wildbolz*) folgender Untersuchungsgang zur Prüfung der Sekretionstätigkeit der getrennten Nieren:

α) *Erste Orientierung* durch Chromocystoskopie über den Anteil jeder Niere an der Harnsekretion.

β) Je nach dem Befund: *Ein- oder doppelseitiger Ureterenkatheterismus;* getrenntes Auffangen der beiden abgesonderten Nierensekrete auf jeder Seite mindestens 7—8 cm³.

γ) *Trennen der Urinportionen* von beiden Seiten in 2—3 kleinere Mengen in verschiedenen, genau bezeichneten Reagenzgläsern.

δ) *Zentrifugieren der einzelnen Harnportionen,* Ausstrich des Sedimentes auf genau bezeichnete Objektträger.

ε) *Mikroskopische Untersuchung* der Ausstriche erst ungefärbt, dann gefärbt.

ζ) *Vergleichende Kryoskopie* der beiderseits gleichzeitig abgesonderten Harnmengen.

η) Vergleich der Farbe und Menge jedes Nierensekretes.

ϑ) *Bestimmung des Eiweißgehaltes, Zuckergehaltes* (Phlorrhizinprobe), je einer Probe von beiden Seiten.

ι) In speziellen Fällen: Anstellen der *Farbstoffproben* (PSP-Ausscheidung) und *Clearancemethoden* (endogene Kreatinin-Clearance, PAH-Clearance usw., s. vorn).

VIII. Magen

Prinzip: Prüfung der Magenschleimhautfunktion durch Bestimmung des Mischungsverhältnisses der Produkte der Belegzellen und der Hauptzellen (Säurekonzentration des Magensaftes); hierzu wird nach vorheriger Verabfolgung einer festgelegten Kost eine bestimmte Probekost oder ein Reiztrunk verabreicht und anschließend einmalig oder fraktioniert ausgehebert.

1. Probefrühstück
(Nach Boas-Ewald)

Eine trockene Semmel und 2 Tassen ungezuckerten Tees werden nüchtern gereicht, der Magensaft 35 Minuten später einmalig ausgehebert und untersucht:

a) Mit Kongorotpapier auf freie Salzsäure (Blaufärbung bei Anwesenheit freier Salzsäure).

b) Durch Titration der Gesamtacidität und freien Salzsäure. Zur Titration findet n/10-Natronlauge mit Methylorange als Indikator für freie Salzsäure und Phenolphthaleïn als Indikator für die Gesamtacidität Verwendung. Zur Titration möglichst Einzelmengen von 10 cm³ verwenden, welche dann fraktioniert abgezogen werden müssen; mikroskopische Sedimentuntersuchung in allen Fällen mit stärkerer Schleimbeimengung (Leukocytengehalt!). -

c) Milchsäurenachweis (*Uffelmann*sche Reaktion). *Technik:* Ausschütteln des filtrierten Magensaftes mit Äther und Versetzen mit *Uffelmanns* Reagens [10 cm³ Karbolsäure (4%) + 20 cm³ Wasser], sowie einigen Tropfen Eisenchloridlösung.

Beurteilung: Eintragung der gewonnenen Säurewerte in ein Diagramm (s. Abb. 89); bei Carcinomverdacht ist der Milchsäurenachweis häufig positiv, d. h. bei der *Uffelmann*schen Reaktion tritt „gelbe bis gelb-grüne" Verfärbung der Flüssigkeit auf; ist auch die 3. Portion des Ausgeheberten nach Verabreichung des Probetrunks ohne freie HCl, so sind die Fundusdrüsen durch Coffein-Alkohol oder Histamingabe zu vermehrter Sekretion zu reizen.

2. Coffeinprobetrunk
(Nach Katsch)

0,2 g Coffein in 300 cm³ Aqu. dest. mit Zusatz eines Tropfens wäßriger Methylenblaulösung (2%ig) pro 100 cm³ Coffeinlösung trinken lassen und nach 15 Minuten ausheben.

Beurteilung: Untersuchung des Ausgeheberten wie oben; der Grad der Magensaftverdünnung und die Schnelligkeit der Entleerung kann aus dem Vergleich der Farbintensitäten des Ausgeheberten abgelesen werden.

3. Alkoholprobetrunk
(Nach Ehrmann)

Nüchternsekret ausheben und untersuchen, 300 cm³ Äthylalkohollösung (5%ig) mit Zusatz von 0,05% Natr. salizyl. trinken lassen, Aushebung nach 10 Minuten und weiter in 10minütigen Abständen. Fraktionierte Aushebung am besten mit dünner Verweilsonde (*Einhorn*); Sekretionsablauf über eine Periode von etwa 60 Minuten im Diagramm einzeichnen; Untersuchung sämtlicher Einzelfraktionen und Eintragung des Säuregehaltes der Einzelfraktionen in das gleiche Diagramm (vgl. Abb. 89). Bleibt der Magensaft alkalisch, so ist durch die Histaminprobe festzustellen, ob noch freie Salzsäure produziert wird oder nicht.

4. Histaminprobe
(Nach Friedrich)

Nach Aushebern des Nüchternsekretes und dessen Säurebestimmung (Eintragung im Diagramm) werden 0,01 mg Histamin je kg Körpergewicht subcutan gespritzt und mittels Verweilsonde in 10minütigen Abständen die Einzelfraktionen ausgehebert und die

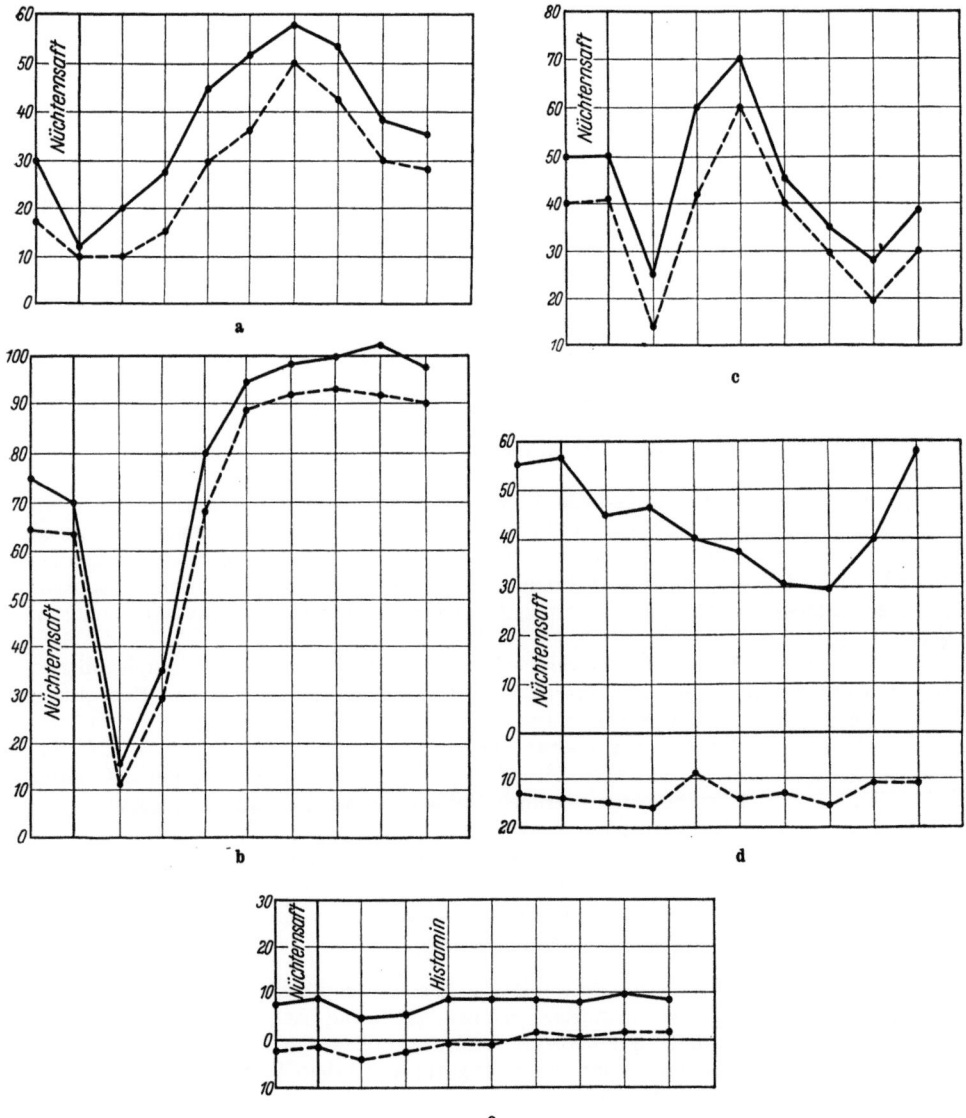

Abb. 89. *Magensaftuntersuchung.* a) Normalkurve. b) Ulcus ad pylorum. c) Hyperacide Gastritis. d) Magen-Ca mit Pylorusstenose, Salzsäuredefizit, Gesamtsäurekurve durch Anwesenheit von reichlich Milchsäure erhöht. e) Achylia gastrica; die Säurekurve steigt nach Histamingabe nicht an, Milchsäure negativ (n. *Lexer-Rehn*)

Magensäureverhältnisse festgestellt (Eintragung im Diagramm). Untersuchung wie oben auf freie Salzsäure, gebundene Salzsäure (d.h. Salzsäure, die eine lockere Verbindung mit Eiweißkörpern und Schleim eingegangen hat), der Gesamtacidität und außerdem des Salzsäuredefizits bei Anacidität (d.h. Bestimmung derjenigen Menge n/10-Salzsäure, die zu 100 cm³ Magensaft hinzugegeben werden muß, um eben eine Reaktion auf freie HCL eintreten zu lassen). Außerdem Untersuchung des Magensaftes auf Pepsingehalt, Pepsinogen, Labferment, Gallenfarbstoff, Blut, cytologische Untersuchung angesaugter Zellverbände (*Henning*), intragastrale p_H-Messung, u. U. Duodenalsondierung und mikroskopische sowie bakteriologische Gallensaftuntersuchung vor und nach $MgSO_4$-Gabe.

Beurteilung: Bleibt auch nach Histaminverabreichung der Magensaft säurefrei, so besteht „histaminrefraktäre Anacidität"; es besteht Verdacht auf schwere Gastritis, Magencarcinom; jedoch kommt sie auch bei Lungentuberkulose, perniciöser Anämie u. a. vor.

IX. Pankreas

1. Schmidtsche Probekost

1. Tag: Übliche *Schmidt*sche Kost (morgens: Milch, Zwieback, vormittags: Haferschleim, mittags: gehacktes rohes Fleich, leicht überbraten, Kartoffelbrei, nachmittags: Milch, Zwieback, abends: Haferschleim wie vormittags).
2. Tag: 2 × 300 g Kartoffelbrei zusätzlich.
3. Tag: 125 g Rindfleisch zusätzlich.
4. Tag: 200 g Butter zusätzlich.

Die genannten Mengen werden jeweils zur Grundkost des 1. Tages zugesetzt. Abgrenzung der einzelnen Tage durch Kohle- bzw. Karmingaben, so daß sie makroskopisch unterscheidbar werden. Die einzelnen Nahrungsbestandteile werden im Stuhl mikroskopisch untersucht, und zwar:

a) Neutralfette. Überwiegende Neutralfettausscheidung spricht für eine Pankreasinsuffizienz, Säure- und Seifenausscheidung dagegen für Störungen des Verdauungskanals.

b) Kohlehydrate. Ausnutzung der Kohlehydrate bei Pankreaserkrankungen selten gestört; die im Verdauungstrakt vorhandene Diastase übernimmt weitgehend die durch Pankreasstörung ausgefallene Funktion.

c) Muskelreste. Nachweis unverdauter quergestreifter Muskulatur ist für Pankreasinsuffizienz von großer, nahezu pathognomischer Bedeutung.

2. Ätherreflex

3 cm³ Narkoseäther durch liegende Duodenalsonde intraduodenal injizieren.

Beurteilung: Der Gesunde gibt lediglich leichte Druckempfindlichkeit an. Der Kranke (Pankreatitis) äußert heftigen linksseitigen Oberbauchschmerz mit Ausstrahlen in Rücken und linke Schulter. Bei Ductus-pankreaticus-Verschluß (Pankreaskopfcarcinom) bleibt jede Reaktion aus.

3. Fermententgleisung
(*Nach Katsch*)

Prinzip: Fermententgleisung bedeutet Übertritt von Pankreasfermenten (Diastase, Lipase) ins Blut als Folge akut entzündlicher Erkrankungen der Bauchspeicheldrüse, nekrotischer Veränderungen oder Kreislaufstörungen derselben und Abflußbehinderungen durch den Ductus pankreaticus. Nachweis von Lipase und Diastase im Blut und Urin erlaubt Rückschlüsse auf die Pankreasfunktion zu ziehen. Nur sehr deutliche Erhöhungen der Blutdiastase sind auf das Pankreas zu beziehen. *Nachweise:* Diastasebestimmungsmethoden nach *Wohlgemuth, Baltzer, Somogyi*.

Beurteilung: Normalwerte nach *Wohlgemuth* 64—128 Einheiten, nach *Somogyi* 60 bis 180 Einheiten/100 cm³; Werte über 200 Einheiten sind pathologisch; Nachweis wird meist nur in den ersten Tagen der Erkrankung eindeutig sein können; daher sind vorwiegend akute Erkrankungen (Pankreatitis) erfaßbar. Beim Verschluß des Ductus pankreaticus und beim Pankreascarcinom sind die Werte entweder extrem hoch oder fehlen völlig. Zur Bestimmung der Diastase im Harn ist 24-Stunden-Sammelurin erforderlich; da meist zusätzlich der Inselapparat gestört ist, ist gleichzeitige Blutzuckeruntersuchung angezeigt.

4. Prostigmintest

Prinzip: Serumdiastase wird vor und einige Zeit nach Injektion von Prostigmin untersucht. Normalerweise wird der Diastasespiegel im Serum nicht beeinflußt; bei krankhaften Veränderungen des Pankreas kommen Schwankungen (extremer Anstieg oder Absinken) zustande.

Methodik: Injektion von 1 mg Prostigmin i. m. am nüchternen Patienten und Venenblutentnahme 30, 60 und 90 Minuten nach der Injektion. Diastasebestimmung nach der Methode von *Wohlgemuth* oder *Somogyi*.

Beurteilung: Prostigmintest für die Erkennung von Neoplasmen nicht geeignet, da lediglich eine Funktionsstörung im Sinne einer Sekretionsveränderung aufgedeckt wird; bedeutungsvoll ist die Methode für die Erkennung diffuser Pankreaserkrankungen (akute, subakute und chronisch-recidivierende Pankreatitis).

5. Mydriasistest

Eintropfen von 4 Tropfen Adrenalinlösung ($1^0/_{00}$ im Abstand von 5 Minuten); bei positivem Ausfall entsteht innerhalb von 30 Minuten eine Mydriasis von 4–5stündiger Dauer.
Beurteilung: Test ist bei acuter Pankreatitis meist positiv.

6. Sekretintest

Prinzip: Ähnlich der Reaktion des Magens auf Histamin kommt es auf Gabe von Sekretin zur Abscheidung erheblicher Mengen von Pankreassaft, in welchem auch die Fermentwerte vorübergehend ansteigen. Nach Entleerung des Magens und der Gallenblase durch Magnesiumsulfat werden eine Einheit Sekretin/kg Körpergewicht i. v. verabfolgt und mittels Magen-Duodenal-Doppelsonde das Verhalten des Pankreassaftes während 60–80 Minuten beobachtet. *Beurteilung:* Akute Pankreatitis: Absinken der Diastasewerte, Anstieg der Saftmenge und Bicarbonatwerte. Chronische Pankreatitis: Vermehrung der Bicarbonate, Verringerung der Amylase. Cirrhose, Pankreasnekrose, Gallengangsverschluß, Pankreascarcinom: Fehlen jeder Reaktion. Test ist technisch nicht einfach und auch die Beurteilung schwierig.

7. Stärketoleranztest
(Nach Althausen)

Prinzip: Erfassung der Pankreasfunktion durch Nachweis der amylolytischen Wirkung des Pankreassaftes im Darm. *Methodik:* Stärke-Gelatinemasse essen lassen; 30 Minuten, 1, 2, 3 Stunden nach Zuführung der Stärke Blutzuckerbestimmung ausführen.

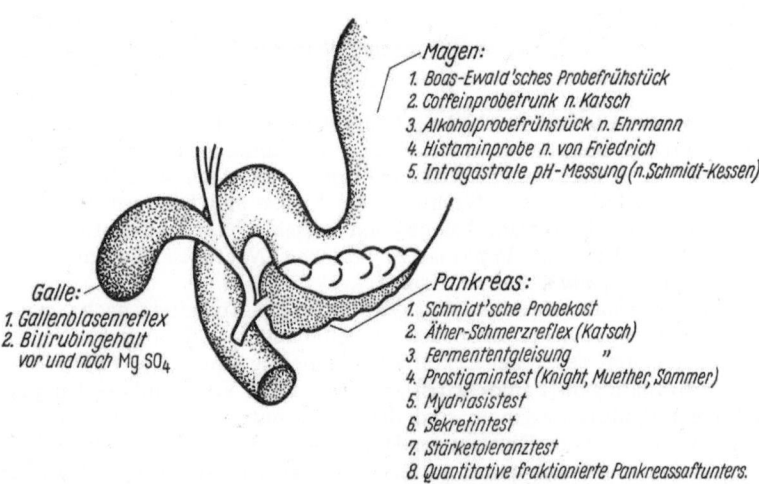

Abb. 90. Gebräuchlichste Funktionsproben für Magen, Galle und Pankreas (n. *Küchmeister*)

Beurteilung: Beim Normalen findet eine gleichlaufende mittelstarke Resorption von Glukose und Stärke statt; beim Pankreaserkrankten kommt es zu einem vermehrten Blutzuckeranstieg nach Glukose- und einem verminderten Blutzuckeranstieg nach Stärkegabe. Test besonders günstig zur Erkennung chronischer Pankreaserkrankungen.

8. Quantitative fraktionierte Pankreassaftuntersuchung
(Nach Barthelheimer)

Prinzip: Untersuchung der Pankreas- und Gallensekretion ohne Beimengung von Magensaft und Speichel mittels dreiläufiger Sonde, die sicheren Abschluß zum Magen und gegen die distalen Darmabschnitte bewirkt.

Methodik: Einlegen einer Doppelballonsonde in das Duodenum nach Rechtslagerung des Patienten; ist die Sonde bis zur Marke 50 vorgeführt, werden die Abschlußballons aufgebläht und die richtige Lage evtl. röntgenologisch kontrolliert; Absaugen des Duodenalsaftes alle 10 Minuten; Verabreichung von 3 cm³ Narkoseäther zur Pankreasreizung, wodurch die Sekretmenge zunimmt und die Bilirubinkonzentration auf 0 absinkt; es liegt nun reines Pankreassekret zur Untersuchung vor. Untersuchung der Einzelfraktionen auf Menge, Bilirubingehalt, p_H-Konzentration, Diastase, Trypsin, Lipase, cytologische und bakteriologische Untersuchung sowie Eiweißgehalt und reduzierende Substanzen. Hypo- und Hyperfermente lassen sich mit der Methode gut erfassen. Synopsis der gebräuchlichen Funktionsdiagnostik des Magens, der Galle und der Bauchspeicheldrüse s. Abb. 90.

X. Leber und Galle

1. Gallenfarbstoffe im Blut und Urin

a) Aldehydprobe (*nach Ehrlich*) dient dem Nachweis von Urobilinogen und Stercobilinogen.

Beurteilung: Sofort auftretende Rotfärbung in der Kälte spricht für das Vorhandensein von Urobilinogen in größerer Menge; es besteht der Verdacht auf Parenchymikterus. Reichlicher Genuß einer chlorophyllhaltigen Nahrung kann reine positive Urobilinogenreaktion vortäuschen. („Phylloerythrinogen").

b) Diazoreaktion (*nach Ehrlich*): Dient der Trennung des direkt und indirekt reagierenden Serumbilirubins.

Beurteilung: Bei parenchymatösem und mechanischem Ikterus ist das direkte Serumbilirubin, bei hämolytischem Ikterus das indirekt wirkende Bilirubin nachweisbar.

c) Schlesingersche Reaktion. Zum Nachweis von Urobilin und Stercobilin im Harn.

Beurteilung: Urobilinurie findet sich während der ganzen Dauer hepatischer Prozesse sowie bei Lebercirrhose, nicht bei biliärer Cirrhose infolge totalen Verschlusses.

d) Bilirubinnachweis im Harn. *a*) durch Überschichten des Harnes mit alkoholischer Jodlösung (1%) entsteht an der Berührungsstelle ein grüner Biliverdinring.

β) durch Überschichten von 1 cm³ konzentrierter Salpetersäure mit der gleichen Menge Harn tritt bei Anwesenheit von Bilirubin an der Berührungsstelle ein smaragdgrüner Ring auf, der bei weiterer Oxydation violett wird (Bilityamin); Gmelin'sche Probe.

Beurteilung: Probe ist bei schwerem Parenchymschaden positiv.

Kritik der Gallenfarbstoffprüfungen: Eine absolut sichere differentialdiagnostische Unterscheidung zwischen mechanischem und hämolytischem Ikterus durch die Gallenstoffuntersuchungen im Blut und Harn ist nicht möglich. Auch beim mechanisch-parenchymatösem Ikterus kann gelegentlich indirektes Bilirubin nachgewiesen werden. Durch die enteralbakterielle Bilirubinreduktion entsteht nicht, wie bisher angenommen, Urobilinogen, sondern Stercobilinogen (*Baumgärtel*). Beim parenchymatösen und mechanischen Ikterus findet sich stets auch Urobilinogen, während der hämolytische Ikterus ausschließlich Stercobilinogen aufweist. Zur Trennung dieser beiden Harnfarbstoffe dient die *Mesobiliviolinreaktion*. Die Faustregel, daß der Verschlußikterus nur sehr wenig oder gar kein Urobilinogen-Stercobilinogen aufweist, während beim Parenchymikterus eine Vermehrung dieser Farbstoffe vorliegt, ist nur bedingt verwertbar.

2. Leberfunktionsprüfungen

Allgemeines: Alle Leberfunktionsprüfungen sind nicht ausschließlich organspezifisch. Sicherere Beurteilung gestattet die histologische Gewebsuntersuchung durch Leberpunktion; diese findet jedoch ebenfalls ihre Grenze dadurch, daß schwere umschriebene Leberparenchymerkrankungen vorliegen können, welche durch Punktion nicht erreicht werden. Größte Bedeutung besitzen die *Eiweißlabilitätsproben*. Sie spiegeln die Verschiebung der

Eiweißrelationen wider. Da die Bildung der grobdispersen Eiweißkörper auch außerhalb der Leber (reticuloendotheliales System, Plasmazellsystem) erfolgt, sind die Eiweißlabilitätsproben als unspezifische Allgemeinreaktion auch bei vielen Allgemeinerkrankungen (chronische Infektionskrankheiten, Gewebszerfall, Fieber) positiv.

Prinzip: Funktionsproben beruhen darauf, daß bei den verschiedensten Leberparenchymerkrankungen Verschiebungen quantitativer und qualitativer Art der Serumeiweißkörper vorhanden sind. Einen ungefähren, jedoch unvollkommenen Anhalt über den Eiweißstoffwechsel liefert die Bestimmung des Albumin-Globulinquotienten (er liegt bei Lebercirrhosen unter 1, bei Hepatitis, Lebertumoren, Stauungsleber über 1). Bedeutungsvoller ist die pathologische Veränderung der Eiweißkörper selbst (Takataproteine), welche bei Leberparenchymschädigungen auftreten.

Sie führen zur Dysproteinämie oder Paraproteinämie. Eine mäßige β- und γ-Globulinvermehrung ist das regelmäßig auffindbare Plasmasyndrom der erkrankten Leber.

a) Elektrophorese. *Normalwerte:* Albumine 60%, α_1-Globulin 6%, α_2-Globulin 6%, β-Globulin 12%, γ-Globulin + Fibrinogen 6 + 12 = 18%.

Prinzip: Elektrophorese ist die Abtrennung der Eiweißfraktionen durch Einwirkung des elektrischen Stromes (*Tiselius, Antweiler,* Papierdirektphotometrie, Papierelektrophorese nach *Graßmann und Hannig, Turba und Enenkel*).

Beurteilung: Bei akuten Leberparenchymerkrankungen beginnt die Verschiebung des Bluteiweißbildes mit einer α- und β-Globulinvermehrung; bei den chronischen Formen entwickelt sich eine reine γ-Globulinvermehrung. Die Veränderungen gehen dem klinischen Verlauf nicht parallel. Durch Verringerung des Albumins wird die Serumlabilität erhöht (Positivwerden der Serumlabilitätsreaktionen!); auch die Untergruppen der einzelnen Globulinanteile zeigen verschieden starke Reaktionsfähigkeit, so daß es bedeutungsvoll ist, die Quantität der einzelnen Anteile zu bestimmen.

b) Takatareaktion (nach *Staub-Jezler* und *Mancke-Sommer*).

Prinzip: Es handelt sich um eine Flockungsreaktion. Durch Einwirkung von Sodalösung auf Sublimat entsteht eine kolloidale Lösung von Quecksilberoxyd, welche bei mangelnden Schutzkolloiden ausflockt. Die Probe ist positiv zu deuten, wenn mindestens 3 nebeneinanderstehende Röhrchen innerhalb 24 Stunden deutliche Flockung zeigen. Bewahrung und Ablesung der Seren bei Zimmertemperatur ist besonders wichtig.

Beurteilung: Beide Reaktionen liefern positive Resultate bei: Leberparenchymschäden, Lebercirrhose, seltener bei einfacher Hepatitis oder bei Tumormetastasen; besonders deutlich positiv bei allen Leberparenchymerkrankungen mit deutlicher Verminderung der Albumine. Hemmsubstanzen auf die Takatareaktion sind: Heparin, Harnstoff, Azeton, Bilirubin, Ascorbinsäure, Rhodansalze; fördernde Substanzen sind: Aminosäuren, Ammoniak, niedrige Fettsäuren. Besonders stark fördernd ist die γ-Globulinfraktion. Bei akuten Parenchymerkrankungen, Cholecystopathien, umschriebenen Leberparenchymausfällen ist die Takatareaktion nur in der *Mancke-Sommer*schen Modifikation bis zu einem gewissen Prozentsatz positiv.

c) Weltmannsches Koagulationsband. *Prinzip:* Das Serum Leberkranker gewinnt erst bei zehnfacher Verdünnung nach Zusatz kleinster Mengen eines Elektrolyten seine Hitzekoagulabilität wieder; ein Zusammenhang mit der *Takata*schen Reaktion besteht nicht; Reaktion sehr empfindlich, jedoch leberunspezifisch. Nur eine sehr starke Verlängerung des *Weltmann*schen Bandes geht gewöhnlich mit positiver *Takata*-Reaktion einher.

Beurteilung: Verlängerung des Koagulationsbandes: Bei Lebercirrhose, Hepatitis und deren Übergangsformen, schwere chronische Leberparenchmschäden; ebensooft verlängert wie verkürzt: Bei Cholecystopathie, Choledochusverschluß (daher für diese Differentialdiagnosen nicht geeignet), verkürzt: Bei exsudativen Prozessen, Tuberkulose, Nephrose, frischem Herzinfarkt, hochgradigem Gewebszerfall, z. B. bei zerfallenden Geschwülsten.

d) Grossche Probe. *Prinzip:* Flockungsreaktion durch Titration des Serums mit *Hayem*scher Lösung. Positiv bei Lebercirrhose, chronischer Hepatitis, seltener bei akuter Hepatitis und Cholecystopathie.

e) Cadmium-Sulfatreaktion (nach *Wunderly* und *Wuhrman*): Besonders wertvoll bei fehlendem Ikterus, häufig positiv bei Lebercirrhose, chronischer Hepatopathie, Lebermetastasen; kann in der Praxis die *Takata*sche Reaktion ersetzen; besitzt die größte Leberspezifität. Positiver Ausfall bei allen Erkrankungen, die mit Vermehrung des α-, β- oder γ-Globulins einhergehen. Akute und chronische Leberparencyhmschäden werden durch sie erfaßt.

f) Cephalincholesterolflockungsreaktion (nach *Hanger*). *Prinzip:* Serum leberkranker Patienten flockt bei Zugabe einer Emulsion von Schafshirn und Cholesterin aus.

Beurteilung: Einfache positive Ergebnisse haben keine praktische Bedeutung; zweifach positive Ergebnisse sprechen für Funktionseinschränkung der Leberzellen, 3- und 4fach positive Reaktion sind als Zeichen einer deutlichen Parenchymschädigung zu werten.

g) Thymoltrübungsreaktion (nach *McLagan*). Für die Unterscheidung zwischen Verschluß- und Parenchymikterus geeignet; bei Parenchymikterus vorwiegend positiv, bei Verschlußikterus negativ; positiver Ausfall beruht auf einer Vermehrung der γ-Globuline; Beziehungen bestehen zur *Gross*chen Probe.

3. Kohlehydratstoffwechsel

Prinzip: Da der Kohlehydratstoffwechsel von der Leber nur mitbestimmt wird, im übrigen aber auch von vielen anderen Faktoren abhängt, sind die üblichen Kohlehydratstoffwechseluntersuchungsmethoden zur Beurteilung der Leberfunktion nicht brauchbar. Brauchbare Proben sind:

a) Galaktose Belastungsprobe (nach *Bauer*). *Methodik:* Verabreichung von 40 g Galaktose morgens nüchtern in 400 cm³ dünnem Tee. Während 4 Stunden werden die stündlichen Harnportionen auf Galaktosegehalt untersucht; die polarimetrisch nachgewiesenen Galaktosemengen sind mit 0,67 zu multiplizieren, da die Polarimeter für Dextrose geeicht sind und Galaktose stärker rechtsdreht als Dextrose.

Beurteilung: Funktionsstörung der Leber, d. h. Störung des Kohlehydratstoffwechsels liegt vor, wenn während der ersten 4 Stunden mehr als 3 g Galaktose ausgeschieden wurde.

b) Lävuloseprobe (nach *Strauß*). *Prinzip:* Man belastet mit 100 g Lävulose in 300 cm³ Tee. Der Gesunde darf in 4 Stunden nicht mehr als 0,7 g ausscheiden.

Beurteilung: Bei Lebercirrhose, Hepatitis, Verschlußikterus häufig positiv, jedoch auch in 15% bei Lebergesunden positiv.

c) Intravenöse Insulinbelastung (nach *Bürger* und *Cramer*). *Prinzip:* Durch Insulinzufuhr wird eine primäre Hyperglykämie und eine sekundäre Hypoglykämie ausgelöst, aus deren Ausmaß auf die Mobilisierbarkeit verfügbarer Leberglykogendepots geschlossen werden kann.

Beurteilung: Schwierig, Probe daher ohne besondere Vorteile.

4. Entgiftungsfunktionsproben

a) Hippursäureprobe. *Prinzip:* Die zugeführte Benzoesäure wird als Natriumbenzoat ausgeschieden, wobei das Verhältnis der außerdem zugeführten Hippursäure zu der im Harn ausgeschiedenen als Maßstab des Hippursäurebildungsvermögens des Organismus genommen wird. Voraussetzung der Hippursäuresynthese ist die Bildung von Glykokoll in der Leber und die Koppelung mit Benzoesäure, welche in der Leber und Niere stattfinden kann. *Beurteilung:* Bei Leberkranken ist die Bildung von Glykokoll gestört, verminderte Ausscheidung spricht daher für eine Störung des Aminosäurestoffwechsels.

b) Santoninprobe. *Prinzip:* Beruht auf der Fähigkeit der Leber, das vom Darm resorbierte Santonin in Oxysantonin umzuwandeln, das als gelber Körper mit Galle und Harn ausgeschieden wird.

Beurteilung: Bei Lebercirrhose positiv; weitgehend unspezifisch.

c) Paraoxyphenylbenztraubensäurebelastung (nach *Felix* und *Teske*). Kompliziert, Durchführung als Routinemethode schlecht möglich; differentialdiagnostische Schlüsse läßt die Probe nicht zu.

5. Chromodiagnostik
("Leberclearance")

a) Azorubin-S-Belastungsprobe. *Prinzip:* Nach Injektion von 4 cm³ Azorubin-S-Lösung i. v. (1–2%ig) wird die Ausscheidung mit Hilfe der Duodenalsonde geprüft.

Beurteilung: Normalerweise erscheint der Farbstoff nach 15–20 Minuten nach einem Magnesium-sulfuricumreiz im Duodenum. Gut verwendbar zur Beurteilung der Leberfunktion, des Gallenabflusses, von Dyskinesien der ableitenden Gallenwege.

b) Bromsulphaleinprobe. *Prinzip:* Beruht auf der Eliminierung des eingeführten Bromsulphaleins aus dem strömenden Blut durch das reticuloendotheliale System und der nachfolgenden Ausscheidung durch die Leber.

Beurteilung: Bei vorliegendem, intensivem Ikterus schwierig, bei abklingender Hepatitis zufriedenstellend; zur Erkennung von latenten Leberparenchymschäden Cirrhosen und Präcirrhosen geeignet.

e) Bilirubinbelastungsprobe. *Prinzip:* Nach intravenöser Injektion von 50 mg Bilirubin soll bei Leberparenchymschaden in 70% der Fälle ein pathologischer Ausfall beobachtet werden. Nur eine Retention von über 25% des zugeführten Bilirubins im Serum nach 4stündiger Verweildauer kann als pathologisch gewertet werden.

6. Bestimmung der alkalischen Phosphatase
(Nach *King* und *Armstrong*)

Prinzip: Die Phosphatasetätigkeit der Osteoblasten bewirkt eine Umwandlung von anorganischem Phosphat aus den Phosphatestern des Blutes. Das Wirkungsoptimum der alkalischen Phosphatase liegt bei einem p_H-Wert von 8,4–10,0; die saure Phosphate der Prostata dagegen wirkt bei einem p_H-Wert von 4,5–5,0. Sowohl die alkalische, als auch die saure Phosphatase findet sich im Serum. Erhöhung der alkalischen Phosphata:e besteht bei generalisierten Knochenerkrankungen mit einem erhöhten Verbrauch durch die Osteoblasten; außerdem ist die alkalische Phosphatase bei Verschlußikterus deutlich erhöht. Der Parenchymikterus wirkt sich dagegen auf den Phosphatasespiegel nicht aus. Bei Cirrhosis findet sich eine Erniedrigung, bei Hepatitis eine leichte Erhöhung. Skeletterkrankungen müssen zur Beurteilung der Leberfunktion ausgeschlossen werden. Bei Abwesenheit eines Ikterus ist die Phosphatasebestimmung nicht sinnvoll. Normalwerte der alkalischen Serumphosphatase: 0,1–0,2 Einheiten (nach *Key*), 3–10 Einheiten nach *King* und *Armstrong*. Pathologische Werte: Hepatitis 10–30 Einheiten, Stauungsikterus über 30–100 Einheiten, höchste Phosphatasewerte bei komplettem Gallengangsverschluß und noch normaler Leberfunktion.

Erhöhung der sauren Phosphatase besonders bei Prostatacarcinom mit Knochenmetastasen (s. Urologie).

XI. Blutkrankheiten

Allgemeines: Zur Erkennung der Blutkrankheiten ist stets die vergleichende Beurteilung zwischen den *Zellen der Blutbildungsstätten* (Knochenmark-, Lymphknoten- und Milzpunktion) und den *peripheren Blutzellen* erforderlich. Zur Ergänzung ist die Analyse des Eisen-, Vitamin B12- und des Eiweißhaushaltes heranzuziehen.

Nosologie: Unterschieden werden müssen:

a) Anämien infolge Eisenmangels, infolge Vitamin B12-Mangels, infolge von Tumor und Infekten, infolge hämolytischer Vorgänge.

b) Hyperplastische bzw. neoplastische Blutkrankheiten des *erythropoetischen* (Polycythämia rubra vera, Erythroblastose), *leukopoetischen* (Paramyeloblastose, Myelose, Lymphadenose), und *des reticulären Systems* (Lymphogranulomatose, Plasmocytom).

c) Verstärkte Blutungsneigung infolge Plättchenstörung, vasculärer Störung, Gerinnungsstörung.

d) Hämocytopenien. Aplastische Anämie, Agranulocytose, Thrombocytopenie.

Zu a) 1. Eisenmangelanämie, *Eisenmangelkrankheit (Sideropenie),* mit und ohne Anämie: Betroffen ist in erster Linie die Erythropoese, der einzelne Erythrocyt ist ungenügend mit Eisen bzw. Hämoglobin ausgestattet. Abhängigkeit zwischen dem Grad der Sideropenie und der Blutbildungsstörung besteht nicht.

Symptomatik: Allgemeinbeschwerden (Adynamie, Kollapsneigung, Schwindelzustände, Augensensationen, Herzklopfen, Organmanifestation an Haut und Anhangsgebilden (Nagelveränderungen) und an Schleimhäuten (Glossopathie, Mundwinkel- und Ösophagusrhagaden).

Diagnose: im peripheren Blut: Erythrocyten weniger vermindert als Hämoglobinwert, Färbindex weit unter 1,0. farbstoffarme Erythrocyten mit zentralem Leerbezirk (Anulocyten), deformierte Erythrocyten, leichte Anisocytose, Price-Joneskurve meist normal. Reticulocyten normal oder vermindert, bei Spontanregeneration vorübergehend vermehrt; Hämatokrit vermindert entsprechend der Verminderung der Erythrocytenzahl sowie infolge des reduzierten Volumens der Einzelzelle. *Knochenmark:* Bei schwerem

Eisenmangel Vermehrung überalterter Erythroblasten, Plasmabasophilie als Ausdruck ungenügender Hämoglobinsynthese. *Funktionsuntersuchung:* Orale Eisenbelastung zur Erkennung des latenten oder larvierten Eisenmangels. *Methodik:* 150–200 mg Ferroeisen (Ferrofolsan. C-ferro u. a.) werden nach einer Nüchternbestimmung des Serum eisenspiegels am Morgen oral verabfolgt; Kontrolle der Serumeisenwerte nach 2, 4 und 6 Stunden.

Beurteilung: Je größer der Eisenmangel ist, desto steiler steigt die Kurve der Serumeisenwerte nach oraler Ferrogabe an. Feststellung eines chronischen, recidivierenden oder latenten Eisenmangels gibt Veranlassung, nach Blutungsquellen zu suchen.

2. Megaloblastische Anämien, genuine Perniciosa: *Ursache:* Beim Perniciosakranken fehlt im Magensaft der Resorptionsfaktor („intrinsic-factor") für das alimentäre B 12, das in seiner Gesamtheit im Stuhl wieder ausgeschieden wird. *Symptome:* Blaßgelbe Hautfarbe. Glossopathie. Funiculäre Spinalbeteiligung.

Diagnostik: Fraktionierte Magensaftuntersuchung (histaminrefraktäre Anacidität, Achylie); bei manchen perniciosaähnlichen Formen ist die Salzsäurebildung erhalten!

Peripheres Blut: Erythrocyten bis zu extremen Unterwerten vermindert, weniger starke Hämoglobinverminderung, Färbeindex weit über 1,0, Halometrie (nach *Bock*) ergibt erhöhte Werte (8,0 μ und darüber); häufigere Bestimmung der Erythrocytengröße (nach *Price-Jones*) zeigt die Normalisierung der Erythrocyten nach Vitaminzufuhr an. *Reticulocyten:* Vermindert im Dekompensationsstadium, vermehrt bei Spontanremission; krisenhafte Reticulocytose bei parenteraler B 12-Therapie, protahierte Reticulocytose bei oraler B 12-Therapie in Verbindung mit intrinsic-factor. *Knochenmark:* Megaloblastische Fehlentwicklung, Reifungshemmung der Granulo- und Thrombopoese; Bilirubinvermehrung bei indirekter Bestimmung. *Serumeisen:* Bei Dekompensation hohe Werte; Eisensättigung im oralen Belastungsversuch erkennbar. *B 12-Stoffwechsel:* Bestimmung der Vitaminaktivität in verschiedenen Körperflüssigkeiten durch die mikrobiologische Euglenamethode (*H. C. Heinrich*) oder mit Hilfe radiokobaltmarkierten Vitamins. Resorption läßt sich durch den oralen B 12-Resorptions-Excretionstest nachweisen.

3. Infekt und Tumoranämie: Erythrocyten normo- bzw. hypochrom; Serumeisenspiegel häufig erniedrigt; Eisenumsatz, im Gegensatz zur Beschleunigung bei den echten Sideropenien, bei Infektanämien verlangsamt; im oralen Eisenbelastungversuch sowohl bei Infekt- als auch bei Tumoranämie nur geringer Anstieg des Serumeisens, unabhängig von den Nüchternwerten, die meist erniedrigt sind.

4. Hämolytische Anämien. α) *angeborene Form:* Bei angeborenem Ikterus hämolyticus Halowert erniedrigt (Mikroplanie); Größenkurve der Zellen nach *Price-Jones* verschiebt sich nach therapeutischer Splenektomie in Richtung der Norm; Reticulocyten ständig vermehrt (um so mehr je stärker der hämolytische Blutuntergang ist). Kugelform der Erythrocyten, Resistenzverminderung, erythropoetische Überfunktion im Knochenmark, Eisenstoffwechsel um so charakteristischer betroffen, je länger das hämolytische Geschehen abläuft; Serumeisenwert erhöht; beim oralen Eisenbelastungsversuch infolge hoher Eisensättigung nur geringe Resorptionstendenz und daher ausbleibender Anstieg des Eisenspiegels bei den Kontrollen; indirektes Serumbilirubin erhöht, Harn bilirubinfrei, Okklusionsikterus häufige zusätzliche Erkrankung bei hämolytischem Ikterus, da die Kranken meist Gallensteinträger sind.

β) *Erworbene Formen, Ursache:* Das schädigende Agens kommt von außen durch atypische serologische Faktoren (Agglutinine, blockierende Antikörper, Antikörper 3. Ordnung). Reticulocyten, Kugelzellen und Resistenzverminderung wie bei jeder Hämolyse. Price-Jones-Kurve deutlich nach rechts verschoben, Erythrocyten makrocytär. Reticulocytose bei krisenhaft ablaufenden erworbenen Hämolysen besonders hoch. *Krankheitsformen:* Akute Hämolyse (*Lederer-Brill*), makrocytäre, hämolytische Anämie (*Dyke-Young*), hämolytische Anämie (*Loutit*). *Nachweis:* Größtenteils durch indirekten *Coombs*-Test und Größenwertkurve nach *Price-Jones* möglich.

Zu b) Hyperplastische und neoplastische Blutkrankheiten. *Allgemeines:* Besonders ist auf Malignitätszeichen zu achten (Anisocytose, Anisokaryose, Mitosestörungen, Verklumpungen, Kernabsprengung, verschiedene Färbeintensität, Zunahme der Nucleolen, vermehrte basophile Färbbarkeit).

1. Erythrocytäre Hyper- bzw. Neoplasie, Polycythämia rubra vera: Relativ benigne, protrahiert ablaufende Hämoblastose, alle Blutzellen werden im Übermaß produziert; steht im Gegensatz zur *Polyglobulie,* bei welcher nur eine reaktive Vermehrung der Erythrocyten stattfindet. *Symptome:* Rot-livides Kolorit von Haut und Schleimhäuten, Milztumor, Thrombosen besonders in Hirn, Herz und Nieren häufig, Nierenfunktionsstörung, Neigung zum Übergang in eine Leukose.

Diagnostik: Erythrocytenvermehrung, Hämoglobin weniger vermehrt, Färbeindex im Dekompensationsstadium erniedrigt, Hämatokrit bis zum Extrem erhöht, jedoch mit der Erythrocytenzahl nicht völlig kongruent; Reticulocytenzählung ergibt brauchbares Kriterium für die Mehrleistung der Erythropoese und zur Beurteilung von Recidiven; Blutviscosität erhöht; Serumeisenspiegel erniedrigt, wegen Überforderung des Eisenhaushaltes; vermehrter Eisenhunger bei Dekompensation (durch orale Eisenbelastung nachweisbar); Knochenmark sehr zellreich, Mitosen vermehrt, besonders in der Erythropoese; bevorzugte Vermehrung der Megakaryocyten.

Erythroblastose: Akute Form (*di Guglielmo*), chronische Form (*Heilmeyer-Schöner*) an vermehrter Ausschwemmung von kernhaltigen, kerngestörten Erythrocyten, perniciosaähnlichem, rotem Blutbild und schweren erythropoetischen Mitosestörungen im Knochenmark erkennbar.

2. Leukosen, α) *Akute Leukose = Paramyeloblastose, Leitsymptom:* Erhöhte Blutungsneigung infolge begleitender Thrombopenie.

Diagnostik: Erythrocyten-Hämoglobin-Thrombocytenwerte erniedrigt; Paramyeloblasten bzw. Mikromyeloblasten im weißen Blutbild; Eiweißlabilitätsproben häufig positiv; einzelne Globulinfraktionen vermehrt; Serumeisenspiegel im Endstadium meist erhöht; Knochenmark beherrscht von Paramyeloblasten.

β) *Chronische Myelose (myeloische Leukämie), Leitsymptome:* Lymphknotenschwellung, Milztumor obligat und oft exzessive Größen erreichend. *Prodromi:* Vermehrung der Basophilen und Eosinophilen, Auftreten von Normoblasten; Werte des roten Blutbilds in Spätstadien stets reduziert; Differentialbild links verschoben; beim Auftreten eines „Hiatus" ist Übergang in terminale Paramyeloblastose wahrscheinlich; Knochenmarkausstrich von Blutausstrich häufig nur schwer abgrenzbar; besonders ist auf erythropoetische Vorstufen und Megakaryocyten zu achten; Serumeisenspiegel in späteren Stadien häufig erhöht, Eisenbedürfnis nimmt beim oralen Resorptionsversuch ab.

γ) *Lymphadenose (Lymphatische Leukose), Leitsymptome:* Tastbare Lymphome, Milzvergrößerung.

Diagnose: Probeexcision (lymphatische Hyperplasie bzw. Lymphadenose), rote Blutwerte allmählich abnehmend, lymphatische Zellelemente stets vermehrt, gelegentlich Lymphoblasten.

Prognose: Relativ benigne Hämoblastose, bei Auftreten von Atypien Übergang in Lymphosarkomatose wahrscheinlich.

δ) *Lymphogranulomatose, Leitsymptome:* Lymphome in der Halsregion, axillar und mediastinal (Röntgenuntersuchung). Sehr häufig reticuläre Systemerkrankung.

Diagnose: Frühdiagnose sehr wichtig, am besten durch Lymphompunktion und -excision und histologische Untersuchung.

Differentialdiagnose: Lymphadenose, Lymphosarkom (RES-Sarkom), Ca-metastasen, Tuberkulose. Die Lymphombeurteilung hat vor allem festzustellen, ob eine entzündlichreversible oder blastomatös-progrediente Affektion vorliegt. Als Ergänzungsdiagnostik zur Abgrenzung der Lymphome ist erforderlich: Peripheres Blutbild, lymphatische Elemente, Knochenmarkausstrich, Lymphomaspiration, Blutsenkung, Elektropherogramm, Coombstest, Hanganutziu-Deicher-Reaktion (*Cave!* unspezifische Luesreaktionen!) Milz- und Leberbeteiligung klären! Die Milzvergrößerung ist eine konstante Begleiterscheinung und kann entzündliche, reaktiv-hyperplastische, neoplastische, kreislaufmechanische Ursachen haben.

ε) *Plasmocytom:* Neoplastische Affektion des plasmazellulären Reticulums.

Diagnostik: Plasmacytomzellen im Knochenmark und im peripheren Blut (Plasmazellenleukämie); Gesamteiweißwert erhöht; elektrophoretisch ist das Differentialeiweißbild zur grobdispersen Seite verschoben, wobei der γ-Typ der häufigste ist. Übergänge vom α- in den β- und γ-Typ sind beobachtet, nicht jedoch umgekehrt.

Prognose: Verlauf meist über viele Jahre, Niereninsuffizienz kontinuierlich zunehmend, Ausgang in der Regel in stiller Urämie letal.

Zu c) Siehe Thrombose und Embolie (s. S. 253).

Zu d) Hämocytopenien, Syndrome mit Verminderung der peripheren Blutzellen.
Agranulocytose, Ursache: Zahlreiche exogene Noxen, vor allem Medikamente (Pyramidon, Strahlenschäden), jedoch auch allergisch-immunologische Faktoren.

Diagnose: Starke Granulocytenverminderung im strömenden Blut oder gänzliches Fehlen derselben, „relative Lymphocytose", Testmöglichkeit besteht darin, daß nach Oralgabe, z. B. von Pyramidon 0,1, die Leukocyten alle 2 Stunden insgesamt 12 Stunden lang gezählt werden. Bei Schäden durch Benzol und seine Homologen kommen *partielle,* aber auch *totale Markaplasien* vor. *Knochenmarkfunktionstest:* Tägliche Gabe von 20 Einheiten Depot-ACTH während 3 Tagen und 1–2malige Zählung von Reticulocyten, Leukocyten, Thrombocyten.

Beurteilung: Die knochenmarksstimulierende Wirkung des Hormons muß entsprechenden Granulocytenanstieg erbringen. Granulopoetische Regenerationsbereitschaft kann auch durch den Pyrifertest (nach *Moeschlin*) nachgewiesen werden.

Prognose: Aussichtsreich, solange im Knochenmark eine Vermehrung der unreifen Vorstufen (Promyelocyten) besteht.

9. Abschnitt: Chirurgische Erkrankungen der einzelnen Gewebe
(Mit Ausschluß der Verletzungen, Ernährungs- und Durchblutungsstörungen, Infektionen und Geschwülste)

1. Haut und Schleimhaut

a) Mißbildungen. Spaltbildungen und Fisteln (infolge unvollkommen zusammengeflossener Embryonalspalten, z. B. Hasenscharte, Bauchspalte, Hypospadie, Epispadie; Nabelfistel, Kiemengangfistel), Verwachsungen (z. B. Syndactylia cutanea in Form völliger Vereinigung oder Schwimmhautbildung zwischen den Fingern), Flughautbildungen (an Kniekehle, Achselhöhle, Hals), Furchen an Gesicht und Gliedern bis zur völligen Abschnürung letzterer (infolge amniotischer Stränge). *Therapie:* Plastische Korrekturoperationen (vgl. Spez. Chir.).

b) Erythem, d.h. akute Hautentzündung vorwiegend am Papillarkörper. *Symptome:* Haut ist gerötet, schmerzhaft und geschwollen, evtl. mit Bläschen und Geschwüren. *Ursachen:* Oberflächliche Reize verschiedener Art: α) *mechanische:* Reibung der Kleider, β) *thermische:* leichtester Grad der Erfrierung und Verbrennung, letzterer auch durch Sonne („E. solare"), γ) *chemische:* Schweiß, Harn und Kot, feuchte Verbände, gewisse Speisen und Medikamente, bakterielle Toxine usw. *Therapie:* Kausal; sonst Puder (Talk-, Weizen-, Reis-, Zink-, Dermatol-) oder Salbe (Bor-, Zink-) bzw. Paste (Zink-, Dermatol-, Tumenol-).

Erythema exsudativum multiforme (scharf begrenzte, erhabene und hellrote Herde; symmetrisch an Hand- und Fußrücken sowie an Vorderarmen und Unterschenkeln streckseits, evtl. am ganzen Körper), *Erythema nodosum* (blaurote, schmerzhafte, knotige Infiltrate, spez. an Unterschenkeln streckseits; meist mit Fieber und rheumatischen Beschwerden bei Jugendlichen) und *Purpura s. Peliosis simplex* (linsengroße Blutunterlaufungen an Unterschenkeln und Vorderarmen) sind wohl aufzufassen als akute Infektionskrankheiten und treten bei jugendlichen Personen besonders im Frühjahr und Herbst auf, evtl. mit Fieber u. a. Allgemeinerscheinungen sowie mit Affektion von Gelenken, serösen Häuten, Herz usw. *Therapie:* Bettruhe, Butazolidin- und Cortisonpräparate. *Prophylaxe:* Vermeiden von Kälte und Anstrengung. *Erythema induratum Bazin* vgl. Tuberkulose und Spez. Chirurgie. Unterschenkel!

c) Ekzem, d.h. oberflächlicher „Hautkatarrh". *Symptome* (in charakteristischem Polymorphismus neben- oder nacheinander): Rote Flecken (Eczema erythematosum), Knötchen (E. papulosum), Bläschen (E. vesiculosum), Pusteln (E. pustulosum), Nässen (E. madidans), Borken (E. crustosum), Schuppen (E. squamosum). *Verlauf:* Akut oder chronisch; die chronischen Ekzeme sind teils trocken-schuppend, teils (meist!) nässend, z.B. an Kopf (als „Weichselzopf" in vernachlässigten Fällen), Gesicht, Ohr, Brustwarze, Nabel, After, Genitalien, Gelenkbeugen, Händen und Vorderarmen, Unterschenkeln; dabei besteht oft starkes Jucken. *Gefahren:* α) Eingangspforte für pyogene Infektionen (Furunkel, Lymphangitis, Thrombophlebitis, Phlegmone, Erysipel, Sepsis). β) Störung des aseptischen Wundverlaufs bei Operationen, z. B. Intertrigo bei eingeklemmtem Bruch, an der Mamma usw. sowie Gefährdung der Asepsis bei Ekzem an den Händen des Chirurgen. γ) Bei chronischem Ekzem Carcinomentwicklung oder Elephantiasis. *Ursachen:* Reize verschiedener Art: α) *mechanische:* Reibung bei der Arbeit (z. B. bei Schustern und

Schneidern), durch Kleidung (z. B. Hosenträger, Leibgurt, Strumpfband) oder an aneinanderliegenden, spez. schwitzenden Körperstellen (z. B. Damm, Schenkelbeuge, Achselhöhle, Hängebrüste, Zehenzwischenräume; sog. „Intertrigo oder Wolf", bzw. „intertriginöses Ekzem") sowie Kratzen (bei Krätze, Nesselauschlag, Erythem, Insektenstich, Kopf-, Filz- und Kleiderläusen); β) *thermische:* strahlende Wärme der Sonne oder des offenen Feuers (z. B. bei Bäckern, Schmieden und Maschinisten), auch Röntgenlicht sowie Kälte; γ) *chemische:* Medikamente (z. B. Jodoform, Jodtinktur u. a. Jodpräparate sowie Carbolsäure, Sublimat, vergällter Alkohol usw., überhaupt viele sog. Hände- und Hautdesinfektionsmittel, Mastisol, Heftpflaster), Primeln, Gewerbeschäden (z. B. Säuren und Alkalien, Seife, Carbol, Schmieröl, Terpentin, Teer, Kunstdünger, Haar- und Pelzfärbemittel u. a.), Magen- und Dünndarmsaft; δ) *allergische:* „symptomatisches Ekzem" bei Infektionen, Intoxikationen, Rheuma, Ikterus, Skrofulose, Rachitis, Gicht, Fettsucht, Diabetes, Nephritis, Chlorose, Dyspepsie, Dysmenorrhoe und Klimakterium usw.; hierher gehört auch das Berufsekzem der Chirurgen. *Differentialdiagnose:* Gleichzeitiges Vorhandensein *verschiedener* Stadien und Fehlen von Narben. *Therapie:* Kausal durch Beseitigung des schädlichen Agens und lokalem Schutz, z. B. Handschuhe, Ekzem der Chirurgenhand durch häufiges Einpudern und Einsalben mit Zinkvaseline (10%), Zwirnhandschuhe; Wasser ist meist unzuträglich, daher nehme man Regenwasser oder mit Borax weichgemachtes Wasser, auch statt Seife lieber Präcutan, Satinasept, p_H-Isohex usw., auch Abwaschen mit Olivenöl; sonst (wie bei Erythem); Puder bzw. Schüttelmixtur, Salbe, Paste; besonders empfohlen werden Schwefel- oder Teerschwefelpuder (Sulfoderm und Teer-Sulfoderm), Dermatol, Schwefelsalbe oder -paste (Fissan-Schwefelpaste), auch *Hebras* Diachylonsalbe (Rp. Empl. lith. spl., Vaselin. flav. $\overline{aa}$) und *Wilson*sche Salbe (Rp. Zinc. oxyd. alb. 6,0 Adip. benzoic. 30,0) *bei Juckreiz* Thymol-, Menthol-, Heliobrom-, Calmitol-, Chaulmanal-, Catamin-, Pruri- und Hidromilkuderm-, Percain-, Panthesin-, Pantocain- (z. B. Curtacain-) oder Anästhesinsalbe *bei gewissen (spez. bei chronischen, trockenen, schuppenden, dagegen nicht bei frischen und bei nässenden) Fällen Teerpräparate* (Pix. liquida, Ol. rusci, Liqu. Lithanthracis aceton., 5% Tumenol- oder Lenigallolzinkpaste, Reizkörper, Blutinjektionen oder -transfusionen, Eigenblutinjektionen, Organpräparate (Schilddrüsen-, Placenta-), Calcium, Diät (spez. salz-, gewürz- und fleischarme), Hefe, Kohle, Stuhlregelung, Insulin usw. Bei der Auswahl der Medikamente ist Abwechseln angezeigt, im übrigen Stadium und Reizbarkeit zu berücksichtigen in dem Sinne, daß je chronischer und torpider das Ekzem ist, desto intensivere Lokalbehandlung Platz zu greifen hat und umgekehrt, wobei man anfangs milde Mittel wählt und auch diese zunächst nur auf einem Teilgebiet bzw. auf einer Körperseite anwendet. Je nach der Schärfe der einzelnen Ekzemmittel läßt sich folgende *Skala* aufstellen: Zinkoxyd, Resorcin, Schwefel, Tumenol, Chrysarobin, Cortisonpräparate. Im übrigen ist auch die Inkorporation des betr. Heilmittels wichtig: Puder bzw. Schüttelmixtur, Paste oder Salbe bzw. Salbengrundlage sowie Pflaster (manche Menschen vertragen vor allem keine Salbe oder nur eine bestimmte milde, z. B. Fissan- [Milcheiweiß-]salbe oder -puder; empfohlen wird dann Schüttelmixtur (mit Tumenol oder Lenigallol [z. B. Rp. Anthrarobin 3,0, Tumenolammon, Äther $\overline{aa}$ 6; Tinct. Benzoe ad 50,0; *Arningsche Tinktur*].

d) Exanthem, d. h. fleckige, etwas erhabene und rötliche Hautveränderung, bei gewissen Infektionskrankheiten: Masern, Scharlach, Pocken, Windpocken, Thyphus usw. und bei gewissen Hautkrankheiten sowie manchmal bei Injektion von artfremdem Serum und bei Darreichung gewisser Medikamente: Jod, Brom, Balsamica, Antipyretica, Chemotherapeutica und Antibiotica, falls hier nicht Urticaria auftritt. *Therapie:* Antihistaminica, Cortison.

Pruritus vgl. After! *Therapie:* Cortisonsalbe (z. B. Posterisan).

e) Urticaria oder Nesselsucht, d. h. Quaddelbildung mit Juckreiz und evtl. mit Ödem, vereinzelt auch an Rachen und Kehlkopf (mit Erstickungsgefahr). *Ursachen* (allergische Angioneurose durch: α) Äußere Reize; Brennesseln, Insektenstiche, Raupen, Primeln u. a. β) Gewisse Speisen; Krebse, Hummer, Kaviar, Muscheln, Fische, Beeren, spez. Erdbeeren, aber auch alle möglichen Nahrungsmittel, spez. Eier, Milch, Mehl u. a. („Nahrungsmittelallergie"). γ) Arzneimittel: Jod, Brom, Chlor, Chinin, Antipyrin, Chemotherapeutica und Antibiotica. δ) Serum (bei Serumkrankheit s. da). ε) Allgemeinleiden, spez. Stoffwechselstörungen: Verdauungsstörung, Unterleibsleiden, endokrine Störung, Gicht, Diabetes, Leber- und Nierenkrankheit, Würmer u. dgl. ζ) Wärme oder vor allem Kälte. *Therapie:* Kausal durch Austesten und Ausschaltung der Noxe; Cortison lokal und parenteral, auch oral, sonst Calcium und Atropin, sowie nach Bedarf: Pyramidon, Belladenal, Dolantin-Atosil u. a. Antihistaminica, Ephetonin, Vitamin A, B, C, E, F.

Herpes zoster oder Gürtelrose. Wesen und Ursache: Nervenentzündung durch Infektion und Virus. (Siehe: Chirurg. Virusinfektionen.)

f) Ödem (Anasarka), d.h. wässerige (seröse) Durchtränkung der Gewebsspalten der Haut bzw. Schleimhaut. *Ursachen:* 1. Venöse Stauung durch Unterbindung, Thrombose oder Tumordruck gerößerer Venen. 2. Gestörte Capillarsekretion infolge mechanischer, thermischer oder chemischer Schädigung der Capillarendothelien, z.B. bei Entzündung, Ischämie, Störungen der Isoonkie und Isoosmie des Blutes bzw. Gewebes, speziell bei Dysproteinämie und Kachexie; Verminderung der Gewebsspannung und Erhöhung des Blutdrucks; gestörte Quellungskräfte des Bindegewebes. 3. Lymphstauung infolge Verlegung größerer Lymphstämme (z.B. des Ductus thoracicus) durch malignen Tumor oder nach radikaler Entfernung von Lympdrüsen (z.B. nach Exstirpation der entzündeten Leistendrüsen). 4. „Oedema ex vacuo" in starrwandigem Hohlraum, z.B. in Gehirn und Rückenmark sowie in abgeschlossenen Bruchsäcken. *Symptome:* Verschwommene Schwellung, gespannte, glänzende, trockene, wachsbleiche oder blaßbläuliche Haut, Schwere und Gebrauchsbehinderung des Gliedes. *Formen:* 1. *Stauungsödem:* a) *allgemein* bei Herz- und Lungenleiden (cardialer Hydrops: Blaßblau und schmerzlos sowie allgemein, spez. am frühesten und stärksten an den abhängigen Teilen, also meist Füßen.) b) *örtlich* bei Lymph- oder Blutstauung durch Thrombose, Stenose, Kompression und Durchtrennung bzw. Unterbindung bei Operationen, Verletzungen usw., manchmal symmetrisch, und zwar an beiden Beinen bei Thrombose oder Stauung der unteren und an beiden Armen bei solcher der oberen Hohlvene. 2. *Hydrämisches Ödem* bei Nierenleiden (renaler Hydrops) durch vermehrten Wassergehalt des Blutes, evtl. mit sekundärem, kardialem Hydrops kombiniert: blaß bzw. blaßblau und meist zuerst an Gesicht, spez. Augenlidern. 3. *Kachektisches* bzw. *marantisches Ödem* durch Dysproteinämie bei Kachexie und Anämie durch Carcinom, Phthise, Inanition, Hunger u.a. 4. *Entzündliches Ödem* bei Entzündungen bakteriellen, toxischen, chemischen oder traumatischen Ursprungs, z.B. Osteomyelitis, Parulis, Parotitis, Karbunkel und Furunkel, Sehnenscheidenphlegmone usw. (gerötet und schmerzhaft sowie beschränkt auf die Entzündungsgegend). 5. *Neuropathisches Ödem* bei Nervenleiden: Polyneuritis und Hysterie. *Diagnose:* Fingerdruck bleibt evtl. bestehen. *Differentialdiagnose:* Myxödem, Elephantiasis, Lymphangiom, Hämatom, Lipom u.a. *Komplikationen:* Bei chronischem Ödem folgt Rissigwerden mit Neigung zu rezivierender Entzündung und schließlich mit Übergang in Pachydermie, an Schleimhaut mit Übergang in Leukoplakie, ferner spez. an Schleimhäuten Bildung von Papillomen, Fibromen, Angiomen, Carcinomen; bei Larynxödem droht Erstickung (Intubation oder Tracheotomie!). *Therapie:* Kausal; sonst Hochlagerung, elastische Einwicklung, Bäder und Heißluft, Massage (letztere aber nicht bei entzündlichem und thrombotischem Ödem!); evtl. kochsalz- und fettarme Kost. Schilddrüsenpräparate, Calcium u.a., nach Bedarf Cardiaca und Diuretica, *Cortison*.

α) *Myxödem:* ist *schleimige* (mucinöse) Gewebsdurchtränkung infolge angeborenen Mangels, Entartung, Erkrankung oder der Exstirpation der Schilddrüse, verbunden mit Intelligenz- und Wachstumsstörungen usw. („Cachexia strumipriva" s. da). Schwellung ist derber als beim Ödem und ohne bleibenden Fingerdruck; zugleich Haut blaßblau und kühl und trocken sowie Nägel rissig und Haare spärlich und dünn. *Therapie:* Schilddrüsenpräparate (verfüttert oder verpflanzt) helfen vorübergehend.

β) *Hartes traumatisches Ödem:* vgl. Spez. Chirurgie, Hand- und Fußrücken!

γ) *Quinkesches Ödem:* Plötzlich und rasch, meist innerhalb von Minuten auftretende und nach kurzer Zeit, meist in Stunden bis Tagen wieder verschwindende, blaßrote oder -blaue Schwellung an der Haut von Gesicht, spez. Augenlidern und Zunge, seltener von Geschlechtsteilen und Gliedmaßen (Händen und Füßen), gelegentlich auch an der Schleimhaut der oberen Luft- und Speisewege mit Gefahr von Glottisödem; bei Obstipation, Würmern, Inkretstörung, Nahrungsmittelallergie, Fokalinfektion, Genitalerkrankung usw.; erblich; *Differentialdiagnose:* Erysipel, Myxödem u.dgl.; *Therapie:* Kausal, z.B. bei Intestinalerkrankung Substitution mit Panzynorm, bei innersekretorischer Störung und im Klimakterium Sexualhormon; sonst Calcium, Cortisonpräparate.

g) Elephantiasis (und zwar E. nostras im Gegensatz zur E. arabum id est scriptorum s. E. graecorum, d.h. Lepra) **oder Pachydermie,** d.h. angeborene Verdickung der Haut, Unterhaut und evtl. tieferer Teile, spez. Fascie, so daß die Teile unförmig („elefantenartig") verdickt erscheinen. *Lokalisation:* Vorwiegend Beine und Genitalien (Scrotum und Penis bzw. Schamlippen), seltener Kopf, Gesicht (spez. Lider, Lippen, Ohren, Nase), Brüste, Arme (diese u.a. als Folge von Erkrankung oder Ausräumung der Achseldrüsen bei Mammacarcinom mit Lymph- und Blutstauung). *Pathologische Anatomie:* Chronischentzündliche Wucherung des Bindegewebes und Lymphgefäßerweiterung. *Formen:* Bald sulzig (E. mollis), bald schwielig (E. dura), bald mit vorwiegender Lymphgefäßerweiterung (E. lymphangiectatica). *Folgen:* Pigmentierungen, Borken, Bläschen, Krusten, Ekzeme, Rhagaden, Geschwüre, Papillome usw. *Gefahr* der rezivierenden Infekte. *Ursachen:* a) (Meist!) langdauernde und rezidivierende entzündliche Reize der Haut und Unterhaut, spez. solche durch Streptokokken, z. B. Erysipel, Phlegmone, Lymphangitis und Thrombophlebitis bzw. Phlegmasia alba dolens, chronisches Ekzem, varicöses, tuberkulöses und gummöses Geschwür, osteomyelitische, tuberkulöse und syphilitische Knochenerkrankungen, Erfrierungen usw. b) Örtliche Zirkulationsstörungen, z. B. Lymphstauung bei Trauma, spez. ausgedehntem und tiefem: stumpfer Gewalt mit Quetschung, spez. an Hand- und Fußrücken (als sog. „traumatisches hartes Ödem"), Schußverletzung, Frakturen, Gelenkentzündung, eingeheiltem Fremdkörper, ferner bei Geschwülsten oder nach Exstirpation carcinomatöser, tuberkulöser oder vereiterter Lymphdrüsen in Leiste oder Achselhöhle sowie vermehrte Lymphbildung bei Venenerweiterungen und -thrombosen (z. B. am Bein bei Thrombose der V. fem. oder bei ausgedehnten, oberflächlichen und tiefen Venen, auch u. U. nach fehlerhafter Operation oder Injektion bei Varicen), c) angeboren, z. B. bei amniotischen Schnürfurchen. d) In den Tropen endemisch, z. B. in Arabien, Indien, Centralamerika („Cochin- und Barbadosbein") usw. durch Infektion mit Filaria sanguinis hominis (*Bancrofti*) oder anderen Filarien (fingerlanger, catgutfadenartiger Wurm, durch Stechmücken übertragen, dessen Embryonen massenhaft die Lymphbahnen verstopfen und hier Lymphangitis, evtl. Abscesse, später Elephantiasis, bei Ansiedlung in der Niere Hämaturie und in den Harnwegen Chylurie, auch Chylocele bedingen; diagnostisch wichtig ist Nachweis der Mikrofilarien in Blut oder Lymphe sowie Eosinophilie). *Differentialdiagnose:* Angeborene elephantiastische Formen von Lymphangiomen, Hämangiomen und Neurofibromen: Sog. „Elephantiasis lymphangiectodes, teleangiectodes und neurofibromatosa congenita" (Entstehung und Verlauf!) und partieller Riesenwuchs (gleichzeitige Knochenvergrößerung!). *Therapie:* a) *Konservativ:* Hochlagerung, elastische Kompression (Gummibinde bzw. -strumpf), Bewegungsübungen, synkardiale Massage, Wärme (Bäder, feuchtwarme und wechselkalte Umschläge, Lichtbad, Diathermie) und evtl. Fibrolysininjektionen; daneben Hautpflege durch Bäder und Salbenverbände. b) *Chirurgisch:* Skarification und Arterienunterbindung meist erfolglos. Methode der Wahl sind massige „melonenscheibenartige" Keilexcisionen oder besser gleichzeitige Excision von langen und breiten Fascienstreifen (sog. „Fascienfenster") nach *Condoleon-Payr-de Gaetano* (s. Abb. 91). *Handley* empfahl sog. Fadendränage, d. h. Einführen von dicken Seidenfäden in ganzer Gliedlänge subcutan und evtl. auch subfascial und intraossal. Eventuell spez. bei bedrohlicher Infektion ist Gliedabsetzung angezeigt, vgl. Spez. Chirurgie, Unterschenkel!

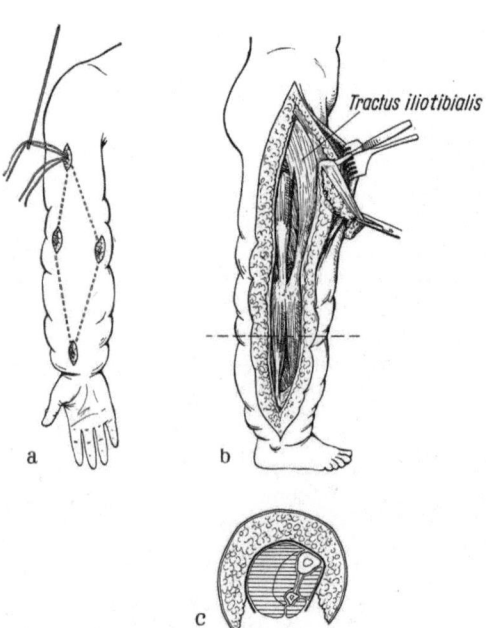

Abb. 91. *Elephantiasis:* a) Op. nach *Handley;* an Beuge- und Streckseite werden lange Seidenfäden durch das Subkutangewebe gelegt und miteinander verknüpft. b)–c): Radikalverfahren nach *Condoléon:* Exstirpation eines ausgedehnten Bezirks von Unterhautfettgewebe und Fascie

h) Erythrocyanosis crurum puellarum oder Dickhaut an den Unterschenkeln bei jungen Mädchen (vgl. Durchblutungsstörungen. S. 177).

i) Rhinophyma, d. h. Knollen-, auch Pfund- oder Weinnase, ist eine elephantiastische Verdickung der Nase bei alten Leuten, spez. Säufern auf dem Boden der Acne rosacea, beruhend auf Bindegewebshyperplasie, Blutgefäßdilation und Talgdrüsenhypertrophie bzw. -erweiterung. *Therapie:* Elektrochirurgische Abtragung und Deckung mit Thierschläppchen oder Radikalentfernung der Nasenhaut und plastischer Ersatz mittels gestieltem Lappen (aus Arm oder Stirn).

2. Muskeln

a) Mißbildungen. Regelwidrige Insertion oder Fehlen von Muskeln, z. B. M. tib. ant., M. ext. dig. comm. am Fuß; M. pect. maj. und min. bzw. von deren Teilen (dadurch Vortäuschung von Lähmungen; doch bestehen gewöhnlich auch noch anderweitige Mißbildungen!), M. trapezius (dadurch evtl. angeborener Schulterhochstand), M. serratus ant., M. quadr. fem. u. a. *Therapie:* Besserung der Funktion durch plastische Operationen (gestielte Muskelplastik, Sehnen- und Fascientransplantation).

b) Muskelatrophie. α) *Einfache Atrophie:* Bestehend in Abnahme der Muskelfasern an Zahl und Umfang, aber ohne anatomische Veränderung. *Ursachen:* Untätigkeit, Mangeldurchblutung und immobilisierende Verbände bei Entzündung und Verletzung, spez. bei Knochenbrüchen sowie Gelenkentzündungen oder Gelenkerkrankungen. *Wesen:* Teils Inaktivitäts-, teils Reflexatrophie (reflektorischer Einfluß auf die Rückenmarksvorderhörner durch vom Erkrankungsherd auf sensiblen Bahnen fortgeleitete Reize?). *Symptome:* Abmagerung und Schwäche; die elektrische Erregbarkeit ist evtl., namentlich bei nervöser Störung herabgesetzt, doch besteht keine Entartungsreaktion. *Lokalisation:* Vorwiegend Streckmuskulatur, z. B. Deltoideus (Schulter), Trizeps (Ellenbogen), Qudrizeps (Knie), Glutäen (Hüfte).

β) *Degenerative Atrophie:* Bestehend in Verfettung, Gerinnung, Verflüssigung u. dgl. *Komplikation:* Contractur (Antagonistenschrumpfung!) der Muskelfasern und evtl. deren Ersatz durch Binde- und Fettgewebe, Entartungsreaktion. *Ursachen:* Verletzung, Entzündung, Zirkulationsstörung (bei Tumoren, Vergiftungen oder Infektionskrankheiten, z. B. Typhus, Tetanus, Diphtherie, Muskelgefäße sind dabei teils gelähmt (venöse Stase), teils spastisch gedrosselt (Ischämie), Lähmung (entweder infolge peripherer Störung durch Neuritis, Nervenverletzung u. dgl. oder infolge spinaler Störung durch Erkrankung der Vorderhörner). *Folgen:* Gelenkcontracturen in Beugestellung; spez. *Ischämische Muskellähmung und -contractur* des Vorderarmes nach Ellbogenfrakturen, s. Spez. Chir.: Vorderarm.

c) Myositis ossificans vgl. Geschwülste, spez. Osteome!

d) Geschwülste und Parasiten der Muskulatur vgl. Geschwülste und parasitäre Cysten!

e) Sudecksche Weichteildystrophie. Reflexatrophische Funktionsstörung der Muskulatur und vasomotorische Dysregulation mit Ödembildung infolge vermehrter Capillardurchlässigkeit und lokaler Gewebsstoffwechselstörung (Acidose). (Siehe S. 335 ff.)

3. Sehnen und Sehnenscheiden

a) Fibröse Knötchen, z. B. in und über Fingerbeugern (auch als „schnellender" Finger, wobei das Hindernis erst durch kräftige Muskelspannung unter deutlichem Ruck überwunden wird), selten an Fingerstreckern, Trizeps, Peronei usw. *Ursache:* Fibröse Wucherung der Sehnenoberfläche, manchmal auch kleine Cysten (Sehnenganglion). *Therapie:* Spaltung der Sehnenscheide, Excision, evtl. Sehnenganglien.

b) Verknöcherung der Sehnen, spez. am Knochenansatz: nach akutem oder chronischem Trauma (Riß oder Zerrung), nachweisbar im Röntgenbild, z. B. an kurzer Fußsohlenmuskulatur („unterer Calcaneussporn"), Achilles-, Trizeps- („Olecranonsporn" und „Ellenbogenscheibe"), Quadrizepssehne bzw. Kniescheibenband, Lig. nuchae („Occiputsporn") usw.; vgl. Myositis ossificans! *Therapie:* Konservativ, Vermeidung von Druck auf diese Stellen, entlastende Einlagen usw.

c) Tendovaginitis oder Paratenonitis crepitans ist eine Synovitis sicca mit wenig Serum und viel Fibrin (ähnlich der trockenen Pleuritis) in der Gleithülle scheidenloser Sehnen. *Symptome:* Reibendes (lederartiges) Knarren bei Bewegungen (infolge Fibrinauflagerungen in der Sehnenscheide bzw. in der Sehnenumgebung, aber verschwindend bei Ruhigstellung oder bei Resorption im Laufe der Zeit), Schmerzen (bei Bewegungen), Druckempfindlichkeit, längliche Anschwellung (infolge entzündlicher Infiltration der Umgebung). *Differentialdiagnose:* Knarren bei Frakturen und Gelenkerkrankungen (Auslösung sowie Lokalisation durch Sehnenbewegung!). *Ursachen:* Überanstrengung oder Sehnenzerrung. Daher *Gefahr* des Rezidivs. *Lokalisation:* Meist an Vorderarm und Hand (s. da), und zwar an Daumenstreckern bei Wäscherinnen (Wäsche auswinden!) und Zimmerleuten (Bohren!)

oder an Hand- und Fingerstreckern bei Schmieden und Schlossern (Prellschläge!), Tischlern, Schneeschauflern, Trommlern, Klavierspielern, Fechtern usw., ferner am Oberschenkel, spez. am Quadrizeps und vor allem am Unterschenkel, spez. an Peronei und Tibialis bei Sportruderern, Schnittern, Fußtouristen, Soldaten sowie an Achillessehne oder am Fußrücken bei Ballettänzerinnen usw. *Therapie:* Ruhigstellung, Gipsschiene, mindestens 8 Tage sowie Jodtinkturpinselung, Hyaluronidase und Cortison; später Bäder, Kurzwellenbehandlung, Heißluft und Massage; noch längere Zeit Schonung und Wickelung; evtl. Novocain-Injektion.

Tendovaginitis *chronica fibrosa bzw.* **deformans stenosans (de Quervain 1895).** *Wesen:* Sehnenscheidenstenose mit schwieliger Verdickung durch fibröse Wucherung, evtl. mit Faserknorpelbildung. *Lokalisation:* Meist Sehnen der Strecker und Abspreizer des Daumens (M. ext. pollicis brevis und abd. pollicis longus im Bereich des unteren Speichenendes bzw. Speichengriffelfortsatzes), evtl. verbunden mit Knochenhautentzündung: Sog. *Periostitis oder Styloiditis radii;* seltener Strecker der übrigen Finger und Hand, Beuger in der Gegend des Finger- bzw. Daumengrundgelenks (hier evtl. mit dem Symptom des schnellenden Fingers) und Peronei sowie Fuß- und Zehenstrecker; manchmal multipel, spez. symmetrisch. *Symptome:* Ausstrahlende Schmerzen, Funktionsstörung, Druckempfindlichkeit und derbe Schwellung, evtl. Periostverdickung. *Vorkommen:* Häufiger, bevorzugt sind Frauen, namentlich ältere, z.B. Hausfrauen, Dienstmädchen, Wäscherinnen und Köchinnen. *Ursache:* In Verbindung mit Styloiditis radii als Teilerscheinung eines Cervicalsyndromes infolge Osteochondrose der Halswirbelsäule, Überanstrengung beim Waschen, Bürsten, Holzhacken, Klavierspielen, Schreiben usw. *Verlauf:* Chronisch über Wochen bis Monate. *Prognose:* Hartnäckig, auch rückfällig. *Therapie:* Schonung unter Aussetzen der schädigenden Tätigkeit für einige Wochen. Massage der Nackenweichteile, Extensionsbehandlung der HWS, zu versuchen ist Novocaininfiltration und Cortisoninjektion lokal; schließlich Operation: Incision oder besser Excision des durch die chronische Verschwielung verdickten und verengerten Sehnenscheidenfachs in Form eines etwa $1/2$ cm breiten und mindestens 2 cm langen Streifens unter Spaltung des Handgelenkquerbands, aber unter Schonung der Gefäße und Nerven, spez. des N. rad. R. superfic., jedoch unter Durchtrennung der von diesem abgehenden Gelenknervchen, wodurch die eigentliche Entschmerzung erreicht wird.

d) Hydrops ist seröser oder serofibrinöser Erguß, evtl. mit Reiskörperchen; auch als chronischer Hydrops (sog. „Sehnenscheidenhygrom"), oft, spez. (aber nicht immer) bei Tuberkulose, verbunden mit Reiskörperchen oder mit Lipoma arborescens; ein solcher ist oft tuberkulös; meist an der Hand (s. da); sonst gibt es auch bei anderen, spez. traumatischen, luetischen, gonorrhoischen und rheumatischen Erkrankungen Sehnenscheidenhygrome, manchmal multiple, auch symmetrische. *Therapie:* Radikalexstirpation, evtl. tuberkulostatische Prophylaxe.

e) Ganglion (Überbein) ist traumatische Degenerationscyste, z.B. bisweilen in der Gegend des Metakarpophalangealgelenks an der Beugesehnenscheide oder andernorts, z.B. in der Gegend des Handgelenks an der Beuge- oder vor allem Strecksehnenscheide, falls hier nicht (wie in der Regel) am Gelenk; evtl. Neuralgie durch Druck auf Fingernerven; vgl. Ganglion und Spez. Chirurgie, Hand und Finger!

f) Tendovaginitis urica mit Uratablagerungen bei Gicht vgl. Arthitis urica!

g) Sehnenverkürzungen oder -verlängerungen. *Ursache:* Kontrakturen der Nachbargelenke oder Lähmungen der zugehörigen Muskeln (Poliomyelitis).

Therapie: α) *Tenotomie* (Sehnendurchschneidung) bei verkürzten Muskeln subcutan oder offen. *Subcutanes Verfahren* (nach *Dieffenbach*) heute nur noch selten als Myotenotomie an den Abduktoren geübt, im übrigen durch Sehnenverlängerungsoperationen ersetzt.

Offenes Verfahren: Mit schichtweiser Durchtrennung der freigelegten Sehne von außen nach innen hat den Vorteil, daß Nebenverletzungen vermieden werden; z.B. Tenotomie des Sternocleido-mastoideus wegen caput obstipum. *Nachteil:* Der Muskel wird meist nur kurze Zeit außer Funktion gesetzt. Nach Ausfüllung des Defektes durch Narbengewebe stellt sich die Kontraktur häufig in verstärktem Maße wieder ein.

β) *Sehnenverlängerung* Bei starken Schrumpfungen an Stelle der Tenotomie und an den mit Sehnenscheiden versehenen Sehnenabschnitten, an denen die Durchschneidung wegen ausbleibender Wiedervereinigung verboten ist; an großen Sehnen (Triceps surae, quadriceps femoris) durch mehrfache seitliche Einkerbungen der freigelegten Sehne und gewaltsamer Dehnung, durch treppenförmige Spaltung (*v. Hacker*).

γ) *Sehnenverkürzung:* Bei paralytischen Kontrakturen an den vollständig oder unvollständig gelähmten Muskeln, bei paralytischem Schlottergelenk durch Faltung oder Raffung der Sehne.

δ) *Sehnenverlagerung oder Überpflanzung:* Bei paralytischen Kontrakturen (z. B. paralytischem Klumpfuß mit Durchtrennung der gelähmten Peronei und Vereinigung von deren peripheren Enden mit einem Längslappen der funktionstüchtigen Achillessehne, bei paralytischem Plattfuß durch Überpflanzung der gelähmten Tibialis-Anticussehne auf den nicht gelähmten Extensor hallucis longus, bei Quadricepslähmung durch Umpflanzung der Beugemuskeln an die Patella, bei Radialislähmung durch Überpflanzung des Flexor carpi radialis und ulnaris auf die dorsal gelegenen Extensoren); meist also in Verbindung mit Sehnenverlängerungen oder -verkürzungen; Befestigung der Sehnen muß unter starker Spannung erfolgen. Einheilung wird durch Gipsverbände in Überkorrektur für die Dauer von 4–5 Wochen ermöglicht.

4. Schleimbeutel

a) Bursitis chronica s. Hygrom (d. h. Wassergeschwulst) ist chronische Entzündung des Schleimbeutels mit vermehrtem Inhalt in Form einer Flüssigkeitsansammlung. *Pathologische Anatomie: Inhalt* teils dickflüssig: Gelatinös-kolloid, teils dünnflüssig: Serös, evtl. blutig (infolge von Blutung in den Hohlraum); *Sackwand:* Meist mit Zotten bis Balken, so daß ein mannigfaltiges Gewirr von warzen-, zotten- und balkenartigen Erhebungen und von dellen-, nischen-, divertikel- und handschuhfingerartigen Vertiefungen entsteht, evtl. mit freien Körpern (teils entzündlich-produktiv infolge entzündlicher Veränderung mit Wucherung und Fibrinniederschlägen: ,,Bursitis proliferans", z. B. an Bursa praepatellaris olecrani u. a.; teils degenerativ infolge flüssiger Umwandlung des entzündlichschrumpfenden Gewebes im Sinne der Koagulationsnekrose: ,,Bursitis destruens", z. B. an Bursa subacromialis, subachillea usw.); evtl. verkalkend, und zwar im Schleimbeutel oder im Nachbargewebe, z. B. Sehne oder kombiniert, dann meist übergreifend (,,Bursitis bzw. Peritendinitis calcarea"), spez. an Schulter: Sog. ,,Periarthritis humero-scapularis calcarea" (zum Unterschied von der ,,p. h. s. Duplay") (s. Spez. Chirurgie, ,,Schulter"), sonst an Ellenbogen, Knie u. a. (Röntgenbild). *Symptome:* Cystische Geschwulst, typisch lokalisiert und gestaltet, halbkugelig, schmerzlos, umschrieben, in der Tiefe sich verlierend, wenig beweglich, prall-elastisch, meist fluktuierend, evtl. mit Knirschen; evtl. dabei ausstrahlende Schmerzen, Stauung und Funktionsstörungen; bisweilen Konkrementbildung: Sog. ,,Bursolithen", spez. in der Bursa subdeltoidea und subacromialis (Röntgenbild!), aber auch sonst, z. B. an Bursa semimembranosa u. a. *Neigung zu Rezidiv! Komplikation:* Blutung und Infektion. *Ursachen:* Einmalige oder meist fortgesetzte mechanische Reize sowie Blutergüsse usw. *Lokalisation:* An angeborenen oder erworbenen Schleimbeuteln (letztere, die sog. ,,atypischen, inkonstanten akzidentellen oder supernumerären Schleimbeutel" entstehen wie erstere, wo Haut, Fascien, Muskeln oder Sehnen über Knochen einem Druck oder gegenseitiger Verschiebung ausgesetzt sind): Meist am Knie, und zwar präpatellar als sog. ,,Bursitis praepatellaris" bei Hausmädchen, Scheuerfrauen oder Parkettlegern infolge Rutschens (,,Hausmädchenknie"), seltener in der Kniekehle, ferner an Tuberositas tibiae bei Betern infolge Kniens, an Ellenbogen bei Bergarbeitern u. a., an Schulter bei Lasten- oder Gewehrträgern, an Hüfte und Knie infolge Distorsion mit Bluterguß, an äußerem Fußrand bei Klumpfuß, an Innenseite des 1. Metarsusköpfchens bei Hallux valgus, an Trochanteren bei Schneidern oder infolge des sog. ,,Türkensitzes", ferner über deformgeheilten Knochenbrüchen und über Exostosen (,,Exostosis bursata", s. da). *Unfallzusammenhang* ist bei traumatischer Entstehung mit Bluterguß gegeben. *Differentialdiagnose:* Gonorrhoe, Rheuma, Tuberkulose und Syphilis (Multiplizität, auch Doppelseitigkeit!) sowie Tumor, z. B. Lipom, Myxom, Sarkom u. a. (rasches Wachstum, infiltrierende Ausdehnung, Metastasen!), Senkungsabsceß oder Drüsenabsceß (Punktion!), Arthritis, Ganglion und Aneurysma (z. B. in der Kniekehle). *Therapie:* Ruhe, Kompressionsverband, Bäder und Heißluft, Jodtinkturpinselung oder feuchter Umschlag sowie Diathermie und Röntgenbestrahlung, diese auch bei Bursitis calcarea; *bei großem Erguß:* Eventuell Punktion und Injektion von Clauden, Dondren mit nachfolgender Kompression nebst elastischer Wicklung, evtl. über Schwammgummi; Methode der Wahl, spez. bei stark veränderter Wand ist die Exstirpation; evtl. mit kurzfristiger Dränage bei infizierter Bursa.

b) Schleimbeutelgeschwülste: Sarkome, Myxome, Endotheliome, Xanthome u. a.

5. Blut- und Lymphgefäße
(Ausschließlich periphere Durchblutungsstörungen vgl. S. 165)

a) Arteriosklerose oder Atherosklerose. *Pathologische Anatomie:* Degenerationsprozeß bestehend in Wucherung und fettiger Entartung der Intima mit atheromatösen Herden, Geschwüren, fibröser Verhärtung und Verkalkung; Media teilweise, Adventitia wenig beteiligt. *Ursachen:* Funktionelle Überanstrengung infolge Blutdrucksteigerung, besonders frühzeitig und stark unter Einwirkung von Giften (Alkohol, Tabak, Blei u. a.), Infektionskrankheiten (Syphilis), Stoffwechselanomalien (Gicht und Diabetes), körperlichen und geistigen Anstrengungen, Kälte u. a. Unfallzusammenhang ist in der Regel nicht anzuerkennen, höchstens im Sinne der Verschlimmerung möglich, spez. bei Ruptur, dies aber nicht durch einfache Anstrengung. *Vorkommen:* Bei älteren Leuten, spez. Männern; seltener vor dem 40.–50. Jahr. *Symptome:* Sichtbare Arterien (Schläfen-, Pulsschlagader usw.) hart und geschlängelt; das Röntgenbild zeigt evtl. die sklerotischen Arterien mit Kalkplättcheneinlagerung in Form charakteristisch geschlängelter, band- oder perlschnurartiger Schatten; freipräpariert gelblichweiß und höckrig, auf dem Durchschnitt stark konzentrisch verengt. *Folgen:* 1. Zirkulationsstörungen mit Funktionsschwäche, z. B. am Bein als sog. „intermittierendes Hinken" („Claudicatio intermittens"). 2. Gefäßverschluß infolge Obliteration oder Thromboembolie, dadurch Altersbrand der Finger und Zehen oder embolische Nekrose größerer Gliederteile. 3. Gefäßruptur, z. B. am Gehirn als Apoplexie. 4. Aneurysma, spez. in Kniekehle, Achselhöhle usw. (s. da). 5. Thrombose. *Therapie:* Schonung, Diät unter Vermeidung von Alkohol und Nicotin, Chemotherapie bei entzündlichen Komplikationen, evtl. Sympathektomie, synkardiale Massage, vasoaktive Stoffe (Padutin, Ronicol, Progressin, Niconacid u. a.).

Syphilitische Blutgefäßveränderungen bestehen in Wucherung und Zellinfiltration der Arterienhäute mit Neigung zur Obliteration: Sog. „Endarteriitis syph. obliterans"; im Gegensatz zu arteriosklerotischen Blutgefäßveränderungen sind die syphilitischen: 1. bei jüngeren Leuten, 2. an kleineren Gefäßen, spez. an den cerebralen Endästen der Carotis int., z. B. an der A. fossae Sylvii, basilaris, vertebralis, 3. mit starker Adventitiawucherung sowie ohne Verfettung und Verkalkung.

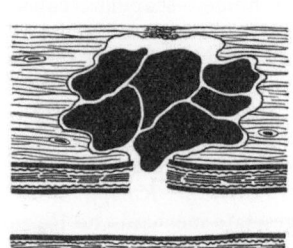

Abb. 92. *Aneurysma spurium:* Blutaustritt infolge Zerstörung aller Wandschichten in das umgebende Gewebe.

b) Aneurysma: ist umschriebene Arterienerweiterung. Man unterscheidet:

A. *Falsches A. (A. spurium s. traumaticum)* (s. Abb. 92). Arterielles (pulsierendes) Hämatom nach Verletzung der Arterienwand entweder (meist) durch *perforierende* Verletzung, z. B. Stich, Schuß, Hieb oder (seltener) durch *subcutane* Verletzung, z. B. Quetschung oder Zerreißung, auch durch mattes Geschoß (u. a. an der A. temporalis bei Schlag gegen die Schläfe, am oberflächlichen Hohlhandbogen bei Fall auf die Hand), auch bei Fraktur oder Luxation; die Sackwand wird gebildet nicht von der Arterienwand, sondern von dem ins Gewebe ergossenen und thrombosierten Blut und besteht aus Bindegewebe ohne Endothelauskleidung, da das falsche A. aus einem durch scharfe oder stumpfe Verletzung der Gefäßwand entstandenen Hämatom unter Abkapselung gegen die Umgebung hervorgeht; mit der Umgebung (Nerven, Muskeln) innig verwachsen und daher nicht auslösbar. *Therapie:* Frühoperation, da sich das A. weiter in die Umgebung einwühlt und destruktiv wirkt.

B. *Wahres A. (A. verum).* Arterienerweiterung durch Wanderkrankung; man unterscheidet hier wiederum:

a) Einfaches arterielles A. (A. arteriate): Arterienwanderweiterung.

b) Arterio-venöses A. (A. arterio-venosum s. A. per anastomosin): Desgl. mit Verbindung zwischen Arterie und Vene.

I. A. arteriale (s. Abb. 92–95)

Entstehung und Formen: 1. *A. congenitale:* Angeboren; an Bauchaorta, Ductus Botalli und vereinzelt an kleineren Gefäßen. 2. *A. spontaneum* (am häufigsten!); a) *als Dehnungsaneurysma* (s. Abb. 93): Nach Arteriosklerose, Lues, Entzündung, traumatischer Vernarbung; diffusspindelig, cylindrisch oder rankenförmig; b) *als Rupturaneurysma* bei plötzlich erhöhtem Blutdruck infolge körperlicher Anstrengung oder psychischer Alteration; cirumscript, und zwar sackartig. *3. A. dissceans* (s. Abb. 95): Mit Blutergießung zwischen den Gefäßwandschichten, und zwar entweder (nach Einreißen der erkrankten Intima) zwischen Intima und Media oder zwischen Media und Adventitia; vorkommend spez. an Aorta (dort meist am Aortenbogen beginnend und bis in die thoracale und abdominale Aorta hineinreichend), und Hirnarterien. *4. A. herniosum traumaticum*: Nach Quetschung oder Riß (als A. herniosum traum. verum im Gegensatz zu dem häufigeren A. traum. spurium). *5. A. herniosum per arrosionem* (s. Abb. 94) in eitrigen oder tuberkulösen Abscessen infolge entzündlicher Infiltration und Nekrose der Gefäßwand, auch am Amputationsstumpf. *6. A. embolicum s. mycoticum* (s. Abb. 95): durch Infektion der Intima infolge bakterienhaltigen Embolus. *Lokalisation:* Meist Aorta thoracica hier auch als A. dissecans, dann A. popl. und fem., ferner Aorta abdominalis, A. carotis, subclavia, axillaris, ilica, Hirn- und Lungenarterien (an letzteren sind kleine Aneurysmen recht häufig), selten Vorderarm- und Unterschenkelarterien. *Vorkommen:* Meist im 30. bis 50. Jahr. Männer sind bevorzugt. *Verlauf und Prognose:* Langsam (außer bei mykotisch-embolischem A.); unterbrochen durch Thrombenbildung und entzündliche Wandverdickung, aber ständig fortschreitend, evtl. bis zur Ruptur; nur selten erfolgt bei kleinen Aneurysmen Spontanheilung durch Thrombose und bindegewebige Organisation. *Symptome:* Im Beginn nicht erkennbar; später Tumor sicht- und fühlbar mit Pulsation (und zwar im Gegensatz zu der bloß „mitgeteilten" besteht hier sog. „Eigen- oder expansive Pulsation", wobei die aufgelegten Finger des Untersuchers nicht nur gehoben, sondern auch auseinandergetrieben werden) sowie mit stoßweisem Schwirren und blasendem Geräusch (mit dem Puls synchron, auf Kompression des Tumors oder der zuführenden Arterie verschwindend); Puls auf der kranken Seite schwächer und verspätet; Röntgenbild (Schatten). *Komplikationen:* 1. Druckerscheinungen auf Nerven (Neuralgien, manchmal auch Sensibilitätsstörungen und Lähmungen), Venen (Stauung), Weichteile und Knochen (letztere werden usuriert durch den ständigen Wellenanschlag „wie der Stein vom ständig auffallenden Tropfen", z. B. bei Aortenaneurysma Brustbein, Rippen oder Wirbelkörper). 2. Thromboembolie mit nachfolgender Ernährungsstörung, ischämischer Contractur oder Nekrose („embolischer Brand der Glieder"). 3. Ruptur mit innerlicher oder äußerlicher Verblutung, z. B. in Perikard, Brusthöhle, Gehirn, durch die Haut nach außen, bisweilen in Vene („sekundäres arteriovenöses A.").

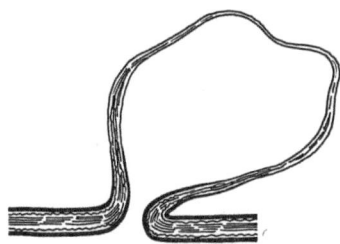

Abb. 93. Dehnungsaneurysma (alle Wandschichten sind beteiligt)

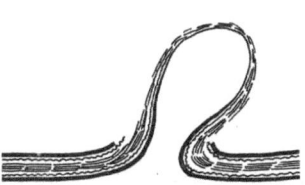
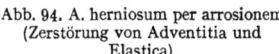
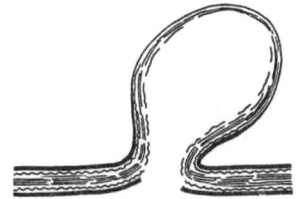

Abb. 94. A. herniosum per arrosionem (Zerstörung von Adventitia und Elastica)

Abb. 95. A. mycoticum (Zerstörung von Muscularis, Elastica und Intima); auch das A. dissecans entsteht auf diesem Wege

II. A. arterio-vensum (s. per anastomosin, nach Hunter)
(s. Abb. 96)

Formen: Man unterscheidet 3 Formen: α) *Venöser Sack* durch Ausbuchtung der Venenwand: „*Varix aneurysmaticus*"; meist traumatisch infolge gleichzeitiger Verletzung von Arterie und Vene an gegenüberliegender Stelle oder seltener spontan infolge Durchbruchs einer (atheromatös, luetisch oder dgl.) veränderten Arterie in die Vene (gelegentlich). β) *Falscher oder intermediärer Sack* aus den Resten des Blutergusses zwischen Arterie und Vene bei deren gleichzeitiger Verletzung: „*A. varicosum*" (am häufigsten!). γ) *Arterieller Sack* eines wahren Aneurysma, welches in die Vene durchgebrochen ist: „*A. arteriovenosum secundarium*" (selten!). δ) *A. cirsoides* (Rankenneurysma) entsteht aus mehrfachen a–v-Verbindungen im Kapillargebiet, vorwiegend im Gesicht, Finger, Hand junger Leute, wahrscheinlich aus abnormen Erweiterungen der arteriovenösen Anastomosen

(*Sucquet, Clara*). *Ursachen:* Stichverletzung (durch Waffe, Glassplitter, Punktionsnadel oder früher auch durch Aderlaßlanzette), Schnitt-, Hieb- oder Schußverletzung, manchmal auch stumpfes Trauma mit Ruptur sowie Gefäßerkrankung (spez. an A. carotis int.).
Lokalisation (in abnehmender Häufigkeit): A. brach., fem., popl., carotis, temp., subcl., ax., Aorta thor. und abd., A. carotis int. (am Sinus cav.).

Symptome (bedingt durch Einströmen des Arterienblutes in die Vene): Wie bei A. arteriale pulsierender Tumor, auf Kompression verschwindend, aber dabei: *Wirbelbewegung* als sausendes Geräusch hör- und als Schwirren fühlbar, und zwar am *deutlichsten über der Kommunikation, ununterbrochen und centripetal fortgeleitet; Pulsation* nicht nur im Sack, sondern auch peripher und central in der Vene fortgeleitet; *Stauung und Venenerweiterung* mit elephantistischer Wucherung, Muskelatrophie, Gelenkkontraktur, Ernährungs- und Funktionsstörung, vereinzelt Nekrose.
Komplikation: Embolie.

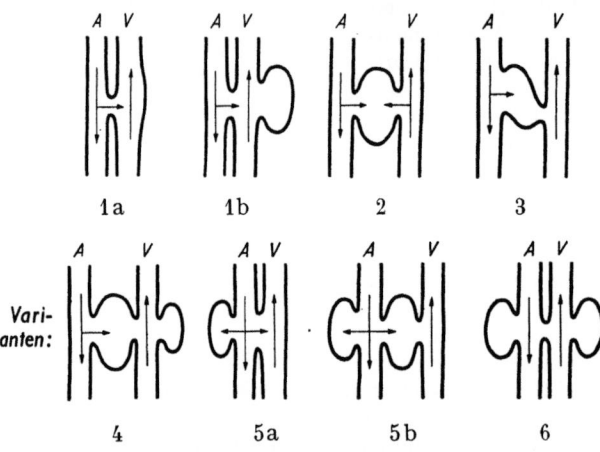

Abb. 96. Hauptformen des arterio-venösen Aneurysmas nach *Lexer-Rehn:* 1 Arterio-venöse Fistel (a). Arterio-venöse Aneurysma mit venösem Sack, Varix aneurysmaritus (b). 2 Art.-ven. A. mit falschem Zwischensack, Aneurysma varicosum. 3 Art. ven. A. mit arteriellem Sack, sekundäres art.-ven. An. 4 Art.-ven. A. mit falschem Sack und Varix an der Außenseite der Vene (die Arterie war einfach, die Vene doppelt verletzt worden). 5 Art.-ven. A. mit unmittelbarer Verbindung (bei a) oder mit einem falschen Zwischensack (bei b) und mit einem falschen arteriellen An. (Die Vene war einfach, die Arterie doppelt verletzt worden) 6 Art.-ven. Fistel mit gegenüberliegenden Säcken (nach doppelter Verletzung beider Gefäße)

Zu a) und β): *Differentialdiagnose:* Akute und chronische Abscesse (evtl. Fieber und örtliche Entzündungserscheinungen u.a.; doch kommen solche auch bei Aneurysma gelegentlich vor, namentlich bei Infektion) sowie Tumoren (Pulsation fehlend oder nur mitgeteilt, daher nur in einer Richtung; keine Geräusche); schwierig zu unterscheiden sind evtl. pulsierende Sarkome und Angiome, spez. rankenförmige (s. da). Das arterio-venöse A. ist gegenüber dem arteriellen ausgezeichnet durch geringeren Tumor, stärkeres Geräusch von bestimmter Beschaffenheit (s. o.) und Stauungserscheinungen. Abdrücken der a-v-Fistel durch Fingerdruck ruft Pulsverlangsamung und Verkleinerung der Herzfigur im Durchleuchtungsbild hervor (infolge Unterbrechung des Kurzschlusses). Bei rein arteriellen A. ist dieses Phänomen nicht auslösbar.

Diagnose: Unter anderem Probepunktion und Arteriographie (die Symptome des A. können mehr oder weniger fehlen oder sie können umgekehrt auch bei anderen Leiden vorkommen!). *Unfallzusammenhang* ist nur anzuerkennen bei entsprechend starkem und lokalem Unfall und bei allmählicher Entstehung im Anschluß an den Unfall; das typische Aortenneurysma ist fast immer luetischer Natur, dagegen traumatischer nur ganz ausnahmsweise, höchstens bei starker Brustquetschung oder Verheben (selten); Voraussetzung für den Unfallzusammenhang ist das Vorhandensein von Brückensymptomen; dagegen ist für ein großes Aneurysma bald nach dem Unfall der Unfallzusammenhang unwahrscheinlich; auch Verschlimmerung, spez. Platzen ist nur ausnahmsweise auf Unfall zurückzuführen, wobei ähnliche Voraussetzungen verlangt werden müssen; auch für periphere Aneurysmen (z.B. an A. temporalis) ist die traumatische Entstehung nicht immer gegeben.

Komplikationen: Blutung, Infektion, Thrombo-Embolie, Kompression an Nachbarorganen.

Prognose: Spontanheilung (durch Thrombose) ist bei ausgebildetem A. sehr selten, am ehesten bei frischer Gefäßverletzung oder bei pulsierendem Hämatom.

Prophylaxe: Bei Gefäßverletzung empfiehlt sich Freilegen mit Unterbindung oder Gefäßnaht bzw. Transplantation an den gefährdeten Gefäßabschnitten (vgl. Abb. 55, 56).

Therapie: a) Bei Gliednekrose *Amputation.* Vor jeder erhaltenden oder wiederherstellenden Operation ist die Ausbildung des Kollateralkreislaufes zu prüfen durch folgende Tests:

a) Oscillometertest (Pachon). Ein empfindliches Oscillometer proximal und distal vom Aneurysma angelegt, läßt Rückschlüsse über die periphere Blutversorgung bzw. die Ausbildung der Collateralen zu.

b) Hautrötungstest (Moskowicz): Auswickeln der gesamten Extremität; Compression der fraglichen Arterie, welche auch nach Entfernung der elastischen Bandage belassen wird; Beobachten der Wiederkehr der Hautrötung in der Peripherie (je rascher diese stattfindet, desto besser ist die kollaterale Versorgung); danach Loslassen der Fingerkompression — es folgt ein sekundärer, noch intensiverer Rötungseffekt. (Je geringer dieser ausgeprägt ist, desto geringer ist der Unterschied zwischen der Versorgung durch das Hauptgefäß und die Collateralen). Bleibt die Blässe minutenlang nach Öffnen bestehen, so fehlen Collateralen.

c) Henle-Lexer-Coenensches Zeichen (nur intraoperativ verwertbar): Pulsierender Blutstrom aus dem distalen Ende einer durchtrennten Arterie spricht für gute Collateralversorgung.

d) Tuffier-Hallionsches Zeichen: Fingerkompression des Arterienstammes, zusätzlich venöse Staubinde distal davon; kommt eine ersichtliche venöse Stauung zustande, so führen die Collateralen genügend Blut in die Peripherie. Immer, wenn ausreichender Collateralkreislauf nachweisbar ist, sollte mit der Operation nicht gezögert werden.

b) Die Methode der Wahl ist sonst (unter künstlicher Blutleere; an Kopf, Hals und Rumpf unter Digitalkompression; evtl. nach vorbereitender Drosselung der zuführenden Arterien zwecks Förderung des Kollateralkreislaufs) *Exstirpation des Aneurysmasacks mit doppelter Ligatur der Arterie* oberhalb und unterhalb sowie sämtlicher seitlicher Sackäste (*Philagrius*), und zwar wenigstens für solche Arterien, welche ohne Gefahr der Gliednekrose unterbunden werden können, vgl. Abb. 55, 56.

c) Oder wenn möglich, d.h. bei fehlender Infektion und bei großen Arterien (z.B. an Hals, Oberarm und Oberschenkel, Aortenbifurkation, spez. bei ungenügendem Kollateralkreislauf *Gefäßnaht* oder freie *Gefäßtransplantation* mit Vene oder unter Verwendung eines Konserventransplantates (vgl. Abb. 96d) oder einer alloplastischen Prothese (Dacron, Teflon).

d) Bei Unmöglichkeit der Exstirpation (Gefäßnaht oder Transplantation) kommt in Betracht *Spaltung und Ausräumung des Sacks nach Unterbindung oberhalb und unterhalb* (*Antyllus*) oder

e) unter Ligatur vom Sackinneren aus (*Kikuzi*).

f) Die alleinige Unterbindung oberhalb (*Hunter*) oder

g) unterhalb, in letzterem Fall also bei der austretenden Schlagader (*Brasdor* und *Wardrop*) ist als unsicher erstere auch als bedenklich (Gliednekrose!) verlassen, höchstens ausnahmsweise anzuwenden, z.B. bei A. arteriovenosum an der A. carotis mit pulsierendem Exophthalmus; die alleinige Unterbindung unterhalb kommt in Frage nur, wenn die Ligatur oberhalb nicht möglich ist, also bei A. aorta, anonyma, subclavia und carotis com.; besser ist die Unterbindung ober- und unterhalb, aber diese auch nicht sicher (Seitenäste bleiben ununterbunden!).

h) Bei erschwerter Sackentfernung ist auch anwendbar, allerdings nicht sicher betr. Rezidiv und nicht unbedenklich betr. Gliednekrose die Aneurysmorrhaphie (*Matas*): (vgl. Abb. 96a, b) Sack wird eröffnet, alle Gefäßöffnungen von innen vernäht und der Sack durch Raffnähte eingestülpt.

i) Ist die Ligatur oberhalb zu gefährlich, so kann auch die allmähliche Drosselung des Aneurysmasacks oder der zuführenden Arterie durch allmähliche Schrumpfung eines Fascienmantels erwogen werden, z.B. an A. carotis com., Aorta, iliaca com., lienalis.

k) Durch Einführung von mehreren Metern dünnen, geflochtenen Suturdrahtes in den Sack wird das A. durch Thrombosierung und Elektrokoagulation verödet (*Moore, Blakemore* vgl. Abb. 96c).

l) Das *A. dissecans* kann kausal nur durch Nahtvereinigung der gespaltenen Intimablätter behandelt werden. Freilegung des Aortenbogens meist erforderlich!

m) Das *A. cirsoides* wird elektrochirurgisch entfernt. Injektionstherapie ist nicht zu empfehlen.

Bester Zeitpunkt der Operation traumatischer Aneurysmen ist mit Rücksicht auf Ablauf der Infektion und Ausbildung des Kollateralkreislaufs in der Regel gegeben nach etwa 2 Monaten, evtl. schon nach 3—6 Wochen; dagegen muß u.a. bei Größenzunahme, Druckerscheinungen auf Nerven oder dgl., Ernährungsstörungen, Blutung, Infektion oder dgl. schon früher und keinesfalls zu spät operiert werden, wobei man durch Digital-

oder andere Kompression oberhalb die Ausbildung des Kollateralkreislaufs befördert; bei kleinen Gefäßen kann jederzeit operiert werden, ebenso wie bei Fehlen des peripheren Pulses.

Bei *Aneurysma arterio-venosum* ist Spontanheilung durch Thrombosierung in frischen Fällen möglich; sonst ist auch hier die Operation angezeigt, und zwar nicht zu spät wegen der sonst auftretenden bedeutenden Venenerweiterungen, welche die Operation erschwe-

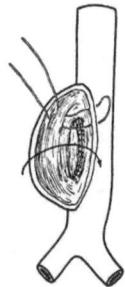 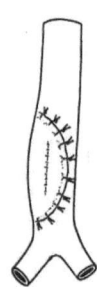 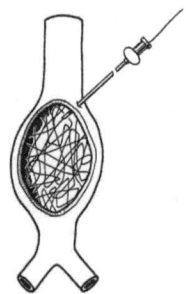 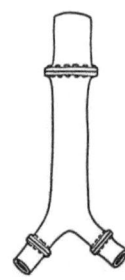

Abb. 96a. *Aneurysma der Bauchaorta:* Aneurysmorrhaphie

Abb. 96b. Aneurysmorrhaphie beendet

Abb. 96c. Drahtung nach *Blakemore* (galvanische Erhitzung)

Abb. 96d. Resektion – Implantation eines homoioplastischen Konserven- oder alloplastischen Kunststoff-(Teflon)-transplantates.

ren; auch besteht Emboliegefahr und Herzmuskelversagen; die Operation ist die gleiche wie bei A. art., nur ist das arterielle und venöse Bett zu trennen, also Arterie und Vene isoliert zu vernähen; die zentrale Unterbindung allein ist hier nicht statthaft (außer an A. carotis com. bzw. int.).

c) **Varizen, Krampfadern** (vgl. S. 183). Varizen oder Krampfadern, auch Phlebektasien und (bei Solitärknoten) *Varix* genannt, sind mehr oder weniger diffuse *Venenerweiterungen*. *Ursachen:* Teils Steigerung des Blutdruckes, z.B. vermehrtes Blutangebot durch Arteriendilatation (Vasomotorenschwäche), mangelnde Bewegung (vor allem langes Stehen), mangelnde Atemtätigkeit (zu geringe Saugfähigkeit des Thorax), Erschwerung des Abflusses, teils angeborene oder erworbene Widerstandsschwäche der Venenwand und am Bein auch Insuffizienz der Venenklappen (in welch letzterem Fall der Druck der ganzen Blutsäule vom rechten Herzen herab bis zum Fuß auf der Gefäßwand lastet); eine erhebliche Rolle spielt dabei die Konstitution im Sinne von Bindegewebsschwäche, hormonal-hypophysäre Faktoren (Menstruations- und Schwangerschaftsvarizen). *Pathologische Anatomie:* Venenwand z.T. unter Schwund der muskulären und elastischen Elemente infolge Bindegewebswucherung *verdickt* oder infolge Atrophie *verdünnt;* oft *mit der Umgebung verwachsen* durch chronische Entzündung des perivaskulären Gewebes; infolge Blutstromverlangsamung und Intimawucherung *Thromben* und durch deren Verkalkung *Venensteine (Phlebolithen). Formen:* Unter anderem kavernöses Hämangiom, *1. After* (im Gebiet der Hämorrhoidalvenen und ihres Plexus als „Hämorrhoiden"; spez. bei chronischer Stuhlverstopfung oder Pfortaderstauung). *2. Samenstrang* (im Gebiet des Plexus pampiniformis als „*Varicocele*"). *3. Ober- und spez. Unterschenkel* (im Gebiet der V. saphena magna und parva als „*Unterschenkelvarizen*", spez. bei Leuten, welche viel stehen und bei Frauen nach mehreren Geburten [„Kindsadern"], ferner bei Beckentumoren usw.), dagegen selten *Arme* (hier fast nur bei Tumor, Spasmus, Thrombose oder Aneurysma arteriovenosum der V. ax. und subcl.). Schließlich *4. Bauchdecken um den Nabel* (als „*Caput medusae*") bei Pfortaderthrombose oder Lebercirrhose), *Brusthaut* (bei Mediastinaltumor, V. Cavasyndrom). *Folgen:* Zirkulations- und Ernährungsstörungen; spez. am Unterschenkel: Hautatrophie Ekzem, Ulcus cruris, Thrombophlebitis, Ödem, Elephantiasis (sog. „variköser Symptomenkomplex"); ferner bei tieferen Venenerweiterungen: Funktionsschwäche, Atrophie (Muskeln, Hoden), Krämpfe (daher „Krampfadern"), neuralgische Schmerzen (Beine, Hoden). *Gefahren: Infektion, Thromboembolie* und (evtl., aber selten tödliche) *Blutung* nach außen, z.B. am Unterschenkel und After (daher „Hämorrhoiden", d.h. Blutfluß) oder in Speiseröhre, Gehirn usw. *Therapie:* Hochlagerung und Kompression, am Hoden Suspensorium; evtl. Einspritzung mit 20–40% Natriumsalicylat, Chininsalz, Quecksilberbijodid oder Operation (vgl. Varizen, Varicocele, Hämorrhoiden, Oesophagusvarizen); sonst kausale Therapie (z.B. bei Tumor oder Spasmus).

Genuine diffuse Phlebektasie und Phlebarteriektasie. Den Blutgefäßerweiterungen und -geschwülsten nahestehend (nicht zu verwechseln mit den dilatorischen Durchblutungsstörungen!); jedoch ist die Gefäßanlage eines ganzen Körperteils von Erweiterung betroffen, und zwar entweder das Venensystem oder das Venen- und Arteriensystem zugleich. Anlage ist offenbar angeboren, worauf öfters gleichzeitige Gefäßmäler hinweisen; Entwicklung erfolgt allerdings erst im Lauf des Lebens, und zwar entweder in den Entwicklungs- oder erst in den späteren Jahren, wobei mechanische und fluxionäre Momente eine Rolle spielen dürften (Beruf, Adoleszenz, Menstruation und Schwangerschaft usw.). *Symptome:* Gefäßerweiterung eines ganzen Gliedes bzw. Gliedteils, und zwar an den Venen krampfaderähnlich, aber gleichmäßiger und stärker, auch an den tiefen und großen Venen, evtl. Phlebolithen (Röntgenbild positiv bei genügender Verkalkung) und an den Arterien mit starker Pulsation und Schwirren; zugleich oft Gliedvolumvermehrung, Verlängerung und Verdickung, evtl. auch Verbiegung der Knochen, Muskelatrophie, Hauttemperatursteigerung, -verfärbung, -pigmentation, -behaarung und -schwitzen. *Verlauf:* Mehr oder weniger fortschreitend, dabei langsam. *Komplikationen:* Schmerzen, Funktionsstörungen und Geschwürsbildung mit Infektion, Blutung und Nekrose. *Therapie:* Schonung, evtl. Berufswechsel, Hochlagerung und elastische Wicklung; bei raschem Fortschritt: Alkohol- u.a. Injektionen und Igni- bzw. Elektropunktur sowie Ligaturen und Resektionen (schrittweise wegen Nekrosegefahr!); bei unerträglichen Schmerzen sowie bei Infektion, Blutung oder Nekrose, u.U. Gliedabsetzung (nicht zu spät, jedenfalls vor Sepsis!).

d) Lymphangiektasien oder Lymphvarizen sind Lymphgefäßerweiterungen: *a) an großen Stämmen, spez. Ductus thoracicus* infolge Tumordrucks; evtl. mit chylösem Erguß in Brust- oder Bauchhöhle *(Chylothorax* und *chylöser Ascites)* durch Berstung der erweiterten Lymphbahnstelle; *β) an Haut und Unterhaut* Elephantiasis (s. S. 309). *Ursachen:* Verengerung, und zwar meist infolge fortgesetzter Entzündung (Erysipel, Lymphangitis) oder metastatischen Tumorbefalles der Lymphknoten, spez. intrathorakal, selten infolge Leisten- oder Achseldrüsenausräumung, ausgedenter Quetschung, Narbenzugs, Geschwulst, Drucks von Bruchband oder Binden. *Symptome:* Ödem evtl. mit dichtstehenden Bläschen; bei größeren Stämmen regenwurmartige Stränge, bei subfascialer Form große, weiche Geschwülste (ähnlich Lymphangiomen); *Komplikationen:* Lymphorrhoe, evtl. mit hartnäckiger Fistelung, Infektion und Elephantiasis. *Therapie:* Hochlagerung und Druckverband; bei umschriebener Form Exstirpation; bei Lymphorrhoe Salbe; bei Fistel Ätzen mit Höllensteinstift oder Thermokauter, am ductus thoracicus u.U. Freilegung und Ligatur des caudalen Stammes von einer rechtsseitigen Thorakotomie.

6. Nerven

1. Neuralgie. Schmerzen im Ausbreitungsgebiet eines sensiblen oder gemischten Nerven, häufig anfallsweise auftretend, gelegentlich mit Paraesthesien, auch Sensibilitäts- oder vegetativen Störungen verbunden. *Ätiologie:* Entstehung der in die Peripherie projizierten Schmerzen (Traktusschmerz nach *Kuhlendahl*) durch Einwirkung eines nervenfremden Faktors auf die primär intakte, zentripetale, sensible Leitungsbahn (peripherer Nerv, Nervenwurzel, sensible Bahnen in Rückenmark und Gehirn). Es handelt sich meist um einen mechanischen Faktor, eine Kompression, Einengung oder Umklammerung durch Tumor, Narbengewebe usw. oder um Zug, Spannung, Zerrung in besonders fixierten Nervenabschnitten. Das störbarste und verletzlichste Gebiet der peripheren Nervenbahnen sind die Rückenmarkswurzeln, besonders wegen der anatomischen Verhältnisse, der Lagebeziehungen zum Wirbelkanal und den Zwischenwirbellöchern. Die peripheren Nerven sind in Kabelstränge aufgegliedert, wovon jeder einzelne von Perineurium umgeben und der Nerv im ganzen überall in Weichteile eingebettet und somit gegen mechanische Läsionen geschützt ist. Nur an wenigen Stellen besteht eine knöcherne Nachbarschaftsbeziehung, wie am N. peronäus (Fibulaköpfchen), N. ulnaris (Ellenbogengelenk), N. facialis (Knochenkanal des Felsenbeins), wo auch entsprechend häufig Schädigungen durch stumpfe Gewalt vorkommen. Die intradurale Nervenwurzel ist entsprechend ihres Aufbaues gegen mechanische Läsionen weniger geschützt, wobei sich die Fixierung in den Rückenmarkshäuten und die engen Nachbarschaftsbeziehungen zur Wirbelsäule in bezug auf Zugbeanspruchung und Raumbeengung besonders günstig auswirken! Bei der Trigeminusneuralgie weisen die operativen Ergebnisse mit der Gangliolyse (*Stender*) bzw. der Wurzeldekompression (*Taarnhöj*) darauf hin, daß als Ursache ein mechanischer Faktor im

Bereiche der Durascheide des Ggl. Gasseri bzw. beim Übertritt der Wurzel über das Felsenbein eine Rolle spielt. *Pathophysiologie:* Die auf den Nerven einwirkenden mechanischen Faktoren führen zu einer Veränderung der Membranpotentiale in den Nervenfasern und zu rhythmischen Potentialentladungen, die in Form eines „Störsenders" Schmerzreize zum Zentrum leiten, welche dort als aus der Peripherie des Nerven kommend registriert werden. Da die Schmerzrezeptoren nur in der Peripherie, d. h. im Endaufzweigungsgebiet liegen und die Nervenbahn selbst keine Schmerzrezeptoren hat, handelt es sich bei der mechanischen Reizung des Nervenstamms um einen inadäquaten Reiz. Die entstehenden Membranpotentialänderungen setzen auch (Reizstadium) den Leitungswiderstand des Nerven herab, bzw. (Lähmungsstadium) herauf, was zu Hyper-, Hyp- oder Anästhesie in der Peripherie führt (s. S. 763). *Diagnose:* Schmerzausbreitung entsprechend dem Versorgungsgebiet eines Nerven bzw. einer Nervenwurzel, häufig anfallsartiger Schmerzcharakter, häufig Druckempfindlichkeit des Nervenstammes bzw. Dehnungsschmerz (Lasegue!) bei fehlenden oder nur geringgradig ausgebildeten Sensibilitätsstörungen und sonstigen Nervenausfallserscheinungen. Fehlende organische Veränderungen im Schmerzgebiet selbst. *Differentialdiagnose:* „Rezeptorenschmerz" durch Schädigung des schmerzenden Gebietes selbst (Verletzungen, Durchblutungsstörungen, ischämischer Schmerz usw. Neuritis, motorische und sensible Ausfallserscheinungen mit Parästhesien, jedoch ohne typischen Schmerzcharakter. *Therapie:* Beseitigung der mechanischen Schmerzursache (Bandscheibenprolaps, Verengerung des Foramen intervertebrale bei Spondylose, Spondylarthrose, Vernarbung nach Herpes zoster, Befreiung des Ulnaris aus einer Vernarbung im Canalis nervi ulnaris mit Verlagerung in die Beugemuskulatur des Unterarmes usw.). Bei unbekannter Ursache Antineuralgica (Nikopyren, Äquiton, Irgapyrin usw.), Schwitzprozeduren, Novocaininfiltration des Nerven, Impletolinjektionen, evtl. Verödung des Nerven durch Alkoholinjektion oder Durchtrennung bzw. Exhairese, jedoch nur, wenn es sich um einen rein sensiblen Nerv handelt (s. S. 770).

2. Neuritis (Nervenentzündung): Entzündliche oder degenerative Erkrankung eines (Mononeuritis) oder mehrerer Nerven (Neuritis multiplex) mit Ausfalls- und Reizerscheinungen in den entsprechenden Versorgungsgebieten. Polyneuritis ist charakterisiert durch die Symmetrie von motorischen, sensiblen und trophischen Störung, meist im Rahmen einer Allgemeinerkrankung, wobei die Symptome zuerst und am stärksten in den distalen Extremitätenteilen auftreten und mehr oder weniger schnell aufsteigen. Sehr häufig ist dann auch das Rückenmark und Gehirn am Entzündungsprozeß beteiligt. *Pathologische Anatomie:* Es werden 3 Formen entzündlicher Reaktionen beobachtet, einmal eine *Perineuritis*, die auf das Perineurium beschränkt ist; weiterhin eine *interstitielle Neuritis*, wobei sich die Entzündungserscheinungen hauptsächlich an den bindegewebigen Septen abspielen. In beiden Fällen erscheint der Nerv hyperämisch und geschwollen; bei der *parenchymatösen Neuritis* sind die Achsenzylinder, die Markscheiden und die *Schwann*schen Scheiden (Neurilemm) betroffen. Häufig gehen die verschiedenen Formen ineinander über und histologisch kann oft nicht festgestellt werden, ob es sich um eine primärtoxische, entzündliche oder sekundär-degenerative Erkrankung gehandelt hat. **Symptome:** *Sensibilitätsstörungen:* Parästhesien (Kribbeln, Ameisenlaufen), mehr oder minder quälende Schmerzsensationen, Hyp- oder Anästhesie, meist nach distal zunehmend. *Motilitätsstörungen:* Schlaffe Paresen oder Paralysen (Abschwächung der groben Kraft, Muskeltonusverminderung, Abschwächung oder Aufhebung der Sehnenreflexe, Muskelatrophie und elektrische Entartungsreaktion, die sich häufig erst etwas nach den klinischen Symptomen einstellt). Die distalen Muskelgruppen sind häufiger und früher befallen als die proximalen (die Beine früher als die Arme), seltener Muskelreizerscheinungen (fibrilläre Muskelzuckungen, besonders im Initialstadium einer Vorderhornaffektion!), auch gelegentlich Muskelcrampi (tonische, schmerzhafte Muskelkontraktion). Bei Beteiligung der Hirnnerven finden sich Augenmuskel-, Gesichts-, Gaumensegel-, Schlucklähmungen. *Koordinationsstörungen:* Wenn die Tiefensensibilität mit ausgefallen ist, kommt es zur Ataxie, die an Tabes dorsalis erinnern kann. Bei toxischer Polineuritis kann reine Ataxie ohne motorische Ausfälle auftreten. *Throphische Störungen:* Die gelähmten Gliedmaßen sind kühl, bläulich, ödematös, die Haut trocken und spröde, die Nägel brüchig, und es besteht meist Haarausfall. *Kontrakturen:* Durch Überwiegen der nicht oder weniger gelähmten Muskulatur kommt es nicht selten zu Kontrakturen, besonders wenn eine gleichzeitig stärkere Hyperpathie der Muskulatur den Kranken zwingt, die stark schmerzhaften Extremitäten ruhigzuhalten. *Liquorsymptome:* Pathologische

Liquorbefunde finden sich besonders, wenn sich der Prozeß an den Wurzeln oder ihrer nächsten Umgebung abspielt (meist bei infektiös-toxischer Polyneuritis, seltener bei toxisch degenerativen Formen). Im Initialstadium geringgradige Pleocytose, die bald wieder verschwindet. Auf der Höhe des Prozesses findet sich eine Eiweißvermehrung (bis zum 10-20fachen der Norm) bei normalem Zellgehalt (Zelleiweißdissoziation). Die Zelleiweißdissoziation findet sich auch im Spätstadium der Poliomyelitis, bei nicht-entzündlichen Prozessen des Rückenmarks (Tumoren, auch Bandscheibenprolaps usw.) und intracraniellen Tumoren, und ist besonders ausgeprägt bei der aufsteigenden Polyradikulitis, wobei sie als *Guillain-Barr sches Syndrom* bezeichnet wird. *Pathogenese:* Viele Fragen offen! Ob konstitutionelle Momente eine Rolle spielen, ist umstritten. In manchen Fällen handelt es sich um unspezifische allergische R aktionen, in anderen Fällen um Vitamin-B1-Mangel. Besonders die toxische Polyneuritis ist nur Teil einer allgemeinen Erkrankung, insbesondere mit Störungen des intermediären Stoffwechsels, vor allem in der Leber. *Schaltenbrand* fand bei akuter Polyneuritis vom Typ *Guillain-Barr* ein „extrarenales Nierensyndrom" (*Nonnenbruch*), Wasser-, Reststickstoff- und Harnsäureretention bei erniedrigtem Eiweißgehalt des Serums und normalem Harnbefund. Da es bei allgemeinen Gefäßerkrankungen, sobald diese auf die Vasa nervorum übergehen, zu Veränderungen an den peripheren Nerven kommt, die den pathologisch-anatomischen und klinischen Befunden der toxischen und entzündlichen Neuritis bzw. Polyneuritis entsprechen, hat man auch als wesentlichen Angriffspunkt der verschiedenen Noxen die Gefäßwand der Vasa nervorum hingestellt. *Ätiologie, Infektion der Nachbarschaft:* Facialislähmung nach Eiterung im Mittohr und Felsenbein, Trigeminusneuritis nach Kiefereiterung, Hirnnervenlähmungen bei entzündlichen Erkrankungen an der Schädelbasis usw. Durch *Bakteriengifte:* Diphtherie (meist Gaumensegel- und Akkommodationslähmungen, Paresen und Areflexie der Gliedmaßen, meist ohne wesentliche Atrophie und Sensibilitätsstörungen), Typhus, Paratyphus, Ruhr, Grippe, Lues (meist Augenmuskellähmungen), Malaria, Fleckfieber und andere Infektionskrankheiten, Herdinfektionen im Bereiche der Tonsillen, Zähne und Nasennebenhöhlen. Bei *Stoffwechselgiften:* Diabetes, Gicht, in der Schwangerschaft, im Wochenbett, bei Kachexie, Krebsleiden, Dystrophie infolge von Magen- und Darmstörungen, bei Porphyrie usw. *Körperfremde Gifte:* Bleivergiftung bei Anstreichern, Akkumulatoren- und Kabelarbeitern, Schriftsetzern usw. (meist rein motorische Radialislähmung!). – Arsenvergiftungen (Arsenmelanose und Hyperkeratose der Extremitätenenden, *Mees*sche Streifen: Weiße Querstreifen an den Fingernägeln!) bei Hüttenarbeitern, Kürschnern und Arbeitern in der Schädlingsbekämpfung. – Thalliumvergiftung bei Mord- und Selbstmordversuchen mit Rattengift (Haarausfall!). – Alkoholintoxikation besonders bei Schnapstrinkern, seltener bei Weintrinkern, häufig mit *Korsakow*-Syndrom. – Schwefelkohlenstoffvergiftung bei Arbeitern in Gummi- und Kunstseidenfabriken. – Bariumvergiftung (schon 2 Stunden nach Giftaufnahme aufsteigende Lähmungen mit Übelsein, Erbrechen, Koliken, sowie schweren Kreislaufstörungen, keine Sensibilitätsstörungen, da das curareähnliche Gift offenbar an den motorischen Endplatten ansetzt), z.B. bei Verunreinigung des wasserunlöslichen Bariumsulfats zur Röntgenkontrastdarstellung mit wasserlöslichem Bariumsulfid oder -carbonat. – Triorthokresylphosphatvergiftung nach Genuß von „Torpedoöl" („Bratkartoffelvergiftung", *Scheller*), auch nach Abfüllen von Alkohol oder Einpacken von Lebensmittel in Igelit (motorische und sensible Störungen nach 2-3 Wochen, langsame Rückbildung, nicht selten verbunden mit spastischen Zeichen, wie Steigerung der Beinsehnenreflexe). Nach Abklingen der polyneuritischen Zeichen kann spastische Paraparese zurückbleiben, wobei Verwechslung mit multipler Sklerose und Lathyrismus möglich ist). *Medikamentöse Vergiftung:* Salvarsanpolyneuritis meist nach der 2. oder 3. Injektion, nicht selten mit myelitischen oder cerebralen Salvarsanschäden kombiniert. – Nach Sulfonamidanwendung (Albucid, Eubasin und besonders Globucid), wobei wahrscheinlich neben dem Medikament das Grundleiden eine Rolle spielt. – Nach Isonikotinsäurehydrazid (INH) zur Tuberkulosebehandlung, besonders bei Überdosierung, wobei die Polyneuritis nach Absetzen des Medikamentes schnell wieder abklingt. *Serogenetische Polyneuritis:* Nach Thyphus-, Paratyphus-, Cholera-, Rotlauf- und Scharlachschutzimpfungen, sowie nach Injektion von Antilyssaserum und Tetanus-Antitoxinserum, auch nach Diphtherie-Seruminjektion (zwischen 5.-14. Tag nach der Injektion) „rheumatische Beschwerden" und charakteristischerweise Muskelatrophien im Schultergürtelbereich, im Gebiet der 5. und 6. Cervikalwurzeln Sensibilitätsstörungen gering, gelegentlich auch asymmetrischer Lähmungstyp, seltener typisches polyneuritisches Lähmungsbild. Bei jedem 6. Fall auch aufsteigende *Landry*sche Parese (s. unten), bei Tollwutschutzimpfung neben Paraplegien der unteren Extremitäten auch doppelseitige Facialisparese, auch Encephalomyelitis mit spastischen Symptomen. „*Rheumatische*" *Poly- oder Monoeuritis* (nach örtlicher Abkülung, Durchnässung, Zugluft usw.): Besonders Facialislähmungen, gelegentlich Augenmuskel-, Peroneuslähmungen, auch Lähmungen anderer motorischer und gemischter Nerven. Neigen zu Recidiven! *Unbekannte Ursache:* Idiopathische Polyneuritis, gelegentlich kombiniert mit Encephalomyelitis, nicht selten besonders massive motorische und sensible Lähmungen, wobei ataktische Phänomene vorherrschen können. *Verlauf:* Rheumatische und infektiöse Neuritiden meist günstiger als toxischdegenerative. Akute Formen heilen meist schneller ab als chronische. Die *Prognose* richtet sich nach dem Verhalten der elektrischen Erregbarkeit. Manche akute Formen führen unter schnell aufsteigenden Lähmungen rasch zum Tode, *Landry*sche *Paralyse. Differentialdiagnose:* Myalgien (Muskelrheumatismus), Gelenkschmerzen, Neuralgie bei Wirbelsäulenerkrankungen, intracranielle oder intraspinale, extramedulläre Tumoren, segmentäre Schmerzen in den Headschen Zonen bei inneren Erkrankungen. Bei der Poliomyelitis kommt zwar auch ein hyperpathisch-neuralgisches Vorstadium vor, die Lähmungen treten jedoch innerhalb von Stunden auf und betreffen nur motorische Gebiete, sind oft asymmetrisch und auf einzelne Muskeln oder Muskelgruppen in segmentaler Anordnung beschränkt. *Therapie:* Ausschaltung der Ursache, bei *Landry*scher Paralyse absolute Ruhigstellung und Vermeidung jeder körperlichen Belastung, kochsalz- und wasserarme Diät, Schwitzprozeduren mit Lichtkasten und täglichen Gaben von Salizylsäurepräparaten oder Pyramidon, Vitamin B_1. *Therapie der peripheren Lähmungen:* Vermeidung von Kontrakturen durch passive Bewegungsübungen und ständiges Dehnen der gesunden Muskulatur, evtl. Schienenverbände über Nacht, besonders auch, um die gelähmte Muskulatur zu entspannen, da sie sich dann schneller erholt. Zur Vermeidung stärkerer Atrophien in der gelähmten Muskulatur elektrische Behandlung mit galvanischem Strom, wobei die gelähmte Muskulatur täglich 10–20mal zur Contraction gebracht werden muß. Faradische Reizung hat erst Sinn, wenn die gelähmte Muskulatur durch faradischen Strom wieder erregbar ist. Krankengymnastische und Massagebehandlung.

7. Gelenke

a) Nichttraumatische Luxationen und Subluxationen. α) *Angeborene Luxationen:* Wohl infolge intrauteriner Belastung oder Keimfehlers; meist an Hüfte (ein- oder seltener doppelseitig; vorwiegend bei Mädchen), selten an Schulter, Knie, Hand, Finger, Kniescheibe, Schlüsselbein, Ellenbogen, Fuß u.a. *Therapie:* Reposition wenn möglich unblutig, sonst blutig. Vgl. Frakturen und Luxationen.

β) *Erworbene, sog. spontane oder pathologische Luxationen:* 1. *Bei entzündlichen Gelenkerkrankungen* entweder infolge Kapseldehnung (*Distentionsluxation*) oder infolge Kapsel- und Gelenkendenzerstörung (*Destruktionsluxation*). 2. *Bei Defekt oder Verkürzung des Nachbarknochens* am Vorderarm und Unterschenkel infolge abnormer Belastung. 3. *Bei Muskellähmung,* und zwar entsteht bei *völliger* Lähmung ein paralytisches Schlottergelenk, bei *teilweiser* Lähmung (infolge Wirkung der nicht gelähmten Antagonisten) eine Luxationsstellung („*paralytische Luxation*"), z.B. an der Hüfte bei Lähmung der Abductoren und Rotatoren Verrenkung des Schenkelkopfs aufs Darmbein durch die Wirkung der Adductoren. *Therapie:* Reposition durch Streckverband; in veralteten Fällen blutig; bei Gelenkzerstörung Resektion; bei paralytischer Luxation Sehnenverkürzung bzw. -plastik oder Arthrodese; sonst Stützapparat.

γ) *Schnappende Gelenke: Ursache* ist intra- und vor allem extraartikuläre Gleithemmung durch einen Widerstand, welcher bei Fortführen der Bewegung unter ruckartigem, evtl. fühl- und hörbarem Schnappen überwunden wird (z.B. Tractus ilio-tibialis bei „schnappender Hüfte"). *Vorkommen:* An Hüfte, Schulter, Knie, Ellenbogen, Hand, Fingern u.a. *Therapie:* Nulla, nur in besonderen Fällen Durchschneiden oder Annähen des betr. Fascien- oder Muskelstrangs oder Beseitigung einer evtl. Knochenabnormität, vgl. Spez. Chirurgie!

b) Contracturen. Contracturen sind anhaltende Gelenkzwangsstellungen, d.h. veränderte Gelenkstellungen mit verminderter bis aufgehobener Bewegungsfähigkeit infolge Weichteilveränderung (-schrumpfung). Je nach Zugrichtung unterscheidet man: Flexions-, Extensions-, Adductions-, Abductions-, Rotations-, Pro- und Supinationscontracturen: Je nach der Ursache:

1. *Angeborene Contracturen.* Teils als Bildungsfehler (Knochendefekte!) teils als intrauterine Belastungsdeformität (Druck der Uteruswand bei Fruchtwassermangel, Umschlingung durch Nabelschnur oder amniotische Stränge). *Vorkommen:* Am häufigsten Fuß (Klump-, Platt-, Hacken-, Spitzfuß), seltener Hand (Klumphand), Kleinfinger, Knie, Hüfte usw. Vgl. Spez. Chirurgie, Fuß usw.!

2. *Erworbene Contracturen,* evtl. kombinierte:

α) **Dermatogene Contracturen:** Durch Hautnarbe nach Entzündung (Eiterung, Lupus, Syphilis usw.) oder nach Verletzung bzw. Verbrennung, Verätzung usw. *Prophylaxe:* Passende Gliedstellung; evtl. frühzeitige Transplantation. *Therapie:* Zu versuchen sind heiße Bäder bzw. Heißluft, Massage und Bewegungen sowie Injektionen mit fibrolytischen Präparaten, Salzsäure-Pepsinlösung, Kochsalz- oder Novocainlösung usw.; sonst Durchtrennung oder besser plastische Operation (z. B. quere Durchtrennung und Längsvernähung. *Morestin*sche Hautplastik u.dgl.), evtl. Excision und Transplantation bzw. Plastik.

β) **Desmogene Contracturen:** Entweder infolge nutritiver Verkürzung als Begleiterscheinung gleichzeitiger myo- bzw. tendo- oder arthrogener Contractur oder durch tiefergreifende Narbe, z.B. nach Verletzung, Verätzung, Verbrennung oder Entzündung, spez. Eiterung mit Fasciennekrose; an der Hand und am Kniegelenk (desmogene Strecksteife nach langer Ruhigstellung im Gipsverband), auch spontan als *Dupuytren*sche Fingercontractur infolge Schrumpfung der Palmaraponeurose. *Therapie:* Wie bei a), ferner evtl. Incision oder besser Excision und evtl. Transplantation, vgl. Spez. Chirurgie, Hand, Kniegelenk.

γ) **Tendinogene Contracturen.** Nach Sehnenscheidenphlegmone bei Verletzung, Entzündung usw. *Therapie:* Sehnenplastik. *Prognose:* Schlecht; auch sind meist die übrigen Weichteile (Haut, Gelenke) zugleich verändert.

δ) **Myogene Contracturen.** *1. Durch Dauerstellung bei verkürztem Muskel (nutritive Verkürzung),* z.B. Gewohnheitscontractur mit gebeugten Fingern bei Kutschern und Handarbeitern, Adduction und Flexion des Oberschenkels bei Bettlägerigen, Spitzfußstellung bei Bettlägerigen infolge Belastung durch Bedeckung und infolge Schwere des Fußes oder beim Gehen mit verkürztem Bein, Quadricepscontractur mit behinderter Kniebeugung bei langdauernder Ruhigstellung des Beins mit gestrecktem Knie u. a. Contracturen bei langer Ruhigstellung im Verband, Flexion des Oberschenkels bei Hochlagerung des Stumpfes nach Beinamputation, ferner Zwangshaltung bei Lymphdrüsen-, Knochen- u.a. Eiterung usw. sowie nach Verletzungen, z.B. Distorsion (Schulter!). *2. Durch Muskelerkrankung* bzw. sich daran anschließende bindegewebige Schrumpfung bei vertebrogenem Syndrom, Eiterung, Tuberkulose, Syphilis, Ischämie, Quetschung und Zerreißung des Muskels, z.B. Torsionsskoliose und Wirbelsteife bei cervicalem und lumbalem Schmerzsyndrom. Fingercontractur bei Sehnenscheidenphlegmone, Klauenstellung der Hand und Finger nach ischämischer Lähmung der Vorderarmmuskulatur. Caput obstipum nach Zerreißung des Kopfnickers bei der Geburt. *Prophylaxe:* Lagerung in geeigneter Gelenkstellung. *Therapie der myogenen Contractur:* Bäder bzw. Heißluft, Massage, Elektrizität, Heilgymnastik, Wirbelsäulenextension und -manipulation; auch Quengelmethode nach *Mommsen* (1922), wobei die Gewaltwirkung unterhalb der Reizschwelle für den reflektorischen Muskelspasmus, also im Gegensatz zu Redressement und Operation schonend und schmerzfrei bleibt. Später allmähliche, vorsichtige und etappenweise Dehnung in Narkose und Zugapparat; sonst Muskel- bzw. Sehnendurchschneidung, -verlängerung oder -überpflanzung, ausnahmsweise Knochenresektion.

ε) **Neurogene Contracturen. 1. Reflektorisch** als Spasmus der die betreffende Gelenkbewegung besorgenden Muskulatur durch Reizung der sensiblen Nerven bei schmerzhaften Leiden, z.B. Entspannungsstellung bei Gelenkentzündung, Hüftbeugecontractur (Psoascontractur) bei Appendicitisabsceß, Kopfschiefhaltung bei Halseiterung, Kieferklemme bei Entzündungen der Kaumuskelgegend, fixierter Plattfuß. *Therapie:* Möglichst kausal durch Entfernung der Schmerz- und Muskelspannung auslösenden Ursache; evtl. Richtigstellung und feststellender Verband in Narkose. **2. Spastisch** (Muskulatur abnorm gespannt und zugleich motorisch geschwächt bei gesteigerten Sehnenreflexen im Gegensatz zur *schlaffen* Lähmung: „*Spastische Lähmung*") fast stets zentralen Ursprungs (spastische Spinalparalyse, Hirntumor, -blutung, multiple Hirnsklerose, Hyd ocephalus, Kompressionsmyelitis, Rückenmarkssklerose, chronische Meningitis, Hysterie), nicht selten infolge schwerer (Zangen- oder Früh-)Geburt (*Little*sche Krankheit), evtl. auch durch Schußverletzung des Großhirns, hier oft nur an den Beinen, spez. Flexoren und Adductoren betreffend; dazu Sprachstörungen. Augenerscheinungen usw. *Therapie:* Kausal (Sedativa, Hypnotika, Narkotica und Spasmolytica, auch Brom und Jod; Laminektomie) sowie in leichten Fällen Bäder, Massage, Elektrisieren, passive Bewegungen, Redressement oder besser Quengeln, auch redressierende Schienenhülsen-, Zug- oder Gipsverbände; sonst ‚z. B. an der Achillessehne Sehnendurchschneidung oder besser -verlängerung oder -verkürzung oder -verpflanzung, evtl., aber nur ausnahmsweise in schwersten Fällen und nur bei geistig leistungsfähigen Kindern *Foerstersche Operation* (s. da), d. h. Resektion eines Teiles der sensiblen Rückenmarkwurzeln zur Schwächung des Reflexbogens (Wurzelresektion L 2, 3, 5, S 2 bei Beinerkrankung, C 4, 5 7, 8, D 1 bei Armerkrankung, *Foerster*) oder unvollständige Resektion der motorischen Teilbahnen für die hypertonische Muskulatur in peripheren Nerven (*Stoffel*) bzw. Durchschneidung einzelner Nerven [z. B. des N. obturatorius (*Lorenz*), und zwar am besten extraperitoneal (*Selig*) zur Behebung des Adductorenspasms] oder Muskeldurchschneidung oder Sehnenverlängerung. **3. Paralytisch** infolge „schlaffer Lähmung" einzelner Muskeln und gleichzeitiger elastischer Verkürzung, schließlich Schrumpfung ihrer Antagonisten im Verein mit der Gliedschwere bei spinaler und cerebraler Kinderlähmung (z. B. als Pes equino-varus, equino-valgus und calcaneo-valgus) sowie bei peripherer Lähmung (z. B. bei Quadriceps-, Deltoideuslähmung usw., s. da), ferner bei Verletzung oder Neuritis peripherer Nerven (z. B. Krallenhand bei Ulnarislähmung oder Spitzfuß bei Peroneuslähmung) und schließlich bei Hirn- und Rückenmarkleiden. *Therapie:* Bäder, Massage, aktive und passive Bewegungsübungen, Elektrizität, ferner Schienenhülsenapparat mit elastischem Zug oder Lähmungsprothese, evtl. mit Muskelplastik; evtl. Operation, aber (spez. bei spinaler Kinderlähmung) erst nach Abwarten spontaner Wiederherstellung: Bei *ausgedehnter* Lähmung Arthrodese, z. B. am Fuß; sonst Sehnenverkürzung, -verpflanzung (vgl. Fuß) oder Antagonistendurchschneidung; evtl. Nervenpfropfung, d. h. Anschluß des gelähmten Muskels an einen gesunden Nerven.

Spezielle Therapie bei Poliomyelitis anterior acuta *epidemica infantum* (s. chirurg. Viruserkrankungen, *Heine-Medin*, 1840–87).

1. im *Entzündungsstadium:* Bettruhe mit Flachlagerung unter Rückenunterstützung, Eisblase oder besser heiße Packung, Diät, Diurese, Diaphorese, Stuhlregelung (Calomel oder Rizinusöl),, Vitamin B_1, Calcium, Salicyl- oder Pyramidonpräparate (diese in hoher Dosis intravenös?; Chemotherapie, bei Meningismus Lumbalpunktion, evtl. mit Ausblasung und wiederholt, Rekonvaleszenten- bzw. Erwachsenen- oder Pferdeserum? (5–10 cm^3 intralumbal oder 20–50 cm^3 intramusculär), Vaczination, evtl. Gipsbett; später (nach Fieberabfall) Wärme (heiße Bäder oder Diathermie), Reizkörper. **2.** und **3.** im *Lähmungs- und Rückbildungsstadium* (durchschnittlich 5 Wochen nach Krankheitsbeginn): Allgemeinkräftigung mit Luft, Licht Sonne, Ernährung, Vitamin B und C, Reizkörper, ferner Rückenmarkgalvanisation und lokale Bäder bzw. Duschen oder Packungen, Massage, Elektrizität und Heilgymnastik; zur Verhütung von Muskelüberdehnungen und Contracturen an Rumpf, Schulter, Hüfte, Knie, Fuß usw. Bewegungen und Lagerung, evtl. Kissen, Sandsäcke, Schienen, Gipsverband oder Apparat (Körper flach, Gesäß hoch, Oberkörper eben, Schulter abgespreizt, Knie durchgedrückt, Füße gestützt usw.; sonst droht Skoliose oder Kyphose, Hüft- und Kniebeugung, Klump-, Spitz- oder Hackenfuß, Schulteradduktion usw.); bei Atemlähmung ist nötig künstliche Atmung mit Apparat (Biomotor): „Eiserne Lunge". evtl. Tracheotomie Beatmung mit Engström-Apparat. **4.** im *Dauerstadium* (nach Abwarten der spontanen Wiederherstellung, also nicht vor 1 Jahr, meist aber erst nach einigen Jahren): a) Schienenhülsenapparat oder b) Operation, und zwar bei Contractur (Spitzfuß, Adductoren- oder Kniebeugecontractur Quengeln oder Redressement und Sehnendurchschneidung bzw. -verlängerung, auch Osteotomie, bei partieller Lähmung nach vorheriger Korrektur Sehnenverpflanzung oder Nervenpfropfung, bei Schlottergelenk infolge totaler Lähmung Arthrodese bzw. Arthorise oder Tenodese.

Spezielle Maßnahmen. vgl.: Spez. Teil, Extremitäten. *1. Hals:* Bei völliger Haltlosigkeit des Kopfes Stützapparat, bei dem (seltenen) Schiefhals Tenotomie am gesunden Kopfnicker. *2. Rumpf:* Stützapparat. *3. Schulter:* Bei Deltamuskellähmung Stützapparat, bei erhaltener Schultermuskulatur Arthrodese oder Ersatzoperation (Trapezius, Pect. maj., Teres maj.) oder Nervenpfropfung. *4. Ellenbogen:* Bei partieller Lähmung des Triceps Muskelverpflanzung (Deltamuskel) oder Nervenpfropfung (N. med.) oder bei der des Biceps Muskelverpflanzung (Triceps) oder Nervenpfropfung (N. rad. oder med.). *5. Hand und Finger:* Bei Radialislähmung Stützapparat oder Ersatzoperation oder Nervenpfropfung (N. med.). *6. Arm im ganzen:* Arthrodese oder Stützapparat. *7. Hüfte:* Bei totaler Lähmung

Schienenhülsenapparat oder Arthrodese (aber nur auf *einer* Seite); bei partieller Lähmung Streckverband, evtl. mit Tenotomie oder Osteotomie oder Muskelverpflanzung vom Rumpf. *8. Knie:* Bei totaler Lähmung Schienenhülsenapparat oder Arthrodese, bei partieller Lähmung Quadricepsplastik aus Sartorius und Flexoren, spez. Biceps, bei Beugecontractur Streckverband, Federapparat, Redressement und evtl. Tenotomie, bei Genu recurvatum Ligamentplastik oder Stützapparat. *9. Fuß:* Bei Spitz-Klumpfuß (nach Redressement, evtl. mit Sehnendurchschneidung oder -verlängerung) Schienenhülsenapparat bzw. Schienenstiefel oder Arthrodese nebst Sehnen- oder Fascienfixation; bei Spitzfuß Stützapparat oder Sehnenverpflanzung; bei Plattfuß dgl.; bei Hackenfuß mit totaler Lähmung Arthrodese und mit partieller Lähmung Sehnenverpflanzung (Peroneus longus, Zehenflexoren oder Tibialis post.) oder Nervenpfropfung (N. peroneus). *10. Beine im ganzen:* Beiderseits (Handgänger) Arthrodese verschiedener Gelenke. *11. Beinverkürzung:* Schuherhöhung oder Spitzfuß mit Korkeinlage oder in schweren Fälle Schienenhülsenapparat.

ζ) **Arthrogene Contracturen.** Durch Schrumpfung des Gelenkapparates (Synovialis, Kapsel und Bänder) infolge Verletzung oder Entzündung sowie evtl. und neben sonstiger Contractur infolge reflektorischer Contractur bei Gelenkentzündung usw. *Therapie:* Streckverband oder Quengel-Schienen- oder Gipsverband, Massage, Wärme und Bewegungsübungen; dazu Novocaininjektionen; evtl. Durchtrennung von Schwielen an Haut, Muskeln, Sehnen und Kapsel-Bandapparat oder Abtragung von störenden Knochenteilen (Ellenbogen!) oder Verlängerung von Sehnen (Quadriceps-, Achilles- u. a. -sehne) usw., z. B. *Payr*sche Operation der Streckkontraktur des Kniegelenkes; u. U. Redressement mit anschließender Fixation (angeborener Klumpfuß!), aber vorsichtig, d. h. mit einem Minimum an Kraft und mit einem Maximum an Zeit, auch etappenweise und bei voraufgegangener Entzündung erst mindestens 6 Monate nach deren völligem Abklingen (sonst droht Entzündungsrückfall, im übrigen auch Fettembolie, Gefäß- und Nervenschädigung, Arthrosis deformans!).

c) **Ankylose** (d. h. ,,Winkelstellung") der Gelenke ist deren Versteifung, soweit solche bedingt ist durch intraartikuläre Prozesse. *Formen:* Desmogen und ossär (letztere ist im Gegensatz zu ersterer völlig und schmerzlos; dazu kommt das Röntgenbild). *Prophylaxe:* Bäder, evtl. Badekur, Heißluft, Diathermie, Fibrolysin, Massage, Elektrizität, aktive und passive Bewegungsübungen; ist die Versteifung unabwendbar, so ist für funktionell beste Gelenkstellung zu sorgen. (Vgl. Spez. Chirurgie, Arm und Bein) *Therapie:* Schienen-, Gips- oder Schienenhülsenapparat mit Feder- bzw. Schraubenwirkung oder Streckverband mit permanenter Gewichtsextension oder (ausnahmsweise; aber mit Gefahr von Fettembolie, Aufflackern latenter Infektion, Auftreten von Blutungen und Verwachsungen, Nerven- und Gefäßschädigung, daher jedenfalls nur vorsichtig und schrittweise, dagegen nicht roh und auf einmal) gewaltsame Stellungsverbesserung: ,,Brisement forcée" in Narkose, evtl. mit Tenotomie und mit medikomechanischer Nachbehandlung, Osteotomie linear oder keilförmig (z. B. unterhalb des Trochanters bei Hüftankylose), Resektion mit Stellungsverbesserung: Sog. ,,orthopädische Resektion" (z. B. am Knie) oder wenn möglich *Arthroplastik:* Plastische Neuformung des Gelenkenden zur Wiederherstellung der verlorengegangenen Gelenkbeweglichkeit. *Indikation:* Oft schwierig, da der Erfolg nicht sicher, Berücksichtigung von Alter, Beruf und betroffenem Gelenk ist wichtig. Jungen Patienten mit im übrigen intakten Bewegungsapparat wird man die A. empfehlen. Vorherige genaue Aufklärung ist erforderlich. Bei älteren Patienten wird man besser in günstiger Stellung versteifen lassen. Zur A. wird zwischen die neugeformten Gelenkenden organisches Material (Fascie, Fett, Muskel) zwischengelagert, aus dem Interpositum bildet sich ein bindegewebiges Gleitlager; neuerdings werden auch Endoprothesen aus Kunststoff (Vitallium, Akryl) verwendet. Der Dauererfolg ist hier sehr fraglich (vgl. Abb. 457).

d) **Schlottergelenk** ist abnorme Beweglichkeit des Gelenks infolge Erschlaffung des Kapselbandapparates. *Vorkommen:* Meist Knie, aber auch Ellenbogen, Schulter u. a. *Ursachen:* α) angeborene, β) erworbene: Länger dauernder seröser oder blutiger Erguß, eitrige, tuberkulöse, neuropathische u. a. Gelenkentzündung, Verletzung des Kapselbandapparates bei Distorsion, Gelenkfraktur oder Luxation, Schuß- u. a. Verletzung, Gelenkoperation, ungeeigneter Gips- oder Streckverband mit Überdehnung oder Fehlstellung, Atrophie oder Lähmung der kapselspannenden Muskulatur bei zentralen oder peripheren Nervenaffektionen: Kinderlähmung, Axillarislähmung usw. *Formengrade:* Wackel- oder Schlotter- oder Schleudergelenk. *Prophylaxe:* Achte auf Contractur oder Gelenkendenverschiebung und verordne Schiene, Apparat o. a. *Therapie: a) konservativ:* Gelenkbandage mit Schiene, Kontentivverband oder Tutor bzw. Schienenhülsenapparat; *b) operativ:* α) *Teno- bzw. Fasciodese*, d.h. Verstärkung und Raffung des Kapselbandsehnenapparates durch Seidenzügel, Fascien- oder Cutisverpflanzung (freilich ist dabei der Erfolg nur grobmechanisch, aber nicht funktionell mangels Muskulaturanschlusses). *Indikation:* Vorwiegend für Jugendliche vor dem 16. Lebensjahr, bei welchen die Arthrodese eine Gefährdung der Wachstumslinien bedeuten würde. β) *Arthrodese*, d.h. künstliche Gelenkversteifung αα) *intraarticulär:* durch Entknorpelung (Resektion der Gelenkenden), Verriegelung oder Überbrückung, Nagelung (vgl. Abb. 434); ββ) *extraarticulär:* Bei Krankheiten der Gelenke, deren radikale Entfernung nicht mehr möglich erscheint (speziell bei veralteten Tuberkulosen). Die Arthrodese wird meist nicht vollständig. *Technik:* Meist extraarticuläre Überbrückung mit Knochenspänen. γ) *Arthrorhise:* Verringerung des Bewegungsumfanges durch Schaffung eines künstlichen Gelenkanschlages (spez. Schulter- und Ellbogenschlottergelenk), meist nur in Verbindung mit anderen Eingriffen (Tenodese) ausreichend wirksam. δ) *Muskelplastik*, d.h. Muskelverpflanzung, z.B. Ersatz des M. trapezius durch M. sternocleido-mast., des M. delt. durch M. trapezius und M. pect., des M. quadriceps durch M. sartorius, semimembr. und biceps femoris usw. (Vgl. Spez. Chirurgie, Arm und Bein).

e) Synovitis acuta et chronica serosa s. Hydrops articularis s. Hydarthros (d.h. Gelenkwassersucht) ist chronische Synovitis mit Verdickung der Synovialmembran samt Zottenwucherung („Zottengelenk") und mit seröser Exsudation. *Ursachen:* Fokalherde, akute und chronische Entzündung sowie benachbarte (z.B. Epiphysen-)Entzündungsherde, Bluterguß (durch Kontusion, Distorsion, Fraktur und Luxation einschl. Meniskusverletzung), langdauernde Ruhigstellung, Überdehnung im Streckverband, Gelenkkörper, Tumoren, Tuberkulose, Syphilis, chronischer Gelenkrheumatismus, Arthrosis deformans im Anfangsstadium und als solche noch nicht erkennbar; der Hydrops kann eine selbständige oder (häufiger!) eine begleitende Krankheit sein. *Lokalisation:* Ein oder mehrere Gelenke; meist Knie. *Symptome:* Gelenkschwellung in für jedes Gelenk charakteristischer Form mit Fluktuation, evtl. Knirschen; außerdem geringe Schmerzen und Funktionsstörungen: Spannung, Schwere, Unsicherheit und Ermüdung. *Diagnose:* Unter anderem ursächliches Leiden. *Differentialdiagnose:* Spezifische (tuberkulöse, syphilitische, gonorrhoische, rheumatische u.a.) Arthritis. *Verlauf:* Chronisch, *Rezidivneigung. Folgen* (infolge der langdauernden Kapseldehnung): Schlottergelenk und Subluxation sowie Versteifung. *Therapie:* Möglichst *kausal* (z.B. Entfernung verdächtiger Fokalherde, Entfernung freier Körper); sonst Ruhigstellung, Jodtinkturpinselung, Diathermie, Röntgenbestrahlung, Jod innerlich, Kompression; *bei großem Erguß* Punktion und Compressionsverband, in hartnäckigen Fällen evtl. Synoviektomie und Kapselfensterung, später warme Wasser-, Sand-, Moor- u.dgl. bäder, Heißluft, Glühlicht, Diathermie, Fangopackungen, Massage, Bewegungsübungen; außerdem elastische Binde oder Bandage; zu versuchen sind Reizkörper.

f) Akuter und chronischer Gelenkrheumatismus (Polyarthritis rheumatica). Begriff nicht scharf umrissen, daher Übergänge zum Hydarthros und Arthrosis deformans möglich. Sie ist eine chronische, schmerzhafte Entzündung der Gelenkkapsel und des periarticulären Gewebes, leicht recidivierend. *Vorkommen:* Vorwiegend bei ärmeren Leuten (Arthritis pauperum) im Gegensatz zur Gicht (Arthritis divitum); bei der Frau vorwiegend in der Klimax; überhaupt im mittleren bis höheren Alter und vorwiegend bei Frauen nur gelegentlich in der Jugend; dann meist weniger die Gelenke als die serösen Häute und Herzklappen befallend. *Ursache:* Herdinfektionen, welche durch intermittierende Keim- und Toxinstreuung einen wiederholten Streß auf die Nebennierenrinde ausüben und zum Wegfall der Schutzwirkung der Glucocorticoide führen; als Stressor wirken auch Erkältungen, Abkühlungen und Durchnässungen, z.B. als Berufskrankheit an den Fingern bei Wäscherinnen und überhaupt bei Jägern, Fischern, Schiffern usw.; senile Involution (Klimakterium!). *Entstehung:* Primär oder sekundär. *Lokalisation:* Ein oder meist mehrere, evtl. alle Gelenke; bevorzugt sind die kleinen Gelenke: Finger und Zehen (Grund- und Mittelgelenke!), Hand, Fuß, Knie, Schulter meist mit Herzbeteiligung (Perikarditis, Endokarditis; Klappenfehler!). *Formen. 1. Einfache Form:* Geringe Schmerzen, Gelenkschwellung, Kapselverdickung und Beweglichkeitsbeschränkung; außerdem Muskelatrophie (z.B. an Finger- und Hand-, Kniestreck- oder Deltamuskel) und Subluxationen (z.B. an den Fingern im Metakarpophalangealgelenk gebeugt und ulnar verschoben sowie in den Interphalangealgelenken gebeugt oder überstreckt). *2. Schwere Form:* Verstärkte Zottenbildung, begleitet von akuten entzündlichen Schüben, verstärkte Schmerzen und Bewegungseinschränkung. *3. Ankylosierende Form („A. chron. rheum. ankylopoëtica")* mit Ankylose infolge Schrumpfung der gewucherten Kapsel und Zerstörung des Gelenkknorpels; evtl. an zahlreichen Gelenken, wobei der Kranke völlig hilflos wird; an der Wirbelsäule als *chronisch-ankylosierende Spondylarthritis (v. Strümpell-Pierre Marie* und *Bechterew)*, ankylosierende Arthritis der kleinen Wirbelgelenke, evtl. auch verbunden mit Ankylose der großen Glieder- oder der Kiefergelenke. *Röntgenbild:* Evtl. Verschmälerung des Gelenkspalts, Subluxation und Luxation, Gestaltsveränderung der Gelenkenden in Form von Abplattung und Verbreiterung, Knochenatrophie. *Diagnose:* Vorgeschichte, Primärherd (Herdinfektion an Zähnen und Tonsillen), Entzündungsschübe, Blutkörperchensenkungsgeschwindigkeit, Blutbild, Temperaturkontrolle, Röntgenbild. *Differentialdiagnose:* Arthrosis deformans, Gicht, Gonorrhoe, Tuberkulose, Syphilis, Gelenkneurose (d. h. Gelenkschmerzen ohne objektiven Befund bei Neurasthenie und Hysterie, auch als Unfallneurose). *Prognose:* Chronisches Leiden, das sich mit mehr oder minder langen Remissionen über das ganze Leben erstreckt. *Therapie:* In frischen Fällen ist zu versuchen: Salicyl, Pyramidon oder Atophan, z. B. Natr. salicyl. 6–12 g täglich abwechselnd mit Pyramidon 3 g täglich per os oder per rectum oder intravenös bzw. Melubrin intravenös, vor allem Cortisonpräparate, ACTH, DOCA, Ascorbinsäure. (*Wirkung:* Vermutlich als Substitution der mangelhaften Nebennierenfunktion), Radium als Bade-, Trink- und Inhalationskur, Karlsbader Salz, Licht-, Sonnen- oder Röntgenbestrahlung; außerdem Bäder, spez. „Stanger"-Bäder, evtl. Badekuren (Thermal-, Radium-, Schwefel-, Sool-, Moor-, Sandbäder), Heißluft, Glühlicht, Diathermie, Kurzwellenbehandlung, Hydrotherapie, Sand-, Fango- und Moorumschläge, heiße Packungen, Elektrisieren, Massage, aktive, passive und Apparatübungen bzw. Gymnastik; sonst vgl. Ankylose! Das Gelenk ist keinesfalls länger ruhig zu stellen, vielmehr dauernd in Bewegung zu halten; andererseits ist das Gelenk zu schonen und vor Überanstrengung und Traumen zu schützen; meist empfiehlt sich auch elastische Wickelung oder Schutzkappe oder Schienenhülsenapparat; evtl. Operation: Resektion oder Arthroplastik, aber dies nur ganz ausnahmsweise. *Heberden*sche Knoten (an den Fingern) vgl. Spez. Chirurgie, Hand!

Stillsche Krankheit. Wesen: Multiple chronische Gelenkerkrankung ohne Herzbeteiligung im Kindesalter. *Ätiologie:* Unbekannt, möglicherweise spielt Herdinfektion und Nebennierenrindenstress eine Rolle. *Folge:* Multiple Gelenkversteifungen. *Komplikationen:* Drüsen- und Milztumor, Fieber; evtl. Sklerodermie. *Vorkommen:* bis 6., meist um das 3. Jahr; bevorzugt sind Mädchen. *Verlauf:* Chronisch-progressiv, manchmal aber ausheilend. *Lokalisation:* Vorwiegend Knie und Füße, auch Hände, Ellenbogen und Finger sowie Halswirbelsäule. *Differentialdiagnose:* Tuberkulose u.ä. *Therapie:* vgl. f, dazu orthopädische Maßnahmen.

g) Arthrosis deformans (d. h. fortschreitende chronisch-verbildende Gelenkerkrankung). *Pathologische Anatomie:* Traumatisch, statisch und entzündlich bedingte Veränderungen an Knorpeln und Knochen, und zwar teils *atrophisch-degenerative:* Schwund von Knorpel und Knochen durch Erweichung und Zerfaserung, spez. an den Druckstellen, dadurch Knorpeldefekte und wagenspurenartige Schleiffurchen, spez. an den Scharniergelenken (z. B. Knie), teils *hypertrophisch-poliferierende:* Wucherung von Knorpel und Periost, spez. am Rand in Form von korallen- oder nasenartigen Randwülsten und lippen- oder stalaktitenartigen Zacken, spez. an den Kugelgelenken (z. B. Hüfte), an Stelle des zugrundegehenden, nicht regenerierenden Knorpels, dadurch auch Bildung freier Gelenkkörper (s. u.) und evtl. gewaltige Veränderungen am Gelenkapparat, z. B. an Hüfte: Kopf und Pfanne verbreitert und abgeplattet mit unregelmäßigen Vertiefungen und Erhebungen sowie höckrigen Randwülsten, Kopf und Hals evtl. geschwunden), aber keine Ankylose. *Ursache:* Kausale Einzelursache unbekannt, Faktoren sind: Alle primär den Gelenkknorpel zerstörenden Einflüsse, z. B. Arthritis, Gelenkfrakturen, Operationen, wiederholte Mikrotraumen (Arbeitsschäden, Materialmüdung), statische Fehlbelastung (Achsknickung der Extremitäten), Gelenkeinklemmungen (Meniscus, Gelenkmaus), Ernährungsstörungen (Epiphyseonekrosis, Perthes, Osteochondrosis dissecans), Stoffwechselstörungen (Ochronose, Gicht, Diabetes mellitus, Psoriasis), Zirkulationsstörungen (Arteriosklerose, Varizen), Fettsucht, Überbeanspruchung im Beruf (Arbeit mit Preßluftmaschinen), endokrine Ausfallserscheinungen (Alter, Keimdrüsen), Veränderungen der Synovia (trokkenes Gelenk, saure Reaktion), trophoneurotische Ernährungsstörung, konstitutionelle Minderwertigkeit des Knorpels. *Vorkommen:* Spontan, gewöhnlich im mittleren bis höheren Alter; „Malum senile" ist eine chronisch-deformierende, spez. atrophische Gelenkentzündung älterer und alter Leute über 40 Jahre, meist an den großen Gelenken, und zwar an

Knie, Hüfte, Schulter und Ellenbogen, bedingt durch senile Ernährungsstörung usw. *Formen:* a) *primär* oder *genuin,* b) *sekundär* post-traumatisch, entzündlich usw. (dann auch bei *jüngeren* Leuten). *Unfallzusammenhang* ist nur in besonderen Fällen anzuerkennen: *Entstehung* durch Unfall hat zur Voraussetzung, daß Patient vorher nicht krank war und eine geeignete (schwere) Gelenk-, spez. Knorpelbeschädigung erlitt sowie anschließend erkrankte, so daß er sich sofort krank meldete, die Arbeit niederlegte und den Arzt hinzuzog. Für die *Verschlimmerung* durch Unfall gelten ähnliche Bedingungen, wenn auch freilich leichtere Schäden eines anfälligen Gelenks zur Auslösung bzw. Verschlimmerung des Leidens führen können, wenigstens *vorübergehend* (Reizzustand!), dagegen *dauernd* nur, wenn das Leiden nachweislich eine rasche und starke Verschlimmerung aufweist (Röntgenbild!), dann auch gewöhnlich nur *teilweise* (etwa zur Hälfte), während der Rest der Erwerbsbeschränkung dem *natürlichen* Verlauf des *vor* bestandenen Leidens zuzuschreiben ist. Neben dem *ursächlichen* Zusammenhang ist auch der *zeitliche* einschl. Brückensymptomen bedeutungsvoll, wobei aber auch ein langer Zeitraum (bis 10 Jahren) in Betracht kommt; dagegen ist der Unfallzusammenhang abzulehnen, wenn sofort oder bald nach dem Unfall schon schwere Veränderungen da sind (Röntgenbild!). Außer dem *direkten* Unfallzusammenhang ist u. U. (z. B. bei schlechter Knochenbruchheilung mit Verkürzung oder Deformität, übrigens auch am *anderen* Bein) auch ein *indirekter* für Entstehung oder Verschlimmerung möglich, wobei meist ein längerer Zeitzwischenraum anzunehmen sein wird. Wichtig für die Beurteilung des Unfallzusammenhangs ist auch Vergleich der anderen Körperseite sowie sonstiger Gelenke und der Wirbelsäule (Röntgenbilder!) sowie überhaupt genaue Prüfung des Einzelfalles an Hand der Akten. *Lokalisation* (in abnehmender Reihenfolge; Wirbelsäule sehr häufig in Form der Spondylosis deformans (Wirbelkörperveränderungen infolge Bandscheibenelastizitätsverlust und Kalkeinlagerung in den Randzonen) und Spondylarthrosis deformans (Veränderung der kleinen Wirbelgelenke infolge stärkerer Druckbelastung nach Bandscheibenverschmälerung); Bein erkrankt in seinen Gelenken häufiger als der Arm: Belastung am Bein, dagegen am Arm (Berufsschaden!): Knie, Hüfte, Ellbogen, Schulter, Daumen, Großzehe, Hand, Fuß, Finger, gelegentlich auch *Dupuytren*sche Contractur infolge Spondylarthrosis der Halswirbelsäule. *Verlauf:* Chronisch über Jahre bis Jahrzehnte, dabei meist stetig fortschreitend, wenn auch langsam und in Schüben. *Symptome:* Zunehmende reißende Schmerzen, Druckschmerz, Knarren oder Reiben bei Bewegungen, Ermüdbarkeit, Steifigkeit bis Bewegungsbeschränkung (zunächst spez. nach Ruhe, also nach Schlaf, Sitzen usw., später in einer der Deformierung entsprechenden Form), Verdickung, auch fühlbare Knorpel- und Knochenwucherungen, bescheidener Erguß, evtl. Nachweis freier Körper und Deformierungen (Vorsprünge und Defekte) im Röntgenbild, evtl. später Bewegungseinschränkungen, evtl. pathologische Luxation bzw. Subluxationsstellung, aber fast niemals Ankylose. *Komplikationen:* Verknöcherungen, spez. Spornbildungen an Calcaneus, Olekranon, Occiput, Unkovertebralgelenken. Manchmal, spez. nach Trauma *entzündlicher Reizzustand* mit Schwellung, Erguß, Wärme, Bewegungsstörung usw. *Diagnose:* Ausschlaggebend sind Gelenkgeräusche und Röntgenbild, welches freilich durchaus nicht immer mit den Beschwerden übereinstimmt, sondern namentlich anfangs mit der Stärke der Beschwerden im Widerspruch stehen kann. Anfangs bestehen starke Schmerzen und geringe Veränderungen im Röntgenbild. Im fortgeschrittenen Stadium stehen Muskelatrophie, Bänderschwäche, recidivierende Ergüsse mit Schlottergelenk bzw. Bewegungseinschränkung bis zur Versteifung im Vordergrund. *Differentialdiagnose* (Röntgenbild!): Chronischer Gelenkrheumatismus, neuropathische Gelenkerkrankung, Gicht, Tuberkulose, Blutergelenk, Psoriasis, Alkaptonurie, Gelenkmaus. *Prophylaxe:* Exakte Reposition von Frakturen und Luxationen, evtl. Korrekturoperationen bei Achsenknickungen, Verkürzungsausgleich bei verschiedener Beinlänge usw., Meniscusexstirpation bei Abriß, Herdsanierung, d. h. Ausschaltung der jeweiligen kausalen Faktoren. *Therapie: Konservativ:* aktive Bewegungsübungen, Unterwassermassage, Wärme (Diathermie, Fango), Röntgentiefenbestrahlung; Ruhe bei entzündlicher Komponente, aber nicht zu lange (Versteifungsgefahr!); Muskel- und Bindegewebsmassage; Herdsanierung; Salicylpräparate, Gold, Reizkörper, Schwefel (Sulfogel, Sulfarthrol), Plenosol, Hormone (Sexualhormone), Hypophysen- und Schilddrüsenhormone; Klimawechsel; Diät: Spez. zur Gewichtsverminderung; Zirkulationsverbesserung (synkardiale Massage, Wechselbäder, Zinkleimverband); Gummiabsätze und orthopädisches Schuhwerk. *Intraarticulär:* Cortisonpräparate (Scheroson F), Novocain 2% 10–20 cm³. *Operativ:* Nervendurchtrennung bei unstillbaren Schmerzen, z. B. N. obturatorius bei Hüftgelenkarthrose, Gelenkversteifung durch Resektion oder extraartikuläre

Arthrodese, evtl. Arthroplastik, z. B. bei doppelseitiger Hüftgelenkarthrose (einseitige Arthrodese, andere Seite Arthroplastik).

h) Gelenkkörper (Corpora libera) oder Gelenkmäuse (Mures articulares) und Osteochondrosis dissecans. *Formen:* Man unterscheidet im allgemeinen: weiche und harte Gelenkkörper, im besonderen: faserstoffige, fettige, bindegewebige, knorpelige und knöcherne; freie Gelenkkörper können wachsen (durch Apposition). *Ursachen:* a) *Traumatische* durch Knorpel- und Knochenabsprengung bei Distorsion, Kontusion, Fraktur oder Luxation; bisweilen auch Fremdkörper (Nadel, Projektil). b) *Pathologische oder arthritische* infolge Kapselwucherung oder Knorpelbildung bei chronischer Arthritis, Tuberkulose, Syphilis, neuropathischer Arthropathie und Arthrosis deformans sowie Gelenkchondromatose (in letzteren Fällen evtl. zahlreich, wobei man das Gefühl eines Sacks mit Nüssen haben kann). c) Zur Gelenkausbildung kommt es auch bei der sog. **Osteochondrosis** (früher **Osteochondritis**) **dissecans** (*König* 1888): Sie besteht in einer keilförmigen subchondralen aseptischen Nekrose eines Teiles des Epiphysenknochens samt dessen Knorpelüberzuges. *Vorkommen:* Häufig am Knie- und Ellbogengelenk, seltener am Hüftgelenk, oberen Sprunggelenk und Schultergelenk. Bevorzugt sind der mediale Femurkondylus, seltener die Patella, das Capitulum humeri, noch seltener das Capitulum radii (in 25% am Ellbogen, in 20% am Knie ist das Leiden doppelseitig); die Prädilektionsstellen sind homolog und betreffen auch homologe Abschnitte der Gelenke in eng umgrenzten Partien; meist bei Männern zwischen dem 32. und 40. Lebensjahr, welche Hand- und Körperschwerarbeit verrichten, familiäre Häufung ist beobachtet. *Pathologisch-anatomisch:* Ist die Osteochondrosis dissecans den aseptischen Knochennekrosen (s. dort) zuzurechnen. Es kommt dabei zur Knochennekrose unter dem zunächst erhalten bleibenden Knorpelüberzug und zum Vorwachsen von Bindegewebe gegen den Nekroseherd; dieser wird dann spontan oder unter Gewalteinwirkung ausgesprengt und zur Gelenkmaus; seltener kommt es zur Regeneration und zum Wiedereinbau; der Defekt wird knöchern verschlossen, an seiner Stelle bleibt eine Eindellung mit Verformung des Gelenkkopfes und Möglichkeit der Entwicklung einer Arthrosis deformans bestehen. *Ätiologie:* Unklar, in Betracht kommt akutes Trauma mit Aussprengung des Knorpelknochenstückes, wiederholte Mikrotraumen, blande Embolie (*Axhausen*), Ischämie infolge Gefäßspasmen bzw. Gefäßverschluß durch Drosselung der Endarterien, Disposition und endokrine Störung. *Symptome* (nicht immer sämtlich oder doch zugleich vorhanden): Schmerzen, seröser Erguß und Einklemmungs-, sog. Maussymptom (d.h. plötzlich, oft ruckartig und unter heftigem Schmerz, evtl. Kollaps einsetzende und gewöhnlich sich rasch wieder lösende schmerzhafte Bewegungshemmung des Gelenks in rezidivierenden Anfällen; zuweilen bei ganz bestimmten Gelenkbewegungen), außerdem Röntgenbild (es sind aber nicht alle Gelenkkörper immer dabei erkennbar!) und evtl. sicht- oder fühlbarer Körper, welcher beim Abtasten leicht unter den Fingern wegschlüpft (daher „Gelenkmaus" genannt). *Größe:* Linsen- bis pflaumengroß und mehr. *Diagnose:* Nachweis des Gelenkkörpers durch Palpation und Röntgenbild (aber nicht immer positiv; *Cave!* Gelenkkapsel-, Zotten- und Schleimbeutelverkalkungen, auch Fabella im lateralen Gastrocnemiuskopf!). *Differentialdiagnose:* Anderweitige Gelenkerkrankungen, spez. Arthrosis deformans und Gelenkbrüche, am Knie u.a. Meniscusluxation, Fettlappen- oder Gelenkzotteneinklemmung, auch gestielte Gelenkkörper und Gelenkchondromatose. *Unfallzusammenhang:* Nur bei starkem Trauma und zeitlichem Zusammenhang; nach Trauma tritt die Gelenkmaus erst einige Zeit später auf; sofortiges Auftreten spricht dafür, daß der freie Körper schon vorher vorhanden war. *Prognose:* Mit der Zeit öfters chronische seröse oder deformierende Arthrosis; bei rechtzeitiger Behandlung bringt die Operation Dauererfolg in der Mehrzahl der Fälle, nämlich in etwa 60%. *Therapie:* Entfernung der freien Gelenkkörper mit Anfrischung des Mausbettes (bei *pathologischen* Gelenkkörpern ist die Operation im allgemeinen nicht angezeigt wegen Rezidivgefahr); nicht abgelöste Gelenkkörper nicht entfernen, da Wiedereinheilung möglich ist. Letzteres gilt vor allem für die O. diss.

i) Neuropathische Gelenkerkrankung (Arthrosis neuropathica, Charcotsches Gelenk: Charcot 1886). Unter anderem bedeutsam in forensischer Hinsicht (Unfall!) *Ursachen:* Tabes und Syringomyelie (hier oft als Frühsymptom), ferner multiple Sklerose, Paralyse, Mißbildung (Spina bifida), Kompression und Verletzung des Rückenmarks, schließlich Entzündung und Durchtrennung peripherer Nerven (dabei trophische Störungen, Knochenbrüchigkeit und Analgesie!). *Symptome:* Wucherungen und Störungen wie bei Arthrosis deformans, nur rascher und gewaltiger, evtl. grotesk (Karikatur der Arthrosis deformans); typisch spez. gegenüber Arthrosis deformans sind die Knochenwucherungen *para-*

artikulär (in den trophisch anormalen und durch die unzweckmäßigen Bewegungen geschädigten Weichteilen!) sowie ohne Schmerzen, dabei Schwellung (mit hartem Ödem und weichderben Sackbildungen) und Krepitation; außerdem abnorme Stellungen und Bewegungen, bisweilen grotesk („Hampelmannbeine"), serös-blutige Ergüsse, Gelenkkörper, Spontanfrakturen, pathologische Luxationen (z. B. habituelle Schulterluxation bei Syringomyelie). *Diagnose:* Extreme Gelenkalteration bei guter Beweglichkeit, geringer Muskelatrophie und auffälliger Schmerzlosigkeit; außerdem Röntgenbild (Knochendeformierung teils hyper-, teils atrophischen Charakters, ähnlich wie bei Arthrosis deformans, aber eindrucksvoller, anfangs Knochenauflagerungen und Schleiffurchen sowie Kantenablösung, später auch *para*artikuläre Knochenneubildung, Schlottergelenk, Corpora mobilia, Frakturen usw.). *Differentialdiagnose:* Arthrosis deformans sowie Arthritis tuberculosa u.a. *Lokalisation:* Bei Tabes spez. Knie (am häufigsten!), Hüfte, Fuß und Zehen, also *untere* Extremität (entsprechend den hier befallenen *unteren* Rückenmarksegmenten), u.a. später auch ataktischer, „stampfender" Gang des Tabikers!, gelegentlich aber auch Schulter, Ellenbogen, Hand und Finger sowie Kiefer, bei Syringomyelie, spez. Schulter und Ellenbogen, also *obere* Extremität (entsprechend den hier meist befallenen *oberen* Rückenmarksabschnitten im Halsmark); betroffen ist meist nur *ein*, evtl. (spez. bei Tabes, aber auch bei Syringomyelie) *zwei* (symmetrische) Gelenke; die Gelenkerkrankung zeigt sich oft schon früh, also im Anfangsstadium der Tabes, ehe *klinische* Nervenerscheinungen ausgesprochen sind. *Formen: Destruktiv* (Hüfte und Schulter) oder *produktiv* (Fuß und Ellenbogen) oder *kombiniert* (Knie). *Vorkommen:* Meist im 30.–50. Jahr; Männer erkranken häufiger als Frauen. *Gefahr der Infektion* (fortgeleitet oder metastatisch): Hochgradig. *Prognose:* Schlecht. *Therapie:* Siehe Arthrosis deformans, Stützapparat, spez. an den unteren Gliedmaßen; evtl., nämlich bei völlig unbrauchbarem Glied sowie bei Sepsis- oder Gangrängefahr Amputation; Punktion ist nicht unbedenklich wegen hoher Infektionsgefahr (daher nur in besonderem Fall und mit Vorsicht); Resektion nicht aussichtsreich, da keine Heilung eintritt; evtl. antiluische Kur. *Unfallzusammenhang* im Sinne der Verschlimmerung ist gegebenenfalls nicht abzulehnen, nämlich bei erheblicher und örtlicher Gelenkbeschädigung sowie bei bald nach dem Unfall einsetzenden Krankheitserscheinungen (Zeitgrenze liegt etwa zwischen 4 Wochen und 4 Monaten); Verschlimmerung ist meist aber nur *vorübergehend*, bei Gelenkfraktur bleibend.

k) Gelenkgicht, auch Zipperlein oder Podagra (Arthritis urica s. uratica). *Wesen:* Störung des Purinstoffwechsels mit Uratablagerung in die Gewebe, spez. in die Gelenkknorpel; so daß die Gelenkflächen wie mit Gips oder Kreide überzogen oder die Gelenke wie mörtelartiger Masse aus büschelförmig angeordneten Kristallnadeln erfüllt sind; zugleich finden sich oft Uratablagerungen in der Haut von Kopf, Ohr usw. sowie in Sehnenscheiden und Schleimbeuteln (Tophi). *Vorkommen:* Heutzutage selten, wichtig ist die Vererbung (und zwar meist von seiten des Vaters; im ganzen nachweisbar in etwa 50%); begünstigend wirkt üppige Lebensweise, spez. reichliche kernreiche Fleischkost und Alkohol: „Vinum der Vater, Coena die Mutter, Venus die Hebamm', machen das Podagram", daher fast stets bei Männern, und zwar gewöhnlich im mittleren und höheren Lebensalter (35–70 Jahre), spez. vermögenden, und zwar bei Schlemmern, daher „Arthritis divitum" (im Gegensatz zur „Arthritis pauperum", d.h. chronischer Gelenkrheumatismus), gelegentlich auch bei Frauen, dann aber gewöhnlich nicht als Podagra; bisweilen besteht gleichzeitig Rheumatismus, Diabetes, Fettsucht u. dgl. *Lokalisation:* Meist *ein* Gelenk, und zwar meist peripheres: Vorzugsweise (60%) das Grundgelenk der großen Zehe („Podagra") ein- oder beiderseits, seltener Finger und Hand („Chiragra"), Schulter („Omagra"), Fuß, Knie („Gonagra") usw. sowie Sehnenscheiden, Schleimbeutel (an Olekranon, Patella, Schulter, Hüfte usw.) und Fascien. *Verlauf:* Akut oder chronisch. *Symptome: a) Akuter* Gichtanfall; spez. zur Nachtzeit(zwischen 2 und 7 Uhr) auftretend und rezidivierend; in 1–2 Wochen ablaufend; evtl. unter allgemeinen Vorboten: Gelenkschwellung, Haut gerötet, heiß, gespannt und glänzend, Schmerz, Fieber. *b) Chronische* Gelenkgicht (nach 3–40, meist 12 Jaren; unter Wiederholung der Anfälle in Wochen bis Monaten bis Jahren): Fortschreitende Usur von Knorpel und Knochen mit Kapselverdickung, Krepitieren, Subluxation bzw. Luxation (z.B. in den Metakarpophalangealgelenken ulnar); außerdem Gichtknoten (Tophi, d.h. Uratablagerungen in Form rundlicher, harter, schmerzhafter, perlenförmiger Knoten mit gespannter, verdünnter und wenig verschieblicher Haut, gelegentlich durchbrechend und fistelnd; aus den Fisteln entleert sich Harnsäure in Form kreidiger Massen; später auch viscerale Gicht und chronische Nierenschrumpfung (sog. „Gichtniere"), welche evtl. zum Tode führen. *Röntgenbild:* Umschriebene rundliche Aufhellungen (Urateinlagerungen), an den Gelenkenden auch Defekte, spez. locheisenförmig; daneben Gelenkverödung und Knochenatrophie. *Diagnose:* Vorgeschichte, Gelenkbefund, Gichttophi, Röntgenbild und Heilerfolg (Colchicin!) sowie (weder konstant noch spezifisch!) Nachweis von Harnsäure im Blut nach purinfreier Kost. *Differentialdiagnose:* Trauma, Arthritis, Tuberkulose, Gonorrhoe, Panaritium articulare, akuter und chronischer Gelenkrheumatismus, Arthrosis deformans, statische Beschwerden u. a. *Therapie: a) Allgemein:* Vor allem purinfreie Diät (Kohlenhydrate sowie Obst und Gemüse; *Cave!* Hülsenfrüchte und nucleinreiches Fleisch, konzentrierten Alkohol, scharfe Gewürze), Trinkkur (alkalische, spez. Lithionwässer: Karlsbad, Marienbad, Wiesbaden, Homburg, Kissingen, Salzschlirf, Fachingen, Neuenahr, Gastein, Oberschlema u.a.), Zitronenkur, Hydrotherapie, Körperbewegung, Massage, Stuhlregelung. *b) Lokal:* Im akuten Anfall: Bettruhe, Hochlagerung und evtl. fixierender Verband, Watteeinpackung, feuchter, spez. Alkoholumschlag, heißer Sand, Glühlicht, Heißluft, Diathermie, Colchicin (Rp. Tinct. colchici 3mal täglich 20 Tropfen oder besser Colchicin 1stündlich oder 3mal täglich 1 mg, später weniger, evtl. mit 10 bis 25 Tropfen Opiumtinktur), Aspirin bzw. Pyramidon oder Atophan bzw. Novatophan, auch Atophanyl intravenös, evtl. Morphium, Eukodal, evtl. Excisio oder Auskratzung (z. B. bei lästigen Weichteiltophi) oder Resektion (bei Contractur, Subluxation oder Ankylose) oder Absetzung schwer zerstörter, spez. vereiterter Finger und Zehen, aber erst nach Senkung des Blutharnsäuregehalts.

l) Blutergelenk oder Gelenkerkrankung bei Bluterkrankheit (Hämophilie, s. Kap. Thrombose und Embolie). *Vorkommen:* Bei Kindern und Jugendlichen *männlichen* Geschlechts; vererbt nur durch die Frauen („Konduktoren"), welche selbst gesund bleiben und auf einen Teil, etwa die Hälfte der Söhne die Krankheit übertragen, während die übrigen Söhne selbst gesund bleiben, aber die Anlage wieder auf einen Teil der weiblichen Nachkommen übertragen. (Erbgang ist geschlechtsgebunden – rezessiv); es gibt verschiedene familiäre Typen nach Krankheitsbeginn und Blutungserscheinungen (leichte oder schwere Bluter); Bluterfamilien haben sich übrigens Jahrhunderte lang gehalten. Die Blutungen treten auf meist in den ersten Lebensjahren (zur Zeit des Laufenlernens erkranken vorwiegend die Gelenke, spez. Kniegelenk), bisweilen erst später, und zwar in der Pubertät; die Blutung erfolgt oft erst nach Pause von 3–6 Stunden; manchmal tritt sie schon ein beim Abnabeln, meist erst später, z. B. bei Beschneidung, Zahnziehen, Verletzung oder dgl. oder erst in der Pubertät, dann immer seltener; spontane Blutungen erfolgen in der Schleimhaut von Mund, Nase und Darm, ferner im Nierenparenchym und schließlich in der Gelenkinnenhaut; subcutane Blutergüsse treten auffallend leicht auf und werden nur langsam resorbiert; Wundheilung ist verlangsamt mit übermäßigen und minderwertigen Granulationen; Blutgerinnungszeit ist verlängert; morphologisches Blutbild regelrecht. Blutung erfolgt spontan, meist aber nach Anstrengung oder nach geringfügigem Trauma; außer an Gelenken auch an Haut, Unterhaut, Muskulatur (Ileopsoas), Schleimhaut von Nase, Mund (Zahnextraktion!), Darm und Blase sowie Nieren und Nierenlager. *Wesen:* (s. Kap. Thrombose und Embolie S. 255, 263). *Lokalisation:* Ein oder oft mehrere Gelenke; bevorzugt ist Knie, weniger Ellenbogen, Fuß, Hüfte usw. *Verlauf und Symptome:* 1. (akutes) *Stadium:* Oft wiederholter Hämarthros unter geringem Schmerz und Fieber, später Hautverfärbung; 2. (chronisches) rezidivierendes *Stadium* (bei öfteren Rückfällen): Chronische Entzündung (ähnlich Tuberkulose) mit zurückbleibender Kapselverdickung und mit blutig-serösem Erguß, Schmerzen, Krepitieren, Beweglichkeitsbeschränkung, Contracturen; 3. (ankylosierendes) *Stadium:* Ankylose infolge Kapselschrumpfung, Gelenkverödung und Knorpeldefekts. *Formen* (verschieden je nach dem familiären Typ): Symptomenreich oder -arm, mit spontanen oder traumatischen Blutungen sowie mit inneren oder Gelenkblutungen. *Diagnose:* Vererbung, Vorgeschichte, frühes Kindesalter, Multiplizität, Lokalisation, Rückfall mit freien Intervallen, Befund und Röntgenbild (Kapselverschattung, später Pseudorandwülste, Arrosionsprozesse, Grubenvertiefung und Epiphysenvakuolen, ähnlich wie bei Arthrosis deformans); Bestimmung der Gerinnungsfaktoren (s. Kap. Thrombose und Embolie). *Differentialdiagnose:* Hämarthros, akute Infektion, Tuberkulose und Tumoren, spez. ins Gelenk perforiertes Knochensarkom. *Prognose:* Rückfälle, evtl. tödliche Blutung; oft Tod vor Pubertät; im übrigen Contracturen und Ankylosen sowie Arthrosis deformans; Heilung in Form einer kausalen Therapie ist unmöglich. *Prophylaxe: Cave!* Operationen, auch Zahnextraktion, Vasektomie oder dgl. und Traumen; daher Sport- und Turnverbot, Berufswahl usw.; sonst für die betr. Frauen Heiratsverbot oder Empfängnisverhütung. *Therapie:* Ruhigstellung, Hochlagerung, Kälteapplikation und Kompressen; Punktion bei großem Erguß,

Gelenkspülung mit Karbollösung 3%, allgemeine gerinnungsfördernde Therapie (s. Kap. Thrombose und Embolie S. 263).

m) Gelenkchondromatose. *Vorkommen:* Selten; meist bei jungen Männern, (75%) zwischen 20-40 Jahren. *Wesen:* Wohl mesenchymale Fehldifferenzierung: In der Synovialmembran embryonal angelegte und ruhende Knorpelzellen entwickeln tumorartige Wucherungen von Knorpelgewebe in der Gelenkkapsel, stielen und lösen sich, worauf sie in der Gelenkhöhle weiter wachsen (Trauma ist niemals Ursache). *Lokalisation:* Knie und Ellenbogen. *Pathologische Anatomie:* Hyaliner Knorpel, evtl. verknöchert oder verkalkt. *Zahl:* 1-100 und mehr; meist ist nur ein Gelenk betroffen, selten symmetrisch. *Symptome:* Schmerzen, Schwellung, Erguß, Bewegungsbehinderung, Knirschen, Einklemmungssymptome. *Diagnose:* Röntgenbild (positiv bei entsprechender Verkalkung). *Differentialdiagnose:* Freie Gelenkkörper, spez. solche bei Arthrosis deformans sowie Arthrosis neuropathica, Tumor, Tuberkulose, Lues, Gicht, Myositis ossificans u.a.; im Röntgenbild auch Gelenkmaus, Kapsel- und Schleimbeutelverkalkung u.a. *Verlauf:* Chronisch. *Prognose:* Gut; maligne Entartung wird nicht, Recidive werden häufig beobachtet. *Therapie:* Arthrotomie; evtl. mit partieller oder totaler Synoviektomie; keinesfalls Amputation!!

n) Osteoarthrosis alcaptonurica. Bei hereditärer Alkaptonurie (Störung des intermediären Eiweißabbaus mit Ausscheidung der Homogentisinsäure im Harn und dunkelblaue Verfärbung des Knorpels, z.B. Ohrmuschelknorpel); selten; Auftreten im späteren Alter; meist bei Männern; an Wirbelsäule und Gelenken, vorwiegend im Knie; evtl. (50%) verbunden mit Arthrosis deformans, sonst mit schmerzhafter Gelenkbehinderung. Sonst vgl. g)!

o) Arthropathia chronica deformans bei Psoriasis. *Vorkommen:* Gelegentlich (2-5%) bei Psoriasis; meist im mittleren bis höheren Alter (40.-45. Jahr); ³/₄ der Erkrankten sind Männer; auch erblich und familiär. *Symptome* sind anfangs ähnlich wie bei akutem Gelenkrheumatismus und später wie bei Arthrosis deformans; es droht Ankylose, Kontraktur und Luxation bzw. Subluxation; therapeutisch versuche Jod und Arsen sowie Bäderbehandlung. *Lokalisation:* Finger, Zehen, Knie, Schulter, Fuß, Hand, Ellenbogen, Hüfte, Kiefer, Brustbein-Schlüsselbeingelenk. Sonst wie Arthrosis deformans, vgl. g!

p) Gelenkgeschwülste. *Formen:* Fibrom, Lipom, Myxom, Häm- und Lymphangiom, Chondrom, Osteom, Xanthom, Sarkom, Synovialom (s. Geschwülste). *Lokalisation:* Meist Knie, auch Fuß, Hüfte, Finger, Ellenbogen, Schulter u.a., sonst selten; meist monoartikulär. *Differentialdiagnose:* Gelenkentzündung, Arthrosis deformans, Gelenkkörper, Chondromatose, Tuberkulose u.a. *Diagnose:* Aus klinischer Symptomatik, Röntgenbild, Probeexcision und pathologisch-anatomische Untersuchung. *Therapie:* Operation (Exstirpation oder Resektion oder bei Sarkomen meist Amputation und Exarticulation).

q) Ganglien. (Die volkstümliche Bezeichnung „Überbein" rührt wohl her von der irrtümlichen Auffassung einer Knochenbildung, veranlaßt durch die scheinbare Knochenhärte und Knochenverbindung mancher, spez. kleiner, prall gespannter und tiefgestielter Ganglien.) *De nition:* Cystische Geschwulst mit gallertartigem Inhalt und feiner Bindegewebshülle. *Pathogenese:* Das Ganglion ist keine Ausstülpung der Gelenkhöhle oder Sehnenscheide, sondern *Degenerationscyste* in dem durch Gefäßschädigung veränderten Bindegewebe in der Nachbarschaft bzw. Bindegewebshülle der Gelenke, seltener Sehnen und Sehnenscheiden, gelegentlich Nervenscheiden, Periost usw. sowie im Meniskus. (*Ledderhose-Payr*); nach anderer Auffassung (*Floderus*) handelt es sich um *Arthrome*, d.h. Neubildungen, ausgehend von embryonal restierenden oder versprengten Keimpartien des arthrogenen Gewebes, auch traumatisch entstandene lokale Durchblutungsstörung wird angenommen. Begünstigend wirken anscheinend öftere Traumen in Form von Zerrung oder Dehnung des dadurch in der Ernährung geschädigten und degenerativ entartenden Bindegewebes, namentlich in der Nähe von Gelenken und Sehnen (arthrogene und tendinogene Ganglien), z.B. bei Klavierspielen, Rudern, Fechten u.dgl.; dagegen ist das *einmalige* Trauma in Form von Quetschung oder Zerrung anscheinend nicht oder doch nur ganz selten anzuschuldigen, jedenfalls abzulehnen bei baldigem und großem, spez. einkammerigem Ganglion; meist hat das Trauma nur die Aufmerksamkeit des Kranken auf das Ganglion gelenkt, gelegentlich wohl auch dessen Verschiebung und Vortreten herbeigeführt. (Unfallzusammenhang!) *Pathologische Anatomie:* Sackwand besteht aus stark verdünntem und degenerativ unter Gewebsverflüssigung verändertem Bindegewebe mit synovialisähnlicher Innenschicht und der Inhalt aus zähflüssiger bis gallertiger, also synoviaähnlicher Masse; der Sack ist oft, namentlich anfangs mehr- bis vielkammerig, später meist einkammerig; mit Gelenk oder Sehne bzw. Sehnenscheide besteht Zusammenhang durch einen mehr oder weniger breiten, dabei kurzen Stiel, welcher meist durch eine zarte Schicht Ganglion und Gelenk oder Sehne bzw. Sehnenscheide trennt. *Disposition* wird angenommen. *Vorkommen:* Meist bei Jugendlichen im 10.–25. Jahr, spez. weiblichen (75%), dies wenigstens an der oft (in etwa 80%) befallenen Hand. *Symptom:* Cystische Geschwulst, evtl. fluktuierend, meist aber prall gefüllt, daher hart, zugleich scharf begrenzt, kugelig, glatt oder unregelmäßig-bucklig, etwas, aber schlecht beweglich (je nach der Tiefe und Breite des Stiels); Haut darüber verschieblich; wenig druckempfindlich, aber oft mit Schmerzen und Funktionsstörungen, spez. Bewegungsbehinderung an Gelenk oder Sehne. *Differentialdiagnose:* Gelenkerguß, Sehnenscheiden- und Schleimbeutelhygrom, Tuberkulose, Exostose, Tumor, traumatische Epithelcyste u. a. *Verlauf:* Langsam wachsend. *Prognose:* Spontanheilung (durch Platzen und Resorption) möglich; Rezidivneigung, spez. bei jüngerem Ganglion; Vereiterung mit anschließender Gelenk- und Sehnenscheidenvereiterung bei Punktion oder Incision. *Therapie:* Versucht werden kann, aber mit Rezidivmöglichkeit in etwa 50% Zerdrücken (mit Bleiknopf, Münze, Daumen oder dgl.) oder Zerklopfen (mit Holzhammer auf Holzspatel bei guter Unterstützung und Vorwölbung der Hand über einem Sandsack); anschließend Druckverband und Ruhigstellung, später Wärme, Jodanstrich und Massage; evtl. mehrmals zu wiederholen, aber unzulässig bei Gefährdung an Nerv oder Gefäß (z. B. an der A. radialis). Am besten ist die Radikaloperation durch Exstirpation (gründlich unter vorsichtiger Ausschälung des Cystensacks in toto bis zum Stiel; Operationsanzeige ist gegeben namentlich durch Schmerzen oder Funktionsstörung; Rezidive sind nur zu beobachten, wenn Reste zurückgeblieben sind. *Lokalisation:* 1. *Handgelenk* am häufigsten, und zwar meist *a) dorsal*, hier wiederum häufiger *radial* (80%) zwischen den Sehnen des M. ext. dig. comm. und M. ext. pollicis longus. bzw. ext. carpi rad. brevis, seltener *ulnar* (2½%), seltener *b) volar* zwischen den Sehnen des M. flexor carpi rad. und M. abd. pollicis longus neben oder unter der A. rad.; 2. *Finger* nicht selten, und zwar beugeseits in der Grundgelenkgegend an der Beugesehnenscheide, spez. an den mittleren, vorwiegend Ringfinger; 3. *Ellenbogen* gelegentlich beugeseits am Bicepsansatz oder streckseits am Olecranon; 4. *Schulter;* 5. *Fuß* ähnlich, aber seltener wie an der Hand, und zwar meist am Fußrücken außen an Peronei- oder Strecksehnen sowie Talocruralgelenk usw. 6. *Knie* gelegentlich *hinten* außen oder innen an M. semimembr., gastronemius und soleus, *außen* an Meniscus lat. sowie an Wadenbeinköpfchen oder Waden-Schienbeingelenk, *vorn* neben der Kniescheibe. 7. *Hüfte.* 8. *Kiefer.*

8. Knochen

a) Mißbildungen und angeborene, meist erbliche Knochenerkrankungen.

α) *Defekte* durch fehlerhafte Anlage oder Entwicklungshemmung, z. B. völliger oder teilweiser Mangel einzelnen Gliederknochen (Fibula, Tibia, Radius, Ulna sowie Schlüssel- und Brustbein), Defekte der Schädelknochen oder Wirbelbogen, Spaltbildung am Oberkiefer (sog. „Wolfsrachen"), Enddefekte der Glieder (durch Selbstamputation infolge Abschnürung seitens amniotischer Stränge), Teilung von Knochen (Patella, Navicula e, Sesambeine); Ausbleiben von Knochenverschmelzung (peristierende Apophysen), z. B. Os acromiale, Os acetabuli, Sternum; Synostosen (Syndaktylie, Synostonis radio-ulnaris) (vgl. Spez. Chirurgie, Gliedmaßen).

β) *Überzählige Bildungen,* z. B. Phalangen sowie Metakarpal- und Metatarsalknochen (sog. Polydaktylie), ferner Hals- und Lendenrippen, Schwanzwirbel, überzählige Fuß- und Handwurzelknochen.

γ) *Knochenverkrümmungen* durch fötale Knochenkrankheiten oder intrauterine Fraktur.

δ) *Allgemeiner bzw. teilweiser Riesenwuchs (Makrosomie bzw. Makromelie) und Zwergwuchs (Mikrosomie bzw. Mikromelie). Angeborener partieller Riesenwuchs. Wesen:* Angeborene (erbliche) Wachstumsstörung im Sinne exzessiven Wachstums einzelner Körperteile, und zwar entweder ganzer oder halber Gliedmaßen oder einzelner Abschnitte, z. B. Hand oder Finger bzw. Fuß oder Zehen; dabei sind alle Gewebe beteiligt, vor allem die Knochen, aber auch die Weichteile. *Ursache:* Fehlerhafte Keimanlage oder fehlerhafte Beeinflussung in frühester Entwicklungszeit (Fruchtwassermangel, Amnionfäden, trophoneurotische und zirkulatorische Anomalien). *Vorkommen:* Wohl erblich. *Lokalisation* (geordnet in absteigender Reihenfolge): Untere und obere Gliedmaßen, spez. Zehen und Finger, Gesicht, Geschlechtsorgane. *Folgen:* Stellungsanomalien, z. B. an Fingern und Zehen. *Komplika-*

tionen: Sonstige Mißbildungen, spez. in Haut (Naevi bzw. Neurofibromatose) sowie Syn- und Polydaktylie. *Differentialdiagnose: Erworbener* partieller Riesenwuchs bei Akromegalie, Elephantiasis usw., sowie falscher Riesenwuchs durch Fett-, Lymph- oder Blutgefäßwucherung. *Therapie:* Evtl. Entfernung störender Gliedteile; Epiphysenklammerung, Epiphysenknorpelresektion; Hauptarterienunterbindung dagegen unsicher und nicht ohne Nachteile.

ε) *Athyreotischer Zwergwuchs:* verbunden mit Idiotie, Infantilismus, Myxödem usw. als Kretinismus durch Störung der Schilddrüsenfunktion (Mangel oder Entartung); in Kropfgegenden endemisch; dabei Knochenkerne spät auftretend und Knorpelfugen überlang fortbestehend, ohne Fähigkeit zum normalen Längenwachstum. *Therapie:* Jahrelange fortgesetzte Schilddrüsenfütterung. (vgl. Spez. Chirurgie, Schilddrüse).

ζ) **Dysplasia chondralis s. Chondrodystrophia foetalis:** *Wesen:* Störung (Stillstand oder Unordnung) der enchondralen Ossification durch intrauterine Erkrankung des Wachstumknorpels mit fehlendem oder mangelhaftem Wachstumvermögen durch vorzeitigen Epiphysenschluß; dadurch Zwergwuchs, nämlich mangelhaftes Längen-, aber regelrechtes Dickenwachstum, also normales *periostales* Wachstum (*chondrale* Dystrophie). *Symptome:* Unproportionierter Zwerg; Kopf gut verknöchert und auffallend groß; Stirn gewölbt; Nasenwurzeln oft eingesunken (durch prämature Tribasilarsynostose, d.h. frühzeitige Verknöcherung in den Knorpelfugen der 3 Schädelwirbel an der Schädelbasis); Gesicht kurz und breit, evtl. mit Kretinenphysiognomie, aber meist, freilich nicht immer, bei guter Intelligenz (Hofnarren, Clowns), Rippenrosenkranz, ähnlich dem rachitischen; Becken abgeplattet oder allgemein verengt; Coxa vara; Glieder, vor allem Oberarme und Oberschenkel auffallend kurz, verkrümmt und verdickt (plump) mit aufgetriebenen Epiphysen und namentlich bei Föten mit zu großen Fleischmassen (wie Puffärmel und Pumphosen); Hände kurz und plump sowie fleischig (viereckig), auch mit gespreizten und gebogenen Fingern, wobei oft Finger 2 und 3 sowie 4 und 5 zusammenliegen (dreizackig oder radspeichenartig); Muskulatur und Fettpolster reichlich, Pigmentation stark und Behaarung üppig; Körpergröße um 12–15 cm verringert; Überwiegen der oberen Körperhälfte über die untere mit entsprechendem Aufwärtsrücken des Körpermittelpunktes (der ausgewachsene Chondrodystrophiker reicht mit den Händen nur bis zur Höhe der Beckenschaufeln); oft sonstige Mißbildungen. Es gibt auch abortive Formen mit Brachydaktylie und Chondrodystrophia tarda nebst Verbreiterung der knöchernen Gelenkenden, Wirbelsäulenveränderung usw. *Röntgenbild:* Massive Diaphysen und zackige Ossificationslinie mit Bindegewebs-(Periost-)Streifen; charakteristisch ist Handaufnahme (mit Verspätung der Carpusossification usw.). *Differentialdiagnose:* Vom chondrodystrophischen Zwerg ist zu unterscheiden der echte, rachitische, athyreotische, mongoloide. *Therapie:* Bei zurückbleibender Gliedverkrümmung evtl., aber nicht zu frühzeitig, sondern wegen Gefahr des vorzeitigen Epiphysenschlusses erst ab 12. Jahr Osteotomie, z.B. bei X- oder O-Bein; sonst Redressionsschiene; zu versuchen Organ-, spez. Schilddrüsenpräparate.

η) **Osteogenesis imperfecta congenita s. Osteopsathyrosis congenita angeborene (erbliche) Knochenbrüchigkeit:** *Formen:* a) Osteogenesis imperfecta congenita (schwer und meist tötlich, b) O. i. tarda s. Osteopsathyrosis (im 1. und 2. Lebensjahr); also Spätform der ersteren. *Wesen:* Mangelhafte Knochenanbildung (Osteoblasteninsuffizienz), vielleicht auch gesteigerte Resorption der spärlich angelegten Knochenbälkchen; spez. *periostale Dystrophie* zum Unterschied von der Chondrodystrophie; daher Röhrenknochen normal lang, aber dünn und zerbrechlich; ,,fragilitas ossium", Innenohrschwerhörigkeit und blaue Skleren; *Verlauf:* Stillstand des Leidens erfolgt in der Pubertät, sofern diese erreicht wird. *Symptome:* Geringe Körpergröße; Kopf nicht vergrößert und auffallend weich (wie schlaffer Gummiball oder wie ein mit zerbrochenen Eierschalen gefülltes Säckchen); Glieder, spez. Beine sowie Rippen und Schlüsselbeine etwas verkürzt und vor allem geknickt oder verbogen, evtl. mit Spontanfrakturen, namentlich in Form von Halbbrüchen und Sprüngen am Schaft der langen Röhrenknochen bzw. mit perlschnur- oder bambusstockartigen Callusverdickungen, dadurch Schmerz und Funktionsstörung, aber keine ausgesprochenen Fraktursymptome, wohl aber evtl. Knickung, Stufenbildung oder Verdrehung; keine Nasenwurzeleinziehung, Hände fein und selten Mißbildungen. *Röntgenbild:* Diaphysen schwach mit verdünnter Corticalis und mit schwacher, oft kaum erkennbarer Bälkchenzeichnung; Ossificationslinie gerade und regelmäßig ohne Perioststreifen; Fisch- oder Sanduhrform an Lenden und unteren Brust-, Keilform an den oberen Brustwirbeln sowie Kyphose und Skoliose. *Diagnose:* Unter Umständen Probeexcision mit histologischer Untersuchung. *Differentialdiagnose:* Rachitis, Osteomalacie und Chondrodystrophie. *Prognose:* Kinder sterben meist vor oder in der Geburt oder doch in den ersten Tagen bis Monaten nachher; ausnahmsweise bei milder Form bleiben sie am Leben und leiden in den ersten Lebensjahren unter multiplen (bis über 100) Frakturen, diese auch schon bei unbedeutender Gewalt, Knochenheilung meist unter bedeutender Callusentwicklung. *Therapie:* Machtlos; zu versuchen ist – ähnlich wie bei Rachitis – Phosphor, Calcium, Lebertran, Vigantol, Schilddrüsensubstanz; große Dosen Vitamin D; evtl. Gliederschienung, Stützapparat; Gipsbett.

ϑ) **Osteopetrosis oder Marmorknochenkrankheit (Albers-Schönberg 1904):** Knochenverdickung und -verdichtung durch endostale Knochenneubildung auf Kosten der Spongiosa und Markhöhle; angeboren und erblich; sehr selten; am ganzen Skelett (auch an Wirbelsäule und Schädelbasis. hier evtl. Erblindung durch Opticusatrophie, sonst vorzugsweise an Epi- und Metaphysen der langen Röhrenknochen (Tibia), evtl. mit Spontanfrakturen, schließlich auch an Rippen, Fuß u. a.; Knochenbrüchigkeit besteht hier infolge Elastizitätsverlustes durch Kalkeinlagerung, welche zur Markhöhlenvermauerung führt; wahrscheinlich ist vermehrter Anbau und verminderter Abbau des normalen Knochens die Ursache der Erkrankung. *Klinisches Leitsymptom:* Anämie; röntgenologisch: Strukturlosigkeit des verdichteten Knochens, mitunter Querstreifung im Metaphysenbereich. Nachweis durch Röntgenbild. *Differential-Diagnose:* (Prostata- u. a.) Carcinom-Metastasen; Therapie ist machtlos.

ι) *Osteopoikilie (Albers-Schönberg* 1915): Fleckenförmige oder rundliche Verdichtung in Form linsen- bis bohnengroßer Herde in der Spongiosa; sehr selten; multipel am ganzen Skelet (außer Schädel, Wirbelsäule, Schulterblättern und Schlüsselbeinen), besonders aber an Carpalia und Tarsalia, selten an den langen Röhrenknochen, dann besonders in der Epiphyse. *Therapie:* Nulla.

$\varkappa$) *Multiple kartilaginäre Exostosen* vgl. Geschwülste!

λ) *Melorheostose (Lerische Krankheit). Wesen:* Band-, streifen- oder fleckenförmige (endostale und wohl auch periostale) Knochenverdichtung, beschränkt auf nur eine oder einige Gliedmaßen bzw. Knochen, auch am Rumpf. *Vorkommen:* Sehr selten. *Ursache:* Wahrscheinlich anlagebedingt. *Symptome und Folgen:* Deformierung, Verkürzung oder Verlängerung, Druck auf Weichteile und evtl. Bewegungsstörung. *Differentialdiagnose:* Osteomyelitis, Lues, *Paget*sche und Marmorknochenkrankheit, Knochengeschwulst, Kompaktainseln, Osteopetrois und Osteopoikilie. *Diagnose:* Unter anderem Röntgenbild. *Therapie:* Zu versuchen lokale und Parathyreoideabestrahlungen.

b) Knochenatrophie kann durch *verminderte Regeneration* (hypoplastisch) oder durch *vermehrte Resorption* (resorptiv) zustande kommen. Man unterscheidet: a) *konzentrische* (von außen) und häufiger b) *exzentrische Atrophie* (von der Markhöhle her). Der Knochen wird porös (*Osteoporose*), dabei entweder brüchig (*Osteopsathyrosis*) oder unter Kalkeinbuße biegsam (*porotische Osteomalacie*). *Ursachen:*

α) **Senile Atrophie:** Schwund der Knochenbälkchen führt zur *Osteoporose;* Aufhören der Osteoblastentätigkeit; Knochen leistet noch die normale Stützfunktion, nicht aber eine zusätzliche Belastung (Altersfrakturen, z. B. Schenkelhals, Wirbelkörper).

β) **Marantische Atrophie:** Oesteoporose infolge schwerer konsumierender Erkrankung bei Jugendlichen.

γ) **Inaktivitätsatrophie:** An nicht funktionell beanspruchten Knochen (z. B. Amputationsstumpf).

δ) **Neurotische Atrophie:** Nach Rückenmarkserkrankungen (Tabes, Syringomyelie, periphere Nervenlähmung). Atrophie ist bei Beteiligung gemischter Nerven stärker als bei rein motorischen; auch die Innervationslage des Vegetativums spielt eine wichtige Rolle.

ε) **Sudecksche Atrophie s. Sudecksches Syndrom (Sudeck 1900).** *Definition:* Unter „Sudeck" versteht man reaktive Veränderungen, welche nach Trauma (Fraktur, Distorsion, Infektion, Nervenverletzung, Verbrennung, Erfrierung) auftreten und in den Weichteilen, sowie Knochen eine Störung der normalen Resorptions- und Regenerationsvorgänge hervorrufen. *Pathogenese:* Konstitution, sympathisches Nervensystem, neurohormonale Störungen und lokale Veränderungen der chemisch-physikalischen Blutbeschaffenheit im Sinne einer vermehrten Acidose und der örtlichen Durchblutung spielen eine ausschlaggebende Rolle bei der Entstehung des *Sudeck*-Syndroms.

Ursachen: 1. Vegetatives Nervensystem: „Vegetative Stigmatisation" prädisponiert zum S. Grundumsatz ist bei diesen Patienten nachweislich gesteigert (*Blumensaat, Maurer*). Krankhafte Reaktionslage des Sympathicus führt zu grad- und zeitmäßig gesteigerten Umbauvorgängen am Knochen; starke psychische Belastung begünstigt das Zustandekommen des S. (hohe *Sudeck*-Zahl bei Verwundeten des 2. Weltkrieges an der Ostfront und bei Verletzungen in den Nachkriegsjahren).

2. *Metachore neuroirritative Faktoren (Hackethal)*, z. B. nach Nervendurchschneidung, Nervenstrangulation (Einschnürung der Nervenwurzeln bei Spondylosis und Spondylarthrosis deformans), chronische Wurzelirritation (Cervical- und Lumbalsyndrom), Nervenligaturen (z. B. peripherer sensibler Hautäste bei Operationen). Kommt es in solchen Fällen zu einer zusätzlichen Noxe durch Trauma, Ruhigstellung, Entzündung, Schmerzzuständen und anderen Manifestationsfaktoren, so ist die Entstehung eines S. sehr leicht möglich und bei der Behandlung besondere Vorsicht geboten.

3. *Neuro-hormonale Faktoren* führen zur Permeabilitätsänderung der Gefäße und beeinflussen Stoffwechsel und Mesenchym, indem das somatotrope Hormon (STH) und die Mineralocorticoide infolge Störung im HVL-NNR-System überwiegen. Überwiegen der Mineralocorticoide bedeutet aber ein Versagen der Alarmreaktion und des Adaptionsvorganges; denkbar wäre demnach entweder ein sekundäres Versagen der ACTH-Glucocorticoidreaktion nach hormonalem Stress oder ein primäres Überwiegen des STH und der Mineralocorticoide, wodurch die Adaptionsleistung ausbleibt. Ein Zusammenhang mit der Schilddrüse scheint zu bestehen (*Maurer*).

4. *Lokale Faktoren:* Isotonie, Isoionie, Isothermie, Isoonkie und Eukolloidalität der Zellkolloide geht verloren. Die Änderung des geweblichen Gleichgewichtszustandes, welche bei Wund- und Frakturheilungen, sowie bei Entzündungen immer besteht, bildet sich nicht zur Ausgangslage der Eukolloidalität zurück, vielmehr kommt es zu einer dysregulatorischen Entgleisung dieser Vorgänge. Die arterielle Durchblutung ist gesteigert, entsprechend dem krankhaft-erhöhten Gewebsstoffwechsel.

Verlauf: In 3 Stadien; *I. Stadium:* Akute Phase des Fortschreitens.

II. Stadium: Stadiums des Stillstands.

III. Stadium: Stadium der Rückbildung.

Symptome:

1. *Weichteile: Im Stadium I:* Vermehrte Hautdurchblutung und Tiefendurchblutung zunächst koordiniert, in späteren Phasen discoordiniert (vermehrte Tiefen- und verminderte Hautdurchblutung), Temperaturerhöhung, Ödem, rasches Nagel- und Haarwachstum, gesteigerte Schweißsekretion. Muskelschwund (Quadriceps, Deltoideus) mit Tonusveränderung und quantitativer Herabsetzung der direkten und indirekten Erregbarkeit, Gelenkversteifung durch Kapselödem, hierdurch Bewegungs- und Belastungsschmerz.

Im Stadium II herabgesetzte Hautdurchblutung, trophische Störungen, graue Cyanose. Glanzhaut, schwammiges Ödem des erkrankten Gliedmaßenabschnitts, Hauttemperatur herabgesetzt, Hypohidrosis und Anhidrosis, vermehrtes Nagelwachstum, Nägel glanzlos, rissig, quergerieft, Dauermuskelschwund, zunehmende, u. U. irreparable Gelenkversteifung, Spontan- und Belastungsschmerz. Bei Rückbildungstendenz Übergang in normale Hautdurchblutung.

Im Stadium III Haut normal, gelegentlich atrophisch, blasse Hautfarbe oder blaue Stauungscyanose, Durchblutung vermindert, keine Ödeme. Nägel, Haarwuchs, Schweißbildung nicht mehr auffällig. Dauermuskelschwund, irreparable Gelenkversteifungen oder bei Rückbildung Wiederherstellung einer normalen Haut- und Tiefendurchblutung.

2. *Knochen: Stadium I.* Fortschreitende Osteoporose. Auftreten vereinzelter Flecken (oft nur bei genauer Lupenbetrachtung erkennbar!) beweisen den Grad- und zeitmäßig gesteigerten, reaktiven Umbau. Fleckige Entkalkung kommt im Röntgenbild erst zum Ausdruck, wenn der Knochen bereits 15% seiner Kalksalze verloren hat. Prädilektionsorte der Frühveränderungen sind die distalen Epiphysenfugen der Vorderarm- und Unterschenkelknochen, Epiphysen und Spongiosa der kleinen Hand-, Fuß- und Fingerknochen; Beginn der Atrophie erkennbar an gleichmäßigen, klaren Aufhellungen der Epiphysen (nur auf guten Vergleichsaufnahmen erkennbar).

Stadium II: Allgemeine, gleichmäßige oder fleckige Entschattung mit Verschmälerung der Knochenbälkchen, zarter Strukturzeichnung und „nebelhaften" Umrissen; an den kurzen Knochen feine, „bleistiftartige" scharfe Konturzeichnung. Kein Fortschreiten der Osteoporose mehr.

Stadium III: Gleichmäßige, sehr zarte Knochenzeichnung, Bälkchenverschmälerung und -verminderung (hypertrophierende Atrophie). Rückbildung der Osteoporose.

Prophylaxe: Exakte Wundversorgung, anatomisch genaue Frakturreposition, völlige Entlastung und ausreichend lange absolute Ruhigstellung der erkrankten Gliedmaße, Bewegungsübungen niemals bei noch bestehender Stauung, „keine Übung darf Schmerzen verursachen" (*Böhler*), keine passiven Bewegungsübungen im Beginn der Heilgymnastik, bei Annahme einer neuro-hormonalen Störung oder vegetativ-dystonen Patienten ACTH und Cortison als Depot (60 mg ACTH und 100 mg Cortison), kein häufiger Wechsel der Behandlungsmethoden bei Frakturen, Stellungskorrekturen auf ein Minimum reduzieren, stabile Osteosynthese möglichst durch geschlossene Nagelung anstreben, strengste Asepsis bei Osteosynthesen, schulmäßige Eröffnung von Eiterungen und Schaffung ausgiebiger Abflußmöglichkeiten bei völliger Ruhigstellung.

Therapie: Stadium I: Ruhe, absolute Immobilisation, Fernhaltung von Reizen, Vermeidung von Belastung und mechanischer Beunruhigung, Gelenke in Normalhaltung ruhigstellen, keine mechanischen oder verfrühten Nachbehandlungsmaßnahmen, Heilgymnastik im Beginn nur einschleichend und unter tastender Anpassung zur normalen Funktion und Belastung bei genauer klinischer und röntgenologischer Überwachung zurückführend. Subjektive Schmerzangaben genauestens berücksichtigen. Zusätzlich warme Seifen- und Kamillenbäder oder bei deutlich gesteigerter Durchblutung (oscillographische Kontrolle!) *Eispackungen*. Medikamentös (vor allem bei vegetativer Dystonie), Bellergal, Gynergen, evtl. Ganglienblockade mit Phenothiazinen; vasoaktive Pharmaka (Vasculat, Padutin, Progressin, Ronicol); Vitamin A-reiche Nahrung und Präparate, Vitamin D, intracutane Plenosolinjektionen, Grenzstrangblockaden 2–3mal wöchentlich ins Ganglion stellatum für die obere Extremität, als paravertebrale oder peridurale Injektion L_{1-4} für die untere Extremität (strengste Indikation!, d. h. keine Eingriffe am Vegetativum bei übermäßiger Irritabilität desselben). Vermeidung körperlicher, geistiger und seelischer Strapazen.

Stadium II: Fortsetzung der Allgemeinbehandlung mit Ganglienblockern, vasoaktiven Pharmaka, Sympathicusblockade. Behandlung der vegetativen Neurose steht im Vordergrund.

Lokal: Ruhigstellung der Gliedmaße im Gipsverband, durchblutungsfördernde Maßnahmen (Alkoholverband, Fango- und Sandpackung, bei stark vermehrter Durchblutung Eispackung), rhythmische aktive Übungen mit Heben und Senken der Gliedmaße; falls dabei keine Schmerzen oder Verschlimmerung des Ödems auftreten, Wechselbäder, Unterwasserstrahlmassage, Bindegewebsmassage, schrittweise zunehmende Widerstandsübungen, aktive und passive Bewegungsübung, schließlich vorsichtige Belastung, jedes Zuviel an Übung und Belastung und das Außerachtlassen von Warnsymptomen (Schmerzen, kalte Cyanose, vermehrtes Ödem) können einen Rückschlag hervorrufen.

Operativ: Eingriffe am Sympathicus (periarterielle Sympathektomie, Ramicotomie, Ganglienexstirpation; s. Kap. Sympathicuschirurgie), Sympathicusblockaden mit Novocain sind im allgemeinen ausreichend.

Stadium III: Voll e nsetzende Übungsbehandlung (Lockerungs-, Dehnungs-, Anspannungsübungen) unter sorgfältiger Anpassung an das jeweils erreichte Leistungsvermögen Auch jetzt noch kann durch Überbeanspruchung ein Rückfall eintreten.

Begutachtung: Tritt ein *Sudeck*-Syndrom in zeitlichem Zusammenhang mit primärem Unfallschaden ein, so ist der Zusammenhang anzuerkennen. Man hüte sich, Verletzte, bei welchen der primäre Unfallschaden behoben ist, jedoch noch Zeichen eines *Sudeck*-Syndroms bestehen, für arbeitsfähig zu erachten und ihnen eine Teilrente zuzusprechen. Klinisch und röntgenologisch eindeutig nachweisbarer *Sudeck* erfordert volle Erwerbsunfähigkeit (100% M. d. E.) bis das S-Syndrom völlig abgeklungen ist.

ζ) **Alimentäre Atrophie:** Osteoporose durch Kalk- und Phosphormangel (experimentell durch säuernde Kost auslösbar); wahrscheinlich besteht vermehrte Knochenresorption; ähnliche Verhältnisse treten nach kompletter Gallengangsfistel durch Kalkverlust und Resorptionsstörung von Vitamin D auf.

η) **Druckatrophie:** Lokaler, lakunärer Knochenabbau durch Druckusuren (Aneurysma, Varizen, Hirndruck).

c) Knochenhypertrophie. *Abnorme Steigerung des Längenwachstums.* Krankhafte Vermehrung der Knochensubstanz, häufig bei entzündlichen Processen (Osteomyelitis, Lues, Paget, Fraktur), sonst bei *hormonellen Störungen* und *Hypovitaminose.*

α) *Abnorme Steigerung des Längenwachstums: Allgemein* an den Gliedern bei frühzeitigem Verlust der Keimdrüsen (Riesenwuchs der Kastraten) und *lokal* neben Knochenhypertrophie bei chronisch-entzündlichen Knochenerkrankungen (s. o.), auch bei Phlebektasie und Phlebarteriektasie (s. da).

β) *Leontiasis ossea* (*Virchow* 1865) ist eine hypertrophierende kranio-faciale Knochenerkrankung mit Verdickung (bis auf 4–5 cm) und Verhärtung des ganzen Schädel- und

Gesichtsskeletts, meist ausgehend vom Oberkiefer, dabei in der Regel symmetrisch; anscheinend gewöhnlich in der Jugend beginnend und chronisch-progredient über mehrere Jahre bis Jahrzehnte sich entwickelnd. *Formen:* a) Genuin; b) Ostitis deformans (in der Regel!). *Differentialdiagnose:* Knochenentzündungen und -geschwülste. *Folgen:* Druck auf das Gehirn (mit Kopfschmerzen, geistigen Störungen, Krämpfen und Lähmungen), Verlegung der Nasenhöhle und Orbita, Erblindung, Geruchverlust, Trigeminusneuralgie. *Therapie:* Machtlos; Oberkieferresektion richtet meist nichts aus.

γ) **Akromegalie (P. Marie 1886):** Ist eine Verdickung nicht nur der Knochen, sondern auch der Weichteile, spez. der „Spitzen", d.h. „gipfelnden" Teile: Nase, Ohr, Lippe, Zunge, Kinn, Stirn, Penis und Klitoris mit wulstiger Verdickung; dabei Unterkiefer vergrößert, Hände und Füße tatzenartig, Unterarm und Unterschenkel auch verdickt; dazu Periostitis und Knochenhypertrophie, Arthrosis deformans, Gelenküberbeweglichkeit, Kyphose sowie Fisch- und Keilwirbel. *Beginn:* In jugendlichem und mittlerem Alter. *Ursache:* Veränderungen der Hypophyse mit Hyperpituitarismus (vor allem eosinophiles Vorderlappenadenom, Hypertrophie, Cysten, Carcinom). *Therapie:* Hypophysektomie, gezielte Isotopenapplication, Röntgenbestrahlung. (Vgl. Spez. Chirurgie, Hypophysentumoren.)

δ) **Morbus Cushing:** Zeigt Osteoporose bei Fettleibigkeit (durch Hypophysenvorderlappenüberfunktion). (Vgl. Spez. Chirurgie, Gehirn.)

ε) **Morbus Gaucher:** Zeigt Osteoporose mit Cortikalisverdünnung neben flaschenförmiger Verbreitung von Fingern und Zehen sowie Unterkiefer, auch Ober- und Unterarm, Ober- und Unterschenkel, Wirbelsäule, Becken, Schädel. *Ursache:* Kreatinstoffwechselstörung. *Leitsymptom:* Derber Milztumor. *Therapie:* Splenektomie.

ζ) **Niemann-Picksche Krankheit:** *Ursache:* Phosphatid-Stoffwechselstörung. *Leitsymptom:* Milztumor, Knochen können befallen sein. *Therapie:* Nulla. *Prognose:* Infaust.

η) **Morbus Hand-Schüller-Christian:** Übermäßige Cholesterinablagerung; scharfrandige Defekte im Schädelknochen (Landkartenschädel), auch an Becken und Femur; sekundäre Veränderungen (Exophthalmus, Diabetes insipidus) durch Zerstörung von Orbita und Keilbein. *Therapie:* Röntgenbestrahlung.

ϑ) *Xanthomatosis generalisata ossiu.m:* ebenfalls Cholesterinspeicherkrankheit; Porose und Auftreibung der Röhrenknochen; *Diagnose:* Abgrenzung von Recklinghausen schwierig; Probeexcision. Phosphor-Kalk im Blut normal; Cholesterin vermehrt.

ι) *Hyperostosis generalisata:* *Wesen:* Generalisierte Systemerkrankung als Erbleiden oder endokrine Störung. *Vorkommen:* Beginnend in der Pubertät, namentlich beim männlichen Geschlecht. *Verlauf:* Fortschreitend in 3–7 Jahren. *Symptome:* Volumzunahme mit strähniger Verdickung der langen Röhrenknochen nebst Bänderverknöcherung und Pachydermie der Unterarme und Unterschenkel, auch der Schädel- und Stirnhaut (Hyperostosis frontalis, *Morel*sche Krankheit, von der Dura ausgehend), Trommelschlegelfinger und -zehen.

κ) *Osteoperiostitis ossificans s. hyperplastica,* auch sog. „Osteoarthropathie hypertrophiante pneumique" (*Pierre Marie* 1890): *Wesen und Symptome:* Hyperplastische Knochen- und Knochenhautverdickung an den Knochengelenkenden beginnend, nebst Weichteilverdickung an den Finger- und Zehenendgliedern in Form der sog. „Trommelschlegelfinger". *Vorkommen:* Im mittleren Alter, besonders bei Männern. *Ursachen:* Meist chronische Herz- und Lungenleiden mit Eiterung, Einschmelzung oder Brand: Bronchiektasien, putride Bronchitis, Lungengangrän, Lungentuberkulose, Pleuraempyem, seltener Lungen-, Rippenfell- und Mittelfelltumoren, Herzleiden, Eiterung an Wirbelsäule, Verdauungs- und Harnwegen sowie einseitig bei venöser Stauung infolge Aneurysma Aortae oder A. subclaviae. *Lokalisation:* Mittelhand und Mittelfuß, Unterschenkel, Unterarm, Oberschenkel, seltener Oberarm sowie Grund- und evtl. Mittelglieder, dagegen nicht Endglieder der Finger. *Diagnose:* Trommelschlegelfinger und (evtl. aber nicht immer) Knochenverdickung im Röntgenbild der genannten Knochen, spez. an Mittelhand und Mittelfuß. *Therapie:* Wenn möglich kausal (Empyemoperation usw.).

λ) *Diffuse systematische Sklerose:* Vermehrung des Knochengewebes mit Strukturverdichtung und Einengung der Markräume. *Ursache:* Erblich (Marmorknochenkrankheit) oder durch Intoxikation, bei Blutkrankheiten (Phosphor, Fluor, Strontium, Anämie, Leukämie).

d) **Rhachitis** (d.h. Rückgratleiden?), auch *englische Krankheit* (nach englischen Bearbeitern: *Glisson* 1650 u.a. benannt?), *Zwiewuchs oder doppelte Glieder* (wegen der Doppelgestalt der Gelenkgegenden infolge Epiphysenauftreibung!). *Wesen:* Störung des Knochenwachstums mit übermäßiger Entwicklung von kalklosem „osteoidem" Gewebe und mit mangelhafter Verkalkung des neugebildeten und mit gesteigerter Resorption des fertigen Knochengewebes; Knochen ist dabei kalkärmer, daher weicher als normal, daher auf Zug oder Druck nachgebend (Halisteresis). *Pathologische Anatomie:* Wucherung des Periostes und Endostes bildet osteoides Gewebe; es folgt endochondrale Verknöcherung und Verbreiterung der Knorpelfugen durch ungleiche Zapfen; erst mit der Heilung wird das Osteoid in dichtes sklerotisches Knochengewebe umgewandelt. Die Formveränderung bleibt aber bestehen. *Ursache:* Vitamin-D-Mangelkrankheit in Verbindung mit Fehlen von Licht, Luft und Sonnenbestrahlung, Beteiligung der endokrinen Drüsen (Epithelkörperchen und verminderte Schilddrüsentätigkeit) wahrscheinlich. *Vorkommen:* Früher zu 90% bei armen Bevölkerungsteilen; Gefährdung ist am größten im Winter und im Vorfrühling. *Auftreten:* Im ersten halben bis 4., meist im 1.–2. Jahr, selten später (bis 6 Jahre); in der Pubertätszeit als sog. Spätrachitis (Rachitis tarda), wozu von einigen Autoren auch gerechnet werden die Belastungsdeformitäten (Skoliose, Genu varum und valgum, Coxa vara adolescentium). *Symptome:* In hochgradigen Fällen Zurückbleiben des allgemeinen Wachstums („rachitischer Zwerg"); an den einzelnen Knochen verschieden, je nach dem zeitlichen Einsetzen der Rachitis im Verhältnis zur knöchernen Entwicklung der einzelnen Teile, gewöhnlich zuerst an Kopf und Brust und später an Wirbelsäule und Becken sowie an den Gliedmaßen; Armen und vor allem Beinen; im übrigen bestehen folgende *wichtigste Veränderungen:* Am Schädel weite und lang (bis zum 3.–4. Jahr) offen bleibende Fontanellen. Kopf groß („Hydrocephalus") und eckig-würfelförmig („Caput quadratum") mit Verdickung der Tubera parietalia und frontalia. Hinterhaupt weich und dünn, evtl. eindrückbar wie ein steifer Filzhut („Kraniotabes"). Gaumen hoch („spitzbogenförmig"). Zahnentwicklung gestört und verzögert (vom 12. Monat bis 3. Jahr statt vom 6. Monat bis 2. Jahr); Schneidezähne gerifelt (infolge von Schmelzdefekten). Unterkiefer eckig mit abgeplattetem Kinnabschnitt (durch Muskelzug). Brustkorb: Auftreibung an der Knorpel-Knochengrenze („rachitischer Rosenkranz"), Vortreten des Brustbeines („Kiel- oder Hühnerbrust, Pectus carinatum"). Schlüsselbeine stärker gekrümmt. Wirbelsäule kyphotisch und skoliotisch (infolge Auf-dem-Arm-Tragens). Becken abgeplattet von vorn nach hinten oder allgemein verengt (Geburtshindernis). Extremitäten in der Gegend der Wachstumszone aufgetrieben, spez. an Hand- und Fußgelenken („Zwiewuchs oder doppelte Glieder") sowie an den Fingern („Perlschnurfinger"), Verkrümmung des Schaftes infolge Muskelzugs, Belastung oder Infraktion (spitzwinklig), z. B. Ober- und Unterschenkel meist nach vorn und außen, Schienbein dabei seitlich abgeplattet („Säbelscheidenform"). Regelwidrige Gelenkstellungen, z. B. Genu varum, valgum und recurvatum, Plattfuß, Coxa vara, Cubitus varus oder seltener valgus. Daneben bestehen Frakturen oder Infraktionen, Muskelschwäche, Anämie, Verdauungsstörungen mit Trommelbauch, katarrhalische Lungenerkrankungen, Lymphdrüsenschwellungen, Schwitzen, Hautekzeme, Tetanie, Krämpfe, Laryngospasmus sowie überhaupt spasmophile Diathese. *Verlauf:* Chronisch in Schüben. *Dauer:* Monate bis einige Jahre. *Prognose:* In der Regel, namentlich in leichten Fällen und bei frühzeitiger und sachgemäßer Behandlung erfolgt allmähliche Ausheilung bis zum 6. Jahr oder später, spez. bei erhaltenem Längenwachstum; u. a. bemerkbar durch zunehmendes Längenwachstum, Verschluß der Fontanellen, Kleinerwerden der Epiphysenauftreibung, Ausgleich der Verkrümmungen (sie bilden sich bei erhaltenem Längenwachstum in etwa 75% bis zum 6.–7. Lebensjahr von selbst zurück), im Röntgenbild durch Schmalerwerden der Epiphysenfuge, Dickerwerden der Corticalis und Auftreten von einem oder mehreren Kalkbändern, d. h. Verkalkungsschichten in der Metaphyse parallel der Knorpelfuge; zur Zeit der Pubertät kann der Prozeß verschwunden sein bis auf gewisse Reste: Hirn- und Gesichtsschädelveränderung, Zahnanomalien, Rosenkranz, plumpe Gestalt der Gelenkenden, geringe Verbiegung des Rumpfes (Kyphoskoliose, Hühnerbrust!) und der Glieder sowie rachitisches Becken. Schwächliche Kinder sind gefährdet bei Lungen-, Darm- und Infektionskrankheiten, spez. Tuberkulose sowie Keuchhusten, Masern u. dgl. Tod ereignet sich meist im 2.–3. Jahr. Bei Spasmophilie erfolgt bisweilen plötzlicher Exitus. *Diagnose* ist bei voll entwickeltem Krankheitsbild leicht; für Frühdiagnose wichtig ist u. a. bei kleinen Kindern Kraniotabes, Rosenkranz und Kyphose. *Differentialdiagnose:* Myxödem, *Möller-Barlow,* Osteogenesis imp. *Röntgenbild:* Flauer (verwaschener) Knochenschatten mit streifiger oder fleckiger Knochenatrophie und mit verdünnter Corticalis, unregelmäßige, oft „fransenförmige" Begrenzung des Diaphysenschattens, unregelmäßig verbreiterte Knorpelzone, wiederholte Kalkbänder, abnorm weite Epiphysenfuge mit Fehlen der Knorpelverkalkungszone (besonders deutlich an Rippen sowie am unteren Ende von Oberschenkel, Unterschenkel und Unterarm). *Prophylaxe:* Vigantol (1mal 5 Tropfen täglich, auch Vigantol forte 1 cm³ = 10 mg Vitamin D und dies wiederholt nach 3 Monaten) oder Lebertran (2mal täglich 1 Teelöffel) sowie künstliche Höhensonne (3mal wöchentlich steigend 2–10 Minuten ab 2.–3. Lebensmonat für Monate mit Pausen). *Therapie:* a) *Allgemein:* Gute Ernährung und Landaufenthalt, Luft, Licht, Sonne, künstliche Höhensonne, Phosphorlebertran (Rp. Phosphor 0,01, Ol. jecoris aselli ad 100,0 S. 3mal täglich 1 Teelöffel) oder Lebertran, Vitaminpräparate bei Spasmophilie Calcium (Kalzan-, Calcipot-Tabletten. Vigantolstoß (15 mg Vigantol forte = 600000 IE.), Vitamine D_3 und A, evtl. wiederholt nach 3 und 6 Monaten), in vigantolrefraktären Fällen AT 10; *Cave!* Hypervitaminose (Gewichtsverlust, Nierenentzündung, Vergiftungssymptome), daher keine zu hohen Dosen! b) *Chirurgisch:* Solange die Knochen weich sind: Glattes Matratzenlager und vorwiegend Rückenlage, nicht viel laufen oder sitzen lassen und nicht tragen, wohl spazierenfahren; Redressement mit Osteoklast, lang dauernder Gipsverband und Massage; operativ erst nach Ablauf der frischen Rachitis (nach dem 6. Jahr): Durch subperiostale Osteotomie oder Resektion (bei guter Periostschonung Regeneration in 6–8 Wochen), evtl. mit Verlängerung. (Siehe spez. Chirurgie, Wirbelsäule, Schenkelhals, Unterschenkel, Fuß usw.)

Spätrachitis (Rachitis tarda) nennt man rachitisartige Erkrankung im späten Kindesalter, spez. in der Adolescenz. *Ursache:* Wohl endokrine Störung. *Wesen:* Verzögerung der enchondralen Ossification mit Offenbleiben der Epiphysenfugen, auch noch nach Abschluß des Längenwachstums. *Vorkommen:* Ziemlich häufig, namentlich bei Nahrungsmangel (Hunger bzw. Blockade) sowie bei Fehlen von Luft, Licht und Sonne; begünstigend wirkt schwere Arbeit; das männliche Geschlecht ist bevorzugt. *Pathologisch-anatomische Veränderungen* ähnlich wie bei kindlicher Rachitis, nur weniger hochgradig. *Symptome:* Ähnlich wie bei Rachitis; charakteristisch sind Schmerzen und Druckempfindlichkeit in der Wachstumszone, Weichheit (an Brustbein und Rippen), Auftreibung (an Metaphysen sowie Rippenknorpelgrenze), Verbiegungen, Spontanfrakturen, Zurückbleiben des Längenwachstums und Infantilismus; auch gehören hierher wohl die sog. Belastungsdeformitäten: Skoliose, Coxa vara, Genu varum und valgum, Pes plano-valgus, X-Bein der Bäckerlehrlinge, Coxa vara der Bauernburschen usw. *Differentialdiagnose:* Spondylitis bzw. Arthritis, Spinalleiden, Hysterie usw. *Prognose und Therapie:* Vgl. Rachitis; sonst Hormone!

e) **Möller-Barlowsche Krankheit, auch Osteotabes infantum, Säuglingsskorbut.** *Ursache und Wesen:* Nährschaden bei Fehlen eines in frischer Nahrung (Fleisch, Kartoffeln, Gemüse, Obst usw.) vorhandenen antiskorbutischen Vitamins C; Rachitis besteht öfters, aber nicht immer gleichzeitig. *Vorkommen:* Bei ½–1½jährigen Kindern mit ungenügender oder falscher, spez. künstlicher Ernährung. *Lokalisation:* Rippen sowie untere Gliedmaßen und Vorderarm, spez. an deren distalem Ende. *Pathologische Anatomie:* Subperiostale Blutergüsse, Frakturen, Infraktionen und Fissuren; an der Knorpel-Knochengrenze Trümmerfeldzone des abnorm brüchigen, weil zellarmen und schlecht vascularisierten Gerüstmarks. *Symptome:* Fieber, Abmagerung und Schlaflosigkeit sowie lokal Schmerzen, Schwellungen und subperiostale Blutergüsse, meist am unteren Femur- oder am oberen Tibiaende; Zahnfleischblutung, Hautblutungen, Hämaturie; Frakturen, Infraktionen und Epiphysenlösungen mit starken Blutergüssen. *Prognose und Therapie:* Tod an Schwäche und Anämie in mehreren Wochen (in etwa 10%); bei rechtzeitiger Umstellung der Ernährungsweise (gute Kuh- oder Ammenmilch), rasche Besserung und allmähliche Heilung; antiskorbutische Diät, frische Fruchtsäfte, z.B. Citronen- oder Apfelsinensaft, frisches Fleisch bzw. Fleischsäfte, überhaupt Vitamin C (Cebion oder Redoxon); dazu Ruhe, evtl. Schiene. *Differentialdiagnose:* Frakturen, entzündliche Epiphysenlösungen (Lues, Osteomyelitis usw.) und Knochentumoren.

f) **Osteomalacie.** *Wesen:* Erweichung des normal entwickelten ausgewachsenen Knochensystems unter starker Kalkverarmung und unter Auftreten von osteoidem Gewebe (also morphologisch rachitisähnliche bzw. -gleiche Vorgänge am *fertigen* Knochen der Erwachsenen, aber nicht am *wachsenden*), wobei der Knochen biegsam und schneidbar wird. *Ursache:* D-Avitaminose, also Mangelkrankheit. *Vorkommen:* Selten; bisweilen endemisch in einzelnen Gegenden; bei Erwachsenen, vorwiegend bei Frauen mit vielen Schwangerschaften in ärmlichen Verhältnissen, sowie bei allgemeiner Ernährungsstörung: „Hungerosteopathie". *Pathologisch-anatomisch:* Entkalkung oder Neubildung unfertigen Osteoidgewebes, beginnend an der Oberfläche der Spongiosabälkchen und im Inneren der *Havers*schen Kanäle. Apposition folgt der Resorption unregelmäßig, unvollkommen und spät, wobei der neugebildete Knochen nicht mehr verkalkt. *Symptome:* Rheumatische oder neuralgische Schmerzen in den unteren Rumpfpartieen sowie Druckempfindlichkeit, spez. an den unteren Rippen; Knochen leicht zerbrechlich oder (spez. später) biegsam, z. B. bei Frauen zuerst am Becken (durch seitliches Zusammenschieben seitens der Schenkelköpfe und Einsinken des Kreuzbeins „schnabel- oder kartenherz- oder kleeblattförmig"), bei Männern zuerst an Wirbelsäule und Thorax (zusammensinkend, u. U. so weit, daß die Rippenbogen tiefer stehen als die Darmbeinkämme; dabei Kyphoskoliose oder Lordose der Wirbelsäule und seitliche Kompression des Brustkorbs sowie ringförmige Einziehung am Brustkorb entsprechend dem Zwerchfellansatz, Abnahme der Körpergröße oft erstes auffälliges Symptom), später an Gliedern (mannigfaltig verkrümmt, „fischschwanzartig", dabei watschelnder Gang; gleichzeitig oft Muskelschwäche (z. B. Unmöglichkeit des Beineerhebens von der Unterlage) und Muskelspasmen (z. B. Adduktorenspasmus). *Röntgenbild* ergibt auffallend verwaschene Knochenstruktur mit Osteoporose, evtl. Einknickungen oder Verbiegungen. *Verlauf:* Chronisch jahrelang, unterbrochen von Stillstand und Besserung; schließlich meist unter Kachexie, Lungen- und Darmerkrankungen Tod. *Komplikationen:* Eventuell Spontanfrakturen. *Prognose:* Verschlimmerung mit jeder Schwangerschaft; bisweilen in leichten Fällen spontan oder durch sachgemäße Terapie Heilung, bei Männern aber sehr selten; sonst Tod unter Kachexie. *Therapie:* Bettruhe mit entsprechender Lagerung, Freiluftkur, Bäder, Allgemeinkräftigung, einschließlich Fett und Vitamin D (Vigantol) sowie bei Schmerzen oder Deformitäten entlastende Stützapparate; zu versuchen in Phosphor (Tonophosphan, Phosphorlebertran u. a.), Lebertran, Ultraviolettbestrahlung; prophylaktisch Sterilisierung durch Fortnahme von Uterus und Ovarien oder durch Röntgenbestrahlung; bei Schwangerschaft ist evtl. Frühgeburt, Perforation oder Kaiserschnitt erforderlich sowie Entwöhnung des Säuglings. *Differentialdiagnose:* Rheumatismus, Osteopathia deformans, Osteomyelitis, Tuberkulose, Aktinomykose, Syphilis und Knochentumoren (Carcinom, Myelom) sowie senile und Hungerosteopathie.

g) Ostitis s. Osteodystrophia fibrosa localisata (Dupuytren 1834, Nélaton 1860, Mikulicz 1904). *Definition:* Knochenschwund durch Entkalkung und lacunäre Resorption mit Osteoklasten und Riesenzellen, Umwandlung von Knochenmark in zellartige Bindegewebe (Fasermark), dazu Granulationswucherungen mit großen und vielkernigen Riesenzellen sowie mit Blutungsherden und Cystenbildungen: Sog. „brauner Knochentumor"; keine Metastasen. *Ursache:* Unbekannt. *Vorkommen:* Nicht selten; bei Kindern und Jugendlichen im Alter von 10–30. *Lokalisation:* Es erkrankt gewöhnlich nur ein Knochen („solitäre Knochencyste"). Bevorzugt ist die Gegend der Wachstumszone, und zwar distale Epiphyse von Femur und Radius und proximale Epiphyse von Oberarm und Schenbein. *Symptome:* Zunehmende, aber mäßige dumpfbohrende Schmerzen, auch Druck- und Stauchungsschmerz, Verkrümmungen, Verdickungen, evtl., und zwar öfters, spez. bei Cysten-, aber auch bei Geschwulstbildung Spontanfrakturen (das Leiden beginnt oft damit und wird dann erst erkannt!). *Prognose:* Günstig; bisweilen erfolgt Spontanheilung innerhalb einiger Jahre, und zwar manchmal, aber nicht immer, nach Spontanfraktur. *Diagnose:* Unter anderem Röntgenbild (Knochenrarefikation mit aufgehobener Bälkchenbezeichnung, z. T. cystische Hohlräume in Gestalt scharf begrenzter Aufhellungszone mit verdünnten (aufgeblasenen) Knochenumrissen einheitlich oder wabig, dabei Corticalis verdünnt [aber nicht unterbrochen und keine Periostverdickung oder Knochenatrophie!], daneben Verdickungen, Verkrümmungen und Frakturen); evtl. Probeexcision. *Differentialdiagnose:* Geschwülste, spez. centrales Sarkom oder Chondrom, Carcinom-, Osteodystrophia fibrosa generalisata, Hunderosteopathie, Myelom, Gumma, chronische Osteomyelitis. *Therapie:* Operativ; bei schwerer Zerstörung Resektion und Transplantation tragfähigen Knochens; bei Einzelherd Osteotomie an der dünnsten Corticalisstelle und vollständige Plombierung der Höhle mit Knochenspänen und Spongiosa, nachdem die ganze Höhle vollständig ausgekratzt wurde. Bei Semimalignität (Probeexcision und histologische Schnelldiagnose!) Amputation und Exarticulation.

h) Ostitis s. Osteodystrophia fibrosa generalisata (v. Recklinghausen 1889–1891) (vgl. Spez. Chir. Nebenschilddrüsen!). *Wesen:* Am ganzen Skelett stattfindende gesteigerte Knochenresorption und Ersatz des Knochens durch osteoides, riesenzellenhaltiges, fibröses Gewebe und Hohlraumbildung. *Ursache:* Überfunktion der Nebenschilddrüsen bei Epithelkörperchenadenom. Anstieg des Kalk- und Senkung des Phosphorspiegels. *Vorkommen:* Selten; manchmal auch bei Kindern; Frauen sind bevorzugt. *Symptome:* Knochen verdickt und verbogen, auch Spontanfrakturen; Schädel verdickt und unförmig; Kleinerwerden („Klein- bis Zwergwuchs"); Stehen und Gehen beeinträchtigt; dazu tiefliegende Schmerzen und Druckempfindlichkeit sowie Schwäche und Blutarmut, auch manchmal (25%) Nierensteine. *Diagnose:* Röntgenaufnahme (man untersuche das ganze Skelett!) Hypercalcämie, Hypophosphatämie, Epithelkörperchentumor, Probeexcision. *Differentialdiagnose:* Solitäre Knochencysten, Ostitis deformans, Carcinose, Myelom, Osteomyelitis, Syphilis, Sarkom. *Verlauf:* Schleichend-fortschreitend über das Skelett. *Prognose:* Bei Auffinden und Entfernung eines Adenoms günstig; bei erfolgloser Suche sehr ungünstig; Übergang in Sarkom nicht selten. *Therapie:* Operation; Entfernung des Epithelkörperchenadenoms (daraufhin Rückbildung der Skelettveränderungen oder wenigstens Stillstand), notfalls nur Arterienligatur der Schilddrüsenarterien (meist nur wenig erfolgreich!)

i) Ostitis deformans (Paget 1876). *Pathologische Anatomie:* Fibröse Umwandlung des Knochengewebes mit Verbreiterung der aufgefaserten Corticalis auf Kosten der Markhöhle führt zur Knochenverdickung; der hyperostotische Knochen erweicht und verkrümmt sich. *Ursache:* Unbekannt, vielleicht chronisch-blande Ostitis durch Infektion oder Intoxikation. *Vorkommen:* Nicht selten, aber klinisch nicht häufig; bevorzugt sind Ältere, spez. Männer über 40 Jahre; selten erkranken Jüngere; Verhältnis des männlichen zum weiblichen Geschlecht ist 2:1–3:2. *Lokalisation:* Ein oder mehrere Knochen; vorwiegend Schienbein (Säbeltibia) und Schädel („Krankheit des zu kleinen Hutes"); doch auch alle anderen Knochen. *Symptome:* Knochen verdickt und verkrümmt (z. B. Tibia säbelartig nach außen, Coxa vara, Radius verbogen usw., Rumpf verkürzt, versteift und verkrümmt, dabei Wirbelsäule kyphotisch: „Affenmensch" und Schädel viereckig-bucklig mit Umfangvermehrung bis auf 60–70 cm, auch mit Hirndruck und Hirnnerven-, auch Seh- und Hörstörung) und Gesicht (in Form der Leontiasis ossea, s. d.) sowie dumpfe, Schmerzen. *Verlauf:* Langsam fortschreitend über Jahre bis Jahrzehnte; Stillstand kommt vor. *Prognose:* Manchmal erkrankt nur ein Knochen, z. B. Tibia, manchmal später mehrere oder viele bis alle, auch symmetrische, dann aber nicht auf beiden Seiten gleich; gelegentlich Spontanfraktur und Übergang in Sarkom (inca. 5% der Fälle). *Diagnose u. a.:* Röntgenbild (anfangs herdförmige Aufhellung, später Verdickung und Verdichtung, namentlich an Periost, auch Rinde längs aufgefasert; „Mosaikstruktur" [charakteristisch, aber nicht durchaus spezifisch] und Knochenverbiegung; dabei diffuse und mehrfache Knochenerkrankung; am besten wird das ganze Skelett untersucht; für die Frühdiagnose ist wichtig Osteoporosis circumspripta cranii im Bereich von Stirn- und Scheitelbein auf der Höhe der Schädelwölbung!). *Bei Sarkomverdacht:* Probeexcision. *Differentialdiagnose:* Knochentumoren, spez. Sarkom, Myelom, Ostitis fibrosa bzw. cystica, Syphilis, Osteomyelitis chron., Leontiasis, Akromegalie, Hirntumor, Marmorknochenkrankheit. *Therapie* im allgemeinen machtlos: Zu versuchen Organ-, spez. Schilddrüsenpräparate und Vitamine, spez. A, Phosphorlebertran u. dgl. zur Wiederherstellung normaler Statik; evtl. Osteotomie, auch Stützapparat und orthopädische Behandlung.

k) Knochenerkrankung der Perlmutterdrechsler (Englisch und Gussenbauer). *Symptome:* Schmerzen und elastische Anschwellungen, später harte Verdickungen der Knochen. *Vorkommen:* Bei jugendlichen Perlmutter- und Muschelarbeitern. *Lokalisation:* Gefäßreiche Metaphyse der langen Röhrenknochen sowie kurze und platte Knochen, z. B. Unterkiefer. *Wesen und Ursache:* Entzündliche Knochen- und Knochenhautreizung durch eingeatmeten und hämatogen abgelagerten Perlmutterstaub bzw. durch das darin enthaltene organische Conchiolin. *Differentialdiagnose:* Subakute eitrige Osteomyelitis und centrale Knochentumoren. *Prophylaxe:* Hygiene, spez. Schutzmaske und Entstäubungsanlage. *Therapie:* Berufswechsel.

l) Phosphornekrose vgl. Allgemeine Chirurgie, Infektionskrankheiten!

m) Osteofibrosis deformans juvenilis (Uehlinger). *Pathologische Anatomie:* Markfibrose einseitig in verschiedener Ausdehnung an Femur, Tibia, Fibula, Humerus, Radius, Hand, Fuß, Becken, Schädel ähnlich der Ostitis fibrosa. *Wesen:* Wohl endokrine Störung. *Vorkommen:* Beim weiblichen Geschlecht mehr als beim männlichen (2:1). *Krankheitsbeginn:* In der Kindheit und Spontanstillstand in der Pubertät. *Symptome:* Gliederschmerzen und Deformitäten, evtl. Spontanfrakturen; Röntgenbild zeigt Pseudocysten, riesenzellgeschwulstähnliche Veränderungen; keine Mineralstoffwechselstörungen; nur halbseitig, nie generalisiert auftretend.

n) Aseptische s. „spontane" Knochennekrosen: *Wesen:* Nekrotischer Zerfall an den Epiphysen und Metaphysen von Röhrenknochen, an Apophysen und Wirbeln, meistens sind ältere Kinder und Jugendliche betroffen. *Ätiologie:* Akut-traumatisch, wiederholte Mikrotraumen (Materialerschöpfung!), embolischer Gefäßverschluß, Ischämie infolge Gefäßspasmen, Gefäßverschluß durch Drosselung der Endarterien, vererbte Gewebsminderwertigkeit, endokrine Störung. *Pathologisch anatomisch:* Lokale Knochennekrose bei erhaltenem Gelenkknorpel und Vorwachsen von Bindegewebe gegen den Nekroseherd; wird dieser allmählich oder plötzlich ausgesprengt, so kommt es zur Gelenkmausbildung (s. dort); Spontanheilung bzw. Wiedereinheilung von Nekroseherden ist möglich. *Symptome:* An den Gelenken, meist erst nach Freiwerden einer Gelenkmaus in Form von Einklemmungen; am Hüftgelenk frühzeitig auftretende Schmerzen und Bewegungsstörung; an der Wirbelsäule Haltungsfehler, vorzeitige Ermüdung, Schmerzen. *Prognose:* An unbelasteten Gelenken gut, an belaseteten Gelenken, speziell am Hüftgelenk, ist die Prognose stets ernst. An der Wirbelsäule kommt es häufig zur bleibenden Kyphose. *Behandlung:* Entlastende Ruhigstellung über lange Zeitdauer, Vitamine, Kalk-Phosphor-Lebertranpräparate, an der Wirbelsäule Weichteilmassage und entsprechende Haltungsübungen. *Operativ:* Bei Vorhandensein freier Gelenkkörper und umschriebener Nekroseherde (Osteochondrosis dissecans, Lunatummalacie); (s. Spezielle Chirurgie).

Formen: 1. Nekrose des Os naviculare pedis (*Köhler I*); 2. Nekrose des Köpfchens des metatarsale II oder III (*Köhler II*); 3. Nekrose des Os lunatum (Lunatummalacie *Kienböck*); 4. Osteochondrosis deformans coxae juvenilis (*Calvé-Legg-Perthes*); 5. Vertebra plana (*Calvé*); 6. Osteochondrosis vertebrae (Adolescentenkyphose, *Scheuermann*sche Krankheit); 7. Osteochondrosis der Sesambeine der Großzehe; 8. Osteochondropathia juvenilis der Metaphysen; 9. Apophysitis tibiae (*Schlatter-Osgood*); 10. Apophysitis calcanei (*Osgood*); 11. Osteochondrosis dissecans (*König*); (s. auch Kap. Gelenke, Gelenkmausbildung).

10. Abschnitt: Die chirurgischen Infektionskrankheiten

A. Allgemeines

I. Wesen der Infektion

Infektion einer Wunde ist in erster Linie *Kontaktinfektion*. Sie wird bedingt durch Verunreinigung mittels fremden Stoffen. Solche können sein: *a) giftige Stoffe*, z.B. Schlangengift, Arthropodenbisse und -stiche (Intoxikation) oder *b) Virus*, z.B. bei Tollwutbißwunden, Grippe, Herpes, Maul- und Klauenseuche, Mumps, Gürtelrose, Kinderlähmung oder Lymphogranuloma inguinale (Viruskrankheiten). Erreger (gemessen nach m μ) sind invisibel, d.h. ultramikroskopisch, also nur nachweisbar im Übermikroskop, durch Bakterienfilter passierend und nicht züchtbar auf toten Nährböden, sondern nur bei Anwesenheit von lebenden Zellen, wohl aber übertragbar auf Menschen und empfängliche Tiere; Überstehen der Krankheit führt hier zu Immunität. Oder vor allem *c) pathogene Mikroorganismen, spez. Bakterien* (eigentliche oder *Bakterieninfektion*); die durch höher organisierte *tierische Schmarotzer* bedingten Störungen heißen *parasitäre Erkrankungen*, z.B. Wurmkrankheiten (vgl. parasitäre Cysten).

Bei Aufnahme der fremden Stoffe in *den allgemeinen Kreislauf* entsteht die *Allgemeininfektion;* dieselbe kann sein: eine *bakterielle* (z.B. bei den meisten Eiterinfektionen als sog. Pyämie, ferner bei der putriden Infektion und schließlich bei den spezifischen Infektionen: Milzbrand, Pest, Rotz, Lepra, Miliartuberkulose) oder eine *toxische* (z.B. bei Tetanus und Diphtherie sowie bei gewissen Eiterinfektionen als sog. Septikämie) oder meist eine *kombinierte* (z.B. bei den Eiterinfektionen als sog. Septikopyämie).

In der Regel ist nur *eine* Bakterienart als Krankheitserreger vorhanden: *Monoinfektion*. Bei Vorhandensein *mehrerer* Bakterienarten spricht man von *Poly-* oder *Mischinfektion* und, falls die Begleitbakterien *erst später* zu den primären hinzutreten, von *Sekundärinfektion;* bei den chirurgischen Infektionskrankheiten handelt es sich dabei meist um das Hinzutreten von Strepto- oder Staphylokokken zu Tuberkel-, Diphtherie-, Coli-, Influenza-, Tetanus- u.a. Bazillen, wodurch das Krankheitsbild in der Regel verschlimmert, spez. zum sog. „septischen" gestaltet wird.

Manchmal schlummert die Infektion lange in einem mehr oder weniger verborgenen Herd: sog. „*ruhende oder latente Infektion*"; besonders gilt dies im Falle steckengebliebener Fremdkörper, z.B. Geschosse, Seidenfäden u.dgl. oder im Falle einer Knochenaffektion; die Entzündung kann dabei jederzeit wieder aufflammen, namentlich nach Trauma, Anstrengung, Operation, Massage u.dgl.; daher empfiehlt sich Vorsicht bei späterer Operation, z.B. Gelenkmobilisation; Erkennung der ruhenden Infektion gelingt bisweilen durch Nachweis des Krankheitsherds, sonst durch Hervorrufen von Entzündungssymptomen (lokal Hauttemperaturerhöhung, evtl. festzustellen mit Hautthermometer usw. und allgemeine Temperatursteigerung, Hyperleukocytose, Blutsenkungsgeschwindigkeitsvermehrung) bei Massage, Anstrengung, Bewegen, Gymnastik, Beklopfen, Röntgenbestrahlung, Reizkörperinjektion usw.; zur Bekämpfung versuche man Chemotherapie (s. d.) sowie Vaccine, auch Bestrahlung, Diathermie und Hyperämie (vgl. Abb. 103). Operationen sind möglichst aufzuschieben für ½–1 Jahr; bei Steckgeschoß- spez. Granatsplitterentfernung ist Tetanusschutzimpfung zu geben bzw. wiederholen.

II. Infektionserreger
(Allgemeine Morphologie und Biologie der pathogenen Mikroorganismen)

Die *krankmachenden Kleinlebewesen (pathogene Mikroorganismen)* stehen auf der Grenze von Pflanzen- und Tierreich und sind seltener *niederste Tiere* (Protozoen; z.B. Plasmodium malariae), größtenteils *niederste Pflanzen* (Protophyten). Zu letzteren gehören neben *Schimmelpilzen* und *Sproß-* oder *Hefepilzen* als die wichtigsten, spez. als Erreger der chirurgischen Infektionskrankheiten die *Bakterien* (so genannt nach der Stäbchenform, welche viele von ihnen besitzen) oder *Spaltpilze: Schizomyceten* (so genannt nach der Art der Vermehrung, nämlich durch Spaltung). Die *Bakterien* werden nach ihrer Form eingeteilt in:

a) Kugelbakterien (Kokken). Kugelig, bisweilen lanzettförmig (Pneumococcus), abgeplattet-bohnenförmig (Gonococcus); bei der Teilung angeordnet zu zweien: sog. Diplococcus (Pneumo-, Gono-, Meningococcus), Ketten (Streptococcus), Trauben (Staphylococcus), Vierertafeln (Tetragenus) oder Warenballen (Sarcine).

b) Stäbchenbakterien (Bacillen). Stäbchenförmig, bisweilen leicht gebogen, ei-, keulen- oder hantelförmig; Teilung stets in querer Richtung zur Achse; evtl. Anordnung in kürzeren oder längeren Fäden (z.B. Milzbrand-, Ödembacillus).

c) Schraubenbakterien (Spirillen). Schraubenförmig (z.B. Spirochaeta pallida).

Form bisweilen variabel, mit *Involutionsformen* (z.B. Pestbacillus bei unzusagendem Nährboden) oder mit *besonderen Wuchsformen* (Tuberkelbacillus).

Größe mikroskopisch, daher nur zu sehen im Mikroskop mit etwa tausendfacher Vergrößerung (Ölimmersion!), gemessen nach $\mu = 1/1000$ mm.

Färbbarkeit mit den meisten, spez. mit Anilinfarben.

Bei verschiedenen Infektionserregern (z.B. Bacillen von Milzbrand, Tetanus, malignem Ödem) bilden sich *Sporen*, d.h. Dauerformen; gebildet bei Unterernährung u. dgl.; besonders widerstandsfähig gegen Austrocknung, Erhitzung, Chemikalien usw.; ungefärbt stark lichtbrechend; schwer färbbar, aber nach gelungener Färbung („Sporenfärbung") die Farbe auch nur schwer abgebend; stets endogen, dabei entweder *mittel*ständig, dann spindelartig, sog. Klostridiumform (z.B. Milzbrand) oder *end*ständig, dann stecknadel-, trommelschlegel- oder notenförmig: Sog. Köpfchensporen (z.B. Tetanus).

Bei vielen, und zwar bei Stäbchen- und Schraubenbakterien besteht *Eigenbewegung*, wohl zu unterscheiden von der *Brown*schen Molekularbewegung (welch letztere allen in Flüssigkeiten suspendierten Körperchen zukommt); ermöglicht wird die Eigenbewegung durch *Geißeln*, d.h. Bewegungsorgane in Form von fadenartigen Fortsätzen der Zellmembran; darstellbar durch besondere Färbungs-Beizungsmethoden („Geißelfärbung"); es gibt Bakterien ohne Geißeln und solch mit Geißeln, diese wiederum an einem oder an beiden Enden, in Form von Geißelbüscheln oder als Geißeln ringsum (nach Art des Tausendfußes): A-, Mono-, Amphi-, Lopho- und Peritricha.

Vermehrung erfolgt durch Spaltung bzw. Sporenbildung außerordentlich rasch, u.U. explosionsartig (bis zu mehreren Millionen in 24 Stunden).

Wachstum gelingt größtenteils auch auf künstlichen Nährböden (Bouillon, Gelatine Agar, Ei, Kartoffel, Brot, Milch usw.); wichtig ist dabei aber die *chemische Zusammensetzung* (einzelne Bakterien wachsen am besten nur auf Blutserumnährboden, manche, z.B. Meningo- und Gonococcus nur auf menschlichem Eiweiß); *Reaktion* (am besten alkalisch oder neutral; dagegen saure meist unzuträglich). *Temperatur* (größere Hitze schädigt, Kälte konserviert; bei den pathogenen Bakterien ist das Temperaturoptimum um die Körpertemperatur, also im Brutofen bei 37 °C). *Belichtung* (direktes Sonnenlicht tötet ab, vor allem Tuberkel- und Milzbrandbacillen). *Sauerstoffgehalt* (je nach Wachstum bei Sauerstoffgegenwart oder -abwesenheit unterscheidet man *Aerobier* und *Anaerobier*, letztere wiederum in fakultative und obligate; doch können auch letztere in Symbiose mit sauerstoffzehrenden Keimen bei Sauerstoffgegenwart wachsen).

Bei den Infektionskrankheiten handelt es sich um die sog. *pathogenen* Mikroorganismen im Gegensatz zu den *saprophytischen,* welche wiederum fakultativ oder obligat saprophytisch sein können; bei Kombination mehrerer Keimarten erfolgt entweder *Symbiose* oder *Antibiose:* sog. „*Antagonismus*"; z.B. Streptococcus begünstigt das Wuchern anderer pathogener Bakterien, Bac. poycyaneus schädigt es u.U. („Pyozyanase" bei Diptherie); durch Änderung der Lebensbedingungen ergibt sich *Anpassung und Variation,* z.B. Virulenzzunahme durch Tierpassage; *Mutation,* d.h. Variation sprunghafter Art mit Entstehung neuer Typen ist möglich und kommt vielleicht auch für die Pathogenität in Betracht, z.B. beim Colibacillus, jedoch ist ein Übergang rein saprophytischer Mikroorganismen in pathogene in historischer Zeit nicht mit Sicherheit beobachtet. Von besonderer Bedeutung ist die *Resistenz* bestimmter widerstandsfähiger Typen gegenüber Penicillin (Staphylococcen) und Sulfonamiden (Streptococcen). Es handelt sich hierbei um einen echten Selektionsvorgang, nicht um Anpassung. Mit etwa 70% penicillinresistenten Erregern muß heute gerechnet werden. Die resistenten Typen können meist nur durch gezielte und kombinierte Anwendung von Antibiotica getroffen werden. Die beste *Prophylaxe* vor Störungen, die durch solche Erregergruppen hervorgerufen werden *(Hospitalismus)* ist eine einwandfreie *erweiterte Asepsis,* welche alle Wundbehandlungsmaßnahmen und jeden, auch den kleinsten Eingriff umfaßt (Injektionen, Blutentnahmen, Verbandstechnik, Intubationen usw.) (s. auch Chemotherapie).

Die pathogenen Bakterien wirken weniger *mechanisch* (z.B. durch Capillarverstopfung bei Milzbrand) als *chemisch* (durch Bildung giftiger Stoffe). Diese Giftstoffe sind a) teils *spezifisch,* hier wiederum α) *Bakteriensekretionsprodukte:* Sog. *Ektotoxine* oder *Toxine sensu strictiori* (auch im keimfreien Filtrat vorhanden; empfindlich, spez. thermolabil; chemisch unbekannt, wahrscheinlich den Fermenten nahestehend, z.B. Tetanus- und Diphtherietoxin). β) *Bakterienkörpergifte:* sog. *Endotoxine* (durch Zerfall im infizierten Organismus freiwerdend, z.B. bei Cholera, Typhus, Pest). b) Teils *unspezifisch:* Bakterienkörpersubstanz: sog. *Bakterienproteine* (pyogen, sonst weniger wichtig!).

Durch Eindringen und Vermehrung der Infektionserreger ist nicht ohne weiteres *Krankheit* gegeben; dazu bedarf es vielmehr – neben der Empfänglichkeit – einer besonderen Reaktionslage des betr. Organismus; jedenfalls kann die Krankheit latent bleiben, dabei aber doch völlige oder bedingte Immunität eintreten (s. Immunität).

Die Intensität der infektiösen Erkrankung hängt ab: 1. vom angreifenden *Krankheitserreger* (Virulenz; diese ist nach Stamm bzw. Typ u.U. sehr verschieden; sie wird gesteigert durch Tier- und vor allem Menschenpassage vgl. Ärztepanaritium!) und Resistenz (s. oben). 2. vom angegriffenen *Organismus* (Immunität; diese ist teils *allgemein,* teils *örtlich;* erstere ist z.B. vermindert bei Diabetes, Nephritis, Anämie, Unterernährung, Erschöpfung, Alter usw., letztere bei Gewebsschädigung); 3. von *äußeren Bedingungen* (z.B. wirken ungünstig: a) *örtlich:* Traumatische Wundschädigung durch Quetschung, Schuß u.dgl. sowie zentrale oder periphere Nervenaffektion: Tabes, Syringomylie usw. oder Nervenverletzung mit Nekrose, Sekretstauung, Blutleere u.dgl. und b) *allgemein:* Vergiftung, Narkose, Erkältung u.dgl.).

Übertragung der Krankheitserreger findet statt meist vom Mensch bzw. Tier. Fast immer als Kontaktinfektion durch Staub oder Erde, durch Einpfropfung von Erregern in die Wunde („Inokulation"), durch „Autokontakt" = primäre Infektion; ferner durch „Handkontakt" = sekundäre Infektion; schließlich durch Herumstochern in der Wunde mit Sonden, Drainagen, Verbandstoffen = tertiäre Infektion. Weitere Infektionswege sind: *Tröpfcheninfektion* (Sprechen, Nießen, Husten beim Operieren!), *Luftinfektion* (starke Luftbewegung vergrößert die Gefahr), *transitorische Bakteriämie* ist Resorption und Ausschwemmungshilfe zur Wundreinigung über die Blutbahn = bakterielle Selbstreinigung der Gewebe. Kritische Zeit für Wundinfektion ist der 3.–7. Tag (s. Wundbehandlung).

Zwischen Eindringen der Krankheitserreger und Auftreten der Krankheit mit ihren allgemeinen und örtlichen Symptomen liegt die *Inkubationszeit,* welche für die einzelnen Krankheiten verschieden, dabei typisch ist.

III. Folgen der Infektion

a) Örtliche Folgen. Der durch die Entwicklung der eingedrungenen Krankheitserreger erzeugte örtliche Krankheitszustand ist die *Wundinfektion*. Jede Wunde ist der Schauplatz eines Kampfes zwischen den eingedrungenen Bakterien und den Körperschutzstoffen; dieses durch Angriff und Abwehr bedingte Geschehen im Verein mit den Aufräumungsarbeiten des Gewebes bezeichnet man als **Entzündung**. Die Entzündungsvorgänge sind abhängig von der Zahl und Kraft der eingedrungenen Erreger einerseits und von der Widerstandskraft des Organismus und Gewebes andererseits; dazu treten noch äußere Bedingungen (s. o.).

Die Intensität der örtlichen Entzündungssymptome erlaubt uns, einen Rückschluß auf die Stärke der Reaktion des Organismus, aber nicht auf die Schwere der Infektion, wie denn gerade bei den stärksten und raschesten Formen septischer Allgemeininfektion nur geringe örtliche Erscheinungen gefunden werden. *Inkubationszeit* heißt die Zeit vom Eindringen der Infektionserreger bis zur Krankheitserzeugung. Für die Erdinfektion beträgt sie nach den klassischen Versuchen von *Friedrich* 6 Stunden. Sie ist für jede Infektionskrankheit typisch, im übrigen schwankend nach Menge und Virulenz der Erreger, im allgemeinen besonders kurz bei *von kranken Menschen* (im Gegensatz zu *von außen*!) stammenden Keimen und bei Möglichkeit schneller Verbreitung im Organismus, z. B. oft nur wenige Stunden bei Sepsis, Meningitis, Peritonitis, Phlegmone; namentlich bei der gefürchteten Infektion der Ärztehand bei Operationen und Sektionen beginnt der Infektionsprozeß infolge der gesteigerten Virulenz des Erregers sofort mit der Verwundung, während bei den alltäglichen Gelegenheitswunden des Laien der Körper gewöhnlich einige Stunden Zeit findet, um der beginnenden Infektion mit den in ihm ruhenden Schutzkräften entgegenzutreten. (Dabei spielen wohl gewisse, die Bakterienwirkung begünstigende Stoffe eine Rolle: sog. Angriffstoffe oder Aggressine.) Anwesenheit von Bakterien im Gewebe mit ihren Giftstoffen bedeutet Störung der Isoionie, Isotonie, Isothermie, d. h. Funktionssteigerung des mesenchymalen Apparates mit dem Ziel, den Gleichgewichtszustand wieder herzustellen. Dieser Abwehrkampf ist die Entzündung. Er fordert Opfer (vernichtete Bakterien, zerfallende Zellen, Eiterung).

1. Entzündung

Ursachen: (Sog. Entzündgungsreize):

1. Infektiöse, und zwar bakterielle bzw. toxische Entzündungsreize: pathogene Mikroorganismen bzw. deren Stoffwechselprodukte (Hauptursache!). Jede Entzündung, spez. Eiterung einer Wunde ist – abgesehen von sonstigen Giftstoffen – im wesentlichen bedingt durch Mikroorganismen bzw. deren Stoffwechselprodukte, während das Trauma an sich nur eine untergeordnete, im wesentlichen nur Eingang und Ansiedlung ermöglichende Rolle spielt:

2. Mechanische: Trauma bzw. Überanstrengung.

3. Thermische: Verbrennung und Erfrierung.

4. Chemische: ätzende Stoffe (z. B. Quecksilber, Höllenstein usw.).

Stadien *der Entzündung:*

1. Störungen der Zirkulation mit Exsudation, Exsudationsstadium der Entzündung (vgl. *Cohnheims* Studien am Froschmesenterium unter dem Mikroskop): Hyperämie mit Gefäßerweiterung und mit kurzdauernder Strombeschleunigung (aktive Hyperämie), dann Stromverlangsamung (passive Hyperämie), Randstellung der (leichteren) Leukocyten, Auswanderung (Extravasation) der weißen Blutkörperchen (amöbenartig infolge Chemotaxis, angelockt durch den Entzündungsreiz) an den Capillaren, spärlicher auch der roten Blutkörperchen durch die Kittlinien der Gefäße (Diapedesis), gesteigerte Transsudation von Flüssigkeit aus den Gefäßen in das Gewebe infolge vermehrter Durchlässigkeit der geschädigten Gefäßwand und infolge verminderter Gewebsspannung, Proliferation der Gewebszellen; dementsprechend klinisch: Entzündliches Infiltrat des Krankheitsherdes (Symptome s. u.!) sowie entzündliches Ödem der Umgebung (ev. „Fingerdruck bleibt stehen").

2. Degeneration mit Einschmelzung (Nekrose), *Confluenzstadium der Entzündung* des Gewebes als Folge des Entzündungsreizes (infektiösen, mechanischen, thermischen oder chemischen) sowie der entzündlichen Zirkulations- und Ernährungsstörungen (Druck, Stase, Thrombose!); oft bedeutend, z. B. bei Phlegmone, Osteomyelitis, Diphtherie, Milzbrand; bei Tuberkulose auch als *Verkäsung* und bei putrider Infektion als *Gangrän*; durch Gefäßwandnekrose, spez. an größeren Arterien droht Blutung bzw. Nachblutung.

3. Regenerationsstadium der Entzündung mit Bildung von Granulationsgewebe, später von Narbengewebe durch Wucherung der Bindegewebszellen, daneben der Lymph- und

Blutgefäßendothelien sowie unter Auftreten großer, runder, einkerniger, mit Methylenblau stark und eigenartig sich färbender Zellen, sog. *Plasmazellen (Unna)*; das neue Gewebe besteht aus Fibroblasten, Leukocyten und neuen Gefäßen, welch letztere durch solide, infolge Verflüssigung hohl werdende Sprossenbildung der Gefäße entstehen; zwecks Ausfüllung der Gewebslücken an Haut- und Schleimhautgeschwüren, Knochensequestern, Abscessen, Fisteln u. dgl.; oft bedeutend (sog. „produktive" Entzündung) in Form von Elephantiasis der Haut, Schwielen seröser Häute, Hyperostose, chronischer Tonsillen- und Lymphdrüsenhyperplasie; bei chronischer Entzündung, spez. bei Tuberkulose, Syphilis, Aktinomykose, Lepra, Rotz, Rhinosklerom in Form von *Granulationsgeschwülsten* oder *Granulomen*, d. h. typischen knoten- bis geschwulstförmigen Wucherungen mit den spezifischen Erregern darin.

Bei der Entzündung ist der Stoffwechsel im Sinne einer H-Hyperionie durch übermäßige CO_2-Spannung, einer K-Vermehrung, einer osmotischen Hypertonie, Hyperthermie und membranogenen Hypoonkie des Capillarblutes gestört.

Wesen: Entzündung darf als ein nützlicher, d. h. den Körper schützender und die Heilung einleitender Vorgang aufgefaßt werden („Abwehrreaktion"), indem die Hyperämie, spez. aus den Gefäßen austretendes Serum und Zellen humorale und zelluläre Schutzstoffe (s. u.), und zwar je nach der Immunitätslage des Organismus in wechselndem Grade enthalten im Kampf gegen die Entzündungserreger und ihre Angriffsstoffe, wobei die genannten Schutzstoffe die Resorption und Regeneration anbahnen.

Symptome: *a) örtliche:* Dazu gehören u. a. (freilich weder erschöpfend noch konstant!) die vier klassischen oder Kardinalsymptome von *Celsus:*

1. *Rötung (Rubor)*
2. *Hitze (Calor)* } beide infolge Hyperämie.

3. *Schwellung (Tumor)* infolge Hyperämie, zelliger Infiltration und membranogener Hyponkie.

4. *Schmerz (Dolor)* infolge K- und H-Hyperionie. Dazu kommt

5. *Funktionsstörung (Functio laesa)* infolge Schmerzen und Schwellung, dann Muskelspannung unwillkürlicher Art, wie sie auch als Gelenkkontraktur oder als Bauchdeckenspannung bei Gelenk- oder Bauchfellentzündung auftritt sowie *b) allgemeine:* die *allgemeinen Folgen*, spez. Fieber (s. u.).

Formen: Je nach der Art des Exsudates unterscheidet man:

1. Seröse Entzündung. Exsudat verhältnismäßig arm an Eiweiß (aber immerhin reicher als Blutplasma und Transsudat) und arm an Zellen; z. B. bei Schleimhautkatarrh, Hautblasen, Unterhautzellgewebsödem, Körperhöhlen- sowie Gelenk-, Schleimbeutel- und Sehnenscheidenerguß.

2. Fibrinöse Entzündung. Exsudat reich an Eiweiß mit dessen Gerinnung; an Schleimhäuten mit fibrinösem Belag, bei Tuberkulose mit freien Fibrinflocken sowie an den serösen Häuten von Herz-, Lungen- und Bauchfell und in Gelenken, Schleimbeuteln und Sehnenscheiden, evtl. mit samenkornähnlichen Gebilden: sog. Reiskörperchen (Corpora oryzoidea).

3. Eitrige oder purulente Entzündung (häufigste und wichtigste Form der Entzündung; hier ist auch die bedeutsame Abwehrvorrichtung des Körpers, nämlich die Eiterbildung, d. h. Ansammlung von weißen Blutkörperchen). Exsudat ist mit Serum und mit reichlich neutrophilen polynucleären Leukocyten („Eiterkörperchen"), ferner mit eingeschmolzenem Gewebe (infolge der proteolytischen Leukocytenfermente) und mit Mikroorganismen. Eiter wird experimentell auch erzeugt durch chemische Stoffe (Terpentin u. dgl.); im Gegensatz zur infektiösen Eiterung ist die chemische nicht fortschreitend. Bei den einzelnen Erregern ist der Eiter verschieden, und zwar ziemlich typisch, z. B. bei Staphylococcus rahmartig und gelblich oder weiß, bei Strepto- und Pneumokokken dünnflüssig und gelbgrünlich, bei Gonococcus grünlich, bei Pyocyaneus blaugrün und kleisterartig riechend, bei Tuberkelbacillen dünnflüssig mit Fibrinflocken, bei Typhus bräunlich und dünnflüssig mit nekrotischen Gewebsbröckeln.

An Schleimhäuten spricht man von *eitrigem Katarrh* (Pyorrhoe), an präformierten Höhlen (Gelenken, Pleura, Hirnventrikel, Gallenblase, Appendix usw.) von *eitrigem Erguß* (*Empyem*), bei diffuser Ausbreitung von *eitriger Infiltration* oder *Phlegmone* und bei Abgrenzung im Gewebe von *Absceß*. *Abscesse* nennt man bei akuter Entzündung *heiße*, bei chronischer (Tuberkulose) *kalte; metastatische Abscesse* entstehen durch bakterielle Embolie; *Ausgang* (falls nicht Rückbildung): Durchbruch nach innen oder außen; *Diagnose:* Temperaturkurve, Blutbild und Blutkörperchensenkung, evtl. Fluktuation, dazu Punktion; sonst betr. Symptome und Behandlung vgl. Entzündung!

Unterscheidung zwischen tuberkulösem und Kokkeneiter gelingt bisweilen (dagegen nicht bei Mischinfektion oder nach längerdauernder Chemotherapie): 1. im letzteren Kokken nachweisbar, im ersteren dagegen Tuberkelbacillen nur selten; 2. in letzteren gut erhaltene Eiterkörperchen, in ersterem Detritus, evtl. Lymphocyten; 3. Eiter in Uhrgläschen mit *Millons* Reagens getropft zerfließt bei letzterem, bleibt dagegen als feste, mit der Platinöse aufhebbare Scheibe bei ersterem. *Grund:* Proteolyse durch Eiterzellenferment bei letzterem (*E. Müllers* Eiterprobe).

4. *Hämorrhagische Entzündung.* Exsudat mit starker Blutbeimengung infolge hochgradiger Gefäßwandalteration, z.B. bei tuberkulöser Pleuritis und Perikarditis sowie überhaupt bei schwerer Allgemeininfektion.

5. *Jauchige oder putride Entzündung.* Exsudat zunächst serös, später hämorrhagisch, ferner mit Detritus und mit Gas, daher mißfarben und stinkend („Brandjauche").

Verlauf: Akut, subakut oder chronisch (je nach der Entzündungsursache und deren Reizstärke).

Ausgänge der Entzündung: 1. Völlige Wiederherstellung (Restitutio ad integrum) durch Resorption. 2. Degeneration oder Nekrose bzw. Sequestrierung mit Narbe.

Prognose: Im übrigen je nach Lokalisation (Hirnabsceß!), Zustand (Alter und Konstitution des Patienten), Behandlung u.dgl. Tod kann erfolgen durch lokale Ausbreitung der Entzündung auf lebenswichtige Organe (Hirn usw.!) oder durch Allgemeininfektion.

Therapie: *spez. der pyogenen Infektion:* (vgl. Abb. 103) Wenn möglich, *kausal:* Entfernung der Ursache, evtl. auch des Fremdkörpers, Knochensplitters u.dgl. sowie *frühzeitige Beseitigung* oder *Verminderung der Infektionsstoffe* durch operative Eröffnung nebst weiterem Offenhalten des Entzündungsherdes. Jede septische Operation muß unter strengen aseptischen Kauteten erfolgen. Die Drainage ist als „notwendiges Übel" zu betrachten und nur solange zu belassen als dies unbedingt erforderlich ist. Meist nicht länger als maximal 72 Stunden. Drainrohre seien stets steril abgedeckt und dienen vor allem auch zur lokalen Instillation von Antibioticis. Breit offen bleibende klaffende Wunden sind nur bei anäroben Infektionen indiziert und im übrigen wegen der unvermeidlichen Sekundärinfektion möglichst zu umgehen. *Bei Phlegmone und bei Absceß (außer bei tuberkulösem) Incision* („Onkotomie", „ubi pus, ibi evacua"!). *Diagnose:* s. oben; u.a. ist wichtig Druckschmerz und vor allem Fluktuation, welche aber nicht immer vorhanden ist, z.B. bei Tiefenlage, weshalb in gewissen Fällen Fieber und Blutbefund sowie Schmerz, Schwellung u.a. zu entscheiden hat, evtl. vorher Probepunktion!; am besten mit dem Messer oder elektrochirurgisch (besser!), und zwar schonend, aber genügend groß, und zwar nur bei umschriebenem und oberflächlichem Absceß stich- bis schnittförmig, dagegen sonst, spez. bei Phlegmone stets anatomiegerecht, d.h. unter Berücksichtigung der anatomischen Gebilde, evtl. mehrfach oder mit Gegenschnitt stets in Narkose (spez. intravenöse mit Pentothal usw.) bzw. Rausch, gegebenenfalls Chloräthylspray oder ausnahmsweise Leitungsanästhesie (aber nicht Infiltrationsanästhesie; sonst Schmerzen, Unwirksamkeit, Gewebsschädigung, Fortleitung und Bakterienverschleppung); nötigenfalls zwecks klarer Übersicht mit Blutleere, (gewöhnlich aber nicht), dagegen u.U. bei Panaritium, Handeiterung und Sehnenscheidenphlegmone; *Cave* jede mechanische oder chemische Reizung, z.B. Ausdrücken, Auslöffeln, Sondieren, Bohren (sonst Gefahr der Resorption!) sowie Ätzen mit Desinfizientien u.dgl. (sonst störender Schorf!). Anschließend Drainage mit Gummirohr bzw. Gummilasche oder beidem (stets steril abdecken und nur solange als unbedingt erforderlich). Salbenverband mit Bor-, Zink-, Sulfonamid oder antibiotischer Salbe Ruhigstellung, evtl. mit Draht-, Aluminium- oder Gipsschiene (am besten!), nötigenfalls bei Bettruhe. Verband nicht zu früh und nicht zu oft sowie schonend abnehmen im Bade oder mit Wasserstoffsuperoxydlösung. Verbandwechsel nur mit *sterilen* Gummihandschuhen und Instrumenten; Isolieren der eiternden Wunden auf „septischer Station".

Im übrigen sei die Behandlung *symptomatisch:* Allgemeinbehandlung; evtl. Kreislauf- und Herzanregung; kräftigende und leichte Nahrung (Obstsäfte mit Traubenzucker, Haferschleim, Reis-, Grieß- u.a. Brei, Ei, Milch, Tee, Kaffee, Wein, Cognac und Sekt u.dgl.), Traubenzuckerinfusion, auch als Tropfeneinlauf rektal oder intravenös, evtl. Bluttransfusion; Eventuell Fieberdiät einschl. Vitaminen (C); Ruhigstellung durch Schiene usw. und evtl. Bettruhe sowie Hochlagerung; *Antipyretica* zur künstlichen Herabsetzung des Fiebers erscheinen meist wede notwendig noch entscheidend, sind aber u.U. wirksam (Chinin, Pyramidon); dagegen sind Analgetica oft erforderlich sowie Antibiotica (s. dort!). Verband nach eröffnetem Eiterherd am besten mit *Salbe* (5–10%ige Zink- oder Borvaseline) oder Paste (Zinkpaste) Sulfonamidsalbe oder antibiotische Salbe, zuvor, nämlich im Stadium der Infiltration: Jod-, Ichthyol- oder Quecksilbersalbe oder *halbfeuchter Verband:* hydropathischer (*Prießnitz-*)Umschlag, Kataplasmen von Leinsamen-, Kartoffel-, Grieß- u. dgl. Brei oder besser Paste mit Glycerin, Aluminiumsilicat, Antiseptica, 50–96%igem Spiritus und in schwereren Fällen Antibiotica u. dgl. zwecks Einschmelzung („Reifen") namentlich diffuser, auch tiefliegender Eiterungen und zwecks Abstoßung von Nekrosen, aber u. U. Haut angreifend und Gewebseinschmelzung (Sehnen, Brustdrüse!) befördernd, auch durch Schmerzlinderung verschleiernd. Verzettelte, ungezielte Gabe von Antibiotica streng vermeiden, da hierdurch larvierte Verlaufsformen erzeugt werden. Prophylaxe mit Antibiotica nur in Fällen mit schlechter Prognose.

An sonstigen Behandlungsverfahren, welche allerdings manchmal das Krankheitsbild verschleiern, auch Arzt und Patienten in falsche Sicherheit wiegen, aber keinesfalls zur Unterlassung rechtzeitiger und genügender chirurgischer Behandlung führen dürfen, werden empfohlen:

I. Hyperämiebehandlung nach *Bier* (1893–1905), und zwar zur Vermehrung der vom Organismus selbst erzeugten Abwehrvorgänge, aber nur neben, spez. vor der operativen Therapie, dann aber auch nicht zu lange. *Formen:* Teils passive (Staubinde und Saugglocke), teils aktive (Heißluft, Bäder, Umschläge usw.):

1. Staubinde, d.h. dünne Gummibinde, etwa 6 cm breit am Oberarm und Oberschenkel, über Mullbinde; festgemacht mit Nadel, mit angenähten Fäden mit naßgemachtem Ende; an Schulter und Hoden Gummischlauch, notfalls Drahtspirale; 10–22 Stunden fortdauernd oder rhythmisch 6 Stunden lang mit 6 Stunden Pause oder 3mal 4 Stunden. Stauung soll sein: Heiß, blaurot, ödematös, schmerzlos. *Prinzip:* Durch passive Hyperämie mechanische Ausschwemmung der Infektionsstoffe nach außen und vielleicht auch Steigerung der Schutzkräfte des Organismus lokal. *Anzeige:* Beginnende Eiterungen und vor allem gonorrhoische Gelenkerkrankungen sowie Tuberkulose.

2. Wärme zur Nachbehandlung nach Incision in Form der Heißluftkästen oder der elektrischen Heißluftdusche „Fön", Glühlichtkästen, Heizkissen, Heilschlamm, Diathermie, Kurzwellenbehandlung, Solluxlampe, Hexamikronlampe, Bäder usw. neben Umschlägen und Salben (s. oben). Rotlicht zur Beschleunigung der Confluenz, Blaulicht zur Förderung der Resorption bei abklingender Entzündung. *Cave!* In jedem Falle übertriebene Überhitzung!

3. Röntgenbestrahlung (*Heidenhain, Glauner*): Wirkung teils durch Wärme teils durch Reiz: Unter anderem bei Phlegmone, Furunkel, Schweißdrüsenentzündung, Mastitis, Panaritium und Arthritis gonorrhoica sowie bei Tuberkulose und Aktinomykose. Die Dosierung ist verschieden. Im allgemeinen versucht man mit kleinen Dosen auszukommen (20–40r 3–4mal an verschiedenen Tagen). Bei Karbunkeln im behaarten Gebiet und bei Schweißdrüsenabsceß muß wenigstens die Epilationsdosis erreicht werden.

II. Antivirus (sterile, also gefilterte und erhitzte Kulturen von Staphylokokkus, Streptokokkus und Pyocyaneus) nach *Besredka,* auch als Handelspräparate: Antipiol, Antiflammin, Histopin, Inosepta u. a. zu Umschlägen und Salbenverbänden.

III. Bakteriophagen (Zerstörung der Bakterien durch ein lebendes Virus, gewonnen aus dem bakterienfreien Filtrat von Bouillonkulturen entsprechend dem *d'Herelle*schen Phänomen 1915), z. B. Staphylophagen oder Coli- sowie Typhus-, Ruhr- und Choleraphagen.

IV. Desinfektionsbehandlung Chemotherapie und Antibiotica (s. S. 134). Akridinfarbstoffe (Rivanol und Trypaflavin), Jodpräparate (Jodtinktur, *Lugol*sche Lösung, Jodoform, Jodonascin, Yatren), Silber, Chlor, Wasserstoffsuperoxyd, Phenol, Perubalsam, *Dakin*sche und hypertonische Salzlösung, Chininderivate, Alkohol u. a., vgl. Wundversorgung und Wundverband!

V. Reizkörperbehandlung (*Bier, Schmidt, Weichardt* u.a.). *Prinzip:* Durch Reizwirkung paroral eingeführter Reiz-, spez. Proteinkörper erstrebt man eine Leistungssteigerung (Protoplasmaaktivierung) des Organismus, spez. künstliche Steigerung der nützlichen Heilkräfte bzw. Entzündungsvorgänge als Abwehrreaktion (Heilentzündung und Heilfieber). *Präparate* (Reiz-, spez. Proteinkörper): Milch, Aolan, Omnadin, Novoprotin, Caseosan, Yatren-Casein, Blut, Serum, Vaccine, Vaccineurin, Sanarthrit, Kollargol, Terpentin bzw. Terpichin, Turpintol und Olobinthin, Pyrifer, Detoxin, Sufrogel, Mirion, Fibrolysin, Eigenblut (etwa 20–50 cm³ Venenblut im Bereich des Infektionsherdes oder i.m. injizieren!) u.a.; hierher gehört wohl auch, wenigstens teilweise, die Wirkung physikalischer Methoden, spez. Höhensonne und Röntgenbestrahlung sowie Badekuren und Klimaveränderung, Diät, Antipyretika und Antiseptika. *Darreichung:* Parenteral, und zwar entweder intracutan oder subcutan oder besser intramuskulär bzw. epiperiostal, ausnahmsweise, aber nur falls nötig (im übrigen stärker wirksam, aber evtl. bedenklich wegen Gefahr von Vergiftung bzw. Anaphylaxie sowie Fett-, Luft- und Thromboembolie) intravenös. *Dosierung:* Individuell, spez. je nach Wirkung und Nebenwirkung steigend oder fallend, etwa 0,2–20,0, meist 0,5–5,0 cm³ in Pausen von $^1/_2$–1 Woche zu Serien von 2 bis 24 Einspritzungen; allzustarke Reaktion soll vermieden werden, namentlich bei akutseptischen Prozessen. *Reaktion* (je nach Art der Entzündung und Präparat, Darreichung und Dosis verschieden): *a) allgemein:* Temperatursteigerung, Pulsbeschleunigung, Schwitzen, Frösteln bis Schüttelfrost, Schwindel, Mattigkeit, Hypo- oder Hyperleukocytose, Blutbildveränderung usw. *b) örtlich:* Hitze, Rötung, Schwellung, Schmerz. *Indikationen:* Subacute und chronische Entzündungen, spez. Furunkel, Schweißdrüsenentzündung, Akne, Erysipel und Erysipeloid, Ekzem, Pruritus, Lymphdrüsenentzündung, Gelenkrheumatismus, gonorrhoische Unterleib-, Gelenk-, Nebenhoden- und Prostataentzündung, Cystitis, Mastitis, Neuralgie, Thrombophlebitis, Ulcus ventriculi und duodeni, Sepsis usw.

VI. Vaccine- und Serumbehandlung (spezifische Behandlung): a) *Vaccine* (entweder als *Autovaccine* aus der Eigenkultur des Infektionsherds oder als *Fertigvaccine* aus gelagerten Bakterienstämmen verschiedener Herkunft, also polyvalent, dagegen nicht fall- oder typenspezifisch: *1. Staphylokokken-V.* (bei Pyodermie, Furunkulose, Hidradenitis, Osteomyelitis, Arthritis, Sepsis): Staphylosan, Staphar, Staphylo-Yatren, Leukogen, Opsonogen u.a. *2. Streptokokken-V.* (bei Erysipel, Arthritis, Sepsis): Strepto-Yatren u.a. *3. Gonokokken-V.* (bei Arthritis, Epididymitis): Arthigon, Compligon, Gonargin, Toxogon, Gono-Yatren u.a. *4. Coli-V.* (bei Cystitis und Pyelitis sowie Sepsis): Coli-Yatren u.a. *5. Tollwut-V.;* dazu Antipyogene Misch-V. b) *Sera:* Bei Diphtherie, Tetanus, Gasbrand, Schweinerotlauf, Milzbrand, Meningitis epidemica, Schlangenbiß. Anwendung sei frühzeitig und intensiv, evtl. intravenös, evtl. auch intralumbal sowie in genügender und wiederholter Dosierung.

b) Allgemeine Störungen, bedingt durch Verbreitung der Krankheitserreger bzw. ihrer Gifte im Körper; die Verbreitung erfolgt meist durch Resorption seitens der (frischen) Wunde, Schleimhäute, serösen Höhlen (sofort!), seltener durch unmittelbares Hineinwuchern in Lymph- und Blutgefäße (später!). Ein Teil davon wird in Lymphdrüsen, inneren Organen und Blut vernichtet. Eine physiologische Ausscheidung durch die Nieren und andere drüsige Organe sowie durch die Schweißdrüsen ohne deren Erkrankung findet wahrscheinlich nicht statt. Bei großer Menge oder Virulenz der Erreger und bei zu geringer Widerstandskraft des Organismus bzw. Verbrauch seiner natürlichen Schutzkräfte kommt es zur *allgemeinen* Entwicklung der Erreger, und zwar: *a) teils in gewissen Organen* (Metastasen), z.B. bei Rotz, Miliartuberkulose (hier aber nur bei unmittelbarem Einbruch in größere Gefäße), Gonorrhoe (in Gelenken und Herzklappen), gewissen pyogenen Infektionen (als Sepsis), und *c) teils in beiden,* z.B. bei gewissen pyogenen Infektionen (als Septikopyämie); bei manchen Infektionskrankheiten (z.B. bei Tetanus und Diphtherie) kommt es im Körper niemals über eine beschränkte Vermehrung der Erreger, wohl aber zu u.U. erheblicher Giftbildung.

2. Fieber

Hauptsymptom des Fiebers ist – abgesehen von Verdauungs-, Zirkulations-, Respirations- und nervösen Störungen (Appetitlosigkeit, Erbrechen, Atmungs- und Pulsbeschleunigung, Reizbarkeit, Kopfschmerz, Bewußtseinsstörung, Unbehagen; dazu Herpes, Exanthem u.a.) – die *erhöhte Körpertemperatur.* Die Körpertemperatur wird je nach ihrer Höhe verschieden bezeichnet: Unternormal (bei Kollaps), normal, subfebril, leicht, mäßig oder beträchtlich erhöht, hoch, hypertherm (bei Tetanus, Wirbelbruch, Stammhirnschädigung, u.a.). Eine ungefähre Schätzung der Körpertemperatur gelingt schon durch das Auflegen der Arzthand auf den zuvor bedeckt gewesenen Körper (Rücken) des Kranken; nur darf dieser nicht schwitzen oder abgekühlt sein, und die Arzthand darf nicht abgekühlt sein. Genau gemessen wird das Fieber mit dem Thermometer nach Celsiusgraden, in angloamerikanischen Ländern häufig noch nach Fahrenheit(F). Am zweckmäßigsten benutzt man ein Minuten-, zugleich Maximumthermometer (geeicht und evtl. vor Gebrauch durch Eintauchen in heißes Wasser auf seine Zuverlässigkeit geprüft); das Thermometer muß genügend lange liegen, jedenfalls solange es noch steigt und evtl. nochmals für einige Zeit eingelegt werden. *Gemessen* wird die Körpertemperatur in der Achselhöhle (vorher abtrocknen und gut festhalten!) sowie im Mastdarm bzw. in der Scheide oder unter der

Zunge bei geschlossenem Munde; im Mastdarm stets bei Kindern, Greisen und Mageren sowie bei Bewußtlosen namentlich bei Fieberverdacht (Appendicitis!), da der Temperaturunterschied, welcher schon normaliter $1/4$–$1/2°$ beträgt, hier deutlicher wird (normaliter schwankt die Körpertemperatur von 36 bis höchstens 37,3 bzw. 37,6°; nachmittags und abends ist die Temperatur etwas höher, und zwar um $1/2$–$1°$; Schwankungen über $1°$ sind nicht mehr normal; Temperaturerhöhung findet sich auch bei reichlicher Mahlzeit, Aufregung, Körperanstrengung, heißem Bad, Heißluft usw.). *Die Temperaturerhöhung im Fieber ist bedingt* durch die Störung des Gleichgewichtes zwischen Wärmebildung und Wärmeabgabe, und zwar ist erstere gesteigert (durch Vermehrung von Stoffumsatz infolge Infektionserreger bzw. deren Giften, daher vermehrte Stickstoffausscheidung im Harn entsprechend einem gesteigerten Zerfall von Körpereiweiß!), letztere ungenügend, so daß Wärmestauung resultiert. Nach dem *Fiebertypus* (spez. Tagesdifferenz, d. h. Fieberschwankung zwischen Maximum und Minimum), unterscheidet man: *Febris continuens* (Tagesdifferenz bis $1°$), *remittens* (bis $1½°$) und *intermittens* (evtl. mehr; jedenfalls in stundenweisen Fieberanfällen). Der Fiebertyp wird bestimmt nach der Tagesschwankung, d. h. Unterschied zwischen niedrigster und höchster Temperatur; er ist wichtig für die Spezialdiagnose: Eine besonders charakteristische Fieberkurve haben z. B.: Malaria (F. intermittens), Sepsis (oft F. remittens), Erysipel und Pneumonie (F. continuens).

Im *Verlaufe des Fiebers* folgen aufeinander: *1. Fieberanstieg* (*Stadium incrementi*) mit Frost (Kontraktion der Hautcapillaren durch Reizung des Vasomotorencentrums), evtl. (bei plötzlichem Anstieg) mit Schüttelfrost (reflektorisch ausgelöste Muskelzuckungen des ganzen Körpers); Schüttelfrost kommt vor a) im Beginn einiger akuter Infektionskrankheiten mit raschem Temperaturanstieg: Erysipel und Pneumonie, dagegen nicht oder kaum bei Typhus, b) in wiederholten Anfällen, und zwar entweder in regelmäßigen Zwischenräumen und durch Chinin unterdrückbar bei Malaria oder sonst bei Pyämie: „Erratische Fröste". *2. Fieberhöhe* oder *Hitzestadium* (*Fastigium*) und *3. Fieberabfall* oder *Entfieberung* (*Deferveszenz* oder *Stadium decrementi*): Entweder langsam (*Lysis*) oder rasch (*Krisis*), evtl. mit kurzem Anstieg zuvor (*Perturbatio critica*), oft mit Schweißausbruch, evtl. mit Kollaps (infolge akuter Herzschwäche, was zum Tode führen kann). *Fiebererregend* wirken *alle blutfremden Eiweißstoffe*, und zwar a) sowohl *artfremde:* In erster Linie Giftstoffe und Körperzerfallstoffe der pathogenen Mikroorganismen(!), auch Schlangengift, artfremdes Serum usw.; b) als auch *arteigene, aber blutfremde:* Zerfallsprodukte von Körperzellen, z. B. aus Blutergüssen, Exsudaten, Verletzungs- und Entzündungsherden, Geschwülsten, demgemäß auch Blutzellen auflösende Toxine und Chemikalien, sowie Fermente, auch Fibrinferment(?). Fieber ist ein Abwehrvorgang des Organismus gegen die Wirkung fremder Stoffe, daher der Ausdruck erwünschter Hochleistungen des Organismus im Kampf um seine Selbsterhaltung, also an sich und ohne weiteres nicht als schädlicher Vorgang zu betrachten, sondern als nützlicher, daher evtl. auch künstlich zu erzeugen als Heilfieber neben Heilentzündung durch Reizkörper u. a. Maßnahmen (s. oben). Bei ganz schweren Infektionen bzw. bei Versagen der natürlichen Schutzkräfte des Organismus tritt kein Fieber ein, oder es erfolgt sogar Temperaturerniedrigung. Aus der Höhe des Fiebers ist überhaupt ein Schluß auf die Prognose nicht ohne weiteres erlaubt. Die Fieberkurve ist für die einzelnen Infektionskrankheiten u. U. typisch. Die Temperaturkurve ist für den Arzt (u. a. bei Verletzung oder Operation auch ein wichtiger Fingerzeig für das Verhalten der Wunde bei Entzündung, insofern jede Temperatursteigerung durch eine Wundstörung (Beginn der Infektion oder Fortschreiten der Entzündung oder Ansammlung bzw. Zurückhaltung von Entzündungsstoffen) bedingt sein kann; dagegen Temperaturabfall, Entleerung des Eiters oder Rückgang der Entzündung. (Antipyretica sind daher u. U. unzweckmäßig!). Wichtig ist dabei auch das Verhalten des Pulses; ungünstig ist schlechte Spannung und Füllung sowie starke Beschleunigung; ein „signum mali ominis" stellt dar die Kreuzung von Puls- und Temperaturkurve („Totenkreuz").

Es gibt auch *nichtinfektiöses:* sog. „*aseptisches*" *Fieber* (*v. Volkmann*), z. B nach subcutanen Verletzungen, spez. Frakturen (wohl bedingt durch Resorption von blutfremden Stoffen aus dem Bluterguß und von abgestorbenem Gewebe infolge der dabei auftretenden abgebauten Eiweißkörper oder vielleicht auch infolge Fibrinferments; vom infektiösen Fieber unterschieden durch geringe (selten über $38,5°$; bei Kindern, welche überhaupt eine etwas höhere Körpertemperatur haben und auch leicht hohes Fieber bekommen, aber auch bis $40°$) und atypische Temperatursteigerung sowie durch Fehlen von Schüttelfrost und durch auffallend geringe Allgemeinstörungen sowie vielleicht auch *zentrogenes Fieber* bei Hirn- und Rückenmarkverletzungen und bei gewissen Geisteskrankheiten (wohl bedingt durch Zerstörung oder Reizung gewisser mit der Wärmeregulierung zusammenhängender Hirnpartien, vgl. Wärmestich!). Das aseptische Fieber bei Wunden, auch nach Operationen und Geburten ist dagegen wohl oft der Ausdruck einer, wenn auch leichten Infektion. Das sog. *Katheterfieber* ist eine akute, fast immer günstig verlaufende Allgemeininfektion.

Außer dem Fieber bewirken die Bakteriengiftstoffe auch cerebrale Erscheinungen und andere Alterationen des Nervensystems, wie Myelitis, Neuritis, Neuralgie, ferner gastrische Störungen und Albuminurie, schließlich bisweilen, nämlich bei Tetanus, Staphylo-, Streptokokken- und Pyocyaneussepsis: Auflösung der Erythrocyten, schließlich bei chronischen Eiterungen (Osteomyelitis, Allgemeininfektion) und bei langdauernden Infektionen (Tuberkulose, Syphilis, Aktinomykose) parenchymatöse und amyloide Degeneration der inneren Organe (Herz, Leber, Nieren, Milz usw.).

3. Natürliche Schutzkräfte des Organismus

Die *natürlichen Schutzkräfte* des Organismus sind enthalten teils im Serum (humorale), teils in den Zellen (celluläre); Antwort des menschlichen Organismus auf Infektion ist Ausdruck eines Kampfes zwischen Wirtskörper und Eindringlingen, also zwischen Antikörpern und Antigen (Antigen-Antikörperreaktion); in verschiedenem Maße besteht übrigens eine natürliche Immunität; nach primärer Infektion ändert sich die Reaktionsfähigkeit des menschlichen Organismus gegen neue Infektion derselben Mikrobenart: Allergie bzw. Immunität (s. Abb. 97).

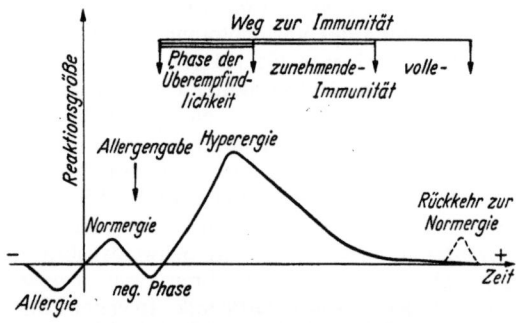

Abb. 97. Der Weg zur Immunität nach *Letterer*

a) Blutserum: Enthält die auf parenterale Einverleibung von Antigenen hin gebildeten Antikörper (= Immunkörper, wenn Antigen zellschädigende Eigenschaften hat).

1. *antibakterielle: Bakteriolysine* = Amboceptoren (Receptoren III. Ordnung) besitzen 2 haptophore Gruppen. a) zytophile Gruppe zur Aufnahme hochmolekularer Nährstoffe; b) komplementophile Gruppe bindet thermolabiles Komplement (im Blutplasma vorhanden). *Agglutinine, Präzipitine* (Uniceptoren, Receptoren II. Ordnung). a) haptophore Gruppe; b) zymophore Gruppe, thermolabil (agglutinierend bzw. präzipitierend).

2. *antitoxische: Antitoxine* (Uniceptoren, Receptoren I. Ordnung). Sie neutralisieren homologe Toxine direkt und machen sie damit unwirksam.

Das Toxin kreist im Blut und wird in bestimmten Körperzellen (z.B. bei Tetanus, in denen des Centralnervensystems gebunden); die Bindung Toxin-Zelle läßt sich wohl nur sprengen, wenn sie noch nicht fest geworden ist; daher muß das Anitoxin frühzeitig und in genügender Menge gegeben werden, sowie evtl. wiederholt (wegen rascher Ausscheidung des Antitoxins aus dem Organismus). Antitoxin tötet freilich nicht die Bakterien restlos ab, so daß Bazillenträger bleiben können.

Toxoide sind die durch 0,4–1% Formolzusatz entgifteten Toxine mit erhaltener Antigenwirkung.

b) Zellen: Die funktionelle Einheit der zellulären Abwehr ist das *reticuloendotheliale System* (RES). Es umschließt die *Reticulumzellen* der Milzpulpa, die *Reticuloendothelien* des Lymphknotensinus und der Leberkapillaren, die *Kapillaren* des Knochenmarks, der Nebennierenrinde und der Hypophyse, die *Histiocyten*, die *Splenocyten*, die *Fibrocyten* und *Endothelien* der Blut- und Lymphgefäße. Im infizierten und immunisierten Organismus kommt es zur Neubildung all dieser Zellen und zur Abgabe von *Antikörpern* aller Art. Speziell die Leukocyten wirken teils durch Abgabe von Schutzstoffen teils durch Verdauung der Bakterien (daher *Metschnikoffs* Bezeichnung der Leukocyten als *Freßzellen: Phagocyten* 1883), und zwar unter Mitwirkung des Serums, welches bakterienbeeinflussende Stoffe enthält *(Opsonine, Wright)*. Letztere sind verwertbar zu Diagnose und Behandlung, z. B. bei Staphylokokkeninfektion; durch Injektion geringer Mengen abgetöteter Bakterienkultur läßt sich der Opsoningehalt steigern; der *opsonische Index*, d. h.

das Verhältnis des Opsoningehaltes des kranken zu dem des normalen Serums läßt den Grad der Krankheit und deren Beeinflussung durch die Behandlung erkennen.

Bei Entzündung findet sich in der Regel *Hyperleukocytose*, d.h. Vermehrung der neutrophilen polynucleären Leukocyten (über 10000), und zwar bei fast allen Infektionskrankheiten, ganz besonders ausgesprochen bei eitrigen Entzündungen mit Bildung eines Abscesses, dagegen nicht bei gewissen Fällen von Sepsis, spez. Septikämie und bei Thyphus, Masern, Malaria u.a. sowie bei Tuberkulose u.a. (woselbst *Hyperlymphocytose*, d.h. Vermehrung der Lymphocyten besteht); herstammend aus Milz, Lymphdrüsen und Knochenmark; weniger neugebildet als vielmehr herangelockt durch die Bakteriengifte bzw. -proteine (*Chemotaxis* oder *Chemotropismus*); auch diagnostisch anwendbar zur Erkennung tiefliegender Eiterung, z.B. bei Appendicitis und sonstiger innerlicher Entzündung, aber hier nicht konstant und nicht spezifisch, daher nur verwertbar im Verein mit den *klinischen* Symptomen.

Daneben ist u.U. wichtig das *Blutbild:* Linksverschiebung, d.h. Vermehrung der normaliter 4–6% betragenden stabkernigen Leukocyten sowie das Auftreten von Jugendformen im Verein mit Lymphopenie deutet auf entzündlichen Prozeß, auch wenn kein Fieber und keine Hyperleukocytose besteht.

Schließlich kann der Nachweis erhöhter *Blutkörperchensenkungsgeschwindigkeit* bedeutungsvoll sein für Diagnose und Prognose.

4. Ehrlichs Seitenkettentheorie

Nach *Ehrlich* besitzt die Körperzelle einen Leistungskern und verschiedene (für Aufnahme und Assimilation der Nahrung bestimmte) Seitenketten oder Re eptoren (Paradigma: Benzolkern!). Das Giftmolekül besitzt eine haptophore und eine toxophore Gruppe. Die Giftbindung erfolgt nun durch Verbindung der haptophoren Gruppe des Giftmoleküls und eines Receptors bestimmter Körperzellen (welcher auf jene paßt „wie der Schlüssel zum Schloß"). Zum Ersatz der außer Funktion gesetzten Zellteile erfolgt nun bei dem Überstehen der Infektionskrankheit – ähnlich wie bei dem Gewebsersatz nach dem *Weigert*schen Regenerationsgesetz – eine Neubildung von Seitenketten (und zwar *im Überschuß!*) und dann ihre Abstoßung ins Blut, wo diese als Immunkörper (Antitoxine bzw. antibakterielle Immunkörper: Lysine, Agglutinine, Präcipitine) kreisen und zufolge ihrer spezifischen Bindungsfähigkeit evtl. die Toxine bzw. Bakterien unschädlich machen. Alle Antikörper bildenden Stoffe heißen *Antigene*, noch umfassender ist der Begriff der *Allergene*, das sind alle Stoffe, die zu einer veränderten Reaktionsfähigkeit des Blutes, der Säfte und Gewebe führen, und zwar im Sinne erhöhter und verminderter Widerstandsfähigkeit (Immunität oder Allergie).

5. Seuchenimmunität

Immunität ist Unempfänglichkeit bzw. Widerstandsfähigkeit gegen Infektion vermöge der Abwehrkräfte des Organismus (vgl. Abb. 97). Man unterscheidet:

a) Angeborene Seuchenimmunität beim Säugling in den ersten Lebenswochen gegen Masern, Scharlach, Mumps durch passive Immunisierung mit Körpersäften der Mutter (Schutzstoffe der immunen Mutter gelangen perplazentar oder mit der Milch zum Kind).

b) Erworbene Seuchenimmunität. α) *Durch Krankheit erworbene Immunität:* Nicht alle Infektionen immunisieren (Gonorrhoe, Erysipel, Furunkulose, Lungenentzündung, Lippenherpes, Amöbenruhr). Immunisierende Infektionen ergeben zum Teil vorübergehenden (Influenza vera: Monate bis Jahre), zum anderen Teil lebenslänglichen Schutz (Cholera, Typhus, Diphtherie, Scharlach, Masern, Varizellen, Fleckfieber, Gelbfieber und Pest).

β) *Künstliche Immunisierung:* **1. Aktive Schutzimpfung:** Durch künstliche Infektion mit abgeschwächten Erregern (Pocken, Tollwut, Tuberkulose, Pest, Milzbrand), abgetöteten Erregern (Cholera, Typhus, Paratyphus, Staphylokokken ...) oder Einimpfung gelöster Gifte der Erreger. (Endo- bzw. Ektotoxine, Tuberkulin, Diphtherie-Formoltoxoid, Tetanustoxoid.)

Man unterscheidet *Autovaccine* (direkt vom gleichen Patienten genommen) und *Mischvaccine* (von verschiedenen Patienten genommen in Form von meist polyvalenten Kulturmischungen); erstere ist umständlicher, aber u.U. wirksamer; wichtig ist die Art (Typ) der betr. Bakterien bei Vaccineauswahl. Die aktive Immunisierung läßt sich evtl. kombinieren mit der passiven. Eintritt der Unempfindlichkeit erfolgt erst nach einigen (5–15) Tagen mit vorübergehender Überempfindlichkeit („negative Phase"). Dauer der Immunität ist verschieden, im ganzen ziemlich lang: Zum Beispiel *lang*, evtl. lebenslang bei Pocken, Scharlach, Tetanus, vielleicht auch bei Masern und Typhus(?), überhaupt bei Virus; dagegen *kurz* oder fehlend bei Bakterien, spez. bei Streptokokken (rezidivierendes Erysipel!) und Staphylokokken (Furunkulose!); *nicht sehr lang* auch bei Diphtherie und Pneumonie. Die Immunität wird erreicht durch Bildung von Schutzstoffen, spez. von solchen, welche die Phagocytose befördern (*Metschnikoff, Wright* u.a.); sie kann gegen die Erreger oder gegen deren Gifte gerichtet sein. Bisweilen schützt auch Überstehen einer *ähnlichen* Krankheit (z.B. Kuhpocken gegenüber Pocken).

2. Passive Schutz- und Heilimpfung: Serum aktiv immunisierter Tiere oder Menschen bewirkt Schutz oder Heilung ohne Krankheit. (Antitoxisches und baktericides Serum.) Das Blut immunisierter Tiere (Pferde, Rinder, Schafe) gewinnt stark giftneutralisierende Fähigkeiten und überträgt sie bei Einspritzung einem anderen Organismus. Eintritt sofort. Daher ist die passive Immunität wertvoll bei dringlicher Gefahr, z.B. bei Diphtherie und Tetanus. Dauer besteht aber nur solange, als das fremde Serum im Organismus kreist; daher ist die Schutzimpfung nach etwa 4–8–14 Tagen evtl. zu wiederholen oder die passive Immunität mit der aktiven zu kombinieren, vgl. Tetanus!

6. Vaccine und Serumtherapie

Definition: aktive Immunisierung durch Injektion abgetöteter Bakterien, namentlich bei chronischen Erkrankungen mit träger Antikörperbildung, Staphylo- und Coliinfektion, z.B. Furunkulose, Coliinfektion der Harnwege; Dosierung der Vaccine erfolgt je nach Reaktion: Beginn meist mit 5–10 Millionen Keimen der in physiologischer Kochsalzlösung aufgeschwemmten Bakterienkultur. Wiederholung nach 2–7 Tagen, in allmählich erhöhter, notfalls gleicher oder verringerter Dosis je nach Art der eingetretenen Reaktion; unter genauer Kontrolle des Immunisierungsverlaufes, evtl. mit Hilfe des opsonischen Index und der klinischen Symptome: Allgemein- und Herdreaktion; es gibt Fertig- oder Stammvaccine (einfache, polyvalente, Misch-) und Autovaccine; wichtig ist die Art (Typ) der zur Vaccineherstellung verwandten Bakterienstämme.

Anatoxin- oder Toxoidtherapie: Das heißt, aktive Immunisierung mit Toxinen, welche zwar Antitoxin bilden, aber durch chemische und physikalische Maßnahmen atoxisch gemacht werden (z.B. bei Tetanus).

α) *Antitoxische* (!) bei Tetanus (hier vor allem prophylaktisch) Schutzimpfung, (aber auch therapeutisch) und Diphtherie, ev. auch bei Gasbrand, Milzbrand, Rotz, Schweinerotlauf, Meningitis epidemica u.a. sowie bei Insekten-, Schlangen-, Fleisch-, Pilzvergiftung u.a. z.T. auch bei Typhus, Ruhr und Cholera; gewonnen werden die antitoxischen Sera durch Immunisierung von Tieren mit Bakteriengiften; sie enthalten spezifische Antitoxine gegen letztere.

β) *Antibakterielle bzw. antiinfektiöse*(?) bei Strepto-, Meningo-, Pneumokokken, Milzbrand-, Schweinerotlaufbazillen u.a. (Erfolg nicht allgemein anerkannt!); gewonnen werden die antibakteriellen Sera durch Behandlung von Tieren (meist Pferden, Rindern und Schafen) mit Bakterien; sie enthalten keine Antitoxine im eigentlichen Sinne.

Eine strenge Scheidung in antitoxische und antibakterielle Sera ist nicht möglich.

Vorbedingungen der Serumtherapie: Gift- und Keimfreiheit, Eiweißarmut, Haltbarkeit, Wertigkeit der Heilsera (daher empfiehlt sich deren Herstellung, Wertbestimmung und Prüfung unter staatlicher Kontrolle!).

Keimfreiheit der Sera wird erreicht durch Bakterienfilter und *Haltbarkeit* durch 0,5% Phenolzusatz sowie durch Aufbewahrung kühl (bei + 4° C) und dunkel (lichtgeschützt), evtl. getrocknet.

Eiweißgehalt der Sera; natives Heilserum hat einen Eiweißgehalt von durchschnittlich 7,5%, gereinigtes (eiweißarmes) von höchstens 5% und konzentriertes von höchstens 12%; konzentrierte Sera sind wertvoll zur schnellen Behandlung schwerster Krankheitsfälle und eiweißarme zur Minderung der Serumkrankheit. In dieser Hinsicht sind besonders wertvoll neben chemisch gereinigten Sera – die sog. *Fermosera* (fermentativ, z.B. durch Pepsin gereinigte Sera: Schadloser und rascher wirksam).

Haltbarkeit der Sera ist beschränkt, und zwar meist etwa 3 Jahre; sie ist bei den Präparaten vermerkt.

Einspritzung der Sera erfolgt meist intramuskulär oder in dringlichen Fällen intravenös, gelegentlich auch intralumbal bzw. suboccipital bzw. intraventrikulär oder intraperitoneal oder intrapleural sowie lokal bzw. perineural.

7. Überempfindlichkeit (Anaphylaxie) bzw. Serumkrankheit

Definition: Anaphylaxie ist eine Reaktion des Organismus nach parenteraler Zufuhr von artfremdem Eiweiß (pflanzliches oder tierisches, spez. auch Normal- oder Immunserum); als Anaphylaxie erklärt sich auch die Überempfindlichkeit gegen Heilserum („Serumkrankheit"), gegen die früher übliche Transfusion von Lammblut, gegen Tuberkulin, gegen Ausfließen von Echinokokkeninhalt in die Bauchhöhle bei Punktion, vielleicht auch: Eklampsie, Verbrennung, Jodoformvergiftung, Nahrungsmittelidiosynkrasie u. a.

Wesen: Anaphylaxie ist eine besondere Form der künstlich erworbenen Immunität. Die parenteral zugeführten Eiweißkörper (*Antigen oder hier spez. Anaphylaktogen*) bilden mit dem im Organismus erzeugten anaphylaktischen *Reaktions-* oder *Immunkörper* unter Mitwirkung von Komplement ein den Peptonen nahestehendes, giftiges Eiweißabbauprodukt: Das *Anaphylatoxin.* Durch Injektion von Serum eines entsprechend vorbehandelten (sensibilisierten) Tieres kann von diesem der anaphylaktische Zustand auf ein Normaltier übertragen werden (*passive Anaphylaxie*). Nach Überstehen des anaphylaktischen Schocks bleibt vorübergehend *Antianaphylaxie*, d. h. Unempfindlichkeit. Im übrigen bleibt die Überempfindlichkeit (Anaphylaxie) viele Jahre, ja lebenslang bestehen.

Vorkommen: a) Bisweilen (10—20%) erfolgt Anaphylaxie schon bei *einmaliger* parenteraler Zufuhr des artfremden Serums (Idiosynkrasie oder Serumkrankheit des Erstinjizierten); Symptome zwischen dem 6. und 12., meist am 9. Tag.

b) Häufiger (etwa 20—40—66^2/$_5$%) jedoch erfolgt Anaphylaxie erst nach *mehrmaliger* Application (Serumkrankheit der Reinjizierten), und zwar erst nach einem gewissen Zeitraum seit der ersten Injektion. (Inkubationsstadium: 8—30, meist 6—12 Tage im Tierexperiment und 8 (5 bis 15) Tagen beim Menschen, oft aber weniger, manchmal nur 2—5 Tage: („Beschleunigte Serumreaktion") und selten (etwa 15%) mehr, nämlich bis 12 Tage, im ersteren Fall aber mit verkürzter Inkubation und mit verstärkter Reaktion, dies besonders bei intravenöser Reinjektion; Disposition Monate bis Jahre, u. U. lebenslang anhaltend.

Prognose: Schock ist selten und Tod nur ganz vereinzelt (s. u.).

Symptome: Serumkrankheit zeigt gewöhnlich Fieber, Pulsbeschleunigung, Blutdrucksenkung, Schwäche, Kopfschmerz, Durchfälle, Brechreiz, urticariaartiges, juckendes Exanthem (erst an der Injektionsstelle, später am ganzen Körper), Ödeme im Gesicht und Gliedern, Iritis, Pleuritis. Orchitis, Drüsen- und Gelenkschwellungen u. a., auch manchmal, besonders bei Tetanusserum Polyneuritis, spez. am Plexus brachialis mit Parese am Arm im Sinne der *Erb*schen Lähmung (s. d.) oder seltener am N. axillaris, thoracicus longus u. a., namentlich rechts für Wochen bis Monate, selten an Hirnnerven (N. facialis) und noch seltener am Zentralnervensystem mit Coma und schlaffer Lähmung von günstiger Prognose, aber doch in etwa 20% mit Dauerlähmung; evtl., aber selten, spez. bei intravenöser Reinjektion sofort als *anaphylaktischer Schock:* Schweiß, Erbrechen, Zittern, Schwindel, Unruhe, Benommenheit, Blässe oder Dyspnoe, Cyanose, Durchfälle, Glottisödem, Blutdrucksenkung, Herzschwäche, evtl., aber nur ganz vereinzelt (etwa 1 auf 30000—1000000) Tod(?); bei Tieren Tod und vereinzelt auch bei Menschen, namentlich bei Status thymicus, sonst wohl nur bei Reinjizierten unter Temperatursturz, Blutdrucksenkung, Krämpfen, Dyspnoe, Lungenblähung (durch Krampf der Bronchialmuskulatur). Reinjizierte sind mehr empfindlich als Erstinjizierte, Erwachsene mehr als Kinder und Allergische mehr als andere.

Dauer der Serumkrankheit: 2—5 Tage, selten länger.

Überempfindlichkeitskontrolle: Bei intracutaner Injektion von 0,2 cm³ und bei subcutaner von 0,8 cm³ steriler phys. Kochsalzlösung mit 10% Serum entsteht in kurzer Zeit (10—30—60 Minuten) eine Quaddel mit rotem Hof und Druckschmerz, während Kontrolle mit ebensoviel einfacher Kochsalzlösung keine Reaktion hervorruft; dazu Temperatursteigerung.

Prophylaxe der Anaphylaxie bei Heilserumbehandlung: 1. Entgiftetes (eiweißarmes, erwärmtes, abgelagertes, auch fermentativ gereinigtes, sog. Fermoserum) und möglichst hochwertiges Serum oder besser, wenn möglich (allerdings weniger hochwertig und stärker

toxisch): 2. Serum einer *anderen* Tierart (also statt Pferd z. B. Esel, Rind, Hammel usw.).
3. Antianaphylaxieerzeugung („Desensibilisieren": *Besredka* 1907) durch Vorgabe einer minimalen, meist dem Serum in besonderer Ampulle beigefügten Dosis ($1/5$–$1/2$ cm^3) Serum subcutan oder intramuskulär einige ($1/2$–1–2–4) Stunden zuvor oder in eiligen Fällen alle 5–10 Minuten 1, 5, 10, 25 cm^3 $1/_{10}$ verdünntes und dann 1 cm^3 und schließlich Rest unverdünntes Serum; überhaupt Seruminjektion langsam und subcutan, evtl. in ein vorheriges Depot einer Kochsalzlösung; zwischen 2 Serumspritzen lasse man nicht mehr wie 7 Tage vergehen, in welcher Zeit Antianaphylaxie besteht und nach erneuter Einspritzung wiederum etwa 7 Tage anhält. 4. Versuchsweise Calcium, z. B. Calcium glucon. 10 cm^3 i. m. oder i. v. Empfohlen wird auch Zugabe gleicher Teile Eigenblut in Mischspritze. Bei Gefährdeten erwäge man aktive Schutzimpfung. 5. Antihistaminika (Atosil, Antistin).

Zu vermeiden ist *intravenöse* Reinjektion (Ersatz durch *subcutane* bei bereits Injizierten); sonst Zufuhr nur in Narkose(?).

Therapie (symptomatisch!): Lauwarme Bäder, kalte Packung, Diaphorese, Diurese, Kreislauf- und Herzanregung. Suprarenin bzw. Racedrin bzw. Ephedrin $1/_4$–$1/_2$–1 cm^3 subcutan oder intramuskulär und Calcium 10 cm^3 intravenös oder intramuskulär, namentlich bei Glottisödem, später in Tabletten, Atropin(?). Histamintabletten oder Ampullen. Lokal Mentholspiritus, essigsaure Tonerde, Anästhesinpuder oder Anästhesin-, Perkain- oder Panthesin-, auch Mentholsalbe. Dazu nach Bedarf Sedativa (Brom, Adalin o. dgl.) und Antineuralgica (Pyramidon, Gardan o. dgl.), Antipyrin, Trigemin o. dgl. Bei anaphylaktischem Schock kleine Mengen Blutersalzlösung i. v. (Periston N), Megaphen-Atosil-Dolantinmischspritze, ständige Kreislaufüberwachung, O_2-Beatmung; gelobt wird auch Torantil oder Eigenblutinjektion intramuskulär sowie Nicobion und Antihistaminica.

Bei Beachtung genannter Vorsichtsmaßregeln erscheint die Anaphylaxie beim Menschen zwar als unangenehmer, aber in den allermeisten Fällen nicht lebensgefährlicher Zustand; jedenfalls kann sie nicht ohne weiteres als Kontraindikation gegen Serumprophylaxe und -therapie gelten, zumal sonst die Krankheit (z. B. Tetanus) gefährlicher sein kann als die Anaphylaxie; auch läßt sich letztere ja verhüten oder bekämpfen, ebenso wie der sehr seltene Schock; immerhin ist eine gewisse Zurückhaltung mit der Serumprophylaxe und -therapie angebracht, daher diese zu beschränken auf die wirklich gefährdeten Fälle von Tetanus, Gasbrand, Diphtherie, Schlangenbißvergiftung, Schweinerotlauf u. dgl.

B. Spezielles über die einzelnen Infektionskrankheiten

I. Pyogene (aerobe) Infektion

Prinzip: Die Behandlung der pyogenen Erkrankungen bezweckt die möglichst frühzeitige Beseitigung und Verminderung der Infektionsstoffe durch aktive operative Maßnahmen und chemotherapeutische Beeinflussung der Erreger; ferner die Unterstützung des Organismus und seiner Abwehrpkräfte.

Die wichtigsten konservativen Maßnahmen sind: Hochlagerung, absolute Ruhigstellung, am besten im Gipsverband, Bettruhe, Schmerzstillung, Chemo- und Serumtherapie, Röntgenentzündungsbestrahlung, Hyperämisierung. Sie dürfen niemals zu lange fortgesetzt werden. Wird nach 3–2 Tagen auf konservative Weise nichts erreicht, so ist die Operation erforderlich.

Operative Maßnahmen. 1. *Punktion:* Entleerung und Spülung. Dabei Austestung des gewonnenen Materials auf Erregerempfindlichkeit und Spülung mit dem geeigneten Antibioticum. Für umschriebene, gut abgegrenzte Eiterherde (Hirnabsceß, Pleuraempyem, Gelenkempyem) häufig ausreichend. Auch in Form der intrafokalen Instillation bei lokalen Abscessen (Furunkel, Karbunkel, Schweißdrüsenabsceß) nicht selten angewandt. Besonders gebräuchlich bei der spezifisch-tuberkulösen Eiteransammlung jedoch nie am höchsten Punkt der Schwellung, sondern schräg durch alle Schichten wegen Gefahr der Fistelbildung (s. Abb. 98).

2. *Incision und Drainage:* Lange Zeit wurde sie für das Standardverfahren zur Behandlung der pyogenen Infektion betrachtet. Die lange liegenbleibenden Röhrendrainagen haben sich jedoch oft als Ursache einer schweren Mischinfektion erwiesen und sollen daher nur so kurz als möglich eingelegt werden, d. h. im allgemeinen nur 1–3 Tage. Die rechtzeitige, anatomiegerecht ausgeführte Incision muß auch heute noch als das einzig zweckmäßige, da am meisten organerhaltende Verfahren angesehen werden. Ein- und Umsprit-

zungen des entzündeten Gewebes sind verwerflich, unnötige mechanische und chemische Schädigung der Incisionswunden zu vermeiden. Die lokale Desinfektion erfolge mit Antibiotica, jedoch ist ungezielte Antibioticaapplikation, vor allem zur Prophylaxe nicht angezeigt. Trockene Streifen oder Tamponaden sind möglichst zu vermeiden, desgleichen Röhrendrainagen möglichst durch Laschen oder Rinnendrainagen zu ersetzen. Größte Bedeutung besitzt die vollkommene, anhaltende Ruhigstellung des betreffenden Körperabschnittes durch Stützverbände und Bettruhe.

3. *Totalexstirpation* des Eiterherdes ist möglichst weitgehend anzustreben wo dies ohne Gefährdung oder gar verstümmelnden Eingriff möglich ist (Ausschälen von Hirnabscessen, Dekortikation der Lunge bei älteren Pleuraempyem, Cholecystektomie u. a.).

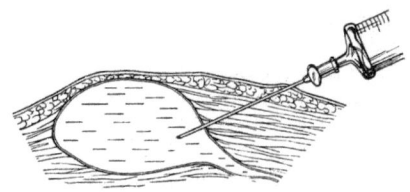

Abb. 98. *Absceßpunktion:* Bei Verdacht auf spezifischen Absceß wird schräg durch mehrere Gewebsschichten in den Absceß vorgedrungen

4. Plastische Maßnahmen zur Deckung oder Ausfüllung chronischer Höhleneiterungen (Thorakoplastik bei Empyemresthöhle, Haut- und Muskellappenplastiken zur Ausfüllung von chronisch-fistelnden Knochenhöhlen nach Osteomyelitis). Die Plastiken sind frühestens 3—6 Monate nach Abklingen der akuten Entzündungserscheinungen erfolgreich.

Die frühzeitig und richtig, d. h. anatomiegerecht ausgeführte Incision ist die wichtigste Behandlungsmaßnahme der pyogenen Infektion. Sie soll so groß wie nötig und so klein als möglich sein.

5. Ligatur der abführenden Venenstämme bei septischer Thrombophlebitis zur Verhinderung einer metastasierenden Allgemeininfektion.

Charakteristisch für die *pyogene Infektion* ist die *eitrige Entzündung*, jedoch ist die Eiterung dabei nicht konstant; vielmehr erfolgt bei zu schwachen bzw. zu wenigen Erregern auch *leichte Entzündung ohne Eiterung* und bei zu starken bzw. zu zahlreichen Erregern *Entzündung mit Nekrose*.

Eintrittspforten der pyogenen Infektion: Meist *Wunden* (auch kleinste Schrunden!) der Haut oder Schleimhaut, aber auch *unverletzte Haut* vermöge der Durchtrittsstelle der Haare, also zwischen Haarschaft und -scheide bei Einreiben der Erreger (*Schimmelbusch* und *Garrè* erzeugten Furunkel durch Einreiben von Staphylokokken in die unverletzte Haut) und *unverletzte Schleimhaut* bei Schädigung ihrer Schutzkräfte (Leukocyten, Schleimabsonderung, Flimmerbewegung) z. B. infolge Erkältung (Angina, Pneumonie), Zirkulationsstörung (Darmeinklemmung), chemischer oder mechanischer Reize u. dgl., vor allem an den Stellen der lymphatischen Follikel mit den *Stöhr*schen Epithellücken, woselbst die Schleimhaut durch die durchwandernden Leukocyten gelockert ist (Tonsillen, Rachenmandel, Follikel des Zungengrundes, *Peyer*sche Haufen). Für die Praxis ist an der Tatsache festzuhalten, daß als Eingangspforte für die eitrige Infektion einschließlich Sepsis eine Verletzung der deckenden Epithelschicht angenommen werden muß, wenn sie auch nicht immer gefunden wird („kryptogenetische Infektion") und weiterhin, daß die Luftinfektion (außer als Tröpfcheninfektion) nur eine untergeordnete Rolle spielt gegenüber der Kontaktinfektion, spez. durch die Arzthand. Dagegen ist wenig empfänglich die *granulierende* Wunde, da deren Sekret die Keime abspült und deren Schutzkräfte sie abtöten; jedoch versagt der Schutz der granulierenden Zellschicht bei deren Verletzung (durch grobes Abreißen des Wundverbandes, Ätzen mit Höllensteinstift, Abkratzen mit dem scharfen Löffel u. dgl.), wobei leicht Lymphangitis oder Erysipel, evtl. auch Phlegmone usw. oder Allgemeininfektion erfolgt.

A. Erreger der pyogenen Infektion

Beim Menschen entsteht die Eiterung gewöhnlich durch bestimmte, manchmal gleichzeitig durch mehrere Erreger; es kommen in Betracht:

a) Gattung Micrococcus (Staphylococcus). Häufiger Eitererreger (lokal begrenzte Entzündung, Furunkel, Karbunkel, Schweißdrüsenabsceß, Panaritium, Osteomyelitis, Sepsis, Pyämie). Sekundärinfektionserreger bei Tuberkulose, Aktinomykose, Diphtherie, Otitis media, Pyelitis, Streptokokkeninfektionen...

Grampositive traubenförmige Wuchsverbände, geringe Nährbodenansprüche, relativ widerstandsfähig (Austrocknung, Desinfektionsmittel).

Bemerkenswert ist Pigmentbildung; je nach Pigmentbildung unterscheidet man: *1. St. aureus* (goldgelb); *2. St. albus* (weiß; seltener und meist harmloser) und *3. St. citreus* (citronengelb; selten); daneben gibt es einen *anaeroben St.* (bei gewissen Fällen von Puerperalfieber). Tierpathogenität verschieden, im ganzen gering, erhöhbar durch Tierpassage; bei Injektion in Brust- oder Bauchhöhle sowie in die Blutbahn bei Kaninchen, weniger bei Meerschweinchen- und Mäusen tödliche Allgemeininfektion mit Metastasen in Nieren, Herz, Knochenmark usw., bei subcutaner Injektion Absceßbildung. Beim Menschen saprophytisch auf Haut (auch an der Tageshand des Chirurgen) und auf Schleimhäuten sowie in der Umgebung (Wäsche, Zimmerstaub).

Zur Abtrennung pathogener Mikrokokken von Saprophyten (Mic. epidermidis) sind von Bedeutung: Hämolysierungsvermögen, Farbstoffbildung, positive Plasmakoagulose- und Phosphatasereaktion, Mannitvergärung und Gelatineverflüssigung. Klinische Bewertung sowie Beurteilung von Pathogenität bzw. Virulenz eines Stammes kann nicht auf Grund eines einzigen der genannten Merkmale erfolgen.

Durch Selektion starkes Hervortreten gegen Chemotherapeutica hochresistenter pathogener Staphylokokken; ihr Austausch zwischen Patient und Pflegepersonal führt zum Staphylokokkenhospitalismus (Tröpfcheninfektion, Staubverschleppung).

Diagnose: Mikroskopisches Präparat, Kultur und evtl. Tierversuch (Pathogenität im allgemeinen nicht groß). Nachweis in Eiter, Blut oder Liquor (klinische Bewertung Pathogenitätsprüfung).

Therapie: Antibiotica und andere Chemotherapeutica nach Sensibilitätsprüfung Staphylokokken-, Auto- oder Mischvaccine.

b) Gattung Streptococcus. Neben Staphylokokken die häufigsten Erreger von Wundinfektionen. Eiterungen und Entzündungen mit flächenhafter und septischer Ausbreitungsneigung durch Fibrinolysevermögen (Phlegmone, Erysipel, Puerperalfieber, Meningitis, Sepsis).

Große Variabilität: Gruppeneinteilung nach serologischem Verhalten mittels Präzipitinreaktion unter Anwendung präzipitierender gruppenspezifischer Kaninchenseren (Lancefield, Gruppe A-N). Gruppenspezifische Substanzen = Kohlehydrate. Typendifferenzierung durch typenspezifische Substanzen (teilweise Eiweißkörper).

Praktische Einteilung nach Hämolysierungsvermögen auf Blutagarplatte.

α) Hämolysierende Streptokokken: Streptococcus pyogenes A (*Rosenbach* 1884), häufigster Erreger von Entzündungen, Eiterungen (Panaritium, Phlegmone, Erysipel, Angina, Zahnpulpaentzündung, Sepsis). Wahrscheinlich identisch mit Strept. erysipelatis (*Fehleisen*) Strept. epidemicus (*Davis*), Strept. longus seu erysipelatos (*Schottmüller*), Strept. conglomeratus (*Kurth*).

Streptococcus scarlatinae identisch mit Strept. pyogenes. Gruppe A; Bildet Gift, das in spezifischer Beziehung zum Scharlach steht (Dickprobe).

Streptococcus mucosus Gruppe A = schleimig wachsende Variante des Strept. pyogenes A. Vorkommen bei Angina, Pneumonie, Otitis media, Meningitis, Parotitis. Strept. equisimilis (= pyog. humanus) Gruppe C. Selten als Entzündungserreger beim Menschen. Strept. hämolyticus minutus Gruppe F. Vorkommen bei Nephritis Angina, Abscessen und Septikämie.

β) Mit Vergrünung wachsende Streptokokken. 1. eigentliche Viridansgruppe, 2. Enterokokken Gruppe.

Zu 1. Streptococcus mitis, syn. Strept. viridans (*Schottmüller*). Besitzt kein Gruppenantigen, Erreger der Endocarditis lenta (E. lenta kann auch durch Enterokokken und viele andere Erreger hervorgerufen werden). Schwer züchtbar. Weitere Erreger der Viridansgruppe: Streptococcus bovis, Strept. equinus, Strept. thermophilus.

Zu 2. Enterokokken gehören ausnahmslos der serologischen Gruppe D an. Normalvorkommen im Darm. Außerhalb ihres Standortes rufen sie Peritonitis, Appendicitis, Pyelitis, Cystitis, Sepsis, Endocarditis, Pneumonie und Meningitis hervor. *Morph.:* Oval bis lanzettlich, meist Diplokokkenlagerung.

Anaerob wachsende Streptokokken: Neben physiologischem Vorkommen in Mundhöhle und Vagina als Krankheitserreger bei Puerperalsepsis, gangränöser Appendicitis, Lungengangrän usw. Im übrigen gilt für den Streptococcus im allgemeinen: Coccus, in leicht geschlängelten Ketten (schöne lange Ketten bis zu 20 Gliedern und mehr entwickeln sich namentlich in *flüssigen Substraten:* Bouillon und Agarkondenzwasser) oder zu zweien (namentlich im Gewebe); grampositiv; Gelatine nichtverflüssigend; oberflächige Agarkolonien zeigen bei zartem Wachstum granuliertes Centrum mit aufgefasertem Rande;

Züchtung erfolgt im übrigen am besten auf Agar oder Blutserumagar; Tiervirulenz sehr verschieden: bei weißen Mäusen, Kaninchen usw. nach subcutaner oder intraperitonealer Injektion Sepsis mit Metastasen in Gelenken, seltener in Organen, bei jungen Tieren auch in Knochen; bei Kaninchen subcutan am Ohre Erysipel. Beim Menschen saprophytisch auf Haut und vor allem auf Schleimhäuten sowie in der Umgebung; pathogen bei (meist schweren und fortschreitenden) Eiterungen, spez. Phlegmone, Angina, Mastitis, Meningitis, Pyelitis, Puerperalfieber, Erysipel usw. und bei Sepsis, spez. Septikämie (besonders gefährlich sind Streptokokken von kranken Menschen, z. B. mit Peritonitis, Puerperalfieber usw.!); auch als Mischerreger bei Tuberkulose der Lungen usw., Diphtherie, Tetanus, putrider Infektion sowie bei Scharlach und Gelenkrheumatismus (Streptokokkensekundärinfektion wirkt in der Regel verhängnisvoll!). *Diagnose:* Mikroskopisches Präparat, evtl. Kultur und Tierversuch; Nachweis erfolgt aus Eiter, Exsudat, Blut oder Liquor. *Therapie:* Unter anderen Streptokokkenserum (und zwar polyvalentes, spez. von Menschenstämmen) fraglich; aber zu versuchen bei Erysipel, Puerperalfieber, Meningitis, Peritonitis, Pyämie und chronischer Septikämie sowie bei mischinfiziertem Scharlach und Gelenkrheumatismus (Vorsicht bei *nicht* eröffneten Eiteransammlungen!); wichtig ist dabei anscheinend Typendiagnose und entsprechende Serumauswahl fallspezifisch bzw. polyvalent.

c) **Diplococcus lanceolatus capsulatus s. pneumoniae s. Pneumococcus** (*Fränkel-Weichselbaum*). Coccus; lanzett- oder kerzenflammenförmig zu Zweien mit nach außen gekehrten Spitzen, in Kulturen bisweilen atypisch: kleiner, oval oder stäbchenförmig und in kurzen Ketten (4–6); grampositiv; im Tierkörper mit Kapsel um den Kokkenverband; Gelatine nicht verflüssigend, am besten wachsend auf Ascitesagar und Blutserum bei Körpertemperatur, jedenfalls nicht unter 20°, überhaupt anspruchsvoll und wenig widerstandsfähig; bei subcutaner Injektion sterben weiße Mäuse in 2–3 Tagen an Sepsis (Erreger im Blut usw. nachweisbar); beim Menschen saprophytisch auf der Schleimhaut der oberen Luftwege sowie in der Mund-Nasenhöhle und im Bindehautsack, pathogen bei kruppöser Pneumonie und bei katarrhalischer Bronchopneumonie (hier bis zu 90%; sonst finden sich hier: Streptococcus spez. mucosus, Influenza- und Pneumobacillus *Friedländer*: kurzes und plumpes, gramnegatives Kapselstäbchen), ferner fortgeleitet oder auf dem Blutweg verschleppt bei Rhinitis, Nebenhöhlenkatarrh, Otitis media, Parotitis, Conjunctivitis, Keratitis und Ulcus corneae serpens, Pleuritis bzw. Empyem, Peritonitis, Endocarditis, Meningitis, Osteomyelitis, Arthritis, Cystitis, Orchitis, Strumitis usw. sowie bei Wunden, Mastitis, Phlegmone und Allgemeininfektion. *Diagnose:* Präparat, Kultur und Tierversuch mit Nachweis aus Eiter, Exsudat, Blut oder Liquor. *Therapie:* Pneumokokkenserum fraglich, aber zu versuchen, spez. bei Ulcus corneae serpens, Antibiotische Therapie (*Roemer*). Ähnlich verhalten sich *Pneumobacillus* und *Influenzabacillus*.

d) **Gonococcus** (*Neißer*). Diplococcus fast halbkuglig („kaffeebohnen-, nieren-, biskuitförmig") mit der breiten oder Hilusseite einander zugekehrt („Semmelform"); in Gruppen frei oder intracellulär, spez. in den Eiterzellen um die Kerne herum (charakteristisch); gut färbbar mit Anilinfarben, am schönsten darstellbar mit sehr verdünnter Methylenblaulösung; gramnegativ; Kultur (mit zarten Kolonien) am besten auf Blut, Serum oder Ascites (menschliches Eiweiß!) bei Körpertemperatur (aber nicht über 38°); überhaupt wenig resistent, namentlich empfindlich gegen Hitze und Austrocknung. Beim Menschen nicht saprophytisch, sondern nur pathogen, und zwar bei gonorrhoischer Urethritis (Tripper) sowie bei Conjunctivitis, Cystitis, Urethritis, Pyelonephritis, Proctitis und Peritonitis sowie beim Mann bei periurethralem Absceß, Cavernitis, Epididymitis, Prostatitis, Samenblasenentzündung, beim Weib bei Bartholinitis, Endo- und Parametritis, Salpingitis, bei jungen Mädchen auch bei Vulvitis, bei Neugeborenen bei Conjunctivitis, schließlich bei Allgemeininfektion mit Metastasen in Endokard, Gelenken, Sehnenscheiden und Schleimbeuteln usw. (s. da). Übertragung durch Coitus, bisweilen, aber jedenfalls selten (am ehesten bei Vulvovaginitis kleiner Mädchen) auch durch Wäsche, Schwamm, Finger usw., bei Neugeborenen auch durch Geburt (Augenbindehaut!); hier prophylaktisch Einträufeln eines Silberpräparates in den Konjunktivalsack (nach *Credé*). *Inkubationszeit:* Stunden bis Tage (1–8, meist 2–4). *Diagnose:* Präparat aus Urethralsekret, evtl. auch aus Urin, Conjunctiva-, Vagina-, Rectumsekret, Gelenkpunktat (Semmelform; gramnegativ; intracellulär), nötigenfalls, spez. bei *chronischer* Gonorrhoe nach Provokation mechanisch (Expression mittels Knopfsonde), chemisch (urethrale Injektion von 1%igem Arg. nitr. oder 10%igem Perhydrol) oder biologisch (Gonokokkenvaccine, z. B. Arthigon 0,1 intravenös), bei Frauen auch nach Menstruation; dazu später Komplementbindung; evtl. (namentlich bei extraurethraler Lokalisation, z. B. im Mastdarm oder in der Scheide) Kultur und Tierversuch (negativ!).

Therapie: Penicillin 200 000 E 2–3 Tage.

Kindl.che Gonorrhoe: Zur Umwandlung des Scheidenepithels 1mal wöchentlich Progynon b oleosum i.m., Cyren 0,1 oral 3 Wochen lang täglich.

Monarthritis: In veralteten Fällen zusätzlich spezifische Vaccinationstherapie (*Arthigon* i. m. von 0,5 cm³ steigend um je 0,5 cm³ auf 2 cm³ 2mal wöchentlich, insgesamt 5–6 Injektionen; *Kompligon* Gonokokkentoxin, eiweißfrei, nichtalternd, subcutan von 0,1 auf 1,0 2mal wöchentlich; insgesamt 8 Injektionen.

e) **Pseudomonas pyozyanea (Bacterium pyozyaneum).** Als Saprophyt im Wasser, im Boden, auf der Haut. Als Mischinfektionskeim bei Eiterungen (Bakterium des blauen oder blaugrünen Eiters), Mittelohreiterung, Darmentzündung der Kinder, Entzündungen der Gallen- und Harnwege, Puerperalsepsis, Maurerdrainagen, eitrige Meningitis, hämorrhagische Sepsis (der Säuglinge). Verzögerter Wundverlauf, Bildung eines antagonistischen Stoffes gegen andere Bakterien (Pyozyanase, Antipiolsalbe). Gramnegative, schlanke Stäbchen, lebhaft beweglich durch 1–3 endständige Geißeln. Aerobes Wachstum bei geringen Nährbodenansprüchen. *Blutplatte:* β-Hämolyse. *Agar:* Grünlich fluoreszierender Farbton, süßlicher Geruch.

Therapie: Wasserstoffsuperoxydpräparate, Salicylsäure- oder Borsäurepulver, Jodoform, Airol (!), Isoform, \atren, Alkohol, Sulfonamid, Breitspektrumantibiotica, Jodtinktur (diese spez. auf umgebender Haut!) usw.; sonst täglich Bad und Sonnenbestrahlung, Umgebung rasieren und mit Benzin gut reinigen, Verband mit Gummihandschuhen und zuletzt von allen Kranken, Verbandstoffe nach Gebrauch vernichten und Instrumente sofort auskochen.

f) **Bacterium coli commune.** Kurzes und plumpes, an den Ecken abgerundetes Stäbchen; meist beweglich mit seitlichen Geißeln (im Gegensatz zum Typhusbakterium); gramnegativ; Kulturen auf besonderen Nährboden (*Drigalski*- oder Endoplatte) mit charakteristischer Reaktion (Gas-, Säure-, Indolbildung, Milchgerinnung usw.); Meerschweinchen sterben bei intraperitonealer, evtl. auch bei subcutaner Injektion. Saprophytisch bei Menschen und Tieren im Darm (hier wohl wichtig zur Beschränkung der Fäulnis und zum Abbau der Nahrung!) sowie in Haut, Kleidung, Staub, Wasser, Luft usw.; pathogen bei Infektionen im Darm: Appendicitis, Cholecystitis, Peritonitis, Periproctitis usw. oder in den Harnwegen: Cystitis und Pyelitis (namentlich bei kleinen Mädchen und Frauen; hier aufsteigend spontan vom Genitale oder durch Katheterismus sowie auf Blutweg oder infolge Durchwanderung!), aber auch ektogen, spez. bei Operationswunden mit Fäkalinfektion, z. B. am After, ferner bei Panaritium, Lymphangitis und Phlegmone sowie bei Allgemeininfektion. *Diagnose:* Mikroskopisch, kulturell mit Nachweis in Eiter, Exsudat, Harn, Blut oder Liquor! Postmortaler Nachweis ist nicht beweiskräftig (spontane Durchwanderung erfolgt bereits nach einigen Stunden!). *Therapie:* Tetracycline und schwerlösliche Sulfonamide (vgl. spez. Chirurgie, Bauchhöhle sowie Darm- und Harnwege!).

g) **Bacterium typhi** (*Eberth* 1880, *Gaffky* 1884). Gramnegatives, plumpes, durch peritrische Begeißelung lebhaft bewegliches Stäbchen. Vom Bact. coli durch dort genannte Nährböden unterscheidbar; Meerschweinchen und Mäuse sterben nach 1–2 Tagen bei intraperitonealer Injektion. Übertragung durch Kontaktinfektion, Nahrungsmittel (Trinkwasser, Milch), wobei kranke, Rekonvaleszenten, Dauerausscheider und gesunde Keimträger in Frage kommen. Keimträger können Typhusbakterien jahrelang im Darm, auch in den Gallenwegen und im Wurmfortsatz beherbergen; Eingangspforte Darm. *Lokalisation:* Lymphatische Follikel des Darmes; bisweilen im Rekonvaleszentenstadium posttyphöse Eiterung, evtl. im Verein mit Staphylo-, Strepto- und Pneumokokken und Colibakterien. *Diagnose:* (außer Febris continua, Bradykardie, relative Lymphocytose und Leukopenie, mäßige Blutkörperchensenkung, Milztumor, Zungenrötung, Mandel- sowie Luft- und Darmwegerkrankung usw.): *1. Sofort: Nachweis der Erreger im Blut* bzw. Sternalpunktat (*in der ersten Woche bereits;* am besten angereichert in Rindergalle; bis 90%) *Roseolen* (bis 75%) *Stuhl* (*meist erst in der zweiten Woche;* auf Spezialnährböden; dagegen nicht mikroskopisch wegen Vorkommens ähnlicher Stäbchen im Stuhl). Identifizierung der Erreger durch *Agglutination* (Immunserum macht in starker Verdünnung Typhusbakterien unbeweglich und ballt sie zusammen oder durch *Bakteriolyse* (*Pfeiffer*scher Versuch: Typhusbakterien gemischt mit Immunserum werden in der Meerschweinchenbauchhöhle aufgelöst, nicht aber gemischt mit Normalserum). *2. Später: Serumdiagnostik:* Agglutinationsprobe nach *Gruber-Widal:* Blutserum Typhuskranker agglutiniert Typhusbakterien (*aber erst nach einigen Tagen der Krankheit!* in der 1. Woche 50% und in der 2.–3. Woche 90%) sowie *Diazoreaktion* (zu Ende der 1. und in der 2. Woche $33^1/_3$–50%). *Differentialdiagnose:* Sepsis, Miliartuberkulose, Bronchitis, Pneumonie, Grippe, Meningitis, Osteomyelitis, Gastro-Enteritis, Dysenterie, Trichinosis, Lymphogranulomatose, Rückfall- und Fleckfieber u. a. *Komplikationen:* Darmgeschwürperforation und -blutung, ferner Cholecystitis, Appendicitis, Mesenterialdrüsenvereiterung, Milzabsceß, und -ruptur, schließlich Pyelo-Cystitis, Meningitis, Otitis, Parotitis, Mastitis, Orchitis, Osteomyelitis, Chondritis, Arthritis u. a. *Prophylaxe:* Isolierung und Desinfektion; bei Bazillenträgern bzw. Dauerausscheidern mit Gallenwegserkrankung Cholecystektomie evtl. nebst Choledochusdrainage und Appendektomie; sonst Abführmittel, Sulfonamide und Vaccine bzw. Reizkörper. *Therapie:* Immunisierung mit abgetöteten Erregern ist angezeigt wohl nur *prophylaktisch*, aber nicht *therapeutisch* (auch Gefahr der Vergiftung durch die infolge Bakteriolyse freiwerdenden Endotoxine!). Antibiotica.

Ähnlich wie Typhusbacillus verhält sich *Bacterium (Salmonella) paratyphi B*.

Oft (in $^1/_3$–$^1/_2$ der Fälle) besteht *Misch- oder Polyinfektion*, und zwar meist Kombination von Staphylo- und Streptococcus, sonst dieser mit den anderen genannten: Pneumococcus- sowie Pyocyaneus-, Coli- u. a. Bacillus oder mit putriden sowie Tetanus-, Diphtherie-, Tuberkulose- u. a. Erregern.

B. Die pyogene Infektion der verschiedenen Gewebe

1. Haut und Unterhaut

a) Furunkel ist umschriebene, akut-eitrige Entzündung des Haarbalges und seiner Talgdrüse. *Erreger:* Gewöhnlich Staphylococcus aureus oder albus („Staphylomycosis circumscripta cutis"), selten Streptococcus (?). *Prädilektionsstellen* sind behaarte Stellen, welche zugleich mechanischem Reiz und Unreinlichkeit ausgesetzt sind: Nacken (Hemdoder Rockkragen!), Rücken (Rucksack oder Tornister!), Nates, Oberschenkelinnenseite, Achsel, Stirn (Kopfbedeckung!), Kopfhaut (Kratzen!), Handgelenk (Manschette!), Taille (Hosengurt oder Rockbänder!), Gehörgang und Naseneingang (Nasenbohren!), Arme, spez. Vorderarm, Hand- und Fingerrücken und Beine, dagegen nicht haarlose Stellen: Handteller und Fußsohle und seltener auch nur die Prädilektionsstellen der Schweißdrüsenabscesse: Achsel, Brustwarze, After, große Schamlippe; ferner wirkt *disponierend a) allgemein:* Diabetes, Fehl- und Unterernährung, Kachexie, Marasmus, chronische Infektionskrankheiten, Verdauungsstörung usw.; *b) lokal:* juckende Hautveränderungen wie Ekzem, Scabies usw. sowie abschließende, spez. feuchte Verbände. Vorläufer ist oft ein sog. „Pickel", d. h. umschriebene kleine Eiterpustel in der Epidermis (Impetigopustel) oder eine Haarbalgentzündung (Sycosis). *Symptome:* Etwas erhabenes, tiefrotes, hartes Knötchen mit zentralem Eiterpfropf, welcher kegelförmig mit der Spitze in der Subcutis steckt und nach $^1/_2$–1–2 Wochen ausgestoßen wird. *Gefahren:* 1. Ausbreitung in die Umgebung mit Übergang in Phlegmone, namentlich bei Diabetikern und bei schwächlichen Säuglingen, auch begünstigt durch Kataplasmabehandlung: *Furunkulose* und *Karbunkel* (s. u.). 2. Verbreitung in Lymph- und Blutwege, auch begünstigt durch Bewegungen oder durch grobe Behandlung (Ausquetschen, Auslöffeln intrafokale Injektion, usw.): *Lymphangitis, Thrombophlebitis*, z. B. an V. facialis, angularis und jugularis int. (Gesicht-, spez. Oberlippenfurunkel!) und V. saphena (Unterschenkelfurunkel!), *Allgemeininfektion* mit Metastasen in Gelenken, Knochenmark, Niere bzw. paranephritischem Gewebe, Lungen, Leber, Prostata usw. *Abarten: 1. Follikulitis*, d. h. beschränkte und harmlose Entzündung an Haarbalg und Talgdrüse mit kleinem und oberflächlichem Eitermantel um den Haarbalg, an den Cilien als *Gerstenkorn* (Hordeolum), in der Bartgegend fortschreitend als *Folliculitis barbae*, s. Sycosis coccogenes, gelegentlich auch – außer am Gesicht – auch an Kopf, Achselhöhle und Schamberg. *2. Akne*, d. h. Talgdrüsenverstopfung mit Entzündung; bei unreinlichen oder zu Comedonen (Mitesser) neigenden Menschen, spez. in der Pubertät (hier wohl begünstigt durch hormonelle Einflüsse). *3. Impetigo contagiosa:* Bläschen mit serofibrinöser Auflagerung; oberflächlich in der Epidermis gelegen; vorkommend namentlich im Gesicht und (Comedo) tiefer, nämlich in der Subkutis gelegen. *4. Karbunkel* ist progredienter bzw. gehäufter Furunkel; solcher Karbunkel, d. h. progredienter Furunkel ist ausgezeichnet durch Wachstum, Gewebszerfall und stärkere Schwellung, Schmerzen, Fieber und Allgemeinerscheinungen; dabei multiple dicht beieinanderstehende Absceßchen und schließlich siebartige Durchlöcherung der Haut; bis handtellergroß und bis auf die Fascie tief; spez. am Nacken. Diabetes prädisponiert (daher stets Harn-

und evtl. auch Blutuntersuchung auf Zucker!); differentialdiagnostisch *Cave!* Milzbrandkarbunkel, Rotz und Insektenstich sowie vereiterter Grützbeutel u.a.; *Gefahr:* Thrombophlebitis, Allgemeininfektion und (bei Schwächlichen und Diabetikern) Kräfteverfall. *Prognose:* Im allgemeinen günstig; lebensgefährlich werden u. U. Karbunkel, spez. diabetische und Lippen-, überhaupt Gesichtsfurunkel. *Behandlung:* Zu versuchen ist *Kupierung* durch Kauterisation mit Spitzbrenner oder Diathermieschlinge bzw. glühend gemachter Stricknadel oder durch Betupfen mit Jodtinktur, sowie Haarextraktion, Abtragen der Kuppe, Tangentialschnitt mit Rasierklinge, Ausstanzen mit Stanze (nach *Moskowicz* oder andere) oder einfach mit dicker Kanüle, evtl. intrafokale Instillation von einigen Tropfen Antibioticum, Stauen oder Saugen (nicht ganz unbedenklich wegen Gefahr der Erregerverschleppung und Lösung infizierter Thromben!). Sonst (außer Ruhigstellung und nötigenfalls, spez. am Bein Bettruhe), *Salben- bzw. Pastenverband* z.B. Borvaseline, Zinkpaste, Quecksilbersalbe z.B. weiße Präzipitat- oder Zinnobersalbe, Jodsalbe, Ichthyolsalbe bzw. Ichthyol (rein mit Watteflocke, also ohne hautreizenden Verband), Sulfonamid- oder antibiotische Salbe. Am Gehörgang und Naseneingang entsprechend Tampon, nachdem die Umgebung mit Ätheralkohol oder 2% Thymolspiritus gereinigt und mit Salben- bzw. Pastenanstrich geschützt ist. Daneben empfiehlt sich bei phlegmonösem Prozeß Alkoholumschlag oder Heizkissen oder Hexamikron- bzw. Solluxlampe oder Diathermie bzw. Kurzwellenbehandlung oder Röntgenentzündungsbestrahlung (Kataplasma usw.. ist nicht ratsam wegen vermehrter Einschmelzung und Verbreitung in der Umgebung infolge Hautmaceration mit Furunkelaussaat!). Bei zunehmender Infiltration mit Hilfe von i. v. Kurznarkose sowie nach Abwaschen und Einsalben der Umgebung *Incision* mit Messer oder Thermo- bzw. Kaltkauter zeitig, schonend (*Cave!* Ausdrücken und Auslöffeln!) und genügend, d.h. so tief und so weit, als die Infiltration reicht; evtl., nämlich bei großem Furunkel oder Karbunkel *Kreuzschnitt oder (besser!) H-Schnitt* mit Ablösen oder Abtragen der mittels Haken auseinandergezogenen Hautzipfel; namentlich bei diabetischem Karbunkel empfiehlt sich – neben Diät und Insulin – baldige und ausgiebige Eröffnung bis ins Gesunde, und zwar am besten mit dem Hochfrequenzstrom, evtl. auch *kreisförmige Excision* des ganzen Karbunkels bis auf die Muskelfascie; dazu Krankenhausaufnahme. Anschließend lockere Jodoform-, Sulfonamid-, Perubalsam-, Serum- usw. -gazetamponade für 1–2–3 Tage; später Salbenverband. Ruhe, evtl. Bettruhe oder Schiene bzw. Armtragetuch; *Cave!* Drücken, Kratzen, Bohren u. dgl. (Eiterpfröpfe kann man vorsichtig mit Pinzette herausziehen, aber erst wenn sie gelöst sind!); nötigenfalls Krankenhausaufnahme, vgl. Gesichtsfurunkel! Eventuell künstliche Höhensonne (bis zur Reinigung) und Saugglocke. Zurückbleibende Defekte werden durch Hauttransplantation gedeckt.

Bei Furunkulose: Sorgfältiger Furunkelverband, Händesauberkeit, Schmierseifen- bzw. Salz-, Kaliumpermanganat-, Chinosol-, Jod-, Schwefel- oder Heißluftbäder, Wäschewechsel, Hautreinigung 5–15 Minuten mit 70%igem Alkohol-Gazebausch, hexachlorophenhaltigen Seifenlösungen; Hautschutz in der Umgebung mit Zink-, Granugen- oder dgl. Paste, Deckverband des Eiterherds, Enthaarung durch Rasieren oder besser durch Chemikalien, auch Evacreme (Rp. Bariumsulfid 50, Zinkoxyd, Amylum $\overline{aa}$ 25 mit warmem Wasser zu Brei anrühren, mit Spatel aufstreichen und nach 2–10 Minuten mit feuchter Watte abwaschen). Fortlassen von scheuernder Kleidung oder Verband, Schwefel (Sulfodermpuder und Fissanschwefelpaste sowie Schwefelbäder), Phenolkampher, Dibromol-, Pyoctanin- oder Jodtinkturpinselung und Salben- oder Seifen-, Formalin-, Resorcin-, Tannin-, Thymol-, Rivanolverband. Zu versuchen Staphylokokken-, spez. Autovaccine oder Reizkörpertherapie (z.B. Omnadin bzw. Staphyloatren sowie Eigenblutinjektion), ferner Quarzlampen- oder Röntgenbestrahlung, reizlose, fettarme und nicht blähende Diät, Vitamin A (Vogan) und Vitamin C, Stuhlregelung (Blutreinigungstee oder Karlsbader u. a. Trinkkur), Hefe (Bierhefe bzw. Levurinose oder Levurinetten, Hormon, Schwefel (Sulfur jodat. oder Sulfur colléo), Jod, Arsen und Eisen innerlich oder als Tinktur; dabei Diabetes Diät und Insulin; testgerechte Antibiotica oder Sulfonamide parenteral und lokal.

aa) Schweißdrüsenentzündung und -absceß vgl. spez. Chirurgie, Schulter!

b) Subcutaner Absceß ist eine im lockeren Subcutangewebe abgegrenzte Eiterung infolge einer durch Ernährungsstörung entstandenen Gewebsnekrose mit mangelndem Granulationswall. *Ursachen:* Furunkel, Erysipel, Lymphangitis, Phlegmone, ferner durchbrechende Eiterungen (aus Körperhöhlen, Gelenken, Knochen, Muskeln usw.), vereiternde Hämatome, infizierte Subcutaninjektionen (z.B. Morphiuminjektion), schließlich Allgemeininfektion mit Metastasen. *Erreger:* Meist Staphylococcus, weniger Streptococcus, selten Typhusbacillus. *Symptome:* Schwellung, Rötung, Hitze, Schmerz, evtl. (wenigstens bei *oberflächlicher* Ausdehnung) Fluktuation. *Verlauf:* Eventuell spontaner Durchbruch mit vorübergehender Eiterfistel. *Gefahr:* Fortschreitende Entzündung oder Einbruch in Lymph- oder Blutwege (spontan und besonders nach Trauma, Massage, heftiger Bewegung sowie in Gelenke, Körperhöhlen usw. oder Pyämie). *Behandlung:* Incision und Drainage.

c) Subcutane Phlegmone ist flächenhaft fortschreitende Entzündung subcutan, evtl. auch intermuskulär; an Fingern und Zehen *Panaritium* genannt (vgl. Abb. 444–454). *Entstehung: 1. direkt* nach Verletzung, spez. auch nach Operation oder Sektion, oft nach unbedeutender, z. B. Nadelstich (scheinbar „spontan"); *2. fortschreitend* aus der Nachbarschaft bzw. Tiefe bei Erysipel, Furunkel, Lymphdrüsenentzündung usw.; *3. metastatisch* bei Allgemeininfektion. *Betriebsunfallzusammenhang* ist möglich, und zwar sei es durch Wunde, sei es durch Infektion einer bestehenden Wunde; doch muß die Beurteilung eine strenge sein mit Rücksicht auf die außerordentlich häufige Möglichkeit von Wunden oder von Wundinfektionen auch im gewöhnlichen Leben, vgl. Panaritium! *Inkubationszeit:* Gewöhnlich 1–4 Tage, spätestens 3 Wochen. *Erreger:* Staphylo- und vor allem Streptokokken. *Symptome: a) lokal:* Schmerzen, Schwellung, Rötung, Hitze, auch Ödem der Umgebung, evtl. kollateral auch an entfernter Stelle, z. B. bei Hohlhandphlegmone am Handrücken, wobei diagnostische Irrtümer entstehen können (Fingerdruck bleibt!). *b) allgemein:* Fieber, Hyperleukocytose usw. *Formen: a) umschriebene (circumscripte)* und *b) fortschreitende (diffuse)* oder *progrediente;* letztere bei Virulenz der Erreger oder bei Schwäche des Organismus (Diabetes, Marasmus, Unterernährung) bzw. des Gewebes (Schädigung durch Trauma, Massage, groben Verbandwechsel, Kataplasmabehandlung, verspätete oder ungenügende Incision usw.); dabei evtl. Haut-, Fascien-, Sehnen-, Muskel- und Periostnekrose mit folgender Narbencontractur. Nach der Tiefenlokalisation unterscheidet man: *a) oberflächliche (subcutane), b) tiefe (subfasciale)* Phlegmone, z. B. periösophageal, mediastinal, retroperitoneal, perirenal, cervical, retromammär, subpektoral usw. (s. d.). Nach dem pathologischen Befund lassen sich trennen: Seröse, eitrige und nekrotisierende Formen. *Ausgang:* Resorption oder Abszeßbildung oder Fortschreiten oder Sepsis. *Gefahren:* 1. Fortschreiten nach Mundhöhle, Hals, Mediastinum usw., auch Übergreifen auf wichtige Organe, z. B. an Gesicht und Kopfschwarte Meningitis, am Halse Mediastinitis und Glottisödem usw., sowie überhaupt auf Knochen, Gelenke, Lymph- und Blutgefäße mit septischer Thrombophlebitis, Gefäßarrosion usw. 2. Allgemeininfektion ohne und mit Metastasen (Lunge usw.). *Prognose:* Ernst, namentlich bei ausgedehnter, spez. fortschreitender oder tiefer Phlegmone sowie überhaupt bei Streptokokkeninfektion; die diabetische Phlegmone hat eine besonders schlechte Aussicht. *Behandlung* (außer Allgemeinbehandlung, spez. entsprechende Ernährung, Herzanregung usw. und Hochlagerung sowie Ruhigstellung, evtl. mit Schiene): Anfangs bei gutartiger Form Ruhigstellung und Kamillen- bzw. Kamillosan-, Alkohol-, Jod-, Quecksilber- oder Ichthyol- bzw. Dermichtolverband oder Chemotherapie *(Cave!* Antibiotica ohne vorherige Erregertestung!), sowie Wärme, auch Heißwasserbäder bzw. Hexamikron- oder Solluxlampe bzw. Diathermie bzw. Kurzwellenbehandlung oder Röntgenbestrahlung; sonst unter ausreichender Betäubung. *Incision* so klein wie möglich und so groß wie nötig!; frühzeitig-schonend (glatter Schnitt mit Messer oder elektr. Schneidegerät; Eiter nicht ausdrücken, höchstens vorsichtig ausstreichen!) und ausgiebig, jedoch anatomiegerecht, spez. unter Verfolgung des Eiters und mit Eröffnung aller Muskelinterstitien (z. B. am Hals) und Gegenincisionen an abhängigen Stellen; anschließend kurzfristige Drainage, welche zum Eiterabfluß und ev. zur Instillation von Antibiotica benutzt wird. Mull- und Streifendrainage nur bei ganz schweren Infektionen und großen Wundtrichtern; Chemotherapeutica (Puder oder Salbe;); baldigst Hyperämie durch warme Packungen oder Bäder, Kurzwellen- oder Röntgenbestrahlung sowie Ichthyolsalbe oder dgl.; Verbandwechsel schonend und nicht voreilig, wenn möglich, warte man auf Entfieberung im ersten Verband; später, aber rechtzeitig und vorsichtig gesteigert medikomechanische Nachbehandlung; ev. Hauttransplantation; bei durch Incision nicht beherrschbarer Phlegmone der Gliedmaßen mit Sepsis ev., aber keinesfalls zu spät Gliedabsetzung.

Holzphlegmone findet sich meist am Hals, gelegentlich auch im Gesicht u. a., vgl. spez. Chirurgie, Hals!, bretthart Infiltration, bedingt durch langsame Einwanderung wenig virulenter Erreger. *Differentialdiagnose:* Aktinomykose. *Therapie:* Wärme, Röntgenbestrahlung, Chemotherapie, evtl. Incision.

d) Erysipel (Rose, Wundrose, Rotlauf) ist Entzündung in den Lymphspalten der Haut bzw. Schleimhaut. *Entstehung: 1.* meist *ektogen* von Wunden nach Verletzung, Verbrennung, Operation („Wundrose"), auch von älteren und kleineren Rhagaden, Geschwüren (auch Unterschenkelgeschwür) usw.; spez. vorkommend im Gesicht: Naseneingang, Lippen und hinter den Ohren (Fingerkratzeffekte!), ferner an den Fingern des Arztes bei Operation oder Sektion, weiter am Nabel bei Neugeborenen usw.; 2. *lymphogen* von tiefer gelegener Entzündung, meist der Subcutis (Phlegmone), seltener der Knochen, Gelenke, Drüsen, z. B. bei Spaltung einer Phlegmone, Punktion eines Gelenk- oder Pleuraempyems, Nasen- oder Ohroperation usw. *3. hämatogen* bei metastasierender Allgemeininfektion (sehr selten, hier bisweilen multipel!). *Erreger:* Streptococcus pyogenes (Besondere Erysipelstreptokokken gibt es nicht!); Erysipel ist also eine Streptomykose der Haut (Streptodermie). *Lokalisation* (in absteigender Reihenfolge): Gesicht, spez. Nase (Kopf erkrankt bei weitem am häufigsten: etwa 90–95%!), Kopfschwarte, Extremitäten, spez. Unterschenkel, Genitalien, Rumpf. *Inkubationszeit:* 1–3 Tage und mehr. *Formen: a) nichteitrig,* d. h. akut-serös (gewöhnlich!); *b) eitrig; c) nekrotisch* (in schweren, spez. eitrigen Fällen und an besonders disponierten Hautstellen, sei es an wenig dehnbaren (Schienbeinkante, Patella, Olecranon, Jochbein, Darmbeinkante) sei es an locker gewebten (Lider, Genitalien). Man spricht von *Erysipelas erythematosum* (Rötung!), *bullosum* (nichteitrige Blasen!), *pustulosum* (eitrige Blasen!), *phlegmonosum* (fortschreitende Eiterung!), *necroticum s. gangraenosum* (Haut-, Fasciennekrose u. a.!). *Symptome:* Schüttelfrost und meist hohes Fieber (oft 40–41°), gewöhnlich kontinuierlich, bei Schüben auch re- oder intermittierend und starke Allgemeinerscheinungen (dies namentlich bei Kopfrose: Kopfschmerzen, Bewußtlosigkeit, Delirien usw., evtl. meningitisartig) sowie Hyperleucocytose und Blutkörperchensenkungsbeschleunigung. Lokal zunächst rötliche, heiße und schmerzhafte Flecken *dann scharf begrenzte, schmerzhafte und druckempfindliche, intensive und glänzende, etwas erhabene Hautrötung mit bogenförmigen oder flammenartig gezackten Ausläufen in unregelmäßigen Schüben,* („Rotlauf"); oft haltmachend an festen, mit der Unterlage verbundenen Hautstellen (z. B. an Kinn, Haargrenze, Darmbeinschaufel, Großrollhügel, Kreuzbein, Schulterhöhe, Handteller und Fußsohle); an locker gewebten Hautpartien (Gesicht, spez. Lider sowie äußere Genitalien) stärker ödematös; nach 2–4 Tagen oder schon früher abblassend. Das Erysipel an der behaarten Kopfhaut sowie das *Schleimhauterysipel* (z. B. an Rachen, Nase, Larynx, weiblichen Genitalien), ist als solches nur aus dem heftigen Verlauf mit hohem Fieber und mit schweren Allgemeinerscheinungen zu vermuten und erst beim Übertritt auf die Haut mit Sicherheit zu erkennen. *Dauer:* Durchschnittlich 6–8–10 Tage, am Gesicht gewöhnlich 1 Woche; bisweilen abortiv 1–2 Tage; bisweilen mehrere Wochen, nämlich bei Fortwandern über größere Körperstrecken: „*Erysipelas migrans*"; bei fortbestehender Infektionsquelle (Fistel, Geschwür, Rhagaden, chronisches Ekzem, chronische Schleimhautentzündung, spez. Schnupfen und Beingeschwür) droht „*rezidivierendes, evtl. habituelles Erysipel*" (z. B. in der Gegend von Fisteln und Geschwüren sowie besonders im Gesicht, wo schon das Schneuzen der Nase als mechanischer Reiz genügt, erst recht aber das Fingerbohren zu beschuldigen ist; bisweilen ohne Fieber; Immunität tritt nicht ein; vielleicht besteht dann zugleich individuelle Prädisposition durch besonders geringe Widerstandsfähigkeit gegen Streptokokken!). *Lokale Folgen:* Lymphstauung mit Pachydermie im Gesicht und mit Elephantiasis an Beinen und Genitalien (z. B. an Unterschenkel und Penis). *Komplikationen:* Lymphangitis und -adenitis, Thrombophlebitis mit Gefahr der Metastasierung, Fortschreiten in die Nachbarschaft (an Kopf: Kopfschwarten- sowie oberflächliche und tiefe Schläfenphlegmone sowie Mittelohr) und auf Schleimbeutel oder Sehnenscheiden, Muskeln, Gelenke, Kehlkopf (Stenose durch Glottisödem!) und Lungen (sog. descendierende Pneumonie), Orbita und Meningen (Orbitalphlegmone und Meningitis bei Erysipel der Kopfschwarte!), Allgemeininfektion mit (toxischer) akut-hämorrhagischer Nephritis (meist schließlich ausheilend), Ikterus, Metastasierung und Lungenabsceß. *Differentialdiagnose:* Erysipeloid, Ekzem, Erythem, Exanthem, Phlegmone, Osteomyelitis, Arthritis, Lymphangitis reticularis, Lymphadenitis, Phlebitis, Bursitis, Nebenhöhlenempyem, Milzbrand, Rotz. *Prognose:* Mortalität etwa 1–2% (früher 12–20%) an Meningitis, Herzschwäche und Pneumonie, besonders bei Trinkern, Greisen und Neugeborenen (hier früher über 80%, unter Chemotherapie 0%); ungünstig ist die phlegmonöse und nekrotisierende Form; nicht ungünstig ist die gewöhnliche (nicht eitrige) Gesichtsrose; man untersuche stets, namentlich bei längerer Krankheitsdauer Herz und Nieren. *Therapie:* Leichte aber vollwertige Ernährung, Stuhlregelung und Herzanregung, Bettruhe, Ruhigstellung, Hochlagerung; Verband (am Gesicht maskenartig zugeschnittener Lappen) mit Bor-Zinkvaseline und antibiotischen Salben, in schwereren Fällen allgemeine Chemotherapie. Die Übertragung des E. von einem Patienten auf den anderen erfolgt nicht durch die Luft, sondern nur durch Kontakt, spez. Art. Mechanische Mittel zur Abgrenzung (Heftpflasterstreifen) sind nutzlos, oft schädlich wegen Irritation der Haut. Bei Allgemeininfektion Streptokokkenserum, Antipyrin, Chemotherapie und Antibiotica. Quarzlampen- oder vor allem Röntgenlicht, Kurzwellenbehandlung, Reizkörper, spez. Bluteinspritzung oder -transfusion, Kreislauf- und Herzmittel sowie Traubenzucker und Insulin. Calcium intramuskulär oder intravenös. Behandlung des Ausgangsherds. Bei Vereiterung des Gewebes Incisionen. *Prophylaxe:* Sachgemäße Behandlung von Rhagaden, Unterschenkelgeschwüren usw. und sachgemäße (aseptische) Wundbehandlung, spez. Bettruhe, Ruhigstellung und Hochlagerung sowie gut abschließender und nicht scheuernder Verband mit Bor- u. a. Salbe; die Gefahr der Ansteckung ist nicht anders zu bewerten als bei sonstigen pyogenen Infektionen (die Erysipelblasen enthalten nur selten, die Schuppen gar keine Erreger!); immerhin tut man gut, die Erysipelkranken zuletzt zu behandeln und evtl. zu isolieren, jedenfalls nur mit Gummihandschuhen anzufassen; aseptische Operationen sind bei Erysipelkranken zu unterlassen, und zwar für längere Zeit. Bemerkenswert ist der bisweilen beobachtete Heileffekt interkurrenter Erysipele auf Lupus, Syphilis und bösartige Geschwülste („kuratives Erysipel").

e) Erysipeloid (*Rosenbach* 1884) oder wanderndes Erythem ist eine erysipelartige Hautentzündung, aber mit blauroter Farbe, geringer Schwellung, mäßigem Spannen, Brennen und Jucken, öfters in Form von beetartig erhabenen Plaques nach Art der „Backsteinblattern", auch meist ohne Fieber und Allgemeinerscheinungen, gelegentlich (aber selten mit Lymphbahn- und Lymphdrüsenaffektion, manchmal aber bei entsprechender, spez. Serumbehandlung viel (10mal), seltener später mit Gelenkschwellung, -schmerz, -druckempfindlichkeit und -behinderung (Fingermittelgelenke!); gewöhnlich an den Fingern, mit scharfen Grenzen abschneidend und manchmal auf den Handrücken oder gar auf den Vorderarm, öfter aber auf die benachbarten Finger übergreifend, selten an anderen Körperstellen: Nase, Wange, Hals usw.; betroffen sind fast stets Leute, welche mit toten Tierstoffen (Fleisch, Wild, Fisch, Krebs, Austern usw.) zu tun haben: Tierärzte, Schlächter, Gerber, Fleisch-, Wild- und Fischhändler, Hausfrauen, Dienstmädchen, Köchinnen u. dgl. („zoonotisches Erysipeloid"). *Vorkommen:* Häufiger, namentlich gehäuft im Frühjahr und besonders im Herbst. *Erreger:* Schweinerotlaufbacillus (*Löffler* 1882): schmales, kurzes, unbewegliches, grampositives Stäbchen, welches sich nicht nur bei schweinerotlaufkranken Tieren, sondern auch bei gesunden Schweinen und anderen Tieren, überhaupt außerordentlich verbreitet findet und recht resistent ist. Erregernachweis mikroskopisch und kulturell (Blutagar- und Bouillonkultur) sowie im Tierversuch (weiße Mäuse sterben in 3 Tagen an Mäuseseptikämie). *Diagnose:* Neben den obengenannten typischen Krankheitszeichen und bei Fehlen von Fieber und Schmerz ist wichtig. Vorgeschichte (Fleisch-, Fisch- oder Wildzurichten), Beruf (Hauspersonal!) und Lokalisation (Finger!). *Differentialdiagnose:* Erysipel, Phlegmone, Maul- und Klauenseuche, Milzbrand, Rotz usw. *Dauer* eine bis mehrere, meist 3 Wochen. *Neigung* zu Rezidiven. *Prognose* gut. *Behandlung:* Ruhigstellung (Armtragetuch) und Verband mit Salbe (indifferente) sowie Licht- und Röntgenbestrahlung, Excision der Eintrittspforte falls solche erkennbar, allgemeine Chemotherapie (Penicillin i.m.), Umspritzen des Infektionsherdes mit 10 cm³ Schweinerotlaufserum ad us. hum. ergänzt durch i.m. Injektion von 10 bis 40 cm³ je nach Schwere des Falles. *Inkubationszeit:* 1—10, meist 2—5, gewöhnlich 3 Tage.

2. Schleimhäute

Erreger: Staphylo-, Strepto-, Pneumococcus, Pneumonie-, Influenzabacillus, Bact. coli, Gonococcus. *Entstehung:* Ekto-, lympho- und hämatogen. *Formen:* Seröser, eitriger oder *eitrig-hämorrhagischer Katarrh*, evtl. Abstoßung der oberflächlichen Epithelschichten (*desquamativer Katarrh*) oder Geschwürsbildung (*katarrhalisches Geschwür*); Gerinnung des Exsudates bei völligem Epithelverlust führt zum *fibrinösen* Belag: selbständig in der Mundhöhle als *Aphthen* und sonst bei Masern, Scharlach, Pneumonie, Keuchhusten, Typhus usw. in Mundhöhle, Blase, Scheide und Darm als *Diphtheroid* (so bezeichnet zum Unterschied von der tiefergreifenden echten Diphtherie!); in Knochenhöhlen (Sinus max., front., sphen.) und in Hohlorganen (Gallenblase, Wurmfortsatz) bei Verlegung des Ausganges durch Schleimhautschwellung usw. kommt es zur Eiteransammlung und evtl. Verjauchung: *Empyem. Ausgang:* Schleimhauthypertrophie (samt solcher der Drüsen und des lymphadenoiden Gewebes) oder -atrophie. *Komplikationen: 1. Schleimhautphlegmone* bei tiefgreifender Entzündung, dadurch an Mundboden, Rachen, Speiseröhre usw.: Glottisödem und Mediastinitis, am Kopf: Meningitis, an Tonsillen: Tonsillarabsceß und -phlegmone, an Magen und Darm, spez. Wurmfortsatz: Peritonitis, an Harnröhre: Perinealphlegmone, an Rectum: ebensolche sowie periproktitischer Abszeß und Mastdarmfistel, an Knochen: Periostitis und Osteomyelitis usw. 2. *Lymphadenitis:* chronisch-hyperplastische, evtl. eitrige, z. B. am Hals nach Angina. 3. *Allgemeininfektion* evtl. mit Metastasen in Subcutis, Muskeln, Knochen und Gelenken, z. B. nach Angina oder Nebenhöhlenentzündung. *Behandlung:* Zwecks mechanischer Entfernung und Abtötung der Erreger häufige Spülungen mit physiologischer oder 1%iger Kochsalz-, Kal.-permang.-, Borsäure-, Penicillinkaugummi, Reinigung der Zähne und Mundhöhle mit Atomiseur und vor allem (zugleich schäumend und desodorisierend!) Wasserstoffsuperoxydlösung (3%ig), bei chronischer Entzündung auch mit Tannin-, Alaun-, Höllensteinlösung usw. *Cave!* mechanische oder chemische Reizung; daher Vorsicht bei Pinseln des Rachens, Ausspritzen der Harnröhre und Nebenhöhlen (sonst Gefahr von Komplikationen, s. oben!). Bei Phlegmone mit Abszeß Incision; bei Hypertrophie der Gaumen- und Rachenmandeln (zur Verhütung von Rezidiven) evtl. Exstirpation; bei Kehlkopfaffektion Tracheotomie.

3. Lymphgefäße und -drüsen

Erreger: Staphylo- und Streptokokken, gelegentlich Gonokokken. *Ursprung:* Schwer infizierte und mechanisch (durch Trauma, Massage, Bewegung, Scheuern usw., auch bei Operation oder Sektion) gereizte Wunden (spez. an Händen und Füßen!), Granulations- und Geschwürsflächen, Entzündungsherde und Schleimhautinfektionen.

A. Akute Entzündung

a) Lymphangitis acuta. *Symptome:* Rote Streifen, später harte und schmerzhafte Stränge; entsprechend den Lymphbahnen; etwa entlang den Subcutanvenen von der Infektionsquelle bis zu den regionären Lymphdrüsen, welche evtl. geschwollen und schmerzhaft sind. Außerdem mäßige Schwellung des betreffenden Gliedes und Fieber. *Vorkommen:* Häufiger am Arm und seltener am Knie in Erscheinung tretend. *Ausgänge:* 1. Rückbildung oder 2. Thrombolymphangitis mit nur langsam in (1–2 Wochen) sich rückbildenden, dicken, gelbbräunlichen Streifen oder 3. eitrige Lymphangitis mit perilymphangitischem Abszeß bzw. Phlegmone und eitriger Lymphadenitis; manchmal mehrfach in Form lymphangitischer Reihenabscesse; an lymphbahnreichen Körperstellen, z. B. an Hand- und Fingerrücken kommt es bisweilen zur sog. confluierenden Lymphangitis, welche ähnlich wie die Phlegmone eine flächenhafte Rötung und Schwellung ohne deutliche Einzelstränge darstellt. *Komplikationen:* Thrombophlebitis, evtl. mit Lungeninfarkt, Phlegmone oder Allgemeininfektion ohne oder mit Metastasen (z. B. Lungenabscesse).

b) Lymphadenitis acuta, oft verbunden mit Periadenitis. *Ursachen:* Infizierte Wunden oder Entzündungen an Fingern, Zehen, Zähnen, Mandeln, Genitalien, After usw. *Lokalisation:* Submaxillar und submental (Stirn-Nasenwurzel, Augenlider und Bindehaut, Schläfe, Lippen, Mundboden, Zunge facial (Wange sowie Kiefer und Gaumen), infraaurikulär (Ohr, Kopf, Kiefer), cervical (Mund, Zunge, Rachen, Kiefer, Kinn, Ohr, Hinterhaupt), mastoidal (Kopf), occipital (Hinterkopf und Nacken), retropharyngeal (Rachen, Naseninneres, Tube und Paukenhöhle), axillar (Arm und Brust), cubital (Vorderarm, Hand und Finger ellenseits), inguinal (Bein, After und Geschlechtsteile), femoral (Bein) popliteal (Wade) und iliacal (Bein, Mastdarm usw.). *Symptome:* Lymphdrüsen geschwollen und schmerzhaft, sowie Fieber; zugleich evtl. Primäraffekt und von diesem zu jenen hinführende Lymphangitis. *Formen:* I. L. simplex und II. L. purulenta, diese wiederum 1. serös-eitrig oder 2. eitrig-abscedierend. Hierher gehört auch der *Bubo,* d. h. *Lymphadenitis inguinalis* bei Ulcus molle und bei Gonorrhoe sowie bei sonstigen Infekten des Quellgebietes: Genitalien, After und Beine. *Komplikationen:* Abszeß und Phlegmone (subcutan oder progredient, spez. intramuskulär, z. B. am Hals, an der Thoraxmuskulatur, im Retroperitoneum usw.), Thrombophlebitis, Allgemeininfektion. *Vorkommen:* Am häufigsten erkranken die Lymphdrüsen an Hals, Achselhöhle und Leisten- bzw. Schenkelgegend, selten an Ellenbeuge oder Kniekehle, vgl. spez. Chirurgie!

B. Chronische Entzündung: Lymphangitis bzw. Lymphadenitis chronica

Entstehung: Durch rezidivierende akute Lymphangitis bzw. -adenitis oder durch ständige Resorption infektiöser Stoffe, z. B. chronische Entzündung der Halsdrüsen bei Ekzem,

Ulcus oder Rhagaden der Nase und Lippen, Schleimhautkatarrh u. dgl. (pyogene Form der Skrofulose; im Gegensatz zur Tuberkulose hierbei Drüsen klein bleibend!). *Folgen:* Elephantiasis und Pachydermie (ähnlich wie bei rezidivierendem Erysipel).

Behandlung der pyogenen Lymphangitis und -adenitis: Möglichst *kausal:* Eröffnung bzw. Beseitigung des Primärherdes, evtl. Lymphangiotomie; sonst: Bettruhe, Ruhigstellung *Cave!* Massage, Auswickeln, Muskelanstrengungen usw.!), Hochlagerung und Jod-, Quecksilber- oder Ichthyol-Salbenverband; bei einfacher Form auch Prießnitz-, Alkohol- oder Breiumschlag, Kurzwellen- und Röntgenbestrahlung; bei milder Infektion, z. B. bei Bubo inguinalis genügt manchmal die bloße Punktion ohne oder mit Instillation von Chemotherapeutica, sonst bei Absceß rechtzeitige und genügende Incision, bei subakuter und chronischer Lymphadenitis evtl. Totalexstirpation (häufig sehr schwierig, da in unvorhergesehene Tiefe führend).

4. Blutgefäße

Arterien (mit stärkerer Gefäßwand!) sind seltener betroffen als Venen.

a) Arteriitis purulenta. *Entstehung:* 1. von *außen* (als *Periarteriitis* beginnend) bei Absceß, namentlich bei durch Kataplasma gezüchtetem, auch unter dem Einfluß von Traumen: Quetschung bei der Verletzung, Gummidrainage; in der voraseptischen Zeit auch nach Operation, z. B. an Amputationsstümpfen; 2. von *innen* (als *Endoarteriitis* beginnend), auf dem Blutwege bei Allgemeininfektion durch infizierten Thrombus oder infektiösen Embolus (*Thromboarteriitis purulenta*), bisweilen (z. B. bei Influenza und Typhus) auch auf dem Wege der Vasa vasorum. *Ausgänge:* 1. bei gelinder Entzündung *Gefäßobliteration* durch entzündliche Wucherung der Intima (*Endarteriitis productiva*); 2. bei schwerer Entzündung *Zerstörung der Gefäßwand* mit Gefahr der *Blutung* bei größeren Gefäßen, namentlich bei schweren Verletzungen mit Nekrose oder Gangrän, spez. in früheren Kriegen recht häufig bei den nicht aseptisch durchgeführten Gliedabsetzungen; die Nachblutung erfolgt – abgesehen von Gefäßverletzung – entweder von außen (75%) oder von innen, und zwar meist plötzlich nach Stunden oder Tagen oder Wochen und mit hoher Mortalität (50%); bei Durchbruch in die Absceßhöhle entsteht pulsierendes Hämatom: sog. *falsches Aneurysma;* bisweilen erfolgt vor dem Durchbruch die Bildung eines *echten Aneurysma* entweder infolge Usur (sog. *spontanes Aneurysma*) oder infolge eines infizierten Embolus (*embolisch-mykotisches Aneurysma*) (vgl. Abb. 95).

b) Phlebitis purulenta. *Entstehung:* 1. von *außen*, und zwar vereinzelt bei infizierter Verletzung oder Operation (Blutentnahme, Aderlaß, Infusion oder Injektion) oder häufiger fortgeleitet von akutem Entzündungsherd: Furunkel, Absceß, Phlegmone, Lymphangitis usw. oder 2. von *innen:* metastatisch bei Allgemeininfektion. *Ausgänge:* 1. bei leichter Entzündung *Thrombophlebitis;* bei rezidivierender: *Phlebitis chronica hyperplastica* mit Verdickung und Verengerung der Wand und evtl. mit Verkalkung der Thromben: *Venensteine* oder *Phlebolithen;* 2. bei schwerer Entzündung eitrige Phlebitis (*Thrombophlebitis purulenta*) mit Abscessen. *Symptome:* Harte und schmerzhafte Stränge entsprechend den Venenbahnen; außerdem neben entzündlichem Kollateralödem bei Thrombosierung größerer Venen entwickelt sich eine ödematöse Schwellung des Gliedes (Stauungsödem) (z. B. Phlegmasia alba dolens infolge entzündlicher Schenkelvenenthrombose bei Wöchnerinnen). *Gefahren: 1. Fortschreiten auf dem Wege der Venen,* z. B. nach Mittelohreiterung auf Sinus transv. und V. jugularis; nach Lippenfurunkel auf V. fac., ophthalm., Sinus cav. oder nach Kopfschwartenphlegmone auf Diploe- und Duravenen, dadurch Meningitis; nach Nabelinfektion der Neugeborenen auf V. umbilicalis, dadurch Peritonitis; nach Appendicitis, Cholecystitis, Enteritis, Hämorrhoiden u. dgl. auf V. mes. und Pfortader; nach Puerperalfieber auf V. sperm., hypogastr., iliaca comm., fem. und cava inf.; nach Extremitäteneiterungen auf oberflächliche oder tiefe Extremitätenvenen, z. B. nach Krampfadern und Krampfadergeschwür auf V. saphena oder V. fem. ilica communis, cava inf. usw. *2. Thromboembolie mit Metastasenbildung:* Pyämie mit Abscessen in Lungen, Leber usw. *Prognose:* Bei ausgebrochener Pyämie schlecht. *Differentialdiagnose:* Thrombo-Lymphangitis (die entsprechenden Stränge sind oberflächlicher, gelbbräunlich gefärbt und weniger dick). *Prophylaxe:* Rechtzeitige und sachgemäße Eröffnung von Eiterherden (z. B. Exstirpation von vereiterter Gallenblase, Wurmfortsatz u. dgl., Incision bei Lippenfurunkel, Phlegmone u. dgl., Warzenfortsatzaufmeißelung), sachgemäße Wundbehandlung und Offenlassen von infizierten Wunden und Amputationsstümpfen, strengste Asepsis bei Operationen und Geburten. *Behandlung:* Bettruhe, Ruhigstellung, Hochlagerung,

Heißluftdusche, Röntgen- oder Lichtbestrahlung, feuchter oder Alkoholumschlag oder Jod-, Quecksilber- oder Ichthyolsalbe sowie Chemotherapie; bei Abszedierung *Incision;* bei eitriger Thrombose *Incision* und evtl. Ausräumung der vereiterten Vene; bei Gefahr der Thromboembolie mit anschließender Pyämie ist rechtzeitig zu versuchen die *Ligatur und evtl. Durchschneidung* des abführenden Venenstammes proximal des Thrombusschwanzes, z. B. Extremitätenvenen (spez. V. fem. oder V. saphena magna bzw. V. cephalica) nach Extremiteninfektion (*Lee-Müller* 1865/1902), V. jug. int. bei Thrombose des Sinus transversus nach eitriger Otitis (*Zaufal* 1880–1884) oder bei Thrombose der V. fac. nach Gesichtsfurunkel oder bei Angina usw., V. hypogastrica evtl. auch V. iliaca comm. oder gar V. cava inf. nach Puerperalfieber (*Trendelenburg* 1902), V. mesenterialis sup. bzw. V. ileo-colica nach Appendicitis (*Wilms-Braun* 1913).

c) **Periarteriitis nodosa und Phlebitis migrans** (s. S. 181, 182).

5. Knochen

Eitrige Entzündung von Knochenhaut, -mark und -rinde: *Periostitis, Osteomyelitis* und *Ostitis purulenta,* am Finger auch *Panaritium ossale.*

Erreger: Alle pyogenen Erreger, bei der *hämatogenen Osteomyelitis* gewöhnlich (etwa $66^2/_3$–90%) *Staphylococcus aureus,* seltener Staph. albus oder (etwa 5–25%, namentlich bei Kleinkindern) Streptococcus (allein oder mit anderen Erregern kombiniert), vereinzelt (je etwa 1,5%) Pneumococcus, Pneumonie-, Influenzabacillus, Gonococcus, Coli-, Paratyphus- und Typhusbacillus. (*Osteomyelitis typhosa:* Meist in der 4.–6. Krankheitswoche und später, evtl. nach Monaten bis Jahren; nicht selten nach Trauma; evtl. mit Eitererregern kombiniert, dann Eiter wie gewöhnlich beschaffen, sonst rostfarbenes Exsudat; meist an den Rippen oder an deren Knorpeln in der Gegend der Rippenknorpelgrenze und an der Tibia, bisweilen auch an Wirbelkörpern, öfters multipel; Verlauf subakut bis chronisch, dabei verhältnismäßig gutartig und mild; evtl. Fistelung; *Differentialdiagnose:* Ostitis fibr. cyst., Tuberkulose, Syphilis, Sarkom u. a.).

Entstehung: a) *Primär-hämatogen* (metastatisch), häufigste Form, z. B. nach Panaritium, Furunkel, Wundinfektion, Angina und Tonsillarabsceß, Otitis media usw. Vor allem bei Jugendlichen von der Metaphyse ausgehend und auf die Diaphyse übergreifend.

b) *Sekundär-posttraumatisch:* Erreger geraten auf direktem Wege (Stich, Schuß, komplizierte Fraktur) in den Knochen (auch nach Knochenoperation!).

c) *Fortgeleitet* durch Übergreifen einer benachbarten Entzündung (Panaritium, Gelenkempyem, Nebenhöhleneiterung).

Pathogenese: Die bei pyogenen Infektionen resorbierten Erreger werden recht häufig im Knochenmark abgelagert, und zwar teils mechanisch infolge der eigentümlichen Gefäßverteilung. Es handelt sich um Endarterien, die sich im Wachstumsalter physiologischerweise erweitert finden (Hyperämie) und eine Stromverlangsamung begünstigen. Außer der Virulenz der Erreger spielt aber auch die *immunbiologische Lage* des Organismus eine Rolle, die im Augenblick der Einschwemmung besteht (Normergie, Hyperergie, Anergie vgl. Abb. 97). Je nachdem kommt es zu einem foudroyantem Verlauf oder zu einer abortiven Form der Eiterung. Das *Trauma,* auch das Mikrotrauma (*Grundmann*) spielt eine Rolle für den Ort der Erregeransedelung, weil es ebenfalls gestörte Circulationsverhältnisse schafft. *Unfallzusammenhang* ist deshalb häufiger gegeben, als man lange Zeit annahm. Jedoch muß das Trauma nachweislich die Stelle der Eiterung betroffen haben, das Trauma muß wenigstens Weichteilveränderungen („blauer Fleck", Hämatom) hervorgerufen haben, der zeitliche Zusammenhang von 8 Tagen bei der akuten Form und von 3 Monaten bei der chronischen Form muß gewahrt sein (bei letzterer mit entsprechenden Brückensymptomen). Nachweis einer vorausgegangenen eitrigen Infektion sichert die Wahrscheinlichkeit des Zusammenhanges. Während bestehender Eiterung ist ein O. immer möglich; nach Abheilung aber nicht länger als bis zu 3 Wochen. Für Verschlimmerung bzw. Wiederaufflammen einer O. ist der Zusammenhang bei lokalem, entsprechend schwerem Trauma viel sicherer annehmbar.

Pathologische Anatomie: a) bei Entzündung von *außen,* z. B. bei Verletzung oder Phlegmone; zusätzlich Periostitis, dann durch die *Havers*schen Kanäle oberflächliche Ostitis, schließlich evtl. auch Osteomyelitis, nämlich an den kurzen und platten Knochen, seltener an den langen, hier auch vom vereiterten Gelenk durchbrechend durch den Gelenkknorpel oder bei offenen Frakturen mit Eröffnung der Markhöhle; b) bei *hämatogener* Entzündung zunächst subperiostale Ansiedelung von Erregern und Bildung eines *subperiostalen Ab-*

scesses; wo dieser vorhanden ist, muß auch Eiter im metaphysären Bereich sein. Außerdem kann der *Metaphysenherd* entweder Markphlegmone oder Epiphysenlösung oder Durchbruch in die Epiphyse oder weiteren Durchbruch ins Gelenk bewirken. In leichteren Fällen kommt es nicht zum subperiostalen Absceß, sondern lediglich zur *eitrigen Periostitis.* Die *Kompakta,* innen und außen von Eiter umspült und durch Periostabhebung und durch Markgefäßthrombose der Ernährung verlustig, verfällt der *Nekrose.* Je nach ihrer Ausdehnung über die Knochendicke unterscheidet man die Nekrose als *durchgehende* (penetrierende), *zentrale* (innere) und *periphere* (äußere, oberflächliche), unterscheidbar nach Glätte von Konvexität, Konkavität oder beider; außerdem kann der ganze Knochenquerschnitt und die ganze Knochenlänge betroffen sein (*totale* Nekrose des Querschnittes oder der Diaphyse). Das nekrotische Knochengewebe erregt in seiner Umgebung eine *reaktive* Entzündung, und zwar einesteils eine *rarefizierende,* anderenteils eine *osteoplastische.* An der Grenze zwischen gesundem und totem Knochen sprießen aus der gesunden Spongiosa und aus den *Havers*schen Kanälen *Granulationen* und führen (in Wochen bis Monaten) zur Demarkation, d.h. Lösung durch Einschmelzung zwischen gesundem und totem Knochen, dazwischen lassend den *Demarkationsgraben,* d.h. einen mit Granulationen und Eiter gefüllten Zwischenraum. Der tote Knochen: *Sequester* ist schließlich weiß (blutleer) und mit Löchern, Rinnen und Zacken (von Granulationen angenagt); je nach der Ausdehnung der Nekrose (s. oben) unterscheidet man: a) durchgehenden oder penetrierenden S., b) Innen- oder Mark- (zentralen oder medullaren) S., c) Außen- oder Rinden- (peripheren oder corticalen) S., außerdem den totalen S., und zwar bei Beteiligung des ganzen Knochenquerschnittes (z.B. am Amputationsstumpfende) Totalquerschnitts-S. (Kronensequester) und bei Beteiligung der ganzen Diaphyse Total-Diaphysen-S.; kenntlich ist der totale Querschnitts-S. an der Röhrenform, der zentrale an der Rinnenform und Konkavitätsglätte, der periphere an der Spanform und Konvexitätsglätte; der Sequester wird entweder ausgestoßen oder bleibt liegen, wird bisweilen aber auch (spez. bei nur kleinen, spongiösen Knochenteilen) resorbiert. Zugleich erfolgt (namentlich an den langen Röhrenknochen, wenig an den platten Knochen) unter dem fortdauernden Entzündungsreiz *Knochenneubildung,* und zwar vor allem vom Periost: *Periostitis ossificans;* anfangs ist die aus dem Sequester neugebildete Knochenschale (*Totenlade*) dünn und bimssteinartig-porös, daher evtl. spontan frakturierend, schließlich dick und sklerotisch („Eburneation"); verschiedene, mit Granulationen ausgekleidete Fisteln in der Totenlade: *Kloaken* lassen den im Innern entstehenden Eiter austreten. Als Folgen entstehen evtl. Verdickungen und Verkrümmungen, bei Epiphysenschädigung auch Verkürzung oder Verlängerung sowie fehlerhafte Stellungen von Gliedteilen (s. u.).

Vorkommen: Meist Wachstumsperiode (*hämatogene* Form, spez. die der Jugendlichen): 8.–17. (über 95%), meist 10.–15. Jahr, nicht selten aber auch früher, spez. in den ersten 2 Lebensjahren, öfters auch im Säuglingsalter, meist jedoch 3.–20. Jahr (90%), selten (3%) nach dem 25. Jahre, dann auch oft als Rezidiv bzw. Aufflackern einer latenten Infektion (s. u.) sowie nicht hämatogen, nämlich *direkt* oder *fortgeleitet.*

Sitz: Meist lange Röhrenknochen: Femur (45%), Tibia (35%), Humerus (10%), Radius Ulna, Fibula (je 3,3%), und zwar deren Metaphyse, also Wachstumszone, vor allem (in abnehmender Häufigkeit, und zwar entsprechend der Wachstumsstärke): untere Metaphyse des Femur, obere der Tibia, obere und untere des Humerus, obere des Femur und untere der Tibia; dagegen selten die Lieblingsstellen tuberkulöser Herde: Epiphysen der langen Röhrenknochen sowie kurze (am ehesten Fersenbein) und platte Knochen: (Becken, spez. größere Spongiosaanteile am Darmbeinkamm, horizontalem Schambeinast und Pfannengegend sowie Kreuzbein, Unterkiefer, Schlüsselbein (1–2%), Rippen (1–2%), Schulterblatt (0,5%), Brustbein, Kniescheibe, Wirbel (Lenden-, Brust- und Halswirbel 6:4:3, selten Atlas), Schädel und Stirnknochen. *Untere* Gliedmaßen sind überwiegend (etwa 80%) betroffen. Bisweilen erkrankt der *ganze* Röhrenknochen. Öfters sind *mehrere* Knochen befallen (etwa 20%, namentlich bei Säuglingen).

Klinik:

a) Osteomyelitis purulenta acuta. *Symptome:* Im Beginn hohes Fieber mit Schüttelfrost und mit heftigen (bisweilen typhösen: „Typhus des membres") Allgemeinerscheinungen sowie heftige Schmerzen in einem langen Röhrenknochen (auch im Anschluß an ein Trauma dieser Gegend), dann Anschwellung daselbst mit entzündlichem Ödem, Rötung und Spannung der Haut, evtl. später auch Fluktuation, Venenzeichnung und Lymphdrüsenentzündung, öfters auch Gelenkbeteiligung (s. u.) oder Epiphysenlösung (meist am Ende der 1. Woche; in 10–15%; diagnostisch wichtig ist u.a. abnorme Beweglichkeit, Dilokation!).

Abarten: **1. Multiple Osteomyelitis:** Mit Erkrankung auch der *seltener* befallenen Knochen neben und nach dem gewöhnlich befallenen; bisweilen (etwa 20%!); meist schwer und stürmisch, gewöhnlich foudroyant; entsteht auf dem Boden einer Allgemeininfektion mit eitrigen Metastasen.

2. Herdförmige Osteomyelitis der Gelenkgebiete: Meist bei Kindern bis zum 5. Jahre; in Form kleiner Eiterherde periostal, cortical und intraossal; verursacht durch Staphylo-, Strepto- und Pneumokokken; gefolgt von Gelenkerguß oder -eiterung (bei extrakapsulärem Durchbruch) von paraartikulärer Phlegmone.

3. Osteomyelitis und Periostitis serosa, s. albuminosa, s. non purulenta: Chronisch; mit serös-schleimiger Flüssigkeit (statt Eiter); manchmal nach Art einer Knochencyste. Erreger häufig Staphylococcus albus.

4. Tumorartige oder sklerosierende Osteomyelitis: Mit starker und harter Weichteil- und Knochenhaut- sowie Knochenverdickung unter Markhöhlenverkleinerung in der Diaphyse; spez. an Femur und Humerus; differentialdiagnostisch *Cave!* Sarkom und Lues; in dem sklerotischen Mark finden sich manchmal Abscesse, Granulome oder Cysten; selten Fisteln.

5. Zentraler Knochenabsceß (*Brodie* 1836): Eiterhöhle mit Granulationswandung und darum Knochensklerose; der Knochen kann aufgetrieben sein und periostale Auflagerung zeigen; selten Fistel; zunächst mehr oder weniger akut beginnend, aber später oder von vornherein chronisch verlaufend mit dumpfbohrenden Schmerzen und mit zeitweisen Entzündungssymptomen, evtl. sympathischer Gelenkerguß; im Röntgenbild rundliche bis eiförmige Aufhellung nahe der Knochenmitte mit dichter Begrenzung, zugleich Corticalisverdickung und Periostitis in seiner Umgebung; aufzufassen als abortive Markphlegmone. *Vorkommen* nicht eben selten, vorwiegend bei älteren Leuten; spez. Tibia oben, Femur unten, Radius unten u. a.; meist in der Gegend der Metaphyse, selten Diaphyse; *Verlauf:* chronisch über Jahre bis Jahrzehnte. *Differentialdiagnose:* Tuberkulose, Syphilis, Knochencyste usw. *Therapie:* Gezielte Trepanation und kurzfristige Drainage (1–2 Tage) mit Instillation von Antibioticis.

Diagnose: Stürmisch beginnende Allgemeinerkrankung bei Jugendlichen, hohes Fieber, Blutbild, erheblich vermehrte Blutkörperchensenkung, starker Schmerz (Knochenschmerz wird übrigens oft übersehen oder falsch lokalisiert und dann als Gelenk- oder Nervenschmerz gedeutet!) und lokale Entzündung, meist an typischer Stelle und manchmal nach Trauma; Blutuntersuchung auf Erreger (meist Staphylococcus aureus) im fieberhaften Stadium bzw. Nachschub gewöhnlich positiv); evtl. Probeschnitt (osteomyelitischer Eiter enthält ebenso wie Harn bei starkem entzündlichem Gewebsdruck ausgepreßte Knochenmark-Fetttropfen!); Röntgenbild ist anfangs negativ, wird aber später, und zwar meist nach 1–2–3 Wochen, jedoch manchmal auch schon früh wichtig (unregelmäßigfleckige Aufhellung, später Sequester, welche kalkhaltiger sind als tuberkulöse).

Differentialdiagnose: a) *lokale Affektionen:* Erysipel, Thrombophlebitis, Weichteilphlegmone, tiefe Lymphangitis, Myositis, Osteomyelitis, Arthritis oder dgl. und b) *allgemeine Affektionen:* Sepsis, Enteritis, Scharlach, akuter Gelenkrheumatismus, Typhus, Miliartuberkulose, Pneumonie, Meningitis, Influenza usw.

Komplikationen: 1. *Gelenkerkrankung* (in fast 5–25%): Entstehung 1. durch Einbruch von Metaphysenherd oder Markphlegmone oder 2. seltener metastatisch, beide eitrig; (Pyarthros) oder 3. sympathisch als Begleiterscheinung eines abgeschlossenen Epiphysenherdes (serös: Hydrarthros; Gelenkpunktion!); hier evtl. intermittierend auftretend und mit Ausheilung des Primärherds verschwindend. Im frühen Kindesalter ist Gelenkbeteiligung häufig bei Epiphysenosteomyelitis, spez. an Hüfte und Knie sowie Schulter, woselbst sie u. a. zu pathologischer Luxation führen kann. Folgen (s. u.): Epiphysenlösung (in etwa 10–15%; meist betroffen ist oberes Femurende, dann unteres Tibiaende, sonst selten; Vorsicht mit Streckverband). 2. *Fortleitung* auf wichtige Organe, z. B. an Rippen eitrige Pleuritis, an Schädel und Wirbeln Meningitis. 3. *Allgemeininfektion* (meist bei multipler Erkrankung) mit oder ohne Metastasen (Endokard, Perikard, Lungen, Pleura, Leber, Milz, Nieren, Hirn, Gelenke u.a.). 4. *Beteiligung* von benachbarten Nerven und Gefäßen, und zwar primär durch Arrosion und sekundär durch Narbe. 5. *Übergang* in chronische Form und Rezidiv, dies auch noch nach Jahren bis Jahrzehnten. 6. *Spontanfraktur.* 7. *Amyloidentartung.* 8. *Fistelcarcinom* (vgl. auch O. purulenta chronica!).

Prognose: Quoad vitam günstig; quoad functionem ernst. Seit Chemotherapie Mortalität wesentlich herabgedrückt (0,5–2%, gegenüber 10–30% früher).

Therapie: Eröffnung (möglichst frühzeitig und bis auf den Eiterherd; unter Schonung der Muskeln, Gefäße, Nerven usw. und unter Erhaltung des nur zu spaltenden Periosts) durch *Spaltung* des bereits vorhandenen Abscesses in den Weichteilen oder unter dem Periost; wenn kein Absceß außerhalb des Knochens vorhanden ist und wenn der subperiostale Eiter Fetttropfen zeigt oder aus den Poren des sorgsam abgetupften Knochens Eiter herausquillt, namentlich bei deutlichen Allgemeinerscheinungen, spez. bei septischem Allgemeinzustand schonende *Eröffnung der Markhöhle* mit dem Bohrer oder Handtrepan vorgenommen, und zwar evtl. an mehreren Stellen, so daß die eitrige Infiltration des Knochenmarks sicher erreicht wird. Sodann Einlegen eines dünnen Drainrohres für mehrere Tage, durch welches der Eiter abfließen und eine gezielte Chemotherapie vorgenommen werden kann (s. Abb. 99a, b). (*Cave!* Eröffnung der Gelenkkapsel und Einbrechen dünner Knochen sowie rohe Auskratzung und Epiphysenlösung; auch droht Fortschreiten oder Allgemeinwerden der Infektion!). An platten u. a. Knochen (Darmbeinschaufel, Schulterblatt, Schlüsselbein, Brustbein, Rippen, Schädel, Wirbel usw.) ist die Resektion auszuführen. Radikale Eingriffe (Diaphysenresektion nach *Clairmont*, multiple Bohrungen und breite Aufmeißelungen, vgl. Abb. 99 d) sind veraltet und fast immer vermeidbar. In schwersten (foudroyanten) Fällen mit septischem Zustand ist die Operation meist aussichtslos; jedoch ist jedenfalls der Eiterherd zu eröffnen, evtl. an verschiedenen Stellen. Auch die Gliedabsetzung kann bei Sepsis angezeigt erscheinen, dies aber nur bei solitärem vorgeschrittenem Prozeß, dann aber auch nicht zu spät, sonst auch später bei Fistelcarcinom. Im übrigen ist die Allgemeinbehandlung ähnlich wie bei Sepsis, spez. leichte und vollwertige Ernährung einschließlich Vitaminen, reichliche Flüssigkeitszufuhr, evtl. kleine (100–200 cm^3) Bluttransfusion sowie Kreislauf- und Herzmittel, Chemotherapie. Anschließend an die Operation gezielte Drainage trockener, streng aseptischer Verband und Ruhigstellung mit evtl. gefenstertem Gipsverband (Abb. 99 b); Verbandwechsel schonend und sparsam. Bei Gelenkaffektion empfiehlt sich neben Ruhigstellung Punktion und Spülung mit Antibioticis.

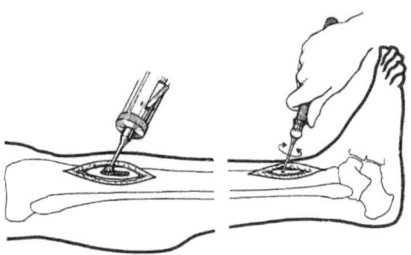

Abb. 99 a. *Akute hämatogene Osteomyelitis: Gezielte Bohrung und kurzfristige Drainage* zur Eiterableitung und Instillation von Chemotherapeuticis (*Methode der Wahl!*)

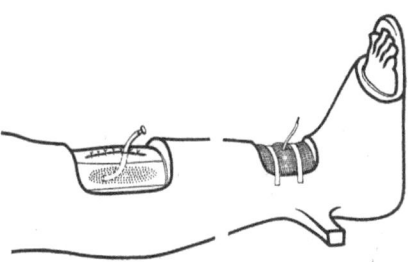

Abb. 99 b. *Akute hämatogene Osteomyelitis:* Zieldrains in situ

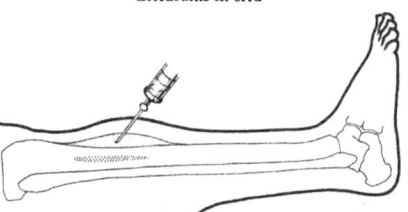

Abb. 99 c. *Akute hämatogene Osteomyelitis:* Punktion subperiostaler Abszesse und Weichteilincision (fast stets nicht ausreichend!)

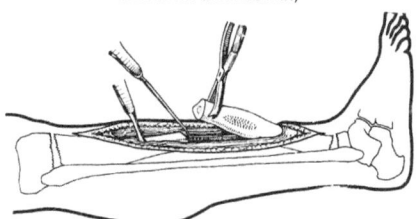

Abb. 99 d. *Akute hämatogene Osteomyelitis:* Radikalverfahren (Diaphysenresektion u. ä.), veraltet!

b) Osteomyelitis purulenta chronica. *Entstehung:* Teils als Folge der akuten Osteomyelitis teils selbständig, und zwar wie jene a) von außen, z. B. nach offener Knochenverletzung oder durch Übergreifen einer benachbarten Eiterung, z. B. nach Ulcus cruris infic.; b) hämatogen, als Folge einer „blanden" Allgemeininfektion.

Symptome: Ähnlich wie bei akuter Form, aber an Stärke und Ausdehnung geringer.

Formen: 1. Zentraler Sequester, 2. Knochenabsceß, 3. sklerosierende Osteomyelitis, 4. seröse oder albuminöse Osteomyelitis (s. oben).

Gefahren: 1. Akute Verschlimmerung, evtl. mit Abscedierung z. B. nach Trauma; *2. rezidivierende Osteomyelitis* (meist bei Erwachsenen; auch noch nach jahrelangen Pausen; wahrscheinlich zu erklären durch latente Infektion).

Folgen: 1. Spontanfrakturen (meist im 3. Monat) der Totenlade, selten des Sequesters; evtl. bleibt Pseudarthrose. *2. Verbiegungen:* Teils durch Belastung und Muskelzug an schwachen Stellen der Totenlade (z. B. am unteren Femurende nach vorn, am oberen Tibiaende nach hinten) teils vor allem stark durch Epiphysenlösung mit nachfolgender Verheilung in fehlerhafter Stellung, Prophylaxe der Verbiegungen, Contracturen und Luxationen: Lagerung, Kontentivverband oder Apparat. *Therapie:* Osteotomie, Gelenkmobilisation oder Apparat. 3. *Wachstumsanomalien,* und zwar a) Verkürzung durch Zerstörung der Knorpelfuge; b) Verlängerung durch Reizung der Wachstumszone bei dia- oder metaphysärem Herd, auch durch entzündliche Hyperämie am gesunden Oberarm bzw. Oberschenkel bei Erkrankung am entsprechenden Vorderarm bzw. Unterschenkel; dadurch auch c) an zweiknochigen Gliedern Mißgestaltung mit pathologischer Verkürzung oder Verlängerung des einen Knochens: Pes valgus und varus, Genu valgum und varum, Manus radioflexa. *4. Gelenkcontracturen* und *-ankylosen* bei Vereiterung des Gelenkes. 5. *Pathologische Luxation* (Hüfte) bzw. *Subluxation* (Knie) durch Destruktion (Vereiterung!) oder durch Distention (Kapseldehnung). *6. Carcinomentwicklung* in der Fistelauskleidung, evtl. auf den Knochen übergreifend; kenntlich u. a. an Fistelmundwulstung und an serös-blutigem, stinkendem Sekret. 7. *Amyloid* bei langdauernder Eiterung.

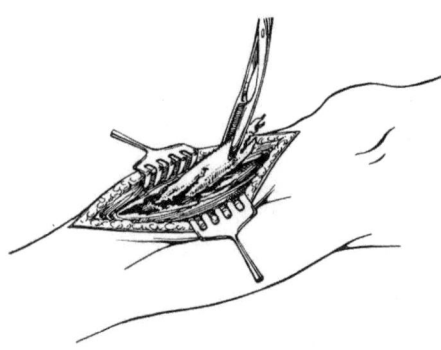

Abb. 100. Nekrotomie bei Totenladensequester

Diagnose: Bei geschlossenem Herd allgemeine und örtliche Entzündungssymptome: Fieber, Hyperleukocytose, Blutsenkungsbeschleunigung usw. und Schwellung, Hitze, Rötung, Schmerz, Druckempfindlichkeit, Knochenverdickung; bei Fistelung u. a. Sondierung (rauher Knochen, aber nicht immer zu tasten, z. B. nicht bei gewundener Fistel!); Röntgenbild (zentrale Aufhellung [Einschmelzung] und Verdichtung an Knochen und Knochenhaut [reaktive Wucherung], evtl. Sequester); evtl. Probeschnitt oder -ausschneidung.

Differentialdiagnose: Periostales Sarkom (z. B. an Clavicula oder in der Nähe der Gelenke), Tuberkulose (namentlich bei epiphysärem Herd mit Gelenkbeteiligung), Gumma (spez. bei sklerosierender Osteomyelitis), Ostitis deformans, Cyste und Echinococcus.

Therapie: Zu versuchen unter Röntgen- sowie Temperatur- und Blutkörperchensenkungskontrolle Ruhigstellung, Diathermie oder Röntgenbestrahlung sowie Vitamine, lokale Chemotherapie; bei Sequester *Nekrotomie* (s. Abb. 100), d. h. nach Längsspaltung der Weichteile unter Schonung von Gefäßen, Nerven und Muskeln und nach Ablösung des zu erhaltenden Periosts (also subperiostal) breite Aufmeißelung in Form einer flachen Mulde und gründliche, aber schonende Entfernung der Sequester, Granulationen und Absceßmembranen (unter Vermeidung von Knochenbruch und Gelenkeröffnung). Man operiere weder zu früh noch zu spät: Voraussetzung ist Lösung der Sequester und genügende Totenlade (wichtige Zeichen der Sequesterlösung sind Schmerzen und Bluten der Granulationen, Beweglichkeit des Sequesters, Röntgenbild und Krankheitsdauer; Dauer meist bis etwa $1/4$–$1/2$ Jahr, bei Phalangen weniger (etwa 6 Wochen), bei totalem Diaphysensequester langer Röhrenknochen mehr); aber auch zu langes Warten empfiehlt sich nicht wegen der durch den Sequester

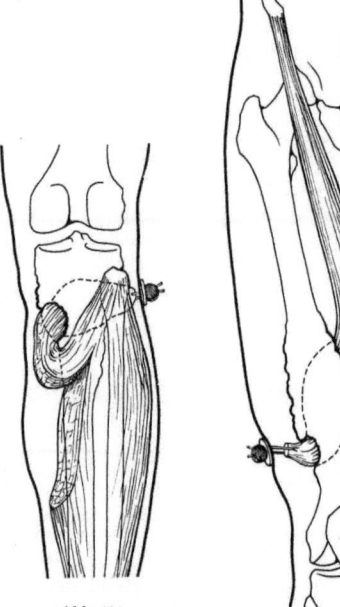

Abb. 101
Chronische Osteomyelitis:
Plombierung einer osteomyelitischen Eiterhöhle im *Tibiakopf* mittels abgespaltenem Lappen aus der Wadenmuskulatur

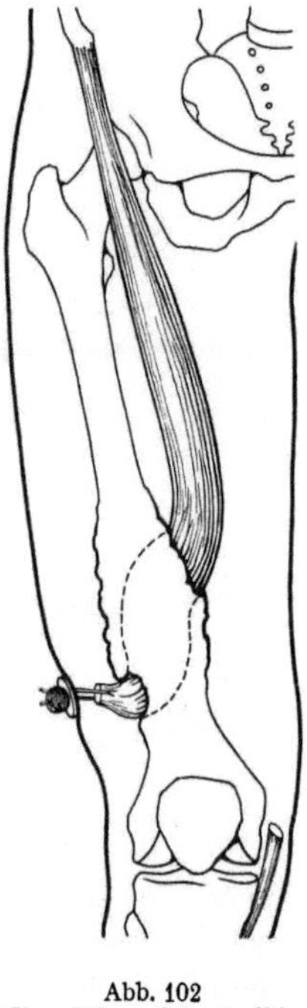

Abb. 102
Chronische Osteomyelitis:
Muskelplombe einer chronisch-fistelnden Höhle im Bereich des *Femurschaftes*

unterhaltenen Eiterung. Anschließend an die Nekrotomie Verband mit antibiotischer Salbe, allgemeine Chemotherapie und Ruhigstellung durch Gipsverband; Verbandwechsel selten und schonend. – Zum Verschluß der (starrwandigen, daher renitenten) Knochenhöhle gestielte Plastik (mit Muskel-, Haut-, Knochen-Periostlappen, s. Abb. 101, 102) unter Einlegen, Einpressen oder Einnageln des Weichteillappens in die abgeflachte Knochenmulde) oder gelegentlich osteoplastische Nekrotomie. Aufstehen erst nach trockenverheilter Wunde. – Manchmal genügt schonende Entfernung von Sequestern, sonst konservative Fistelbehandlung s. oben (vgl. spez. Chirurgie, spez. Unterschenkel!).

Phosphornekrose der Kiefer ist eine sekundäre, aber nicht rein eitrige Osteomyelitis der Kiefer, spez. des Unter-, selten des Oberkiefers, manchmal auch anderer Knochen. *Wesen:* Phosphorvergiftung durch Inhalation von Dämpfen. *Path. Anatomie:* Knochensklerosierung und (durch von cariösen Zähnen ausgehende Infektion) Nekrose mit Auftreibung, Sequestrierung und Fistelung. *Vorkommen:* Speziell bei Arbeitern der Zündholzindustrie, hier aber heutzutage dank der Fabrikhygiene so gut wie verschwunden; dagegen in industriellen Betrieben, in welchen Phosphor gewonnen oder verarbeitet wird (z. B. bei Drehern von Phosphorbronze, Zündstreifen, Phosphorbrandbomben). *Entstehung:* Durch chronische Phosphorvergiftung infolge Einatmung von Phosphordämpfen bei dem Verarbeiten des kristallinischen (gelben oder weißen, d. h. amorphen, nicht roten) Phosphors, wohl ausgehend von Zahnkaries oder Alveolarpyorrhoe, wodurch pathogenen Mikroorganismen Zutritt ermöglicht wird; Erkrankung erfolgt meist erst nach Jahren und auch nicht bei allen Arbeitern. *Verlauf:* Chronisch. *Formen:* Teils bimssteinartige Brüchigkeit der Kiefer mit häufigen Frakturen, teils Sklerosierung mit Verdickung. *Symptome:* Zunächst Entzündung an Zahnfleisch und Periost mit Lockerung der Zähne, Fisteln, Knochenfreilegung, dann Nekrose mit Sequester (gelegentlich total) und Totenlade. *Komplikationen:* Kieferklemme, Ernährungsbehinderung, Magen- und Darmstörungen, Lungenaffektionen, Schmerzen, Fieber, Kräfteverfall. *Prognose:* Mortalität bis 50% und mehr durch Meningitis, Pneumonie, Lungentuberkulose, Allgemeininfektion, Entkräftung mit Amyloidentartung; nach Ausstoßung des Sequesters kann Heilung eintreten. *Prophylaxe:* Fabrikhygiene, Arbeiterschutzgesetzgebung, Mund- und Zahnpflege und Sauberkeit der Hände. *Therapie:* Subperiostale Resektion frühzeitig und genügend weit im Gesunden, evtl. total. (Periost ist außerordentlich regenerationsfähig, so daß selbst bei Totalresektion des Unterkiefers ein leidlich funktionelles und kosmetisches Resultat möglich ist.)

Kiefernekrose der Perlmutterdrechsler (Condriolinostitis) befällt fast alle Knochen mit Ausnahme des Schädels. *Ursache:* Einatmung des beim Perlmutterschleifen aufgewirbelten Staubes. *Vorkommen:* Nur bei Jugendlichen, vor allem in der Pubertät. *Symptome:* Sehr schmerzhafte Ostitis ohne Gelenkbeteiligung, hauptsächlich am Unterkieferknochen (Zahnschmerz) bleibt eine zementharte Geschwulst zurück.

Kiefernekrose durch Arsen (Chromate, Zement-Kalkstaub): Besonders nach zu lange liegender Arseneinlage in der Pulpa führt zu Nekroseostitis, Antrumsinusitis usw.

6. Gelenke

Synovitis bzw. *Arthritis purulenta*, am Finger auch *Panaritium articulare*.

Anatomie: Die Gelenkkapsel besteht aus a) gefäßreicher Innenhaut *Stratum synoviale* (innen); gebildet durch eine dünne Lage Bindegewebszellen mit Synovialzotten, welche Fettgewebe und viel Blut- und Lymphgefäße enthalten; b) fibröser Kapsel *Stratum fibrosum* (außen). Die Widerstandsfähigkeit der Gelenke gegen Infektion ist eine sehr geringe. (*Gründe:* Geringe Resorptionsfähigkeit; schleimiges, daher die Bakterien einhüllendes und gegen die natürlichen Schutzkräfte des Organismus abschließendes Fluidum; Verteilung pathogener Keime über den ganzen Gelenkhohlraum durch die Gelenkschmiere; guter Nährboden für Bakterien?).

Entstehung: a) primär durch penetrierendes Trauma: Schuß, Stich, Hieb, Biß, Fremdkörper, komplizierte Fraktur oder Luxation; *b) sekundär: α)* fortgeleitet aus der Nachbarschaft, z. B. bei Panaritium und anderweitiger Phlegmone (im Kriege spez. bei Granatsplittersteckschuß), Erysipel, Furunkel, Thrombophlebitis, Osteomyelitis (sog. osteomyelitische Perforationsarthritis), auch traumatisch sowie bei infiziertem (Schuß-) Bruch mit Längsfissuren bis ins Gelenk; *β)* hämatogen bei Allgemeininfektion, spez. wohl im Anschluß an Gelenktrauma (Distorsion oder Kontusion), z. B. bei Furunkel und Karbunkel, Osteomyelitis, Phlegmone, Erysipel, Puerperalfieber, Angina, Nebenhöhlen- oder Mittelohreiterung, Katarrh der Luft-, Darm- oder Harnwege usw. sowie bei Sepsis und sonstigen

Allgemeininfektionen (hier in etwa 13%, und zwar fast immer als Gelenkempyem an Knie, Fuß, Schulter, Hüfte, Hand usw., dagegen selten z.B. am Knie als Kapselphlegmone).

Erreger: Meist *Eiterkokken,* u.a. bei *Osteomyelitis,* bisweilen putride Erreger, z.B. als „*Gasphlegmone*", seltener sonstige, und zwar allein oder im Verein mit ersteren: z.B. bei *Meningitis epidemica, Influenza, Pocken, Masern, Scharlach, Dysenterie, Fleck- und Rückfallfieber, Schweinerotlauf, Typhus* (selten; im Rekonvaleszenzstadium; in Hüft-, Knie-, Fuß-, Schulter- u.a. Gelenk; serös oder serös-hämorrhagisch; gutartig), *Pneumonie* (selten, im Höhestadium; sero-fibrös oder eitrig; evtl. Ankylose oder Luxation; diagnostisch wichtig, ist Primärerkrankung und Diplokokkennachweis im Eiter; Prognose dubiös; bei kleinen Kindern; auch ohne Pneumonie bei Pneumokokkenosteomyelitis, z.B. als Säuglingsarthritis im Hüftgelenk).

Gonorrhoe: (sog. *Tripperrheumatismus [Arthritis gonorrhoica]* heute extrem selten!, da spätere Stadien des Trippers meist nicht mehr auftreten (Erfolg der Chemotherapie!), nicht vor der dritten Woche der Infektion; meist nur an *einem,* seltener an mehreren Gelenken und vorzugsweise an *großen* Gelenken: meist Knie (33$^1/_3$ bis 75%), ferner Hand (etwa 20%), Ellenbogen, Schulter, Fuß, Hüfte, Finger, Zehen, und zwar beim Mann meist untere Extremität, spez. Knie, beim Weibe meist obere Extremität, spez. Hand; namentlich bei Reizung des Infektionsherdes (bei stark reizender Lokalbehandlung des Trippers, Coitus, Ritt usw.) oder des Gelenks (Anstrengung oder Trauma), bei Frauen auch in Schwangerschaft, Geburt oder Wochenbett, bei Neugeborenen auch bei Conjunctivitis oder Stomatitis. *Unfall als Ursache* ist nur anzunehmen bei ursächlichem (schweres und lokales Trauma!) und bei zeitlichem Zusammenhang (Auftreten der Gelenkerkrankung innerhalb weniger Tage!). *Formen:* (mit Übergängen) 1. serös bzw. serofibrinös; 2. eitrig und 3. phlegmonös evtl. mit paraarticulärem Infiltrat, vollständiger Obliteration des ganzen Kapselschlauchs und fibröser bis ossaler Ankylose, ja Synostose infolge der Destruktion aller Teile des Gelenkapparats; Verlauf akut oder meist chronisch (in Wochen bis Monaten), anfangs meist stürmisch unter akutem Beginn, aber mit relativ wenig alteriertem Allgemeinbefinden; Rezidivneigung; *Abscedierung* selten; öfters, spez. bei phlegmonöser Form *Versteifung* durch Contractur oder Ankylose; *Gefahr* der oft tödlichen Endocarditis. *Differentialdiagnose:* Sonstige, spez. Grippemonarthritis sowie Gelenkrheumatismus, Gicht, Tuberkulose, Syphilis. *Diagnose:* Akuter Beginn, heftige Schmerzen, geringes Fieber, erhöhte Blutkörperchensenkung und relativ wenig alteriertes Allgemeinbefinden, häufiges Befallensein von nur *einem* Gelenk, Heileffekt: Jod und Salycil erfolglos; Komplementbindungsreaktion (erst nach Wochen positiv), später auch Röntgenbild, evtl. mit frühzeitiger Knorpelusur und mit Knochenatrophie und -zerstörung; evtl., aber oft nicht und auch meist nur im Frühstadium gelingend, Gonokokkennachweis durch Kultur im Gelenkpunktat, ferner mikroskopisch im Urethralsekret, Arthigonreaktion und Nachweis sonstiger Gonorrhoe in Urethra, Prostata; Samenblase und Paraurethralgewebe. *Verlauf:* Langwierig über Wochen bis Monate. *Prognose:* Quoad vitam günstig, quoad sanationem ungünstig (Ankylose tritt oft ein oder in milderen Fällen später Arthrosis deformans). *Behandlung:* Vorübergehende, aber nicht zu lange Ruhigstellung, und zwar am besten in Streckverband, dagegen tunlichst nicht, jedenfalls nicht zu lange im festfixierenden z.B. Gipsverband; Staubinde (22 Stunden) und später Kurzwellenbehandlung, Röntgenbestrahlung, Schlammpackung, Alkoholumschlag oder Ichthyolverband, Gonokokkenvaccine (Arthigon, Gonoyatren, Compligon, Gonargin u.a.). *Punktion und Spülung* mit Chemotherapeuticis, vorwiegend mit Penicillin, evtl. mehrmals wiederholt; später sorgfältige Nachbehandlung: Bäder, Sandbäder, Heißluft, Diathermie, Kurzwellen oder Röntgenbestrahlung, später auch Badekur sowie Bewegungsübungen, Fibrolysininjektionen; bei Versteifung evtl. Gelenkplastik zur Wiederherstellung der Beweglichkeit. Der *akute Gelenkrheumatismus (Polyarthritis rheum. acuta)* stellt wohl ebenfalls einen spezifischen, hämatogenen, polyarticulären Infekt bzw. Intoxikation dar.

Formen: Im allgemeinen *eitrige* und *nichteitrige;* im besonderen *seröse, fibrinöse, eitrige* und *jauchige* Entzündung.

Differentialdiagnose: Akuter Gelenkrheumatismus, Gonorrhoe, Tuberkulose, Gicht, auch paraartikuläre Eiterungen von Schleimbeutel, Lymphdrüse, Knochen usw., sowie Phlegmone, Furunkel u. dgl.

Diagnose: Probepunktion mit Erregertestung und bakteriologischer Untersuchung und Röntgenbild (Epiphysenherd!).

Symptome: **a) Seröse und sero-fibrinöse Entzündung** (am meisten rückbildungsfähig, aber manchmal übergehend in chronische Arthritis mit Hydarthros, Zottenwucherung, Schlottergelenk oder Bewegungseinschränkung!): Anschwellung des Gelenks (entsprechend der gefüllten Gelenkkapsel mit Verlust der normalen Gelenkkonturen, bei starkem Erguß evtl. Fluktuation), Schmerzen, Funktionsbehinderung, charakteristische Entlastungsstellung; außerdem mäßiges Fieber. Entstehung: 1. vornehmlich bei paraartikulären Infektionen, spez. bei epiphysärem Knochenherd („sympathischer oder besser symptomatischer Erguß"); 2. bei *leicht* infiziertem Hämarthros und 3. im sog. Latenzstadium der schweren Gelenkinfektion. 4. bei Allgemeininfektionen.

b) Eitrige bzw. jauchige Entzündung. α) *oberflächliche (Gelenkempyem)*: Reparationsfähig, daher manchmal ausheilend ohne Bewegungsstörung, aber meist mit Behinderung durch Verwachsung oder Kapselschrumpfung, selten mit Schlottergelenk! Entstehung spez. bei Abschluß der Gelenkhöhle auf Zeit, z. B. bei Stichverletzung, Steck- und Durchschuß usw. sowie bei einbrechender Knocheneiterung und bei Sepsis und anderen Allgemeininfektionen: Typhus, Pneumonie u. a. *Symptome:* Praller Gelenkerguß in der für das betreffende Gelenk charakteristischen Form, evtl. Fluktuation; geringe paraartikuläre Veränderungen, spez. Fehlen von Entzündungserscheinungen an der Haut und von kollateralem Ödem; Entlastungsstellung; Möglichkeit aktiver Bewegung (evtl. auf Zureden), passiven Stellungswechsel und aktiver muskulärer Gelenkfixierung; Schmerzen mäßig und Allgemeinbefinden ziemlich gut; Funktion ist meist ergiebig.

β) *Tiefgreifende (Kapselphlegmone)* bzw. *Totalvereiterung (Panarthritis)*: Destruierend! *Symptome* (Differentialdiagnose gegenüber Empyem!): Stärkere paraarticuläre Weichteilschwellung mit Verlust der Gelenkform; passive Ruhigstellung; evtl. abnorme Stellung und Beweglichkeit; Schwinden kräftiger muskulärer Gelenkfixierung; Unmöglichkeit aktiver und hochgradige Schmerzhaftigkeit passiver Bewegungen; Allgemeinbefinden schlecht und Fieber hoch. *Komplikationen* (Ursachen: Zurückgebliebener Infektionsherd und Secretverhaltung!): Eventuell *paraartikuläre Abscesse* oder *paraartikuläre Phlegmone, Osteomyelitis, Zerstörung des Gelenkapparates* (abnorme Beweglichkeit und rauhes Crepitieren durch Einschmelzen des knorpeligen Überzuges der Gelenkenden), *infektiöse Venenthrombose und Arrosionsblutung großer Arterien* (begünstigt durch Projektile, Knochensplitter, Drainröhren (z. B. an A. popl. und cub.), *Allgemeininfektion* mit Metastasen (Albuminurie und Endokarditis sind besonders zu beachten); *Entstehung* bei breiter Gelenkeröffnung oder im Anschluß an Kapselempyem, spez. bei nicht frühzeitig oder nicht genügend behandeltem (nicht behobener Herd, spez. Fremdkörper und Knochenverletzung im Kriege: in Gelenkweichteilen, Gelenkhöhlen, Gelenkkörpern), ferner bei einbrechendem Knocheneiterherd und schließlich metastatisch (sehr selten – im Gegensatz zu Gelenkempyem!).

Folgen: 1. Kapseldurchbruch mit paraartikulärem Absceß, Phlegmone, Osteomyelitis oder *Sepsis.* Der paraartikuläre Absceß erscheint als 1. subcutaner Absceß; 2. Schleimbeutel-, 3. Sehenscheidenempyem, 4. intramuskulärer (Röhren-)Absceß mit Ausbreitung in dem lockeren paraartikulären Bindegewebe und weiter in den intermuskulären Bindegewebsräumen und mit Ferneiterungen, oft mit einem Wechselspiel von Sekretverhaltung und -abfluß, z. B. bei Kniegelenkeiterung an der Oberschenkelhinterseite zwischen den langen Beugemuskeln und in der Tiefe der Wade.

2. Gelenkversteifung (Ankylosis): a) bindegewebige *(A. fibrosa)* durch Kapselschrumpfung und- verwachsung, u. a. bei Gonorrhoe in der phlegmonösen Form; b) knöcherne *(A. ossea)*, letztere nur bei Knorpelnekrose, spez. infolge gonorrhoischer oder eitriger Entzündung, wobei der Knorpel durch Eiterbad und Granulationen zerstört wird und gelblich bis braungrün erscheint. *Prophylaxe:* Beste Gelenkstellung (Funktion!). *Therapie:* Medikomechanische Behandlung, spez. Badekur; evtl. später Operation: Gelenkmobilisation und -plastik.

3. Stellungsanomalien: A. Contracturen: a) *myogen;* b) *arthrogen.* Meist in typischer, und zwar entlastender Stellung, in welcher die Muskulatur erschlafft und der Schmerz gering ist und in welcher großes Fassungsvermögen der Gelenkkapsel besteht *(Bonnet)*, und zwar Hüfte in Beugung und Adduction, Knie in Beugung, Fuß in Plantarflexion usw. *B. Pathologische Luxation* bzw. *Subluxation:* a) als *Destruktionsluxation* durch Gelenkzerstörung (bei schweren Eiterungen); b) als *Distentionsluxation* durch Kapseldehnung infolge Ergusses (z. B. an Hüfte bei Typhus, Scharlach, Pocken). *Therapie:* Abgesehen von Wärme, Massage und Übungen sowie Fibrolysin oder später von Quengeln kommen in Frage Streckverband, Brisement forcé, Resektion, Gelenkplastik.

4. Trophische Störungen: Muskelatrophie teils als Inaktivitäts-, teils als Reflexatrophie, namentlich an der Streckmuskulatur, z. B. am Quadriceps femoris. *Prophylaxe* und *Therapie:* Frühzeitige aktive Übungen, Massage, Elektrizität, Zwischenbäder je nach

Grad der noch vorhandenen Entzündung und Durchblutungslage, auch Badekur, Diathermie, künstliche Höhensonne, evtl. Operation: forcierte Gelenkbewegung in Narkose, Muskel- bzw. Sehnendurchschneidung oder besser -plastik, Osteotomie, Resektion oder Gelenkmobilisation.

5. *Arthrosis deformans:* Infolge Knorpelusur bei minderschwerer Entzündung.

6. *Miterkrankung der benachbarten Schleimbeutel und Sehnenscheiden;* nicht selten, spez. bei Gonokokken- und Pneumokokkenarthritis.

Therapie: Ruhigstellung mit Schienen-, Gips- oder Streckverband; Hyperämie, Eisbeutel, hydropathischer (Prießnitz-, besser Alkohol- usw.)Umschlag, Staubinde, Heißluft, Diathermie, Röntgenbestrahlung, Jodtinkturpinselung, Chemotherapie. Bei *serösem Erguß:* Kompression, später *Gummikappe;* bei *starkem Erguß:* Eventuell Punktion (sonst Kapseldehnung!); *bei chronischer Entzündung:* Punktion und Spülung mit Chemotherapeuticis (vgl. Abb. 71) evtl. wiederholt an mehreren Tagen; *bei eitrigem Erguß:* Punktion und Spülung mit Chemotherapeuticis fast stets ausreichend, nur selten Incision und kurzfristige Drainage der abhängigen Gelenkpartien, im übrigen anatomiegerecht! oder Aufklappung oder Resektion (spez. bei infiziertem Gelenkkörperschuß) oder (in schweren Fällen, namentlich an dem oft befallenen Knie und dann nicht zu spät) Gliedabsetzung. *Wichtig ist Unterscheidung zwischen Empyem und Kapselphlegmone und rechtzeitige Diagnose der Komplikationen, auch der Ursache der fortbestehenden Eiterung. Bei drohender akuter oder chronischer Allgemeininfektion evtl.* Gliedabsetzung (dagegen primär nur bei Gangrängefahr!). Bei *drohender Versteifung:* Frühzeitige Übungsbehandlung beginnend mit Lagerungswechsel, Wärme, Bädern (Moorpackungen, Diathermie), später auch mit Bewegungsübungen, und zwar mit aktiven; zunächst ist das Gelenk nach der Eiterentleerung ruhig zu stellen. *Bei unvermeidlicher Versteifung* Sorge für beste Gliedstellung und Verhütung von Contracturen; evtl. später paraarticuläre Osteotomie oder Gelenkmobilisation und -plastik (*Cave!* Wiederaufstöberung latenter Infektion, s. oben).

Prophylaxe (besonders im Kriege bei allen Steckschüssen, spez. Granatsplittern und bei breiter Eröffnung des Gelenks!): *1. Operativ:* Frühoperation mit Excision des Wundkanals und möglichster Entfernung des keimbeladenen Fremdkörpers, spez. Tuchfetzens, Granatsplitters usw. oder Knochensplitters (möglichst nach radiologischer Lagebestimmung); ein gelenknaher Knochenherd ist bei Zeiten zu eröffnen oder zu beseitigen, um das Gelenk zu bewahren. *Jede eröffnete Gelenkhöhle muß so rasch als möglich wieder verschlossen werden. Nirgendwo ist länger dauernde Drainage so gefährlich als in Gelenken!*

2. *Konservativ:* Instillationen von Chemotherapeuticis, evtl. wiederholte Male (*Cave!* Ventil- und Fensterdrainagen wegen Sekundärinfektion!). Außerdem ist wichtig Ruhigstellung im Gipsverband.

7. Sehnenscheiden und Schleimbeutel

Entstehung: a) direkt durch penetrierende Verletzung spez. Stich (meist!); b) fortgeleitet von benachbarter Entzündung (z. B. eitrige Hautwunde, Furunkel, Phlegmone bzw. Panaritium, Erysipel); c) hämatogen bei Allgemeininfektion (selten!). *Erreger:* Meist Staphylo- und Streptococcus, selten sonstige: Pneumococcus, Colibacillus und vor allem Gonococcus (am häufigsten neben Gelenk- als Schleimbeutel- (z. B. Bursitis achillea, praepatellaris, subcruralis, trochanterica, ischiadica, plantaris usw.) oder als Sehnenscheidenentzündung (z. B. an Fingerbeugern und -streckern sowie an den Sehnen hinter dem inneren Knöchel); meist gutartig!.

a) Schleimbeutelentzündung)Bursitis acuta purulenta). *Symptome:* Schwellung umschrieben, und zwar entsprechend Sitz und Ausdehnung des betreffenden Schleimbeutels (z. B. Bursitis praepatellaris oder olecrani), später evtl. Fluktuation; Haut heiß und gerötet; Schmerzen; Funktionsstörung; außerdem Ödem und Fieber. *Folgen:* Hautdurchbruch mit Fisteleiterung oder Phlegmone (durch nekrotischen Zerfall der Sackwand; umschrieben oder fortschreitend) oder Fortsetzung ins benachbarte und evtl. kommunizierende Gelenk sowie in die umgebenden Weichteile. *Therapie:* Ruhigstellung und Umschlag Diathermie, Röntgenbestrahlung, Jod-, Quecksilber- oder Ichthyolsalbe, Chemotherapie, Punktion und Spülung, Totalexstirpation, evtl. Incision und Drainage.

b) Sehnenscheidenentzündung (Tendovaginitis acuta purulenta) oder **Sehnenscheidenphlegmone,** am Finger auch **Panaritium tendinosum** (s. da). *Vorkommen:* Meist an Finger- und Zehenbeugesehnen (vgl. Abb. 444–454). *Symptome:* Schwellung entlang der Sehne fortschreitend (an den Fingerbeugern 2, 3 und 4 reicht die Sehnenscheide nur bis in

Höhe des Metacarpalköpfchens, an 5 und 1 bis proximal des Lig. carpi transv. Hier kommunizieren der radiale und ulnare Sehnenscheidensack häufig miteinander (Möglichkeit der V-Phlegmone!). Hauthitze und -rötung; Schmerzen bei Druck und bei Bewegungen; Funktionsstörung; evtl. (aber erst spät!) Fluktuation. *Folgen:* Zerfall der Sehne (rasch!), langdauernde Fisteleiterung (die nekrotische Sehne wirkt als Fremdkörper ähnlich wie Knochensequester), Sehnenausstoßung („Fingerwurm") und nachfolgende Narbencontractur mit Funktionsstörung; Übergreifen auf Gelenke; fortschreitende Phlegmone und Allgemeininfektion. *Therapie: Incision*, und zwar 1. möglichst frühzeitig: *„Frühoperation"* (Untersuchung auf Schmerz bei Bewegungen und bei Druck, z.B. mit Sondenknopf; Fluktuation ist erst „Spätsymptom"). 2. *Zunächst schonend:* Unter Erhaltung der Scheidenquerbänder an Fingern und Handgelenk; an den Fingern durch seitliche alternierende auch paarige Incisionen unter Erhaltung aller Kreuz- und Querbänder. Breite Incision in der Paramedianlinie nur bei abgestorbener Sehne (*Folge:* Fingerversteifung). (vgl. Abb. 450) *Nachbehandlung: Bewegungsübungen in Warmwasser- oder Heißluftbädern.* Bei Narbencontractur *Medikomechanik* (meist, bei gleichzeitiger Gelenkversteifung stets erfolglos!); sonst *Operation:* Narbenexstirpation und Sehnenwiederbildung evtl. mit Plastik von Haut (Geradstellung des Gliedes!) und Sehne (frei, z.B. Palmaris longus oder gestielt, z.B. von Nachbarsehne abgespalten; sonst ersetzt durch Seidenzopf oder dgl.). Bei drohender Allgemeininfektion *Gliedabsetzung*, dgl. bei hindernder Gliedversteifung, spez. an Fingern, vgl. spez. Chirurgie, Hand und Finger!

Bursitis und Tendovaginitis gonorrhoica, vgl. Arthritis!

8. *Muskeln: Myositis acuta purulenta*

Entstehung: a) ektogen bei Wunden, namentlich bei solchen mit traumatischer oder zirkulatorischer (ischämischer) Schädigung, daher bei solchen mit Muskelzerfetzung, z.B. bei komplizierter Fraktur, Schuß, Biß, Maschinenverletzung; b) fortgeleitet aus der Nachbarschaft, z.B. bei Erysipel, Tendovaginitis, Lymphangitis und -adenitis, Phlebitis, Osteomyelitis; c) hämatogen bei Allgemeininfektion durch Staphylo- und Strepto-, selten Pneumo-, Gonococcus, Coli-, Typhus-, Influenzabacillus, auch nach Angina, Panaritium u. dgl., spez. bei subcutaner Muskelverletzung mit Hämatom (Locus minoris resistentiae!). *Differentialdiagnose:* Lymphangitis, Osteomyelitis u.a. Entzündungen sowie vor allem Dermatomyositis (Muskelentzündung nebst Hautentzündung, derbem Ödem und Fieber in Schüben) und *hämorrhagische Polymyositis* (ähnlich wie vorige nebst hämorrhagischen Herden). *Formen:* Interstitiell oder parenchymatös-degenerativ. *Folgen:* Muskelnarbe (sog. „Myositis fibrosa"), Absceß, fortschreitende Phlegmone und Allgemeininfektion. *Therapie:* Längsincision (entsprechend dem Muskelfaserverlauf); bei fibröser Myositis, evtl. nach Narbenexcision Vereinigung des Sehnenstumpfes mit gesundem Muskel oder gestielte Muskelplastik, und zwar am besten mit gleichzeitiger freier Fascientransplantation.

Subfasciale intermusculäre Phlegmone. Entstehung und Vorkommen: Bei tiefen Wunden, Phlegmone oder durchbrechender Eiterung von tiefgelegenen Gebilden, z.B. Lymphdrüsen, Ösophagus, Knochen- oder Gelenkherd usw.; spez. entlang den großen Halsgefäßen (Gefahr der Mediastinitis mit tödlichem Glottisödem!), in Achselhöhle (evtl. fortschreitend als subpektorale Phlegmone) oder in Kniekehle (vgl. Osteomyelitis und Arthritis!). *Therapie:* Incision frühzeitig und ausgiebig unter Freilegung der befallenen Muskelinterstitien (vgl. Abb. 440—459) und des Ausgangsherdes (Ösophagusperforation, Knochenherd, Gelenkeiterung u. dgl.!), möglichst kurzfristige, anatomiegerechte Drainage, *Cave!* Arrosion der großen Gefäße durch Drainröhren.

Holzphlegmone ist eine subakute Entzündung mit brettharter (sulziger) Infiltration der Weichteile an Hals, seltener an Gesicht, Bauchwand, Extremitäten usw. (vgl. spez. Chirurgie, Hals!).

Fascienvereiterung und -nekrose ist sekundär bei Haut-, Unterhaut-, Muskel-, Sehnenscheiden- oder Knocheneiterung, u.a. bei nekrotisierendem Erysipel sowie nach Operationen, spez. Bauch- oder Bruchschnitt.

9. *Seröse Höhlen: Pleuritis, Perikarditis, Peritonitis, Meningitis*

Entstehung: a) *direkt.* α) *ektogen* durch tiefgehende Verletzung, z.B. Stich, Hieb, Schuß; β) *endogen* durch Perforation innerer Organe, z.B. *Meningitis* bei Schädelbasisfraktur mit Verletzung des inneren Ohres oder der Siebbeinzellen, *Pleuritis* bei Rippenfraktur mit Bronchialverletzung sowie bei Perforation von Lungencavernen, Ösophaguscarcinom u. dgl., *Peritonitis* bei Darmruptur, Entzündungsperforation (z. B. Appendicitis, Cholecystitis, Fremdkörperanspießung der Einklemmung); *b) lymphogen* oder *unmittelbar fortgeleitet*, z. B. *Meningitis* bei Schädeleiterung, Blutleiterthrombose oder Hirnabsceß, *Pleuritis* bei Peritonitis (auf dem Wege der Zwerchfelllymphgefäße sowie bei Lungenabsceß, Pneumonie oder Rippenosteomyelitis, *Peritonitis* bei Pleuritis (s. oben), Magen- und Darmwandphlegmone oder Bauchwandphlegmone; *c) hämatogen* bei Allgemeininfektion, z. B. Pleuraempyem, Pneumokokkenperitonitis usw. *Formen:* Abgekapselte, akut fortschreitende und allgemeine Entzündung. *Therapie:* Bei serösem Erguß Punktion, bei eitrigem Punktion und Spülung mit Chemotherapeuticis, wenn möglich Totalexstirpation, Incision und Drainage.

10. Innere Organe

Entstehung: Ektogen oder *endogen* (z. B. bei Verletzung oder Geschwür), *lymphogen* (z. B. Hirnabsceß bei extraduraler Eiterung oder bei Thrombophlebitis) und *hämatogen* (z. B. Lungen- und Leberabscesse). *Formen: Herdförmig umschriebene* und *akut fortschreitende* Entzündung. *Therapie:* Punktion und Spülung mit Chemotherapeuticis; Incision und Drainage; wenn möglich Totalexstirpation (z. B. Lungenresektion).

II. Die pyogene Allgemeininfektion mit und ohne Metastasen

Pathogenese: Allgemeininfektion mit pyogenen Erregern erfolgt, wenn die bei jeder örtlichen Entzündung in den Blutkreislauf gelangenden Erreger virulent genug sind, um den Akwehrmaßnahmen des Organismus zu widerstehen bzw. wenn eine besonders ungünstige Abwehrlage besteht (hyperergische Phase!); die pyogene Allgemeininfektion ist also eine Erkrankung, welche von der Virulenz des Erregers einerseits und von der immunbiologischen Situation andererseits abhängig ist. Die Erreger werden dabei schubweise von einem Eiterherd ins Blut eingeschwemmt.

Formen: Die *pyogene Allgemeininfektion* tritt in zwei Formen, nämlich als *bakterielle* und als *toxische* Allgemeininfektion auf, welche allerdings vielfach ineinander übergreifen.

a) als **metastasierende** (sog. *„Pyämie"*) mit embolischer Verbreitung der Erreger („Metastasierung"), wobei häufig eine eitrige Thrombophlebitis, manchmal eine Endocarditis vorliegt.

b) als **nichtmetastasierende** (sog. *„Septicämie"* oder Sepsis im eigentlichen Sinne), d. h. Überschwemmung der Blutbahn („Blutinfektion") mit den Krankheitserregern („Bakteriämie") bzw. mit den Giften („Toxinämie"), aber ohne embolische Verbreitung, evtl. auch ohne Bildung eines primären Entzündungsherdes und von sehr ernster Prognose, meist durch Streptokokken bedingt und bei Herd an den Gliedmaßen mitunter zur baldigen Absetzung nötigend.

Erreger: (Dazu gehören in erster Linie die eigentlichen Eitererreger: Strepto- und Staphylokokken, aber öfters auch ihnen gleichartige: Pneumokokken, Meningokokken, Enterokokken, Gonokokken, Coli-, Typhus-, Paratyphus-, Pyocyaneusbacillen u. a.).

Streptokokken. Mehr nichtmetastasierende A. (65%; hier überhaupt häufigster Erreger!) und weniger metastasierende A. (25—35%), und zwar Metastasen in Gelenken und in serösen Höhlen sowie als Phlegmone und Erysipel; herstammend meist von Schleimhautinfektion, spez. Kindbettfieber, Angina, Mittelohreiterung usw., ferner bei Diphtherie und Scharlach; meist Streptococcus pyogenes (haemolyticus), selten Streptococcus mitior (spez. bei Endocarditis lenta), mucosus (spez. bei mancher Otitis) und anaerobicus (spez. bei septischem Abort); oft mehr seröse als eitrige Entzündung; an der Eingangspforte häufiger nur geringe Veränderungen; Lymphangitis häufig, spez. bei otogener oder puerperaler Infektion Thrombophlebitis sowie Endocarditis.

Staphylokokken. Bei weitem am meisten metastasierende A. (90—95%), und zwar Metastasen in Nieren, Lungen, Herz, jugendlichem Knochenmark, Gelenken, Muskeln usw. und selten nichtmetastasierende A. (nur 5%); herstammend von Furunkel, Panaritium, Osteomyelitis, Pleuritis, Appendicitis, Parametritis, Cholecystitis, Nephro-Pyelo-Cystitis usw.; meist Staphylococcus aureus, dann albus, selten citreus; häufig auch bei Mischinfektion neben Streptococcus Coli- und Typhusbacillus u. a.

Pneumokokken. Mehr nichtmetastasierende A. (meist nach Pneumonie) und weniger, aber keineswegs selten (25%) Metastasen (Endocarditis, Meningitis, Peritonitis, Arthritis usw.); herstammend von Schleimhäuten: Mundhöhle einschließlich Tonsillen, Bindehautsack, Ohr, Gallenwegen, Luftwegen, puerperalen Genitalien usw.

Pneumobacillen. Mitunter; meist mit Metastasen.

Meningokokken. Selten; dabei Metastasen in Gelenken und Herz (Endocarditis).

Gonokokken. Wenig nichtmetastasierende A. und mehr Metastasen (vor allem in Gelenken („Tripperrheumatismus": Gewöhnlich monoarticulär s. oben) sowie in Sehnenscheiden und Schleimbeuteln, ferner im Herz, selten in Subcutis, Muskeln, Periost und Knochenmark, Nieren, serösen Häuten: Pleura, Peritoneum usw.; Metastasen sind verhältnismäßig gutartig, aber oft begleitet von heftigen Schmerzen und Funktionsstörung, dagegen bei Mischinfektion mit Eitererregern bösartiger; Mortalität nicht eben gering; Ausgang vom Urogenitalsystem spez. Harnröhre, selten vom Bindehautsack. Extrem penicillinempfindlich, mit 300000–400000 E Penicillin vernichtbar, daher Gonokokkenallgemeininfektion heute extrem selten.

Colibacillen. Mehr nichtmetasierende A. und wenig Metastasen; herstammend von Darm-, Gallen- und vor allem Harnwegen, hier auch als sog. „Katheterfieber".

Typhus- und Paratyphusbacillen. Metastasen in Knochenmark (Brustbein, Schlüsselbein, Wirbelsäule u.a.), Periost, Subcutis, Muskulatur, Gelenken, Parotis, Schilddrüse, Auge, Hoden und Nebenhoden, Ovarium, Milz, Leber, Pleura, Bauchfell, Meningen; auch spät auftretend im Reconvaleszentenstadium.

Ferner u.a. **Bac. pyocyaneus, Bac. proteus, Micrococcus tetragenus** sowie die **putriden Erreger** (s. u.), auch **Streptothrix** und **Blastomyces** (metastasierende A!).

Öfters handelt es sich um Mischinfektion der vorgenannten Erreger mit Staphylo- und Streptokokken sowie mit putriden Erregern.

Infektionsquelle (primärer Krankheitsherd): a) Schwer infizierte Wunden, namentlich Quetsch-, Riß-, Biß-, Überfahrungs-, Schuß- und Maschinenverletzung, Nabelwunde, Geburt und Abort („Kindbettfieber" am häufigsten: etwa 50%; besonders gefährdet sind künstliche Eingriffe, spez. krimineller Abort; Erstgebärende bevorzugt; Eintritt gewöhnlich am 3. bis 4. bis 5. Tag; Erreger meist Streptococcus haemolyt., auch anaerobicus, ferner Staphylo-, Pneumo-, Gonococcus, Colibacillus), Operation (heutzutage selten; namentlich infolge Übertragung von Streptokokken aus eitrigen Wunden durch Ärzte und Hebammen), Katheterismus (*Erreger:* Staphylo-, Streptococcus und Colibacillus!), mischinfizierte Ulcerationen bei Tuberkulose, Syphilis und Carcinom usw.

b) Örtliche Entzündungsherde, z.B. Furunkel und Karbunkel, Phlegmone bzw. Panaritium und Paronychium, Erysipel, Angina (tonsilläre Sepsis kommt zustande auf dem Blut- oder Lymphweg), Zahnerkrankung, Nebenhöhleneiterung, Otitis media (*Erreger:* Meist Streptococcus pyog., auch mucosus und Pneumococcus, selten Staphylococcus, Bac. pyocyaneus, Bac. proteus), Lymphangitis und -adenitis, Thrombophlebitis (V. facialis, jugularis, saphena usw.), Endocarditis, Lungeneiterung, Cysto-Pyelo-Nephritis, Prostatitis, Endometritis, Appendicitis, Cholecystitis, Nebenhöhleneiterung, Darmgeschwür bei Typhus, Dysenterie u.a., Hautgeschwür, Decubitus, Arthritis, Osteomyelitis (Erreger meist Staphylococcus aureus bzw. albus, selten andere, s. da); Infektionsquelle ist in über 35–50% Haut (Furunkel, Karbunkel, Phlegmone, Erysipel usw.), in 5–15% Mandeln, in 10% Nebenhöhlen, in 7,5% Knochen, in 5% Prostata und Samenblasen, in 5% Uterus usw.

Bisweilen bleibt die Infektionsquelle unbekannt: *kryptogenetische* Allgemeininfektion; diese ist oft zurückzuführen auf abgeheilte, wohl unbeachtet gebliebene Herde (welche Bakterien in kleinen venösen Thromben oder in Lymphdrüsen der Nachbarschaft zurückgelassen hatten), spez. solche der inneren Decken (z.B. Schleimhautinfektionen in Nase, Rachen (Angina), Hals, Blase, Uterus), ferner Wunden, Furunkel usw. Recht häufig ist die *orale* Allgemeininfektion, namentlich in chronischer Form als „fokale Infektion" (s. u.). Nach der Entstehungsart unterscheidet man folgende Haupttypen: 1. thrombophlebitische (Uterus, Mittelohr, Tonsillen, Venen u.a.), 2. lymphangitische (Tonsillen, Haut und Unterhautzellgewebe, Lymphdrüsen u. a.), 3. organische (Uterus, Gelenke, Knochen, Nebenhöhlen, Luft-, Darm-, Harn- und Gallenwege u.a.), 4. endokarditische (Herzinneres).

Bedingungen: Wichtig für das Zustandekommen der Allgemeininfektion ist **a) allgemeine Schädigung** des Organismus bzw. seiner Schutzkräfte (s. oben): Hyperergie, Diabetes, Nephritis, Vergiftung, Unterernährung, Überanstrengung, Erkältung, Durchnässung, Anämie und Blutverluste nach Geburt, Abort, Operation und andere streßwirksame Noxen.

b) örtliche Schädigung des primären Krankheitsherdes. *Nekrose* (Quetschung, z. B. bei Überfahrung, Artillerieverletzung u. dgl.) und *Sekretstauung* sowie *Trauma, Massage, Muskelanstrengung* u. dgl.).

Symptome:

a) **Allgemeininfektion mit Metastasen.** Heftiger Schüttelfrost, öfters sich wiederholend und hohes Fieber (40° und mehr; mit steilem Anstieg; *gewöhnlich remittierend* in ein- oder mehrtägigem Rhythmus, ausnahmsweise aber auch kontinuierlich, nämlich bei ständiger Resorption pyogener Stoffe oder bei Allgemeinerkrankung mit Erlahmen der Schutzkräfte des Organismus), ferner Hyperleukocytose neben Abnahme der Erythrocyten und des Hb-Gehalts, schwere Allgemeinerscheinungen, trockene und belegte Zunge, Durchfälle (toxisch oder metastatisch-embolisch), Icterus (durch Auflösung der roten Blutkörperchen), Milztumor, Druckempfindlichkeit des Magens und der Leber, Erbrechen u. dgl., schließlich (charakteristisch!) **Metastasen:** In Herz (ulceröse Endocarditis in $1/_6$–$1/_5$ der Fälle; meist durch Strepto- und Staphylo- sowie Pneumokokken, selten durch Gonokokken und Colibacillen), Lungen (Pneumonie mit Pleuritis oder Infarkt mit Dyspnoe, Blutauswurf usw.), Milz, Nieren (akute hämorrhagische Nephritis oder Nierenabscesse, meist multiple Rinden- und paranephritische Abscesse, namentlich durch Staphylokokken nach Furunkeln oder anderen Hauteiterungen!), Gelenken (seröse oder eitrige Synovitis als Empyem, namentlich durch Staphylokokken; in etwa 13%; an Knie, Fuß, Hüfte, Schulter, Hand usw.!), Schleimbeuteln und Sehnenscheiden (spez. bei Gonorrhoe; hier neben Gelenken), serösen Häuten (Pleuritis, Pericarditis, Peritonitis; spez. durch Strepto-, Pneumo- und Meningococcus), Knochen, Muskulatur (Absceß oder fortschreitende Entzündung; spez. durch Staphylococcus), Subcutis, Cutis (Erythem, Blutungen, Herpes, Pusteln; manchmal ähnlich Scharlach oder Erysipel oder Erythema nodosum!), Schleimhaut, Auge (Blutungen und Nekrose der Netzhaut, Glaskörpertrübung und -eiterung, Iridochorioiditis, Panophthalmie), Hirn und Hirnhäute (Hirn, spez. bei otogener Sepsis, Meningen, spez. durch Pneumococcus), Parotis, Schilddrüse, Ovarien, Hoden und Nebenhoden u. a. Im allgemeinen, spez. bei Staphylokokken sind bevorzugt Milz, Nieren und Knochenmark.

Metastasenhäufigkeit: Staphylokokken 95%, Streptokokken 35% und Pneumokokken 25%.

Lokalisationsbestimmend für die Metastasierung wirken u. a. Trauma oder Abkühlung (Locus minoris resistentiae!) sowie lokale Gewebsdisposition zufolge besonderer Gefäßanordnung (z. B. in Lunge, Knochenmark, Niere, Leber) und zufolge Bildung bactericider Stoffe (z. B. im Knochenmark). Hier ist auch zu erwähnen die Vereiterung traumatischer Blutungsherde, z. B. Frakturhämatom und die von Druckstellen, z. B. in der Glutäalgegend (sog. ,,Wasserkissenabsceß"). Im übrigen ist für die Lokalisation bestimmend der Sitz des primären Herdes (z. B. Leberabscesse bei Eiterungen im Pfortadergebiet).

b) **Allgemeininfektion ohne Metastasen.** Schüttelfrost und Fieber wie bei a), aber *kontinuierlich* hoch mit geringen Schwankungen von ½ bis 1°, evtl. (z. B. bei höherem Alter sowie bei Endocarditis lenta) aber nicht erheblich gesteigert und gelegentlich vor dem Tode subnormal (febril-toxischer Kollaps-Kreislaufparalyse); Pulsfrequenz; Atmung beschleunigt und oberflächlich, in der Regel keine Leukocytose; Wunde trocken und mißfarben mit oberflächlicher Nekrose sowie ohne Eiterung und Granulationsbildung; schwere Allgemeinerscheinungen: Benommenheit, Delirien, Krämpfe usw., evtl. Euphorie (d. h. gehobene Stimmung mit geringer Schmerzempfindung); trockene und belegte Zunge; Durst; Appetitlosigkeit; Durchfälle (zuweilen blutig); Albuminurie; Cyanose; Icterus; scharlach- oder urticaria- oder pustelartiges Hautexanthem; Milztumor; Blutungen in Haut (Petechien), Schleimhäuten, serösen Häuten und Netzhaut sowie in Verdauungs- und Harnwegen (Darm, Blase usw.).

Inkubationszeit: Wenige Stunden bis Tage.

Dauer: 24 Stunden bis Tage bis Wochen bis Monate; meist akut, öfters subakut, selten chronisch.

Diagnose: Nachweis der Erreger in Blut oder in Metastasen; die bakteriologische Blutuntersuchung ist jedoch nicht absolut beweisend, da sie negativ sein kann trotz Allgemeininfektion und da sie evtl. auch positiv sein kann ohne Allgemeininfektion, spez. im Leichenblut einige Zeit nach dem Tode; wichtig ist Art und Zahl der Erreger sowie Zeitpunkt der Entnahme (am aussichtsreichsten kurz nach einem Schüttelfrost); bei nachgewiesenem Staphylococcus ist im Hinblick auf dessen Vorkommen in Haut usw. Vorsicht im Urteil angezeigt. Dazu Temperatur, Blutbild (oft Hyperleukocytose, auch Linksverschiebung),

Blutkörperchensenkung, Herpes (Coliinfektion!), Primärherd, Metastasen, auch in Haut und Augenhintergrund u. a.

Bakteriologische Blutuntersuchung; etwa 10–20 cm³ Blut nach sorgfältiger Hautdesinfektion und steril, am besten mit der trocken sterilisierten Spritze, entnommen aus der angestauten Vene (z. B. V. mediana cubiti) und unter Fortgießen der ersten Tropfen; entnommen während des Fieberanstiegs und baldmöglichst, am besten am Krankenbett sofort verarbeitet zu Kultur; nicht zuviel Blut (wegen der bactericiden Wirkung!): je 1 cm³ auf 10 cm³ Nährboden; mehrere große Bouillonröhrchen und Agarplatten, bei Streptokokken auch Blutplatten, bei Pneumokokken Serumplatten, bei Typhus Galleröhrchen; stets auch anaerobe (Traubenzuckeragarschüttel-)kulturen; ferner *Widal*sche und *Wassermann*sche Reaktion sowie Tierversuch (1 cm³ subcutan oder besser intraperitoneal macht bei weißen Mäusen tödliche Sepsis in 1–2 Tagen; Bacillennachweis im Blut usw.). Erregeraustestung gegenüber geeigneten Chemotherapeutica (s. dort).

Differentialdiagnose: Sonstige Intoxikationen, Infektionskrankheiten, spez. akute Miliartuberkulose, Rotz, Malaria, Syphilis, Influenza und Typhus, *Bangs*che Infektion, *Weil*sche Krankheit sowie Eklampsie, Urämie, Leucämie, perniciöse Anämie, Agranulocytose und Lymphogranulomatose; bei scharlachartigem Exanthem auch Scharlach; bei Metastasen Organerkrankungen, spez. Cerebrospinalmeningitis, Nephritis, Pneumonie, Gelenkrheumatismus.

Prognose: Dubiös, Mortalität etwa 2–5% durch Herzschwäche, namentlich bei Endocarditis und Pneumonie. Wichtig ist Puls: steigende Pulsfrequenz ist ungünstig; ominös ist das „Totenkreuz", d. h. Kreuzung der abfallenden Temperatur- und der ansteigenden Pulskurve. Bei der bakteriologischen Blutuntersuchung ist wichtig Art und Zahl der Keime sowie Sensibilitätsprüfung in vitro auf Resistenz; wiederholter positiver Befund, gar mit steigender Keimzahl ist ungünstig, desgleichen Linksverschiebung des Blutbildes sowie hohe oder niedrige Leukocytenzahl. Im allgemeinen ungünstig ist Streptokokken-, günstiger Staphylokokken- sowie Gonokokken- und Coliinfektion. Schlechte Prognose bietet die Allgemeininfektion im Puerperium, bezüglich der Komplikationen, Mortalität liegt hier heute unter 1%, gute die der Harnwege 0,7–2%, die otogene 2% und osteomyelitische 0,7–2% Mortalität). Nicht metastasierende A. hat bei *akutem* Verlauf infauste Prognose; die Prognose der metastasierenden A. ist getrübt bei *akutem* Verlauf und bei *mehr*fachen Metastasen, im übrigen abhängig von der Lokalisation der Metastasen (alle Mortalitätsziffern verstehen sich bezogen auf moderne Therapieformen!). Chronischer Verlauf ist im allgemeinen als günstig anzusehen ebenso wie Absceßbildung. Komplikation mit Allgemeinerkrankung (z. B. Diabetes) verschlechtert die Prognose. Im Kindesalter ist die pyogene Allgemeininfektion nicht günstig.

Prophylaxe: Sachgemäße Behandlung von Wunden und Eiterungen nebst sachgemäßem Verband und sorgfältiger Ruhigstellung sowie strengste Asepsis bei Operationen und Geburten einschließlich Nabelwunde (vgl. Asepsis und Wundbehandlung!).

Therapie: 1. *Chirurgische Behandlung:* Hauptsache ist *frühzeitige*, aber schonende *Eröffnung* mit Messer oder Elektrokauter des primären Entzündungsherdes, z. B. Furunkel, Karbunkel, Panaritium, Phlegmone, Osteomyelitis, Gelenkeiterung, Otitis media, Prostatitis, Puerperalfieber usw., evtl. dessen Entfernung durch *Exstirpation* (z. B. Appendix, Gallenblase, Niere, Uterus usw.) oder durch *Gliedabsetzung* (rechtzeitig, aber nicht zu spät!). Bei metastasierender A. (Fieberanstieg mit Schüttelfrösten!), evtl. frühzeitige Unterbindung der Sammelvene (V. jugularis comm., ilica int. und ext., brachialis usw. (vgl. Thrombophlebitis) sowie Eröffnung metastatischer Eiterungen (z. B. in Gelenken, Lungen, Nieren, Parotis, Schilddrüse, Hirn, Unterhaut, Muskeln usw.).

2. *Allgemeinbehandlung* (s. Abb. 103): Kräftige und zugleich leicht verdauliche, spez. hochwertige Nahrung: Milch, Eier, Gelees, Fleischbrühe, Zucker, Nährpräparate u. dgl., evtl. Alkohol (Sekt, Rotwein und Cognac), (1–2 l) Flüssigkeit, spez. physiologische Kochsalz- oder 5% Traubenzuckerlösung, auch als Tröpfcheneinlauf (rectal, subcutan und intravenös) oder Bluttransfusion 500 cm³.

α) *Zur Infektionsbekämpfung:* Chemotherapie oral und parenteral gezielt nach Test. Passive Immunisierung (Transfusion mit aktiviertem Spenderblut, Serumtherapie i. m., Bakteriophagen).

β) *Steigerung der Abwehrkräfte:* Allgemein (Diät, s. oben, Vitamine, Höhensonne). Reizkörpertherapie (Bluttransfusion; Röntgenbestrahlung; Eigenblut, Omnadin; Kollargolklysma). *Aktive Immunisierung* (Vaccine, Antipyogen; Formoltoxoide, Staphygen).

3. Fokale, u. a. orale Infektion. Wesen: Die sog. „Herdinfektion" beruht auf der infektiösen Wirkung eines mehr oder weniger deutlich, oft gar nicht in Erscheinung tretenden örtlichen entzündlichen Herdes („Fokus") in fern gelegenen Organen bzw. Organsystemen mit unvollkommenem Abschluß des streuenden Krankheitsherdes gegen den Organismus (sog. „fokale"), u. a. „orale Sepsis"); es handelt sich dabei um eine milde und chronische Allgemeininfektion meist ohne Metastasen durch abgeschwächte Krankheitserreger und bei weitgehend immunisiertem Organismus; Bakterien sind in der Regel (etwa 90%) Streptokokken, selten Staphylokokken, Pneumokokken, Anaerobier u. a.; Primärherd kann sich dabei immer wieder einmal von neuem melden. Folge wiederholter Einschwemmung ist u. U. eine *Allergie*, das ist erhöhte Reaktionsfähigkeit durch überschießende Abwehrreaktion (Hyperergie). *Ursächlicher* Herd liegt oft in Zähnen (apikale bzw. marginale Affektion, und zwar meist Wurzelgranulom oder -cyste, selten Paradentose), Tonsillen, Nebenhöhlen, Mittelohr, Luft-, Harn- und Darmwegen, Genitalien, Prostata, Gallenblase, Wurmfortsatz, Lungen, Adnexen, Gelenken, Knochen, Haut usw. *Krankheitserscheinungen* in Gelenken (Polyarthritis), Wirbelsäule (Spondylarthritis ankylopoetica), Nerven (Neuralgie bzw. Neuritis), Muskeln (Myalgie), Haut (Ekzem), Nieren (Nephritis), Herz (Myo- und Endocarditis), Augen (Iridocyclitis) usw. *Diagnose:* 1. Allgemeine Symptome: Temperatur, Körpergewichtverlust, Pulssteigerung, Blutbild, Blutkörperchensenkung usw., 2. lokale Symptome an den genannten Körperstellen und am Primärherd; dazu Röntgenbild, (Zahn, Nebenhöhlen, Knochen usw.!); evtl. empfiehlt sich Provokation durch Anstrengung, Kälte, Nässe, Kurzwellen, Reizkörper u. dgl.; auch beachte man evtl. Heilmittelwirkung. *Prognose:* In 10% erfolgte Invalidität; Herdsanierung bringt bei rechtzeitigem Vorgehen Heilung in 50–66$^{2}/_{3}$–75% und Besserung in 25%; dagegen ist sehr oft Mißerfolg, und zwar in der Regel bei bereits fortgeschrittener Sekundärerkrankung mit eingetretenen organischen Veränderungen; bei Herdsanierung kommt es öfters zur Reaktion. *Therapie:* Beseitigung des ursächlichen Herds (Zahnextraktion oder Wurzelspitzenresektion sowie Exkochleation, Tonsillektomie, Appendektomie, Cholecystektomie usw.), sonst symptomatisch, Chemotherapie, Salicyl- oder Pyramidonpräparate, Irgapyrin, evtl. Bettruhe, Diät, Vitamine, Reizkörper oder Vaccine spez. Autovaccine u. a.).

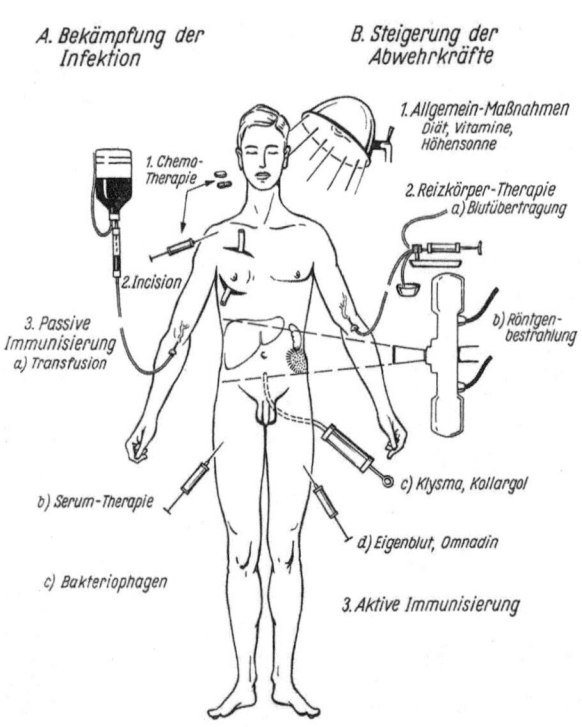

Abb. 103. *Bakterielle Allgemeininfektion* mit und ohne Metastasen: Behandlungsschema (n. *Orator*)

III. Die putride (anaerobe) Wund- und Allgemeininfektion, spez. Gasbrand bzw. Gasödem, bzw. Gasphlegmone und malignes Ödem, auch Wangenbrand und Hospitalbrand

Die *putride* oder *jauchige* Entzündung ist charakterisiert durch das anfangs seröshämorrhagische, später schmutzig-stinkende, oft gashaltige Exsudat: sog. „*Brandjauche*" und durch den fauligen oder feuchten Brand „*Gangrän*" des Gewebes. *Fäulnis ist Reduktion* von stickstoffhaltiger organischer Masse, spez. von Eiweiß unter Entwicklung z. T.

stinkender Gase (CO_2, H, H_2S, CH_4, NH_2); dabei entstehen die sog. *putriden Stoffe: Fäulnisalkaloide „Ptomaine"* und *giftige Eiweißkörper „Toxalbumine"*, deren Resorption besondere Vergiftungserscheinungen neben der durch die Bakterien bedingten hervorruft. Die putride Infektion wird veranlaßt durch die *putriden Erreger*, denen sich allerdings zumeist Fäulniserreger und oft auch pyogene sowie Tetanuserreger in Form der Mischinfektion beigesellen.

Wohl zu unterscheiden von der putriden Infektion mit anschließendem Brand ist der *aseptische Brand* oder trockene Nekrose, z. B. Nekrose bei primärer Gefäßstammverletzung bzw. -verschluß mit sekundärer Ansiedlung von Fäulnisbakterien in dem nekrotischen Gewebe, welcher im Gegensatz zu ersterem, der an der infizierten Wunde beginnt, peripher einsetzt. Ferner ist abzutrennen die *gashaltige Eiterphlegmone*; sie wird bedingt durch pyogene Erreger: Staphylo- oder Streptokokken, welchen sich putride zugesellen; Coli-, Proteus- u. a. nicht pathogene Anaerobier; sie ist mehr oder weniger beschränkt auf den Herd und ausgezeichnet durch die Symptome eitriger Entzündung mit Fäulnis und Gasbildung im Zellengewebe, aber nicht (wie Gasbrand) in der Muskulatur; sie findet sich gelegentlich, und zwar bei allgemeiner oder örtlicher Schädigung, u. a. bei Schuß, Hufschlag, Erfrierung, Darmverletzung u. dgl.

Putride Erreger. Emphysem-, Ödem-, Histolyticus- und Pararauschbrandbacillen sowie *Proteus-* und *Coli* kterien sowie *anaerobe Streptokokken;* dazu kommen vielleicht noch die in schlechtgehaltener Mundhöhle (z. B. bei Gingivitis, Stomatitis, Alveolarpyorrhoe, Angina Plaut-Vincent usw.) nachweisbaren *Bacillus fusiformis* und *Mundspirochäten* (sog. Fuso-Spirillose). Häufigster Erreger ist Bac. emphysematosus (40–66$^{2}/_{3}$–75%), dann Bac. oedematis maligni (25–40%), dann Pararauschbrandbacillus (10–25%) und schließlich Bac. histolyticus (selten; unter 10%). Die Ätiologie der putriden Infektion ist nicht einheitlich, sondern erstreckt sich auf verschiedene Erreger. Diese gehören in die Gruppe der Buttersäurebacillen; sie werden eingeteilt: in nicht bewegliche (Gasbrandgruppe) und bewegliche (Rauschbrandgruppe). Die Erreger sind vergesellschaftet mit anderen Bakterien, spez. mit Fäulniserregern, wohingegen sie selbst keine Fäulnis erregen. Die putriden Erreger wirken nur durch Giftstoffe und sind nicht in Parallele zu setzen mit den echten Wundinfektionserregern, sondern sind toxogene Saprophyten bzw. Halbparasiten; zur Entstehung der putriden Infektion bedarf es wohl nicht einfach der Infektion mit putriden Erregern, sondern außerdem eines bestimmten (ungünstigen) Wundzustandes, spez. der Nekrose und des Luftabschlusses (Quetschwunde, z. B. durch Überfahrung, Hufschlag, Pfählung u. dgl. im Frieden oder häufiger Rauhgeschoß-, also Minen-, Bomben- und Granatsplitterverletzung im Kriege, wo 0,3–3% der Verletzten an Gasbrand erkrankten!). Häufig (80%) besteht Mischinfektion, auch mehrfache genannter Erreger miteinander oder dieser mit Eitererregern (spez. Streptococcus, manchmal auch Staphylococcus) sowie mit Tetanus-, Pyocyaneus-, Proteus-, Prodigiosus-, Coli- u. a. -bacillen. Eiterung ist nur vorhanden bei Mischinfektion mit Eitererregern; im übrigen gehört gerade die *negative* Chemotaxis zu den bemerkenswerten Begleiterscheinungen der putriden Infektion.

Die putriden Erreger sind Anaerobier und Gasbildner. Sie finden sich häufig im menschlichen oder tierischen Kot sowie in Erde, Staub usw. Der Häufigkeit nach kommen folgende Erreger in Betracht:

1. Bac. emphysematosus s. phlegmonis emphysematosae, s. anaerogenes capsulatus: Emphysembacillus oder Fränkelscher Gasbacillus: Bac. perfringens der Franzosen *(Fränkel-Welch* 1891–1893). Dem Milzbrandbacillus ähnliches, d. h. kurzes und plumpes Stäbchen mit abgerundeten Ecken, auch in Diplobacillen- und Fadenform. Die Charakteristica sind im übrigen nicht ganz sichere: meist (aber nicht immer?) ohne Sporen, unbeweglich, mit Kapseln und grampositiv; Gelatine wird verflüssigt; Kultur am besten in Traubenzucker- bzw. Menschenblut-Traubenzuckeragar bei Luftabschluß. Bei Meerschweinchen und Mäusen (dagegen im Gegensatz zum Ödembacillus nicht bei Kaninchen usw.) erfolgt nach subcutaner Injektion von 1 bis 2 cm³ einer 5stündigen Leberbouillonkultur meist Tod in 48 Stunden sowie an der Impfstelle der Bauchhaut typische Entzündung mit Nekrose, fleischwasserähnlichem Exsudat und geruchlosem Gas. Man unterscheidet verschiedene Typen mit eigenen Toxinen. Vorkommen im menschlichen und tierischen Darm bzw. Kot sowie in Erde, Staub usw.

2. Bac. oedematis maligni: Bacillus des malignen Ödems (Novy 1894): Schmales und langes Stäbchen mit abgerundeten Ecken, oft in langen, vielfach umbiegenden Scheinfäden mit mittelständigen Sporen; beweglich, mit Geißeln ringsum; grampositiv; Kultur in den üblichen Nährböden, spez. Traubenzuckeragar und Leberbouillon; bei Kaninchen sowie Meerschweinchen und Mäusen usw. nach subcutaner Injektion fortschreitendes entzündliches Ödem. Vorkommen in Darm, Milch usw. von Pflanzenfressern sowie in Erde, Staub, Wasser usw. Übertragung durch Erdbeschmutzung sowie bei Injektion von Arzneilösung oder Serum. Pathogen bei malignem Ödem; dagegen ist Gasbildung und Gangrän untergeordnet.

3. *Para-Rauschbrandbacillus*: *Vibrion septique* (*Pasteur* 1877 und *Koch-Gaffky* 1881): Tetanusbacillus ähnliches, schlankes Stäbchen ohne Kapsel und mit Sporen; beweglich; grampositiv; pathogen für Weidevieh (Rind), auch für Mensch.

4. *Bac. histolyticus* (*Weinberg* 1916/17): Kleines und schlankes Stäbchen mit Geißeln; grampositiv, aber später -negativ; pathogen für Tier (Kaninchen, Meerschweinchen, Mäuse u.a.) und Mensch; vereinzelt. Außerdem sind manchmal mitbeteiligt:

5. *Bacterium proteus*. Langes und breites Stäbchen mit Geißeln, beweglich, gramnegativ. Vorkommen häufig in der Außenwelt, auch im Menschenkot. Beim Menschen pathogen (allein oder meist kombiniert mit Streptococcus und Colibakterien) bei Wunden, Fisteln und Geschwüren am After sowie bei Gallen- und Harnwegeinfektion, Perforationsperitonitis usw.

6. *Bact. coli comm.* (s. oben). Allein oder kombiniert mit Proteus usw. bei Wunden mit fäkaler Infektion, Perforationsperitonitis, Gasphlegmone usw.

Entstehung:

a) Ektogen. Heutzutage (bei der modernen Wundbehandlung) selten; begünstigt durch allgemeine (Schock, Blutverlust, Erschöpfung, Unterernährung, Abkühlung und Durchnässung) und lokale Schädigung (Wundverunreinigung, Druckschädigung, drückender Verband, Bettlagendruck, Luftabschluß, Schlagaderverletzung sowie Blutleere bzw. -mangel), daher am ehesten bei spät oder nicht sachgemäß versorgten und mit schwerer Gewebsschädigung verbundenen Wunden, spez. bei Muskelzerfetzungen und -quetschungen oder bei komplizierten Frakturen oder Luxationen, besonders nach Erdbeschmutzung (Überfahrung, Hufschlag, Pflugverletzung, Pfählung, Sichel- oder Sensenhieb, Stich, Schuß- spez. Rauhgeschoß-, also Minen-, Artillerie- und Bombenverletzungen; Gewebsschädigung und Erdbeschmutzung!); überhaupt im Kriege häufiger als im Frieden, und zwar bei 0,5% aller Schußwunden, aber selten an Bord von Schiffen; Bein ist 4–5mal häufiger betroffen als Arm; Oberschenkel und Oberarm werden öfter befallen als Unterschenkel und Unterarm, selten Rumpf und Kopf; im übrigen wirkt begünstigend dicke Muskelmasse (z.B. an Gesäß, Oberschenkel, Wade, Schulter u.a.!) und als sog. Harn- und Kotinfektion bei Infektion von Harn- und Verdauungswegen (Verletzung und Operation an Harn- und Verdauungswegen, Decubitus, Operationswunde an After und Scheide), ferner bei Infektion vom puerperalen Uterus, z.B. bei kriminellem Abort, Lappennekrose nach Lippen- oder Wangenplastik mit Infektion von der Mundhöhle, Nekrose (durch Druck, Arteriosklerose, Embolie, Diabetes, Innervationsstörung, Erfrierung, Carbolumschlag usw.), Arznei-, Kochsalz- und Seruminjektion, namentlich bei subcutaner oder intramuskulärer, spez. intraglutäaler (Staubverunreinigung oder dgl. bei mangelhafter Asepsis von Arzt, Krankenhaut, Spritzen, Kanülen oder Lösungen, namentlich vorkommend bei Nekrose hervorrufenden Mitteln: Äther, Coffein, Campher, Digitalis, Suprarenin, Morphium, Chinin, Irgapyrin; auch ungünstig wirkt Suprareninzusatz, Übertemperatur und Gewebsschädigung durch Heilmittel und Desinfektions- bzw. Instrumentenreinigungsmittel, Alkohol, Benzin, Formalin u. dgl.); nicht unbedenklich ist auch die künstliche Blutleere bei gefährdeten Verletzungen und die intraglutäale Injektion, spez. bei Bettlägerigen.

b) Endogen (allerdings handelt es sich hier nicht immer um echten Gasbrand; abzutrennen sind u.a. saprophytische oder nekrotische Gasbildung sowie Nekrose, auch solche bei Diphtherie, Agranulocytose u. dgl.!). *In Mund und Rachen* als Stomatitis ulcerosa, Angina gangraenosa, Rachendiphtherie mit putrider Mischinfektion. Periodontitis kariöser Zähne, ferner bei Zahnextraktion oder Verletzung, spez. Mundschuß (Gefahr der Mundboden-, Hals- und Retropharyngealphlegmone mit Glottisödem oder Mediastinitis!) sowie bei Mundoperationen mit Lippen- oder Wangenplastik.

In *Lungen* bei Aspiration von Fäulniskeimen aus Zungen- oder Kehlkopfcarcinom, cariösen Zähnen usw. (in den Lungen auch ektogen, z.B. bei Lungenschuß mit Tuchfetzenimplantation!).

In *Kehlkopf* und *Rachen* als putride Mischinfektion bei carcinomatösem, syphilitischem und tuberkulösem Kehlkopfgeschwür.

In *Speiseröhre* bei Perforation durch Operation, Ösophagoskop, Fremdkörper, Carcinom.

In *Darm* bei Perforation durch Operation, Fremdkörper, Ernährungsstörung, Geschwür, Appendicitis usw. (*jauchige Peritonitis* bzw. *subphrenischer* u. a. *Bauchabsceß*); auch bei Darmwandgangrän nach Brucheinklemmung mit Austritt von Kot in die Weichteile (*Kotphlegmone*).

In *Mastdarm* nach Schleimhautverletzung sowie nach Mastdarmverletzungen und -operationen als *periproktitischer Absceß, evtl. Mastdarmfistel.*

In *Blase* und *Harnröhre* durch Fäulniserreger in austretendem, spez. cystischem Harn bei Harnröhren- oder Harnblasenruptur nach Beckenfraktur oder -verletzung, Katheterismus, Periurethritis hinter Striktur (*Urinphlegmone* an Damm, Bauchdecken, Penis und Hodensack).

Symptome: a) *Wunde des primären Krankheitsherdes* trocken, mißfarben bis schwärzlich mit nekrotischen Gewebsfetzen, oft eigentümlich stinkend, auch evtl. Brandjauche und Gas, zunächst nur eine fleischsaftartige und mit Blasen vermengte Flüssigkeit entleerend; heftige Schmerzen mit „Klagen über zu engen Verband"; Schlaflosigkeit; Fieber. b) *Phlegmone* (Gasphlegmone, Gasbrand, Gasödem, malignes Ödem usw.): Haut gefühllos und blaß, an der Stelle der Phlegmone gelbgrün bis kupferrot bis sepiabraun: „bronzefarben" oder „veilchenblau", oft fleckig marmoriert, evtl. gangränös, mit Venenzeichnung, evtl. mit Blasen („Brandblasen", schließlich mit braunen und lederharten Stellen); Weichteile gewaltig aufgetrieben, und zwar elastisch-gespannt ohne bleibenden Fingerdruck sowie ödematös und gashaltig; „luftkissenartig" mit Emphysemknistern und mit *Schachtelton bei Perkussion* mit dem Finger bzw. mit der stimmgabelartig geschwungenen Pinzette oder beim Überstreichen mit dem Rasiermesser (differentialdiagnostisch *Cavé!* Hämatom, z. B. bei Oberschenkelbruch!), evtl. im Röntgenbild als gashaltig erkennbar durch das Auftreten von unregelmäßigen Flecken oder Streifen im Unterhautzellgewebe und namentlich in der Muskulatur („gefiedertes Muskelbild") bei der Gasphlegmone oder von Luftblasen bei Gasabsceß; Finger bzw. Hand und Zehen bzw. Fuß blaßbläulich bis weiß, kalt und gefühllos; Subcutis sulzig und mißfarben; graugrünlich mit Brandjauche und Gasblasen sowie nekrotischen Fetzen; Muskulatur mißfarben-rotbraun und zunderartig zerfallend: „wie gekocht"; Fascien weithin schmierig-nekrotisch; alle Weichteile, spez. Muskulatur blutleer und Gefäße thrombosiert mit jauchigem Zerfall der Thromben und mit Gefahr der Arrosion größerer Arterien; Periost vom Knochen abgelöst; Knochenmark jauchig; in Gelenken Kapsel zerfallen und Knorpel geschwunden. Bevorzugt ist die massige Muskulatur, spez. die der unteren Gliedmaßen (Erdbeschmutzung!); daher Gesäß, Oberschenkel und Wade, demnächst Schulter, Oberarm und Unterschenkel usw.; an sonstigen Geweben ist die Erkrankung meist fortgeleitet, z. B. an Gehirn, Pleura usw. c) *Allgemeininfektion* unter dem Bild einer schweren Vergiftung mit hohem Fieber und Kreislaufversagen (paralytischer Kollaps), Schweißausbruch, Blutdrucksenkung, sehr frequentem Puls, tiefer, unruhiger Atmung, evtl. Ikterus, schwerer Störung, spez. plötzlicher Verschlechterung des Allgemeinbefindens (Abgeschlagenheit, Unruhe, fahler Blässe, Erbrechen, Schluckbewegungen, Atemnot usw., aber bei erhaltenem Bewußtsein, evtl. Euphorie); evtl., aber selten mit jauchigen Metastasen auf dem Blut- oder Lymphweg (dies namentlich an geschädigten Stellen, z. B. in der Gesäßgegend infolge intramuskulärer Injektion oder infolge Drucks beim Aufliegen).

Diagnose: Farbe, Geruch und Gasgehalt der Wunde; stärkste Schmerzen, Spannung, Schwellung, Farbe, Emphysemknistern bzw. Schachtelton, Erkrankung und deren Ausdehnung in der Muskulatur, *Röntgenbild:* zeigt Muskelfiederung infolge Gasinfiltration, blaßgelbliche Gesichtsfarbe mit blauen Lippen, frequenter, ansteigender Puls, große Atmung, Lufthunger, Fieber und sonstige Allgemeinerscheinungen, spez. Verschlechterung des Allgemeinbefindens mit Verfall bis Kollaps (letzteres namentlich wichtig bei tiefliegenden und daher der Untersuchung schlecht zugänglichen Prozessen, z. B. in der Hüft-Beckengegend); dagegen fehlen Hitze und Rötung sowie regionäre Lymphdrüsenschwellung, und Eiterung besteht nur bei Mischinfektion mit pyogenen Erregern.

Entwicklung: In Stunden (5-20) bis Tagen (1-4), meist innerhalb der ersten 24-48, manchmal schon nach einigen Stunden, seltener am 3. und 4. Tag oder gar noch später, sehr selten erst nach dem 10. Tag; auch nach Wochen bis Monaten möglich, dann infolge latenter Infektion. Auch Rezidive kommen vor, namentlich bei Operation oder Transport.

Differentialdiagnose: Saprophytische Gasbildung: Sog. „aseptischer Brand" (in nekrotischem Gewebe bei primärer Gefäßverletzung bzw. -verschluß), *gashaltige Eiterphlegmone* (bei Darmverletzung u. a.), *Nekrose mit Gasbildung* (z. B. durch eingedrungene, auch eingespritzte Chemikalien, z. B. Benzin oder Petroleum bzw. Petrolat) und *Hautemphysem* (durch Eintritt von Luft ins Gewebe bei Verletzung lufthaltiger Räume (Mund- und Nasen- sowie Nebenhöhlen und Luftwege) oder bei Einpumpen infolge Muskelaktion, Hakenzugs usw.) sowie *Streptokokkenphlegmone* und *Sepsis*, bei lokaler Nekrose auch *Diphtherie, Agranulocytose* u. a., am Leib auch *Harn- und Kotphlegmone*.

Verlauf: Stunden bis Tage; der Prozeß greift dabei immer weiter um sich, und zwar teils peripherwärts teils vor allem zentralwärts; dabei werden vorwiegend die Muskelmassen ergriffen; zugleich entwickelt sich ein gewaltiger Druck, welcher die Gewebe blutleer macht, und weiter kommt es zu Gefäßthrombose, welche ihrerseits verhängnisvoll (tötend) auf das Zelleben wirkt; zugleich erfolgt Herzschwäche bzw. Vasomotorenlähmung oder Atemlähmung.

Prognose: Prognostisch läßt sich eine lokalisierte, spez. *oberflächliche (epifasciale)* und eine fortschreitende, spez. *tiefe (subfasciale)* Form unterscheiden; erstere ist recht selten, letztere die gewöhnliche; bei letzterer, besonders bei Affektion der Muskulatur erfolgt rascher Fortschritt. Die „blaue" Form gilt als ungünstiger als die „braune"; erstere führt meist zur Gliednekrose und zwingt daher zur Gliedabsetzung. Lokalisation an Oberschenkel und Oberarm ist bedenklicher als die an Unterschenkel und Unterarm; besonders ungünstig, weil radikal nicht angreifbar, kann die Lokalisation am Rumpf bzw. Gesäß sein. Bei Allgemeininfektion erfolgt meist Tod in einem oder in wenigen Tagen (foudroyante Form) durch Atemlähmung und paralytischen Kollaps auch oft trotz Gliedabsetzung. Bisweilen entwickelt sich eine Pneumonie. Fälle mit Ikterus verlaufen anscheinend stets letal; daher kann Ikterus als signum mali ominis gelten. Mortalität hoch (um 10–60%, und zwar an Hüft- und Beckengegend 60%, an Ober- und Unterschenkel 50 bis 30%, an Ober- und Vorderarm 20–10%, durchschnittlich fast 50%); aber bei konsequenter Serum- und Chemotherapie nur etwa halb so hoch, nämlich 25–30%.

Prophylaxe: Rechtzeitige und offene Wundbehandlung aller gefährdeten, spez. erdbeschmutzten und überhaupt Kriegswunden (s. da) mit Entfernung aller Nekrosen, Hämatome, Blutgerinnsel, Knochensplitter und Fremdkörper (Holz- und Granatsplitter, Tuchfetzen usw.), breites Öffnen der Wundtaschen und Gegenöffnungen an den abhängigen Teilen, Verzicht auf Naht aller gefährdeten Wunden; Drainage oder lockere Tamponade mit Wasserstoffsuperoxyd, Kal. permangan., Natriumhypochlorit, Chemotherapie (spez. Supronal, Marbadal, Tetracycline). Ruhigstellung, aber kein enger Verband, spez. kein zirkulärer Gipsverband, sonst Verband gefenstert. Zurückhaltung mit Blutleere (außer bei notwendiger Gliedabsetzung). Zucker? Unter Umständen Gliedabsetzung primär durch einzeitigen Zirkelschnitt bei gefährdeten Knochen- und Gelenkverletzungen, namentlich bei gleichzeitigem Hauptschlagaderverlust.

Therapie: Sofort in leberschonender Vollnarkose, evtl. mit Excision der befallenen Muskelgruppen, *breite und tiefe Incisionen*, und zwar bei der tiefen Form den Muskelinterstitien folgend (vgl. Abb. 440, 459) sowie Entfernung des Infektionsherdes (Fremdkörpers) und aller Gewebsnekrosen; anschließend Ausgießen der Wunde mit Wasserstoffsuperoxyd, Dakinlösung, übersättigter Kaliumpermanganatlösung, Chemotherapeuticis (Marbadal, Terramycin), anschließend lockere Rohr- und Streifendrainage, Ruhigstellung, auf Schiene; evtl. Röntgenbestrahlung. *Cave!* Große Gipsverbände wegen mangelhafter Übersicht der Wunde. O_2 oder H_2O_2-Einblasungen sind nicht ratsam wegen Luftemboliegefahr. Bei Absterben eines ganzen Gliedes (Entspannungsschnitte meist erfolglos!) sowie bei drohender Allgemeininfektion und spez. bei schwerer Muskelbeteiligung, Knochenzertrümmerung und Gelenkverletzung sowie Arteriendurchtrennung, auch überhaupt bei Ausdehnung der Infektion über mehrere Muskelgruppen oder gar über den ganzen Gliedquerschnitt evtl., und zwar rechtzeitig *Gliedabsetzung* (Äthernarkose, keine künstliche Blutleere; anschließend offene Nachbehandlung; einfaches, d.h. glattes Verfahren durch ein- oder zweizeitigen Zirkelschnitt (vgl. Abb. 437), auch Exartikulation; Absetzung hoch; maßgebend ist dabei die Erkrankung der *Muskulatur*, nicht die der Haut; die Absetzung erfolgt am besten im Gesunden; sie kann und muß evtl. aber auch in gashaltigem Gebiet erfolgen, nur sollen keine erkrankten Muskeln und keine verfärbte Haut zurückbleiben; nötigenfalls mache man sofort oder sonst später weitere Einschnitte oberhalb der Abgrenzungsstelle und nähe die Lappen zurück, so daß die Wunde weit offengehalten wird, evtl. auch am Rumpf). Unterstützend *Serum- und Chemotherapie:* Polyvalentes Gasbrandserum 50 cm³ i. v. nur in Narkose oder langsamer Dauertropfinfusion mit Adrenalinzusatz; 2mal täglich bis zu 400 cm³ (Serum der Behringwerke enthält in 50 cm³ 20000 IE Antiperfringens, 12500 IE Antivibrion-Septique, 15000 IE Antioedematiens, 1000 IE Antihistolyticus; ferner Tetanusprophylaxe, Sulfonamide (Marbadal, Supronal), Antibiotica (Penicillin-Terramycin

u. a. Kombinationen). Lokal und allgemein. Kreislaufbehandlung, zu versuchen Röntgenbestrahlung (?).

Als besondere *Formen* der putriden Infektion unterscheidet man klinisch:

Gasbrand oder Gasphlegmone ist eine putride Infektion, charakterisiert durch reichliche Gasbildung und Gangrän, bedingt durch Emphysembacillus; häufig Mischinfektion mit Proteus- und Colibacillus, auch mit Eitererregern.

Malignes Ödem ist eine putride Infektion, charakterisiert durch serös-blutiges Exsudat ohne Gasbildung und Geruch, bedingt durch den Ödembacillus.

Wangenbrand (Noma, Wasserkrebs). *Erreger:* Noch unbekannt, vielleicht fusiforme Bazillen und Spirochäten, Diphtheriebacillus oder Streptothrixpilz. *Vorkommen:* Heutzutage selten; meist an Wange, selten an Zahnfleisch, Lippen, Gehörgang, Mandeln und Gaumen sowie an After und Vulva; bei stark geschwächten, spez. schlecht genährten Personen, namentlich bei Kindern unter 15 Jahren in der Rekonvaleszenz nach Infektionen: Masern, Scharlach, Pocken, Cholera, Diphtherie, Typhus, Tuberkulose, Syphilis usw. oder bei Blutkrankheiten: Skorbut, Morbus Werlhof usw.; gewöhnlich auf dem Boden einer Schleimhautentzündung: Stomatitis ulcerosa oder mercurialis. *Symptome* (vorherrschend ist Brand!): Beginn als blauschwarzes Bläschen oder Geschwür an der Wange innenseits mit schmerzlosem, derbem Infiltrat der Umgebung (charakteristisch ist das Fehlen der entzündlichen Rötung in der Umgebung!), bald in Fläche und Tiefe s ch ausdehnend in Form blauschwarzer, immer weiter und tiefer greifender, schließlich jauchig zerfallender Nekrose, evtl. bis auf den Knochen. *Diagnose:* Erregernachweis, sonst Blutbild. *Differentialdiagnose:* Lues, Diphtherie, Streptotrichose, Leukämie und Agranulocytose. *Prognose:* Mortalität hoch, etwa 50–75% und mehr durch Herzlähmung (toxisch), Durchfälle oder Pneumonie, auch durch Aspiration der Brandjauche; selten Heilung, dann aber unter Hinterlassen großer Defekte an Wange, Lippen und Nase mit Kieferklemme, Augenlidverzerrung usw. *Therapie:* Radikale Entfernung des befallenen Gewebes durch elektrochirurgisches Vorgehen; evtl. nach Freilegen vom queren Wangenschnitt; später Plastik. Chemotherapie (Salvarsan lokal, Sulfonamide, Antibiotica). Sonst Allgemeinbehandlung mit Bettruhe, Ernährung, Frischluft, Kreislaufstützung.

Hospitalbrand (Gangraena nosoconialis). Wundinfektion mit fortschreitender Nekrose, wohl aufzufassen als putride Infektion; früher gehäuft in Hospitälern, spez. Kriegslazaretten mit Mortalität bis 75%; als selbständiges Krankheitsbild nicht mehr anerkannt.

IV. Chirurgische Infektionskrankheiten

1. Wundinfektion durch Giftstoffe: Wundvergiftung

a) Insektenstiche von Mücken, Bremsen, Bienen, Wespen, Hummeln, Skorpionen, Moskitos, Spinnen, Flöhen, Läusen, Wanzen, Zecken usw. *Symptome:* Lokale Anschwellung (evtl. sehr lästig, z. B. an Lidern oder gefährlich unter Atmungsbehinderung z. B. an der Zunge) mit Jucken, evtl. (spez. bei Überfall durch Bienen- oder Wespenschwarm) Allgemeinerscheinungen: Kollaps bis Exitus, bei direktem Eindringen des Giftes in die Blutbahn, jedenfalls Schwindel, Herzklopfen, Cyanose, Asthma, Hautausschlag und Blutungen. Giftwirkung ähnlich wie bei Schlangengift, aber milder; dazu Ätzwirkung. Bei Imkern entwickelt sich Immunität. Unfallfolge ist nur anzuerkennen, wenn Patient durch seine Berufstätigkeit besonders gefährdet oder wenn der Stich sonst während der Arbeit erfolgt ist. *Komplikationen:* Pyogene Infektion, und zwar (selten) primär oder (öfters) sekundär. *Prophylaxe:* Ätherisches (Anis-, Fenchel-, Eukalyptus- oder Nelken-)öl (?). *Therapie:* Entfernung des Giftstachels samt Giftbläschen (am schonendsten und leichtesten unter Novocaininfiltration), Betupfen mit Soda oder Salmiakgeist, d. h. verdünntem Ammoniak (zur Neutralisierung der tierischen Säure), auch mit Mentholspiritus und Verband mit Zink-, Ichthyol-, Dijozol-, Anaesthesin-, Percain-, Panthesin-, Phenol-, Menthol- oder andere Salbe bzw. Paste; evtl. Kreislaufmittel. Bei *Holzbock* (Zecke) darf man nicht die Extraktion forcieren, da sonst der verhakte Kopfteil steckenbleibt und herauseitert oder herausgeschnitten werden muß; wenn die Ablösung nicht gelingt, nachdem sich der Holzbock vollgesogen hat, soll man ihn mit Chloräthylspray vereisen oder mit Benzin, Petroleum, Äther, Chloroform, Terpentinöl oder dgl. betupfen und dann vorsichtig abnehmen. Bei Infektion evtl. Incision, falls die konservative Therapie nicht zum Ziele führt; beim einfachen (nicht infektiösen) Ödem ist dagegen eine Incision nicht angezeigt. Bei bedrohlichen Allgemeinerscheinungen antiallergische Schockbekämpfung (Calcium i. v., Antihistaminica, Phenothiazine, Kreislaufmittel.)

b) Schlangenbiß. In Deutschland und überhaupt in Europa bis zur nördlichen Vegetationsgrenze fast nur durch Kreuzotter (45–80 cm lang; meist graubraun, gelegentlich kupferrot oder schwarz; charakteristisch ist für Giftschlangen der kurze und breite sowie hinten scharf abgesetzte (dreieckige) Kopf; ferner Kainszeichen: schwarzbrauner Zickzackstreifen am Rücken vom Nacken bis zur Schwanzspitze und auf dem Kopf einem Andreaskreuz ähnlich, doch fehlend bei der schwarzen Abart!), gelegentlich, nämlich im Süden sowie in Italien, Balkan u. a. durch Sand- oder Aspisviper (auch Balkan-, Karst-, Steppen- oder Wiesenotter genannt), in Amerika durch Klapperschlange, in Amerika, Asien und Afrika durch Kobraschlange (Aspis der Alten, Schlange der Kleopatra) sowie durch Seeschlangen; Schlangengift ist das Sekret der Giftdrüsen, welche den Speicheldrüsen der höheren Tiere entsprechen und besteht aus Toxalbuminen. *Diagnose:* Biß von Giftschlangen ist kenntlich an den zwei, gelegentlich drei (bei Ersatzzahn!) dicht beieinander stehenden Stichwunden der Giftzähne (dagegen ist der Biß *nicht*giftiger Schlangen, welche keine Giftzähne besitzen, halbrund-zickzackförmig ähnlich Quetschwunde!). *Vorkommen:* Gefährdet sind vor allem Waldhüter, Reisig- und Beerensucher, Wanderer u. dgl. *Symptome:* (zum Beispiel bei Kreuzotterbiß) *lokal* bläulichrote, sofort gewaltige und meist sehr schmerzhafte Anschwellung des Gliedes, später mit Hautblutungen und oft gefolgt von Lymphangitis und Thrombophlebitis (Phlegmone nur bei Sekundärinfektion mit Eitererregern) nach wenigen Stunden. *Komplikation:* Sekundärinfektion. *Allgemeinerscheinungen:* Mattigkeit, Somnolenz, Schweiß, Schwindel, Durst, Erbrechen, Durchfälle, Angstgefühl, Heiserkeit, Pulsverschlechterung, Atmungsstörung usw.; nach Biß in Vene (z. B. am Fußrücken) evtl. sofortiger Tod. *Prognose:* Tod durch Atem- (meist!) oder Kreislauf- und Herzlähmung bei Kreuzotterbiß selten, allerhöchstens 9%, durchschnittlich 1–3% (meist in den ersten Tagen; später ist die Prognose gut; Kinder, spez. barfußlaufende sind besonders gefährdet, dagegen wenig Erwachsene; neben Venenbiß ist der Gesichtsbiß gefährlich!), bei Klapper- und Kobraschlangenbiß Mortalität bis 20%. *Prophylaxe:* Ausrottung der Giftschlangen mit Prämie sowie hohe und feste Kleidung, spez. Schuhe aus Leder; *Cave* Barfußgehen und Lagern in gefährdeter Gegend! *Therapie:* Sofort Aussaugen (bei intakter Schleimhaut ungefährlich; dagegen empfiehlt sich bei rissigen Lippen Schröpfkopf oder Saugglas!) und Ausdrücken der Wunde sowie Abbinden des Gliedes (bewährtes Volksmittel!), dann – zunächst unter Belassen der Abschnürung (aber wegen der Gangrängefahr im ganzen nicht länger als $1\frac{1}{2}$ Stunden!) – Ausätzen bzw. Ausbrennen oder besser ausgiebiges Ein- oder Ausschneiden der Wunde; evtl. Amputation kleiner Glieder (Zehen!); außerdem Incisionen, Scarifikationen und Schröpfköpfe am geschwollenen Glied, Ruhigstellung, Suspension, feuchter (z. B. Borwasser- oder Alkohol-) Umschlag. Allgemeinbehandlung mit Kreislaufmitteln, z. B. Kaffee und Tee per os, Coramin, Cardiazol, Campher, Lobelin, Coffein usw. subcutan, Magen- und Darmentleerung; Blutersatzlösungen i. v. Hauptmittel ist antitoxisches polyvalentes Serum (*Calmette*), welches baldmöglichst, am besten in den ersten 12–24 Stunden in genügender Dosis (10–50 cm^3) intramusculär oder intravenös einzuspritzen ist. Lokalbehandlung mit Kaliumpermanganatpuder, Chemotherapeutica.

c) Pfeilgifte der Eingeborenen: Teils Schlangengifte (s. oben), teils Pflanzengifte, z. B. Strophantus, Strychnin, Curare (letzteres von südamerikanischen Indianern verwandtes Pfeilgift lähmt die willkürliche Muskulatur, schließlich die der Atmungsmuskeln mit tödlicher peripherer Atemlähmung (vgl. S. 47). Sofortiges Aussaugen der Wunde kann lebensrettend sein.

d) Leichengifte z. B. durch Leicheninfektion bei Sektionen. Selten handelt es sich dabei um Intoxikation durch Fäulnisalkaloide; sog. ,,Ptomaine" (Cadaverin usw.), meist um Infektion mit hochvirulenten Bakterien, spez. Streptokokken bei Meningitis, Peritonitis, Puerperalfieber, Sepsis usw. *Therapie:* Ausdrücken und Desinfizieren mit konzentrierter Essigsäure (bei Anatomieleichen), Carbolsäure u. dgl., evtl. Ausglühen oder Ausschneiden sowie Jodtinkturpinselung, Ichthyolsalbenverband, Chemotherapie und Ruhigstellung (bei Sektionssaalinfektionen!).

e) Tintenstiftgift (vgl. S. 922).

f) Leichtmetall- (Dural-, Elektrolegierungen aus Al, Cu, Mg, Mn) Verletzungen zeigen eine örtliche Gewebsschädigung, wobei teils die rissige Leichtmetallsplitteroberfläche teils der Magnesiumgehalt des Leichtmetalls das Haften und Wirken der evtl. in die Wunde eingedrungenen Außenkeime begünstigt, Metallgranulome durch eingedrungenen Metallstaub. *Therapie:* Excision.

2. Chirurgische Viruserkrankungen

Definition: Virus ist ein sehr kleines, nur ultravisibles strukturloses Elementarkörperchen, welches filtrierbar ist und nur in enger Symbiose mit lebenden Zellen existieren kann; es muß das Krankheitsbild des Ausgangstieres in Passagen wieder erzeugen und bei der Infektion nur bestimmte Zellarten befallen; es muß *antigenwirksam* sein können und durch entsprechendes Antiserum neutralisiert werden. Nicht alle Viren sind lebende Organismen; einige tragen den Charakter von Nucleoproteinen mit den Eigenschaften eines Wirkstoffes. Es sind demnach letzte biologische Einheiten, die einer autokatalytischen Selbstvermehrung unterliegen und mutieren können (am besten erforscht ist das Tabakmosaikvirus). Virusentstehung ist möglich entweder durch Umsiedlung eines selbstvermehrungsfähigen Zellbestandteiles in einen artfremden Organismus, in welchem dieser Bestandteil die Eigenschaften eines Virus annimmt oder als normaler selbstvermehrungsfähiger Inhaltsstoff in der eigenen Zelle, welcher durch Stoffwechselentgleisung zum Virus wird. Die Viren stellen einen Übergang vom Molekül zum Lebewesen dar.

Zum Unterschied von pathogenen Bakterien, die vornehmlich in der Körperflüssigkeit vorhanden sind, dringt das Virus in die Organzelle ein; die Zelle ist der eigentliche Wirt. Die heftigen Antigen-Antikörperreaktionen, welche beim Eindringen von Bakterien in die Blutbahn einsetzen, *fehlen* bei allen Viruskrankheiten. Diese tragen vielmehr den Charakter des Generalisationsfiebers mit Ausgang in Immunität oder Tod. Die wichtigsten chirurgischen Viruskrankheiten sind: *Herpes simplex, Herpes zoster, die Maul- und Klauenseuche, Mumps, der Melkerknoten, venehrisches Lymphgranulom, die Poliomyelitis, die Tollwut.*

a) Herpes simplex (labialis, genitalis): als Viruskrankheit erkannt von *Grüter,* Übertragung von Mensch zu Mensch, sehr leicht übertragbar, Virus sehr verbreitet, bei Trockenheit und Kälte besonders haltbar, Abtötung bei 56–60 °C. Beim kranken Menschen im Speichel, gelegentlich im Blut. Häufig hervorgerufen durch bestimmte Reize (Menses, Fieber, artfremdes Serum, Erkältungskrankheiten). Latentes Virusvorkommen und Vorhandensein gesunder Herpesvirusträger sehr wahrscheinlich; Immunisierungsverhältnisse noch nicht ganz geklärt. *Inkubation:* 1–2 Tage, jedermann kann betroffen werden, bei Säuglingen und Kleinkindern höchst selten; Dauerimmunität besteht nicht, die Krankheit kann bei derselben Person mehrfach auftreten. *Symptome:* Bildung mehrerer Gruppen von Bläschen mit wasserhellem Inhalt, welche bald eintrocknen und für einige Zeit rote Flecken hinterlassen oder ohne Narbenbildung ausheilen; Blaseninhalt besteht aus Serum, Leukocyten, Epithelien; nur nachträgliche Bakterienansiedlung ruft stärkere Zerstörung hervor. Außer den Mundpartien sind die männlichen Geschlechtsorgane häufig betroffen. *Therapie:* Eintrocknen, am besten durch Puderbehandlung oder milde Salben, Cortisonsalbe.

b) Herpes zoster (Gürtelrose). *Vorkommen:* Beim Menschen im Alter über 10 Jahren, (meist nur beim Erwachsenen) ist eine mit Fieber- und Hautveränderung einhergehende entzündliche Erkrankung eines peripheren sensiblen Neurons. *Inkubation:* 5–13 Tage, vor Auftreten der Bläschen entstehen heftige neuralgiforme Schmerzen, der Prozeß nimmt den Weg über die nervösen Elemente von Cornea-Ganglion ciliare–Ganglion Gasseri–Trigeminuswurzel-ZNS. Auftreten ähnlich Herpes simplex im Anschluß an andere Erkrankungen („Windpocken des alten Menschen"!). Ausschlag umschrieben, Ausbreitungszone am Stamm entspricht einem Intercostalnerven; Bläscheninhalt wird im Laufe einiger Tage trüb, dann eitrig, im Bläscheninhalt Elementarkörperchen, ähnlich denen der Varicellen (Zosterkörperchen werden als spezifische Reaktionsprodukte auf das parasitierende Virus aufgefaßt). *Therapie:* Wärme, Salicyl, Arsen, Röntgenbestrahlung. Nachweis von Antikörpern bisher nicht erbracht. Überstehen der Erkrankung hinterläßt starke Immunität.

c) Maul- und Klauenseuche (Aphthae epizooticae): Infektionskrankheit der Wiederkäuer und Schweine, beim Menschen ziemlich selten. *Inkubation:* 3–4 Tage. *Symptome:* Stomatitis, Fieber, Magenschmerzen, Brechneigung, an Händen und Armen masernartige, frische, rote, gezackte Herde, Schwellung der Bindehäute und Mundschleimhaut; dort Bläschen, welche schließlich platzen. *Vorkommen:* Vor allem bei Melkern, Tierärzten, Schlächtern. *Differentialdiagnose:* Herpes, bei Kindern Masern, ohne Zusammenhang mit einer Tierepidemie ist die sichere Diagnose schwierig. *Prognose:* Günstig, Komplikationen bei Kindern führen manchmal zum Exitus. *Behandlung:* Reizlose Kost, Bestreuen der Blasen mit Anaesthesin, Orthoform, Spülung mit Kamillentee, Borsäure, Wasserstoffsuperoxyd, Pinselung der Bläschen mit Höllensteinlösung. *Serumtherapie:* Formolvaccine, gewährt Ansteckungsschutz von über 6 Monaten Dauer, Hochimmunserum 8–12 Tage. *Prophylaxe:* Strenge Milchsperre!, da die Seuche durch die Milch übertragen wird.

d) Mumps (Parotitis epidemica). *Ansteckung:* Durch Tröpfcheninfektion von Mensch zu Mensch. *Inkubation:* 18–33 Tage; Lokalisation, Ohrspeicheldrüse, Pancreas, ZNS; Überstehen der Krankheit hinterläßt echte Immunität. *Prognose:* Sehr gut, sofern die Entzündungserscheinungen nur in der Ohrspeicheldrüse ablaufen. *Komplikationen:* Orchitis, Oophoritis, 20–25%. *Behandlung:* Serumtherapie noch unsicher, lokale Röntgenentzündungsbestrahlung, evtl. Thymusbestrahlung, letztere nicht nur bei der infektiösen, sondern auch bei der akuten bakteriellen Parotitis zu versuchen.

e) Melkerknoten. Vaccinale Erkrankung der Melker; direkt vom kranken Kuheuter. *Übertragung:* Inkubation 8–10 Tage. *Symptome:* blau-rote, blauschwarze oder gelb-braune Papeln, Epidermis darüber intakt, glatt, gespannt, gelegentlich ödematöse Exantheme. *Therapie:* Meist Spontanrückbildung, sonst elektrochirurgische Excochleation.

f) Venerisches Lymphogranulom (Lymphogranulomatosis inguinalis, Lymphomatosis venera, *Frei*sche Krankheit, 4. Geschlechtskrankheit). Männer 8mal häufiger betroffen als Frauen. Ausgangsherd meist ein kleiner genitaler Primäraffekt, welcher 8–21 Tage nach der Infektion entsteht und innerhalb von 2 bis 3 Wochen abheilt. *Symptome:* Schwellung der tieferen inguinalen Lymphknoten, faustgroße dunkelrote Pakete in den Leistenbeugen, welche eitrig einschmelzen und zur Fistelbildung neigen. Rückbildungsmöglichkeit besteht im 1. Stadium. In späteren Stadien entwickeln sich Granulomherde, Elephantiasis infolge narbiger Veränderung der Lymphknoten und deren Umgebung, nicht selten Rektumstriktur. *Diagnose:* Aus der Symptomatik, bei Rektumstriktur stets auf L. i. fahnden, ferner auf Gonorrhoe. *Frei*sche *Probe:* 0,1 cm³ *Frei*sches Antigen (Behring-Werke) an der Streckseite des Oberarms intracutan injizieren; nach 24 Stunden erscheint rote Papel, die bis zur 48. Stunde an Größe zunimmt. *Differentialdiagnose:* Primäraffekt der Lues, Gonorrhoe. *Behandlung:* Elektrochirurgische Incision und Excision isolierter Knoten, Chemotherapie, Überstehen der Krankheit hinterläßt eine unvollständige Immunität.

g) Poliomyelitis (Poliomyelitis acuta anterior, epidemische Kinderlähmung): Neurotrope Viruskrankheit, bei welcher sich das Virus in den Vorderhörnern des Rückenmarks ansiedelt und diese zerstört, so daß Lähmungen und darauffolgende Verkrüppelungen und Contracturen entstehen. *Übertragung:* Wahrscheinlich Tröpfcheninfektion, wobei akute Katarrhe, Infektionskrankheiten und andere Erkrankungen, welche die schützende Barriere der Nasen-, Rachen- und Mundschleimhaut irritieren, eine unterstützende Rolle spielen. *Verlauf:* Inkubation durchschnittlich 9 Tage. Virus dringt in die graue Substanz des ZNS ein, auch die weichen Hirnhäute werden befallen. Die akute leukocytäre Reaktion zwischen Virus und Nervengewebe dauert nur 12–24 Stunden, ihr Ergebnis ist die Neuronophagie, an Stelle der Ganglienzellen treten gliöse Restknötchen, welche den irreparablen Schaden kennzeichnen. *Symptome:* Meningismus als erstes charakteristisches Symptom 1–2 Tage nach Fieberbeginn auftretend (Entzündungsstadium), es folgt das plötzliche Auftreten von Lähmungserscheinungen der Beine (in 80%), welches 2–3 Tage dauert (Lähmungsstadium); das Rückbildungsstadium nimmt Wochen bis Jahre in Anspruch. *Folgen:* (Dauerstadium) Irreversible schlaffe Lähmungen meist der Beine, jedoch auch Blase, Mastdarm, Bauchmuskulatur, gelegentlich Hände und Arme). *Prognose:* Stets ernst, vor allem, wenn sie in den Sommermonaten auftritt, Todesfälle erfolgen in den ersten 5 Tagen. *Therapie:* Serumtherapie mit Rekonvaleszensenserum, γ-Globuline, Vitamine, Chemotherapie unsicher. *Prophylaxe:* Poliomyelitisschutzimpfung mit Poliomyelitisvaccine; ist eine aktive Immunisierung, welche am besten beim Kleinkind über 6 Monate angewandt wird. Durchimpfung der Bevölkerung bis zum 40. Lebensjahr ist erwünscht. *Dosierung:* 3 subcutane oder intramuskuläre Injektionen von je 1 cm³ in zeitlichem Abstand von 4 Wochen zwischen 1. und 2. Impfung und von 6–9 Monaten zwischen 2. und 3. Impfung.

h) Wutkrankheit, Toll- oder Hundswut (Lyssa oder Rabies), auch Wasserscheu (Hydrophobie): *Entstehung:* Durch Biß wutkranker Tiere (meist Hunde und Katzen, selten Wölfe, Füchse, Dachse, Iltisse, Pferde, Rinder, Kamele, Schweine, Affen, Eichhörnchen, Meerschweinchen, Ratten, Bären usw.), wobei deren Speichel in eine frische Wunde gelangt; auch schon vor Manifestwerden der Erkrankung des Tieres kann dessen Biß infektiös sein; im übrigen wirkt der Biß eines tollwutkranken Tieres aber nur während der akuten Krankheitsperiode und kurz vor ihrem Ausbruch, dann aber stets tödlich; wenn das betreffende Tier nicht bald stirbt und auch nicht innerhalb von 10 Tagen erkrankt, ist es wahrscheinlich nicht tollwütig; das betreffende Tier zeigt entweder die *stille* Wut (Rückenmark!) oder meist die *rasende* Wut (Gehirn!) mit Reizbarkeit, Unruhe, Beißsucht, Schlingkrämpfen (spez. bei jedem Versuch zu trinken: „Wasserscheu"); man unterscheidet das Prodromal-, Irritations- und Paralysestadium.

Vorkommen: Seit dem 2. Weltkrieg auch in Ost- und Mitteleuropa wieder häufiger.

Erreger: Wahrscheinlich Virus; die im Zentralnervensystem, spez. im Ammonshorn nach besonderem Verfahren färbbaren sog. *Negri*schen Körperchen (d. h. in den Ganglienzellen eingeschlossene runde Körperchen mit Membran und mit wabigem Bau nebst Vacuolen) sind für Tollwut spezifisch und für ihre Diagnose wichtig, aber nicht die Erreger (also nicht Protozoen), sondern Zelldegenerationsprodukte (*Negri* 1903).

Disposition: Es erkrankten nicht alle, sondern nur etwa $33^1/_3$ (10–50%, bei Wolfsbissen aber noch mehr) der Gebissenen; Schutz gewährt anscheinend Kleidung oder stärkere Blutung; auch sind bei mehreren Opfern die Letztgebissenen günstiger daran; die Aussicht ist um so ungünstiger, je tiefer die Wunde ist und je näher sie dem Zentralnervensystem liegt; besonders gefährdet ist die nackte sowie gefäß- und nervenreiche Haut an Kopf, Gesicht und Händen.

Inkubationszeit: 20–60 Tage und mehr, bis 6 Monate, meist 3–9 Wochen, fast nie vor 14 (12–15) Tagen; 20% bis 30, 40% bis 60, 20% bis 90 und 20% bis 120 Tage und mehr.

Symptome: Nach Prodromalstadium mit Verstimmung, Kopfschmerz, Schlaflosigkeit, Unruhe usw. (Stadium melancholicum) und mit ziehenden Schmerzen in der Wunde bzw. Narbe, zeitweise unter Pausen normalen Verhaltens, Schling- und Atemkrämpfe sowie gesteigerter Reflexerregbarkeit bis zu klonischem Krampf der ganzen Körpermuskulatur, ferner Delirien bis zu Wutanfällen; später Depression mit Lähmungen; schließlich nach 3–6 Tagen fast stets Tod durch Herzlähmung bei erhaltenem Bewußtsein. Seltener als eine solche rasende Wut ist beim Menschen die stille Wut.

Prognose: Fast 100% Mortalität; es sind allerdings einzelne abortive Fälle beschrieben, und zwar spinale oder cerebrale mit bleibender Lähmung; sonst erfolgt Tod in 1–3 Tagen. Bei rechtzeitiger Schutzimpfung (je eher um so besser!) läßt sich bei den später Erkrankten ein Erfolg von fast 100% erreichen; dagegen sind die früh Erkrankten meist verloren, da die Schutzimpfung dann zu spät kommt (etwa 20%).

Differentialdiagnose: Kopftetanus mit Schlingkrämpfen sowie funktionelles Nervenleiden, spez. Hysterie und Delirium tremens, auch Tetanus und Bulbärparalyse.

Frühdiagnose: Außer Anamnese: 1. Sektionsbefund, spez. Nachweis der *Negri*schen Körperchen im Gehirn des wutverdächtigen Tieres (Resultat erhältlich in einem pathologischen Institut durch Einschicken der Tierleiche; positiv bis 95%); 2. Tierversuch: Einspritzen von Markemulsion bei Kaninchen subdural oder intracerebral, bei Fäulniserregern nach Desinfektion intramusculär oder intraoculär (Ergebnis erst in 3 Wochen oder später; aber sicher!).

Prophylaxe: Anzeigen, Isolieren und Vernichten der tollwütigen Tiere bzw. der von ihnen gebissenen Tiere sowie (zeitweise) Hundesperre, -Besteuerung und -Maulkorbzwang.

Therapie: a) Zu versuchen sofortiges Aussaugen der Wunde und Abschnüren des Gliedes, ferner baldigst und gründlichst elektrochirurgisches Ausschneiden der Wunden nebst offener Nachbehandlung; keine Naht; evtl. Amputation kleiner Glieder, z. B. Finger oder Zehen.

b) *Schutzimpfung* in Form aktiver Immunisierung (*Pasteur* 1883), jetzt meist nach dem *Semple*schen Verfahren, baldigst in einem sog. „Pasteur-Institut" (z. B. in Berlin, Wien, Bern u. a.). *Prinzip:* Die meist verhältnismäßig lange Inkubationszeit beim Menschen wird benutzt, um noch *vor* dem Ausbrechen der Krankheit diese zu verhüten durch Angewöhnung an große Mengen des Wutvirus (Bildung von Schutzstoffen!). Das Virus findet sich nur in Zentralnervensystem, peripheren Nerven, Speicheldrüsen usw. und wird dorthin geleitet durch die Nervenbahnen. Das vom wutkranken Tiere stammende Virus heißt „Straßenvirus". Durch Tier-(Kaninchen- oder besser Affen-)Passage gelingt Schaffung eines modifizierten Virus mit konstanter und mit zugleich schnellerer Wirkung (Inkubationszeit nur 1 Woche statt 3 Wochen!): „*Passagevirus oder Virus fixe*". Durch *Trocknung des Marks gelingt Abschwächung*, so daß das mehr oder weniger lang getrocknete Mark zwar immunisatorisch, aber nicht giftig wirkt. *Technik der Schutzimpfung:* Keimfrei gewonnenes und durch Pheno'einwirkung abgeschwächtes Passagehirn von mit „Virus fixe" geimpften Kaninchen oder besser Affen wird dem Patienten subcutan in der Unterbauchgegend injiziert und zwar 14 Tage lang täglich je 2,5 cm³ Impfstoff früh und abends, so daß insgesamt 1200–1300 mg verabfolgt werden; in dringlichen Fällen Intensivimpfung nach *Högyes-Alivisato* (Gefahr der Impflähmung); ungefährlich sind „phenolisierte Impfstoffe" s. c. und i. v. evtl. wiederholt nach etwa 4 Wochen bei erneuter Gefährdung durch Tollwutbiß; Erfolg gut, aber nicht absolut sicher und bei den Früherkrankten schlecht, im übrigen um so besser, je frühzeitiger die Schutzimpfung erfolgt. Die Mortalität beträgt bei Schutzimpfung, falls sie rechtzeitig und richtig erfolgt, 0,3–0,5% und weniger; bei Wolfsbissen allerdings erkranken die meisten und sterben 10–15% trotz Schutzimpfung, von Gebissenen und Nichtbehandelten sterben 6–10%. Tollwutschutzgeimpfte scheinen gegen Tetanus immun zu sein. Wenn das betreffende Tier nach 10 Tagen noch lebt und gesund ist, kann die Schutzimpfung abgebrochen werden (s. oben). Manchmal erfolgt meist nach Schutzimpfung eine Nervenlähmung.

c) Bei ausgebrochener Krankheit ist die Therapie meist machtlos; zu versuchen sind, ähnlich wie bei Tetanus: Avertin, Luminal, bei Krämpfen Intubationsnarkose mit Muskelrelaxantien, Periston-N-Infusionen, Phenothiazine, Hochvaccine.

3. Wundstarrkrampf (Tetanus)

Erreger: Tetanusbacillus (*Nicolaier-Rosenbach-Kitasato* 1884/85 und 1889): Schlankes, an den Ecken leicht abgerundetes Stäbchen, grampositiv; beweglich, mit peritrichen Geißeln und mit endständigen Sporen: Köpfchensporen („stecknadel-, nagel-, noten-, trommelschlegelförmig", bei Aneinanderlagerung zweier Bacillen „hantelförmig"); sehr resistent (in der Erde oder an Fremdkörper, z. B. an Holzsplitter viele (z. B. 11) Jahre haltbar und den meisten Desinfektionsmitteln physikalischer und chemischer Art, auch dem Auskochen stundenlang trotzend; durch gespannten Wasserdampf von 120° in 5 Minuten abtötbar; gegen direktes Sonnenlicht empfindlich). Kultur anaerob mit widerlich-süßlichem Geruch und mit Gasbildung, später auch äerob. Mäuse, auch Meerschweinchen und Kaninchen usw. sterben bei subcutaner oder intramusculärer Impfung (am besten an der Schwanzwurzel mittels eines mit Wundsaft getränkten Holzsplitters) in einigen (1–3 Tagen) unter den typischen Erscheinungen des Wundstarrkrampfes: „Robbenstellung" (s. u.). Von Tieren erkranken häufiger Pferde, Rinder usw.

Übertragung: Tetanus ist stets bedingt durch eine spezifische Wundinfektion mit dem Tetanusbacillus: T. traumaticus. Eintrittspforte ist stets eine Wunde, namentlich an Unterschenkel und Fuß: a) meist der *Haut*, vor allem Holzsplitterverletzung (z. B. beim Kegeln), komplizierte Fraktur und Schuß- spez. Rauhgeschoßverletzungen durch Minen-, Bomben- und Granatsplitter sowie Verkehrsunfall, Maschinenverletzung u. a. auch Acnepustel, Insektenstich, Injektion, Furunkel, Schweißrhagaden, Brandwunden, Erfrierungsnekrose, Nabelwunde der Neugeborenen („T. neonatorum"); b) oder der *Schleimhaut*, z. B. an Nase oder Rachen (wahrscheinlich bei sog. T. rheumaticus), bei cariösen Zähnen oder Zahnextraktion, Darmkatarrh, nach Geburt oder Abort, also im Wochenbett („T. puerperalis"; hier durch Unsauberkeit der Hebamme, Abtreibungsversuch usw.). Gelegentlich wird auch Laboratoriumsinfektion beobachtet durch Verletzung nebst Eindringen von Tetanustoxin.

Vorkommen: Tetanusbacillus ist außerordentlich verbreitet, z. B. im Erdboden (bis 30 cm tief) sowie im Kot von Menschen und Tieren (Pferd, Rind usw.); hier bis zu 90–100%, daher auch in gedüngten Äckern und Gärten sowie in Höfen, Ställen, Straßen usw., dagegen in der Regel nicht im Walde; allerdings ist die Bodenverseuchung in den verschiedenen Gegenden recht verschieden, manchmal gering (Engadin, Wallis und manchmal bedeutend (Champagne). Infektion ist aber verhältnismäßig selten; es bedarf besonderer Hilfsmomente, z. B. Bluterguß oder Sekretverhaltung, Gewebsschädigung durch Weichteilquetschung, Muskelzerfetzung, Knochenbruch usw. („Retentions- bzw. Destruktionsinfektion"), Zurückbleiben eines Fremdkörpers, z. B. Holzsplitter, Erde, Stroh, Tuchfetzen, Granatsplitter usw. („Fremdkörperinfektion"), Mischinfektion mit Eiter- oder Fäulniserregern („entzündlicher, faulige- und Detersionstetanus"). Im *Frieden* ist Tetanus selten (1:10–20000 Verletzungen). Im *Kriege* ist Tetanus besonders häufig (bis 1%, wenigstens früher vor der Schutzimpfung); begünstigend wirken hier Erdbeschmutzung. Als besonders gefährdet („tetanusverdächtig"), daher der Schutzimpfung zu unterwerfen sind: a) im Kriege: 1. alle Schuß-, spez. Artillerie-, Bomben-, Minen- usw. sowie Querschlägerverletzungen (Gewebsschädigung, Erdbeschmutzung, Fremdkörper, Mischinfektion; 2. alle Wunden an Fuß und Unterschenkel, spez. Fußsohlen und Zehen einschließlich Nägel, namentlich bei Barfußgehen (Erdbeschmutzung!); 3. alle *Steckschüsse* sowie fremdkörperhaltige Wunden; b) im Frieden: Hufschlag, Überfahrung, Deichsel-, landwirtschaftliche Maschinen-, Auto- und Straßenunfälle, Holzsplitterverletzung, Fußballspielwunden, Holzbock, Verletzungen bei Barfußlaufen, Erfrierung und Verbrennung der Zehen sowie überhaupt alle tiefen und zerfetzten, also buchtigen zugleich beschmutzten, namentlich Pfählungs-, Quetsch-, Biß- und Rißwunden, spez. solche mit Verunreinigung durch Erde, auch manche komplizierte Frakturen; bisweilen entsteht Tetanus aber auch im Krankenhaus *übertragen* bei Operation, Verband, Infektion, Decubitus durch Arzt, Instrumente, Catgut usw. sowie bei Drahtextension an der Ferse von Barfußgängern.

Pathogenese: Weitgehend noch ungeklärt. Nach der geläufigen Theorie findet die Giftbindung ausschließlich im Zentralnervensystem statt. Muskelstarre und Reflexüberempfindlichkeit beruhen auf toxischen Schädigungen der motorischen Ganglienzellen und des taktilen Reflexbogens. Der Gifttransport von peripher nach zentral geht über die motorischen Nerven – sei es direkt oder auf dem Umweg über deren Gefäße und Lymphbahnen – vonstatten. An dieser zentripetalen Ausbreitung werden neuerdings erhebliche Zweifel geäußert.

Inkubationszeit: 1–60, durchschnittlich 4–21, meist 8–10 (6–14) Tage; nur selten (etwa 30%) mehr und noch seltener weniger (z. B. bis 4 Tage bei Laboratoriumsinfektion), bisweilen viel mehr: Wochen bis Monate bis Jahre (hier wohl zu erklären durch latente Infektion, wobei zunächst Einkapselung der Erreger bzw. Sporen, namentlich um Fremdkörper (z. B. Granatsplitter, Holzsplitter) stattfand und später durch Operation, Trauma, Narkose, Erkältung, Marsch usw. in der Narbe der Tetanus ausgelöst wurde: „Narbentetanus" und „T. remorantior und remorantissimus"); Krankheitsausbruch erfolgt zu $2/6$ in der 1., $3/6$ in der 2. und $1/6$ in der 3. Woche und später. Ebenfalls durch latente Infektion oder durch *Neu*infektion kommen *Rezidive* vor.

Symptome: a) **Prodromalsymptome, spez. gesteigerte Reflexerregbarkeit** (u. a. bisweilen auch Facialisphänomen) und **Lokalerscheinungen im verletzten Körperteile als schmerzhafte Spannung und Zucken,** sog. „Aura tetanica"; daneben Kopfschmerzen, Schwindel, Mattigkeit, Frösteln, Schwitzen, Dysurie, Schlaflosigkeit, evtl. Fieber (diese Prodromalsymptome, namentlich Gliederschmerz und -spannung sowie Schwitzen sind wichtig für Frühdiagnose und -therapie!).

b) **Krankheitssymptome.** α) *Starre (Spasmus),* d. h. *tonischer* (Dauer-)krampf: allmählich zunehmend; gelöst nur in Schlaf, Narkose, Ohnmacht; selten aufsteigend vom verletzten Körperteil („T. ascendens"), gewöhnlich absteigend („T. descendens") in folgender Reihe: Kiefer (*Kieferklemme, Trismus*), Gesicht (grinsend, mit breit verzerrtem Mund und kummer- oder greisenhafter Fältelung der Haut an Stirn und Wangen: *Risus sardonicus, Hundskrampf, Spasmus cynicus* oder *Facies tetanica*), Nacken und Rücken (brückenförmig nach hinten überbogen, so daß der Körper schließlich nur auf Hinterkopf und Kreuzbein bzw. Nacken aufliegt: *Opisthotonus* oder gerade wie ein Stock: *Orthotonus,* vereinzelt nach vorn gebogen: *Emprosthotonus* oder seitlich gedreht: *Pleurothotonus*).

β) *Zugleich Stöße oder Krisen: Konvulsionen,* d. h. *klonische* Zuckungen, von wechselnder Zahl und Dauer, äußerst schmerzhaft, anscheinend eintretend auf Reiz (Erschütterung Geräusch, Lichtstrahl); evtl. solche der Schlingmuskulatur mit Nahrungsbehinderung (*T. hydrophobicus*) und der Atemmuskulatur (Zwerchfell und Brustwandmuskulatur sowie Glottis) mit Dyspnoe, evtl. Erstickung. Dabei ungestörtes Bewußtsein; Schlaflosigkeit; Reflexsteigerung; meist geringes Fieber, selten hohes (spez. bei Mischinfektion), bisweilen agonal und noch mehr postmortal Hyperpyrexie (bis 42–45°); starkes Schwitzen; Verhaltung von Stuhl und Harn.

γ) *Lokaler Tetanus* ist eine besondere (abgeschwächte) Entwicklungsform, aber keine besondere Abart des Tetanus; abzutrennen vom allgemeinen Tetanus mit lokalem Beginn; meist ohne Fieber und prognostisch günstiger, spez. bei dem hier öfteren *chronischen* Verlauf, wobei aber jederzeit Übergang in die *allgemeine* Form möglich bleibt; sonst beschränkt auf den verletzten Körperteil: Extremität, Rumpf oder Kopf: sog. *Tetanus partialis,* und zwar *Kopftetanus, T. cephalicus* mit Facialiskrämpfen oder -lähmung („T. facialis, s. paralyticus") oder mit Beteiligung sonstiger Hirnnerven, spez. Augenmuskellähmungen (N. oculomotorius und trochlearis), evtl. (ungünstig!) mit Schlingkrämpfen („T. hydrophobicoides", d. h. lyssaähnlich), ferner *Tetanus visceralis* mit Lähmung der Rachen- und Kehlkopfmuskulatur, weiter *Tetanus thoraco-abdominalis* mit Lähmung der Brust- und Bauchwandmuskulatur usw.

Verlauf und Dauer: Bei tödlichem Ausgang meist nur wenige (2–4) Tage, sonst meist 12–13 Tage, evtl. einige Wochen, evtl. Monate. Man unterscheidet *akuten* und *chronischen*

Tetanus; letzterer ist meist inkomplett und prognostisch günstig; bisweilen bleiben noch für längere Zeit Muskelstarre („posttetanische Starre"), evtl. mit Contracturen, auch mit Wirbelsäulenverkrümmung, namentlich am 2.–6. Brustwirbel im Sinne der Kyphose; oft eigentümlicher Gang oder Gesichtsausdruck.

Rezidive kommen infolge der nur kurz dauernden Immunität vor, und zwar meist auf Grund von latenter Infektion, spez. bei steckengebliebenem Fremdkörper (z. B. Geschoß) im Anschluß an Anstrengung, Trauma, Operation u. dgl., seltener durch Neuinfektion (s. oben), wobei meist ein chronischer Tetanus mit günstiger Prognose auftritt.

Komplikationen: Mischinfektion mit Eiter- oder Fäulniserregern, dadurch Phlegmone, Gasbrand und Sepsis.

Folgen: a) Durch die *Stöße:* Zungenbiß, Muskelrupturen (M. rect. abd., pect.), Frakturen und Luxationen; b) durch die *Spasmen:* Contracturen (namentlich bei *chronischem* Tetanus; hier auch bei Jugendlichen Kyphose, evtl. Gibbus, was auch durch Wirbelbruch (an einigen Brust- und evtl. auch Lendenwirbeln) zustande kommen kann, welcher nicht immer erkannt wird, aber evtl. zu Wirbelkörperdeformierung mit Niedrigerwerden und Keilform führt, daher nach überstandenem Tetanus stets Wirbelsäule röntgen!) s. Abb. 104); *außerdem:* Decubitus, Parotitis, hypostatische, katarrhalische und Schluckpneumonie.

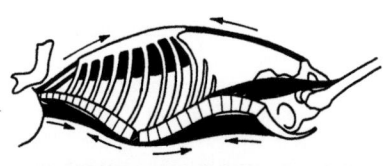

Abb. 104. Muskelzugkräfte bei Tetanus und deren Auswirkung auf die Wirbelsäule (Wirbelfraktur)

Prognose: Mortalität früher 80 (70–90)%, bei der modernen Behandlung aber wohl viel weniger (25–50%), Westdeutschland jährlich etwa 300 Todesfälle. Kopftetanus ist wie jeder lokale Tetanus im allgemeinen nicht ungünstig, dagegen allgemeiner Tetanus bei Kopfverletzung ungünstig; T. neonatorum und T. puerperalis ist besonders ungünstig; Tod erfolgt durch Erstickung, Erschöpfung (Herzschwäche!), Pneumonie oder Sepsis.

Prognostisch wichtig sind folgende Momente: *1. Inkubationszeit.* „Je später der Tetanus ausbricht, um so milder verläuft er" (*Rose:* In der ersten Woche 90%, in der zweiten 80%, später 50% Mortalität; heute sind die Zahlen durch Frühdiagnose und Frühbehandlung entsprechend geringer, nämlich etwa 75 bzw. 50; der 10. Tag bildet bezüglich der Prognose einen Grenzpunkt!); vor dem 5. Tag Erkrankte sterben fast alle und nach 3 Wochen Erkrankte bleiben fast alle am Leben; dazwischen Erkrankte haben eine Sterblichkeit von 50% und weniger. *2. Heftigkeit, Schnelligkeit und Vollständigkeit des Krankheitsbildes.* „Wer den 4. Tag überlebt, dürfte auch die Krankheit überstehen" (*Hippokrates*); kritisch sind also die ersten 4–5 Tage; mit der Krankheitsdauer wird die Aussicht immer günstiger; anscheinend besonders günstig verläuft der *chronische* und verhältnismäßig günstig der *lokale*, auch wohl der Kopftetanus. *3. Lokalisation der Krämpfe.* Ungünstig ist Befallenwerden der Schlingmuskulatur (Ernährung, Schluckpneumonie!) und Atemmuskulatur (Erstickung!). *4. Mischinfektion* mit Eiter- und putriden Erregern ist ungünstig, spez. Sepsis.

Diagnose: Auf der Höhe der Krankheit leicht: Stöße und Starre (Trismus, Nackensteifigkeit, Schluckbeschwerden, Facies tetanica).

Frühdiagnose (therapeutisch wichtig!): *a) Klinisch:* 1. Prodromalsymptome, spez. Schwitzen, Kopfschmerz, Unruhe, gesteigerte Reflexerregbarkeit und lokale schmerzhafte Spannung, spez. auf Beklopfen; 2. später beginnende Starre, spez. Kieferklemme (Zahnabstand beim Mundöffnen und beim Zungezeigen sowie Abtasten der vorderen Masseterkante vom Munde aus, wobei sich diese besonders hart anfühlt; dies Zeichen ist im Gegensatz zu Parulis oder anderen bei Tetanus beiderseitig vorhanden!), Nackensteifigkeit (beim Aufrichten und Kopf der Brust nähern!), Zahnschmerz und Schluckbeschwerden (ähnlich Angina!). *b) Bakteriologisch:* Mikroskopisch und kulturell selten (am ehesten in Tarozzibouillon), dagegen im Tierversuch öfters aussichtsreich (Wundsaft, -schorf oder -gewebe, am besten mit gleichzeitigem Fremdkörper, z. B. Holzsplitter subcutan an der Schwanzwurzel bei weißen Mäusen macht Tetanus in 1–2–3 Tagen mit typischer Lähmung zunächst am gleichseitigen Hinterbein (Unilateralstarre); positives Resultat ist aber nicht absolut beweisend, da Tetanusbacillen auch ohne Erkrankung vorkommen, aber jedenfalls spezifische Therapie indizierend, s. u.).

Differentialdiagnose: Kieferklemme oder Schluckbeschwerden durch Kiefergelenkentzündung, Kiefererkrankung, Parulis, spez. Periostitis bei Zahnleiden und Weisheitszahndurchbruch, Parotitis, Mandelentzündung und -absceß, ferner Meningitis und Hirnabsceß,

Lyssa, Hysterie, Spasmophilie, Strychninvergiftung, Urämie, Muskel- und Gelenkrheumatismus, Tetanie, Trichinose.

Prophylaxe:

a) Chirurgisch (Wundprophylaxe). Frühzeitige Wundversorgung (spätestens innerhalb 24–48 Stunden durch Umwandeln der Wunde in eine tetanus*un*günstige Wunde); vor allem Entfernung aller Fremdkörper, Abtragung aller Nekrosen, breite Eröffnung, sorgfältige Wundexcision, breite Eröffnung und Drainage, u. U. Gliedabsetzung (bei kleinen Gliedabschnitten, wie Finger, Zehen) im Gegensatz zur primären Wundversorgung sind alle tetanusverdächtigen Wunden, selbst nach einwandfreier Excision offen zu lassen! Chemisch durch Desinfektion mit Wasserstoffsuperoxyd, Kaliumpermanganat, Chemotherapeuticis.

b) Serumprophylaxe. Der Schwerpunkt der Tetanusprophylaxe liegt in der Schutzimpfung. Durch möglichst frühzeitige Schutzimpfung, welche evtl. jede Woche zu wiederholen ist, läßt sich der Tetanus nahezu mit Sicherheit verhüten. Eine Unterlassung der Schutzimpfung ist gegebenenfalls als Versäumnis aufzufassen und kann eine Anklage wegen Kunstfehlers nach sich ziehen. Grundlage der Serumprophylaxe geht auf *v. Behring* und *Kitasato* (1890/91) zurück.

Indikation: Örtlich verschieden, in Gebieten mit endemischem Tetanus ist prinzipielle Prophylaxe erforderlich; bei günstigen regionalen Verhältnissen kann von Fall zu Fall entschieden werden. *Wirkungsdauer:* 0,05–0,1 IE/cm³ Antitoxin müssen im Serum vorhanden sein, um einen sicheren Schutz zu gewähren; durch Bestimmung des Antitoxintiters läßt sich die Dauer des Schutzes messen. Es ist eine passive und (am besten!) aktive Immunisierung möglich. Jeder Arzt sollte einige Ampullen Tetanus-Antitoxin oder Tetanus-Formoltoxoid, am besten von verschiedenen Tierarten vorrätig halten.

Indikation und *Technik:* Eine wirksame Prophylaxe ist allein möglich durch *aktive Immunisierung* der gesamten Bevölkerung mit Tetanol oder Tetatoxoid und Auffrischungsimpfung nach 5 Jahren. Die passive Serumprophylaxe ist kein sicheres Verhütungsmittel und außerdem nicht ungefährlich. Sie verliert noch während der Gefahrenperiode ihre Wirksamkeit. Es gibt keine gültigen Richtlinien für die Indikation zur Serumanwendung. *Bei Kleinkindern:* Mischimpfstoffe Di-Te-Pertussis. *Bei Frischverletzten:* (noch nicht aktiv geimpft) *Simultanimpfung* (1500–300 IE Fermo- oder Zymoserum + 0,5 Impfstoff an verschiedenen Körperstellen injiziert). Wiederholungsimpfung nach 2–3 Wochen nur mit 0,5 cm³ Tetanol oder Tetatoxoid.

Aktive Immunisierung: 3mal Tetanus-Adsorbatimpfstoff oder 3mal Tetanus-Formoltoxoid im Abstand von je 6–12 Wochen subcutan. Wiederholungsimpfung („injection de rappel"): 2 cm³ flüssiges Formoltoxoid subcutan.

Passive Immunisierung, („Serumprophylaxe): Noch nie Serum erhalten: 3000 IE-Antitoxin; schon Serum erhalten: 5000 IE-Antitoxin; jeder Serumgabe muß eine exakte Anamnese vorausgehen, sowie eine *intracutane Quaddel*, deren Reaktion 15 Minuten lang genau beobachtet wird.

Therapie: Beachte vor allem folgende Punkte:
1. Beseitigung des infektiösen Herdes.
2. Bindung des noch nicht an Nervenzellen fixierten Tetanustoxins.
3. Ausschaltung aller exogenen Reize.
4. Krampfbekämpfung.
5. Sorge um Atmung und Komplikationen (Pneumonie, Dekubitus).
6. Ausreichende Ernährung.

Zu 1. Breite und exakte Wundausschneidung mit Eröffnung aller Taschen und Offenlassen der Wunde, evtl. Amputation kleinerer Gliedmaßenabschnitte (Finger, Zehe), genau wie bei Tetanusprophylaxe; dazu Chemotherapie, obwohl die chemotherapeutische Beeinflußbarkeit des Tetanus wesentlich geringer ist als die serotherapeutische.

Zu 2. Abfangen des Toxins durch Antitoxingaben; so rasch als möglich Antitoxin in hohen Dosen i. v. und i. m.; zunächst stets eine Hautquaddel setzen und 15 Minuten beobachten, dann 30 000–40 000 IE langsam i. v. und die gleiche Menge i. m.; weitere 10 000 bis 20 000 IE i. v. und i. m. während der ersten 24 Stunden je nach Fall. Ist der Infektionsherd mit Sicherheit beseitigt, so ist weitere Antitoxingabe nicht notwendig; andernfalls muß das Antitoxin mehrere Tage weitergegeben werden; auf konzentriertes Serum ist zu achten, da sonst zu viel Phenol verabreicht wird. Fieberanstieg nach der Serumgabe ist die Regel. Antitoxinbehandlung nicht länger als 8 Tage, um anaphylaktische Erscheinungen zu vermeiden; intralumbale und intrathekale Zufuhr ist zwecklos (Antitoxin passiert die

Liquor-Hirnschranke nicht). Dagegen örtliche Wundumspritzung mit 12 000 IE. Die Serotoxoidtherapie ist noch umstritten, schadet jedoch nicht und kann daher vor der Antitoxingabe verabreicht werden (5 cm³ Formoltoxoid i.m.). Außerdem 1–2mal täglich 100 cm³ Periston-N (N = niedermolekular, Molekulargewicht 12 600) bis zu einer Gesamtmenge von 1000 bis 1500 cm³.

Liquorpumpe (Speransky): Lumbale Entnahme einiger cm³ Liquor und Injektion von 1 cm³ Aqua bidest (evtl. wiederholt) wirkt oft schlagartig durch vegetative Gesamtumschaltung.

Zu 3. Reichlich frische Luft. Lagerung des Kranken auf Decubitusmatratze (Wasserkissen, automatisch aufblasbare pneumatische Matratze); ruhiges, abgedunkeltes Zimmer.

Zu 4. Sehr bedeutungsvoll ist die *Krampfbekämpfung.*

Leichte Fälle: Sedativa, Hypnotica, evtl. 50 mg Avertin/kg Körpergewicht in Wasser aufgelöst, als Klysma gegeben, notfalls mehrmals innerhalb 24 Stunden zu wiederholen.

Schwerere Fälle: Kombination von Curarisierung und vegetativer Blockade. Dazu werden gegeben: Traubenzuckerkochsalzlösung 600 cm³ Vitamin B1, C, 150 cm³ Novocainlösung 1%ig, Megaphen 50 mg, Atosil 50 mg, Dolantin 20 mg, 3–4mal täglich bis zur Herabsetzung der Krampfbereitschaft und dem Aufhören der Krampfanfälle. Wird dies nicht erreicht, dann zusätzlich Curare (z.B. Flaxedil bis zu 500 mg täglich); Anwendung von Muskelrelaxantien nur dort erlaubt, wo Intubation und künstliche Beatmung, am besten im Rahmen einer Anästhesieabteilung, durchgeführt werden kann.

Schwerste Fälle: Bei Erstickungsanfällen infolge Bronchialspasmus und Zwerchfellkrämpfen ist Vertiefung der Potenzierung, Intensivierung der Curarisierung (Depotcurare in öliger Suspension i.m.) und physikalische Hypothermie mit Hilfe von Kühlaggregaten oder Eisbeuteln erforderlich; ferner Dauerbeatmung mittels Überdruckgeräten bei wiederholter Kontrolle des Blut-p_H-Wertes, des CO_2- und O_2-Gehaltes des arteriellen Blutes; Hypothermie vor allen Dingen bei der durch Serotherapie fast immer zustandekommenden Hyperthermie; bei Fortführung der vegetativen Blockade über mehrere Tage ist Wechsel des lytischen Coctails durch Anwendung von Spartein oder Magnesiumsulfat angezeigt.

Magnesium sulfuricum: 50–100 cm³ subcutan oder 40 cm³ 25–30%ige Lösung i.m. ist in allen Fällen schwersten Tetanus zusätzlich zu versuchen.

Zu 5. Infolge Bronchialspasmen, Aspiration und Ventilationsstörung, sowie mangelhafter Expektoration droht stets die Gefahr der *Pneumonie;* frühzeitige *Tracheotomie* erleichtert die wirkungsvolle regelmäßige Absaugung des sich anstauenden Bronchialsekrets. Intubation durch die Tracheotomie und ständige kontrollierte Beatmung. Anfeuchten der Atemluft und antibiotischen Zusatz durch regelmäßige Aerosolinhalation. Laufende *Chemotherapie* zur Infektionsprophylaxe!

Dauerkatheter in die Blase zur ständigen Harnentleerung; bei Anurie und Rest-N-Anstieg evtl. Darm-(Coecostomie) oder Peritonealdialyse mit Dialysierflüssigkeit (s. dort).

Häufige Umlagerung, Decubitusbett, Blutbild- und Blutzuckerkontrollen, chemotherapeutische Augensalbe zur Prophylaxe einer Ulcusrodens-Perforation, Verstärkung der Chemotherapie bei Epididymitis; bei bestehenbleibenden Lähmungen und Contracturen heilgymnastische *Übungsbehandlung* sofort nach Abklingen der Krampfphase.

Zu 6. Ernährung: Genügend reichlich, aber flüssig, mindestens täglich 2000 Kal. und zusätzlich 1000 cm³ Flüssigkeit, u.U. Zufuhr durch Magensonde, Bluttransfusionen, zweckmäßig mit Blut von aktiv Immunisierten, bei sehr schweren Schlingkrämpfen evtl. Gastrostomie.

4. Diphtherie

ist eine spezifische Infektionskrankheit mit fibrinöser Entzündung und Nekrose an Schleimhäuten, bedingt durch Diphtheriebacillus, *Diphtheroid* ist eine unspezifische fibrinöse Entzündung im Rachen und Kehlkopf im Gefolge der verschiedensten Infektionskrankheiten (Typhus, Keuchhusten, Pneumonie).

Erreger: Diphtheriebacillus (*Klebs-Löffler* 1883): Schlankes, oft etwas gekrümmtes Stäbchen (ebenso lang, aber breiter als der Tuberkelbacillus); mit kolbiger Anschwellung des einen Endes („keulenförmig"), aber ohne Sporen; typisch gelagert: parallel („pallisadenartig") oder divergierend („handschuhfinger-, fächer-, hirschgeweihartig"); grampositiv, aber nicht stark (Vorsicht bei Entfärbung!); Färbung mit alkalischem Methylenblau (*Löffler*), Karbolfuchsin (*Ziehl*) oder nach Gram. *Kultur: Löfflers* (Hammel) Blutserum und Glycerinagar (hier neben Staphylo- und Streptokokken als stecknadelkopfgroße, halbkugelige, weißgraue, undurchsichtige, feuchte, gekörnt-gezackte Kolonien)

Tierversuch: Meerschweinchen sterben innerhalb von 5 Tagen durch Vergiftung bei Injektion der Erreger bzw. der bakterienfreien Toxine (Sektion ergibt hämorrhagisches Infiltrat an der Impfstelle, serösen Erguß der Brust- und Bauchhöhle, Nebennieren groß und blutreich usw.). Erreger wirkt vor allem toxisch durch Giftproduktion, er entwickelt auch *Endotoxin,* das durch Antitoxin nicht beeinflußt wird.

Übertragung: a) *Unmittelbar* durch Küssen, Anhusten, Annießen usw. oder seltener; b) *mittelbar* durch Eßgeräte, Taschen- und Handtücher usw. seitens Diphtheriekranker oder Bacillenträger (d. h. Personen, welche Bacillen beherbergen infolge überstandener Krankheit oder infolge Verkehrs mit Kranken). Besonders disponiert sind Kinder von 2–4–6 Jahren, weniger Säuglinge und Kinder nach dem 10. Jahr sowie Erwachsene, und zwar immer weniger mit zunehmendem Alter; prädisponierend wirken Katarrh der oberen Luftwege, Angina usw.

Unfallzusammenhang ist u. U. gegeben für Hals- und für Wunddiphtherie bei Ärzten und Krankenpflegern.

Inkubationszeit: 2–5 Tage und mehr.

Klinik: a) **Wunddiphtherie.** *Vorkommen:* Früher (in der vorantiseptischen Zeit) häufiger, namentlich endemisch, z. B. in Kinderspitälern, jetzt nur noch bisweilen, am ehesten an der Tracheotomiewunde und manchmal, auch endemisch an sonstigen Wunden und Geschwüren, spez. an solchen von Amputationsstümpfen sowie bei Erfrierung und bei Stellen mit schlechter Durchblutung. *Entstehung* durch Übertragung von Rachendiphtherie desselben oder anderer Patienten, auch Bacillenträger oder von Wunddiphtherie anderer Patienten. *Symptome:* Wechselnd; meist akut fortschreitende Gangrän der Wunde mit dicken, schmierigen und schwer abzulösenden Belägen, später mit jauchig zerfallenden Nekrosen nebst blaurotem, evtl. blasigem Randsaum; gewisse Unterschiede bestehen, je nachdem, ob eine frische oder granulierende Wunde befallen wird. *Formen:* Serös oder fibrinös oder nekrotisierend, auch phlegmonös (Mischinfektion!). *Komplikationen:* Vgl. Diphtherie, spez. Lähmungen, auch Myocarditis; die praktische Bedeutung liegt vor allem in der Gefahr der Weiterverbreitung der Diphtherie auf andere Wunden, auf Operationswunden und auf Rachen von Ärzten, Pflegern und Patienten. *Diagnose:* Bakteriologisch durch Präparat, Kultur und Tierversuch (Abstrich nicht von der Wundfläche, sondern vom Rand unter der abgehobenen Haut; *Cave* diphtherieähnliche Saprophyten, spez. Pseudodiphtheriebacillen, welche auf Wunden häufig vorkommen und nur durch Sondernährböden und Tierversuch unterscheidbar sind). *Prophylaxe:* Isolierung (bis zum 3maligen Freisein von Bacillen bei Untersuchung in einwöchigen Pausen) sowie bei Tracheotomie Jodoformgaze um die Trachealkanüle. *Therapie:* Elektrokoagulation der nekrotischen Bezirke, schonendes Ablösen der Beläge durch feuchte Verbände (Chinosol, Sulfoliquid), *örtlich:* Marfanillösung 2%, Serumkompressen, *allgemein:* Vitamine in schweren Fällen Antitoxinbehandlung, Höhensonne, Sterilux (auch lokal), evtl. aktive Immunisierung mit Anatoxin bei negativem Schick-Test und Lebensalter unter 35 Jahren.

Bei Verletzung (Stich oder Schnitt) von Ärzten oder Pflegepersonal entsteht durch Diphtheriebacillus mitunter auch eine *Zellgewebsentzündung* ähnlich der Phlegmone.

b) **Schleimhautdiphtherie.** *Lokalisation:* Meist Tonsillen, Gaumenbögen und Pharynx, von da evtl. übergreifend auf Nase und Nebenhöhlen (primär selten!), Larynx (primär selten!), Trachea, Bronchien und Lungen, Mittelohr, Conjunctiven (bei Ärzten hier auch primär durch Anhusten; empfehlenswert ist bei Untersuchung und Behandlung Diphtheriekranker eine Schutzbrille!), selten Speiseröhre und Magen, bisweilen Vulva und Vagina.

Symptome: Außer Allgemeinerscheinungen mit hohem, manchmal aber niedrigem Fieber und Lymphdrüsenschwellung zunächst Entzündung der Schleimhaut; dann kleine, weißliche, wenig erhabene und leicht abwischbare Flecken; später ausgedehnte, auch auf Gaumen, Zäpfchen und Rachen übergreifende, grauweiße bis gelbgrünliche und zusammenhängende Beläge mit eigentümlich süßlichem Geruch, später tiefergreifende, nur schwer und unter Zurücklassen von blutenden Defekten entfernbare Membranen (auf der mehr oder weniger tiefen Ausdehnung der Membranen beruht die frühere Unterscheidung in kruppöse und diphtherische Veränderungen; beides sind hier aber nur verschieden schwere Formen desselben spezifischen Prozesses!); schließlich Abstoßung der Membranen (bei Erwachsenen nach einem oder mehreren Tagen, bei Kindern nach einer Woche), bisweilen bei Mischinfektion mit tiefen, bis auf Knorpel und Knochen reichenden Geschwüren (z. B. in Larynx und Nase) oder mit Gangrän ganzer Schleimhautbezirke; dadurch narbige Stenosen (z. B. im Larynx).

Komplikationen: 1. *Lokal* im Rachen *Schlingbeschwerden*, in der Nase *blutig-eitriger Ausfluß*, im Kehlkopf *Heiserkeit und Husten* sowie spez. bei kleinen Kindern (enges Lumen!), *Larynxstenose mit Erstickungsgefahr* (Einziehungen!) infolge Membranbildung, Sekretmassen und Schleimhautschwellung, evtl. trotz Tracheotomie fortbestehend, nämlich beim Absteigen des Prozesses in die Lunge; man unterscheidet drei Stadien: 1. Prodromalsymptome, 2. Stenose mit Atmungskompensation, 3. Dekompensation; Operationsanzeige ist gegeben bei Atemnot, Stridor, angestrengter Arbeit der Hilfs-, spez. Bauchmuskulatur, Einziehungen in Kehl- und Magengrube sowie Unruhe und Pulsbeschleunigung; zur Asphyxie mit Cyanose und Somnolenz darf man es nicht kommen lassen, da sonst Kohlensäureüberladung des Gehirns erfolgt. *2. Allgemeinintoxikation* mit Herzschwäche (Myokarditis, um so ernster, je früher sie auftritt); auch mit plötzlichem Spättod. *3. Albuminurie oder akute Nephritis* (toxisch). *4. Periphere Lähmungen* infolge toxischer Neuritis, evtl. mit nachfolgender zentraler Degeneration: a) als *Frühlähmung* bei schweren Fällen; in etwa 10%; meist am Gaumensegel mit Verschlucken; b) als *Spätlähmungen*, d. h. nach der 3. (2.–4.) Woche; meist an Gaumensegel und Schlundmuskulatur (mit Störung von Sprache und Nahrungsaufnahme: nasale Sprache und Regurgitierern ferner an Augenmuskeln (mit Unfähigkeit zu lesen), selten an Facialis, Stimmbändern, Zwerchfell und Intercostalmuskulatur (seltenste, aber gefährlichste Komplikation!), Rumpf und Gliedern oder als „Pseudotabes diphtherica" mit Schwäche sowie Ataxie und Fehlen der Patellarreflexe, bisweilen Hemiplegie infolge Hirnblutung oder Embolie. *5. Bronchopneumonie* infolge Aspiration oder Fortschreitens der Krankheit abwärts. *6. Mischinfektion* mit Eitererregern, spez. Streptokokken oder Staphylokokken, Pneumokokken u. a. (evtl. Absceß, Phlegmone, Nekrose) oder mit putriden Erregern, auch Allgemeininfektion (evtl. mit Hautblutungen, Gelenkentzündung, Endocarditis, Nephritis, Otitis usw.; im Blut Streptokokken oder andere nachweisbar; oft ähnlich einer septischen Angina: schwere nekrotisierende Geschwüre mit bräunlich-schwarzen Belägen, penetrantem Foetor, Lymphadenitis und Periadenitis an Kieferwinkel und Hals; septisches Bild; nicht reagierend auf Diphtherieheil-, aber evtl. auf Streptokokkenserum; sehr oft (50% und mehr) tödlich in wenigen Tagen an Kreislauf- und Herzschwäche: sog. „maligne D." oder „D. gravissima").

Prognose hängt ab von den Komplikationen (man unterscheidet lokalisierte, allgemeine und septische Diphtherie), im übrigen vom Epidemiecharakter (Virulenz!) sowie von Lokalisation und von Fortschreiten des Prozesses (Kehlkopf-, Lungendiphtherie). Letalität im Kindesalter groß, und zwar im ersten Jahre 30–40%, mit dem Alter abnehmend, später durchschnittlich 3–10%, bei toxischer Diphtherie fast 50%. Tod meist in der ersten Woche (3.–5. Tag) durch Asphyxie, Allgemeinintoxikation, Sepsis oder Pneumonie sowie durch Atem- und Schlucklähmung, aber auch durch Herzschwäche noch in der Genesung. Von den Tracheotomierten sterben etwa $^1/_3$, und zwar meist an Intoxikation bei zu später Behandlung.

Differentialdiagnose: Cave! Angina (weiß-gelbe und verstreute sowie auf die Tonsillen beschränkte Beläge bei hohem Fieber und entsprechend beschleunigtem Puls, aber Lymphdrüsenschwellung gering oder fehlend), auch *Aphthen* und *Angina Plaut-Vincent* sowie *Agranulocytose* (s. da), bei Erwachsenen auch *Syphilis* im 2. Stadium (kein Fieber, dagegen sonstige Luessymptome und indolente Lymphdrüsenschwellung), im Dyspnoestadium auch *Pneumonie* (Atmung beschleunigt und abgeschwächt sowie ohne inspiratorische Einziehungen) und bei Lähmung auch *Poliomyelitis* sowie bei Nasendiphtherie *Schnupfen, Fremdkörper, Lues* usw.

Diagnose: Stets (spez. wegen Serumtherapie!) ist zu fordern bakteriologischer Nachweis: Sekret von Tonsillen, Nase, Rachen, Kehlkopf, Conjunctiven, Wunden usw. (ohne deren vorherige Desinfektion!) mittels sterilen Wattebausches *abstreichen*! und an bakteriologische Untersuchungsstelle einschicken; untersucht wird sofort direkt vom Abstrich (nicht ganz sicher) mikroskopisch (Carbolfuchsin- und Gramfärbung) und kulturell (von *Löfflers* Serum- und von Glycerinagarplatten Abklatsch- und später Abstrichpräparat nach 6–12–24 Stunden); gegenüber diphtherieähnlichen Erregern ist wichtig: Gramfärbung, Form, Lagerung und Polkörnchenfärbung (Xerose- und Pseudodiphtheriebacillen sind kürzer und dicker, nicht typisch gelagert und ohne Polkörnchenfärbung), evtl. weitere Identifizierung durch Kultur, Tierversuch (bei Impfung mit der betreffenden Kultur typische Erkrankung und Tod, dagegen bei Impfung und gleichzeitiger Heilserumapplikation keine Erkrankung und Tod) und Agglutination. Sonst ist für die Diagnose wichtig eigentümlicher Foetor ex ore, Pulsfrequenz u. a. sowie starke Halsschmerzen.

Prophylaxe: Desinfektion und Isolierung der Kranken, auch der Bacillenträger bis zum Bacillenfreisein (3 Abstriche an drei aufeinanderfolgenden Tagen müssen negativ sein!). Lokale Anwendung von Desinfizientien ist zwecklos. Daher kein Pinseln, Gurgeln usw.; hingegen ist Penicillin lokal und parenteral wirkungsvoll. Bei Hausepidemie: *passive* Schutzimpfung der Familienangehörigen, spez. Geschwister, welche am besten auswärts untergebracht werden, mit 500–1000 A.-E. Heilserum subcutan oder intramuskulär (Impfschutz tritt sofort ein innerhalb 24 Stunden und hält bis 2–3–4 Wochen vor; Nachteil ist die Präparation der Anaphylaxiebereitschaft, daher verwende man Serum *anderer* Tierart oder Antianaphylaxieerzeugung und belehre den Patienten für evtl. spätere Serumeinspritzung). *Aktive* Immunisierung mit Alaun-Toxoid zweckmäßig in Kombination mit Scharlach-Keuchhusten-Tetanus kann im Gegensatz zu der vorgenannten passiven einen für mehrere (etwa 2) Jahre anhaltenden Schutz gewähren, dies aber erst nach einigen (4) Wochen und erst bei wiederholter Zufuhr (0,5, cm³ bei älteren Kindern 0,3 cm³ und bei Erwachsenen 0,2–0,1 subcutan 2mal in Abständen von 4–6 Wochen); diese aktive Schutzimpfung wird jetzt für kleine Kinder zur allgemeinen Anwendung empfohlen, und zwar im 2. und wiederholt im 6. Jahr. Bei Gefährdung vor Eintritt des aktiven Impfschutzes ist die passive Impfung hinzuzufügen. Empfänglichkeit für Diphtherie ist feststellbar durch Hauttest nach *Schick*: 0,1 cm³ Diphtherietoxin intrakutan ergibt innerhalb von 48 Stunden Rötung und Schwellung bei erhöhter Bereitschaft, negativer Ausfall bedeutet nur geringere Anfälligkeit.

Therapie: **a) Antitoxisch.** *Heilserum (Behring 1890). Technik:* 1. Intramuskulär oder ganz ausnahmsweise in dringenden Fällen (jedenfalls angezeigt in schweren, spez. späten Fällen, aber sonst weder ganz unbedenklich noch immer notwendig!) intravenös bzw. intramusculär und intravenös zugleich (subcutane Gabe ist falsch!). 2. möglichst frühzeitig, am besten sofort (in verdächtigen Fällen auch ohne Abwarten der bakteriologischen Diagnose! Letalität steigt mit jedem versäumten Tag. 3. in genügend hoher Dosis nicht unter 1500–3000–5000 AE, bei schweren oder schon vorgeschrittenen Fällen Mehrfaches: 5000–10000–15000 AE und mehr; im übrigen je nach dem Alter, wobei etwa 300 bis 500 AE auf 1 kg Körpergewicht berechnet werden, meist 10–20 (6–30)000 AE bei Erwachsenen, bei toxischer Diphtherie 50000–60000 AE und bei Kindern bis 20000 AE intramuskulär und evtl. auch intravenös, evtl. wiederholt, und zwar in schweren Fällen innerhalb 24 Stunden. *Wirkung:* Antitoxisch, und zwar günstig *allgemein* (Intoxikation, Fieber) und *lokal* (Beschränkung, Membranabstoßung, Stenose, Lähmung). Einmalige Injektion genügt im allgemeinen. Unterlassen bzw. ungeeignete, zu späte oder ungenügende Ausführung der Serumtherapie gilt mit Recht als großer Fehler. *Nebenwirkung:* Serumkrankheit (vgl. Anaphylaxie und Tetanus!); ratsam ist Fermoserum. Versagen muß die Serumtherapie natürlich bei zu später oder zu geringwertiger Anwendung sowie bei septischer Mischinfektion, wobei Streptokokken- oder Gasbrandserum (Höchst) gleichzeitig zu geben, auch Bluttransfusion zu versuchen ist. Lähmungen sind wohl durch Serum nicht beeinflußbar; zu versuchen ist auch Formoltoxoid, Vitamin B_1 und P, 2–3 Stunden vor Serumgabe 5–10 cm³ intravenös, Wiederholung 5–10 Tage lang.

b) Lokal. Bettruhe, leichte Kost, frische Luft, Absaugen, Prießnitzumschlag bzw. Eiskravatte um den Hals sowie Kochsalzinhalationen und Gurgelungen mit Wasserstoffsuperoxyd-, Kal.-permang.-, Borax- usw. Lösung, chemische und mechanische Maßnahmen sind aussichtslos; Penicillin (400000 IE täglich 3–5 Tage lang).

c) Symptomatisch (bei Komplikationen): Larynxstenose mit zunehmendem inspiratorischem Stridor (Umschläge, Dampfspray, Frischluft und Narkotica oder Hypnotica: Chloralhydrat, Narconumal, Codein; evtl. *Tracheotomie* oder Intubation (vgl. Abb. 527); bei Kreislauf- und Herzschwäche: (Bettruhe, Strophantin ($1/8$–$1/4$ mg 1–2mal täglich i.v.) nur bei deutlicher Insuffizienz (Lungenstauung, Ödeme). Bei Schock-Kollaps: Kreislaufmittel, Infusionen, Bluttransfusion; bei Lähmungen (Elektrisieren, Strychnin, Vitamin B (Betaxin forte oder Benerva forte = 25 mg i.v. 2mal wöchentlich). Bei Schlucklähmung: Sondenernährung. Bei Atemlähmung: Intubation und kontrollierte Beatmung. Zur Nebennierenstütze: Nebennierenextrakte (Pankortex) i.v. oder Desoxycorticosteron (Percorten) i.m. Ascorbinsäure 0,5–1,0 g täglich i.m. und i.v.

Angina Plaut-Vincent: Diphtherieähnliche Schleimhautentzündung mit krümeligschmierigem Belag bei wenig haftenden Membranen und später schmierig-graue Geschwüre an Mandeln, Zahnfleisch und Wangenschleimhaut nebst geringer Drüsenschwellung, aber ohne höheres Fieber und Allgemeinstörung. *Vorkommen:* Bei Jugendlichen und Erwachsenen; meist *einseitig. Diagnose bzw. Bakterienbefund:* Neben Kokken finden sich im gefärbten Abstrich spindelförmige (fusiforme) Bazillen und Spirillen (*Fuso-Spirillose*); doch ist beweisend nur ein massenhaftes Auftreten der Erreger, während diese auch sonst saprophytisch in der Mundhöhle vorkommen. *Differentialdiagnose:* Angina, Diphtherie, Lues, Tumor usw. *Prognose:* Gut; in der Regel ohne Komplikationen ausheilend in 2 bis 3 Wochen. *Therapie:* Wie bei Angina 3–4 Tage lang 300000 E Penicillin täglich. *Cavé!* allzu intensive chemische und mechanische Lokalbehandlung.

5. Milzbrand (Anthrax)

Erreger: Milzbrandbacillus, Bac. anthracis (*Pollender* 1849, *Davaine* 1863 und *Robert Koch* 1876): Großes und dickes Stäbchen mit scharfkantigen verdickten Enden (zylindrisch), oft in Fäden („Bambusform"); grampositiv; mit Kapsel; mit mittelständigen („perlschnurartigen") Sporen, welche stark lichtbrechend und schwer färbbar sind; sehr resistent (daher zu Desinfektionsprüfung verwandt). Nachweis der Erreger erfolgt in Auswurf, Kot und Karbunkel sowie Blut. Kultur auf Gelatine typisch gekräuselt, d.h. mit im Bogen zurückkehrenden Fäden („löwenmähnen-" oder medusenartig": Klatschpräparat!) und als Agarstich mit seitlich rechtwinklig abzweigenden Borsten („ähnlich einem umgekehrten Tannenbaum"). Bei weißen Mäusen (auch Meerschweinchen und Kaninchen) nach 1–2 Tagen sulz ghämorrhagisches Ödem der Impfstelle an der Schwanzwurzel subcutan, Milz vergrößert, dunkelrot-schwarz und weich (daher „Milzbrand"), in den Blutgefäßen der inneren Organe massenhaft vermehrte Bakterien (Tod, aber wohl weniger mechanisch als toxisch). Vorkommen beim Weidevieh (Rind, Schaf, Pferd usw.); meist als Darmmilzbrand mit dem Futter auf exkrementverseuchten Weideplätzen; in einzelnen Gegenden endemisch; die Sporen halten sich evtl. jahrelang in Erde, Kot, Fell, Lumpen, Papier, Borsten usw.

Inkubationszeit: 1–14 Tage.

Symptome: 4 Formen beim Menschen (je nach der Eingangspforte): *pulmonal, oropharyngeal, intestinal* und *cutan:*

a) Lungenmilzbrand (auch *Hadernkrankheit*, Wollsortiererkrankheit): Selten heutzutage; durch Einatmen sporenhaltigen Staubes beim Sortieren von Lumpen, Fellen, Häuten, Futtermitteln usw. in Papier-, Woll-, Borstenfabriken, Roß- und Kamelhaarspinnereien usw.; auch metastatisch; endet unter Anthraxbronchitis, -pneumonie, serös-hämorrhagischer Pleuritis und Mediastinitis meist tödlich.

Diagnose: Sputumuntersuchung.

b) Oropharyngeal. Übertragung durch Zahnbürsten, Lokalisation an Zunge, Laryngopharynx, Glottis (Glottisödem!!).

c) Darmmilzbrand. Noch seltener heutzutage; entweder auf dem Blutweg oder durch Genuß von ungekochtem Fleisch, Milch usw. kranker Tiere bzw. durch Infektion seitens verunreinigter Finger; unter dem Bild einer schweren Enteritis; fast immer tödlich. *Diagnose:* Stuhluntersuchung.

d) Äußerer oder Hautmilzbrand. Am häufigsten und chirurgisch am wichtigsten; durch Infektion von Wunden, oft von kleinen Riß- oder Kratzwunden, Insektenstichen usw., vielleicht auch durch die unverletzte Haut von Haarbälgen; besonders an den unbedeckten Körperstellen: Vorderarme und Hände streckseits sowie von da durch Kratzen oder dgl. Gesicht, spez. Wangen, Kinn, Stirn, Augenbrauen u.a. (am häufigsten!) und Hals usw., dagegen so gut wie nicht an bekleideten Körperstellen: Rumpf und Beinen und am behaarten Kopf, aber gelegentlich doch durch Berühren der betreffenden Stelle, z.B. Penis mit infizierten Fingern; fast stets im Beruf erworben (daher wohl meist anzuerkennen als entschädigungspflichtige Berufskrankheit!) und zwar vorkommend bei Schlächtern, Abdeckern, Schäfern, Viehhändlern, Landwirten, Tierärzten, Kutschern, Leder-, Roßhaar-, Pelz-, Handschuh-, Borsten-, Pinsel-, Papierarbeitern, Schuhmachern, Gerbern, Sattlern usw., auch am Nacken bei Felle auf der Schulter tragenden Hafenarbeitern; im Gesicht auch durch Rasierpinsel und am Nacken durch rohe Häute; bisweilen bei Schlächtern, welche beim Schlachten milzbrandkranker Tiere das Messer in den Mund genommen haben, auch an den Lippen; schließlich als Laboratoriumsinfektion. a) meist als *Milzbrandpustel* und *-karbunkel:* Zunächst kleine, gerötete und juckende, aber schmerzlose Stelle, später (nach 1–2 oder mehr Tagen) blaurotes Bläschen mit blutig-serösem, bei Mischinfektion mit eitrigem Inhalt (*Milzbrandpustel: Pustula maligna*), dann mißfarbener Schorf (sog. „Brandschorf") eingesunken inmitten entzündlichen Infiltrats mit Randwulst und mit ausgedehntem Ödem als sog. *Milzbrandkarbunkel;* b) daneben als hartes Ödem mit Rötung: *Milzbranderysipel,* z.B. an Lidern, Wange und Hals bei Gesichtskarbunkel, evtl. Nekrose; *Milzbrandphlegmone* mit blaßgelbem, gelatinösem Ödem mit Sphacelusflecken der Haut, Handteller und Fingerbeugeseiten freilassend. *Folgen:* Nekrosen, Thrombophlebitis, Meningitis. *Embolischer Hautanthrax:* Stammt aus streuendem Innenherd; erscheint als hämorrhagische Flecken, Knötchen, Bläschen im Gesicht und am Stamm.

Komplikation: Allgemeininfektion Endstadium aller schweren Fälle, auch Meningitis.

Diagnose (außer Anamnese und Symptomen): Erregernachweis mikroskopisch (unbeweglich, grampositiv, Sporen- und Kapselfärbung!), kulturell und im Meerschweinchenversuch (positiv nach 24–36 Stunden) aus Pustelinhalt oder Ödemsaft bzw. Sputum bzw. Faeces, bei Allgemeininfektion auch aus Lumbalpunktat, und zwar in der ersten Woche.

Differentialdiagnose: Eitriger Karbunkel, Phlegmone bzw. Panaritium, Gasbrand, Noma, Rotz und Erysipel, bei Lungenmilzbrand auch Pneumonie.

Prognose: Bei innerem Milzbrand ungünstig (50–80% Mortalität), bei äußerem nicht ungünstig (16–32% Mortalität); aber stets zweifelhaft, besonders ungünstig an Gesicht, spez. Lippen und vor allem Hals (Schluckpneumonie und Glottisödem!), sowie bei eintretender Allgemeininfektion, welche sich durch höheres Fieber kenntlich macht; dagegen günstig an den Gliedmaßen und sonst bei langsamem Verlauf über 1 Woche und mehr.

Prophylaxe: Desinfektion bzw. Vernichten der Tiere (durch Verbrennen oder tiefes Vergraben), Felle, Ställe usw. sowie Gewerbeschutz und Fleischbeschau, auch Reinlichkeit an Körper und Kleidung. Serum?

Therapie: Bettruhe, Hochlagerung, Ruhigstellung mit Schiene, Wärme, Sulfonamidge oder antibiotischer Salbenverband; in schweren Fällen hochdosierte Chemotherapie (Penicillin) und Serumtherapie (25–250 cm³ und mehr Milzbrandserum (*Sobernheim*) lokal und intramuskulär bzw. intravenös baldigst und für mehrere, nämlich 2–6 Tage, und zwar bis 100 cm³ täglich und im ganzen bis 1000 cm³) neben entsprechender Allgemeinbehandlung (man behandle streng *konservativ* (*v. Bergmann*) Cave Incidieren, Excidieren, Ausbrennen und Auskratzen sowie häufiger Verbandwechsel und Abzupfen des Schorfes (sonst Bakterienresorption mit Allgemeininfektion!); der Milzbrandkarbunkel stellt ein „Noli me tangere" dar.

6. Rotz- oder Hautwurm (Malleus)

Erreger: Rotzbacillus (*Löffler* und *Schütz*): Schlankes und kleines Stäbchen mit leicht abgerundeten Ecken (ähnlich dem Tuberkelbacillus, nur dicker und gleichförmiger); gramnegativ; unbeweglich; evtl. mit Polkörnchen, aber ohne Sporen. Kultur auf Blutserum, Glycerin, Bouillon oder Agar (mit aromatischem „Hopfen"geruch in 1–6 Wochen), Kartoffel (hier charakteristisch als rotbrauner und transparenter Belag „wie Honig oder Bernstein") usw. Männliche Meerschweinchen erkranken bei subcutaner oder intraperitonealer Injektion nach 2–3 Tagen an Hodenschwellung und -vereiterung sowie teigigem Infiltrat, später pemphigus- auch karbunkelartigem Geschwür der Impfstelle, Lymphdrüsenknoten und -vereiterung und sterben nach wenigen Wochen mit Rotzknoten in den inneren Organen.

Übertragung: Abgesehen von Laboratoriumsinfektion (große Gefahr!) vorkommend bei entsprechenden Berufsgruppen; übertragen von Pferden, Eseln, Maultieren, Hund und Katze (aber nicht vom Rind!) durch Eiter der Haut- oder der Maul- und Nasenschleimhautgeschwüre, aber auch mittelbar durch Haare usw., an welchen sich die Rotzbacillen recht lange halten; besonders gefährlich ist der *chronische Rotz*, da er oft nicht erkannt wird (bei Pferden ist Rotz in 90% chronisch!). *Diagnose* des Tierrotzes: Schwellung der Kehlgangsdrüsen sowie Malleinreaktion, Agglutination und Komplementbindung.

Inkubationszeit: 3–7 Tage.

Vorkommen: Beim Menschen vereinzelt, jedoch sind Epidemieen bekannt (Moskau 1919).

Lokalisation: An Händen oder Gesicht, bisweilen Lippen, Nase und Augenbindehaut.

Formen: **a) Akuter Rotz.** Schwere septische Allgemeininfektion mit Fieber und Allgemeinsymptomen, evtl. mit metastatischen Abscessen in Subkutis, Muskeln, Knochen und Gelenken sowie in Hoden, Lungen usw.; Nasenrotz an Septum und Choanen; Lungenrotz in Form pseudokäsiger Pneumonie; Darmrotz nach Genuß rotzigen Fleisches. Ferner charakteristische Hautveränderungen: (pemphigus- oder varioloartiges) pustulöses Hautexanthem (Rotzpustel), multiple cirkumscripte Hautinfiltrate oder (erysipelartige) abgegrenzte Hautrötung, Lymphangitis, Rotzbubonen, Thrombophlebitis, starke Schmerzen; fast stets tödlich in spätestens 1–3 Wochen.

b) Chronischer Rotz. Hautinfiltrate in Form größerer karbunkelartiger Knoten und rosenkranz- oder wurmförmiger Stränge (daher „Hautwurm"!), übergehend in unregelmäßige, zusammenhängende, schmierige und buchtige Geschwüre, bisweilen (ähnlich syphilitischen) nierenförmig und mit stinkendem Sekret, Abscesse mit stinkendem, dünnflüssigem Eiter, außerdem Schwellung und Vereiterung der Lymphdrüsen („Rotzbubonen") sowie Knoten, Geschwüre und Abscesse längs den Lymphbahnen; in etwa 50% ausheilend in Monaten bis Jahren, aber manchmal rezidivierend.

Differentialdiagnose: a) bei *akutem* Rotz: Typhus, Gelenkrheumatismus, Sepsis, Variola Erysipel, Milzbrand, Grippe, Pneumonie, Melioidosis (septikopyämische meist tödliche rotzartige Erkrankung in Indien und Afrika); b) bei *chronischem* Rotz: Syphilis, Hauttuberkulose und Aktinomykose.

Diagnose (außer Anamnese, Beruf, Tierrotz usw. und klinischen Symptomen): *Bacillennachweis* in Eiter, Knotensaft und Drüsengewebe, und zwar mikroskopisch und kulturell (beides wenig aussichtsreich!), besser im Tierversuch, ferner spez. bei den chronischen Formen durch cutanen, subcutanen oder conjunctivalen Malleintest; durch Komplementbindungsreaktion, Probeexcision, evtl. ex non juvantibus der Mißerfolg einer antiluischen Kur.

Prophylaxe: Feststellen, Isolieren und evtl. Vernichten der kranken Tiere.

Therapie: a) *lokal:* Elektrochirurgische Absceßspaltung sowie Exstirpation der Geschwüre und Knoten (*Cave!* Auskratzen, Abreiben usw.); evtl. Gliedabsetzung; b) *allgemein:* Massive Chemotherapie mit Breitspektrum antibiotica, Nasen-Mundspülung, Ruhigstellung erkrankter Gliedmaßen, Vaccination.

7. Morbus Bang (Brucellosis)

Erreger: Brucella abortus Bang (1927). Rundlich-ovales, kokkenähnliches, als Einzelkeim oder in Kurzketten auftretendes Stäbchen, durch dessen Zerfall das krankheitserregende Endotoxin entsteht; gelangt vom infizierten Kuheuter in die Milch und ist für alle Säugetiere konditionell pathogen; Testtier ist das Meerschweinchen. Aus Blut kranker Tiere und Menschen schwer zu gewinnen; dagegen aus Colostrum, Milch, Gelenkflüssigkeit, Abscessen, Stuhl und Urin bei genügender O_2-Spannung gut züchtbar. *Übertragung:* meist alimentär-enterogen durch Genuß von roher Milch (Milchverseuchung stellenweise bis zu 40%!), von Rohrahm und Brucella haltiger Butter oder als Kontaktinfektion durch direktes Einreiben der Erreger (Melker, Landwirte, Tierärzte, Laboratoriumsinfekte). Percutaninfektion infolge rascher und massiger Einschwemmung, meist schwerer verlaufend. Infektionsvermittler sind auch Pferd und Hund, letzterer besonders für Kinder. Hauptbetroffen ist der Mann ($2/3$ der Fälle) in seinem aktivsten Lebensalter (20.–50. Jahr).

Inkubation: 3–20 Tage, selten bis zu 6 Monaten, je nach Keimvirulenz und Immunitätslage des Organismus.

Symptome: Verschieden stark ausgeprägt, je nachdem, ob eine stille Infektion (symptomlos), eine subklinische oder ambulatorische Form („Febricula", Mattigkeit, Schlaflosigkeit, pseudoneurasthenische Reizbarkeit) oder der Vollinfekt vorliegt; letzterer erscheint mit Bronchitis, intestinaler Grippe, Ikterus katarrhalis, gelegentlich als akute Appendicitis, Cholecystitis; Charakteristica sind wochenlang bestehendes ondulierendes Fieber, rheumatisch-neuralgische Beschwerden, subakute und chronische Arthritis, Leukopenie, Lymphocytose, Milzschwellung (in 80% der Fälle), Lebervergrößerung (in 40% der Fälle), Bilirubinämie, Urobilin und Urobilinogen im Urin; Hepatosplenomegalie ist Folge der spezifischen Erkrankung beider Organe; Abort bei Schwangeren, Vaginitis, Endometritis und Amenorrhoe bei Virgines; Verlauf im Durchschnitt 3 Monate, sofern geeignete Therapie eingeleitet wird; bei Unbehandelten wesentlich länger, sogar über Jahre.

Prognose: Günstig, Mortalität 2%. Zuverlässige Dauerheilung mit endgültiger Keimvernichtung bleibt fraglich.

Diagnose: In typischen Fällen leicht aus den klinischen Symptomen, bei verschleierten Fällen durch Agglutinin- (positiv in 96%), Komplementbindungs- und Cutantest. *Differentialdiagnose:* Typhus. *Prophylaxe:* Vermeiden roher Milch (Pasteurisieren vernichtet die Brucellen); Desinfektion der Ausscheidungen; Fruchtwasser und Scheidensekrete einer abortierenden Frau sind hochinfektiös und besonders sorgfältig zu desinfizieren. Infektion von Mensch zu Mensch kaum je beobachtet.

Komplikationen: Arthritis (Fuß-, Knie-, Ileosakralgelenke mit positivem Agglutinations, und Komplementbindungstest, gelegentlich Brucellengehalt in den serösen Gelenkpunktaten); „trockene" Bang-Ostitiden der Fußknochen und Wirbelsäule, spez. charakteristisch die uni- oder plurifokale Bang-Spondylitis (einschmelzende Intervertebralzonen mit Sklerosierung der Herdgrenzen ohne Knochenzerstörung und nur ausnahmsweiser Abszeßbildung); ferner Bang-spezifische Parotitis, Strumitis, Mastitis, Hautabscesse, Pleuraempyem, Pericarditis, Orchitis und Epididymitis (meist gutartig, da trockenbleibend und nur selten eitrig einschmelzend); Bang-Cholecystitis als Begleiterin der Hepatitis; eitrige Peritonitis als metastatischer oder parahepatitischer Begleitinfekt; Ulcusbeschwerden des Bang-Kranken durch Infektion eines bis dahin latenten Geschwürbodens hervorgerufen; Endo- und Thrombophlebitis der mit Bang-Granulomen besetzten Beinvenen und der Pfortader, schwerere gastrointestinale Blutungen durch Thrombocytopenie, Hypoprothrombinämie, Gastritis (Ulcus?) und postsplenomegale Ösophagusvaricen.

Therapie: Massive Chemotherapie mit Chloromycetin, Aureomycin, Streptomycin, während 3–6 Wochen; bei Rückfällen erneute chemotherapeutische Serie; Vaccination mit Mischvaccine oder Autovaccine intramusculär und intravenös in Abständen von 3–5 Tagen steigend von 100 bis 500 Millionen Keimen, häufigere kleinere Blutübertragungen von Gesunden, vorsichtige Fieberschocks mit Pyrifer.

Chirurgisch: Splenektomie bei großer Bang-Milz, Cholecystektomie bei entzündlich veränderter Bang-Gallenblase; beide Operationen zur Entfernung der großen Streuherdorgane.

8. Tularämie

Erreger: Pasteurella, s. Brucella tularensis, 1911. Unbewegliches, asporogenes, gramnegatives Stäbchen oder Coccus, erstmalig in Californien (Tulary-district) festgestellt. Übertragung von infizierten Nagern, anderen Säugern und Vögeln. Der Mensch erkrankt durch Stiche, frische und eingetrocknete Faeces blutsaugender Insekten, Kratz- und Bißwunden infizierter Tiere, Genuß faecalienhaltigen Trinkwassers, kaum je von Mensch zu Mensch; Eindringen des Keimes durch die unversehrte Haut, durch Wunden, Conjunctivalsack und Darm.

Inkubation: 1–7–20, durchschnittlich 4 Tage.

Symptome: Ähnlich dem Morbus Bang. Grippeartiger Beginn mit Kopf- und Gliederschmerzen, Schüttelfrost, hohem Fieber, Schweißausbruch und Gastroenteritis.

Verlauf: 1. ulcero-glanduläre Form mit regionären Bubonen; 2. oculo-glandulär mit Conjunctivitis und Lymphdrüsenbefall; 3. rein glandulär; 4. typhoid-epidemisch (Laboratoriumsinfektionen!); Fieber sinkt nach 2–3 Wochen ab, jedoch drohen Recidive.

Prognose: Nach langer Reconvaleszenz folgenfreie Heilung, Mortalität 1,6–5% bei Komplikationen (Pneumonie, Peritonitis, Meningitis). *Diagnose:* Vorgeschichte, berufliche Exposition, Primärinfekt in Haut und Conjunctiven, dolente regionäre Bubonen, remittierendes Fieber, kultureller Nachweis, subcutaner und peritonealer Biotest im Tierversuch und Agglutinintest (*Chapin*).

Therapie: Bettruhe, Chemotherapie (Streptomycin), Serumtherapie mit Reconvaleszenten- oder Forshag-Serum vaccinierter Ziegen. *Cavé!* Incision der Primärinfekte und Excision der Bubonen, solange keine deutliche Einschmelzung besteht.

9. Erysipeloid (Schweinerotlauf)

Erreger: Schweinerotlaufbacillus (*Löffler* 1882, *Rosenbach* 1884); schmales und kurzes Stäbchen; grampositiv; unbeweglich; auf den gewöhnlichen Nährböden züchtbar; auch Bacillus murisepticus.

Übertragung: Durch Verletzung beim Schlachten oder Pflegen kranker Tiere (Schweine), aber auch sonst häufig beim Umgang mit Tierstoffen und mit infiziertem Wasser usw. (Die Erreger sind weitverbreitet und resistent, finden sich daher auch bei gesunden Tieren sowie in Erde, Wasser usw.).

Vorkommen: Unter anderen bei Schlächtern, Landwirten, Tierärzten usw., auch gelegentlich bei Fleisch-, Wild- und Fischhändlern sowie bei Küchenpersonal.

Inkubationszeit: Einige (2–5) Tage.

Lokalisation: Finger, Hände und Vorderarme, selten Hals, Wange, Nase usw.

Symptome: Juckende blaurote Schwellung, evtl. in Form von Quaddeln (nach Art der Backsteinblattern); evtl. Lymphangitis und Lymphadenitis; aber kein Fieber; gelegentlich Gelenkbeteiligung (Fingermittelgelenke!).

Verlauf: In einigen Wochen heilend, aber hartnäckig und rezidivierend.

Prognose: Gut; Recidive schon nach 4 Monaten.

Diagnose: (außer Anamnese und klinischen Symptomen) Bacillennachweis aus Bouillonkultur eines exzidierten Hautstückchens.

Therapie: Excision der Eintrittspforte, Chemotherapie (lokal mit antibiotischen Salben, allgemein Penicillin) Serumtherapie (lokal 10 cm³ Schweinerotlaufserum zur Wundumspritzung, parenteral (10–40 cm³) Serum zusätzlich), Ruhigstellung, „Gelenkform" sehr therapieresistent.

10. Strahlenpilzkrankheit (Aktinomykose)

Erreger: Strahlenpilz oder Aktinomyces (*Bollinger* 1876/77 und *Israel-Ponfick* 1878/79), gehörig zu den Tricho- bzw. Hyphomyzeten oder Haar- bzw. Fadenpilzen (Übergang zwischen Schimmel- und Spaltpilzen); schlankes Stäbchen leicht wellig gebogen oft baumartig verzweigt; mit dünnfädigem Mycel und mit binnenständigen oder freien kokken--ähnlichen Gebilden (Sporen?); grampositiv, Kulturen teils aerob teils anaerob mit Übergängen; im übrigen langsam und schwierig; 2 Wochen beobachten in Leberbouillon und Blutagar!). Tierversuch möglich aber weniger aussichtsreich. Vorkommen bei Tieren (Rindern, Schweinen usw.) als Kiefergeschwulst; dann auch auf Menschen übertragen beim Schlachten kranker Tiere.

Übertragung: Durch Getreidegrannen (von Gerste, Roggen, Hafer usw., welche auch von manchen Leuten aus spielerischer Gewohnheit in den Mund genommen werden und dabei sich evtl. tief ins Gewebe, ja bis auf den Knochen einbohren, spez. die mit Widerhaken versehenen Gerstengrannen), (Hals sowie Arme und Beine, Damm und Vulva durch Friktionsinfekt, Penis durch Einführen von Ähren in die Urethra) oder meist durch Schleimhautverletzung beim Kauen von Ährenteilen (Mundhöhle, Zunge, Rachen, Speiseröhre, Darm, spez. Ileocöcalgegend), auch von cariösen Zähnen sowie von Tonsillen und Speicheldrüsen sowie durch Einatmen (Luftwege, spez. beim Dreschen, Häckseln usw.). Infektion erfolgt aber wohl auch endogen durch Saprophyten der Mundhöhle. *Unfallzusammenhang* kann gegeben sein bei landwirtschaftlicher Verletzung oder an unbekleideten Stellen (Hand und Fuß) durch Stroh oder dgl.

Inkubationszeit: Wochen bis Monate, durchschnittlich 2–4 Wochen.

Vorkommen: Speziell bei Landbevölkerung 10mal häufiger als Städter und besonders im Herbst und verschieden in den einzelnen Jahren; betroffen ist meist das mittlere Alter (3.–5. Jahrzehnt) und überwiegend (75%) Männer.

Pathologische Anatomie: Granulationsgeschwülste mit vorherrschender Proliferation zelliger Elemente, pseudosarkomatöse Granulationsgeschwulst (Aktinomykom) (Exsudation und Gewebsdegeneration treten zurück!); zugleich schleichender Gewebszerfall und reaktive Bindegewebswucherung.

Symptome: Entzündliche Neubildung bretthart und allmählich in die Umgebung übergehend sowie mit Tiefe und Hautdecke verwachsen („Berg-und-Tal"-Bild) und mit strangförmigem Infiltrat zur Ursprungsstelle, am Hals oft in parallel gestellten Wülsten; oft, allerdings langsam einschmelzende Erweichungsherde mit blaurötlich verfärbter und verdünnter Haut und Durchbruch dünnflüssigen, körnchenhaltigen Eiters mit hartnäckigen, oft weit verzweigten Fisteln. Eventuell durch Hineinwachsen in thrombosierte Venen Metastasen (z. B. in Wirbel, Schenkelhals usw. und in inneren Organen, z. B. Lungen, Leber, Niere, Gehirn, Herz usw.) mit wohl stets tödlichem Ausgang. Fieber sowie Lymphdrüsenerkrankung und Phlegmone nur bei Mischinfektion, wobei das Krankheitsbild dann in atypischer Weise verändert wird. Außer dem obengenannten klassischen Krankheitsbild wird als Frühform ein solches in Form von Infiltrat oder Abszeß (z. B. perimandibulär) beschrieben.

Formen (nach der Eintrittspforte); **a) cervico-facial: Kopf und Hals** (am häufigsten: etwa 60–80%) ausgehend von Verletzungen der Mundschleimhaut oder von cariösen Zähnen sowie Tonsillen und Speicheldrüsen, und zwar; *1. Gesicht, spez. Wange und Unter-, selten Oberkiefer* (mit strangartigem Fortsatz zur Ursprungsstelle entsprechend dem Infektionsweg, evtl. fortgesetzt bis in die Submaxillar- oder Schläfengegend und von da weiter nach der Schädelhöhle mit Meningitis und Encephalitis oder prävertebral bis ins Mediastinum hinab; Komplikation: Kieferklemme). 2. *Mund-Rachenhöhle: Zunge, Lippen, Mundboden, Speicheldrüsen, Rachen, Kehlkopf, Speiseröhre* (knotiges Infiltrat; ähnlich-Absceß, Tuberkulose, Syphilis oder Carcinom). 3. *Hals* (quergestelltes, wulstiges, bretthartes, bläulichrotes Infiltrat, oft in parallelen Wülsten und Vertiefungen; fortgesetzt von 1 oder 2). 4. *Ohr:* Außenohr durch eingespießte Fremdkörper, Innenohr über die Tuba Eustachii.

b) thoraco-pulmonal: Lungen (seltener: etwa 5–15% und mehr): α) Meist durch Aspiration von Staub u. dgl., ausgehend von der Schleimhaut der Atemwege; β) bisweilen fortgesetzt von der Brust- oder Bauchhöhle sowie Pleura, Wirbelsäule, Nieren, Retroperitoneum oder γ) selten metastatisch (meist beginnend in den abhängigen Lungenpartien; zunächst als Bronchopneumonie, später als ausgedehntes Infiltrat ähnlich tuberkulöser Phthise; charakteristisch ist basaler Herd und bindegewebige Schrumpfung sowie (durch Übergreifen in die Nachbarschaft) seröse oder schwielige Pleuritis und tumorartiges Infiltrat über den Rippen, schließlich Durchbruch nach außen, Herzbeutel, Wirbelsäule, Becken, Bauchhöhle, Milz, Leber sowie Metastasen *Diagnose:* Röntgenbild, aber ähnlich Tuberkulose, Lues oder Tumor; Sputumuntersuchung kann positiv sein).

c) abdominal: Darm (seltener: etwa 10–30% und mehr, und zwar selten am Dünn-und Dickdarm, meist (50%) am Cöcum, hier bisweilen unter dem Bilde von Peityphlitis, Parametritis usw., Tuberkulose oder Darmtumor; schließlich ausgedehnte Schwielenbildung; evtl. Durchbruch in Darm, Niere, Blase, Rectum oder meist durch die Haut nach außen mit Fistel an Nabel, Leiste, Lende, Gesäß; evtl. Kotfistel sowie Metastasen in Leber u. a. Organen).

Die *Haut* erkrankt selten (etwa 1–5%): α) Meist *sekundär* bei vorgenannten Formen; β) selten *primär* nach Hautverletzung durch Ährenteil beim Arbeiten mit Ähren, Strohlager bei Sodomie (Aktinomykose der Haut erscheint als lupusähnliches Knötchen, knotiges Infiltrat, Absceß-, Geschwürs- oder Fistelbildung, evtl. fortschreitend in die Tiefe bis an und in den Knochen, so daß eine chronische Osteomyelitis vorgetäuscht werden kann); der *Knochen* (am ehesten Kiefer: etwa 8%, auch Wirbel und Becken) erkrankt selten, und zwar in der Regel durch Fortleitung von einem benachbarten Herd, nur ganz vereinzelt metastatisch.

Verlauf: Chronisch.

Prognose: Sehr verschieden, je nach Zugänglichkeit, und zwar a) an Kopf und Hals sowie Haut günstig (Mortalität 10–25%); b) an Lungen und Darm ungünstig (Mortalität etwa 75–100%), ferner ungünstig bei Durchbruch in die Schädelhöhle, Übergreifen auf lebenswichtige Organe, Mischinfektion mit chronischer fortschreitender Eiterung, Amyloidentartung, Sepsis und Metastasierung (selten: etwa 4%; betroffen werden Cutis und Subcutis, Nieren, Milz, Herz, Hirn, Lungen, Leber, Knochen u.a.). Nicht allzu tief gehende Infiltrate können dagegen nach Ausstoßung der pilzbeladenen Granulationen ausheilen.

Differentialdiagnose: Absceß, Holzphlegmone, Gumma, Tuberkulose, Sarkom, Carcinom.

Diagnose: a) *Klinisch:* Bei chronischem Verlauf und gewöhnlich ohne Fieber, Schmerzen und Lymphdrüsenerkrankung besteht ein bretthartes Infiltrat mit strangförmiger Verhärtung zur Ursprungsstelle, in die Tiefe sich verlierend und mit der Hautdecke verwachsen, evtl. fistelnd mit dünnflüssigem, körnchenhaltigem Eiter; dazu Beruf (Landwirte!) und Lokalisation (Wangen- und Kiefergegend!). b) *Bakteriologisch:* Im Eiter, gegebenenfalls in Auswurf, Lumbalpunktat oder Kot (*aber nur frisch, d. h. sofort nach dem Eiterdurchbruch bzw. -incision oder -exkochleation;* dagegen meist nicht im Fistelsekret!) in etwa 80% blaßgelbe, bis hirse- oder hanfkorn- oder stecknadelkopfgroße Körnchen: sog. *Actinomyceskörnchen* oder *Drusen*, d. h. Pilzrasen mit zentraler Fadenmasse aus Bakterien (in der Mitte weniger dicht) Wurzelgeflecht und außen dicht mit strahligen Büscheln (Keimlager) und äußere Schicht radiär gestellter Kolben in Form eines Strahlenkranzes (kein Fruktifikationsorgan [Conidion] sondern gallertartig-nekrobiotisches Degenerationsprodukt; strukturlos, evtl. verkalkt!); in der Umgebung Sporen sowie Stäbchen und Fäden; Drusen sind im Gegensatz zu Eiterpfröpfchen mit der Platinöse nicht zerdrückbar und mit dem bloßen Auge, besser mit der Lupe erkennbar und am besten im Mikroskop bei *schwacher* Vergrößerung untersuchbar; darstellbar mit den gewöhnlichen Anilinfarben (z. B. Methylenblau), spez. nach Gram, auch im Schnitt oder gefärbt mit Anilingentianaviolett unter Nachfärben mit Eosin-Pikrinsäure-Alkohol, sonst auch ungefärbt durch Essigsäure- oder besser (30%) Kalilaugezusatz, evtl. unter Antiforminanreicherung (vgl. Tuberkulose S. 409). Pilzzüchtung aerob und anaerob. Intrakutanreaktion, Agglutination und Komplementbindung sind nicht konstant, können aber zur Diagnose herangezogen werden. *Cavé!* Saprophyten!

Therapie: Incision und Auskratzung oder Elektrokoagulation (genügend gründlich und evtl. wiederholt!), anschließend Jodoform- oder Borsäuretamponade (zur Entfernung der Pilzmassen und Vernichtung zurückgebliebener Reste sowie zum Schutz vor Mischinfektion) oder in geeigneten Fällen Radikaloperation (z. B. Darm- oder Lungenresektion); Jodiontophorese, daneben innerlich Jod (in großen Dosen; 3–10 g täglich). Fremdproteine, Methylenblau, Chemotherapie (Sulfadiazin oder *Penicillin in hohen Dosen,* sowie Röntgenbestrahlung [dies unter Kontrolle noch längere Zeit wegen Rezidivgefahr] Reconvalescentenserum, 4–5 cm^3 Zellaufschwemmungen von einem Jungtier [Lymphdrüsen, Milzgewebe]). Vaccine, spez. Autovaccine.

11. Streptotrichose (Madurafuß)

Erreger: Streptotrix (Actinomyces madurae) in Form *gelblicher* oder *schwarzer Körner,* bestehend aus verfilzten Bakterienfäden mit radiärer Anordnung in der Peripherie, aber ohne Kolbenkranz, also keine typischen Drusen (Unterschied gegenüber Aktinomyces!); grampositiv; Kulturen aerob und anaerob sowie mit oder ohne Farbstoff; pathogen beim Menschen; selten!

Symptome: 1. Als tuberkulose- oder gangränähnliche Erkrankung bei *Meningitis und Hirnabsceß vom Ohr aus* sowie im *Gesicht* und in den *Lungen.*

2. Als *Madurafuß* (im Orient, zuerst in Madura, überhaupt in Indien): chronische fortschreitende Entzündung an Fuß, selten Hand; beginnend an der Fußsohle, später auch am Fußrücken als rundliche, später ineinanderfließende, weiche, blaurote, schmerzlose Knoten, später zerfallend und fistelnd mit dünnflüssigem und übelriechendem, körnchenhaltigem Eiter, schließlich übergreifend auf Sehnen, Gelenke, Periost und Knochen.

Verlauf: Chronisch über Jahre, manchmal aber akut beginnend in Form einer putriden Intoxikation, auch mit Metastasen (ungünstig!).

Diagnose: Unter anderen mikroskopisch und kulturell sowie intracutan; pathologisch-anatomisch ähnelt das Bild der Aktinomykose oder Tuberkulose.

Differentialdiagnose: Tuberkulose, Aktinomykose u. dgl.

Prognose: Oft erfolgt Tod.

Therapie: Versuchsweise Spaltung und Auskratzung; sonst Amputation; sonst versuche Jodkali oral, *Lugol*sche Lösung intravenös, Chemotherapie vor allem bei Mischinfektion mit Eitererregern.

12. Blastomykose (Kryptococcosis, Torulosis)

Vorkommen: Selten, und zwar an der Haut von Gesicht, Arm und Gesäß.

Erreger: Sproß-, spez. Hefepilze (mit Traubenzuckervergärung und Doppellichtbrechung); rundlich und grampositiv. Kryptococcus hominis.

Symptome: Tuberkulose- oder geschwulstähnliche Knötchen (ähnlich syphilitischem Primäraffekt), Infiltrate und Geschwüre in Haut mit unterminierten und lividen Rändern und mit zähem und milchigem Sekret; bisweilen auch in Lymphdrüsen und Lungen.

Prognose: Bei Allgemeininfektion tödlich.

Verlauf: Akut oder chronisch.

Diagnose: Unter anderem Erregernachweis mikroskopisch und kulturell in Eiter, Sputum, Liquor sowie im Tierversuch.

Differentialdiagnose: Fibro- und Myxosarkom sowie Tuberkulose, auch Brom- und Jodekzem, Akne, Lupus u.a.

Therapie: In- und Excision, Lungenresektion sowie Röntgenbestrahlung und Jod, Arsen, Gold, Versuch mit Streptomycin.

13. Sporotrichosis

Vorkommen: Selten, spez. in Frankreich, Amerika usw.

Erreger: Sporotrichum (*de Beurmann* 1903): Fadenförmiger, verzweigter Pilz; mit Sporen aus der Familie der Konidiosporen Hyphomyceten; grampositiv (aber schwierig); Kultur auf Traubenzuckerpeptonagar (aber langsam; später mit braunschwarzem Pigment; auch in der Kälte); pathogen für Ratten usw.

Übertragung: Von Feldfrüchten, Gräsern usw.; daher namentlich vorkommend bei Gärtnern, Gemüsefrauen, Köchinnen usw.

Ausgang: Von Verletzungsstelle die lymphangitische Form, Nasenschleimhaut, Lunge, generalisierte Filialinfekte (Muskeln, Sehnenscheiden, Auge, Nebenhoden usw.).

Lokalisation: Speziell an Armen und Gesicht.

Symptome: Meist als chronische Dermatomykose; schmerzlose, derbe Knoten der Haut bzw. Unterhaut oder Schleimhaut, schließlich erweichend und abscedierend, evtl. geschwürig (ähnlich wie bei syphilitischem Primäraffekt); außerdem Lymphbahn- und Lymphdrüsenbeteiligung und evtl. kokkoide Allgemeininfektion (akut und fieberhaft), gelegentlich an Schleimhaut der oberen Luftwege: Mund, Rachen und Kehlkopf sowie an Weichteilen, spez. Muskeln und Sehnen, Knochen, Gelenken, Auge und Nebenhoden.

Formen: Syphilitisch, tuberkulös und kokkoid sowie akut und chronisch.

Differentialdiagnose: Syphilis, Tuberkulose und Kokkeninfektion sowie Aktinomykose, Blastomykose, Rotz usw.

Diagnose: Erregernachweis mikroskopisch, kulturell und im Tierversuch (Rattenhoden!), evtl. Agglutination und Komplementbindung sowie Intracutanreaktion.

Prognose: Im allgemeinen günstig.

Therapie: Punktion und Spülung der Abscesse; sonst Jod innerlich und äußerlich; Versuch mit Streptomycin.

14. Coccidiomykosis

Vorkommen: Amerika, vorwiegend Kalifornien (San Joaquin Valley fever).

Erreger: Hefepilz, Coccidioides immitis, lebt auf Pflanzen; als Parasit auf Rind, Schaf, Meerschweinchen und Mensch.

Übertragung: Durch Einatmung sporenhaltigen Staubes über die Atemwege (akute Form); auf Haut als verrucöse, granulomatöse Mycetinome; Knochen, Meningen, Lymphknoten (subakute und chronische Form).

Diagnose: Mikroskopisch aus Eiter, Sputum, Liquor, Wundsekret, in welchem doppelt konturierte, endosporulierende Pilze gefunden werden; Coccidiotintest, Komplement- und Präzipitinreaktion. *Prognose:* Mortalität 50%.

Therapie: Punktion und Spülung, evtl. Drainage der Abscesse, Amputation; Röntgenbestrahlung, Vaccination, Antimon- und Natriumtartrat, Chemotherapie mit Sulfonamiden und Penicillin.

15. Moniliasis (Soor)

Vorkommen: Als Parasit bei gesunden Personen in Mund, Darm, Vagina; pathogen vor allem bei marantischen Kranken (Tuberkulose, Lymphogranulom, Bronchiektasen); überwuchernd bei Kranken, welche mit Antibioticis (Penicillin, Aureomycin, Chloromycetin) behandelt wurden.

Lokalisation: Mundschleimhaut, Zunge (Papillenhypertrophie und Schwarzfärbung), Hautintertrigo, Paronychien, Lungenaffektionen, Lymphknoten, Leber, Milz, Meningen, Allgemeininfektion.

Diagnose: Mikroskopisch aus einer Abschabung der erkrankten Schleimhäute oder Haut, aus Sputum bei Lungenaffektion, Agglutinintest über 1:80 positiv spricht für Moniliasis.

Therapie: Waschungen mit Kaliumpermanganat 1:1500 oder Gentianaviolett 1:1000, Jodkalium 1–5 g täglich, Marfanil, Supronal, Moronal u.a. Antimykotica, Kaninchenimmunserum, Vaccination.

16. Sklerom oder Rhinosklerom

ist ein infektiöses Granulom, ähnlich Tuberkulose, Syphilis, Rotz, Lepra usw.

Vorkommen bei Erwachsenen; in Deutschland selten, spez. in Osteuropa und Südeuropa.

Erreger: Rhinoscle:ombacillus (*Frisch* 1882), d.h. Kapselbacillus ähnlich dem Pneumoniebacillus (Friedländer und anderen Diplobakterien); grampositiv; wachsend auf Gelatine und Agar.

Lokalisation: Meist beginnend in dem Nasen-Rachenraum, von dort fortschreitend nach außen und innen auf Haut von Nase, Lippen und Wangen sowie auf Zahnfleisch und auf Schleimhaut der oberen Luftwege: Nase, Rachen, Kehlkopf und Luftröhre (diese auch primär).

Symptome: Langsam und schmerzlos wachsende, derbe bis knorpelharte, platte oder knotenartige Infiltrate; Neigung zu Hautverwachsung und narbiger Schrumpfung mit descendierender Stenose der oberen Luftwege; dagegen nie Geschwüre.

Verlauf: Chronisch (jahrzehntelang).

Komplikationen: Ösophagus- und Tracheastenose sowie Lungenkomplikationen.

Diagnose: Rhino-Laryngo-Bronchoskopie sowie histologische Untersuchung excidierter Gewebsstückchen, auch Komplementbindung und Intracutanreaktion.

Differentialdiagnose: Syphilis, Tuberkulose und sonstige Granulome sowie Sarkom und Carcinom (charakteristisch für Rhinosclerom ist Lokalisation, Härte und Fehlen von Rückbildung, spez. Fehlen von Geschwüren).

Prognose: Recidivierend.

Therapie: Möglichst Exstirpation; sonst Excision oder Ätzen mit Salicyl- oder Milchsäure sowie Sondendilatation, bei Übergreifen auf den Kehlkopf oft Tracheotomie erforderlich; zu versuchen ist Vaccine, Röntgenbestrahlung, Chemotherapie mit Streptomycin, Terramycin.

17. Aussatz (Lepra)

Erreger: Leprabacillus (*Hansen-Neißer* 1871). Stäbchen ähnlich dem Tuberkelbacillus, aber etwas gedrungener und in dichten Haufen gelagert; auch grampositiv und säurefest wie jener, aber leichter (auch kalt) färbbar und leichter entfärbbar. Kultur und Tierversuch mißlingen (Differentialdiagnose gegenüber Tuberkelbacillus!).

Vorkommen: Im Altertum (Bibel!) und im Mittelalter weitverbreitet, jetzt aber in zivilisierten Ländern fast ausgestorben, außer vereinzelt in nördlichen, östlichen und südlichen Staaten Europas, dagegen noch verbreitet in anderen, spez. tropischen Weltteilen.

Übertragung: Nur durch innige Berührung, sonst auch bei Husten durch Rachenschleim, Sprechen usw., aber nur schwer (Pflegepersonal erkrankt nur selten und bei gewöhnlicher Sauberkeit überhaupt nicht!).

Inkubationszeit: Jahre (2–5 und mehr), daher oft erst jahrelang nach Rückkehr in leprafreien Gegenden auftretend.

Symptome: 2 Formen, welche sich kombinieren können zu einer 3. Form (L. mixta).

a) Lepra tuberosa oder Hautlepra. Beginnend oft mit Kältegefühl an Händen und Füßen, Hyperästhesien, braunroten Flecken und Infiltraten der Haut; später Leprome, d.h. harte Knoten, meist zuerst im Gesicht (an Stirn, Nasenflügeln und Lippen mit schmetterlingsartigem Exanthem und mit Ausfallen der Barthaare, Cilien und Augenbrauen, so daß schließlich ein tierisches Aussehen entsteht: „Satyriasis s. Leontiasis leprosa" mit tiefen Falten und mit dicken Wülsten an Augenbrauen, Nasenflügeln, Lippen und Kinn), weiter an der Streckseite der Arme und Beine sowie am übrigen Körper (Exanthem mit roten, später braunen Flecken, Infiltraten und Geschwüren), evtl. auch an der Schleimhaut von Auge, Nase (Nasenspiegel!), Mund, Rachen, Kehlkopf (Vox rauca leprosa und Larynxstenose!), schließlich an Lymphdrüsen sowie an inneren Organen: Lunge, Leber, Milz, Hoden usw.

b) Lepra maculo-anästhetica, s. nervosa oder Nervenlepra. Pigmentierte Flecken (z.T. weiß, auch atrophisch und haarlos; oft landkartenartig geformt; nebst hier beginnender Anästhesie („Lepra maculoanästhetica"), Blasen und Infiltrate sowie Nervenaffektion in Form wulstiger Stränge mit spindelförmigen Verdickungen, spez. an N. ulnaris, medianus, peroneus, facialis u.a.; dabei Anästhesien, trophische Störungen, Muskelatrophien, Contracturen, Druckgeschwüre an den Fußsohlen, Verstümmelungen von Fingern und Zehen („Lepra mutilans").

Prognose: Ohne Behandlung tödlich in 1–20, durchschnittlich 5–10 Jahren in chronischem Siechtum mit lepröser Erkrankung der inneren Organe, lepröser oder tuberkulöser Lungenphthise, Amyloid. Mit Behandlung Besserung nach 1 Jahr in 60%, nach 3 Jahren in fast 100%.

Diagnose: a) Klinisch in ausgeprägten Fällen leicht, aber sonst oft schwierig, *b) bakteriologisch:* mikroskopisch in Nasenschleim und Sputum, selten in Harn und Kot sowie im Blut, ferner reichlich in Granulationsgeschwülsten: Lepromen (hier *typisch in Haufen* ähren- oder zigarrenbündelartig als sog. „Leprazellen: Globi"), dagegen spärlich in Nervenknoten, *c) serologisch:* Komplementbindung; war häufig positiv; spezifische allergische Leprominreaktion.

Differentialdiagnose: Tuberkulose, Syphilis (bei Exanthem), Syringomyelie (bei Lepra mutilans), Erythem, *Raynaud*sche Krankheit u.a.

Prophylaxe: Strengste Isolierung der Kranken in Aussatzheimen („Leproserien"); der deutsche Name „Aussatz" stammt von dem zur Isolierung der Kranken üblichen „Aussetzen" der Kranken.

Therapie: a) *Allgemeinbehandlung:* Pflege, Ernährung und Reinlichkeit sowie *innerlich* Lebertran, Jod, b) *spezifisch:* Chaulmoograöl bzw. dessen Äthylester, sowie Diason (Diaminophenylsulfon) und Neoteben, letztere mit guter Wirkung, c) *chirurgisch:* Verbände bei Geschwüren usw.; evtl. Excision oder Kauterisation von Knoten, spez. im Gesicht; Absetzung abgestorbener Finger und Zehen; evtl. Tracheotomie.

18. Tuberkulose

ist die häufigste der chronischen Infektionskrankheiten.

Erreger: Tuberkelbacillus (Bacillus tuberculosis, *Rob. Koch* 1882). Dünnes und schlankes Stäbchen mit leicht abgerundeten Ecken, gerade oder etwas gekrümmt, etwa 1-4 μ, d. h. $1/4$–$1/2$ rotes Blutkörperchen lang; oft gekörnt („perlschnurartig"); bisweilen kolbig oder verästelt (aktinomyces-ähnlich); im Harn „fischzug- oder zopfartig" gehäuft; unbeweglich. Wegen Wachshülle sehr widerstandsfähig (nur empfindlich gegen direktes Sonnenlicht!) und schwer färbbar, aber auch schwer wieder entfärbbar, spez. säurefest (am besten darstellbar durch Doppelfärbung, d. h. Färbung lang, heiß und mit Beize, Entfärbung der Begleitbakterien durch Säure und Alkohol und Nachfärbung mit dünner Farblösung, z. B. nach *Ziehl-Neelsen:* Färben 2–5 Minuten mit konzentriertem Carbolfuchsin unter Erwärmung bis zur Dampfentwicklung, abspülen in Wasser und entfärben in 3% Salzsäurealkohol, nachfärben mit verdünnter Methylenblaulösung bis $1/2$ Minute: Tuberkelbacillen rot, die übrigen blau; ähnlich auch im Schnitt); grampositiv; in gewissen Fällen lassen sich im Gewebe nur noch Zerfallstrümmer nachweisen in Form der *Much*schen Granula, und zwar nur nach der *Gram*schen Färbungsmethode, doch ist die Bedeutung dieser Gebilde umstritten. Kultur schwierig und langsam (sie braucht 10–30 Tage), am besten auf Spezialnährböden, spez. auf Blutserum- und Glycerinagar bzw. Asparaginglycerinagar. *Tierversuch:* Meerschweinchen (wegen Möglichkeit spontaner Tuberkulose und Todes durch interkurrente Krankheit sind stets *mehrere* zu impfen!):

a) Intraperitoneal geimpfte Tiere sterben in 2–4–6–8 Wochen an Tuberkulose der inneren Organe: portale, retroperitoneale, bronchiale Lymphdrüsen, Peritoneum, Leber, Milz, Lungen usw.; evtl. sind die Tiere zu töten (nach einigen Wochen) oder spez. bei Mischinfektion.

b) Subcutan, und zwar in Leisten- d. h. Kniefaltengegend geimpfte Tiere zeigen tuberkulöse Erkrankung der regionären Lymphdrüsen (histologischer und bakteriologischer Nachweis nach Excision in Äthernarkose); *beschleunigter* Nachweis (bereits nach etwa 10 Tagen) gelingt bei subcutaner Injektion durch Quetschung der Leistendrüsen, auch durch intrahepatische Injektion und durch Tuberkulinreaktion der geimpften Tiere.

Bei Typus bovinus ist Kultur ohne Glycerin zu nehmen; Kaninchen sterben in 6–8 Wochen.

Mischinfektion mit Eitererregern (Staphylo- und Streptokokken) ist nicht selten, übrigens prognostisch ungünstig.

Übertragung: Infektionsquellen und -wege sind (s. Abb. 105):

a) Luft, sog. „*Einatmungs-, Inhalations- oder besser Aspirationstuberkulose*" (meist, und zwar als Lungen- und als Drüsentuberkulose!): In der Regel mit Sputum von kranken Menschen teils durch Zerstäubung des auf Boden, Teppich, Taschentuch usw. entleerten Sputums („Stäubcheninfektion") teils durch Ansprechen, Anhusten und Annießen („Tröpfcheninfektion"). *Hauptinfektionsquelle der Tuberkulose ist also der tuberkulosekranke Mensch,* spez. dessen Sputum. *Prophylaxe:* Möglichst Isolierung Kranker, sonst u. a. Spucknapf!

b) Nahrung (seltener, und zwar als Drüsen- und als Intestinaltuberkulose!), sog. „*Fütterungs- oder besser Deglutinationstuberkulose*": ϵ) durch Verschlucken bacillenhaltigen Sputums bzw. durch nicht gereinigte Eß- und Trinkgeschirre oder β) durch Milch, seltener durch Butter, ungekochtes Fleisch usw. tuberkulöser Kühe. Ansteckung des Menschen durch *Geflügel- und Kaltblüterbacillus* ist unwahrscheinlich, dagegen *durch Rinderbacillus* (Erreger der Perlsucht: sog. „Typus bovinus"); vom Typus humanus" unterscheidbar: mikroskopisch, kulturell und im Tierversuch (pathogen vor allem für Kalb und Kaninchen, weniger für Meerschweinchen) bei der menschlichen Tuberkulose sicher und nicht selten (etwa 10%) vorkommend, spez. am ehesten bei Kindern, und zwar vor allem als Cervical-

und Mesenterialdrüsenaffektion sowie als Lungen-(Aspiration!) und als Haut-(Berührung!) aber auch wohl als sonstige, z.B. Knochen- und Gelenktuberkulose (metastatisch); im allgemeinen ziemlich, aber nicht durchaus gutartig.

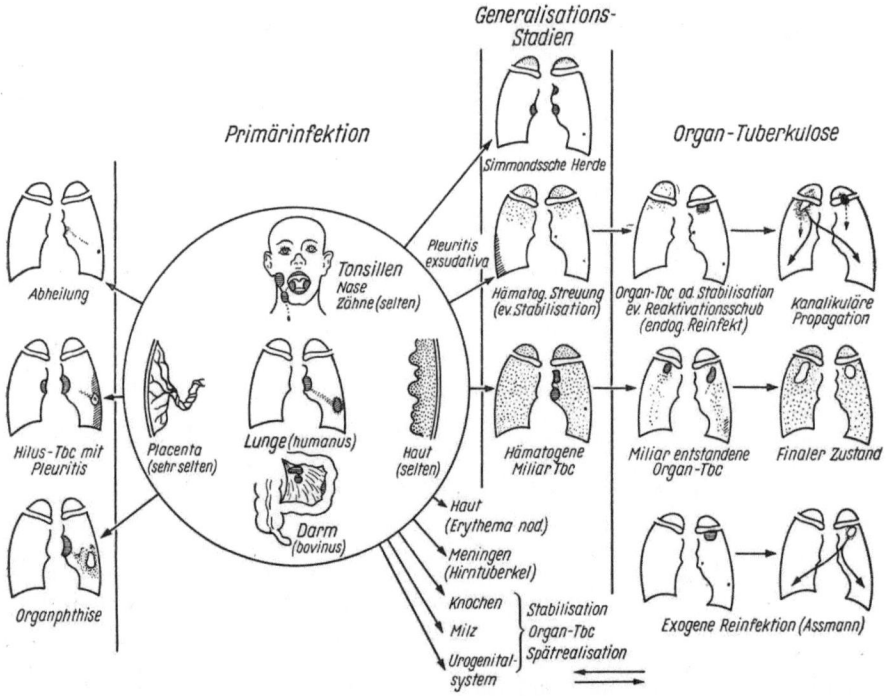

Abb. 105. Schema der Primärinfektion und der Infektionswege der menschlichen Tuberkulose (n. *Henschen-Good*)

c) Haut und Schleimhaut (selten), und zwar am häufigsten als Hauttuberkulose, spez. Lupus, sonst auch an Lippen sowie Händen und Füßen durch tuberkulöse Infektion von Wunden oder Geschwüren, z.B. bei Operation Verband und Sektion (daher bei Ärzten, Krankenpflegern und Leichendienern, aber auch bei schwindsüchtigen Patienten an Operationswunden und Verletzungen (z.B. bei Bedecken mit vorher abgeleckten Pflaster oder bei Verband von Wunden mit unreinem Taschentuch sowie als Autoinokulation bei Verletzungen an Mundhöhle oder After), ferner bei Schlachten, Melken usw., daher bei Fleischern, Schweizern usw., schließlich bei ritueller Beschneidung, Coitus, Impfung, Tätowierung u. dgl.; ein solcher Impftuberkuloseherd kann, wenn auch nur selten, zur allgemeinen Ausbreitung führen und wird am besten von vornherein radikal exstirpiert. Hier zu erwähnen ist auch die *Dissemination* der Tuberkulose, sei es durch *Inokulation* bei der Operation tuberkulöser Organe im Operationsgebiet (z.B. tuberkulöse Erkrankung der Drainwunde bei Exstirpation einer tuberkulösen Niere) oder mit dem Sekretionsstrom auf die Oberfläche (z.B. tuberkulöse Erkrankung der Blase mit dem Harn von der primär erkrankten Niere) sei es durch *Einbruch*, z.B. ins Bauchfell von Bauchorganen, ins Gelenk von Knochen, in Lymph- oder Blutbahn von Drüsen usw., in welch letzterem Fall es zu Miliartuberkulose kommen kann (s. da).

d) Vererbt bzw. angeboren. Möglich, aber jedenfalls selten ist die Übertragung von der kranken *Mutter* auf den Fötus, und zwar entweder *unmittelbar durch die Blutbahn oder mittelbar nach Placentaaffektion* („placentare Infektion"). Fraglich ist die Übertragung vom kranken *Vater* durch tuberkulöses Sperma („germinative Infektion"). Im übrigen erkranken – abgesehen von einzelnen im Mutterleib erkrankten Säuglingen – die Kinder Tuberkulöser nicht durch Vererbung, sondern meist durch frühzeitige Ansteckung im *postfötalen* Leben, wobei die Disposition eine begünstigende Rolle spielt, und zwar sowohl die vererbte (Habitus phthisicus: Brustbau usw.!) wie die erworbene (schlechte Ernährung und Wohnung, ferner Allgemeinleiden, z.B. Wochenbett, Influenza, Masern, Keuchhusten, schließlich lokale Schädigungen, z.B. an Lungen Staubinhalation, an Knochen und Gelenken sowie am Hoden Trauma, in Gelenken Arthropathie, in der Leber Cirrhose usw.); *die Tuberkulose ist also eine Familien- und Wohnungskrankheit; die Kinder Tuberkulöser können gesund bleiben bei Entfernung aus der infektiösen Umgebung und aus den unhygienischen Verhältnissen.*

Im übrigen hängt die Erkrankung eines Menschen an Tuberkulose ab nicht nur von Menge und Virulenz der Bacillen, sondern auch von der Widerstandskraft des Organismus, wobei Ernährung, Unterkunft u. a. eine große Rolle spielen. Überstehung der Krankheit verleiht eine gewisse Immunität, ohne jedoch Wiederaufflackern alter Herde oder Neuinfektion auszuschließen. Meist erfolgt Ansteckung in der Kindheit; durch die in der Kindheit durchgemachte Infektion hat fast jeder Mensch eine gewisse Immunität gegen Tuberkulose, allerdings bei einem zurückbleibenden ruhenden (abgeheilten oder abgesackten) Tuberkuloseherd in Lungen, Bronchialdrüsen, Darm usw.; doch versagt diese Immunität bei heftiger Neuinfektion oder Schwäche des Organismus oder beiden; immerhin ist dann der Verlauf in der Regel chronisch, also nicht ungünstig.

Unfallzusammenhang ist bei Tuberkulose nur ausnahmsweise anzunehmen, und zwar im Sinne der *Entstehung* überhaupt nur bei der sog. Impftuberkulose (Ärzte, Krankenpfleger, Leichendiener, Tierärzte, Schlächter, Schweizer usw. als Leichentuberkel, bei Fleischern auch als Sehnenscheidenentzündung an Hand und Fingern), sonst aber nur im Sinne der *Auslösung* als an einem locus minoris resistentiae bei latenter Tuberkulose oder im Sinne der *Verschlimmerung* bzw. *Aktivierung, auch Verallgemeinerung* (Streuung, auch Miliartuberkulose) bei bereits bestehender Tuberkulose, vorausgesetzt, daß der sachliche und zeitliche Zusammenhang erwiesen oder wahrscheinlich ist (vorherige Gesundheit, erhebliches und örtliches Trauma in Form von Quetschung oder Stauchung, Brückensymptome bei kontinuierlichem Verlauf und bald, d. h. nicht vor einigen (4) Wochen und nicht nach einigen (6) Monaten einsetzender Erkrankung; Annahme von *Verschlimmerung* setzt voraus ebenfalls ein örtliches und erhebliches Trauma sowie eine zeitlich anschließende, zugleich auffallend stürmische Entwicklung des bestehenden Leidens, während bei schon zur Unfallzeit *fortgeschrittenem* Leiden eine wesentliche Verschlimmerung durch Unfall überhaupt nicht behauptet werden kann); in diesem Sinne ist also gelegentlich bei chirurgischer Tuberkulose, namentlich bei solcher der Knochen und Gelenke sowie Nebenhoden eine traumatische Einwirkung anzuerkennen, ebenso wie Entwicklung der Miliartuberkulose im Anschluß an traumatische Schädigung eines tuberkulösen Herds (ähnlich wie nach unblutigem oder blutigem Eingriff: Redressement, Gelenkresektion oder dgl.), dann aber nur bei baldiger Erkrankung in den nächsten Tagen.

Allgemeine pathologische Anatomie:

Charakteristisch ist für Tuberkulose die Bildung der **Tuberkel,** d. h. bis hirsekornkleiner grauer Knötchen mit anschließender zentraler weißgelblicher Verfärbung (Verkäsung), wie dies auch sich zeigt am Rand spezifischer Fisteln, am Peritoneum, an der Blasenschleimhaut (Cystoskopiebild!); der Tuberkelbacillus erzeugt am Orte der Niederlassung Degeneration der Gewebszellen und der Grundsubstanz sowie anschließend Proliferation der gesund gebliebenen Gewebszellen und Einwanderung von Leuko- und Lymphozyten. Es vermehren sich durch Zellteilung die Bindegewebszellen, Endothelien der Lymph- und Blutbahnen und Epithelzellen zu großen und protoplasmareichen epitheloiden Zellen; ferner wandern aus den Capillaren der Umgebung Leuko- und Lymphocyten in verschiedener Menge aus (wodurch beim Überwiegen der letzteren *kleinzellige oder lymphoide* und beim Überwiegen der ersteren *großzellige oder epitheloide* Tuberkel entstehen); das auseinandergedrängte alte Gewebe bildet das Stützgerüst (Reticulum) des Tuberkels; in der Mitte des Knötchens liegen häufig eine oder mehrere vielkernige Langhanssche Riesenzellen mit randständigen Kernen und mit Bacillenhaufen (wahrscheinliche Genese: Bacillengifte regen zwar die Kernteilung an, nicht aber die Protoplasmateilung!); infolge mangelhafter Vascularisation und Ernährung sowie infolge Giftwirkung der Bacillen erfolgt allmählich Zerfall der Zellen zu homogenen Schollen (*Koagulationsnekrose*) und schließlich, im Zentrum beginnend, körniger Zerfall (*Verkäsung*), durch Wucherung des umgebenden Bindegewebes infolge reaktiver Entzündung fibröse Kapselbildung oder Durchwachsung (*Vernarbung*), evtl. Ablagerung von Kalksalzen (*Verkalkung*), durch Zerfall des erkrankten Gewebes (meist weich-zerfallend, ödematös und blaßgrau!) Bildung von Geschwüren (Ränder unterminiert!), Fisteln (an der Öffnung schlaffe Granulationen und livide Ränder!), Hohlräumen mit eitrigem Inhalt (Lungenkavernen, Drüsenabscesse, kalte Abscesse mit Neigung zum Fortwandern entsprechend der Schwere und dem Gewebswiderstand vgl. typische Senkungsabscesse bei Spondylitis tuberculosa, s. da), in serösen Höhlen und in Gelenken serofibrinöse bis eitrige Exsudation, durch Mischinfektion mit Eitererregern, spez. bei offener Tuberkulose pyogene Eiterung (dadurch hochgradiger Gewebszerfall; Prognose meist getrübt!).

Tuberkulöser Eiter ist weißlich-grünlich, wässerig, mit körnigen Käsebröckeln oder mit Fibrinflocken; Tuberkelbacillen sind mikroskopisch nur selten darin, wohl aber sind sie meist durch Kultur- oder Tierversuch nachweisbar; Eiter ist reich an Eiweißstoffen und (außer bei pyogener Mischinfektion und bei Jodoformglycerininjektion!) frei von proteolytischen Fermenten der Leukocyten, daher im Gegensatz zu pyogenem Eiter in Schälchen mit *Millons* Reagens getropft nicht zerfließend, sondern zusammenbleibend als *festes Häutchen* (Eiterprobe nach *E. Müller*) vgl. Entzündung!

Allgemeine Diagnose, Prognose

Diagnose: **a) Bacillennachweis mikroskopisch** (nicht absolut spezifisch und nicht absolut konstant, z. B. negativ im Sputum bei geschlossener Tuberkulose und scheinbar positiv im Harn bei Smegmabacillen; im allgemeinen um so aussichtsreicher, je frischer der tuberkulöse Prozeß ist; nachweisbar im Sputum, Harn oder Kot, dagegen im Eiter bzw. Exsudat meist aussichtslos); mittels *spezifischer Färbung* (s. S. 409), evtl. nach *Anreicherung* a) entweder durch Sedimentierung (mittels Zentrifuge oder Absitzenlassens) oder β) durch Aufschließen des Sputums mit Lauge usw. oder durch *Antiformin* (welches alle corpusculären Elemente, spez. Begleitbakterien auflöst, dagegen nicht die durch ihre Wachshülle geschützten Tuberkelbacillen. *Technik:* Sputum mischen mit der doppelten Menge Antiformin, durchschütteln, 20 Minuten stehen lassen, mit gleichen Teilen 70% Alkohol versetzen und zentrifugieren). *Unterscheidung* von Leprabacillen, Smegmabacillen (in Präputial-, Anal- und Vulvasekret, Harn, Kot, Ohrenschmalz usw.) und von sonstigen säurefesten Stäbchen (in Milch und Butter, Lungengangrän usw.) gelingt durch besondere Färbemethode (Smegmabacillen werden entfärbt bei Behandlung mit Carbolfuchsin und Nachbehandlung mit konzentriertem Methylenblau in Alkohol abs.!) und durch Tierversuch (bei Tuberkulose positiv!); für Tuberkelbacillen im Harn ist außerdem charakteristisch die Lagerung in „Fischzügen" oder „Zöpfen"; schließlich empfiehlt sich Harnentnahme mit dem Katheter.

b) Kultur (s. S. 409): Ergebnis ist nicht vor 4–6 Wochen zu erwarten.

c) Tierversuch (s. S. 409). Speziell für bacillenarmes Sputum, Drüseneiter, Pleura- und Gelenkpunktat, excidierte Gewebsstückchen, Harn und Kot; langsam (innerhalb von 2 bis 6 Wochen), aber sicher, allerdings nicht immer positiv und nicht immer spezifisch, daher an *mehreren* Tieren!

d) Histologische Untersuchung von excidierten Gewebsstückchen (nicht ratsam bei geschlossener Tuberkulose und nicht immer positiv, insofern typische Tuberkel öfters fehlen, spez. im Granulationsgewebe) oder Eiter (Unterschied von tuberkulösem und Kokkeneiter s. oben). Lues ausschließen!

e) Tuberkulinreaktion (beruhend auf Überempfindlichkeit des tuberkulösen Organismus gegenüber den Eiweißstoffen des Tuberkelbacillus): *α) Subcutan (Rob. Koch* 1890):Injektion mit Alttuberkulin *Koch* steigend von $1/_{10}$–1–10–100 mg in 2–3tägigen Pausen bei 2–3stündiger Temperaturmessung (möglichst außer nachts), heute meist gereinigtes Tuberkulin (G.T.): zu achten ist auf lokale (Herd-) und allgemeine Reaktion; der positive Ausfall beweist aber nur Vorliegen eines manifesten Prozesses überhaupt, bei negativem Ausfall zu wiederholen nach 1 Woche und später; verdächtig ist Temperaturanstieg über 0,5–1°; meist nach 10–12 Stunden; bei Fieber ist die Prüfung zu unterlassen; sie ist überhaupt gefährlich, daher kontraindiziert bei aktiver Organtuberkulose wegen Verschlimmerungsmöglichkeit.

β) Intracutan (v. Pirquet): Hautimpfung mit 25%igem Alttuberkulin nach oberflächlichem (nicht blutendem) Hautritzer; zu achten ist auf lokale Entzündung (Rötung, Abgrenzung, Infiltrat, Quaddel); meist nach 12–24, seltener nach 48–72 Stunden und sich zurückbildend in 5–8 Tagen; auch positiv bei *latenter* Tuberkulose, daher ist nur bei kleinen Kindern der positive Ausfall absolut beweisend, sonst nur der negative Ausfall (außer bei mangelnder Reaktionsfähigkeit infolge Kachexie, Fieber, Exanthem u. dgl., wobei auch der negative Ausfall nichts beweist); desgleichen:

γ) Percutan (Moro): Einreiben einer talergroßen Stelle der Brust-Bauchhaut ½ bis 1 Minute mit erbsengroßem Stück 50%iger Alttuberkulinsalbe; zu achten ist auf lokale Entzündung (Knötchen) bis 24–48 Stunden.

δ) *Konjunktival* (*Calmette* bzw. *Wolff-Eisner*): Einträufeln von 1–2 Tropfen 1%igem Alttuberkulin; zu achten ist auf Bindehautentzündung; diese Probe ist am besten zu unterlassen als nicht unbedenklich, spez. bei tuberkulösen oder bei anderen Augenkrankheiten (wegen Gefahr fortschreitender Entzündung, spez. Keratitis).

Alle *cutanen* Prüfungsverfahren haben gegenüber den *subcutanen* den Nachteil der Unsicherheit: sie sind weder spezifisch noch konstant.

Dazu tritt der klinische (allgemeine und lokale) sowie röntgenologische Untersuchungsbefund (u. a. charakteristisches Geschwür oder Fistel, kalter Abszeß sowie Primärherd und Komplikationen), auch Temperaturkontrolle und Blutsenkungsprobe (diese ist erhöht namentlich bei Gewebszerstörung).

Differentialdiagnose: Akute und vor allem chronische Entzündungen (Lues und Actinomykose) sowie gut- und vor allem bösartige Geschwülste (Sarkom und Carcinom).

Prognose: Unter Chemotherapie günstig, Ausheilung ist möglich durch Vernarbung, aber freilich recht langdauernd: $\frac{1}{2}$–5 und mehr Jahre; jedoch droht jederzeit infolge Durchbrechung der Abkapselung, Rezidiv, außerdem Tuberkulose innerer Organe (Lungen!), akute allgemeine Miliartuberkulose, Mischinfektion mit Eitererregern und Amyloiddegeneration, diese namentlich bei fistelnder Knochen- und Gelenktuberkulose (etwa 1%); prognostisch wichtig ist a) Art des lokalen Herds, spez. Multiplizität, Lokalisation, Größe, Abgeschlossenheit, radikale Entfernbarkeit; b) Virulenz der Erreger und Widerstandskraft des Organismus, spez. Alter (Kinder bis zu 15 Jahren außer Säuglingen geben bei chirurgischer Tuberkulose im allgemeinen günstigere Prognose). Bei schwerer chirurgischer (z. B. bei doppelseitiger Nieren-, aber auch gelegentlich bei Knochen- oder Gelenktuberkulose) kann Schwangerschaftsunterbrechung angezeigt sein. Im übrigen ist für die Prognose wichtig eine Möglichkeit frühzeitiger und längerer Behandlung, spez. Allgemeinbehandlung.

Prophylaxe: Frühdiagnostizieren, Isolieren und Desinfizieren; Fürsorgestellen und Heilstätten sowie hygienische Lebenshaltung betr. Wohnung, Ernährung usw. (Schutzimpfung nach Calmette).

Therapie

Die sog. ,,chirurgische" Tuberkulose ist oft, wenn auch nur langsam durch allgemeine und konservative Behandlung heilbar, wobei übrigens auch ein Wechsel bei den einzelnen Behandlungsverfahren (Diät, Klima usw.) wichtig ist (s. u.); daneben ist chirurgische Behandlung zu erwägen.

α) *Konservativ:* Heilstättenbehandlung mit Liegekur, entsprechender Kost, tuberkulostatischer Behandlung.

β) *Aktiv-chirurgisch:* Im Rahmen des Heilverfahrens, d. h. tunlichst radikale Entfernung des tuberkulösen Herdes: Exstirpation, Ausräumung, Ausmeißelung, Knochen- und Gelenkresektion, Entfernung erkrankter Organe (z. B. solitärer Drüsen sowie einseitig erkrankter Nebenhoden, Nieren usw.) bei Versagen der konservativen Therapie, bei Gefahr der Progredienz (z. B. Gelenkeinbruch paraartikulärer Knochenherde, Urogenitaltuberkulose seitens Nebenhoden- oder Nierenherds), bei Vorhandensein nicht resorbierbarer Sequester u. dgl., dagegen im allgemeinen selten bei Kindern, bei welchen man möglichst konservativ vorgeht mit Rücksicht auf die große Heilungstendenz des jugendlichen Organismus einerseits und die Möglichkeit der Verstümmelung, bei Knochen und Gelenken auch Gefährdung der Wachstumszone andererseits; evtl., spez. bei decrepiden alten Leuten über 60 Jahre mit schwerer Erkrankung von Fuß, Knie, Hand usw. Amputation. Bei Lungentuberkulose: *Kollapstherapie reversibel* (Pneumolyse, Pneumothorax, temporäre Phrenicusausschaltung, Pneumoperitoneum), *irreversibel* (Thorakoplastik, Plombierung). *Resektionsbehandlung* (Keilexcision, Segmentresektion, Lobektomie, Pneumonektomie, Pleuropneumonektomie (s. S. 1006, 1016).

Allgemeine tuberkulostatische Behandlung

a) Chemotherapie. α) *p-Aminosalizylsäure* (PAS, *Bernheim, Lehmann*) unbeständig, bei Erwärmung und Stehenlassen rasch sich zersetzend; wirkt auf Tuberkelbazillen strukturauflockernd und bakteriostatisch. Nach Gabe von 500 bis 1000 g PAS entwickeln die Tuberkelbazillen eine Resistenz gegen das Mittel. Geringe Giftigkeit, Ausscheidung durch Nieren. *Dosierung:* 10–12–14–20 g PAS oral täglich als Natriumsalz oder tägliche intravenöse Infusion von 4 g PAS in 2,8%iger isotonischer Lösung; Kinder unter 6 Jahren täglich 6 g oral auf 4 Dosen verteilt; Kinder über 6 Jahre alt 12 g oral. Außerdem lokal zur Injektion und Instillation von Cavernen, Cavernendrainage (*Monaldi*), Cavernentamponade (*Maurer*), tuberkulöse Lymphome, Abscesse (10%ig), Haut- und Schleimhauttuberkulose als Lösung oder Salbe 10–20%ig, Knochen- und Gelenktuberkulose intraarticulär 2,8–5%ig, Augentuberkulose Einträufeln 2,8%ig.

Nebenwirkungen: Übelkeit, Erbrechen, Durchfälle, Urticaria, Dermatosen, Pruritus, Leuko- und Neutropenie, Hypokaliämie, fieberhafte Reaktionen, welche zum Absetzen des Mittels zwingen.

β) *Isonikotinylhydrazin (INH)* oder Isoniazid, (Rimifon „Roche", Neoteben „Bayer"), gutes Tuberkulostaticum, durchbricht die Resistenz gegen PAS und Streptomycin; Applikation: vorwiegend per os. *Dosierung:* Für Erwachsene 5–10 mg/kg Körpergewicht auf 3–5 Einzelgaben von 100 bis 150 mg aufgeteilt und nach den Mahlzeiten eingenommen, jedoch ist Einschleichen und Ausschleichen des Medikaments zur Feststellung der individuellen Toleranz und Vermeidung von akuten Verschlimmerungen oder Entziehungserscheinungen notwendig. Kinder vertragen INH noch besser als Erwachsene, 25–50 mg je kg Körpergewicht je Tag per os; außerdem rectal, subcutan, intermuskulär oder intravenös in 2,5%iger Lösung.

Indikation: Intrathekal: Bei Meningitis (Kinder 15–25 mg, Erwachsene 25–50 mg). Intraglandulär in Lymphknoten: nach Abpunktieren des Detritus je nach Größe des Abscesses 25–4 cm³ Lösung, Fisteln: 50–100 mg in den Fistelgang, intrapleural: täglich 100–250 mg INH bei Pleuritis exsudativa, bei Empyem höhere Dosen (bis 400 mg), intrakavitär: 50–100 mg in die Kaverne durch transparietale Injektion oder durch Monaldidrainage oder bei Speleostomie durch Tampon, welcher 50–200 mg Wirkstoff trägt. Intraperitoneal: täglich oder wenigstens 2mal wöchentlich 100–250 mg Wirkstoff in die Bauchhöhle. Intraartikulär: 50–100 mg in die Gelenke. Rectal: zur Allgemeintherapie oder bei Tuberkulose der unteren Darmabschnitte, oral 100–200 mg 3mal täglich Klysmen mit Lösung 2,5%ig. Vaginal und Intrauterin: bei spezifischer Cervicitis, Endometritis, Einlegen von Tampons mit 2,5%iger Lösung. Blasenspülung: bei Blasentuberkulose 50–100 mg INH im Verhältnis von 1:10 mit physiologischer Kochsalzlösung verdünnt. Aerosol: 1–5mal täglich Inhalation von 25 bis 50 mg INH. Die lokale Applikation ist stets als Ergänzung zur intravenösen oder intramuskulären Allgemeinbehandlung aufzufassen. Nebenwirkungen: Bei etwa $^{1}/_{5}$ der Patienten Schwindelgefühl, Obstipation, Kopfschmerzen, Exantheme, Hämaturie, Benommenheit, Hämoptoe, Paraesthesien, Hyperreflexie, psychische Alteration, Sprach- und Denkstörungen. Kombination meist mit Streptomycin und PAS, welche alternierend eingesetzt werden.

γ) *Thiosemikarbazone, Conteben (Schmidt* und *Domagk):* stark tuberkulostatisch wirkend, bei 15wöchiger Anwendung resistenzerzeugend; gleich aktiv wie PAS, jedoch toxischer, dem Streptomycin unterlegen.

Indikation: Schwere exsudative, kavernöse Lungentuberkulosen, hämatogene Streuungen; exsudative Prozesse erweisen sich als rückbildungsfähig; kavernös-schwielige und käsig-pneumonische Formen, sowie produktiv indurierende Formen, bleiben unbeeinflußt, eindrucksvolle Besserung bei Haut- und Schleimhauttuberkulosen. *Dosierung:* Kinder je nach Alter 0,03–0,125 g oral (3–5 mg/kg Körpergewicht); Erwachsene als Durchschnittsdosis 0,1–0,2 g täglich; Beginn in der Regel mit 0,05 g. Bei frischen exsudativen Tuberkulosen bis zu 0,3–0,4 g pro die; bei Empyemen 0,2 g in 10 cm³ physiologischer Koch salzlösung 2mal wöchentlich in die Empyemhöhle instilliert. *Nebenwirkungen:* Übelkeit, Müdigkeit, Erbrechen, Leukocytose, Monocytose, Neuritis mit Paresen, Schwindel, Gleichgewichtsstörungen, Exantheme, Leber- und Nierenschaden, Anämie, cerebrale Symptome.

b) Antibiotica: *Streptomycin und Dihydrostreptomycin: (Schatz, Bugie* und *Waksman)* aus Aktinomyces-griseus-Kulturen, stark antibiotischer Einfluß auf gramnegative Erreger und starker tuberkulostatischer Effekt; Widerstandsfähigkeit der Bakterien gegen Streptomycin wird durch Anwesenheit von Eiter, Blut und Cystein um das Vielfache gesteigert; es gibt primäre Resistenz gegen Streptomycin, sowie erworbene Resistenz, etwa in der 7.–8. Behandlungswoche manifest werdend; relativ wenig giftig; in höherer Dosierung Degeneration der Vestibularis- und Cochleariskerne hervorrufend.

Dosierung: Streng individuell, durchschnittlich täglich 1,0 g intramuskulär auf 2 bis 3 Dosen verteilt, bei Meningitis tuberculosa 1,0–2,0 g intramuskulär täglich oder in 12–24stündigen Intervallen 20 mg/kg Körpergewicht für die Dauer von 6 Monaten. Dazu 25–50 mg intralumbal 2mal täglich 1 Monat lang, den 2. Monat 2tägig, den 3. Monat 2mal je Woche.

Indikation: Frische infiltrative Veränderungen mit oder ohne Zerfall, frisch entstandene bronchogene Aussaat, hämatogene Disseminationen, Infiltrate auf dem Boden disseminierter Tuberkulose, nicht zu große Kavernen, deren Alter bekannt ist; Blähkavernen, besonders bei Pneumothorax, sistierende Kavernen bei bestehendem Pneumothorax, Streuungen, die sich unter Pneumothorax nicht zurückbilden oder nach Thorakokaustik verschlechtern, fibrokavernöse Formen zur Vorbereitung eines chirurgischen Eingriffs; aktiv-infiltrative tuberkulöse Prozesse, die zur Phrenicusausschaltung indiziert sind, mit und ohne dieselbe; schwere tuberkulöse Intoxikationen, die anderen Maßnahmen trotzen.

Besondere Anzeigestellung: Bei Meningitis tuberculosa ist Streptomycin das Mittel der Wahl, ferner bei akuter Miliartuberkulose, Lungentuberkulosen, die weder klimatisch-diätetisch, noch kollapstherapeutisch beeinflußbar sind, Kehlkopftuberkulose, kindliche Primärtuberkulose der Lungen, tuberkulöse Perikarditis, Nierentuberkulose, Knochen- und Gelenktuberkulose, hier vor allem auch lokale Instillation (0,25–0,5 g intraartikulär bzw. in den Knochenherd); skrophulöse Augenerkrankungen. Bei Gesamtdosen bis zu 50 g werden im allgemeinen Vestibularisschädigungen nicht beobachtet.

Dihydrostreptomycin: Wirkt stark tuberkulostatisch, zeigt jedoch wesentlich geringere toxische Wirkung auf das Vestibularsystem als Streptomycin und kann daher länger gegeben werden. *Präparat:* Streptothenat.

c) Kombination mit anderen Antibioticis. Dihydrostreptomycin, Mittel für krisenhafte Situation (Miliartuberkulose, Meningitis tuberculosa, frische Streuungen, Vorbereitung zu Operationen). Eine zeitliche Begrenzung ist wegen der Vestibularisgefährdung und Möglichkeit der Resistenzerzeugung erforderlich. Bei Kombination mit PAS wird die Resistenzentstehung herabgesetzt.

Streptomycin-PAS – zur Basisbehandlung und als lokal einwirkendes Mittel nützlich. – INH = Isonicotinsäurehydracin – sehr gut entgiftend bei toxischen Tuberkulosen; Resistenz tritt schneller und in höherem Prozentsatz auf als nach Streptomycin.

Streptomycin-Conteben – bei Schleimhauttuberkulose, auch hier gelegentlich Auftreten von Resistenz.

Resultate: Fast stets auffallend rasch überzeugende Rückbildungen; über Dauerheilungen kann noch nicht abschließend geurteilt werden.

Spezielle Tuberkuloseformen

A. Örtliche beschränkte Tuberkulose

a) Haut: Tuberculosis cutis. α) *Leichentuberkel:* Kleine, derbe, rotbraune Knötchen bzw. Wärzchen oder *Tuberculosis verrucosa cutis:* Flaches, rundliches Infiltrat mit blaurotem Rand und mit warzenartigen Wucherungen auf der Oberfläche; beide gutartig und nicht geschwürig; vorkommend spez. an der Streckseite von Finger, Hand und Vorderarm; kompliziert bisweilen durch Cubital- und Achseldrüsenschwellung; entstehend durch Infektion von Hautverletzungen an den Händen infolge Berührung tuberkulösen Auswurfs bei Schwindsüchtigen oder deren Umgebung, aus zerbrochenem Speiglas auch beim Pflegepersonal oder meist tuberkulöser Menschen- und Tierleichen bei Ärzten und Anatomen, Tierärzten, Schlächtern, Abdeckern, Schweizern usw.; ferner bisweilen beim Impfen, Tätowieren u. dgl. und als *Präputialinfektion bei der rituellen Beschneidung*, schließlich übergreifend von Schleimhauterkrankung an Mund, After und Genitalien sowie auftretend an der Durchbruchsstelle tiefliegender Herde bei heruntergekommenen Tuberkulösen.

β) *Lupus. Vorkommen:* Ziemlich häufig (verbreitetste Form der Hauttuberkulose).

Entstehung: 1. Meist von *außen*, auch bei *unverletzter* Haut und Schleimhaut mittels Einreibens, gewöhnlich aber bei Verletzung oder Schrunde, auch häufig bei Ekzem; bisweilen auch bei Operation (z. B. Gelenkresektion), gewöhnlich durch Berührung mit dem Auswurf von Schwindsüchtigen, bisweilen auch bei Füttern oder Melken von perlsüchtigem Vieh und Übertragen ins Gesicht durch Kratzen oder in die Nase durch Bohren mit den verunreinigten Fingern, aber oft auch von *innen* (Lungen, Drüsen usw.). 2. Manchmal *lymphogen* in der Umgebung tuberkulöser Herde, z. B. Fisteln, Drüsen, Knochenherde, Schleimhautaffektionen an Lippe, Nase, After usw. 3. Selten *hämatogen*.

Symptome: Zunächst gelblich- oder bräunlichrote Flecke, später etwas erhabene, derbe, kleine (meist stecknadelkopfgroße) Knötchen, welche auf Druck (z. B. mit dem Glasspatel) nur wenig verschwinden, indem sie zwar etwas abblassen, aber ihren apfelgeleeartigen oder kandiszuckerartigen Farbton behalten, mit der Knopfsonde sich etwas eindrücken lassen (Diagnose!); schließlich zusammenfließend und geschwürig zerfallend.

Diagnose: Unter anderem Symptome: spez. Farbe und Form, auch bei Glasspatel und Knopfsondendruck; jugendliches Alter; typische Lokalisation; sonstige, spez. Lymphdrüsentuberkulose und Tuberkulinreaktion; evtl. Probeexcision.

Differentialdiagnose: Lues, Aktinomykose, Rhinosclerom u. a.

Verlauf: Chronisch über Jahre bis Jahrzehnte unter ständigem Entstehen und Vergehen von Knötchen; Beginn meist im Kindesalter.

Formen (je nach Vernarbung, Gestalt und reaktiver Gewebswucherung): *Lupus disseminatus* (zerstreut einzelne Knötchen), *serpiginosus* (bogenförmig aneinandergereihte Knötchen), *exfoliativus* (Epidermisabschuppung, Ausstoßung der verkästen Tuberkel und Vernarbung), *exulcerans* (Zerfall, größerer Knoten zu flachen Geschwüren; spez. an Gesicht, Fingern und Zehen; evtl. mit großen Zerstörungen: sog. „fressende Flechte, Lupus exedens") oder gar verstümmelnd (ähnlich der Lepra: sog. „Lupus mutilans"), *planus* (flächenhaft und flach), *hypertrophicus* (tumorartige Wucherung des cutanen und subcutanen Bindegewebes; spez. am Ohrläppchen), *verrucosus* s. *papillaris* (Wucherung der Hautpapilen; spez. an Gliedern), *cornutus* (Epithelverhornung).

Lokalisation: Meist Gesicht, hier meist beginnend am Naseneingang und übergreifend auf Nase, Oberlippen und Wangen mit charakteristischer Schmetterlingsfigur (75%), spez. Nase ($33^1/_3\%$), Wangen und Oberlippe; dann Glieder und Rumpf, spez. Hals sowie Hände und Füße, überhaupt unbekleidete Körperstellen. Oft ist auch die Schleimhaut erkrankt, wahrscheinlich nicht selten *primär* (z. B. Nase; sonst Augenlider, Mund, Rachen und Kehlkopf); in diesem Falle kann der Lupus lange unbemerkt bleiben.

Folgen: Infiltrate, Geschwüre und verzerrende Narben am Gesicht mit Ectropium, Mundspaltenverengerung, Verwachsung des Naseneinganges, ferner an Fingern und Zehen mit Contracturen, Verkrümmungen und Verkrüppelungen sowie *Defekte* an Ohrmuschel und Nase: Lupus vorax s. mutilans s. exedens (Nase erscheint „abgegriffen"; im Gegensatz zum Verlust der *knöchernen* Nase bei Syphilis entsteht bei Lupus Verlust der *Weichteil-Knorpelnase*, letzteres infolge Freilegens des Knorpels von außen und innen!): überhaupt erfolgt manchmal schließlich Gliedverstümmelung ähnlich wie bei Aussatz.

Komplikationen (außer Entstellung): 1. Recidive, 2. tuberkulöse Erkrankung der Organe, spez. Lungen und Pleura sowie der Lymphdrüsen, Knochen und Gelenke, 3. Erysipel, oft habituell, 4. Carcinom auf Lupus oder Lupusnarbe, sog. „Lupuscarcinom": etwa 1–5%; überwiegend bei Männern (sich abhebend dunkel, hart und vorragend!).

Prognose: Bei frühzeitiger Erkennung und Behandlung sonst günstig (Lupus ist die mildeste Form der Tuberkulose!); manchmal kommt es aber sonst zu Entstellung, wodurch das gesellschaftliche, auch berufliche Fortkommen beeinträchtigt werden kann.

Therapie der Hauttuberkulose: Neben der unerläßlichen Allgemeinbehandlung mit Luft, Licht, Sonne bzw. Höhensonne, Ernährung (salzarm, aber mineralien- und vitaminreich s. u.), allgemeine und lokale Chemotherapie mit Neoteben und Streptomycin, außerdem Lebertran, evtl. Jodkali, Gold, Rubrophen und Tuberkulin: *Licht* (Drucklicht-, Quarzlampen-, Finsen-, Röntgen- und Radiumbestrahlung), *Ätzmittel* (Arsenikpaste, Pyrogallussäure bis 20%, Milchsäure 50% usw.) sowie Lenigallolpaste, Ektebinsalbe, Pankrodermasalbe und -puder u. a., *Exkochleation, Kohlensäureschnee* und *Paquelinisierung bzw. Hochfrequenzstrom;* am sichersten, falls der Herd nicht sehr ausgedehnt und falls er günstig lokalisiert ist, *Excision* genügend weit im Gesunden und genügend tief samt Unterhautzellgewebe nebst Lymphgebiet bis auf die Muskulatur mit nachfolgender Naht oder evtl. Transplantation von Epidermis oder besser Cutis; bei Narben später Gesichtsplastik (aber erst nach völliger Ausheilung des Lupus). Man beobachte auf Rezidiv unter ständiger Kontrolle. Die Behandlung soll möglichst früh und genügend (meist Jahre) lang durchgeführt werden, am besten in einer entsprechenden Heilanstalt. Ansteckungsgefahr ist nicht groß.

b) Unterhaut: Scrophuloderma s. Gummata tuberculosa oder scrophulosa. Speziell bei Kindern über Knochen-, Gelenk-, Lymphbahn oder Lymphdrüsenherden, aber auch von außen oder auf dem Blutweg entstehend; vorkommend namentlich an Gesicht und Hals sowie Armen und Beinen; hier auch als *Erythema induratum Bazin* (vgl. Unterschenkel!); als umschriebenes, knotiges Infiltrat, Granulom oder Abseß; schließlich durchbrechend durch die blaurote Haut als hartnäckiges Geschwür mit tuberkulösen Granulationen; *Therapie:* Punktion oder Incision, sonst Auskratzung bzw. Kauterisation und Jodoformgazetamponade bzw. Jodoformglycerin, auch Ektebinsalbe und Höhensonnenbestrahlung.

c) **Muskeln: Myositis tuberculosa.** Selten, und zwar gelegentlich auch multipel; *primär* auf dem Blutweg als fungöser oder abscedierender Knoten (z. B. in der Bauchmuskulatur) und meist *sekundär*, nämlich übergreifend von der Nachbarschaft bei tief greifenden Haut- und Schleimhautgeschwüren (z. B. an Wange, Lippe, Zunge) oder bei durchbrechendem Drüsen-, Knochen- oder Gelenkherd (z. B. an Ober- und Unterarm, Oberschenkel, Bauch usw.). *Differentialdiagnose:* Sonstige Tuberkulose sowie Sarkom, Gumma, Eiterung oder Hernie der Muskulatur. *Therapie:* wie sonst Allgemein- und Lokalbehandlung, evtl. Punktion oder Incision und Ausräumung, ausnahmsweise Gliedabsetzung.

d) **Schleimhäute.**

Entstehung: α) Meist *sekundär* bei Lungentuberkulose durch verschlucktes oder ausgehustetes Sputum, z. B. im Nasen-Rachenraum, spez. an Gaumen- und Rachenmandel, von hier fortschreitend nach dem Mittelohr, ferner im Kehlkopf und Darm an den lymphatischen Follikeln (bei offener Lungentuberkulose evtl. Darmtuberkulose, heute selten, da durch Chemotherapie rasche Ausheilung erfolgt!), spez. in der Ileocöcalgegend (hier als Ileocöcaltumor, evtl. mit Perforation oder Stenose), am Anus als Mastdarmgeschwür- und -fistel, am Urogenitalsystem fortgeleitet von Hoden bzw. Adnexen oder Nieren (in der Richtung des Sekretstroms durch das Drüsensekret). β) Seltener *primär* durch infizierte Nahrung im Verdauungs- und durch Einatmung im Atmungssystem, spez. im Nasen-Rachenraum und Kehlkopf, in der Mundhöhle auch durch Küssen, cariöse Zähne u. dgl., in der Nase durch Bohren mit dem infizierten Finger, im Urogenitalapparat durch Coitus.

γ) *Hämatogen.*

Symptome: Infiltrate oder Geschwüre mit verkästem Grund und mit unregelmäßigen, unterwühlten, zugleich weichen Rändern (nicht so hart wie bei Carcinom) und mit Knötchen oder Geschwürchen in der Umgebung.

Therapie: Ätzung mit Milchsäure 50–80%, Chlorzink 8% usw.; ausnahmsweise bei zusammenhängender und umschriebener Affektion Ausschneiden oder Auskratzen bzw. Ausbrennen oder Verkochen. Chemotherapie.

e) **Lymphgefäße und -drüsen.**

α) *Lymphgefäße: Lymphangitis tuberculosa,* im ganzen selten, aber gelegentlich, z. B. bei tuberkulösen Darmgeschwüren in den Chylusgefäßen bis zum Mesenterium, bei Hauttuberkulose der Hände und Füße in den oberflächlichen Lymphbahnen der Arme und Beine sowie bei Geschwüren und Fisteln nach Durchbruch eines Knochenherdes; auftretend als Knoten oder strangförmige Infiltrate sowie Geschwüre, Abscesse und Fisteln entlang den Lymphbahnen.

β) *Lymphdrüsen: Lymphadenitis tuberculosa. Entstehung:* Meist *sekundär* in den regionären Drüsen bei tuberkulösen Entzündungsherden, oft aber auch *primär*, z. B. in den Hals- und Bauchdrüsen von Kindern (ohne Haut- und Schleimhauterkrankung), bisweilen *hämatogen*.

Vorkommen: Spez. bei Jugendlichen zwischen 15–25 Jahren; am häufigsten sind befallen die Hals- und die Mesenterialdrüsen, sonst seltener, auftretend meist primär, aber gelegentlich auch sekundär, nämlich bei Herd im Quellgebiet der betreffenden Lymphdrüse.

Lokalisation: 1. Hals meist (etwa 90%), spez. Regio submax., subment. und Carotisfurche bzw. Venenwinkel, Nacken und oberes seitliches Halsdreieck; ein oder doppelseitig; auch solitär, meist aber in Ketten- oder Paketform. *2. Gesicht,* spez. in und auf Parotis sowie auf M. buccin. *3. Achselhöhle und gelegentlich Ellenbeuge* (bei Haut- sowie Gelenk- und Knochenherden der Hände). *4. Leiste und gelegentlich Kniekehle* (bei Haut- sowie Knochen- und Gelenktuberkulose der Beine sowie der After- und Geschlechtsgegend usw.). *5. Mesenterial- und Retroperitonealdrüsen* (bei Darmtuberkulose; bei Kindern auch *primär* ohne solche). *6. Bronchialdrüsen* (u. a. bei Lungentuberkulose).

Symptome: Induration oder Verkäsung, weiter Verkalkung oder Abscedierung evtl. mit Fistelbildung oder Periadenitis mit Verlötung von benachbarten Drüsen (zu Paketen oder Konglomerattumoren), Muskeln, Gefäßen; evtl. Durchbruch in Lymphbahnen oder Venen, z. B. Durchbruch verkäster Halslymphdrüsen in den Ductus thoracicus oder in V. jugularis int. oder verkäster Bronchialdrüsen in Lungenvenen; dabei besteht Gefahr der akuten allgemeinen Miliartuberkulose; bisweilen Druck auf die Nachbarschaft (z. B. auf Trachea mit Atemnot, auf Choledochus mit Ikterus usw.). Selten ist reine Hyperplasie; sog. *Sternbergscher Drüsentumor* (ähnlich der Pseudoleucämie, aber mit Tuberkelbacillenbefund).

Formen: Hyperplastisch-indurativ oder weich- verkäsend sowie mischinfiziert.

Diagnose (außer den allgemeinen Zeichen der Tuberkulose): Drüsengeschwulst derb, langsam wachsend, diffus, verwachsen untereinander und mit der Umgebung bzw. Haut; evtl. abscedierend mit Käsebröckeln oder fistelnd mit typischen Granulationen; dazu u. U. Röntgenaufnahme oder Probeexcision bzw. -exkochleation bzw. -punktion nebst Bacillennachweis in Mikroskop, Kultur oder Tierversuch sowie histologische Untersuchung.

Differentialdiagnose: Lymphosarkom (ohne kleine, derbe und bewegliche Nebendrüsen!), *Leucämie* (Blutbefund!), *Pseudoleucämie* (beweglich!), *entzündliche Hyperplasie* (weicher und bei kleinen Kindern neben Haut- und Schleimhautinfekten!), *carcinomatöse* (hart und höckrig) *und syphilitische* (*Wassermannsche* Reaktion und Heileffekt) *Drüsen;* an Gesicht und Hals auch *Atherom, Dermoid, Lipom, Aktinomykose, Strumaknoten, Aneurysma* und *Kiemengangscyste* (evtl. Probepunktion).

Komplikationen: Mischinfektion sowie Rückfall und Miliartuberkulose.

Prognose: Sonst nicht ungünstig.

Therapie: Allgemeine Chemotherapie; *Totalexcision* mit primärer Haut bei *nicht eingeschmolzenen* Drüsenpaketen; *Punktion und Spülung* mit Chemotherapeuticis bei *eingeschmolzenen* Herden.

Skrofulose: ist eine Konstitutionsanomalie mit chronischen Schleimhautkatarrhen, Ekzem und entzündlichen Schwellungen der Lider, Lippen und Wangen sowie mit ausgedehnten Lymphdrüsenschwellungen, spez. am Hals bei Kindern, welche dadurch evtl. schweinsähnlich aussehen (daher „Skrofulose"!); bedingt meist durch Tuberkelbacillen, bisweilen durch Eitererreger (sog. tuberkulöse und pyogene Skrofulose, welch letztere aber in erstere übergehen kann; im übrigen handelt es sich bei der Skrofulose um eine Konstitutionsschwäche mit Empfindlichkeit der Haut und Schleimhaut gegen verschiedene Reize im Verein mit starker Reaktion der lymphatischen Organe: (sog. exsudative Diathese!).

f) Knochen: Ostitis tuberculosa. *Entstehung:* α) Meist *hämatogen* durch Bakterienembolie – abgesehen von der chirurgisch weniger interessierenden Miliartuberkulose – bei Lungen-, Drüsen-, Darm- u. a. Tuberkulose nach deren Einbruch in Ductus thoracicus oder in Lungenvenen (dafür spricht auch die häufige Lokalisation in der gefäßreichen Epiphyse des jugendlichen langen Röhrenknochens und die oft infarktartige (keilförmige) Gestalt der Knochenherde, während an den kurzen Röhrenknochen von Hand und Fuß die Diaphyse erkrankt mit Apposition des gereizten Periosts, vgl. Spina ventosa!). β) Ferner *sekundär* durch Übergreifen einer Gelenk-, seltener Haut-, Schleimhaut- (Paukenhöhlen-) Tuberkulose. γ) Vielleicht auch *lymphogen* von benachbartem tuberkulösem Herd. Bisweilen tritt Knochentuberkulose *nach Trauma* (Quetschung, Stauchung u. dgl.) auf, wohl zu erklären durch Aufflammen oder Verschlimmerung eines bereits bestehenden, bisher abgekapselten Herdes oder (vielleicht auch, aber nicht gerade häufig) durch Bakterienembolie am Locus minoris resistentiae s. oben: Unfallzusammenhang bei Tuberkulose.

Vorkommen: Besonders in der Jugend, hier wiederum in der ersten (2.–6. Jahr bzw. 1.–2. Jahrzehnt), aber auch später (etwa $33^1/_3$–50% und mehr in den ersten 2 und 10% im 3. Jahrzehnt, dann immer weniger, im Greisenalter aber wieder ansteigend und oft verbunden mit fortschreitender Lungentuberkulose!); Bein erkrankt häufiger als Arm (Belastung!).

Pathologische Anatomie: Zunächst graurötliches Granulationsgewebe mit miliaren Tuberkeln, später gelbliche Verkäsung; Knochengewebe wird dabei zerstört („Caries"), wobei teils umschriebene, kleine (bis haselnußgroße) *Höhlen* mit tuberkelhaltiger Absceßmembran, käsigem Brei und Knochensand entstehen, teils *Sequester* (meist festhaftend, dabei klein, zugleich rundlich und glatt, oft in Keilform mit Basis am Gelenkknorpel und mit Spitze an der Knorpelfuge entsprechend der embolischen Entstehung (z. B. an Epiphysen der langen Röhrenknochen, Becken, Schädel, Diaphyse der kurzen Knochen). Selten ist die tuberkulöse Knochenaffektion diffus-progressiv über einen großen Knochenabschnitt, evtl. über einen ganzen Röhrenknochen mit schnell fortschreitender Vereiterung (als sog. „Osteomyelitis tuberculosa"). Bisweilen, namentlich bei corticalen Herden erfolgt periostale Wucherung (Periostitis ossificans), spez. bei Gelenktuberkulose, Spondylitis, Phalangen- und Metakarpal- bzw. Metatarsalknochen (hier als sog. „Spina ventosa", s. u.).

Lokalisation und Formen (entsprechend der Gefäßverteilung s. oben!): α) An *langen Röhrenknochen:* (entsprechend der besonders guten Gefäßversorgung der Wachstumszone) ist betroffen meist Metaphyse, dann (nicht so häufig, aber doch nicht selten) Epiphyse, schließlich (selten) Diaphyse (während bei pyogener Osteomyelitis die Ausbreitung meist in dem Schaft erfolgt, dagegen nicht am Gelenkende); bisweilen diffus, sonst umschrieben, und zwar häufig keilförmig. β) An *kurzen Röhrenknochen:* (entsprechend der schnellen Verästelung der kräftigen A. nutritia) Diaphyse; an Hand und Fuß sowie Fingern und Zehen usw. mit flaschenförmiger Auftreibung des Gliedes: (sog. „Winddorn, Spina ventosa", infolge ossifizierender oder granulierender Periostitis). γ) An *kurzen Knochen:* An Wirbeln mit Einknickung der Wirbelsäule als *Spondylitis,* evtl. mit Buckel Gibbus („Malum *Pottii")* infolge Knochenzerstörung (diese betrifft meist den *Körper,* selten, spez. an Atlas und Epistropheus den *Bogen)* und mit Kongestions- oder mit Senkungsabscessen (Retropharyngeal-, Psoasabsceß usw.), evtl. (an Hand- und Fußwurzel oft) kombiniert mit Gelenktuberkulose. δ) An *platten Knochen:* An Rippen subperiostal oder innen evtl. mit Sequester; an Schädel, spez. Seiten-, Schläfen-, Stirn-, Felsenbein und Warzenfortsatz (dadurch Otitis media tuberculosa!), evtl. perforierend bis auf Dura; an Gesichtsknochen, spez. Orbiträndern und Jochbein (es bleibt dort eine charakteristische trichterförmige Narbe), ferner an Schulterblatt, Schlüssel-, Brustbein, Darmbeinschaufel, Kniescheibe usw. An den spongiosareichen Knochen (Wirbelkörper, Becken, Brustbein-, Hand- und Fußwurzel) handelt es sich meist um Ostitis; an Schädeldach, Gesicht und Rippen findet sich auch oft Periostitis mit kleinem Knochendefekt und kaltem Absceß.

ε) *Ostitis tuberculosa cystoides multiplex (Jüngling* 1920): besteht in eigenartigen multiplen Knochenveränderungen an Händen und Füßen, und zwar Phalangen und Metatarsi bzw. Metacarpi. Klinisch finden sich Knochenverdickungen oder -defekte neben Kompaktaverdünnung, nicht selten auch Weichteilveränderungen mit Weichteilschwellung und livider Hautverfärbung, evtl. mit Durchbruch durch die Haut (ähnlich Lupus pernio). Röntgenbild zeigt erst wabige, später rundliche und scharf begrenzte Knochenaufhellungen ohne Periost- und Gelenkbeteiligung. Differentialdiagnostisch *Cave!* Cyste, Tumor, Gicht, Rheuma u. a. Infektionen. Verlauf äußerst chronisch. Prognose günstig. Höchstwahrscheinlich handelt es sich um eine chronische Knochentuberkulose von mildem Verlauf bei geschwächten Erregern und bei gutem Reaktionszustand des Körpers. Die Ausheilung braucht meist aber 5–10–15 Jahre. Empfohlen wird Röntgenbestrahlung.

Lokale Komplikationen: 1. Durchbruch ins *Gelenk,* besonders an Fuß- und Handwurzel (sog. „ossale" *Form der Gelenktuberkulose).* 2. Durchbruch in *Weichteile,* evtl. durch die Haut mit *tuberkulöser Fistel,* sonst als *tuberkulöser oder kalter* Absceß, auch bei kleinen Knochenherden und oft an entfernten Stellen als sog. „Senkungs-" oder als „Kongestionsabsceß" (der Weg wird bestimmt einesteils durch Schwere andernteils durch Gewebswiderstand!), besonders bei Wirbel- und Schädeltuberkulose. 3. Übergreifen auf Fascien, Muskeln und Sehnenscheiden, wobei dann nicht selten der ursprüngliche Knochenherd übersehen wird.

Prognose: Günstig, Letalität etwa 2%, ist im übrigen recht verschieden je nach Lebensalter und Lokalisation (Wirbelsäulenerkrankung ist besonders ungünstig); Behandlungsdauer durchschnittlich 3–5 Jahre; evtl., spez. bei jüngeren Kindern besteht gleichzeitig Lungentuberkulose.

Diagnose (außer den allgemeinen Zeichen der Tuberkulose einschließlich Temperatursteigerung, Blutsenkungsgeschwindigkeitserhöhung und Tuberkulinreaktion): Lokalisation, Krankheitsbild und Verlauf (oft typisch, z.B. bei Wirbel-, Schädel-, Gesichts-, Phalangentuberkulose, s. oben), sowie evtl. kalter Absceß mit dünnflüssigem und bröckeligem oder fibrinösem Eiter oder Fistel mit tuberkulösen Granulationen. Ferner, wenigstens nach einiger Zeit, ergibt das Röntgenbild: Ausgedehnte gleichmäßige Aufhellung des ganzen Knochens mit schwacher und verschwommener Knochenzeichnung (*Sudeck*sche Knochenatrophie), während die einfache Inaktivitätsatrophie meist geringer ist, evtl. umschriebene Aufhellungsherde (Caries), begrenzte und unregelmäßige Schattenstücke (Sequester), birnenförmige Weichteilumschattung mittleren Grades (Absceß).

Differentialdiagnose: Chronische Osteomyelitis purulenta, spez. der Gelenkenden (Knochenauftreibung; diese findet sich zwar auch bei der seltenen primären Schafttuberkulose, zeigt aber im ganzen bei Tuberkulose im Röntgenbild *schwächere* periostale Auflagerungen, ferner stärkere Knochenatrophie sowie Sequester klein, rundlich und atrophisch), Syphilis, Ostitis fibrosa bzw. cystica, Typhus, Tumor und Epi- bzw. Apophysennekrose (*Perthes-* und *Schlatter*sche Krankheit!).

Therapie: Allgemeinbehandlung in spez. Heilstätten für extrapulmonale Tuberkuloseformen. α) *Konservativ:* Ruhigstellung durch Schienen-, Gips- oder Streckverband bzw. Schienenhülsenapparat. (Bei starker Knochenzerstörung empfiehlt sich wegen sonst drohender Verkürzung am meisten der Streckverband!) Salzbäder, Staubinde oder Heißluft, Röntgenbestrahlung; bei Absceß Punktion und Instillation von Tuberkulostaticis.

β) Operativ: Möglichst frühzeitige Entfernung des tuberkulösen Knochenherdes durch Auslöffeln oder -meißeln, und zwar subperiostal und unter Schonung der Knorpelfuge bei Jugendlichen; bei platten Knochen (z. B. Schädel, Gesicht, Rippen, Schulterblatt, Darmbeinschaufel) *Resektion,* evtl. Knochenplombe; bei ausgedehnter, infiltrierender Ostitis entbehrlicher Glieder oder bei dekrepiden alten Leuten evtl. *Amputation.* Operation in Form der Knochenausräumung ist unbedingt angezeigt bei paraartikulärem Herd mit Gefahr des Gelenkeinbruches; sie ist auch oft nicht zu umgehen bei Sequesterbildung, wenn auch tuberkulöse Sequester bei entsprechender konservativer Behandlung im Verlaufe von Wochen bis Monaten resorbiert werden können.

Bei tuberkulösem Absceß: α) Mit *zugänglichem Knochenherd:* Totalausräumung des Herdes im Knochen samt Absceßmembran, bei Mischinfektion anschließend kurzfristige Drainage und Instillation von Chemotherapeuticis. *β)* Bei *nichtzugänglichem Knochenherd,* spez. Senkungsabsceß (vgl. Abb. 148): Zunächst *Punktion,* und zwar mit genügend dicker Kanüle schräg von gesunder Hautpartie aus und *anschließend,* Instillation von Neoteben usw., evtl. ausnahmsweise *Incision* nebst Exkochleation mit folgender Naht (sonst Gefahr der Fistelung und sekundärer Eiterinfektion!). *γ)* Bei *Fistel:* Operative Herdausräumung und Chemotherapie.

g) Gelenke: Arthritis tuberculosa. *Entstehung* (etwa gleich häufig, dabei erstere häufiger bei Erwachsenen und letztere häufiger bei Jugendlichen)·: *α) Hämatogen bzw. lymphogen,* d.h. auf dem Blutweg bzw. bisweilen auch auf dem Lymphweg *(primäre oder synoviale Form der Gelenktuberkulose)* oder häufiger (bis 80%): *β) durch Einbruch oder Fortleitung eines Knochenherdes* der Epiphyse bzw. der Hand- und Fußwurzelknochen in das Gelenk *(sekundäre oder ossale Form);* selten auch durch Einbruch einer Sehnenscheidentuberkulose, Krankheit folgt manchmal auf Schwangerschaft, Erkrankung, Infektion, Gelenküberanstrengung oder Trauma. Betreffs Auslösung oder Verschlimmerung durch *Trauma* (Unfall zusammenhang?) vgl. Knochentuberkulose!

Vorkommen: Gewöhnlich in den ersten beiden Dezennien (je etwa $33^1/_3$% und mehr aller Fälle), meist im 2.–6. Jahr (dagegen wohl nicht bei Säuglingen bis zum Ablauf des ersten Halbjahrs!), aber auch später, z.B. bei Schultertuberkulose; im ganzen, ebenso wie die Knochentuberkulose, recht häufig und am Bein 3mal häufiger als am Arm!

Lokalisation: Bevorzugt sind (in absteigender Reihenfolge) Knie, Hüfte, Ellenbogen, Fuß, Hand, Schulter usw.

Pathologische Anatomie: Teils serös bzw. serös-fibrinös, teils fibrös schrumpfend (trocken-granulierend), teils weich-zerfallend (käsig-eitrig), evtl. mit Durchbruch in die Nachbarschaft *(paraarticulärer Herd und Senkungsabsceß)* und durch die Haut *(Fistel).* Bisweilen in Form großer umschriebener Granulationswucherungen *(knotige Form, tuberkulöses Fibrom)* oder in Form zottiger Wucherungen der Synovialis mit baumförmigen Verästelungen und mit dicken Fibrinauflagerungen, z.B. an Knie- sowie Schulter- oder Ellenbogengelenk *(tuberkulöses Zottengelenk,* auch als *Lipoma arborescens)* oder in Form des akuten, subakuten und chronischen Gelenkrheumatismus (tuberkulöser Gelenkrheumatismus Poncet).

Gelenkknorpel- und Knochenschwund (Caries) kann erfolgen, spez. bei Eiterung oder bei Druck; eine besondere Form geht ohne Exsudation vor sich, spez. an Schulter und Hüfte *(Caries sicca).*

Gelenkinhalt kann sein: *serös* (dünnflüssig, gelblich und klar) oder *sero-fibrinös* (mehr oder weniger getrübt; evtl. wie in Sehnenscheiden und Schleimbeuteln mit zottenartigen oder freien Gelenkkörpern ähnlich Samenkörnern: ,,Reiskörnchen, Corpora oryzoidea'', erklärt als Fibrinniederschläge oder als Degenerationsprodukte bei zottiger Form) oder *eitrig* (dünnflüssig-eitrig mit quarkartigen Fibrinflocken; seltener!).

Klinische Formen:

1. Hydrops: Seröse bzw. serös-fibrinöse Form (häufig; spez. am Knie, auch am Fuß und Ellenbogen!). Symptome (in charakteristisch schleichendem Beginn zunächst mit Müdigkeit, Unlust zum Spielen, Schonung des Gelenks usw. und auch in chronischem, nur bei Durchbruch eines Epiphysenherds akutem Verlauf): Ausstrahlende Schmerzen, Funktionsstörung und mehr oder weniger hochgradige Fixation in meist charakteristischer Stellung, Gelenkschwellung und meist (Gelenk-) Fluktuation; dazu Fieber.

2. Fungus oder Tumor albus: Granulierende Form (am häufigsten, spez. am Knie!). Charakteristisch ist Spindelform (infolge Gelenkschwellung und Muskelatrophie) und Pseudofluktuation, evtl. Schneeballenknirschen (daher ,,*Gliedschwamm, Fungus*''), oft auch gespanntes, glänzendes und anämisches Aussehen der einbezogenen ödematösen Haut (daher „*Tumor albus*"); außerdem Schmerzen, Entlastungsstellung, Contractur (durch musculäre Fixation) und Bewegungseinschränkung sowie hochgradiger Muskelschwund.

3. *Kalter Absceß*. Eitrig-käsige Form (seltener!) mit Käseherd unter Knochenzerstörung, evtl. mit paraarticulärem kaltem Absceß und Fistelbildung.

Lokale Komplikationen: Contracturen, fibröse oder knöcherne Ankylose, Deformitäten, Wachstumsstörung, außerdem *Luxation* bzw. *Subluxation:* teils durch Knochenzerstörung, z. B. am Knie als Genu varum, valgum oder recurvatum, an Hüfte mit sog. Pfannenwanderung (nach hinten und oben) teils durch Knochenzerstörung mit Schenkelkopfschwund oder Pfannenusur (*Destruktionsluxation*), teils durch Kapseldehnung (*Distentionsluxation*).

Differentialdiagnose: Rheumatischer oder traumatischer Erguß, Gelenkmaus, Gonorrhoe, Syphilis bzw. Syphilis hereditaria (spez. bei kleinen Kindern unter 1 Jahr), symphatischer Erguß bei Epiphysenherd, ferner Blutergelenk, chronischer Rheumatismus, Arthropathia neurotica und deformans, Epiphysenosteomyelitis, periostales Epiphysengumma, Knochensarkom.

Diagnose: Allgemeinerkrankung mit Temperatursteigerung, Blutsenkungsbeschleunigung usw., Vorgeschichte (Belastung familiär), Verlauf (chronisch), Beschwerden (Unlust der Kinder zum Spielen sowie Turnen und Sport), klinischer Befund (Schwellung mit Formveränderung und Entlastungsstellung sowie Bewegungsbeschränkung und Muskelschwäche; evtl. Absceß und Fistel), Röntgenbild (positiv meist erst später, also nach einigen Wochen: evtl. Epiphysenherd, auch Sequester oder Gelenkendenzerstörung; zugleich diffuse auffällige Knochenatrophie, Gelenk verschattet durch Erguß, Absceß oder Kapselverdickung und Gelenkspalt bei Zerstörung verschmälert oder seltener, nämlich bei Erguß erweitert), evtl. Punktion (Fibrinflocken; Bacillennachweis ist freilich mikroskopisch meist aussichtslos, wohl aber möglich durch Kultur und Tierversuch) oder eher, aber auch nicht immer positiv Probeexcision nebst histologischer Untersuchung usw. Tuberkulinreaktion.

Prognose: Günstig; Bewegungsbehinderung bleibt häufig, oft auch Versteifung, sonst Arthrosis deformans; Rückfall ist möglich.

Therapie: Außer Allgemeinbehandlung (s. da) lokal: α) Zunächst *konservativ* (unter möglichster Beachtung der Gelenkbeweglichkeit oder andernfalls der für den Gebrauch günstigen Gelenkstellung): Funktionelle *Entlastung*, nötigenfalls auch (aber nicht zu lange!) *Ruhigstellung*, und zwar in für Versteifung bester Gelenkstellung durch Stärke-, Wasserglas-, Celluloid- oder Gipsverband (bei Fisteln gefenstert!) oder besser (spez. bei Contracturen) durch Streckverband; bei Fieber und bei Schmerz (auf Druck oder auf Belastung) Bettruhe; sonst entlastende Gehverbände (Gipsverband mit Gehbügel usw. oder Schienenhülsenapparat nach *Hessing*), schließlich, solange Contracturneigung besteht, Schutzhülse (Tutor), am besten leicht (aus Celluloid usw.) und abnehmbar.

Bei *Contractur:* Streckverband; evtl., aber nur in schonender Form, Redressement in Etappen (dabei aber Vorsicht wegen Gefahr örtlicher Verschlimmerung, Meningitis und Miliartuberkulose sowie Fettembolie!).

Bei *fibrösen und knöchernen Ankylosen:* Gelenkresektion oder korrigierende Osteotomie extraarticulär, aber am besten erst einige Jahre nach völliger Ausheilung. Gelenkmobilisation ist wegen Gefahr des Tuberkuloserecidivs nicht unbedenklich.

Sonnen-, Licht- und vor allem *Röntgenbestrahlung*, tuberkulostatische Behandlung (s. S. 413).

β) *Operativ* (blutig): Bei erfolgloser konservativer Behandlung, ferner bei weitgehender Zerstörung oder Knochentuberkulose, bei Abscessen und Fisteln und bei schlechtem Allgemeinzustand, spez. bei Erwachsenen, dagegen nur ausnahmsweise bei Kindern (hier im allgemeinen aber kontraindiziert wegen möglicher Heilungstendenz einer- und postoperativer Wachstumsstörung andererseits), und zwar *Arthrotomie:* Arthrektomie oder besser Resektion mit Messer oder Hochfrequenzstrom (*1. gründlich* unter Mitentfernung von Knochenherden, paraarticulären Herden usw. und *2. schonend*, evtl. atypisch, spez. unter Beachtung der Knorpelfuge bei Jugendlichen); Heilung in 2 Monaten mit teilweiser Beweglichkeit oder mit völliger Versteifung; evtl. Verriegelung des Gelenks mit verpflanztem Knochenspan, z. B. an der Hüfte (ähnlich wie an der Wirbelsäule, s. da); noch längere Zeit ist Hülse notwendig wegen Contracturgefahr, spez. am Knie, s. da!). Schließlich spielt die Lokalisation eine Rolle, indem manche Gelenke (z. B. Ellenbogen, Knie und vielleicht Fuß, seltener Schulter oder Hüfte) für die Operation (Resektion) im allgemeinen geeigneter sind als andere (z. B. Hand), vgl. spez. Chirurgie! Rechtzeitig anzugreifen sind bei Gefahr von Gelenkeinbruch paraarticuläre Knochenherde (s. da).

Bei schwerer Mischinfektion oder bei schlechtem Allgemeinzustand, spez. bei decrepiden alten Leuten über 50–60 Jahren evtl. beizeiten *Gliedabsetzung*, spez. am Bein, z.B. Oberschenkelamputation bei Kniegelenktuberkulose.

h) Sehnenscheiden und Schleimbeutel: Tendovaginitis und Bursitis tuberculosa (im allgemeinen ähnlich der Gelenktuberkulose!).

Entstehung: α) *Primär*, und zwar entweder *hämatogen* oder nicht selten *direkt*, dies auch nach Verletzung (z.B. bei Fleischern nach Stichverletzung an der Hand) oder β) meist *sekundär* bei benachbarter Lymphdrüsen-, Knochen- oder Gelenktuberkulose; letzteres namentlich in mit dem Gelenk kommunizierenden Schleimbeuteln (z.B. am Knie).

Lokalisation: Von Sehnen am häufigsten Fingerbeuger und -strecker in der Handgelenkgegend, ferner Peronei und Zehenstrecker, von Schleimbeuteln Bursa subdelt., iliaca, trochant. superfic. und prof., praelaryngea, isch., popl., semimembr., praepatellaris, olecrani (letztere beiden Schleimbeutel erkranken aber verhältnismäßig selten tuberkulös) u.a. Bisweilen ist die Lokalisation multipel bzw. symmetrisch.

Symptome: Außer Schmerzen und Funktionsstörung chronische reizlose Schwellung entsprechend den Sehnenscheiden und bei Bewegungen Zusammenhang mit den Sehnen zeigend; an den Fingerbeugern bzw. -streckern evtl. infolge des straffen Lig. carpi volare bzw. dorsale zwerchsackförmig („Zwerchsackhygrom").

Formen: 1. *Hydrops oder tuberkulöses Hygrom* (serös bzw. serös-fibrinös; fluktuierende Schwellung von typischer Lage und Form), oft auch als *Hydrops serofibrinosus oder Reiskörpe chenhygrom* (Erguß gering; wenig bis massenhaft Zotten und Reiskörperchen; durch letztere schwirrend bis knirschend, dies namentlich an den Sehnenscheiden, dagegen selten und wenig an den Schleimbeuteln) oder als *Lipoma arborescens* (mit lipomatöser Wucherung an Scheideninnenwand und Sehne).

2. *Fungus* (granulierend-schrumpfend, selten knotig; Erguß gering oder fehlend).

3. *Kalter Absceß* (mit verkästen Granulationen; Erguß eitrig, dabei evtl. Durchbruch mit Fistel; bei isolierter Affektion selten).

Komplikationen: Knochen- und Gelenktuberkulose.

Diagnose: Leicht bei Reiskörperchenhygrom (Schneeballenknirschen!) sowie bei Fistelbildung.

Differentialdiagnose: Einfache Entzündung, Rheuma, Gonorrhoe, Syphilis, Tumor sowie Ganglion und Lipom.

Therapie: Bei seröser Form: *Punktion und Spülung* mit Tuberkulostaticis, sonst *Exstirpation* mit gründlicher Entfernung aller Granulationen; bald (nach 10 Tagen) medikomechanische Behandlung; bei Fistelung *Incision und Excochleation* sowie Stauen und Röntgenbestrahlung neben Allgemeinbehandlung.

i) Seröse Höhlen: Meningitis, Pericarditis, Pleuritis, Peritonitis tuberculosa, vgl. spez. Chirurgie!

k) Innere Organe. Nebenhoden, Hoden und Samenstrang, Niere, Ureter und Blase, Brustdrüse, Schilddrüse, Lungen usw., vgl. spez. Chirurgie!

B. Akute allgemeine Miliartuberkulose

ist eine akute Überschwemmung des ganzen Körpers mit Tuberkelbacillen unter Auftreten hirsekorngroßer (miliarer) Tuberkel in fast sämtlichen Organen.

Entstehung: Durch Einbruch tuberkulöser Herde (z.B. bei Cervical-,, Bronchial- und Mesenterialdrüsen-, Lungen-, Knochen- und Gelenktuberkulose, auch Lupus) in die Lymph-Blutbahn, spez. in Ductus thoracicus oder in Lungenvenen; auch nach Trauma und selten nach Operation, bei entsprechender tuberkulostatischer Prophylaxe.

Formen: Typhoid, pulmonal und meningeal.

Diagnose: Unter Umständen schwierig, aber evtl. möglich durch Nachweis miliarer Tuberkel der Chorioidea im Augenhintergrund mit dem Augenspiegel; im übrigen Vorgeschichte, Belastung, Haut-, Knochen-, Drüsen- u.a. Narben, Pleuritis, Untersuchung, Diazoreaktion, Lymphocytose, Röntgenbild usw. sowie hohes und anhaltendes Fieber; sonst sind die Symptome recht verschieden, und zwar bei den Hauptformen: a) Durchfall mit Darmblutungen (typhoid); b) Atemnot, Cyanose und Husten (pulmonal); c) Bewußtlosigkeit, Delirien, Nackenstarre und Krämpfe (meningeal).

Therapie: Tuberkulostatisch (s. S. 413).

19. Syphilis (Lues)

ist chirurgisch wichtig, und zwar diagnostisch wegen ihrer nicht seltenen Ähnlichkeit mit anderen Leiden und therapeutisch wegen ihrer nicht ganz selten nötigen operativen Behandlung.

Erreger: Spirochaeta pallida (*Schaudinn-Hoffmann* 1905/06) ist eine Spirochäte, d. h. korkzieherartig gestaltetes Kleinlebewesen 4–14 µ lang mit zahlreichen (6–30), regelmäßigen, eng und steil stehenden Windungen und auffallend zart, d. h. schwach lichtbrechend und schwach färbbar (daher Spirochaeta „pallida"; differentialdiagnostisch ist dies wichtig gegenüber anderen Spirochäten, spez. Spirochaeta refringens bei Balanitis, Ulcus molle, spitzen Condylomen, Carcinomen usw.: diese sind blauviolett, dagegen erstere zartrosa gefärbt; bei Fixieren in Methylalkohol und Einlegen in Giemsalösung 1 Tropfen auf 20 cm³ Aqua dest. (über Nacht!); mit Eigenbewegung; färbbar nur schwach und schwer (erst nach Stunden) mit Giemsalösung oder mit Gentianaviolett, auch im Schnitt ebenso oder mittels Versilberung nach *Levaditi* (schwarz!), sonst leichter nachweisbar mittels Tusche nach *Burri* oder mittels Dunkelfeldbeleuchtung; Kulturen möglich, aber schwierig; Tierversuch an Kaninchen (Hornhaut oder Scrotum!) und Affen.

Übertragung: Nur durch Infektion einer Wunde der Haut oder Schleimhaut; notwendig ist anscheinend inniger und frischer Kontakt. Ansteckend sind vor allem ulcerierte Primäraffekte, feuchte Papeln und Schleimhautaffektionen, ferner Blut, spez. im floriden Sekundärstadium, aber auch (allerdings wenig) Gummata. Absolute Immunität tritt nicht ein, meist nur unvollkommene im Sinne veränderter Reaktionsfähigkeit; Re- und Neuinfektion ist möglich. Infektion erfolgt meist an den *Genitalien*, und zwar durch den Coitus, öfters aber auch *extragenital* (hier nicht eben selten: etwa 5–15%; dann oft erst spät erkannt, daher spät behandelt und evtl. prognostisch ungünstig, auch zu Endemie Anlaß gebend!), und zwar hier teils durch unnatürlichen Coitus, teils außerhalb des Geschlechtsverkehrs („Syphilis insontium"): an jeder Körperstelle, vor allem an Kopf (75%), spez. Lippen (durch Kuß, Beißen, Rasierverletzung oder anderem), auch Augenwinkel, Wangen, Kinn, Nase, Zunge, Gaumen, Tonsillen, After, Brustwarzen (durch Säugen usw.), Gliedmaßen (durch Pockenschutzimpfung), Fingern (bei Chirurgen, Geburtshelfern, Hebammen, Schwestern und Pflegern), auch indirekt durch beschmutzte Finger, Instrumente (z. B. Zahnzange, Rasiermesser, Tätowier- und Impfnadel, Injektionskanüle), Eß-, Trink- und Rauchgeräte, Handwerkzeug (bei Glasbläsern), rituelle Beschneidung, ferner durch Säuggeschäft (Amme oder Kind); die kongenitale Syphilis entsteht hautsächlich durch intrauterine Infektion und vielleicht auch durch Ovulum oder Sperma (konzeptionelle oder germinative Vererbung: „hereditäre Syphilis im eigentlichen Sinne").

Stadien und Formen der Syphilis

a) Syphilis I., auch *Primäraffekt, harter oder indurierter Schanker,* Hunter*sche Induration oder Knoten. Inkubationszeit:* 2–7, meist 2–3 Wochen. *Histologisch:* Kleinzelliges Infiltrat mit Wucherung der Bindegewebszellen. *Klinisch* entweder als (tiefersitzende) *Initialsclerose:* Rundliche, scharfbegrenzte, plattenartige, knorpelharte Verdichtung oder als (oberflächlich sitzende) *Initialpapel:* Erhabener Knoten; bald durch Epidermisabstoßung nässend und schließlich durch Endovasculitis obliterans syph. zerfallend zu schmutzigbelegtem *Geschwür* mit harten, wallartigen, nicht unterwühlten Rändern und mit hartem, etwas erhabenem Grund; außerdem 1–2 Wochen nach Primäraffekt und 4–5 Wochen nach Infektion *indolenter Bubo,* d. h. Lymphdrüsenschwellung regionär (also gewöhnlich, nämlich bei genitalem Sitz in der Leiste): langsam kommend und vergehend, nicht schmerzhaft, derb, gegeneinander und gegen die Haut verschieblich, dabei in der oft befallenen Leistengegend beiderseits in Reihen angeordnet („syphilitischer Rosenkranz"). *Diagnose:* Härte des Primäraffektes (durch seitlichen Druck festzustellen!) und indolente Bubonen, außerdem Spirochätennachweis und evtl., aber erst später *Wassermannsche Reaktion* (s. u.). *Differentialdiagnose:* Carcinom (langsamer Verlauf, rascher Zerfall und harte Lymphdrüsenschwellung!), Gumma (Fehlen großer Drüsenpakete sowie Stärke und Verlauf der *Wassermannschen* Reaktion!), Ulcus venereum und non venereum (spez. durch Ätzung verhärtetes), Herpes genitalis, Bartholinitis (schmerzhaft!) usw.; von besonderer Bedeutung ist für den Chirurgen auch der extragenitale Primäraffekt, spez. der am Finger von Ärzten, Pflegepersonal usw., wo er als torpides Panaritium imponieren kann. Unfallzusammenhang ist also u. U. gegeben bei Infektion von Haut- und Schleimhautwunden bei Ärzten und Krankenpflegern (Hände!) sowie bei Glasbläsern (Mund!) im Sinne der Entstehung und gelegentlich auch im Sinne der Verschlimmerung sonst bei Fraktur eines gummös erkrankten Knochens oder bei Ruptur eines luetischen Aneurysma (sonst vgl. betreffenden Unfallzusammenhang: Tuberkulose!).

Weicher Schanker (Ulcus molle venereum): *Inkubationszeit:* 1–2–3 Tage und mehr; evtl. bei Mischinfektion mit Syphilis durch Hinzutreten des harten Schankers nach 2–4 Wochen sich verhärtend, also zum sog. „Chancre mixte" sich entwickelnd. *Erreger:* Streptobacillus *Unna-Ducrey* (1889): Kleine und schlanke Stäbchen in kettenförmiger Lagerung; gramnegativ; Kultur mit Blut (Blutagar); Tierversuch an Affen und Katzen. *Erregernachweis* in Pustel, Geschwür und Bubo aus Sekret oder besser aus Gewebsbrocken. *Vorkommen und Formen:* An den äußeren Genitalien, spez. Frenulum, Sulcus, Glans usw., aber auch an Fingern, Mund, Brustwarze u.a. als nichtinduriertes, scharfrandiges Geschwür mit festem Eiterbelag; außerdem schmerzhafte, meist abscedierende Drüsenaffektion (dolenter „*Bubo*"), evtl. mit Durchbruch zu Geschwür; Neigung zu Propagierung durch Autoinokulation (meist bestehen mehrere Geschwüre; evtl. entwickelt sich ein serpiginöser Schanker!) und Gefahr des gangränösen Zerfalls („Ulcus molle gangraenosum, s. phagedaenicum"), aber lokal bleibend, d.h. ohne Allgemeininfektion. *Differentialdiagnose:* Syphilis, Diphtherie, Pyodermie, Lymphogranuloma ing., Lippen- u.a. Furunkel u.a. *Therapie:* Elektrochirurgische Excision, Chemotherapie (lokal antibiotische Salben, enteral und parenteral Sulfonamide und Penicillin), Vioform, Rivanol.

b) Syphilis II. Nach Pause von einigen (etwa 6–12) Wochen („Frühlatenz") unter Allgemeinerscheinungen (leichtes Fieber, besonders *nächtliche* Kopf- und Gliederschmerzen, Mattigkeit) infolge allgemeiner Durchseuchung („Generalisation") folgt die *sekundäre oder Frühsyphilis:* Eruptionsperiode mit allgemeinem Haut- bzw. Schleimhautausschlag bald fleckig (maculös), bald knotig (papulös), und blasig (pustulös) in charakteristischer Mannigfaltigkeit der Hauterscheinungen: bisweilen bleibt eine weißliche Hautpigmentierung zurück: „Leucoderma syph.", spez. am Nacken von Frauen; Haarausfall diffus oder herdförmig, Paronychie, d.h. Nagelbett- und -falzerkrankung, Psoriasis palmaris et plantaris, d.h. papulosquamöses Exanthem der Handteller und Fußsohlen, Affektionen an Muskeln, Sehnenscheiden, Schleimbeuteln, Periost und Nerven, Splenomegalie; außerdem lang fortbestehende kleine, harte Lymphdrüsenknoten („Scleradenitis", s.u.). *Differentialdiagnose: Cave!* Arzneiexanthem sowie Infektionskrankheiten- (Scharlach-, Masern-, Typhus-) Exanthem, Herpes, Ekzem, Urticaria, Lupus und sonstige Haut-, Haar-, Nagelerkrankungen, ferner Angina usw.

c) Syphilis III. In unmittelbarem Anschluß an die Sekundärlues oder nach 2–20jähriger, nämlich teils kürzerer (evtl. fehlender: „galoppierende oder maligne Syphilis"), teils längerer (bis jahrzehntelanger) Pause („Spätlatenz") folgt in einer relativ geringen Zahl von Fällen (etwa 7–8%) die *tertiäre oder Spätsyphilis: lokales Gumma, Gummigeschwulst oder -knoten, Syphilom. Histologisch:* Granulationsgeschwulst aus zellreichem Gewebe mit epitheloiden Zellen und mit vereinzelten Riesenzellen, außerdem typische Blutgefäßerkrankung mit verdickter Wand und mit zelliger Infiltration der Umgebung: Arteriitis und Periarteriitis spez. in den Randpartien. *Klinisch:* Besondere Reaktionsweise ist aus der mutativen Artung des Erregers und der veränderten Immunitätslage zu erklären; elastische (daher „Gumma"!), graurötliche, glasig durchscheinende, umschriebene Geschwulst, oft mit Nekrosen (durch Obliteration der ernährenden Gefäße infolge spezifischer Erkrankung, s. oben). *Vorkommen:* In allen möglichen Organen; vor allem in Haut, Knochen (Schädeldach, Gaumen, Nase usw.), Muskeln (Kopfnicker), Leber, Lungen und Geschlechtsorganen. *Ausgang:* Resorption, Abkapselung, Abscedierung, Geschwür; häufig (z.B. an Unterschenkel, Gesäß) ist das gummöse Geschwür („Ulcus gummosum") annähernd rund: „kreisförmig" mit tiefem, oft kraterförmigem Grund und mit steil abfallenden, wenig unterwühlten Rändern, manchmal „wie mit Locheisen ausgeschlagen", oft durch einseitiges Fortschreiten „nierenförmig" oder durch ungleichmäßige Vernarbung „girlandenförmig"; die Ausheilung erfolgt unter charakteristischer: weißlich-strahliger Narbe. *Differentialdiagnose:* Tumor (Carcinom) und chronische Entzündung, spez. Tuberkulose.

d) Metaluetische Erkrankung: Tabes und Paralyse.
(Ohne Syphilis keine Tabes oder Paralyse!)

Syphilis der einzelnen Organe

1. Haut.
a) Primäraffekt (s. oben).
b) Hautgumma (in 3 Formen).

α) Papeln. Multiple, rotbraune, derbe, erhabene Knötchen, evtl. am Rande fortschreitend in Bogenlinien (papulo-serpiginöses Syphilid). *Differentialdiagnose:* Cave! Lupus des Gesichts (langsamer, nicht in der Peripherie fortschreitend, nicht girlandenförmig; Geschwür flach bis erhaben mit typischen Granulationen).

β) und γ) Cutaner oder subcutaner Knoten oder Geschwür, mit weißglänzender Narbe, ausheilend oder tiefer fortschreitend mit Zerstörung (z. B. an ganzem Kopf oder Gesicht, auch an Stirn, Nase, Lid, Lippe sowie an Unterschenkel und Penis bzw. Corpora cavernosa). *Differentialdiagnose:* Unter anderem Erythema nodosum (akut, schmerzhaft und mit Fieber), Mycosis fungoides, multiple Hautsarkome (langsam!), Gesichtscarcinom (Geschwür mit hartem, zerklüftetem, evtl. Pfröpfe entleerendem Grund und mit hartem, wallartigem Rand; harte Lymphdrüsenschwellung; bisweilen entwickelt sich Carcinom nachträglich auf der syphilitischen Ulceration), chronischer Hautrotz (Bacillennachweis im Tierversuch!), lepröse Knoten und Geschwüre (Bacillennachweis im Gewebe!), Rhinosklerom (langsamer und härter!), Aktinomykose (Fistel mit körnigem Eiter!), Tuberkulose und Lupus, vernachlässigte traumatische Geschwüre, Ulcus varicosum, Primäraffekt und Ulcus molle, spez. am Penis usw.

2. Schleimhäute. *a) Primäraffekt.* Als schmutziges, hartes Geschwür an Lippen, Zunge, Tonsillen, Gaumen usw. nebst indolenter Halsdrüsenschwellung.

b) Frühsyphilis. Speziell an der Mundschleimhaut, ferner an Rachen, Kehlkopf, Nase usw. als scharf begrenztes Erythem oder als flache, rundliche, weißgraue („opalisierende") Papel oder als schmutziges Geschwür mit Rhagaden, z. B. am Mundwinkel; besonders bemerkenswert ist die *Angina syphilitica* mit nach vorn scharf begrenzter Rötung von Zäpfchen und Gaumenbögen und mit Papeln und Geschwüren an den Tonsillen. *Differentialdiagnose:* Unter anderem Angina (ohne scharfe Begrenzung sowie kein Fieber und keine Rachenpapeln!), Diphtherie (Fieber, keine Papeln des Rachens!) usw.

c) Spätsyphilis. Gumma meist geschwürig mit ausgedehnter Zerstörung einschließlich Knorpel und Knochen, z. B. an Lippen (selten), an hartem und weichem Gaumen mit Perforation und evtl. mit Durchbruch ins Gehirn, an Nase mit stinkendem Eiterausfluß („Ozaena syph.") und mit Zerstörung des Septum und der knöchernen Nase in Form der Sattelnase („Ostitis gummosa"), an Gaumen, Rachen, Kehlkopf und Luftröhre sowie Magen-Darm-Kanal, spez. Rectum mit narbiger Verziehung, evtl. Stenose. *Differentialdiagnose:* Unter anderem Carcinom von Lippen, Zunge, Tonsillen, Kehlkopf, Magen-Darm usw. (Lymphdrüsenmetastasen, Probeexcision), andersartige Leukoplakie der Mundhöhle, andersartige Ozaena, tuberkulöse Geschwüre (flach mit granulierendem Grund, zerfressenen Rändern und Tuberkelknötchen in der Umgebung!), Lepra, traumatische Geschwüre der Zunge, sonstige Strikturen an Kehlkopf, Speiseröhre, Mastdarm usw.

3. Muskeln. *a) Rheumatische Muskelschmerzen* im Vorstadium der Frühsyphilis.

b) Myositis fibrosa diffusa einige Jahre nach der Infektion; meist Masseter und Wade, ferner in Oberarm, Kopfnicker, Mund-, Afterschließmuskel; als interstitielle Entzündung mit Anschwellung, später Schwiele mit Contractur (Kieferklemme, Schiefhals!) und mit Bewegungsstörungen.

c) Muskelgumma im Spätstadium nach 10—30 Jahren; als umschriebener, oft gewaltiger, derber Knoten, später Narbe oder Abszeß, evtl. tiefbuchtiges Geschwür; lokalisiert mitten im Muskelbauch oder am Ursprung bzw. Ansatz, evtl. an *verschiedenen* Muskelstellen, auch an mehreren Muskeln, mitunter *symmetrisch;* meist an Kopfnicker, ferner an Kaumuskulatur, Zunge, Schulter, Oberarm, Oberschenkel, Wade, Gesäß. *Diagnose:* Typische Lokalisation in Kopfnicker, Zunge, Masseter, Quadriceps, Triceps usw. *Differentialdiagnose:* Cysticercus, Fibrom und Angiom; bei Fortschreiten Sarkom; bei Ulceration Carcinom; bei Abscedierung chronische Entzündung, spez. eitrige, tuberkulöse und aktinomykotische; bei hartem Infiltrat der Kaumuskulatur bzw. Kieferklemme Aktinomykose oder Weisheitszahnbeschwerden; bei Abszeß mit fortgeleiteter Pulsation Aneurysma. *Lokaltherapie:* Eventuell Exkochleation und Excision.

4. Lymphdrüsen. *a) Lymphdrüsenschwellung bei Genitalsclerose.* Regionär (also meist in der Leiste), langsam entstehend und schmerzlos („indolenter Bubo").

b) Lymphdrüsenschwellung im Eruptionsstadium. Allgemein, spez. aber an Hals, Nacken, Ellenbogen; klein; derb; jahrelang fortbestehend („Scleradenitis").

c) Lymphadenitis gummosa im Tertiärstadium (selten!). Zum Beispiel submaxillar, inguinal usw.; als harter und höckeriger Tumor, später Geschwür. *Gefahr* evtl. tödlicher Blutung aus V. anonyma, femoralis usw. *Differentialdiagnose:* Sarkom und Carcinom, Tuberkulose, Aktinomykose und chronisch-eitrige Entzündung. *Lokaltherapie:* Eventuell Exstirpation.

5. Knochen. (Prädilektionsort der Lues III). *a) Periostitis syphilitica.* Bereits im Frühstadium bis Spätlatenz; in Form flacher („uhrglasförmiger"), elastischer, schmerzhafter Buckel bei meist normaler, evtl. geröteter Hautbedeckung; im Röntgenbild: der Corticalis aufgelagerter Schatten; bevorzugt sind Stirn- und Scheitel-, Schien-, Brust- und Schlüsselbein, Vorderarmknochen.

b) Gumma im Periost (häufiger) oder im Knochenmark bzw. Spongiosa (seltener): *Periostitis und Ostitis gummosa.* Im Spätstadium auftretend. Knochen wird teils zerstört („Caries"), teils neugebildet durch Osteophyten in Form von Hyperostosen oder Eburneation (infolge Reizung seitens der Nekrosen). *Abnorme Knochenbrüchigkeit Osteopsathyrosis* (infolge Osteoporose) findet sich teils lokalisiert bei Gumma teils allgemein infolge Kachexie. Eventuell Vereiterung, Durchbruch und Geschwür. Abstoßung zernagter, scheibenförmiger Knochennekrosen. Ausheilung mit fest am Knochen haftender, strahliger Narbe bei durch Höcker und Gruben unregelmäßig gestalteter Knochenoberfläche. *Röntgenbild* ergibt umschriebene Aufhellung (Caries) *im* Knochen (Knochengumma) oder *am* Knochen (Periostgumma), später darum Schattenvertiefung (reaktive Knochenneubildung).

α) *Zirkumskript:* Schädel, spez. Stirn- und Seitenwandbein (Schädeldefekte bis auf Dura, in Schädelinnern bzw. Orbita Druck auf Hirn bzw. Sehnerv), Gesicht, spez. Nase („syphilitische Sattelnase" durch Zerstörung des *knöchernen Teiles*; sonst entsteht die Sattelnase auch traumatisch; dagegen erfolgt bei Lupus Zerstörung des *knorpeligen* Teiles), Gaumen (Perforation), Wirbel, spez. obere (Zusammenbruch; selten!), Rippen, Brust- und Schlüsselbein, Finger („Dactylitis syphilitica" mit winddornartiger Auftreibung ähnlich wie bei Tuberkulose infolge zentraler Einschmelzung und peripherer Apposition; evtl. Phalangennekrose; auch bei angeborener Syphilis, hier meist multipel und ohne Aufbruch), lange Röhrenknochen (selten an Gelenkenden, mit Gefahr des Gelenkeinbruchs; häufiger an der Diaphyse, z.B. an Unterschenkel und Unterarm mit zentraler Knochenauftreibung und Gefahr der Spontanfraktur infolge Osteoporose).

β) *Diffus:* Schädel (ausgedehnte Zerstörung!), lange Röhrenknochen, spez. Unterschenkel und Unterarm (teils sclerotisch mit gewaltigen Hyperostosen, teils osteoporotisch mit abnormer Brüchigkeit).

Bei *kindlicher* (hereditärer) Syphilis, und zwar bei sog. *Spätsyphilis (Syphilis hereditaria tarda)* entwickelt sich *Periostitis* und vor allem *Ostitis deformans syph.:* Knochen, spez. Unterarm- und Unterschenkelknochen, z.B. Tibia infolge entzündlichen Reizes verlängert, verdickt und nach vorn gekrümmt (ähnlich rhachitischer Säbelscheidenform: sog. „Säbelscheidentibia").

Bei *angeborener Syphilis: Periostitis ossificans syph.:* Diaphysenschaft von Humerus, Tibia, Radius, Ulna, Fibula usw. plump mit zwiebelschalen- oder mantelartigen Knochenauflagerungen und *Osteochondritis syph.:* Epiphysen (an Ulna distal, Humerus distal oder proximal, Femur proximal usw.) schmerzlos aufgetrieben, evtl. gelöst mit Pseudoparalyse (d.h. Scheinlähmung mit schlaff herumpendelnden Gliedmaßen infolge Epiphysenerkrankung bzw. -lösung: sog. „Pseudoparalyse der Säuglinge" *Parrot*), Gelenkerkrankung, Knochenverkürzung oder -verlängerung (bedingt durch Erkrankung an der Wachstumszone mit deren Verbreiterung durch ungleichmäßige Kalkablagerung und Markraumbildung sowie durch Granulation in den anliegenden Markräumen zwischen Epi- und Diaphyse, wodurch die Knochenbälkchen zerstört und die Epiphyse gelockert werden kann); im Röntgenbild: an der Epiphysengrenze von Ober- und Unterschenkel, Unterarm usw., also an Knie, Ellenbogen usw. homogener oder durch hellere Querstreifen unterbrochener Bandschatten, welcher diaphysenwärts gut begrenzt ist und epiphysenwärts unregelmäßige und verbreiterte Querstreifen zwischen Diaphyse und Knorpelfeld aufweist entsprechend der Verkalkungszone; dadurch Wachstumsänderung oder Epiphysenlösung, an der Hüfte auch Coxa vara.

Diagnose: Unter anderem „Dolores osteocupi nocturni, d.h. nächtlicher Bohr- oder Klopfschmerz", Röntgenbild (rundlicher Knochendefekt meist an der Diaphyse, Periost-

und Corticalisverdickung!); evtl. Spontanfraktur; später unregelmäßige Knochenoberfläche und strahlige Narbe; *Wassermann*sche Reaktion und Heileffekt.

Differentialdiagnose: Traumatische Periostitis, Gichtknoten, Tuberkulose (gewöhnlich epiphysär statt diaphysär!), eitrige Osteomyelitis, zentrale und periostale Tumoren, spez. Sarkom (Amputationsfrage!) sowie Myelom und Chlorom, Osteopathia fibrosa cystica und Osteopathia deformans; *bei Spontanfraktur:* Tuberkulose, Osteomyelitis purulenta, Tumor, Tabes.

Lokaltherapie: Bei Nekrose Aufmeißelung, Auskratzung und Sequestrotomie (vgl. Tuberkulose); bei Schädeldefekt ohne genügende Knochenregeneration Knochenplastik; sonst Allgemeinbehandlung (s. dort).

6. Gelenke. a) *Akute und schmerzhafte Gelenkschwellung mit serösem Erguß* (unter dem Bild des akuten Gelenkrheumatismus, aber im allgemeinen weniger schwer und bald zurückgehend: „syphilitischer Pseudorheumatismus"); im Eruptionsstadium.

b) *Chronischer Hydrops.* In der sekundären oder tertiären Periode; in der letzteren durch gummösen Herd in Synovialis oder in Gelenkknorpel; auch bei hereditärer Syphilis (hier sowohl bei kleinen Kindern als auch bei Jugendlichen in der Pubertät („Lues hereditaria tarda").

Lokalisation: Knie (hier auch beiderseits), ferner Ellenbogen und Fuß, Schlüsselbein-Brustbeingelenk, Wirbelgelenke, Finger und Zehen usw.; oft multipel bzw. symmetrisch.

Vorkommen: Nicht selten, auch bei hereditärer Lues (kindliche Gelenkerkrankungen sind syphilisverdächtig!).

Formen: Hydrops, Tumor albus oder Infektarthritis.

Folgen: Arthrosis deformans (infolge Chondritis syph.), Schlottergelenk, Ankylose und Vereiterung.

Diagnose: Eventuell doppelseitiges oder multiples Auftreten, wechselnde (intermittierende) Symptome, spez. Erguß und verhältnismäßig geringe aber manchmal nachts aufflammende Schmerzen und Funktionsstörung; außer dem Versagen des Salicyls und Erfolg antisyphilitischer Behandlung: *Wassermann*sche Reaktion (in Blut und Gelenkpunktat, welch letzteres im allgemeinen ebenso wie ersteres reagiert, evtl. aber stärker und früher reagieren kann als ersteres); sonstige Luessymptome usw.; Röntgenbild oft uncharakteristisch, manchmal aber mit typischen Veränderungen der Diaphyse und ohne erhebliche Knochenatrophie.

Differentialdiagnose: Rachitis, Epiphysenosteomyelitis, Tumor, Tuberkulose, spez. Rheumatismus tuberculosus *Poncet*, Gelenkrheumatismus, Infektarthritis, Arthrosis deformans, Gicht, Gonorrhoe, Trauma, Syringomyelie und Tabes.

Prognose: Heilung erfolgt in Monaten bis Jahren; Ankylose ist nicht häufig.

Lokaltherapie: Ruhigstellung, evtl. Punktion und Kompressionsverband; bei tumorartiger Kapselwucherung Exstirpation; bei Vereiterung evtl. Resektion oder Gliedabsetzung.

c) *Sekundär,* spez. an Fingern im Anschluß an durchgebrochene intraossale oder periostale Herde mit Zerstörung des Bandapparats und Gelenkknorpels; dadurch Schlottergelenk oder Ankylose mit Contracturen.

7. Sehnenscheiden und Schleimbeutel (ähnlich wie Gelenke).

a) *Erguß im Frühstadium.*

b) *Gumma,* spez. in den Schleimbeuteln am Knie (mit Durchbruch ins Kniegelenk oder nach außen).

c) *Sekundär* bei Haut- oder Knochengumma, z. B. Sehnenscheidenaffektion bei Dactylitis syph.

Lokaltherapie: Eventuell, aber wohl nur ausnahmsweise, wenn nämlich die Allgemeinbehandlung nicht hilft, erwäge man Auskratzung.

8. Innere Organe, vor allem (als chirurgisch interessierend): *Gehirn* [a) mit *Symptomen des Gehirntumors* durch Hirn- oder Knochengumma bzw. Exostose oder b) *Erweichungsherd* durch Arteriitis obliterans syph. oder c) *Apoplexie* durch auffallend frühzeitige Arterienwanderkrankung); *Rückenmark: Leber* (teils interstitiell, teils knotig; differentialdiagnostisch *Cave!* Cirrhose, Echinococcus, Cyste, Carcinom (härter und ohne Leberrandeinziehungen!)], *Magen* (Linitis plastica syphilitica, kann Scirrhus vortäuschen) und *Darm* spez. *Mastdarm* (Gumma zwischen innerem und äußerem Sphincter zerfällt geschwürig und bildet harte Narbenstriktur) (differentialdiagnostisch *Cave!* Tuberkulose, Gonorrhoe, Lymphgranuloma inguinale und Carcinom); *Pankreas; Nieren* (interstitielle Kleingranulome, Rindengummata, eitrige Nephritis, endarteriitische Organatrophie); *Harnblase* (spez. bei Taboparalyse papierdünn werdend, evtl. rupturierend), *Prostata* (chronisch-schrumpfende Entzündung). *Nebennieren; Hoden* (als interstitielle Orchitis syph. und als Gumma; differentialdiagnostisch *Cave!* Gonorrhoe, Tuberkulose, Carcinom (hart und höckrig sowie mit Lymphdrüsenmetastasen!)); *Lungen* (teils als multiple peribronchitische Herde, teils als geschwulstartige Knoten; differentialdiagnostisch cave Tuberkulose und Tumor); *Mamma;* Parotis usw. *Leber* (im Sekundärstadium Icterus syphiliticus praecox, im Tertiärstadium Cirrhose mit Pfortaderstenose und -hochdruck-Oesophagusvaricen). *Milz* (im Sekundärstadium akute Schwellung, hyperplastisch, mit Spirochäten überfüllt; angeboren und im Tertiärstadium Splenomegalie zu perniciosaähnlichen Bildern und zu Bantisyndrom führend. Hauptherd der chronischen Lues; evtl. Milzexstirpation!).

9. Hereditäre Syphilis kann sich bemerkbar machen in verschiedener Weise:
 a) Fehl- oder Frühgeburt toter oder nicht lebensfähiger Kinder;
 b) Schnupfen, Pemphigus an Handflächen und Fußsohlen, Hautsyphilis, breite Kondylome, Rhagaden an Mund und Augen, Lymphdrüsenschwellung, Osteochondritis, Periostitis, Arthritis, Hydrocephalus, interstitielle Entzündung von Leber, Milz, Nieren usw.;
 c) Spätsyphilis (Lues hereditaria tarda): Zahnveränderung, Hornhauttrübung und Labyrintherkrankung (sog. *Hutchinson*sche Trias), ferner Ostitis, Periostitis, Osteochondritis, interstitielle Entzündung von Leber, Milz und Nieren, Lymphdrüsenschwellung, Gummata von Knochen mit Sattelnase, Gaumenperforation, Knochenverbiegung sowie -verlängerung oder -verkürzung, Gelenkerkrankung und Erkrankung an inneren Organen einschließlich Zentralnervensystem usw. (s. oben).

Allgemeine Diagnose, Prognose, Prophylaxe und Therapie der Syphilis

Diagnose: Erschwert durch die infolge Scham oder Unkenntnis oft negative oder falsche Anamnese („Omnis syphiliticus mendax"); diagnostisch verwertbar sind:

1. Sonstige klinische Symptome der Syphilis. Speziell Narben von Primäraffekt an den Genitalien (aber auch nach weichem Schanker!) Leukoderma, Scleradenitis, weißglänzende Narben an Gesicht oder Unterschenkel, Gaumenperforation, Sattelnase, Knochenauftreibungen an oberflächlichen Knochen: Stirn-, Scheitel-, Brust- und Schlüsselbein, Gummata an Haut, Schleimhaut, Muskulatur und Knochen sowie inneren Organen usw. einschließlich Röntgenbefund; bei *Frauen* auch *Fehl- oder Frühgeburten* mit nicht lebensfähigen, toten oder verfaulten Kindern; bei Kindern *mit hereditärer Syphilis Hutchinson*sche *Trias:* 1. Keratitis parenchymatosa, 2. verkümmerte (pflockartige und verschmälerte) Krone sowie vergrößerte Zwischenräume, Schmelzdefekte und ein- oder mehrfache halbmondförmige, wie mit Locheisen gestanzte Einkerbung am freien Rande der oberen inneren Schneidezähne zweiter Dentition, evtl. auch an anderen Zähnen; außerdem Quer- und Längsfurchung ähnlich wie bei Rachitis. 3. Taubheit.

2. Therapeutischer Heileffekt, z.B. einer Penicillinkur bei Hautgumma; bei Verdacht auf malignen Tumor ist jedoch, falls nicht innerhalb 2 Wochen ein deutlicher Erfolg eintritt, mit der Operation nicht länger zu zögern.

3. Probeexcision mit histologischer Untersuchung, z.B. bei Zungengumma; die histologische Unterscheidung, spez. die zwischen Gumma und Sarkom kann jedoch schwierig oder unmöglich sein.

4. Spirochätennachweis im Dunkelfeld oder mit Färbung mit Viktoriablau 4R, Carbol-Gentianaviolett, Tusche gelingt bei allen Manifestationen, besonders beim Primäraffekt und bei Papeln des zweiten Stadiums (hier dominierende Untersuchungsmethode!); *Fundorte:* Reizserum (d.h. das nach Abreiben des Ulcus mit trockenem Wattebausch auftretende Serum), Geschabsel, Drüsenpunktat, excidierte Drüsen, reichlich in Blut und in inneren Organen bei tödlich verlaufender Syphilis der Föten.

5. Serumdiagnostik. *a) Wassermannsche* Reaktion (WR).
Entdecker: Wassermann (1906).
Prinzip: **Komplementbindungsreaktion,** d.h. die in Blutserum, Gelenkpunktat, Transsudat, Liquor usw. des Syphilitikers vermuteten Antikörper vereinigen sich mit einem in syphilitischen u.a. Organextrakten enthaltenen Antigen nur *unter Bindung von Komplement,* was durch Zusatz eines ebenfalls unter Bindung von Komplement sich vereinigenden zweiten, und zwar des sog. hämolytischen Systems (Hammelblutkörperchen + deren Kaninchenhämolyseserum) nachweisbar ist, indem dessen Schicksal optisch in Erscheinung tritt, und zwar entweder als *Hämolyse* (syphilisnegativ) oder als *deren Hemmung* (syphilispositiv).

WR ist eine komplizierte, spez. fehlerreiche Untersuchungsmethode und gewährt daher die notwendige Sicherheit nur bei *Untersuchung in einem zuverlässigen, am besten serologischen Institut*. Die Beurteilung des Untersuchungsergebnisses verlangt besondere Vorsicht, spez. *Mitberücksichtigung des klinischen Bildes und der nachstehend aufgeführten Reaktionsgesetze*.

WR ist, wie die meisten Untersuchungsmethoden, nicht absolut *spezifisch* und nicht absolut *konstant*. Nach dem Kriege nahmen die unspezifischen Reaktionsausfälle in so auffallendem Maße zu, daß der Wert der serologischen Diagnostik in Frage gestellt werden mußte. Es werden daher außer der WR auch neuere Verfahren (quantitative Auswertung der Blutbefunde, Cardiolipintest, Nelsontest) zu Rate gezogen.

Im allgemeinen bedeutet:

1. Positive Reaktion in letzterem Falle praktisch Syphilis; freilich ist dabei zu beachten, daß sie nur die *allgemeine*, nicht aber die *lokale* Diagnose ergibt, ferner nicht das Stadium (z. B. kann sowohl Primäraffekt wie Gumma der Genitalien positiv reagieren) und schließlich nicht Ausschluß von Kombination der Syphilis mit Tuberkulose, Carcinom usw. (z. B. kann ein Phthisiker positiv reagieren, wenn er zugleich Luetiker ist, so daß die Lungenaffektion nicht ohne weiteres als syphilitisch anzusprechen ist). Weitere Aufklärung bringt evtl. die *Reaktionsstärke* (quantitative Titrierung), indem die generalisierte, manifeste und unbehandelte Lues *stark*, dagegen die beginnende latente und behandelte, *wenn nicht überhaupt negativ, so doch schwach* reagiert.

Bei *Erkrankungen des Zentralnervensystems* (Tabes und Paralyse sowie Lues cerebrospinalis) ist neben Blutserum der Liquor cerebrospinalis mit zu untersuchen, und zwar nach der *Hauptmann*schen Auswertungsmethode mit steigenden Dosen Liquor, zumal letzterer vor ersterem positiv reagieren kann; positive Reaktion des Liquor beweist dann Lues des Zentralnervensystems; bei Paralyse reagiert Blutserum fast immer und Liquor konstant und stark positiv, bei Tabes und sonstiger Lues cerebrospinalis weniger häufig und weniger stark, spez. bei behandelten und bei Frühfällen der Tabes, u.a. auch bei solchen mit Arthropathie, Malum perforans, Spontanfraktur u.a. (nur in 20–50% ist das Blut positiv, daher Liquor zu untersuchen bei Tabes und Hirnsyphilis, dieser übrigens auch auf Eiweiß- und Zellvermehrung sowie Kolloidreaktion!).

2. Negative Reaktion beweist ebenfalls nur bei Verdacht auf generalisierte, manifeste und unbehandelte Syphilis deren Fehlen ist im chirurgischen Sichtkreis hinlänglich beweisend; außerdem fehlt die Reaktion vielleicht *auch* bei *kleinen* und *lokalisierten* Herden und bei *maligner* Syphilis mit schweren Haut- und Allgemeinerscheinungen sowie ab und zu bei Lues II. Dagegen fehlt die Reaktion *häufig* im Beginn (hier meist nicht vorhanden vor der 5.–7.–9. Woche und meist nicht vor dem Primäraffekt), ferner bei Latenz und Behandlung sowie oft bei Lues cerebrospinalis und Tabes auch vereinzelt bei Paralyse im Blut.

3. Inkomplette (schwachpositive) Reaktion ist für Syphilis verdächtig, und zwar für die letztgenannten Fälle; Klärung gibt die Wiederholung, evtl. später, spez. nach Aussetzen der spezifischen Behandlung oder aber nach deren Einleiten, spez. auf Salvarsaninfektion innerhalb 24 Stunden („provokatorische Reaktion").

4. Positivbleiben der Seroreaktionen nach Penicillin-Salvarsan-Wismutkuren bei Lues I bis zum 6. Monat nach Behandlungsschluß in 80%; bei Lues II bis zum 6.–24. Monat nach Behandlungsschluß in 65–70%. Bis zum Ende des 3. Jahres nach Behandlungsschluß mit Penicillin-Salvarsan-Wismut sind 98% der Fälle mit florider Frühlues und 75% der Fälle mit latenter Frühlues seronegativ.

b) Ergänzend zu der *Komplementbindungsreaktion* treten die auf direktem Antikörpernachweis beruhenden *Flockungsreaktionen* nach *Kahn, Meinicke, Sachs-Georgi* und *Sachs-Witebsky*, welche in etwa 90% mit der WR übereinstimmen, aber früher und länger positiv bleiben können. Sie sind als „Suchreaktionen" auf Lues im Blutspendewesen, bei Reihenuntersuchungen, in der Schwangerenberatung usw. bedeutungsvoll.

c) Serologische Titrimetrie: Prinzip: Absteigende Serumverdünnungen werden mit physiologischer Kochsalzlösung angesetzt und die Titerhöhe abgelesen. Die Titereinheiten ergeben sich aus der Multiplikation der Verdünnungszahl mit 4. Die quantitative Beobachtung des Titers erbringt Aufschlüsse über den Erfolg einer antiluischen Behandlung. Sero-Recidive, die sich in gewissen Titerhöhen abspielen, können rechtzeitig erkannt und behandelt werden. Jede Syphilisbehandlung mit Penicillin bedarf einer serologischen Nachkontrolle von mindestens 18 Monaten mit regelmäßigen Blutentnahmen.

Beurteilung: Innerhalb der ersten 2 Wochen nach Penicillinbehandlung keine Änderung des Titers. Innerhalb der ersten 2 Monate nach Penicillinbehandlung einsetzender Abfall der Titerwerte spricht für bevorstehende Heilung. Kurzdauernder Titeranstieg während und unmittelbar nach Penicillinbehandlung ist ohne praktische Bedeutung. Allmähliches Ansteigen des Serumtiters während der Kontrolluntersuchungen kündigt ein Serorecidiv bzw. das klinische Recidiv an. Hochbleibende oder ansteigende Titerwerte sind Anlaß zur Wiederaufnahme der Behandlung. Neugeborene mit spezifisch-positivem Blutbefund, jedoch einem Titer, der niedriger ist als der der Mutter, müssen nicht behandelt werden, selbst wenn die Mutter luetisch ist. Eine unerwartet positive WR mit anhaltend hohen oder ansteigenden Titerwerten spricht für Syphilis; fallen die Titerwerte ab, so ist die WR wahrscheinlich „unspezifisch positiv". Anhaltend niedrige Titerwerte sprechen gegen Syphilis.

d) Cardiolipintest (Hasselmann), Prinzip: Cardiolipin ist ein stickstoffreiches Phosphatid mit Lecithin- und Cholesterinzusatz, welches als Antigen für die WR-Komplementbindungsreaktion verwendet wird. Mit ihm gelingt der Nachweis der spezifischen Antikörper bei Syphilis. Unspezifische positive Blutbefunde können hierdurch weitgehend ausgeschaltet werden.

Beurteilung: Unspezifische Reaktionen nur noch etwa in 1,7%; zahlreiche akute Infektionskrankheiten (Varicellen u.a.) können unerwartete seropositive Reaktionen hervorrufen.

e) Nelsontest (Nelson und Mayer 1948). Prinzip: „Treponema-Pallidum-Immobilisierungstest" = TPI; Ausgangspunkt sind Syphilis-Spirochäten des Nicholsstammes, die aus infiziertem Kaninchenhoden gewonnen und durch Tierpassagen beweglich und virulent gehalten werden. Bei Anwesenheit spezifischer Antikörper im Serum und Komplement verlieren die Spirochäten nach einger Zeit ihre Beweglichkeit (Immobilisierung = positive Reaktion); fehlen die Antikörper im Serum, so bleiben die Spirochäten gut beweglich (negative Reaktion).

Beurteilung: Mit Hilfe des Nelsontestes wird der spezifisch-syphilitische Antikörper ermittelt; die „klassischen Reaktionen" sind ihm gegenüber als unspezifische Reaktionen zu bezeichnen. Fragliche WR-Ergebnisse können mit Hilfe des Nelsontestes richtiggestellt werden. Er fällt auch bei Spätsyphilis und Neuro-Lues fast stets positiv aus. Zu Beginn der Frühsyphilis bleibt er allerdings negativ zu einem Zeitpunkt, zu welchem die klassischen Reaktionen bereits positiv werden. Daher, sowie wegen der hohen Kosten des Nelsontestes, behalten die klassischen Reaktionen ihren Wert. Endgültige Heilung kann mit ihm ebensowenig wie mit den klassischen Reaktionen nachgewiesen werden. Persistierendpositiver Nelsontest bestätigt die Tatsache, daß einmal eine Lues vorgelegen hat, ist jedoch keine Indikation zur Weiterbehandlung, sofern bereits ausreichend behandelt wurde. Negativität des TPI ist der beste Beweis einer Heilung. Wiedererscheinen eines positiven TPI verlangt Wiederaufnahme der Behandlung.

Therapie: a) Lokale (chirurgische) Therapie: Bei *frischem Primäraffekt* ist, falls angängig, zu versuchen: Excision im Gesunden (dadurch Kupierung der Syphilis vor ihrer Generalisation, allerdings nicht mit absoluter Sicherheit!); *sonst und bei Sekundärerscheinungen:* Quecksilberpflaster und -salbe oder Präcipitatsalbe, Penicillinsalbe usw.; *bei geschwürigem Gumma* (z. B. an Haut, Muskeln, Lymphdrüsen, Mamma): Excochleation bzw. Exstirpation; bei *Knochensyphilis* evtl. Sequestrotomie; bei *Gelenkerguß:* Punktion; bei *Kehlkopfstenose:* Tracheotomie; *bei Hirndruck:* Trepanation; bei *Darmstriktur:* Resektion oder Anastomose. Später kommen evtl. *plastische Operationen* in Frage, z. B. bei Defekten an Nase und Gaumen sowie Osteotomie verkrümmter Glieder, dies aber erst nach Abheilung des spezifischen Prozesses.

b) Allgemeine (Chemo-)therapie: Chronisch-intermittierend auf Grund chronisch-intermittierender Untersuchung (klinische Symptome und WR); möglichst frühzeitig und energisch; aussichtsreich ist vor allem die Früh-(Abortiv-)behandlung, spez. vor der Generalisation (spez. vor dem positiven Ausfall der WR!). In Betracht kommen Penicillin (*Quecksilber, Jod, Arsen* und *Wismut*), evtl. kombiniert.

I. Penicillin: Einführung der Penicillinbehandlung hat die schematische Kurenbehandlung mit Salvarsan verdrängt. Arsen und Wismut werden nur noch zur Kombinationstherapie mit Penicillin herangezogen. Regelbehandlung ist: Insgesamt 14 Mill. IE Penicillin in Einzelgaben von 400 000 IE täglich oder von 600 000 IE alle 2 Tage; Wiederholung nach 4 Wochen Pause. Dieser „Doppelstoß" dauert etwa 14 Wochen und gilt als zuverlässig wirksam. Bei Recidiven, serologischem Recidiv und positivem Liquor ist dritter Stoß erforderlich. Bei Neurolues, hereditärer Lues und hartnäckig positivem Blutbefund sind höhere Dosen (bis zu 20 Mega innerhalb 25 Tagen) zu geben. Bei gleichzeitiger Gonorrhoe ist mit Streptomycin zu kombinieren. 5 Mega Penicillin entsprechen 2 Salvarsan-Wismut-Kuren. Salvarsan-Wismutkur kann jeweils in die Pausen der Penicillinkur eingeschoben werden. Säuglinge und Kleinkinder erhalten (anstatt früher Spirocid) 200000 IE Penicillin/kg Körpergewicht 10–15 Tage lang, bzw. 400000 IE täglich 10–15 Tage ab 2. Lebensjahr.

II. Quecksilber, Jod, Arsen und Wismut sind weitgehend verlassen. Teilweise wird ihre Verwendung (vor allem von Salvarsan!) bereits als Kunstfehler bezeichnet (auf 1000 Salvarsanfälle 1 Todesfall!).

20. Rattenbißkrankheit (Sodoku)

Vorkommen: Japan, gelegentlich in Europa eingeschleppt. *Erreger:* Spirillum minus (*Futaki* 1915); übertragen durch Ratten u.a. Nagetiere. *Nachweis:* Im Lymphknotenpunktat, Blut und durch Tierversuch (Mäuse zeigen nach 5–14 Tagen die Spirille im Blut. *Inkubation:* 3–40 Tage. *Symptome:* Luesähnlicher Primäraffekt, erysipelähnliches Exanthem, Lymphangitis, undulierendes Fieber, Schüttelfrost. *Komplikationen:* Arthritis, Iritis, Nephritis, Pleuritis. *Mortalität:* Bis zu 10%, falls unbehandelt. *Therapie:* Neosalvarsan intravenös 0,45–,06 auf der Höhe des Fiebers beginnend, weiter noch 3–5 Injektionen in 5tägigem Abstand, Penicillin, Aureomycin.

11. Abschnitt: **Geschwülste**

A. Allgemeiner Teil

Definition. Echte Geschwulst oder Gewächs (Tumor) oder *Neubildung (Neoplasma* oder *Blastom)* ist (nach *Büchner*) ein örtlicher Wachstumsexceß körpereigener Zellen mit Ausgliederung des Wachstumsgebildes aus dem Sinnzusammenhang des Organismus. Dieser Definition genügt nur eine Neubildung, deren

1. Entwicklung selbständig, d.h. gegenüber der Umgebung und dem Organismus abgeschlossen ist, so daß man von einem Wachstumsexceß mit autonomem Charakter sprechen kann (*Borst*),

2. Bau, wenn auch nicht fremdartig, aber doch atypisch, d.h. von morphologisch-anatomischem Bau des Mutterbodens abweichend, und zwar von den ersten Anfängen an im Sinne der „mutierten" Zelle,

3. Wachstum ohne endgültigen physiologischen Abschluß (unbeschadet eines vorübergehenden Stillstands oder Rückgangs): als sog. „Proliferationsgeschwulst",

4. Entstehungsursache und Ziel ungeklärt ist, ja zwecklos erscheint, also als „parasitenartig" oder „anarchisch" bezeichnet werden kann.

Der anatomische Geschwulstbegriff deckt sich dabei keineswegs mit dem sprachgebräuchlichen: Daher gehören u.a. nicht hierher alle *Hypertrophien, Hyperplasien, entzündlichen Wucherungen, regenerativen Wucherungen, infektiösen Granulationsgeschwülste* und auch die *Retentionsgeschwülste oder Cysten* im allgemeinen nicht, sondern nur dann, wenn sie aus soliden Tumoren sich entwickeln (z.B. durch regressive Veränderungen: Erweichungscysten) oder wenn ihre Wand selbständiges Wachstum zeigt (Epithel-, Dermoid- und teratoide Cysten). Alle Gewebe des Körpers haben die potentielle Fähigkeit, an Krebs zu erkranken. Das zentrale Problem bleibt die Frage: Wieso kommt es zum Übergang der gesunden Körperzelle in die erste Krebszelle? (*K. H. Bauer*).

Einteilung und Benennung der Geschwülste erfolgt nach Herkunft, Aufbau, und Leistung, also nach den einzelnen Keimblättern (Meso-, Ekto- und Endoblast) bzw. Muttergeweben (Binde-, Muskel-, Nerven-, Epithel- usw. Gewebe). Die Benennung erfolgt nach der vorherrschenden Gewebsform, bzw. nach den einzelnen wesentlich hervortretenden Bestandteilen (z.B. Fibroangiom oder Angiofibrom, Chondromyomyxosarkom u.a.). Man teilt die Geschwülste in 3 Klassen ein: A. Mesenchymale Geschwülste; B. Epitheliale Geschwülste; C. Mischgeschwülste. Außerdem: D. Cystenbildungen und E. Hirntumoren und Geschwülste des Nervengewebes. Innerhalb der einzelnen Gruppen werden jeweils gutartige und bösartige Geschwülste unterschieden.

Einteilungsschema (modifiziert nach *K. H. Bauer*).

1. Mesenchymale Geschwülste

Muttergewebe	Gutartige Geschwulst	Krebsgeschwulst
	I. Stützgewebe	
Fibrilläres Bindegewebe...	Fibrom	Fibrosarkom
Fettgewebe	Lipom	Liposarkom
Knorpel	Chondrom	Chondrosarkom
Knochen	Osteom	Osteosarkom
	II. Muskelgewebe	
Glatte Muskulatur	Leiomyom	Leiomyosarkom
Quergestreifte Muskulatur	Rhabdomyom	Rhabdomyosarkom
	III. Gefäße	
Blutgefäße	Haemangiom	Haemangiosarkom
Lymphgefäße............	Lymphangiom	Lymphangiosarkom
	IV. Blutbildende Gewebe	
Lymphatisches Gewebe...	Lymphocytom Plasmocytom (Myelom)	Lymphosarkom
Myeloisches Gewebe	Myelocytom	Myelosarkom

2. Epitheliale Geschwülste

(Werden je nach Differenzierungsgrad in unreife bis ausdifferenzierte Krebsformen unterschieden).

Es entsprechen:
   a) dem undifferenzierten Epithel   das Carcinoma simplex
   b) dem Plattenepithel   das Plattenepithelcarcinom
   c) dem verhornenden Plattenepithel   das verhornende Plattenepithelcarcinom
   d) soliden Drüsenschläuchen $\Big\}$ das Adenocarcinom
   e) hohlen Drüsenschläuchen

3. Mischgeschwülste

I. Einfache Mischgeschwülste

Bindesubstanzen und Epithel Fibroepitheliome	Mesenchymale Mischtumoren	Sarkomatöse Mischgeschwülste Carcinosarkom

II. Komplizierte Mischgeschwülste

Äußeres, mittleres, inneres Keimblatt	Teratoide Mischgeschwülste	teratoide Sarkome (embryonale Adenosarkome)

III. Eiwertige Keimgeschwülste

Eiwertige Keime	Teratoma (Embryoma, Dermoide)	maligne Teratome

4. Cysten

  a) Exsudationscysten (Hydrocele, Hygrom, Haematocele, Blutcysten),
  b) Resorptionscysten (Encephalomalazische Cyste, Ganglion),
  c) Retentionscysten:
    1. der Hohlorgane (z. B. Hydrops der Appendix, der Gallenblase, Hydrosalpinx, Hydronephrose),

2. der Drüsen (z. B. solche mit Plattenepithelauskleidung, Zylinderepithelauskleidung),
3. des Gefäßsystems
d) parasitäre Cysten (Bandwürmer und Echinokokken).

5. Hirntumoren
(s. spez. Chirurgie der Hirngeschwülste S. 685)

Ätiologie der Geschwülste

Ätiologie der Geschwülste: Wenn auch die Endursache der Geschwulstbildung selbst noch unbekannt ist, so kennt man doch begünstigende bzw. auslösende Einflüsse; in der wissenschaftlichen Diskussion stehen:

1. Vererbung

Aus der Krebsstatistik lassen sich Erbeinflüsse für das Zustandekommen der Krebserkrankung nicht mit Sicherheit nachweisen. Auch für die Verschiebungen der Häufigkeitszahlen lassen sich in äußeren Ursachen (Umschichtung der Bevölkerung, erhöhte Exposition) zureichende Erklärungsgründe finden. Die großen *Geschlechtsunterschiede* beim Lippen-, Kehlkopf-, Speiseröhren-, Lungen-, Magen- und Mastdarmkrebs und der erhöhte Krebsbefall der Genitalorgane der Frau sprechen gegen eine maßgebliche Rolle der Vererbung; denn es müßten dann – mit Ausnahme der Genitalkrebse – die Geschlechter weitgehend gleichmäßig befallen werden. In Wirklichkeit aber verhalten sich alle Krebse hinsichtlich der Geschlechter ganz verschieden. Die Geschlechtsunterschiede sprechen vielmehr für eine höhere Bedeutung der äußeren Faktoren. Auch unter den einzelnen *Rassen* bestehen hinsichtlich der Häufigkeit keine größeren Unterschiede. Die Unterschiede betreffen die Krebslokalisation, wofür vorwiegend äußere Noxen (Lebensweise und Gebräuche, Ernährung und äußere Schäden) verantwortlich zu machen sind. Die Zugehörigkeit zu einem der beiden Geschlechter oder zu einer bestimmten Rasse prädisponiert nicht für eine Krebsentstehung. Innerhalb der *Stammbaum- und Familienforschung* lassen sich bei eineiigen Zwillingen 90% diskordante Fälle nachweisen, welche den Gegenbeweis gegen die Rolle der Vererbungsfaktoren und einen Beweis für „die hohe Bedeutung rein äußerer oder nicht erblicher, körpereigener, innerer Realisationsfaktoren der Krebsentstehung beim Menschen" (*K. H. Bauer*) darstellen. Es gibt jedoch einige gutartige Geschwulstkrankheiten (symmetrische Lipome, multiple Atherome), disseminierte und symmetrische Xanthome, cystische Epitheliome), sowie mehrere Praeneoplasien (Exostosenkrankheit, Neurofibromatosis von Recklinghausen, *Linda*usche Krankheit, tuberöse Sklerose) bei welchen es auf erbgenetischer Grundlage zu angeborenen Gewebsstörungen kommt. Einige weitere Praeneoplasien (Xeroderma pigmentosum, Polyposis intestini, Neuroblastoma retinae) entwickeln im Verein mit hinzutretenden exogenen Noxen in einem sehr hohen Prozentsatz Krebs. Auch hier wird nicht die fertige Eigenschaft, sondern nur eine Anlage vererbt. Erst bei Hinzutreten realisierender äußerer und körpereigener innerer Einwirkungen wird die Krankheit manifest. *Vererbt wird also nur eine reaktive Potenz, nicht die Eigenschaft „Krebs".* Die Vererbung einer Krebsneigung stellt etwas extrem Seltenes dar. Für 99,9% der gesamten Krebshäufigkeit läßt sich deren Bedingtheit durch einzelne Krebsanlagen ohne weiteres ausschließen. Es ist denkbar, daß das zufällige Zusammentreffen einer größeren Zahl von Erbanlagen die Krebsentstehung begünstigt. Diese Anlagen sind nicht Anlagen zum Krebs selbst, sondern für eine krebsunspezifische chemische oder physikalische Schutzlosigkeit, für Differenzierungsstörungen, Stoffwechselabweichungen oder Organminderwertigkeiten. Dabei kommt es darauf an, in welches genotypische Milieu der Anlagenkomplex hineingerät. Der Anlagenkomplex kann latent bleiben und erst durch grobe äußere Einwirkungen oder kaum merkliche körpereigene innere Einwirkungen (hormonelle Störungen, Stoffwechselanomalien) zur Krebsmanifestation gebracht werden. Für die Mehrzahl der Krebsarten ist eine wesentliche Mitwirkung der Vererbung abzulehnen und die überwiegende Bedingtheit durch äußere Faktoren anzunehmen (*K. H. Bauer*).

2. Parasiten, Bakterien, Viren

Die eigentliche „infektiöse Theorie" im Sinne einer spezifisch bacillären Krebsentstehung gilt heute als widerlegt. Das Wesen einer Infektionskrankheit wird durch den Erreger, das Wesen der Krebskrankheit durch die Krebszelle bestimmt. Die Infektionskrankheit entsteht durch einen spezifischen Erreger; der Krebs wird durch alle möglichen unspezifischen Schädigungen hervorgerufen. Trotzdem kann Krebs durch die indirekte Einwirkung bzw. durch den Dauerreiz oder durch giftige Stoffwechselprodukte von *Parasiten*, einigen *Bakterien* (nur bei Pflanzen!) und *Viren* ausgelöst werden. Beispiele für die Mitwirkung von *Parasiten* bei der Entstehung von Krebsen bietet der *Bilharziakrebs* in Ägypten und im Orient, welcher vor allem bei Fellachen auftritt, die im Nilschlamm waten und sich mit dem *Schistomum haematobium Bilharzi* infizieren; ferner der *Gallengangkrebs* bei Fischern des Kurischen Haffs durch den Egel *Opisthorchis felineus* und der *Leberkrebs* bei Infektionen mit dem Leberegel *Distomum japonicum*. Die parasitär ausgelösten Tumoren haben im Tierversuch große Bedeutung gewonnen. Sie stellen das erste Beispiel rein durch äußere Noxen hervorgerufener Tierkrebse dar (*Rattentumoren* durch Infektion mit *Spiroptera neoplastica*), *Fibiger*, 1913. *Lebersarkom* der Ratte durch *Cysticercus fasciolaris*, *Borhell* 1906; die Zahl der Cysticercuscysten entscheiden den Wahrscheinlichkeitsgrad der Cancerisierung; parasitär induzierte Tumoren sind auch die *Yoshidatumoren* (Lebersarkom durch Cysticerceninfektion und multiple Leberzellcarcinome durch cancerogenes Scharlachrot), die *Bullocktumoren* (Cysticercussarkom + Plasmacelluläres Sarkom + Benzpyrensarkom). Es besteht Wahrscheinlichkeit, daß die in den Tropen häufigen primären Lebercarcinome durch parasitäre Noxen beeinflußt werden. Die Parasiten sind nicht selbst genug geschwulsterzeugend; denn Metastasen sind parasitenfrei. Nur durch celluläre Transplantation sind sie überimpfbar. Gewisse Endotoxine von gelegentlich geschwulstinduzierenden Erregern (Trypanosoma cruzi) können geschwulsthemmend wirken. Dieser Umstand kann für die Krebstherapie Bedeutung gewinnen (*Malisoff* 1947).

„Neoplastische Bakterien" sind nicht sicher erwiesen. Der bakterielle Pflanzenkrebs (Erreger: Bacterium pseudomonas tumefaciens) erzeugt bei den verschiedensten Pflanzen nach einer Verletzung Tumoren größten Ausmaßes. Übertragung auf Warmblüter ist ausgeschlossen, der Erreger ist in Sekundärtumoren nicht mehr nachweisbar; jedoch behält die zur „Tumorzelle" umgewandelte Pflanzenzelle ihre Wachstumstendenz bei. Indirekte Beziehungen zwischen bakterieller Infektion und Krebsgenese entstehen dort, wo *chronische Infektionen* bei Hinzukommen *sekundärer Schäden* zu vorzeitigem Altern der Gewebe, Störungen der Gewebsregeneration und Kernschädigung führen. Bakterien können also bei der Entstehung von Praecancerosen mitwirken (z.B. Narbenkrebs nach Verbrennungen, Erfrierungen, Verätzungen, in alten Krampfadergeschwüren, Fistelgängen, syphilitischen Narben, auf dem Boden alter Lupus- und sonstiger chronischer Hauterkrankungen). Die maligne Entartung kommt hier durch eine chronische Irritation zustande, welche sich aus verschiedensten äußeren und inneren Noxen zusammensetzt. Eine *Kombination* von *Infektion* und *Strahleneinwirkung* (Röntgen oder Radium) kann zur Sarkombildung führen (*Lacassagne* 1933, *Hellner* 1938). Eine Erhöhung der Tumorquote oder Beschleunigung der Tumorentstehung besteht jedoch nicht.

Durch ein *ultravisibles* geschwulstinduzierendes *Virus* (*Thomsen* 1939 *Butenandt* 1940) können Hühnersarkome (*Rous* 1910, *Fuyinami* und *Inamoto* 1914) erzeugt werden. Im Verlauf der Forschungen mit „neoplastischen Viren" konnten die verschiedenartigsten Tumoren (Osteochondrosarkom, polymorphzelliges Sarkom, Endotheliom, Chondrom, Chondrosarkom, Papillom, Adenocarcinom der Niere) bei verschiedenen Tieren (Huhn, Kaninchen, Frosch) erzeugt werden. Es handelt sich hier um Stoffe, an sich leblose Proteine, die sich im lebenden Organismus identisch reproduzieren und, auf andere Individuen übertragen, die gleiche Geschwulstkrankheit hervorrufen. Die Virusgeschwülste unterscheiden sich von allen anderen Geschwülsten, daß sie sofort und ohne Latenzperiode entstehen; das Stadium der Praecancerose ist nicht vorhanden. Die Viren erzeugen immer spezifisch gleiche Geschwülste. Sie begleiten die Zellen, die sie neoplastisch werden ließen und vermehren sich in und mit ihnen. Sie verhalten sich serologisch aktiv, indem sie eine *Antikörperbildung* auslösen. Trotz der Antikörper wachsen die Tumoren selbst weiter. Die Tumorzelle ist der Wirt des Tumorvirus, die Zelle schützt das Virus gegen die Antikörper. Es besteht die Möglichkeit, einen Organismus durch Antikörperbildung gegen die Virusinfektion, d.h. in diesem Falle gegen die Tumorentstehung zu immunisieren. Beim Menschen ist eine derartige Form der spezifischen Krebsabwehr bis heute nicht bekannt.

3. Chemische Stoffe

Unter den krebsauslösenden Stoffen spielen Chemikalien die größte Rolle.

a) Minerale und Metalle. *α) Arsen:* Seit 1820 ist Arsen-Berufskrebs bekannt bei Arsengrubenarbeitern, Zinngießern, Schafwäschern, Kupferschmelz- und Glashüttenarbeitern. Vergiftung erfolgt durch Inhalation von Arsendämpfen und -staub. Experimentell wurden arsenbedingte Tumoren erzeugt von *Askanazy* 1923 (Teratome, Sarkome und Carcinome), von *Fischer-Wasels* 1928 (Adenocarcinom der Mamma an Mäusen). Ein rein lokaler Reiz genügt, um mit Arsen Krebse zu erzeugen. Auch direkte Beziehungen des Arsens zum Zellstoffwechsel der Tumoren wurden aufgedeckt (*Guthmann* 1941).

β) Krebs bei Asbestose: Jahrelanger Asbestschaden führt zu Lungenkrebs bei Asbestarbeitern. Latenzperiode kann 12–42 Jahre betragen. Es handelt sich um einen Berufskrebs vom Typ eines verhornenden Plattenepithelcarcinoms. Die Noxe ist mechanischer und chemischer Natur; Reproduktion bei Tieren durch Bestäuben mit Asbeststaub in 20% der Tiere möglich.

γ) Chromatkrebs: Berufskrebs bei Chromatarbeitern (*Betke* 1933); Intoxikation erfolgt durch die Atemwege; es kommt zur Hautschädigung mit Erosionen, Verätzungen und Geschwüren der Nasenschleimhaut; Septumperforation, Reizzustände der Kehlkopf-, Tracheal- und Bronchialschleimhaut, schließlich zum Bronchialkrebs. Besonders gefährdend sind Bichromate; der Chromatnachweis gelingt auch in obduzierten Bronchialkrebsen und in der übrigen Lunge. Hautkrebs durch Chromschädigung ist jedoch sehr selten. Entschädigungspflichtig (Nr. 19 der Liste „entschädigungspflichtige Berufskrankheiten") ist der Lungenkrebs in Unternehmen zur Herstellung und Verarbeitung von „Chromfarben"; experimentelle Erzeugung von Chromlungenkrebsen ist erfolglos geblieben.

δ) Metallkrebs: Chronische Inhalation von Mangan, Osmium, Beryllium, Vanadium, Zink-Magnesium-Berylliumlegierung, Eisenoxydstaub führen über zunächst gutartige Pneumokoniosen zu Präneoplasien der Lunge und chronisch entzündlichen Veränderungen von Tumorcharakter (mitunter Ähnlichkeit mit dem *Boeck*schen Sarkoid!); echter Lungenkrebs nach Einatmung von Eisenoxydstaub wurde beobachtet (*Dreyfuß* 1936); experimentell lassen sich mit intraossären Depots von reinem metallischem Chrom, Arsen und Kobalt Sarkome, Rundzellensarkome, Sarkome der Lunge mit Metastasen, Spindelzellensarkome des Femur, Adenocarcinom der Lunge, Rundzellensarkom des Mediastinum usw. erzeugen. Die Wirkungsweise wird damit erklärt, daß Verbindungen, die gleichzeitig organische Reste und Anionen aus Metall besitzen, Mitosegiftwirkung haben.

b) Azo-Farbstoffe. *α) Anilinkrebs:* Erstmalig erkannt an 3 Fällen von Blasentumor (2 Papillome, 1 Blasensarkom) durch *Ludwig Rehn* 1895. Seitdem überall in Verbindung mit der Anilinverarbeitung beobachtet und in Deutschland als Berufskrebs entschädigungspflichtig (Nr. 14 der Liste der „entschädigungspflichtigen Berufskrankheiten"); Latenzzeit 9½–35 Jahre, Minimum 2 Jahre; auch 10–17 Jahre nach Ausscheiden aus dem Anilinbetrieb kann es noch zur Geschwulstentstehung kommen („cessante causa, non cessat morbus"). Ähnliche cancerogene Wirkung haben: Benzidin, Anidin, Fuchsin, α- und β-Naphthylamin, Rosanilin, Toluidin, Xyllidin, Azo-Farbstoffe. Experimentell erwiesen ist die Krebswirkung bei β-Naphthylamin, o-Aminoazotoluol, 4-Dimethylaminoazobenzol, o-Toluidin. Die Aufnahme in den Körper erfolgt durch Inhalation; Ausscheidung durch den Harn nach Paarung mit Schwefelsäure; daher Lokalisation, vor allem in der Blase. Experimentell durch Inhalation beim Kaninchen chronische Bronchitiden und Pneumonien, ferner chronische interstitielle Nephritis, Blasenepithelproliferationen, Papillome und Carcinome. Außerdem nach Hautpinselung mit Dibenzcarbazolen, Gallengangshypertrophien und hepatomähnliche Neubildungen.

β) 2-Acetylaminofluoren: Durch Verfütterung, gutartige und bösartige Geschwülste epithelialer Herkunft hervorrufend (Plattenepithelcarcinome des Gehörgangs, der Lider, Adenocarcinome der Schilddrüse, Basalzellcarcinom der Haut, Mammakrebs, metastasierende Lungencarcinome, Carcinome von Leber, Niere, Blase, Colon, Pankreas, Uterus und in endokrinen Organen, sofern die Drüsen gleichzeitig intensiv hormonal gereizt wurden, z.B. durch thyreotrope Hormone oder mit Stilboestrol).

γ) Azofarbstoffe, o-Amidoazotoluol: (Wirksamer Anteil des Scharlachrots) und *4-Dimethylaminoazobenzol* („Buttergelb") vermögen im Tierversuch organotrope Tumoren (Hepatome) hervorzurufen, welche auf dem Weg über Adenome bzw. Papillome entstehen.

Ihre Kenntnis ist wichtig, da die Stoffe mitunter der menschlichen Nahrung beigemischt sind oder in der Therapie verwendet werden (Scharlachrotsalbe). Zwischen Dosis des aufgenommenen Stoffes und Zeitdauer der Krebsentstehung besteht strenge Abhängigkeit. Durch bestimmte Nahrungsmittel ist die Entstehung dieser spezifischen Krebse hemmbar (Extrakt von Reiskleieöl, Vitamin A, B_1, B_2 und E enthaltend). Betroffen werden vor allem die Umsetzungsorgane (Leber) oder Ausscheidungsorgane (Harntrakt).

δ) *Abkömmlinge von 4-Aminostilben:* 4-Dimethylaminostilben (*Haddow*) weist einerseits eine starke krebshemmende Wirkung auf, andererseits ist der Stoff nach 6–12 Monaten blastogen; bei subkutaner und auch peroraler Einbringung entstehen Sarkome, Basaliome, Gehörgangscarcinome, Fibroadenome der Mamma, Cholangiome, Lungenadenome, Darmcarcinome und Hypernephrome.

c) Aromatische Kohlenwasserstoffe. α) *Teerberufskrebs:* Hierher gehören die Berufskrebse bei Arbeitern der Steinkohlenindustrie und solcher, die mit Teer, Kohle, Pech, Ruß, Paraffin, Asphalt, Teeröl, Gas, Koks Naphtha, Anthrazen, Kreosot, Mineralölen oder Briketts zu tun haben (Schornsteinfegerkrebs, Baumwollspinnerkrebs, Seilerkrebs). Am häufigsten entstehen Basalzellenepitheliome und Carcinome. Doch muß auch mit Lungenkrebsen bei Inhalation von Teerprodukten gerechnet werden (Generatorgasarbeiterkrebs). Derartige Erkrankungen an Hautkrebs oder zu Krebsbildung neigende Hautveränderungen durch Ruß, Paraffin, Teer, Anthrazen, Pech und ähnliche Stoffe zählen zu den entschädigungspflichtigen Berufskrankheiten (Nr. 13 der Liste der entschädigungspflichtigen Berufskrankheiten).

β) *Der experimentelle Teerkrebs:* Carcinogen wirken alle bekannten Teerarten (Steinkohlenteer, Braunkohlenteer, Tabakteer, Holzteer, Terpentinteer, Schieferteer, Gaswerkteer usw.). Auch in Mineralölen sind carcinogene Substanzen enthalten (am wirksamsten im „shale-Oil", dem Öl des schottischen Kohlenschiefers). Angeregt wurden Versuche über die carcinogene Rolle der Mineralöle durch den Hautkrebs der Baumwollspinner in England (65% erhöhte Krebsgefährdung der Baumwollspinner gegenüber der allgemeinen Bevölkerung durch die in Spinnereien seit 1850 benutzten Maschinenöle); carcinogene Wirkung 12mal so stark wie die des Petroleums. Die Teerung (Teerpinselung) liefert ein ausgezeichnetes Hilfsmittel für das Studium der Präneoplasie; auch gelingt es, mit Teer, Krebs innerer Organe planmäßig zu erzeugen. Die Teerung liefert, bevor Krebs entsteht, zunächst meist gutartige Geschwülste (Teerwarzen). Carcinogen wirksam sind nur aromatische Kohlenwasserstoffe mit einem bestimmten Fluoreszenzspektrum, und zwar z. B. *1,2-Benzanthrazen, 1,2,5,6-Dibenzanthrazen, 3,4-Benzpyren, 3,4-Benzphenanthren, Chrysen* und andere; vor allem mit *Benzpyren* lassen sich experimentelle Krebse am sichersten erzeugen (Hautkrebs der Maus nach Benzpyrenpinselung). Mit *Methylcholanthren* lassen sich Carcinome vom Schuppenzelltyp und polymorphzellige und Spindelzellsarkome hervorrufen. Auch stickstoffhaltige Stoffe, vor allem Abkömmlinge des *1,2-Benzakridins* wirken canzerogen.

γ) *Wirkungsweise der canzerogenen KH-Stoffe.* Entscheidend ist die Wechselwirkung zwischen carcinogener Substanz und Zelle. Einleitende (initiating) und vorwärtstreibende (promoting) Faktoren sind bei der Krebserzeugung zu unterscheiden; auch die Zellteilungsrate wird erhöht. Die Umwandlung der Zelle in Krebszellen geschieht möglicherweise durch einen Prozeß selektiver Absorption, so daß durch die Absorption des Carcinogens die Zelldurchlässigkeit verändert wird und eine allmähliche Veränderung im Zellkern hervorgebracht wird, ohne daß eine direkte Berührung mit ihm oder eine irreversible chemische Umsetzung erfolgt ist. Die cytologischen Veränderungen nach Einwirkung carcinogener Stoffe sind große (Kernrevolution, Chromatinkatastrophe nach *Rondoni*, größte Hinfälligkeit neben starker Wucherung); die unmittelbare Einwirkung der intracellulär resorbierten Moleküle der carcinogenen Stoffe auf die Nucleoproteide der Kernsubstanzen steht im Mittelpunkt des Umwandlungsvorganges zum Krebs.

δ) *Carcinogene Wirkung körpereigener Substanzen:* Die nahe Verwandtschaft des *Methylcholanthrens* mit dem Cholesterin, den Gallensäuren, Stoffen aus der Steroidgruppe, Vitaminen, Hormonen und Enzymen erweckt die Frage, ob diese Stoffe für die Pathogenese des menschlichen Krebses grundlegende Bedeutung haben können. Auch das männliche und weibliche Keimdrüsenhormon, das Corticosteron der Nebennierenrinde, das Progesteron des Gelbkörpers sind Abbauprodukte der Gallensäuren und des Cholesterins, so daß Beziehungen zwischen diesen Stoffen und Vorläufern carcinogener Stoffe im Bereich der Möglichkeiten liegen. Klinische und experimentelle Beobachtungen sprechen für eine Beziehung zwischen Cholesterin und seinen Derivaten sowie von Galle- und Leberextrakten zur Geschwulstentstehung. Auch durch pathologische Darmflora sollen möglicherweise aus Gallensäuren carcinogene Stoffe gebildet werden können (*Druckrey*). Das aus Tryptophan im Eiweißstoffwechsel entstehende *Indol* führt bei chronischer Zufuhr bei Mäusen in 17,5% zu Wucherungen der blutbildenden Organe (myeloische Leukämie, Lymphsarkom). Die carcinogene Wirkung des *Follikelhormons* wurde am Mammacarcinom der Maus getestet (*Lacassagne, Hoffmann, Butenandt*). In der Tat lassen sich männlichen Tieren hormonal induzierte Mammacarcinome applizieren. Der gleiche Effekt läßt sich jedoch auch mit dem körperfremden Diäthylstilböstrol erzielen, das keine chemischen Beziehungen zu den Hormonen bzw. carcinogenen Kohlenwasserstoffen besitzt. Eine Wirkung, die mit derjenigen der cancerogenen Stoffe irgendwie vergleichbar wäre, besitzt das Follikelhormon nicht (*Butenandt*). Über das *Methylcholanthren* hinaus konnte ein zweiter aus Steroiden darstellbarer Stoff mit geschwulsterzeugender Wirkung bisher nicht gefunden werden.

d) Andere seltene chemische Krebsnoxen. *Styryl 430:* Ein Chinolinabkömmling hat neben trypanocider Wirkung eine sarkomerzeugende Fähigkeit, welche für wesensgleich mit jener der carcinogenen Kohlenwasserstoffe gehalten wird (*Oesterlin*). *Urethan:* Ein Carbaminsäureäthylester, wirkt sowohl carcinogen, als auch mitosehemmend. Im Experiment erhöht sich die Zahl der Lungentumoren bei Mäusen nach Urethangaben sehr stark. Besonders bemerkenswert ist seine hohe selektive Affinität zum Lungenparenchym.

Auch sonst gut vertragene Stoffe können carcinogen wirken, sobald sie unphysiologisch auf die Körpergewebe einwirken (Glucoselösung, Kochsalzlösung, andere anorganische Salze). Die mit diesen Substanzen erzeugten Tumoren hielten meist der Nachprüfung nicht Stand. Auch mit Säuren und Laugen können Krebse erzeugt werden (Magen und Speiseröhrencarcinom nach Verätzung, Bronchialcarcinom nach Verätzung mit Salzsäure, Hautcarcinome nach Einwirkung von Salzsäurelösung, Hodenteratome nach intratesticulärer Injektion von Zinkchlorid beim Hahn, Hautkrebs nach Einwirkung von Kristallsoda). Bei diesen Ätzstoffen handelt es sich um eine colloidchemische Störung, d.h. Umwandlung der Parenchymzellen in der Richtung vom Sol- in den Gel-Zustand, so daß sie dem Alterszustand ähnlich werden. Die Umwandlung hängt wesentlich ab von dem nicht zu starken und nicht zu schwachen Grad der physikalischen bzw. chemischen Einwirkung und von der vorhandenen Reaktionsbereitschaft der Zelle. Sehr wahrscheinlich wird es noch viele solche Stoffe mit krebserzeugender Wirkung geben. Eine gemeinsame Eigenschaft liegt in ihrer antikatalysatorischen Wirkung, welche sich im Abbau von Fermentsystemen erweist. Nach *Lettré* erscheinen die carcinogenen Stoffe als Fermentgifte, die bei langdauernder Einwirkung auf normale Zellen eine Adaptation dieser Zelle auf einem Niveau herbeiführen, das zwischen dem der normalen Zelle und der nicht mehr lebensfähigen Zelle liegt.

Sämtliche chemischen carcinogenen Stoffe entstehen erst als Kunstprodukt bei der technischen Umwandlung von Naturprodukten (z.B. Destillation, Laboratoriumssynthese). Alle chemischen exogenen Noxen haben eine durchschnittliche Latenzzeit und führen erst auf dem Umweg über typische Präcancerosen zum Krebs. Die genetische Konstitution spielt bei allen chemisch induzierten Krebsen eine wesentlich mitbestimmende Rolle. Körpereigene krebserzeugende Stoffe sind noch nicht sicher erwiesen, wenn auch höchst wahrscheinlich als vorhanden anzunehmen. Lediglich das *Methylcholanthren* kann aus körpereigenen Substanzen (Cholesterin usw.) hervorgehen (s. oben). Tumorviren können auch chemisch induzierte Krebse befallen und umgekehrt chemische Carcinogene können gutartige Virustumoren zur Malignität zwingen. Weitergehende Beziehungen zwischen Viren und carcinogenen Stoffen sind bis jetzt nicht erwiesen. Besonderes Schwergewicht des Krebsproblems liegt bei der Frage der Zufuhr krebserzeugender Noxen durch Nahrungs- und Genußmittel (*K. H. Bauer*).

4. *Physikalische Einwirkungen*

a) Trauma und Krebs. Rein traumatisch-bedingte Geschwülste gibt es nicht. Die großen „traumatischen Epidemien" der beiden Weltkriege haben keine einwandfreie Steigerung posttraumatischer Geschwülste erbracht. Unter 3,7 Millionen Schußverletzungen konnten nur 40 Fälle ermittelt werden, bei welchen sich zuverlässig ein posttraumatischer Krebs entwickelt hat. Jedoch kann gelegentlich die grob-mechanische Einwirkung als mitwirkender Faktor bei der Geschwulstentstehung wahrscheinlich werden. Die Anerkennung des Zusammenhangs zwischen Unfall und Krebs ist abhängig von folgenden Faktoren:

1. Ein einmaliges Trauma muß gesichert sein.
2. Es muß eine längere Latenzzeit von 5 Monaten bis zu 26 Jahren, wie sie mit den sonstigen Krebserfahrungen im Einklang steht, nachweisbar sein.
3. Ort der Gewalteinwirkung und Ort der Krebsentstehung müssen übereinstimmen.
4. Ein gewisses Maß innerer Wahrscheinlichkeit muß erfüllt sein dafür, daß das Trauma aus dem späteren Geschwulstgeschehen nur schwer wegdenkbar ist (*K. H. Bauer*). Auch die gewaltsame Gewebsverlagerung, chronisch-gestörte Regeneration, sowie Strahleneinwirkung durch häufig vorgenommene Röntgenuntersuchung können mitwirken an der Traumabedingtheit eines Krebses. Chronische Traumen beruflicher Art (Gärtnerfinger-, Schuster- und Schneiderdaumenkrebs) bieten mehr Wahrscheinlichkeit eines Zusammenhangs zwischen Trauma und Krebsentstehung. Dies gilt noch mehr für die Dauertraumen durch kaum aussetzende, ständige mechanische Einwirkung (Bruchbanddruck, Prothesendruck, Pessare, Dauerkatheter usw.). Auch ist ziemlich einwandfrei erwiesen (*Hellner*), daß ein Trauma, welches ein sicher präblastomatös verändertes Gebiet trifft und von einer Geschwulstbildung an der Stelle des Traumas gefolgt wird, mit überwiegender Wahrscheinlichkeit zur Geschwulstauslösung beigetragen hat.

b) Elektromagnetische Strahlungen und Krebs: Elektromagnetische Strahlungen der verschiedensten Art induzieren Krebs. Die für die Krebsentstehung wichtigsten Strahlen sind die *adsorbierten Strahlen* (eine bestimmte Zone *Hertz*scher Wellen, die Zone des Sonnenlichts und die angrenzenden Spektralbereiche des Infrarot und Ultraviolett sowie die Zone der Röntgen- und γ-Strahlen). Der Absorptionsmodus der verschiedenen Strahlenarten wird bestimmt von der Wellenlänge der Strahlung und deren Energie. Er bestimmt außerdem den Effekt im Gewebe, der für die Krebserzeugung maßgebend ist.

α) Hitzekrebs: Brandnarbenkrebs (Kangrikrebs) und Krebse in alten Verbrennungsnarben, sowie Hautkrebse bei Feuer- und Ofenarbeitern, Schlossern, Büglerinnen, Köchinnen wird entsprechend an den Stellen direkter Hitzeeinwirkung nicht selten beobachtet. Auch der *Schienbeinkrebs beim Lokomotivpersonal* ist ein thermischer Berufskrebs. Gleichzeitige Imprägnierung mit Fremdkörpermaterial spielt eine mitbestimmende Rolle. Einmaliger hoher Hitzeeinwirkung folgt die Krebsentstehung gelegentlich besonders schnell. Vielfach handelt es sich aber um *Kombinationsschäden*, bei welchen außer der Verbrennung zusätzlich ein schädigendes oder sogar carcinogenes Fremdkörpermaterial in die Verbrennungswunde eindrang. Die *innere Verbrennung* durch gewohnheitsmäßigen Genuß zu heißer Speisen und Getränke besitzt nur eine fragliche Beweiskraft. Unphysiologisch *hohe Körpertemperaturen* können bei langer oder dauernden Einwirkung geschwulstbegünstigende Bedeutung haben (z.B. bei Leisten- und Bauchhoden). Leistenhodenträger stellen in gesteigertem Prozentsatz Hodentumoren. Ein Einfluß der Körpertemperatur auf die Krebsquote ist anzunehmen, bisher jedoch noch nicht schlüssig bewiesen. Hierfür spricht auch, daß *Unterkühlung bzw. Kälteschäden* keine Krebsentstehung auslösen. Gelegentliche Carcinomentstehung auf lokalen, durch Erfrierung entstandenen Geschwüren, ist meist auf die äußerliche Applikation cancerogener Substanzen (Azofarbstoffsalben, Teersalben, Salben mit ätzenden Bestandteilen usw.) zurückzuführen.

β) Ultraviolettstrahlen: „Lichtkrebs" ist hervorgerufen durch UV-Strahlen, und zwar durch die Strahlung zwischen 280–334 μ. Auch das Sonnenlicht allein ist imstande Lichtkrebs auszulösen. Krebsauslösung ist eine Frage der Dosierung. In geringer Dosis sind sie durch Auslösung chemischer Reaktionen (Vitamin-D-Aktivierung!) für die Gesundheit bedeutsam, in mittlerer Dosis besitzen sie Heilwirkung (Rachitisbehandlung!); bei 10facher Dosis der therapeutisch Üblichen und bei entsprechender Einwirkungszeit können sie 100% krebserregend wirken. Bei üblicher UV-Therapie und bei Anwendung langsam einschleichender Dosen braucht mit Krebsgefahr nicht gerechnet werden (*Cave!* jeden unnötigen und übermäßigen Gebrauch der Höhensonne und jedes Übermaß direkter Besonnung). Die *Wirkung der UV-Strahlen* ist eine photochemische. Für gewöhnlich sind die Protoplasmamoleküle für sichtbare Strahlungen nicht direkt empfänglich (Pigmentschutz!). Im UV-Gebiet jedoch werden die Übereinstimmungen zwischen Strahlungen und Protoplasmamolekülen, die spezifische Absorptionen erlauben, immer zahlreicher. Die Eiweißkörper haben ihr Maximum der Absorption in einem Wellenbereich, der sich mit dem für die Krebserzeugung deckt. Die krebsinduzierende Fähigkeit der UV-Strahlen ist nach Zeit und Intensität, also energiemäßig meßbar.

γ) Röntgenstrahlen: Bereits wenige Jahre nach der Entdeckung (1895) der Röntgenstrahlen wurden die ersten Fälle von Röntgenberufskrebs (1902, 1903) mitgeteilt. Die Zahl der Röntgenberufskrebse ist größer als die Statistik angibt (etwa 200 veröffentlichte Fälle). Röntgenberufskrebs entsteht auf dem Boden charakteristischer Präcanzerosen (Hautatrophie, Rhagaden, Pigmentierung, Depigmentierung, Teleangiektasien, Hyperkeratosen); Kombinationsschäden (vielfache Händedesinfektion bei Chirurgen!) wirken mit. *Histologisch:* Meist verhornendes Plattenepithelcarcinom, vor allem an den Händen; jedoch ist auch ein Röntgenberufskrebs der inneren Organe denkbar. Leukämie und perniciöse Anämie ist bei Röntgenologen und Röntgenpersonal häufiger als dem Bevölkerrungsdurchschnitt entspricht.

Röntgenkrebs nach *kurzdauernder diagnostischer* oder *therapeutischer Anwendung von Röntgenstrahlen:* Unterscheidet sich vom *Röntgenberufskrebs* durch die genaue Lokalisation am Ort der Röntgenbestrahlung; schon einmalige Durchleuchtung (z. B. wegen Fremdkörpers) kann Röntgenkrebs hervorrufen. Carcinomträger erleben jedoch oft den nach Bestrahlung fälligen Röntgenkrebs nicht mehr. Bei harmloseren Erkrankungen (Lupus u. dgl.), welche therapeutisch bestrahlt werden, spielt die Röntgentherapie wesentlich bei der Cancerisierung mit. Auch Röntgensarkome nach Bestrahlung wegen Knochen oder Gelenktuberkulose sind beschrieben. Röntgenkrebse innerer Organe sehr selten. Latenzzeit je nach Dosierung, Alter des Kranken, Anlaß und Zustand der Haut zwischen 4 und 34 Jahren, Durchschnittszeit 17 Jahre. *Dosierung:* Ausschlaggebend ist die Größe der gesamten Strahlenquantität (bis 1200 X-Papillome, jenseits 2000 X akute Hautnekrosen, zwischen 1200 bis 2000 X nach früherer Strahlenmessung Carcinomdosis). Die erlaubte Toleranzgrenze beträgt heute je Arbeitswoche 0,3 r. *Entzündungsbestrahlung:* Auf dem Boden chronischer und akuter Entzündungen entstehen bei höherer Bestrahlungsdosierung im Experiment Sarkome; daher Warnung vor höheren Röntgendosen zur Bestrahlung entzündlicher Herde.

δ) *Radium:* Wirkung beruht darauf, daß beim Durchgang der Strahlung (α-Teilchen = positiv geladene Heliumkerne, β-Strahlen = negativ geladene, freie Elektronen, γ-Strahlen = Lichtstrahlen sehr kleiner Wellenlänge und hoher Frequenz) durch ein Medium in diesem ein Anteil der Strahlung zurückgehalten wird; Reichweite der α-Teilchen im lebenden Gewebe 30–70 μ = Schichtdicke von etwa 10 Zellen; β-Strahlen werden ähnlich abgeschwächt wie elektrischer Strom; γ-Strahlen entsprechen den Röntgenstrahlen und deren Schwächungsgesetzen; die Strahlen wirken ionisierend; die Ionen lösen im lebenden Gewebe chemische Reaktionen aus. Für den biologischen Effekt entscheidend sind immer die Sekundärstrahlungen. Über die *strahlenbiologische Wirkung des Radium* berichten bereits die Entdecker der Radioaktivität *Becquerel* und *P. Curie* 1901. Auch die Radiumstrahlen führen zur Bildung eines Radiumberufskrebses bei Strahlentherapeuten, jedoch wesentlich seltener als Röntgenkrebs. *Histologisch:* Spinocelluläre Carcinome, Epitheliome, myeloische und aplastische Leukämie bzw. Anämie, osteogenes Sarkom. Injektion von Radiumsalzen wegen der cancerogenen Wirkung dieses Dauerstrahlers streng zu vermeiden.

$\alpha\alpha$) *Radiumemanation, Prinzip:* Radiumemanation entsteht beim Radiumzerfall, Halbwertszeit 3,825 Tage, weiterer Zerfall in α-, β- und γ-Strahler, RaC usw. *Vorkommen:* In Quellwässern und in der Bergwerksluft von Radiumgruben. *Berufskrankheit:* Schneeberger und Joachimsthaler Lungenkrebs sind durch Radiumemanation hervorgerufen; zwischen 1879 bis 1950 starben 140 Bergleute an Lungenkrebs. Latenzzeit 3–22 Jahre. *Histologisch:* Lymphosarkom, Bronchialcarcinom, ausgehend von den Bronchialdrüsen, durchschnittliche Lebenszeit der Bergarbeiter von Joachimsthal 42 Jahre gegenüber 59 Jahren beim Bevölkerungsdurchschnitt der gleichen Gegend. Als Kombinationsschaden kommt die Anthracocalicose durch Gesteinsstaub hinzu. *Begutachtung:* Schneeberger Lungenkrankheit im Erzbergbau des Erzgebirges zählt zu den entschädigungspflichtigen Berufskrankheiten (Nr. 21 der Liste).

$\beta\beta$) *Mesothor (MTh):* Der Thoriumreihe zugehörig, Halbwertszeit 6,7 Jahre, unter den Zerfallsprodukten der Thoriumreihe in der medizinisch-praktischen Bedeutung an erster Stelle stehend; β-Strahler; über MTh$_2$ mit einer Halbwertszeit von 6,2 Stunden in Radiothor (RTh) übergehend; enthält noch etwa 25–30% Radium. Nach Dauerbestrahlung mit 0,0001–0,0005 mg Mesothor, vor allem bei Skelettbestrahlung entstehen Strahlensarkome (Spindelzell-, Osteo- und Ewingsarkome). Sie entsprechen völlig den Spontangeschwülsten beim Menschen. Es muß daher mit ihnen als Folge von Bestrahlungen gerechnet werden.

$\gamma\gamma$) *Thorium X* (ThX): Zerfallsprodukt des Radiothor, α-Strahler mit Halbwertszeit von 3,64 Tagen, sendet auch β- und γ-Strahlen aus; in Wasser, Alkohol usw. in jeder Konzentration löslich, 1 cm³ Thorium X-Lösung gibt in einer Sekunde etwa 14 Millionen α-Teilchen ab. *Präparate: Umbrathor:* = Thoriumdioxyd-Sol mit 25% ThO$_2$, als Röntgenkontrastmittel zur Darstellung von Höhlen und Nebenhöhlen aller Art, besonders zur Schleimhautdarstellung geeignet. *Thorotrast:* 25% Thoriumdioxyd-Sol, Halbwertszeit 25000 Millionen Jahre, je Gramm und Sekunde 4390–26340 α-Partikel abgebend; früher als Röntgenkontrastmittel verwendet, wegen Canzerisierungsgefahr bei Ablagerung im Gewebe infolge radioaktiver Dauerbestrahlung aus der Therapie zurückgezogen. Zahlreiche Thorotrastschäden sind beschrieben (*Walthard* 1946, *Wachsmuth* 1948). Besonders gefährdet ist das reticuloendotheliale System, Leber und Milz (Thorotrastsarkome. Latenzzeit 12–18 Jahre).

δδ) *Radiothor, Thorium B, Polonium:* Radiothor (RTh) Halbwertszeit 1,9 Jahre liefert α-Teilchen und zerfällt über mehrere Zwischenstufen zu Thorium C (ThC); Radiothorsalze finden praktische Verwendung in der Leuchtmasse von Leuchtzifferblättchen, durch Inhalation oder perorale Aufnahme entstehen bei Leuchtzifferblattarbeitern Knochenmarkschädigung, schwere Anämie, Knochenatrophie und Nekrose, Knochensarkome (bis 1933 23 Todesfälle).

Polonium: Zur „*Autohistoradiographie*" der verschiedenen Organe, sogar zum Nachweis der Verteilung des Elements im Inneren der Organe, auch in kleinsten Bruchstücken und Mikrotomschnitten geeignet; Auflegen der Schnitte auf die photographische Platte gibt die Verteilung mit großer Genauigkeit wieder. Für den praktischen Gebrauch ist Polonium wegen seiner starken Toxizität nicht geeignet.

εε) *Künstlich radioaktive Isotope:* Bei der Kernumwandlung entstehende radioaktive Isotope können von Kohlenstoff, Phosphor, Schwefel, Eisen, Strontium, Jod usw. hergestellt werden; mit ihrer Hilfe kann das Schicksal bestimmter Atome im Organismus bzw. Gewebe nachgewiesen werden (Methode der künstlich-radioaktiven Indikatoren, *Schubert* 1947). Es gelingt mit dieser Methode den Stoffumsatz der verschiedensten Stoffe im Gewebe, vor allem auch im Tumorgewebe zu erfassen.

Auch *Viren,* spez. Tumorviren können radioaktiv gemacht werden (Tabakmosaikvirus). *Praktische Anwendung:* Elemente mit spezifischen Affinitäten zu bestimmten Organen und Geweben (z. B. Jod-Schilddrüse, Phosphor-Knochen und Blut, Eisen-Blut) können diagnostische Verwendung finden (Erkennung von Krebsmetastasen der Schilddrüse!) und für die Therapie gebraucht werden (Schilddrüsenkrebs wird direkt therapeutisch beeinflußt, ohne daß andere Gebilde mitbestrahlt werden; das krebsige Organ wird zum alleinigen Sitz des Therapeuticums). Bei Dauerumgang mit radioaktiven Isotopen (Zyklotronarbeiter, Laboratoriumspersonal, Radiologen) drohen strahleninduzierte Krebse (Knochensarkome, Lebercarcinom).

ζζ) *Kosmische Strahlen:* Von außen in die Erdatmosphäre eindringende Strahlung mit einem Durchdringungsvermögen stärker als γ-Strahlen (*Hess*). Intensität kosmischer Strahlen nimmt mit zunehmender Höhe zu (in 15000 m Höhe beträgt sie das 150fache der Erdoberfläche); Versuche über die Wirkung kosmischer Strahlen auf das Wachstum ergaben als Effekt der kosmischen Strahlen eine Wachstumshemmung und Vergrößerung der Mutationsrate. Eine Krebsbeeinflussung erscheint nicht ausgeschlossen (in strahlenfreier Umgebung geht die Carcinomanfälligkeit stark zurück). Es wird für möglich gehalten, daß kosmische Strahlen eine Rolle bei der Sarkomentstehung spielen.

Zusammenfassung der physikalischen Einwirkungen:

Carcinogen sind alle Strahlungen, die im Organismus zur *Absorption* gelangen, Infrarotstrahlen, Strahlen des sichtbaren Lichts, UV-Röntgen-, γ- und wahrscheinlich auch kosmische Strahlen; die Absorption ist eine molekulare und atomare (von 400 Å an); die carcinogene Wirkung tritt erst ein, wenn die Abwehr- und Anpassungsmechanismen des Körpers durch fortgesetzte Schädigung ausgeschaltet sind; für γ-Strahlen und Röntgenstrahlen besitzt der Organismus keine Abwehrmöglichkeit; hier hängt die cancerogene Wirkung von der Strahlenquantität ab; die Wirkung der Strahlen im Gewebe ist die Umkonstruktion von Molekülen der lebenden Substanz durch Ionisation von Atomen und Molekülen, ohne daß dabei die Zellen getötet oder ihre Teilungsfähigkeit vernichtet würde. Die Zellen erhalten völlig neue Lebenseigenschaften. Zwischen physikalischer Einwirkung und Krebsmanifestation liegt eine längere Latenzzeit, ferner geht der Krebsentstehung ein präcanceröses Stadium voraus. Die strahleninduzierten Krebse entsprechen völlig den beim Menschen spontan entstehenden Geschwülsten.

5. Mutationstheorie
(nach *K. H. Bauer*)

Sie versucht die Frage zu erklären, wodurch die Krebszelle gegenüber der Ausgangszelle zu einer Zellvariante wird, die sich von der Mutterzelle durch ihre niedrigere Differenzierung, ihr schrankenloses Wachstum und durch ihren veränderten Zellstoffwechsel unterscheidet. Nachdem Zellmodifikation und -bastardierung für das Zustandekommen der inneren Wesensänderung der Zelle zur Tumorzelle nicht in Frage kommt, bleibt nur die dritte Form cellulärer Variation, *die Mutation* übrig. Mutation ist jede plötzlich auftretende, dann aber konstant weiter übertragbare, irreversible Änderung im Erbgut der Organismen. Mutationen (*de Vries*) sind etwas sehr seltenes. Sie werden durch Zufuhr der Energie von außen oder durch Schwankungen der Temperaturenergie erzeugt und bestehen in einer Umlagerung der Atome in eine andere Gleichgewichtslage innerhalb des Atomverbandes. Als mutationsauslösendes „Trefferereignis" sind Ionisation und Atomanregung zu betrachten. Beim Menschen sind somatische, geschwulstbedingende Mutationen in großer Zahl bekannt (universeller Albinismus, Neurofibromatose, Polyposis intestini, multiple Exostosen, generalisierte Chondrome, multiple symmetrische Lipome, polycystische Abartungen innerer Organe). Diese sind monohybriderbliche Erkrankungen und mit Sicherheit durch Mutation eines einzigen Gens in der Keimzelle bedingt. Die Mutationstheorie der Geschwulstentstehung erblickt in der Mutation bestimmter Erbstoffe somatischer Zellen den biologischen Vorgang, welcher die Umwandlung von Körper- in Krebszellen möglich macht. Cancerogen wirkende Stoffe (Benzpyren, Methylcholanthren) sind befähigt, Mutationen in Keimzellen zu erzeugen. An Viren können Änderungen bzw. Mutation durch Bestrahlung erzielt werden. Auch die krebsinduzierenden Strahlen (Röntgenstrahlen, Radium) können mutationsauslösend wirken. Alle Strahlen, die cancerogen wirken, erzeugen auf Keimzellen angewandt Mutationen. Die Krebserzeugung entspricht strahlengenetisch einem Mutationsvorgang in Somazellen. Dies gilt sogar für gewöhnliche Hitzeeinwirkung (Hitzekrebs). Die Mutationsquote läuft der Bestrahlungsdosis in „r" direkt proportional, ohne Unterschied ob β-, γ-, Grenz- oder Röntgenstrahlen verwendet werden. Nach der „*Treffertheorie*" wäre der Umwandlungsvorgang einer normalen in eine Krebszelle nicht Folge einer Reizsummierung, sondern der Effekt eines einzelnen Vorgangs, dessen Eintreten statistischen Gesetzen folgt. Bei quantenmechanischer Betrachtungsweise ist die Carcinogenese durch chemische und durch physikalische Mittel einheitlich geklärt und das Einheitliche aller Geschwülste molekular-physikalisch verständlich gemacht.

6. Theorie der irreversiblen Summationswirkung
(nach *Druckrey* 1951, 1954)

An Stelle der Mutationstheorie, nach welcher die Krebsgeschwulst aus einer einzigen sprunghaft cancerisierten Zelle hervorgehen soll, bekennen sich heute viele zu einem protrahierten Vorgang einer irreversiblen Summationswirkung cancerogener Stoffe. Die Umwandlung soll dabei in 2 Phasen erfolgen:
    a) Kausale Initialphase (Determinationsphase): Die irreversible Umwandlung, d.h. Entstehung von Krebszellen aus Normalzellen erfolgt durch Einwirkung spezifisch-cancerogener Stoffe an einer Vielzahl von Zellen; sie bleibt unabhängig vom cancerisierenden Stoff auch in den Abkömmlingen erhalten.
    b) Phase der Geschwulstentstehung (Realisationsphase): Ist durch das Wachstum dieser Zellen charakterisiert. Unter a) handelt es sich also um einen qualitativen, unter b) um einen quantitativen Effekt, wobei Determinationsfaktoren (cancerogene Stoffe als exogene Noxen, Präcancerose, dysontogenetische Gewebsbildung und Gewebsverlagerung als endogene Disposition) und Realisationsfaktoren (Auslösung und Wachstum) zusammenwirken.

Wachstum der Geschwülste

erfolgt durch Zellproliferation, und zwar aus sich selbst heraus und nach den physiologischen Gesetzen:
    1. nur aus Zellen (omnis cellula e cellula!);
    2. unter Innehalten des betreffenden Keimblatt-Typus (omnis cellula specialis e cellula speciali), d.h. Metaplasie kommt nicht vor;

3. mit Zellvermehrung durch Mitose und Karyokinese, allerdings sehr häufig in atypischer Form. Das Wachstum kann gutartig (benigne) oder bösartig (maligne) sein. Das Hauptkennzeichen der *Malignität* ist das unbeschränkte Wachstum und das Fehlen jeglicher physiologischer Wachstumsregulation. Malignität besagt, daß sich die Geschwulst als lebensvernichtend erweist. Das „ens malignitatis" ist das fortschreitende und zerstörende Wachstum. Auch gutartige Geschwülste können verhängnisvoll werden, indem sie verdrängend und komprinierend wachsen (Meningeom, Hirndruck!, endothorakale Struma-Trachealkompression, Chondrome oder Hämangiome) oder indem sie endokrinwirksam sind (Inselzelladenom des Pankreas, Nebennierenmarkadenom); typisch für *gutartige Geschwülste* ist demnach das *exstruktive* oder *expansive* Wachstum,

typisch für *bösartige Geschwülste* ist die aktive Gewebszerstörung, d.h. das *destruktive* oder *infiltrierende* Wachstum. Zweites Kennzeichen der bösartigen Geschwülste ist die Absiedlung oder Verschleppung an andere Körperstellen, **die Metastasierung.** Man versteht darunter die Abwanderung von Krebszellen aus dem Parenchym der Muttergeschwulst und die Ansiedlung der verschleppten Krebszelle an anderer Stelle, wo sie zum Ausgangspunkt einer neuen, meist gleichartigen, Tochtergeschwulst mit zerstörender Wachstumstendenz wird. Wege der Metatasierung sind:

1. Lymphweg: Häufigste Form der Metatasierung erfolgt auf dem Lymphweg über die regionären Lymphknoten in weitere Lymphdrüsengruppen, u.U. unter Überspringung einer oder mehrerer Stationen. Die Lymphgefäße sind dabei der Transportweg; die Lymphstränge selbst können ebenfalls von krebsartiger Erkrankung befallen werden (Lymphangitis carcinomatosa); die lymphogene Metastasierung erfolgt entsprechend der Strömungsrichtung des Lymphstroms orthograd; bei bereits erfolgter Blockade der Lymphgefäße, vor allem des Ductus thoracicus ist gelegentlich auch retrograde Metastasierung möglich.

2. Blutweg (hämatogene Metastasierung): Hauptweg für die Fernmetastasen; Einbruch kann in Venen, Pfortaderkreislauf oder großen arteriellen Kreislauf erfolgen; bei *Einbruch in die Venen* bedeutet dies im Regelfall Verschleppung der Krebszellen über die untere oder obere Hohlvene in das Capillargebiet der Lungen (Lungenmetastasen).

Bei *Einbruch in das Quellgebiet des Pfortaderkreislaufs* (Darmgeschwülste) entstehen sehr häufig Lebermetastasen.

Einbruch in das arterielle Gefäßsystem ruft mehr oder minder starken Befall aller Organe oder Gewebe durch Metastasen hervor. Klinisch ist hier vor allem die Knochenmetastasierung bedeutungsvoll (11,1% aller Krebsfälle, *Walther* 1939, dabei entfallen auf Wirbelsäule 90%, Femur 45%, Rippen, Brustbein, Becken 35%, Schädel 20%, periphere Extremitäten 2–5%).

3. Serosaaussaat: Metastasierung von Krebszellen auf der ganzen serösen Fläche, vorwiegend in serösen Höhlen (Peritonealcarcinose, Pleuracarcinose, Meningitis carcinomatosa). Prognose stets sehr schlecht.

4. Impfmetastasen: Als sog. *Kontaktmetastasen*, wenn Krebszellen durch direkten Kontakt überimpft werden (z.B. von Unter- auf Oberlippe, von Bindehaut der Lider auf die Bindehaut des Augapfels); Impfmetastasen sind auch die sog. *Kanalmetastasen*, d.h. abbröckelndes Geschwulstmaterial bleibt an tiefergelegenen Stellen des gleichen Kanalsystems liegen und ruft dort die gleiche Geschwulstform hervor (Verdauungskanal, Genital-, Harn-, Gallenwege). Auch artifizielle Impfmetastasen durch operatives Vorgehen sind möglich (Losreißen und Abschwemmen von Tumorzellen auf dem Blutwege durch manipulative Maßnahmen, Verschleppung von Tumorzellen durch das operierende Messer, Abbröckeln von Tumormassen und Verbreitung derselben in einem Hohlraum). Über die Neigung der einzelnen Krebsformen zur Metastasierung besteht keine Regel; jedoch hat fast jeder Krebs seine bevorzugte Metastasierung (z.B. Hypernephrom-Gehirn). Disponiert für Metastasen sind besonders die Lymphdrüsen, Leber Lungen, Knochenmark und serösen Häute; frei von Metastasen bleiben Muskulatur, Sehnen, Bänder, Gelenkkapsel.

5. Nach *Walther* werden folgende *Metastasierungstypen* unterschieden: a) Lungentyp, b) Lebertyp, c) Hohlvenentyp, d) Pfortadertyp, e) Cysternentyp (s. Abb. 106).

Der Metastasierung nahe verwandt ist die **Recidivbildung:** Hier handelt es sich um die Entstehung einer neuen, gleichartigen Geschwulst aus Krebszellen, die bei Operation oder Bestrahlung am ursprünglichen Ort der Geschwulst zurückgeblieben sind. Nicht immer müssen zurückgebliebene Krebszellen zu Recidiven führen. Sie werden gelegentlich nach Entfernung der Hauptgeschwulst vom Organismus überwältigt. Nach offensichtlich unradikaler = palliativer Operation, kann trotzdem Heilung über lange Jahre folgen (ein im Jahre 1900 operiertes Retothelsarkom des Rectums war trotz unradikaler Entfernung

47 Jahre (!) später recidivfrei). Auch *gleichartige Neuerkrankung* im früheren Operationsgebiet kommt vor und kann ein Recidiv vortäuschen.

Ein weiteres, jedoch *inkonstantes Kennzeichen* der Krebsgeschwülste ist ihre Fähigkeit, unverkennbare *Leistungspotenzen des Muttergewebes* zu bewahren (Epidermis, Hautkrebs, Hornperlen, Knochengewebe, Knochenkrebs, osteoides Gewebe, Glykogenbildung bei

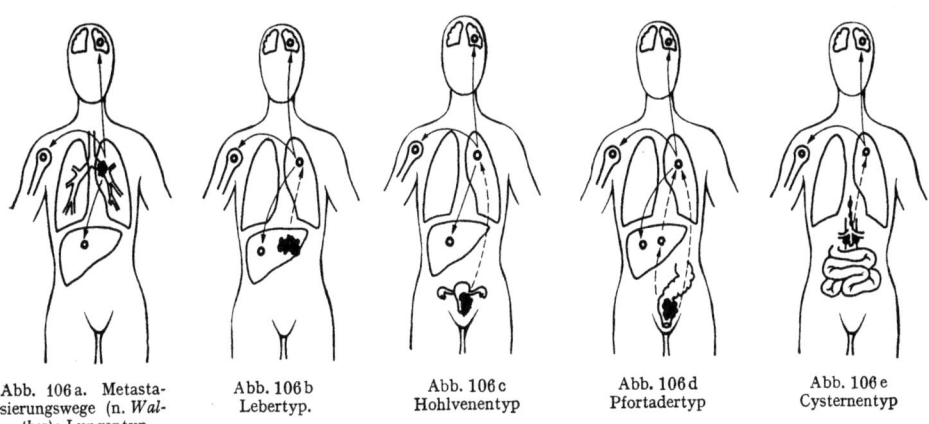

Abb. 106a. Metastasierungswege (n. *Walther*): Lungentyp

Abb. 106b Lebertyp.

Abb. 106c Hohlvenentyp

Abb. 106d Pfortadertyp

Abb. 106e Cysternentyp

Tumoren aus glykogenhaltigem Muttergewebe, Kolloidbildung bei kolloidhaltigem Muttergewebe, z. B. Schilddrüse usw.). Die Krebszelle erreicht also nie die volle Differenzierung des Muttergewebes, übertrifft dieses aber stets an Intensität des Wachstums.

Diagnose.

Besonders wichtig ist die lückenlose Vorgeschichte vor allem hinsichtlich *Reizpräneoplasien* (atrophische Vorgänge an Epidermis und Cutis, lokale Epithelhyperplasien) oder *Präneoplasien* auf Grundlage von Gewebsmißbildungen, Systemerkrankungen, gutartigen Geschwülsten, Naevi, Leukoplakien, Polyposis, Neurofibromatosis, Ostitis deformans, Mammatumoren), z. B. Melanoblastome auf der Grundlage von Pigmentnaevi oder als Folge einer präblastomatösen Melanose. Kein Krebs geht aus „heiler Haut" (*Orth* 1911) hervor. Weitgehend geklärt ist die Bedeutung der Präneoplasie durch chronische Gastritis für das Zustandekommen des Magenkrebses (*Hamperl, Staemmler*). Daher hat die anamnestische Erhebung auch auf Bedingungen zu achten, die zu einer *chronischgestörten Regeneration* führen (Regenerationstheorie der Geschwulstentstehung nach *Fischer-Wasels*). Schließlich ist die Erfassung aller im Sinne der *Syncarcinogenese* wirkenden kausalen Faktoren bedeutungsvoll. Neben Allgemeinzustand ist der örtliche Befund nebst Metastasen festzustellen durch Besichtigung, Endoskopie, Röntgenbild, Kontrastdarstellung, Betastung (*rectale Untersuchung!*). Untersuchung von Blut, Harn, Stuhl, Magensaft, Auswurf; bei Erkrankungen der blutbildenden Organe gelingt der diagnostische Nachweis von Tumorzellen durch *Organ-*(Lymphknoten-Knochen-Sternum-)*punktion* mit histologischer Untersuchung. Besonderen Wert besitzt die **Probeexcision**. Nach Ausschneidung eines genügend großen Stücks aus dem Tumor selbst, nicht aber nur aus Randpartien, gelingt meist durch sofortige histologische Untersuchung (Schnellschnittverfahren!) der Nachweis für das Vorhandensein eines Tumors mit hoher Wahrscheinlichkeit. Auch die *cytologische Untersuchung* auf Tumorzellen in Exsudaten (Pleura-Ascitespunktat) oder in Sekreten und Exkreten (cytologische Magensaft- und Sputumuntersuchung zum Nachweis des Magen- bzw. Bronchialcarcinoms) kann positive Ergebnisse liefern. Große Kritik ist hier erforderlich, da die Beurteilung der Malignität aus Einzelzellen bzw. kleinsten Zellverbänden außerordentlich schwierig ist. Die Abschätzung des Grades der Malignität nach cytologisch und histologisch gewonnenen „*Malignogrammen*" vermag ebenfalls gewisse Anhaltspunkte für Prognose und Therapie zu geben. *Röntgenkontrollen* aller Hohlorgane und Hohlräume sind von größter diagnostischer Bedeutung (Arteriographie, Magen-Darm-Passage, i. v. und retrograde Pyelographie, Cystographie, Bronchographie, Encephalographie, Ventrikulographie, Myelographie u. a.). *Metastasensuche:* Ist bei erkanntem Primärtumor unerläßlich (*Virchow*sche Drüse, Nabel- und

Douglas-Metastasen bei Magen-Ca, Halsdrüsenmetastasen bei Tumoren des Pharynx und Ösophagus, Lebermetastasen bei Tumoren im Pfortaderquellgebiet, Lungen-, Knochen- und Hirnmetastasen bei Ovarial-, Magen-Darm-, Prostata- und Nierentumoren (vgl. Abb. 106) *Multiple Tumoren* kommen vor, sind jedoch selten, am ehesten an der Haut, bei deren chronischer Reizung und in Luft- und Speisewegen; meist handelt es sich bei multiplen Tumoren um Metastasen eines (vielleicht kleinen und nicht erkannten) Primärtumors.

Prophylaxe: Laienaufklärung, Reihenuntersuchung (Schirmbildverfahren!). Ärzteschulung mit dem Ziel der *Früherkennung* des Krebses.

Therapie:

1. Operativ

Prinzip: Das Ideal der Geschwulstbehandlung ist die möglichst radikale Frühoperation. Dies gilt vor allem für bösartige Geschwülste! Die operative Ausschneidung ist eine rationelle Therapie, weil der Krebs primär und bis zum Zeitpunkt der Metastasierung als örtliche Erkrankung anzusehen ist und keinesfalls ein Allgemeinleiden darstellt. Im übrigen richtet sich das Vorgehen bei Krebsoperationen nach folgenden Grundsätzen:

α) *Radikalität:* Das heißt Entfernung der Geschwulst im Gesunden ist anzustreben. Dabei ist die Opferung normalen Gewebes unvermeidlich; intraoperative histologische Untersuchungen im Schnellschnittverfahren können die Ausdehnung des bösartigen Gewebes ungefähr erkennen lassen. Die Radikalität findet dort ihre Grenze, wo die Einhaltung dieses Prinzips einen so großen Defekt setzt, daß aus Gründen der gestörten postoperativen Funktion kein lebenswertes Leben mehr möglich ist (*Totale und erweiterte Totalresektion*).

β) *Dauerheilung* ist in erster Linie das Ziel der Operation. Rekonstruktion, meist durch plastische Maßnahmen, ist gegenüber der Heilung auf lange Sicht ein zweitrangiger Gesichtspunkt.

γ) *Erhöhtes Operationsrisiko* ist wegen des höheren Alters und des reduzierten Allgemeinzustandes Krebskranker fast immer gegeben und grundsätzlich keine Gegenanzeige gegen die Operation, weil die Alternative des Nichtoperierens fast stets in geraumer Zeit den sicheren Tod bedeutet. Die Grenze der Indikation liegt dort, wo die Lebensverkürzung durch die Operation größer wäre, als durch den Krebs.

δ) *Operabilität* bzw. „Inoperabilität" ist ein weitgehend subjektiver und daher relativer Begriff. *Sichere Inoperabilität* besteht bei zu großer Ausdehnung der primären Geschwulst, bei ausgedehntem Befall absolut lebenswichtiger Organe, bei ausgedehnter regionärer und Fernmetastasierung (wobei die nachweisbaren Metastasen meist nur ein kleiner Teil der tatsächlich Vorhandenen sind), bei schlechtem Allgemeinzustand durch Herzschäden, Apoplexien, schwere Leber- und Nierenstörung, Diabetes, Tumorkachexie. Bezüglich der Kontraindikation wegen schlechten Allgemeinzustandes kann durch entsprechende Vorbehandlung und geeignete Narkose oft noch „Operationsreife" erreicht werden. Besonders zu vermeiden ist das „Anoperieren" von Krebsgeschwülsten, weil die unvollständige bzw. den Tumor selbst durchsetzende Operation einen Proliferationsreiz hervorruft und häufig der Anlaß einer Wachstumsbeschleunigung und einer Metastasenverschleppung ist. Entsprechend der stark subjektiven Färbung des Begriffs der Operabilität ist der Prozentsatz der radikal operierten Fälle ein verschieden hoher (Durchschnittszahlen 40–60% der Magencarcinome, 60–80% der Mammacarcinome, 60–80% der Dickdarmcarcinome, 40–60% der Hirntumoren).

ε) *Metastasierung:* Solange nur *regionäre Metastasierung* vorliegt, ist die Entfernung des Tumors mitsamt den Drüsenabsiedlungen „en bloc" häufig noch möglich, d.h. die Radikaloperation noch durchführbar. Liegt bereits *Fernmetastasierung* vor, d.h. ist die Entfernung des primären Tumors und der Metastasen in einem Stück nicht mehr möglich, so kann nur „palliativ" oder „symptomatisch" operiert werden. Trotzdem ist die Heilchance in solchen Fällen oft nicht ungünstig, weil der Organismus offenbar nach Entfernung der Hauptgeschwulst mit einer kleinen Menge zurückgebliebenen Tumormaterials fertig zu werden vermag. Die unbegrenzte Ausdehnung des Eingriffs ausschließlich geleitet vom Prinzip der größtmöglichen Radikalität ist darum nicht gerechtfertigt (Ausräumung der Mediastinaldrüsen beim Mammacarcinom, rücksichtslose Radikalität beim Zungenkrebs usw.). Entfernung von *solitären Fernmetastasen*, z.B. in der Lunge (bei Hypernephrom, Ovarialtumoren) oder im Gehirn (bei Mammacarcinom), Kruckenberg-

Tumoren der Ovarien (bei primärem Magencarcinom), der Leber (bei Ovarialtumoren oder Magencarcinom) kommt gelegentlich in Betracht und kann erfolgreich sein, sofern es sich wirklich um Solitärmetastasen handelt. Auch *Recidivoperationen* können noch zu Radikaloperationen werden, vor allem, wo ein Operateur beim ersten Eingriff vor der großen Radikaloperation zurückschreckte („second look"-operations).

ζ) *Palliativoperation;* ist die unradikale Entfernung der primären Krebsgeschwulst. Sie wird durchgeführt, wo wegen zu großer Ausdehnung oder wegen Fernmetastasen eine Radikaloperation nicht mehr möglich ist. Sie wirkt häufig lebensverlängernd am Magen-Darm-Trakt, der Lunge, dem Gehirn. Akute Todesursachen (kompletter Verschluß des Magen-Darm-Traktes, des Ösophagus, der Trachea) können durch Palliativoperationen beseitigt werden. Symptomatische Eingriffe zur subjektiven Linderung sind auch die *Ausschaltungsoperationen* (Gastrostomie bei Ösophagus- oder Cardiacarcinom, Gastroenterostomie bei maligner Magenausgangsstenose, Ileocolostomie bei inoperablem Carcinom des Coecums). Hierzu ist jedoch zu merken, daß innere Anastomosen vorzuziehen und die Fistelung nach außen (z. B. Magenfistel) nach Möglichkeit vermieden werden soll. Auch die *künstliche Ableitung* von Stuhl und Urin nach außen sollte nur dort ausgeführt werden, wo jede Form anderer palliativer Maßnahmen versagt. Nicht zu umgehen ist häufig die Anlegung eines *Anus praeter naturalis* oberhalb des Tumors bei Rectumcarcinom.

Eine besondere Form des symptomatischen Eingriffes sind die *schmerzbekämpfenden Operationen*, durch Eingriffe an den peripheren Nerven, am Plexus brachialis oder sacralis, an hinteren Wurzeln (*Förster*sche Operation), am Grenzstrang, und die *Chordotomie* (Durchtrennung der Vorderseitenstrangbahn des Rückenmarks), vor allem bei gynäkologischen Carcinomen mit Ausmauerung des kleinen Beckens. *Splanchnicotomie* bei metastasierenden Magen-, Pancreas- und Gallenwegscarcinomen, kann Schmerzfreiheit bis zum Tod herbeiführen; vordere und hintere *Ramicotomie* des Armplexus bei schwersten Plexusneuralgien infolge Metastasen; intraspinale Alkoholinjektion; Ausschaltung des Trigeminus durch Elektrokoagulation des Ganglion Gasseri, evtl. mit Durchtrennung des Glossopharyngeus bei inoperablen Carcinomen im Gesicht-, Kiefer-, Zungenbereich.

η) *Besonderheiten der Sarkomoperation:* Für Weichteil- und Organsarkome gelten die gleichen Prinzipien wie für die Carcinome. *Bei gutartigen Knochentumoren* (Ostitis fibrosa, Cysten, Enchondrome) ist die Excochleation mit nachfolgender Plombierung der Höhle mit autoplastischem Knochenmaterial, vorwiegend aus dem Beckenkamm, die Therapie der Wahl. Dem Knochen von außen aufsitzende Tumoren werden durch tangentiale Abmeißelung im Gesunden entfernt. Bei *Riesenzellgeschwülsten* kommt, da es sich meist bereits um semimaligne Geschwülste handelt, die *Kontinuitätsresektion* mit anschließender Knochentransplantation in Betracht. Letztere kann auch bei Osteosarkomen in manchen, gegen die Weichteile gut abgegrenzten Fällen, angewendet werden. Sicherer ist jedoch die *frühzeitige Amputation*, da mindestens 60% der Fälle recidivieren und metastasieren.

ϑ) *Technik:* Bei *gutartigen Geschwülsten* ist die *Exstirpation* die Methode der Wahl. Sie ist indiziert bei störender Größe oder Lokalisation (z. B. Hirntumor, Struma, Ovarialcystom, Bronchialadenom) oder bei bedrohlichem Wachstum (Hämangiom) oder bei drohender maligner Entartung (wachsender Pigmentnaevus); sie *muß* unterbleiben bei unverhältnismäßig großem und entstellenden Eingriff (Gesichtshämangiom) oder bei multiplen Tumoren (Exostosen, Fibrome, Lipome); sie *kann* unterbleiben bei nicht störenden, aber sicher gutartigen Geschwülsten. Bei *bösartigen Geschwülsten* soll die *Exstirpation* möglichst *frühzeitig* und *radikal* im Gesunden geschehen, und zwar am besten im „en bloc"-Verfahren, wobei Tumor, regionäre Metastasen und Teile von tumorbefallenen Nachbarorganen in einem Stück entfernt werden. Sitzt der Primärtumor nahe der Mittellinie (z. B. Lippen, Zunge, Kehlkopf, Nabel, Genitalien, After) so muß die Lymphdrüsenausräumung *beiderseits* geschehen. Das Vorgehen soll möglichst so gestaltet werden, daß die abführenden Venen durch Ligatur oder ständigen Zug am Tumor gedrosselt werden, damit Metastasenverschleppung vermieden wird. Die Durchtrennung der Gewebe, vor allem breiterer Gewebsbrücken erfolgt zweckmäßigerweise *elektrochirurgisch*. Hierdurch wird die Wunde sterilisiert, die Blutstillung ist ideal und Capillaren werden automatisch verschlossen, wodurch die Metastasierungsgefahr herabgesetzt wird; die Operation wird beschleunigt, die Blutsparung erhöht, der Operationsschock verringert; außerdem werden die Geschwulstzellen durch die Koagulation vernichtet und die Wundheilung beschleunigt. Auch für die *Probeexcision* empfiehlt sich elektrochirurgisches Vorgehen, sofern ein genügend großes Gewebsstück entnommen wird (zu kleine Gewebsstücke werden total koaguliert und sind morphologisch nicht mehr analysierbar). Sehr große Geschwulstflächen oder -höhlen und Geschwulstreste können *elektrochirurgisch verkocht*, d.h. ihr Wachstum gehemmt werden (Rectum-, Vulva-, Blasencarcinome). Manche Tumoren (Hirntumoren) lassen sich von innen heraus *auskolken*, so daß die entleerte Kapsel in toto entfernt werden kann. Endoskopie und Elektrokoagulation lassen sich bei kleineren Geschwülsten in zugänglichen Hohlorganen (Rectum, Ösophagus, Trachea, Bronchus, Blase) zweckmäßig kombinieren.

Die *Ligatur der Gefäße*, vor allem der abführenden Venen ist sorgfältig mit Catgut auszuführen; Ligatur der zuführenden großen Arterien kommt bei inoperablen Geschwülsten in Betracht (A. iliaca interna bei Blasentumor, Hauptarterie bei haemangioma arteriale racemosum, A. lingualis bei Zungencarcinom, A. uterina bei Corpuscarcinom des Uterus).

Kauterisation mit Ätzmitteln u. dgl. wegen möglicher cancerogener Wirkung derselben bzw. wegen Proliferationsreiz unbedingt zu unterlassen.

ι) *Mortalität:* Die Mortalität nichtoperierter Krebsfälle darf meist in kürzester Frist mit 100% angesetzt werden. Die durchschnittliche Mortalität nach Krebsoperationen insgesamt liegt etwa bei 5–20%. Die Alternative lautet daher: *Ohne Operation Tod in einiger Zeit mit 100% Sicherheit oder Tod unmittelbar oder in kürzester Zeit nach der Operation mit 5–20% Wahrscheinlichkeit.* Aussicht auf mehrjährige Überlebensdauer bei 5–60%. Hierbei spielt die Art des Tumors natürlich eine große Rolle (Mammacarcinome 40–60% 5-Jahresheilung, Bronchialcarcinome 5–15% 5-Jahresheilungen u. dgl.).

2. Konservativ

Sie ist angezeigt bei gewissen gutartigen und bei den inoperablen bösartigen, vor allem den metastasierenden Geschwülsten.

a) Strahlentherapie maligner Tumoren. *Wirkung:* Alle Strahlenqualitäten vom UV-Licht bis zu den härtesten γ-Strahlen sind in der Lage, mutativ zu wirken. Alle Einwirkungen, die Mutationen erzeugen, erzeugen auch Krebs und alles was Krebs erzeugt, kann auch Krebs heilen (*K. H. Bauer*). Die Strahlenwirkung auf Geschwulstzellen löst in diesen einen mutativen Vorgang aus, welcher *krebsheilende Wirkung* hat, sobald er Erbstrukturen trifft, bei denen die molekulare Umkonstruktion nicht mehr mit dem Zelleben vereinbar ist, also letal wirkt. Der Grundvorgang liegt möglicherweise im „Trefferereignis", welches durch Strahlenquanten oder deren Sekundärelektronen im bestrahlten Molekül erzielt wird. Die „Treffer" erzeugen Störungen der Zellteilung, Kernpyknose, Chromosomenabnormität, abnorme Chromosomenzahl, so daß derartig im innersten Gefüge getroffene Zellen beim nächsten Zellteilungsvorgang nicht mehr lebensfähig sind. Die Heilwirkung ist proportional abhängig von der *Dosis*, vom *Zeitfaktor* und von der *Labilität* der Krebszellen selbst; sie ist unabhängig von der Wellenlänge der verwendeten Strahlen. Welche Strahlenarten in praxi verwendet werden, hängt im wesentlichen von technischen Bedürfnissen ab. Theoretisch können auch „konzentriertes" Sonnenlicht, Hochgebirgslicht, Finsenlicht, UV-Strahlen eine Heilwirkung entfalten (z.B. bei Hautcarcinomen). In der modernen Praxis spielt sich die Strahlentherapie ausschließlich im Wellenbereich jenseits der ultravioletten Strahlen, vor allem dem der *Röntgenstrahlen* ab.

1. Röntgenstrahlen, Dosierung: Strahlendosis für Tumorbehandlung liegt etwa zwischen 2500–5000 r. Nach der Dosierung werden unterschieden:

α) *Strahlenempfindliche Geschwülste*, d.h. solche, welche auf eine Gesamtdosis von 2500 r klinisch zurückgehen oder ganz schwinden. Das Nachbargewebe wird dabei nicht wesentlich geschädigt (Lymphome, chronische Leukämie, *Ewing*-Sarkom).

β) *Geschwülste, die 2500–5000 r* erfordern, um in ähnlichem Ausmaß zurückzugehen; das Nachbargewebe bleibt ohne stärkere Dauerschädigung (z.B. Basalzellencarcinom der Haut, Cervixcarcinom, Adenocarcinom der Schilddrüse).

γ) *Strahlenresistente Geschwülste*, d.h. solche, die mehr als 5000 r brauchen um anzusprechen; das Nachbargewebe wird dabei ebenso oder noch mehr geschädigt als die Geschwulst selbst (Magen-Mamma-Carcinom, malignes Melanom, osteogene Sarkome). Bindegewebe oder Muskel mit normaler Blutversorgung bilden das günstigste Tumorbett für die Bestrahlung; Knochen, Knorpel und Fett, sowie das schlecht durchblutete Gewebe nach evtl. vorausgegangener Bestrahlung stellen ein sehr ungünstiges Geschwulstbett dar.

Zeitfaktor: Obwohl die Zeit, in welcher die gleiche Strahlendosis verabreicht wird, für die Steigerung der Mutationsquote bedeutungslos ist, ist es für die Praxis zweckmäßig, die Dosis und den Zeitabstand zwischen den Bestrahlungen zu unterteilen; denn der reparative Zustand der Gewebe ist je nach dem Zeitabstand von der ersten Bestrahlung verschieden. Fraktionierte Bestrahlung schädigt Krebsgewebe stärker als das normale Gewebe.

Indikation ist gegeben, wo die Strahlentherapie bessere oder gleich günstige Resultate wie die Operation erbringt. Die Entscheidung liegt bei der *Statistik* der Heilergebnisse. Im allgemeinen sind die Tumorzellen strahlenempfindlicher als die normalen Gewebe. Der *Skala der Strahlenempfindlichkeit* der normalen Gewebe (geordnet von stärkster Empfindlichkeit bis zu Strahlenresistenz: Lymphgewebe, Knochenmark, Thymus, Keimdrüsen, Schleimhäute, Speicheldrüsen, Haut und Anhangsgebilde, Parenchymorgane, Stützgewebe, Ganglienzellen und Nerven) folgen mit erhöhter Empfindlichkeit auch die von diesen Geweben ausgehenden Geschwülste. Die weniger ausgereiften Formen sind wesentlich empfindlicher als die ausdifferenzierten oder die organoid-wachsenden Geschwülste. *Krebsgewebe ist umso strahlenempfindlicher, je geringer die Differenzierung und je größer die Wachstumsgeschwindigkeit ist.* *Radiosensitive Geschwülste sind:* Lymphsarkom, Seminom, Granulosazelltumor, Basalzellencarcinom; *Radio-resistent* sind: Adenocarcinom, Fibro-Sarkom, Gliom. Durch bestimmte Bestrahlungsmethoden (s. ff.) kann auch bei radio-resistenten Tumoren noch ein gewisser Erfolg erzielt werden. Unbedingt zu bestrahlen sind außerdem folgende Metastasen: Lungenmetastasen bei Seminom, Struma maligna, Hilus-Pleurametastasen bei Primärtumoren aller Art (*Ausnahme:* Tumoren der Mundhöhle, des Pharynx uud Ösophagus), Knochenmetastasen bei Primärtumoren der Struma, Mamma, Hoden, weiblichen Genitalien; Hautmetastasen jeder Art bei Fehlen anderer Fernmetastasen. Eine *bedingte Indikation* besteht bei solitären Lungenmetastasen, Tumoren der Haut, des Stützgewebes, der Struma, der Mamma, der Prostata; desgleichen bei multiplen Metastasen von Hodengeschwülsten, Struma, Mamma, bei schmerzhaften Knochenmetastasen aller Geschwülste, bei Hautmetastasen der Mammatumoren, bei übrigen Metastasen ausnahmsweise, wenn starke Schmerzen vorhanden. Die mittlere Lebensdauer von Metastasenträgern kann gegenüber unbestrahlten Vergleichsfällen von 4,9 Monaten auf 15,6 Monate durch die Bestrahlung verlängert werden.

Methodik: Die verschiedenen Methoden der Röntgenbestrahlung streben eine räumlich homogene Durchstrahlung des Krebsgewebes an, durch Steigerung der Strahlenhärte (höhere Spannung), durch Filterung, größere Bestrahlungsabstände, mehrseitige Bestrahlung tiefergelegener Geschwülste.

α) *Röntgentiefenbestrahlung:* (Großer Röhrenabstand, möglichst harte Strahlung, große Eintrittsfelder, massive Dosen) erstrebt möglichst homogene Durchstrahlung großer Geschwulstvolumina; durch Änderung der zeitlichen Dosisverteilung (Teildosen und Verteilung dieser auf Zeitabstände von 4 bis 16 Tagen) wird gegenüber der einzeitigen intensiven Bestrahlung die Hauttoleranz vergrößert und die biologische Wirkung auf die Krebszelle erhöht. Die *fraktionierte Dosierung* nach *Coutard* 1934, bestrahlt mit Teilen der zulässigen Höchstdosis während vieler Tage, wodurch mehr Krebszellen im Stadium der strahlenempfindlichen Zellteilung getroffen werden, als bei der Einzelbestrahlung mit hoher Dosis.

β) *Ganzbestrahlung:* (Zum Beispiel bei ausgedehnten Hauterkrankungen, Polycythaemia vera u.a. Bluterkrankungen, Seminom-Metastasen, bestimmten Leukämien) der ganze Körper wird mit kleinen Dosen, u.U. während Tag und Nacht fortlaufend bestrahlt. Variation der Ganzbestrahlung ist die „*Teleröntgentherapie*", z. B. bei ausgedehnter Metastasierung, Lymphogranulomatose, Lymphsarkom und anderen generalisierten Tumoren; mit der geringen Dosierung von 10 r erzielt man bei Abgabe aus großer Entfernung, vor allem bei der lymphatischen und myeloischen Leukämie, günstige Wirkungen.

γ) *Das Körperhöhlenrohr (Schäfer, Witte* 1929, 1932): Wird in Körperhöhlen eingeführt und möglichst nah an den Tumor herangebracht (Portio-Ca, Rectum-Ca), um die homogene Durchstrahlung großer Körperteile dadurch zu vermeiden, daß der Krebs möglichst allein in den Strahlenkegel gebracht wird. *Vorteil:* Das durchstrahlte Gewebsvolumen kann bis auf $1/_{60}$ herabgesetzt und das umgebende gesunde Gewebe wesentlich geschont werden. *Voraussetzung:* Herstellung hochspannungsgesicherter Nahbestrahlungsröhren.

δ) *Nahbestrahlung (Chaoul* 1933): *Prinzip:* Niedrige Röhrenspannung, kurze Focushautabstände, kleine Feldgrößen, fraktionierte Dosierung, steiler Tiefendosisabfall, große Herddosis.

Indikation: Haut-Lippenkrebs, Carcinome der Mundhöhle, des mittleren Rachenraumes, des Epipharynx, der Oberkieferhöhle, des Rachens und Kehlkopfs, Penis, Vulva, Rectum-, Colon-, Magencarcinom; bei Magen- und Darmtumoren hat sich die Methode, insbesondere die Kombination mit operativer Freilegung, nicht bewährt. Besondere Indikation besteht bei Collumcarcinom und malignem Melanom.

Dosierung: Benötigte Dosis durchschnittlich 8000 r, wird mit Hilfe hochspannungsgeschützter Röhre, kleinem Bestrahlungsfeld, fraktionierter Bestrahlung über viele Tage und kleiner Einzeldosis erzielt, so daß Steigerung der Gesamtdosis bis zu 12000 r und bei Einschaltung von Erholungspausen bis zu 20 000 r möglich wird.

ε) *Röntgenkaustik (van der Plaats* 1938): In einer Sitzung werden bei 2 cm Abstand und 50 kV Röhrenspannung eine Dosis bis zu 8000 r je Minute (4000 r in einer halben Minute genügen meist) appliziert. Das Verfahren ist nur bei ganz oberflächlichen Herden anwendbar.

ζ) *Pendelbestrahlung (Bender, Kohler* 1939): Die Geschwulst wird in den Drehpunkt des Systems eingestellt und die Strahlenquelle in vollem Kreis um den Tumormittelpunkt herumgeführt. *Vorteil:* Inoperable, tiefgelegene Krebse können wirkungsvoll bestrahlt werden, ohne daß die übrigen Organe oder die Körperoberfläche zu stark belastet werden. Für Magen-Ösophagus und Rectum-Ca sind die Erfolge nicht überzeugend.

η) *Rotationsbestrahlung:* Das Behandlungsobjekt wird in die Rotationsachse des Apparates gebracht und der ganze Patient in entsprechender Stellung während der Behandlung gedreht.

ϑ) *Elektronenschleuder:* „Betatron" erzeugt künstlich überhohe elektrische Spannungen (Hochvoltbestrahlung) zur Beeinflussung tief gelegener bösartiger Geschwülste ohne schädliche Beeinflussung der Haut und der gesunden Gewebe.

2. *Radiumtherapie. Prinzip:* Die Strahlenquelle wird intracavitär oder intratumoral eingebracht und wirkt exzentrisch aus dem Mittelpunkt der Geschwulst heraus von innen nach außen. *Vorteile:* Strahlenquelle praktisch unerschöpflich, Technik einfach, keine große Apparatur, Verteilung der Energiezufuhr auf lange Zeit, Beschränkung der Strahlen auf die Geschwulst selbst und deren nächste Umgebung bei Schonung der entfernteren gesunden Gewebe. Genaue Dosierung und Meßbarkeit der tatsächlich zur Wirkung gelangten Strahlenmenge. *Anwendungsformen:* Kontaktbestrahlung (mittels Moulagen), intracavitäre Intubation, intratumorale Radiumspickung.

Indikation: Überlegenheit gegenüber Röntgenbestrahlung bei Lippen- und Zungenkrebs, Wangenschleimhaut, Mundboden, weiblichen Genitalien; also überall, wo die strahlende Energie auf kürzeste Entfernung an oder in den Krebs selbst gebracht werden kann (Kontaktbehandlung bei Haut-, Lippencarcinomen, Hautmetastasen des Mammacarcinoms); für intracavitäre Behandlung eignen sich Kieferhöhle, Larynx, Ösophagus, Harnblase; für intratumorale Bestrahlung das Zungen-, Tonsillen-, Uterus- und Mastdarmcarcinom. *Nachteile:* Wirtschaftliche Grenzen infolge hoher Kosten, schwer durchzuführender Strahlenschutz. Tresoraufbewahrung des Radium nach Vorschrift!

b) Operation oder Bestrahlung? *Strahlentherapie* der Operation *überlegen* bei: Hautcarcinom, Gesichts-, Kopfschwarten-, Lippen-, Mundhöhlen- und Schilddrüsenkrebs!

Strahlentherapie wirkungslos oder schädlich bei: Krebsen im Bereich der Bauchhöhle und des Retroperitoneums (Magen, Darm, Leber, Niere, Pankreas, Blase, Rectum, Peritoneum). Für *kombinierte* Behandlung durch Operation *und* Bestrahlung sind geeignet: Krebse der Mamma, Kehlkopf, Zunge, Kiefer, Drüsen, äußeren Genitalien.

Operation, Hauptmethode, Bestrahlung Hilfsmethode bei: Krebs der Mamma und der inneren Genitalien der Frau.

Bestrahlung Hauptmethode, Operation Hilfsmethode bei: Krebs des Epipharynx, der Maxilla, der Mandibula, branchiogene Tumoren, malignes Melanom, Elektrokoagulation von Resttumoren nach Bestrahlung. Gelegentlich auch bei inoperablen Tumoren als vorbereitende Maßnahme (Vorbestrahlung!), um noch Operabilität zu erzielen.

c) Künstliche radioaktive Isotope. Halbwertszeiten: P^{32} 14,3 Tage, J^{130} 12,6 Stunden, J^{131} 8 Tage, C^{14} 25 000 Jahre, N^{24} 14,8 Stunden, Co^{60} 50,3 Jahre, Ta^{182} 97 Tage. Mehr als 250 Isotope der bekannten Elemente werden hergestellt. *Prinzip:* ist die selektive Aufnahme der Isotopen durch die Geschwulstzellen selbst und dadurch deren selektive Vernichtung (z.B. *radioaktives Jod* bei maligner Struma); *radioaktiver Phosphor* baut sich in die Nucleinsäuren der sich vermehrenden Tumorzellen ein. Er wird selektiv gespeichert in Knochenmark, Lymphknoten, Leber, Milz. *Indikation:* Bei Polycythämie, lymphatischer Leukämie, Hodgkin, Lymphosarkom, Reticulosarkom, Myelom; auf Blutbildveränderungen (Thrombocytopenie, Leukopenie, Anämie) ist durch regelmäßige Kontrollen zu achten. Besonders günstig wirkt er auch bei der chronischen, myeloischen Leukämie.

Radiogold Au^{198}, Halbwertszeit 2,7 Tage, wirkt selektiv in das Reticulum von Leber und Milz eingebaut und läßt das Knochenmark frei. *Indikation:* Hepatosplenomegale Affektionen (chronische Leukosen, chronische Myelosen, große Milztumoren). *Dosierung:*

Bei großen Milztumoren 30–40 mC Au^{198} i.v. *Radioaktives kolloidales Chromphosphat:* Längere Halbwertszeit als Au, wesentlich billiger.

Radiocobalt Co^{60}, Halbwertszeit 5,3 Jahre, für die Strahlenbehandlung maligner Tumoren sehr geeignet, da tausendfache Strahlungsenergie gegenüber Radium besteht. Verkürzte und intensivere Bestrahlung („Kobaltbombe"). Heute zur Tumorbehandlung oft bevorzugt.

d) Strahlenschäden. Häufig im Bereich der Bestrahlungsfelder (Teleangiektasien, Röntgendermatitis, -ulcera, Knorpelnekrosen, Darmschäden, Blasenreizung, Wachstumsstörung, Leukopenie, Neutrophilopenie, relative Lymphocytose. Auf dem Boden röntgen- oder radiumbestrahlten Gewebes nach jahrelanger Latenz Entstehung eines Carcinoms oder Sarkoms. *Therapie:* Frühzeitige Excision, evtl. Elektrokoagulation, mit nachfolgender Hauttransplantation, Röntgen- und Radiumkrebse der inneren Organe (Schilddrüse, Hypopharynx, Uterus); ferner Auftreten strahleninduzierter Keimzellmutationen nach diagnostischer und therapeutischer Anwendung von Röntgenstrahlen. Daher strahlensichere Abschirmung der Keimdrüsen bei Röntgenpersonal und bei Kranken in geschlechtsreifem Alter erforderlich!

3. Chemotherapie der Geschwülste

Prinzip: Durch Anwendung von *Cytostatica* (*Heilmeyer*) wird versucht, den Krebszellen den spezifischen Wachstumsimpuls zu entziehen (z.B. hormonell bei Krebsen geschlechtshormonell stimulierter Organe), oder in den Zellteilungsmechanismus zerstörend einzugreifen (durch Mitosegifte) oder direkt auf die Erbstrukturen der Krebszellen mit dem Ziel einer letal-mutativen Wirkung auf die Regulationszentren einzuwirken (mutative Carcinocolyse), oder mehrere gleichzeitig oder aufeinanderfolgende mutativ wirkende Schädigungen zu setzen (Prinzip der Syncarcinocolyse). Dementsprechend unterscheidet man *Teilungsgifte, Antiwuchsstoffe, Hormone* und *radioaktive Isotope* (letztere s. vorhergehenden Abschnitt). *Indikation:* Ist wegen der unspezifischen proliferationshemmenden Wirkung der Cystostatica, vor allem zur Hemmung der am stärksten proliferierenden Gewebe gegeben. Bösartige Bluterkrankungen und des lymphatischen Systems sind daher besonders geeignet. Spezielle Indikationen sind: Akute und chronische Leukämie, Polycythaemia vera rubra, generalisiertes Lymphogranulom, Lymphosarkom, Lymphoblastom, multiples Myelom, (Plasmocytom), Reticulosarkom, metastasierendes Mammacarcinom, Prostatacarcinom, gewisse metastasierende Schilddrüsencarcinome.

a) Teilungsgifte. Äußern sich vor allem in Teilungsformwechsel des Zellkerns während der verschiedenen Teilungsphasen der Mitose (Ruhekern-, Interphase-, Prophase-, Umordnung, Metaphase, Anaphase-, Telophase). Die Mehrzahl der Cystostatica ruft als Ausdruck der spezifischen Kernschädigung eine Spindelstörung oder Ruhekernstörung hervor.

α) *Spindelgifte:* Greifen am Spindelapparat der Metaphase an und führen zu Mitosestillstand in der Metaphase.

1. Colchicin: Alkaloid aus der Herbstzeitlose (Colchicum autumnale), eines der ersten therapeutisch gebrauchten Cystostatica bei Leukämie, wegen geringer therapeutischer Breite kaum noch im Gebrauch.

2. Desacetylmethylcolchicin: (Firmenbezeichnung Colcemid) 30–40mal weniger toxisch als Colchicin bei gleicher cytostatischer Wirkung wie jenes. *Wirkung:* Selektive Hemmung der Granulopoese. *Dosierung:* 8–10 mg täglich in 3–4 Einzeldosen. Nach Senkung der Leukocytenwerte auf 30000 Übergang zur Erhaltungsdosis; Dauertherapie 3–5 mg täglich.

β) *Ruhekerngifte:* Greifen in der Interphase an und bewirken Chromosomenbrüche und Chromosomumbauten. Ruhekernstörung wird abgesehen von chemischen Cytostatica auch durch kurzwellige Strahlen hervorgerufen.

1. Arsen (als Liquor Fowleri = solutio kalii arseni-cosi). Bestes Mittel für die Initialbehandlung chronischer Leukosen. *Dosierung:* 3mal 3 Tropfen Liquor Fowleri (1%ig), steigend bis 3mal 12 Tropfen täglich, dies so lange bis die Leukocytenzahl auf 30000 abfällt. Dann Pause und Fortführung der Dauerbehandlung mit Erhaltungsdosis von 3mal 5 bis 3mal 8 Tropfen täglich.

2. Urethan: Äthylurethan, starker cytostatischer Effekt. *Wirkung:* Auf Lympho-Myelo-Erythro- und Thrombopoese. *Indikation:* Bei multiplem Myelom oder Plasmocytom. Dosierung 2 g per os pro die bis zum Leukocytenabfall auf 30000, dann Aussetzen, keine Dauertherapie, da gefährliche Nebenwirkungen auftreten (Alymphocytose, aplastische Anämie, Panmyelopathie).

3. Stickstofflost: = Stickstoffsenfgas = Nitrogenmustard. Weiterentwicklung aus dem Kampfstoff Gelbkreuz oder Senfgas. *Wirkung:* Vorwiegend am lymphatischen Gewebe mittels bifunktioneller Gruppen. *Indikation:* Bei generalisiertem Lymphogranulom, kombiniert mit Cortison und Röntgenbestrahlung. *Dosierung:* 1 mg täglich, ausschließlich intravenös! am besten abends verabreicht. Dazu täglich 20 mg eines Cortisonpräparates, Dauertherapie nicht möglich, jedoch Wiederholung nach einigen Wochen. *Nebenwirkungen:* Bei höheren Dosen starke Beeinträchtigung der Hämatopoese, ausgeprägte Knochenmarkdepression.

4. N-Oxyd-Lost: (Firmenbezeichnung Nitromin, *Mitomen*) *Wirkung:* Im Vergleich zu anderen N-Lost-Verbindungen größte therapeutische Breite, allgemeines Proliferationsgift, gewisse Tumorspezifität. *Indikation:* Leukämie, Lymphogranulomatose, Lymphosarkom, Magen-Bronchial-Mamma- und Portiocarcinom. Carcinommetastasen, welche vom Blutstrom gut erreicht werden. Als zusätzliche „Schutztherapie" zur Senkung der Recidivrate nach Radikaloperation maligner Tumoren. *Dosierung:* 25–100 mg täglich i. v., je nach Verträglichkeit bis zur Gesamtdosis von 700 bis 1200 mg. Auch orale, intramusculäre und intracavitäre Applikation ist möglich. Im Anschluß an die Klinikkur ambulante 2. und 3. Kur mit jeweiligem zeitlichen Zwischenraum von 4 bis 6 Wochen (laufende Leukocytenkontrolle!). Bei Leukocytenwerten um 2000 muß die Behandlung sofort abgebrochen werden.

5. Triäthylenmelanin: (Fabrikbezeichnung TEM) *Wirkung:* Starke Affinität zum lymphatischen System. *Indikation:* Souveränes Mittel bei chronischer lymphatischer Leukämie, wirksam auch bei Lymphogranulomatose. *Dosierung:* 5 mg TEM per os während 2–5 Tagen bis zur Gesamtdosis von 10 bis 25 mg, dann Pause, Blutbildkontrolle, evtl. 2. Behandlungsstoß nach 2–3 Wochen. *Nebenwirkung:* Starke Knochenmarksdepression, daher prophylaktisch zusätzliche Cortisongabe.

6. Myleran, Wirkung: Ausgeprägte Hemmung der Myelopoese. *Indikation:* Chronische myeloische Leukämie. *Dosierung:* 4 mg je Tag bis zum Leukocytenabfall auf 30 000. Dauertherapie mit täglich 2 mg Myleran. *Nebenwirkungen:* Gering.

7. Diamidine: Stilbamidin, Pentamidin. *Indikation:* Plasmocytom. *Dosierung:* 50–150 mg während 15–20 Tagen intravenös oder intramusculär. *Nebenwirkungen:* Übelkeit, Depression der Hämatopoese, periphere Nervenschäden, Depressionen.

8. Aktinomycin C: (Fabrikbezeichnung Sanamycin), Antibioticum mit cytostatischer Wirkung am lymphatischen System. *Indikation:* Lymphogranulomatose. *Dosierung:* 2000 γ täglich i. v. bis zur Gesamtmenge von 5000 bis 10 000 γ. Kombination mit Röntgenbestrahlung ist zweckmäßig. *Nebenwirkungen:* Entzündungen der Schleimhäute der Trachea und des Verdauungstraktes, Erbrechen, Durchfall, Haarausfall.

b) Wuchsstoffhemmstoffe. *Prinzip:* Greifen als Antagonisten lebenswichtiger Bausteine des Körpers in die Synthese der für die Zellentwicklung notwendigen Nucleinsäuren ein.

α) Folsäureantagonisten: Aminopterin, Amethopterin, Adenopterin. *Indikation:* Aminopterin bei akuten Leukämien des Kindesalters; am besten in Kombination mit Cortison. *Dosierung:* Für Erwachsene 2 mg pro die, Kinder 1 mg pro die, i.m., nach 10 Tagen Rückgang auf 1 mg bzw. 0,5 mg täglich. *Nebenwirkungen:* Erbrechen, Durchfall, Schleimhautulcerationen, Thrombopenie, Störungen der Gonaden. Amethopterin und Adenopterin werden mit gleicher Indikation und Dosierung verwendet.

β) Purinantagonisten: 6-Merkaptopurin. *Wirkung:* Greift an den Nucleinsäurevorstufen an. *Indikation:* Kindliche Leukosen, wirksamer bei myeloischen Formen. *Dosierung:* 2,5 mg/kg Körpergewicht täglich per os. 3–6 Wochen lang, dann Übergang auf Dauertherapie mit Erhaltungsdosis von 25 bis 75 mg täglich. *Nebenwirkungen:* Schleimhautulceration, Nausea, Erbrechen, Knochenmarksdepression.

c) Hormone. *Prinzip:* Hormonwirkung trägt hochspezifischen Charakter und beeinflußt vor allem Neoplasien, deren Zellen von hormonal gesteuerten Organen abstammen. Die direkte hormonale Hemmwirkung auf die betreffenden Drüsen (z. B. beim Prostata- oder Mammacarcinom) ist im Sinne eines neutralisierenden Antagonismus zwischen Androgenen und Östrogenen aufzufassen. Dazu kommt Bremswirkung auf die Hypophyse und universell cytostatische Wirkung. ACTH und Cortison üben eine lymphoklastische Wirkung aus und richten sich gegen die Wucherung der mesenchymalen Zellen.

α) Keimdrüsenhormone:
1. Östrogene.
Östradiol (Follikelhormon): Und dessen Derivate (z. B. Östradioldipropionat und Äthinylöstradiol).

Stilböstrol (synthetisches Östrogen = Dioxy-Diäthylstilben). *Indikation:* Prostatacarcinom, vor allem bei schon vorhandener Metastasierung, bei hohem Alter, schlechtem Allgemeinzustand. *Dosierung:* Östradioldipropionat täglich 5–10 mg i.m., insgesamt mindestens 15 Injektionen, anschließend Übergang auf Östradiolmonobenzoat 1–2 Ampullen à 10 mg wöchentlich i.m.; Dioxydiäthylstilben 3–4mal täglich; 5 mg Stilböstrol forte und Rückgang auf Dauermedikation mit 5 mg täglich nach Eintritt der Wirkung. Eventuell Kontrolle des Behandlungserfolges durch Untersuchung der sauren Phosphatase. Sehr wirkungsvoll ist die Ausschaltung der natürlichen Androgenproduktion durch Kastration (plastische Orchidektomie!), u.U. auch Ausschaltung der Nebennierenrinde durch beidseitige Adrenalektomie.

Ergebnisse: Von hormonal und mit Kastration Behandelten leben nach 5 Jahren 36%, von nur kastrierten Kranken 26%, von nur Hormonbehandelten 18%, von Unbehandelten 9%.

Stilböstrol-Diphosphat. (Firmenbezeichnung Honvan), *Wirkung:* Wird überall im Organismus fermentativ gespalten, und zwar am stärksten in sauren Geweben. Prostatazellen enthalten sehr große Mengen von spezifischer saurer Phosphatase mit p_H-Optimum bei 5,0. Daher ist die Wirkung im Prostatagewebe besonders stürmisch. Hier liegt eine gezielte, organspezifische, cytostatische Chemotherapie vor. *Dosierung:* Täglich 500 mg langsam i.v. etwa 5–10 Tage lang, anschließend täglich 250 mg i.v., für die nächsten 1–2 Monate wöchentlich 3mal 250 mg und weitere 2–4 Monate wöchentlich 2mal 250 mg. Als Dauertherapie 1mal 250 mg Honvan wöchentlich. *Kontrolle:* Des Therapieerfolgs durch Bestimmung des sauren Phosphatasespiegels im Serum, welcher unter Honvantherapie rasch abfällt. Genügender Effekt auf das Tumorwachstum kann angenommen werden, wenn die Aktivität der sauren und alkalischen Phosphatase normalisiert bleibt. *Nebenwirkungen:* Brennen, Juckreiz und Schmerzen im Bereich der Prostata und der Metastasen.

2. Androgene.
Testosteron (Testikelhormon) und
Methylandrostendiol. Indikation: Inoperables, metastasierendes Mammacarcinom. Als zusätzliche Maßnahme Röntgenkastration, Ovariektomie, beidseitige Adrenalektomie oder Totalexstirpation der Hypophyse. Letztere Maßnahmen sollen die Lebenserwartung erhöhen. *Dosierung:* Testosteronpropionat und Methylandrostendiol 3mal 100 mg und mehr wöchentlich i.m. während 6–8 Wochen. Anschließend Dauertherapie mit einem Testosteron-Depot-Präparat alle 4 Wochen 250–500 mg tief i.m. *Nebenwirkungen:* Virilisierung, Libidosteigerung, Akne, Ödeme, Hypercalcämie, Erbrechen, Oligurie bis Anurie.

β) *Nebennierenrindenhormone: 1. Cortison, 2. Hydrocortison, 3. Dehydrocortison, 4. Dehydro-Hydrocortison: Prinzip:* Hormone der Nebennierenrinde, welche durch ACTH stimuliert werden und eine lymphoklastische Wirkung entfalten. *Indikation:* Bei Tumoren des lymphatischen Systems, in Kombination mit anderen Cystostatica bei akuten Leukämien, vor allem bei den akuten lymphoblastischen Leukämien. Besserung hält jedoch meist nur kurze Zeit an.

γ) *Hypophysenvorderlappenhormone: (ACTH, adrenocorticotropes Hormon): Indikation:* Lymphogranulomatose, chronische lymphatische Leukämie, Lymphosarkom, großfolliculäres Lymphoblastom (Verwendungsfähigkeit sehr beschränkt!). Wichtig hingegen Kombination von ACTH, Cortison und Cytostatica (z.B. mit Stickstofflost zur Behandlung der Lymphogranulomatose und mit Antiwuchsstoffen zur Behandlung akuter Leukämien). Cortison und ACTH vermindern die Toxizität der übrigen Cytostatica und steigern die Wirkung auf Neoplasmen des lymphatischen Apparates. *Dosierung:* ACTH 100 mg täglich des gewöhnlichen Präparates oder 40 E Depot-ACTH i.m., auch als i.v. Infusion mit 25 mg ACTH. Cortison per os oder i.m. 150–200 mg täglich, ausschleichend unter ACTH-Schutz und Übergang auf Antiwuchsstoffe, da die Cortisonremission in der Regel nur kurz dauert. Auch hohe Dosierung von wöchentlich 1 g oder 1mal 3 g i.m. ist möglich.

Symptomatische Therapie

Richtet sich gegen die Allgemeinerkrankung einschließlich der Tumorkachexie. Diese wird hervorgerufen durch *primäre* und *sekundäre Tumorschäden.* Primäre Schäden sind: Nekrose, Blutung, Infektion, Stenose, Stress, Nervenschäden. Sekundäre Schäden sind: Schmerz, Wärmestörung, Kreislaufversagen, Stoffwechselstörung, hormonale und psychische Störung. Aus der Zusammenwirkung dieser Symptome entsteht die *Geschwulstkachexie.* Die Symptome haben eine potenzierende Wirkung; ein einzelnes Kachexiesymptom kann den ganzen Kreis der Beschwerden auslösen und die Krebskrankheit unterhalten.

Prophylaxe: Laienaufklärung und Reihenuntersuchung zur Früherfassung der Geschwülste; jedoch darf der Wert dieser Routinemaßnahmen nicht überschätzt werden; denn es hat sich gezeigt, daß die eigentlich Geschwulstkranken infolge der Aufklärung nicht früher in ärztliche Behandlung kommen. Abgesehen von den oberflächlichen und sichtbaren Tumoren ist das Ergebnis der Aufklärung bei den Tumoren innerer Organe sehr dürftig (Neigung zur Dissimulation besonders häufig beim aufgeklärten Laien und bei Ärzten!).

Psychagogik: Entscheidend für die seelische Kachexieprophylaxe ist die Erhaltung der Harmlosigkeit und des Vertrauens der Patienten. Rücksichtslose Mitteilung der vollen Krebsdiagnose *schadet* so gut wie immer; die Mitteilung der Diagnose an zuverlässige Angehörige erfolge ebenfalls nur mit großer Vorsicht!! Jeder Heroismus ist hier fehl am Platze. Man verwende ungefährliche und häufig wechselnde Ausdrücke und suche die Wahrheit zu umschreiben.

Behandlung: Abgesehen von den palliativen Eingriffen (s. dort) setzt sich die symptomatische Therapie aus Maßnahmen für den Kreislauf, Stoffwechsel, Hormonlage, Wärmehaushalt, Schmerzlinderung und Energiezufuhr zusammen. Symptomatische Therapie ist daher eine Dauerbehandlung mit Cardiaca und Analeptica, Krankengymnastik, Bluttransfusionen, Infusionen und Vitaminen, Stoffwechselhormonen und Sexualhormonen, Antibioticis, Sulfonamiden, Thermalbädern und Überwärmung; Analgetica, Sedativa (Morphinpräparate solange als möglich vermeiden, in aussichtslosen Fällen aber in wirksamer Dosierung!); Chordotomie bei schweren Schmerzzuständen; an Gliedmaßen evtl. deren Absetzung erwägen; Suggestion, Beschäftigungstherapie (keinesfalls völlige Ausschaltung aus dem gewohnten Berufs- oder Arbeitskreis, solange dies noch möglich ist). Besonders viel hat *Frischzellentherapie* nach *Niehans* von sich reden gemacht. Jedoch sind viele Zwischenfälle (Coronarinfarkt, Abscesse, Anaphylaxie, Magenblutung, Encephalomyelitis), auch Todesfälle bekannt geworden, so daß die ähnlich wirkende, praktisch ungefährliche, Bluttransfusion vorzuziehen ist. Durch Milieuwechsel, Klima- und Bäderkuren sowie durch körperlich nicht anstrengende Beschäftigung in frischer Luft wird die symptomatische Behandlung abgerundet. *Diät:* Eine eigentliche krebsfeindliche Diät gibt es nicht. Diätvorschriften sollen lediglich cancerogenwirkende Stoffe abhalten, die Darmflora normalisieren, Leber- und Nierentätigkeit anregen, ausreichend Vitamine zuführen, und eher knapp als übermäßig gehalten sein. *Verboten sind:* Schweinefleisch, Gänse- und Entenfleisch, Hirn, Schinken, Wurst, Räucherwurst, Rauchfleisch, Speck, Majonnaise, Karpfen, Aal, Krebse, Salzheringe, Räucherfische und konservierte Fische; Weißkraut, Rotkraut, Blumenkohl, Rosenkohl, Kohlrabi, Spargel, Schwarzwurzel, Pilze, Einbrenne, Bratkartoffeln, Kartoffelsalat; unreifes Obst; glasierter Reis, Linsen, Erbsen, Bohnen und andere Hülsenfrüchte; frisches Brot, frische Semmeln, Mehlspeisen, frische Hefespeisen, Backpulver; harte Eier, Kalkeier, Schlagsahne; Speiseeis, Zuckerwaren, weiß-raffinierter Zucker, Schokolade, Torten, Sahne, Kakao, Konfekt; Schweinefett, Gänse- und Entenfett (wirkliches Mastfett), industriell gehärtete Fette und Öle, Pfeffer, Senf, Suppenwürze, Suppen- und Saucenpulver, künstlicher Essig, Essiggurken, Gewürzgurken; Liköre, Schnäpse, Weinbrand, starker Bohnenkaffee, starker Tee und *Rauchen!*

Erlaubt sind: Mageres Rind- und Hammelfleisch, Kalbfleisch (mager), Kalbsleber, Milz, Kitzfleisch, Kalbsknochensulze, Huhn, Taube, Wildbret, See- und Flußfisch gekocht und gedünstet, Fischrogen; junge Karotten (auch roh gerieben), junge Erbsen, junge Bohnen sauer, zarte rote Rüben, rohes Sauerkraut (aber nicht mit Weinstein gesäuert), Spinat, Meerrettich, Tomaten, Porree, Brennesselsalat, Radieschen, Endivien, Feldsalat, Kopfsalat, Löwenzahn, Chicoree; Grapefruit, Orangen, Zitronen, Himbeeren, Johannisbeeren, Brombeeren, Melonen, Birnenkompott, Rhabarberkompott, Hagebutten, Sanddornvollfrucht, Donath Bienenhonig, Walnüsse, Mandeln, Haselnüsse, Datteln; grober Gries, Maisgries, Schwarzmehl, Haferflocken, Mondamin, Haferschleim, Grütze, unglasierter Reis, Graupensago, Hülsenfrüchte nur passiert; Schwarzbrot, Knäckebrot, Vollkornbrot, Simonsbrot, Grahambrot, Weizenkeimbrot, Steinmetzbrot, Hefespeisen altbacken; Pellkartoffeln, Quark, weiche Schafkäse, weiche Eier, Magermilch, Joghurt, Dickmilch, Molke; reiner Bienenhonig, brauner Zucker, Kandiszucker, Traubenzucker; Sonnenblumenöl, Leinöl, Vitagen, Diaesan, Olivenöl und Frischbutter; Paprika, Kümmel, Knoblauch, Petersilie, Zwiebeln, Majoran, Wacholder, Anis, Lorbeerblätter, Muskatnuß, Vanille, Estragon, Thymian, Hefewürze, Zitronensaft, Molkenessig, Weinessig verdünnt;

naturreiner Apfelsaft, Orangensaft, Grapefruitsaft, Donath-Natursäfte, Endiviensaft, Mineralwasser, Gesundheitsbiere, Weizenbiere, Nährbiere, Buttermilch, Rotwein, leichter Moselwein, Malzkaffee, Hagebuttentee, Apfelschalentee, Brennessel, Kamillen-, Pfefferminz-, Johanniskraut- und Mate-Tee.

Verband: Ulcerierter Tumoren mit antiseptischen, desodorierenden blut- und schmerzstillenden Lösungen, Pulvern und Salben, z. B Kamillosan, Chlorophyll, Bepanthen, Cortison, verschiedene Antibiotica in Lösungen, Pudern und Salben. Keine Ätzmittel verwenden! Wo Abtragung erforderlich ist, ist dieselbe durch einmalige elektrochirurgische Excision bzw. Koagulation vorzunehmen.

Bei Depressionen empfiehlt sich Pervitin, Preludin morgens 1–2 Tabletten.

B. Spezieller Teil

1. Gutartige Geschwülste des Binde- und Stützgewebes

a) Fibrom. *Aussehen:* Rundliche, mehr oder weniger derbe, in Einzahl oder Mehrzahl auftretende Knoten, welche an der äußeren und inneren Oberfläche des Körpers als mehr oder weniger gestielte Tumoren auftreten; langsames Wachstum nach allen Richtungen des Raumes, auf die Umgebung durch verdrängendes Wachstum nachteilig einwirkend; scharfe Abgrenzung von der Umgebung durch bindegewebige Kapsel, Schnittfläche grauweiß, sehnig-glänzend und leicht unregelmäßige Faserstrukturen erkennen lassend. Je nach Dichte der vorhandenen Bindegewebszellen *weich (weiches Fibrom)* oder *sehr hart (hartes Fibrom oder Desmoid);* evtl. Verflüssigung der Grundsubstanz (F. myxomatodes) oder mit Höhlenbildung (F. cysticum). Mischformen mit Gefäß-, Muskel-, Knorpel-, Knochen- und Nervengewebe (Fibroangio-, Lipo-, Myo-, Chondro-Osteom). *Histologisch:* Bindegewebszellen, welche umso dichter liegen, je härter das Fibrom ist. Starke Verflechtung und Durchkreuzung der Faserzüge.

Vorkommen:

α) *Haut, Histogenese:* Aus dem cutanen Bindegewebe (*Fibrocytome*) oder aus dem Gefäßbindegewebe (*Histiocytome*); erstere hart, vom umgebenden Bindegewebe unscharf abgesetzt, aus langen Spindelzellen vom Typ der Fibrocyten bestehend, mit zunehmendem Alter zunehmende Faservermehrung und infolge der Anordnung der Fibrocyten ein fasciculäres Aussehen annehmend (fasciculäres Fibrom). Das Histiocytom weist entsprechend seiner Herkunft vom Gefäßbindegewebe eine große Zahl von Blutgefäßen auf, um welche sich die Zellformationen gruppieren; die fasciculäre Struktur fehlt, die Zellen sind regellos, dicht miteinander verfilzt, kurz und plump – spindelig; besitzen große morphologische Variationsbreite. Typus des zellreichen Fibroms bis zu den xanthomatösen, hämosiderotischen Riesenzellgeschwülsten der Haut.

Klinische Formen: Weiche oder Fleischwarze (Verruca carnea) einzeln an Gesicht und Nacken, multipel an der ganzen Körperoberfläche, wohl zu unterscheiden von den fibroepithelialen Geschwülsten und von den Warzen an den Händen, welche durch Hypertrophie von Papillarkörpern und Epidermis entstehen und auch übertragbar sind.

Hartes Fibrom: Vornehmlich am Rücken, Innenseite der Oberarme und Oberschenkel lokalisiert, gegen subcutanes Fettgewebe scharf abgesetzt; an der Oberfläche von Haut überzogen, deren Epidermis atrophisch und deren Papillarkörper abgeflacht sind; oft in Form eines pilzförmigen, mit langem dünnen Stiel versehenen pendelnden Knoten (*Fibroma pendulum*).

Keloid: Entstehung spontan oder in Narben; schmerzlose, rötliche, harte Platten, welche als knollige Gewächse oder als, den Narben entsprechende, unregelmäßige Wülste auftreten; oft nach monatelangem Wachstum an Stelle der Narbe entstehend, die Größe dauernd beibehaltend und sich nur selten spontan zurückbildend. Besonders nach Verbrennungen höheren Grades, Hautverätzungen, nach eiternden oder auch primär heilenden Wunden, Geschwüren, Impfnarben, an Injektionsstellen. *Ursache:* Disposition zu besonders starker Mesenchymreaktion, auch rassische Disposition, z. B. bei Negern; auch ererbte und gelegentlich erworbene Anlage; große Neigung zum Recidiv, so daß nach operativer Entfernung wenige Wochen später wiederum ein Keloid entsteht. *Histologisch:* Spindelzellreiches Gewebe, in welchem elastische Fasern fehlen und kollagen und hyalin entartete Fasern stark hypertrophieren. Der Papillarkörper der Haut fehlt meist fast völlig. *Therapie:* Radiotherapie, evtl. (jedoch mit größter Vorsicht!) plastische operative Maßnahmen.

Xanthelasmen: Cholesterininfiltrationsstrukturen nicht zu den echten Geschwülsten, sondern zu den Thesaurismosen gehörig; Cholesterinspeicherung findet in den adventitiellen Zellen statt, die sich zu Schaumzellen umwandeln.

Melanotische Fibrome: Fibrom des pigmentbildenden Bindegewebes. *Fibromyxom:* Selten, meist handelt es sich um weiche Fibrome aus ungeformtem Bindegewebe.

β) *Subcutis:* Harte, abgegrenzte, gegen Haut und Unterlage verschiebliche Knoten, gelegentlich durch Druck auf die Nachbargewebe (Nerven!), störend.

γ) *Schleimhaut:* Häufig in Pharynx, Nase, Nasennebenhöhlen, meist weiche Fibrome aus ungeformtem Bindegewebe, mitunter jedoch auch *periostale Fibrome* aus geformtem Bindegewebe und dementsprechend hart. Meist unter der Schleimhaut und in Richtung auf die Nasenhöhle vorwachsend, täuschen sie oft Schleimhautpolypen vor; die entzündlichen Schleimhautpolypen der Nase und ihrer Nebenhöhlen müssen von ihnen streng abgegrenzt werden. *Prädilektionsorte:* Nasenseptum, Choanen, zentrale Oberkieferfibrome (diese vom Endost ausgehend und zu den Knochengeschwülsten des Gesichtsschädels gehörig). Aber auch an der Bauchspeicheldrüse, Mamma, Ovar, Harnröhre, Kehlkopf, Lunge und Bronchien, Magen, Niere, Ösophagus, Carotis, Pleura, Thymus, Trachea, Uteruswand vorkommend.

Klinische Symptomatologie: Infolge ihrer Vorwölbung in die Organlichtung können sie deren Verlegung bzw. Obturation hervorrufen, ulcerieren, bluten und sich sekundär entzünden.

δ) *Fascien, Aponeurosen, Muskeln:* Fast nur bei Frauen, welche geboren haben, treten harte, schmerzlose Knoten in den Bauchdecken auf, wo sie der Rectusscheide, der Fascie der schrägen Bauchmuskeln und der Linea alba aufsitzen; geburtstraumatische Einflüsse spielen eine Rolle; selten auch an den Extremitäten. *Ausgangspunkt:* Muskelfascie. *Symptome:* Durch Kompression von Gefäßen zur Ischämie bzw. Thrombose führend, durch Druck auf die Nervenstämme entsprechende Schmerzen auslösend. In der Muskulatur sehr selten. *Differentialdiagnose:* Narbe, Myositis, Fibrosarkom. An der Palmaraponeurose entwickeln sich Fibrome im Sinne einer echten Geschwulst und lösen die *Dupuytrensche Contractur* aus. Recidive häufig. Zahlreiche Inseln der Aponeurose wandeln sich in faserreiches, sehnenartiges fibromatösis Bindegewebe um.

Gutartige Riesenzellgeschwülste: In Sehnen und Sehnenscheiden, heute als echte Geschwulst anerkannt. Die früher postulierte Granulomnatur ist abzulehnen. Sonderform des Fibroms, indem es sich um Mesenchymgeschwülste vom Typus des reticulären Bindegewebes handelt. *Histologisch:* Zellgemisch aus Spindelzellen und Riesenzellen, vom Typ der Osteoblasten mit starker Ausdifferenzierung von kollagenen Fasern; mitunter Infiltration von Lipoiden (xanthomatöse Riesenzellgeschwülste). *Vorkommen:* Selten, im 4. Decennium. *Wachstum:* Fast durchweg gutartig, jedoch lokal recividierend.

ε) *Periost:* „Polypen" des *Nasen-Rachenraumes:* Von besonderer Bedeutung, gehen vom Periost der Schädelbasis aus, entwickeln sich in die Nasenhöhle hinein und verursachen Druckusur des Knochens und starke Blutungen, vorwiegend bei Knaben im Pubertätsalter. Vom Periost des Alveolarfortsatzes ausgehende Kieferfibrome sind sehr schwer von der echten *Epulis* zu trennen.

ζ) *Parenchymorgane:* Vorwiegend Ovar, seltener Niere, als einzelne oder multiple linsengroße Knoten in den Markkegeln oder in der Rinde; klinisch bedeutungslos.

b) Neurofibrom und Neurinom. *Histogenese:* Ersteres vom *Endoneurium* ausgehend mit vereinzelten Nervenfasern in den Geschwulstmassen; letztere sind Wucherungen des *Neurilemm*, d. h. der *Schwann*schen Zellen; daher auch die Bezeichnung *Schwannome*. Charakteristische histologische Merkmale des Neurinoms sind: Paradestellung der Kerne, Wirbel- und Zopfbildung. Das Neurinom ist eine zusätzliche Wucherung im Neurofibrom. *Klinische Formen: Neurofibromatose (v. Recklinghausen* 1888): Spindelige Auftreibung der befallenen Nerven, welche an der Körperoberfläche zu symmetrisch angeordneten, multiplen, höckrigen Tumoren führen; jedoch werden auch die inneren Organe und Körperhöhlen von der Erkrankung nicht verschont, erbliche Systemerkrankung, häufig mit Pigmentanomalien der Haut verbunden.

Histologisch: Wucherung von Bindegewebszellen und -fasern, welche den Nerven umschließen oder die Einzelfaser eines Nervenbündels auseinanderdrängen.

Neurofibrome, welche dicht beieinanderliegende plexiforme Nervenstämme befallen, häufig im Gesicht, dort eine lappige elephantiastische Auftreibung verursachend. *Vorkommen:* Meist im Alter von 15 bis 40 Jahren. Männer erkranken häufiger als Frauen.

Lokalisation: Extremitätennerven, Hirnnerven, Rückenmarkwurzeln. *Symptome:* Derber, druckempfindlicher, gegen Haut und Unterlage verschieblicher Tumor im Nervenverlauf, subjektive Beschwerden gering, bisweilen Neuralgien, An- oder Hyperästhesien, funktionelle Störungen, drohende maligne Entartung, Recidivneigung nach unvollkommener Exstirpation.

Prognose: Zweifelhaft, an peripheren Nerven nicht ungünstig, an Hirn und Rückenmark ungünstig.

Therapie: Operative Entfernung, möglichst unter Erhaltung oder unter Wiederherstellung der Nervenkontinuität.

Akustikusneurinom (Kleinhirnbrückenwinkeltumor): Hierher gehörig (spez. Chirurgie, Hirngeschwülste). Selten werden auch *Neurinome des Magens,* ausgehend vom *Meissner*schen Plexus, beobachtet.

c) Lipom. Häufig vorkommende Geschwulst, ausgehend vom subcutanen Fettgewebe, meist reine Fettgewebsgeschwülste. *Histologisch:* Fettzellen meist größer als normal. Je weniger Bindegewebe in den Geschwülsten vorhanden ist, umso weicher sind sie (weiche und harte Lipome). *Vorkommen:* Außer Haut in Mamma, Arm-, Knochensystem, Lungen und Bronchien, Magen, Nase und Nebenhöhlen, Niere, Pleura, Uteruswand, Zunge). *Wachstum:* Sehr langsam, von der Umgebung durch Bindegewebskapsel gut abgesetzt, daher auch leicht ausschälbar. Nach vollständiger Entfernung keine Recidive. *Spezielle Formen: Präperitoneales Lipom,* durch Spalten der Linea alba oder im Schenkel und Leistenkanal vorwachsend; damit ein Vorläufer der Hernien. *Lipom der Hohlhand* zwischen den Metacarpalknochen zum dorsum manus eindringend; *schmerzhafte Lipome* in der Subcutis (*Dercum*sche Krankheit) stehen in Beziehung zum Nervensystem; *Lipoma pendulum* ist ein schmal gestieltes, nur von atrophischer Haut überzogenes Lipom, meist durch Ödem zusätzlich vergößert; im Mesenterium, Netz und Retroperitoneum (Fettkapsel der Niere) finden sich die umfangreichsten Lipome; Lipome des Darmes, meist submucös gelegen, wölben sich wie Fibrome in die Darmlichtung vor; liegen sie subserös, so können sie durch Stieldrehung nekrotisieren und zu freien Körpern der Bauchhöhle werden; kleine Lipome der Niere und Nebennierenrinde sind klinisch bedeutungslos.

Prädilektionsorte: Stirn, Schultern und Rücken, wo sie durch Druck auf benachbarte Nerven Beschwerden verursachen. Seltene Lokalisationen sind Großhirnbasis, Orbita, Leber, Samenstrang, Knochenmark der langen Röhrenknochen.

*Madelung*scher *Fetthals:* Unbegrenzte Fettgewebswucherungen ohne Kapselbildungen, die symmetrisch Hals und Nacken oder auch Rumpf und Glieder mit querstehenden Wülsten besetzen. Nach operativer Entfernung sehr häufig recidivierend.

Lipoma arborescens: Den Zotten der Gelenkkapsel, vorwiegend am Kniegelenk, entstammend, wächst mit zahlreichen baumartigen Verzweigungen in das Gelenk vor und verursacht arthrotische Veränderungen der Gelenkflächen (Arthropathia deformans); möglicherweise sind die Lipome erst die Folge arthrotischer Gelenkveränderungen oder chronischer Gelenktuberkulose (daher stets histologische Untersuchung des entnommenen Gewebsmaterials).

Verlauf: Nichtentfernte Lipome können eine Umwandlung erfahren, in Ölcysten, Verkalkung, Verknöcherung, Nekrose, evtl. mit Ulceration und Verjauchung.

Therapie: Exstirpation nach ovalärer Hautexcision durch Ausschälung und bei diffusen Formen durch Ausschneidung. Bei *Madelung*schem Fetthals ist die Radikaloperation meist ein großer und mühevoller Eingriff!

Entzündliche Keimgeschwülste oder *Lipogranulomatosis:* Vorkommen im Fettgewebe, spez. subcutan an Mamma, Oberschenkel, Oberarm, Gesäß, spez. bei Frauen. *Ursache:* Trauma (Quetschung), Injektion (Insulin, Morphin), Infektion (Grippe), Verbrennung u. dgl. *Wesen:* Fettgewebsnekrose mit Granulombildung. *Therapie:* Excision.

d) Chondrom. *Histogenese:* Gutartige Geschwülste des Knorpelgewebes, meist dem normalen Knorpelgewebe sehr ähnlich; in Geschwülsten tritt das reife Knorpelgewebe meist zurück gegenüber dem unreifen Knorpelbildungsgewebe; umkapselte reife Zellen sind daher seltener als das unreife Gewebe mit den sternförmig verzweigten Zellen vom Perichondriumtyp. Herrschen reife Zellen vor, so spricht man von *hyalinen Chondromen,* bei vorwiegend perichondralem Zelltyp spricht man vom *Myxochondrom* (richtigere Bezeichnung: *reticuläres Chondrom*). Abgrenzung von malignen Chondromen oft schwierig, da diese Geschwülste reichliche Knorpelproduktion aufweisen. *Vorkommen:* An Stellen des Erwachsenenorganismus, wo bereits normalerweise Knorpel vorhanden ist (*Ekchondrom*);

doch können sie auch von Knochen ausgehen, welche in der Embryonalzeit knorpelig angelegt werden (*Enchondrom*).

Ekchondrom vor allem am Ohrknorpel, Bronchialsystem, Kehlkopf, Mamma, Rippen, parietaler Pleura. *Enchondrome* an den Extremitätenknochen; meist in der Nähe der Epiphysenlinie gelegen, führen sie erst zu Beschwerden, wenn ein beträchtliches Größenwachstum erreicht ist. *Formen, Chondromatose:* Multiples und erbliches Vorkommen von Chondromen an mehreren Phalangen der Hände und Füße zugleich. *Tracheopathia chondroosteoplastica:* ist Auftreten zahlreicher kleiner Knorpelinseln in der Schleimhaut der Luftröhre.

Ursache: Teils Entwicklungsstörung, teils chronische Entzündung.

Dyschondrogenese: Des Tracheobronchialbaumes (*Linzbach*), geht mit gleichmäßiger Verengung von Trachea und Bronchen einher; führt über allmählich zunehmende Atemnot schließlich zum protrahierten Erstickungstod. *Ursache:* Erbkrankheit infolge letaler Genmutation. Möglicherweise ist die Tracheopathia chondroosteoplastica eine Abortivform der Dyschondrogenese.

Chondrome der Speicheldrüsen, Nieren, Hoden sind meist Mischgeschwülste, in welchen die knorpeligen Anteile vorherrschen.

Diagnose: Meist durch Röntgenbild zu sichern.

Differentialdiagnose: Cysten, Riesenzellgeschwülste, cystische Tuberkulose, Osteomyelitis, Lues.

Therapie: Operative Entfernung (wegen des zweifelhaften Charakters); bei multiplen, rasch nachwachsenden Tumoren, Ausschälung und Auslöffelung oder Resektion und plastischer Ersatz. Eventuell Amputation bei Malignitätsverdacht.

e) Chordom. *Histogenese:* Stammt aus restierendem Chordagewebe; blasige Knorpelzellen (Physaliden), welche an die Chorda dorsalis erinnern. Im Cytoplasma ist Glykogen nachweisIar; jüngere Zellen zeigen oft eine starke Polymorphie und auffallenden Chromatinreichtum; schleimige Massen (mit Thionin rot färbbar) sind zwischengelagert. Maligne Entartung in Einzelfällen beobachtet; die Kerne sind dabei noch polymorpher; gelegentlich Metastasierung. *Vorkommen* (in 2% der laufenden Sektionen): Vor allem im Gebiet des Clivus Blumenbachii; seltener im Bereich der mittleren Halswirbel subdural in den oberflächlichen Markräumen des Knochens und evtl. zur Dura durchbrechend. *Symptome:* Nervenwurzelschmerzen, Lähmungen (Blase, Mastdarm, Beine).

Differentialdiagnose: Hirn-, Rückenmark-, Wirbel-, Knochentumoren.

Prognose: Entsprechend dem Grad maligner Entartung und der Lokalisation.

Therapie: Exstirpation, Bestrahlung.

Besondere Formen: Sacrococcygeale Chordome, befallen zu 60% Männer.

Symptome: Unerträgliche Schmerzen im Kreuzbeinbereich.

Therapie: Bei günstiger Lokalisation operative Entfernung. Sonst Radiotherapie, evtl. Chordotomie.

Olliersche Erkrankung: Mesenchymale Systemerkrankung mit multiplen Chondromen unter Bevorzugung einer Körperseite, s. Knochenerkrankungen.

Amyloidtumoren: Glasige Geschwülstchen mit Amyloideinlagerung in Gefäßwand und Bindegewebe. *Vorkommen:* Zunge, Luftwege, Augenbindehaut.

f) Osteom. *Histogenese: Osteoma eburneum* s. *compactum:* Enostaler, solitärer und völlig kompakter Tumor aus Knochengewebe, meist wie eine Compaktainsel im spongiösen Knochengewebe liegend.

Osteoid-Osteom: Ebenfalls ein enostaler, solitärer Tumor, der aber nicht kompakt gebaut ist; baut das normale Gewebe zunächst osteoplastisch ab und ersetzt dieses durch ein zellreiches Fibrom aus netzförmig geordneten spindeligen Zellen mit relativ großen Kernen; im Tumorgewebe ausgedehnte Verknöcherungen vom Typ des embryonalen Belegknochens (Osteoidsubstanz); Übergang des Osteoid-Osteoms in das eburnierte Osteom ist möglich. *Vorkommen:* Zumeist an Knochen, heteroplastisch auch an Haut, Lunge, Nase und Nebenhöhlen, Niere, Trachea, Zunge.

Formen:

Exostosen. Das heißt Osteome, die von der Knochenoberfläche ausgehen; *kartilaginäre Exostosen:* Meist multipel (sog. ,,Stachelwuchs"), evtl. symmetrisch, dominant vererblich und familiär, d.h. häufig bei Geschwistern, meist angeboren, doch erst im 10–25. Lebensjahr in Erscheinung tretend, da das Wachstum hauptsächlich in der Pubertät stattfindet. *Prädilektionsstellen:* Distale Femur- proximale Tibia- distale und proximale Humerusepiphyse; *solitäre Exostosen*, besonders an den Endphalangen von Fingern und Großzehe (subunguale Exostose).

Histogenese: Aus Geschwulstkeimen von hyalinem Knorpel oder Osteoid, das sich in der osteogenetischen Schicht des Periosts der langen Röhrenknochen bildet; Verknöcherung entspricht oft nicht dem normalen endochondralen Ossifikationstyp; an seine Stelle tritt die perichondrale cartilaginäre Form der metaplastischen Verknöcherung.

Diagnose: Leicht, infolge Erblichkeit, familiärem Auftreten und Lokalisation; Röntgenbild zeigt die dichte Spongiosa der Exostose in den Knochen direkt übergehend.

Differentialdiagnose: Knochencyste, periostales Fibrom, Kallus, Enchondrom, Chondrodystrophie, Myositis, Sarkom.

Komplikationen: Zirkulationsstörung, Schmerzen, Lähmungen, Sehnen- und Gelenkbehinderung, Greif- und Gehstörungen infolge Druck auf Gefäße, Nerven und Rückenmark.

Prognose: Nach Abschluß des Längenwachstums ist Stillstand und auch Rückbildung möglich.

Therapie: Abmeißelung störender Tumoren, bei Nervendruckgefahr und stärkerer Bewegungsstörung so frühzeitig als möglich.

Fibröse Exostosen: An langen Röhrenknochen, im Bereich der Sehnen-, Fascien- und Bandansätze als kamm-, blatt- und griffelförmige Auswüchse des Knochens entstehend.

Histogenese: Echte Geschwülste, die sich vom Periost der entsprechenden Skeletteile ableiten, konstitutionsbedingt. Seltener auch *in* Sehnen ohne Beziehung zur Knochenansatzstelle oder in der musculotendinogenen Zone (am häufigsten in der Achillessehne, Tricepssehne, Lig. patellae).

Enostosen. *Reine Osteome, Enosteome:* Vor allem in den Wirbelkörpern der Endostfläche der Corticalis angelagert, auch zentral in den Wirbelkörpern. *Histologisch:* Eburnisierte Osteome aus unregelmäßig lakunärem Knochengewebe. *Symptome:* Kleine innere Osteome klinisch belanglos, Osteome der kurzen Röhrenknochen (Zehengrundphalanx usw.) bedeutungsvoller, indem sie sich in die Markhöhle des Knochens hineinentwickeln; an platten Knochen (Stirn- und Scheitelbein) auch nach außen vorwachsend; besondere Bedeutung haben die *Orbitalosteome* (Stirn-Keilbeinhöhle, auch Siebbein). Sie wachsen in die Lichtung der betreffenden Höhlen ein (eingekapselter Knochenkörper, totes Osteom usw.), durchbrechen Orbita, Schädelinneres und Körperoberfläche. Daher für Nasen-Ohrenarzt besonders wissenswert; *Osteome* des Kieferknochens gehen vom Alveolarfortsatz, Jochbein und harten Gaumen aus und sitzen breitbasig oder gestielt dem Knochen auf. Der befallene Knochen wird mehr oder weniger in den Tumor einbezogen.

Diagnose: Langsam wachsende, zunächst schmerzlose, umschriebene Auftreibung des Knochens, röntgenologisch tief schattengebend.

Differentialdiagnose: Zentrales Sarkom, Empyem, Leontiasis ossea, Periostitis traumatica, Meningeom, Hyperostose, Myositis ossificans.

Geschwulstartige Knochenbildungen.

α) *Myopathia osteoplastica*, s. **Myositis ossificans circumscripta** *(Dusch* 1860, *v. Meyenburg). Ätiologie:* Einmaliges schweres direktes oder indirektes Trauma (Kontusion, Ruptur, Fraktur, Luxation) oder wiederholte mechanische Schädigungen (Reiten, Rudern, Springen, Marschieren, Hacken, Schaufeln usw.) führt zur Atrophie und Degeneration der Muskelfasern bzw. zu deren bindegewebiger Induration; durch direkte Umwandlung geht das Bindegewebe aus der niedrigeren Differenzierungsstufe in das höher differenzierte Knorpel- und Knochengewebe über. *Prädilektionsstellen:* Oberschenkeladduktoren („Reitknochen"), M. gracilis und pectineus („Exerzierknochen"), M. pectoralis und deltoideus („Präsentierknochen"), M. brachialis internus („Turnerknochen"), M. vastus femoris lateralis („Säbelscheidenknochen"); außerdem M. masseter, temporalis, Daumen- und Kleinfingerballen, Bauchmuskeln usw.

Diagnose: Im Röntgenbild gleichmäßige, meist wolkige Verschattung, einseitig, von länglicher Form, welche dem Muskelverlauf folgt. *Differentialdiagnose:* Sarkom, Osteomyelitis, Muskelhernie oder -schwiele, Exostose. *Prophylaxe:* Bei Verletzungen, Frakturen und Luxationen (besonders Ellbogenluxation), frühzeitige Reposition, genügend lange Immobilisierung und vorsichtige Aufnahme der Bewegungstherapie. *Therapie:* Ruhigstellung, Hydrotherapie, örtliche Wärme, Bäder, Diathermie, Injektion von Fibrolyticis?), operative Exstirpation nur ganz ausnahmsweise, wenn schwerwiegende Nebenerscheinungen (Gefäß-Nervendruck u. dgl.) dadurch entstehen. Nach operativer Behandlung hohe Recidivrate.

β) **Myositis ossificans progressiva** (*Münchmeier* 1869): Fortschreitende Muskelverknöcherung, in Nacken und Schultermuskulatur beginnend, dann auf Rücken-, Brust- und Gliedmaßenmuskulatur übergreifend. Vorwiegend werden jugendliche Menschen befallen; der allmählich fortschreitende, schubweise Befall der genannten Muskelgruppen führt im Laufe von Jahren zur Bewegungsunfähigkeit („versteinerter Mensch"). *Histogenese:* Direkte Metaplasie des Muskelbindegewebes führt zu unmittelbarem Übergang in Knochengewebe oder über typische Osteoblastentätigkeit. *Indirekte Metaplasie* führt dagegen über ein chondroplastisches Zwischengewebe zur Knochenbildung (*Ipponsugi*). *Therapie:* Machtlos; zu versuchen ist Fibrolysininjektion, Radiotherapie, im übrigen symptomatisch je nach Stadium der vorrückenden Verknöcherung.

γ) **Ostitis deformans (Paget):** Früher als chronische unspezifische Entzündung aufgefaßt, neuerdings als geschwulstartige Knochenerkrankung angesehen. *Histogenese:* Gewebliche Quelle stellen das Periost, die corticalen und subcorticalen Matrixlagen bindegewebig vorgebildeter Knochenteile dar; Wucherungen des Mesenchyms der *Haver* schen Kanälchen bedingen „längssträhnige" Knochenverdickungen der Röhrenknochen mit charakteristischer Mosaikstruktur; die Lamellensysteme verwildern, osteoplastische Formationen überwiegen. *Vorkommen:* Meist bei Männern in vorgerücktem Alter, mitunter jedoch schon in der Jugend beginnend. *Prädilektionsorte:* Schädeldach, Oberschenkelknochen, Tibia, Lendenwirbelkörper. Durch vorzugsweisen Befall des Gesichtsschädels werden die Gesichtszüge plump und erinnern an einen Löwenkopf (Leontiasis ossea). *Symptome:* Knochenverbiegung und Verunstaltung durch mechanische Beanspruchung des zwar verdickten, aber erweichten und bimssteinartig veränderten Knochens. Übergang in Malignität (Sarkom) nicht ganz selten (etwa 2%).

g) **Myxom.** *Histogenese:* Von Chondromen über Chondromyxomen zu reinen Myxomen gibt es alle Übergangsformen; es handelt sich also meist um eine echte myxomatöse Umwandlung eines Chondroms, dessen gewebliche Differenzierung durch Einlagerung der knorpeligen Grundsubstanz in das perichondrale Matrixgewebe nicht erfolgt ist. *Aussehen:* Knollige, weiche, saftreiche, gut abgegrenzte Gewebe von graurötlicher bis gelblicher Schnittfläche von gallertiger Beschaffenheit. *Histologisch:* Sternförmig verästelte Zellen, welche in schleimiger Grundsubstanz liegen (Ähnlichkeit mit *Warthon*scher Sulze). *Vorkommen:* Relativ selten, in Weichteilen der Extremitäten, Subcutis, Periost (mit Eindellung der Corticalis), in Bindegewebsscheiden der peripheren Nerven (hier multiples Auftreten), im Mesenterium, in Röhrenknochen (Verwechslung mit Riesenzelltumoren!), im Herzen (von Vorhof oder Klappen ausgehend), als myxomatöse Mischgeschwülste (Myxofibrom, -lipom, -chondrom). *Wachstum:* Ausgereifte Myxome können recidivieren und trotz histologischer Gutartigkeit metastasieren. Als Myxome angesprochene „Polypen" der Nasenschleimhaut bestehen meist nicht aus echtem Schleimgewebe, sondern sind ödematös veränderte Schleimhauthyperplasien.

h) **Angiom** (*Gefäßgeschwülste*, s. S. 314): Geschwülste, die aus abnorm erweiterten und geschlängelten Gefäßen aufgebaut und auf eine Neubildung von Gefäßen mit Wucherung der Gefäßwände zurückzuführen sind. Sie werden durch ein mehr oder weniger stark entwickeltes Bindegewebsgerüst zusammengehalten. *Ursache:* Angeborene Entwicklungsstörung, die mit dem Wachstum des Geschwulstträgers Schritt hält und daher allmählich an Größe zunimmt. Seine drei Hauptformen sind: *1. Haemangioma simplex capillare hypertrophicum, 2. Haemangioma simplex cavernosum, 3. Angioma arteriale racemosum* (*Virchow*). Ferner sind zu unterscheiden *Hämangiome* (Aufbau aus Blutgefäßen), von *Lymphangiomen* (Aufbau aus Lymphgefäßen).

α) **Hämangiom** („Blutschwamm").

1. Haemangioma simplex capillare hyertrophicum: Aussehen: Rote oder blaurote, im Niveau der Haut liegende oder diese nur wenig überragende, beetartige Bezirke, die sich auf die gesamte Cutis, häufig auch auf das subcutane Gewebe erstrecken. Setzen sich aus einzelnen Läppchen zusammen, welche durch Bindegewebssepten voneinander getrennt sind.

Vorkommen: Am häufigsten in den ersten 5 Lebensjahren in der Gesichtshaut. Wachstum durchaus gutartig, jedoch Verwechslung mit Angiosarkomen möglich.

Histogenese: Mißbildung oder dysontogenetische Geschwulst; letzteres wahrscheinlicher, da Neigung zu infiltrativem Wachstum besteht.

Histologisch: Angioplastisches Reticulom von mesenchymalem Gewebscharakter, wobei nicht sicher zu entscheiden ist, ob es sich um eine Wucherung des Bindegewebes oder des Capillarendothels handelt.

2. *Haemangioma simplex cavernosum*, *Aussehen:* Schwarzrote oder dunkelblaue Geschwülste, welche an der Haut zu rankenförmigen, schwammartigen Wülsten führen, welche leicht ausdrückbar sind und venöses Blut enthalten. *Vorkommen:* Haut, Leber, Milz, Niere, Schleimhäute der Mundhöhle, des Dünndarms, des Knochensystems, Knochenmark, Großhirn, Hirnhäute.

Histogenese: Teils echte Geschwülste, teils Mißbildungen, teils einfache Teleangiektasie. Den Lebercavernomen liegt wahrscheinlich eine Mißbildung zugrunde (diffuse Hämangiomatose der Leber). *Symptome:* Lange Zeit klinisch stumm, mitunter ist Ruptur Anlaß zu plötzlichem Tode.

3. *Angioma arteriale racemosum* (*Virchow*): Gefäßgeschwulst, die aus Neubildung muskelstarker, meist arterieller, miteinander verschlungener Gefäße besteht. Diese sind z.T. sackartig erweitert, z.T. rankenförmig aufgerollt („Rankenangiom"). *Vorkommen:* Besonders im Bereich der Kopfschwarte, Gesicht, Extremitäten, Arme, wo sie evtl. die ganze Gliedmaße überziehen können.

Histogenese: Echte Geschwulst oder dysontogenetische Hyperplasie?

4. *Seltenere Formen:*

Granuloma teleangiektaticum: An Zunge, Lippe usw.; capillarreiches Granulationsgewebe, meist auf dem Boden eines kleinen chronischen Schleimhautgeschwürs entstehend, oberflächlich ulcerierend und blutend. *Ursache:* Ständige, mechanische Irritation, z.B. cariöser, scharfkantiger Zahn.

Glomustumor (*Masson*): Neuro-myo-arterielle Geschwulst, welche aus arterio-venösen Anastomosen besonderer Struktur besteht und von Bindegewebe und nervösen Elementen durchflochten ist. Unterschieden werden 4 Typen (epitheloider, angiomatöser, neuromatöser und degenerativer Typ).

Symptome: Der angiomatöse Glomustumor besitzt klinische Bedeutung. *Wachstum:* Exquisit gutartig. Vorwiegend in der Hohlhand und subungual vorkommend, am Vorderarm und Oberschenkelinnenseite. *Hauptsymptom:* Starke Schmerzhaftigkeit bei Berührung. Morphologische Verwandschaft besteht mit ähnlichen Tumoren am Glomus caroticum und Coccygeum.

Therapie: Excision.

Haemangiopericytom (*Murray-Stout* 1942): Sonderform des Haemangioma capillare, von welchen es sich durch pericapilläre, teils konzentrische, teils diffus-reticuläre Pericytenwucherung unterscheidet. *Vorkommen:* Extrem selten, Wachstum in einem Drittel der Fälle maligne.

Gemmangiom (*Orsòs*, 1932): Bedeutet: Gefäßsproßgeschwulst. *Histologisch:* Zellarme Grundsubstanz mit eingelagertem dichtem Capillarnetz. *Wachstum:* Benigne und maligne Variante ist beobachtet, Vorkommen extrem selten.

Angioblastom des ZNS (Lindau-Tumor, von *Hippel*sche Krankheit): Kleine Gefäßgeschwülste des Kleinhirns, der Retina oder des Rückenmarks. *Histologisch:* Capillarwucherung mit reichlich zwischengelagerten Reticulumfasern und Lipoidspeicherung (s. S. 692).

Sturge-Webersche Krankheit (Kombination von peripheren Rankenangiomen, vor allem des Gesichts, mit gleichartigen Neubildungen der Chorioidea des Auges und der weichen Hirnhäute (s. S. 696).

Verlauf und Prognose: Kongenitale Angiome, zunächst meist klein und unbemerkt, bald nach der Geburt wachsend, nach der Pubertät meist stationär bleibend. Jedoch ist auch Rückbildung (spontan oder nach Entzündung oder durch Spannung infolge des darunterliegenden wachsenden Knochens) möglich. Auch expansives Wachstum mit Ausbreitung über die ganze Gesichts-, Kopf-, Rumpf- oder Gliedseite ist beobachtet. Daher ist möglichst frühzeitige gründliche Behandlung erforderlich.

Therapie: a) operativ: Radikale Exstirpation mit Messer oder Elektrochirurgie, Methode der Wahl; die Operation ist absolut angezeigt bei fortschreitendem Wachstum, bei Umwandlung in ein Rankenangiom oder in maligne Geschwulst; auch angeborene Hämangiome entferne man baldmöglichst, da sie sich rasch vergrößern und frühzeitig inoperabel werden können. Sorgfältige plastische Deckung ist vor allem im Gesicht erforderlich.

b) Konservativ: Bei sehr ausgedehnten oder ungünstig lokalisierten Geschwülsten (z.B. großen capillären Angiomen) im Gesicht, an Nase oder Auge kleiner Kinder empfiehlt sich an Stelle der Radikaloperation die Strahlentherapie mit Auflegen radioaktiver Moulagen. Auch Kälteanwendung in Form von flüssiger Luft oder Kohlensäureschnee kann erfolgreich sein. Ätzungs-, Tätowierungs- und Injektionsverfahren größtenteils verlassen.

β) Lymphangiom (Lymphgefäßgeschwülste), *Histogenese:* Abgrenzung von Geschwulst und Mißbildung schwierig. *Formen:* Umschriebene oder diffuse Neubildung im wesentlichen auf den Begriff des *Lymphangioma simplex cavernosum* einzuschränken; jedoch ist eine *capilläre* und eine *cavernös-cystische* Form möglich. *Vorkommen:* Meist im frühen Kindesalter an Gesicht und Hals, am häufigsten in Form des L. simplex cavernosum, bisweilen kombiniert mit Blutgefäßgeschwulst (*Hämangiolymphangiom*) oder mit Bindegewebsbeteiligung in Form großer Lappen oder Wülste (*Elephantiasis lymphangioectatica*). An Wange, Zunge, Lippen und Ohren oft groteske weich-schlotternde und herabhängende Säcke bildend (Makromelie, Makroglossie, Makrocheilie, Makrotie). Die cystische Form tritt besonders am Hals als *Lymphangioma cysticum colli congenitum* auf; seitlich vor und hinter den Kopfnickern vom Kieferwinkel bis zur Oberschlüsselbeingegend, evtl. gefährlich werdend durch Druck auf Luft- und Speiseröhre, namentlich bei plötzlichem Anschwellen.

Differentialdiagnose: Kiemengangs- oder Blutcyste am Hals, Echinococcus der Wange, Lipom, Dermoid usw.

Therapie: Bei umschriebenen Lymphangiomen Ausschälung und Druckverband, bei diffusen Formen sorgfältige radikale Exstirpation. Bei Zurücklassen von lymphangiotischem Gewebe besteht erhöhte Recidivgefahr.

i) Myom ist aus Muskelfasern aufgebaut. Demnach werden unterschieden: Das **Leio-Myom** = Geschwülste aus gewucherten glatten Muskelzellen und das **Rhabdomyom** = Geschwulst aus gewucherter, quergestreifter Muskulatur. Die Geschwulstzellen des Leiomyoms unterscheiden sich von den normalen nicht wesentlich; sie sind lediglich etwas größer, die Kerne plumper und chromatinreicher. In älteren Myomen tritt das Bindegewebe immer deutlicher hervor. Beim *Rhabdomyom* zeigen die Geschwulstelemente keine Homologie mit normalen quergestreiften Muskelzellen. Hier sind die Zellen unförmlich groß, mit polymorphen, chromatinreichen Kernen. Querstreifung fehlt fast immer. Sie gehen ohne scharfe Abgrenzung aus der quergestreiften Muskelfaser hervor, weshalb eine besondere Form eines Entartungsvorgangs angenommen wird (*Abrikosoff*).

α) Rhabdomyom, Vorkommen: Bevorzugt in der Zunge, ferner in Skelettmuskulatur, oberer *Ösophagus,* Harnblasenwand, Niere, hier als Bestandteil kleiner Mischgeschwülste, die sich von embryonalen Geschwulstkeimen ableiten; am *Herzen* sind sie meist verbunden mit angeborener, in frühem Kindesalter auftretender tuberöser Hirnsklerose (geschwulstartige Wucherung der Großhirnglia); bei Lokalisation im Kammerseptum können sie durch Reizleitungsunterbrechung zur plötzlichen Todesursache werden; nicht selten auch an den Stimmbändern und im Nasen-Rachenraum.

β) Leiomyom: Meist in Form des *Fibromyoms* wegen der wesentlichen Mitbeteiligung gewucherten Bindegewebes; Größe außerordentlich verschieden, kleine Knoten bleiben klinisch meist stumm. Kindskopfgroße Knoten können durch mechanische Einwirkung auf die Umgebung erhebliche Beschwerden verursachen (Lymphstauung durch Drosselung der abführenden Lymphgefäße, regressive Veränderung im zentralen Bereich des Tumors infolge Mangeldurchblutung, Nekrotisierung, vorgetäuschte Malignität, sekundäre Verkalkung und Verknöcherung). *Vorkommen:* Prädilektionsort *Uterus;* ferner Haut, Magen-Darm-Kanal, abführende Harnwege, Mamille, Prostata, Skrotum, Vulva; im Uterus entwickeln sie sich vor allem im Klimakterium (hormonale Umstellung!), im gebährfähigen Alter können selbst kleine Myome Ursache des habituellen Abortierens bzw. der Sterilität sein; größere Myome im Cervixbereich stellen ein Geburtshindernis dar. *Symptome:* Atypische Genitalblutungen (Menorrhagien). *Formen: Subserös, intramural* und *submucös,* je nach dem Sitz. Subseröse Knoten entwickeln sich gestielt in die Bauchhöhle und können durch Stieldrehung regressiv verändert werden bzw. akut-hämorrhagisch infarcieren. Die submucösen, meist kleineren Myome entwickeln sich in das Cavum uteri hinein. *Symptome:* Ulceration und Blutung, Stieldrehung mit hämorrhagischer Infarcierung und Nekrose. In der Regel wird eine größere Zahl verschieden großer Tumoren mit verschiedener Lokalisation angetroffen (Uterus myomatosus).

Therapie: Je nach Anzahl und Lokalisation der Myome (Abtragung, Ausschälung) und nach Alter (supravaginale Uterusamputation) ist das Vorgehen verschieden.

Besondere Formen, *Adenomyom:* Häufig an den Abgangsstellen der Tuben („Salpingitis isthmica nodosa"), seltener im Uteruskörper selbst. *Histologisch* sind zwischen die gewucherten Züge glatter Muskelfasern cystisch erweiterte Drüsenschläuche der Uterusschleimhaut eingelagert.

Adenomyosis uteri ist eine diffuse Durchsetzung der Uteruswand mit Schleimhautinseln. *Ursache:* Aktives Einwachsen der untersten Schleimhautschichten (basale Hyperplasie des Endometriums) auf dem Boden hormonell-ovarieller Störungen.

Myoblastenmyom: An Zunge, Lippen und äußerer Haut. Name rührt von der früher gültigen Ansicht her, daß die Geschwulst aus unreifen Muskelzellen (Myoblasten) aufgebaut sei. Nach moderner Auffassung handelt es sich um undifferenzierte Mesenchymzellen, die durch Speicherung von Eiweißkörpern eine den Muskelfasern ähnliche Struktur annahmen, also um Speicherzellengeschwülste.

k) Geschwülste des pigmentbildenden Gewebes. *Histogenese:* Spezielle Formen eines Fibroms aus reticulären, seesternartigen oder spindeligen Zellen, deren Cytoplasma dicht mit Melaninkörnern beladen ist. Die melanotische Pigmentierung dieser Geschwülste ist außerordentlich stark ausgebildet. Gutartige Varianten sind:

Naevus der Haut: (Muttermal, geschwulstartige Hautveränderung von auffälliger schwarzer oder schwarzbrauner Farbe, welche in etwa 60% der Fälle in malignes Wachstum übergehen kann).

Histogenese: Wahrscheinlich den Aufbauelementen des Nervensystems der Haut entstammend, und zwar entweder den *Schwann*schen Scheidenzellen (*Masson*) oder vom Neuroendothel der Saftbahnen des peripheren Nervengewebes (*Feyrter*); die neuroektodermale Genese der Hautnaevi (*John*) ist so gut wie bewiesen; damit ist auch der enge Zusammenhang zwischen Naevus und Nervensystem, ihre symmetrische Anordnung und das gemeinsame Vorkommen mit der Neurofibromatose erklärt.

Formen: Naevus pigmentosus: Hell bis tiefdunkelbraune, linsengroße bis flächenhafte, gegen die Umgebung scharf abgesetzte, z.T. runde, z.T. unregelmäßig begrenzte Flecken, die im Hautniveau liegen und zuweilen eine stärkere Behaarung als der umgebende Mutterboden (*Naevus pilosus*) erkennen lassen.

Naevus verrucosus, s. papillomatosus: Über die Oberfläche der Haut erhaben, Epidermis stark gefaltet, mit sekundärer Hyperkeratose.

Mongolenfleck: Blaue Hautflecken in der Kreuzbeingegend, nicht nur bei der gelben, sondern auch bei der weißen Rasse vorkommend.

Histologisch: Ansammlung von melaninbildendem Bindegewebe in den tieferen Cutislagen, so daß das braune Pigment bläulich durch die unveränderte Epidermis schimmert („*blauer Naevus*"), histogenetisch gilt auch hier die neurogene Naevustheorie.

Histologisch sind die Naevi aus speziellen sog. Naevuszellen aufgebaut, welche eine polygonale rundliche Gestalt von der Größe einer epidermalen Epithelzelle besitzen. Die Naevuszellen sind in Strängen oder Säulen im Papillarkörper der Cutis angeordnet oder zu Nestern gruppiert, wobei die einzelnen Zellgruppen durch Bindegewebszüge voneinander getrennt werden. Manchmal stehen sie in Verbindung mit der Basalzellschicht der Epidermis oder reichen bis in die Lagen der Epidermis hinein. Die Geschwulstzellen sind beladen mit braunem, eisen- und fettfreiem, feinkörnigem Pigment (Melanin), wie es normalerweise in den Chromatophoren der Cutis, Pigmentzellen der Chorioidea und in der Iris vorkommt. Der melanotische Pigmentgehalt bestimmt die Intensivität der Färbung der Geschwülste. *Differentialdiagnose:* Streng zu unterscheiden von den Hämangiomen, welche nicht selten ebenfalls als Naevi bezeichnet werden: Naevus vasculosus, s. sanguineus (Gefäß- oder Blutmal), Naevus flammeus (Feuermal, tâche de feu), Naevus vinosus (tâche vineux, Portweinfleck), Naevus coeruleus (stahlblaues, venöses Blutmal), Näheres s. bei Hämangiomen.

Therapie: Die Unterscheidung ist vor allem in therapeutischer Hinsicht wichtig, denn während bei Hämangiomen die operative Entfernung angezeigt ist (s. dort), stellt der Naevus pigmentosus, wegen seiner Neigung, maligne zu entarten, im allgemeinen ein Nolimetangere dar. Ist Excision aus kosmetischen Gründen (Naevus pilosus) an unbedeckten Körperstellen erforderlich, so erfolge die Ausschneidung radikal und in einer Sitzung, gegebenenfalls mit plastischer Deckung.

l) Gutartige Riesenzellengeschwülste.

Histogenese: Die einzelnen Formen der Riesenzellgeschwülste (Riesenzellenepulis, die lokalisierten und generalisierten RZ-Geschwülste des Knochens, der Sehnen und Sehnenscheiden lassen sich unter dem Oberbegriff des **Riesenzellenfibroms** zusammenfassen. Die Hauptmasse dieser capillar- und gefäßreichen Geschwülste wird von Fibroplastenwucherungen gebildet, welche in einzelnen Abschnitten oder im ganzen Tumor Bindegewebsfasern entwickeln; in solchen Bezirken treten die Riesenzellen zurück. In den Riesenzellen finden sich alle Übergangsformen bis zu solchen mit sehr vielen Kernen; das schwammartige Tumorgebiet ist von Blut durchsetzt, das irgendwo in den Schwamm eingebrochen ist; daher findet sich phagozytiertes Hämosiderin besonders in den Randpartien. Im Vordergrund steht immer das reticuläre Gewebe aus Spindel- und Riesenzellen; gelegentlich kommt Knochenbildung in kleinen Inseln vor; die RZ verhindern den Knochenanbau, ohne selbst aktiv osteoplastisch zu sein; mitunter wird xanthomatöse Umwandlung in RZ-Tumoren beobachtet; sie ist das Ergebnis einer Lipoidspeicherung. Die Lipoide stammen aus dem beim Blutabbau freigewordenen Lipoidmaterial. Die fibröse oder fibroide Umwandlung ist ein Differenzierungsvorgang, der beim Altern der Geschwulst stark zunimmt. Auch Cystenbildung (hämorrhagische Cysten) sind in Riesenzellgeschwülsten ziemlich häufig. Der Übergang von gutartigen Formen (Epulis) in Malignität (osteogenes Sarkom) ist nicht selten beobachtet; besonders malignitätsverdächtig sind die teleangiektatischen RZ-Tumoren. Jedenfalls ist die echte Geschwulstnatur dieser Geschwülste sichergestellt. *Alters- und Geschlechtsverteilung:* Maximum zwischen 20 und 30 Jahren, Beginn bei 10, selten über 40 Jahre. Keine Geschlechtsbevorzugung.

α) **Riesenzellenepulis:** Entwickelt sich aus leeren Fächern des Alveolarfortsatzes und ragt als kleine Geschwulst in die Mundhöhle. *Vorkommen:* Vor allem im jugendlichen Alter zwischen 6–15 Jahre, Lokalisation im Bereich der Milchzähne, seltener der Molaren. *Diagnose und Differentialdiagnose:* Abgrenzung von makroskopisch ähnlich aussehenden Granulationswucherungen (Epulis granulomatosa) ist nur histologisch möglich. *Symptome:* Häufigere oberflächliche Ulcerationen mit Blutungen in das Geschwulstgewebe. *Therapie:* Operativ durch radikale Excholeation.

β) **Riesenzellgeschwülste des Knochens:**

1. Osteodystrophia fibrosa localisata (Brauner Knochentumor), (vgl. S. 341): Von Blutungen und größeren Cysten durchsetzter Tumor. Die Tumorblutungen gehen auf zentrale Nekrosen der Geschwulst zurück und führen infolge sekundärer Resorption der Blutmassen zur Bildung von Cysten. Umwandlung der gutartigen, solitären Riesenzellgeschwülste in solitäre Knochencysten ist daher sehr häufig. *Vorkommen:* Vor allem im jugendlichen Alter und in der Regel im epiphysennahen Schaft der langen Röhrenknochen. *Symptome:* Häufig Spontanfrakturen im Bereich der mit blutigen Massen angefüllten, papierdünnen, aufgetriebenen Cystenwand.

Histologisch: Reste der primären Riesenzellgeschwulst in der Cystenwand nachweisbar; letzterer Nachweis ist wichtig, da ähnliche solitäre Cysten in seltenen Fällen aus zentral erweichten Chondromen und Myxochondromen hervorgehen.

2. Osteodystrophia fibrosa generalisata v. Recklinghausen: (vgl. S. 341). *Ursache:* Hyperparathyreoidismus durch inkretorische Überfunktion der Epithelkörperchen auf dem Boden einer diffusen Hyperplasie oder Adenombildung. Knochencysten entstehen auch hier erst sekundär aus riesenzellenhaltigen Tumorbildungen, welche primär aufschießen. Kommt es nicht zur Cystenbildung, so folgt die fibröse Umwandlung der primären RZ-Tumoren.

3. Riesenzellgeschwülste der Sehnen und Sehnenscheiden: *Aussehen:* Erbs- bis bohnengroße, sehr selten bis zu walnußgroße Geschwülste an Fingern und Zehen im Bereich der Hand-, Fuß- und Kniegelenke, völlig schmerzlos, Haut verschieblich; gehen vom Peritenonium der Sehnen in ihrem sehnenfreien Abschnitt aus und sitzen der Sehne fest auf, so daß sie das Sehnenspiel behindern.

Symptome: Behinderte Fingerfunktion, „schnellender Finger" usw.

Histologisch: Gewucherte, z.T. reticulär, z.T. spindelig angeordnete Bindegewebszellen mit zwischengelagerten, großen plasmareichen und vielkernigen, verschieden geformten Riesenzellen. Stellenweise faserreiche Zwischensubstanz, welche Hämosiderin gespeichert hat. Reichlich erweiterte Gefäße, in deren Lichtung die Riesenzellen hineinragen. Große Ähnlichkeit mit der Epulis. Daneben aber Schaumzellen mit Speicherung von doppelt brechenden Cholesterinestern; wegen Lipoidspeicherung und der dadurch bedingten *gelben Farbe* auch als *xanthomatöse Riesenzellgeschwulst* bezeichnet. *Wachstum:* Gutartig. *Therapie:* Totale Exstirpation, keine Recidivgefahr. *Weitere Formen: Xanthom* (s. vorn), *Xanthelasma* in der Einzahl an Haut, Augenlid, Hautfalten, Sehnenscheiden, im paratendinösen Bindegewebe oder auch in der Mehrzahl auftretend (Xanthoma tuberosum multiplex), sehr reichlich Cholesterinester enthaltend, keine echten Neubildungen, sondern Resorptionsgeschwülste und zu den Thesaurismosen zu rechnen. *Ursache:* Hypercholesterinämie infolge Stoffwechselerkrankung (Diabetes, Lebererkrankung).

Hand-Schüller-Christiansche Erkrankung: (vgl. S. 338), desgleichen *Niemann-Pick*sche Krankheit und *Morbus Gaucher:* Sämtliche Lipoidspeicherkrankheiten mit Ablagerung von Phosphatiden bzw. Cerebrosiden im reticuloendothelialen System; teilweise auch zu den Retotheliosen, also den geschwulstmäßigen Systemerkrankungen des retikulären Zellsystems gerechnet.

4. Gutartiges Knochenmarkreticulom („Eosinophiles Granulom"): *Vorkommen:* Umschriebene kirsch- bis mandarinengroße Geschwülste der Belegknochen des Schädeldaches besonders des Stirnbeins bei Jugendlichen; Tabula externa, Diploe und auch Tabula interna werden zerstört, Ränder des Knochendefekts unscharf, Periost und Dura mater stehen mit dem weichen, rotgrauen, z.T. deutlich abgekapselten Tumor in Verbindung.

Diagnose: Knochendefekte ohne reaktive Veränderungen des umgebenden Knochens.

Histologisch: Einförmige Wucherung von Reticulumzellen, welche ein dichtes Netz von Reticulumfasern bilden, eosinophile Leukocyten sind in erheblicher Dichte eingestreut; sinusartig erweiterte, blutgefüllte Capillaren finden sich zwischen den Zellwucherungen; dazwischen Riesenzellen, die Zeichen des Rückgangs und der Phagocytose von Eosinophilen aufweisen. *Wachstum:* Gutartig. *Therapie:* Röntgenbestrahlung, evtl. operativ falls es sich um singuläre große Defekte (z. B. des·Schädelknochens, handelt) spätere Deckung des Defektes durch Knochentransplantat. Auch Befall der Wirbelkörper, der Haut und der Beckenknochen ist beobachtet.

2. Bösartige Geschwülste des Binde- und Stützgewebes (Sarkome)

Sarkom. *Begriff:* Sarkome sind alle bösartigen Geschwülste, die von den Stütz-, Binde- und Füllselgeweben des Organismus ausgehen, also vom undifferenzierten Mesenchym abstammen.

Entstehung: Durch Entdifferenzierung der embryonalen Mesenchymzelle, welche infolge ihrer Multipotenz Bindegewebszellen, Muskelzellen, Osteoplasten, Endothelien und Reticulumzellen, die Stammform der Blutzellen zu bilden vermag. Kommt es im postnatalen Leben zum Rückfall der Mesenchymzelle in ihre embryonalen Eigenschaften, so können hieraus die verschiedensten Sarkomformen hervorgehen, je nachdem welche Differenzierungsstufe von der zur Geschwulstzelle gewordenen Mesenchymzelle eingenommen wird. *Wachstum:* Zunächst meist expansiv (daher evtl. ausschälbarer Tumor?), schließlich infiltrierend, dabei vor keinem Gewebe haltmachend, am ehesten noch vor Knorpel; evtl. Durchbruch nach außen mit Geschwürsbildung und Verjauchung. Das Sarkom ist umso bösartiger, je näher die Geschwulstelemente in ihrer Entwicklung der unreifen Mesenchymzelle stehen. Die Tumorzelle stellt ein Zerrbild der entsprechenden normalen Vergleichszelle dar. Es kommt stets nur zu mangelhafter Gewebsreife, d.h. es gelingt der Geschwulstzelle nicht, es dem normalen Mesenchymabkömmling (z. B. Muskelzelle, Knorpelzelle) gleichzutun. Kernteilungsfiguren sind ungemein häufig und der Beweis für eine überstürzte Zellteilung bzw. die erhöhte Wachstumstendenz des Sarkomgewebes. *Wirkung allgemein:* Unregelmäßiges Fieber und Anämie; Geschwulstkachexie sehr viel später als bei Carcinom (Ausnahme die sehr rasch wachsenden Tumoren des Reticulumgewebes). *Lokal:* Reaktion des normalen umgebenden Gefäß-Bindegewebes in Form einer lymphocytären und eosinophil-leukocytären Infiltration („Stromareaktion"). *Aufbau:* Auch die Sarkome bestehen aus einem aufbauenden Parenchym und einem (oft nur sehr spärlichen) Bindegewebsstroma, welches die ernährenden Gefäße führt. Stroma und Parenchym sind oft sehr schwer abgrenzbar, manche Sarkome nur aus diesem oder jenem bestehend.

Metastasen. Infolge schrankenlosen Einwachsens in die Umgebung, vor allem auch in die wandschwachen Lymphgefäße und Venen, erfolgt durch Abschwemmung auf lymphogenem und hämatogenem Wege meist frühzeitige und zahlreiche Metastasierung; dies besonders bei zellreichen, spez. Rundzellen- und Melanosarkomen; am häufigsten sind Lungenmetastasen und von da in alle Organe: Leber, Milz, Nieren, Knochenmark usw. Daraus ergibt sich Notwendigkeit der röntgenologischen Durchuntersuchung (besonders der Lungen!), damit nicht bei schon vorhandenen Metastasen eine ausgedehnte und verstümmelnde Operation vorgenommen wird. Bei *vorhandenen Metastasen* beschränkt man sich im allgemeinen auf die *Radio- und Chemotherapie.* Isolierte *Spätmetastasen* können erst viele Jahre nach operativer Entfernung auftreten und ebenfalls noch operativ entfernt werden. Besonders häufig ist das *örtliche Recidiv* nach operativer Tumorentfernung, da mangels einer Tumorkapsel niemals mit Sicherheit feststellbar ist, ob radikal, d.h. im Gesunden operiert wurde. *Diagnose und Differentialdiagnose:* Alle sonstigen benignen oder malignen Tumoren, Gummen (*Wassermannsche* Reaktion! therapeutischer Effekt, Abwarten unter antiluischer Kur ist aber nicht länger als 2 Wochen statthaft!). *Probeexcision*, auch bei Entnahme eines genügend großen Stückes aus der Tiefe der Geschwulst nicht immer entscheidend, da regressive Metamorphose des Tumors durch fettigen und körnigen Zellverfall, Nekrose, Thrombose, Verkalkung, hyaline Entartung, Blutung, Erweichungshöhlen, Blutcysten, die eigentliche Natur der Geschwulst verschleiern können.

Vorkommen: Meist in jugendlichem Alter mit Gipfel zwischen 20–30 Jahren, bei Kindern auch angeboren. *Häufigkeit:* Im allgemeinen 10mal seltener, an den Gliedmaßen jedoch 30mal häufiger als Carcinom. Bei Kindern sind die bösartigen Geschwülste in 97% Sarkome, bei Erwachsenen in 95% Carcinome; Sarkome machen im ganzen 5–10% aller malignen Tumoren aus. *Lokalisation:* In allen Organen, vorwiegend in den Körperdecken (Haut, Schleimhaut) und im Bewegungsapparat (Fascien, Gelenkkapseln, Knochen); ferner in Mamma, Prostata, Magen, Darm, Hoden, Speicheldrüsen, sowie im lymphatischen und reticuloendothelialen System. *Behandlung:* (Radikal und frühzeitig!) Exstirpation, Resektion, *Amputation* und Exarticulation bei Knochensarkomen. Bei generalisierten sarkomatösen Tumoren *Radio- und Chemotherapie.* 20% aller durch Operation behandelten Sarkomkranken sind nach 5 Jahren noch ohne Recidiv, in 2–3% dieser zunächst als geheilt Angesehenen tritt nach vielen Jahren noch ein Spätrecidiv ein. Es bleiben also insgesamt nur etwa 10–15% Geheilte.

Einteilung der Sarkome

1. Bezeichnung nach erkennbaren Zellformen.

a) *Nicht bestimmt charakterisierte Zellformen:* Spindel-, Rund-, Riesenzellen, polymorphzelliges Sarkom.

b) *Bestimmt charakterisierte Zellformen:* Lympho-, Myelo-, Reticulo-, Liposarkom.

2. Formen mit bestimmter geweblicher Differenzierung. Fibroplastisches, osteoplastisches, chondroplastisches, angioplastisches Sarkom.

3. Adjektivische Eigenschaften. Sarkoma lipomatodes, xanthomatodes, teleangiektaticum, melanoticum usw.

4. Nach dem Ausgangsorgan. Zum Beispiel: Knochen – osteogenes Sarkom, Muskel – myogenes Sarkom.

5. Sonderformen. Synovialom, Meningeom, Ewingsarkom usw.

Es entsprechen daher:

Normalgewebe (mesenchymales Gewebe):	Maligne (sarkomatöse) Geschwülste:
lockeres interstitielles Bindegewebe	verschiedene Sarkomtypen (spindelzellige, rundzellige, polymorphzellige)
fibrilläres Bindegewebe	Fibrosarkom
Fettgewebe	Liposarkom
Knorpelgewebe	Chondrosarkom – Myxosarkom
Knochengewebe	osteogene Sarkome (z. B. osteoplastisches Sarkom) chondroplastisches Sarkom, osteolytisches Sarkom
Muskelgewebe	Leiomyosarkom und Rhabdomyosarkom
Pigmentgewebe	Melanosarkom
reticuläres Bindegewebe	Reticulosarkom (Lymphosarkom, Lymphoblastom, Myelosarkom, Angiosarkom, Plasmocytom, Retothelsarkom, Ewingsarkom)

Einzelne Formen

a) **Rundzellsarkom.** *Vorkommen:* Im Bindegewebe der verschiedensten Lokalisation (Haut, Schleimhaut, Periost, intermusculäres Bindegewebe). *Histogenese:* Lockeres interstitielles Bindegewebe. Gehört zu den Sarkomen niederster Gewebsreife und besteht aus kleinen, runden Zellen, deren Größe etwa Lymphocyten entspricht. *Histologisch* sind fast nur Kerne erkennbar; die dichtliegenden Geschwulstzellen haben kaum Stroma zwischen sich; wegen der mangelhaften Gefäßversorgung kommt es daher häufig zu Nekrosen und Blutungen. *Schnittfläche:* Sehr weich, an Hirngewebe erinnernde Konsistenz, graurötliche Farbe. *Wachstum:* Sehr schnell, frühzeitige Metastasierung auf dem Lymph- und Blutweg.

b) Spindelzellsarkom. *Histogenese:* Lockeres interstitielles Bindegewebe. *Vorkommen:* Fascien-, Periost-, Muskelbindegewebe, Gefäß-Nervenscheiden. Bindegewebe der Haut und Schleimhäute. *Wachstum:* Hinsichtlich Bösartigkeit, Wachstumspotenz und Metastasierungsfähigkeit dem Rundzellsarkom sehr ähnlich. *Histologisch:* Aufbau aus spindeligen, in parallelen Zügen angeordneten Zellen, die sich nach allen Richtungen des Raumes durchflechten; auf dem Schnitt erinnern die quergetroffenen Zellgruppen an ein Rundzellsarkom (C₍ve! Verwechslung!); Zellkerne längsoval, z.T. chromatinreich, z.T. bläschenförmig, Mitosen reichlich und in allen Teilungsstufen.

Aussehen: Auf dem Schnitt weißlich-rötlich, infolge Gefäßarmut Nekrose und Blutungen in den umschrieben wachsenden Knoten.

Polymorphzelliges Sarkom: Variante der beiden beschriebenen Formen von niedrigster Gewebsreife. *Histologisch:* Polymorphe Zellen mit eingestreuten, mehrkernigen Riesenzellen (riesenzellhaltiges Spindelzellsarkom). *Vorkommen:* Wie a) und b).

c) Fibro-Myxo- und Liposarkom. *Histogenese:* Fibrilläres, gallertiges Bindegewebe bzw. Knorpel- und Fettgewebe. *Aussehen und Vorkommen:* Bösartige Geschwülste höherer Gewebsreife mit weitgehender Ausdifferenzierung. Vor allem im subserösen, retroperitonealen, subcutanen und intermusculären Bindegewebe, in Nervenscheiden und Knochenmark, in der Subcutis und Retroperitoneum oder Mediastinum (Liposarkome), im Retroperitoneum (Fibrosarkome). *Histologisch: Fibrosarkome* nur durch größeren Kernreichtum, Kernatypien und Mitosen von gutartigen zellreichen Fibromen zu unterscheiden. *Myxosarkome* an sternförmig verästelten, in die schleimige Grundsubstanz eingebetteten Zellen erkennbar. Unterscheidung von gutartigem Myxom sehr schwierig. *Liposarkome* an großen, runden, mit kleinen und großen Fetttropfen gefüllten Zellen, bei fehlenden typischen Zellverbänden leicht erkennbar. *Wachstum:* Im allgemeinen zunächst langsam und relativ gutartig. Doch kommen Formen mit ausgesprochener Gewebsunreife und Bösartigkeit vor (lipoplastisches Sarkom).

d) Chondro- und Osteosarkome. *Chondrosarkom, Histogenese:* Knorpelgewebe. *Aussehen:* Perlmutterartig graue, hyalin knorpelige Geschwülste, welche stellenweise verkalken und sekundär in Knochen umgebaut werden. *Histologisch:* Knorpelähnliche atypische Zellen mit mehr weniger starker Abscheidung von hyaliner Knorpelgrundsubstanz.

Osteosarkom, Histogenese: Skelettsystem. In reiner Form ebenso wie das Chondrosarkom fast niemals zu beobachten, sondern meist in Kombination mit verschiedenen Geschwulstsubstraten (Chondromyxosarkom, Osteochondrosarkom, Osteomyxofibrosarkom). Da beide ausschließlich vom Skelettsystem ausgehen, werden sie zur Gruppe der osteogenen Sarkome zusammengefaßt; dabei ist zu unterscheiden zwischen *primären osteogenen Sarkomen*, die sich in einem vorher unveränderten Knochen entwickeln und den *sekundären* Formen dieses Sarkomtyps, die sich auf gutartige Knochenprozesse aufpfropfen. Im einzelnen werden sie folgendermaßen unterteilt:

Osteogene Sarkome:

1. Chondromyxosarkom. *Primäres Chondromyxosarkom, Vorkommen:* Meist bei Jugendlichen zwischen 14. und 21. Lebensjahr, vorwiegend an der distalen Femurepiphyse und proximalen Tibiaepiphyse. *Symptome:* Leichte Schmerzen, oft nach geringfügigem Trauma, meist schon mehrere Monate bestehend. Die vom Periost ausgehenden Geschwülste heben dieses vom Knochen ab und entwickeln sich subperiostal rund um den Knochenschaft; in fortgeschrittenen Fällen wird das Periost und die Knochencorticalis durchbrochen bzw. arrodiert und die Markhöhle vom Tumor infiltriert.

Diagnose: Röntgenbild in den ersten Stadien der Erkrankung meist unauffällig, erst später hebt sich der Tumorschatten vom Weichteilmantel ab. *Histologisch:* Alle Stadien der embryonalen Knochenentwicklung vom undifferenzierten Bindegewebe über das myxomatöse Gewebe bis zum Knorpelgewebe erkennbar.

Sekundäres Chondromyxosarkom: Geht aus primär gutartigen Exostosen, Chondromen, Osteochondromen hervor.

Vorkommen: Wesentlich später (35.–55. Jahr) am distalen Femur- und proximalen Humerus, proximalen Tibiaende, Rippen- und Fußskelett.

2. Osteoplastisches Sarkom. *Histogenese:* Osteogene Geschwulst, der gutartigen Variante des Fibroma ossificans verwandt. *Aussehen:* Subperiostaler, grauweißer Tumor mit dichtgestellten Knochenbälkchen (Spiculae), welche senkrecht zur Knochenoberfläche angeordnet sind; ahmt in seiner Struktur den kompakten Knochen nach. Im Geschwulstbereich wird die Markhöhle durch Tumorknochen und reaktive Knochenneubildung sklerosiert. *Histologisch:* Spindelzellen und atypische Osteoplasten, Osteoidsubstanz und neugebildete Knochenbälkchen. *Diagnose:* Derbfibröser, knochenähnlich beschaffener Tumor; Röntgenbild zeigt an der Schaftseite der Epiphysenlinie dichte Knochenneubildung, wodurch die normale Knochenzeichnung undeutlich wird. Im Bereich der periostalen Abhebung als Charakteristicum strahlenartige Verzweigungen, hervorgerufen durch die Spiculae. *Lokalisation:* Nähe der Epiphysenlinien, in 80% distale Femur- und proximale Tibiaepiphyse; bei Jugendlichen vorwiegend zwischen 15. und 25. Lebensjahr. *Prognose:* Infolge starker Ausdifferenzierung der Neubildung im allgemeinen günstig, sofern frühzeitige Radikaloperation stattfindet. *Therapie:* Radikaloperation (Amputation, Exarticulation), Resektionen sind nur mit größter Zurückhaltung auszuführen, da sie nur sehr selten ausreichend radikal durchgeführt werden können. *Sonderformen:* Sekundäres *osteoplastisches Sarkom* auf dem Boden primär gutartiger Knochenveränderungen (in Callus, Myositis ossificans, Osteodystrophia fibrosa lokalisata usw.); sehr selten.

3. Chondroplastisches Sarkom. *Histogenese:* Osteogene Geschwulst, der gutartigen Variante des Chondroms verwandt. Entstehung aus den epiphysären Knorpellagen zu einer Zeit, in welcher das Längenwachstum der Röhrenknochen noch nicht abgeschlossen ist. Möglicherweise besteht auch Verwandtschaft mit den osteoplastischen Sarkomen, bei welchen die chondroide Gitterknochenbildung zu beobachten ist (Chondroidsarkom). *Aussehen:* Grauweiße, durchscheinende, z.T. gallertige, von Blutungen und Nekrosen durchsetzte Geschwülste, welche in die Meta- und Epiphyse oder in die subperiostalen Zonen vordringen, aber stets den Zusammenhang mit der Epiphysenlinie wahren.

Histologisch: Den gutartigen Chondromen analoger Aufbau, mit „ins Maligne" verzerrender Struktur; knotiger Aufbau mit außen liegender zellreicher Matrixschicht, welche kappenförmig aufgelagert ist; von ihr geht das ausdifferenzierende Knorpelgewebe aus; unscharfer Übergang der Matrixschicht ins Knorpelgewebe, welches atypisch, polymorph, hyalin oder schleimig sein kann; nicht selten in den Knorpelinseln Verknöcherung in Form des metaplastischen oder enchondralen Typus. Einzelne Abschnitte erinnern an kartilaginäre Exostosen.

Vorkommen: Bei Jugendlichen zwischen 15. und 20. Lebensjahr in der Metaphyse und Epiphyse.

Prognose: Infolge des niedrigen Grades der Gewebsreife dubiös, vor allem bei den primären Chondrosarkomen; etwas besser bei den sekundären Formen, welche aus gutartigen Chondromen, kartilaginären Exostosen usw. hervorgehen.

Therapie: Siehe 2.

4. Osteolytisches Sarkom. *Histogenese:* Osteogene Geschwulst; der benignen Variante des Riesenzellfibroms (gutartiger RZ-Tumor oder RZ-Epulis) verwandt.

Aussehen: Bröckelige, sehr gefäßreiche, weiche und blutig-imbibierte Geschwülste mit einzelnen fibrösen, festeren Partien, in welche hämorrhagische Cysten eingelagert sind.

Vorkommen: Im jugendlichen Alter (10.–20. Lebensjahr) auftretende, meist von der Epiphyse, jedenfalls fast immer von der Wachstumszone ausgehende Geschwulst, welche sich unter dem Periost und in die weniger resistenten umgebenden Weichteile ausbreitet. Der Knochen wird bis auf eine dünne Corticalisschale rarefiziert.

Histologisch: Deckt sich das Bild weitgehend mit dem der gutartigen RZ-Geschwulst. Die Unterschiede sind sehr schwer zu fassen. Wie bei der gutartigen Form finden sich atypische, plumpe Spindelzellen und Osteoplasten mit reichlich Mitosen und Riesenzellen; letztere sind kleiner als bei der gutartigen Form, dichterstehend, das Gesamtbild ist unruhiger, die Einzelelemente polymorpher, der reticuläre Gesamtbau lockerer als bei der gutartigen Variante.

Differentialdiagnose: Gutartige Knochencyste, Osteodystrophia fibrosa, gutartiger RZ-Tumor.

Prognose: Ungünstig. *Therapie:* Siehe 2.

Sonderformen: Sekundäres osteolytisches Sarkom entsteht auf dem Boden eines gutartigen RZ-Tumors, einer Knochencyste, Osteomyelitis, alter Fraktur, schwerem Trauma. *Verlauf:* Sehr viel protrahierter als das primäre osteolytische Sarkom. *Prognose:* Daher günstiger.

Lokal können durch Einbruch in die Gelenkhöhle schwere Zerstörungen hervorgerufen werden.

Polymorphzelliges osteolytisches Sarkom: Charakterisiert durch auffallend lockeres Zellnetz und starke Zellpolymorphie, mitunter in den Typus des Spindelzellsarkoms übergehend.

Prognose: Wie in der ganzen Gruppe ungünstig bis infaust.

Knochensarkom und Trauma. Diese in der Begutachtung wichtige Frage (s. dort) tritt in folgenden 3 Möglichkeiten in der Praxis auf:

1. Sarkom nach einer unkomplizierten Fraktur (einmaliges Trauma ohne Infektion),
2. Sarkom nach Trauma ohne Fraktur,
3. Sarkom nach Knochenverletzung und anschließender Infektion.

Zu 1. Einzelfälle dieser Art sind beobachtet; durch das Trauma wird die Neubildung nicht direkt ausgelöst, sondern Gewebsveränderungen gesetzt, die im Laufe der Zeit das Neoplasma herbeiführen (gestörte Heilungs- und Regenerationsvorgänge, z. B. im Kallus). Große Bedeutung kommt dem Zeitfaktor zu; Zeitintervalle zwischen mehreren Wochen bis zu 20 Jahren sind zwischen Fraktur und Sarkom möglich; Brückensymptome nicht unbedingt erforderlich. Endogene Faktoren (Disposition, Konstitution) müssen hinzukommen. Entscheidend ist histologisches Bild und Geschwulstlokalisation im Bereich des ehemaligen Traumas.

Zu 2. Nachweis einer erheblichen Gewalteinwirkung und örtlicher Gewebsveränderungen erforderlich; die Neubildung darf nur am Ort der Gewalteinwirkung und erst nach angemessenem Zeitintervall entstehen. Ein eindeutiger Zusammenhang ist nur außerordentlich selten gegeben.

Zu 3. Hier handelt es sich um Neoplasmen, die von den Weichteilen ausgehen und sekundär auf den Knochen übergreifen. Sie sind den parostalen Sarkomen zugehörig; Ausgangspunkt meist Granulationsgewebe, das sich im Bereich einer infizierten Fraktur (Schußbrüche) entwickelt und infolge jahrzehntelanger Fisteleiterung nicht zur Ruhe kommt.

Histologisch: Meist Spindelzellsarkome; erforderliches Zeitintervall 1–20 Jahre (eindeutiges Beispiel berichtet von *Thies*).

e) Myosarkom. *Histogenese:* Quergestreifte Muskulatur (Rabdomyosarkom) und glatte Muskulatur (Leiomyosarkom).

α) *Rhabdomyosarkom:* Meist Bestandteil kompliziert zusammengesetzter Mischgeschwülste, vor allem im Bereich der Niere (*Birch-Hirschfeld*scher oder *Wilms*scher Tumor); der Harnblase, des Hodens, der Zunge, des Rachens und der oberen Speiseröhre; dysontogenetische Mischgeschwulst (Emryonales Teratom), in welcher neben anderen Elementen auch quergestreifte Muskelfasern auftreten. *Histologisch:* Charakteristisches Merkmal ist die Polymorphie.

Differentialdiagnose: Polymorphzelliges Sarkom (sehr schwierig abzugrenzen).

Vorkommen: Vorwiegend bei Kindern und Jugendlichen.

Prognose: Infaust.

β) *Leiomyosarkom, histologisch:* Aufbau aus polymorphen Geschwulstzellen, welche sehr stark von normalen glatten Muskelfasern abweichen.

Vorkommen: Hauptsächlich Uterus, seltener in Harnblase, Magen-Darm-Kanal.

Wachstum: Infiltrierend und von der Umgebung nicht abgrenzbar; häufig in das Cavum uteri einbrechend und zu oberflächlichem Zerfall und Blutungen führend. *Diagnose:* Probeexcision, Probeabrasio. *Behandlung:* Radikaloperation, Uterusamputation.

f) Hämangiosarkom. Außerordentlich selten, daher klinisch bedeutungslos. *Histologisch:* Unregelmäßig gewucherte Capillaren mit endothelähnlichem Zellbelag; Wachstum infiltrierend durch Sprossung solider und röhrenförmig geöffneter Zellzapfen in das umgebende Gewebe; u. U. auf dem Boden eines gutartigen Hämangioms entstehend. *Vorkommen:* In Leber, Schilddrüse und Skelett; in letzterem handelt es sich wohl immer um Metastasen solcher Geschwülste von anderen Primärtumoren, vor allem in der Schilddrüse.

Sonderform: **Endotheliom,** *Histogenese:* Umstritten, wahrscheinlich aus undifferenziertem, reticulärem Bindegewebe, das dem embryonalen Mesenchym noch sehr nahe steht; die Bezeichnung wird nur noch für einige primäre bösartige *Geschwülste der Pleura* und seltener *des Peritoneums* gebraucht. *Aussehen:* Flächenhafte, diffuse Infiltration und schwartige Verdickung der visceralen und parietalen, meist einseitig erkrankten Pleura mit einem ausgedehnten serofibrinösen, oft hämorrhagischen Erguß, durch den die Lunge auf den Hilus zusammengedrückt wird; die Geschwulst kann in den Herzbeutel und zwischen die einzelnen Mediastinalgebilde einwachsen und zu deren Ummauerung bzw. Abschnürung führen (große Hohlvenen, Bronchien, Ösophagus, Lungenlappen).

Histologisch: Schwieliges Bindegewebe mit eingelagerten spaltförmigen und drüsenartigen Schläuchen, welche mit einem polymorphen, flachen oder höheren Zellbelag versehen sind; vereinzelt riesenzellige Elemente, auch solide Zellzapfen. *Diagnose und Differentialdiagnose:* Tuberkulose, Bronchialcarcinom, Neurofibrosarkom, Ganglioneurom, Probethorakotomie, Probeexcision.

Prognose: Infaust.

g) Synovialom (*Synoviom*). *Histogenese:* Desmales Epithel (Mesothel) der Gelenke, Sehnenscheiden und Schleimbeutel. Einzige Geschwulst dieser Herkunft, deren Besonderheit darin besteht, daß sie einerseits als typische Bindegewebsgeschwulst erscheint, andererseits epithelartige Strukturen bildet, die von epithelialen Tumoren kaum zu unterscheiden sind. *Aussehen:* Gewächse mit synovialmembranartigem Bau. *Vorkommen:* Im Bereich der Gelenkkapseln und Schleimbeutel von Kniegelenk, Fuß-, Ellbogengelenk, Unterschenkel und Oberarm. *Histologisch:* Größte morphologische Mannigfaltigkeit, daher zu vielen Irrtümern Anlaß gebend; rein sarkomatöse Stellen wechseln mit perithéliomatösen Bildern und Partien rein epithelialen Charakters ab; in den Hohlräumen ist Synovia eingelagert; selbst riesenzellenhaltige Abschnitte mit xanthomatösen Partien in den Zellwucherungen und Mastzellen in den sarko-fibromatösen Abschnitten kommen vor. *Wachstum* ist das eines Sarkoms, das innerhalb weniger Jahre, meist nach örtlichem Recidiv und Lungenmetastasierung schließlich zum Tod führt. Ausgereifte „gutartige" Synovialome sehr selten (meist vom Ellbogengelenk ausgehend), ebenfalls zu lokalem Recidiv führend.

Therapie: Rechtzeitige Amputation und Röntgenbestrahlung.

h) Malignes Melanom (vgl. Hautnaevus, S. 461). *Histogenese:* Maligne Variante des sog. *blauen Naevus* (s. dort). Etwa $^2/_3$ der malignen Melanome (Melanosarkome) gehen aus Hautnaevi hervor. *Aussehen:* Kaum von den gutartigen Hautnaevi zu unterscheiden; plötzlich bemerkbar werdende Wachstumstendenz weist darauf hin, daß ein Umschlag in bösartiges Wachstum erfolgt ist.

Wachstum: Vor allem äußere mechanische Irritation der Hautnaevi wird für den Übergang in bösartiges Wachstum verantwortlich gemacht (Rasieren, Ätzen aus kosmetischen Gründen). Sehr frühzeitige Neigung zu *örtlichen Recidiven* und äußerst *schnelle Metastasenbildung* sind zu fürchten. Sie tritt oft erst jahrelang nach Entfernung eines für gutartig gehaltenen Hautnaevus auf!! *Metastasierung* erfolgt auf dem regionären Lymphwege und schließlich hämatogen in Lungen, Leber, Nieren, Gehirn, Herzmuskel, Skelett und Haut; Metastasen können pigmentiert oder auch pigmentfrei, nur markig-grau erscheinen. Hirnmetastasen sind häufig die Ursache eines plötzlichen Todes.

Histologisch: Außerordentlich wechselnde Bilder, epithelähnliche Bezirke mit starken Kernatypien und Mitosen neben Abschnitten, die vorwiegend aus spindelzelligen Elementen bestehen; feinkörniges, braunes, eisenfreies Pigment (Melanin) im Plasma der Geschwulstzellen, den Zellkern häufig überdeckend; letzteres fehlt in manchen Geschwulstabschnitten und Metastasen völlig. Zerfallende Geschwulstzellen geben ihr Pigment an das reticuloendotheliale System zur Speicherung oder an den Harn zur Ausscheidung ab (melanotische Harnfärbung). *Einzelne Formen:* „Junctionaltyp" (rein intraepidermal lokalisiert), vorwiegend im Kleinkindesalter; „Compoundtyp" (eine Kombination von Junctional- und Intradermaltyp), vorwiegend im Kindesalter bis zur Pubertät. „Intradermaltyp" (voll entwickelter, alter Naevus, dessen Epidermis nicht mehr aktiv ist, er breitet sich innerhalb der subepidermalen Zone der Cutis aus). Vorwiegend im Erwachsenenalter. *Therapie:* An Stellen vermehrter, mechanischer Irritation (Fußsohlen, Zehen und Finger) frühzeitige radikale Exstirpation im Gesunden (*Cave!* jedes Anincidieren, Probeexcision usw.); an Stellen neutraler Lokalisation lasse man die Naevi möglichst in Ruhe. Metastasierung ist auch viele Jahre nach der chirurgischen Entfernung noch beobachtet worden!!

i) Bösartige Neubildungen des hämatopoëtischen Systems. *Histogenese:*

Leukämien und die ihnen verwandten Erkrankungen sind entweder als hyperplastische Systemerkrankung (*Naegeli*) oder als tumorartige Wucherungen von Blutzellen (Hämoblastome) mit Metastasierung in andere Organe (*Ribbert*) aufzufassen. Seit es gelungen ist, beim Tier durch Einwirkung gewisser Gifte ein der menschlichen Leukämie entsprechendes Krankheitsbild zu erzeugen (*Büngeler*) ist man mehr und mehr der Ansicht, die Krankheiten des blutbildenden Apparates als *Hämoblastome* in die Gruppe der bösartigen Geschwülste einzureihen. Aus folgendem Schema sind die Differenzierungsmöglichkeiten der pluripotenten embryonalen Mesenchymzelle ersichtlich und, da die normale Zellbildung auf jeder Entwicklungsstufe in einen pathologischen Wachstumsexceß umschlagen kann, die Vielfalt innerhalb der großen Krankheitsgruppe der Hämoblastome erklärlich. Vom

Differenzierungsmöglichkeiten der Mesenchymzelle im Hinblick auf die Entstehung von Hämoblastomen der verschiedenen Differenzierungsstufen (n. Büchner)

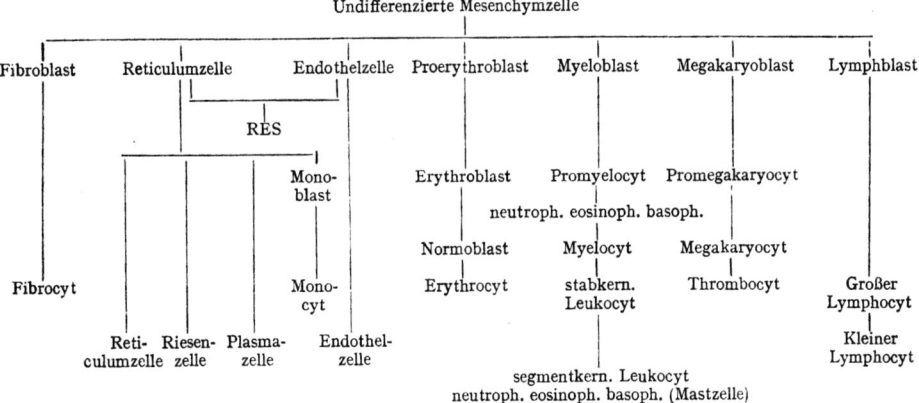

klinischen Standpunkt aus wird, je nach dem Verlauf, zwischen *chronischen und akuten Formen* unterschieden. Die akuten Verlaufsformen sind an die Entwicklung unreiferer Zelltypen gebunden. Werden die abgearteten Zellen ins Blut ausgeschwemmt, so entsteht die *leukämische Erkrankungsform;* werden sie in den medullären und extramedullären Zellbildungsstätten zurückgehalten, so liegt die *aleukämische Erkrankungsform* vor. Schließlich gibt es *Sarkomatosen*, bei denen umschriebene aggressive Tumorbildungen im Vordergrund stehen.

α) *Lymphadenose, Lymphosarkom:*

1. Lymphadenose, *Vorkommen:* Vorwiegend in höherem Lebensalter auftretende, chronische Erkrankung des gesamten lymphatischen Systems. Hauptsächlich befallen werden die Lymphknoten des Halses, der Achselhöhle, der Leistenbeugen, des Mediastinums und Oberbauchs (Leberpforte, parapankreatisch), des Mesenteriums und paraaortal. *Aussehen:* Bohnen- bis apfelgroße, derbe, verschiebliche, im Durchschnitt grauweiße und strukturlose Knoten unter der Haut, welche große Pakete entwickeln können, die durch Druck auf Nachbarorgane Stauungserscheinungen herbeiführen. Die *Milz* ist stets vergrößert, im Schnitt sind die vergrößerten Lymphfollikel zu erkennen; *Leber* ebenfalls vergrößert, an ihrer Oberfläche und Schnittfläche ist die grauweiße Abgrenzung der Leberläppchen makroskopisch zu erkennen; lange *Röhrenknochen* sind statt Fettmark von graurotem lymphatischem Gewebe erfüllt; *Nieren* zeigen diffus-graue Infiltrierung der Rinde oder im Rindenparenchym einzelne grau-weiße, die Oberfläche vorbuckelnde Knoten; *lymphatischer Apparat des Hals-Rachen-Ringes* und Magen-Darm-Kanals ist vergrößert und evtl. sekundär ulceriert.

Symptome und Verlauf: Enorme Vermehrung der weißen Blutzellen im strömenden Blut (bis über 500000), daher Weißblütigkeit = Leukämie; bei der leukämischen Lymphadenose sind es fast ausschließlich *rundkernige Lymphocyten;* bleibt die Ausschwemmung der Lymphozyten in das strömende Blut aus (*aleukämische Lymphadenose*) und treten die Lymphknotenschwellungen zurück, dann ist die Erkennung erschwert; der jeweilige Organbefall kann zu entsprechenden Ausfallssymptomen führen.

Diagnose: Differentialblutbild, bei aleukämischen Formen Knochenmarkpunktion (lymphatische Wucherung des Sternalmarks).

Differentialdiagnose: Aplastische Anämie.

Histologisch: Alternative Auffassung ist möglich; nämlich: Lymphocytäres Lymphoblastom, d.h. entweder echte lymphocytäre Geschwülste, welche vom lymphatischen Gewebe ausgehen oder Teilerscheinungen einer Lymphadenose, also einer Systemerkrankung. Faßt man die Leukämie als Tumor auf, so muß sie wegen der hämatogenen Metastasierung als maligne Geschwulst betrachtet werden. Handelt es sich bei den lymphatischen Geschwülsten um Teilerscheinungen einer Leukämie, so entspricht dies dem chronischprotrahierten, nur auf lange Sicht, malignen Verlauf der Erkrankung. Bei den lymphatisch-leukämischen Lymphknotenschwellungen ist im Gegensatz zu den reaktiven Lymphknotenschwellungen das Strukturbild des Lymphknotens verwischt; erkennbar ist nur ein sehr dichtes, monotones, lymphatisches Grundgewebe, während alle übrigen Strukturen

(Lymphknötchen, Reaktionszentren, Sinus) verschwinden; Abgrenzung vom lymphocytären Lymphosarkom sehr schwierig; diffuse und knotige Durchsetzung des ortsständigen Gewebes mit Lymphocyten (z. B. Verbreiterung des periportalen Bindegewebes in der Leber).

Prognose: Über viele Jahre verlaufende, stets tödlich endende Erkrankung.

2. Großfolliculäres Lymphoblastom (nach *Brill-Symmers*): Bedingt gutartige Geschwulstbildung des lymphatischen Gewebes, welche in einer Vergrößerung der Follikel zu Riesenfollikeln besteht; diese werden zum Ausgangspunkt eines geschwulstartigen Wachstums.

Histologisch: Dichtgelagerte Riesenfollikel, z.T. konfluierend, aus polymorphen, lymphoblasten-ähnlichen Zellen und spärlichen Reticulumzellen; groteske Übertreibung der charakteristischen Grundstruktur des lymphatischen Gewebes, wobei der follikuläre Apparat anteilmäßig das lymphatische Grundgewebe weit übertrifft.

Vorkommen: Bei Männern im 5. Lebensjahrzehnt, schleichender Beginn mit umschriebener Vergrößerung der Lymphknoten in der Halsgegend, den Achselhöhlen, der Leistenbeugen, des Bauchraumes oder des Retroperitoneums. Krankheitsdauer 9–11 Jahre.

Symptome und Verlauf: Sprunghafter Befall anderer Lymphknotengruppen, der Lymphfollikel der Milz (in 30% Milztumor) oder auch des lymphatischen Apparats des Darmes (Stadium der Generalisation); schließlich bösartige Umwandlung in den Zentren der pathologisch-veränderten Lymphfollikel und Metastasen in anderen Organen (Leber, Niere, Milz, Knochenmark). *Therapie:* Im Anfangsstadium Röntgenbestrahlung; Recidive und die generalisierte Form sprechen hierauf nicht mehr an; dann zu versuchen Chemotherapie.

Prognose: Das Lymphoblastom *Brill-Symmers* ist als *Präsarkomatose* aufzufassen, da sie nach Jahren fast immer in ein Reticulosarkom übergeht.

3. Lymphosarkom (Reticulosarkom mit lymphatischer Differenzierung).

Histogenese: Ausgangspunkt können sowohl Wucherungen des lymhpoiden Gewebes, als auch des Reticulums sein; die Geschwülste des lymphatischen Gewebes differenzieren entweder in der Richtung des reinen Reticulums oder in der Richtung des lymphopoetischen Gewebes; im Lymphosarkom findet sich daher meist ein gemischtes Zellbild, welches lymphatische und reticuläre neoplastische Zellen in quantitativ wechselnder Menge enthält.

Symptome: Im Gegensatz zur guten Abgrenzbarkeit der Lymphknoten bei der Lymphadenose, stellt das Lymphosarkom eine umschriebene Tumorbildung in einer bestimmten Lymphknotengruppe mit diffuser Geschwulstinfiltration der Umgebung dar.

Histologisch: Lockeres Netzwerk von Reticulumfasern mit eingelagerten kleinen runden Zellen, welche Lymphocyten und Lymphoblasten ähneln und die Lymphknotenkapseln durchsetzen. Einbrüche in die Lymphgefäße führen zu Metastasen in anderen regionären Lymphknoten und hämatogene Aussaat führt knotenförmige Metastasen in anderen Organen herbei (Lymphosarkomatose).

Therapie: Röntgenbestrahlung, Chemotherapie.

Prognose: Infaust.

β) Myelose, Myelosarkom:

1. Myelose: *Wucherung des myeloischen Gewebes,* welche in die Gefäßwände und Gefäßlichtungen, vor allem der Milz, Leber und Nieren eindringt und auch zu myeloischen Herdbildungen in den Lymphknoten und in den lymphatischen Elementen anderer Organe (Schleimhautinfiltrate des Magen-Darm-Traktes) führt; in manchen Fällen treten einzelne Zellformen besonders hervor, so daß z. B. von Mastzellenleukämie, eosinophiler Leukämie usw. gesprochen wird.

Vorkommen: Bevorzugt sind Frauen des mittleren Lebensalters.

Symptome: Mattigkeit, Schwäche, Gewichtsabnahme, Blutungsneigung, Nasenbluten, unklare abdominale Beschwerden, Druck- und Völlegefühl, Schmerzen im li. Oberbauch, Magenbeschwerden (die abdominellen Symptome sind meist auf die Milzvergrößerung zurückzuführen!). Diffuse myeloische Infiltration des Interstitiums der großen Parenchymorgane führt zu mächtiger Vergrößerung derselben (Kapselschmerzen) und an den Nieren gegebenenfalls zur Anurie.

Diagnose: Milztumor, Lebervergrößerung, Lymphknotenvergrößerung, Differentialblutbild (hochgradige Leukocytenvermehrung bis zu 500 000 und darüber, wobei alle Reifungsstadien der Granulocyten anzutreffen sind), Sternalpunktion uncharakteristisch, d. h. kein Unterschied zum reaktiven Knochenmarksbild bei Infekten; in fortgeschrittenen Stadien Anämie, hämorrhagische Diathese, Urämie infolge Nierenversagens und gesteigertem Leukocytenzerfall.

Verlauf: Unmerklich sich entwickelnde, schleichend verlaufende, innerhalb 3–4 Jahren mit Sicherheit zum Tode führende Erkrankung.

Aussehen: Milz sehr stark vergrößert. Kapsel gespannt. Normale Struktur, völlig verwischt, auf der Schnittfläche graurotes, weiches, von Blutungen durchsetztes Gewebe, das mikroskopisch aus diffusen Wucherungen myeloischer Zellen besteht (positive Oxydasereaktion!); in *Röhrenknochen* und im übrigen *Skelettsystem* ist das Fettmark, bzw. rote Mark durch graues, myeloisches Mark ersetzt. *Leber* vergrößert, dichteste Ansammlung myeloischer Elemente in den Läppchencapillaren, auf der Schnittfläche zeigt die Leber graurote Farbe mit unscharfer Läppchenzeichnung; *Nieren* stark vergrößert durch myeloische Infiltration des Interstitiums.

Histologisch: Myeloische Zellwucherungen in den Capillaren der Leberläppchen, der roten und weißen Milzpulpa, der Nierenrinde usw.

2. Myelosarkom (Reticulosarcoma myeloplasticum): Sehr seltene Geschwulst des reticulären Bindegewebes, solitäre Geschwulstbildung innerhalb der Gruppe der chronischen Myelosen; stets aus einer Myelose hervorgehend und in Muskulatur und Skelettsystem destruierend einwachsend.

Diagnose: Zuverlässig nur bei positivem Ausfall der Oxydasereaktion.

Therapie: Bei Myelose und Myelosarkom Röntgenbestrahlung, Radium und radioaktive Isotope, Chemotherapie.

γ) Akute Leukose; Myeloblastom; Chlorom:

1. Paramyeloblastenleukämie: Akut verlaufende Blutbildungsstörung mit Ausbildung pathologischer Formen der Myeloblasten, die alle Zeichen maligner Entartung tragen (Kern- und Zellpolymorphie, Verschiebung des Kernplasmaverhältnisses, atypische Mitosen). *Vorkommen:* Im jugendlichen Alter. *Symptome und Verlauf:* Alarmierende Krankheitszeichen, ähnlich einer Infektionskrankheit. Schweres Krankheitsgefühl, Halsschmerzen, Schweißausbrüche, Atemnot, Blässe, hohes Fieber, Mundschleimhautnekrosen, Blutungsneigung, Thrombopenie, ähnlich der Agranulocytose; Milz- und Lebervergrößerung, Magen-Darm-Blutungen.

Differentialblutbild: Sternalpunktat (Knochenmark völlig von pathologischen Myeloblasten durchsetzt), im übrigen aus der Symptomatik.

Histologisch, Milz: Ausgedehnte Myeloblastenwucherungen. *Leber:* Zeigt in den periportalen Feldern weit in die Leberläppchen vordringende Zellinfiltrate auf.

Prognose: Infaust, Tod tritt meist innerhalb mehrerer Monate ein.

Therapie: Chemotherapie bringt u. U. vorübergehende Erfolge.

2. Myeloblastome: Umschriebene, als Metastasen anzusehende Geschwulstbildungen im Mediastinum, Haut, Leber, Nieren, Herzmuskel. Bestehen vorwiegend aus Mikromyeloblasten. *Vorkommen:* Im Verlauf einer akuten Leukose bei jugendlichen Patienten.

Differentialdiagnose: Lymphosarkom ist nur unter Einschluß des Blut- und Knochenmarksbildes, niemals aus einer Probeexcision (z.B. Hauttumor) allein möglich.

3. Chlorom, *Vorkommen:* Im Verlauf einer akuten Myelose, meist multipel im Periost des Schädeldaches. *Verlauf:* Ähnlich einer akuten Leukämie und meist in vivo mit einer solchen verwechselt. *Diagnose:* Charakteristische, osteolytische Herde des Schädeldaches; Grünfärbung der aus unreifen Myeloblasten bestehenden Tumoren (durch Bildung eines porphyrinähnlichen Farbstoffes).

δ) Erythroblastose:

1. Chronische Erythroblastose (Reticulosarcoma erythroblasticum): Den Leukosen analoge Erkrankung des erythropoetischen Systems. Erythroblastisches Gewebe geht in schrankenloses Wachstum über und unterdrückt bzw. zerstört das leukopoetische Gewebe.

Symptome und Verlauf: Seltene, etwa 2 Jahre dauernde, stets tödlich endende Erkrankung, mit Milztumor und Lebervergrößerung einhergehend. *Diagnose:* Differentialblutbild zeigt kernhaltige, rote Blutkörperchen verschiedener Reifegrade mit megaloblastischer Entartung; im Sternalpunktat Vermehrung der kernhaltigen Roten und der Reticulumzellen.

2. Akute Erythroblastose *(Di Guglielmo):* Krisenhafte erythrocytäre Erkrankung analog der akuten Myeloblastenleukämie. *Symptome und Verlauf:* Hohes, plötzlich einsetzendes Fieber, Leber- und Milzvergrößerung, tödlicher Ausgang innerhalb weniger Wochen oder Monate.

Diagnose: Im Knochenmark Hyperplasie des erythropoetischen Gewebes mit Anhäufung unreifer Erythroblasten und Reticulumzellen.

Blutbild: Zeigt normochrome Anämie mit basophilen und polychromatischen Erythroblasten.

ε) *Reticuloendotheliosen und Tumoren des RES:*

Wie bei den Leukosen und Erythroblastosen eine Wucherung von leukocytären oder erythrocytären Elementen in den normalen Blutbildungsstätten, die zu den verschiedenen Varianten der diesbezüglichen Krankheitsbilder führen kann. Das reticuloendotheliale Gewebe, d. h. das pluripotente Muttergewebe der Blutzellen kann ebenfalls irreversibel wuchern und einzelne Formen (Monocyten, Plasmazellen usw.) im Übermaß ausbilden (Stammzellenleukämie). Diese sind meist mit einer umschriebenen, die Organgrenzen durchbrechenden Geschwulstbildung verbunden. Von leukämischer Retotheliose oder Reticuloendotheliose spricht man, wenn unreife pathologische Blutzellelemente in das periphere Blut gelangen. Die Erkrankungen besitzen weitgehende Ähnlichkeit mit den Leukosen und tumorbildenden Leukämieformen.

1. Plasmazellenleukämie; Plasmocytom (Myelom, Kahlersche Krankheit):

αα) *Plasmazellenleukämie: Histogenese:* Plasmazellen entstammen den plasmacellulären Reticulumzellen des Knochenmarks und bilden Plasmaeiweißkörper (Globuline); bei Plasmazellenleukämie findet sich eine plasmacelluläre Metaplasie in Knochenmark, Leber, Milz und Lymphknoten.

Symptome: Infolge Verdrängung des übrigen hämatopoetischen Gewebes durch plasmacelluläre Elemente kommt es zur zunehmenden Anämie und Thrombopenie.

Diagnose: Leukocytose von 30 000, im Differentialblutbild fast nur Plasmazellen, im Sternalpunktat desgleichen. Aleukämische Formen nur äußerst selten.

ββ) *Plasmocytom:* Umschriebene geschwulstartige Wucherung von Plasmazellen im Knochenmark.

Vorkommen: An verschiedenen Stellen (daher „multiple Myelome") des Skelettsystems auftretende osteolytische Herde.

Häufiger bei Männern als Frauen zwischen 40 und 70 Jahren; vor allem an den Wirbelkörpern, Rippen, Schädeldach, Sternum; selten wird das Periost durchbrochen oder Metastasen am Hals, neben der Wirbelsäule und an anderen extramedullären Stellen beobachtet. *Symptome:* Schmerzen in Rücken, Kreuzbein, Beinen, Armen, Klopfempfindlichkeit der befallenen Knochen, Deformierung, Gangstörung, Spontanfrakturen, allgemeine Schwäche, Gewichtsabnahme. Im Blutbild hypochrome Anämie, Leukopenie und Thrombopenie. *Prognose und Verlauf:* Innerhalb 2–5 Jahren treten Kachexie und Tod ein. *Diagnose:* Im Harn ausfällbarer Eiweißkörper (*Bence-Jones*), der von Myelomzellen gebildet wird; Erhöhung des Serumeiweißspiegels (besonders der Globuline). *Elektrophorese:* Nachweis der Art der gebildeten Globuline und je nachdem Unterscheidung in β-, γ- und α-Plasmocytome; Eiweißnephrose und Atrophie der Glomeruli durch Nephrohydrose, schwere und schließlich tödliche Urämie; Erhöhung der BKS, Ablagerung von Paramyeloid in den Geschwulstknoten oder inneren Organen (auf die Bildung pathologischer Eiweißkörper durch die Geschwulstzellen zurückgehend). *Histologisch:* Nach Probeexcision oder post mortem zeigt sich ein eintöniges Bild gleichförmiger Zellen mit scharf umschriebenen Plasmahöfen und chromatinreichen Kernen; Zellform atypisch, vieleckig; in typischen Fällen zeigen die Kerne Radspeichenstruktur und wechselnde Größe; in typischen Zellen liegt der Kern exzentrisch im Cytoplasma; im Kern *Russel*sche Körperchen. Zwischensubstanz sehr gering, in einzelnen Fällen gelingt der Nachweis von Reticulinfasern durch Versilberung. In atypischen Myelomen auch unbestimmte Rundzellen vom Myelocytentypus und Riesenzellen ähnlich den Megakaryocyten. Sternalpunktion: Reichlich Plasmazellen (bis zu 50%), auch wenn umschriebene Plasmocytomknoten nicht getroffen wurden. Dies beweist, daß es sich um eine reticuläre Systemerkrankung handelt und sich die multiplen Plasmocytome erst auf dem Boden der diffusen Knochenmarkserkrankung entwickeln.

2. Monocytenleukämie; Retothelsarkom; Ewingsarkom:

αα) *Monocytenleukämie:* Zweite Form der leukämischen Retotheliose durch übermäßige Vermehrung der Monoblasten hervorgerufen. *Symptome und Verlauf:* Ganz akut, ähnlich einer akuten Leukämie, in Wochen oder Monaten zum Tode führend. Hämorrhagische Diathese mit schwerer Anämie und Thrombopenie, Mattigkeit und Appetitlosigkeit stehen im Vordergrund; ferner Nekrosen und Blutungen der Haut und Schleimhäute. Im strömenden Blut Vermehrung der weißen Blutzellen (30 000–400 000), vorwiegend Monocyten und jugendliche Monoblasten. *Diagnose:* Differentialblutbild, Sternalpunktion zeigt monocytäre Markumwandlung und reines Myeloblastenmark. *Differentialdiagnose:* Akute Myeloblastenleukämie. *Pathologisch-anatomisch:* Nekrotisierende Angina, Nekroseherde der Haut und Schleimhäute, Wucherungen reticulären Gewebes in Lymphknoten, Leber, Milz mit Abstoßung monocytoider Zellen in die Blutcapillaren; perivasculäre Monocytenherde im Bindegewebe der Nierenhili, des Nierenparenchyms und unter den serösen Häuten.

Sonderformen. Leukämische, polyblastische Retotheliose (Lübbers): Hierbei werden nicht nur einseitig Plasmazellen oder Monocyten gebildet, sondern entsprechend der pluripotenten Eigenschaft der Reticulumzelle die verschiedensten Formen von Blutzellen (in Milz, Lymphknoten, Leber und Knochenmark).

Differentialdiagnose: Sehr schwierig, meist Verwechslung mit Retothelsarkomen.

ββ) *Retothelsarkom (Reticulosarcoma simplex, Rössle, Roulet). Histogenese:* Geschwulstartige, maligne Wucherungen der Reticulumzellen des lymphatischen Gewebes, welche mesenchymartige Struktur und keine zelluläre Differenzierung, also weder Lympho- noch Myelopoese aufweisen.

Vorkommen: In allen Lebensaltern, ohne Geschlechtsbevorzugung, werden besonders die Lymphknoten der oberen Körperhälfte, des Halses, des Mediastinums, dann die des Mesenteriums, Retroperitoneums und der Axilla befallen; extralymphoglandulär in den Tonsillen, Nasen-Rachen-Raum und seltener im Knochenmark, Milz und lymphoreticulärem Gewebe der Schleimhaut des Magen-Darm-Kanals.

Symptome und Verlauf: Klinisches Bild sehr wechselnd, wechselnde Fieberschübe, zunächst verdrängend, schließlich destruierend und infiltrierend wachsende Tumoren, welche gelegentlich sekundär-ulcerieren; im fortgeschrittenen Stadium hämatogene Metastasen in Lunge, Leber, Niere und Skelett.

Diagnose: Probeexcision. *Histologisch:* Außerordentlich wechselndes Bild, je nachdem ob ein faserreiches, differenziertes Reticulosarkom oder ein großzelliges, weniger differenziertes Reticulosarkom vorliegt. Im ersten Fall macht die Geschwulst einen ruhigen Eindruck, Zellen klein. Netzstruktur deutlich zu erkennen, Zellnetze verursachen ein dichtes Geflecht aus Silberfibrillen; bei der großzelligen Form tritt das Faserreticulum zurück und große, polymorphe Reticulumzellen in den Vordergrund; Zellpolymorphie, Entrundung der Kerne und alle übrigen Zeichen der Entdifferenzierung.

Wachstum: In jedem Fall sehr bösartig.

Prognose: Infaust.

γγ) *Ewingsarkom (undifferenziertes Reticulosarkom):* Besonderer Geschwulsttyp in der Reihe der Reticulosarkome, von welchen es sich durch die meist fehlende Differenzierung unterscheidet. *Vorkommen:* Altersgipfel bei etwa 13 Jahren. Vorwiegend an den proximalen Metaphysen der langen Röhrenknochen lokalisiert, jedoch auch im Os ileum, Scapula, Clavicula. *Symptome und Verlauf:* Sichtbare und tastbare Veränderungen des erkrankten Knochens. Zunehmende Schmerzen in den befallenen Knochenabschnitten, Fieberschübe mit beträchtlicher Leukocytose (*Cave!* Verwechslung mit Osteomyelitis!), Spontanfrakturen infolge Zerstörung der Diaphysen und Metaphysen. Frühzeitige Metastasierung in das übrige Knochensystem (besonders Diploe des Schädeldachs, Rippen, Brustbein, Wirbelkörper und in Lungen, Pleura, Leber, Herz, Milz, Nieren, Pankreas und Schilddrüse). *Diagnose:* Röntgenologisch unregelmäßige Lückenbildung und Auflösung der Knochenstruktur des Knochenschaftes, fleckige Aufhellung der Corticalis mit Neubildung schalenartiger, parallel zur Schaftmitte angeordneter Knochenlage („Periostitis ossificans"). *Histologisch:* Undifferenziertes, zellig-cytoplasmatisches Reticulosarkom, charakterisiert durch relative Armut an Reticulinfasern, in verschiedenen Formen als Rund- bis Spindelzell- oder als Reticulozellsarkom auftretend; Vorspiegelung carcinomatöser Stränge, spontane Tendenz der Kerne zur Pyknose, vermehrte mechanische Lädierbarkeit der Kerne.

Differentialdiagnose: Sympathisches Neuroblastom, anaplastisches Carcinom, Reticulosarkom mit fibrillärer oder zellulärer Differenzierung. *Therapie:* Röntgenbestrahlung (hohe Strahlenempfindlichkeit!). *Prognose:* Infaust, Tod meist innerhalb des ersten Jahres.

3. Lymphogranulomatose (Hodgkin-Sarkom): Von *Hodgkin* 1832 erstmals beschrieben, von *Sternberg* 1898 als eigenes Krankheitsbild erkannt.

Histogenese: Wucherung der Reticulumzellen des lymphatsichen Grundgewebes mit Vergrößerung und mitotischer Vermehrung der Reticulumzellen, die zur Bildung von Riesenzellen (*Sternberg*) führt. Zu unterscheiden ist eine *generalisierte und eine granulomatöse Form. Symptome:* Beginn mit Schwellung der Lymphknoten, zumeist am Hals, allgemeines Krankheitsgefühl, Leistungsminderung, Blässe, nervöse Erscheinungen, Hautjucken, Nachtschweiße, Fieberschübe. Bei der generalisierten Form schreitet die Erkrankung von den Lymphknoten des Halses aus fort und greift auf die Knoten des Mediastinums, der Achselhöhlen und des Bauchraums über. Beim granulomatösen Typ (häufiger!) kommt es zu scharf umschriebenen Lymphknotenschwellungen im Mediastinum (mediastinale Form oder im Bauchraum (abdominale Form. Tumorartige Herdbildungen in der Schleimhaut des Magen-Darm-Kanals können exulcerieren; desgleichen auch Herde in der Haut nach außen aufbrechen; lokale Erscheinungen (Einflußstauung durch Kompression der Cava superior, Atembeschwerden infolge Verdrängung der Trachea, Magen-Darm-Blutungen, Schmerzen durch Kompression von Nervensträngen, Paresen durch Verdrängung des Rückenmarks usw.) entsprechen der jeweiligen Lokalisation. Regelmäßig ist ein mittelgroßer Milztumor vorhanden. *Verlauf:* Chronisch-schleichend, allmählich zunehmende Anämie, Gewichtsabnahme, Kachexie, Tod innerhalb 3–4 Jahren. Bei der akuten, hochfieberhaft verlaufenden Form (akute Lymphogranulomatose) kommt es innerhalb weniger Wochen zum Exitus. Befallen wird vor allem das 3. und 4. Lebensjahrzehnt, Männer bevorzugt. *Diagnose:* Außer den allgemeinen Symptomen (s. oben) intermittierender Fiebertyp mit fieberfreien Intervallen, schubweise Verschlimmerung der Lymphknotenschwellung, Diazorreaktion dabei im Urin positiv; Blutbild zeigt hypochrome Anämie, Leukocytose, Lymphopenie, Eosinophilie und im Endstadium Leukopenie infolge Knochenmarkserschöpfung; Sternalpunktat ist ohne charakteristische Merkmale; Lymphknotenpunktat: Lymphocyten, neutrophile und eosinophile Leukocyten, Vermehrung der Reticulumzellen und Riesenzellen mit mehreren verschieden großen Kernen. *Pathologisch-anatomisch:* Faustgroße Lymphknotenpakete am Hals, Mediastinum usw. aus gut abgrenzbaren, prall elastischen Lymphknoten bestehend, auf der Schnittfläche von graubrauner Farbe, normale Struktur nicht mehr erkennbar; Knoten von gelben, landkartenähnlichen Nekroseherden durchsetzt (dies vor allem an der Milz = *Porphyr- oder Bauernwurstmilz*). Ähnliches Aussehen besitzen die Knochenherde in Wirbelkörpern oder in der Lunge. *Histologisch:* Riesenzellen vom *Sternbergtyp* in Granulationsgewebe eingestreut, außerdem zahlreiche Eosinophile und Plasmazellen; im vernarbenden Stadium (Spätstadium) Fibrose; nicht selten jedoch auch fast rein zellulärer Aufbau, bestehend aus großen polymorphen Riesenzellen (Verwechslung mit Reticulosarkomen leicht gegeben). Trotz der morphologischen Geschwulstähnlichkeit dieser herdförmig auftretenden Strukturen kann hieraus keine echte Geschwulstnatur abgeleitet werden. Jedoch ist die Diskussion über die *Ätiologie* (spezifisch-entzündliches Granulom, Viruserkrankung, sarkomatöse Geschwulst, funktionelle Rückdifferenzierung der gewucherten Reticulumzellen oder Entartung der omnipotenten Mesenchymzelle selbst) noch nicht abgeschlossen. *Therapie:* Röntgenbestrahlung, Chemotherapie; bei isolierten primären Organerkrankungen (z.B. des Magens oder Mediastinums) chirurgisches Vorgehen.

4. Mycosis fungoides. *Histogenese:* Früher als chronisch-entzündlicher, spezifischer Hautprozeß angesehen. Heute herrscht die Auffassung, daß es sich um ein echtes Blastom, und zwar Wucherung mesenchymaler Elemente (Lymphocyten, Plasmazellen, eosinophile Leukocyten) und Riesenzellen (nicht vom *Sternbergtyp*) handelt.

Symptome und Verlauf: Beginn mit Erythem und Urticaria, intensivem Juckreiz, ekzemähnlichen, nässenden Hautveränderungen (Prämykose); sodann entwickeln sich knötchenförmige Infiltrate in der Cutis, welche große Knoten bilden, nach der Tiefe die Cutis zerstören, oberflächlich zerfallen und in Geschwüre mit wallartigen Rändern übergehen. Im fortgeschrittenen Stadium Metastasen in Lymphknoten, Lungen, Milz, Leber und Nieren.

Diagnose: Typisches Aussehen der tumorartigen Hautinfiltrate.

Histologisch: Knoten aus mesenchymalen Elementen mit großem, hellem Kern, reichlich Mitosen; dazwischen dichte Ansammlung verschiedenster Rundzellen, auch mehrkernige Riesenzellen (nicht vom *Sternbergtyp*), je nach Art des histologischen Befundes Unterscheidung in Fälle nach Art der *Hodgkin*schen Krankheit und solche vom lymphosarkomatösenTyp. *Therapie:* Elektrochirurgische Excision bei solitären Knoten und nachfolgenden Hautplastik. Röntgenbestrahlung, Chemotherapie (s. dort).

3. Gutartige epitheliale Geschwülste

Allgemeines: Die gutartigen Geschwülste der Epitheldecken bestehen gleichwertig aus bindegewebigen und epithelialen Formationen; sie werden daher auch als *fibroepitheliale Geschwülste* bezeichnet. Die von äußeren oder inneren Körperoberflächen ausgehenden Fibroepitheliome erheben sich über das Niveau der Geschwulstumgebung (*Warzen, Polypen*); liegen stark verzweigte, allseits epithelisierte Wucherungen vor, so spricht man von

Papillomen; den genannten *exophytisch*-wachsenden Epitheliomen stehen solche mit *endophytischem* Wachstum gegenüber (*Basaliome*). Gehen fibroepitheliale Geschwülste von einem drüsigen Organ aus, so imitieren sie dieses und entwickeln sich in das Parenchymorgan hinein (*Adenome*). Die nachgeahmten Drüsenlichtungen können sich stark über das Maß des normalen Vorbildes hinaus erweitern, wodurch *Cysten* entstehen (*Kystome*, *Kystadenome*). Alle gutartigen epithelialen Geschwülste können zum Ausgangspunkt bösartiger epithelialer Neubildungen (*Carcinome*) werden.

I. Fibroepitheliale Tumoren des oberflächlichen Plattenepithels

a) Flache Warze (Verruca plana). *Vorkommen:* Häufig bei Jugendlichen an Händen und Fingern, Virusinfektion, einfachste Form eines fibroepithelialen Tumors.

Aussehen: Stumpfe oder flache Kegel von hornartiger Beschaffenheit mit anfangs glatter Oberfläche, welche sich später fein höckert.

Verlauf: Akut aufschießend und oft spontan verschwindend.

Histologisch: Umschriebene Verdickung der akanthotisch gewucherten Epidermis mit verstärkter Verhornung des Epithels (*Hyperkeratose*); außerdem Verlängerung und Vertiefung der Retezapfen des Papillarkörpers der Cutis, zwischen welche sich die gewucherte Epidermis einsenkt.

Therapie: Ätzung, elektrochirurgische Ausschneidung (vgl. Spez. Chirurgie, Finger!).

b) Harte Hautwarze (Verruca dura vulgaris). Entspricht der Veruca plana, jedoch findet sich zusätzliche Papillarhypertrophie und verstärktes Tiefenwachstum der Epithelzapfen; Regenerationsvorgänge im Bereich der akanthotisch gewucherten Epidermis.

Vorkommen: Besonders bei älteren Leuten an Kopfhaut, Achselhöhle, Rücken, Damm und After (hier durch Unreinlichkeit und chronischen Scheuerreiz); bei Jugendlichen als *Verruca plantaris*, vor allem an Handinnenfläche und Fußsohle. Auch an Schleimhäuten des Mundes, Zunge und Speiseröhre (*Leukoplakie*, so genannt, da das verhornende Plattenepithel bläulich-weiße Flecken hervorruft). Die Neubildung ist gegen das gesunde Bindegewebe scharf abgesetzt, entzündliche Reaktion fehlt.

c) Papillom. Ist eine Zusammensetzung aus mehreren Papillen mit starker Epithelproliferation, mächtiger Dickenzunahme und zahlreichen Pseudopapillen. Stark zerklüftete warzenförmige Neubildungen an den Körperoberflächen. *Aussehen:* blumenkohlähnlich.

Vorkommen: Vorwiegend bei älteren Patienten an Körperstellen, die durch Schweiß, Reibung, Unreinlichkeit, einem chronischen Reiz ausgesetzt sind.

Histologisch: Vom bindegewebigen Grundstock ausgehende, dendritisch sich verzweigende Bindegewebspapillen, die allseitig von mehrschichtigem Plattenepithel überkleidet sind.

Cornu cutaneum: Extrem starke Hyperkeratose ohne Abstoßung der Hornmassen, führt zur Ausbildung eines oft mehrere Zentimeter langen, manchmal gebogenen Hauthorns.

Vorkommen: Bei älteren Leuten an Augenlidern, Wangen, Nase, Lippen, Ohren.

d) Spitze Kondylome. Gegenstück zu den harten Papillomen, Hyperkeratose fehlt.

Vorkommen: Harnröhrenmündung, Vulva, Anus, d.h. Stellen, an welche ein Dauerreiz durch bestimmt zusammengesetzte Sekrete erfolgt. Letztlich wird die Wucherung durch Ansiedlung eines Virus ausgelöst.

Histologisch: Akanthose, Parakeratose und Wucherung des Papillarkörpers mit Gefäßneubildung, entzündliche Infiltrate.

Therapie: Verschwinden bei Behebung der Ursache (Gonorrhoe, Balanitis, Proktitis, Fluor, vermehrte Schweißsekretion), sonst elektrochirurgische Abtragung. Bei Bestehenbleiben des chronischen Reizes, Recidiv.

e) Papillom des Kehlkopfs und der Harnblase. Obwohl die gutartige Geschwulst meist nicht infiltrativ, sondern dem geringsten Widerstand folgend, oberflächenwärts in zottiger Form wächst, können sie insofern an der Grenze der Malignität stehen, als es sich um Umwandlungsphasen von primär-gutartigen Papillomen handelt.

α) *Kehlkopf, Vorkommen:* Vor allem an Stimmbändern und Trachea, sehr oft symmetrisch angeordnet, mit stark zerklüfteter Oberfläche.

Verlauf: Bei stärkerer Entwicklung Stimmritzenverlegung und Dyspnoe.

Therapie: elektrochirurgische Entfernung, starke Recidivneigung.

β) *Harnblase, Vorkommen:* In Nierenbecken, im Bereich des Trigonum und der Ureterostien. *Aussehen:* Sehr fein verzweigte, im Harn wie Wasserpflanzen flottierende

Zottengeschwülste. *Verlauf:* Blutungen infolge Abreißens feiner Zotten. Verlegung der Ureteren oder des Blasenauslasses, dadurch Harnstauung und aufsteigende Infektion, Inkrustation abgerissener Zotten mit Harnsalzen, Kristallisationszentren für Blasensteinbildung.

Berufskrankheit: Relativ häufig bei Anilinfarbenarbeitern beobachtet (durch Einatmen von Dämpfen, Gasen, Staubschwaden); können zum Ausgangspunkt des „Anilinkrebses" der Harnblase werden. Als entschädigungspflichtige Berfuskrankheit anerkannt (Nr. 14 der Liste der entschädigungspflichtigen Berufskrankheiten).

Histologisch: Feine Bindegewebspapillen, von mehrschichtigem Übergangsepithel überzogen; gegen das Bindegewebsstroma scharf abgesetzt, selbst wenn die Kerngröße der Epithelien Schwankungen aufweist; Kernteilungsfiguren als Ausdruck verstärkten Wachstums sind häufig zu beobachten.

Therapie: Elektrokoagulation, Recidivneigung erheblich, zusätzliche Implantation von Östradiol bei der Frau, von Testosteron beim Mann.

γ) *Blasenpapillome bei Bilharziainfektion:* Durch das Schistosomum *hämatobium* hervorgerufene Infektionskrankheit der Bilharziose verursacht ebenfalls Blasenpapillome. Der durch die äußere Haut in den Menschen eingedrungene Wurm siedelt sich im Pfortadersystem an und legt seine Eier im Venengeflecht der Harnblasenwand ab; auf dem Boden der hierdurch hervorgerufenen chronischen Cystitis entwickeln sich Blasenpapillome. *Therapie:* Kausal.

f) Papillome der Plexus chorioidei. Können den gesamten Raum der Hirnventrikel ausfüllen und (vor allem bei Lokalisation im 4. Ventrikel) den Liquorabfluß verlegen und damit zum Hydrocephalus internus und zur Raumbeengung der knöchernen Schädelkapsel führen (vgl. Spez. Chirurgie, Hirngeschwülste, S. 688).

II. Fibroepitheliale (adenomatöse) Tumoren des Zylinderephithels

a) Nasenrachenraum (vgl. Fibrome des Nasenrachenraums), *Aussehen:* Himbeerförmige, weiche, von Zylinderepithel überzogene gutartige Geschwülste; auch harte, zottige Papillome, von mehrschichtigem Plattenepithel überzogen; außerdem graurote, weiche „Polypen", meist entzündlich infiltriert, von den Schleimdrüsen ausgehend (*adenomatöse Polypen*); letztere vergrößern sich durch Schleimretention in den Lichtungen der gewucherten Drüsen und sehen glasig-durchsichtig aus.

Vorkommen: Vorwiegend bei Kindern und Jugendlichen an den Nasenmuscheln und am Septum.

Verlauf: Gutartig, bei harten, zottigen Papillomen besteht Neigung, in bösartiges Wachstum überzugehen.

Therapie: Abtragung.

b) Kehlkopf. *Vorkommen:* In den *Morgagni*schen Taschen oder an den wahren Stimmbändern als kleine bis bohnengroße, weiche Geschwülste, welche gestielt oder breitbasig der Unterlage aufsitzen. Partielle Stieldrehung kann Thrombosierung und Blutung, d. h. akute Vergrößerung der Polypen und dadurch Dyspnoe hervorrufen.

Vorkommen: Bei Kindern und Erwachsenen, die beruflich ihre Stimme stark anstrengen (Sängerknötchen).

Symptome: Heiserkeit, Atembeschwerden.

Histologisch: Ödematöse Fibrome, gelegentlich entzündliche Neubildung.

Therapie: Abtragung.

c) Magen-Darm-Kanal. *Vorkommen:* In *Magen* (bei chronischer Gastritis) und *Rectum* bei älteren Menschen, breitbasig der Schleimhaut aufsitzende, papillomatöse Geschwülste bis zu Kirschgröße, auch gestielt und lang ausgezogen als stark bewegliche Polypen mit glatter Oberfläche. *Symptome und Verlauf:* Oberflächliche Ulceration und Entzündung, Blutung, hämorrhagische Infarzierung durch Stieldrehung (*Cave!* Verwechslung mit varicös erweiterten und sekundär thrombosierten Hämorrhoidalvenen!). Übergang in Malignität relativ selten! *Histologisch:* Papillomatöses Bindegewebsgerüst, von Epithel der ortsständigen Schleimhaut überzogen.

Therapie: Abtragung mit dem Basisgewebe.

d) Polyposis intestini. Erbliche Erkrankung, bei welcher die Schleimhaut des gesamten Dickdarms (80% der Fälle) oder des ganzen Magen-Darm-Kanals (20%) mit zahllosen knötchenförmigen Polypen übersät ist.

Symptome und Verlauf: Diarrhoe, Blutung, Kolik, in 50% der Fälle Vorkrankheit eines Carcinoms.

Histologisch: Neben gutartigen Tumoren, solche mit Übergang des Zylinderepithels in atypische Epithelwucherungen und auch in ein voll entwickeltes Adenokarzinom.
Therapie: Rectumamputation, Hemicolektomie, totale Colektomie.

e) Uterus. α) *Corpuspolyp:* Vorwiegend bei Frauen im Klimakterium, als Folge einer ovariellen Dysfunktion (Follikelpersistenz); auf dem Boden der glandulär-cystischen Hyperplasie der Uterusschleimhaut entstehend. *Aussehen:* Breitbasige, der Schleimhaut aufsitzende, meist abgeflachte oder gekantete Polypen, die u. U. das ganze Cavum der Uterushöhle ausfüllen; häufig stark ödematös oder infarciert (Stieldrehung); können in die Scheide geboren werden.
Symptome und Verlauf: Regellose, wechselnd-starke Metrorrhagien.
Therapie: Kürettage oder Abtragung an der Basis.

β) *Cervixpolyp:* Vorkommen in jedem Lebensalter der Frau.
Aussehen: Langgestielt, durch den Muttermund in die Scheide hineinhängend, distaler Pol kolbig verdickt, rötlich gefärbt, u. U. blutend.
Histologisch: Unregelmäßig gewucherte, cystisch erweiterte, schleimgefüllte Drüsenschläuche, von Zylinderepithel ausgekleidet, am freien Pol der Polypen stark erweiterte Blutgefäße; Oberfläche mit Zylinderepithel, z. T. auch mehrschichtigem Plattenepittel bedeckt (durch Metaplasie entstanden).
Symptome: Atypische Blutungen, Endometritis.
Therapie: Kürettage, Abtragung an der Basis.

f) Urethra. *Vorkommen:* Bei Frauen, ödematöse, stark vascularisierte Schleimhautwucherung von Linsengröße; jedoch bis zu mehreren Zentimetern Länge.
Symptome: Blutungen.
Histologisch: Einschichtiges Zylinderepithel an der Oberfläche, im Stroma gelegentlich lymphadenoides Gewebe und cystisch-erweiterte Drüsen.

III. Fibroepitheliale Tumoren der Drüsen (Adenome)

Allgemeines: Geschwülste dieser Gruppe werden *Adenome* genannt. Sie stellen meist kugelige, durch eine Bindegewebskapsel gut abgegrenzte Tumoren dar, die den Gewebstyp der Stammdrüse nachahmen. Auch funktionell besteht weitgehende Übereinstimmung zwischen Adenom und der Leistung des Mutterorgans. Die gutartigen Varianten der Adenome zeigen einen *exokrinen* und einen *endokrinen* Typ.

Die Adenome des *exokrinen Typs* sind entweder *tubulär* oder *alveolär* gebaut, sehr selten kommt eine *tubulo-alveoläre* Mischform vor. In Schilddrüse und Epithelkörperchen findet sich auch eine atypische Drüsenstruktur: das *trabekuläre Adenom*.

Adenome vom alveolären Typ sezernieren in den Hohlraum der Alveolen. Form und Größe derselben ist von Menge und Beschaffenheit des Sekrets abhängig. Da meist Ausführungsgänge fehlen, bleibt das Sekret liegen oder tritt durch die interepithelialen Saftlücken; auch kann es von Stromagefäßen resorbiert werden (z. B. mikrofolliküläres Schilddrüsenadenom). Dickflüssiger Schleim muß in der Alveole liegen bleiben oder es wird die Alveole gesprengt (z. B. Zylindrome, Schleimgerüstkrebse der Mamma).

Tubuläre Adenome sind einfach gebaute Geschwülste aus gewucherten Tubuli mit ein- bis mehrschichtiger epithelialer Auskleidung. Exokrine Adenome zeigen oft *cystische Umbildung* (Folge der Sekretretention oder einer flächenhaften Epithelproliferation). Innerhalb der Adenomcysten nicht selten Ausbildung von Pseudopapillen und echter Papillen (Cystadenoma papilliferum). Letztere sind nicht selten Präcancerosen (z. B. im Ovar, Mamma!).

Endokrine Adenome wiederholen das Strukturprinzip der endokrinen Mutterorgane, meist sind es solide Adenome von trabekulärem Bau; ihr Stroma besteht nur aus dünnwandigen Gefäßen; gelegentlich tritt hyaline Umwandlung ein; in der Hypophyse finden sich atypische Adenomformen (eosinophiles oder basophiles oder Hauptzellenadenom, sog. „wuchernde Adenome"); es sind dies semimaligne, destruktiv wachsende, nicht metastasierende Geschwülste.

a) Mamma. α) **Fibroadenom,** *Vorkommen:* Fast nur in der weiblichen Brustdrüse, sehr selten beim Mann; wahrscheinlich von den Milchgängen der Mamma ausgehend und meist nach Eintritt der Geschlechtsreife, vorwiegend nach dem 30. Lebensjahr auftretend.
Aussehen: Knollige, grob-höckrige, abgekapselte, gut ausschälbare, haselnuß- bis hünereigroße, derbe Geschwülste, sehr langsam wachsend, meist keine Schmerzen hervorrufend;

auf der Schnittfläche grauweiß, sehnig, z. T. körnig, bei seitlichem Druck unregelmäßige Spalträume erkennen lassend.

Histologisch: Entweder gleichmäßig gewucherte, verlängerte Drüsenkanälchen, die mit einreihigem Zylinderepithel ausgekleidet sind (*perikanalikuläres Fibroadenom*) oder knopf- oder zapfenförmig in die Lichtung einwuchernde Drüsenschläuche, so daß die Lumina mehrfach unterteilt und zu vielgestalten Spalten ausgezogen werden (*intrakanalikuläres und perikanalikuläres Fibroadenom*). Je stärker die Stromaentwicklung und dessen hyaline Umwandlung ist, um so derber und härter fühlt sich die Geschwulst an.

β) **Solide Adenome,** *Vorkommen:* Selten und nur bei Frauen in der Schwangerschaft, niemals beim Manne; kirschkern- bis walnußgroß, mit graurötlicher, körniger Schnittfläche und scharfer Begrenzung. *Histologisch:* Drüsenazini aus Bläschen und blinden Gängen mit zylindrischem Epithel; die Drüsenbildungen sind von einer Membrana propria umgeben, zwischen den Drüsen spärliches Bindegewebe.

γ) **Cystadenoma papilliferum:** Von den Milch- und Ausführungsgängen der Mamma ausgehende Geschwulst, welche in Form von intrakanalikulären papillomatösen Wucherungen (*fibroadenoma intracaniculare phyllodes*) wächst; füllt die Lichtung des cystischerweiterten Ausführungsganges völlig aus.

Symptome: Blutungen („*blutende Mamma*" infolge Nekrose der fein verzweigten Tumorzotten), wodurch der Verdacht auf eine bösartige Geschwulst der Brustdrüse entsteht.

Histologisch: Feine papilläre Wucherungen aus äußerst zartem, fibrösem Grundstock, überzogen von einschichtigem Zylinderepithel: die cystisch erweiterten Ausführungsgänge völlig ausfüllend.

δ) **Mastopathia chronica cystica** (*Reclus* 1895), *Vorkommen:* Bei Frauen, welche nicht oder nur selten geboren haben, zur Zeit des Klimakteriums als aktive Wucherung des Milchgangepithels aufzufassen, welche verschiedene Intensitätsgrade annehmen und von Mehrschichtigkeit über Pseudopapillen bis zur massiven Füllung der Lumina führen kann.

Symptome und Verlauf: Klinisch unbestimmte Beschwerden, mitunter ziehende Schmerzen, Absonderung gelbbräunlich-blutiger Flüssigkeit aus den Brustwarzen, Knotenbildung im Drüsenkörper, gleichzeitig Menstruationsstörungen, palpatorisch körnige Erhebungen (Schrotbeutelmamma) oder einzelne gröbere Verwölbungen, Brustwarze mitunter eingezogen, Achsellymphknoten geschwollen. *Diagnose:* Eventuell Mammographie. Ausgiebige Probeexcision. *Makroskopisch:* Lederartige Beschaffenheit, weißlichsehniges Gewebe, von zahlreichen, stecknadelkopfgroßen Cysten durchsetzt, auch konfluierende Cysten bis zu Haselnußgröße mit braun-grüner Flüssigkeit gefüllt. Cysten glattwandig, mitunter papilläre Wucherungen sichtbar, die die Lichtung sogar völlig ausfüllen können. *Histologisch:* Ist ein *ruhender* und *proliferativer* Typus zu unterscheiden. Bei ersterem steht die Cystenbildung, bei letzterem die Vermehrung und Vergrößerung der Milchgänge und eine markante Epithelproliferation im Vordergrund. Die Abgrenzung der proliferativen Formen von Milchgangcarcinomen ist außerordentlich schwierig. Die proliferative Form der Mastopathia cystica muß daher als Präcancerose aufgefaßt werden.

Therapie: Beim ruhenden Typ abwartend, bei deutlich proliferativer Form operativ durch möglichst totale Ausräumung des Drüsenkörpers.

ε) **Gynäkomastie,** *Vorkommen:* Bei jugendlichen Männern auftretende, diffuse, spontan schmerzhafte Anschwellung beider Brustdrüsenkörper mit erheblicher Größenzunahme, so daß eine weibliche Brustform entsteht. *Ätiologie:* Hormonale Störung durch zeitlich begrenzte Unterfunktion der männlichen Keimdrüse, wodurch möglicherweise ein Übergewicht des weiblichen Sexualhormons zustande kommt. Ernährungsbedingte Störung der Keimdrüsenfunktion ist möglich. *Histologisch:* Vergrößerung aller Gewebsteile, des Drüsenparenchyms, d. h. des Fett- und Bindegewebes, sowie der Drüsenausführungsgänge, deren Epithel gewuchert, vermehrt und erweitert ist. Mitunter erfaßt die Veränderung nur einzelne Abschnitte des Drüsenkörpers (Fibrosis mammae virilis).

b) Leber. α) **Leberzelladenom,** *Definition:* Knotige Hyperplasie von Leberzellbalken und Capillaren, wobei ein *solid-trabekulärer* und ein *tubulärer* oder *alveolärer, adenomatöser Aufbau* unterschieden werden kann. Die trabekulären Adenome sind dem Lebergewebe am ähnlichsten, indem sie aus Leberzellbalken und Gallencapillaren bestehen. Die *tubulär-alveolären* Adenome bilden bläschenförmige Hohlräume mit Sekretstauung. Sie gehören dem Leberzellsystem, nicht dem Gallengangssystem an. *Aussehen:* Meist solitär, selten multipel auftretende Tumoren von hellbrauner bis grauweißer Farbe, gegen die Umgebung scharf abgesetzt, von fibröser Kapsel umgeben. Auf der Schnittfläche unregelmäßige Drüsenläppchen oder völlig verwaschene Zeichnung.

Symptome: Klinisch meist stumm; als kleinapfelgroße, manchmal auch als kindskopfgroße Knoten und grobe Höcker an der Leberoberfläche zu tasten; Gallenabflußstörung nur bei excessiver Größenzunahme.

Therapie: Exstirpation, wenn durch die Größe des Tumors bzw. sein verdrängendes Wachstum entsprechende Symptome hervorgerufen sind.

β) **Gallengangsadenom.** *Definition:* Unterscheidung von *Hyperplasie* (Gallengangswucherung) oft schwierig. Gallengangsadenom liegt vor bei knotenförmiger Wucherung innerhalb des Lebergewebes, welche aus tubulären Wucherungen vom Typ der kleinen intrahepatischen Gallengänge besteht. Zwischen den Tubuli muß bindegewebiges Stroma vorhanden sein.

Symptome; Keine; meist subkapsulär gelegene, klinisch stumme Geschwülstchen, in welchen es durch Sekretstauung zu cystischer Erweiterung kommt.

c) Niere. *Definition:* Es kommen *tubuläre* und *papilläre* (trabekuläres Cystom) *Adenome* vor. Die ersteren leiten sich von den Harnkanälchen ab und sind vom Nierengewebe durch eine Bindegewebskapsel abgegrenzt; letztere werden fast durchweg in Cystenform gefunden (rein papilläre Form sehr selten); die Cysten sind durch Trabekel unterteilt, welche als Scheidewände zwischen den einzelnen Cystenräumen aufzufassen sind. *Aussehen:* Hirsekorn- bis erbsgroße, rundliche, weiße oder gelbliche Knoten, häufig im Bereich von Narbenbildungen als Ausdruck von Regenerationsvorgängen.

Symptome: Klinisch zunächst unbemerkt, bei akuter Vergrößerung Nekrose der Zotten, welche dumpfen Druckschmerz auslöst, u. U. auch Hämaturie.

Differentialdiagnose: Solitäre Nierencyste, Hypernephrom.

Therapie: Nierenresektion, Nephrektomie.

Histologisch: Tubuläre Hohlräume bzw. feine und stark verzweigte, kapillarreiche Bindegewebspapillen, welche mit kubischem, basophilem bzw. acidophilem Zylinderepithel bedeckt sind.

d) Prostata. *Definition:* Multiple, herdförmige, knotige Wucherung der paraurethralen Drüsen, wobei die eigentliche Prostata beiseite gedrängt und zu einer kapselartigen Wand (*Adrio*nsche Außendrüse) komprimiert wird. „**Prostatahypertrophie**" ist daher streng genommen eine falsche Bezeichnung, die jedoch aus dem klinischen Sprachgebrauch nicht mehr auszumerzen ist.

Vorkommen: Bei Männern jenseits des 50. Lebensjahres.

Ursache: Eine allgemein anerkannte Pathogenese ist nicht bekannt. Es handelt sich entweder um echte Neubildungen (Fibrome, Myome, Fibroadenome) im Sinne von *Virchow* oder um innersekretorische Störungen durch Nachlassen der männlichen Keimdrüsenfunktion im Alter (Überwiegen der östrogenen Substanzen im männlichen Organismus, nach *Laqueur, Koch*). Zufuhr von Hodenwirkstoff unterdrückt die Adenombildung und löst Hyperplasie und Hyperaktivität der eigentlichen Prostatadrüse aus.

Symptome: Durch zunehmende Vergrößerung der Knoten innerhalb der Vorsteherdrüse kommt es zur schlitzförmigen Einengung der Urethra und Erschwerung des Harnabflusses. *Folgen:* Harnaufstauung, Dilatation der Harnblase, Balkenblase, Hydroureter, Hydronephros, hydronephrotische Schrumpfniere, Präurämie, tödliche Urämie; ascendierende Infektion (Cystitis, eitrige Nephritis, Funiculitis, Orchitis), akute Harnsperre durch zusätzliche Entzündung des Adenoms mit Ödem und rundzelliger Infiltration; bei vorwiegender Wucherung des Mittellappens (*Jores*) frühzeitige Harnsperre infolge ventilartigen Verschlusses des Blasenauslasses.

Histologisch: Glanduläre Knoten aus zahlenmäßig vermehrten Drüsen, deutliche Epithelproliferation, besonders der inneren Schicht, Zylinderepithel derselben mit Zellkernvergrößerung, Pseudopapillen und echte Papillen, die in die Lumina vorspringen; Verschiebung des Verhältnisses zwischen Epithel und glatter Muskulatur; deutliche Verschmälerung der Muskelbündel, und zwar um so mehr, je größer die Knoten werden.

Therapie: Palliativ: Blasenfistel, Elektroresektion, radikal: Prostatektomie.

e) Adenome der inkretorischen Drüsen. *Allgemeines:* Gutartige Geschwülste der inkretorischen Drüsen sind gelegentlich endokrin aktiv wirksam („toxisches Adenom"), führen also zu einer vermehrten und meist schubweise verlaufenden Ausschüttung des organspezifischen Hormons. Bei fehlender endokriner Aktivität spricht man von „stummem" Adenom. Dadurch wird die Coordination der endokrinen Regulation grundlegend gestört und entsprechende Krankheitssymptome ausgelöst. Bei der zentralen und übergeordneten Stellung der Hypophyse haben Störungen dieser Drüse besonders schwere Folgen für das Körperganze.

α) **Hypophysenvorderlappenadenom.** *Allgemeines:* Ontogenetisch stammt der HVL aus dem Epithel des Rachendaches ab und ist daher aus strangartig angeordneten Epithelien aufgebaut; der HHL besteht aus nervösen Elementen, die dem Hypothalamus entstammen und mit diesem morphologisch und funktionell in Verbindung bleiben. Die Hypophyse ist die Umschaltstelle von zentral-nervösen Impulsen in hormonale Reize. HVL ist zusammengesetzt aus fötalen, chromophoben (Hauptzellen) und chromophilen Zellen (eosinophile und basophile Epithelien). Fötale und Hauptzellen sind endokrin aktiv; die eosinophilen und basophilen Epithelien bilden etwa 19 verschiedene Hormone, deren Reindarstellung noch nicht gelang. Wucherungen der chromophilen Zellen haben daher ganz verschiedene Folgen. Aus der morphologischen Untersuchung sind Rückschlüsse auf das spezifisch-wirkende Inkret nicht möglich. Zu den inkretorischen Folgen eines spezifischen Adenoms addieren sich noch die Störungen durch Ausfall anderer HVL-Hormone. Wachsen die Adenome über das Diaphragma sellae verdrängend hinaus, so bewirkt der Druck des Tumors auf das Chiasma opticum bitemporale Gesichtsfeldeinschränkung und der Druck auf den Boden des 3. Ventrikels Zwischenhirnerscheinungen (s. Spez. Chirurgie, Hirngeschwülste, S. 694).

αα) *Eosinophiles Adenom des HVL, Prinzip:* Eosinophile Zellen des HVL bilden ein Wachstumshormon, das bei Einwirkung *vor* Abschluß des Skelettwachstums zu *proportioniertem Riesenwuchs*, bei Einwirkung *nach* Verknöcherung der Knorpelfugen zu *Akromegalie* des Erwachsenen führt.

Symptome: Vergröberung der Gesichtszüge, Prognathie, vermehrtes Wachstum der Akren (Nase, Zunge, Lippen, tatzenartige Verdickung der Hände und Füße, kolbige Verdickung der Finger), Stoffwechselstörungen (Glykosurie, Hyperglykämie), Grundumsatzerhöhung, Symptome einer Thyreotoxikose, Galaktorrhoe durch Mehrbildung von lactotropem Hormon; als indirekte Folgen, indem auch die basophilen Anteile des HVL beeinträchtigt werden, Schwinden der Libido, Menstruationsunregelmäßigkeit, Haarausfall, Verlust der sekundären Geschlechtsmerkmale durch mangelhafte Bildung gonadotroper Hormone (Prolan A und B), Muskelschwäche und Atrophie der Skelettmuskulatur durch Ausfall des corticotropen Hormons im Endstadium der Erkrankung.

Therapie: Gezielte Implantation von Isotopen, Operation (*Hochenegg, Cushing*) (s. Spez. Chirurgie, Hirngeschwülste, S. 694).

ββ) *Basophiles Adenom des HVL, Prinzip:* Verursacht die sog. *Cushingsche Krankheit* (*Cushing* 1932), welche auf eine Mehrbildung von corticotropem Hormon zurückzuführen ist. Ähnliche Veränderungen sind auch bei Tumoren der Nebennierenrinde (s. S. 483) zu beobachten.

Da von den basophilen Epithelien auch das parathyreotrope Hormon gebildet wird, kann das basophile Adenom des HVL die Epithelkörperchen zur Mehrbildung von Parathormon anregen. Dies führt zu Hyperplasie oder Adenombildung der Epithelkörperchen. *Folgen:* Siehe Osteodystrophia generalisata (*v. Recklinghausen*).

Symptome: Fettsucht, Vollmondgesicht, magere Extremitäten, starke Gesichtsrötung, rote Striae am Bauch, Hypertonie, Hypertrichose, bei Frauen Hirsutismus, am Skelett allgemeine Osteoporose, Kyphose der Wirbelsäule, vertebrogenes Schmerzsyndrom, Rückbildung des Genitale (bei Frauen Amenorrhoe, bei Männern Impotenz), gelegentlich Hyperglykämie. *Differentialdiagnose:* Tumor der Nebenniere; muß vor Einleitung einer Therapie unbedingt abgeklärt sein.

Therapie: Röntgenbestrahlung, evtl. gezielte Implantation von Isotopen, Adrenalektomie, evtl. Hypophysektomie.

γγ) *Hauptzellenadenom des HVL, Definition:* Adenome aus den Hauptzellen, d.h. den endokrin inaktiven Mutterzellen der chromophilen Vorderlappenepithelien.

Vorkommen: Häufiger bei Frauen, die öfter geboren haben, da während der Schwangerschaft normalerweise eine Vermehrung der Hauptzellen eintritt. *Symptome:* Klinisch meist stumm, erst in späten Stadien durch Druckwirkung auf das Hypophysenparenchym durch entsprechende Ausfallserscheinungen bemerkbar werdend. Bei Auftreten in früher Jugend *hypophysärer Zwergwuchs* infolge Mangels des fördernden Wachstumhormons; in späteren Entwicklungsjahren *Hypogenitalismus*, mangelnde Ausbildung der sekundären Geschlechtsmerkmale, Ausbleiben der Menstruation (Ausfall der gonadotropen Hormone). Bei Entwicklung nach der Pubertät, evtl. Sistieren des bis dahin normalen Körperwachstums (analog dem *Lorain-Levi*-Syndrom bei Kraniopharyngeom, vgl. Hirntumoren, S. 693).

β) **Schilddrüse**, *Definition:* Die Adenome der Schilddrüse, welche dem Schilddrüsenparenchym entstammen, zeigen eine sehr große Variationsbreite der histologischen Unterformen. Diese hängt ab von der Art der geschwulstmäßigen Proliferation des Schilddrüsenepithels, von der verschiedenen Wachstumsintensität, welche um so größer ist, je mehr solide Stränge ausgebildet werden; schließlich von der funktionellen Leistung, welche in dem Ausmaß der Colloidsekretion bzw. Retention besteht. Trotz morphologischer Gutartigkeit können sie sich bösartig verhalten und u. U. sogar metastasieren. Es werden unterschieden:

αα) großfolliculäres Adenom (Struma nodosa adenomatosa colloides),

ββ) kleinfolliculäres Adenom (Struma nodosa mikrofollicularis),

γγ) trabekuläres Adenom (Struma nodosa trabekularis),

δδ) tubuläres Adenom (Struma nodosa tubularis),

εε) papilläres Adenom (vom papillären Karzinom oft nicht mehr trennbar),

ζζ) großzellig eosinophiles Adenom (*Langhans*-Struma), (s. Basaliome der inkretorischen Organe, S. 489).

Vorkommen: In allen Weltteilen, vor allem in gebirgigen Gegenden als endemisch auftretende Erkrankung, dem sog. Kropf (*Struma*), vgl. Spez. Chirurgie, S. 947).

Ursache: Noch nicht eindeutig geklärt; grundlegende Bedeutung hat *Jodmangel* in Trinkwasser und Nahrung; bestehender Jodmangel soll durch diffuse oder knotige Hyperplasie der Schilddrüse ausgeglichen werden. *Für* die Theorie spricht, daß durch jodfreie Ernährung tierexperimentell Strumen erzeugt werden können. Durch *Jodprophylaxe* (jodiertes Kochsalz, Jod-Kaliumtabletten) in Kropfgegenden kann die Entwicklung der Struma verhindert werden. Zweiter Kropffaktor wird angenommen, ist jedoch noch nicht sichergestellt. In Frage kommen dafür: Hoher Calciumgehalt der Nahrung, Mangan-, Arsen- und Fluorgehalt des Bodens, Belichtungs- und Nahrungsfaktoren, welche über einen relativen Jodmangel zum Kropf führen. *Aussehen:* Je nach Art der histologischen Form (s. oben) entsteht eine diffuse oder knotige Gewebszunahme innerhalb des normalen Organs. Die Adenome ahmen den parenchymatösen Aufbau der normalen Schilddrüse nach (*Struma nodosa parenchymatosa*) oder sie setzen sich aus großen, kolloidreichen Follikeln zusammen (*Struma nodosa colloides*). In große Follikel können knospenartig kleinere Follikel hineinsprossen (*Struma nodosa makrofollicularis* und *mikrofollicularis*); letztere entspricht dem Bild der *fötalen Schilddrüse* (*fötales Adenom*). Die tubuläre Form kommt rein kaum vor, jedoch gibt es gelegentlich trabekuläre Adenome, deren Stränge nicht vesiculär, sondern tubulär kanalisiert werden. Sekundäre Kalkablagerung in hyalinisierten Knotenabschnitten kann bis zur Verknöcherung gehen (*Struma nodosa calcificans* bzw. *ossificans*); nimmt das ganze Parenchym an den regressiven Veränderungen teil, so wird schließlich der ganze Knoten von einer Kalkschale umgeben. Akute Unterbrechung der Blutzufuhr verursacht Nekrose oder auch Blutungen in die Adenome (*Struma nodosa necroticans* bzw. *haemorrhagica*). Verflüssigung und Resorption der Nekrose führt zur cystischen Umwandlung (*Struma nodosa cystica*). *Symptome:* Äußerlich sichtbare Verdickung des Halses, Einengung der Trachea, gleichmäßig von beiden Seiten (Säbelscheidentrachea) oder nach einer Seite, insbesondere bei intrathorakal entwickelten Knoten (Tauchkropf); Kompression der Luftröhre mit inspiratorischer und exspiratorischer Dyspnoe, Tracheomalacie, Lungenemphysem, Cor pulmonale, akutes Herzversagen und plötzlicher Tod. In Gegenden mit endemischem Kropf infolge inkretorischer Unterfunktion *endemischer Kretinismus* (vor allem durch Inzucht von Kropfträgern); frühzeitige Diagnose schon beim Säugling erforderlich (Saugfaulheit, Lethargie, Obstipation, geringes Wachstum); durch jahrelange Zufuhr von Schilddrüsenpräparaten kann die Entwicklung des Kretinismus verhindert werden. *Überfunktion der Schilddrüse* ruft *Basedowsche Krankheit* (infolge Mehrbildung von thyreotropem Hormon des HVL) oder *Hyperthyreose* bei *toxischem Adenom* (infolge Mehrabgabe von Thyroxin, welches in dem Adenom in erhöhtem Maße gebildet wird) hervor; kann sich auch im höheren Lebensalter auf dem Boden einer Struma nodosa entwickeln. Klinisch steht bei toxischem Adenom Grundumsatzsteigerung und Tachykardie im Vordergrund. Nervöse Erscheinungen und Exophthalmus fehlen.

Therapie (s. S. 950): Bei Struma nodosa Teilresektion oder Enucleation solitärer Knoten, bei Basedowstruma und toxischem Adenom nach interner Vorbehandlung (Jod-Jodkali oder Thiourazil) ebenfalls Teilresektion; sodann vollständige Heilung.

γ) **Nebenschilddrüsenadenom**, *Prinzip:* Hauptzellen der Nebenschilddrüsen bilden Parathormon (*Collip*), welches die Phosphorausscheidung durch die Nieren über die

Rückresorption von Phosphaten regelt, indem es die dazu nötige Nierenphosphatase aktiviert. Außerdem normalisiert Parathormon die Osteoblasten und -klastenfunktion durch Aktivierung der Knochenphosphatase, indem Hexose aus der Ca-Hexose-Phosphorsäure abgespalten und damit Ca und Phosphat im Knochen frei wird. Überproduktion von Parathormon vermindert die Rückresorption von Phosphat in der Niere, erhöht die Phosphatausscheidung im Harn und senkt den P-Spiegel im Blut. Durch Anregung der Osteoblasten (vermehrter Knochenabbau) wird Ca und P frei (Anstieg des Ca-Spiegels im Blut). Daher Hypercalcämie (bis zu 29,4 mg-%), Hypophosphatämie (Serum-Phosphor bis zu 1 mg-%). Adenome verursachen die Osteodystrophia fibrosa generalisata (*Engel, v. Recklinghausen*), (vgl. S. 961).

Histologisch: Solides, medulläres Adenom von rein endokrinem Bau, trabekuläres Adenom mit Anordnung der Zellen in soliden Balken, mikrofolliculäres Adenom, analog dem mikrofolliculären Adenom der Thyreoidea. Im Vordergrund steht die medulläre endokrine Struktur mit Abgrenzung großer polygonaler, solider Zellfelder durch schmale Septen aus Gefäßkapillaren. Die trabekuläre Form entwickelt sich aus der medullären, indem die größeren Felder in schmälere, aber um so zellreichere Stränge übergehen; Mikrofolliculäre Struktur äußerst selten.

Symptome: Knochenabbau mit Umwandlung des normalen Knochenmarks in Fasermark, Blutungen in dieses Mark, wabige Cystenbildung, Knochenrarefizierung (hierdurch Spontanverformung der Knochen), Kalkablagerung in Lunge, Niere, Magenschleimhaut, Leber, Herzmuskel, Arterien (*Kahlau*). Mitunter beruht die Erkrankung auch auf einer Hypophysenstörung (Überproduktion von parathyreotropem Hormon durch basophiles Adenom des HVL – s. S. 480).

Therapie: Operative Entfernung des Nebenschilddrüsenadenoms (*Mandel* 1926).

δ) **Inselzelladenom des Pankreas,** *Prinzip:* Die inkretorisch-aktiven β-Zellen der *Langerhans*schen Inseln des Pankreas produzieren das Insulin, welches das Gleichgewicht zwischen Glykogenbildung und -abbau in der Leber aufrechterhält (normaler Blutzuckerwert 100 mg-%); Insulinmangel = Hyperglykämie, Insulinüberschuß = Hypoglykämie (Hunger, Durstgefühl, Müdigkeit, Schwäche, Schweißausbruch, Schwindelgefühl, Muskelschwäche, Bewußtlosigkeit, Krämpfe). Diese Symptome des *hypoglykämischen Schocks* treten bei *Hyperinsulinismus* auf; sie werden beim *Inselzelladenom* der Bauchspeicheldrüse beobachtet und sind durch Glucoseinjektion zu beheben. Außerdem wirkt bei der Glykogenolyse in der Leber das Glucagon mit, welches in den α-Zellen gebildet wird.

Vorkommen und Aussehen: Gutartige, erbsen- bis walnußgroße, von einer Bindegewebskapsel umgebene (daher operativ leicht ausschälbare Knoten von grau- bis gelblichweißer Farbe, die im Pankreaskörper oder -schwanz gelegen sind; *Inseladenome* (*Insulome*) sind endokrine Adenome des Pankreasinselapparates und Ursache der hypoglykämischen Anfälle. *Histologisch:* Homologie mit den Pankreasinseln. Unterschiede bestehen in Struktur und im cytologischen Verhalten. Strukturell sind die Zellmassen ganz dicht gelagert und ohne Läppchenstruktur; vereinzelte Stellen zeigen deutliche Auflockerung mit Spaltbildung und zum Teil Acini; Capillaren befinden sich in den Spalträumen, die als perivasculäre Inkreträume aufzufassen sind; Zellen deutlich größer als normale Inselzellen; Zelltyp = β-Zellen; angrenzendes Drüsengewebe ist druckatrophisch im Sinne expansiven Wachstums. Histogenetisch entstammen sie den im Gangepithel der Bauchspeicheldrüse verstreut liegenden Inselzellen (2. Inselorgan). *Funktion:* Das von den Tumoren gebildete Insulin wird schubweise in das Blut abgegeben (hypoglykämischer Anfall). *Therapie:* Operative Ausschälung der Adenome.

Weitere Formen sind *exkretorische Adenome*, d. h. herdförmige Wucherungen von intrapankreatischen Ausführungsgängen, gelegentlich mit cystischen Ausweitungen (*Cystadenome*). *Exokrine Adenome:* Vom sezernierenden Pankreasdrüsengewebe ausgehend, extrem selten, wahrscheinlich hypothetisch.

ε) **Phäochromocytom,** *Definition:* Sind Adenome aus Epithelien des *Nebennierenmarkes* (NNM); bei Fixierung des Geschwulstgewebes in chromhaltigen Flüssigkeiten (Kaliumbichromatlösung) kommen feine braune Granula (chromaffine Epithelien, Phäochromocyten) zur Darstellung.

Phäochromocyten sind identisch mit Adrenalin und seinen Vorstufen, so daß aus dem Grad der Chromaffinität auf den Adrenalingehalt geschlossen werden kann.

Wirkungsprinzip: Adrenalinbildung des Phäochromocytoms erfolgt aus dem in Leber und Niere gebildeten Thyrosin bzw. Oxythyramin; die Synthese verläuft über Arterenol, welches in Form von tropfigen Plasmaeinschlüssen in den Phäochromocytomen erscheint.

Vorkommen: Bisher erst mehrere 100 Fälle bekannt. Lokalisation vorwiegend in der linken Nebenniere, jedoch auch in den thorakalen Sympathicusganglien und im *Zuckerkandl*schen Organ. Seltener auch an völlig atypischen Orten. Auftreten familiär gehäuft, u. U. in Kombination mit Neurofibromatosis Recklinghausen oder mit anderen endokrinen Störungen (Schilddrüsenerkrankung, Morbus Addison, Cushing- und adrenogenitales Syndrom); in 16% der Fälle multiple Tumoren. *Alter und Geschlecht:* 14–71 Jahre, über 50% zwischen 40–60 Jahren; Geschlechtsdominanz besteht nicht. *Symptome:* In 40% der Fälle paroxysmale Hypertension, bis zu 70% der Fälle konstante Hypertonie; bei einer geringen Anzahl von Tumorträgern besteht klinische Symptomfreiheit, da sich die überschüssigen Adrenalinmengen durch entsprechende Antagonistenwirkungen aufheben.

Histologisch: Großzelliges, epitheliales Gewebe, aus Zellen mit acidophilem, leicht granuliertem Cytoplasma nebst engen Beziehungen zu einem kapillarreichen Grundgewebe; Chromaffinität der vorwiegend polygonalen, spindeligen Zellen. Zwischen den Epithelkomplexen reichlich sinusartig erweiterte Gefäßräume, in welche eine große Zentralvene einmündet; Gruppen von Riesenzellen mit unförmigen Riesenkernen und mehreren großen Kernblasen; Inhalt der Kernblasen (morphologisches Substrat des Arterenols) wird nicht durch Diffusion, sondern durch „Ausschleusung" in das Zellplasma abgegeben.

Diagnose: Infolge der entwicklungsgeschichtlichen Abstammung der Phäochromocytome aus dem Sympathicus ist sehr verstreute Lage der Tumoren möglich, wodurch die klinische Diagnostik und das Auffinden sehr erschwert werden kann (Funktionsproben, s. S. 275).

Therapie: Exstirpation.

Maligne Phäochromoblastome sind bedeutend seltener als die gutartige Variante (1:10); Metastasierung hämatogen und lymphogen; in über der Hälfte der Fälle bilaterales Auftreten; auch hierbei gelegentlich paroxysmale Hypertonie; in Metastasen keine Chromaffinität. Metastasierung vorwiegend in Lunge, Leber, Niere, Gehirn.

ζ) **Rindenadenom der Nebenniere:** *Prinzip:* (s. S. 273): Nebennierenrinde bildet 3 verschiedene Hormongruppen (*Cortison-Gruppe*→ Kohlehydratstoffwechsel, *Desoxycorticosteron*→ Mineral- und Wasserhaushalt, *Sexualhormone*→ androgene und östrogene Wirkstoffe). Die Wirkung der hormonalaktiven Adenome ist daher ganz verschieden, je nachdem, welches Hormon ausgeschüttet wird. Obwohl die Unterscheidung der einzelnen in der NNR gebildeten Hormone nur sehr schwer möglich ist, können Beziehungen zwischen aktiven Rindenadenomen und klinischem Bild durch die chemische Analyse der im Harn ausgeschiedenen Abbauprodukte der Rindenhormone (17-Ketosteroide) aufgedeckt werden und Überfunktion der NNR oder der Adenome festgestellt werden (vgl. Funktionsdiagnostik). *Vorkommen und Aussehen:* Sehr häufige, meist multipel auftretende Geschwulstform, zwischen Linsen- und Erbsengröße schwankend, mitunter bis zu Mandarinengröße annehmend. *Wirkung:* Abwegige Bildung von Sexualhormon führt zur Umstimmung der körperlichen Entwicklung des Geschwulstträgers (*adrenogenitales Syndrom*). Wichtig ist dabei, ob die Sexualhormone während der embryonalen Entwicklung oder erst beim Kind vor der Pubertät bzw. im erwachsenen Organismus zur Wirkung kommen; ferner ist das Geschlecht des Geschwulstträgers entscheidend.

Klinische Symptome:

αα) *Anpassungshyperplasie der NNR:* Bei chronischer Stoffwechselsteigerung mit Herzmuskelhypertrophie und dadurch bedingtem, erhöhtem Bedarf an Rindenhormon.

ββ) *Pseudohermaphroditismus* (PS), *Definition:* Angeborene Mißbildung mit äußeren Geschlechtsmerkmalen, die dem der Keimdrüse entsprechenden Geschlecht entgegengesetzt sind (Scheinzwitter, Intersex). Die wirklichen Geschlechtsverhältnisse werden meist erst in der Pubertät entdeckt. *Formen: Weiblicher PS:* Ovarien, normales inneres Genitale, äußeres Genitale von männlichem Charakter (penisartige Clitoris, Hypospadie, Einmündung der Urethra in die Vagina, Skrotum, Prostataanlage). *Ursache:* Adenomartige Hyperplasie der NNR mit erhöhter 17-Ketosteroidausscheidung im Urin. *Männlicher PS:* Erblich, familiär, Feminisierung des äußeren Genitale (intraabdominal gelegener Hoden, verkümmerter Penis, Vulva, rudimentäre Vagina).

Ursache: Hyperplasie der NNR mit erhöhter Östrogenbildung.

γγ) *Adrenogenitaler Virilismus, Definition:* Vermännlichung beim Mädchen (Bartwuchs, männliche Schambehaarung, tiefe Stimme, Vergrößerung der Clitoris, verstärktes Körper- und Skelettwachstum). Bei erwachsenen Frauen *Hirsutismus* (Behaarung von Oberlippe, Kinn, Brust, Rücken usw. wie beim Manne). Ferner Hypertrophie der Clitoris, Atrophie der Labien, Verengung der Vagina, Uterusrückbildung, Amenorrhoe, tiefe

Stimme, Akne, psychische Veränderung, Schwund der Libido. Starke Erhöhung der 17-Ketosteroidausscheidung im Harn (bis zu 500 mg p. d, normal bis 15 mg p. d). *Rindenadenom bei Knaben:* Verursacht sexuelle Frühreife (*Pubertas praecox*).

δδ) *Adrenogenitaler Feminismus, Definiton:* Sexuelle Frühreife beim Mädchen mit Vaginalblutungen, Verweiblichung beim Mann (Atrophie des Genitale, Impotenz, Gynäkomastie, erhöhte Östrogenausscheidung im Harn).

εε) *Cushing-Syndrom,* mitunter auch durch NNR-Geschwülste ohne basophiles Adenom des HVL vorkommend. Cushing-Syndrom und adrenogenitales Syndrom sind daher nicht immer scharf gegeneinander abgrenzbar.

Histologisch: Analog der Nebennierenrinde, hauptsächlich Wucherung der Zona fasciculata und glomerulosa. Starke Verfettung der Zellen neben Neutralfett auch Cholesterinverbindungen und Lecithin enthaltend, infolge des Gehaltes an doppelt brechenden Lipoiden Gelbfärbung des Tumors auf dem Schnitt. Nicht immer gutartig, gelegentlich sind die Geschwülste NNR-Carcinome, jedoch sehr selten.

Therapie: Operative Entfernung, wonach sich die Sexualhormonproduktion normalisiert, und Pubertas praecox bzw. Virilismus oder Feminismus rasch zurückbildet.

η) Inkretorisch wirksame Adenome und Geschwülste der Keimdrüsen:

αα) **Hoden,** *Prinzip:* Androgene des Hodens entstammen den *Leydig*schen Zwischenzellen. Sehr seltene Tumoren dieser Interstitialzellen sind hormonaktiv durch Testosteronbildung. *Folgen:* Sexuelle Frühreife, starkes Wachstum der accessorischen Geschlechtsorgane, Vertiefung der Stimme, Bartwachstum. *Wachstum:* Fast stets maligne und metastasierend.

Tubuläres Hodenadenom (Adenoma tubulare testis Pick, 1905): Inkretorisch stumm. *Vorkommen:* In kryptorchen Hoden oder bei Hermaphroditen; bohnengroß, oft in Mehrzahl im Hoden auftretende gelblich-gefärbte Knoten. *Histologisch:* Entsprechend der Hodenanlage, Geschwulstzellen den Sertolizellen ähnlich, Knoten meist aus dicht beieinanderliegenden, enggewundenen Kanälchen aufgebaut, mit niederem Zylinderepithel ausgekleidet; im Bindegewebsstroma ab und zu einzelne oder Gruppen von Zwischenzellen.

ββ) **Ovar,** *Prinzip:* Normalerweise Bildung von 2 Hormonen (*Follikelhormon = Östradiol* unter Einfluß der Gonadotropine des HVL = Prolan A und *Corpus-luteum-Hormon* unter Einfluß von Prolan B. Follikelhormon bewirkt den Aufbau der Uterusschleimhaut (Proliferationsphase); Corpus-luteum-Hormon, welches in dem zum Gelbkörper umgewandelten Follikel entsteht, indem sich die Follikelepithelien durch Aufnahme von Lipoid vergrößern, wandelt durch sein Hormon (Progesteron) die in der ersten Cyclushälfte aufgebaute Uterusschleimhaut um und macht sie für die Aufnahme des befruchteten Eies reif (Sekretionsphase). Bleibt die Befruchtung aus, so wird die Schleimhaut abgestoßen (Menstruation) und der Cyclus beginnt von neuem. Beide physiologischerweise vorhandenen Hormone können von Geschwülsten im Übermaß produziert werden.

1. Granulosazelltumor:

Vorkommen und Aussehen: Von Bindegewebskapsel umgebene ovoide, teils solide, teils cystische Geschwulst mit grobhöckriger Oberfläche und gelber Schnittfläche von wechselnder Größe, 70% der Fälle im Alter zwischen 40–60 Jahren, sehr selten bei Mädchen. *Häufigkeit:* Etwa 1% aller Ovarialgeschwülste.

Uni- und bilateral, maligne Formen häufig bilateral.

Histologisch: Im Gegensatz zum Brennertumor ist nur noch eine Andeutung der organoiden Follikelstruktur zu erkennen; das morphologische Bild trägt alle Kennzeichen eines Carcinoms; dieses ist sowohl histologisch, als auch funktionell ein spezielles Carcinom. Es zeigt einen trabekulären oder alveolären Aufbau aus granulosazellähnlichen Elementen oder follikelähnliche Anordnung, die an einen *Graaf*schen Follikel erinnert; Geschwulstzellen enthalten reichlich doppeltbrechende Lipoide und produzieren Follikelhormon (im Urin in großer Menge nachweisbar).

Wirkung: Bei Kindern pubertas praecox, bei geschlechtsreifen Frauen Cyclusstörung, bei Frauen nach dem Klimakterium Metrorrhagien; die Funktion entspricht derjenigen der normalen Follikelzellen, d. h. der Granulosazellen (daher der Name Granulosazelltumor v. *Werdt*). *Wachstum:* Semimaligne in verschiedenen Malignitätsgraden. Malignität nimmt mit dem Grad der Differenzierung ab.

2. Luteinisierter Granulosazelltumor:

Definition: Wahrscheinlich identisch mit den Carcinomen des Corpus luteum.

Histologisch: Aufbau wie ein gewöhnlicher Granulosazelltumor mit starker Speicherung doppeltbrechender Lipoide. *Wirkung:* Progesteronbildung der Tumorzellen ruft sekretorische oder deziduale Umwandlung der Uterusschleimhaut mit Amenorrhoe hervor.

Symptome: Wie bei Extrauteringravidität. *Therapie* der Granulosazelltumoren: chirurgische Entfernung.

3. *Tubuläres testiculäres Adenom (Pick):*
Definition: Entspricht völlig dem im Hoden vorkommenden tubulären Adenom (s. vorn).

Vorkommen: Bei normalen Frauen und männlichen Zwittern, sehr selten, hat vorwiegend theoretisches Interesse.

Histologisch: Weitgehende Übereinstimmung mit dem tubulären Hodenadenom. *Wachstum:* Meist gutartig. *Wirkung:* Amenorrhoe, Virilismus. Wegen seiner Fähigkeit zur Vermännlichung in die funktionelle Geschwulstgruppe der Arrhenoblastome zu zählen (neben verschiedenen Tumoren wie: Seminom, Teratom, Corpus-luteum-Tumor, atypisches Carcinom).

Histologisch: Aus bindegewebigen und epithelialen Bestandteilen bestehend, letztere in Strängen und Balken angeordnet, den primären Keimsträngen der fötalen Gonade ähnlich; in anderen Fällen mehr Epithelstruktur; Übergänge zum tubulären Adenom bestehen.

Therapie: Operative Entfernung, bei jüngeren Patientinnen (20.–35. Lebensjahr) führt zur Rückbildung der Virilisierungserscheinungen.

4. *Tumor ovarii Brenner (Oophorom):*
Definition: Neubildung, welche den Bau des normalen Eierstocks nachahmt.

Histologisch: Bindegewebiges Stroma mit mehr minder zahlreichen theka-ähnlich umhüllten, follikelähnlichen Epithelnestern und -schläuchen mit Hohlräumen; typische Anordnung der Teile zueinander fehlt. Organoide Geschwulst mit weitgehender Differenzierung; Ausdifferenzierung von Eizellen fehlt (Bezeichnung als Oophorom, daher unglücklich). Verwandschaft mit Granulosazelltumor (s. oben) besteht.

Histogenese: Wahrscheinlich Wucherung des Peritonealepithels (*Walthard*sche Zellinseln). *Wachstum:* Unbedingt gutartig. *Vorkommen:* Fast ausschließlich einseitig, selten bilateral, bei Frauen jenseits des 40. Lebensjahrs. Größe zwischen einigen Millimetern bis über Mannskopfgröße. *Wirkung:* Keine sicher nachweisbare endokrine Funktion. *Therapie:* Chirurgische Entfernung.

5. *Seminom (Dysgerminom, R. Meyer):*
Definition: Das im Hoden vorkommende Seminom (vgl. dort) (charakteristisches Hodencarcinom) kommt auch im Ovar vor und muß auch hier so bezeichnet werden. *Histologisch:* In jeder Beziehung mit dem Hodenseminom übereinstimmend. *Vorkommen:* Selten, bei Hermaphroditen und Pseudohermaphroditen, absolut genommen, jedoch häufiger bei normalen Frauen in geschlechtsreifem Alter. *Wachstum:* Maligne, jedoch infolge der ungünstigeren Metastasierungsverhältnisse im Ovar meist ohne Metastasen.

Placenta:
Prinzip: Placenta bildet Östradiol und Progesteron und unterstützt das Corpus luteum graviditatis in der Aufrechterhaltung der Schwangerschaft; außerdem bildet sie *Gonadotropine,* welche im Laufe der Gravidität an Menge zunehmen (Nachweis mittels Schwangerschaftsreaktion nach *Aschheim-Zondek*). Gleiche Hormonausscheidung findet sich auch bei krankhaften Wucherungen des Chorionepithels.

Blasenmole. Definition: Umformung von Ei, Eihöhle, Fötus und Placenta zu einer aus einer Unzahl von Hohlräumen bestehenden und mit flüssigem, körnigem Detritus durchsetzten Masse. Es handelt sich um eine degenerative, schleimige Entartung des Zottenstromas. Die Frucht selbst stirbt ab. *Vorkommen* und *Aussehen:* Bei geschlechtsreifen Frauen in den beiden ersten Schwangerschaftsmonaten entwickelt sich ein traubenförmiges Gebilde, bestehend aus vielen flüssigkeitsgefüllten, z. T. gestielten und untereinander zusammenhängenden Blasen. *Wachstum:* In Form einer *epithelialen Wucherung* der *Langerhans*-Schicht und des Synzytiums; in dieser Form gutartig. Jedoch auch als *wuchernde Blasenmole* (Mola destruens), bei welcher die Uteruswand durchwachsen wird und die Epithelwucherung in die uterinen Venen eindringt und intravasal vorwächst (*Mola intravenosa*). Übergänge in die maligne Form (*malignes Chorionepitheliom*) sind fließend. *Histologisch:* Schleimige Umwandlung des Stromas und Ausbildung von Schleimcysten; Wucherung der Chorionepithelien, insbesondere der *Langerhans*schen Zellschicht, die mehrreihig wird und Mitosen aufweist. In späteren Stadien regressive Veränderungen (vacuolige Umwandlung, hydropische und blasige Quellung der gewucherten Epithelien); Verquellung der fibrillären Grundsubstanz mit Verflüssigung, wodurch die Zotten in Blasen umgewandelt werden. *Symptome:* Im Verhältnis zur Schwangerschaftsdauer stark vergrößerter Uterus, lebensbedrohliche Blutungen, spontane Abstoßung der Mole. Zurückbleibende Reste bilden gonadotrope Wirkstoffe (Schwangerschaftreaktion bleibt positiv!).

ϑ) **Thymus:** *Thymom;* vom Thymusrest ausgehender Tumor.

Histologisch: Zu unterscheiden sind lympho-epitheliale und lympho-reticuläre Geschwülste.

Wachstum: Verdrängend, z. T. metastasierend. Keine sichere Unterscheidung zwischen Gut- und Bösartigkeit möglich.

Vorkommen: Männer bevorzugt, 2.–72. Lebensjahr.

Wirkung: Bei endokriner Wirksamkeit evtl. Myasthenia gravis.

Therapie: Operation, Röntgenbestrahlung (s. S. 976, 1051).

f) **Kystadenom.** *Definition:* Gutartige Adenome, deren Drüsenschläuche durch Sekretanhäufung cystisch erweitert werden und deren Drüsenwandungen sich durch flächenhaftes Wachstum verbreitern und durch Schwund der Scheidewände zu größeren und sehr großen Hohlräumen zusammenfließen (uniloculäres Kystom, multiloculäres Kystom). Die Innenflächen der Cysten sind entweder glatt (glanduläres Kystom) oder zeigen papilläre, zottige Wucherungen (papilläres Kystom); der Cysteninhalt ist serös oder pseudomucinös (Pseudomucin = Glykoproteid mit Albumin).

α) **Kystadenome des Ovars,** *Vorkommen* und *Aussehen:* Ein- und doppelseitig vorkommende Geschwülste von außerordentlich wechselnder Größe, mitunter (vor allem in früheren Zeiten) enorme Größen (bis zu 50 kg Gewicht) annehmend; die Geschwülste hängen an einem dünnen Stiel (Ligamentum ovarii und sind operativ sehr leicht entfernbar. *Formen:*

αα) *Kystoma simplex serosum, Vorkommen:* Am häufigsten im 4. Decennium, ziemlich häufig. Glattwandig, ein- oder mehrkammrig.

Histologisch: Charakteristische Auskleidung mit einschichtigem Flimmerepithel; häufig auch niedriges kubisches Epithel, in alten Kystomen keine epitheliale Auskleidung mehr sichtbar; an einzelnen verdickten Wandstellen Reste von Ovarialgewebe. Inhalt serös.

ββ) *Kystoma papilliferum serosum, Definition:* Gegenüber dem einfachen serösen Kystom ausgesprochene Proliferationstendenz. *Vorkommen* und *Aussehen:* Sehr häufig doppelseitig, vorwiegend einkammrige Cyste mit serösem dünnflüssigem Inhalt; Innenwand überwiegend glatt und mit einfachem, kubischem bis zylindrischem Epithel ausgekleidet; stellenweise papilläre Wucherungen, so daß blumenkohlartige Bildungen entstehen, die die Lichtung der Cysten sogar ausfüllen können. *Symptome:* Verdrängungserscheinungen, partielle oder vollständige Stieldrehung, Blutung, Nekrose, hämorrhagische Infarcierung bei starker papillärer Wucherung, gelegentlich Durchwachsen der Cystenwand, wodurch es zu Oberflächenpapillomen und Ascitesbildung kommt; abgelöste Zotten können Implantationsmetastasen auf dem Peritoneum hervorrufen und selbständig weiterwachsen. Spontaner Durchbruch in die Bauchhöhle und Erguß des Cysteninhaltes führt zum *Pseudomyxoma peritonei. Therapie:* Chirurgische Entfernung.

γγ) *Kystoma simplex pseudomucinosum, Vorkommen* und *Aussehen:* Vielkammrige, oberflächlich grob gebuckelte, multiloculäre Geschwulst, aus einer Unzahl verschieden großer Cysten bestehend, welche mit fadenziehendem, zähem, grauweißem Schleim gefüllt sind; durch sekundäre Blutbeimengung ist der Cysteninhalt oft bräunlich gefärbt und hat kolloidähnliche, gallertige Beschaffenheit.

Histologisch: Glatte Cystenwände mit einfachen Lagen von Zylinderepithel bedeckt (Ähnlichkeit mit Darmepithelien); Epitheleinsenkung in das Bindegewebe zwischen den Cysten mit drüsenähnlicher Schlauchbildung, in welchen es durch Sekretstauung zur Bildung neuer Cysten kommt. *Histogenese:* Teratome mit einseitiger Wucherung des Entoderms und Zurücktreten der beiden anderen Keimblätter. *Wachstum:* Gutartig, bei Pseudopapillenbildung besteht vermehrte Proliferationstendenz, aber noch nicht im Sinne des Carcinoms. *Symptome und Komplikationen:* Durchbruch in die Bauchhöhle (Pseudomyxoma peritonei, Verwachsungen zwischen den Baucheingeweiden, Ileus). *Therapie:* Exstirpation.

δδ) *Kystoma pseudomucinosum papilliferum, Vorkommen:* Sehr selten, weitgehend ähnlich den serösen Kystomen, jedoch von ihnen durch die Pseudomucinproduktion unterschieden.

Wachstum: Gelegentlich Übergreifen auf die Bauchhöhle und Nachbarorgane (z. B. Milz). Auch direkte Verkrebsung ist beobachtet.

β) **Kystadenom der Mamma** (s. S. 477).
γ) **Kystadenom der Niere** (Cystenniere):
Definition: Geschwulstbildung beider Nieren, durch welche beide Organe in große, längliche, von zahllosen kleinen und größeren Cysten durchsetzt werden. Oberfläche der Nieren traubenartig; Innenfläche der Cysten glatt.

Ursache: Kombination einer Entwicklungsstörung mit Geschwulstbildung. Embryonal liegengebliebenes metanephrogenes Gewebe geht sekundär in eine fortschreitende, geschwulstartige Wucherung über (dysontogenetische Geschwulstentstehung). *Histologisch:* Cysten mit kubischer Epithelauskleidung in den größeren, mit zylindrischer Epithelauskleidung in den kleineren Cysten, stellenweise papilläre Wucherungen; Nierenparenchym im Laufe des Lebens durch den Druck der wachsenden Cysten immer mehr schwindend.

Symptome und *Verlauf:* Renale Hypertonie und deren Folgen (Hirnblutung, Coronarsklerose mit Thrombose, akute Coronarinsuffizienz). Meist auch Cystenbildungen in anderen Organen (Leber, Pankreas, Milz); Urämie und Exitus etwa im 5. Lebensjahrzehnt.

Kongenitale Cystenniere des Neugeborenen: Reine Mißbildung ohne papilläre oder adenomatöse Wucherung. Kinder sind lebensunfähig; die vergrößerten Organe stellen oft ein Geburtshindernis dar.

IV. Basaliome

Definition: Basaliome bestehen aus epithelialem Anteil und neugebildetem Bindegewebsstroma. Die charakteristische und für die histologische Diagnose maßgebende Gewebsformation ist der *Basaliomstrang.* Was die epithelialen Geschwulstanteile anlangt, so liegen sie stets *unter* der Deckschicht (z. B. *im* Corium der Haut, *in* der Mucosa); das Endothel wächst dort endophytisch hinein und gibt Anlaß zur Fehldeutung bösartigen Wachstums. Die neugebildeten mesenchymalen Anteile bzw. Basaliomstränge schieben sich ebenfalls zwischen die Epithelformationen vor und gliedern diese auf. Sie können reticulärem gefäßreichem Granulationsgewebe ähneln, aber auch als ausgereiftes, faserbildendes Bindegewebe mit Tendenz zur Schleim-, Knorpel- oder gar Knochenbildung auftreten (vor allem bei den sog. Mischtumoren). Gewisse Beziehungen zwischen Basaliom und Nervensystem bzw. bestimmten endokrinen Zellen (sog. gelbe Zellen des Magendarmkanals) bestehen. Wachstum im allgemeinen gutartig, mitunter semimaligne; Metastasierung nur sehr selten.

a) Basaliome der Haut. *Verruca senilis (Alterswarze), Vorkommen und Aussehen:* Flache, wenig über das Hautniveau hervortretende Erhebung von etwa Pfennigstückgröße mit zerklüfteter Oberfläche; vorwiegend bei älteren Menschen an der Rückenhaut. Im Gegensatz zum papillär-exophytischen Wachstum der juvenilen Warzen, wächst die Verruca senilis unter das Oberflächenepithel vor.

Histologisch: Epidermiszapfen schieben sich in die Tiefe der Cutis ein, deutliche Akanthose (Verbreiterung des Stratum spinosum) und Hyperkeratose (Verdickung des Stratum corneum). Das Epithel der gewucherten Basaliomzapfen ist ruhig und gut differenziert. Gelegentlich Vergrößerung und Polymorphie der Kerne, Cytoplasmaverlust, Kernverklumpung und Verkrebsung der Basalschicht. *Wachstum: Präcanzerose* im weiteren Sinne, welche durch Proliferation des veränderten Epithels in Krebs übergehen kann.

Epitheliom der Haut (solides Basaliom):
Vorkommen und Aussehen: Behaarte Kopf- und Stirnhaut; Geschwulst aus kompakten, undifferenzierten Epithelwucherungen mit zentraler Verflüssigung und Verkalkung. *Histologisch:* Kompakte Epithelzüge werden von lockeren Bindegewebszapfen unterbrochen, die die endoepithelial gelagerten Capillaren enthalten.

Sog. **Basalzellcarcinom** *(Krompecher), Vorkommen* und *Aussehen:* Kleine Hautgeschwulst, vor allem im Gesichtsbereich. *Histologisch:* Solide, breite Basaliomstränge neben schmalen girlandenförmigen Epithelwucherungen nebst spaltförmigen und cystischen Hohlräumen infolge Verflüssigung der Epithelien; charakteristische palisadenartige Anordnung der an der Peripherie der Zapfen gelegenen, zylindrischen Geschwulstzellen; zentraler Zerfall an der Oberfläche; Rand und Grund des Geschwürs werden von Tumorgewebe gebildet (Ulcus rodens). *Therapie:* Große Strahlenempfindlichkeit, daher Röntgentherapie ist bevorzugen.

b) Basaliome der Schleimhäute. *α)* **Mundhöhle:** Epitheliale Geschwülste, welche histogenetisch von mehrschichtigem Plattenepithel ausgehen und dysongogenetische Geschwülste darstellen, sind das *Adamantinom* und das *Kraniopharyngeom (Erdheim-Tumor).*

αα) **Adamantinom,** *Histiogenese:* Aus dem Epithel der Mundschleimhaut oder Epithelresten des Schmelzorganes (*Malassez*sche Epithelreste) entstammend. *Vorkommen und Aussehen:* Vorwiegend im Unterkiefer, den Knochen stark auftreibende, langsam wachsende, weiche, auf der Schnittfläche weißliche, gelegentlich von kleinen und großen Spalträumen oder Cysten durchsetzte Geschwulst, welche bis zu Kindskopfgröße erreichen kann. *Formen: Solides* Adamantinom und *cystische* Adamantinome. Die Unterscheidung ist im wesentlichen nur histologisch möglich. *Histologisch:* Maßgebend ist der *Adamantinomstrang*, bestehend aus einer peripheren einschichtigen Lage kubischer bis zylindrischer Zellen (Basalzellschicht) und einer inneren Zellzone, bestehend aus netzförmig anastomosierenden, locker angeordneten Sternzellen (Analogon: „Basaliomstrang"). Verwandtschaft zwischen Basaliom und Adamantinom ist groß, der Adamantinomstrang kann weitgehende organoide Differenzierung zeigen (Schmelzorganoid). Unterschied zwischen soliden und cystischen Formen besteht darin, daß erstere breite homogene, schmelzartige Basalschichten aufweisen, letztere hingegen Vacuolenbildung, wodurch mit eiweißhaltiger Flüssigkeit angefüllte Hohlräume entstehen. *Wachstum:* Lokal destruktiv, starke Recidivneigung, starker Knochenabbau, keine Metastasierung, in 4–5% maligne Entartung, Verwechslung mit Kiefercarcinomen sehr leicht möglich. *Altersverteilung:* Mittleres Alter der Adamantinomträger 37,6 Jahre. *Geschlechtsverteilung:* Bei Frauen etwas häufiger. *Seltene Formen:* Hypernephroides Adamantinom mit Verschleimung und hypernephroider Differenzierung.

ββ) **Kraniopharyngeom** (*Erdheim*) (s. S. 693!). *Histogenetisch* und *histologisch:* Mit dem Adamantinom auf gleicher Stufe stehend; Ableitung aus dem Epithel der Mundschleimhaut; von der Gegend des Hypophysenstiels und liegengebliebenen Epithelresten des Hypophysengangs ausgehend; dieser sproßt während der Embryonalentwicklung aus der Mundbucht aus (daher auch „Hypophysengang"-Geschwülste). *Vorkommen und Histologie:* Cystische Geschwülste, gelegentlich mit Verkalkung und Knochenbildung; aus mehrschichtigem Plattenepithel bestehend, z.T. Hornperlenbildung, zentrale Nekrose und Verflüssigung, Hohlräume von schleimbildendem Drüsenepithel ausgekleidet. *Wirkung:* Bei Entwicklung in früher Jugend *hypophysärer Zwergwuchs* mangels Wachstumshormons; dabei proportionierter kleiner Körper (Nanosomia pituitaria). Im weiteren Verlauf der Entwicklung meist außerdem Hypogenitalismus, Ausbleiben der Menstruation (infolge Ausfalls der gonadotropen Hormone, Unfruchtbarkeit). Entwicklung des Kr. nach der Pubertät führt zum plötzlichen Sistieren des normalen Körperwachstums (*Lorain-Levi*-Syndrom). Bei Entwicklung des Tumors oberhalb der Hypophyse in Richtung auf die hypothalamischen Zentren am Boden des 3. Ventrikels oder auf den Hypophysenstiel selbst sind Störungen der neurohumoralen Regulation und der Nierenfunktion die Folge (mangelhafte Antidiuretinbildung mit Ausscheidung riesiger Harnmengen bis zu 20 Liter pro die, Polyurie und Polydipsie) sog. *Diabetes insipidus*. Bei Reizung der hypothalamischen Stoffwechselzentren entsteht Störung des Fettstoffwechsels mit Fettansammlung an den Hüften, am Unterbauch und Gesäß (Bacchustyp), Hypogonadismus, sog. *Dystrophia adiposo-genitalis* (*Fröhlich*).

β) **Basaliome der zylinderepitheltragenden Schleimhäute (Carzinoide),** *Vorkommen:* Am Magendarmkanal, Gallenblase, Wurmfortsatz (hier zuerst beobachtet von *Masson*), Tracheobronchialbaum, vorwiegend am Hauptbronchus und Unterlappenbronchus *(Bronchialadenom)*. Nicht alle Bronchialadenome sind „Carzinoide". Es kommen hier auch Zylindrome und Mischtypen vor, welche alle Übergänge bis zu undifferenzierten Bronchialcarcinomen zeigen können; auch in der Schleimhaut des Uterus und der Tube. *Aussehen:* Am *Magendarmkanal* unter dem Oberflächenepithel und in der Submucosa liegende gelbe bis gelbgraue, erbsen- bis kirschengroße Geschwülste. Am *Bronchialsystem* endo- und extrabronchial wachsende, kirschkern- bis faustgröße annehmende Gebilde, die entweder gestielt in den Bronchus hineinragen oder die Knorpelringe durchwachsen. In der *Uterusschleimhaut* als verzweigte Epithelbäumchen im Stroma. *Histogenese:* Von den „hellen Zellen" der Schleimhäute ausgehend, die zwischen den Zylinderepithelien liegen (diffuses, endokrines, epitheliales Organ nach *Feyrter*). Eine Beziehung der hellen Zellen zu afferenten, sensiblen Nervenfasern besteht; wahrscheinlich Chemorezeptoren, welche Azetylcholin freisetzen können und die Erregung auf die Nervenfaserendigungen in der „hellen Zelle" übertragen können. *Symptome:* Am Magendarmkanal u.U. Stenose und Ileus, am Bronchialbaum Verschluß der Bronchiallichtung mit Atelektase, bronchopul-, monaler Eiterung, Blutungen, im Uterus meist symptomlos; auch allgemeine parasympathische Reizsymptome (Bronchospasmus, Diarrhoen). *Diagnose:* Röntgenkontrastdarstellung, Bronchographie, Röntgenschichtverfahren, Bronchoskopie; Probeexcision. *Histologisch:* Alveoläre oder trabekuläre Wucherung gleich großer Epithelien mit dunklen chromatinreichen, runden Kernen, zwischen welchen reichlich Bindegewebe bei Fehlen einer kleinzelligen Infiltration entwickelt ist. In den Randabschnitten zylindrische Zellform, Epithelien versilberbar, enthalten Fettgranula und doppelbrechende Lipoide (Ursache der gelben Farbe der Geschwülste), geben z.T. die Chromreaktion. *Wachstum:* Infiltrierend in die Umgebung; bei großen Tumoren auch destruktiv (z. B. am Trachealknorpel). *Therapie:* Chirurgische Entfernung; am Tracheobronchialbaum durch Lungenresektion, evtl. Bronchotomie oder Bronchusresektion.

c) Basaliome der Schleim- und Speicheldrüsen. *Vorkommen und Aussehen:* An den kleinen Schleimdrüsen der Lippen, der Mundhöhle, Tränendrüsen, Schleimdrüsen des Tracheobronchialbaums (*Hamperl*) als knollige, derbe, langsam wachsende Geschwülste, die sehr vielgestaltig sein können. Am Tracheobronchialbaum meist als Bronchialadenome vom Zylindrom- oder Mischtyp. Stets unter der Schleimhaut gelegen, durchwachsen sie am Bronchialbaum die ganze Bronchialwand und erwecken den Eindruck bösartigen Wachstums. In den Speicheldrüsen des Mundes (vor allem Parotis) als walnuß- bis hühnereigroße, derbe, knollige, umkapselte und gegen die Umgebung verschiebliche Geschwülste, wegen ihrer verwirrenden Vielgestaltigkeit als Mischtumoren bezeichnet. Auf dem Schnitt neben soliden, derben Abschnitten solche von weicher, gallertiger und knorpeliger Beschaffenheit. *Sonstiges Vorkommen:* Pharynx, Tracheobronchialbaum, Leber, Nierenbecken, Ösophagus, Uteruswand- und Schleimhaut, Sehnen und Sehnenscheiden. *Histogenese:* Dysontogenetische Geschwulst aus der Kopfdarmgegend, welche eine besonders verwickelte Embryogenese durchmacht. *Histologisch:* Geflechtartige, netz- oder girlandenförmig angeordnete, epitheliale Wucherungen mit soliden Zellzügen oder drüsenähnlichen Schläuchen aus kubischen bis zylindrischen Epithelien, von welchen durch Zellzerfall eine kolloidähnliche Masse in Hohlräumen gebildet wird; schließlich zwiebelschalenartige Lagerung der Epithelien mit Hornperlenbildung, Aufspaltung und Unterteilung der Epithelstränge durch das wuchernde Mesenchym; das pluripotente Mesenchym kann faserreiches Bindegewebe, Schleimgewebe, Knorpel oder Knochen bilden. *Wachstum:* Im allgemeinen gutartig, nach chirurgischer Entfernung häufig örtliches Recidiv, davon etwa 11% maligne entartend.

d) Basaliome der inkretorischen Organe. *Inselzelladenome* der Bauchspeicheldrüse, ebenfalls aus „hellen Zellen" (dem diffusen, endokrinen, epithelialen Organ) hervorgehend, müssen demnach folgerichtig als Basaliome bezeichnet werden (vgl. Adenome der Bauchspeicheldrüse), desgleichen *die soliden Adenome der Hypophyse* und der *Nebennierenrinde* (vgl. dort).

„*Wuchernde Struma*" (*Langhans*): Besondere Form der Knotenstruma (vgl. Adenome der Schilddrüse). *Vorkommen und Aussehen:* Meist in der Einzahl auftretend, verschieden große und geformte, umkapselte derbe Knoten mit glatter Oberfläche, auf der Schnittfläche homogen gelbbraun bis grauweiß, im Zentrum meist hyaline Narbe. *Histogenese:* Verschieden gedeutet, entweder auf das gutartige Adenom der Schilddrüse zurückgeführt oder auf ein Basaliom, das postnatal aus einer Kolloidstruma hervorgeht. Auch die Abstammung von den Epithelkörperchen wird diskutiert. Sie ist jedoch nur für solche Tumoren anzunehmen, welche endokrin-aktiv sind (außerordentlich selten). *Histologisch:* Solide Stränge kubisch-polygonaler Epithelien, die durch feine Bindegewebssepten mit reichlich sinusartig erweiterten Kapillaren voneinander getrennt werden. Epithelien im allgemeinen gleichförmig, Mitosen selten, daneben auch Epithelstränge mit kolloidgefüllten Lumina und Bildern, wie bei kleinfollikulärem Adenom. *Wachstum:* Verdrängend, Metastasierung in einem geringen Prozentsatz.

4. Bösartige epitheliale Geschwülste (Carcinome)

Allgemeines: Den Sarkomen, als den malignen, mesenchymalen Neoplasmen stehen die **Carcinome** als *maligne, epitheliale Neoplasmen* gegenüber. Carcinome sind die Krebse im engeren Sinne. Die bösartige Wucherung des Epithels steht im Vordergrund; jedoch hat auch das Bindegewebe (Stroma) am Aufbau der Geschwülste Anteil. Stets ist die Harmonie zwischen Epithel und Bindegewebe gestört und der organoide Aufbau der Geschwulst zugunsten des Epithels verschoben. Die Bösartigkeit und das Wachstumstempo des Carcinoms kann aus der Zahl der Mitosen und vor allem aus dem Vorhandensein pathologischer Kernteilungsfiguren (asymetrische Mitosen, Chromosomenabsprengung, tripolare oder mehrteilige Mitosen) abgelesen werden. Das Atypische des Carcinoms ist das Stehenbleiben seiner Zellen auf einer niedrigeren Entwicklungsstufe, das Fehlen einer organartigen Differenzierung und das unbegrenzte, destruktive Wachstum. Die hinsichtlich ihres mikroskopischen Aufbaus häufigsten Formen sind:

Das Carcinoma simplex s. (solidum): Es entspricht dem undifferenzierten Epithel; atypische Epithelwucherungen sind in Strängen und Nestern angeordnet, sie werden von einem mäßig stark entwickelten Stroma umgeben.

Plattenepithelcarcinom: Entspricht einem mehrschichtigen, atypischen Plattenepithel, das zapfenartige Epithelwucherungen zeigt, im Zentrum Nekrosen trägt und gelegentlich Hornperlen bildet (*verhornendes Plattenepithelcarcinom*): Ausgangsgewebe dieser beiden Krebsformen sind die äußere Haut bzw. das mehrschichtige Plattenepithel von Schleimhäuten.

Adenocarcinome: Entspringen den soliden und hohlen Drüsenschläuchen der äußern und inneren Körperoberflächen; ungleichmäßig entwickelte, gewucherte Drüsenschläuche sind von zylindrischen Epithelien ausgekleidet, das Epithel ist unregelmäßig gestaltet, mehrreihig, papillenbildend, so daß die Lichtungen der Drüsenschläuche völlig ausgefüllt werden (*papilläres Adenokarzinom*); bei Imitation der sekretorischen Funktion des normalen Ausgangsepithels kommt Schleimbildung zustande, welche sich mangels Ausführungsgängen ansammelt und in Hohlräumen aufstaut, die im Bindegewebsstroma liegen (*Gallertcarcinome*).

Medulläres Carcinom: Ist ein solches, bei welchem der epitheliale Anteil völlig überwiegt und das Stroma gänzlich zurücktritt; die Geschwulst ist daher weich, die Schnittfläche markig.

Scirrhöses Carcinom: Ist ein solides Carcinom, in welchem das Stroma besonders reichlich entwickelt ist und die Epithelwucherungen nur noch als schmale Stränge von hyalinisiertem Bindegewebe ummauert, erkennbar sind; solche Geschwülste sind besonders hart und führen zur schrumpfenden Zusammenziehung der Umgebung (Stenose am Darm, Einziehung der Haut bei Mamma-Ca usw.). (Wachstum, Metastasierung, Recidivierung s. S. 441.)

I. Carcinome des Deckepithels

Von Plattenepithel (*Haut und Schleimhaut*) **ausgehende Carcinome:**

a) **Carcinome der äußeren Haut.** *Vorkommen und Aussehen:* Meist an den Extremitäten und im Gesicht. Vorwiegend verhornende, seltener nicht verhornende Plattenepithelcarcinome, nicht selten auf dem Boden gutartiger Hautwarzen entstehend, vor allem, wenn solche Warzen ständiger Traumatisierung (Rasieren usw.) ausgesetzt sind. Plötzlich auftretende Wachstumstendenz solcher Warzen stets verdächtig auf Malignität.

Besondere Formen: Schornsteinfegerkrebs, Plattenepithelcarcinom der Skrotalhaut (erster erkannter Berufskrebs, *Pott* 1775). *Teerkrebs* (*Volkmann*), *Brikettarbeiterkrebs* (*Deutschländer* 1928), *Arsenkrebs*, auf dem Boden einer chronischen Arsenmelanose und -hyperkeratose bei Weinbauern infolge ständigen Umgangs mit arsenhaltigen Spritz- und Stäubemitteln, auch über den Magendarmkanal („Haustrunk") wird das Arsen aufgenommen und kann zu Hauskrebsen führen; nicht selten sind die Arsenkrebse mit Leber-Bronchialkrebs u.ä. kombiniert. Weitere verhornende Plattenepithelcarcinome entstehen als primäre Hautcarcinome nach *chronischer Strahlenschädigung* der Haut durch Röntgen, Radium, radioaktive Substanzen; in Verbrennungsnarben; auf dem Boden chronischer Hauttuberkulose; am Rande einer chronischen Hautfistel (bei Osteomyelitis oder Knochentuberkulose).

b) **Carcinome der Schleimhäute.** α) *Lippencarcinom*, *Vorkommen:* Vorwiegend an der Unterlippe bei Männern. *Ursache:* Wahrscheinlich chronisch-mechanischer Schleimhautreiz durch kariöse Zähne, Pfeifendruck bei Pfeifenrauchern (Einwirkung der Teerprodukte bei Rauchern). *Aussehen:* Anfangs nur Leukoplakie, dann kleine papilläre, mit starker Verhornung einhergehende Geschwülste von Erbsengröße, häufig an der Grenze von Schleimhaut zur äußeren Haut gelegen, monatelang bestehend ohne Heilungstendenz; nicht schmerzhafte, derbe Infiltration der Tumorumgebung. *Histologisch:* Atypische, zur Verhornung neigende Plattenepithelzapfen, welche bis in die Submucosa bzw. Subcutis und quergestreifte Muskulatur der Lippe vordringen. *Verlauf:* Geschwüriger Zerfall, übergreifend auf die angrenzenden Wangenweichteile. *Therapie:* Frühzeitige operative Entfernung, Röntgen- und Radiumbestrahlung.

β) **Zungencarcinom,** *Aussehen:* Flache Vorbuckelung des Zungenrandes mit umschriebener Verhärtung und bald einsetzendem, geschwürigem Zerfall. *Symptome* und *Verlauf:* Ausbreitung des Geschwürs auf Zungenrücken und -grund, Epiglottis, Gaumenbögen, Schleimhaut der Alveolarfortsätze, des Unterkiefers, bei Mischinfektion lebensbedrohliches Glottisödem, Atemnot, durch Aspiration von Krebsmassen tödliche Aspirationspneumonie; Metastasierung in die regionären Kieferwinkelknoten mit sekundärem Durchbruch derselben in die umgebenden Weichteile und durch die Haut. *Therapie:* Operative Entfernung, u. U. mit Drüsenausräumung, Röntgen- und Radiumtherapie.

γ) **Ösophaguscarcinom,** *Vorkommen:* Zu 95% bei Männern; am Ösophaguseingang, in Hilushöhe und kurz vor bzw. in der Cardia. *Wachstum* und *Verlauf:* Anfänglich umschriebene, krebsige Schleimhautinfiltration, frühzeitig geschwürig zerfallend, ringförmig die Speiseröhre umwachsend und Stenose hervorrufend; je nach Sitz Einwachsen in den Magen, in Trachea und Mediastinum bzw. in Kehlkopf und Hypopharynx (Trachealfistel, Mediastinitis, Arrosion der Aorta, tödliche Blutung). Metastasierung in die mediastinalen Lymphknoten bis zu den Glandulae supraclaviculares, retrograd in die Glandulae coeliacae, hämatogen in Lunge und Leber. *Histologisch:* Plattenepithelcarcinome, wenig differenzierte, solide Carcinome; bilden 90% der Ösophaguskarzinome. verhornende und nicht verhornende Formen etwa gleich häufig. *Adenocarcinom* sehr selten, vorwiegend im untersten Abschnitt des Ösophagus (von versprengten Schleimhautinseln abzuleiten); Mischtumoren des Ösophagus, z. B. Carcinosarkome außerordentlich selten. *Leukoplakie* meist als einfache Hyperplasie des Pflasterepithels ohne Atypie, gelegentlich jedoch auch mit atypischen Zellproliferationen, ähnlich der Portio uteri, so daß Beziehungen zum Carcinom im Sinne einer Präcancerose anzunehmen sind.

δ) **Larynxcarcinom:** *Vorkommen und Aussehen:* Fast nur bei Männern, relativ häufig, meist von einem Stimmband ausgehend, im Beginn ein papillomatöser Tumor oder höckriges Schleimhautinfiltrat, schließlich geschwüriger Zerfall. *Histologisch:* Plattenepithelcarcinom. *Symptome:* Heiserkeit, Blutungen, Übergreifen auf die Nachbarschaft, besonders den Zungengrund, Aspirationspneumonie. *Diagnose:* Probeexcision.

ε) **Bronchialcarcinom:** *Häufigkeit:* Auffallende Zunahme seit 1925, häufigste Krebsform nach dem Magenkrebs. *Ätiologie:* Inhalation kanzerogener Stoffe (Tabakteer, Abgase, Nitrosegase usw.) als Berufskrebs bei gewissen Berufen gehäuft (Chromat- und Asbestindustrie), Uranbergarbeiter (Schneeberger Lungenkrebs). Bei Arbeitern dieser Berufszweige als entschädigungspflichtige Berufskrankheit (s. dort) anerkannt. *Vorkommen:* Überwiegend bei Männern an den Aufteilungsstellen der Hauptbronchien, als polypöse Geschwulst in die Bronchiallichtung einwachsend, und dort intrakanalikulär weiterwachsend; schließlich Aspiration von Krebszellen in tiefere Lungenabschnitte und Ansiedlung in Alveolen, krebsige Pneumonie, Ausbreitung in benachbartes Lungengewebe, Herzbeutel und Pleura. *Wachstum:* Frühzeitig infiltrierend und metastasierend (Hiluslymphknoten), Bifurkationslymphknoten (lymphogen); Gehirn, Skelett, Leber, Nebennieren (hämatogen). *Histologisch:* In folgenden Hauptgruppen: 1. als *kleinzelliges,* nicht differenziertes, anaplastisches *Lungencarcinom* (Oatzellcarcinom); 2. als *Plattenepithelcarcinom* in verschiedenen Varianten, 3. als *adenomatöses Carcinom* (Zylinderzellcarcinom), papilläres Carcinom, schleimbildendes Carcinom, Alveolarepithelcarcinom. *Am häufigsten* ist die *kleinzellige Form.* Sie besteht aus kleinen, länglichen Zellen mit relativ großen, chromatinreichen Kernen und spärlichem, schlecht begrenztem Cytoplasma. Zellen nacktkernig, ähnlich Lymphocyten; Zusammenhang locker, Bezeichnung Oatzellcarcinom betrifft nicht die Zelle, sondern die Form der einseitig zugespitzten Kerne; Stroma sehr spärlich; Geschwulst weich; morphologische Verwandtschaft zu den Bronchialadenomen.

Geschwulst neigt stark zur Nekrose. *Prognose:* Bei kleinzelligem Bronchuscarcinom außerordentlich schlecht wegen schnellen Wachstums, frühzeitiger Metastasierung und Inoperabilität.

Seine Malignität entspricht derjenigen der bösartigsten Sarkome (Lymphosarkom). Die *Plattenepithelcarcinome* wachsen wesentlich langsamer als die kleinzelligen Carcinome, metastasieren später, jedoch schwankt der Malignitätsgrad; beim *nichtverhornenden Plattenepithelcarcinom* fehlt die parakeratotische Differenzierung, der Plattenepithelcharakter ist noch zu erkennen, Zusammenlagerung der Zellen ist regelmäßig, Stroma spärlich; beim *verhornenden Plattenepithelcarcinom* bilden sich Hornmassen aus, die meist in den Strängen liegen und kernlos oder kernhaltig sein können. *Prognose:* Bei der verhornenden Form relativ gut, bei der nicht verhornenden Form fraglich. Die *adenomatösen Zylinderzellcarcinome* sind relativ selten (etwa 1–20%); am häufigsten das *diffuse Alveolar-*

carcinom, wohl immer vom Zylinderepithel ausgehend und unterscheidbar in ein *Carcinoma adenomatosum zylindrocellulare gelatinosum* (in größeren Bronchen von den Schleimdrüsen ausgehend) und in ein *Carcinoma adenomatosum zylindrocellulare papilliferum* (endobronchial in den größeren Bronchen wachsend) und ein *Carcinoma adenomatosum zylindro-*(cubo)*-cellulare papilliferum diffusum* (peripher in den Bronchiolen entstanden als sog. Alveolarcarcinom. *Prognose:* Malignität an sich nicht groß, jedoch sind die Folgen der diffusen Ausbreitung im Lungengewebe katastrophal. *Strahlenempfindlichkeit:* Gering. *Prognose:* Für die chirurgische Behandlung in Frühfällen günstig.

ζ) **Portiocarcinom**, *Vorkommen und Aussehen:* Mittleres Alter, etwa 50 Jahre, jedoch nicht selten auch bereits bei Frauen in gebärfähigem Alter. Beginn mit einer kleinen warzig-polypösen Geschwulst an einer der Muttermundslippen, sehr ähnlich einer glandulären Portioerosion. In späteren Stadien polypöse Wucherung mit Zerfall und blutigem Ausfluß. Infiltrierendes Einwachsen in die Portio, Abklatschmetastasen an der hinteren Scheidenwand, Eindringen in das ganze Scheidengewölbe und die Cervix uteri, Einbruch in Harnblase und Rectum, Blasen-Rectum-Scheidenfistel, Befall der Parametrien kann Stenose der Harnleiter, Hydronephrose und tödliche Urämie bedingen. *Metastasierung:* Lymphogen im kleinen Becken und paraaortal; hämatogen in Leber und Lunge. *Histologisch: Ausgereifte und undifferenzierte Plattenepithelcarcinome* („Spindelzellcarcinom", wegen ihrer Ähnlichkeit mit Spindelzellsarkomen). Am häufigsten ist der Typ eines Plattenepithelcarcinoms mit mittelstarker Differenzierung. Dieser ist kenntlich an sehr breiten, soliden Zellsträngen, mit einem bestimmten cellulären Aufbau. In den äußeren Zonen strenge, mit länglichen bis spindeligen Zellen mit großen, dunklen Kernen und spärlichem Cytoplasma; nach innen allmählicher Übergang in die Differenzierungszone mit größerwerdenden Zellen und umfangreicherem Cytoplasma. Parakeratose in der innersten Zone der soliden Krebsstränge, selten geschichtete Hornperlen; Stroma sehr spärlich. *Therapie:* Totalexstirpation des Uterus und oberen Scheidenabschnittes sofern Frühdiagnose erfolgte; in fortgeschrittenen Fällen Radium-Röntgentherapie.

η) **Carcinom der Vulva und Vagina.** *Vulva, Vorkommen:* Vorwiegend nur in hohem Alter; *Präcancerosen* jedoch häufiger in Form der *Bowenschen Krankheit*, Kraurosis vulvae, Papillomatosis vulvae. Der *Morbus Bowen* ist die vollendete Form einer Präcancerose, da aus ihm fast obligat ein manifestes Carcinom hervorgeht. *Histologisch:* In erster Linie atypische Epithelwucherung mit Epidermisverbreiterung und zapfenartiger Proliferation der interpapillären Leisten, wobei die Zapfen mit dem Oberflächenepithel in Verbindung bleiben; ausgesprochene Kernpolymorphie (Zellverklumpung, Riesenzellen, Monsterzellen), Dyskeratose; dyskeratotische Zellveränderungen dieser Art sind als *letale Degeneration* aufzufassen. Bei *Kraurosis vulvae* handelt es sich um eine Präcancerose im weiteren Sinne, d.h., daß nur in einem geringen Teil der Fälle eine maligne Entartung erfolgt.

Vagina, Vorkommen: Gehäuft schon im 4. Jahrzehnt und in allen Altersstufen, im ganzen jedoch selten. *Symptome:* Als Vorkrankheit oft spitze Condylome oder Leukoplakie der Scheide. *Wachstum:* Lokal und lymphogen metastasierend in die Leistenlymphknoten und die Lymphknoten des Beckens und Bauchraumes. *Histologisch:* Verhornende Plattenepithelcarcinome vom Schleimhauttyp. Seltener Adenocarcinome mit cystoiden Strängen und Verhornung.

ϑ) **Peniscarcinom**, *Vorkommen:* Vom inneren Präputialblatt oder der glans penis ausgehender, blumenkohlartiger Tumor oder flaches Geschwür mit wallartigem Rand. *Ätiologie:* Chronischer Sekretreiz (Smegmaretention, Balanitis bei Phimose), daher bei Beschnittenen nur selten (orientalische Völker). *Verlauf:* Befall der ganzen Vorhaut und Glans, des Penisschaftes und frühzeitige regionäre Metastasierung in die Leistenlymphknoten. *Histologisch:* Verhornendes Plattenepithelcarcinom.

ι) **Ableitende Harnwege**, *Nierenbecken und Ureter: Papilläre Carcinome* mit infiltrativem Tiefenwachstum, meist in Form solider Stränge, seltener als adenomatöse Wucherung im Sinne des Adenocarcinoms. Der Charakter des Übergangsepithels bleibt nicht mehr deutlich erhalten. *Differentialdiagnose:* Papilläre Epitheliome oft sehr schwer abgrenzbar. Einzig sicheres Kriterium ist infiltratives Wachstum. *Wachstum:* Durch Implantation abgelöster Papillen innerhalb der ableitenden Harnwege, absteigend den ganzen Ureter und die Harnblase befallend oder durch lymphogene oder hämatogene Metastasierung sich ausbreitend. *Prognose:* Rezidive häufig, Fernmetastasen selten.

Therapie: Uretero-Nephrektomie. Gelegentlich Ureterresektion möglich.

Plattenepithelcarcinom: Seltener als die papillären Carcinome.

Wachstum: Wesentlich bösartiger als diese. Ähnliches gilt für die sehr seltenen Adenocarcinome.

Harnblase, Vorkommen: Am häufigsten in der Nachbarschaft der Ureterenmündungen, zunächst aus gutartigen Papillomen hervorgehend, welche schließlich krebsig entarten und in die Harnblasenwand einwachsen und breitflächige Geschwüre bilden (Blutharnen); sehr häufig bei Anilinarbeitern durch Einatmung von Anilindämpfen (vgl. Ätiologie der Geschwülste (s. S. 433). In diesem Fall als Berufskrebs anerkannt. *Formen, papilläres Carcinom:* Bösartige Variante der einfachen papillären Epitheliome mit ausgesprochener Zellpolymorphie und Plattenepithelmetaplasie; infiltratives Tiefenwachstum; jedoch wechseln Stellen völlig regelmäßigen Baues mit Stellen bösartigen Wachstums ab; daher größte Vorsicht bei Beurteilung von Probeexcision. *Plattenepithelcarcinom:* Bedeutend seltener (Häufigkeitsverhältnis zu den papillären Formen wie 1:4), meist verhornende Plattenepithelcarcinome vom Schleimhauttyp. *Adenocarcinom:* Meist im Trigonum oder im Blasenscheitel lokalisiert, vom Urachus abgeleitet, sehr selten.

Anilinkrebse sind meist papilläre Carcinome; Bilharziacarcinome, überwiegend Plattenepithelcarcinome; bei Blasenektopie hauptsächlich Adenocarcinom. Männliches Geschlecht bei allen Blasengeschwülsten deutlich bevorzugt, ausgenommen bei den Dermoidcysten. *Wachstum:* Infiltrierend in die Nachbarorgane des kleinen Beckens, hohe Recidivgefahr nach transvesicaler chirurgischer Entfernung. *Therapie:* Transvesicale Elektrokoagulation mit Implantation von Östradiol (bei der Frau), von Testosteron (beim Mann); *radikal:* Harnableitung mit partieller Blasenresektion oder Cystektomie.

Von zylinderepithel ausgehende Carcinome:

Allgemeines: Von Zylinderepithel ausgehende Carcinome sind meist *Adenocarcinome*, seltener *solide Carcinome*. Das solide Carcinom kann in *Skirrhus* übergehen. Bei Wucherung schleimbildender Epithelien kommt das *Gallertcarcinom* zustande.

α) **Magencarcinom**, *Vorkommen und Aussehen:* Häufigster Organkrebs; wird jedoch allmählich von dem immer häufiger werdenden Bronchialcarcinom eingeholt und stellenweise sogar überflügelt. Alters- und Geschlechtsverteilung: Männer zwischen 50 und 70 Jahren am häufigsten und etwas häufiger befallen als Frauen.

Lokalisation: Bei zwei Drittel der Fälle im Antrumbereich, beim Rest im Corpus- und Fundusabschnitt. Makroskopisch entweder als polypöse, blumenkohlartige Geschwulst wachsend, mit sekundärem Zerfall und Ulcerierung, oder von Anfang an als flaches Geschwür unter der normalen Schleimhaut vorwachsend und wallartige Ränder aufwerfend; seltener diffus-infiltrierend mit Durchwucherung aller Wandschichten, vor allem der Schleimhaut und Submucosa und starker Bindegewebswucherung (Skirrhus). Die skirrhöse Schrumpfungsneigung führt zur Wandstarre und Verkleinerung des ganzen Magens (Feldflaschenmagen). Bei allen endophytisch-wachsenden Formen kommen Füllungsdefekte bzw. Konturunregelmäßigkeiten und Nischen im Röntgenbild zur Darstellung. *Symptome:* Appetitlosigkeit, Gewichtsabnahme, Aufstoßen, Erbrechen infolge Stenose, Blutungen durch Gefäßarrosion und Tumoreinbruch in die Nachbarschaft, Perforation in das Quercolon (Magencolonfistel mit fäculentem Erbrechen), Anacidität, Zunahme der Milchsäurebakterien im Magensaft, occultes Blut im Stuhl, Stuhlunregelmäßigkeit, Teerstühle,

Bei *Ulcuscarcinom*, welches auf dem Boden eines chronischen peptischen Magengeschwürs durch ständige Reizwirkung und maligne Fehlregeneration der am Ulcusrand sich immer neubildenden Schleimhautregenerate entsteht, ist das makroskopische Bild ähnlich einem primären, sekundär-ulcerierten Carcinom. Histologisch findet sich der für Ulcuscarcinom typische Befund einer durchbrochenen Muscularis propria, die zum Geschwürsrand emporgezogen ist.

Wachstum: Ausbreitung, vorwiegend auf dem Lymphweg vor allem längs der kleinen Kurvatur, der Leberpforte, dem Pankreas, der Arteria coeliaca, den paraaortalen Knoten, der Cardia und dem großen Netz. Lymphogene Metastasierung häufig schon makroskopisch an einer *Lymphangiosis carcinomatosa* in der Serosa erkennbar; Befall der *Virchowschen Drüse* an der Einmündung des Ductus thoracicus in die linke Vena subclavia (palpabel in der linken Supraclaviculargrube) spricht für weit fortgeschrittene lymphogene Metastasierung. Funduscarcinome haben isoliertes Lymphabstromgebiet zum Milzhilus und breiten sich daher lymphogen nicht so rasch aus als Tumoren der übrigen Magenabschnitte. *Hämatogen:* Vor allem in die Leber; intraperitoneal durch Implantation im *Douglas*schen Raum (*Douglas*-Metastasen) sowie auf dem ganzen Peritoneum (Peritonealcarcinose); bei Frauen Ansiedelung auf beiden Ovarien, wo sie nicht selten mit primären Ovarialgeschwülsten verwechselt werden (*Krukenberg*-Tumoren).

Histologisch. Unterschieden werden:
1. Carcinoma adenomatosum zylindrocellulare (evtl. muciparum),
2. Carcinoma adenomatoides,
3. Carcinoma solidum (entweder simplex oder scirrhosum),
4. Carcinoma disseminatum (evtl. gelatinosum).

Die ersten beiden Formen sind nur durch ihren verschiedenen Differenzierungsgrad unterschieden. Das C. adenomatosum ist regelmäßig gebaut mit gleichmäßigen Zellformen, das C. adenomatoides besitzt ausgesprochene Atypie und Polymorphie. Beide Formen können verschleimen und typische „Siegelring"zellen bilden.

Unter den soliden Carcinomen ist der *diffuse Scirrhus* und das *Carcinoma fibrosum (Konjetzny)* zu nennen, welches den Magen nur teilweise infiltriert. Beim *C. fibrosum* ist eine besonders starke Stromreaktion mit faserreichem Bindegewebe und Granulationsgewebe vorhanden; ferner sind die epithelialen Formationen im Stroma disseminiert. Das C. fibrosum ist identisch mit der langsam wachsenden *Linitis plastica*. Sehr häufig sind *Mischformen* durch Kombination der genannten Grundformen. *Prognose:* Für alle Formen ungünstig, genauere Malignitätsgradbestimmung wegen der starken Mischformen nicht zuverlässig möglich; außerdem wegen der meist erst spät erfolgenden klinischen Erkennung.

Therapie: Einzig wirkungsvolle Therapie ist die Magenresektion (s. spez. Chirurgie, (s. S. 1169); 40–50% der Fälle sind bei der Diagnosestellung schon inoperabel.

β) **Coloncarcinom,** *Vorkommen:* Am häufigsten im Rectum (63%), Colon transversum (16–20%), Sigma (7–13%), Coecum (5–6%). *Aussehen:* Zunächst polypöse Geschwülste, welche in die Darmlichtung vorwachsen, frühzeitig zerfallen und schließlich ringförmig das Darmlumen umfassen bzw. einengen. *Symptome:* Kotstauung, Stenose, Stuhlunregelmäßigkeit, Blut- und Schleimabgang, akuter Ileus, Perforationsperitonitis bei Einwachsen in die Umgebung und Durchbruch in die Bauchhöhle. *Alters- und Geschlechtsverteilung* 5.–7. Jahrzehnt, Männer doppelt so häufig wie Frauen. *Wachstum:* Lokal infiltrierend und penetrierend; ferner lymphogen in die mesenterialen Lymphknoten, hämatogen in die Leber metastasierend. *Histologisch: Carcinoma adenomatosum zylindrocellulare (Adenocarcinom):* Mehr weniger regelmäßige Drüsenschläuche aus atypischen, hohen Zylinderzellen mit lang ausgezogenen chromatinreichen Kernen, relativ häufig Schleimbildung (holokrine Verschleimung), nur selten „Siegelring"zellen; Stroma nur spärlich. Abgrenzung gegen Polypen wegen der Regelmäßigkeit ihres Aufbaues oft schwierig. *Carcinoma adenomatoides (weniger differenziertes Adenocarcinom):* Drüsenbildung atypisch, intensivere Wucherung mit Zopf- und Kettenform der Zellverbände, gelegentlich auch solide Stränge; nur selten hohe Zylinderzellen, meist niedrige kubische Zellen mit rundlichen Kernen; sehr häufige Mitosen, Kernpyknose, seltener Verschleimung; papillär und primär infiltrativ wachsend. *Carcinoma solidum:* Fast nur im Rectum, am Übergang des Zylinderepithels in Plattenepithel, jedoch auch hier selten, mit Ausnahme des eigentlichen *Analcarcinoms (Plattenepithelcarcinom). Scirrhus:* Nicht allzu häufig, dafür am Dickdarm besonders bösartig. *Adenocancroid:* Im Rectum und Coecum, gelegentlich verhornend. Adenomatoide Carcinome, in deren Stränge Plattenepithelinseln eingestreut sind. *Therapie:* Ein- oder mehrzeitige Resektion bzw. Amputation oder Palliativoperationen (innere Anastomose zur Umgehung, Anus praeternaturalis).

γ) **Rectumcarcinom,** *Vorkommen und Aussehen:* Bei Männern etwa doppelt so häufig als bei Frauen, wächst polypös in die Lichtung des Mastdarms vor und ruft infolge mechanischer Insulte durch die Kotpassage frühzeitig Ulceration, blutige Stühle, Obstipation und Diarrhoe hervor. *Wachstum:* Lokal infiltrativ in das Beckenbindegewebe oder die Nachbarorgane (Prostata, Harnblase, Vagina). Metastasierung: Lymphogen im kleinen Becken und längs der Hämorrhoidalgefäße und Bauchaorta; hämatogen auf dem Pfortaderweg in die Leber (sehr frühzeitige Lebermetastasen!). *Prädisposition:* Stellt die *Polyposis intestini* dar. Erbliche Krankheit, wobei die Dickdarmschleimhaut mit breitbasig oder gestielt aufsitzenden Schleimhautpolypen besetzt, ja sogar übersät ist (50% entarten maligne). *Diagnose:* Aus Symptomatologie, rektaler Digitaluntersuchung, Rectoskopie und Probeexcision. *Histologisch* (s. Coloncarcinom). *Therapie:* Je nach Höhe des Tumorsitzes abdominale oder abdomino-sakrale Resektion, sakrale oder abdomino-sakrale oder sakro-abdominale Amputation.

δ) **Carcinom der Gallenblase und Gallenwege,** *Vorkommen und Aussehen:* Gallenblasenkrebs vorwiegend bei Frauen; zunächst kleine polypöse Geschwulst in der Gallenblasenlichtung, als flaches Infiltrat in der Blasenwand weiterschreitend.

Ausgangspunkt meist Fundus oder Hals der Gallenblase, schließlich die ganze Schleimhaut befallend und infiltrierend in die Leber vorwachsend. Auch Durchbruch in die freie Bauchhöhle und peritoneale Aussaat ist möglich; häufiger jedoch direktes Einwachsen in die Nachbarorgane (Duodenum, Quercolon usw.). *Metastasierung:* Lymphogen in die Hilusknoten der Leber, hämatogen in die Leber.

Ätiologie: Chronisch-entzündliche Schrumpfgallenblase mit Gallensteinen (Steine in 78% der Fälle).

Wegen dieser Beziehung wird Cholecystektomie bei Steingallenblase mitunter grundsätzlich gefordert (*K. H. Bauer*).

Gallenwege: Am häufigsten *Papillencarcinom*, seltener Cysticus- und Hepaticuscarcinome. *Wachstum:* Ringförmig den Ductus choledochus umgreifend, in die Wandschichten des Choledochus eindringend und allmählichen Verschluß des Choledochus herbeiführend.

Symptome: Ikterus, acholischer Stuhl, Gallengangserweiterung, Vitamin-K-Mangel infolge Fehlens der Gallensäuren im Darm (notwendig für die Resorption des fettlöslichen Vitamin K); infolge K-Avitaminose Störung der Prothrombinbildung (erhöhte Blutungsneigung), cholämische Blutungen, durch Rückstauung des Pankreasferments und Galleübertritt in den Ductus pancreaticus Pancreatitis und bei Trypsinaktivierung in der Bauchspeicheldrüse akute, meist tödliche *Pankreasnekrose*.

Histologisch: An Gallenblase und Gallengängen nahezu gleichartige Verhältnisse. Am häufigsten Adenocarcinome vom Deckepithel oder von den Drüsen ausgehend, entweder als einfaches *adenomatöses Carcinom* oder als *Adenoscirrhus*, Gallertcarcinom selten; charakteristisch ist die Plattenepithelmetaplasie in Adenocarcinomen der Gallenblase, daher auch rein epidermoide Plattenepithelkrebse gefunden werden. Starke Entdifferenzierungstendenz; alle Formen neigen zu stark infiltrierendem Wachstum, Induration und Schrumpfung; dies gilt gleichermaßen für die Gallenwegscarcinome. *Prognose:* Sehr ungünstig. *Therapie Radikal:* Frühzeitige Cholecystektomie, Papillenresektion, Choledocho-, Hepatico- oder Hepato-Duodenostomie. *Palliativ:* Cholecystoduodenostomie.

ε) **Corpuscarcinom des Uterus:**

Corpuscarcinom, Vorkommen: Ausgesprochene Alterserkrankung. Durchschnittsalter etwa 55 Jahre; nur sehr selten bei Kindern und Jugendlichen. *Formen: Hochdifferenziertes Carcinoma adenomatosum zylindrocellulare* und weniger differenziertes Adenocarcinom (Carcinoma adenomatoides). Ersteres eine exophytisch wuchernde, papilläre Geschwulst mit oft nur geringer Muskelinfiltration. *Histologisch:* teils papilläre, teils drüsenartige Wucherung mit hohen zylindrischen Zellen, die vorwiegend hell sind, aber große Kerne tragen; geringe Polymorphie, spärliche Mitosen, Stroma äußerst spärlich. *Differentialdiagnose:* Schleimhautpolypen des Corpus uteri, chronische Entzündung mit atypischer Schleimhautwucherung. *Adenocarcinom:* Weitaus häufiger, stets ausgesprochene Polymorphie und Atypie, papilläre Grundstruktur, fehlende Zelldifferenzierung, kleine kubische bis prismatische oder polygonale Zellen beherrschen das Bild, schlechte Zellabgrenzung gegeneinander, Kerne groß und polymorph, chromatinreich, zahlreiche Mitosen, gelegentlich eingestreute Plattenepithelinseln mit epidermaler Differenzierung und Bildung von Hornperlen (Adenokankroid); nicht selten kombiniert mit einem soliden, undifferenzierten Carcinom, welches jedoch allein im Corpus uteri äußerst selten vorkommt. *Malignität:* Einfache adenomatöse Zylinderzellkrebse zeigen viel geringere Malignität als die Adenocarcinome einschließlich soliden Zylinderzellkrebsen.

II. Carcinome der drüsigen Organe

Allgemeines: Meist *Adenocarcinome* mit Aufgliederung der Drüsenschläuche durch *papilläres* Wachstum; jedoch auch solide Carcinome und deren medulläre und scirrhöse Variationen.

α) **Mammacarcinom,** *Vorkommen und Aussehen:* Weicher, knolliger Knoten im Drüsenkörper mit Vergrößerung der erkrankten Brust und markig-grauer Schnittfläche; oder kleiner, derber, nicht abgrenzbarer Tumor am Rande des Drüsenkörpers mit Einziehung der Haut und Mamille; auf der Schnittfläche weiß, narbenähnlich. *Symptome und Verlauf:* Vorbuckelung der Haut mit geschwürigem Zerfall oder Ausbreitung in der Haut mit Verhärtung der ganzen Mamma und ihrer Hautbedeckung („*Cancer-en cuirasse*"); oder Vorwachsen in die Tiefe mit Befall der Fascie, M. pectoralis, Brustwand und Pleurahöhle (Pleuracarcinose); oder intraepidermales Wachstum in den Ausführungsgängen der Drüse, so daß äußerlich das Bild eines Hautekzems vorgetäuscht wird (*Pagetkrebs*). Gelegentlich auch beim Mann, vor allem nach Behandlung mit weiblichem Keimdrüsenhormon (Follikelhormontherapie bei Prostatacarcinom); die hormon-stimulierte männliche Brustdrüse entwickelt eine Gynäkomastie und in seltenen Fällen ein Mammacarcinom. (Ständige klinische Überwachung hormonimplantierter Patienten!) *Wachstum:* Lokal (s. oben) und frühzeitige Metastasierung in Achsellymphknoten, Supraclavicularknoten und intrathorakale Knoten längs der A. mammaria int.; hierdurch häufige Lymphstauung des Armes und Halses; hämatogen am häufigsten im Skelettsystem und Gehirn; Wirbelkörpermetastasen oft Ursache schmerzhafter Neuralgien infolge Druckwirkung auf die Nervenwurzeln. *Histologisch:* Je nach Breite der Krebsstränge: *Scirrhus* (1–3 Zellreihen breite Krebsstränge), *Carcinoma solidum simplex* (mittelbreit bis 6 Reihen), *Medullärkrebs* (breiter als 6 Reihen). *Einteilung: Undifferenzierte Carcinome:* Carcinoma solidum (scirrhosum, simplex, medullare), Carcinoma diffusum (dissolutum), *Carcinome mit geringer Differenzierung:* Carcinoma adenomatosum (tubulare), Cystocarcinoma papilliferum. *Carcinome höherer Differenzierung:* Carcinoma cribrosum, Comedocarcinom (Bloodgood); *Carcinome mit ungewöhnlicher Differenzierung:* Plattenepithelcarcinom (Hauttyp und Schleimhauttyp), Carcinoma fusozellulare (Basalzellcarcinom), Gallertcarcinom (Schleimgerüstkrebs), Epithelioma megacellulaire und E. a. cellules claires (*Delbet*). *Adenocarcinome* unterscheiden sich von den soliden Karzinomen durch die Struktur der Zellstränge (primitivere strukturelle Differenzierung beim Adenocarcinom), Stroma in mittlerer Menge; mit dem Alter des Tumors nimmt die Stromabildung zu. *Cystocarcinoma papilliferum* weist eine homogene, von spärlichen Bindegewebsfasern durchsetzte Grundsubstanz auf, epithelialer Überzug aus polymorphen, würfelförmigen Zellen mit gelegentlichen Mitosen; häufige Proliferationsknospen, Einbrüche der gewucherten Epithelien in umgebendes Bindegewebe sind sicheres Kriterium der Malignität. In Metastasen bildet sich das Papillenstroma erst nach längerem Bestehen wieder aus; nach frischer Metastasierung nur solide Zellknospen erkennbar. *Carcinoma cribrosum:* Charakterisiert durch Auftreten siebartig durchlöcherter Krebsstränge, wahrscheinlich durch Einwuchern von Krebssträngen in größere Milchgänge, in welchen sie sich ausbreiten (Milchgangcarcinom). Große Ähnlichkeit mit Mastopathia cystica (*Cave!* Verwechslung!). Vornehmlich intracaniculäre Epithelwucherung mit scharfer Begrenzung der epithelialen Zellmassen durch die Milchgangswand; cribröse Zellnester wechseln mit soliden Verbänden ab. Mitosen spärlich. *Prognose:* Relativ gut. *Comedotyp:* Reines Milchgangscarcinom als *Präancerose* zu deuten. *Morbus Paget* („*extramamilläre Dermatose*"): auch an anderen Körperstellen vorkommend, daher kein spezifisches Carcinom der Mamma, vielmehr eine präcanceröse Dermatose, ähnlich dem Morbus Bowen, mit welchem Paget verwechselt werden kann. Paget bildet charakteristische große, bläschenförmige Zellen (durch Einlagerung von Glykogen); der Übergang aus dem *ruhenden* Stadium in ein *proliferatives* Stadium und schließlich in echte Krebsmanifestation ist fließend und jederzeit gegeben. *Plattenepithelcarcinom:* In der Mamma selten, evtl. als verhornendes Plattenepithelcarcinom aus vorausgehendem Morbus Paget. *Basalzellcarcinom* (Carcinoma fusocellulare): Meist wenig differenzierte Abarten von Plattenepithelcarcinomen mit vorwiegend spindelartigen Zellformen. *Gallertcarcinom:* Meist solides Carcinom, dessen Zellen in wechselnd großen Ballen zusammenliegen, diese zeigen kleine Alveolen durch Verschleimung von Tumorzellen. Tumorzellen polygonal bis kugelig, Kerne groß, chromatinreich, dicht, Mitosen spärlich. Sternzellen fehlen. Der Schleim stammt aus den Tumorzellen. *Prognose:* Langsam wachsend, vorwiegend expansiv, sehr spät metastasierend. *Epithelioma megacellulaire* (*Delbet*): Großzelliger Tumor, verschiedene Zeichen besonderer Verwilderung (zusätzliche Entzündung, Dissoziation der Krebszellstränge), wahrscheinlich Abart eines undifferenzierten Carcinoms. Besonders vorsichtige Bewertung ist wie bei allen polymorphen, großzelligen Carcinomen geboten.

Therapie: Möglichst frühzeitige Radikaloperation mit Ausräumung der Lymphknoten der Achselhöhle, evtl. in erweiterter Form unter Mitnahme der intrathorakalen·vorderen Drüsenknotenreihe; zusätzliche Behandlung mit männlichem Keimdrüsenhormon; bei Inoperabilität Röntgen- und Chemotherapie.

β) **Prostatacarcinom,** *Vorkommen:* Beim Mann zur Zeit des Nachlassens der Keimdrüsenfunktion (männliches Klimakterium) mit Erkrankungsmaximum im 7. Lebensjahrzehnt. *Symptome:* Zunächst lange Zeit keine, dann zunehmende Harnabflußbehinderung mit Restharnerhöhung, Cystitis und derber Verhärtung der geringfügig vergrößerten oder sogar verkleinerten Prostata. *Wachstum:* Lokal in das Beckenbindegewebe mit Ummauerung der Beckenorgane, frühzeitige Metastasierung; *hämatogen* ins Skelettsystem und

Gehirn („rheumatoide", ischialgiforme Knochenschmerzen), schließlich Paresen und Querschnittslähmung. *Lymphogen* in die Beckenlymphknoten. *Erkennung der Metastasierung:* Röntgenologisch und Erhöhung der sauren Serumphosphatase. *Histologisch: Adenocarcinome* mit verschiedenen Formvarianten als Ausdruck verschiedener Entdifferenzierungsgrade bzw. verschiedener Grade von Desorganisation (adenomatös-kleinalveolär, infiltrativ-scirrhös, Ca solidum simplex). Mit zunehmender Desorganisation nimmt die Proliferationspotenz, das Wachstum und die Größenzunahme zu. Sog. Bimssteinstrukturen (cribröse Struktur) entsprechen einer pseudopapillären Proliferation mit Tendenz zur drüsigen Differenzierung. *Therapie:* Frühzeitige Radikaloperation unter Sicht des Auges (perinealer Zugang), Follikelhormonbehandlung in fortgeschritteneren Fällen, synthetische Hormonpräparate (*Honvan*) erzielen Rückbildung des Primärtumors, Besserung osteolytischer Knochenmetastastasen, Besserung des Allgemeinbefindens und Verschwinden der Knochenschmerzen, Lebensverlängerung. Fortlaufende Kontrolle der sauren und alkalischen Phosphatase „zur Steuerung der Hormontherapie".

γ) **Hypernephrom,** *Vorkommen:* Häufigste epitheliale Nierengeschwulst, vom Nierenparenchym ausgehend, mitunter umkapselt, auf der Schnittfläche gelbgrau bis rot. *Symptome:* Bis zu einer bestimmten Größe klinisch keine, bei Einwachsen ins Nierenparenchym und Fettkapsel Mikrohämaturie bis massive Nierenblutung (plötzliche Nierenblutung sollte stets an H. denken lassen). *Wachstum:* Noch gutartig, solange eine intakte Bindegewebskapsel besteht. Geschwulstartig vom Augenblick des Kapseldurchbruchs an frühzeitiger Einbruch in die Äste der Nierenvene mit Geschwulstzapfen bis in die Vena cava inf. (sogar bis ins rechte Herz); frühzeitige Metastasierung in Lunge, Gehirn, Skelettsystem (oft erst längere Zeit nach erfolgreicher Nephrektomie nachweisbar!). *Histogenese:* Nicht wie früher angenommen, aus versprengten Keimen der Nebennierenrinde (*Grawitz*), sondern wie Nierenkrebse und Nebennierenrindenkrebse auf das Mesothel des Nierenblastoms zurückgehend (Blastemreste in der Niere als Ausgangspunkt dieser Nierengeschwülste). *Histologisch:* Sehr mannigfaltige Gesamtstruktur; vorherrschende Typen: *Solider, endokriner Typus* mit soliden Zellnestern, trabekulären Strängen, solide Zellverbände meist nur durch schmale Septen (Capillaren) voneinander getrennt; ferner *papillärer Typus:* Papillen herrschen vor, sie bestehen aus capillärem Stroma und charakteristischen wabenartigen Zellen (durch Einlagerung von Fett, Lipoiden und Glykogen ins Cytoplasma zustandekommend), Gewebsstruktur besitzt große Ähnlichkeit mit Nebennierenrinde. Neben typischen Hypernephromzellen andere Zellen aller möglichen Formen, Polymorphie und Atypie, bis zu sarkomähnlichen Bildern. *Alters- und Geschlechtsverteilung:* Meist nach dem 40. Lebensjahr, am häufigsten im 6.–7. Jahrzehnt, bei Männern doppelt so häufig wie bei Frauen. *Prognose:* Relativ günstiger sind die typischen Formen gegenüber den sehr bösartigen papillären und atypischen Formen. *Therapie:* Frühzeitige Nephrektomie, Röntgennachbestrahlung.

δ) **Nierencarcinom,** *Vorkommen:* Am häufigsten bei Männern zwischen 40 und 60 Jahren. *Aussehen:* Markige, knotig oder diffus infiltrierend wachsende Geschwülste mit ausgedehnten Nekrosen und Blutungen. *Wachstum:* Lokal-infiltrierend, lymphogen-metastasierend in die paraaortalen Knoten, hämatogen durch Einbruch der Geschwulst in die Nierenvene. *Histologisch: Papilläre Adenocarcinome, solide Carcinome* und *atypische Formen.* Charakteristicum der papillären Adenocarcinome sind „Psammomkörperchen" im Papillenstroma; Übergangsbilder zu den Hypernephromen recht häufig; atypische Formen können das Bild eines Spindelzellsarkoms vortäuschen. *Prognose:* Ungünstig. *Therapie: Nephrektomie.*

ε) **Primäres Lebercarcinom,** *Vorkommen und Aussehen:* Entstehung fast ausschließlich auf dem Boden einer Lebercirrhose (in 20% der Erkrankungsfälle an Lebercirrhose), unabhängig von der Ätiologie der Cirrhose (Zustand nach Hepatitis epidemica, akuter Leberdystrophie, chronischer Arsenvergiftung, recidivierender Cholangiolitis usw.), Organumbau mit Bildung von adenomartigen Leberzellregeneraten, über Fehlbildung des regenerierten Epithels zum Carcinom führend; im allgemeinen multizentrisch, an mehreren Stellen der im Umbau befindlichen cirrhotischen Leber zugleich auftretend; selten unizentrisch, als großer, einen ganzen Leberlappen einnehmender Knoten; auf der Schnittfläche markig-grauweiß, z.T. gelbgrün, ausgedehnte Nekrosen und Blutungen in größeren Knoten. Gelegentlich auch primäres Lebersarcom, auf dem Boden der Arsenlebercirrhose mit enormer Vergrößerung der Leber, den Oberbauch ausfüllend. *Symptome:* Pfortaderstauung, Icterus, Ascites, Ödem der unteren Körperhälfte, rascher Kräfteverfall. *Histologisch:* Als *Carcinoma hepatocellulare trabeculare, vesiculare* und *anaplasticum.* Differenzierung der Typen schwierig und Abgrenzung von Gallengangscarcinomen oft unmöglich (s. dort). Letzteres vor allem, wenn die Stränge vesikulär werden. Im allgemeinen zeigen Leberzellkrebse eine sehr ausgesprochene, strukturelle und celluläre Polymorphie. Diese reicht von der typischen Leberzelle bis zur völlig entdifferenzierten Rundzelle, gelegentlich vermag die neoplastische Leberzelle Galle zu secernieren. Gallehaltige, schlauchförmige Neubildungen sind dem Leberzellkrebs zuzurechnen. In der Mehrzahl der Fälle handelt es sich um Leberzellkrebse, nicht um Carcinome des exkretorischen Gallengangssystems, welch letztere äußerst selten sind. *Prognose:* Infaust; bei solitären Tumoren, u. U. Leberresektion.

ζ) **Pankreascarcinom,** *Vorkommen:* Hauptsächlich im Pankreaskopf und dort frühzeitig schwere Ausfallerscheinungen (Fettstühle, Icterus) hervorrufend. Jedoch auch im Corpus und Caudateil, wo der Tumor lange Zeit klinisch stumm bleibt. *Wachstum:* Langsam, lokal infiltrierend und regionär metastasierend. *Histologisch:* Vorwiegend zylinderzellige Adenocarcinome mit verschiedensten Variationen, selten Gallertcarcinome; gelegentlich auch maligne „Insulome", d.h. Inselzellcarcinome mit Hormonaktivität (letztere jedoch nicht die Regel); es besteht Ähnlichkeit mit der Struktur des Inselgewebes mit Überwiegen der β-Zellen. *Therapie:* Partielle und totale Exstirpation der Drüse mit entsprechender Substitutionstherapie der Ex- und Inkrete, Operationsmortalität 20–30%.

III. Carcinome der inkretorischen Organe

α) **Sympathicoblastom,** *Histogenese:* Wie die Phäochromocytome dem Nebennierenmark entstammend, jedoch wesentlich häufiger und zugleich bösartigste Geschwulstart des Nebennierenmarkes. *Vorkommen:* Hauptsächlich im Kleinkindesalter, nur sehr selten bei Erwachsenen. *Symptome:* Inkretorisch stumme Geschwülste, welche meist erst an ihren Metastasen erkannt werden. *Wachstum:* Große Geschwülste, immer metastasierend, *lymphogen* in die abdominalen Lymphknoten, *hämatogen* in das Skelettsystem; Metastasen häufig pigmentiert, da die Geschwülste Melanin bilden. *Geschlechtsverteilung:* Ungefähr gleichmäßig. *Prognose:* Infaust. *Histologisch: Unreifere Form (Sympathicogoniom),* aus sehr dicht gelagerten, nacktkernigen Zellen, mit chromatinreichen, rundlichen Kernen, sehr ähnlich dem lymphatischen Grundgewebe, Mitosen selten. *Reifere Form (Sympathicoblastom)*: Zellen zum Unterschied von der unreifen Form polymorpher, gelegentlich ein- bis mehrkernige Riesenzellen, Mitosen selten; umfangreichere Faserlager, die sehr breite, weitgehend zellfreie Straßen bilden; umfangreiche Nekrosen und ausgedehnte Verkalkung.

β) **Seminom,** *Definition:* Organtypisches Carcinom des Hodens mit sehr großer, formaler Ähnlichkeit mit dem Hodengewebe. *Vorkommen:* Häufigste Hodengeschwulst (wesentlich häufiger als das embryonale Teratom), beim Mann nach der Pubertät im mittleren Alter zwischen 30–50 Jahren (während embryonale Teratome zwischen 26 bis 34 Jahren am häufigsten sind).

Symptome: Erster Hinweis häufig eine symptomatische Hydrocele mit hämorrhagischem Exsudat; mitunter Prolanbildung in den Seminomzellen, daher Überprüfung der Prolanausscheidung zweckmäßig; schließlich Durchbruch der Hodenhülle. Auf der Schnittfläche markige, graurote, von Nekrosen und Blutungen durchsetzte Geschwülste bis zu Faustgröße. *Histologisch:* Große Variationsbreite, welche zwischen einem trabekulären Adenocarcinom und einem Carcinoma solidum oder medullare schwankt; Seminomzellen sehr leicht lädierbar, Kerne groß, mit zarter, deutlicher Kernmembran, vielgestaltige Nucleolen und lockerem Chromatingerüst, Mitosen relativ selten; einwandfreie Darstellung nur unter Verwendung geeigneter Fixationsmittel.

Wachstum: Eher langsam als schnell, relativ spät metastasierend, mitunter jedoch plötzlich zunehmende Größe und ausgedehnte Metastasierung, ausgesprochene Strahlensensibilität. *Therapie:* Operative Entfernung und Röntgenbestrahlung.

Prognose: Fraglich.

γ) **Ovarialcarcinom,** *Vorkommen:* In 50% doppelseitig, aus multilokulären oder papillären Ovarialcystomen hervorgehend. *Formen:* Am häufigsten als seröses papilläres Cystom. Seltener als solide, *adenomatöse Carcinome* mit geringer Differenzierung. Gelegentlich Riesenzellencarcinome. *Therapie:* Operative Entfernung, evtl. mit Röntgennachbestrahlung.

δ) **Chorionepitheliom,** *Definition:* Von der Placenta ausgehende bösartige Neubildung mit Sonderstellung innerhalb der malignen epithelialen Geschwülste, da sie kein Bindegewebsstroma, keine eigenen Gefäße und keine körpereigenen Zellen besitzt, sondern sich vom Epithel der Placenta ableitet (fötale Bildung).

Vorkommen: Im Fundus des Uteruskörpers, am häufigsten an den Insertionsstellen der Placenta. *Aussehen:* Leicht blutendes, graurotes, schwammiges Gewebe. *Wachstum:* Infiltrierend in die Uterusmuskulatur bei Fortschreiten mit Wandzerstörung des vergrößerten Uterus. *Symptome:* Hormonaktivität, Bildung von gonadotropem Hormon (Prolan A und B), Ausscheidung choriogener Gonadotropine im Harn, Schwangerschaftsreaktion nach *Aschheim-Zondeck* bleibt wie in der normalen Schwangerschaft positiv. *Formen: Typische* (Epithel bewahrt die Organähnlichkeit mit der Chorionzotte; Syncytium und *Langhans*-Schicht sind mit Deutlichkeit zu erkennen) und *atypische* (normale Anordnung des Chorionepithels ist verlassen, es treten große Zellen mit großen pyknotischen, unregelmäßigen Kernen, die in syncytialen Verbänden liegen, auf).

Typische Form zeigt also organotypischen Aufbau, atypische Form den Charakter eines Sarkoms. *Histologisch:* Unterscheidung beider Formen oft schwierig, Geschwulstteile bestehen aus geronnenen Blut- und Fibrinmassen mit Nestern epithelialer Elemente (Epithelien der *Langhans*schen Zellschicht, welche von großen syncytialen Elementen mit atypischen Kernen umgeben sind. Einbruch der Wucherungen in die Gebärmuttergefäße und Vorwachsen der Geschwulstzapfen in deren Lichtung. *Wachstum:* Frühzeitig hämatogen metastasierend in Lunge und Gehirn. *Ätiologie:* 33–62% der Fälle aus vorbestehender Blasenmole, feiner aus Aborten, normaler Placenta, selten aus Tubargravidität. Chorionepitheliom gelegentlich auch in Hodenteratomen (vgl. dort).

ε) **Bösartige Tumoren der Schilddrüse,** *Formen:* Sehr große Formverschiedenheiten. *Häufigste Formen: Metastasierende Adenome, malignes Papillom, Langhans-Struma* (s. Basaliome), *anaplastische Carcinome* (*C. solidum und zylindrocellulare*), *Plattenepithelcarcinom, sklerosierendes Adenocarcinom bei Basedow. Symptome:* Bei solidem Krebs Kolloidbildung mit biologischer Wirksamkeit, frühzeitige Knochenmetastasen (Schädel, Wirbelsäule, Röhrenknochen), Spontanfraktur (häufig erstes klinisches Symptom einer Struma maligna), lokalinfiltrierendes Wachstum, höckrige Oberfläche mit fixierter Haut, Halsvenenstau, Heiserkeit (Rekurrensparese!), *Horner*scher Symptomenkomplex (Enophthalmus, Miosis, Ptosis, Ausfall der Pupillenerweiterung). *Einzelne Formen: Metastasierende Adenome:* Großfolliculäre Adenome mit Skelettmetastasen ohne Lungenpassage; histologischer Charakter wird auch in den Metastasen beibehalten. Metastasierung bleibt diskret und selektiv. *Prognose:* Günstig. *Altersverteilung:* Maximum bei 58–60 Jahren.

Papilläres Adenocarcinom (malignes papilläres Adenom): Adenomatöse Geschwülste mit papillärer Differenzierung, ausgesprochene Proliferationstendenz der papillären Wucherung. *Wachstum:* Lokal bösartig in Form von Kapseleinbruch, Blutungen, Einwachsen in Lymphgefäße, regionäre Lymphdrüsenmetastasierung, niedriger Malignitätsgrad. *Prognose:* Relativ günstig infolge klinischer Gutartigkeit und langer Überlebenszeit, selbst bei inoperablen Metastasen.

Eigentliche Carcinome: „Wuchernde Struma" (*Langhans*); Geschwulstknoten; peripher als plumpe, solide, exzentrisch weiter wuchernde Stränge mit Differenzierung zu zierlichen Bläschen innerhalb der Stränge; Stränge gelegentlich mikrofolliculär mit Sekretion von Kolloid, Lumina fehlen jedoch meist. Nicht selten in ein trabekuläres oder peritheliomatöses Adenom, ja sogar in typisches Papillom übergehend. Starke Differenzierungstendenz. *Wachstum:* Kontinuierlich, mit nachweisbaren Kapsel- und Gefäßeinbrüchen; *lymphogen* in die cervikalen und mediastinalen Lymphknoten, *hämatogen* in die Lunge und das Skelettsystem metastasierend; andere Organmetastasen selten; Wachstum oft mehr expansiv als infiltrativ.

Prognose: Wesentlich schlechter als nach starker Differenzierungstendenz zu erwarten.

Anaplastische Carcinome: (Solide Carcinome, undifferenzierte und kleinzellige Carcinome.) Hierher gehören alle völlig entdifferenzierten Formen und solche mit angedeuteter follikulärer und trabekulärer Differenzierung. Die Entdifferenzierung ist der entscheidende Unterschied der anaplastischen Carcinome zur *Langhans*-Struma mit ihrer ausgesprochenen strukturellen Differenzierung in Richtung des normalen Schilddrüsengewebes.

Carcinosarkom: Epitheliale Geschwulst (meist atypische Form einer wuchernden Struma *Langhans*) geht an zahlreichen Stellen ohne scharfe Grenze in sarkomatöse Formation über. Zellpolymorphie steht im Vordergrund, sarkomartige Strukturen sind spindel- bis polymorph- und riesenzellig (*Cave!* Verwechslung mit Riesenzell-, Spindel- und polymorphzelligem Sarkom).

Sonderformen, Plattenepithelcarcinom: Seltenste Form des Schilddrüsencarcinoms; wohl metaplastisch entstanden, thyreogene Herkunft nicht sicher. Vorwiegend bei Männern im Alter zwischen 40–60 Jahren. Sklerosierendes Adenocarcinom bei Basedow (*Grahamtumor*): „Mikrocarcinom", meist Zufallsbefund; kleine, nicht abgekapselte Adenocarcinominseln mit reichlich fibrösem Stroma, Abgrenzung gegen Schilddrüsengewebe unscharf, Krebsstränge verlieren sich infiltrativ-wachsend im angrenzenden Gewebe. Vorwiegend in hyperplastischen Strumen vorkommend, Malignitätsgrad niedrig.

Therapie: Radikaloperation meist wegen fortgeschrittenem Wachstum nicht möglich; Radiumbestrahlung oder intravenöse Behandlung mit radioaktivem Jod günstiger, jedoch nur in solchen Fällen, in welchen das gewucherte Epithel noch kolloidbildend ist und das radioaktive Jod speichert.

5. Mischgeschwülste

Definition: Mischgeschwülste sind aus verschiedenen Gewebsarten aufgebaut; ihr Ausgangspunkt sind entweder versprengte embryonale Zellen oder die Keimzellen der Keimdrüsen des fertigen Organismus. Zusätzliche echte benigne oder maligne Tumorentwicklung in den Mischgeschwülsten führt oft ein sehr kompliziertes Bild herbei.

Von der äußeren Haut abgespaltene und in der Cutis oder Subcutis wachsende Mischgeschwülste sind:

a) Epidermoidcyste, bestehend aus mehrschichtigem, verhornendem Plattenepithel und ins Zentrum abgestoßenen Hornmassen. Entwickelt die verlagerte Epidermis auch ihre Anhangsgebilde, so finden sich im Cysteninhalt Haare, Schweiß- und Talgdrüsen (*Dermoidcysten*).

Vorkommen: Besonders an Stellen von Spaltbildungen -Neuralrinne, Kreuzbeingegend, Schädel) im Bereich der weichen Hirnhäute als rundliche, solide Geschwülste von perlmutterartigem Glanz (Ausfällung von Cholesterin aus den verfetteten und verhornten Epithelmassen), daher *Perlgeschwülste* oder *Cholesteatom* genannt.

Therapie: Exstirpation bzw. Ausräumung. Recidivgefahr bei unradikalem Vorgehen.

b) Teratom. *Histogenese:* Aus eiwertigem Keimmaterial (Keimzellen, Urgeschlechtszellen, Zellen des Morula-, Blastula-, Gastrulastadiums), daher Abkömmlinge aller 3 Keimblätter enthaltend. *Vorkommen:* Vor allem in den Keimdrüsen, seltener Mediastinum.

α) **Ovar,** *Vorkommen:* Im 3. und 4. Decennium, Ursache operativen Eingreifens, jedoch auch früher oder später vorhanden, weil kongenital angelegt; häufig Zufallsbefund. *Aussehen:* Cystische Geschwulst wechselnder Größe, Wand mit Epidermis ausgekleidet. Meist ist ein in die Lichtung vorspringender, sog. *Kopfhöcker* vorhanden, von hier aus in die Lichtung vorwachsende Haare und Absonderung von Talgdrüsensekret; Kopfhöcker enthält die rudimentären, jedoch meist voll entwickelten Anlagen der verschiedensten Gewebe (Zahnanlagen, Knorpel-Knochenspangen, quergestreifte Muskulatur, Teile des Magendarmkanals, inkretorische Drüsen, z.B. Schilddrüsengewebe, welche inkretorisch tätig sein und ihrerseits krankheitsauslösend wirken können (z.B. Morbus Cushing). *Histologisch:* Anteile der Epidermis überwiegen, die übrigen beiden Keimblätter treten meist zurück; in seltenen Fällen nur eine einzige Gewebsart (z.B. Struma ovarii), gelegentlich auch echte maligne Neubildung (z.B. Plattenepithelcarcinom). Seltenere Bestandteile sind zentrales und peripheres Nervensystem und Teile des Auges.

Embryonales Teratom: Wie Dermoidcyste, jedoch solid und kleincystisch, wobei im Gegensatz zur Dermoidcyste *auch unreife* Gewebe vorkommen; Zusammenlagerung verschiedenartigster Gewebe ist hier noch systemloser (Teratoblastom). *Wachstum:* Sehr häufig maligne entartend, Metastasen enthalten oft nur eine Gewebsart. *Therapie:* Frühzeitige chirurgische Entfernung.

β) **Testis:** *Dermoidcyste (Teratoma coaetaneum). Vorkommen:* Sehr selten, ausnahmslos bei Knaben, klinisch und histologisch völlig analog den Dermoidcysten des Ovars.

Embryonales Teratom (Teratoid). Vorkommen: Etwa 40% aller Hodengeschwülste, am häufigsten zwischen 26. und 34. Lebensjahr, dann absteigende Häufigkeit, im Alter und in früher Jugend nur vereinzelt; Altersverteilung stimmt mit der der voll entwickelten Chorionepitheliome überein, nicht jedoch mit der der Seminome, welche im 4.–5. Decennium gehäuft sind. *Aussehen:* Embryonale, aus unreifen Geweben aufgebaute, solide Geschwulst mit zahllosen kleinsten Cysten; vom **Chorionepitheliom des Hodens** nicht sicher abgrenzbar; Chorionepitheliom entsteht oft aus embryonalen Teratomen.

Histologisch: Entoderm- und Mesodermstrukturen beherrschen das Bild, vor allem mesenchymales Gewebe (Knorpelinseln, glatte Muskulatur); entodermales Epithel meist ohne weitere Differenzierung (drüsige Schläuche, kleine Cysten mit ausgereiftem Zylinderepithel), Mitosen spärlich. Bei Übergang in Malignität selbständige Epithelproliferation ohne entsprechende Stromareaktion; vor allem Wucherung von epithelialen Girlanden und soliden, netzförmigen Strukturen; besonders häufig *Übergänge zum Chorionepitheliom* mit seinen wabigen Strukturen, syncytialen Verbänden und Riesenzellen (Modifikationen aus der *Langhans*chen Zellschicht?). *Symptome und Wachstum:* Bei Entwicklung malignen Chorionepithelioms hormonale Aktivität (positive Schwangerschaftsreaktion nach *Aschheim-Zondek* im Urin des männlichen Geschwultträgers). Malignes Wachstum oft schon primär vorhanden, daher besteht zum mindesten potentielle Malignität. Bei Chorionepitheliom absolute Malignität mit infauster Prognose. *Therapie:* Frühzeitige chirurgische Entfernung, geringe Strahlensensibilität.

c) **Adenosarkom der Niere** (sog. *Wilmstumor*). *Histogenese:* Dysontogenetische, embryonale Mischgeschwulst aus undifferenziertem, embryonalem Keimgewebe (Nierenblastem). *Vorkommen:* 75% der Fälle unterhalb des 5. Lebensjahres, im späteren Leben sehr selten, keine Geschlechtsbevorzugung. *Aussehen:* Große, derbe, kugelige oder gelappte Tumoren. Auf der Schnittfläche markig, von Cysten durchsetzt, stellenweise fibrös, häufig umkapselt. *Histologisch:* Undifferenzierte Zellen mit großen, nackten Kernen, Polymorphie, stellenweise strukturelle Differenzierung zu organoiden Gebilden (z. B. Alveolen, Tubuli); in den Außenzonen mesenchymale Gewebe (embryonale, quergestreifte Muskelzellen). Selten noch weiter ausdifferenzierte Gewebe (Fett-, Schleim-, Knochen-, Knorpelgewebe, glatte Muskulatur). *Wachstum:* Vorwiegend expansiv, jedoch auch destruierend mit Zerstörung des Parenchyms und Einbruch in das Nierenbecken, Metastasen in 11%. *Therapie:* Nephrektomie (viele Kinder erliegen dem operativen Eingriff), starke Recidivneigung. *Prognose:* Schlecht, bei Erreichen des Erwachsenenalters entsteht häufig eine *tuberöse Hirnsklerose* (geschwulstartige Erkrankung des Großhirns auf dem Boden einer Entwicklungsstörung). Außerdem andere geschwulstartige Fehlbildungen (Hautnävi, Nebennierenrindenadenom, Rhabdomyom des Herzens).

d) **Carcinosarkom.** *Definition:* Bösartige Geschwülste, welche sowohl maligne epitheliale, als auch sarkomatöse Wucherungen enthalten. Diese dürften gleichzeitig innerhalb der Geschwulst primär zur Entwicklung kommen oder getrennt voneinander entstehen und sekundär ineinander verwachsen. *Vorkommen:* An Gallenblase, Harnblase, Lunge, Magen, Ösophagus, Schilddrüse, Uterus.
Sehr selten.

e) **Parotismischtumor.** (Hier *Sonderform* der Mischgeschwülste!) *Histogenese:* Aus embryonalem Blastem, welches zu einer bipolaren, nämlich epithelialen *und* mesenchymalen Differenzierung fähig ist, möglicherweise aus Zellen der Chorda dorsalis, welche bei der Ruptur der bucco-pharyngealen Membran in der 4. Embryonalwoche dort liegen blieben. *Vorkommen und Aussehen:* 80—90% der Speicheldrüsengeschwülste; von Adenomen und Zylindromen durch das Fehlen der Abgrenzung zwischen epithelialen und mesenchymalen Feldern unterschieden; sehr verschiedene Reifegrade werden erreicht. *Histologisch:* Undifferenzierte Gewebszonen zeigen bipolare Differenzierung mit starker Tendenz zur Verschleimung und Knorpelbildung, außerdem Drüsen- oder Plattenepithel, gelegentlich verhornend; bei epithelialer Differenzierung Umwandlung einzelner Stränge in drüsiges Gewebe mit tubulo-alveolärer Struktur. *Wachstum:* Maligne, ausnahmslos carcinomatöse Entartung histologisch gutartiger Mischtumoren in 11,5%, bisweilen metastasierend, wobei die Metastasen den ursprünglichen Aufbau des embryonalen Mischtumors beibehalten. *Therapie:* Chirurgische Entfernung (*Cave!* Nervus facialis!).

6. Cysten

Definition: Ein- oder mehrkammrige, mit Flüssigkeit oder breiigen Massen angefüllte Hohlräume, gegen die Umgebung abgeschlossen und gut abgegrenzt; im allgemeinen Kugelform, sofern die Nachbarorgane (Knochen, Sehnen) die kugelige Gestalt nicht deformieren; Entstehung durch Flüssigkeitsansammlung in präformierten Hohlräumen (*wahre Cysten*) oder durch regressive Veränderungen, Erweichung und Verflüssigung in normalen Geweben und auch in Geschwülsten (*falsche Cysten*), nicht selten echte Tumorbildung vortäuschend. Die Differentialdiagnose ist häufig erst durch histologische Untersuchung der Wand klärbar.

Formen:

a) Exsudations- oder Extravasationscysten. *Definition:* Durch Exsudat oder Blutextravasat in vorhandenem oder durch pathologische Vorgänge gebildetem Hohlraum (z. B. Hydro- und Hämatocele der tunica vaginalis von Hoden oder Samenstrang, Hygrom der Schleimbeutel, Umwandlung eines leeren Bruchsacks in eine Cyste, wenn die Abflußmöglichkeit gegen die Bauchhöhle unterbrochen wird).

α) Hydrocele (Wasserbruch), Vorkommen: Am Testis aus Resten der Tunica vaginalis oder im Verlauf des Samenstrangs, bei spontaner oder durch chronische Entzündung verstärkter Flüssigkeitsexsudation in den präformierten Hohlraum. *Aussehen:* Durchscheinende dünne Cystenwand, bei längerem Bestehen durch Fibrinauflagerung schwielige Verdickung infolge Organisationsvorgängen. *Symptomatische Hydrocele:* Ist der akut sich entwickelnde Wasserbruch in Begleitung einer akuten Entzündung des Nebenhodens (Gonorrhoe, Tuberkulose) oder des Hodens (Syphilis); auch nicht selten nach Verschluß eines Leistenbruchsacks, von welchem Reste stehen blieben, deren Exsudat nicht mehr gegen die Bauchhöhle abfließen kann.

β) Hygrom: Seröse Exsudation der Sehnenscheiden und Schleimbeutel meist infolge chronischer Entzündung (nicht selten spezifisch); durch Fibrinausfällung entstehen sog. Reiskörperchen.

γ) Hämatocele, Vorkommen: Meist traumatisch bedingt; in den Hodenhüllen; als Blutcysten aus intramusculären Hämatomen, als falsche Cysten des Pankreas aus traumatisch bedingten Blutungen in das zerstörte Gewebe der Bauchspeicheldrüse (meist im Schwanzteil der Drüse gelegen). *Ursache:* Blutergüsse, welche allmählich abgebaut werden, an den Wänden organisieren und sich in rotbraune Koagula bzw. eine blutig, grauschwarz gefärbte Flüssigkeit umwandeln.

b) Resorptionscysten. *Definition:* Resorption abgestorbener, erweichter und sekundär verflüssigter Gewebsbezirke, z. B. nach Ernährungsstörung infolge embolisch-thrombotischen Gefäßverschlusses führt zur Cystenbildung (Cystenwand aus unspezifischem Granulations- und Bindegewebe).

α) Enzephalomalacische Cysten, Vorkommen: Im Gehirn durch Verschluß eines Hirnarterienastes mit sekundärer Verflüssigung der nekrotischen Hirnsubstanz, im Endstadium mit liquorartiger Flüssigkeit gefüllt, bei Blutung gelbbraune Färbung der Flüssigkeit und Cystenwand infolge Hämosiderinablagerung; Cystenwand aus Gliafilz und Bindegewebe.

β) Ganglion (Überbein), Vorkommen: An Hand- und Fußgelenk, vor allem über den Gelenkspalten der Hand- und Fußwurzelgelenke; haselnußgroßer, prall elastischer, runder Knoten, mit schleimiger, synoviaähnlicher Flüssigkeit gefüllt. *Histologisch:* Bindegewebige Wand ohne spezifische Gelenkkapselanteile. *Ursache:* Trauma, welches schleimige Umwandlung des Bindegewebes auslöst. Nicht durch Ausstülpung der Gelenkkapsel entstehend, wie dies früher angenommen wurde.

c) Retentionscysten. *Definition:* Durch Verschluß der Ausführungsgänge von Hohlorganen oder Drüsen entstehende Flüssigkeitsansammlung in deren Lichtung und Erweiterung derselben durch Dehnung; mitunter aktives Mitwachsen der Cystenwand durch den Dehnungsreiz (größte Gruppe der cystischen Neubildungen).

1. Appendix: Durch Narbenbildung nach abgeheilter ulceröser Appendicitis eintretende Stenose bzw. Verschluß des Wurmfortsatzlumens führt zur Stauung des schleimig-wäßrigen Sekretes in der Restlichtung, dadurch birnenförmige Erweiterung des Wurmfortsatzes (*Hydrops* oder *Mucocele*). *Symptome* und *Verlauf:* Gelegentlich Perforation mit Aussaat von Schleim und Zylinderepithel auf dem Peritoneum; dort Implantation und Wucherung der Epithelien (*Pseudomyxoma peritonei*). Bei maligner Entartung (gestörte Regeneration) Umschlag des Pseudomyxoms in ein Adeno- oder Gallertcarcinom.

2. Gallenblase: Bei Abflußstörung aus der Gallenblase durch Entzündung oder Steinverschluß Retention von Blaseninhalt, der von der Mucosa der Gallenblasenwand gebildet wird (schleimige, sog. *weiße Galle*). *Symptome:* Gurkenförmiges, prall elastisches, kugeliges Gebilde am unteren Leberrand durch die Bauchdecken tastbar (*Hydrops der Gallenblase*).

3. Tube: Verklebung und Verwachsung der Tubenschleimhaut durch unspezifische Salpingitis hat Verschluß der Tubenlichtung am uterinen und abdominalen Tubenende zur Folge (Eiteransammlung in der Tubenlichtung = *Pyosalpinx*). Nach abklingender Eutzündung und Resorption des Eiters geht die Pyosalpinx in eine Hydrosalpinx (Hydrops der Tube) über. Bei hämorrhagischer Entzündung ist der Tubeninhalt braunrot (Hämatosalpinx).

4. Niere und Nierenbecken: Durch Harnabflußsperre hervorgerufene, sackförmige Erweiterung des Nierenbeckens mit Druckatrophie der Papillen und Reduktion des Nierenparenchyms. *Ursache:* Hohe Ureterinsertion, Abriegelung des Ureters durch aberrierendes Gefäß (Ast der A. renalis zum unteren Nierenpol), Steinverschluß (am häufigsten).

Retentionscysten von Drüsen:

5. *Comedo, Follikelcyste, Atherom* (Brei- oder Balggeschwulst, Grützbeutel oder Schmerbalg).

Definition: Retentionscysten der Ausführungsgänge von Haarbälgen, oder von dorthin einmündenden Talgdrüsen, spez. bei übermäßiger Sekretion und Schuppenbildung. *Formen: Comedo* (Mitesser) = Sekretpfropf des Haarbalges. *Vorkommen:* An der Gesichtshaut, Brust und vor allem Rücken als kleine, mit schwarzen Pünktchen versehene Höcker; lassen sich als wurmähnliche Pfröpfe ausdrücken. *Follikelcyste* (Milium): Entsteht bei dauerndem Verschluß der Haarbalgmündung durch Erweiterung der *Talgdrüse* und Anfüllung des Hohlraums mit abgestoßenen, verhornten Epidermiszellen und Talgmassen. *Atherom* (*Grützbeutel*): Mit dickbreiigen, fettigen, salbenartigen Massen angefüllte Hautcyste. *Aussehen:* Kirsch- bis walnußgroßer Knoten, allmählich über die Hautoberfläche sich vorwölbend und von atrophischer Haut überzogen; Inhalt: gelblicher bis grauweißer Atherombrei, bei zunehmendem Hornreichtum trockenblätterig, evtl. eitrig und jauchig. *Lokalisation* (in absteigender Häufigkeit geordnet): Kopfhaut, Gesicht, Ohr, Wange, Lider, Nacken, Rücken, Genitalien, öfters multipel. *Häufigkeit:* Sehr groß, in der Regel nicht vor dem 15. Jahr, mit zunehmendem Alter häufiger. Frauen überwiegen. *Komplikationen:* Entstellung, Verkalkung, Vereiterung, maligne Entartung. *Diagnose:* Typischer Sitz und Form, scharfe Begrenzung, Verschieblichkeit gegen die Unterlage, prall elastische oder teigig-fluktuierende Konsistenz, langsames und schmerzloses Wachstum bis zu Kirsch-, Walnuß- oder vereinzelt Faustgröße. *Differentialdiagnose:* Dermoide, Epidermoide; bei Entzündung: Furunkel, Lymphadenitis, Phlegmone. *Prophylaxe:* Gesichtsdampfbäder mit Kamille, anschließend Alkoholwaschung, Schwefel- oder Resorzinsalbe (10%ig), Höhensonne, Vitamin A, F und P, fett- und gewürzlose Kost. *Therapie:* Chirurgische Entfernung durch sorgfältige Ausschälung des gesamten Balges, bei Vereiterung mit starker Umgebungsreaktion, Incision und Drainage.

6. *Traumatische Epithelcyste, Entstehung:* Durch Verlagerung von Epithel in die Tiefe der Cutis und Subcutis (z. B. durch Nadelstichverletzung der Haut im Bereich eines Nadelstichkanals); hierdurch Entwicklung von mit Epidermis ausgekleideten und mit Hornmassen angefüllten Hohlräumen.

7. *Folliculäre Zahncyste, Vorkommen:* Im Unterkiefer vorwiegend. *Histogenese:* Mißbildung, aus normaler oder überzähliger Zahnanlage hervorgehend infolge cystischer Entartung des vom Mundschleimepithel gebildeten Zahnsäckchens. *Aussehen:* Höhlenbildung mit serös-schleimiger Flüssigkeit angefüllt, gelegentlich Zahnrudimente oder ausgebildeten Zahn enthaltend. *Histologisch:* Auskleidung der Wand mit Platten, seltener Zylinderepithel, Inhalt: Verfettete Epithelien und Cholesterinkristalle. *Symptome:* Entsprechende Beschwerden gegen Ende des Zahnwechsels.

7a. Wurzelcyste, Vorkommen: Am bleibenden aber cariösen Zahn, aus entzündlich entstandenem Wurzelgranulom hervorgehend. *Aussehen:* Fest an der Wurzelspitze des cariösen Zahnes hängende Cyste, die bei der Exstraktion des Zahnes meist mit entfernt wird. *Histologisch:* Cystisch umgewandeltes Granulom mit fibröser Wand, umgeben von mehrschichtigem Plattenepithel (*Malassez*sche Epithelreste).

8. *Portio und Cervix uteri, Vorkommen:* An der Grenze von Portio- und Cervixschleimhaut liegende, erbsgroße, mit glasigem Schleim gefüllte Cysten, einzeln oder multipel auftretend, sog. *Ovula-Nabothi;* mitunter wulstige Verdickung der ganzen Portio durch solche kleine Retentionscysten (*folliculäre Hypertrophie*). *Ursache:* Verlegung der Drüsenmündung durch eingedicktes Sekret, narbige Schrumpfung, chronische Katarrhe (post partum und durch chronische mechanische Reize). *Komplikationen:* Ulceration im Bereich der Cystenbildung, sog. *glanduläre Erosion* der Portio (*Cave!* Verwechslung mit Portiocarcinom!).

9. *Halscysten:* Entstehung aus der Persistenz der zweiten Kiemenfurche und der darauf zurückgehenden Kiemengänge. *Formen:* Laterale und mediale Hals-(Kiemengangs)-cyste am inneren Rand des Kopfnickermuskels bzw. in der Mittellinie des Halses. *Aussehen:* Prall elastische, verschiebliche, gelegentlich mehrkammrige, die Haut vorwölbende Cysten. *Wandauskleidung:* Mehrschichtiges Flimmerepithel, ferner lymphatische und drüsige Wandbestandteile, Inhalt serös-schleimig.

10. Urachus- und Dottergangscysten, Entstehung: Durch Retention im Verlauf des Ligamentum vesikoumbilicale mediale (Urachusrest) oder im Verlauf des Ductus omphalomesentericus (Dottergang). Urachuscyste präperitoneal zwischen Harnblase und Nabel; Dottergangscyste (wie das *Meckel*sche Divertikel) meist innerhalb der Bauchhöhle in Verbindung mit dem Nabel oder dem Dünndarm stehend. *Symptome und Komplikationen:* Flüssigkeitsgefüllte, meist multiple Säcke, bis zu Faustgröße mit schleimiger, wasserklarer oder gelber Flüssigkeit gefüllt; innere Wandauskleidung; mehrschichtiges Übergangsepithel. *Komplikation:* Durch die strangförmigen Verbindungen mit Nabel und Dünndarm gelegentlich Ileus; Nabelfistelung nach außen, Vereiterung, Peritonitis.

11. Schleimcysten, Aussehen: Rundliche, bohnengroße, langsam wachsende, dünnwandige, mit schleimiger, fadenziehender Flüssigkeit gefüllte Hohlräume, dicht unter der durchsichtigen Schleimhaut liegend, leicht verletzlich, leicht ausschälbar. *Vorkommen:* Meist durch Retention und cystische Umwandlung der Glandula sublingualis und der *Blandin-Nuhn*schen Schleimdrüse in der Zungenspitze, dort *Ranula* (Fröschleingeschwulst wegen der Ähnlichkeit mit der Kehlblase der Frösche) bezeichnet.

12. Speichelgangcysten, Vorkommen: Ausführungsgänge der Glandula parotis (Ductus Stenonianus), Glandula submaxillaris (Ductus Whartonianus). *Ursache:* Speichelsteine (Sialolithen) aus phosphor- und kohlensaurem Kalk, welche die Lumina der Ausführungsgänge verlegen *Symptome:* Vorwölbung der Wangenschleimhaut und des Mundbodens sowie Schmerzen durch Entzündungen, Vereiterung, Durchbruch nach außen oder in die Mundhöhle, Bildung einer inneren oder äußeren Speichenfistel.

13. Speicheldrüsencysten, Ursache: Chronische Entzündungen mit Parenchymatrophie, Bindegewebswucherung und Erweiterung der kleinen Ausführungsgänge *innerhalb* der Speicheldrüsen. *Vorkommen:* Alle Speicheldrüsen; Cysten bis zu Walnußgröße, häufig durch Septen unterteilt. *Therapie* derartiger Retentionscysten: Radikale chirurgische Entfernung.

Retentionscysten in inneren Organen:

14. Milchcysten (Galaktocele), Vorkommen: In der laktierenden Mamma durch Verlegung einzelner Drüsengänge nach vorausgegangener Entzündung und Narbenbildung; bei älteren Frauen im Drüsenkörper multipel verstreut, bis zu Hühnereigröße (s. Mastopathia chronica cystica).

15. Pankreascyste, Ursache: Verschluß des Ausführungsganges (Ductus Wirsungianus) infolge Steinbildung, Entzündung, Narbenbildung, stummes Carcinom. *Folgen:* Atrophie des exkretorischen Anteils des Pankreasgewebes bei Intaktbleiben des inkretorischen Anteils der Drüse. *Symptome:* Verdrängung der Nachbarschaft, bei großen Cysten entsprechende Verdauungsbeschwerden, Ileus, Perforation in die freie Bauchhöhle, Fettgewebsnekrose. *Therapie:* Chirurgische Entfernung; innere Anastomose, Marsupialisation. *Cystenpankreas:* Ist eine dysontogenetische Mißbildung, entsprechend Cystenniere und Cystenleber (häufig vergesellschaftet damit), wobei das Pankreas von zahlreichen kleinen Cysten durchsetzt ist.

16. Lebercyste, Vorkommen und Aussehen: In cirrhotischen Lebern durch Abschnürung von Gallengängen; im periportalen Bindegewebe liegend, mit dunkelgrüner, eingedickter Galle angefüllt.

Cystenleber: Gallengangscysten in großer Zahl und verschiedener Größe, häufig in Verbindung mit Cystennieren und Cystenpankreas.

17. Spermatocele: Cystische Ausweitung der Samengänge in Nebenhodenkopf oder Rete testis. *Ursache:* Entzündlich bedingte Verödung der ableitenden Samenwege (Gonorrhoe!). Größe zwischen Bohnen- und Mannsfaustgröße schwankend. *Formen:* Intravaginale und extravaginale Samencyste; extravaginale Cyste wegen größerer Ausdehnungsmöglichkeit meist erheblich umfangreicher als intravaginale Form.

18. Follikelcyste, Herkunft: Nicht platzender *Graaf*scher Follikel wandelt sich bei fortdauernder Transsudation in seine Lichtung zu einer Cyste um. *Vorkommen und Aussehen:* Ovar der geschlechtsreifen Frau, gelegentlich schon bei Neugeborenen als erbsgroße, mit dünner, klarer, nicht fadenziehender Flüssigkeit gefüllte Cysten; mitunter beidseits und in sehr großer Anzahl (*kleincystische Degeneration der Ovarien*). *Symptome:* Bei kleincystischer Degeneration langdauernde Genitalblutungen.

Histologisch: Innere Wandauskleidung: Granulosaepithel mit einfacher Lage zylindrischer oder kubischer Epithelien. *Cysteninhalt:* Dünnflüssige, klare, nicht fadenziehende Flüssigkeit.

19. Corpus-luteum-Cysten, Vorkommen und Aussehen: Wesentlich größer als Follikelcysten (bis zu Citronengröße), braunrote Farbe infolge serös-hämorrhagischen Inhalts, doppelte Wandschichtung (äußere bindegewebige dickere Schicht und, aus Luteinzellen bestehende, gelbliche, innere, dünnere Schicht), beide Schichten lösen sich leicht voneinander ab; häufig bei Blasenmole und Chorionepitheliom in beiden Ovarien vorkommend und wohl als Ursache für die Entartung des Eies anzusehen. *Symptome:* Spontane Blutung ins Cystenlumen, Ruptur der Cystenwand, Blutung in die Peritonealhöhle, Haematocele retrouterina.

20. Schokoladen- oder Teercysten des Ovars, Herkunft: Aus Uterusschleimhautinseln, welche ins Ovar verlagert sind und am menstruellen Zyklus teilnehmen; der Gruppe der Endometriosen zugehörige; sehr wahrscheinlich durch retrograde Verschleppung der Uterusschleimhautinseln in die Tuben zustande kommend. Verschieden große Hohlräume mit dunkelbraunroter Flüssigkeit oder teerartigen Massen gefüllt. *Histologisch:* Cystenwand aus jungem, aber auch schon hyalinisiertem Bindegewebe, mit Hämosiderin gespeicherten Bindegewebszellen und Schaumzellen sowie Gewebsinseln, welche dem Aufbau der Uteruskörperschleimhaut entsprechen.

21. Parovarialcyste, Vorkommen und Aussehen: Zwischen den Blättern des Ligamentum latum als einkammrige, dünnwandige, von Peritoneum überzogene Cysten, etwa faustgroß, inhaltklare, farblose Flüssigkeit, Cysteninnenwand, Wandauskleidung einschichtiges zylindrisches bis kubisches Epithel teilweise mit Flimmerbesatz. *Herkunft:* Aus dem Epoophoron (Rest des Urnierenganges). *Komplikation:* Stieldrehung gemeinsam mit Tube und Ovar trotz intraligamentärer Lokalisation möglich.

Retentionscysten des Gefäßsystems:
Definition: Durch Ausschaltung eines Gefäßbezirkes (meist Krampfadern oder Lymphgefäße) infolge Entzündung oder Einwachsen eines Tumors entstehen isolierte Cysten. *Formen:* An varikösen Venen aus Varixknoten entstehende *Varixcyste*; am Lymphgefäßsystem *Lymphcyste* (z. B. des Ductus thoracicus) oder *Hiluscyste* (durch Verschluß der mesenterialen Lymphgefäße). *Komplikationen:* Perforation in die Brusthöhle – Chylothorax, Perforation in die Bauchhöhle – chylöser Ascites.

d) Cysten durch Parasiten. α) **Echinococcus** ist die Blasenform oder Larve (Finne) der Taenia echinococcus.

Pathogenese und *Infektionsweg:* Blasen- oder Hundewurm (*Taenia echinococcus*) ist ein Bandwurm, etwa 4 mm lang und bestehend aus Kopf (Scolex) mit Saugnäpfen und Hakenkranz und aus (meist) 4 Gliedern (Proglottiden). Vorkommen im Darm der Haustiere, spez. Hunde. Übertragung auf den Menschen meist durch innigen Contact mit Hunden, seltener Rindern, Schafen, Schweinen, Katzen usw. (Lecken lassen oder gemeinsame Benutzung von Eß- und Trinkgeschirr, auch Genuß von verseuchtem Trinkwasser, Milch, Gemüse, Obst usw.!). Entwicklung beim Menschen: Die in den menschlichen Darmkanal gelangenden, fertige Embryonen enthaltenden, Proglottiden entwickeln sich nicht zum Bandwurm, wohl aber zu Finnen; die im Magensaft aus ihrer Eihülle freigewordenen Embryonen bohren sich durch die Darmschleimhaut in Blut- oder Lymphwege ein und gelangen von hier in die verschiedenen Organe (und zwar auf dem Blutwege in die Leber und auf dem Lymphwege durch den Ductus thoracicus über das rechte Herz in die Lungen, in welch beiden Organen die über 25 μ großen Embryonen gewöhnlich steckenbleiben, evtl. aber durch die Capillaren weiter in andere Organe durchgeschleppt werden); dort entwickeln sie sich in mehreren Monaten (etwa ½ Jahr) bis zu kinds- oder mannskopfgroßen und mehrere Kilogramm schweren Blasen; meist bilden sich in der Mutterblase aus deren Parenchymschicht mit den Bandwurmköpfchen Tochter- und evtl. Enkelblasen bis zu Tausenden (sog. ,,Echinococcus hydatidosus").

Die Echinococcusblasen (Cysten) bestehen aus: *a) Membran (Cuticula):* Lamellös geschichtet und zellig, aber innen mit einer Parenchymschicht von Muskelfasern, Gefäßen und Keimzellen; etwa ½–1 mm dick, *b) Blaseninhalt:* Wasserklar und flüssig mit viel Kochsalz, oxalsaurem Kalk, häufig Traubenzucker und Bernsteinsäure (chemisch nachweisbar!), aber ohne Eiweiß (daher nicht beim Kochen gerinnend!) und meist mit Köpfchen und Haken (Scolices und Haken mikroskopisch nachweisbar!).

Um die Echinococcusblase bildet sich aus dem umgebenden Gewebe unter leichter Entzündung eine bindegewebige Hülle, welche gewöhnlich immer mehr an Stärke zunimmt, evtl. aber an oberflächlich gelegener Blase sich verdünnt und durchbricht; dadurch erfolgt Durchbruch nach außen (z. B. durch Haut, Magen-Darm, Trachea, Harnwege) mit Selbstheilung oder mit Infektion; bei Durchbruch in die freie Bauchhöhle entsteht auch Aussaat der Tochterblasen oder Vergiftung des Wirtes mit urticariaartigem Hautausschlag (durch Toxalbumine, wohl im Sinne der Anaphylaxie, s. da) und bei

Durchbruch in die Vena cava evtl. tödliche Embolie. Vereiterung bzw. Verjauchung tritt ein entweder infolge Durchbruchs nach Haut, Bronchialbaum, Magen-Darm-Kanal, Gallenwegen usw. oder infolge hämatogener Infektion oder infolge Durchwanderung von Bakterien aus dem Darm usw.; im Gefolge der Eiterung kann Arrosionsblutung auftreten, z. B. in Leber, Lunge usw. Absterben mit Veränderung der Blase in fettig-kreidige Masse kann bei Krankheiten des Wirts stattfinden (vor allem in der Lunge, dort primäre Lungenerkrankung vortäuschend).

Eine besondere Form, vielleicht als Produkt einer besonderen Taenienart, wobei der Zwischenwirt wahrscheinlich vom Rind dargestellt wird, ist der seltene *Echinococcus multilocularis*, s. *alveolaris;* bei ihm besteht im Gegensatz zum E. cysticus keine einheitliche Kapsel, sondern Entwicklung durch exogene Sprossung mit schwieliger Bindegewebsmasse zwischen den einzelnen Cysten; dadurch Bildung eines großen wabenartigen Tumors, der im Durchschnitt infolge der vielen Cysten „alveolär" gebaut erscheint; Wachstum ist infiltrierend. *Lokalisation:* Fast ausschließlich (75–90%) Leber (hier oft verbunden mit Ikterus, Milztumor und Marasmus, ähnlich wie bei Lebercirrhose), selten Lungen, Knochen usw. *Differentialdiagnose:* Lebercirrhose und -carcinom sowie -cyste. *Diagnose* u. a. Röntgenbild (Kalkspritzer!). *Prognose* schlecht; meist erfolgt Tod, bisweilen Spontanheilung.

Vorkommen: E. Cysticus vorwiegend Nord-Ostdeutschland, Schottland, Island, Australien, Südamerika; dagegen E. multiocularis in Süddeutschland: Oberbayern sowie Nord-Ostschweiz und Tirol.

Alter: Meist 20–40 Jahre.

Lokalisation: Eventuell multipel, doch meist solitär; in verschiedenen Organen, meist in Leber (66–75%) und Lungen sowie Pleura (10–15%), selten (zu einigen Prozent) in Nieren, Milz, Bauchhöhle, Beckenbindegewebe, Muskeln (5%), Knochen (1–5%), Haut, noch seltener in Pankreas, Harnblase, Hirn, Mamma, Schilddrüse, ausnahmsweise in Speicheldrüsen, Prostata, Herz- und Herzbeutel usw.

Symptome: Im allgemeinen die einer cystischen Geschwulst (vgl. Diagnose!), Ikterus, Kachexie.

Dauer über Jahre.

Selbstheilung (Durchbruch oder Absterben mit Verkalkung) und *Komplikationen* (Durchbruch, Vereiterung und Vergiftung), s. oben.

Prognose: Im übrigen je nach der Lokalisation; besonders ungünstig ist die Lokalisation in inneren Organen sowie in der Wirbelsäule und im Becken; Tod kann eintreten durch Vereiterung, Druck, Peritonealaussaat, Lungenembolie, Erstickung, Cholämie und Blutung, Aszites, Lebernekrose und Koma.

Diagnose: Echi-Antigenintracutanreaktion, im übrigen ist wichtig Nachweis einer Cyste, also einer fluktuierenden Geschwulst, evtl., nämlich bei mit Tochterblasen dicht gefüllten Cysten mit Hydatidenschwirren (aber durchaus nicht konstant und auch nicht spezifisch); evtl. Röntgenbild (bei Verkalkung oder Luftbildung); außerdem hilft Eosinophilie (d. h. Vermehrung der eosinophilen Leukocyten im Blut; dieselbe ist aber nicht konstant, sondern wohl nur bei lebendem Parasit, und zwar nur in etwa 30% und nicht spezifisch, da auch bei sonstigen Entozoen und einigen anderen Krankheiten vorhanden!), Exanthem (in 10%, besonders nach Punktion oder Operation einer Cyste), Reaktion nach intracutaner Injektion von Hydatidenflüssigkeit (ziemlich konstant: 94%) und Komplementbindung (aber nicht konstant: Etwa 60%, auch wichtig für die Erkennung von Rezidiv; die Komplementbindung muß vor der Intrakutanreaktion angesetzt werden); bei oberflächlichen Cysten (dagegen nicht bei tiefen wegen Gefahr der Vergiftung und vor allem der Keimaussaat!) auch unter Probepunktion Untersuchung des Blaseninhaltes oder Nachweis von Membranen und Häkchen in den Excreten nach Durchbruch in Bronchial- oder Harnwege (s. oben).

Therapie (Ideal ist die völlige Entfernung der Cysten samt Kapsel!): Ausschälung bei äußeren sowie bei solchen in Peritoneum, Mesenterium und Netz. Bei unilokulären Cysten Totalexstirpation mit Cystensack, bei multilocularis evtl. Leberresektion, wenn nur einige Segmente befallen sind, evtl. Palliativ: Hepato-Duodenostomie zur vorübergehenden Behebung des Ikterus, bei Knochenechinococcus Aufmeißeln und Auskratzen, evtl. Resektion oder Amputation; bei Milz oder Niere Exstirpation des Organs.

Prophylaxe: Vorsicht im Verkehr mit Hunden (*Cave!* Leckenlassen an Gesicht und Händen sowie Benutzung des Futtergeschirrs); auch Verbot der Hausschlächterei und des Fütterns roher Organe von geschlachteten Haustieren an die Hunde sowie regelmäßige Bandwurmkuren bei diesen.

Echinococcus der einzelnen Organe:

a) Innere Organe: Vgl. Spez. Chirurgie, Leber, Lungen, Pleura, Milz, Nieren usw.

b) Haut, Subcutis, Muskulatur und *oberflächliche Organe, Symptome:* Langsam, oft schubweise wachsend, manchmal jahrzehntelang beschwerdelos, schließlich bis kindskopfgroß und mehr, rundlich, gut abgrenzbar und verschieblich, aber nur mitsamt dem benachbarten Gewebe (Haut und Muskeln sind daher meist nicht abhebbar!), glatt bis höckerig, fluktuierend. *Sitz:* Meist an Rumpf und Hals (Kopfnicker, Rücken, Gesäß, Lendengegend, Bauchdecken, Brust, Schulter, Achselhöhle, Leiste, Halsgefäßfurche, Schilddrüse und Mamma), selten an Gliedern (hier meist an Biceps bzw. Oberarminnenfurche, Deltamuskel, Quadriceps, Adductorengegend, Kniekehle) und Kopf (hier in M. temp. und masseter sowie in Orbita). *Differentialdiagnose:* Lymphangioma cysticum, Lipom, Fibrom, Atherom, Dermoid, Hygrom, Mamma- und Strumacyste, Ranula, tuberkulöser Absceß usw. *Diagnose:* Bisweilen Hydatidenschwirren (d. h. zitternde Bewegung der Wandung beim kurzen Anschlagen mit dem Finger infolge der in Bewegung geratenen Tochterblasen); evtl. Probepunktion mit Blaseninhaltuntersuchung auf Eiweiß, Haken usw.

c) Knochen (selten: Etwa 1–5% und mehr; häufiger, nämlich in 1–2% der Fälle ist hier der *E. multilocularis*). *Verlauf, Symptome* und *Komplikationen:* Langsam (über Jahre bis Jahrzehnte) und lange Zeit ohne Symptome bis auf ziehende (rheumatoide) Schmerzen und Ermüdungsgefühl; schließlich Spontanfraktur (25–50%) oder Durchbruch in Haut, Weichteile oder Gelenke, bei Schädelknochen evtl. Durchbruch in Stirn- oder Keilbeinhöhle oder in Schädelinneres, bei Wirbeln Zusammensinken der Wirbelsäule und Querschnittsläsion, bei platten Knochen Auftreibung mit Pergamentknittern oder Fluktuation. *Sitz:* Meist lange Röhrenknochen, spez. Humerus (15%), und zwar spongiöses Ende sowie wahrscheinlich auch Stellen alter Fraktur oder frischer Kontusion, ferner Becken und Wirbelkörper (je 25%) sowie Oberschenkel (10%), selten Schädelknochen, spez. Stirn- und Scheitelbein, Rippen, Schlüsselbein, Brustbein, Schulterblatt, Phalangen. *Therapie:* Knochenausräumung oder Resektion nebst Knochenverpflanzung.

β) **Cysticercus cellulosae** ist die Blasenform (Finne) der *Taenia solium* (Schweinebandwurm). *Pathogenese* und *Infektionsweg:* Die Finne wird übertragen durch den Genuß von rohem oder ungenügend gekochtem Fleisch kranker Schweine sowie Wildschweine, Bären, Hunde, Hirsche und Rehe (Zwischenwirt!), gelegentlich auch von verunreinigtem Wasser oder Nahrungsmitteln. Sie entwickelt sich im Darm des Menschen zum Bandwurm. Bei Selbstinfektion gelangen die Bandwurmeier durch mit Kot von kranken Menschen oder Tieren verunreinigtes Trinkwasser, Nahrungsmittel, Finger usw. in den Magen; nach Auflösung der Hülle im Magensaft wandert der Embryo durch die Darmwand in Blut- oder Lymphbahnen, gelangt in die verschiedensten Organe und entwickelt sich in mehreren (etwa 9) Wochen zu einer erbsen- bis kirschgroßen Blase (Cysticercus); vom umgebenden Gewebe wird evtl. unter leichter Entzündung eine Kapsel gebildet (außer in Gehirn und Auge); durch Absterben kann die Blase verkalken; bei oberflächlichen Blasen wird auch Vereiterung beobachtet; selten im Magendarmtractus Ileus sowie Appendicitis und Cholecystitis.

Größe: Erbsen- bis walnuß- bis taubeneigroß.

Vorkommen: Eventuell multipel (bis zu Hunderten bis Tausenden); selten solitär.

Lokalisation und Symptome: a) Muskeln und vor allem *Subcutis* (rundliche oder ovale, glatte, prall-elastische, verschiebliche, höchstens haselnußgroße Tumoren, evtl. mit Schmerzen und Lähmungen; von Muskeln erkranken die an Brust, Rücken, oberen und unteren Gliedmaßen; *b) Gehirn* (oft ohne Symptome; evtl. Rindenepilepsie; sonst Symptome wie bei Hirntumor bei Lokalisation im i. v. Ventrikel – Störung der Liquorpassage – Hirndrucksymptome wie bei Hirntumor. *c) Rückenmark* (hier selten, bisweilen in der besonderen Form zahlreicher, traubenartig zusammenhängender Bläschen: Sogenannter „*Cysticercus racemosus*"; evtl. Rückenmarkstumorsymptome; *d) Auge* (Augenhintergrunduntersuchung!); selten *Mesenterium, Mesenterialdrüsen, Magenserosa, Leber, Parotis Herz, Lungen, Pleura* usw., vereinzelt *Knochen*.

Diagnose: Nicht immer leicht; wichtig ist Anamnese, multiples Vorkommen, spez. im Unterhautzellgewebe sowie Eosinophilie, Komplementbindung, Präzipitin- und Intrakutanreaktion; evtl. Probeexcision; bei Verkalkung Röntgenbild; bei Augenerkrankung Augenspiegelung.

Differentialdiagnose: Sonstige Tumoren der betr. Organe, auch Muskeltrichinosis.

Prognose: Bei multiplen Cysten schlecht, bei solitären nicht ungünstig außer bei Hirnzysticercus; öfters kommt es, spez. bei oberflächlichen C. zu Vereiterung und sonst zu Absterben mit Verkalkung.

Therapie: Frühzeitige und völlige Exstirpation; dazu regelmäßige Wurmkuren (Extr. Filicis maris). Rp! Extr. filic. mar. aeth. 10,0 (bei Frauen 8,0), Ol. menth. pip. gtt. I, Sirup. simpl. ad 50,0, MD. ad vitr. ampl. S. vor Gebrauch schütteln, dann trinken.

Prophylaxe: Fleischbeschau und Bandwurmkrankenbehandlung, in Friedenszeiten selten, bei Krieg und Unruhen zunehmend.

γ) **Sonstige Parasiten** bieten gelegentlich chirurgische Komplikationen:

1. Ascariden: Im Magen-Darm-Kanal gelegentlich, spez. bei Kindern Ileus und sonst Perforation durch Geschwüre oder Nähte, in den Gallenwegen Ikterus und Cholecystitis, evtl. mit Leberabscessen, selten Pancreatitis, Peritonitis und Appendicitis(?); diagnostisch ist wichtig Nachweis von Würmern und Wurmeiern im Stuhl sowie evtl. Eosinophilie, Leukocytose und Blutkörperchensenkung. *Therapie:* Santoninkur, Ol. Chenopodii 3 bis 24 Tropfen, je nach Alter; Helminal.

2. Oxyuren: Ekzem bzw. *Pruritus* und Fissuren sowie Abscesse am After; bei der Appendicitis spielen sie wohl im wesentlichen nur eine untergeordnete, aber u. U. doch wohl begünstigende Rolle; manchmal findet sich Mesenterialdrüsenhyperplasie. *Diagnose:* Wurmeier, Würmer im Stuhl. *Therapie:* Gentianaviolett (Badil) und Phenothiazin (Contaverm), außerdem Vermalin, Tasmon.

3. Bilharziawurm: Fisteln und Geschwüre an Darm, After und Genitalien sowie Papillome in Mastdarm und Harnwegen, evtl. mit Blutung, Steinbildung und Carcinomentwicklung. *Therapie:* Antimonpräparate (Fuadin, Stiberyl).

4. Fliegenmaden: In Wunden und deren Verband, falls die Wundbehandlung nicht sorgfältig und regelmäßig erfolgt (z. B. im Krieg); Bekämpfung durch Jodoform, Jodtinktur u. dgl.

5. Leberegel (Distomum s. *Fasciola hepaticum.):* Vorkommend bei Schaf, auch Pferd, Hase, Rehwild, Katze, Ziege, Rind, Hund u. a.; übertragen durch Genuß von rohem Gemüse oder Wasser sowie von Fischen; gelegentlich in der Leber mit Cirrhose und Ascites, evtl. Ikterus und Cholangitis sowie Fieber und Anämie; dazu Eosinophilie und Eiernachweis (in Stuhl oder Duodenalsaft); Carcinomentwicklung! *Therapie:* Bei Gallenwegverschluß Operation: Cholecystostomie und Hepato-Duodenostomie, sonst Extr. Filicis maris sowie Neosalvarsan und Emetin.

6. Pferdeblutegel: Gelegentlich im Kehlkopf bei Trinken aus stehendem Wasser; herauszunehmen evtl. nach Salzbestreuen oder Betäuben.

7. Trichinosis: Nematode *Trichinella spiralis:* ♂ 1,5 mm, ♀ 3 mm lang, die eingekapselten Muskeltrichinen kommen durch den Genuß von rohem, auch geräuchertem Fleisch in den Magen und werden im Magensaft frei, worauf die jungen Larven durch die Darmwand mit den Lymph- und Blutbahnen (Blutnachweis vom 8.–25. Tag möglich!) in die Muskulatur eindringen. *Übertragung* von *Schwein*, Wildschwein, Bär, Dachs, Fuchs, Kaninchen, Hund, Katze, Ratte, Maus, Igel, Iltis, Schwarzwild u. a. *Inkubationszeit:* 5–8, selten 20 und mehr Tage. *Symptome:* Fieber, evtl. mit Schüttelfrost, in schweren Fällen auch Magen-Darm-Katarrh mit Leibschmerzen, Erbrechen und Durchfall sowie beiderseitiges Lidödem; ab 7. Tag Muskelschmerz, -schwellung, -härte und -lahmheit in Armen, Beinen, Rumpf, Nacken, Kau- und Atemmuskulatur, Zwerchfell usw., daher Trismus, Doppeltsehen, Kau-, Schluck-, Atmungs- und Sprachstörungen. *Diagnose:* Intracutan, Präzipitin- und Komplementbindungsreaktion sowie Eosinophilie (weder konstant noch spezifisch, aber meist erheblich und langdauernd ab 2. Woche); später Röntgenbild Muskelverkalkung) und evtl. Probeexcision aus Muskulatur. *Differentialdiagnose:* Muskel- und Gelenkrheumatismus, Dermato-Myositis, Periarteriitis nodosa, Typhus, Ruhr, Cholera, Asthma u. a. *Prognose:* Tod in 10–30% durch Lungenkomplikation. *Therapie:* Abführmittel (Calomel, Rizinusöl, Sennainfus u. a.), Santonin, Alkohol, Calcium, Traubenzucker, Thymol, Kupfer und Neosalvarsan oder besser Fuadin (steigend 1,5–5 cm^3 täglich intramuskulär; im ganzen soviel cm^3 als kg Körpergewicht; Vorsicht bei Leber- oder Nierenschaden!); später nach Bedarf Wärme, Massage und Übungen sowie Antineuralgica und Narkotica, auch Eisen und Arsen. *Prophylaxe:* Fleischbeschau und gründliches Abkochen verdächtigen Fleisches sowie Tiefvergraben oder Verbrennen, aber nicht Verfüttern von dem verseuchten Wild (Fuchs, Dachs usw.).

8. Filaria sanguinis hominis (Bancrofti) vgl. Spez. Chirurgie, Elephantiasis!

If you have any concerns about our products,
you can contact us on
ProductSafety@springernature.com

In case Publisher is established outside the EU,
the EU authorized representative is:
**Springer Nature Customer Service Center GmbH
Europaplatz 3, 69115 Heidelberg, Germany**

Printed by Libri Plureos GmbH
in Hamburg, Germany

GRUNDRISS DER GESAMTEN CHIRURGIE

VON

FRITZ HOLLE

APL. PROFESSOR DER CHIRURGIE
OBERARZT DER CHIRURGISCHEN UNIVERSITÄTSKLINIK WÜRZBURG

UNTER MITARBEIT VON

H. P. JENSEN

PRIVATDOZENT DER CHIRURGIE, INSBESONDERE NEUROCHIRURGIE
ASSISTENT DER NEUROCHIRURGISCHEN ABTEILUNG
DER CHIRURGISCHEN UNIVERSITÄTSKLINIK WÜRZBURG

SIEBENTE, VÖLLIG NEU BEARBEITETE AUFLAGE DES
»GRUNDRISS DER GESAMTEN CHIRURGIE«
TASCHENBUCH FÜR STUDIERENDE UND ÄRZTE

VON

E. SONNTAG

MIT 652 ABBILDUNGEN

ERSTER TEIL

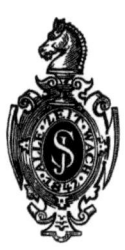

SPRINGER-VERLAG BERLIN HEIDELBERG GMBH
1960

ISBN 978-3-642-48464-3   ISBN 978-3-642-86908-2 (eBook)
DOI 10.1007/978-3-642-86908-2

Alle Rechte, insbesondere das der Übersetzung in fremde Sprachen, vorbehalten

Ohne ausdrückliche Genehmigung des Verlages ist es auch nicht gestattet, dieses Buch oder Teile daraus auf photomechanischem Wege (Photokopie, Mikrokopie) zu vervielfältigen

© Springer-Verlag Berlin Heidelberg 1937, 1942, 1949 and 1960
Ursprünglich erschienen bei Springer-Verlag OHG / Berlin • Göttingen • Heidelberg 1960
Softcover reprint of the hardcover 7th edition 1960

Die Wiedergabe von Gebrauchsnamen, Handelsnamen, Warenbezeichnungen usw. in diesem Werk berechtigt auch ohne besondere Kennzeichnung nicht zu der Annahme, daß solche Namen im Sinn der Warenzeichen- und Markenschutz-Gesetzgebung als frei zu betrachten wären und daher von jedermann benutzt werden dürften

HERRN PROFESSOR
DR. WERNER WACHSMUTH
IN DANKBARKEIT UND VEREHRUNG GEWIDMET

Vorwort zur siebenten Auflage

„Nil est sine ratione", *Leibniz*
„Nichts ist ohne Grund", *Heidegger*

Auf diesen vier Worten von *Leibniz* ruht die Idee der Universität, und mit ihr die Chirurgie. Ein „Grundriß der gesamten Chirurgie" soll der chirurgischen Begriffsbildung dienen, die Gründe der chirurgischen Erkrankungen aufdecken und das chirurgische Handeln erklären. Die Grundlagen des Urteils sind in der Chirurgie, wie überall sonst, unveränderlich; denn sie gehorchen den logischen Denkgesetzen. Praktisches chirurgisches Handeln hingegen bleibt stets wandelbar und ist seinem Wesen nach unvollendbar, weil die restlose Synthese eines endgültigen Urteils in der Praxis ein Ideal bleibt und im Augenblick der modernen Entwicklung der Chirurgie vollends unmöglich ist. Chirurgische Vollkommenheit könnte nur dort erreicht werden, wo sich ein definitives Urteil aus unbestechlicher Beobachtung und reiner Vernunft bilden könnte und wo sich Kühnheit des Vorgehens und sublimes Zartgefühl in einer Hand vereinigt fänden.

Der Einbruch des technischen Zeitalters in die Medizin mit seiner tiefgehenden Umformung des idealistischen in ein mechanistisches Weltbild ist an der Chirurgie als dem technischen Fach der Medizin naturgemäß nicht spurlos vorübergegangen. Die operativen Möglichkeiten wurden in ungeahntem Maße ausgeweitet und ein großes Neuland dem chirurgischen Zugriff erschlossen. Zur Bewältigung der Fülle von technischen Neuerungen und Einzelheiten ist zur Zeit in den großen chirurgischen Zentren eine extreme Spezialisierung, ja sogar Automation, unumgänglich geworden. Dieser Vorgang bedroht die Einheit der Chirurgie durch fortschreitende Vereinseitigung und Nivellierung. Es besteht die Gefahr, daß der chirurgische Spezialist auf das Niveau eines Routinehandwerkers herabgedrückt wird. Solches geschieht vor allem dann unweigerlich, wenn der angehende Chirurg von vornherein vor dem Umfang des zu bewältigenden Stoffes kapituliert und sich ins Einzelne begibt, bevor er wirkliche Einsicht und Erfahrung in der Allgemeinen Chirurgie und einen Überblick über die gesamte Chirurgie gewonnen hat. Niemand vermag heute mehr sämtliche chirurgischen Eingriffe manuell zu beherrschen. Es darf aber kein Chirurg den Versuch unterlassen, die Fundamente der allgemeinen und speziellen Chirurgie und den Aspekt der Chirurgie als Wissenschaft in sich aufzunehmen. Dann erst kann die technische Perfektion unseres Zeitalters mit ihren bewundernswerten Möglichkeiten für den einzelnen Chirurgen im speziellen Detail ein Mittel zur Entfaltung von Meisterschaft werden. Wer zu diesem Ziel gelangen will – und das muß jeder Chirurg – der sollte den Weg vom Allgemeinen zum Einzelnen und umgekehrt, in beiden Richtungen durch unablässige aufmerksame Betreuung seiner Kranken und Beschäftigung mit seinem Fach sowie durch stete kritische Überprüfung seiner selbst zu Ende zu gehen versuchen.

Aus den genannten Gründen wird in der hiermit vorgelegten Neubearbeitung der Versuch gewagt, das Gebiet der gesamten Chirurgie in einem Kompendium darzustellen, welches das Allgemeingültige in den Grundzügen hervorhebt. Die Neubearbeitung baut auf den bewährten Grundsätzen des *Sonntag*schen Grundrisses weiter. Sie soll ein Leitfaden für das Studium, ein Repetitorium für das Examen und ein Vademecum für Unterricht und Praxis, keinesfalls ein Ersatz für Lehr- und Handbücher, sein. Hierzu war es notwendig, den schon von *Sonntag* gehegten Plan zu verwirklichen und eine größere Anzahl halbschematischer Abbildungen einzufügen, durch welche vor allem dem Anfänger das Vorstellungsvermögen erleichtert wird. Neben zahlreichen Streichungen waren auf allen Teilgebieten noch weit mehr Ergänzungen und teilweise die Einfügung völlig neuer Kapitel erforderlich. Eine erhebliche Vergrößerung des Buchumfanges war daher nicht vermeidbar. So wurden z. B. eingefügt: im Allgemeinen Teil die Kapitel Anästhesie, Bluttransfusion und Blutersatz, Thrombose und Embolie, Chemotherapie, Pathophysiologie des chirurgischen Eingriffs, Funktionsdiagnostik, und im Speziellen Teil die Kapitel, welche die Neurochirurgie und Thoraxchirurgie umfassen sowie Abschnitte der Urologie, Gliedmaßen- und Unfallchirurgie und Begutachtung betreffen. Aus Gründen des praktischen Bedürfnisses wurde der frühere Teil „Operationslehre" durch einen kurzen, nur aus Abbildungen bestehenden Abschnitt „Dringliche Operationen" ersetzt und dafür das Prinzip der typischen Eingriffe am Ort ihrer häufigsten Indikation in den Speziellen Teil eingearbeitet. Gleich dem Erstverfasser ist sich auch der Nachfolger bewußt, daß der Neuauflage zahlreiche Mängel anhaften, für welche um Nachsicht und kritische Verbesserungsvorschläge gebeten wird.

Meinen besonderen Dank möchte ich an dieser Stelle meinem chirurgischen Lehrer und stets verständnisvollen Chef, Herrn Professor Dr. *W. Wachsmuth*, Direktor der Chirurgischen Universitäts-Klinik Würzburg, abstatten, der mir alle erdenkliche Unterstützung für die Ausarbeitung der vorliegenden Neuauflage angedeihen ließ. Einen wesentlichen Teil der Neubearbeitung verdanke ich Herrn Privatdozent Dr. *Hans-Peter Jensen*, Assistent der Neurochirurgischen Abteilung der Chirurgischen Universitäts-Klinik Würzburg, welcher die Bearbeitung der Abschnitte 1–8 des Speziellen Teils übernommen hat. Für wertvolle Anregungen und Hilfe beim Lesen der Korrekturen danke ich den Herren Dr. *F. Becker*, P. D. Dr. *G. Heinrich*, Dr. *W. Klein*, Dr. *H. Kranz*, P. D. Dr. *W. Lutzeyer*, P. D. Dr. *R. Schautz*, P. D. Dr. *G. Viehweger*, P. D. Dr. *H. J. Viereck* von der Chirurgischen Universitäts-Klinik Würzburg, Herrn Prof. Dr. *Th. Dimmling* vom Hygienischen Institut der Universität Würzburg, meiner Frau und Mitarbeiterin Dr. *G. E. Holle* von der Med. Univ.-Poliklinik Würzburg sowie dem Zeichner Herrn *J. S. Pupp*, welcher die ihm gestellte Aufgabe, mit möglichst einfachen zeichnerischen Mitteln eindringliche, halbschematische Zeichnungen zu liefern, aufs beste gelöst hat und der Sekretärin Fräulein *A. Schneider* für das sorgfältige Schreiben des Manuskriptes.

Als Unterlagen dienten die meisten modernen Lehr- und Handbücher des inländischen und ausländischen Schrifttums sowie zahlreiche Monographien, deren Aufzählung im einzelnen unmöglich ist. Besonders hervorgehoben seien lediglich folgende Werke, von welchen z. T. auch das Abbildungsmaterial entlehnt wurde:

d'Abreu: Practice of thoracic Surgery.
d'Allaines: Chirurgie du coeur.
d'Allaines: Die chirurgische Behandlung des Rektumkarzinoms.
Bauer: Das Krebsproblem.
Bier – Braun – Kümmell: Chirurgische Operationslehre.
Bing: 1. Lehrbuch der Nervenkrankheiten. 2. Kompendium der topischen Gehirn- und Rückenmarksdiagnostik.
Bodechtel: Differentialdiagnose neurologischer Krankheitsbilder.
Böhler: Die Technik der Knochenbruchbehandlung.
Boeminghaus: Lehrbuch der Urologie.
Breitner: Chirurgische Operationslehre.
Brunner – Henschen – Heußer: Lehrbuch der Chirurgie.
Bürkle de la Camp – Rostock: Handbuch der gesamten Unfallheilkunde.
Bunnel – Surgery of the hand.
Campbell: Operative Orthopedics.
Chusid – McDonald: Correlative and Functional Neuroanatomy.
Clara: Das Nervensystem des Menschen.
Dandy: Hirnchirurgie.
Davis: The Principles of Neurological Surgery.
Dennig: Lehrbuch der inneren Medizin.
Fischer – Herget – Molineus: Das ärztliche Gutachten im Versicherungswesen.
Frey, E. K. – Kuetgens: Chirurgie des Herzens und der großen Gefäße.
Frey – Hügin – Mayrhofer: Lehrbuch der Anästhesie.
Garré – Stich – Bauer: Lehrbuch der Chirurgie.
Grob: Lehrbuch der Kinderchirurgie.
Guleke: Die bösartigen Geschwülste des Dickdarmes und Mastdarmes.
Handbuch der Inneren Medizin.
Handbuch der Thoraxchirurgie.
Handbuch der speziellen pathologischen Anatomie und Histologie.
Handbuch der Neurochirurgie.
Handbuch der Urologie. (Sämtlich Springer-Verlag.)
Handbuch der Orthopädie.

Hellner – Nissen – Voßschulte: Lehrbuch der Chirurgie.
Jacobi – Loeweneck: Operable Herzleiden.
Kahn – Bassett – Schneider – Crosby: Correlative Neurosurgery.
Kaufmann: Lehrbuch der speziellen pathologischen Anatomie.
Kautzky – Zülch: Neurologisch-neurochirurgische Röntgendiagnostik.
Killian – Weese: Die Narkose.
Kirschner: Operationslehre.
Kirschner – Nordmann: Die Chirurgie.
Kleist: Kriegsverletzungen des Gehirns in ihrer Bedeutung für die Hirnlokalisation und Hirnpathologie.
Kremer: Die Chirurgie der Arterien.
v. Lanz – Wachsmuth: Praktische Anatomie.
Lange, M: Orthopädisch-Chirurgische Operationslehre.
Laubenthal: Leitfaden der Neurologie.
Lexer – Rehn: Allgemeine Chirurgie.
Lezius: Die Lungenresektionen.
Lindemann – Kuhlendahl: Die Erkrankungen der Wirbelsäule.
Lob: Die Wirbelsäulenverletzungen und ihre Ausheilung.
Monrad – Krohn: Die klinische Untersuchung des Nervensystems, 2. Aufl.
Nissen: Operationen am Oesophagus.
Oberdahlhoff – Vieten – Karcher: Klinische Röntgendiagnostik chirurgischer Erkrankungen.
Reichardt: Unfall und Rentenbegutachtung.
Reifferscheid: Chirurgie der Leber.
Rush – Gelbke, Technik der intramedullären Frakturfixation.
Saegesser: Spezielle chirurgische Therapie.
Schaltenbrand: Lehrbuch der Neurologie.
Schinz – Baensch: Lehrbuch der Röntgendiagnostik.
Schmorl – Junghanns: Die gesunde und die kranke Wirbelsäule in Röntgenbild und Klinik.
Souttar: Textbook of British Surgery.
Stucke: Leberchirurgie.
Sunder – Plaßmann: Sympathicuschirurgie.
Thorek: Modern Surgical Technic.
Wanke: Chirurgie der großen Körpervenen.
Watson – Jones: Fractures and Joint-injuries.
Wullstein – Wilms: Lehrbuch der Chirurgie.
Zenker – Heberer: Die Lungenresektion.
Zülch: Die Hirngeschwülste in biologischer und morphologischer Darstellung.
Zukschwerdt und Mitarbeiter: Wirbelgelenk und Bandscheibe.

Nicht zuletzt gebührt dem Springer-Verlag Anerkennung und Dank dafür, daß er mir die Aufgabe der Neubearbeitung des „Grundrisses" vertrauensvoll übertrug und die Form und Ausstattung des Buches durch großzügiges Entgegenkommen in jeder Weise gefördert hat.

Würzburg, den 10. März 1960

FRITZ HOLLE

Inhaltsverzeichnis

ERSTER BANDTEIL
(S. 1-919)

Erster Teil
Allgemeine Chirurgie

	Seite
Zeittafel. Entwicklung der Chirurgie seit Hippokrates	1
1. Abschnitt: **Aseptik**	8
A. Körperoberfläche	9
1. Operateur und Assistenten (Händedesinfektion)	10
2. Patient (Operationsfeld)	12
B. Operationsmaterial	14
I. Instrumente	14
II. Naht- und Verbindungsmaterial	16
III. Tupfer, Verbandstoff und Handschuhe sowie Operationswäsche	19
C. Operationsräume (Verhalten im Operationssaal)	21
2. Abschnitt: **Anästhesie**	24
A. Allgemeine Betäubung (Narkose)	25
1. Instrumentarium	27
2. Vorbereitung	27
3. Prämedication	28
4. Lagerung	29
5. Einleitung der Inhalationsnarkose	30
6. Verlauf bzw. Leitung der Inhalationsnarkose (Narkosestadien)	31
7. Nachbehandlung	33
8. Komplikationen der Allgemeinbetäubung	34
9. Notwendige Voraussetzungen zur Allgemeinbetäubung	39
10. Inhalationsnarkosen	52
11. Die intravenöse Narkose	55
12. Die rectale Narkose	58
13. Potenzierte Narkose und pharmakologische Hibernation	60
14. Künstliche Hypothermie	64
15. Extracorporaler Kreislauf Herz-Lungenmaschine)	65
B. Spezielle Anästhesie	66
1. Thoraxchirurgie	66
2. Abdominalchirurgie	72
3. Gefäße	74
4. Eingriffe am vegetativen Nervensystem und an endokrinen Organen	74
5. Neurochirurgie	75
6. Kopf- und Halschirurgie	76
7. Zahn-, Mund- und Kieferchirurgie	77
8. Wiederherstellungs- und Unfallchirurgie	77
9. Urologie	78
10. Oto-Rhino-Laryngologie	79
11. Endoskopien	79
12. Anästhesie bei Kindern	80
C. Örtliche Betäubung (Lokalanästhesie)	82
I. Allgemeine Anwendung	82
1. Lokale Kälteanästhesie	82
2. Lokalanästhesie mit chemischen Mitteln	83
II. Spezielle Anwendung	92
1. Thoraxchirurgie	92
2. Abdominalchirurgie	93
3. Neurochirurgie	93
4. Kopf-Hals-Chirurgie	94
5. Wiederherstellungs- und Unfallchirurgie	94
6. Urologie	94
7. Endoskopien	95
3. Abschnitt: **Wunde, Wundheilung, Wundbehandlung**	95
A. Wunde	95
1. Wundarten	95
2. Geschosse	99
B. Wundheilung	100
I. Stadien der Wundheilung	101
1. Stadium der Latenz	101
2. Stadium der Wundreinigung	102
3. Stadium der Assimilation oder des Aufbaus	103
4. Stadium der Vernarbung	103
II. Arten der Wundheilung	104
III. Pathologie der Narbe	104
IV. Die Regeneration	105
Die Regeneration einzelner Gewebe und Organe	106
C. Die Wundbehandlung	108
I. Wundversorgung	108
II. Behandlung im Körper steckengebliebener Fremdkörper, einschließlich Steckgeschosse	113
III. Wundnaht	115
IV. Ableitung des Wundsekrets (Drainage)	118
1. Stoff-, Docht- oder Capillardrainage, sog. Tamponade	118
2. Röhren- oder eigentliche Drainage	119
V. Blutung, Blutsparung und Blutstillung	120
1. Blutung	120
2. Blutsparung	122
3. Blutstillung	122

	Seite
VI. Wundverband	127
1. Bei aseptischen (operativen oder akzidentellen) Wunden	127
2. Bei infizierten bzw. granulierenden Wunden	128
VII. Sonstige Methoden der Wundbehandlung	144
VIII. Geschwür, Fistel, Narbe	146
1. Geschwür	146
2. Fistel (Fistula)	147
3. Narbe	149

4. Abschnitt: **Plastik und Transplantation** .. 149
- A. Plastik 149
  - I. Die direkte Naht 150
  - II. Bildung lokaler Verschiebelappen 150
  - III. Stiellappen 151
- B. Transplantation 153
  - I. Schicksal der freien Transplantation 153
    1. Haut 155
    2. Schleimhaut 157
    3. Knochen 157
    4. Knorpel 158
    5. Gelenke bzw. Gelenkteile ... 158
    6. Fett 158
    7. Fascie (Kirschner) 158
    8. Seröse Häute 159
    9. Netz 159
    10. Sehnen 159
    11. Muskeln 159
    12. Nerven 159
    13. Gefäße 159
    14. Organe 160

5. Abschnitt: **Nekrose** 160
  1. Allgemeines 160
  2. Besonderes 162
- A. Nekrose durch Trauma 162
- B. Nekrose durch Druck, Abschnürung, Einklemmung und Stieldrehung 162
- C. Nekrose durch thermische und chemische Ursachen 163
- D. Nekrose durch arterielle Thrombose und Embolie 164
- E. Nekrose durch chronische Gefäßerkrankungen (einschließlich periphere Durchblutungsstörungen) 165
  - I. Physiologie und Pathologie 166
  - II. Pathogenese und Ätiologie 169
  - III. Diagnostik 171
  - IV. Symptomatologie, Klinik und Therapie 175
    1. Vorwiegend funktionelle Durchblutungsstörungen ... 175
    2. Durchblutungsstörungen mit vorwiegend entzündlichen Gefäßveränderungen 178
    3. Durchblutungsstörungen mit vorwiegend degenerativen Gefäßveränderungen 182

6. Abschnitt: **Verletzungen, ausschließlich Frakturen und Luxationen** 187
- A. Mechanische Verletzungen 187
  1. Haut und Unterhaut 187
  2. Fascien und Muskeln 189
  3. Sehnen 190
  4. Sehnenscheiden und Schleimbeutel 193
  5. Periphere Nerven (vgl. Spez. Chir. Kap: Periphere Nerven) 194
  6. Blutgefäße 197
  7. Lymphgefäße 200
  8. Gelenke 201
- B. Thermische und strahlenenergetische Verletzungen 202
  1. Kälteschäden 202
  2. Verbrennung (Combustio) .. 204
  3. Elektrounfall 207
  4. Strahlenenergetische Verletzungen 210
- C. Chemische Verletzungen 214

7. Abschnitt: **Pathophysiologie des chirurgischen Eingriffs** 215
- A. Das Operationsrisiko und die postaggressorische Krankheit 215
- B. Störungen des Wasser- und Salzhaushaltes 220
  1. Reiner Wassermangel 221
  2. Reiner Wasserüberschuß ... 222
  3. Salzmangel 222
  4. Salzüberschuß 223
  5. Kombinierte Wasser- und Salzstörungen 223
  6. Kaliumhaushalt 224
- C. Störungen des Eiweiß- und Lipoidhaushaltes 225
  - I. Verhalten der Plasmaproteine nach Operationen 225
  - II. Eiweißmangelzustände 225
  - III. Diagnose des Eiweißmangels 226
- D. Störungen des Kreislaufs (Schock und Kollaps) 228
  - I. Gebräuchliche Einteilungen des Schock-Kollaps-Syndroms 229
    1. Der Spannungskollaps oder die Kreislaufzentralisation ... 230
    2. Der Entspannungskollaps ... 231
    3. Der paralytische Kollaps .. 232
- E. Bluttransfusion und Blutersatz 234
  - I. Bluttransfusion 234
    1. Serologie 235
    2. Allgemeine Blutspenderuntersuchung 241
    3. Blutkonservenherstellung ... 242
    4. Indikation 243
    5. Technik 244
    6. Transfusionsschäden 247
    7. Austauschtransfusion 250
  - II. Blutersatz 251
    1. Colloidale Lösungen 251
    2. Kristalloide Lösungen 252
- F. Thrombose und Embolie 253
  1. Morphologie 253
  2. Lokalisation 254
  3. Einteilung 256
  4. Pathogenese 256
  5. Häufigkeit 258
  6. Diagnostik 258
  7. Prophylaxe 258
  8. Therapie 262
- G. Fettembolie 266
- H. Diabetes 268
  1. Präoperative Stoffwechselführung 268
  2. Postoperative Stoffwechselführung 268
  3. Traumatischer Diabetes 269
- J. Säuferwahnsinn (Delirium tremens) ... 269

8. Abschnitt: **Chirurgisch-klinische Funktionsdiagnostik** 270
  - I. Schilddrüse 270
    1. Grundumsatzbestimmung .. 270

	Seite
2. Grundumsatzbestimmung mit spezifisch-dynamischer Eiweißwirkung	270
3. Kohlehydratstoffwechsel	271
4. Radio-Jod-Stoffwechsel	271
II. Nebenschilddrüse	272
1. Hyperparathyreoidismus	272
2. Hypoparathyreoidismus	272
III. Nebenniere	273
1. Hypophysenvorderlappen-Nebennierenrindensystem	273
2. Chromaffines System	275
IV. Gonaden	276
V. Herz und Kreislauf	277
1. Kreislaufregulationsprüfung nach Schellong	277
2. Atemanhalteprüfung	278
3. Veritol-Test	278
4. Histamin-Belastungs-Test	278
5. Venendruckmessung	278
6. Blutströmungsgeschwindigkeitsmessung	279
7. Bestimmung der aktiven Blutmenge	280
8. Elektrokardiogramm	280
9. Phonokardiogramm	281
10. Röntgenologische Herzfunktionsdiagnostik	281
11 Angiokardiographie	282
12. Herzkatheterismus	282
13. Blutgasanalyse	283
14. Intrakardiale Druckmessung	283
VI. Atmung und Lungenfunktion	284
1. Physiologie und Pathophysiologie der Atmung	284
2. Methoden der Atemfunktionsprüfung	286
3. Begriffsbestimmung, Gliederung und Merkmale der Insuffizienzgruppen	290
VII. Nierenfunktion	292
1. Prüfung der Nierengesamtleistung	292
2. Prüfung der Einzelleistung jeder der beiden Nieren	295
VIII. Magen	297
1. Probefrühstück	297
2. Coffeinprobetrunk	297
3. Alkoholprobetrunk	297
4. Histaminprobe	298
IX. Pankreas	299
1. Schmidtsche Probekost	299
2. Ätherreflex	299
3. Fermententgleisung	299
4. Prostigmintest	299
5. Mydriasistest	300
6. Sekretintest	300
7. Stärketoleranztest	300
8. Quantitative fraktionierte Pankreassaftuntersuchung	301
X. Leber und Galle	301
1. Gallenfarbstoffe im Blut und Urin	301
2. Leberfunktionsprüfungen	301
3. Kohlehydratstoffwechsel	303
4. Entgiftungsfunktionsproben	303
5. Chromodiagnostik	303
6. Bestimmung der alkalischen Phosphatase	304
XI. Blutkrankheiten	304

9. Abschnitt: **Chirurgische Erkrankungen der einzelnen Gewebe** 307
    1. Haut und Schleimhaut 307
    2. Muskeln 311

	Seite
3. Sehnen und Sehnenscheiden	311
4. Schleimbeutel	313
5. Blut- und Lymphgefäße	314
6. Nerven	319
7. Gelenke	322
8. Knochen	333

10. Abschnitt: **Die chirurgischen Infektionskrankheiten** 343

A. Allgemeines	343
I. Wesen der Infektion	343
II. Infektionserreger	344
III. Folgen der Infektion	345
1. Entzündung	346
2. Fieber	350
3. Natürliche Schutzkräfte des Organismus	352
4. Ehrlichs Seitenkettentheorie	353
5. Seuchenimmunität	353
6. Vaccine und Serumtherapie	354
7. Überempfindlichkeit (Anaphylaxie) bzw. Serumkrankheit	355
B. Spezielles über die einzelnen Infektionskrankheiten	356
I. Pyogene (aerobe) Infektion	356
1. Haut und Unterhaut	361
2. Schleimhäute	365
3. Lymphgefäße und -drüsen	366
4. Blutgefäße	367
5. Knochen	368
6. Gelenke	373
7. Sehnenscheiden und Schleimbeutel	376
8. Muskeln: Myositis acuta purulenta	377
9. Seröse Höhlen: Pleuritis, Perikarditis, Meningitis	377
10. Innere Organe	378
II. Die pyogene Allgemeininfektion mit und ohne Metastasen	378
III. Die putride (anaerobe) Wund- und Allgemeininfektion, spez. Gasbrand bzw. Gasödem, Gasphlegmone und malignes Ödem; Wangenbrand und Hospitalbrand	382
IV. Chirurgische Infektionskrankheiten	387
1. Wundinfektion durch Giftstoffe: Wundvergiftung	387
2. Chirurgische Viruserkrankungen	389
3. Wundstarrkrampf (Tetanus)	392
4. Diphtherie	396
5. Milzbrand (Anthrax)	400
6. Rotz- oder Hautwurm (Malleus)	401
7. Morbus Bang (Brucellosis)	402
8. Tularämie	403
9. Erysipeloid (Schweinerotlauf)	403
10. Strahlenpilzkrankheit (Aktinomykose)	404
11. Streptotrichose (Madurafuß)	406
12. Blastomykose (Kryptococcosis, Torulosis)	406
13. Sporotrichosis	406
14. Coccidiomykosis	407
15. Moniliasis (Soor)	407
16. Sklerom oder Rhinosklerom	407
17. Aussatz (Lepra)	408
18. Tuberkulose	409
19. Syphilis (Lues)	423
20. Rattenbißkrankheit (Sodoku)	431

11. Abschnitt: Geschwülste 431	Kausale Therapie 444
A. Allgemeiner Teil 431	1. Operativ.................. 444
1. Mesenchymale Geschwülste . 432	2. Konservativ 446
2. Epitheliale Geschwülste..... 432	3. Chemotherapie der Geschwülste 449
3. Mischgeschwülste 432	B. Spezieller Teil 453
4. Cysten..................... 432	1. Gutartige Geschwülste der Binde- und Stützgewebe 453
5. Hirntumoren 432	2. Bösartige Geschwülste der Binde- und Stützgewebe 463
Ätiologie der Geschwülste 433	3. Gutartige epitheliale Geschwülste 474
1. Vererbung 433	4. Bösartige epitheliale Geschwülste (Carcinome) 489
2. Parasiten, Bakterien, Viren.. 434	5. Mischgeschwülste 500
3. Chemische Stoffe........... 435	6. Cysten.................... 502
4. Physikalische Einwirkungen . 437	
5. Mutationstheorie 441	
6. Theorie der irreversiblen Summationswirkung 441	

Zweiter Teil

Spezielle Chirurgie

I. Kapitel

Gehirnschädel, Gehirn und Rückenmark, Wirbelsäule, periphere Nerven und vegetatives Nervensystem

1. Abschnitt: Weiche Schädeldecke 509	V. Das Endhirn 539
A. Verletzungen 509	VI. Hirnhäute................. 542
I. Geschlossene Verletzungen durch stumpfe Gewalt 509	VII. Die Blutgefäße des Gehirns und seiner Häute 543
II. Offene Verletzungen durch scharfe oder stumpfe Gewalt.... 511	C. Die Leitungsbahnen zwischen Rückenmark und Gehirn.................. 545
B. Entzündungen 512	I. Aufsteigende (afferente) Leitungssysteme 545
C. Geschwülste 512	II. Absteigende (efferente) Systeme 547
2. Abschnitt: Schädelknochen 515	III. Kleinhirnsystem 548
A. Deformitäten des Schädels 515	
I. Mißbildungen des Schädelknochens..................... 515	**4. Abschnitt: Untersuchung und allgemeine Diagnostik des Nervensystems** 548
II. Sekundäre Schädeldeformitäten . 518	A. Hirnnerven..................... 548
B. Verletzungen des Schädels (Schädelbrüche) 518	I. Nervus olfactorius 548
I. Anatomie 518	1. Anatomie................. 549
II. Entstehung 519	2. Untersuchung 549
III. Bedeutung 519	3. Riechstörungen 549
IV. Einteilung 519	II. Fasciculus opticus 549
V. Diagnose der Schädelfrakturen .. 521	1. Anatomie................. 549
VI. Differentialdiagnose 524	2. Untersuchung 550
VII. Komplikationen der Schädelfrakturen 524	3. Sehstörungen 551
VIII. Verlauf 525	III. Nervus oculomotorius 552
IX. Therapie 525	IV. Nervus trochlearis, VI. Nervus abducens..................... 552
C. Entzündungen 526	1. Anatomie................. 552
D. Geschwülste 528	2. Untersuchungen 553
E. Schädelplastik 531	3. Augenmuskelstörungen 555
	V. Nervus trigeminus 557
3. Abschnitt: Anatomie des Zentralnervensystems (Übersicht) 533	1. Anatomie................. 557
A. Rückenmark..................... 533	2. Untersuchungen 559
I. Rückenmarksnerven 533	3. Krankhafte Veränderungen . 559
II. Rückenmarksquerschnitt 534	VII. Nervus facialis 560
III. Rückenmarkshäute 534	1. Anatomie................. 560
IV. Arterielle Versorgung des Rückenmarks...................... 534	2. Untersuchungen 561
B. Gehirn......................... 535	3. Krankhafte Veränderungen . 562
I. Das Rautenhirn.............. 535	VIII. Nervus statoacusticus 563
II. Das Kleinhirn 536	1. Anatomie................. 563
III. Das Mittelhirn 536	2. a) Untersuchungen des Hörapparates 564
IV. Das Zwischenhirn 537	2. b) Untersuchungen des Gleichgewichtsapparates 565
	3. Krankhafte Veränderungen . 567

	Seite
4. Topik der Läsionen, die pathologische Veränderungen des Nystagmus und der Blickbewegungen hervorrufen	570
IX. Nervus glossopharyngicus	572
1. Anatomie	572
2. Untersuchungen	572
3. Krankhafte Veränderungen	573
X. Nervus vagus	573
1. Anatomie	573
2. Untersuchung	575
3. Krankhafte Veränderungen	575
XI. Nervus accessorius	576
1. Anatomie	576
2. Untersuchung	576
3. Krankhafte Veränderungen	577
XII. Nervus hypoglossus	577
1. Anatomie	577
2. Untersuchung	577
3. Krankhafte Veränderungen	577
B. Motorik	578
I. Inspektion	579
1. Unwillkürliche Bewegungen (Hyperkinesen)	580
2. Hypokinese oder Akinese	581
II. Muskeltonus und passive Beweglichkeit	581
III. Aktive Beweglichkeit	582
1. Langsamkeit der Bewegungen	582
2. Stärke der Bewegungen	582
3. Mitbewegung	582
IV. Koordination	583
V. Reflexe	583
C. Sensibilität	587
I. Oberflächensensibilität	588
II. Tiefensensibilität	588
III. Kombinierte Sensibilität	589
D. Sprache, Handlungsfolgen (Praxie) und gnostische Funktionen	589
I. Sprache	589
II. Handlungsfolgen (Praxie)	591
III. Agnosie	591
E. Psychischer Befund	592
I. Bewußtsein	592
II. Orientierung	592
III. Aufmerksamkeit und Konzentration	593
IV. Besinnung (Produktivität)	593
V. Gedächtnis und Merkfähigkeit	593
VI. Affektivität und Stimmung	593
VII. Wahrnehmungen	594
VIII. Denkstörungen und Intelligenz	594
IX. Störung des Bedeutungserlebens	595
F. Röntgenuntersuchungen	595
I. Schädelleeraufnahmen	595
II. Luftdarstellung der intrakraniellen Liquorräume	596
III. Arteriographie	599
IV. Wirbelsäulenleeraufnahmen	602
V. Myelographie	603
G. Elektroencephalographie	603
H. Elektrische Untersuchung	605
J. Liquordiagnostik	608
I. Liquorentnahme	608
II. Queckenstedtscher Versuch	609
III. Liquorwerte	609
K. Übersicht über die wichtigsten Muskeln des Rumpfes und der Extremitäten, deren nervöse Versorgung, ihre wichtigsten normalen Funktionen und Ausfallserscheinungen	610

	Seite
5. Abschnitt: **Gehirn**	630
A. Mißbildungen	630
I. Cephalocelen (Hirnbrüche)	630
1. Definition	630
2. Entstehung	630
3. Einteilung nach der Lokalisation	630
4. Diagnose	630
5. Differentialdiagnose	631
6. Prognose	631
7. Therapie	631
II. Cyclopie und Arhinencephalie	631
III. Anencephalie	631
IV. Balkenmangel	631
V. Doppelbildungen	632
VI. Megalencephalie	632
VII. Mikroencephalie	632
VIII. Angeborene Kernlähmung der Hirnnerven	632
IX. Ependymcysten	633
X. Kolloidcysten	633
XI. Septum-pellucidum-Cysten	633
XII. Arachnoidalcysten	633
XIII. Cerebrale Kinderlähmung	634
1. Begriffsbestimmung	634
2. Ätiologie	634
3. Pathologische Anatomie	634
4. Symptome	635
5. Diagnose	636
6. Differentialdiagnose	636
7. Prognose	636
8. Therapie	636
XIV. Hydrocephalus	639
1. Wesen	639
2. Ursachen	639
3. Folgen des Hydrocephalus	640
4. Symptome	640
5. Diagnose	640
6. Therapie	641
XV. Phakomatosen	642
1. Neurofibromatose	642
2. Tuberöse Sklerose	643
3. Hippel-Lindausche Krankheit	643
4. Sturge-Webersche Krankheit	644
B. Hirnverletzungen	644
I. Gedeckte Hirnverletzungen	644
1. Definition	644
2. Einteilung und Symptomatologie	644
3. Verlauf und Prognose	651
4. Diagnose	652
5. Differentialdiagnose	652
6. Therapie	652
7. Begutachtung	654
8. Detonationsschäden des Zentralnervensystems	654
9. Komplikationen	655
II. Offene Hirnverletzungen	663
1. Definition	663
2. Wesen	663
3. Allgemeine Symptomatik	663
4. Allgemeine Therapie	664
5. Offene Hirnverletzungen durch stumpfe Gewalt	665
6. Offene Hirnverletzungen durch scharfe Gewalt	668
7. Schußverletzungen des Gehirns	668
C. Epilepsie	672
I. Wesen	672
II. Erkrankungsalter	672
III. Pathophysiologie	672
IV. Symptomatologie cerebraler Anfälle	673

Seite

1. Der große cerebrale Anfall (generalisierter Anfall = Grand mal) 673
2. Status epilepticus 674
3. Der kleine cerebrale Anfall (Petit mal) 674
4. Epileptische Ausnahmezustände 674
5. Der Herdanfall (Jackson-Anfall) 675
6. Seltene Anfallsformen 676
V. Ursache der cerebralen Anfälle.. 676
  1. Genuine Epilepsie 676
  2. Symptomatische Epilepsie... 676
VI. Differentialdiagnose 677
  1. Psychogener Anfall........ 677
  2. Tetanischer Anfall 677
  3. Narkolepsie 678
  4. Schwindelanfälle.......... 678
  5. Vasovegetative Krisen...... 678
VII. Komplikationen 678
VIII. Diagnose 678
IX. Therapie 678
  1. Allgemeinbehandlung 678
  2. Medikamentöse Behandlung. 679
  3. Operative Behandlung...... 679
X. Prognose 680
XI. Begutachtung 681
D. Entzündungen 681
  I. Entzündungen der Dura mater (Pachymeningitis)............. 681
    1. Pachymeningitis externa (extraduraler Absceß) 681
    2. Pachymeningitis interna (subduraler Absceß) 681
  II. Entzündungen der weichen Häute (Leptomeningitis) 681
    1. Eitrige, speziell traumatische Meningitis (Meningitis purulenta) 681
    2. Andere Meningitisformen (Differentialdiagnose)....... 682
    3. Therapie.................. 683
  III. Gehirnentzündung (Encephalitis) 683
  IV. Hirnabsceß 683
  V. Sinusthrombose 685
E. Hirngeschwülste (Tumor cerebri) Einteilung nach Zülch 685
  A. Neuroepitheliale Tumoren 686
    I. Medulloblastom 686
      1. Medulloblastom des Kleinhirns 686
      2. Retinoblastom 686
      3. Pineoblastom 686
      4. Sympathoblastom......... 686
    II. Gliome 686
      1. Spongioblastom.......... 686
      2. Oligodendrogliom 687
      3. Astrocytom 687
      4. Glioblastoma multiforme.... 687
    III. Paragliome 687
      1. Ependymom 687
      2. Plexuspapillom 688
      3. Pinealom 688
      4. Neurinom............... 688
    IV. Gangliocytome 689
      1. Gangliocytom des Großhirns, der Oblongata und des Rückenmarkes 689
      2. Gangliocytom des Kleinhirns 689
      3. Gangliocytom des Sympathicus 689
  B. Mesodermale Tumoren 690
    1. Meningeome 690
    2. Angioblastome............ 692

Seite

    3. Fibrome 692
    4. Sarkome................. 692
    5. Chondrome.............. 693
    6. Lipome 693
    7. Osteome und Osteosarkome.. 693
    8. Chordome 693
  C. Ektodermale Tumoren 693
    1. Kraniopharyngeome 693
    2. Hypophysenadenome....... 694
    3. Zylindromatöse Epitheliome. 694
  D. Mißbildungstumoren 695
    1. Epidermoide 695
    2. Dermoide 695
    3. Teratome und Teratoide 695
  E. Gefäßmißbildungen und Gefäßgeschwülste 695
    1. Angiome und Aneurysmen .. 695
  F. Sonstige raumfordernde Prozesse . 697
    1. Unklassifizierte Geschwülste. 697
    2. Metastasen............... 697
    3. Parasiten 697
    4. Granulome............... 697
    5. Arachnoidalcysten (adhäsive Arachnitis mit Cystenbildung) 697
    6. Ependymitis 698
F. Spezielle Diagnostik und Behandlung intracranieller raumfordernder Prozesse 698
  I. Allgemeines 698
  II. Hirndruck 700
  III. Hirndurchblutung 704
  IV. Regionale Häufigkeit und Symptomatologie der Hirntumoren.. 707
  V. Kraniocerebrale Topographie ... 710
  VI. Hirntumoroperationen 711
  VII. Hypophysenoperationen zur Behandlung geschlechtsgebunder Carcinome 713
G. Gesichtsschmerzen (Hirnnerven-Neuralgien) 713
  1. Essentielle Trigeminusneuralgie 714
  2. Symptomatische Trigeminusneuralgie................... 714
  3. Glossopharyngicusneuralgie . 715
  4. Neuralgie des Ganglion sphenopalatinum........... 715
  5. Faciale Sympathalgien 715
  6. Neuralgie des Ganglion geniculi 715
  7. Syndrom des Ganglion ciliare 715
  8. Gesichtskausalgie 716
  9. Trigeminusneuritis 716
  10. Psychalgien 716
H. Therapie der Gesichtsschmerzen (speziell Operationsverfahren) 716
  1. Essentielle Trigeminusneuralgie 716
J. Neurochirurgische Eingriffe am Gehirn bei psychischen oder motorischen Störungen und bei unstillbaren Schmerzen 719
  I. Eingriffe am Stirnhirn (psychochirurgische Operationen im engeren Sinne) 719
    1. Technik 719
    2. Folgeerscheinungen 720
    3. Indikationen 721
  II. Eingriffe an den Stammganglien und am Thalamus 721
    1. Technik 721
    2. Indikationen 722
  III. Sonstige Operationsverfahren, besonders zur Schmerzbekämpfung 723

1. Spinothalamische Traktotomie im Bereich der Medulla oblongata 723
2. Mittelhirntraktotomie 723
3. Rindenexcision der sensiblen Postzentralgebiete 724

6. Abschnitt: **Rückenmark** 724
A. Topische Diagnostik der Rückenmarksläsionen 724
   I. Querschnittsdiagnostik 724
   II. Höhendiagnostik 725
   III. Querschnittssymptome bei Durchblutungsstörungen des Rückenmarks im Zusammenhang mit mechanischer Gefäßirritation oder -kompression..... 728
B. Mißbildungen 729
   I. Spina bifida posterior.......... 729
   II. Syringomyelie 731
   III. Diastematomyelie 731
   IV. Lipome des Conus und der Cauda equina 731
   V. Kongenitaler Hautsinus (Walker und Bucy 1934), Epidermoide und Dermoide 732
   VI. Teratome 733
   VII. Kongenitale Cysten der Rückenmarkshäute 733
C. Entzündungen ....:... 733
   I. Intraspinale, epidurale Abscesse. 733
   II. Pachymeningitis spinalis externa 734
   III. Leptomeningitis 734
   IV. Chronische Meningopathie 734
   V. Myelitis 734
D. Verletzungen 735
   I. Verletzungsarten 735
   II. Therapie der Rückenmarksverletzungen 737
   III. Sonstige Rückenmarksverletzungen......................... 738
E. Geschwülste 740
   I. Extradurale Tumoren 740
   II. Intradurale, extramedulläre Tumoren 741
   III. Intramedulläre Tumoren 741
   IV. Lokal- und Artdiagnose der Rückenmarkstumoren 742
   V. Operative Technik 743
F. Behandlung Querschnittsgelähmter ... 745
   I. Frühbehandlung 745
   II. Spätbehandlung 747
G. Operative Eingriffe am Rückenmark und den Rückenmarkswurzeln bei motorischen Störungen und unstillbaren Schmerzen 747
   I. Spastische Lähmungen 747
   II. Torticollis spasticus 747
   III. Unstillbare Schmerzen 748

7. Abschnitt: **Wirbelsäule** 749
A. Mißbildungen und Variationen 749
   I. Mißbildungen der Wirbelkörper- und Bandscheibenreihe 749
   II. Mißbildungen der Wirbelbogenreihe und deren Fortsätze 751
   III. Regionalvariationen 755
   IV. Kombinierte Mißbildung der Wirbelsäule 757
B. Alterung, Verschleiß, Degeneration; „Bandscheibenkrankheit" 757
   I. Allgemeines 757
   II. Pathologisch-anatomische Zustandsbilder 758

III. Klinische Untersuchung der Wirbelsäule 761
IV. Funktionelle vertebrale und vertebrogene neurale Krankheitsbilder (Vertebralsyndrome) 763
   1. Entstehung 763
   2. Klinische Syndrome........ 766
   3. Therapie 770
C. Wirbelsäulendeformitäten 772
   I. Kyphose 772
   II. Lordose 774
   III. Wirbelgleiten 774
   IV. Sacrum acutum 775
   V. Skoliose 775
   VI. Allgemeine Skoliosenbehandlung 778
D. Entzündungen 779
   I. Spondylitis tuberculosa 779
   II. Spondylitis osteomyelitica 786
   III. Spondylitis infektiosa......... 787
   IV. Spondylarthritis 788
E. Wirbelsäulenverletzungen 792
   I. Vorkommen 792
   II. Mechanik der Wirbelverletzungen....................... 792
   III. Einteilung der Wirbelsäulenverletzungen auf funktioneller und pathologisch-anatomischer Grundlage (nach Lob) 793
   IV. Unterschiedliches Verhalten der verschiedenen Wirbelsäulenabschnitte 795
   V. Ausheilungsvorgänge 796
   VI. Symptome und Diagnose....... 797
   VII. Therapie 799
   VIII. Prognose 800
F. Systemerkrankungen der Wirbelsäule . 800
   I. Osteoporosen 800
   II. Rachitis und Osteomalacie...... 801
   III. Osteodystrophien 802
G. Wirbelsäulenveränderungen bei Erkrankungen des blutbildenden und lymphatischen Apparates 804
   I. Osteopathie bei Blutkrankheiten 804
   II. Lymphogranulomatose......... 804
   III. Plasmocytom................ 804
H. Geschwülste 805

8. Abschnitt: **Periphere Nerven** 806
A. Aufbau und Funktion............... 806
B. Untersuchung..................... 807
   I. Vorgeschichte 807
   II. Motorik 807
   III. Sensibilität und Schmerzen..... 808
   IV. Reflexe 809
   V. Autonome Funktionen......... 809
C. Verletzungen 809
   I. Formen 809
   II. Differentialdiagnose 810
   III. Degeneration und Regeneration . 811
   IV. Wichtigste periphere Nervenverletzungen 813
D. Entzündungen 818
E. Geschwülste 818
   I. Neurinome 818
   II. Neurofibromatose 818
   III. Amputationsneurome.......... 818
   IV. Glomustumoren 819
   V. Seltene Tumorformen.......... 819
F. Operative Behandlung 819
   I. Indikation 819
   II. Typische operative Eingriffe.... 820
   III. Nachbehandlung 820
   IV. Prognose 820

Inhaltsverzeichnis

9. Abschnitt: **Vegetatives Nervensystem**	822
A. Anatomie	822
1. Grenzstrang und seine Äste	823
2. Rami communicantes	823
3. Präviscerale Ganglien	825
4. Abdomino-pelvines System	826
B. Physiologie	826
1. Sympathicus (motorisch)	826
2. motorischer Sympathicus (funktionell)	827
3. Sympathicus (sensibel)	828
4. Reflexstufen des Sympathicus	828
5. Aufbau der Ri communicantes	828
6. Parasympathicus (motorisch)	828
7. Parasympathicus (sensibel)	829
C. Häufigste Eingriffe am vegetativen Nervensystem	830
1. Injektionen	830
2. Operationen	830
D. Indikation zu Eingriffen am vegetativen Nervensystem	832
1. Gehirn und Kopf	832
2. Hals und Brust	834
3. Abdomen	835
4. Urogenitalsystem	837
E. Geschwülste	841

II. Kapitel
Gesicht

1. Abschnitt: **Gesicht und Gesichtsplastiken**	842
A. Mißbildungen	842
1. Nasenspalten	843
2. Schräge Gesichtsspalte (Meloschisis)	843
3. Quere Gesichts- und Wangenspalte	843
4. Mediane Spalte von Unterlippe und Unterkiefer	843
5. Oberlippenspalte (Cheiloschisis s. Labium fissum)	843
6. Unterlippenspalte	849
B. Gesichtsplastiken	849
1. Augenbrauen und Lider	849
2. Ohrmuschel	851
3. Nase	852
4. Lippen	855
5. Wange	857
6. Kinnersatz	857
7. Plastiken bei Facialislähmung	858
C. Verletzungen	858
1. Quetschwunden	858
2. Schnitt- und Hiebwunden	858
3. Stichwunden	859
4. Schußwunden	859
5. Erfrierungen	859
D. Entzündungen	859
1. Furunkel und Karbunkel	859
2. Gesichtsphlegmone	860
3. Wangenbrand (Noma)	860
4. Gesichtsrose (Erysipel)	860
5. Tuberkulose (Tuberculosis cutis luposa)	861
6. Aktinomykose	861
7. Syphilis	861
8. Kopftetanus	862
E. Geschwülste	862
1. Fibrome	862
2. Lipome	862
3. Hämangiome	862
4. Lymphangiome	862
5. Sarkome	863
6. Hautpapillome	863
7. Adenome	863
8. Dermoide und Epidermoide	863
9. Carcinome	863
10. Mischgeschwülste	864
11. Atherome	864
12. Xanthelasmen	864
13. Schleimcysten	864
14. Rhinophym	864
15. Gesichtsneuralgien	865
2. Abschnitt: **Speicheldrüsen: Glandula parotis, submaxillaris (s. submandibularis), sublingulis und Blandin-Nuhnsche Drüse**	865
A. Mißbildungen	866
B. Verletzungen	866
C. Speichelfisteln	866
D. Fremdkörper und Speichelsteine	867
E. Entzündungen	868
F. Geschwülste	870
3. Abschnitt: **Lider, Tränendrüse, Auge, Orbita**	872
1. Lider	872
2. Tränenorgane	872
3. Auge	873
4. Abschnitt: **Ohr**	875
A. Mißbildungen der Ohrmuschel	875
B. Verletzungen einschl. Fremdkörper im Gehörgang	875
C. Entzündungen	877
1. Ohrmuschel	877
2. Gehörgang	878
3. Mittelohr	878
4. Inneres Ohr	881
D. Geschwülste	881
5. Abschnitt: **Zähne und Kiefer**	882
A. Mißbildungen	882
I. Entwicklungsstörungen der Zähne	882
II. Lokalanästhesie für sämtliche Eingriffe im Kieferbereich. Leitungsanästhesie der Äste des N. trigeminus	883
1. Erster Trigeminusast (N. ophthalmicus)	883
2. Zweiter Trigeminusast (N. maxillaris)	883
3. Dritter Trigeminusast (N. mandibularis)	884
III. Deformitäten der Kiefer	885
1. Progenie	885
2. Mikrogenie (Opisthogenie)	885
3. Mikrognathie	886
4. Offener Biß	886
5. Prognathie	886
6. Korrektur asymmetrischer Unterkiefer	886
B. Zahn- und Kieferverletzungen	887
I. Zähne	887
II. Gesichtsknochen- und Kieferbrüche	887

1. Allgemeine Besonderheiten der Kieferbruchbehandlung.. 887
2. Spezielle Formen der Gesichtsschädel- und Kieferbrüche.................... 887
C. Entzündungen..................... 898
   1. Zahnkaries.................... 900
   2. Apikale Paradentitis........ 900
   3. Marginale Paradentitis...... 901
   4. Odontogene pyogene Infektionen.................... 901
   5. Spezifische Infektionen...... 903
   6. Phosphornekrose und Perlmutterdrechslerkrankheit ... 904
   7. Ostitis fibrosa bzw. cystica und Ostitis deformans...... 904
   8. Kiefergelenk................. 904
D. Geschwülste...................... 906
   1. Kiefer- und Zahncysten 906
   2. Odontogene Tumoren....... 907

3. Alveolarfortsatztumoren 908
4. Kiefertumoren (überwiegend bösartige, selten gutartige) .. 908
5. Therapie der Kiefergeschwülste............... 909

6. Abschnitt: **Nase und deren Nebenhöhlen** 912
A. Mißbildungen..................... 912
B. Verletzungen..................... 912
   1. Rhinorrhoe................. 912
   2. Frakturen der Nebenhöhlen 912
C. Verbiegungen, Perforationen und Hämatome der Nasenscheidewand......... 913
D. Fremdkörper und Nasensteine (Rhinolithen)........................... 914
E. Nasenbluten (Epistaxis)............. 914
F. Entzündungen.................... 915
G. Geschwülste der Nase und ihrer Nebenhöhlen............................ 918

ZWEITER BANDTEIL
(S. 921–1957)

III. Kapitel

Mund, Rachen, Hals, Kehlkopf, Trachea

1. Abschnitt: **Zunge und Mundhöhle** 921
A. Mißbildungen..................... 922
B. Verletzungen..................... 922
C. Entzündungen.................... 922
D. Geschwülste...................... 924

2. Abschnitt: **Rachen**.................. 927
A. Mißbildungen..................... 927
B. Verletzungen..................... 927
C. Fremdkörper...................... 928
D. Entzündungen.................... 928
E. Stenose.......................... 931
F. Geschwülste...................... 931

3. Abschnitt: **Hals**.................... 933
A. Mißbildungen..................... 933
B. Schiefhals (Caput obstipum s. Torticollis).......................... 936
C. Verletzungen..................... 937
   1. Verbrennungen............. 937
   2. Stumpfe Verletzungen 937
   3. Hieb-, Stich-, Schnitt- und Schußwunden.............. 938
D. Entzündungen.................... 940
   1. Akute..................... 940
   2. Chronische................ 942
E. Geschwülste...................... 943

4. Abschnitt: **Schilddrüse und Nebenschilddrüsen**........................... 945
A. Mißbildungen..................... 946
B. Verletzungen..................... 946
C. Entzündungen der Schilddrüse, spez. der kropfigen (Thyreoiditis, spez. Strumitis)....................... 946
D. Kropf (Struma).................... 947
E Hyper- und Hypothyreose......... 954

   1. Hyperthyreose............. 954
   2. Hypo- bzw. Athyreose..... 957
F. Geschwülste, spez. bösartige: sog. Struma maligna (auch Schilddrüsenkrebs)........................... 958
   I. Epitheliale Geschwülste 959
   II. Bindegewebsgeschwülste...... 959
   III. Mischgeschwülste........... 959
   IV. Metastatische Tumoren in der Schilddrüse................. 959
G. Nebenschilddrüsen................. 960
   1. Tetanie................... 961
   2. Hyperparathyreoidismus... 961

5. Abschnitt: **Kehlkopf und Luftröhre**..... 962
A. Endoskopische Diagnostik und Eingriffe............................ 962
B. Tracheotomie..................... 964
C. Mißbildungen..................... 965
D. Verletzungen..................... 966
E. Larynx- und Trachealstenosen...... 966
F. Larynx- und Trachealfisteln........ 967
G. Fremdkörper...................... 967
H. Entzündungen.................... 968
   1. Diphtherie................. 968
   2. Glottis- oder besser Kehlkopfödem (Oedema laryngis) 968
   3. Knorpelhaut-Knorpelentzündung (Perichondritis laryngea).................. 969
   4. Spezifische Entzündung.... 969
J. Stimmbandlähmung und Laryngospasmus......................... 970
   1. Stimmbandlähmung........ 970
   2. Laryngospasmus (Stimmritzenkrampf)............. 971
K. Geschwülste...................... 971
   1. Gutartige................. 971
   2. Bösartige................. 972

IV. Kapitel
Thorax

	Seite
1. Abschnitt: **Thymus**	975
A. Mißbildungen	975
B. Entzündungen	975
C. Geschwülste	976
D. Thymushyperplasie	977
2. Abschnitt: **Mamma**	977
A. Mißbildungen	978
B. Entzündungen	979
1. Brustwarze und -warzenhof	979
2. Brustdrüse	979
C. Geschwülste	981
1. Brustwarze und -warzenhof sowie Brustdrüsenausführungsgänge; Atherome, Firome, Papillome, Adenome, Myome, Hämangiome, Sarkome, Melanome und Carcinome	981
2. Brustdrüse	982
3. Abschnitt: **Brustwand**	988
A. Formfehler (Deformitäten)	988
1. Angeborene Thoraxdeformitäten (sog. Mißbildungen)	988
2. Erworbene Thoraxdeformitäten	990
B. Verletzungen	991
1. Stumpfe oder subcutane Verletzungen	991
2. Hämatothorax	991
3. Penetrierende Verletzungen	992
4. Scharfe oder percutane (aber nicht penetrierende) Verletzungen	992
C. Entzündungen	992
1. Weichteile	992
2. Knochen	993
D. Geschwülste	994
1. Entozoen	994
2. Gutartige	995
3. Bösartige	995
E. Zwischenrippennervenschmerz (Intercostalneuralgie)	996
4. Abschnitt: **Rippenfell**	996
A. Pneumothorax	996
1. Geschlossener Pneumothorax	996
2. Offener Pneumothorax	997
B. Entzündungen: Rippenfellentzündung (Pleuritis), Empyem, Tuberkulose	999
1. Pleuritis serosa, s. Serothorax	999
2. Pleuritis purulenta, s. Pyothorax, s. Empyema pleurae	1000
Technik der einzelnen Kollapsmethoden	1006
1. Innere Kollapsverfahren	1006
2. Äußere Kollapsverfahren (Thorakoplastiken)	1009
C. Geschwülste	1011
1. Gutartige	1011
2. Bösartige	1011
5. Abschnitt: **Lungen**	1012
A. Mißbildungen	1021
B. Verletzungen	1022
C. Entzündungen	1023
1. Lungenabsceß	1023

	Seite
2. Lungengangrän	1025
3. Bronchiektasien	1025
4. Lungenemphysem	1027
5. Lungentuberkulose	1027
6. Pilzerkrankungen	1029
7. Echinococcus	1033
8. Morbus Boeck (Lymphogranuloma benignum, Boeck-Besnier-Schaumann)	1034
9. Syphilis	1035
D. Geschwülste	1035
I. Benigne Geschwülste	1035
1. Epitheliale	1035
2. Mesenchymale	1036
II. Maligne Geschwülste	1036
1. Epitheliale	1036
2. Mesenchymale Geschwülste	1044
3. Sekundäre, bösartige Geschwülste	1045
E. Lungen- oder Bronchusfisteln	1046
6. Abschnitt: **Mediastinum**	1047
A. Verletzungen	1047
B. Entzündung (Mediastinitis)	1048
1. Akute (eitrige) Entzündung	1048
2. Chronische Entzündung, Tuberkulose, Syphilis und Aktinomykose	1049
C. Geschwülste	1049
I. Echte Tumoren	1050
1. Mesoblasttumoren	1050
2. Ektoblasttumoren	1050
3. Endoblasttumoren	1050
4. Mischgeschwülste	1050
II. Pseudotumoren	1050
1. Teratom, Dermoid	1050
2. Thymom	1051
3. Bronchogene Cysten	1051
4. Enterogene und gastrogene Cysten	1052
5. Gutartige mesenchymale Tumoren	1052
6. Ganglioneurom	1052
7. Neurinom, Neurofibrom	1053
8. Neuroblastoma sympathicum	1053
9. Struma mediastinalis	1053
D. Ductus thoracicus	1053
7. Abschnitt: **Herzbeutel, Herz und große Blutgefäße**	1054
A. Entwicklungsgeschichte, Anatomie und Physiologie, allgemeine Diagnostik, Herzstillstand	1054
I. Entwicklungsgeschichte	1054
1. Fötaler Kreislauf	1054
2. Typische Entwicklungsfehler	1054
II. Anatomie und Physiologie	1055
III. Diagnostik	1058
1. Anamnese	1058
2. Klinische Untersuchung	1058
3. Anästhesie	1064
B. Herzbeutel	1065
1. Herztamponade	1065
2. Entzündungen	1065
3. Herzbeutelgeschwülste	1067
C. Verletzungen	1068
1. Commotio cordis	1068

	Seite
2. Stumpfe Herzverletzung	1068
3. Scharfe Verletzungen	1069
D. Erworbene Herzfehler	1070
1. Mitralstenose	1070
2. Mitralinsuffizienz	1077
3. Aortenstenose	1078
4. Aorteninsuffizienz	1079
E. Angeborene Herz- und Gefäßmißbildungen	1079
I. Fehler ohne Shunt (acyanotisch)	1079
1. Lageanomalien	1079
2. Isolierte Klappenfehler	1080
3. Anomalien des Aortenbogens	1081
II. Fehler mit Links-Rechts-Shunt (acyanotisch)	1085
1. Ductus Botalli apertus (persistens)	1085
2. Vorhofseptumdefekt und Lutembacher-Syndrom	1087
3. Ventrikelseptumdefekt	1091
4. Transposition von Lungenvenen	1092
III. Fehler mit Rechts-Links-Shunt (cyanotisch!)	1092
1. Ventrikelseptumdefekt mit Rotationsstörung des Gefäßstammes	1092
2. Fehler mit Stenose oder Atresie der Klappen des rechten Herzens und mit Vorhofseptumdefekt	1098
F. Eingriffe zur Durchblutungsverbesserung des Herzens	1100
G. Geschwülste des Herzens	1101
H. Eingriffe an den großen Gefäßen	1102
1. Embolie der A. pulmonalis (sog. Lungenembolie)	1102
2. Ligatur der V. cava inferior	1102
3. Aneurysma und Obliteration der Aorta	1103
4. Gefäßkonservierung	1106
8. Abschnitt: **Ösophagus**	1107
A. Mißbildungen	1109
1. Ösophagusatresie	1109
2. Kongenitale Ösophagusstenose	1110
3. Kongenitaler Megaösophagus	1111
B. Verletzungen	1111
C. Fremdkörper	1112
D. Entzündungen (Oesophagitis) und Geschwür (Ulcus oesophagi) sowie Verätzung	1112
1. Entzündung (Oesophagitis)	1112
2. Geschwür (Ulcus oesophagi)	1114
E. Verengerungen (Stenosen bzw. Strikturen)	1114
1. Wandstenosen oder echte Stenosen, spez. Strikturen (Wanderkrankung!)	1114
2. Obturationsstenosen (Lumenverlegung!)	1114
3. Kompressionsstenosen (Druck von außen)	1114
F. Erweiterungen (Ektasie und Divertikel) sowie Kardiospasmus	1117
G. Geschwülste	1121
1. Gutartige	1121
2. Bösartige	1121
H. Ösophagusvaricen	1125

V. Kapitel

Abdomen

	Seite
1. Abschnitt: **Bauchdecken**	1128
A. Mißbildungen	1128
1. Bauchwand	1128
2. Nabel	1128
B. Verletzungen	1130
C. Entzündungen	1131
D. Geschwülste	1132
2. Abschnitt: **Peritoneum**	1133
A. Verletzungen	1133
B. Entzündungen: Bauchfellentzündung (Peritonitis)	1136
1. Akute Bauchfellentzündung (Peritonitis acuta)	1136
2. Lokale oder abgesackte Bauchfellentzündung (Peritonitis circumscripta)	1139
3. Pneumokokkenperitonitis	1141
4. Polyserositis s. Peritonitis chronica exsudativa	1142
5. Bauchfelltuberkulose (Peritonitis tbc)	1142
6. Bauchfellaktinomykose	1144
C. Geschwülste	1144
D. Bauchwassersucht (Ascites)	1146
E. Laparotomie	1148
I. Vorbereitende Maßnahmen	1148
1. Wasser-Salz-Eiweiß- und Lipoidhaushalt	1148
2. Herz- und Kreislauf	1148
3. Thrombose und Embolie	1148
4. Lagerung, Anästhesie und Spezielles	1148
5. Maßnahmen bei Stoffwechselstörungen	1148
6. Maßnahmen zur prophylaktischen Darmentkeimung vor Laparotomien	1148
7. Maßnahmen zur Infektionsprophylaxe bei Laparotomien	1149
II. Methoden	1149
1. Allgemeines	1149
2. Spezielles: Bauchschnitte	1150
III. Nachbehandlung	1152
1. Ernährung	1152
2. Maßnahmen zur Wiederherstellung der Magen-Darm-Tätigkeit	1153
3. Kaliumdefizit	1154
4. Bettgymnastik, Frühaufstehen	1154
5. Schmerz	1154
6. Durst	1155
7. Erbrechen	1155
8. Schlucken	1155

	Seite
9. Blasenschwäche	1155
10. Enterocolitis acuta postoperativa (pseudomembranacea)	1155
11. Postoperatives Aufplatzen der Bauchwunde	1156
12. Relaparotomie	1156
13. Bauchdeckeninfektion	1156
14. Entzündlicher Bauchdecken- (Schloffer) und Netztumor (Braun)	1156
15. Fadeneiterung	1156
16. Magen-, Darm-, Gallen- und Pankreasfistel	1156
17. Maßnahmen bei Dumping-Syndrom	1156
18. Laparoskopie	1157
19. Pneumoperitoneum	1157
20. Fremdkörper in der Bauchhöhle	1157
21. Dauerresultate	1158

3. Abschnitt: **Diaphrama (Zwerchfell)** 1158
  A. Mißbildungen 1159
   1. Kongenitale Defektbildung und Aplasie (Relaxatio diaphragmatica) 1159
   2. Kongenitale Zwerchfellbrüche (Herniae diaphragmaticae) 1160
  B. Verletzungen 1163

4. Abschnitt: **Magen und Duodenum** 1164
  A. Anatomie 1164
  B. Häufigste Eingriffe an Magen-Duodenum-Jejunum 1166
   1. Allgemeines 1166
   2. Durchtrennung 1166
   3. Nähte 1166
   4. Enteroanastomose 1167
   5. Gastrotomie 1167
   6. Gastrostomie 1168
   7. Gastroenterostomie 1169
   8. Beseitigung einer Gastroenterostomie (Degastroenterostomie) 1169
   9. Pyloroplastik (n. Heinecke-v. Miculicz) 1169
   10. Magenresektion (Typische Verfahren und Indikation) .. 1169
  C. Mißbildungen 1177
   1. Angeborene hypertrophische Pylorusstenose 1177
   2. Stenose, Atresie und Defektbildung 1178
   3. Divertikel 1178
  D. Verletzungen und Verätzungen 1178
  E. Fremdkörper 1179
  F. Magenfistel 1180
  G. Motorische Störungen, Form- und Lageveränderungen des Magens 1180
  H. Entzündungen 1182
  J. Ulcus ventriculi et duodeni (Magen-Zwölffingerdarmgeschwür) 1183
  K. Geschwülste 1190
   1. Benigne 1190
   2. Maligne 1190

5. Abschnitt: **Dünn- und Dickdarm** 1194
  A. Anatomie und Physiologie 1194
  B. Allgemeine Eingriffe am Darm 1195
   1. Enterotomie 1195
   2. Enterostomie 1196
   3. Enteroanastomose 1200
   4. Darmresektion 1200

  C. Mißbildungen 1201
   1. Lageanomalien des Darmtraktes 1201
   2. Angeborene Darmatresien und -stenosen 1203
   3. Duplikaturen des Verdauungstraktes 1205
   4. Meckelsche Divertikel 1206
   5. Megacolon congenitum (Hirschsprungsche Krankheit „aganglionäres" Megacolon) 1206
   6. Chilaiditi-Syndrom 1207
  D. Verletzungen 1208
  E. Ileus (Darmverschluß) 1209
  F. Entzündungen 1214
   1. Akute 1214
   2. Chronische 1219
  G. Fisteln 1221
  H. Geschwülste 1221
   1. Benigne 1221
   2. Polyposis 1222
   3. Maligne 1223

6. Abschnitt: **Rectum und Anus** 1227
  A. Mißbildungen 1228
   Mastdarm- bzw. Afterverschluß (Atresia recti bzw. ani) 1228
  B. Fremdkörper 1230
  C. Verletzungen 1230
  D. Entzündungen 1231
   1. Am Anus 1231
   2. Am Rectum 1232
  E. After- oder Mastdarmfistel (Fistula ani und recti) 1234
  F. Verengerung (Strictura) 1235
   1. Afterverengerung (Strictura ani) 1235
   2. Mastdarm-Verengerung (Strictura recti) 1236
  G. Hämorrhoiden (zu deutsch: Blutfluß, tatsächlich Blutadererweiterung evtl. mit Blutabgang 1236
  H. Vorfall (Prolapsus) 1239
  J. Geschwülste 1241
   1. Benigne 1241
   2. Maligne 1241

7. Abschnitt: **Leber** 1248
  A. Häufigste Eingriffe an der Leber 1249
   1. Freilegung 1249
   2. Blutstillung 1250
   3. Lebernaht 1250
   4. Laparoskopie und Leberpunktion (nach Kalk) 1251
   5. Leberresektion 1251
   6. Hepatoenterostomie 1252
   7. Hepatostomie 1252
   8. Leber-Gallen-Fistel 1253
  B. Mißbildungen 1253
   1. Schnürlappen 1253
   2. Akzessorischer Leberlappen 1253
   3. Omphalocele 1253
   4. Zwerchfellhernie mit Leberkuppelprolaps 1253
  C. Verletzungen 1253
  D. Entzündungen 1255
   1. Cholangitis diffusa und Leberphlegmone 1255
   2. Leberabszeß 1255
  E. Portale Hypertension (Lebercirrhose) 1257
  F. Parasiten 1258
  G. Geschwülste 1259
   1. Benigne 1259
   2. Maligne 1260

8. Abschnitt: Gallenblase und Gallenwege.. 1262
A. Mißbildungen 1262
    1. Kongenitale Gallengangsatresie................. 1262
    2. Idiopathische Choledochuscyste 1263
B. Häufigste Operationen an der Gallenblase und den Gallenwegen 1264
    1. Gallenblase 1264
    2. Gallenwege.............. 1265
    3. Gallenwegsanastomosen mit dem Magen-Darm-Kanal ... 1267
    4. Beseitigung postoperativer Gallenfisteln.............. 1267
    5. Beseitigung umschriebener Stenosen oder Defekte der Gallenwege............... 1268
    6. Einpflanzung kurzer Choledochus- bzw. Hepaticusreste in das Duodenum (Voelcker) 1268
    7. Anastomosen zwischen intrahepatischen Gallengängen und dem Magen-Darm-Kanal 1268
    8. Nachbehandlung nach Operationen an der Gallenblase und den Gallenwegen 1269
C. Verletzungen 1269
D. Entzündungen 1269
E. Gallensteine (Cholelithiasis) 1270
F. Geschwülste 1274
G. Parasitäre Gallenwegserkrankungen . 1275

Abschnitt: **Pankreas** 1275
A. Mißbildungen 1276
B. Verletzungen 1276
C. Fisteln...................... 1277
D..Pankreassteine 1277
E. Entzündungen 1277
    1. Akute Pankreasnekrose (Pankreatitis haemorrhagica acuta) 1277
    2. Akute Pankreatitis........ 1278
    3. Chronische Pankreatitis ... 1274
F. Pankreascysten 1280
G. Geschwülste 1281

10. Abschnitt: Milz 1283
A. Mißbildungen 1283
B. Häufigste Eingriffe an der Milz 1283
C. Verletzungen 1284
D. Milzabsceß 1285
E. Chronische (spezifische) Infektionen: Tuberkulose, Syphilis, Aktinomykose, Lymphogranulomatose, Lepra....... 1286
F. Geschwülste 1286
    1. Cysten und Neubildungen.. 1286
    2. Splenomegalien und Störungen der Milztätigkeit 1288
G. Wandermilz 1287

11. Abschnitt: Hernien 1289
A. Allgemeines 1289
B. Spezielles 1297
    1. Leistenbruch (Hernia inguinalis), d.h. Bruch in der Leiste, und zwar oberhalb des Leistenbandes 1297
    2. Schenkelbruch (Hernia femoralis) 1301
    3. Bruch des eirunden Lochs (Hernia obturatoria) 1303
    4. Lendenbruch (Hernia lumbalis)................. 1303
    5. Hüftausschnittbruch (Hernia ischiadica) 1303
    6. Beckenboden- oder Mittelfleischbruch (Hernia perinealis s. ischiorectalis, auch H. vaginalis und rectalis sowie sacralis) 1304
    7. Nabelbruch (Hernia umbilicalis) 1304
    8. Bauchbruch (Hernia ventralis) 1305
    9. Zwerchfellbrüche.......... 1306

VI. Kapitel
Becken und Urogenitalsystem

1 Abschnitt: Becken................. 1307
A. Verletzungen 1307
B. Entzündungen 1307
    1. Weichteile 1307
    2. Knochen und Gelenke 1308
C. Geschwülste 1309
D. Angeborene Kreuzsteißbeingeschwülste, spez. Dermoidcysten (Sacraltumoren bzw. Sacrococcygealtumoren).... 1310
E. Coccygodynie 1310

2. Abschnitt: Niere, Nebenniere und Harnleiter 1311
Anatomie und Entwicklungsgeschichte.. 1311
    1. Nieren 1311
    2. Nebennieren............. 1311
    3. Ureter 1312
A. Allgemeine urologische Diagnostik und Therapie 1312
    1. Schema eines urologischen Untersuchungsganges 1312
    2. Katheterismus 1313
    3. Verweilkatheter.......... 1314
    4. Blasenspülung 1314
    5. Cystoskopie 1315
    6. Röntgendiagnostik 1316
    7. Harn und seine Bestandteile 1317
    8. Harnentleerung und Entleerungsstörung 1318
    9. Nierenfunktion 1321
    10. Niereninsuffizienz, Urämie, Anurie.................. 1321
B. Häufigste Eingriffe an Niere, Nebenniere und Harnleiter 1324
    1. Niere.................. 1324
    2. Ureter 1327
    3. Nebenniere 1331
C. Mißbildungen 1332
D. Verletzungen 1335
E. Wanderniere bzw. Nierensenkung (Ren mobilis bzw. Nephroptose)..... 1336
F. Nieren- und Uretersteine (Urolithiasis) 1337
G. Entzündungen 1341
  I. Unspezifische 1341
    1. Primäre Entzündungen der oberen Harnwege 1341
    2. Primäre Entzündungen des Nierenparenchyms 1344
    3. Entzündliche Erkrankungen der Nierenhüllen 1345

	Seite
4. Nicht eitrige, doppelseitige Nierenerkrankungen	1346
II. Spezifische	1347
1. Urotuberkulose	1347
2. Lues	1348
H. Sackniere (Uro- s. Hydronephrose)	1349
J. Geschwülste	1351
1. Benigne	1351
2. Maligne	1351
3. Geschwülste der Nierenkapsel	1352
4. Geschwülste des Nierenbeckens und Ureters	1354
5. Pseudotumoren	1353
K. Nebenniere	1353
1. Nebenniereninsuffizienz	1353
2. Hyperfunktion der Nebennierenrinde und Nebennierenrindengeschwülste	1354
3. Hyperfunktion des Nebennierenmarks	1355

3. Abschnitt: **Harnblase** 1356
  A. Anatomie 1356
  B. Häufigste Eingriffe an der Harnblase. 1356
    1. Punktion 1356
    2. Freilegung 1357
    3. Blasenfisteln 1357
    4. Extraperitonisierung der Blase 1358
    5. Blasenresektion 1358
    6. Cystektomie 1359
    7. Blasenersatz 1359
    8. Transurethrale Operationen 1360
  C. Mißbildungen 1361
  D. Verletzungen 1363
  E. Blasenfistel 1364
    1. Äußere Fistel 1364
    2. Innere Fistel 1365
  F. Fremdkörper 1366
  G. Entzündungen 1366
    1. Unspezifische 1369
    2. Spezifische 1369
  H. Blasensteine 1370
  J. Geschwülste 1372
  K. Harnblasenbruch bzw. -prolaps (Cystocele) 1373
  L. Funktionelle Blasenstörungen (Blasenlähmung) 1374

4. Abschnitt: **Urethra** 1376
  A. Anatomie 1376
  B. Häufigste Eingriffe an der Harnröhre 1379
  C. Mißbildungen 1380
  D. Verletzungen 1383
  E. Harnröhrenverengerung (Strictura urethrae) 1385
  F. Urethralfistel 1388
  G. Fremdkörper und Steine 1389
  H. Harnröhrenentzündung (Urethritis) 1389
  J. Geschwülste 1390
  K. Erkrankungen der weiblichen Urethra 1391
  L. Urinphlegmone 1391

5. Abschnitt: **Prostata** 1391
  A. Häufigste Eingriffe an der Prostata.. 1392
    1. Freilegung 1392
    2. Prostatapunktion 1393
    3. Prostatotomie 1393
    4. Elektroresektion 1393
    5. Subtotale Prostatektomie .. 1394
    6. Intrakapsuläre Prostatektomie 1394
    7. Extrakapsuläre Prostatektomie 1397
  B. Mißbildungen 1397
  C. Verletzungen 1397
  D. Prostatasteine 1397
  E. Entzündungen 1398
    1. Prostatitis bzw. Prostataabsceß 1398
    2. Prostataneurose 1399
    3. Tuberkulose 1399
    4. Lues 1400
  F. Prostatahypertrophie und -atrophie.. 1400
  G. Maligne Geschwülste 1404
    1. Sarkom 1404
    2. Carcinom 1404

6. Abschnitt: **Samenblasen** 1406
  A. Mißbildungen 1406
  B. Verletzungen 1406
  C. Entzündungen 1406
    1. Spermatocystitis 1406
    2. Tuberkulose 1407
  D. Geschwülste 1407

7. Abschnitt: **Hoden und seine Hüllen, Samenstrang** 1407
  A. Mißbildungen 1407
  B. Verletzungen 1410
    1. Scrotum 1410
    2. Scheidenhäute: Hämatoma extra- und intravaginale ... 1410
    3. Hoden, Nebenhoden und Samenstrang 1410
  C. Entzündungen 1411
    1. Scrotum 1411
    2. Nebenhoden und Samenstrang 1411
    3. Hoden 1413
  D. Hydro-, Hämato-, Spermato- und Varicocele 1413
  E. Geschwülste 1416
    1. Scrotum 1416
    2. Hoden und Samenstrang .. 1417
  F. Vasektomie, Sterilisierung und Refertilisierung 1417
    1. Vasektomie 1417
    2. Vasotomie 1418
    3. Refertilisierung 1418
    4. Artefizielle Insemination ... 1418

8. Abschnitt: **Penis** 1419
  A. Mißbildungen 1419
  B. Verletzungen 1421
  C. Entzündungen (außer den venerischen) 1422
  D. Geschwülste 1424
    1. Condylomata arcuata (spitze Condylome) 1424
    2. Cystische Penisgeschwülste 1424
    3. Acanthoma callosum 1425
    4. Sarkom 1425
    5. Carcinoma penis 1425

VII. Kapitel

Erkrankungen und Verletzungen der Extremitäten
(ausschließlich Frakturen und Luxationen)

	Seite
1. Abschnitt: **Allgemeines**	1427
Häufigste Eingriffe an den Extremitäten	1427
1. Arterien	1427
2. Venen	1428
3. Lymphgefäße	1428
4. Sehnen	1429
5. Nerven	1431
6. Gelenke	1432
7. Knochen	1434
8. Amputation und Exarticulation	1437
9. Apparate und Prothesen	1439
2. Abschnitt: **Schulter**	1442
A. Mißbildungen	1443
B. Verletzungen	1444
1. Haut: Hautabreißung	1444
2. Muskulatur und Sehnen	1444
3. Gefäße: A. und V. subclavia und axillaris	1447
4. Nerven: Plexus cervicalis, brachialis und seine Zweige	1448
C. Entzündungen	1451
1. Haut usw.	1451
2. Lymphknoten der Axilla	1451
3. Knochen	1452
4. Unspezifische und spezifische Schultergelenkentzündung (Omarthritis)	1453
5. Chronische unspezifische und sekundäre Gelenkerkrankungen	1456
6. Schulterschleimbeutel	1457
D. Geschwülste	1457
3. Abschnitt: **Oberarm**	1459
A. Mißbildungen	1460
B. Verletzungen	1460
1. Haut usw.	1460
2. Muskulatur	1460
3. Gefäße (A. brachialis)	1462
4. Nerven	1462
C. Entzündungen	1464
1. Haut	1464
2. Muskulatur	1465
3. Knochen	1465
4. Gefäße	1465
D. Geschwülste	1465
4. Abschnitt: **Ellbogen**	1466
A. Mißbildungen	1467
B. Verletzungen	1467
C Entzündungen	1469
1. Unspezifische und spezifische Ellbogengelenkentzündung	1449
2. Chronische und sekundäre Gelenkveränderungen	1470
3. Schleimbeutelentzündung	1472
5. Abschnitt: **Vorderarm**	1473
A. Mißbildungen	1474
B. Verletzungen	1476
C. Entzündungen	1478
D. Geschwülste	1479
6. Abschnitt: **Hand und Finger**	1479
A. Mißbildungen	1483
B. Verletzungen und Kontrakturen	1485
I. Frische Verletzungen	1485
1. Subkutane oder geschlossene Hand- und Fingerverletzungen	1485
2. Offene Hand- und Fingerverletzungen	1486
II. Veraltete Hand-Fingerverletzungen	1491
III. Ersatzoperationen bei Fingerverlust	1498
1. Phalangisation	1498
2. Fingerauswechslung	1498
3. Daumenbildung nach Nikoladoni	1499
C. Entzündungen	1500
1. Phlegmone an Fingern (Panaritium) und Hand einschließlich Sehnenscheidenphlegmone	1500
2. Sehnenscheidenentzündungen	1507
3. Handgelenkentzündungen	1510
4. Knochenentzündungen	1511
D. Nekrose	1512
E. Geschwülste	1514
7. Abschnitt: **Hüfte**	1516
A. Mißbildungen	1518
1. Angeborene Hüftgelenkverrenkung, Dysplasia coxae luxans (Luxatio coxae congenita)	1518
2. Coxa vara congenita	1522
3. Schnellende Hüfte	1523
B. Verletzungen und Kontrakturen	1523
1. Frische Verletzungen	1523
2. Veraltete Verletzungen	1526
C. Entzündungen	1528
Hüftgelenkentzündung (Coxitis siehe Coxalgie)	1528
1. Unspezifische	1528
2. Spezifische	1530
3. Chronisch-deformierende und sekundäre	1533
D. Nekrose	1535
1. Osteochondrosis deformans coxae juvenilis	1535
2. Epiphyseolysis capitis femoris adolescentium (Epiphysenlösung des Schenkelkopfs)	1536
3. Schenkelkopfnekrose des Erwachsenen	1537
4. Osteochondrosis dissecans	1537
E. Schenkelhalsverbiegungen: Coxa vara und Coxa valga	1537
F. Geschwülste	1540
1. Ausräumung maligner Lymphknotengeschwülste in der Leistenbeuge	1540
2. Exarticulation im Hüftgelenk	1540
3. Hemipelvektomie	1540
8. Abschnitt: **Oberschenkel**	1541
A. Mißbildungen	1542
B. Verletzungen	1543
C. Erkrankungen	1544
D. Geschwülste	1546
9. Abschnitt: **Knie**	1549
A. Mißbildungen	1551
B. Verletzungen (nebst Meniscusverletzungen) und Kontrakturen	1551

C. Kniegelenkentzündung (Gonitis siehe Gonarthritis) 1561
  1. Schleimbeutelentzündungen und Ganglien 1561
  2. Unspezifische 1562
  3. Spezifische 1564
D. Kniedeformitäten und chronisch-deformierende Erkrankungen 1566
E. Geschwülste der Kniegelenkgegend .. 1572

10. Abschnitt: **Unterschenkel** 1573
A. Mißbildungen 1575
B. Verletzungen 1576
C. Entzündungen 1579
  1. Weichteile 1579
  2. Knochen 1581
D. Verkrümmungen (Kurvaturen) und Überlastungsschäden des Unterschenkels 1581
E. Varicosis (Krampfadern) und Ulcus cruris 1583
F. Geschwülste 1583

11. Abschnitt: **Fuß und Zehen** 1583
A. Mißbildungen 1586
B. Verletzungen 1587
C. Entzündungen 1588
  1. Äußere Bedeckungen 1588
  2. Nägel 1590
  3. Sehnen und Sehnenscheiden: Sehnen- und Sehnenscheidenentzündung (Tendinitis und Tendovaginitis, siehe Peritendinitis) 1591
  4. Schleimbeutel: Schleimbeutelentzündung (Bursitis achillea, Haglunds Exostose) 1592

  5. Knochen und Gelenke, speziell Talo-Crural-Gelenk 1592

D. Fußschmerzen und Wachstumsstörungen (aseptische Nekrosen, Apophysitis, accessorische Fußwurzelknochen) 1600
  1. Metatarsalgie (Mortonsche Neuralgie, Fußgeschwulst, Deutschländersche Erkrankung) 1600
  2. Fersenschmerz (Tarsalgie).. 1601
  3. Apophysitis der Tuberositas metatarsalis V (Iselin) 1602
  4. Epiphysitis der proximalen Metatarsalepiphysen (Burman) 1602
  5. Epiphysitis der proximalen Zehengrundgelenke (Thiemannsche Erkrankung) 1602
  6. Koehlersche Krankheit am Kahnbein des Fußes bei Kindern: sog. Koehler I (Koehler 1908) 1603
  7. Koehlersche Krankheit am (zweiten o. a.) Mittelfußköpfchen: sog. Koehler II (Koehler 1915 bzw. 1920) 1603
  8. Überzählige Fußwurzelknochen 1604

E. Deformitäten an Fuß und Zehen..... 1604
  1. Fußdeformitäten 1604
  2. Zehendeformitäten 1622

F. Geschwülste 1628
  1. Gutartige 1628
  2. Bösartige 1629

VIII. Kapitel

Frakturen und Luxationen

1. Abschnitt: **Allgemeiner Teil** 1630
A. Frakturen 1630
  I. Formen und Einteilung 1631
  II. Symptome 1635
  III. Untersuchungsgang und Diagnose 1637
  IV. Heilungsvorgang und -dauer... 1640
  V. Komplikationen 1643
  VI. Therapie 1647
B. Kontusionen, Distorsionen und Luxationen der Gelenke 1663
  1. Quetschung (Kontusion) .. 1663
  2. Verstauchung (Distorsion).. 1663
  3. Verrenkung (Luxation) 1664

2. Abschnitt: **Spezielle Frakturenlehre**..... 1668
  1. Schädelbrüche 1668
  2. Wirbelbrüche 1668
  3. Gesichtsschädel- und Kieferbrüche..................... 1668
  4. Brüche an Hals, Zungenbein, Kehlkopf und Luftröhre 1668
  5. Brustbeinbrüche (Fr. sterni) 1668
  6. Rippenbrüche und -verrenkungen 1668
  7. Schlüsselbeinbrüche und -verrenkungen 1670

  8. Schulterblattbrüche (Fr. scapulae)............. 1674
  9. Schulterverrenkungen (Lux. humeri) 1675
  10. Oberarmbrüche (Fr. humeri) 1684
  11. Ellbogenverrenkungen (Lux. cubiti) 1699
  12. Vorderarmbrüche 1702
  13. Luxationen (Distorsionen) an Hand und Fingern 1714
  14. Brüche an Hand und Fingern 1718
  15. Beckenbrüche und -verrenkungen 1723
  16. Hüft- (Oberschenkel-) Verrenkungen und Verrenkungsbrüche (Lux. coxae sive femoris) 1727
  17. Oberschenkelbrüche (Fr. femoris) 1730
  18. Brüche und Verrenkungen der Kniescheibe 1746
  19. Meniscusschaden, Seiten- und Kreuzbandschaden ... 1751
  20. Knie- oder Schienbeinverrenkungen (Lux. genus s. tibiae) 1751
  21. Unterschenkelbrüche 1753
  22. Fuß und Zehenbrüche 1766

Dritter Teil

I. Kapitel
Dringliche Operationen

	Seite		Seite
I. Schädel	1778	Blasenpunktion	1783
Trepanation	1778	Urethrotomia externa	1783
II. Hals	1778	Sectio alta	1783
Tracheotomie	1778	V. Extremitäten	1784
III. Thorax	1779	Venae sectio	1784
Thorakotomie	1779	Freilegung der A. brachialis	1784
Notthorakotomie	1779	Freilegung der A. ilica externa und A. femoralis in der Leistenbeuge	1785
Herzstillstand –Herzmassage	1779		
Lungenembolie	1780	Gelenkpunktionen an der oberen Extremität	1785
Rippenresektion – Thorakotomie	1780	Gelenkpunktionen an der unteren Extremität	1785
Notversorgung des offenen Pneumothorax	1781	Sehnennaht	1786
IV. Abdomen	1781	Schnittführungen an der Hand	1786
Laparotomie	1781	Oberschenkelamputation	1786
Appendektomie	1782	Vorderarmamputation	1787
Katheterismus	1782	Fingerexarticulation	1787

II. Kapitel
Verbandlehre

A. Bindenverbände (Fasciae)	1788	D. Klebeverbände	1800
1. Allgemeines	1788	E. Lagerungsverbände	1802
2. Grundtouren oder -gänge	1790	F. Kontentivverbände (Schienenverbände, Gipsverbände)	1803
3. Typische Bindenverbände	1791	G. Streckverbände	1817
B. Trikotschlauchverbände	1795	H. Elastische und Kompressionsverbände	1823
1. Stülpa-Verbände	1796	1. Elastische Einwicklung der Extremitäten und des Leibes	1823
2. Tubegauze-Verbände	1798		
C. Tuchverbände	1798	2. Gelenkkompressionsverband	1824
1. Allgemeines	1798	3. Druckverband	1825
2. Typische Tuchverbände	1799		

III. Kapitel
Unfall- und Rentenbegutachtung

1. Grundbegriffe	1826	Bewertungssätze im Versorgungswesen	1856
2. Unfallversicherung	1833		
3. Rententabelle	1855		

Sachverzeichnis 1876

Zweiter Teil

Spezielle Chirurgie

I. Kapitel

Gehirnschädel, Gehirn und Rückenmark, Wirbelsäule, periphere Nerven und vegetatives Nervensystem

1. Abschnitt: Weiche Schädeldecke

A. Verletzungen

I. Geschlossene Verletzungen durch stumpfe Gewalt

Weichteilquetschungen (Kontusionen bei Quetschung durch Stoß, Schlag, Fall, Mattgeschoß usw.).

a) Subcutanes Hämatom (Blutbeulen). Besonders bei Kindern: Schmerzhafte, umschriebene, harte Geschwulst, die anfangs stark prominent ist, bald aber unter grünlicher Hautverfärbung zurückgeht. Sind die Augenlider oder die Warzenfortsatzgegend in das Hämatom bzw. die Verfärbung einbezogen, kann der Verdacht auf eine Schädelbasisfraktur entstehen, besonders wenn gleichzeitig Zeichen einer Hirnverletzung bestehen.

b) Subaponeurotisches Hämatom. Häufig, besonders wenn eine stumpfe Gewalt schräg auf den Schädel einwirkt, so daß die Kopfschwarte vom Pericranium abgeschoben wird. (Die Galea oder Aponeurose ist, ähnlich wie die Aponeurosis palmaris mit der Hohlhandhaut, mit der behaarten Kopfhaut unzertrennlich verwachsen, während zwischen ihr und dem Periost des Schädeldachs eine breite Schicht lockeren Zellgewebes liegt, wodurch sie verschieblich ist.) Durch die Gewalteinwirkung kommt es zu einer Gefäßzerreißung und einem Bluterguß in diese lockere Zellgewebsschicht. Das Hämatom kann sich über große Gebiete ausdehnen, ist in der Mitte weich und hat oft infolge einer Blutinfiltration ins Gewebe oder eines Ödems einen harten Rand. *Differentaldiagnos* gegen Impressionsfraktur: Das Hämatom ragt über das Schädelniveau vor. Röntgenbild im tangentialen Strahlengang! Besonders häufig bei Kindern, auch ohne Trauma bei Rachitis oder Hämophilie. *Therapie:* Konservativ mit Kompression, evtl. Entleerung durch Punktion. Nur bei schneller Größenzunahme und Pulsation Operation mit Arterienunterbindung (Arteria temporalis oder occipitalis). Genaue Untersuchung auf Hirnverletzung stets erforderlich!

c) Subperiostales Hämatom (Cephalhämatom): Häufig als Folge von Geburtstrauma durch Abscheren des Periosts vom Knochen, mit subperiostaler Gefäßzerreißung. Wächst meistens in den ersten Tagen, kann jedoch auch zunächst durch die physiologische Kopfgeschwulst überdeckt sein und dann erst später in Erscheinung treten; tritt häufiger bei kurzen Geburten, als nach längeren Geburten auf. Lokalisation meist über dem Scheitelbein, überschreitet nie die Grenze des betreffenden Knochens, da das Periost hier fest anhaftet. Der Rand fühlt sich hart an, zunächst durch das in die Weichteile diffundierende Hämatom bzw. Ödem, nach etwa 1 Woche durch Knochenneubildung in der Randzone unter gleichzeitiger Rückbildung des Hämatoms. Bei gleichzeitiger Schädelfraktur im Bereiche des Hämatoms kann es zu längerem Nachsickern von Blut kommen, außerdem kann dann eine fortgeleitete Hirnpulsation sicht- oder tastbar sein. Ist gleichzeitig die Dura verletzt, kann der austretende Liquor die Heilung verzögern. Es kommt durch das abgehobene Periost nicht zu einer Frakturheilung und der Frakturspalt wird mit zunehmendem Schädelwachstum größer (wachsende Fraktur des Kindesalters). Bei gleichzeitigen Krampfanfällen liegt eine Hirnverletzung vor. *Differentialdiagnose* gegen Encephalocele: Diese findet sich typischerweise an Stirn oder Hinterhaupt, vergrößert sich beim Schreien und kann wenigstens teilweise reponiert werden. *Therapie:* Im allgemeinen konservativ, da meist nach wenigen Wochen vollständige Resorption erfolgt. Bei großen Hämatomen Punktion. Bei Verdacht auf Dura- und Hirnverletzung stets operative Therapie mit Versorgung des Hirntrümmerherdes und wasserdichter Duranaht, evtl. plastischer Deckung der Dura.

d) Sonstige geburtstraumatische Verletzungen. Druckmarken am Schädel des Neugeborenen entstehen durch Druck am Becken während des Geburtsaktes oder durch die Zange. Sie treten in Form von Sugillationen, Exkoriationen oder bei stärkerer Gewalteinwirkung auch bis auf den Knochen reichenden streifigen Nekrosen auf. Schwartennekrosen können narbig verheilen, aber auch phlegmonös werden, so daß sie abgetragen werden müssen.

Caput succedaneum, die physiologische Kopfgeschwulst entsteht in Form eines blutigen Stauungsödems mit Petechien in der Austreibungsperiode dadurch, daß sich der Muttermund wie ein Schnürring um den kindlichen Kopf legt. Dabei sind alle Teile der Kopfschwarte gleichmäßig durchtränkt, die Fontanellen und Nähte werden verdeckt. Die Geschwulst findet sich am vorantretenden Kopfteil, also meistens an Hinterhaupt oder Scheitelregion. Sie bildet sich in wenigen Tagen nach der Geburt zurück.

e) Hautemphysem. Diffuse, flache, schmerzlose, weiche, knisternde Schwellung durch Luftansammlung im Subcutangewebe, entweder bei allgemeinem Hautemphysem nach Verletzung der oberen Luftwege (Kehlkopf, Luftröhre und Lungen) oder nach Frakturen der luftgefüllten Schädelknochen (Stirnhöhlen, Siebbeinzellen, Mastoidzellen), dann meistens mehr lokalisiert. *Therapie:* Meist unnötig, da es mit der Verheilung des Periosteinrisses der Schädelfrakturen von selbst verschwindet. Bei den Verletzungen der großen Luftwege kann eine operative Behandlung notwendig sein.

f) Extrakranielle Pneumatocele. Örtlich umschriebene und abgeschlossene subcutane bzw. subperiostale Luftansammlung. Ihr Luftgehalt wird aus einer eröffneten pneumatischen Knochenhöhle, der Stirnhöhle oder den Warzenfortsatzzellen stetig durch Schlucken, Husten oder Schneuzen nachgefüllt. *Vorkommen:* Frontal und occipital (supramastoidal). Voraussetzung ist eine Lücke im Knochen im Bereiche der lufthaltigen Höhlen. *Entstehung:*

1. Angeborener Defekt (in der Gegend der Fissura mastoideo-squamosa oder der Stirnhöhle).

2. Eröffnung der Nebenhöhlen durch Fraktur.

3. Eröffnung der Nebenhöhlen durch nekrotisierenden Knochenprozeß (Tuberkulose, Syphilis, Osteomyelitis, Empyem, Otitis).

Da die Stirnhöhlen und die Warzenfortsatzzellen sich erst nach dem 10. Lebensjahr ausbilden, können die Pneumatocelen erst nach Erreichen dieses Lebensalters entstehen. *Symptome und Diagnose:* Die frontale Pneumatocele liegt als halbkugelige Geschwulst im Bereiche der Stirn und greift bei größerer Ausdehnung auf die angrenzenden Gebiete über. Gelegentlich Schwellung der Augenlider, Kopfschmerzen, Tränenträufeln, Ausfluß aus der Nase. Durch starkes Pressen, besonders bei zugehaltener Nase können sie oft willkürlich aufgeblasen und durch Kompression mit blasigen Geräuschen ausgedrückt werden. Die occipitalen Pneumatocelen haben meist eine größere Ausdehnung im Bereiche der Schläfe oberhalb des Warzenfortsatzes und wandern in Richtung auf das Hinterhaupt zu. Wegen des langen Weges der Luft aus dem Rachen durch die Tuba Eustachii, Paukenhöhle und Warzenfortsatzzellen lassen sie sich meistens schwieriger verkleinern und sind nicht so leicht aufzublasen. Bei längerem Bestehen kommt es entlang der abgehobenen Periostränder zu Knochenneubildung und damit zu Randwulstbildungen. Bei der Betastung sind die Pneumatocelen weich, leicht eindrückbar und können ausgepreßt werden. Im Röntgenbild findet sich stets ein Knochendefekt und bei Perkussion Schachtelton. *Differentialdiagnose:* Hautemphysem diffus, Meningocele kein Schachtelton, Tumor derb, nicht veränderbar in der Größe. *Therapie:* Operative Freilegung des Knochendefektes und Verschluß desselben durch Wachs- oder Schädeldachplastik, Antibiotica wegen Infektionsgefahr durch die Nebenhöhlen.

II. Offene Verletzungen durch scharfe oder stumpfe Gewalt

a) Durch scharfe Gewalt. Schnitt-, Hieb- und Stichwunden (z. B. Glasscherben, Beil, Messer) bluten stark wegen des großen Gefäßreichtums der Kopfschwarte. Ist die Galea mitdurchtrennt, weichen die Wundränder weit auseinander. Bei Hiebwunden können Teile des Schädeldachs mit abgeschlagen werden. Bei Stichverletzungen kann die Spitze des verletzenden Instrumentes am Knochen abgleiten und an entfernter Stelle wieder aus der Haut heraustreten, bzw. mehr oder weniger tief in den Knochen eindringen und evtl. an der Knochenoberfläche abbrechen. Deshalb stets genaue Wundrevision, wenn möglich Besichtigung des verletzenden Instrumentes, Röntgenbild, Untersuchung auf intrakranielle Verletzung, insbesondere Blutung.

b) Durch stumpfe Gewalt. Platz-, Riß- und Quetschwunden.

α) Schmalflächige, lineäre Platzwunden durch Bersten der Kopfschwarte infolge umschriebener Gewalteinwirkung (Aufschlag auf scharfe Kante, Stein, Stockschlag) oder Abriß der Galea an der supraorbitalen Anheftung. Können den Schnittwunden sehr ähnlich sein, haben jedoch stets mehr oder weniger zackige Wundränder mit Hautblutungen und weisen Gewebsstränge zwischen den Wundrändern auf (forensisch wichtig!). Bluten meist nicht so stark wie Schnittwunden.

β) Lappenförmige Wunden bei schräg auftreffender Gewalt (Schlag mit kantigem Holzscheit, herabfallender Balken oder Stein). Die Kopfschwarte ist zusammengeschoben oder hängt in streifigen Lappen herab, wobei sich tiefe, mit Blut und Schmutz gefüllte Taschen bilden können.

γ) Flächenhafte, gelegentlich sternförmig zerfetzte *Quetschwunden* (flächenhafte Gewalteinwirkung, Gasexplosion, bei Nahschuß in der Umgebung der Einschußöffnung) zeigen stets Sugillationen und Exkoriationen.

δ) Mit Substanzverlust. Ist dieser groß, spricht man von Skalpierung, wobei der Skalp entweder noch hängt oder abgerissen sein kann (durch rotierende Maschine oder Transmissionsriemen, besonders bei Frauen, wenn langes Haar erfaßt wird).

c) Schußverletzungen finden sich als Prellschüsse mit umschriebener Nekrose, Streif- oder Rinnenschüsse mit geradlinigem Substanzverlust oder wenn diese durch ein Segment der Schwarte hindurchgehen, mit Ein- und Ausschuß und einem in der Kopfschwarte liegenden Schußkanal mit Verdacht auf Knochenverletzung, besonders auch der Tabula interna (vgl. S. 520, γ!).

d) Starkstromverletzungen können auch am Kopf mit tiefgreifender, u. U. den Knochen und das Hirn beteiligender Nekrose einhergehen.

Prognose. Durch Verletzung größerer Arterien können starke Blutverluste auftreten, oder Hämatome, selten Aneurysmabildungen. Im allgemeinen gute Heilungstendenz wegen der guten Blutversorgung der Kopfschwarte, wobei Schnitt- und Stichwunden besser heilen, als Quetsch- und Rißwunden.

Bei größeren Lappenwunden kann Nekrose des Lappens auftreten, besonders wenn der Stiel des Lappens schmal, gefäßarm, gequetscht und scheitelwärts gerichtet ist, seltener wenn er im Verlaufe der großen Gefäße basiswärts liegt.

Infektionen, besonders bei Quetschwunden und tiefen Taschen, können zu Erysipel, fortschreitender Phlegmone, Fasciennekrose, Knochennekrose, Osteomyelitis, schließlich Meningitis, Sinusthrombose, Encephalitis und Hirnabsceß führen. Jede Wunde, die älter ist als 6 Stunden, ist als infiziert anzusehen. Bei älteren Wunden können die Wundränder verklebt sein und die Eiterung in der Tiefe fortschreiten.

Therapie. Entfernung der Haare mit Schere und Rasiermesser in genügendem Umkreis, evtl. total, damit keine Verletzungen übersehen werden. Stark verschmutzte Wunden werden mit 1%iger Wasserstoffsuperoxydlösung gereinigt. Desinfektion der Umgebung mit Jod. Stets Spreizung der Wundränder mit Haken, evtl. unter Verlängerung der Wunde durch Incision. Revision der Wunde auf Fremdkörper (Splitter, Schmutz, Tuchfetzen, Haare, Blutgerinnsel), sowie auf Knochenfissuren, Knochendefekte, Dura- und Hirnverletzung. Auf Hirnbrei achten, da oft durch Fissuren, die bei der Revision kaum sichtbar sind, die aber im Augenblick der Gewalteinwirkung stark klafften, Hirn ausgetreten sein kann. Dann Trepanation immer erforderlich. Niemals sondieren, da diagnostisch unsicher und Gefahr der Perforation besteht. Spritzende Gefäße umstechen. Frische scharfrandige Wunden können mit durchgreifenden Nähten nicht zu dicht genäht werden. Bei zerfetzten Wundrändern *Friedrich*sche Excision innerhalb der ersten 6 bis 10 Stunden, nicht zu dichte, durchgreifende Situationsnähte, evtl. unter Einlegen eines

Gummiröhrchens; herbhängende Lappen müssen situiert werden, damit der Knochen bedeckt ist. Bei größeren Defekten plastische Deckung durch Lappenverschiebung (Visierlappen) oder Transplantation nach *Thiersch*, wobei die Epidermisläppchen u. U. aus dem Skalp gewonnen werden können, falls dieser zur Verfügung steht. Ältere und stark infizierte Wunden dürfen nicht genäht werden; der Defekt muß später plastisch gedeckt werden.

B. Entzündungen

a) Erysipel der behaarten Kopfhaut (Kopfrose). *Vorkommen:* Häufig. Entstehung entweder primär, z. B. nach infizierten Kopfwunden, Kratzeffekten, Läuseekzem usw. oder sekundär übergreifend vom Gesicht, mit Ausnahme von Nase oder Mund. *Begleiterscheinungen:* Hohes Fieber, Kopfschmerzen, Delirien oder Somnolenz, wahrscheinlich als Folge eines durch die Knochenkanäle auf die Hirnhäute fortkriechenden toxischen Ödems. *Komplikationen:* Vorübergehender Haarausfall, schwere Allgemeinerscheinungen, Abscedierung und Fasciennekrose, Orbitalphlegmone, Sinusthrombose, Meningitis, Sepsis, Recidive. *Therapie:* Antibiotica, Versorgung des Ausgangsherdes. Das unkomplizierte Erysipel heilt in 1–2 Wochen ab. Die Komplikationen bilden stets eine große Lebensgefährdung. *Differentialdiagnose:* Phlegmone, Furunkel, Nebenhöhlenempyem.

b) Furunkel und Karbunkel. Furunkel der behaarten Kopfhaut relativ selten, meist an den Schläfen durch Reiben der Kopfbedeckung. Multiple Furunkel bei Marantischen, Säuglingen und bei Diabetes. Karbunkel häufig bei Männern im Nacken (Reiben des Kragens!), selten im Bereiche der behaarten Kopfhaut. *Komplikationen:* Recidive (Furunkulose), Phlegmone, Erysipel, Phlebitis und Meningitis. *Therapie:* Rasieren der Umgebung, bei Furunkel Abheben der Kuppe, hyperämisierende Salbe. Bei tiefen phlegmonösen Furunkeln und bei Karbunkeln elektrochirurgische, ovaläre Excision. Bei Komplikationen Antibiotica.

c) Phlegmone und Absceß. Kopfschwartenphlegmone entweder oberflächlich (subcutan) oder tief (subaponeurotisch bzw. subperiostal), namentlich in letzterem Falle diffus fortschreitend mit weitem, starkem, kollateralem Ödem (Gesicht, Stirn, Augenlider, Ohrmuscheln) und mit schweren Allgemeinerscheinungen und evtl. Haut-, Fascien- und Knochennekrose. Umschriebene Phlegmonen gehen meist in einen Absceß über. Entstehung durch infizierte Weichteilwunden, Schrunden, Furunkel, Karbunkel, Erysipel, infizierte Geschwülste, speziell Atherome, vereiterte retroauriculäre Drüsen, Hämatome, Osteomyelitis. Prognose stets ernst. *Therapie:* Frühzeitige und genügende Spaltung in Tiefe und Fläche, Drainage, Antibiotica.

d) Chronisch-entzündliche Prozesse, spez. Geschwüre. Meist tuberkulös oder syphilitisch, in der Regel kombiniert mit entsprechender Erkrankung des Knochens.

C. Geschwülste

a) Fibrome. Weiche Warzen, Fibroma molluscum, unbedeutend, evtl. lästig beim Kämmen. Kopfschwarte bevorzugter Sitz für *Neurofibromatosis Recklinghausen*, multiple größere und derbere, teils lappige, teils knotige, blut- und lymphgefäßreiche Bindegewebswucherungen, die von dem perineuralen und endoneuralen Gewebe ausgehen und von Nervenfasern durchzogen werden. Gelegentlich braune Pigmentierung. Gelegentlich begleitet von intrakraniellen Tumoren (Acusticusneurinomen, Gliomen, spez. Opticusgliom der Kinder, Spongioblastomen) und Wurzelneurinomen im Bereiche des Rückenmarks.

b) Lipome. Subcutane, kugelige, weiche Tumoren, die auf der Unterlage verschieblich sind. Ebenso ist die darüberliegende Haut verschieblich. Subaponeurotisches Lipom häufig in mittlerem und vorgerücktem Alter an der Stirn seitlich, nie in der Mitte. Wegen der darüberliegenden Aponeurose nicht kugelig, sondern flach, oft hart und evtl. mit dem Periost verwachsen, daher nicht verschieblich, bisweilen von einem harten Wall umgeben. *Differentialdiagnose:* Atherom: Mit der Haut verschieblich. Dermoidcysten: Haben typischen Sitz und meistens angeboren. Cephalocelen: Ebenfalls typischer Sitz und Entleerbarkeit. Kalter Absceß: Primärherdnachweis und Punktionsergebnis.

c) Hämangiome. Häufigstes Vorkommen am Kopf, meist im Gesicht, aber auch im Bereich der behaarten Kopfhaut. 3 Formen:

α) *Hämangioma simplex, Naevus vasculosus, Naevus flammeus, Feuermal:* Flach erhabene, rote Flecken von wellenförmiger oder zackiger Begrenzung mit beerenartig versprengten kleineren Angiominseln der umgebenden Haut von Linsengröße bis zu Dimensionen, die einen ganzen Teil des Schädels einnehmen und auf Hals und Schulter übergehen können. Die großflächigeren Angiome sind infolge der Stagnation des Blutes meist bläulich verfärbt.

Sturge-Webersches Syndrom: Haemangioma simplex im Bereiche des 1. oder 2. Trigeminusastes, aber auch an anderen Körperabschnitten, verbunden mit Teleangiektasien im Bereiche des Zentralnervensystems. Im Gehirn häufig im Bereich des Occipitallappens, wo die zahlreichen Blutgefäße zu Obliteration und Verkalkung und infolgedessen zu Parenchymschwund neigen. Im Bereiche der Augen häufig Netzhautangiome und angeborenes Glaukom. *Klinisch:* Infolge der cerebralen Veränderungen häufig Epilepsie, Schwachsinn, Hemiplegie. *Diagnose:* Die verkalkten Kapillaren lassen sich im Röntgenbild nachweisen und zeigen eine charakteristische Zeichnung entsprechend dem Relief der Gyri. *Therapie:* Sind die cerebralen Erscheinungen auf den Occipitallappen beschränkt, kann eine Epilepsie u. U. durch Exstirpation dieses Lappens beherrscht werden.

β) *Hämangioma cavernosum, Kavernom oder Blutschwamm:* Große, durch schmale Zellgewebssepten geschiedene Biträume, die meist deutlich hervorragende, dicke Polster bilden und wie ein Schwamm ausdrückbar sind. Bei Kopfhängelage schwellen sie gewöhnlich an. Manchmal finden sich gleichzeitig kleine Teleangiektasien der Haut und als wichtigste Besonderheit können sie mit den Hirnsinus anastomosieren. *Therapie:* Bei kleineren, umschriebenen Angiomen Excision, was bei größeren Angiomen sehr schwierig sein kann. Bei Lokalisation nahe den Hirnblutleitern muß immer mit einer Sinusblutung gerechnet werden. Große Blutverluste, besonders bei Entfernung größerer Kavernome im Kindesalter können durch Rückstichnähte, die durch die ganze Dicke der Schwarte gelegt werden, vermindert werden. Diese Nähte bleiben bis zu Heilung liegen. Großflächige Angiome werden mit Glühbrenner oder mit Hochfrequenzstrom gestichelt, oder durch Alkoholinjektion, Radiumspickung oder Röntgenbestrahlung verödet. Nach Rückbildung können sie dann später unter Hauttransplantation exstirpiert werden.

γ) *Hämangioma racemosum, Rankenangiom:* Im ganzen selten, wenn es auftritt, dann meistens in der Kopfschwarte. Meist erst im mittleren Lebensalter. Rankenartig aneinander gelagerte, erweiterte, arterielle Gefäße, die durch ihre Pulsation gelegentlich summende Kopfgeräusche verursachen. In der darüberliegenden Haut kann es zu Haarausfall und violetter Tönung kommen. *Entstehung:* Mißbildung in Form von arterio-venösen Anastomosen, die den Venen direkt arterielles Blut zuführen. Im Angiom selbst ist keine Differenzierung zwischen arteriellen und venösen Gefäßwänden möglich. *Prognose:* Langsam progredientes Wachstum und stets Gefahr einer bedrohlichen arteriellen Blutung, z. B. infolge von Dekubitalgeschwüren. *Vorkommen:* Meist im Gebiet der A. carotis externa und deren Nebenästen, gelegentlich mit Anastomosen zur A. carotis interna, wodurch intracerebrale Durchblutungsstörungen und Krampfanfälle entstehen können. Zur *Diagnose* stets Carotisangiographie. *Therapie:* Nach eindeutiger arteriographischer Darstellung der Zuflüsse werden diese unterbrochen und anschließend das Angiom exstirpiert. Bei Anastomosen mit der A. carotis interna ist oft eine operative Behandlung nicht möglich.

d) Arterielles oder arteriovenöses Aneurysma. Nach Verletzungen, spez. an der exponiert gelegenen A. temporalis superficialis. Selten, meist klein. *Therapie:* Nach arteriographischer Darstellung Exstirpation.

e) Lymphangiome. Selten, bilden diffuse weiche Polster oder seröse Cysten, gelegentlich als Teilerscheinung einer elephantiastischen Fibrombildung.

f) Papillome. Einfache Warze, aber auch exstruktiv wachsende, traubig oder zottig herabhängende Papillome mit viel verästeltem, bindegewebigem Grundstock und dickem, verhornendem Epithel. Besondere Form an der Kopfhaut das *Cornu cutaneum*, hart, meist etwas geschwungen, bis zu fingerlang mit reibeisenharter Oberfläche. *Therapie:* Elliptische Umschneidung der Ursprungsstelle, weit im Gesunden, da die Matrix carcinomatös entarten kann.

g) Adenome der Schweiß- und Talgdrüsen. Selten, gelegentlich gleichzeitiges Vorkommen mit Mischtumoren der Parotisgegend.

h) Mischtumoren, die mit epithelialen Zellsträngen, mit zylindromartigen Wuchsformen und myxomatösen, knorpeligen und knöchernen Abschnitten typischen Parotistumoren ähneln. Selten im Bereiche der Kopfschwarte.

i) Atherome, Balggeschwülste oder Grützbeutel. Häufig am Kopf, selten vor dem 15. bis 20. Lebensjahr, gelegentlich multipel. *Ätiologie:* Retentionscyste der Talgdrüsen, möglicherweise aber auch durch Epidermiskeimabsprengung kongenital entstanden. *Symptome:* Zu Beginn kugelige, bei Weiterwachsen halbkugelige oder durch die Spannung der Haut langgezogene Tumoren. Kleine Atherome sind derb und haben eine dicke Wand. Die Haut ist darüber nicht abhebbar. Sie sind aber auf der Unterlage verschieblich. Größere Atherome sind weich, evtl. besteht Fluktuation. *Differentialdiagnose:* Dermoide haben Lieblingssitz und sind nicht multipel. Über Lipomen ist die Haut abhebbar, während die Atherome sich mit der Haut verschieben lassen. *Komplikationen:* Können vereitern, wobei ein fötider Gestank durch die freiwerdenden Fettsäuren entsteht. Sie können Fisteln bilden, die erst heilen, wenn der ganze Sack exstirpiert ist. Gelegentlich Verkalkung, seltener Verknöcherung. Carcinombildung selten. *Therapie:* Exstirpation evtl. mit Hautexcision, Entfernung des ganzen Sackes. Zurückbleibende Balgreste führen zu Recidiven. Vereiterte Atherome werden gespalten und mit scharfem Löffel wird die Wand ausgekratzt.

k) Dermoide und Epidermoide. Entstehung durch Einstülpung von Ektoderm in frühester Embryonalzeit. *Vorkommen:* An Vereinigungsstellen embryonaler Spalten und zwar am oberen Orbitalrand außen, inneren Augenwinkel, Glabella, Nasenwurzel, großer und kleiner Fontanelle, Warzenfortsatz, Lamdanaht und in der Orbita. *Symptome:* Halbkugelige Cyste mit scharfer Begrenzung, unveränderter Haut, Beweglichkeit der Haut über dem Tumor, teigige bis fluktuierende Konsistenz, evtl. Formbarkeit und Haarknistern. Häufig mit Schädelperiost verwachsen, evtl. Knocheneindellung oder -lücke. Bisweilen als Zwerchsackdermoid, teils außer-, teils innerhalb der Schädelhöhle und durch eine Schädellücke miteinander verbunden. Äußerer Anteil kann dann evtl. nach innen ausgedrückt werden. Ihre Wand besteht aus der ganzen Dicke der Cutis mit ihren Anhangsorganen, Papillen, Haarbälgen, Schweißdrüsen, die jedoch teilweise auch fehlen können. Findet sich nur Plattenepithel, dann spricht man von *Epidermoiden* (s. Atherome). *Diagnose:* Angeboren, aber manchmal zunächst klein und erst allmählich wachsend, fast immer solitär, tief gelegen (Haut darüber verschieblich), typisch lokalisiert. *Differentialdiagnose:* Atherom: Intracutan, evtl. multipel, nicht typ. lokalisiert und nicht angeboren, meist erst bei Älteren. Encephalocelen: Meist von anderer Lokalisation, Verkleinerung durch Kompression, Vergrößerung bei Hirndrucksteigerung, z.B. beim Schreien! *Therapie:* Totalexstirpation; bei Zwerchsackdermoiden Vergrößerung der Schädellücke und Entfernung des intracraniellen Anteils mit nachfolgender Schädeldachplastik; bei größeren raumfordernden intracraniellen Anteilen (Tumordiagnostik!) Osteoplastische Trepanation und Totalexstirpation.

l) Sinus pericranii. Meist kongenial entstandener, venöser Blutsack außerhalb des Schädelknochens, der meistens mit dem Sinus sagittalis sup. durch eine oder mehrere Knochenlücken in Verbindung steht. Nach dem Aufbau und der Entstehung werden 4 Formen unterschieden:

1. Varix simplex in Form eines venösen Angioms.
2. Varix racemosus als Konvolut varicös erweiterter Venen.

Beide Formen stehen meist durch zahlreiche, manchmal sehr kleine Knochenlücken mit dem Blutleiter in Verbindung.

3. Varix herniosus, Ausbuchtung des Sinus durch eine meist röntgenologisch nachweisbare, angeborene Knochenlücke.
4. Varix spurius s. traumaticus communicans, der durch Verletzung des Sinus entsteht, wobei intracraniell entstandene Bluträume durch eine Schädellücke nach außen Verbindung bekommen.

Sitz: Meistens in der Mittellinie an Stirn oder Hinterhaupt. *Symptome:* Flacher, von bläulich durchschimmernder Haut bedeckter, sehr weicher, ausdrückbarer Tumor, der sich im Liegen, beim Bücken, Husten, Niesen und bei Jugulariskompression vergrößert und nicht pulsiert. *Differentialdiagnose:* Die Cephalocelen lassen sich nicht so leicht ausdrücken und führen dabei zu intracranieller Drucksteigerung, niemals der Sinus pericranii. In der Mittellinie liegende Hämangiome (Pseudosinus pericranii) müssen u.U. durch Phlebographie oder Sinusographie abgegrenzt werden, da für die operative Behandlung die Verbindung zum Sinus sehr bedeutungsvoll ist. *Therapie:* Da die Beschwerden meist gering sind, kommt eine operative Behandlung nur bei größerer Ausbildung in Frage, wegen der Gefahr einer bedrohlichen Blutung durch kleine Verletzungen. Totalexstirpation nach vorsichtigem Freipräparieren des Blutsacks und seines Stiels. Bei größerer Knochenlücke Erweiterung derselben und Unterbindung des Stiels; bei zahlreichen kleineren Knochenlücken Abtragung und Einstreichen von Wachs in die kleinen Knochenlöcher. Bei Sinusblutung Auflegen von Fibrinschwamm und Kompression, evtl. Aufnähen eines Muskelstücks.

m) Sarkome, Rundzellen- oder Spindelzellensarkome aus der Haut oder Fascie (Galea). Fasciensarkome häufig flächenhaft im Bereich der Schläfenfascie. Schädelhautsarkome bilden kugelige oder knollige Tumoren von sehr unterschiedlicher Konsistenz. Anfänglich mit der Haut verschieblich, später mit der Unterlage verwachsen und gelegentlich ulcerierend. Regelmäßig Metastasen in den zervikalen und retroauriculären Lymphdrüsen. *Prognose:* Ungünstig, weil frühzeitige Metastasierung über Blut- und Lymphwege. *Therapie:* Röntgenbestrahlung, Cytostatico.

n) Melanome oder Melanosarkome treten oft nur als sehr kleine, tiefschwarze, warzige Tumoren der Kopfhaut auf, metastasieren jedoch sehr frühzeitig und diffus. *Prognose:* Sehr schlecht, auch bei frühzeitiger Excision.

o) Carcinome. 1. Das nicht verhornende Basalzellen-Ca findet sich hauptsächlich an der Stirn, den Augenwinkeln und den Schläfen; gutartig, da es nur sehr langsam wächst und nicht metastasiert. Oft erst nach Jahrzehnten kommt es jedoch plötzlich zu schnellem Wachstum mit Zerstörung großer Kopfhautgebiete und Freilegen des Knochens. Bei primärem Sitz in der behaarten Kopfhaut ist die Prognose schlechter. Es erscheint als *Ulcus rodens* mit wallartigem Rand und körnigem, rotem Grund. Dieses kann teilweise unter Bildung einer dünnen, haarlosen Haardecke vernarben und an anderer Stelle langsam weiterwachsen. Weiterhin erscheint es als nicht ulcerierendes, flaches Haut-Ca, welches sich beetartig erhebt und von verdünntem Hautepithel bekleidet ist. An seinem Rande finden sich zahlreiche stark gefüllte Venenbüsche, auf der Oberfläche oft ein gräulicher, glasiger Glanz infolge von verflüssigten Basalzellen. Diese Verflüssigung kann auch zu Cystenbildung Anlaß geben (Cystepitheliom).

2. Die knolligen Hautcarcinome wachsen schnell infiltrierend unter die Haut und in das Pericranium und zerstören das Schädeldach. Schon frühzeitig metastasieren sie in die regionären Lymphknoten. Sie sitzen vorzüglich in der behaarten Kopfhaut. Die Prognose ist schlecht. Neben den knochenzerstörenden kommen auch knochenneubildende Carcinome vor.

3. Metastatische Carcinome finden sich in der Kopfschwarte nicht selten bei Mamma- und Rectumcarcinomen.

Therapie: Die gutartigen Carcinome werden excidiert oder nur röntgenbestrahlt, was bessere Narben gibt. Die knolligen Schwartencarcinome werden weit im Gesunden excidiert, evtl. unter Mitnahme eines Teils des Knochens und Ausräumung der regionären Drüsen.

2. Abschnitt: Schädelknochen

A. Deformitäten des Schädels

I. Mißbildungen des Schädelknochens

a) Angeborene Schädeldefekte. Kommen selten isoliert vor, meistens in Verbindung mit Gehirnmißbildungen, Cephalocelen, porencephalen Cysten, Hydrocephalus congenitus, Teratomen und auch echten Geschwülsten. Nicht selten finden sich auch andere Mißbildungen, wie Spina bifida, Meningomyelocelen, Syndaktylie, Radiusaplasie usw. *Vorkommen:* Gelegentlich symmetrisch als Ossifikationsstörung oder Ausbleiben des postnatalen Verschlusses noch vorhandener Lücken, z. B. ovaläre Lücken seitlich der Crista Galli in der Lamina cribrosa *(Stupka)*, die „Bruchpforten" für nasopharyngeale Cephalocelen (S. 630) bilden können. Bei Hirndruck können die Knochenverdünnungen (Impressiones digitatae) beim Kleinkinde zu einer *Kraniofenestrie* führen. Höhere Grade der *Kranioschisis*, Holo- oder Meroakranie sind stets mit Holo- oder Anencephalie verbunden und sind nicht lebensfähig. *Therapie:* Deckung des Schädeldefektes nicht notwendig, da sich ein Teil der Lücken später noch schließen. Möglichst Beendigung des Schädelwachstums abwarten, besonders wenn mit nichtorganischem Material (Plexiglas, Tantal, Paladon, Palavit) gearbeitet werden soll (s. Schädelplastik S. 531!).

b) Kraniostenosen. Angeborene Schädeldeformitäten durch vorzeitige Verknöcherung der Schädelnähte. Das Wachstum des Schädels ist in senkrechter Richtung zu den vorzeitig verknöcherten Nähten verzögert oder aufgehoben und in paralleler Richtung kompensatorisch verstärkt. Dadurch kommt es zu verschiedenen Grundtypen: *1. Akrocephalus* oder **Turmschädel** bei vorzeitigem Verschluß der Kranz- und Pfeilnaht. Vermehrtes Höhenwachstum im Bereich der großen Fontanelle. Die Schädelbasis bleibt hypoplastisch. Die vordere Schädelgrube und die Augenhöhlen sind verkürzt, die Orbitaldächer steigen nach der Stirn zu steil an, die Augäpfel stehen vor. *Sonderformen: Turricephalus*, prismatisch auslaufender Schädel; *Oxycephalus*, pyramidenförmig auslaufender Schädel. *2. Brachycephalus* (Breitschädel) bei vorzeitigem Verschluß der Kranznaht allein. *3. Skaphocephalus* (Kahnschädel) bei vorzeitigem Verschluß der Pfeilnaht mit vermehrtem Längen- und vermindertem Breitenwachstum. *4. Plagiocephalus*, (Schiefschädel) bei einseitigem Kranznahtverschluß. *5. Mikrocephalus*, selten, durch vorzeitigen Verschluß aller Nähte, meistens verbunden mit einer Hypoplasie des Gehirns, die gelegentlich familiär auftritt. Zwischen diesen Grundformen sind alle Übergänge möglich. *Folgen:* Durch das Mißverhältnis des verzögerten Schädel- und normalen Hirnwachstums kommt es zu Hirndruckerscheinungen mit Verdünnung der Schädelkalotte über den Hirnwindungen (Impressiones digitatae), Stauungspapille mit folgender Sehnervenatrophie und Erblindung, Intelligenzminderung, epileptischen Anfällen u. a. m.

Mögliche *Ursachen* der Kraniostenosen: Entzündungen, Materialspannungen durch Mißverhältnis zwischen Außen- und Innendruck des Schädels in utero, Wachstumshemmung des Nahtbindegewebes in Verbindung mit endokrinen oder Durchblutungsstörungen, Röntgenbestrahlungen des Embryos oder Traumen. Neben diesen exogenen Faktoren kommen auch genetische in Betracht, besonders bei den *kombinierten Mißbildungen:* *6. Dysostosis craniofacialis (Crouzon):* Turmschädel mit besonderer Ausbuckelung der Fontanelle und der hinteren Schädelgrube, Atrophie des Ober- und Zwischenkiefers, vergrößerter Augenabstand, Progenie, Zahnanomalien und gelegentlich Mißbildungen der Gehörknöchelchen. *7. Akrocephalosyndaktylie (Apert)*: Kraniostenose + Syndaktylie.

Indikation und Therapie: Hirndruckerscheinungen und zunehmende neurologische Ausfälle, epileptische Anfälle, Stauungspapille und Sehverschlechterung stellen eine absolute Indikation zur Operation dar. Eine relative Indikation ist als vorbeugende Maßnahme im frühen Kindesalter auch ohne neurologische Ausfallserscheinungen gegeben.

Operationsverfahren: Kranznahtresektion, die seitlich bis weit herunter zur Schädelbasis durchgeführt wird, damit ein Auseinanderweichen des vorderen und hinteren Kalottenanteils möglich ist. Pfeilnahtresektion, wobei auch wegen der Gefahr der Sinusblutung seitlich oder beiderseits parallel zur Pfeilnaht eine Knochenlücke geschaffen werden kann. Entlastungstrepanationen, wie subtemporale osteoklastische Trepanation (*Cushing*), um den ganzen Schädel verlaufende zirkuläre, spaltförmige Resektion (*K. H. Bauer*), große osteoplastische Trepanationen, wobei die Knochendeckel in mehrere Streifen zersägt und dann wieder auf die intakt bleibende Dura aufgelegt werden und zwischen die Knochenränder ein körperfremdes Material (Tantal, Supramid, Wachs u. a. m.) eingelegt wird, damit die Knochenfragmente nicht wieder zusammenwachsen. Bifrontale Trepanation, evtl. mit Entfernung der Orbitaldächer (*Tönnis*). Bei isolierter Opticusschädigung, die u. U. durch mechanische Schädigung infolge des abnormen Knochenkanalverlaufs entstehen kann, kommt die Kanaloperation (*Schloffer*) in Frage, die Entdachung des Canalis opticus nach bifrontaler Trepanation oder von der Augenhöhle her.

Bei erheblichem Hirndruck sollte stets vor der Operation durch Ventrikulographie eine andere Ursache des Hirndrucks ausgeschlossen werden.

c) Aplasie der Pars basalis ossis occipitalis. Seltene Entwicklungsstörung im Bereiche der obersten 3 Segmente der Wirbelsäulenanlage, aus denen normalerweise die Pars basalis bis zur Sella turcica herauf gebildet wird. Bei der A- oder Dysplasie sinkt der Schädel mit seinem Inhalt über die obersten Halswirbel herab, wobei der Atlas und der Dens epistrophei gegen die Medulla oblongata, die Brücke und das Kleinhirn vordringen. *Symptome:* Herderscheinungen seitens der Medulla, der Brücke und des Kleinhirns, Liquorzirkulationsstörung. *Diagnose:* Durch Röntgenbild. Das Vordringen der oberen Halswirbel in das Schädelinnere zeigt sich in einem Spitzerwerden eines Winkels zwischen dem Clivus und einer Achse, die durch den Dens epistrophei gelegt wird. Der Winkel beträgt normalerweise 160°. *Therapie:* Dauerextension?

d) Basiläre Impression (s. Abb. 107c). Trichterförmiges Vordringen der Begrenzung des Foramen occipitale magnum in das Schädelinnere, wobei auch die Pyramidenspitzen der Felsenbeine scheitelwärts rücken können. *Primäre Form* durch anlagemäßige Schwäche des Hinterhauptbeines, besonders in den Gebieten lateral der Kondylen. *Sekundäre Form* bei allen, den Knochen erweichenden oder umbauenden Prozessen, wie Ostitis deformans Paget, Osteomalacie, Osteoporose, Hyperparathyreoidismus, Lipoidosen, Osteogenesis imperfecta, Chondrodystrophie.

Symptome: Leichte Formen können symptomlos verlaufen, jedoch noch im späteren Lebensalter zu bedrohlichen Erscheinungen führen. Liquorzirkulationsstörungen mit Hirndruck und Hydrocephalus, Disposition zur Arachnopathia adhaesiva der hinteren Schädelgrube bei Anginen, Nebenhöhleneiterungen usw. Paresen, Ataxie und Sensibilitätsstörungen durch Schädigung der langen Rückenmarksbahnen, Schädigung der Vagusgruppe (Gaumensegelparese!), Schädigung des Hypoglossus und der oberen Cervikalwurzeln, des Kleinhirns und der Medulla oblongata (Atemstörung!). *Diagnose:* Im seitlichen Röntgenbild überragt des Dens epistrophei eine gedachte Linie vom hinteren Pol des harten Gaumens zum hinteren Rand des Foramen occipitale magnum (*Chamberlain*sche Linie) (s. Abb. 107c), oder zum tiefsten Punkt des Os occipitale (*McGregor*sche Linie) um mehr als 2 mm! Im ap-Röntgenbild überragt der Dens die Verbindungslinie der beiden Mastoidspitzen (Bimastoidlinie nach *Fischgold* und *Metzger*). *Differentialdiagnose:* Hohe Querschnittslähmung, Kompression der Medulla oblongata sowie Liquorzirkulationsstörungen auch bei *Klippel-Feilschem Syndrom,* der Dystrophia brevicollis, Entwicklungsstörung der Halswirbel mit Verschmelzung mehrerer und Fehlen einiger Halswirbel. Ebenso bei mehr oder weniger ausgeprägter *Manifestation eines Occipitalwirbels* und bei teilweiser oder völliger *Assimilation des Atlas* (s. Abb. 107d). Die *Impression im Planum nuchae* (*Riechert*) im Bereiche der nuchalen Muskelansätze führt meist erst durch Traumen, Entzündungen usw. zu Liquorzirkulationsstörungen und cerebellären Herderscheinungen. Ebenso kommt es meist erst durch Traumen zu Nackenschmerzen und Kompression des Halsmarks beim *Os odontoideum,* einem kleinen Knochen, der durch Nichtvereinigung des eigentlich dem Atlas zugehörenden Wirbelkörpers mit dem Epistropheus zum Dens epistrophei entsteht. Das Os odontoideum ist mit dem Epistropheus durch einen fibrösen Strang verbunden. *Therapie:* Suboccipitale Entlastungstrepanation mit Erweiterung des Foramen occipitale magnum und Wegnahme des hinteren Atlasbogens, Eröffnung der Dura, um eine eventuelle Kleinhirntonsilleneinklemmung oder arachnitische Verklebungen beseitigen zu können. Prüfung der Liquorpassage.

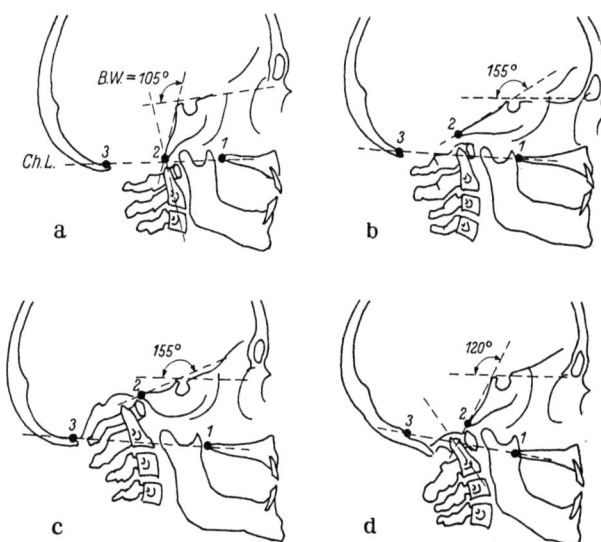

Abb. 107a–d. *Anomalien der Schädelbasis:* a) Normale Schädelbasis. Basalwinkel zwischen Clivus und Planum sphenoidale normal (105°). Der Dens epistrophei steht unter der Chamberlainschen Linie [Ch. L.: Harter Gaumen (*1*) – hinterer Rand des Foramen occipitale magnum (*3*). b) Platybasie: Basalwinkel vergrößert. Der vordere Rand des Foramen occipitale magnum (*2*) steht über der Chamberlainschen Linie. c) Basiläre Impression: Basalwinkel vergrößert. Die Hinterhauptbasis ist in den Schädelinnenraum vorgedrungen. Der Dens epistrophei und der Vorderrand des F. occipitale magnum (*2*) überragen die Chamberlainsche Linie. d) Atlasassimilation: Normaler Basalwinkel. Vorderrand des F. occipitale magnum (*2*) und die Spitze des Dens epistrophei überragen die Chamberlainsche Linie (nach *Carl S. List*).

e) **Platybasie.** Aufrichten oder Höhersteigen des Clivus. Häufig bei basilärer Impression, allein vorkommend keine pathogenetische Bedeutung! *Diagnose:* Im seitlichen Röntgenbild ist der „Basalwinkel" vergrößert. Nach der Originaldefinition von *Schüller* (1912) wird der *Basalwinkel* zwischen der Ebene des Clivus und der des Planum sphenoidale gebildet und ist stets kleiner als 140° (s. Abb. 107b!). Ein entsprechender Winkel kann auch durch folgende Linien ermittelt werden: Sutura nasofrontalis – Mittelpunkt der Sella, Mittelpunkt der Sella – vorderer Rand des Foramen occipitale magnum. Dieser Winkel beträgt normalerweise 118–147°.

II. Sekundäre Schädeldeformitäten

a) Asymmetrie des Schädels. Bei *Caput obstipum* durch anatomische Anomalie der Halswirbelsäule und verschiedener Kopfhaltemuskeln (sehnige Anlage des M. sternocleidomastoideus) bestehen gewöhnlich Gesichts- und Schädelasymmetrien, teils erblich, teils angeboren und durch Raumbeengung und Zwangshaltung im Uterus, durch vorzeitige Fixierung des Kopfes im kleinen Becken bedingt.

b) Atrophie. Angeboren und erworben, vor allem bei frühkindlichem Hirndruck, Hydrocephalus, umschriebene Drucksuren bei Lipomen, Hämangiomen, Dermoiden, Schädeldeckengeschwülsten, Karies durch Tuberkulose und Syphilis. Außerdem bei Rachitis und Osteomalacie und als senile Atrophie.

c) Hypertrophie. Akromegalie bei eosinophilen Hypophysenadenomen mit besonderer Hypertrophie der Supraorbitalwülste und des Unterkiefers, angedeutet gelegentlich bei Schwangerschaften. Circumscripte Osteophyten bei Tuberkulose und Syphilis, mehr diffuse Hypertrophie bei Ostitis deformans Paget.

d) Osteomalacie. Abnorme Weichheit der Knochen, selten Schädelveränderungen.

e) Rachitis. Zurückbleiben des Gesichtsskelettes, wodurch der Schädel vergrößert erscheint. Durch Ossifikationsstörung verzögerter Verschluß der Schädelnähte und Fontanellen. Die große Fontanelle nimmt zunächst an Umfang zu und kann bis zum 3. Lebensjahr offen bleiben. Durch Knochenerweichung und Knocheneinschmelzung kommt es zu *Kraniotabes:* Bei Betastung des Hinterhauptbeines und der hinteren Teile des Scheitelbeins stößt man auf umschriebene, selten konfluierende, schmerzhafte, eindrückbare Erweichungslücken, etwa in Form und Größe einer Münze. An den weiten Fontanellen sind die Knochenränder federnd. An Stirn und Scheitelbeinhöckern, seltener an den Knochenrändern, bilden sich meist symmetrische, anfangs scharf abgesetzte, beulenartige Knochenverdickungen, zwischen denen Pfeil- und Kranznaht furchenförmig einsinken (*Sattelkopf, Kreuzkopf*) und die bei gleichzeitiger Abflachung des Hinterkopfes zu einer viereckigen Schädelform führen (*Caput quadratum*). *Therapie:* Allgemeinbehandlung (vgl. allg. Chirurgie), häufiger Lagewechsel des Kopfes und Lochkissen.

f) Osteogenesis imperfecta (*Vrolik*). Ossifikationsstörung am werdenden Knochen, dagegen *Osteopsathyrosis idiopathica* (Spätformen), derselbe Prozeß am wachsenden Knochen (*K. H. Bauer*). Am Schädel verbleiben häufig weite, häutige Lücken. *Diagnose:* Aus den Skelettveränderungen mit häufig schon intrauterinen Frakturen, Veränderungen an weiteren Mesenchymabkömmlingen, wie Blaufärbung der Skleren und Hörstörungen.

g) Mongolismus oder mongoloide Idiotie. Brachycephalie mit steil abfallendem Hinterhaupt, kleiner Sattelnase, Schräglage der Lidachse (innerer Lidwinkel tiefer als äußerer), Epikanthus (sichelförmige vertikale Hautfalte über dem inneren Lidwinkel), Klaffen der Mundspalte, Salivation, clownartig umschriebene Wangen- und Kinnröte, atavistisch-mißformte Ohrmuschel, Imbezillität oder Idiotie und zahlreiche weitere Körpermißbildungen.

h) Chondrodystrophie. Großer Schädel, große Fontanellen, Verzögerung des Nahtschlusses, Sattelnase, außerdem Kurzgliedrigkeit, fettreiche „überschüssige Haut", sonstige Veränderungen an den Knorpelenden der langen Röhrenknochen (vgl. allg. Chirurgie).

B. Verletzungen des Schädels (Schädelbrüche)

I. Anatomie

Bedeutungsvoll ist Form und Alter des Schädels. Die Konvexität besteht aus membranösem Knochen, der durch seine ziemlich gleichmäßige Wölbung, Dicke und Elastizität eine große Festigkeit besitzt. Diese ist weitgehend auch durch die Konstruktion gewährleistet, indem die dickere Tabula externa und die dünnere Tabula interna, beide aus kompaktem Knochen, durch die spongiöse Diploe verbunden sind. Demgegenüber ist die Schädelbasis nur flach, teilweise eben und im Bereiche der Orbitaldächer sogar nach innen quer- und längskonvex gewölbt. Der Knochen der Basis ist auf knorpeliger Grundlage entstanden, von vielen Löchern durchsetzt und von unterschiedlicher Dicke. Besonders dünn sind die Knochenlamellen der Orbitaldächer, der großen Keilbeinflügel und der Hinterhauptsschuppe. Daneben findet sich ein System von Strebepfeilern, das in einer sagittalen und zwei schrägen Achsen von dem Keilbeinkörper unter dem Türkensattel ausstrahlt (Crista Galli, Clivus, dicke Umrandung des Foramen occipitale magnum, Crista occipitalis; hinterer Rand der kleinen Keilbeinflügel; Felsenbeinpyramiden). Besondere Formveränderungen des Schädels (im Rahmen der Kraniosynostosen, Schädeldefekte, Asymmetrieen, Atrophie) sowie Erkrankungen (Osteomalacie, Rachitis, Osteogenesis imperfecta, Chondrodystrophie, abgelaufene Osteomyelitis und alte Frakturen) stören die Festigkeit. Der jugendliche Schädel ist elastisch, der ältere spröde, so daß letzterer mehr zu Splitterungen neigt.

II. Entstehung

Nach Art der Gewalteinwirkung ist zu unterscheiden zwischen einer breit angreifenden, stumpfen Gewalt, die zu einer Deformierung des ganzen Schädels führt, während eine eng begrenzte scharfe Gewalt einen eng umschriebenen Bezirk deformiert bzw. perforiert. Die an den Seitenflächen des Schädelgewölbes ansetzenden horizontalen Traumen gefährden den Schädel mehr, als die vertikalen. Weiterhin ist von Bedeutung, ob der Schädel freischwebend der Gewalt ausweichen kann (Sturz, Schlag) oder ob er zwischen zwei gegenüberliegenden Polen (Überfahren!) deformiert wird. Die lokale Zerstörung nimmt mit dem Quadrat der Geschwindigkeit zu, mit der eine gleichbleibende Masse auf den Schädel einwirkt. Ein modernes Infanteriegeschoß, welches aus nächster Nähe bis etwa 100 m Entfernung abgefeuert wird, führt zu einer Zerreißung der ganzen Schädelkapsel, bei einer Entfernung von 500–1500 m zu einer mehr oder weniger starken Splitterung und über 1500 m zu einem Lochschuß, über 2000 m zu einem Steck- oder Prellschuß. Aus nächster Nähe entsteht unter besonderen Bedingungen bisweilen eine Exenteratio cranii, d.h. ein Herausschleudern des ganzen, u. U. nur wenig versehrten Gehirns aus der zertrümmerten Schädelkapsel (*Krönlein*scher Schädelschuß). Die Friedenspistolen machen meist Steck- oder Lochschüsse. Die Eintrittsstelle am Knochen ist kleiner und weniger gesplittert als die Austrittsstelle. Von direkten Gewalteinwirkungen ist die Schädelkonvexität naturgemäß mehr betroffen als die Schädelbasis, während die Basis Spannungsveränderungen stärker ausgesetzt ist. Im Bereiche der Basis finden sich daher häufiger Fissuren, die entsprechend ihrem Relief bestimmte Prädilektionsgebiete haben (s. Abb. 108 a).

III. Bedeutung

Erst durch die Mitverletzung benachbarter Gebiete (Hirnhäute, Hirnnerven, Gehirn, Nebenhöhlen, Augen, Ohren, äußere Weichteile) erlangen die Schädelbrüche eine klinische Bedeutung. Nur in seltenen Fällen bedürfen auch umfangreiche Splitterbrüche ohne nennenswerte Verletzungen der Nachbargebiete einer speziellen Behandlung.

IV. Einteilung

Man unterscheidet *nach der Entstehung:* 1. Berstungsbrüche und 2. Biegungsbrüche, die jeweils nach ihrer äußeren Form weiter untergliedert werden können.

a) Berstungsbrüche entstehen durch Formveränderungen des Gesamtschädels, meist durch beiderseitige Kompression (Überfahren des auf dem Boden liegenden Kopfes, Einklemmen zwischen zwei Puffer), wobei parallel zur Pollinie meridianartig verlaufende Fissuren entstehen (Nuß im Nußknacker).

α) *Fissuren oder Spaltbrüche:* Haarförmige Kontinuitätstrennung ohne Dislokation. Besonders häufig im Bereiche der Schädelbasis, weniger häufig im Bereiche des Schädeldachs, wo sie am ehesten temporal vorkommen und als Querfissuren über den Scheitel und quer durch die Hinterhauptsschuppe ziehen.

β) *Nahtsprengung:* Bei Jugendlichen brechen die Fissuren gelegentlich in die Nähte (Kranznaht, Schuppennaht, Lamdanaht) ein, können diese sprengen, was zu einer Nahtdehiszenz führt.

Nach dem *Entstehungsmechanismus* klaffen die Fissuren im Augenblick der Gewalteinwirkung stark und schnellen erst hinterher zusammen. Es kann dabei einmal zu Zerreißungen der Dura und anderseits zu Einklemmung von Fremdkörpern (Mütze, Haare, Verunreinigungen usw.) bei gleichzeitig bestehender Weichteilwunde kommen.

γ) *Explosionsbrüche* stellen eine Sonderform der Berstungsbrüche dar, indem es durch Nahschüsse, insbesondere in den Mund, zu völliger Zerreißung des Schädels kommen kann.

b) Biegungsbrüche. Entstehen im allgemeinen durch umschriebene Gewalteinwirkung (Aufschlag auf die Straße, Stockschlag usw.), wobei die Frakturlinien häufig vom Ort der Gewalteinwirkung sternförmig ausstrahlen.

α) *Fissuren und Spaltfrakturen* gehen häufiger in größerer Zahl vom Orte der Gewalteinwirkung aus.

β) *Stück- oder Splitterbrüche:* Aussprengung einzelner Knochenfragmente, wenn die Frakturlinien sich gegenseitig schneiden. Dabei braucht es zu keiner nennenswerten Dislokation der einzelnen Fragmente zu kommen.

γ) *Teevansche Fraktur:* Splitterung und häufig auch Impression allein der Tabula interna, im allgemeinen in kleiner Ausdehnung. *Entstehung:* Bei der Biegung des konvexen Schädeldachs nach innen ist die Tabula interna einer Dehnung stärker ausgesetzt als die übrigen Kalottenanteile, so daß es hier zuest zu einer Kontinuitätstrennung kommt.

δ) *Impressionsfraktur:* Alle Frakturen, die mit einer Dislokation in das Schädelinnere einhergehen. Sie sind deshalb von entscheidender klinischer Bedeutung. Eine Unterscheidung nach der Form der Fraktur auf Grund der Art der Gewalteinwirkung ist evtl. forensisch wichtig. Man spricht von einer *Depressionsfraktur,* wenn die Splitter pyramidenförmig oder kegelförmig gegen das Schädelinnere vorgetrieben sind und von einer eigentlichen Impressionsfraktur, wenn ein Schädelfragment parallel nach innen verschoben, gewissermaßen ausgestanzt ist. Da die Impressionsfrakturen im allgemeinen umschrieben sind, führen sie meist nur zu einer geringen Mitbeteiligung des Gesamtschädels, weshalb sich nur wenig zusätzliche Berstungsfrakturen finden.

ε) *Lochfrakturen:* Sonderform der Impressionsfrakturen, indem durch scharfe, spitze Gegenstände, die mit der nötigen Gewalt auftreffen, ein Loch aus dem Schädelknochen ausgestanzt und das ausgestanzte Knochenstück nach innen verlagert wird (Schußfrakturen, Verletzungen durch Messerstich, Spitzhacke usw.). Je schärfer der aufschlagende Gegenstand ist, um so glatter durchschneidet er das Schädeldach. Durch stumpfere Gegenstände kommt es zu einer Schubwirkung auf die Umgebung der Aufschlagfläche und damit zu sternförmigen Fissuren und Splitterungen um das ausgestanzte Loch herum. Diese Splitter werden oft kegelförmig in das Schädelinnere verlagert.

c) Besondere Formen. *Schußverletzungen:* Neben der örtlichen Einwirkung kommt es, je nach der Rasanz des Geschosses zu einer Seitenstoß- und Sprengwirkung auf die ganze Schädelkapsel. Deshalb sind häufig Biegungs- und Berstungsbrüche, wie auch bei vielen anderen Gewalteinwirkungen, gleichzeitig vorhanden. Im übrigen ist bei den Schußverletzungen wichtig, ob es lediglich zu einer oberflächlich begrenzten Impression oder zu einer das Gehirn durchbohrenden und zertrümmernden Verletzung gekommen ist. Zu einer Impression kommt es meistens bei den *Prellschüssen* sowie den *Tangential-, Streif-* und *Rinnenschüssen,* wobei mehr oder weniger starke Splitterungen spez. der Tabula interna vorkommen. Mit mehr oder weniger starker Hirnsubstanzzerstörung gehen einher die *Durch-*(Diametral- und Segmental-)*schüsse* und *Steckschüsse.* Sehr häufig sind bei den Steckschüssen sog. *innere Prellschüsse,* die zu umfangreichen Hirnzerstörungen führen. Das eindringende Geschoß hat dabei nicht mehr die Kraft, auf der gegenüberliegenden Seite aus dem Schädel herauszutreten (Durchschuß), sondern prallt an der Innenwand der gegenüberliegenden Schädelseite ab und wird in den Innenraum des Schädels reflektiert. Es ist demnach die Ausdehnung des Hirntrümmerherdes, allein auf Grund der Einschußöffnung nicht zu schätzen, während man bei Durchschüssen im allgemeinen einen etwa zylinderförmigen Hirntrümmerherd zwischen Ein- und Ausschußöffnung und bei einfachen Steckschüssen, wobei das Geschoß nahe der Einschußöffnung liegt, einen solchen Trümmerherd zwischen Einschußöffnung und Geschoß annehmen darf.

d) Wachsende Fraktur des Kindesalters. Wichtige Sonderform der Spaltbrüche am noch wachsenden Schädel, wobei gleichzeitig eine Eröffnung der Liquorräume erfolgt ist. Durch den aus dem Frakturspalt austretenden Liquor wird das Periost von den Frakturrändern abgehoben und es kann zu keiner knöchernen Heilung kommen (Knochenneubildung findet sich nur da, wo das Periost noch dem Knochen aufliegt!). Der Frakturspalt wird im Verlaufe des weiteren Wachstums des Schädels immer größer und es entsteht meist eine traumatische Cephalocele (s. S. 660). *Therapie:* Stets operative Versorgung mit wasserdichter Duranaht, evtl. plastischer Deckung des Duradefektes.

e) Geburtstraumatische Verletzungen des Schädels. α) *Nahtverschiebungen:* Durch die Deformierung des Schädels während des Geburtsaktes kann es in den Nähten zu einer

Verschiebung der einzelnen Schädelknochen zueinander kommen. Häufig wird die Hinterhauptsschuppe unter die Scheitelbeine geschoben oder die Scheitelbeine verschieben sich in der Sagittalnaht übereinander, seltener in sagittaler Richtung. Im allgemeinen gleichen sich diese Nahtverschiebungen später wieder aus, so daß keine Therapie erforderlich ist.

β) Impressionen: Bei engem Becken kann es durch das Promontorium oder die Schambeinäste zu Impressionen kommen, wobei hauptsächlich die Scheitelbeine, weniger die Schläfen- oder die Stirnbeine betroffen sind. Die Impressionen sind entsprechend rinnen- oder löffelförmig und bedürfen nur bei gleichzeitiger intracranieller Verletzung einer operativen Hebung. Sie gleichen sich später nicht immer vollständig wieder aus, was jedoch meist nur kosmetisch von Bedeutung ist.

γ) Fissuren: Gelegentlich finden sich bei Impressionen besonders im Bereich der Ossifikationskerne am Scheitel- und Stirnhöcker entsprechend den Ossifikationsstrahlen sternförmige Fissuren, durch welche gelegentlich ein intra- und extracranielles Cephalhämatom in Verbindung steht (s. auch Cephalhämatom S. 509).

Splitter- oder Stückbrüche finden sich im allgemeinen wegen der Elastizität des Schädels nicht.

δ) Zerreißungen: Bei groben Nahtverschiebungen kann es zum Einriß eines Sinus kommen, mit meist tödlich verlaufender intracranieller Blutung. Abriß der Hinterhauptsschuppe in den Nähten und in der Pars condylica führt meist durch eine Verletzung der Medulla oblongata zum Tode.

Differentialdiagnose der geburtstraumatischen Schädelverletzungen: Verbrecherische Gewaltakte nach der Geburt, atypische Verletzungen, Knochenerkrankungen und Mißbildungen (s. diese).

V. Diagnose der Schädelfrakturen

Klinisch ist die Unterteilung der Schädelfrakturen nach der Lokalisation in *Konvexitätsfrakturen* und *Basisfrakturen* wichtiger als nach Art oder Entstehung derselben. Sie unterscheiden sich wesentlich in der Symptomatik und in der Art der Mitverletzung von Nachbargebieten sowie den möglichen Komplikationen.

a) Konvexitätsfrakturen. *α) Inspektion:* Formveränderungen des Schädels können auf Impressionsfrakturen, evtl. auch Stück- und Spitterfrakturen hinweisen (Weichteilhämatome können Formveränderungen vortäuschen!). Gelegentlich kann Hirnbrei oder Liquor auch unter die unverletzte Haut austreten. Sichtbare Hirnpulsation ist für Stückfraktur beweisend. Bei Weichteilwunden muß stets genügende Spreizung der Wundränder erfolgen und der Knochen bzw. die Dura revidiert werden. Frakturen sollen dann weitgehend freigelegt werden, wobei besonders auf Einklemmung von Fremdkörpern, Dura, Austritt von Liquor und Hirnbrei geachtet werden muß.

β) Palpation: Bei unversehrten Weichteilen können breite Spaltbrüche sowie Stück- und Impressionsfrakturen oft getastet werden, wenn das darüber befindliche Weichteilhämatom nicht zu groß ist. Gelegentlich findet sich abnorme Beweglichkeit und Krepitation bei Stückfrakturen. Dem Bruchschmerz durch direkten Druck oder indirekte Erschütterung kommt wegen der meist gleichzeitig bestehenden Weichteilquetschung keine große Bedeutung zu. Die Palpation darf niemals forciert werden, wegen der Gefahr einer Dura- oder Hirnläsion bzw. der Auslösung einer Blutung.

γ) Perkussion: Gelegentlich kann das Geräusch des „gesprungenen Topfes" ausgelöst werden.

δ) Röntgenbild: Stets Röntgenbilder in 3 Ebenen anfertigen (anterior-posteriorer und seitlicher Strahlengang, einmal mit rechts-, einmal mit linksanliegendem Röntgenfilm!). Die Konvexitätsfrakturen bilden feine bis grobe, glattrandig begrenzte Aufhellungslinien, die von den Gefäßfurchen unterschieden werden müssen. Letztere haben typische Lokalisation, welligen Verlauf und verzweigen sich. Die Seitlokalisation von Frakturen, insbesondere Fissuren kann schwierig sein, sie stellen sich auf der plattennahen Schädelseite schärfer dar, als auf der plattenfernen! Eventuell sind stereoskopische Aufnahmen oder atypische Projektionen notwendig. Bei geringgradigen Impressionsfrakturen, insbesondere bei der *Teevan*schen Fraktur Aufnahmen im tangentialen Strahlengang.

b) Schädelbasisfrakturen (vgl. Abb. 108a, b). Da Basisfrakturen durch Inspektion, Palpation und Perkussion nicht festgestellt werden können und sich häufig im Röntgenbild dem Nachweis entziehen, können sie nur aus indirekten Symptomen erschlossen werden.

522   Schädelknochen

a) **Blutunterlaufungen** (*Sugillationen*): Frakturhämatome, welche sich im lockeren Bindegewebe der benachbarten Haut oder Schleimhaut ausbreiten. Bei Frakturen der vorderen Schädelgrube finden sich Sugillationen am Auge (Brillenhämatom). Das Blut ergißt sich

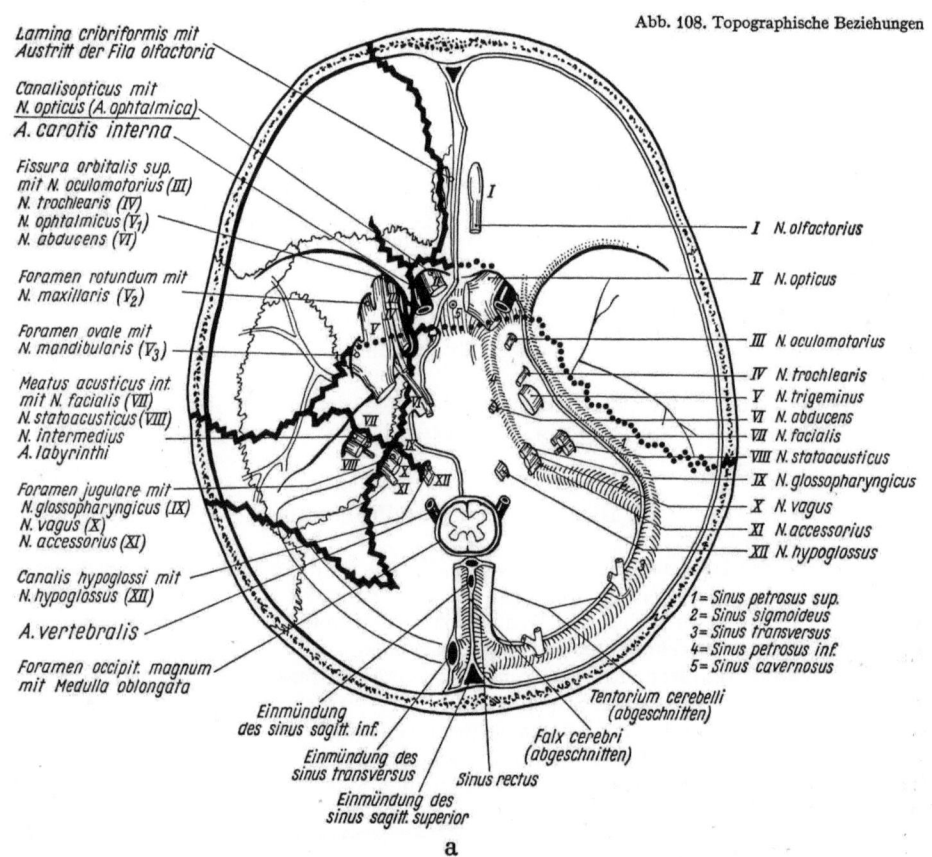

a) Schädelbasis: (li ohne Dura, re mit Dura); typische Frakturlinien; Topographie der Hirnnervenaustrittsstellen und der basalen Hirnsinus

erst in das Orbitalfett, dann in die Augenbindehaut und zuletzt in das lockere Gewebe der Augenlider. Größere Blutansammlungen im Orbitalfett führen zu Exophthalmus. Die Bindehautblutungen beginnen am inneren Augenwinkel (wenn sie sofort nach dem Unfall auftreten, sind sie nicht für Fraktur beweisend. Sie können dann ebensogut durch plötzliche Drucksteigerung im Bereiche des Rumpfes, durch Quetschung der Brust, Preßatmung, Husten, Erbrechen usw. entstanden sein!). Das Augenlidhämatom beginnt im unteren Augenlid. Es muß ein Lidhämatom durch direkte Traumatisierung ausgeschlossen werden. Frakturen der mittleren Schädelgrube können zu Sugillationen am Warzenfortsatz und am Hinterrand der Ohrmuschel führen. Von da ab steigen sie entlang dem M. sternocleidomastoideus abwärts. Außerdem finden sich gelegentlich mucöse Sugillationen in der Rachenwand. Bei Frakturen der hinteren Schädelgrube wird ein Hämatom, falls überhaupt, wegen der dicken Weichteile erst nach längerer Zeit sichtbar.

β) **Blutaustritt aus Mund, Nase und Ohren:** Häufig exogene Ursache. Tagelang sickernde Blutung spricht eher für Basisfraktur. Bedeutungsvoller ist Blutaustritt aus dem Ohr bei Felsenbeinfrakturen. Vorbedingung ist das Zerrissensein des Trommelfells oder Durchgehen der Frakturlinie bis in die äußere Gehörgangswand. Trommelfellwunden allein bluten wegen der Dünne der darin enthaltenen Gefäße nur ganz unbedeutend, hören schnell auf und sind heller rot als die bruchbedingten Blutungen. Schwere, sprudelnde Blutungen aus dem Ohr deuten auf Verletzungen des Sinus sigmoideus oder der A. carotis (sehr selten!).

Durch Untersuchung des äußeren Gehörgangs muß ausgeschlossen werden, daß Blut von außen hereingelaufen ist. Bei Fraktur der Paukenhöhle und unverletztem Trommelfell (Hämatotympanon!) kann das Blut durch die Tuba Eustachii in den Rachen abfließen.

zwischen Hirn- und Schädelbasis

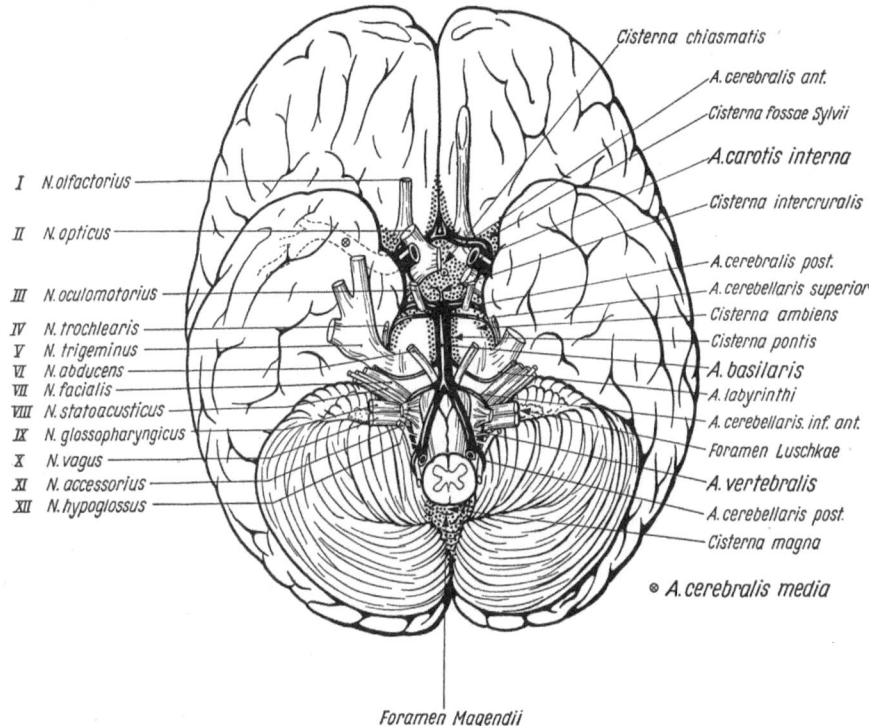

b

b) Hirnbasis und Hirnnerven, basale Arterien und Zisternen (punktiert)

γ) **Liquorfluß aus Nase und Ohren;** Beweisend für Schädelbasisfraktur mit Duraverletzung (s. S. 666)! Liquor tropft häufig in großen Mengen ab und kann durch den geringen Eiweißgehalt (geringe Trübung beim Kochen) und dem hohen Kochsalzgehalt (starker Niederschlag mit Höllensteinlösung) gegen Lymphe aus dem Ohrlabyrinth und Serum eines extraduralen Hämatoms unterschieden werden.

δ) **Hirnbreiausfluß aus Ohren oder Nase;** Beweisend für Schädelbasisfrakturen mit Dura- und Hirnverletzung! (Siehe offene Hirnverletzung!)

ε) *Lokalisiertes Hautemphysem:* Meist im Bereiche des Mastoids oder des Gesichtes, spez. Stirn, als Folge einer Fraktur der lufthaltigen Schädelpartien (Stirnhöhlen, Mastoidhöhlen, Siebbeinhöhlen). Muß von diffusem Emphysem bei Verletzung der oberen Luftwege abgegrenzt werden (s. S. 510, Verletzungen der weichen Schädeldecke).

ζ) *Pneumatocelen:* Extracraniell, häufig bei Fraktur der lufthaltigen Schädelgebiete (s. S. 510), intracraniell für Fraktur beweisend (s. S. 671).

η) **Hirnnervenlähmungen** (vgl. Abb. 108 a, b): Sofortige und totale periphere Lähmungen sprechen für Basisfraktur. Langsam einsetzende und unvollständige periphere Lähmungen sind häufig bei basalem Hämatom, traumatischem Hirnödem, bei überschießender Kallusbildung im Frakturbereich oder als Folge einer Neuritis (zentrale Hirnnervenlähmungen oder Paresen sind Folge einer Hirnverletzung). Häufig Facialis- und Statoakustikuslähmungen bei Felsenbeinfrakturen, wegen ihres langen Verlaufs in einem engen Knochenkanal. Abriß der Fila olfactoria bzw. Schädigung des Bulbus oder Tractus olfactorius häufig bei Frakturen der vorderen Schädelgrube. Gelegentlich Verletzung des Fasciculus opticus bzw. Opticusscheidenhämatom bei Frakturen des Opticuskanals. Abducenslähmungen, seltener Schädigungen des Oculomotorius, Trochlearis und Trigeminus bei Frakturen der mittleren Schädelgrube. Glossopharyngikus-, Vagus- und Accessoriusschädigungen gelegentlich bei Frakturen des Foramen jugulare (s. Syndrom des Foramen jugulare, S. 576).

ϑ) **Blutiger Liquor:** Spricht in erster Linie für Hirnverletzung, kann aber auch bei Basisfrakturen mit Duraverletzung und Eröffnung der Liquorräume vorkommen.

ι) **Röntgenbild:** Schädelbasisaufnahmen mit hängendem Kopf im axialen Strahlengang (Frischverletzten häufig nicht zumutbar!). Bei Felsenbeinfrakturen auch Spezialaufnahmen nach *Stenvers*, bei Orbitafrakturen Spezialaufnahmen nach *Rhese* und bei frontalen Frakturen Nebenhöhlenspezialaufnahmen im occipitomentalen Strahlengang. Feine Fissuren sind oft nicht nachweisbar, oder nur auf den Spezialaufnahmen.

VI. Differentialdiagnose

Nahtknochen können eine Stückfraktur vortäuschen. Es sind Knocheninseln, die in eine Knochennaht, hauptsächlich Lambdanaht, Pfeil- oder Kranznaht eingelagert sind. Zwischen Scheitelbein und großem Keilbeinflügel finden sich häufig symmetrische Nahtknochen. *Schaltknochen* (Ossa intercalaria) sind in die Fläche eines Knochens eingesprengt und haben keine Beziehung zu den natürlichen Nähten, z.B. mitten im Stirn- oder Scheitelbein. Freigelegte Frakturen müssen von den Nähten unterschieden werden. Die Nähte sind an der typischen Lokalisation und deren zackiger Gestalt zu erkennen, während Bruchlinien gerade verlaufen. Frakturbeweisend ist das Vorquellen von Blut aus dem Frakturspalt.

VII. Komplikationen der Schädelfrakturen

Wichtigste Komplikation ist stets die Mitverletzung des Schädelinhaltes. Da in der überwiegenden Zahl ein Trauma, welches eine Schädelfraktur verursacht, auch zu einer Schädigung des Gehirns führt, ist es zweckmäßig, grundsätzlich von einer Schädelhirnverletzung zu sprechen. Für den weiteren Verlauf und das therapeutische Handeln ist die wichtigste Feststellung, ob eine offene oder gedeckte Schädelhirnverletzung vorliegt.

a) Gedeckte Schädelhirnverletzung (vgl. S 644). Es besteht keine offene Verbindung zwischen Durainnenraum und Außenwelt. Das wichtigste Kriterium ist die intakte Dura, obwohl auch die seltenen Fälle mit zur gedeckten Hirnverletzung zählen, bei denen die Dura verletzt, dagegen die darüberliegende Haut vollständig intakt ist.

Symptome: 1. *Bewußtlosigkeit* oder wechselnde Grade einer Bewußtseinsstörung setzen unmittelbar im Zusammenhang mit dem Trauma ein und können wenige Sekunden bis Tage dauern. Bei tiefer Bewußtlosigkeit fehlen jegliche Spontanbewegungen, sowie Reaktionen auf äußere Reize, insbesondere auf Schmerzreize, der Muskeltonus ist herabgesetzt, die hochgehobenen Gliedmaßen fallen schlaff herunter, die Reflexe sind abgeschwächt bis erloschen.

2. *Vegetative Störungen* (zentraler Schock): Die Haut ist blaß, kalt, feucht und klebrig, der Puls ist klein, kaum fühlbar, schlecht gefüllt, unregelmäßig und meist frequent. Die Pupillen sind eng, bei tiefer Bewußtlosigkeit auch weit und lichtstarr. Die Atmung ist frequent, oberflächlich oder bei tiefer Bewußtlosigkeit schnarchend, evtl. unregelmäßig, durch Verlegung der äußeren Atemwege (Blutung, Aspiration) oder zentral bedingt vom *Cheyne-Stokes*schen Typ (ungünstige Prognose!).

3. *Krämpfe:* Einzelne oder gehäufte, meist fokale epileptische Anfälle, seltener generalisierte Anfälle, ausnahmsweise Status epilepticus. Streckkrämpfe weisen auf eine schwere Mittelhirnschädigung hin.

4. *Herdzeichen:* Im akuten Stadium ist hauptsächlich auf Reflexdifferenzen, pathologische Reflexe und Lähmungserscheinungen zu achten.

5. *Hirnnervenläsionen:* Bei tiefer Bewußtlosigkeit kann in erster Linie eine Fazialislähmung durch Aufblasen der gelähmten Backe beim Atmen festgestellt werden. Augenmuskelparesen können durch mangelnde Impulsgebung vorgetäuscht werden.

Herderscheinungen und Hirnnervenläsionen werden weitgehend durch tiefe Bewußtlosigkeit überdeckt und treten erst beim Nachlassen der Bewußtlosigkeit deutlich in Erscheinung. Deshalb ist stets eine *laufende Kontrolle des neurologischen Befundes* in den ersten Tagen mindestens täglich einmal erforderlich. Herdförmige Ausfälle im Bereiche der Rinde, sowie herdförmige Reizungen mit Krampfanfällen, Déviation conjugée usw. finden sich naturgemäß bei Konvexitätsfrakturen, während Hirnnervenläsionen vom peripheren Typ ausschließlich bei Schädelbasisfrakturen vorkommen.

6. Intracranielle Drucksteigerung: Kündigt sich an, durch Veränderungen von Blutdruck, Pulsfrequenz, Atmung, Wiederauftreten oder Zunahme der Bewußtseinsstörung, Auftreten oder Zunahme von neurologischen Ausfallserscheinungen. In den ersten 24 bis 48 Stunden stets verdächtig auf *Epiduralhämatom*, danach meist *Hirnödem* usw. (s. Kap. Hirnverletzungen, dort auch weitere Komplikationen!).

b) Offene Schädelhirnverletzungen (vgl. S. 663). Es besteht eine offene Verbindung zwischen Durainnenraum und Außenwelt, weshalb stets die Gefahr der *Infektion* des Schädelinhalts gegeben ist. Häufig bei Impressionsfrakturen und in Form der frontobasalen Schädelhirnverletzung bei Verkehrsunfällen durch Aufschlagen der Stirn auf das Armaturenbrett im Auto, wobei es durch gleichzeitige Verletzung der Nebenhöhlen und der Dura zu einer *Liquorfistel* aus der Nase oder den Ohren kommen kann (s. Schädelfrakturen mit Beteiligung der Nasennebenhöhlen und des Mittelohrs S. 666!). Die Gefahr einer basalen Meningitis ist dabei, u. U. noch nach Jahren, stets besonders groß. Art und Ausmaß einer begleitenden *Hirnverletzung* ist besonders von der Lokalisation und der Art des Traumas abhängig, wobei Verletzungen des Hirnstamms stets schwerwiegender sind, als u. U. auch ausgedehnte kortikale Verletzungen, die meist nur zu örtlichen Funktionsausfällen ohne unmittelbare Lebensbedrohung führen. Eine besondere Stellung kommt den *Schädelschußverletzungen* zu, wegen der oft damit verbundenen ausgedehnten Hirnverletzung (s. S. 668). *Spätkomplikationen* finden sich gelegentlich in Form einer Schädeldachosteomyelitis (s. dort), hauptsächlich jedoch in Form von Komplikationen von seiten der Hirnverletzung (s. dort).

VIII. Verlauf

Die knöcherne Heilung eines Schädelbruchs geht auffallend langsam vor sich. Noch nach Jahren können die Bruchlinien offen (Röntgenbild!), wenn auch bindegewebig fest verbunden sein. Größere Schädeldefekte (breite Bruchspalten oder Lochdefekte) schließen sich meist nicht, besonders wenn sie mit erheblichen Periostverletzungen einhergegangen sind. Eine Verkleinerung der Lücke kann nur durch periostale Knochenbildung vom Rande her erfolgen, da die Dura im Erwachsenenalter nicht mehr zur Knochenneubildung befähigt ist. Im Kindesalter können gelegentlich von der Dura her Knocheninseln gebildet werden, die sich nach längerer Zeit u. U. vereinen können. Größere Schädellücken im Erwachsenenalter erfordern daher gelegentlich, besonders aus kosmetischen Gründen, eine plastische Deckung. Beschwerden bei bestehender Schädellücke werden meist durch die gleichzeitig bestehende Hirnverletzung bzw. Hirnduranarbe verursacht.

IX. Therapie

Die Schädelfrakturen selbst bedürfen nur selten einer speziellen Behandlung. Stets muß eine Hirnverletzung angenommen werden, auch wenn keine sicheren Symptome dafür vorliegen. Deshalb ist Bettruhe immer angezeigt, schon wegen der möglicherweise zu erwartenden Komplikationen. Behandlung dieser und einer begleitenden Hirnverletzung s. Abschn. Hirnverletzungen! *Operative Behandlung:* Gedeckte Schädelfrakturen mit unter die Kopfschwarte ausgetretenem Hirnbrei oder Liquor müssen stets operativ freigelegt und die Dura bzw. die Hirnwunde versorgt werden. Ebenso müssen gedeckte Impressionsfrakturen mit stärkerer Eindellung freigelegt und gehoben werden. Kann dabei ein loser Knochensplitter entfernt werden, so werden die übrigen Fragmente von der geschaffenen Knochenlücke aus mit einem Elevatorium gehoben, wobei man sich stets überzeugen muß, ob die Dura intakt ist. Gelingt es nicht, auf diese Weise eine Lücke zu schaffen, so wird am Rande der Impression ein Bohrloch angelegt und von hier aus die Fraktur mit Elevatorium gehoben. Bei offenen Schädelfrakturen soll die Fraktur möglichst weitgehend freigelegt und revidiert werden. Sind Fremdkörper in eine Fissur eingeklemmt, so wird ein Bohrloch angelegt und von hier aus mit schmaler Knochenzange die Fissur erweitert und damit alle Fremdkörper und Verschmutzungen, die zu einer Infektion der Diploe führen könnten, entfernt. Offene Impressionsfrakturen werden stets gehoben, wobei, besonders bei starker Verschmutzung, lockere Knochensplitter entfernt werden müssen. Genaueste Revision der Dura ist bei den offenen Frakturen besonders wichtig. Behandlung der Frakturen mit Sinusverletzungen, Dura- und Hirnverletzung, Nebenhöhlenverletzungen und Liquorfistel s. Abschn. Hirnverletzungen!

C. Entzündungen

a) Syphilis. Neben makulo-papulösen Hautsyphiliden, besonders an der Haargrenze (Corona veneris) und an den Schleimhäuten sowie Weichteilgummata finden sich periostitische und gummöse Knochenaffektionen nicht selten, speziell bei Erwachsenen, aber auch bei connataler Lues im Kindesalter; oft multipel. Charakteristisch nächtliche bohrende Kopfschmerzen!

Periostitis: Umschrieben oder diffus auftretend, hyperostitische Verdickungen, die uhrglasartig dem erkrankten Schädelteil, meist Stirn- und Scheitelbein, aufliegen. Die Verdickungen sind prall-elastisch und können gummöse Knoten enthalten, die aus dem Niveau hervorragen. Kommt es zur Eiterbildung, so brechen die gummösen Massen durch die Haut durch und es entstehen scharf umrandete, runde Ulcera, auf deren Grunde der entblößte Knochen freiliegt. Der Knochen wird nekrotisch und stößt sich in Form zernagter Sequester ab.

Gummata in den Markräumen der Diploe führen zu Einschmelzungsherden und am Rand zu reaktiven Knochenwucherungen, so daß die Knochenoberfläche landkartenreliefartig durch gruben- oder kraterförmige Vertiefungen und wall- und buckelartige Erhebungen verändert ist. Eiterbildung kann unter die Haut und bis zur Dura vordringen (Pachymeningitis syphilitica) und es kommt zu Knochennekrosen mit Sequesterbildung. Bei Ausheilung bilden sich fest am Knochen haftende, weißliche, strahlige Narben („Totenschädel").

Diagnose: Ergibt sich aus der Anamnese, langsamem Verlauf, nächtlich-bohrenden Kopfschmerzen, charakteristischen Knochenveränderungen und sonstigen Luessymptomen (*Wassermann*sche Reaktion usw.). Im *Röntgenbild:* Periostische Auflagerungen, Verdichtungen und Aufhellungen mit landkartenartiger Begrenzung.

Differentialdiagnose: Osteomyelitis, Tuberkulose, Tumoren, spez. Sarkome.

Komplikation: Mischinfektion besonders bei Ulcerationen, Meningitis, Sinusthrombose, Hirnabszeß, Amyloidose.

Therapie: Antiluetische Kur. Bei Eiterung mit Gummata und Nekrosen muß eine Sequestrotomie, Excochleation der Granulationen und Fistelgänge durchgeführt werden.

b) Tuberkulose. *Vorkommen und Entstehung:* Ziemlich selten, meist bei Kindern und Jugendlichen, gelegentlich bei Erwachsenen, spez. Greisen. Sonstige Zeichen von Tuberkulose (Knochen, Haut, Lymphdrüsen und Lungen). Selten primäre Entstehung, meist fortgeleitet von spezifischen Weichteilveränderungen (Lupus, Paukenhöhlenschleimhauttuberkulose usw.). Vorwiegend befallen sind Stirn-, Scheitel- und Schläfenbein, spez. Proc. mastoideus.

Formen: Bei der *umschriebenen Form* bilden sich meist kreisrunde Sequester, die charakteristischerweise durch die ganze Dicke des Schädeldachs reichen. Im Anfangsstadium entsteht ödematöse Schwellung der Weichteile ohne wesentliche Schmerzen, allmählich bildet sich ein *kalter Abszeß* mit dünnflüssigem, bröckeligem Eiter, besonders über der Stirn- und Scheitelgegend. Die Haut über dem Abszeß ist dünn und straff, meist blaurot. Bei fälschlicher Eröffnung oder Spontandurchbruch entstehen Fisteln mit schwammigem, z. T. verkästem Granulationsgewebe, die in eine Höhle auf rauhen Knochen führen. Bei größerem Gewebszerfall kommt es zu blaurot umrandeten, unterminierten Geschwüren. Manchmal findet sich eine feine, mit pulsierendem (Hirnpulsation!) Eiter gefüllte Öffnung des Schädelknochens, die dann bis auf die Hirnhaut reicht.

Die *diffuse progressive Schädeltuberkulose* befällt größere Abschnitte, wobei die Diploe mit käsigen Massen erfüllt ist. Dabei ausgedehnte, schmerzlose, kalte Abszesse, langdauernde Ulcerationen, evtl. Meningitis und Hirnabszeß. Im Gegensatz zur Syphilis keine Knochenneubildung. Chronischer progredienter Verlauf.

Diagnose: Sonstige Tuberkulose, jugendliches Alter, typische Lokalisation und Beschaffenheit der Knochenveränderungen. Beweglichkeit des Sequesters, Fehlen von Knochenneubildung, kalter Abszeß. Mikroskopischer und kultureller Nachweis der Erreger. Röntgenbild.

Prognose: Je nach dem Allgemeinzustand; auch große Knochenlücken können sich spontan schließen; stets Gefahr tuberkulöser Meningitis. *Therapie:* Bei geschlossenem kaltem Abszeß Punktion und Auffüllen mit tuberkulostatischen Medikamenten (Streptomycin usw.). Niemals inzidieren! Sequester werden entfernt, tuberkulös-cariöser Knochen wird ebenfalls fortgenommen, wobei besonders auch tuberkulöse Granulationen zwischen Knochen und Dura entfernt werden, evtl. späterer plastischer Verschluß der Knochenlücke. Daneben lokale und allgemeine Behandlung mit Tuberkulostatika und bei Mischinfektion mit Antibiotika.

c) Osteomyelitis. *Vorkommen:* Im ganzen selten, wie überhaupt an platten Knochen, besonders die hämatogene metastatische (Primärherd fern vom Schädel), bzw. die sog. genuine Osteomyelitis (Erregereintrittsstelle nicht feststellbar), häufiger fortgeleitete Entstehung nach Kopfschwartenfurunkel, Phlegmone, Erysipel, infizierten Wunden, besonders mit Knochenverletzungen, hauptsächlich aber bei Nasennebenhöhlen- sowie Mittelohreiterungen.

Formen: 1. *Akute Osteomyelitis* (seit Einführung der Sulfonamide und Antibiotica sieht man meist ein abgeschwächtes oder verschleiertes Krankheitsbild!). Schwere Krankheitserscheinungen, Schwindel, Übelkeit, Somnolenz und Delirien, Zunge trocken und belegt. Temperatur 38–39°, Puls frequent und unregelmäßig, im Blutbild Leukocytose, polsterartige Weichteilschwellung über dem erkrankten Knochengebiet meist mit entzündlicher Rötung, später Fluktuation, Schwellung der Lider. Der Eiter kann unter den Schläfenmuskel und in die Orbita vordringen, auch in den Epiduralraum (Epiduralabszeß). Gefahr der Sinusthrombose, Meningitis nach Thrombophlebitis der Duravenen, nicht selten Hirnabszeß oder Encephalitis. Auch metastatische Hirnabszesse fern vom Knochenherd kommen vor. *Röntgenbild:* In den ersten Tagen keine Veränderungen, da die exsudativen Vorgänge am Knochen röntgenologisch nicht darstellbar sind. Später Knocheneinschmelzungen oder Knochenneubildungen. 2. *Chronische Osteomyelitis:* Nach Überstehen des akuten Stadiums langsamer Sequestrierungsprozeß. Die Knochennekrosen bilden Sequester in einer Totenlade aus sklerosiertem Knochen. In diesem Stadium selten intracranielle Komplikationen, dagegen Fistel- und Ulcerationsbildungen, schlechte Neigung zum Abheilen.

Erreger: Meist Staphylococcus pyogenes aureus oder albus, seltener hämolytische Streptokokken oder Streptococcus viridans, ganz selten Pneumokokken oder Typhusbacillen.

Therapie: Sowohl im akuten, als auch im chronischen Stadium stets operative Entleerung des Abszesses, Eröffnung der Diploe und bei Veränderungen an der Tabula interna, Eröffnung des Epiduralraums, Entfernung von epiduralem Eiter und Granulationen, wobei sorgfältig darauf geachtet werden muß, daß die Dura nicht verletzt wird. Auch im Zweifelsfall stets die Dura freilegen, da eine epidurale Eiteransammlung die Dura vom Knochen ablöst und dieser, wie jeder vom Periost befreite Knochen, nekrotisch wird. Im chronischen Stadium Sequestrotomie nach vollkommener Demarkierung. Daneben antibiotische Allgemeinbehandlung, möglichst nach Testung der Empfindlichkeit der Erreger.

d) Differentialdiagnose der Schädeldachentzündungen

	Syphilis	Tuberkulose	Osteomyelitis
Wesen der Knochenveränderung	Periostitis, Knochengumma, fortschreitend und sequestrierend mit teilweise festsitzendem Sequester	Eitrige Einschmelzung oder Karies, gelöste Sequester	Eitriger Zerfall, lokalisiert, Einschmelzung, gelöste Sequester
Knochenneubildung	Hyperostose	—	—
Eiter	graugelb, stinkend	dünnflüssig, käsig, bröcklig	goldgelb

	Syphilis	Tuberkulose	Osteomyelitis
Ulcera	speckig belegt	unterminiert mit blauroten Rändern, häufig fistelnd	—
Röntgenbild	Osteoporose, eburnisierte Sequester, Osteosklerose	Osteoporose, Sequester	Osteoporose, Sequester
Beginn	langsam	langsam	akut, septisch
Schmerzen	starke nächtlich-bohrende	keine	nach etwa 8 Tagen beginnende Entzündungsschmerzen
Fieber	— evtl. bei sekundärer Mischinfektion	gering evtl. bei sekundärer Mischinfektion	38–39°, evtl. septisch
Lebensalter	meist bei Erwachsenen	meist bei Kindern und Jugendlichen	meist bei Jugendlichen

D. Geschwülste

a) Osteome. Häufigste gutartige Geschwulst. Multipel oder solitär. Entstehen meistens in der Kindheit, wachsen langsam progressive, können später stationär werden. Treten am Schädel am nichtknorpelhaltigen, flachen Knochen auf und wiederholen den ganzen Cyclus der Ossifikation, so daß nach dem Stadium verschiedene *Formen* unterschieden werden können: Schneller wachsende ossifizierende Fibrome, fibröse oder spongiöse Osteome (Osteoma spongiosum), höher differenzierte, lokalisierte, kompakte Osteome (Osteoma eburneum). *Lokalisation:* Hauptsächlich Stirn- und Gesichtsgegend (die Stirn- und Gesichtsknochen wachsen noch und damit auch das Osteom, wenn die anderen Schädelknochen schon aufgehört haben zu wachsen!). Besondere Bedeutung haben die Osteome der Nasennebenhöhlen, besonders der Stirnhöhlen, wegen der Gefahr des Einbrechens in die Nasenhöhle, andere Sinus, in die Orbita oder in die vordere Schädelgrube. *Symptome:* Meist keine, evtl. kosmetische, in späteren Stadien u. U. Hirndruckzeichen, Kopfschmerzen, Epilepsie. Osteome der Nasennebenhöhlen führen häufiger zu intracraniellen Komplikationen, wie Mucocele, Rhinorrhoe, Meningitis, Hirnabszeß, intracranielle Pneumatocele, oder beim Einwachsen in die Orbita zu Exophthalmus, Doppeltsehen usw. *Diagnose:* Im Röntgenbild gut abgegrenzte, dichte Masse neuen Knochens mit konvexer Außenkante und scharf begrenzter Basis, die durch die meist wenig veränderte Tabula interna gebildet wird. In der Tabula externa findet sich eine Grenze verminderter Dichte, die die Wachstumsgrenze darstellt. *Differentialdiagnose: Hyperostosen bei Meningeomen* zeigen mehr radial gestellte Spiculae, außerdem meist schnelleres Wachstum und intracranielle Symptome. *Frontale Hyperostosen* sind einfache Knochenanlagerungen, meist doppelseitig an der Innenfläche des Stirnbeins, besonders bei alten Leuten, vor allem Frauen, auch in der Schwangerschaft und meist verbunden mit hormonellen Störungen, wie Adipositas, Virilismus usw. (Morgagni-Syndrom!) und Hyperplasie der eosinophilen Zellen der Hypophyse. *Therapie:* Bei cerebralen Symptomen sowie bei Lokalisation in den Nasennebenhöhlen Radikaloperation, evtl. unter Schädelresektion mit nachfolgender Plastik. Bei unvollständiger Entfernung können sie recidivieren, während keine Gefahr einer malignen Entartung besteht! Spongiöse Osteome und ossifizierende Fibrome mit progressivem Wachstum sollten stets operiert werden, dagegen können k eine Osteome aus kompaktem Knochen ohne intracranielle Symptome ohne Behandlung bleiben.

b) Fibröse Dysplasie. Tumoren in der Diploe des Schädelknochens aus festem, gelbweißem Gewebe mit kleinen, braune Flüssigkeit enthaltenden Cysten, von dünnem, intaktem cortikalem Knochen bedeckt. Übergang zum gesunden Gewebe oft abrupt. *Histologisch:* Metaplastische Knochenformation aus fibrösem Ersatzgewebe. *Formen:* Polyostische Form (*Albright*), wahrscheinlich kongenitale Anomalie, meist auf eine Körperseite beschränkt, bei Frauen häufiger als bei Männern, Auftreten in ersten zwei Lebensjahrzehnten, meist chronisch-langsamer Verlauf, in Verbindung mit endocrinen Dysfunktionen und Pigmentationen. *Monostische Form* (*Schlumberger*), nur ein Knochen befallen, nicht kongenital, möglicherweise Störung der normalen Reparation bei vorangegangener Schädigung, keine endocrinen Störungen. *Lokalisation:* Häufig am Os frontale, aber auch an den übrigen Schädelknochen. Gelegentlich ist neben dem Os frontale auch der Gesichtsschädel betroffen und die paranasalen Sinus sind ganz oder teilweise obliteriert. Dabei u. U. unförmige, löwenhauptähnliche Vergrößerung des Knochens: „Leontiasis ossea" (*Virchow*). *Symptome:* Lokale, meist umschriebene Schwellung des Knochens, langsames Wachstum, später oft stationär. *Komplikation* bei Einwachsen in die Orbita (Exophthalmus, Doppeltsehen usw.), evtl. Hirndruckerscheinungen bei intracranieller Raumbeengung bzw. durch Stauung der abfließenden Venen. *Diagnose:* Im Röntgenbild Erweiterung der Diploe, Verdünnung der Tabulae, sekundäre Knochenauflagerungen von verschiedener Dichte und Dicke, manchmal mit kleinen Cysten. *Differentialdiagnose:* Wahrscheinlich Übergänge zu ossifizierenden Fibromen oder zu Ostitis fibrosa und Riesenzelltumoren möglich. *Therapie:* Wie bei Osteomen! Eine spezifische Behandlung gibt es nicht.

    c) **Ostitis fibrosa lokalisata und Riesenzelltumoren.** Wahrscheinlich pathologische Reaktion des Knochens auf eine Schädigung, wobei Heilungsvorgänge bei der Ostitis fibrosa und Abbauvorgänge (progressive Osteoklastome) bei den Riesenzelltumoren im Vordergrund stehen. *Vorkommen:* Am Schädel selten, Ostitis fibrosa meist im 1. bis 3. Lebensjahrzehnt. Riesenzelltumoren im 3.–4. Lebensjahrzehnt. Ostitis fibrosa lokalisata meist frontal, dann temporal, parietal und occipital. Diploe ballonförmig erweitert. Tabulae intakt, Haut verschieblich. Der Tumor ist reaktionslos, schmerzfrei, meist von weicher, bis fester, sklerotischer Konsistenz. *Diagnose:* Kurze Anamnese, durchschnittlich 6 Monate, selten neurologische Symptome. Im Röntgenbild Knochendestruktion mit umgebender sklerotischer Grenze. *Therapie:* Operative Entfernung, besonders der sklerotischen Formen, oder Röntgenbestrahlung. Recidive können noch nach Jahren auftreten.

    Riesenzelltumoren im Keilbein, auch frontal, occipital, seltener in anderen Regionen. Akuter progressiver Verlauf mit vorwiegendem Knochenabbau. Die Tumoren sind grau bis rot gefärbt, zeigen Nekrosen, cystische Degeneration und große Bluträume. Im Röntgenbild umschriebener osteolytischer Prozeß mit perforierter Knochenschale ohne periostale Reaktion. *Therapie:* Möglichst operative Entfernung, wenn unmöglich Röntgenbestrahlung. Bei häufiger Irritation Gefahr der malignen Entartung (osteogenes Sarkom), Recidive nicht selten.

    d) **Angiome.** Primäre Knochenangiome selten. Kavernöse, noch seltener kapilläre Angiome, entstehen aus den gefäßbildenden Elementen der Diploe, vorwiegend im frontalen oder parietalen Gebiet, hauptsächlich bei Frauen. *Symptome:* Anschwellung des Schädeldaches, später Kopfschmerzen, bei Frauen besonders während der Menstruation, gelegentlich auch Hirndruckerscheinungen, jedoch wachsen die Tumoren meist extracraniell. *Diagnose:* Harte, bläuliche Anschwellung, die sich deutlich von dem weißen Schädelknochen abhebt. Im Röntgenbild runde oder ovale Knochenverdünnung mit unregelmäßigen Grenzen und durch Knochenabbau und -neubildung „Honigwabenstruktur", selten osteosklerotische Reaktionen. Gelegentlich erweiterte Diploevenen. Bei Tangentialaufnahmen typische „Sonnenstrahlenstruktur" durch radiär gestellte Knochentrabekel. Häufig Arrosion der Tabula externa, seltener Ballonierung der Tabula interna mit Arrosion. *Therapie:* Totale Entfernung durch Schädeldachresektion, evtl. mit nachfolgender Plastik.

    e) **Chondrom.** Am Schädel selten, vorwiegend an der Basis, paramedian in der Umgebung des Foramen lacerum oder in der hinteren Schädelgrube mit Wachstumstendenz in Richtung Brückenwinkel. Auftreten meistens zwischen 10. und 25. Lebensjahr. *Symptome:* Meist längere Anamnese mit diffusen Kopfschmerzen und halbseitigen Hirnnervenausfällen. Röntgenologisch findet sich eine dichte, sklerotische Form und eine blumenkohlartige Form von verschiedenem Dichtegrad mit deutlicher Knochenzerstörung (Entkalkung), Zerstörung der Felsenbeinspitzen, wolkige Verschattung der Basis der mittleren Schädelgrube, Unschärfe der Foramina spinalis, ovale und lacerum. *Therapie:* Möglichst vollständige operative Entfernung, da die Gefahr der malignen Entartung besteht (Chondrosarkom).

    f) **Chordom.** Im ganzen selten, am Schädel hauptsächlich an der Spheno-Occipitalsynchondrose oder am Clivus, ausnahmsweise auch in der Mandibula, der Maxilla, der Tonsillarregion und im superioren Teil des Os occipitale.

Formen: α) Benigne Form, ohne klinische Erscheinungen (Nebenbefund bei Sektionen!), kleine, weiche, milchig-weiße, halb durchscheinende Tumoren mit typischem Sitz.

β) Maligne Form, macht frühzeitig Knochenarrosionen meist auf einer Seite der Schädelbasis und breitet sich langsam progressiv, manchmal auch akut, häufig entlang den Hirnnerven aus. *Symptome:* Bei Einwachsen im Nasopharynx Hirnnervensymptome wie Pharyngealtumoren, bei Sellabeteiligung wie Hypophysentumoren, können sich auch in die Orbita, Halsregion und Foramen magnum ausdehnen. Kopfschmerzen, Sehstörungen, nasale Obstruktion, Nackenschmerzen, daneben Hirnnervenausfälle, bei großer Geschwulst Occlusionshydrocephalus. *Diagnose:* Im Röntgenbild Arrosion der Schädelbasis in der Sphenooccipitalregion oder Sellagegend, Sellaerweiterung, Calcifikation des Tumors, gelappter, gelatinöser, weicher Tumor mit dünner Kapsel von gelblicher Farbe, gelegentlich auch fest, rot und knorpelig. *Differentialdiagnose:* Nasopharynxcarzinome verursachen meist stärkere Schmerzen. Unterscheidung von atypischen Chondromen und Sarkomen oft schwierig. Weiterhin Craniopharyngeome und Hypophysentumoren. *Therapie:* Operative Entfernung, was bei der Lokalisation meist schwierig ist. Da Tumor strahlenresistent ist, Röntgenbestrahlung zwecklos. *Prognose:* Wegen Neigung zu Recidiven meist infaust.

g) Xanthomatosen. (Lipoidstoffwechselstörung mit Ablagerung von Cholesterin in verschiedenen Organen). Tumoren am Schädelknochen: *1. Schüller-Christian-Handsche Erkrankung:* Sichtbare Tumoren und landkartenförmige Defekte im Schädeldach, fast nur bei Kindern im 2.–5. Lebensjahr. *Diagnose:* Im Röntgenbild scharf begrenzte, meist multiple, große, oft mehrere Zentimeter im Durchmesser messende osteolytische Herde, hauptsächlich in der Diploe des Schädeldachs, mit Verdünnung der Tabulae. Dabei Diabetes insipidus, Exophthalmus, Splenomegalie, gelbe Knoten in der Haut, Cholesterinämie, Anämie, endocrine Störungen usw. *Therapie:* Röntgenbestrahlung der Knochenherde, die strahlenempfindlich sind und oft reossifizieren.

2. Eosinophiles Granulom: Meist solitärer, osteolytischer Tumor des Schädeldachs mit arrodierendem und expansivem Wachstum, wobei die Tabula externa und interna, evtl. auch Dura und Gehirn in Mitleidenschaft gezogen werden. Vorwiegend im jugendlichen Alter, meist beim männlichen Geschlecht. *Symptome:* Relativ schneller Krankheitsverlauf, Schwellung, Schmerzen, subfebrile Temperaturen, Leukocytose, Eosinophilie. *Diagnose:* Im Röntgenbild wie 1. nur vorwiegend solitär, unterschiedlich geformte Gebiete von verminderter Dichte. Der Tumor besteht aus Granulationsgewebe, in welchem eosinophile Zellen und Makrophagen vorherrschen. Am Anfang cystisch-hämorrhagischer, weicher braunroter, später blaßgelber Tumor. *Therapie:* Da solitär, je nach Lokalisation, operative Entfernung, evtl. Curettage oder Röntgenbestrahlung. *Prognose:* Günstig, jedoch gelegentlich Recidive.

h) Ostitis deformans (*Paget*): (Knochenabsorption und Ersatz mit Ossifikation niedrigen Grades.) Multiple Knochenverdickungen, hauptsächlich an Tibia, Schädel und Becken, meist bei Männern nach dem 45. Lebensjahr, nicht selten sarkomatöse Entartung, meist jedoch symptomlos, langsam progredient. *Diagnose:* Vergrößerung des Schädels, im Röntgenbild Verdickung des Knochens mit Gebieten verschiedener Dichte („Baumwollstruktur"). Im Frühstadium evtl. scharf begrenzte Gebiete von zerstörtem Knochen, die eine Metastase vortäuschen können (Osteoporosis circumscripta). *Therapie:* Meist unnötig, evtl. Schädeldachresektion, Optikusentlastung bei Druckatrophie des Nerven.

i) Glomustumor: Entsteht aus den nicht chromaffinen Paraganglien des 9. und 10. Hirnnerven an der Schädelbasis, gelegentlich in der Adventitia des Bulbus jugulare, wächst sehr langsam, evtl. nach Zerstörung des Knochens mit Einbruch in das Mittelohr oder den Schädelinnenraum, im ganzen selten, meist im 4.–6. Lebensjahrzehnt, bei Frauen häufiger. *Symptome:* Meist von seiten des Ohres (Ohrgeräusche, evtl. pulssynchron, Schwerhörigkeit, blutreicher Tumor im äußeren Gehörgang), Ausfallserscheinungen an den kaudalen Hirnnerven, evtl. Syndrom des Foramen jugulare (homolaterale Lähmung des Gaumensegels mit Schluckstörung, Lähmung des M. sternocleidomastoideus, Hemiageusie im hinteren Zungendrittel, Hemianästhesie des Schlundkopfes und des Pharynx), auch Symptome eines Kleinhirnbrückenwinkeltumors bzw. eines Tumors der hinteren Schädelgrube, evtl. mit Hirndruckerscheinungen. *Diagnose:* Im Röntgenbild Zerstörung der Pyramidenspitze, im Bereiche des Foramen jugulare und am Boden der mittleren Schädelgrube, evtl. Anfärbung im Carotis- oder Vertebralisangiogramm, da sehr gefäßreicher Tumor! *Therapie:* Operative Entfernung, jedoch wegen Blutreichtum und Lokalisation oft schwierig. Röntgenbestrahlung hat wenig Erfolg.

k) Ceruminaldrüsenadenom des Ohres kann gelegentlich in die mittlere oder hintere Schädelgrube einbrechen. *Symptome:* Zunehmender Gehörverlust, periphere Facialislähmung, bei Einbruch in den Schädelinnenraum Kopfschmerzen, Ataxie, Hirndrucksymptome. Im Röntgenbild dann destruierende Veränderungen am Felsenbein. *Therapie:* Operative Entfernung durch Otologen.

l) Sarkome. Primäre Schädelsarkome selten. Es finden sich osteogene Sarkome (sklerosierende und osteolytische), chondrale Sarkome, außerdem Fibrosarkome, Lymphosarkome, Retothelsarkome und *Ewing*sarkom. Häufiger bei Kindern und Jugendlichen. *Symptome:* Kopfschmerzen, Tumoranschwellung, über der die Haut zunächst verschieblich ist. Später Infiltration der Haut, gelegentlich jauchende Ulcera. Rasche Progredienz, häufig infiltrierendes Wachstum in den Schädelinnenraum, Durchbruch durch die Dura, durch intradurale Tumorknoten Hirntumorsymptome. Bei Zerstörung der Schädelkalotte ist Hirnpulsation am Tumor zu tasten. *Diagnose:* Im Röntgenbild Zerstörung der Tabulae und der Diploe, periostale Reaktion, Spikulabildung, meist Weichteilschatten. Probeexcision! *Therapie:* Bei frühzeitiger Erkennung vollständige operative Entfernung im Gesunden (Umsägen des veränderten Knochengebietes!). Sonst Röntgenbestrahlung, evtl. Cytostatica. *Prognose:* Meist infaust. Tod in 1–2 Jahren an Kachexie, Metastasen, Meningitis usw.

Das *Lymphosarkom* tritt meist nach dem 20. Lebensjahr auf und ist mit sekundärer Anämie verbunden. Im Röntgenbild häufig zahlreiche, kleine oder größere ausgestanzte, osteoklastische Gebiete mit umgebender Knochenverdichtung. Röntgenbestrahlung günstiger als Operation. Beim *Ewingsarkom* finden sich charakteristische Knochenneubildungen in parallelen Lagen, die das Periost anheben und nicht zu Destruktion der Tabulae und Diploe führen. Mögliche radikale operative Entfernung. *Retothelsarkome* nicht selten in der oberen Nasenhöhle und den angrenzenden Schädelbasisanteilen, meist in der Mittellinie, führen zu Hirnnervenausfällen und Lokalsymptomen von seiten der Hirnbasis im Bereich der vorderen und mittleren Schädelgrube.

m) Carcinom. Sekundär, in Form eines übergreifenden Hautcarcinoms oder knochenzerstörender Metastasen bei malignen Neoplasmen der Mamma, Schilddrüse, Nieren usw. bzw. knochenbildende Metastasen, hauptsächlich bei Prostata-Ca, gelegentlich auch bei Mamma-Ca. *Symptome:* Schmerzen, Tumorbildung, wobei die Haut über dem Tumor nicht verschieblich ist, ebenso der Tumor nicht auf dem Knochen, frühzeitige Exulceration, cerebrale Lokalzeichen bei Durchwachsen des Knochens, meist jedoch spät, da auch die Dura erst spät durchwachsen wird. Hirnnervenausfälle bei Sitz an der Schädelbasis. *Diagnose:* Im Röntgenbild multiple, osteosklerotische bzw. destruktive Herde von unregelmäßiger Größe und Begrenzung. Probeexcision. *Therapie und Prognose* wie Sarkome.

Schädelmetastasen finden sich auch besonders bei Kindern beim *Neuroblaston* in Form destruktiver Knochendefekte, besonders an der Basis. *Hypernephrome* können neben Hirnmetastasen auch zu Schädelzerstörungen führen.

Aus der Nachbarschaft übergreifende maligne Tumoren finden sich hauptsächlich im Nasopharynx (Carcinome, Sarkome, Cylindrome, Lymphoepitheliome) und im Mittelohr, wobei hauptsächlich das Plattenepithelcarcinom des Mittelohrs und Schläfenbeins Tendenz zum destruktiven Wachstum hat, frühzeitig in den Schädelinnenraum einbricht und zu intracraniellen Symptomen führt.

n) Myelom (Plasmocytom) Meist multiple, selten solitäre, scharf abgegrenzte runde, osteolytische Knochendefekte, selten infiltrierendes Wachstum über den Knochen hinaus. *Diagnose:* Hyperkalzämie, Hyperglobulinämie, *Bence-Jones* Proteinurie, sowie atypische Amyloidose, ev. Plasmaceleukämie, meist zwischen 40. und 60. Lebensjahr. *Therapie:* Wie bei allen Knochenmarksgeschwülsten ist operative Behandlung zwecklos, evtl. Röntgenbestrahlung.

o) Chlorom. Graugrüne, polsterartige Markwucherungen an der Schädelkalotte, Gesicht, Felsenbein und Orbita. *Symptome:* Häufig Kopfschmerzen, Exophthalmus, Schwerhörigkeit. Tumoren an anderen Knochen und inneren Organen. *Prognose:* Meist innerhalb von 5 Monaten tödlicher Ausgang.

E. Schädelplastik

Verschluß der Schädellücke durch Knochen oder körperfremdes Material.

a) Indikation. α) *Verletzungsgefahr* des Gehirns besteht nur bei sehr großen Lücken, schlechter Vernarbung und bei Traumen besonders ausgesetzter Lokalisation (Stirn,

Hinterkopf, Hirnsinus). Bedeutungsvoller ist oft eine ständige Sorge des Patienten vor Verletzung!

β) Beschwerden (Kopfschmerzen, Schwindelgefühl usw.) sind besonders dann eine Indikation, wenn sie durch festen Gegendruck zu mildern oder zu beheben sind. Cerebrale Herderscheinungen, Epilepsie usw. werden meist durch subdurale Prozesse (Hirnduranarbe, Cysten, Fremdkörper usw.) verursacht, nicht jedoch durch die Schädellücke!

γ) Kosmetische Indikation besteht besonders bei Schädellücken im Stirn-, Orbitalrand- und Nasenwurzelbereich, u. U. auch bei kleinen Defekten. Die Tatsache, in der Umgebung immer als Hirnverletzter erkannt zu werden, kann auch die Deckung unbedeutender und wenig entstellender Defekte notwendig machen.

b) Vorbedingung. Normale Haut- und Duraverhältnisse! Die Haut soll nicht unter Spannung stehen, zu breite Hautnarben müssen excidiert und durch Schiebelappen oder Rundstiellappen usw., Narben oder Defekte der Dura durch Fascienplastik ersetzt werden. Die Korrekturen können u. U. zugleich mit der Knochenplastik vorgenommen werden. Bei Verwendung körperfremden Materials, insbesondere bei Kunststoffplastiken muß der Knochenrand „zur Ruhe gekommen" sein! Daher Deckung frühestens 3 Monate nach der Defektentstehung, wenn d e ursprüngliche Wunde per primam, bzw. 6–8 Monate, wenn sie per secundam geheilt war.

c) Methoden. *α) Autoplastik:* Deckung mit körpereigenem Material, spez. Knochen. *Vorteil:* Gute Verträglichkeit und Einheilungstendenz. *Nachteil:* Zusätzliche Wunde durch Knochenentnahme, schwierige Form- und Fixierbarkeit, daher nicht immer befriedigendes kosmetisches Ergebnis. Wegen der Hirnpulsation verfällt ein ungenügend fixiertes Transplantat der Resorption.

1. Gestielter Haut-Periost-Knochenlappen aus dem Schädeldach der Umgebung (*Wagner* 1889; *Müller-König* 1890; *Nicoladoni* 1895).

2. Gestielter Periostknochenlappen (*Garré, v. Hacker, Durante* 1912). Beide Methoden eignen sich nur für kleine Defekte!

3. Freie Transplantation von Tibia mit Periost (*Seydel* 1889), Rippe mit doppeltem Periost (*Kappis* 1905), Schulterblatt mit doppeltem Periost (*Röpke* 1912), Beckenkamm bzw. -schaufel (*Mauclaire* 1914; *Klapp* 1917; *Rehn* 1932; *Lexer* 1934).

β) Homoplastik: Deckung mit Knochen von anderen Menschen bzw. menschlichen Leichen. *Vorteil:* Die Transplantate können konserviert in einer „Knochenbank" in jeder Form und Größe bereitgehalten werden. *Nachteil:* Wie bei Autoplastik, außerdem nicht so gut verträglich.

γ) Heteroplastik: Deckung mit tierischen Knochen. Heute keine Bedeutung mehr.

δ) Alloplastik: Deckung mit körperfremden Material. Je nach Art des verwendeten Materials bestehen *Vorteile:* Große Festigkeit, gute Formbarkeit, leichte Verarbeitung; und *Nachteile:* Gewebsunfreundlichkeit, daher u. U. schlechte Einheilung, Fremdkörpergefühl bei zu großem Gewicht. Verwendet wurden: Gold (*Petronius* 1565), Celluloid (*Frankel* 1890), Elfenbein (*David* 1898), Silber (*Imbert* und *Raynal* 1910; *Heidenhain* 1925), Plexiglas (*Kleinschmidt, O.* 1940; *Elkins* und *Cameron* 1946).

Wegen besonderer Gewebsfreundlichkeit werden heute vor allen Dingen verwendet:

1. Metallegierungen: Vitallium oder *Tantal* (*Reeves, Webster* und *Gurdjan* 1945). Entsprechende Metallplatten von verschiedener Form und Größe werden bereitgehalten und auf- bzw. in den Knochendefekt eingeschraubt oder verbolzt. *Vorteil:* Sofort greifbare fertige Plastik, relativ leicht zu bearbeiten. *Nachteil:* Großes Lager der verschiedenen Platten erforderlich, teueres Material, Infektionsgefahr (Osteomyelitis), wegen Eröffnung der Diploe mit den Befestigungsschrauben.

2. Acrylische Harze (*Webster, Gurdjan, Brown*). *Vorteil:* Gute Verträglichkeit, sehr gute Anpaßbarkeit, auch an unregelmäßige Defekte, keine Eröffnung der Diploe, gute kosmetische Ergebnisse, Billigkeit. *Nachteil:* Erfahrung mit dem Material notwendig. Zwei *Verfahren* haben sich bewährt:

a) Kunstharzprothese nach einem Wachsabdruckmodell der Knochenlücke, entsprechend der zahnärztlichen Praxis in der Herstellung von Gebißprothesen (*Krüger, Otto, Lehmann*). Verwendet wird in Deutschland *Paladon. Vorteile:* Beste kosmetische Ergebnisse, da einwandfreie Modellierung und Anpassung durch Wachsmodell möglich. *Nachteil:* Zweizeitiger Eingriff (Freilegung der Knochenlücke mit Abnahme des Wachsabdruckes, Gießen, Härten und Sterilisieren der Plastik, was etwa 1–2 Stunden dauert, danach Einsetzen derselben).

β) **Schnellmethode mit autopolimerisierendem Kunstharz** (*Woringer*). In Deutschland wird *Palavit* verwendet. Nach Freilegung der Knochenlücke und Abdecken der Dura mit Wattelagen und einer Amnionfolie (zum Schutz gegen die entstehende Polimerisationswärme!) wird die Masse aus einem Puder (Polymer) und einer Flüssigkeit (Monomer) angerührt, in die Knochenlücke eingegossen und gut an die Ränder anmodelliert. Nach einigen Minuten kann die erstarrte Plastik herausgehoben, mit Schere, später Fräse nachbearbeitet und nach Entfernung der Wattelagen und der Amnionfolie direkt eingesetzt werden. *Vorteile:* Schnelligkeit des Verfahrens, Möglichkeit auch größte Defekte mit kosmetisch guten Ergebnissen zu decken. *Nachteile:* Entstehung von Polimerisationswärme.

Alle Kunststoffplastiken werden vor dem Einsetzen mit zahlreichen kleinen Löchern versehen, damit das darunter sich ansammelnde Sekret abfließen kann. In der Nachbehandlung ist meist Punktion des Hautlappens zur Entleerung des Sekrets notwendig.

Hersteller der Vitalliumplatten: Austenal Laboratories, Inc., 224 East, 39th. St., New York 16.

Hersteller der Tantalumplatten: Usa Nudell, 125 West, 45th. St. New York 19.

Hersteller der Kunstharze Paladon und Palavit: Fa. Kulzer, Friedrichsdorf/Taunus.

3. Abschnitt: Anatomie des Zentralnervensystems (Übersicht)

A. Rückenmark

Das *Rückenmark* liegt innerhalb des Wirbelkanals und reicht vom unteren Rand des Foramen occipitale magnum bis etwa zum 2. Lendenwirbel. Kranial geht es ohne scharfe Grenze in das verlängerte Mark über, wobei in der Regel als Grenze die Austrittsstelle der obersten Wurzelbündel des 1. Halsnerven bzw. das kaudale Ende der Pyramidenkreuzung angesehen wird. Kaudal verjüngt sich das Rückenmark zum Conus medullaris, der sich vom 2. Lendenwirbel an in das Filum terminale fortsetzt. Nach dem Abgang der Rückenmarksnerven wird das Rückenmark in Hals-, Brust-, Lenden- und Sakralmark eingeteilt. Durch die tiefe Fissura mediana ventralis und den oberflächlichen Sulcus medianus dorsalis entstehen

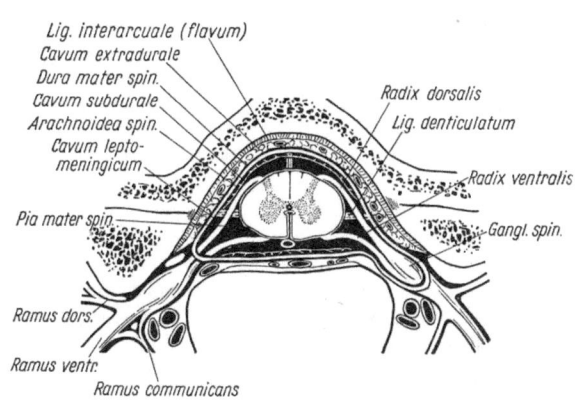

Abb. 109. Aufhängung des Rückenmarks im Wirbelkanal (nach *Rauber-Kopsch*)

zwei symmetrische Hälften. Jede Rückenmarkshälfte zeigt für den Austritt der ventralen und dorsalen Nervenwurzeln zwei Seitenfurchen, den Sulcus ventrolateralis und den Sulcus dorsolateralis s. Abb. 109.

I. Rückenmarksnerven

Die paarigen *Rückenmarksnerven* werden nach den Abschnitten der Wirbelsäule benannt, aus dem sie durch die Zwischenwirbellöcher austreten. Es werden 31 Spinalnervenpaare unterschieden, wobei das oberste zwischen Atlas und Os occipitale austritt, das unterste zwischen 1. und 2. Steißbeinwirbel. Danach sind 8 Cervikal-, 12 Thorakal-, 5 Lumbal-, 5 Sakral- und 1 Coccygealnervenpaar vorhanden. Die Nerven setzen sich jeweils aus einer vorderen und einer hinteren Wurzel zusammen, wobei jede Wurzel in Form von etwa 5—10 Bündeln von Nervenfasern (den Wurzelfäden) das Rückenmark verläßt. Die vordere und hintere Wurzel vereinigt sich zu dem gemischten Spinalnerven; kurz vor der Vereinigung bildet die dorsale Wurzel im Canalis intervertebralis das *Ganglion spinale*. Am ersten und am letzten Spinalnerven kann das Ganglion gelegentlich fehlen. Die Spinalganglien liegen außerhalb der Durascheide im Foramen intervertebrale, die Spinalganglien des 1. und 2. Halsnerven liegen an den, den Intervertebrallöchern entsprechenden Stellen, ober- und unterhalb des hinteren Atlasbogens. Jeder Spinalnerv empfängt außerdem noch eine dritte, sympathische Wurzel aus dem Grenzstrang, die ihm als Ramus communicans griseus marklose postganglionäre sympathische Fasern zuführt. Der Spinalnervenstamm zerfällt meist noch innerhalb des Foramen intervertebrale in seine 4 Hauptäste: 1. den *Ramus duralis* (N. sinuvertebralis), der rückläufig in den Wirbelkanal verläuft und die Dura mater versorgt, 2. den *Ramus dorsalis* für die Haut und Muskulatur des Rückengebietes, 3. den *Ramus ventralis*, der zur seitlichen und vorderen Leibeswand verläuft und die ventrale Muskulatur sowie die entsprechenden Hautabschnitte der Leibeswand bzw. die Muskulatur und Haut der Extremitäten sowie die Haut der äußeren Geschlechtsorgane versorgt und 4. den *Ramus communicans albus*, der markhaltige, praeganglionäre Fasern aus dem Seitenhorn des Rückenmarks zum Grenzstrang führt. Da das Rückenmark im Laufe der Entwicklung gegenüber der Wirbelsäule im Wachstum zurückbleibt, liegen die Abgangsstellen der Spinalnerven aus dem Rückenmark weiter kranial als ihre Austrittsstellen aus der Wirbelsäule. Im kaudalen Abschnitt des Wirbelkanals kommt es so zur Bildung der *Cauda equina*. Entsprechend der ein- und austretenden Wurzeln wird das Rückenmark in *Segmente* eingeteilt. In seiner ganzen Länge wird es vom *Zentralkanal* durchzogen, der den letzten Rest der ursprünglich weiten Lichtung des embryonalen Nervenrohres darstellt und mit Liquor cerebrospinalis gefüllt ist.

II. Rückenmarksquerschnitt

Auf einem *Rückenmarksquerschnitt* sieht man die in Schmetterlingsform angeordnete graue Substanz, die allseitig von dem Mantel der weißen Substanz umgeben ist. Die graue Substanz enthält in Glia eingebettet die Masse der Nervenzellen mit ihren Ausläufern (Neuriten und Dendriten). Sie stellt den *Schaltapparat* des Rückenmarks dar. Die weiße Substanz enthält die Masse der markhaltigen Nervenfasern und alle zu- und abführenden Leitungs- und Verbindungsfasern, welche die verschiedenen Gebiete des Rückenmarks als kurze Bahnen und diese wiederum mit den verschiedenen Gebieten des Gehirns als lange Bahnen verbinden. Sie stellt den *Leitungsapparat* dar. Die Vorderhörner der grauen Substanz bilden entlang des ganzen Rückenmarks die Vordersäulen und enthalten einmal *Wurzelzellen*, die sog. motorischen Vorderhornzellen, deren Neuriten in den Vorderwurzeln das Rückenmark verlassen und zweitens *Binnenzellen*, deren Neuriten im Rückenmark bleiben. Die Hinterhörner bilden die Hintersäulen und enthalten einmal *Strangzellen*, deren Neuriten im weißen Mantel bestimmt gelagerte Stränge oder Leitungsbahnen aufbauen und zweitens Binnenzellen. Vom VIII. Halssegment bis zum III. Lendensegment finden sich die Seitensäulen, welche Wurzelzellen des Sympathicus enthalten. Bei den Binnenzellen unterscheidet man *Schaltzellen*, die Verbindungen der Nervenzellen im gleichen Segment, *Kommissurenzellen*, die Verbindungen mit der anderen Seite und *Assoziationszellen*, die Verbindungen der Segmente verschiedener Höhe herstellen.

In der weißen Substanz werden anatomisch zwei Stränge unterschieden, einmal der *Hinterstrang*, der jederseits zwischen Sulcus medianus dorsalis und der Hintersäule liegt und den *Vorderseitenstrang*, der sich jederseits an den Hinterstrang anschließt und die ganze übrige Oberfläche des Rückenmarks einnimmt.

III. Rückenmarkshäute

Die *Dura mater spinalis* bildet die äußere Hülle des Rückenmarks und reicht kaudal unter allmählicher Verjüngung bis zum 2. Sakralwirbel herab. Durch Fett, Blut- und Lymphgefäße im Spatium extradurale wird das Rückenmark noch besonders gegen mechanische Schädigungen infolge der Bewegungen der Wirbelsäule geschützt. Die weichen Häute (*Leptomeningen*) bilden den Ernährungs- und Liquorapparat, wobei die *Pia mater* spinalis das Rückenmark als eine dünne gefäßreiche Haut unmittelbar einhüllt und sich auf die Wurzeln und Rückenmarksnerven sowie die Rückenmarksgefäße als ein zarter bindegewebiger Überzug fortsetzt. Fortsätze der Pia dringen außerdem in Form von zarten Bindegewebssepten radiär in die weiße Substanz ein. Die gefäßlose *Arachnoidea* besteht aus zwei Blättern, wovon das äußere von der Dura mater lediglich durch einen kapillaren Spalt getrennt ist. Es stellt eine Abschlußmembran des Liquorraums dar. Das innere Blatt liegt der Pia an. In der Mitte zwischen *Sulcus ventrolateralis* und *Sulcus dorsolateralis* geht vom inneren Blatt der Arachnoidea das *Ligamentum denticulatum* ab und stellt eine frontalgestellte Scheidewand zwischen vorderen und hinteren Wurzeln dar. Während es in einer ununterbrochenen Ansatzlinie vom Rückenmark abgeht, erreicht es das äußere Blatt der Arachnoidea nur mit einzelnen Zacken. Zwischen diesen Zacken liegen die Ränder frei im Spatium leptomeningicum. Die Zacken des Ligamentum denticulatum befestigen wie mit Reißzwecken die Leptomeninx an der Dura mater spinalis. Für den Neurochirurgen stellt die Anheftungslinie des Ligamentum denticulatum am Rückenmark eine *wichtige Orientierungslinie* dar, worauf besonders noch bei der Chordotomie eingegangen wird.

IV. Arterielle Versorgung des Rückenmarks

Die *arterielle Versorgung des Rückenmarks* ist entsprechend der des Gehirns getrennt von der Versorgung der Dura mater und des umgebenden Skeletts. Ursprünglich treten mit den Nervenwurzeln jeweils kleine Arterien, Rr. spinales an die einzelnen Rückenmarkssegmente heran. Die vorderen und hinteren Arterienäste teilen sich in auf- und absteigende Zweige, die untereinander in Verbindung treten. Dabei entstehen drei größere, längsverlaufende Arterienstämme, ventral die unpaare *A. spinalis ventralis* in der Fissura mediana ventralis und dorsal die paarige *A. spinalis dorsalis*, welche jederseits des Sulcus medianus dors. verläuft und oft aus zwei Stämmen besteht, die lateral und medial von den dorsalen Wurzeln verlaufen. In der weiteren Entwicklung bleiben die meisten Spinalarterien zurück, so daß sie für die eigentliche Blutversorgung des Rückenmarks keine oder nur eine untergeordnete Rolle spielen, während einige wenige sich kräftig ausbilden und praktisch die ganze Blutversorgung übernehmen. Diese *funktionell wichtigen Zuflüsse* erfolgen mit gewisser Regelmäßigkeit bei großen individuellen Variationen im Bereiche der oberen Cervikalnerven, im Bereiche der 6. und 7. Cervikalnerven, der 9. und 10. Thorakalnerven und der 2. und 3. Lumbalnerven. Dabei stammen die cervikalen Zuflüsse aus den Aa. vertebrales bzw. subclaviae und die übrigen aus der Aorta.

Von der A. spinalis ventralis dringen in jedem Segment mehrere kräftige Gefäße in die Fissura mediana ventralis ein und ziehen zu den Vordersäulen, wo sie ein relativ engmaschiges Capillarnetz bilden. Die Versorgung der weißen Substanz und der Hintersäulen erfolgt aus radiär entlang der Piasepten eindringenden Gefäßen, die aus dem übrigen, das Rückenmark umgebenden Gefäßnetz stammen.

Nach klinischen Erfahrungen kann man aus diesen morphologischen Gegebenheiten folgern, daß die Grenzgebiete zwischen den wichtigsten zuführenden Gefäßen für *Durchblutungsstörungen* besonders anfällig sind, das sind einmal die Cervikalsegmente III/IV, die Thorakalsegmente III/IV und etwa das I. Lumbalsegment. Da die in das Rückenmark eindringenden Gefäße Endarterien sind, entsteht in ihrem Endaufzweigungsgebiet eine für Durchblutungsstörungen weitere kritische Zone, die einem zylindrischen Gebiet um den Zentralkanal entspricht. Es erscheint wahrscheinlich, daß die genannten gefährdeten Gebiete Prädilektionsstellen für Hämatomyelie, traumatische Syringomyelie, Myelopathia necroticans und anderer Rückenmarksschädigungen, z.B. bei Osteochondrose und Scoliose sind.

B. Gehirn

I. Das Rautenhirn

Die Medulla oblongata ist der unterste Teil des Hirnstamms und bildet zusammen mit der Brücke *das Rautenhirn*. Auf die Schädelbasis bezogen reicht das Rautenhirn vom Foramen occipitale magnum bis annähernd zur Mitte des Clivus. Dorsal wird es von dem Kleinhirn überlagert. Die Verbindungen des Kleinhirns mit dem Rückenmark (*Corpora restiformia* oder Strickkörper), mit dem Mittelhirn (*Brachia conjunctiva* oder Bindearme) und mit der Brücke (*Brachia pontis* oder Brückenarme) tragen zur Bildung des *Daches des 4. Ventrikels* bei, der eine Erweiterung des vom Rückenmark eintretenden Zentralkanals darstellt und sich rostral zum *Aquaeductus mesencephali Sylvii* verengt. Der Boden des 4. Ventrikels wird von der *Rautengrube* gebildet, die sich in ihrer größten seitlichen Ausladung in die Recessus laterales ventriculi quarti fortsetzt. Diese Recessus bilden mit der Öffnung (*Foramina Luschkae*) eine Verbindung des 4. Ventrikels mit den äußeren Liquorräumen, der *Cisterna pontis*. Eine dritte Kommunikation der inneren Liquorräume mit den äußeren findet sich im kaudalen Anteil des Daches vom 4. Ventrikel, in der Lamina tectoria in Form eines ovalen Spalts (*Foramen Magendii*), wodurch der Ventrikelliquor in die *Cisterna cerebello-medullaris* abfließen kann. (Diese Abflußwege des Liquors haben eine große praktische Bedeutung bei der Entstehung eines Hirndrucks und des Hydrocephalus internus, sowie bei der Pneumencephalographie!) Entsprechend den Spinalnerven entspringen aus dem Rautenhirn eine Reihe *Hirnnerven* (vgl. Abb. 111), die sich von den Rückenmarksnerven dadurch unterscheiden, daß sich die ventrale und dorsale Wurzel nicht zu einem einheitlichen Stamm vereinigen. Den ventralen Wurzeln der Rückenmarksnerven entsprechen der N. hypoglossus und der N. abducens, den dorsalen Wurzeln der N. trigeminus, N. facialis, N. glossopharyngicus und N. vagus, sowie der N. stato-acusticus.

II. Das Kleinhirn

Das *Kleinhirn* füllt den übrigen Raum der hinteren Schädelgrube aus, liegt oben an dem Tentorium cerebelli an und unten mit seiner stark gewölbten Fläche den Fossae occipitales cerebellares. In der Medianebene zeigt das Kleinhirn eine Einschnürung, besonders basal, wodurch ein schmaler, medianer Wulst, der *Kleinhirnwurm* und zwei symmetrische Seitenteile, die *Hemisphären*, entstehen. Die Kleinhirnwindungen ziehen, im Gegensatz zu den Großhirnwindungen, ohne Unterbrechung von einer Hemisphäre über den Wurm hinweg zur anderen Hemisphäre. Durch besonders tief einschneidende Furchen entstehen in der Sagittalebene verschiedene Abschnitte, der *Lobus rostralis*, *Lobus medius*, *Lobus caudalis* und die *Pars noduloflocularis*. Im untersten Abschnitt der Hemisphären haben die *Tonsillae cerebelli* eine große mechanische Bedeutung, da sie bei starkem Hirndruck in das Foramen occipitale magnum eingepreßt werden und damit auf die Medulla oblangata drücken und den Liquorabfluß behindern. Nach länger bestandenem Hirndruck findet man an den Tonsillen Schnürringe durch das Foramen occipitale. Im Markkörper jeder Kleinhirnhälfte finden sich vier graue Kerne, die von lateral nach medial in folgender Reihenfolge liegen:

a) Der **Nucleus dentatus** liegt im medialen vorderen Teil des Marklagers in Form eines gefälteten Blattes, welches einen Markkern umschließt. Die Öffnung dieses „Beutels", der Hilus nuclei dentati ist dem Bindearm zugewendet. Wegen seiner Form wird er auch als Kleinhirnolive bezeichnet. Die aus dem Hilus austretenden Fasern bauen den Bindearm auf, die wichtigste efferente Kleinhirnbahn.

b) Der **Nucleus emboliformis** liegt wie ein Deckel vor dem Hilus des Nucleus dentatus.

c) Der **Nucleus globiformis** ist meist in 2–3 kleine Kerne geteilt, welche weiter medial und etwas tiefer als der Nucleus emboliformis liegen.

d) Der **Nucleus fastigii** liegt im Dach des 4. Ventrikels nahe der Mittellinie und setzt sich nach abwärts ohne scharfe Grenze in den *Bechterew*schen Kern des Nervus vestibuli fort. Er empfängt Fasern aus den Endkernen des Nervus vestibuli, Kollateralen des ventralen spinocerebellaren Bündels und vor allem Neuriten aus der Rinde des Lobus rostralis und Lobus medius.

III. Das Mittelhirn

Das *Mittelhirn* bildet den kleinsten der 5 Hirnabschnitte und liegt zwischen dem Rautenhirn und dem Zwischenhirn. Es besteht aus 3 übereinanderliegenden Stockwerken, dorsal der Vierhügelplatte (*Lamina quadrigemina*), in der Mitte dem Gebiet der Haube (*Tegmentum*) und ventral den Großhirnschenkeln (*Crura cerebri*). Zwischen den rostralen zwei Hügeln liegt die Zirbeldrüse (*Glandula pinealis*). Jeder der 4 Hügel entsendet aus seiner lateralen Seite den Vierhügelbindearm nach rostral und seitwärts zu den Kniehöckern des Zwischenhirns. Die Grenze zwischen Vierhügelplatte und Mittelhirnhaube liegt in Höhe des Aquaeductus Sylvii; gegen die Crura cerebri wird die Mittelhirnhaube durch eine dunkelgefärbte Platte, dem *Nucleus niger* abgegrenzt. Die laterale Fläche der Mittelhirnhaube wird als Schleifendreieck, *Trigonum lemnisci*, bezeichnet, weil hier die Schleifenbahnen dicht unter der Oberfläche liegen. Da der Boden der Fossa intercruralis zahlreiche Gefäßlöcher zeigt, wird er auch als *Substantia perforata* bezeichnet. Wichtige Zentren des Mittelhirns sind:

a) Der **Nucleus reticularis tegmenti**, der motorische Haubenkern, der mit seiner Hauptmasse im Rautenhirn liegt und sich in die Mittelhirnhaube fortsetzt.

b) Der **Nucleus interstitialis** (*Cajal*), der innerhalb des Nucleus reticularis am Eingang des Aquaeductus Sylvii in den III. Ventrikel beim oder im medialen Längsbündel liegt.

c) Der **Nucleus ruber,** der ein runder, ventro-lateral vom Aquaeductus Sylvii in der Formatio reticularis gelegener, in der dorsoventralen Richtung etwas abgeplatteter Kern von rötlicher Farbe ist.

d) Der **Nucleus niger,** der schon erwähnt wurde, weiterhin das zentrale Höhlengrau (*Stratum griseum centrale*), welches den Aquaeductus Sylvii umgibt und der *Nucleus intercruralis* zwischen den Hirnschenkeln (s. auch Zwischenhirn!). Weiterhin enthält das Mittelhirn die mesencephale Trigeminuswurzel, sowie die Ursprungskerne des Nervus oculomotorius und des Nervus trochlearis (vgl. Abb. 111).

IV. Das Zwischenhirn

Mit der phylogenetisch erheblichen Größenzunahme des Endhirns hält das *Zwischenhirn* (*Diencephalon*) nicht Schritt, so daß es schließlich morphologisch ,,zwischen" die Großhirnhemisphären gelagert ist. Nur die basalen Anteile sind an der Oberfläche des Gehirns noch sichtbar. Sie schließen sich rostral als Pars mamillaris hypothalami an die Fossa intercrularis an, unter Bildung zweier rundlicher Vorwölbungen, der *Corpora mamillaria*. Nach rostral folgt das *Tuber cinereum*, welches mit dem *Infundibulum* und Hypophysenstiel mit der Hypophyse in Verbindung steht. Den Abschluß der Zwischenhirnbasis bildet das *Chiasma fasciculorum opticorum*. Im Zentrum des Zwischenhirns steht der *3. Ventrikel*. Seine Seitenwände werden von den medialen Flächen des *Thalamus* gebildet. Beide Thalamusflächen stehen häufig in der Mitte des 3. Ventrikels durch die Massa intermedia in Verbindung. Der Thalamus stellt einen eiförmigen Körper dar, dessen seitliche Fläche mit dem *Corpus striatum* des Endhirns verbunden ist. Vor dem rostralen Ende des Thalamus befindet sich das *Foramen interventriculare* (Monroi), mit welchem der 3. Ventrikel mit den beiden Seitenventrikeln kommuniziert. Am Übergang des Zwischenhirndaches in das Mittelhirndach findet sich die Commissura caudalis, welche gegen den Hohlraum des 3. Ventrikels vorspingt und dorsal den Eingang zum Recessus pinealis und ventral den Eingang in den Aquaeductus Sylvii begrenzt. Entwicklungsgeschichtlich kann man im Zwischenhirn zwei Gebiete unterscheiden, Epithalamus und Thalamus als Flügelplattenabkömmlinge und den Hypothalamus als Grundplattenabkömmling. Der Epithalamus umfaßt ein schmales Gebiet an der dorsalen Seite des Zwischenhirns und besteht aus den Trigona habenulae mit den Striae medullares und der Commissura habenularum. Der Thalamus ist die größte graue Kernmasse des Zwischenhirns und ruht gewissermaßen auf den in die Großhirnhemisphären einstrahlenden Fasermassen des Hirnschenkelfußes. Da diese Fasermasse den Thalamus gewissermaßen einkapselt, wird sie als *Capsula interna* bezeichnet.

a) Der **Thalamus** wird durch schmale Streifen markhaltiger Fasern in eine Vielzahl einzelner Kerne gegliedert. Um die Einteilung dieser Kerne in zyto- und myeloarchitektonischer als auch in funktioneller Hinsicht hat man sich sehr bemüht. Wir beschränken uns hier auf eine grobe Gliederung in eine ventrale und eine dorsale Kerngruppe. Bei der ventralen Kerngruppe muß eine rostrale, eine mittlere und eine kaudale Gruppe unterschieden werden. Bei der rostralen Gruppe kann man wieder drei Kerne unterscheiden, die insgesamt hauptsächlich wohl mit den Riechfunktionen in Beziehung stehen; sie sammeln die Reize aus den basalen Riechzentren und aus dem Corpus mamillare und stehen außerdem mit dem Striatum, besonders dem Nucleus caudatus in Verbindung. Die mittlere Gruppe entspricht den eigentlichen ventralen Thalamuskernen und umfaßt ein größeres Gebiet. Sie stellen die Endstation des größten Teils der sekundären sensiblen (exterozeptiven und propriozeptiven) Bahnen dar. In ihnen endigen die Vorderseitenstrangbahnen des Rückenmarks, die entsprechenden Bahnen des Rautenhirns, die Bahnen der Formatio reticularis, sowie die aus den Hinterstrangkernen und den entsprechenden Kernen der Kiemenbogennerven entspringenden Anteile der medialen Schleife. Diese Fasersysteme treten als sog. *Schleifenstrahlung* in den ventralen Thalamuskern ein und führen durch ihre Anordnung zu einer somatotopischen Gliederung dieses Kerngebietes. Weitere Faserverbindungen bestehen mit dem Mittelhirndach und dem Kleinhirn. Außerdem sind die ventralen Thalamuskerne durch rückläufige Bahnen mit den Zentren verbunden, von denen sie ihre efferenten Erregungen erhalten, außerdem leiten sie ihre Erregungen zum Striatum und der Großhirnrinde. Die zur Großhirnrinde verlaufenden Projektionsfasern verteilen sich fächerartig über die innere Kapsel und enden hauptsächlich im Gyrus praezentralis, Gyrus postzentralis sowie in den daran angrenzenden Bezirken des Stirn- und Scheitellappens. Die in die vordere Zentralwindung projizierten Reize dienen vor allem der Muskelsensibilität, die in die hintere Zentralwindung projizierten Reize der Hautsensibilität. In der kaudalen Gruppe der ventralen Thalamuskerne endigen die optischen und akustischen Bahnen. Sie sind an der Bildung der beiden Kniehöcker beteiligt. Die dorsalen Thalamuskerne lassen sich in eine mediale, in eine laterale und eine kaudale Gruppe gliedern. Die mediale Gruppe steht mit dem Stirnhirn in Verbindung. Über sie wird wahrscheinlich von der Frontalrinde das Trieb- und Gefühlsleben kontrolliert. Die laterale Kerngruppe umfaßt den lateralen Thalamuskern im engeren Sinne und stellt den größten Kern des Thalamus dar. Er steht in enger Faserverbindung mit den darunterliegenden ventralen Kernen und empfängt aus der inneren Kapsel reichliche doppelläufige Faserstrahlungen. Er scheint im wesentlichen mit den Assoziationsfeldern im Scheitellappen in Verbindung zu stehen. Die kaudale Kerngruppe umfaßt das Pulvinar thalami sowie Teile der Kniehöcker. Das Pulvinar steht mit dem lateralen Thalamuskern in Verbindung und empfängt außerdem Fasern aus dem Kleinhirnbindearm und dem Nucleus ruber. Seine Endhirnprojektion geht hauptsächlich zum Gyrus angularis und dient der Stereognosie. Das Corpus geniculatum laterale empfängt die Fasern des Tractus opticus und entsendet Bahnen zur Sehstrahlung und zum Mittelhirndach. Das Corpus geniculatum mediale empfängt Fasern aus der lateralen Schleife, sekundäre sensible Fasern aus dem spinalen Endkern des Nervus trigeminus sowie Fasern aus dem Corpus geniculatum mediale und dem kaudalen Zweihügel der anderen Seite. Es gehört mit den Colliculi caudales der Vierhügelplatte zum zentralen Hörsystem.

b) Aus dem Zwischenhirndach entwickelt sich die **Epiphyse** (Zirbeldrüse, Corpus pineale), die als erbsengroßes Gebilde zwischen Kleinhirnoberfläche und hinterem Balkenende liegt. Da sie beim Erwachsenen Einlagerungen von phosphor- und kohlensaurem Kalk (sog. Hirnsand) besitzt, ist sie im Röntgenbild häufig sichtbar. Ihre Bedeutung ist auch heute noch nicht sicher bekannt. (*Galen* vermutete, daß sie darüber wacht, wieviel „Spiritus" aus dem 3. und dem 4. Ventrikel ausfließt, *Descartes* verlegte in sie den Sitz der Seele.) Wahrscheinlich ist sie eine innersekretorische Drüse, die vor der Pubertät die Bildung der Geschlechtshormone in der Hypophyse hemmt („Unschulds- oder Keuschheitsdrüse").

Der *Hypothalamus* enthält wichtige Zentren des extrapyramidal-motorischen Systems, Riechzentren und vor allem höhere vegetative Zentren. Die Zwischenhirnkerne sind der *Nucleus pallidus*, der *Nucleus hypothalamicus* (Corpus *Luysi*), die *Zona incerta* und der *Nucleus campi Foreli*.

c) Der **Nucleus pallidus** (das Pallidum) ist ein blaßgefärbter dreiseitiger Körper, dessen äußere Fläche von dem Putamen schalenförmig umgriffen wird. Es liegt lateral vom Thalamus und ist von ihm durch den hinteren Schenkel der Capsula int. getrennt. Das Pallidum steht mit doppelläufigen Fasersystemen in Verbindung mit der Großhirnrinde, dem Striatum, dem Thalamus (damit auch indirekt mit der Großhirnrinde), dem zentralen Höhlengrau, dem Mittelhirndach, den Zentren der Mittelhirnhaube, einschließlich Nucleus ruber und mit dem Nucleus niger. Die efferenten Fasern des Pallidums bilden ein wichtiges Ursprungsbündel der zentralen Haubenbahn und ziehen teils als lange Bahnen zum Nucleus ruber und zur unteren Olive, teils als kurze Bahnen zum Nucleus reticularis des Mittel- und Rautenhirns.

d) Der **Nucleus hypothalamicus** (*Luysi*) ist ein kleiner Kern in Form einer Bikonvexlinse, dessen rostrales Ende etwa bis zu einer Frontalebene in Höhe der Corpora mamillaria reicht, sich dabei dem Pallidum nähert, während das kaudale Ende Anschluß an den Nucleus niger gewinnt. Er erhält afferente Bahnen aus dem Putamen und Pallidum und entsendet efferente Bahnen zum Thalamus, Nucleus niger, Nucleus ruber, zum Nucleus hypothalamicus der anderen Seite sowie zum Tuber cinereum.

e) Die **Zona incerta** ist eine graue Substanzplatte an der ventralen Fläche des Thalamus und hängt unten und medial mit dem zentralen Höhlengrau zusammen. Hier endigen Kollateralen der corticobulbären und corticospinalen Bahnen.

f) Der **Nucleus campi Foreli** liegt einmal zwischen Nucleus hypothalamicus und Ventrikelwand, andererseits zwischen Corpus mamillare und basaler Fläche des Thalamus. Seine Bedeutung ist nicht bekannt.

g) Die **Corpora mamillaria** am Boden des Zwischenhirns bilden einen Teil des Riechsystems, spielen aber auch eine Rolle als Umschaltstationen efferenter und afferenter, vegetativer Bahnen.

h) Das **zentrale Höhlengrau** (Substantia grisea centralis) entspricht dem eigentlichen Hypothalamus der Physiologen. Es umfaßt ein durch seine graue Farbe sich von der Umgebung deutlich abhebendes Gebiet um den dritten Ventrikel, welches an der Hirnbasis rostral durch den hinteren Rand des Chiasma, lateral beiderseits durch die Tractus optici und kaudal durch den vorderen Rand der Corpora mamillaria begrenzt ist und hier an der Hirnbasis als Tuber cinereum in Erscheinung tritt. Auch im zentralen Höhlengrau kann man eine Reihe gesonderter Kerngebiete unterscheiden. Diese Kerne stellen Glieder in den übergeordneten Zentren für die Steuerung der vegetativen (sympathischen und parasympathischen) Abläufe dar, wobei wahrscheinlich den einzelnen Kernen komplexe Leistungen, wie Regulation des Wasser- und Salzhaushaltes, Regulation des Kohlehydratstoffwechsels, Wärmeregulation, Regulation des Kreislaufs, der Herzschlagfolge, der Verdauung, der Ausscheidung, der Schweißsekretion, der Sexualfunktion usw. zugeschrieben werden können. Durch zahlreiche Faserverbindungen steht das zentrale Höhlengrau mit den anderen Teilen des Gehirns in Verbindung. In funktioneller Hinsicht wurde es auch als Brücke zwischen seelischem und körperlichem Geschehen bezeichnet und es mitbestimmt dabei wesentlich das gesamte Gefühls- und Triebleben. Als Zentrale für die Steuerung der nervösen vegetativen Vorgänge steht es mit der Hypophyse, der Zentrale für die Steuerung der hormonalen vegetativen Vorgänge in enger Wechselbeziehung.

i) Die **Hypophyse** liegt in der Sella turcica, ist durch das durchbohrte Diaphragma sellae vom übrigen Schädelraum abgetrennt und steht über den Hypophysenstiel mit dem Zwischenhirn in Verbindung. Die Hypophyse besteht aus dem kleineren Hinterlappen (Neurohypophyse), welcher sich aus einer Ausstülpung des Zwischenhirnbodens, und dem größeren Vorderlappen (Adenohypophyse), welcher sich durch eine Ausstülpung (*Rathke*sche Tasche) des Ektoderms der Mundbucht entwickelt hat. Die über den Hypophysenstiel in den Hinterlappen einstrahlenden marklosen Nervenfasern stammen aus verschiedenen Bezirken des zentralen Höhlengraus. Der Vorderlappen besteht aus zusammenhängenden Zellsträngen, zwischen denen sich reichlich Blutgefäße finden. Die Zellstränge enthalten chromophobe und chromophile (eosinophile und basophile) Zellen. Die Hypophyse nimmt eine zentrale Stellung im innersekretorischen System ein, indem sie sämtliche anderen endokrinen Drüsen beherrscht, aber auch von diesen wiederum beeinflußt wird. Andererseits ist sie eine zentrale Schaltstelle zwischen dem hormonalen und dem nervös-vegetativen System.

V. Das Endhirn

In der Hierarchie des Nervensystems nimmt das *Endhirn* (Telencephalon) die oberste Stelle ein und ist entwicklungsgeschichtlich betrachtet die jüngste Neuerwerbung des Nervensystems. Die beiden *Großhirnhemisphären* liegen mit der basalen Fläche der Schädelbasis im Bereiche der vorderen und der mittleren Schädelgrube und hinten dem Tentorium cerebelli auf, während die dorsolaterale konvex-gewölbte Fläche der Schädelkalotte anliegt. Die Oberfläche des Hirnmantels nimmt gestaltenden Anteil an der Bildung des Reliefs der Innenseite der Schädelhöhle. In der Mitte sind die beiden Hemisphären durch die bis auf den Balken reichende Mantelspalte voneinander getrennt. Die Gestaltung der Oberfläche und deren Einteilung in einzelne Lappen, Gyri und Sulci unterliegt großen individuellen Schwankungen und ist am besten einer schematischen Abbildung zu entnehmen. In konstruktiver Hinsicht unterscheidet man die Großhirnrinde (Cortex cerebri), die als grauer Belag die ganze Oberfläche überzieht, das Großhirnmark, welches von dem Großteil der Fasersysteme gebildet wird und die grauen subcortikalen Endhirnkerne. Genauere Untersuchungen der Großhirnrinde führten zu dem Ergebnis, daß man diese nach ihrem feineren Bau in eine große Anzahl (über 200) von verschiedenen Feldern (Areae) einteilen kann. Dabei betreffen die anatomischen Besonderheiten verschiedene Gewebselemente. Zahl, Anordnung und Form der Nervenzellen bilden die Grundlage der *Cytoarchitektonik*, das verschiedene Verhalten der markhaltigen Nervenfasern die Grundlage der *Myeloarchitektonik*, die spezifische Artung des übrigen nervösen

Parenchyms ermöglicht eine *gliaarchitektonische* und das Verhalten der Gefäße eine *angioarchitektonische* Gliederung. Die auf Grund der verschiedenen Gewebsuntersuchungen gefundenen Felder stimmen teilweise miteinander überein und erlauben die Herstellung architektonischer „Hirnkarten". Es ist anzunehmen, daß dieser anatomischen Gliederung der Hirnrinde auch eine funktionelle Gliederung entspricht. Elektroencephalographische und corticographische Untersuchungen haben gezeigt, daß verschiedene Hirngebiete unterschiedliche und für diese Gebiete charakteristische Kurven der elektrischen Potentiale ergeben. Durch elektrische Rindenreizungen konnten insbesondere motorische Funktionen lokalisiert werden. Experimentelle oder therapeutische Rindenabtragungen, Rindenunterschneidungen oder Durchtrennung bestimmter Fasergebiete ergeben weitere Aufschlüsse über die Funktion der Hirnrinde. Auf Grund umschriebener Kriegsverletzungen und Herderkrankungen des Gehirns hat *Kleist* einen weitgehenden Funktionsplan der Großhirnrinde auf architektonischer Grundlage entwickelt (vgl. Abb. 110a und b). Die Problematik jeder Lokalisationslehre besteht in den zahlreichen Faserverbindungen und damit der funktionellen Abhängigkeit und Beeinflußbarkeit einzelner Hirnabschnitte untereinander, so daß auch für die einfachste Funktion niemals ein umschriebener Rindenbezirk allein verantwortlich sein kann, sondern immer nur einen integrierenden Bestandteil der Funktion darstellt. Gerade deshalb muß es immer das Anliegen besonders des Neurochirurgen sein, möglichst genaue Kenntnisse über die Aufgaben der einzelnen Hirngebiete zu erlangen.

Das Großhirnmark enthält 3 verschiedene Arten von Fasermassen und subkortikale Kerngebiete:

a) Die **Assoziationssysteme,** die z. T. in der Rinde und z. T. im Mark verlaufen. Kurze Assoziationsfasern verbinden benachbarte Windungen miteinander, lange Assoziationsfasern verbinden verschiedene Abschnitte oder Lappen einer Hemisphäre miteinander.

b) Die **Kommissurensysteme** verbinden Rindenteile beider Hemisphären miteinander. Es werden drei Systeme unterschieden: 1. Die *Kommissura rostralis*, ein kurzer weißer Querriegel in der vorderen Wand des 3. Ventrikels, durch welche Anteile des Riechhirns, basale Teile des Schläfen- und Hinterhauptlappens beider Hemisphären verbunden sind. – 2. Die *Kommissura hippocampi*, eine dünne dreieckige Platte, die unter dem Balkenwulst zwischen den Fornixschenkeln liegt und in welcher Fasern aus der Hippokampusformation kreuzen. – 3. Der *Balken* (Corpus callosum) ist das größte Kommissurensystem. Seine Fasern strahlen fächerförmig in allen Richtungen in beide Hemisphären aus und verbinden entsprechende Rindenbezirke beider Seiten, daneben aber auch verschiedenartige Rindenbezirke miteinander.

c) Die **Projektionssysteme** enthalten alle vom Rückenmark und dem Hirnstamm zur Großhirnrinde aufsteigenden und in umgekehrter Richtung absteigenden Faserzüge. Sie sind zu flachen Blättern zusammengeordnet und bilden eine weiße Platte, die *innere Kapsel*, die im Horizontalschnitt des Gehirns als ein im stumpfen Winkel abgeknicktes Band erscheint, dessen Scheitel medial liegt. Der vordere Schenkel liegt zwischen dem Kopf des Nucleus caudatus und dem Putamen und Pallidum, der hintere Schenkel zwischen Thalamus und Pallidum. Gegen die Großhirnrinde breiten sich die Projektionsfasern fächerförmig aus und bilden so den *Stabkranz* (Corona radiata). Innerhalb der inneren Kapsel sind die Fasern folgendermaßen angeordnet: Im vorderen Schenkel verlaufen Fasersysteme vom Stirnhirn zum Thalamus. Darauf folgt die frontale Brückenbahn. Im Knie liegen die corticospinalen (Pyramidenbahnen) Fasern für Arm, Rumpf und Bein; daran anschließend die Tastbahn, dann die occipitotemporale Brückenbahn und im hintersten Teil die Seh- und Hörstrahlung.

d) Die grauen **subcortikalen Kerngebiete** des Endhirns bestehen aus dem Nucleus caudatus, dem Putamen (Caudatum und Putamen werden zusammengefaßt als **Corpus striatum**), dem Claustrum und dem Nucleus amygdalae. 1. Der **Nucleus caudatus** hat die Form einer bogenförmig gekrümmten Keule und bildet in seiner ganzen Ausdehnung einen Teil der lateralen oberen Begrenzung des Seitenventrikels. Dabei bildet der verdickte Kopfteil die laterale Wand des Vorderhorns, überragt nach vorn den Thalamus, wird seitlich von dem vorderen Schenkel der inneren Kapsel begrenzt und steht mit dem Putamen in Verbindung. Nach hinten verschmälert sich das Caudatum allmählich, umschließt den Thalamus und biegt mit seinem stark verdünnten, bogenförmig ausgezogenen Schwanzteil wieder nach vorn um, verläuft am Unterhorndach des Ventrikels bis fast an die Spitze desselben, um wieder mit dem Putamen in Verbindung zu treten. –

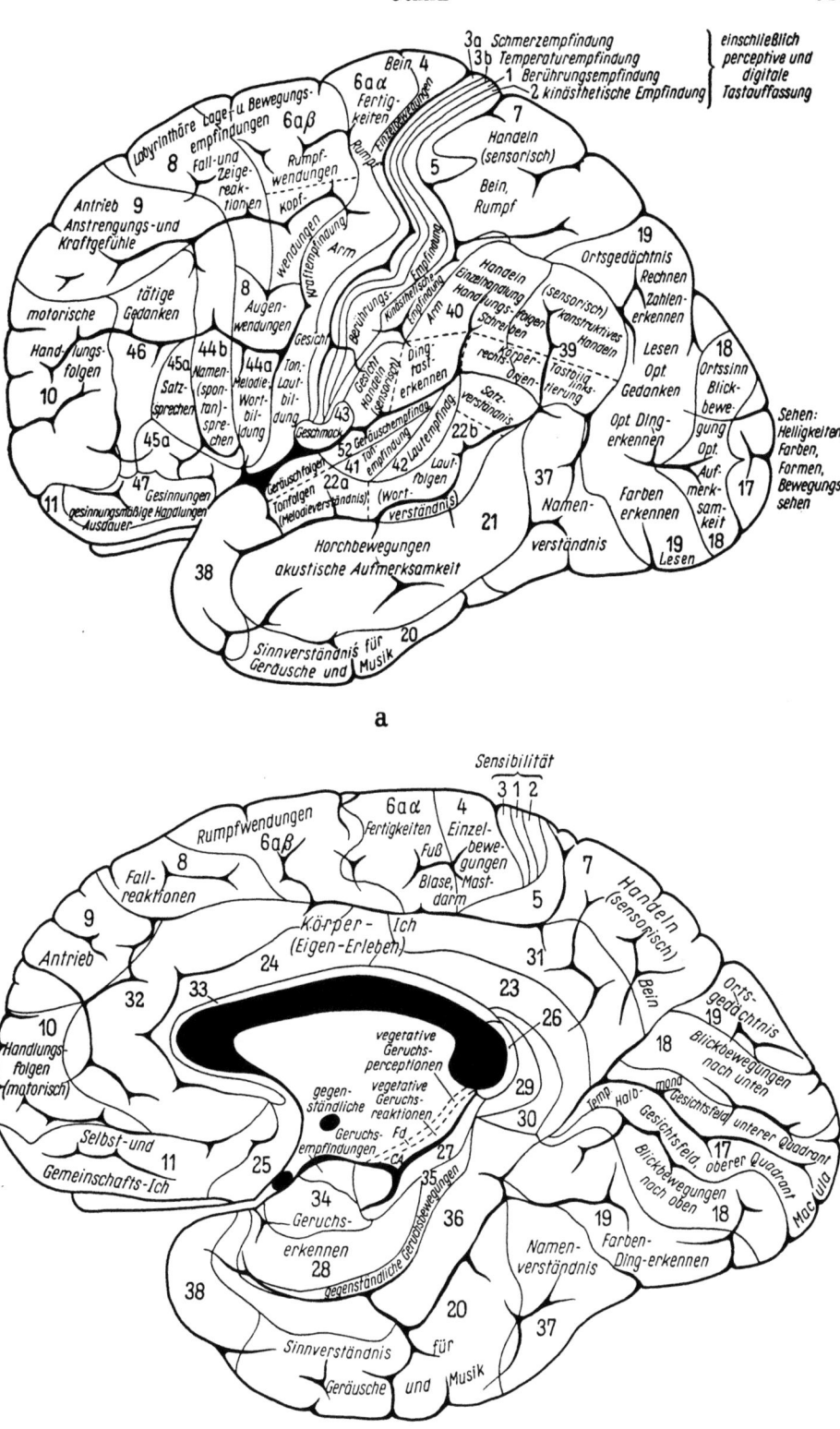

Abb. 110a, b. Lokalisation der Funktionen in der Großhirnrinde (nach *Kleist*) auf architektonischer Grundlage (*Brodmann*). a) Außenseite. b) Innenseite

2. Das **Putamen** umgibt schalenartig das Pallidum und überragt es vorn und hinten. Die leicht gewölbte laterale Fläche steht vertikal parallel zur Inselrinde und wird durch eine schmale Faserlamelle von dem Claustrum getrennt. Das Putamen steht am rostralen Ende und längs des ganzen oberen Randes mit dem Nucleus caudatus durch Substanzbrücken in Verbindung. Zwischen diesen verlaufen die Fasern der inneren Kapsel. – 3. Das **Claustrum** ist eine dünne graue Platte, die zwischen der Außenfläche des Putamen und der Insel liegt. – 4. Der **Nucleus amygdalae** liegt in der Nähe der Spitze des Schläfenlappens, vor dem Ende des Unterhorns des Seitenventrikels und springt gegen dessen Hohlraum wulstartig vor.

VI. Hirnhäute

Das Gehirn ist von der weichen Hirnhaut (Leptomeninx) und der äußeren harten Hirnhaut (Pachymeninx oder Dura mater) eingehüllt und zusammen mit diesen von der knöchernen Schädelkapsel umschlossen. Die *Leptomeninx* besteht aus zwei Lagen, der *Pia mater* und der *Arachnoidea*, zwischen sich dünne Bindegewebsbälkchen ausspannend. Der Zwischenraum ist mit Liquor erfüllt und wird als Subarachnoidalraum bezeichnet. An den Bindegewebsbälkchen des Subarachnoidalraums sind nahe der Pia die größeren Blutgefäße für das Gehirn aufgehängt, deren feinere Aufzweigung in der Pia erfolgt. Diese liegt als dünne, bindegewebige Haut der Oberfläche des Gehirns unmittelbar an und folgt allen ihren Windungen und Furchen. Ihre innerste Lage (Intima piae) ist mit der gliösen Grenzhülle der nervösen Substanz (Membrana limitans gliae) eng verbunden. Die Blutgefäße dringen von der Pia in die Substanz des Gehirns ein und werden von einer leptomeningealen Scheide begleitet, deren liquorhaltige Kammern als *Virchow-Robinsche Räume* bezeichnet werden. Die Arachnoidea liegt allseitig der Innenfläche der Dura an, wobei ein kapillarer Spalt (Spatium subdurale) besteht. Die Arachnoidea ist gefäßlos und für den Liquor undurchlässig. An der Oberfläche ist sie von einer einfachen Schicht glatter Zellen überzogen, für welche die Neigung zur Bildung kugeliger oder scheibenförmiger Zellverdichtungen („*zellige Knötchen*") charakteristisch ist. Wegen der schlechten Ernährungsbedingungen neigen diese nicht selten schon bei Jugendlichen zu Hyalinisierung und Verkalkung. Bei starker Substanzvermehrung bilden sie Geschwülste (*Meningeome*). Im Bereiche des Sinus sagittalis superior, der vorderen und hinteren Zentralwindung und der Fissura Sylvii kommen regelmäßig in Rasen auftretende pilz- und knotenförmige Ausstülpungen der Arachnoidea vor (*Granula meningica Pacchioni*). Bei Kindern bis zu 10 Jahren fehlen sie praktisch, bei alten Leuten sind sie verkalkt oder degeneriert. Sie sind immer gefäßlos und bestehen aus einem schleimähnlichen Gewebe. Unter Verdünnung der Dura dringen sie bis in den Knochen und die Sinus vor und hinterlassen am Knochen Grübchen (*Foveolae granulares*).

Das Gehirn schwimmt schwerelos in dem umgebenden Liquorkissen und wird dadurch gleichzeitig gegen mechanische Einwirkungen und Austrocknung geschützt. An manchen Stellen ist das Liquorkissen besonders dick **(Cisternae leptomeningicae.** vgl. Abb. 108b und 112a–d!). Es gibt unpaare mediane Cisternen, wie die C. cerebello medullaris im Winkel von Kleinhirn und Medulla oblongata, C. intercruralis, C. chiasmatis, C. Galeni, C. interhemisphärica, C. pontis, und paarige Cisternen, die C. Sylvii, C. ambiens an der Seitenfläche des Mittelhirns und die C. radicis trigemini, die sich entlang der Trigeminuswurzel bis an die konkav ausgehöhlte Fläche des Ganglion semilunare nach lateral erstreckt. – Die **Dura mater** liegt der Innenfläche des knöchernen Schädels unmittelbar an und bildet gleichzeitig das innere Periost. Die ganze Schädelhöhlung erfährt durch scheidewandartige Durablätter eine unvollständige Kammerung. Die Hirnsichel **(Falx cerebri)** ist ein median-sagittales, zwischen die medialen Hemisphärenwände gegen den Balken eindringendes Durablatt. Das Kleinhirnzelt **(Tentorium cerebelli)** stellt ein transversales, zeltförmiges Durablatt dar, durch welches in der Mitte der Hirnstamm hindurchtritt und welches die Occipitallappen von der oberen Kleinhirnfläche trennt. Das Tentorium entspringt beiderseits von der oberen Pyramidenkante und vom Sulcus transversus. Eine schmälere Fortsetzung der Hirnsichel in die hintere Schädelgrube **(Falx cerebelli)** dringt zwischen den Kleinhirnhemisphären gegen den Wurm vor. Das *Cavum Meckeli* ist eine Ausstülpung der Dura der hinteren Schädelgrube unter die Dura der mittleren Schädelgrube und enthält das Ganglion Gasseri, die Pars triangularis der Trigeminuswurzel und Liquor.

VII. Die Blutgefäße des Gehirns und seiner Häute

Die Arterien der Dura mater (*Aa. meningicae*) verlaufen zwischen Schädelknochen und Dura. Die wichtigste ist die *A. meningica media*. Sie entspringt aus der A. maxillaris und gelangt durch das Foramen spinae in die mittlere Schädelgrube. An der Innenfläche der Schläfenbeinschuppe teilt sie sich in einen vorderen und einen hinteren Ast, welche in Knochenrinnen eingebettet sind. Zwei kleiner Arterien, die *A. meningica ant.* und *post.* kommen aus der A. ethmoidea anterior bzw. aus der A. pharyngica ascendens. Letztere tritt meist durch das Foramen jugulare in den Schädel ein.

Das arterielle Blut des Gehirns stammt aus 2 großen, paarigen Gefäßen, der *A. carotis interna*, die durch den Canalis caroticus in den Schädelraum eintritt und sich in die A. ophthalmica, A. cerebralis anterior und A. cerebralis media verzweigt, andererseits die *A. vertebralis*, welche durch das Hinterhauptsloch in die Schädelhöhle gelangt. Sie vereint sich mit dem Gefäß der anderen Seite zur A. basilaris und gibt neben Ästen für den Hirnstamm und das Kleinhirn die A. cerebralis posterior ab. Die einzelnen Arteriengebiete stehen durch Aa. communicantes miteinander in Verbindung, so daß an der Hirnbasis ein Arterienring, der **Circulus arteriosus Willisii** (vgl. Abb. 108b) entsteht. Die *A. communicans ant.* verbindet die A. cerebralis ant. kurz vor ihrem Eintritt in die Fissura interhemisphaerica mit dem gleichen Gefäß der Gegenseite. Die *Aa. communicantes post.* verbinden auf jeder Seite die A. carotis int. mit der A. cerebralis post. aus der A. basilaris, so daß auch hier eine Verbindung mit dem Gefäßgebiet der Gegenseite und außerdem zwischen dem Carotis- und Vertebralisgebiet besteht. Funktionell ist der Circulus art. Willisii jedoch oft nicht ausreichend, um bei Ausfall eines Zuflußgebietes die Blutversorgung sicherzustellen. Außerdem finden sich hier häufig Variationen. Als Grenze zwischen dem Carotis- und Vertebralisversorgungsgebiet kann eine Linie angenommen werden, die vom Sulcus parieto-occipitalis an der Mantelkante schräg nach vorn unten zu den Corpora mamillaria verläuft.

Die **A. carotis int.** (vgl. Abb. 113a) beschreibt im Sinus cavernosus eine S-förmige Krümmung, den *Carotissiphon:* Zuvor gibt sie kleine Ästchen zur Trigeminuswurzel, zum Ggl. Gasseri und zur Hypophyse ab. Am Siphonknie entspringt die *A. ophthalmica*, aus dem Endabschnitt des oberen Siphonschenkels die A. communicans post. und die A. chorioidea ant. Der obere Siphonschenkel wendet sich dann steil scheitelwärts, um sich in die Endäste der A. carot. int., die A. cerebralis media und anterior aufzuzweigen. Diese „Carotisgabelung" hat im ap-Arteriogramm die Form eines „T".

Die *A. chorioidea ant.* unterkreuzt den Tractus opticus und verläuft an dessen medialer Seite zum vorderen Pol des Corpus geniculatum laterale, wo sie sich in zahlreiche Äste teilt und nach nochmaliger Kreuzung des Tractus opticus in den Plexus chorioideus des Unterhorns mündet und darin zum Trigonum aufsteigt. Neben den Plexus chorioideus des Unterhorns versorgt sie die basalen Anteile der Stammganglien.

Die **A. cerebralis media** verläuft zunächst horizontal dem Keilbeinflügel entlang nach lateral und mit ihren Hauptästen, der „Sylvischen Gefäßgruppe", in der Sylvischen Furche leicht ansteigend nach occipital. Als Endäste lassen sich häufig im seitlichen Arteriogramm die *A. temporalis post.* und die *A. gyri angularis* identifizieren. Über der Substantia perforata rostralis entspringen aus der „Media" 10–20 Äste, die hier in die Substanz des Gehirns eindringen und das Striatum, das Pallidum, den Thalamus sowie die innere Kapsel versorgen. Ein besonders kräftiger Ast steigt an der Außenseite des Putamen zur inneren Kapsel auf (Schlaganfallarterie!). Die Media versorgt vor allem die Konvexität des Stirn-, Scheitel- und Schläfenlappens, die Insel und die Stammganglien.

Die **A. cerebralis anterior** verläuft dorsal und lateral vom Sehnerven zur Innenfläche der Großhirnhemisphäre, biegt um das Genu corporis callosi nach occipital, um als *A. pericallosa* entlang des Balkens zu verlaufen. Die Äste der „Anterior" variieren in Abgang und Verlauf oft stark. Zum Stirnhirnpol verläuft die *A. frontopolaris*. Etwa am Balkenknie entspringt die *A. calloso-marginalis*, die in ihrem Anfangsteil nahezu parallel zur A. pericallosa im Sulcus cinguli verläuft und sich in mehrere kleine Endäste an der Innenfläche der Hemisphäre und der Mantelkante aufzweigt. Die Anterior versorgt die vorderen zwei Drittel der Medialfläche des Gehirns, die Mantelkante einschließlich 2 bis 3 cm der Konvexität bis zum Sulcus parieto-occipitalis und den oralen Teil der Stammganglien.

Die **Aa. vertebrales** (vgl. Abb. 108b, 114) geben sehr häufig in ihrem extracraniellen Verlauf zwischen den oberen 1–3 Halswirbeln und dem Hinterhaupt Muskeläste ab, oder es besteht auch eine Anastomose zur A. occipitalis. Diese Kollateralen können unter pathologischen Verhältnissen von Bedeutung sein. Intracraniell entspringt die *A. cerebellaris inferior posterior* als ziemlich kräftiges Gefäß tief in der hinteren Schädelgrube und zieht zur Unterfläche des Kleinhirns. Weiter rostral folgen die Abgänge der dünnen *A. spinalis dorsalis et ventralis*, die zum oberen Halsmark ziehen.

Die **A. basilaris** entsteht am hinteren Brückenrand durch die Vereinigung der Aa. vertebrales beider Seiten und verläuft etwa in der Medianebene zwischen Brücke und Clivus nach oben. Von occipital nach rostral entspringen als dünne, arteriographisch meist nicht darstellbare Äste die *A. cerebellaris inferior anterior* zum oberen Teil der Kleinhirnbasis, die *A. labyrinthi* zum Porus acusticus internus und die *Rami pontis* zur Brücke. Am Tentoriumschlitz entspringen die *Aa. cerebellares superiores*, die infratentoriell nahezu parallel zu den Aa. cerebrales posteriores verlaufen und von diesen an ihrem Abgang durch den N. oculomotorius getrennt sind. S e versorgen die obere Fläche des Kleinhirns.

Die **A. cerebralis posterior** ist der paarige Endast der A. basilaris. Sehr häufig entsteht sie jedoch aus der A. communicans post., d. h. als Ast der A. carotis interna. Aus der A. basilaris geht sie in Höhe des oberen Randes der hinteren Sellalehne hervor und zieht um den Hirnschenkel nach rückwärts zu den mediobasalen Abschnitten des Hinterhauptlappens und zum Occipitalpol. Etwa in der Mitte ihres Verlaufs ist sie gabelförmig in zwei Gefäße geteilt, die parallel nach occipital weiterlaufen. Sie gibt zahlreiche Kollateralen ab: Die Aa. pontinae internae et externae, die Arterien der Corpora quadrigemina, die Aa. thalamicae internae et externae und eine Arterie zum Ammonshorn. Arteriographisch wichtig sind außerdem die *Aa. chorioideae posteriores*, die aus der A. basilaris oder der A. cerebralis post. entspringen können und zu den Plexus chorioidei der Seitenventrikel und dem Dach des dritten Ventrikels ziehen.

Die Blutleiter der Dura (**Sinus durae matris,** vgl. Abb. 108a, 113b) bestehen aus Dura und einem Endothel, ohne glatte Muskulatur. Sie sind im Querschnitt meist dreieckig, starrwandig, nicht kontraktil und andererseits auch nicht kompressibel, was bei erhöhtem intracraniellen Druck zur Sicherung des Blutabflusses bedeutungsvoll ist. Der *Sinus sagittalis superior* verläuft in der Mediansagittalen längs des Ursprungs der Falx in einer Furche von der Crista Galli bis zur Protuberantia occipitalis interna, wo er in das Confluens sinuum mündet. Von hier leitet der *Sinus transversus* beiderseits das Blut entlang des Ansatzrandes des Tentoriums in den *Sinus sigmoideus*, der in eine tiefe geräumige Knochenfurche eingebettet in s-förmiger Krümmung bis zum Foramen juguare verläuft und hier in den Bulbus cranialis venae jugularis einmündet. Die engen nachbarschaftlichen Beziehungen des Sinus sigmoideus sind bei Mittelohraffektionen von großer praktischer Bedeutung! Am Übergang vom Sinus transversus zum Sinus sigmoideus mündet der *Sinus petrosus superior* und in den Bulbus cranialis venae jugularis der *Sinus petrosus inferior*. Der *Sinus sagittalis inferior* verläuft im freien konkaven Rand der Falx cerebri über dem Balken und mündet in den *Sinus rectus*, der hinter dem Splenium des Balkens durch Vereinigung des Sinus sagittalis inferior mit der *Vena cerebri magna Galeni* entsteht und von hier zum Confluens sinuum im Zusammenstoß von Falx und Tentorium verläuft. Der kleine *Sinus occipitalis* verläuft entlang der Crista occipitalis und teilt sich am Hinterhauptsloch in 2 Schenkel, die sich am Venengeflecht um das Hinterhauptsloch beteiligen und gelegentlich mit dem Sinus sigmoideus verbunden sind. Der *Sinus cavernosus* stellt ein großes Blutkammersystem an den seitlichen Abhängen der Sella dar, in welches die A. carotis interna eingebettet ist. Nach vorne steht er mit der V. ophthalmica superior und inferior in Verbindung (Sinusthrombose bei Gesichtsfurunkel!). Entlang des kleinen Keilbeinflügels mündet der *Sinus sphenoparietalis* in den Sinus cavernosus. Die Sinus beider Seiten stehen vor und hinter dem Hypophysenstiel miteinander und am Clivus mit dem Plexus basialis in Verbindung. Die Hauptabflüsse verlaufen über den Sinus petrosus inferior und superior zum Bulbus der Vena jugularis. Das Blut aus den inneren Hirnabschnitten wird in der *Vena cerebri interna* gesammelt. Diese entsteht am Foramen Monroi durch Zusammenfluß dreier Venen (Venenwinkel!): Der Vena septi pellucidi von vorne, der Vena thalamostriata von hinten und der Vena chorioidea aus dem Plexus chorioideus des Seitenventrikels. Die so gebildeten beiderseitigen Venae cerebri internae verlaufen im Dach des 3. Ventrikels bogenförmig nach occipital, nehmen die *Vena basalis (Rosenthal)* von der Hirnbasis auf und vereinigen sich über der Epiphyse zur Vena Galeni.

C. Die Leitungsbahnen zwischen Rückenmark und Gehirn

I. Aufsteigende (afferente) Leitungssysteme

Die aufsteigenden (afferenten) Leitungssysteme lassen sich funktionell in drei Gruppen einordnen, das Vorderseitenstrangsystem, das Kleinhirnseitenstrangsystem und das Hinterstrangsystem. Bei Kompression des Rückenmarks zeigen diese langen Bahnen eine verschiedene Resistenz, die größte, die Bahnen für Druck und Berührung, dann die der Schmerzleitung, dann die der Temperaturempfindung und am empfindlichsten sind die Hinterstrangbahnen (vgl. Sensibilität, S. 587!).

a) Das Vorderseitenstrangsystem umfaßt die meisten Bahnen, die aus den großen Hinterhornzellen entspringen. Die Neuriten überkreuzen zum größten Teil die Mittellinie und ziehen im Vorderseitenstrang der Gegenseite aufwärts. Die Fasern drängen dabei jeweils die aus den tieferen Segmenten entstammenden nach außen ab, weshalb die äußersten Lamellen den kaudalen, die innersten den kranialen Segmenten entsprechen. Die Bahnen endigen 1. in der Formatio reticularis des Rautenhirns und Mittelhirns, 2. im Mittelhirndach und 3. im Thalamus. Demnach unterscheidet man den *Tractus spinoreticularis*, den *Tractus spinotectalis* und den *Tractus spinothalamicus*. Die Vorderseitenstrangbahnen sind die Leitungsbahnen für die elementare, *protopathische Sensibilität*, für Druck-, Berührungs-, Schmerz- und Temperaturempfindungen. Die Bahnen für die verschiedenen Sinnesqualitäten nehmen dabei eine weitgehend gesonderte Lage ein, so daß neben der segmentalen Gliederung auch noch eine Gliederung in funktioneller Hinsicht besteht. Die Bahnen für Druckempfindung liegen am weitesten medial, daran anschließend die der Berührungsempfindung, die Bahnen für Schmerzempfindung in der Mitte und die für Temperaturempfindungen am weitesten lateral, unmittelbar vor der Pyramidenseitenstrangbahn (vgl. auch S. 748). Für die Druck- und Berührungsempfindung werden, im Gegensatz zur Schmerz- und Temperaturempfindung 2 gleichwertige Leitungswege, nämlich der gekreuzte Vorderseitenstrang und der gleichseitige Hinterstrang angenommen. Bei isolierter Unterbrechung einer der beiden Bahnen sind Berührungs- und Druckempfindungen niemals aufgehoben. Darum besteht z. B. bei vollständiger sagittaler Halbseitendurchtrennung des Markes (*Brown-Séquard*sches Syndron) auf der entgegengesetzten Körperseite nur Analgesie und Thermanästhesie, aber keine taktile Anästhesie. Letztere ist sofort vorhanden, wenn auch der gleichseitige Hinterstrang mit durchtrennt ist. Für die Schmerzempfindung stellt das gekreuzte Vorderseitenstrangsystem die Hauptbahn dar, weshalb bei der Durchtrennung dieser Bahn zunächst eine vollkommene Analgesie der zugeordneten Körperabschnitte besteht. Daneben bestehen Nebenbahnen in der Randzone des Hinterseitenstranges, als ungekreuzte Vorderseitenstrangfasern, im Hinterstrangsystem und im sympathischen Grenzstrang. Eine Ausschaltung der Nebenbahnen bei erhaltener Hauptbahn hat keine Analgesie, höchstens eine ganz geringfügige Abnahme der Schmerzempfindung zur Folge. Andererseits erklären diese Nebenbahnen, daß bei einer Durchtrennung des Vorderseitenstrangsystems (Schmerz-Chordotomie, vgl. S. 748) nach einer individuell schwankenden Zeitspanne (einige Wochen bis Jahre) die Schmerzempfindung bis zu einem gewissen Grade wiederkehrt. Auch die Temperaturempfindungen werden im wesentlichen im Vorderseitenstrang geleitet und bei einer Durchtrennung kommt es meist vor dem Zurückkehren der Schmerzempfindung zum Wiederauftreten der Temperaturempfindung, wobei die Wärmeempfindung früher zurückkehrt als die Kälteempfindung. Die Tatsache, daß sowohl die Schmerz- als auch die Temperaturempfindung weitgehend an die Unversehrtheit des Vorderseitenstranges gebunden sind, während die Berührungs- und Druckempfindung über zwei *gleichwertige* Leitungswege verfügen, gibt eine Erklärung für die sog. *dissoziierte Empfindungsstörung* z. B. bei intramedullären Prozessen (Syringomyelie, Tumoren usw.), wobei die kreuzenden Bahnen für Schmerz und Temperatur ausfallen und die nicht kreuzenden Hinterstrangbahnen für Berührung und Druck erhalten bleiben.

Bei einer Zerstörung der Hintersäulen kommt es zu einem Ausfall der Schmerz- und Temperaturempfindung, während Druck- und Berührungsempfindung, Kraftsinn, Raumsinn der Haut und Vibrationsempfindung erhalten sind. Schmerz- und Temperaturempfindung sind auch an die Unversehrtheit der Hinterhörner gebunden, Druck- und Berührungsempfindung dagegen an Hinterhorn und Hinterstrang, die übrigen Empfindungsqualitäten ausschließlich an den Hinterstrang. Damit ist die Möglichkeit der Unterscheidung einer ,,cornualen'' von einer ,,radikulären'' Sensibilitätsstörung gegeben, indem bei ersterer nur Schmerz- und Temperaturempfindung, bei letzterer auch die Berührungsempfindung in Mitleidenschaft gezogen ist. Eine Reizung der Hintersäulen löst Paraesthesien und Schmerzen in den zugehörigen Dermatomen aus.

b) Das **Kleinhirnseitenstrangsystem** ist die Hauptbahn für die Verbindung des Rückenmarks mit dem Kleinhirn, daneben besteht eine Nebenbahn in Verbindung mit dem Hinterstrangsystem. Der *Tractus spinocerebellaris ventralis* (*Gowers*sches Bündel) schließt sich an die Vorderseitenstrangbahn an. Die Bahn entspringt aus großen Hinterhornzellen, kreuzt auf die andere Seite und zieht im Vorderseitenstrang in einem schmalen Feld an der Peripherie des Rückenmarks unmittelbar ventral vom Tractus spinocerebellaris dorsalis aufwärts. Im Bereiche der Oblongata liegt sie zwischen Olive und Corpus restiforme und vermischt sich mit den zum Thalamus aufsteigenden Bahnen des Hinterhornvorderseitenstrangsystems. Die Bahn verläuft bis in die Gegend der Vierhügel und legt sich hier in Form einer Schleife um den Bindearm herum, überquert die Hauptmasse des Brachium conjunctivum und erreicht rückläufig durch das Velum medullare rostrale die Rinde des Kleinhirnwurms. Der *Tractus spinocerebellaris dorsalis* (*Flechsig*sches Bündel) stammt ebenfalls aus der Hintersäule, spez. der *Stilling-Clarke*schen Säule, zieht zur Peripherie der weißen Substanz der gleichen Seite und nimmt hier eine schmale Randzone von der Zona terminalis bis etwa zur Mitte des Seitenrandes ein. Entsprechend der *Stilling-Clarke*schen Säule fehlt auch der Tractus spinocerebellaris dorsalis im Lendenmark. Die Fasern ziehen durch den zentralen Teil des Corpus restiforme in das Kleinhirn, wo sie in der Rinde des Wurms endigen. Das Kleinhirnseitenstrangsystem führt dem Kleinhirn, als ein Zentrum der feineren Abstufung der Bewegungen größerer Muskelgruppen, in den Muskeln und Gelenken entstehende Erregungen zu.

c) Das **Hinterstrangsystem** enthält Bahnen, die zwar auch in den Ganglienzellen der Spinalganglien entspringen, aber nicht an Zellen der Hintersäule umgeschaltet werden, sondern ohne Unterbrechung bis zum verlängerten Mark ziehen und erst dort in den zwei sog. Hinterstrangkernen endigen. In ihrem Verlauf zeigen die Fasern ebenfalls eine segmentale Gliederung, wobei die aus den kaudalen Körperabschnitten stammenden weiter medial und die aus den kranialen Körperabschnitten weiter lateral liegen. Im Halsmark kann man schon makroskopisch zwischen den Faseranteilen aus der unteren und oberen Körperhälfte unterscheiden, indem erstere im *Gollschen Strang*, letztere im *Burdachschen Strang* verlaufen. Entsprechend ihrem Verlauf bezeichnet man die Fasern des Hinterstrangsystems als *Tractus spinobulbaris*. Die in den Hinterstrangkernen entstehenden zweiten Neurone schlagen zwei verschiedene Wege ein. Der eine Teil der Fasern kreuzt in der sog. Schleifenkreuzung und zieht als mediale Schleife (Lemniscus medialis) rostralwärts und endigt im Thalamus und wird deshalb als *Tractus bulbothalamicus* bezeichnet. Der andere Teil der Fasern schließt sich der *Flechsig*schen Kleinhirnseitenstrangbahn an und zieht mit dieser zur Rinde des Kleinhirnwurms. Es ist der *Tractus bulbocerebellaris*, der als Nebenbahn dem Kleinhirn Meldungen über die Stellung der Gelenke und Muskelspannungen übermittelt. Während das Vorderseitenstrangsystem die primitive, protopathische Sensibilität leitet, dient das Hinterstrangsystem der höheren, *epikritischen* und *gnostischen Sensibilität* und ermöglicht demnach die genauere Differenzierung der Reize hinsichtlich der Lokalisation, Entstehung und Qualität. Die Hinterstränge bilden somit eine wichtige Ergänzung der Vorderseitenstränge. Bei isolierter Ausschaltung der Hinterstränge ist die Berührungs- und Druckempfindung zwar nicht aufgehoben, aber doch erheblicher geschädigt, als bei isolierter Vorderseitenstrangunterbrechung, da der Raumsinn der Haut (Lokalisationsvermögen punktförmiger Berührungen, Unterscheidungsvermögen zwischen zwei gleichzeitig gesetzten, räumlich getrennten Reizen, Unterscheidungsvermögen der Richtung, in welcher ein Strich über die Haut geführt wird, sowie Unterscheidungsvermögen zwischen spitzer und stumpfer Berührung) stets schwer geschädigt ist. Auch die Differenzierung von Schmerz und Temperaturreizen ist erheblich gestört. Besonders gestört ist auch die Tiefensensibilität, welche Lage und Stellung der Glieder zueinander und Umfang und Richtung passiver Bewegungen richtig zu werten ermöglicht und der sog. Kraftsinn, der über den jeweiligen Spannungszustand der Muskulatur unterrichtet und damit das Gewichteschätzen erlaubt. Mit dem Ausfall der Tiefensensibilität bei Unterbrechung der Hinterstränge kommt es auch zu einer Störung der Impulse für die motorischen Leistungen und damit zu dem Bild der sog. *spinalen Ataxie*. Da die den Körper treffenden Reize gleichzeitig durch den Vorderseitenstrang und den Hinterstrang kranialwärts geleitet werden, darf man sich vorstellen, daß beide Erregungswellen untereinander interferieren, indem der Hinterstrang das Vorderseitenstrangsystem zügelt und damit verhindert, daß übermäßig starke und inadäquate Empfindungen zustande kommen. Beim Ausfall der Hinterstränge können Reize, die normalerweise keinen Schmerz erzeugen, eine unangenehme bzw. schmerzhafte Empfindung hervorrufen, oder Schmerzreize werden stärker und länger als normal empfunden.

II. Die absteigenden (efferenten) Systeme

Die absteigenden oder efferenten Systeme verlaufen im Rückenmark ausschließlich im Vorderseitenstrang. Nach ihrem Ursprung können sie in drei große Gruppen eingeteilt werden: a) In Bahnen, die in der Großhirnrinde entspringen (Tractus corticospinalis oder Pyramidenbahn, b) in Bahnen, die vorwiegend von Kerngebieten des Hirnstammes entspringen und meistens als extrapyramidale Bahnen bezeichnet werden, obwohl auch wesentliche Teile dieser Bahnen ihren Ursprung in der Rinde nehmen, weshalb sie besser als cortico-subcorticospinale Bahnen bezeichnet werden, und c) in Bahnen, die von den höheren vegetativen Zentren entspringen und zu den sympathischen und parasympathischen Ursprungszellen im Rückenmark ziehen (vgl. Motorik, S. 578!).

a) Die Bahnen des Tractus corticospinalis bzw. corticobulbaris **(Pyramidenbahn)** entspringen aus der vorderen Zentralwindung, der Area gigantopyramidalis (4γ), daneben aber auch aus den präzentralen motorischen Feldern ($6a\alpha$, $4s$, $6a\beta$), aus den postzentralen Feldern und aus dem Scheitellappen. Die von den *Betz*schen Riesenzellen der Areae gigantopyramidalis stammenden dicken Fasern stellen die eigentlichen Pyramidenfasern dar. Sie bilden jedoch nur etwa 2–3% der Pyramidenbahn. Der Hauptteil der corticospinalen Bahnen stammt demnach aus den übrigen motorischen Rindengebieten. Früher rechnete man die motorischen Rindengebiete, deren Reizung zu motorischen Effekten komplexer Art führen (*Foerster*sche Adversivfelder), zum extrapyramidalen System, was morphologisch schon deshalb nicht berechtigt ist, da die Fasern aus diesen Gebieten den größten Teil der Pyramidenbahn einnehmen, andererseits eine scharfe Trennung der Systeme in der Rinde nicht möglich ist. Im Gyrus praecentralis findet sich eine somatotopische Gliederung, indem gleichsam jede Körperhälfte auf den Kopf gestellt projiziert ist, so daß im unteren Teil die motorischen Zentren für die Kopf- und Halsmuskeln und im oberen Teil für die Rumpf- und Beinmuskeln lokalisiert sind. Vom Gyrus praecentralis ziehen die Fasern der Pyramidenbahn durch die innere Kapsel, wo sie den hinteren Schenkel einnehmen. Sie verlaufen weiter durch den Hirnschenkel, wo sie etwa das mittlere Drittel des Querschnittes einnehmen und die Armfasern innen, die Beinfasern außen liegen. Im weiteren Verlauf durch die Brücke lösen sich die Fasern zwischen den Brückenkernen in kleinere Bündel auf, sammeln sich am kaudalen Rande der Brücke jedoch wieder zu einem Strang, der an der ventralen Fläche des verlängerten Markes eine längliche Vorwölbung bildet, die Pyramide. Im kaudalen Abschnitt des verlängerten Markes wenden sich die Pyramidenfasern dem Zentralkanal zu und kreuzen ventral von ihm zum größten Teil zur Gegenseite in der Decussatio pyramidum. Dabei kreuzen die Beinfasern kranial, die Armfasern kaudal. Die gekreuzten Fasern bilden im Rückenmark die *Pyramidenseitenstrangbahn*. Etwa 10–20% der Fasern bleiben ungekreuzt und bilden die *Pyramidenvorderstrangbahn*. Innerhalb der Pyramidenseitenstrangbahn liegen die Beinfasern außen und die Armfasern innen. Die Pyramidenvordertsrangbahn liegt im medialen Rand des Vorderstrangs. Die Fasern der Pyramidenbahnen endigen an den motorischen Wurzelzellen der Rückenmarksnerven und entsprechend auch der Hirnnerven, wobei z. T. noch ein sog. Schaltneuron dazwischengeschaltet ist. Die Markreifung der Pyramidenfasern setzt erst spät, kurz vor der Geburt ein und dauert möglicherweise bis zum 4. Lebensjahr an, wobei auf die zunehmende Funktionstüchtigkeit der Fasern beim Säugling durch die Veränderung der Motorik innerhalb der ersten Lebensmonate und durch den oft erst am Ende des ersten Lebensjahres negativ werdenden *Babinski*schen Reflex geschlossen werden kann. Gegen mechanische Einwirkungen sind die Pyramidenbahnen besonders empfindlich, wesentlich empfindlicher jedenfalls als die Bahnen des extrapyramidalen Systems.

b) Im **extrapyramidalen System** können folgende wesentliche Rückenmarksbahnen unterschieden werden:

α) Der *Tractus reticulospinalis*, dessen Fasern aus dem Nucleus reticularis, dem sog. motorischen Haubenkern entspringen, z. T. in der sog. Haubenkreuzung zur anderen Seite verlaufen und, ohne ein geschlossenes Bündel zu bilden, im Vorderseitenstrang des Rückenmarks abwärtsziehen. Der Tractus reticulospinalis ist die wichtigste extrapyramidale Leitungsbahn, da der Nucleus reticularis von vielen Seiten her Erregungen erhält und somit auch für eine Reihe weiterer subcorticaler und corticaler Zentren den gemeinsamen Endweg darstellt.

β) Der *Tractus olivospinalis* aus den Zellen der unteren Olive,

γ) der *Tractus vestibulospinalis* aus dem *Deiter*schen Kern,

δ) der *Tractus rubrospinalis* aus dem Nucleus ruber.

Daneben finden sich eine Reihe weiterer extrapyramidaler, z. T. anatomisch noch nicht näher bekannter Bahnen aus dem Nucleus niger, dem Thalamus und anderen Gebieten, die alle im Vorderseitenstrang verlaufen und an den motorischen Vorderhornzellen endigen.

Für die *Steuerung des extrapyramidalen Systems* sind hauptsächlich folgende Kerngebiete verantwortlich: Das Putamen und Caudatum (Corpus striatum), das Pallidum, das Corpus Luysi, der Nucleus niger und der Nucleus ruber. In diesem System nimmt das Corpus striatum eine dominierende Stellung ein. Es empfängt Impulse vor allem vom Thalamus und von den vegetativen Zentren des Zwischenhirns und überträgt seine efferenten Impulse hauptsächlich auf das Pallidum, welches außerdem direkte Impulse aus der Großhirnrinde erhält. Das Pallidum sendet efferente Impulse zum großen Teil zum Nucleus ruber, wobei in diese Verbindung teilweise das Corpus Luysi eingeschaltet ist, außerdem zur Substantia reticularis des Hirnstammes. Rückläufige Bahnen vom Pallidum laufen u. a. über den Thalamus zum Striatum und zur Großhirnrinde. Der Nucleus ruber stellt eine Art Sammelbecken für die efferenten Reize der höheren extrapyramidalen motorischen Zentren dar und erhält außerdem Reize aus dem Thalamus, der gekreuzten Kleinhirnhemisphäre und direkt aus der Großhirnrinde. Vom Nucleus ruber verlaufen die Reize hauptsächlich über die zentrale Haubenbahn zur Formatio reticularis und zur unteren Olive und über diese Umschaltstellen oder direkt über den Tractus rubrospinalis zu den Vorderhornzellen. Dem Striatum untersteht andererseits auch der Nucleus niger, welcher seine efferenten Impulse zu einem großen Teil in den Hirnstamm zur Substantia reticularis und zum Nucleus ruber entsendet.

III. Kleinhirnsystem

Dem pyramidalen und dem extrapyramidalen System ist das *Kleinhirnsystem* beigeordnet (vgl. S. 579). Das Kleinhirn erhält seine afferenten Reize aus folgenden Bahnen:

a) Dem **Tractus cortico-ponto-cerebellaris,** welche Fasern aus der Rinde der Stirn- und Scheitelregion, sowie der Schläfen- und Hinterhauptsregion stammen und an den Brückenkernen umgeschaltet werden.

b) Über den **Tractus cortico-cerebellaris** aus der vorderen Zentralwindung. Die Fasern spalten sich in der Medulla oblongata von der Pyramidenbahn ab, um zum Kleinhirn zu ziehen.

c) Über den **Tractus olivo-cerebellaris** aus dem Nucleus olivae. Neben diesen für die Motorik wichtigen Bahnen sind die hauptächlichsten afferenten Bahnen die vestibulären und spinocerebellaren Fasersysteme.

Die *efferenten* Systeme des Kleinhirns ziehen zu den Endkernen des Nervus vestibuli und dem Nucleus reticularis tegmenti, zum Ursprungskern des Nervus oculomotorius der gekreuzten Seite, zum Nucleus ruber, zum Thalamus und zum Nucleus olivae.

4. Abschnitt: Untersuchung und allgemeine Diagnostik des Nervensystems

A. Hirnnerven

I. Nervus olfactorius

1. Anatomie

Von den Riechzellen der Nasenschleimhaut verlaufen marklose Nervenfasern in Bündeln, den Fila olfactoria, durch die Lamina cribriformis des Siebbeins zum Bulbus olfactorius (primäres Riechzentrum). Von den „Mitralzellen" des Bulbus olfactorius verlaufen markhaltige Nervenfasern im Tractus olfactorius zur Area adolfactoria und Gyrus subcallosus (sekundäre Riechzentren). Die Faserverbindungen zur Hippocampusformation (tertiäres Riechzentrum) verlaufen über die Stria olfactoria lateralis, Str. olf. medialis, Stria terminalis und Tractus olfacto-hippocampicus. Von der Hippocampusformation verlaufen Kommissurenfasern zur anderen Seite in der Commissura rostralis, Commissura hippocampi und wahrscheinlich im Splenium corporis callosi. Die Riechimpulse gelangen dann weiter vor allem zum Epithalamus (Nucleus habenulae) und zum Corpus mamillare.

2. Untersuchung

Jedes Nasenloch muß gesondert untersucht werden, wobei das andere zugehalten wird. Es werden geprüft:

1. Reine Geruchsstoffe, wie Kaffee, Tee, Citrone, Vanillin, Asa Foetida, Ol. Lavandulae, Ol. Cariophylli, Ol. Therebinthi, Ol. Rusci,

2. Stoffe mit schleimhautreizender Komponente (N. trigeminus!), wie Menthol. crystall., Acid. acet., Ammonium caust., Sol. Formaldehyd.

3. Stoffe mit Geschmackskomponente (N. glossopharyngicus, N. facialis), wie Chloroform (süß), Pyridin (bitter). Die Stoffe unter 2 und 3 werden bei psychogenen Riechstörungen (Simulanten!) oft auch nicht wahrgenommen.

3. Riechstörungen

a) Anosmie und Hyposmie (fehlendes oder vermindertes Geruchsvermögen): α) Schleimhauterkrankungen, Nebenhöhlenprozesse, Septumdeviation. β) Traumatische Schädigung im Bereiche der vorderen Schädelgrube mit und ohne Fraktur der Lamina cribrosa durch Abriß der Fila olfactoria oder Meningopathia traumatica. γ) Tumoren des Stirnhirns, der Olfactoriusrinne und der Sellagegend. (*Foster-Kennedy-Syndrom* bei einseitigen Tumoren der Stirnhirnbasis: Homolaterale Blindheit und Anosmie durch Atrophie des Seh- und Riechnerven mit kontralateraler Stauungspapille durch Hirndruck.) δ) Riechnervenatrophie nach Meningitis, bei Tabes. ε) Psychogene Störung bei Hysterie und Simulation.

b) Hyperosmie (gesteigertes Geruchsvermögen): α) Hysterie, β) Kokainsucht.

c) Parosmie (perverse Geruchswahrnehmung): α) Schädigung der Hippocampusformation, β) Hysterie, γ) Schizophrenie.

d) Geruchshalluzinationen (Geruchssinnestäuschungen): α) Schädigungen des Uncus und Hippocampus, β) epileptische Aura, γ) Psychosen.

II. Fasciculus opticus

1. Anatomie

Bei der Entwicklung des Nervenrohres wächst beiderseits des Zwischenhirns die Augenblase aus, welche sich dann zum doppelwandigen Augenbecher einstülpt. Das äußere Blatt wird zum Pigmentepithel, das innere zur Retina. Im Augenbecherstiel, dem Fasciculus opticus verlaufen die zentripetalen und einige zentrifugale Nervenfasern. Er ist innerhalb der Schädelhöhle von Pia und Arachnoidea, im Bereiche der Orbita außerdem auch von Dura (die in die Sclera übergeht) umgeben. (Anatomisch und biologisch kein peripherer Nerv!). – 1. Neuron: In der dem einfallenden Licht abgewendeten Schicht der Retina liegen die Zapfen (für Farbe- und Formerkennen) und Stäbchen (für Hell-Dunkelerkennen) der eigentlichen Sinneszellen, deren Kerne die äußere Körnerschicht bilden und mit einem nach innen gerichteten Fortsatz mit kleinen bipolaren Nervenzellen in Verbindung stehen. – 2. Neuron: Die kleinen bipolaren Nervenzellen bilden die innere Körnerschicht und treten mit den Ganglienzellen in Verbindung. – 3. Neuron: Die multipolaren Ganglienzellen entsenden ihre Neuriten durch die Nervenfaserschicht zur *Papille*, wo sie zum Fasciculus opticus zusammentreten. Beim Austritt der Nervenfasern aus der Lamina cribriformis sclerae erhalten diese ihre Markscheiden, weshalb die Papilla fasciculi optici fast weiß erscheint. Etwa 10–12 mm hinter dem Augapfel treten die Vasa centralia retinae von unten her in den Fasciculus opticus ein, um sich von der Papille her über die gesamte Netzhaut zu verteilen. Der Papille entspricht im Gesichtsfeld der *Mariottesche blinde Fleck*. Im Bereiche der *Fovea centralis* (gelber Fleck), der Stelle des schärfsten Sehens, fehlen alle Schichten der Netzhaut bis auf die Zapfenzellen. Der Fasciculus opticus betritt durch den Canalis fasciculi optici die Schädelhöhle und vereinigt sich oberhalb der Sella turcica vor dem Infundibulum mit dem der anderen Seite zum Chiasma fasciculorum opticorum, in welchem die aus der nasalen Netzhauthälfte stammenden Nervenfasern kreuzen, während die aus den temporalen Netzhauthälften ungekreuzt bleiben. Ein Teil der Fasern aus der Fovea centralis kreuzt ebenfalls, während ein anderer Teil ungekreuzt bleibt, so daß das Gebiet des schärfsten Sehens jeweils in der Sehrinde beider Seiten vetreten ist. Vom Chiasma aus verlaufen die Tractus optici über das Tuber cinereum und die laterale und dorsale Fläche der Hirnschenkel zu den primären Sehzentren, dem Corpus geniculatum laterale, Pulvinar thalami und Colliculus rostralis der Vierhügelplatte. Während die Bedeutung des Pulvinar unbekannt ist (möglicherweise für die Tönung der optischen Empfindungen verantwortlich, ,,warme", ,,kalte" Farben usw.), stellen die rostralen 2 Hügel und das basal davon gelegene zentrale Höhlengrau ein Reflexzentrum für die Pupilleninnervation dar. Das wichtigste primäre Sehzentrum ist das Corpus geniculatum laterale. – 4. Neuron: Vom Corpus geniculatum laterale dringen die Fasern der ,,*Gratiolet*schen Sehstrahlung" in die Fasermasse des *Wernicke*schen Feldes ein, ziehen dann durch den hintersten Teil des hinteren Schenkels der Capsula interna in einem nach vorn und lateral gerichteten Verlauf etwa bis zur Gegend des Mandelkerns. Hier biegen sie scharf um (temporales Knie) und ziehen nunmehr längs der lateralen Wand des Unter- und Hinterhorns des Seitenventrikels gegen den Occipitallappen, wo sie scharf nach medial umbiegen (occipitales Knie), um im Bereiche der Fissura calcarina in der Area striata (Sehrinde) zu endigen. Die Fasern aus der oberen Netzhauthälfte strahlen in die obere, die Fasern aus der unteren Netzhauthälfte in die untere Calcarinalippe ein, so daß die Fissura calcarina einer horizontalen Linie des Gesichtsfeldes entspricht (Quadrantenanopsie!). Den größten Teil der Sehrinde nehmen die Projektionsfasern aus der Fovea centralis ein. Ihr Projektionsgebiet umfaßt am Occipitalpol die ganze Area striata bis auf einen schmalen peripheren Saum und schiebt sich dann keilförmig zwischen die Projektionsgebiete der peripheren Netzhautanteile, wobei es sich allmählich auf die Wände und zuletzt auf den Grund der Fissura calcarina zurückzieht. Die Sehrinde steht durch zahlreiche Assoziationsfasern mit den angrenzenden Hirnrindengebieten (*Brodmannfeld* 18 und 19) sowie dem corticalen Blickzentrum im Fuße der 2. Stirnwindung (*Brodmann*-Feld 8) in Verbindung (vgl Abb. 110). Cortico-fugale Bahnen gehen zu den vorderen 2 Hügeln, dem Corpus geniculatum laterale und zur Brücke.

2. *Untersuchung*

a) Prüfung der Sehschärfe mit Sehprobentafeln (*Snellen*). Bei starker Schwachsichtigkeit zählen vorgehaltener Finger, Erkennen von Bewegungen derselben, Wahrnehmung von Licht und Lokalisierung einer Lichtquelle.

b) Gesichtsfeldprüfung. Nach der Konfrontationsmethode von *Donder* sitzt der Patient in 1 m Entfernung dem Untersucher genau gegenüber und hält sich das nicht zu untersuchende Auge zu. Bei Untersuchung des linken Auges fixiert der Patient die Pupille des rechten Auges des Untersuchers, der sein linkes Auge schließt. Nunmehr bewegt der Untersucher einen hellen Gegenstand in einer Ebene, die in der Mitte zwischen Patienten und ihm liegt, von verschiedenen Punkten der Peripherie her gegen das Zentrum. Sobald der Patient die Hand des Untersuchers erblickt, sagt er ,,jetzt". Sind beide Gesichtsfelder normal, so trifft das mit dem Zeitpunkt zusammen, in dem der Untersucher die Hand selbst sieht. Das normale Gesichtsfeld des Untersuchers dient dabei zur Kontrolle. Genauere Untersuchung mit Perimeter und Lichtmarken verschiedener Größe und Farbe. Für Weiß ist das Gesichtsfeld am größten, dann Blau, dann Rot und am kleinsten für Grün. Zur Bestimmung des blinden Fleckes und von Skotomen im zentralen Gesichtsbereich ist die Methode nach *Bjerrum* überlegen.

c) Ophthalmoskopische Untersuchung des Augenhintergrundes: Die Pupillen können mit Mydrialtropfen erweitert werden (vorher Untersuchung der Pupillenmotorik!). Es ist besonders zu achten auf *Färbung* der Papille (blaß rosa), *Begrenzung* der Papille (scharf), *Vorwölbung* der Papille (normalerweise im Netzhautniveau). Sie wird gemessen in Dioptrien des höchsten Plusglases (bzw. bei Myopie des niedrigsten Minusglases!), welches vorgeschaltet werden muß, um ein klares Bild der Papille im Vergleich zur Netzhaut zu erhalten. – *Netzhautgefäße:* Die Aus- bzw. Eintrittsstelle der Zentralgefäße in der Papille ist trichterförmig vertieft und heller als das übrige Papillengewebe. Die Arterien sind hellrot, haben einen breiten Reflexstreifen und keine Pulsation. Die Venen sind breiter als die Arterien (Verhältnis etwa 3:2), dunkelrot, haben einen schmalen Reflexstreifen und häufig Pulsation. Kapillaren sind normalerweise nicht sichtbar.

3. Sehstörungen

a) Störungen der Sehschärfe durch Refraktionsfehler (Myopie, Hypermetropie, Astigmatismus) oder Trübungen im optischen Apparat, Netz- und Gefäßhauterkrankungen, Degenerationen, Mißbildungen, Glaukom.

b) Herd im Fasciculus opticus. Amaurose des gleichseitigen Auges (Opticusatrophie), Pupille der blinden Seite eine Spur weiter, mit aufgehobener direkter und erhaltener indirekter Lichtreaktion. Auf dem sehenden Auge erhaltene direkte und aufgehobene indirekte Reaktion. Naheinstellungsreaktion ungestört (s. auch *Foster-Kennedy*, S. 549!).

c) Herd im Chiasma. Hemianopische Pupillenstarre bei *bitemporaler Hemianopsie* mit partieller Opticusatrophie. Bei Belichtung der nasalen Netzhauthälften beiderseits keine direkte und indirekte, bei Belichtung der temporalen Netzhauthälften beiderseits prompte direkte und indirekte Reaktion. Naheinstellungsreaktion ungestört.

d) Herd im Tractus nervi optici. Hemianopische kontralaterale Lichtstarre bei homonymer, kontralateraler Hemianopsie mit beiderseitiger Opticusatrophie. Aufhebung der direkten und indirekten Lichtreaktion bei Belichtung beider Netzhäute von der dem Herd kontralateralen Seite, erhaltene direkte und indirekte Lichtreaktion bei Belichtung von der Herdseite.

e) Herd in der inneren Kapsel oder in der *Sehstrahlung*: Homonyme kontralaterale Hemianopsie ohne hemianopische Pupillenstarre.

f) Besondere Gesichtsfeldstörungen. Herd im chiasmanahen Anteil des Fasciculus opticus: Gleichseitige Amaurose mit kontralateraler temporaler Hemianopsie. – Herd in der vorderen Schleife der Sehstrahlung: Inkongruente obere kontralaterale homonyme Quadrantenanopsie. – Herd im inneren Teil der Sehstrahlung: Leicht inkongruente kontralaterale untere homonyme Quadrantenanopsie. – Herd im vorderen Teil der Sehrinde: Kontralateraler temporaler Ausfall in Sichelform. – Herd im mittleren Abschnitt der Sehrinde: Kongruente kontralaterale homonyme Hemianopsie mit makularer und sichelförmiger kontralateraler temporaler Aussparung. – Herd im Bereiche des Occipitalpols: Kongruente, kontralaterale, homonyme, hemianopische Zentralskotome.

g) Stauungspapille. Farbe der Papille graurot bis rot. Grenzen verwaschen mit radiär gestellten streifenförmigen Blutungen und Exsudatflecken, Niveau pilzförmig vorspringend, Gefäßtrichter verstrichen, Abknickung der Zentralgefäße am Papillenrand, Netzhautarterien verengt, evtl. spontaner Arterienpuls, Netzhautvenen korkzieherartig geschlängelt, erweitert mit breitem oder fehlendem Reflexstreifen, erweiterte Kapillaren auf der Papille, perivasculäre weiße Exsudate, Netzhautblutungen, evtl. in Spritzfigur. Bei frischer Stauungspapille erhaltener Visus, normales peripheres Gesichtsfeld, vergrößerter blinder Fleck. Bei chronisch-atrophischer Stauungspapille Abnahme der zentralen Sehschärfe bis zu Amaurose, konzentrische Einschränkung des peripheren Gesichtsfeldes. *Vorkommen der Stp.*: Steigerung des intracraniellen Druckes, raumbeengende Prozesse innerhalb der Augenhöhle (stets einseitig!), Druckerniedrigung im Augeninnern (Hypotonia bulbi). *Differentialdiagnose*: **Retrobulbärneuritis** und Papillitis bei multipler Sklerose, entzündlichen intracraniellen Erkrankungen, entzündlichen Erkrankungen der Nebenhöhlen, der Orbita oder des Auges selbst, akute und chronische Infektionskrankheiten, Blutkrankheiten (Anämie, Leukämie, Chlorose), chronische Nephritis, maligne Sklerose: Rascher Visusverfall, zentrale Skotome und periphere Gesichtsfelddefekte. Papillenveränderungen bei **Retinitis angiospastica** infolge renalen Hochdrucks und maligner Sklerose: Hochgradige Gefäßveränderungen, fettige Degenerationsherde, Exsudatherde der Retina und Blutungen. *Pseudoneuritis:* Keine Ödeme in der Umgebung der Papille, keine Exsudate, Papillendrusen. Oft Refraktionsfehler, spez. Hyperopie und Astigmatismus oder inverser Gefäßtrichter.

h) Opticusatrophie. Papille grauweiß bis porzellanweiß, nicht prominent, scharf begrenzt. *Vorkommen:* Tabes, multiple Sklerose, angeboren, nach Stauungspapille, nach Neuritis, nach Verletzung des Fasciculus opticus, nach Embolie der Arteria centralis retinae, nach Glaucom, bei Intoxikationen und degenerativen Netzhautleiden.

III. Nervus oculomotorius, IV. Nervus trochlearis, VI. Nervus abducens.

1. Anatomie

Die pränukleären Fasern der Augenmuskelkerne stammen aus dem frontalen Augenfeld im Fuße der zweiten Stirnwindung (*Brodmann*-Feld 8) und von dem occipitalen Augenfeld (*Brodmann*-Feld 18, vgl. Abb. 110) und ziehen als Tractus corticobulbaris zunächst durch die innere Kapsel, durch den Nucleus niger und endigen nach teilweiser Kreuzung an den Ursprungskernen der drei motorischen Augennerven beider Seiten (s. Abb. 111).

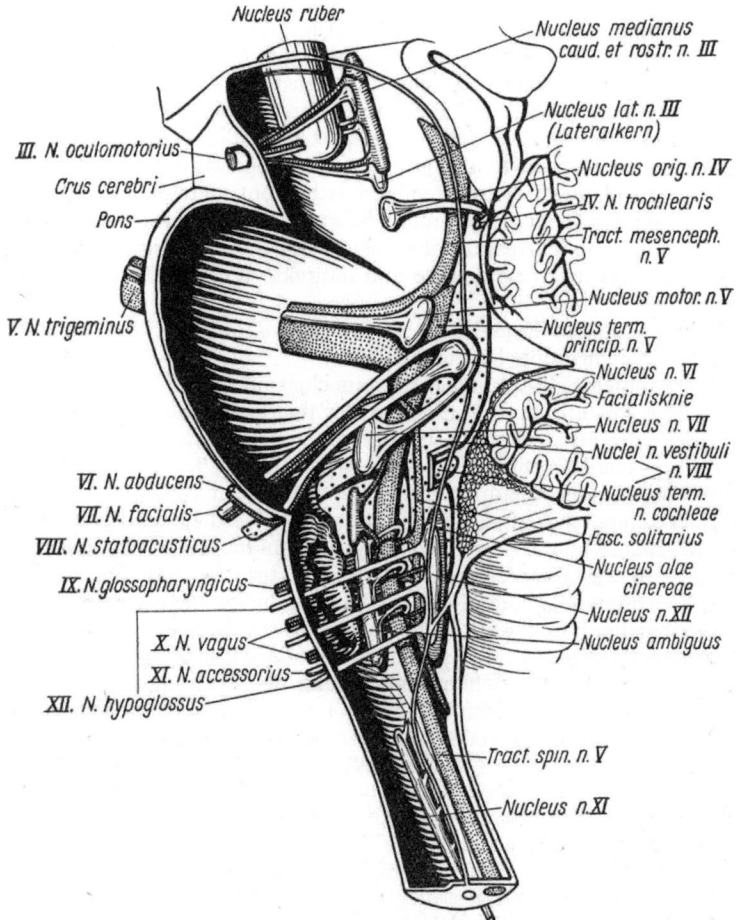

Abb. 111. Hirnnervenkerne (nach *Braus* und *Elze*)

Die motorischen Wurzelzellen des **N. oculomotorius** liegen in dem großzelligen, langgestreckten, paarigen Lateralkern, ventral des Aquädukt, nahe der Mittellinie in Höhe der rostralen 2 Hügel. Von hier verlaufen die motorischen Fasern teils gekreuzt, teils ungekreuzt, teilweise durch den Nucleus ruber ventralwärts, um den Hirnstamm in der Fossa intercruralis zu verlassen. Der Nerv zieht zwischen der A. cerebellaris superior und der A. cerebralis posterior schräg nach vorn und lateral, um lateral vom Processus dorsi sellae die Dura zu verlassen. Danach zieht er in der oberen Wand des Sinus cavernosus zur Fissura orbitalis cerebralis, in welcher er die mediale Ecke einnimmt und den N. trochlearis lateral neben sich hat und tritt innerhalb des Muskelkegels in die Orbita ein. *Parasympathische Fasern* erhält der Nerv von einer kleinzelligen, wabigen Kerngruppe, die zwischen den großzelligen Lateralkernen liegt, wobei die Fasern der kaudalen Gruppe (Nucleus medianus caudalis, *Edinger-Westphal*scher Kern) den M. ciliaris und die

Fasern des Nucleus medianus rostralis, den M. sphincter pupillae versorgen. Die parasympathischen Fasern werden innerhalb der Orbita im Ganglion ciliare umgeschaltet und als postganglionäre Fasern in den Nn. ciliares breves zum Augapfel geleitet. *Der Oculomotorius versorgt:* 1. den M. levator palpebrae superior, 2. den M. rectus bulbi superior, 3. den M. rectus bulbi nasalis, 4. den M. obliquus bulbi inferior und 5. den M. rectus bulbi inferior. In der Reihenfolge 1–5 lassen sich die Ursprungsgebiete der zu den Muskeln ziehenden Nervenfasern in kraniokaudaler Richtung in den Lateralkernen lokalisieren! Der M. rectus bulbi superior ist auch mit dem Facialiskerngebiet gekoppelt; deshalb beschreibt der Augapfel bei Lidschluß eine Aufwärtsbewegung (*Bellsches Phänomen*).

Der Ursprungskern des **N. trochlearis** liegt kaudal des Oculomotoriuskerngebietes in Höhe der kaudalen zwei Hügel. Die motorischen Nervenfasern verlaufen zunächst nach außen und spinalwärts, biegen schließlich nach dorsal und medial um und kreuzen im Velum medullare rostrale, um den Hirnstamm als einziger Hirnnerv dorsal, knapp hinter der Vierhügelplatte zu verlassen. Danach verläuft der 4. Hirnnerv bogenförmig am rostralen Rand der Brücke, um das Crus cerebri herum nach ventral, gelangt an die Unterfläche des Gehirns und durchbohrt die Dura lateral vom N. oculomotorius unter dem frontalen Ursprungszipfel des Tentorium cerebelli. Er verläuft erst neben, dann über dem N. oculomotorius durch den Sinus cavernosus zur Fissura orbitalis cerebralis und wendet sich in der Orbita nach medial zum M. obliquus bulbi superior, den er versorgt.

Der Ursprungskern des **N. abducens** liegt im Colliculus facialis der Rautengrube. Seine Wurzelfasern ziehen durch die Formatio reticularis, das Corpus trapecoides und die Fasciculi pyramidales, um am kaudalen Rande der Brücke nahe der Mittellinie auszutreten. Der N. abducens hat einen langen extracerebralen, intracraniellen Verlauf durch die Cisterna pontis, gelangt am Clivus durch einen feinen Schlitz der Dura über die Spitze der Felsenbeinpyramide hinweg in den Sinus cavernosus. An der lateralen Seite der A. carotis interna durch die Fissura orbitalis cerebralis gelangt er zum M. rectus temporalis, den er versorgt.

Der III., IV. und VI. Hirnnerv erhalten während ihres Verlaufes durch den Sinus cavernosus *sympathische Fasern* aus dem Plexus caroticus internus, die den M. dilatator pupillae, den M. tarsalis superior (*Müller*scher Muskel, glatter Anteil des M. levator palpebrae superior) und den M. orbitalis (*Landström*scher Muskel, der die untere Orbitalspalte überbrückt und den Orbitainhalt am Zurücksinken hindert!) innervieren.

Wichtige zentrale Reflexbögen: Verbindung der sensorischen optischen Zentren über die Commissura posterior zu dem *Edinger-Westphal*schen Kern für die gleichseitige und konsensuelle Lichtreaktion der Pupillen. Unterbrechung dieser Bahn führt zur *Argyll-Robertson*schen reflektorischen Pupillenstarre (Aufhebung der direkten und indirekten Lichtreaktion bei erhaltener Convergenzreaktion). – Von den rostralen 2 Hügeln über den Tractus tectobulbaris bestehen Verbindungen zu den Kernen des III., IV. und VI. Hirnnerven, die für den Akkomodationsreflex und andere verantwortlich sind (*Akkommodationsreflex* durch Synergie des M. ciliaris und M. sphincter pupillae; *Konvergenzreflex* durch Synergie der Mm. recti bulborum nasales und M. sphincter pupillae!). – Durch Faserverbindungen von den kaudalen 2 Hügeln über den Tractus tectobulbaris und durch Faserverbindungen der Area vestibularis der Rautengrube über den Tractus vestibulolongitudinalis stehen die Augenmuskelkerne mit dem Hör- und dem Gleichgewichtsorgan in Verbindung. – Die Faserverbindungen der primären Sehzentren mit dem Centrum ciliospinale im Seitenhorn des letzten Cervikal- und ersten Dorsalsegmentes des Rückenmarks sind noch nicht vollständig geklärt. Das Centrum ciliospinale steht andererseits unter dem Einfluß des Hypothalamus, wahrscheinlich des Corpus Luysi, welches wiederum Reize aus der Großhirnrinde empfängt (deshalb Mydriasis bei Schmerz, Schreck, Orgasmus und ideomotorische Mydriasis bei intensiver Vorstellung von Dunkelheit!). Die sympathischen Fasern aus dem Centrum ciliospinale laufen in der 8. cervikalen, der 1. und 2. thorakalen vorderen Wurzel und deren Rami communicantes zum Grenzstrang, werden im Ganglion cervicale craniale umgeschaltet und gelangen über den Plexus caroticus internus und die motorischen Augennerven zum Auge.

2. *Untersuchungen*

Lidspalten: Vergleich beider Seiten. Herabhängen des Oberlides = *Ptosis*, Herabhängen des Unterlides = *Lagophthalmus*. – **Augapfel:** Vortreibung = *Exophthalmus*, Zurücksinken = *Enophthalmus*. – **Pupillenweite:** Verengerung = *Miosis*, Erweiterung = *Mydriasis*,

Seitenunterschied der Pupillenweite = *Anisokorie*, Entrundung der Pupillen. − **Lichtreaktion:** Der Patient sieht in eine entfernte Lichtquelle. Die offenen Augen werden vom Untersucher mit den Händen bedeckt. Jedes Auge wird einzeln belichtet, indem der Untersucher jeweils eine Hand vom Auge wegnimmt. Beobachtet wird einmal die Reaktion der belichteten Pupille (*direkte Lichtreaktion*) und die Reaktion der verdeckten Pupille (*indirekte oder konsensuelle Lichtreaktion*). Vermieden werden muß dabei eine allzu helle Lichtquelle, da die Schreckreaktion mit Pupillenerweiterung die normale Verengerung der Pupille auf Lichteinfall überdecken kann, sowie eine Belichtung mit einer nahen Lichtquelle direkt von vorn, da das Fixieren dieser Lichtquelle zu einer Akkommodationsverengerung der Pupille führen kann, die dann fälschlicherweise für eine Lichtreaktion gehalten wird. Bei Verdacht auf Gesichtsfeldstörungen wird die Pupillenreaktion mit einer kleinen Lichtquelle (Taschenlampe oder Ophthalmoskop) von verschiedenen Seiten her geprüft und die Reaktion auf Belichtung einzelner Netzhautgebiete registriert. − **Akkommodationsreflex:** Der Patient sieht erst in die Ferne und fixiert danach einen Gegenstand in etwa 20 cm Entfernung (angenäherter Finger des Untersuchers). In Verbindung mit der dabei notwendigen Einwärtsbewegung der Augen (*Konvergenzreaktion*) verengern sich die Pupillen. − **Augenbewegungen:** Der Patient wird aufgefordert, nach oben, nach unten, nach rechts und nach links zu blicken. Dabei ist darauf zu achten, ob die Augen (Sehachsen) immer parallel stehen oder ob Schielen beim Blick geradeaus besteht, oder bei irgendeiner Blickrichtung auftritt. Der Patient ist nach Doppelbildern zu fragen.

Lähmungsschielen:

Muskel	Nerv	Abweichung der Sehachse bei Lähmung	Schielen bei Blickrichtung nach:	Doppelbilder
M. rectus int.	III	auswärts	nasalwärts	vertikal
M. rectus sup.	III	abwärts und auswärts	oben und innen	schräg
M. rectus inf.	III	aufwärts und auswärts	unten und innen	schräg
M. obliquus inf.	III	abwärts und einwärts	oben und außen	schräg
M. obliquus sup.	IV	aufwärts und einwärts	unten (und außen)	schräg
M. rectus externus	VI	einwärts	temporalwärts	vertikal

Sind die Bewegungen beider Augen in gleicher Weise eingeschränkt, so besteht eine *konjugierte Blicklähmung*. Sind die parallel stehenden Augen zwanghaft nach einer Richtung gerichtet, so besteht eine *Déviation conjugée*. Bei konjugierter Blicklähmung sind folgende Untersuchungen nötig: *Kommandobewegungen:* Der Patient wird aufgefordert, nach rechts, links, oben und unten zu blicken (frontales Blickfeld!). Auch ein Blinder kann diese Bewegungen ausführen! Die Kommandobewegungen können ausgefallen sein, wenn alle folgenden noch erhalten sind. *Führungsbewegungen:* Der Patient hat bei fixiertem Kopf mit den Augen dem vorgehaltenen Finger zu folgen. *Optisch auslösbare Einstellbewegungen:* Der Untersucher stellt sich mit ausgebreiteten Armen frontal vor den Patienten und fordert diesen zunächst auf, ihm ins Gesicht zu blicken. Alsdann bewegt er abwechselnd die Finger der einen oder der anderen Hand. Ein Gesunder macht unwillkürlich Einstellbewegungen in Richtung auf die bewegten Finger. Der Untersucher bringt nun seine Hände in die verschiedenen Regionen der Gesichtsfeldperipherie, wo sie abwechselnd ruhiggehalten oder bewegt werden. Zur Erhöhung des optischen Reizes kann man auch jeweils eine Taschenlampe in die Hand nehmen und aufleuchten lassen. *Kletterbewegungen:* Der Patient wird aufgefordert, mit seinem Blick an der graduierten Skala eines Maßstabs entlang zu klettern. *Akustisch auslösbare Einstellbewegungen:* Seitlich von dem Patienten werden Geräusche, wie Fingerschnalzen, Händeklatschen oder ähnliches hervorgerufen, die für den Patienten unerwartet sind. *Puppenaugentest:* Während der Patient spontan und nach Aufforderung nicht nach oben blicken kann, können die Augen doch nach oben bewegt werden, wenn er einen Gegenstand vor sich fixiert und dabei der Kopf passiv nach unten gebeugt wird (positiv bei supranukleärer Lähmung, bei nukleärer und infranukleärer Lähmung ist die Blicklähmung dagegen vollständig!).

3. *Augenmuskelstörungen*

a) Ptosis. Lähmung des M. levator palpeprae superior durch Schädigung des N. oculomotorius oder seines Kerngebietes in Verbindung mit weiteren Augenmuskellähmungen. Isolierte einseitige Ptosis gelegentlich bei kontralateralen Rindenherden, isolierte doppelseitige Ptosis bei Myasthenie. Lähmung des M. tarsalis superior (*sympathische Ptosis*) durch Störung des Halsgrenzstranges, durch Läsionen der untersten cervikalen und der beiden obersten thorakalen Vorderwurzeln und ihrer Rami communicantes (gelegentlich als Begleitsymptom der unteren *Klumpke*schen Plexuslähmung, durch Schädigung des Centrum ciliospinale oder durch Läsionen des Cervikalmarks mit Unterbrechung der bulbospinalen Fasern!). Die sympathische Ptosis tritt in Verbindung mit Miosis und Enophthalmus als *Hornerscher Symptomenkomplex* auf. Bei *psychogener Ptosis* sucht der Patient nicht, wie bei organisch bedingter, das Augenlid durch Stirnrunzeln zu heben. Außerdem findet sich gelegentlich Ptosis bei Bindehauterkrankungen.

b) Lagophthalmus. Lähmung des M. orbicularis oculi durch Schädigung des N. facialis.

c) Exophthalmus. Bei Hyperthyreose meist doppelseitig, oft ungleichmäßig. Bei Stauungen im Sinus cavernosus infolge entzündlicher Kavernosusthrombose, infolge sonstiger venöser Abflußstörungen aus dem Schädelinneren, z. B. auch bei Tumoren der hinteren Schädelgrube (*Tönnis*), oder einseitiger *pulsierender Exophthalmus* (vgl. S. 659) bei posttraumatischer, arteriovenöser Fistel zwischen A. carotis interna und Sinus cavernosus (dabei ist ein pulssynchrones Rauschen an der Schläfe zu hören). Retrobulbäre Tumoren der Orbita oder akute Entzündungen des Orbitalgewebes. Leichter Exophthalmus bei Oculomotoriuslähmung infolge fehlendem Tonus der Augenmuskeln. Bei Reizung des Centrum ciliospinale in Verbindung mit krankhafter Mydriasis durch dauernde Kontraktion des *Landström*schen Orbitalmuskels. Bei Turmschädel infolge flacher Ausbildung der Orbitae. *Intermittierender Exophthalmus* (Varix orbitae) nur beim Bücken, Heben und Pressen durch Venenstauung. *Pseudoexophthalmus bei Myopia magna!*

d) Enophthalmus. Bei narbigen Schrumpfungen des orbitalen Fettgewebes nach Verletzungen oder Entzündungen, Dislokation der knöchernen Orbitalwand nach Fraktur oder im Rahmen des *Horner*schen Symptomenkomplexes.

e) Miosis. Altersverengerung bei Gefäßsklerose, bei Einwirkung von Morphinen und Opiaten, bei Tabes, bei Alkoholismus, beim *Horner*schen Symptomenkomplex, bei Iritis und bei Reizung des N. oculomotorius.

f) Mydriasis. Bei Angst, Schmerz, Schreck, bei tiefer Bewußtlosigkeit, bei Einwirkung von Atropin, Skopolamin und Kokain, im akuten Glaucomanfall und bei Lähmungen des N. oculomotorius sowie traumatische Mydriasis (meist einseitig, später doppelseitig, vgl. S, 655).

g) Anisokorie. Eine einseitige Mydriasis ist in den ersten Tagen nach einem Schädelhirntrauma das wichtigste Symptom eines gleichseitigen Epiduralhämatoms durch Schädigung des N. oculomotorius, kommt aber auch sonst bei einseitigem Hirnödem oder Tumoren vor (s. Klivuskantensynchrom).

Außerdem ist Anisokorie verdächtig auf Paralyse, Tabes oder Lues cerebri, kommt jedoch auch bei guten sonstigen Pupillenreaktionen als harmlose Anomalie vor.

h) Klivuskantensyndrom (*Fischer-Brügge, Krücke*): Durch Zugwirkung am N. oculomotorius kommt es zu einer Druckschädigung des Nerven an der Klivuskante mit den klinischen Zeichen einer infranucleären Lähmung (s. diese!). Die Zugwirkung kommt bei jeder Verlagerung des Mittelhirn nach der Gegenseite oder nach dorsal durch raumfordernde intracranielle Prozesse zustande (Tentoriumschlitzeinklemmung bei Hirndruck)!

i) Entrundung der Pupillen. Bei organischen Gehirnerkrankungen, meist luetischen Erkrankungen, außerdem bei Iriserkrankungen, traumatischen Sphinkterrissen oder Iridodialyse.

k) Fehlende Lichtreaktion. *Absolute Pupillenstarre* = fehlende Pupillenverengerung auf Lichteinfall und bei Convergenz, findet sich bei Oculomotoriuslähmung und Lues cerebri. – *Reflektorische Pupillenstarre* (Argyll-Robertson, s. zentraler Reflexbogen) = fehlende Lichtreaktion bei erhaltener Convergenzreaktion, bei Lues cerebri, Paralyse und Tabes, gelegentlich bei epidemischer Encephalitis, bei Tumoren der Vierhügelgegend, bei schwerstem Alkoholismus und nach Hirnverletzungen.

l) Pupillotonie = Starre der Pupille für gewöhnliche Lichtreize, langsame tonische Reaktion auf Convergenz. In der Regel einseitig! In Verbindung mit abgeschwächten bis fehlenden Sehnenreflexen = *Adiesches Syndrom*. – *Fehlende direkte bei erhaltener indirekter*

Lichtreaktion = Ausfall des Fasciculus opticus. – *Fehlende Lichtreaktion bei Belichtung einzelner Netzhautabschnitte* = Herd im Chiasma oder im Tractus nervi optici (s. auch II. Hirnnerv). Akkommodationsreflex fehlt ebenso wie die Convergenzreaktion bei infranucleärer Oculomotoriuslähmung.

m) Schielen. Das *gewöhnliche Schielen* (Strabismus concomitans) ist eine Störung des Kräfteverhältnisses antagonistisch wirkender Augenmuskeln (Entstehung meist allmählich, der Schielwinkel beim Blick in die Ferne bleibt immer gleich, meist keine Doppelbilder). – *Lähmungsschielen* (Strabismus paralyticus) infolge Schädigung eines motorischen Augenmuskelnerven (Entstehung meist plötzlich, der Schielwinkel wird größer beim Blick in der Wirkungsrichtung des gelähmten Muskels, Doppeltsehen). – Einseitige Augenmuskellähmungen sind fast immer vom peripheren Typ, d. h. durch eine Schädigung des Nerven oder seines Kerngebietes verursacht. – *Magendiesche Schielstellung:* Vertikaldivergenz der Bulbi mit einer Déviation conjugée bei Läsionen des Brachium pontis. Dabei kann es aber auch, ebenso wie bei Läsionen der Vierhügelplatte zu einer „skew déviation", einer schiefen Ablenkung der Bulbi kommen, wobei das gleichseitige Auge ein- und abwärts, das kontralaterale nach außen und oben blickt.

n) Nucleäre Oculomotoriuslähmung. Wegen der Größe des Kerngebietes selten total. Ist nur der großzellige Lateralkern betroffen (äußere Oculomotoriuslähmung), dann besteht ein Strabismus divergens mit Doppelbildern, da der Bulbus dauernd nach außen und unten abgelenkt wird. Ptose tritt meistens als letzte Lähmungserscheinung auf (s. frühzeitige Ptose bei infranucleären Lähmungen). Nucleäre Oculomotoriuslähmung gelegentlich als Fernsymptom bei Prozessen im vorderen Kleinhirnwurm. Ist nur der kleinzellige Medialkern betroffen (innere Oculomotoriuslähmung), so besteht eine mydriatische Pupillenstarre und Akkommodationslähmung.

o) Die infranucleäre Oculomotoriuslähmung verschont fast nie den Sphincter pupillae. Bei mechanischer Schädigung kommt es zuerst durch Reizung der parasympathischen Fasern zu einer Miosis bei erhaltener Lichtreaktion, später zu einer zunehmenden Mydriasis, schließlich maximale Mydriasis mit fehlender Lichtreaktion. Der Pupillenstörung folgen Lähmungen der äußeren Augenmuskeln in der Reihenfolge: M. levator palpebrae sup. (Ptose!), M. rectus sup., M. obliquus internus, M. rectus internus (s. auch Klivuskantensyndrom!). *Foixsches Syndrom:* Einseitige Oculomotorius- und Abducenslähmung mit heftigen Schmerzen im 1. Trigeminusast bei Aneurysmen der A. cerebralis anterior bzw. A. communicans anterior.

p) Bei isolierter **Trochlearislähmung** gibt der Patient meist nur schiefstehende Doppelbilder an, besonders beim Blick nach unten (Schwierigkeiten beim Treppensteigen!). Beim Blick nach einwärts gelingt die Senkung des Auges nicht (häufiges Fernsymptom eines Prozesses im vordersten Teil des Kleinhirnwurms, wegen des dorsalen Austritts des Nerven aus dem Hirnstamm, oft doppelseitig!). – Trochlearislähmung mit partieller Oculomotoriuslähmung weist auf eine Kernschädigung hin.

q) Nucleäre Abducenslähmung führt zu conjugierter Blicklähmung nach der lädierten Seite bzw. Déviation conjuge͞e nach der gesunden Seite, da wegen der Faserverbindungen mit dem Kerngebiet des Rectus internus der Gegenseite dieser Muskel auf der gesunden Seite mit ausfällt. Die Convergenzreaktion bleibt jedoch erhalten. Gleichzeitig besteht eine gleichseitige, periphere Facialislähmung, wegen des sich um den Nucleus abducentis schlingenden Facialiskniees.

r) Infranucleäre Abducenslähmung führt zur isolierten Lähmung des M. rectus externus der gleichen Seite (häufig bei Basisfrakturen im Bereiche der Felsenbeinpyramide (vgl. Gradenigosches Syndrom S. 560!) und bei allgemeinem Hirndruck!).

s) Alternierende Lähmungen. Wegen der topographischen Verhältnisse im Hirnstamm, der Nähe der kortikospinalen Bahnen und der Hirnnervenkerne kommt es bei Herden im Hirnstamm zu gleichseitigen Hirnnerven und gegenseitigen Extremitätenlähmungen.

Besondere Lähmungstypen:

α) *Webersche Lähmung:* Hemiplegia alterna superior. Bei Läsion des Hirnschenkels kommt es zu einer kompletten Hemiplegie der Gegenseite und infranucleärer Oculomotoriuslähmung der gleichen Seite.

β) *Benediktsches Syndrom:* Bei Herden im Nucleus ruber kommt es zu gleichseitiger infranucleärer Oculomotoriuslähmung mit kontralateralen Hyperkinesien (Tremor, Chorea, Athetosen oder Hemiataxie).

γ) *Fovillesches Syndrom:* Bei Herden im hinteren Teil der Brücke kommt es zu infranucleärer Abducens- und Facialislähmung mit kontralateraler Hemiplegie.

δ) *Babinski-Nageottesches Syndrom:* Herd im Versorgungsgebiet der A. cerebelli inf. post., in der dorsolateralen Partie der pontobulbären Übergangsgegend: Cerebellare Ataxie mit Lateropulsion, Nystagmus, sympathische Miosis, Enophthalmus, Lidspaltenverengerung auf der Seite des Herdes – Hemiparese und Sensibilitätsstörungen auf der Gegenseite.

t) Ophthalmoplegie und gleichseitige Trigeminusschädigung (Sensibitätsausfälle bzw. Anästhesia dolorosa) spricht für eine Läsion im Bereiche der Fissura petrosphenoidalis und des lateralen Randes des Sinus cavernosus (Tumoren, Thrombophlebitis, Aneurysmen, Verletzungen). Dabei können auch der Fasciculus opticus und der motorische Trigeminusanteil beteiligt sein.

u) Blicklähmungen. Bei Herden in der supranucleären Bahn der Hemisphäre, proximal der Kreuzung kommt es zu einer Blicklähmung nach der Gegenseite und Déviation conjugée nach der gleichen Seite (Patient sieht den Herd an!). – Bei Herden distal der Kreuzung in der Brücke oder auch durch Druck von Kleinhirn- bzw. Kleinhirnbrückenwinkeltumoren kommt es zu umgekehrtem Verhalten. – Blicklähmung nach einer Seite mit erhaltenen „Spähbewegungen" auf optische oder akustische Reize finden sich nur bei Läsionen des corticalen Blickzentrums und des darunter gelegenen Markes, niemals bei pontinen Herden. Im *Jackson*-Anfall findet sich eine Déviation conjugée nach der Herdgegenseite durch Reizung des corticalen Blickzentrums. Bei supranucleären Blicklähmungen kann der kalorische Nystagmus erhalten bleiben. Blicklähmungen mit Diplopie finden sich nur bei Brückenherden. – *Raymond-Cestansches Syndrom* bei Herden im Bereiche der oralen Brückenhaube findet sich eine Blicklähmung nach der Seite des Herdes, Sensibilitätsstörung mit oder ohne Beteiligung des Trigeminus auf der Gegenseite. – *Parinaudsches Syndrom:* Bei Läsionen im Bereiche der vorderen Vierhügel kommt es zu einer vertikalen Blicklähmung (Vierhügelgeschwülste, Pinealistumoren, Mittelhirn-Brückenblutungen, Geschwülste des oralen Hirnstamms, Occipitallappengeschwülste und Kleinhirngeschwülste durch Tamponade der Cisterna Galeni infolge Massenverschiebung, oder durch Schädigung der Faserverbindungen von dem Nucl. globosi zu den Nucl. Darkschewitsch und interstialis). Bei Schädigung des oralen Bezirks der Vierhügelplatte kommt es zu einer Blicklähmung nach oben, bei Schädigung des kaudalen Bezirks zu einer Blicklähmung nach unten (Puppenaugentest!).

v) Aquäduktsyndrom. Durch Herde oder Tumoren im Bereiche des Aquäduktes kommt es zu einer Reizung oder Lähmung der Oculomotoriuskerne und der um den Aquaeductus Sylvii gruppierten Nachbargebilde (Vierhügel!). Eine Oculomotoriuskernlähmung kann wechselnd kombiniert sein mit Blickkrämpfen, Blicklähmungen, Convergenzspasmen (clonische Convergenzzuckungen beim Blick nach oben durch Lähmung des hinteren Längsbündels oder Reizung des Convergenzzentrums), Vertikalnystagmus, Pupillenstörungen (Reizmiosis oder Lähmungsmydriasis). – Eine besondere Form ist das *Nothnagelsche Syndrom*, besonders bei Tumoren der Zirbeldrüse, wobei es zu einem Aquäduktsyndrom + cerebellarer Ataxie kommt.

Nystagmus: Siehe bei N. statoacusticus!

V. Nervus trigeminus

1. Anatomie

Nerv des 1. Kiemenbogens. Die sensiblen Wurzelzellen liegen im Ganglion semilunare (*Gasseri*), welches in einer Duratasche (Cavum *Meckeli*) der vorderen Fläche der Felsenbeinpyramide aufliegt, lateral vom Sinus cavernosus. Die pseudounipolaren Ganglienzellen entsenden Neuriten, die sich in je einen peripheren und einen zentralen Zweig teilen. Die zentralen Fasern bilden die Portio major des Nervenstammes. Sie verlaufen durch einen Schlitz der Dura an der oberen Kante der Felsenbeinpyramide nahe deren Spitze, seitlich der Durchtrittsstelle des Nervus abducens zum Seitenabhang der Brücke, durchsetzen die Brücke schräg dorso-medialwärts und endigen, wie die sensiblen Hinterwurzelfasern, in einem aufsteigenden und einem absteigenden Zweig an den sensiblen Endkernen (vgl. Abb. 111). Der sensible Hauptkern (Nucleus terminalis principalis) liegt im vorderen Teil der Brückenhaube, weit lateral und so tief, daß er den Boden der Rautengrube nicht erreicht. Er schiebt sich bis unter das Brachium conjunctivum vor. Nach kaudal verjüngt sich der Kern zum Nucleus terminalis tractus spinalis, der durch die ganze Länge der Medulla oblongata bis weit in das Halsmark reicht. Er liegt zunächst lateral vom Facialiskern, dann medial vom Corpus restiforme und geht in die Substantia gelatinosa dorsalis der grauen Rückenmarksubstanz über. Die aufsteigenden sensiblen Fasern ziehen zum sensiblen Hauptkern, die absteigenden bilden den Tractus spinalis Nervi trigemini und endigen im wesentlichen an dem gleichnamigen Kern. Die motorischen Wurzelzellen liegen im Nucleus originis nervi trigemini im dorsolateralen Teil der Brückenhaube, unmittelbar medio-ventral vom sensiblen Hauptkern, etwas vorn und dorso-lateral vom motorischen Facialiskern. Seine Fasern treten als Portio minor etwas dorsal der sensiblen Wurzel aus der Brücke aus und ziehen mit der Portio major zum Ganglion Gasseri. Die supranucleären Fasern des motorischen Trigeminuskerns stammen jeweils aus den beiderseitigen motorischen Rindenzentren im untersten Teil des Gyrus praecentralis, unmittelbar oberhalb der Zentren für die Pharynx und Kehlkopfmuskulatur. – In der kranialen Verlängerung des sensiblen Hauptkerns liegt der Nucleus terminalis tractus mesencephalici, der bis in das Vierhügelgebiet reicht und dort seitlich vom Aquädukt liegt. An diesem Kern endigen die zum Tractus mesencephalicus zusammengeschlossenen aufsteigenden Fasern. Der sensible Hauptkern steht offenbar im Dienste der „epikritischen" Sensibilität (s. Sensibilität, S. 587), der spinale sensible Kern mehr im Dienste der „protopathischen" Sensibilität (Druck-, Schmerz- und Temperaturempfindung) und vor allen Dingen der Corneaempfindungen. Die Bedeutung des mesencephalen Kerns ist noch ungeklärt. Die aus den Zellen der sensiblen Endkerne entspringenden Neuriten kreuzen zur anderen Seite und ziehen wie die entsprechenden Systeme des Rückenmarks teils über den Thalamus zur Postzentralwindung, teils zum Kleinhirn.

Vom Ganglion Gasseri aus gehen die 3 Hauptäste ab: a) Der *Nervus ophthalmicus* durch die Fissura orbitalis cerebralis in die Orbita, b) der *Nervus maxillaris* durch den Canalis rotundus in die Fossa pterygopalatina und c) der *Nervus mandibularis* durch das Foramen ovale in die Fossa infratemporalis.

Die motorische Wurzel zieht unter dem Ganglion Gasseri hinweg, ohne eine Verbindung mit diesem einzugehen und schließt sich unterhalb desselben dem Nervus mandibularis an.

a) Der **Nervus ophthalmicus** verzweigt sich in der Orbita und tritt mit seinem Hauptstamm, dem N. frontalis an der Incisura frontalis aus. Er versorgt die Dura mater, die Haut der Stirn und des Schädels bis zur Kranznaht, die Haut des oberen Augenlides, des medialen Augenwinkels und des Nasenrückens bis zur Nasenspitze, die Schleimhaut des oberen und vorderen Teiles der Nasenhöhle, der Stirnhöhle, der Keilbeinhöhle, der Tränen- und der Siebbeinzellen, sowie die Konjunktiva, die Sklera, die Cornea, Chorioides und Iris. Dem N. ophthalmicus ist das **Ganglion ciliare** angeschlossen, welches an der Grenze zwischen hinterem und mittlerem Drittel der Orbita an der lateralen Seite des Fasciculus opticus zwischen ihm und dem M. rectus temporalis liegt. Die postganglionären Fasern des Ganglion ciliare versorgen die Chorioides und die Sclera, den M. ciliaris, den M. sphincter pupillae, den M. dilatator pupillae, die Iris und die Cornea. Die sensiblen Fasern stammen aus dem N. nasociliaris, die parasympathischen Fasern aus dem N. oculomotorius und die sympathischen Fasern aus dem Plexus caroticus.

b) Der **Nervus maxillaris** verläuft von der Fossa pterygopalatina durch die Fissura orbitalis sphenomaxillaris zum Boden der Augenhöhle in den Sulcus oder Canalis infraorbitalis. Er versorgt die Dura mater, die Haut des unteren Augenlides, des lateralen Augenwinkels, der vorderen Schläfengegend, des Nasenflügels, des oberen Teiles der Wange, die Haut und Schleimhaut der Oberlippe, die Schleimhaut des hinteren und unteren Teiles der Nasenhöhle, die Schleimhaut der Keilbeinhöhle, sowie die Schleimhaut des Gaumens, des Zahnfleisches und sämtliche Zähne des Oberkiefers. Ihm schließt sich das **Ganglion pterygopalatinum** an. Die postganglionären Fasern des Ganglions versorgen die Schleimhaut der Seitenwand der Nase und des Nasenseptums, den größten Teil der Schleimhaut des harten Gaumens, einschließlich der Drüsen bis zur Eckzahnlinie nach vorn, die Schleimhaut des weichen Gaumens, sowie die Gegend der Tonsilla palatina und die benachbarte Schleimhaut, den Sinus maxillaris, die Schleimhaut der hinteren Siebbeinzellen und Keilbeinhöhle und die Opticusscheide. Die sensiblen Fasern des Ganglion pterygopalatinum stammen aus dem 2. Trigeminusast, die parasympathischen Fasern aus dem N. facialis und die sympathischen Fasern aus dem Plexus caroticus. (Die umfangreiche sensible Versorgung durch die Fasern des Ganglion pterygopalatinum stellen die anatomische Grundlage für die sog. *Sludersche Neuralgie* dar, vgl. S. 715!)

c) Der **Nervus mandibularis** tritt mit seinem stärksten sensiblen Ast am Foramen mandibulae aus. Er versorgt sensibel die Dura, die Haut der Unterlippe, des Kinns, des unteren Teiles der Wange, der Schläfe, des vorderen Teiles der Ohrmuschel, des äußeren Gehörganges, sowie die Außenseite des Trommelfells bis auf eine schmale Sichel hinten.

oben, die vom Ramus auricularis nervi vagi versorgt wird, die Schleimhaut der Wange, des Mundhöhlenbodens und der vorderen zwei Drittel der Zunge, die Zähne und das Zahnfleisch des Unterkiefers, sowie das Kiefergelenk (an der Versorgung der Ohrmuschel beteiligen sich außerdem der Nervus facialis, der Nervus glossopharyngicus und der Nervus vagus). *Motorisch* versorgt er die Kaumuskeln (M. masseter, M. temporalis, Mm. pterygoidei lateralis und medialis), den M. hyoideus und M. biventer, sowie den M. tensor tympani. *Geschmacksfasern* von den vorderen zwei Dritteln der Zunge sammeln sich im N. lingualis des III. Astes, treten durch die Chorda tympani zum Facialisstamm im Canalis Falloppii bis zum Ganglion geniculi, von hier mit dem N. petrosus superficialis maior zum Ganglion pterygopalatinum und zum II. Ast, mit dem sie über das Ganglion Gasseri zu den Kerngebieten verlaufen. Im Bereiche der Fossa infratemporalis schließt sich dem Nervenstamm das **Ganglion oticum** an, welches dicht unterhalb des Foramen ovale liegt. Das Ganglion oticum entsendet Fasern zur Glandula parotis, motorische Fasern zum M. levator veli palatini, zum M. pterygoideus medialis, M. tensor tympani und M. tensor veli palatini, weiterhin Fasern zu den Drüsen der Wangenschleimhaut. Die sensiblen Wurzeln des Ganglion oticum stammen aus dem 3. Trigeminusast, ebenso die motorischen, die parasympathischen Wurzeln aus dem N. glossopharyngicus über den N. tympanicus und N. petrosus superficialis minor und die sympathischen Fasern aus dem Geflecht der A. carotis interna über den N. petrosus profundus minor.

Neben der peripheren sensiblen Versorgung des Gesichtes durch die 3 Trigeminusäste findet sich auch, entsprechend den Rückenmarksnerven, eine segmentale Innervation, wobei sich die Segmente zwiebelschalenförmig um die Mund- und Nasenöffnung herum anordnen (s. Sensibilitätsschema vgl. Abb. 135a). Dabei ist das engste periorale Segment dem rostralen und das weiteste periphere Segment dem kaudalen Abschnitt des Nucleus terminalis tractus spinalis zugeordnet.

2. *Untersuchungen*

a) **Druckempfindlichkeit der Nervenaustrittspunkte** (supra-, infraorbital und mental, wobei zum Vergleich der übrige Orbitalrand geprüft wird).

b) **Prüfung der Sensibilität,** wobei auf die peripheren und zentralen Versorgungsgebiete zu achten ist.

c) **Prüfung der Motorik.** Der Patient wird aufgefordert, die Zähne kräftig aufeinanderzubeißen, dabei wird die Kontraktion des M. masseter und des M. temporalis durch Betastung geprüft. Dann wird der Patient aufgefordert, den Mund zu öffnen. Bei Lähmung weicht der Unterkiefer nach der gelähmten Seite ab. Ebenso ist die Seitwärtsbewegung des Unterkiefers zur nicht gelähmten Seite nicht möglich.

d) **Prüfung der Reflexe.** *Hornhautreflex:* Berührung der Cornea führt zum Verschluß der Lidspalte (Trigeminus-Facialis). – *Saugreflex:* Berührung der Mundöffnung löst beim Neugeborenen Saugbewegungen aus. – *Tränenreflex:* Reizung der vom Nervus ophthalmicus versorgten Schleimhaut führt zu einer gesteigerten Tränensekretion (der efferente Reflexbogen läuft über den Facialis, Nervus petrosus superficialis major, Ganglion pterygopalatinum und Nervus zygomaticus). – *Nasenreflex:* Reizung der Nasenschleimhaut durch Berührung, Essigsäure- bzw. Ammoniakdämpfe oder Schnupftabak führt zu Niesen und zu vasomotorischen Reflexen mit Gefäßerweiterung und Pulsverlangsamung (der efferente Schenkel läuft über den Vagus). – *Masseterreflex:* Beklopfen des Kinns führt zur Kontraktion des M. masseter und der übrigen Kaumuskeln (afferenter und efferenter Schenkel vom Nervus trigeminus). – *Blinzel-Kiefer-Test* (pathologischer Enthemmungsreflex): Hornhautreflex oder plötzliches, kräftiges Schließen des Auges führt zu einer Bewegung des Unterkiefers zur Gegenseite.

e) **Geschmacksprüfung** auf den vorderen zwei Dritteln der Zunge: Auf die vorgestreckte Zunge werden Zucker-, Essig-, Kochsalz- und Chininlösungen gebracht. Der Patient darf die Zunge nicht wieder in den Mund nehmen, sondern muß mit dem Finger jeweils auf die vorgeschriebenen Worte süß, sauer, salzig, bitter deuten!

3. *Krankhafte Veränderungen*

Umschriebene *Druckschmerzhaftigkeiten der Nervenaustrittspunkte* kommt bei Trigeminusneuralgie, insbesondere symptomatischer vor. – *Kehrersches Zeichen:* Bei Druck auf die NAP kommt es auch unabhängig von Schmerzempfindung zu meist langsamem

Zusammenziehen der Gesichtsmuskulatur, zur Kopfdrehung und manchmal Hochhebung der Schulter. Bei Hirndrucksteigerung, oft auf der Seite des Hirntumors. – *Anästhesie* oder *Hypästhesie* im Versorgungsgebiet eines Astes: Schädigung oder Zerstörung des peripheren Astes. – Anästhesie oder Hypästheise einer Gesichtshälfte: Schädigung des Ganglion Gasseri bzw. der Portio major des Nervenstamms, bei Tumoren der Schädelbasis, Kleinhirnbrückenwinkeltumor, Aneurysmen der Arteria carotis interna, bei Meningitis und Basisfrakturen, im allgemeinen mit motorischer Parese und anderen Hirnnervenstörungen kombiniert. Bei supranucleärer Unterbrechung der Trigeminusbahn in der kontralateralen Hirnhälfte (Apoplexien) meist nur halbseitige Sensibilitätsstörung ohne Kaumuskellähmung wegen der bilateralen Innervation der Kaumuskelkerne. – *Zwiebelschalenförmige Sensibilitätsstörungen:* Bei Läsionen im Halsmark und der Medulla oblongata durch Schädigung des Nucleus terminalis tractus spinalis. Dabei Mitbeteiligung der Wurzeln der Oblongatanerven. – *Dissoziierte Empfindungsstörungen* sprechen ebenfalls für eine Schädigung der Kerngebiete, wobei die Läsion bei Ausfall der Berührungsempfindung in der Brücke ist und den Hauptkern schädigt, während Ausfall der Schmerz- und Temperaturempfindung auf einen Herd in der Medulla oblongata und dem Halsmark im Bereich des spinalen Kerns schließen läßt (*Syringobulbi*).

Reizerscheinungen: **Tic douloureux (typische Trigeminusneuralgie,** vgl. S. 714). Plötzlich einschießende Schmerzen mit plötzlicher Verzerrung des Gesichtes für eine kurze Zeit. Die Schmerzen werden meist durch Berührung eines kleinen Gebietes im peripheren Versorgungsbereich ausgelöst. Dabei keine Sensibilitätsstörungen. – *Symptomatische Trigeminusneuralgie:* Langsam einsetzende und länger anhaltende Schmerzen, oft das Gebiet des Trigeminus überschreitend. Gelegentlich mit Sensibilitätsstörungen. – Trigeminusneuralgie mit gleichzeitiger Abducensparese und Mittelohreiterung (*Gradenigosches Syndrom*) spricht für eine Ausdehnung des entzündlichen Prozesses auf die Spitze der Felsenbeinpyramide.

Motorische Trigeminuslähmung kommt im allgemeinen nur bei nucleärer oder infranucleärer Läsion des Nerven vor und ist mit einer Atrophie der Muskeln und entsprechenden elektrischen Ausfallserscheinungen kombiniert. Außer der Lähmung der Kaumuskulatur kommt es dabei zu einer Stellungsanomalie des Gaumensegels durch Lähmung des M. tensor veli palatini und einer Dysakusis für tiefe Töne durch Lähmung des Tensor tympani. – *Reizerscheinung:* Tonischer Spasmus der Kaumuskulatur (*Trismus* bei Tetanus, Tetanie, Epilepsie und Tollwut).

Der *Hornhautreflex* fehlt einseitig oder ist herabgesetzt bei Tumoren des Kleinhirnbrückenwinkels, des Kleinhirns, des Schläfenlappens oder Tumoren bzw. Frakturen der Schädelbasis und ist das empfindlichste Zeichen einer Schädigung des Trigeminus. Er fehlt oft, ehe sonstige Ausfallserscheinungen feststellbar sind. – *Doppelseitig* fehlt er bei tiefer Bewußtlosigkeit und im epileptischen Anfall.

Störungen der Tränensekretion kommen nur bei Läsionen des Trigeminus im Bereiche des Ganglion pterygopalatinum, N. maxillaris, N. zygomaticus und N. lacrimalis vor, niemals bei Läsionen, die hirnwärts des Ganglion Gasseri liegen oder im Bereiche desselben. Der *Niesreflex* fehlt bei Ausfall des 1. Astes, wenn die Schleimhaut der oberen Nasenanteile und bei Ausfall des 2. Astes, wenn die Schleimhaut der unteren Nasenanteile gereizt wird. – Der *Masseterreflex* fehlt bei doppelseitiger motorischer Trigeminuslähmung. – Der *Blinzel-Kiefer-Test* ist bei einer Läsion der supranucleären Bahnen positiv. – *Geschmacksstörungen* können bei Läsionen proximal vom Ganglion pterygopalatinum (N. maxillaris, Ganglion Gasseri und gemeinsamer Trigeminusstamm) oder bei Läsionen im N. lingualis distal von der Verbindung zur Chorda tympani auftreten. – Geschmacksstörungen ohne Sensibilitätsstörungen sprechen für eine Schädigung der Chorda tympani, evtl. bei Affektionen der Paukenhöhle.

Trophische und sekretorische Störungen durch Trigeminusschädigungen: Herpes, trophische Keratitis, Trockenheit der Nase mit Riechstörung.

VII. Nervus facialis

1. Anatomie

Nerv des zweiten Kiemenbogens. Sein Hauptteil führt *rein motorische* Fasern im wesentlichen für die mimische Muskulatur. Die motorischen Neurone entspringen im Nucleus originis nervi facialis, der in der kaudalen Brückenhaube liegt (vgl. Abb. 111). Die den Kern verlassenden Fasern verlaufen zunächst mediodorsalwärts an die mediale Seite des Abducenskerns, umschlingen diesen als „inneres Facialisknie" (vgl. Abb. 111) und bilden hiermit im Bereiche der Rautengrube den Colliculus facialis. Nunmehr verlaufen die Fasern basalwärts und treten am hinteren Rande der Brücke lateral von der Olive aus (Kleinhirnbrückenwinkel). Dann verläuft der Nerv über dem N. statoacusticus nach außen und tritt mit diesem in den Meatus acusticus internus ein (vgl. Abb. 108a, b). Kurz nach dem Eintritt in die Felsenbeinpyramide trennt sich der Facialis vom Statoacusticus und verläuft im Canalis nervi facialis (*Faloppii*), zieht hier zwischen der Schnecke und den Bogengängen über den Vorhof des Labyrinthes in allgemeiner Richtung nach vorn und lateral bis zum Hiatus canalis nervi facialis, wo er fast rechtwinklig nach rückwärts umbiegt (äußeres Facialisknie). Hier liegt das **Ganglion geniculi.** Nunmehr tritt der Nerv durch eine Öffnung der Paukenhöhlenwand in die Paukenhöhle, zieht im Bogen an der Labyrinthwand nach abwärts und tritt schließlich am Foramen stylomastoideum aus der Schädelbasis aus. Er zieht nach vorn zur Ohrspeicheldrüse, wo er sich in seine Äste aufzweigt. Der Nerv führt bei seinem Austritt aus dem Hirnstamm *parasympathische* Fasern aus dem Nucleus salivatorius pontis. Diese Fasern bilden mit den sensiblen Fasern die Pars intermedia oder den **N. intermedius Wrisbergi.** Die parasympathischen Fasern verlassen den Facialisstamm innerhalb des Felsenbeins am äußeren Facialisknie, treten als **N. petrosus superficialis major** an der vorderen oberen Fläche der Felsenbeinpyramide aus, um in der nach ihm benannten Furche in die mittlere Schädelgrube zu verlaufen. Er verläßt den Schädel durch das Foramen lacerum und zieht zum *Ganglion pterygopalatinum*. Nunmehr schließen sich die Fasern dem N. trigeminus an. *Sensible Wurzelzellen* liegen im Ganglion geniculi, ihre zentralen Fortsätze gelangen in der Pars intermedia in das Rautenhirn, verlaufen im Tractus solitarius an den gleichnamigen Kern. Die peripheren Fortsätze schließen sich dem Stamm des N. facialis an. – Das motorische Ursprungskerngebiet des N. facialis läßt sich in eine mediale, in eine intermediäre und eine laterale Gruppe gliedern. Das obere Kerngebiet, welches hauptsächlich die Fasern für den *M. frontalis, M. orbicularis oculi,* und *M. corrugator glabellae* liefert, erhält seine supranucleären Fasern aus beiden Hemisphären, die übrigen Kerngebiete dagegen nur aus der kontralateralen Hemisphäre. Die supranucleären Fasern verlaufen vom motorischen Rindenzentrum im unteren Teil der vorderen Zentralwindung durch die innere Kapsel und die Hirnschenkel zu den Ursprungskernen.

Während des Verlaufs im Schläfenbein gibt der Facialis folgende Äste und Verbindungen ab: 1. Am äußeren Facialisknie den *N. petrosus superficialis major*. – 2. Den kurzen kleinen *N. stapedius* zu dem gleichnamigen Muskel. – 3. Die *Chorda tympani,* die den Facialisstamm knapp über seinem Austritt aus dem Foramen stylomastoideum verläßt und durch einen eigenen Knochenkanal in die Paukenhöhle verläuft, wo sie an der tympanalen Seite des Trommelfells in einer Schleimhautfalte eingeschlossen ist und die Paukenhöhle durch die Fissura petrotympanica verläßt. Sie verläuft durch die Fossa infratemporalis zum N. lingualis des Trigeminus. Neben den salivatorischen Fasern, die zum Ganglion submandibulare bzw. Ganglion sublinguale verlaufen, enthält die Chorda tympani die Geschmacksfasern des Trigeminus aus den vorderen zwei Dritteln der Zunge, die über den N. petrosus superficialis major wieder zum Trigeminus zurückkehren. – 4. Nach dem Austritt des N. facialis aus dem Foramen stylomastoideum gibt er den *N. retroauricularis* ab, der Fasern für den M. auricularis nuchalis, den M. epicranius temporoparietalis, den M. occipitalis und den M. transversus nuchae enthält. Weiterhin sensible Fasern für die Ohrmuschel. – 5. Als nächstes gehen Äste für den M. stylohyoideus und den M. biventer ab. – Danach zweigt sich der Nervenstamm im Plexus paroticus auf, wobei im wesentlichen ein oberer Ast für die Muskulatur in der Umgebung der Augenhöhle, die Muskeln der Oberlippe sowie des oberen Wangenanteils und ein unterer Ast für die Muskeln der Unterlippe, der unteren Wangenhälfte und des Kinnes sowie des Platysma gebildet werden. Die Facialiszweige gehen regelmäßig im Gesicht mit den sensiblen Trigeminusästen Verbindungen ein.

2. *Untersuchungen*

Augenbrauenheben, – Stirnrunzeln, – Augen fest schließen, wobei versucht wird, die Augen passiv zu öffnen, – Zähne zeigen, – Pfeifen, – Lächeln, – Backen aufblasen. Bei Lähmungen *elektrische* Untersuchung. – *Lidvibrationstest:* Patient schließt die Augen, der Untersucher hebt beiderseits gleichzeitig die Oberlider mit dem Daumen hoch. Dabei fühlt er normalerweise ein leichtes Vibrieren der Oberlider. Einseitige Abschwächung des Vibrierens ist der empfindlichste Test für eine Facialisschädigung, ohne Unterschied ob zentral oder peripher. Bei vollständiger Lähmung ist die Vibration ganz aufgehoben.

Reflexe: Cornealreflex, – Conjunctivalreflex. – Eventuell Geschmacksprüfung im Bereiche der vorderen zwei Drittel der Zunge.

3. Krankhafte Veränderungen

Wegen des besonderen Verlaufs sind Läsionen des Nerven in genauer Weise zu lokalisieren:

a) Supranucleäre Läsionen sind fast immer einseitig, es besteht keine Beeinträchtigung der elektrischen Erregbarkeit, die Stirn- und Augenringmuskeln sind nicht, oder nur geringgradig beteiligt, keine Geschmacksstörung. Bei Läsionen im Bereiche der Großhirnhälften, der Hirnschenkel oder der vorderen Brücke besteht wegen des gemeinsamen Verlaufs der Fasern mit den Pyramidenbahnen eine gleichseitige (herdkontralaterale) Extremitätenlähmung. Bei Läsionen im Bereiche der hinteren Brückenpartieen bestehen gekreuzte Extremitätenlähmungen. *Vorkommen:* Raumfordernde Prozesse im Bereiche der kontralateralen Hirnhälfte, apoplektische Blutungen.

Facialisdissoziation: Parese der willkürlichen Bewegungen bei erhaltenen oder gesteigerten emotionellen Bewegungen *(Hemihypermimie),* z. B. Beteiligung der paretischen Gesichtsseite beim Lachen oder Weinen (Nur bei Pyramidenbahnläsion!). – Andererseits findet sich oft bei einem thalamischen oder lenticulären Herd eine kontralaterale „emotionelle Parese" *(Hemiamimie)* bei erhaltener Willkürmotorik *(Monrad-Krohn).*

b) Nucleäre Läsionen zeigen einen peripheren Lähmungstyp. Da die Läsion im allgemeinen den Facialiskern nicht allein betrifft, sondern auch andere Kerngebiete oder Bahnen in der kaudalen Brückenhaube, kommt es zu charakteristischen Lähmungsformen: *Millard-Gublersche* Lähmung durch Mitbeteiligung der Pyramidenbahnen: Gleichseitige Facialislähmung, kontralaterale Extremitätenlähmung. – *Foville'sche Lähmung* bei Mitläsion der Pyramidenbahnen und des Abducenskerns: Gleichseitige Facialis- und Abducenslähmung, kontralaterale Extremitätenlähmung. – Bei *Mitläsion der Schleife* kommt es zu einer gleichseitigen Facialislähmung und kontralateralen Hemianästhesie. – *Gasperinisches Syndrom* bei Läsion der Kerngebiete des 5., 6., 7. und 8. Hirnnerven und der Schleife: Gleichseitige Trigeminus-, Abducens-, Facialis- und Akustikuslähmung, kontralaterale Sensibilitätsörungen. – *Vorkommen der alternierenden Lähmungen* meistens bei Blutungen oder Erweichungen in der Brücke, im Kindesalter oft bei Gliomen oder tuberkulösen Herden.

c) Infranucleäre oder periphere Facialislähmungen sind meist einseitig, die elektrische Erregbarkeit ist beeinträchtigt bzw. es tritt Entartungsreaktion auf und in der Regel ist die gesamte Facialismuskulatur betroffen. – *Häufigste Ursache:* Neuritis (rheumatische Facialislähmung), Prozesse im Bereiche der Hirnbasis (Meningitis, dabei oft doppelseitig, Tumoren, Aneurysmen, Druckschädigung durch arteriosklerotische Gefäße, dabei sind meistens auch andere Hirnnerven beteiligt!), akute oder chronische Erkrankungen des Mittel- oder Innenohres, Frakturen des Felsenbeins, Parotiserkrankungen oder Geburtsschädigungen durch Zangendruck bzw. Druck der mütterlichen Symphyse auf den Facialisstamm unterhalb der Ohrmuschel.

Lokalisation des Herdes bei peripherer Facialislähmung: α) Bei einem Herd (Verletzung) im Bereiche des *Gesichtes* können sich die Lähmungserscheinungen auf einzelne Muskelgebiete der Gesichtsseite beschränken. – β) Bei einem Herd *distal* der Abzweigung *der Chorda tympani* unmittelbar vor dem Austritt des Nerven aus dem Foramen stylomastoideum: Lediglich halbseitige Gesichtslähmung. – γ) Herd im *Canalis falloppii* zwischen Chorda und Stapediusabgang: Halbseitige Gesichtslähmung, Ageusie (Geschmacksverlust der vorderen zwei Drittel der Zunge), Beeinträchtigung der Speichelsekretion. – δ) Herd im Canalis falloppii zwischen Stapediusabgang und Ganglion geniculi: Halbseitige Gesichtslähmung, Ageusie der vorderen zwei Drittel der Zunge, Beeinträchtigung der Speichelsekretion und Hyperakusis. – ε) Herd zwischen Meatus acusticus internus und Ganglion geniculi: Halbseitige Gesichtslähmung, keine Ageusie, Beeinträchtigung der Speichelsekretion, nervöse Taubheit durch Beteiligung des Akustikus, nur wenn letztere ausgeblieben ist, Hyperakusis, Erlöschen der affektiven und reflektorischen Tränensekretion. – ζ) Läsion im *intracraniellen Verlauf* des Nerven: Wie zwischen Meatus acust. int. und Ggl. geniculi, jedoch meistens Mitbeteiligung einer größeren Anzahl basaler Nerven

(Abducens, Glossopharyngicus, Vagus, Accessorius, Hypoglossus). Weiterhin meist allgemeine Gehirnsymptome, Schwindel, Erbrechen, Kopfweh.

d) Huntsche Neuralgie. Neuralgie des Ganglion geniculi: Anfallsartige oder kontinuierliche Schmerzen im Bereiche des Trommelfells, des äußeren Gehörgangs und an Teilen der Ohrmuschel. Gelegentlich verbunden mit Geschmackssensationen, sowie Tränen- und Speichelfluß. Gelegentlich Herpes im äußeren Gehörgang und an der Ohrmuschel.

e) Spasmus facialis. Tonisch-klonische Gesichtsmuskelkrämpfe, die einseitig und streng auf das Facialisgebiet beschränkt sind. *Ursache:* Wahrscheinlich Reizzustände am Nerven oder Herd im Striatum.

f) Facialis tic. Mimische Ausdrucksbewegungen, die von psychischen Faktoren abhängig sind und oft auf Muskelgebiete überspringen, die nicht vom Facialis versorgt werden. Psychogene Ursache.

g) Chvosteksches Phänomen. Mechanische Übererregbarkeit, bei Beklopfen des Nervenstammes vor dem Ohr kommt es zu blitzartiger Zuckung der Gesichtsmuskulatur. *Vorkommen:* Tetanie.

VIII. Nervus statoacusticus

1. Anatomie

Der Nerv besteht aus 2 Bestandteilen, dem **N. vestibuli** (Gleichgewichtsnerv) und dem **N. cochleae** (Hörnerv). Die Ganglienzellen des N. vestibuli liegen im *Ganglion vestibuli*, im Fundus meat. acust. int. Die peripheren Fasern verlaufen in einem Ramus superior zur Crista ampullaris des oberen, sowie des seitlichen Bogenganges und zur Macula utriculi und in einem Ramus inferior zur Crista ampullaris des hinteren Bogenganges. Ein kleiner Zweig, der Ramus cochleae gesellt sich dem N. cochleae zu. Die zentralen Wurzelbündel des N. vestibuli treten dicht medial und rostral vom N. cochleae in die Brücke ein (vgl. Abb. 108), ziehen zwischen Corpus restiforme und Tractus spinalis nervi trigemini zu den im lateralen Winkel der Rautengrube in der Area vestibularis gelegenen Endkernen des N. vestibuli (Nucleus terminalis lateralis nervi vestibuli [*Deiters*], Nucl. term. med. n. v. [*Schwalbe*], Nucl. term. dors. n. v. [*Bechterew, Flechsig*], Nucl. term. spinalis n. v. [*Roller*] vgl. Abb. 111). Ein Teil der Wurzelfasern zieht ohne Umschaltung unmittelbar in das Kleinhirn (direkte sensorische Kleinhirnbahn), Kollateralen erreichen unmittelbar die Ursprungskerne der Augenmuskelnerven. Die aus den Endkernen entspringenden Bahnen verlaufen zum Teil gekreuzt durch das Corpus restiforme zum Kleinhirn (Tractus vestibulocerebellaris), zum medialen Längsbündel (Tractus vestibulolongitudinalis), unmittelbar zum Nucleus reticularis tegmenti (Tractus vestibuloreticularis), zur Vierhügelplatte (Tractus vestibulotectalis) und zum Thalamus (Tractus vestibulothalamicus). Vom Thalamus können die Erregungen zu der Großhirnrinde gelangen und damit in das Bewußtsein treten. Durch sie kommen wahrscheinlich die Lage- und Stellungsempfindungen zustande. Die Endigungsgebiete in der Großhirnrinde liegen wahrscheinlich in Feld 22 im Schläfenlappen, Feld 6a, β) im Fuße der oberen Stirnwindung sowie im Feld 8 der mittleren Stirnwindung (vgl. Abb. 110).

Die Ganglienzellen des N. cochleae befinden sich im *Ganglion spirale*, welches im Modiolus liegt, dem knöchernen Mittelpfeiler, den der häutige Schneckengang aufsteigend umkreist. Die peripheren Nervenfasern ziehen zum *Corti*schen Organ. Die zentralen Nervenfasern treten zum Stamm des N. cochleae zusammen, der mit dem N. vestibuli das Felsenbein durch den Porus acusticus internus verläßt und mit diesem in die Brücke eintritt (vgl. Abb. 108). Die Wurzelfasern spalten sich in 2 Züge, von denen der eine längs der Seitenwand des Corpus restiforme zum Nucleus terminalis dorsalis n. cochleae, der andere basal vom Corpus restiforme in den Nucleus terminalis ventralis n. c. übergeht (vgl. Abb. 111). Zu einem kleinen Teil ziehen die Fasern durch den Nucleus terminalis ventralis hindurch, zu der Brückenolive, zum gleichseitigen und kontralateralen Trapezkern und zum Kern der lateralen Schleife. Die Fasern des zweiten Neurons ziehen aus dem Nucleus terminalis dorsalis als dorsale Hörbahn um das Corpus restiforme herum, und über den Boden der Rautengrube, wo sie als *Striae medullares* zu erkennen sind, treten dann in die Tiefe, kreuzen z. T. mehr oberflächlich (*Monakow*sche Kreuzung), z. T. als tiefe *Held*sche Kreuzung in der Raphe und ziehen in das dorsal von der oberen Olive gelegene Feld, seitlich von der medialen Schleife an der Grenze zwischen Haube und Pars basalispontis ein eigenes Bündel bildend, die laterale Schleife (Lemniscus lateralis). Die Fasern endigen im kaudalen Zweihügel, im

Kern des Corpus geniculatum mediale, sowie im Thalamus. Diese dorsale Bahn bildet die *zentrale Hörbahn* im engeren Sinne und vermittelt durch ihre gekreuzten und nur zu einem kleinen Teil ungekreuzten Fasern entsprechend den Verhältnissen bei der Sehbahn, u. a. den Vorgang des plastischen Hörens. Die kaudalen Zweihügel dienen hauptsächlich der Reflexleitung zu den motorischen Ursprungszellen der Augenmuskelnerven, dem Nucleus reticularis tegmenti und direkt zu den motorischen Vorderhornzellen. Im Corpus geniculatum mediale beginnt ein neues Neuron, welches in der Rinde des „Hörzentrums" endigt.

Die Fasern des Nucleus te minalis ventralis verlaufen als ventrale Bahn zur oberen Olive der gleichen und der gekreuzten Seite, zum Trapezkern der beiden Seiten und zum Nucleus reticularis tegmenti. Die übrigen Fasern schließen sich der lateralen Schleife an und endigen mit dieser im kaudalen Zweihügel, im medialen Kniehöcker und im Thalamus. Die stammesgeschichtlich ältere *ventrale Hörbahn* dient weniger dem Hören, als vielmehr den Akustikusreflexen und stellt eine Korrelation zwischen „Gravistatik" und „Photostatik" dar.

Das **kortikale Gehörzentrum** ist nach *Kleist* in ähnlicher Weise gegliedert, wie das kortikale Sehzentrum. Danach stellt die Rinde der temporalen Querwindungen (*Brodmann*-Felder 52, 41 und 42) und das Mittelstück der ersten Schläfenwindung (*Brodmann*-Feld 22) die engere Hörsphäre, die akustisch-sensorische Kernregion dar. In dieser scheinen die elementaren Hörempfindungen derart vertreten zu sein, daß die Lautempfindungen im kaudalen Bezirk, die Tonempfindungen im mittleren und die Geräuschempfindungen im oralen Bezirk lokalisiert sind. Um diese engere Hörsphäre liegen halbmondförmig die *Brodmann*-Felder 21 und 38 angeordnet, die wahrscheinlich für eine akustisch-motorische Funktion verantwortlich sind. Akustisch-psychische Leistungen sind wahrscheinlich in einem zweiten Halbbogen im Bereiche der basalen Schläfenwindung (*Brodmann*-Feld 20, 37) lokalisiert. Vgl. Hirnkarten Abb. 110!

Am **häutigen Labyrinth** unterscheiden wir die *Schnecke* (Cochlea), die beiden *Vorhofbläschen* (Utriculus und Sacculus) und die drei *Bogengänge* (Canales semicirculares). Für die neurochirurgischen Belange ist die Anatomie der Vorhofbläschen und der drei Bogengänge von besonderer Bedeutung. Im Utriculus und Sacculus befindet sich je eine als Macula bezeichnete Sinnesendstelle, deren Sinneshaare in einer mit Kalksalzen (Otolithen) inkrustierten Membran stecken. Diese übt unter dem Einfluß der Schwerkraft einen je nach der Kopfhaltung in verschiedenen Richtungen wirkenden Zug an den Sinneshaaren der Macula aus, welche in nervöse Erregung übersetzt wird. Der Otolithenapparat ist das Sinnesorgan für *gradlinige Bewegungen* des Körpers und Kopfes in vertikaler und horizontaler Richtung und die Lage des Kopfes im Raum. Bei den drei Bogengängen unterscheiden wir einen horizontalen und zwei vertikale. Die drei Ebenen, in denen die Gänge ihre Halbkreise beschreiben, stehen jede zu den beiden anderen senkrecht. Am einen Ende des jeweiligen Halbkreises, an der Einmündung in den Utriculus, zeigen die drei Bogengänge je eine kleine Auftreibung, die Ampulle. In den Ampullen finden sich die der Reizaufnahme dienenden Sinnesendstellen, die Cristae, deren lange feine Sinneshaare sich je in einer schlanken, pinselartigen Cupula vereinigen. Diese Haare ragen in den von Endolymphe gefüllten Hohlraum hinein. Sie stehen in dieser Endolymphe wie Schilf im Wasser. Strömungen der Endolymphe bzw. nur die Tendenz zur Strömung führen zu einem Zug oder Druck an den Haaren. Die Bogengänge stellen das Sinnesorgan für das *Drehbewegungsempfinden* dar. Der gesamte Gleichgewichtssinnesapparat dient einerseits der Auslösung von reflektorischen Betätigungen der Muskulatur zur Aufrechterhaltung oder Wiederherstellung normaler Körper- und Kopfhaltungen, sowie der Augenstellungen und andererseits zur Wahrnehmung der Lage- und Bewegungsempfindungen und zur Orientierung über Bewegungen, vor allem des Kopfes. Zur Erhaltung der *Statik* wird der Gleichgewichtsapparat aber noch durch die allgemeine Oberflächen- und besonders die Tiefensensibilität des ganzen Körpers, sowie besonders durch den Sehapparat unterstützt.

2. a) *Untersuchungen des Hörapparates*

a) Hörprüfung mit Flüstersprache. Der Patient wird in 6 m Entfernung vom Untersucher aufgestellt mit dem zu prüfenden Ohr zum Untersucher, so, daß er die Mundbewegungen des Untersuchers nicht sehen kann. Nach völliger Ausatmung flüstert der Untersucher einmal Worte und Zahlen mit tiefen Tönen (a, o, u, 99), dann Worte und Zahlen mit hohen Tönen (e, i, st, 66). Flüstersprache wird von einem Normalen in mehr als 6 m Entfernung gehört. Bei einer *Schalleitungsschwerhörigkeit* (Mittelohrschwerhörigkeit) werden die tiefen Töne besonders schlecht gehört, bei einer *Schallempfindungsschwerhörigkeit* (Innenohrschwerhörigkeit) werden die hohen Töne schlecht gehört.

b) Weberscher Versuch. Eine angeschlagene Stimmgabel ($a^1 = 435$ Hz) wird median auf den Scheitel gesetzt. Der Patient muß angeben, in welchem Ohr oder in welcher Seite des Kopfes er die Stimmgabel hört. Bei einer *Schalleitungsschwerhörigkeit* wird der Ton in das kranke Ohr lateralisiert. Bei einer *Schallempfindungsschwerhörigkeit* wird der Ton in das gesunde Ohr lateralisiert. Der Gesunde hört den Ton beiderseits gleich und lokalisiert ihn in der Mitte des Kopfes.

c) Rinnescher Versuch. Die angeschlagene Stimmgabel ($a^1 = 435$ Hz) wird zunächst auf den Warzenfortsatz aufgesetzt, und wenn sie dort nicht mehr gehört wird, vor das Ohr gehalten. Es wird somit das Verhältnis der Luft- zur Knochenleitung geprüft. Beim Normalen ist die Luftleitung besser als die Knochenleitung, so daß die angeschlagene Stimmgabe vor dem Ohr etwa 15 Sekunden länger gehört wird als nach Aufsetzen auf den Warzenfortsatz.

d) Schwabachscher Versuch. Die angeschlagene Stimmgabel wird auf den Warzenfortsatz des Patienten aufgesetzt. Wenn der Patient sie nicht mehr hört, prüft der Untersucher, ob und wie lange er sie noch auf seinem eigenen Warzenfortsatz hört. Bei verlängerter Knochenleitung des Patienten wird umgekehrt geprüft, erst beim Untersucher, dann beim Patienten.

e) Kochleopalpebraler Reflex. Plötzliche und unerwartete Schalleinwirkung (Händeklatschen) führt zum Augenlidschluß, der auch be. geschlossenem Auge palpabel ist.

f) Kochleophonationsreflex (Lombard). Werden bei lautem Lesen plötzlich beide Ohren verschlossen, so steigt die Lautstärke des Lesenden an. Ein Tauber hat diese Kontrolle verloren.

g) Der Patient ist nach Ohrgeräuschen **(Tinnitus aurium)** zu befragen. (Rauschen, Sausen, Pfeifen!) Ein Ohrensausen in meist sehr hoher Tonlage findet sich häufig als Begleiterscheinung der nervösen Schwerhörigkeit, während ein Ohrensausen in tiefen Tonlagen mehr für eine Schalleitungsschwerhörigkeit spricht (Tubenkatarrh, Otosklerose).

h) Speziellere Hörprüfungen mittels Audiometrie durch den Ohrenarzt.

2. b) *Untersuchungen des Gleichgewichtsapparates*

a) Der Patient ist nach **Drehschwindel, Schwankschwindel** oder **Liftgefühl** zu befragen.

b) Rombergscher Versuch. Der Patient steht mit eng aneinanderstehenden Füßen und geschlossenen Augen. Bei einseitiger akuter Labyrintherkrankung besteht eine Fallneigung in Richtung auf das erkrankte Labyrinth und bei Drehung des Kopfes nach links oder nach rechts entsprechend jeweils nach vorn oder nach hinten. Bei gleichzeitig bestehendem Spontannystagmus entspricht die Fallrichtung der langsamen Phase des Nystagmus. Im Gegensatz zur vestibulären Fallneigung ist die cerebellare oder cerebrale Fallneigung von der Kopfhaltung unabhängig!

c) Blindgang. Der Patient wird aufgefordert, mit geschlossenen Augen auf ein vor ihm liegendes Ziel zuzugehen. Bei einseitigem Labyrinthausfall Abweichen zur erkrankten Seite.

d) Baranyscher Zeigeversuch. Der gerade sitzende, den Kopf geradeaus haltende Patient erhebt die gestreckten Arme und Finger von seinen Knieen so, daß er mit seinen Zeigefingern die beiden, in etwa Schulterbreite voneinander entfernten Zeigefinger des Untersuchers berührt. Wiederholung des Versuches bei geschlossenen Augen. Bei einseitig ausgefallenem Labyrinth weichen *beide* Arme nach der Seite des erkrankten Labyrinths ab, bei gleichzeitig vorhandenem Spontannystagmus also nach der Seite der langsamen Phase. Bei einseitiger Schädigung des Kleinhirns oder des hinteren Längsbündels weicht jeweils nur der herdseitengleiche Arm nach der Seite ab!

e) Spontannystagmus. Es wird auf die Ebene der Augenzuckungen (horizontal, vertikal, rotatorisch), auf die Frequenz, die Weite des Ausschlags, auf das Verhältnis der gegensinnigen Augenbewegungen und auf die Abhängigkeit derselben von verschiedenen Blickrichtungen geachtet. (Der Nystagmus wird entweder direkt, mit einer Lupe oder besser mit der *Frenzel*schen Nystagmus-Leuchtbrille beobachtet!)

f) Schüttelnystagmus. Bei einer Bereitschaft kann der fehlende Spontannystagmus durch mehrfaches Kopfschütteln häufig provoziert werden.

g) Lage- oder Positionsnystagmus. Der Patient wird auf einen Tisch hintereinander in folgende Lagen gebracht, wobei beobachtet wird, ob ein Nystagmus auftritt: Erst Rückenlage, dann rechte Seitenlage, linke Seitenlage, Bauchlage, Rücken-Kopf-Hängelage.

Während die Richtung des vestibulären Nystagmus unabhängig von der Lage gleichbleibt, kommt es bei dem extravestibulären *zentralen Nystagmus* durch die Lageänderung häufig zu Änderungen der Nystagmusrichtung. Bei Kleinhirnläsionen kommt es oft erst dann zu einem Nystagmus, wenn der Patient auf der, der Läsion entgegengesetzten Körperseite liegt.

h) Drehstuhlprüfung. Der Patient wird auf einem Drehstuhl zehnmal in etwa 20 Sekunden herumgedreht und dann plötzlich angehalten. Nunmehr wird der *postrotatorische Nystagmus* beobachtet, der infolge der Labyrinthreizung entgegen der Drehrichtung schlägt. Nach seinem Abklingen entsteht eine kurze Pause und danach beginnt ein zweiter postrotatorischer Nystagmus mit wesentlich kleinerer Amplitude in der Drehrichtung. Es handelt sich bei dem zweiten postrotatorischen Nystagmus um eine zentrale Nachwirkung des peripheren Reizes. Bei der Drehstuhlprüfung werden jeweils beide Labyrinthe geprüft und dabei vorwiegend die Bogengänge, die in bezug auf die Drehrichtung in einer optimalen Stellung stehen. So wird bei der Neigung des Kopfes um 30° nach vorn vorwiegend der *horizontale Bogengang* gereizt. Nach einer Drehung im Uhrzeigersinne kommt es zu einem horizontalen Nystagmus nach links. Die vertikalen Bogengänge werden mit einer Kopfneigung um etwa 60° nach hinten geprüft. Nach einer Drehung im Uhrzeigersinn kommt es zu einem rotatorischen Nystagmus nach rechts. Wird der um 60° nach hinten geneigte Kopf um 45° nach rechts gedreht, wird vorwiegend der *vordere vertikale Bogengang* gereizt. Nach einer Drehung im Uhrzeigersinn kommt es zu einem Mischnystagmus von rechts oben nach links unten mit Rotation nach links. Bei einer Drehung des um 60° nach hinten geneigten Kopfes um 45° nach links wird der *hintere vertikale Bogengang* gereizt und es kommt nach einer Drehung im Uhrzeigersinn zu einem Mischnystagmus von rechts unten nach links oben mit leichter Rotation nach links. – Selbstverständlich muß der postrotatorische Nystagmus immer in der Kopflage geprüft werden, in der der Patient gedreht wurde!

i) Der kalorische Nystagmus. Im Gegensatz zu allen übrigen Labyrinthuntersuchungen wird bei der Spülung des äußeren Gehörgangs mit kaltem oder heißem Wasser jeweils nur 1 Labyrinthsystem gereizt. Der Patient sitzt mit um 60° nach rückwärts geneigtem Kopf und der Gehörgang wird mit 10 cm³ (Schwachreizprüfung) kaltem Wasser von 27° gespült. Um den äußeren Gehörgang zu strecken, wird dabei die Ohrmuschel nach oben und hinten gezogen. Nach einer solchen Kaltspülung des rechten Ohres kommt es zu einem Nystagmus nach links. Umgekehrtes Verhalten bei Spülung mit heißem Wasser von etwa 43° (vor einer kalorischen Prüfung muß das Trommelfell untersucht werden! Bei Trommelfellperforation darf die Prüfung nicht durchgeführt werden, andererseits führt z.B. ein Ceruminalpfropf zur Verfälschung der Ergebnisses).

k) Optokinetischer Nystagmus. Vor den Augen des Patienten wird eine Trommel, auf welcher Streifen oder Figuren angebracht sind, langsam nach rechts oder links bzw. nach oben oder unten gedreht. Behelfsmäßig kann man auch einen großen Zeitungsbogen oder einen Bilderbogen langsam frontal vor den Augen des Patienten vorbeibewegen. Genauere Prüfung erfolgt mit einem optischen Projektionsgerät, welches schwarzweiße Streifen auf einer gebogenen Projektionsfläche um den Patienten rotieren läßt. Die schnelle Phase des Nystagmus ist stets nach der Seite gerichtet, von welcher sich die Objekte oder Bilder herbewegen (Eisenbahnnystagmus!).

l) Nystagmographie. Außer durch direkte Betrachtung kann der Nystagmus auch objektiv registriert werden. Bei einer optischen Methode werden die Lichtreflexe der Cornea oder von kleinen Spiegeln, die am Bulbus oder an den Lidern befestigt werden, registriert. Die elektrische, gebräuchlichere Methode beruht darauf, daß die Retina der Augen ein negatives elektrisches Potential gegenüber der Cornea hat, die ein positives Potential hat. Der Bulbus ist daher ein rotierender elektrischer Dipol. Jede Augenbewegung muß deshalb in der Umgebung ein verändertes elektrisches Feld hervorrufen, mit positivem Ausschlag, wenn das Auge in Richtung der Elektrode blickt, d.h. die Cornea näher liegt, mit negativem Ausschlag, wenn das Auge von der Elektrode wegblickt, d.h. die Retina näher liegt. Leitet man beiderseits temporal von den Augen ab, so summieren sich die beiden Potentiale, wenn die Augen sich koordiniert bewegen, d.h. beim Blick nach links wendet sich die Retina von der linken Elektrode ab und der rechten Elektrode zu. Entsprechendes gilt für vertikale Augenbewegungen gegen eine Elektrode über dem Auge. Ein rein rotatorischer Nystagmus kann mit dieser Methode jedoch nicht registriert werden. Die Strompotentiale werden, ähnlich wie beim EKG oder EEG, registriert und aufgeschrieben.

3. Krankhafte Veränderungen

Bei der Untersuchung des Hörapparates ist es in erster Linie wichtig, eine Schallleitungsschwerhörigkeit durch Erkrankung des äußeren Ohrs oder des Mittelohrs von einer Schallempfindungsschwerhörigkeit durch Schädigung der Cochlea, des N. cochleae, der Kerngebiete im Hirnstamm und der cortikalen Hörsphäre zu unterscheiden. Es ist daher bei Hörstörungen immer eine ohrenärztliche Untersuchung mit heranzuziehen.

a) Bei der **Schalleitungsschwerhörigkeit** ist die obere Tongrenze normal, die untere Tongrenze heraufgerückt, so daß Worte oder Zahlen mit Zischlauten und hohem Klangcharakter besser gehört werden, als solche mit tiefem Klangcharakter. Der *Schwabach*sche Versuch ist verlängert, der *Rinne*sche Versuch negativ, d.h. der Ton wird über die Knochenleitung besser gehört, als über die Luftleitung bzw. Luft- und Knochenleitung sind gleich, der *Weber*sche Versuch wird in das kranke Ohr lateralisiert.

b) Die **Schallempfindungsschwerhörigkeit** ist charakterisiert durch einen Verlust oder Herabsetzung des Hörens durch Kopfknochenleitung und partielle Ausfälle der Perception in den hohen Lagen der Tonreihe. Die obere Tongrenze ist herabgerückt, so daß bei Flüstersprache Zahlen oder Worte mit tiefem Charakter besser gehört werden, als solche mit hohem Klangcharakter. Beim *Weber*schen Versuch wird der Ton in das gesunde bzw. besser hörende Ohr lateralisiert. Der *Rinne*sche Versuch bleibt positiv, da bei der Schallempfindungsschwerhörigkeit zwar die Knochenleitung herabgesetzt ist, das Verhältnis zwischen Knochenleitung und Luftleitung bei intaktem Mittelohr jedoch gleich bleibt, also der Schall über die Luftleitung immer noch länger gehört wird. Beim *Schwabach*schen Versuch ist die Knochenleitung verkürzt.

Mit der *audiometrischen Untersuchung* ist eine weitere Verfeinerung der Diagnostik möglich und in vielen Fällen gelingt es, eine Schädigung der Cochlea von einer Schädigung des Hörnerven oder seiner Kerngebiete abzugrenzen. Bei einer Schädigung des Hörnervenstammes in seinem Verlauf vom Felsenbein bis zur Brücke durch Prozesse im sog. Kleinhirnbrückenwinkel kommt es praktisch immer zu einer gleichzeitigen Schädigung des N. vestibuli, des N. facialis und weiterer Hirnnerven, sowie der Oblongata, der Brücke und des Kleinhirns. (Beispiel *Kleinhirnbrückenwinkeltumor:* Nervöse Schwerhörigkeit oder Taubheit, Ausfall der gleichseitigen Labyrintherregbarkeit, gleichseitige Facialisparese, Adiadochokinese durch Druck auf das Kleinhirn, Hypo- oder Areflexie bzw. Hyp- oder Anästhesie im Trigeminusgebiet der gleichen Seite durch Schädigung der Substantia gelatinosa und der Radix spinalis trigemini, Blickparese und Nystagmus nach der Seite des Krankheitsherdes durch Fernwirkung auf das pontine Blickzentrum und den *Deiters*schen Kern, Stauungspapille durch Liquorpassagebehinderung im Aquaeductus Sylvii, cerebellare Ataxie und häufig nur auf die erkrankte Seite beschränkte Hinterhauptkopfschmerzen.)

c) Zu einer **corticalen Schwerhörigkeit** oder Ertaubung kommt es nur bei umfangreichen, doppelseitigen Zerstörungen der engeren Hörsphäre im Bereiche der Querwindungen des Schläfenlappens. Dabei wird auf demjenigen Ohr schlechter gehört, welches der schwerer geschädigten Hemisphäre gegenüberliegt. Bei umschriebeneren Läsionen, insbesondere des linken Schläfenlappens kann es zu einer Störung der Laut-, Ton- oder Geräuschempfindung kommen bzw. den entsprechenden gnostischen Störungen, der sensorischen Aphasie und sensorischen Amusie. Eine reine Geräuschtaubheit findet sich nie, ohne daß gleichzeitig die Laut- bzw. Sprachauffassung oder die Ton- bzw. Musikauffassung gestört wären.

d) Das häufigste Symptom einer Labyrintherkrankung ist der **Schwindel,** der ebenso wie der Kleinhirnschwindel ein systematischer, d.h. ein Drehschwindel, Schwankschwindel oder Liftgefühl ist. Der Patient hat z.B. den Eindruck, daß sich die Umwelt in bestimmter Richtung um ihn oder er sich selbst dreht. Im Gegensatz zum Kleinhirnschwindel wird der rein vestibuläre Schwindel durch die Kopfhaltung in bezug aus sein Auftreten und seine Richtung beeinflußt. Der vestibuläre Schwindel wird durch direkte Läsionen des Labyrinths (Blutungen, *Menière*sche Krankheit im engeren Sinne, Felsenbeinfrakturen, primäre Labyrinthitis und als Fernwirkung einer Mittelohraffektion), oder durch Läsionen des Vestibularisstammes und der Vestibulariskerne ausgelöst (basale Meningitis, intracranielle Blutungen, Tumoren, insbesondere Kleinhirnbrückenwinkeltumoren). Der bei Kleinhirntumoren auftretende Schwindel ist im Grunde mit dem vestibulären Schwindel identisch und als Reizsymptom der vestibulär-cerebellaren Bahnen aufzufassen. Der Schwindel ist meist mit Unlust und Übelkeitsgefühl verbunden, welches sich bis zum Erbrechen steigern kann.

e) Das wichtigste objektive Symptom einer vestibulären Schädigung ist der **Nystagmus**. Dieser kann jedoch auch extravestibulär ausgelöst werden, weshalb hier die wesentlichen Nystagmusformen mit ihren Unterscheidungsmerkmalen im Zusammenhang besprochen werden sollen: Der adäquate Reiz für die Endapparate des N. vestibuli ist die Lymphokinese im Labyrinth, welcher Reiz zunächst auf den *Deiters*schen Kern übertragen wird und von hier entsprechend der Faserverbindungen zum Kleinhirn, zu den motorischen Rückenmarkzentren und zu den Augenmuskelkernen, spez. zum pontinen Blickzentrum geleitet wird. Nach dem *Flourens*schen Gesetz hat die Reizung eines jeden Bogenganges rhythmische Augenbewegungen zur Folge, die in der gleichen Ebene verlaufen, wie er selbst. Nach dem *Ewald*schen Gesetz entspricht die reaktive Augenbewegung derjenigen der Strömung der Endolymphe in den Bogengängen, d. h. das Auge „fließt" in derselben Richtung, wie die Endolymphe im gereizten Bogengang und „schnellt" in die entgegengesetzte Richtung zurück. Obwohl somit die langsame Phase des Nystagmus die vestibulär-induzierte ist, wird der Nystagmus nach der schnellen Phase, nach der Richtung des Zurückschnellens bezeichnet. Normalerweise ist der Reiz, der den Augenmuskel von dem rechten und dem linken Labyrinth zufließt, gleich. Tritt eine Störung dieses Gleichgewichtes durch Ausfall oder Reizung eines Labyrinthes ein, so „fließen" die Bulbi zur kontralateralen Seite des relativ stärker erregbaren Labyrinths, d. h. die kompensatorische rasche Zuckung erfolgt in Richtung des besser erregbaren Labyrinths.

α) Beim **vestibulären Rucknystagmus** besteht so gut wie immer eine rotatorische Komponente beider Augen in gleicher Intensität. Kopfhaltungsänderung führt im allgemeinen zu einer Nystagmusrichtungsänderung. Augenschluß führt zu einer Verstärkung des vestibulären Nystagmus. Als Begleitsymptome werden eine Rumpfneigung bzw. Falltendenz und eine Seitwärtsbewegung der beiden vorgestreckten Arme in der entgegengesetzten Richtung des Nystagmus (d. h. in Richtung der langsamen Phase) beobachtet. Der vestibuläre Rucknystagmus wird nach Richtung und Grad bezeichnet. *Horizontaler* Rechtsnystagmus (Linksnystagmus): Nystagmus in horizontaler Ebene mit schneller Komponente nach rechts (links). *Vertikaler* Nystagmus nach oben (unten): Nystagmus in vertikaler Ebene mit schneller Komponente nach oben (unten). *Rotatorischer* Nystagmus nach rechts (links): Rotation der Bulbi um die anterior-posteriore Achse mit schneller Phase vom Beobachter aus gesehen, entgegengesetzt dem Uhrzeiger (entsprechend dem Uhrzeiger). Nystagmus *ersten Grades:* Nur beim Blick in Richtung der schnellen Phase. Nystagmus *zweiten Grades:* Auch beim Blick geradeaus. Nystagmus *dritten Grades:* Auch beim Blick in Richtung der langsamen Phase. Entsprechend der Länge des Ausschlages wird zwischen einem *grob-* und einem *feinschlägigen* Nystagmus und entsprechen der Frequenz zwischen einem *langsam-* und einem *schnellschlägigen* Nystagmus unterschieden. Die *Ursache* des spontanen Rucknystagmus kann sein: Labyrinthausfall oder Reizung (Entzündung, Fistel, Felsenbeinfraktur, *Menière*sche Krankheit), Schädigung des N. vestibuli durch Druck von Tumoren im Kleinhirnbrückenwinkel, basale Meningitis, Schädigung der Vestibulariskerne oder des hinteren Längsbündels durch Prozesse in der hinteren Schädelgrube, Verschluß medialer Äste der A. basilaris, Verschluß der A. cerebelli post. inf., gelegentlich bei multipler Sklerose und bei Heredoataxie.

β) **Extravestibuläre Nystagmusformen:** Der *Endstellungsnystagmus* tritt bei extremen Blickrichtungen jeweils in Richtung der Blickrichtung auf, ohne rotatorische Komponente und ohne Begleiterscheinungen, wie Fallneigung usw. Ist er symmetrisch, d. h. in beiden entgegengesetzten Blickrichtungen gleich stark, so braucht er keine pathologische Bedeutung zu haben. Ein verstärkter Endstellungsnystagmus oder *Blickrichtungsnystagmus,* der schon bei einer Blickabweichung von 30–40° auftritt, ist charakteristisch für multiple Sklerose (keine rotatorische Komponente!). Ein Endstellungsnystagmus, der nur bei Blickwendung in einer Richtung auftritt, ist ein Vestibulärnystagmus ersten Grades. Ein seitlicher Endstellungsnystagmus, der nur ein Auge betrifft, spricht für nucleäre oder infranucleäre Parese des Seitenwenders des Auges, der bei der betreffenden Blickwendung vornehmlich in Aktion tritt. Beim *dissoziierten Nystagmus* sind die Nystagmusschläge beider Augen asymmetrisch. Er findet sich hauptsächlich bei der sog. internucleären Ophthalmoplegie, die darin besteht, daß die Einwärtswendung des einen Auges beim Seitwärtsblick ausfällt, obgleich sie bei der Convergenz erhalten ist. Man findet dabei einen horizontalen Nystagmus allein des abduzierten Auges. Doppelseitig findet sich dieses Syndrom bei der multiplen Sklerose, bei unspezifischen Encephalitiden des Hirnstamms, bei raumfordernden Prozessen der hinteren Schädelgrube, häufig einseitig bei intrapontinen Tumoren oder Tuberkeln, sowie bei Tumoren, Abscessen oder großen Tuberkeln im

Kleinhirn. Die *Ursache* ist eine Läsion des hinteren Längsbündels im Bereiche der vorderen Brücke oder im kaudalen Mittelhirn. Bei einseitiger Läsion betrifft die internucleäre Ophthalmoplegie nur die Einwärtswendung des gegenseitigen Auges beim Blick nach der Herdseite. Bei Mittelhirnläsionen in der Gegend des Aquäduktes kommt es gelegentlich zum *Nystagmus retractorius*, eine Koordinationsstörung der Augenmuskeln, bei der sich antagonistische Augenmuskeln gleichzeitig kontrahieren. Es entsteht eine klonische Retraktion des Bulbus, vor allem bei Versuch der Konvergenz. Bei Kleinhirnläsionen und Syringobulbi findet sich gelegentlich ein *periodisch-alternierender Nystagmus*, der einmal nach links, einmal nach rechts schlägt. Ganz allgemein kann man sagen, daß der *Kleinhirnnystagmus* grobschlägiger ist als der vestibuläre Nystagmus. Der Nystagmus bei Kleinhirnläsionen (Corpus restiforme) oder bei asymmetrisch-lokalisierten Läsionen in der Medulla oblongata, der Brücke oder des Mittelhirns, ist zunächst charakterisiert durch eine Blickabweichung in der Ruhelage, eine Deviation conjuguée von 10–30°. Bei Führung des Blickes aus dieser Ruhelage tritt ein Rucknystagmus in Richtung der Blickrichtung auf. Dabei soll der Nystagmus beim Blick nach der herdgleichen Seite stärker schlagen als beim Blick in die Gegenrichtung. Zu einem *Rindennystagmus* kommt es bei Läsionen des kortikalen Blickzentrums im Fuße der zweiten Stirnwindung. Es ist ein grobschlägiger Nystagmus, meist von kurzer Dauer, der eine Deviation conjuguée einleitet oder deren Abklingen kennzeichnet. Die Richtung des Nystagmus ist stets in der Richtung des Zwangsblickens, wobei hier im Gegensatz zum Vestibulärnystagmus die schnelle Phase die induzierte ist. *Langsame, unregelmäßige Augendeviationen* von großer Amplitude werden meist bei geschlossenen Augen beobachtet und durch Augenöffnen gehemmt. Sie finden sich gelegentlich in der Narkose, nach epileptischen Anfällen, nach diffusen Hirnstammläsionen und vor allem als posttraumatisches Symptom bei Hirnkontusionen. Sie sind oft mit relativer Untererregbarkeit des Labyrinths oder einer Seitendifferenz des experimentellen Nystagmus verbunden. Der *optokinetische Nystagmus* (optischer, optomotorischer oder Eisenbahnnystagmus) ist ein physiologischer Nystagmus der z. B. beim Blick aus der fahrenden Eisenbahn beobachtet werden kann. Der Nystagmus ist nach der Seite gerichtet, von welcher sich die Objekte her bewegen. Durch die experimentelle Auslösung des optokinetischen Nystagmus kann z. B. eine simulierte Blindheit entlarvt werden! Ausfall des optokinetischen Nystagmus spricht für eine Schädigung der Faserverbindung zwischen dem occipitalen Sehzentrum und dem frontalen Blickzentrum, meistens durch Herde im Parietallappen. Der *Pendelnystagmus* ist ein mehr oder weniger schnelles Hin- und Herzucken der Augen um eine Mittellage, meist in horizontaler, seltener in vertikaler oder schiefer Richtung. Er findet sich bei Sehstörungen (angeborene doppelseitige Defekte der Macula lutea, bei totaler Farbenblindheit, bei angeborenen oder früh erworbenen Medientrübungen, wie Hornhautleukome oder Katarakte). Durch eine Störung des zentralen Sehens kommt es zu einer Vergröberung der bei der Fixation normalerweise bestehenden, feinen, frequenten, makroskopisch unsichtbaren Oscillationen der Bulbi. Eine ähnliche Ursache dürfte der sog. *Bergarbeiternystagmus* haben. Durch die ungenügende Beleuchtung kommt es zu einem Mangel an Fixierung. Der Pendelnystagmus findet sich jedoch auch ohne Sehstörung und tritt gelegentlich familiär auf.

γ) Bei **gedeckten Hirnverletzungen** (Commotio, Contusio cerebri) finden sich oft in den ersten Wochen leichte Seitendifferenzen des vestibulären und optokinetischen Nystagmus. Sie sind meist mit einem Lagenystagmus verbunden. Noch Monate nach dem Hirntrauma kann eine vestibuläre Übererregbarkeit mit stärkeren vegetativen Reaktionen beobachtet werden. Bei traumatischen Hirnstammschädigungen findet sich fast immer ein latenter Spontannystagmus bei geschlossenen Augen oder große langsame Déviationen. Diese Symptome können ohne Veränderungen des experimentellen Nystagmus, aber auch mit deutlichen Seitendifferenzen des optokinetischen oder vestibulären Nystagmus einhergehen. Sehr häufig findet sich auch bei traumatischen Hirnstammschäden ein *richtungswechselnder Lagenystagmus*, d.h. in rechter Seitenlage ein Nystagmus nach links und in linker Seitenlage ein Nystagmus nach rechts. Dieser kann oft noch Jahre nach dem Hirntrauma nachgewiesen werden.

δ) Verschiedene **Pharmaka**, insbesondere Barbiturate, erzeugen einen Blickrichtungsnystagmus und bei höherer Dosierung einen verminderten optokinetischen Nystagmus. Ebenso findet sich, wie auch bei der akuten Alkoholvergiftung, ein *richtungsbestimmter Lagenystagmus*, d.h. in rechter Seitenlage Nystagmus nach rechts, in linker Seitenlage Nystagmus nach links. Deshalb neigt ein Betrunkener in Seitenlage eher zu Übelkeit und Erbrechen als in Rückenlage mit geöffneten Augen!

4. Topik der Läsionen, die pathologische Veränderungen des Nystagmus und der Blickbewegungen hervorrufen (nach R. Jung)

Sitz der Läsion	Spontannystagmus	Vestibulärer Nystagmus	Optokinetischer Nystagmus	Willkürliche Blickbewegung
Großhirn: Sehstrahlung und Parietooccipitalregion Area 17, 18, 19	Meist fehlend	Ungestört	Ausfall oder Verminderung nach der herdgekreuzten Seite (Hemianopsie auch ohne Störung des optokinetischen Nystagmus)	Keine Blickparese, Kontralaterale optische Aufmerksamkeitsstörung. Bei doppelter Läsion Seelenlähmung des Schauens
Frontalregion, Area 6 und 8, Temporalregion	Meist fehlend, vorübergehend Rindenfixationsnystagmus zur Gegenseite während der Blickstörung oder als fokaler Anfall	Zentrale Tonusdifferenz mit Nystagmusbereitschaft zur Herdseite, meist vorübergehend		Kontralaterale Blickstörung, rasch vorübergehend mit conjugierter Deviation zum Herd
Mittelhirn: Tectum: Vierhügel, Comissurenkerne	Oft fehlend oder vertikaler Blickrichtungsnystagmus	Meist ungestört	Vertikal gestört, horizontal erhalten	Vertikale Blickparese nach oben oder unten (evtl. Puppenkopf). Konvergenzstörungen
Tegmentum: Orale Subst. reticularis mesencephali und III-IV Kerne	Blickrichtungsnystagmus zur Herdseite oder seitenverschiedener dissoziierter Nystagmus	Erhalten oder gesteigert, meist Nystagmusbereitschaft zur Herdseite	Zur Herdseite horizontal vermindert	Unvollständige horizontale Blickparese, III-IV-Paresen
Brückenhaube: Caudale Subst. reticularis pontis und IV-Kern	Blickparetischer Nystagmus zur Herdseite, Spontannystagmus zur herdgekreuzten Seite. Lagenystagmus	Gemeinsame Verminderung des Horizontalnystagmus zur Herdseite. Nystagmusbereitschaft zur herdgekreuzten Seite		Homolaterale Blickparese, langdauernd mit oder ohne Puppenkopfphänomen. Deviation vom Herd weg, meist mit VI-Paresen

4. Topik der Läsionen (Fortsetzung)

Sitz der Läsion	Spontannystagmus	Vestibulärer Nystagmus	Optokinetischer Nystagmus	Willkürliche Blickbewegung
Oblongata und Dach der Rautengrube: Vestibulariskerne, Subst. reticularis	Richtungsbestimmter Rucknystagmus längerer Dauer meist zur Gegenseite und mit rotatorischer Komponente, selten auch vertikaler Nystagmus. Lagenystagmus	Einseitige Un- oder Untererregbarkeit mit Nystagmus. Bereitschaft zur herdgekreuzten Seite	Sekundär beeinflußt mit Bahnung zur Seite des Spontannystagmus und Verminderung zur Herdseite (Frequenz manchmal besonders regelmäßig)	Keine Blicklähmung, vorübergehende Deviation, Halsreflexstörungen bei Kopfbewegungen
Labyrinth: Bogengänge (akuter Ausfall oder Reiz, Menièresyndrom), N. vestibularis, Fistelsymptome	Richtungsbestimmter Rucknystagmus großer Amplitude zur Gegenseite bei Augenschluß (maximal). Rasche Rückbildung. Bei chronischer Ausschaltung fehlt Spontannystagmus. Pulssynchroner Pendelnystagmus. Tonusdifferenz	Einseitige Un- oder Untererregbarkeit mit verminderter Erregbarkeit der anderen Seite. Später auch Tonusdifferenz mit verminderter Nystagmusbereitschaft zur Herdseite	Sekundär beeinflußt während des Spontannystagmus, sonst normal	Keine Blicklähmung, aber Deviationsneigung zur langsamen Phase des Spontannystagmus
Auge: Macula, Retina	Pendelnder Spontannystagmus, besonders bei offenen Augen	Ungestört	Vermindert	Fusionsstörung des Blickes. Konkomitierendes Schielen mit intakter conjugierter Blickinnervation
N. opticus	Bei Erblindung langsames Pendeln und Deviationen		Fehlend	

IX. Nervus glossopharyngicus

1. Anatomie

Nerv des 3. Kiemenbogens. Die sensiblen Wurzelzellen liegen im *Ganglion intracraniale* einer Anschwellung der sensiblen Wurzel im Bereiche des Foramen jugulare. Die zentralen Neuriten teilen sich in einen aufsteigenden und einen absteigenden Zweig. Die aufsteigenden sind kurz und endigen am sensiblen Endkern, dem *Nucleus terminalis alae cinereae* im Boden der Rautengrube unter der Ala cinerea, lateral vom Nucleus originis dorsalis oder parasympathicus nervi vagi. Die absteigenden Fasern sind lang und endigen an dem Endkern des Tractus solitarius und am Endkern des Tractus spinalis nervi trigemini. Der Tractus solitarius ist ein starkes Bündel von dicken, längsverlaufenden, markhaltigen Fasern, die sich bis in das untere Halsmark verfolgen lassen. Mit dem Nucleus terminalis tractus solitarii ist er vor allem für die sensible Versorgung der Schleimhaut des Schlundkopfes und der Speiseröhre verantwortlich. Die motorischen Wurzelzellen liegen im rostralen Abschnitt des *Nucleus ambiguus*. Er liegt über der unteren Olive und zeigt ungefähr die gleiche Ausdehnung wie diese. Die Neuriten steigen zunächst vom Kern nach dorsomedial aufwärts, biegen dann unter Bildung eines „inneren Knies" nach ventrolateral um, durchqueren auf ihrem weiteren Verlauf die spinale Trigeminuswurzel und treten schließlich lateral von der unteren Olive aus. Die parasympathischen Wurzelzellen liegen im Nucleus salivatorius medullae oblongatae. Die Fasern ziehen ohne Bildung eines inneren Knies zur Austrittsstelle aus der Medulla oblongata. Die Wurzelbündel des N. glossopharyngicus treten in unmittelbarem Anschluß an die Austrittsstelle des N. facialis und N. statoacusticus dorsal von der Olive an der Seitenfläche des verlängerten Markes aus, geben feine Fäden zur Pia ab und ziehen zum Foramen jugulare, durch deren vordere Abteilung der Nerv austritt (vgl. Abb. 111 u. 108) Außer zum Ganglion intracraniale im Foramen jugulare schwillt der Nerv unterhalb des Foramen zum Ganglion extracraniale (*Ganglion petrosum*) an, welches in der Fossula petrosa eingebettet ist. Der Nerv verläuft nach abwärts zwischen der A. carotis interna und V. jugularis interna, zieht weiter entlang dem hinteren Rande des M. stylopharyngicus nach vorn und unten, kreuzt diesen, um so im Bogen zwischen dem M. stylopharyngicus und dem M. styloglossus die Zungenwurzel zu erreichen. Es bestehen Faserverbindungen mit dem N. facialis, dem N. vagus, dem Ganglion cervicale craniale und dem Plexus carotis internus. Vom Ganglion extracraniale geht der *N. tympanicus* ab, der in die Paukenhöhle zieht. Er enthält parasympathische Fasern für die Carotis und sensible Fasern für die Schleimhaut der Paukenhöhle und der Tube. Gewissermaßen die Fortsetzung bildet der *N. petrosus superficialis minor*, der die Decke der Paukenhöhle durchbricht und auf die Vorderfläche der Pyramide gelangt. Er verläuft weiterhin durch die Fissura sphenopetrosa und tritt an das Ganglion oticum. Er stellt eine Verbindung zwischen N. glossopharyngicus, N. facialis und N. mandibularis dar und führt vor allem die präganglionären parasympathischen Fasern für die Ohrspeicheldrüse und die Wangendrüse. Der N. glossopharyngicus ist der Hauptnerv für die *Geschmacksempfindung im hinteren Drittel der Zunge*, einschließlich des hinteren Abschnitts der Mundhöhle und des Schlundkopfes. Er versorgt ferner *sensibel* die Paukenhöhle, die Innenseite des Trommelfells, die Tuba pharyngotympanica, die Gaumenbögen und die Tonsilla palatina, die hintere und seitliche Rachenwand sowie die hinteren seitlichen Teile der Zunge. Er führt *motorische* Fasern für die oberen Anteile der Pharynxmuskulatur und für den M. stylopharyngicus. Außerdem enthält er präganglionäre *parasympathische* Fasern für die Ohrspeicheldrüsen und die Wangendrüsen. Am Nucleus ambiguus endigen Pyramidenfasern jeweils aus beiden Großhirnhemisphären. Sie stammen aus dem Fuße der vorderen Zentralwindung, einem Gebiet, in welchem Gemeinschaftsbewegungen, wie Schlukken lokalisiert sind. Reflexverbindungen bestehen zum extrapyramidalen System, mit dem Tractus tectobulbaris und dem Tractus nucleus solitarii. Der Nucleus salivatorius erhält corticale Impulse über den Tractus longitudinalis dorsalis und hat Reflexverbindung zum Nucleus tractus solitarii. Die sensiblen Fasern verlaufen über den Lemniscus medialis zur Rinde und zum Thalamus. Es bestehen Reflexverbindungen mit den Nuclei salivatorii, dem Nucleus ambiguus und dem motorischen Facialiskern.

2. Untersuchungen

a) Gaumenreflex: Bei Berührung des Gaumens bzw. der Uvula kommt es zu einer Hebung des Gaumensegels.

b) Rachen- oder Würgreflex: Bei Berührung der hinteren Wand des Pharynx kommt es zu einer Kontraktion des Pharynx und zu Würgbewegungen.

c) Vernets Rideau-Phänomen: Beim A-Sagen kommt es zu einer Kontraktion des M. constrictor pharyngis superior. Bei einseitiger Lähmung tritt eine Bewegung der hinteren Rachenwand auf, die dem „Beiseiteziehen eines Vorhanges" nach der nichtgelähmten Seite ähnelt. Bei einseitiger Lähmung weicht auch das Gaumensegel nach der nicht gelähmten Seite hin ab.

d) Geschmacksprüfung im Bereiche des Gaumens und im hintersten Zungendrittel: Wegen der schwierigen Zugänglichkeit am besten elektrische Prüfung mittels einer kupfernen Drahtelektrode und galvanischen Stroms von 1/4 bis 1/2 mA, wobei normalerweise eine saure Geschmacksempfindung auftritt.

Bei den ersten Untersuchungen muß berücksichtigt werden, daß an der Innervation des Gaumens und Schlundkopfes außer dem IX. Hirnnerven vor allen Dingen der X., der XI. und der V. Hirnnerv beteiligt sind.

3. Krankhafte Veränderungen

Der N. glossopharyngicus ist selten allein von krankhaften Prozessen betroffen, meistens in Verbindung mit Schädigungen des N. vagus und N. accessorius, z. B. bei raumfordernden Prozessen der hinteren Schädelgrube, Entzündungen, Arachnitis, Schädelbasisbrüchen, Thrombose der V. jugularis, Aneurysmen des Circulus Willisii, bulbäre Herde oder auch Neuritis bei Diphtherie.

Bonniers Syndrom: Bei Läsionen in der Gegend des Deitersschen Kerns kommt es zu einem Menièrschen Syndrom (paroxysmale Schwindelerscheinungen), Aufallserscheinungen im Bereiche des IX. und X. Hirnnerven, manchmal auch des III. und V. Hirnnerven, kontralaterale Hemiplegie, vorübergehende Bewußtseinsstörung und Tachykardie.

Glossopharyngicusneuralgie: Anfallsartige Schmerzen, wie bei der Trigeminusneuralgie, beginnend im Rachen und ausstrahlend in die Gegend der Tuba Eustachii und hinter das Ohr, oft ausgelöst durch Husten oder Schlucken. Von der voll ausgebildeten Glossopharyngicusneuralgie kann die *Neuralgie des Plexus tympanicus* abgegrenzt werden, wobei sich die Schmerzen auf das Ohr und die Tube beschränken.

X. Nervus vagus

1. Anatomie

Der N. vagus ist der Nerv des 4. und der folgenden Kiemenbögen, wobei er eigentlich mit dem N. recurrens als Kiemenbogennerv endet. Der kaudal vom N. recurrens als N. vagus bezeichnete Anteil besteht in der Hauptsache aus parasympathischen und idiotropsensiblen Fasern. Die sensiblen Wurzelzellen des N. vagus liegen im *Ganglion jugulare*, vielleicht auch im *Ganglion nodosum*, wobei das Ggl. jugulare einem Spinalganglion entspricht, während das Ggl. nodosum, welches vor den Querfortsätzen des 1. und 2. Halswirbels liegt, neben den sensiblen pseudounipolaren Zellen auch multipolare Ganglienzellen enthält und einem parasympathischen Ganglion entspricht. Die zentralen Fasern aus den pseudounipolaren Ganglienzellen beider Ganglien treten als sensible Wurzeln in den Hirnstamm ein und teilen sich dort in auf- und absteigende Äste. Die aufsteigenden Fasern enden am Nucleus terminalis alae cinereae (vgl. IX. Hirnnerv). Die absteigenden Fasern enden am Nucleus terminalis tractus solitarii und z.T. auch am Tractus spinalis n. trigemini. Die motorischen Wurzelzellen liegen im kaudalen Abschnitt des Nucleus ambiguus. Ihre Neuriten bilden ein „inneres Knie", indem sie erst dorsalwärts aufsteigen, dann sich im Bogen abwärts wenden und sich den sensiblen Fasern anschließen. Die parasympathischen Wurzelzellen liegen in dem Nucleus originis alae cinereae und bilden kein inneres Knie. Der N. vagus tritt im unmittelbaren Anschluß an den N. glossopharyngicus mit 10–18 feinen Wurzelbündeln hinter der Olive in einer Furche aus dem verlängerten Mark aus (vgl. Abb. 111 u. 108). Die Bündel sammeln sich fächerförmig zu einem lockeren Strang, der unter der Kleinhirnflocke zur lateralen Abteilung des Foramen jugulare zieht. Bei dem Durchtritt durch das Foramen jugulare ist der Vagus zusammen mit dem Accessorius in eine gemeinsame Durascheide eingeschlossen, durch welche er vom N. glossopharyngicus abgetrennt ist. Im Foramen jugulare bildet der Nerv das Ganglion jugulare. Nach Austritt aus dem Schädel liegt er hinter dem N. glossopharyngicus und vor dem N. accessorius und der V. jugularis interna, verläuft dann zwischen A. carotis int. und V. jugularis int. abwärts und bildet die Anschwellung des Ganglion nodosum. Danach begleitet er die A. carotis int., dann die A. carotis communis an ihrem hinteren seitlichen Umfang und kreuzt den Grenzstrang, verläuft in Höhe des Ggl. cervicale medium medial und ventral von ihm. Weiterhin verläuft er auf dem M. scalenus ventralis medial vom N. phrenicus abwärts zum dorsalen Mediastinum, während der N. phrenicus zum ventralen Mediastinum verläuft. Der rechte Vagus zieht vor der A. subclavia dextra zum Truncus brachiocephalicus, dann neben der Trachea medial der Endstrecke der V. azygos und dorsal von der rechten Lungenwurzel am Ösophagus entlang, so, daß er von der rechten Seite mehr und mehr auf die Hinterfläche übertritt. An der A. subclavia dextra schlingt sich der stärkste Ast, der *N. recurrens* dexter um das Gefäß herum und steigt aufwärts zu den Eingeweiden des Halses. Der linke Vagus zieht zwischen der A. carotis communis sin. und der A. subclavia sin. über den Arcus aortae hinter die linke Lungenwurzel und gelangt so zunächst zum linken, dann zum vorderen Umfang der Speiseröhre. Lateral der Anheftungsstelle der Chorda ductus arteriosi am Aortenbogen entspringt der linke N. recurrens, der zu den Halseingeweiden aufsteigt. Im Bereiche des Ösophagus lösen sich die Stämme der beiden Nn. vagi in längsverlaufende Züge auf, die sich gegenseitig zum Plexus oesophagicus verbinden. Mit dem Ösophagus treten die Endäste durch das Foramen oesophagicum des Zwerchfells in die Bauchhöhle ein, wo reichliche Verknüpfungen mit sympathischen Fasern, vor allem aus dem Plexus coeliacus bestehen. In seinem Anfangsteil steht der N. vagus mit den Nerven seiner Umgebung in mehrfacher Verbindung, so dem N. glossopharyngicus, dem N. accessorius, dem N. hypoglossus und dem Truncus sympathicus.

Im **Kopfteil,** der bis zum Ggl. nodosum gerechnet wird, gibt der N. vagus folgende Äste ab; 1. den *Ramus duralis* zur Dura der hinteren Schädelgrube (Reizung des R. duralis durch Druck oder Entzündung kann *reflektorisches Erbrechen* auslösen!). – 2. Den *Ramus auricularis*, der durch den Canaliculus mastoideus in die Fissura tympanomastoidea tritt und die hintere Fläche der Ohrmuschel, die hintere untere Wand des äußeren Gehörgangs und des Trommelfells versorgt (Berührung des äußeren Gehörganges kann *Hustenreiz* auslösen!).

Im **Halsteil,** der vom Ggl. nodosum bis zum Abgang des N. laryngicus caudalis gerechnet wird, gibt er folgende Äste ab: 1. Die *Rami pharyngici*, die sich mit den Rami pharyngici des N. glossopharyngicus und denen des Sympathicus aus dem Ggl. cervicale craniale zu dem Plexus pharyngicus verbinden. Dieser liegt auf der Außenseite des M. hyopharyngicus, enthält entsprechend dem intramuralen System des Verdauungskanales mehrere Ganglien und enthält motorische Fasern für die Schlundmuskeln (Schlundschnürer, M. tensor veli palatini, M. uvulae, M. glossopalatinus, M. pharyngopalatinus und M. stylopharyngicus) und andererseits sensible Fasern für die Schleimhaut des Schlundkopfes. Außerdem gibt er Fasern zur Schilddrüse und zu den oberen Epithelkörperchen ab. – 2. Der *N. laryngicus cranialis* nimmt feine Fädchen vom Ggl. cervicale craniale auf, sowie aus dem Plexus pharyngicus. Er teilt sich auf in den R. externus, der den M. cricothyreoideus und den M. laryngopharyngicus versorgt. Außerdem gibt er Zweige zur Schleimhaut des Kehlkopfes, zur Schilddrüse und einen Zweig zum Herzgeflecht ab. Der R. internus ist rein sensibel und versorgt mit einzelnen Ästen die Epiglottis, die Vorderwand der Pars laryngica des Pharynx, den Kehlkopf bis zur Stimmritze und mit einzelnen Zweigen über die *Galen*sche Anastomose mit dem N. laryngicus caudalis, die Schleimhaut der Trachea. Der N. laryngicus cranialis führt außerdem Geschmacksfasern für die Gegend der Epiglottis und der Valleculae epiglotticae sowie parasympathische Fasern für die Drüsen. – 3. Die *Rami cardiaci craniales* die zwischen N. laryngicus cranialis und caudalis entspringen, um die A. carotis int. herum und dann auf dieser und auf der A. carotis communis abwärts ziehen. Sie treten mit Zweigen des Sympathicus in geflechtartige Verbindung und gelangen zum größten Teil vor dem Arcus aortae, zum kleineren Teil hinter demselben zum Herzgeflecht. – 4. Der *N. recurrens* der den N. vagus nach dem Eintritt in die Brusthöhle verläßt und rechts um die A. subclavia, links um den Aortenbogen aufwärts an der Seitenfläche der Trachea entlangläuft. Er gelangt an die Hinterfläche der Schilddrüse und durchbohrt mit seinem Endast, dem N. laryngicus caudalis, hinter dem unteren Horn des Schildknorpels den M. hyopharyngicus und tritt in das Innere des Kehlkopfes ein. Der N. recurrens gibt die Rami cardiaci medii zum Plexus cardiacus ab, die Rami tracheales craniales, die die Muskulatur und die Schleimhaut der Luftröhre versorgen, die Rami oesophagici, die die Speiseröhre versorgen und die Rami pharyngici, die zum M. laryngopharyngicus, zur Schilddrüse und zu den Epithelkörperchen ziehen. Der N. laryngicus caudalis innerviert mit dem Ramus ventralis den M. cricoarytaenoideus lateralis, M. thyreoarytaenoideus, M. vocalis, M. thyreoepiglotticus und M. aryepiglotticus, weiterhin mit dem Ramus dorsalis (Ramus posticus) den M. cricoarytaenoideus dorsalis, sowie den M. interarytaenoideus. Außerdem versorgt er den kaudal von der Stimmritze gelegenen Teil von der Kehlkopfschleimhaut etwa bis zur 4. Trachealspange (Reizung der sensiblen Vagusfasern im Kehlkopf und in der Luftröhre ruft reflektorisch Hustenreiz hervor).

Im **Brustteil,** der vom Abgang des N. recurrens bis zum Durchtritt durch das Zwerchfell gerechnet wird, gibt der N. vafius folgende Äste ab; die *Rami cardiaci caudales* zum Herzgeflecht, – die *Rami tracheales caudales* zum Plexus trachealis, – die *Rami bronchiales,* die den vorderen und hinteren Plexus pulmonalis bilden, – die *Rami oesophagici,* die den Plexus oesophagicus bilden und die Muskulatur und Schleimhaut des Ösophagus im Brustteil versorgen, sowie Zweige zum Plexus aorticus und zur Pleura mediastinalis, – die *Rami pericardiaci,* die die Hinterfläche des Herzbeutels versorgen (vgl. Abb. 153).

Im **Bauchteil** werden die beiden aus dem Plexus oesophagicus hervorgehenden Hauptstränge als *Truncus ventralis* (schwächer) und *Truncus dorsalis* (stärker) bezeichnet. Beide enthalten Fasern vom linken und vom rechten N. vagus. Beide Stämme vermischen sich ausgiebig mit sympathischen Fasern. Der Truncus ventralis gelangt auf der ventralen Fläche des Ösophagus zur Cardia und zur kleinen Kurvatur, bildet den Plexus gastricus ventralis, der sich entlang der kleinen Kurvatur in der vorderen Magenwand ausbreitet und Äste zum Magen und zur Leber abgibt. Der Truncus dorsalis verläuft auf der dorsalen Fläche des Ösophagus und breitet sich als Plexus gastricus dorsalis längs der kleinen Kurvatur in der hinteren Magenwand aus und gibt die Rr. coeliaci längs der A. gastrica sin. zum Plexus coeliacus ab. Von diesem verlaufen Äste in Begleitung der Arterien und der sympathischen Fasern zum Pankreas, Leber, Milz, Dünndarm, Nieren und Nebennieren.

2. *Untersuchung*

Bei *Aphonie* oder *Heiserkeit* müssen die Stimmbänder durch Kehlkopfspiegelung untersucht werden. – Beim *Trinken* wird geprüft, mit welcher Kraft der Kehlkopf während des Schluckaktes nach oben gezogen wird, ob die Flüssigkeit aus der Nase zurückkommt oder ob Husten auftritt.

Aufblasen der Backen, was ohne Zuhalten der Nase nur möglich ist, wenn der weiche Gaumen richtig innerviert ist. – Starke *elektrische Reizung* des Recurrensstammes am Hals führt zur Stimmbandadduktion. – Prüfung der Pulsfrequenz und der Atmung (*Carotis-Sinus-Reflex:* Druck auf den Carotissinus in Höhe des oberen Kehlkopfrandes ohne das Gefäß zu verschließen, führt zu Pulsverlangsamung und Absinken des Blutdrucks).

3. *Krankhafte Veränderungen*

a) Periphere Lähmungen, insbesondere des N. recurrens, partiell oder total sind nicht selten (durch Struma, Aortenaneurysmen, Neuritis). Am empfindlichsten sind die Fasern für den M. cricoarytaenoideus dorsalis (*„Posticuslähmung"*), der die Abduktion der Stimmlippen bei der Inspiration bewirkt und die Stimmritze öffnet. Bei einseitiger Posticuslähmung kann die Funktion der Stimmritze für Phonation und Atmung durch die Funktionstüchtigkeit der anderen Seite ausreichen und die Erkrankung zunächst unbemerkt bleiben. Bei beiderseitiger Posticuslähmung verbleiben beide Stimmbänder in Medianstellung, es kommt zu Atembeschwerden und Stridor bei erhaltener Stimmbildung, da die „Stimmritzenschließer" intakt sind. Bei totaler Recurrenslähmung steht das betroffene Stimmband schlaff in Mittelstellung (Kadaverstellung). Es entsteht Heiserkeit. Später überschreitet das funktionstüchtige Stimmband kompensierend die Mittellinie und legt sich bei der Phonation an das gelähmte, in Kadaverstellung verbleibende an und die Stimme wird wieder klarer. Bei doppelseitiger, totaler Recurrenslähmung stehen beide Stimmbänder in Kadaverstellung und es resultiert Aphonie. Störungen des Schlingmechanismus bei extracraniellen Vaguserkrankungen sind selten. Ebenso Spasmen des Pharynx, Larynx, Ösophagus, Cardia oder Pylorus. Sie finden sich häufiger bei Neurosen, striären Hyperkinesen, Tetanie, Tabes, Lyssa, Tetanus bzw. reflektorisch durch Erkrankung der betreffenden Organe. Bei höheren Läsionen im Bereiche des Foramen jugulare oder im intracraniellen Verlauf des Nerven kommt es meist zu einer Mitbeteiligung der benachbarten Nerven.

Vernetsches Syndrom: Herdgleichseitige Gaumensegel- und Schlucklähmung, sowie Lähmung des M. sternocleidomastoideus, herdgleichseitige Hemiageusie des hinteren Zungendrittels, Hemianaesthesie des Schlundkopfes und des Pharynx als *Syndrom des Foramen jugulare*, kombiniert mit kontralateraler Hemiplegie oder Hemiparese bei einseitigen Läsionen der Medulla oblongata. - *Villaretsches Syndrom:* Gleichseitige Lähmung des Glossopharyngicus, Vagus, Accessorius, Hypoglossus und des Halssympathicus bei Verletzungen zwischen Mastoid und aufsteigendem Unterkieferast, bei Parotisgeschwülsten, Carotisaneurysmen, Felsenbeineiterungen u.a.m. Bei intracraniellem Sitz der Läsion (Geschwülste, Aneurysmen, Entzündungen, Hämatome im Bereiche der hinteren Schädelgrube) kann es zu kombinierten Lähmungen verschiedener kaudaler Hirnnerven kommen: *Avellissches Syndrom* = Hemiplegia pharyngo-laryngea. - *Tapiasches Syndrom* = Hemiplegia glosso-pharyngo-laryngea. - *Cestan-Chenaissches Syndrom* = Kombination des *Avellis*schen Syndroms mit dem *Babinski-Nageotte*schen Syndrom (s. Augenmuskelnerven), wobei die basalen Hirnnerven herdgleichseitig affiziert sind.

Tumoren im Bereiche des Foramen occipitale führen zu anfallsweisen Nackenkopfschmerzen, Kontraktur oder Spasmen der Halsmuskeln, zunehmender Tachypnoe, vasomotorischen Störungen in Gesicht und Hals, Schluckkrämpfen und Blockierung der cranio-spinalen Liquorzirkulation. Als Reizsymptome der bulbären Vaguszentren kommt es zu Bradykardie, *Cheyne-Stokes*schem Atmen und cerebralem Erbrechen. Diese Symptome finden sich häufig bei allgemeinem Hirndruck, in erster Linie jedoch bei raumfordernden Prozessen im Bereiche der hinteren Schädelgrube.

b) Nucleäre Lähmungen des N. vagus treten wegen der engen räumlichen Verhältnisse der Medulla oblongata meist in Verbindung mit Lähmungen des Glossopharyngicus, Accessorius und Hypoglossus auf und in der Regel als alternierende Lähmung mit kontralateraler Hemiparese oder Sensibilitätsstörung. Bei nucleärer Vaguslähmung führt die elektrische Reizung des Recurrensstammes nicht zu einer Stimmbandadduktion.

c) Supranucleäre Lähmungen treten nur bei doppelseitigen Läsionen auf, da an der Innervation der basalen Hirnnervenkerne beide Großhirnhemisphären beteiligt sind.

d) Vagusneuralgie. Schmerzen oder Parästhesien im Pharynx, Larynx und äußerem Gehörgang.

XI. Nervus accessorius

1. Anatomie

Das Kerngebiet dieses motorischen Nerven bildet eine ununterbrochene Zellsäule von dem kaudalen Drittel der Olive bis in die Höhe des 5. oder 6. Cervicalsegmentes reichend, wo sie dorsal von der Vordersäule des Halsmarks liegt (vgl. Abb. 111). Die Wurzelfasern treten in 2 Gruppen aus, einer rostralen Gruppe, die aus 3-6 Wurzelbündeln besteht und ähnlich wie die motorischen Fasern des N. vagus aus dem Nucleus ambiguus ein „inneres Knie" bilden und dann unmittelbar hinter dem N. vagus zwischen Olive und Corpus restiforme austreten. Diese Nervenfasern schließen sich nur vorübergehend dem Stamm des N. accessorius an und gehen zwischen Ggl. jugulare und Ggl. nodosum in den N. vagus über, von dem sie eigentlich einen Teil bilden (N. accessorius nervi vagi). Die kaudale Gruppe (Pars spinalis) besteht aus 6-7 Wurzelbündeln, die direkt seitlich unmittelbar hinter dem Ligamentum denticulatum aus dem Halsmark austreten (vgl. Abb. 108 u. 139). Sie vereinigen sich im Wirbelkanal und ziehen zwischen der Vorder- und Hinterwurzel aufwärts, um hinter der A. vertebralis durch das Foramen occipitale magnum in die Schädelhöhle einzutreten, wo sie sich mit den oberen Wurzelfasern zum Stamm des N. accessorius vereinigen. Dieser schließt sich dem N. vagus an und verläßt mit ihm in einer gemeinsamen Durascheide durch das Foramen jugulare die Schädelhöhle. Die Fasern der Pars spinalis ziehen zwischen V. jugularis int. und A. occipitalis über den Querfortsatz des Atlas abwärts, durchsetzen den M. sternocleidomastoideus und verlaufen unter dem Muskel schräg abwärts und lateralwärts durch das seitliche Halsdreieck zur Vorderseite des M. trapezius. Der *M. sternocleidomastoideus* wird vollständig und der *M. trapezius* in seinem mittleren und unteren Anteil vom N. accessorius innerviert. Die supranucleären Bahnen entsprechen im oberen Kerngebiet denen des Vagus und im spinalen Kerngebiet denen der Vorderhornzellen des Rückenmarks.

2. Untersuchung

Kopf gegen den Widerstand der auf das Kinn aufgelegten Hand drehen lassen, *Kinn* gegen Widerstand senken lassen, *Schultern* gegen Widerstand heben lassen. - Spannungszustand und Trophik des M. sternocleidomastoideus und M. trapezius durch Betastung und Betrachtung feststellen. – Elektrische Untersuchung dieser Muskeln.

3. Krankhafte Veränderungen

Caput obstipum paralyticum: Bei einseitiger Lähmung des M. sternocleidomastoideus steht der Kopf schief mit erhobenem, nach der gelähmten Seite gerichtetem Kinn. – *Caput obstipum spasticum:* Bei längerem Bestehen der Lähmung wird der gelähmte Muskel atrophisch und der gesunde überwiegt durch seinen Tonus. Bei doppelseitiger Lähmung des M. sternocleidomastoideus ist der Kopf nach hinten gezogen und kann nur unter größter Anstrengung nach vorn gebracht und gedreht werden. Bei einseitiger Lähmung des M. trapezius steht der mediale Rand des Schulterblattes höher und weiter entfernt von der Wirbelsäule. Der äußere Schulterblattwinkel wird durch die Last des Armes nach vorn und abwärts gezogen (Schaukelstellung). – Heraufziehung der Schulter, Annäherung des Schulterblattes an die Wirbelsäule, Heben des Armes über die Horizontale ist erschwert. – Bei einseitigen Krämpfen des M. sternocleidomastoideus wird der Kopf nach der gesunden Seite gedreht, bei einseitigen Krämpfen des M. trapezius wird der Kopf stark nach hinten gezogen und gleichzeitig die Schulter gehoben. Bei doppelseitigen Krämpfen beider Muskeln kommt es zu Nickbewegungen in Verbindung mit Kopfschütteln (*Salaamkrämpfe,* Spasmus nuteans, vgl. S. 676). Bei tonischen Krämpfen besteht dauernde abnorme Kopfhaltung (Schiefhals, *Torticollis spasticus,* vgl. S. 747). Krämpfe finden sich z.B. bei Herdepilepsie oder anderen cerebralen Störungen. Periphere Lähmungen sind meist traumatischen Ursprungs, nach Operationen am Hals, bei Prozessen in der Gegend des Foramen occipitale magnum oder des Foramen jugulare.

XII. Nervus hypoglossus

1. Anatomie

Der Kern dieses motorischen Nerven (Nucleus originis N. hypoglossi) bildet analog den spinalen Vorderhornkernen eine 18 mm lange Zellsäule im verlängerten Mark an der ventralen Seite des Zentralkanals und reicht im Sulcus medianus fossae rhomboides bis in die Gegend der Striae medullares. Am Boden der Rautengrube bildet der Kern das Trigonum hypoglossi in der Eminentia medialis. Ähnlich wie beim Oculomotoriuskern sind die Nervenzellen durch ein feines Netzwerk verbunden. Entsprechend den vorderen Wurzeln des Rückenmarks treten die Hypoglossuswurzeln im Sulcus ventrolateralis zwischen Pyramide und unterer Olive aus, nachdem sie von ihrem Kerngebiet durch die Formatio reticularis nach ventral gezogen sind. Die 10–15 austretenden Wurzelfäden vereinigen sich und treten in 2–3 getrennten Bündeln durch die Dura, um sich zu einem einheitlichen Stamm im Canalis Nervi hypoglossi zu vereinigen (vgl. S. 108 u. 111). Nach dem Austritt aus dem Schädel liegt der Nerv dorsal und medial vom Vagus und läuft dann an der lateralen Seite der A. carotis interna und communis abwärts und wendet sich mit dem Arcus n. hypoglossi über die A. carotis externa und deren Astfolge hinweg, unter der Sehne des M. biventer nach vorn und oben und verschwindet am hinteren Rand des M. mylohyoideus, um fächerförmig in die Zungenmuskulatur einzustrahlen. In seinem Verlauf geht er Verbindungen mit dem N. vagus, dem N. lingualis und dem Plexus cervicalis ein. Außerdem erhält er Fasern aus dem Ggl. cervicale craniale. Der N. hypoglossus versorgt sämtliche *Zungenmuskeln,* außerdem mit den Fasern aus den ersten 3 Halsnerven die unteren *Zungenbeinmuskeln* und den *M. geniohyoideus.* Die supranucleären Bahnen entsprechen denen der motorischen Vorderhornzellen. Das corticale Zentrum des N. hypoglossus liegt im unteren Abschnitt des Gyrus praecentralis, die Fasern kreuzen so gut wie vollständig auf die andere Seite.

2. Untersuchung

Man läßt die Zunge vorstrecken und stellt fest, ob eine Abweichung nach der Seite, eine Atrophie, Tremor oder fibrilläre Zuckungen bestehen. Bei Atrophie elektrische Untersuchung der Zungenmuskulatur.

3. Krankhafte Veränderungen

Bei einseitiger Lähmung weicht die Zunge infolge des Überwiegens des gesunden M. genioglossus nach der kranken Seite hin ab. Bei doppelseitiger Lähmung kann die

Zunge nur wenig oder gar nicht bewegt werden. Es bestehen Kau- und Schlingbeschwerden sowie Sprachstörungen. Bei einseitiger supranucleären Läsionen durch raumfordernde Prozesse, Blutungen im Bereiche einer Hirnhälfte kommt es zu einer spastischen Lähmung der kontralateralen Zungenseite in Verbindung mit einer spastischen kontralateralen Hemiplegie. Bei Prozessen im Bereiche des Tractus opticus kann es neben einer kontralateralen Hemianopsie zu einer kontralateralen spastischen Halbseitenparese der Zunge kommen durch Schädigung der supranucleären Hypoglossusbahnen, die in nächster Nähe des Tractus opticus eine periphere und daher exponierte Lage im Hirnschenkelfuß einnehmen. Bei doppelseitigen supranucleären Läsionen kommt es zum Bild der *Pseudobulbärparalyse* mit klossiger, näselnder, schleppender, monotoner, zuweilen aphonischer Sprache. Die Bildung der Vokale leidet weniger als die der Konsonanten (Dysarthrie). Bei Pseudobulbärparalyse lassen sich gelegentlich „*Enthemmungsreflexe*" nachweisen, die normalerweise beim Säugling vorkommen *Oppenheimers* Freßreflex: Bestreichen der Lippen oder der Zunge provoziert Kaubewegungen. *Lehr und Hennebergs Reflex* des harten Gaumens: Reizung des harten Gaumens löst eine Kontraktion des Orbicularis oris mit Herabziehen der Oberlippe aus. *Toulouse und Vurpasscher* bukaler Reflex: Beklopfen der Oberlippe hat eine rüsselartige Vorwölbung beider Lippen zur Folge. Bei *nucleären Läsionen* infolge Tumoren oder Blutungen in der Medulla oblongata, Arteriosklerose, Poliomyelitis, Syringobulbie, amyotrophe Lateralsklerose oder multiple Sclerose kommt es ebenso wie bei den peripheren Lähmungen infolge von Schädelbasisfrakturen, toxischen Neuritiden oder direkten Schädigungen im Bereiche des Halses zu einer schlaffen, gleichseitigen Lähmung der Zunge mit Atrophie und fibrillären Zuckungen. Bei der elektrischen Untersuchung findet sich Entartungsreaktion. Bei den nucleären Lähmungen finden sich im allgemeinen auch Ausfallserscheinungen der benachbarten bulbären Strukturen. Bei doppelseitigen nucleären Lähmungen entsteht das Bild der *Bulbärparalyse*, bei welcher im Gegensatz zur Pseudobulbärparalyse Atrophie, fibrilläre Zuckungen und Entartungsreaktionen bestehen. Bei striären Läsionen (Chorea) kommt es zu unregelmäßigen arhythmischen Bewegungen der Zunge.

B. Motorik

Unter Motorik versteht man jegliche Bewegungsäußerung des Organismus, vom einfachsten Reflex bis zur differenziertesten, bewußten, sog. Willkürbewegung. Jede motorische Äußerung ist an eine komplizierte Nerventätigkeit gebunden und von dem Funktionieren des wesentlichsten Teils des peripheren und zentralen Nervensystems abhängig, wobei die Unterscheidung zwischen peripherem und zentralem Nervensystem nur eine willkürliche ist.

Die Grundleistung des Nervensystems ist die Aufnahme von Erregungen aus dem Körper oder der Umwelt und Abgabe von entsprechend umgeformten Impulsen an die Körperperipherie. Anatomisch entspricht dieser Leistung der „*Leitungsbogen*", der die peripheren Reize über das nervöse Zentralorgan wieder zur Peripherie führt. Das konstruktive Element ist demnach nicht das *Neuron*, sondern der Leitungsbogen, der aus mindestens 2 Neuronen besteht, nämlich einem afferenten, zentripetalen, „sensiblen" Neuron und einem efferenten, zentrifugalen, „motorischen" Neuron. In dieser Funktionseinheit obliegt der Nervenfaser die Leitung des Reizes und der Nervenzelle die Verarbeitung und Gestaltung der Erregung. Die Übertrittsstelle der Erregung von einem Neuron auf ein anderes wird als *Synapse* bezeichnet. Der einfache Leitungsbogen oder *direkte Reflexbogen* erfährt durch Zwischenschaltung von sog. Schaltneuronen einen weiteren Ausbau zu einem *zusammengesetzten Leitungsbogen* oder *indirekten Reflexbogen*. Durch die Schaltneuronen kann eine Erregung auch auf eine Reihe weiterer Neuronensysteme übertragen werden, wodurch z. B. ein efferenter Reiz nicht nur jeweils einen Muskel, sondern eine ganze Muskelgruppe, bzw. mehrere Muskelgruppen zur Kontraktion bringen kann. Die einfachen und zusammengesetzten Leitungsbögen bilden im gesamten Nervensystem ein primitives Schaltwerk, den „*Eigenapparat*". So nimmt der Eigenapparat des Rückenmarks die Erregungen aus dem Körper auf, der des Rautenhirns die Erregungen aus dem Gebiete des ursprünglichen Kiemenkorbes und aus dem Gehör- und Gleichgewichtsorgan, der des Zwischenhirns die Erregungen aus dem Sehorgan und der des Endhirns die aus dem Riechorgan. Da alle Eigenapparate untereinander durch Schaltbahnen in Verbindung stehen, entsteht im Zentralnervensystem ein *elementarer Reflexapparat*, der eine sinnvoll koordinierte Leistung des Organismus garantiert. Die Tätigkeit dieses *Elementarapparates* wird durch die grauen Zentren des Gehirns kontrolliert, wobei einer Gruppe von Zentren die Regelung der (vegetativen) Vorgänge in der Innenwelt des Körpers und einer anderen Gruppe die Regelung des Verhaltens der Umwelt gegenüber obliegt. In diesem Aufbau herrscht eine hierarchische Ordnung, indem die niedrigeren Zentren jeweils von den höheren kontrolliert werden. So sind z.B. den Zentren im Rautenhirn diejenigen im Kleinhirn und im Mittelhirn übergeordnet, diesen wiederum die im Zwischenhirn und diesen die im Endhirn. Die Gesamtheit der höheren Leitungsbögen bildet den *Leitungsapparat*, der dem Elementarapparat übergeordnet ist. Für den Elementarapparat ist die Peripherie gewissermaßen ein Mosaik von Einzelheiten, für den Leitungsapparat dagegen ein einheitliches Ganzes.

Der Leitungsapparat der Motorik setzt sich aus dem sog. *pyramidalen*, dem *extrapyramidalen* und dem *Kleinhirnsystem* zusammen. Die Funktion der einzelnen Systeme kann man mit den sog. Reglersystemen der Technik vergleichen, wobei ein Impuls über verschiedene Umschaltstationen läuft und in veränderter Form u.a. auch wieder zum Ausgangspunkt zurückkehrt und damit dem System eine Selbstkontrolle ermöglicht. Erst ein enges Zusammenwirken dieser verschiedenen „Reglersysteme" garantiert eine geordnete Motorik, wobei die Leistungen der einzelnen Systeme für bestimmte Bewegungsabläufe unterschiedlich sind. So können bei einer experimentellen Reizung der motorischen Großhirnrinde in einem eng umschriebenen Bezirk der vorderen Zentralwindung, der Area gigantopyramidalis (Area 4 γ), Einzelbewegungen an den Extremitäten, wie z.B. Beugung oder Streckung eines Fingers usw., ausgelöst werden. Die Erregungen werden hauptsächlich über die Pyramidenbahnen im engeren Sinne zu den entsprechenden motorischen Vorderhornzellen des Rückenmarks direkt, bzw. über Interneurone des Rückenmarks geleitet. Eine Reizung der praezentralen motorischen Felder (Area 6aα, 4s, 6aβ) führt zu motorischen Effekten komplexer Art im Sinne von sog. *Massenbewegungen*, wie beuge- oder strecksynergistische Bewegungen einer Extremität oder der ganzen kontralateralen Körperhälfte. In dieser komplizierten Funktion der letztgenannten Rindengebiete wird das Zusammenwirken verschiedener motorischer, auch subkortikaler Zentren deutlich, wobei die Rückführung der Erregung über die tieferen Zentren des Hirnstammes, nach Art eines Reglerkreises, durch eine Selbstkontrolle die genaue Abstufung der Erregungen erlaubt.

Die praezentralen motorischen Gebiete mit ihren Fasersystemen wurden von der Area 4 γ mit den Pyramidenbahnen als *extrapyramidal-kortikales System* abgegrenzt. Da sich jedoch die Fasern der extrapyramidalen Rindenfelder teilweise mit den Pyramidenbahnen im engeren Sinne zur eigentlichen Pyramidenbahn verbinden, ist eine scharfe Trennung dieser Systeme nicht möglich.

Dem kortikalen, extrapyramidalen, motorischen System steht das subkortikale oder *striäre, extrapyramidale System* gegenüber, als welches die Kerngebiete des Putamen, Kaudatum, Pallidum, Corpus Luysi, Nucleus niger und Nucleus ruber zusammengefaßt werden. In diesem System ordnen sich alle Kerngebiete dem Striatum unter. Anatomisch bestehen zahlreiche Bahnverbindungen untereinander, sowie Verbindungen zur Hirnrinde und andererseits zum Hirnstamm, insbesondere der Substantia reticularis. Das Rückenmark und damit die Peripherie erreichen die Erregungen aus den verschiedenen Kernen entweder über direkte Bahnen, meistens jedoch nach Umschaltung im Hirnstamm (s. anatomische Übersicht!).

Das Kleinhirnsystem ist dem pyramidalen und extrapyramidalen System als reines Koordinationszentrum nebengeschaltet, und ist über verschiedene Funktionsketten mit den übrigen motorischen Leitungsapparaten und andererseits mit dem Rückenmark verbunden.

Eine wichtige Funktion hat die Substantia reticularis im Hirnstamm. Von ihren Kerngebieten und den diesen vorgeschalteten Neuronensystemen wird der Muskeltonus gesteuert, von welchem wiederum die Lebhaftigkeit der Reflexe abhängig ist. Die rostrale Kerngruppe hat dabei eine fördernde und die kaudale Kerngruppe eine hemmende Funktion.

I. Inspektion

Betrachtung des gesamten *Muskelreliefs*, wobei beide Seiten verglichen werden. Bei Muskelatrophien im Bereiche der Extremitäten werden beiderseits die Umfangsmaße festgestellt.

1. Unwillkürliche Bewegungen (Hyperkinesen)

a) Tremor. Es werden verschiedene Formen unterschieden:

α) Ruhezittern, Spontanzittern oder Antagonistentremor (Paralysis agitans, Wilsonsche Erkrankung, Arteriosklerose, Encephalitis, Herderkrankungen des Putamen, der Substantia nigra, evtl. Nucleus ruber und Thalamus).

β) Zielzittern oder Intentionstremor, z.B. beim Finger-Nasen-Versuch (Herderkrankungen des Kleinhirns oder der Bindearme).

γ) Innervationszittern, welches mit der Muskelaktion zusammenhängt und mit dem Kraftaufwand wächst und meist bei Lähmungserscheinungen auftritt (Herde in der vorderen Zentralwindung).

b) Fibrilläre Zuckungen. Feine kräuselnde Bewegungen infolge von Kontraktionen der einzelnen Muskelfasern (bei völliger Entnervung der betreffenden Muskelfasern). *Myokymie:* Ständiges Muskelwogen durch anhaltende fibrilläre Zuckungen.

c) Fascikuläre Zuckungen. Kontraktion von Muskelfaserbündeln von 1 bis 4 mm Weite (Herde im Bereiche der Vorderhornzellen und ihrer Dendriten).

d) Myoklonien. Blitzartige Einzelzuckungen eines Muskels oder einer Muskelgruppe in unregelmäßigen Abständen meist ohne Bewegungseffekt (Herde im Nucleus dentatus, in der unteren Olive und im Nucleus reticularis).

e) Myorhythmien. Ähnlich den Myoklonien nur in rhythmischer Folge (Herderkrankungen wie bei Myoklonien und Substantia nigra).

f) Athetosen. Langsame, wurmförmige, mit Hyperextensionen einhergehende Bewegungen der Finger und Zehen (Herde im Pallidum, in der Umgebung des Nucleus ruber und Thalamus).

g) Torsionsspasmen. Langsam ablaufende, drehende Bewegungen des Rumpfes und Halses mit wechselndem Hyper- und Hypotonus einzelner Muskelgruppen (Herde im Putamen).

h) Choreiforme Bewegungen. Sehr verschiedenartige, unregelmäßige, grobe, schnelle, ruckartige Bewegungen des Körpers, der Extremitäten und des Gesichtes. Gelegentlich nur halbseitig (Herderkrankungen des Striatum).

i) Hemiballismus. Heftige, ausladende, schleudernde Bewegungen der Gliedmaßen einer Seite mit der Tendenz, den Körper zu verdrehen. Ähnlichkeit mit dem Werfen eines Balles (Herderkrankung des Corpus Luysi der Gegenseite).

k) Tic. Mehr oder weniger komplizierte Bewegung, die immer nach demselben Muster ausgeführt und durch einen quälenden motorischen Impuls gelenkt wird (Herderkrankung des Striatum, Reizerscheinungen an peripheren, motorischen oder sensiblen Nerven, psychogen).

l) Iterationen. Höhere psychomotorische Wiederholungsbewegungen, die meist nicht auf einzelne Körperteile oder Bewegungsformen beschränkt sind, sondern eine allgemeine Wiederholungsstrebung erkennen lassen. Hierher gehören auch Sprachiterationen (Herderkrankungen des Caudatum meist unter Mitbeteiligung des Zwischenhirns).

m) Stereotypien. Sterotype psychomotorische Erscheinungen, die nicht an einen Körperteil oder eine Bewegungsform gebunden sind, andererseits auch beim Sprechen und Denken vorkommen (beiderseitige Herde im Striatum, vor allem im Caudatum).

n) Hyperkinesen mit einfachen spielerischen Gliederbewegungen, *Parakinesen, Pseudospontan-* und *Pseudoexpressivbewegungen* (bei Herderkrankungen des Striatum, des Thalamus und der Regio subthalamica).

o) Krämpfe. Anfälle von mehr oder weniger allgemeinen Muskelspasmen, tonischer oder klonischer Art (s. Epilepsie, S. 672!).

α) Tetanische Anfälle: Unwillkürliche tonische Kontraktionen der Hände und Füße (Carpopedalspasmen, vgl. S. 677).

β) Jackson-Anfälle (Rindenepilepsie): Klonische Krämpfe in umschriebenen Körperabschnitten.

γ) Generalisierte epileptische Anfälle: generalisierte tonische Krämpfe, denen generalisierte klonische Zuckungen folgen, die von Bewußtlosigkeit und Amnesie begleitet sind.

δ) Streckkrämpfe (tonische Mittelhirnanfälle, cerebellar fits): Opisthotonus, tonische Streckung der Beine und Arme (oft Beugung in Ellenbogengelenken), meist mit Bewußtlosigkeit und Atemstörung (s. auch Hirndruck, S. 702!).

2. Hypokinese oder Akinese

in Form verminderter pendelnder Mitbewegungen der Arme beim Gehen, verminderte Ausdrucksbewegungen, Starre der Mimik, Hypo- und Amimie (Herderkrankungen der Substantia nigra, des Pallidum).

II. Muskeltonus und passive Beweglichkeit

Der Patient wird aufgefordert, seine Gliedmaßen zu entspannen. Der Untersucher führt passive Bewegungen wechselnden Ausmaßes und wechselnder Schnelligkeit in den verschiedenen Gelenken aus. Dabei wird auf den Grad und die Art des Muskelwiderstandes geachtet. Durch Palpation wird die Muskulatur auf ihre Konsistenz und Empfindlichkeit geprüft. Dabei wird besonders auf umschriebene Verspannungen, umschriebene Verhärtungen (Myogelosen), besondere Erschlaffung einzelner Muskeln oder -gruppen und auf einen Muskeltiefendruckschmerz geachtet.

a) Hypo- oder Atonus findet sich bei Erkrankungen des peripheren efferenten und afferenten Neurons, bzw. des segmentalen Reflexzentrums (Vorderhornerkrankung bei Poliomyelitis, Hinterwurzelerkrankung bei Tabes dorsalis, Erkrankung oder Verletzung des peripheren Nerven, Plexus, der Synapsen, sowie des Muskels. – Sind die ganze Muskulatur oder größere Abschnitte betroffen, so besteht der Verdacht auf Kleinhirnerkrankung).

b) Spasmus. Federnder Widerstand, dessen Intensität weitgehend von der Geschwindigkeit der passiven Bewegung abhängig ist. Bei Unterbrechung der Bewegung schmilzt der Widerstand schnell zusammen. In vollständiger Ruhe kann die Muskulatur bei der Palpation durchaus schlaff erscheinen, meist besteht jedoch ein erhöhtes Spannungsniveau, welches auch bis zu den höchsten Graden eines Hypertonus gesteigert sein und dann auch zu Kontrakturen führen kann. (Schädigung der die eigentlichen Pyramidenbahnen (aus den *Beetz*schen Riesenzellen) begleitenden Fasern aus den prämotorischen Rindenfeldern).

c) Rigor. Mehr gleichmäßig nachgiebiger, wächserner Widerstand der passiv gedehnten Muskulatur (*Flexibilitas cerea*). Der Rigor ist von dem Ausmaß und der Schnelligkeit der passiven Bewegung weitgehend unabhängig, d.h. immer etwa gleichstark vorhanden. Bei der Palpation der ruhenden Muskulatur findet sich ebenfalls ein erhöhter Spannungszustand, der lediglich im Schlaf etwas nachläßt. Gelegentlich treten geringe, ruckartige Widerstandserhöhungen auf, nach deren Überwindung der Muskelwiderstand etwas nachläßt. Dadurch kommt es zu einer sakkadierenden Bewegung, dem *Zahnradphänomen*. Der Rigor ist in Streckern und Beugern gleichmäßig stark ausgebildet (Störung des extrapyramidal-motorischen Systems, insbesondere bei Ausfall des Nucleus niger und Herden im Pallidum).

d) Gegenhalten. Es kommt in der passiv gedehnten Muskulatur zu einer widerstrebenden Gegenspannung, die mit der zur Überwindung vom Untersucher aufgewandten Kraft wächst (im Gegensatz zum Spasmus!). (Schädigung des Thalamus, Begünstigung durch Herde im hinteren Frontallappen).

e) Hakeln und Festhalten. Besondere Formen des Gegenhaltens im Bereiche der Hand. Beim Hakeln nimmt der Widerstand der gebeugten Finger bei ständigem Zug gegen die „eingehakten" gebeugten Finger des Untersuchers laufend zu. Beim Festhalten wird die umfaßte Hand des Untersuchers bei dem Versuch, sie aus der Umfassung zu lösen, immer fester gehalten. Der Kranke kann so geradezu aus dem Bett gezogen werden.

f) Demgegenüber handelt es sich beim **Greifen oder Zwangsgreifen** um automatisches Zugreifen bei Berührung der Hohlhand oder zwanghaftes Greifen auf optische oder körperliche Reize (wahrscheinlich Mittelhirnschädigung bei Mitschädigung der Fasern aus den prämotorischen Rindengebieten).

g) Nackensteifigkeit. Der Kopf wird oft schon zurückgebeugt gehalten, in das Kissen gebohrt! Bei passivem Vorwärtsbeugen des Kopfes werden Schmerzen angegeben und der Widerstand der Muskulatur steigt an (Reizung der hinteren Wurzeln der obersten Spinalnerven bei Meningitis, gelegentlich auch bei „Tonsilleneinklemmung" infolge Hirndrucks).

h) Kernigsches Zeichen. Das in Hüft- und Kniegelenk gebeugte Bein kann im Kniegelenk nicht über einen Winkel von 135° gestreckt werden.

i) Lasèguesches Zeichen. Das im Kniegelenk gestreckte Bein kann im Hüftgelenk nicht bis 70° gebeugt werden (bei *Meningitis* ist der Kernig und Lasègue infolge der Reizung zahlreicher hinterer Wurzeln positiv. Der Schmerz wird oft dabei im Nacken angegeben. Bei Reizungen nur einzelner Hinterwurzeln, z.B. beim *Bandscheibenprolaps* entspricht der Schmerz der Funktion der erkrankten Wurzeln. Reizung der Wurzel S I führt häufig zu Schmerzen, die von der Mitte des Glutaeus an der Hinterseite des Oberschenkels zur Kniekehle und manchmal bis in die Ferse ausstrahlen. Die Wurzel LV verursacht Schmerzen hinter und unter dem Trochanter major, längs der Hinter- und Außenseite des Beines bis zum lateralen Knöchel und über dem Fußrücken bis zur großen Zehe. Die Wurzeln LIII und LIV machen Schmerzen in der Lendengegend, im oberen Teil des Gesäßes, die in die Vorderseite des Oberschenkels ausstrahlen können).

k) Brudzinskisches Zeichen. Bei passiver Beugung des Kopfes kommt es zu einer Beugung im Hüft- und Kniegelenk.

l) Guillainsches Zeichen. Durch Kneifen des Quadricepsmuskels kommt es zu einer lebhaften Beugung in Hüft- und Kniegelenk des anderen Beines (das *Brudzinski*sche und *Guillain*sche Zeichen sind bei Meningitis positiv).

III. Aktive Beweglichkeit

Die aktiven Bewegungen werden nach Schnelligkeit, Stärke und Ausmaß derselben beurteilt.

1. Langsamkeit der Bewegungen

Wegen der großen individuellen Schwankungen müssen an den Extremitäten immer beide Seiten verglichen werden. Langsamkeit ist oft das erste Zeichen einer leichten pyramidalen oder extrapyramidalen Parese, kann aber auch durch Schmerzen verursacht werden, die durch die Bewegungen ausgelöst werden (Schonhaltungen verletzter Gliedmaßen oder z. B. Zwangshaltung des Kopfes bei Cervikalsyndrom).

2. Stärke der Bewegungen

Der Patient wird aufgefordert, gegen den Widerstand des Untersuchers aktive Bewegungen auszuführen bzw. der Untersucher versucht, die aktiv fixierten Gliedmaßen des Patienten zu bewegen. Dabei müssen d e Bewegungen aller großen Gelenke untersucht werden und die Befunde zwischen rechts und links sowie zwischen Streckung und Beugung verglichen werden. Wichtig ist auch die Prüfung der Ermüdbarkeit bei Ausführung gleichartiger Bewegungen mehrfach hintereinander (erhöhte Ermüdbarkeit bei Myasthenie und bei Regeneration besonders peripherer Lähmungen). Bei Lähmungserscheinungen müssen dabei genau die betroffenen Muskeln unter besonderer Berücksichtigung ihrer peripheren, segmentalen und zentralen Innervation festgestellt werden.

3. Mitbewegung

Assoziierte oder synkinetische Mitbewegungen finden sich beim Gesunden z. B. in Form des Pendelns der Arme beim Gehen oder des Verzerrens des Gesichtes bei großen Anstrengungen. Bei bestimmten extrapyramidal-motorischen Störungen, z. B. der Paralysis agitans, bei dem sog. *„akinetischen Bewegungstyp"* fehlen diese physiologischen Mitbewegungen (vgl. Akinese, S. 581). Andererseits können z. B. bei pyramidalen Störungen pathologische Mitbewegungen auftreten:

a) Generalisierte assoziierte Mitbewegungen bestehen bei pyramidalen Hemiplegien in der Einnahme typischer Prädilektionsstellungen der gelähmten Gliedmaßen oder, wenn diese schon bestehen, kommt es zu einer Verstärkung derselben. Sie können durch aktive Kraftanstrengungen der nicht gelähmten Seite hervorgerufen werden. Die Prädilektionsstellung der oberen Gliedmaße ist Beugung der Finger, Beugung und Pronation im Hand- und Ellenbogengelenk, Adduktion im Schultergelenk, und der unteren Gliedmaße ist Streckung in allen Gelenken (*Wernicke-Mannsche Haltung*).

b) Symmetrische assoziierte Bewegungen bestehen in unwillkürlichen Nachahmungsbewegungen in den gelähmten Gliedern, die die willkürlichen Bewegungen der gesunden Gliedmaßen auf der anderen Seite begleiten.

c) Koordinierte assoziierte Bewegungen sind unwillkürliche Bewegungen von synergischen Muskelgruppen, die eine willkürliche Bewegung im gelähmten Glied begleiten.

Beispiele.

α) Kombinierte Beugung von Hüfte und Rumpf: Der Patient liegt auf dem Rücken mit über der Brust gekreuzten Armen. Bei dem Versuch, sich aufzusetzen, kommt es bei einer pyramidalen Hemiplegie zu einer unwillkürlichen Aufhebung des paretischen Beines, bei Kleinhirnerkrankungen zu einem Hochwerfen beider Beine (Rumpfasynergie).

β) Strümpellsches Phänomen: Bei willkürlicher Beugung des Beines im Knie- und Hüftgelenk tritt eine unwillkürliche Dorsalflexion und Supination des Fußes auf.

γ) Das Pronatorenzeichen besteht in einer unwillkürlichen Pronation im gelähmten Unterarm, wenn beide Arme aufwärts gehoben werden (bei pyramidalen und Kleinhirnerkrankungen sowie bei Chorea).

δ) Souquessches Fingerzeichen. Man läßt den Patienten beide Arme heben. Bei einer pyramidalen Parese werden die Finger der gelähmten Hand gestreckt und gespreizt.

ε) Hooversches Zeichen: Beim Versuch des auf dem Rücken liegenden Patienten, das gelähmte Bein hochzuheben, wird das andere Bein nach unten gepreßt (der Untersucher hält seine Hand unter die Ferse des anderen Beines). Dieses Phänomen ist auch physiologischerweise vorhanden, wird jedoch bei organischen Lähmungen sehr viel deutlicher und fehlt z. B. bei psychogenen Lähmungen.

ζ) Saethresches Zeichen: Bei der Beugung des hemiplegischen Beines im Hüft- und Kniegelenk kommt es zu einer Abduktion im Hüftgelenk. Diese unwillkürliche Abduktion ist wahrscheinlich ein wesentlicher Faktor für die „Zirkumduktion" des gelähmten Beines beim Gang der Hemiplegiker.

η) Souquessches Beinzeichen: (fehlende physiologische Mitbewegung!) wird ein auf einem Stuhl sitzender Patient plötzlich nach hinten geworfen, so kommt es normalerweise zu einer unwillkürlichen Streckung in beiden Kniegelenken. (Fehlt bei Paralysis agitans und Kleinhirnerkrankungen.)

IV. Koordination

(Störungen finden sich hauptsächlich bei Erkrankungen der Hinterwurzeln, der Hinterstränge, des Kleinhirns, des Gleichgewichtsapparates und bei Beginn motorischer Lähmungen).

a) Finger-Nase-Versuch (FNV): Der Patient wird aufgefordert, bei geschlossenen Augen mit dem Zeigefinger die Nasenspitze zu berühren.

b) Knie-Hacken-Versuch (KHV): Der Patient wird aufgefordert, mit der einen Ferse die Kniescheibe des anderen Beines bei geschlossenen Augen zu berühren. Bei beiden Versuchen wird darauf geachtet, wie schnell er jeweils das Ziel findet, nach welcher Seite er abweicht, ob bei der Bewegung ein Tremor auftritt, der u. U. das für den Intentionstremor charakteristische „Crescendo" zeigt und ob ein in Ruhe bestehender Tremor bei der Bewegung aufhört. Bei gestörtem FNV und KHV läßt man die Versuche zur Kontrolle mit geöffneten Augen wiederholen.

c) Rombergscher Versuch, Blindgang und **Baranyscher Versuch** s. Untersuchungen des Gleichgewichtsapparates (S. 565).

d) Diadochokinese. Der Patient wird aufgefordert, jeweils eine Hand so schnell wie möglich zu öffnen und zu schließen, dann den Unterarm so schnell wie möglich zu pronieren und zu supinieren (A- oder Dysdiadochokinese bei allen Formen der Ataxie, besonders der Kleinhirnataxie).

e) Rückstoßphänomen („*Rebound*"-*Phänomen nach Stewart-Holmes*). Der Patient wird aufgefordert, seinen Ellbogen gegen den Widerstand des Untersuchers, der die Hand des Patienten festhält, zu beugen. Läßt der Untersucher die Hand des Patienten plötzlich los, so bleibt der Arm des gesunden Menschen nach einer kurzen Bewegung in Richtung der ursprünglichen Kraftanstrengung stehen. Beim Ataktischen fliegt die Hand dagegen in der intendierten Bewegung weg und wird zu spät abgebremst. (Auf der Seite eines Kleinhirnherdes positiv!).

f) Dysmetrie. Der Patient wird aufgefordert, einen Gegenstand zu ergreifen. Bei Kleinhirnstörungen werden dabei die für die gesamten Bewegungen notwendigen Einzelbewegungen überschießend ausgeführt. Die Hand wird z. B. zu weit geöffnet usw.

V. Reflexe

Reflexe sind bestimmte Reaktionen, die mit geradezu maschinenhafter Regelmäßigkeit auf gleiche Reize hervorgerufen werden. Bei der klinischen Untersuchung sind sie besonders wichtig, da sie weitgehend unabhängig von der Mitarbeit des Patienten sind und deshalb objektive Befunde darstellen.

a) Eigenreflexe oder Sehnen- und Periostreflexe. Durch einen kurzen Schlag mit dem Reflexhammer auf die Sehne oder das Periost kommt es zu einer plötzlichen Dehnung des Muskels. Der Dehnungsreiz wird durch bestimmte Endkörperchen in den Sehnen und den Muskelfasern aufgenommen, über den afferenten sensiblen Schenkel des peripheren Nerven zu einem bestimmten Rückenmarkssegment geleitet, hier umgeschaltet und durch den efferenten motorischen Schenkel desselben Nerven zu dem Muskel zurückgeleitet und führt hier zu einer reflektorischen Kontraktion. Es können zwei verschiedene Komponenten der Eigenreflexe unterschieden werden: Eine phasische Komponente, welche durch die Beschleunigung der Lageänderung des Muskels zu einer reflektorischen Kontraktion führt (Sehnen- und Periostreflexe) und eine tonische Komponente, welche durch den ausgezogenen oder verkürzten Lagezustand des Muskels reflektorisch einen bestimmten Tonus erzeugt (neuromuskulärer Tonus). Daher ist vor jeder Prüfung eines Reflexes der Patient aufzufordern zu entspannen, der Muskeltonus ist zu prüfen und der zu prüfende Muskel ist durch entsprechende Stellung des Skeletteils, auf den er wirkt, in eine mittlere Lage zwischen Ausziehung und Verkürzung zu bringen (z.B. bei der Prüfung des Patellarsehnenreflexes wird das Knie in eine mittlere Beugung gebracht). Nicht jeder Patient ist in der Lage, seine Muskulatur aktiv genügend zu entspannen. Es muß u. U. nachgeholfen werden, entweder durch Ablenkung oder, daß der Patient zur Auslösung des Reflexes in eine andere Körperstellung gebracht wird, oder durch bestimmte Kunstgriffe, z.B. den *Jendrassikschen Handgriff*, wobei der Patient bei der Prüfung der Reflexe an den Beinen beide Hände ineinanderhaken und dann die Hände kräftig auseinanderziehen muß. Die Reflexe werden nach ihrer Lebhaftigkeit beurteilt (mittellebhaft, lebhaft, gesteigert, abgeschwächt, aufgehoben), wobei im Bereiche der Extremitäten besonders beide Seiten verglichen werden. Durch die reflektorische Kontraktion des Muskels wird gleichzeitig ein Eigenreflex der Antagonisten ausgelöst, wodurch der Ausschlag des Erfolgsorgans gebremst wird. Bei gesteigerten Reflexen kann der Antagonistenreflex einen erneuten Reflex im Agonisten auslösen, wodurch es zu rhythmischen Wiederholungen der Zuckungen kommt (erschöpflicher und unerschöpflicher *Klonus*). Diese Antagonistenkontraktion fehlt oft bei Kleinhirnerkrankungen, bei denen die Reflexe dann einen Pendelcharakter haben. Die Reflexe sind gesteigert, wenn die corticospinalen Bahnen oberhalb des spinalen Reflexzentrums geschädigt oder unterbrochen sind. Die Reflexsteigerung ist eines der wichtigsten Anzeichen einer sog. Pyramidenbahnläsion, wobei es sich streng genommen um eine Läsion der den eigentlichen Pyramidenbahnfasern beigeordneten Fasern aus den prämotorischen Rindenfeldern handelt. Bei einer akuten Unterbrechung dieses Bahnsystems kommt es zunächst zu einem Verschwinden der Reflexe, die nach einer wechselnden Latenz zurückkehren und dann bald gesteigert sind. Die Reflexe sind abgeschwächt oder fehlen bei einer Schädigung oder Unterbrechung des peripheren motorischen oder sensiblen Neurons oder des Reflexzentrums im Rückenmark selbst (Verletzungen oder Entzündungen der peripheren Nerven, Erkrankungen des Vorderhorns (Poliomyelitis, spinale Muskelatrophie), Erkrankungen des Hinterhorns (Tabes dorsalis). Die Lebhaftigkeit der Reflexe ist großen individuellen Schwankungen unterworfen. Bei einem kleinen Teil der Menschen fehlen sie sogar vollkommen, ohne daß pathologische Verhältnisse vorliegen. Auch können sie unter dem Einfluß diencephaler Steuerungsvorgänge verschwinden, z.B. beim *Adie*schen Syndrom und bei Hypophysentumoren. Wichtig ist dann besonders der Seitenvergleich, da ein Seitenunterschied der Reflexe immer pathologische Bedeutung hat.

Die folgenden wichtigsten Reflexe sind nach der Höhe ihres segmentalen Reflexzentrums geordnet. Reflexzentrum, sowie afferenter und efferenter Reflexbogen sind in Klammern angegeben:

1. Glabellareflex (Pons = N. facialis): Schlag auf die Glabella löst eine lebhafte, doppelseitige Kontraktion des M. orbicularis oculi aus. Der Reflex ist bei peripherer Facialislähmung abgeschwächt oder aufgehoben, bei zentraler Facialisparese kann er auf der befallenen Seite gelegentlich gesteigert sein. Um eine visuelle Auslösung des Reflexes im Sinne eines Abwehrreflexes auszuschließen, kann man dem Patienten die Augen mit der Hand abdecken.

2. Kieferreflex (Pons = N. trigeminus): Ein kurzer Schlag auf das Kinn des halbgeöffneten Mundes führt zu einer Kontraktion des M. masseter. Der Reflex kann auch ausgelöst werden, indem man ein Lineal auf die unteren Schneidezähne legt und auf dieses Lineal schlägt.

3. Sternocleidoreflex (Medulla oblongata bis CIV = N. accessorius): Schlag auf den claviculären Muskelansatz führt zu einer Kontraktion des M. sternocleidomastoideus.

4. Bicepsreflex (CV–CVI = N. musculocutaneus): Schlag auf die Bicepssehne führt zur Beugung des Vorderarmes.

5. Brachioradialisreflex (CV–CVI = N. musculocutaneus): Schlag auf den Proc. styloideus radii führt zur Beugung des Ellbogengelenkes.

6. Tricepsreflex (CVI–CVII = N. radialis): Schlag auf die Tricepssehne führt zur Streckung des Vorderarmes.

7. Trömnerscher Fingerbeugereflex: (CVII–ThI = N. medianus): Schneller Schlag mit den Fingern von volar her gegen die Fingerspitzen des Patienten, so daß eine plötzliche passive Streckung der Finger erfolgt, führt zu einer raschen Beugung der Finger, einschließlich des Daumens im Interphalangealgelenk (positiv bei Hyperreflexie, pathologisch nur bei Seitenunterschied!).

8. Hoffmannscher Knipsreflex (wie *Trömner*scher Reflex): mit Daumen und Zeigefinger werden die Fingerspitzen des Patienten „weggeknipst", wobei es zum gleichen Effekt wie beim *Trömner*schen Reflex kommt, nur ist der Knipsreflex empfindlicher.

9. Rippenbogenreflex (ThVIII–ThIX = entsprechende Nervi thoracici): Schlag auf den Rippenrand der unteren Thoraxapertur in der Mamillarlinie führt zur Einziehung des Bauches und Hochziehen des Nabels (nicht zu verwechseln mit dem Bauchhautreflex!).

10. Schamfugenreflex (ThXI–ThXII = entsprechende Nervi thoracici für die Bauchmuskelkontraktion; LII–LIV = N. obturatorius für die Oberschenkeladduktion): Schlag auf die Symphyse des Schambeins löst einerseits eine Kontraktion der Bauchmuskeln, besonders des M. rectus abdominis und andererseits eine Kontraktion der Oberschenkeladduktoren aus.

11. Adduktorenreflex (LII–LV = N. obturatorius): Schlag auf den Condylus medialis tibiae führt zu einer Adduktion des Oberschenkels.

12. Patellarsehnenreflex (N. saphenus -LII–LIV–N. femoralis): Schlag auf die Quadricepssehne führt zur Streckung des Unterschenkels.

13. Fibulareflex (LIV–SI = N. ischiadicus): Schlag auf das Fibulaköpfchen führt zur Kontraktion der hinteren Oberschenkelmuskulatur mit leichter Kniebeugung.

14. Tibialis-posteriorreflex (N. suralis–LV–SII–N. tibialis): Schlag auf die Sehne des M. tibialis post. dicht hinter dem inneren Knöchel führt zu einer Supination des Fußes. Dieser Reflex ist nicht immer auslösbar. Wenn er auslösbar ist, soll er auf beiden Seiten gleich sein. In Verbindung mit dem Achillessehnenreflex kann er zur Differenzierung einer Wurzelschädigung L_5 oder S_1 herangezogen werden (Ausfall bei Wurzelschädigung L_5).

15. Achillessehnenreflex (N. suralis–SI–SII–N. tibialis): Schlag auf die Achillessehne führt zur Plantarflexion des Fußes.

16. Rossolimoscher Zehenbeugereflex (LV–SII = N. tibialis): Entsprechend dem *Trömner*schen Reflex an den Fingern führt ein plötzlicher Schlag gegen die plantare Fläche der Zehenspitzen zu einer Beugung der Zehen im Grundgelenk. Der *Trömner*sche Reflex, der Knipsreflex und der *Rossolimo*sche Reflex sind nur bei einer Eigenreflexübererregbarkeit (Hyperreflexie) auslösbar.

b) Hautreflexe oder Fremdreflexe (Defensivreaktionen nach *Schaltenbrand*):

Reizung der Haut durch Berührung oder Darüberstreichen mit einer Nadel führt zu einem meist komplexen Reflexmechanismus. Nach *Schaltenbrand* haben diese Reflexe den Zweck, eine Noxe vom Körper zu entfernen. Der Reflexmechanismus ist ein viel komplizierterer, als der der Sehnenreflexe. Wenn die Reize auch in bestimmten Segmenten des Rückenmarks ein- und austreten so geht doch der Reflexbogen offenbar durch Vemittlung von Schaltneuronen über sehr viel weiter kranial gelegene Gebiete. So werden sie häufig durch Schäden aufgehoben, die sehr viel höher liegen, als die segmentalen Reflexzentren. Außerdem können die Hautreflexe häufig von atypischen Reizstellen aus ausgelöst werden.

1. Hornhaut- und Bindehautreflex (N. trigeminus–Pons–N. facialis): Berührung der Hornhaut oder Bindehaut führt zum Schließen der Augen.

2. Niesreflex (N. trigeminus–Hirnstamm und obere Rückenmarkssegmente–Hirnnerven V, VII, IX, X und spinale Nerven für die Exspiration): Beim Kitzeln der Nasenschleimhaut kommt es zu einem reflektorischen Zurückzucken des Gesichtes und Niesen.

3. Rachenreflex (IX. Hirnnerv–Medulla oblongata–X. Hirnnerv): Bei Berührung des Rachens und der Uvula kommt es zu einem Würgreiz.

4. Bauchhautreflexe (der afferente und efferente Schenkel des Reflexbogens verlaufen über den N. iliohypogastricus und N. ilioinguinalis. Die Reflexzentren im Rückenmark liegen in den Segmenten ThVII–ThXII. Andererseits reicht der Reflexbogen bis ins Großhirn, wahrscheinlich sogar bis zur Großhirnrinde. Der afferente Teil besteht wahrscheinlich aus ungekreuzten zentripetalen Fasern in den Hintersträngen, den spinothalamischen Bahnen, möglicherweise besteht auch eine doppelte Leitungsbahn. Der efferente Schenkel verläuft über die Pyramidenbahn): Bestreichen der Bauchdecken mit einer Nadel von lateral nach medial führt zu einer gleichseitigen Kontraktion der Bauchmuskeln, die eine Abweichung der Linea alba und des Nabels bewirkt. Die stärkste Kontraktion findet normalerweise in Höhe des Reizes statt. Der Reflex wird in 4 Etagen ausgelöst:

α) Reiz oberhalb des unteren Rippenrandes. Dabei kommt es in erster Linie zu einem Zurückziehen des Epigastriums, während die laterale Abweichung der Linea alba und des Nabels weniger ausgesprochen sind. – β) Reiz oberhalb des Nabels. – γ) Reiz in Höhe des Nabels. – δ) Reiz unterhalb des Nabels. – Bei sehr fetten Bauchdecken kann der Reflex oft nur oberhalb des unteren Rippenrandes ausgelöst werden (α). Der Reflex fehlt bei Pyramidenbahnläsionen und natürlich bei Unterbrechung des segmentalen Reflexbogens. Es kann deshalb die obere Begrenzung einer Querschnittsläsion im Bereiche von Th VII bis Th XII sehr deutlich bestimmt werden, indem er oberhalb der Läsion positiv und in Höhe und unterhalb der Läsion negativ ist. Bei einseitigen Bauchdeckenlähmungen (z.B. bei Poliomyelitis) kann es zu einer *Umkehrung der Reflexe* kommen, d.h. daß der Nabel zur Gegenseite des Reizes abweicht, wenn man auf der Seite der Bauchdeckenlähmung reizt. Dieses Phänomen ist dadurch zu erklären, daß es durch den Reiz auch zu einer Kontraktion der Bauchdeckenmuskulatur auf der Gegenseite kommt. Nur ist diese ungleich schwächer, so daß sie normalerweise durch die gleichseitige Kontraktion überdeckt wird. Bei Lähmung der reizgleichseitigen Bauchdeckenmuskulatur bleibt die Kontraktion der Gegenseite allein übrig. Bei einer pathologischen Form des Bauchdeckenreflexes kommt es zu einem langsamen, doppelseitigen Einziehen der Bauchdecken. Es ist das Symptom einer Rückenmarksautomatie bei Herden oberhalb von Th XII.

5. *Cremasterreflex* (Ramus femoralis und genitofemoralis–L I–Ramus genitalis und genito femoralis): Bestreichen der Innenseite des Oberschenkels führt zu einer gleichseitigen Kontraktion des M. cremaster. Der Reflex entspricht einer unteren Fortsetzung der Bauchhautreflexe.

6. *Glutäalreflex* (Nervi clunium–L IV bis S III–cerebraler Reflexbogen–N. glutäus inf. sup.): Bestreichen der Nates führt zur Kontraktion der Glutäen.

7. *Fußsohlenreflex* (N. tibialis–S I bis S II–zentraler Reflexbogen über die motorische Großhirnrinde und die Pyramidenbahnen–N. tibialis): Bei Bestreichen der Fußsohle mit einer Nadel kommt es zu einer Plantarflexion der Zehen, insbesondere der Großzehe. Der Reflex ist am stärksten an der Innenseite der Fußsohle auszulösen und am schwächsten an der Außenseite. Bei Schädigung der Pyramidenbahn kommt es zu einer Dorsalflexion der großen Zehe: Streckreaktion, *Babinskischer Reflex*. Dieser *pathologische* Reflex ist am deutlichsten am lateralen Fußrand und am wenigsten am medialen Fußrand auszulösen. Bei einer leichten Pyramidenbahnschädigung kann es daher am lateralen Fußrand zu einer Streckreaktion (positiven *Babinski*schen Reflex), dagegen am medialen Fußrand zu einem positiven Fußsohlenreflex kommen. Bei der Streckreaktion handelt es sich wahrscheinlich um einen spinalen Automatismus; entscheidend für die Auslösbarkeit ist die Streckung der Großzehe. Entgegen dem normalen Fußsohlenreflex, der nur von der Fußsohle her auslösbar ist, kann die Streckreaktion auch durch verschiedene andere Reize ausgelöst werden, wodurch folgende „Babinski-ähnliche" Reflexe entstehen. *Chaddock*: Streckreaktion der großen Zehe durch Streichen unterhalb des äußeren Knöchels. *Oppenheimscher Reflex*: Streckreaktion der großen Zehe auf kräftiges Entlangstreichen längs des medialen Tibiarandes. *Gordonscher Reflex*: Streckreaktion der großen Zehe durch Druck auf die Wadenmuskulatur. *Gonda-Allenscher Reflex*: Langsame Dorsalflexion der großen Zehe bei passiver kräftiger Beugung einer der anderen Zehen, besonders der 4. Zehe. Alle diese letzteren Reflexe sind sog. pathologische Reflexe, da sie nur bei einer Schädigung der corticospinalen Bahnen auslösbar sind.

8. *Bulbocavernosusreflex* (N. pudendus–S III–N. pudendus): Reizung der Glans penis führt zur Kontraktion des M. bulbocavernosus.

9. *Analreflex* (Reflexzentrum S V): Stechen des Dammes führt zu einer Kontraktion des M. sphincter ani externus.

c) Diesen Reflexen schließen sich noch **Reflexe der spinalen Automatie** an, wobei es sich um *Defensivreflexe im engeren Sinne* handelt.

1. *Beugereflex des Beines:* Ein schädlicher Reiz im distalen Bereiche des Beines führt zu einer komplizierten Reflexbewegung im Sinne einer Beugung im Hüftgelenk, im Knie-

gelenk und Dorsalflexion im Fußgelenk. Normalerweise tritt dieser Reflex, insbesondere die Dorsalflexion im Fußgelenk nur bei einem Reiz, z. B. einem Nadelstich im Bereich der Fußsohle auf. Tritt der Reflex durch Reizung (Nadelstich, Kneifen der Haut, der Muskulatur und andere schädigende Reize) anderer Gebiete auf, so ist er pathologisch und spricht für eine Unterbrechung der langen Rückenmarksbahnen. Bei Querschnittslähmungen sind zwei verschiedene Reaktionsformen auf den Reiz zu beobachten: α) eine *einphasische* motorische Reaktion, nämlich nur eine Beugung in den verschiedenen Gelenken, die für eine völlige Durchtrennung des Rückenmarks spricht; β) eine *zweiphasige* Reaktion, nämlich zunächst eine Beugung, der eine Streckung folgt. Diese Reaktion ist nur bei unvollständiger Rückenmarksdurchtrennung möglich. Der obere Rand der reflexogenen Zone entspricht häufig der unteren Grenze des geschädigten Rückenmarkssegmentes. Die Beugekontrakturen Querschnittsgelähmter können nach *Babinski* als ein fixierter Beugereflex angesehen werden. Bei der Beugekontraktur sind gewöhnlich die Sehnenreflexe abgeschwächt. Sie setzt eine ausgedehntere Störung als die Streckkontraktur voraus.

2. *Gekreuzter Streckreflex:* Reizung der Sohle eines Fußes verursacht neben Beugung des gleichen Beines eine Streckung des anderen Beines. Der Reflex ist beweisend für eine unvollständige Rückenmarksläsion.

Ähnliche Reflexe können auch an den Armen ausgelöst werden, wobei die reflexogene Zone für den Beugereflex die Handfläche und für den Streckreflex die Achsel und die angrenzende Oberarmgegend ist.

C. Sensibilität

Die Haut enthält besondere, voneinander unabhängige, punktförmige Stellen für die einzelnen Sinnesqualitäten der Oberflächensensibilität (Druck, Berührung, Schmerz, Kälte und Wärme). Die Schmerzpunkte sind am zahlreichsten vorhanden (über 100 auf 1 qcm), dann folgen die Druckpunkte und in weitem Abstand die Kälte- und Wärmepunkte, die sehr ungleichmäßig über die Haut verteilt sind (gehäuftes Auftreten von Wärmepunkten an den Lippen, Nasenflügel und Augenlid). Die Zuordnung bestimmter nervöser Endapparate zu den verschiedenen physiologisch nachgewiesenen Empfindungsstellen ist noch nicht restlos geklärt. Die tieferen Teile des Körpers (Muskeln, Sehnen, Fascien, Gelenkkapseln, Periost) enthalten ebenfalls nervöse Aufnahmeapparate, welche neben Schmerzempfindungen, Vorstellungen über die Lage des Körpers und seiner einzelnen Teile, über den Umfang und die Richtung der Bewegungen, sowie über die Intensität derselben, danach aber auch Druck- und Vibrationsempfindungen übermitteln.

Nach Lage und Funktion der nervösen Aufnahmeapparate kann die Sensibilität in 3 Gruppen aufgeteilt werden: *I. Oberflächensensibilität:* a) Berührung, b) Schmerz, c) Temperatur, d) Unterscheidung von 2 Punkten. *II. Tiefensensibilität:* a) Tiefenschmerz, b) Vibrationsempfinden, c) Lage-, Stellungs-, Bewegungs- und Kraftempfinden der Muskeln und Gelenke. *III. Kombinierte Sensibilität:* a) Stereognosie (Erkennen von Objekten durch Betastung), b) Topognosie (Lokalisierung von Hautreizen).

Nach der Leistung des Nervensystems teilte *Head* die Sensibilität in 2 Gruppen ein:

Protopathische Sensibilität, die im Dienste der unmittelbaren Sicherung und Erhaltung des Lebens steht und damit nicht auf das Erkennen eines Reizes, sondern auf die Ablehnung oder Annahme eines Reizobjektes ausgerichtet ist. Hierzu gehören vor allen Dingen die primitiven Schmerz-, Druck-, Berührungs- und Temperaturempfindungen.

Epikritische Sensibilität, die die räumliche, zeitliche und quantitative Unterscheidung der Erregungen und damit die genaue Differenzierung der Empfindungen vermittelt. *Head* folgerte diese Einteilung aus den Beobachtungen an regenerierenden Nerven, die zunächst die protopathischen Qualitäten und erst sehr viel später wieder die epikritischen Qualitäten leiten.

v. Weizsäcker lehnt in seiner „Ganzheitsbetrachtung" die Trennung von Oberflächen- und Tiefensensibilität ab und teilt die Sensibilität je nach der Höhe der Leistung des Nervensystems in verschiedene Systeme ein. Er nimmt an, daß jeweils dasselbe anatomische Substrat je nach der Erregungsform zu einer großen Zahl von Leistungen fähig ist. Deshalb kann es auch bei Läsionen nicht nur zum Ausfall bestimmter Sensibilitätsqualitäten, sondern auch zum sog. *Funktionswandel* kommen, der in einer Adaptationsstörung des perzipierenden Organs besteht, mit *Empfindungsnachdauer, Verlangsamung des Erregungsablaufes, Verschmelzung von Sukzessivreizen* (Störung des Zahlenerkennens auf der Haut) usw. Diese Veränderungen, die weitgehend mit der *Schwellenlabilität* identisch sind, finden sich bei cerebralen und spinalen Hypästhesien, nicht bei peripheren Sensibilitätsstörungen. Als Schwellenlabilität bezeichnet *Stein* die Beobachtung, daß wiederholte Reize im Bereiche einer zentralen Hypästhesie zu einer Erhöhung der Reizschwelle führen, d. h., daß derselbe Reiz bei mehrfacher Wiederholung in seiner Intensität gesteigert bzw. der Zeitabstand zwischen den Reizen vergrößert werden muß, damit er noch wahrgenommen wird.

Zur topischen Diagnose einer Läsion im ZNS, die zu einer Sensibilitätsstörung führt, vgl. aufsteigende Leitungssysteme, S. 545!

I. Oberflächensensibilität

Zunächst ist der Patient nach Empfindungsstörungen, Schmerzen und Mißempfindungen zu befragen. Als oberflächliche Mißempfindungen werden Kribbeln, Ameisenlaufen, Pelzigsein, Dickwerden der Haut, das Gefühl, einen Handschuh anzuhaben, Brennen, Wundheitsgefühl, Hitze- oder Kältegefühl angegeben; als tiefe Mißempfindungen bohrender dumpfer Schmerz im Körper, krampfhafte Schmerzen, Spannungen, Schwerwerden der Beine u. s. w.

Bei oberflächlichen Gefühlsstörungen werden die Grenzen der gestörten Gebiete festgestellt, indem man schrittweise mit Reizen aus der gestörten Zone in die intakte Zone hineinwandert und anschließend in umgekehrter Weise eine Gegenkontrolle macht. Die Reize müssen jeweils gleich stark sein, da die Grenzen bei ungleichen Reizstärken wechseln. Bei Unterbrechung eines peripheren Nerven ist die Grenze des anästhetischen Bezirkes konstant. Bei spinaler oder cerebraler Läsion ist sie häufig verschieblich. Bei der Grenzbestimmung ist daher auf dreierlei Komponenten zu achten: 1. Konstanz der Grenze, 2. Verlauf der Grenze (nach peripherer oder segmentaler Verteilung), 3. Dissoziation der Qualitäten (vgl. S. 545 u. 725).

Bei der Untersuchung schließt der Patient am besten die Augen.

a) Berührungsempfinden. Dieses wird am besten mit einem Wattebausch oder einem Pinsel geprüft. Der Patient wird beauftragt, die einzelnen Berührungen zu zählen und nun werden die Körperabschnitte in unregelmäßiger Reihenfolge und in unregelmäßigen Zeitabständen (so daß sich kein Rhythmus der Reize ergibt) berührt. Es wird dabei zwischen evtl. anästhetischen Bezirken und normalen Gebieten gewechselt.

b) Schmerzempfinden (Algesie): Es wird mit einer Nadel oder nach *Wartenberg* mit einem Nadelrand (Schnittmusterrädchen der Schneider!) geprüft. Zur Kontrolle kann zwischendurch mit einem stumpfen Gegenstand gereizt werden.

c) Temperaturempfinden. Die Prüfung erfolgt mit 2 Reagenzgläsern, wovon das eine mit heißem, das andere mit Eiswasser gefüllt ist. Die Berührung mit den Gläschen wird in unregelmäßiger Reihenfolge miteinander abgewechselt, wobei der Patient angeben muß, ob die Berührung Kalt- oder Warmempfindung auslöst.

d) Punktunterscheiden. Der Patient wird mit den 2 Enden eines Tastzirkels berührt, wobei er jeweils angeben muß, ob er eine oder zwei Berührungen fühlt; dabei werden die Enden des Zirkels solange einander angenähert, bis nur eine Berührung empfunden wird. Das Unterscheidungsvermögen zweier Reize ist an den verschiedenen Körperteilen unterschiedlich. So werden z. B. 2 Reize an den Fingerspitzen in 3–8 mm Entfernung unterschieden, an der Handfläche in 8–12 mm Entfernung, auf dem Handrücken in 30 mm Entfernung, an Brust, Unterarm und Unterschenkel in 40 mm, auf dem Rücken in 40–70 mm und auf dem Oberarm und Oberschenkel in 75 mm Entfernung.

II. Tiefensensibilität

a) Tiefendruckschmerz. Durch Kneifen der Extremitätenmuskulatur wird festgestellt, wie stark der Druck sein muß, um ein Schmerzgefühl hervorzurufen (Fehlen häufig bei Tabes, Steigerung bei Neuritis!). Auch die Nervenstämme werden auf Druckempfindung geprüft.

Hoffmann-Tinelsches Zeichen: Bei Regeneration eines verletzten peripheren Nerven kann von der Stelle, welche die wieder wachsenden Neuriten erreicht haben, in etwa 5–10 cm Länge des Nervenverlaufs durch Druck oder Beklopfen ein Kitzelgefühl in der peripheren Verteilung des Nerven hervorgerufen werden. Ober- und unterhalb dieser

Stelle kann dieses Zeichen nicht ausgelöst werden. Entsprechend der Regeneration soll der Auslösungspunkt allmählich (je Tag etwa 1–2 mm) nach distal wandern!

b) Vibrationsgefühl (Pallästhesie). Es wird eine möglichst große angeschlagene Stimmgabel auf Knochenpunkte (Schlüsselbein, Brustbein, Dornfortsätze, Darmbeinkanten, Kniescheiben, Knöchel usw.) aufgesetzt und der Patient gefragt, ob er die Vibration fühlt. Die Stimmgabel soll eine Frequenz von 64 oder 128 Schwingungen haben; bis zu 512 Schwingungen werden üblicherweise wahrgenommen. Das Vibrationsempfinden ist besonders leicht gestört und kann an den Dornfortsätzen gelegentlich zur Höhendiagnose eines Rückenmarksprozesses aufschlußreich sein.

c) Lage- und Bewegungsempfindung. Die verschiedenen Gliedmaßen des Patienten werden passiv bewegt, wobei der Patient die Lage bzw. die Bewegungsrichtung angeben muß. Man kann z. B. den einen Arm des Patienten in eine bestimmte Lage bringen und ihn auffordern, die entsprechende Lage mit dem anderen Arm einzunehmen, oder man bewegt z. B. einen Finger oder eine Zehe nach oben und unten und läßt die Richtungsänderung jeweils angeben. Dabei muß darauf geachtet werden, daß das Glied möglichst seitlich angefaßt wird, damit die Lageänderung nicht durch Druck von oben oder unten erkannt wird. Störungen des Lage- und Bewegungsgefühls zeigen sich auch beim Finger-Nase-Versuch oder Knie-Hacken-Versuch (s. diese) bzw. beim Finger-Hacken-Zeigeversuch, wobei der Patient aufgefordert wird, auf seine Ferse zu zeigen und der Untersucher den Fuß des Patienten jeweils hin und her bewegt.

III. Kombinierte Sensibilität

a) Stereognosie. Der Patient erhält einige ihm bekannte Gegenstände in die Hand gelegt, die er durch Betastung erkennen muß (Schlüssel, Radiergummi, Sicherheitsnadel, Geldmünze usw.). Außerdem soll er die Größe, die Form und das Material aus dem sie bestehen, erkennen. Bei der Stereognosie wird jedoch nicht nur die Empfindung, sondern auch die Auffassung geprüft, wozu ein assoziatives Verarbeiten der Empfindungsreize erforderlich ist. So können die Gegenstände z. B. bei motorischer Aphasie (allerdings beidseitig!) nicht *benannt* werden.

b) Topognosie. Der Patient muß die genaue Stelle, wo er einen Reiz empfindet, angeben.

Zur kombinierten Sensibilität gehört weiterhin auch das Erkennen von Zahlen, Figuren oder Buchstaben, die auf die Haut geschrieben werden (*Hautschrift*) und das *Gewichteschätzen*. Man benutzt hierfür verschiedene Gewichte, die jedoch die gleiche Form und Größe haben. Nach dem *Weber*schen Gesetz besteht ein konstantes Verhältnis zwischen dem Grundgewicht und der Zulage, die eben empfunden wird. Wenn bei 100 g 10 g Zulage empfunden werden, so sind es bei 1000 g 100 g Zulage! (wichtige Kleinhirnfunktion!).

D. Sprache, Handlungsfolgen (Praxie) und gnostische Funktionen

I. Sprache

Die Sprache wird durch sehr verschiedenartige seelische und hirnorganische Komponenten beeinflußt. Bei den organischen Sprachstörungen muß in erster Linie zwischen einer artikulatorischen Störung (Dysarthrie), bei Lähmung der Zungenmuskulatur (s. N. hypoglossus, Bulbärparalyse und Pseudobulbärparalyse!) und einer aphasischen Störung, bei Läsion des sensorischen oder motorischen Sprachzentrums unterschieden werden. Die Analyse einer Sprachstörung erfordert stets viel Geduld und Erfahrung und, da die Nomenklatur auf diesem Gebiet nicht einheitlich ist, müssen alle Äußerungen des Patienten und Fragen des Untersuchers mitgeschrieben werden, damit ein späterer Untersucher sich ein eigenes Urteil bilden kann und sich nicht mit einer fertigen Diagnose (motorische Aphasie, Dysarthrie usw.) begnügen muß.

a) Spontansprache. *Sprachantrieb:* Spricht der Patient unaufgefordert, stellt er Fragen oder muß alles aus ihm herausgefragt werden? Bestehen Sprachhemmungen oder gesteigerter Rededrang (*Logorrhoe*)?

Grammatik: Kommt es zu grammatischen Irrtümern, *Agrammatismus* (Telegrammstil) oder werden volkstümliche Redensarten, Fluchworte usw. bevorzugt? *Wortschatz:* Ist die

Ausdrucksweise natürlich, primitiv, gewählt, geziert, verschroben, unbeholfen, schwerfällig oder finden sich Wortneubildungen.

Prosodie: Wird die Sprachmelodie, Rhythmus, Betonung, Tonhöhe usw. richtig variiert (fragend, versichernd, befehlend usw.)?

Paraphasien: Kommt es zu Verwechslungen von Buchstaben oder Worten (literale und verbale Paraphasien)?

Perseveration: Haftet der Patient an einzelnen Worten, die er immer wieder hervorbringt, auch wenn er andere Worte sprechen will?

Dysarthrie: Silbenstolpern oder Silbenschmieren, verwaschene Aussprache (bei Paralyse, Schlafmittelvergiftungen und im Alkoholrausch); näselnde klossige, schleppende, zuweilen monotone oder auch aphonische Sprache (bei Pseudo- oder Bulbärparalyse).

Logoklonien: Krampfhaftes, mehrfaches Wiederholen der Endsilben (Paralyse, epidemische Encephalitis usw.).

Stottern: Krampfhaftes, oft explosionsartiges, mehrfaches Wiederholen der Anfangssilbe oder des Anlautes eines Wortes (seelisch bedingt!).

Skandierende Sprache: Abgehacktes Sprechen mit unbegründeten Pausen zwischen Wortgruppen oder Silben (multiple Sklerose, Kleinhirnkrankheiten).

b) Nachsprechen. Der Patient wird aufgefordert, vorgesprochene Laute, Silben, Worte und Sätze, bei Verdacht auf Dysarthrie besonders auch schwierige Worte („zwitscherndes Schwalbenzwillingspaar usw.") nachzusprechen.

Reihensprechen: Patient soll das ABC, Wochentage, Monatsnamen, Liedertexte oder Gedichte aufsagen.

c) Sprachverständnis. *Für Worte:* „Wie heißen Sie?", „Wie alt sind Sie?" „Was ist Ihr Beruf?" usw.

Für Aufforderungen: Mundöffnen, Zungezeigen, Backenaufblasen, Fäusteballen usw.

Für Gegenstände: Man fordert den Patienten auf, einen Schrank, einen Tisch, das Fenster, die Tür usw. zu zeigen oder läßt ihn unter mehreren vorgelegten Gegenständen einen bestimmten heraussuchen.

Für eigene Körperteile: Man läßt den Patienten auf seine Nase, Ohren, Ellenbogen, Knie usw. zeigen.

Für Geräusche: Man läßt den Patienten die Augen schließen und sagen, was er hört: Rasseln von Schlüsseln, Anzünden eines Streichholzes, Ausgießen von Wasser usw.

Für Melodien: Dem Patienten werden Melodien vorgesummt oder auf einem Instrument vorgespielt, deren Kenntnis man bei ihm voraussetzen kann.

d) Wortfindung. Benennen von optisch, akustisch oder taktil dargebotenen Gebrauchsgegenständen (Bleistift, Schlüssel, Messer, Uhr, Tintenlöscher, Taschenlampe usw.). Kann er das nicht, bietet man ihm zwischen mehreren falschen Bezeichnungen die richtige an und prüft, ob er sie herausfindet, oder man läßt ihn den betreffenden Gegenstand durch Gesten beschreiben, etwa die zugehörige Gebrauchsanwendung vormachen, um festzustellen, ob er den dargebotenen Gegenstand überhaupt erkannt hat (zum Ausschluß einer etwaigen Agnosie!).

e) Lesen (Prüfung auf Alexie). *Lautlesen* von Einzelbuchstaben, sinnlosen und sinnvollen Silben, Wörtern, Sätzen und Zahlen. Dabei auf *Paralexien* achten (Wort-, Silben- und Buchstabenentstellungen!). Getrennt für Handschrift und Druckschrift prüfen!

Leseverständnis: Man schreibt verschiedene Fragen bzw. Aufträge auf und bittet den Patienten, diese wörtlich zu beantworten bzw. die Aufträge auszuführen, ohne dabei laut zu lesen!

f) Schreiben (Prüfung auf Agraphie). *Spontanschreiben:* Name, Alter, Wohnort, Lebenslauf.

Diktatschreiben: Einzelne Worte, kleine Sätze, zusammenhängenden Text.

Abschreiben von handschriftlichen und gedruckten Textvorlagen. Dabei wird auf *Paragraphien* (Verschreiben, Verstümmeln, Verwechseln und Verstellen von Buchstaben, Silben und Worten), *Spiegel-* und *Senkschrift* geachtet.

g) Ohne auf die verschiedenen Theorien einzugehen, können folgende **Aphasieformen** unterschieden werden (vgl. Abb. 110!):

α) **Motorische Aphasie** (Läsion des *Broca*schen Sprachzentrums im hinteren Teil der unteren Stirnwindung im Bereiche der führenden Hirnhälfte): Trotz intakter Zungenmotorik kann der Kranke nicht spontan sprechen, nicht nachsprechen oder laut lesen, oft auch nicht frei oder nach Diktat schreiben. Bei geringgradiger Störung Telegrammstil. Das Sprachverständnis und die Fähigkeit zum Abschreiben sind erhalten.

β) **Sensorische Aphasie** (bei Läsion des *Wernicke*schen Sprachzentrums im hinteren Teil der oberen Schläfenwindung im Bereiche der führenden Hemisphäre): Verlust des Sprachverständnisses, trotz erhaltenem Hörvermögen, meist Störung des Nachsprechens und des nach Diktat Schreibens, häufig verbunden mit Rededrang (Logorrhoe) und häufig Paraphasien, da auch die motorische Sprache nicht mehr kontrolliert werden kann. In schweren Fällen werden ganz unverständliche Worte gesprochen (*Jargonaphasie*), laut Lesen und Schreiben sind ebenfalls gestört (Paralexie, Paragraphie) nicht selten sind, besonders bei tiefergreifenden Herden, die den Hirnstamm tangieren, Perseverationsneigung usw.

γ) Sensorische Amusie (häufig mit sensorischer Aphasie verbunden): Unfähigkeit, Töne und Melodien aufzufassen.

δ) **Amnestische Aphasie:** Sonderform der sensorischen Aphasie, nicht selten auch als Restzustand einer abklingenden sensorischen Aphasie. Vorwiegend Wortfindungsstörungen, wobei der Kranke zwar Worte verstehen und Nachsprechen, sie aber nicht finden kann, wenn er sie braucht. Beim Benennen vorgelegter Gegenstände, beschreibt er diese, ohne auf den eigentlichen Namen des Gegenstandes zu kommen. Bietet man ihm unter zahlreichen falschen Bezeichnungen die richtige an, so greift er diese sofort auf.

II. Handlungsfolgen (Praxie)

a) Motorische (gliedkinetische) Apraxie. Meist auf ein Glied beschränktes Unvermögen, einfache Bewegungen (Faustschluß, Fingerspreizen, Winken usw.) auszuführen. *Vorkommen:* Bei kontralateralen, meist linksseitigen Läsionen der Zentralregion. Apraxie der linken Hand soll auch bei Läsionen des Balkens vorkommen (*Tönnis* hat jedoch nach ausgedehnter operativer Spaltung des Balkens niemals Apraxie gesehen!).

b) Ideokinetische Apraxie. Zwecklose Bewegungen oder Bewegungsverwechslungen bei Ausdrucksbewegungen (Drohen, Winken, Kußhandwerfen) oder Gebrauchsbewegungen (Markieren des Geldzählens, Anklopfens, Klavierspielens usw.). *Vorkommen:* Läsionen des Parietallappens im Bereiche der führenden Hemisphäre.

c) Ideatorische Apraxie. Falscher Bewegungsentwurf bei zusammengesetzten Zweckbewegungen (z. B. beim Zigarettenanzünden wird Streichholz in den Mund gesteckt und mit der Zigarette an der Streichholzschachtel gerieben usw.). *Vorkommen:* Läsionen im Bereiche des hinteren Parietallappens der führenden Hemisphäre.

d) Konstruktive Apraxie (*Kleist*): Störung beim gestaltenden Handeln, wie Bauen mit Bauklötzen, Zeichnen, Nachlegen von Figuren mit Streichhölzern usw. wobei die darzustellenden Gebilde als Ganzes falsch in den Raum gestellt, einzelne Teile versetzt, verdreht oder in falschen Größenverhältnissen angewandt werden. *Vorkommen:* Läsion im Bereiche des hinteren Scheitellappens der führenden Hemisphäre (vgl. Abb. 110).

III. Agnosie

a) Optische Agnosie. Unfähigkeit, Formen (Figuren wie Dreieck, Viereck, Halbkreis, Haus usw.) Farben (aus zahlreichen verschiedenfarbigen Wollproben bestimmte Farbtöne heraussuchen), Buchstaben usw. zu erkennen (*Seelenblindheit!*). Ebenfalls Unfähigkeit des optischen Zählens (Zählen zahlreicher Kreuze oder Punkte auf einem Papier) und Unfähigkeit, auf einem Papier 2 Punkte mit einem Strich zu verbinden, eine Strecke zu halbieren oder einen Kreismittelpunkt zu finden. *Vorkommen:* Herde im Bereiche des Occipitallappens der führenden Hemisphäre.

b) Akustische Agnosie. Unfähigkeit, das Gehörte zu erkennen (*Seelentaubheit!*). Neben Verlust des Sprach- und Musikerkennens auch Verlust des Geräuscherkennens (Uhrticken, Schlüsselrasseln usw.). *Vorkommen:* Läsion im Bereiche des Schläfenlappens beiderseits oder bei ausgedehnten Läsionen im Bereiche des Schläfenlappens der führenden Hemisphäre.

c) Taktile Agnosie. Unfähigkeit, das Getastete zu erkennen ohne Zuhilfenahme anderer Sinnesorgane. *Vorkommen:* Läsion des Scheitellappens (vgl. Abb. 110).

Selbstverständlich muß eine Seh-, Hör- oder Sensibilitätsstörung ausgeschlossen werden!

E. Psychischer Befund

Darf bei keiner Untersuchung eines Patienten mit Verdacht auf organische Hirnerkrankung (-verletzung) fehlen! Bei gröberen oder komplizierteren Störungen ist stets ein Psychiater zuzuziehen! Im seelischen Befund muß zu einzelnen Funktionen Stellung genommen werden. Der einfache Eindruck „psychisch unauffällig" ist ungenügend und oft irreführend.

I. Bewußtsein

a) Quantitative Bewußtseinsstörungen. Das Bewußtsein hängt von einem aktivierenden System, der *Substantia reticularis* im Hirnstamm und Thalamus, ab (*Magoun*), einem Schrittmachermechanismus, der die Hirnrinde in einem Wachzustand hält. Bei Läsionen im unteren Hirnstamm (infratentoriell: Brücke oder Medulla oblongata) ist die Bewußtseinsstörung gewöhnlich tief und mit einer Atem- und Kreislaufstörung verbunden. Bei Läsionen des oberen Hirnstammes, des Hypothalamus und Thalamus ähnelt die Bewußtseinsstörung mehr dem Schlaf und kann von tonischen Anfällen oder Symptomen einer „Enthirnungsstarre" (vgl. S. 703) begleitet sein. Stets ist die Schnelligkeit des Auftretens einer Läsion von Wichtigkeit (vgl. Schädeltrauma!), ganz gleich, wo das retikuläre aktivierende System geschädigt wird.

α) *Somnolenz:* Zustand von Benommenheit, Umneblung, schläfriger Teilnahmslosigkeit oder Apathie.

β) *Sopor:* Schlafähnlicher Zustand, aus dem der Patient durch stärkere Reize (Anruf, Wachrütteln, Stechen, Kneifen) vorübergehend erweckbar ist. Er reagiert auf die Reize mit Abwehrbewegungen, Herumwälzen, Gesichtsverziehen, Murmeln unartikulierter Worte, auch Schimpfen.

γ) *Coma:* Tiefste Bewußtlosigkeit, aus der der Patient auch durch stärkste Reize nicht erweckbar ist. Cornealreflexe erloschen, auch Sehnenreflexe und Pupillenreaktionen fehlen meist, Untersichlassen von Stuhl und Urin, häufig Atemstörung (*Cheyne-Stokes*sche oder *Kussmaul*sche Atmung) und Kreislaufstörungen.

b) Qualitative Bewußtseinsstörung. (*Exogene Reaktionstypen nach Bonhoeffer*)

α) *Amentielles Syndrom:* Verwirrtheit (Inkohärenz) des Denkens, Ratlosigkeit, oft illusionäre Verkennung der Umwelt, Neigung zu wahnhafter Verarbeitung von Wahrnehmungen.

β) *Delirantes Syndrom:* Stärkere Desorientiertheit, Verwirrtheit, illusionäre oder wahnhafte Verkennungen mit mehr oder weniger deutlicher Bewußtseinstrübung und massenhaften, vorwiegend optischen Halluzinationen (weiße Mäuse, Käfer!), schreckhafte oder ängstliche Erregung, motorische Unruhe mit Greif- oder Zupfbewegungen an der Bettdecke (Flockenlesen), leisem Murmeln bis zu schweren Erregungszuständen (Tobsucht!), lautem Schreien und Gewalttätigkeiten. *Vorkommen:* Beide Zustände kommen im Verlauf von „symptomatischen Psychosen" vor (bei inneren Erkrankungen, Erschöpfungszuständen, nach Schädeltraumen und organischen Hirnerkrankungen, Vergiftungen).

γ) *Dämmerzustände:* Einengung des Bewußtseins, wobei die Orientierung erhalten und das äußere Verhalten geordnet sein kann, so daß der Anschein zielbewußten Handelns erweckt wird. Der Kranke wird von einer kleinen Gruppe von Gedanken, Gefühlen und Antrieben beherrscht, während andere seelische Regungen, insbesondere sittliche Gegenantriebe ausgeschaltet sind. Es kommt daher oft zu sinnlosen oder triebhaften Handlungen, sexuellen Entgleisungen, Gewalttaten usw. Hinterher besteht Erinnerungslosigkeit für den Zustand.

Vorkommen: Bei Epilepsie, organischen Hirnschäden, nach Alkoholgenuß (pathologischer Rausch!) usw.

δ) *Amnesie:* Erinnerungslosigkeit für den Zeitabschnitt einer Bewußtseinsstörung infolge der damit verbundenen Auffassungsstörung; höchstens unklare, schattenhafte oder unvollständige, bruchstückhafte Erinnerungen an das in diesem Zeitabschnitt Erlebte (nach Hirntraumen, Dämmerzuständen, anderen Zuständen von Bewußtseinsstörungen!).

II. Orientierung

Abhängigkeit vom Bewußtsein! Es ist stets die *zeitliche*, *örtliche* und *persönliche* Orientierung zu prüfen (Fragen nach Zeit, Datum und Jahr, wo sich der Patient befindet und ob er die anderen Personen richtig erkennt).

III. Aufmerksamkeit und Konzentration

Bahnung der Sinnesempfindungen und Ideen, die das Interesse erregt haben, unter Zurückdrängung oder Hemmung aller anderen Empfindungen und Ideen. Dabei kann unterschieden werden zwischen „*Tenazität*" (tenacitas = Festhalten!), der Fähigkeit, die Aufmerksamkeit dauernd auf einen Gegenstand gerichtet zu halten und der „*Vigilität*" (vigil = der Wächter!), der Fähigkeit, die Aufmerksamkeit zahlreichen neuen, meist von außen kommenden Reizen zuzuwenden. *Einfache Prüfungen* z. B.: Von 100 rückwärts zählen lassen, wobei jeweils 7 abgezogen werden soll. *Bourdonsche Methode:* Patient soll in einem Drucktest (Buchseite) sämtliche „E" (und) „R" anstreichen.

IV. Besinnung (Produktivität)

Geschwindigkeit des Denkablaufs.

Einfache Prüfung: Der Patient soll innerhalb von 3 Minuten so viel Begriffe nennen, wie ihm gerade einfallen. Die jeweils je Minute genannten Worte werden gezählt, wobei auf Wiederholungen und „Leistungsabfall" geachtet wird. Bei Schwerbesinnung werden weniger als 60 Worte in 3 Minuten genannt.

V. Gedächtnis und Merkfähigkeit

a) Erinnerungsfähigkeit (Altgedächtnis). „Vermögen, sich vorsätzlich das Vergangene zu vergegenwärtigen" (*Kant*), also Erlebtes und Erlerntes zu reproduzieren. Im Alter und bei organischen Hirnkrankungen verblassen zuerst die Erinnerungen aus der letzten Zeit, während die Jugenderinnerungen am längsten haften. Zeitliche Erinnerungslücken: Amnesie (s. oben!).

b) Umgestaltung von Gedächtnisinhalten. Unter dem Einfluß von Affekten und Wünschen werden schon normalerweise die Erinnerungen ungenau (Unangenehmes wird gemildert, Schönes und Ehrenvolles gesteigert, die Vergangenheit idealisiert!). Bei Erlebnissen mit starker affektiver Beteiligung ist die Erinnerung besonders ungenau, was bei Zeugenaussagen besonders beachtet werden muß! Erinnerungstäuschungen („Pseudologia phantastica") finden sich bei geltungssüchtigen, hysterischen Psychopathen, Aufschneidern, Gewohnheitslügnern und Hochstaplern. Die Grenze zwischen Erfundenem und Tatsächlichem verwischt so sehr, daß reine Phantasiegebilde den Charakter von echten Erinnerungen annehmen. *Konfabulationen:* Frei erfundene, vermeintlich erlebte Vorgänge, durch welche Erinnerungslücken ausgefüllt werden (z. B. beim *Korsakow*schen Syndrom!). „Déjà vu": Eindruck, das soeben Erlebte schon einmal in gleicher Weise erlebt zu haben (bei Ermüdungszuständen, Schläfenlappenepilepsie, -läsionen, Psychopathien und Psychosen).

c) Merkschwäche. Verminderte Fähigkeit, *neuen* Gedächtnisstoff zu speichern, trotz guter Auffassung! Die häufigen Klagen von Patienten über Vergeßlichkeit sind meist keine Merkschwäche! Letztere findet sich nur bei ausgedehnten organischen Hirnschädigungen (Paralyse, seniler Demenz, Arteriosclerosis cerebri, organische Hirnverletzungen, Tumoren, Kohlenoxydvergiftungen, Alkoholismus oder anderen toxischen und Infektionskrankheiten). Hochgradige Merkschwäche mit örtlicher und zeitlicher Desorientiertheit und Konfabulationsneigung beim „Korsakow". *Einfache Prüfung:* Man gibt dem Patient eine kleine Rechenaufgabe, läßt ihn dann 3mal 6stellige Zahlenreihen nachsagen und fragt danach nach der Rechenaufgabe.

VI. Affektivität und Stimmung

a) Affekte. *Überempfindlichkeit* gegen seelische Einwirkungen bei sensitiven Psychopathen, vorübergehend bei Basedowscher Krankheit, Schwächezuständen nach Infektionskrankheiten, nach organischen Hirnverletzungen usw. Emotionelle *Unterempfindlichkeit* oder Stumpfheit bei organischen Hirnerkrankungen, nach Hirnverletzungen, schwerem Alkoholismus, Schwachsinn und Psychosen. Akuter „*Emotionsstupor*" nach Schreckerlebnissen oder sonstigen tiefgreifenden Gemütsbewegungen. *Affektkontinenz*

(Unbeherrschung und schneller Wechsel der Affekte mit plötzlichem Weinen und ebenso plötzlichem Lachen) bei organischen Hirnerkrankungen, Cerebralsklerose, Hirnverletzungen, Pseudobulbärparalyse, multiple Sklerose.

b) Stimmungen. Krankhaft gehobene Stimmung (*manisch-expansives Syndrom*): Unmotivierte, exaltierte Heiterkeit, Glücksgefühl, psychomotorische Erregung mit Betätigungs- und Rededrang, Ideenflucht, Selbstüberschätzung (was besonders von der flachen, geistlosen, heiteren Stimmung mit Albernheit und Witzelsucht bei organischen Orbitalhirnerkrankung zu unterscheiden ist!) *Euphorie:* Heitere Stimmung mit Sorglosigkeit, subjektives Wohlbefinden, ohne die übrigen manischen Symptome (senile Demenz, multiple Sklerose, organische Hirnleiden usw.). *Gedrückte Stimmung (depressives Syndrom):* Traurige, oft ängstlich gefärbte Verstimmung mit psychomotorischer Hemmung, Entschlußlosigkeit, Einfaltsarmut, Verlangsamung des Denkens, Versündigungs-, Verarmungs- und Minderwertigkeitsideen usw. *Dranghafte Verstimmungen:* Mißmutige Geladenheit, explosive Reizbarkeit, Neigung zu unbeherrschten Affektentladungen, Zornausbrüchen und Kurzschlußhandlungen, Gewalttaten, Brandstiftungen, sexuelle Entgleisungen, Davonlaufen, maßloser Alkoholgenuß (Quartalsäufer) usw. (bei Epileptikern, gelegentlich bei Hirnverletzten und Encephalitikern, bei Schwachsinnigen, psychopathischen Jugendlichen usw.).

VII. Wahrnehmungen

Es ist besonders nach Sinnestäuschungen zu fragen. *Illusionen:* Wahrnehmungsverfälschungen infolge irriger Deutung wirklicher Sinneseindrücke. *Halluzinationen:* Vermeintliche Wahrnehmungen von überhaupt nicht Vorhandenem; kommen in allen Sinnesgebieten vor. Halbseitige *optische Sinnestäuschungen* (Aufleuchten von Sternen, auch komplizierte Figuren, Personen oder Tiere) sprechen für einen irritativen Herd im Bereiche des kontralateralen Occipitallappen. Hierher gehören auch die *Teichopsien* (Funkensprühen, Zick-Zack-Linien usw.) im Migräneanfall. Die „*pedunkuläre Halluzinose*" (L'Hermitte) besteht in einer leichten Verwirrung und anhaltenden Gesichts-Sinnes-Täuschung, meist mit angenehmen Charakter, oft von liliputanischer Art, nicht selten bei Herden im Hypophysenvorderlappen und im Occipitallappen. Optische Halluzinationen kommen auch gelegentlich bei der Vertebralisangiographie vor! *Geschmacks-* und *Geruchssinnestäuschungen* bei Uncinatusanfällen (Schläfenlappenepilepsie).

VIII. Denkstörungen und Intelligenz

a) Formale Denkstörungen. Haften (*Perseverieren*): Patient kommt von einer einmal eingeschlagenen Vorstellungsrichtung nicht mehr los, klebt förmlich daran, die Umstellung auf ein anderes Thema ist erschwert, das Denken ist zähflüssig (Hauptsymptom der epileptischen Wesensveränderung!). Perseverieren bei Aphasie s. dort. *Sperrung:* Der Gedankengang ist plötzlich unterbrochen, wie abgehackt (bei Psychosen), nicht zu verwechseln mit dem Faden verlieren bei organischen Hirnschädigungen, Ermüdung und Psychasthenikern. *Denkhemmung:* (depressives Symptom). *Ideenflucht:* (manisches Symptom). *Inkohärenz:* Im Gegensatz zu Ideenflucht ist die Gedankenfolge sprunghaft und unlogisch mit regellosem Durcheinander, so daß man dem Gedankengang nicht folgen kann (bei Bewußtseinsstörung, symptomatischen Psychosen, epileptischen Dämmerzuständen und Psychosen).

b) Intelligenz.

α) Begriffliches Denken. Definition einzelner Begriffe, Unterordnung von Begriffen unter einen Oberbegriff usw.

β) Urteilendes Denken. Unterschiede erklären lassen, wie Fluß/Teich, Treppe/Leiter, Kind/Zwerg usw. (Ziehen-Test) oder Sprichworterklärung (Finckl-Test).

γ) Kombinatorisches Denken. Erklärung von Vorgängen auf Bildern (Binet-Bilder), Satzbilden aus gegebenen Worten, z.B. Jäger – Hase – Feld (Masselon-Test), Vervollständigung eines „Lückentext" (Ebbinghaus-Test).

Diese Untersuchungen müssen bei vorliegenden Störungen noch weitgehend ergänzt werden, insbesondere auch durch Fragen über das Schul- und allgemeine Lebenswissen usw.

IX. Störung des Bedeutungserlebens

a) *Zwangsideen, Zwangsantriebe, Phobien* usw. bei Psychopathen (Zwangsneurose), Psychosen und gelegentlich bei Postencephalitikern.

b) *Überwertige Ideen*, d. h. krankhaft gesteigerte Überzeugungen bei bestimmten Psychopathen (Querulanten, Sektierer, Fanatiker usw.).

c) *Wahnideen*, d. h. objektiv widerlegbare Überzeugungen, an denen die Kranken trotzdem unerschütterlich festhalten (Verfolgungswahn, Vergiftungswahn usw.). Fast nur bei endogenen Psychosen aus dem schizophrenen und manisch-depressiven Formenkreis.

F. Röntgenuntersuchungen

I. Schädelleeraufnahmen

Übersichtsaufnahmen werden mindestens in 2 Ebenen angefertigt (sagittaler und bitemporaler Strahlengang!), besser in 4 Ebenen (1. sagittal, 2. bitemporal rechts anliegend, 3. bitemporal links anliegend, 4. axial zur Darstellung der Schädelbasis). Spezialaufnahmen sind notwendig zur Darstellung des Canalis fasciculi optici (nach *Rhese-Goalwin*) der Fissura orbitalis cerebralis, des großen und kleinen Keilbeinflügels und der Processus clinoidei anteriores („Brillenaufnahme"), des Meatus acusticus internus und Canalis nervi hypoglossi (nach *Stenvers*), des Foramen jugulare (nach *Löw-Beer*) und zur eindeutigen Beurteilung bzw. Vermessung der Sella (ausgeblendete Sella-Spezialaufnahmen mit festgelegtem Röhrenabstand). Weiterhin können Spezialaufnahmen zur Darstellung der lufthaltigen Schädelnebenhöhlen und Schichtaufnahmen notwendig sein.

a) Schädelverletzungen. Größere Frakturen einschließlich Spaltfrakturen sind meist leicht zu erkennen. *Fissuren* verlaufen gerade, geschlängelt oder zickzackförmig, behalten in der ganzen Länge ihre Breite ungefähr bei, um nur an den Enden schmaler auszulaufen und bewirken gewöhnlich eine stärkere Aufhellung als die Arterienfurchen, mit denen sie gelegentlich verwechselt werden. Letztere sind mehr gebogen, zeigen eine spitzwinkelige Verästelung, verjüngen sich nach Abgabe der Äste peripherwärts. Frakturen der Schädelbasis, des Felsenbeins sowie besonders des Orbitaldachs entgehen häufig der röntgenologischen Darstellung, können jedoch gelegentlich noch später durch Entkalkung des Knochens nachgewiesen werden. Intrakranielle Pneumatocelen, Fremdkörper usw. sind meist leicht zu erkennen!

b) Tumoren des Schädels. Einzelne Tumorarten zeigen charakteristische Knochenveränderungen (s. Geschwülste des Schädelknochens S.528). Häufig ist jedoch eine Artdiagnose nicht mögl ch. Allgmein kann man sagen, daß gutartige Tumoren zu einer *umschriebenen* Atrophie des Knochens oder umschriebenem osteoplastischem Umbau führen, während maligne Tumoren *diffuse* Entkalkungen bzw. Hyperostosierungen und Sklerosierungen verursachen. Abzugrenzen sind Entzündungen (Lues, Tuberkulose, Osteomyelitis, s. S.526) sowie Ostitis deformans Paget und sekundäre Schädelknochenveränderungen bei Allgemeinerkrankungen und Stoffwechselstörungen (s. S. 518).

c) Intrakranielle Tumoren. Zu eindeutigen Knochenveränderungen führen Hypophysentumoren (Sellaerweiterung), Acusticusneurinome (Erweiterung des Porus acusticus internus!) und häufig Meningeome (Hyperostosen, lokale Erweiterung der Gefäßfurchen und des gleichseitigen Foramen spinae, auch lokale Knochenatrophie). Als Folge eines chronischen Hirndrucks sind verschiedene atrophische Veränderungen bekannt (Vertiefung der Impressiones digitatae, Entkalkung der Sella mit Erweiterung, Entkalkung der Schädelbasis, der Wände des Foramen opticum usw., s. S. 703).

d) Mißbildungen des Schädelknochens. Wichtig sind die angeborenen Schädeldefekte, Kraniostenosen und die verschiedenen Fehlbildungen im Bereiche der Schädelbasis (s. S. 515).

e) Intrakranielle Kalkschatten. Ohne pathologische Bedeutung sind Verkalkung der Epiphyse, des Plexus chorioideus (ein- oder doppelseitig) und Verkalkungen der Falx cerebri. Bei Hirntumoren kann u. U. insbesondere der Epiphysenkalk verlagert sein! Kalkschatten finden sich auch bei verschiedenen Tumoren, wie Craniopharyngeom, Oligodendrogliom, gelegentlich Angiome, besonders bei der *Sturge-Weber*schen Erkrankung, auch Meningeome und andere Tumoren (s. Hirntumoren!). Weiterhin sind Kalkablagerungen bekannt beim Hypoparathyreoidismus im Bereiche der basalen Ganglien sowie bei tuberöser Sklerose, Encephalitis und Toxoplasmose, bei Cysticerose und Tuberkulomen.

II. Luftdarstellung der intrakraniellen Liquorräume (s. Abb. 112 a-e)

Zur Darstellung der inneren und äußeren Liquorräume wird der Liquor gegen Luft ausgetauscht. Danach werden wenigstens 6 Standardröntgenbilder angefertigt: 2 Aufnahmen in Hinterhauptlage, im a.-p. und bitemporalen Strahlengang (s. Abb. 112 a, b), 2 Aufnahmen in stirnaufliegender Lage, im p.-a. und bitemporalen Strahlengang (s. Abb. 112 c, d), je eine Aufnahme in rechter und in linker Seitenlage im bitemporalen Strahlengang (s. Abb. 112 e). Darüber hinaus können spez. Aufnahmen im Sitzen und zur Darstellung des 4. Ventrikels während oder kurz nach der Luftfüllung notwendig sein.

a) Technik. α) **Ventrikulographie**, *Vorbereitung:* Der Hinterkopf wird rasiert, und zwar bis zu einer Linie, die von dem einen Ohr über die Scheitelhöhe zum anderen Ohr führt. Eine Stunde vor dem Eingriff erhält der Patient Luminal oder eine halbe Stunde vorher SEE (Scopolamin-Eukodal-Ephetonin). Vor Ganglienblockern (Megaphen usw.) ist zu warnen, wegen des zu befürchtenden Blutdruckabfalls, falls man im Sitzen operieren will! *Operation:* Lagerung auf dem Operationstisch sitzend, halbsitzend oder auf dem Rücken liegend mit stark nach vorn gebeugtem Kopf. Sorgfältige Sterilisierung der Haut (mehrfaches Abwaschen mit Satinasept, danach Jod- oder Dibromolanstrich), Markierung der Hautschnitte (in Höhe der Lambdaspitze rechts und links 3½ cm neben der Mittellinie je ein 3 cm langer, senkrecht verlaufender Schnitt). Lokalanästhesie mit je 10 cm³ ½%iger Novocainlösung. Danach Schnitt bis auf den Knochen, Abschieben des Periosts mit Rasparatorium, Einsetzen eines Wundsperrers. Anlegen eines Bohrlochs (mit Bohrer nach *DeMartel*) von 10–12 mm Durchmesser. Die nun vorliegende Dura wird in einem gefäßfreien Bezirk in etwa 3–5 mm Länge geschlitzt. Zur besseren Übersichtlichkeit wird noch ein kleiner Querschnitt angelegt. Danach kleine Stichincision der Rinde. Nunmehr wird mit einer Cushingkanüle (vorn geschlossen mit seitlichen Öffnungen) parasagittal in Richtung auf die gleichseitige Augenbrauenmitte punktiert. In etwa 3–5 cm Tiefe gelangt man nach Überwindung eines leichten Ependymwiderstandes in das Hinterhorn des Seitenventrikels, was am Abtropfen des Liquors erkannt wird. Wird der Ventrikel bei der 1. Punktion nicht erreicht, punktiert man zunächst die Gegenseite. Später können Punktionen in systematischer Weise mit veränderten Richtungen (mehr nach außen bei Verdacht

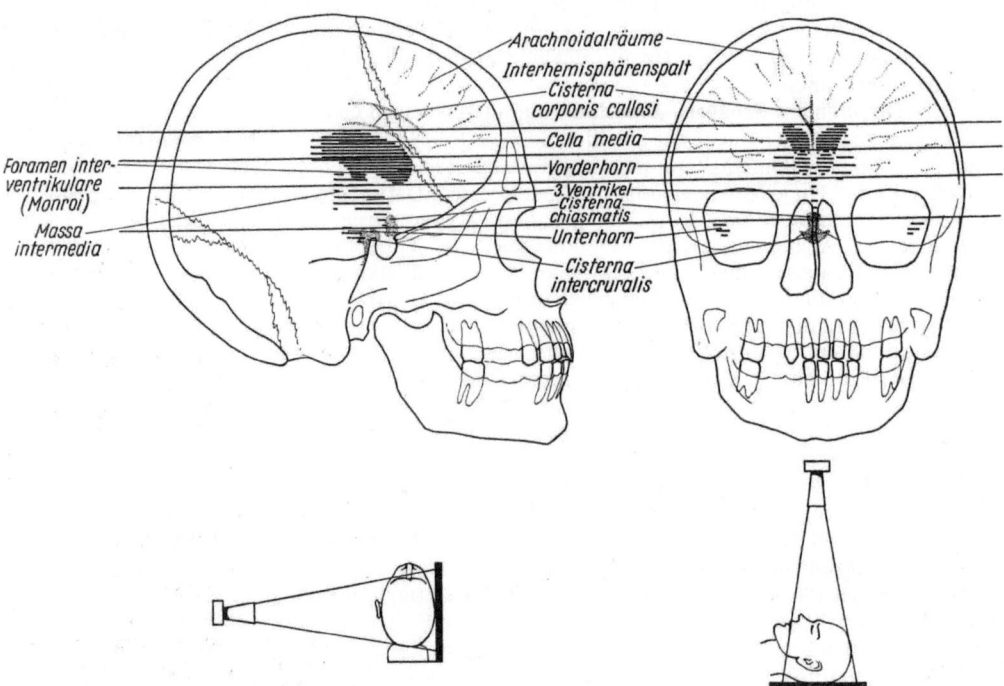

Abb. 112a, b. Normales Encephalogramm, Vorderhornbild (Hinterhaupt aufliegend im seitlichen und *a-p*-Strahlengang) Intraventrikuläre Luft gestrichelt, arachnoidale Luft gepunktet!

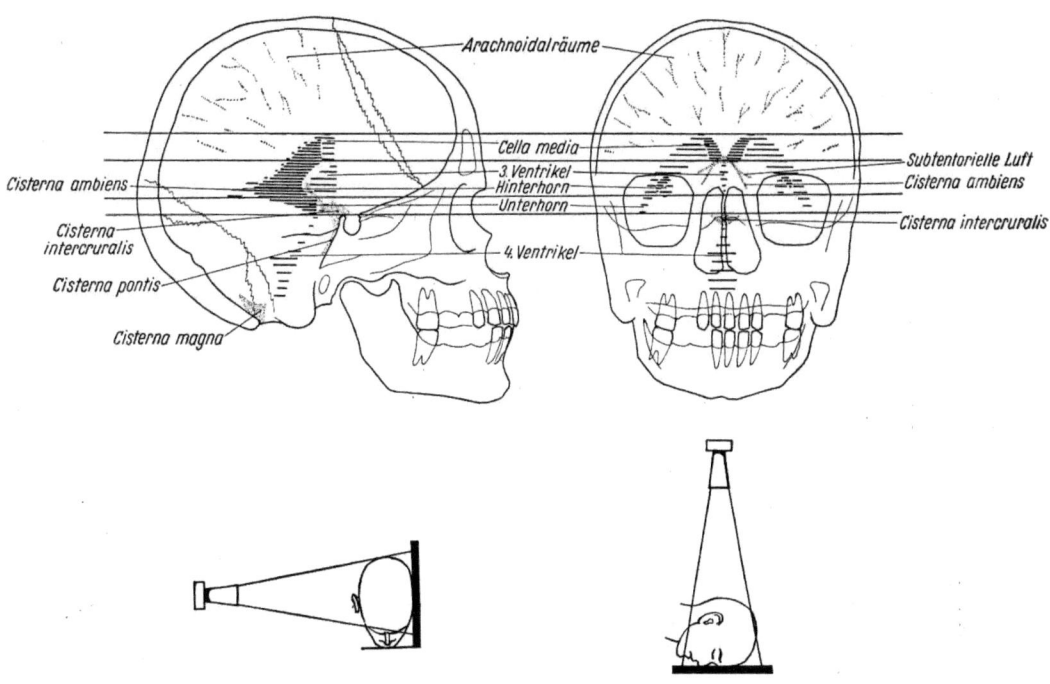

Abb. 112c, d. Normales Encephalogramm, Hinterhornbild (Stirn aufliegend im seitlichen und *p-a*-Strahlengang)

auf kontralateralen Tumor, mehr nach innen bei Verdacht auf homolateralen Tumor, mehr nach oben oder mehr nach unten) wiederholt werden. Der ausfließende Liquor wird aufgefangen, wobei auf den Druck geachtet wird. Liegen beide Punktionskanülen in den Ventrikeln, wird unter Kopfneigung nach hinten, abwechselnd rechts und links mit einer Rekordspritze Luft eingeblasen, wobei darauf geachtet wird, ob eine entsprechende Menge Liquor durch die freie Kanüle abfließt (*Monroi*-Blokkade!). Bei sehr kleinen Ventrikeln kann schon nach wenigen Kubikzentimeter Lufteinfüllung an der freien Kanüle Luft heraustreten, bei großen Ventrikeln (Hydrocephalus internus) sollte die Lufteinblasung auf höchstens 80 cm³ beschränkt werden. Nach Entfernung der Kanülen werden die Wunden jeweils mit 2 Galea- und 3 Hautnähten verschlossen.

β) **Zisternale Encephalographie**, *Vorbereitung:* Pa-

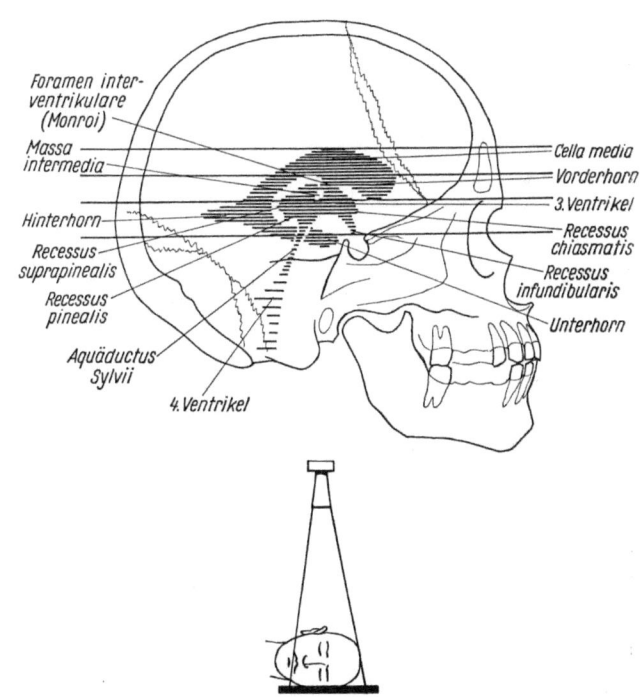

Abb. 112e. Normales Encephalogramm (Seite aufliegend, im seitlichen Strahlengang)

tient erhält $^1/_2$ Stunde vor dem Eingriff 1 cm³ SEE. Der Nacken wird zur Suboccipitalpunktion rasiert. Der Eingriff wird im Sitzen durchgeführt, wobei eine Hilfsperson den vornübergebeugten Kopf des Patienten festhalten muß. *Operation:* Nach üblicher Suboccipitalpunktion wird Liquor mit einer 10-cm³-Rekordspritze abgesaugt und danach die Spritze von der Kanüle abgenommen. Man hört jetzt, wie Luft schlürfend durch die Nadel in den Liquorraum eindringt. Das Einsaugen der Luft kann durch tiefes Atmen verstärkt werden. Auf diese Weise werden etwa 30 cm³ Liquor entfernt und nach ausgiebigem Druckausgleich – die Nadel soll bei tiefen Atembewegungen des Patienten einige Zeit offen liegen bleiben – wird die Nadel wieder entfernt.

$\gamma)$ **Lumbale Encephalographie,** *Vorbereitung* wie $\beta)$. *Operation:* Im Sitzen wird in üblicher Weise eine Lumbalpunktion durchgeführt. Wenn die Kanüle gut im Liquorraum liegt, läßt man lediglich einige Tropfen Liquor ab und verschließt die Nadel wieder mit einem Mandrin. Danach soll der Patient sich ganz gerade setzen und der Kopf wird möglichst nur im Atlanto-occipital-Gelenk nach vorn geneigt. Von dem Grad der Kopfneigung ist die Art der Luftfüllung abhängig. Will man eine möglichst reine *Ventrikelfüllung* haben, so wird der Kopf so weit nach vorn geneigt, daß die Meatusorbitallinie (Linie zwischen äußerem Gehörgang und Mitte der Orbita) etwa um 15° gegen die Horizontale geneigt ist. Will man die Luft vorwiegend unter dem *Kleinhirn* bzw. in der Cisterna Galeni haben, wird der Kopf stärker nach vorn geneigt. Will man die Luft in den basalen Zisternen haben (z.B. bei Tumoren der Chiasmagegend), wird der Kopf stark nach hinten gestreckt. Da es im Normalfall auf eine Darstellung der Ventrikel ankommt, kann die erste Kopfhaltung als Routinemethode angesehen werden. *Luftfüllung:* Nach *Robertson, Becker* und *Radtke* wird nunmehr nach Entfernung des Mandrins eine luftgefüllte, 20 cm³-Rekordspritze in der Weise an die Lumbalkanüle angesetzt, daß diese in der Injektionsrichtung schräg von unten nach oben liegt. Nunmehr werden 1–2 cm³ Luft in den Liquorraum injiziert und danach der Stempel der Rekordspritze wieder zurückgezogen, wobei die entsprechende Menge Liquor sich in der Rekordspritze über dem Stempel ansammelt. In dieser Weise wird im Abstand von 1 bis 3 Minuten weiter verfahren, bis die ganze Luft injiziert und die Spritze mit Liquor gefüllt ist. Gibt der Patient dabei Schmerzen, besonders über der Stirn an, so müssen die Injektionsabstände länger gewählt und die Kopfhaltung kontrolliert werden. Andererseits kann nach Ansetzen einer zweiten luftgefüllten Spritze die Operation fortgesetzt werden. Meist werden nach Injektion von 20 bis 30 cm³ Luft Schmerzen angegeben, was dann ein Zeichen dafür ist, daß die Ventrikel keine Luft mehr aufnehmen und die weitere Luft in die Arachnoidalräume geht. Zu diesem Zeitpunkt wird der Eingriff beendet.

Die lumbale Encephalographie bietet verschiedene Vorteile:

$\alpha)$ Während der Luftfüllung können bereits nach Injektion von 10 cm³ Röntgenaufnahmen im Sitzen im seitlichen Strahlengang angefertigt werden, wobei sich der 4. Ventrikel und der Aquaeductus Sylvii darstellen.

$\beta)$ Bei bestehendem Hirndruck oder Tumoren der hinteren Schädelgrube kann nach *Robertson* und *Lindgreen* auf diese Weise eine „Überdruckencephalographie" durchgeführt werden, wobei darauf zu achten ist, daß stets einige Kubikzentimeter Luft mehr injiziert sind, als Liquor entnommen wurde. Insgesamt soll dann nicht mehr als 15 cm³ Luft verwendet werden.

b) Indikation. Hirnatrophische Prozesse, einschließlich posttraumatische Hirnatrophie, Hirnnarben, arachnitische Verklebungen (hier u.U. auch therapeutischer Effekt!), Hirnmißbildungen, raumfordernde Prozesse (Tumoren usw.). Bei Verschlußhydrocephalus können die Ventrikel nur mittels Ventrikulographie dargestellt werden! Darstellung der Zisternen und der Arachnoidalräume nur mittels zisternaler oder lumbaler Encephalographie.

c) Gefahren. Bei bestehendem Hirndruck und besonders bei Tumoren der hinteren Schädelgrube dürfen Luftdarstellungen nur dort durchgeführt werden, wo die Möglichkeit eines sofortigen neurochirurgischen Eingriffs besteht. Da sich die Luft in den Ventrikeln unter der Körperwärme ausdehnt und zu einer Reizung der Liquorproduktionsstätten führt, tritt häufig eine zusätzliche Hirndrucksteigerung auf, mit der Gefahr der „Einklemmung". Besonders groß ist die Gefahr der „Tonsilleneinklemmung" bei lumbaler oder zisternaler Liquorentnahme. Bei der zisternalen Encephalographie kommen die Gefahren der Suboccipitalpunktion hinzu (Anstechen der Medulla oblongata, des Kleinhirns, insbesondere der evtl. herabgedrängten Kleinhirntonsillen oder eines Blutgefäßes). Seit Einführung der „kleinen Encephalographie" (*Laruelle* 1931), d.h. mit kleinen Luftmengen (wie oben beschrieben), sind die Beschwerden (Kopfschmerzen, Übelkeit, Erbrechen,

Bewußtseinsstörungen oder sonstige vegetative Erscheinungen, auch an anderen Organen (Hämaturie usw.) meist relativ gering.

d) Deutung der Röntgenbilder. Die Röntgenbilder werden in folgender Reihenfolge beschrieben: 1. Vorderhornbilder (a.-p., seitlich), 2. Hinterhornbilder (p.-a., seitlich), 3. seitlich anliegende Bilder (rechts-, links anliegend). Zunächst wird festgestellt, ob die Einstellung korrekt war (im sagittalen Strahlengang gleicher Abstand der lateralen Orbitabegrenzung von der lateralen Schädelbegrenzung, Projektion der Pyramidenkante in die Mitte der Orbita. Im seitlichen Strahlengang weitgehende Deckung des Ohrmuschelschattens). Danach wird festgestellt, welche Kammerteile gefüllt sind, wieweit und ob sie symmetrisch gefüllt sind (seitliches Vorderhorn und Hinterhornbild!). Sodann wird festgestellt, ob die Ventrikel von normaler Weite, symmetrisch und mittelständig sind. Bei einer Verlagerung ist von Bedeutung, wie sich das Septum pellucidum zum 3. Ventrikel verhält. Danach wird nach Form- und Lageveränderungen einzelner Ventrikelabschnitte gesucht. Weiterhin wird festgestellt, ob die Arachnoidalfüllung symmetrisch, fein- oder grobstrichig ist und ob sich die Zisternen in normaler Weise dargestellt haben.

e) Pathologische Veränderungen. α) *Erweiterung* sämtlicher *Ventrikel* (Hydrocephalus internus) oder einzelner Ventrikelabschnitte (Verlegung der Liquorpassage). Erweiterung der *Arachnoidalräume* (Hydrocephalus externus), z.B. bei hirnatrophischen Prozessen, wie nach Encephalitis, Meningoencephalitis, frühkindlichen Hirnschäden, posttraumatischer Hirnatrophie, senile oder präsenile Hirnatrophie usw.

β) *Verlagerung* der Ventrikel durch raumfordernde (Tumoren) oder durch schrumpfende Prozesse (Narben usw.).

γ) *Formveränderungen* der Ventrikel oder einzelner Abschnitte durch benachbarte raumfordernde Prozesse, Ventrikeltumoren (Füllungsdefekt!), Ausweitung einzelner Abschnitte bei umschriebenen, schrumpfenden Prozessen, wie Narben nach Verletzungen und Entzündungen.

δ) *Zystenbildungen*, die mit den Ventrikeln in Verbindung stehen (trichterförmige Einziehungen bei Porencephalie, fleckige Zystendarstellung bei Epidermoiden usw.), oder die mit den Arachnoidalräumen in Verbindung stehen (Arachnoidalzysten).

ε) *Gehirnmißbildungen*, wie Septum pellucidum-Zysten oder Cavum Vergae-Zysten, Balkenmangel usw.

f) Subdurographie (vgl. Abb. 122). Lufteinbringung in den capillaren Spalt zwischen Arachnoidea und Dura. *Technik:* Zunächst wird eine Lumbalpunktion durchgeführt und reichlich Liquor abgelassen. Danach wird suboccipital punktiert, wobei eine kurzgeschliffene Kanüle zunächst nur durch das Nackenband hindurchgestochen und danach eine luftgefüllte Spritze angesetzt und unter gleichmäßigem Druck auf den Spritzenstempel die Kanüle durch die Dura hindurchgestochen wird. Sobald der Spritzenstempel nachgibt, liegt die Kanülenspitze zwischen Dura und Arachnoidea. Hier wird im Sitzen Luft eingefüllt, wobei der Liquor aus der lumbalen Kanüle wieder schneller tropft, obwohl die Luft nicht in einen Liquorraum eindringt. Die subdurale Luft sammelt sich zunächst unter dem Tentorium an und stellt sich hier im sagittalen Strahlengang in charakteristischer Weise dar (Mongolenbart!). Danach steigt sie im Medianspalt beiderseits der Falx auf und sammelt sich kappenförmig über beiden Hemisphären mit nahezu horizontaler Grundlinie an. Je nach Kopfstellung liegt sie mehr über dem Stirn-, Parietal- oder Occipitalhirn. Die Subdurographie dient in erster Linie zum Nachweis von Hirnduranarben bzw. Verklebungen zwischen Arachnoidea und Dura.

III. Arteriographie

Während und nach der Injektion von Röntgenkontrastmittel (Perabrodil, Diotrast, Umbradil, Urographin usw.) in die A. carotis oder A. vertebralis werden Röntgenaufnahmen in 2 Ebenen zur Darstellung der Hirngefäße angefertigt. Ziel der Methode ist, ein Bild über Lage, Kaliber und Anzahl der arteriellen, großen und kleinen, sowie der venösen Gefäße und der Blutdurchströmung des Gehirns zu bekommen. Um die einzelnen Gefäßabschnitte (große und kleine Arterien, Capillaren, kleine und große Venen, Sinus) möglichst getrennt zur Darstellung zu bringen, werden geringe Kontrastmittelmengen (8 cm^3) injiziert und mehrere Röntgenaufnahmen in kurzen Abständen angefertigt. Hierzu sind spezielle Apparaturen notwendig (Seriograph nach *Buchtala*, nach *Janker* oder andere Filmtransporter bzw. Schirmbildverfahren). Als Routinemethode haben sich 4 Aufnahmen in jeder

Ebene bewährt, und zwar in folgenden Abständen: 1. Aufnahme 1,6 Sekunden nach Beginn der Kontrastmittelinjektion. 2. Aufnahme nach weiteren 0,8 Sekunden. 3. Aufnahme nach weiteren 1,6 Sekunden und 4. Aufnahme nach weiteren 2,4 Sekunden. Damit erhält man – annähernd normale Durchströmungsgeschwindigkeit vorausgesetzt – eine Aufnahme in frühertarterieller, eine in spätarterieller Phase, die weiteren Aufnahmen in früher und später Phlebophase. Die Röntgenaufnahmen im sagittalen und seitlichen Strahlengang können simultan angefertigt werden, d. h. bei einer Injektion gleichzeitig in beiden Ebenen, wobei jedoch die Bildqualität durch die auftretenden Streustrahlen etwas leidet, oder die Aufnahmen werden bei 2maliger Injektion in den verschiedenen Ebenen hintereinander angefertigt. Die Arterienpunktion wird grundsätzlich percutan durchgeführt.

a) Punktionstechnik. α) *A. carotis:* Patient wird mit lordosierter Halswirbelsäule auf den Rücken gelagert. Nach Desinfektion der Haut wird 10 cm³ ½%ige Novocainlösung auf der zu arteriographierenden Halsseite an das „punctum nervosum" am Hinterrand des M. sternocleidomastoideus injiziert. Nach Eintreten der Anästhesie wird mit Zeige- und Mittelfinger der linken Hand die A. carotis getastet und in der Längsrichtung fixiert. Zur Punktion verwendet man die Spezialkanüle nach *Buchtala* von 1,0 bis 1,2 mm Durchmesser, die einen über die Kanülenspitze um etwa 1 mm hervorragenden *stumpfen* Mandrin hat. Mit dieser Kanüle wird die Carotis ohne Mandrin anpunktiert. Wenn die Kanülenspitze im Gefäßlumen liegt (Herauspulsieren von arteriellem Blut!), wird der stumpfe Mandrin vorsichtig in die Kanüle eingeführt und die so „entschärfte" Kanüle im Gefäßlumen 1–3 cm vorgeschoben. Das über die Kanülenspitze hervorragende, stumpfe Mandrin schützt weitgehend vor einer Intimaverletzung! Nunmehr wird die Kopflagerung des Patienten und die Einstellung der Röntgenröhre und des Seriographen kontrolliert. Für die Kontrastmittelinjektion wird der Mandrin entfernt und ein gut flexibler Gummischlauch mit besonders gesicherten Ansatzstutzen (Arteriographiebesteck nach *Jensen* der Fa. H. C. Ulrich, Ulm-Donau) an die Kanüle angesetzt und mit Bajonettverschluß verriegelt. Wenn sich der Schlauch mit Blut gefüllt hat und dieses am hinteren Ende erscheint, wird hier eine 10 cm³-Rekordspritze mit dem Kontrastmittel angesetzt und dieses *zügig* injiziert. Dabei werden die Aufnahmen in oben angegebenen Abständen „geschossen". Nach Beendigung der Injektion wird der Gummischlauch von der Kanüle abgenommen und diese mit Mandrin verschlossen. Die früher übliche Kochsalzinjektion zur Freihaltung des Kanülenlumens erübrigt sich bei dieser Methode. Die mit dem stumpfen Mandrin verschlossene Kanüle kann ohne Bedenken solange im Gefäßlumen liegen bleiben, bis die Einstellung der Röntgenapparatur für die Aufnahmen in der 2. Ebene erfolgt ist oder auch bis die exponierten Aufnahmen entwickelt sind. Zeigt sich dabei, daß Aufnahmen in anderen Phasen oder Projektionen (z. B. diagonaler Strahlengang bei Aneurysmen in der Nähe der Carotisgabel) notwendig sind, so können diese nachträglich ohne weiteres angefertigt werden. Nach Beendigung des Eingriffs wird die Kanüle aus dem Gefäß entfernt und die Einstichstelle mit einem Tupfer 5 Minuten leicht komprimiert und evtl. etwas massiert, damit sich zur Vermeidung eines Hämatoms die Gewebsschichten gegeneinander verschieben.

β) *A. vertebralis:* Wegen des kleinen Gefäßlumens wird eine Spezialpunktionskanüle mit besonders kurzem Schliff, ohne oder besser mit normalem (scharfem, mit der Kanülenspitze abschließendem) Mandrin benutzt (s. Arteriographiebesteck). Nach der üblichen Lagerung, Vorbereitung und Anästhesie wird mit dem Zeigefinger der linken Hand das Foramen intertransversarium etwa in Höhe der Querfortsätze des 3. und 4. Halswirbels unter Beiseiteschieben des Kehlkopfs nach medial und der Carotis nach lateral getastet und die Kanüle in das Foramen eingestochen. Wurde mit Mandrin punktiert, muß dieses jetzt entfernt werden, wonach mit der Kanüle unter vorsichtigem Vor- und Zurückschieben von wenigen Millimetern das Foramen von lateral nach medial „ausgetastet" wird. Dabei wird die Kanüle etwas in Richtung von kaudal nach kranial geneigt. In den meisten Fällen gelingt es, die A. vertebralis anzupunktieren. Ein Vorschieben im Gefäßlumen ist bei der Lage des Gefäßes im Canalis costotransversarius nicht möglich, worin die technische Schwierigkeit der Vertebralisangiographie begründet liegt. Um die Kanülenspitze im Gefäßlumen zu halten, muß jegliche Bewegung des Patienten und der Kanüle absolut vermieden werden! Es ist daher zweckmäßig, möglichst sofort den Gummischlauch an die Kanüle anzusetzen und nach Ausströmen von Blut die Kontrastmittelinjektion durchzuführen. Ist dies aus technischen Gründen nicht sofort möglich, kann von einem Assistenten über einige Zeit langsam physiologische Kochsalzlösung durch den Schlauch injiziert werden oder es muß die Kanüle vorübergehend mit dem Mandrin verschlossen werden. Die Röntgenaufnahmetechnik erfolgt in derselben Weise wie oben.

b) Indikation. Die Arteriographie ist bei allen raumfordernden Prozessen des Großhirns (A. carotis) und des Kleinhirns bzw. Hirnstamms (A. vertebralis) indiziert, da sie – eine gute Technik vorausgesetzt – ein kleinerer, den Patienten weniger belästigender und mit geringeren Gefahren verbundener Eingriff ist, als die Luftfüllung der Liquorräume. Auch bei Verdacht auf Gefäßverschlüsse oder Gefäßmißbildungen ist sie indiziert.

c) Gefahren. Bei Durchblutungsstörungen können gelegentlich, meist vorübergehende Störungen auftreten (vegetative Störungen, Hemiparese, Bewußtseinstrübung usw.). Bei der Vertebralisangiographie ist ungleich häufiger mit Zwischenfällen zu rechnen. Unverträglichkeitsreaktionen sind bei Verwendung der modernen Kontrastmittel selten.

d) Deutung der Röntgenbilder. Zunächst ist wiederum festzustellen, ob die Aufnahmen korrekt eingestellt waren. Danach werden die einzelnen Gefäßabschnitte (vgl. S. 543) in den entsprechenden seitlichen und sagittalen Aufnahmen aufgesucht und nach Lage, Kaliber und Zeitpunkt der Füllung (Durchströmungsgeschwindigkeit!) beurteilt (vgl. Abb. 113 a, b und 114).

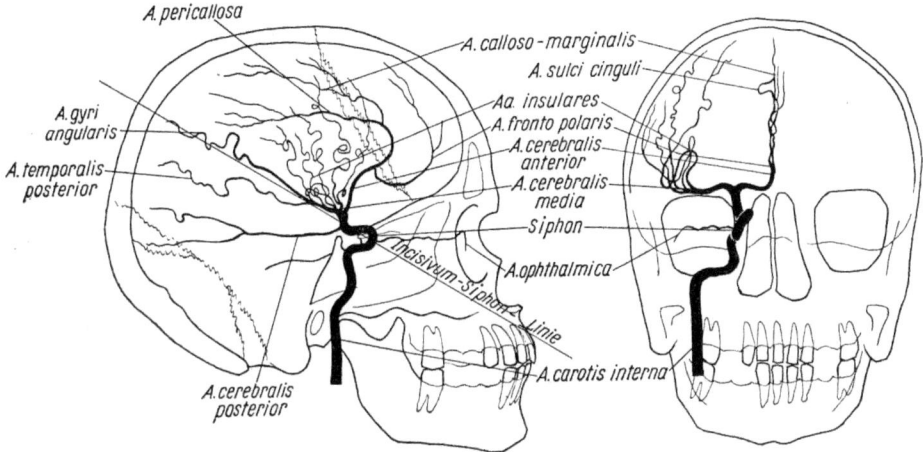

Abb. 113a. Normales Carotisarteriogramm (im seitlichen und sagittalen Strahlengang

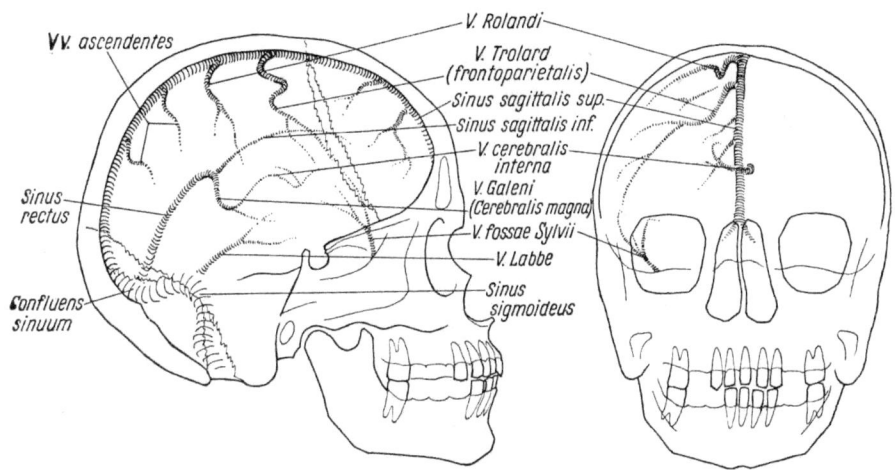

Abb. 113b. Normales Carotisphlebogramm im seitlichen und sagittalen Strahlengang

Pathologische Befunde: Raumfordernde Prozesse ergeben charakteristische Verlagerungen der großen Arterien: Im sagittalen Strahlengang zeigt die Seitverlagerung der A. cerebralis anterior die Seite eines Hemisphärenprozesses an. Bei mehr frontaler Raumbeengung ist der aufsteigende Anteil des Gefäßes konvex zur Gegenseite verdrängt, bei mehr occipitaler Lage ist derselbe Gefäßabschnitt parallel zur Gegenseite verschoben, mit deutlicher Knickbildung des Gefäßes am Falxrand (positives „Falxzeichen", vgl. Abb. 121).

Die Carotisgabel soll etwa die Form eines „T" haben. Bei Prozessen nahe der Carotisgabel können die einzelnen Schenkel nach oben oder unten verlagert sein. Beim subduralen Hämatom sind die kleinen Gefäße der Hirnrinde in der spätarteriellen Phase von der Schädelkalotte abgedrängt (vgl. Abb. 121). Die A. basilaris im Vertebralisangiogramm kann bei großen, infratentoriellen Prozessen mit dem Hirnstamm zur Gegenseite verlagert sein. Im Seitenbild ist die A. cerebralis media bei Schläfenlappenprozessen nach oben, bei Parietallappenprozessen nach unten verlagert und bei weiter hinten liegenden

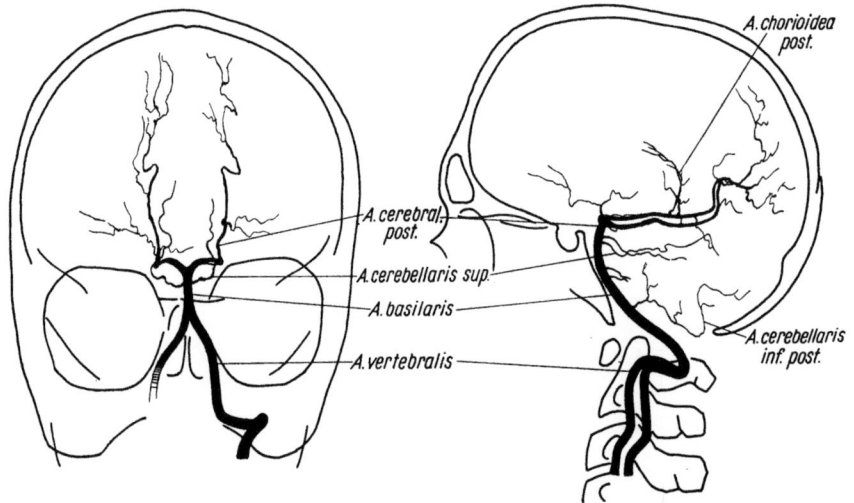

Abb. 114. Normales Vertebralisarteriogramm im seitlichen und sagittalen Strahlengang

Prozessen sind die Endäste außerdem u. U. auseinandergedrängt. Die A. cerebralis anterior erleidet besonders Verlagerungen durch Stirnhirn- und Scheitellappenprozesse. Beim Hydrocephalus int. verläuft die A. cerebri anterior in einem gespannten großen Bogen und die A. cerebri media ist „diagonalisiert". Weiterhin ist auf Gefäßabbrüche (Carotisthrombose usw.), umschriebene Gefäßerweiterungen (Aneurysmen) und arteriovenöse Verbindungen (Angioma arterio-venosum oder arteriovenöse Fisteln in malignen Tumoren, insbesondere Glioblastomen, die an der vorzeitigen Füllung von Venen in der arteriellen Phase erkenntlich sind) zu achten. Das durch Gefäßverlagerungen diagnostizierte Gebiet eines raumfordernden Prozesses ist besonders auf Gefäßneubildungen („Gefäßanfärbungen") zu untersuchen, wobei verschiedene Tumorarten weitgehend spezifische Bilder bieten, die in vielen Fällen eine *Artdiagnose* erlauben (homogene Spätanfärbung des Meningioms, spinnenwebartiges Netzwerk mit Kontrastmittelfleckchen besonders an den Knotenpunkten, pinselstrichartige Gefäßzeichnung und arteriovenöse Fisteln beim Glioblastom sowie Darstellung von Angiomen usw.).

IV. Wirbelsäulenleeraufnahmen

Die Deutung von Wirbelsäulenaufnahmen im sagittalen und seitlichen Strahlengang ist oft schwierig. Die Routineaufnahmen müssen häufig durch Spezialaufnahmen (Schrägaufnahmen, Tomographie usw.) ergänzt werden. Zur „*Funktionsdiagnostik*" der Wirbelsäule sind Ganzaufnahmen im Stehen, Abschnittsaufnahmen in verschiedenen Wirbelsäulenstellungen oder Schirmbildkinematographie erforderlich. Bei Verdacht auf Wirbelsäulenverletzungen ist stets die gesamte Wirbelsäule zu röntgen. Bei medullären oder neuralen Symptomen ist besonders auf Spondylitis, Wirbeltumoren oder Metastasen, Wirbelsäulenmißbildungen (Spalten, Blockwirbel, Keilwirbel usw.) und stärkere Wirbelsäulenverkrümmungen zu achten. Funktionelle Wirbelsäulenstörungen mit oder ohne neurale bzw. medulläre Symptome, Bandscheibenprolaps usw. lassen sich im normalen Röntgenbild im allgemeinen nicht nachweisen. Dagegen kann Spondylose, insbesondere Spondylosis uncovertebralis, Osteochondrose (s. S. 758) von Bedeutung sein. Langsam wachsende Rückenmarkstumoren (Meningeome, Neurinome) können eine Atrophie und Auseinanderdrängung der Bogenwurzeln (s. Abb. 115) verursachen. In seltenen Fällen kann auch ein verkalkter Tumor im Wirbelkanal nachgewiesen werden.

V. Myelographie

Zur Darstellung raumfordernder Prozesse im Wirbelkanal können Röntgenaufnahmen nach Einbringung eines Kontrastmittels in den spinalen Liquorraum den Nachweis einer Liquorpassagebehinderung (Kontrastmittelstop!) erbringen.

a) Jodölmyelographie. Nach Suboccipitalpunktion werden 2 cm³ 20%iges Jodöl (Jodipin, Lipiodol oder auch 5–6 cm³ Pantopaque) in den Liquorraum eingebracht. Das spezifisch schwerere Kontrastmittel sinkt bei vertikaler Stellung des Patienten nach kaudal ab. Es wird dabei im Röntgenschirm beobachtet, wobei ein „partieller" oder „totaler" Stop bei einem raumfordernden spinalen Prozeß festgestellt werden kann. Stets müssen dann typische Wirbelsäulenaufnahmen in 2 Ebenen im Sitzen oder Stehen angefertigt werden, wobei u. U. zuvor die Höhe des Kontrastmittelstops mit einer seitlich der Wirbelsäule angebrachten Bleimarke markiert werden kann. Die Jodölmyelographie soll nur dann angewandt werden, wenn auf Grund des klinischen Befundes der *dringende* Verdacht auf einen raumfordernden Prozeß besteht, da das nicht resorbierbare Kontrastmittel im Lumbalsack verbleibt und gelegentlich zu Wurzelreizungen führen kann. Bei einem Rückenmarkstumor soll das Kontrastmittel bei der nachfolgenden Operation entfernt werden.

b) Abrodilmyelographie. Zur Darstellung eines raumfordernden Prozesses (vgl. Abb. 115) und besonders eines Bandscheibenprolapses eignet sich allein im *Bereiche der Lendenwirbelsäule* die Abrodilmyelographie besser, als die Darstellung mit Jodöl, da das wasserlösliche, dünnflüssige Abrodil den ganzen Liquorraum, insbesondere auch die Wurzelkanälchen ausfüllt und so eine Beurteilung, besonders bei inkomplettem Stop, wie z. B. beim Bandscheibenprolaps, besser möglich ist. Zum Nachweis von raumfordernden Prozessen im Bereiche der Hals und Brustwirbelsäule kann Abrodil nicht benutzt werden, da es bei Einbringung durch Suboccipitalpunktion zu lebensbedrohlichen Reizungen der Medulla oblongata führt! *Technik:* Der Patient wird mit erhöhtem Oberkörper und Kopf auf die Seite gelagert. Nach Lumbalpunktion wird eine typische Lumbalanästhesie mit Pantocain durchgeführt und kurze Zeit später 10 cm³ 20%iges Abrodil in den Lumbalsack eingebracht (ohne Lumbalanästhesie käme es bei Injektion des Kontrastmittels zu „Wurzelschmerzen"!). Da das Kontrastmittel sehr schnell resorbiert wird, müssen die Röntgenaufnahmen im sagittalen, seitlichen sowie vorderen und hinteren schrägen Strahlengang sehr schnell hintereinander durchgeführt werden.

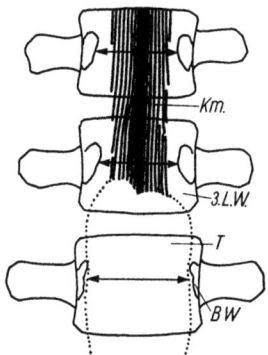

Abb. 115. Abrodilmyelogramm bei Caudatumor (Neurinom) mit Ausweitung des Bogenwurzelansatzes am 4. Lendenwirbel. *Km* Kontrastmittelschatten, *T* Tumor, *BW* Bogenwurzelansatz am 4. Lendenwirbel

c) Luftmyelographie. Wegen des geringen Kontrastschattens der Luft eignet sich die Luftmyelographie ebenfalls am besten im Lumbalbereich, wo die durch Luft ersetzbare Liquorsäule am dicksten ist. Unter Umständen müssen Schichtaufnahmen angefertigt werden. *Technik:* Nach Lumbalpunktion wird bei Beckenhochlagerung Liquor abgelassen und danach Luft mit geringem Überdruck in den Liquorraum eingefüllt. Die Röntgenaufnahmen müssen ebenfalls bei Beckenhochlagerung angefertigt werden.

G. Elektroencephalographie

Die Elektroencephalographie (EEG) ist eine wichtige Untersuchungsmethode bei allen organischen Gehirnerkrankungen. Die Herkunft der im EEG registrierten elektrischen Potentiale ist noch ungewiß. Wahrscheinlich spielen bei ihrer Entstehung die langsamen Potentialschwankungen in den Nervenzellen und ihren Dentriten eine große Rolle. Während z. B. das EKG regelmäßig wiederkehrende Potentialgruppen weit höherer Amplitude durch Summation der periodisch synchron ablaufenden Aktionsströme zeigt, findet sich im EEG eine weniger kontinuierliche, aber ständig wechselnde Aktivität, weshalb zur Beurteilung ein wesentlich längerer Kurvenabschnitt notwendig ist.

Die Potentialschwankungen können einmal von der intakten Kopfhaut abgeleitet werden (EEG im engeren Sinne), oder von der freigelegten Hirnrinde (ECG = Elektrocorticogramm). Wegen der größeren Entfernung der Elektroden von der Hirnrinde ist beim EEG eine größere Verstärkung der Potentiale notwendig, als beim ECG. Üblicherweise werden zwei verschiedene Ableitungsmethoden unterschieden, einmal die unipolare Ableitung, wobei die Spannungsdifferenz zwischen einer differenten Elektrode auf der Kopfhaut und einer indifferenten Elektrode am Ohrläppchen oder der Nase, andererseits eine bipolare Ableitung, wobei die Spannungsdifferenzen zwischen zwei differenten Elektroden registriert werden. Nach der Anordnung der Elektroden am Schädel unterscheidet man bei der bipolaren Ableitung zwischen Längsreihen und Querreihen. Die Spannungsunterschiede werden auf einem bewegten Papierband aufgeschrieben. Die so erhaltenen Kurven der bioelektrischen Aktivität der Gehirnrinde zeigen Unterschiede nach Frequenz und Amplitude in den verschiedenen Hirnabschnitten. Sie sind außerdem abhängig von dem jeweiligen Bewußtseinszustand des Patienten, dem Grad seiner Aufmerksamkeit und dem Lebensalter. Bei der Ableitung soll der Patient bequem liegen oder sitzen, wach und entspannt sein und die Augen geschlossen haben. Es werden 4 Grundtypen von Wellenformen unterschieden:

a) Der α-*Rhythmus* mit 8–12 Schwingungen je Sekunde und einer Amplitude von bis zu 50 Mikro-Volt. Er findet sich am deutlichsten ausgeprägt in der Occipitalregion und nimmt nach frontal hin ab. Größe und Frequenz der α-Wellen sind bei den einzelnen Menschen verschieden, zeigen jedoch eine gewisse Konstanz im Laufe des Lebens des Einzelindividuums. Durch Erregung der Aufmerksamkeit, z.B. nach Öffnen der Augen, vermindert sich der α-Rhythmus und kann ganz verschwinden. Dieser „Blockierungseffekt" kommt wahrscheinlich durch Desynchronisation zustande. Nach erneutem Augenschluß treten die α-Wellen sofort, häufig sogar mit gesteigerter Amplitudenhöhe wieder auf (*Off-Effekt*).

b) *β-Wellen* haben eine Frequenz von 13–32 Schwingungen je Sekunde und eine Amplitude von 30 Mikro-Volt. Sie finden sich hauptsächlich im präzentralen und frontalen Bereich. Hohe β-Wellen über 50 Mikro-Volt sind im Wach-EEG pathologisch. Ein Übermaß an kontinuierlich auftretenden β-Wellen finden sich bei Vergiftungen durch Medikamente (Barbitursäuren), bei gewissen Formen von Epilepsie und degenerativen Hirnleiden, außerdem bei Thalamustumoren.

c) *ϑ-Wellen* bzw. Zwischenwellen haben eine Frequenz von 4–7 Schwingungen je Sekunde und meist eine höhere Amplitude als die α-Wellen. Sie treten bevorzugt über den vorderen Hirnabschnitten auf und erscheinen im Ermüdungszustand auch beim Gesunden.

d) *δ-Wellen* von der Frequenz 1–3 Schwingungen je Sekunde haben ebenfalls meist eine größere Amplitude als die α-Wellen. Bei einer Amplitude über 250 Mikro-Volt rechnet man sie, ohne Berücksichtigung ihrer Form bereits zu den Krampfpotentialen. Außer im Schlaf hat der gesunde Erwachsene keine δ-Wellen. Sie finden sich aber beim Säugling und Kleinkind. Sie sind Ausdruck einer verminderten Aktivität der Hirnrinde. Generalisiert treten sie bei allgemeinem Hirndruck, bei Hirnschwellung sowie bei traumatischen Hirnschädigungen auf, lokalisiert hauptsächlich bei Hirntumoren.

Die wichtigsten **pathologischen Wellenformen** sind die *Krampfpotentiale* die unvermittelt mit hoher Amplitude auftreten. Man nimmt an, daß diese hohen Potentiale durch eine „Hypersynchronisierung" der elektrischen Aktivität vieler Nervenzellen in einem umschriebenen Gebiet entstehen. Charakteristisch sind dabei außerdem *steile Abläufe* (über 150 Mikro-Volt je $^1/_{20}$ Sekunden) und scharfe Spitzen (*sharp waves, spikes*). Treten solche Krampfpotentiale an umschriebener Stelle auf, so spricht man von einem epileptogenen Fokus, der auf eine Herdläsion hindeutet (vgl. Epi'epsie S. 673).

Als generalisierte, unspezifische Abnormität finden sich hohe langsame Wellen über einer ganzen Hemisphäre, wobei der Grad der Verlangsamung im allgemeinen mit der Schwere der Funktionsstörung der Hemisphäre parallel geht. Bei einem δ-Wellenfokus ist ein Herdprozeß wahrscheinlich. Als Ursache finden sich häufig Kontusionsherde, Blutungen, lokale Thrombosen, umschriebene Entzündungen, Abscesse oder Tumoren. Eine lokale Depression der Hirnpotentiale oder seltener eine lokale Unterbrechung des regelmäßigen Rhythmus, immer im Vergleich zur Gegenseite, ist ein wichtiges Herdzeichen. Es zeigt den Ausfall der funktionstüchtigen Rinde in diesem Gebiet an (Zyste, Kontusionsherd, vasculäre Ernährungsstörung, Tumoren usw.). Bei Abdrängung der Hirnrinde von der Kalotte durch epi- oder subdurale Prozesse (Hämatome, Abscesse usw.) können außer der Depression noch langsame Wellen auftreten, die durch die geschädigte Rindenregion verursacht werden.

Zur **Tumorlokalisation** sind folgende Überlegungen wichtig: Der Tumor selbst zeigt im allgemeinen keine elektrische Aktivität. Eine Ausnahme bilden die diffusen, langsam und infiltrierend wachsenden Gliome, vor allem das Astrocytom, da hier noch funktionstüchtige Ganglienzellen vorhanden sind. Von Bedeutung für das Hirnstrombild ist das kollaterale oder diffuse Hirnödem, welches lokal oder im Bereiche der ganzen Hemisphäre bestehen kann und Folge einer Komprimierung der Capillaren und Venen durch den raumfordernden Prozeß ist. Das kollaterale Ödem führt zu EEG-Veränderungen, die entsprechend seiner Ausdehnung mehr oder weniger lokalisiert sind. Bei einer starken Ausprägung eines solchen Ödems kommt es durch die Volumenzunahme zu einer sog. Massenverschiebung des Gehirns unter die Falx, in den Tentoriumschlitz (Tentoriumschlitzeinklemmung) und in das Foramen occipitale magnum (Tonsilleneinklemmung). Diese Massenverschiebungen führen auch zu einem Stauungsödem der anderen Hemisphäre, so daß doppelseitige EEG-Veränderungen auftreten können. Für den Grad des Ödems ist neben der Tumorart vor allem seine Lokalisation ausschlaggebend. Wegen der zahlreichen Vv. ascendentes führt ein parasagittaler Tumor zu den geringsten Stauungserscheinungen und ist damit relativ leicht zu lokalisieren. Raumfordernde Prozesse um den vorderen Anteil der *Sylvi*schen Furche (Tumoren des hinteren Stirnlappens, der Präzentralregion und des vorderen Schläfenlappens) können zu einer Kompression der Vv. sphenoidales führen, die das Blut aus dieser Gegend über den Sinus sphenoparietalis in den Sinus cavernosus leiten. Da das Stauungsödem dann etwa das gleiche Gebiet betrifft, sind diese Tumoren elektroencephalographisch meist schwer oder gar nicht zu unterscheiden. Ein raumfordernder Prozeß im Occipitallappen kann sich wegen der Begrenzung dieses Hirnteils durch Falx, Tentorium und Schädelkalotte nur nach frontal ausdehnen, weshalb sehr bald nicht nur die örtlichen Venen, sondern auch die weiter entfernt liegenden Abflußgebiete der Hemisphäre gedrosselt werden. Im EEG finden sich deshalb sehr frühzeitig Allgemeinveränderungen der ganzen Hemisphäre. Raumfordernde Prozesse in der hinteren Schädelgrube führen zu einer Kompression des Sinus sigmoideus, welcher gleichzeitig das Blut aus dem hinteren Schläfenlappen und dem unteren Parietallappen aufnimmt, so daß es schon frühzeitig in diesen Gebieten zu einem kollateralen Stauungsödem kommt und sich deshalb sehr häufig bei Kleinhirntumoren EEG-Veränderungen über dem hinteren Schläfenlappen und unteren Parietallappen finden. Das Kleinhirn selbst ist der hirnelektrischen Ableitung nicht zugänglich.

Nach dem Gesagten ist es auch verständlich, daß die Art der EEG-Veränderungen im allgemeinen für einen Tumor nicht spezifisch sind, sondern durchaus auch durch andere organische Gehirnerkrankungen oder Veränderungen verursacht werden können.

Beim Lesen einer EEG-Kurve ist immer daran zu denken, daß jede Kurve mehr oder weniger viele Artefakte enthält, die teils leicht, teils jedoch auch schwer von Hirnpotentialen zu unterscheiden sind.

H. Elektrische Untersuchung

Die elektrische Untersuchung ist die wichtigste Methode zur Beurteilung einer Lähmung. Veränderungen der elektrischen Erregbarkeit finden sich außer bei Erkrankungen des Muskels und bei bestimmten Allgemeinerkrankungen im wesentlichen nur bei Unterbrechungen der peripheren motorischen Endstrecke, also des den Muskel innervierenden Nerven, des Plexus, der Vorderwurzel oder des Vorderhorns. Höher lokalisierte spinale oder cerebrale Störungen verursachen in den gelähmten Muskeln keine nennenswerten Veränderungen der elektrischen Erregbarkeit. Die Untersuchung erfolgt mit einem Pantostaten, der sowohl galvanischen (Gleichstrom), als auch faradischen (Wechselstrom) Strom liefert. Die großflächige, indifferente Elektrode wird an die Anode (+) angeschlossen und am besten auf der Brust befestigt. Mit der kleinflächigen differenten Elektrode werden als Kathode (—) die einzelnen Muskeln direkt an ihren Reizpunkten oder indirekt über den Nerven gereizt. Bei der galvanischen Reizung bildet der Stromanstieg oder -abfall den Reiz. Es kommt zu einer einzelnen Zuckung des Muskels. Die notwendigen Stromstärken sind für die einzelnen Muskeln verschieden und schwanken etwa zwischen 0,1 bis 5,0 m A. Bei schwachem Reizstrom kommt es lediglich zu einer Zuckung, wenn die Kathode geschlossen wird (KSZ), bei mittelstarken Strömen kommt es neben der Kathodenschließungszuckung auch zu einer Anodenschließungszuckung (ASZ) und einer Anodenöffnungszuckung (AÖZ) (hierzu wird die Reizelektrode umgepolt, so daß sie Anode wird). Nach dem *Pflüger*schen Zuckungsgesetz ist bei Reizung mit starken Strömen die KSZ am stärksten, bzw. es kommt zu einem Kathodenschließungstetanus. Nach der KSZ folgt die ASZ, dann AÖZ, dann KÖZ. Bei faradischer Reizung entsteht bei Stromschluß ein Teta-

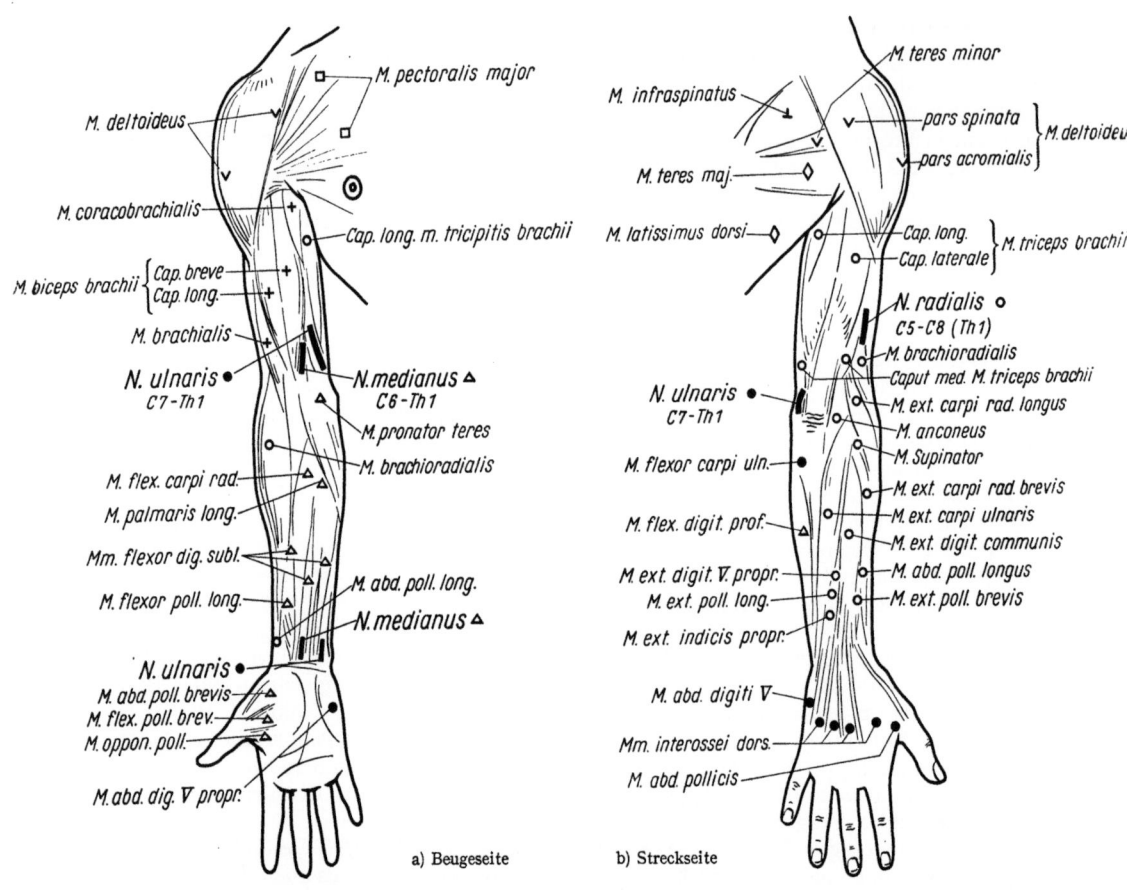

Abb. 116. Wichtigste Muskeln am Arm mit ihren direkten und indirekten elektrischen Reizpunkten (modifiziert nach *Lanz-Wachsmuth*). Für die vom gleichen Nerven innervierten Muskeln wurden zur Bezeichnung ihrer direkten Reizpunkte die gleichen Symbole benutzt: ◊ N. thoracodorsalis *(C6,7)*, □ Nn. thoracici ventrale *(C5,6,7,8, Th1)*, ⊥ N. suprascapularis *(C4,5,6)*, ∨ N. axillaris *(C4,5,6)*, + N. musculocutaneus *(C5,6)*, ○ N. radialis *(C5,6,7,8, Th1)*, ● N. ulnaris *(C7,8, Th1)*, △ N. medianus *(C6,7,8, Th1)*.

nus, der so lange anhält, wie der Strom fließt. Mit beiden Stromarten wird die Reizschwelle, das heißt die mindest notwendige Stromstärke bei direkter und indirekter Reizung bestimmt, die zur Reaktion des Muskels führt (Reizpunkte s. Abb. 116a, b und 117a, b). Dabei wird der kranke Muskel mit dem entsprechenden Muskel der anderen Seite verglichen.

Pathologische Befunde. Bei Totalunterbrechung des zuführenden Nerven kommt es zur totalen Entartungsreaktion (EaR), bei unvollständiger Durchtrennung oder Schädigung des Nerven zu einer partiellen EaR.

Totale EaR. Bei indirekter Reizung kommt es weder mit faradischem noch galvanischem Strom zu einer Reaktion des Muskels. Bei direkter Reizung ist die Erregbarkeit durch faradischen Strom ebenfalls erloschen. Bei direkter galvanischer Reizung kommt es zu einer trägen, wurmförmigen Zuckung (es muß darauf geachtet werden, daß die träge Zuckung nicht Folge einer Abkühlung des Muskels ist, da eine Abkühlung unter 30° zu einer Verlangsamung der Zuckung führt). Die notwendigen Stromstärken sind erhöht. Der optimale Reizpunkt rückt nach distal. Ein Kathoden- und Anodenschließungstetanus stellt sich schon bei geringeren Stromstärken als in der Norm ein. Die Zuckungsformel kann sich umkehren, indem es bei Reizung mit steigenden Strömen erst zur ASZ und dann zur KSZ kommt.

Partielle EaR. Ein festes Schema gibt es dafür nicht. Es kommen vielerlei Mischungen des physiologischen Verhaltens mit den Kennzeichen der totalen EaR vor. Im allgemeinen spricht man von partieller EaR, wenn galvanische und faradische Erregbarkeit vom Nerven und vom Muskel aus herabgesetzt sind und dazu eine mehr oder minder ausgesprochene Zuckungsträgheit auftritt. Nicht selten ist dabei die Zuckung vom Nerven aus blitzartig, vom Muskel aus aber träg.

Diagnostische Bedeutung der EaR.

Jede EaR zeigt eine organische Läsion im Bereich des peripheren motorischen Neurons an. Eine komplette EaR zeigt stets eine schwere Schädigung an, eine partielle EaR bedeutet eine mittelstarke Schädigung, während leichte Schädigungen keine EaR oder überhaupt keine elektrische Veränderungen, mitunter jedoch eine quantitative, d. h. eine Herabsetzung bewirken. Die Form der EaR ist prognostisch bedeutungsvoll, wobei zwischen chronisch-progredienten und akuten Schädigungen unterschieden werden muß. Liegt eine chronisch-progrediente Erkrankung vor, so kommt es anfänglich zu einer Herabsetzung der Erregbarkeit, dann Auftreten einer partiellen EaR und schließlich zur kompletten EaR. Bei akuten Schädigungen ist zunächst, abgesehen von einer evtl. Aufhebung der Leitfähigkeit des Nerven durch die Verletzungsstelle, keine elektrische Veränderung festzustellen. Nach 2–3 Tagen sinkt die indirekte und direkte galvanische und faradische Erregbarkeit. Im Verlaufe der 2. Woche nach der Schädigung kommt es unter evtl. Steigerung der direkten galvanischen Erregbarkeit zum Auftreten einer trägen Zuckung und evtl. Umkehr der Zuckungsformel, sowie zu einem Erlöschen der direkten faradischen und indirekten galvanischen und faradischen Erregbarkeit. Tritt keine Wiederherstellung ein, so sinkt nach 3–4 Monaten die galvanische direkte Erregbarkeit ab bis zum völligen Erlöschen, das meist mit dem Zugrundegehen der kontraktilen Substanz nach 2–3 Jahren eintritt. Kommt es zu einer Wiederherstellung der motorischen Funktion, so wird diese im voraus angezeigt oder begleitet durch die Umwandlung der kompletten EaR in eine partielle und schließlich durch das Verschwinden des wichtigsten Kennzeichens der EaR, nämlich der trägen Zuckung bei direkter galvanischer Reizung.

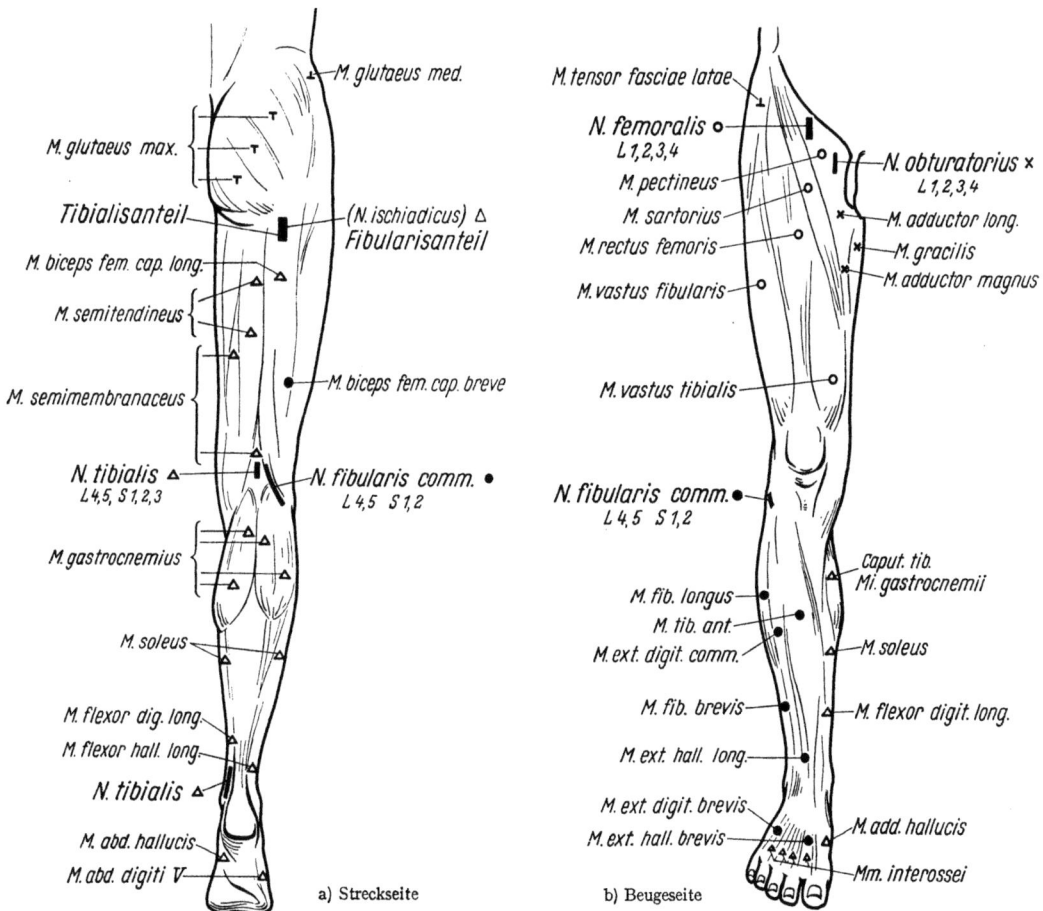

Abb. 117. Wichtigste Muskeln am Bein mit ihren direkten und indirekten elektrischen Reizpunkten (modifiziert nach *Lanz-Wachsmuth*). Für die vom gleichen Nerven innervierten Muskeln wurden zur Bezeichnung ihrer direkten Reizpunkte die gleichen Symbole benutzt: ⊥ N. glutaeus cranialis *(L4,5, S1)*, T N. glutaeus caudalis *(L5, S1,2)*, × N. obturatorius *(L1,2,3,4)*, ○ N. femoralis *(L1,2,3,4)*, ● N. fibularis *(L4,5, S1,2)*, △ N. tibialis *(L4,5, S1,2,3)*

Andere elektrische Reaktionsformen. Bei Tetanie kommt es zu einer Steigerung der elektrischen Erregbarkeit und zu einer KÖZ bei abnorm niedrigen Reizstärken (unter 5 mA). Bei progressiver Muskeldystrophie findet sich eine einfache Herabsetzung der Erregbarkeit. Bei stärkerer Inaktivitätsatrophie kann es ebenfalls zu einer Herabsetzung der Erregbarkeit kommen, jedoch nie zu einer EaR. Bei der Myotonie besteht eine abnorme Nachdauer der Muskelkontraktion nach faradischer Reizung (10–30 Sekunden). Nach wiederholter Reizapplikation nimmt diese pathologische Kontraktionsnachdauer ab. Bei galvanischer Prüfung besteht oft eine langsame Muskelkontraktion. Bei der Myasthenie findet sich bei der faradischen Reizung ein allmähliches Nachlassen des Muskeltetanus.

Neben diesen klassischen Untersuchungsmethoden kann mit besonderen Apparaten auch die **Chronaxie** bestimmt werden, die eine sehr empfindliche Methode ist und daher auch eine Reihe Fehlerquellen in sich birgt (s. u.). Nützlich ist sie für genauere Verlaufsuntersuchungen, da sich bei frischen Läsionen chronaximetrisch schon Veränderungen (Verlängerung der Chronaxie) zeigen, bevor eine typische EaR eintritt und bei Regeneration schon eine Verkürzung der Chronaxie eintritt, bevor die träge Zuckung und die faradische Unerregbarkeit verschwinden.

Definition. Für die elektrische Reizung eines Objektes ist sowohl die Intensität des Reizstromes, wie die Zeit des Stromflusses für die Erregung entscheidend. Geringere Ströme brauchen längere Zeit und umgekehrt. Die Reizschwelle oder *Rheobase* ist die minimale Stromstärke, die ein beliebig lang fließender Strom braucht, um eben noch eine Erregung auszulösen (*Lapique*). Die Zeit, die ein Strom für die Erregung eines Nerven oder Muskels braucht, ist die *Nutzzeit* (*Gildemeister*). Chronaxie oder Kennzeit ist die Nutzzeit eines Stromes von doppelter Schwellenintensität (doppelte Rheobase).

Chronaxiebestimmung. Es wird zunächst die Rheobase in gewöhnlicher Weise mit einem konstanten galvanischen Strom bestimmt. Danach wird mit galvanischen Stromstößen von doppelter Rheobase gereizt und die Zeit des Stromstoßes gemessen, die zu einer Muskelzuckung führt.

Die Chronaxie ist bei verschiedenen Muskelgruppen verschieden und schwankt etwa in den Größenordnungen zwischen 0,1 msec bis 0,5 msec. Bei höhergradiger EaR erreicht die Chronaxie Werte um 40–70 msec.

Die Werte der Rheobase und Chronaxie sind sehr abhängig von den elektrischen Eigenschaften der Haut, was den diagnostischen Wert etwas einschränkt!

I. Liquordiagnostik

I. Liquorentnahme

Die *Liquorentnahme* erfolgt mit einer Mandrinkanüle entweder aus dem Lumbalsack (Lumbalpunktion), aus der Cisterna cerebello-medullaris (Suboccipitalpunktion) oder aus dem Ventrikel (Ventrikelpunktion). Alle Punktionen müssen unter strengster Asepsis vorgenommen werden.

a) Lumbalpunktion (vgl. Abb. 34). Der Patient kann sitzen oder auf der Seite liegen. Die Lendenwirbelsäule soll weitgehend kyphosiert werden. Dabei empfiehlt sich, beim liegenden Patienten die Knie bis an die Brust heraufzunehmen. Nach Jodierung der Haut wird die Mandrinkanüle zwischen 3. und 4. oder 2. und 3. Lendenwirbeldornfortsatz genau in der Medianlinie eingestochen. Beim Vorschieben der Nadel fühlt man die Perforation des Ligamentum interspinale und der Dura. Stößt man auf Knochen, so hat die Nadelspitze den Dornfortsatz oder Wirbelbogen berührt und man muß sie zurückziehen und mehr in kaudaler oder kranialer Richtung einführen.

b) Suboccipitalpunktion. Am besten sitzt der Patient, wobei der Kopf im Atlantooccipitalgelenk maximal nach vorn gebeugt wird und die übrige Halswirbelsäule in Normalstellung bleibt. In dieser Stellung muß der Kopf von einer Hilfsperson, die vor dem Kranken steht, zuverlässig gehalten werden. Nunmehr wird die Protuberantia occipitalis externa und der Dornfortsatz des Epistropheus abgetastet. Nach Jodierung der Haut wird die Nadel 1 cm kranial des Epistropheusdorns genau in der Mittellinie in medianer Richtung schräg nach oben zum Foramen occipitale magnum eingestochen. Stößt die Nadelspitze auf Knochen, so wird sie zurückgezogen und das hintere Ende der Kanüle etwas gehoben und erneut vorgeschoben. Die Perforation der Membrana atlanto-occipitalis ist meist gut zu fühlen. Danach wird die Nadel noch etwa 2–3 mm vorgeschoben, bis auch die Dura perforiert ist. Da der Druck in der Zisterne gering oder negativ ist, fließt Liquor oft nicht spontan ab und muß mit einer Spitze aspiriert werden.

Die Suboccipitalpunktion ist nicht ungefährlich, da die Möglichkeit der Verletzung der Medulla oblongata, des Kleinhirns oder einer abnormal verlaufenden Arterie besteht.

c) Ventrikelpunktion (s. Ventrikulographie S. 596).

II. Queckenstedtscher Versuch

Beim liegenden Patienten wird nach Lumbalpunktion der Liquordruck mit einem Steigrohr gemessen. Bei beiderseitiger Jugulariskompression am Hals kommt es zu einem sofortigen und schnellen Anstieg des Liquordrucks, um meist mehr als 100 mm Wassersäule. (*Mechanismus*: Druck auf die Jugularisvenen – intracranielle venöse Hyperämie – vermehrter Hirndruck – gesteigerter Intrathekaldruck!). Bei einseitiger *Jugularisthrombose* Druckanstieg bei Kompression der gesunden Seite, fehlender Druckanstieg bei Kompression der kranken Seite. Fehlender oder verzögerter Druckanstieg bei doppelseitiger Kompression spricht für ein Hindernis zwischen intracraniellen und spinalen Liquorräumen (*Tumor im Wirbelkanal*!). Bei gleichzeitiger suboccipitaler Druckmessung kommt es beim Rückenmarkstumor zu einem suboccipitalen Druckanstieg, bei fehlendem oder verzögertem lumbalen Druckanstieg. Pressen, Husten (beim Kind Weinen und Strampeln) führen zu einem Druckanstieg auch bei verlegter Liquorpassage!

III. Liquorwerte

a) Liquordruck beträgt lumbal gemessen in horizontaler Lage 120–180 mm Wassersäule. Pathologische *Druckerhöhung* (über 200 mm Wasser) bei Hirndrucksteigerung, Hirntumor, traumatischen Hirnschädigungen, Hydrocephalus, Meningitis, akute Arachnoidalblutung; *Druckerniedrigung* bei Aliquorrhoe, Rückenmarkstumor.

b) Liquorfarbe. Normal wasserklar. *Pathologisch*: Blaßrot bis rot bei *Blutbeimengung* (frische Blutbeimengung spricht für eine Gefäßverletzung bei der Punktion. Das Blut sedimentiert sich beim Zentrifugieren und die darüber stehende Flüssigkeit ist wasserklar. Ältere Blutbeimengung spricht für Arachnoidalblutung bei Tumoren, rupturierten Aneurysmen usw. Der zentrifugierte Liquor ist gelblich oder rötlich verfärbt!). *Gelbfärbung* (Xanthochromie) bei länger bestehendem Ikterus, bei Rückenmarkstumoren (Kompressionsliquor!), nach Arachnoidalblutungen (evtl. auch nach kürzlich erfolgter Lumbalpunktion!), geringgradig bei Meningitis, auch bei intracerebralen Blutungen, cerebralen Thrombosen, Hirntumoren und Polyneuritis.

c) Zellzahl. Zählung erfolgt in Zählkammern nach *Fuchs-Rosenthal* und wird in Dritteln je Kubikzentimeter angegeben. Normaler Zellgehalt bis 10/3. Zellgehalt über 300/3 führt zu *beginnender Trübung* des Liquors. *Zellvermehrung* bei allen entzündlichen Erscheinungen der Meningen, wobei polynucleäre Elemente (Leukocyten) bei akuten, Lymphocyten bei mehr chronischen Entzündungen vorherrschen. *Leukocytose* bei Meningo-Pneumo-, Staphylo- und Streptokokkenmeningitis. *Lymphocytose* bei Tbc-Meningitis, Lues cerebri, Paralyse, Tabes, auch bei Encephalitis, Myelitis, multipler Sklerose und Hirntumoren. Bei letzteren, besonders bei Medulloblastomen können gelegentlich auch *Tumorzellen* nachgewiesen werden.

d) Eiweißgehalt. *Gesamteiweiß* beträgt (je nach Bestimmungsmethode!) 15–30 mg-%. Es ist im Ventrikel und suboccipitalen Liquor geringer als im lumbalen Liquor. *Eiweißvermehrung* bei allen organischen Erkrankungen des Zentralnervensystems. Starke Eiweißvermehrung mit fehlender oder geringer Zellvermehrung bei Rückenmarkskompression (Kompressionssyndrom nach *Nonne-Froin*, möglicherweise durch Transudation aus den gestauten Venen). Außerdem bei Polyneuritis (*Guillain-Barré*, s. Neuritis, Allg. Teil), bei cerebralen Hämorrhagien und Thrombosen, Hirnabscessen und Tumoren, Kokkenmeningitis, häufig bei tuberkulöser Meningitis (nach mehrstündigem Stehen bildet sich ein netzartiges Fibringerinnsel = „Spinnenwebhaut"!), typhöser Meningitis, Poliomyelitis, meningeale Blutungen, Lues cerebrospinalis, Tabes, Paralyse, Encephalitis, traumatischen Hirnschäden, gelegentlich bei multipler Sklerose. *Globulinreaktionen* nach *Nonne* und *Pandy* meist bei allen Prozessen mit starker Zell- und Eiweißvermehrung. *Albumin-Globulin-Verhältnis* normalerweise 8:1 (zwischen 12:1 und 0,9:1). Auf dem verschiedenen Verhalten der Eiweißarten beruhen die *Colloidreaktionen* (Normomastixreaktion).

K. Übersicht über die wichtigsten Muskeln des Rumpfes und der Extremitäten, deren nervöse Versorgung, ihre wichtigsten normalen Funktionen und Ausfallserscheinungen (nach Laubenthal)

Muskel	Peripherer Nerv bzw. Plexus	Segment	Funktion	Lähmung
M. trapezius	N. accessorius (spinalis), akzessorisch Nn. supraclaviculares (letztere aus oberem Cervicalplexus)	Spinobulbärer Akzessoriuskern; C_1—C_4	*Adduktion des Schultergürtels*, am stärksten durch mittleren (nur adduzierenden Teil); *Hebung* des akromialen Endes des Schlüsselbeins und mit ihm *der Skapula* bei Innervation der oberen Portion, Senkung bei Kontraktion der unteren Portion. *Anpressen der Skapula an den Thorax* durch mittleren und unteren Teil.	*Margo vertebralis steht entfernt der Dornfortsatzlinie;* akromiales Ende der Klavikel und Skapula *stehen tiefer, Skapula im Margo vertebralis und Angulus inf. vom Thorax leicht entfernt.* — Willkürliche Adduktion der Schulter eingeschränkt, *Hebung der Schulter* stark gestört, *rein seitliche Hebung des Armes bis zur Horizontalen* gelingt nicht (infolge mangelhafter Einstellung der Gelenkfläche beim Fehlen der Adduktion). Störungen auch des maximalen Erhebens des Armes und der Außenrotation.
M. rhomboides (oft bei Muskeldystrophie zuerst erkrankt)	N. dorsalis scapulae (Plexus brachialis, obere Portion)	C_4—C_5	Schwache Adduktion und Hebung des Schultergürtels, *Drehung der Skapula* als Antagonist zum *Serratus lat. Anpressen der Skapula an den Thorax* zusammen mit Serratus lat. und Trapezius.	*Flügelförmiges Abstehen des Margo vertebralis vom Thorax* (insbesondere Angulus caud.), das bei Erheben der Schulter und des Armes verschwindet. Schiefstellung des Margo vertebralis von oben innen nach unten außen bei Erhebung der Schulter, Armbewegung nach hinten, Außenrotation des Armes und Adduktion des Armes.
M. levator scapulae	N. dorsalis scapulae (Plexus brachialis, obere Portion), dazu direkte Äste des 3. und 4. Cervicalnerven	C_3—C_5	*Hebung des Schultergürtels, der nach vorn geführt wird.* Mitwirkung bei Drehung der Skapula (wie Rhomboides), Seitwärtsneigung der HWS (bei abwärts fixierter Schulter und stillgestelltem Akromioklavikulargelenk).	Isolierte Lähmung nicht bekannt. Haltungsanomalien der WS sind bei seiner Lähmung und intakten anderen Muskeln der HWS nicht vorhanden.

Muskel	Nerv	Segmente	Funktion	Ausfall
M. serratus lateralis	N. thoracicus longus (Plexus brachialis, obere Portion)	C_5—C_7 (+ C_8)	*Drehung des Schulterblatts* (nach vorn). Hebung des Schultergürtels (durch cranialen Teil) und Pronation desselben. Bei fixiertem Schultergürtel inspiratorischer Hilfsmuskel.	Infolge der Wirkung der Mm. trapecius und rhomboides steht das akromiale Ende der Klavikel mehr nach hinten. Margo vertebralis der Dornfortsatzlinie genähert. Dabei *Flügelstellung der Skapula, Beeinträchtigung der Schulterbewegung nach vorn*. Bei Erhebung des Armes nach vorn fehlt das Vorrücken des akromialen Endes der Klavikel und damit die richtige Einstellung der Gelenkfläche. Es fehlt auch die *normale Drehung der Skapula*. Einschränkung der Maximalerhebung des Armes. *Bei seitlichem Erheben des Armes fehlende Drehung der Skapula.*
M. pectoralis minor	Nn. thoracici ventrales	C_6—C_8	*Senkung und Bewegung der Schulter nach vorn.* Unterstützende Wirkung des Serratus lat. bei Drehung der Skapula. Inspiratorischer Hilfsmuskel bei fixierter Schulter.	Isoliert kein wesentlicher Ausfall.
M. pectoralis major	Nn. thoracici ventrales, gelegentlich auch N. axillaris f. Clavicularportion (Plexus brachialis)	C_5—Th_1	*Innenrotation des Armes. Adduktion des Armes* (nach abwärts und vorn); Hebung des akromialen Endes der Klavikel (und damit der Skapula) durch obere Portion, Senkung der Klavikel durch untere Portion, die die Klavikel auch nach vorn führt und auch den Oberarmkopf senkt. Inspiratorischer Hilfsmuskel bei fixierter Schulter.	Schulterstumpf steht höher, aktive Senkung der Schulter in der Kraft gemindert (nur Ausfall der unteren Portion bemerkbar). *Mangelnde Adduktion des Armes*, die aber noch durch Latissimus dorsi und Teres major möglich ist. Innenrotation des Oberarmes bei intaktem M. subscapularis nicht wesentlich beeinträchtigt.
M. latissimus dorsi	N. thoracodorsalis	C_6—C_8	*Adduktion des Armes unter Rückwärtsführung und Innenrotation.* Geringe Adduktion und Hochziehen der Schulter durch obere Portion, Senkung durch untere Portion. Zieht Humeruskopf nach abwärts und senkt erhobenen Arm kräftig.	Bei *isolierter* Lähmung keine gröbere Veränderung der Ruhelage, Adduktion des Armes kaum eingeschränkt. — Bei *Armstreckstütze am Barren durch fehlende Haltewirkung des Muskels Ausweichen der Schulter nach oben*. — Bei isolierter Lähmung keine stärkere Haltungsanomalie der WS.

K. Übersicht über die wichtigsten Muskeln des Rumpfes und der Extremitäten, deren nervöse Versorgung, ihre wichtigsten normalen Funktionen und Ausfallserscheinungen (nach Laubenthal) (Forts.)

Muskel	Peripherer Nerv bzw. Plexus	Segment	Funktion	Lähmung
M. subclavius	N. subclavius (Plexus brachialis)	C_5—C_6	Preßt Klavikelkopf gegen Brustbein.	Isoliert nicht beobachtet, keine greifbare Funktionsstörung zu erwarten.
M. sternocleidomastoideus	N. accessorius (spinalis), Äste aus Cervicalplexus	Spinaler Akzessoriuskern; C_1—C_3	Neigung des Kopfes zur gleichen Seite mit Drehung des Gesichts zur anderen Seite. Inspiratorischer Hilfsmuskel. Doppelseitig: Rückwärtsbeugung des Kopfes.	Entsprechender Ausfall der Kopfdrehung: Kopf zur gesunden Seite geneigt, Kinn zur kranken Seite gedreht. Kein wesentlicher Ausfall am Schultergürtel. Bei doppelseitigem Ausfall: Kopfsenkung nach vorn.
M. deltoideus	N. axillaris (Plexus brachialis oberer Teil). Akzessorisch in der vorderen Portion Nn. thoracici ventrales	C_5—C_6	Hebung des Armes zur Horizontalen, Drehung der Skapula verschieden nach innervierter Muskelportion. – Adduktion des Oberarms durch vordere Portion, Seitwärtsführung durch mittlere, Rückwärtsführung durch hintere Muskelportion.	Behinderung der Armhebung, die aber noch möglich wird durch Drehung der Skapula infolge Serratus- und Trapeziuswirkung unter Fixierung des Humeruskopfes im Gelenk durch Mm. supra spinam, pectoralis major und coracobrachialis (unter ergiebigerer Drehung des Schulterblattes von Anfang an als gewöhnlich) – und mit unterstützender Wirkung durch die Mm. supra spinam und pectoralis mittels Abduktion des auswärts rotierten Armes.
M. supra spinam	N. suprascapularis (Plexus brachialis, oberer Strang)	C_4—C_5	Bewegung des Humerus nach vorn außen, Mitwirkung bei Drehung der Skapula um die Sagittalachse. Zieht Humeruskopf nach oben.	Isoliert ohne Einfluß auf die Ruhelage der Schulter und ohne wesentliche Funktionsstörung hinsichtlich der Oberarmbewegung; bei gleichzeitiger Deltoideusschädigung Diastase des Schultergelenkes.
M. infra spinam M. teres minor	N. suprascapularis N. axillaris	C_4—C_6 C_4—C_6	{Drehung des Humerus nach außen, daneben Drehung der Skapula um die vertikale Achse. Adduktion des Humerus.	Keine Veränderung der Ruhelage der Schulter. Bei Lähmung beider Muskeln Ausfall der Außenrotation, die bei Lähmung eines der Muskeln erschwert ist! Bedeutung der Außenrotation für Bewegungen der Hand zum Munde und zum Nacken, bei denen Drehung des Armes nach außen notwendig ist! Bedeutung der Außenrotation für Schreiben und Nähen!

M. teres major	Nn. subscapulares N. thoracodorsalis (Plexus brachialis, oberer Strang)	C_6—C_7	*Einwärtsrollen des Armes, Adduktion des Armes*, unter geringer Rückwärtsführung. Drehung der Skapula um die Sagittalachse.	Keine Veränderung der Ruhelage der Schulter bei *isoliertem* Ausfall. Willkürliche Adduktion des Oberarmes noch genügend kräftig, falls Mm. pectoralis major und latissimus dorsi erhalten. Dagegen *Störung des Tragens einer Last am hängenden Arm infolge auftretender Gelenkschmerzen*, da die den Humeruskopf fixiert haltenden Kräfte dabei nicht mehr ausreichen und auch die Gelenkkapsel und das Lig. coracohumerale durch Ausfall des Teres major nicht mehr genügend gespannt werden können.
M. subscapularis	Nn. subscapulares. Akzessorische Innervation der untersten Portion durch N. axillaris	C_6—C_8	*Wichtigster Muskel für die Innenrotation des Oberarmes*, geringe Drehung der Skapula um die vertikale und sagittale Achse. Adduktion des abduzierten Humerus durch untere Portion.	Skapula in normale·Stellung. Oberarm steht in Außenrotation. Starke *Erschwerung der Führung der Hand zum Rücken*, z. B. zum Knöpfen des Hosenträgers.
M. coracobrachialis	N. musculocutaneus, selten N. medianus	C_5—C_6	Am wichtigsten *Fixierung des Humeruskopfes im Gelenk*, den er – adduzierend – nach aufwärts zieht. Außerdem geringe Drehung der Skapula und geringe Beugung des Humerus.	Isoliert sehr selten betroffen. Subluxation des Humeruskopfes beim Versuch, den abduzierten Arm gegen Widerstand dem Rumpf zu nähern. Diese kommt auch bei Intaktheit des ebenfalls den Humeruskopf fixierenden, langen Trizepskopfes vor.
M. biceps brachii	N. musculocutaneus (selten N. medianus) (Plexus brachialis)	C_5—C_6	Am wichtigsten *Beugung des Unterarmes unter Supination desselben* („*Flexor supinatorius*"). Bei Beugung des Unterarmes erfolgt gleichzeitig eine Streckung (Rückwärtsbewegung) des Oberarmes, außerdem geringe Abduktion des Oberarmes (durch langen Kopf) und geringe Adduktion (durch kurzen Kopf).	Am Schultergürtel und Schultergelenk keine wesentlichen Funktionsausfälle. *Minderung der Beugekraft des Vorderarmes*, besonders in Supinationsstellung.

K. Übersicht über die wichtigsten Muskeln des Rumpfes und der Extremitäten, deren nervöse Versorgung, ihre wichtigsten normalen Funktionen und Ausfallserscheinungen (nach Laubenthal) (Forts.)

Muskel	Peripherer Nerv bzw. Plexus	Segment	Funktion	Lähmung
M. triceps brachii	N. radialis (Plexus brachialis)	C_7—Th_1	(Langer Kopf: Am Schultergürtel ohne erkennbare Funktion. Am Skapula-Humeralgelenk *Führung des Oberarmes nach hinten, Fixierung des Humeruskopfes*, geringe adduzierende Wirkung). Streckung des Vorderarmes.	(Langer Kopf: Bei gleichzeitiger *Coracobrachialislähmung Subluxation des Humeruskopfes*. Führung des Armes nach hinten durch Deltoides noch möglich.) *Ausfall der Streckung des Vorderarmes gegen Widerstand und bei vertikal erhobenem Arm.* Am hängenden Arm erfolgt Streckung durch Schwerkraft. Lüften des Hutes nicht mehr möglich. Funktionsausfall verschieden, je nachdem, ob einzelne Köpfe isoliert betroffen.
M. brachialis	N. musculocutaneus (akzessorisch N. medianus und radialis)	C_5—C_6	Beugung des Vorderarmes (ohne Pronation oder Supination).	*Nicht hochgradige Herabsetzung der Beugekraft* des Vorderarmes, falls übrige Beuger intakt.
M. brachioradialis	N. radialis	C_5—C_6	Beugt Vorderarm unter Pronation, proniert die supinierte Hand bis zur Mittelstellung („*Flexor pronatorius*").	*Reduktion der Beugekraft für den Vorderarm.* Die Bewegung ist aber durch die Mm. biceps und brachialis und auch in Pronationsstellung bei intaktem Pronator teres noch möglich.
M. extensor carpi radialis longus	N. radialis	C_6—C_7	Streckung der Hand unter Neigung derselben zur radialen Seite. Geringe, inkonstante Beugewirkung auf den Vorderarm.	Kein merkbarer Ausfall der Beugekraft des Vorderarmes. *Handstreckung* geschwächt, aber ohne ulnares Abweichen noch möglich durch Extensor carpi radialis brevis, bei *stärkerem Widerstand allerdings ulnares Abweichen* durch Extensor carpi ulnaris. Reine Radialabduktion der Hand noch möglich durch Extensor carpi radialis brevis, Extensor pollicis, Abductor pollicis longus und Flexor carpi radialis.

Muskel	Nerv	Segment	Funktion	Ausfall
M. pronator teres	N. medianus (manchmal auch akzessorisch N. musculocutaneus od. N. ulnaris)	C_6—C_7	Geringe, inkonstante Beugung des Vorderarmes, *kräftige Pronation der Hand*, am stärksten bei rechtwinkliger Beugestellung des Vorderarmes.	*Behinderung der Pronation der Hand.*
M. pronator quatratus	N. medianus (gelegentlich N. musculocutaneus oder N. ulnaris)	C_8—Th_1	*Pronation der Hand.*	*Behinderung der Pronation der Hand.*
M. supinator	N. radialis	C_5—C_6	Reine Supinationswirkung an der Hand.	In Ruhestellung zeigt die Hand des herabhängenden Armes nicht die gewohnte Mittelstellung, sondern weist mit der Handfläche nach hinten. Supination bei gebeugtem Vorderarm ist durch M. biceps noch möglich, aber behindert (z. B. beim Essen).
M. flexor carpi radialis	N. medianus (gelegentlich auch N. musculocutaneus)	(C_6) C_7—C_8	*Beugung der Hand unter Pronation und radialer Abduktion.*	Bei Beugung der Hand gegen Widerstand *ulnares Abweichen* derselben. *Schwächung der Handbeugung.* Ob wesentliche Schwächung der Pronation, ungewiß.
M. flexor carpi ulnaris	N. ulnaris (manchmal auch N. medianus)	C_8—Th_1	*Starker Beuger der Hand*, gleichzeitig erfolgt dabei Neigung der Hand zur Ulnarseite.	*Erhebliche Einschränkung der* Stärke und des Grades *der Handbeugung.* Hand weicht bei Widerstand *radialwärts* ab. Ulnarwärts gerichtete Neigung der Hand in Beugestellung fast unmöglich (Störung der Bewegungen des Violinspiels).
M. palmaris longus (fehlt oft)	N. medianus (manchmal auch N. musculocutaneus)	C_8—Th_1	Beugung der Hand.	Alleiniges Fehlen macht keinen wesentlichen Funktionsausfall.

K. Übersicht über die wichtigsten Muskeln des Rumpfes und der Extremitäten, deren nervöse Versorgung, ihre wichtigsten normalen Funktionen und Ausfallerscheinungen (nach Laubenthal) (Forts.)

Muskel	Peripherer Nerv bzw. Plexus	Segment	Funktion	Lähmung
M. abduct. pollicis longus	N. radialis	C_7—C_8	Abduktion des Daumens unter Neigung des ersten Metakarpale nach der Radialseite. Leichte Flexionswirkung auf die Hand und Neigung der Hand radialwärts (individuell verschieden).	Mangelnde Abduktion des Daumens. Störung des Greifens, da Bildung der Finger-Daumen-Greifzange beeinträchtigt. Kein merkbarer Ausfall der Beugung der Hand.
M. flexor digit. superficialis	N. medianus (gelegentlich N. ulnaris und N. musculocutaneus)	C_7—Th_1	Mitwirkung bei der Beugung der Hand. Beugung der Mittelphalangen gegen Grundphalangen und dieser gegen Mittelhandknochen.	Erhebliche Schwächung der Kraft der Handbeuger. Verlust der isolierten Beugung der Mittelphalangen. (Bei erhaltenem Flexor profundus Beugung der Mittelphalangen zusammen mit Beugung der Endphalangen noch möglich.) Allmählich sich entwickelnde Überstreckung der Mittelphalangen.
M. flexor digit. profundus	N. medianus (für die Zeigefingerportion); N. ulnaris	C_8—Th_1	Mitwirkung bei der Handbeugung. Beugung der Endphalangen, indirekt auch der Mittelphalangen und der Grundphalangen. Dabei Adduktion der vorher gespreizten Finger, am kräftigsten bei gestreckter Hand und Grundphalangen.	Leichtere Beeinträchtigung der Kraft der Handbeugung. Endphalange kann nicht mehr gebeugt werden (Beugung der Mittelphalangen und Grundphalangen durch Flexor digit. superfic. und Interossei möglich).
M. flexor pollicis longus	N. medianus	C_8—Th_1	Beugung der Endphalange des Daumens gegen Grundphalange, der Grundphalange gegen das erste Metakarpale. Flexion des ersten Metakarpale und Neigung zur Ulnarseite.	Ausbleiben der Beugung der Daumenendphalange. Beugung der Grundphalange erfolgt noch durch kurze Daumenmuskel unter gleichzeitiger Streckung der Endphalange. Störung des Greifaktes. Daumenendglied oft überstreckt.
M. extensor carpi radialis brevis	N. radialis	C_7	Streckung der Hand ohne wesentliche Neigung derselben zur radialen Seite.	Bei isolierter Störung kein wesentlicher Funktionsausfall.
M. extensor carpi ulnaris	N. radialis	C_7—C_8	Streckung der Hand mit Neigung zur ulnaren Seite.	Verminderte Kraft bei Handstreckung gegen Widerstand und Neigung der Hand zur radialen Seite.

M. extensor digit. com. (Entsprechendes gilt im wesentlichen auch für die Mm. extensor indicis proprius und extensor digit. V.)	N. radialis	(C$_6$) C$_7$–C$_8$	*Streckung der Grundphalangen der Finger*, im weiteren Verlauf auch der *Mittel- und Endphalangen*, die bei weiterer Extension der Hand durch Übergewicht der Flexoren jedoch in Beugung geraten; *Mitwirkung bei Streckbewegungen der Hand* (individuell verschieden stark), dabei leichte Neigung der Hand zur ulnaren Seite. Auf der Höhe der Kontraktion *Spreizung der Finger vom Mittelfinger weg*.	*Beugestellung der Finger: willkürliche Streckung der Finger, insbesondere an den Grundphalangen schwer beeinträchtigt* (für Mittel- und Endphalangenstreckung stehen Interossei und Lumbrikales noch zur Verfügung. Bei deren Innervation erfolgt jedoch Beugung der Grundphalangen). Kratzbewegungen sehr beeinträchtigt, da dazu Streckung der Grundphalangen erforderlich. Erschwerung des Spreizens der Finger infolge mangelnder Streckung der Grundphalangen.
M. extensor pollicis longus	N. radialis	C$_7$–C$_8$	*Streckung des Metakarpale I, Neigung desselben zur ulnaren Seite (Adduktion). Streckung (der Grundphalange und) der Endphalange des Daumens unter Adduktion der Grundphalange.* Daumen rückt in die Ebene der anderen Metakarpalia (Reposition).	In Ruhe Volarflexion des 1. Metakarpale. *Beugestellung der Endphalange.* Adduktion noch möglich durch Adductor pollicis und Flexor pollicis longus, aber nicht mehr in Extensionsstellung des Daumens. Bei Streckstellung der Grundphalange kann das Daumenendglied nicht mehr extendiert werden.
M. extensor pollicis brevis	N. radialis	C$_8$–Th$_1$	*Streckung des Daumens* (Metakarpale I), *Extension der Grundphalangen.* Keine wesentliche Streckwirkung an der Hand, aber Radialwärtsneigung der Hand.	Daumen in Ruhe der Handmitte etwas genähert. Streckung noch möglich durch Extensor poll. longus, der aber zur Mittelhand anpreßt. *Reine Streckung des 1. Metakarpale nicht mehr möglich. Starke Erschwerung des Gebrauchs der Schere. Streckung der Grundphalange bei gleichzeitiger Beugung der Endphalange nicht mehr möglich.* Synergistische Störung der isolierten Beugung des Endgliedes (durch den Flexor poll. longus) durch Ausfall der gleichzeitigen Streckung der Grundgelenks. – Erschwerung des *Schreibens, Knöpfens* durch Beeinträchtigung des Daumen-Fingergliedschlusses.

K. Übersicht über die wichtigsten Muskeln des Rumpfes und der Extremitäten, deren nervöse Versorgung, ihre wichtigsten normalen Funktionen und Ausfallserscheinungen (nach Laubenthal) (Forts.)

Muskel	Peripherer Nerv bzw. Plexus	Segment	Funktion	Lähmung
M. abduct. pollicis brevis	N. medianus	Nur Th$_1$	*Abduktion des Daumens* unter geringer Streckwirkung auf Endphalange. Radialwärtsneigung der Grundphalange und Pronation derselben.	Bei isolierter Lähmung relativ geringer Funktionsausfall.
M. opponens pollicis	N. medianus	C$_8$—Th$_1$	Beugung des 1. Metakarpale, *Opposition des Daumens*.	Störung der Daumenopposition, deren Durchführung aber mit Hilfe der Mm. abd. poll. brevis und flexor poll. brevis noch möglich wird.
M. flexor pollicis brevis	N. medianus (N. ulnaris) f. tiefen Kopf	C$_8$—Th$_1$	Beugung des 1. Metakarpale, *Beugung der Grundphalange des Daumens* mit gleichzeitiger Streckung der Endphalange.	Mangelnde Flexion des Daumens.
M. adductor pollicis	N. ulnaris	C$_8$—Th$_1$	*Adduktion des Daumens*, Beugung der Grundphalange, Streckung der Endphalange.	Adduktion des Metakarpale I gegen II noch möglich durch M. extensor poll. longus (allerdings nur bei gestrecktem Daumen) und M. flexor poll. (unter starker Beugung der Daumenglieder).
Mm. interossei dorsales	N. ulnaris	C$_8$—Th$_1$	Entfernung der Finger von der Mittelachse (*Spreizen*).	*Krallenstellung der Hand* durch Überwiegen der Strecker der Grundphalangen und der Beuger der Mittel- und Endphalangen. Streckung der Endglieder durch Extens. digit. comm. möglich, aber behindert. Annähern der Fingerflexoren intakt sind, aber unter gleichzeitiger Fingerbeugung bzw. am 2. Finger unter Streckung durch M. extensor ind. propr. — Bei isolierter Lähmung des III. M. interosseus volaris Abspreizung des Kleinfingers.
Mm. inerossei volares	N. ulnaris	C$_8$—Th$_1$	*Annähern der Finger*.	
Mm. lumbricales	Für I. und II. N. medianus, für III. und IV. N. ulnaris	C$_8$—Th$_1$	*Beugung der Fingergrundphalangen*.	
			Beugung der Grundphalangen, Streckung der End- und Mittelphalangen (durch Verwebung der Sehne mit der Sehne des Extensor digit. comm.).	
M. opponens digit. V.	N. ulnaris	C$_8$—Th$_1$	*Opposition des Kleinfingers gegen Daumen* unter Beugung der Grundphalange.	Mangelnde Opposition des Kleinfingers.

Die wichtigsten Muskeln, deren nervöse Versorgung, Funktionen u. Ausfallserscheinungen

M. abduct. digit. V.	N. ulnaris	C_8–Th_1	*Abduktion des Kleinfingers.*	*Mangelnde Abduktion des Kleinfingers.*
Diaphragma	N. phrenicus (Plexus cervicalis)	(C_2) C_3–C_5	Aktive Teilnahme am *Inspirium* durch Tiefertreten des Zwerchfells (Vergrößerung des Höhendurchschnitts des Thorax), aber auch durch Mitbeteiligung an der Rippenatmung (Hoch-, Vor- und Seitenstoß der 7. bis 12. Rippe). Kontraktion bei *Bauchpresse.* Erleichterung der Bluteinströmung in die Hohlvenen und zum Herzen. Geringe Beugewirkung auf Wirbelsäule.	Bei *einseitiger* Lähmung kaum *Dyspnoe*, die sogar bei doppelseitiger Lähmung mitunter (besonders in Rückenlage) nur gering ist. Letzteres gilt allerdings nur bei chronisch progredienten Schädigungen, nicht bei akuten. Sichtbar *verstärkte Rippenatmung* (schaufeln), *abnormer Hochstand der Zwerchfellkuppe* (Röntgen[1]). Die gesunde Zwerchfellhälfte geht beim Inspirium abwärts, die gelähmte aufwärts (*Waagebalkenphänomen.*)
Mm. intercostales	Nn. thoracici ventrales	Th_1–Th_{12}	*Inspiratorische Wirkung* durch Hoch-, Vor- und Seitenstoß der Rippen bei Feststand der 1. Rippe; bei Feststand der 12. Rippe (durch Kontraktion des Quadr. lumborum bzw. der Bauchmuskeln) *exspiratorische Wirkung.* Die Mm. intercostales externi heben die untere Rippe gegen die obere (Inspiration), die Mm. intercostales interni haben wahrscheinlich eine senkende Wirkung (Exspiration).	Abnormer *Schrägstand der Rippen*, Senkung des Brustbeins, Verkürzung des Brustdurchschnitts, Erweiterung der Zwischenrippenräume; *Schwächung vor allem der Inspiration.*
M. rectus abdominis	Nn. thoracici ventrales	Th_5–Th_{12}	*Beugt Rumpf nach vorn*, zieht *Abdomen ein* und den Nabel nach oben oder unten.	*Totale* oder partielle *Vorwölbung der Bauchwand.* Bei *ruhiger Atmung Exspirium* auch bei völliger Bauchdeckenlähmung nicht grob verändert, wohl aber bei forcierter Atmung. *Mangel der Bauchpresse* (bei Defäkation und Geburt). *Vornübergebeugte Haltung im Stehen*, bei längerem Bestehen der Bauchmuskellähmung *zunehmende Lordosierung der LWS* und der unteren BWS. (Die Schwerpunktlinie
Gemeinsame Wirkung: *Exspiration durch Rippensenkung.* Gegenhalt der Baucheingeweide bei Inspiration, so daß die Rippen durch den Abdominaldruck nach außen bewegt				

K. Übersicht über die wichtigsten Muskeln des Rumpfes und der Extremitäten, deren nervöse Versorgung, ihre wichtigsten normalen Funktionen und Ausfallserscheinungen (nach Laubenthal) (Forts.)

Muskel	Peripherer Nerv bzw. Plexus	Segment	Funktion	Lähmung
M. obliquus abdominis externus	Ventrale Äste der Thorakalnerven und Äste aus dem Plexus lumbalis	Th₆—L₁	*Beugt LWS und BWS mit Neigung zur homolateralen Seite und entgegengesetzter Rotation; zieht Nabel schräg nach oben außen bzw. bei beidseitigem Reiz nach oben.* werden. Mitwirkung bei der Bauchpresse. Erhebliche Bedeutung für die Haltung und das Aufrichten.	des Körpers fällt vor das Kreuzbein.) *Starke Erschwerung des Aufrichtens aus der Ruhelage;* bei einseitiger Bauchmuskellähmung Skoliose nur selten.
M. obliquus abdominis internus	,,	Th₆—L₁	*Homolaterale Einziehung des Abdomens, beugt LWS und BWS mit Neigung und Drehung zur homolateralen Seite;* zieht Nabel nach unten und außen bzw. bei doppelseitigem Reiz nach unten.	
M. transversus abdominis	,,	Th₆—L₁	HomolateraleBauchwand wird eingezogen; Nabel wird gerade nach außen gezogen.	
M. longissimus dorsi et cervicis M. iliocostalis	R. dors. der sakralen, lumbalen, thorakalen und cervicalen Spinalnerven	Entsprechende Segmente aus C₁ bis L₂	Streckung der WS bei einseitigem Reiz Neigung zur gereizten Seite.	Isoliert sind die Lähmungen der hier zusammengefaßten Muskeln des sog. *„Opisthothenar"* sehr selten. Bei doppelseitiger Lähmung des lumbalen und thorakalen Teiles des Opisthothenar (*Erector trunci*) sinkt die LWS und BWS kyphotisch zusammen (bei entsprechender Einwirkung

M. spinalis (dorsi, cervicis)	R. dors. der sakralen, lumbalen, thorakalen und zervikalen Spinalnerven	Entsprechende Segmente aus C_1 bis L_2	Streckung der BWS. Streckung der HWS.	der Schwerkraft). Die Einhaltung des Körpergleichgewichts im Stehen ist nicht mehr möglich (die Schwerpunktlinie wird nach hinten verlagert durch Vorstreckung des Beckens und Hintenüberlegung der LWS). Ist infolge der Lähmung der Mm. iliocostalis und longissimus dorsi jedoch eine Beugekontraktur der Beugemuskeln und des Bandapparates entstanden, so geht der Kranke stark gebeugt und bedient sich einer vor ihm befindlichen Stütze. – *Aktives Aufrichten des Rumpfes schwer gestört.* Es erfolgt durch Emporklettern an sich selbst. – Bei *doppelseitiger Lähmung des zervikalen und kranialen Abschnitts* des Opisthothenar resultieren (auch bei intaktem Trapezius und Sternokleidomastoideus) erhebliche Störungen der Gleichgewichtslage des Kopfes und des Halses sowie der Streckung des Halses und des Kopfes. Der Kopf sinkt infolge rascher Ermüdung der erwähnten, noch funktionierenden Muskeln nach vorn ab. – *Einseitige Lähmungen des Opisthothenar bedingen Störungen der Neigung und Rotation der WS* sowie seitliche Verbiegungen der WS. Skoliosen: LWS und BWS sind zur gesunden Seite geneigt (Konvexität auf der gelähmten Seite). Im kraniozervikalen Anteil Verbiegung der HWS und Neigung des Kopfes zur gesunden Seite.
M. semispinalis (capitis, cervicis, dorsi)	,,	,,	Streckt den Kopf; im dorsalen Anteil geringe Streckwirkung und Rotation der oberen BWS zur entgegengesetzten Seite. Im zervikalen Anteil Rotation der HWS zur Gegenseite.	
M. splenius	,,	,,	Im zervikalen Anteil Neigung und Drehung der HWS zur homolateralen Seite; im Splenius capitis Streckung des Kopfes und Neigung und Rotation des Kopfes homolateralwärts.	
Mm. interspinales cervicis	,,	,,	Streckung des einen Wirbels gegen den anderen (durch Summation erfolgt Streckung der HWS).	
M. intertransversarii	,,	,,	Neigung der Wirbel gegeneinander.	} s. oben
M. rectus capitis dorsalis minor	N. suboccipitalis	C_1–C_2	Streckung des Kopfes gegen Atlas.	

K. Übersicht über die wichtigsten Muskeln des Rumpfes und der Extremitäten, deren nervöse Versorgung, ihre wichtigsten normalen Funktionen und Ausfallserscheinungen (nach Laubenthal) (Forts.)

Muskel	Peripherer Nerv bzw. Plexus	Segment	Funktion	Lähmung
M. rectus capitis dorsalis major	N. suboccipitalis	C_1–C_2	Streckung des Kopfes, bei einseitigem Reiz Drehung zur homolateralen Seite.	s. S. 621
M. rectus capitis lateralis	N. suboccipitalis	C_1	Seitwärtsneigung des Kopfes.	
M. obliquus atlantis	N. suboccipitalis	C_1–C_2	Drehung des Kopfes zur homolateralen Seite.	
M. iliopsoas	N. femoralis, kurze Äste aus dem Plexus lumbalis	L_1–L_2 (L_3)	*Beugung des Oberschenkels gegen das Becken;* dabei Auswärtsrotation des Beines. Adduzierende Wirkung fraglich. Beugende Wirkung auf LWS und Neigung der LWS zur homolateralen Seite. *Wichtigster Muskel für die Aufrichtung des Rumpfes aus der horizontalen Rückenlage.*	Bei erhaltenen übrigen Flexoren Flexion des Oberschenkels in Rückenlage unter *Einwärtsrotation* des Beines noch möglich, falls das Knie freies Spiel hat. *Bei gestrecktem Knie Erhebung des Beines nur in geringem Grade möglich.* Aus sitzender Stellung kann der Oberschenkel von der Sitzfläche nicht erhoben werden. Außenrotation des Beines noch möglich durch Außenroller bei besonderem Impuls. Bei *doppelseitiger* Lähmung kann der Rumpf aus der Horizontallage auch bei intakter Bauchmuskulatur nicht aufgerichtet werden.
M. tensor fasciae latae	N. glutaeus cranialis – N. femoralis	L_4–L_5	*Beugt Oberschenkel,* rotiert ihn etwas nach *innen* und abduziert ihn etwas.	Falls übrige Hüftbeuger intakt, ohne wesentlichen Einfluß auf Umfang und Kraft der *Oberschenkelbeugung*, jedoch *erfolgt* dabei durch *Überwiegen* des außenrotierenden Ileopsoas *Außenrotation.*
M. sartorius	N. femoralis	L_1–L_3	Beugung des *Unterschenkels gegen Oberschenkel* am frei vertikal pendelnden Bein. Bei weiterer Innervation auch Beugung des Oberschenkels gegen das Becken mit leichter Außenrotation des Oberschenkels. Bei gestrecktem Knie Beugung des Oberschenkels verstärkt, aber nicht ausreichend zur Erhebung des Beines. Mitwirkung bei der Beugung des Unterschenkels unter Einwärtsrotation.	Bei isoliertem Lähmung kein größerer Funktionsausfall hinsichtlich Beugung des Oberschenkels und Außenrotation und auch der Beugung des Unterschenkels.

Muskel	Nerv	Funktion	Ausfallserscheinungen
M. piriformis	N. ischiadicus bzw. Plexus sacralis	L_5—S_2	*Außenrotation des Oberschenkels.*	*In Ruhelage* und beim Stehen kommt es durch Überwiegen der intakten Innenrotatoren (vordere Portion des Glutaeus medius, tensor fasciae latae, Teil des Abd. magnus) zu einer *abnormen Stellung des Beines mit nach innen gerichteter Fußspitze.* Willkürliche Außenrotation ist aber noch möglich (durch hintere Portion des M. glutaeus medius, die Mm. pectineus, abd. longus, abd. brevis, den oberen Teil des abd. magnus, die Mm. ileopsoas, glutaeus maximus und sartorius).
Mm. gemelli			*Außenrotation des Oberschenkels.*	
M. obturat. int.			*Außenrotation des Oberschenkels.*	
M. quadrat. femoris			*Außenrotation des Oberschenkels.* (Für die Außenrotation ist im übrigen besonders wichtig der M. obturator externus.)	
M. quadriceps femoris	N. femoralis	L_2—L_4	Gemeinsame Quadricepsfunktion: *Streckung des Unterschenkels gegen Oberschenkel,* wobei Vastus tibial. und fibul. die Patella seitlich, der Rectus diese gerade nach oben ziehen.	Unter Umständen Entwicklung einer Kontraktur der Kniebeuger; *Unterschenkel kann im Sitzen nicht mehr gegen Oberschenkel gestreckt werden* (bezüglich Oberschenkelbeugung durch M. rectus femoris bei erhaltener Funktion der übrigen Beuger kein sicherer Ausfall). Bei *doppelseitiger* Quadricepslähmung wird im Stehen der Körper nach vorn gebeugt gehalten, wobei die Schwerkraft auf die Knie streckend wirkt. *Gangstörung:* Da die aktive Streckung des Unterschenkels gegen den Oberschenkel nicht mehr möglich ist, wird eine Streckbewegung durch energisches Vorstoßen des Unterschenkels von hinten nach vorn mit folgendem Pendeln des Unterschenkels nach vorn zu erreichen versucht (Schwungbein). Am Stützbein wird die nötige Streckung durch Vorlagerung des Oberkörpers und Rückwärtsneigung des Unterschenkels gegen den Fuß (eventuell unter „Stemmen" des Unterschenkels durch die Hand in Streckstellung) angestrebt. „Verbeugung"
M. rectus femoris	N. femoralis	L_2—L_4	Am hängenden Bein *Beugung des Oberschenkels* unter Feststellung des Knies in Streckstellung. Bei gebeugt fixiertem Unterschenkel ist die Beugung des Oberschenkels ergiebiger. Vorführen des Oberschenkels beim Gehen zu Beginn der Schwungphase. S. auch vorstehende Rubrik.	

K. Übersicht über die wichtigsten Muskeln des Rumpfes und der Extremitäten, deren nervöse Versorgung, ihre wichtigsten normalen Funktionen und Ausfallserscheinungen (nach Laubenthal) (Forts.)

Muskel	Peripherer Nerv bzw. Plexus	Segment	Funktion	Lähmung
M. vastus intermedius M. vastus tibialis und M. vastus fibularis	N. femoralis	L_2—L_4	} S. unter M. quadriceps femoris.	des Kranken bei Benutzung des geschädigten Beines als Stützbein. Unter Benutzung dieser Mechanismen (insbesondere des Stemmens) können auch doppelseitig Quadricepsgelähmte sich fortbewegen.
M. glutaeus maximus	N. glutaeus caudalis	L_5—S_2	*Streckung des Oberschenkels* am frei herabhängenden Bein (unter geringfügiger Adduktion und leichter Außenrotation des Oberschenkels). Streckung des Beckens gegen den Oberschenkel. Mitbeteiligung als Sphincter ani durch beidseitiges Zusammenpressen der Gesäßbacken.	Retraktion der Oberschenkelbeuger. — *Erhebliche Beeinträchtigung der Kraft der Oberschenkelstreckung gegen das Becken.* (Prüfung des mit dem erhobenen Oberschenkel auf die Unterlage ausübbaren Druckes.). In Bauchlage kann das Bein bei fixiertem Becken nicht dorsalwärts gehoben werden. Im Stehen wird die WS nach hinten übergelegt gehalten (*Lordose*). Bei einseitiger Lähmung erfolgt zum Ausgleich der Kontraktion der Hüftbeuger eine Skoliose (Konkavität zur gesunden Seite), evtl. auch eine Spitzfußstellung des Fußes; beim *Gang* mangelhafte Aufrichtung des Körpers auf dem Stützbein; Lordose und Rückwärtsbewegung bzw. -haltung der Arme. Besonders starke Gangstörung beim Treppensteigen (Beckenstreckung aus stark flektierter Hüftgelenkstellung heraus).
M. glutaeus medius und minimus	N. glutaeus cranialis	L_4—L_5 (S_1)	*Abduktion des hängenden Beines.* Beim Stehen auf einem Bein und beim Gehen während der Phase einseitiger Unterstützung erhalten u.a. diese Muskeln das Becken auf dem Stützbein seitlich fixiert. Die vordere Portion bewirkt auch eine Innenrotation und Beugung, die hintere Portion auch Außenrotation und geringe Streckung.	*Mangelnde seitliche Fixierung des Beckens beim Stehen und am Stützbein*, watschelnder *Gang*. Kompensatorische Wirbelsäulenneigung homolateralwärts bei einseitiger Lähmung. *Mangel der willkürlichen Abduktion des Beines.* Geringe Abduktion unter Beugung des Oberschenkels noch durch M. tensor fasciae latae möglich. Herabsetzung der Innenrotation des Beines.

Muskel	Nerv	Segment	Funktion	Ausfall
M. semitendineus M. semimembranaceus M. biceps femoris (caput longum)	N. tibialis	L₅—S₂	Geringe Streckung des Oberschenkels, *Beugung des Unterschenkels, am kräftigsten bei gebeugtem Oberschenkel.* Der M. biceps wirkt außerdem einwärtskreiselnd, die Mm. semitendineus und semimembranaceus dagegen einwärtskreiselnd auf den Unterschenkel.	Streckung des Oberschenkels durch Glutaeus maximus gut möglich, ebenso auch keine Störung der Aufrechterhaltung des Oberkörpers. Die Flexion des Oberschenkels gegen das Becken kann überschüssig werden. *Minderung der Kraft der Unterschenkelbeugung*, für die aber noch die Mm. sartorius, gracilis und gastrocnemius zur Verfügung stehen. Beim Gehen erfolgt die Kniebeugung gegen den flektierten Oberschenkel unvollständiger. *Häufig Entwicklung eines Genu recurvatum.* Gelegentlich abnorm einwärts rotierte Stellung des Unterschenkels.
M. gracilis	N. obturatorius (Plexus lumbalis)	(L₁) L₂—L₃	Beugung und *Einwärtsrotation* des Unterschenkels bei gestrecktem Oberschenkel.	Als gemeinsame Wirkung: *Adduktion des Beines.* Bei völliger Lähmung der Adduktoren ist das Bein in der Ruhelage stark nach außen rotiert und die *willkürliche Adduktion des Beines schwer gestört* (Unmöglichkeit, ein Bein über das andere zu schlagen, die Beine aneinanderzupressen usw., da die übrigen Muskeln mit adduzierender Wirkung dazu nicht ausreichen). Erhebung des Beines in der Ruhelage erfolgt unter Einwärtsdrehung des Beines. *Breitbeiniger Gang*, da das Schwungbein nach außen abrutscht. Gangstörung des weiteren durch mangelnde Belastung des Stützbeines; das Becken hängt nach der Seite des Schwungbeines. Der Trochanter major des Stützbeines tritt nach außen hervor.
M. pectineus	N. obturatorius (und N. femoralis)	L₂—L₄	Flektiert Oberschenkel und rollt ihn nach außen.	
M. adduct. longus	N. obturatorius	L₂—L₄	Geringe Beugewirkung auf Oberschenkel unter Außenrotation.	
M. adduct. brevis	N. obturatorius	L₂—L₄	—	
M. adduct. magnus	N. obturatorius (und N. tibialis)	L₂—L₄	Teilweise außenrotierend, teilweise innenrotierend.	
M. adduct. minimus	N. obturatorius	L₂—L₄	—	
M. obturat. externus	N. obturatorius	L₂—L₄	Außenrotation des Oberschenkels.	

K. Übersicht über die wichtigsten Muskeln des Rumpfes und der Extremitäten, deren nervöse Versorgung, ihre wichtigsten normalen Funktionen und Ausfallserscheinungen (nach Laubenthal) (Forts.)

Muskel	Peripherer Nerv bzw. Plexus	Segment	Funktion	Lähmung
M. triceps surae: M. gastrocnemius, M. soleus, M. plantaris	N. tibialis (Plexus sacralis)	S_1—S_2	Geringe flektierende Wirkung auf den Unterschenkel durch Gastrocnemius. Gemeinsam ist den Muskeln folgende Wirkung: *Plantarflexion des Fußes, Adduktion und Supination* (Hebung des inneren Fußrandes) desselben. Die Fußbeugung ist bei gestrecktem Knie (hinsichtlich Gastrocnemiusanteil) am stärksten. Kräftige *Fußsupinatoren* (bei Plattfuß allerdings pronierende Wirkung).	Bei Intaktheit der übrigen Flexoren des Unterschenkels keine Minderung der Beugung des Unterschenkels bei Gastrocnemiusausfall. Bei Lähmung beider Muskeln Entwicklung eines Hackenfußes durch Senkung des Tuber calcaneus und vermehrte Dorsalflexion des Fußes, dazu kommt noch eine abnorme Adduktion und Pronationsstellung des Fußes. Willkürliche Plantarflexion des Fußes stark geschädigt (auch bei Erhaltensein des M. fibularis [peronaeus] longus), des langen Zehenbeugers und des M. tibialis. Beim Gehen klebt die Fußsohle in ganzer Ausdehnung am Boden, die normale Plantarflexion des Fußes des Stützbeines bleibt aus. Dagegen abnorme Dorsalflexion des Fußes des Schwungbeines, die gelegentlich auch beim Aufsetzen des Fußes noch bestehenbleibt, so daß der Kranke mit der Ferse auftritt, während im allgemeinen der Fuß dabei der Schwere folgt. *Hinkender Gang, Behinderung der Supination und Adduktion des Fußes in Plantarflexion.*
M. fibularis longus	N. fibularis	L_5—S_2	*Plantarflexion des Fußes, Abduktion und Pronation* (Hebung des äußeren Fußrandes) desselben. Trägt zur Erhaltung des Längsgewölbes des Fußes bei.	Bei *isolierter* Lähmung gerät der Fuß bei Plantarflexion durch Wirkung des Triceps surae in *Adduktion und Supination.* Abduktion und Pronation sonst noch möglich durch M. fibularis (peronaeus) brevis und M. extensor digit. longus (allerdings unter Dorsalflexion des Fußes); oft Abflachung des Fußgewölbes (inkonstant).

Muskel	Nerv	Segmente	Funktion	Ausfallserscheinungen
M. fibularis brevis	N. fibularis	L_5—S_2	(Geringe) Plantarflexion, stärkere Abduktion und Pronation des Fußes.	Bei erhaltenen übrigen Plantarflexoren kein gröberer Ausfall der Plantarflexion. Abduktion und Pronation des Fußes noch möglich durch Zusammenspiel von M. fibularis (peronaeus) longus und M. extensor digit. comm. *Leichte Varusstellung des Fußes bzw. Neigung des Fußes zum Umkippen nach innen.*
M. tibialis posterior	N. tibialis	L_5—S_2	*Plantarflexion, Adduktion und Supination des Fußes. Wichtig zur Erhaltung des Fußgewölbes.*	Bei erhaltenen Hauptflexoren kein Ausfall der Plantarflexion. *Pes planus-valgus.*
M. flexor digit. longus	N. tibialis	S_1—S_2	(Geringe) Plantarflexion des Fußes, Adduktion und Supination desselben. *Plantarflexion der Zehen 3—5.*	Bei isolierter Erkrankung sind Plantarflexion, Adduktion und Supination des Fußes nicht gröber gestört. Mitunter Stellungsanomalien der Zehen durch *Überstreckung, häufig Erschwerung des Stehens auf der Fußspitze.*
M. flexor digit. brevis	N. tibialis	S_2—S_3	Plantarflexion der Mittelphalange und Grundphalange.	Bei Intaktheit des M. flexor digit. longus kein gröberer Ausfall, *oft Überstreckung der Mittelphalange bei Erheben auf die Fußspitze.*
M. flexor hallucis longus	N. tibialis	S_1—S_2	Plantarflexion, Adduktion und Supination des Fußes. *Plantarflexion der End- und Grundphalangen der Großzehe unter Adduktion der Großzehe an die 2. Zehe.*	Bei Intaktheit der übrigen Plantarflexoren und Supinatoren des Fußes ohne Ausfall hinsichtlich Plantarflexion und Supination. Keine Veränderung der Ruhestellung der Großzehe, nur gelegentlich *Hyperextension* derselben.

K. Übersicht über die wichtigsten Muskeln des Rumpfes und der Extremitäten, deren nervöse Versorgung, ihre wichtigsten normalen Funktionen und Ausfallserscheinungen (nach Laubenthal) (Forts.)

Muskel	Peripherer Nerv bzw. Plexus	Segment	Funktion	Lähmung
M. tibialis anterior	N. fibularis	L_4—L_5	Dorsalflexion, Adduktion und Supination des Fußes („Dorsalflexor supinatorius").	Haltungsanomalie des Fußes, der in Plantarflexionsstellung gerät (evtl. mit Schrumpfung der Plantarflexoren). Spitzfuß. Durch überwiegenden Zug der Exkavatoren häufig auch Valgusstellung. Klauenstellung der Zehen (infolge Dehnungswiderstand der Mm. extens. digit. long. und extens. halluc. long.). — Willkürliche Dorsalflexion des Fußes noch möglich durch Mm. extensor digit. long., extens. halluc. long. und fibularis (peronaeus) tertius, die aber gleichzeitig abduzieren und pronieren. Gerade Dorsalflexion des Fußes nicht mehr möglich. Fuß wird in Valgusstellung aufgesetzt. Adduktion und Supination des Fußes in dorsalflektierter Stellung unmöglich.
M. extensor hallucis longus	N. fibularis	L_5—S_1	Dorsalflexion des Fußes, Streckung der Grundphalange und Endphalange der Großzehe.	Bei isolierter Lähmung kein gröberer Funktionsausfall hinsichtlich Dorsalflexion des Fußes. Schwächung der Großzehenstreckung.
M. extensor digit. longus (und fibularis tertius)	N. fibularis	L_5—S_1	Dorsalflexion des Fußes, Abduktion und Pronation desselben (Dorsalflexor, Abduktorius, Pronatorius). Dorsalflexion der 2. bis 5. Zehe in der Grundphalange, aber auch der Mittel- und Endphalange.	Supinatorische Kantung und Adduktion des Fußes bei Dorsalflexion (durch M. tibialis anterior). Der Fuß kann in Dorsalflexion nicht abduziert und proniert werden. — Pes varus in Ruhestellung. — Beim Gehen vermeidet der Kranke die supinatorische Kantung durch Plantarflexion des Fußes, Abduktion und Pronation (durch Mm. fibularis [peronaeus] longus und brevis). Schwächung der Dorsalflexion der Zehen. Beugestellung der Zehen.

Muskel	Nerv	Segment	Funktion	Ausfallserscheinungen
M. extensor digit. brevis	N. fibularis	S_1–S_2	Dorsalflexion der Grundphalange, anfangs auch der Mittel- und Endphalange, die später plantarwärts gebeugt werden.	Bei erhaltenem Extens. digit. longus kein wesentlicher Ausfall.
M. extensor halluc. brev.	N. fibularis	S_1–S_2	*Streckung der Grundphalange der Großzehe*, wobei Beugung der Endphalange erfolgt.	Bei isolierter Schädigung kein gröberer Funktionsausfall; durch Extens. halluc. longus erfolgt gleichzeitig Abduktion. Meist *Überstreckung der Grundphalangen.*
Mm. interossei et lumbricales	N. plantaris tibialis und N. plantaris fibularis	S_1–S_3	*Plantarflexion der Grundphalange, Extension der Mittel- und Grundphalange.* In anderen Fällen: Streckung der Mittel- und Grundphalange nur angedeutet. Außerdem spreizende Wirkung der *Interossei dorsales* von der Mittelachse weg, die *Interossei plantares* adduzieren entgegengesetzt. Die Lumbrikales beugen die 2.–5. Zehe medialwärts.	*Flexion der Mittel- und Grundphalange (Klauenfuß).* Beilange bestehender Lähmung Subluxation der Grundphalange auf die Dorsalseite der Metatarsalia, die abnorm plantarflektiert werden (*Entwicklung eines Hohl-Klauenfußes*).
M. flexor brevis digit. V. M. abduct. digit. V. M. opponens digit. V.	N. plantaris fibularis	S_1–S_3	Beugung der 5. Zehe in Grundphalange und Streckung in Endphalange. Neigung zur lateralen Seite (am stärksten durch Abduktor). Der Opponens hat besondere Bedeutung zur Erhaltung des Fußgewölbes.	Behinderung der Abduktion der Kleinzehe, *Abflachung des Fußgewölbes.* Bei *Lähmung aller Muskeln des Fußgewölbes Entwicklung des Platt-Klauenfußes.*
M. abductor hallucis M. flexor brevis hallucis M. adductor hallucis	N. plantaris tibialis N. plantaris fibularis	S_1–S_2	Der Abduktor abduziert die Großzehe, der Adduktor adduziert sie. Gemeinsam ist den Muskeln die *Beugung der Grundphalange der Großzehe* und die Streckung der Endphalange. Sie sind wichtig zur Erhaltung des Fußgewölbes.	Haltungsanomalie der Großzehe: *Überstreckung der Grundphalange, Flexion der Endphalange.* Bei Lähmung des Abduktor und des medialen Teiles des Flexor Entwicklung eines *Hallux valgus* (durch Zug der Adduktoren und des lateralen Teiles des Flexor). Bei Lähmung des Adduktor und des lateralen, vom N. plantaris fibularis innervierten Teiles des Flexor (Lähmung des N. plantaris fibularis) dagegen Entwicklung eines *Hallux varus.*

5. Abschnitt: Gehirn

A. Mißbildungen

I. Cephalocelen (Hirnbrüche)

1. Definition

Ausstülpung des Gehirns und seiner Häute durch einen Defekt im Schädelknochen nach außen, wo sie als angeborene Geschwülste, die mit Weichteilen überzogen sind, in Erscheinung treten.

2. Entstehung

Infolge eines Keimfehlers kommt es zu einer Fehlentwicklung der Neuralplatte. Die normale Entwicklung des Neuralrohres (Ablösung vom Ektoderm, Verlagerung in die Tiefe und Umkleidung mit den verschiedenen bindegewebigen und einer knöchernen Hülle) bleibt ganz aus oder wird auf einer mehr oder weniger frühen Stufe gehemmt. Es entstehen die Spalt- und Defektbildungen, an denen das Gehirn, das Rückenmark, deren Häute und knöchernen Umhüllungen in wechselndem Ausmaße beteiligt sind, wobei es zu Ektopien im Bereiche des Defektes kommen kann, die am Kopf nach Art der beteiligten Gewebe in folgende Formen eingeteilt werden können:

a) Encephalocelen bestehen nur aus Groß- oder Kleinhirn.
b) Encephalocystocelen enthalten außerdem noch Ventrikelanteile.
c) Meningocelen bestehen aus flüssigkeitserfüllten Abschnitten der Hirnhäute.
d) Kombinationen: Meningoencephalocelen und *Meningoencephalocystocelen.*

3. Einteilung nach der Lokalisation

Im Bereiche der Konvexität;

a) Die Cephalocele occipitalis inferior, die entsprechend ihrer Lage unterhalb des Tentoriumansatzes Kleinhirn enthält. Ihre „Bruchpforte" erstreckt sich gelegentlich mit auf das Foramen occipitale magnum und den oberen Halswirbel.

b) Die Cephalocele occipitalis superior, die oberhalb des Tentoriumansatzes liegt, enthält Teile des Occipitallappens. Beide Formen sind relativ häufig, können beträchtliche Größe erreichen und dabei ineinander übergehen.

c) Die Cephalocele sagittalis liegt median oder auch paramedian im Bereiche der großen Fontanelle. Sie ist selten.

d) Die Cephalocele interfrontalis liegt über der Nasenwurzel.

Im Bereiche der Basis;

e) Die frontoethmoidalen Cephalocelen treten unmittelbar frontal, oder seitlich der Siebbeinplatte aus.

f) Die sphenoorbitalen Cephalocelen treten aus der Fissura orbitalis superior aus, liegen in der Orbita und verdrängen den Bulbus.

g) Die sphenomaxillaren Cephalocelen treten durch die Fissura orbitalis superior und inferior in die Fossa sphenomaxillaris aus.

h) Die nasopharyngealen Cephalocelen treten durch ovaläre Defekte im Siebbein (vgl. S. 515), zwischen Sieb- und Keilbein, oder im Bereiche der Sella turcica aus dem Schädel aus.

Die *Größe* der Cephalocelen ist sehr verschieden. Gelegentlich kann es besonders bei den occipitalen zu einer erheblichen Spannung der Haut mit Rötung und Dekubitalgeschwüren kommen, wobei die *Gefahr* der Infektion mit Meningitis und Encephalitis besteht. Entsprechend den beteiligten Hirnabschnitten können neurologische Ausfälle auftreten. Häufig sind die Cephalocelen mit anderen Mißbildungen kombiniert.

4. Diagnose

Angeborene Geschwulst mit typischer Lage in der Mittellinie bzw. entsprechend den fötalen Ossifikationsstellen, weiche Konsistenz, röntgenologisch nachweisbare, evtl. fühlbare Knochenlücke, gelegentlich Pulsation und Reponierbarkeit unter Auftreten von Hirndrucksymptomen, entsprechende neurologische Ausfälle, evtl. Darstellbarkeit im Luftencephalogramm.

5. Differentialdiagnose

„Wachsende Fraktur" mit Encephalocele spuria s. traumatica (Trauma und atypische Lage, vgl. S. 660), Cephalhämatom (meist am Scheitelbein, auf einen Knochen beschränkt, nicht reponibel, nicht gestielt, meist spontan verschwindend!), Dermoide (anders lokalisiert, nicht reponibel), Angiome, Aneurysmen, Lipome, Fibrome, Atherome, kalter Absceß, Sinus pericranii.

6. Prognose

Ohne Operation ungünstig, wegen Perforationsgefahr mit Meningitis und Encephalitis. Mit Operation günstig, wenn keine gröberen neurologischen Ausfälle und keine nennenswerten sonstigen Mißbildungen (Hydrocephalus!) bestehen.

7. Therapie

Radikaloperation. Bei Konvexitätscephalocelen Bildung eines großen Hautlappens, Freipräparieren des Bruchsackes, bei Encephalocelen mit neurologischen Ausfällen evtl. Versuch der Reposition des Hirngewebes in die Schädelhöhle, sonst Abtragung des Bruchsackes, Darstellung des normalen Durarandes, evtl. unter Erweiterung der Knochenlücke, wasserdichte Duranaht bzw. Deckung der bestehenden Duralücke durch eine Fascien- oder gestielte Periostplastik, evtl. Deckung der Knochenlücke mit autoplastischem Material (s. Schädelplastik, S. 531) oder körperfremden Material, evtl. in späterer 2. Sitzung. Sorgfältige, spannungsfreie Hautnaht. Bei den Basiscephalocelen intrakranielles Vorgehen nach frontaler, bifrontaler oder frontotemporaler Trepanation, extra- oder intradurale Darstellung der Bruchpforte, Abbinden des Bruchsackes, der meist in einer zweiten Sitzung durch die Nase, Orbita oder Pharynx entfernt werden muß. Wichtig ist auch hier der sichere Verschluß der Duralücke und evtl. der Knochenlücke!

II. Cyclopie und Arhinencephalie

Ursachen: Schädigung des prächordalen Mesoderms.
Formen: Beide Formen sind nur gradweise unterschieden. Zyklopen haben nur eine Orbita und einen Augapfel in der Mitte des Gesichtes. Anstatt der Nase findet sich ein rüsselartiger Zapfen. In leichteren Formen finden sich 2 Augenhöhlen, die jedoch viel zu dicht stehen und eine kleine stumpfartige Nase ohne Öffnung. Noch leichtere Formen stellen die *medianen Kieferspalten* oder *doppelseitigen Kiefer- und Gaumenspalten* dar. Am Gehirn findet sich ein einheitliches Vorderhirn mit einem einzigen großen Ventrikel ohne Septum pellucidum und ohne Balken, oft auch ohne Fornix und meist sind die Stammganglien miteinander verwachsen. Es fehlen die Nn. olfactorii und die unmittelbar dazugehörigen Teile des Riechhirns. Einheitliches Stirnhirn mit Balkendefekt kann auch ohne Gesichtsanomalie vorkommen.

III. Anencephalie

Ursache: Störung des normalen Verschlusses im Bereiche der Medullarplatte.
Formen: Die Schädeldecke fehlt ganz oder teilweise, auf dem Scheitel sitzt eine runde, rötliche Masse, die Area cerebrovasculosa, die aus einem Konglomerat von bindegewebigen Wucherungen, verdickten Gefäßen, Cysten, gewucherten Plexuszotten oder Hirnresten besteht und von einer Epithelschicht überzogen ist. Der Kopf ist stark zurückgebogen, die Augäpfel springen vor (*Kröten-* oder *Katzenkopf*). Die Wirbelsäule zeigt meist wechselnde Grade von Spaltbildung. Häufig kombiniert mit Bauchbrüchen, Klumpfüßen oder anderen Mißbildungen.

IV. Balkenmangel

Ursache: a) Entwicklungsstörung in der Mittellinie *(Telencephalochisis restricta).* Der Balken entwickelt sich aus der Commissurenplatte vor der Lamina terminalis. Bei Störung der Entwicklung können die Faserzüge aus den Rindenzellen nicht in die andere Hemisphäre übertreten, sondern ziehen auf derselben Seite nach hinten (Balkenlängsbündel).

Gewöhnlich kommt es dabei zu einer Einrollung der medialen Hemisphärenwand. Der Gyrus cinguli fehlt oder ist rudimentär. Häufig mit Mikrogyrie oder Heteropie, auch Cysten, Lipomen und Meningeomen verknüpft. b) Störung der Entwicklung in späteren Stadien oder zerstörende Prozesse nach der fertigen Bildung des Balkens, wie Erweichungen, entzündliche Erkrankungen usw.

Formen: Der Balken kann total oder partiell fehlen, isoliert oder in Verbindung mit verschiedenen anderen schweren Hirnmißbildungen. Gelegentlich fehlt er bei völlig gesunden Personen. *Diagnose:* Luftencephalogramm.

V. Doppelbildungen

Ursache: Mehr oder weniger vollständige Spaltung einer ursprünglich einheitlichen Embryonalanlage oder Verdoppelung der Embryonalanlage auf einer einfachen Keimblase zu verschiedenen Zeiten. Entweder bei der ersten Furchungsteilung, bei der Ausbildung des Embryonalknoten oder zur Zeit des ausgebildeten Keimschildes.

Formen: Freie und zusammenhängende, symmetrische und asymmetrische Formen. Die freien symmetrischen Doppelbildungen sind normale eineiige Zwillinge, bei freien asymmetrischen ist nur der eine Zwilling vollständig gebildet· Die zusammenhängenden Doppelbildungen unterscheiden sich nach dem Ort ihrer Verbindung („siamesische" Zwillinge: symmetrisch zusammenhängende Doppelbildung). Symmetrische, am Kopf verbundene Doppelbildungen: *Cephalopagen* bei gemeinsamen Hirnteilen, *Craniopagen* bei gemeinsamen Schädelteilen. Bei den asymmetrischen zusammenhängenden Doppelbildungen finden sich verschieden große Anteile des Zwillings, evtl. in Form eines Tumors an den verschiedenen Körperteilen (Orbitalparasit, Craniopagus parasiticus, Dicephalus parasiticus).

Therapie: Operative Trennung bei symmetrischen, zusammenhängenden Doppelbildungen ist in Einzelfällen möglich („Siamesische" Zwillinge von *Röttgen:* Cephalopagen mit gemeinsamen Sinus sagittalis. Durch die Trennung konnte verständlicherweise nur ein vollständig gesunder Zwilling am Leben erhalten werden). Bei asymmetrischen, zusammenhängenden Doppelbildungen Abtragung des „Tumors".

VI. Megalencephalie

Ursache: Echte Hyperplasie des Gehirns mit gleichmäßiger Vermehrung aller Elemente oder interstitielle Hyperplasie, wobei nur die Glia vermehrt ist.

Formen: Häufig bei Schwachsinnigen und Idioten, die auch im frühkindlichen Alter oft einen zu großen Kopf haben (Megalocephalus).

Differentialdiagnose: Hydrocephalus internus (Luftencephalographie).

VII. Mikrencephalie

Ursache: a) Primäres Zurückbleiben des Gehirnwachstums. b) Vorzeitige Verknöcherung der Schädelnähte (Kraniostenosen, vgl. S. 515).

Formen: Immer mit Mikrokranie verbunden. Zu kleiner Gehirnschädel mit fliehender Stirn über normalem Gesichtsschädel (*Vogelkopf*), bei normal entwickeltem Körper. Am Gehirn ist meist der Hirnmantel im Verhältnis zu den Stammganglien, dem Hirnstamm und dem Kleinhirn zu klein.

Das *Gehirngewicht* steht normalerweise in einem gewissen Verhältnis zur Körpergröße und diese zur Rasse. Es schwankt beim Manne zwischen 1600 und 1200, bei der Frau zwischen 1450 und 1100 g. Megalencephalie und Mikrencephalie bestehen erst bei bedeutenden Abweichungen von diesen Normalwerten, also etwa bei einem Gehirngewicht über 2000 g bzw. unter 900 g beim Erwachsenen.

VIII. Angeborene Kernlähmung der Hirnnerven

Ursache: Muskeldefekte, periphere Nervenlähmungen, am seltensten eigentliche Aplasie der Nervenkerne.

Formen: Meistens sind die Augenmuskelnerven, der N. facialis oder der N. hypoglossus einzeln oder kombiniert, ein- oder doppelseitig betroffen. Am häufigsten findet sich die *doppelseitige Ptosis*, meist verbunden mit Lähmung des M. rectus superior, ferner Trochlearis- und Abducenslähmung, gelegentlich gekoppelt mit Facialislähmung. Häufig auch *Ophthalmoplegien*, wobei die inneren Augenmuskeln meist verschont bleiben. Bei doppelseitigen *Facialislähmungen* ist das obere Facialisgebiet stärker betroffen. Sie unterscheiden sich dadurch von anderen Facialislähmungstypen!

Therapie: Plastische Operationen (Lidraffung, Augenmuskelraffung oder Verpflanzung, Muskelverpflanzungen im Bereiche des Facialisgebietes usw.).

IX. Ependymcysten

Ependymcysten gehen von den inneren Liquorräumen aus.

Formen: a) *Ohne Wachstumstendenz:* Abschnürungen der Ventrikel, besonders an den Ventrikelspitzen und mit dem Ventrikelsystem in Verbindung stehend oder auch abgeschlossen. Keine klinische Bedeutung! b) *Mit Wachstumstendenz* können diese Cysten gelegentlich erhebliche Ausmaße annehmen und raumbeengend wirken. Sie sind selten, meist im Bereiche der Vierhügelregion oder im Brückenwinkel, können zu einer Verlegung des Aquäduktes und dadurch zu Verschlußhydrocephalus führen.

Therapie: Wie Hirntumor, s. dort!

X. Kolloidcysten

Kolloidcysten des 3. Ventrikels (Monroicysten, Paraphysealcysten oder Plexuscysten) nehmen eine Sonderstellung ein, da sie wahrscheinlich aus einem atavistischen Organ, der Paraphyse, die bei niederen Tiergruppen vorkommt, entstehen. Es sind erbs- bis kirschgroße, mit einem hellgelben oder grünem Kolloid gefüllte Cysten im vorderen Drittel des 3. Ventrikels zwischen den Foramina Monroi der Seitenventrikel. Die bindegewebige Kapsel ist mit einem ependymartigen Epithel ausgekleidet. *Klinisch:* Akuter oder chronisch intermittierender Hirndruck, der von der Lage des Kopfes abhängig sein kann (Monroiblockade!).

Diagnose: Im Ventrikulogramm ein oder beide Seitenventrikel hydrocephal erweitert, hinter dem Foramen Monroi in der Mittellinie stellt sich die Cyste als ein scharf begrenzter Füllungsdefekt dar.

Therapie: Totalexstirpation durch den Seitenventrikel, wobei bei Rechtshändern von rechts frontal eingegangen wird.

XI. Septum-pellucidum-Cysten

Septum-pellucidum-Cysten entstehen durch Ausbleiben der Verödung des Cavum septi pellucidi, die normalerweise zur Zeit der Geburt in den hinteren Abschnitten beginnt. Manchmal verödet nur die engste Stelle des Hohlraums, wodurch ein frontaler, sagittal gestellter Raum, das Cavum septi pellucidi im engeren Sinne und ein occipitaler, horizontal gestellter Raum im Bereiche der Commissura fornicis, der Ventriculus Vergae, entsteht. Klinisch unterscheidet man die *Septum-pellucidum-Cyste* und die *Vergacyste*. Stehen diese Cysten mit dem Ventrikelsystem in Verbindung, so stellen sie nur einen unbedeutenden Nebenbefund im Luftencephalogramm dar. Handelt es sich jedoch um abgeschlossene Cysten, dann können sie zu Hirndruckerscheinungen führen.

Therapie: Herstellung einer breiten Kommunikation mit dem Ventrikelsystem, wobei zu den Septum-pellucidum-Cysten durch einen Seitenventrikel vorgegangen und bei den Verga-Cysten der Balken gespalten wird.

XII. Arachnoidalcysten

Arachnoidalcysten finden sich meist als Restzustände umschriebener Entzündungen der weichen Häute, als meningealer Reizzustand bei akuten Infektionskrankheiten und Intoxikationen, als Nachbarschaftsreaktionen entzündlicher Prozesse oder Tumoren, oder als selbständige direkte Erkrankungen des Arachnoidalraumes bzw. als lokale kongenitale Mißbildungen. Es sind kastanien- bis faustgroße Sackbildungen im Bereiche der weichen

Häute mit wasserklarem oder milchigem Inhalt, die zur Verdrängung und gelegentlich auch Atrophie der benachbarten Hirnteile führen. Die kongenitalen Mißbildungscysten (Infektionen während der Schwangerschaft?) finden sich fast ausschließlich im Bereich der großen Zisternen. Sie können allgemeine Hirndruckerscheinungen und ihrem Sitz entsprechende Herdsymptome hervorrufen.

Therapie: Operative Entfernung entsprechend einem gleich lokalisierten Tumor.

XIII. Cerebrale Kinderlähmung

1. Begriffsbestimmung

Sammelbegriff für stationäre Endzustände von Krankheiten, welche das Zentralnervensystem während seiner Entwicklung betroffen hatten.

2. Ätiologie

a) **Schädigungen vor der Geburt:** Sauerstoffmangel der Frucht in Utero spielt bei den meisten pränatalen Ursachen eine wesentliche Rolle. Traumen können zu Blutungen in die Placenta, zur teilweisen Ablösung des Eies und zur Asphyxie der Frucht führen, aber auch Hirnblutungen beim Fötus verursachen. Auch vegetative Regulationsstörungen nach Hirnverletzungen der Mutter können zu hypoxischen Schädigungen des Kindes führen. Lokale Erkrankungen der Geschlechtsorgane der Mutter, chronische Entzündungen, Erkrankungen der Placenta (Placentainfarkt), Formanomalien des Uterus (Uterus bicornis), Tumoren des Uterus, Fruchtwassermangel, sowie Schwangerschaftserkrankungen (Hydrops gravidarum, Hyperemesis, Nephropathie, Eklampsie), Intoxikationen, insbesondere CO-Vergiftungen können zu schweren Gewebseinschmelzungen des kindlichen Gehirns führen, ebenso Röntgenbestrahlung und Infektion des Fötus. Bei Infektionen, die von der Mutter übertragen werden, kann es beim Fötus nicht vor dem 5. Monat zu einer leukocytären Abwehr, und nicht vor dem 6.–7. Monat zu einer echten Entzündung kommen, da der Fötus zu diesen Reaktionen noch nicht fähig ist. Der Schaden einer Infektion vor dieser Zeit kann demnach nur an den Defekten oder Mißbildungen festgestellt werden. Eine besondere Form der Infektion ist die *Toxoplasmose*, die als kongenitale, nekrotisierende Encephalomyelitis mit Chorioretinitis (und anderen Augensymptomen wie Mikrophthalmus, Iridocyclitis, Strabismus, Kolobom, Karatakt usw.), Hydrocephalus, ausgedehnten Parenchymschäden (mit Paresen, extrapyramidalen Bewegungsstörungen, epileptischen Anfällen usw.) und meist anderen Mißbildungen einhergeht. In späteren Stadien finden sich intracerebrale Verkalkungen, z.T. gleichmäßig über beide Hemisphären verteilt, z.T. strich- oder bogenförmig in die basalen Ganglien oder die Plexus eingelagert.

b) **Schädigungen durch die Geburt.** Mechanische Beeinträchtigung bei Überbeanspruchung des Kopfes durch direkte Pressung (enge Geburtswege, Zangengeburt), Druckdifferenz zwischen Uterusinhalt und Außenwelt nach dem Blasensprung. Es können Frakturen, intrakranielle Blutungen und Ödeme auftreten. Hauptursache der Geburtsschäden ist Sauerstoffmangel (Asphyxie, Nabelschnurumschlingungen usw.), der zu wechselnd starken Nekrosen mit Erweichungen führen kann. Das Parenchym ist in der Regel mehr betroffen als die Glia.

c) **Schädigungen nach der Geburt.** Häufigste Ursache Kreislaufstörungen infolge Embolien der großen Hirnarterien bei Infektionskrankheiten, Endocarditis, Diphtherie, Scharlach usw. oder durch Behinderung des venösen Abflusses infolge Thrombosen der großen Hirnvenen. Daneben funktionelle Kreislaufstörungen durch Gefäßspasmen, z.B. bei epileptischen Anfällen, Permeabilitätsänderung der Gefäßwände bei Infektionskrankheiten, bei chronischen Ernährungsstörungen usw.

3. Pathologische Anatomie

Es finden sich Cysten, Höhlenbildungen, Narben und Schrumpfungen, sekundäre Erweiterungen einzelner Ventrikelabschnitte (Hydrocephalus ex vacuo), auch symmetrischer Hydrocephalus durch Liquorzirkulationsstörungen. Durch Substanzverluste bzw. Wachstumshemmung ist das Gehirn häufig kleiner als normal. Das Endhirn (einschließlich Striatum) ist meist schwerer betroffen als der Hirnstamm. Ausgedehnte Höhlenbildung bei *Porencephalie*, wobei die Höhlen mit einer Öffnung im Hirnmantel und einer in der Ventrikelwand mit den äußeren und inneren Liquorräumen in Verbindung stehen. Bei hochgradiger doppelseitiger Porencephalie kann die gesamte Hirnrinde mit Marklager und Ventrikelwand, manchmal auch Teilen der Stammganglien eingeschmolzen sein (*Hydranencephalie*).

4. Symptome

Schwachsinn verschiedenen Grades, (gelegentlich jedoch bei mehr isolierten motorischen Lähmungen nur leichteren Grades und bei Hyperkinesen oft überdurchschnittliche Intelligenz!). *Epileptische Anfälle* etwa in der Hälfte der Fälle. Sie können vorübergehend oder ganz wieder verschwinden oder erst gegen die Pubertät auftreten, meistens bleiben sie jedoch dauernd bestehen und führen zu einer fortlaufenden Verschlechterung (epileptische Wesensveränderung!).

Hemiplegia spastica infantilis, wobei meist der Arm mehr betroffen ist als das Bein. Die spastische Tonussteigerung betrifft besonders die Flexoren und Pronatoren des Armes sowie die Flexoren des Beines und führt frühzeitig zu Kontrakturen. Der Arm ist dann rechtwinklig gebeugt, im Vorderarm proniert und die Hand in verschiedenen Stellungen fixiert, meist in Beugung, gelegentlich in Überstreckung. Der Daumen ist gelegentlich in die geschlossene Faust eingeschlagen. Das Bein ist dauernd leicht gebeugt, oft etwas adduziert und einwärts gedreht, der Fuß steht in Spitzfußstellung. Außerdem kommt es gelegentlich zu *Intentionsspasmen* und *Ataxie*. Häufig verschiedene Formen von *Mitbewegungen* (s. Diagnostik, S. 582) und *unwillkürliche Bewegungen*, wie Athetosen, Torsionsspasmen, choreiforme Bewegungen und Ballismen (s. Diagnostik, S. 580). Von seiten der Hirnnerven besteht gelegentlich eine Facialisparese und Hypoglossusparese, selten Oculomotoriusstörungen. Die gelähmten Gliedmaßen bleiben meistens im Wachstum zurück und zeigen häufig eine hochgradige Atrophie der Muskulatur.

Diplegia spastica infantilis („Littlesche Krankheit"): Spastische Paraplegie oder Paraparese der Beine, meist weniger der Arme. Die Oberschenkel sind einwärts gedreht, die Knie durch Spasmen der Adduktoren fest aneinandergepreßt und die Füße berühren wegen der Spitzfußstellung nur mit den Zehenspitzen den Boden. Lernen solche Kinder das Gehen, so zeigen sie einen charakteristischen Gang, indem sie mit großer Anstrengung ein Knie an dem anderen vorbeischieben und die Beine sich dann überkreuzen. Sie „winden sich um die eigene Achse!" Der Rücken zeigt häufig eine gleichmäßige runde Kyphose, die in Verbindung mit der spastischen Beugestellung der Oberschenkel das Sitzen, Stehen und Gehen besonders beeinträchtigt. Gelegentlich, besonders im Affekt, finden sich athetoide Spreizstellungen der Finger und Zehen. Oft besteht Strabismus, gelegentlich Sehnervenatrophie und Pupillendifferenz sowie Dysarthrie und Bradylalie sowie eine Einschränkung der Mimik. Zurückbleiben des Gliederwachstums findet sich seltener als bei den Hemiplegien. Am Skelett häufig Patellahochstand, Coxa valga, sowie Subluxationen im Hüftgelenk. – Dieser Lähmungstyp zeigt meist eine günstige Rückbildungstendenz, so daß oft nur die spastische Paraparese der Beine übrig bleibt.

Abzutrennen von der Diplegie ist die *bilaterale, spastische Hemiplegie* mit Verdoppelung des hemiplegischen Lähmungstyps, d.h. einer stärkeren Ausbildung der spastischen Lähmungserscheinungen in den Armen, häufig verbunden mit stärkeren Störungen im Bereiche der Hirnnerven, spastische hölzerne Mimik, Risus sardonicus, Pseudobulbärparalyse u.a.m. In manchen Fällen beherrschen die choreatischen und athetotischen Spontan- und generalisierten Mitbewegungen das klinische Bild (Chorea oder „*Athetose double*"), wobei es zu dauernden verzerrten, schleudernden Bewegungen des ganzen Körpers und beständigem Grimassieren kommt, was meist durch psychische Affekte verstärkt wird. Sprache und willkürliche Bewegungen sind stark beeinträchtigt, der Muskeltonus ist gelegentlich schlaff (extrapyramidale, striäre Form). Die intellektuellen Fähigkeiten sind meist nur wenig beeinträchtigt. Bei den *cerebellären Formen* treten Koordinationsstörungen und Hypotonus der Muskulatur in den Vordergrund. Der *atonisch-astatische* Typ (*Foerster*) ist charakterisiert durch eine generalisierte Atonie, Mangel jeglicher unwillkürlicher Gegenspannung der Muskeln bei passiver Dehnung, wodurch eine Überstreckbarkeit der Gelenke zustande kommt, und Fehlen der statischen Muskelleistungen. Solche Kinder sind unfähig zu stehen und zu sitzen, der Kopf kann nicht gehalten werden.

5. Diagnose

Die einzelnen Symptomengruppen vermischen sich häufig untereinander, lassen jedoch im allgemeinen eine cerebrale Herddiagnostik zu. Im EEG finden sich häufig Krampfströme, oft auch wenn noch keine Epilepsie besteht. Im Luftencephalogramm können porencephale Höhlen, atrophische Prozesse und Hydrocephalus nachgewiesen werden. Der Verlauf des Leidens schließt eine progrediente Erkrankung (Tumor usw.) aus. Mit Hilfe serologischer Methoden können Infektionskrankheiten, Lues, Toxoplasmose und fötale Erythroblastosen erkannt werden.

6. Differentialdiagnose

Periphere Lähmungen (Poliomyelitis und Entbindungslähmungen) sind schlaffe Lähmungen mit charakteristischen, elektrischen Veränderungen. Hirntumoren führen zu Hirndruckerscheinungen und progredientem Verlauf. Progredienz ebenfalls bei Chorea Huntington, Friedreichscher Ataxie, tuberöser Hirnsclerose, amaurotischer Idiotie, diffuser Sclerose u. a. m.

7. Prognose

Die Lähmungserscheinungen haben allgemein die Neigung zur Rückbildung. Die Prognose wird jedoch stark vom Stande der geistigen Entwicklung und vom Vorhandensein epileptischer Anfälle beeinflußt.

8. Therapie

Kann stets nur symptomatisch sein und hat zum Ziel, einen funktionell besseren Zustand herbeizuführen!

a) Konservative Methoden. Protrahierte warme Bäder wirken auf die Hypertonie der Muskulatur erschlaffend ein, bewähren sich besonders in Verbindung mit aktiven Übungsbehandlungen bei spastischen Lähmungen. Die Übungstherapie ist jedoch sehr von der Intelligenz und dem guten Willen des Patienten abhängig. Sie wird unterstützt durch Massage und passive Bewegungsübungen.

b) Operative Methoden. α) **Eingriffe an den Sehnen:** Plastische Verlängerung der Achillessehne bei spastischem Spitzfuß, Sehnenüberpflanzungen von vorwiegend hypertonischen Muskelgruppen, auf vorwiegend paretische Muskelgruppen führen zu einer Schwächung ersterer und einer Stärkung letzterer. Sehnendurchtrennung (Tenotomie) bei Kontrakturen, besonders bei spastischer Paraplegie der Beine, wobei die Adduktorensehnen an ihrem Ansatz am Schambein und die Flexorensehnen in der Kniekehle nach Freilegung (subcutan) oder mittels eines Tenotoms (percutan) durchtrennt werden. Die Beine werden anschließend längere Zeit in einer Grätschhaltung (Spreizgips) eingegipst. Späterhin intensive Nachbehandlung mit Massage, aktiven und passiven Bewegungsübungen.

β) **Eingriffe an den peripheren Nerven** *(Stoffel*sche Operation): Teilweise oder vollständige Durchtrennung des die spastische Muskelgruppe innervierenden Nerven. Bei Adduktionskontraktur des Oberschenkels Durchtrennung des N. obturatorius nach *Selig* (s. S. 1525). Bei spastischer Beugekontraktur des Kniegelenks wird der N. ischiadicus in der Mitte des Oberschenkels unmittelbar unterhalb des M. glutaeus maximus freigelegt und die vom medialen Rand des Nerven ausgehenden Muskeläste für den M. biceps und den M. semimembranaceus etwa zur Hälfte und die Äste für den M. semitendineus etwa um ein Drittel durchtrennt. In ähnlicher Weise wird bei Kontraktur des M. quadriceps mit dem N. femoralis, bei Kontraktur der Plantarflexoren des Fußes mit dem N. tibialis verfahren. Bei der *Foerster*schen Operation werden die hinteren Wurzeln nach Laminektomie in den, den spastischen Muskelgruppen zugehörigen Segmenten durchschnitten, wodurch der vermehrte Zufluß von Innervationsimpulsen aus der Peripherie von den motorischen Ganglienzellen ferngehalten wird (Unterbrechung des Reflexbogens). Die Methode ist jedoch mit Recidiven belastet und von Sensibilitätsstörungen gefolgt.

γ) **Eingriffe am Rückenmark:**

1. Myelotomia longitudinalis lateralis (Bischof): Durch einen Längsschnitt im Rückenmark von der Seite her sollen die direkten Verbindungen zwischen Hinterhorn- und Vorderhornzellen unterbrochen werden. Bei spastischer Paraplegie der Beine wird das Rückenmark im Bereiche der lumbalen Anschwellung freigelegt, das Ligamentum denticulatum dargestellt, die einzelnen Zacken von der Duraanheftung abgetrennt und unter leichter Drehung des Marks unmittelbar ventral vom Ligament in frontaler Ebene ein 7 mm tiefer Schnitt in der Längsrichtung durchgeführt, wobei die hinteren Wurzeln geschont werden. Die Längsspaltung erfolgt in den Segmenten LI–SI, wobei die Schnittebene durch den Zentralkanal hindurch bis auf die andere Seite herüberreicht, so daß der Eingriff nur einseitig durchgeführt werden muß. Das sakrale parasympathische Zentrum in den Segmenten SII und SIII wird bewußt geschont, während eine Schädigung der lumbalen Zentren und der vegetativen Versorgung der Blase (DXII–LII) nicht zu umgehen ist (daher nur bei vorher schon bestehender kompletter Blasenentleerungsstörung indiziert!). Sofort nach dem Einschnitt verschwinden die Spasmen und Krämpfe in den Muskeln, welche den Segmenten entsprechen und es können meist wieder schwache aktive Bewegungen ausgeführt werden.

2. Cervikale Vorderstrangdurchschneidung (Extrapyramidotomie) nach *Putnam:* Durchtrennung der Tractus vestibulospinalis, reticulospinalis und tectospinalis in Höhe des II.–III. Cervikalsegments, wodurch insbesondere die gleichseitigen choreoathetotischen Bewegungsstörungen beeinflußt werden können. Zu einer Störung der Willkürmotorik kommt es dabei nicht. Spastische Lähmungserscheinungen können jedoch nicht gebessert werden. Kann auch doppelseitig durchgeführt werden (Athétose double!). Befriedigende Dauerergebnisse etwa in der Hälfte der Fälle. *Technik:* Nach Freilegung des Halsmarks in Höhe des 2.–4. Halswirbels wird das Ligamentum denticulatum in Höhe des 2. Halssegmentes von der Durainnenfläche abgetrennt und das Mark durch leichten Zug am Ligament rotiert. Mit einem Chordotom mit doppelschneidiger Klinge von 5 bis 6 mm Länge und einer Abwinkelung der Klinge zum Stiel um 45° wird nahezu rechtwinklig in der Mitte zwischen der Insertion des Ligaments und dem Austritt der Vorderwurzeln eingestochen und die Klinge in Richtung auf die Fissura mediana anterior vorgeschoben, bis etwa in 5 mm Tiefe ein etwas derberer elastischer Widerstand der Pia mater gefühlt wird. Danach wird der ventral der Klingenschneide liegende Vorderstrang unter behutsamer Schwenkung des Chordotoms nach hinten bei gleichzeitigem Herausziehen der Klinge durchschnitten. Bei dem Eingriff muß unbedingt eine Verletzung der A. spinalis anterior vermieden werden, da deren Unterbrechung ein Zugrundegehen der infraläsionellen Vorderhornsäulen mit einer consecutiven Tetraplegie bewirkt. Bei doppelseitigem Vorgehen wird der Eingriff auf der anderen Seite ein Segment tiefer durchgeführt zur Vermeidung eines stärkeren postoperativen kollateralen Wundödems, welches zu Atemstörungen und einem flüchtigen Querschnittsyndrom führen könnte.

3. Kombinierte Pyramido-Extrapyramidotomie nach *Schürmann:* Bei schwersten, einseitigen Hyperkinesen (Hemichoreoathetosen), die eine völlige Unbrauchbarkeit der betroffenen einseitigen Extremitäten verursachen, wird auf der gleichen Seite der Bewegungsstörung die Pyramidenseitenstrangbahn total, der Tractus rubrospinalis subtotal und die extrapyramidal-motorischen Bahnen (Tractus vestibulospinalis, reticulospinalis und tectospinalis) total, und auf der Gegenseite die ungekreuzte Pyramidenvorderstrangbahn subtotal durchtrennt (s. Abb. 118a, b). Der Eingriff wird in Höhe des 1. oder 2. Cervikalsegmentes durchgeführt.

δ) Eingriffe am Gehirn:

1. Cortectomie: Erstmals von *Victor Horsley* bei Hyperkinesen durchgeführt. Bei einseitiger Choreoathetose werden auf der kontralateralen Seite das Feld 6 des Stirnlappens und Teile der Area 4 der Präzentralrinde entfernt. Es muß dabei mit einer dauernden oder vorübergehenden Lähmung der erkrankten Gliedmaßen gerechnet werden, so daß der Eingriff nur bei den Fällen indiziert ist, bei denen die erkrankten Extremitäten durch die Hyperkinese unbrauchbar sind. Ist die Hyperkinese nur auf eine Extremität beschränkt, so kann durch vorherige elektrische Rindenreizung das für die Extremität verantwortliche umschriebene Gebiet festgestellt und exzidiert werden. *Putnam* lokalisiert zunächst durch elektrische Reizung die Zentren für Arm und Bein und versucht durch vorsichtigen Druck mit einem Hirnspatel festzustellen, von welcher Stelle aus es gelingt, die Hyperkinesen zu beseitigen. In dieses Gebiet injiciert er 1 cm^3 1%ige Procainlösung in die Rinde, nicht tiefer als 1 cm. Falls danach keine unwillkürlichen Bewegungen mehr auftreten, wird das betreffende Rindenareal exzidiert. *Nachteile* der Cortectomie sind einmal die Gefahr des Auftretens aphasischer Störungen bei Operation an der „führenden Hemisphäre", andererseits die Möglichkeit der Entstehung einer postoperativen Epilepsie. Zur Vermeidung größerer Narbenbildungen kann daher die Cortectomie *subpial* durchgeführt werden.

Nach Lokalisierung des zu excidierenden Rindengebietes werden die in dieses Gebiet eintretenden Gefäße versorgt und die Rinde durch kleine Incisionen der weichen Häute subpial bis zu einer Tiefe von 10 bis 15 mm ausgesaugt.

2. *Pedunkulotomie* nach *A. E. Walker:* Bei einseitiger Choreoathetose wird der kontralaterale Hirnschenkel durchschnitten, wodurch eine Besserung der einseitigen kontralateralen Hyperkinese gegen den Eintausch einer mehr oder weniger schweren Hemiparese erreicht werden kann. Die Pedunkulotomie wird nach einer subtemporalen Trepanation von etwa 5 × 5 cm Größe vor dem vorderen Ohransatz durchgeführt. Unter Anhebung des

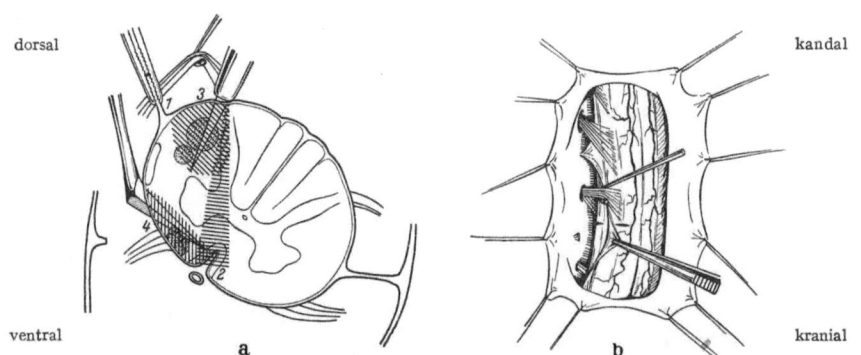

Abb. 118. Cervikale kombinierte Pyramido-extrapyramidotomie nach *Schürmann* bei schwersten, einseitigen Hyperkinesen. a) Querschnitt. Das Rückenmark ist an einer abgetrennten Zacke des Ligamentum denticulatum (*1*) leicht rotiert. Durchschneidung des kontralateralen Pyramidenvorderstrangs (*2*). Durchschneidung des homolateralen Pyramidenseitenstranges (*3*). Durchschneidung der homolateralen extrapyramidalen Bahnen (*4*). b) Operationssitus mit Markeinschnitten dorsal und ventral des Ligamentum denticulatum auf der Seite der Hyperkinesen.

Schläfenlappens wird an der Basis der mittleren Schädelgrube bis zum Rande des Tentoriums vorgegangen. Die basale Zisterne wird eröffnet, der N. trochlearis und die A. cerebelli superior werden etwas beiseitegehalten und der Rand des Tentoriums eingekerbt. Danach kann der Hirnschenkelfuß übersichtlich dargestellt werden und es werden die äußeren zwei Drittel bis drei Viertel desselben mit einem um 45° abgebogenen Chordotom in einer Tiefe von 6 bis 7 mm durchgeschnitten.

3. *Stereotaktische Eingriffe* (s. S. 721): Diese Eingriffe werden mit speziellen Zielapparaten durch Einführung einer Sonde durch ein Bohrloch im Schädel nach ganz bestimmten Ortungsverfahren durchgeführt, indem bestimmte Hirngebiete durch Koagulation ausgeschaltet werden. Choreoathetotische Hyperkinesen können mit diesem Verfahren durch Läsionen im äußeren Segment des Globus pallidus gebessert werden (*Spiegel* und *Wycis*, *Guiot* und *Prion*, *Hassler*, *Riechert*, *Wolff* und *Umbach*). Dieses Verfahren hat den Vorteil, daß keine Lähmungen auftreten.

4. *Hemisphärektomie:* Bei Hemiplegie, die schon im *ersten Jahre des Lebens* bestanden hat und mit Epilepsie verbunden ist, wodurch das an sich stationäre Krankheitsbild durch zunehmende epileptische Wesensveränderungen zu einem fortschreitenden umgewandelt wird, ist die Hemisphärektomie (auf der, der Lähmung kontralateralen Seite) die Methode der Wahl. *Technik:* Hautschnitt über der Sagittalnaht von der Haargrenze der Stirn bis zur Protuberanz und hier nach lateral und vorn umbiegend. Etwa vom Mittelpunkt dieses Schnittes aus geht eine zweite Incision zur Mitte des Jochbogens. Die auf diese Weise entstandenen Hautlappen werden nach unten abpräpariert. Der Knochendeckel wird am Temporalmuskel gestielt und so angelegt, daß die ganze Großhirnhälfte weitgehend freiliegt. Die Dura wird mit je einem frontal und occipital gestielten Türflügellappen eröffnet. In der freiliegenden Hemisphäre wird die Fissura Sylvii eröffnet und die A. cerebralis media dargestellt und bis zu ihrem Ursprung aus der A. carotis interna verfolgt. Sie wird etwas lateral von der Ursprungsstelle unter Schonung der Äste, die zu den Stammganglien ziehen, geklipt und durchschnitten. Danach wird die A. cerebralis anterior auf dem Balken aufgesucht, nachdem einige zum Sinus longitudinalis superior verlaufende Brückenvenen koaguliert und durchtrennt wurden. Der Arterienstamm wird bis zur A. communicans anterior verfolgt und hier nach Klipen durchtrennt. Nunmehr werden alle Brückenvenen der vorderen Hemisphärenhälfte koaguliert und durchtrennt. Jetzt wird der Balken in ventrodorsaler Richtung durchschnitten, wobei der meist erweiterte

Seitenventrikel eröffnet wird. Das freiliegende Foramen Monroi wird mit einem Wattestückchen bedeckt, um das Eindringen von Blut in den 3. Ventrikel zu verhindern. Im Bereiche der lateralen Wand des weit eröffneten Seitenventrikels erkennt man den vorspringenden Nucleus caudatus. Oberhalb dieses Kerns wird die Hirnhälfte in der Weise durchtrennt, daß die Incision am oberen Umfang der Inselrinde die laterale Fläche der Hemisphäre erreicht und so die Stammganglien verschont bleiben. Auf diese Weise werden der Stirn- und Parietallappen von ihren Verbindungen mit dem Hirnstamm abgelöst. Von dieser Incision ausgehend schneidet man dann mit der Schere den Parietallappen in sagittaler Richtung, etwa in seiner Mitte durch, worauf das vordere Fragment der Hemisphäre (Frontallappen, ventrale Hälfte des Parietallappens) entfernt werden. Zur Entfernung des restlichen Fragments des Hirnmantels werden alle Venen, die von diesen noch zu den verschiedenen Blutleitern führen, koaguliert und durchtrennt. Danach wird die A. cerebralis posterior dorsal vom Splenium corporis callosi aufgesucht, doppelt geklipt und durchschnitten. Vom unteren Rande der Insel ausgehend eröffnet man nun das Temporalhorn des Seitenventrikels in der Richtung von vorn nach hinten bis zum Trigonum und trennt dann unter Schonung der Cauda nuclei caudati den Rest des Parietallappens sowie den Occipital- und Temporallappen vom Hirnstamm ab. Der freiliegende Plexus choreoideus wird nach Koagulation entfernt, um die Liquorproduktion herabzusetzen. Mittels Elektrocorticographie wird festgestellt, ob in dem noch verbliebenen Bereich der Inselrinde oder der grauen Kerne Krampfströme abgeleitet werden können. Falls dieses der Fall ist, werden diese Gebiete nachreseziert. Nach sorgfältiger Blutstillung wird die Dura wasserdicht verschlossen und mit physiologischer Kochsalzlösung aufgefüllt und die Knochen- und Hautwunde in üblicher Weise verschlossen.

XIV. Hydrocephalus

1. Wesen

Liquorvermehrung führt beim kindlichen, im Wachstum begriffenen Schädel solange zu einer Vergrößerung desselben, wie die Nähte noch nicht geschlossen sind. Bei geschlossenen Schädelnähten führt eine Liquorvermehrung („*Hydrocephalie*") dagegen zu einer Erhöhung des Schädelinnendrucks und einer stärkeren Schädigung des Parenchyms. Nach der Lokalisation werden unterschieden ein *Hydrocephalus internus* mit Erweiterung der Ventrikel und ein *Hydrocephalus externus* mit Erweiterung der äußeren Liquorräume (Arachnoidalräume) und hinsichtlich der Genese zwischen *Hydrocephalus ex vacuo*, durch Schwund des Hirngewebes und Hydrocephalus durch Liquorzirkulationsstörung. Letzterer kann wieder unterteilt werden in *Hydrocephalus hypersecretorius*, durch Liquorüberproduktion bei ungestörter Liquorzirkulation, *Hydrocephalus occlusus* (obstructivus) durch Verschluß der inneren Liquorräume und *Hydrocephalus aresorptivus* (communicans) durch verminderte Liquorresorption in den äußeren Liquorräumen.

2. Ursachen

Selten Entwicklungsstörung, wenn das Gehirn in seiner Bildung gehemmt ist und seinen Blasentypus beibehält, ähnlich wie bei der echten Hydromyelie des Rückenmarks (s. S. 731). Häufigere Begleiterscheinung oder Folge sonstiger Mißbildungen (Microcephalie, Spina bifida, Balkenmangel usw.) sowie als Folge aller Faktoren, die zu cerebraler Kinderlähmung führen (s. dort). Weiterhin als Folge von Hirngeschwülsten, welche die Liquorwege verlegen. (Normale Liquorzirkulation s. S. 702!). Die Liquorzirkulation kann an verschiedenen Stellen gestört sein, z. B. am Foramen Monroi (entzündlicher Verschluß, Tumoren, Cysten usw.), wobei es zu Hydrocephalus eines oder beider Seitenventrikel kommt. Hauptgefahrenstelle für einen Verschluß ist der Aquaeductus Sylvii, der von vorn herein zu eng oder in anderer Weise mißgebildet sein kann (Aufteilung in mehrere Kanäle, Seitentaschenbildung, die zu Abklemmungen führen können). Viel häufiger kommt es zu sekundären Verengerungen oder Verschlüssen des Aquaeductes durch Verklebung der Wände infolge hereingelaufenen Blutes nach Ventrikelblutungen bei der Geburt, durch entzündliche Veränderungen mit *Ependymitis granularis* oder durch Verwachsung der Seitenwände. Die häufigste Art des Aquäduktverschlusses im späteren Lebensalter ist die durch Kompression oder Einwachsen von Tumoren. Astrocytome oder Angiome in der

Nähe des Aquaeduktes können auch zu einer entzündlichen Gliose im Aquädukt führen. Andererseits führen große Tumoren in der Umgebung, besonders im Bereiche der hinteren Schädelgrube zu einer mechanischen Kompression. Im Bereiche des 4. Ventrikels können die Wände teilweise oder vollständig mit dem Kleinhirn oder der Medulla oblongata zusammengewachsen sein oder es können sich Membranen ausbilden, die zu einer Abflußstörung führen. Auch bei Verschlüssen der Foramina Magendii und Luschkae kann der ventriculäre Liquor nicht in die äußeren Liquorräume gelangen. Eine verminderte Liquorresorption findet sich bei Verwachsungen der beiden Blätter der weichen Häute, z. B. infolge subarachnoidaler Blutungen oder durch entzündliche Prozesse. Bei der basalen Meningitis ist hauptsächlich das Gebiet der Cisterna ambiens, an der Durchtrittsstelle des Hirnstamms durch das Tentorium betroffen. Bei Verklebungen der weichen Häute im Bereiche des oberen Halsmarks kann der Liquor nicht an seine Hauptresorptionsorte gelangen, so daß ein Hydrocephalus internus und externus entsteht.

3. Folgen des Hydrocephalus

Außergewöhnlich großer Schädel mit schnellem Schädelwachstum bei Säuglingen. Die Fontanellen können jahrelang offen bleiben. Sehr dünnes Schädeldach mit verstärkten Impressiones digitatae. *Arnold-Chiari*sche Mißbildung (häufig bei Hydrocephalus und Meningocele): Verlagerung der zapfenförmig verlängerten Kleinhirntonsillen in den oberen Wirbelkanal. Die Medulla oblongata ist dabei abnorm in die Länge gezogen oder sogar gegen das Halsmark schlingenförmig abgebogen. Das Kleinhirn ist meistens mißgebildet. Nach *Spatz* und *Stroescu* handelt es sich um sekundäre Veränderungen durch Verquellung der in das Foramen magnum eingepreßten Hirnteile. – Die Ausweitung am Boden des 3. Ventrikels bei excessivem Hydrocephalus führt zu einer starken Beeinträchtigung der vegetativen Zentren, insbesondere auch des Sexualzentrums im Tuber cinereum (*Spatz*). Es werden beobachtet: Pubertas praecox und Dystrophia adiposogenitalis, Infantilismus, Zwergwuchs.

4. Symptome

Beim Neugeborenen und Kleinkind unverhältnismäßig großer Gehirnschädel bei kleinem Gesichtsschädel und relativ kleinem Körper. Fontanellen sehr weit, evtl. kissenartig vorgewölbt, ohne Pulsation. Schädelnähte weit offen. Das Kopfwachstum nimmt unverhältnismäßig schnell zu, wobei es aber auch zu vorübergehenden, auch längeren Stillständen kommen kann. Neurologische und psychische Symptome fehlen häufig, können aber auch in späteren Stadien noch plötzlich auftreten: Lähmungen, Tremor, Ataxie, tetanische und epileptoide Anfälle, hypothalamische und hypophysäre Symptome, alle Grade von Schwachsinn und Idiotie. Die Kinder, aber auch Erwachsene, die niemals neurologische oder psychische Störungen gehabt haben, zeichnen sich u. U. durch große Anfälligkeit gegen andere Erkrankungen bzw. Kopftraumen aus. Bei Entstehung des Hydrocephalus *nach* Nahtschluß können die Schädelnähte wieder gesprengt werden. Hirndruckerscheinungen beherrschen dann das Bild.

5. Diagnose

Mißverhältnis zwischen großem Hirnschädel und kleinem Gesichtsschädel, klaffende Nähte, evtl. Nahtsprengungen, vermehrte Impressiones digitatae. Wichtig ist die Feststellung, ob ein Passagehindernis vorliegt und wo dieses Hindernis liegt. *Farbstoffprobe:* Es werden beide Seitenventrikel anpunktiert, evtl. durch die Fontanelle, bei älteren Kindern nach Anlegen von Ventrikulographiebohrlöchern. Wird ein Farbstoff (Methylenblau, oder nach *Foerster* 10%ige Jod-Natriumlösung, welche mittels der Chloroformsalpetersäureprobe in Liquor und Urin nachgewiesen werden kann) in den einen Seitenventrikel injiziert, so tritt er sofort in den anderen Seitenventrikel über, wenn keine Monroiblockade vorliegt (Bei Monroiblockade kann jedoch eine Perforation des Septum pellucidum vorliegen!). Liegt kein Hindernis zwischen Ventrikel und Arachnoidalräumen vor, so erscheint der Farbstoff 4–6 Minuten später im Lumbalsack. Findet sich nach 10–15 Minuten noch kein Farbstoff im lumbalen Liquor, ist ein Passagehindernis wahrscheinlich, nach 30–45 Minuten ziemlich sicher. Der Lumballiquor wird in Abständen von 10 Minuten nach der Ventrikelinjektion auf Farbstoffe untersucht. *Ventrikulographie:* Liegt ein Hydrocephalus occlusus vor, so wird röntgenologisch nach Luftdarstellung der Ventrikel der Ort des Passagehindernisses festgestellt.

6. Therapie

Konservativ: Bei der hypersekretorischen Form können entwässernde Maßnahmen (intravenöse Injektionen hochprozentiger Zuckerlösungen + Diuretica) verbunden mit gelegentlichen Lumbalpunktionen (nicht jedoch bei Verschlußhydrocephalus wegen der Gefahr der „Tonsilleneinklemmung"!) versucht werden, evtl. Verödung des Plexus chorioideus durch Röntgenbestrahlung.

Operative Behandlung, Indikation: Bei angeborenem Hydrocephalus nur, wenn keine neurologischen und intellektuellen Ausfälle bestehen, bzw. nicht zu erwarten sind. Nach *Scarff* ist bei einer Dicke des Hirnmantels unter 1 cm keine normale geistige Entwicklung möglich. Bei einer Dicke von 1 bis 2 cm ist in etwa 50% eine durchschnittliche Intelligenz zu erwarten, bei einer Dicke von über 2 cm kann in den meisten Fällen mit annähernd normaler geistiger Entwicklung gerechnet werden. Beurteilung der Dicke des Hirnmantels durch entsprechende Tangentialaufnahmen bei der Ventrikulographie. *Operationsmethoden:*

Eingriffe am Plexus chorioideus zur Einschränkung der Liquorproduktion:

a) Exstirpation des Plexus chorioideus des Seitenventrikels nach *Ingrahams* und *Matsons:* Nach Trepanation in der hinteren Temporo-parietalregion wird die Dura eröffnet und die corticalen Gefäße koaguliert. Der Seitenventrikel wird punktiert und entlang der Punktionskanüle mit Spateln in den Ventrikel eingegangen. Danach wird der Plexus mit Pinzette hochgehoben und dessen Basis mit Klips abgeklemmt und so stückweise exstirpiert. Gefahr der Blutung und späterer hirnpathologischer Ausfälle wegen des Zugangsweges! Der Eingriff kann nach 8–10 Tagen auf der anderen Seite wiederholt werden.

b) Offene Koagulation des Plexus chorioideus nach *Sachs:* Trepanation oberhalb der Mastoidgegend. Eingehen im Bereiche der oberen Schläfenwindung in das Schläfenhorn des Seitenventrikels nahe dem Trigonum. Der Hirnmantel wird mit hakenförmig gebogenen Hirnspateln hochgehalten. Absaugen des Liquors, der aufgehoben wird, um später wieder eingefüllt werden zu können. Koagulation des Plexus mittels Pinzette. Der verkochte Plexus wird in situ belassen.

c) Geschlossene Koagulation des Plexus chorioideus nach *Dandy, Putnam* und *Scarff:* Nach Anlegen eines occipitalen Bohrlochs wird ein Ventrikuloskop (entsprechend einem Cystoskop) in den Seitenventrikel eingeführt und hier der Plexus entsprechend der Verkochung eines Blasentumors koaguliert.

d) Plexuskoagulation und Exstirpation nach *Hyndman:* Wie oben wird der Plexus mittels Ventrikuloskop von occipital her koaguliert und dann durch vorsichtiges Ziehen aus der Fissura chorioidea entfernt. *Hyndman* ist der Auffassung, daß die Entfernung des Plexus aus der Fissura chorioidea zu einer Kommunikation zwischen dem Seitenventrikel und dem Subarachnoidalraum führt.

Ventrikulocisternostomien: Insbesondere bei Aquäductstenose soll eine Umgehung des Hindernisses durch eine direkte Verbindung der Ventrikel mit den basalen Zisternen geschaffen werden.

e) „Third ventriculostomy" nach *Dandy:* Nach osteoplastischer Trepanation rechts frontal wird wie zur Operation eines Hypophysentumors vorgegangen und die Chiasmagegend freigelegt. Der 3. Ventrikel wird durch Einschnitt in die Lamina terminalis oberhalb der Sehnervenkreuzung eröffnet und das Loch mit einem stumpfen Perforator erweitert. Der Liquor kann nunmehr aus dem 3. Ventrikel in die basalen Zisternen abfließen.

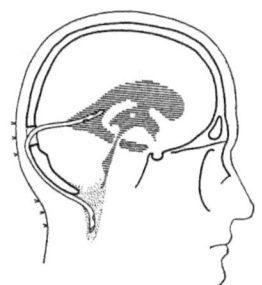

Abb. 119. Schema der Ventrikulozisternostomie nach *Torkildsen*. Vgl. auch Operationssitus, Abb. 132, S. 713

f) Indirekte Ventrikulozisternostomie nach *Torkildsen* (s. Abb. 119): Es werden zunächst „Ventrikulographielöcher" occipital je 3½ cm neben der Mittellinie in Höhe der Lambdaspitze angelegt. Danach wird die hintere Schädelgrube mit einem Mittelschnitt von der Protuberantia ossis occipitalis bis zum Dorn des 2. Halswirbels freigelegt. Abschieben der Muskulatur und Entfernung des mittleren, unteren Teils der Hinterhauptschuppe, des dorsalen Randes des Foramen occipitale magnum und des hinteren Atlasbogens. Die Dura wird im Bereiche der Ventrikulographiebohrlöcher eröffnet und beiderseits werden die Seitenventrikel punktiert. In den einen Seitenventrikel wird nunmehr ein Gummi- oder Kunststoffkatheter mit einem Lumen von 2 bis 3 mm und einer Wandstärke von 1 bis 1½ mm, mit geschlossenem Ende und mehreren seitlichen Löchern durch den Punktionskanal eingeführt. Das andere Ende des Katheters wird entweder subcutan oder epidural mittels einer Federsonde in die hintere Schädelgrube geleitet; nunmehr wird die Dura über der Cisterna magna mit einer medialen Incision eröffnet, ebenso die darunterliegende Arachnoidea. Das untere offene Ende des Katheters, welches noch mit zwei seitlichen Löchern versehen wurde, wird nunmehr in 1–1 ½ cm Länge in die große Zisterne eingeführt. Die Dura kann um den Katheter herum verschlossen und der Katheter angenäht werden. Vor Verschluß der Wunde muß eine Passageprüfung gemacht werden, wobei physiologische Kochsalzlösung durch die noch liegende Punktionskanüle des anderen Seitenventrikels injiziert wird und die Flüssigkeit am Ende des Katheters in der Cisterna magna erscheinen muß. Der Eingriff hat den Vorteil, daß bei einer Aquäduktstenose infolge eines Tumors der hinteren Schädelgrube das Kleinhirn vorher revidiert werden kann, wobei nur die Dura weiter eröffnet werden muß (vgl. Operationssitus, Abb. 132).

g) **Aquäduktsondierung.** Nach Freilegung der hinteren Schädelgrube wird zunächst der 4. Ventrikel inspiziert und nach Spaltung des Unterwurms die Mündung des Aquädukts dargestellt. Nunmehr wird der Aquädukt mit einem dünnen Gummikatheter sondiert, bis Liquor aus dem 3. Ventrikel abfließt. Danach werden hintereinander 2 oder 3 dickere Gummikatheter eingeführt und nach der *Dandy*schen Methode wird der dickste Katheter für einige Wochen liegen gelassen, um bei einer zweiten Operation entfernt zu werden.

h) In ähnlicher Weise führt *Leksell* eine **Aquäduktplastik** durch, indem er eine Tantalspirale von 30 mm Länge und 3 mm Durchmesser auf das Ende des Gummikatheters aufschiebt und die andere Seite des Katheters durch ein gebogenes Metallröhrchen führt. Bei dieser Anordnung liegt die Spirale im Aquädukt, wenn die Spitze des Katheters den 3. Ventrikel erreicht hat und Liquor abfließt. Das Zurückrutschen der Spirale über den Katheter wird durch das hinter der Spirale liegende Metallröhrchen verhindert. Bei einwandfreier Lage der Spirale werden Metallröhrchen mit Katheter herausgezogen.

Bei *Hydrocephalus aresorptivus* wurden verschiedene Eingriffe zur Ableitung des Liquors in die Blase, Bauchhöhle, den Pharynx usw. versucht.

i) **Duralsack-Ureter-Anastomose** nach *Heile-Matson:* Nach Entfernung einer Niere wird der 2. und 3. Lendenwirbel laminektomiert und ein Kunststoffröhrchen 6 cm weit in den lumbalen Duralsack eingeführt, die Dura darum fest vernäht und das Röhrchen durch den M. psoas in den Retroperitonealraum geführt und hier mit dem freien Ureter anastomosiert. *Indikation:* Nur bei freier Passage vom Ventrikel zum lumbalen Liquorraum. *Gefahr:* Infektion, Verklebung der Röhrchen. In ähnlicher Weise wurde der lumbale Liquorraum auch mit der Bauchhöhle, mit der Tube und der Pleurahöhle anastomosiert.

k) **Ventrikel-Ureter-Anastomose** nach *Matson:* Bei vorliegendem Passagehindernis zwischen Ventrikel und lumbalem Liquorraum wird der Kunststoffkatheter von einem Seitenventrikel (wie bei der *Torkildsen*schen Operation) subcutan bis zum Retroperitonealraum geführt und hier nach Entfernung einer Niere mit dem Ureter anastomosiert. In ähnlicher Weise kann auch der Ventrikel mit der Bauchhöhle anastomosiert werden (*Kausch, Conen*).

l) **Ventrikulomastoidostomie.** Es wird ein Kunststoffkatheter aus dem Schläfenhorn des Seitenventrikels, entweder intrakraniell (*Nosik*) oder subcutan in das Mastoid eingeleitet, so daß der Liquor durch die Tuba Eustachii abfließen kann. Auch hier besteht große Infektionsgefahr und es muß vorher genau festgestellt werden, daß keine Entzündung im Bereiche des Ohres vorliegt.

Die Auswahl einer der chirurgischen Methoden ist im wesentlichen abhängig von der Ursache des Hydrocephalus bzw. des Passagehindernisses bei Liquorzirkulationsstörungen und andererseits von der Erfahrung des Operateurs.

XV. Phakomatosen

Definition: Fleckförmige Hautveränderungen mit Mißbildungen und multiplen Tumoren im Zentralnervensystem (*Van der Hoeve*).

1. Neurofibromatose
(Morbus v. Recklinghausen)

Wesen: Multiple Neurofibrome der peripheren Nerven, kombiniert mit Tumoren des Zentralnervensystems, Mißbildungen der Haut und häufig unspezifischen dysplastischen Stigmen, wie Mikrocephalie, Asymmetrie des Gesichtes oder des Körpers, Mißbildungen an Händen und Füßen, dysontogenetischer Kleinwuchs oder Infantilismus usw. Vorwiegend dominantes Erbleiden mit wechselnder, nicht sehr großer Durchschlagskraft.

Pathologische Anatomie: Multiple Tumoren im Bereiche des peripheren Nervensystems zwischen Erbsen- und Wallnußgröße, gelegentlich bis Kindskopfgröße. *Histologisch:* Neurinome oder Schwannome (Wucherung der *Schwann*schen Scheidenzellen), häufig milchkaffeebraune Pigmentflecken der Haut, vorwiegend am Rumpf. Naevi verschiedenster Art, häufig auch Fibrome. Im Bereiche der inneren Organe finden sich überall Neurofibrome, Paragangliome, Phäochromocytome und Sympathicoblastome. Im Bereiche des Zentralnervensystems Acusticusneurinome (oft doppelseitig!), Opticusgliome, Spongioblastome, multiple Meningeome und Neurinome, nicht selten in Form von Sanduhrgeschwülsten im Bereiche des Wirbelkanals.

Klinischer Verlauf: Sehr wechselvolle Krankheitsbilder, wobei einmal mehr die Veränderungen in der Peripherie, ein anderes Mal die Veränderungen im Zentralnervensystem im Vordergrund stehen. Vermehrte Wachstumtendenz der tumorösen Veränderungen in der Pubertät, aber auch später. Caudaneurinome können nicht nur als multiple Knotenbildungen, sondern auch als diffuse Auftreibungen und Verklumpungen der Nervenwurzeln in Erscheinung treten und führen oft zu doppelseitiger Ischialgie. Auch sonst sind Neuralgien, periphere Nerven- und Plexuslähmungen nicht selten. Entsprechend dem Tumorsitz finden sich außerdem alle Symptome von raumfordernden Prozessen im Bereiche des Wirbelkanals und des Schädels. Häufige Begleiterscheinungen sind lokaler Riesenwuchs an umschriebenen Hautstellen oder Gewebspartien von Kopf, Rumpf und Extremitäten, auch Darm und Mesenterium sowie subcutane und submucöse, lipomartige Fettgewebswucherungen, möglicherweise durch lokal gebildete, qualitativ oder quantitativ anormale Wuchsstoffe (*Feyrter*). *Therapie:* Möglichste Zurückhaltung! Umschriebene Neuralgien können Entfernung einzelner Tumoren notwendig machen, ebenso intracranielle Drucksteigerungen.

2. Tuberöse Sklerose
(Morbus Bourneville-Pringle)

Wesen: Harte Geschwulstknoten in der Hirnrinde mit hochgradiger Verblödung, epileptischen Anfällen, gelbroten, schmetterlingsförmig angeordneten Knötchen in der Gesichtshaut, nicht selten Geschwülste in Nieren, Herz, Hormondrüsen. Unregelmäßig dominanter Erbgang.

Pathologische Anatomie: Grobe Knoten der Hirnrinde (Tubera), evtl. Makro- oder Mikrogyrie, Fehlentwicklungen im feineren Gewebsbau (Heterotopien, Glianester, Monstrezellen mit Entwicklung zu Glia- oder Ganglienzellen oder Zellen zwittrigen Charakters), Ependymwärzchen. In einzelnen Fällen entwickeln sich die Ependymtumoren zu raumbeengender Größe und können das Bild eines Ventrikeltumors nahe dem Foramen Monroi mit allgemeinem Hirndruck und Hydrocephalus der Seitenkammern verursachen. Im Kleinhirn finden sich ebenfalls mannigfache Dysplasien, Verwerfungen der Schichten und Ventrikeltumoren. Manchmal verkalken die Tumoren im Laufe der Zeit. Die Hauttumoren haben große Ähnlichkeit mit der von *Recklinghausen*schen Krankheit. Die wichtigste Form ist der *Naevus Pringle*, der aus kleinen bis zu stecknadelkopfgroßen Knötchen von fibromatösem Bau besteht. Manchmal sind Talgdrüsen hypertrophiert. Nicht selten sind subunguale Fibrome. Tumoren an den inneren Organen sind uncharakteristische Mischtumoren.

Klinischer Verlauf: Häufig schon in früher Jugend Schwachsinn, epileptische Anfälle und Symptome eines Hirntumors. Charakteristische Hautveränderungen im Sinne des Adenoma sebaceum, subunguale Fibrome und sog. Chagrinlederhautherde (narbenähnliche Gebilde in der Lendengegend, die an Striae erinnern können). Häufig Veränderungen der Netzhaut in Form kleiner Tumoren.

Therapie: Röntgenbestrahlung?

3. Hippel-Lindausche Krankheit

Wesen: Erbliche Mißbildung in Form multipler Angiome, besonders des Kleinhirns und der Retina, aber auch in den inneren Organen und gelegentlich anderen Abschnitten des Gehirns (s. auch Hirntumoren, Angioblastome, s. S. 692).

Klinischer Verlauf: Meist plötzlich auftretende Hirndruckerscheinungen infolge der Kleinhirntumoren mit Hydrocephalus occlusus.

Therapie: Operative Entfernung des meist cystischen Kleinhirntumors.

4. Sturge-Webersche Krankheit

Wesen: Wahrscheinlich angeborene Störung auf erblicher Grundlage mit Naevus flammeus des Gesichts, oft mit cavernöser Auftreibung der Subcutis, verkalktem Hirnangiom und häufig Glaucom.

Klinischer Verlauf: Häufig Schwachsinn, Epilepsie und kontralaterale Hemiplegie.

Therapie: Bei umschriebenen Hirnveränderungen, insbesondere bei dem häufigen Sitz im Occipitallappen kann, wenn die Herdsymptome und Epilepsie die vorherrschenden Krankheitszeichen sind, eine Exstirpation des Krankheitsherdes bzw. eine entsprechende Hirnlappenresektion erfolgversprechend sein.

B. Hirnverletzungen

Einteilung: Der wichtigste Befund bei der ersten Untersuchung ist die Feststellung, ob eine *gedeckte* oder *offene* Hirnverletzung vorliegt, da bei eröffneter Dura stets Infektionsgefahr besteht und eine eingetretene Infektion des Gehirns oder seiner Häute den weiteren Verlauf des Krankheitsbildes und die notwendige Therapie bestimmt (s. auch Schädelfrakturen: Gedeckte und offene Schädelhirnverletzungen, S. 524!).

I. Gedeckte Hirnverletzungen

1. Definition

Verletzung des Gehirns und seiner Häute bei nichtverletzter bzw. eröffneter Dura.

Für den erstbehandelnden Arzt (meist Chirurg oder Neurochirurg, bei Mitverletzung der Nachbarschaft auch Otologe, Ophthalmologe oder Kieferchirurg) handelt es sich bei den gedeckten Hirnverletzungen um eine Krankheitseinheit, die durch bestimmte Funktionsstörungen des Gehirns charakterisiert ist.

2. Einteilung und Symptomatologie

Die klinische Einteilung erfolgt nach der Schwere und der Art der Verletzung und soll prognostische Schlüsse auf das Ausmaß evtl. zu erwartender Dauerschäden erlauben. Da Art und Ausmaß der Hirnverletzung klinisch hauptsächlich an der Rückbildung der Funktionsstörungen erkannt werden können, erfolgt die *Einteilung nach der Rückbildungsdauer* in 3 Grade (*Tönnis* und *Loew*).

a) Hirnschädigung 1. Grades (rein funktionelle Betriebsstörungen): Die objektiv nachweisbaren Ausfallserscheinungen (motorische und sensible Störungen, Herdsymptome, Kreislaufregulationsstörungen usw.) sind bis zum 4. Tage abgeklungen. Die Beschwerden bessern sich bald. Nach mehreren Monaten, längstens 1–2 Jahren besteht keine Beeinträchtigung der Arbeitsfähigkeit mehr.

b) Hirnschädigung 2. Grades (Störungen infolge Hirnödems, -schwellung, kleiner Blutaustritte, Liquordruckstörungen usw.): Die objektiv nachweisbaren Ausfallserscheinungen (s.o.) bilden sich im Verlaufe der ersten 3 Wochen zurück. Subjektive Beschwerden können länger, bei etwa 20% der Fälle sogar dauernd bestehen bleiben und eine mäßige Einschränkung der Arbeitsfähigkeit bedingen. Schwere Beeinträchtigungen sind selten.

c) Hirnschädigung 3. Grades (Vorliegen gröberer anatomischer Läsionen): Die objektiven Ausfallserscheinungen halten länger als 3 Wochen an. Bei etwa einem Drittel dieser Verletzten finden sich bleibende subjektive Beschwerden erwerbsbehindernden Ausmaßes. Schwere Beeinträchtigungen finden sich bei 15–20% der Verletzten.

Bei einer späteren Beurteilung der Hirnverletzungsfolgen (meist durch Neurologen, Psychiater oder Neurochirurgen) ist oft über die ersten Erscheinungen nichts Näheres bekannt, weshalb nur retrospektiv auf Grund der noch bestehenden Störungen auf die Schwere der Verletzung geschlossen werden kann.

Einteilung nach den Folgeerscheinungen:

d) Reversible (gedeckte) Hirnverletzung. Ohne objektiv nachweisbare Funktionsstörungen.

e) Irreversible (gedeckte) Hirnverletzung. Mit objektiv nachweisbaren Funktionsstörungen.

Als Ursache für die reversiblen Hirnverletzungen wird dabei eine Commotio cerebri, für die irreversiblen eine Contusio cerebri angenommen.

Die Begriffe Commotio und Contusio haben eine lange Geschichte und dabei manche Inhaltswandlung durchgemacht (*Loew*). Sie werden nach pathologisch-anatomischen, pathophysiologischen und klinischen Gesichtspunkten auch heute noch unterschiedlich definiert. Für das Verständnis der komplizierten Vorgänge und der mannigfaltigen Veränderungen am Gehirn infolge gedeckter Verletzungen sind sie nach wie vor bedeutungsvoll, obwohl klinisch eine Unterscheidung zwischen Commotio und Contusio im akuten Stadium niemals und später nie sicher möglich ist.

Einteilung nach pathophysiologischen und pathologisch-anatomischen Gesichtspunkten.

f) Commotio cerebri (Gehirnerschütterung). α) *Definition:* Bei Anwendung des allgemein-pathologischen Commotionsbegriffs auf das Gehirn ergibt sich, daß bei einer Commotio cerebri durch einmalige, kurzdauernde Gewalteinwirkung, die der Schädel überträgt, das Gehirn so beeinflußt wird, daß eine mehr oder weniger starke und lange Beeinträchtigung von Hirnfunktionen zustande kommt, die aus den Zeichen des Bewußtseinsverlustes und der Herabsetzung oder Steigerung von gehirnabhängigen Funktionen im übrigen Körper zu erschließen ist (*Ricker* 1919).

β) *Ursache:* Meist breit angreifende stumpfe Gewalt, wobei sich die Kraft des Anpralls teils in Druckenergie, in Bewegungsenergie und nur zu einem kleinen Teil in Wärme umsetzt (*Welte* 1950). Ist der Kopf bei der Gewalteinwirkung frei beweglich (Sturz, Schlag auf den Kopf usw.), dann wird das Gehirn gegen die Schädelwand geschleudert und gerät dadurch als Ganzes in Schwingung (Beschleunigungserschütterung, *Denny-Brown*). Erfährt dagegen der aufliegende fixierte Kopf (Überfahrenwerden) einen Stoß an geeigneter Stelle, so geht eine Druckwelle durch das Gehirn, welche bei der Reflexion das ganze Gehirn in Schwingung versetzt (Perkussionserschütterung). In der kurzen Zeit der Gewalteinwirkung (einige 1000stel Sekunden) laufen kurzdauernde mechanische Wellen durch das Gehirn, die sich rasch erschöpfen. Es sind wellenmechanische Vorgänge nach Art einer gedämpften Schwingung (*Schaltenbrand* 1934), deren Frequenz noch nicht bekannt, jedoch möglicherweise für die Art und das Ausmaß der entstehenden Phänomene von Bedeutung ist.

γ) *Pathophysiologie:* Das Hirntrauma verursacht primäre und sekundäre Vorgänge an der Nervensubstanz, den Hirngefäßen und dem Plexus chorioideus, die in ihrer Art nicht sicher bekannt sind, die aber zu Reizungs- und Lähmungserscheinungen und entsprechenden Funktionsstörungen führen. Bei den primären Schäden handelt es sich nach *Spatz* um „spurlose Vorgänge", die sich jenseits des mikroskopisch Sichtbaren abspielen. Experimentell konnten reversible Membranpotentialstörungen an den Ganglienzellen mit verminderter Sauerstoffaufnahme nachgewiesen werden. *Bornstein* hat nach Hirntraumen Acetylcholin im Liquor nachgewiesen und *Ward jr.* fand die Menge des im Liquor enthaltenen Acetylcholins proportional der Schwere der erlittenen Hirnverletzung und der Schwere des klinischen Bildes. *Becker* und *Gerlach* konnten im Tierexperiment Permeabilitätsstörungen mit Veränderung der Bluthirnschranke nachweisen. Möglicherweise spielen kolloidchemische Vorgänge im Protoplasma im Sinne der Thixotropie eine Rolle (*Hallervorden* und *Quadbeck*). Es handelt sich dabei um die Fähigkeit eines kolloiden Systems aus dem Gel-Zustand unter dem Einfluß mechanischer Energie in den Sol-Zustand überzugehen, ohne daß dabei Wärme verbraucht oder abgegeben wird. Dieser Vorgang ist spontan reversibel!

Am Gefäßsystem können mechanische Reize zu Spasmus oder Paralyse, verbunden mit einer Störung der Kapillarwanddurchlässigkeit (Bluthirnschranke) führen. Sekundär können Parenchymschäden, Diapedeseblutungen, Hirnödem usw. auftreten. Die Gefäßinnervation kann auch durch eine Schädigung der Vasomotorenzentren im Zwischenhirn gestört sein. Die meisten postcommotionellen Beschwerden beruhen auf einer Störung der Vasomotoren, möglicherweise auch die seltene sog. traumatische Spätapoplexie (vgl. S. 658).

Am Plexus chorioideus können Sekretionsstörungen und Schrankenstörungen (Blutliquorschranke) entstehen, die zu Hypersekretion mit vermehrtem Liquordruck oder zu Aliquorrhoe mit vermindertem Liquordruck, sowie Veränderungen der Liquorzusammensetzung führen. (Die infolge der sekundären Störungen gelegentlich auftretenden anatomischen Veränderungen (Hirnatrophie, Ventrikelerweiterung usw.) leiten zu dem klinischen Krankheitsbild der Contusio cerebri mit irreversiblen Funktionsstörungen über).

δ) *Symptome:* **1. Akutes Stadium:** Unmittelbar nach dem Trauma setzt schlagartig eine Bewußtseinsstörung ein, deren Intensität je nach Schwere der Gewalteinwirkung zwischen kürzerer Benommenheit und tiefem Coma schwankt. Auch vorübergehende Dämmerzustände (vgl. S. 566) werden beobachtet. In schweren Fällen steht der *zentrale Schock* im Vordergrund: Die Haut des völlig Bewußtlosen ist kalt, feucht und klebrig. Der zunächst oft kaum fühlbare Puls ist klein, schlecht gefüllt, unregelmäßig und beschleunigt. Die Atmung ist frequent, oberflächlich, auch schnarchend und häufig unregelmäßig, besonders bei Verlegung der äußeren Atemwege. Ungünstige Prognose bei Übergang in *Cheyne-Stokes*sche Atmung (zentrale Atemstörung). Die Pupillen sind eng, in schwersten Fällen weit und ohne Reaktion auf Lichteinfall· Die Muskulatur ist ohne jeden Tonus. Sämtliche Reflexe und Reaktionen auf äußere Reize fehlen.

2. Rückbildungsstadium: Die akuten Symptome bilden sich je nach Schwere der Verletzung in kürzerer (wenige Minuten bis Stunden) oder längerer Zeit (mehrere Stunden bis Tage) zurück. Zuerst kommt es gewöhnlich zur Normalisierung der Hautdurchblutung und zum Wiederauftreten der Reflexe. Der Puls wird kräftiger, regelmäßig und meist relativ verlangsamt *(Vagusreiz)*. Die Bradykardie hält wenige Stunden oder in schwereren Fällen mehrere Tage an. Länger anhaltende primäre Tachykardie bei tiefer Bewußtlosigkeit ist prognostisch stets ernst. Geht eine anfängliche Bradykardie bei fortbestehender tiefer Bewußtlosigkeit oder mit erneuter Vertiefung der Bewußtseinsstörung in eine Pulsbeschleunigung über *(Vaguslähmung!)*, so besteht der Verdacht auf eine Komplikation im Sinne einer Hirndrucksteigerung (intracranielle Blutung, vgl. S.656). Mit der Rückbildung der Kreislaufsymptome normalisiert sich die Atmung. Auftreten eines *Cheyne-Stokes*schen Atemtyps weist jedoch in Verbindung mit den übrigen Symptomen des Kreislaufs und des Bewußtseins auf eine Komplikation hin (vgl. S. 655). Die Temperatur ist gewöhnlich am 1., gelegentlich auch am 2. Tage noch etwas erhöht. Die Bewußtlosigkeit bildet sich über ein mehr oder weniger lange anhaltendes Stadium der Somnolenz (postcommotioneller Schlaf) zurück. Im Stadium der Somnolenz ist der Patient erweckbar, reagiert auf Schmerzreize und es treten spontane Bewegungen auf, die mehr und mehr zweckmäßigen Charakter annehmen. *Motorische Unruhe, Erregungszustände* und *delirantes Verhalten* können kurz- oder längerdauernd auftreten. Mit Aufhellung des Bewußtseins treten *subjektive Beschwerden* auf: Örtliche Schmerzen an der Verletzungsstelle und diffuse, dumpfe, nicht lokalisierbare Kopfschmerzen, die sich bei Lagewechsel oder bei drucksteigernden Vorgängen, wie Husten, Pressen usw., verstärken, meist auch Schwindel. Bei starkem Schwindel im Liegen und vor allem bei systematisiertem Schwindel, besteht Verdacht auf eine Labyrinthschädigung *(Commotio labyrinthi)*. Nunmehr wird das Krankheitsbild, vor allem durch *vegetative Funktionsstörungen* beherrscht: Zuerst tritt meist Übelkeit, Brechreiz oder Erbrechen auf, das gewöhnlich bald wieder abklingt, jedoch in schwereren Fällen länger bestehen kann. Weiterhin: Vasolabilität der Haut, Schweißausbrüche, Pulsfrequenzschwankungen beim Lagewechsel, Polyurie, Oligurie, Glykosurie, Störungen des Schlafes in Form von Einschlaferschwerung oder vermehrtem Schlafbedürfnis, Herabsetzung der Libido und Potenz, Menstruationsstörungen. Durch *vegetative Funktionsprüfungen* im Sinne von Reiz- und Belastungsversuchen können zahlreiche weitere Störungen der vegetativen Steuerung auf dem Gebiete des Kreislaufs, des Wasserhaushalts, des Kohlehydrat- und Lipoidstoffwechsels, des Elektrolythaushaltes usw. nachgewiesen werden. Für die routinemäßige Untersuchung der vegetativen Störungen hat sich die *orthostatische Kreislauffunktionsprüfung nach Schellong* bewährt, da sie gleichzeitig einen objektiven Anhalt für die notwendige Dauer der Bettruhe gibt: Nach Feststellung der Ausgangswerte des Blutdrucks und der Pulsfrequenz im Liegen werden Blutdruck und Pulsfrequenz während einer orthostatischen Belastung durch 10 Minuten langes Stehen laufend registriert. Pathologischer Ausfall: Absinken des systolischen Blutdrucks während des Stehens um mehr als 20 mm Hg bei gleichbleibendem oder steigendem diastolischen Blutdruck *(hypotone Reaktion)* oder gleichzeitigem Absinken des diastolischen Blutdrucks *(hypodyname Reaktion)* bzw. beim Ansteigen der Pulsfrequenz um mehr als 20 Schläge je Minute *(tachykarde Reaktion)*.

Mit großer Regelmäßigkeit finden sich in den ersten Stunden und Tagen nach Rückbildung des akuten Schocks flüchtige *neurologische Ausfälle*, die nur bei regelmäßig wiederholten neurologischen Untersuchungen, die in den ersten 4–5 Tagen wenigstens einmal täglich erfolgen sollten, erkannt werden. Hier sind zu nennen: Nystagmus, selten spontan, meist horizontaler Blickrichtungsnystagmus, gelegentlich mit rotatorischer Komponente. Rückbildung meist nach Tagen oder Wochen. Darüber hinaus noch gelegentlich bei Lagewechsel nachweisbar. Leichte Blickparesen, gelegentlich mit nystagmoiden Zuckungen. Augenmuskelparesen können in den ersten Tagen durch mangelnde Impulsgebung vorgetäuscht werden. Reflexdifferenzen durch ungleichmäßige Rückbildung der Muskelatonie über ein mehr oder weniger lange anhaltendes Stadium der Muskelhypotonie mit Abschwächung der Eigenreflexe. Flüchtige Paresen oder sonstige Herdsymptome auf Grund reversibler Funktionsstörungen des Groß- und Kleinhirns treten, ähnlich wie nach cerebralen Anfällen oder bei Zirkulationsstörungen vorübergehend auf, sind jedoch stets verdächtig auf eine organische Hirnverletzung (Contusio cerebri).

3. Folgen: *Amnesie* (Erinnerungslücke), die meist mit dem Trauma beginnt und sich über die Zeit der Bewußtlosigkeit erstreckt. Häufig reicht die Amnesie über die eigentliche Bewußtlosigkeit hinaus und schließt die Zeit der Somnolenz ein, die von Augenblicken völliger Bewußtseinsklarheit unterbrochen sein kann, was später nicht erinnert wird. Reicht die Amnesie in die Zeit vor dem Unfall zurück (retrograde Amnesie), dann liegt meist eine schwerere Hirnschädigung vor.

Vegetative Übererregbarkeit und verminderte Anpassungsfähigkeit finden sich noch Wochen, Monate, gelegentlich über ein Jahr nach Abklingen der manifesten, vegetativen Dysregulationen (s. auch Zwischenhirnsyndrome, S. 650). Bei jeder Leistungssteigerung (erstes Aufsitzen, Aufstehen, Spazierengehen, Arbeitsaufnahme usw.) kommt es zu einer Zunahme bzw. zum Wiederauftreten von Beschwerden, wie Kopfschmerzen, Schwindelgefühl, Ohrensausen, Schwarzwerden vor den Augen, Blutandrang zum Kopf mit verlängerter Gesichtsrötung beim Bücken, Schweißausbrüche, Herzklopfen usw. Der Schlaf kann verkürzt, unruhig und wenig erholsam sein. Gleichgewichtsstörungen können bei experimenteller Vestibularisprüfung noch längere Zeit nachgewiesen werden (s. S. 565). Außerdem finden sich ,,neurasthenische" Symptome, wie Ermüdbarkeit, Konzentrationsschwäche, Reizbarkeit, Überempfindlichkeit gegen Sinnesreize (besonders Geräusche) und Gemütseinflüsse usw.

Psychogene (hysterische oder hypochondrische) *Reaktionen* auf das Erlebnis des Kopfunfalls und entsprechende subjektive Beschwerden finden sich vorwiegend bei Psychopathen und Rentenneurotikern.

ε) *Komplikationen:* Im initialen Schockzustand kann der Tod eintreten. Bei vorher geschädigtem Gehirn (vorangegangene Hirnverletzungen, Hirnarteriosklerose, senile Atrophie, bestehender Hirntumor, chronischer Alkoholismus usw.) sind die Symptome meist schwerer und länger anhaltend. Schon nach leichteren Traumen kann in diesen Fällen eine ,,*traumatische Psychose*" auftreten, die sich in einer deliranten Verworrenheit und später einem amnestischen Syndrom (*Korsakow:* Bei erhaltenem Altgedächtnis und guter Auffassung besteht eine Merkunfähigkeit. Als Folge bestehen örtliche und zeitliche Desorientiertheit, Erinnerungslosigkeit für kürzlich Erlebtes und Konfabulationen, durch welche die Erinnerungslücken ausgefüllt werden) zu erkennen gibt. Hirndruck und -unterdruck usw. wie bei Contusio cerebri.

g) Contusio cerebri (Hirnquetschung, -prellung). α) *Definition:* Form der gedeckten Hirnverletzung mit substanziellen, anatomisch nachweisbaren Schäden, wie Rindenprellungs- oder -quetschungsherden, Markblutungen, Hirnstammblutungen, Gehirnzerreißung und leptomeningealen Kontusionen (subarachnoidale Blutungen!).

Klinische Definition: Gedeckte Hirnverletzung mit irreversibler Funktionsstörung, wobei einerseits die Kommotionen hinzugerechnet werden, bei denen sekundär durch das Kommotionssyndrom substantielle Schäden am Gehirn (posttraumatische Hirnatrophie, Ventrikelerweiterung usw.) und damit irreversible Funktionsstörungen eingetreten sind, andererseits auch die Kommotionen, bei denen ein außergewöhnlich schweres und langanhaltendes Initialsyndrom (Bewußtlosigkeit von mehreren Stunden bis Tagen) auf das Bestehen substantieller Hirnschäden schließen läßt, auch wenn diese später klinisch nicht nachweisbar sind.

Damit ist der Begriff Contusio cerebri weder pathologisch-anatomisch, noch klinisch exakt definiert, denn einmal sind Zerreißungen (Dilacerationes) und Hirnblutungen keine Quetschungen (Contusiones) im engeren Sinne und zum anderen führen durchaus nicht alle Hirnquetschungsherde zu irreversiblen Funktionsstörungen oder einem besonders schweren Kommotionssyndrom.

β) *Pathophysiologie:* Für die Entstehung von Kontusionsherden sind die Nachbarschaftsbeziehungen der Hirnoberfläche zum Schädelknochen bedeutungsvoll, wobei die Lokalisation von dem Ort der Gewalteinwirkung und der Stoßrichtung abhängig ist. Die der Verletzung zugrunde liegenden physikalischen Vorgänge sind außerordentlich kompliziert (vgl. auch S. 645, B!), da das Kopftrauma einmal auf die verschiedenen Medien des knöchernen Schädels und die seines Inhaltes trifft, und andererseits diese Medien einen geometrisch unregelmäßigen Bau aufweisen. So setzt sich ein Stoß in festen Körpern geradlinig und nur in der eingeschlagenen Richtung fort, während er sich in Flüssigkeiten nach allen Seiten ausbreitet. Eine Modellvorstellung des Schädelhirntraumas ist möglich, wenn man den Schädelknochen als einen festen Körper in Form einer Hohlkugel, und das Gehirn mit seinen Liquorräumen als deren flüssigen Inhalt betrachtet. Die durch ein Trauma ausgelösten Stoßwellen treffen somit 4 Oberflächengebiete, zuerst die Schädelkalotte der Stoßstelle, danach die Hirnoberfläche der Stoßstelle, dann die Hirnoberfläche der Gegenseite und schließlich die Innenseite der Schädelkalotte der Gegenseite. Im Gehirn bildet die Summe der Stoßwellen einen Kegel, mit der Spitze an der Stoßstelle und der Basis an der Stoßgegenseite. Die in der Achse verlaufenden Stoßwellen haben die größte Intensität, während die zum Kegelmantel zu gelegenen, immer mehr an Intensität abnehmen. An der der Gewalteinwirkung gegenüber liegenden Stelle des Schädels werden die Stoßwellen bei genügender Intensität nach allen Seiten reflektiert, woraus sich ergibt, daß die Hirnoberfläche der Stoßstelle nur von einer Seite, die der Gegenseite jedoch von zwei Seiten getroffen wird. Daraus erklärt sich, daß die Verletzungen an der Stoßgegenseite häufig ausgedehnter sind, als an der Stelle der Gewalteinwirkung. Kompliziert wird diese Modellvorstellung einmal durch das Abweichen der Schädelform von der Kugelgestalt, und vor allem durch die zusätzliche Reflexion der Stoßwellen an Dura, Falx und Tentorium, sowie deren Ausbreitung im Liquor. Aus den dabei entstehenden Reflexionen und Interferenzen erklärt sich die erhöhte Vulnerabilität bestimmter Hirngebiete.

γ) Pathologische Anatomie: Rindenprellungsherde entstehen durch Zerreißung der meningealen Gefäße und Bildung charakteristischer Nekrosen. Die Zerreißung der meningealen Gefäße hat Blutaustritt zur Folge, welches sich in den oberflächlichen Rindenabschnitten und auch subarachnoidal in der Umgebung ausbreitet (blutiger Liquor!). Infolge der subarachnoidalen Blutungen gibt es leicht Verklebungen mit der Dura. Der ganze Umfang der Nekrose in der Hirnrinde wird erst nach 2–3 Tagen deutlich. Diese hat die Form eines Keils mit der Basis an der Hirnwindungskuppe und reicht mit der Spitze in die Marksubstanz hinein. Der weitere Verlauf vollzieht sich über Erweichung, Abbau durch Körnchenzellen und Reparation. Statt einer Narbe findet sich schließlich eine kelchartige Aussparung mit lockerem, bindegewebigem Netzwerk. Bei rinnenförmiger Anordnung der Nekrose entsteht das Bild einer gespaltenen Windung *(Schizogyrie).* Diese traumatischen Nekrosen unterscheiden sich grundsätzlich von gefäßbedingten Schäden.

Lokalisation: Die Rindenprellungsherde zeigen neben ihrem Sitz an den Windungskuppen eine große Gesetzmäßigkeit in ihrer Verteilung auf der Hirnoberfläche. Sie bevorzugen die liquorarmen Gebiete, die dem Schädelknochen unmittelbar anliegen *(Prädilektionsstellen 1. Ordnung)* und verschonen die Gebiete der Zisternen. Nach dem Ort der Gewalteinwirkung unterscheidet *Spatz* 6 verschiedene Typen von Stoß- und Gegenstoßherden:

Typ 1: Beim Sturz oder Schlag auf den Hinterkopf finden sich am Ort der Gewalteinwirkung nur geringfügige Quetschherde, dagegen erhebliche Gegenstoßherde an den Polen und Unterflächen von Stirn- und Schläfenlappen, kontralateral stärker als homolateral.

Typ 2: Bei Gewalteinwirkung auf die Stirn sind die Quetschherde am Stirnhirn stärker als die am gegenüberliegenden Occipitallappen, möglicherweise durch eine Pufferwirkung des Tentoriums!

Typ 3: Bei Gewalteinwirkung auf die linke Seite kommt es vorwiegend zu Gegenstoßherden im Gebiete der 3. Stirnwindung und 2. und 3. Schläfenwindung rechts.

Typ 4: Bei Gewalteinwirkung auf die rechte Seite kommt es zu entsprechenden Veränderungen wie bei Typ 3 auf der linken Seite (klinisch häufig Aphasie).

Typ 5: Bei Gewalteinwirkung von oben finden sich vorwiegend Gegenstoßherde im Orbitalhirn und an der Basis des Schläfenlappens wie bei Typ 1.

Typ 6: Bei Gewalteinwirkung von unten kommt es zu Gegenstoßherden an der Konvexität.

Neben diesen Kontusionsherden an der Hirnoberfläche finden sich auch Herde in zentraler gelegenen Gebieten, die ebenfalls typische Lokalisationen zeigen *(Prädilektionsstellen 2. Ordnung* nach *Welte).* Es sind Quetschungsherde gegenüber dem freien Rand des Tentoriums am Uncus hippocampi, entlang dem Rand der Falx cerebri im Gyrus cinguli und am Balken, entlang der Mantelkante durch Zerrung der Vv. ascendentes, sowie in den oberflächlichen Schichten der Hirnschenkel, der Vierhügelplatte, der Fossa intercruralis und der Brücke.

Durch Verschiebung von Hirnwindungen und Hirnlappen gegeneinander kommt es ebenfalls zu Zerrung von Gefäßen, die in die Hirnrinde einstrahlen (*Krauland*). Dies führt zu Blutungen, die im Gegensatz zu den oberflächlichen Kontusionsblutungen nicht in den Windungskuppen, sondern in den Windungstälern liegen, z. B. denen der Inselrinde. Herdförmige Arachnoidalblutungen können dann gelegentlich die Windungen auseinanderdrängen.

Hirnprellungsherde zeigen auch fließende Übergänge zu Hirnzerreißungen, indem sich Blutungen in räumlichem Zusammenhang mit den Rindenherden im Marklager ausbreiten und damit zu einer *Dilaceratio cerebri* führen. Auch unabhängig von Rindenherden finden sich intracerebrale Blutungen als Folge von Zerreißung kleinster Gefäße, meist Venen, vorwiegend in Grenzflächen zwischen grauer und weißer Substanz, bzw. zwischen verschieden gerichteten Faserzügen (z. B. im Thalamus, zwischen Linsenkern und äußerer Kapsel, in der Umgebung des Vorderhorns, in der ventralen Grenzschicht der Brückenhaube und der Umgebung des Aquäduktes). Wahrscheinlich entstehen diese Verletzungen bei einer Verformung des Gehirns durch das Trauma, infolge einer Verschiebung der verschiedenen Gewebsstrukturen gegeneinander. Die beobachteten Blutungen sind *Rhexisblutungen* und führen zu Hirnzerreißung, bzw. -nekrose. Sie stehen im Gegensatz zu den *Diapedeseblutungen* (*Ricker*), die als Folge einer Reizung der Gefäßnerven und damit als Sekundärwirkung einer allgemeinen Hirnschädigung aufgefaßt werden müssen. Hirnzerreißungen, die nicht Folge einer Rhexisblutung sind, finden sich bei gedeckten Schädelhirnverletzungen selten. Gelegentlich werden Dilacerationes an den Bindearmen, an den Hirnschenkeln, am Balken oder Ausriß eines N. oculomotorius beobachtet.

δ) **Symptome: 1. Akutes Stadium:** Bewußtlosigkeit, zentraler Schock, Atonie, Areflexie usw., meist wie bei Commotio cerebri. *Streckkrämpfe* (tonische Anfälle mit vorwiegend Streckung der Extremitäten, auch Beugung und Torquierung der Arme mit bretthartem Muskelspasmus) als Symptom der *Enthirnungsstarre* (bretthart Spastik der Muskulatur, Beine gestreckt, meist überkreuzt, Füße in Spitzfußstellung, Arme gebeugt, Finger eingeschlagen, Kopf nackenwärts gestreckt, Pupillen erweitert, Augenstellung divergent) weisen auf schwere Hirnstammläsion (Blutung usw.) hin. Dabei meist Schweißausbrüche, Blutdrucksteigerung, Hyperthermie. Stets ernste Prognose! Generalisierte oder herdbetonte epileptische Anfälle nicht selten. Pathologische Reflexe (*Babinski* usw.) häufig, während Halbseitenlähmungen, Hirnnervenlähmungen und sonstige cerebrale Herderscheinungen in diesem Stadium meist von den „kommotionellen Symptomen" überdeckt werden. In manchen Fällen ist das Kommotionssyndrom geringer ausgeprägt, selten fehlt es ganz (Contusio ohne Commotio), wobei die Herdsymptome im Vordergrund stehen können.

2. Subakutes Stadium: Sämtliche Symptome der primären Hirnschädigung (s. Pathophysiologie der Commotio) haben ihren Höhepunkt unmittelbar nach der Verletzung und zeigen danach, falls der primäre Schock überstanden wird, eine laufende Rückbildungstendenz. Jede Zunahme von Symptomen (Bewußtseinsstörungen, Lähmungen usw.) in den folgenden Tagen weist auf eine Komplikation (Blutung, Ödem, Liquordruckstörung usw.) hin.

Die Rückbildung der primären Symptome dauert meist länger als bei Commotio (s. Hirnschädigung 2. und 3. Grades!), wobei motorische Unruhe, Erregungszustände, delirantes Verhalten häufiger sind. Nicht selten schließt sich ein mehr oder weniger deutliches amnestisches Syndrom (s. o.: traumatische Psychose!) an, häufiger finden sich über eine mehr oder weniger lange Zeit psychische Veränderungen im Sinne einer gereizten Verstimmung oder triebhaften Unruhe mit mangelnder Krankheitseinsicht.

Neurologische Symptome: Finden sich entsprechend den Hirnherden, können jedoch auch fehlen. Bei Schädelbasisfrakturen sind periphere Hirnnervenlähmungen häufiger und müssen von zentralen Lähmungen bei Hirnläsionen unterschieden werden. Viele Herdsymptome werden durch das kollaterale Ödem um einen kleinen Quetschungsherd verursacht und bilden sich mit diesem zurück, welhalb besonders in der ersten Zeit auf neurologische Ausfälle geachtet werden muß. Häufige Symptome sind: *Anosmie*, ein- oder doppelseitig, bei Verletzung des Bulbus olfactorius oder Abriß der Fila olfactoria, besonders bei Rindenprellungsherden entsprechend Typ 1, 2, 5, gelegentlich auch bei Typ 3 und 4.

Augenmuskellähmungen, häufig peripher (Läsion der Hirnnerven 3, 4 und 6) als Syndrom der Fissura orbitalis superior, seltener bei Mittelhirnschädigungen. *Blickstörungen*, meist nur im Initialstadium und kurz anhaltend bei Läsionen im frontalen, occipitalen oder temporalen Blickzentrum bzw. im Bereich des Mittelhirndachs. *Gesichtsfeldausfälle* (selten) bei Herden in der Sehbahn oder Sehrinde. Einseitige *Amaurose* mit Opticusatrophie (periphere Sehnervenschädigung) bei Frakturen im Foramen opticum. *Facialisparesen:* Zentral (Stirn frei!) bei Herden in der Präzentralwindung, meist mit Hemiparese, mindestens Armlähmung auf der gleichen Seite; peripher (einschließlich Stirn!) bei Felsenbeinfrakturen, meist mit Akustikusschädigung. *Innenohrschwerhörigkeit* (Nervenschwerhörigkeit) durch Akustikusschädigung (Verletzung des Mittelohrs [Hämatotympanon], des Gehörgangs usw. ausschließlich!), häufiger noch *Gleichgewichtsstörungen* (Schwindel) durch Vestibularisschädigung (Nystagmus, kalorische Erregbarkeit prüfen, s. S. 566). *Halbseitenlähmung oder -schwäche* (Hemiplegie, Hemiparese) bei Herden im Bereiche der Zentralregion oder Pyramidenbahnen, dabei *Reflexstörungen* mit einseitiger Steigerung und pathologischen Reflexen (*Babinski*), sowie einseitiger spastischer Tonuserhöhung (auf einseitige schlaffe Armlähmung bei stumpfer Verletzung des Plexus brachialis achten!). Extrapyramidale (choreatische und athetotische) Bewegungsstörungen bei Stammganglienschädigungen sind selten, gelegentlich im Kindesalter. *Aphasie, Apraxie* usw. (nicht häufig) bei entsprechenden Rindenherden. Zu den Ausfällen durch direkte Schädigung des Gehirns bzw. der Hirnnerven kommen in den ersten Tagen und Wochen meist weitere Ausfälle durch kollaterales Ödem um die Kontusionsherde bzw. infolge eines Hirndrucks (bes. Abducensparese, Oculomotoriusparese usw., s. auch Hirndruck S. 702 f.) bei allgemeinem posttraumatischem Hirnödem (Hirnschwellung!). Daraus erklären sich die häufig wechselnden Befunde.

Vegetative Symptome: Wie bei Commotio.

Liquorsymptome: Meist in den ersten Tagen blutig, später xanthochrom.

3. Folgen: *Erinnerungslücke* meist größer, besonders u. U. längere retrograde Amnesie.

Vegetative Störungen: Wie nach Commotio, oft stärker und besonders länger anhaltend, evtl. dauernd bestehen bleibend (s. Zwischenhirnsyndrome!). Vorwiegend die vasomotorischen Regulationsstörungen bilden dann die Grundlage für das „*cerebrale Allgemeinsyndrom (Foerster)*: Überempfindlichkeit gegen alle Reize „von denen auch ein Gesunder einen roten Kopf bekommen kann (*Kretschmer*)", wie Hitze, Bücken, Alkohol, auch affektive Reize und Wetterschwankungen. Dabei kommt es zu Kopfschmerzen und Schwindelgefühl. Psychisch besteht Konzentrationsschwäche, Vergeßlichkeit, hohe Ermüdbarkeit, subdepressive oder nervösgereizte Verstimmung, affektive und sensorische Überempfindlichkeit, Affektinkontinenz usw.

Neurologische Ausfallserscheinungen (spastische Lähmungen, Sensibilitätsstörungen, sonstige cerebrale Herdsymptome), die sich innerhalb von 2 Jahren nicht zurückgebildet haben, müssen als Dauerfolgen angesehen werden.

Infolge der Häufigkeit von Verletzungen der Hirnbasis (s. Typ 1, 2, 5 sowie 3 und 4 der Lokalisation von Rindenprellungsherden!) sind die klinischen Symptome infolge Verletzung des Zwischenhirns, des Orbitalhirns und der Schläfenlappenbasis besonders wichtig. Ihre Erkennung ist schwierig, erfordert sehr eingehende und über längeren Zeitabschnitt wiederholte Untersuchungen. Wegen der Unauffälligkeit der Symptome wurden diese Hirngebiete früher als „stumm" bezeichnet.

Zwischenhirnsyndrome (nach *Kretschmer*):

Zwischenhirnstörungen wirken sich auf dem Gebiete des Stoffwechsels und der vegetativen Regulationen, des Trieblebens und des Temperaments aus. Die meisten hypothalamischen Steuerungen zeigen einen polaren Charakter, so daß bei Störungen eine Verschiebung sowohl nach dem einen oder anderen Extrem stattfinden kann (z. B. Polyurie – Oligurie, Schlafsucht – Schlaflosigkeit usw.) oder auch beide Extreme ausgelöscht werden und die Funktion als Ganzes „unterminiert" ist. Dabei werden vom Zwischenhirn nicht in erster Linie Einzelfunktionen gesteuert, sondern hoch integrierte Reaktionskomplexe, welche in zielgerichteter Koppelung verschiedene Komponenten (vegetative, psychische, motorische usw.) umfassen. Es handelt sich dabei um potentiell fertig bereitliegende Leistungen. Daraus ergibt sich, daß bei schweren Schädigungen des Zwischenhirns die vitalen Einzelfunktionen von untergeordneten Zentren selbständig weitergeführt werden können. Es kommt lediglich zu einem Verlust an integrierender Gesamtsteuerung, der meist erst in Erscheinung tritt, wenn zusätzliche Belastungen auftreten (unterminierte Funktion!). Klinisch können z. B. durch vegetative Funktionsprüfungen (Reiz- und Belastungsversuche, s.o.) derartige kompensierte Störungen aufgedeckt werden. Im einzelnen können Störungen z.B. auf folgenden Gebieten auftreten: *Wasserhaushalt* (Polyurie – Oligurie, Polydipsie – Oligodipsie, Diabetes insipidus), *Kohlehydratstoffwechsel* (Hyper-Hypoglycämie, Diabetes mellitus?), *Lipoidstoffwechsel* (Fettsucht – Magersucht), *Wärmehaushalt* (Hitze – Kältegefühle), *Appetenz* (Polyphagie – Inappetenz), *Darmmotilität* (Durchfälle – Verstopfung), *Sexualtrieb* (vermehrte – verminderte Libido und Potenz), *Aggressivität* (Aggressionstrieb – Fluchttrieb), *Schlaf-Wachregulierung* (Schlafsucht – Schlaflosigkeit, Narkolepsie?), *Stimmung* (depressiv – euphorisch), *Antrieb* (Apathie – polypragmatische Enthemmung), *Zeitsinn* (Zeitlupen – Zeitrafferphänomen). Im Luftencephalogramm findet sich bei Zwischenhirnverletzungen eine Erweiterung des 3. Ventrikels.

Orbitalhirnsyndrome (vgl. auch S. 707 u. S. 720):
Diese äußern sich ganz allgemein in einer Veränderung des Charakters (*Kleist*) und können im einzelnen nach *Kretschmer* folgendermaßen analysiert werden: *1. Die Störung der dynamischen Steuerung:* Kann alle seelischen Gebiete betreffen (Gedankenabläufe, Affekte, Rede- und Handlungsfolgen usw.). Manchmal ist der Ablauf stoßweise, etwa mit Abreißen der Gedanken, hart herausfahrenden Urteilen, heftigen, rasch verpuffenden Handlungsansätzen. Häufig bestehen ständiger Rededrang oder Crescendophänomene, wobei z.B. eine Rede ruhig anläuft, allmählich immer rascher und lauter wird, nicht mehr gestoppt werden kann bis zu einem Erschöpfungsstadium, wobei heftige Kopfschmerzen auftreten. – *2. Verschiebung der Affektskalen:* Patienten können ohne Affekt, trocken monoton, pausenlos reden, ohne Kontakt mit dem Gesprächspartner zu haben und ohne sich unterbrechen zu lassen. Sie haben dabei kein Krankheitsgefühl. Leicht gereizte, protestierende Haltungen können anklingen. Auch euphorische, mit dem Gefühl der Leichtigkeit einhergehende Stimmungen kommen vor, die einem manischen Syndrom ähneln können, ohne eigentlich flott und ideenflüchtig zu sein. – *3. Dissoziierung zwischen Schmerzwahrnehmung und personeller Resonanz:* Schmerz wird wahrgenommen wie jeder andere Sinneseindruck, ohne jedoch den zugehörigen, quälenden Begleitaffekt auszulösen. Das Deprimierende und Quälende an den bestehenden Kopfschmerzen (Resonanz in der Gesamtpersönlichkeit) stellt sich häufig erst später ein und ist dann nicht Zeichen einer nachträglichen Verschlechterung, sondern – im Gegenteil – Zeichen einer langsamen Rückbildung der Orbitalhirnsymptomatik! Es können also in den ersten Wochen und Monaten nach der Hirnverletzung die traumatischen Kopfschmerzen durch das Orbitalhirnsyndrom überschattet werden! – *4. Sphärische Desintegration:* (Unter Sphäre soll der „Dunstkreis" verstanden werden, der neben der bewußten Vorstellung und dem Gefühl bei jeder Rede oder Handlung mit anklingt und mit anklingen muß, wenn Wort oder Handlung in der Situation, in die sie hineintreffen, richtig liegen sollen.) Wenn das „sphärische" Bild der Gesamtsituation nicht mehr zuverlässig die endgültige Rede oder Handlung beeinflußt, d.h. sich nicht mehr bremsend und mitgestaltend mit ihr zu einem abgerundeten und wohl abgestimmten ganzheitlichen Akt integriert, dann entstehen Störungen, die als Entgleisungen auf dem Gebiete des Taktgefühls und der ethischen Steuerung in Erscheinung treten (z.B. ein Betriebsleiter findet nicht den richtigen Ton im Umgang mit seinen Angestellten; Beleidigungen, Unhöflichkeiten führen zu Schwierigkeiten in der Gesellschaft).

Syndrom der Schläfenlappenbasis (Uncinatussyndrom):
Geruchs- und Geschmackshallucinationen mit oder ohne Irradiierung in die Sexualsphäre, besonders in Form von Uncinatusanfällen, verbunden mit unwillkürlichen Bewegungen des Riechens, Schnüffelns, Schmatzens. Dabei besteht manchmal eine traumhafte Bewußtseinstrübung, in der dem Kranken die Gegenstände seiner Umgebung weit entfernt, zugleich aber vertraut und bekannt erscheinen („déjà-vu"-Erlebnis).

Wegen der Suggestibilität der Hirnverletzten erfordert die Untersuchung auf psychische Störungen besondere Erfahrungen. Es sollte daher bei entsprechendem Verdacht stets ein Psychiater zugezogen werden!

3. Verlauf und Prognose

Je nach Schwere des Traumas schnelle oder langsame Erholung mit oder ohne Dauerfolgen (Hirnschädigung 1., 2. oder 3. Grades!). Verzögerte Erholung bei vorher geschädigtem Gehirn, bei alten Menschen, bei konstitutioneller vegetativer Dystonie, Blutdruckkrankheiten oder anderen Allgemeinerkrankungen.

4. Diagnose

Entscheidendes Symptom ist sofortige *Bewußtlosigkeit*, in leichteren Fällen Bewußtseinstrübung oder kurzer Dämmerzustand, in dem der Kranke handlungsfähig und für die Umgebung nicht ohne weiteres auffällig sein muß, wofür jedoch hinterher Amnesie besteht. *Vegetative Störungen*, evtl. *neurologische* oder *psychische* Ausfallserscheinungen. In seltenen Fällen können substantielle Hirnschäden mit Ausfallserscheinungen auch ohne primäre Bewußtlosigkeit auftreten. Eine Unterscheidung zwischen reversibler und irreversibler Hirnverletzung ist im akuten Stadium der Bewußtlosigkeit nicht möglich.

5. Differentialdiagnose

1. Hirndruckerscheinungen (intracranielle Blutungen, Hirnschwellung, Hirnödem usw.) führen nach einem mehr oder weniger freiem Intervall zu Bewußtlosigkeit bzw. bei bestehender Bewußtseinsstörung zu einer Vertiefung derselben. – *2. Cerebrale Luftembolie* nach Thoraxverletzungen, Lungenschüssen usw. kann schlagartig zu tiefer Bewußtlosigkeit und häufig zu Krampfanfällen führen. Innerhalb von wenigen Minuten kann unter den Zeichen eines Kreislaufkollapses und Atemstörungen der Tod eintreten. Werden die ersten Stunden nach einer akuten Luftembolie überlebt, ist die Prognose besser, wenn auch die Bewußtlosigkeit mehrere Tage anhalten und erneut generalisierte oder fokale Krampfanfälle auftreten können. Bleibende Ausfallserscheinungen sind nicht selten. – *3. Cerebrale Fettembolie*. Nach Frakturen der langen Röhrenknochen, auch stumpfen Traumen mit Quetschungen der Weichteile, Verbrennungen usw. stellen sich meist nach einem freien Intervall von Stunden bis Tagen in mehr oder weniger schubförmigem Verlauf Kopfschmerzen, Schwindelerscheinungen, Müdigkeit und Bewußtseinstörungen bis zu tiefer Bewußtlosigkeit ein. Durch diffuse Hirnschädigungen können die verschiedensten neurologischen Ausfallserscheinungen auftreten. Im Augenhintergrund finden sich charakteristische Embolien der Retinagefäße. – *4. Posttraumatische Carotisthrombose:* Meist nach direkten Verletzungen am Hals mit Einrissen der Intima, gelegentlich auch nach indirekten Verletzungen, z.B. Kopftraumen. Hauptsymptome sind kontralaterale Hemiplegie und Hemihypästhesie, wobei meist Arm und mimische Muskulatur stärker betroffen sind als das Bein, Abfall des Netzhautarteriendrucks auf der Seite der Thrombose (Messung mit dem Ophthalmometer nach *Baillard*). – *5. Aneurysmablutungen:* Besonders Blutungen aus Aneurysmen der großen basalen Hirnarterien können zu plötzlicher Bewußtlosigkeit mit Hinstürzen führen. Die Subarachnoidalblutung mit Nackensteifigkeit, blutigem Liquor usw. steht im Vordergrund. – *6. Cerebrale Anfallsleiden:* Plötzliches Hinstürzen im epileptischen Anfall kann zusätzlich zu einer Hirnverletzung führen. Die Abgrenzung der Ursache (erst Anfall oder erst Unfall) ist oft schwierig, besonders wenn das akute Geschehen nicht beobachtet wurde. – *7. Andere Zustände von Bewußtlosigkeit:* Hypoglykämischer Schock, Urämie, Vergiftungen, Apoplexie usw. lassen meist ein geeignetes Hirntrauma vermissen.

6. Therapie

Im akuten Stadium steht die *Schockbekämpfung* mit Verhütung weiteren Wärmeverlustes, Hebung der Kreislauffunktion, evtl. Plasmainfusionen usw., besonders bei peripheren Blutverlusten im Vordergrund (s. Schockbekämpfung!). Jede Belastung des Kreislaufs muß sorgfältig vermieden werden, weshalb Anfertigung von Röntgenbildern und operative Versorgung von Wunden kontraindiciert sind. Auf freie *Atmung* ist besonders zu achten (Absaugen bei starker Verschleimung, Vermeidung des Zurücksinkens der Zunge durch Seitenlagerung des Kopfes und Vorschieben des Unterkiefers, Vermeidung der Aspiration, besonders bei Erbrechen!). Bei längeranhaltender Bewußtlosigkeit und Atemstörungen kann eine Tracheotomie notwendig werden, wonach besondere pflegerische Maßnahmen erforderlich sind (zweistündliches Absaugen, Inhalieren, zweistündliches Umlagern zur Vermeidung eines Dekubitus, häufiger Wechsel der Trachealkanüle usw.). Endotracheale Intubation ist unzweckmäßig (nur bei akuter Atemstörung erlaubt!), da der Tubus spätestens nach 24 Stunden wieder entfernt werden muß, wegen der Gefahr von Dekubitalgeschwüren an der Glottis und Trachea. *Blutdruck, Puls- und Atemfrequenz* sind halbstündlich zu registrieren, da frühzeitige Erkennung einer Komplikation lebensrettend sein kann! Dazu wiederholte Kontrollen des *neurologischen Befundes*, in den ersten Tagen mindestens täglich einmal, sowie Kontrollen weiterer *vegetativer Funktionen*. Bei länger anhaltender Bewußtlosigkeit parenterale Ernährung durch intravenöse Infusionen, wobei auf genügende Eiweiß-(Plasmainfusion) sowie Elektrolytzufuhr (entsprechende Infusionslösungen) geachtet werden muß. Spätestens nach 48 Stunden Zufuhr hochwertiger Nahrungsmittel mittels Magensonde. Frühzeitig rectale Einläufe zur Ingangsetzung normaler *Darmtätigkeit*. Stets genaue Registrierung der *Flüssigkeitszufuhr* und *-ausscheidung*. Bei Überfüllung der Blase Katheterismus. Verminderte Ausscheidung oder starke Harnflut sprechen für eine zentrale vegetative Störung und können die Verabreichung von Diuretika (Diamox, Euphyllin, Salyrgan usw.) oder von diuresehemmenden Medikamenten (Hypophysin, Adiuretin usw.) notwendig machen. Bei länger anhaltender Kollapsneigung können Hydrocortison (50 mg Decortin täglich), oder lytische Kombination (Megaphen, Atosil und Dolantin) bei gleichzeitiger Hochlagerung der Beine verabreicht werden. Die lytische Kombination bewährt sich besonders deshalb, weil dadurch gleichzeitig überschießende vegetative Dysregulationen und *motorische Unruhezustände* gedämpft wreden. Letztere können außerdem Verabreichung von kleinen Dosen von Barbituraten, Calcibronat oder anderen Sedativa notwendig machen. In schweren Fällen motorischer Unruhe kann dazu in kleinen Dosen Pantopon-Scopolamin gegeben werden, wobei man jedoch, wie bei allen Morphiumpräparaten, wegen der Atemdepressionswirkung vorsichtig sein muß. Fesselung des Kranken ist unter allen Umständen zu vermeiden, da die Unruhe besonders beim Wiedererwachen durch ständiges Sichwehren vermehrt wird und zu einer Überlastung des Kreislaufs führt. *Die beste Überwachung eines unruhigen Kranken ist die dauernde Beaufsichtigung durch eine geschulte Pflegeperson, die bei den meist schubweise auftretenden Unruhezuständen den Kranken vorsichtig anfaßt und seine Bewegungen abbremst und ihn vor Selbstverletzung schützt!* Nicht selten ist die Ursache motorischer Unruhe eine überfüllte Harnblase. Katheterismus führt dann sofort zur Beruhigung.

Wegen des in den Liquor freigesetzten Acetylcholins werden auch anticholinergische Mittel verabreicht. *Heppner* und *Diemath* berichten über gute Ergebnisse mit oraler, intravenöser und intrathekaler Anwendung von *Akineton-„Knoll"*, *Jenkner* auch mit *Artane-„Lederle"* (vgl. S. 645, γ!).

Die wesentlichste Behandlung auch leichterer gedeckter Hirnverletzungen besteht in strenger *Bettruhe*, die nach dem Grad der Rückbildung der Symptome bemessen wird, wofür die Kreislauffunktionsprüfung nach *Schellong* einen groben Anhalt gibt. Die Dauer der Bettruhe schwankt je nach Schwere der Verletzung zwischen einer und mehreren Wochen. Zu kurz bemessene Bettruhe kann den Heilverlauf verzögern und über verstärkte vasomotorische Regulationsstörungen u. U. zu irreversiblen Gewebsschädigungen führen. Zu lange Bettruhe nach leichter gedeckter Hirnverletzung ist aus psychologischen Gründen unzweckmäßig, da sie leicht zu einer Überwertung der Unfallfolgen und zu Neurotisierung führt. Nach weitgehendem Abklingen der subjektiven Beschwerden und vegetativen Störungen wird langsam und systematisch mit *zunehmenden Belastungen* begonnen (Bewegungsübungen im Bett, Aufsitzen, Aufstehen, Spaziergänge von zunehmender Dauer, Entlassung ins häusliche Milieu, teilweise, schließlich völlige Berufstätigkeit). Der Patient muß darüber aufgeklärt werden, daß jede derartige Leistungssteigerung zunächst eine Zunahme bzw. ein Wiederauftreten der Beschwerden zur Folge haben kann. Für das Ausmaß der zunehmenden Belastung können keine schematischen Richtlinien aufgestellt werden. Es muß individuell verfahren werden, worin eine sehr verantwortungsvolle ärztliche Aufgabe liegt. Medikamentös können Sedativa (Bellergal, Calcibronat usw.) sowie tonisierende Medikamente (Hydergin, Opilon, Eucebral, Antiföhnon), besonders bei vegetativ-labilen Patienten günstig wirken. Vasomotorische Kopfschmerzen bessern sich häufig auf intravenöse Causatinjektionen. Mit Analgeticis soll man wegen der Gefahr der Gewöhnung und des Abusus zurückhaltend sein. Zu warnen ist besonders vor der routinemäßigen Injektion von hypertonen Zuckerlösungen, da „drückende Kopfschmerzen" durchaus nicht immer Folge eines Hirndrucks (Hirnödem) sind, sondern auch bei Unterdruckzuständen vorkommen, die dann durch die Behandlung noch verstärkt werden. Möglicherweise kann sogar der Bildung eines traumatischen, chronischen Subduralhämatoms Vorschub geleistet werden. Besser Venostasin i. v. (vgl. S. 703, g) Bewährt haben sich physikalische Maßnahmen, wie Bürstenmassage, hydrotherapeutische und krankengymnastische Behandlung. Bei Lähmungserscheinungen Massage und systematische passive und aktive Bewegungsübungen, Gehschulung und Krankengymnastik. Bei sonstigen cerebralen Herderscheinungen planmäßiger Unterricht im Sprechen, Lesen, Schreiben, Rechnen, Zeichnen und Basteln zum systematischen Wiederaufbau der verlorenen Funktionen, wozu sehr viel Geduld und Ausdauer gehört. Fortbildung im alten, oder Umschulung auf einen neuen Beruf. Arbeitstherapie durch handwerkliche Betätigung in Werkstätten und Leistungssport zur motorischen Übung und Wiedergewöhnung an eine geregelte Tätigkeit, sowie zur Wiedererweckung von Lebensfreude und Selbstvertrauen durch sichtbare Fortschritte und Leistungserfolge. Bei psychogenen Überlagerungen organischer Störungen sowie rentenneurotischer Entwicklung ist eine psychotherapeutische Behandlung angezeigt. Berufsberatung und schließlich passende Arbeitsvermittlung sind weitere wichtige sozialmedizinische Aufgaben.

7. Begutachtung

Voraussetzung der Anerkennung einer unfallbedingten Schädigung ist der Nachweis einer erlittenen Schädel-Hirnverletzung (Zeugenaussagen über ein geeignetes Schädelhirntrauma, Bewußtlosigkeit usw.). Die Beurteilung ist beim Vorliegen exakter Erstbefunde leicht. Besteht an der erlittenen Hirnverletzung kein Zweifel, so muß die reversible Hirnverletzung, von einer substantiellen, organischen, irreversiblen Hirnverletzung abgegrenzt werden. Hierzu ist auch beim Vorliegen exakter Erstbefunde eine eingehende neurologische und psychische (Stimmung, Antrieb, Affektivität, Aufmerksamkeit, Konzentrationsvermögen, Produktivität, psychogene Überlagerung, Aggravation, Simulation usw.) Untersuchung notwendig. Stets sollte ein EEG abgeleitet werden, wobei berücksichtigt werden muß, daß die häufigen basalen Hirnverletzungen meist keine Veränderungen im EEG ergeben. Nur ein positiver Befund ist daher verwertbar. Röntgenaufnahmen des Schädels können evtl. bisher übersehene Schädelfrakturen aufdecken. Bei atypischem Beschwerdebild und bei Verdacht auf organischen Hirnschaden können vegetative Funktionsprüfungen und vor allem eine Luftencephalographie weitere Klärung bringen. Ist die Diagnose einer reversiblen Hirnverletzung gesichert, so erfolgt die Einstufung nach der Schwere der Verletzung, d.h. nach der Schwere des Initialstadiums, der Dauer der ersten Symptome und nach den geklagten glaubhaften Beschwerden. Bei leichter reversibler Hirnverletzung (gedeckte Hirnverletzung 1. Grades) besteht meist Arbeitsunfähigkeit für 3-10 Wochen, dann eine Erwerbsminderung von 20-30% bis zu einem halben Jahr. Bei schwererer reversibler Hirnverletzung kann die Arbeitsunfähigkeit $\frac{1}{2}$-$\frac{3}{4}$ Jahr dauern und die spätere Erwerbsminderung von 50%, dann 30% bis zu 2 Jahren betragen. Bei gleichzeitig bestehendem, unfallunabhängigem Hirnschaden (Cerebralsklerose usw.) oder z.B. einer ausgeprägten, konstitutionellen, vegetativen Dystonie halten die Beschwerden gewöhnlich länger an, wobei der Anteil der traumatischen Hirnschädigung am gesamten Krankheitsbild individuell abzuwägen ist. Die angegebenen Daten können daher nur Richtlinien sein, nach denen jeder Einzelfall individuell einzustufen ist. Bei irreversiblen Hirnverletzungen hängt die Einschätzung der Erwerbsminderung von der Ausdehnung und Schwere der Verletzungsfolgen ab. Bei Lähmungen und Herdausfällen, wie Aphasie, Hemianopsie usw. kommen Sätze von 50-100% in Frage, u.U. sind Pflegezulagen notwendig. Die Zurechnungsfähigkeit ist bei deutlichen Persönlichkeitsveränderungen vermindert oder aufgehoben. Besonders bei Stirnhirnverletzten kann es bei vorher einwandfreien Persönlichkeiten zu Straftaten kommen (Sittlichkeitsverbrechen, Diebstahl, Betrug, Beleidigung, Körperverletzung usw.). Die Wesensveränderungen (Gefühls- und Willensstörungen, insbesondere Reizbarkeit und Hemmungsverlust usw.) werden bei Hirnverletzten unter dem Eindruck ihrer meist gut erhaltenen Intelligenz leicht übersehen!

8. Detonationsschäden des Zentralnervensystems

Wesen: Gehirnschädigung, oft verbunden mit anderen Organschädigungen infolge einer Luftstoßwirkung, die als Druckwelle bei einer Explosion entsteht. Die Druckwelle setzt sich auf dem Wege über die Foramina des Schädels und die Blutgefäße auf den Schädelinhalt fort und führt außerdem wahrscheinlich zu einer Schleuderbewegung des Gehirns in der Schädelkapsel bzw. im Liquormantel. Dabei kann es einmal zu kleineren oder größeren Hirnblutungen und andererseits zu Commotio oder Contusio cerebri kommen. Unter den Organschädigungen herrschen die Lungenverletzungen vor, die zusätzlich zu einer Gasembolie im Gehirn führen können. *Symptome:* 4 verschiedene Symptombilder nach *Rehwald:* a) wie Commotio cerebri mit kurzer Bewußtlosigkeit, Kopfschmerzen, Schwindelerscheinungen, Benommenheitsgefühl, ohne neurologische Ausfallserscheinungen, b) wie Contusio cerebri mit mehr oder weniger langdauernder Bewußtlosigkeit, neurologischen und psychischen Herderscheinungen und den möglichen Komplikationen. c) Wie Commotio medullae spinalis mit mehr oder weniger hochreichender Querschnittslähmung, die nach Minuten oder Stunden schwindet, wobei gelegentlich radikuläre Resterscheinungen noch einige Tage bestehen bleiben. d) Nach einer mehr oder weniger lang dauernden Phase, in der ein- oder doppelseitige Gehörstörungen bestehen, beginnen Benommenheit, Schwindelgefühl, Ermattung, Schweißausbruch, Kopfsausen und eine psychische Veränderung, die von affektiver Erregung oder emotioneller Schwäche über unkritische Einstellungen und Verhaltensweisen (pseudohysterische Verhaltensstörungen) in schwere Bewußtseinsstörungen (Dämmerzustände) oder Bewußtlosigkeit übergehen können. Dieser Verlauf kann sich über wenige Stunden, aber auch Tage erstrecken. Dabei sind häufig Pulsschwankungen, vor allem Verlangsamung, Hyper- oder Hypotonie. Der Zustand kann in eine Hirndrucksteigerung übergehen und von fortschreitender Hirnatrophie gefolgt sein. Die cerebralen Verletzungen sind meist mit Lungenverletzungen kombiniert. *Therapie:* Wie bei gedeckter Hirnverletzung, wobei die möglichen Lungenverletzungen besonders zu beachten sind.

9. Komplikationen

Wichtigste Komplikation ist stets der posttraumatische Hirndruck (s. Hirndruck, S. 700), der akut oder subakut auftreten kann und u. U. einen sofortigen operativen Eingriff (Epiduralhämatom) erfordert. Früherkennung kann für den Erfolg der Therapie entscheidend sein! Deshalb muß der Patient besonders in den ersten Tagen sehr genau beobachtet (Zunahme der Bewußtseinstrübung, Wiederauftreten von Bewußtlosigkeit, Veränderung von Blutdruck, Pulsfrequenz, Atmung usw.) und häufig neurologisch untersucht werden (Pupillenveränderung, Auftreten oder Zunahme von Ausfallserscheinungen usw.)!

Ursachen des posttraumatischen Hirndrucks sind intracranielle Blutungen, Hirnödem und Liquordrucksteigerungen. Bei den offenen Verletzungen kommt noch die Infektion hinzu.

Differentialdiagnose der posttraumatischen Hirndrucksteigerung: Das klinische Bild eines schweren Hirnödems ähnelt dem einer arteriellen intracraniellen Blutung (Epiduralhämatom) weitgehend. Die akuten Hirndrucksymptome beim Epiduralhämatom entstehen jedoch innerhalb der ersten 24 Stunden, um je nach Ausmaß der Blutung innerhalb der ersten 48 Stunden ihren Höhepunkt zu erreichen. Allein ödembedingte Hirndrucksymptome treten meist erst vom 3. Tage nach der Verletzung an auf. Gleichzeitiges Auftreten vorher nicht vorhandener Gliedmaßenlähmung oder *Jackson*-Anfälle sprechen für ein Hämatom, da das Ödem bei unverletzter Zentralwindung meist keine Lähmungen verursacht. Drucksteigerung durch vermehrte Liquormenge führt, im Gegensatz zum Ödem oder Blutung, selten zu Bewußtlosigkeit. Kleinere intracerebrale Blutungen und venöse subdurale Blutungen führen in den ersten Tagen allein nicht zu Drucksteigerungen, nicht selten jedoch in Verbindung mit einem sich dann schnell entwickelnden Ödem.

a) Posttraumatisches Hirnödem, -schwellung. *Wesen:* Volumenvermehrung der Hirnsubstanz. *Ödem:* Vermehrte Flüssigkeitsdurchtränkung, hauptsächlich des interstitiellen Gewebes. *Schwellung* (*Reichardt*): Zunahme der Hirngewebsmasse ohne Nachweis vermehrter Gewebs- oder Zellflüssigkeit. Ob es sich dabei um eine Vermehrung kolloidal gebundener Flüssigkeit, einer Eiweißanschoppung, einer intracellulären Wasserbindung (*Zülch*) oder um eine kolloidale Entmischung – Gerinnung durch Polymerisation (*Wilke*) handelt, ist nicht geklärt. Ödem und Schwellung kommen getrennt, aber auch kombiniert vor, wobei ersteres mehr die Rinde, letztere mehr das Mark bevorzugt. *Folgen:* Ödem und Schwellung können zu einer erheblichen Parenchymschädigung, u. U. sogar zu einer örtlichen Nekrose führen (s. posttraumatische Hirnatrophie!). *Entstehung:* In der Umgebung von Quetschherden ist schon wenige Minuten nach der Verletzung anatomisch ein Ödem nachweisbar, welches von hier aus mehr oder weniger weit in die Hirnsubstanz fortschreitet und meist vom 3. Tage an zu zunehmendem Hirndruck führt (*Tönnis*). Höhepunkt meist am Ende der ersten Woche nach dem Trauma. *Symptome:* Kopfschmerzen, zunehmende Bewußtseinstrübung, relative Pulsverlangsamung, Pupillenverengerung, oft einseitig (homolateral), später Pupillenerweiterung mit Abnahme der Reaktion auf Licht, gelegentlich Abducensparese, supranucleäre Augenmuskellähmungen, Blickschwäche nach oben. Bei weiterem Fortschreiten unregelmäßige, schnarchende Atmung, die unter ansteigender Pulsfrequenz in *Cheyne-Stokes*schen Typ übergeht. Hirndrucksteigerung durch Ödem bildet die häufigste Todesursache in der 2. Hälfte der ersten Woche nach der Verletzung. *Therapie:* Intravenöse Injektionen von hypertonischen Lösungen (40–80 cm^3

40%iges Lävosan) unter Zusatz eines Diureticums (Euphyllin, Diamox, Salyrgan). Flüssigkeitsableitung auf den Darm durch rectale Verabfolgung von 200 cm³ 25%iger Magnesiumsulfatlösung. Entwässerung ist nur bei kompensiertem Kreislauf anzuwenden (s. S. 703, g)! Intravenöse Injektionen (10–20 cm³) von Venostasin (Vit. B 1-haltiger Roßkastanienextrakt), welches die Kapillarresistenz steigern, die Kapillarpermeabilität herabsetzen und die Gesamtdurchblutung des Gewebes verbessern soll.

b) Epiduralhämatom. *Wesen:* Arterielle Blutung zwischen Knochen und Dura durch Verletzung der A. meningea media oder eines ihrer Äste. Die an der Innenfläche des Schädeldachs festhaftende Dura wird durch den arteriellen Druck des Hämatoms abgelöst und wölbt sich kugelförmig gegen das Gehirn vor, wodurch in kurzer Zeit ein erheblicher Hirndruck entsteht. Bei gleichzeitigem Durariß kann sich das Hämatom auch in den Subduralraum ergießen, häufiger, bei klaffendem Frakturspalt, unter die Kopfschwarte. *Entstehung:* Meist durch Schädelfraktur. Daher im Röntgenbild besonders auf Frakturlinien achten, die eine Gefäßfurche schneiden! Venöse Blutungen aus den meningealen Venen oder einem Sinus sind praktisch bedeutungslos, da sie wegen der festen Anhaftung der Dura am Knochen und wegen des normalen intracraniellen Drucks, der höher ist als der Venendruck, bald zum Stehen kommen und niemals eine nennenswerte Hirnkompression verursachen. *Lokalisation:* Typischerweise im Bereiche des Meningeastamms (temporal, vor dem Ohr), aber auch im Bereiche der hinteren Schädelgrube, über dem Frontalpol oder an der Basis der mittleren Schädelgrube. Bei atypischem Sitz ist die Diagnose manchmal schwierig! *Symptome:* Akuter *Hirndruck* (vgl. S. 703) innerhalb der ersten 24–48 Stunden, selten später: Nach einem *freien Intervall* setzt zunehmende Bewußtseinstrübung bis zu tiefer *Bewußtlosigkeit* ein. Das freie Intervall ist häufig durch eine initiale Bewußtseinstrübung (Commotio!) überdeckt. Veränderungen des *Blutdrucks* und der *Pulsfrequenz:* Steigerung des Blutdrucks mit Verlangsamung der Pulsfrequenz (Druckpuls!), im Endstadium Abfall des Blutdrucks und Steigerung der Pulsfrequenz, aber auch atypische Veränderungen. *Pupillenstörungen* erst auf der Seite des Hämatoms, bald darauf auch auf der Gegenseite, erst Verengerung der Pupille bei erhaltener Lichtreaktion (wird meist übersehen!), danach zunehmende Pupillenerweiterung bis zu maximaler Mydriasis mit fehlender Lichtreaktion (s. Clivuskantensyndrom, S. 555). Einseitige Mydriasis innerhalb der ersten 48 Stunden ist stets verdächtig auf Epiduralhämatom! Neben diesen Hauptsymptomen können sich in wechselndem Ausmaß Herdsymptome finden, wie Paresen und Pyramidenbahnzeichen an den kontralateralen Extremitäten, bei starker intrakranieller Massenverschiebung auch an den homolateralen Extremitäten durch Läsion des kontralateralen Hirnschenkels am Tentoriumschlitz (s. Tentoriumschlitzeinklemmung, vgl. S. 700). Auch motorische Reizerscheinungen in Form von Zuckungen der gegenüberliegenden Gesichtshälfte, des Armes oder Beines, herdepileptische Anfälle oder auch generalisierte epileptische Anfälle können auftreten (stets auch an doppelseitiges Hämatom denken!). Weiterhin Störungen der konjugierten Augenbewegungen, aphasische, apraktische oder sonstige Herderscheinungen, die jedoch meist in der zunehmenden Bewußtseinstrübung untergehen. *Diagnose:* Typische Symptomatologie und Verlauf, Schädelfraktur, evtl. Carotisangiographie (vgl. auch Abb. 121), die jedoch den notwendigen operativen Eingriff nicht verzögern und damit den Patienten gefährden darf. Im sagittalen Strahlengang findet sich eine Abdrängung der Hirngefäße

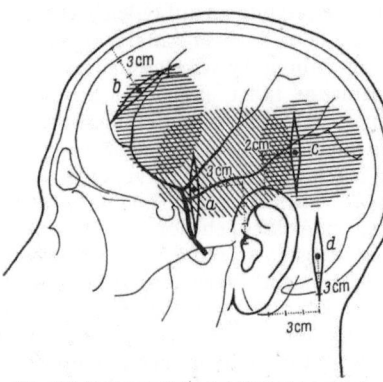

Abb. 120. Probebohrlöcher bei Verdacht auf Epiduralhämatom: *a* Über dem Stamm der A. meningea media, *b* Über einem frontalen Ast der A. meningea media. *c* Über einem occipitalen Ast der A. meningea media. *d* Im Bereiche der hinteren Schädelgrube. Schraffiert die häufigsten Lokalisationen des Epiduralhämatoms

von der Schädelkalotte. Bei basalem oder occipitalem Sitz kann die A. cerebralis media angehoben sein. Die A. cerebralis anterior ist zur Gegenseite verlagert. Fehlt die Verlagerung der Anterior bei Abdrängung der Hirngefäße von der Kalotte, muß auch die andere Seite wegen des Verdachtes auf doppelseitiges Hämatom arteriographiert werden. Bei akutem Verlauf Anlegen von Probebohrlöchern im Bereiche einer verdächtigen Fraktur (s. Abb. 120), sonst erst über dem Stamm der Meningea media mit senkrechtem Hautschnitt 3 cm oberhalb und 3 cm vor dem äußeren Gehörgang. Der Hautschnitt reicht bis zum Jochbogen herab. Bei Verdacht auf parieto-occipitalen Sitz senkrechter Schnitt 2 cm oberhalb und 2 cm hinter der Ohrmuschel. Bei Verdacht auf Sitz im Bereiche der hinteren Schädelgrube senkrechter Schnitt 3 cm hinter und 3 cm oberhalb der Mastoidspitze, bei Verdacht auf frontalen Sitz Schnitt 3 cm lateral und parallel zur Sagittalnaht im Bereiche der Stirnhaargrenze. *Therapie:* Nach Aufsuchen des Hämatoms entsprechend der diagnostischen Bohrlöcher, wird das Bohrloch auf mindestens Fünfmarkstückgröße erweitert und nach Absaugen des Hämatoms das blutende Gefäß aufgesucht, koaguliert oder umstochen. Bei temporo-basalem Hämatom kann es notwendig sein, die A. meningea media an der Schädelbasis am Foramen spinosum zu unterbrechen, evtl. Verschluß des Foramens mit Wachs. Meist kommt es sofort nach der Entlastung zur Erholung des Patienten. Bei älteren und großen Hämatomen können größere Infusionen von physiologischer oder hypotoner Kochsalzlösung notwendig sein, um das Gehirn wieder zur Entfaltung zu bringen. *Prognose:* Bei frühzeitiger Operation günstig, bei schon bestehendem Kreislaufversagen (Tachykardie, Blutdruckabfall) und bei Atemstörungen zunehmend ungünstiger, ebenso ungünstig bei gleichzeitiger schwerer Hirnverletzung, insbesondere Hirnstammblutung.

c) Akutes Subduralhämatom. *Wesen:* Blutansammlung in dem kapillaren Spalt zwischen Dura und äußerem Blatt der Arachnoidea. *Entstehung:* Blutung aus verletzten Hirnrindengefäßen bei gleichzeitig eingerissener Arachnoidea, Eindringen eines Epiduralhämatoms bei verletzter Dura, Sinusverletzung, Abriß von Brückenvenen. Das akute subdurale Hämatom breitet sich oft über die ganze Hemisphäre aus. Allein führt es selten zu Hirndruckerscheinungen, besonders wenn es durch rein venöse Blutungen entsteht, da diese durch den normalen intrakraniellen Druck bald zum Stehen kommen. *Symptome:* Richten sich nach der meist mitbestehenden Hirnverletzung, selten Hirndruckerscheinungen. Wenn, dann meist gleichzeitig Epiduralhämatom! *Therapie:* Bei gedeckter Schädelhirnverletzung keine sofortigen entwässernden Maßnahmen, damit venöse Blutungen nicht provoziert werden, im übrigen konservativ (evtl. Hämostyptika). Operation bei gleichzeitig bestehender Hirnverletzung führt zu vermehrter Hirnödembildung, wobei es beim Aufsuchen der blutenden Brückenvenen besonders leicht zu zusätzlichen Verletzungen der Hirnrinde kommt. Bei der Versorgung offener Schädelhirnverletzungen muß dagegen stets der Subduralraum wegen der Infektionsgefahr revidiert und das Hämatom ausgeräumt werden (s. S. 670).

d) Chronisches subdurales Hämatom. *Wesen:* Unterscheidet sich grundsätzlich vom akuten, indem es stets durch eine mehr oder weniger dicke Membran abgekapselt ist und sich deshalb auch nicht über die ganze Hemisphäre ausbreitet, wenn es auch meist ausgedehnter als das Epiduralhämatom ist. *Entstehung:* Nicht einheitlich, möglicherweise gibt es auch Übergänge zwischen posttraumatischem, chronischem Subduralhämatom und Pachymeningitis haemorrhagica interna. Manche Autoren nehmen an, daß das Hämatom gar nicht subdural, sondern intradural liegt (insbesondere bei der Pachymeningitis haemorrhagica interna), d.h., daß venöse Blutungen in einen Spaltraum der erkrankten Dura erfolgen und die Membranbildung eine besondere Reaktion und Umwandlung der Dura selbst ist. Klinisch kann eine posttraumatische Entstehung als gesichert angenommen werden, wobei eine allgemeine *intrakranielle Druckminderung* und möglicherweise eine Erkrankung der Dura mehr oder weniger dispositionelle Faktoren darstellen. Sicher ist weiterhin, daß es sich stets um eine venöse Blutung handelt und damit Entstehung, Wachstum und schließlich Hirndruckerscheinungen weitgehend von den intracraniellen Druckverhältnissen abhängig sind. Bei den schon normalerweise bestehenden Hirndruckschwankungen (bei Atmung, Lagewechsel, Durchblutungsveränderungen usw.), die unter krankhaften Verhältnissen, z. B. nach Hirntraumen erheblich verstärkt sein können (Schock, orthostatische Kreislaufregulationsstörungen, Aliquorrhoe, unzweckmäßige Entwässerung!) kommt es im Stadium des verminderten Hirndrucks zu einem Nachsickern in das Hämatom und damit zu einer Volumenvergrößerung desselben. Wie beim Wachstum eines Hirntumors kann sich der Schädelinhalt bis zu einem gewissen Grade dem raumfordernden Prozeß anpassen, bis es zur Dekompensation und damit zu einer manifesten Hirndrucksteigerung kommt. *Symptome:* Die klinischen Erscheinungen sind entsprechend dem Wachstumsmechanismus des Hämatoms durch einen Wechsel von Zu- und Abnahme, im ganzen jedoch eine Progredienz charakterisiert. Es finden sich meist wechselnde Kopfschmerzen, Bewußtseinstrübungen, Pulsfrequenz und Blutdruckschwankungen bis zum Auftreten eines subakuten oder chronischen Hirndrucks, oft mit Stauungspapille. Lokalsymptome, wie ein- oder doppelseitige spastische Paresen, Hirnnervenstörungen, insbesondere Augenmuskel- und Pupillenstörungen treten demgegenüber an Bedeutung zurück. Der Liquor ist unverändert oder leicht xanthochrom. Die ersten Erscheinungen finden sich meistens Wochen oder Monate nach dem Trauma, wobei die Intensität des Traumas nicht entscheidend ist. Oft ist nur ein sog. Bagatelltrauma vorangegangen. *Diagnose:* Gesichert wird das Subduralhämatom durch das Carotisangiogramm, wobei eine Abdrängung der Rindengefäße von der Schädelkalotte meist sehr eindrucksvoll zu erkennen ist. (s. Abb. 121) Bei fehlender Verlagerung der A. cerebralis ant. zur Gegenseite muß stets ein doppelseitiges Subduralhämatom angenommen werden (nicht selten!), weshalb dann die Gegenseite ebenfalls arteriographiert werden muß. *Therapie:* Osteoklastische, besser osteoplastische Trepanation. Die Dura ist bläulich durchschimmernd. Sie wird mit einem Türflügellappen eröffnet und läßt sich meistens von der dickeren, äußeren Hämatommembran gut ablösen. Danach wird der Hämatomsack entleert und zunächst die äußere Membran soweit wie möglich von der Innenseite der Dura abgelöst und entfernt. In vielen Fällen gelingt es, auch die Umschlagstelle zum inneren Blatt, welches meist sehr viel dünner ist und der Arachnoidea aufliegt, darzustellen und mit herauszulösen. Wenn dies nicht möglich ist, muß die innere Hämatommembran extra entfernt, mindestens jedoch eingerissen werden, um eine Recidivbildung mit erneuter Auffüllung des Sackes zu verhindern. Da das komprimierte und meist stark deformierte Gehirn nach Entfernung des Hämatoms nur geringe Tendenz zur Entfaltung zeigt, werden schon während der Operation große intravenöse Infusionen mit hypotoner (0,6%) Kochsalzlösung gegeben, bei gleichzeitiger Unterstützung des Herzmuskels durch Strophanthin. Der Infusion können antidiuretische Mittel (Hypophysin, Adiuretin) beigesetzt werden. Die Infusionen werden später mit physiologischer Kochsalzlösung mindestens für die Dauer von 3 Tagen fortgesetzt. Während der Operation kann auch der Liquordruck direkt durch lumbale Injektion von Ringerlösung erhöht werden. Vor dem Verschluß der Dura wird die Wundhöhle mehrfach mit körperwarmer Ringerlösung ausgespült, um Reste des Hämatoms und der Membranen zu entfernen und für 24 Stunden wird eine subdurale Gummilasche eingelegt, damit die Spülflüssigkeit bei der Entfaltung des Gehirns abfließen kann. Der Wundverschluß erfolgt in typischer Weise unter Einlegen eines epiduralen Drains, welches 48 Stunden liegen soll. *Prognose:* Bei nicht zu später Operation und guten Kreislaufverhältnissen stets günstig.

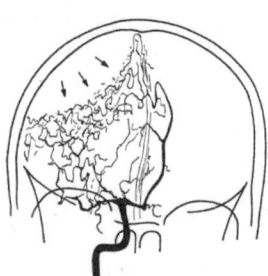

Abb. 121. Carotisangiogramm im sagittalen Strahlengang bei Subduralhämatom. Abdrängung der Rindengefäße von der Schädelkalotte, was besonders in der spätarteriellen bzw. kapillaren Phase sichtbar ist. Verlagerung der A. cerebralis ant. zur Gegenseite mit „Falxzeichen". (Vgl. auch: Arteriographie, S. 599.) Beim Epiduralhämatom findet sich eine ähnliche Darstellung

e) **Subarachnoidalblutung.** *Wesen:* Bluterguß in den arachnoidalen Liquorraum durch Verletzung kleiner Rindengefäße, selten großer Arterienstämme (A. carotis int., A. vertebralis oder basalis). *Entstehung:* Durch Kontusionsherde der Hirnrinde. Verletzung großer Arterien u. U. bei Schädelbasisfrakturen. *Symptome: Blutiger Liquor* (Lumbalpunktion!), der nach einigen Tagen xanthochrom wird. Nackensteifigkeit, Kopfschmerzen, gelegentlich in die Arme ausstrahlende Schmerzen, später Rückenschmerzen und zuletzt gelegentlich Ischiassyndrom (Reizung der Meningen durch Blutbeimengung). Die Verletzung großer Arterienstämme führt sehr schnell zur Hirnstammtamponade mit zisternalem Liquorblock, Hyperthermie, Nackensteifigkeit, doppelseitigen Pyramidenbahnzeichen, Kreislauf- und Atemstörungen; meist tritt sehr bald durch Atemlähmung der Tod ein. *Therapie:* Die leichten Subarachnoidalblutungen kommen meist in den ersten Tagen zum Stehen und bedürfen keiner besonderen Therapie, evtl. Verabreichung von Hämostyptica. In den ersten Tagen nicht zu häufige und nicht zu ausgiebige Lumbalpunktionen wegen der Nachblutungsgefahr! Bei Hirnstammtamponade kann eine Entlastungstrepanation der hinteren Schädelgrube und Ausräumung des Hämatoms eine schlagartige Beseitigung des lebensbedrohlichen Zustandes bringen.

f) **Intracerebrale Blutungen.** *Wesen:* 1. Rhektische Blutungen als Folge direkter Traumawirkung (vgl. S. 649). 2. Diapedetische Blutungen bei sekundären funktionalen Kreislaufstörungen (vgl. S. 645). Gelegentlich ringförmige Blutungen im Marklager bei Fettembolie. Ausnahmsweise u. U. posttraumatische Spätapoplexie (*Bollinger*). *Vorkommen:* Bei schweren Traumen häufig, besonders im Hirnstamm. *Symptome:* Nur ausgedehnte Massenblutungen führen zu Hirndrucksteigerungen. Herdsymptome entsprechen der Lokalisation (Großhirnmark, Stammganglien, Mittelhirn, Brücke, Kleinhirnmark usw.). Bei Blutungen in Mittelhirn und Brücke häufig Enthirnungsstarre (s. akutes Stadium der Contusio!).

Therapie: Stets konservativ. Raumbeengend wirkende Hämatome in den Großhirnhemisphären (sehr selten!) können u.U. nach arteriographischer Diagnostik operative Entfernung notwendig machen.

g) Liquordrucksteigerung. *Wesen:* Vermehrte Liquorproduktion durch traumatische Reizung des Plexus chorioideus oder verminderte Rückresorption des Liquors führen zu einem Mißverhältnis zwischen Produktion und Resorption. – Einschwemmung von organischen und anorganischen Gewebsbestandteilen aus Contusionsherden führt zu einer Verschiebung des onkotischen und osmotischen Druckgefälles und damit zur Vermehrung der Liquormenge (posttraumatische meningeale Reaktion nach *Tönnis*). Diese findet sich regelmäßig 3–4 Tage nach einer substantiellen Hirnverletzung (auch nach aseptischen Hirnoperationen). *Symptome:* Hirndruckzeichen in Form von Kopfschmerzen, Nackensteifigkeit, Pulsverlangsamung, evtl. Temperatursteigerung bis 38 oder 39°, selten gröbere Bewußtseinsstörungen. *Liquor:* Druck erhöht (Messung mit Steigrohr bei Lumbalpunktion in horizontaler Lage), bei meningealer Reaktion in den ersten 3–4 Tagen meist Blutbeimengung, außerdem Eiweiß- und Zellvermehrung (u. U. bis zu 10000/3 Leukocyten!). *Verlauf:* Abklingen der meningealen Reaktion gewöhnlich nach 1–2 Wochen. Trotz Normalisierung der Liquorzusammensetzung, kann der Druck noch längere Zeit erhöht bleiben. Möglicherweise durch konstitutionelle Besonderheiten bleibt die Gleichgewichtslage im Liquorsystem und die Anpassungsfähigkeit an atmosphärische und statische Druckveränderungen lange Zeit (Monate) gestört. *Differentialdiagnose:* Infektiöse (toxische) Meningitis, dabei hohes Fieber, Tachykardie, massive Nackensteifigkeit, evtl. Opisthotonus, Vasolabilität der Haut, kalter Schweiß, starke Benommenheit, delirante Unruhe oder schwere Erregungszustände, starke Zellvermehrung im Liquor. *Therapie:* Lumbalpunktionen bis zum Druckausgleich (zu häufige und zu ausgiebige Punktionen können zu überschießender Liquorproduktion anregen!), Flüssigkeitsbeschränkung, intravenöse Entwässerung (40%ige Lävuloselösung und diuretische Zusätze (Diamox, Euphyllin usw.).

h) Liquorunterdruck (Aliquorrhoe). *Wesen:* Verminderte Liquorproduktion durch traumatische Lähmung des Plexus chorioiedus. Auch bei vermehrtem Liquorverlust (Liquorfistel bei Schädelbasisfrakturen, vgl. S. 666) und bei allzu intensiver, entwässernder Behandlung (routinemäßige intravenöse Traubenzuckerinjektionen nach Schädelhirntrauma!). *Symptome:* Kopfschmerzen, Ohrensausen, Schwindelgefühl, Erbrechen. Zunahme der subjektiven Beschwerden beim Aufrichten, Besserung der Kopfschmerzen bei Jugulariskompression! Häufig auch Pulsverlangsamung, gelegentlich Nackensteifigkeit. *Liquor:* Erniedrigter Druck, meist Eiweißvermehrung, geringe Zellvermehrung, oft Xanthochromie oder Blutbeimengung. *Differentialdiagnose:* Bei Hirndruck keine Zunahme der Beschwerden beim Aufrichten, keine Liquordruckerniedrigung. Subarachnoidalblutungen und Meningitis haben charakteristische Liquorbefunde. *Therapie:* Flachlagerung, reichliche intravenöse Infusionen mit physiologischer Kochsalzlösung, evtl. hypotoner Kochsalzlösung (0,6%ig). Bei akuten Zuständen Auffüllen des Liquorraums nach Lumbalpunktion mit Ringerlösung.

i) Verletzungen (traumatische Aneurysmen) der großen Hirnschlagadern. *Wesen:* Direkte Verletzung durch eingedrungene Knochensplitter bei Impressionsfrakturen, besonders der A. cerebralis ant. bei Splitterbruch des Orbitaldachs oder der A. carotis int. und A. basilaris bei Schädelbasisfrakturen (Keilbein und Felsenbein). Auch Verletzung ohne Schädelfraktur durch Zerrung der Gefäße bei Schleuderbewegungen des Gehirns. Verletzung der Aa. vertebrales u.U. bei starken Halswirbelsäulendistorsionen. Bei Abriß des Gefäßes oder Einriß der Gefäßwand kommt es zu massiver Subarachnoidalblutung und Hirnstammtamponade (s.o.!). Häufig sind, besonders bei Zerrung, Intimaeinrisse, die ausheilen, aber auch zu Thrombosierung und Gefäßverschluß oder zu Aneurysmabildung führen können. Besondere Bedeutung haben die Verletzungen der A. carotis interna während ihres Verlaufs im Sinus cavernosus. Es kommt dabei zu einer *arteriovenösen Fistel*. Das arterielle Blut pulsiert in den Sinus cavernosus und kann über verschiedene Wege abfließen: Über die V. ophthalmica superior, V. angularis in die V. facialis; über die V. anastomotica Trolard in den Sinus sagittalis superior; über den Sinus basilaris und eine anastomosierende Vene in die V. basalis Rosenthali und zusammen mit der V. magna Galeni in den Sinus rectus; oder über die Sinus petrosi sowie die basalen Sinus- und Venengeflechte.

Symptome der arteriovenösen Fistel: Pulsierender Exophthalmus frühestens 24 Stunden nach der Verletzung und laufend zunehmend, Kopfschmerzen, meist pulsynchrones Rauschen im Kopf und in den Ohren, homolaterale Augenmuskelparesen, meistens mit Ptose beginnend, zunehmende venöse Stauung im Bereich der ganzen Orbita (Lidödem, Chemosis, vermehrte konjunktivale Injektion, vermehrte Venenfüllung und -schlängelung im Augenhintergrund). Gelegentlich bildet sich eine Stauungspapille. Bei Auskultation wird ein pulssynchrones Rauschen an der Schläfe gehört, welches bei Kompression der Carotis am Halse schwächer wird oder sistiert. *Verlauf:* Zunahme der Symptome in den ersten Wochen bis zu 2 Monaten. In seltenen Fällen können die Symptome erst einige Wochen nach dem Trauma ganz plötzlich entstehen, weil erst dann eine Wandschädigung der Carotis zur Ruptur geführt hat. *Gefahr:* Erblindung des betroffenen Auges durch Ernährungsstörung, Blutungen, Trübung der brechenden Medien, Ulcus corneae. Cerebrale Ernährungsstörungen durch Thrombose und nachfolgende Embolie. *Diagnose:* Pulsierender Exophthalmus, Venenstauung in der Orbita, pulssynchrones Rauschen, Abnahme der Symptome bei Carotiskompression am Hals (gelegentlich Minderung der Symptome bei Kompression der kontralateralen Carotis und nicht der homolateralen /*Tönnis*/). Stets Carotisangiographie! *Therapie:* Nach Feststellung des arteriellen Zuflusses durch manuelle Kompression (homolaterale oder kontralaterale Carotis!) zweizeitige Unterbindung der A. carotis am Hals, wobei in der ersten Sitzung die A. carotis communis freigelegt und zunächst für mindestens 10 Minuten mit einer Gefäßklemme komprimiert wird. Dabei wird kontrolliert, ob der kollaterale Hirnkreislauf zur Ernährung der gleichseitigen Hirnhälfte ausreicht oder ob Ausfallserscheinungen auftreten und ob das pulssynchrone Geräusch verschwindet. Wenn keine Ausfallserscheinungen auftreten, wird die Communis unterbunden. (Bei jüngeren Patienten ist der Interna-Kreislauf über die Kollateralen der Carotis externa mit dem Gefäß der Gegenseite meist ausreichend, jedoch nicht immer bei älteren Patienten!) In seltenen Fällen genügt die Unterbindung der Communis. In den meisten Fällen muß nach 8–10 Tagen in derselben Weise nach vorübergehender Abklemmung auch die Interna unterbunden werden. Der Kollateralkreislauf für die gleichseitige Hirnhälfte erfolgt dann über den Circulus Willisii, d. h. über die A. comm ant. (vgl. S. 543). Der Verschluß der arteriovenösen Fistel erfolgt dann meist durch Thrombosierung während der Zeit der Druckverminderung. Genügt die Internaunterbindung am Hals nicht, muß das Gefäß intracraniell unmittelbar unterhalb seiner Aufzweigung in die A. cerebralis media und A. cerebralis ant. freigelegt und unterbunden werden. Spontanheilungen durch Thrombosierung des Aneurysmas kommen vor (gelegentlich nach Arteriographie!), sollten jedoch wegen der Gefahr der Erblindung nicht abgewartet werden.

j) **Traumatische Cephalocelen.** *Wesen:* Vorwölbung der Hirnhäute, seltener des Gehirns durch einen Schädeldefekt infolge eines ausgesprengten und verschobenen Knochenfragmentes, besonders bei Kindern, z. B. bei der Geburt durch Zangenverletzung. Auch bei Knochendefekt infolge Tbc., Lues, Osteomyelitis (s. auch wachsende Schädelfraktur im Kindesalter, S. 520). *Symptome:* Weiche Geschwulst unter der Haut der Schädeldecke die meist mit Liquor gefüllt ist, mit pulsatorischer und respiratorischer Volumenschwankung. Bei gleichzeitigen Hirnquetschungsherden können neurologische Ausfälle bestehen. Durch aseptische Nekrose des cerebralen Herdes entstehen gelegentlich große, trichterförmige, mit Liquor angefüllte Hirndefekte, die bis in den Seitenventrikel reichen können (*Porencephalie*). *Therapie:* Exstirpation des liquorgefüllten Sackes, plastischer Verschluß der Dura und des Knochendefektes.

k) **Traumatische Arachnopathie, Liquorzysten usw.** *Wesen:* Verklebungen der Arachnoidea mit der Dura oder mit der Pia. Abkapselung subduraler Liquorergüsse (Hydrom). Zystenbildungen im Bereiche der subarachnoidalen Liquorräume. *Folgen:* Störung der Liquorzirkulation und der Hirndurchblutung mit folgender Hirnatrophie. Größere Zysten können raumfordernd wirken und zu Hirndruck führen. *Ursache:* Verletzung der Arachnoidea oder Reizung durch Blut, Hirngewebstrümmer usw., meist jedoch Folge von Entzündungen (daher häufiger bei offenen Hirnverletzungen!), besonders auch nichttraumatischen Entzündungen. Zysten können auch angeboren sein. Nach *Heppner* kann sich bei traumatischem Hirnödem mit Tentoriumschlitzeinklemmung ein Hydrocephalus externus über einer der beiden Hemisphären bilden, ähnlich einem Spannungspneumothorax („*Spannungshydrocephalus*"). Der Liquor sammelt sich durch einen Ventilmechanismus im Bereiche der basalen Zisternen im Subarachnoidalraum oder bei Verletzung der Arachnoidea auch im Subduralraum an und kann wegen der veränderten Druckverhältnisse nicht mehr abfließen.

Formen: α) *Subdurales Hydrom,* selten: Subdurale Liquoransammlung nach Einriß der Arachnoidea und gleichzeitig bestehendem Hirnunterdruck, später bindegewebige Abkapselung des Ergusses. *Symptome, Diagnose und Therapie:* Wie chronisches Subduralhämatom!

β) Beim „*Spannungshydrocephalus*" (*Heppner, Rowbotham*) entwickeln sich meist vom 3. –9. Tage nach dem Trauma bei anhaltender Bewußtlosigkeit zunehmende Hirndrucksymptome. Sie erfordern u. U. eine Entlastungstrepanation (s. Hirndruck, S. 700).

γ) Verklebung zwischen Arachnoidea und Dura in der Umgebung von Kontusionsherden, wahrscheinlich auch nach akutem Subduralhämatom. Behinderung der freien Hirnpulsation durch Adhäsionen! *Symptome:* Nach *Penfield* häufige Ursache posttraumatischer, lokalisierter Kopfschmerzen! *Diagnose:* Subdurographie (vgl. Abb. 122), evtl. auch Luft- oder Elektroencephalographie. *Therapie:* Lumbaler Liquorluftaustausch bei Seitlagerung des Patienten, so daß das schmerzende Gebiet oben liegt. Dabei soll die Luft aus dem Riß der Arachnoidea in den Subduralraum austreten und die Adhäsionen sprengen (*Penfield*). Wirkungsvoller ist die direkte Lufteinbringung in den Subduralraum, wie bei der Subdurographie.

δ) Verklebungen im Subarachnoidalraum und schwielige Verdickung der Arachnoidea, mit und ohne Zystenbildung, meist in der Umgebung von Kontusionsherden bzw. Hirnwunden und im Bereiche der basalen Zisternen. *Symptome:* Bei Zystenbildung meist Hirndruck, daneben, je nach dem Ort der Veränderungen, Lokalzeichen. Zysten über den Hemisphären führen häufig zu epileptischen Anfällen. Verklebungen in der Cisterna chiasmatis (*Arachnitis opticochiasmatis*) führen zu Gesichtsfeldausfällen, Opticusatrophie und schließlich

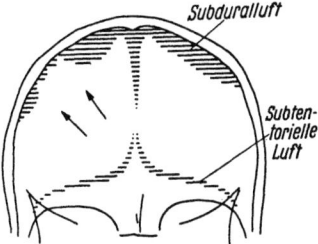

Abb. 122. Subdurogramm bei Verklebung zwischen Arachnoidea und Dura, sowie Hirnduranarbe mit zipfelförmiger Hirn-Duraverwachsung

Erblindung. Verklebungen in der hinteren Schädelgrube können Verschluß der Foramina Luschkae und Magendii, damit Abflußbehinderung des Ventrikelliquors und Bildung eines Hydrocephalus internus occlusus verursachen (hydrocephale Krisen mit Kopfschmerzen, Nackensteifigkeit und Einklemmungserscheinungen). Nach otogenen Störungen (Infektionen, Felsenbeinfrakturen) entstehen gelegentlich Zysten, die einen Kleinhirnbrückenwinkeltumor vortäuschen können. *Diagnose:* Im Luftencephalogramm fehlende Füllung der verklebten peripheren Liquorräume. Bei hydrocephalen Krisen symmetrische Erweiterung sämtlicher Ventrikelanteile im Ventrikulogramm. *Therapie:* Operative Entfernung der Membranen und Zysten bis zur Wiederherstellung der freien Liquorpassage (besonders in der hinteren Schädelgrube!). Geringe Verklebungen über den Hemisphären lösen sich gelegentlich bei der Luftencephalographie spontan.

l) Posttraumatische Hirnatrophie. *Wesen:* Umschriebene oder diffuse Verminderung des Hirngewebes mit kompensatorischer Erweiterung der inneren und äußeren Liquorräume. *Entstehung:* Zugrundegehen von Hirngewebe infolge posttraumatischer Durchblutungsstörungen, traumatischer Gefäßverschlüsse, Durchblutungsstörungen in der Umgebung von Hirnnarben, lange bestehenden Hirndrucks, Hirnödems oder -schwellung, bzw. durch direkten Substanzverlust infolge von Hirnkontusion oder -wunde. *Symptome:* Herdsymptome bei umschriebenen Prozessen je nach der Lokalisation, bei diffuser Atrophie allgemeine Störungen im Sinne des posttraumatischen Allgemeinsyndroms (*O. Foerster*) bzw. Hirnleistungsschwäche (*Poppelreuter, Reichardt*). *Diagnose:* Im Luftencephalogramm finden sich diffuse oder umschriebene Erweiterungen der Ventrikel oder Subarachnoidalräume, luftgefüllte Zysten, zipfelförmige Ausweitungen der Ventrikel, auch Verlagerungen des ganzen Ventrikelsystems. Die Art der Veränderung richtet sich nach dem Hirnschaden, jedoch finden sich gewisse Prädilektionstypen (s. Abb. 123 a–f). *α)* Zelt- oder zipfelförmige Ausweitung eines Ventrikels findet sich hauptsächlich am Dach eines Seitenventrikels in Richtung auf einen umschriebenen Zerstörungsherd. *β)* Große cystische Ausweitung der Hirnkammern, besonders in der Nähe der großen Marklager, d. h. am Vorder-, Unter- oder Hinterhorn, durch Einbruch eines Erweichungsherdes in den Ventrikel (*Tönnis*). Erweichung nach vorhergegangenem starkem, lokalem Ödem um einen großen Kontusionsherd. Bei Kindern häufig nach Zangenschädigung bei der Geburt. *γ)* Erweiterung eines Ventrikelabschnittes, ebenfalls vorwiegend am Vorder-, Unter- oder Hinterhorn, nach Ödem oder Hypoxämie vorwiegend eines Hirnlappens. *δ)* Diffuse Erweiterung eines ganzen Seitenventrikel nach Markschwund der Hemisphäre (der linke Ventrikel ist physiologisch oft etwas weiter als der rechte!). *ε)* Erweiterung des ganzen Ventrikelsystems infolge diffusen Substanzverlustes meist nach starkem Ödem. *ζ)* Verlagerung des ganzen Ventrikelsystems zur Herdseite bei diffuser, halbseitiger Hirnschädigung, besonders wenn die Rinde durch Adhäsionen an die Dura gefesselt ist. *η)* Hirnduranarben oder flächenhafte Verwachsungen (s. Arachnopathie) ohne grobe Ventrikelerweiterung nach oberflächlicher Hirnkontusion (Nachweis durch Subdurographie). *Differentialdiagnose:* Hirnatrophie findet sich im Alter und bei zahlreichen Krankheitsprozessen: Hirnarteriosklerose, Hochdruck, Thrombangitis obliterans, luetische u. a. Gefäßprozesse, nach Encephalitis, Meningoencephalitis, Meningitis tuberculosa, progressiver Paralyse, früh-

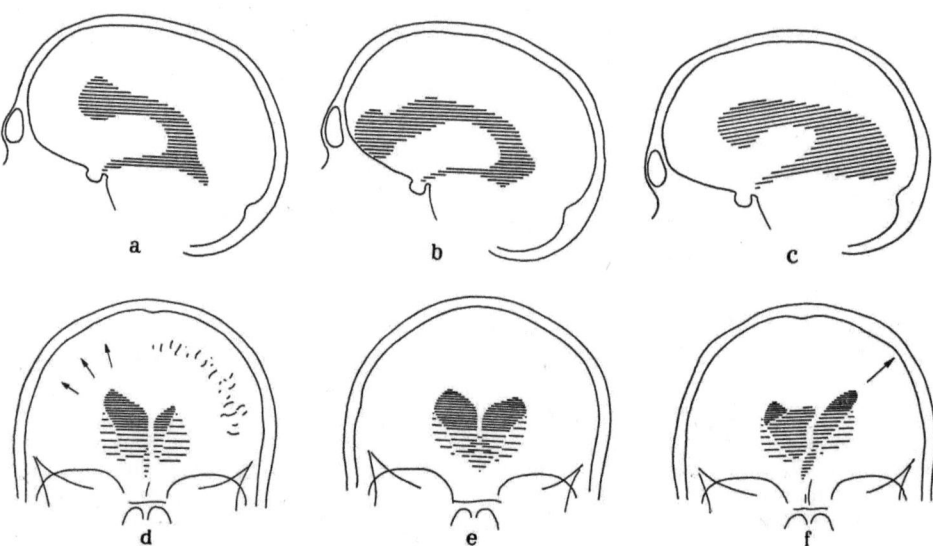

Abb. 123a–f. Häufigste Ventrikelveränderungen im Luft-Encephalogramm nach Hirnverletzungen (nach *Kautzky* und *Zülch*). a) Zipfelförmige Ausbeulung. b) Zytische Ausweitung im Frontobasalgebiet. c) Erweiterung des Vorder- und Hinterhorns. d) Halbseitige Kammererweiterung mit gleichseitiger „Verlötung" der Arachnoidalräume. e) Allgemeine Ventrikelerweiterung. f) Verziehung des ganzen Ventrikelsystems in Richtung auf die Verletzungsstelle (Hirnduranarbe). Vgl. im Text: Posttraumatische Hirnatrophie!

kindlichen Hirnschäden, Asphyxie bei der Geburt, häufigen hypoglykämischen Schocks, Dystrophie, Epilepsie, *Alzheimer*scher Krankheit u. a. m. Bei der *Pick*schen Atrophie sind hauptsächlich die peripheren Liquorräume über dem Stirnhirn, einschließlich Orbitalhirn (welches sich an sonstigen atrophischen Prozessen meist nicht beteiligt!), oder über dem Schläfenhirn erweitert. *Bedeutung:* Wichtig zur Beurteilung und Begutachtung des Ausmaßes eines organischen Hirnschadens. Hirnduranarben und Adhäsionen (s. Arachnopathie) können operativ entfernt werden. Sie sind die häufigste Ursache der traumatischen Epilepsie. *Prognose:* Hirnatrophie kann möglicherweise noch Monate oder Jahre nach der Verletzung fortschreiten (*Schönbauer*).

m) Posttraumatische Epilepsie. *Vorkommen:* Häufig bei Hirnduranarben besonders nach offenen Hirnverletzungen (s dort!).

n) Subdurales Hämatom im Säuglingsalter. *Wesen:* Oft sehr ausgedehnte, einseitige oder doppelseitige abgekapselte Ergüsse im Subduralraum, wodurch das in diesem Alter schnell wachsende Gehirn an seiner Entfaltung gehindert und in kurzer Zeit irreparabel geschädigt wird (Pia). *Entstehung:* Meist traumatisch, u. U. auch bei normalem Geburtsakt. Daneben auch in Form einer Pachymeningosis interna haemorrhagica (s. a. S. 657, d!). Bei Ernährungsstörungen, hauptsächlich Avitaminosen, nach Infektionskrankheiten usw., wobei vielleicht neben Blutungen intracranielle Druckschwankungen, auch Permeabilitätsstörungen eine Rolle spielen. *Symptome:* Oft unverhältnismäßig schnelle Schädelvergrößerung, ähnlich wie bei Hydrocephalus, Auftreten von Krampfanfällen, einseitigen oder doppelseitigen Lähmungserscheinungen mit Muskeltonussteigerungen, Spannung oder Vorwölbung der Fontanellen, nicht selten Netzhautblutungen, bei älteren Kindern auch Stauungspapille. Häufig finden sich jedoch nur Allgemeinsymptome, wie Trinkschwäche, körperliche und geistige Entwicklungsstörungen. *Diagnose:* Im EEG, besonders bei einseitigen Hämatomen seitendifferente Frequenzverlangsamung. Eventuell Luftencephalographie oder Carotisangiographie, besonders bei älteren Kindern, wobei charakteristische Verdrängungserscheinungen darstellbar sind. Gesichert wird die Diagnose durch Fontanellenpunktion, wobei nach Durchstechen der Dura eine bräunlich-hämorrhagische oder gelbliche Flüssigkeit gewonnen wird. Dabei kann durch Lufteinbringung die Ausdehnung des Hämatoms im Röntgenbild dargestellt werden. *Therapie:* Bei kleinen Ergüssen mit geringen Symptomen wiederholte Entleerung durch Fontanellenpunktion. Bei großen Ergüssen und wenn die Punktionsbehandlung in 2—3 Wochen nicht zum Ziel führt, osteoplastische Trepanation mit breiter Freilegung des Hämatoms. Sorgfältiges Abpräparieren der äußeren und inneren Membran und vollständige Entfernung derselben. Auffüllung des Liquorraums, Infusionsbehandlung, subdurale und epidurale Drainage, wie beim chronischen Subduralhämatom des Erwachsenen.

II. Offene Hirnverletzungen

1. Definition

Hirnverletzungen, bei denen eine offene Verbindung zwischen Durainnenraum und Außenwelt besteht. Entscheidend ist die Verletzung der Dura, wobei jedoch Schädeldachfrakturen mit Zerreißung der Dura ohne Hautwunde zu den gedeckten Hirnverletzungen gerechnet werden. Bei Schädelbasisfrakturen mit Duraverletzung entsteht häufig eine Verbindung des Durainnenraums mit den lufthaltigen Schädelhöhlen (Stirnhöhlen, Siebbeinzellen, Mastoidzellen usw.), weshalb diese zu den offenen Verletzungen gerechnet werden müssen.

2. Wesen

Im Gegensatz zu den gedeckten Verletzungen besteht bei den offenen Hirnverletzungen stets die Gefahr der *Infektion* (Meningitis, Encephalitis, Hirnabszeß usw.), die als wichtigste Komplikation zu den Formen der gedeckten Hirnverletzung (Commotio, Contusio!) und deren Komplikationen hinzukommt und das Krankheitsbild beherrschen kann. Die intakte Dura, als wichtigster Infektionsschutz des Gehirns und seiner Liquorräume, kann außer durch Verletzung nur über eine Thrombophlebitis, z.B. als Folge einer Schädelosteomyelitis, überwunden werden. Form und Art der *Hirnwunde* richtet sich nach dem Verletzungsmechanismus (vorwiegend Quetsch- und Rißwunden bei stumpfer Gewalteinwirkung mit Impressionsfraktur, Stich-, Schnitt- und Hiebwunden bei perforierenden Verletzungen). Eine Sonderstellung nehmen die Schußverletzungen ein (s. auch Schädelfrakturen!). Die *Heilungsvorgänge* führen über Resorptions- und Reparationsvorgänge, die vom Mesoderm und Ektoderm ausgehen, zu einer vorwiegend bindegewebigen Narbe (im Gegensatz zu den gedeckten Verletzungen, s. S. 648). Blutungen, Infektionen usw. können den Heilungsverlauf komplizieren. Bei größeren Hirndefekten kommt es häufig im Narbengewebe zu Hohlräumen (Pseudocysten), die keine Epithelauskleidung haben, mit Liquor oder einer mehr oder weniger eiweißreichen Flüssigkeit gefüllt sind und mit den Ventrikeln oder den äußeren Liquorräumen kommunizieren können.

3. Allgemeine Symptomatik

Da Lokalisation und Ausmaß der Hirnschädigung bei den offenen Verletzungen sehr unterschiedlich sind, können auch alle Formen von cerebralen Ausfallserscheinungen beobachtet werden. Durch intracerebrale Blutungen, Hirnprolaps und die verschiedenen Arten der Infektion im weiteren Verlauf kann die primäre Hirnschädigung noch zunehmen. Die neurologischen und psychischen Ausfallserscheinungen infolge der erlittenen Hirnwunde können sich mit sämtlichen Symptomen der gedeckten Hirnverletzung kombinieren, jedoch können auch die Zeichen einer Commotio cerebri (initiale Bewußtlosigkeit usw.) besonders bei den lokalisierten Verletzungen durch Schuß oder Stich vollständig fehlen. Aus dem Kriege sind die Verwundeten bekannt, die trotz Gehirndurch- oder -steckschusses unmittelbar nach der Verwundung noch gelaufen sind, u. U. selbständig den Hauptverbandplatz aufgesucht haben. Der Schwere der Verletzung entspricht somit durchaus nicht immer die Schwere des initialen Zustandsbildes. So ist auch bekannt, daß oft bei umfangreichen Schädelfrakturen nur geringe Zeichen einer Hirnverletzung bestehen. Die lokale Gewalteinwirkung kann sich offenbar mit der Zerstörung des Knochens oder umschriebener Hirngebiete erschöpfen, bzw. sie muß sich nicht in der gleichen Weise auf die Hirnfunktionen auswirken, wie die stumpfe Gewalteinwirkung bei den gedeckten Hirnverletzungen. Damit ist das klinische Bild der offenen Hirnverletzten außerordentlich vielgestaltig. *Komplikationen:* Im Vordergrund stehen die *Blutungen* im Wundbereich sowie die *Wundinfektionen* mit allen Folgeerscheinungen (Meningitis, Encephalitis, Hirnödem, Hirnprolaps usw.). Daneben werden praktisch alle Komplikationen der gedeckten Hirnverletzungen beobachtet. Wegen des Umfangs und der Art der entstehenden Narben sind *posttraumatische Epilepsien* nach offenen Hirnverletzungen häufiger.

4. Allgemeine Therapie

Befindet sich ein Frischverletzter im Schock, dann muß festgestellt werden, ob es sich um einen peripheren Schock, z.B. durch Blutverlust, oder um einen zentralen Schock wie bei den gedeckten Hirnverletzungen handelt. Eine intracranielle arterielle Blutung durch direkte Verletzung kann trotz des Schockzustandes eine sofortige operative Versorgung notwendig machen. Ist diese jedoch nicht nachweisbar, so wird in üblicher Weise verfahren (Schockbekämpfung). Neben Plasma- und Blutinfusionen werden frühzeitig, besonders bei Verdacht auf hirnstammnahe Verletzungen „Ganglienblocker" (lytische Kombination von Megaphen, Atosil und Dolantin) verabreicht, weil hierdurch gleichzeitig auch einer späteren gröberen, vegetativen Dysregulation sowie motorischen Erregungszuständen vorgebeugt wird. Nach Überwindung des akuten Schocks erfolgen alle weiteren diagnostischen Maßnahmen (Röntgenbilder usw.), sowie die Wundversorgung. Bestehen neben der Hirnverletzung lebensbedrohliche Verletzungen an anderen Körperabschnitten, so sollen diese, nach sorgfältiger Abwägung ihrer Schwere, *vor* der Hirnverletzung versorgt werden, da eine primäre Wundversorgung der Hirnverletzungen u. U. bis zum 5. oder 6. Tage nach der Verletzung noch erfolgreich ist.

Die *primäre Versorgung* von Hirnwunden bezweckt eine genaue und vollständige Blutstillung, die Entfernung eingedrungener Fremdkörper und Knochensplitter, das Absaugen zertrümmerten Hirngewebes und stets den primären, evtl. plastischen Verschluß der Dura. Bei oberflächlichen Hirnwunden können Fremdkörper leicht mit einer Pinzette, und Hirnbrei durch Spülung mit körperwarmer Ringerlösung, bzw. durch vorsichtiges Absaugen entfernt werden. Bei tiefen Hirnwunden müssen die Wundränder mit Spateln vorsichtig auseinandergehalten, Blut und Hirnbrei mit Sauger entfernt werden. Danach erst werden die Wundränder genau revidiert, die blutenden kleinen Gefäße mit Elektrokoagulation und die größeren Gefäße mit Silberclips versorgt, sowie Fremdkörper und Knochensplitter aufgesucht und entfernt. Danach wird die Wunde reichlich mit Ringerlösung ausgespült. Kleinste oder diffuse Blutungen können u.U. durch vorübergehendes Auflegen von mit Wasserstoffsuperoxyd (3%ig) getränkten Wattestücken gestillt werden. Stets soll man sich ein möglichst genaues Bild über Lokalisation und Ausdehnung der Hirntrümmerhöhle verschaffen, insbesondere auch darüber, ob eine Verletzung der Ventrikel oder der Zisternen vorliegt, da in diesen Fällen in der Nachbehandlung frühzeitige Lumbalpunktionen notwendig sind. Die Hirnoberfläche muß in der Umgebung der Wunde möglichst weit übersehen und subdurales Blut unbedingt entfernt werden (Gefahr des späteren subduralen Empyems!). Die Duraränder werden allseitig dargestellt, u. U. unter Erweiterung der Knochenlücke. Zerfetzte Gebiete im Durarand werden sparsam excidiert. Nach sorgfältiger Kontrolle der Blutstillung im intraduralen Raum wird die Dura primär verschlossen, wobei Duradefekte möglichst mit einem gestielten Periostlappen plastisch gedeckt werden; bei großen Defekten evtl. freie Plastik aus Fascia lata. Die Duranähte (Einzelknopfnähte mit Seide) können, besonders im frontalen Bereich, wo die Dura besonders dünn und zerreißlich ist, durch Aufsteppen eines gestielten Periostlappens verstärkt werden, um bei einem später auftretenden Hirndruck ein Insuffizientwerden der Nähte und einen sekundären Hirnprolaps zu vermeiden. War die Haut bei Impressionsfrakturen unverletzt, so können größere Knochensplitter in den Knochendefekt zurückgelegt und evtl. mit Nähten (Draht, Nylon, Supramid) an den Rändern der Knochenlücke befestigt werden. Vor Verschluß der Hautwunde wird für 24 Stunden eine epidurale Drainage (weicher Gummischlauch, Gummilasche) eingelegt.

Im weiteren Verlauf stets neben der üblichen Wundbehandlung Infektionsprophylaxe (Antibiotica usw.)! Außerdem steht die sorgfältige Beobachtung zur Früherkennung von Komplikationen sowie die allgemeine Behandlung der Hirnverletzungsfolgen wie bei den gedeckten Hirnverletzungen im Vordergrund.

Einteilung: Nach der Entstehung durch stumpfe Gewalt, durch scharfe Gewalt und Schußverletzungen.

Stets ist dabei das Verhalten der umgebenden Gewebe (Schädel, Weichteile) zu beachten, insbesondere Schädeldach oder Basisfraktur, Frakturen in der Nähe der großen Blutleiter oder im Bereiche lufthaltiger Höhlen (Stirnhöhlen, Siebbeinzellen, Keilbeinhöhlen, Mastoidzellen), sowie die Art der Frakturen (Fissuren, Stück- oder Splitterbrüche, Impressionsfrakturen usw.) mit und ohne Verlagerung von Knochenstücken.

5. Offene Hirnverletzungen durch stumpfe Gewalt

α) *Ursachen:* Häufig bei Motorrad- und Autounfällen, besonders im Bereiche der Stirn und vorderen Schädelbasis durch Anschlagen des Kopfes gegen Baum, anderes Fahrzeug bzw. Windschutzscheibe und Armaturenbrett. Weiterhin Hufschlag, herunterfallender Balken, Dachziegel, Stockschlag, auch Aufschlag auf festen Untergrund (Straße, Bordkante, besonders Treppenstufen).

β) *Formen: Nach Art und Lokalisation der begleitenden Schädelfraktur:*

a) Bei Fissuren oder Spaltbrüchen des Schädeldachs liegt meist keine nennenswerte Dislokation von Knochenteilen vor. Bei der Entstehung (Auseinanderweichen der Frakturränder) kann die Dura und das Gehirn verletzt, u. U. auch durch den Frakturspalt austreten und eingeklemmt werden. *Diagnose:* Röntgenbild, bei seitlichen Frakturen 2 Bitemporalaufnahmen (rechts und links anliegend!) und Tangentialaufnahmen, da die Tabula interna oft in größerer Ausdehnung gesplittert und disloziert ist (s. *Teevan*sche Fraktur). Ausgetretener Hirnbrei sowie im Frakturspalt eingeklemmte Dura sind für offene Hirnverletzung beweisend. Bei ausgedehnten Frakturen im Zweifelsfall revidieren! *Therapie:* Freilegen des Frakturspaltes und Anlegen eines Bohrlochs am Ende desselben. Erweiterung des Frakturspaltes mit Knochenzange bis die Dura eindeutig revidiert werden kann bzw. bis die Ränder der zerrissenen Dura dargestellt sind. Revision der Hirnoberfläche, Versorgung der Hirnwunde, evtl. unter Erweiterung der Duraöffnung, sorgfältigste Blutstillung. Bei zerfetztem Durarand sparsamste Excision. Stets dichte Duranaht und Deckung eines Duradefektes (gestielte Periostplastik, Fascia lata usw.), Wundverschluß nach Einlegen einer epiduralen Gummilasche.

b) Bei Splitter- und Stückfrakturen *mit stärkerer Verlagerung der Fragmente,* besonders nach innen (Impressionsfrakturen) ist stets eine offene Hirnverletzung anzunehmen. Auch hier können Hirnbrei und Durateile in der Wunde sichtbar werden. Bei unverletzter äußerer Haut tastet man u. U. eine Liquoransammlung oder Hirnbrei unter der Haut. *Diagnose:* Durch Röntgenbilder in verschiedenen Ebenen genaue Lokalisation der Knochenfragmente. *Therapie:* Möglichst Freilegung der ganzen Fraktur, hauptsächlich im Bereich der Dislokation oder Aussprengung von Fragmenten. Oberflächliche, lose Knochensplitter werden entfernt, große Knochenfragmente können aufgehoben und später evtl. wieder eingesetzt werden. Erweiterung der Knochenlücke bis sämtliche Ränder der Duraverletzung gut dargestellt sind. Revision der Hirnwunde mit Entfernung eingedrungener Knochensplitter und sorgfältiger Blutstillung. Sorgfältiger Duraverschluß nach sparsamer Excision der zerfetzten Ränder, wobei eine Plastik notwendig ist. Wundverschluß nach Einlegen einer epiduralen Lasche.

c) Bei Frakturen im Bereich der großen Blutleiter (Sinus sagittalis superior, Sinus transversus und sigmoideus) muß stets, besonders bei stärkerer Dislokation von Knochenfragmenten und starken Blutungen, an eine **Sinusverletzung** gedacht werden. Einengung des Lumens oder Einspießung von Knochensplittern kann noch nach Wochen zur Sinusthrombose führen (vgl. S. 685). *Symptome:* Verschluß (Unterbindung, Thrombose usw.) des Sinus sagittalis superior im vorderen Drittel führt meist nicht zu Ausfallserscheinungen, gelegentlich jedoch, besonders bei älteren Leuten, treten vorübergehende oder bleibende psychische Störungen (Stirnhirnsyndrom) auf. Verschluß im mittleren und hinteren Drittel führt stets zu schweren Ausfallserscheinungen von seiten der Zentralregion, des Parietal- bzw. Occipitallappens, meist doppelseitigen Lähmungen, besonders der Beine, u. U. tritt der Tod ein. Verschluß eines Sinus transversus bedingt besonders bei ungenügender Ausbildung des Sinus der Gegenseite Ausfallserscheinungen von seiten des Occipitallappens und des Hirnstamms, die sich jedoch meist weitgehend oder ganz zurückbilden *(langsamer* Verschluß, Tumordruck usw., der großen Hirnvenen und Sinus führt meist nicht zu Ausfallserscheinungen, da sich Kollateralkreisläufe ausbilden!). *Therapie:* Äußere Freilegung der Fraktur. Anlegen eines oder zweier Bohrlöcher neben dem Sinus und von hier aus vorsichtige Entfernung der über dem Sinus liegenden Knochenfragmente. Ein eingespießter Knochensplitter wird erst aus der Sinuswand gezogen, wenn die Umgebung vollkommen freiliegt. Die entstehende Sinusblutung wird zunächst durch Aufpressen eines Fibrospumschwamms komprimiert. Kleine Risse können durch Gefäßnaht versorgt werden (keine Raffnähte, die zu einer Verengung des Lumens führen!). Meist muß die Sinusblutung durch Aufsteppen eines Muskelstücks gestillt werden (s. Abb. 124).

Gefahren der Sinusverletzungen: Starker Blutverlust in kurzer Zeit, besonders bei der Versorgung, daher stets vorher intravenöse Infusion anlegen, evtl. intraarterielle Infusion vorbereiten und reichlich Blut bereit halten.

d) Die Schädelfrakturen mit Beteiligung der Nasennebenhöhlen und des Mittelohres sind ein Grenzgebiet zwischen Otologie und Neurochirurgie, wobei alle Fälle mit verletzter Dura (Liquorfistel!) und den Zeichen einer Hirnverletzung, zu denen auch grundsätzlich alle Frakturen der Stirnhöhlenhinterwand, der Siebbeinplatte und der Crista Galli, insbesondere Stückfrakturen in diesen Gebieten, gerechnet werden müssen, in das neurochirurgische Fachgebiet gehören. *Vorkommen:* Stirn- und Siebbeinhöhlenverletzungen sind sehr häufig bei Verkehrsunfällen mit Aufschlagen der Stirn, des Gesichtes bzw. der vorderen Schädelbasis. Mittelohrverletzung häufig bei Schädelbasisfrakturen (Fraktur des Felsenbeines) (vgl. Abb. 108).

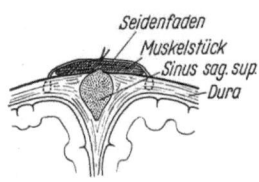

Abb. 124. Versorgung einer Sinusverletzung durch Aufnähen eines Muskelstückes

Bedeutung: Die lufthaltigen Höhlen des Schädels sind stets als infiziert zu betrachten und sind bei einer offenen Verbindung mit dem Durainnenraum oft noch nach Jahren oder Jahrzehnten die Eintrittspforte für Infektionen (Meningitis, Hirnabszeß). Wegen dieser Gefahr und bei dem häufigen Vorkommen muß besondere Sorgfalt auf die Erkennung und die Behandlung, die oft schwierig ist, verwendet werden.

Formen:

1.) Offene Stirnhöhlen- und Siebbeinfrakturen: Bei Stück- und Impressionsfrakturen im Bereich der Stirn sind meist die Stirnhöhlen, gelegentlich auch das Siebbein betroffen. Röntgenologisch und bei der Wundversorgung muß besonders auf Frakturen, vor allem stärkere Dislokationen von Knochenfragmenten im Bereich der Stirnhöhlenhinterwand, der Crista Galli und der Siebbeinplatte geachtet werden. Nicht selten ist die frontale (sehr dünne!) Dura in eine Fissur der Stirnhöhlenhinterwand eingeklemmt, oder umgekehrt Stirnhöhlenschleimhaut durch einen Frakturspalt und einen Durariß in den Durainnenraum verlagert. *Therapie:* Bei einer *Fissur in der Stirnhöhlenvorderwand* ist nur Versorgung der Hautwunde und keine Eröffnung der Stirnhöhle notwendig. Bei einer *Impressionsfraktur der Stirnhöhlenvorderwand* werden die lockeren Knochensplitter entfernt, wobei der Orbitalrand möglichst ganz, vor allem jedoch im Bereich des medialen Drittels wegen der Funktion des Lidhebers und aus kosmetischen Gründen erhalten bleiben soll. Die Stirnhöhlenschleimhaut wird möglichst vollständig ausgeräumt, die Stirnhöhlenhinterwand genau revidiert und bei einer Fraktur eventuelle Knochenfragmente vorsichtig mit Hohlmeißel und Knochenzange entfernt. Die nun vorliegende Dura wird genau auf kleinste Risse oder Defekte revidiert, die unter allen Umständen genäht, evtl. plastisch verschlossen werden müssen. Danach wird der Ductus nasofrontalis aufgesucht und mit Knochenzange erweitert. Vor Verschluß der Hautwunde wird zur Ableitung des Wundsekretes ein Gummidrain durch den Ductus nasofrontalis aus dem Nasenloch herausgeleitet. Liegt die Fraktur hauptsächlich oberhalb der Stirnhöhlen, wird zunächst durch Entfernung der Knochenfragmente die Schädelhöhle eröffnet und die Stirnhöhlenhinterwand von hinten (intracraniell) revidiert und die Dura in gleicher Weise wie oben versorgt. Sehr kleine Defekte und Fissuren in der Stirnhöhlenhinterwand können dabei mit Wachs oder Palavit (s. Schädelplastik!) verschlossen werden, ohne daß vollständige Ausräumung erfolgt. *Frakturen der Siebbeinplatte* und Duraverletzungen in diesem Bereich sind oft von der durch die Fraktur bestimmten Knochenlücke aus schwer zu versorgen. Es muß jedoch stets versucht werden, freie Knochensplitter auch aus diesem Bereich zu entfernen und die Dura möglichst vollständig zu schließen, wobei u. U. ein Fascienlappen (Fascia lata) am frontalen Durapol angenäht und nach basal über die Duraverletzungsstelle geschlagen und soweit wie möglich befestigt wird. Ist der Verschluß nicht dicht, kommt es später zu einer Liquorfistel, die wie eine gedeckte Fraktur des Siebbeins behandelt wird (s. dort!).

2.) Gedeckte Stirnhöhlen- und Siebbeinfrakturen: Wichtigste Symptome bei gleichzeitiger Duraverletzung sind *Liquorrhinorrhoe* (Liquorfluß aus der Nase oder in den Rachenraum), *intracranielle Pneumatocele* (s. S. 671) und *Meningitis*. **Liquorfluß** aus der Nase findet sich sehr häufig bei Schädelbasisfrakturen und kann jederzeit zu Meningitis, Hirnabsceß oder Encephalitis führen. Wichtig ist die *Lokalisierung der Fistel:* Bei stark zurückgebeugtem Kopf in Rückenlage füllt sich häufig zuerst das Nasenloch auf der Seite der Fraktur mit Liquor. Der Liquorfluß verstärkt sich bei doppelseitiger Jugulariskompression.

Bei der Rhinoskopie kann der Liquorfluß oft beobachtet werden, besser nach vorheriger Färbung des Liquors mit Methylenblau durch Lumbalpunktion (die Stirnhöhlen und die vorderen Siebbeinzellen münden im mittleren Nasengang, die hinteren Siebbeinzellen im oberen Nasengang und die Keilbeinhöhle im Recessus sphenoethmoidalis). In seltenen Fällen gelangt auch Liquor bei Felsenbeinfrakturen über das Mittelohr und die Tuba Eustachii in den Epipharynx. Röntgenologisch ist die Fraktur oft schwer darstellbar, evtl. Schichtaufnahmen! Es soll möglichst festgestellt werden, ob nur eine Fissur oder ein Stückbruch Ursache der Fistel ist. Bei alten Frakturen kann nach Sequestrierung eines Knochenfragmentes eine Lücke mit abgerundeten Rändern in der Siebbeinplatte bestehen. Auf Verwechslung mit angeborenen Defekten ist zu achten (vgl. S. 515 und 630, h).

Indikation und Therapie: Besteht lediglich eine Fissur in der Siebbeinplatte (häufigste Ursache der Rhinorrhoe!), wird zunächst *konservativ* behandelt: Bettruhe, der Kopf wird stark zurückgelagert, Nasenschneuzen, Pressen und Rauchen verboten. Die Nase darf nicht austamponiert werden! Antibiotica! Meist schließt sich die Fistel innerhalb der ersten Tage. *Operative* Behandlung, wenn sich die Fistel bei konservativer Behandlung nicht innerhalb von 10 bis höchstens 14 Tagen geschlossen hat (*R. C. Schneider*) oder wenn eine Stückfraktur der Siebbeinplatte vorliegt (*Tönnis*), da das Fragment später meist sequestriert und dann nach Jahren noch zu Liquorrhoe, Pneumatocele, Meningitis usw. führt. Da die Zerstörungen des Siebbeins meist stärker sind, als nach den Röntgenbildern angenommen wird, empfiehlt *Krüger* in jedem Falle eine operative Versorgung der Fraktur. *Operationsverfahren:* Liegt die Fistel einseitig im Bereiche der Stirnhöhlen, der Siebbeinplatte oder der vorderen Siebbeinzellen, so genügt eine einseitige, frontale, osteoplastische Trepanation. Die Dura wird vorsichtig vom Orbitaldach nach der Mitte hin abgelöst, bis man auf die Knochenöffnung stößt, in welche die Durafistel mündet. Ist die Knochenlücke klein, kann sie mit Wachs verschlossen werden, größere Lücken mit einem Muskelstückchen, einem Tantalum-Plättchen oder einem schnell härtenden Kunstharz (Palavit). Die Duralücke wird dicht vernäht bzw. bei größerem Defekt mit einem Fascienlappen plastisch gedeckt. Gelingt der Duraverschluß nicht oder besteht der Verdacht einer Hirnduranarbe, einer intraduralen Infektion (Absceß, Granulationsgewebe usw.), so wird intradural vorgegangen. Nach Eröffnung der Dura wird der Stirnlappen soweit zurückgedrängt, bis die Durafistel dargestellt ist. Zur Deckung der Lücke kann im Bereich der Siebbeinplatte die Dura der Crista Galli oder ein Stück der Falx umschnitten und über den Defekt geklappt und genäht werden. Ebenso kann ein freies Fascientransplantat oder ein Muskelstückchen benutzt werden. — Liegt die Fistel im Bereich der hinteren Siebbeinzellen, der Keilbeinhöhle oder *beiderseits* der Crista Galli in der Siebbeinplatte bzw. *beiderseits* der Falx in der Stirnhöhlenhinterwand, so muß eine bifrontale osteoplastische Trepanation durchgeführt werden, um einen ausreichenden Zugang zu bekommen. Die Dura wird beiderseits des Sinus sagittalis möglichst weit basal eröffnet, der Sinus nach Unterbindung und die Falx durchtrennt, ebenso ein oder beide Riechnerven. Beide Stirnlappen werden soweit zurückgedrängt, daß die Sehnerven und das Diaphragma sellae zu übersehen sind. Die Fistel wird aufgesucht und wie oben verschlossen. Gelegentlich liegt sie unter einem Sehnerven (Keilbeinhöhle!). Dann muß ein Fascienlappen unter dem Sehnerven hindurchgeschlagen werden.

e) Felsenbeinfrakturen mit Liquorotorrhoe (Liquorfluß aus dem Ohr) haben eine bessere Prognose als die frontobasalen Verletzungen mit Rhinorrhoe, wenn nicht durch größere Dislokationen von Frakturstücken die direkte Hirnverletzung (Hirnstamm!) im Vordergrund steht. *Lokalisation der Liquorfistel:* Meist Fraktur in der Vorderwand der Felsenbeinpyramide (mittlere Schädelgrube), seltener in der Hinterwand (infratentoriell, hintere Schädelgrube). Röntgenaufnahmen nach *Stenvers! Therapie:* Entsprechend Rhinorrhoe. Antibiotica, keine Tamponade oder Spülung des Gehörgangs. Operation nur selten nötig. Zugang je nach Lokalisation der Fistel von temporal (mittlere Schädelgrube) oder von der hinteren Schädelgrube, dann evtl. auch transtentoriell.

f) Fraktur des Opticuskanals: Bei den häufigen Orbitaldachfrakturen kann es zu einer Kompression oder direkten Verletzung durch Knochensplitter des Fasciculus opticus in seinem Knochenkanal kommen. *Symptome:* Einseitige Amaurose, Pupille auf der blinden Seite etwas weiter, mit aufgehobener direkter und erhaltener indirekter Lichtreaktion. Auf dem sehenden Auge erhaltene direkte und aufgehobene indirekte Reaktion. *Diagnose:* Röntgenaufnahme nach *Rhese*, Einengung des Opticuskanals bzw. Fraktur. *Therapie:* Gleichseitige frontale osteoplastische Trepanation, Ablösen der frontalen Dura vom Orbitaldach. Vorgehen entlang der Keilbeinflügelkante bis zur inneren Öffnung des Opticuskanals. Etwas vor dieser wird das Orbitaldach mit Hohlmeißel vorsichtig durchschlagen und von hier aus das Dach des Opticuskanals mit feiner Knochenzange entfernt, wobei besonders auf eingespießte Knochensplitter zu achten ist. *Prognose:* Nur günstig, wenn frühzeitig operiert wird (innerhalb der ersten 48 Stunden).

6. Offene Hirnverletzungen durch scharfe Gewalt

α) *Ursache:* Messerstich, Axt-, Säbelhieb, Spitzhacke, gelegentlich abfliegender spitzer Maschinenteil oder Holzsplitter bei Kreissägearbeiten. *Ungewöhnliche Ursache:* Selbstverstümmelung bei Psychopathen oder Geisteskranken durch Einschlagen von Nägeln bzw. Drahtstiften in den Schädel oder Tötungsversuche an Neugeborenen durch Einstechen von Nadeln in die Fontanellen.

β) *Bedeutung:* Im Gegensatz zu den Verletzungen durch stumpfe Gewalt und den Schußverletzungen sind die offenen Hirnverletzungen durch scharfe Gewalt selten. Nach der Verletzungsart und der notwendigen Behandlung entsprechen sie entweder mehr den stumpfen Verletzungen oder den Schußverletzungen. Eine besondere Bedeutung haben die Pfählungsverletzungen der Schädelbasis durch Eindringen spitzer Gegenstände in Orbita, Nase oder Mund. (Ein Kind stieß sich beim Fallen nach rückwärts ein Küchenmesser, ein anderes eine Gabel durch das Orbitaldach; bei einem Jungen drang beim Sturz mit dem Fahrrad der Griff der Handbremse durch das Orbitaldach!)

γ) *Symptome:* Die perforierenden Verletzungen der Schädelbasis, insbesondere des papierdünnen Orbitaldachs sind meist wegen der geringgradigen äußeren Verletzung schwer zu erkennen. Bei jeder Stichverletzung im Bereich der Augen, besonders der Oberlider, des Naseninnenraums und des Rachens muß stets eine Perforation der Schädelbasis angenommen werden. Neurologische Ausfallserscheinungen sind meist gering, oft erst nach Stunden oder Tagen: Kopfschmerzen, Nackensteifigkeit, Temperatur infolge Subarachnoidalblutung oder Meningitis bzw. Hirndruckzeichen infolge Hirnödems. Größere, raumbeengende Hämatome sind selten, bei Verletzungen der großen Arterien (Carotis interna, Cerebralis anterior) führen sie schnell zum Tode.

δ) *Diagnose:* Röntgenologisch sind die feinen Frakturen durch Messer oder Gabelstich usw. im Orbitaldach, Siebbein usw. meist nicht nachweisbar. Blutiger Liquor und Hirndruckzeichen beweisen eine perforierende Hirnverletzung wenn, wie meist, keine Anzeichen für eine gedeckte Hirnverletzung (besonders initiale Bewußtlosigkeit!) vorliegen.

ε) *Therapie:* Stets operative Versorgung der Dura und Hirnwunde nach frontaler osteoplastischer Trepanation.

7. Schußverletzungen des Gehirns

α) *Wesen:* Den Schußverletzungen kommt eine Sonderstellung zu, wegen der möglichen Vielfalt der Hirnschädigungen in bezug auf Art und Ausdehnung und, da sie meist im Krieg auftreten, wegen des häufig späten Zeitpunkts der Versorgung. Unsere heutigen Kenntnisse in der Behandlung von Hirnverletzungen beruhen hauptsächlich auf den Erfahrungen des letzten Krieges, die in Deutschland besonders *Tönnis* systematisch ausgewertet und damit eine neue Gliederung der Schußverletzungen nach klinischen Gesichtspunkten gegeben hat.

β) *Formen:* 1. *Impressionsschüsse*, wobei die Gewebszertrümmerung an der Oberfläche liegt, örtlich begrenzt und allseitig von unverletztem Mark umgeben ist. Da hierbei meist eine relativ rasche Abriegelung der Wunde gegenüber dem übrigen Hirn erfolgt, ist die Prognose relativ günstig. Es kommt zu Einsprengung von Knochensplittern, wobei das Geschoß entweder gar nicht in den Schädel eintritt (*Streifschuß, Prellschuß, Tangentialschuß*), oder im Bereich des Trümmerherdes liegen bleibt. Die Dura kann dabei eröffnet werden oder geschlossen bleiben. Kompliziert werden die Verletzungen hauptsächlich durch Blutungen, ausgedehntere Quetschungen des umgebenden Gehirns, evtl. mit Ventrikel- oder Zisterneneröffnung.

2. Bei *Steck- oder Durchschüssen* tritt das Geschoß regelmäßig in das Schädelinnere ein und durchschlägt in manchen Fällen auch die Dura und den Knochen der Gegenseite. Stets muß mit ausgedehnten Hirnzertrümmerungen und mit Ventrikeleröffnung gerechnet werden.

Nach dem Ort werden weiterhin die Verletzungen der Schädelbasis von denen des Schädeldachs abgegrenzt.

γ) *Verlauf:* Die frischen Hirnschußverletzungen werden grundsätzlich in derselben Weise versorgt, wie die entsprechenden Hirnverletzungen anderer Entstehung.

Die *unversorgten Hirnschußverletzungen* ergeben eine Reihe von Besonderheiten:

Die Hirnwunde kann enthalten: Zertrümmerte Hirnsubstanz, eingesprengte Fremdkörper (Geschoß, Knochensplitter, Haare, Haut usw.) und Blutkoagula. *Größenschätzung* des Trümmerherdes nach dem Röntgenbild entsprechend der Knochenlücke und der Lage der intracerebralen Knochensplitter bzw. Fremdkörper, jedoch nur bei wundnahen Splittern. Liegen Knochensplitter oder das Geschoß weit von der äußeren Wunde entfernt (Steck- und Durchschuß), so sind die Zerstörungen oft sehr erheblich (innerer Prellschuß!).

Die *Veränderung der Wunde* innerhalb der ersten 4 Tage besteht in einer fortschreitenden Verflüssigung der zertrümmerten Hirnsubstanz, die dann wie Eiter aussehen kann. Blutkoagula verändern sich in dieser Zeit nicht und bleiben glänzend schwarz.

Ein *kollaterales Ödem* entsteht durch Zirkulationsstörungen, Blutungen und Quetschungen in der Nachbarschaft der Hirnwunde und breitet sich mehr oder weniger weit im übrigen Gehirn aus. Zu klinischen Erscheinungen im Sinne eines Hirndrucks kommt es dabei meist nicht vor dem 3. Tage nach der Verletzung. Bei offener Schädellücke führt die Drucksteigerung zu Hirnprolaps, bei geschlossener bzw. verlegter Knochenlücke zu „Einklemmungserscheinungen" (s. S. 700).

Die *Infektion* der Hirnwunde verursacht im Verlaufe der 2. Woche nach der Verletzung eine Markencephalitis. Eiteransammlung in der Wunde findet sich erst am Ende der 2. Woche und wird bei Verhaltung als „*Frühabsceß*" bezeichnet. Die Markencephalitis bleibt bei geringer Ausdehnung der Hirnwunde und bei gedeckter bzw. verlegter Knochenlücke örtlich begrenzt, wobei es zur Ausbildung einer Wucherungszone und später zu einem Granulationswall kommt. Bei offener Knochenlücke und bestehendem Hirnprolaps schreitet die Markencephalitis jedoch unaufhaltsam in die Tiefe fort, um frühestens am Ende der 3. Woche zu einer Ventrikelinfektion zu führen. Eine „*direkte Meningitis*" geht unmittelbar von der Verletzungsstelle aus, indem die Erreger wahrscheinlich durch die Hirnpulsation in den Liquorraum eingesogen werden. Subdurale und subarachnoidale Hämatome begünstigen das Angehen der Infektion. Die Ausbreitung der Meningitis wird eingeschränkt, einmal durch die Anpressung der Hirnoberfläche gegen die Duraöffnung infolge des zunehmenden Hirnödems und andererseits durch die Ausbildung eines Verklebungsringes zwischen den Meningen und der Dura um die Wunde herum. Die direkte Meningitis entsteht innerhalb der ersten 2 Wochen und breitet sich bei basalen Verletzungen, besonders bei eröffneten basalen Zisternen schneller aus als bei Verletzungen der Konvexität. Zu einer „*indirekten Meningitis*" kommt es über eine Infektion der Ventrikel, einmal nach primärer Ventrikelverletzung am 5. oder 6. Tage (diese führt häufig am 9.–11. Tage nach der Verletzung zum Tode!), andererseits nach Durchwanderung einer Markencephalitis frühesten in der 3. Woche, und nach Durchbruch eines ventrikelnahen Abscesses nicht vor der 4. oder 5. Woche. Die indirekte Meningitis hat stets eine ernste Prognose.

Der *Hirnprolaps* entsteht bei den Verletzungen mit offener Duraknochenlücke vom 2. Tage nach der Verletzung an durch eine intracranielle Drucksteigerung infolge des sich ausbreitenden kollateralen Ödems. Innerhalb der ersten 7 Tage ist diese Hirndrucksteigerung völlig frei von infektiösen Einflüssen (*aseptische Hirndruckphase!*). Der Hirnprolaps verändert in den ersten Tagen laufend sein Aussehen: Am 1. Tage ist das Mark leuchtend weiß, Blutungen setzen sich scharf gegen die Umgebung ab. Am 2. Tage zeigen sich Austrocknungserscheinungen, der bedeckende Verbandstoff klebt an. Am 3. Tage kommt es zu oberflächlichen Zersetzungserscheinungen mit einem charakteristischen Geruch. (Hierbei spielen Bakterien nur eine nebensächliche Rolle!) Am 4. Tage wird die Oberfläche schmierig. Am 6. und 7. Tage beginnen eitrige Beläge und Nekrosen zu entstehen. Von der 2. Woche an entwickelt sich die fortschreitende Markencephalitis. Bei einer mit Knochensplittern verlegten Schädellücke kann *ausfließender Hirnbrei* gelegentlich einen Hirnprolaps vortäuschen: Ersterer läßt sich mit sterilem Tupfer abwischen, der mit der Hemisphäre im Schädelinneren verbundene Hirnprolaps dagegen nicht!.

Auf Grund der verschiedenen Verlaufsformen hat *Tönnis* ein Einteilungsschema der unversorgten Hirnschußverletzungen aufgestellt, welches für die Diagnose, Therapie und Prognosestellung wichtig ist.

δ) *Einteilung der unversorgten Schußverletzungen des Gehirns nach Tönnis:*
A. Schußverletzungen des Schädeldachs:
    I. Impressionsschüsse:
        1. ohne Duraeröffnung,
           a) ohne neurologische Ausfälle,
           b) mit neurologischen Ausfällen.

2. mit Duraeröffnung,
   a) mit verlegter Knochenlücke und daher ohne Prolaps,
      unkomplizierte,
      komplizierte, mit intracerebraler Blutung, mit ausgedehnter Quetschung des Gehirns, mit Ventrikeleröffnung, mit größeren Stecksplittern,
   b) mit offener Knochenlücke und mit Hirnprolaps.

II. Steckschüsse:
1. gleichseitig zur Einschußöffnung,
2. gegenseitig zur Einschußöffnung,
3. mit Hirnstammverletzung.

III. Durchschüsse.

B. Schußverletzungen des Schädelgrundes:

I. Impressionsschüsse:
1. ohne Duraverletzung,
2. mit Duraverletzung,
   unkomplizierte,
   komplizierte mit ausgedehnter Quetschung des Gehirns, mit Ventrikeleröffnung, mit größeren Stecksplittern.

II. Steckschüsse:
1. gleichseitig zur Einschußöffnung,
2. gegensetig zur Einschußöffnung,
3. mit Hirnstammverletzung.

III. Durchschüsse.

ε) *Komplikationen: 1. Hirndruck:* Bei Hirndruckerscheinungen innerhalb der ersten 48 Stunden handelt es sich meist um eine intracranielle, arterielle Blutung; innerhalb des 7.–8. Tages um die Folgen eines Hirnödems; in der 2. und 3. Woche um eine infektiöse Komplikation (infektiöses Ödem, eitrige Meningitis oder Ventrikelinfektion mit Verlegung der Liquorabflußwege [Foramen Monroi, Foramina Luschkae und Magendi, Aquädukt mit Entwicklung eines Hydrocephalus internus occlusus]).

Der Hirndruck wirkt sich bei geschlossener bzw. durch Knochensplitter, Dura und Hautfetzen verlegter Duraknochenlücke wie eine Drucksteigerung bei geschlossenem Schädel aus (s. S. 700). Bei ungenügend versorgter Duraknochenlücke kann es zu einem *sekundärem Hirnprolaps* kommen, der sich grundsätzlich von einem primärem Hirnprolaps unterscheidet. Bei dem sekundärem Hirnprolaps hat sich bereits um die Hirnwunde ein Abwehrwall gebildet, weshalb dieser prognostisch günstiger ist als der primäre, der stets mit einer fortschreitenden Markencephalitis einhergeht.

2. Blutungen: Das *Epiduralhämatom* führt bei offenen Schädelverletzungen nicht zu Hirndruckerscheinungen, da es nach außen abfließt. Es wird deshalb wie jede andere Blutung behandelt.

Das *akute Subduralhämatom* kann in Verbindung mit einem sich entwickelnden Hirnödem gegen Ende der ersten Woche nach der Verletzung zu Hirndruck führen. Außerdem stellt es bei offener Schädelverletzung einen besonders guten Nährboden für Bakterien dar, weshalb es stets bei der Wundversorgung ausgeräumt werden muß. Es kann sonst zum *subduralen Empyem* werden.

Intracerebrale Blutungen aus großen Arterienästen (Carotis interna, Cerebralis anterior, et media) sind meist infolge akuten Hirndrucks innerhalb der ersten 48 Stunden tödlich. Schnellste operative Darstellung der Blutungsquelle (mit Sauger und Spateln) und Verschluß derselben mit Silberclips muß stets versucht werden.

Subarachnoidalblutungen (s. S. 658) und Sinusblutungen (s. S. 665) verhalten sich wie bei anderen Schädelhirnverletzungen.

3. Meningitis (vgl. S. 681): Meningeale Reaktion (*Tönnis*) durch Einschwemmung von Blut, Gewebstrümmern oder Bakterien, mit denen der Organismus fertig wird, verläuft wie bei gedeckter Hirnverletzung (s. S. 659). Die *toxische Meningitis* führt zu hohem Fieber, Tachykardie, starker Vasolabilität der Haut, kaltem Schweißausbruch, starker Benommenheit, Delirien und psychomotorischen Erregungszuständen, als Zeichen einer toxischen Hirnstammschädigung (pathologisch-anatomisch werden trotz der eindrucksvollen klinischen Symptome meist keine Veränderungen am Hirnstamm gefunden!). Eine *Spät-*

meningitis kann noch nach Jahren auftreten, infolge ungenügend versorgter Hirnwunden, Durchbruch eines Spätabszesses, ungenügend versorgter Basisfrakturen mit Verletzung der Nasennebenhöhlen oder des Mittelohrs (s. S. 667).

4. *Spätabszeß*: Abszedierende Encephalitis nach Abheilen der Weichteilwunde. Häufig um nicht entfernte Fremdkörper und bei großen Hirntrümmerzonen. *Symptome und Diagnose*: Wie Hirntumor.

5. *Subduralempyem*: Meist Infektion eines akuten Subduralhämatoms. Gefahr: Meningitis, Encephalitis, Hirnabszeß. *Therapie*: Trepanation und vollständige Ausräumung unter Schutz von Antibiotica.

6. *Epiduralempyem*: Meist Folge einer Schädeldachosteomyelitis. Gefahr der Duranekrose und Übergreifens der Infektion auf den intraduralen Raum. *Therapie*: Entfernung des osteomyelitischen Prozesses und vollständige Ausräumung des Empyems bzw. der entzündlichen Granulationen.

7. *Intracranielle Pneumatocele*: Luftansammlung im Schädelinneren durch offene Verbindung mit den lufthaltigen Schädelhöhlen (Stirnhöhlen, Siebbeinhöhlen usw.), selten durch Infektion mit gasbildenden Bakterien. Die Luft findet sich subarachnoidal, meist auch in den basalen Zisternen, gelegentlich in den Ventrikeln. Fast immer besteht gleichzeitig eine Liquorfistel. Intracerebrale Luftansammlung bei Verbindung einer Hirntrümmerhöhle mit einer lufthaltigen Schädelhöhle. Sub- und epidurale Pneumatocelen sind selten. *Gefahr*: Wie bei Liquorfistel: Meningitis, Encephalitis, Hirnabszeß. *Diagnose*: Stets leicht im Röntgenbild nachzuweisen, meist findet sich ein Liquorspiegel. *Symptome*: Kopfschmerzen, Schwindelgefühl, Hirndrucksymptome und Liquorfistel. *Therapie*: Plastischer Verschluß der Liquorfistel (s. S. 667).

8. *Traumatische Epilepsie* (vgl. S. 672ff.): *Frühepilepsie* als Begleiterscheinung der Wundheilung und ihrer Komplikationen. *Vorkommen*: Bei 1050 Kopfschußverletzten aus dem Material von *Tönnis* trat in 11,5% eine Frühepilepsie auf (allein bei Weichteilverletzungen in 8%, bei extraduralen Verletzungen in 9,3%, bei intraduralen Verletzungen in 12%). Besonders häufig bei Verletzungen der Parietalregion, wobei herdförmige Anfallstypen vorherrschen. *Therapie*: Wundrevision und Ausschaltung der evtl. Komplikation (Blutungen, Knochensplitter, Frühabsceß usw.).

Spätepilepsie als Folge einer Hirnduranarbe bzw. der Reaktion des umgebenden Hirngewebes auf die Hirnnarbe. *Therapie*: Excision der Hirnduranarbe und des elektroencephalographisch bzw. corticographisch festgestellten epileptogenen Focus (s. auch Epilepsiebehandlung, S. 679).

b) Therapie der Hirnschußverletzungen: *Primärversorgung* innerhalb der ersten Woche nach der Verletzung, da sich in dieser Zeit noch keine nennenswerten infektiösen Reaktionen eingestellt haben. Nach Ausräumung allen infektionsbegünstigenden Materials, wie Hirnbrei, Fremdkörper, Knochensplitter, Hämatome usw., und nach sorgfältiger Blutstillung *primärer dichter Duraverschluß*, wie bei allen offenen Hirnverletzungen. Ein bestehender *primärer Hirnprolaps* wird dabei abgetragen.

Ein *sekundärer Hirnprolaps* soll stets *konservativ* behandelt werden, da die begleitende Markencephalitis meist bereits gegen das gesunde Hirngewebe abgekapselt ist (Gegensatz zum primären Hirnprolaps!). Feuchte Verbände, tägliche Lumbalpunktionen, wobei der Prolaps einsinken soll, Antibiotika, evtl. Flüssigkeitsbeschränkung und Entwässerung. Sinkt der Prolaps bei der Lumbalpunktion nicht mehr ein, kann ein *Frühabsceß* in der Nachbarschaft die Ursache dafür sein. Dieser wird eröffnet und entleert, danach mit Schwammtamponade offen gehalten (s. Abb. 125). Die Tamponade wird täglich gewechselt und durch Lumbalpunktionen einerseits die Absceßhöhle offen gehalten, andererseits der Prolaps zum Einsinken gebracht. Findet sich kein Frühabsceß, so ist die Ursache eine fortschreitende *Markencephalitis*, die stets prognostisch ungünstig ist. Weiterhin konservative Behandlung.

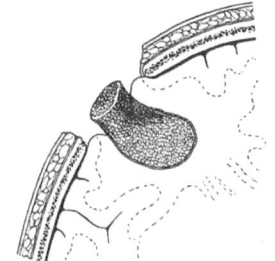

Abb. 125. Schwämmchentamponade bei entleertem Frühabszeß

Meningitisbehandlung: Bei meningealer Reaktion tägliche Lumbalpunktionen mit Kontrolle der Leukocytenzahl im Liquor. Bei toxischer Meningitis unter Schmerzausschaltung durch intravenöse Kurznarkose Lumbalpunktion mit vollständiger „Ausblasung" des Liquorraums durch fraktionierten Austausch des lumbal abtropfenden Liquors mit Luft, außerdem bei motorischer Unruhe unbedingte Ruhigstellung (wegen der Kreislaufbelastung!) mit Barbituraten, besser mit Ganglienblockern (Megaphen, Atosil, Dolantin) wegen der gleichzeitigen Dämpfung der vegetativen Reaktionen. Bei der Behandlung einer *indirekten Meningitis* (nach Ventrikelinfektion infolge Durchwanderungsencephalitis!) muß man mit den „Ausblasungen" zurückhaltender sein, da diese u. U. den encephalitischen Prozeß fördern können.

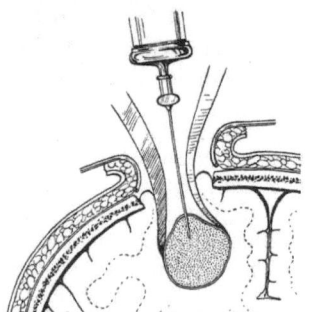

Abb. 126. Totalexstirpation eines Spätabszesses nach Eiterentleerung durch Punktion

Bei *primärer Verletzung der Ventrikel* oder der *Zisternen* sind in der Nachbehandlung frühzeitig Lumbalpunktionen, wegen der zu erwartenden starken meningealen Reaktion bzw. dem frühzeitigen Auftreten einer toxischen Meningitis erforderlich. *Hirndruckerscheinungen* erfordern dieselbe Behandlung wie bei gedeckten Hirnverletzungen. In den ersten 48 Stunden muß dabei stets an eine arterielle intracranielle Blutung gedacht werden.

Spätabscesse werden, ebenso wie *metastatische Abscesse*, nach arteriographischer bzw. encephalographischer Lokalisation total exstirpiert (s. Abb. 126). Eventuell kann der Absceß in einer ersten Sitzung zunächst durch Punktion entleert werden, muß dann aber in einer 2. Sitzung total entfernt werden.

Duraplastik, Indikationen: Jeder Defekt der Dura nach Trauma oder Operation (Duraresektion nach Meningeomoperation usw.) sollte stets gedeckt werden. Auch unsichere oder undichte Duranähte können durch Auflegen eine Plastik gesichert werden.

Methoden: Bei kleineren Defekten ist stets eine gestielte Plastik aus der Temporalfascie oder aus dem Periost zu verwenden. Bei größeren Defekten ist eine freie Fascienplastik notwendig (Fascia lata). Unter Umständen kann auch eine Heteroplastik mit Amnionhaut oder eine Alloplastik (z. B. Polyäthylen-Folie) verwendet werden.

C. Epilepsie

I. Wesen

Im weiteren Sinne handelt es sich um eine große Gruppe ätiologisch-verschiedenartiger Erkrankungen, deren führendes Symptom cerebrale Anfälle sind. Das Anfallsgeschehen kann in verschiedenen Formen ablaufen und ist nur das Symptom für eine cerebrale Störung, deren Ursache eine exogene Schädigung des Gehirns (*symptomatische Epilepsie*) oder eine erbliche Konstitutionsanomalie ist (*genuine Epilepsie*). Grundsätzlich ist jedes menschliche Gehirn „krampffähig" und antwortet auf entsprechende Reizeinwirkung mit cerebralen Anfällen. Die Anfallsbereitschaft ist individuell verschieden. Nach *Lennox* und *Merrit* besteht bei etwa 10% aller Menschen eine erhöhte Krampfbereitschaft. Etwa 0,5% aller Menschen leiden an cerebralen Anfällen.

II. Erkrankungsalter

Die symptomatische Epilepsie kann in jedem Lebensalter auftreten, während die genuine Epilepsie sich gewöhnlich in den Entwicklungsjahren (vom 12.–25. Jahr) manifestiert. Erstes Auftreten epileptischer Anfälle in der frühkindlichen Periode (erste beide Lebensjahre) beruht meist auf Geburtstraumen und angeborenen Mißbildungen, im Spiel- und Schulalter (vom 2. bis 12. Jahre) treten als Ursache Allgemeininfektionen, Traumen und auch schon die genuine Epilepsie hinzu. Im mittleren Lebensalter bis zum 45. Lebensjahr überwiegen Hirngeschwülste, Aneurysmen und entzündliche Hirngefäßerkrankungen, nach dem 45. Lebensjahr degenerative Gefäßaffektionen und metastatische Hirngeschwülste als Anfallsursache.

III. Pathophysiologie

Möglicherweise spezifische Stoffwechselstörung der Ganglienzellen. Vor dem Anfall sind folgende Veränderungen bekannt:

a) Wasserretention und vermehrte Salzausscheidung infolge Permeabilitätssteigerung und Quellung der Zellkolloide. Dadurch gesteigerte Anfallsbereitschaft. Hierauf beruht auch die Anfallsprovokation durch den Tonephin-Wasserstoß!

b) Verschiebung des Säure-Basen-Gleichgewichts im Sinne einer Alkalose.

c) Verschiebung der Bluteiweißrelation mit Globulinverminderung und Albuminvermehrung. Da Albumin ein doppelt so großes Wasserspeicherungs- und Quellungsvermögen hat, wie Globulin, kommt es ebenfalls zu Wasserretention.

d) *Endokrine Störungen:* Wahrscheinlich kommt es zu einer vermehrten Ausschüttung von Hypophysenhinterlappenhormon (Wasserspeicherung, Blutdrucksteigerung und Gefäßverengerung), vermehrter Insulinausschüttung (Hypoglykämie) und verminderter Ausscheidung von Nebenschilddrüsenhormon (Hypokalzämie). Daneben ist die Abhängigkeit des Auftretens von Anfällen von hormonalen Krisen in der Pubertät, bei der Schwangerschaft und im Menstruationszyklus bekannt. Auch besteht eine Abhängigkeit von der Schlaf-Wach-Periodik (Schlafepilepsie, Aufwachepilepsie). Im Gehirn krampfender Tiere wurden Stoffe nachgewiesen, die bei anderen Tieren Krämpfe auslösen.

e) Vor dem Anfall tritt ein Gefäßkrampf und während des Anfalls eine Gefäßlähmung ein, so daß es zunächst zu einer Ischämie, dann zu einer Stase im Hirnkreislauf kommt.

f) Krampffördernd wirken fleisch- und kochsalzreiche Ernährung, bei Kindern fieberhafte Erkrankungen, Verstopfungen, körperliche Überanstrengungen, Sonnenbestrahlung des Kopfes, Gewitterschwüle, seelische Erschütterungen.

g) Im *Elektroencephalogramm* (vgl. S. 603) werden Krampfstromabläufe in Form rascher Spannungsänderungen beobachtet. Sie finden sich nicht nur während des Anfalles, sondern auch häufig – jedoch nicht immer – im Anfallsintervall. Bei lokalisiertem Auftreten zeigen sie einen Krampffocus an. *Krampfspitzen* treten meist vereinzelt mit relativ kleiner oder nur mäßig großer Amplitude über Krampfherden auf, besonders bei *Jackson*-Anfällen erscheinen sie oft in längerer, regelmäßiger Folge über dem Krampfherd und ähneln dann häufig β-Wellen größerer Amplitude, weshalb sie auch *β-Krampfspitzen* genannt werden. Im großen cerebralen Anfall treten sie über der ganzen Konvexität mit großer Amplitude und in ununterbrochener Folge auf, nehmen während des klonischen Anfallsstadiums eine unregelmäßige, zerhackte Form an und werden schließlich gegen Ende des Anfalls immer mehr von großen trägen Wellen unterbrochen. Unmittelbar nach dem Anfall herrscht fast vollständige „elektrische Ruhe", die von trägen Wellen abgelöst wird und allmählich einem normalen Bild Platz macht. *Spikes and waves* bestehen aus einer meist regelmäßigen Folge von jeweils einer steilen Welle großer Amplitude mit anhängendem trägem Ablauf noch größerer Amplitude. Sie finden sich meist generalisiert in regelmäßiger Folge symmetrisch über beiden Schädelseiten, mit ihrer größten Amplitude über den hochfrontalen Bezirken. Bei Absencen erscheinen sie in sekundenlanger Folge. Seltener finden sie sich vereinzelt über lokalbegrenzten Regionen als Herdbefund. *Steile Wellen* sind nicht ganz so steil wie die Krampfspitzen und finden sich besonders bei psychomotorischer Epilepsie über den Temporallappen.

h) *Anatomische Befunde:* Sieht man von den organischen Hirnveränderungen bei symptomatischer Epilepsie (Narben, Tumoren, Zysten, Entzündungen, Gefäßveränderungen usw.) ab, so sind doch mit großer Regelmäßigkeit bestimmte Veränderungen zu beobachten. Hauptsächlich finden sich Erbleichungen mit nachfolgender Sklerose im Ammonshorn, insbesondere im *Sommer*schen Sektor, gelegentlich Läppchenatrophie der Kleinhirnrinde und entsprechende Atrophien an zahlreichen Stellen in der Großhirnrinde. Daneben können die inneren und äußeren Liquorräume erweitert und die Arachnoidea getrübt sein. Als Folge des Hinstürzens im Anfall finden sich häufig Kontusionsherde.

IV. Symptomatologie cerebraler Anfälle

1. Der große cerebrale Anfall (generalisierter Anfall = Grand mal)

a) Prodromalsymptome. Verstimmungszustände, Affektschwankungen, gesteigerte Reizbarkeit, Minderung der intellektuellen Leistung, Kopfdruck, Schwindel, Übelkeit, sensible, sensorische und motorische Phänomene können einige Stunden oder Tage vorher den Anfall ankündigen.

b) Aura. Diese leitet häufig den Anfall ein und dauert höchstens einige Sekunden oder Minuten. Dabei sieht der Kranke Funken, Sterne, Blitze, Farbflecke (optische Aura), die Gegenstände erscheinen ihm kleiner oder größer (Mikro- oder Makropsie), er hört Brausen,

Dröhnen, Knallen, Zischen usw. (akustische Aura), seltener hat er Geruchs- oder Geschmacksempfindungen (olfaktorische und gustatorische Aura), Drehschwindel (vestibuläre Aura), Paraesthesien, Schmerzen usw. (sensible Aura), Mißempfindungen in den inneren Organen (viscerale Aura), Angst-, Zorn- oder Glücksgefühl (psychische Aura), oder es treten Zittern, Zuckungen, Reibe-, Stoß-, Kau- und Schmatzbewegungen auf (motorische Aura). Eine immer gleichförmig wiederkehrende Aura kann auf den Sitz einer organischen Krampfursache deuten.

c) Tonisches Stadium. Unter plötzlichem Bewußtseinsverlust und Atemstillstand stürzt der Kranke rücksichtslos hin, wobei er sich ernsthafte Verletzungen zuziehen kann! Leitet eine tiefe Ex- oder Inspiration die Apnoe ein, so ertönt ein lauter *Initialschrei*. Rumpf und Extremitäten sind gestreckt, die Hände meist zur Faust geballt, die zunächst blasse Gesichtsfarbe geht immer mehr in Cyanose mit prall gefüllten Halsvenen über. Herzrhythmusstörungen bis Herzstillstand können eintreten. Häufig ist spontaner Stuhl- und Urinabgang. Die Pupillen sind erweitert und lichtstarr. Nach etwa 10–12 Sekunden beginnt das

d) klonische Stadium. Mit oder ohne Kopf-Rumpfdrehung erfolgen rhythmische Zuckungen der gebeugten, meist am Körper gehaltenen Arme und der gestreckten Beine. Die Bulbi sind zu Beginn meist nach oben gerichtet, nehmen dann jedoch entsprechend der Drehrichtung des Kopfes eine maximale Seitwärtsstellung ein. Sie können sich an den rhythmischen Zuckungen beteiligen. Durch die Krämpfe der Unterkiefer- und Zungenmuskeln entstehen Zungen- und Wangenbiß und es tritt meist blutiger, schaumiger Schleim vor den Mund. Nach etwa 1–2 Minuten hören die langsam schwächer werdenden klonischen Zuckungen auf und die Atmung setzt mit einer tiefen Inspiration meist zunächst verstärkt wieder ein. Die Cyanose schwindet. Es folgt das

e) Erschöpfungsstadium mit einem, Minuten bis Stunden dauerndem, postparoxysmalen oder *Terminalschlaf*. Die Muskulatur ist schlaff, die Reflexe sind oft noch erloschen, die Pupillen lichtstarr, häufig ist ein *Babinski*sches Zeichen auslösbar. Nach dem Erwachen besteht Amnesie für den Anfall, jedoch meist nicht für die Aura. Nachweisbare Paresen weisen auf einen Hirnherd hin.

2. Status epilepticus

Wiederholen sich die Anfälle in kurzen Intervallen, ohne daß der Patient das Bewußtsein wiedererlangt, so besteht wegen der begleitenden cerebralen Hypoxämie und Hirnschwellung stets Lebensgefahr.

3. Der kleine cerebrale Anfall (Petit mal)

Verschiedene Anfallsformen mit mehr oder weniger ausgesprochener Bewußtseinstrübung bis zu völligem Bewußtseinsverlust. Häufige Form (42%) der kindlichen Epilepsie.

a) Abortiver Anfall, der nicht voll zum Durchbruch kommt, wobei nur eine tonische Starre oder einzelne klonische Zuckungen auftreten, gelegentlich auch Einnässen, Einkoten und Pollutionen, auch Apnoe und Bradykardie.

b) Akinetische Epilepsie *(Lennox)*. Plötzliches Zubodensinken bei allgemeiner Muskelerschlaffung, Bewußtseinsverlust ohne motorische Entladungen.

c) Absence. Kurze Unterbrechung des Bewußtseins ohne motorische Phänomene. Die Patienten halten plötzlich in der Arbeit oder im Gespräch inne, erblassen und starren mit verändertem Gesichtsausdruck ins Leere, kommen dann wieder rasch zu sich und setzen ihre Tätigkeit fort.

d) Pyknolepsie. Häufung von Absencen und Petits-maux-Anfällen im Kindesalter. Beginn meistens 4.–12. Lebensjahr und Sistieren in der Pubertät. Bis zu 100 Anfälle pro Tag. Es entwickeln sich keine epileptischen Wesensveränderungen.

4. Epileptische Ausnahmezustände

a) Dämmerzustände. Vorübergehende, episodische Einengung des Bewußtseins von stunden-, tage- oder wochenlanger Dauer, gelegentlich nach, seltener vor epileptischen Anfällen oder an deren Stelle auftretend *(psychische Äquivalente)*. Die Orientierung kann erhalten und das äußere Verhalten unauffällig sein. Das Bewußtsein ist eingeengt, von wenigen Gedanken, Gefühlen und Antrieben beherrscht, während die übrigen seelischen

Regungen, insbesondere die sittlichen Gegenantriebe und Überlegungen ausgeschaltet sind. Es kommt daher zu sinnlosen und triebhaften Handlungen, sexuellen Entgleisungen (Exhibitionismus), Gewalttaten und Verbrechen (Brandstiftungen, unmotivierte Totschläge usw.). Wegen einer gleichzeitig bestehenden explosiven Reizbarkeit sind Epileptiker in diesem Zustand besonders gefährlich! Der Zustand schließt mit tiefem Schlaf ab und hinterher besteht Amnesie oder traumhafte, manchmal „inselförmige" Erinnerungen.

b) Epileptische Verstimmungszustände. Mißmutige Geladenheit, explosible Reizbarkeit, Neigung zu unbeherrschten Affektentladungen, wobei es häufig zu Zornesausbrüchen und Kurzschlußhandlungen, Gewalttaten usw., auch triebhaftem Fortlaufen und ziellosem Wandern (Poriomanie), unmäßigem Alkoholtrinken (Dipsomanie) usw. kommt.

c) Epileptische Delirien. Bewußtseinstrübung, Desorientiertheit, Verkennung der Umwelt, häufig optische Halluzinationen, motorische Unruhe, evtl. Erregungszustände.

d) Dämmerattacken (psychomotorischer Anfall). Meist Absence, die von kurzem Dämmerzustand gefolgt ist, in dem es oft zu unsinnigen Handlungen kommt, z. B. *Laufepilepsie* („épilepsie procursive", „épilepsie rétropulsive"): Plötzliches Vorwärts-, seltener Rückwärtslaufen, wobei im Wege stehende Gegenstände gewaltsam beiseite geschoben oder ihnen ausgewichen wird. Es besteht Amnesie für den Anfall. Weiterhin vegetative Störungen (Rötung oder Blässe des Gesichts, Speichelfluß, Schwindel, Blutdrucksteigerung), psychische Veränderungen (Angstzustände, Verstimmungen, Bewußtseinstrübung, Stupor, akustische Halluzinationen usw.) und motorische Erscheinungen (Kopf- und Rumpfwendungen, Kau- und Schmatzbewegungen, iterative Bewegungsabläufe, Recken, Gähnen, motorischer Aktivitätsverlust), s. auch Schläfenlappenepilepsie.

5. Der Herdanfall (Jackson-Anfall)

a) Motorische Anfälle bei Herden in der vorderen Zentralwindung: Die Region für Hand, Gesicht und Fuß sind Prädilektionsstellen, da die Gebiete der differenzierten Motorik die niedrigsten Krampfschwellen haben. Auf einzelne Muskelgruppen beschränkte, tonische, meist klonische Krämpfe ohne Bewußtseinsverlust, die häufig nicht auf den ursprünglichen Fokus beschränkt bleiben, sondern auf die übrige motorische Rinde und evtl. auch die der Gegenseite übergreifen, so daß ein halbseitiger oder generalisierter Krampfanfall zustande kommt. Auch sensible Erscheinungen können dabei auftreten. Das Bewußtsein schwindet erst, wenn der Anfall generalisiert ist. Nach dem Anfall bleibt gelegentlich eine vorübergehende Lähmung zurück. (*Jackson*-Anfälle dürfen nicht mit Tics (Spasmen) verwechselt werden, die besonders häufig im Facialisgebiet auftreten und Ausdruck eines funktionellen Reizzustandes im peripher-motorischen Neuron darstellen.)

b) Sensible Anfälle bei Herden in der hinteren Zentralregion. Parästhesien, Taubheits- und Bewegungsgefühl, seltener lokale Schmerzsensationen am Kopf, Stamm oder Extremitäten, die sich auf andere Körpergebiete ausbreiten können. Meist als Aura eines motorischen Anfalls.

c) Frontale Adversivanfälle meist bei Herden in der 2. Stirnwindung (Feld $8\alpha, \beta, \gamma$), beginnen mit einer Blick- und Kopfwendung zur Gegenseite und gehen typischerweise in eine Rumpfdrehung mit tonisch-klonischen Krämpfen in den kontralateralen Extremitäten, später in einen generalisierten Anfall über. Gelegentlich gehen vom Frontallappen auch psychomotorische Paroxysmen aus.

d) Schläfenlappenanfälle. Häufig primär-generalisierte Anfälle, psychomotorische Anfälle, oder fokale Anfälle mit Schmatz-, Saug- und Schnalzlauten, Kau-, Leck- und Schluckbewegungen (Mastikationsanfälle) bei Herden im vorderen Temporalpol, in der Insel und im Fuße der Zentralregion. Auch unwillkürliche, unmotivierte Wisch- und Greifbewegungen, Nasenreiben, Reiben der Augen mit den Fäusten als *Wartenbergsches Temporalsyndrom*. Viscerale Sensationen (epigastrische oder pectanginöse Beschwerden) häufig bei Inselherden. Geschmacks- und Geruchshalluzinationen treten vorwiegend bei Herden im Uncus gyri hippocampi auf. Akustische Sensationen (Geräusche, Töne, Melodien) weisen auf einen Herd in der hinteren oberen Schläfenwindung hin. Auch Gefühl, Vergangenes (meist Unangenehmes) noch einmal zu erleben („recollection"-Halluzinationen-*Penfield* oder „déjà vu"-Erlebnis).

e) Occipitallappenanfälle. Beginnen häufig mit optischen Halluzinationen, Gesichtsfeldausfällen, Mikropsien, Makropsien und Metamorphopsien.

f) Subkortikale Anfälle. Fokale, halbseitige oder generalisierte tonische Krämpfe ohne klonische Zuckungen und meist ohne Bewußtseinsverlust, manchmal mit extrapyramidalen, motorischen Reizerscheinungen (choreatische, athetotische, hemiballistische, torsionsartige Bewegungen oder Tremor). Häufig bei Encephalitis, Durchblutungsstörungen und Tumoren des Stammhirns.

g) Vegetative Anfälle. Diencephale, autonome Epilepsie nach *Penfield* mit den Symptomen einer Sympathicuskrise (Puls- und Temperaturanstieg, periphere Hyperämie, Mydriasis und Atemstörungen). Nach *Cushing* soll es auch entsprechende Anfälle vom parasympathischen Typ mit initialem Blutdruckabfall usw. geben. Sie konnten durch intraventriculäre Injektionen von Pilocarpin erzeugt werden.

h) Tonische Mittelhirnanfälle. Opisthotonus, tonische Streckung der unteren Gliedmaßen, Beugung der Arme in den Ellenbogengelenken oder auch tonische Streckung der Arme, meist mit Bewußtlosigkeit und Atemstörung (s. auch Einklemmungssymptome, S. 702!).

i) Kojewnikoff-Epilepsie (Epilepsia partialis continua). Bei erhaltenem Bewußtsein anhaltende, manchmal über Tage dauernde, fokale Anfälle; entsprechen dem Status epilepticus, jedoch nur fokale Anfälle; meist bei subkortikalen Herden nahe der Zentralregion.

6. Seltene Anfallsformen

a) Salaam-Krämpfe oder Gruß-Krämpfe. Unter Mitbewegungen der Extremitäten kommt es zu einem krampfartigen Vorwärtsbeugen und Wiedererheben des Kopfes. Häufige Wiederholung mit Pausen von einigen Sekunden. Auftreten meist zwischen 2. und 9. Lebensmonat, seltener im Spielalter. Später meist schwere Intelligenzdefekte, Entwicklungsstörungen, sowie zentral-motorische Paresen.

b) Blitz- oder Ruckkrämpfe. Plötzliche, ruckartige Zuckungen durch den ganzen Körper, wie vom Schlag getroffen. Auch hier entwickeln sich meist schwere Intelligenzstörungen. Im EEG finden sich bei a und b eine Mischung langsamer Wellen mit Krampfpotentialen wechselnder Lokalisation.

c) Myoklonus-Epilepsie. Familiäres Auftreten, Beginn meist im späteren Kindesalter. *Initialstadium:* Echte epileptische Anfälle mit epileptischen Wesensveränderungen und rascher Verblödung. Im *2. Stadium* myoklonische Zuckungen an Armen, Rumpf und Kopf. Im *Terminalstadium* Sistieren der cerebralen Krampfanfälle unter Häufung und Verstärkung der Myoklonien und fortschreitender Rigidität der gesamten Muskulatur.

d) Reflexepilepsie. Auslösung generalisierter epileptischer Anfälle durch äußere Reize, wie Geräusche, Musik, sensible Reize an den Extremitäten, z.B. bei chronischen Entzündungszuständen oder Narbenbildungen.

V. Ursache der cerebralen Anfälle

1. Genuine Epilepsie

Generalisierte cerebrale Anfälle, epileptische Wesensveränderung, epileptische Demenz und Beginn im Jugendalter. Statt der generalisierten Anfälle können auch Petits maux, Absencen, psychomotorische Anfälle, Dämmerzustände usw. auftreten. Häufig bei athletischer und dysplastischer Konstitution sowie erblicher Belastung. Die *Wesensveränderung* entwickelt sich unabhängig von der Anzahl der Anfälle und kann dem Auftreten der Anfälle vorausgehen. Sie besteht in zunehmender Schwerfälligkeit, Trägheit, Verlangsamung aller seelischen Vorgänge, besonders des Denkens, Perseverationsneigung, Umständlichkeit, Weitschweifigkeit, Pedanterie, Abneigung gegen alles Neue, auch starke Gefühlsbetonung mit gespreizter Höflichkeit und salbungsvoller Feierlichkeit oder egozentrisches Verhalten mit explosiver Reizbarkeit, Streitsüchtigkeit und Jähzorn. Später entwickelt sich eine *epileptische Demenz*, die im direkten Zusammenhang mit der Anzahl der durchgemachten Anfälle und den damit verbundenen Hirnschäden durch Hypoxie und Hirnschwellung steht.

2. Symptomatische Epilepsie

Diese kann durch diffuse Hirnschädigungen und durch herdförmige, intracranielle Prozesse ausgelöst werden. Art, Häufigkeit und Ausmaß der Anfälle läßt keinen sicheren Rückschluß auf die Ausdehnung und die Art der Hirnerkrankung zu.

a) Hirntumoren. „Je langsamer eine Geschwulst wächst, je rindennäher sie liegt, je näher der Zentralwindung gelagert, desto häufiger löst sie Anfälle aus"(*Zülch*).

Anfälle kommen vor bei Oligodendrogliomen in 63%, bei Astrozytomen in 59%, bei Ependymomen in 53%, bei Glioblastomen in 25%, bei Meningiomen in 24,9% und bei Spongioblastomen in 8%. Nach der Lokalisation finden sich Anfälle bei Tumoren der Zentroparietalregion in 75%, der Temporalregion in 49%, der Frontalregion in 39%, der Occipitalregion in 12%, der Chiasmasellagegend in 2%. Auch metastatische Hirntumoren, Hirnabscesse, parasitäre Erkrankungen, wie Cysticerkose und Echinokokken sowie cerebrale Gefäßmißbildungen neigen zu frühzeitigen Krämpfen.

b) Hirntrauma. Frühepilepsie findet sich bei Hirnwunden, Kontusionsherden, Epiduralhämatom, Subduralhämatom, Hirnschwellung, Frühabsceß usw. Spätepilepsie kann nach Monaten, Jahren, auch erst Jahrzehnten auftreten, meist infolge einer Hirnduranarbe, einer Arachnoidalcyste, eines Hirnabscesses oder einer Spätmeningitis.

c) Hirngefäßerkrankungen und Permeabilitätsstörungen. Anfälle können auftreten bei Cerebralsklerose, chronischer Pseudourämie (*Volhard*), bei essentieller und renaler Hypertonie, Schwangerschaftseklampsie, cerebraler Gefäßthrombose bei Atheromatose, Thrombangitis obliterans, Lues cerebrospinalis, Periarteriitis nodosa, rheumatische Endarteriitis, embolischem Gefäßverschluß bei primärem Herzschaden, Blutungen bei Hypertonie, Gefäßaneurysmen, *Werlhof*scher Krankheit, hämorrhagischer Diathese, sowie bei Gefäßverschlüssen infolge von Seifen-, Luft- oder Fettembolie.

d) Encephalitis und Meningitis. Alle verschiedenen Formen der Gehirn- und Hirnhautentzündungen können zu symptomatischen Krampfanfällen führen.

e) Frühkindliche Hirnschäden, Geburtstraumen, Asphyxie, Erythroblastose, cerebrale Kinderlähmung (s. Gehirnmißbildungen) führen ebenfalls zu symptomatischen Epilepsien.

f) Extracerebrale Krampfursachen. *Adams-Stokes*sches Syndrom: Bei Herz- und Kreislaufstillstand kommt es in 8–10 Sekunden unter schwindendem Bewußtsein zu einem tonischen Krampf mit einzelnen klonischen Zuckungen oder gelegentlich auch herdbetonten Anfällen. Bei Wiedereinsetzen des Kreislaufs innerhalb von 4 Minuten (nach 5–8 Minuten entstehen cerebrale Dauerschäden, nach 9 Minuten ist Überleben nicht möglich; jeweils kürzere Zeiten bei ungünstiger Ausgangslage, wie Herzfehler mit Durchmischungscyanose usw.) treten wieder kurze tonisch-klonische Zuckungen auf und das Bewußtsein kehrt nach kürzerer oder längerer Zeit zurück, wobei für den Zustand Amnesie besteht.

Krämpfe können auch im Rahmen eines hypoglyklämischen Schocks auftreten, weiterhin bei Intoxikationen (Kohlenoxyd, Zyan, Knollenblätterschwamm, Wurmmittel usw.), am Beginn einer Äther-Inhalationsnarkose, nach rascher intravenöser Injektion von Cardiazol, Pyramidon und Novalgin usw., oder bei endogenen Intoxikationen, bei Schwangerschaftstoxikose, bei Infektionskrankheiten besonders im Kindesalter, seltener im Coma uraemicum und hepaticum, gelegentlich bei Darmparasiten. Physikalische Ursachen sind in erster Linie der elektrische Strom (Elektroschock!), überstarke Hitzeeinwirkungen beim Sonnenstich oder Hitzschlag, aber auch bei Vereisung der Schädeldecke.

VI. Differentialdiagnose

1. Psychogener Anfall

Meist besondere Anlässe (Gemütserregung, Flucht in die Krankheit, Rentenwunsch usw.), nur vor Zuschauern, nie im Schlaf oder bei ungelegener Zeit, kein rücksichtsloses Hinstürzen, sondern vielmehr vorsichtiges allmähliches Hinsinken und daher keine Verletzungen, vielgestaltige, regellose, arrhythmische Bewegungsformen, übertriebene Willkür-, Abwehr- und Ausdrucksbewegungen (Strampeln, Schlagen, Stoßen, Wälzen, Aufbäumen, arc de cercle), nie völlige Bewußtlosigkeit, Reagieren auf Zuspruch, Befehle, Schmerzreize oder Nichtbeachtung, Gesichtsfarbe gerötet, Pupillenreaktion und Cornealreflex erhalten, keine pathologischen Reflexe, kein Zungenbiß oder Urinabgang, kein Terminalschlaf, Dauer meist Minuten bis Stunden.

2. Tetanischer Anfall

Carpopedalspasmen (tonische Krämpfe der Hände in Pfötchenstellung und der Füße in Equinovarusstellung) haben tonischen Charakter, meist schmerzhaft, Zuckungen fehlen ebenso bestehen keine Bewußtlosigkeit und keine EEG-Veränderungen. Trousseausches, und Chvosteksches Zeichen positiv. Bei der kindlichen Tetanie, der *Spasmophilie* treten jedoch gelegentlich generalisierte tonisch-klonische Krämpfe auf.

3. Narkolepsie

Anfallsweises Einschlafen von einigen Minuten bis zu einer Viertelstunde, oft mehrfach täglich, sowie affektiver Tonusverlust (bei Lachen, Weinen, Zorn, Schreck, Freude usw. plötzliches Zusammensinken). Keine Krämpfe! Keine EEG-Veränderungen. Genuin, oder symptomatisch nach Encephalitis oder anderen Schädigungen des Zwischen-Mittelhirns.

4. Schwindelanfälle

Asystematischer Schwindel häufig bei vasomotorischen Störungen, orthostatischem Präkollaps usw. Systematischer, gerichteter Schwindel bei Affektion der Gleichgewichtsorgane im Innenohr, des Nervus vestibularis und seiner Kerngebiete, bzw. den supranucleären Bahnen (traumatische oder entzündliche Schädigung, Durchblutungsstörung, Tumordruck!). Drehschwindel, Übelkeit, Schwerhörigkeit, Gleichgewichtsstörungen und Nystagmus als *Menière*sche Krankheit des Ohrlabyrinthes.

5. Vasovegetative Krisen

Syncopale Anfälle (Blässe, Nausea, Schweißausbruch, Bradycardie, Blutdruckabfall, Diuresehemmung) auch mit einfacher Ohnmacht bei Blutverlust, langem Stehen, plötzlichen Schmerzzuständen oder seelischen Erregungen. *Sympathikuskrisen* (plötzliches Erblassen, tachycarder oder bradycarder Puls, Kopfschmerzen, Stenocardie, paroxysmaler Blutdruckanstieg) bei Nebennierenmarktumoren (Phäochromozytom). *Effortsyndrom* (dumpfer Druck in der Herzgegend, Herzstiche, Herzklopfen, gelegentlich auch Herzjagen, Angstgefühl, quälende Atemnot, Gefühl des Nichtdurchatmenkönnens, Hyperventilation) bei vegetativ Labilen, in der Ruhe, manchmal auch im Schlaf auftretend. Häufig folgt Polyurie mit wasserhellem Harn. *Dumpingsyndrom* bei Magenresezierten nach voluminösen Nahrungsaufnahmen (Kreislaufschwäche, Schweißausbruch, Schwindelgefühl, asystematischer Schwindel und Ohnmachtsneigung, evtl. vorübergehende Bewußtlosigkeit). 1½–3 Stunden nach der Mahlzeit können hypoglykämische Zustände auftreten (Unruhe, Herzklopfen, Tremor, Schweißausbruch, Heißhunger, Müdigkeit.) *Flush* (plötzliche Rötung des Gesichtes und Halses, Hitzewallung, meist ohne Blutdruckerhöhung, rezidivierende Durchfälle) bei metastasierendem Dünndarmkarzinoid mit gesteigerter Serotoninproduktion.

VII. Komplikationen

Im großen epileptischen Anfall können außer äußeren Verletzungen durch Hinstürzen, Zungenbiß, Hirnkontusionen auch nicht selten Wirbelkörperkompressionsfrakturen, Nierenschädigungen mit Albuminurie und Hämaturie, sogar Nierenrisse durch die plötzliche Muskelkontraktion entstehen. Weiterhin finden sich häufig transitorische Lähmungen der Extremitäten, der Augenmuskeln, vorübergehende Aphasie, Taubheit, Blindheit usw. Nicht selten Tod im Status epilepticus!

VIII. Diagnose

Stets muß durch eingehende neurologische, elektroencephalographische, evtl. auch pneumencephalographische und arteriographische Untersuchung eine organische Ursache der cerebralen Anfälle ausgeschlossen werden. Konstitutionelle und erbliche Faktoren sprechen nicht gegen symptomatische Epilepsie. Wesensveränderungen meist bei genuiner Epilepsie. Die Diagnose genuine Epilepsie ist nur per exclusionem zu stellen.

IX. Therapie

1. Allgemeinbehandlung

Vermeidung aller die Anfallsbereitschaft erhöhenden Faktoren. Geregelte Lebensführung, Vermeidung seelischer und körperlicher Belastungen, fleisch-, salz- und flüssigkeitsarme Kost, Vermeidung von Alkohol und Nikotin. Eventuell Umstimmungsbehandlung (Klima- oder Milieuwechsel usw.).

2. Medikamentöse Behandlung

Als ältestes Mittel sind die Bromsalze (*Locock* 1853) bekannt, weiterhin Bor, Barbitursäure, Diphenylhydantoin-Präparate und in neuerer Zeit eine Reihe weiterer Präparate, z. T. Kombinationen der verschiedenen Wirkstoffe. Einerseits sprechen die verschiedenen Medikamente individuell unterschiedlich, andererseits auch in bezug auf die Anfallsart unterschiedlich an. Niemals darf ein Medikament plötzlich abgesetzt werden, da dann mit einer Anfallshäufung u. U. einem lebensbedrohlichen Status epilepticus zu rechnen ist. In bezug auf die Anfallsart haben sich folgende Präparate bewährt (*Janz*): Bei großen Anfällen in Form der Nacht- oder Schlafepilepsie: *Mesantoin* (Methylphenyläthylhydantoin), *Zentropil* (Diphenylhydantoin); bei Aufwachepilepsie: *Luminal* (Phenyläthylbarbitursäure), *Mesantoin;* bei diffuser Epilepsie (Anfälle tags und nachts ohne Regelmäßigkeit): *Antisacer* (Kombinationspräparat: Diphenylhydantoin, Phenyläthylbarbitursäure, Kaliumbromatum, Coffeinum citricum, Atropinum sulfuricum), *Luminal, Comital-L* (Kombination aus Prominal, Diphenylhydantoin, Luminal); bei *Jackson*-Anfällen und Adversivkrämpfen: *Luminal, Comital-L, Comital* (Prominal + Diphenylhydantoin), *Zentropil, Mesantoin;* bei psychomotorischen Anfällen und oral-petit mal: *Mesantoin, Zentropil;* bei myoclonischer Epilepsie: Barbiturate und barbiturhaltige Kombinationspräparate; bei Salaamkrämpfen, Blitz- und Ruckkrämpfen: *Luminal, Zentropil, Tridione* (Trimethyloxazolidindion); bei Pyknolepsie: *Tridione, Luminal, Glyboral* (Borcalcium, Diphenylhydantoin).

Status epilepticus: Es muß unter allen Umständen versucht werden, die Anfallsserie zu unterbrechen! Luminal 0,2 i.m., bei ausbleibender Wirkung Somnifen 2-3 Ampullen i. v. oder Chloralhydrat 5-8 g als Klysma. Bei längerem Status auch $^1/_4$ mg Strophanthin, wegen der erheblichen Herzbelastung. Oft kann eine Lumbalpunktion mit Ablassen von 20-30 cm³ Liquor die Anfallsserie unterbrechen. Bei längerer Anfallsserie, entwässernde Maßnahmen (intravenöse Injektionen hochprozentiger Zuckerlösungen) zur Vermeidung eines Hirnödems.

3. Operative Behandlung

a) Indikation. Bei symptomatischer Epilepsie infolge von Hirntumoren, Abscessen usw. ist eine kausale operative Behandlung angezeigt (s. Hirntumoren!). Bei traumatischer Spätepilepsie infolge von Hirnduranarben, Hirnnarben, Cystenbildungen sowie anderen organischen Hirnschädigungen, infolge eines frühkindlichen Hirntraumas, Durchblutungsstörungen, Encephalitis und Meningitis usw. kommt eine operative Behandlung nur in Frage, wenn die Anfälle schwer und häufig und durch Medikamente nicht zu beeinflussen sind, sowie u. U., bei fortschreitender Wesensveränderung. Vorbedingung ist eine eindeutige Lokalisierung des Krampfherdes durch Beobachtung des Anfallscharakters (Herdanfall!), durch Feststellung etwaiger herdbedingter cerebraler Ausfallserscheinungen, sowie durch luftencephalographische, subdurographische oder arteriographische Darstellung des Herdes. Von besonderer Bedeutung ist die elektroencephalographische Lokalisierung, wobei ein Krampffokus bei wiederholten Ableitungen immer wieder an derselben umschriebenen Stelle bestehen muß. Weiterhin wird die Operationsindikation vom Ort des Herdes mitbestimmt, insbesondere in bezug auf postoperativ zu erwartende Ausfallserscheinungen, z. B. bei Herden in der Zentralregion, in den Sprachzentren usw. Bei Herden im Stirnhirn, im Schläfenlappen, insbesondere im rechten bei Rechtshändern, oder im Occipitallappen wird man sich eher zur Operation entschließen können. Eine Sonderstellung nimmt die Epilepsie bei frühkindlichen Hirnschäden ein, wenn schon seit dem 1. Lebensjahr eine, dem Krampffokus kontralaterale spastische Hemiplegie bestand. Hier führt die Entfernung der gesamten geschädigten Hirnhälfte (Hemisphärektomie) nicht nur zur Besserung des Anfallsleidens, sondern häufig auch zur Besserung der spastischen Lähmung (s. cerebrale Kinderlähmung, S. 638).

b) Technik. Bei *Narbenepilepsie* Trepanation über dem Krampfherd (Narbe, Cyste, EEG-Fokus usw.). Vorsichtige Eröffnung der Dura ohne Piaverletzung. Verwachsungen der Dura werden vorsichtig gelöst. An der freiliegenden Hirnrinde wird der Krampfherd durch direkte elektroencephalographische Ableitung (Cortikographie) noch einmal genau bestimmt und abgegrenzt. Bei Herden in der Nähe der motorischen Rinde ist eine Klärung der Topographie durch elektrische Rindenreizung zweckmäßig. Die Operation sollte deshalb und wegen der notwendigen Cortikographie in Lokalanästhesie durchgeführt werden. Organische Veränderungen (Narben usw.) werden nunmehr radikal exstirpiert, was gelegentlich zur Eröffnung eines Ventrikels führt. Die dann stets postoperativ auftretende menigeale Reaktion erfordert in der Nachbehandlung frühzeitige Lumbalpunktionen, hat andererseits aber den Vorteil, daß es durch den Ventrikelliquor nicht so leicht zu sekundären Verklebungen der Wundränder mit der Dura kommt. Nach *Penfield* genügt die Entfernung der anatomischen Veränderungen nicht. Vielmehr muß in der Umgebung elektroencephalographisch nach weiteren Krampfherden gesucht werden, da diese Herde, die häufig Folge einer Durchblutungsstörung in der Nachbarschaft der Narbe sind, die Epilepsie weiter unterhalten könnten. Es muß also der „actual focus of neuronal hyperirritability" mit entfernt werden. Bei fehlenden anatomischen Veränderungen kann der epileptogene Fokus nach *Horsley* auch durch subpiale Resektion entfernt werden. (Nach Incision der Pia-Arachnoidea wird mit einem kleinen Sauger das darunter liegende Hirngewebe entfernt, wobei die weichen Häute über der Resektionsstelle erhalten bleiben, was größere Verwachsungen mit der Dura verhindert!). Umfangreiche Veränderungen erfordern u. U. eine Lobektomie. Bei der *Schläfenlappenepilepsie* (meist psychomotorische Anfälle, aber auch generalisierte und andere Anfallstypen) ist stets eine partielle, temporale Lobektomie, einschließlich der vorderen medialen Abschnitte des Lappens (Uncus, Hippocampus, Gyrus hippocampi und Nucleus amygdalae) anzustreben, da diese Gebiete eine ausgesprochene Tendenz zu konvulsivoider Aktivität haben. Nach Freilegung des Schläfenlappens erfolgt die **temporale Lobektomie** (*Woringer* und *Thomalske*) mit einer Dissektion oben schräg horizontal unterhalb der Fissura Sylvii, dieser parallel verlaufend, und ergänzt sich nach occipital durch eine schräg basalwärts verlaufende Linie, deren oberer Endpunkt an der Fissura Sylvii 5 cm, und deren unterer Endpunkt an der Basis des Temporallappens 8 cm vom Temporalpol entfernt liegt. Damit wird das Sprachzentrum geschont! Bei der hinteren Incision muß die *Labbe*sche Vene geschont werden. Das Schläfenhorn wird mit der hinteren Incision eröffnet. Vom Dach des Schläfenhorns aus wird das Gewebe bis zu der parallel zur Fissura Sylvii verlaufenden Dissektionslinie und vom Boden des Schläfenhorns das Gewebe bis zur Basis des Schläfenlappens bzw. bis zur mittleren Schädelgrube durchtrennt. Nach Herausklappen und Abtrennen der Außenpartie des Temporallappens werden noch die medial und basal gelegenen Abschnitte (Mandelkern, Ammonshorn) durch Absaugen oder scharf entfernt. Der Wundverschluß erfolgt jeweils in üblicher Weise, wobei besonders auf sorgfältige Duranaht zu achten ist. Durch Verklebungen oder Entzündungen veränderte Dura wird entfernt und die Lücke mit einer gestielten Periost- oder Schläfenfascienplastik bzw. einer freien Plastik aus Fascia lata gedeckt.

X. Prognose

Heilung oder Besserung der Epilepsie nach *operativer Behandlung* findet sich bei genügend langer Beobachtungszeit bei etwa 50%. Günstigere Statistiken finden sich häufig bei kürzerer Beobachtungszeit, da oft schon die Freilegung des Gehirns für längere Zeit zum Ausbleiben von Anfällen führt. Außerdem müssen sämtliche operierten Fälle noch lange Zeit mit antiepileptischen Medikamenten nachbehandelt werden.

Die *genuine Epilepsie* verläuft meist chronisch progredient, wobei monate- bis jahrelange Anfallspausen vorkommen können. Ein großer Teil der Kranken wird wegen der Wesensveränderungen anstaltspflegebedürftig. Die *symptomatische Epilepsie* verläuft häufig nicht fortschreitend, sondern kann auf einen begrenzten Lebensabschnitt beschränkt sein. Bei zehnjähriger Beobachtung von 246 Kopfverletzten des letzten Weltkrieges mit traumatischer Epilepsie sah *Walker*, daß mehr als ein Drittel der Patienten zwischen 5. und 10. Jahr nach der Verletzung keine Anfälle mehr hatten. Am günstigsten erwiesen sich die Fälle, deren Anfälle schon bald nach der Verletzung seltener wurden oder von Anfang an nur in größeren Zeitabständen auftraten. Andererseits starben in der Beobachtungszeit 2–3mal mehr Kranke, als bei einer entsprechenden Vergleichspopulation zu erwarten gewesen wäre.

XI. Begutachtung

Nach *Crouzon* wird bei traumatischer Epilepsie mit weniger als einem Anfall im Monat eine 40–50%ige, mit mehreren Anfällen pro Monat eine 50–80%ige Erwerbsminderung angenommen. Bei Vorhandensein erheblicher psychischer Störungen kann eine 100%ige Erwerbsminderung bestehen.

D. Entzündungen

I. Entzündungen der Dura mater (Pachymeningitis)

Die Dura stellt für den Schädelinhalt den wirkungsvollsten Infektionsschutz dar. Eitrige Entzündungen breiten sich daher extra- oder subdural aus und können die Dura meist erst nach Thrombophlebitis und umschriebener Nekrose überwinden.

1. Pachymeningitis externa (extraduraler Absceß)

Entstehung: Meist fortgeleitet bei Ohr-, Nasennebenhöhlen- oder Warzenfortsatzentzündungen, nach Schädeldachosteomyelitis, bei infiltrierenden oder zerfallenden Carcinomen.

Diagnose: Örtliche Schmerzen, Klopfschmerz, Temperaturen, bei Sitz in der mittleren Schädelgrube auch Trigeminusneuralgie + Abducenslähmung (Gradenigosches Syndrom, s. S. 560). Bei Sitz in der hinteren Schädelgrube Nackenkopfschmerz, Schwindel, Vorbeizeigen, Nystagmus. Gelegentlich allgemeine oder lokale Hirndruckerscheinungen, im übrigen Grundleiden: Ohr-, Nebenhöhlenentzündungen, Osteomyelitis usw., Röntgenuntersuchung!

2. Pachymeningitis interna (subduraler Absceß)

Entstehung: Fortgeleitet aus der Nachbarschaft bei oto-rhinologischen Erkrankungen nach örtlicher Duranekrose bzw. Thrombophlebitis, eitriger Sinusthrombose (Sinus sigmoideus am Ohr!). Nach offenen Schädelhirnverletzungen mit Infektion eines akuten subduralen Hämatoms.

Prognose: Vom Grundleiden abhängig, das posttraumatische subdurale Empyem ist meist ungünstiger als das fortgeleitete. Stets Gefahr der Meningitis, Encephalitis und Hirnabsceß.

Therapie: In erster Linie Behandlung des Grundleidens. Nach Lokalisation des epiduralen oder subduralen Abscesses stets operative Freilegung und Ausräumung des Infektionsherdes (s. auch offene Hirnverletzung!).

II. Entzündungen der weichen Häute (Leptomeningitis)

1. Eitrige, speziell traumatische Meningitis (Meningitis purulenta)

Entstehung: 1. Direkt bei offenen Schädelhirnverletzungen innerhalb der ersten 2 Wochen nach der Verletzung oder indirekt nach Ventrikelinfektion, infolge direkter Ventrikelverletzung, Durchwanderung einer Markencephalitis oder nach Durchbruch eines ventrikelnahen Abscesses (s. Hirnschußverletzungen!).

2. Fortgeleitet von oto-rhinogenen Infektionen, meist über Sinusthrombophlebitis, ebenso bei Schädeldachosteomyelitis, nach „Cavernosusthrombose" (bei Gesichtsfurunkeln, -karbunkeln, -phlegmonen, -erysipel) oder bei Durchbruch eines Hirnabscesses in die Liquorräume.

3. Selten metastatisch bei Pyämie oder Allgemeininfektionen (Pneumonie, Typhus, Scharlach usw.). Dabei jedoch häufiger *sympathische (aseptische) Meningitis*.

Pathologische Anatomie: Die Meningitis kann mehr örtlich beschränkt z. B. auf direkte Verletzungsstelle, auf die Konvexität oder die Basis, oder diffus ausgebreitet sein. Das Exsudat ist serös-eitrig oder fibrinös-eitrig und kann dann zu Verstopfung der Liquorwege führen! Bei gasbildenden Erregern auch intracranielle Pneumatocele! Häufigste Erreger Staphylokokken, Streptokokken, Bakterium coli oder Pneumokokken.

Formen:

a) Meningeale Reaktion (Tönnis): Einschwemmung von organischen oder anorganischen Gewebsbestandteilen in die Liquorräume (Hirntrümmer, Blut, Bakterien usw.) führt infolge einer Verschiebung des onkotischen und osmotischen Druckes und durch Reizung der Liquorproduktionsstätten zu vermehrtem Liquordruck, Leukocytose (bis zu 10 000/3 Zellen im Liquor) und Eiweißvermehrung. *Symptome:* Außer den Liquorsymptomen besteht Nackensteifigkeit, Kopfschmerzen, mäßige Temperatur, mäßige Hirndrucksymptome, jedoch meist keine stärkere Beeinträchtigung des allgemeinen Befindens.

b) Eitrige, toxische Meningitis:

Stets schweres Krankheitsbild. *Symptome:* Hohes Fieber, gelegentlich Schüttelfrost, häufig nach 2-3 Tagen Herpes labialis, gelegentlich auch Hautexantheme und Gelenkschwellungen. Heftigste Kopfschmerzen, Schwindel, Erbrechen, Bewußtseinsstörungen bis Bewußtlosigkeit, delirante Unruhe, starke Blutdruck- und Pulslabilität. Periphere Durchblutungsstörungen (als Zeichen der Hirnstammschädigung). Nackensteifigkeit, Opisthotonus (Anspannung der Rückenmuskeln), Kahnbauch (Einziehung der Bauchdecken durch Anspannung der Bauchmuskeln), Beugung der Beine im Kniegelenk, *Kernig*sches Symptom (stärkste Schmerzen bei passiver Streckung der Beine im Kniegelenk unter gleichzeitiger Beugung im Hüftgelenk), *Brudzinski*sches Symptom (bei passiver Kopfbeugung erfolgt reflektorisch Beugung der Beine im Hüft- und Kniegelenk, zur Entspannung der gereizten Rückenmarkswurzeln), starke Druckempfindlichkeit des Schädels und der Wirbelsäule, häufig Steigerung der Sehnenreflexe. Sensorische und sensible Überempfindlichkeit gegen Licht, laute Geräusche und Berührung.

Seltenere Symptome: Zähneknirschen, Kaumuskelkrämpfe, Gesichtsverziehungen, Zuckungen, fokale oder generalisierte Krampfanfälle (besonders bei Kindern und bei Meningoencephalitis), flüchtige Augenmuskellähmungen, Neuritis optica, Schwerhörigkeit, auch flüchtige zentrale Paresen und Aphasie (Meningoencephalitis!), auch hochgradige Abmagerung, Albuminurie, Glykosurie oder Schlafsucht als Zwischenhirnsymptome, gelegentlich beim Übergreifen auf das Rückenmark (Meningomyelitis) auch Fehlen der Sehnenreflexe.

Laboratoriumsbefunde: Starke Pleocytose im Liquor (Leukocyten!), häufig auch Blutleukocytose, erhöhte Blutsenkungsgeschwindigkeit.

Diagnose: Liquorbefund, Erregernachweis im Liquor, Nackensteifigkeit, Fieber, Bewußtseinsstörung und Delirium.

Komplikationen und mögliche Folgezustände: Wichtigste Komplikation ist die Verlegung der Liquorwege, besonders im Bereiche des Aquäduktes (Ependymitis granularis!) oder im Bereiche des Ausgangs des 4. Ventrikels (Foraminae Luschkae, Foramen Magendi) mit intermittierenden oder chronischen Hirndruckerscheinungen (hydrocephale Krisen!) und Hydrocephalus internus occlusus. – Gelegentlich Taubheit, seltener Blindheit durch Schädigung des Hör- bzw. Sehnerven, nicht selten Wesensveränderungen (gesteigerte Erregbarkeit), insbesondere bei stärkerer Mitbeteiligung des Gehirns (Meningoencephalitis!), auch epileptische Anfälle und erworbener Schwachsinn (Demenz).

2. Andere Meningitisformen (Differentialdiagnose)

Epidemische Meningitis: Epidemisches Auftreten in den „Erkältungsmonaten", meist bei Kindern und Jugendlichen, Erregernachweis im Liquor (Meningococcus = Diplococcus intracellularis), kein primärer Eiterherd oder Verletzung.

Tuberkulöse Meningitis: Vorwiegend an der Hirnbasis, mit besonderer Ausprägung der Hirnnervensymptome, weniger stürmischer Verlauf. Bei Erwachsenen fehlen nicht selten die typischen Meningitiszeichen (Nackenstarre, Erbrechen, Kahnbauch), im Liquor vorwiegend Lymphocyten. Tuberkulose anderer Organe.

Poliomyelitis: Im präparalytischen Stadium häufig klinisch nicht von Menigitis zu unterscheiden, jedoch negativer Bakterienbefund im Liquor, meist nicht erhöhte Blutsenkungsgeschwindigkeit und Leukopenie, epidemisches Auftreten.

Typhus und Fleckfieber: Negativer oder geringfügiger Liquorbefund, positive Diazoreaktion im Urin.

Meningismus bei akuten Infektionskrankheiten und Intoxikationen: Flüchtigkeit der Symptome, fehlende oder nur geringe Liquorveränderungen.

3. Therapie

Wiederholte und ausgiebige Lumbalpunktionen mit Austausch des Liquors durch Luft (Ausblasung), evtl. in intravenöser Kurznarkose. Nach Bakteriennachweis im Liquor und deren Testung Anwendung des spezifischen Antibioticums, jedoch nicht im Liquorraum! (Bei Meningitis wird die Blutliquorschranke von Medikamenten, insbesondere den Antibiotica überwunden, so daß eine direkte Einbringung in den Liquorraum überflüssig ist. Diese führt jedoch später häufig zu Verklebungen der weichen Häute, weshalb sie unter allen Umständen zu unterlassen ist.) Intensive Kreislaufbehandlung, insbesondere reichliche Flüssigkeitszufuhr (intravenöse Infusionen), um eine reichliche Liquorproduktion anzuregen. Bei starker motorischer Unruhe medikamentöse Ruhigstellung.

Bei entzündlichem Hydrocephalus occlusus Umgehungsoperationen (s. Behandlung des Hydrocephalus, S. 641).

III. Gehirnentzündung (Encephalitis)

Definition: Entzündliche Reaktion des mesodermalen Gefäß- und des ektodermalen Stützgewebsapparates des Gehirns in Gestalt von zelligen Infiltraten (Leukocyten, Lymphocyten, Plasmazellen u.a.) und knötchenförmigen Gliawucherungen.

Symptome: Bewußtseinsstörungen, Delirien, Brechreiz, epileptische Krämpfe, cerebrale Herdsymptome, gelegentlich verbunden mit mehr oder weniger ausgeprägten meningitischen Symptomen, meist mäßiges Fieber, im Liquor Zuckererhöhung.

Formen: **a) Traumatische Encephalitis,** Markphlegmone (s. offene Hirnverletzungen, S. 669).

b) Meningoencephalitis bzw. Meningoencephalomyelitis durch Übergreifen einer Meningitis auf das Hirn- und Rückenmarksgewebe.

c) Metastatische Herdencephalitis. Örtliche Entzündungen und bakterielle Embolien in Gehirnarterien (bei Endocarditis ulcerosa und lenta, Sepsis, Pyämie usw.). Meist handelt es sich um kleine (miliare) Einschmelzungsherde. Größere Herde = Hirnabsceß.

d) Syphilitische Encephalitis (Hirnlues und Paralyse). Chronische Entzündung der grauen Substanz des Gehirns.

e) Virusencephalitis. Fleckförmige Entzündungen der grauen Substanz, vorwiegend im Bereiche des Hirnstammes, die nicht durch bakterielle Erreger, sondern durch Viren hervorgerufen werden.

α) Encephalitis epidemica (lethargica, Economo), die besonders charakterisiert ist durch Schlafstörungen, flüchtige Augenmuskellähmungen und im chronischen Stadium Parkinsonismus, extrapyramidale Reizerscheinungen, Blickkrämpfe usw. und Wesensveränderungen.

β) Cerebrale (pontine und bulbäre) Form der Poliomyelitis anterior (Heine-Medin) mit Augenmuskellähmungen, Facialislähmungen oder akuter Bulbärparalyse mit Lähmung der Zungen-, Gaumen-, Schlund-, Kehlkopf- und Lippenmuskulatur.

γ) Lyssa-(Tollwut)-Encephalitis durch Bißinfektion tollwutkranker Tiere: Nach einer Inkubationszeit von Wochen bis Monaten kommt es zu starker Reizbarkeit, Steigerung der Muskelreflexe, Zunahme des Muskeltonus, erhebliche sensorische und sensible Übererregbarkeit, Speichelfluß, äußerst schmerzhafte Schlingmuskelkrämpfe beim Versuch zu trinken (Wasserscheu, Hydrophobie!), klonische Krämpfe des Rumpfes und der Gliedmaßen, delirante Erregungszustände („Wutanfall"!), schließlich Gliedmaßen- und Hirnnervenlähmungen, die meistens das letzte Stadium vor dem Tode einleiten. Als Prodromalsymptome sind leichte Bewußtseinstrübungen, Schlafstörungen, Appetitlosigkeit, Kopfschmerzen, Ohrensausen usw. bekannt. Bezeichnend ist eine ausgeprägte Empfindlichkeit der Bißwunde bzw. heftigste Schmerzen im Narbenbereich. *Therapie:* Sofortige Schutzimpfung nach Biß eines tollwütigen Hundes.

f) Panencephalitis: Durch verschiedene Erreger, meist Viren erzeugte, knötchenförmige Entzündung der grauen Substanz des ganzen Gehirns und Rückenmarks.

α) Encephalitis japonica, besonders in Japan verbreitet, hauptsächlich ältere Leute befallend, häufig mit Pyramidenbahnstörungen, motorischen Muskelreizerscheinungen, Blasen- und Mastdarmstörung einhergehende Encephalitis, die nicht zu chronischen Folgezuständen führt.

β) St.-Louis-Encephalitis, ähnliche Encephalitisform, die in Nordamerika epidemisch und in Europa sporadisch auftritt.

γ) Fleckfieberencephalitis: Ähnliche Erscheinungsformen, wie 1 und 2, jedoch durch die Rikettsia Prowazeki erzeugt.

g) Entmarkungsencephalomyelitiden: Vorwiegend die weiße Substanz betreffende Entzündung in Form von Markscheidenzerfall; möglicherweise allergische Reaktion und keine echte Entzündung.

α) Diffuse und parainfektiöse Encephalomyelitis: Bei akuten Exanthemen (Masern, Röteln, Varicellen, Pocken, Kuhpockenimpfung (postvaccinale oder Impfencephalomyelitis!), Serumschutzimpfungen usw.), Erkältungskrankheiten (Grippe, Angina usw.), Thyphus, Paratyphus, Dysenterie und Mumps. (S. auch Entzündungen des Rückenmarks!)

β) Weitere Formen: Disseminierte Encephalitis, multiple Sklerose, diffuse Sklerose.

Therapie: Traumatische Encephalitis s. offene Hirnverletzungen. Bei den übrigen Encephalitisformen keine chirurgische Therapie.

IV. Hirnabsceß

a) Traumatischer Hirnabsceß findet sich nach offenen Hirnverletzungen, insbesondere nach perforierenden (Schußverletzungen) und ungenügend versorgten Verletzungen.

α) Traumatischer Frühabsceß: Meist nicht abgekapselter Absceß im Bereiche einer Hirnwunde (Eiterverhaltung) (s. Hirnschußverletzungen!).

β) Traumatischer Spätabsceß: Als abgekapselte Einschmelzung einer traumatischen Markencephalitis, häufiger oft noch Jahre nach der Hirnverletzung als Fremdkörperabsceß um eingedrungene Knochensplitter, Granatsplitter usw., die bei der Erstversorgung nicht aus dem Gehirn entfernt wurden.

Symptome: Grundsätzlich unterschiedliches Verhalten zwischen Früh- und Spätabsceß. Ersterer zeigt sich in einer Störung der primären Wundheilung, häufig durch Hirnprolaps usw. Der Spätabsceß tritt meist als „Hirntumor" in Erscheinung und verursacht lokale und allgemeine Hirndruckerscheinungen. Außerdem bei bestehender traumatischer Knochenlücke häufig mangelnde Hirnpulsation, lokales Ödem und örtliche Druckschmerzhaftigkeit an der alten Verletzungsstelle. Nicht selten sind Spätabscesse auch in der Tiefe bzw. an der Basis, ausgehend von bisher nicht entdeckten Schädelbasisfrakturen (s. S. 666). *Therapie:* Beim Frühabsceß Wundrevision, Eiterentleerung, offene Wundbehandlung mit Schwammtamponade (vgl. Abb. 125)! − *Spätabsceß:* Behandlung wie Hirntumor, jedoch wird nach Lokalisation mit Encephalographie und Arteriographie der Absceß vor der totalen Entfernung durch Punktion entleert und evtl. die Absceßhöhle mit einem Antibioticum aufgefüllt (vgl. Abb. 126).

b) Fortgeleiteter Hirnabsceß. Sehr häufig nach Mittelohreiterungen (meist Schläfenlappenabscesse, seltener Kleinhirnabscesse) oder nach Stirnhöhleneiterungen (Stirnhirnabscesse), gelegentlich nach Osteomyelitis des Schädeldaches. Meist sind die fortgeleiteten Abscesse mit epi- und subduralen Abscessen verbunden, daher auch häufig eitrige Meningitis. *Lokalisation:* Primärherd, evtl. sichtbarer Zusammenhang mit diesem. Zur Sicherung der Lokalisation und zum Ausschluß weiterer *metastatischer* Abscesse möglichst stets Luftencephalographie und evtl. Arteriographie.

Therapie: Stets Ausschaltung des Primärherdes. Totale Ausräumung des epi- und subduralen Eiterherdes und Totalexstirpation des Hirnabscesses, evtl. nach vorheriger Punktion und Einbringung von Antibiotica. Gelegentlich hinterher offene Behandlung mit Schwammtamponade, täglichen Lumbalpunktionen und Verbandwechsel erforderlich, bis genügende Abkapselung des Herdes erfolgt ist.

c) Metastatischer Hirnabsceß. Hämatogene Absiedlung von Eitererregern, besonders bei abscedierender Pneumonie, Bronchiektasen usw., bei denen infektiöses Material in die Lungenvenen eingeschwemmt wird und damit über das linke Herz in den großen Kreislauf gelangt. Nicht selten auch bei bakterieller Endocarditis und kongenitalen Herzfehlern, insbesondere bei Rechts-Links-Shunt (z. B. bei *Fallot*scher Tetralogie), wobei infizierte Emboli aus dem Venensystem des großen Kreislaufs über das linke Herz ins Gehirn gelangen. Bakterielle Mikroembolien können auch das Kapillarnetz der Lunge passieren, z. B. bei Pyodermien, Osteomyelitis, Dekubitus und anderen eitrigen Prozessen des Körpers. *Lokalisation:* Metastatische Abscesse können überall auftreten und sind häufig multipel. Zur Lokalisation stets Luftencephalographie und evtl. Arteriographie. Meningitische Erscheinungen, Leukocytose, Erhöhung der Blutsenkungsgeschwindigkeit usw. können fehlen. Sind sie bei Hirntumorsymptomen vorhanden, muß an einen Absceß gedacht werden, besonders wenn Primärherde (s.o.) bestehen. *Krankheitserreger:* Meist Staphylo- oder Streptokokken, ausnahmsweise Meningo- oder Pneumokokken, auch Coli-, Proteusbazillen, sowie Pilze (Aktinomykose). *Therapie:* Wie oben, nach eindeutiger Lokalisation Punktion und Totalentfernung, wie Hirntumor. Stets ist dabei das Grundleiden zu berücksichtigen. Bei multiplen Abscessen weitgehende Zurückhaltung. *Komplikationen:* Entsprechend der Entstehung eines Abscesses bestehen Übergänge von lokalisierter oder metastatischer Encephalitis bis zum voll ausgebildeten, gut abgekapselten Hirnabsceß mit dicker Granulationsgewebszone; je dicker und fester die Absceßkapsel ist, je günstiger ist die Prognose nach der Entfernung. Ungünstige Prognose bei multiplen Abscessen und Einschmelzungen ohne genügende Kapselbildung (wahrscheinlich ungenügende Abwehrreaktion des Organismus!).

V. Sinusthrombose

Definition: Meist entzündlicher, thrombotischer Verschluß der Hirnblutleiter.

Entstehung: Vereinzelt traumatisch durch direkte Verletzung oder Verletzung der Umgebung, meist fortgeleitet bei Eiterungen der Nachbarschaft, gelegentlich metastatisch bei Pyämie oder als blande Sinus-Venenthrombose bei zirkulatorischen Störungen, Schädigungen des Endothels, Blutveränderungen usw.

Lokalisation: Häufig Sinus sigmoideus bei Ohreiterungen, auch Sinus petrosus superior und inferior. Sinus cavernosus bei Furunkeln, Phlegmonen, Erysipel im Bereiche der Orbita bzw. des Gesichtes oberhalb der Mundspalte. *Symptome:* Häufig, jedoch nicht immer entzündliche Allgemeinerscheinungen, wie Fieber, Senkungsbeschleunigung, Leukocytose usw., gelegentlich auch in Form der Pyämie oder Septicämie mit intermittierendem Fieber und Schüttelfrösten, metastatischen Prozessen an der Lunge (Empyem, Absceß), an den Gelenken und am Endocard. Oft treten diese Symptome in den Vordergrund, in anderen Fällen Symptome der Meningitis, Hirnabsceß usw. *Cerebrale Symptome:* Abhängig von der Entstehungsgeschwindigkeit des Sinusverschlusses, bei schnellem Verschluß Hirndruck- und Herderscheinungen von seiten der Hirngebiete, in denen eine Abflußbehinderung des venösen Blutes entsteht. Bei langsamem Verschluß wird das Blut über Kollateralkreisläufe abgeleitet (vgl. S. 665). *Lokale Symptome:* Thrombose des Sinus sigmoideus, des Sinus transversus usw. führen häufig auch zur Jugularisthrombose mit Druckschmerzhaftigkeit am Hals, Schluckschmerzen, Neigung des Kopfes nach der kranken Seite; durch Reizung des Vagus, Heiserkeit, Pulsverlangsamung, evtl. Atemnot; bei Reizung des N. accessorius Parese des M. sternocleidomastoideus und trapezius, bei Reizung des N. glossopharyngicus Schluckstörungen, Gaumensegelparesen. Bei Thrombose des Sinus cavernosus zunehmendes Lidödem, Chemosis, Protrusio bulbi, häufig Verdrängung des Bulbus nach nasal unten mit Doppelbildern, Stauung der Netzhautgefäße im Augenhintergrund, Ödem der Gesichtshaut. Bei Thrombose des Sinus longitudinalis superior gelegentlich Ödem am Scheitel. *Diagnose:* Pyämische, cerebrale und lokale Symptome. Dazu meist Liquorveränderungen, evtl. Meningitis. Bei arteriographischer Untersuchung Stop im Phlebogramm! Primärherd besonders am Ohr, Schädelknochen, Kopf- oder Gesichtsseiterung, evtl. positives Ergebnis bei bakteriologischer Blutuntersuchung.

Prognose: Meist schlecht durch Meningitis, Encephalitis und Hirnabsceß sowie durch Erscheinungen einer allgemeinen Infektio. *Therapie:* Operative Freilegung und Eröffnung des thrombosierten Sinus, evtl. Entfernung des Thrombus bei Ohreiterungen. Antibiotische Allgemeinbehandlung. Vorher Sanierung des Primärherdes.

E. Hirngeschwülste (Tumor cerebri)

(Vgl. auch S. 707–710!)

Einteilung nach Zülch

Im klinischen Sinne werden unter Hirntumoren alle intracraniellen Geschwülste zusammengefaßt, die eine Raumbeengung verursachen. Nach morphologischen Gesichtspunkten werden entsprechend der Abstammung folgende Tumorgruppen unterschieden:
  A. Neuroepitheliale Tumoren.
  B. Mesodermale Tumoren.
  C. Ektodermale Tumoren.

D. Mißbildungstumoren.
E. Gefäßmißbildungen und Gefäßgeschwülste.
F. Sonstige raumfordernde Prozesse.

Die Beschreibung der einzelnen Tumorarten innerhalb der oben genannten Gruppen erfolgt entsprechend der Einteilung der „Hirngeschwülste und anderer raumbeengender intrakranieller Prozesse" nach *K. J. Zülch:*

Tumorarten

A. Neuroepitheliale Tumoren

I. Medulloblastom

1. Medulloblastom des Kleinhirns

Bösartige Kleinhirngeschwulst im Kindes- und Jugendalter, die vom Dach des 4. Ventrikels ausgeht und hauptsächlich den unteren Kleinhirnwurm durchsetzt, selten die Kleinhirnhemisphären, ganz selten die Brücke. Graurötlicher, nicht sehr gefäßreicher, weicher Tumor, der teilweise gut abgegrenzt erscheint, jedoch stets diffus in die Nachbarschaft eingewuchert ist. Wächst häufig zuckergußartig an den weichen Hirn- und Rückenmarkshäuten entlang. Häufig Rückenmarksmetastasen und Tumorzellen im Liquor, ganz selten Körpermetastasen. *Klinisch:* Sehr schnelles Wachstum, frühzeitige Hirndrucksymptome mit Hydrocephalus internus durch Blockierung des Aquäduktes, Symptome von seiten des Kleinhirnwurmes, Rückenmarks- und Wurzelsymptome durch Metastasierung. Ausnahmsweise auch Metastasierung in keimblattfremde Gewebe (*Gerlach*). Gute Strahlenempfindlichkeit, deshalb bei nicht vollständig verlegter Liquorpassage Röntgenbestrahlung und *zystostatische* Behandlung (*G. Simon*) der Operation vorzuziehen. Unabhängig von der Therapie (Operation oder Bestrahlung) ist eine längere Überlebensdauer als 1–2 Jahre selten! Etwas günstigere Prognose im Jugend- und Erwachsenenalter.

Differentialdiagnose: Spongioblastome sind gut gekapselt, elastische Härte, gute Trennung vom Hirngewebe, einseitige Kleinhirnhemisphärensymptome, Nystagmus und Seitverlagerung des Aquäduktes oder des 4. Ventrikels im Ventrikulogramm. Das Ependymom des 4. Ventrikels ist härter, glatter und knotiger, trennt sich gut vom überlagernden Hirngewebe und ist meist mit dem Kammerboden verwachsen; ventrikulographisch häufig Tumorkontur im 4. Ventrikel. Angioblastome im Vertebralisangiogramm meist charakteristische Gefäßanfärbung. Bei echter Sarkomatose der weichen Häute fehlen größere, umschriebene Tumoren.

2. Retinoblastom, 3. Pineoblastom, 4. Sympathoblastom

Biologisch gleich bösartige, histologisch dem Medulloblastom sehr ähnliche Geschwülste des frühen Kindes- und Jugendalters im Bereiche der Retina, der Pinealis und am Sympathikus (Nebenniere). Die Netzhaut- und Nebennierenblastome wachsen auch direkt in keimblattfremde Gewebe (Mesoderm) ein oder metastasieren in Knochen, Lymphknoten auch Leber.

II. Gliome

1. Spongioblastom

Häufig im Kindes- und Jugendalter. *Lokalisation* oberhalb der Chiasmaplatte, im Chiasma, im zentralen oder distalen Fasciculus opticus *(Opticusgliom!).* Kann den 3. Ventrikel ausfüllen und durch die Foramina Monroi in die Seitenkammern hineinwachsen. Selten an der Außenwand der Seitenkammern, im Aquädukt oder im Vierhügelgebiet. Häufig im 4. Ventrikel, im Kleinhirnwurm oder als Stiftgliom im Rückenmark. Gut abgegrenzter, graurosa glasiger Tumor von derb harter, elastischer oder schleimiger Konsistenz. Oft kleinere oder größere Cysten, gelegentlich auch Blutungen enthaltend. Langsames Wachstum, vorwiegend verdrängend, am Rande auch infiltrierend und Neigung zum örtlichen Einwachsen in die weichen Häute. Im Kleinhirn stellt das Sp. die günstigste Gliomart dar. Nach Totalexstirpation keine Rezidive. Häufig bei *Recklinghausen*scher Neurofibromatose.

2. Oligodendrogliom

Meist im mittleren Lebensalter im Bereiche der Großhirnhemisphären, oft oberflächlich liegend. Im Thalamus häufiger im Jugendalter. Außerdem im Rückenmark und selten im Kleinhirn. Derber bis mittelderber, graurötlich oder fleischiger Tumor, häufig bröckelig und vor allem verkalkt. (Im Röntgenbild punktförmige, band- und girlandenartige *Kalkschatten!*). Wächst oft aus dem Mark in die Rinde ein und schiebt sich, selbst die Gestalt einer Windung annehmend, zwischen Windungen hinein, oder bildet in der Rinde warzenförmige Vorwölbungen bzw. größere Knoten in den weichen Häuten, die oft mit der Dura fest verwachsen sind (Verwechlung mit Meningeomen häufig!). Meist größere oder kleinere Cysten im Mark unter dem Tumor. Metastasierung über den Liquorweg kommt vor. Rezidive auch nach ausgiebigen Resektionen sehr häufig. *Klinisch:* Lange Anamnese wegen langsamen Wachstums und geringer Neigung zu Hirnschwellungsreaktion, oft Epilepsie, besonders fokale, Neigung zu Massenblutungen wegen Hyalinisierung der Gefäßwände.

3. Astrocytom

Im mittleren Lebensalter, vorwiegend an der Konvexität des Großhirns, von frontal nach occipital an Häufigkeit abnehmend, seltener im Thalamus, dann gelegentlich doppelseitig, im Mittelhirn, der Brücke oder im Rückenmark. Gefäßarme, scharf abgegrenzte, harte, weißliche, speckig knorpelige Geschwulst, die die Oberfläche pilzförmig oder mehr diffus durchwächst, meist mit großen oder kleineren Cysten, die eine bernsteinfarbene oder klare Flüssigkeit enthalten. Keine Verkalkung, gelegentlich Zeichen maligner Entartung mit Übergang in Glioblastom. *Klinisch:* Lange Anamnese, geringe Ödemneigung, daher spät Hirndruck, oft jahrelang nur epileptische Anfälle. Bei unvollständiger Operation Rezidivneigung. Schlechte Prognose bei maligner Entartung.

4. Glioblastoma multiforme

Bösartige, sehr rasch wachsende Geschwulst, fast nur im Großhirn des Erwachsenen, vorwiegend im Frontallappen und der Umgebung der *Sylvii*schen Furche, seltener im Occipitallappen oder in den Stammganglien und im Balken, von wo es gelegentlich in beide Hemisphären einwächst (Schmetterlingsform). Niemals im Kleinhirn, selten im Rückenmark. Weißlich, gelblich, glasiger, weicher Tumor, der trotz ausgesprochen infiltrierenden Wachstums oft scharf begrenzt erscheint, und durch Nekrosen (grau), Verfettungsvorgänge (ockergelb), sowie Blutungen (braun bis rot) ein landkartenartiges „buntes" Aussehen hat (vgl. monstrozelluläres Sarkom, S. 692). In den Randzonen oft weitgestellte Gefäße und durch arteriovenöse Fisteln mit arteriellem Blut gefüllte Venen (*Tönnis*). *Klinisch:* Kurze Anamnese (Wochen bis Monate) mit frühzeitigen Hirndruckerscheinungen durch sehr starke Hirnödemneigung, bei häufig großer Ausdehnung Hemiplegie, Neigung zu apoplektiformen Zwischenfällen (durch Blutung, Thrombose usw.), arteriographisch in 70% arteriovenöse Fisteln, bzw. charakteristische Tumoranfärbung nachweisbar. Auch nach Totalexstirpation kommt es meist spätestens nach 1 Jahr zu Rezidiven und tödlichem Ausgang. Bei intensiver Röntgenbestrahlung ist die Prognose ähnlich wie nach Totalexstirpation. Auf Zytostatika (Endoxan Asta) häufig vorübergehende Besserung (*G. Simon*).

III. Paragliome

1. Ependymom

Vorkommen überall in der Nachbarschaft des Ependyms. Im Bereiche der Seitenventrikel, besonders temporo-parieto-occipital ist das E. das häufigste Gliom im Jugendalter. Im 4. Ventrikel, seltener im 3. Ventrikel und Aquädukt findet es sich im Erwachsenenalter. Das E. im Rückenmark bildet 60% der dort vorkommenden Gliome. Rötliche, blumenkohl- oder plazentaartige, gelappt knotige Geschwulst, die gegen das benachbarte Gewebe verdrängend wächst. Häufig Cystenbildungen. Im Rückenmark als Stiftgliom im Hinterstranggebiet, oft mit kaudal oder kranial anschließender syringomyeloischer Höhle, im Caudagebiet auch als weichlich glasiger, massiver Tumor. Im 4. Ventrikel ist das E. mit der Rautengrube fest verwachsen und reicht oft nach kaudal bis ins mittlere

Zervikalmark herunter. Gelegentlich Metastasierung über den Liquorweg, besonders nach Operationen durch Abreißen einzelner Zotten. Rezidive bei Großhirnlokalisation auch nach Totalentfernung häufig. *Klinisch* meit lange Anamnese. Im Ventrikulogramm oft gelappte Tumorkontur im Ventrikel. *Differentialdiagnose:* Medulloblastom, gelegentlich Oligodendrogliom. Ependymwärzchen bei tuberöser Sklerose zeigen eine entfernte Verwandtschaft; sie können sich am Boden der Vorderhörner, am Septum pellucidum und in der Gegend des Foramen Monroi zu kirsch- bis mandarinengroßen, mittelharten, höckerigen Tumoren entwickeln, die durch eine Liquorsperre am Foramen Monroi einen Hydrocephalus der Seitenventrikel verursachen. – Ependymcysten s. Mißbildungen (s. S. 633).

2. Plexuspapillom

Meist im ersten Lebensjahrzehnt vom Plexus chorioideus ausgehend. Hauptsächlich im 4. Ventrikel, danach im Seitenventrikel, besonders am linken Trigonum, am 3. Ventrikel, selten im Brückenwinkel. Gut abgegrenzter, graurosa, fein oder grobzottiger, mürbbröckliger, zerreißlicher Tumor, gelegentlich hochgradig verkalkt. *Klinisch:* Meist Liquorpassagestörung mit partiellem oder vollständigem Hydrocephalus internus. Im Ventrikulogramm Tumorkontur im Ventrikel. Gelegentlich Anfärbung im Arteriogramm über einer A. chorioidea. Gelegentlich Spontanmetastasen über den Liquorweg, besonders postoperative Abrißmetastasen. Langsames Wachstum. Operabilität günstiger als Ependymome. *Differentialdiagnose:* Ependymome haben gröbere Lappung.

3. Pinealom

Erste Symptome meist im 2.–3. Lebensjahrzehnt. Graurötlicher, derb fester oder bröcklig verkalkter Tumor in der Vierhügelgegend, vorwiegend verdrängend, am Rande auch infiltrierend wachsend. Schiebt die Vierhügelplatte nach abwärts, evtl. das hintere Balkendrittel nach oben, die Thalami zur Seite und dringt in den kaudalen Teil des 3. Ventrikels vor. Häufig tritt der Tumor unter das Tentorium und drängt den Kleinhirnoberwurm nach unten. Gelegentlich spontane Abrißmetastasen, die sich im Infundibulum absiedeln und nicht selten zu Diabetes insipidus, später zu allgemeiner Kachexie führen. Eine inkretorische Wirkung ist nicht nachgewiesen, hormonale Veränderungen (Pubertas praecox, Makrogenitosomie) finden sich dagegen gelegentlich infolge des Hydrocephalus durch Schädigung der ventrikelnahen Zentren des Infundibulums. *Klinisch:* Vierhügelsymptome, meist doppelseitige Ptose mit lichtstarren Pupillen, Blicklähmung nach oben, Vertikalnystagmus, Gang- und Koordinationsstörungen, im Röntgenbild oft großer Kalkschatten, im Ventrikulogramm Hydrocephalus internus mit Füllungsdefekt im hinteren Teil des 3. Ventrikels. Ausnahmsweise Körpermetastasen, besonders in der Lunge. Wegen der Lokalisation und der meist festen Verwachsung mit dem Hirnstamm ist die operative Entfernung schwierig (evtl. Mittelhirnfreilegung nach *Zapletal*, vgl. S. 723!). Bei Hydrocephalus kann eine Torkildsen-Drainage mit nachfolgender Röntgenbestrahlung vorübergehende Besserung bringen (vgl. Abb. 119 und 132). *Differentialdiagnose:* Pineoblastom s. Medulloblastom, Teratome, gelegentlich Seminommetastasen.

4. Neurinom

Solitäre Neurinome meist im mittleren Lebensalter, im Caudagebiet häufig später. Intracraniell sind sie am häufigsten am N. statoacusticus als Kleinhirnbrückenwinkeltumoren. Durch Druck oder Zirkulationsstörungen entstehen oft kleine Erweichungsherde in der Brücke, am kaudalen Ende des Tumors auch Arachnoidalcysten. Doppelseitige Acusticusneurinome bei von *Recklinghausen*scher Neurofibromatose. Selten sind Neurinome am Trigeminus, Facialis, Glossopharyngicus, Vagus und Oculomotorius. Im Spinalkanal finden sich fingergliedartige Neurinome an den hinteren Wurzeln, die über ein oder mehrere Segmente reichen. Bei Durchwachsen der Foramina intervertebralia entstehen Sanduhrformen. Sehr langsam wachsende, glatte, gut gekapselte Tumoren, rosa, graugelb oder grauglasig mit feinhöckeriger Oberfläche, meist elastisch, im Inneren auch mürbe. Rezidive entstehen bei unvollständiger Entfernung, Totalexstirpation führt zu Dauerheilung. Im Wirbelkanal können Massenblutungen in die benachbarten Arachnoidalcysten zu plötzlichen Paraplegien führen.

Klinische Symptome des Acustikusneurinoms: Im *1. Stadium* findet sich eine einseitige Hörstörung bis Hörverlust, in seltenen Fällen auch Schwerhörigkeit auf der gesunden Seite! (*Mögliche Ursachen:* Scheidenhydrops der gegenüberliegenden Hirnnerven, Stauungshydrops im kontralateralen Innenohr, Verlagerung und Verbiegung des Hirnstamms mit Schädigung des Octavusstammes, doppelseitiges Acustikusneurinom oder Schwerhörigkeit anderer Ursache). Bei mehr medial gelegenen Tumoren kann ein Hörrest erhalten bleiben. Häufig finden sich dann Schluckstörungen und Heiserkeit durch Schädigung der kaudalen Hirnnervengruppe. Auch Ohrgeräusche und Ohrenschmerzen kommen vor. Vestibularisstörungen sind oft gering, meist in Form flüchtiger Gleichgewichtsstörungen und schwindelartiger Anfälle, allgemeine Unsicherheit oder „Ziehen nach einer Seite". Mit kalorischer Funktionsprüfung können dagegen Vestibularisstörungen meist nachgewiesen werden. Im *2. Stadium* finden sich Trigeminusstörungen (Ausfall des gleichseitigen Cornealreflexes, Kribbeln, taubes Gefühl bzw. Sensibilitätsstörung der gleichseitigen Gesichts- und Zungenhälfte, manchmal Zahnschmerzen oder Trigeminusneuralgie), meist später gleichseitige periphere Facialisparese oder Facialisspasmen. Im *3. Stadium* treten Symptome von Seiten des Kleinhirns, der Kleinhirnstiele, der Brücke, der Medulla oblongata und der kaudalen Hirnnervengruppe auf. Hinzu tritt infolge Verlegung der Liquorwege ein Occlusionshydrocephalus mit Hirndruckerscheinungen. Es kommt zu Koordinationsstörungen, insbesondere unsicherem Gang, Ataxie, Adiadochokinese, gelegentlich auch zu Hypotonie der Extremitätenmuskulatur, Nystagmus (meist nach der kranken Seite grobschlägiger und nach der gesunden Seite feinschlägiger Blickrichtungsnystagmus, gelegentlich mit rotatorischer Komponente), Augenmuskelparesen (einseitige, selten doppelseitige Abduzensparese, gelegentlich in Verbindung mit Trigeminusneuralgie als *Gradenigo*sches Syndrom, selten Oculomotorius- oder Trochlearisparese), Blickparese nach der Seite durch Schädigung des frontalen Brückengebietes oder blickparetischer grobschlägiger Nystagmus. Bei großen Tumoren gelegentlich spastische Hemiparesen und Sensibilitätsstörungen durch Schädigung des kontralateralen Hirnschenkels am Tentoriumrand. Hinzu kommen Hirndruck- und „Einklemmungszeichen" infolge des Hydrocephalus durch Aquäduktkompression. Im lumbalen oder zisternalen *Liquor* besteht stets eine *Eiweißvermehrung* bei kleinem Eiweißquotienten und geringer Zellzahl. Der Ventrikelliquor kann normal sein. Röntgenaufnahmen nach *Stenvers* zeigen eine einseitige Erweiterung des Porus acusticus internus sowie eine Atrophie der Pyramidenspitze. Bei mehr medialem Sitz kann auch nur die Pyramidenspitzenatropie vorliegen. Eine umschriebene Hyperostose an der Felsenbeinspitze ist pathognomonisch für ein Brückenwinkel-*Meningeom*. Beiderseitige Pyramidenspitzenatrophien finden sich nicht nur bei doppelseitigen Acustikusneurinomen, sondern auch bei allgemeinen Hirndruckerscheinungen, bei Tumoren der Brücke und entzündlichen Hirnhauterkrankungen der Basis (tuberkulöse Meningitis). *Therapie:* Radikale operative Entfernung, bei älteren Menschen Verkleinerung durch Aushöhlung des Tumors. Rezidive nach Jahren bei nicht totaler Exstirpation. Da der Facialis oft nicht von der Tumorkapsel zu trennen ist, resultiert postoperativ häufig eine Facialislähmung. *Differentialdiagnose:* Meningeom, haftet an der Dura an.

IV. Gangliocytome

1. Gangliocytom des Großhirns, der Oblongata und des Rückenmarkes

Ganglienzellgeschwulst im Großhirn, besonders in den medialen Teilen des Schläfenlappens mit großen Cysten und Einwuchern in die weichen Häute in Knotenform. In der Medulla oblongata und im Rückenmark besteht eine diffuse Durchsetzung mit Tumorgewebe.

2. Gangliocytom des Kleinhirns

Hier bildet es hyperplastisch scheinende Kleinhirnwindungen in einem umschriebenen, blastomatösen Gebiet, besonders im Oberlappen.

3. Gangliocytom des Sympathicus

Verdrängend wachsende, derbe, im Inneren z. T. nekrotische Geschwulst in Kastanien- bis Kindskopfgröße. Häufigster Sitz lumbal, dann thorakal, dann cervikal.

Das Gangliocytom ist im ganzen selten und hat kein charakteristisches Aussehen. Unausgereifte G. des Sympathicus können metastasieren. Rezidive nach Operationen kommen vor. Das meist cystische temporo-basale G. ist ebenso, wie das reife G. am Sympathicus gut operabel.

B. Mesodermale Tumoren

1. Meningeome

Meist im mittleren und späteren Lebensalter, wahrscheinlich von den *Pacchioni*schen Granulationen ausgehend. Langsames Wachstum, meist solitär, selten multipel. Meist kugelige, halbkugelige, selten platten- oder beetförmige, dunkelrote, in einzelnen Partien auch heller und glasig erscheinende Geschwülste, die im Schnitt grobfaserig aussehen und nur selten Cysten zeigen. Die angioblastischen Formen haben eine grobmaschige, gefäßreiche Schnittfläche. Die M. sind glatt gekapselt oder grobknotig bis feinhöckerig und wachsen gegen das Gehirn verdrängend. Sie haften an ihrer Ursprungsstelle, der Dura, fest an, infiltrieren die Dura und die Sinus, nicht selten auch den darüber liegenden Knochen, wobei die Blastomteile entlang den *Havers*schen Kanälen vordringen, den Knochen arrodieren und gelegentlich außerhalb des Schädeldaches weiter wachsen. Häufig kommt es, auch ohne Einwachsen von Tumor, zu Hyperostosenbildung auf Grund umschriebener Ostitis oder Periostitis osteoplastica. Die *Hyperostosen* weisen büschel- oder bürstenartige Strukturen (Spiculae) auf und sind einmal mehr nach innen, ein anderes Mal mehr nach außen gerichtet (En- oder Exostosen). Die Hyperostosen finden sich vorwiegend parietal, auch frontal und an der Basis in der Keilbeinregion (*Differentialdiagnose*: Osteome, primäre Sarkome, andere maligne Knochengeschwülste). Durch den Tumordruck kann der Schädelknochen auch papierdünn werden oder perforieren, besonders in der Temporalgegend (*Differentialdiagnose*: Plasmocytom, Metastasen, Sarkom usw.). Häufig finden sich in Tumornähe am Schädeldach vermehrte Gefäßbildungen und verbreiterte Gefäßfurchen, sowie eine Erweiterung des Foramen spinae auf der Seite des Tumors (Schädelbasis-Röntgenaufnahme!).

Histologisch werden 4 Meningeomtypen unterschieden: a) *M. endotheliomatosum* mit zwiebelschalenartiger Anordnung und mit Psammomkörnern. b) *M. fibromatosum* mit hervortretender Faserbildung, einem Fibrom sehr ähnlich. c) *M. angiomatosum*, seltene Form mit netzförmiger Anordnung von Kapillaren, den Angioblastomen ähnlich. d) M. mit *sarkomatöser Entartung*, sehr selten, mit Ausprägung zahlreicher Mitosen, Nekrosen und vergrößerten Kernen. Diese Form wächst häufig infiltrierend, hat die Neigung zu rasch auftretenden Rezidiven und kann gelegentlich in Körperorgane metastasieren.

Klinisch besteht wegen des langsamen Wachstums und der geringen Neigung zu Ödembildung eine lange (oft viele Jahre dauernde) Anamnese. Unter Umständen können jedoch die ersten Symptome auch in ganz kurzer Zeit auftreten, wenn der lange bestehende raumfordernde Prozeß plötzlich zu einer „Dekompensation" des intracraniellen Druckes und zu einem plötzlich einsetzenden Ödem führt (vgl. S. 700). Die Differentialdiagnose ist dann gegen einen malignen Tumor schwer. Die Lokalsymptome sind entsprechend dem unterschiedlichen Sitz der M. sehr verschieden. Im Luftencephalogramm finden sich charakteristische Ventrikelverlagerungen und -verformungen, wobei die Ventrikel im ganzen, im Gegensatz zu den Gliomen, meist klein sind, da es durch die langsame Verschiebung von Hirnteilen nur selten zu einer Verlegung der Liquorpassage kommt. Im Arteriogramm finden sich typische Verlagerungen der Gefäße. Artspezifisch sind erweiterte, zum Tumor führende Duragefäße (Carotis externa!), diffuse Anfärbung, besonders in einer späteren arteriellen Phase und ein Randvenennetz in der Phlebophase. *Therapie:* Totalexstirpation. Die Operation, schon die Trepanation kann sehr blutreich sein! Die M. sind strahlenunempfindlich.

Lokalisation der Meningeome, nach der Häufigkeit geordnet:

a) Parasagittale Meningeome liegen im Durasinuswinkel des mittleren, weniger häufig des vorderen oder seltener des hinteren Drittels des Sinus sagittalis. Der Knochen ist besonders häufig infiltriert oder hyperplastisch verdickt. *Symptome* im mittleren Sinusdrittel motorische oder sensible Jacksonanfälle, langsam zunehmende Paresen und Sensibilitätsstörungen, besonders in den Beinen, geringe bzw. spät einsetzende Hirndruckerscheinungen mit Stauungspapille. Im vorderen Sinusdrittel häufig lange symptomlos, Antriebsverarmung, gelegentlich delirante oder passagere Verwirrtheitszustände, zentrale Facialisparese, homolaterale Hyp- oder Anosmie, Stauungspapille. Im hinteren Sinusdrittel

Quadrantenanopsie, später homonyme Hemianopsie, seltener optische Agnosie, bei linksseitigem Sitz auch sensorische Aphasie, Apraxie, gelegentlich Sensibilitätsstörungen.

b) Meningeome der Schädelkonvexität liegen meist vor dem Sulcus Rolandi und führen oft zu Hyperostosen. Die Symptomatologie wird durch die Lokalisation bestimmt. Eine Sonderform stellen die *M. der Fissura Sylvii* dar, die zu den blutreichsten gehören.

c) Meningeome des kleinen Keilbeinflügels sind ebenfalls sehr blutreich und haften breit an der Basis an, häufig mit starker Hyperostosenbildung. Sie dehnen sich entweder mehr in Richtung der vorderen oder der mittleren Schädelgrube aus, können den Knochen durchwachsen und in die Augenhöhle oder die Fossa pterygopalatina eindringen. Sie entspringen vom inneren, mittleren oder äußeren Drittel des Keilbeinflügels. *Symptome:* Homolaterale Sehstörung, häufig *Foster-Kennedy*sches Syndrom (homolaterale primäre Opticusatrophie mit Zentralskotom und kontralaterale Stauungspapille), homolateraler, nicht pulsierender Exophthalmus durch Druck auf den Sinus cavernosus, bei medialem Sitz Oculomotorius-, seltener Trochlearisparese, bei medio-basalem Sitz auch Uncinatusanfälle, bei lateralem Sitz kontralaterale zentrale Facialisparese und Pyramidenbahnzeichen, bei linksseitigem Sitz gelegentlich psychische Veränderungen und motorische Aphasie.

d) Meningeome der Siebbeinplatte (Olfaktoriusmeningeome) sind stets doppelseitig, jedoch nicht immer symmetrisch. Gefäßversorgung aus dem Siebbein, sowie von beiden Aa. cerebrales anteriores. Der untere Falxrand reitet auf dem Tumor, der sich nach hinten bis zum Chiasma ausdehnen kann. *Symptome:* Meist große Ausdehnung, ehe die ersten Symptome auftreten. Riechstörungen bzw. Anosmie, Sehstörungen mit ein- oder doppelseitiger Stauungspapille, häufig *Foster-Kennedy*sches Syndrom und psychische Symptome (Antriebsverarmung, häufig Euphorie, charakterliche Veränderungen, s. auch Orbitalhirnsyndrom, S. 651 u. 707) wechseln in der Reihenfolge der Entstehung ab. Im Luftencephalogramm Anhebung beider Vorderhörner, selten Hydrocephalus der Seitenventrikel durch Verlegung der Foramina Monroi, im Carotisangiogramm Rück- und Aufwärtsdrängung der A. cerebralis anterior.

e) Meningeom des Tuberculum sellae, supraselläre Meningeome, meist median gelegen, verschieben das Chiasma, die A. carotis interna und die anliegenden Strukturen nach außen. Kleinere Tumoren dehnen sich gelegentlich entlang der Opticusscheide aus. *Symptome:* Asymmetrische Gesichtsfeldausfälle, häufig einseitige Amaurose, Opticusatrophie und am kontralateralen Auge temporale Hemianopsie, oft auch Stauungspapille (*Foster-Kennedy*). Gelegentlich gleichseitiger Exophthalmus und häufig gleichseitige Riechstörung. Die Sella ist selten verändert, ebenso meist kein Hirndruck und keine innersekretorischen Störungen.

f) Tentoriummeningeome wachsen entweder in Richtung auf den basomedialen Schläfen- oder den basalen Hinterhauptlappen oder in Richtung auf das Kleinhirn, gelegentlich Zwerchsackform in beide Schädelgruben. Diagnose oft schwierig, gelegentlich Hemianopsie und Kleinhirnsymptome, Vertebralisangiographie!

g) Meningeome der temporalen Schädelbasis und des Cavum Meckeli. *Symptome:* Homonyme Hemianopsie oder Gesichtsfelddefekte, Hypästhesie im Trigeminusbereich bzw. Trigeminusneuralgie, Facialisparese, Uncinatusanfälle, generalisierte epileptische Anfälle, gelegentlich Brückenwinkelsymptome.

h) Falxmeningeome unterscheiden sich von den parasagittalen Meningeomen durch die fehlende Beziehung zum Sinus. Sie liegen meist frontal der Zentralwindungen.

i) Brückenwinkelmeningeome sitzen der vorderen Pyramidenspitze auf und entwickeln sich häufig in Richtung auf das Foramen magnum hin. Symptome wie Kleinhirnbrückenwinkeltumor (s. auch S. 689).

j) Meningeome der Seitenventrikel, hauptsächlich im Trigonumgebiet, hängen fest am Plexus chorioideus und lassen sich im Encephalogramm nachweisen.

k) Clivusmeningeome liegen medial oder lateral vom Clivus und wachsen gegen den Schläfenlappen, die Brücke, Kleinhirnvorderfläche, gelegentlich zum Foramen occipitale magnum und den Spinalkanal vor.

l) Meningeome des Spinalkanals dehnen sich in Bohnen- bis Fingergliedgröße über mehrere Segmente aus. Meist finden sie sich thorakal oder in größerer Ausdehnung zervikal bzw. kaudal. Sie haften fest an der Dura, sind jedoch makroskopisch oft nicht von Neurinomen zu unterscheiden.

m) Multiple Meningeome finden sich häufig bei der von *Recklinghausen*schen Neurofibromatose.

2. Angioblastome

Angiomatöse Geschwulst im Kleinhirn, meist im mittleren Lebensalter. Lokalisation in den Kleinhirnhemisphären, seltener im Dach des 4. Ventrikels oder in der Gegend der Tonsillen, wobei einzelne Geschwulstzapfen bis in die oberen Halssegmente hereinreichen können. Multiple A. im Kleinhirn sind selten. Gelegentlich finden sich gleichzeitig kleine Angiome der Netzhaut (von *Hippel-Lindau*sche Krankheit) oder Cysten in Pankreas, Niere, Milz, Lunge oder Leber. Bei der *v. Hippel-Lindau*schen Krankheit besteht Vererblichkeit, nicht bei den isolierten Kleinhirn-Angioblastomen. Weich elastischer, blauroter bis braunroter, gut abgegrenzter Tumor von Erbsen- bis Kastaniengröße, meist in der Wand einer großen Cyste liegend, die innen bräunlich gefärbt ist. Die Cystenflüssigkeit koaguliert bei Abkühlung spontan und ist gelblichbräunlich. Das A. liegt stets subcortikal und wird häufig von geschlängelten und gestauten Gefäßen der Rinde überlagert. *Klinisch* treten trotz des langsamen Wachstums meist plötzlich Hirndruckzeichen bzw. hydrocephale Krisen mit Einklemmungssymptomen durch Verlegung der Liquorpassage in der hinteren Schädelgrube auf. Daneben häufig Kleinhirnsymptome (Gangabweichung, Ataxie usw.). Im Vertebralisangiogramm färbt sich der Tumor diffus an oder es stellen sich nur die geschlängelten und gestauten Rindengefäße über dem Tumor dar *(Umbach)*. *Therapie:* Nach Eröffnung der meist großen Cyste ist die Radikalentfernung des wandständigen Tumors leicht möglich. Bei unvollständiger Entfernung oder ausschließlicher Cystenentleerung stets Rezidive. Multiple Kleinhirn-A. können Rezidive vortäuschen. *Differentialdiagnose:* Spongioblastome haben derbere Konsistenz, sind gefäßarm und liegen meist in der Mittellinie. Gelegentlich Verwechslung mit Hypernephrommetastasen möglich (Nierentumor nachweisen!).

3. Fibrome

Außer den von der Dura ausgehenden fibromartigen Meningeomen kommen selten echte intracerebrale Fibrome vor, die zu regressiven Veränderungen, wie Hyalinisierung, Verkalkung oder Verschleimung neigen.

4. Sarkome

Intracranielle S. sind selten. *Formen: a) Diffuse Sarkomatose der Leptomeningen:* Im jugendlichen oder mittleren Lebensalter, wobei die weichen Häute getrübt sind oder die Zisternen plattenförmig verdickt und mit weißlichen Massen ausgegossen erscheinen. Kleinere Knoten kommen vor, jedoch keine größeren Geschwülste. Die Infiltrate dringen gelegentlich paravaskulär oder in breiter Front ins Hirn ein. Die Unterscheidung von der meningealen Infiltration des Medulloblastoms ist schwer. – *b) Diffuse Sarkomatose der Gefäße* (periadventitielles Sarkom): Perivaskuläre Infiltration entlang der intracerebralen Gefäße ohne Beteiligung der weichen Häute, vorwiegend bei Erwachsenen. Einzelne tumorartige Verdichtungen bilden fließende Übergänge zu eigenartigen Granulomen. In dünn infiltrierten Gebieten Verwechslung mit lymphoidzelligen Encephalitiden möglich! – *c) Umschriebene Sarkome der Arachnoidea:* Knollige, oft pilzförmig die Oberfläche überragende Tumoren des Kleinhirns, meist im mittleren Lebensalter. – *d) Umschriebene Sarkome der Gefäße* (monstrozelluläre Sarkome): In jedem Lebensalter und in allen Hirnteilen, besonders im tiefen Hirnstamm vorkommend. Meist einheitlich graurosa, feinzottig faserige, derbe, meist gut abgegrenzte Tumoren, häufig mit großer Cyste. Häufig mit Glioblastom verwechselt (nach *Zülch* kommen auf 20 Glioblastome ein monstrozelluläres Sarkom!). Im Gegensatz zum Glioblastom hat das S. meist große Cysten und einheitlicheres Aussehen, da Nekrose-, Verfettungs- und Blutungsbezirke selten sind. Sie durchsetzen außerdem ungehemmt die Dura, um außerhalb derselben weiterzuwuchern. – *e) Fibrosarkome:* Fließende Übergänge zu malignen Mengingeomen, wobei letztere meist noch gekapselt sind, während die F. infiltrierend und ohne Grenzen wachsen. – *f) Primäre diffuse Melanomatose:* Im ganzen selten, meist im jugendlichen oder mittleren Lebensalter. Die weichen Häute sind verdickt und rauchgrau oder schwarzbräunlich verfärbt, Ausbreitung diffus über das Liquorsystem, jedoch keine Metastasierung in andere Organe. – *g) Melanommetastasen* (vgl. S. 697) nicht selten nach Exstirpation peripherer Melanosarkome. Meist multiple, kleine, etwa linsengroße Tumoren, die zu Blutungen mit intracerebralen Hämatomen neigen.

5. Chondrome

Wachsen verdrängend gegen das Gehirn oder im Spinalkanal gegen das Rückenmark. Siehe Schädeltumoren!

6. Lipome

Häufig bei Hirn- und Rückenmarksbrüchen, sowie Spina bifida als Mißbildungsgeschwülste oder als nicht raumbeengende Neubildungen, dann meist Zufallsbefunde bei Autopsien. Raumbeengende L. meist in jüngeren Lebensjahrzehnten. *Lokalisation:* Oberhalb des Balkens, besonders bei fehlender oder teilweise fehlender Balkenanlage in Bohnengröße oder dünnen Platten. Am Infundibulum und im Vierhügelgebiet meist in Erbsengröße. In Bohnen- oder Hühnereigröße am Plexus chorioideus der Seitenkammern oder des 3. Ventrikels. Selten in den Zisternen oder an der Konvexität. Häufiger am Rückenmark über wenige Segmente im unteren Thorakalbereich, über das ganze Rückenmark hingezogen oder im Caudagebiet, meist aber im Hinterstranggebiet, auch extradural. Im Gehirn können die L. von Kalkschalen umgeben sein. Klinische Bedeutung haben besonders die L. des Rückenmarks.

7. Osteome und Osteosarkome

8. Chordome

Siehe Schädeltumoren S. 528.

C. Ektodermale Tumoren

1. Kraniopharyngeom

Entsteht aus Zellresten der *Rathke*schen Tasche, dem sog. Hypophysengang. Häufigster Tumor der Chiasmagegend im Kindes- und Jugendalter. Bei intrasellärem Sitz ist der Tumor primär durch Dura und Arachnoidea vom Hirn getrennt, drängt das Diaphragma sellae nach oben, meist bis zum Zerreißen, wonach der Tumor auf den 3. Ventrikel zuwächst und sich ein Bett in die Hirnbasis gräbt. Das Chiasma wird nach vorn oben gedrängt, die Hypophyse nach unten, platt gedrückt und geschädigt. Der Sellaboden wird stark arrodiert. Bei suprasellärem Sitz entwickelt sich der Tumor aus den basalen Zisternen primär gegen den 3. Ventrikel, der ganz ausgefüllt sein kann. Der Ventrikelboden wird papierdünn und reißt ein. Das Chiasma wird nach unten verdrängt. Am Boden des 3. Ventrikels kann sich auch eine gliös-narbige Reaktionszone bilden. Der Tumor kann auch nach hinten in Richtung auf die Thalami, die Brücke oder die hintere Schädelgrube, oder mehr nach einer Seite in den Frontal- bzw. Temporallappen wachsen. Das K. ist graurosa, von Kirsch- bis Tennisballgröße, mit glatter oder feinhöckeriger Kapsel und wächst rein verdrängend. Es enthält ein- oder mehrkammerige Cysten mit bräunlichgelblichem, oft dickflüssigem Inhalt und fein glitzernden Cholesterinkristallen. Teile des Tumors sind durch Verkalkung härter und bröckeliger. *Klinisch:* Hypophysärdiencephale Störungen (Minderwuchs, Dystrophia adiposo-genitalis, bei späterem Krankheitsbeginn Amenorrhoe bzw. Impotenz, Diabetes insipidus, gelegentlich Temperaturstörungen und Schlafsucht), Sehstörungen (primäre Opticusatrophie, Gesichtsfeldeinschränkung, seltener Stauungspapille), evtl. Augenmuskelparesen und Pupillenstörungen. Bei großen Tumoren Hydrocephalus mit Hirndruck durch Monroi- bzw. Aquäduktstenose, auch Pyramidenbahnsymptome, cerebelläre Symptome. Gelegentlich „akinetischer Mutismus" (*Hugh Cairns*): Patient schaut den Untersucher an, als ob er zu ihm sprechen wollte, tut es aber nicht und bleibt auch sonst untätig. Nach Abklingen dieses Zustandes (z. B. postoperativ) besteht Amnesie für die Zeit des akinetischen Mutismus! Uncinatusanfälle (bei vorwiegend temporalem Sitz), psychische Veränderungen (bei vorwiegend frontalem Sitz). Bei Zerstörung der Lamina cribrosa kann es zu spontaner Liquorrhinorrhoe kommen. Die WaR im Liquor kann gelegentlich positiv sein. Im Röntgenbild in 70—80% der Fälle supra- oder intrasellärer Kalkschatten, schüsselförmige Erweiterung der Sella, Atrophie der Sellalehne. *Therapie:* Möglichst frühzeitige Operation mit frontalem Zugang von der nicht führenden Hirnhälfte aus. Bei großem Hydrocephalus evtl. transventrikuläres Vorgehen. Nur die totale Tumorentfernung führt zu rezidivfreier Heilung, ist jedoch mit hoher Letalität behaftet, wegen der Nachbarschaftsbeziehungen. Entleerung der Cysten und Fensterung der Cystenwand führt zu vorübergehender Besserung, besonders bei starkem Hirndruck. Überlebensdauer beträgt dann 1–5 Jahre. Röntgenbestrahlung wirkungslos. *Differentialdiagnose:* Hypophysenadenome (späteres Erkrankungsalter, keine suprasellären Verkalkungen), Opticusgliome (meist ein- oder doppelseitige Erweiterung der Foramina optica), Epidermoide (enthalten Perlmuttermassen, keine „ölige Flüssigkeit"), weiterhin Kolloidcysten und Plexuspapillome.

2. *Hypophysenadenome*

Auftreten im mittleren Lebensalter, praktisch nie vor dem 20. Lebensjahr. Entsprechend dem Bau der Hypophyse werden 3 Formen unterschieden:

a) Chromophobes Hypophysenadenom (Hauptzellenadenom). Etwa 80–90% und größte Formen (frühzeitig raumbeengende Wirkung!). Durchbrechen das Diaphragma sellae und wachsen gegen den Boden des 3. Ventrikels, das Chiasma, die Carotiden, sowie den Frontal- oder Temporallappen vor. *Klinisch:* Meist zuerst Sehstörungen, Gesichtsfeldeinschränkungen (typischerweise symmetrische, bitemporale Hemianopsie, bei mehr dorsalem Sitz durch Tractusschädigung auch homonyme Hemianopsie, bei mehr oralem Sitz primäre Opticusatrophie, u. U. einseitige Amaurose und kontralaterale temporale Gesichtsfeldeinschränkung). Nicht selten Uncinatusanfälle durch Druck auf den Gyrus hippocampi und psychische Veränderungen, insbesondere exogene Reaktionstypen mit deliranten Bildern (vgl. S. 592). Bei weiterer Größenausdehnung Hirndruck und Occlusionshydrocephalus, Stauungspapille. Endokrine Symptome treten hinter den anderen an Bedeutung zurück (Dystrophia adiposo-genitalis, Verminderung der Libido und Potenz, Amenorrhoe, gelegentlich akromegale Züge). Im Röntgenbild ballonförmige Sellaerweiterung, relativ spät Destruktion der hinteren Sellalehne. Im Luftencephalogramm, besonders bei Zisternendarstellung in dorsaler Kopfhängelage, Anhebung der Cisterna chiasmatis und intercruralis. *Therapie:* Bei Sehstörungen sowie Hirndruckerscheinungen stets Operation. Nach frontaler Trepanation bis in Höhe des kleinen Keilbeinflügels auf der Seite der nicht führenden Hirnhälfte bzw. einer evtl. bestehenden Opticusatrophie wird unter dem Frontallappen bis zum Tumor vorgegangen, der in der Mittellinie vor dem Chiasma zwischen den Optici gespalten, danach ausgesaugt oder ausgelöffelt wird. Bei transphenoidalem Zugang durch die Nase können vom Sellaboden her die suprasellären Tumoranteile nicht erreicht werden! Röntgenbestrahlung wenig erfolgreich. Rezidive nicht selten, Nachoperationen erfolgversprechend.

b) Eosinophiles Hypophysenadenom. Etwa 10% aller H., wächst sehr langsam und bleibt klein. *Klinisch:* Endokrine Störungen durch vermehrte Ausscheidung von Wachstumshormonen stehen im Vordergrund (im Wachstumsalter Riesenwuchs, später Akromegalie, Vergrößerung der inneren Organe, besonders Leber und Herz, Splanchnomegalie, Erweiterung des Gefäßsystems), erniedrigter Blutdruck, Amenorrhoe, Potenzstörungen, gelegentlich Glykosurie, Sehstörungen und Gesichtsfeldausfälle, insbesondere bitemporale Hemianopsie, meist erst nach Jahren, selten Hirndruckerscheinungen. Subjektiv meist Kopfschmerzen, gelegentlich vermehrtes Hunger- und Durstgefühl, Polyurie, allgemeines Schwächegefühl, gelegentlich Parästhesien an den Händen. Im Röntgenbild sind die Veränderungen der Sella wesentlich geringer und später ausgeprägt als beim Hauptzellenadenom. *Therapie:* Bei fehlenden Sehstörungen und Hirndruckerscheinungen gezielte Röntgenbestrahlung, da die e. H. strahlenempfindlich sind. Auch können durch stereotaktische Eingriffe radioaktive Substanzen in die Sella eingelegt werden. Bei raumforderndem Wachstum Operation. Rezidive nicht selten, da der Tumor von der normalen Hypophyse nicht scharf zu trennen ist.

c) Basophiles Hypophysenadenom. Sehr selten, bleiben immer klein. *Klinisch: Cushing-Syndrom:* Stammfettsucht bei Freibleiben der Gliedmaßen, Vollmondgesicht, Striae über dem Leib, übermäßige Behaarung, Bluthochdruck, Plethora, Amenorrhoe und Impotenz, Osteoprose, gelegentlich Glykosurie. *Therapie:* Wie eosinophiles H.

3. *Zylindromatöse Epitheliome*

Gehen wahrscheinlich von der Mundbucht aus und wachsen als nasopharyngeale Geschwülste in der Mittellinie gegen das Orbitalhirn, oder von hinten her kommend dringen sie in das Gangl. Gasseri ein. Können maligne entarten und Körpermetastasen setzen.

D. Mißbildungstumoren

1. Epidermoide

Meist im jugendlichen oder mittleren Lebensalter, bestehen aus den 3 Schichten der Epidermis. Die Oberfläche ist von einer dünnen Kapsel überzogen, glatt, gelappt, gelegentlich mit Tochterperlen. Der Inhalt besteht aus lamellär geschichteten, zwiebelschalenartig angeordneten, brüchig, bröckelig, blätterig glänzenden Massen. *Lokalisation:* Häufig an der Basis paramedian, im Kleinhirnbrückenwinkel, Chiasma- und Vierhügelgegend, in den basalen Zisternen, auch vom Chiasma bis zum Foramen occipitale magnum reichend, seltener in den Ventrikeln, der Fissura Sylvii und nahe der Schädelkalotte. *Klinisch:* Langsames Wachstum, bei großer Ausdehnung sehr spät Hirndruckerscheinungen durch Occlusionshydrocephalus. Bei basalem Sitz Hirnnervensymptome. Bei Einriß der Kapsel aseptische Meningitis durch Cholesterin und Fettsäuren. Bei Sitz in den Ventrikeln findet sich im Luftencephalogramm fleckig verteilte Luft, die in das schollige Material des Tumors eingedrungen ist. Im Arteriogramm gefäßarmer Tumorbezirk. *Therapie:* Totalexstirpation, was auf Grund der Lokalisation schwierig sein kann. Bei Zurückbleiben von Kapselanteilen Rezidive.

2. Dermoide

Seltener als Epidermoide, bestehen aus Haut mit Anhangsgebilden, wie Haaren, Talg- und manchmal Schweißdrüsen. Der Inhalt besteht mehr aus schmierigen, seifigen Massen. *Lokalisation:* Orbitalregion, in der Kleinhirnmittellinie und im sacralen Wirbelkanal bzw. Cauda equina.

3. Teratome und Teratoide

Sehr selten, meist im Jugendalter, bestehen aus Geweben aller 3 Keimblätter, wie Haut, Haare, Knochen, Knorpel, Fett usw. *Lokalisation:* Meistens Epiphysengegend, Sella, Wirbelkanal, seltener in den Seitenventrikeln. *Therapie:* Totalexstirpation besonders der T. in der Epi- und Hypophysengegend.

E. Gefäßmißbildungen und Gefäßgeschwülste

Angiome und Aneurysmen

a) Angioma cavernosum. Relativ selten, in allen Hirnlappen, im Hirnstamm, im Schädelknochen und besonders in den Wirbelkörpern vorkommend. Abgegrenzte blaurote Tumoren ohne Kapsel aus großen Gefäßräumen, deren Wände mehrere Gefäßlumina gleichzeitig begrenzen. Die Umgebung kann vernarbt und verkalkt sein. *Klinisch:* Nicht selten führt eine Blutung zu intracerebralem Hämatom mit Hirndruckerscheinungen. *Therapie:* Totalexstirpation.

b) Angioma capillare ectatikum (Teleangiektasie). Kleine, kapillare Knäuelbildungen in der Brücke, im Vierhügelgebiet, aber auch in den Hirnlappen, führen ebenfalls zu intracerebralen Hämatomen.

c) Angioma venosum. Varikozelenartige Venenmassen in der Dura, in der Nähe des Sinus sagittalis, in den weichen Häuten der Fissura Sylvii und an der Basis. Daneben finden sich Phlebektasien besonders am Rückenmark, wobei die Venen erweitert, geschlängelt, jedoch nicht zahlenmäßig vermehrt sind und häufig den Eindruck von Geflechten erwecken. *Klinisch* kommt es zu Querschnittsparesen infolge Durchblutungsstörungen des Rückenmarkes.

d) Angioma arteriovenosum aneurysmaticum. Örtlich umschriebene, ausgebliebene Weiterentwicklung embryonaler, plexusartiger Gefäße, die sich sekundär durch Blutdruckwirkung, intracranielle Druckverhältnisse usw. verändert haben und meist im jugendlichen und mittleren Lebensalter zu klinischen Erscheinungen führen, wie Subarachnoidalblutungen, Anfällen, Lähmungen usw. *Lokalisation:* Ausbreitungsgebiet der A. cerebralis media, A. cerebralis anterior und seltener A. vertebralis. Sie können oberflächlich in der Rinde oder in der Tiefe im Mark liegen und bestehen aus stricknadel- bis kleinfingerdicken Gefäßen, die mit hellrotem, arteriellem Blut gefüllt sind. Durch den arteriovenösen Kurzschluß wird den umgebenden Hirngebieten Blut entzogen, was zu Erweichungen und Atrophie führt. Artspezifischer Nachweis im Arteriogramm. *Therapie:* Je nach Lokalisation und klinischen Erscheinungen Totalexstirpation.

Neben diesen anatomisch definierten Angiomtypen kommen kleine intracerebrale „Mikroangiome" (*Gerlach* und *Jensen*) vor, die einmal mehr cavernösen, ein anderes mal venösen oder arteriovenösen Aufbau haben, an denen jedoch stets Kapillaren beteiligt sind. *Klinisch* stellen sie eine Krankheitseinheit dar, indem sie meist im 2.–4. Lebensjahrzehnt zu einem intracerebralen Hämatom mit Hirndruckerscheinungen, Hemiparesen oder anderen Herdausfällen führen. Der Verlauf ist meist schnell progredient, rezidivierend, jedoch nur selten apoplektiform. Im Arteriogramm stellen sich diese A. entweder nicht dar (Thrombosierung, *Tönnis*) oder werden häufig übersehen. Das Hämatom stellt sich als gefäßarme Raumbeengung dar. Auch bei der operativen Ausräumung des Hämatoms werden die meist wandständigen Mikroangiome häufig übersehen bzw. mit abgesaugt. Die Prognose bei frühzeitiger Operation ist günstig.

e) Aneurysmen. Sackförmige, in seltenen Fällen spindelige Ausweitungen der Arterien, besonders bei Männern im mittleren und höheren Lebensalter. *Ursache:* Möglicherweise angeborener Bildungsfelder der Arterienwand, Arteriosklerose, infektiöse Mikroembolien oder spezifische Entzündung (Lues) in der Arterienwand mit sekundärer Ausweitung durch den Blutdruck. *Klinisch:* Häufigste Ursache plötzlicher, massiver Subarachnoidalblutungen, gelegentlich auch intracerebraler Hämatome durch Einbrechen des Blutes von außen. Arteriographisch stellen sich die A. meist dar, evtl. sind besondere Projektionen notwendig! Gelegentlich sind die A. teilweise oder ganz thrombosiert. Entsprechend der Lokalisation und Größe können sie eine charakteristische Symptomatologie auch ohne die akuten Symptome der Ruptur aufweisen. Nach der Häufigkeit der Lokalisation: An der *A. cerebralis media* kommt es nur bei großen Aneurysmen zu Herderscheinungen (*Jackson*sche Anfälle, Hemiparesen, Aphasien usw.). – An der *A. carotis interna* innerhalb des Sinus cavernosus tritt häufig eine gleichseitige Oculomotorius- und Abducensparese mit Schmerzen im 1. Trigeminusast auf (*Foix*sches Syndrom). Der Schmerz kann auch alle 3 Trigeminusäste betreffen oder es findet sich eine Sensibilitätsstörung, Fehlen des Cornealreflexes, Kaumuskellähmung oder der Trigeminus ist gar nicht betroffen. Gelegentlich auch Läsion des Opticus oder des Chiasma mit Sehnervenatrophie bzw. bitemporaler Hemianopsie. Durch Stauung im Sinus cavernosus auch Exophthalmus, Lidödem, Erweiterung der Gesichts- und Netzhautvenen, während pulsierender Exophthalmus nur bei arteriovenöser Fistel vorkommt (s. Hirnverletzungen, S. 659). – An der *A. cerebralis ant.* bzw. der *A. communicans ant.* führen Aneurysmen meist zu Schädigung des Chiasma mit bitemporaler Hemianopsie, gelegentlich auch Hyp- oder Anosmie neben Kopfschmerzen und Schwindelgefühl. – An der *A. cerebralis posterior* führen sie gelegentlich zu Hemiplegia alterna superior (kontralaterale spastische Hemiplegie durch Schädigung des Hirnschenkels mit homolateraler Oculomotoriuslähmung=*Weber*sche Lähmung), außerdem kontralaterale homonyme Hemianopsie durch Schädigung des Tractus opticus oder der *Gratiolet*schen Sehstrahlung. – Bei A. an der *A. communicans posterior* kommt es regelmäßig zu gleichseitiger Oculomotoriuslähmung, gelegentlich gekreuzter homonymer Tractushemianopsie, auch gleichseitige Abducenslähmung und Schmerzen im 1. Trigeminusast. – An der *A. basilaris* sind Aneurysmen selten. Sie können zu flüchtigen Hemiparesen mit wechselnder Seite, zu Ausfallserscheinungen am Abducens, Facialis, Acusticus und der kaudalen Hirnnervengruppe führen, so daß manchmal ein bulbärparalytisches Bild entsteht. *Therapie:* Nach genauer arteriographischer Lokalisation und Feststellung der Durchblutungsverhältnisse können die Aneurysmen bei günstigem Sitz und dünner Stielung nach Freilegung abgeklipt und entfernt werden, wobei die Durchgängigkeit der großen Gefäße gewährleistet bleiben muß! Bei breiter Stielung und ungünstigem Sitz, evtl. Einpacken in Muskelgewebe oder Drosselung der A. carotis interna am Hals (*N. Dott*).

f) Angioma capillare et venosum calcificans (Sturge-Webersche Krankheit). Vollständiges Krankheitsbild besteht aus Glaukom, Naevus flammeus des Gesichtes und verkalktem Hirnangiom. Auch andere Gefäßmißbildungen können vorkommen. In den weichen Häuten liegt ein Netzwerk von wurmartig geschlängelten, venösen, sowie großkapillären Gefäßen. Die Hirnrinde ist hochgradig atrophiert, vernarbt und **grob verkalkt.** (Vgl. S. 644.)

F. Sonstige raumfordernde Prozesse

1. Unklassifizierte Geschwülste

Neben den beschriebenen Tumortypen bleibt immer ein gewisser Prozentsatz, der auf Grund der Eigenart des Gewebes oder mangelnder technischer Voraussetzungen nicht einzuordnen ist.

2. Metastasen

Meist im 5.–6. Jahrzehnt, jedoch vom Primärtumor abhängig. Vorwiegend Bronchialcarcinome, dann Hypernephrome, Mammacarcinome, seltener Schilddrüsen- und Uteruscarcinome. Sarkome führen dreimal so oft zu Hirnmetastasen, wie Carcinome, jedoch ist ihr Verhältnis zu den Carcinomen allgemein im Körper wie 1:10. Nicht selten sind Hirnmetastasen nach Irritation oder operativer Entfernung von Melanomen bzw. Melanosarkomen der Haut. Meist kleinste Hirnmetastasen, evtl. auch Leukometastasen, die häufig intracerebrale Hämatome verursachen. Ein Vorzugssitz von Metastasen ist nicht bekannt, meist multipel als umschriebene intracerebrale Geschwülste, seltener als meningeale flächenhafte Aussaat. Mit der Umgebung wenig verstrebt, verursachen meist hochgradige Hirnschwellung. *Klinisch:* Kurze Anamnese, hochgradiger Hirndruck, meist umfangreiche Ausfallserscheinungen (Hemiplegie usw.). Arteriographisch stellen sich oft Metastasen durch die häufig erweiterten und vermehrten Randgefäße als kugelige Anfärbung mit zentraler Gefäßarmut dar. *Differentialdiagnose:* Bei vorliegendem Primärtumor leicht, bei nicht nachweisbarem oft schwer; gegen Glioblastom oder Hirnabsceß u.U. nur sehr schwer abzugrenzen. *Therapie:* Röntgenbestrahlung, zytostatische Behandlung, bei solitären Metastasen in Ausnahmefällen auch operative Entfernung.

3. Parasiten

a) Cysticercus. Finne der Taenia solium, häufigster Hirnparasit des Menschen. Schwappende, graurötliche, linsen- bis erbsengroße Blasen mit klarer oder trüber Flüssigkeit. Die Cystenwand ist oft verkalkt und kann sich röntgenologisch darstellen. Gelegentlich finden sie sich in den Zisternen in Traubenform, meist multipel vorkommend. *Therapie:* Einzelblasen, z.B. in der Zentralregion, können operativ entfernt werden.

b) Echinococcus. Jugendform des Hundebandwurms, seltener als Zystizerken, finden sich in der Schädelhöhle, besonders in den Stammganglien, dem Kleinhirn und im Wirbelkanal. *Klinisch:* Komplementbindungsreaktion und Intrakutanreaktion! Operative Entfernung wenig erfolgreich, da die E. meist Metastasen von Körper-E. sind.

c) Trichinose. Nach Genuß von trichinenhaltigem Schweinefleisch im Gehirn fleckfieberartige, entzündliche Granulome. *Klinisch:* Meist encephalitisches Bild. Neben Muskelschmerzen, Eosinophilie, häufig leicht entzündliche Liquorveränderungen.

4. Granulome

a) Tuberkulome. Heute seltener, gehäuft im Kindes- und Jugendalter, Verhältnis zur Tbc-Meningitis wie 1:10. Erbsen- bis Apfelgröße, können hart, auch vollständig verkalkt sein. Eine zentrale käsige Nekrose kann auch erweichen, so daß Unterscheidung von Hirnabsceß schwierig. Bevorzugter Sitz in der grauen Substanz (im Gegensatz zum Hirnabsceß!). *Therapie:* Bei gutem Allgemeinzustand und günstigem Sitz Totalexstirpation bei prä- und postoperativem Schutz durch Antibiotica und Tuberkulostatica.

b) Gummen. Weiche, gummiartige Tumoren, häufig sulzige Infiltration der weichen Häute mit chronisch umschriebener Meningitis, manchmal Verwachsung mit der Dura. WaR im Liquor in 45% und im Blut in 75% positiv.

c) Andere Granulome. Blastomycesinfektionen (Torula), Aktinomykose, Schistosomiasis.

5. Arachnoidalcysten (adhäsive Arachnitis mit Cystenbildung)

Formen: a) Bei akutem meningealem Reizzustand, bei akuten Infektionskrankheiten und Intoxikationen (diffuse Ausbreitung). – b) Als akuter umschriebener Reizzustand der weichen Häute bei Entzündungen oder Traumatisierung der Nachbarschaft. Häufig im

Wirbelkanal bei mechanischer Reizung, z.B. Bandscheibenprotrusion. – c) Chronische Arachnitis adhaesiva circumscripta, evtl. cystica, möglicherweise als Endzustand von a) und b), häufig im Bereiche der Zisternen mit sackartigen Verklebungen, wobei ausgedehnte Verklebungen und Cystenbildungen im Bereiche der basalen Zisternen zu einem Verklebungsring von der Cisterna chiasmatis bis zur Cisterna magna führen kann. Da meist der Abfluß des Ventrikelliquors versperrt ist, entsteht ein Hydrocephalus occlusus. – d) Arachnoidalcysten, möglicherweise als kongenitale Mißbildungen, ausschließlich im Gebiete der großen Zisternen, besonders der Cisterna Fossa Sylvii, interhemisphärica und ambiens und im Rückenmarkskanal, besonders kaudal. Der Knochen kann über der Cyste aufgebaucht oder atrophiert sein. (In einem eigenen Fall war der 2. Lendenwirbelkörper von dorsal her fast auf die Hälfte verkleinert (vgl. S. 633 u. 660.)

Besondere Form: Arachnitis optico-chiasmatica mit Sehstörungen, schließlich Amaurose infolge Optikusatrophie.

6. Ependymitis

Als Restzustand von Infektionen der inneren Liquorräume entstehen knötchenförmige, teils beetartige Wucherungen eines zellarmen, gliösen Gewebes (Ependymitis granularis), die zu Stenosen der Liquorengen (Aquädukt, Foramen Monroi usw.) und damit zu Hydrocephalus occlusus führen können. *Therapie:* Torkildsen-Dränage.

F. Spezielle Diagnostik und Behandlung intracranieller raumfordernder Prozesse

I. Allgemeines

a) Ziel der Diagnostik ist stets eine eindeutige Lokalisierung *(Lokaldiagnose)* und weitestgehende Klärung der Art *(Artdiagnose)* des intracraniellen Prozesses. Hierzu sind stets eingehende und z. T. sehr verschiedenartige Untersuchungen notwendig.

α) Längsschnittbeurteilung: Eingehende Erhebung der Anamnese, möglichst auch objektive Anamnese durch Angehörige, besonders bei bewußtlosen und psychisch-veränderten Patienten. Voruntersuchungsbefunde sollen eingesehen werden. Eine „Magen-" oder „Lungen-Anamnese", die Entfernung eines Hautmelanoms usw. können den Verdacht auf Hirnmetastasen lenken. Von besonderer Bedeutung ist die Feststellung der Reihenfolge, in der die einzelnen Symptome aufgetreten sind.

Nach den heute vorliegenden großen Statistiken über Hirngeschwülste von *Cushing* und *Bailey, Olivecrona, Tönnis* und *Zülch* und den eingehenden pathologisch-anatomischen sowie statistischen Bearbeitungen durch *Zülch* (vgl. Abb. 127) bestehen weitgehende Kenntnisse über Häufigkeit der einzelnen Tumorarten, Alters- und Geschlechtsabhängigkeit, Vorzugslokalisation, Wachstumsart und -geschwindigkeit, Nachbarschaftsreaktionen (Ödem, Erweichungen, Blutungen usw.), biologische Wertigkeit usw., was oft entscheidend zur richtigen Diagnose beitragen kann.

β) Querschnittsbeurteilung: Neben Feststellung des Alters, des Geschlechtes, Körperbaus und der Untersuchung der inneren Organe ist eine eingehende neurologisch-psychiatrische Untersuchung am wichtigsten. Dabei muß berücksichtigt werden, daß Hirntumoren Lokal-, Nachbarschafts-, Fern- und allgemeine Drucksymptome jeweils in sehr unterschiedlichem Ausmaß verursachen können, so daß bei dem einen Tumor mehr die Lokalsymptome, bei dem anderen dagegen Hirndrucksymptome im Vordergrund stehen. Als ergänzende Untersuchungen sind daher wichtig: Elektroencephalographie, Röntgenuntersuchung (Schädelleeraufnahmen, Luftencephalographie, Carotis- oder Vertebralisserienangiographie), Laboruntersuchungen (Liquor, Blut, Urin, Blutsenkung), otologische, ophthalmologische, endokrinologische Untersuchungen, vegetative Funktionsprüfungen, Elektromyographie usw. In seltenen Fällen kann die Artdiagnose eines malignen Glioms durch eine Hirnpunktion gestellt werden. Der diagnostische Wert ist zweifelhaft, wegen des häufig verschiedenartigen histologischen Bildes der Gliome in ihren einzelnen Teilen (*Technik:* Kleiner Hautschnitt, Anlegen eines Bohrlochs, Schlitzen der Dura, Entnahme eines Hirnzylinders mit stumpfer *Neißer*-Kanüle durch Punktion bei gleichzeitiger Aspiration mit einer Rekordspritze.)

b) Durchführung der Diagnostik. Bei den oft notwendigen vielseitigen Untersuchungen hat sich in großen neurochirurgischen Kliniken die enge Zusammenarbeit von Chirurgen, Neurologen, Röntgenologen und Elektrophysiologen bzw. von Ärzten, die sich zeit-

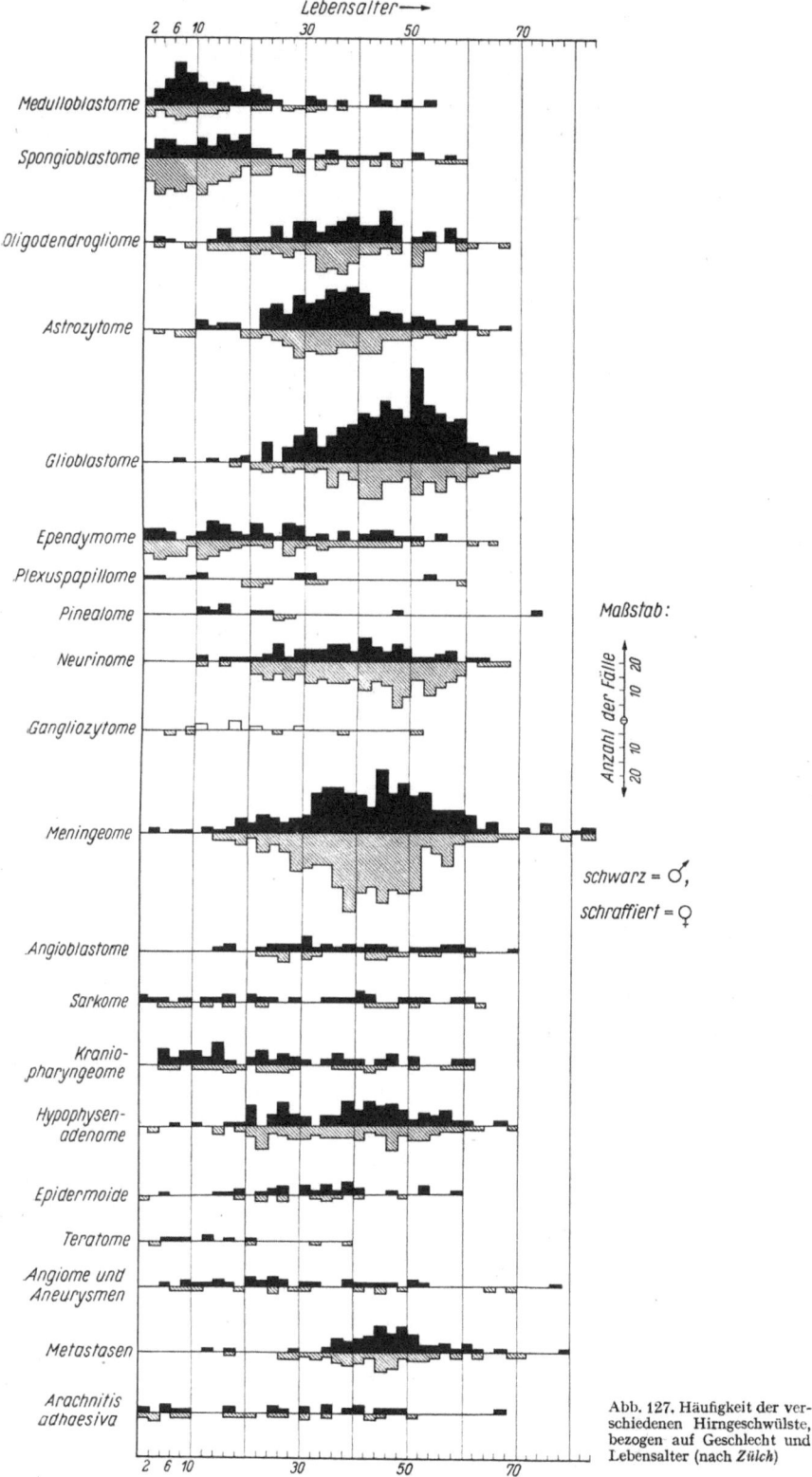

Abb. 127. Häufigkeit der verschiedenen Hirngeschwülste, bezogen auf Geschlecht und Lebensalter (nach Zülch)

weilig vorwiegend mit einem dieser Teilgebiete befassen, bewährt. Da der Operateur stets die volle Verantwortung für Indikationsstellung und Operation trägt, muß er selbst genaueste Kenntnisse über Anatomie, Physiologie, Untersuchungsmethoden und Symptomatologie des Nervensystems besitzen. Ein unvorhergesehener operativer Befund oder eine unzweckmäßige Operation auf Grund einer falschen oder nicht exakten Diagnose, wird sich stets bei dem Operateur tiefer einprägen, als bei einem nicht operierenden Voruntersucher, weshalb der Neurochirurg auch bei Vorliegen exaktester Befunde anderer Fachärzte mindestens die entscheidenden Symptome überprüfen muß, nicht um die Voruntersucher zu kontrollieren, sondern um sich ein eigenes Urteil über den Symptomwert, die Diagnose und die Indikation bilden zu können.

c) Ziel der Operation muß stets die vollständige oder weitgehende Wiederherstellung des kranken Menschen sein und nicht etwa die grundsätzliche, rein technische Beseitigung eines pathologischen Prozesses. So ist dem Kranken z. B. nicht geholfen, wenn er die Entfernung eines bisher symptomarmen, langsam wachsenden Tumors mit einer Hemiplegie oder Aphasie usw. bezahlen muß. Die Frage der Indikation stellt den verantwortungsbewußten Neurochirurgen oft vor eine schwere Aufgabe und ist für die Prognose mindestens ebenso wichtig, wie die Beherrschung der spez. operativen Technik, der Diagnostik und der konservativen Therapie in der Nachbehandlung.

d) Grenzen der Neurochirurgie. Aus dem oben Gesagten leitet sich die Notwendigkeit eines selbständigen neurochirurgischen Fachgebietes ab, welches zwischen den daran angrenzenden Fachgebieten steht und durch zahlreiche Überschneidungen unlösbar mit ihnen verbunden ist. Mit der auf das Fach zugeschnittenen Diagnostik, vorwiegend aus den Gebieten der Neurologie, Psychiatrie, Röntgenologie, Elektrophysiologie, Otologie und Ophthalmologie, und der speziellen operativen Therapie auf dem Boden der modernen Chirurgie ist das Gebiet der Neurochirurgie so umfangreich, daß sich schon heute die meisten Neurochirurgen vorwiegend oder ausschließlich nur noch mit Teilgebieten des Faches beschäftigen können, wie Tumorchirurgie, Unfallneurochirurgie, Psychochirurgie, Sympathicuschirurgie, periphere Nervenchirurgie, stereotaktische Eingriffe usw. In diesem Sinne sind wohl auch die Worte *Harvey Cushings* zu verstehen: ,,Neurological surgery is a large subject and the surgery of brain tumours is a special field within it. Indeed, the day may well enough come when certain surgeons will find enough to keep themselves fully occupied by attending exclusively to tumours of a single type."

II. Hirndruck

a) Entstehung. Da das Gehirn vom Schädel in Form einer allseitig weitgehend geschlossenen Kapsel umgeben ist, führt jeder ,,raumfordernde" intracranielle Prozeß zu einem gesteigerten Druck, der bis zu einem gewissen Grade durch kompensatorische Mechanismen ausgeglichen werden kann. Als raumfordernde Prozesse wirken nicht nur Geschwülste, Hämatome, entzündliche Prozesse (Granulome, Abscesse), sondern auch eine Vermehrung des Liquors (vermehrte Produktion, verminderte Resorption, Abflußstörung), eine Vermehrung des Blutgehaltes (venöse Stauung, Vasomotorenlähmung) und eine Volumenzunahme des Hirngewebes selbst (Hirnödem, Hirnschwellung). Da der Schädelinhalt (Gehirn, Liquor, Blut) nicht komprimierbar ist, kann ein Druckausgleich nur durch *Massenverschiebung* erfolgen, wie Auspressung von Liquor oder Blut bzw. Verlagerung von Hirngewebe.

b) Lokaler und allgemeiner Hirndruck. Ein lokaler, raumfordernder Prozeß führt zunächst zur Auspressung der benachbarten peripheren und inneren Liquorräume (Abflachung der Hirnwindungen und -furchen, Eindellung und Verkleinerung der benachbarten Ventrikelanteile). In den nächsten Phasen wirkt sich der Druck auf die benachbarten Hirnlappen, die ganze Hemisphäre aus und überträgt sich unter dem Falxrand auf die andere Hemisphäre, sowie bei Großhirnprozessen durch den Tentoriumschlitz in den infratentoriellen Raum. Blut- und Liquorzirkulationsstörungen können den allgemeinen Hirndruck noch verstärken. Die Zisternen werden durch ,,prolabierendes" Hirngewebe ausgefüllt.

c) Innerer Hirnprolaps in die Zisternen (nach *Rießner* und *Zülch*, vgl. Abb. 108b u. 112!):
In die *basalen Zisternen* (C. pontis, C. intercruralis, unterer Teil der C. ambiens) prolabieren die anliegenden Schläfenlappenwindungen, insbesondere Teile des Uncus und des Gyrus hippocampi. Bei einseitigem Prolaps wird das Mittelhirn, besonders das Gebiet der

Hirnschenkel zur Gegenseite verlagert, wodurch der gleichseitige Oculomotorius durch Zugwirkung (Clivuskantensyndrom!) und der kontralaterale Hirnschenkel an der Kante des Tentoriumschlitzes (homolaterale Pyramidenbahnsymptome!) geschädigt werden können. Bei doppelseitigem Hirndruck und Prolaps in die basalen Zisternen wird das Mittelhirn nach dorsal verlagert (doppelseitige Oculomotoriusschädigung!). Im Carotisangiogramm wird der Anfangsteil der A. cerebralis posterior bogenförmig, konkav nach unten (s. Abb. 128) und bei einseitigem Prolaps auch nach medial verlagert. Im Bereiche des prolabierten Hirngewebes kommt es durch direkte Druckwirkung, aber auch in den tieferen Strukturen, vor allen Dingen im Ammonshorn infolge von Durchblutungsstörungen zu Ödem, Blutungen, Markscheidendegeneration und schwersten Schäden der Zellstrukturen. Nicht selten finden sich auch hämorrhagische Infarcierungen im Occipitallappen, spez. der Area striata und Blutungen im oralen Hirnstamm, im Mittelhirn und der oberen Brücke. Nach *Pia* beruhen letztere Veränderungen auf einer venösen Stauung und reflektorisch verstärkter Blutzufuhr im Posteriorbereich zur Gewährleistung der Sauerstoffversorgung. Von den medialen Occipitallappenabschnitten, besonders dem Calcarina-Gebiet fließt das Blut über die Vena occipitalis interna in das zentrale Venensystem, entweder in die Vena basalis *Rosenthal* oder die Vena magna Galeni. Diese Vene kann durch den freien Tentoriumrand infolge Abknickung komprimiert werden.

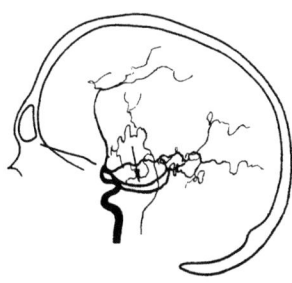

Abb. 128. Seitliches Carotisangiogramm mit bogenförmiger Verlagerung der A. cerebralis posterior nach kaudal bei Hirnprolaps in die basalen Zisternen (Tentoriumschlitz!) Derselbe Fall wie Abb. 121 (Subduralhämatom).

Die Vena basalis nimmt u. a. das Blut aus dem oralen Hirnstamm, dem Mittelhirn und dem oberen Ponsgebiet auf und kann auf ihrem Weg entlang dem Mittelhirn ebenso, wie die direkt aus dem Hirnstamm austretenden Venen durch Hernienbildung komprimiert werden. Eine weitere Komplikation der „Tentoriumschlitzeinklemmung" besteht nach *Heppner* beim posttraumatischen Hirnödem durch Bildung eines äußeren „*Spannungshydrocephalus*", indem in den basalen Zisternen ein Liquorventil entsteht, welches möglicherweise durch den Puls der basalen Hirnarterien geöffnet wird und jeweils eine begleitende Liquorportion in die äußeren Liquorräume pumpt, die nicht wieder abfließen kann.

In die *C. magna* (cerebello-medullaris) werden die Kleinhirntonsillen eingepreßt, wobei sie durch den Rand des Foramen occipitale magnum eine Schnürfurche bekommen (cerebellärer Druckconus!). Bei jugendlichen Patienten kann infolge der Nachgiebigkeit des Knochens das Vordringen der Tonsillen groteske Ausmaße annehmen (*Arnold-Chiari*sche Mißbildung). Durch Druck auf die Medulla oblongata kommt es zu lebensbedrohlichen Zuständen (Nackensteifigkeit, Schmerzen im Nacken, Paraesthesien in Schultern, Armen und Händen, bisweilen entlang der Wirbelsäule, unwillkürlicher Urin- und Kotabgang, Veränderung der Pulsfrequenz und Atmung, schließlich Atemlähmung). Im Vertebralisangiogramm kann die „Tonsilleneinklemmung" häufig an den durch das Foramen magnum herabgedrängten Rindengefäßen der Tonsillen bzw. der A. cerebelli inf. post. erkannt werden.

Bei raumfordernden Prozessen in der hinteren Schädelgrube kann der Kleinhirnoberwurm durch den Tentoriumschlitz in den supratentoriellen Raum, die *C. Galeni* gepreßt werden und hier eine Druckschädigung des Mittelhirndachs verursachen (Blicklähmung, Streckkrämpfe, Enthirnungsstarre, *cerebellar fits*). Dabei wird der hintere Teil des 3. Ventrikels nach vorn oben gedrängt und der Adquädukt abgeknickt.

Im Bereiche der *C. interhemisphaerica* treten seitliche Verschiebungen besonders vorn auf, da hier zwischen dem Falxrand und dem Balken ein breiter Raum ist, während hinten die Falx dem Balken fast aufliegt. Im Arteriogramm kann die Arteria pericallosa mit seitverlagert werden, während die A. calloso-marginalis, die höher liegt, durch die Falx festgehalten wird. Beim Hydrocephalus occlusus wird der Balken nach oben gepreßt und kann durch den scharfen Falxrand eine Schnürfurche erleiden.

In die *C. fissura Sylvii* (lateralis) können über den scharfen Rand des kleinen Keilbeinflügels sowohl Teile des Orbitalhirns in die mittlere Schädelgrube, als auch Teile des Schläfenlappens in die vordere Schädelgrube prolabieren. Im Carotisangiogramm kann dabei durch die Mitverlagerung des Anfangsteils der A. cerebralis media der raumfordernde Prozeß in den Stirn- oder Schläfenlappen lokalisiert werden.

Bei besonders starker Volumenvermehrung kann gleichzeitig ein Prolaps in die C. interhemisphaerica, ambiens und basalis bestehen, wodurch ein „Ringprolaps" entsteht.

d) Liquorpassagestörung. Der Liquor wird in den Plexus chorioidei der Ventrikel produziert und in den äußeren Liquorräumen der Hirnkonvexität, der Basis sowie des Rückenmarks resorbiert. Es besteht demnach ein Liquorfluß aus den Seitenventrikeln durch die Foramina Monroi in den 3. Ventrikel, durch den Aqädukt zum 4. Ventrikel. Von hier tritt er durch die Foramina Luschkae in die C. pontocerebellares und durch das Foramen Magendi in die C. magna aus, von wo aus er sich auf die äußeren Liquorräume verteilt. Bei Verlegung der Liquorpassage erweitern sich die stromaufwärts gelegenen inneren Liquorräume (partieller oder totaler Hydrocephalus occlusus). Besonders gefährdet für eine Liquorblockade sind die Engen (Aquädukt, Foramen Monroi, Foramen Magendi und Foramina Luschkae). Die Verlegung erfolgt durch direkten Tumordruck, Entzündungen usw., aber auch durch fernerliegende Prozesse infolge Massenverschiebung. So kann eine Anpressung der seitlichen Ventrikelwand an das Foramen Monroi zu einer kontralateralen Ventrikelerweiterung führen und die Komprimierung des Aquädukts, infolge einer Mittelhirnverlagerung bei ,,Tentoriumschlitzeinklemmung", zu einem Hydrocephalus der ersten drei Ventrikel. Auf eine mögliche Ursache des selteneren, äußeren ,,Spannungshydrocephalus" wurde schon bei der Tentoriumschlitzeinklemmung hingewiesen. *Rowbotham* führt eine einseitige Entstehung auf eine basale, traumatische, kontralaterale Blutansammlung zurück, wodurch die Seite der Blutansammlung für die Liquorresorption blockiert wird.

e) Ursachen des Hirndrucks. Allgemeiner Hirndruck wird nur selten durch einen raumfordernden Faktor allein erzeugt (epidurales Hämatom, Aneurysmablutung usw.). Häufigste Begleiterscheinungen intracranieller Prozesse (besonders maligner Tumoren, Entzündungen usw., s. auch ged. Hirnverletzungen) sind Hirnödem bzw. -schwellung, welche häufig die Ursache der ,,Dekompensation" eines bis dahin kompensierten Hirndrucks sind. Beim *Hirnödem* besteht vermehrte intercelluläre, bei der *Hirnschwellung* vermehrte intracelluläre Flüssigkeit (vgl. S. 655). Eine scharfe Trennung ist meist nicht möglich, insbesondere da meist beide Zustände in verschiedenem Ausmaß nebeneinander bestehen. Das Hirnödem entwickelt sich vorwiegend in den Markpartien, die Hirnschwellung dagegen im zellreichen Cortex und den Stammganglien. In atrophischen, indurierten Hirnteilen bildet sich weder Ödem, noch Schwellung (bei Sehnervenatrophie keine Stauungspapille!). Schwellung und Ödem dehnen sich nicht immer diffus über das Gehirn aus, sondern befallen oft nur einzelne Hirnteile (kollaterales Ödem bei Hirntumoren!). Die *Hirndurchblutung* nimmt mit zunehmender Drucksteigerung ab und kann bei starkem Hirndruck auf die Hälfte der Norm absinken. Die Ischämie begünstigt das Zustandekommen von tumornahen oder tumorfernen Parenchymnekrosen, besonders bei malignen Tumoren, und führt über eine Schädigung der Kapilarendothelien zu einer vermehrten Ödembildung (Bluthirnschranke!).

f) Hirndrucksymptome. Die Symptomtrias *Kopfschmerz* (als ob der Schädel platzen wolle, Gefühl des eisernen Bandes, Druck über den Augen), *Erbrechen* (meist unabhängig von der Nahrungsaufnahme, ohne Übelkeit und im Strahl!) und *Stauungspapille* findet sich nicht im Initialstadium, sondern meist erst im Spätstadium eines raumfordernden Prozesses! Auch dann können, besonders bei langsam wachsenden Tumoren, Erbrechen, Stauungspapille, seltener Kopfschmerzen fehlen. So kann Hirndruck oft lange Zeit unbemerkt (kompensiert) bestehen, um dann plötzlich, oft unter dem Einfluß eines zusätzlichen Faktors (Trauma, Infektion, Alkoholgenuß, Wärmeeinwirkung auf den Kopf, körperliche Anstrengung, Pressen usw.), aus dem chronischen in einen akuten (dekompensierten) Zustand überzugehen. Dabei treten die stets lebensbedrohlichen ,,*Einklemmungssymptome*" auf, wobei je nach der Art der Massenverschiebung mehr die Symptome der *Tentoriumschlitzeinklemmung* (homolaterale Miosis mit erhaltener Lichtreaktion im Reizstadium, später zunehmende Mydriasis, schließlich maximale Mydriasis mit fehlender Lichtreaktion als Lähmungsstadium, Lähmung der äußeren Augenmuskeln, gleichseitige Pyramidenbahnsymptome infolge kontralateraler Hirnschenkelschädigung. Den homolateralen Oculomotoriussymptomen folgen bald die entsprechenden auf der Gegenseite. Der Tod erfolgt meist nach anfänglicher Blutdrucksteigerung an Kreislaufversagen), der *Tonsilleneinklemmung* (Nackenhinterkopfschmerzen, oft von der Kopfhaltung abhängig, Nackensteifigkeit, Opisthotonus, Paraesthesien in Schultern, Händen und entlang der Wirbelsäule, unwillkürlicher Kot- und Urinabgang, Bradykardie, später Tachykardie, Atemstörung. Der Tod erfolgt meist durch Atemlähmung) oder der Einklemmung von Kleinhirnteilen von unten in die C. Galeni mit *Kompression des Mittelhirndachs* (cerebellar fits: Vertikale Blickstörung, schmerzhafte Überstreckung des Kopfes nach hinten, Streckkrämpfe der Beine, Enthirnungsstarre) im Vordergrund stehen. Ganz wesentlich ist das klinische Bild der Hirndrucksteigerung von der Geschwindigkeit seiner Entstehung abhängig.

Akute Hirndrucksteigerung (Ruptur eines Aneurysmas an einer großen Hirnarterie, traumatisches Epiduralhämatom (vgl. S. 656) usw.): Beginn gewöhnlich mit zunehmender Benommenheit bis zu tiefer Bewußtlosigkeit. Kontralaterale Hemiplegie oder fokale epileptische Anfälle können hinzutreten. Homolaterale Pupillenverengerung (wird meist übersehen, da nur kurze Zeit bestehend!), später maximale Erweiterung. Kurze Zeit später folgen die gleichen Veränderungen an der kontralateralen Pupille. Nicht selten Blickparesen, besonders nach oben. Häufig Bradykardie und Blutdrucksteigerung (Druckpuls) und oberflächliche Atmung. Plötzlich kommt es oft zu einer Pulsfrequenzsteigerung mit Blutdruckabfall und Atemstörung (*Cheyne-Stokes*scher Typ) und meist einer Temperatursteigerung. Der Tod erfolgt gewöhnlich bald an Atemlähmung.

Subakute Hirndrucksteigerung (maligne Tumoren, Hirnabsceß usw.): Meist Kopfschmerzen, häufig Abducensparese (nicht als Lokalsymptom zu werten, da der Abducens wegen seines langen Verlaufs an der Schädelbasis bei allgemeinem Hirndruck häufig geschädigt wird!), Herdsymptome (kontralaterale Lähmungen, Aphasie, *Jackson*-Anfälle), häufig Stauungspapille und Erbrechen. In der Folge gehen Einklemmungserscheinungen meist (im Gegensatz zum akuten Hirndruck!) einer Bewußtseinsstörung voraus! Pulsveränderungen, Atemstörungen und häufig Hyperthermie leiten das Endstadium ein.

Chronischer Hirndruck (langsam wachsende Tumoren, Liquorzirkulationsstörungen usw.): Häufig symptomarm! Oft wechselnde, auch anfallsartige Kopfschmerzen, Erbrechen, meis z. T. hochgradige Stauungspapille, Rückgang der psychischen Leistungen (besonders bei Hydrocephalus!), Antriebsarmut, gelegentlich Gangunsicherheit und Gleichgewichtsstörungen sowie Abducensparese. Die Kopfschmerzen verstärken sich gewöhnlich bei körperlichen Anstrengungen, Pressen, Husten, Wärmeeinwirkung, Alkoholgenuß usw. Häufig plötzlicher Übergang in akutes Stadium! (hydrocephale Krisen, usw.)!

Röntgensymptome des chronischen Hirndrucks: Im Kindes- und Jugendalter *klaffende Schädelnähte,* die beim Erwachsenen darauf hinweisen, daß ein Hirndruck seit der Kindheit besteht. Starke Vermehrung und Vertiefung der *Impressiones digitatae* (gyrorum) durch Druckwirkung der Hirnwindungen auf die Schädelkalotte (*Wolkenschädel*). Bei Kindern und Jugendlichen bis zum 25. Jahr geringe diagnostische Bedeutung, da sie häufig normalerweise vorkommen. Bedeutungsvoller sind die I. im Bereiche der oberen Hälfte des Schläfenbeines. *Entkalkung der hinteren Sellalehne* sowie *Erweiterung der Sella* (Auswalzung!), häufiges Hirndruckzeichen! Entkalkung der Wände des *Foramen opticum,* wobei besonders eine doppelseitige Erweiterung mit Verdünnung der Wände oder auch nur ein Verschwinden der oberen Wand für allgemeinen Hirndruck spricht. Einseitige Verdünnung bei örtlicher Druckwirkung (Spezialaufnahmen nach *Rhese-Goalwin* notwendig!). Als örtliche Drucksymptome finden sich besonders bei Meningeomen Erweiterung der Emissarien, verstärkte Zeichnung und Verbreiterung der Gefäßfurchen, sowie Entkalkung und Verdünnung der Schädelwand.

g) Therapie. Stets muß angestrebt werden, die Ursache der Hirndrucksteigerung zu beseitigen, weshalb eine genaue Diagnostik jeder Therapie vorausgehen muß. Da in vielen Fällen ein Hirnödem bzw. -schwellung in Form eines kollateralen Ödems bei Hirntumoren, als allgemeines Ödem bei Kreislaufstörungen oder posttraumatisch, die Ursache des Hirndrucks ist, kann zunächst eine konservative Behandlung angezeigt sein. Diese besteht in Entwässerung und Flüssigkeitsentzug: Salzlose Kost (evtl. Apfelreisdiät nach *Schönbauer*!), Flüssigkeitsbeschränkung, intravenöse Injektion von 40–80 cm³ 40%iger Zuckerlösung (Laevosan) unter Zusatz eines Diureticums (Euphyllin, Diamox, Salyrgan usw.). Auch Flüssigkeitsableitung auf den Darm durch rectale Verabfolgung von 200 cm³ 25%iger Magnesiumsulfatlösung. Bei mehrfachen Zuckerinjektionen muß das Diureticum gewechselt werden, wobei besonders bei schläfrigen Kranken und bei schlechtem Kreislauf auch Coffein zugesetzt werden kann. Eine entwässernde Behandlung kann nur bei kompensiertem Kreislauf angewandt werden! Bestehen schon Zeichen einer zentralen Kreislaufstörung (Blutdruckabfall und Pulsfrequenzsteigerung), würde eine Verkleinerung der zirkulierenden Blutmenge eine Verschlimmerung der Kreislaufstörungen bewirken. In diesen Fällen bewähren sich besonders intravenöse Injektionen von 10–20 cm³ Venostasin (Vitamin B1-haltiger Roßkastanienextrakt), welches die Kapillarresistenz steigert, die Kapillarpermeabilität herabsetzt und die Gesamtdurchblutung des Gewebes verbessert. Außerdem wird der Kreislauf durch Infusion von Plasma, Humanalbumin oder makromolekularen Infusionslösungen (Makrodex, Periston usw.) aufgefüllt.

Lumbal- oder Suboccipitalpunktion ist bei bestehendem Hirndruck gefährlich, da es, besonders bei verlegten inneren Liquorräumen (Aquäduktstenose), durch den intraventriculären Überdruck zu einem Einpressen der Kleinhirntonsillen in das Foramen occipitale magnum kommen kann (plötzliche Atemlähmung!). Eine Druckentlastung durch Lumbalpunktion erfolgt nur bei pathologischer Liquorvermehrung und freier Liquorpassage. Eine Ventrikelpunktion bei bestehenden Bohrlöchern, bzw. bei Kleinkindern durch die offene Fontanelle kann dagegen bei akuten Einklemmungserscheinungen und bestehendem Hydrocephalus lebensrettend sein.

Operative Druckentlastung erfolgt durch Entfernung des Tumors, bzw. wenn dieser inoperabel ist, durch Resektion größerer Hirnanteile in Gebieten, die keine gröberen Ausfallserscheinungen hinterlassen (rechter Stirn- und Schläfenlappen bei Rechtshändern usw.). Die von *Cushing* angegebene subtemporale Entlastungstrepanation bei ungeklärten, raumfordernden Prozessen wird heute praktisch nicht mehr ausgeführt. *Heppner* empfiehlt sie lediglich in den seltenen Fällen des posttraumatischen, äußeren „Spannungshydrocephalus" mit „Tentoriumschlitzeinklemmung". Die Trepanation soll dann den Hirnprolaps in die basalen Zisternen befreien. *Technik:* Nach *Kessel* basal gestielter, temporaler Hautlappen, Abtrennen des Schläfenmuskels vom Knochen, osteoklastische Trepanation der Schläfenschuppe bis an die Basis. Sternförmige Öffnung der Dura, sorgfältige Muskelnaht über dem prolabierenden Gehirn, sorgfältige Galea- und Hautnaht.

III. Hirndurchblutung

a) Bedeutung. Die Blutversorgung des Gehirns, besonders der lebenswichtigen vegetativen Zentren erfordert bei allen neurochirurgischen Eingriffen besondere Beachtung! Anatomische und physiologische Kenntnisse sind für die Frage der Gefäßunterbindungen bei Hirnoperationen, für die Differentialdiagnose von cerebralen Durchblutungsstörungen und Hirntumoren und für eine zweckmäßige postoperative Behandlung von größter Wichtigkeit.

b) Regulation der Hirndurchblutung. Bei einem Gesamtgewicht von etwa 1400 g, also rund 2% des Körpergewichtes, erhält das Gehirn in der Minute etwa 800 cm³ Blut, was 15—20% des normalen Herzminutenvolumens in der Ruhe entspricht. Eine ständig optimale Blutversorgung ist durch zahlreiche Regulationsfaktoren gewährleistet. Die *Vasomotoren* spielen unter normalen Verhältnissen, im Vergleich zu anderen Organen, eine geringere Rolle. Unter pathologischen Verhältnissen (Migräne, Hirntrauma usw.) können sie dagegen sehr bedeutungsvoll sein. Eine Reizung des Halssympathicus führt zu Vasokonstriktion, seine Durchschneidung zur Dilatation der Hirngefäße. Der *Blutdruck* steht bei normalem Kohlensäure- und Sauerstoffgehalt des Blutes in einem direkten Verhältnis zur Hirndurchblutung, wobei Mangeldurchblutung erst bei Werten unter 70 mm Hg auftreten. Neben der Verminderung der O_2-Zufuhr spielt dann die Herabsetzung der Spülfunktion des Blutes eine besondere Rolle. Deshalb treten z.B. bei einer Hypoxämie viel eher cerebrale Schädigungen auf, wenn gleichzeitig ein Blutvolumenmangel besteht (Kollapszustände infolge Kreislaufversagens, Schock nach großen Blutverlusten, Ischämie bei Gefäßerkrankungen oder Herzinsuffizienz). Maßgebend für die Hirndurchblutung ist das *arteriovenöse Druckgefälle*, welches von der *Viscosität* des Blutes, von dem peripheren *Gefäßwiderstand* (Arteriosklerose, Endangiitis usw.), dem *Gefäßtonus* und besonders dem *intracraniellen Druck* abhängig ist, da der Liquordruck dem Venendruck praktisch gleichzusetzen ist. Die stärkste Wirkung auf die Hirndurchblutung hat die *Kohlensäurespannung* des arteriellen Blutes. Schon bei geringer CO_2-Zunahme kann die Hirndurchblutung beim Gesunden auf das Doppelte ansteigen. Unter gleichzeitigem Anstieg des Hirndrucks, bei CO_2-Abnahme, z.B. durch Hyperventilation oder reine Sauerstoffbeatmung sinkt die Hirndurchblutung, der Gefäßwiderstand steigt an und die Sauerstoffausschöpfung des Blutes ist groß. Dieselbe Wirkung hat die *Wasserstoffionenkonzentration*, indem Acidose zur Vermehrung, Alkalose zur Verminderung der Durchblutung führt. Demgegenüber tritt die O_2-*Spannung* in normalen Bereichen als Regulationsfaktor zurück, während beim Absinken der Sauerstoffspannung unter eine kritische Schwelle von etwa 19 mm Hg alle anderen Regulationsmechanismen durch die Hypoxämie überschattet werden. Durch die dann erfolgende Durchblutungssteigerung wird die Hypoxämie (Verringerung des O_2-Partialdruckes der Atemluft, pulmonal- oder cardial-bedingte Störung der Sauerstoffaufnahme, periphere oder zentrale Atemstörung, Hämoglobinmangel, Kohlenoxydvergiftung usw.) kompensiert, so daß zunächst keine hypoxischen cerebralen Schäden auftreten. Schließlich können jedoch Symptome, wie bei der *Höhenkrankheit* (Aufenthalt über 4000 m!) auftreten: Seh- und Hörstörungen, Abnahme des Unterscheidungsvermögens für Farben, Einengung des wahrnehmbaren Tonbereichs, psychische Veränderungen mit rauschartigen Zuständen, depressive Verstimmungen, Antriebsschwäche und Gleichgültigkeit, weiterhin Perseverationen, Bewußtseinsstörungen, Koordinationsstörungen und Hyperkinese, schließlich tiefe Bewußtlosigkeit mit tonisch-klonischen Krämpfen und allgemeinen Lähmungserscheinungen. Bei Beseitigung der Hypoxie können sich die Symptome in umgekehrter Reihenfolge zurückbilden. Im diabetischen Koma, bei Urämie, bei verschiedenen Vergiftungen, wie Barbituratintoxikation usw. und z. B. bei Hypoglykämie unter prolongierter Insulinschockbehandlung (Nährstoffmangelhypoxydose!) kommt es zur *histotoxischen Hypoxydose*, die nicht auf einer Durchblutungsstörung oder einem Sauerstoffmangel beruht, sondern auf einer *Verwertungsstörung* des Sauerstoffs durch die Nervenzellen. Die Sauerstoffaufnahme ist gestört, während bei hämodynamischen Veränderungen verschiedenster Art stets der Sauerstoffverbrauch des Gehirns konstant gehalten wird, indem bei hoher Durchblutung dem arteriellen Blut nur wenig, bei niedriger Durchblutung viel Sauerstoff entnommen wird, was an der arteriovenösen O_2-Differenz zu erkennen ist.

c) **Lokale arterielle Zuflußbehinderung (Gefäßverschlüsse).** Verschluß einzelner Arterien durch Embolie (Thromben, Fett, Luft, Parasiten usw.), durch Unterbindung bei der Operation oder infolge von Gefäßkrankheiten (Cerebralsklerose, Endangiitis obliterans, Periarteriitis nodosa, allergische Arteriitis usw.). Obwohl die Hirnarterien keine Endarterien sind, sondern über weitgehende Anastomosen, auch arteriovenöse Anastomosen verfügen, besteht doch bei normalen Zirkulationsverhältnissen eine weitgehende Unabhängigkeit für die einzelnen Stromgebiete (vgl. S. 543). Klinisch erklärt sich daraus die unterschiedliche Symptomatologie bei langsam und bei schnell eintretenden Gefäßverschlüssen! Für die Frage, welche größeren Gefäße unterbunden werden dürfen, ist die Kenntnis der möglichen und obligaten Ausfallserscheinungen bei plötzlichem Gefäßverschluß für den Chirurgen von besonderer Wichtigkeit (vgl. Abb. 55).

Verschluß der **A. carotis interna** verursacht bei Jugendlichen unter normalen Bedingungen keine Ausfallserscheinungen. Bei älteren Patienten, bei Gefäßveränderungen, hämodynamischen Störungen usw. kann Hirnerweichung, besonders im Mediagebiet auftreten. Deshalb *Unterbindung* (bei Verletzungen, u. U. bei Aneurysmen oder sehr blutreichen Tumoren) stets erst nach probatorischer Abklemmung, oder zweizeitig nach vorheriger Drosselung, z. B. mit Fascienstreifen! *Mögliche Symptome:* Kontralaterale spastische Hemiparese, wobei Kopf und Arm am stärksten betroffen sind (teilweise kollaterale Versorgung des Beinzentrums durch A. pericallosa der Gegenseite!). Auf der Seite der führenden Hirnhälfte motorische und sensorische Aphasie. Außerdem Bewußtseinsstörungen, gelegentlich generalisierte oder fokale Anfälle, kontralaterale Hemihypästhesie, Hypoglossus- und Abducensparese, selten homolaterale Sehstörungen (meist nur bei gleichzeitiger Thrombose oder Embolie der A. centralis retinae). Der homolaterale Netzhautarteriendruck ist häufig vermindert. Die initialen Ausfallssymptome bilden sich meist im Laufe von Wochen und Monaten teilweise oder ganz zurück. Die **A. cerebralis ant.** (vgl. Abb. 113a) versorgt den vorderen Schenkel der Capsula interna, die vorderen und medialen Teile des Nucleus caudatus und des Globus pallidus, das Septum pellucidum, den medialen Teil der vorderen Kommissur und der Columnae fornicis, das Trigonum olfactorium, den Lobus orbitalis und praefrontalis, die vorderen 7/8 des Balkens, die Medianfläche der Hemisphäre, über die Mantelkante den Gyrus frontalis superior, den obersten Teil des Gyrus prae- und postzentralis bis zur oralen Hälfte des Gyrus parietalis superior. An den Grenzgebieten bestehen Anastomosen zur A. cerebralis media und A. cerebralis posterior. Wichtigste Kollateralverbindung zur Gegenseite ist die A. communicans ant., weshalb Ausfallserscheinungen besonders bei fehlender oder verschlossener Communicans auftreten. *Symptome beim Anteriorverschluß:* Bewußtlosigkeit, besonders bei linksseitigem Verschluß (bei Rechtshändern!), oft bis zum Tode. Lähmung des kontralateralen Beines mit kortikaler Sensibilitätsstörung, Antriebsmangel, Orientierungsstörungen, extrapyramidale Bewegungsstörungen, linksseitige Apraxie (Balkenerweichung!), auch Geruchs- und frontale Koordinationsstörungen. Wegen der stets schweren Ausfallserscheinungen muß besonders bei Stirnhirnresektionen auf die Schonung des Gefäßes geachtet werden! Verletzungen können bei Meningeomen der Siebbeinplatte und suprasellären Tumoren vorkommen. Die **A. cerebralis media** (vgl. Abb. 113a) ist der Hauptast der Carotis interna und versorgt Teile des Stirn- und Schläfenhirns, Zentralregion, Parietal- und Teile des angrenzenden Occipitalhirns, die Stammganglien und die innere Kapsel (Aa. lenticulo-striatae: Schlaganfallarterien nach *Charcot*!). Entsprechend dem Versorgungsgebiet sind die Ausfallserscheinungen bei Totalverschluß der Media sehr massiv und führen meist zum Tode. *Symptome:* Kontralaterale spastische Hemiplegie mit Überwiegen des Gesichtes und Armes, Hemianästhesie, Hemianopsie, Dyspraxie. Im Bereiche der führenden Hirnhälfte dazu: Totalaphasie, Apraxie, optische, akustische und taktile Agnosie. Bei weiter distal liegendem Verschluß oder bei Verschluß einzelner Äste entstehen entsprechende Teilausfälle. Verletzungsgefahr besonders bei Meningeomen der Fissura Sylvii und Gliomen der anliegenden Hirnabschnitte. Häufig ist eine Pneumonie besonders auf der gelähmten Seite die Todesursache.

Die **A. cerebralis posterior** (vgl. Abb. 114) geht gewöhnlich T-förmig beiderseits aus der A. basilaris hervor und ist über die A. communicans posterior mit der Carotis verbunden. Sie versorgt die Gegend der Corpora quadrigemina, die Unterfläche des Schläfen- und des Occipitallappens, den hinteren Teil des Balkens, den Gyrus hippocampi, Teile der Hirnschenkel und des Thalamus. Bei Verschluß können Ausfallserscheinungen von Seiten der Rinde und des Hirnstammes in verschiedenem Ausmaß beobachtet werden. *Symptome:* Kontralaterale homonyme Hemianopsie, sensorische Aphasie, Agnosie, Alexie und Agraphie, Hemianästhesie, besonders des Armes, Thalamusschmerz, Hemiataxie, Hemiastereognosie, choreatische und Pseudoexpressivbewegungen, kontralaterale Hemiparese, Akinese mit Gegenhalten, homolateraler Intentionstremor und Hemiasynergie. – Die A. kann bei Schläfenlappenresektionen verletzt werden.

Die **A. chorioidea anterior** entspringt aus der A. carotis interna knapp vor der Teilungsstelle oder am Anfang der A. cerebralis media und versorgt den Plexus chorioideus des Seitenventrikels, den Tractus opticus bis zum Corpus geniculatum laterale, den hinteren Schenkel der inneren Kapsel, Teile der *Gratiolet*schen Sehstrahlung und der Stammganglien. *Symptome* bei Verschluß der A.: kontralaterale spastische Hemiparese vom kapsulären Typ und Hemihypästhesie, häufig hemianopische und thalamische Ausfälle. Das Gefäß hat wegen der Versorgung der Ansa lenticularis mit 3–5 Ästen, die außerhalb des Tractus opticus in einer Entfernung von 3–7 mm von seinem Anfang in die Tiefe dringen, Bedeutung gewonnen, da die Unterbrechung dieser Äste (*Coopersche Operation*) sich günstig auf den *Parkinsonismus* auswirken soll (Unterbrechung des cortico-caudato-pallido-corticalen Kreises). Es muß bei der Operation jedoch stets mit einer Hemiparese gerechnet werden (*Hromada*).

Die **A. vertebralis** (vgl. Abb. 114) vereint sich mit der der anderen Seite am unteren Ende der Medulla oblongata zur A. basilaris. Dieses Stromgebiet versorgt das Rautenhirn, Medulla oblongata, Brücke und Kleinhirn. Ein einseitiger Verschluß ist gefahrlos, jedoch ist das Gefäß in 20–30% der Fälle auf der einen Seite dünn und rudimentär angelegt, so daß der Verschluß der normalen Vertebralis zu Ausfallserscheinungen führen kann. *Symptome:* Sehr inkonstant und wechselnd, Paresen der kaudalen Hirnnervengruppe sowie Symptome wie beim Verschluß der A. cerebelli inferior posterior. Auch beiderseitige Pyramidenbahnsymptome können auftreten, infolge Durchblutungsstörung im Anfangsteil der A. spinalis anterior. Die Vertebralis-Symptome werden oft durch Änderung der Kopfhaltung beeinflußt, infolge Lumenverengung, bzw. Gefäßirritation im vertebralen Verlauf des Gefäßes.

Die Unterbindung der **A. basilaris** verläuft stets tödlich (*Olivecrona*). Ein thrombotischer Verschluß muß jedoch bei nicht zu großer Ausdehnung keine Ausfallserscheinungen verursachen.

Typische Basilarissymptome: Doppelseitige Hirnnervenparesen (enge, lichtstarre Pupillen, Schluck- und Articulationsstörungen, Singultus), doppelseitige Pyramidenbahnstörungen mit Tetraparese, Schwindel, Erbrechen, Verwirrtheitszustände, tiefe Bewußtlosigkeit, zentrale Hyperthermie.

Die **A. cerebellaris superior** versorgt die obere Fläche des Kleinhirns. Bei Verschluß entstehen Symptome von Seiten des Kleinhirns und der oralen Brückenhaube. *Symptome:* Homolaterale Hypotonie der Extremitäten, Stand- und Gangataxie, Dysmetrie, Adiadochokinese, Tremor, Dysarthrie, homolaterale Hypomimie, unwillkürliche Zuckungen des Gaumensegels, Pharynx und Larynx, gelegentlich dissoziierte Empfindungsstörungen der Gegenseite, Paresen des N. facialis und abducens sowie homolaterale Blicklähmung. Die

A. cerebellaris inferior posterior versorgt mit zahlreichen Seitenästen entlang den Vagus-, Glossopharyngicus- und Vestibulariswurzeln große Teile der Medulla oblongata von der Basis bis zu den vegetativen Kernen der Substantia reticularis grisea. Bei Unterbrechung des Gefäßes kommt es zu einer dreieckigen Erweichung im lateralen Bereich der Medulla oblongata. *Symptome: Wallenbergsches Syndrom:* Meist plötzlicher Schwindelanfall, gelegentlich mit Hinstürzen und Schmerzen im homolateralen Trigeminusgebiet, homolaterale Parese des Facialis, Acusticus, Glossopharyngicus, Vagus mit Schlucklähmung, Dysarthrie, Singultus, Dyspnoe, Aphonie, homolateraler Gaumensegelparese, Fehlen des Rachen- und Würgreflexes, Horizontalnystagmus (stärker zur Herdseite), Blicklähmung zur Herdseite, gelegentlich Abducensparese, kontralaterale dissoziierte Empfindungsstörung mit vorwiegender Wärme- und Schmerzempfindungsstörung. Auch bulbärer *Hornerscher Symptomenkomplex* (beiderseitige Ptose, Miose und Enophthalmus durch Schädigung der Substantia reticularis), gelegentlich homolaterale sympathische Lähmung mit Vasodilatation und Abschwächung des pilomotorischen Reflexes. Siehe auch *Babinski-Nageottesches Syndrom* (S. 557). Das Gefäß kann leicht bei allen aus dem Wurm oder dem 4. Ventrikel ins Hinterhauptloch einwachsenden Tumoren verletzt werden!

IV. Regionale Häufigkeit und Symptomatologie der Hirntumoren

(vgl. auch S. 685–698, Abb. 110 u. 127!)

a) Tumoren des Stirnlappens. *Häufigste Tumorarten:* Meningeom (30,6%), Glioblastoma multiforme (19,4%), Astrozytom (17,4%), Oligodendrogliom (15,7%), Metastasen (5,4%), Ependymom (2,4%), Sarkom (1,3%)[1].

Klinische Symptome: Die Symptomatologie der Stirnlappen ist sehr vielgestaltig. Große Tumoren können lange Zeit stumm bleiben, andererseits können kleine Tumoren, u. U auch allgemeiner Hirndruck, besonders bei Hydrocephalus internus occlusus, ausgesprochene Stirnhirnsymptome auslösen. Grundsätzlich muß zwischen den Symptomen der Konvexität (äußere und mediane Rindengebiete) und denen der Basis (Orbitalhirn) unterschieden werden. *Stirnhirnsymptome* (vgl. S. 720:) *Antriebsmangel* auf dem Gebiet sämtlicher Bewegungen, gelegentlich mit einer apraxieartigen Erschwerung der Einzelbewegungen, auf dem Gebiete der Sprache, der Aufmerksamkeit und des Denkens. Häufig resultiert ein erhöhtes Anstrengungs- und herabgesetztes Kraftgefühl. *Alogische Gedankenstörung* bei Anforderungen an die tätige Gedankenbildung, bei kombinatorischen Aufgaben usw. (Unterschieds-, Ähnlichkeits- und Analogiefragen). *Innervatorische Gang- und Standapraxie* in Form einer Ungeschicklichkeit der Rumpf- und Beinbewegungen, was an eine cerebellare Asynergie erinnern kann. *Fallneigung* vorwiegend nach vor- und seitwärts und *Vorbeizeigen* beim Zeigeversuch. *Adversivbewegungen* mit abnormen Haltungen, Wendung von Kopf und Rumpf nach der Seite und Drehung um die Längsachse, auch *Adversivkrämpfe*. *Blickschwäche und Einstellnystagmus* nach der Gegenseite (frontales Blickfeld!). *Blickkrämpfe* und *krampfhafte Kopfwendungen* (déviation conjuguée).

Motorische Aphasie (Broca) (führende Hemisphäre!) mit Lautstummheit (aphasische Anarthrie oder Dysarthrie, die sich von der bulbären Dysarthrie, infolge Lähmung der kaudalen Hirnnerven, unterscheidet), Wortstummheit (Behinderung in Aufbau und Ablauf der die Worte ausmachenden Lautfolgen mit langsamer, mühsamer und stockender Sprache), Namenstummheit (die Worte können nicht zur Benennung von Gegenständen gebraucht werden, bei erhaltenem Nachsprechen, Reihensprechen und Lautlesen), Satzstummheit oder Agrammatismus (Gedanken können sprachlich nicht richtig wiedergegeben werden, Telegrammstil!) (vgl. S. 590).

Störungen im *Orbitalhirn* betreffen vorwiegend den Charakter sowie das Gefühls- und Triebleben (s. auch traumatisches Orbitalhirnsyndrom, S. 651): *Affektlabilität* (das affektive Gleichgewicht ist krankhaft leicht zu erschüttern, evtl. Zwangslachen und Zwangsweinen), *Willensschwäche* und *Haltlosigkeit* (erhöhte Triebhaftigkeit, sexuelle Lüsternheit, Süchtigkeit), „*Mangel an Reife*" (Flegelhaftigkeit, Witzel-, Spott- und Faxensucht, Verlust an Selbstachtung und Anstand, Ungezogenheit, Schamlosigkeit, Dreistigkeit und Albernheit), *sittliche Gesinnungsmängel* (Untreue, Lügenhaftigkeit, Betrügereien und Stehlen, Aufsässigkeit, Hetzerei, Mangel an Anpassungs- und Unterordnungsvermögen), *Überempfindlichkeit gegen körperliche Empfindungen* (Schmerzen, Beschwerden, Müdigkeitsgefühl) oder *Mangel an Krankheitseinsicht*.

---

[1] Die Prozentzahlen entstammen jeweils der Statistik von *Krause* und *Zülch* über 3000 Hirntumoren.

Nachbarschaftssymptome, hauptsächlich vom 1. und 2. Hirnnerven (*Foster-Kennedy*-Syndrom, s. S. 549) oder von seiten der Zentralregion (kontralaterale, zentrale Facialisparese, spastische Hemiparese, *Jackson*-Anfälle).

Röntgensymptome: Im Luftencephalogramm starke Verformung und Verlagerung der Vorderhörner. Im Carotisangiogramm Verdrängung des Carotissiphons nach unten oder nach hinten unten und der A. cerebralis anterior je nach Lage des Tumors nach hinten, nach hinten oben, nach unten oder zur Seite.

b) Tumoren des Scheitellappens. *Häufigste Tumorarten:* Meningeom (31,3%), Glioblastoma multiforme (21,8%), Astrocytom (12,2%), Oligodendrogliom (8,7%), Ependymom (7,5%), Metastasen (5,2%), Angiome und Aneurysmen (2,9%), Sarkome (1,7%).

Klinische Symptome: Herde im Gyrus centralis post. führen zu *kontralateralen Sensibilitätsstörungen*, je nach Größe des Herdes halbseitig, handschuh-, socken-, halbgürtelförmig, auch pseudoradiculär in Form von Streifen, besonders an der Ulnarseite der oberen Extremität und an der Außenseite der unteren Extremität. Die distalen Gliedabschnitte sind meist stärker betroffen als die proximalen. Bei akutem Ausfall sind alle Sinnesqualitäten betroffen. Relativ schnell stellt sich, oft nach einer Phase der Hyperpathie, die Schmerzempfindung und die übrigen protopathischen Qualitäten (Druck-, Berührungs-, Temperaturempfindung) wieder ein, während die epikritischen Qualitäten (Differenzierung verschieden starker Reize, Lokalisierung eines Reizes (Topognosie), Zweipunktdiskriminierungsvermögen, Erkennung von Form oder Beschaffenheit, Unterscheidungsvermögen von Gewichten) länger gestört bleiben. Als Reizsymptome treten *sensible Jackson-Anfälle* mit schwer definierbaren, primitiven Sinneseindrücken auf der kontralateralen Seite auf, die oft in motorische Reizerscheinungen übergehen. Vom untersten Teil der Postzentralwindung können auch *Geschmacksstörungen* ausgelöst werden. Herde im Lobulus parietalis verursachen Störungen der Koordination differenzierter, kinesthetischer Sinnesqualitäten mit *Astereognose, Kinanästhesie, vermindertem Diskriminierungsvermögen*, wobei, im Gegensatz zu entsprechenden Störungen von seiten der Postzentralwindung, die somatotopische Gliederung fehlt. Häufig Ausfall des optokinetischen Nystagmus (s. S. 569). Herde im unteren Scheitellappen (bei Rechtshändern auf der linken Seite) führen zu *ideokinetischer Apraxie* (einfache Bewegungsakte werden richtig durchgeführt, jedoch innerhalb größerer Bewegungsfolgen unrichtig angebracht, wobei es häufig zu Bewegungsverwechslungen kommt, wie Drohen, statt Winken usw.), *konstruktive Apraxie* (Störungen beim gestaltenden Handeln, wie Zusammensetzen, Bauen, Zeichnen usw., wobei die darzustellenden Gebilde als Ganzes falsch in den Raum gestellt, einzelne Teile versetzt und falsche Größenverhältnisse angewandt werden), *Agraphie* (Schreibunfähigkeit trotz erhaltener Gebrauchsfähigkeit der Hand und des Armes zu anderen Bewegungen), *Alexie* (Wortblindheit, Verlust des Schriftverständnisses), *Orientierungsstörungen* im Raum oder am eigenen Körper, insbesondere *Rechts-Links-Störung* und *Fingeragnosie* (Unfähigkeit, die eigenen Finger richtig zu erkennen und zu bezeichnen).

Röntgensymptome: Im Luftencephalogramm starke Seitverlagerung der Ventrikel und Verformung im Bereiche der Cella media, die, ebenso wie das Trigonum, nach abwärts verschoben ist. Im Carotisangiogramm ist die A. cerebralis anterior zur Gegenseite verlagert und die A. cerebralis media herabgedrängt.

c) Tumoren des Hinterhauptslappens. *Häufigste Tumorarten:* Meningeom (27,0%), Glioblastoma multiforme (25,6%), Angiome und Aneurysmen (8,8%), Astrocytom (6,6%), Ependymom (6,6%), Metastasen (6,6%), Oligodendrogliom (5,1%), Spongioblastom (3,7%), Gangliocytom (1,5%), Sarkom (1,5%), Epidermoid (1,5%).

Klinische Symptome: Optische Reiz- und Ausfallserscheinungen, wovon letztere häufig vom Kranken nicht bemerkt werden. *Photome* (elementare, gestaltlose Gesichtshalluzinationen, wie Blitze, Funken, Flammen usw.), *optische Halluzinationen* (komplexere, gegenständliche, visuelle Trugwahrnehmungen, besonders auch im hemianopischen Gesichtsfeld), *kontralaterale hemianopische Gesichtsfeldausfälle* (Scotome, quadrantenförmige Ausfälle, Halbseitenblindheit bei erhaltener Pupillenreaktion), *hemianopische Aufmerksamkeitsstörung, optische Agnosie* (Unfähigkeit, Gesehenes zu erkennen, trotz normalem Sehvermögen, besonders bei linksseitigen, häufiger bei doppelseitigen Herden).

Röntgensymptome: Im Luftencephalogramm Verformung und Verlagerung, besonders im Bereiche des Trigonum und Hinterhorns des Seitenventrikels. (Ganz allgemein ist die Seitenverschiebung der hinteren Ventrikelanteile wegen des Tentoriums nicht so stark wie der vorderen Ventrikelanteile! Da sich der Druck eines occipitalen Tumors über die

Hemisphäre auch auf die vorderen Ventrikelanteile fortsetzt, kann daher eine stärkere Seitverschiebung im Vorderhornbild zu diagnostischem Irrtum führen!). Im Carotisangiogramm sind die Endäste der *Sylvii*schen Gefäßgruppe nach aufwärts verlagert und vorwärts gestaucht. Die A. cerebralis ant. ist parallel zur Gegenseite verschoben, wobei die A. pericallosa unter dem Falxrand einen Knick bildet („Falxzeichen" im sagittalen Strahlengang!). Nicht selten findet sich im Vertebralisangiogramm eine „Tumoranfärbung".

d) Tumoren des Schläfenlappens. *Häufigste Tumorarten:* Glioblastoma multiforme (28,8%), Meningeom (26,2%), Oligodendrogliom (12,4%), Astrocytom (11,8%), Metastasen (2,9%), Ependymom (2,6%), Epidermoid (1,9%), Angiome und Aneurysmen (1,4%), Sarkome (1,4%), Spongioblastom (1,2%), Gangliocytom (1,0%).

Klinische Symptome: Häufig *epileptische Anfälle* (s. Schläfenlappenepilepsie, S. 675), *Gehörs-, Geruchs- und Geschmackshalluzinationen* (Uncinatusanfälle, als epileptische Aura oder bei psychomotorischer Epilepsie), *Geruchs- und Geschmacksagnosie*, kontralaterale obere *Quadrantenanopsie* oder *Hemianopsie*. Nicht selten *emotionelle* und *verhaltensmäßige Veränderungen*.

Herdsymptome, die nur von der führenden Hirnhälfte (linke bei Rechtshändern!) ausgelöst werden: *Sensorische Aphasie* (Störung des Laut-, Wort- und Satzverständnisses bei ungestörter Hörfähigkeit, Störung des Nachsprechens und Diktatschreibens), *amnestische Aphasie* (Wortfindungsstörungen, bei richtigem Dingerkennen fallen die Namen der Dinge nicht ein). Häufig *Paraphasien* (Verwechslung und Entstellung von Worten oder Buchstaben, da die eigene Sprache nicht genügend kontrolliert wird). Rededrang oder Spracharmut, Perseveration (Haften an einzelnen Worten), sprachliche Iteration und Stereotypie finden sich meist bei Herden, die auch die Vorderhirnganglien bzw. den Hirnstamm tangieren. *Sensorische Amusie* (Unvermögen Töne und Melodien aufzufassen, bei erhaltenem Hörvermögen). (Vgl. S. 591).

Häufig sind Nachbarschaftssymptome von seiten des Trigeminus (homolaterale Neuralgie, häufig Nasenjucken!), des Oculomotorius (homolaterale Ptosis, Mydriasis usw.), der Pyramidenbahnen (kontralaterale spastische Paresen) sowie von seiten der benachbarten Hirnlappen.

Röntgensymptome: Im Luftencephalogramm Seitverlagerung besonders der vorderen und mittleren Kammeranteile, wobei der 3. Ventrikel meist stärker verlagert ist als das Septum und häufig der kontralaterale Ventrikel hydrocephal erweitert ist. Starke Verlagerung und Verformung des Schläfenhorns. Im Carotisangiogramm steile Aufrichtung des Anfangteils der A. cerebralis media mit Öffnung des Siphons, bogenförmige Aufwärtsdrängung der *Sylvii*schen Gefäßgruppe u. U. auch Dissoziation der einzelnen Gefäße.

e) Tumoren des Kleinhirns und 4. Ventrikels. *Häufigste Tumorarten:* Spongioblastom (28,8%), Medulloblastom (24,8%), Angioblastom (11,6%), Ependymom (11,1%), Meningeom (5,3), Arachnitis adhaesiva (5,3%), Metastasen (2,5%), Plexuspapillom (2,0%), Granulom (1,9%).

Klinische Symptome: Tumoren in der hinteren Schädelgrube, d.h. im infratentoriellen Raum führen frühzeitig zu Liquorpassagestörungen (s. S. 702) und *allgemeinen Hirndrucksymptomen*. Daneben *Kleinhirnsymptome: Cerebellare Ataxie* oder *Asynergie* (Schwanken beim Stehen, Sitzen und Gehen, Fallneigung nach der Seite des Kleinhirnherdes oder vorwiegend nach hinten bei Herden im Wurm, Haltungsanomalien, meist Kopfneigung nach der Herdseite, Adiadochokinese, ebenso verlangsamte und skandierende Sprache, Dysmetrie, wobei die Einzelbewegungen in der Innervationsgröße gestört sind, über das Ziel hinausschießen oder es nicht erreichen), *Hypotonie der Muskulatur*, cerebelläre *Hyper-* und *Akinesen* (grobschlägiger Intentionstremor, Fehlen der Mitbewegungen des pendelnden Armes auf der Herdseite). Es muß stets berücksichtigt werden, daß das Kleinhirn lediglich ein Koordinationszentrum von verschiedenen Funktionsketten ist und daher die Symptomatik außerordentlich variabel und praktisch niemals spezifisch für das Kleinhirn ist! Weiterhin finden sich bei Tumoren der hinteren Schädelgrube *Hirnnervenausfälle*, meist am 5.–12. Hirnnerven sowie Ausfälle des Pons-, Oblongata-Gebietes, die meist mit Kernlähmungen der Hirnnerven einhergehen.

Röntgensymptome: Im Ventrikulogramm symmetrischer Hydrocephalus internus, Form und Lageveränderung des hinteren Anteils des 3. Ventrikels und des Aquäduktes. Tiefsitzende Tumoren führen auch zu Form und Lageveränderung des 4. Ventrikels, evtl. Tumorkontur im 4. Ventrikel. Im Vertebralisangiogramm können nur erhebliche Gefäßverlagerungen zur Lokaldiagnose verwendet werden, andererseits finden sich gelegentlich Tumoranfärbungen.

f) Tumoren der Chiasmagegend. *Häufigste Tumorarten:* Hypophysenadenom (52,2%), Kraniopharyngeom (21,9%), Meningeom (9,9%), Spongioblastom (6,5%), Angiom und Aneurysma (1,2%), Chordom (1,2%).

Klinische Symptome: Setzen sich zusammen aus Ausfallserscheinungen von seiten des Chiasma, Tractus und Fasciculus opticus, des Zwischenhirns und der Hypophyse (s. Hypophysenadenome und Kraniopharyngeome, S. 693 u. 694).

Röntgensymptome: Sellaveränderungen im Übersichtsbild, im Encephalogramm Tumorkontur im Bereiche der basalen Zisternen, Lage und Formveränderung des 3. Ventrikels und evtl. der Vorderhörner. Im Carotisangiogramm Lageveränderung im Bereiche des Siphon und der Carotisgabel, insbesondere im Anfangsteil der A. cerebralis anterior.

g) Tumoren des Vierhügelgebietes. *Häufigste Tumorarten:* Pinealom (26,1%), Teratom (14,1%), Ependymom (12,1%), Medulloblastom (10,1%), Spongioblastom (6,1%), Astro-, cytom (6,1%), Arachnitis adhaesiva (6,1%), Epidermoid (4,1%), Oligodendrogliom (2,1%), Glioblastoma multiforme (2,1%), Gangliocytom (2,1%), Sarkom (2,1%).

Klinische Symptome: Parinaudsches Syndrom: Vertikale Blickparese mit Pupillenstörungen vom *Argyll-Robertson*schen Typ. Meist außerdem Symptome von seiten des Kleinhirnwurms und des 3. und 4. Hirnnervenkerngebietes.

Röntgensymptome: Form und Lageveränderung des hinteren Anteils des 3. Ventrikels im Encephalogramm, Lage- und Formveränderung der inneren Venen (Vena Galeni!) im Phlebogramm.

h) Tumoren im Aquädukt. *Häufigste Tumorarten:* Ependymitis (46,2%), Spongioblastom (29,4%), Verschiedenes (21,0%), Astrocytom (4,2%).

Klinische Symptome: Hirndrucksymptome durch Liquorblockierung und Aquäduktsyndrom (s. S. 702 u. 557).

i) Tumoren im Kleinhirnbrückenwinkel. *Häufigste Tumorarten:* Neurinom (79,2%), Meningeom (6,7%), Epidermoid (4,6%), Metastasen (1,4%).

Klinische Symptome: Siehe Akustikusneurinome (S. 688) und krankhafte Veränderungen des N. statoakustikus (S. 567).

V. Kraniocerebrale Topographie

Die kraniocerebrale Topographie umfaßt die topographischen Beziehungen zwischen Hirnoberfläche und Schädelkapsel. Die Bestimmung einzelner Hirnabschnitte am uneröffneten Schädel gelingt durch die *Schädelmessung*. Wegen der individuellen (nach Alter, Größe, Geschlecht und Rasse) wechselnden Verhältnisse verwendet man statt absoluter (Längen- und Winkelmaße) besser relative Werte. Es geschieht dieses unter Benutzung bestimmter Punkte und Linien, welche am Kopf festgelegt werden, u. U. unter Einbeziehung von Punkten des Ventrikelsystems (Encephalographie) oder der Hirngefäße (Arteriographie!). Zur Bestimmung der Zentralregion und der *Sylvii*schen Furche ist die *Krönlein*sche Methode die gebräuchlichste, wobei folgende Linien bestimmt werden:

1. Untere (deutsche) Horizontale: Durch Infraorbitalrand und oberen Rand der äußeren Gehörgangsöffnung.

2. Obere Horizontale: Parallel zur ersteren Linie durch den Supraorbitalrand.

3. Vordere Vertikale: Von der Mitte des Jochbogens senkrecht auf der unteren Horizontale stehend.

4. Mittlere Vertikale: Vom Unterkieferköpfchen senkrecht auf der unteren Horizontalen.

5. Hintere Vertikale: Vom hinteren Rand der Warzenfortsatzbasis senkrecht auf der unteren Horizontale.

6. Linea Rolandi obliqua: Verbindungslinie des Kreuzungspunktes der vorderen Vertikalen und oberen Horizontalen mit dem Schnittpunkt der hinteren Vertikalen im Bereiche der Sagittalnaht.

7. Linea Sylvii obliqua: Halbierungslinie des Winkels zwischen *Roland*scher Linie und oberer Horizontalen, verlängert nach hinten bis zur Kreuzung mit der hinteren Vertikalen.

Die Linea Rolandi obliqua entspricht etwa der Verlaufsrichtung des Sulcus centralis, wobei das Ende der Zentralfurche da liegt, wo die mittlere Vertikale die Linea Rolandi schneidet. Die Fissura Sylvii entspricht etwa der Linea Sylvii, wobei das hintere Ende etwa am Schnittpunkt mit der hinteren Vertikalen liegt.

Die meist gut tastbare Protuberantia occipitalis externa entspricht dem Confluens sinuum. Die von ihr im Bogen zur Basis des Warzenfortsatzes hinziehende Linea nuchae superior zeigt außen den Tentoriumansatz und damit die Grenze zwischen Großhirn und Kleinhirn an.

Trotz der arteriographischen und encephalographischen Lokalisation von Hirntumoren sind diese Orientierungslinien bei jeder Hirnoperation bedeutungsvoll. Von noch größerer Wichtigkeit ist die kraniocerebrale Topographie für die sog. stereotaktischen Eingriffe, wobei die hier beschriebenen Orientierungsverfahren jedoch zu ungenau sind (s. *Schaltenbrand* und *Bailey*!).

VI. Hirntumoroperationen

Die einzige kausale Therapie der raumfordernden intracraniellen Prozesse ist die operative Entfernung des Tumors. Die Möglichkeit der Radikalentfernung und damit die *Indikation* zur Operation ist abhängig einmal von der Lokalisation des Tumors (Tumoren des Hirnstammes und des verlängerten Markes sind meist inoperabel), der Art des Tumors (maligne Tumoren und multiple Metastasen müssen meist als inoperabel angesehen werden, da eine Radikalentfernung nicht möglich ist), andererseits von dem Allgemeinzustand des Kranken, seinem Lebensalter (jenseits des 50. Lebensjahres muß man mit großen Eingriffen, insbesondere in der Nähe der lebenswichtigen Zentren im Bereiche des Hirnstamms zurückhaltend sein!), dem Zustand des Kreislaufs (muß stets kompensiert sein!) und der Atmungsorgane.

Art der Operation: Bei infiltrierend wachsenden Tumoren (Gliome) wird man versuchen, den Tumor im Gesunden zu entfernen, evtl. durch Entfernung des ganzen befallenen Hirnlappens (Stirn-, Schläfen- oder Hinterhauptslappen), was natürlich nur möglich ist, wenn der Tumor die Lappengrenze nicht überschritten hat. Im linken Schläfenlappen (bei Rechtshändern!) und im Scheitellappen muß man

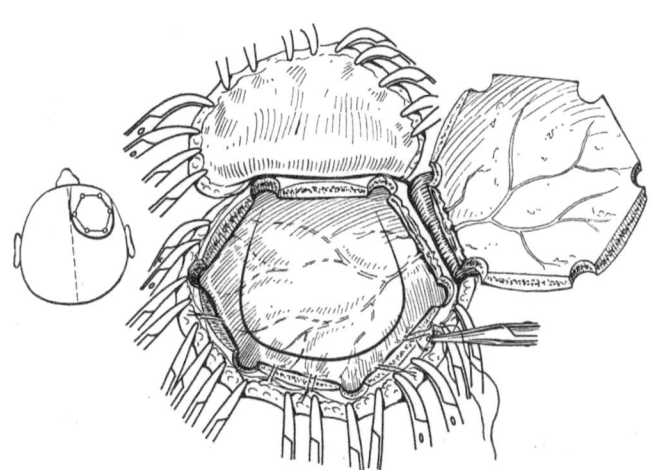

Abb. 129. Osteoplastische, frontale Trepanation nach *Dandy* mit frontal gestieltem Haut- und temporal gestieltem Periostknochenlappen. Die Dura wird mit einem frontal gestielten Türflügellappen eröffnet (typ. Zugang zur vorderen Schädelgrube)

wegen der zu erwartenden Ausfallserscheinungen mit der Resektion zurückhaltend sein. In diesen Fällen beschränkt man sich auf eine Aushöhlung des Tumors und möglichst weitgehende Entfernung benachbarter Hirngebiete, die keine gröberen Ausfallserscheinungen verursachen, um damit für ein weiteres Wachstum des Tumors oder eine Hirnödembildung Platz zu schaffen (*innere Entlastung!*). Es wird also z. B. bei einem frontoparietalen Gliom eine Stirnhirnresektion und Aushöhlung des parietalen Tumoranteils zweckmäßig sein. Die früher häufig angewandte *Entlastungstrepanation* (s. S. 704) hat heute bei raumfordernden Prozessen keine nennenswerte Bedeutung mehr, da die Diagnostik durch Einführung der Kontrastmittelmethoden und der elektroencephalographischen Untersuchung soweit verbessert ist, daß in den meisten Fällen eine gezielte Operation und z. B. eine innere Entlastung möglich ist. Bei Verlegung der Liquorwege können *Umgehungsoperationen* notwendig sein. Die heute gebräuchlichste Methode ist die Ventrikulocisternostomie nach *Torkildsen* (vgl. Abb. 119 und 132).

Typische Operationen:

a) **Frontallappenexstirpation.** Freilegung des Stirnhirns mit einem frontal gestielten Hautlappen, der bis zur Höhe des äußeren Gehörgangs zurückreicht (s. Abb. 129). Nach Anlegen der Bohrlöcher und Aussägen des Knochendeckels wird dieser temporal gestielt und herausgeklappt. Die untere Sägelinie soll möglichst nahe an die Stirnhöhlen heranreichen, diese jedoch nicht eröffnen. Die Dura wird allseitig über den Knochenrand hochgenäht und dann mit einem frontal gestielten Türflügellappen eröffnet. Die Absetzung des Stirnlappens erfolgt in einer Ebene, die dem kleinen Keilbeinflügel entspricht. In dieser Ebene werden zunächst die kleinen Rindengefäße an der Konvexität mit Diathermie, die größeren arteriellen Zuflüsse mit Silberclips versorgt. Danach werden die Brückenvenen entlang dem Sinus longitudinalis superior mit Diathermie versorgt und durchtrennt. Im Medianspalt werden unter sorgfältiger Schonung der A. cerebralis anterior die zum Stirnhirn tretenden Nebenäste des Gefäßes unterbrochen. Nach Durchtrennung der Rinde mit Diathermienadel wird der Schnitt im Mark mit Spatel fortgesetzt bis zur Basis der vorderen Schädelgrube. Nach Möglichkeit soll jedoch auf die Entfernung des Orbitalhirns verzichtet werden, wegen der beschriebenen Ausfallserscheinungen (vor allem bei doppelseitiger Entfernung!).

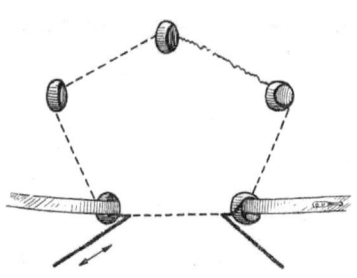

Abb. 130. Schräges Aussägen eines Knochendeckels zwischen zwei Bohrlöchern mit *Gigli*-Säge über einer Federsonde

Vor Eröffnung des Vorderhorns muß eine sorgfältige Blutstillung durchgeführt werden, damit kein Blut in den Seitenventrikel eindringt. Nach Auffüllen der Resektionshöhle mit Ringerlösung können auch die feinsten Blutungsquellen noch festgestellt werden. Nach vollständiger Blutstillung wird die Dura fortlaufend oder mit Einzelnähten geschlossen, der Knochendeckel nach Einlegen einer epiduralen Drainage zurückgelegt, evtl. mit 2 oder 3 Supramidfäden befestigt, das Periost sorgfältig genäht und danach die Galea und die Haut verschlossen.

b) Schläfenlappenresektion entsprechend Abb. 131. Die Freilegung erfolgt mit einem basal gestielten Haut- und basal gestielten Periostknochenlappen, wobei darauf geachtet werden muß, daß die Knochenlücke bis an die Schädelbasis heranreicht. Nach Hochnähen der Dura wird diese mit einem medial gestielten Türflügellappen eröffnet, wobei die Äste der A. meningea mit Clips versorgt werden. Die eigentliche Lappenresektion erfolgt in derselben Weise wie bei Epilepsie (s. S. 680).

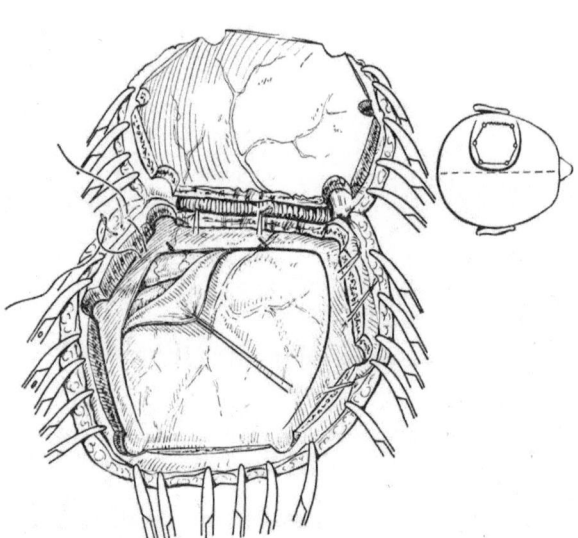

Abb. 131. Osteoplastische, parietale Trepanation mit temporal gestieltem Haut- und Periostknochenlappen. Nach Hochnähen der Dura wird diese mit einem medial gestielten Türflügellappen eröffnet; Versorgung der Duragefäße mit Clips (typ. Zugang zur mittleren Schädelgrube)

c) Occipitallappenresektion. Freilegung mit occipitalem Weichteillappen und seitlich gestieltem Periostknochenlappen. Auf der rechten Seite erfolgt die Absetzung im Bereiche des parietalen Rindengebietes, links wird man nicht über die Parieto-occipitalfurche nach vorn gehen. Nach Festlegen der Schnittlinie und Unterbrechung der Rindengefäße werden die zum Sinus longitudinalis superior ziehenden Brückenvenen versorgt und durchtrennt, danach die Rindengefäße im Medianspalt versorgt. Zuletzt werden die Venen zum Sinus transversus durchtrennt und nach Auslegen des Subduralraums mit Watte erfolgt die Durchtrennung der Rinde mit Diathermie und des Markes mit Spatel. Dabei muß auf die Äste der A. cerebralis posterior geachtet werden, die in der Tiefe mit Silberclips versorgt werden. Auch hier vor Eröffnung des Hinterhorns sorgfältige Blutstillung. Nach Entfernung des Lappens Duranaht, Zurücklegen des Knochendeckels, der mit 2 oder 3 Supramid- oder Perlonnähten und Periostnähten befestigt wird. Schichtweiser Weichteilverschluß.

d) Kleinhirnfreilegung. Im Gegensatz zu den osteoplastischen Trepanationen am Großhirn, wird im Bereiche der hinteren Schädelgrube im allgemeinen osteoklastisch trepaniert. Bei einem in der Mittellinie gelegenen Tumor (Wurmbereich, 4. Ventrikel) hat sich die Freilegung von einem Medianschnitt (*Naffziger*) bewährt (s. Abb. 132), da dieses Vorgehen sehr blutsparend ist. Hautschnitt etwas oberhalb der Protuberantia occipitalis beginnend bis zum Dornfortsatz des 2. oder 3. Halswirbels herabreichend. Durchtrennung der Nackenmuskulatur im Septum nuchae, Abschieben der Muskulatur von der Hinterhauptschuppe und dem hinteren Atlasbogen, wobei der Ansatz der Nackenmuskulatur an der Occipitalschuppe erhalten bleibt. Der hintere Teil des Atlasbogens (vgl. auch Abb. 119) wird reseziert (meist sind die Kleinhirntonsillen beim Hirndruck bis unter den Atlasbogen heruntergetreten!); von einem oder zwei Bohrlöchern in der Occipitalschuppe wird diese mit *Luer*scher Knochenzange einschließlich des Hinterrandes des Foramen occipitale magnum entfernt. Die Dura wird y-förmig eröffnet.

Zur beiderseitigen, weit nach lateral reichenden Freilegung wird ein Bogenschnitt von einer Mastoidspitze zur anderen gelegt, dessen oberer Rand etwas unter der Protuberantia verläuft. Der Hautlappen wird nach unten präpariert bis die Muskelansätze freiliegen. Die Muskelansätze werden mit Diathermie so abgetrennt, daß ein Streifen am Knochen für eine spätere sichere Naht zurückbleibt. Der ganze Muskelweichteillappen wird nach unten abpräpariert und dann mit Atlasbogen- und Occipitalschuppenresektion in gleicher Weise wie oben verfahren.

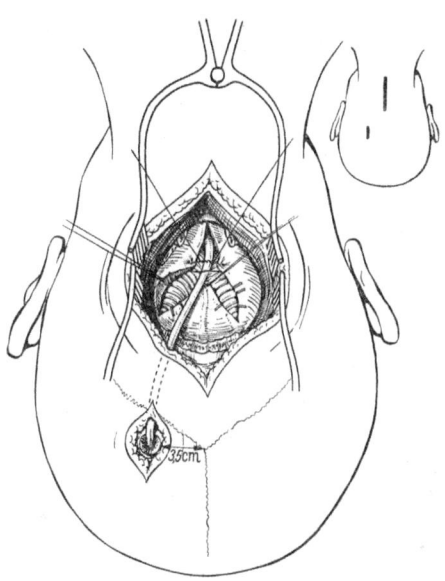

Abb. 132. Kleine Trepanation zur Eröffnung der hinteren Schädelgrube von einem Mittelschnitt aus; dargestellt an einer Ventriculocisternostomie nach *Torkildsen* (vgl. auch Abb. 119!)

VII. Hypophysenoperationen zur Behandlung geschlechtsgebundener Carcinome

Wesen: Die günstige Wirkung der Hormonbehandlung dieser, auch metastasierender Carcinome wird auf eine Bremswirkung auf die Hypophysenvorderlappenhormonproduktion aufgefaßt. Da die Hormonbehandlung in ihrer Dauerwirkung nur begrenzt ist, zumal der Blockierung der Hypophysenvorderlappenfunktion nach Absetzen der Hormonmedikation ein Stadium erhöhter Hypophysenfunktion zu folgen pflegt, wurde bei derartigen, insbesondere metastasierenden Carcinomen eine Hypophysektomie empfohlen.

Technik: Nach *Olivecrona* und *Tönnis* ist nur die radikale Entfernung der Hypophyse erfolgversprechend. Vorgehen wie bei Hypophysentumor. *K. H. Bauer, Klar* u.a. empfehlen eine transfrontale oder transethmoidale Punktion der Hypophysengrube mit Elektrokoagulation bzw. Implantation radioaktiver Substanzen. *Riechert* und *Mundinger* haben in letzter Zeit erneut das „stereotaktische" Operationsverfahren mittels eines Zielgerätes empfohlen und dabei ebenfalls Radioisotopen (Radio Phosphor [P^{32}] oder Radio-Gold-Graphit) eingelegt.

Die stereotaktischen Eingriffe haben den Vorteil der geringen Belastung des Patienten und damit der geringen Operationsletalität, was bei den oft so gefährdeten Carcinomträgern von Bedeutung ist.

G. Gesichtsschmerzen (Hirnnerven-Neuralgien)

Wesen: Schmerzen, die im Bereiche des Gesichtes und Kopfes in Form einer „essentiellen Neuralgie" der sensiblen Hirnnerven, vor allem des N. trigeminus auftreten, oder andererseits durch entzündliche Prozesse (besonders im Bereiche der Nasen-Nebenhöhlen) Tumoren usw. in Form „symptomatischer Neuralgien" verursacht werden.

1. Essentielle Trigeminusneuralgie

Symptome: Paroxysmal, blitzartig auftretender Schmerz, der von völlig schmerzfreien Intervallen unterbrochen ist („Névralgie épileptiforme spasmodique" *Trousseau*). Frequenz und Dauer der Schmerzanfälle variieren erheblich, ebenso wie die schmerzfreien Intervalle. – Neben dem typischen anfallsartigen Auftreten finden sich häufig auch Anfallsepisoden von Wochen oder Monaten mit schmerzfreien Phasen von ebenfalls Wochen, Monaten oder Jahren. Unter Umständen treten nur einige Anfallsserien (Episoden) im Leben auf. Niemals besteht ein konstanter Schmerz.

Die Schmerzen sind stets auf das Gebiet des Trigeminus bzw. eines oder mehrerer seiner Äste lokalisiert, daher stets streng einseitig, in seltenen Fällen doppelseitig, nie die Mittellinie überschreitend. Häufig im 2. oder 3. Ast, selten im 1. Ast. Der Schmerz wird oberflächlich in der Haut, in der Tiefe der Wange oder in der Stirn bzw. in der Zunge angegeben.

Der Schmerzanfall wird oft durch Sprechen, Zähneputzen, Rasieren, Essen, Luftzug usw. provoziert. Häufig findet sich eine scharf umschriebene Stelle im Bereich des Gesichtes, oft neben dem Nasenflügel, Mundwinkel, Wangenschleimhaut usw., deren geringste Berührung einen Schmerzanfall auslöst („*Triggerzone*", wie Schußauslösung durch geringste Berührung des „gestochenen" Gewehrhahns!). Die ausgelösten Schmerzen sind nicht auf die „Triggerzone" beschränkt. Oft ist das Auftreten der Anfälle auch von den Tageszeiten abhängig.

Der Schmerzanfall ist meist von motorischen Erscheinungen im Bereiche des N. facialis (Verzerren des Gesichtes usw.) begleitet („*Tic douloureux*").

Häufig sind die Schmerzanfälle von vasomotorischen und sekretorischen Erscheinungen begleitet (Rötung der Gesichtshaut, Konjunktivalinjektion, Tränen- und Speichelfluß, Gesichtsödem usw.).

Der neurologische Befund ist stets negativ!

Ätiologie: Unbekannt! Auch der Ort der Störung ist unbekannt, wahrscheinlich können jedoch verschiedene Faktoren an dem Krankheitsbild mitwirken. Nach *Rowbotham* können die Nervenendigungen in fibröses Gewebe eingebettet sein, so daß sie durch die geringste Gesichtsbewegung gezerrt werden, was eine schmerzhafte Reizwirkung zur Folge hat. Nach *Sunder-Plassmann* ist die Ursache mechanisch bedingt und kann peripherer oder zentraler Herkunft sein, in Form einer Vasoneurose oder vegetativen Neurose. Nach *Pilcher* besteht ein Reizzustand des Nerven, der nach mehr oder minder langer Zeit von der Peripherie her auf die Zentralpartie fortschreitet. *Schaltenbrand* nimmt eine Durchblutungsstörung des Ganglion Gasseri bei Arteriosklerose an. Nach *Dandy* ist der Ort der Störung immer in der sensiblen Wurzel und nicht im Ganglion Gasseri oder in den peripheren Zweigen zu suchen. Nach *De Seze* und *Vermeil, Cossa* u.v.a. ist die essentielle Trigeminusneuralgie als eine schmerzhafte Hypersensibilität des bulbären Trigeminuskernes aufzufassen, wodurch ein geringer peripherer Reiz einen schmerzhaften Anfall auslöst. Nach *Olivecrona, Taarnhöj* u.a. handelt es sich um einen mechanischen Reiz an der Trigeminuswurzel, an ihrem Übertritt über die Felsenbeinkante. Nach *Lewey* ist die Ursache ein Spasmus und zunehmende Fibrose bzw. Sklerose der Hirngefäße mit Thalamussyndrom. *Frazier* sieht die Ursache in einer Störung des sensiblen thalamocorticalen Systems. Nach *Uchtomsky* entsteht durch zufällige periphere Reizursachen ein dominanter kortikaler Exzitationsherd, wodurch auch nach Aufhören der den Schmerz ursprünglich bewirkenden Impulse, dieser weiter bestehen bleibt.

Zahlreiche weitere Theorien könnten angeführt werden.

2. Symptomatische Trigeminusneuralgie

Symptome: Die Schmerzen sind andauernd, wenn sie auch gelegentlich, u.U. sogar anfallsartig gesteigert auftreten können. Niemals schmerzfreies Intervall! Niemals blitzartiges Auftreten! Keine Provozierbarkeit der Schmerzen im Sinne der Triggerzone! Häufig pathologischer neurologischer Befund (Sensibilitätsstörungen, Geschmacksstörungen, Zungen- oder Kaumuskelatrophie usw.). Kombination mit essentieller Form möglich!

Ursache: Meist krankhafte Veränderungen (Entzündungen, Tumoren usw.) im Bereiche des Gesichtes, der Nase, der Nasennebenhöhlen, des Rachens, der Mundhöhle, der Zähne, der Kiefer usw.

3. Glossopharyngicusneuralgie

Symptome: Anfälle von ähnlich paroxysmalem Charakter, wie bei essentieller Trigeminusneuralgie, jedoch nicht im Trigeminusgebiet lokalisiert, sondern in den Rachen und in die Tiefe des Ohres ausstrahlend. Häufig „Triggerzone" in der Tonsillengegend und Auslösung der Schmerzen beim Schlucken. Lokalanästhesie der Triggerzone führt zu Anfallsfreiheit von 4–5 Stunden.

Ätiologie: Auch hier essentielle Form ohne bekannte Ätiologie, daneben symptomatische, sekundäre Form bei tonsillären und pharyngealen Tumoren, Aneurysmen der A. carotis, Tumoren des Brückenwinkels, Arachnitis besonders im Bereiche der hinteren Schädelgrube (*Tönnis* und *Kreischel*), Encephalitis, Lues, Herpes zoster usw.

4. Neuralgie des Ganglion pterygopalatinum
(*Sluder*-Neuralgie)

Symptome: Kann leicht mit Trigeminusneuralgie des 2. Astes verwechselt werden! Der Schmerz ist jedoch nicht anfallsweise, häufig von brennendem Charakter und oft nachts auftretend. *Lokalisation:* Nasenwurzel, Naseninneres, Gaumensegel, Augenhöhle, ausstrahlend in obere Zähne, Oberkiefer, Ohr und Mastoidgegend. Häufig Druckschmerzhaftigkeit 5 cm hinter dem Mastoid. Oft Ausstrahlung in Nacken und Schulter, sogar bis in die Hand. Charakteristisch auch anfallsartiger Nießreiz und plötzlich auftretender „Schnupfen", Rötung der Augenbindehaut und Nasenschleimhaut, Tränenfluß, ausnahmsweise Geschmacksstörung in der vorderen Zungenpartie. Abklingen der Schmerzen bei Kokainisierung der Nasenschleimhaut!

Ätiologie: Häufig entzündliche Affektionen der Keilbeinhöhlen, Siebbeinhöhlen oder Oberkieferhöhle.

5. Faciale Sympathalgien

Symptome: Tief lokalisierte, anhaltende, dumpfe, bohrende Gesichts- und Kopfschmerzen, oft auch von brennendem Charakter im Sinne einer *Gesichtskausalgie*, nicht selten vom Auge ausgehend, mit Tränenfluß, konjunktivaler Injektion, paroxysmaler Rötung und Schwellung bestimmter Gesichtspartien, besonders um die Augen und Temporalarterien. Oft abhängig von Wetterwechsel, Menstruation, sowie psychischen Ursachen. Häufig ist auch die Schulter mit in den Schmerzbezirk einbezogen.

Ätiologie: Nach *Kulenkamff* vasomotorische Neurose mit Reizzuständen im Bereiche des Ganglion pterygopalatinum, des Ganglion oticum oder Plexus caroticus.

6. Neuralgie des Ganglion geniculi
(*Hunt*sche Neuralgie)

Symptome: Heftiger, tiefer Ohrschmerz, nach hinten und in das Gesicht ausstrahlend, gelegentlich vom Charakter des Tic douloureux. Meist strahlen die Schmerzen auch in den Nacken und in die Schulter aus. Das Gesicht ist druckempfindlich; häufig findet sich Herpes zoster oticus im Bereiche des Trommelfells und des Meatus acusticus externus. Eine Triggerzone besteht nicht. Gelegentlich Geschmacksstörung im vorderen zwei Drittel der Zunge.

Ätiologie: Meistens Zoster oticus.

7. Syndrom des Ganglion ciliare
(*Charlin*sche Neuralgie)

Symptome: Heftige Schmerzen im Augenwinkel, die auf der gleichen Seite in den Nasenrücken ausstrahlen, verbunden mit pericornealer Bindehauthyperämie, schwerer Konjunktivitis, Iritis, evtl. Keratitis und Herpes bzw. Ulcus corneae, häufig Druckempfindlichkeit des Augapfels. Die Nasenschleimhaut ist meist angeschwollen, überempfindlich und zeigt Hypersekretion. (Einmal herrschen mehr die Nasen-, ein anderes Mal mehr die Augensymptome vor!) Die Schmerzen und die Augensymptome sind nicht durch lokale Augenbehandlung, jedoch gut durch Kokainisierung der Nasenschleimhaut zu beeinflussen!

Ätiologie: Möglicherweise Virusinfektion des Ganglion ciliare.

8. Gesichtskausalgie
(*Weir-Mitchell*sches Syndrom)

Symptome: Brennender Schmerz, der meist nicht auf einzelne Trigeminusäste beschränkt ist und gelegentlich paroxysmalen Charakter annehmen kann und deshalb mit Tic douloureux zu verwechseln ist. Bezeichnend ist Unverträglichkeit von Wärme, während kühle Feuchtigkeit (feuchte Umschläge!) schmerzbefreiend wirken! Auslösbarkeit der Schmerzen durch Geräusche, Berührung der Bettdecke, Lichtreize a.a.m., ohne Triggerzone!

Ätiologie: Kann nach jeder offenen oder gedeckten Verletzung des N. trigeminus zustande kommen. Daher meist auch objektive Sensibilitätsstörungen, was differentialdiagnostisch gegen Trigeminusneuralgie wichtig ist.

9. Trigeminusneuritis

Schmerzen meist einer Gesichtsseite, gelegentlich auch doppelseitig, oft plötzlich entstehend, jedoch nicht von paroxysmalem Charakter, sondern gleichmäßig länger anhaltend. Stets Sensibilitätsstörungen, oft fleckförmig. In der Anamnese meist Erkältung (Fahrt im offenen Auto usw.).

Ätiologie: Siehe Neuritis (S. 320).

10. Psychalgien
(Alajouanine und Thurel)

Psychogene Gesichtsschmerzen ohne organische Ursache.

Symptome: Meist beide Gesichtshälften, oft schwer zu beschreibender Schmerzcharakter, keine ausgesprochenen Paroxysmen und kein Tic douloureux. Keine pathologischen Ausfälle.

H. Therapie der Gesichtsschmerzen (speziell Operationsverfahren)

Eine kausale Therapie ist nur bei einzelnen Formen symptomatischer Neuralgie möglich, bei denen die Ursache des Leidens (Tumoren, Entzündungen usw.) festgestellt werden können. Für die übrigen Formen, insbesondere die essentielle Trigeminusneuralgie, haben sich verschiedene therapeutische Maßnahmen als zweckmäßig erwiesen. Vorbedingung ist jedoch stets eine eingehende Differenzierung und Diagnostizierung des Krankheitsbildes, da sonst erhebliche therapeutische Mißerfolge häufig sind (*Scheller*).

I. Essentielle Trigeminusneuralgie:

a) Konservative Behandlung. Sollte stets zunächst versucht werden, da u.U. sich die zu behandelnde Anfallsepisode nicht oder nur selten wiederholt und durch konservative Maßnahmen beherrscht werden kann, während alle operativen Maßnahmen gleichzeitig zu Ausfallserscheinungen führen!

Das Mittel der Wahl ist heute Diphenylhydantoin (Zentropil-Nordmark), das von *Bergouignan* und *D'Aulnay* erstmalig angewandt wurde. Das Medikament wird in Form einer Kur verabreicht (*Jensen*), wobei in den ersten 1—2 Wochen täglich 0,6 g (3 × 2 Tabletten Zentropil) verabreicht werden. Von Wichtigkeit ist, daß diese Dosis im Laufe der folgenden Wochen nur sehr langsam reduziert wird, so daß etwa für 3—6 Tage 5 Tabletten, für weitere 3—6 Tage 4 Tabletten usw. verabreicht werden. Dabei soll versucht werden, eine Dosierung zu ermitteln, die gerade Schmerzfreiheit ohne Nebenerscheinungen erzielt. Diese Dosierung kann bedenkenlos mehrere Wochen oder Monate, bis zum Abklingen der Anfallsepisode verabreicht werden. (Als Nebenerscheinungen können Schwindelgefühl, Ataxie, Doppeltsehen auftreten.)

In den meisten Fällen kann damit die Anfallsserie kupiert werden. Bei mehrfach wiederholter Anwendung findet sich gelegentlich eine verminderte Wirksamkeit, wobei das Medikament mit Analgetica (keinen Morphinpräparaten!) kombiniert werden kann. Günstig wirkt auch eine Kombination mit Ganglienblockern (Megaphen, Atosil usw.).

Causat, Dromoran, Polamidon, Cliradon, Äquiton, Optalidon, Quadronal, Prigenta u.a. können versucht werden.

Dauerschlafbehandlung, Insulinkur, Umstimmungsbehandlung usw. führen besonders bei chronischen Fällen bzw. postoperativen Recidiven noch gelegentlich zu Erfolgen.

b) Operative Behandlung. Es soll stets versucht werden, mit dem geringsten Eingriff auszukommen!

1. Anästhesie der Triggerzone: Bei einem scharf umschriebenen, schmerzauslösenden Gebiet kann dieses mit ½%iger Novocainlösung oder mit 1–2 cm³ „Impletol" (äquimolekularer Wirkstoffkomplex aus Procain und Coffein der Fa. Bayer) anästhesiert werden. Führt häufig zu stunden- bis tagelanger Schmerzfreiheit.

2. Anästhesie der Nervenaustrittspunkte. Besonders bei umschriebener Neuralgie des 1. Astes, mit halbprozentiger Novocainlösung oder Impletol am supraorbitalen Nervenaustrittspunkt.

3. Bei guter Wirkung einer solchen Anästhesie kann später der Nerv durch 0,3 bis 0,6 cm³ 80%igen Alkohol verödet werden.

4. In einzelnen Fällen wird Neurexhairese ebenfalls im Bereiche des 1. Trigeminusastes empfohlen. *K. H. Römer* führt gleichzeitig eine Plexiglasverbolzung des Knochenkanals durch.

5. Alkoholinjektion in das Ganglion Gasseri nach *Härtel* (s. Abb. 133): An der äußeren Haut werden 2 Punkte markiert: 1. in Höhe der Mundspalte 3 cm lateral des Mund-

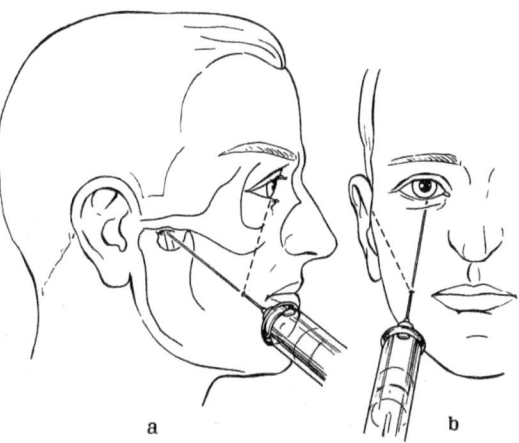

Abb. 133. Punktion des Ganglon Gasseri durch das Foramen ovale nach *Härtel* (vgl. Text!)

winkels, 2. am vorderen Rand des tastbaren Kiefergelenkes. Nach Lokalanästhesie der ersten Markierung wird eine 12 cm lange, 0,8 mm dicke Kanüle an dem 1. Markierungspunkt in sagittaler Richtung auf den 2. Markierungspunkt (s. Abb. 133a) und in frontaler Richtung auf den Innenrand der Pupille (s. Abb. 133 b) des genau geradeaus blickenden Patienten eingestochen. Mit einem in den Mund eingeführten Finger kann das Durchstechen der Wangenschleimhaut vermieden werden (Infektionsgefahr!). Während des Vorschiebens der Kanüle werden kleine Mengen 1%iger Novocainlösung gespritzt. In etwa 6–7 cm Tiefe erreicht man die Schädelbasis und muß vorsichtig tastend mit der Nadelspitze das Foramen ovale suchen. Hat man es erreicht, so gibt der Patient einen ausstrahlenden Schmerz im Bereiche des 3. Astes an. Wird die Nadel nunmehr vom Rand des Foramens 1–2 cm tief vorgeschoben, so liegt die Nadelspitze im Ganglion. Dabei wird häufig Liquor aus der Trigeminuszisterne (*Ferner*) aspiriert.

Röttgen empfiehlt, nach Liquoraspiration wenige Tropfen einer 2%igen Novocainlösung zu injizieren. Tritt dann nur eine Lähmung des Trigeminus ohne Nebenerscheinung ein, so werden 2–3/10 cm³ Alkohol (80%ig) Tropfen für Tropfen gespritzt, bis die endgültige Verödung der frei in der Trigeminuszisterne flottierenden Wurzelfäden eingetreten ist. Hierbei muß selbstverständlich sehr genau auf Nebenerscheinungen, insbesondere Augenmuskellähmungen bzw. Störungen der übrigen Hirnnerven geachtet werden. Treten derartige Erscheinungen auf, muß die Injektion sofort unterbrochen und die Kanüle zurückgezogen werden.

Zweckmäßig ist in jedem Fall vor der Injektion eine Röntgenkontrolle der Nadellage. Die *Gefahr* der Alkoholinjektion in das Ganglion ist eine Keratitis, die jedoch bei Injektion sehr geringer Alkoholmengen (bis 0,5 cm³) relativ selten auftritt. Die Alkoholinjektion führt bei guter Technik meist zu einer Schmerzfreiheit von Monaten bis zu mehreren Jahren. Sie ist besonders bei alten Menschen indiziert, denen ein größerer Eingriff nicht zuzumuten ist. Bei auftretendem Recidiv kann sie ohne Bedenken wiederholt werden.

6. Elektrokoagulation des Ganglions nach *Kirschner:* Entsprechendes Verfahren wie Alkoholinjektion nach *Härtel*, wobei eine besondere Sonde mittels eines Zielapparates

(Philippides) durch das Foramen ovale in das Ganglion eingeführt und das Ganglion durch Elektrokoagulation verödet wird.

7. Retroganglionäre Wurzeldurchschneidung nach *Spiller-Frazier* (s. Abb. 134): Der Patient kann in Seitenlage oder im Sitzen operiert werden, in Lokalanästhesie oder Allgemeinbetäubung. 8 cm langer Längsschnitt, senkrecht auf das Jochbein zu. Fascie und Schläfenmuskel werden ebenfalls längs gespalten und nach Abschieben des Periostes mit Haken bzw. einem Sperrer auseinander gehalten. Nach Anlegen eines Bohrloches wird eine Knochenlücke von 5 cm Durchmesser geschaffen, die nach unten bis an die Schädelbasis reicht; nunmehr wird die Dura von der Schädelbasis abgeschoben und die A. meningea media am Foramen spinae aufgesucht und unterbrochen, wobei das Foramen mit Wachs

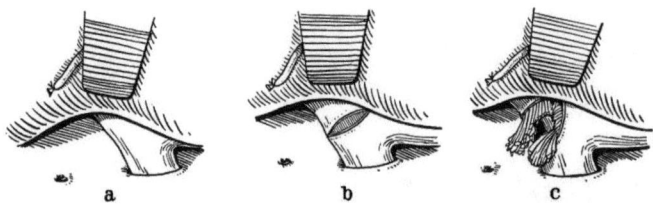

Abb. 134a–c. Retroganglionäre Wurzeldurchtrennung nach *Spiller–Frazier* bei Trigeminusneuralgie: a) Extranurale Freilegung des Foramen ovale mit dem 3. Ast des N. trigeminus nach Unterbrechung der A. meningica med. am Foramen spinae. b) Darstellung des Ganglion Gasseri und Spaltung des Cavum Meckeli. c) Durchtrennung der sensiblen Wurzeln unter Schonung der motorischen Wurzeln

verschlossen werden kann. Weiter medial gelangt man auf das Foramen ovale mit dem 3. Ast und weiter vorn auf das Foramen rotundum mit dem 2. Ast. Vom 3. Ast ausgehend wird die temporale Dura von der Duraduplikatur des Ganglions nach dorsal und oben abgelöst. Kommt dabei der N. petrosus superficialis zu Gesicht, so muß dieser von der Dura abgetrennt werden. Das Durablatt des Ganglions wird incidiert und die Wurzel dorsal des Ganglions freigelegt. Die Wurzelfäden werden mit einem Schielhaken hervorgezogen, wobei man in der Tiefe den kompakteren, weißen Strang der motorischen Wurzel, der nicht in das Ganglion mündet, sieht und sorgfältig schont. Die vorgezogenen, sensiblen Wurzelfasern werden in Bündeln durchschnitten. Nach sorgfältiger Blutstillung wird die Wunde in üblicher Weise verschlossen.

8. Dekompression der Trigeminuswurzel nach *Taarnhöj*: Das Ganglion Gasseri wird in entsprechender Weise, wie bei der *Spiller-Frazier*schen Operation, jedoch intradural freigelegt. Nach Spaltung der Dura über dem Ganglion wird die Dura entlang der Wurzeln bis zum Felsenbeindach weiter eröffnet, wobei der Sinus petrosus superior zuvor beiderseits geclipt wird. Die Duraspaltung erfolgt über die Felsenbeinpyramidenkante bis wenige Millimeter in das Tentorium hinein. Die Wurzel wird nicht durchtrennt. In ähnlicher Weise wird die „Gangliolyse" nach *Stender* durchgeführt.

9. Wurzeldurchschneidung von der hinteren Schädelgrube nach *Dandy*:
Nach paramedianem Hautschnitt (*Röttgen*) hinter dem Ohr nahe dem Mastoid wird unterhalb des Sinus transversus eine etwa fünfmarkstückgroße Trepanationslücke geschaffen. Nach lappenförmiger Eröffnung der Dura wird das Kleinhirn nach medial gedrängt, der N. statoacusticus dargestellt und nach Eröffnung der Cisterna pontis der N. trigeminus freigelegt. Er ist leicht an seinem Durchtritt durch das Tentorium erkennbar (vgl. Abb. 108). Die weiter hinter liegende sensible Wurzel ist von der weiter vorn liegenden motorischen Wurzel zu unterscheiden. Die sensible Wurzel wird mit einem stumpfen Häkchen hochgehoben und von hinten lateral zur Hälfte bis zwei Drittel durchschnitten.

10. Tractotomie nach *Sjöqvist*: Nach Freilegung der hinteren Schädelgrube und Resektion des hinteren Atlasbogens wird unter Hochhebung der Kleinhirntonsille der Tractus nervi trigemini dorsal der Olive, kaudal vom Ventrikel, ventral des *Burdach*schen Stranges, oberhalb der obersten Accessoriuswurzel in 3 mm Tiefe und Breite durchschnitten (vgl. Abb. 111).

Die *Sjöqvist*sche Operation ist der größte Eingriff und birgt die Gefahr der Nebenverletzung in der Medulla oblongata in sich (gleichseitige Gliedataxie, Gleichgewichtsstörungen, Tonusstörungen usw.). Sie eignet sich am besten für Neuralgien des 1. Astes, während Neuralgien im 3. Ast nicht immer beseitigt werden.

Die heute üblichen Methoden sind die Operationen nach *Spiller-Frazier*, nach *Taarnhöj*, nach *Stender* und nach *Dandy*, wobei bei der *Spiller-Frazier*schen Methode im Gegensatz zu den 3 anderen die Gefahr einer Keratitis besteht. Kann man einem der Patienten einen der genannten Eingriffe nicht zumuten oder lehnt er ihn ab, kommen die übrigen Methoden (Alkoholinjektion, Elektrokoagulation usw.) zur Anwendung, wenn die konservative Behandlung versagt.

II. Bei der *symptomatischen Trigeminusneuralgie* muß stets nach der Ursache gesucht und diese beseitigt werden. Im übrigen möglichst konservative Therapie, wobei die Behandlung mit Diphenylhydantoinen (Zentropil) meist erfolglos ist.

III. *Glossopharyngicusneuralgie* sollte konservativ, wie die Trigeminusneuralgie behandelt werden. Die Novocainanästhesie der Triggerzone schaltet die Auslösbarkeit des Anfalls für mehrere Stunden aus. Eine Alkoholinjektion in die Triggerzone kann u.U. eine längere Beschwerdefreiheit (bis zu einem Jahr) zur Folge haben. Operativ kann der Nerv von der hinteren Schädelgrube aus nach einem entsprechenden Zugang wie bei der *Dandy*schen Operation durchschnitten werden. Der Nerv wird am Foramen jugulare aufgesucht und durchtrennt.

IV. und V. Bei der *Sluderschen Neuralgie* und der *Sympathalgie* sollen zunächst Einpinselungen der Nasenschleimhaut hinter der mittleren Muschel mit Kokain versucht werden. Außerdem Stellatum-Anästhesie, cervicale Grenzstranganästhesie, bei gutem Ergebnis evtl. cervicale Grenzstrangresektion.

VI. *Huntsche Neuralgie*. Möglichst konservative Therapie, besonders bei Zoster oticus. In sehr hartnäckigen Fällen kommt eine Resektion des N. petrosus superficialis (*Gardner*) oder die Resektion des N. intermedius von der hinteren Schädelgrube aus in Frage.

VII. *Charlinsche Neuralgie*. Stets konservative Therapie mit Cocainpinselungen der Nasenschleimhaut.

VIII. Bei *Gesichtskausalgie* können Eingriffe am Halssympathicus versucht werden.

IX. Die Behandlung der *Trigeminusneuritis* ist eine rein konservative, antineuritische Behandlung.

X. Bei *Psychalgien* stets große Zurückhaltung mit Medikamenten, niemals operative Behandlung.

Da die Gesichtsschmerzen in der überwiegenden Mehrzahl bei älteren und alten Menschen vorkommen, spielen häufig Gefäß- und Kreislaufkrankheiten eine große Rolle, insbesondere bei gleichzeitig bestehender Arteriosklerosis cerebri bewährt sich daher eine Allgemeinbehandlung oft ganz ausgezeichnet.

J. Neurochirurgische Eingriffe am Gehirn bei psychischen oder motorischen Störungen und bei unstillbaren Schmerzen

Wesen: Es handelt sich um chirurgische Eingriffe, die sich nicht gegen pathologisch-anatomische Veränderungen richten, sondern die durch Zerstörung von mehr oder weniger umschriebenen Hirngebieten eine günstige Beeinflussung der Krankheitssymptome bzw. der Persönlichkeit des Kranken zum Ziel haben. Es wird somit stets mit dem Eingriff ein zusätzlicher Defekt gesetzt, wobei angestrebt wird, jeweils das Hirngebiet zu zerstören, dessen Funktion in der Symptomatologie des Krankheitsbildes als überwertig erkannt wurde. Es ist in der Praxis jedoch nicht möglich, durch Eingriffe am Nervensystem einzelne Symptome auszuschalten, sondern meist nur sehr komplizierte Symptomenkomplexe bzw. eine, die gesamte Symptomatik integrierende Hirnfunktion. Damit setzen diese Operationen neben einer genauen Kenntnis der Physiologie und Pathologie des Gehirns eine sehr sorgfältige Abwägung der durch den Eingriff zu erwartenden Veränderungen gegen die Schwere der zu beseitigenden Symptome voraus.

I. Eingriffe am Stirnhirn (psychochirurgische Operationen im engeren Sinne)

1. Technik

Nach der Standardmethode von *E. Moniz* sollen bei der „Leukotomie" sämtliche frontothalamischen Bahnverbindungen des Stirnhirnmarks in der Kranznahtebene durchtrennt werden. Dabei kann der Eingriff ein- oder doppelseitig durchgeführt werden.

a) Leukotomie nach Freeman und Watts. Markierung der Kranznaht, die etwa 13 cm oberhalb der Glabella die Sagittalnaht schneidet. Anlegen von Bohrlöchern jederseits 3 cm hinter dem lateralen Orbitarand und 6 cm oberhalb des Jochbogens. Nach Eröffnung der Dura und Koagulation vorliegender Rindengefäße wird zunächst mit einer stumpfen

Hirnkanüle das Vorderhorn des Seitenventrikels punktiert, um dessen Lage zu bestimmen. Danach wird vor dem Vorderhorn medianwärts auf die Falx punktiert, die etwa in 5 bis 6 cm Tiefe erreicht wird. Die Entfernung der Falx von der Hirnoberfläche wird mit der Kanüle gemessen. In derselben frontalen Ebene wird dann zum Boden der vorderen Schädelgrube vorgegangen und die Entfernung ebenfalls festgestellt. Danach wird die Durchtrennung mittels Schwenkung der Kanüle in der Frontalebene, und zwar in der Ebene der angezeichneten Kranznahtlinie durchgeführt, wobei die Kanüle soweit zurückgezogen werden muß, daß sowohl die mediane als auch die basale Rinde erhalten bleiben (in Richtung Falx und in Richtung des Bodens der vorderen Schädelgrube jeweils $\sim 1{,}0$ cm weniger als die gemessenen Entfernungen!). Eine Verletzung der Rindengefäße, insbesondere der A. cerebralis media, muß unter allen Umständen vermieden werden. Es soll bei diesem Eingriff nicht zu einer Blutung kommen. Die Wunde wird in üblicher Weise verschlossen und der Patient muß in den folgenden Stunden und Tagen sehr genau beobachtet werden, damit eine eventuelle Nachblutung sofort erkannt und versorgt werden kann!

b) **Leukotomie nach Poppen.** Trepanation von $2\frac{1}{2}$–3 cm Durchmesser unmittelbar vor der Kranznaht und 3 cm neben der Sagittalebene. Nach Eröffnung der Dura wird die Rinde koaguliert und abgesaugt. Die Durchtrennung der weißen Substanz wird mit Spateln und Sauger etwa in einer Ebene, die dem kleinen Keilbeinflügel entspricht, durchgeführt. Dabei können alle kleinen Blutungen koaguliert werden. Das Ausmaß der Durchtrennung kann variiert werden, wobei es meistens besonders auf die basomedialen Gebiete ankommt.

c) **Selektive Leukotomie** *nach Mc Kissock*. Bohrlöcher 2 cm neben der Sagittallinie kurz vor der Kranznaht. Nach Eröffnung der Dura Einführen von Hirnkanülen auf die Grenze zwischen vorderem und mittlerem Drittel des Orbitaldachs. Wenn dieses erreicht ist, wird die Kanüle 1 cm zurückgezogen und mittels der Kanüle die weiße Substanz in einer Frontalebene von 2 cm Breite durchtrennt. Damit sollen im wesentlichen die Felder 9 und 10 (nach *Brodmann*, vgl. Abb. 110) ausgeschaltet werden.

d) **Topektomie** (*Pool* und *Le Beau*). Nach bifrontaler osteoplastischer Trepanation werden die Rindenfelder 9 und 10, evtl. auch 46 (nach *Brodmann*) entfernt. Das Gebiet wird erreicht, wenn man eine Fläche reseziert, die etwa 2–$2\frac{1}{2}$ cm vor der Kranznaht in der Mittellinie beginnt, 5,5 cm nach vorn reicht, $3\frac{1}{2}$ cm breit und 2 cm dick ist. – Die Methode ist eingreifend und belastend. – Zur Vermeidung einer postoperativen Epilepsie durch die sich bildenden umfangreichen Verwachsungen mit der Dura hat *Scoville* empfohlen, die entsprechenden Rindengebiete lediglich zu unterschneiden, wobei die weichen Häute weitgehend intakt bleiben.

e) **Zingulektomie** nach *Cairns*. Nach rechts-frontaler, kleiner osteoplastischer Trepanation nahe der Mittellinie, Eröffnung der Dura mit medial gestieltem Türflügellappen. Im Bereiche des Medianspaltes wird bis auf den vorderen Teil des Balkens heruntergegangen, dieser und beide Aa. cerebrales ant. dargestellt. Meist müssen dabei Brückenvenen unterbrochen werden, wobei man sich, wegen der Gefahr einer späteren Stirnhirnnekrose, auf die unbedingt notwendigen Venen beschränken soll! Nach Incision der weichen Häute wird der vordere Abschnitt des Gyrus cinguli an beiden Hirnhälften in einer Länge von 4 cm vom Balkenknie an nach hinten und von 1 cm Breite und Tiefe entfernt. Gelegentlich muß dabei die Falx etwas eingeschnitten werden. Unter allen Umständen muß die A. cerebralis anterior beiderseits geschont werden.

f) **Pharmakologische Leukotomie** (*Mandel, Bucaille* u.a.): Von einem Bohrloch aus können Novocain, Alkohol usw. in das Stirnhirnmark injiziert und damit die Bahnen unterbrochen werden.

g) **Transorbitale Leukotomie** (*Fiamberti, Freeman*): Unter dem oberen Augenlid wird ein besonderes „Leukotom" durch die Bindehaut und das Dach der Orbita in die vordere Schädelgrube und den Stirnlappen hineingestoßen und durch Schwenken des Instrumentes in der Frontalebene die Bahnen durchtrennt.

2. Folgeerscheinungen

Neben den erwünschten Ausfallserscheinungen treten stets auch Nebenerscheinungen auf, die mit dem Ausmaß und der Art des Engriffs wechseln. Nach bifrontaler Leukotomie fand *Kalinowsky* folgende Veränderungen: Unmittelbar nach der Operation waren die Kranken verwirrt, läppisch, stumpf, inkontinent. Dieses Bild klärte sich nach ein paar Tagen, Wochen oder bei älteren Patienten nach Monaten auf. Als bleibende Veränderungen fanden sich: Beeinträchtigung des abstrakten Denkens, des Planungsvermögens und der schöpferischen Fähigkeiten. Stärker trat eine Affektverflachung hervor, die sich besonders in Gleichgültigkeit gegenüber selbstverständlichen Pflichten und in Mangel an feinerem Empfinden zeigte. Die Patienten sind oftmals sorglos, ziehen das Nichtstun der Arbeit vor und es ist Ihnen gleichgültig, wie sie auf ihre Mitmenschen wirken. Sie sind allzu offen und taktlos. Die Angehörigen beklagen sich oft, daß sie rücksichtslos sind und denen, die sich für sie aufopfern, keine Sympathie entgegenbringen.

An krankhaften Symptomen wurden am stärksten beeinflußt: Angstaffekte, innere Spannungen, Zwangsneurosen, Aggressivität, psychomotorische Erregungszustände und gewisse paranoide Zustände. Außerdem konnten unstillbare Schmerzzustände insofern gebessert werden, als die Schmerzen wohl noch empfunden wurden, aber ihren quälenden Begleitaffekt verloren.

3. Indikationen

Die zum Teil erheblichen Nebenerscheinungen erschweren die Indikationsstellung. Wie weit durch die unterschiedlichen Methoden die Ausfallserscheinungen zu steuern sind, kann noch nicht endgültig beurteilt werden. Es kommen daher bisher für „psychochirurgische Eingriffe" grundsätzlich nur Kranke in Frage, bei denen eine Besserung mit keinem anderen Mittel zu erwarten ist. Damit ist die Indikation bereits erheblich eingeschränkt! Ein Erfolg ist weiterhin bei den Psychosen nicht mehr zu erwarten, wo bereits ein schwerer intellektueller und emotioneller Verfall eingetreten ist. So pflegen auch im Rahmen der Schizophrenie die Hebephrenieformen nicht oder nur wenig auf die operative Behandlung anzusprechen. Bessere Ergebnisse sind bei den Schizophreniefällen zu erwarten, bei denen Angstgefühle, Affekt- und Denkstörungen im Vordergrund stehen. Die besten Ergebnisse wurden offenbar bei Zwangsneurosen, klimakterischen Psychosen mit paranoider und vor allen Dingen mit hypochondrischer Färbung erzielt.

Auch bei den Zuständen unstillbarer Schmerzen sollten die Eingriffe am Stirnhirn stets als Ultimum refugium betrachtet werden und stets erwogen werden, ob nicht eine Chordotomie im Bereiche des Rückenmarks oder der Medulla oblongata oder eine Durchschneidung bestimmter Hirnnerven bzw. Rückenmarkswurzeln ebenfalls zum Ziel führen können. Immerhin können die Schwere und Dauerhaftigkeit der Schmerzen und die damit evtl. verbundene Suizidgefährdung, z.B. bei Karzinomträgern, u.U. auch bei unbeeinflußbaren Schmerzen nach Amputationen, thalamischen Schmerzen oder Kausalgien usw. eine Leukotomie indiziert erscheinen lassen. Meist reicht dabei eine einseitige Leukotomie aus, wobei es nicht wichtig ist, welche Seite für den Eingriff gewählt wird. Besonders günstig soll sich bei Schmerzzuständen die beiderseitige Ausschaltung des medialen unteren Frontalquadranten des Stirnhirnmarks (Methode nach *Poppen*) oder auch die Unterschneidung der lateralen Frontalrinde im Feld 9 und 10 (Methode von *Scoville*) auswirken. Rückfälle sind jedoch nicht selten und können eine Operation der anderen Seite noch notwendig machen.

II. Eingriffe an der Stammganglien und am Thalamus

Wegen der tiefen Lage dieser Hirnteile ist ein direkter operativer Zugang praktisch nicht möglich, da er mit zu großem Risiko und zu umfangreichen Nebenverletzungen verbunden ist. Es wurden hierfür von *Spiegel* und *Wycis* die gezielten oder *stereotaktischen Hirnoperationen* eingeführt. Mit Hilfe eines Zielapparates (in Deutschland ist das Gerät von *Riechert* und *Wolff*, neuerdings auch das von *Schaltenbrand* im Gebrauch), kann jeder bestimmten Punkt im Gehirn mit einer Sonde anpunktiert und durch Koagulation ausgeschaltet werden. *Riechert*, *Haßler* und Mitarbeiter haben bestimmte Methoden entwickelt, die bei der Punktion tiefer Hirnregionen die individuelle Größe der Kerngebiete, deren individuelle Lage, z.B. bei Ventrikelerweiterungen oder infolge allgemeiner Hirnatrophie und außerdem die verzerrte Darstellung des luftgefüllten Ventrikelsystems im Röntgenbild berücksichtigen.

1. Technik

Die im Luftencephalogramm dargestellten Ventrikelkonturen werden in ihrer objektiven Größe bestimmt, indem ein Metallmeßstab mitgeröntgt wird, welcher die Errechnung des Verhältnisses zwischen objektiver Größe und dargestellter „verzerrter" Größe erlaubt. (*Schaltenbrand* benutzt für denselben Zweck eine während der Exposition parallel zum Film bewegte Röntgenröhre, die eine unverzeichnete Darstellung in der Ebene der Röhrenbewegung ergibt, da jeweils nur parallel verlaufende Strahlen den Schädel und Film treffen.) Nunmehr wird der gewünschte Zielpunkt in einem Modellgehirn eingezeichnet und seine Abstände von gut erkennbaren Punkten im Röntgenbild in 3 Ebenen des Raumes bestimmt (z.B.: Sagittal zum Foramen Monroi, frontal zur Mittellinie und vertikal zur Thalamuskontur. Außerdem wird die Länge des Thalamus in der Ventrikelwand des Modells (M) festgestellt und in Beziehung zur Thalamuslänge des Patienten (P) gesetzt (Foramen Monroi – Commissura habenularum), welches Verhältnis (P:M) einen Faktor ergibt, mit dem die Längenmaße des Modellgehirns multipliziert werden müssen, um den Zielpunkt im Patientengehirn festzulegen. Diese Korrektur muß für alle 3 Ebenen erfolgen, wonach die Werte unter Berücksichtigung der Röntgenverzerrung in die Encephalogramme eingetragen werden. Auf Grund des seitlichen und sagittalen Encephalogramms können die Koordinaten des Zielpunktes bestimmt, d.h. ihre Entfernung von dem am Patientenkopf angebrachten „Grundring" des Zielgerätes (welcher bei den Luftencephalogrammen mitgeröntgt wurde!) festgelegt werden. Nach Eliminierung der Röntgenverzerrung wird die Zielnadel des Zielgerätes an einem Phantom auf den Zielpunkt eingestellt und danach der ganze „Zielbügel" des Gerätes mit eingestellter Nadel ohne Veränderung auf den am Patienten befestigten Grundring des Gerätes aufgesetzt. Durch ein Bohrloch kann dann die Zielnadel ohne weitere rechnerische Bestimmungen eingeführt werden.

2. Indikationen

a) „Psychochirurgische Eingriffe" (Unterbrechung der frontothalamischen Bahnen): Da die einzelnen Faserareale im Stirnhirnmark bestimmte Rindengebiete des Stirnhirns mit Abschnitten des Nucleus medialis thalami (*Haßler*) verbinden, führt eine Ausschaltung dieses Kerngebietes im Thalamus zu ähnlichen therapeutischen Effekten, wie die Leukotomie. Zum Unterschied von dieser werden dabei jedoch die zahlreichen Assoziations- und Commissurenbahnen des Stirnhirnmarks sowie die efferenten Bahnen zum Nucleus niger und zur Brücke, die bei der Leukotomie mitzerstört werden, nicht verletzt! Entsprechend sind die psychischen Nebenerscheinungen geringer.

b) Extrapyramidale Bewegungsstörungen (choreatische, athetotische und torsionsdystonische Hyperkinese): Die Impulse für choreatisch-athetotische Hyperkinesen gehen vom Pallidum aus, wenn dieses von dem hemmenden Einfluß des Striatums befreit ist. Der Eingriff setzt deshalb nicht an dem erkrankten Striatum an, sondern am Pallidum, besonders an dessen innerem Glied, welchem die physiologische Kontrolle verlorengegangen ist. – Die Impulse für athetotische und torsions-dystonische Hyperkinesen gehen über das innere Pallidumglied, die oralen Ventralkerne des Thalamus zu den extrapyramidalen Rindenfeldern vorwiegend in der Area 6 nach *Brodmann*. Vom äußeren Pallidumglied entspringen auch direkt absteigende extrapyramidale Bahnen, während vom inneren Pallidumglied keine Impulse zum Hirnstamm hinabgeleitet werden. Als Zielpunkt bei Torsionsdystonien und Athetosen werden daher einmal das innere Pallidumglied und andererseits die oralen Ventralkerne des Thalamus gewählt. Dabei werden besonders die Hyperkinesen an den Extremitäten beeinflußt, weniger jedoch die des Rumpfes (Torticollis und Tortipelvis).

c) Das Parkinson-Syndrom. Sowohl beim postencephalitischen als auch beim akuten Parkinson finden sich Zellausfälle im Nucleus niger. Muskelrigidität und Akinese werden als Folge der Schädigung des Nucleus niger aufgefaßt, während Ruhetremor ohne Rigor und Akinese auch durch gefäßabhängige Ausfälle im Striatum verursacht werden können. Neben der medikamentösen Behandlung sind schon viele operative Verfahren (Rindenexcision der Area 4 und 6 nach *Bucy*, Pyramidotomie nach *Putnam*, Unterbindung der A. chorioidea ant. nach *Cooper* (vgl. S. 706), Exstirpation des Caudatumkopfes sowie des vorderen Schenkels der inneren Kapsel, Unterbrechung der Ansa lenticularis u.a.m.) versucht worden.

Haßler und *Riechert* haben mit stereotaktischen Eingriffen bei halbseitigem Parkinsonismus den hinteren und vorderen Abschnitt der oralen Ventralkerne des Thalamus der Gegenseite ausgeschaltet: Es wurden damit die Neuronensysteme der präzentralen Rindenfelder in ihrem afferenten Schenkel im Thalamus unterbrochen, ohne daß die efferenten Leitungen der präzentralen Rindenfelder zerstört wurden, was eine zusätzliche

Lähmung verursachen würde. Bei dieser Behandlung verschwand der Rigor auf der Gegenseite und der Tremor ließ nach oder sistierte vollkommen.

d) Epilepsie. Bei Schläfenlappenepilepsie mit Dämmerattacken (s. S. 675) werden die elektroencephalographisch nachweisbaren Reizerscheinungen vor allem über das Ammonshorn und seine efferente Bahn im Fornix geleitet. Eine stereotaktische Ausschaltung des Fornix (Fornicotomie) kann zu einer Besserung der Epilepsie führen (*Haßler, Riechert, Umbach*).

III. Sonstige Operationsverfahren, besonders zur Schmerzbekämpfung

Pedunculotomie, Cortektomie, Hemisphärektomie bei extrapyramidalen Bewegungsstörungen (s. „cerebrale Kinderlähmung", S. 637).

Bei *unstillbaren chronischen Schmerzzuständen* kommen außer den schon genannten Methoden (Leukotomie, Thalamotomie) und der Chordotomie des Tractus spinothalamicus im Bereiche des Rückenmarks noch eine Traktotomie der spinothalamischen Bahnen im Bereich der Medulla oblongata, eine Mittelhirntraktotomie und eine Excision sensibler Rindengebiete in Frage. Diese Eingriffe sind der Chordotomie im Rückenmark nur dann vorzuziehen, wenn die Schmerzen im Bereiche der Schultern, des Halses oder des Gesichtes sind. Bei der Mittelhirntraktotomie kommt es gelegentlich postoperativ zu einer Hyperpathie, u. U. sogar zu unerträglichen Dys- und Paraesthesien, während die Traktotomie im Bereiche der Medulla oblongata bei Schmerzzuständen im Gesicht oft nicht hoch genug liegt. Die Excision sensibler Rindenfelder führt zu keinen einheitlichen Ergebnissen.

1. Spinothalamische Traktotomie im Bereich der Medulla oblongata

Nach Freilegung der hinteren Schädelgrube und Atlasresektion wird auf der kontralateralen Seite der Schmerzen die Kleinhirntonsille hochgehoben, bis das kaudale Ende der Rautengrube sichtbar wird, wobei u. U. die A. vertebralis bzw. die A. cerebellaris post. inf. vorsichtig mit abgedrängt werden müssen. Am seitlichen Umfang der Medulla werden die Wurzelaustrittsstellen des Vagus und Accessorius aufgesucht, zwischen welchen man nach ventral vordringen muß, um die Incision ventral des Tuberculum cinereum, kaudal der Olive, durchführen zu können. Die Tiefe der Incision soll 5 mm betragen. Der Eingriff wird zweckmäßigerweise in Lokalanästhesie durchgeführt, damit der Patient Angaben über die bei der Incision auftretenden Schmerzen machen kann. Kommt man bei der Incision zu weit nach dorsal, in das Gebiet des Tractus spinalis nervi trigemini (s. Operation nach *Sjöqvist*, S. 718), so werden heftige Schmerzen in der *gleichseitigen* Gesichtshälfte angegeben. Nach *Schwartz* und *O Leary* besteht in diesem Bereich eine somatotopische Gliederung der Fasern des Tractus spinothalamicus, indem die sacralen Fasergebiete dicht unter der Oberfläche liegen, denen nach medial die lumbalen, thorakalen und cervikalen Fasern folgen, so daß bei ungenügender Tiefe der Incision, die jedoch keinesfalls 5 mm überschreiten darf, die Fasern der kontralateralen Cervikal- und Thorakalgegend u. U. nicht erreicht werden. Deshalb ist unter der Operation eine Kontrolle der Sensibilität erforderlich.

2. Mittelhirntraktotomie
(Walker)

Der Tractus spinothalamicus wird im Bereiche des Brachium colliculi caudalis (zieht vom unteren Vierhügel zum Sulcus lateralis mesencephali und verschwindet unter dem medialen Kniehöcker!) durchschnitten. Beim occipitalen Zugang zum Mittelhirn muß der Hinterhauptslappen vom Tentorium abgehoben werden, wozu stets Unterbrechung mehrerer Venen zum Sinus transversus notwendig ist, was nicht selten zu Ödemen und Ausfallserscheinungen (Hemianopsie usw.) von seiten des Occipitallappens führt. *Guiot* und *Forjaz* haben daher einen Zugang von temporal empfohlen. Eine noch bessere Übersicht und vor allen Dingen die Möglichkeit, die mesencephale Traktotomie doppelseitig durchführen zu können, erlangt man durch die infratentoriale Freilegung des Mittelhirns nach *Zapletal*, wobei die oberen Teile der Occipitalschuppe entfernt werden, die Dura unterhalb des Sinus transversus mit einem medial gestielten Türflügellappen eröffnet und dann zwischen Kleinhirnoberfläche und Tentorium zum Mittelhirn vorgegangen wird.

Der Eingriff hat weiterhin den Vorteil, daß u. U. die Mittelhirntraktotomie durch eine gleichzeitige Traktotomie im Bereiche der Medulla oblongata ergänzt werden kann, wobei die Trepanationslücke lediglich nach kaudal erweitert werden muß.

3. Rindenexcision der sensiblen Postzentralgebiete
(Guttiérez-Mahoney)

Wurde vor allen Dingen bei unbeeinflußbaren Phantomschmerzen ausgeführt. In örtlicher Betäubung wird die Postzentralregion freigelegt und durch elektrische Reizung genau identifiziert. Das dem Schmerzgebiet entsprechende Rindengebiet wird excidiert (evtl. auch subpial abgesaugt oder unterschnitten).

6. Abschnitt: Rückenmark

A. Topische Diagnostik der Rückenmarksläsionen

Bei der Beurteilung der Störungen infolge Rückenmarksläsionen ist die Funktion des Rückenmarks einmal als Eigen- oder Reflexorgan und andererseits als Leitungsorgan zu berücksichtigen. Die topographischen Beziehungen der aufsteigenden und absteigenden Fasersysteme, sowie der motorischen, sensiblen und vegetativen Ganglienzellkomplexe erlauben die Lokalisation eines Herdes in transversaler Richtung (*Querschnittsdiagnostik*) und in vertikaler Richtung (*Höhendiagnostik*). Daneben kommt der Ursache einer Läsion und dem Zeitfaktor ihrer Entstehung eine große Bedeutung zu, wobei die *Störungen der Blutversorgung* eine besondere Rolle spielt. Eine Durchschneidung des Rückenmarks (Stich-, Schußverletzung) ist hauptsächlich durch die Ausfälle infolge der direkten Parenchymschädigung charakterisiert, während bei einer ausgedehnten Quetschung lokale Durchblutungsstörungen und Ödembildung zusätzliche Symptome verursachen und damit die Lokaldiagnose der direkten Schädigung erschweren. Noch schwieriger ist häufig die Lokalisation einer subakut oder chronisch entstehenden Rückenmarkschädigung, z. B. durch Raumbeengung im Wirbelkanal (Epiduralabszeß, Tumoren, Wirbelsäulendeformitäten, Spondylose usw.), da hier Symptome fern der eigentlichen Schädigung durch funktionelle Durchblutungsstörungen im Vordergrund stehen können. Die anatomischen und physiologischen Besonderheiten der Rückenmarksdurchblutung und die allgemeinen Kreislaufverhältnisse müssen daher stets berücksichtigt werden.

Eine notwendige Ergänzung erfährt die neurologische Diagnostik durch die *Liquoruntersuchung* (Sperrliquor, *Queckenstedt*scher Versuch, entzündliche Veränderungen usw. s. S. 608), die *klinische* und *Röntgenuntersuchung der Wirbelsäule* (Deformitäten, Zwangshaltung, segmentale Muskelspasmen, Frakturen, Spondylitis, Wirbeltumoren usw. s. S. 761, und die *Röntgenkontrastdarstellungen* (Myelographie, s. S. 603).

I. Querschnittsdiagnostik

a) Totale Querdurchtrennung des Markes. Sensibel besteht eine völlige Aufhebung aller Qualitäten unterhalb der Läsionsstelle (Anästhesie).

Motorisch besteht eine vollkommene Aufhebung der Willkürbewegungen unterhalb der Läsion. Bei plötzlicher Querschnittslähmung in den oberen Rückenmarkspartien, seltener in den kaudalen Abschnitten, kommt es nach der *Bastian*schen Regel zu einer absoluten Atonie und Areflexie in den gelähmten Bezirken. Nach einiger Zeit tritt eine Eigentätigkeit des Rückenmarks in Erscheinung. Die Reflexe der quergestreiften Muskulatur kehren zurück, zuerst meist der Fußsohlenreflex, dann die Beugesynergisten, der *Babinski*sche Reflex (bei totaler Querschnittsläsion kommt es häufig anstatt des *Babinski*schen Reflexes zu einer trägen, tonischen Zehenbeugung!) später auch die Strecksynergisten mit den Patellar- und Achillesreflexen, die jetzt gesteigert auftreten. Es kommt zu einer spastischen Tonusvermehrung der Muskulatur, wobei in einzelnen Fällen Dauerbeugekontrakturen der Extremitäten auftreten können. Scheinbare Spontanbewegungen sind Antwortreaktionen der Beugesynergisten auf afferente, ständig eintreffende Reizsignale (s. auch Motorik, S. 578).

Blase, Mastdarm und Darmmotilität sind gelähmt (paralytischer Ileus, Harnretention). Die Darmmotilität setzt meistens nach Stunden oder Tagen wieder ein. Später kommt es zu einer reflektorischen, unwillkürlichen Blasen- und Mastdarmentleerung (*Inkontinentia intermittens*). Durch eine Vasokonstriktorenlähmung kommt es zu einer Gefäßerweiterung, der sich später eine chronische Vasomotorenerschlaffung mit Kälte und Cyanose anschließen kann. Die Vasomotorenlähmung führt auch zu einer Füllung der Corpora cavernosa penis und damit zu einem *schlaffen Priapismus*, sowie zu der Tendenz schwerer Dekubitalgeschwüre.

b) Partielle Querschnittslähmung. Die sensiblen Störungen sind meist geringer ausgebildet als die motorischen.

Die Lähmungen sind in der Regel nicht symmetrisch und zeigen die Tendenz, sich in den ersten Wochen teilweise zurückzubilden. Die physiologischen Reflexe unterhalb der Läsion, insbesondere der Achilles- und Patellarsehnenreflex sind nie dauernd erloschen, sondern meist gesteigert. Wenn ein Beugereflex ausgebildet ist, kommt es zu einer zweiphasigen Reaktion. Der *Babinski*sche Reflex ist positiv. Als Reizsymptome können spontaner, anfallsweise auftretender Clonus der paretischen Muskulatur als Reiz des Seitenstrangs und fibrilläres Zittern als Zeichen einer Vorderhornläsion beobachtet werden.

Sensible Reizerscheinungen im Sinne von reißenden, schneidenden Schmerzen, die in die Peripherie projiziert werden, finden sich bei Affektionen der hinteren Wurzeln bzw. ihrem zentripetalen Verlauf im Rückenmark. Doppelseitig führen sie zu Gürtelschmerzen. Bei Durchtrennung der peripheren Fasern können die Schmerzen auch in ein anästhetisches Gebiet projiziert werden (Anästhesia dolorosa). Geringere Reizerscheinungen finden sich in Form von Paraesthesien und Hyperaesthesien. Bei Wurzelschmerzen mit Herpes zoster liegt die Läsion im Spinalganglion.

Sphinkter- und vasomotorische Störungen sind nur in geringem Grade ausgebildet. Als Reizsymptom ist ein *straffer Priapismus* aufzufassen, der sich von der Plethora der Schwellkörper, dem schlaffen Priapismus bei kompletter Querschnittslähmung unterscheidet.

c) Halbseitenlähmung (*Brown-Séquard*sches Syndrom):

Gleichseitige spastische motorische Lähmung unterhalb der Läsion infolge Unterbrechung der Pyramidenseitenstrangbahn. Gleichseitige Störung der Tiefensensibilität und der diskriminatorischen Oberflächensensibilität durch Ausfall der Hinterstränge und der spinocerebellären Bahnen. Gelegentlich findet sich auch eine gleichseitige vorübergehende Hyperaesthesie.

Gleichseitige Vasomotorenlähmung durch Unterbrechung der vasokonstriktorischen Fasern des Seitenstrangs.

Gegenseitige *dissoziierte Empfindungsstörung* mit Aufhebung der Schmerz- und Temperaturempfindung (bei erhaltener Druck- und Berührungsempfindung), die 2–3 Segmente unterhalb der Läsion beginnt, infolge Unterbrechung der gekreuzten Vorderseitenstrangbahn.

Da eine Halbseitendurchtrennung des Rückenmarks nur ausnahmsweise komplett vorkommt (Stich- oder Schußverletzung), wird das Syndrom meist nur unvollständig beobachtet!

d) Herdförmige medulläre Läsionen lassen sich aus dem Ausfall der betroffenen Strangsysteme bzw. der Zellkomplexe in der grauen Substanz lokalisieren.

II. Höhendiagnostik

Die Höhenbestimmung einer Läsion ergibt sich aus der segmentalen Gliederung des Rückenmarks.

a) Sensibilität. Die den einzelnen Rückenmarkssegmenten und ihren sensiblen Wurzeln zugehörigen Hautareale sind aus Abb. 135a, b zu ersehen. Dabei ist zu berücksichtigen, daß sich die segmentalen Hautareale dachziegelförmig überlagern, so daß manifeste Sensibilitätsausfälle erst auftreten, wenn zwei benachbarte Segmente oder Wurzeln erkrankt sind. Reizerscheinungen (Neuralgie) einzelner Wurzeln oder Segmente erfüllen jedoch das ganze zugehörige Hautareal. Die Unterscheidung radikulärer bzw. segmentaler Sensibilitätsstörungen von solchen durch periphere Nerven- oder Plexuslähmungen ergeben sich ebenfalls aus Abb. 135 a u. b. Häufig wird eine segmentale Anästhesie bei Querschnittslähmung, besonders infolge eines extramedullären Tumors von einer hyperästhetischen Reizzone in Höhe des geschädigten Segmentes begrenzt.

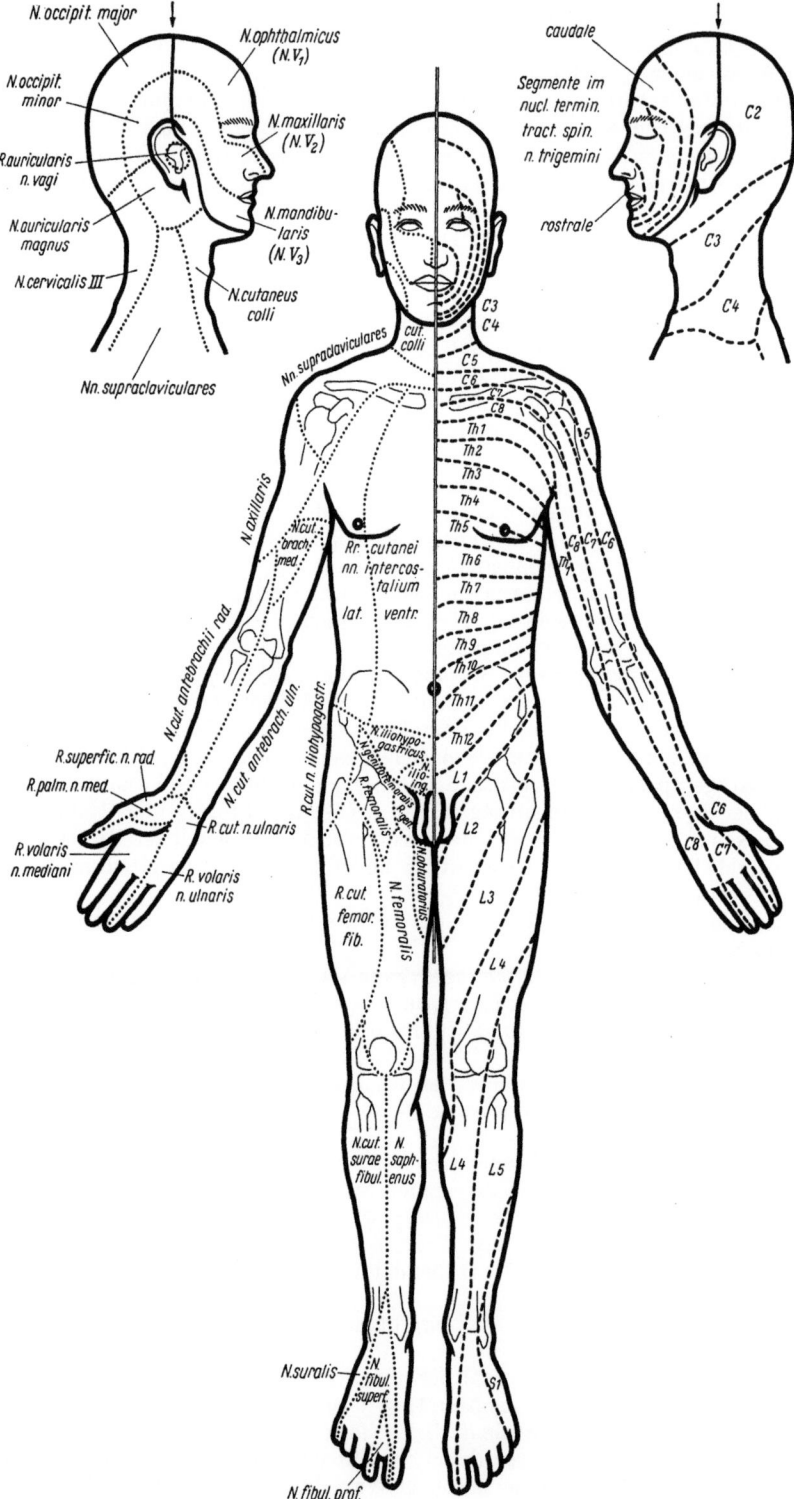

Abb. 135a. Schematische Darstellung der peripheren (links) und segmentalen (rechts) Innervation der ventralen Körperoberfläche. Am ventralen Hals-Brust-Übergang besteht entgegen der schematischen Darstellung ein „Segmentsprung", so daß das 4. bzw. 5. Halssegment im Bereiche der Brust direkt an das 1. bzw. 2. Thorakalsegment grenzt und die Segmente CVI (CV), bis $CVIII$ (ThI) sich nur auf den Arm beschränken und bis zur Schulter heraufreichen. (Der Segmentsprung ist entwicklungsgeschichtlich zu erklären, indem bei der Aussprossung der Armknospe das gesamte ventrale Material der Segmente CV bis $CVIII$ aus der Rumpfanlage heraus in den Arm verlagert wird!)

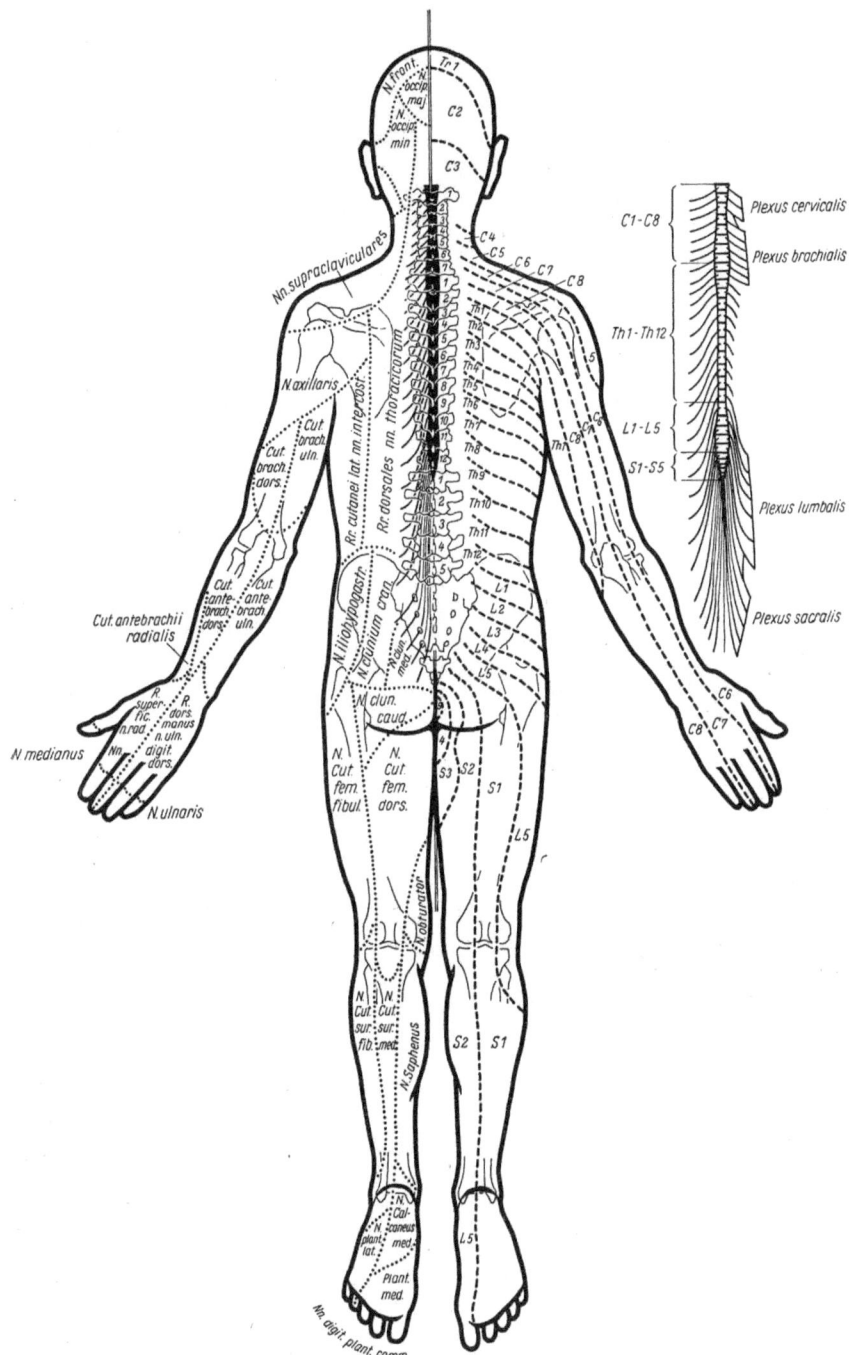

Abb. 135b. Schematische Darstellung der peripheren (links) und segmentalen (rechts) Innervation der dorsalen Körperoberfläche, einschließlich der topographischen Beziehungen des Rückenmarks und der Nervenwurzeln zur Wirbelsäule

Sensible Reizerscheinungen sind auch von den viscero-sensiblen Reflexen abzugrenzen. Bei diesen handelt es sich um Reizerscheinungen, d.h. Schmerzen in den *Headschen Zonen* bei Erkrankungen innerer Organe. Der Reiz aus den Organen wird über die Rami communicantes geleitet und der Schmerz in die entsprechenden Segmente projiziert. Die wichtigsten derartigen Korrelationen sind folgende: Lungen=CIII–DIV, Herz=CIII bis DVIII, Gallenblase=DI–DX, Speiseröhre=DV–DVI, Magen=DVI–DIX, Darm =DVII–DX, Leber=DIX–DX, Ovarien=DX, Hoden, Prostata und Uterus=DX bis DXII, Nieren=DXI–LI, Blase=DXI–LII, Mastdarm=SII–SIV.

b) Motorik. Die segmentale Innervation der einzelnen Muskeln ist aus Tab. S. 610 zu ersehen. Auch hier müssen die segmentalen Ausfälle von denen durch periphere Nervenlähmungen abgegrenzt werden. Bei der segmentalen Lähmung durch Vorderhornläsion besteht Atonie, Areflexie, degenerative Muskelatrophie, Entartungsreaktion bei der elektrischen Untersuchung, außerdem fehlen Mitbewegungen und pathologische Reflexe. Die unterhalb der Läsion gelegene Lähmung durch Seitenstrangläsion ist verbunden mit einer spastischen Tonuserhöhung, Hyperreflexie, pathologischen Reflexen der *Babinski*-Reihe, oft mit Mitbewegungen, keine degenerative Muskelatrophie und keine Entartungsreaktion.

c) Reflexe. Die Segmente der einzelnen Reflexbogen sind in der Aufstellung der wichtigsten Reflexe angegeben (s. S. 584). Bei einer Läsion im entsprechenden Segment ist der zugehörige Reflex aufgehoben. Bei Läsionen des Seitenstrangs sind die Reflexe unterhalb der Läsion gesteigert, außerdem finden sich pathologische Reflexe.

d) Einzelne Lähmungstypen. Zur groben Orientierung können folgende Lähmungsbilder unterschieden werden:

1. Bei *Halsmarkläsionen*: Schlaffe Lähmung der oberen, spastische Lähmung der unteren Gliedmaßen mit entsprechenden Reflexstörungen, Verlust der Bauchhautreflexe.

2. Bei *unteren Halsmarkherden*: *Horner*sches Syndrom infolge einer Schädigung des Zentrum ciliospinale.

3. Bei *Brustmarkläsionen*: Obere Gliedmaßen frei, spastische Lähmung der unteren Gliedmaßen.

4. Bei *Läsionen des Lenden- und oberen Sacralmarkes*: Schlaffe Lähmung der unteren Gliedmaßen mit Areflexie.

5. Bei *Läsion des Conus medullaris* (3.–5. Sacral- und Coccygealsegmente): Blasen- und Mastdarmlähmung, Impotenz, Reithosenanästhesie, fehlender Analreflex, keine motorischen Lähmungen der Beine.

6. *Läsion der Cauda equina*: Bei hochsitzender Läsion finden sich ähnliche Symptome wie bei Schädigung des Lenden- und oberen Sacralmarks, bei tiefsitzender Läsion ähnliche Symptome wie bei der Conusschädigung. Unterscheidungsmerkmale sind folgende: Bei der Caudaläsion finden sich stets Sensibilitätsstörungen für alle Qualitäten, meist spontane Schmerzen am Damm, Kreuzbein, Blase, sowie in den Beinen, häufig fibrilläres Zittern in den gelähmten Muskeln, häufig asymmetrische Verteilung der Symptome, geringere Tendenz zu Dekubitus. Bei Läsionen der unteren Rückenmarksanteile finden sich gelegentlich dissoziierte Empfindungsstörungen, selten spontane Schmerzen, selten fibrilläres Zittern der gelähmten Muskulatur, gelegentlich tonisch-klonische Zuckungen, fast stets symmetrische Verteilung der Symptome, und es besteht eine größere Tendenz zur Dekubitusbildung.

III. Querschnittssymptome bei Durchblutungsstörungen des Rückenmarks im Zusammenhang mit mechanischer Gefäßirritation oder -kompression

Auf Grund der umfangreichen Anastomosen des Arteriennetzes innerhalb des Wirbelkanals sind Ernährungsstörungen des Rückenmarks bei Gefäßerkrankungen (Arteriosklerose usw.) selten (*Staemmler*). Lediglich der *Ausfall der Arteria spinalis anterior* führt zu einem charakteristischen Syndrom. Von der A. spinalis anterior entspringen die Aa. fissurae anteriores, die den größten Teil der Vorderhörner, die Seitenhörner, die Basis der Hinterhörner, das Gebiet der vorderen und hinteren Commissur, die Vorderseitenstränge und kleinere Bezirke der benachbarten weißen Substanz versorgen. Entsprechend dem Versorgungsgebiet findet sich beim Verschluß der A. spinalis anterior eine deutlich abgrenzbare Erweichung der ventralen und zentralen Teile des Rückenmarksquerschnittes. Die klinischen Symptome sind: Paraplegie der Beine mit dissoziierter Empfindungslähmung, Blasen-Mastdarmstörungen. Als Prodromalerscheinungen gehen häufig ein- oder doppelseitige Paraesthesien und gürtelförmige Schmerzen, gelegentlich von lanzinierendem Charakter voraus, die der Höhe des nachfolgenden Verschlusses entsprechen und mit Ausbildung der motorischen Lähmungen wieder verschwinden. Auch Schwäche, Tonusverlust und Steifigkeit sowie Paraesthesien in den distalen Abschnitten können im Prodromalstadium auftreten. Die Sensibilitätsstörungen in Höhe der Läsion und kaudalwärts betreffen nur Schmerz- und Temperaturempfindung, während Hinterstrangsymptome meist fehlen.

Diagnostisch und therapeutisch wichtiger sind die *Frühstadien spinaler Durchblutungsstörungen*, die im Sinne *Schneiders* auf einer Störung des Funktionsstoffwechsels im Gewebe beruhen, wobei die Durchblutungsmenge noch zur Erhaltung der Struktur ausreicht. Wie auch am Gehirn besteht hierbei in den Überschneidungszonen zweier Gefäßversorgungsbereiche eine erhöhte Gewebsgefährdung. Solche Grenzgebiete finden sich im Rückenmarkquerschnitt zwischen dem Versorgungsgebiet der A. spinalis ant. und den von außen in das Rückenmark eindringenden Ästen der Corona radiata und liegt in der Umgebung des Zentralkanals, wahrscheinlich auch in der Gegend der Pyramidenseitenstrangbahn. In vertikaler Richtung entstehen Grenzgebiete dadurch, daß die segmentalen Zuflüsse sehr unterschiedlich ausgebildet sind. Die Hauptzuflüsse erfolgen von den Vertebralarterien zum oberen Halsmark und über die Vorderwurzelarterien im Bereiche der Cervikalsegmente VI–VIII, des X. Thorakal- und des III. Lumbalsegmentes. Diese Anordnung der Zuflüsse unterliegt großen individuellen Schwankungen. Mit gewisser Regelmäßigkeit findet sich ein Grenzgebiet mit erhöhter Gewebsgefährdung bei Minderdurchblutung im Bereiche des III.–IV. Thorakalsegmentes. Entsprechend den anatomischen Gegebenheiten fand *Bartsch* klinisch in den Frühstadien spinaler Mangeldurchblutung eine charakteristische Symptomatik: Als wichtigstes Symptom besteht stets eine segmentale Sensibilitätsstörung mit oberer Grenze in Höhe des 3. oder 4. Thorakelsegmentes (vertikale Grenzzone der Versorgungsbereiche der A. vertebralis und der A. subclav.a, andererseits der Aorta), wobei die Sensibilitätsstörung qualitativ eine mehr oder weniger ausgeprägte Dissoziation aufweist (transversale Grenzzone zwischen A. spinalis ant. und Corona radiata). In zeitlicher Hinsicht werden 3 Phasen unterschieden: In der 1. Phase breitet sich die Sensibilitätsstörung von DIII–DX aus, in der 2. Phase tritt eine Sensibilitätsstörung von LV an beiderseits hinzu, in der 3. Phase besteht eine durchgehende Störung von DIII bis zu den sakralen Segmenten. Eine Rückbildung erfolgt in umgekehrter Reihenfolge, indem eine sensible Aufhellung zuerst zwischen den Segmenten DX und LIV einsetzt. Neben den Sensibilitätsstörungen finden sich in wechselndem Ausmaße Paraspastik der Beine, spastische Paraparese, u.U. auch Tetraspastik.

Als Entstehung spinaler Mangeldurchblutung nimmt *Zülch* gefäßreflektorische Vorgänge an, wobei als Ursache wahrscheinlich verschiedene Komponenten zusammentreffen müssen, wie z.B. mechanische Irritation der Gefäße durch Traumen, raumfordernde intravertebrale Prozesse (Tumoren, Bandscheibenprolaps, Spondylose usw.), individuelle anatomische Variationen der arteriellen Zuflüsse, Leistungsminderung der Herz- und Kreislauffunktion u.a.m. (vgl. Querschnittslähmung bei Skoliosen und Kyphoskoliosen, S. 739)!

Für die topische Diagnostik von Rückenmarksläsionen ist die Kenntnis der Symptomatik bei Mangeldurchblutung von besonderer Wichtigkeit, da hierdurch in vielen Fällen eine Diskrepanz zwischen der neurologischen Querschnittssymptomatik und dem Ort der primären Rückenmarksschädigung erklärt werden kann.

B. Mißbildungen

I. Spina bifida posterior

Spaltbildung der Wirbelsäule, des Rückenmarks und seiner Häute in der hinteren Medianlinie. Siehe Mißbildungen der Wirbelsäule, besonders Dysrhaphismus (S. 752)! Das Rückemark kann in verschiedener Weise beteiligt sein:

a) Myelocele. (s. Abb. 136a) Da sich die Medullarrinne nicht zum Medullarrohr geschlossen und von dem Ektoderm abgetrennt hat, liegt das Markrudiment an der Oberfläche und geht seitlich in die äußere Haut über. Der medulläre Anteil zeigt sich als schleimhautähnliches, rotgefärbtes Gewebe *(Area medullo-vasculosa)*, welches kranial und kaudal in normales Mark übergeht, woran sich seitlich die *Zona epithelio-serosa* aus veränderten weichen Häuten, und daran weiterhin die *Zona dermatica* aus verdünnter äußerer Haut anschließen. Durch Liquoransammlung in den weichen Häuten unter der Mißbildung kommt es zu einer Vorwölbung. In der Area medullo-vasculosa findet sich gelegentlich ein grübchenförmiger Eingang in den Zentralkanal. *Diagnose:* Bei typischer Anordnung der verschiedenen Gewebe stets leicht. Gelegentlich kann die Mißbildung sekundär überhäuten. Stets bestehen Lähmungserscheinungen (Paraplegie der Beine, Sphinkterlähmung usw.). *Therapie:* Durch operative Behandlung kann der Zustand nicht gebessert werden. *Prognose:* Infaust, die Kinder sterben bald an Meningitis.

b) Myelocystocele. (s. Abb. 136 b) Gelegentlich primär überhäutete Myelocele mit cystischer Erweiterung des Zentralkanals.

c) Myelocystomeningocele. Myelocystocele mit gleichzeitiger Liquoransammlung in den Rückenmarkshäuten, welche ventral, dorsal oder beiderseits das Mark umgeben kann. *Symptome:* Lähmungserscheinungen bestehen meistens, jedoch nicht so hochgradig wie bei der Myelocele. *Diagnose:* Die Myelocystocele und die Myelocystomeningocele sind meist nur bei der Operation zu unterscheiden. Beide Formen der Mißbildung zeigen sich als walnuß- bis kindskopfgroße Vorwölbung der Haut über der Wirbelspalte. Bei Druck auf die Mißbildung kann es zu einer Vorwölbung der Fontanellen kommen.

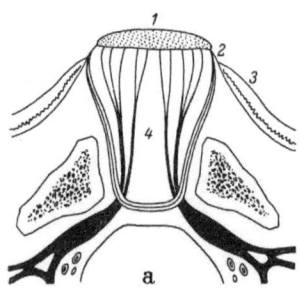

Abb. 136 a. Myelocele im Querschnitt. *1* Area medullovasculosa, *2* Zona epithelioserosa, *3* Zona dermatica, *4* Liquoransammlung in den weichen Häuten mit Nervenwurzeln

d) Meningocele. (s. Abb. 136 c) Cystenbildung in den Rückenmarkshäuten ohne Markbeteiligung. Bei den häufigen lumbalen oder sacralen Meningocelen können das Filum terminale und die Caudawurzeln in der Wand verlaufen oder auch endigen. Dabei kann die Cyste gelegentlich so klein sein, daß sie äußerlich kaum in Erscheinung tritt. Beim späteren Wachstum kann durch die Adhäsion des Rückenmarksendes der Ascensus medullae spin. zum 2. Lendenwirbel ausbleiben, was möglicherweise zu einer mechanischen Schädigung und zur Zunahme bestehender oder zu Auftreten neuer Lähmungserscheinungen führt.

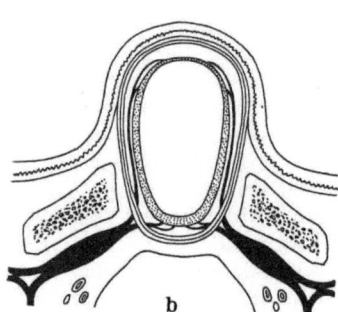

Abb. 136 b. Überhäutete Myelocystocele

Therapie: Eine operative Behandlung bei allen Formen der Spina bifida kommt nur in Frage, wenn keine neurologischen Ausfallserscheinungen (Querschnittslähmung, Blasen-Mastdarm-Lähmung) bestehen. Eine Kontraindikation besteht weiterhin bei gleichzeitig vorhandenen erheblichen anderen Mißbildungen (Hydrocephalus, doppelseitiger Klumpfuß u.a.), bei schlechtem Allgemeinzustand oder bei Infektion. Der günstigste Termin der Operation ist zwischen 3. und 5. Lebensmonat. Die Indikation zur Operation bildet die Perforationsgefahr des oft dünnwandigen Sackes mit folgender Liquorfistel und Meningitis, sowie die Schwierigkeiten der Pflege. Ziel der Operation ist Beseitigung der cystischen Geschwulst, schonende Bedeckung des Marks und der Wurzeln, Herstellung eines ausreichend geräumigen Duralsacks und liquordichter, spannungsfreier Verschluß der Haut. Die dünne oder veränderte Haut über der Mißbildung wird excidiert, danach der Sack freipräparat und die Flüssigkeit abpunktiert. Alles Nervengewebe, insbesondere Ner-

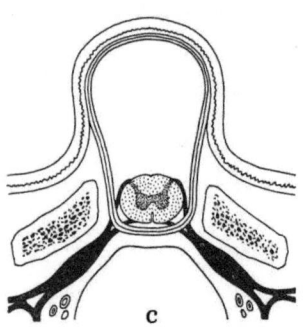

Abb. 136 c. Meningocele

venwurzeln, müssen sorgfältig geschont und in den Duralsack bzw. in den Wirbelkanal zurückverlagert werden. Die Cystenwand ist soweit wie möglich zu excidieren. Beiderseits der Wirbelspalte wird ein Lappen aus der Fascia lumbosacralis und der darunterliegenden Muskulatur gebildet, nach medial umgeschlagen und mit dem Lappen der anderen Seite vereinigt, so daß die Fascie innen und die Muskulatur obenauf liegt. Darüber wird die Haut spannungsfrei genäht, wozu evtl. Entlastungsschnitte oder Lappenverschiebung notwendig sind.

Wegen der Gefahr eines postoperativ entstehenden Hydrocephalus muß der Kopfumfang ständig kontrolliert werden. Bei Entstehung eines Hydrocephalus kann eine Ventrikeldauerdrainage angelegt werden. Siehe auch Behandlung des Hydrocephalus!

II. Syringomyelie

Definition: Myelodysplasie im Rahmen des Status dysrhaphicus, woran sich später eine Höhlenbildung anschließt. Der Prozeß beginnt meist in der Nähe des Zentralkanals, an der Basis eines oder beider Hinterhörner und greift von da ausgehend auf die Vorderhörner, aber auch auf das Strangsystem des Rückenmarks über. Meist ist das Halsmark betroffen, wobei der Prozeß bis in das verlängerte Mark und die Brücke (Syringobulbie) und nach kaudal bis in das Dorsalmark reichen kann. Histologisch geht eine Wucherung faserbildender Glia mit dem Zerfall gliösen Gewebes und Höhlenbildung einher. Beim Überwiegen der Höhlenbildung spricht man auch von *Hydromyelie*. Kombinationen mit anderen Mißbildungen, vor allen Dingen anderen dysrhaphischen Störungen sind häufig. *Symptome:* Auftreten meist zwischen 20. und 40. Lebensjahr. Dissoziierte Empfindungsstörungen mit Ausfall der Schmerz- und Temperaturempfindung bei größtenteils erhaltener Berührungs- und Tiefensensibilität. Daher gelegentlich Verbrennungen! Manchmal auch starke Schmerzen und quälende Paraesthesien.

Muskelatrophien und schlaffe Paresen an den Armen, oft auch spastische Paresen an den Beinen.

Akrozyanose der Hände und Füße, *Horner*sches Syndrom, Schweißsekretionsstörung, Hyperkeratosen und Myxödem des Unterhautzellgewebes, schlechtheilende Rhagaden, oft starke Verstümmelungen der Hände, Arthropathien, Wirbelsäulenmißbildungen (Kyphoskoliose, Fischwirbelbildung), pathologische Frakturen. Später auch Blasen- und Mastdarmstörung.

Die Höhlenbildung im Halsmark kann gelegentlich zu einem Liquorpassagehindernis führen. *Differentialdiagnose:* Hämatomyelie (plötzlicher Beginn meist nach Trauma, Fehlen schwerer trophischer Störungen!), intramedullärer Tumor (meist raschere Entstehung, früheres Einsetzen der spastischen Paresen und der Blasenstörung, Eiweißvermehrung im Liquor, geringere trophische Störungen). Extramedullärer Tumor (stärkere sensible Reizerscheinungen, keine dissoziierten Empfindungsstörungen, frühzeitiges Auftreten der spastischen Parese der Beine, Eiweißvermehrung im Liquor), progressive spinale Muskelatrophie und amyotrophische Lateralsklerose (keine Sensibilitätsausfälle). *Therapie:* Röntgenbestrahlung, nach *Schaltenbrand* Versteifung der Halswirbelsäule. Operation: bei Anzeichen einer Raumbeengung im Wirbelkanal, bei schweren Schmerzzuständen, bei vorwiegend spastischen Erscheinungen an den Beinen. *Verfahren: Puusepp*sche Operation: Nach Laminektomie in Höhe des Herdes Längsincision der Cystenhöhle in der dorsalen Mittellinie oder 2 mm neben der Mittellinie. Wasserdichter Duraverschluß. Hautverschluß.

III. Diastematomyelie

Definition: Spaltbildung im Rückenmark und den umgebenden Häuten durch ein sagittales knöchernes oder faserknorpeliges Septum, welches von der Dorsalfläche der Wirbelkörper ausgeht. *Symptome:* Häufig Behaarungsanomalien, Gefäßveränderungen, Hautgrübchen und Lipome am Ort der Mißbildung; schlaffe oder spastische Paresen der Beine, sensible Störungen, oft Reithosenanästhesie, Blasen- und Mastdarmstörungen. *Röntgenbild:* Sagittale Verdichtungslinie in der Mitte bei erweitertem Wirbelkanal. Meist gleichzeitig Bogenspalte, Halbwirbel, Blockwirbel u. a. Mißbildungen. *Myelogramm:* Füllungsdefekt. *Therapie:* Laminektomie, möglichst extradurale Entfernung des Knochensporns, Entfernung der Duraanteile aus der Rückenmarksspalte.

IV. Lipome des Conus und der Cauda equina

Wesen: Gelegentlich angeborene Fettgeschwulst über dem Kreuzbein oder der Lendenwirbelsäule, die durch einen Wirbelbogenspalt und meist mit einem dünnen Stiel durch ein kleines Loch in den Duralsack hineinreicht und am Conus oder der Cauda equina haftet. Mit dem Wachstum der Wirbelsäule und dem damit verbundenem „Ascensus medullae spinalis" bis zum 2. Lendenwirbel kommt es zu einem Zug an der Anheftungsstelle des Lipoms am Rückenmark und zu neurologischen Ausfallserscheinungen. *Bassett* zeigte, daß die unmittelbar oberhalb der Anheftungsstelle aus dem Rückenmark austretenden Nervenwurzeln *aufwärts* laufen, um ihre Foramina intervertebralia zu erreichen. *Symptome:* Von der Geburt an bestehender, nicht fluktuierender, weicher Tumor über der Kreuzbeingegend. Im Röntgenbild Spina bifida posterior des Kreuzbeins oder der unteren beiden Lendenwirbel. Häufig Inkontinenz für Urin oder Enuresis nocturna, später auch Schmerzen und Sensibilitätsstörungen in den Sacralsegmenten. *Differentialdiagnose:* *Myelomeningocelen* sind häufig mit reichlicher Bildung von Fettgewebe verbunden, in welches die Rückenmarkswurzeln eingebettet und nur schwer herauszulösen sind. Im Gegensatz zum Lipom treten die Nervenwurzeln mit dem Fettgewebe durch eine meist größere Lücke der Dura hervor. Die neurologischen Ausfälle sind gewöhnlich größer und die operative Entfernung der subcutanen Fettmassen führt häufig zu zusätzlichen Ausfallserscheinungen. *Therapie:* Operative Entfernung des Lipoms, wobei besonders nach Laminektomie der intradurale Teil entfernt bzw. mindestens die Anheftung des Lipomstiels am Rückenmark gelöst werden muß (vgl. S. 752).

V. Kongenitaler Hautsinus (Walker and Bucy, 1934), Epidermoide und Dermoide

Wesen: Hohlschlauch zwischen Haut und spinalen oder cerebralen Meningen, häufig verbunden mit Dermoid- oder Epidermoidcysten. *Entstehung:* Entwicklungsstörung beim Schluß des Neuralrohres, wobei die vollständige Trennung zwischen embryonalem Hautektoderm und Neuralrohr an irgendeiner Stelle ausbleibt. Beim Auseinanderweichen des Neuralrohres und der Haut durch Zwischenlagerung von Mesenchymgewebe bildet sich zunächst ein Hautgrübchen, welches in Form eines Ektodermschlauchs in die Tiefe gezogen wird. Die Anheftungsstelle am Neuralrohr verhindert die Schließung der mesenchymalen Hüllen des Zentralnervensystems, u. U. auch des Neuralrohrs selbst, wodurch der Sinus mit den Meningen bzw. mit dem Zentralkanal des Rückenmarks oder auch den Hirnkammern in Verbindung bleibt. Durch Abschilferung von Epidermis können weißlich, perlmutterglänzende Tumoren mit lamellär geschichtetem, zwiebelschalenartig angeordnetem, brüchig, bröckligem Inhalt, der gelegentlich cystisch erweicht, entstehen (*Epidermoide*), die nicht mehr mit der Oberfläche in Verbindung stehen müssen. Sind außerdem Anhangsgebilde der Haut (Haare, Schweiß- und Talgdrüsen) an der Tumorbildung beteiligt, dann enthalten diese meist eine schmierig-seifige Masse, Haare usw. (*Dermoide*). *Vorkommen:* Hautsinus sind selten, werden jedoch auch häufig übersehen, da die äußere Öffnung oft nur nadelstichgroß ist. Sie liegt stets in der Mittellinie, im Bereich des Hirnschädels oder der Wirbelsäule, vorwiegend lumbosacral oder occipital, meist inmitten eines kleinen Nävus, Hämangioms oder Haarbüschels. *Folgen:* Da eine offene Verbindung zur Hautoberfläche besteht, kann eine Sekundärinfektion zu Meningitis, Abszeß, Osteomyelitis usw. führen. Ansammlung von Detritusmassen (Epidermoid und Dermoid) führt gelegentlich zu Kompressionserscheinungen am Rückenmark oder Gehirn. Der Kapselinhalt der Epidermoide, weniger der Dermoide, hat außerdem eine entzündungserregende Wirkung auf das umgebende Parenchym, was zu Meningoencephalitis und Einschmelzung von Gewebe führen kann. Bei Einbruch des Tumorinhaltes in das Liquorsystem entstehen heftige, aseptische, meningeale Reaktionen mit Arachnitis und Ependymitis und u. U. Verlegung der Liquorpassage. In seltenen Fällen kann es zu karzinomatöser Entartung kommen. *Symptome:* Recidivierende, eitrige (meist durch Staphylococcus aureus) oder aseptische Meningitis besonders im Kindesalter. Cerebrale Kompressionserscheinungen meist im Bereiche der hinteren Schädelgrube mit Kleinhirnsymptomen und Hydrocephalus occlusus. Kompressionserscheinungen im Bereiche des Rückenmarks oder der Cauda equina mit Querschnittssymptomen, entsprechend eines extramedullären Tumors durch Epidermoide und Dermoide oder eines extraduralen Tumors infolge eines epiduralen Abscesses. Osteomyelitis im Wirbelbogenbereich oder am Schädeldach. Häufig recidivierende Absonderungen aus einer Fistelöffnung in der Mittellinie über der Wirbelsäule oder dem Hirnschädel, vorwiegend lumbosacral oder occipital mit Nävus, Hämangiom oder einem kleinen Haarbüschel. Röntgenologisch häufig Wirbelbogenspalten und Schädeldefekte in der Mittellinie. Meist ist der klin'sche Verlauf symptomarm. *Diagnose:* Nävus in der Mitte'tellinie mit Fistelöffnung und darunterliegendem knöchernem Schließungsdefekt. *Therapie:* Operative Entfernung des Sinus mit allen Ausläufern, Cysten und Abscessen nach Laminektomie bzw. Trepanation, möglichst im infektionsfreien Intervall. Nach *Bucy* soll stets auch der Intraduralraum revidiert werden, wenn der Sinus an der scheinbar intakten Dura endet. Bei Epidermoiden und Dermoiden vollständige Entfernung des Tumors, da sonst Recidivgefahr.

VI. Teratome

Wesen: Mißbildungstumor aus allen 3 Keimblattabkömmlingen im Sinne einer verkümmerten Doppelmißbildung. Nach *Platten* Entstehung aus dem Primitivstreifen (Primitivstreifengeschwülste). *Vorkommen:* Sehr selten. Im Bereiche des Kreuzbeins besteht keine Verbindung mit den Meningen oder dem Rückenmark. Im Bereiche der übrigen Wirbelsäule bestehen meist gleichzeitig Wirbelsäulenmißbildungen, sowie häufig Meningocelen oder Myelomeningocelen. *Diagnose:* Die Teratome erscheinen äußerlich knollig, gekapselt, von bräunlichroter Farbe, mit dunkelgefärbten Cysten an der Oberfläche, meist knorpelig hart, gelegentlich verkalkt oder mit Knochenspangen durchsetzt. *Therapie:* Sehr große Teratome müssen gleich nach der Geburt entfernt werden, da sie leicht nekrotisch werden und damit eine Operation erschweren. Gelegentlich haben sie große Wachstumstendenz und können maligne entarten.

VII. Kongenitale Cysten der Rückenmarkshäute

Wie am Gehirn finden sich Arachnoidalcysten auch im Bereiche der Rückenmarkshäute, die sich häufig durch eine Duralücke nach extradural entwickeln. *Lokalisation:* Meist im mittleren und kaudalen Wirbelsäulenabschnitt. *Symptome:* Entsprechend eines raumfordernden Prozesses im Wirbelkanal. Stets deutliche Erweiterung des Wirbelkanalabschnittes im Röntgenbild. Häufig intermittierendes Auftreten neurologischer Ausfallserscheinungen. *Therapie:* Laminektomie mit Entfernung der Cystenwand zur Entlastung des Rückenmarks bzw. der Cauda equina. Verschluß einer evtl. bestehenden Duralücke, evtl. mit plastischer Deckung (s. S. 697).

C. Entzündungen

I. Intraspinale, epidurale Abscesse

Entstehung: Direkte Infektion nach penetrierenden Verletzungen, Periduralanästhesie, Lumbalpunktion; fortgeleitet bei Spondylitis (s. dort); metastatisch meist auf dem Blutweg. Die wichtigsten Erreger sind Staphylokokken, seltener Meningokokken, Pneumokokken oder Streptokokken, daneben Tuberkelbazillen. *Formen:* Je nach Art der Erreger und des Allgemeinzustandes kommt es zu einem akuten oder subakuten Krankheitsbild, nach Art eines extraduralen Tumors. Die Dura wird durch die Infektion selten durchdrungen. *Lokalisation:* Meist im lumbalen und thorakalen Bereich, bei Spondylitis meist ventral. *Symptome:* Beginn mit mehr oder weniger ausgeprägten septischen Allgemeinsymptomen, heftige Rückenschmerzen, ausgeprägtes Vertebralsyndrom (umschriebene Steif- und Zwangshaltung, segmentaler Muskelspasmus, Hartspann, Druck-, Klopf- und Stauchschmerz im betroffenen Wirbelsäulenabschnitt), radiculäre Erscheinungen (Schmerzen, evtl. Ausfallserscheinungen im entsprechenden Wurzelgebiet), positives *Kernig*sches Zeichen. Innerhalb von wenigen Stunden oder Tagen entwickelt sich oft eine weitgehend komplette Querschnittslähmung. *Diagnose:* Bei Spondylitis tuberculosa ist der Wirbelherd im Röntgenbild meist sichtbar. Bei den anderen Spondylitiden, insbesondere der Spondylitis osteomyelitica ist der Röntgenbefund meist negativ. Septische Temperaturen, Leukocytose im Blutbild, metastatische Abscesse in anderen Organen weisen in Verbindung mit medullären und radikulären Symptomen auf einen akuten Epiduralabsceß hin. Im Liquor findet sich höchstens eine Eiweißvermehrung, entsprechend der extraduralen Raumbeengung. Eine Zellvermehrung gehört nicht zum Bild. Beim *Queckenstedt*schen Versuch und bei der Myelographie kann ein Liquorstop gefunden werden. Bei den subakuten Fällen ist das Krankheitsbild oft uncharakteristisch. Eine schnell entstehende Querschnittslähmung erfordert stets sofortiges Eingreifen. *Therapie:* Möglichst frühzeitige, ausgiebige Laminektomie, da eine längerbestehende Querschnittslähmung nur wenig Aussicht auf Rückbildung bietet. Die Dura darf nicht eröffnet werden. Der Absceß und das umgebende Granulationsgewebe werden ausgeräumt und die Wunde weich austamponiert. (Tuberculöser Absceß s. Spondylitis tuberculosa.) Massive Chemotherapie.

II. Pachymeningitis spinalis externa

Entstehung: Häufig bei spezifischer Spondylitis. *Form:* Der Duralsack kann vollständig, oft in großer Längenausdehnung von Granulationen und Schwielen ummauert sein. *Symptome:* Meist keine septischen Allgemeinerscheinungen. Eine zunehmende Querschnittsparese entwickelt sich langsam über Wochen und Monate. Auch hier finden sich meist keine Liquorveränderungen! *Therapie:* Wie bei epiduralem Absceß, ausgedehnte Laminektomie und möglichst vollständige Entfernung der Schwielen und des Granulationsgewebes (s. auch Spondylitis tuberculosa!).

III. Leptomeningitis

Infektion der Liquorräume. Befallen sind stets die medullären *und* cerebralen Liquorräume, wobei die Entzündungserscheinungen in einzelnen Gebieten besonders stark ausgeprägt sein können (Spinalmeningitis, Basalmeningitis, Konvexitätsmeningitis, Ependymitis). Häufig greifen die Entzündungserscheinungen auf das Parenchym über (Menigoencephalomyelitis). Von chirurgischem Interesse sind besonders die Infektionen der Liquorräume nach perforierenden Verletzungen bzw. nach Operationen. (s. Meningitis bei bei offener Hirnverletzung, S. 670 u. 681).

IV. Chronische Meningopathie

(Arachnitis spinalis chronica cystica adhaesiva, Meningitis serosa): Mehr oder weniger ausgedehnte, narbige Verwachsungen innerhalb der Hirn- und Rückenmarkshäute mit und ohne Cystenbildung. Da die Verklebungen nicht von der Arachnoidea, sondern von der gefäßführenden Pia bzw. der sehr reaktionsfähigen Innenschicht der Dura ausgehen, ist die an sich gebräuchliche Bezeichnung „Arachnitis" unzutreffend! *Ätiologie:* Chronische mechanische Reize, wie Bandscheibenprotrusionen und Prolapse, die wegen geringer sonstiger neurologischer Symptome nicht erkannt und deshalb nicht entfernt werden, dorsale spondylotische Randzacken. Rückenmarkstumoren führen stets im umschriebenen Gebiet zu Verklebungen der weichen Häute. Nach akuten oder chronischen Leptomeningitiden, Meningoencephalomyelitis und gelegentlich auch nach Allgemeininfektionen kann es zu ausgedehnten Verklebungen kommen. Auch Blutungen in die Liquorräume sowie intrathekal eingebrachte Medikamente(!) führen zu Verklebungen. *Symptome:* Charakteristisch ist das Kommen und Gehen der Symptome. Neuralgien im Nacken, Hinterkopf, Armen, Thorax, Beinen als Wurzelreizerscheinungen, daneben segmentale Sensibilitätsstörungen und Muskelatrophien. Stets Verstärkung des Schmerzes beim Husten, Nießen und Pressen, später spastische Parese der Beine, Blasenmastdarmstörungen. Häufig auch segmentale, vegetative Störungen; bei Cystenbildungen häufig Querschnittssymptomatik. Im Liquor Eiweißvermehrung, Zellvermehrung, u. U. Stopliquor. Bei der Myelographie versprengte Tropfenbildung oder perlschnurartige Anordnung des Kontrastmittels oder Stop. *Therapie:* Operative Lösung der Verklebungen, evtl. Entfernung der Cyste. Konservativ kann Röntgenbestrahlung oder Lösung der Verklebungen durch Lufteinblasung in den Liquorraum versucht werden.

V. Myelitis

Keine einheitliche Erkrankung. *Formen:*
a) Metastatische Herdmyelitis durch bakterielle Embolien in den Rückenmarksgefäßen bei Endokarditis, Sepsis, Phlegmonen, Erysipel, Cystopyelitis usw. Gelegentlich kann es dabei zu einem intramedullären Absceß kommen.
b) Meningo-(Encephalo-)Myelitis. Durch Übergreifen eines entzündlichen Prozesses der Leptomeningen auf das Parenchym. Am Rückenmark kommt es dabei häufig zu einer gleichzeitigen Affektion der Hinter- und Seitenstränge mit einer Kombination ataktischer und hypästhetischer Phänomene mit Muskelparesen; bei Überwiegen der Pyramidenaffektionen entstehen spastisch-ataktische Paraplegien mit Sensibilitätsstörungen, bei Überwiegen der Hinterstrangaffektion Ataxie und Areflexie mit motorischer Schwäche.

c) **Diffuse oder parainfektiöse (Encephalo-)Myelitis.** Wahrscheinlich allergische Reaktion auf Toxine nach Exanthemen (Masern, Röteln, Varicellen, Pocken, Serumschutzimpfungen), Grippe, Angina, Katarrh, Typhus, Paratyphus, Dysenterie und Mumps. Durch fleckweises Zusammenfließen der Herde wird oft der ganze Rückenmarksquerschnitt geschädigt (Querschnittsmyelitis).

d) **Disseminierte (Encephalo-)Myelitis.** Wie bei c) handelt es sich um herdförmigen Markscheidenzerfall (*Entmarkungsencephalomyelitis*). Jedoch fließen die Herde hier nicht zusammen, sondern sind über das ganze Rückenmark und Gehirn verteilt, so daß das Bild einer akuten multiplen Sklerose entsteht. Im Gegensatz zu dieser besteht meist Fieber, Benommenheit, Delirium und kein schubweiser Verlauf. Häufig vorher katarrhalische Infekte. Bevorzugt auftretend zwischen 15. und 25. Lebensjahr.

Die Symptome ergeben sich aus den herdförmigen Schädigungen der Rückenmarksbahnen bzw. der grauen Substanz. Liquorveränderungen finden sich stets bei b), meist auch bei a). Bei den Entmarkungsencephalomyel.tiden ist der Liquorbefund uncharakteristisch oder normal. *Diagnose:* Vorausgegangene Infektionen, Fieber, akuter Beginn, Nebeneinanderbestehen von motorischen, sensiblen, sowie Blasen- und Mastdarmstörungen und meist Gehirnsymptomen. *Differentialdiagnose:* Multiple Sklerose (langsamerer Verlauf, Remissionen), funiculäre Myelose (kein akuter Beginn, Fehlen typischer Querschnittssyndrome, erhöhter Färbeindex des Blutes, Achylia gastrica), Hämatomyelie (kein Fieber, Einsetzen nach Trauma), Rückenmarkstumoren (langsame Entstehung der Symptome), Poliomyelitis (keine Sensibilitätsstörungen und keine Blasen- und Mastdarmstörungen), Rückenmarkskompression bei Wirbelerkrankungen wie Spondylitis tuberculosa oder Wirbeltumoren (Röntgenbefund, stärkere vertebrale Symptome, stark erhöhte Blutsenkungsgeschwindigkeit, Stop-Liquor und myelographischer Stop).

Therapie: Eine operative Therapie erfordert lediglich der Rückenmarksabsceß durch Absceßspaltung und antibiotische Behandlung. *Sonstige Therapie:* Symptomatisch, Antibiotica, sorgfältige Pflege zur Verhütung von Dekubitus und anderen Infektionen, später Krankengymnastik, Massage, Bäder usw.

D. Verletzungen

I. Verletzungsarten

Nach der Gewalteinwirkung werden unterschieden:

a) **Stumpfe Verletzungen.** Hauptsächlichste Friedensverletzung, wichtigste Komplikation der Wirbelsäulenverletzungen. Bei Wirbelluxationen, Bandzerreißungen, Frakturen von Wirbelbögen und -fortsätzen, sowie Wirbelkörperkompressionsfrakturen entstehen Rückenmarksverletzungen durch Verschiebung der Wirbel bzw. Raumbeengung im Wirbelkanal durch Verlagerung von zerrissenen Bandteilen oder abgesprengten Knochenstücken. Bei der Kompressionsfraktur des Wirbelkörpers wird das Rückenmark durch Verkürzung des Wirbelkanals gestaucht und meist gleichzeitig durch vorspringende Knochentrümmer gepreßt. Bei Zusammenbruch der Intervertebrallöcher kann gleichzeitig eine Kompression der Nervenwurzeln erfolgen. Auch Zug an den Wurzeln und starke Liquordruckschwankungen können das Rückenmark schädigen. *Pathologisch-anatomisch:* Gewebszerreißungen, intramedulläre Blutungen und Ödem führen zu einer Trümmerzone aus durchblutetem und zerstörtem Nervengewebe. Die anliegenden Partien des Rückenmarks weisen Ernährungsstörungen infolge gestörter Blutzirkulation und Ödem auf. Die zerstörte Rückenmarkssubstanz wird organisiert und resorbiert. Die Narbe besteht aus Glia, Bindegewebe und verdickten Gefäßen. Oberhalb der Verletzungsstelle kommt es zu Strangdegeneration der aufsteigenden (sensiblen), unterhalb der absteigenden (motorischen) Fasersysteme. Eine Restitutio ad integrum gibt es nicht.

Nur ein Teil der Wirbelsäulenverletzungen führt zu einer Schädigung des Rückenmarks, andererseits kommen Rückenmarksläsionen auch ohne Wirbelsäulenverletzungen vor (s. u.).

b) **Scharfe (penetrierende) Verletzungen.** *Ursache:* Stich, Schuß usw. Bei Schußverletzungen wird zwischen Durch- und Steckschüssen unterschieden; bei letzteren ist die Lage des Geschosses innerhalb des Wirbelkanals, in oder neben der Wirbelsäule, daneben die Art und das Ausmaß der Wirbelsäulenverletzung von Bedeutung. Die Rekonstruktion des Schußkanals ist oft schwierig, da das Projektil beim Aufschlag auf die Wirbelsäule oft erheblich abgelenkt wird. *Pathologisch-anatomisch:* Totale oder partielle Durchtrennung des Rückenmarks. Die Rückenmarkswunden führen zu ähnlichen Abbau- und Umbauvorgängen sowie Narben, wie die Verletzungen durch stumpfe Gewalt. Durchtrennte Leitungsbahnen regenerieren nicht. Die Caudafasern verhalten sich dagegen wie periphere Nerven und können nach entsprechender Wiedervereinigung durch Naht regenerieren.

In klinischer und therapeutischer Hinsicht ist die Unterscheidung der Rückenmarksverletzungen nach dem Verhalten der Dura wichtig:

c) Gedeckte Rückenmarksverletzungen. Die Dura ist intakt! Meist bei stumpfer Gewalteinwirkung, aber auch bei Prellschüssen und indirekten Rückenmarksschußverletzungen.

d) Offene Rückenmarksverletzungen. Die Dura ist eröffnet! Dadurch Gefahr der Liquorfistel und bei gleichzeitiger Hautwunde erhöhte Infektionsgefahr. *Ursache:* Scharfe Gewalteinwirkung, schwere Wirbel-, insbesondere Wirbelbogenfrakturen mit Einspießung von Knochensplittern, starke Dislokation bei Wirbelluxationen.

Formen der Rückenmarksverletzungen nach dem klinischen Verlauf:

e) Reversible Rückenmarksverletzung *(Commotio medullae spinalis)*: *Pathologisch-anatomisch:* Keine nachweisbaren Veränderungen. *Pathophysiologisch:* Wahrscheinlich momentane Zirkulationsstörung mit Ischämie der Ganglienzellen und der leitenden Fasern. Sekundär auftretendes Ödem oder Blutungen können zu einer irreversiblen Rückenmarksschädigung und pathologisch-anatomisch zum Bild der Contusio spinalis führen. *Symptome:* Wie bei allen traumatischen Rückenmarksschädigungen kommt es initial zum *spinalen Schocksyndrom:* Schlaffe Lähmung der Beine, seltener auch der Arme, völlige Aufhebung der Eigen- und Fremdreflexe, weitgehende Anästhesie, Versagen der Blasen- und Mastdarmtätigkeit mit spontanem Urin- und Stuhlabgang. In seltenen Fällen kann sofort der Tod eintreten. *Diagnose:* Vollständige Rückbildung des spinalen Schocksyndroms innerhalb Minuten, Stunden oder Tagen. Fehlende anatomische Veränderungen am Rückenmark. *Differentialdiagnose:* Psychogene Lähmung: keine Reflexveränderungen; Substantielle Rückenmarksverletzung: Fehlende oder unvollständige Rückbildung der Symptome. *Therapie:* Bettruhe, durchblutungsfördernde Medikamente (Hydergin), evtl. allgemeine Kreislauf- oder Herztherapie bei latenter oder manifester Insuffizienz. Frühzeitige krankengymnastische Behandlung mit Atemübungen, passiven und aktiven Bewegungsübungen.

f) Irreversible Rückenmarksverletzung *(Contusio medullae spinalis,* Rückenmarksquetschung, posttraumatische Myelomalacie, Rückenmarkszerreißung). *Pathologisch-anatomisch:* Kleine Blutungs-und Nekroseherde bevorzugen die graue Substanz. Eine posttraumatische Myelomalacie wird durch ein perifokales Ödem und begleitende Zirkulationsstörungen ausgelöst und dehnt sich meist in der Längsachse des Rückenmarks aus. Bei schwereren Verletzungen finden sich teilweise oder vollständige Durchtrennung des Rückenmarks. *Symptome:* Initiales spinales Schocksyndrom meist mit schweren vasomotorischen Störungen, Subileus, Priapismus usw. Durch Ödembildung können die Symptome in den ersten Tagen aufsteigen und zunehmen. Oft werden Wurzelsymptome beobachtet (segmentale Schmerzen), aber auch spinale motorische oder sensible Reizerscheinungen (Muskelzuckungen, Paraesthesien, Gürtelgefühl). Bei komplettem Querschnittssyndrom besteht Anästhesie vom verletzten Segment an abwärts. Häufig findet sich darüber in einem halben Segment eine Analgesie, im nächst höheren halben Segment eine Herabsetzung der Kälteempfindung und darüber eine Herabsetzung der Wärmeempfindung. Häufig besteht auch eine hyperästhetische Zone über dem anästhetischen Gebiet; nicht selten findet sich das *L'Hermittesche Zeichen:* Bei bestimmten Bewegungen empfindet der Patient einen elektrischen Schlag, der von dem verletzten Segment nach unten durch den Körper geht. Bei Halsmarkläsionen, besonders in den oberen Abschnitten, tritt oft nach Stunden eine Hyperthermie auf, manchmal bis über 43°, der meist bald eine Atemlähmung folgt. Im Gegensatz zu Hirnkontusionen ist der Liquor nur selten blutig. *Diagnose:* Die neurologischen Ausfälle (motorische und sensible Lähmung) fallen direkt mit dem Moment des Unfallereignisses zusammen. Zu berücksichtigen ist, daß gelegentlich ein „Phantomerleben" auftritt, wobei der subjektive Eindruck einer Extremitätenbewegung entsteht, objektiv jedoch keine aktive Bewegung möglich ist. Spontanbewegungen im Sinne von Rückenmarksautomatismen treten meist erst später auf. Die Entscheidung, ob eine komplette Querschnittslähmung auf Grund einer Kontinuitätsunterbrechung besteht, kann letzten Endes erst nach dem Verlauf in den ersten Tagen getroffen werden. Kommt es in den ersten Tagen bis zu 3 Wochen nicht zu einer Wiederkehr von Teilfunktionen, so muß im allgemeinen eine irreversible Querschnittslähmung angenommen werden. Außer dem neurologischen Befund ist besonders der röntgenologische Befund der Wirbelsäule von Bedeutung, da bei stark dislozierten Frakturen und Luxationen u. U. rein mechanisch eine Querdurchtrennung des Rückenmarks diagnostiziert werden kann. Bei den offenen Rückenmarksverletzungen ergibt die Beurteilung der Wundverhältnisse einen weiteren Anhalt.

g) Blutungen im Bereiche der Rückenmarkshäute. Epiduralhämatome bei Wirbelfrakturen sowie intradurale Blutungen bei Traumatisierung des Duralsacks sind häufig, führen jedoch nur selten zu einer Markkompression. Sie haben deshalb keine große klinische Bedeutung.

II. Therapie der Rückenmarksverletzungen

Da in den meisten Fällen gleichzeitig Wirbelsäulenverletzungen und häufig auch Verletzungen anderer Körperteile bestehen, ist es bei frischen Verletzungen von besonderer Wichtigkeit, neben dem neurologischen auch einen eingehenden körperlichen Befund zu erheben. In den meisten Fällen steht zunächst eine Schockbekämpfung im Vordergrund. Ist der akute Unfallschock überwunden, sollte nicht auf eine Röntgenuntersuchung der *gesamten* Wirbelsäule verzichtet werden, wobei besondere Vorsicht bei der Lagerung usw. von größter Wichtigkeit ist (s. Therapie der Wirbelsäulenverletzungen, S. 799!)

a) Konservativ: Bei kompletter Querschnittslähmung, die vom Unfallereignis an besteht, ist zunächst eine rein konservative Behandlung unter laufender Kontrolle des neurologischen Befundes angezeigt, wenn nicht die begleitende Wirbelsäulenverletzung eine Reposition, Extension usw. erfordert. Die Behandlung der rein neurologischen Ausfälle beschränkt sich im wesentlichen auf pflegerische Maßnahmen (s. Behandlung Querschnittsgelähmter, S. 745!).

b) Operativ: *Offene Rückenmarksverletzungen* mit starker Weichteilzertrümmerung müssen wegen der hohen Infektionsgefahr sofort operiert werden, wobei stets ein Verschluß der Dura anzustreben ist. Die Rückenmarkswunde selbst ist mit größter Vorsicht und unter sorgfältigster Schonung aller erhaltenen Gewebsteile zu revidieren und Fremdkörper sind zu entfernen. Die Weichteil- und Knochenverletzungen werden nach allgemein-chirurgischen Gesichtspunkten mit Wundexcision, Entfernung von Knochentrümmern usw. versorgt. Bei bereits infizierten Wunden breite Spaltung, Freilegung und Trockenlegung aller Buchten mit anschließender offener Wundbehandlung.

Bei den *gedeckten Rückenmarksverletzungen* ist die Indikationsstellung stets schwieriger als die operative Technik. Bei kompletter Querschnittslähmung kommt eine Frühoperation im allgemeinen nur in Frage, wenn damit ein komprimierendes Knochenfragment der Wirbelsäule entfernt werden kann. Die Kompression soll möglichst nicht nur röntgenologisch nachgewiesen werden, sondern auch durch Kontrolle der Liquorpassage (*Queckenstedt*scher Versuch!) und evtl. auch durch Myelographie. Trotzdem ist bei kompletter Querschnittslähmung die Prognose meist ungünstig. Eine bessere Prognose besteht jedoch bei inkompletter Querschnittslähmung bzw. bei Rückbildung der neurologischen Ausfallssymptome innerhalb der ersten Stunden und Tage. Bei der Freilegung des Duralsacks soll äußerst schonend vorgegangen werden, um die Festigkeit und Statik der verletzten Wirbelsäule nicht noch weiterhin zu gefährden. In typischer Weise wird eine Laminektomie unmittelbar oberhalb oder unterhalb der Verletzungsstelle durchgeführt, der Duralsack dargestellt und die Verletzungsstelle somit von der Nachbarschaft her freigelegt bzw. die komprimierenden Knochenfragmente entfernt. Ist die Dura unverletzt, so soll sie keinesfalls eröffnet werden. Ist die Dura verletzt, so wird sie verschlossen.

Wegen der meist schlechten Ergebnisse der „Frühoperation" sollte im Zweifelsfall stets konservativ behandelt werden, zumal ein Eingriff nach 8–10 Tagen günstigere Voraussetzungen hat, da nach dieser Zeit die Ödembereitschaft der Rückenmarksverletzung geringer ist. Häufiger ist die Indikation zur Operation gegeben, wenn bei inkompletten Querschnittslähmungen die Symptome zunehmen. Sind dann außerdem ein Liquorpassagehindernis und ein myelographischer Stop nachzuweisen, so sollte mit der Freilegung nicht gezögert werden. Zeigt sich dabei, daß der Duralsack durch ein starkes Ödem des Rückenmarks, in seltenen Fällen auch einer Blutung, unter Spannung stehen, so wird die Dura vorsichtig eröffnet, evtl. auch seitlich quer incidiert, um dem geschwollenen

Rückenmarksabschnitt Platz zu verschaffen. Die Dura bleibt dann offen oder wird mit einem freien Fascientransplantat gedeckt. Die Muskulatur muß bei offener Dura wegen der Gefahr einer späteren Liquorfistel besonders sorgfältig in mehreren Schichten genäht werden. Starke Wurzelschmerzen können bei Wirbelfrakturen ebenfalls eine Spätoperation erforderlich machen, wobei der u. U. verengte Wurzelkanal entdacht und die Wurzel von der Kompression befreit wird.

III. Sonstige Rückenmarksverletzungen

a) Hämatomyelie (Rückenmarksblutung) und **Myelomalacie** (Rückenmarkserweichung). *Ätiologie:* Meist traumatisch (90%), wobei die Gewalteinwirkung häufig nur geringfügig ist und oft z. B. keine Wirbelfrakturen vorliegen (Fall auf den Rücken, aufs Gesäß, schlecht abgefederter Sprung aus großer Höhe, Kopfsprung ins Wasser, auch plötzliche starke Muskelanspannung beim Heben schwerer Lasten).
Pathologisch-anatomisch: Meist ist die graue Substanz, oft sind nur die Hinterhörner und im Längsschnitt meist die Intumeszenzen, insbesondere die Cervikalanschwellung befallen! Die Lokalisation in der grauen Substanz wird durch deren lockeren Aufbau erklärt, während die weiße Substanz durch Septen viel straffer zusammengehalten wird. Wahrscheinlich sind die Grenzen zwischen den arteriellen Versorgungsgebieten im Rückenmarksquerschnitt (vgl. S. 728/729!) für die Lokalisation von Bedeutung! Die Blutung, ebenso die Erweichung, dehnt sich in der Längsachse aus, wobei entweder die ganze graue Substanz, nur eine Seite derselben oder nur ein Horn befallen ist. Gelegentlich wird die ventrale Hinterstranghälfte mit einbezogen. Die Längsausdehnung ist sehr wechselnd. Neben spindliger Form kommen auch perlschnurartig gestaltete Herde vor. Manchmal bricht die Blutung in die Subarachnoidalräume ein. Je nach dem Alter finden sich alle Übergänge von der reinen Blutung zur hämorrhagischen Nekrose bzw. hämorrhagischen Erweichung. Bei länger zurückliegenden Blutungen finden sich infolge der damit verbundenen Gewebszertrümmerung zentrale Hohlräume, die von gliösen Spangen wabig unterteilt sein können. Die primäre Erweichung ist der Blutung besonders in der Lokalisation meist sehr ähnlich. Es finden sich dabei oft noch kleinere keilförmige Erweichungsherde am Rande des Rückenmarks, die sehr schwer von Kontusionsherden zu unterscheiden sind. *Pathogenese:* Neben direkten Gefäßwandeinrissen bei den Blutungen spielen funktionelle Zirkulationsstörungen, Angiospasmen und Stasen im präkapillaren Gebiet eine ausschlaggebende Rolle. Auch eine Zerrung an den Wurzeln oder dem Lig. denticulatum kann zu einer Blutung führen, wie Hämatomyelien nach Nervendehnung oder nach Hinterwurzeldurchschneidung beweisen. Starke Kyphoskoliosen stellen eine Disposition für traumatische Rückenmarksblutungen und Erweichungen dar. *Symptome:* Richten sich nach Höhe und Ausdehnung des Prozesses. Charakteristisch für die Hämatomyelie ist der plötzliche Beginn und die rasche Entwicklung der Symptome nach dem Trauma, weshalb man auch von „spinaler Apoplexie" spricht. Die Symptome können jedoch auch nach einem freien Intervall von 2 Stunden bis zu einigen Monaten nach dem Unfall auftreten („spinale Spätapoplexie"). Es entstehen Paraplegien oder Tetraplegien, die zunächst schlaff und später spastisch werden. Ist das Vorderhorngebiet mitbetroffen, so entwickeln sich im entsprechenden Gebiet Muskelatrophien (elektrische Entartungsreaktion!). Bei einseitigen Herden kann ein *Brown-Séquard*sches Syndrom entstehen. Motorische Reizerscheinungen sind selten. Ebenso sind selten Paraethesien oder Schmerzen. Typisch sind dissoziierte Empfindungsstörungen (Verlust der Temperatur- und Schmerzempfindung bei erhaltener Berührungsempfindung), auch fleckweise Sensibilitätsstörungen kommen vor. Blasen- und Mastdarmlähmung finden sich fast regelmäßig, ebenso Störungen der Vasomotoren. Bei Lokalisation im Halsmark spinale Hyperthermie, wobei sich die Haut heiß anfühlt und gerötet ist, während Tachykardie, Tachypnoe sowie vermehrte Schweißsekretion fehlen. In schweren Fällen stellt sich rasch Dekubitus ein. *Differentialdiagnose:* Die Abgrenzung der Hämatomyelie von einer posttraumatischen Erweichung ist meist unmöglich. Die bessere Rückbildungstendenz spricht für Hämatomyelie. Bei der spinalen Spätapoplexie ist die Myelitis, die Syringomyelie und ein intraspinaler Tumor abzugrenzen. Diese pflegen meist langsamer aufzutreten, die Myelitis meist mit Fieber. *Therapie:* Stets konservativ mit absoluter Ruhe in entsprechender Lagerung. Allgemeine Behandlung wie bei Querschnittslähmung (s. S. 745)! Keine Lumbalpunktion wegen der Gefahr der Nachblutung.

b) Rückenmarkläsionen durch elektrischen Strom (*Keraunoparalyse*): Bei Starkstromunfällen und nach Blitzschlag kann es zu Läsionen des Rückenmarks, des Gehirns und der peripheren Nerven kommen. Gelegentlich finden sich, über das ganze Zentralnervensystem verteilte, herdförmige Läsionen, zu denen noch charakteristische Stromschäden kommen, die sich vor allem entlang der großen Gefäße auswirken. *Pathologisch-anatomisch* finden sich am Rückenmark Erweichungsherde, besonders im Vorderhorngebiet, infolge von Blutzirkulationsstörungen. *Symptome:* Atrophische Lähmungen vom Vorderhorntyp neben spastischen Erscheinungen, Sensibilitätsstörungen, Blasen-Mastdarmstörungen. Beim Stromdurchtritt durch beide Arme ist hauptsächlich das untere Cervikalmark (CVI–CVIII), beim Stromdurchtritt durch die Beine das Lumbalmark geschädigt. Die klinischen Bilder sind sehr unterschiedlich. *Differentialdiagnose:* Amyotrophische Lateralsklerose, multiple Sklerose, Lues cerebro-spinalis. *Prognose:* Sehr verschieden, neben völliger Rückbildung von spinalen Symptomen können sich langsam progredient chronisch-spinale Affektionen entwickeln.

c) Caisson- und Taucher-Krankheit. *Vorkommen:* Beim zu schnellem Ausschleusen aus einer Überdruckkammer (*Caisson*). *Pathogenese:* Bei längerem Aufenthalt in einer Überdruckkammer (5–10 Stunden) werden Gase, vor allem Stickstoff, in verstärktem Ausmaße von den Geweben absorbiert. Bei rascher Dekompression treten die Gase zu plötzlich ins Blut zurück und bilden größere Gasblasen, die zu Gasembolien führen, wovon besonders häufig das Zentralnervensystem, besonders das Rückenmark befallen wird. *Pathologisch-anatomisch* finden sich herdförmige ischämische Nekrosen bzw. Erweichungen bis zur Querschnittsmalacie. Am häufigsten ist das Brustmark befallen. *Symptome:* Beginn eine halbe bis mehrere Stunden nach der Ausschleusung mit reißenden Schmerzen in Knochen, Muskeln und Gelenken, Ödeme, Cyanose, Hautmarmorierung, Atemnot. Nach Abklingen des akuten Stadiums spastische Paraparesen, Paraesthesien, Blasen- und Mastdarmstörungen. Vorübergehend auch cerebrale Erscheinungen, Übelkeit, Erbrechen, Benommenheit, psychomotorische Unruhe, cerebrale Herdsymptome, wie Aphasie, Hemiplegie und Augenmuskellähmungen, Vestibularis- und Cochlearisstörungen. *Prognose:* Nach Überstehen des initialen akuten Stadiums meist günstig. *Therapie:* Bei den ersten Symptomen sofortige Rückschleusung in eine Überdruckkammer.

d) Traumatische Pachymeningose. Entzündliche Veränderung der Dura mit deutlicher Hypertrophie nach traumatischen Läsionen der Wirbelsäule (Randleistenabbrüche, auch medianer Bandscheibenprolaps usw.). *Symptome:* Meist erst nach Jahren kommt es mehr oder weniger plötzlich zu Krankheitsbildern, die einer amyotrophischen Lateralsklerose ähneln, mit spastischen Paresen der Beine und schlaffen atrophischen Lähmungen in den Segmenten der Duraveränderung (s. auch chronische Myelopathie, S. 740). *Therapie:* Laminektomie mit Lösung des Ligamentum denticulatum.

e) Traumatische Arachnopathie. Chronische Druckwirkung auf den Duralsack kann ebenso wie zu Pachymeningose zu einer schwieligen Veränderung der weichen Häute, evtl. Arachnitis chronica cystica adhaesiva führen (s. S. 734). *Symptome:* Häufig initiale Wurzelschmerzen, später Symptome einer partiellen Querschnittslähmung, wobei nicht selten Remissionen und Exacerbationen miteinander abwechseln. Der schubweise Verlauf ist oft die einzige Unterscheidungsmöglichkeit gegen einen extramedullären Tumor. *Liquor:* Meist Sperrliquor mit Eiweißvermehrung, gelegentlich auch Zellvermehrung. Der *Queckenstedt*sche Versuch zeigt einen fehlenden Druckanstieg bei Jugulariskompression. *Therapie:* Laminektomie und Lösung der Verklebungen. *Prognose:* Meist nicht sehr günstig.

f) Querschnittslähmung bei Skoliosen und Kyphoskoliosen. Bei Skoliosen und Kyphoskoliosen infolge von Wirbelsäulenfehlbildungen, aber auch als Folge von traumatischen Wirbelsäulenschäden kommt es nicht selten, besonders nach der Pubertät oder im späteren Lebensalter, zu mehr oder weniger plötzlich einsetzenden Querschnittssymptomen bis zu vollständiger Querschnittslähmung. *Pathogenese:* Bei angeborenen Wirbelsäulenverkrümmungen hat man als Ursache eine mechanische Schädigung des Rückenmarks infolge des Mißverhältnisses zwischen Längenwachstum der Wirbelsäule und des Rückenmarks angenommen. Die am Foramen magnum fixierte Dura wird mit dem Längenwachstum der Wirbelsäule gedehnt und mit dem Rückenmark immer mehr gegen die konvexe Krümmung des Wirbelkanals gepreßt, wodurch am Scheitel der Krümmung das Rückenmark komprimiert wird. In neuerer Zeit hält man Durchblutungsstörungen des Rückenmarks für die häufigste Ursache, da alle Kyphoskoliotiker eine erhebliche Belastung des rechten Herzens haben, wodurch es frühzeitig zu einer Kreislaufinsuffizienz kommt. Entsprechend.

den Querschnittserscheinungen bei Mangeldurchblutungen des Rückenmarks werden am häufigsten die Querschnittssymptome in Höhe des III. und IV. Thorakalsegmentes gefunden, der Grenzzone zwischen dem cervikalen (aus den Vertebralarterien) und dem thorakalen (aus der Aorta) Blutzufluß (s. Durchblutungsstörungen des Rückenmarks, S. 728).
Therapie: Bei plötzlich auftretender, vollständiger Querschnittslähmung bei bestehender Kyphoskoliose soll nach *Kuhlendahl* sofort (innerhalb der ersten 24–48 Stunden) im Bereiche der Wirbelsäulenverkrümmung laminektomiert werden. Die Dura wird eröffnet, evtl. quer incidiert und das Rückenmark entlastet. Bei starker seitlicher Verkrümmung können Wurzeldurchschneidungen notwendig sein. Bei weniger akut einsetzenden Querschnittssymptomen, insbesondere in Verbindung mit einer Minderleistung des Herzens oder des Kreislaufs, sollte zunächst eine konservative Behandlung mit durchblutungsfördernden Mitteln (Hyderginbehandlung, s. Frühbehandlung Querschnittsgelähmter, S. 745) versucht werden. Gleichzeitig ist eine intensive Behandlung der cardialen oder Kreislaufminderleistung bzw. -Insuffizienz erforderlich.

g) Querschnittslähmung bei medianer, cervikaler Bandscheibenprotrusion. Im Bereiche der Halswirbelsäule wölben sich mediane Bandscheibenprotrusionen bei bestimmten Bewegungen häufig stoßartig in den Wirbelkanal vor und drängen dabei den Duralsack mit dem Rückenmark nach dorsal. Es kommt zu einer chronischen Traumatisierung. Morphologische findet sich häufig eine schwielige Veränderung der Dura (traumatische Pachymeningose) und eine Eindellung des Rückenmarks über der Protrusion. Degenerative Veränderungen im Rückenmarksquerschnitt, insbesondere an den langen Bahnen, werden meist vermißt.
Symptome: **Chronische Myelopathie!** Spastische Paraparese und sensible Ausfallserscheinungen an den Beinen, die langsam, oft im Verlaufe von Jahren bis zu den mittleren und oberen Thorakalsegmenten aufsteigen und hier längere Zeit stationär bleiben. Die Sensibilitätsstörungen sind oft dissoziiert. Erst im letzten Stadium tritt meist unter Komplettierung der Querschnittslähmung auch eine atrophische Lähmung im Breiche der Arme auf, entsprechend der Höhe des durch die Protrusion betroffenen Rückenmarkssegmentes. *Pathogenese:* Nach *Kahn* kommt es infolge der Dorsalverlagerung des Rückenmarks durch Zugwirkung an den Zacken des Ligamentum denticulatum zu einer mechanischen Schädigung der langen Bahnen (s. Abb. 137). Die Symptomatologie spricht andererseits für eine Durchblutungsstörung durch Irritation der A. spinalis anterior (vgl. S. 728). *Therapie:* Nach myelographischer Lokalisation der Protrusion, Laminektomie und Lösung der Zacken des Ligamentum denticulatum. Das geschädigte Rückenmark darf dabei nicht berührt werden. Die Revision des ventralen Wirbelkanals oder der Versuch, die Protrusion von dorsal zu entfernen, muß unterbleiben, da sonst erfahrungsgemäß die neurologischen Ausfälle zunehmen.

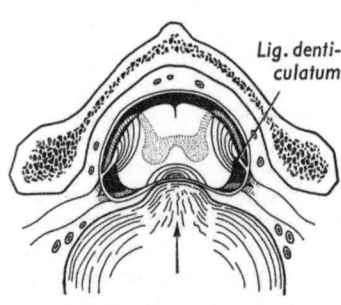

Abb. 137. Schädigung des Halsmarkes bei medianer Bandscheibenprotrusion ventral und am Ansatz des Ligamentum denticulatum. Die mechanische Schädigung, entsprechend der eingezeichneten Kräftelinien (nach *Kahn*), führt zu einer Beeinträchtigung der langen Bahnen und damit zum Krankheitsbild der „chronischen Myelopathie"

E. Geschwülste

Als Rückenmarkstumoren werden gewöhnlich alle Geschwülste innerhalb des Wirbelkanals bezeichnet, die das Rückenmark schädigen. Nach dem Ursprung und der Lage werden 3 Gruppen unterschieden:

I. Extradurale Tumoren

Diese nehmen ihren Ursprung von der Wirbelsäule, dem epiduralen Gewebe oder den Nervenwurzeln außerhalb der Durascheide. Bei den Wirbelsäulentumoren handelt es sich um *Hämangiome, Chordome, Osteome, Lipome, Chondrome, Riesenzellengeschwülste, sowie Sarkome und Metastasen* (s. Wirbelsäulentumoren, S. 805). Hämatogene Metastasen von Unterleibskarzinomen siedeln sich besonders gern in der Wirbelsäule und dem Epiduralraum ab, da die epiduralen Venengeflechte, die mit den Venen der Wirbelspongiosa und denen außerhalb des Wirbelkanals in Verbindung stehen, ein so großes Gesamtvolumen haben, daß z. B. bei einem Verschluß der V. cava das gesamte venöse Blut aus den unteren Gliedmaßen und den Beckenorganen über sie abfließen kann. Die bösartigen Tumoren können sekundär in den Intraduralraum einwuchern. Andererseits können sich Metastasen auch primär im Intraduralraum, bzw. im Rückenmark absiedeln. Eine besondere Art extraduraler Tumoren sind die sog. Sanduhrgeschwülste (s. S. 806). Außerdem finden sich Mißbildungstumoren, wie Epidermoide, Dermoide und Teratome (s. S. 732, 733). Nicht finden sich epidurale *Granulome*, wie *Plasmocytome* (Myelome), *Lymphogranulome* (Hodgkin), *Tuberkulome* und ausnahmsweise *Gummen*.

II. Intradurale, extramedulläre Tumoren

Diese gehen meist von den Rückenmarkshäuten oder den Nervenwurzeln aus und wachsen verdrängend gegen das Rückenmark.

a) Neurinome. Nach der Statistik von *Kernohan* und *Sayre* (979 Fälle) bilden diese 29,9% aller Rückenmarkstumoren. Sie gehen von den Nervenwurzeln aus, liegen intradural, können jedoch gelegentlich auch in den Epiduralraum entlang der Nervenwurzel wachsen und sich u. U. auch als Sanduhrgeschwülste durch ein Intervertebralloch hindurch ausbreiten. In seltenen Fällen sind sie intramedullär gelegen. Es kommen Übergänge zum Neurofibrom vor, besonders bei der *Recklinghausenschen Neurofibromatose*, wobei die Tumoren meist multipel auftreten. Neurinome finden sich am häufigsten zwischen 30. und 50. Lebensjahr und nur ausnahmsweise vor dem 20. Lebensjahr. Da sie gegen das Rückenmark gut abgegrenzt sind, ist die operative Entfernung meist leicht möglich. Eine gewisse Ausnahme bilden die Neurinome im Bereiche der Cauda equina, wo sie einmal eine beträchtliche Größe erreichen und oft mit mehreren Wurzeln verwachsen sein können, oder andererseits trotz erheblicher neurologischer Ausfallserscheinungen so klein sein können, daß die operative Darstellung schwierig ist. *Differentialdiagnostisch* ist makroskopisch die Unterscheidung von Meningeomen oft schwierig, besonders wenn letztere Nervenwurzeln umwachsen haben. *Therapie:* Stets operative Entfernung.

b) Meningeome. Diese bilden in der Statistik von *Kernohan* und *Sayre* 25,9% aller Rückenmarkstumoren. Sie entsprechen den intracraniellen Meningeomen und können sich in Bohnen- bis Eichelgröße, selten einmal fingerförmig über mehrere Segmente ausdehnen und haben eine feste Haftstelle an der Dura, vornehmlich dorsolateral, aber auch an den anderen Umfängen. Sie finden sich häufig thorakal, erreichen aber die größte Ausdehnung cervikal oder caudal. Gelegentlich kommen sie auch extradural vor und können sich, wie die Neurinome, sanduhrförmig ausbreiten. In seltenen Fällen sind sie verkalkt und geben dann einen charakteristischen Röntgenschatten. Die Meningeome bevorzugen die mittleren und späteren Lebensjahrzehnte. Wegen ihrer guten Begrenzung gegen das Rückenmark entsprechen sie therapeutisch und prognostisch den Neurinomen. Bei der operativen Entfernung muß jedoch meist die Ansatzstelle an der Dura excidiert werden, wonach ein wasserdichter Verschluß der Duralücke zur Vermeidung einer Liquorfistel anzustreben ist. Oft ist eine plastische Deckung der Duralücke mit einem Streifen aus der Fascia lumbodorsalis angezeigt. Im oberen Cervikalbereich können die Meningeome in das Foramen occipitale magnum einwachsen und zu Liquorpassagestörungen führen.

III. Intramedulläre Tumoren

a) Gliome. Die Gliome des Rückenmarks entsprechen bezüglich ihres Zellaufbaues und Wachstums weitgehend den Gliomen des Gehirns (s. S. 686). Sie bilden 22,5% in der Statistik von *Kernohan* und *Sayre*. Die häufigsten Arten sind *Ependymome, Astrocytome, Spongioblastome* und Metastasen von *Medulloblastomen*. Sie nehmen häufig ihren Ausgang von dem Gebiet dorsal vom Zentralkanal und erstrecken sich stiftförmig über mehrere Segmente. Kranial und kaudal neigen sie zu Höhlenbildung. In ihrem transversalen Wachstum greifen sie oft auf die Rückenmarkshäute über. Sie treiben das Rückenmark spindelförmig auf und führen so zu Kompressionserscheinungen und Behinderung der Liquorpassage. *Differentialdiagnostisch* können sie bei der Freilegung mit ventral gelegenen, extramedullären Tumoren verwechselt werden, welche das Rückenmark nach dorsal vorwölben. *Prognostisch* sind die intramedullären Tumoren wesentlich ungünstiger als die extramedullären, da eine operative Entfernung wegen des infiltrierenden Wachstums meist nur auf Kosten umfangreicher Schädigung des noch funktionstüchtigen Rückenmarksgewebes möglich ist. Relativ gut abgegrenzt sind oft die Ependymome, so daß sie nach Spaltung des Marks extirpiert werden können. Bei Astrocytomen und Spongioblastomen ist eine totale oder subtotale Entfernung nur ausnahmsweise möglich. Hier muß man sich mit einer Entlastungslaminektomie und Biopsie begnügen, was oft für Jahre von Nutzen sein kann, da die Wachstumsgeschwindigkeit der Rückenmarksgliome allgemein geringer ist als die der Gehirngliome. Die stets multiplen Medulloblastommetastasen sprechen vorübergehend gut auf Röntgenbestrahlung und Behandlung mit Cytostatica an, wobei sich besonders Endoxan (*Asta*) bewährt hat *(G. Simon)*.

Eine besondere Form ist das *Ependymom* des *Conus medullaris* und *Filum terminale*, eine weiche gallertige Geschwulst mit oder ohne Kapsel. Diese Geschwulstform findet sich häufig im Jugendalter und zeichnet sich meist durch eine beträchtliche Größe und langsames Wachstum aus. Häufig werden Ausweitungen des Wirbelkanals gefunden. Die Diagnose ist wegen der meist geringen Ausfallserscheinungen schwierig.

b) Angiome und Angioblastome. Es handelt sich um Gefäßmißbildungen in Form venöser oder arterieller, racemöser Angiome, Cavernome, Mischformen mit fließenden Übergängen zu eigentlichen Gefäßgeschwülsten, den Angioblastomen. Sie bevorzugen die dorsalen Abschnitte des Rückenmarks, finden sich aber auch epidural, mit und ohne Wirbelangiomen, im Subarachnoidalraum oder unter der Pia mater. Charakteristisch sind stark erweiterte und geschlängelte Gefäße mit unterschiedlicher Ausdehnung. Männer erkranken im Verhältnis von etwa 5:1 häufiger als Frauen, wobei die ersten Symptome zwischen dem 35. und 45. Lebensjahr auftreten, oft in Verbindung mit einer Leistungsminderung der Herz- und Kreislauffunktion. *Symptome:* Häufig finden sich apoplektiforme, radiculäre und meist einseitige, uncharakteristische Querschnittssymptome, langsame Progredienz bei meist geringen oder fehlenden Kompressionserscheinungen. *Therapie:* Bei fehlender Rückenmarkskompression stets konservativ mit durchblutungsfördernden Medikamenten und evtl. allgemeiner Kreislaufbehandlung bzw. entsprechender Behandlung einer cardialen Insuffizienz. Bei bestehender Rückenmarkskompression operative Entfernung.

IV. Lokal- und Artdiagnose der Rückenmarkstumoren

Für die Lokaldiagnose ist eine sorgfältige Bewertung der Vorgeschichte, des klinischen, insbesondere neurologischen Befundes, der Mechanik und Zusammensetzung des Liquors, der Röntgenbilder und des klinischen Befundes der Wirbelsäule sowie der Myelogramme notwendig. In vielen Fällen gelingt dabei eine einwandfreie Höhendiagnose und lassen sich Schlüsse auf die Art des Tumors ziehen. Schwierigkeiten bestehen besonders bei der so wichtigen Erfassung der Frühstadien eines Tumors (s. topische Diagnostik der Rückenmarksläsionen, S. 724). Von besonderer Bedeutung ist die Unterscheidung eines intramedullären von einem extramedullären Tumor. Sichere Kriterien für den einen oder anderen Sitz gibt es nicht. Jedoch sprechen für einen *extramedullären Sitz des Tumors:*
1. den Ausfallssymptomen vorausgehende segmentale Schmerzen (Wurzelschmerzen).
2. Langsame, aber kontinuierliche Entwicklung der motorischen und sensiblen Ausfallserscheinungen. 3. Langes Bestehen eines *Brown-Séquard*schen Syndroms. 4. Beträchtliche Intensität des spastischen Symptomenkomplexes. 5. Motorische Reizerscheinungen, wie Krämpfe usw. 6. Fehlen oder nur spärliches Vorhandensein von degenerativ-atrophischen Lähmungen mit elektrischer Entartungsreaktion infolge Vorderhornläsion. 7. Fehlen von trophischen Störungen der Weichteile. 8. Druckempfindlichkeit der Wirbelsäule mit segmentalen Muskelspasmen in Höhe des Tumors. 9. Eiweißvermehrung mit fehlender Zellvermehrung im unter dem Tumor entnommenen Liquor, gelegentlich auch Xanthochromie.

Für einen *intramedullären Tumor* spricht dagegen eine typische und hochgradige dissoziierte Empfindungsstörung im Sinne der Aufhebung der Schmerz- und Temperaturempfindungen bei erhaltenen übrigen Sensibilitätsqualitäten.

Nicht selten kennt man nach dem myelographischen Befund nur die Höhe des oberen Pols des Tumors, nicht jedoch dessen Längenausdehnung. Dabei ist auch zu berücksichtigen, daß ober- und unterhalb des Tumors arachnitische Verklebungen auch beim myelographischen Stop zu einer falschen Lokalisation führen können. Man wird sich daher bei der Laminektomie stets darauf einrichten, die Wunde nach oben oder unten erweitern zu können. Findet sich der Tumor nach Freilegung des Rückenmarks nicht im Operationsgebiet, so kann mit weicher Knopfsonde oder besser mit einem Gummikatheter nach oben und unten sondiert werden. Bei unverletzter Arachnoidea kann auch während der Operation der *Queckenstedt*sche Versuch einen Hinweis geben, ob der Tumor ober- oder unterhalb der Freilegungsstelle liegt.

V. Operative Technik

a) Laminektomie. *1. Allgemeines:* Die Entfernung gebrochener Wirbelbogenteile wurde bereits im frühen Mittelalter ausgeführt. Die erste typische Laminektomie führte der britische Chirurg *Cline* 1814 durch. *Macewen* entfernte 1883 ein fibröses Neoplasma der Theca. Als Ausgangspunkt der modernen Rückenmarkschirurgie gilt ein von *Gowers* 1887 diagnostizierter und von *V. Horsley* operierter Rückenmarkstumor.

Früher bestanden Bedenken, mehrere Wirbelbögen zu entfernen. Es wurden deshalb zeitraubende osteoplastische Laminektomieverfahren entwickelt (*Dawbarn, Urban, Borchard*). Die Erfahrung hat gelehrt, daß diese Befürchtungen unbegründet waren und bei der Entfernung bis zu 6 benachbarten Wirbelbögen keine statischen Störungen nennenswerter Art entstehen. Heute ist die bilaterale Laminektomie, die vor allem von *Elsberg* und *Frazier* entwickelt wurde, üblich.

Indikationen: Tumoren und bestimmte entzündliche Prozesse im Bereiche des Wirbelkanals, Rückenmarksverletzungen durch komprimierende Wirbelfragmente, Wurzeldurchschneidungen, Chordotomien usw.

2. Vorbereitung zum Eingriff: Vor dem Eingriff wird kontrolliert, ob die Haut im Operationsgebiet in einwandfreiem Zustand ist. Ein evtl. bestehender Dekubitus muß vorher ausgeheilt sein. Bei Tumoren wird die Höhe des Tumors vor dem Röntgenschirm durch Anbringen einer Bleimarke markiert, die unmittelbar vor dem Eingriff wieder entfernt wird, nachdem die Stelle der Bleimarke durch Anritzen der Haut kenntlich gemacht wurde. Das Operationsfeld wird rasiert, mit Satinasept gereinigt und mit Dibromol oder Jodtinktur desinfiziert. Der Hautschnitt wird durch Anritzen markiert.

3. Schmerzbetäubung: Die schonendste Methode ist die Endotrachealnarkose. Der Patient bekommt am Vorabend 0,2 Luminal und 50 mg Atosil, unmittelbar vor der Intubation 1 Ampulle Dromoran und 1 Ampulle Atropin. Zur Einsparung von Narkosemitteln wird die Haut über der Dornfortsatzreihe mit 1%iger Novocain-Adrenalinlösung unterspritzt. Danach sticht man jederseits 2 cm von den zu entfernenden Dornfortsätzen ein, bis die Nadelspitze in 2–6 cm Tiefe den Wirbelbogen erreicht. Hier wird ein kleines Novocaindepot gesetzt, danach die Nadel etwas zurückgezogen und unter mehrfachem fächerförmigen Vorschieben Novocainlösung in die Muskulatur gespritzt. Während der Operation werden Blutdruck, Pulsfrequenz und Atmung vom Narkosearzt kontrolliert. Bei ein- oder doppelseitiger *Chordotomie* (vgl. S. 748) kann es infolge der Durchschneidung vasokonstriktorischer Bahnen zu einem brüsken Blutdruckabfall kommen, der mittels Transfusion aufgefangen werden muß.

4. Lagerung des Patienten: Üblicherweise wird in Bauchlage operiert, wobei der Kopf bei Eingriffen am Halsmark wie zu einer Kleinhirnoperation in einer Kopfstütze fixiert wird. Bei Eingriffen im Thorakal- und Lumbalbereich kann der Kopf seitlich gelegt werden. Bei Operationen im Lendenwirbelsäulenbereich wird der Operationstisch winklig abgeknickt, so daß die Beine im Hüftgelenk um 90° gebeugt sind und damit die Lendenlordose ausgeglichen wird. Durch Unterstützung der Symphyse und der oberen Brustbeingegend muß dafür gesorgt werden, daß die Bauchatmung frei ist.

5. Die bilaterale Laminektomie (s. Abb. 138): Der Hautschnitt liegt in der Mittellinie über den Dornfortsätzen. Nach Hautincision werden die blutenden Gefäße mit Klemmen gefaßt und koaguliert. Der Schnitt wird dann unter Spaltung des Ligamentum supraspinale bis auf die Dornfortsatzspitzen vertieft. Danach wird die Muskulatur beiderseits der Dornfortsatzreihe und Wirbelbögen unter schichtweisem Beiseitehalten mit *Langenbeck*-Haken mit Diathermie abgelöst. Blutungen aus größeren Gefäßen der Muskulatur werden durch Koagulation gestillt, diffuse Blutungen durch Tamponade mit Gazestücken, die in heiße Kochsalzlösung oder Wasserstoffsuperoxydlösung getaucht wurden. Die Muskulatur, die beiderseits bis zu den Gelenkfortsätzen abgelöst wurde, wird nunmehr mit automatischen *Adson*-Sperrern beiseitegehalten. Das Ligamentum interspinale wird zwischen den zu entfernenden Dornfortsätzen durchtrennt und die Dornfortsätze dicht an den Wirbelbögen mit einer Dornfortsatzzange abgekniffen. Zur Entfernung der Wirbelbögen wird zunächst das Ligamentum flavum am kaudalen Rand abpräpariert und von hier aus der Wirbelbogen vorsichtig mit *Luer*scher Knochenzange stückweise entfernt. Die Zange darf niemals tief in den Wirbelkanal eingeführt werden, weil es dadurch zu einer Druckschädigung des Rückenmarks kommen kann, insbesondere bei raumbeengenden Prozessen. Zur Entfernung der seitlichen Bogenteile bewährt sich eine Stanze. Bei Blutung aus Epiduralgefäßen werden diese mit einer Pinzette gefaßt, vom Duralsack abgehoben und mit dem schwächsten wirksamen Strom koaguliert. Zur Eröffnung des Duralsacks wird das epidurale Fettgewebe beiseitegeschoben, die Dura mit einem scharfen Häkchen angehoben und incidiert. Nach Einführung einer Rinnensonde wird die

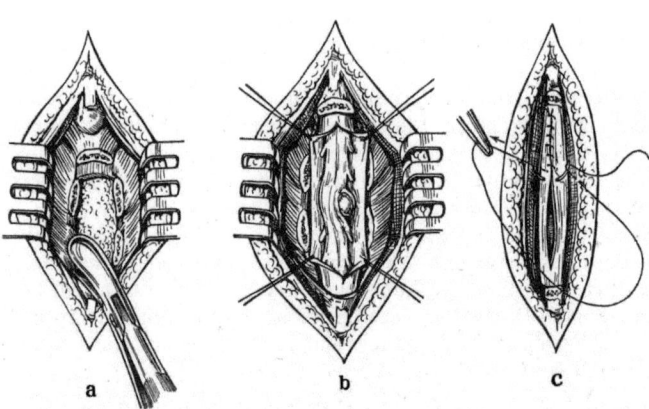

Abb. 138. Laminektomie bei extramedullärem, intraduralem Rückenmarkstumor. a) Nach Freilegung und Entfernung der Dornfortsätze werden die dorsalen Bogenanteile entfernt. b) Nach Eröffnung der Dura, deren Ränder mit Haltefäden versehen werden, Darstellung und Entfernung des Tumors. c) Fortlaufende Duranaht, danach schichtweiser Wundverschluß

Dura längsgespalten, wobei die Arachnoidea unverletzt bleiben soll, weil dies die Ausführung des *Queckenstedt*schen Versuchs erlaubt, was auch intra operationem bei nicht sicherer Tumorlokalisation von Wert sein kann. Die Duraränder werden mit Haltefäden auseinandergezogen. Zur endgültigen Freilegung des Rückenmarks wird die Arachnoidea mit feiner scharfer Pinzette angehoben und mit einer Schere gespalten.

Dem Verschluß einer Laminektomiewunde muß eine sorgfältige Blutstillung (s. S. 745) vorausgehen. Die Dura wird mit fortlaufender Seidennaht verschlossen. Bei Duradefekten kann eine plastische Deckung mit Fascie der Rückenmuskulatur notwendig sein. Über der verschlossenen Dura wird die Muskulatur mit mehrschichtigen Catgutnähten adaptiert. Danach wird die Fascie mit Catgut oder Seidennähten verschlossen und nach einigen Subcutannähten die Haut mit Seidenknopfnähten vernäht.

b) Spezielle Technik bei extraduralen Geschwülsten. Findet sich eine Geschwulst im epiduralen Raum, dann wird der obere und untere Pol ausreichend freigelegt. Bei einiger Erfahrung wird man schon makroskopisch entscheiden können, ob es sich um eine benigne, maligne, entzündliche oder metastatische Geschwulst handelt, andererseits ist eine mikroskopische Schnelluntersuchung angezeigt. Alle gutartigen Geschwülste müssen vollständig entfernt werden, Granulome (Plasmocytome, Lymphogranulome, Tuberculome usw.) möglichst ausgiebig exstirpiert und dann konservativ nachbehandelt werden (Röntgenbestrahlung, Cytostatica, Streptomycin usw.). Bei metastatischen Geschwülsten ist eine Totalentfernung sinnlos und oft wegen starker Blutverluste gefährlich. Bei extradural gelegenen Meningeomen muß die Duraansatzstelle excidiert werden. Bei Tumoren ventral des Duralsackes kann die Durchtrennung einer oder mehrerer Nervenwurzeln notwendig werden. Besonders bei Neurinomen muß auf eine etwaige intradurale oder extravertebrale Ausbreitung im Sinne einer Sanduhrgeschwulst geachtet werden. Bei extravertebralen Tumoranteilen wird die Umrandung des Wirbellochs entfernt und der extravertebrale Tumoranteil dargestellt, wozu gelegentlich eine quere Incision der Haut und Muskulatur notwendig ist. Bei retropleural gelegenen Geschwülsten kann die Resektion einer oder zweier benachbarter Rippen erforderlich sein. Bei großen, retropleuralen Tumoren ist ein zweizeitiges Vorgehen empfehlenswert, wobei der intraspinale Tumorabschnitt zuerst und in einer zweiten Sitzung nach Thorakotomie der extravertebrale Anteil entfernt wird. Extravertebrale Tumoranteile können sich auch in der Rückenmuskulatur finden, wo sie leicht zu entfernen sind. Im Bereiche der Halswirbelsäule sind sie im seitlichen Halsdreieck, und im Bereiche der Lendenwirbelsäule im Retroperitonealraum zu suchen.

c) Spezielle Technik bei intraduralen, extramedullären Tumoren. Nach Freilegung des Rückenmarks und Darstellung des oberen und unteren Geschwulstpoles wird die obere und untere Arachnoideaöffnung mit Wattestückchen abgedeckt, um ein übermäßiges Abfließen von Liquor und Eindringen von Blut zu verhindern. Liegt der Tumor dorsal vom Mark, so ist die Entfernung einfach. Bei lateral oder lateral-ventral gelegenen Tumoren muß die Laminektomieöffnung seitlich so weit erweitert werden, daß die Entfernung des Tumors ohne Quetschung des Marks möglich ist. Bei größeren Geschwülsten können Wurzelresektionen notwendig sein. Muß das Mark beiseite gehalten werden, so werden eine oder mehrere Zacken des Ligamentum denticulatum abgetrennt und das Mark an diesen Zacken rotiert. Es soll möglichst nicht mit Instrumenten berührt und beiseite gehalten werden. Bei ventral gelegenen Tumoren ist besonders darauf zu achten, daß die Arteria spinalis anterior nicht verletzt wird, da es sonst zu Querschnittslähmung kommt. Am Mark selbst und in unmittelbarer Nähe darf zur *Blutstillung* keine Elektrokoagulation benutzt werden. Blutungen werden durch Auflegen von Wattestückchen und später evtl. Fibrospumschwamm usw., evtl. mit Silberclips gestillt. Ist die Entfernung eines lateral oder ventral liegenden Tumors nicht in toto möglich, so wird dieser zunächst ausgehülst und zum Schluß die Kapsel vollständig entfernt.

d) Spezielle Technik bei intramedullären Tumoren. Zunächst wird in ganzer Ausdehnung das Gebiet der Rückenmarkauftreibung freigelegt und sich versichert, daß kein ventral gelegener, extramedullärer Tumor vorliegt. Dann wird in Höhe der stärksten Auftreibung das Rückenmark mit feiner Nadel punktiert, um einen evtl. cystischen Tumor festzustellen. Besteht der Verdacht auf ein einigermaßen abgegrenztes Gliom (Ependymom), so wird möglichst nahe der Mittellinie in einem gefäßfreien Bezirk das Mark von dorsal längsincidiert. Man verschafft sich ein Urteil über die Art, Abgrenzung und Konsistenz, d. h. die Operabilität des Tumors. Die Exstirpation eines Glioms ist nur in Ausnahmefällen ohne das Risiko der Zerstörung gesunden nervösen Gewebes möglich. Die Incision erfolgt mit einem sehr scharfen Messer. Meist drängt sich danach der Tumor an die Oberfläche und kann mit Hilfe kleiner Wattestücke von dem umgebenden Gewebe schrittweise abgelöst werden. Die Blutung ist dabei meist gering und muß sorgfältig gestillt werden. Weist die Geschwulst ein infiltrierendes Wachstum auf, so begnügt man sich mit der partiellen Entfernung und läßt, wie bei einer bloßen Entlastungslaminektomie, die Dura offen. Intramedulläre Gefäßmißbildungen läßt man unangetastet, da aktives Vorgehen stets zu schweren Durchblutungsstörungen führt.

F. Behandlung Querschnittsgelähmter

I. Frühbehandlung

Bei den ersten Anzeichen einer Querschnittssymptomatologie sind stets alle Maßnahmen zur Erkennung der Ursache (Tumor, Verletzung, Entzündung, Durchblutungsstörung usw.) zu ergreifen, um den Patienten einer kausalen Behandlung zuführen zu können. Finden sich keine sicheren Zeichen einer Markkompression, muß stets auch an die Möglichkeit einer medullären Mangeldurchblutung gedacht werden, besonders wenn Veränderungen der Wirbelsäule, Verletzungen oder angiomatöse Mißbildungen bestehen. In diesen Fällen sollte niemals der Versuch einer konservativen durchblutungsfördernden Behandlung versäumt werden, wobei sich die Anwendung von Hydergin, einem Gemisch hydrierter Mutterkornalkaloide besonders bewährt hat. Der Hydergineffekt beruht auf einer peripher-adreno-sympathikolytischen und einer zentral-sedativen Wirkung. Es werden anfänglich 2 Sublingualtabletten täglich, ansteigend innerhalb einer Woche auf 5 Tabletten pro die und in den ersten 3 Wochen zusätzlich zweimal wöchentlich 1 Ampulle Hydergin subcutan verabreicht. Eine endgültige Beurteilung der Wirkung ist in der Regel erst nach 4 Wochen möglich. Bei positivem Ergebnis wird die Behandlung mit 5 Sublingualtabletten täglich während längerer Zeit, etwa 3 Monate, fortgesetzt. Bei stationärer Behandlung können auch täglich zweimal 1 Ampulle und fünfmal 1 Sublingualtablette verabreicht werden.

Bei frischen Halsmarkläsionen ist besonders auf die Gefahr der Atemlähmung durch aufsteigendes Ödem zu achten, was sich meist vorher durch eine Hyperthermie anzeigt.

Bei kompletten Querschnittslähmungen infolge Halsmarkverletzungen kann man nach *Wepler* mit großer Wahrscheinlichkeit den Tod für den Tag voraussagen, der dem verletzten Halswirbel entspricht, z. B. Tod am 5. Tage nach Verletzung in Höhe des 5. Cervikalsegments. Diese Faustregel stimmt nur für das Halsmark und die oberen 2 Brustsegmente. Die Ursache besteht in der verschiedenen Entfernung der Verletzungsstelle von den lebenswichtigen Zentren der Medulla oblongata. Der Weg des aufsteigenden Ödems wird in der entsprechend verschiedenen Zeit zurückgelegt. Medikamentös empfiehlt sich die Behandlung mit einer lytischen Kombination von Phenothiacinen (Megaphen, Atosil) und Dolantin, sowie zur Dämpfung von Unruhezuständen und damit einem vermehrten Sauerstoffbedarf Luminal. Vorübergehende Sauerstoffbeatmung und Tracheotomie können notwendig sein.

Einer *Blasenlähmung* ist besondere Beachtung zu schenken, wegen der Gefahr einer Harnweginfektion und Konkrementbildung, welche die Lebenserwartung erheblich herabsetzen. Ziel der Behandlung ist die Erreichung einer Blasenautomatie. Nach vergeblichem Abwarten spontaner Entleerung bis zu 24 Stunden nach Lähmungseintritt wird zunächst 3mal täglich katheterisiert. Wegen der Gefahr einer Infektion, der Bildung von Dekubitalgeschwüren, Harnphlegmonen und Harnfisteln, sowie der Entstehung einer Schrumpfblase ist ein Dauerkatheter zunächst kontraindiziert. Erst nach 2-3 Wochen kann ein Dauerkatheter gelegt werden, der 1-2mal wöchentlich gewechselt wird und mit einer *Tidaldrainage* (Hebersystem, wodurch die Blase unter einem dauernden, wechselnden Druck steht) verbunden wird. Später wird der Katheter mindestens jeden Monat einmal fortgelassen, um die Möglichkeit automatischer Entleerung zu prüfen. Medikamentöse Unterstützung der Blasenentleerung durch Doryl. Regelmäßige Harnuntersuchungen. Bei Infektion testgerechte Behandlung mit Antibioticis und Sulfonamiden, Blasenspülungen, Schaukeldiät. Um die Steinbildung zu verhüten, empfiehlt sich eine leichte, aber stark gesäuerte Diät.

Die *Darmentleerung* muß mindestens 2mal wöchentlich erfolgen, evtl. durch Verabreichung von Abführmitteln, Einläufen und bei Bedarf digitaler Ausräumung.

Zur Vermeidung eines *Decubitus* ist häufiges Umlagern, möglichst alle 2 Stunden, dringend erforderlich. Bei Wirbelsäulenverletzungen ist dabei besondere Vorsicht anzuwenden, wobei 3-4 Pflegepersonen notwendig sind. Bei einer Laminektomiewunde zwischen den Schulterblättern muß ein Zug an den Armen unbedingt vermieden werden, da es auch nach scheinbar fest verheilter Wunde häufig zu einem Aufreißen derselben kommen kann. Außerdem bewähren sich Lagerung auf Wasserkissen, wobei das Gesäß auf einem leicht aufgeblasenen Luftring liegen soll. Weiterhin dicker Watteverband um die Fersen, wobei die Füße gegen eine Holzwand gestellt werden, um Spitzfußbildung zu vermeiden. Wenn der Druck der Bettdecke Decubitus auslöst, muß diese über eine Reifenbahre gelegt werden. Zur Vorbeugung wird die Haut täglich 1-2mal mit verdünntem Alkohol mit Glyzerin-Tannin-Zusatz abgerieben. Danach Einpudern. Bestehende Decubitalgeschwüre werden täglich mit Salben (Lebertransalbe, Desitinsalbe, Bepanthensalbe usw.) verbunden. Außerdem Excision von Nekrosen und evtl. plastische Deckung. Bei hartnäckigem Decubitus wirken regelmäßige Blutinfusionen sowie Verabfolgung einer eiweiß- und vitaminhaltigen Kost günstig.

Bei *Lähmungen* ist zur Vermeidung von Kontrakturen sowie zur Abschwächung später auftretender Spasmen die Lagerung der Beine in Streckung der Gelenke und leichter Abduktion zweckmäßig. Dabei sind die Gelenke der gelähmten Gliedmaßen täglich mindestens einmal vollkommen durchzubewegen. Bei einschießenden Spasmen bewährt sich Spasmo-Paparid oder Akineton.

Bei *peripheren Durchblutungsstörungen* kommt es besonders im Stadium der Areflexie in den gelähmten Gliedmaßen häufig zu Thrombosebildungen. Deshalb ist eine frühzeitige leichte Streichmassage notwendig, die zur Entleerung der Venen und der Lymphbahnen führt. Bei bestehenden Thrombosen Alkoholverbände sowie Hirudoidsalbe.

Für die Behandlung der Spätzustände ist eine schon frühzeitig einsetzende *Übungs- und Beschäftigungstherapie* der nicht- oder nur teilgelähmten Muskulatur besonders wichtig. Im Bett werden Atemgymnastik, Übungen mit Hanteln, Expander, Rollenzug sowie Massage und krankengymnastische Bewegungsübungen durchgeführt. Daneben Beschäftigungstherapie mit Bettwebstuhl, Knüpfarbeiten usw., was gleichzeitig zu einer günstigen psychischen Beeinflussung führt. (Körperliches und psychisches Kompensationstraining nach *Neubauer*.)

II. Spätbehandlung

Hierher gehören alle orthopädischen Maßnahmen, die zum Ziel haben, den Patienten möglichst frühzeitig wieder in ein normales Leben einzugliedern.

Eine *Behandlung im Wasser* ist bei unvollständigen Lähmungen besonders wichtig, da hier unter Ausschaltung der Schwerkraft auch die schwächsten Restmuskelgruppen ständig aktiv bewegt und geübt werden können.

Der *Rollstuhl* ist das Hauptbewegungsmittel des total Querschnittsgelähmten! Er soll frühzeitig lernen, sich damit selbst fortzubewegen. Zuvor kann der Patient üben, sich auf einer fahrbaren Trage bäuchlings liegend mit Stöcken vorwärtszubewegen.

Für *Steh- und Balanceübungen* werden Holzbretter oder Gipsschienen mit elastischen Binden an die Beine gewickelt, um ein Zusammensinken in den gelähmten oder geschwächten Gelenken zu vermeiden. Diese Übungen dienen der Vorbereitung des Gehens mit Apparaten, gleichzeitig dem Vasomotorentraining und der Verbesserung des Harnabflusses. Sie sollen deshalb täglich vorgenommen werden.

Das *Gehtraining* wird zu Beginn am besten im Gehbarren, später im „Schimmel" vorgenommen. Stützapparate haben die Aufgabe, die Füße im richtigen Winkel zum Unterschenkel und die Kniegelenke in Streckstellung zu fixieren.

Beugekontrakturen können operative Eingriffe notwendig machen. Bei extremem Spitzfuß kommt eine offene Korrektur und Arthrodese in Frage, bei starken Adduktorenspasmen Tenotomie oder *Stoffel*sche Operation (s. Kap. Extremitäten).

G. Operative Eingriffe am Rückenmark und den Rückenmarkswurzeln bei motorischen Störungen und unstillbaren Schmerzen

I. Spastische Lähmungen

Für Eingriffe am Rückenmark bzw. den Rückenmarkswurzeln kommen nur hochgradige paraspastische Lähmungen der unteren Gliedmaßen mit quälenden Kontrakturen bei unheilbaren Erkrankungen des Zentralnervensystems in Frage (schwere multiple Sklerose, disseminierte Encephalomyelitis, spastische Spinalparalyse, funiculäre Myelose, Rückenmarksdefekte nach Verletzungen und Entzündungen). Ein Erfolg dieser Eingriffe ist nur zu erwarten, wenn noch keine tendinösen und articulären Kontrakturen durch Schrumpfungsvorgänge vorliegen, bzw. die Eingriffe am Nervensystem müssen dann mit solchen an den Sehnen und Bändern kombiniert werden. Neben Eingriffen an den peripheren Nerven (*Stoffel*sche Operation) kommen als operative Verfahren in Frage: Die *Foerster*sche Operation sowie die *Myelotomia longitudinalis lateralis*, vgl. „cerebrale Kinderlähmung", S. 636.

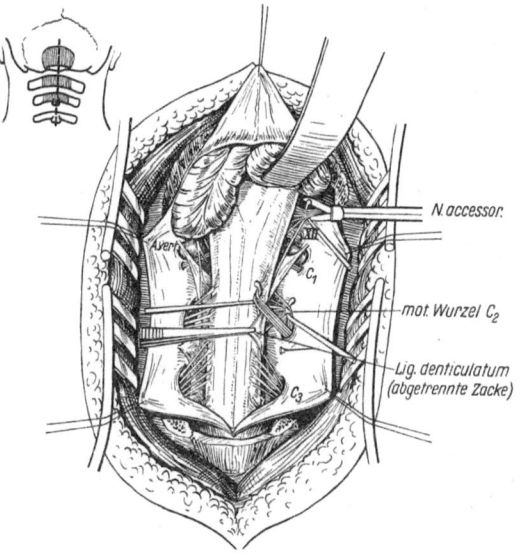

Abb. 139. Operationsskizze der *Foerster-Dandy*schen Schiefhalsoperation mit doppelseitiger intraduraler Durchschneidung der drei ersten motorischen Wurzeln und der Wurzeln des N. accessorius (nach *Schürmann*)

II. Torticollis spasticus

Beim spastischen Schiefhals hat sich eine intraspinale Durchschneidung der oberen Cervikalwurzeln einschließlich des spinalen Teiles des N. accessorius bewährt. *Foerster-Dandy*sche *Operation:* Laminektomie der oberen 3 Halswirbel und Entfernung eines kleinen Stückes der Hinterhauptsschuppe, so daß das Hinterhauptloch erweitert ist. Längsspaltung der

Dura über dem Cervikalmark mit y-förmigen, seitlichen Incisionen gegen das Kleinhirn. Nach Aufheben mit einem stumpfen Nervenhäkchen werden nacheinander beiderseits die Wurzeln des N. accessorius und nach Ablösung des Ligamentum denticulatum auf beiden Seiten die ersten 3 *vorderen* Wurzeln zwischen 2 Clips durchtrennt. Danach wasserdichte Duranaht und Wundverschluß (s. Abb. 139). Nach Beendigung der Operation wird ein Schanzscher Watteverband angelegt. Etwa eine Woche später wird der Eingriff zweckmäßigerweise durch eine Durchtrennung des peripheren N. accessorius auf beiden Seiten an seiner Eintrittsstelle in den M. sternocleidomastoideus ergänzt. Ist das Ergebnis dieser Maßnahmen noch nicht ganz befriedigend, so werden die noch krampfenden Muskelgruppen genau analysiert und können nach *Schaltenbrand* durch mehrmalige systematische Infiltrationen mit ausgiebigen Mengen einer 0,5%igen Novocainlösung (bis zu 100 ccm), später evtl. unter Zusatz kleiner Dosen absoluten Alkohols, denerviert werden. Hierdurch wird eine längerdauernde, lokalisierte, neurale Atrophie und Deafferensierung der betroffenen Muskeln erreicht.

III. Unstillbare Schmerzen

Bei medikamentös nicht zu beeinflußbaren Schmerzen, besonders im Bereiche der unteren Körperabschnitte (Uterus-, Prostata-, Rektumkarzinome, Amputationsstumpf- oder Phantomschmerzen usw.) kommt eine **Chordotomie** der spinothalamischen Bahnen im Thorakal- oder Cervikalmark in Frage (vgl. auch Operationsverfahren am Gehirn zur Schmerzbekämpfung, S. 723). Bei der *Indikationsstellung* ist stets zu berücksichtigen, daß die Schmerzwahrnehmung persönlichkeitsabhängig ist und daß z.B. bei psychogenen Schmerzen, bzw. Schmerzüberlagerungen ein Erfolg mit der Durchschneidung von Schmerzleitungsbahnen nicht zu erwarten ist!

Die Chordotomie beruht auf der qualitativen und somatotopischen Gliederung der langen Rückenmarksbahnen im Vorderseitenstrang (vgl. S. 545). Neuere Erfahrungen haben gezeigt, daß die schmerzleitenden Fasern aus dem Sakralgebiet im Cervikalmark verhältnismäßig oberflächlich und lateral, also in unmittelbarer Nähe des Ligamentum denticulatum und nahe dem Pyramidenseitenstrang, und andererseits die Fasern für die obere Rumpfhälfte und obere Extremität verhältnismäßig weit medial und zentral, also nahe der Fissura anterior des Rückenmarks liegen. Bei einer „selektiven" Chordotomie besteht somit für den unteren Körperabschnitt die Gefahr einer Pyramidenbahnläsion und für den oberen Körperabschnitt die Gefahr einer Verletzung der A. spinalis anterior. *Technik:* Bei Schmerzen im unteren Körperabschnitt kann die Chordotomie thorakal, besser jedoch auch dabei cervikal durchgeführt werden. Bei Schmerzen im oberen Körperabschnitt und den oberen Extremitäten kommt sie nur zwischen den oberen beiden Cervikalwurzeln in Frage. Nach Laminektomie und Eröffnung der Dura wird auf der kontralateralen Seite der Schmerzen eine Zacke des Ligamentum denticulatum durchtrennt und das Rückenmark an dieser Zacke vorsichtig etwas angehoben, damit das Chordotom ventral der Anheftungslinie des Ligamentum denticulatum in Richtung auf die Incissura ventralis eingestochen und der Vorderseitenstrang durchschnitten werden kann (s. Abb. 140). Vor einer stärkeren Rotation des Marks muß man sich hüten, um die topographischen Verhältnisse nicht zu verändern. Der Eingriff wird zweckmäßigerweise in Lokalanästhesie durchgeführt, wobei der Erfolg einer selektiven Durchtrennung der Bahnen an dem Sensibilitätsausfall kontrolliert werden kann.

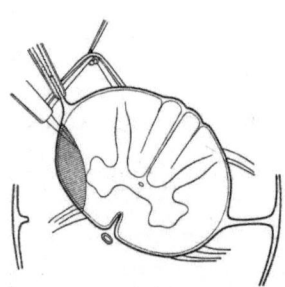

Abb. 140. Schmerzchordotomie. Das Rückenmark ist am Ligamentum denticulatum leicht rotiert und mit einem Chordotom werden die schmerzleitenden Fasern des Tractus spinothalamicus durchschnitten (vgl. auch Operationssitus Abb. 118!)

Ergebnisse: Nach großen Statistiken in 75% gute Spätresultate, in 10% weniger gute und in 15% Mißerfolge (*White* und *Sweet*). Blasenstörungen treten bei hoher cervikaler Chordotomie wesentlich häufiger auf, als bei thorakaler Operation.

7. Abschnitt: **Wirbelsäule**

A. Mißbildungen und Variationen

Die große Zahl von Mißbildungen und Variationen im Bereiche der Wirbelsäule erklärt sich aus den vielfältigen, ineinandergreifenden Vorgängen und Umwandlungen während der normalen Entwicklung, wobei alle Einzelteile, wie Wirbelkörper, Zwischenwirbelscheiben, Wirbelbögen mit Fortsätzen, Rippenanlagen und Nebenknochenkerne ihren eigenen Entwicklungsgang haben. Wegen der engen topographischen und funktionellen Beziehungen der Wirbelsäule zum Rückenmark und seinen Wurzeln finden sich nicht selten kombinierte Fehlbildungen, wobei häufig Entwicklungsstörungen des einen Gebildes sich auf die Entwicklung des anderen Gebildes auswirken.

Als *Mißbildung* bezeichnet man eine während der Entwicklung zustande gekommene Veränderung der Form eines oder mehrerer Organe oder Organsysteme oder des ganzen Körpers, welche außerhalb der Variationsbreite der Art gelegen ist. Da aber auch *Varietäten*, die innerhalb der artgemäßen Variationsbreite liegen, häufig eine klinische Bedeutung besitzen, müssen auch diese hier besprochen werden. Mißbildungen oder Varietäten, die keine pathogenetische Bedeutung gewinnen, werden als *Anomalien* im engeren Sinne bezeichnet. Eine Mißbildung oder Varietät kann *latent* oder *manifest* sein, was häufig jedoch nur von der Untersuchungsmethode abhängt. So kann eine latente Mißbildung durch eine Röntgenuntersuchung manifest werden. Als *abortiv* oder *rudimentär* bezeichnet man eine solche Fehlbildung, die quantitativ geringfügig oder qualitativ ohne alle Merkmale der vollen Mißbildung besteht. Bei latenten Fehlbildungen können zusätzliche Bedingungen zur *Manifestation* pathologischer klinischer Erscheinungen führen. Solche Manifestationsbedingungen können endogen, wie z. B. Reifungs- und Alterungsprozesse oder exogen sein, wie mechanische, statische und funktionelle Belastung, Traumen, bakterielle Infektionen, Tumoren oder andere fortschreitende Krankheitsprozesse.

Die Mißbildungen und Varietäten der Wirbelsäule können zwanglos in solche der Wirbelkörper- und Bandscheibenreihe, der Wirbelbogenreihe mit ihren Fortsätzen und solche des Gesamtgefüges der Wirbelsäule eingeteilt werden.

I. Mißbildungen der Wirbelkörper- und Bandscheibenreihe

Bei der Entwicklung der Wirbelkörper- und Bandscheibenreihe spielt die Chorda dorsalis eine große Rolle (s. Abb. 141). Der Segmentierungsvorgang der Wirbelsäule führt zur Entwicklung der Wirbelkörper und Zwischenwirbelscheiben, wobei die Chorda dorsalis im Wirbelkörperbereich zugrunde geht, während sie sich im Gebiete der Zwischenwirbelscheibe als intervertebrale Chorda-Anschwellung, dem späteren Gallertkern erhält. Durch die segmentartig angeordneten Blutgefäße, die von außen her in die Wirbelkörper eindringen, werden die Verknöcherungsvorgänge maßgebend beeinflußt. Mißbildungen können daher durch die Chorda dorsalis, eine Störung des Segmentierungsvorganges oder die Bildung der Blutgefäße verursacht werden.

a) Segmentierungsstörungen. Aus dem mittleren Drittel der Ursegmente bildet sich die spätere Bandscheibe, während sich das

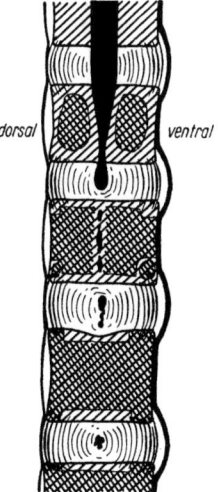

Abb. 141. Rückbildung der Chorda dorsalis bei der Wirbelsäulenentwicklung in Verbindung mit der Knochenkernbildung in den Wirbelkörpern. Im oberen Teil der Zeichnung durchzieht die Chorda als runder Stab noch die knorplige Wirbelkörperanlage und die Zwischenwirbelscheibenanlage. Mit der Bildung der Knochenkerne verschwindet die Chorda in den Wirbelkörpern und ist im unteren Teil der Zeichnung nur noch im Gallertkern der Zwischenwirbelscheibe erhalten. Wenn sich die Durchtrittsstelle der Chorda durch die Knorpelschlußplatte des Wirbels nicht völlig eben schließt, bleibt hier eine „Eindellung" und Verdünnung der Knorpelplatte zurück. – Darstellung der Entwicklung der knorpeligen und knöchernen Wirbelkörperrandleiste, sowie Lagebeziehung des vorderen und hinteren Längsbands zu den Wirbelkörpern und den Zwischenwirbelscheiben (nach *Junghanns*)

obere und untere Drittel zweier aufeinanderfolgender Ursegmente zu einem Wirbelkörper zusammenschließen. Die Blutgefäße ziehen an der Grenze der Ursegmente in den Wirbelkörper und liegen so später in der Mitte desselben, wo sie als Aufhellungsstreifen (*Hahn*sche

Kanäle) im Röntgenbild Neugeborener (ausnahmsweise auch Erwachsener!) zur Darstellung kommen. Fehlbildungen im Segmentierungsvorgang führen zu angeborenen **Blockwirbeln**. Ist die Verschmelzung zweier oder mehrerer Wirbel zu Blockwirbeln vollständig, dann findet sich im Röntgenbild ein durchgehendes Knochenbälkchenwerk. Bei partieller Blockwirbelbildung ist röntgenologisch eine Trennungslinie zwischen den Wirbelkörpern sichtbar und anatomisch finden sich meist Reste von Bandscheibengewebe. Da bei partieller Blockwirbelbildung die nicht verbundenen Abschnitte der Wirbelkörper weiterwachsen, entstehen **Keilwirbel**. Diese führen zu Wirbelsäulenverkrümmungen. Die Verschmelzung größerer Wirbelsäulenabschnitte geht mit einer beträchtlichen Höhenverminderung einher. Im Bereiche der angeborenen Blockwirbel sind die Wirbelbogengelenke ankylosiert und die Zwischenwirbellöcher meist erheblich verkleinert, ohne daß hierbei Wurzelerscheinungen auftreten. *Diagnose:* Durch das Röntgenbild. *Differentialdiagnose:* Blockwirbelbildung nach ausgeheilter infektiöser (meist tuberkulöser) oder traumatischer Zerstörung der Bandscheibe ist röntgenologisch nicht immer gegen eine angeborene Blockwirbelbildung abzugrenzen. Hier führt allein die Anamnese weiter. Bei der Alterskyphose kommt es im mittleren Bereich der Brustwirbelsäule zu degenerativen Bandscheibenprozessen, in deren Folge die ventralen Anteile der Bandscheiben verknöchern können und die Wirbelkörper hier eine ineinanderlaufende Spongiosazeichnung erhalten. Diese partiellen Blockwirbelbildungen finden sich nur ventral im Bereiche der Kyphose und es sind hier immer mehrere Bandscheiben mehr oder weniger betroffen.

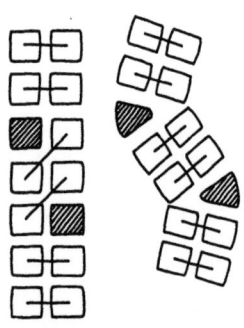

Abb. 142. Hemimetamere Segmentverschiebung. Die Halbwirbel (schraffiert) werden allmählich zu Keilwirbeln und es entsteht eine Skoliose (nach *Junghanns*)

b) Halbwirbel. Unvollständige Verknöcherung des Wirbelkörpers, wobei der nicht verknöcherte Anteil von Knorpelgewebe eingenommen wird. Es kann z. B. nur die laterale, die ventrale oder dorsale Hälfte des Wirbelkörpers verknöchert sein, weshalb eine laterale, dorsale und ventrale Halbwirbelbildung unterschieden wird. *Ursache:* Noch ungeklärt, vielleicht Fehlbildung der knorpeligen Wirbelkörperanlage oder lediglich Störung des Verknöcherungsvorganges oder gestörte Blutgefäßversorgung einer Hälfte. Auch bei einer *hemimetameren Segmentverschiebung* (s. Abb. 142) bei der Umbildung der Ursegmente in die endgültigen Segmente, wobei die einzelnen Wirbelkörperhälften unterschiedliche Verbindungen eingehen, bleibt am oberen und unteren Ende dieser Segmentverschiebung auf jeder Seite ein Halbwirbel übrig. *Symptome:* Angeborene Skoliose, Kyphosen oder Lordosen, die in der weiteren Entwicklung besonders durch die Belastung der Wirbelsäule immer deutlicher werden. *Diagnose:* Röntgenologisch finden sich Knochenkerne nur in der einen Hälfte des Wirbels, die zunächst würfelförmig sind und sich später immer mehr zu einem keilförmigen Knochenstück ausbilden, welches halbseitig, vorn und hinten liegt und mit seiner Spitze bis an die Mitte des Wirbelkörpers heranreicht oder etwas darüber hinausragt. Die Diagnose ist jedoch oft durch zahlreiche andere Mißbildungen erschwert. *Therapie:* Frühzeitige orthopädische Maßnahmen gegen die Wirbelsäulenverkrümmung.

c) Spaltwirbel. Es werden sagittale und frontale Wirbelkörperfugen beobachtet. *Ursache:* Durch Spaltung der Chorda dorsalis in der Pfeilnahtebene kommt es zur sagittalen Wirbelkörperfuge, die mit Knorpelgewebe ausgefüllt ist. Die sagittale Fuge entspricht dem Perichordalseptum, welches von der Chorda ausgehend in einer frühen Entwicklungsstufe den Wirbelkörper in sagittaler Richtung durchzieht. In frontaler Richtung findet sich ein solches Septum normalerweise nicht und es ist anzunehmen, daß die seltener vorkommenden frontalen Fugen durch eine verzögerte Ossifikation und Verbindung der ventralen und dorsalen Knochenkerne der Wirbelkörper entstehen. *Vorkommen:* Umfangreiche sagittale Wirbelkörperfugen sind nicht lebensfähig. Sie sind meist mit umfangreichen Fehlbildungen im Bereiche des Darmkanals und des Zentralnervensystems verbunden. *Symptome:* Bei einzelnen sagittalen Spaltwirbeln ist die Wirbelkörpermitte in Kopf-Steiß-Richtung zylindrisch ausgehöhlt. Von hier aus geht in sagittaler Richtung nach vorn und hinten je ein schmaler, mit Knorpelgewebe ausgefüllter Spalt durch den Wirbelkörper. Die oberen und unteren Flächen der gespaltenen Wirbelkörper sind trichterförmig eingezogen, die beiden Hälften oft auseinandergedrängt, so daß der Wirbel breiter und meist auch niedriger erscheint. Meist sind sie auch ventral etwas niedriger als dorsal, weshalb sie Ursache einer angeborenen Kyphose oder eines angeborenen Gibbus sein können. An der Mißbildung können sich auch in Form der *Spina bifida anterior* die Rückenmarkshäute bzw. das Rückenmark selbst als Meningo- oder Meningomyelo- oder Myelocele beteiligen. *Diagnose:* Im sagittalen Röntgenbild erscheint der sagittale Spaltwirbel in Form eines **Schmetterlingswirbels**, da die beiden Hälften des Wirbelkörpers flügelartig geformt sind. Die frontale Wirbelkörperspalte ist im seitlichen Röntgenbild zu sehen, wobei Übergänge zwischen einem zentralen Knochendefekt bis zu einer vollständig durchgehenden frontalen Spalte zu finden sind. *Differentialdiagnose:* Bei der Spina bifida anterior erstreckt sich die sagittale Wirbelspalte über mehrere Wirbel und eine nach ventral vorgewölbte Meningo- oder Myelocele kann im Becken, im Retroperitonealraum oder in der Pleurahöhle als Tumor in Erscheinung treten.

d) Fehlen von Wirbelkörpern. Sehr selten wird das Ausbleiben der Verknöcherung der knorpeligen Wirbelkörperanlage beobachtet, wahrscheinlich auf Grund fehlender Blutgefäßeinsprossung. *Symptome:* Angeborene Kyphose oder Gibbusbildung, da das Knorpelgewebe der Belastung nicht gewachsen ist. Durch Knochenwucherungen der zugehörigen Wirbelbogenwurzeln kann eine Art kleiner dorsaler Halbwirbel entstehen. – Vollständig fehlende Wirbelkörperanlage („Asoma") ist eine sehr seltene Fehlbildung, die manchmal jedoch ganze Wirbelsäulenabschnitte betreffen kann. Es besteht dann meist keine Lebensfähigkeit, da oft noch ausgedehnte Mißbildungen der Nervenversorgung des Darmes, des Beckens, der unteren Gliedmaßen und der Harnorgane vorliegen. – Das Fehlen des Zahnfortsatzes des Epistropheus, der entwicklungsgeschichtlich als Körper des Atlas aufzufassen ist, kommt ebenfalls selten vor. Die Synostosierung der Atlaskörperanlage mit dem Epistropheus zum Dens epistrophei und die Rückbildung der vorhandenen rudimentären Bandscheibe erfolgt normalerweise zwischen dem 4. und 6. Lebensjahr. Unterbleibt diese Synostosierung, dann bleibt ein selbständiger Zahn, der als *Os odontoideum* bezeichnet wird. Der Zahn kann dabei hypoplastisch sein oder auch gar nicht knöchern angelegt werden. Durch Traumen des Nackens kann es leicht zu einer Atlasluxation, u. U. mit Kompression der Medulla oblongata kommen.

e) Fehlbildungen der Chorda dorsalis. Einzelne Folgezustände wurden schon bei den Halbwirbeln und Spaltwirbeln besprochen. Chordareste können sich als persistierende Chorda in Form eines zylindrischen Hohlraums in der Mitte des Wirbelkörpers, oder auch als kugelige, weißliche, gallertartig schimmernde, weiche Massen an den verschiedensten Stellen des Wirbelkörpers finden. Normalerweise bleibt Chordagewebe nur in Form des Gallertkerns der Bandscheibe erhalten. Geringgradige Störungen der Rückbildung der Chorda finden sich in Form von *Ausbuchtungen der Zwischenwirbelscheiben im Gallertkerngebiet*, wobei trichterförmige Aushöhlungen der Wirbelkörperendplatten entstehen. Diese Ausbuchtungen können einzeln vorkommen, meist jedoch finden sie sich an größeren Wirbelsäulenabschnitten, insbesondere in der unteren Brustwirbelsäule. Klinisch können sie eine Disposition zur Adoleszentenkyphose darstellen.

II. Mißbildungen der Wirbelbogenreihe und deren Fortsätze (s. Abb. 143)

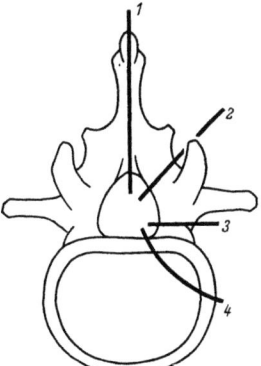

Abb. 143. Wirbelbogenfugen. *1* Dornfortsatzfuge. *2* Fuge im Zwischengelenkstück (Spondylolyse!). *3* Fuge in der Wirbelbogenwurzel. *4* Grenze zwischen Wirbelbogenwurzel und Wirbelkörper (nach *Junghanns*)

Die Verknöcherung der Wirbelbögen und ihrer Fortsätze geht unabhängig von der der übrigen Wirbelsäule vor sich. In den Wirbelbögen bilden sich keine enchondral-liegenden-Knochenkerne, sondern die Verknöcherung geht beiderseits vom Perichondrium aus. Sie beginnt im Laufe der Ontogenese am Atlas und schreitet allmählich steißwärts fort. Durch den von beiden Seiten des Wirbelbogens kommenden Verknöcherungsprozeß wird auch der knöcherne Dornfortsatz gebildet, der keinen eigenen Knochenkern besitzt. Die übrigen Wirbelbogenfortsätze, wie Gelenke und Querfortsätze, werden durch zapfenförmige Knochenausläufer gebildet. Diesen, wie den Dornfortsätzen, können *Apophysen* aufsitzen, die an den Spitzen der Wirbelbogenfortsätze als kleine Knochenkerne entstehen und im Wachstumsalter durch eine Knorpelschicht von den Spitzen der knöchernen Fortsätze getrennt sind. Bis zum 25. Lebensjahr sind sie im allgemeinen mit den knöchernen

Fortsätzen vereinigt. Zwischen den Bogenwurzeln und dem Wirbelkörper liegt bis zum 3. bis 6. Lebensjahr die „Bogenepiphyse" oder auch Zwischenknorpel genannt. Diese liegt ziemlich weit im Wirbelkörper, wodurch die Bögen fest verankert sind und jederseits ein beträchtliches Stück vom seitlich hinteren Teil des endgültigen Wirbelkörpers bilden. Die Foramina intervertebralia, durch welche die Rückenmarkswurzeln austreten, werden etwa zu zwei Drittel von den Wirbelbögen umschlossen, während das restliche vordere Drittel von der Hinterfläche der Wirbelkörper gebildet wird. Die Wirbelbogengelenke entstehen jeweils zwischen zwei Wirbeln rechts und links durch die korrespondierend aufeinderzustrebenden, oberen bzw. unteren Gelenkfortsätze und können als „verzapfte Scharniergelenke" bezeichnet werden. Für die Entwicklung der Wirbelbogenreihe ist das Neuralohr von wesentlicher Bedeutung, ähnlich wie für die Entwicklung der Wirbelkörperreihe die Chorda dorsalis. Entsprechend ist auch bei den Mißbildungen häufiger das Rückenmark beteiligt.

a) **Spalten im Dornfortsatzbereich,** Dornfortsatzfugen, **Spina bifida posterior.** *Entstehung:* Ausbleiben der Vereinigung des Wirbelverknöcherungsprozesses der beide Seiten, wobei im Dornfortsatzbereich eine mit Knorpel ausgefüllte Fuge bestehen bleibt (vgl. Abb. 143/1). *Formen:* Die Spalte liegt entweder genau in der Mitte und kann dann im sagittalen Röntgenbild gut erkannt werden. Bei asymmetrischer Bogenverknöcherung kann die Spalte seitlich der Mittellinie liegen, wobei die Enden der verknöcherten Wirbelbögen sich gelegentlich übereinander schieben. Es kann dabei der Eindruck horizontaler Dornfortsatzfugen entstehen. *Vorkommen:* Am häufigsten am Übergang der Lendenwirbelsäule zum Kreuzbein und am Kreuzbein selbst, danach im Bereiche der Halswirbelsäule, vor allem am Atlas, seltener an der unteren Halswirbelsäule, am seltensten im Bereiche der Brustwirbelsäule, und dann meist am oberen oder unteren Ende derselben. Sie finden sich also vorwiegend am Übergang der verschiedenen Wirbelsäulenabschnitte. *Diagnose:* Röntgenbild, wobei die seitlich verschobenen Fugen gelegentlich schwer erkennbar sind. Auch die Atlasfugen erfordern meist Spezialaufnahmen. Klinische Symptome finden sich im allgemeinen nur bei der Beteiligung des Rückenmarks oder seiner Wurzeln an der Mißbildung. *Differentialdiagnose:* Frakturen zeigen keine so glatte und scharfe Begrenzung und finden sich nur selten am lumbo-sacralen Übergang, wo die Dornfortsatzfugen am häufigsten vorkommen. **Dysrhaphismus** (vgl. S. 729): Die zahlreichen Fehlbildungen des Rückenmarks, die häufig mit der Spina bifida posterior vergesellschaftet sind, gehören zu den dysrhaphischen Störungen. *Ursache:* Die Anlage des Rückenmarks erfolgt aus dem Ektoderm. Es kommt in einem sehr frühen Embryonalstadium zu eingreifenden Umformungsvorgängen, durch die das spätere Rückenmark in die Tiefe des Embryonalkörpers verlagert wird. Aus einer von den Neuralfalten begrenzten Rinne, der Neuralrinne, bildet sich das Neuralrohr, das anfangs in seiner dorsalen Verschlußlinie noch mit dem Ektoderm zusammenhängt und sich später dort ablöst. Der Hohlraum des Neuralrohres wird im Bereiche des Rückenmarks zum Zentralkanal. Eine Störung dieses Entwicklungsganges führt zu den verschiedensten Mißbildungen im Rahmen des Dysrhaphismus. *Vorkommen:* Nicht bei jeder Spina bifida posterior findet sich eine Beteiligung des Nervensystems an dieser Mißbildung. *Formen:* (vgl. Abb. 136a–c) Bei der *offenen Spina bifida* liegt das gespaltene Rückenmark in dem Wirbelspalt frei zutage. Da der Verschluß der Neuralrinne zum Rohr unterblieben ist, gehen die seitlichen Ränder der sekundär umgewandelten Neuralplatte in das Ektoderm über, d.h. im Bereiche der Spalte fehlt die Haut. Durch eine Liquoransammlung in den weichen Häuten unter der Mißbildung kommt es zu einer Vorwölbung (*Myelocele*). Diese Verschlußstörung bevorzugt die Lumbosacralgegend, in zweiter Linie, sehr viel seltener, die Cervicalregion. – Ist die Mißbildung weniger schwer, so schließt sich zwar die Neuralrinne zum Rohr, es kommt aber zu einer Störung der Ablösung vom Ektoderm in der dorsalen Verschlußlinie, die mit Fehlentwicklungen des Neuralrohres in seiner weiteren Differenzierung und der Derivate der Ursegmente, insbesondere der Sklerotome, verbunden ist. Daraus ist der ausbleibende Verschluß der Neuralbögen der Wirbel zu erklären. – Bei den *gedeckten Formen der Spina bifida* finden sich meistens cystische Bildungen mit oder ohne Beteiligung des Rückenmarks, aber stets mit Beteiligung der Rückenmarkshäute. Bei den Fällen mit Markbeteiligung ist zwar der Verschluß des Neuralrohres normal verlaufen, jedoch ist die weitere Markentwicklung und Differenzierung nur mangelhaft erfolgt. Es findet sich ein flüssigkeitserfüllter Hohlraum, der als erweiterter Zentralkanal gedeutet wird (*Myelocystocele*). Aus der Kombination mit Cysten der Rückenmarkshäute (*Myelocystomeningocelen*) ergeben sich mannigfache Folgen der Fehlbildung, die stets manifest und wegen der Funktionsunfähigkeit des Markes pathogen sind. – Manifest, aber nicht immer pathogen ist die geschlossene cystische Spina bifida ohne Markbeteiligung, die *Meningocele*. Die Cysten, an deren Bildung die Rückenmarkshäute in wechselnder Weise beteiligt sind, zeigen oft schmalbasige Stiele, die Bogenspalten sind hier oft weniger breit. – Bei der *Spina bifida occulta* kann die Hautoberfläche völlig normal sein, es können sich jedoch auch Hautveränderungen, wie Pigmentierungen, Naevi, abnorme Behaarung, Einziehungen und kleine Fisteln in der dorsalen Mittellinie und ihrer Nachbarschaft finden. Wenn das Rückenmark und die Rückenmarkswurzeln keine Ausfallserscheinungen zeigen, dann haben die genannten Befunde an der Haut zusammen mit der Bogenspalte nur die Bedeutung einer nicht-pathogenen Anomalie. Die Beteiligung des Rückenmarks und seiner Wurzeln kann jedoch primär und sekundär sein. Bei der primären Beteiligung gibt es rudimentäre Markspaltungen, Störungen im normalen Aufbau oder meningocelenartige Ausstülpungen der Dura, die entweder blindsackartig enden oder mit Fisteln an die Oberfläche ausmünden. Sekundär kann das Rückenmark durch Tumoren im Fehlbildungsbereich geschädigt werden, vor allem durch Lipome, ferner durch Fibrome, Teratome, Gliome, drüsige Geschwülste und Epidermoide sowie Dermoidcysten (vgl. S. 731). Die letztgenannten neigen zu Fistelbildungen an der Oberfläche und stehen oft mit Ausstülpungen der Rückenmarkshäute in Zusammenhang. Außerdem kann das Rückenmark durch Entzündungen, Verwachsungen und Narbenbildungen geschädigt werden. So kann im Laufe des Wachstums eine Rückenmarksschädigung durch ein konstringierendes Band oder das zunehmend sich anspannende Filum terminale (*Sarpyener*) erfolgen, wobei *Schlegel* u. a. eine operative Durchtrennung empfehlen. Angeborene Mißbildungen der unteren Extremitäten, wie Hohl- und Klumpfuß, Blasenstörungen und anderes mehr sprechen für primäre Markbeteiligung bei einem Dysraphismus, später aufgetretene für eine sekundäre. – *Spina bifida incompleta:* Im Kreuzbeinbereich finden sich bisweilen vollkommen abgeschlossene Cysten, die sich z. T. nach vorn in die Kreuzbeinwirbel, z. T. auch nach hinten zu in die Bogenanteile ausbreiten. Selten stehen solche Cysten mit dem Duralsack in Verbindung, meist sind sie vollkommen in sich abgeschlossen, mit Dura ausgekleidet und mit Liquor gefüllt. Bisweilen ziehen Nerven durch sie hindurch.

b) Seitliche Wirbelbogenfugen (vgl. Abb. 143/2). Spaltbildung jederseits zwischen oberem und unterem Gelenkfortsatz im Zwischengelenkstück. Jede Bogenhälfte ist dadurch in einen vorderen oberen Anteil (der aus Bogenwurzel, oberem Gelenk- und Querfortsatz besteht) und einen hinteren unteren Anteil (der sich aus dem unteren Gelenkfortsatz und dem hinteren Bogenstück mit dem Dornfortsatz zusammensetzt) gespalten. *Vorkommen:* Hauptsächlich am Lenden-Kreuzbein-Übergang. *Symptome:* Die seitlichen Wirbelbogenfugen sind die Ursache für das echte Wirbelgleiten (**Spondylolisthesis,** vgl. Abb. 147), welche zu neurologischen Ausfallserscheinungen im Sinne von Druck- und Zugsymptomen an den austretenden Nervenwurzeln führen kann. *Ursache:* Es handelt sich um eine Mißbildung, obwohl manche Autoren auch die Möglichkeit von Ermüdungsbrüchen diskutieren, die durch scherenartige Druckwirkung der benachbarten Gelenkfortsätze auf die Zwischengelenkstücke unter Ausbildung von Umbauzonen entstanden sind. Für die Fehlbildung spricht, daß diese seitlichen Wirbelbogenfugen häufig bei jungen Menschen beobachtet werden, die bisher keiner größeren Belastung ausgesetzt waren, sowie, daß gleichzeitig gelegentlich andere Mißbildungen beobachtet werden. *Diagnose:* Die Röntgendarstellung der Zwischengelenksstückfuge ist nur mit besonderen Schrägaufnahmen sicher möglich. Die Spondylolisthese wird im seitlichen Röntgenbild der Wirbelsäule sichtbar. In hochgradigen Fällen kann der im Zwischengelenksstück bereits gelöste Körper mit der ganzen darüber liegenden Wirbelsäule bis in das Becken hinein abgleiten. Im allgemeinen findet sich jedoch nur ein geringes Abgleiten, dessen genaue Stärke man an den hinteren Wirbelkörperkanten mißt, da vorn durch Randwülste eine genaue Messung oft nicht möglich ist. Die Breite der Zwischengelenkstückfuge entspricht meistens dem Grade des Wirbelgleitens. Als Folge des Wirbelgleitens finden sich sekundäre Veränderungen in dem Bewegungssegment durch Degenerationserscheinungen und Zerreißungen in der betroffenen Zwischenwirbelscheibe. Wenn diese stark zerstört und in ihrer Höhe vermindert ist, bilden sich in der angrenzenden Wirbelspongiosa Sklerosierungen aus. Bei stärkerer Spondylolisthese des 5. Lendenwirbels findet sich fast immer ein konsolartiger Vorbau des Sacrums. Es können sich auch Verknöcherungen in der zerstörten Zwischenwirbelscheibe finden. *Differentialdiagnose:* Bei einer traumatischen Spondylolisthese kommt es sofort zu einer Verschiebung des Wirbelkörpers und es finden sich meist noch andere Zeichen der Gewalteinwirkung. Es handelt sich dann im allgemeinen um eine Luxationsfraktur. Während die traumatische Genese äußerst selten ist, kann durch ein Unfallereignis eine fortschreitende Verschlimmerung der bestehenden seitlichen Wirbelbogenfuge entstehen, indem eine solche *Spondylolyse* in eine Spondylolisthese umgewandelt wird oder eine schon bestehende Spondylolisthese verstärkt wurde. *Therapie:* im allgemeinen konservativ, bei stärkeren Wurzelreizerscheinungen Versteifungsoperation, wobei u. U. der Wurzelkanal entdacht werden kann.

c) Fugen in der Wirbelbogenwurzel und zwischen Wirbelbogen und Wirbelkörper (vgl. Abb. 143/3/4). Diese stellen ausgesprochene Raritäten dar. Gelegentlich finden sich kleine Knorpelreste des Zwischenknorpels im Wirbelkörper, die meist mit der Knorpelplatte der Zwischenwirbelscheibe in Verbindung stehen, aber auch vollkommen von Knochengewebe umgeben sein können.

d) Fehlen des Wirbelbogens. Ebenso wie bei den Wirbelkörpern können die Wirbelbögen vollständig oder teilweise fehlen, meist in Verbindung mit entsprechenden Wirbelkörpermißbildungen. *Vorkommen:* Sehr selten.

e) Verschmelzungen von Wirbelbögen. *Vorkommen:* Meist in Verbindung mit Blockwirbelbildungen, aber auch ohne diese (s. auch *Klippel-Feil*sches Syndrom). An der Wirbelbogenverschmelzung können sich auch die Querfortsätze mitbeteiligen, können jedoch auch getrennt bleiben. Stets finden sich Wirbelbogenverschmelzungen bei der hemimetameren Segmentverschiebung.

f) Mißbildungen der Wirbelbogenfortsätze. Je zwei obere und zwei untere Gelenkfortsätze aufeinanderfolgender Wirbel bilden beiderseits die Wirbelbogengelenke (auch kleine Wirbelgelenke genannt). Diese bestimmen die Bewegungsmöglichkeiten der Wirbelsäule in den verschiedenen Abschnitten durch die Richtung ihrer Gelenkflächen, die in den verschiedenen Wirbelsäulenabschnitten unterschiedlich ist. Im Halsteil stehen die fast kreisrunden Gelenkflächen schräg zwischen horizontal und frontal, wobei sie etwa einen Winkel von 45° nach dorsal bilden und sind wenig nach lateral geneigt. Sie entsprechen dem Ausschnitt einer Kugeloberfläche. Eine Ausnahme bilden die beiden obersten Wirbelbogengelenke, die mehr horizontal stehen und wobei das Atlantoepistrophealgelenk stärker nach lateral geneigt ist. Im Brustteil liegen die Gelenkflächen nahezu frontal und bilden von oben betrachtet einen Kreisbogen, dessen Mitte in den Wirbelkörpern liegt. Im Lendenteil stehen die Gelenkflächen fast sagittal und bilden mit ihrer Wölbung den Ausschnitt aus einem Kreisbogen, dessen Mittelpunkt im Dornfortsatz liegt. Die Gelenkstellungen der verschiedenen Wirbelsäulenabschnitte passen sich, von oben nach unten betrachtet, besonders an den Übergangsgebieten gegenseitig an, so daß ein fließender Übergang zwischen den verschiedenen Wirbelsäulenabschnitten besteht. So weichen auch die Gelenkflächen zwischen LW5 und SW1 von der Sagittalstellung der lumbalen Wirbelbogengelenke ab, indem sie wieder leicht schräggestellt sind. Von diesen regelrechten, beiderseits symmetrischen Gelenkstellungen finden sich gelegentlich Seitendifferenzen, besonders am Lendenkreuzbeinübergang, wobei das Gelenk der einen Seite mehr sagittal und das der anderen Seite mehr schräg gestellt sein kann, wodurch Bewegungsstörungen, Fehlbelastungen und Schmerzzustände entstehen können. – An den Dornfortsätzen finden sich außer den Spaltbildungen Fehlbildungen, indem sie verkümmert sein können und dann den geschlossenen Bögen nur als kleine Höcker aufsitzen oder schief stehen. *Symptome:* Manchmal bestehen Schmerzen, die wahrscheinlich durch unrichtige Belastung der fehlerhaft ansetzenden Muskeln bedingt sind. *Diagnose:* Der fehlende oder schiefstehende Dornfortsatz ist zu tasten und im Röntgenbild gut darzustellen. – Der *Proc. accessorius*, der der Rückseite der Querfortsatzwurzel aufsitzt, kann im Lendenwirbelsäulenbereich von seiner normalen Höhe (3–5 mm) bis auf 1,5 cm vergrößert sein und wird dann als *Proc. styloides* bezeichnet. Keine pathogenetische Bedeutung, jedoch wichtig bei der Deutung von Röntgenbildern! – Der *Proc. mamillaris* sitzt knapp seitwärts vom hinteren Rande der Gelenkfläche des Gelenkfortsatzes und bildet sich aus einer eigenen Apophyse, die im Pubertätsalter knöchern angelegt wird und mit dem oberen Gelenkfortsatz bis zum Wachstumsabschluß verschmilzt. Unregelmäßige Vergrößerungen haben ebenfalls nur differentialdiagnostische Bedeutung bei der Deutung von Röntgenbildern. – An den Querfortsätzen kommen vor allem an den Übergangsstellen der Wirbelsäulenabschnitte viele Fehlbildungen vor, besonders an den Querfortsatzteilen, die als Rippenhomologe aufzufassen sind (s. Regionalvariationen).

g) Persistierende Apophysen. Während des Wachstumsalters bilden sich an den Spitzen der Wirbelbogenfortsätze Nebenknochenkerne (Apophysen) und liegen den Knochenkernen der Wirbelbogenfortsätze kappenförmig auf. Bis zum Abschluß des

Wirbelsäulenwachstums (25. Lebensjahr) sind die Apophysen normalerweise mit den Wirbelbogenfortsätzen knöchern verschmolzen. Ausbleiben der knöchernen Verschmelzung findet sich nicht selten im Bereiche der Querfortsätze, besonders am 1. Brustwirbel und im Bereiche der Dornfortsätze, wo sie gelegentlich Schmerzen verursachen können. Sie können auch bei gespaltenen Dornfortsätzen als kleine Knochenkerne in der Dornfortsatzspalte liegen. Am Kreuzbein finden sich gelegentlich bei offenem Hiatus sacralis untereinander verschmolzene Apophysen, die sich dann in Form einer schmalen Knochenleiste darstellen. Auch an den Gelenkfortsatzspitzen kommen solche persistierenden Apophysen vor, besonders im Bereiche des 2. und 3. Lindenwirbels. *Differentialdiagnose:* Isolierte Bogenfortsatzbrüche durch entsprechende Gewalteinwirkung kommen gelegentlich an den Querfortsätzen vor, sowie an den Dornfortsätzen der beiden unteren Hals- und oberen Brustwirbel im Rahmen ungewohnter Belastung, z.B. bei der sog. *Schipper-Krankheit.* Es sind Abrißfrakturen, die bei Arbeitern auftreten, die mit dem Ausheben und Hochwerfen schweren Bodens mit der Schaufel beschäftigt sind. – Frakturen zeigen einen unregelmäßigeren Verlauf und erfordern eine entsprechende traumatische Einwirkung.

III. Regionalvariationen

Regionalvariationen sind Verschiebungen der Abschnittsgrenzen, wobei eine Gesetzmäßigkeit insofern besteht, als sich alle betroffenen Abschnittsgrenzen entweder nach kranial oder nach kaudal verlagern. In den meisten Fällen finden sich diese Variationsbildungen im Bereiche der Wirbelbögen und deren Fortsätze, besonders an den Querfortsätzen und den Gelenkfortsätzen, wobei die Stellung der Gelenkflächen nicht dem entsprechenden Wirbelsäulenabschnitt entspricht. Häufig sind diese Variationen auch nur an einer Wirbelbogenhälfte entwickelt.

a) Mißbildungen an der occipito-cervikalen Grenze. Bei der Segmentanlage der Halswirbelsäule bestehen noch drei Segmente oberhalb des Atlas, die bei der Entwicklung in das Hinterhauptsbein einbezogen werden. Bei der *Manifestation eines Occipitalwirbels* finden sich Knochenvorsprünge am Hinterhauptsbein, die an einen Atlasbogen erinnern. *Vorkommen:* Sehr selten. – Bei der *Atlasassimilation* ist der erste Halswirbel ganz oder z.T. knöchern mit dem Hinterhauptsbein verbunden (vgl. Abb. 107 d). *Symptome:* Beide Mißbildungen können zu einer Einengung und Verzerrung des Foramen occipitale magnum führen, wodurch ein Druck auf die Medulla oblongata, Adhäsionen der Hirnhäute oder Störungen der Blut- und Liquorzirkulation entstehen können. Meistens sind diese Fehlbildungen jedoch latent, d.h. symptomfrei. Bei halbseitiger Atlasassimilation kann auch einmal das Bild des angeborenen Schiefhalses auftreten. *Diagnose:* Spezialaufnahmen des Atlas und der Schädelbasis. *Therapie:* Bei Kompressionssymptomen im Bereiche des Foramen occipitale magnum Trepanation der hinteren Schädelgrube mit Eröffnung des Foramen occipitale magnum und Wegnahme des hinteren Bogenanteils des Atlas.

b) Mißbildungen an der cervico-thorakalen Grenze. Die kraniale Verschiebung dieser Grenze spielt klinisch eine größere Rolle als die kaudale. Es kommt dabei zur Ausbildung einer *Halsrippe,* die von einem unerheblich verlängerten Querfortsatz bis zur voll ausgebildeten Rippe führen kann. Die Halsrippe muß jedoch nicht durchgehend knöchern vorhanden sein, sondern es kann von einem kleinen Halsrippenstumpf ein straffer Bindegewebszug weiter nach vorn bis zum Ansatz am Brustbein ziehen. Mit der Ausbildung der *Halsrippe* kommt es zu einer Änderung der topographischen Beziehungen von Muskeln, Nerven und Blutgefäßen untereinander und zu dem Skelettsystem. Der Plexus cervicalis und die Arteria subclavia verlaufen kranial und ventral von der Halsrippe. *Symptome:* Meistens keine. Durch funktionelle Belastungen kann es jedoch zur Ausbildung des sog. **„Scalenussyndroms"** kommen (vgl. S. 768). Durch die Tätigkeit der Mm. scaleni kann es zu einer Behinderung der Zirkulation in der A. subclavia mit Schädigung ihres periarteriellen vegetativ-nervösen Geflechtes und zu Druckschädigungen des Halsgeflechtes, damit zu Durchblutungsstörungen im Arm, Schmerzen und peripheren neurologischen Ausfällen im Sinne von Paresen und Sensibilitätsstörungen kommen. Die atrophischen Paresen betreffen hauptsächlich die kleinen Handmuskeln und den Daumenballen, also den Bereich, der von der 6. und 7. Cervikalwurzel versorgt wird. *Diagnose:* Beim Scalenussyndrom findet sich meist ein Druckschmerz am Ansatzpunkt des M. scalenus. Weiterhin entstehen Schmerzen durch Haltungen und Stellungen des Armes, die zu einer Zerrung oder Druckwirkung des Plexus führen (Tragen einer schweren Last am hängenden Arm,

Liegen auf der befallenen Seite). Nach *Naffziger* soll bei Erheben des Armes zur Senkrechten der Radialispuls kleiner werden oder verschwinden. Nach *Adson* soll bei dem aufrecht sitzenden Kranken, der die Arme über die Knie hängen läßt, durch inspiratorisches Anheben des Kinns unter gleichzeitiger Drehung des Kopfes zur befallenen Seite ebenfalls eine Abschwächung des Radialispulses auftreten. Das Scalenussyndrom findet sich häufig auch bei röntgenologisch nicht nachweisbarer Halsrippe. *Differentialdiagnose:* Wurzelkompression bei Osteochondrose der Halswirbelsäule, in seltensten Fällen auch durch einen Diskusprolaps, wobei die vasomotorischen Störungen mehr zurücktreten. Bei der *Brachialgia pa aesthetica nocturna* sind die Beschwerden meist doppelseitig. Es fehlt die segmentale Begrenzung, die Paraesthesieen erstrecken sich auf die ganze Hand und haben auch mehr das Gepräge einer allgemeinen Durchblutungsstörung. Die Schmerzen treten vorzugsweise nachts auf. *Therapie:* Bei röntgenologisch nachgewiesener Halsrippe operative Entfernung derselben, jedoch nur dann, wenn bei der Operation festgestellt wird, daß die Rippe unmittelbar auf das Gefäßnervenbündel drückt oder mit ihm verwachsen ist. Andernfalls nach *Adson* Abtrennung des Scalenus anterior-Ansatzes an der 1. Rippe, wodurch die Scalenuslücke erweitert wird und die 1. Rippe absinken kann. – Als Symptom einer kaudalen Regionalverschiebung findet sich gelegentlich am 1. Brustwirbel ein geschlossenes Foramen transversarium, was nur die Halswirbel haben sollen.

c) Mißbildungen an der thorako-lumbalen Grenze. Häufiger als Halsrippen kommen Lendenrippen vor (bei etwa 7% aller Wirbelsäulen). Zwei Formen werden unterschieden: Bei der thorakalen Form ist die Rippenanlage am Lendenwirbel den regelrechten Rippen in Verlauf, Aussehen usw. ähnlich und der Querfortsatz ist nur wenig ausgebildet; bei der lumbalen Form ist ein kleiner Rippenstumpf gelenkig mit einem großen Querfortsatz verbunden. *Differentialdiagnose:* Querfortsatzfrakturen zeigen nicht das typische Bild. – Nicht selten finden sich Stellungsänderungen der Wirbelbogengelenke zwischen 12. Brust- und 1. Lendenwirbel, die typischerweise den Lendenwirbelbogengelenken entsprechen sollen, während sie zwischen 11. und 12. Brustwirbel regelrechte Brustwirbelbogengelenkstellung haben sollen.

d) Mißbildungen an der lumbo-sacralen Grenze. Sehr häufig findet sich ein lumbosacraler Übergangswirbel, wobei es sich um eine *Sakralisation* des 5. Lendenwirbels handelt, wenn der präsacrale Wirbel der 23., von oben gezählt, ist und um eine *Lumbalisation*, wenn der letzte präsacrale Wirbel der 25. ist. Ein prinzipieller Unterschied zwischen diesen beiden Formen besteht nicht. Bei der Bildung des lumbosacralen Übergangswirbels werden die verschiedensten Grade der Regionalverschiebung beobachtet, von einem etwas vergrößerten Rippenfortsatz über ein- oder doppelseitige Verbindungen zwischen Querfortsatz und Kreuzbeinflügel bis zur vollkommenen knöchernen Verschmelzung bei der Sakralisation und umgekehrt bei der Lumbalisation. Klinisch von Bedeutung sind gelegentlich mit den Kreuzbeinseitenflügeln gelenkig verbundene Querfortsätze des Übergangswirbels, welche Gelenke besonders zur Arthrosis mit Randwulstbildungen und Sklerose der angrenzenden Knochenteile neigen. Einseitige asymmetrische Übergangswirbel führen gelegentlich zu Torsionsskoliosen. Die Wirbelkörper bei einseitigen Übergangswirbeln sind häufig schief abgeflacht, und zwar ist die nicht-sacralisierte Seite meistens niedriger. Die Wirbelbogengelenke an den Übergangswirbeln zeigen ebenfalls Veränderungen, meist in Form ein- oder doppelseitiger Verknöcherung. Die unter dem Übergangswirbel liegende Zwischenwirbelscheibe ist verschmälert oder kann ganz verschwunden sein. Gelegentlich sind die lumbosacralen Übergangswirbelbildungen mit Hüftgelenkserkrankungen kombiniert. *Diagnose:* Röntgenuntersuchung der gesamten Wirbelsäule, da bei den Regionalverschiebungen sämtliche Wirbel gezählt werden müssen. *Symptome:* Meistens keine klinischen Erscheinungen, jedoch können auch durch Arthrose in neugebildeten Gelenken, Periostitis oder bei der statischen Belastung der Skoliose Kreuzschmerzen auftreten. Nervenkompressionserscheinungen finden sich in der Regel nicht. *Differentialdiagnose:* Zu einer *Pseudosacralisation* mit einer Falschgelenkbildung zwischen den normalen Querfortsätzen des 5. Lendenwirbelkörpers und den Kreuzbeinseitenmassen kann es kommen, wenn die letzte präsacrale Bandscheibe infolge Degeneration an Höhe stark abgenommen hat (Lumbosacralarthrose) oder bei Zusammensinken des 5. Lendenwirbelkörpers infolge Fraktur oder Osteoporose. Verknöcherungen der Ligamenta iliolumbalia und il'osacralia, die gemeinsam an der Spitze des Querfortsatzes des letzten präsacralen Wirbels entspringen und zur Crista iliaca, zur Innenfläche der Darmbeinschaufel und der Oberfläche der Kreuzbeinflügel ziehen, können im Röntgenbild zu einer Verwechslung mit einem Übergangswirbel führen. *Therapie:* Bestehen bei der Feststellung eines lumbosacralen Übergangswirbels Beschwerden, so müssen zunächst alle anderen möglichen Ursachen dieser Beschwerden ausgeschlossen werden. Im übrigen ist die Behandlung im allgemeinen konservativ mit Ruhigstellung, Korsett, evtl. lokale Hydrocortisoninjektion in das neugebildete arthrotische Gelenk. Operative Beseitigung der gelenkigen Verbindungen zwischen Querfortsatz und Kreuzbein nur bei besonders hartnäckigen Fällen.

IV. Kombinierte Mißbildung der Wirbelsäule

Nicht selten finden sich die im einzelnen besprochenen Mißbildungen und Varietäten in mannigfachster Weise kombiniert. Eine besondere Form stellt im Bereiche der Halswirbelsäule das **Klippel-Feilsche Syndrom** dar. Es handelt sich um eine Blockwirbelbildung meist mehrerer Wirbelkörper, die mit Spaltbildungen im Bereiche der Körper oder Bögen einhergehen. Häufig finden sich gleichzeitig Mißbildungen am Nervensystem (Meningocelen, Myelocelen, Encephalocelen usw.). *Symptome:* Durch die Wirbelsynostosen kommt es zu einer Verkürzung des Halses (*Froschhals*). Der Kopf sitzt gewissermaßen direkt auf den Schultern. Gleichzeitig ist der kurze Hals meist stark kyphotisch und es besteht eine verminderte Beweglichkeit. *Differentialdiagnose:* Der *ossäre Schiefhals*, als eine nicht korrigierbare Form des Torticollis, kann vorkommen bei einseitigen Atlasankylosen, bei Halbwirbeln im cervicothorakalen Übergangsgebiet, auch infolge von Frakturen oder Luxationen der Halswirbelsäule oder nach spondylitischen Prozessen mit daraus resultierenden seitlichen Keilwirbeln. Auch sonstige spondylitische, ausgeheilte Prozesse können mit der Mißbildung verwechselt werden. Die Therapie richtet sich nach den gleichzeitig vorhandenen Mißbildungen des Nervensystems.

B. Alterung, Verschleiß, Degeneration: „Bandscheibenkrankheit"

I. Allgemeines

a) Definition. Veränderungen an der Wirbelsäule, insbesondere im Bereiche der Zwischenwirbelscheiben, die im Laufe des Lebens bei jedem Menschen auftreten (Alterung), sich unter normaler oder vermehrter Belastung verstärken können (Verschleiß) und schließlich zu Degeneration führen. Die physiologischen und pathologischen Veränderungen können Funktionsstörungen im Bereich der Wirbelsäule bzw. in einzelnen Bewegungssegmenten derselben verursachen. Von den Funktionsstörungen ist meist auch das spinale und vegetative Nervensystem mitbetroffen.

b) Anatomie der Zwischenwirbelscheiben. Die Zwischenwirbelscheiben bestehen aus dem Faserring (Anulus fibrosus oder lamellosus) und dem Gallertkern (Nucleus pulposus). Der aus Mesenchymgewebe entstandene Faserring besteht aus 2 Schichten, dem rein bindegewebigen äußeren Faserring (Anulus fibrosus im engeren Sinne oder Randleistenanulus), dessen spiralförmig verlaufende, gegensinnig verflochtene Fasern in die Wirbelkörper einstrahlen (*Sharpey*sche Fasern) und so eine feste, etwas elastische Verbindung der Wirbel bilden. Die innere Faserringschicht besteht aus Faserknorpel und ist durch Umwandlung ihrer innersten Schichten an der Bildung des Nucleus pulposus beteiligt. Der Faserknorpelring ist mit den hyalin-knorpeligen Abschlußplatten der Wirbelkörper verbunden. Der Gallertkern ist ein Rest der Chorda dorsalis und besteht im Jugendalter aus einer homogenen, schleimigen Grundsubstanz, in die Knorpelzellnester und vereinzelt Chordazellen eingestreut sind. Da die den Zwischenwirbelraum kranial und kaudal begrenzenden Knorpeldeckplatten als Reste der knorpeligen Wirbelkörperanlage entwicklungsgeschichtlich zu den Wirbelkörpern gehören, stellen die Zwischenwirbelscheiben eigentlich kein eigenes Organ dar, sondern nur die Verbindung zwischen den Wirbelkörpern und werden deshalb auch als *Syndesmosen* bezeichnet. Ventral und seitlich werden die Faserringe von dem vorderen Längsband (Ligamentum longitudinale ventrale) umgeben, welches als Periost der Wirbelkörper fest am Knochen haftet und mit dem Faserring nur locker verbunden ist. Dorsal, im Bereiche des Wirbelkanals, wird der Faserring durch das hintere Längsband (Ligamentum longitudinale dorsale) verstärkt, indem dieses fest mit dem Faserringgewebe verwachsen ist und, im Gegensatz zum vordern Längsband, die Wirbelkörper frei überspannt (vgl. Abb. 141 u. 144).

c) Physiologische und pathophysiologische Veränderungen. Die Blutgefäßversorgung erreicht schon in der embryonalen Entwicklung niemals die innersten Schichten der

Zwischenwirbelscheibe, woraus sich die von außen nach innen abnehmende Differenzierung der einzelnen Gewebsschichten ergibt. Da die Zwischenwirbelscheibe beim Erwachsenen völlig gefäßlos ist, gehört sie zu den *bradytrophen Geweben* des Körpers (Gelenkknorpel, Intima der Gefäße, Linse des Auges usw.) und ist allein auf Diffusion angewiesen. Deshalb setzt auch schon frühzeitig ein Alterungsprozeß ein, der sich hauptsächlich an der Zwischensubstanz abspielt und in einer Dehydration (Abnahme des durch die Gewebskolloide gebundenen Wassers), sowie einer zunehmenden Polymerisation besteht. Später kommt es auch zu Zellveränderungen im Sinne der Degeneration und Nekrobiose. Der Gallertkern erfährt außerdem von der inneren Faserknorpelringschicht ausgehend eine zunehmende Verdichtung und faserknorpelige Umwandlung. Bei allen Veränderungen im Bereiche der Zwischenwirbelscheibe ist keine Möglichkeit einer eigengeweblichen Regeneration gegeben. Durch normale und besonders durch vermehrte funktionsmechanische Beanspruchung entstehen Risse und Spalten, Gewebsdefekte und Gewebsverlagerungen (inneres Dérangement, *Kuhlendahl*). Nach völliger Degeneration kann Fremdgewebe (Blutgefäße, Bindegewebe, Knochen) in die Zwischenwirbelscheibe einwachsen und diese u. U. ganz ersetzen. Alle diese Vorgänge sind mit einer Leistungsminderung verbunden, welche eine Disposition für Funktionsstörungen und damit krankhafte Veränderungen darstellt.

II. Pathologisch-anatomische Zustandsbilder

a) Chondrosis oder Dyschondrosis intervertebralis. Alterungs-, Verschleiß- und Degenerationsvorgänge, die nur auf die Zwischenwirbelscheiben beschränkt sind. *Formen:* Zwischen 25. und 40. Lebensjahr kommt es infolge der beginnenden Dehydration zu einer schärferen Konturierung der Faserringlamellen, Verwischung der Grenzen zwischen Faserring und Gallertkern, welcher mehr ein grauweißliches Aussehen bekommt. Außerdem finden sich meist Faserverwerfungen, Rißbildungen, Faserringdurchbrüche und vereinzelt Höhlenbildungen. Jenseits des 40.–45. Jahres treten vorwiegend radiäre Rißbildungen, besonders im dorsalen Teil des Faserrings auf, jenseits des 60. Lebensjahres zeigt der Faserring ein trocken-sehniges Aussehen und das kaum noch gegen den Faserring abgesetzte Gallertkerngebiet eine mehr körnige Beschaffenheit. Daneben finden sich Zerfaserung, umfangreiche Riß- und Spaltbildungen, Aufbrüche des Faserrings und besonders im Gebiete des bröcklig-umgewandelten Gallertkerns große Höhlenbildungen. Manchmal besteht bereits eine völlige Auflösung der Struktur. *Lokalisation:* Am stärksten sind die Veränderungen in den Wirbelsäulenabschnitten mit vermehrter Beweglichkeit (Halswirbelsäule, besonders cerviko-thorakaler Übergang und unterster Lumbalbereich). Im Halswirbelsäulenbereich ergeben sich durch den Bau der Wirbelkörper Besonderheiten. Außer den zwei obersten haben die Halswirbel rechts und links oben eine schräg aufsteigende Knochenleiste, den *Proc. uncinatus (Sichelfortsatz)*, der aus einem eigenen Knochenkern entsteht (Rippen- bzw. Querfortsatzanlage?). Dadurch sind die kranialen Wirbelkörperflächen in frontaler Richtung konkav und in sagittaler Richtung konvex geformt (sattelartige Gestalt!). Die kaudalen Wirbelkörperflächen sind umgekehrt gekrümmt. In der Faserringverbindung des Proc. uncinatus mit dem Unterrand des darüberliegenden Wirbels kommt es schon im Kindesalter zu einer horizontalen Rißbildung, wodurch im Röntgenbild der Eindruck eines Gelenkspaltes entsteht *(Unkovertebralgelenk)*. Später setzen sich die lateralen, horizontalen Rißbildungen meist weiter nach medial in das Zwischenwirbelscheibengewebe fort, wodurch die Zwischenwirbelscheiben im Röntgenbild in zwei übereinanderliegende Hälften geteilt erscheinen können. *Folgen:* Durch das Nachlassen des Drucks im Inneren der Zwischenwirbelscheibe kann es zu einer Lockerung der Wirbelkörperverbindung, damit zu einer vermehrten Beweglichkeit der Wirbelkörper und damit einer stärkeren Belastung der Wirbelbogengelenke kommen. Außerdem kann Zwischenwirbelscheibengewebe in die Nachbarschaft austreten (Bandscheibenprolaps). *Diagnose:* Meist nur durch die damit verbundenen klinischen Symptome möglich. Im Röntgenbild gelegentlich Aufhellungen im Zwischenwirbelraum oder geringgradige Höhenabnahme. *Nucleographie:* Röntgenaufnahmen nach Einspritzen einer schattengebenden Flüssigkeit in den Zwischenwirbelraum mittels einer langen Kanüle. Damit können Spalt-, Höhlen- und Prolapsbildungen nachgewiesen werden.

b) Osteochondrosis vertebrae. Degenerativer Prozeß an den hyalin-knorpeligen Deckplatten der Wirbelkörper. *Formen:* Durch mehr oder weniger weitgehende Zerstörungen der Knorpeldeckplatten kommt es zu osteosklerotischen Reaktionen an den knöchernen Endplatten der Wirbelkörper und im Bereiche der benachbarten Spongiosa. Da die Verankerung des inneren Faserknorpelrings in der Knorpelplatte zwangsläufig verlorengeht, besteht stets auch eine starke Chondrosis intervertebralis. *Folgen:* Erhebliche Lockerung der Wirbelkörperverbindung und Verschmälerung des Zwischenwirbelraums. Dadurch vermehrte Belastung der Wirbelbogengelenke mit früheinsetzender Arthrosis deformans und Lockerung der Gelenkkapsel. *Vorkommen:* Häufig, besonders im Bereiche der Halswirbelsäule und der untersten beiden Zwischenwirbelscheiben der Lendenwirbelsäule. *Diagnose:* Im Röntgenbild hochgradige Verschmälerung des Zwischenwirbelraums, osteosklerotische Verdichtungen im Bereich der Endplatten und angrenzenden Spongiosa der beiden benachbarten Wirbel.

c) Fibröse Versteifung. Einwuchern und schließlich Ersatz des Zwischenwirbelscheibengewebes durch Bindegewebe. *Ursache:* Zerstörung der Knorpelplatten durch starke Osteochondrosis, Verletzungen oder Entzündungen (Spondylitis!), nach Verletzungen des Anulus fibrosus oder nach sequestriertem Bandscheibenprolaps. *Formen:* Aus der Nachbarschaft der Zwischenwirbelscheibe (Markräume der Wirbelkörper) kommt es zum Einsprossen von Blutgefäßbäumchen und anschließender Bindegewebswucherung. Dabei kann das ganze Zwischenwirbelscheibengewebe fibrös umgewandelt werden. *Folgen:* Aufhebung der Beweglichkeit im betroffenen Zwischenwirbelraum durch das wenig-elastische, straffe, fibröse Gewebe. Sind mehrere übereinanderliegende Zwischenwirbelräume betroffen, besteht Versteifung des Wirbelsäulenabschnittes. *Diagnose:* Im Röntgenbild Verschmälerung des Zwischenwirbelraums, außerdem Versteifung.

d) Verkalkung der Zwischenwirbelräume. *Formen:* Feinbröcklige, weiche Kalkeinlagerungen im Spaltwerk, auf den Zotten und in den Buchten der Höhlen, besonders des Gallertkerngebietes bei Chondrosis intervertebralis. Auch im Faserring kann sich Kalk unregelmäßig verteilt finden, meist als Ausfüllung in kleinen Einrissen oder Nekrosen. Nach Zerstörung der Knorpeldeckplatten (Osteochondrosis, Spondylitis, Trauma) kann spongiöses Knochengewebe einwachsen und Blockwirbelbildung entstehen. Kalkeinlagerungen finden sich auch als „lokale tropho-neurotische Störung" (*Jantzen*) bei Infekten und nach Herpes zoster. *Diagnose:* Röntgenbild!

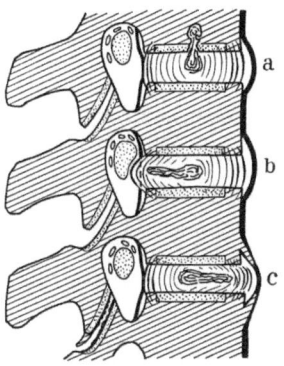

Abb. 144. Häufigste Veränderungen im Zwischenwirbelraum. a) *Schmorl*sches Knötchen. b) Dorsale Zwischenwirbelscheibenprotrusion. c) Spondylotische Zackenbildung am Wirbelkörperansatz des vorderen Längsbandes nach Einriß der *Sharpey*schen Fasern des Anulus fibrosus und Arthrosis deformans des Wirbelbogengelenkes

e) Schmorlsche Knötchen in den Wirbelkörpern (s. Abb. 144). Nucleus pulposus-Prolaps in die Wirbelkörperspongiosa. *Formen:* Bei Lücken oder schwachen Stellen in den Knorpeldeckplatten (Chorda-Durchtrittsstelle, Narbe der embryonalen axialen Bandscheibengefäße, Ossifikationslücken, entzündliche Einschmelzung nach Spondylitis, Arrodierung durch Wirbelkörpergeschwulstmetastasen, gelegentlich auch bei Osteochondrose) kann Nucleus-pulposus-Gewebe durch seinen Ausdehnungsdruck (also vorwiegend bei Jugendlichen!) oder bei starker Belastung des Zwischenwirbelraums in die Wirbelkörperspongiosa einbrechen. *Folgen:* Durch den elastischen Druck des prolabierten Nucleus-pulposus-Gewebes kommt es zu einer Resorption der Knochenbälkchen in der Wirbelkörperspongiosa und schließlich zu einer osteosklerotischen Abkapselung des Prolapses. Bei Jugendlichen kann es bei großen oder mehreren Schmorlschen Knötchen durch Wegfall des Innendrucks im Zwischenwirbelraum an der Knochenbildungsschicht des gegenüberliegenden Wirbelkörpers zu einem überschießenden Knochenwachstum kommen, so daß hier ein buckelförmiger Vorsprung entsteht. *Vorkommen:* Häufig, bei Männern etwas häufiger als bei Frauen. *Traumatische Entstehung:* Siehe Wirbelkörperfrakturen! *Diagnose:* Im Röntgenbild nur nachweisbar, wenn sich eine sklerotische Schale gebildet hat.

f) Spondylosis deformans. (vgl. Abb. 144 c u. 141) Randzacken- bzw. Randwulstbildungen an den Wirbelkörpern. *Ursache:* Durch Rißbildungen im äußeren Faserringanteil des Anulus fibrosus (Randleistenanulus) lockert sich der Zusammenhang zwischen Wirbelkörper und Zwischenwirbelscheibe, dadurch unphysiologische Bewegungsmöglichkeiten. Die Haltetätigkeit wird vom vorderen Längsband übernommen, an dessen Ansatzstellen infolge der Überbeanspruchung Knochenneubildung entsteht. Durch den Ausdehnungsdruck des noch nicht degenerierten Gallertkernes kommt es zusätzlich zur Vorwölbung des eingerissenen Faserrings und damit zu vermehrter Spannung des Längsbandes. Voraussetzung der Spondylosis ist eine erhaltene Beweglichkeit zwischen den Wirbelkörpern! *Formen:* Da die Rißbildung im Randleistenanulus meist im Frühstadium der Chondrosis intervertebralis entsteht, ist die Spondylosis eine typische, besonders häufige Reaktionsform bei Chondrosis. Die knöchernen Randwülste können die Zwischenwirbelräume überbrücken und sich noch weit auf die Wirbelkörper ausdehnen. Manchmal verwachsen die Randwülste benachbarter Wirbel miteinander oder berühren sich mit einem gelenkartigen Spalt. Eine besondere Form besteht im Bereiche der Halswirbelsäule: **Spondylosis deformans unkovertebralis** Hier sind die spondylotischen Zacken an den Prozessus uncinati sehr viel häufiger (besonders ab 5. Lebensjahrzehnt), als die ventralen Wirbelkörperzacken. Dabei können sich die Exostosen der Processus uncinati gelegentlich auch auf den Hinterrand der Wirbelkörper fortsetzen. *Folgen:* Die ventralen Randzacken haben meist keine klinische Bedeutung. Bei Versteifung eines Zwischenwirbelraumes bilden sich die knöchernen Randzacken zurück. Bei der Spondylosis unkovertebralis können die ventralen Exostosenbildungen den Canalis costotransversalis (A. und N. vertebralis!) und die dorsalen Exostosen die Zwischenwirbellöcher einengen (Nervenwurzel und Wurzelgefäße!). Wenn sich die Randzacken auf die dorsalen Wirbelkörperkanten fortsetzen, kann es zu einer Schädigung des Rückenmarks kommen („chronische Myelopathie!" s. S. 740!). Da die Spondylosis unkovertebralis häufig mit einer Osteochondrosis einhergeht, ist dann auch der Zwischenwirbelraum verschmälert. Durch das Aneinanderrücken der Wirbelkörper im Bereiche der Halswirbelsäule kommt es zwangsläufig zu einer „Subluxationsstellung" der zugehörigen Wirbelbogengelenke und einer vermehrten Arthrosis deformans, was zu einer weiteren Einengung des Zwischenwirbellochs führt. *Vorkommen:* Sehr häufig, besonders in fortgeschrittenem Alter (im 3. Jahrzehnt bei 10%, im 4. Jahrzehnt bei 30%, im 5. Jahrzehnt bei 70%, im 6. Jahrzehnt bei fast 90% aller Menschen). Ein wesentlicher Unterschied zwischen Frauen und Männern besteht nicht. Im jugendlichen Alter ist fast ausschließlich die Brustwirbelsäule betroffen, im höheren Alter auch Lenden- und Halswirbelsäule. Bei Rechtshändern ist im Bereiche der Brustwirbelsäule die rechte Seite stärker befallen, bei Linkshändern umgekehrt. *Diagnose:* Röntgenbild. Im thorakalen und lumbalen Bereich im seitlichen Strahlengang, im cervikalen Bereich besonders im sagittalen Strahlengang zur Darstellung der „Unkovertebralgelenke". Außerdem Schrägaufnahmen zur Darstellung der Foramina intervertebralia.

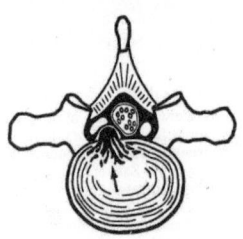

Abb. 145. Schema eines lateralen, lumbalen Bandscheibenprolapses mit Wurzelkompression

Spondylosis deformans traumatica: Nach traumatischer Rißbildung im Randleistenanulus können spondylotische Randwulstbildungen innerhalb von 4–8 Wochen nachweisbar werden. Die Veränderungen sind stets örtlich eng begrenzt. Eine allgemeine, sich über die gesamte Wirbelsäule ausdehnende Spondylosis deformans ist nie Traumafolge. Da die ventralen Randzacken meist keine klinischen Symptome verursachen, ist die traumatische Spondylosis gutachtlich bedeutungslos, es sei denn, daß damit die Frage einer traumatischen Wirbelsäulenschädigung überhaupt entschieden werden soll.

g) Bandscheibenprotrusion und Bandscheibenprolaps (s. Abb. 144, 145 u. 146). Umschriebene Vorwölbung des Anulus fibrosus durch Gewebsverlagerungen im Inneren der Zwischenwirbelscheibe (inneres Dérangement!) oder Austritt von Bandscheibengewebe durch einen Riß im äußeren Faserring. *Ursache:* Rißbildung im Anulus fibrosus (innerer oder äußerer Faserring) im Rahmen einer Chondrosis intervertebralis. Vorfall von Bandscheibengewebe kann dann erfolgen: a) durch den Ausdehnungsdruck des Gallertkerns (selten, da der Ausdehnungsdruck des Gallertkerns bei der Chondrosis meist gering ist!), b) durch die Belastung der Zwischenwirbelscheibe infolge der für die Haltungs- und Bewegungsfunktionen unwillkürlich aufgewandten Muskelkraft (wichtigstes Moment!), c) durch die Bewegungsmechanik (beim Vorwärtsbeugen wird der Gallertkern nach dorsal gedrückt!), d) durch die statische Belastung des Zwischenwirbelraums. *Formen: Bandscheibenprotrusion:* Riß im inneren Faserknorpelring, durch welchen Bandscheibengewebe gegen den widerstandsfähigeren und etwas elastischen äußeren Faserring vorgedrängt wird, der sich dann an umschriebener Stelle vorwölbt. *Sequestrierender Prolaps* (vgl. Abb. 145): Durch einen Riß im äußeren Faserring ist Bandscheibengewebe ausgetreten, steht jedoch noch mit dem Inneren des Zwischenwirbelscheibengewebes im Zusammenhang. Es handelt sich meist um Faserknorpelgewebe des inneren Faserknorpelrings oder des bereits faserknorplig umgewandelten Gallertkerns (daher auch nicht Nucleus pulposus-Prolaps!). *Sequestrierter Prolaps:* Das Bandscheibengewebe ist durch den Riß im äußeren Faserring vollkommen ausgetreten und steht nicht mehr mit dem Inneren der Zwischenwirbelscheibe in Verbindung. *Vorkommen:* Protrusion sehr häufig, sequestrierender und sequestrierter Prolaps demgegenüber selten! Da der ventrale und laterale Teil des Anulus fibrosus von dem straffen vorderen Längsband gestützt und der dorsale Anteil in der Mitte vom hinteren Längsband verstärkt wird (s. Anatomie der Zwischenwirbelscheiben), tritt der Prolaps meist dorso-lateral auf (vgl. Abb. 145). Befallen sind in 90% die unteren beiden lumbalen Zwischenwirbelscheiben (L 5/S 1 und L 4/L 5). Die restlichen 10% verteilen sich erst auf die Zwischenwirbelscheiben zwischen LW 3 und LW 4, danach auf die unteren cervikalen, die thorakalen und oberen lumbalen. Somit ist der Bandscheibenprolaps praktisch die Erkrankung der unteren beiden lumbalen Zwischenwirbelscheiben und es entspricht ihm im Cervikalbereich sowohl an Häufigkeit, als auch etwa in der Auswirkung, die Spondylosis unkovertebralis. Entsprechend der Pathogenese der Chondrosis intervertebralis finden sich etwa 70% der Erkrankungen durch lumbalen Bandscheibenprolaps zwischen dem 25. und 45. Lebensjahr. Die Erkrankungen infolge Spondylosis unkovertebralis liegen meist 5–10 Jahre später. *Folgen:* Der Bandscheibenprolaps führt zu einem Druck auf die Nervenwurzeln im Wirbelkanal oder weiter seitlich im Bereiche des Zwischenwirbellochs (Zwischenwirbelkanal!). Betroffen ist meistens die 5. Lendenwurzel bzw. 1. Sacralwurzel (s. Ischialgie!). Weiterhin kommt es zu einer Lockerung des Bewegungssegmentes (s. vertebrale Symptome!). Bandscheibensequester können sich auch unter das dorsale Längsband schieben und damit in der Mitte des Wirbelkanals zu einer Caudalähmung führen. Im oberen lumbalen, im thorakalen und im cervikalen Bereich kommt es entsprechend zu einer Rückenmarksschädigung, evtl. Querschnittslähmung. Die Höhe der Bandscheibenprotrusion kann in Abhängigkeit von der Belastung des Zwischenwirbelraums und von der Bewegungsmechanik wechseln, wobei auch die klinischen Symptome wechseln. Ein kleiner sequestrierender Prolaps kann möglicherweise bei bestimmten Bewegungen der Wirbelsäule wieder in den Zwischenwirbelraum zurückschlüpfen. Ein sequestrierter Prolaps kann im Wirbelkanal wandern, so daß er bei der Operation manchmal bis zu einem Wirbelkörper höher oder tiefer gefunden wird. Damit können sich auch die klinischen Symptome ändern. Bei lange bestehendem sequestriertem Prolaps, der auf einem Wirbelkörper liegt, kann es durch den auf den Knochen ausgeübten Druck zu einer Muldenbildung im Wirbelkörper kommen und damit zur „Heilung" der klinischen Symptome. Die Risse im Anulus fibrosus können bindegewebig vernarben. *Diagnose:* Durch die Folgeerscheinungen: Häufig von der Bewegung und der Belastung abhängige Symptome von seiten des Nervensystems, insbesondere monoradikuläre Symptome in Verbindung mit vertebralen Symptomen, meist plötzliche Entstehung. Mit einer Röntgenleeraufnahme ist ein Bandscheibenprolaps nicht nachweisbar. Eine Verschmälerung des Zwischenwirbelraums besteht meist nicht oder nur in geringem Maße. Eventuell Nachweis durch Nucleographie (s. Chondrosis intervertebralis!). Darstellung durch Abrodilmyelographie (nur lumbal!); Jodipinmyelographie besonders zum Nachweis cervikaler oder thorakaler Prolapse: Meist unsicher, da der Prolaps nur selten einen kompletten Stop des herabfließenden Kontrastmittels ergibt. Eventuell auch Luftmyelographie.

III. Klinische Untersuchung der Wirbelsäule

Vorgeschichte:

a) Schmerzen. 1. Lokalisation (HWS, BWS, LWS; Kopf, Arme, Brustwand, Bauchwand, Beine). 2. Schmerzcharakter (dumpf, spannend, bohrend, reißend, ziehend, stechend, brennend, verbunden mit Paraesthesien). 3. Auftreten (plötzlich, allmählich, intermittierend, langsam an- und abschwellend; im Liegen, Stehen, Sitzen, Gehen, bei bestimmten Bewegungen oder einseitigen Dauerhaltungen, bei Kraftanstrengungen; erstes Auftreten allmählich oder bei plötzlicher Bewegung, nach Trauma; Schmerzverstärkung bei Husten, Niesen, Pressen oder Lachen).

b) Bewegungsstörung. 1. Plötzliche Bewegungshemmung in einem Wirbelsäulenabschnitt, Zwangshaltung, Unmöglichkeit bestimmter Wirbelsäulenbewegungen, bestimmter Kopfbewegungen oder Gelenkbewegungen in den Extremitäten. 2. Schlaffe oder spastische Paresen oder Lähmungen der Extremitäten: Dabei auch Miktions- Stuhl- oder Sexualstörungen.

c) Sensibilitätsstörungen. Gefühllosigkeit, Überempfindlichkeit, Paraesthesien.

d) Vegetative Störungen. Schwindelgefühl, Ohrensausen, Augenflimmern, Trockenheit der Schleimhäute, vermehrte Speichelsekretion, Tränenfluß, Schluckbeschwerden, Kloßgefühl, vermehrtes oder vermindertes Schwitzen, Kälte- oder Wärmegefühl, Ödeme, Spannungsgefühl, Claudicatio intermittens; trophische Störungen an Haut, Haaren, Nägeln usw.; Störung an den inneren Organen (Angina pectoris, Asthma bronchiale, Darmmotilitätsstörungen).

Befund: a) **Inspektion des entkleideten Patienten von dorsal:** (Plattfüße, Beinachse, Beckenschiefstand, unterschiedliche Höhe der queren Gesäßfalte, Seitabweichung der Rima ani, unterschiedliche Ausprägung des Taillenreliefs, Schulterhoch- oder -tiefstand Fehl- oder Zwangshaltung der Wirbelsäule oder des Kopfes, seitliche Abweichungen im Bereiche der Dornfortsatzreihe, evtl. erst nach Markierung der Dornfortsatzpunkte erkennbar.)

b) **Inspektion von der Seite:** Vermehrte oder verminderte Ausprägung der physiologischen Krümmungen (bessere Beurteilung bei Vorhochheben der Arme zur Waagerechten!).

c) **Gang:** Schonungs- oder Verkürzungshinken, Zwangshaltung des Kopfes oder der Arme, Schrittverkürzung, Hüftsteife, asymmetrisches Bewegungsspiel der Rückenmuskulatur.

d) **Bewegungsanalyse:**

1. *Aktive Rumpfbewegungen:* Vorwärtsbeugen im Stehen mit eng aneinanderstehenden Füßen: Eventuell Umschlagen einer funktionellen Skoliose oder eines Beckenschiefstandes (zweckmäßigerweise werden die Beckenstämme mit jederseits aufgelegter Hand markiert). Beteiligen sich alle Wirbelsäulenabschnitte gleichmäßig an der Beugung? Bei starker Brustkyphose rücken die Schulterblätter weit nach seitlich und bei geringen Skoliosen kommt es zu einer einseitigen Rippenvorwölbung! Beim Wiederaufrichten zunächst den Kopf heben, dann die Schultern zurücknehmen und dann von Brust- zur Lendenwirbelsäule langsam aufrichten lassen (zur besseren Beurteilung des Bewegungsablaufs können die flachen Hände auf die Dornfortsatzreihe gelegt werden!). Überstreckung der Wirbelsäule nach hinten (bei Lumbalsyndrom nicht möglich!). Seitwärtsbeugen des Rumpfes: Auf Seitenunterschied des Bewegungsausmaßes und auf Höhenunterschied des Beugungsscheitels achten!

In Rückenlage auf die Art des Hinlegens achten! (Abrollen des Oberkörpers, vorsichtiges Hochheben der Beine.) Gleichzeitiges Anheben der gestreckten Beine. Dabei kommt es zu einer ruckartigen Lordosierung der LWS unter gleichzeitiger Anspannung der Bauch- und Beckenmuskeln (bei Lumbalsyndrom nicht möglich, dagegen können die Beine einzeln hochgehoben werden, weil durch das liegende Bein das Becken fixiert wird!). Aufrichten des Oberkörpers ohne Hilfe der Arme: Auf Stellung der Kniegelenke und den Verlauf der Wirbelsäulenbeugung achten! (Ist aufrechtes Sitzen mit gestreckten Kniegelenken möglich, kann kein Lasègue vorliegen!)

2. Passive Beweglichkeit: Patient liegt auf dem Rücken, Untersucher hält den Kopf, der den Untersuchungstisch um 25–30 cm überragen soll, in beiden Händen, die Fingerspitzen auf die Dornfortsatzreihe der HWS gerichtet. Bei schlaffer Muskulatur wird das Ausmaß der Streckung, Beugung, Seitwärtsneigung und Rotation in den verschiedenen Halswirbelsäulenabschnitten festgestellt. Bei gleichzeitiger Palpation der Dornfortsätze bzw. Querfortsätze wird festgestellt, ob alle HWS-Abschnitte sich an den Bewegungen gleichmäßig beteiligen oder ob umschriebene Blockierungen bestehen.

Beim sitzenden Patienten, der die Kniegelenke fest zusammengepreßt und damit das Becken fixiert hat, wird der Oberkörper an den Schultern rotiert (einseitige Einschränkung bei Skoliosen!). Der Oberkörper wird nach vorn und hinten gebeugt und dabei das Auseinanderweichen bzw. Zusammengehen der Dornfortsätze im BWS-Bereich beobachtet.

In Seitenlage des Patienten werden die in Hüft- und Kniegelenken gebeugten Beine mit schwingenden Bewegungen an den Rumpf geführt. Mit einem jeweils zwischen zwei Dornfortsätze gelegten Finger wird bei den kyphosierenden Bewegungen das Auseinanderweichen der Dornfortsätze geprüft.

Zur Prüfung der Rotationsbewegungen in der LWS und unteren BWS wird bei dem seitlich liegenden Patienten die obenliegende Schulter nach dorsal und die obenliegende Beckenseite nach ventral gedrückt. Indem der vor dem Patienten stehende Untersucher seinen einen Ellenbogen auf die Schulter und den anderen Ellenbogen auf die Beckenseite stützt, werden torquierende Bewegungen der Wirbelsäule durchgeführt und die freien

Finger des Untersuchers tasten dabei an den Dornfortsätzen die Bewegungsausschläge jeweils zwischen zwei Wirbeln.

Die Beweglichkeit der Iliosacralgelenke wird in Bauchlage geprüft, indem die eine Beckenhälfte von der Spina ilica ventralis aus in wippende Bewegungen versetzt wird und die Verschiebungen im Iliosacralgelenk durch die quer über den Gelenkspalt gelegten Finger der anderen Hand getastet werden. Bei schmerzhaften Affektionen eines Iliosacralgelenks werden bei maximalem Heranbringen der gebeugten Knie an die Bauchwand Schmerzen angegeben. In Seitenlage kann die umgekehrte Bewegung im Iliosacralgelenk dadurch erreicht werden, daß das untenliegende Bein maximal im Hüft- und Kniegelenk gebeugt und das obenliegende Bein im Hüftgelenk maximal gestreckt wird.

e) **Perkussion und Stauchung:** Mit einem Perkussionshammer werden die Dornfortsätze abgeklopft und auf umschriebene Schmerzhaftigkeit geachtet. Beim sitzenden Patienten wird die eine Hand auf den Kopf gelegt und mit der anderen Faust werden leichte stauchende Schläge auf die Hand ausgeführt oder die verschränkten Hände des Untersuchers werden bei dem sitzenden Patienten auf den Kopf gelegt und damit gestaucht (umschriebener Schmerz bei Spondylitis, Fraktur usw.).

f) **Palpation:** 1. *Oberflächlich:* Mit den beiden Zeigefingern wird jederseits der Dornfortsatzreihe mit geringem Druck an der ganzen Wirbelsäule heruntergestrichen [umschriebene subcutane Ödembildung, Indurationen des Unterhautzellgewebes (*Kohlrausch*), fehlende Verschieblichkeit der Haut über der Unterlage].

2. Mit *kräftigerem Druck* wird die paravertebrale Muskulatur betastet (segmentaler Muskelpasmus, Hartspann!). Gleichzeitig Feststellung eines paravertebralen Druckschmerzes.

3. Mit *kräftigem Druck* wird die Stellung der seitlichen Wirbelteile (Wirbelbogengelenkfortsatz, Querfortsatz) getastet. (Bei Rotation eines Wirbels Vorstehen der einen Seite!)

4. An den *Iliosacralgelenken* wird getastet, ob der Gelenkanteil des Iliums oder der des Sacrums weiter vorsteht.

g) Stets müssen die **Extremitätengelenke** auf ihre Beweglichkeit geprüft werden.

h) Eingehende **neurologische Untersuchung,** insbesondere der Extremitäten, besonders auf Paresen, Reflexdifferenzen und Sensibilitätsstörungen ist immer erforderlich.

i) Prüfung der Extremitäten auf **trophische Störungen** (Hautveränderungen, umschriebenes Schwitzen, Nagelveränderungen usw.), sowie auf Durchblutungsstörungen Pulsdifferenzen, Temperaturdifferenzen).

IV. Funktionelle vertebrale und vertebrogene neurale Krankheitsbilder (Vertebralsyndrome)

1. Entstehung

Im Rahmen der Alterungs-, Verschleiß- und Degenerationsvorgänge an der Wirbelsäule treten sehr verschiedenartige Krankheitsbilder auf, die charakterisiert sind durch das Zusammenwirken von Funktionsstörungen an der Wirbelsäule mit Bändern und Muskulatur und von Reiz- bzw. Lähmungserscheinungen am spinalen und vegetativen Nervensystem. Der enge Zusammenhang der vertebralen und der vertebrogenen neuralen Symptome beruht nicht allein auf der topographischen Beziehung der Wirbelsäule, als statisches und dynamisches Achsenorgan des Körpers, mit den eingeschlossenen Teilen des zentralen und spinalen Nervensystems, sondern vor allem auf der funktionellen Einheit, die dadurch gegeben ist, daß das Achsenorgan seine unmittelbare Eigeninnervation vom Rückenmark über die Spinalnerven erhält und dem Rückenmark andererseits laufend Impulse aus dem Achsenorgan zufließen. Bei dem engen Zusammenwirken dieser verschiedenartigen Organsysteme kommt den spinalen, segmentalen Reflexbögen eine besondere Bedeutung zu, indem viele afferente Reize im gleichen Segment efferente Impulse auslösen, ohne daß dabei höhere Zentren des Nervensystems eingeschaltet werden. Während im Bereiche der Gliedmaßen jede Bewegung bewußt kontrolliert und beeinflußt werden kann, gelangen die einzelnen regulären Vorgänge im Bereiche der Wirbelsäule nicht zum Bewußtsein und können auch nicht bewußt beeinflußt werden, d.h. wir können uns wohl bewußt vor- oder seitwärtsbeugen oder den Kopf drehen, aber nicht einzelne Bewegungssegmente im Bereiche der Wirbelsäule innervieren, noch die Bewegungen einzelner Wirbel registrieren. Entsprechend laufen auch unter pathologischen Verhältnissen,

z. B. bei einer Lockerung im Bewegungssegment reflektorische Vorgänge ab, die bewußt nicht beeinflußt werden können. Diese reflektorischen Vorgänge verursachen Störungen der Wirbelsäulenfunktion (Zwangshaltungen, Bewegungseinschränkungen usw.) und bilden mit dem Wirbelsäulenschmerz die **vertebralen Symptome,** die im einzelnen folgendermaßen analysiert werden können:

a) Wirbelsäulenschmerz. *Form:* Dumpfer Tiefenschmerz, der nicht immer scharf begrenzt ist und meist in die Mitte der Wirbelsäule lokalisiert wird, ohne nennenswerte Seitenbetonung oder seitliche Ausstrahlung. *Wesen:* Nach *Kuhlendahl* handelt es sich dabei im Gegensatz zum ,,Tractusschmerz" (s. Neuralgie, S. 319) um einen ,,Organschmerz" oder ,,Rezeptorenschmerz", ähnlich dem peritonealen oder pleuralen Schmerz und wird durch Reizung von Rezeptoren in der Wirbelkanalauskleidung ausgelöst. Eine besondere Rolle spielt dabei wahrscheinlich die Zerrung des hinteren Längsbandes, z. B. durch eine Bandscheibenprotrusion oder durch eine übermäßige fixierte Rotation bzw. Verschiebung eines Wirbels bei gelockertem Bewegungssegment. Die Schmerzleitung erfolgt über den N. sinuvertebralis *Luschkae* (Ramus duralis s. recurrens).

Daneben kann der Wirbelsäulenschmerz auch als Gelenkschmerz durch Reizung oder Zerrung der Gelenkkapseln bzw. -bänder an den Wirbelbogengelenken entstehen. Auch hierbei handelt es sich um einen ,,Rezeptorenschmerz", der über den Ramus dorsalis des Spinalnerven geleitet wird. Meist wird dieser Schmerz paravertebral empfunden und kann gelegentlich nach der Seite, entsprechend dem Anfangsteil des segmentalen Dermatoms ausstrahlen oder auch dieses in seitlicher Richtung überschreiten (z. B. im unteren Lumbalbereich Ausstrahlung in die seitliche Bauchwand oder Leistengegend). Bei einem sehr weit lateral gelegenen Bandscheibenprolaps kann diese Schmerzform auch durch Kompression des Ramus dorsalis im Zwischenwirbelloch als ,,Tractusschmerz" (s. Neuralgie!) entstehen.

b) Segmentaler Muskelspasmus. *Form:* Umschriebene, gut tastbare, paravertebrale Muskelverspannung zwischen 2 Wirbeln. Diese Muskelstränge verlaufen quer zur Wirbelsäulenachse und ihre Verspannung ändert sich nicht bei Bewegungen. *Wesen:* Reflektorischer Spasmus der kurzen Rückenmuskeln durch Irritation des segmentalen Reflexbogens (*Jensen*). Diese (Mm. rotatores, interspinales und transversospinales) gehören zu den wenigen Muskeln des Körpers, die monoradiculär, streng segmental innerviert werden.

c) Zwangshaltung und Hartspann. *Form:* Unwillkürliche, muskulär fixierte Schief- und Steifhaltung bei Bewegungshemmung in der Wirbelsäule oder eines Teilabschnittes derselben, womit stets eine paravertebrale Muskelverspannung über einen ganzen Wirbelsäulenabschnitt verbunden ist (Hartspann). Die Muskelstränge verlaufen parallel zur Wirbelsäulenachse. *Wesen:* Reflektorische Fixierung bzw. Schonhaltung zur Entlastung eines ganzen Wirbelsäulenabschnitts. Durch den Hartspann können, besonders im akuten Zustand, die segmentalen Muskelspasmen überdeckt werden!

d) Trophische und Zirkulationsstörungen. *Form:* Oberflächliche, subcutane Ödembildung, meist paravertebral über dem gestörten Bewegungssegment. Myalgische Schmerzen, Druckschmerzhaftigkeit und tastbare Myogelosen im Bereiche der dauernd reflektorisch kontrahierten Muskulatur als Folge einer Stoffwechselstörung. Daneben kann eine Ödembildung im Bereiche des Zwischenwirbellochs zu einer Einengung desselben und damit zu entsprechenden neuralen Symptomen führen.

e) Fixierte Wirbelfehlstellung. *Form:* Veränderte Stellung der tastbaren Knochenpunkte benachbarter Wirbel zueinander, die sich auch bei passiver Bewegung des Wirbelsäulenabschnittes nicht verändern. Dabei sind besonders die paravertebral tastbaren Gelenk- und Querfortsätze maßgebend, da die an sich leichter tastbaren Dornfortsätze durch ihre häufigen Variationen Wirbelfehlstellungen vortäuschen können. *Wesen:* Durch die unphysiologischen Bewegungsmöglichkeiten in einem gelockerten Bewegungssegment kann es bei den gleichsinnig ablaufenden Bewegungsvorgängen in den beiden zugehörigen Wirbelbogengelenken durch eine Kippung des Wirbels zu einer ,,Verklemmung" kommen, nach *Frederick* entsprechend der Verklemmung einer zu lockeren Schublade. *Zukschwerdt* führt die ,,Wirbelblockierung" auf eine Einklemmung der Disci articulares der Wirbelbogengelenke zurück. Es kommt zu einer schmerzhaften Gelenksperre, wodurch das Bewegungssegment articulär fixiert wird. Die articuläre und die muskuläre Fixierung des Bewegungssegmentes stehen in enger Wechselbeziehung und können sich gegenseitig und die übrigen vertebralen Symptome auslösen. Es entsteht ein Circulus vitiosus. Wegen der topographischen Beziehungen der Wirbelbogengelenke zu den Zwischenwirbellöchern können auch zusätzlich neurale Symptome entstehen.

Die **vertebrogenen neuralen Symptome** beruhen auf einer Beeinträchtigung des Leitungsapparates in den Spinalnerven, den Rückenmarkswurzeln und seltener im Rückenmark selbst. So kommt es durch einen seitlichen Bandscheibenprolaps zu einer Kompression der Nervenwurzel, bzw. des Spinalnerven im Foramen intervertebrale oder durch einen medianen Prolaps, insbesondere einen sog. Massenprolaps, zu einer Kompression der Cauda equina, bzw. in höheren Wirbelsäulenabschnitten des Rückenmarks. Die häufigsten Störungen finden sich im Bereiche der Austrittsstellen der Nerven, der Foramina intervertebralia. Da der Nerv nur einen Teil des Raumes im Zwischenwirbelloch beansprucht, führt eine Einengung desselben, z. B. durch die häufigen Bandscheibenprotrusionen oder spondylotischen Zacken nur selten zu einer manifesten Kompression, jedoch zu einer relativen Beengung. Zusätzliche raumbeengende Faktoren lösen dann häufig erst die Irritation oder Schädigung des Nerven aus. Als derartige zusätzliche Faktoren kommen in Frage: Geringgradige Verstellungen in den Wirbelbogengelenken (vgl. S. 764e!), Stauung der segmentalen Venen, Ödeme verschiedenen Ursprungs, oder Schwellung des Nerven selbst auf toxischer oder toxisch-infektiöser Grundlage. Außerdem scheinen periphere Noxen (Verletzungen, Entzündungen, Arthritis usw.) im Versorgungsgebiet auch ohne direkte periphere Nervenschädigung bei relativer Beengung des Nerven im Zwischenwirbelloch für die Auslösung verschiedener Krankheitsbilder bedeutungsvoll zu sein. Durch diese Überlegungen wird verständlich, weshalb die vertebrogenen neuralen Symptome so häufig verkannt werden (Rheumatismus, Fokaltoxikose, Neuritis usw.) und weshalb häufig sehr verschiedenartige therapeutische Maßnahmen erfolgreich sind.

Bei den radiculären Störungen können 3 Symptomgruppen unterschieden werden:

f) Sensible Symptome. *Formen:* Schmerzen treten als *Neuralgien* (Cephalgie, Brachialgie, Intercostalneuralgie, Ischialgie usw., vgl. S. 319) meist zuerst auf, sind gewöhnlich intermittierend, gelegentlich von leichten Parästhesien begleitet und werden in das Versorgungsgebiet der Wurzel (s. Segmentschema) lokalisiert, wobei die schmerzhaften Gebiete selbst keine krankhaften Veränderungen zeigen. Es kann aber im Versorgungsgebiet der Wurzeln auch Hyperästhesie, Hyp- oder Anästhesie auftreten. *Wesen:* Während der periphere Schmerz durch Reizung der Schmerzrezeptoren (Rezeptorenschmerz) entsteht und über die sensiblen Bahnen geleitet wird, entsteht der neuralgische Schmerz durch eine mechanische Einwirkung auf die afferenten sensiblen Bahnen und wird lediglich in die Peripherie projiziert (Tractusschmerz nach *Kuhlendahl*). Durch die mechanische Irritation kommt es zu einer Änderung der Membranpotentiale in den Nervenfasern und zu rhythmischen Potentialentladungen, die im Zentrum als Schmerzimpulse aus der Peripherie „verkannt" werden. Die Membranpotentialänderungen setzen den Leitungswiderstand und damit in der Peripherie die Reizschwelle herab, so daß adäquate, periphere Reize stärker empfunden werden als normal (Hyperästhesie). Bei stärkerer mechanischer Irritation ändern sich die Membranpotentiale in der Weise, daß der Leitungswiderstand und damit die periphere Reizschwelle heraufgesetzt werden (Hypästhesie oder Anästhesie). Da die Versorgungsgebiete benachbarter Nervenwurzeln sich gegenseitig überschneiden, sind die radiculären Reiz- und Ausfallserscheinungen selten ganz scharf begrenzt und unterliegen individuellen Schwankungen. So kann beim isolierten Ausfall einer Wurzel die Funktionsstörung in der Peripherie weitgehend von den intakten benachbarten Wurzeln überdeckt werden, während beim Ausfall mehrerer benachbarter Wurzeln die periphere Funktionsstörung stets manifest ist.

g) Motorische Lähmungen. *Formen:* Leichte schlaffe Paresen in einzelnen, besonders von nur wenigen Wurzeln innervierten Muskeln, sowie Muskelatrophie. Bei schweren Wurzelschädigungen auch gelegentlich fibrilläre Zuckungen, wobei subjektiv auch „Krampferscheinungen" angegeben werden. *Wesen:* Da die Muskeln insbesondere an den Extremitäten stets ihre Innervation aus mehreren benachbarten Wurzeln erhalten, sind grobe motorische Störungen selten, während sie stets auftreten, wenn mehrere benachbarte Wurzeln geschädigt sind.

h) Vegetative Symptome. *Formen:* Vegetative Schmerzen, die sich deutlich von den neuralgischen Schmerzen unterscheiden.

Sie setzen niemals blitzartig ein und bei anfallsartigem Auftreten dauern die Anfälle stets länger. Die Schmerzqualität ist nur schwer und ungenau definierbar, meist ein unangenehmes Brennen, verbunden mit dem Gefühl von Ameisenlaufen. Das schmerzhafte Hautareal ist niemals scharf begrenzt und entspricht meistens dem Ausbreitungsgebiet der Blutgefäße. Verstärkung der Schmerzen durch psychische Komponenten, häufig auch durch trockene Hitze, seltener durch Kälte, auch durch Lärm. Außerdem kommen vor: Vasomotorische Störungen, Störungen der Schweißsekretion, trophische Störungen, besonders im Bereiche der Haut, aber auch der anderen Gewebe, Ödeme, Störungen an den inneren Organen (Angina pectoris, Asthma bronchiale, Ulcus ventriculi, duodeni et jejuni, Darmmotilitätsstörungen). *Wesen:* Die überschneidende radiculäre Innervation der Peripherie ist beim vegetativen Nervensystem noch ausgesprochener, so daß umschriebene vegetative Ausfälle bei Schädigung nur einer Wurzel nicht bekannt sind. Hinzu kommt, daß die nervalen vegetativen Leitungsbahnen nicht nur in den spinalen Nerven verlaufen, sondern besonders auch entlang der Gefäße. Berücksichtigt man außerdem die hormonalen Einflüsse auf die vegetativen Funktionen, so ergibt sich eine dreifache Sicherung der vegetativen Steuerung, nämlich über den humoralen Weg, über die Gefäßnerven und über die vegetativen Fasern der Spinalnerven. Daraus erklärt sich auch der Einfluß der allgemeinen hormonalen und der vegetativen Tonuslage auf die verschiedenen vegetativen Störungen.

Beim Vergleich der vertebrogenen neuralen Syndrome in den verschiedenen Segmentabschnitten fällt auf, daß die cervikalen Syndrome mit einer viel stärkeren Ausprägung vegetativer Erscheinungen einhergehen als die lumbalen. Weiterhin finden sich isolierte Wurzelsymptome im lumbalen Bereich häufiger als im cervikalen, wo die monoradiculären Erscheinungen eine Ausnahme sind. Diese Unterschiede finden ihre Erklärung in den anatomischen Gegebenheiten und den pathologisch-anatomischen Veränderungen. Während im lumbalen Bereich die Protrusion oder der Prolaps einer Zwischenwirbelscheibe das häufigste Vorkommnis ist und zu einer Irritation oder Kompression vorwiegend nur einer Wurzel führt, findet sich an der Halswirbelsäule hauptsächlich die Spondylosis unkovertebralis, die sich im allgemeinen über mehrere Wirbel erstreckt und damit zu mehr oder weniger starker Irritation oder Kompression mehrerer Wurzeln führt. Die enge Lagebeziehung der A. vertebralis und ihres sympathischen Nervengeflechtes (N. vertebralis) mit dem Verlauf durch die Querfortsätze stellt eine weitere Besonderheit der Halswirbelregion dar. Aus zahlreichen pathologisch-anatomischen Untersuchungen ist bekannt, daß die A. vertebralis durch spondylotische Randzacken, vor allem bei bestimmten Bewegungen der Halswirbelsäule komprimiert werden kann. Die Volumeneinengung führt jedoch, wie die Unterbrechung des Gefäßes durch Unterbindung zeigt, zu keinen krankhaften Symptomen. Wenn trotzdem z. B. das sehr häufige und charakteristische Krankheitsbild der sog. Migräne cervicale auf eine Irritation der A. vertebralis bezogen wird, so ist der pathophysiologische Vorgang sicher ein anderer, als eine etwaige Mangeldurchblutung infolge Volumeneinengung. Wahrscheinlich handelt es sich vielmehr, ebenso wie bei der eigentlichen Migräne, der Hemikranie, um eine Fehlinnervation der Vasomotoren, die zu einer inadäquaten Durchblutung führt (vasovegetative Neurose!). Derartige Durchblutungsstörungen finden sich bei zahlreichen Krankheitsbildern, z. B. bei der posttraumatischen Vasomotorenschwäche (*Kretschmer*) nach Hirnverletzungen, bei der Brachialgia paraesthetica nocturna, bei der postischialgischen Durchblutungsstörung (*Reischauer*) sowie beim Sudeck-Syndrom (*Hackethal*) und möglicherweise auch bei der Periarthritis humero-scapularis und der Kausalgie. Es wechseln dabei zu starke und zu geringe Durchblutung in unterschiedlichen Zeitabständen miteinander ab, wobei eine Dissoziation der Durchblutung verschiedener Gewebsteile desselben Organs (z. B. beim Sudeck-Syndrom vermehrte Knochendurchblutung bei gleichzeitig verminderter Hautdurchblutung!) anscheinend besonders charakteristisch ist.

Neben der Irritation der A. und des N. vertebralis muß als weitere Ursache der besonderen Ausprägung der vegetativen Symptome im Cervikalbereich die häufig vorkommende reihenweise Schädigung von benachbarten Nervenwurzeln angesehen werden.

2. Klinische Syndrome

a) Das obere cervikale Syndrom. *Symptome:* Zwangshaltung des Kopfes, Bewegungseinschränkung bei den Nickbewegungen oder den Rotationsbewegungen, besonders in maximaler Dorsalflexion. Gelegentlich auch Schulterschiefstand, paravertebraler Druckschmerz im Bereiche der oberen 3 Halswirbel, segmentaler Muskelspasmus, gelegentlich auch Hartspann und Myogelosen, subcutanes Ödem im Bereiche der Muskelveränderungen (*„rheumatischer Schiefhals!"*).

Anfallsweise meist einseitige, jedoch auch doppelseitige Nackenhinterkopfschmerzen von stechend-ziehendem Charakter, häufig abhängig von der Kopflage- bzw. -haltung.

Die Schmerzen entsprechen dem Versorgungsgebiet des N. occipitalis major. In diesem Bereich auch Hyperästhesie oder Hypästhesie („*Occipitalneuralgie!*").

Mehr dumpf-drückende Kopfschmerzen, die meist in die Stirn- oder Augengegend ausstrahlen oder allein hier lokalisiert sind, meist nicht anfallsweise, sondern langsam an- und abschwellend. Schwindelgefühl, oft abhängig von der Kopfhaltung; Ohrgeräusche von hohem Klangcharakter, meist einseitig, gelegentlich auch leichte Schwerhörigkeit; Bulbusdruckschmerz, evtl. Konjunktivalinjektion und subjektiv schlechteres Sehen; selten Pupillendifferenzen oder *Horner*sches Syndrom; Globusgefühl (Kloß im Rachen), Trockenheit im Mund oder vermehrte Speichel- und Tränensekretion; Schlafstörungen in Form von Einschlafstörungen (Patient weiß nicht, wie er den Kopf legen soll) oder Durchschlafstörungen (das Nachlassen des Muskeltonus führt zu ungünstiger Kopflagerung!); nicht selten psychische Störungen im Sinne depressiver Verstimmungen, unbestimmter Angstzustände, Konzentrationsschwäche und starke Ermüdbarkeit („*Migräne cervicale*").

Ursache: Fixierte Fehlstellung (Wirbelblockierung) im Bereiche der Gelenke zwischen Occiput und 3. Halswirbel, häufig durch Fehlbelastung, z.B. auch bei Fehlhaltungen in tieferen Wirbelsäulenabschnitten, meist im Lumbalbereich, nach plötzlichen Muskelanspannungen, ungünstigen Kopflagen im Schlaf („Verliegen!"), häufig nach Schädeltraumen. Irritation der oberen Cervikalwurzeln, insbesondere der 2., die durch die Membrana atlanto-epistrophea austritt und den N. occipitalis major bildet. Anastomosen zur Ansa nervi hypoglossi sind möglicherweise für die Schluckstörungen verantwortlich. Irritation der A. und N. vertebralis (nach den Erfahrungen bei der Vertebralis-Angiographie ist das Gefäß außerordentlich reagibel und reagiert schon auf Berührung leicht mit einem Spasmus!).

Diagnose: Tastbare Veränderungen im oberen Halswirbelsäulenbereich (subcutan, musculär und ossär), Einschränkung der passiven Kopfbewegungen, besonders bei der Rotation in maximaler Dorsalflexion. Sensibilitätsstörungen in den oberen Cervikalsegmenten oder auch im Bereiche eines oberen Körperquadranten (vegetativ!), z.B. halbe Kopfseite, halbe Halsseite, eine Schulter und halbe Brustseite. Die Röntgendarstellung der Wirbelblockierung gelingt meistens nur mit Spezialaufnahmen bzw. mittels der sog. funktionellen Röntgendiagnostik! Häufig finden sich umschriebene Streckhaltungen und Knickbildungen im Bereiche der oberen Halswirbelsäule.

Differentialdiagnose: Arthritis, Rheumatismus (Senkungsbeschleunigung, Fieber!). Meningitis (zunehmende Schmerzen bei Vorwärtsbeugen des Kopfes, Fieber), Kleinhirntonsilleneinklemmung bei Hirndruck (Nackensteifigkeit, Nackenschmerzen, allgemeine Kopfschmerzen, Erbrechen, Atemstörungen, Kreislaufstörungen, oft Paraesthesien in Schultern und Händen, Stauungspapille!). Aneurysma der Arteria vertebralis (keine vertebralen Symptome!). Wirbeltumoren, Frakturen, Mißbildungen im cerviko-occipitalen Übergangsgebiet (Röntgenspezialaufnahmen!), extra- oder intramedulläre hohe Halsmarktumoren (spastische Paresen bzw. Tetraparesen), postcommotionelle Beschwerden (keine vertebralen Symptome).

b) Das untere cervikale Syndrom. *Symptome:* Steifhaltung der unteren Halswirbelsäule, schmerzhafte Bewegungseinschränkung, besonders bei vorwärts gebeugtem Kopf, gelegentlich Schulterschiefstand, paravertebraler Druckschmerz im Bereiche der unteren Halswirbel und oberen Brustwirbel. Druckschmerzhaftigkeit einzelner Dornfortsätze. Segmentale Muskelspasmen, meistens deutlicher Hartspann einer ganzen Nackenseite, Myogelosen, subcutanes Ödem.

Neuralgische Schmerzen (mehr oder weniger anfallsartig, stechend, ziehend) im Bereiche einzelnen segmentaler Dermatome (CV Schulter und halber Oberarm, CVI Außen- und Vorderseite des Oberarms, radiale Partie des Unterarms, evtl. bis zum Daumen, CVII Streckseite des Unterarmes, Zeige- und Mittelfinger, CVIII Ulnarseite des Unterarms, Klein- und Ringfinger), evtl. Hyper- oder Hypesthesien, häufig Druckschmerzhaftigkeit der Nervenstränge sowie an den Sehnenansatzpunkten („*Brachialgie*", „*Epicondylitis humeri*" oder Tennisellbogen, „*Styloiditis radii und ulnae!*"). Bei letzteren Krankheitsbildern, den sog. *Insertionsschmerzen* treten meist heftige Schmerzen bei endgradigen Bewegungen auf und bei längerem Bestehen können Schleimbeutelentzündungen und Verkalkungen an den Sehnenansätzen entstehen. Bei der *Periarthritis humero-scapularis*, der schmerzhaften Schultersteife finden sich oft erhebliche Verkalkungen an der Sehne des M. supraspinatus und der Bursa subdeltoidea, daneben segmentale Hyperalgesien oder Hypästhesien im Bereiche CV und auch Reflexdifferenzen.

Motorische Ausfallserscheinungen mit Muskelatrophien (Daumenballen-, Kleinfingerballenatrophien) sowie Atrophien der Muskeln in den Interdigitalräumen (s. auch Scalenussyndrom, S. 775), Abschwächung des Muskeltonus, Abschwächung oder Aufhebung der Eigenreflexe entsprechend den betroffenen Segmenten.

Durchblutungsstörungen mit unbestimmten, nicht scharf lokalisierten, meist brennenden Schmerzen, Paraesthesien, Taubheitsgefühl, Gedunsenheit der Hand, trophischen Störungen an der Haut und ihren Anhangsgebilden, Schweißsekretionsstörungen („Brachialgia paraesthetica nocturna", wobei Schmerzen, Paraesthesien und Durchblutungsstörungen hauptsächlich in der zweiten Hälfte der Nacht auftreten, wahrscheinlich durch das Verlorengehen der cervikalen Schonhaltung bei Nachlassen der Muskulatur; s. auch „Sudeck-Syndrom", „*Dupuytren*sche Kontraktur", vielleicht auch „Kausalgie").

Ursachen: Meist Spondylosis unkovertebralis und Auslösung häufig durch fixierte Fehlstellung eines oder mehrerer Wirbel. Irritation der Nervenwurzeln und der A. und N. vertebralis. Osteochondrosis mit Verengerung der Zwischenwirbelräume und dadurch „Subluxationsstellung" der Wirbelbogengelenke, selten seitlicher Bandscheibenprolaps, dann monoradiculäre Symptome.

Bei medianem oder paramedianem Bandscheibenprolaps medulläre Symptome (spastische Hemi- oder Paraparesen, vorwiegend der unteren Extremitäten, evtl. Bild der amyotrophischen Lateralsklerose; dissoziierte Empfindungsstörungen, *Brown-Sequard*-Syndrom oder symmetrische Sensibilitätsausfälle; Miktions-, Stuhl- und Sexualstörungen); bei dorsalen Wirbelkörperrandzacken und gelegentlich auch bei gering komprimierendem weichen Bandscheibenprolaps können sich die Querschnittssymptome langsam, im Laufe von Jahren zunehmend entwickeln („chronische Myelopathie" S. 740, *Kuhlendahl* und *Felten*).

Bei Erkrankungen der inneren Organe können Schmerzen in bestimmte Segmente (*Head*sche Zonen) projiziert werden. Umgekehrt kann es möglicherweise auch zu Störungen an den inneren Organen bei Irritation der entsprechenden segmentalen Wurzeln kommen (Angina pectoris, Asthma bronchiale usw.).

Diagnose: Tastbare Veränderungen im Bereiche der unteren Halswirbelsäule und oberen Brustwirbelsäule (subcutan, musculär, ossär). Einschränkung der Beweglichkeit einzelner Wirbel zueinander bei passiven Bewegungen. Mono- oder polyradiculäre sensible, motorische und vegetative Symptome. Im Röntgenbild Streckhaltung und Knickbildung im Bereiche der Halswirbelsäule, spondylotische Zacken, besonders an den Proc. uncinati, osteochondrotische Veränderungen mit Zwischenwirbelscheibenverschmälerung und Wirbelkörperrandsklerose, Einengung der Foramina intervertebralia bei Schrägaufnahmen, Wirbelblockierungen bei funktioneller Röntgendiagnostik. Im lumbalen Liquor bei medianem Bandscheibenprolaps oder dorsalen Randzacken gelegentlich mäßige bis starke Eiweißvermehrung. Bei der Jodoelmyelographie partieller, seltener vollständiger Stop des Kontrastmittels, besonders in Bauchlage.

Differentialdiagnose: Wirbelfehlbildungen (Blockwirbelbildungen usw.), Spondylitis, Wirbeltumoren (Röntgenbild!). Rheumatische und entzündliche Erkrankungen im Bereiche der oberen Extremitäten (Arthritis, Phlegmone). *Boeck*sches Zeichen: Bei Schultergelenkerkrankungen ist die Außenrotation schmerzhaft, bei radiculärer Schulterbeteiligung die Innenrotation und besonders die Abduktion bei gestrecktem Arm, während die Beweglichkeit bei gebeugtem Ellenbogengelenk freier ist (Laségue des Armes!). Gefäßerkrankungen (Arteriosklerose, Endangiitis usw., evtl. Arteriographie!). Bei medullären Symptomen: Intra- oder extramedullärer Tumor, amyotrophische Lateralsklerose, Syringomyelie, multiple Sklerose (Anamnese! Meist keine vertebralen Symptome).

c) Das thorakale Syndrom. *Symptome:* Dumpfer Wirbelsäulenschmerz und Steifheitsgefühl. Bewegungseinschränkung, besonders bei der Streckung in umschriebenem Brustwirbelsäulenabschnitt mit umschriebener Wirbelfehlstellung. Leichte funktionelle Kyphoskoliose, paravertebraler und besonders Dornfortsatzdruckschmerz, meist sehr umschriebener, segmentaler Muskelspasmus, geringerer Hartspann, subcutanes Ödem. Umschriebener Druckschmerz des Rippenansatzes am Sternum (*Chapman*sches Syndrom durch Torquierung der am fehlstehenden Wirbel ansetzenden Rippe).

Gürtelförmig ausstrahlende Schmerzen („Intercostalneuralgie"), gelegentlich auch in die Eingeweide projizierte Schmerzen.

Ursache: Meist fixierte Wirbelfehlstellungen durch Fehlbelastung (z.B. bei Fehlhaltungen in anderen Wirbelsäulenabschnitten), Osteochondrose, ausnahmsweise Bandscheibenprolaps, dann meist medulläre Symptome, wie oben.

Diagnose: Tastbare Veränderungen an der Brustwirbelsäule, Einschränkung der passiven Beweglichkeit einzelner Wirbel zueinander, Sensibilitätsstörungen.
Differentialdiagnose: Wie beim unteren Cervikalsyndrom.

d) Das Lumbalsyndrom. *Symptome:* Plötzlich einschießender, nicht immer scharf umschriebener Schmerz in der Lendenwirbelsäule, meist beim Aufrichten aus gebückter Haltung; plötzliche Bewegungshemmung mit Zwangshaltung („*Hexenschuß*"!), Steifhaltung der Lendenwirbelsäule sowie funktionelle Skoliose, oft mit funktionellem Beckenschiefstand. Segmentaler Muskelspasmus, oft überdeckt durch massiven Hartspann. Umschriebener paravertebraler Druckschmerz, auch Dornfortsatzdruckschmerz, subcutanes Ödem (*Lumbago*).

Heftige ziehend-stechende Schmerzen an der Hinter-Außenseite des Beines über die Ferse zur lateralen Fußkante und kleinen Zehe ausstrahlend (Wurzel S I), oder an der Außenseite des Beines zum lateralen Fußknöchel und über den Fußrücken zur zweiten bis dritten Zehe ausstrahlend (Wurzel L V), seltener an der Vorderseite des Oberschenkels und des Knies, Schienbeinkante und Innenseite des Fußes bis zur Großzehe ausstrahlend (Wurzel L IV) oder nur im Bereiche des Oberschenkels von oben außen schräg nach unten ziehend (Wurzel L III); *Laségue*sches Zeichen (Schmerzen bei der Beugung im Hüftgelenk des im Kniegelenk gestreckten Beines!), besonders bei Betroffensein der Wurzel S I und L V, weniger L IV; „umgekehrter Laségue" (Überstreckung des Hüftgelenks) Schmerzen bei Wurzelkompression L III und höher über Dehnung des N. femoralis.

Bei *parenchymatöser Wurzelschädigung* der *1. Sacralwurzel:* Abschwächung oder Aufhebung des Achillessehnenreflexes, Dys-, Hyp- oder Analgesie im Bereiche des Dermatoms, Schwäche für den Gesäßschluß und die Plantarflexion des Fußes bzw. der großen Zehe; *Wurzel L V:* Abschwächung oder Aufhebung des Tibialis-posterior-Reflexes (nur verwertbar, wenn dieser auf der anderen Seite auslösbar ist), Sensibilitätsstörungen im entsprechenden Dermatom, Schwäche der Dorsalflexion der großen Zehe, evtl. auch des Fußes; *Wurzel L III/L IV:* Abschwächung oder Aufhebung des Patellarsehnenreflexes, Sensibilitätsstörungen in den entsprechenden Dermatomen; *Caudasymptome* (medialer Prolaps): Doppelseitige Fehlen oder Abschwächung der Reflexe, Reithosensensibilitätsstörung, distale schlaffe Parese der Beine und der Gesäßmuskulatur, Urinverhaltung, Lähmung des Sphinkter ani, Potenzstörungen. Bei fast allen radiculären Erscheinungen kommt es zu einer Schmerzverstärkung durch Husten, Nießen und Pressen, wahrscheinlich durch Liquordruckerhöhung in den Wurzelsäckchen („*Ischialgie*", „*Wurzelkompression*", „*Cauda-equina-Syndrom*").

Krampfartige Dysbasieschmerzen entweder in der dorsal liegenden Muskulatur von Unter- und Oberschenkel oder nur im Oberschenkel-Hüftbereich mit intermittierendem Hinken. Gelegentlich subjektives Kältegefühl und Mindertemperatur der Gliedmaßenperipherie, gelegentlich oscillographisches Durchblutungsdefizit bei fehlender Pulsverminderung der großen Fußarterien und negativen arteriographischen Befunden, meist nach einer Wurzel L V-Schädigung (*postischialgische Durchblutungsstörung* nach *Reischauer*).

Ursache: Bei der Lumbago meist Lockerung eines oder mehrerer Bewegungssegmente (Chondrosis intervertebralis, Osteochondrosis) mit plötzlicher Blockierung der Wirbelbogengelenke. Bei der Ischialgie bzw. Wurzel- oder Caudakompression meist Bandscheibenprotrusion oder Prolaps, infolge Rißbildung im Anulus fibrosus.

Diagnose: Steifhaltung, Zwangshaltung und Skoliose der Lendenwirbelsäule, Hartspann der Muskulatur, segmentaler Muskelspasmus, umschriebener paravertebraler Druckschmerz, tastbare Wirbelfehlstellung, subcutanes Ödem, Einschränkung der passiven Beweglichkeit einzelner Wirbel zueinander, Zunahme der Schmerzen beim Husten und Niesen, sowie beim Vorwärtsbeugen und besonders beim Wiederaufrichten, beim Sitzen mit kyphosierter Lendenwirbelsäule, weniger beim Gehen und Liegen, charakteristischer Wirbelsäulenschmerz, Wirbelbogengelenkschmerz (gelegentlich in die seitliche Bauchwand oder in die Leistengegend ausstrahlend!), neuralgischer Wurzelschmerz, radiculäre sensible und motorische Symptome. Im Röntgenbild Streckhaltung der Lendenwirbelsäule, evtl. Knickbildung und funktionelle Skoliose. Im Abrodilmyelogramm Aussparung des Kontrastmittels oder Wurzelverlagerung, im lumbalen Liquor Eiweißvermehrung nur beim medialen Massenprolaps.

Differentialdiagnose: Spondylitis, Wirbel- und Caudatumoren usw. (Doppelseitige Ischias stets verdächtig auf Caudatumor!) Bei Neuritis (vgl. S. 320) überwiegen die Nervenausfallserscheinungen gegenüber den Schmerzen! Dabei auch gelegentlich Zellvermehrung im Liquor. Statische Beschwerden beim Plattfuß, Beinlängendifferenz und Wirbelsäulendeformitäten; Hüftgelenkserkrankungen, Arthrosis deformans (Röntgenbild!), Spondylarthritis ankylopoetica (Iliosacralgelenke!).

3. Therapie

Konservative Therapie: Das Prinzip ist die Unterbrechung des Circulus vitiosus, der gegeben ist durch die reflektorische Muskelspannung, die dadurch hervorgerufene Fehlstellung im Bewegungssegment mit Reizung der Schmerzrezeptoren in der Wirbelkanalauskleidung (Wirbelsäulenschmerz) sowie in den Wirbelbogengelenken (Gelenkschmerz), der Irritation der Nervenwurzel durch Fehlstellung im Wirbelbogengelenk oder durch die Bandscheibenprotrusion und damit reflektorische Dauerinnervation der segmentalen Muskulatur.

a) Ruhigstellung. Im akuten Stadium, besonders beim Lumbalsyndrom kann Bettruhe notwendig sein. Die „weichen, bequemen" Betten sind für die Wirbelsäule stets ungünstig, da sie durch das tiefe Einsinken der Körperschwerpunkte zu einer Wirbelsäulenverkrümmung führen. Daher flache Unterlage (Brett) mit wenig eindrückbarer Auflage (Roßhaarmatratze). Unterstützung der Kniegelenke, der Lumbal- und Cervikallordose durch feste Kissen (Schaumgummirollen sind wegen des federnden Widerstandes ungünstig!). Beim Cervikalsyndrom führt das Herabhängen des Kopfes über ein festes Kissen, gleichzeitig zu einer leichten Extension der Halswirbelsäule. Bei starker Lockerung der Bewegungssegmente, z.B. bei Osteochondrose kann eine längere Fixierung des erkrankten Wirbelsäulenabschnittes notwendig sein, z.B. durch Gipskorsett im Bereiche der Lendenwirbelsäule bzw. besser elastisches Kreuzstützmieder, oder *Schanz*scher Watteverband am Hals (Cave! zu lange Ruhigstellung führt zur Schwächung der Rückenmuskulatur!). Bei Lumbalsyndrom auch im Sitzen möglichste Ruhehaltung der WS (nicht zu tiefer Stuhl mit festem Sitz und tiefer, die LWS unterstützender Lehne oder Kissen). Ermüdend wirkt die zunächst bequeme Sitzhaltung, mit von der Rücklehne abgerücktem Gesäß und Unterstützung der Brustwirbelsäule, wobei die LWS zur Kyphosierung neigt; besser aufrechte Sitzhaltung, Schluß des Kreuzbeins mit der Lehne, Lordosierung der LWS und Kyphosierung der BWS (besonders wichtig bei den stoßend-rüttelnden Erschütterungen im Auto, Motorrad (Nierengürtel!), Eisenbahn).

b) Lösung und Reponierung der blockierten, fehlstehenden Wirbel. *Prinzip:* Lokalisierte passive Bewegung der blockierten Wirbel in ihrem physiologischen Bewegungsbereich bei möglichster Fixierung der übrigen Wirbelsäulenabschnitte. Bei zunächst kleinen, lockernden Bewegungen wird die Muskelverspannung gelöst, danach gelingt die Lösung der Gelenkblockierung meist leicht, evtl. durch eine leicht forcierte Endbewegung. Niemals Gewaltanwendung, da dann die Muskelverspannung verstärkt wird. Reposition in Narkose: Durch völlige Ausschaltung des Muskeltonus ist die WS ihres natürlichen reflektorischen Schutzes beraubt. Daher Gefahr der Schädigung durch unphysiologische Bewegungen (Bandscheibenprolaps bei zunächst nur geschädigtem Anulus fibrosus!). Eventuell anschließende Fixation im Gipsverband.

c) Schmerzausschaltung. Paravertebrale Novocaininfiltration, wobei die Wirbelbogengelenke und der Spinalnerv am Zwischenwirbelloch mit $\frac{1}{2}$%iger Novocainlösung (20 cm³) umflutet werden. Mehrere Wurzeln können gleichzeitig mit Novocain anästhesiert werden durch die Periduralanästhesie (s. Abschn. Anästesie!) oder im Lumbalbereich durch die präsacrale Infiltration (dabei 100 cm³ einer $\frac{1}{4}$%igen Novocainlösung). Bei vorwiegend vegetativen Symptomen evtl. Grenzstrangblockade oder Stellatumanästhesie. Nach der Schmerzausschaltung soll die Wirbelsäule kräftig aktiv bewegt werden. Dabei „Spontanreposition" der fehlstehenden Wirbel!

d) Extensionsbehandlung. Besonders bei Osteochondrose und Spondylose der Halswirbelsäule mit der Glisson-Schlinge oder Kopfexpander (n. *Sollmann* stets darauf achten, daß der Zug am Hinterkopf, nicht am Kinn erfolgt!): Der Zug darf jeweils nur so stark sein, daß keine reflektorische Muskelanspannung erfolgt, zweckmäßig täglich oder mehrfach in der Woche, jeweils einige Minuten bis eine halbe Stunde, evtl. auch Dauerzug bei Lagerung auf schiefer Ebene. Bei Lumbalsyndrom Zug am Becken durch Beckengurt (nicht an den Füßen!), bei Kopftieflagerung (im Lumbalbereich meist nicht so wirkungsvoll, da die kräftige Muskulatur schwer zu überwinden ist), oder im *Perl*schen Gerät.

e) Massage und Krankengymnastik. Stets vorteilhaft. Im akuten Stadium leichte oberflächliche Streichmassage, nach Abklingen der akuten Schmerzen und bestehendem

Hartspann Muskel- und Bindegewebsmassage, Unterwassermassage; besonders in der Rekonvalescenz, während und nach Ruhigstellung, nach Operation eines Bandscheibenprolapses stets zunehmend dosierte Gymnastik mit Übung der normalen Wirbelsäulenbewegungen.

f) Physikalische Therapie. Wärmeanwendungen, heiße Packungen, Lichtbäder, Kurzwellenbestrahlung, hyperämisierende Pflaster wirken oft günstig auf die Durchblutung der verspannten Muskulatur. Bei mehr chronischen Zuständen kann Ultraschall oder Röntgenbestrahlung versucht werden.

g) Medikamentöse Behandlung. Verabreichung von Antirheumatica (Prigenta, Butazolidin, Äquiton, Nicopyron) wirken durch Schmerzlinderung auf den reflektorischen Muskelspasmus und können dadurch sekundäre Zirkulationsstörungen und reaktive Ödeme beeinflussen. Hierbei bewähren sich besonde n auch intravenöse Causatinjektionen. Bei chronischem Zerv.kalsyndrom, besonders bei medullärer Beteiligung Hyderginkur (vgl. S. 745), Bei allgemeiner Bandscheibenlockerung Vitamin E (Ephynal 400 mg täglich).

h) Segmenttherapie. Novocaininfiltration der Schmerzpunkte in der Peripherie (Sehnenansätze usw.) auch Cortisonpräparate lokal in das Schmerzmaximum; Infiltration oder Unterspritzung von peripheren Narben im Schmerzgebiet, besonders bei vegetativem Schmerzcharakter! Anwendung hautreizender Stoffe im Bereiche des Dermatoms (Bienengiftimpfung, Senf- und ähnliche Pflaster, Setzen schmerzhafter Quaddeln) und Hautquaddeln mit Impletol oder Causat.

i) Operative Behandlung. *Indikation:* Der mediale Massenprolaps mit plötzlich entstandener Querschnitts- oder Caudalähmung erfordert in jedem Fall sofortige Operation mit Laminektomie und Entfernung des sequestrierten Prolapses entsprechend eines extraduralen Tumors.

Bei sequestriertem oder sequestrierendem Prolaps mit eindeutiger, umschriebener, monoradiculärer Symptomatik (meist zwischen LW 5 und SW 1 oder LW 4 und LW 5!) soll nur operiert werden, wenn gleichbleibende schwere Wurzelkompressionserscheinungen trotz konservativer Behandlung über mindestens $\frac{1}{4}$ Jahr weiter bestehen.

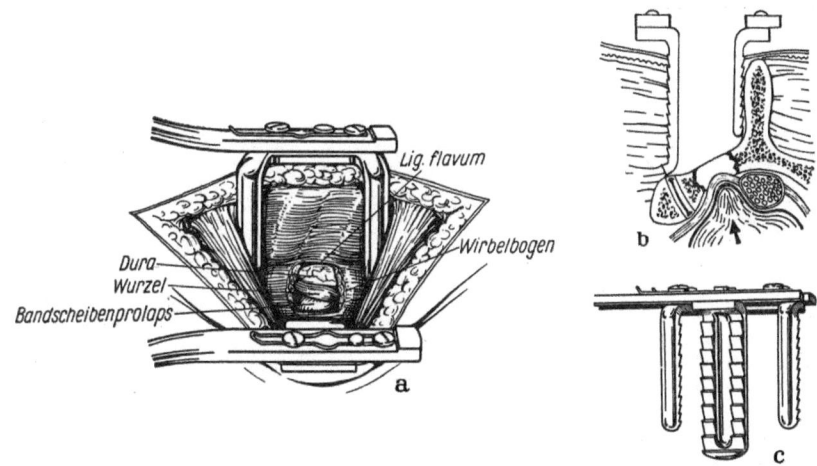

Abb. 146a–c. Operation eines lumbalen Bandscheibenprolaps. a) Operationssitus mit gefenstertem Lig. flavum und teilweiser Resektion der benachbarten Wirbelbögen. Über dem lateralen Prolaps reitet die geschädigte Lumbalwurzel. b) Schematische Darstellung im Querschnitt. c) Distraktor zur Darstellung des Zwischenbogenraumes im Lumbalbereich (nach JENSEN): Zwei etwas kürzere Valven setzen medial an der Dornfortsatzreihe an, ein 2 cm breiter, etwas längerer Spatel spreizt die kräftiger Lendenmuskulatur nach lateral ab

Technik: Bauchlagerung mit Unterstützung der Symphyse und des Brustbeins, so daß der Bauch freiliegt, oder Knie-Ellenbogen-Hocklagerung nach *Kuhlendahl* oder Seitlagerung (es soll möglichst eine Kyphosierung der LWS erreicht werden, dabei Vermeidung von Druck auf den Bauch, da sonst eine Stauung der epiduralen Venen erfolgt!); Mittelschnitt über den Dornfortsätzen von 3 Wirbeln. Abpräparieren der Muskulatur von den Dornfortsätzen und Wirbelbögen auf der Seite des Prolapses mit Diathermie, Abspreizen der Muskulatur mit Distraktor (s. Abb. 146); Fensterung des Ligamentum flavum im

Zwischenbogenraum, evtl. Erweiterung des Fensters durch teilweise oder vollständige Entfernung eines oder beider benachbarte Wirbelbogen mittels Stanze; Darstellung des Duralsacks und der betroffenen Wurzel; Darstellung des Prolapses unter Beiseitehalten der Wurzel und des Duralsacks. Entfernung des gelösten Prolapses mit Faßzange. Bei sequestrierendem Prolaps, evtl. ovaläre Excision aus dem Anulus fibrosus mit anschließender Ausräumung der Zwischenwirbelscheibe.

Bei jahrelangem Bestehen einer schmerzhaften lumbalen Insuffizienz mit starker Zwangshaltung bei nachgewiesener Osteochondrosis zwischen LW 5 und SW I und Versagen einer konservativen Behandlung, z. B. mit Kreuzstützmieder, operative *Wirbelversteifung* nach *Kuhlendahl*. Technik: Von einem Pararectalschnitt links und nach Aushülsen des M. rectus, der nach medial gezogen wird, Abschieben des Peritonealsacks bei Kopftieflagerung und Freilegen des Promontoriums. Die lumbosacrale Zwischenwirbelscheibe liegt im Winkel der großen Bauchgefäße. Der Faserring wird vorn in der Mitte durch Türflügellappen eröffnet und das Innere der Zwischenwirbelscheibe ausgeräumt, d.h. lockeres Gewebe entfernt. In die Mitte der Endplatten beider Wirbelkörper wird mit Meißel eine flache Rinne geschlagen und dann ein vom linken Darmbeinstachel entnommener, etwa fingerendgliedgroßer Knochenkeil fest eingeschlagen. Die äußere Schicht des Faserrings bzw. des vorderen Längsbandes wird wieder darüber geheftet. Danach Anlegen eines Gipsmieders für 8–10 Wochen. Später festes Kreuzstützmieder.

Bei *chronischer Myelopathie* mit über Jahren zunehmenden Querschnittsparesen und umschriebenen dorsalen Randzackenbildungen (meist im Bereiche der unteren Halswirbelsäule) Operation nach *Kuhlendahl* und *Felten*. Technik: Laminektomie von 2–3 benachbarten Wirbeln, Eröffnung der Dura, Durchtrennung von 2–3 Anheftungsstellen des Ligamentum denticulatum auf jeder Seite, Lösung etwaiger Arachnoidaladhäsionen der Wurzeln, sorgfältige Schonung des geschädigten Rückenmarks, deshalb keine Maßnahmen im ventralen Wirbelkanalbereich (kein Versuch, die dorsalen Randzacken zu entfernen!) Duraverschluß.

Bei Wurzelkompression im Bereiche der Halswirbelsäule durch umschriebene, das Foramen intervertebrale einengende Osteophytenbildung, evtl. operative Freilegung des Foramens von außen und Erweiterung desselben mit Zahnarztbohrer nach *Frykholm*.

C. Wirbelsäulendeformitäten

I. Kyphose

Eine *pathologische Kyphose* kann in jedem Wirbelsäulenabschnitt als gleichmäßig vermehrter Bogen oder als kurzbogige Verkrümmung mit kompensatorischen Ausgleichsverbiegungen vorkommen; sie ist stets fixiert, d. h. läßt sich weder passiv, noch selbsttätig ausgleichen. Im Brustbereich findet sich dann immer eine Verformung des Brustkorbes, indem die Thoraxhöhe abnimmt und der sternovertebrale Durchmesser zunimmt. Die der Abknickung nahegelegenen Rippen werden langgezogen, so daß der Brustkorb in den seitlichen Partieen abgeflacht wird. Für die Thoraxverändeungen sind Größe des Knickungswinkels und Sitz der Abknickung entscheidend (großbogig = Kyphose, spitzwinklig = Gibbus). Der Kopf ist vornübergeneigt, die Schultern sind vorgefallen, die Schulterblätter stehen flügelartig vom Rücken ab, der Bauch wird vorgetreckt.

Formen: **a) Angeborene Kyphosen.** Bei Wirbelfehl- oder -mißbildungen, wie sagittalen Wirbelkörperspalten, persistierendem Chordakanal, dorsalem Halbwirbel, fehlende Wirbelkörperverknöcherung usw. (s. Mißbildungen und Variationen! S. 749).

b) Frühkindliche Kyphosen. Bei Frührachitis (s. Rachitis und Osteomalacie) besonders im Bereiche der unteren Brust- und oberen Lendenwirbelsäule. Langbogiger fixierter Rundrücken. *Ursache:* Konstitutionell bedingte Verkürzung der Brustmuskeln, dabei leichte Keilform der Wirbelkörper im Scheitel der Krümmung ohne Veränderungen an den Grund- und Deckplatten, auffallend niedrige Zwischenwirbelräume. Bei Asthma bronchiale. Veränderungen an den Wachstumszonen der Scheitelwirbel. Degenerativer Rundrücken bei Imbezillen und Debilen.

c) Adolescentenkyphose (*Scheuermann*). *Pathogenese:* Wahrscheinlich fehlerhafte Anlage an den Knorpelplatten der Wirbelkörper (vgl. auch Fehlbildungen der Chorda dorsalis) mit Ausbuchtungen der Knorpelplatten in die Wirbelkörper und Einbrüchen von Zwischenwirbelscheibengewebe (*Schmorl*sche Knötchen). Dadurch Verminderung der

Elastizität, der Bewegungsfähigkeit und der Höhe der Zwischenwirbelscheiben. Durch die sperrenden Wirbelbogengelenke nähern sich besonders die ventralen Wirbelkörperteile einander, die dann bei der Belastung unter erhöhtem Druck stehen, wodurch hier eine Wachstumshemmung entsteht und die Wirbelkörper *Keilform* annehmen. Über die *Schmorl*schen Knötchen wuchern Blutgefäße in die Zwischenwirbelscheiben ein, die schließlich mit fibrösem Gewebe durchwuchert werden und dadurch unbeweglich und fest werden. Durch abnorme Zerrung können sich an den vorderen Wirbelkörperkanten kleine spondylotische Zacken bilden, die sich später nach völliger Versteifung des Zwischenwirbelsegmentes wieder zurückbilden. *Vorkommen:* Häufig, besonders beim männlichen Geschlecht, meist im 12.–17. Jahr, begünstigend wirkt schwere Arbeit, Sport, starke Erschütterungen (Motorradfahren usw.). *Lokalisation:* Befallen sind meist 6–8 untereinanderliegende Zwischenwirbelscheiben und Wirbelkörper im Bereiche der unteren Brustwirbelsäule, gelegentlich auch obere Lendenwirbelsäule. *Symptome:* Meist starke Ermüdbarkeit des Rückens, bei starker Beanspruchung Schmerzen, zunehmende Buckelbildung (stets großbogig, nie winklig). Bei starker Kyphose können Rückenmarksschädigungen auftreten. *Diagnose:* Im Röntgenbild Ausbuchtungen der Zwischenwirbelscheiben in die Wirbelkörper, Keilform mehrerer übereinanderstehender Körper und Zwischenwirbelscheiben, häufig *Schmorl*sche Knötchen und spondylotische Randzacken. *Prognose:* Gut bei frühzeitiger und sachgemäßer Behandlung, sonst Versteifung und Buckelbildung sowie vermehrte Abnutzungserscheinungen der gesamten Wirbelsäule. *Therapie:* Vermeidung von Belastungen der Wirbelsäule, wie Schwerarbeit, Tragen von Lasten, Arbeiten in gebückter Stellung, Leistungssport. In schweren floriden Fällen Entlastung und Ausgleich der Wirbelsäule im korrigierenden Gipsbett für 3 bis 6 Monate oder länger, in leichten Fällen haltungsausgleichende Übungen, Atemgymnastik, Schwimmen, im Beginn Tragen eines aktiven Geradehalters (Modell von *Spitzy* oder *Nyrop*) für die Dauer von 1–2 Jahren. Dabei werden durch die federnd-elastische Verspannung die den Rumpf aufrichtenden Muskeln zur aktiven Arbeit angeregt. Kontraindiziert sind orthopädisches Turnen, wegen der Belastung der Wirbelsäule, und das Tragen eines Stützkorsetts, da dadurch die Muskulatur geschwächt wird.

d) Alterskyphose. *Pathogenese:* Typische Zwischenwirbelscheibendegeneration ohne Veränderungen an Form und Festigkeit der Wirbelkörper. Durch Erschlaffung gewisser Bänder und Muskelgruppen in höherem Alter kommt es zu einem erhöhten Druck auf die vorderen Anteile der Wirbelkörper und Zwischenwirbelscheiben im Bereiche der physiologischen Brustkyphose, dadurch vermehrte Degeneration mit Rißbildungen besonders im vorderen Anteil des Zwischenwirbelscheibengewebes. Diese Risse können spalt- oder sichelförmig sein und werden durch Einwucherung von Bindegewebe mit Blutgefäßen und Knochenneubildung organisiert. Nach und nach wird der ganze vordere Abschnitt der Zwischenwirbelscheiben zwischen den Wirbelkörperrandleisten mit Knochenspongiosa ausgefüllt. Die vorderen Wirbelkörperrandleisten können vorübergehend sklerosieren. Der Vorgang schreitet von kranial nach kaudal fort. *Vorkommen:* Im 6. Lebensjahrzehnt und später häufig, gelegentlich schon im 5. Jahrzehnt. Lokalisation immer im Bereiche der physiologischen Brustkyphose, ohne Verschiebung des Scheitels derselben. *Symptome:* Kleinerwerden, Steifigkeit und vermehrte Biegung der Brustwirbelsäule, meist wenig Beschwerden. *Diagnose:* Im Röntgenbild charakteristische Veränderungen im Bereiche der vorderen Drittel der Zwischenwirbelscheiben im Brustbereich, *keine* Keilform der Wirbelkörper. *Differentialdiagnose:* Bei der Adolescentenkyphose liegt der Scheitel tiefer und es besteht Keilform der Wirbelkörper. Bei der osteoporotischen Kyphose besteht ebenfalls Keilform der Wirbelkörper. Bei der Spondylosis deformans sind die Zwischenwirbelräume frei von Knochenneubildung. Bei der Spondylarthritis ankylopoetica sind stets die Wirbelbogengelenke und die Iliosacralgelenke befallen. Kombinationen der Alterskyphose, insbesondere mit osteoporotischer Kyphose sind häufig. *Therapie:* Atemgymnastik, Liegen auf wenig einsinkender Unterlage, ausgleichende, die Rücken- und Bauchmuskulatur kräftigende Übungen. Alles jedoch nur im Beginn der Erkrankung oder besser noch vorbeugend!

e) Kyphosen anderer Entstehung. Kyphosen nach Traumen, Spondylitis und Tumoren sind meist spitzwinklig. Osteoporotische Kyphosen s. Osteoporosen. Bei Akromegalie, eunuchoidem Hochwuchs und endokrinem Riesenwuchs soll ein Wachstumsüberschuß an den Wirbelkörpern gegenüber dem Brustbein zu Brustkyphosen führen können. Weiterhin finden sich Kyphosen bei starker Kurzsichtigkeit, außerdem beim Habitus asthenicus, bei *Friedrich*scher Ataxie und bei Syringomyelie.

II. Lordose

Vermehrte Ausbiegung der Wirbelsäule nach vorn.
Ursachen: 1. *Konstitutionell*, auch erblich als sog. hohler oder hohlrunder Rücken, selten. 2. *Kompensatorische*, bei verstärkter Brustkyphose oder Gibbusbildung, besonders im Bereiche der Halswirbelsäule zur Aufrechterhaltung des Kopfes; bei vermehrter Beckenneigung infolge Beugekontraktur des Hüftgelenks, bei doppelseitiger angeborener Hüftluxation und bei rachitischer Coxa-vara-Bildung; weiterhin zur Aufrechterhaltung des Gleichgewichtes bei schlaffer Lähmung der Bauchmuskeln und der langen Rückenstrecker, bei progressiver Muskelatrophie und bei Poliomyelitis. 3. Bei *Chondrodystrophie*. 4. Als *Zwangshaltung* bei entzündlichen Prozessen der Wirbelbogengelenke oder Osteomyelitiden im Bereiche der Gelenkfortsätze und Bögen, gelegentlich aucht bei Caudatumoren. 5. *Psychogen*. *Symptome:* Hohlrücken, Bauch vorgewölbt, Oberkörper und Gesäß nach hinten vorgebuchtet.
Therapie: Kausal! Sonst Ausgleichsübungen.
Baastrupsche Krankheit (Kissing spine): Bei besonders stark entwickelten Dornfortsätzen und vermehrter Lordose können sich die übereinanderliegenden Dornfortsätze berühren, aufeinander reiben und die dazwischenliegenden Bänder zerstören. Es finden sich Sklerosierungen der aneinanderstoßenden Dornfortsatzflächen mit Nearthrosen- und Knochenwulstbildungen an ihren Rändern. *Symptome:* Gelegentlich können diese Veränderungen Schmerzen bereiten.

III. Wirbelgleiten

Pathogenese: Echte *Spondylolisthese* bei Spondylolyse (s. Abb. 147a) (Spaltbildung im Zwischengelenkstück) (vgl. Abb. 143) *Pseudospondylolisthese:* (s. Abb 147b) Flachstellung des Zwischenbogengelenkspaltes bei flachem unteren Gelenkfortsatz (der Winkel zwischen unterem Gelenkfortsatz und Wirbelbogenwurzel ist größer, als bei den benachbarten Wirbeln) in Verbindung mit Lockerung des Bewegungssegmentes durch Chondrosis intervertebralis. Die Zwischenwirbelgelenke zeigen meist erhebliche arthrotische Veränderungen. Entsprechend der statischen Belastung kommt es im Bereiche der unteren 3 Lendenwirbel zur ventralen Verschiebung und oberhalb des Scheitels der Lendenlordose (LW 1 und LW 2) zur dorsalen Verschiebung. Die Verschiebungen sind jedoch jeweils gering und übersteigen selten 5 mm. Wirbelverschiebungen können auch bei entzündlichen oder tumorösen Prozessen im Zwischengelenkstück auftreten bzw. in Form von Luxationsfraktur. *Drehgleiten* bei Skoliosen findet sich an der unteren Brust- und im Bereiche der Lendenwirbelsäule bei Lockerung des Bewegungssegmentes durch Chondrosis intervertebralis, durch torquierend-wirkende Kräfte. Die seitliche Abweichung des Wirbels erfolgt durch Drehung auf einem Kreisbogen, dessen Mittelpunkt dem des Kreisbogens entspricht, auf dem die Gelenkflächen der zugehörigen Wirbelbogengelenke liegen.

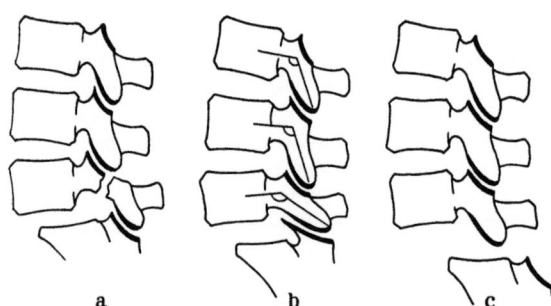

Abb. 147a–c. Wirbelgleiten zwischen 5. Lendenwirbel und Sacrum. a) Echte Spondylolisthesis mit Spalt im Zwischengelenkstück. b) Pseudospondylolisthesis mit Flachstellung des Wirbelbogengelenkspaltes, Vergrößerung des Winkels zwischen unterem Gelenkfortsatz und Wirbelbogenwurzel und arthrotischer Randzackenbildung. c) Wirbelluxation

Symptome: Meist keine Beschwerden. Wurzelreiz- oder Kompressionssymptome sind meist Folge eines gleichzeitig bestehenden dorsalen Bandscheibenprolapses. Bei stärkerem ventralen Abgleiten in den unteren Lumbalsegmenten knickförmige Lordose mit Geradhaltung der darüberliegenden Wirbelsäulenabschnitte, Vorspringen der Rückenstrecker, Aufkippung des Beckens, Vortreten des Gesäßes („Hottentottenvenus"), Verkürzung des Thoraxbeckenabstandes mit Querfaltenbildung an Bauch und Rücken, tastbare Stufenbildung an der Dornfortsatzreihe. *Komplikationen:* Geburtserschwerung, Bandscheibenprolaps. *Diagnose:* Röntgenbild. *Therapie:* Meist konservativ, Vermeidung schwerer

Arbeiten, evtl. Tragen eines elastischen Mieders (nicht starres Mieder!), bei Wurzelkompressionssymptomen evtl. Bandscheibenprolapsoperation, bei starken statischen Beschwerden Versteifungsoperation.

IV. Sacrum acutum

Spitzsacrum. Das Kreuzbein ist in ausgeprägter Winkelstellung gegenüber der Lendenwirbelsäule nach hinten gerichtet. Die Kreuzbeinwölbung ist flach. Lenden-Kreuzbein-Winkel normalerweise zwischen 140 und 146° schwankend, hier um 90°! Beim *Sacrum arcuatum* besteht demgegenüber nur eine übermäßige, nach dorsal konvexe Wölbung des Sacrums. *Ursache:* Anomalie, gelegentlich Frührachitis. *Symptome:* Meist vermehrte Lendenlordose, evtl. Disposition für Pseudospondylolisthese und Chondrosis intervertebralis, dann Kreuzschmerzen.

V. Skoliose

Schiefwuchs mit seitlichen Verbiegungen der Wirbelsäule; stets kombiniert mit Torsion, meist auch mit Kyphose und Lordose. *Vorkommen:* Häufig, Mädchen bevorzugt. *Pathophysiologie:* Zunächst findet sich eine seitwärts gerichtete Verbiegung, die verschiedene Ursachen hat. Sie kann kurzbogig, auf einen Wirbelsäulenabschnitt beschränkt bleiben oder mehrere Wirbelsäulenabschnitte erfassen (Totalskoliose). Der Scheitelpunkt liegt zunächst in einer Zwischenwirbelscheibe, später im verformten und abgeschrägten Scheitelwirbel. Im Brustabschnitt ist eine Lateralflexion wegen der ansetzenden Rippen zwangsläufig mit einer Rotation der Wirbel verbunden, wodurch es zu einer Verwindung (Torsion) der Wirbelsäule im ganzen kommt. Dabei werden die Wirbelkörper stärker nach lateral verschoben und verdreht als die Dornfortsätze. Maximal ist die Verdrehung im Scheitel der Krümmung, am geringsten am Übergangswirbel zur Gegenkrümmung. Die skoliotischen Verkrümmungen sind immer stärker, als es sich an der Dornfortsatzlinie ablesen läßt. Die im konkaven Bogen liegenden Anteile der Wirbelkörper unterliegen einer vermehrten Druckeinwirkung. Hierzu kommt, daß die abgeschrägten Zwischenwirbelscheiben die Aufgabe einer gleichmäßigen Druckverteilung nicht erfüllen können. Die vermehrte Druckbeanspruchung bedingt eine Wachstumshemmung, wodurch insbesondere die im Scheitel der Krümmung liegenden Wirbelkörper zu *Keilwirbeln* werden. Die Wirbelkörper, die über und unter dem Scheitel der Seitverbiegung liegen, nehmen die Form eines „Schrägwirbels" ein, indem die Endflächen gegeneinander verdreht sind, so daß sie im frontalen Schnitt einem schrägstehenden Rhombus ähneln. Die Querfortsätze sind verdreht und meist auf der konvexen Seite zu tasten. Mit der Verstellung der Querfortsätze ist die Verlagerung der dorsalen Rippenabschnitte auf der Konvexseite verbunden. Die Rippenwinkel sind auf der Konvexseite durch die Torsion schärfer und bilden in schweren Fällen eine von oben nach unten verlaufende gratartige Erhöhung. Die Rippenwinkel an der Konkavseite sind mehr gestreckt und flachen sich hinten ab. Im vorderen Thoraxumfang sind die konvexseitigen Rippen abgeflacht, die konkavseitigen stärker gewölbt. Dem einseitigen dorsalen Rippenbuckel entspricht also ein gegenseitiger ventraler Rippenbuckel. Der Thorax ist in dem einen diagonalen Durchmesser eingeengt, in dem anderen erweitert. Das Brustbein ist aus der Mittellinie nach der konkaven Seite hin verschoben. Auf der konvexen Seite sind die Rippen gesenkt und divergieren, auf der konkaven Seite verlaufen sie mehr horizontal und schieben sich nach der Mitte der Konkavität hin dachziegelartig übereinander. Auf der Seite des dorsalen Rippenbuckels liegt das Schulterblatt nicht flach auf, sondern steht flügelartig ab und höher (hohe Schulter), sein innerer Rand entfernt sich von der Dornfortsatzreihe. Der ganze Oberkörper erscheint seitlich verschoben (Überhang). Die Folge davon ist ein stärkeres Hervorspringen der einen Hüfte (hohe Hüfte). Auf der einen Seite ist die Taille verstrichen, auf der anderen scharf eingeschnitten. Die inneren Organe, insbesondere die großen Gefäße, die Lungen, die Leber und Nieren erleiden eine Gestalts- und Lageveränderung. Das Herz zeigt häufig Hypertrophie und Dilatation, das Zwerchfell einen abnormen Tiefstand. Sehr frühzeitig in der Entwicklung einer Skoliose stellt sich Fixation des verkrümmten Abschnittes ein durch Kontrakturen der Muskeln, die möglicherweise auf nutritive Verkürzung bezogen werden muß, die immer dann eintritt, wenn Ursprung und Ansatz auf die Dauer abnorm genähert bleiben. Möglicherweise spielt für die Entstehung der Muskelkontraktur auch eine neurogene Störung der Trophik der autochthonen Rückenmuskulatur eine Rolle. Eine einmal entstandene Skoliose hat stets die Tendenz zur Verschlimmerung. „Je schwerer eine Skoliose einmal geworden ist, desto schlechter wird ihre Prognose!" (*Schede*). Die Zunahme einer unausbleiblichen Chondrosis und Spondylosis deformans, die u. U. das Auftreten eines progredienten Drehgleitens begünstigen, verursacht Schmerzen, die meist weniger im Scheitel der Verkrümmung als an den Übergangswirbeln und den hier gelegenen Zwischenwirbelscheiben ausgelöst werden und sich im Bereiche der zugehörigen Rückenmuskulatur oder im Verlaufe der Intercostalnerven segmental lokalisieren. Druck des verlagerten Rippenbogens auf die Baucheingeweide und den Beckenkamm kann ebenfalls Schmerzen hervorrufen. *Formen:* Die Benennung erfolgt nach der Seite der Konvexität. Totale (C-förmige) Skoliosen finden sich meist nur im Beginn einer Skoliose. Zusammengesetzte, d. h. mit kompensatorischer Gegenkrümmung einhergehende Skoliosen finden sich in S-Form, als Tripelskoliosen, gelegentlich sogar mit 4 gegensinnigen Krümmungen. Bei einer graduellen Einteilung sollen die vollständig ausgleichbaren „Skoliosen", die eigentlich *Haltungsfehler* darstellen, unberücksichtigt bleiben. Einteilung nach *Lindemann,* Skoliose 1. Grades: Geringgradige Verkrümmungen mit den Anzeichen beginnender, bzw. leichter Torsion. Der Ausgleich ist aktiv nicht möglich, passiv jedoch z. T. noch möglich.

Skoliose 2. Grades: Ausgeprägte Verbiegungen, die in S-Form oder als Tripelskoliose erkennbar sind. Die Verkrümmungen sind leicht bis mittelstark und gegeneinander ausgeglichen. Die Zeichen der Seitverbiegung und der Torsion sind jedoch deutlich.

Skoliose 3. Grades: Schwere, die ganze Wirbelsäule erfassende Verkrümmungen mit starkem Rippenbuckel und deutlichem Lendenwulst, Überhang nach einer Seite. Schwere Verformung des Brustkorbs.

Ursachen: **a) Kongenitale Skoliose.** Folge von Wirbelfehl- oder -mißbildungen (Segmentierungsstörungen, lateraler Halbwirbel, sagittaler Spaltwirbel, asymmetrischer lumbo-sacrale Übergangswirbel usw.). Die primäre Krümmung ist in der Regel starr und kurzbogig, im einzelnen äußerst vielgestaltig und therapeutisch kaum beeinflußbar. *Prognose:* Von Grad und Ausdehnung der Mißbildung abhängig. *Therapie:* Lagerung im redressierenden Gipsbett, besonders in den ersten 3 Lebensjahren. Übungsbehandlung der gesamten Rumpfmuskulatur.

Selten findet sich beim Neugeborenen eine leichte Totalskoliose, meist mit Asymmetrie des Schädels, möglicherweise infolge asymmetrischer Wachstumsvorgänge leichten Grades. *Prognose:* Gut. *Therapie:* Redressierende Lagerung im Gipsbett beseitigt die Skoliose meist in kurzer Zeit.

b) Frührachitische Skoliose. Bereits im 1. Lebensjahr wird der „Skoliosenkeim" angelegt, der häufig mit einem rachitischen Buckel einhergeht (s. Rachitis und Osteomalacie, S. 801). Bei schwerer, auch den Brustkorb erfassender Rachitis der Wirbelsäule kommt es schon im 1. und 2. Lebensjahr zu einer frühzeitig fixierten Verkrümmung, die zunächst meist die untere Brustwirbelsäule erfaßt und bald zu einer kompensatorischen Gegenkrümmung der Lendenwirbelsäule führt. Oft bleibt die Skoliose oder der Skoliosenkeim unentdeckt und es kommt erst im Schulalter zu einer progredienten Verkrümmung. *Prognose:* Bei frühzeitiger Behandlung im 1. und 2. Lebensjahr günstig. Daher Früherkennung besonders wichtig. Bei Säuglingen ist deshalb besonders auf geringe Wirbelsäulenverkrümmungen in Sitzhaltung und Bauchlage zu achten, weiterhin auf Assymetrien des Thorax sowie einen „Rosenkranz". Ein beginnender Rippenbuckel ist in Sitzhaltung meist besser zu tasten als zu sehen. Die Kleinkinder bevorzugen häufig eine bestimmte Seitenlage bzw. Seitneigung des Kopfes, oder eine bestimmte seitliche Blickrichtung. *Therapie:* Siehe Rachitis, außerdem reklinierendes Gipsbett, Bauchlagerung, frühzeitiges Krabbeln und Kriechen zur Kräftigung der Rückenmuskulatur, Vermeidung von Sitzhaltung, Gymnastik.

c) Die juvenile Skoliose (*Lindemann*). *Entstehung:* Wie Adolescentenkyphose, jedoch viel seltener. Beginn auch zwischen 12. und 16. Jahr, meist fixierte, kurzbogige Primärverbiegung im Sinne einer Kyphoskoliose im mittleren oder unteren Brustwirbelsäulenabschnitt. *Prognose und Therapie* wie Adolescentenkyphose.

d) Neuropathische Skoliose. Bei stärkeren Lähmungen der Rücken- und übrigen Rumpfmuskulatur, z. B. infolge Poliomyelitis können sich hochgradige Verkrümmungen ausbilden, die meist einen großbogigen Verlauf, starken Überhang und erhebliche Torsion zeigen. Neigen zu rascher Verschlimmerung gleich nach dem Auftreten! *Prognose:* Hängt von dem Grad der Lähmungen ab. *Therapie:* Bereits im Stadium der Reparation der

Lähmung, korrigierende Lagerung im Gipsbett. Bei Verschlimmerung der Skoliose, u. U. jahrelange Gipsbehandlung mit regelmäßigen Übungen, zweckmäßigerweise in orthopädischer Anstalt. Günstige Ergebnisse mit Versteifungsoperationen.

Spastische Halbseitenlähmungen führen zu sekundärer Skoliose. Außerdem finden sich neuropathische Skoliosen bei Tabes dorsalis und Syringomyelie.

Skoliosen bei Osteodystrophia fibrosa generalisata *Recklinghausen* (s. S. 802) erfordern, neben der Behandlung des Grundleidens, wegen der abnormen Formbarkeit der Wirbel eine frühzeitige prophylaktische Behandlung.

e) Narbenskoliosen. Durch Schrumpfungsvorgänge in einer Thoraxhälfte nach Verletzungen, Pleuritis, operativen Eingriffen am Brustkorb, nach Rippenresektionen oder Thorakoplastik. Für die Prognose ist die Wiederherstellung der Lungenfunktion auf der betroffenen Seite entscheidend.

f) Statische Skoliose. Bei Längendifferenz der Beine oder der Beckenhälften. Eine Längendifferenz unter 2 cm führt meist nicht zu einer echten fixierten Skoliose, jedoch besteht auch dann immer eine Fehlbelastung, die sich besonders in den Iliosacralgelenken und dem lumbosacralen Übergangsgebiet auswirkt. Kreuzschmerzen und Wurzelreizerscheinungen treten oft erst in mittlerem oder höherem Lebensalter ein. Daher sollten auch die geringen Beinlängendifferenzen (Symptome: Beckenschiefstand, unterschiedliches Taillenrelief, unterschiedliche Höhe der queren Gesäßfalten) stets frühzeitig ausgeglichen werden. *Therapie:* Bei geringen Längendifferenzen Ausgleich durch Absatzerhöhung oder Absatz und Sohlenerhöhung, bei größeren Differenzen dauerhafter Ausgleich mit Verkürzung des langen Beines durch Resektion eines entsprechenden Stückes aus dem Femur, wobei die Fragmente mittels Küntschernagel fixiert werden oder Verlängerung des kurzen Beines durch Z-förmige Osteotomie und anschließende Drahtextension. Mit beiden Operationsverfahren sind Verkürzungen oder Verlängerungen bis 6 cm möglich.

g) Funktionelle Skoliose. Reflektorische Zwangshaltung, d.h. unwillkürliche, muskulär-fixierte Schief- und Steifhaltung bei Bewegungshemmung in der Wirbelsäule oder eines Teilabschnitts derselben. (Im Gegensatz zur Zwangshaltung fehlt der Fehlhaltung die aktive muskuläre Komponente!) Die Zwangshaltung ist Ausdruck einer Störung in einem Bewegungssegment (s. Abschn. Abnutzung, Alterung, Degeneration). Durch die Irritation eines Spinalnerven bzw. der Nervenwurzel, hervorgerufen durch einer Verengerung des Zwischenwirbellochs (z. B. durch einen Bandscheibenprolaps), oder durch eine Affektion des Wirbelkanals mit seiner Wandauskleidung (z. B. durch Bandscheibenprotrusion) und bei einer Affektion der Wirbelbogengelenke, z. B. durch eine „Verklemmung" oder eine Meniskuseinklemmung kommt es reflektorisch zu einer Dauerkontraktion der segmentalen autochthonen Rückenmuskulatur. Darüber hinaus kann die muskuläre Kontraktur über den Segmentbereich auch die längeren Rückenmuskeln erfassen und neben der segmentalen Fixierung eine Entlastungsskoliose hervorrufen. Derartige Skoliosen sind stets charakterisiert durch einen Muskelhartspann, eine schmerzhafte Einschränkung der Beweglichkeit, sowie entweder die neurologischen Symptome einer Wurzelreizung oder -schädigung, oder einer Blockierung des Bewegungssegmentes. Häufig finden sich die letzten beiden Symptome gemeinsam. Es handelt sich demnach bei der funktionellen Skoliose um ein vollkommen anderes Krankheitsgeschehen, als bei den bisher genannten Skolioseformen.

h) Skoliosen nach Frakturen, Osteomalazie, Spondylitis und anderen Wirbelerkrankungen, s. dort.

Komplikationen: Außer den Störungen der Statik und Dynamik der Wirbelsäule und den Verlagerungen und Verformungen der inneren Organe kann es zu Rückenmarksschädigungen und Querschnittslähmung, sowie zu Wurzelkompressionssymptomen kommen. Bei den Rückenmarksschädigungen (vgl. S. 739!) handelt es sich meistens um ziemlich plötzlich bei Jugendlichen auftretende Paraparesen bis zu kompletten Querschnittslähmungen, einmal durch direkte Kompression des Rückenmarks durch den gespannten Duralsack, der das über den Scheitel der Wirbelsäulenverbiegung ausgespannte Rückenmark komprimiert, andererseits durch die mechanische Dehnung des Rückenmarks selbst, wobei gleichzeitig Blutzirkulationsstörungen eine entscheidende Bedeutung haben. Manchmal setzen die Lähmungen auch ganz allmählich ein und entwickeln sich über eine längere Zeit fortschreitend. Das typische Vorkommen in den Entwicklungsjahren weist darauf hin, daß entwicklungsbedingte Faktoren eine entscheidende Rolle spielen. Möglicherweise führt das relative Zurückbleiben des Rückenmarks gegenüber dem Längenwachstum der

Wirbelsäule in Verbindung mit dem Fortschreiten der Wirbelsäulenverkrümmung vor Abschluß der endgültigen Knochenreifung, in einem Zeitabschnitt verstärkter körperlicher Inanspruchnahme, zu einem funktionellen Versagen des bis dahin chronisch-latent-geschädigten Rückenmarks (*Kuhlendahl*).

Therapie: Bei den ersten Lähmungserscheinungen kann durch Entlastung im Gipsbett, Extension und gegebenenfalls redressierende Maßnahmen ein Rückgang erreicht werden. Bei plötzlich auftretenden Querschnittslähmungen muß sofort eine Laminektomie erfolgen mit Spaltung des Duralsacks und Offenlassen der Dura. Daneben allgemeine Skoliosebehandlung und Kreislaufbehandlung.

Bei manchen Fällen kommt es, gewöhnlich im mittleren Lebensalter, zu hartnäckigen Neuralgien durch Nervenwurzelkompression, besonders bei den spitzwinkligen Abknickungen im mittleren oder unteren Thorakalbereich. *Therapie:* Operative Behandlung sehr schwierig und nicht erfolgssicher. Konservativ Entlastungslagerung, Extension, Mieder, evtl. Novocaininjektionen an die Wurzel.

VI. Allgemeine Skoliosenbehandlung

Prophylaxe: Wichtig ist die frühzeitige Erkennung. Es muß das Augenmerk auf rachitische Symptome im frühen Kindesalter gerichtet werden. Im Schulalter ist besonders auf die Geradehaltung zu achten. Dabei soll bei beginnender Skoliose die Behandlung frühzeitig eingeleitet werden. Die Skoliose entsteht nicht durch das Sitzen in der Schulbank! Ein Mangel an Ausgleich zwischen erzwungener Sitzhaltung und der natürlichen Bewegung kann jedoch die Verschlimmerung eines Skoliosekeims begünstigen. Da die Heilung einer Skoliose 2. und 3. Grades auch heute noch nicht möglich ist, richten sich die therapeutischen Bemühungen in erster Linie auf die beginnende Skoliose.

Korrigierende Dauerlagerung im Gipsbett nach *Lorenz* oder im Lagerungsapparat nach *F. Lange* und *Pitzen:* Bei der Behandlung im Liegen wird der Einfluß der Körperschwere ausgeschaltet. Der Einfluß der Muskulatur, die der Aufrechterhaltung dient und die Skoliose begünstigt, fällt weg. Ein besonderer Vorteil ist, daß die Nachtruhe zur Behandlung ausgenutzt werden kann. Gipsbettlagerung bewährt sich besonders bei progredienter Skoliose. Bei frührachitischer Skoliose in den ersten Lebensjahren wird die korrigierende Gipsbettlagerung angewandt. Bei völliger Erschlaffung in Narkose wird die Haltung überkorrigiert und in Bauchlage das Gipsbett angefertigt, wobei der Kopf und je nach Sitz der Skoliose auch die Arme und Beine mit einbezogen werden. Als Ergänzung krankengymnastische Behandlung. Das Gipsbett muß je nach Wachstum und erreichter Korrektur regelmäßig erneuert werden. Die Kinder dürfen nur für Stunden aus dem Gipsbett herausgenommen und dann auf den Bauch gelagert werden. Allmählich darf dann die weitere Aufrichtung im Stand und im Gang freigegeben werden, zuletzt erst die Sitzhaltung. Auch im Schulalter bewährt sich das am redressiert gelagerten Körper angelegte Gipsbett für die Nachtruhe. Ein Lagerungsapparat mit redressierenden Polstern und Zügen leistet dieselben Dienste.

Korsett-Behandlung: Ein Korsett kann stets nur im Bereiche der Lendenwirbelsäule direkt angreifen, während die formenden Kräfte im Bereiche der Brust nur am Thorax angreifen. Auch können die durch die Torsion eingetretenen Veränderungen niemals wirksam beeinflußt werden. Eine Dauerwirkung ist nur dann zu erwarten, wenn die Skoliose passiv ausgeglichen werden kann. Ein starres Korsett schadet auf die Dauer durch Inaktivität der Muskulatur. Das Korsett muß demnach elastisch sein und die redressierenden Kräfte müssen örtlich genau eingestellt werden können und im Laufe der Behandlung stets nachgestellt werden.

Eine *Skoliosengymnastik* mit methodisch auf die noch mögliche Korrektur einer Verkrümmung zielenden Bewegungsübungen ist in allen Stufen der Skoliosenentwicklung wichtig. Daneben allgemeine Körperübungen, insbesondere Atemgymnastik, da damit neben der Lockerung, Dehnung und Kräftigung der Atemmuskulatur auch die gesamte Rumpfmuskulatur erfaßt und die Elastizität des Brustkorbs sowie das Streckvermögen des Rumpfes gefördert wird. Außerdem wird die infolge der Verkrümmung verminderte Vitalkapazität der Lungen vermehrt und der Blutkreislauf angeregt.

Operative Behandlung: Wenn trotz intensiver konservativer Behandlung eine fortschreitende Skoliose beobachtet wird, ist eine operative Behandlung zu erwägen. Es kommen Versteifungsoperationen nach vorangegangener Korrektur im *Quengel*-Korsett in Frage. Neben den Spanimplantationen (ähnlich wie bei der Spondylitis tuberculosa) können nach Gipsredressment der gestreckten Primärkrümmung die Wirbelbogengelenke beiderseits an wenigstens 6 Wirbel arthrodesiert werden (*Hibbs*). *Von Lackum* und *Smith* berichten über gute Erfolge nach Entfernung eines Keilwirbels bei kongenitaler Skoliose.

D. Entzündungen

I. Spondylitis tuberculosa

Tuberkulose der Wirbelkörper wurde erstmals von dem englischen Arzt *Sir Percival Pott* 1779 als selbständiges Krankheitsbild beschrieben. 1816 erkannte der franz. Chirurg *Delpech* die tuberkulöse Genese dieses Leidens.

a) Pathogenese. Die Spondylitis tuberculosa ist wie jede Organtuberkulose Teilerscheinung einer tuberkulösen Allgemeinerkrankung (vgl. Abb. 409). Der Infektionsweg geht wie bei anderen Tuberkulosen über einen Primärkomplex, der in etwa 90% aerogen und in 10% enterogen entsteht. In der Sekundärphase findet meist von einem tuberkulösen Lymphknoten aus eine generelle hämatogene Streuung statt. Dieser Bakteriämie folgt durch Übertritt der Bakterien ins Gewebe eine „Histobacillose". Unter bestimmten Voraussetzungen bilden sich daraus initiale miliare Herde, die die Möglichkeit zur Entwicklung manifester Skelettherde enthalten. Die ursprünglich miliare Herdsetzung ist wesentlich diffuser, als später auf Grund der manifesten Herde angenommen werden kann. Es muß daher bei entsprechenden Symptomen auch immer an mehrere Herde gedacht werden. Neben der hämatogenen Ausbreitung kann es auch in einzelnen Fällen zu einer lymphogenen Fortleitung kommen, dies gilt besonders für die Herde in der Brust- und Lendenwirbelsäule, bei denen tuberkulöse paravertebrale Lymphknoten oder Pleuraveränderungen als Ausgangsherde in Betracht kommen.

b) Vorkommen. Die Spondylitis-tbc. ist die häufigste Wirbelinfektion und gleichzeitig auch die häufigste Form einer Knochentuberkulose. Die Krankheit kann in jedem Lebensalter auftreten, wobei jedoch etwa 50% im 1. Lebensjahrzehnt und nach dem 20. Lebensjahre nur noch 25% der Erkrankungen beginnen. Es finden sich gelegentlich (etwa in 4% aller Fälle) multiple Herde in der Wirbelsäule. *Schinz* und *Uehlinger* fanden bei 25% ihrer Wirbelsäulentuberkulosen gleichzeitig eine Nierentuberkulose und ebenso bei 25% der Nierentuberkulosen gleichzeitig eine Wirbeltuberkulose, außerdem fanden sie bei 60% der Wirbeltuberkulosen ohne Nierenbefund hämatogene Lungenherde, einschließlich Pleuritis exsudativa.

c) Lokalisation. Am stärksten befallen wird die Wirbelsäulenmitte (untere Brust- und obere Lendenwirbelsäule), während die untere Lendenwirbelsäule, das Kreuzbein, Steißbein und die obere Halswirbelsäule nur selten erkranken. Sehr häufig werden zwei übereinanderliegende Wirbel gleichzeitig befallen (in 50%). Es handelt sich hier nicht um multiple Herde, da die Infektion entweder von einem Wirbelherd zum anderen fortgeleitet wurde, oder eine gleichzeitige Absiedlung stattfand, da benachbarte Wirbelkörper von dem gleichen Blutgefäß versorgt werden. Die erste Ansiedlung erfolgt in den ventral liegenden Gebieten der Wirbelkörperaußenfläche, oder in der Nähe der Wirbelkörperdeckplatten. Die Ausbreitung des Herdes erfolgt dann nach dorsal und vor allem nach Durchbrechung der Wirbelkörperdeckplatten in Richtung der Zwischenwirbelscheibe. Initialherde in der Wirbelkörpermitte oder im Dornfortsatz sind sehr selten.

d) Verlauf. Beim Fortschreiten der Erkrankung werden destruktive und reparative Vorgänge unterschieden, die sich auch klinisch voneinander abgrenzen lassen. Während Reparation meist der Destruktion folgt, so können aber auch in einzelnen Gebieten beide Vorgänge nebeneinander ablaufen. Die destruierenden Prozesse verlaufen in exsudativer oder granulierender Form, wobei meist beide Formen in einem Krankheitsherd vorkommen. Bei der primär exsudativ-verkäsenden Form sieht man anfänglich fibrinöse Exsudation, der die Nekrose des Markgewebes folgt. Die Knochensubstanz wird erst nach längerer Latenz allmählich entkalkt und schließlich fermentativ abgebaut. Makroskopisch sind solche Herde trocken und relativ scharf begrenzt und zeigen, je nach Reaktionslage, Neigung zur Abkapselung oder Demarkation. Die granulierende Knochentuberkulose entwickelt in den Markräumen spezifisches Granulationsgewebe in Form einzelner oder konfluierender typischer Tuberkel. Die eingeschlossenen Knochenbälkchen werden unter dem Bild lakunären Abbaues von Osteoklasten resorbiert. Die Herde sind weicher als die Umgebung. Die reparativen Vorgänge bestehen in einer zellbildenden Abwehr, wodurch der Herd bindegewebig abgegrenzt, krankes Gebiet durch Resorption von Knochenbälkchen demarkiert und toter Knochen sequestriert wird. Der anliegende gesunde Knochen bildet durch Apposition einen osteosklerotischen Randwall. Durch Einwachsen von Knochengewebe vom Rand her können auch lebende Knochenstrukturen innerhalb des Herdes entstehen, besonders beim Kind. Im zerstörten Markgewebe bildet sich Fasermark und der Defekt kann teilweise oder ganz narbig ersetzt werden. Größere Knochenhöhlen werden jedoch besonders beim Erwachsenen meist nur narbig abgegrenzt und ausgekleidet, ohne vollständigen Gewebsersatz. Dabei können Käsemassen oder Granulationsgewebe eingeschlossen bleiben und eine endgültige Abheilung verhindern. In der Umgebung eines Knochenherdes zeigt sich meist deutliche Atrophie wechselnder Ausdehnung, wobei die Spongiosa und Kortikalis in gleicher Weise von der Entkalkung und dem Abbau betroffen sind. Nach Abheilung des Herdes geht auch diese Osteoporose zurück. Beim Übergreifen des Infektes auf die Weichteile bildet sich spezifisches Granulationsgewebe, das verkäsen kann und schließlich zur Bildung von kalten Abscessen führt. Dieses Gewebe kann auch in schwartige Verdickung übergehen und schließlich in bindegewebige Vernarbung. Die eingeschlossenen Käsemassen werden eingedickt und verkalken oft. Abscesse bestehen nicht immer aus einer einheitlichen Höhle und verlieren gelegentlich ihre Verbindung mit dem ursprünglichen Herd. Nach den anatomischen Gegebenheiten bevorzugen die Abscesse bestimmte Ausbreitungswege. Im Bereiche der Hals- und Lendenwirbelsäule folgen sie als Senkungsabscesse hauptsächlich den Muskelfascien, sowie den Gefäß- und Nervensträngen. Im Brustgebiet breiten sie sich mehr horizontal nach verschiedenen Richtungen aus. Durch Druck von Abscessen oder Granulationsgewebe im Bereiche der Zwischenwirbellöcher kommt es zu Wurzelkompressionen mit segmentalen Schmerzen und Sensibilitätsstörungen. Im Bereiche des Rückenmarkes kann es durch ein perifokales Ödem mit Markschwellung zu vorübergehender Querschnittslähmung wechselnden Ausmaßes kommen. Mechanische Rückenmarksschädigungen mit Querschnittssymptomen, meist im Rahmen der sog. Spätlähmung können durch epidurale Abscesse, Granulationsgewebsbildungen sowie Wirbelkörpersequester oder Wirbeldislokationen zustande kommen. Durch extradurale Entzündungserscheinungen (Pachymeningitis tuberculosa externa) können schwielige Veränderungen der Arachnoidea entstehen, sowie zu Gefäßobliterationen und andere narbenbedingte Durchblutungsstörungen des Rückenmarks mit Querschnittssymptomen.

e) Symptome. α) *Allgemeinsymptome:* Körpertemperatur normal oder leicht erhöht. Bei höherem Fieber Verdacht auf Mischinfekt, Fisteln oder Verhaltungen. Müdigkeit, Gewichtsverluste, Nachtschweiße, Appetitlosigkeit und ähnliches sind bei Kindern deutlicher als bei Erwachsenen. Bei kleinen Kindern Unlust zum Stehen, Gehen und Spielen, nächtliches Aufschreien (Schmerzen durch Verlust des schützenden Muskeltonus!).

β) *Lokaler Schmerz:* Spontanschmerz bei Bewegungen (Bücken, Aufrichten, Umdrehen, Treppensteigen, Erschütterung, Niesen, Husten und Pressen). Klopfschmerz am Dornfortsatz des erkrankten Wirbels. Stauchungsschmerz der ganzen Wirbelsäule, wobei die Prüfung wegen der Gefahr des Zusammensinterns eines Wirbels vorsichtig erfolgen muß. Der Patient sitzt dabei auf einem Stuhl und es werden von oben die Schultern bzw. der Kopf leicht nach unten gestaucht. Wurzelschmerzen strahlen im allgemeinen in das Versorgungsgebiet der betroffenen Nervenwurzeln aus und sind am stärksten bei der Belastung der Wirbelsäule, lassen im Liegen nach und verstärken sich beim Husten, Niesen und Pressen. Es findet sich meist auch ein paravertebraler Druckschmerz an der Nervenwurzel und ein Druckschmerz des entsprechenden Dornfortsatzes.

γ) *Schonhaltungen und Muskelverspannungen* finden sich bei der Untersuchung der Beweglichkeit der Wirbelsäule, wobei die erkrankten Gebiete schon bei der Inspektion durch ihre Steifhaltung auffallen. Bei Halswirbelerkrankung wird der Kopf meist in einer Zwangshaltung ängstlich starr gehalten. Bei Erkrankung der Lendenwirbelsäule wird besonders das Vorwärtsbeugen gemieden und die Patienten heben einen Gegenstand vom Boden auf, indem sie die Knie beugen und die Wirbelsäule dabei gestreckt lassen. Die umschriebenen Muskelverspannungen sind am besten in Bauchlage durch Herabstreichen beiderseits der Dornfortsatzreihe zu tasten. Sie führen häufig zu funktionellen Skoliosen (vgl. Untersuchung der Wirbelsäule, S. 761!).

Der lokalisierte Schmerz und die Muskelverspannungen sind die wichtigsten Frühsymptome.

δ) *Nervensymptome:* Als Frühsymptome finden sich gelegentlich radikuläre Tiefenhyperalgesie und Thermanalgesie; motorische radikuläre Paresen sind seltener. Gelegentlich finden sich vegetative Ausfallserscheinungen, wie trophische Störungen an Hand und Arm oder Fuß und Bein. Rückenmarksschädigungen können im akuten Stadium durch ein perifokales Ödem mit Markschwellung, etwas später auch durch einen extraduralen Absceß auftreten und führen zu den sog. „Frühlähmungen". Das klinische Bild reicht dabei von einer leichten spastischen Para- bzw. Tetraparese, seltener bis zu einer vollständigen Querschnittslähmung, wobei nur ausnahmsweise eine Blasen- und Mastdarmlähmung vorkommt. Nach Abklingen des akuten Stadiums geht das Marködem und damit die Lähmung oft völlig zurück, häufig auch bei Kompressionserscheinungen durch extraduralen Absceß, wenn der Absceß einen Abfluß aus dem Wirbelkanal findet. „Spätlähmungen" entstehen durch Rückenmarkskompression infolge von Pachymeningitis tuberculosa externa, durch extradurales Granulationsgewebe, durch schwielige Verdickung der Dura sowie durch chronisch-entzündliche Reaktionen der Arachnoidea und infolge von segmentalen Rückenmarksdurchblutungsstörungen bei narbenbedingten Gefäßobliterationen. Die Lähmungen bilden sich langsamer aus und führen nur selten zur vollständigen Querschnittslähmung. Andererseits zeigen sie auch geringere Tendenz zur Rückbildung. Spätlähmungen können auch durch in den Rückenmarkskanal eingedrückte Sequester- oder Wirbeldislokationen entstehen.

ε) *Gibbusbildung* ist Ausdruck der Zerstörung eines oder mehrerer Wirbelkörper und erscheint infolge der statischen Verhältnisse besonders in der Brustwirbelsäule, da in der Hals- und Lendenwirbelsäule der statische Druck infolge der Lordose mehr auf den kleinen Wirbelgelenken lastet, im Bereiche der Brustkyphose dagegen auf den Wirbelkörpern. Da die Zerstörungen im Wirbelkörper nicht immer in der Mitte sitzen, finden sich auch häufig seitliche Abknickungen. Bei Erkrankung nur eines Wirbels ist der Gibbus spitzwinkelig, bei Erkrankung mehrerer benachbarter Wirbel kann er mehr bogenförmig sein. Stärkere Gibbusbildungen können Störungen an den inneren Organen hervorrufen, z. B. kardiopulmonale Insuffizienzen. Wirbelzusammenbrüche können jedoch auch ohne Gibbusbildung zu einer Verkürzung der Wirbelsäule führen, wobei sich z. B. im Lendenwirbelsäulenbereich die Rippenbögen den Darmbeinkämmen nähern.

ζ) *Abscesse* in Form des kalten Abscesses bilden sich meist 1 Jahr nach Beginn der Erkrankung und liegen in der Regel ventral der Wirbelkörper. Der paravertebrale, auch Kongestionsabsceß genannt, ist klinisch oft symptomlos und wird dann nur durch das Röntgenbild erkannt. Der kalte Absceß kann auch an einer vom Herd entfernten Stelle in Erscheinung treten und folgt dabei der Schwere (Senkungsabsceß) oder dem Gewebswiderstand und hält sich an anatomisch-vorgeschriebene Bahnen, wie Spalten zwischen den Muskeln oder an die großen Gefäße und Nerven. Mischinfizierte Abscesse gehen meist mit septischen Allgemeinerscheinungen einher und kennen infolge der zerstörenden Eiterwirkung kein Gewebshindernis, so daß sie nicht an typischer Stelle erscheinen. Im einzelnen finden sich kalte Abscesse:

αα) *Bei Tuberculose der Wirbelbogen und -fortsätze* nahe dem Krankheitsherd am Rücken neben der Mittellinie.

ββ) *Bei Tuberculose der oberen Halswirbelsäule* (meist in den Gelenken) finden sie sich nuchal unter dem Hinterhaupt oder retropharyngeal als Retropharyngealabscesse Dabei besteht eine vom Munde sicht- und fühlbare Vorwölbung des Rachens, sowie Schluck- und Atembeschwerden, oft auch Schiefhalsstellung. Weitere Senkungswege führen abwärts ins Mediastinum mit Durchbruchsgefahr in Trachea, Ösophagus oder Lunge; hinter dem M. sternocleidomastoideus (Verwechslung mit Erkrankung des Ohres!), in die Schlüsselbeingrube (Fehldeutung als Drüsenabsceß), auf der Fascie des M. pectoralis major in die vordere Brustwand (Verwechslung mit Mastitis), gelegentlich auch entlang der Gefäßnervenbahn bis zur Innenseite des Oberarms. Abscesse der unteren Halswirbelsäule können sich im Mediastinum bis zum Zwerchfell oder im hinteren Mediastinum entlang der großen Gefäße und der A. iliaca oder femoralis senken.

γγ) *Bei Tuberkulose der Brustwirbelsäule* können sich die Abscesse wegen der kräftigeren Bindegewebsentwicklung meist nicht so groß entwickeln und bleiben deshalb relativ häufig an der Erkrankungsstelle, oder sitzen dem Zwerchfell birnenförmig auf, und gefährden die Nervenaustrittswurzeln und das Rückenmark. Bei nur subperiostaler Ausdehnung sind sie oft kaum wahrnehmbar. Sie können sich auch in das hintere Mediastinum senken oder auf die Pleura übergreifen und führen dann zu einer exsudativen Pleuritis. Entlang der Intercostalgefäße können sie in die Brust- oder Bauchwand gelangen. Seltener treten sie hinten als Paravertebralabsceß in der Nähe der Dornfortsätze an die Oberfläche. Mediastinalabscesse sind meist vielkammerig und daher oft nur mit geringem Erfolg zu punktieren oder zu spülen.

δδ) *Bei Tuberkulose der Lendenwirbelsäule* (s. Abb. 148, paravertebraler Senkungsabsceß) ist wegen des mehr vertikalen Verlaufs der umgebenden Muskel- und Bindegewebsscheiden die Senkung der Abscesse die Regel. Im allgemeinen treten sie an den Ansätzen des M. ileopsoas in die Muskelloge ein und folgen ihr bis zum Durchbruch oberhalb oder meistens unterhalb des Leistenbandes. Hier führen sie zu Verwechslungen mit Tumoren oder Hernien. Gelegentlich werden sie innerhalb der Adduktoren bis zum Knie fortgeleitet. Selten folgen sie dem M. quadratus lumborum und können oberhalb der Christa ilica in Erscheinung treten (Verwechslungsmöglichkeit mit paranephritischem Absceß!). Entlang dem M. piriformis können sie durch das Foramen ischiadicum treten und in der Glutäalfalte oder erst in der Kniekehle an die Oberfläche gelangen. Perforationen in den Mastdarm oder in die Vagina kommen vor.

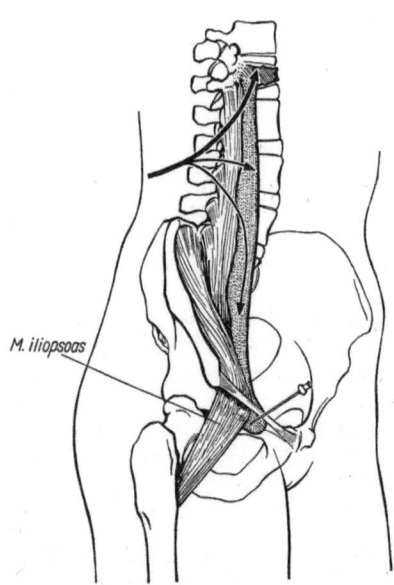

Abb. 148. Paravertebraler Senkungsabsceß: Bei Wirbeltuberkulose oder -osteomyelitis senkt sich der Eiter zwischen Wirbelsäule und M. ileopsoas nach caudal, um schließlich *unter* dem Leistenband an die Oberfläche zu treten (dort Punktion zu diagnostischen Zwecken!)

Gibbusbildung in Verbindung mit kaltem Absceß und neuralen Symptomen sind die drei klassischen Zeichen des Malum Potti!

η) *Regionäre und sonstige besondere Symptome:*
αα) Beim *Malum Potti suboccipitale* ist vorwiegend der Zahn des Epistropheus und sekundär das Atlantooccipitalgelenk mit Zerstörung der Bänder beteiligt. Es kommt zu hochsitzender Ruhig- und Schiefhalsstellung, Schmerzen im Bereiche des N. occipitalis und Ausfallserscheinungen des N. hypoglossus und Vagus. Daneben häufig Retropharyngealabsceß und gelegentlich entzündliches Ödem im Nacken. Röntgenologisch ist meist eine Verschiebung nur am Höhertreten des Epistropheuszahnes erkennbar, nicht aber die Zerstörung selbst.

ββ) Bei Befallensein der mittleren und unteren Halswirbelsäule finden sich die Zeichen eines Schulterarmsyndroms mit in den Arm ausstrahlenden Schmerzen, sensiblen und motorischen Ausfallserscheinungen sowie Steifhaltung des Nackens. Rückenmarksschädigungen sind selten.

γγ) Bei den Prozessen in der Brustwirbelsäule stehen die Querschnittssymptome im Vordergrund.

δδ) Bei den Prozessen im Bereiche der Lendenwirbelsäule sind nach der Oberfläche penetrierende Abscesse und Fistelbildungen häufig. Bei Lokalisation im 5. Lendenwirbel mit Beteiligung des Sacrums kann durch eine Gibbusbildung eine Spondylolisthesis vorgetäuscht werden.

εε) Die Tuberkulose des Iliosacralgelenkes geht meist vom Os sacrum und vom Os ilium aus und verläuft als Caries sicca oder Fungus. Sie führt zu unklaren Kreuz- oder Ischiasschmerzen, auch Gangbehinderung, wobei eine Coxitis vorgetäuscht werden kann. Lokal finden sich oft Schwellungen, Druck- und Klopfschmerz. Abscesse erscheinen meist in der Nähe des Gelenkes.

ζζ) Die von einem Wirbelherd ausgehende Verbreitung der spezifischen Entzündung kann auch als infiltrierender Entzündungsvorgang in Form einer Osteoperiostitis tuberculosa vor sich gehen. Diese besondere Erscheinungsform, auch Spondylitis anterior superficialis genannt, breitet sich im vorderen Längsband sowohl steißwärts als auch kopfwärts vom Ursprungsherd aus und dringt von vorn und seitlich her in entfernt gelegene Zwischenwirbelscheiben ein, die der Zerstörung anheimfallen. Diese Form findet sich nur beim Erwachsenen. Gibbusbildung bleibt aus. Im Vordergrund stehen Wurzelreizsymptome.

ηη) Als Spondylitis posterior werden isolierte Prozesse der Wirbelbögen und Dornfortsätze bezeichnet. Sie sind röntgenologisch nur schwer darstellbar und zeichnen sich klinisch meist durch lokalen Schmerz am Dornfortsatz ohne Muskelverspannungen aus. Die Schmerzen treten besonders bei Extensions- und Rotationsbewegungen auf. Später finden sich auch Ödeme und Abscesse nahe dem Dornfortsatz.

ϑ) *Laboratoriumsbefunde:* $\alpha\alpha$) Tuberkelbakteriennachweis und -testung der Empfindlichkeit gegen Tuberculostatica: Abpunktierter Absceßeiter wird mikroskopisch, kulturell und im Meerschweinchenversuch untersucht. Ein negatives Ergebnis aller dieser Methoden spricht nicht gegen Tuberkulose. Resistenz der Bakterien in vitro gegen ein Medikament besagt nicht unbedingt, daß die Bakterien in vivo ebenfalls resistent sind.

$\beta\beta$) *Histologische Untersuchung* excidierter Gewebs- oder Drüsenteile: Nur ein positiver Ausfall hat Beweiskraft!

$\gamma\gamma$) *Differentialblutbild:* Oft nicht charakteristisch. Im akuten Stadium sind meist die Stabkernigen und Lymphocyten sowie die Monocyten vermehrt und die Eosinophilen vermindert.

$\delta\delta$) *Blutsenkungsgeschwindigkeit:* Kann mäßig erhöht sein. Starke Erhöhung spricht für eine Mischinfektion.

$\varepsilon\varepsilon$) *Tuberkulinprobe:* Negativer Ausfall schließt Spondylitis tuberculosa mit großer Wahrscheinlichkeit aus.

$\zeta\zeta$) *Liquoruntersuchung:* Eiweißvermehrung im Lumballiquor, sowie fehlender Druckanstieg (Meßrohr!) lumbal bei Kompression der Vv. jugulares (*Queckenstedt*) spricht für Rückenmarkskompression. Zellvermehrung weist auf einen intraduralen Prozeß hin, Arachnitis usw. Bei Meningitis tbc.: Spinngewebe bei längerem Stehen, mäßige Zellvermehrung (meist Lymphocyten), Gesamteiweiß und Globulinfraktion vermehrt, Chlor- und Zuckergehalt (Vergleich mit Blutzucker!) vermindert.

ι) *Röntgenbefunde:* Bei Verdacht auf Spondylitis tuberculosa ist immer die gesamte Wirbelsäule in 2 Ebenen zu röntgen, wegen der Möglichkeit multipler Herde. In verdächtigen Gebieten sind Schichtaufnahmen mit Abstand von 5 mm im sagittalen und seitlichen Strahlengang notwendig. Im Röntgenbild sind immer nur Veränderungen von Struktur, Form und Stellung des Knochens, Osteoporose in der Nachbarschaft und gewisse Weichteilbefunde darstellbar, nicht dagegen tuberkulöse Prozesse, bei denen die Knochenstruktur noch erhalten ist. Nach Einschwemmung von Tuberkelbacillen in den Wirbelkörper dauert es meist $3\frac{1}{2}$–5 Monate, ehe Zerstörungen von Knochenbälkchen röntgenologisch nachweisbar sind. Einschmelzungsherde von 1–1$\frac{1}{2}$ cm Durchmesser sind bei normaler Aufnahmetechnik noch nicht zu sehen (Schichtaufnahmen!). Als Frühzeichen findet sich eine Verminderung der Zwischenwirbelraumhöhe, die entweder durch Einschmelzung des Bandscheibengewebes durch Einbruch eines bandscheibennahen Infektionsherdes oder durch Eindringen von Bandscheibengewebe in die Zerfallshöhle des Wirbelkörpers zustande kommt. Einseitige Höhenabnahme der Bandscheibe mit vertebraler Achsenknickung ist möglich. (Bandscheibenverschmälerung bei Osteochondrose findet sich fast nur beim Erwachsenen, beim Kind und beim Jugendlichen spricht die Bandscheibenverschmälerung für eine spezifische Spondylitis!) Häufig finden sich Unschärfen der oberen oder unteren Deckplattenkonturen, hauptsächlich ventral durch Knochenresorption und Zerstörungsherde. Größere Knochendestruktionen mit Gibbus- und Absceßbildung sind meist erst im Laufe des 2. Krankheitsjahres erkennbar. Die Grenzen der Destruktionsher e sind etwa bis zur Mitte des 2. Erkrankungsjahres unscharf und werden allmählich durch reaktive Vorgänge in den Randzonen deutlicher sichtbar. Bei nichttuberkulösen Spondylitiden treten Demarkation, Verdichtungen der Knochensubstanz und Randwulstbildungen schneller ein. Umschriebene oder diffuse Osteoporose bei der Tuberkulose erlauben eine Abgrenzung gegenüber Mißbildungen und posttraumatischen Zuständen. Verbreiterung des Paravertebralschattens spricht für die Ausbreitung des tuberkulösen Granulationsgewebes in das vordere Längsband, wo sich allmählich ein spindelförmiger, paravertebraler Absceß ausbildet. Retropharyngealabscesse zeichnen sich gut gegen den lufthaltigen Pharyngealraum ab. Senkungsabscesse im Lumbalbereich führen häufig zu einer Verbreiterung des Psoasschattens oberhalb des Beckens. Eventuell können Abscesse durch Kontrastmittel dargestellt werden. Die Ausheilungszustände ergeben oft große differentialdiagnostische Schwierigkeiten. Gut erkennbar ist die Demarkation der Zerstörungsprozesse durch reaktive Knochenbildungen, die sklerotisch verdichtete Randzonen bilden. Diffusere Sklerosierungen stellen sich als „Elfenbeinwirbel" dar. Die nach vollständiger Zerstörung einer Bandscheibe auftretenden sekundären Blockwirbelbildungen unterscheiden sich meist durch eine inhomogene Struktur von der gleichmäßigen Zeichnung kongenitaler Blockwirbel. Nach Rückbildung von Abscessen, besonders in der Lendenwirbelsäule finden sich häufig umfangreiche Spangenbildungen entlang der Längsbänder, die jedoch häufiger bei nichttuberkulösen Spondylitiden vorkommen. Bei manchen mit Gibbusbildung ausgeheilten Tuberkulosen im Kindesalter findet sich eine Höhenzunahme der im Bereiche der Lendenlordose liegenden Wirbelkörper, die um ein Drittel vergrößert sein können.

f) Differentialdiagnose. *Nichttuberkulöse Spondylitis* (Spondylitis infektiosa): Verlauf meist kürzer, reaktive Knochenneubildungen (Knochenspangen, osteoplastische Randzonen usw.) frühzeitiger und stärker, Entkalkungsprozesse geringer. *Spondylitis typhosa:* Zwischenwirbelscheiben meist nicht ergriffen, erhöhter Agglutinationstiter. *Staphylokokkenspondylitis:* Häufiger Prozeß in den Wirbelbögen mit hinteren Fistelbildungen, Fieber, „heißer Absceß", schwierig Abgrenzung gegen mischinfizierten kalten Absceß. Spondylitis bei septischen Prozessen, wie Angina, Furunkulose, bei Influenza, Fleckfieber, Gonorrhoe, Malaria, Paratyphus, Pneumonie, Scharlach, Aktinomykose, Blastomykose, Bang. *Echinokokken:* Feststellung des Grundleidens. *Spondylitis syphilitica:* Selten, meist in der Halswirbelsäule. Serologische Untersuchung! *Lymphogranulom:* (Häufig im Wirbelkörpermark oder von erkrankten Lymphknoten eingewuchert. Dabei Höhlenbildungen und osteoplastische Reaktionen!) Milzvergrößerung, Blutbefund, Lymphknoten! *Spondylarthritis ankylopoetica:* Herabsetzung der respiratorischen Beweglichkeit des Thorax, Erhöhung der Blutkörperchensenkungsgeschwindigkeit, Verknöcherung der Iliosakralgelenke, Ankylosierung der kleinen Wirbelgelenke. *Adolescentenkyphose (Scheuermann)*: Kyphose mit Scheitel zwischen Th VII–Th X, gleichmäßige Biegung, diffuse Schmerzen, kein Gibbus, keine lokalisierten Schmerzen, kein Stauchungsschmerz. *Osteochondrose:* Stärkere sklerotische Reaktionen an den Wirbelkörperendplatten, meist fortgeschrittenes Alter, bevorzugter Sitz in der unteren Lenden- und in der Halswirbelsäule, weitere Degenerationszeichen an der Wirbelsäule. *Vertebra plana (Calvé)*: Substanzdefekte sind nicht nachweisbar, die Deckplatten und Bandscheiben sind erhalten. *Osteoporose:* Diffus vermehrte Strahlendurchlässigkeit größerer Wirbelsäulenabschnitte, meist auch des Beckens. *Osteomalacie:* Calcium, Phosphor und Phosphatasebestimmung im Blut. *Rachitis:* Gibbusbildung stumpfwinklig (Ausbiegung mit Abknickung!), Schmerzlosigkeit, Rippenbuckel! *Ostitis fibrosa generalisata:* Hypercalcämie und Hypophosphatämie, Entkalkungen auch an den Extremitätenknochen. *Tumormetastas. n:* Primärtumor, höheres Lebensalter, Multiplizität der Herde, Zwischenwirbelscheiben und Deckplatten werden meist nicht betroffen [*Hellner* unterscheidet folgende Gruppierung der Tumormetastasen: 1. rein osteolytisch ohne Knochenreaktion (Ursprung in Mamma oder Niere), 2. Zerstörung mit cystischer Aufhellung und schalenartigem Rand (Ursprung in Niere oder Thyreoidea), 3. osteolytische Aufhellungen mit osteoplastischen Verschattungen wechselnd (Ursprung in Mamma oder Prostata), 4. rein osteoplastisch (Ursprung Prostata)]. *Multiple Myelome:* Multiple Zerstörungsherde mit wechselndem Sitz in den Wirbelkörpern ohne reaktive Randzone, so daß die Herde wie ausgestanzt wirken. Diffuse Entkalkung des ganzen Skeletts, Herde in anderen Knochen. Wirbelkörperhämangiome: Wabige Struktur der Wirbelkörper, Deckplatten und Bandscheiben bleiben erhalten. Sonstige Wirbelsäulen- oder Rückenmarkstumoren s. diese.

g) Therapie. Konservativ: α) *Allgemeinbehandlung* in Heilstätten für extrapulmonale Tuberkulosen bildet die Grundlage jeglicher Therapie, da bei klinisch manifesten Herden immer auch mit zusätzlichen spezifischen Erkrankungen anderer Organe gerechnet werden muß. Ausreichende vitaminreiche Ernährung (besonders Vitamin D!). Wegen der Gefahr der Nierensteinbildung alkalische, obstreiche, fleisch- und kochsalzarme Kost. Heliotherapie: Dosierte, langsam gesteigerte Sonnenbestrahlung einzelner Körperabschnitte.

β) *Statische Entlastung:* Liegekur von 2–3 Jahren. Lokale Ruhigstellung durch Gipsbett, wobei die Wirbelgelenke in Mittelstellung stehen sollen, d. h. etwas stärkere Lendenlordose als beim Gesunden im Stehen und möglichst flache Brustkyphose. Durch wiederholte Neuanpassungen des Gipsbettes können bei Gibbus kompensatorische Wirbelsäulenverbiegungen korrigiert werden. Bei Rückenmarks- oder Wurzelkompressionssymptomen evtl. Ergänzung der Gipsbettlagerung durch Extension. *Belastung:* Erst nach 6monatigem völligen Verschwinden von Spontan-, Druck- und Stauchungsschmerz, Fisteln, Abscessen und anderen Zeichen einer klinischen Aktivität sowie nach längerem osteoplastischer Regenerationen, Verschwinden unscharfer Begrenzungen usw. Bei Steigerung der Belastung häufige Kontrollen der Labor- und Röntgenbefunde!

γ) *Chemotherapie:* In den Frühstadien der Ausbreitung und Destruktion! Zur Verzögerung der Resistenzbildung täglich 5–8 mg je kg Körpergewicht Isoniacid (Isonikotinsäurehydracid INH) kombiniert mit Paraaminosalicylsäure (PAS) täglich mindestens 12 g. Streptomycin soll möglichst für eine Operationsvorbereitung in Reserve gehalten werden. Bei Fisteln oder mischinfizierten Abscessen Kombination mit einem Breitbandantibioticum.

δ) *Absceßbehandlung:* Bei Perforationsgefahr oder gut erreichbaren, nicht gekammerten Abscessen, Punktion und Einbringen von Antibiotica. Einstich weit im Gesunden zur Vermeidung von Fisteln!

Operativ:
Seit Einführung der Antibiotika und Tuberculostatika sind die Ergebnisse günstiger. *Kastert* spricht von der „operativ-tuberkulostatischen Herdtherapie".

α) *Indikation:* 1. Spezifische Knochendestruktion mit Aktivitätszeichen (Temperatursteigerung, Senkungserhöhung, Leukocytose mit oder ohne Linksverschiebung, Herdschmerz, Segmentschmerz, neurologische Ausfallserscheinungen).

2. Bei Ausbleiben klinischer Heilung nach konservativer Behandlung.
3. Progredienz des Prozesses und Sequesterbildung.
4. Absceßbildung und fistelnde Prozesse.
5. Wurzelreiz- oder Kompressionserscheinungen, Rückenmarkskompressionserscheinungen (Querschnittssymptome). Absolute Indikation für sofortige Rückenmarksentlastung besteht bei akut auftretenden kompletten Querschnittslähmungen in Verbindung mit Eiweißvermehrung im Lumballiquor. Nach *Brunner* kann konservative Behandlung versucht werden, bei partiellen motorischen Lähmungen, erhaltener Sensibilität und erhaltener Blasen-Mastdarmfunktion, bei Fehlen eines paravertebralen Abscesses.

β) *Kontraindikation:* 1. Fibrös-produktiver Prozeß ohne Knochenherd mit osteoplastischer Regeneration, Blockwirbelbildung.
2. Zerstörung von mehr als 3 aufeinanderfolgenden Wirbelkörpern.
3. Hochgradige Osteoporose.

Technik: Medikamentöse Vor- und Nachbehandlung nach *Kastert:* 2–3 Wochen vor dem Eingriff Neoteben 5 mg/kg und PAS 6 g täglich. 5–8 Tage vor dem Eingriff dazu ½–1 g Streptomycin täglich. Bei der Operation 1–2 g Streptomycin und 500–1000 mg INH in Substanz lokal in die Knochenhöhle. Ein Zusatz von Hyaluronidase wirkt diffusionsfördernd und resorptionsbeschleunigend. Nach der Operation ½ g Streptomycin i.m. täglich bis insgesamt 30–40 g. Bei drainiertem Herd 3–6 Wochen lang 2mal täglich Spülung mit ½ g Streptomycin und 80 mg INH.

Ziel der Operation weitest mögliche Herdausräumung unter sparsamster Wundsetzung.

γ) *Operationsverfahren:* 1. Bei thorakalem Wirbelkörperherd: Costotransversektomie nach *Heidenhain-Ménard* in Endotrachealnarkose. Schnitt knapp 3 Querfinger lateral der Dornfortsatzreihe, Abschieben der langen Rückenmuskulatur. Darstellung der Rippen vom Angulus bis zum Querfortsatz. Abschieben des Periostes, der Intercostalmuskeln und der Pleura. Entfernung der Rippe vom Angulus bis Querfortsatz und des Querfortsatzes einschließlich des Rippenköpfchens. Möglichste Schonung des Intercostalnerven, indem man hart am Knochen bleibt. Bei Costotransversektomie über mehrere Segmente müssen gelegentlich mehrere Intercostalnerven durchtrennt werden, was weit entfernt vom Foramen intervertebrale geschehen soll, damit das Durawurzelsäckchen nicht eröffnet wird. (Meningitisgefahr!) Danach Abschieben des Periostes vom Wirbelkörper bis zum Herd unter sorgfältiger Schonung der ventro-lateral-liegenden großen Gefäße, der Foramina intervertebralia und des Rückenmarks. Ausräumung des Herdes unter Sicht des Auges mit scharfem Löffel. Bei tieferliegenden Knochenherden transvertebraler Zugang durch gesunde Anteile des Wirbelkörpers mit Meißel oder Fräse. Freier Eiter soll sofort abgesaugt werden. Auf Fistelgänge ist zu achten, die meist in Höhlen führen, welche ebenfalls eröffnet und ausgeräumt werden. Infiziertes Bandscheibengewebe wird mit Faßzangen entfernt. Paravertebrale Abscesse werden ausgesaugt und das Granulationsgewebe an der Wand mit scharfem Löffel entfernt. Nach radikaler Herdausräumung Einlegen einer Drainage nach *Kastert* in die Knochenhöhle, welche durch die gesunde Muskulatur und die Subcutis bis zur lateralen Brustwand geführt und hier herausgeleitet wird. Danach schichtweiser Wundverschluß. Herdspülungen s. oben! Knochenplombe nach *Orell:* Dabei wird die Höhle mit einem Gemisch von Knochenspänchen aus dem abgetragenen Rippen- und Querfortsatzstück und evtl. aus dem Beckenkamm mit 2 bis 3 g Streptomycin, 2–3 g Rimifon in Substanz und 200000 Einheiten kristallinem Penicillin ausgefüllt und die Wunde schichtweise verschlossen. *Erlacher* sterilisiert die Knochenhöhle zuvor mit 1%iger Chloraminlösung oder 70%igem Alkohol während 3–5 Minuten. Bei ausgedehntem Prozeß stützt *Erlacher* die erhaltenen Wirbelkörper mit einem Knochenspan aus der Tibia oder dem Beckenkamm ab. Gipsplombe nach *Fründ:* In größere Knochenhöhlen wird ein Gemisch von 10 g Gips + 2 g Conteben + 1 g Streptomycin + 8 cm³ Wasser + 2 cm³ Solu-Supronal eingefüllt und danach die Wunde primär verschlossen. Die Gipsplombe wird fortlaufend abgebaut und soll knochenregenerierend wirken.

2. Unblutige Methode nach *Rößler:* Unter Röntgenkontrolle wird eine Troikartkanüle über einen Führungsdraht bis in den Knochenherd eingeführt und bleibt bis zum Abschluß der Behandlung liegen. Medikamentöse Lokalbehandlung wie bei der *Kastert*schen Methode.

3. Versteifungsoperationen: Im Frühstadium schlechte Ergebnisse. Nach Überwindung des Höhepunktes der Erkrankung als „innere Prothese" günstigere Ergebnisse. Spaneinpflanzung (Tibia, Rippe, Fremdspäne) nach *Albee* in die Dornfortsätze oder Anlagerung von 2 Spänen seitlich der Dornfortsätze nach *Henle.*

4. Lumbaler Zugang: Zugang von dorsal entsprechend dem thorakalen Zugang, besonders bei Kompressionserscheinungen der Cauda equina. Bei Erkrankung des 5. Lendenwirbels oder bei einem Senkungsabsceß entlang des M. psoas Zugang von einem schrägen Lumbalschnitt oder einem größeren Pararektalschnitt. Schichtweise Durchtrennung der Muskulatur bis zum Peritoneum, welches nicht eröffnet, sondern stumpf nach vorn und medial abgedrängt wird. Der Ureter wird mit abgeschoben, worauf besonders zu achten ist. Darstellung des M. psoas und medial davon der Wirbelkörper. Die Aorta und V. cava sowie der Grenzstrang werden abgeschoben. Besonders zu achten ist auf venöse Blutungen sowie auf die Nierengefäße in Höhe des 1. Lendenwirbelkörpers. Weiteres Vorgehen wie bei der thorakalen Operation.

5. Operation bei Querschnittslähmung: Typische Laminektomie unter ausgedehnter Freilegung der Dura, die keinesfalls verletzt werden darf. Vorsichtiges Abschaben von Granulationsgewebe von der Dura. Kein scharfes Präparieren! Ausräumung des Wirbelkörperherdes unter Beiseitehalten des Duralsacks, wobei gelegentlich eine Erweiterung des Zugangs zum Herd durch Wegnahme des Querfortsatzes und des Rippenköpfchens notwendig ist. Beendigung der Operation wie oben.

Nach sämtlichen Operationsverfahren Anlegen eines Gipsbettes für mindestens 3 Monate, wobei sich das Drehgipsbett besonders bewährt, welches aus zwei aufeinanderpassenden Schalen besteht. Der Patient kann dann wechselnd in Rücken- oder Bauchlage im Gipsbett liegen, wodurch eine einwandfreie Wundbehandlung und sorgfältige Hautpflege des Rückens möglich ist.

6. Operative Behandlung paravertebraler und Senkungsabscesse: Junge Abscesse mit flüssigem Inhalt werden bei der Herdausräumung abgesaugt und mit tuberkulostatischen Mitteln ausgespült. Ältere Abscesse können noch nach Abheilen des Wirbelherdes bestehen. Sie enthalten rahmig-käsigen Eiter, der entfernt und die Absceßwand ausgekratzt wird. Abscesse der Halswirbelsäule werden von einem Schnitt hinter dem M. sternocleidomastoideus erreicht, ebenso retropharyngeale Abscesse. Letztere nicht vom Pharynx aus eröffnen wegen der Gefahr der Sekundärinfektion! Abscesse der Leistengegend und des Oberschenkels werden auf dem kürzesten Wege durch Punktion entleert. Bei Abscessen vor dem Kreuzbein: Zugang wie beim sacralen Akt der Operation eines Rektumcarcinoms. Medikamentöse Lokalbehandlung durch zeitweise dünne Drainage möglich.

h) **Unfallzusammenhang** für Wirbeltuberkulose ist im Sinne der Entstehung fast immer abzulehnen. Erkrankt ein traumatisch geschädigter Wirbel an Tuberkulose, so ist es sehr viel wahrscheinlicher, daß ein unbekannter tuberkulöser Herd für das Trauma ein Locus minoris resistentiae gewesen ist, als daß umgekehrt das Trauma einer embolischen Tuberkulose den Weg bereitet hat! Auch im Sinne der Verschlimmerung kann Unfallzusammenhang nur ausnahmsweise anerkannt werden, wenn der Nachweis des ursächlichen (schweres örtliches Trauma) und des zeitlichen Zusammenhanges mit Brückensymptomen (baldiges Auftreten der Krankheitserscheinungen innerhalb von Tagen, Wochen bis Monaten) erbracht ist.

II. Spondylitis osteomyelitica

a) **Wirbelosteomyelitis.** Meist durch Verschleppung von Staphylokokken, in seltenen Fällen durch Streptokokken auf dem Blutwege.

Vorkommen: Seltenste Osteomyelitislokalisation (etwa 2% aller Osteomyelitisfälle), vorwiegend bei Jugendlichen.

Lokalisaton: Im Gegensatz zur Tuberkulose sind die Wirbelbögen und ihre Fortsätze häufiger befallen, wobei die Erkrankung der Wirbelbögen meist weniger stürmisch verläuft, als die der Wirbelkörper; kann aber durch Bildung eines epiduralen Abscesses oder einer epiduralen Schwiele zu Querschnittssymptomen führen.

Pathogenese: Die auf dem Blutweg erfolgende Infektion verläuft oft mit stürmischen klinischen Erscheinungen (nicht selten Verschleiernng durch Antibiotika!), wobei im Röntgenbild meist ein Herd nicht aufzufinden ist. Es tritt bald ein Abszeß auf, der die Periostgrenze durchbricht und frühzeitige Neigung hat, in benachbarte Körperhöhlen einzubrechen. Weiterhin stellen sich rasch oder allmählich Knochenzerstörungsvorgänge ein (Knochenkaries). Die Erkrankung kann auf einen Wirbel beschränkt bleiben, der dann vollkommen zerstört wird und zusammenbricht. Häufiges Übergreifen auf benachbarte Zwischenwirbelscheiben und die nächsten Wirbel. Subcutaner Verlauf führt zu allmählich zunehmender Verdichtung der Knochenbälkchen (sklerosierende Form), wobei es zur Bildung von „Elfenbeinwirbeln" kommen kann. Es kann sich auch eine chronisch-schwielige Verdickung der Wirbelsäulenbänder in Form einer Periostitis albuminosa einstellen. In der Ausheilung selten Wiederherstellung des Knochenbälkchenwerkes. Meist bleibt eine Sklerosierung bestehen. Bei größerer Einschmelzung kann es zu Keilwirbelbildung und Gibbus kommen. Bei Zwischenwirbelscheibeneinschmelzungen bilden sich, im Gegensatz zur tuberkulösen Spondylitis große knöcherne Randwulstwucherungen, die den Zwischenwirbelraum überbrücken. Auch Blockwirbelbildungen möglich.

Symptome: Hohes Fieber, Schüttelfrost, schweres Krankheitsgefühl, örtliche Schmerzen, umschriebene Steifhaltungen der Wirbelsäule, ödematöse Weichteilschwellungen, paravertebraler Abszeß, schnell auftretende Kyphose bzw. Gibbus, plötzlich auftretende Querschnittslähmungen oder Wurzelreizerscheinungen.

Diagnose: Einschmelzungsherde im Röntgenbild meist erst nach 3–4 Wochen darstellbar, evtl. paravertebraler (symmetrischer) Ödemschatten, später Abszeßschatten; bei chronischen oder abgelaufenen Fällen Sklerose, Block-, Keil- und Elfenbeinwirbelbildungen, starke umschriebene Randzackenbildungen. Bei plötzlich auftretenden Querschnittslähmungen meist keine oder geringe Liquorveränderungen. Unterhalb der Rückenmarkskompression durch epiduralen Abszeß (Pleocytose, Eiweißvermehrung) im Jodipinmyelogramm Stop an der oberen Grenze der Kompression.

Differentialdiagnose: Andere septische Erkrankungen, Spondylitis tuberculosa, Querschnittsmyelitis, zentraler Bandscheibenprolaps.

Komplikationen: Epiduralabszeß mit Rückenmarkskompression, meist ohne röntgenologisch nachweisbare Wirbelveränderungen, Senkungsabszeß (retropharyngeal, retroösophageal, am Psoas) mit Durchbruch nach außen oder mit Mediastinitis, Pleuritis, Pericarditis, Lungenabszeß, Peritonitis, Meningitis, Myelitis, Sepsis.

Therapie: Frühzeitige Abszeßspaltung mit breiter Freilegung und Tamponade des Knochenherdes. Operative Verfahren wie bei Herdfreilegung bei tuberkulöser Spondylitis. Laminektomie bei Rückenmarkskompression oder Wurzelreizerscheinungen. Antibiotische Allgemeinbehandlung, Ruhigstellung des erkrankten Wirbelsäulenabschnitts.

III. Spondylitis infektiosa

Vorkommen: Steht zwischen der häufigen Spondylitis tuberculosa und der seltenen Spondylitis osteomyelitica. Die bakterielle metastatische Infektion kann praktisch nach jeder Infektionskrankheit auftreten, wie Typhus, Paratyphus, Bang-Infektion, Aktinomykose, Lues, Gonorrhoe, Malaria, Grippe, Pneumonie, Scharlach, Masern, Pocken, Fleckfieber, Diphtherie u. a. m.

Verlauf: Langsamer als die Spondylitis osteomyelitica, nicht so stürmische Allgemeinerscheinungen, frühzeitiger einsetzende reparative Vorgänge, wie bei der tuberculösen Spondylitis.

Symptome: Fieber, Rückenschmerzen, lokaler Druck- und Stauchungsschmerz, Steifhaltungen, gelegentlich Gibbusbildungen, Abscesse und Fistelbildungen.

Diagnose: Durchgemachte Infektionskrankheit, röntgenologischer Herdnachweis mit frühzeitigen Reparationsvorgängen, Erregernachweis.

a) Spondylitis typhosa. In 2–3% aller Typhuserkrankungen kommt es in der Rekonvaleszenz zu einer metastatischen Spondylitis mit erneutem Fieberanstieg, Schmerzen.

in der Wirbelsäule, evtl. gürtelförmige Schmerzen. Abscesse sind selten. Blutsenkung erhöht, röntgenologische Veränderungen erst nach Wochen.

Lokalisation: Meist in den Deck- und Grundplatten der Wirbelkörper mit Übergreifen auf die Zwischenwirbelscheiben und den benachbarten Wirbel. Daher frühzeitiger Höhenverlust des Zwischenwirbelraums sowie verwaschene und unregelmäßige Zeichnung der Randleisten der benachbarten Wirbelkörper. Später Defekte und Verdichtungsherde und schließlich starke reaktive Knochenwucherungen (Spangenbildungen usw.).

Therapie: Konservativ, 3–4 Monate Flachlagerung mit Ruhigstellung, gezielte antibiotische Allgemeinbehandlung.

b) Spondylitis syphilitica. *Vorkommen:* Selten, gewöhnlich im tertiären Stadium, häufiger an der Halswirbelsäule.

Meist enstehen gummöse Einschmelzungsherde, die zu Wirbelkörperzusammenbrüchen, Subluxationen und Sequesterabstoßungen führen können. In der Umgebung bilden sich reaktive Knochenverdichtungen aus. Durch schwielige Verdichtungen der Umgebung können Rückenmarkskompressionen auftreten. In der Ausheilungsphase zunehmende Sklerose (Elfenbeinwirbel). Nach längerer Zeit kann sich auch ein regelmäßiger Knochenaufbau wieder einstellen.

Diagnose: Positive serologische Lues-Reaktionen, Spirochätennachweis.

Therapie: Antiluetisch, bei Lähmungserscheinungen Laminektomie mit Schwielenexcision.

c) Spondylitis aktinomykotica. Sehr selten, meist durch Einbruch von Nachbarorganen her. Die Wirbelkörper erscheinen zerfressen, wie wurmstichig und sind von derbem, von Eitergängen durchsetzten Schwartengewebe umgeben. Entzündliche Infiltrate sind diffus, hart (bretthart!), bei Einschmelzungen teigig.

Diagnose: Nachweis der Pilze im Eiter.

Prognose: Sehr schlecht.

Therapie: Hebung des Allgemeinbefindens, Lagerung im Gipsbett. Chemotherapie (Penicillin), Röntgenbestrahlung; Ausräumung.

d) Echinococcusinfektion. Vereinzelt in Wirbelkörpern oder Bögen der mittleren Brustwirbelsäule, meist auf wenige benachbarte Wirbelkörper beschränkt. Die Zwischenwirbelscheiben bleiben lange Zeit vollkommen erhalten. Der Knochen ist von zahlreichen kleinsten und vielen größeren Echinokokkusblasen durchsetzt, wodurch das Knochenbälkchenwerk zerstört wird. Vollkommene Wirbelzusammenbrüche sind selten. Häufig dagegen eindringende Echinococcusblasen in den Wirbelkanal mit Querschnittslähmungen.

IV. Spondylarthritis

Die Wirbelbogengelenke können primär oder sekundär, z.B. bei Spondylitis und auch metastatisch entzündlich erkranken. Besondere Formen der Spondylarthritis sind:

a) Spondylarthritis ankylopoetica. Erste Beschreibung im 17. Jahrhundert von *Bernard Connor*, der an einem Skelett ausgedehnte Ankylosierungen der Intervertebralgelenke und der Iliosacralgelenke fand. 1827 beschrieb *Wenzel* ein Krankheitsbild, bei welchem eine Versteifung der Wirbelsäule im Vordergrund stand. 1884 beschrieb *Strümpell* und 1897 *Pierre Marie* einen Fall mit einer von der Lendenwirbelsäule ausgehenden Versteifung der Wirbelsäule, welche sich nach kranial ausbreitete, unter gleichzeitiger Mitbeteiligung der großen rumpfnahen Gelenke als „spondylose rhizomélique". *Bechterew* beschrieb 1884 eine Versteifung der Wirbelsäule mit radikulären Reizerscheinungen in den oberen Extremitäten und ausgesprochener Brustkyphose (Morbus Bechterew).

Ätiologie: Unklar! Viel spricht für eine rheumatische Entzündung der Wirbelbogengelenke im Sinne eines Gelenkrheumatismus, wobei Erkältungskrankheiten, fokale Infektionen und gonorrhoische Infektionen der Prostata und der Bläschendrüse eine bedeutende Rolle spielen sollen. Andere Autoren halten endokrine Störungen für bedeutungsvoll. So soll die Entfernung oder die Ausschaltung der Epithelkörperchen durch Blutgefäßunterbindung (nach *Leriche*) in einzelnen Fällen Heilung oder Besserung gebracht haben. Auch toxische Schädigungen durch Blei usw., Virusinfektionen und erbliche Faktoren wurden ätiologisch in Erwägung gezogen. Traumatische Einflüsse dürften ätiologisch keine Rolle spielen, schon wegen des schubweisen Krankheitsverlaufes, dem entzündlichen Charakter und der herdförmigen Ausbreitung, sowohl im Bereiche der

Wirbelsäule, als auch der peripheren Gelenke. Hingegen könnten Wirbelfrakturen durch eine begleitende schwere Osteoporose begünstigt werden.

Pathologische Anatomie: Chronische, ossifizierende Entzündung, wobei der gefäßlose Knorpel der Gelenke und der Bandscheiben uncharakteristische alterative und charakteristische produktive Veränderungen zeigt. An den Gelenken finden sich von der gefäßhaltigen Kapsel her exsudative Befunde. Die Wirbelsäulenversteifung beruht in den einen Fällen vorwiegend auf einer Zwischenwirbelscheibenverknöcherung, in anderen mehr auf einer knöchernen und knorpeligen Ankylose der kleinen Wirbelgelenke oder in einer Ossifikation der Bänder im Wirbelsäulenbereich. Die Zwischenwirbelscheiben sind ausgesprochen herdförmig verknöchert. Die unteren Wirbelsäulenabschnitte sind dabei häufiger ossifiziert als die oberen. Die Verknöcherung beginnt an den seitlichen Teilen des Anulus fibrosus über der knöchernen Randleiste. Es bildet sich hier kompakter Knochen, der in die Compakta der Wirbelkörper übergeht. Dadurch kommt das Bild des „Bambusstabes" zustande. Die Verknöcherung schreitet dann gegen die zentralen Zwischenwirbelscheibenteile fort. Es bildet sich hier spongiöser Knochen. Beim Abbau des Faserknorpels bleiben meistens Zwischenwirbelscheibenreste liegen. Sie können nekrotisch und kalkhaltig sein. Die Knorpelplatten der Wirbelkörper bleiben lange erhalten. Die Ossifikation kann auch auf das paravertebrale Gewebe übergreifen. An den kleinen Wirbelgelenken finden sich alle Formen der entzündlichen, allmählich eintretenden Gelenkversteifung. Der Gelenkspalt ist durch fibröses, wahrscheinlich von den Kapselansätzen eindringendes Gewebe verlegt. Es finden sich Rundzelleninfiltrate und Knorpelreste der Gelenkflächen. Allmählich stellt sich eine vollkommene Verknöcherung von enchondralem Typ ein. Die Rippenwirbel- und Rippenquerfortsatzgelenke weisen die gleichen Veränderungen auf, wie die kleinen Wirbelgelenke. Die Bänder sind in verschiedenem Ausmaße verknöchert, wobei hauptsächlich die Ligamenta flava betroffen sind, seltener die Längsbänder (entgegen früherer Ansichten!). Die oberflächlichen Knochenspangen, welche die Zwischenwirbelräume überbrücken, beruhen auf der Ossifikation des Randleistenanulus der Zwischenwirbelscheiben und nicht auf einer Längsbandverknöcherung. Die Foramina intervertebralia sind häufig konzentrisch oder durch umschriebene Knochenwucherungen eingeengt, die von den Wirbelgelenkkapseln und den Bändern ausgehen. Kompressionen der Spinalnerven werden meist nicht beobachtet. Die Wurzelreizerscheinungen, besonders im Bereiche der Hals- und Brustwirbelsäule, dürften Folge der besonderen topographischen Verhältnisse in diesem Bereich sein, da hier die Spinalnerven und die kleinen Wirbelgelenke nahe beisammen liegen und der Ramus posterior des Spinalnerven vor seiner Teilung in den medialen und lateralen Ast unmittelbar am lateralen Gelenkrand vorbeizieht, was im Lumbalbereich nicht der Fall ist. (Hier verläuft nur der mediale Ast in Gelenknähe!) Es handelt sich daher wahrscheinlich bei den radiculären Symptomen um neuritische Erscheinungen, fortgeleitet von den entzündlichen Gelenkveränderungen und nicht um Wurzelkompressionserscheinungen. Auch der Wirbelkanal kann durch Knochenwucherungen eingeengt werden. Die Wirbelkörper zeigen eine verschieden schwere Osteoporose, wovon sowohl die Kompakta als auch die Spongiosa befallen ist. Es handelt sich um eine Inaktivitätsatrophie infolge Versteifung oder in Frühstadien infolge schmerzbedingter Ruhigstellung. An Wirbelsäulenverkrümmungen finden sich vor allem eine vermehrte Brustkyphose sowie verminderte Lendenlordose, ferner auch Skoliosen. Die Verkrümmungen beruhen, wie bei der Alterskyphose bzw. der osteoporotischen Kyphose, auf einer Höhenabnahme der ventralen Zwischenwirbelscheiben- bzw. Wirbelkörperanteile. Bei den seitlichen Verkrümmungen sind wahrscheinlich Änderungen des Muskeltonus die Ursache, die sich auf die Statik auswirken. An den Iliosakralgelenken und den peripheren Gelenken finden sich Zeichen einer chronischen Arthritis mit röntgenologischer Verschmälerung des Gelenkspaltes, Anrauhung der Gelenkflächen und sekundäre arthrotische Veränderungen mit Sklerose der an das Gelenk angrenzenden Knochenpartieen und arthrotische Randzacken. Die letzteren werden nach erfolgter Versteifung wieder abgebaut. Daneben kommen auch rein knorpelige Ankylosen vor. Charakteristisch sind knöcherne Ankylosen, die an der Oberfläche beginnen und gegen die mittleren Gelenkpartieen fortschreiten. Der häufig hochgradige Schwund der Rückenmuskulatur ist einmal als Inaktivitätsatrophie, anderseits möglicherweise auch als trophische Störung infolge einer Radiculitis aufzufassen.

Vorkommen: Die Spl. a. wurde früher selten diagnostiziert, in den letzten Jahren häufiger (*Schmorl* fand bei 10000 Wirbelsäulen 6—8 sichere Fälle, *Bachmann* bei einer großen Röntgenbildersammlung 2%, nach *Krebs* verhält sich die Häufigkeit der Spondylosis deformans zur Spl. a. wie 10:1). Männer erkranken wesentlich häufiger als Frauen. Beginn meist zwischen dem 20. und 40. Jahr, häufig jedoch erst im Endstadium zwischen 40. und 50. Jahr erkannt.

Klinischer Verlauf: (Symptome und Diagnose):

α) *Prodromalstadium:* Schubweises Auftreten unbestimmter ziehender Schmerzen im Rücken, Gesäß und in den Oberschenkeln. Häufig rezidivierende Iritis, gelegentlich Schwellung eines Gelenkes mit Erguß, meistens Kniegelenk. Manchmal Tendinitis, besonders an der Achillessehne (Fersenschmerzen!). Röntgenologisch in diesem Stadium kein Befund. Die Wirbelsäule und die Iliosacralgelenke sind frei beweglich.

β) *Frühstadium:* Schmerzen meist strenger lokalisiert, häufig im Bereiche der Iliosacralgelenke und dann in das Gesäß und die Hinterseite der Oberschenkel ausstrahlend. Exacerbation der Schmerzen häufig in den frühen Morgenstunden, wobei sich die Patienten durch Herumlaufen Erleichterung schaffen. Meist starke Beeinträchtigung des Allgemeinbefindens, fahle Gesichtsfarbe, halonierte Augen, Gewichtsverluste. Die Beweglichkeit der Lendenwirbelsäule und der Iliosacralgelenke meist eingeschränkt, letztere druckdolent. Röntgenologisch Veränderungen in den Iliosacralgelenken. Im Bereich der Brust- und Halswirbelsäule radiculäre Schmerzen (gürtelförmig), Schmerzen bei der Atmung, beim Husten und Niesen. Die Blutsenkung ist meistens stark erhöht.

γ) *Vollbild:* Progrediente Versteifung der ganzen Wirbelsäule mit starker Brustkyphose. Die Schultern und die oberen Extremitäten sind nach vorn verlagert, der Brustkorb abgeflacht, die Respirationsbewegungen des Thorax stark eingeschränkt, Vitalkapazität vermindert. Hyperlordose der Halswirbelsäule. Zwangshaltung des Kopfes nach vorn und kaudal. Versteifung der Lendenwirbelsäule, wodurch Bücken unmöglich ist, besonders wenn auch die Hüftgelenke beteiligt sind. Starke Schmerzen, gelegentlich auch schmerzhafte Periostosen am Beckenkamm und an den Sitzbeinhöckern und Insertionstendopathien an den Ansätzen der Oberschenkelmuskeln.

δ) *Endstadium:* In 25% aller Fälle (ohne Behandlung) vollständige Versteifung der Wirbelsäule, meist auch der Hüftgelenke. Der Kopf kann nicht bewegt werden. Bei Hüftgelenkankylosen Hinsetzen unmöglich. Der Gang kleinschrittig, Bücken unmöglich, im Verlaufe der Jahre neigt sich der Kopf und der ganze Oberkörper mehr und mehr gegen den Boden. In diesem Stadium meist keine Schmerzen mehr.

In vielen Fällen bleibt das Leiden im Frühstadium stationär, häufig gibt es auch Abortivformen ohne jegliche Versteifung, wobei sich lediglich Ankylosen der Iliosacralgelenke finden.

Laboratoriumsbefunde: Blutsenkung im akuten Schub stets stark erhöht, im latenten Stadium selten normal, meist mäßig erhöht. Im Blutbild keine Veränderungen. Im Serum häufig Verschiebung des Albumin-Globulin-Quotienten (Globulinvermehrung!). Bei der *Staub-Traugott*schen Zuckerbelastung flacher Blutzuckerkurvenverlauf (im Gegensatz dazu bei der primär chronischen Polyarthritis überhöhte Blutzuckerkurven!). Vermehrter Serumeisengehalt (wie auch bei Tendomyosen, Periostosen, Periarthritiden und Myogelosen nach *Böni* und *Jung*), dagegen bei primärer chronischer Polyarthritis erniedrigtes Serumeisen. Umgekehrtes Verhalten der Serumkupferwerte. Im Liquor häufig Eiweißvermehrung, besonders bei den schweren, progredienten Fällen.

Röntgenbefunde: Früheste und konstanteste Veränderungen im Bereiche der Iliosacralgelenke. Zeichen der Entzündung, wie Osteolyse, Osteoporose, sklerotische Randzonen, Destruktionen usw., meist beiderseits. In den Frühstadien unscharfe Zeichnung der Gelenkkonturen, der Gelenkspalt erscheint eher erweitert, die Entzündungserscheinungen beginnen meist am Ilium, erst später wird die sacrale Seite des Gelenks erfaßt. Im 2. Stadium grobfleckige Zeichnung der Gelenkränder, stellenweise osteolytische Einschmelzungsherde, Zunahme der Sklerosierung am Gelenkrand der Darmbeinseite, u. U. Neubildung von Knochengewebe im Gelenk. Im 3. Stadium kommt es zu vollständiger Ankylose der Iliosakralgelenke. Der Gelenkspalt ist verstrichen, die osteosklerotischen Ränder verschwinden. (Aufnahmetechnik der Iliosacralgelenke nach *Barsony:* Rückenlage, die Hüft- und Kniegelenke sind gebeugt, letztere ruhen auf Kniestützen. Der Zentralstrahl wird in einem Winkel von 45° von unten auf die Symphyse gerichtet. Schrägaufnahme des Iliosacralgelenkes nach *Kovacs,* modifiziert von *Logroscino:* Der Patient wird in Bauchlage um 25–30° auf das aufzunehmende Iliosacralgelenk gekippt (Bauchseitenlage). Der senkrechte Zentralstrahl zielt auf das Iliosacralgelenk. Nachteil: Es kann nur jeweils 1 Iliosacralgelenk aufgenommen werden und die Projektionsebene ist oft schwierig einzustellen.) An der Wirbelsäule finden sich Verknöcherungen, die bandförmig benachbarte

Wirbelkörper vereinen. An den kleinen Wirbelgelenken finden sich in Frühfällen Osteoporose der Gelenkränder mit unscharfen und verwaschenen Konturen, in vorgerückten Stadien werden die einander zugekehrten Gelenkflächen durch usurierende Prozesse unregelmäßig begrenzt, im Spätstadium ankylosieren sie. (*Aufnahmetechnik:* Schrägaufnahmen!)

Die Zwischenwirbelräume sind im Frühstadium von normaler Höhe, später gelegentlich verschmälert, im fortgeschrittenen Stadium verknöchert. Am Thorax Verkalkungen der Rippenknorpel und der Costovertebralgelenke. An den Gliedmaßengelenken häufig Arthritis mit mehr oder weniger ausgeprägten arthrotischen Veränderungen (unscharfe Konturen, Usuren, Einschmelzungsherde, Verschmälerung des Gelenkspaltes), in Spätfällen Ankylosierung. Bei Periostitis und Periostosen unregelmäßige Auszackungen und Verknöcherungen am erkrankten Periost. Bei Periarthritis Kalkeinlagerungen an den Schulter- und Hüftgelenken (nicht pathognomonisch für Spl. a.). In Spätfällen Osteoporose der Wirbelkörper, in Frühfällen Osteoporose der kleinen Wirbelgelenke, Iliosacralgelenke und Gliedmaßengelenke.

Differentialdiagnose: Entzündliche Prozesse der Iliosacralgelenke, insbesondere Iliitis condensans: Meist doppelseitig, auf der Seite des Darmbeins findet sich eine dreieckige Verdickung des Knochengewebes, meist bei Frauen, vor allem während der Schwangerschaft, manchmal nach Traumen. Bei einseitiger Erkrankung des Iliosacralgelenks Tuberkulose (Abscedierung, Einschmelzungsherde, Gelenkränder sehr unregelmäßig). Infektarthritis (ähnliches Bild wie Tuberkulose). Arthrosis deformans des Iliosacralgelenks (unregelmäßige Gelenkkonturen, meist in den kaudalen Abschnitten der Gelenke, osteophytische Auflagerungen, Sklerosierungen, fleckige Osteoporose). Die spondylotischen Osteophyten an den Wirbelkörpern zeigen im Beginn meist eine Tendenz zum horizontalen Wachstum, im Gegensatz zu den vertikalen Verknöcherungen der Spl. a. Gleichzeitige Veränderungen an den kleinen Wirbelgelenken und den Rippenwirbelgelenken sprechen für Spl. a. Bei Jugendlichen ist im Frühstadium auch an statische Beschwerden bei Adolescentenkyphose (*Scheuermann*) zu denken (Kyphose meist im unteren Bereich der Brust- und oberen Lendenwirbelsäule mit Keilwirbelbildung von 6–8 aufeinanderfolgenden Wirbelkörpern und unregelmäßigen Begrenzungen, *Schmorl*sche Knötchen der Zwischenwirbelscheiben. Bei Jugendlichen Spondylitis tuberculosa, bei älteren Patienten Wirbelmetastasen ausschließen! Bei der Alterskyphose finden sich keine Ankylosen der Wirbelbogengelenke.

Therapie, α) *Röntgentherapie:* Außer im Endstadium in allen Stadien angezeigt. Die Schmerzen im Frühstadium werden günstig beeinflußt, die Progression des Leidens abgestoppt. Es wird die gesamte Wirbelsäule, einschließlich der Iliosacralgelenke, bestrahlt, unabhängig davon, ob spondylarthritische Veränderungen nachweisbar sind. Bei Frauen im geschlechtsreifen Alter dürfen die Iliosacralgelenke wegen der strahlensensiblen Ovarien nicht bestrahlt werden. Während der Bestrahlungsserie sind regelmäßig die Leukocyten zu kontrollieren wegen der Gefahr einer Schädigung des Knochenmarks. Bei Leukopenie (3000 Leuko.) Bluttransfusionen, Cortison; gegen Röntgenkater Antihistaminica.

β) *Krankengymnastik und Massage:* Zweckmäßigerweise mit Röntgenbestrahlung kombiniert.

γ) *Physikalische Therapie:* Heißluftbehandlungen wirken oft schmerzlindernd. Badekuren nach Röntgentherapie meist günstig, jedoch nur wenn die Blutsenkungsgeschwindigkeit nicht über 30 mm in der ersten Stunde beträgt. Bei schmerzhaften Tendoperiostosen evtl. Histaminiontophorese; Thermalschwimmbäder; gelegentlich Ultraschallbehandlung.

δ) *Medikamentöse Behandlung:* Besonders in den ersten Stadien gegen die Schmerzen Analgetica (Pyramidon, Irgapyrin, Äquiton, Nicopyron). Cortison und ACTH führt im akuten Stadium zu vorübergehender Besserung, besonders wenn die Beschwerden an den Gelenken im Vordergrund stehen. Bei notwendigen Operationen ist Cortison und ACTH zur Verhütung von Verschlechterung des Leidens absolut indiziert.

ε) *Chirurgisch-orthopädische Behandlung:* Neben der mobilisierenden Behandlung sollen die Patienten zur Vermeidung stärkerer Wirbelsäulenverbiegungen auf harter, flacher Unterlage schlafen. Bei starker versteifter Kyphose kommt operative Korrektur nach *Smith-Petersen* in Frage: In 1. Sitzung werden zwei Dornfortsätze sowie Teile der Gelenkfortsätze und die hinteren Bänder entfernt. Oft genug gelingt danach schon die Aufrichtung der Wirbelsäule. Manchmal ist dann in 2. Sitzung noch eine Incision der

Bandscheibe von ventral und retroperitoneal erforderlich. Danach vorübergehend Gipskorsett.

b) Torticollis atlanto-epistrophealis (*Grisel*sche Krankheit): Bei Infektionen im Nasen-Rachenraum entwickelt sich gelegentlich, namentlich bei Kindern, eine entzündliche, schmerzhafte Schiefhaltung des Kopfes, infolge einer eitrigen Entzündung der kleinen Gelenke zwischen 1. und 2. Halswirbel, die auf dem Lymphwege entstanden ist. Die Schiefhaltung des Kopfes resultiert aus einer reflektorischen Anspannung der tiefen Halsmuskel und des Kopfnickers der einen Seite. *Diagnose:* Aus Vorgeschichte, fieberhaftem Verlauf der Rachenentzündung, Spasmus der einseitigen Halsmuskulatur. Röntgenologisch im akuten Stadium keine Veränderungen, nach Ausheilung Verödung des vereiterten Gelenkes mit Ankylosierung. *Therapie:* Ruhigstellung der Halswirbelsäule durch Gipskrawatte. Nebenhöhlensanierung.

E. Wirbelsäulenverletzungen

Da die Wirbelsäule ein kompliziertes Funktionsgefüge darstellt, erscheint es notwendig, die Verletzungen unter Berücksichtigung des gesamten Achsenorgans zu betrachten. So gewinnen Wirbelfrakturen erst dann eine Bedeutung, wenn sie zu einer Störung des Bewegungsspiels der Wirbelsäule bzw. der Statik führen, für welche Funktionen der Bandapparat, die Zwischenwirbelscheiben, die Wirbelbogengelenke und die Muskulatur ebenso notwendig sind, wie die Wirbel selbst. Daneben spielen, ähnlich wie bei den Schädelfrakturen, die Mitverletzungen der Umgebung, insbesondere des spinalen und vegetativen Nervensystems eine große Rolle.

I. Vorkommen

Nach einer Statistik *Lobs* fanden sich unter 22 008 Unfällen einer großen Versicherungsbehörde 443, d.h. 2,21% Wirbelsäulentraumen, wovon 63,88% Kontusionen und Distorsionen, 32,05% Knochenverletzungen und 4,07% Rückenmarksschädigungen ohne Wirbelfrakturen, isolierte Zwischenwirbelscheibenverletzungen, Bänderverletzungen oder Kreuzbeinverletzungen waren. Die Letalität betrug 4,29%. Die Verteilung auf die Geschlechter zeigte ein Überwiegen der Männer mit etwa 80%, was sich aus der Tatsache erklärt, daß die meisten Frauenberufe eine geringere Gefährdung aufweisen. Wirbelfrakturen finden sich weitaus am häufigsten im Bereiche des 12. Brustwirbels und der zwei oberen Lendenwirbel, dann folgen mit weitem Abstand der 5. bis 8. Brustwirbel und der 5. bis 6. Halswirbel.

II. Mechanik der Wirbelsäulenverletzungen

Es werden mittelbare und unmittelbare Gewalteinwirkungen unterschieden, wovon letztere sehr viel seltener sind (Überfahrenwerden, Schlag, Sturz auf eine Treppenkante). Oft läßt sich die Unterscheidung nicht durchführen, weil wahrscheinlich bei den unmittelbaren Verletzungen reflektorisch ausgeführte Abwehrbewegungen, maximale Muskelkontraktionen usw., zusätzliche Kraftkomponenten darstellen, die den ursprünglich direkten Verletzungsmechanismus in einen indirekten umformen. Bei den mittelbaren Verletzungen können verschiedene Gewalteinwirkungen beobachtet werden: a) Solche, die die Wirbelsäule in der Längsrichtung als reine Stauchung treffen (Fall aus großer Höhe auf die Füße oder das Gesäß, Absturz im Fahrstuhl oder Förderkorb). b) Solche, die die Wirbelsäule nach vorn beugen oder biegen (taschenmesserartiges Zusammenklappen), wobei meist abscherende Kräfte mitspielen (Auftreffen schwerer Massen auf Nacken oder gebeugt gehaltene obere Wirbelsäule im Bergbau, bei Verschüttung, bei Verkehrsunfällen). c) Solche, die die Wirbelsäule nach hinten überstrecken (Aufschlagen des Gesichtes beim Sprung in zu flaches Wasser) und d) solche, die die Wirbelsäule um die Längsachse drehen. Danach können Wirbelfrakturen eingeteilt werden in: a) *Stauchungsfrakturen,* b) *Beuge- oder Flexionsfrakturen,* c) *Streck-* oder *Extensionsfrakturen* und d) *Torsionsfrakturen.*

Die Form und Lokalisation der Verletzung ist jedoch nicht allein von der Art der Gewalteinwirkung abhängig, sondern auch von dem Zustand der Wirbelsäule bzw. den besonderen Gegebenheiten in den einzelnen Wirbelsäulenabschnitten. Eine besondere

Rolle spielt dabei der Zustand der Zwischenwirbelscheiben, der Bänder und der Muskeln, da die intakte Wirbelsäule durch die funktionelle Segmentierung größere Gewalteinwirkungen in Form einer kinetischen Kette stufenförmig abbauen und damit unschädlich machen kann. Störungen oder Fehler in der Konstruktion, in der Funktion, der Koordination des funktionellen Systems bedingen eine Schwächung der kinetischen Kette und damit eine leichtere Verletzlichkeit.

III. Einteilung der Wirbelsäulenverletzungen auf funktioneller und pathologisch-anatomischer Grundlage (nach Lob).

a) Kontusionen und Distorsionen ohne röntgenologisch faßbare Folgen am Wirbelsäulenskelett: Es bestehen Schmerzen, Schwellungen, Blutergüsse oder Bewegungseinschränkungen. Hierbei muß vor allem der Zustand und das Verhalten der stammeigenen Rückenmuskulatur als Reaktionsort und Spiegel der Gefügestörung sorgfältig beobachtet werden. Klagen über Rückenschmerzen sind immer dann glaubhaft, wenn muskuläre Kontrakturen, Hartspann, Myogelosen und echte Spasmen, insbesondere segmentale (s. S. 764), im Erector trunci nachweisbar sind. Sie sind unglaubwürdig, wenn weder eine echte Bewegungshemmung, Wirbelblockierung, noch Muskelhärtung bzw. mehr oder weniger umschrieben tast- und sichtbare muskuläre Kontrakturen zu finden sind (s. auch Untersuchung der Wirbelsäule, S. 761!).

b) Isolierte Zwischenwirbelscheibenverletzung. Selten! Sie finden sich bei schweren Stauchungen mit Abscherkräften und bei Überstreckungen einzelner Wirbelsäulenabschnitte. Als Folgen können Massenverschiebungen von Zwischenwirbelscheibengewebe nach vorn, seitlich oder hinten (Wurzel- und Rückenmarkskompressionen!) vorkommen. Der Gallertkern kann dabei vollständig in irgendeine Richtung vorfallen. Voraussetzung der Anerkennung als Traumafolge ist vorher erhaltene Bandscheibenelastizität und Plötzlichkeit der Gewalteinwirkung, deren Ausmaß normale Belastungen übersteigt. Abzutrennen sind jene Fälle, bei denen infolge Alterungs- und Degenerationsvorgängen (vgl. S. 757). Zermürbungen und Rißbildungen bestehen.

c) Isolierter Wirbelkörperbruch. (s. Abb. 149a, b) Klassischer Wirbelbruch mit leichter keilförmiger Verschmälerung eines oder mehrerer Wirbelkörper. Die Zwischenwirbelscheiben sind erhalten. An den Wirbelbögen und -fortsätzen finden sich keine Frakturen,

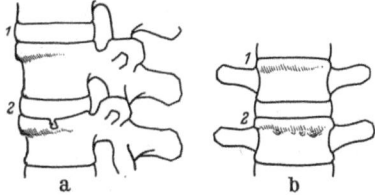
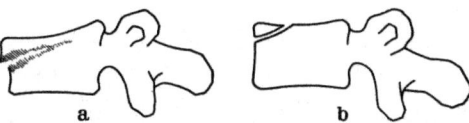

Abb. 149a und b. Wirbelkörperstauchung in seitlicher (a) und sagittaler (b) Ansicht. a) Leichter Stauchungs-Beugungsbruch mit Überhängen der Deckplatte und Verdichtungszone parallel zur Deckplatte. b) Abbruch der Randleiste und Bandscheibenverletzung bei erhaltenem Anulus fibrosus (nach Lob)

Abb. 150 a und b. a) Traumatischer Kantenabbruch mit Verschmälerung des Wirbelkörpers, Vorstehen der Randleiste und Verdichtungszone am Frakturspalt. b) Nichttraumatische Kantenabtrennung mit normaler Wirbelkörperhöhe. Das dreieckige Kantenstück ergänzt die Wirbelkörperform. Keine Verdichtungszonen

gelegentlich jedoch leichte Subluxationsstellungen. *Vorkommen:* Hauptsächlich im Bereiche der oberen Brustwirbelsäule. Oft findet sich eine bandförmige Verdichtungszone unter der Deckplatte des zusammengestauchten Wirbels, häufig sind Abstauchungen der Randleisten, die stufenförmig den Wirbelkörper überragen (Vgl. Abb. 150a).

d) Wirbelkörperbruch mit Zwischenwirbelscheibenverletzung. Anatomisch finden sich Risse und Spaltbildungen, die die ganze oder Teile der Zwischenwirbelscheibe durchziehen. Der Faserring kann dabei, von außen betrachtet, unbeschädigt oder auch von einer der benachbarten Wirbelkörperrandleisten abgerissen sein. Der Wirbelkörper ist verschmälert, die Deck- und Grundplatten sind erhalten oder durch abscherende Kräfte nach vorn oder seitlich verschoben oder eingebrochen. Das Zwischenwirbelscheibengewebe dringt dann in die Risse oder Spalten der geborstenen Knorpelplatten, Deck- und Grundplatten ein.

e) Voll ausgebildete Wirbelsäulenverletzung. (s. Abb. 151) Durch explosionsartiges Einbrechen des Zwischenwirbelscheibengewebes in die Wirbelkörper kommt es zu trichterförmigen Einbrüchen der Deck- und Grundplatten, manchmal zu einem Auseinandersprengen des Wirbelkörpers in mehrere Teile. Sekundär können Frakturen der Wirbelbögen und Gelenkfortsätze bestehen, sowie Zerreißungen der Bänder und Muskeln. Weit über den Frakturbereich hinaus sind Muskulatur, prävertebrales Bindegewebe und der Bandapparat von Blutungen durchtränkt. Auch im Wirbelkanal, im retropharyngealen, mediastinalen oder retroperitonealen Raum können Hämatome vorkommen. Das Rückenmark kann durch ein epidurales Hämatom oder durch Knochenfragmente geschädigt sein.

f) Echte Wirbelluxation. Nur im Bereiche der Halswirbelsäule. Verschiebung eines Wirbelkörpers und seiner Gelenkfortsätze aus der gelenkigen Verbindung mit dem benachbarten Wirbel ohne gröbere Knochenverletzungen, was jedoch nur bei gleichzeitiger Zerreißung der Zwischenwirbelscheibe möglich ist.

g) Isolierte Bogen- und Bogenfortsatzbrüche. Bogenbrüche entstehen meist durch unmittelbare Gewalteinwirkung (Stoß von hinten). Gefahr der Rückenmarksverletzung durch Splitter. Schwierige Röntgendarstellung! Bei der Heilung oft starke Kallusbildungen, die zu Versteifungen des betroffenen Abschnitts führen können. Brüche im Zwischengelenkstück können zu einer traumatischen Spondylolisthese führen. Selbständige Gelenkfortsatzabbrüche sind selten, dagegen finden sie sich häufig als Mitverletzungen ausgedehnter Bogenbrüche. Dornfortsatzbrüche kommen häufig als Abrißbrüche durch Muskelzug vor, gelegentlich am 7. Halswirbel oder 1. und 2. Brustwirbel als Ermüdungsfrakturen („Schipper-Krankheit"). Häufiger sind Querfortsatzabbrüche im Bereiche der Lendenwirbelsäule, meist durch Muskelzug, aber auch durch unmittelbare Gewalteinwirkung. Verwechslung mit Lendenrippen, Nierensteinen, Harnleitersteinen und verkalkten Drüsen sind möglich.

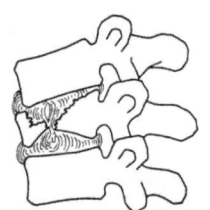

Abb. 151. Voll ausgebildete Wirbelsäulenverletzung mit trichterförmigen Enbrüchen der Deck- und Grundplatten (nach *Lob*)

h) Offene Wirbelsäulenverletzungen. Durch Stich, Schuß oder umschriebene direkte Gewalteinwirkung sind die verschiedenartigsten WS-Verletzungen möglich, die durch die äußere Wunde kompliziert sind.

Die unter a) und b) angeführten Brüche können leicht übersehen werden, und es sind oft Röntgenspezialaufnahmen, insbesondere Schrägaufnahmen notwendig. Die Zwischenwirbelscheiben sind entweder gar nicht oder nur wenig geschädigt. Es kann jedoch auch Zwischenwirbelscheibengewebe in die Spalten und Risse der Wirbelkörper in Flächen eingedrungen oder zwischen abgebrochener Randleiste und Wirbelkörper eingeklemmt sein. Die Übergänge zu den weiteren Frakturformen sind fließend.

Außer den Randleisten können ganze Randstücke aus den Wirbelkörpern herausgebrochen sein. Häufig preßt sich der über dem zusammengebrochenen Wirbel liegende Wirbel mit seiner Vorderkante in den zusammengedrückten Wirbelkörper hinein und drückt dadurch ein vorderes Bruchstück aus ihm heraus. Seltener wird der darunter liegende Wirbelkörper in den verletzten hereingedrückt. Manchmal pressen die beiden benachbarten Wirbel kneifzangenartig ein keilförmiges Stück aus dem zusammengepreßten Wirbelkörper heraus. Das rückwärtsliegende Stück des verletzten Wirbels wird dabei häufig in den Wirbelkanal hineingepreßt. In die so entstandenen Spalten der Wirbelkörper preßt sich Zwischenwirbelscheibengewebe ein. Bei den stärkeren Zertrümmerungsbrüchen dringt nicht nur der Gallertkern in die Wirbelkörper ein, sondern auch der Faserring zerreißt mehr oder weniger stark, da die Wirbelkörperbruchstücke meist nach seitlich und vorn herausgedrückt werden. Die einzelnen Wirbelkörperfragmente sowie Teile der Zwischenwirbelscheiben können dann in den Bändern, wie in einem Schlauch hängen, wobei auch der Bandapparat mehr oder weniger zerrissen ist, vor allen Dingen das hintere Längsband, die Ligamenta supra- und interspinalia, flava und die Begrenzung der Zwischenwirbellöcher. Besonders häufig ist die ligamentöse Umscheidung der Zwischenwirbellöcher verletzt, was zu einer Schädigung der austretenden Nervenwurzeln führen kann.

Seltener sind die reinen Längsbrüche der Wirbelkörper oder platte Querbrüche, die meist durch direkte Gewalteinwirkung zustande kommen. Häufiger sind Schrägbrüche (Schubbrüche), die infolge Beteiligung der Wirbelbogenteile zu einer mäßigen Subluxationsstellung führen. Die Bruchlinien verlaufen von hinten oben schräg nach vorn unten durch den Wirbelkörper, und zwar meist im kranial-liegendem Wirbelkörperdrittel. Die Zwischenwirbelscheiben sind dabei stets beteiligt. Sie sind von besonderer Wichtigkeit, da sich einmal die Bruchstücke nicht, wie bei der Kompressionsfraktur miteinander verkeilen und andererseits häufig Rückenmarkskompressionen durch das dorsal dislozierte Fragment entstehen.

Häufig sind Verschiebungen der Wirbelkörper gegeneinander mit Bogenbrüchen oder Ausrenkungen der kleinen Wirbelgelenke. Entweder mit Wirbelkörperfrakturen oder umfangreichen Zerreißungen der Zwischenwirbelscheiben. Dabei häufig Rückenmarksverletzungen, jedoch kann besonders bei seitlichen Dislokationen das Rückenmark unverletzt bleiben.

i) Wirbelbrüche nach leichten Traumen: (durch Stöße im fahrenden Auto, Turnübungen, Sprung ins Wasser, Schwimmen, Abwehrbewegungen mit Körperdrehung, Diskuswerfen, Verhebungsbruch am 5. Lendenwirbel). Bei gesunden Wirbelkörpern können dann Frakturen nur vorkommen, wenn eine Unterbrechung oder Fehlsteuerung des in die Rückenmuskulatur geschickten Willenimpulses vorliegt, wodurch ungewöhnliche statische Verhältnisse eintreten und die ungenügende muskuläre Abfederungen oder außergewöhnliche, der fließenden Bewegung entgegenwirkende Feststellungen einzelner Wirbelgruppen bedingen. Von diesen Frakturen sind pathologische Frakturen abzugrenzen, die bei krankhaft herabgesetzter Knochenfestigkeit durch leichte Traumen entstehen (Osteoporose, Spondylitis, Tumoren usw.).

k) Kümmelsche Krankheit. Verspäteter Wirbelkörperzusammenbruch nach Traumen. Wahrscheinlich handelt es sich um einen Sonderfall bestimmter Verletzungen, die bei erhaltener Wirbelhöhe pathologische Veränderungen aufweisen, welche den späteren Wirbelzusammenbruch verursachen. Hierher gehören: Mehr oder weniger umfangreiche traumatische Wirbelnekrosen mit vermindertem Anbau neuen Knochens, Durchblutungsstörungen durch direkte Gefäßschädigung oder reflektorische vasomotorische Starre, Hyperämie ähnlich der *Sudeck*schen Dystrophie, Blutungen, frühzeitige Belastung mit Störung der Kallusbildung, zu lange Bettruhe, traumatische Zwischenwirbelscheibenschädigung und damit Versagen des lastausgleichenden Systems der Zwischenwirbelscheibe bei herabgesetzter Tragfähigkeit des Wirbelkörpers, oder Eindringen von Zwischenwirbelscheibengewebe in das Innere des Wirbelkörpers (traumatisches *Schmorl*sches Knötchen) und dadurch bedingte Behinderung der knöchernen Ausheilung und infolgedessen verringerte Belastungsfähigkeit des verletzten Wirbelkörpers. Meist sind mehrere Faktoren im Spiele.

IV. Unterschiedliches Verhalten der verschiedenen Wirbelsäulenabschnitte

a) Halswirbelsäule. Vorwiegend Biegungsbrüche durch Hyperextension oder -flexion. Stauchungsbrüche sind selten. Häufiger Luxationen, und zwar doppelseitige Luxation nach vorn, durch Beugung der Halswirbelsäule oder einseitige Drehungsluxation, bei der neben der Beugung noch eine rotierende Kraft mitwirkt. Bei vollständiger Luxation sind die unteren Gelenkfortsätze des verschobenen Wirbelkörpers vollständig gegen die oberen des nächst unteren Wirbelkörpers verschoben und die unteren Gelenkfortsätze des verrenkten Wirbels stehen vor den oberen Gelenkfortsätzen verhakt. Es bestehen immer umfangreiche Zerreißungen der Bänder. Bei unvollständigen Verrenkungen, auch reitende Verrenkungen genannt, stehen die Gelenkflächen noch miteinander in Verbindung, sind jedoch mehr oder weniger stark gegeneinander verschoben. Die Häufigkeit der Luxationen im Bereiche der Halswirbelsäule erklärt sich aus der Stellung der Gelenkflächen der Wirbelbogengelenke. Zwischen den oberen beiden Halswirbeln werden Luxationen begünstigt, da hier echte Gelenke vorliegen, denen die straffen Verbindungen durch die Zwischenwirbelscheiben fehlen. Eine bseondere Bedeutung haben hier die „blockierten Fehlstellungen", wegen ihres Zusammenhanges mit Kopfschmerzen, besonders nach Schädeltraumen, die jedoch auch häufig ohne Gewalteinwirkung entstehen. Bei Halswirbelsäulenverletzungen sind die Querschnittslähmungen durch Rückenmarksschädigungen häufig, die auch ohne Wirbelfrakturen und nachweisbare Luxationen auftreten können. Dabei sind 3 Entstehungsmechanismen möglich: 1. Rückenmarksquetschung durch Luxation, die sich selbständig wieder eingerenkt hat. 2. Bei Hyperflexion mit Verletzung des hinteren Faserrings einer Zwischenwirbelscheibe und Prolabierung des Gallertkerns ganz oder teilweise, der möglicherweise bei der Extension wieder zurückschlüpfen kann. 3. Bei Hyperextension mit Zerreißung des vorderen Längsbandes und des Anulus fibrosus einer Zwischenwirbelscheibe, wobei sich die Wirbelbögen der oben und unten an die verletzte Zwischenwirbelscheibe angrenzenden Wirbel gegen das Rückenmark drücken können. Dorsale Druckstellen mit aufsteigendem Rückenmarksödem wurden nachgewiesen. Das posttraumatische Rückenmarksödem kann die Lähmungserscheinungen verstärken und auch weiter aufsteigen lassen, wobei es häufig durch Schädigung der Medulla oblongata infolge Atemlähmung zum Exitus letalis kommt. Als weitere Besonderheit im Bereiche der Halswirbelsäule beschreibt *Blumensaat* die sagittale Längsfraktur der Halswirbelkörper, die bei lotrecht einwirkender Gewalt auf die in Mittelstellung zwischen Beuge- und Streckhaltung und leichter seitlicher Drehstellung stehenden Halswirbelsäule einwirkt, wodurch der scharfe Rand eines Wirbels den benachbarten Wirbel auseinanderreißen soll.

b) Obere Brustwirbelsäule. Hier überwiegen die isolierten Stauchungs- und Biegungsbrüche bei Erhaltenbleiben der Deck- und Grundplatten mit keilförmiger Verschmälerung des Wirbelkörpers in Richtung von dorsal nach ventral. Dabei bricht meistens die vordere Wand des Wirbelkörpers trichterförmig ein und das vordere Längsband ist im Bruchgebiet aufgefaltet. Die Trümmer- und Verdichtungszonen verlaufen entweder parallel zu den Deck- oder Grundplatten oder in der Mitte des Wirbelkörpers. Ventral sind sie dichter als dorsal. Die Zwischenwirbelscheiben bleiben erhalten oder werden nach vorn seitlich oder hinten herausgepreßt. Nicht selten finden sich dabei Bogen- und Gelenkfortsatzfrakturen oder Subluxationsstellungen in den Wirbelbogengelenken.

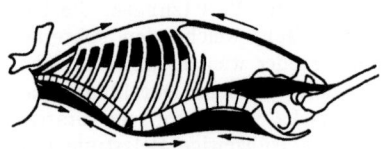

Abb. 152. Schema der im Krampfzustand auf die Wirbelsäule einwirkenden Muskelkräfte (nach *Güntz*)

Muskelkrämpfe bei Tetanus, Eklampsie, Krampfbehandlung in der Psychiatrie (Cardiazol-, Elektroschock), gelegentlich auch Epilepsie können zu Kompressionsfrakturen meist zwischen 4. und 8. Brustwirbel führen (s. Abb. 152). Der große ventrale Muskelzug zwischen Füßen und Kopf unter Zwischenschaltung der ebenfalls im Krampf befindlichen Zwischenrippenmuskeln bewirkt eine Beugetendenz der Wirbelsäule. Durch die mächtigen Rückenstrecker werden besonders Hals- und Lendenlordose fixiert, weshalb sich die beugende Kraft auf die Brustwirbelsäule auswirkt. Gelegentlich sind Wirbelkörperfrakturen mit anderen Frakturen und Luxationen kombiniert (Wirbelquerfortsätze, Schenkelhals, Oberarm usw.). Bei der Heilkrampfbehandlung werden 20–45% Wirbelfrakturen beobachtet, die jedoch durch Anwendung der Muskelrelaxantien (Pantolase usw.) vermieden werden können. Muskelkräftige Männer sind häufiger befallen als Frauen.

c) Untere Brust- und Lendenwirbelsäule. Der Übergang von der weniger beweglichen Brustwirbelsäule in die beweglichere Lendenwirbelsäule und die hier breiteren Zwischenwirbelscheiben bestimmen maßgebend die Form der sehr häufigen Verletzungen. Es finden sich: 1. Brüche der Wirbelkörper mit Abstauchung der Deck- oder Grundplatten, mit geringen Einbrüchen derselben und mehr oder weniger deutlichen Keilformen der Wirbelkörper, 2. Abbrüche von Stücken der Randleisten vorn und seitlich (vgl. Abb. 150a, b), 3. hochgradige Verschmälerung der Wirbelkörper mit Bildung von vorderen und hinteren Keilfragmenten, Einbrüche der hinteren Wand in den Wirbelkanal mit Brüchen der Wirbelbögen und Gelenkfortsätze. 4. Spreng- und Zertrümmerungsbrüche mit trichterförmigen Einbrüchen der Deck- und Grundplatten und tiefem Eindringen von Zwischenwirbelscheibengewebe in die Wirbelkörper, 5. Verschiebungsbrüche bzw. Luxationsfrakturen.

V. Ausheilungsvorgänge

a) Am isolierten Wirbelkörperbruch. Bei der frischen Kompressionsfraktur kommt es stets zu einer Ineinanderkeilung des Knochenbälkchenwerkes, was einer natürlichen Schienung gleichkommt. Wird ein solcher Wirbelkörper zu seiner ursprünglichen Form auseinandergezogen (Aufrichtung nach *Böhler*), so entsteht ein klaffender, spaltartiger Hohlraum, der mit Blutgerinnseln und einem Brei aus zertrümmerten Knochenbälkchen ausgefüllt ist. Dieser Hohlraum kann zu einer verzögerten Heilung und einer späteren verminderten Tragfähigkeit des Wirbels führen. Im Bereiche der zertrümmerten Knochenbälkchen entsteht endostaler Kallus (Markkallus). Die im Röntgenbild nachgewiesenen Verdichtungsstreifen können Kallusbildungen sein, jedoch handelt es sich häufig nur um ineinandergestauchte Knochenbälkchen. Eine periostale Kallusbildung findet nicht in dem Maße statt, wie bei Extremitätenfrakturen. Immerhin werden Knochenlücken allmählich ausgemauert. Spondylotische Randwulstbildungen fehlen beim isolierten Wirbelkörperbruch. Sie finden sich nur bei gleichzeitigen Einrissen im Anulus fibrosus. Die knöcherne Konsolidierung dauert etwa 3–4 Monate. Darüber hinaus geht ein langsamer Umbau der Spongiosastrukturen vor sich, die sich der veränderten Statik allmählich anpassen. Die Ausheilungszeiten hängen sehr von der Schwere der Verletzung ab. Ausgedehnte und erhebliche Schädigungen des Knochenmarks und des Knochengewebes verzögern die knöcherne Konsolidierung. Als Begleiterscheinung der Wirbelkörperfraktur findet sich oft im Röntgenbild ein spindelförmiger Schatten eines Hämatoms, der einem spondylitischen Senkungsabsceß ähnelt. Er pflegt nach einigen Wochen völlig zu verschwinden.

b) Wirbelbogen- und Wirbelbogenfortsatzfrakturen heilen mit Bildung von Periost- und Markkallus sowie Knochenbildung aus den zerrissenen kurzen Bändern. Dabei kommt es gelegentlich zu überschießender Kallusbildung und damit Bewegungsbehinderungen und Rückenmarkskompressionen. Die knöcherne Konsolidierung der Wirbelbögen und Gelenkfortsätze ist für die Statik wichtig, während die Ausheilung der Dorn- und Querfortsatzbrüche für Statik und Dynamik der Wirbelsäule von untergeordneter Bedeutung ist. Auch hier geht die Heilung nur langsam vor sich. Pseudarthrosen kommen vor (traumatische Spondylolisthese!).

c) Das Zwischenwirbelscheibengewebe (Faserring, Gallertkern, knorpelige Schlußplatten) kann nach Verletzungen niemals durch anatomisch und physiologisch gleichartiges Gewebe ersetzt werden. Es kommt immer durch Bildung von Ersatzgewebe zu Narben, wodurch die Zwischenwirbelscheibe an Funktionstüchtigkeit verliert. Da die Zwischenwirbelscheibe gefäßlos ist, kann die Einlagerung anderer Gewebsarten, wie faseriges Bindegewebe, Knorpel- oder Knochen nur nach Einwucherung von Blutgefäßen von außen erfolgen. Dazu sind Mitverletzungen der angrenzenden Spongiosa oder Einrisse der Längsbänder erforderlich oder die Blutgefäßeinsprossung erfolgt über vor dem Unfall schon bestandene *Schmorl*sche Knorpelknötchen. Bei starker Zerstörung der Zwischenwirbelscheibe kann es zu einer vollständigen knöchernen Vereinigung der benachbarten Wirbelkörper kommen (Blockwirbel). Bei Einrissen des Anulus fibrosus bilden sich knöcherne Randzacken (Spondylosis deformans traumatica) als Ausdruck einer Störung im Bewegungssegment. Im Röntgenbild sind die Ausheilungsvorgänge nur bei Einlagerung von Kalk oder Knochengewebe zu sehen, nicht jedoch bei der Bildung von fibrösem oder gefäßreichem Narbengewebe. Dann findet sich höchstens eine Höhenverminderung oder eine unregelmäßige Begrenzung des Zwischenwirbelraums. Stets besteht Ähnlichkeit mit den Ausheilungsvorgängen bei degenerativen Zwischenwirbelscheibenprozessen. Eine verzögerte oder ausbleibende Heilung findet sich häufig bei isolierten Zwischenwirbelscheibenverletzungen, wenn diese noch keine Blutgefäßeinwucherungen besitzen. Es bleibt dann die Ausheilung der Risse oder die Ausfüllung mit Ersatzgewebe völlig aus und es entsteht eine fortschreitende Chondrosis intervertebralis mit Störung des Bewegungssegmentes. Bei Einrissen des hinteren Faserringanteils können auch später noch Bandscheibenprolapse mit Wurzelkompressions- oder Markkompressionserscheinungen die Folge sein. Die Unterscheidung von degenerativen Veränderungen ist schwer. Befallensein mehrerer übereinanderliegender Zwischenwirbelscheiben spricht für letztere Ursache.

d) Bei kombinierten Wirbelkörper- und Zwischenwirbelscheibenverletzungen verhindert das in die benachbarten Wirbelkörper eingedrungene Zwischenwirbelscheibengewebe die knöcherne Vereinigung der Wirbelkörperbruchstücke, so daß „Wirbelpseudarthrosen" entstehen. Das vorgefallene Zwischenwirbelscheibengewebe kann sich im Laufe der Zeit bindegewebig umwandeln; eine enchondrale Knochenentwicklung ist jedoch nur spärlich. Gelegentlich finden sich in dem prolabierten Zwischenwirbelscheibengewebe strukturlose, unregelmäßige Kalkeinlagerungen. Das Zwischenwirbelscheibengewebe wird durch spärliche Entwicklung von Markkallussäumen in den benachbarten Spongiosaabschnitten am weiteren Vordringen verhindert. Alle diese Heilungsprozesse sind durch ausgedehnte Knochen- und Knochenmarknekrosen erschwert. Die Ausheilungsvorgänge nehmen deshalb eine wesentlich längere Zeit in Anspruch, mindestens 6 Monate bis zur vollständigen Stabilisierung des verletzten Bezirkes.

VI. Symptome und Diagnose

Allgemeinsymptome: Schock.

Lokalsymptome: Die Untersuchung soll zunächst stets im Liegen, evtl. Seiten- oder Bauchlage erfolgen, erst wenn gröbere Verletzungen ausgeschlossen sind, auch im Sitzen und Stehen (vgl. Untersuchung der Wirbelsäule, S. 761). *Schmerzen:* Spontanschmerzen oder Bewegungsschmerzen, scharf lokalisiert oder im Bereiche größerer Gebiete der Wirbelsäule. Druck- oder Klopfschmerz bei Betastung oder Beklopfen der einzelnen Wirbel (Dornfortsatz, paravertebraler Druckschmerz). Lokalisierter Stauchungsschmerz (Vorsicht!). *Schwellungen oder Hämatome:* Lokal in Form diffuser Durchtränkung des Unterhautzellgewebes oder schwappender Hämatome, meist nur bei Wirbelbogen- oder -fortsatzbrüchen, sonst durch die starke Muskulatur überdeckt. Bei Halswirbelfrakturen auch retropharyngeale Hämatome, bei Lendenwirbelfrakturen retroperitoneale Hämatome mit peritonitischen Symptomen, Hämatome auch im Beckenbindegewebe oder im *Douglas*schen Raum (rectale Untersuchung!) *Funktionsstörungen und Haltungsanomalien:* Abweichung der Wirbelsäule von der Sagittalebene (Skoliose) oder Änderung der normalen Lordose bzw. Kyphose. Umschriebene Steifhaltungen einzelner Wirbelsäulenabschnitte, Muskelhartspann, umschriebene Muskelverspannungen, im Stehen evtl. Schulterschiefstand, Beckenschiefstand, unterschiedliche Ausprägung des Taillenreliefs, asymmetrisches Spiel der Rückenmuskulatur beim Gehen, Einschränkung der großen Bewegungen im Sinne der Beugung, Streckung, Seitwärtsbeugung und Rotation, Einschränkung der Wirbeleinzelbewegungen bei eingehender Bewegungsanalyse. *Deformitäten:* Winkelförmige Knickbildungen (Gibbusbildungen in sagittaler und seitlicher Ebene.) Stufenbildungen der Dornfortsatzreihe in sagittaler oder seitlicher Ebene. *Symptome von seiten des Rückenmarks und der Nervenwurzeln:* Stets eingehende neurologische Untersuchung erforderlich, wobei besonders auf segmentale Schmerzen, Paresen oder Paralysen im Bereiche der Extremitäten, Reflexveränderungen, Sensibilitätsstörungen, Blasen- und Mastdarmstörungen zu achten ist. Bie totaler Querschnittslähmung besteht eine totale Anästhesie von der Höhe des geschädigten Rückenmarkssegmentes an abwärts. Darüber gelegentlich eine schmale hyperästhetische Randzone, gelegentlich auch segmentale Schmerzen. Unterhalb des verletzten Rückenmarkssegmentes sind keinerlei aktive Muskelbewegungen möglich, der Muskeltonus ist schlaff, sämtliche Reflexe, einschließlich der pathologischen, sind erloschen. Es besteht eine Blasen- und Mastdarmlähmung sowie schlaffer Priapismus (Einzelheiten der Querschnittsparesen und Paralysen sowie besondere Lähmungstypen und Verlauf s. S. 724, 735 u. 738). Beachte auch Topographie der Rückenmarkssegmente und Wirbel (vgl. Abb. 135b!)

Röntgentechnik: Durch Überlagerung der umgebenden Organe ist die Darstellung in den verschiedenen Wirbelsäulenabschnitten unterschiedlich erschwert. Es sind daher zum Teil besondere Techniken notwendig. Die Bänder und vor allem die Zwischenwirbelscheiben entziehen sich der Darstellung. Verletzungen können hier nur durch die Auswirkung auf die umgebenden Wirbel erschlossen werden. Einfach ist die Darstellung der Wirbelkörper, schwieriger die der Wirbelbögen und Wirbelbogenfortsätze. Bei Wirbelsäulenverletzungen sollte man sich nicht auf Aufnahmen der Verletzungsstelle beschränken, da immer die Möglichkeit von Serienverletzungen auch weit entfernt von der Hauptverletzungsstelle besteht. Routinemäßig werden stets Aufnahmen im sagittalen und seitlichen Strahlengang angefertigt, wobei zunächst der Zentralstrahl auf die Mitte des Verletzungsbezirks eingestellt wird. Danach Aufnahmen in den Standardrichtungen (sagittal und lateral) der übrigen Wirbelsäule. Ergänzt werden die Standardaufnahmen durch Schrägaufnahmen, die sich nach dem jeweils darzustellenden Objekt richten. Die Zwischenwirbellöcher im Bereiche der Halswirbelsäule werden bei Drehen aus der Rückenlage heraus um 25° dargestellt. Im Bereich der Brustwirbelsäule erfolgt die Darstellung der Wirbelbogengelenke der filmnahen Seite bei Drehung des Brustkorbs um 20° aus der Rückenlage. Im Bereich der Lendenwirbelsäule werden die Wirbelbogengelenke und die Zwischengelenkabschnitte der filmnahen Seite bei Drehung um 45° aus der Rückenlage heraus dargestellt. Der 1. und 2. Halswirbel werden in sagittaler Strahlenrichtung durch den geöffneten Mund, evtl. mit bewegtem Unterkiefer geröntgt, der 5. Lendenwirbelkörper in Steinschnittlage. Weiterhin kommen gezielte Nah- und Fernaufnahmen zur genaueren Erfassung von Struktur- und Konturveränderungen in Frage. Zur Feststellung feinster Haltungsanomalien bewähren sich die Ganzaufnahmen der Wirbelsäule im Stehen. Stereoskopische Aufnahmen zur Diagnostik unübersichtlicher Wirbelbogen- und Gelenkfortsatzfrakturen. Bei feinsten Strukturveränderungen bis zu Kirschkerngröße, die sich auf normalen Aufnahmen nicht darstellen, Tomogramme und Feinfocusaufnahmen. Zur Klärung funktioneller Wirbelsäulenschäden im Bereiche der Bewegungssegmente ist die sog. „funktionelle Röntgenuntersuchung" besonders wichtig (Röntgenaufnahmen im Stehen mit Belastung und in verschiedenen Krümmungshaltungen bei festgestelltem

Becken). Dabei kann sich zeigen, daß immer wieder an umschriebener Stelle die regelmäßige Bogenlinie der übereinanderliegenden Wirbelkörper durch einen Knick oder durch eine Steifhaltung auf längere Strecken unterbrochen wird.

VII. Therapie

a) Konservative Behandlung nach Magnus. Ruhigstellung im Bett auf flacher, harter Unterlage ohne jede Aufrichtung. Vorsichtige Übungsbehandlung der Rückenmuskulatur setzt schon in der 3. Woche ein. Die Dauer der Ruhigstellung richtet sich nach dem Verletzungstyp. Bei isolierten Wirbelkörperbeugungs- und -stauchungsbrüchen mit nur geringer Keilform 12 Wochen Bettruhe, bei voll ausgebildeten Wirbelsäulenverletzungen, d. h. also bei allen Wirbelkörperbrüchen mit Zwischenwirbelscheibenbeteiligung oder Mitbeteiligung der Wirbelbögen mindestens 5–6 Monate Bettruhe. Weitere Übungsbehandlung erfolgt nach dem Aufstehen. Vorteile der Behandlung: Frühzeitige Kräftigung der Rückenmuskulatur, Vermeidung von Komplikationen, Dekubitus, Thrombosen usw.

b) Konservative Behandlung nach Rauchfuß. Bei isolierten Wirbelkörperbrüchen der unteren Brust- und oberen Lendenwirbelsäule mit Abstauchung der Deckplatte und Randleiste Behandlung in der *Rauchfuß*schen Schwebelage. Dauer der Schwebelagerung 6 Wochen. Anschließend Lagerung nach *Magnus* und funktionelle Übungsbehandlung für weiter 6 Wochen.

c) Aufrichtung nach Böhler. Nicht aufgerichtet werden die meisten Brüche des 1. bis 11. Brustwirbels, weil die aufgerichtete Stellung meist nicht zu erhalten ist. Weiter werden nicht aufgerichtet Wirbelbrüche, die älter als 14 Tag sind, weiterhin bei Patienten über 60, frühgealterten oder adipösen Patienten. Eine Gegenindikation zur Aufrichtung sind die abgebrochenen hinteren oberen Wirbelkörperkanten, die bei der Aufrichtung das Rückenmark verletzen können. Wirbelsäulenverletzungen mit Querdurchtrennung des Rückenmarks und starker Verschiebung nach vorn bzw. ineinander sollen ebenfalls nicht aufgerichtet werden. *Die Aufrichtung erfolgt:* a) bei Frakturen des 12. Brust- und der Lendenwirbelkörper mit starker Keilform und knickförmiger Kyphose im ventralen Durchgang. Voraussetzung ist, daß die Deck- und Grundplatten erhalten sind, daß es sich um junge und verhältnismäßig schlanke Patienten handelt. Ruhigstellung im Gipsmieder für 3–5 Monate mit frühzeitig einsetzender Übungsbehandlung. b) Bei Wirbelsäulenverletzungen mit unvollständigen Lähmungen, bei denen röntgenologisch sichergestellt ist, daß die hintere obere Wirbelkörperkante intakt ist. c) Bei Verrenkungen und Verrenkungsbrüchen der Halswirbelsäule ohne und mit Lähmungen in Extension.

d) Operative Behandlung. α) *Wirbelluxationen* (Halswirbelsäule), Luxationsfrakturen (Brustwirbelsäule). Operation nur, wenn die unblutige Reposition nicht gelingt.

Technik: Bei Luxation der Halswirbelsäule Anlegen einer Extension am Kopf, evtl. mit Crutchfield-Zange, die jederseits des Kopfes mit einem Dorn in einer Verbindungslinie beider Ohren über dem Scheitel nach Anlegen von kleinen Bohrlöchern in die Scheitelbeine eingesetzt wird. Diese Art der Extension ist wirkungsvoller und wird angenehmer empfunden als Glisson-Schlinge. Bei Luxationsfrakturen der Brust- und Lendenwirbelsäule werden an beiden Füßen Zuglaschen angelegt, die mit einem Flaschenzugapparat verbunden werden und um die Brust, unter den Armen ein Gurt als Gegenzug. Danach Freilegung der Dornfortsätze, Wirbelbögen, Bogengelenke und Querfortsätze von einem medianen Schnitt aus, wie bei Laminektomie. Das Ligamentum supraspinale und interspinale ist immer quer eingerissen. Wegen der Gefahr einer Rückenmarksschädigung darf bei der Abtrennung der Muskulatur von Dornfortsätzen und Wirbelbögen keine Gewalt angewendet werden. Die Ligamenta flava und die Gelenkbänder sind stets völlig zerrissen. Die Gelenkfortsätze des oberen luxierten Wirbels sind nach vorn abgeglitten und nicht sichtbar. Bei Luxationen der Hals- und Brustwirbelsäule werden die oberen zwei Drittel der sichtbaren oberen Gelenkfortsätze des unteren Wirbels mit *Luer*scher Zange reseziert, bis die abgeglittenen Gelenkfortsätze völlig übersehen werden können. Bei nun erfolgter Extension und evtl. zusätzlicher Lordosierung gelingt die Reposition. Schichtweiser Wundverschluß. Ruhigstellung für 3 Monate im Gipsmieder oder an der Halswirbelsäule mit Gipskrawatte. Im Bereiche der Halswirbelsäule genügt die Ruhigstellung häufig nicht, so daß u. U. eine Versteifungsoperation nach *Henle-Albee*, mit Anlagerung eines Tibiaspans an die drei übereinanderliegenden Dornfortsätze notwendig ist.

β) Operation bei Wirbelbrüchen mit Lähmungen: Nur indiziert, wenn Wirbelbogensplitter gegen das Rückenmark verlagert sind. *Technik:* Typische Laminektomie, wobei besonders darauf geachtet werden muß, daß die frakturierten Wirbelbogenanteile nicht tiefer gegen das Rückenmark vorgedrückt werden, weshalb die Muskulatur sehr vorsichtig mit Diathermie von den Wirbelbögen abgelöst werden muß. Zunächst werden die Bögen der nichtfrakturierten ober- und unterhalb liegenden Wirbel laminektomiert. Danach Darstellung des Epiduralraumes und vorsichtige Entfernung unter Sicht der frakturierten Bogenanteile. Revision der Dura und eventuell wasserdichte Duranaht.

γ) Operation frischer Wirbelbrüche ohne Lähmungen: Die Erfolge der von manchen Autoren empfohlenen primären Versteifungsoperationen sind schlecht. Spätere Versteifungsoperationen bei schwerer posttraumatischer Spondylarthrose kann gelegentlich indiziert sein.

δ) Spätlaminektomie: Indikation bei Paresen, die nach anfänglicher Besserung wieder schlechter werden, infolge reaktiv-entzündlicher Prozesse, die zu Arachnitis mit starken Verklebungen oder zu vermehrter Kallusbildung oder Narbenbildung geführt haben und das Rückenmark fortschreitend komprimieren. Auch bei primär liegengebliebenen imprimierten Knochenstücken kann bei Zunahme der Paresen eine Laminektomie indiziert sein. Stets Eröffnung der Dura, Revision des intraduralen Raums und Lösung etwaiger Verwachsungen und arachnitischer Verklebungen.

ε) Operation bei offenen Wirbelbrüchen, Schuß- und Stichverletzungen: Ausschneidung der Wundränder, Entfernung der zerquetschten Weichteile und der lockeren Knochenfragmente. Bei Durazerreißung stets Duraverschluß, bei größeren Defekten mit Fascientransplantat zur Vermeidung einer Liquorfistel und einer sich daran anschließenden Menigitis.

Behandlung Querschnittsverletzter: Siehe Abschn. Rückenmarksverletzungen! S. 745.

VIII. Prognose

Günstig bei fehlender Mitverletzung des Rückenmarks oder der Nervenwurzeln. Bei stärkeren Zwischenwirbelscheibenverletzungen, bei Achsenknickungen der Wirbelsäule in der Sagittal- oder Frontalebene, sowie bei sagittaler oder seitlicher Versetzung von Wirbeln gegeneinander muß stets längere Zeit mit Beschwerden gerechnet werden.

F. Systemerkrankungen der Wirbelsäule

I. Osteoporosen

Definition: Verminderung von Zahl und Dicke der verkalkten Teile der Knochenbälkchen. *Ursache:* Das Knochengewebe stellt neben seiner Aufgabe als Gerüst für Haltung und Bewegung des Körpers mit seinem ständigen An- und Abbau ein wichtiges Stoffwechselorgan dar, mit der Funktion der Speicherung und eines immer in Bewegung befindlichen Mineraldepots. Diese Vorgänge werden hormonell gesteuert. Fördernd auf die Osteoblasten und damit den Knochenaufbau wirken die Ovarialhormone bzw. Testikelhormone und bei beiden Geschlechtern das N-Hormon (Nitrogenhormon) aus der Nebennierenrinde. Gehemmt werden die Osteoblasten durch das S-Hormon (Sugarhormon, weil es Zuckerbildung aus Aminosäuren herbeiführt) der Nebennierenrinde. Im geschlechtsreifen Alter halten sich diese Hormone im Gleichgewicht. Die Verminderung der Geschlechtshormone im Alter führt zu einem Überwiegen des S-Hormons und damit zur Osteoporose. *Lokalisation:* Die Veränderungen befinden sich besonders im Bereiche der Wirbelsäule, möglicherweise wegen einer auf die Wirbelsäule „gezielten hormonellen Wirkung" (ähnlich der Auflockerung der Beckenknochen in der Schwangerschaft), aber auch wegen der raschen Variationsmöglichkeit durch die noch im Alter bestehende gute Blutdurchströmung und das blutbildende Knochenmark und anderseits durch die besondere funktionelle Belastung der Wirbelsäule, die selbst bei Bettruhe und im Sitzen nie so entlastet werden kann, wie die Extremitätenknochen. *Primäre Veränderungen:* Das beim Jugendlichen aus regelmäßig, breit entwickelten Knochenplatten bestehende widerstandsfähige Flechtwerk der Wirbelkörperspongiosa schrumpft zu dünnen, z. T. spinnwebartig angeordneten Knochenbälkchen zusammen. Auch die verhältnismäßig kräftigen oberen und unteren Schlußplatten der Wirbelkörper werden stark verdünnt und ihre Poren vergrößert. *Sekundäre Veränderungen:* Durch Nachlassen der Tragfähigkeit kommt es zu Formveränderungen des Wirbelkörpers, einmal durch allgemeine Belastung und andererseits durch den Ausdehnungsdruck des Gallertkerns der angrenzenden Zwischenwirbelscheiben. Besonders im Lendenbereich, wo die Zwischenwirbelscheiben höher sind als in anderen Wirbelabschnitten und wahrscheinlich auch der Ausdehnungsdruck des Gallertkerns größer ist, kommt es in Verbindung mit der Belastung der Wirbelkörper mehr in Achsenrichtung zu einer halbkugeligen Vorbuchtung des Gallertkerngebietes in die benachbarten Wirbelkörper. Die Knorpelplatten, die zwischen knöcherner Wirbelkörperschlußplatte und Bandscheibe liegen, werden beträchtlich gedehnt und können sogar zerreißen, wobei Zwischenwirbelscheibengewebe in Form sog. *Schmorl*scher Knötchen in die Spongiosaräume der Wirbelkörper eindringen können. Die Wirbelkörper erscheinen in der Mitte von oben und unten her zusammengedrückt. Im Röntgenbild findet sich neben der strichförmigen Projektion des Randes der Wirbelkörperoberfläche eine zweite, sich tief in den Wirbelkörper hinein vorwölbende Linie („Sanduhrform", „Fischwirbel", da die Wirbel der Fische normalerweise so aussehen). Im Bereiche der mittleren und oberen Brustwirbelsäule stehen die ventralen Wirbelkörperanteile infolge der Kyphose unter stärkerem Druck, weshalb es zu einem keilförmigen Zusammensinken (Keilwirbel) kommt. Am stärksten betroffen sind der 6. und 7. Brustwirbel (Scheitel der Brustkyphose!). Es kommt zu einer Zunahme der Kyphose. Im Gegensatz zur Alterskyphose sind die Bandscheiben nicht verändert. Bei gleichzeitigem Vorhandensein degenerierter Bandscheiben, besonders bei der Altersosteoporose kommt es durch einfaches Zusammensintern der Wirbelkörper neben Fisch- und Keilwirbeln auch zu „Plattwirbelbildungen". Durch die übliche Belastung können auch Frakturen auftreten, wobei zusätzliche Traumen gelegentlich eine Rolle spielen. Differentialdiagnostisch ist die Abtrennung gegen *Sudeck*sche Dystrophie und verspätete posttraumatische Wirbelkörperzusammenbrüche (*Kümmell*sche Krankheit) oft schwierig. *Röntgen:* Vermehrte Strahlendurchlässigkeit, Strukturverarmung und Formveränderungen der Wirbelkörper (Fischwirbel-, Keilwirbel- und Plattwirbelbildung).

Besondere Formen:
Senile Osteoporose: Beginn zwischen 6. und 7. Lebensjahrzehnt. Beschwerden meist gering, nur in Form leichter „Rückenschwäche".
Präsenile Osteoporose: Schmerzhafte, meist am Ende des 5. Lebensjahrzehnts beginnende Form, wahrscheinlich in Form eines verfrühten oder besonders raschen Abfalls der Sexualhormone. Meist bei Frauen („*postmenopausische Osteoporose*").
Osteoporose bei Jugendlichen (*Fischwirbelkrankheit*): Selten, möglicherweise durch hormonelle Störung während der Pubertät.
Osteoporose bei Marasmus, Hunger und Arzneimittelmißbrauch: Tumorkachexie, langdauernde Tuberkulose, Hungerzustände, langdauernde Gallenfisteln und Leberkrankheiten, starker Eiweißmangel (Albumine sind Baustoffe der Knochenmatrix!), Vitamin-, Fett- und Calciumresorptionsstörungen, sowie hormonelle Störungen, Überdosierungen von Hormonen (ACTH und Cortison), sowie Mißbrauch von Arzneimitteln können zu Osteoporose führen.
Therapie: s. S. 802!

II. Rachitis und Osteomalacie (vgl. S. 338 u. 340)

Gemeinsam: Vorhandensein unverkalkter Grundsubstanz (Osteoid). Die rachitischen Veränderungen zeigen sich an den langsam wachsenden Wirbelkörperknochenkernen weniger deutlich, als an den schneller wachsenden langen Knochen. Bei der Frührachitis kann es schon im 4.–6. Lebensmonat bei ständig auf den Rücken liegenden Säuglingen durch Einsinken auf weicher Unterlage der physiologisch gekrümmten Brust- und Lendenwirbelsäule zu einer vermehrten und fixierten Kyphose kommen. Begünstigt wird die Bildung des rachitischen Buckels durch frühzeitiges Aufsitzen oder Herumtragen in Sitzhaltung, sowie durch Greifhaltung der Arme, Beugehaltung der Beine und Anheben des Kopfes aus der Rückenlage. Die Kyphose betrifft meist die untere Brust- und die Lendenwirbelsäule. Unbehandelt besteht bei allmählicher Ausheilung der Rachitis die Gefahr des verbleibenden „flachen Rückens" oder der Fixation des Buckels mit Umkehr des Haltungsbildes, mit mehr oder minder ausgeprägter Lendenkyphose (Scheitel meist 1.–3. LW) und Brustlordose. Dieser Haltungsschaden führt im späteren Lebensalter zu frühzeitigen Abnutzungsveränderungen und zur *Insufficientia vertevrae.* Neben Kyphose kommen auch Skoliosen häufig vor, welche meist das ganze Wachstumsalter progredient sind und im 3. Lebensjahrzehnt zu Verkrüppelung und frühzeitigem Siechtum führen können.

Therapie: Neben antirachitischer Behandlung systematische Lagerung auf den Bauch, gegebenenfalls auf ein Liegebrett, frühzeitige gymnastische Übungen. Bei fixiertem rachitischen Buckel reklinierendes Gipsbett, Vermeidung von Sitzhaltung. Die Deformitäten bei der Spätrachitis oder Adolescentenmalacie betreffen hauptsächlich die unteren Gliedmaßen.

Die *Osteomalacie* findet sich im Erwachsenenalter, hauptsächlich beim weiblichen Geschlecht (klimakterische Osteomalacie). Es finden sich Fisch-, Keil- und Plattwirbelbildungen, Verbiegungen der Wirbelsäule, besonders vermehrte Brustkyphose und Gibbus. *Röntgen:* Wie senile Osteoporose. *Symptome:* Rückenschmerzen, Schmerzen im Becken- und Oberschenkelbereich, Druckschmerz am Becken, Watschelgang wie bei progressiver Muskeldystrophie. *Diagnose:* Blutcalcium normal oder leicht erniedrigt, Blutphosphor (anorganische Phosphate) erniedrigt, alkalische Blutphosphatase kann erhöht sein. Bezeichnend ist die Verminderung des Produkts aus Calcium und Phosphor, die Bilanz für Calcium und Phosphor ist negativ, die Ausscheidung im Stuhl erhöht. *Therapie:* Hohe Vitamin-D-Gaben, hormonelle Behandlung, wie Osteoporose.

Sekundäre Osteomalacie bei renaler Acidose mit tubulärer Insuffizienz durch vermehrte renale Kalkausscheidung, Hungerosteopathie, chronische Pankreatitis, Ikterus bei langdauerndem Gallengangsverschluß.

Therapie der Osteoporosen und -malacie: Hormonell mit Sexualhormonen, hohe Vitamingaben, Regelung der Ernährung, zusätzliche Verabreichung von Phosphor und Strontium, bei schmerzhaften Kyphosen längerandauernde Ruhe und Ausgleichslagerung im Gipsbett, allmählich steigernde gymnastische Behandlung, verbunden mit Massage; bei symptomatischen Osteoporosen, Behandlung des Grundleidens.

III. Osteodystrophien

a) Osteodystrophia oder Ostitis deformans Paget (vgl. S. 342). Durch unregelmäßig angeordnete Kittlinien entstehen Mosaikstrukturen. Die Konsistenz des Knochens ist herabgesetzt. *Ätiologie:* Umstritten, wahrscheinlich chronisch-entzündlicher Prozeß. *Vorkommen:* Nicht selten (3% aller Obduktionen *Schmorls*). Beginn im höheren Alter, selten vor dem 40. Lebensjahr. *Häufigste Lokalisation:* Kreuzbein, einzelne Wirbelkörper, Becken, Femur, Schädel, Brustbein, Schlüsselbein, Rippen, Schulterblatt, Humerus; dabei kann sie *monostisch* (nur in einem einzigen Knochen), *oligostisch* oder *polyostisch* auftreten. Mit Vorliebe werden die Stellen des Knochengerüstes befallen, an denen Knochenumbau- oder -abbauvorgänge im Gange sind (Randwülste bei Spondylosis deformans, Wirbelfrakturen). *Formen:* Die vergröberten grobsträhnigen Knochenbälkchen können dicht gedrängt stehen (diffuse Form), wodurch im Röntgenbild der Eindruck einer geschlossenen Knochenmasse entsteht (Elfenbeinwirbel). Häufiger entstehen im Wirbelkörperinneren Höhlen durch vermehrte Abbauvorgänge, wobei die Knochenbälkchen im Bereiche der Wirbelkörperober- und -seitenflächen besonders verdickt sind und ein rahmen- oder kastenartiges Bild entsteht. Beide Formen können in einer Wirbelsäule nebeneinander vorkommen. Die Knochenbälkchenneubildungen folgen den Gesetzen der Statik. Wegen der Weichheit des neugebildeten Knochengewebes können sekundäre Veränderungen, wie bei Osteoporose (Fisch-, Platt- und Keilwirbel) auftreten. Auch pathologische Frakturen kommen vor. *Symptome:* Es können Gliederschmerzen, Kyphosebildungen, pathologische Frakturen, und u. U. durch übermäßige Bildung von Pagetknochen Querschnittsparesen durch Druck auf das Rückenmark entstehen. *Therapie:* Symptomatisch, bei Rückenmarkskompression Entlastungslaminektomie.

b) Osteodystrophia fibrosa generalisata Recklinghausen (vgl. S. 341). Allgemeinerkrankung des gesamten Skeletts im Rahmen einer Stoffwechselstörung mit Acidose, Hypercalcämie, leichte Hypophosphatämie und vermehrter Serumphosphatase durch gesteigerte Funktion der Nebenschilddrüsen. *Ätiologie:* Hypertrophie oder Tumoren der Epithelkörperchen, möglicherweise auch Zwischenhirnstörung. *Formen:* Im Röntgenbild zeigen die Wirbelkörper durch Ausbildung einer dichtstehenden Spongiosa ein verwaschenes Aussehen. Durch den regen Knochenabbau wird der Knochen nachgiebig und es entstehen Fisch- und Keilwirbel sowie pathologische Frakturen. An den Frakturstellen findet sich verstärkter Knochenanbau. An verschiedenen Skeletteilen finden sich ,,braune Tumoren" mit Blutungen und Riesenzellhaufen sowie Cysten. *Verlauf:* Rasch progredient, meist zwischen 30. und 55. Lebensjahr. *Symptome:* Völliger Haltungsverfall, starke Schmerzen, Kyphosen, pathologische Frakturen. *Therapie:* Operative Entfernung der Epithelkörperchentumoren.

c) Osteodystrophia fibrosa lokalisata (vgl. S. 341). An der Wirbelsäule selten.

d) Lipoidosen. Bei den Lipoidstoffwechselstörungen kommt es selten zu Speicherkrankheiten (Morbus Gaucher, Niemann-Pick, Hand-Schüller-Christian) mit Beteiligung der Wirbelsäule. Die Gaucher-Zellen (Kerasin-Speicherung) infiltrieren die Markräume der Wirbelkörper unter Zerstörung des Knochenbälkchenwerkes und können den ganzen Wirbelkörper aushöhlen. Infraktionen und vollkommene Wirbelkörperzusammenbrüche kommen vor. *Differentialdiagnose gegen Tuberkulose:* Bei den Speicherkrankheiten keinerlei Regenerationsneigung. Im übrigen ähnliche sekundäre Veränderungen wie bei Osteoporose (Keilwirbel, Fischwirbel usw.). Bei Morbus Hand-Schüller-Christian (Cholesterinspeicherung) finden sich im Wirbelkörper knocheneinschmelzende und knochenverdichtende Vorgänge. Im Röntgenbild eigenartige fleckige Zeichnung. Auch hierbei sekundäre Veränderungen (Keil-Fischwirbelbildung, pathologische Frakturen). *Diagnose:* Erhöhung des Cholesterinspiegels, Knochenherde besonders auch am Schädel, häufig Exophthalmus.

Alle sekundären Wirbelveränderungen, insbesondere Wirbelkörperzusammenbrüche können zu Rückenmarkskompressionen und Querschnittslähmungen führen.

e) Marmorknochenkrankheit (*Albers-Schönberg*): Allgemeine, stets jedoch die Wirbelsäule mitbetreffende Osteosklerose, häufig mit Anämie verbunden. Die Wirbelkörper haben eine gleichmäßige, grauweiße Beschaffenheit ohne Markraumbildung und ohne Knochenbälkchenzeichnung (marmorartig). In der Mitte der Außenflächen findet sich eine charakteristische, horizontal-laufende, taillenförmige Einschnürung (Fadenspulenform). *Ätiologie* unbekannt, hereditär bedingt. *Diagnose:* Starke Brüchigkeit der Knochen, Anämie, evtl. Leukopenie, im Röntgenbild sehr dichte Sklerose. Die Wirbelsäule ist stets ganz befallen. *Differentialdiagnose:* Fluorvergiftung bei Kryolitharbeitern führt zu einer Kryolith-Osteosklerose, besonders der Wirbelsäule und des Beckens. Auch Phosphor, Strontium, Gold und Radium können toxische Osteosklerosen erzeugen.

f) Osteopoikilie. Kleine herdförmige Spongiosaverdichtungen, meist im Kreuzbein und Bogenfortsätzen, selten in der Wirbelsäule. *Synonyma:* Osteopathia condensans disseminata, Ostitis condensans generalisata, spotted bones.

Mélorhéostosis (Osteopathia hyperostotica monomelica, Osteosis eburnisans monomelica, flowing-hyperostosis): Selten auch an der Wirbelsäule vorkommende sklerotische, bandartige Knochenwucherung in Form zuckergußartiger Knochenauflagerungen.

g) Hyperostosis generalisata. In der Pubertät ausschließlich bei Männern auftretende Vergröberung der Knochenbälkchenzeichnung mit weitgehender Bänderverknöcherung und Blockwirbelbildungen.

h) Myositis ossificans progressiva. Erbkrankheit, die bis zum Wachstumsabschluß zur völligen Versteifung aller Gelenke durch Verknöcherung der Muskeln, Bänder und Sehnen führt, mit Osteoporose des Knochens.

i) Akromegalie. Beim eosinophilen Hypophysenadenom kommt es im Rahmen der Akromegalie auch zu Vergrößerungen der Wirbelkörper, besonders nach vorn, wobei auch Zwischenwirbelscheibengewebe nach vorn angebaut wird.

j) Kreatinismus. Bei der athyreotischen endokrinen Entwicklungsstörung ist die Knochenbildung in den Wirbelkörperrandleisten und deren knöcherne Verschmelzung mit dem Wirbelkörper stark verzögert, später entstehen erhebliche Osteochondrosen und krankhafte Wirbelsäulenverkrümmungen.

k) Chondrodystrophie. Verkümmerung der enchondralen Knochenbildung. Konstitutionell erblich. Die Wirbelkörperknochenkerne sind schon bei der Geburt wesentlich niedriger (flach, platt) und behalten diese Form auch später. Es kommt zu einer frühzeitigen Verschmelzung der Wirbelkörper mit den Wirbelbögen unter Einengung des Wirbelkanals durch Unterentwicklung des Wirbelbogenknorpels. Klinisch starke Verkrümmungen, insbesondere Buckelbildung am dorsolumbalen Übergang mit Keilwirbelbildungen. Häufig Bandscheibenvorfälle.

l) Platyspondylia generalisata. Sämtliche Wirbel haben, wie bei Chondrodystrophie, eine besonders flache (platte) Form bei regelrechter Höhe der Zwischenwirbelräume. Im Gegensatz zur Chondrodystrophie fällt das Mißverhältnis zwischen kurzem Rumpf und normaler Gliedmaßenlänge auf. Ätiologie unbekannt, möglicherweise Sonderform der Chondrodystrophie.

m) Osteogenesis imperfecta kongenita und tarda (Osteopsathyrosis). Im Rahmen der Skelettveränderungen finden sich im Bereiche der Wirbelkörper völliger Mangel der Spongiosastruktur mit verbreiterten niedrigen strukturarmen Wirbelkörpern und auffallend hohen Zwischenwirbelräumen. Spontanfrakturen, Fisch-, Platt- und Keilwirbelbildungen mit Wirbelsäulenverkrümmungen, evtl. auch Rückenmarksschädigungen.

n) Vertebra plana osteonecrotica *(Calvé)*: Plattwirbelbildung Wahrscheinlich aseptische Knochennekrose, ähnlich der *Köhler*schen, *Perthes*schen, *Schlatter*schen und *Kienböck*schen Erkrankung (vgl. S. 342). *Nagura* sieht Ähnlichkeit mit Osteochondrosis dissecans und nimmt mikroskopische Spongiosafrakturen als Initium an. *Vorkommen*: Zwischen 2. und 12. Lebensjahr, meist in unterer Brustwirbelsäule oder oberer Lendenwirbelsäule. Es können auch mehrere benachbarte oder entfernt liegende Wirbelkörper betroffen sein. *Symptome*: Zunächst wie beginnende Spondylitis mit Bewegungseinschränkung der WS, Schmerzen, Gibbusbildung (Rückenmarkskompressionen und Nervenwurzelreizungen können vorkommen. Im Röntgenbild Höhenabnahme und bisweilen seitliche Verbreiterung eines oder mehrerer Wirbel. Im frühen Stadium nur Aufhellung der Knochenbälkchenzeichnung, dann allmähliche Flachwirbelbildung, die auch bei Ruhelage fortschreitet. Keine Fistel- oder Absceßbildung. In der Heilung Wiederaufbau des Knochengewebes unter Umständen sogar Wiederherstellung der regelrechten Wirbelkörperhöhe bis zum Abschluß der Pubertät ohne reaktive knöcherne Veränderung der Nachbarwirbel. *Differentialdiagnose*: *Kümmel*sche Krankheit, Wirbelbrüche nach leichten Traumen, nach Muskelkrampf (epileptische Anfälle!), primäres eosinophiles Granulom (deshalb stets nach weiteren Knochenherden suchen!).

G. Wirbelsäulenveränderungen bei Erkrankungen des blutbildenden und lymphatischen Apparates

I. Osteopathie bei Blutkrankheiten

a) Osteomyelosklerosen. Vermehrung des Knochenbälkchenwerkes bei unveränderten äußeren Wirbelkörperumrissen in Verbindung mit hämatopoetischen Störungen. *Heilmeyer* unterscheidet als infantile Form (Typ *Albers-Schönberg*) die Marmorknochenkrankheit und die osteosklerotische Anämie der Erwachsenen (Typ *Hueck-Aßmann*) und nimmt eine primäre Fehldifferenzierung der Stammzellen des Reticulums an. Osteosklerosen werden beobachtet bei Leukämie, Pseudoleukämie, hämorrhagische Aleukie, Anämie, Polycytämie, Erthroblastose. Die Wirbelsäule wird frühzeitig ergriffen, jedoch sind die sklerotischen Verdichtungen im Röntgenbild nicht immer deutlich erkennbar, da häufig nur kaum röntgenschattengebendes Osteoid gebildet wird.

b) Osteolysen bei Blutkrankheiten finden sich bei vielen Leukämien, Sichelzellanämie, subleukämische Lymphadenose, langdauernder Anaemia perniciosa. Bei herdförmigen Einschmelzungsvorgängen im Knochenbälkchenwerk ist die Differentialdiagnose gegen akute Spondylitis oft schwer.

Osteosklerotische und osteolytische Vorgänge können bei der gleichen Blutkrankheit nebeneinander vorkommen.

II. Lymphogranulomatose

Infolge Durchwucherung des Wirbelkörpermarks mit Lymphogranulomgewebe kann sich eine fleckig-verteilte Knochenbälkchenverdickung ausbilden. Im Röntgenbild fleckig-verwaschene Osteoporose. Neben Osteosklerose findet sich auch Osteolyse, die sogar zu Wirbelkörperzusammenbrüchen (Plattwirbel, seltener Fisch- und Keilwirbel) führen kann. Durch epidurale Wucherungen kann es bei der Lymphogranulomatose zu Rückenmarksschädigungen mit Querschnittsparesen, aber auch Wurzelreizerscheinungen kommen.

III. Plasmocytom

(Myelom, *Kahler*sche Krankheit): Seltene allgemeine Erkrankung des hämatopoetischen Apparates mit osteoklastischer lacunärer Knochenresorption. Die einzelnen Resorptionsherde fließen ineinander über, wodurch umfangreiche Knochenzerstörungen zustande kommen. Alle Formen des Wirbelzusammenbruches sowie beträchtliche Verkrümmungen. Die Wirbelbogen mit den Fortsätzen sind regelmäßig beteiligt. *Differentialdiagnose* gegen Carcinommetastasen oft schwierig. Beim Myelom gleichförmige Ausbreitung über das ganze Knochengewebe, niemals Periostwucherungen oder andere reaktive Wucherungsvorgänge in der Umgebung. Niemals Osteosklerose. Vorkommen meistens im 4.–7. Lebensjahrzehnt. Neben der Wirbelsäule werden Rippen, Brustbein und Schädeldach befallen. *Diagnose:* Durch Blutbefund, Sternalpunktat, *Bence-Jones*sche Proteinurie, Serumelektrophorese. *Therapie:* Röntgenbestrahlung.

H. Geschwülste

a) Angiome. Die Wirbelangiome sind die häufigsten gutartigen Geschwülste der Wirbelsäule. Sie kommen meist in der Brustwirbelsäule, dann Lendenwirbelsäule, dann Halswirbelsäule, am seltensten im Kreuzbein vor. Am häufigsten sind der 12. Brustwirbel, danach 4. Lendenwirbel, dann 1., dann 2. und schließlich 3. Lendenwirbel betroffen. Das Knochenbälkchenwerk ist grobwabig verändert und zeigt regelmäßig senkrecht verlaufende Verstärkungszüge, die sich röntgenologisch in senkrechter Streifung darstellen. Die Wirbelkörper können „aufgebläht" erscheinen, indem die Wirbelkörperaußenflächen gradlinig oder sogar etwas vorgebuckelt sind. Die Angiome wachsen sehr langsam und zerstören dabei die Knochenbälkchen. Wirbelkörperzusammenbrüche sind selten, da die Stabilität durch die senkrechten Verstärkungszüge gesichert wird. In den Wirbelkörpern liegen die Angiome meist zentral, können auch den ganzen Wirbelkörper einnehmen und sich auf den Wirbelbogen und die benachbarten Rippen fortsetzen, sowie in das Zwischenwirbelscheibengewebe eindringen. *Symptome:* Selten klinische Erscheinungen, gelegentlich Wurzelkompressions- und Reizerscheinungen sowie Querschnittsparesen, wenn das Angiomgewebe in den Wirbelkanal vorgewachsen ist und das Rückenmark komprimiert oder als Folge segmentaler Durchblutungsstörungen. *Therapie:* Operation ist kontraindiziert, wenn keine Querschnittssymptome bestehen, wegen der Gefahr profuser Blutungen, die schwer zu stillen sind und vor allem wegen der Gefahr einer manifest werdenden Durchblutungsstörung des Rückenmarks. Röntgenbestrahlung kann versucht werden, oder durchblutungsfördernde Mittel.

b) Osteome. Selten, als Enosteome liegen sie als kleine Herde aus lamellär gebautem Knochen mit Gefäßkanälen in den Randteilen oder im vorderen Drittel des Wirbelkörpers, selten in der Mitte und gehen strahlig in das Knochenbälkchenwerk über.

Diagnose: Im Röntgenbild im Inneren sehr dichte, am Rande strahlenförmig zackige Schattenzeichnung im Wirbelkörper. Osteome der Wirbelbögen sind häufiger und sitzen meist an den Wirbelbogenfortsätzen exostoseartig an und können dadurch Bewegungsbehinderungen, Schmerzen und Wirbelsäulenverkrümmungen hervorrufen. Durch Einengung des Wirbelkanals können sie auch zu Querschnittsparesen führen.

Therapie: Operative Entfernung, wenn klinische Symptome bestehen.

c) Chondrome. An der Wirbelsäule selten. Wenn sie an den Wirbelbögen und Bogenfortsätzen vorkommen, können sie klinische Symptome und auch Querschnittsparesen verursachen.

d) Lipome. Einlagerungen von Fettmarkherden in Wirbelkörpern finden sich niemals vor dem 50. Lebensjahr. Möglicherweise handelt es sich nur um eine herdförmige Umbildung von rotem Knochenmark in Fettmark. Bevorzugt sind die unteren Lendenwirbel und oberen Kreuzbeinwirbel. Röntgenologisch nicht darstellbar, keine klinische Bedeutung.

e) Solitäre Riesenzellengeschwülste. Mesenchymale Geschwülste, die im 3. Lebensjahrzehnt gehäuft vorkommen. Besonders im Bereiche der unteren Brustwirbelsäule und der Lendenwirbelsäule sowohl in den Körper, als auch in den Bogenabschnitten. Im Röntgenbild wabig-cystische und fleckige Strukturveränderungen. Auftreibungen der Knochen. *Therapie:* Bei klinischen Erscheinungen und Lokalisation im Bogen oder Bogenfortsätzen operative Entfernung. Sonst Röntgenbestrahlung. *Prognose:* Neigung zu Recidiven.

f) Sarkome. Primär osteogene Sarkome sind an der Wirbelsäule selten. Bei den osteolytischen Sarkomen ist die Destruktion der Wirbelkörper oder Bögen charakteristisch, bei den osteoblastischen die Sklerose mit Auftreten eigentümlicher Stachelstrukturen. Das Ewing-Sarkom befällt die Wirbelsäule meist in Form von Metastasen, die zu schnellen Zerstörungen der Knochensubstanz und Zusammenbrüchen der Wirbelkörper führen. Gelegentlich stellt sich der paravertebral auswachsende Tumor als Weichteilschatten dar.

g) Chordom. Entsteht aus Resten der Chorda dorsalis und findet sich meist in der Sakrococcyealgegend bzw. der Cervicoccipitalgegend, zerstört oft in ausgedehntem Maße die anliegenden Knochen und ruft durch Einwucherung in den Rückenmarkskanal Caudalähmungen bzw. hohe Querschnittslähmungen und Hirndruckerscheinungen infolge Liquorpassagebehinderung hervor. *Diagnose:* Auftreibungen und Zerstörungen der Knochen im Röntgenbild, ne urologische Ausfallserscheinungen. *Therapie:* Operation.

h) Metastasen. Wirbelmetastasen sind sehr häufig. Bei Männern finden sich Wirbelmetastasen bei 66,7% der Prostatacarcinome, 33,3% der Lungen- und Bronchialcarcinome, 33% der Blasencarcinome und 41,7% der Sarkome; bei Frauen bei 66,6% der Mammacarcinome, bei 33,3% der Schilddrüsencarcinome und bei 30,8% der Lungen- und Bronchialcarcinome. Röntgenologisch erscheinen die Metastasen als osteoklastische oder als osteoblastische Formen, wobei beide Formen nebeneinander vorkommen können. Be den osteoklastischen Formen kommen Wirbelzusammenbrüche vor. Wenn die Metastasen nur das Knochenmark durchsetzen, sind sie röntgenologisch oft nicht darstellbar. Die Metastasen sind nicht auf Wirbelkörper und -bögen beschränkt, sondern wuchern auch in die Umgebung und führen häufig im Wirbelkanal zu Rückenmarkskompression mit Querschnittslähmung. Einbrüche in die Zwischenwirbelscheiben sind selten (vgl. Hellner, S. 784!).

i) Von außen angreifende Geschwülste. Teile der Wirbelsäule können durch Geschwülste besonders in Pharynx, Speiseröhre, Lungen und Mediastinum angenagt werden. Ebenso können Geschwulstmetastasen in den paravertebralen Lymphknoten auf die Wirbelsäule übergehen. Die Wandschichten der Wirbelkörper und die äußeren Spongiosaanteile werden dann zerstört und Geschwulstgewebe dringt in die Markhöhlen ein. Ähnliche Veränderungen finden sich bei Aktinomykose und Lymphogranulom. Im unteren Wirbelsäulenbereich, besonders auch durch Teratome und Dermoidcysten oder durch maligne Tumoren der weiblichen Geschlechtsorgane, die besonders auf das Kreuzbein übergreifen.

j) Sanduhrgeschwülste sind dadurch charakterisiert, daß ein Teil der Geschwulst im Wirbelkanal, ein anderer außerhalb desselben liegt und beide Teile durch eine Einschnürung im Bereiche des Zwischenwirbellochs deutlich voneinander getrennt sind. Als Sanduhrgeschwülste finden sich Fibrome, Fibrosarkome, Ganglionneurome, Enchondrome und vor allem Neurinome. Das Zwischenwirbelloch kann durch Druck erweitert sein, wobei es trotzdem zu Wurzelkompressionssymptomen kommt. Auch das Granulationsgewebe bei Lymphogranulomatose kann vom Mediastinum her in dieser Weise in den Wirbelkanal eindringen. Klinische Symptome finden sich durch Rückenmarkskompression in Form einer Querschnittsparese durch extraduralen Tumor und durch Kompression der Nervenwurzel. Die operative Entfernung kann oft schwierig sein.

k) Erweiterung des Wirbelkanals durch intraspinale Tumoren. Sowohl extra- als auch intramedulläre Tumoren können zu einer Erweiterung des Wirbelkanals führen, was sich im Röntgenbild im sagittalen Strahlengang am seitlichen Auseinanderweichen der Bogenwurzeln zeigt. Diese Veränderungen zeigen sich bei intramedullären Tumoren in 10% und bei extramedullären in 30–50% der Fälle.

l) Wirbelsäulenveränderungen durch Aneurysmen. Durch Aortenaneurysmen können muldenförmige Eindellungen an der Außenfläche der Wirbelkörper entstehen. Die eingedellte Wandfläche ist etwas verdickt und läßt einzelne senkrechte, leistenartige Verstärkungszüge erkennen, durch die Wirbelkörperzusammenbrüche verhindert werden.

8. Abschnitt: Periphere Nerven

A. Aufbau und Funktion

Die peripheren Nerven setzen sich aus sensiblen, motorischen und vegetativen Nervenfasern zusammen, die sich in ihrem Kaliber und Markgehalt unterscheiden. Im Zentrum der Nervenfaser liegt der *Achsenzylinder* (Axon), welcher durch den *Neuriten* einer Nervenzelle gebildet wird. Das Plasma des Neuriten (*Neuroplasma*) kann leicht Wasser aufnehmen und wieder abgeben, wobei sich der Durchmesser entsprechend verändert. Im Neuroplasma liegen ziemlich gleichmäßig verteilt die *Neurofibrillen* und zwischen diesen in langen Reihen die *Neurosomen*. Die äußerste Zone des Achsenzylinders bleibt meist fibrillenfrei und bildet das *Axolemm*. Nach außen folgt bei den markhaltigen Nervenfasern eine dicke Eiweiß-Lipoidhülle (*Myelinscheide, Markscheide*) und ein außerordentlich feines Häutchen, welches aus einem Zellsynzytium gebildet wird, die *Schwannsche Scheide* (*Neurolemm*). Die Dicke der markhaltigen Fasern schwankt zwischen 2–20μ. Die Markscheide zeigt im Abstand von 0,8–1 mm schmale, ringförmige Unterbrechungen, die *Ranvierschen Schnürringe*, in deren Bereich die *Schwann*sche Scheide mit dem Achsenzylinder in direktem Kontakt steht. Die Kerne der *Schwannschen Zellen*, die den Gliazellen des Zentralnevrensystems entsprechen, liegen jeweils genau in der Mitte zwischen zwei *Ranvier*schen Schnürringen. Der *Schwann*schen Scheide folgt nach außen eine aus argyrophilen Fibrillen gebildete Hülle und dann die dünne, bindegewebige *Key-Retziussche Fibrillenscheide*, das *Endoneurium*. Die einzelnen Nervenfasern werden zu *Nervenfascikeln* oder *-bündeln* zusammengefaßt, welche vom *Perineurium* umgeben sind. Die einzelnen Nervenbündel werden dann durch das *Epineurium* zum *Nervenstamm* zusammengefaßt.

Die Hauptaufgabe der Nervenfasern ist die Erregungsleitung. Ob dabei das leitende Element im Plasma oder den Neurofibrillen zu suchen ist, ist auch heute noch umstritten Wenn der Nerv von einer Erregungswelle durchlaufen wird, kann eine elektrische Begleiterscheinung festgestellt werden, das *Aktionspotential*. Die elektrischen Erscheinungen sind mit physikalisch-chemischen Vorängen, wie Wärmeproduktion, Sauerstoffverbrauch usw., verbunden. Auf Grund der physikalischen Eigenschaften können verschiedene Arten von Fasern unterschieden werden, wovon die schnell leitenden mit einer Leitungsgeschwindigkeit von 60–120 m/sec als Signalübermittler für die Muskelsensibilität und die motorischen Impulse dienen, während die langsam leitenden Fasern bestimmte Aufgaben in der Vermittlung der Schmerzreize erfüllen.

B. Untersuchung

I. Vorgeschichte

Für die Beurteilung peripherer Nervenlähmungen und insbesondere für die Indikationsstellung zur operativen Behandlung ist die Anamnese wichtig. Dabei wird der zeitliche Zusammenhang zwischen Unfallereignis und Lähmungserscheinungen festgestellt. Auch länger zurückliegende Traumen können von Bedeutung sein. Art des Unfalles, Lage und Stellung des Patienten beim Unfall, Verletzungsmechanismus, sonstige Verletzungen, sowie Zeitpunkt des Auftretens der motorischen Schwäche, Mißempfindungen, Schmerzen bzw. trophischer Störungen wird genau rekonstruiert. Durchgeführte chirurgische Maßnahmen (Gefäßunterbindungen, Entfernung von Fremdkörpern, Einrichtung von Frakturen usw.) müssen berücksichtigt werden. Bei länger zurückliegenden Verletzungen ist die Dauer einer evtl. bestandenen Eiterung, besondere Infektionsarten (Gasbrand usw.) von Bedeutung. Zum Ausschluß unfallunabhängiger Nervenschädigungen ist der Allgemeinzustand des Patienten, sein Beruf und die Lebensgewohnheiten von Bedeutung. (Siehe Neuralgie, Neuritis, S. 319.)

II. Motorik

Viele Lähmungstypen sind schon bei der bloßen Betrachtung an Haltung und Stellung der Extremitäten, sowie dem Muskelrelief zu erkennen, wie *Fallhand* bei Radialislähmung, *Krallenhand* bei Ulnarislähmung, *Affenhand* bei Medianuslähmung, *schlaffes Herunterhängen des Armes* bei Lähmung des Plexus brachialis, *Spitzfußstellung* und *Steppergang* bei Peronäuslähmung, *Hackenfuß* bei Tibialislähmung, *eckige Schulter* bei Axillarislähmung, *Schwund der Zwischenhandmuskeln und des Daumenballens* bei Ulnaris- und Medianuslähmung, *Schwund der Muskelwülste an der Vorderseite des Oberschenkels* bei Femoralislähmung oder *kielartiges Hervortreten der Tibiakante* bei Peronäuslähmung. Eine eingehendere Untersuchung zur Lokalisation der Schädigung am Nerven und zur Feststellung des Ausmaßes der Schädigung (totale oder partielle Durchtrennung) erfordert eine genaue Kenntnis der Topographie und der Funktion der Nerven (s. Übersicht S. 610). Jeder einzelne von dem zu untersuchenden Nerven innervierte Muskel wird geprüft, indem seine Kontraktibilität durch Palpation und seine Leistung an der Funktion festgestellt wird. Die Resultate werden in 6 Grade eingeteilt:

0 = völlige Lähmung,
1 = geringe Kontraktion,
2 = aktive Bewegung bei Ausschaltung der Schwerkraft,
3 = aktive Bewegung gegen die Schwerkraft,
4 = aktive Bewegung gegen Schwerkraft und Widerstand,
5 = normale Muskelkraft.

Bei der Untersuchung müssen *Innervationsanomalien* berücksichtigt werden! So kommen an der Hand Innervationsanomalien in etwa 20% der Fälle vor, wobei alle Übergänge von einer gänzlichen Ulnarisversorgung aller Handmuskeln bis zu einer völligen Medianusinnervation beobachtet werden können. Durch Ausschaltung des einen oder anderen Nerven mit einer Leitungsanästhesie können die Innervationsanomalien festgestellt werden. Auch auf *Trickbewegungen*, wie Spreizung der Finger durch die Fingerstrecker oder Adduktion der Finger durch die Flexoren, Flexion des Ellbogens bei Bicepslähmung durch den Brachioradialis, muß geachtet werden. Wichtig ist auch die Erkennung einer Lähmung im Gipsverband. So spricht die Unmöglichkeit der Dorsalflexion der Großzehe für eine Peronäuslähmung, die Unmöglichkeit der Plantarflexion für eine Tibialislähmung, die Unmöglichkeit, die Finger zu spreizen oder zu adduzieren für eine Ulnarislähmung, während der sicherste Test für eine Medianuslähmung die Sensibilitätsprüfung ist.

Die Untersuchung der Motorik wird durch die elektrische Untersuchung ergänzt (s. S. 605). Neben der elektrischen Reizung kann auch ein *Elektromyogramm* abgeleitet werden, welches darauf beruht, daß bei der Kontraktion eines Muskels Aktionsströme auftreten, während der gesunde ruhende Muskel elektrisch stumm ist. Unter pathologischen Verhältnissen können im ruhenden Muskel Fibrillationen nachgewiesen werden, welche ein sicheres Zeichen für die Degeneration des distalen, motorischen Neurons sind. Wenn bei einer partiellen Nervenschädigung normale, funktionstüchtige, motorische Elemente noch vorhanden sind, finden sich neben den Fibrillationen noch Aktionspotentiale.

III. Sensibilität und Schmerzen.

Bei peripheren Nervenverletzungen kommt der Prüfung der Berührungs- und Schmerzempfindung die größte Bedeutung zu. Das Ausfallsgebiet für die Schmerzempfindung ist bei einer Nervenläsion kleiner, als das der Berührungsempfindung. Sofort nach der Verletzung ist das Ausfallsgebiet des Nerven am größten. Nach einigen Tagen werden die sensiblen Funktionen in den Grenzzonen benachbarter Hautnerven vom gesunden Nerven übernommen. Noch später können Nervenfasern in das ausgefallene Gebiet einwachsen, wodurch das ausgefallene Gebiet weiter eingeengt wird. Diese konzentrische „Wiederherstellung der Sensibilität" darf nicht als Regeneration des geschädigten Nerven aufgefaßt werden! Diese erfolgt nicht konzentrisch, sondern radiär!

Für die Beurteilung der Sensibilität ist neben der Kenntnis der normalen sensiblen Innervation (vgl. Abb. 135a, b), ebenfalls die Kenntnis der Innervationsanomalien von Bedeutung. Auch hierbei kann die Leitungsanästhesie eines benachbarten, nichtgeschädigten Nerven weitere Aufschlüsse bringen.

Schmerzen treten häufiger nach partiellen Nervenverletzungen als nach kompletter Durchtrennung auf und werden besonders bei Verletzungen des Nervus medianus und des Nervus tibialis beobachtet. Der Schmerzcharakter kann variieren, wobei ein heftiger, brennender Schmerz im Sinne der *Kausalgie* typisch, jedoch nicht allzu häufig ist. Das Brennen ist meist derart intensiv, daß die Patienten durch Eintauchen der Hand bzw. des Fußes in kaltes Wasser, oder Betupfen bzw. Umwickeln mit feuchten Lappen Linderung suchen. Die Intensität der Schmerzen steht in keinem Zusammenhang mit dem Grad der Nervenschädigung. Sie treten besonders nach nur oberflächlichen Lädierungen und Einschnürungen des Nerven auf.

Mit der Kausalgie ist häufig auch eine *Hyperpathie* vergesellschaftet. Dabei ist die Schwelle für Einzelreize erhöht und Sukzessivreize, wie das bloße Darüberstreichen über die Haut lösen heftige ausstrahlende Schmerzen aus. Die genaue Lokalisation des Einzelreizes ist unmöglich und der Schmerz klingt erst nach längerer Zeit wieder ab. Der Entstehungsmechanismus der Kaulsagie und Hyperpathie ist noch umstritten. Eine wichtige Rolle dürfte der Reichtum an trophischen Fasern in Medianus und Tibialis bzw. Ischiadicus und deren chronische Reizung spielen. Dafür spricht auch die Tatsache, daß kausalgiforme Schmerzen und hyperpathieähnliche Zustände auch bei reinen Gefäßschädigungen ohne Läsion des peripheren Nerven beobachtet werden.

IV. Reflexe

Da das Funktionieren der Reflexbogen meist nicht von der Intaktheit eines einzelnen Nerven abhängig ist, spielen die physiologischen Muskel- und Sehnenreflexe bei der Diagnose peripherer Nervenlähmungen nur eine untergeordnete Rolle. Immerhin muß man sich den Weg der Reflexbogen vergegenwärtigen (s. Reflexe S. 583) und findet z.B. bei Läsion des N. femoralis einen Ausfall des Patellarsehnenreflexes und bei Läsion des N. tibialis einen Ausfall des Achillessehnenreflexes usw.

V. Autonome Funktionen

a) Die Durchblutung kann im denervierten Gebiet verändert sein, wobei häufig subjektiv ein Kältegefühl, seltener ein erhöhtes Wärmegefühl angegeben wird. Oft besteht eine Cyanose und Rötung des betroffenen Bezirks, wobei sich die Haut wärmer anfühlen kann, oder es findet sich eine blasse, kühle Haut. Die Temperaturunterschiede zur gesunden Extremität können mit Hauttemperaturmessungen objektiviert werden.

b) Die Schweißsekretion kann gesteigert (Hyperhidrosis) oder meist bei ausgedehnten Sensibilitätsdefekten vermindert (Anhidrosis) sein. Zur Objektivierung wird ein Schweißversuch durchgeführt, wobei die Haut mit Jod (Jod. pur 15,0, Ol. rhiz. 100,0, Spirit. vin. 900,0) bestrichen wird. Nach Verdunsten des Alkohols wird vorsichtig Stärkepuder aufgestreut. Danach läßt man den Patienten in einem Heizkasten, evtl. unter voriger Verabreichung von heißem Tee, Aspirin oder Pilocarpin schwitzen und beobachtet die Blauschwarzfärbung des Jodstärkegemisches. Die Schweißsekretion kann auch direkt mit einer Lupe oder einem Ophthalmoskop beobachtet werden. Ein weiterer Nachweis ist durch die Messung des elektrischen Hautwiderstandes möglich. An den Stellen verminderter Schweißsekretion ist der Hautwiderstand beträchtlich erhöht. Der Nachweis einer Schweißsekretionsstörung kann besonders bei Kindern und bei Verdacht auf Simulation bedeutungsvoll sein.

c) Trophische Störungen sind besonders an den Finger- und Zehennägeln charakteristisch. Es finden sich an den Nägeln weißliche Querstreifen (*Mees*sche Streifen). Daneben sind die Nägel häufig verdickt, stärker gewölbt, zeigen einen Glanzverlust und treppenförmig verlaufende Querwülste, die auf vorübergehender Wachstumshemmung beruhen. Bei schweren Nervenschädigungen kann auch das „*Nagelbettzeichen*" beobachtet werden. Dabei sind die Nägel stärker gewölbt, verdickt und das vordere Ende der Fingerbeere ist mit dem Nagel innig verwachsen und nicht durch eine Furche von ihm getrennt. Das Nagelbett ist nach vorn ausgezogen, die Fingerbeere atrophisch und erscheint zugespitzt. Beim Schneiden der Nägel wird das Nagelbett häufig verletzt und es kommt zu Blutungen. Bei Nervenschädigung schweren Grades bestehen die Nagelveränderungen sehr lange, während sie sich bei den sich spontan zurückbildenden Nervenschädigungen zwischen dem 3. und 4. Monat gleichzeitig mit der Besserung der Motilitäts- und Sensibilitätsstörungen wieder zurückbilden. Weiterhin können an der Haut Blasen- und Ödembildung, Ulcerationen mit schlechter Heilungstendenz, häufig nach belanglosen Verletzungen, beobachtet werden. Meist geht die normale Fältelung der Haut im Ausbreitungsgebiet des geschädigten Nerven verloren. Sie ist oft bräunlich getönt und zeigt eine vermehrte, kleieförmige Abschilferung, nach Art eines hyperkeratotischen Ekzems. Auch die Behaarung kann im gelähmten Bezirk verändert sein.

C. Verletzungen

I. Formen

Es können verschiedene Grade einer Nervenläsion unterschieden werden, wobei es einmal nur zu einer vorübergehenden Funktionsstörung kommt, andererseits eine Unterbrechung einzelner Nervenfasern vorliegt oder der Nerv in seinem ganzen Querschnitt durchtrennt ist. Danach werden unterschieden:

a) Die Neurapraxie mit vorübergehender kurzer Leitungsunterbrechung, die sich spontan zurückbildet. Klinisch finden sich vorwiegend motorische Lähmungen, während Sensibilitätsstörungen geringer ausgeprägt sind oder fehlen. Die elektrische Erregbarkeit der betroffenen Muskeln ist normal. Ein typisches Beispiel ist die sog. Schlaflähmung. Pathologisch-anatomisch findet sich eine Fragmentation der Markscheiden, besonders der motorischen Fasern.

b) Die Axonotmesis ist eine Kontinuitätsunterbrechung der Nervenfasern bei erhaltenen bindegewebigen Hüllen. Klinisch findet sich eine vollständige motorische und sensible Lähmung. Nach vollständiger *Waller*scher Degeneration ist elektrisch eine Entartungsreaktion in den betroffenen Muskeln nachzuweisen. Eine Regeneration mit vollkommener Wiederherstellung der Funktion ist möglich, da die einzelnen Nervenfasern wieder in die bindegewebigen Hüllen einwachsen können. Ein Beispiel für eine Axonotmesis ist die Lähmung nach Nervenzerrung oder -quetschung, z.B. auch die Phrenicus-Quetschung zur Behandlung der Lungentuberkulose.

c) Die Neurotmesis ist eine vollständige Durchtrennung des ganzen Nervenquerschnittes. Klinisch besteht eine vollständige motorische, sensible und autonome Lähmung, sowie bei der elektrischen Untersuchung eine Entartungsreaktion, wie bei Axonotmesis. Im frischen Zustand ist daher die Unterscheidung einer Axonotmesis von einer Neurotmesis nicht möglich. Bei letzterer ist jedoch eine spontane Regeneration ausgeschlossen. Eine Wiederherstellung der Funktion ist nur nach Nervennaht zu erwarten und auch dann nur, im Gegensatz zur Axonotmesis, mehr oder weniger unvollständig.

Während die Axonotmesis bei gedeckten Verletzungen, geschlossenen Frakturen usw. häufiger ist, kommt es bei offenen Verletzungen oft zur Neurotmesis. Eine sichere Unterscheidung ist nur nach dem Verlauf einer wiedereinsetzenden Regeneration bei der Axonotmesis oder durch operative Freilegung des Nerven möglich.

Neben diesen Verletzungsfolgen ist noch zu berücksichtigen, daß auch partielle Läsionen vorkommen, wobei z.B. eine partielle Durchtrennung eines Nerven im Sinne einer partiellen Neunotmesis, neben der Schädigung eines weiteren Abschnittes des Nerven im Sinne einer Axonotmesis und einer Neurapraxie der übrigen Nervenbündel vorliegen kann.

II. Differentaldiagnose

Auch bei eindeutig feststehendem Trauma kann die Abgrenzung echter Lähmungen von lähmungsartigen Bildern durch Kontrakturen, Schonhaltungen oder funktionellen Lähmungen oft schwierig sein.

a) Schonhaltungen und **Kontrakturen** können nach langdauernden Ruhigstellungen der Gliedmaßen auftreten. An den Gelenken kann eine nutritive Schrumpfung der bindegewebigen Anteile ihrer Kapsel auftreten und eine Gelenkkontraktur hervorrufen. Die fehlende aktive Innervation der Muskulatur führt zur Inaktivitätsatrophie. Dabei entwickeln sich gelegentlich Zustandsbilder, die einer echten Lähmung ähnlich sind. So kann z.B. eine Inaktivitätsatrophie des Deltamuskels nach Schultergelenkstraumen eine Axillarislähmung vortäuschen. Die Inaktivitätsatrophie zeigt jedoch keine Änderung der elektrischen Erregbarkeit. Bei schweren Weichteilverletzungen mit ausgedehnten Eiterungen kann es zu Pseudoparesen der Muskulatur kommen, wahrscheinlich durch schwere toxische Schädigungen der kontraktilen Substanz, wobei anatomische Veränderungen, Abschwächung oder Ausfall der Reflexe und eine Herabsetzung der elektrischen Erregbarkeit vorkommen. Eine gleichzeitige toxische Schädigung der Muskeläste kann oft nicht ausgeschlossen werden. Auch Narbenkontrakturen der Haut, sowie Schrumpfungen der Sehnen und Muskeln (tendo- und myogene Kontraktur) täuschen gelegentlich eine Nervenschädigung vor.

b) Knochen- und **Gelenkprozesse** müssen sorgfältig ausgeschlossen werden. Eine geburtstraumatische Plexuslähmung kann gelegentlich mit der *Parrot*schen *Pseudoparese* bei der Lues congenita verwechselt werden, die auf einer Osteochondritis syphilitica an den Epiphysenfugen beruht. Durch Prüfung der Gelenkbeweglichkeit kann die Verwechslung einer Nervenlähmung mit einer Periarthritis humero-scapularis oder eine Coxitis tuberculosa vermieden werden. Bei kleinen Kindern muß an die schmerzhafte Armlähmung (Chassaignac) gedacht werden, die auf einer Subluxation des Radiusköpfchens beruht. Die Dislokation tritt meist bei starkem Zug an der Hand auf. Der Arm wird vollkommen ruhig gehalten und innenrotiert. Jede Bewegung im Ellenbogengelenk, besonders die Supination, ist schmerzhaft. Spontanschmerzen werden meist in die Schulter lokalisiert.

c) Ischämische Kontrakturen nach Verletzung großer Arterien, Verbrennungen oder zu lange angelegter Blutleere sind von besonderer Wichtigkeit. Es kommt zu einer brettharten, schmerzhaften Schwellung der Muskeln und schließlich zu deren Zerfall unter starker entzündlicher Infiltration. Gleichzeitig tritt meist eine Schädigung der motorischen und sensiblen Nervenendigungen auf, so daß die elektrische Erregbarkeit der Muskeln aufgehoben oder herabgesetzt und die Sensibilität gestört sein kann. Durch Schrumpfung der geschädigten Muskulatur kommt es zu Kontrakturen, wobei die Gelenkstellungen durch die am wenigsten geschädigten Muskelgruppen bestimmt werden. Bei ischämischen Lähmungen ist meist der periphere Puls nicht oder nur abgeschwächt zu tasten und die Muskulatur fühlt sich hart an. Bei gleichzeitig bestehender Nervenläsion kommt meist ein operativer Eingriff wegen der schlechten Durchblutungverhältnisse nicht in Frage.

d) Die Abgrenzung einer **Neuritis** ist schon auf Grund der Vorgeschichte und des Lähmungstyps meist möglich. Verwechslungen können z.B. vorkommen zwischen einer „traumatischen Neuritis" der Nn. suprascapulares durch den Druck von Rucksackriemen oder das Tragen eines schweren Baumstammes mit einer serogenetischen Neuritis nach Tetanusantitoxininjektion oder Typhus-, Paratyphusschutzimpfung, welche ebenfalls den Schultergürtel oft nur einseitig bevorzugt. (Siehe Neuritis, S. 319!)

e) Funktionelle Lähmungen finden sich als hysterische Lähmungen oder bei Simulation, aber auch infolge einer Fehlinnervation, die zunächst durch schmerzbedingte Schonhaltung der Muskulatur entstanden sein kann, wobei der Patient verlernt hat, nach Aufhören der Schmerzen die betroffene Muskelgruppe harmonisch in den Bewegungsablauf einzuschalten. Gelegentlich bestehen bei den Patienten bestimmte Hand- und Fingerstellungen oder eine bestimmte Gehstörung, wie sie sie bei Patienten mit echten Nervenlähmungen gesehen haben. Durchblutungsstörungen, feuchte oder kühle Haut, starkes Schwitzen, auch Störungen des Nagelwachstums, Atrophien, hyperkeratotische Hautveränderungen, gelegentlich auch ödematöse Schwellungen können bei funktionellen Störungen beobachtet werden, ohne daß diese Veränderungen zu erklären wären. Häufig liegt eine Disposition zu derartigem vegetativen Verhalten vor. Größere Umfangdifferenzen, Reflexstörungen, isolierte Muskelatrophien oder Veränderung der elektrischen Erregbarkeit fehlen stets. Sensibilitätsstörungen werden oft handschuh- bzw. strumpfförmig begrenzt angegeben.

f) Verletzungen oder Erkrankungen des Rückenmarks bzw. des Gehirns sind im allgemeinen anamnestisch und durch den entsprechenden charakteristischen Lähmungstyp von peripheren Nervenlähmungen zu unterscheiden.

III. Degeneration und Regeneration

Nach dem *Wallerschen Gesetz* kann eine Nervenfaser ihre anatomische und physiologische Integrität nur dann bewahren, wenn sie mit ihrer lebensfähigen Ursprungszelle unversehrt in Verbindung steht. Es kommt daher bei Verletzung peripherer Nerven zu Degenerationserscheinungen im ganzen peripheren Stumpf. Gleichartige Veränderungen finden sich jedoch in der Regel auch ein Stück weit im zentralen Stumpf. Die Degeneration umfaßt regressive und progressive Veränderungen. Es kommt zu einem Abbau der Myelinscheide und des Achsenzylinders, sowie dessen Auflösung und Resorption der Abbauprodukte unter Bildung einer sog. Verdauungskammer. Durch Makrophagen werden die Abbauprodukte weggeräumt. Die Proliferation der *Schwann*schen Zellen führt schließlich zu soliden „*Büngner*schen Strängen".

Die Regeneration erfolgt durch Auswachsen der Achsenzylinder vom proximalen Stumpf her. Dabei wird der Achsenzylinder durch die Anordnung des umgebenden Gewebes gelenkt, so daß es z.B. beim Einwachsen in einen peripheren Nervenstumpf zu einem geordneten Wachstum kommt. Im Narbengewebe ist dagegen das Wachstum ungeordnet (Neuromblidung!). Außer dem Vorwachsen des Achsenzylinders kommt es zur Anreicherung von Hüllenzellen, zur Bildung einer Markscheide mit Schnürringen, Durchmesserzunahme und funktioneller Anpassung. Der allgemeine Aufbau eines regenerierten Nerven entspricht demjenigen eines normalen, jedoch sind die endoneuralen und *Schwann*schen Zellen zahlreicher, das endoneurale Bindegewebe umfangreicher und die *Ranvier*schen Schnürringe unregelmäßiger angeordnet. Wenn falsche Faserverbindungen zustande kommen, d.h., wenn die Fasern in Hüllen des peripheren Stumpfes einwachsen, die ihnen nicht entsprechen, ist die Wiederherstellung der Funktion nur in beschränktem Umfange möglich. Dies trifft bei jeder Nervennaht nach Neurotmesis zu.

Das Gelingen einer *Nervennaht* hängt von Art und Ausmaß der Regeneration ab und diese wiederum ist abhängig vom Zeitpunkt der Naht, der guten Adaption der Nervenstümpfe, der Ausdehnung des Nervendefektes und der Höhe der Verletzungsstelle. Je weiter proximal die Verletzungsstelle liegt, um so länger ist der Weg, den die Nervenfaser zurücklegen muß und um so länger dauert es, bis das Erfolgsorgan erreicht wird. Regressive Veränderungen in der Peripherie können dann u.U. schon irreversibel sein. Da die Aktivität der *Schwann*schen Zellen von der 3. Woche an abnimmt, ist der Zeitpunkt der Nervennaht von Bedeutung. Nach Abbau der Markscheiden und Achsenzylinderreste ist die Schrumpfung der Hüllen zunächst noch reversibel, später werden sie für das Einwachsen der Nervenfasern zu eng. Die motorischen und sensiblen Endorgane schwinden ebenfalls nach einiger Zeit. Sie können zwar teilweise regenerieren, sind dann jedoch minderwertig. Auf Grund dieser Erkenntnisse konnten kritische Zeiten festgelegt werden, nach welchen die Aussicht auf eine ausreichende Regeneration der wichtigsten Nerven gering sind.

Kritische Zeitspanne zwischen Verletzung und Nervennaht (nach Nigst):

Höhe der Verletzung		hoch	mittel	tief
N. medianus	motorisch	9 Monate	13 Monate	32 Monate
	sensibel	12 Monate	17 Monate	9 Monate
N. ulnaris	motorisch	9 Monate	16 Monate	18 Monate
	sensibel	9 Monate	24 Monate	31 Monate
N. radialis		13 Monate	16 Monate	9 Monate
N. peronaeus		12 Monate	13 Monate	12 Monate
N. tibialis	motorisch	13 Monate	15 Monate	12 Monate
	sensibel	15 Monate	14 Monate	12 Monate

Die Regeneration hängt auch von der Größe der entstandenen Lücke ab, da die Nahtstelle nicht unter Spannung stehen darf. Das kann durch Mobilisierung der Stümpfe, Nervenverlagerung und entsprechende Gelenkstellungen bis zu einem gewissen Grade vermieden werden. Wenn die Gelenke nach erfolgter Heilung bei der Nachbehandlung wieder in normale Stellung gebracht werden, wird der Nerv gedehnt und es kann zu einer ausgedehnten intraneuralen Fibrose kommen, welche die Regeneration sehr in Frage stellt. Es bestehen für die einzelnen Nerven kritische Resektionslängen, bei deren Überschreitung eine ausreichende Regeneration nicht zu erwarten ist.

Kritische Resektionslängen (nach Nigst)

Höhe der Verletzung	hoch	mittel	tief
N. medianus	7 cm	9 cm	7,5 cm
N. ulnaris	10 cm	13 cm	10 cm
N. radialis	8 cm	8 cm	7,5 cm
N. peronaeus	9 cm	9 cm	9 cm
N. tibialis	10 cm	11 cm	7 cm

Die Regeneration erfolgt in verschiedenen Stadien:

Zunächst sind zum Überschreiten der Nahtstelle etwa 3 Wochen notwendig. Danach erfolgt ein schnelles Vorwachsen, in einzelnen Nerven bis zu 4 mm je Tag; nach mehreren Wochen läßt die Wachstumsgeschwindigkeit nach. Nach Erreichen des Endorgans ist eine weitere Zeitspanne bis zur Wiederkehr der Funktion notwendig. Für alle diese Wachstumsetappen zusammengenommen gilt als Faustregel, daß die Nervenregeneration täglich um 1 mm fortschreitet, so daß man errechnen kann, wann die Funktion nach einer Nervennaht zu erwarten ist. Das Fortschreiten der Regeneration kann man klinisch verfolgen. Mit dem Vorwachsen der Achsenzylinder verlagert sich das *Hoffmann-Tinelsche Klopfzeichen* (s. S. 588) immer weiter nach distal. Im Elektromyogramm kann die Regeneration 3 Monate vor dem Auftreten aktiver Muskelkontraktionen festgestellt werden. Es verschwinden dann die Fibrillationen und es erscheinen charakteristische Aktionspotentiale. Mit Einsetzen der willkürlichen Motorik tritt eine normale Reaktion auf faradische Reizung auf und es kommt zum Abfall des Chronaxiewertes (s. S. 608). Die Rückkehr der Sensibilität ist an einem höheren Schwellenwert erkenntlich. Die Schmerzempfindung und die Kälteempfindung kehren zuerst zurück. Sie werden anfänglich oft distal von der Reizstelle empfunden.

Typische Freilegungen peripherer Nerven: Siehe Extremitäten!

IV. Wichtigste periphere Nervenverletzungen

a) Plexus brachialis. (vgl. Abb. 438, S. 1449) Der Plexus brachialis setzt sich aus einem Teil der 4. Cervikalwurzel, der 5.–8. Cervikalwurzel und dem größten Teil der 1. Thorakalwurzel zusammen. Er tritt zwischen dem M. scalenus ant. und medius hervor, konvergiert im seitlichen Halsdreieck und zieht von dort nach unten und lateral hinter die Clavicula, um zwischen dem M. subclavius und der 1. Rippe in die Achselhöhle zu gelangen. Er bildet den hinter der A. axillaris verlaufenden Fasciculus posterior, der in den N. radialis übergeht und den N. axillaris abgibt. Außerdem den Fasciculus lateralis, aus dem der N. musculocutaneus abzweigt und den Fasciculus medialis, aus dem der N. ulnaris, N. cutaneus brachii medialis, und N. cutaneus antebrachii medialis entspringen. Der N. medianus geht durch seine obere Wurzel aus dem Fasciculus lateralis und durch seine untere Wurzel aus dem Fasciculus medialis hervor.

Wegen der großen Längsausdehnung des Plexus von etwa 15 cm können 3 häufige Lähmungstypen unterschieden werden: Die totale, die obere und die untere Plexuslähmung.

1. Bei der *totalen Plexuslähmung* hängt der Arm völlig schlaff herunter. Die Funktion sämtlicher Hand- und Armmuskeln und eines großen Teils der Schultergürtelmuskulatur ist ausgefallen. Die Sensibilitätsstörung wechselt nach Grad und Dauer. Bei vollständiger Unterbrechung der Nervenleitung hat sie Handschuhform und reicht bis zur Mitte des Oberarmes, auf der Beugeseite etwas höher.

2. Bei der *oberen Plexuslähmung* (*Erb*sche Lähmung) besteht ein Ausfall des M. deltoideus, eines Teils der Oberarmmuskulatur, häufig eine Parese weiterer Schultergürtelmuskeln, vor allem der Mm. supra- und infraspinam, bei gleichzeitigem Ausfall der Oberarmbeuger (M. biceps brachialis und coracobrachialis), seltener des Triceps, gelegentlich auch des M. pectoralis und der Rhomboidei. Die Sensibilitätsstörungen sind meist gering, sie entsprechen der Ausdehnung des M. deltoideus oder erstrecken sich um die hintere Achselfalte.

3. Bei der *unteren Plexuslähmung* (*Klumpke*sche Lähmung) besteht vorwiegend eine Parese der Hand- und Vorderarmmuskeln. Sie ist häufig kombiniert mit einer gleichzeitigen Läsion des Halssympathicus (*Horner*sches Syndrom!).

Häufig finden sich bei den Plexuslähmungen, wie auch bei den kombinierten Paresen einzelner Armnerven, ausgedehnte trophische Veränderungen.

Der Plexus brachialis kann leicht bei Schlüsselbeinfrakturen verletzt werden. Bei Stich- und Schußverletzungen oberhalb des Schlüsselbeins tritt häufiger eine *Erb*sche, bei denen unterhalb der Clavicula eine *Klumpke*sche Lähmung auf. Die häufigste Ursache einer stumpfen totalen Plexuslähmung findet sich bei der Zerrung der Schulter nach unten. Sie entsteht z. B. beim Sturz vom Motorrad, wenn der Fahrer mit der Schulter gegen einen Baum geschleudert wird oder sich krampfhaft an den Handgriffen der Lenkstange festhält und durch die Fliehkraft nach vorn über das Motorrad geschleudert wird. In den meisten Fällen kommt es dabei jedoch nicht zu einer eigentlichen Verletzung des Plexus, sondern zu einem Ausriß der den Plexus bildenden Nervenwurzeln aus dem Cervicalmark. Die Lokalisation der Läsion ist meist sehr schwierig und oft nicht möglich. Wenn auch die hochsitzenden Plexusläsionen mehr radikulären Ausfallserscheinungen ähneln und die tiefsitzenden mehr Läsionen der einzelnen Arm- und Schulternerven, so hat *Foerster* schon am Krankengut des 1. Weltkrieges festgestellt, daß auch bei proximalen Verletzungen des Plexus, insbesondere bei Schädigungen der primären Fascikel isolierte Lähmungen einzelner Armnerven vorkommen können (Plexusfreilegung s. S. 1449).

Eine obere Plexuslähmung (*Erb*) wird nicht selten auch nach längerem Tragen schwerer Lasten, z. B. durch den Druck des Tornisterriemens festgestellt. Sie wird auch bei Schulterluxationen, besonders bei der Luxatio axillaris bzw. subcoracoidea oder bei brüsker Reposition einer Luxation, in Narkose beobachtet. Der Fasciculus lateralis wird oft bei der Entbindungslähmung betroffen. Beim Zuge des Armes nach oben und hinten legt sich die Clavicula dort auf die Halswirbelsäule, wo die 5. und 6. Cervikalwurzel aus der Scalenuslücke heraustreten, so daß dieser Teil des Plexus einen Schaden erleidet. Die Entbindungslähmung kann gelegentlich mit einer Epiphysenlösung verwechselt werden, wobei jedoch die elektrische Erregbarkeit der Muskulatur normal ist. Außerdem ist Krepitation auszulösen und bei Palpation entstehen heftige Schmerzen. Die sog. Krückenlähmung betrifft vorwiegend den Fasciculus posterior. Plexuslähmungen können auch durch den Druck oder das infiltrative Wachstum von Tumoren auftreten (Osteome, Sarkome, Struma maligna, Lymphdrüsenmetastasen usw.). Die Lähmungserscheinungen treten dann langsam progredient auf und im Vordergrund stehen starke neuralgiforme Schmerzen. Häufig findet sich ein homolateraler *Horner*scher Symptomenkomplex mit Anhidrosis, außerdem Arrodierung der benachbarten Rippen und Wirbel, Lymphstauungen am Arm, sowie eine obere Einflußstauung. Auch Neurinome können als Sanduhrgeschwülste, sowie Sympathicustumoren und Thymustumoren eine Plexusparese verursachen. Nach Vaccination kann in Form einer serogenetischen Polyneuritis eine partielle oder komplette Plexusparese auftreten.

Als isolierte Nervenausfälle im Bereiche des Plexus brachialis sind hervorzuheben:

4. Bei *Läsion des N. thoracalis longus* kommt es zu einer charakteristischen Serratuslähmung. Der Arm kann nicht mehr über die Horizontale gehoben werden. Wird er nach vorn geführt, so steht das Schulterblatt flügelförmig vom Thorax ab (Scapula alata). Ursachen sind stumpfe Schultertraumen, Druck durch Tornisterriemen, gelegentlich nach Thorakotomie, auch nach Ausräumung der Achselhöhle bei Mammaamputationen. Gelegentlich findet sie sich auch als Restsymptom einer durchgemachten Polyneuritis, oder als Mononeuritis nach Typhus, Diphtherie, Influenza, Flecktyphus.

5. Die *Läsion der Nn. thoracales anteriores* führt zur Parese des M. pectoralis major et minor, so daß der Arm nur ungenügend an den Thorax adduziert, die Schulter gegen Widerstand nicht gesenkt werden kann. Ursachen sind meist stumpfe Traumen, gelegentlich auch ein Aneurysma der A. subclavia.

6. Die *Läsion des N. suprascapularis* führt zu einer Lähmung der Mm. infra- und supraspinam sowie einer Beeinträchtigung der Außenrotation und der Fixierung des Humeruskopfes im Schultergelenk. Ursache sind gelegentlich Traumen, Zerrung beim Turnen oder Lastentragen. Gelegentlich kann er infolge einer Mononeuritis nach längerer Sulfonamidbehandlung schwerer Pneumonien und nach Virushepatitis ausfallen.

b) **N. radialis** (vgl. Abb. 116 u. 438). Der Nerv erreicht zwischen Caput longum und Caput mediale des M. triceps verlaufend in der sog. Tricepstasche den Humerusschaft. Im Sulcus n. radialis verläuft er dem Humerusschaft unmittelbar anliegend und vom M. triceps bedeckt vom medialen an den lateralen Umfang des Humerus. An dieser Stelle wird er häufig bei Frakturen verletzt. Etwa 5 cm proximal vom Epicondylus lateralis tritt er durch das Septum intermusculare laterale, um zwischen dem M. brachioradialis und dem M. brachialis gegen die Ellenbeuge zu zuverlaufen. Er teilt sich dann in den motorischen R. profundus und den sensiblen R. superficialis. Der R. profundus tritt in die sehnig umrandete Öffnung im M. supinator und verläuft, von diesem Muskel umgeben, schräg nach außen um den Radiusschaft zur Streckerloge.

Bei Läsionen werden 3 Lähmungstypen unterschieden: Bei der *unteren Radialislähmung* besteht ein Unvermögen, die Finger I–V im Grundgelenk zu strecken, Ausfall der Abduktion des Daumens, keine Fallhand. Bei der *mittleren Radialislähmung* besteht Fallhand, mangelnde Abduktion des Daumens und Atrophie des M. brachioradialis und der Unterarmstrecker. Bei der *oberen Radialislähmung* besteht außer den schon beschriebenen Lähmungen ein Ausfall des M. triceps, wobei der Arm im Ellenbogengelenk nicht gestreckt werden kann.

Bei bestehender Fallhand sind die Ansatzpunkte der Hand- und Fingerbeuger einander maximal genähert, weshalb der Faustschluß kraftlos ist, was eine gleichzeitige Medianus- oder Ulnarisparese vortäuschen kann. Bringt man die Hand jedoch passiv in Extensionsstellung, dann ist die Funktion der Faustschließer normal. Die Muskeläste zum Triceps gehen relativ hoch vom Radialisstamm ab und verlaufen eine Strecke lang mit dem Ulnaris. Sie können bei einer hohen Ulnarisschädigung mit beeinträchtigt werden, wodurch eine Ulnarislähmung mit einer Beeinträchtigung der Streckfähigkeit des Ellbogengelenks kombiniert wird, obwohl die übrige Radialisfunktion intakt bleibt. Bei Radialislähmung finden sich *Sensibilitätsstörungen* an der radialen Hälfte des Handrückens, besonders im Gebiete der Metacarpalia I und II und am Daumenrücken, beim oberen Typ auch an der Streckseite des Unterarmes bzw. an der Rückseite des Oberarmes bis herauf zur Achsel. An trophischen Störungen wird häufig ein verstärkter Haarwuchs an der Unterarmstreckseite beobachtet, sowie Pigmentationen im Gebiete der Sensibilitätsstörung.

Durch die oberflächliche Lage des Nerven am Oberarm, wo er direkt dem Knochen aufliegt, ist er besonders häufig einer Druckschädigung ausgesetzt. Insbesondere beim Schlaf, wenn z.B. der Kopf auf dem Arm ruht und dieser gegen eine harte Unterlage gepreßt wird, oder auch beim Sitzen, wenn der Oberarm mit seiner Streckseite einer Sessellehne aufliegt, wird er häufig beschädigt. Neben der Druckschädigung spielen meist gleichzeitig andere Noxen eine Rolle, wie Alkoholabusus (Weekend-Lähmung!), Blei, Infekte, Narkose usw. Häufig wird der Nerv bei Humerusfrakturen lädiert. Eine distale Lähmung wird nicht selten nach Subluxation des Radiusköpfchens beobachtet. Mononeuritiden des N. radialis wurden nach Fleckfieber, im Puerperium, nach schweren Pneumonien und nach Polyarthritis rheumatica beobachtet. Auch peripher sitzende Nerventumoren und Carcinommetastasen können eine Parese verursachen (Radialisfreilegung s. S. 1463 u. 1476.)

c) N. ulnaris (vgl. Abb. 116 u. 438). Der Nerv liegt in der Regio cubiti posterior sehr oberflächlich hinter dem Septum intermusculare mediale und dann unmittelbar auf dem hinteren Umfang des Epicondylus medialis im Sulcus n. ulnaris. Distalwärts gelangt er zwischen den beiden Ursprungsportionen des M. flexor carpi ulnaris in den Sulcus ulnaris des Vorderarmes.

Es werden 2 Lähmungstypen unterschieden: Bei der *distalen Läsion* kommt es zu einer Krallenhandstellung, besonders des 3.–5. Fingers mit Atrophien im Bereiche der kleinen Handmuskeln, am Kleinfingerballen und in den Spatia interossea I–IV, sowie zum Ausfall des M. adductor pollicis und der Mm. lumbricales und interossei, welche die Mittel- und Endphalangen der ulnaren Finger strecken und die Grundphalangen beugen. Sensibilitätsausfälle finden sich an der ulnaren Handhälfte und am 4.–5. Finger.

Bei einer *proximalen Schädigung* treten zu den beschriebenen Funktionsstörungen noch eine Schwäche der ulnaren Abduktion und Beugung im Handgelenk, sowie eine Schwächung der langen Beuger des 4. und 5. Fingers. Die Sensibilitätsstörung greift von der ulnaren Handhälfte streifenförmig auf den Unterarm bis in die Höhe des Ellenbogens über.

Ulnarislähmungen sind am häufigsten traumatisch bedingt, z.B. durch Schnittverletzung oberhalb der Handwurzel (Suizidversuch), Druckschädigung bei der Narkose, durch Kallus oder Knochenfragmente infolge von Ellenbogenfrakturen. Nicht selten kommen auch noch nach Jahren *Spätlähmungen* infolge Traumatisierung des Ellenbogen- oder des Handgelenkes vor. Auch bei den para- und postinfektiösen Mononeuritiden des Ulnaris, sowie nach langem Krankenlager beim Typhus, Paratyphus, Flecktyphus und bei der Malaria, auch bei der Barbitursäurevergiftung spielen wahrscheinlich mechanische Faktoren eine große Rolle. Eine typische Beschäftigungsneuritis ist die Ulnarisparese bei Telefonistinnen. Auch bei Arbeiten mit Bohr- bzw. Preßlufthammer treten Ulnarisparesen auf, die meist mit Medianusparesen kombiniert sind. Bei Luxationen des Schultergürtels sind neben dem Ulnaris meist auch der Medianus und der Musculocutaneus betroffen. Auch Neurinome können zu Lähmungen führen (Ulnarisfreilegung s. S. 1464, 1468 u. 1476).

d) N. medianus (vgl Abb. 116 u. 438). Der Nerv läuft in der ulnaren Oberarmfurche zunächst ventral, im distalen Drittel des Oberarms ulnar zur A. brachialis. Dabei nimmt er in verschiedener Höhe häufig ein anastomosierendes Nervenbündel vom N. musculocutaneus auf, das u. U. die radiale Medianuszinke ersetzen kann. Er tritt durch den M. pronator teres hindurch zum Unterarm und in der Bindegewebslage zwischen M. flexor digitorum superficialis und profundus zum Handgelenk. Hier tauscht er manchmal mit dem N. ulnaris Fasern aus. Knapp über dem Handgelenk wird er an der Ulnarseite der Sehne des M. flexor carpi radialis oberflächlich, entweder radial oder ulnar von der Sehne des M. palmaris longus. Unter dem Ligamentum carpi transversum im Canalis carpeus zieht er zur Hohlhand und teilt sich hier in seine 3 Fingernerven auf.

Es werden verschiedene Lähmungstypen unterschieden: Die *untere Medianuslähmung* führt zur Atrophie des M. opponens, des M. flexor und abductor pollicis brevis und der Mm. lumbricales I–III. Die fehlende Daumenopponierung mit Daumenballenatrophie hat zum Begriff der „Affenhand" geführt. Bei *Läsion im mittleren* und *oberen Drittel* ist außerdem die Pronation und die Funktion der radialen Hand- und Fingerbeuger beeinträchtigt. Da häufig der N. musculocutaneus vikariierend eintritt, bleibt oft als einzige Funktionsstörung von seiten der langen Beuger die Flexion des Zeigefingers gestört (Schwur- oder Predigerhand!). Sensibilitätsausfälle finden sich volar an der radialen Handhälfte, dorsal nur am Mittel- und Endglied des Daumens, Zeige- und Mittelfingers. Typisch sind starke trophische Störungen wie Nagelbettzeichen, *Mees*sche Streifen, Querrillen an den Fingernägeln, trophische Ulcera, besonders am Zeigefinger, Pigmentationen und keratotische Abschilferungen im Gebiete der Sensibilitätsstörung.

Der unter Lähmungstyp findet sich häufig bei Verletzungen am Unterarm und am Handgelenk. Auch arthrogene Spätlähmungen kommen vor, die wegen der Kombination von Muskelatrophie, Gefühlsstörungen und Gelenkdeformitäten mit Syringomyelie verwechselt werden können. Der obere Lähmungstyp findet sich gelegentlich nach suprakondylären Humerusfrakturen. Das *Karpaltunnelsyndrom* entsteht durch Schädigung des Nerven infolge der Verdickung des Ligamentum carpi transversum im höheren Alter. Es ist charakterisiert durch eine Abduktor-Opponens-Atrophie mit Paraesthesien, Schmerzen und Sensibilitätsstörungen und muß gegen radikuläre Schädigungen bei Spondylosis uncovertebralis bzw. Bandscheibenprolaps im Bereiche C V–D I abgegrenzt werden. Berufslähmungen des Medianus finden sich bei Melkerinnen, Zigarrenwicklern, Büglerinnen, Schneiderinnen, Tischlern und auch bei Zahnärzten infolge Druckschädigungen. Traumatische Medianusschäden disponieren zur Kausalgie (Medianusfreilegung s. S. 1464 u. 1476).

e) N. musculocutaneus (vgl. Abb. 116 u. 438). Der Nerv durchbohrt den M. coracobrachialis und zieht in der Bindegewebslage zwischen diesem und dem M. biceps brachii distalwärts.

Bei Läsionen kommt es zum Ausfall der Vorderarmbeuger (Mm. biceps, brachialis) sowie des M. coracobrachialis, der den Oberarm adduziert und hebt. Sensibilitätsausfälle finden sich in der radialen Hälfte der Volarseite des Unterarmes bis zum Daumenballen.

Isolierte Lähmungen des Nerven sind selten, meist sind sie mit Lähmungen der übrigen Armnerven kombiniert. Traumatisch kommt es gelegentlich bei Schulterluxationen zu einer Schädigung. Berufslähmung bei Kellnern durch Serviertaketttragen, wobei wahrscheinlich auch Alkoholabusus eine Rolle spielt. Serogenetische Polyneuritis mit vorwiegender Bicepsparese wurde von *Scheller* beschrieben. Der sensible Endast (N. cutaneus antebrachii radialis) kann infolge paravenöser Injektionen in der Ellenbeuge geschädigt werden (*Zutt*) (Muskulokutaneusfreilegung s. S. 1462).

f) N. axillaris (vgl. Abb. 116 u. 438). Der Nerv verläuft mit der A. circumflexa humeri dorsalis durch die laterale Achsellücke um den chirurgischen Hals des Oberarmknochens herum.

Bei Lähmungen kommt es zur Atrophie des M. deltoideus mit Störung der Hebung des Armes im Schultergelenk. Der Ausfall des gleichfalls gelähmten M. teres minor läßt sich meist nicht nachweisen. Sensibilitätsausfälle finden sich über dem zentralen Bereich des M. deltoideus und wechselnd radial am Oberarm bis hinunter zum Ellenbogen.

Traumatische Axillarislähmungen finden sich nach Schulterluxationen, Krückendruck, Schlaflähmungen durch Zerrung bei erhobenem Arm, auch als Narkoselähmungen und Geburtsschädigungen. Als Mononeuritis kommt es gelegentlich bei Bleivergiftung, beim Diabetes und ausnahmsweise bei serogenetischer Polyneuritis zu einer Axillarislähmung. Die traumatischen Axillarislähmungen sind häufig kombiniert mit anderen Nervenläsionen. Als Folge der Deltoideuslähmung findet sich oft ein Schlottergelenk. Differentialdiagnostisch müssen Erkrankungen des Schultergelenks mit Inaktivitätsatrophie des Deltamuskels und Periarthritis humero-scapularis ausgeschlossen werden (Axillarisfreilegung s. S. 1449).

g) N. ischiadicus (vgl. Abb. 117). Der Stamm des Nerven liegt von den, durch das Foramen ischiadicum austretenden Gebilden am weitesten lateral und verläuft zwischen M. obturator internus und M. quadratus femoris einerseits und dem M. glutaeus maximus andererseits. Am unteren Rand des M. glutaeus maximus liegt der Nervenstamm oberflächlich (vgl. Abb. 455). Er ist dort nur von der Fascia lata bedeckt. Am Oberschenkel verläuft er auf der Streckseite des M. adductor magnus und wird durch das Caput longum des M. biceps femoris in spitzem Winkel überkreuzt. Am Eintritt in die Fossa poplitea wird er medial von der Vena und der Arteria poplitea begleitet.

Bei hochsitzender Ischiadicusläsion kommt es zu einer kombinierten Peronäus- und Tibialislähmung, sowie zum Ausfall der aktiven Beugung des Kniegelenkes. Sensibel kommt es zu einem streifenförmigen Ausfall an der Hinterseite des Oberschenkels.

Stumpfe Verletzungen des Nerven sind relativ selten, können jedoch bei Fall auf das Gesäß, bei angeborenen oder erworbenen Hüftgelenkluxationen, insbesondere der Luxatio iliaca des Femurkopfes, nach langdauernden Operationen mit ungenügender Polsterung auf gynäkologischem Operationsstuhl, sowie nach Zangengeburten bei engem Becken beobachtet werden. Meist spielen zusätzliche Faktoren eine Rolle. Ischiadicuslähmungen finden sich auch bei Tumoren im kleinen Becken (Prostata-, Portio-, Uterus- und Blasencarcinome, Osteome, Fibromyome usw.) oder durch Knochenfragmente bei Kreuzbeinfrakturen bzw. Frakturen der untersten Lendenwirbel. Nicht selten sind Ischiadicusläsionen nach unsachgemäßen intraglutealen Injektionen (Ischiadicusfreilegung s. S. 1525).

h) N. tibialis (vgl. Abb. 117). Der Nerv geht unterhalb der Oberschenkelmitte aus dem Stamm des N. ischiadicus hervor und verläuft in der Mitte der Kniekehle zwischen den beiden Köpfen des M. gastrocnemius. Auf der Höhe des Malleolus medialis befindet sich der Nerv im obersten Fach des Ligamentum laciniatum lateral von den Sehnen der Mm. tibialis posterior und flexor dig. longus sowie von der A. tibialis posterior.

Bei der Lähmung sind Zehengang, Plantarflexion des Fußes, sowie Beugung und Spreizung der Zehen nicht möglich. Der ASR fehlt stets und es kommt zum Bild des Hackenfußes. Sensibilitätsausfälle bestehen an der Fußsohle, einschließlich des lateralen Fußrandes. Häufig sind starke trophische Störungen, Ulcera an der Fußsohle oder an den Zehen, keratotische Hautabschilferungen und Pigmentationen im Bereiche des Sensibilitätsausfalles. Die Atrophie dre kleinen Fußmuskeln ist meist gering, während der Schwund der Wadenmuskeln auffällig ist. Beim Gehen wird der Fuß nicht richtig abgerollt und der Gang ist unbeholfen und tapsig. Nicht selten entwickeln sich Kausalgien. Verletzungen sind wesentlich seltener als Peronäusverletzungen (Tibialisfreilegung s. S. 1558 u. 1578).

i) N. peronäus (vgl. Abb. 117) (N. fibularis communis). Der Nerv verläuft vom oberen Winkel der Fossa poplitea aus, dem medialen Rand des M. biceps femoris entlang bis hinter das Capitulum fibulae, um dann um das Collum fibulae herum in die Peronäusloge hineinzugelangen, wo er sich in den N. peronaeus superficialis und den N. peronaeus profundus teilt.

Bei totaler Lähmung ist der Hackengang unmöglich und es besteht der sog. „Steppergang" oder „Hahnentritt". Am Fußrücken fehlt das Sehnenspiel. Der Fuß kann nicht abduziert, nicht proniert und dorsalflektiert werden. Auch die Streckung der Zehen im Grundgelenk ist unmöglich. Die äußere vordere Unterschenkelmuskulatur ist atrophisch. An der Außenseite des Unterschenkels und auf dem Fußrücken findet sich ein Sensibilitätsdefekt. Bei vorwiegendem Ausfall des N. peronaeus superficialis ist die Abduktion und Pronation des Fußes bei erhaltener Dorsalflexion des Fußes und der Zehen gestört. Die Sensibilität ist in Form eines Dreiecks am Fußrücken aufgehoben. Bei vorwiegender Läsion des N. peronaeus profundus ist im Gegensatz dazu die Abduktion und Pronation erhalten, während die Dorsalflexion der Zehen und des Fußes unmöglich und die Supination abgeschwächt ist. Sensibilitätsstörungen finden sich nur in einem kleinen Bezirk der einander zugekehrten Seiten der ersten und zweiten Zehe und des daran unmittelbar anschließenden Fußrückens.

Die oberflächliche Lage des Nerven auf der Höhe des Fibulahalses und seine relative Fixierung machen ihn für Druck (ungepolsterte Unterschenkelgipsverbände) und Dehnung (Adduktionstrauma des Knies) besonders empfindlich. Auffällig ist die stärkere Anfälligkeit der Peronäusfasern bei Verletzungen des N. ischiadicus. Häufig ist eine Schädigung des Peronäus am Wadenbeinköpfchen bei Leuten, die in Hockerstellung arbeiten (Rübenzieherneuritis!). Sie findet sich auch bei Radfahrern, bei Arbeiterinnen an Nähmaschinen, bei Töpfern und gelegentlich bei Fußballspielern. Disponierend wirken auch hier Alkoholismus, Rekonvaleszenz, Diabetes, Infekte, Unterernährung usw. Auch bei der myatrophischen Form der Tabes kommen Peronäuslähmungen vor. Bei Zerstörung des Parazentralläppchens kann eine zentrale Peronäusparese resultieren, die jedoch mit Pyramidenbahnzeichen kombiniert ist, außerdem fehlen Altrophie und Entartungsreaktion (Peronäusfreilegung s. S. 1558 u. 1577).

k) N. femoralis (vgl. Abb. 117 u. 455). In seinem Verlauf zum Oberschenkel bettet sich der Nerv in die Furche zwischen den beiden Köpfen des M. iliopsoas ein und gelangt durch die Lacuna in die Fossa iliopectinea. Hier liegt er auf dem M. iliopsoas und zerteilt sich fächerförmig in seine Äste.

Bei hochsitzender Läsion ist der M. iliopsoas gelähmt, wobei die Beugung des Oberschenkels im Hüftgelenk bzw. die Rumpfbeugung bei fixiertem Bein beeinträchtigt ist. Außerdem kann der Unterschenkel im Knie nicht gestreckt werden. Der Patellarsehnenreflex fehlt. Sensibilitätsausfälle finden sich an der Vorderseite des Oberschenkels im Bereiche des N. cutaneus femoris anterior und im Gebiete des N. saphenus an der medialen Seite des Unterschenkels. Bei längerbestehender Lähmung entsteht ein Genu recurvatum. Auffallend ist das Tieferstehen der Patella und die Atrophie der Streckergruppe. Beim Gehen schwingt der Patient unter Ausnützung der Schwerkraft das Bein aus der Hüfte nach vorn. Schwierigkeiten entstehen besonders beim Treppensteigen. Beim Abwärtsgehen knickt das Knie leicht ein. Schädigungen des Nerven werden besonders nach Stich- und Schußverletzungen, seltener nach Becken- und Oberschenkelfrakturen beobachtet. Auch bei Leistenbruchoperationen kann der Nerv verletzt werden (Femoralisfreilegung s. S. 1524).

l) N. obturatorius (vgl. Abb. 117 u. 455). Der Nerv löst sich an der dorsalen Seite des M. psoas vom Plexus lumbalis ab und liegt an der medialen Seite dieses Muskels, durchbohrt dessen Fascie und gelangt, die Linea terminalis des Beckens kreuzend, in den Canalis obturatorius.

Eine Läsion des Nerven führt zu einer Lähmung der Adduktorengruppe (Mm. obturatorius externus, pectineus, adductor magnus, brevis, longus und grazilis). Ein Sensibilitätsausfall entsteht in einem schmalen Hautstreifen oberhalb des Knies. Läsionen kommen vor bei Beckentumoren, Beckenbrüchen, nach schweren Entbindungen durch Druck des kindlichen Kopfes (Obturatoriusfreilegung s. S. 1525).

D. Entzündungen

Siehe Neuralgie und Neuritis, S. 319!

E. Geschwülste

I. Neurinome

Solitäre Neurinome kommen an den peripheren Nerven nur selten vor. Sie finden sich am häufigsten im Wirbelkanal, wo sie von den hinteren Wurzeln, oder im Kleinhirnbrückenwinkel, wo sie vom N. statoacusticus ausgehen. Sie können lange Zeit symptomlos verlaufen und erst bei entsprechender Größenzunahme einen Druck auf die Nervenbündel ausüben und so Schmerzen und Motilitätsstörungen hervorrufen. Besonders die zentral wachsenden Neurinome machen häufig Schmerzen, während die Seitenneurinome seltener Schmerzen erzeugen. Außerdem verursachen sie gelegentlich Paraesthesien, Sensibilitätsausfälle, Paresen und seltener trophische Störungen. Oft können sie als spindelförmige Auftreibung des Nerven getastet werden. Der Druck auf die Nervenverdickung wird als schmerzhaft empfunden.

II. Neurofibromatose
(v. Recklinghausensche Krankheit)

Es handelt sich um eine systematische Hamartoblastomatose der verschiedenen Binde- und Stützgewebe des Körpers, mit einer Störung der Cytogenese und -kinese, die teils zu ruhenden, teils zu blastomatösen Fehlbildungen führt. Sie bevorzugt das weibliche Geschlecht. Es finden sich Neurofibrome an den markhaltigen und marklosen Nerven, Rankenneurofibrome der Haut, Rankenangiome, Pigmentnaevi und eine Reihe von intracraniellen Blastomen, besonders multiple Meningeome, Neurinome der Hirnnerven, Spongioblastome der Mittellinie und zahlreiche Heterotypien des Parenchyms. Zahlreiche Knoten, die über alle großen peripheren Nervenstämme ausgestreut sind und sich in großer Zahl unter der Haut finden, geben der Krankheit ihr charakteristisches Gepräge. Die Tumoren können sich hart oder weich anfühlen oder auch als weiche, rundliche Gebilde an dünnen Stielen auf der Hautoberfläche sitzen. Gelegentlich können sie Schmerzen, Paraesthesien und Paresen verursachen.

III. Amputationsneurome
(Vermehrte Regeneration, keine Neubildung!)

Kirschkern- bis hühnereigroße Verdickungen, die sich häufig am proximalen Stumpf eines zerschnittenen Nerven, gelegentlich auch am distalen Stumpf bilden. Die Neurome sind gewöhnlich locker mit der Umgebung verbunden, können jedoch auch fest mit Fascie oder Periost verwachsen sein. Sie sind meist druckschmerzhaft, können jedoch auch heftige spontane Schmerzen erzeugen, die möglicherweise auf einer vermehrten Gefäßbildung im Nervenstumpf zurückzuführen sind. Zur Vermeidung einer Neurombildung hat *Billroth* bei Amputationen eine möglichst hohe Durchtrennung der Nervenstämme empfohlen. Nach *Bardenheuer* soll der Nervenstumpf umgeschlagen werden und seine angefrischte Endfläche an ein an entsprechender Stelle eingeschnittenes Stück der Nervenseitenwand eingenäht werden. Auch Einspritzen von 5%iger Formalinlösung in den zentralen Nervenstumpf verhindert eine Neurombildung.

IV. Glomustumoren

Langsam wachsende, knäuelartige Geschwülste, die an den feinsten Endverzweigungen peripherer Nervenäste entstehen und im histologischen Aufbau dem Glomus caroticum entsprechen. Sie finden sich hauptsächlich an den Akren, besonders unter den Fuß- und Fingernägeln, wo sie bläulich durchschimmernde Gebilde darstellen und auf Druck heftigste ausstrahlende Schmerzen verursachen. Ausnahmsweise können sie auch an Zunge, Klitoris, Gelenkkapsel usw. vorkommen. Von den temporär schmerzhaften Mikroembolien bei Endocarditis lenta unterscheiden sie sich durch Intensität und die Dauer der Schmerzen.

V. Seltene Tumorformen

Fibrome, Osteome, Sarkome usw. können in der Nervenscheide oder in der unmittelbaren Umgebung zu Druckschädigungen, Paresen und Sensibilitätsstörungen führen. Ebenso finden sich leukämische Infiltrate in den Nervenscheiden oder auch infiltrierende Prozesse bei der Lymphogranulomatose.

F. Operative Behandlung

I. Indikation

a) Bei offenen Nervenverletzungen. Bei offenen Verletzungen können alle Grade einer Nervenschädigung vorkommen: Völlige Durchtrennung, partielle Durchtrennung, Quetschung bei erhaltener Kontinuität, kleines epineurales Hämatom als Folge der Ruptur eines epineuralen Gefäßes, Quetschung des ganzen Nervenquerschnitts mit intraneuraler Hämatombildung und Unterbrechung der Nervenbündel (Axonotmesis) usw. Von Bedeutung sind die übrigen Wundverhältnisse, so stehen Hautdefekte, Sehnen- oder Knochenverletzungen stets im Vordergrund und müssen zuerst versorgt werden. Bei sauberen Stich- oder Schnittverletzungen soll ein verletzter Nerv unter dem Schutz von Antibiotica primär genäht werden. Besonders bei kleinkalibrigen Nerven, wie den Nn. digitales ist die Primärnaht die Therapie der Wahl. Bei Nerven größeren Kalibers, wie dem Stamm des N. radialis, ulnaris usw. ist die „frühe Sekundärnaht" (*Nigst*) zu empfehlen. Hierbei beschränkt man sich bei der primären Wundversorgung darauf, die Nervenenden mit einer einzigen epineuralen Naht aneinander zu fixieren oder sie auf der Unterlage zu fixieren, um eine Retraktion der Stümpfe zu verhindern. Nach 3–6 Wochen wird dann die eigentliche Nervennaht ausgeführt. Bei partieller Durchtrennung bis zu einem Drittel des Nervenquerschnittes empfiehlt sich die Primärnaht, besonders bei funktionell wichtigen Nervenbündeln. Wenn mehr als ein Drittel des Querschnitts durchtrennt sind, begnügt man sich mit einer Adaptationsnaht und führt später die Resektion und frühe Sekundärnaht durch. Bei stark verschmutzten und infizierten Wunden ist eine Primärnaht kontraindiziert. Auch sollte eine zusätzliche Hautincision zur Freilegung der Nervenstümpfe unterbleiben. Die Nervennaht wird dann erst 4–6 Wochen nach der klinischen Heilung der Wunde vorgenommen. Sie kann, wie auch die frühe Sekundärnaht, während der Behandlung einer Fraktur erfolgen, wenn für die Ruhigstellung nach der Nervennaht nicht Gelenkstellungen erforderlich sind, welche die Frakturheilung gefährden.

b) Bei gedeckten Nervenverletzungen. Es handelt sich um Dehnungs-, Kompressionssowie Kombinationsverletzungen von Nerven, Gefäßen und Knochen ohne Durchtrennung der Haut. Hierher gehören auch offene Verletzungen, bei denen bei der primären Wundversorgung die Nervenverletzung nicht festgestellt wurde.

Eine operative Revision des Nerven soll bei motorischen Lähmungen erfolgen, wenn Zeichen einer Regeneration im proximalsten, vom geschädigten Nerven versorgten Muskel zum erwarteten Zeitpunkt ausbleibt. Es kann dabei eine Regeneration von 1 mm je Tag von der Verletzungsstelle bis zum Muskel als Grundlage angenommen werden. Bei vermehrten Schmerzen oder zunehmenden Ausfallserscheinungen im Versorgungsgebiet eines gequetschten Nerven soll die Freilegung frühzeitig vorgenommen werden. Bei traumatischen Aneurysmen oder arteriovenösen Fisteln als Ursache einer Nervenschädigung werden das Gefäß und der Nerv nach Ablauf von 3–4 Monaten freigelegt, da diese Zeitspanne für die Ausbildung eines ausreichenden Kollateralkreislaufs notwendig ist. Eine Blutung kann jedoch die Freilegung schon früher notwendig machen. Ausgedehnte Dehnungsverletzungen können eine operative Versorgung des Nerven unmöglich machen, weshalb meist auf die Freilegung des Plexus brachialis oder des N. ischiadicus verzichtet werden muß. Die operative Versorgung richtet sich nach dem bei der Freilegung gefundenen Befund. Bei der Axonotmesis oder einem Dehnungsschaden können der äußere Aspekt und die Konsistenz des Nerven normal sein. Die Operationswunde wird dann ohne Eingriff am Nerven wieder verschlossen. Bei einer intraneuralen Narbenbildung findet sich eine fusiforme Auftreibung mit erhöhter Konsistenz. Durch eine Probeincision wird die Ausdehnung der Narbenbildung festgestellt. Wenn sie mehr als die Hälfte des Nervenquerschnitts ausmacht, ist eine Resektion im Gesunden und Nervennaht indiziert. Bei einer Verengerung zwischen aufgetriebenen Partien kann die verengte Strecke aus Narbengewebe bestehen. Dieses muß reseziert und der Nerv anschließend genäht werden. Bei einer seitlichen Auftreibung des Nerven durch ein laterales Neurom wird der veränderte Abschnitt exzidiert und der entstandene Defekt mit einem kleinen, aus einem Hautnerven des Patienten gewonnenen Nervenstück überbrückt (autoplastisches Inlay-Transplantat).

c) **Bei nichttraumatisch bedingten Nervenläsionen.** *Nerventumoren* werden freigelegt, wenn sie zu Schmerzen, Sensibilitäts- oder Motilitätsausfällen führen. Meist handelt es sich um Neurofibrome, die ausgeschält werden. Wegen der Gefahr einer malignen Entartung muß stets radikal vorgegangen werden. Bei *Spätlähmungen* meist des N. ulnaris nach Ellenbogenfrakturen wird der Nerv auf die Beugeseite des Ellenbogengelenkes in die Muskulatur verlagert. Beim Karpaltunnelsyndrom wird das Ligamentum carpi transversum gespalten. Lanzinierende, in die 3. und 4. Zehe ausstrahlende Schmerzen beruhen häufig auf einem Neurom des Plantarnerven zu diesen Zehen (*Mortons Metatarsalgie*). Eine Resektion des Neuroms kann zur Heilung führen, wenn konservative Maßnahmen, wie Einlagen, nichts nützen. Beim *Scalenussyndrom* kann gelegentlich die Durchtrennung des M. scalenus anterior oder bei vorhandener Halsrippe die Resektion derselben eine Besserung bringen.

II. Typische operative Eingriffe

Typische Eingriffe an den peripheren Nerven sind die Neurolyse, die Nervennaht, die Nervenverlagerung, die Nerventransplantation und die Anastomose.

a) Bei der **Neurolyse** wird der Nerv aus einem Narbengewebe, Knochenkallus usw. herausgelöst. Eine postoperative Ruhigstellung ist nur über die Dauer der Wundheilung notwendig.

b) Eine **Nervennaht** (vgl. Abb. 69) kann zu verschiedenen Zeitpunkten durchgeführt werden. Die *Primärnaht* erfolgt anläßlich der primären Wundversorgung. Die *frühe Sekundärnaht* wird 3–6 Wochen nach der Verletzung durchgeführt, nachdem seit der ersten Wundversorgung die Nervenstümpfe provisorisch adaptiert wurden. Die *Sekundärnaht* wird mehrere Monate nach der Verletzung durchgeführt. Sie ist indiziert, wenn die Nervenverletzung bei der primären Wundversorgung übersehen wurde oder eine bereits durchgeführte Nervennaht erfolglos war.

Stets müssen die Nervenenden angefrischt und sämtliches intraneurales Narbengewebe entfernt werden. Einwandfreie Nervenkabel müssen dabei in den beiden zu vereinenden Stümpfen sichtbar sein. Die Naht soll stets spannungsfrei sein, was durch eine entsprechende Gelenkstellung, Verlagerung des Nerven oder durch Auslösen des Nerven aus seinem Bett und Abstreifen einzelner Muskeläste erreicht werden kann. Eine Ruhigstellung der Extremität im Gipsverband in Entlastungsstellung erfolgt mindestens während 3 Wochen.

c) Durch eine **Nervenverlagerung** soll der Nerv aus narbigem Gewebe oder aus einer Gegend, in der er chronischen Schädigungen ausgesetzt ist, herausgelöst und in ein neues geschütztes Bett verlagert werden. Außerdem kann u. U. durch eine Nervenverlagerung bei einem längeren Defekt Nervenlänge gewonnen werden, um dadurch eine spannungsfreie Naht zu gewährleisten.

d) Die **Nerventransplantation** dient der Überbrückung eines größeren Defektes, wenn die kritische Resektionslänge (vgl. S. 812) überschritten werden muß und eine End-zu-End-Naht nicht mehr möglich ist. Sichere Erfolge wurden bisher nur mit körpereigenen Transplantaten erreicht. Zur Transplantation werden sensible Hautnerven verwendet, deren Ausfall bedeutungslos ist. Da freie Transplantate von Nerven mit großem Durchmesser meist einer zentralen Nekrose anheimfallen, werden Defekte von großkalibrigen Nerven durch mehrere, zu einem Kabel zusammengefügte, kleinkalibrige Autotransplantate überbrückt. Ausnahmsweise können auch gestielte, großkalibrige Transplantate verwendet werden, welche nicht vollständig von ihrer Gefäßversorgung getrennt werden.

e) Bei einer **Nervenanastomose** wird der distale Stumpf eines lädierten Nerven mit einem funktionell weniger wichtigen Nerven vereinigt. Ein typisches Beispiel sind die Operationen bei Facialislähmung.

Indikation: Periphere, komplette Facialislähmung infolge von Verletzungen (Basisfrakturen, Felsenbeinfrakturen, direkte Stich- oder Schußverletzungen) bzw. Schädigung des Nerven durch Tumoren (Carotis-, Kleinhirnbrückenwinkeltumoren usw.) oder Verletzung des Nerven bei Operationen. Neben der kosmetischen Indikation steht vor allen Dingen bei kompletter Facialislähmung die Gefährdung der Hornhaut mit ihren Folgen im Vordergrund! Eine Anastomosenoperation ist dann indiziert, wenn eine End-zu-End-Naht des Nerven nicht möglich ist bzw. die Verletzung proximal des Foramen stylomastoideum gelegen ist und die Lähmung nicht länger als 6–8 Wochen besteht, da die gelähmten Muskeln in gutem Zustand sein müssen. Wenn die Muskeln bereits fibrös entartet sind, kann mit einer Wiederherstellung nicht gerechnet werden.

Technik: Für eine Anastomose mit dem N. facialis kommen der N. accessorius sowie der N. hypoglossus in Frage. Bei der *Accessorius-Facialis-Anastomose* wird ein Hautschnitt vom Ohransatz schräg über den M. sternocleidomastoideus bis zum lateralen Rand des Trapezius gelegt. Am Foramen stylomastoideum wird der N. facialis aufgesucht und direkt am Foramen durchschnitten. Danach wird der N. accessorius am lateralen Rand des M. sternocleidomastoideus aufgesucht und in seinem schrägen Verlauf auf dem M. levator scapulae zur Schulter verfolgt bis zum Trapeziusrand bzw. bis zum ersten zum Trapezius abgehenden Muskelast. Sowohl der zum M. sternocleidomastoideus, als auch der erste zum Trapezius verlaufende Muskelast werden sorgfältig geschont. Der N. accessorius wird dann so tief wie möglich durchschnitten und über dem M. sternocleidomastoideus mit dem distalen Facialisende End-zu-End vereinigt.

Bei der *Hypoglossus-Facialis-Anastomose* wird der Hautschnitt vom Ohransatz über den medialen Rand des M. sternocleidomastoideus bis zum Zungenbein geführt. Nach Aufsuchen des N. facialis (wie oben) wird das Platysma durchtrennt, die V. facialis unterbunden und nach Spaltung der Halsfascie die Glandula submandibularis nach oben weggehalten. Der N. hypoglossus findet sich dann auf dem M. hypoglossus, wo er durchtrennt und sein proximales Ende mit dem distalen Facialisstumpf vereinigt wird.

Vorteil der Accessoriusanastomose ist, daß bei Schonung der Muskeläste zum M. sternocleidomastoideus und zum M. trapezius praktisch keine Ausfallserscheinungen auftreten, während es bei der Hypoglossusanastomose zu einer halbseitigen Zungenatrophie kommt. Der Erfolg der Operation ist von der intensiven Übung und damit der Mitarbeit des Patienten abhängig. Kommt es nicht zu einer willkürlichen Beweglichkeit der Gesichtsmuskulatur, so wirkt sich die Anastomosenoperation oft schon in Form einer Tonisierung der Muskulatur günstig aus.

f) Eine **Nervenresektion** ist häufig bei schmerzhaften Amputationsneuromen notwendig. Der Nervenstumpf wird mit dem Neurom freigelegt und möglichst hoch reseziert. Zur Vermeidung einer erneuten Neurombildung bewährt sich die Injektion von 0,2–0,5 cm^3 einer 5%igen Formalinlösung in den Nervenstumpf, wobei das umgebende Gewebe sorgfältig mit feuchten Kompressen abgedeckt werden muß. Bei der Injektion ist darauf zu achten, daß die Formalinlösung nicht aus dem Nervenstumpf heraussickern kann.

III. Nachbehandlung

a) Medikamentöse Behandlung. Bei infizierten Wunden bzw. bei Sekundärnähten nach Wundinfektion sollten stets nach einer Nervennaht Antibiotica verabreicht werden. Zur Verminderung der Narbenbildung nach Neurolysen, Nervennähten und Nerventransplantationen ist die Verabreichung von Hydrocortison zweckmäßig.

b) Ruhigstellung. Nach Neurolysen genügt eine Ruhigstellung während der Dauer der Wundheilung. Nach Nervennaht erfolgt eine vollständige Ruhigstellung bis zu dem Zeitpunkt, zu dem eine gewisse mechanische Festigkeit der Nahtstelle anzunehmen ist, d. h. mindestens 3 Wochen. Danach darf nur allmählich mit der Mobilisation der benachbarten Gelenke begonnen werden. Die Nervennaht muß unter allen Umständen vor einer Überdehnung geschützt werden, bis die regenerierten Nervenfasern die denervierten Muskeln erreicht haben.

c) Übungsbehandlung. Um eine Atrophie der entnervten Muskulatur zu verhindern, wird eine konsequente elektrische Behandlung mit galvanischem Strom durchgeführt. Zur Vermeidung von Gelenkversteifungen werden die Gelenke passiv geübt. Sobald die Muskeln wieder innerviert werden, beginnt eine dosierte aktive Bewegungsübung. Es muß dabei einer anfänglich raschen Ermüdbarkeit Rechnung getragen werden.

IV. Prognose

Durch Wundinfektionen, ausgedehnte Weichteil- oder sonstige Begleitverletzungen wird der Erfolg einer Nervennaht am stärksten in Frage gestellt. Weiterhin verschlechtert sich die Prognose mit der Entfernung der Verletzungsstelle vom Erfolgsorgan, sowie mit der Verlängerung der Zeitspanne zwischen Unfall und Nervennaht. Außerdem hängt die Prognose vom Lokalbefund ab, insbesondere von der Größe des Defektes und der Möglichkeit einer radikalen Entfernung bestehenden intraneuralen Narbengewebes, ohne daß dabei die kritische Resektionslänge überschritten werden muß. Von großer Wichtigkeit ist auch eine zielbewußte Vor- und Nachbehandlung, die der Vorbeugung von Kontrakturen und Atrophien dient. Das Alter des Patienten muß ebenfalls berücksichtigt werden, da die Nervenregeneration bei Kindern meist vollständiger erfolgt als bei Erwachsenen. Das Ausmaß der zu erwartenden Wiederherstellung der Funktion ist an den verschiedenen Nerven unterschiedlich. Im allgemeinen darf jedoch bei kunstgerecht durchgeführter Nervennaht eine nützliche Funktion erwartet werden, wenn auch ein perfektes Resultat die Ausnahme bleibt.

9. Abschnitt: Vegetatives Nervensystem

A. Anatomie

Entwicklungsgeschichtlich wandern Zellen aus der Ganglienleiste und aus dem Rückenmark aus und bilden die Ganglien des Grenzstranges (Truncus sympathicus). Von hier aus schieben sich Zellen vor die Wirbelsäule, in die prävisceralen Ganglien (Ganglion coeliacum, mesentericum cran. et caud.) und in die Wand der Eingeweide als intramuskuläre Ganglien.

Morphologie. Das VNS. besteht aus multipolaren Ganglienzellen. Die einzelnen Zellen haben etwa gleiche Größe. Sie besitzen meist nur einen Kern, jedoch können auch mehrere Kerne vorhanden sein; sie schicken einzelne Fortsätze aus, die sich zum Truncus sympathicus miteinander verbinden. Die Dicke der Fortsätze schwankt sehr.

Allgemeines. Das VNS., bestehend aus *Sympathicus* und *Parasympathicus* (Vagus), ist die Gesamtheit der nervösen Organe für das vegetative Leben, d. h. es dient der Steuerung der animalischen Lebensäußerungen. Man unterscheidet an ihm einen *zentralen* und einen *peripheren* Anteil. Ersterer liegt im Höhlengrau des Zwischenhirns im *Tuber cinereum* und im Mittelhirn, sowie in den Zellen des Seitenhorns im Rückenmark und in den Grenzstrangganglien. Der periphere Anteil ist meist zweigliedrig, wobei die beiden Glieder (*präganglionäre* und *postganglionäre* Fasern) durch eine „Synapse" voneinander getrennt bzw. umgeschaltet werden. Sympathicus und Parasympathicus haben antagonistische Wirkungen auf die verschiedenen Organe. An den Endigungen der postganglionären sympathischen Fasern wird als chemisches Zwischenprodukt *Adrenalin (adrenergische Fasern)*, an den Endigungen des Parasympathicus *Acetylcholin (cholinergische Fasern)* als chemisches Zwischenprodukt freigesetzt. Obwohl eine anatomische Unterscheidung zwischen sympathischen und parasympathischen Fasern in der Peripherie nicht mehr möglich ist, tut man gut, die klassische Dualität zur Erleichterung des Verständnisses aufrechtzuerhalten. Die prä- und postganglionären Fasern verlaufen in cerebrospinalen Nerven bzw. als selbständiges Zwischenglied zwischen cerebrospinalen Nerven und autonomen Ganglien (*Rami communicantes*). Von diesen führen die *weißen (R. c. albi)* in das Rückenmark bis zum zentralen Ursprungsgebiet und die *grauen* von dort in die Peripherie. Die *prävisceralen Ganglien* (Kopfganglien, thorakale, abdominale, pelvine Ganglien) sind der Sitz der Synapsen und diese daher durch die Lage der Ganglien genau bestimmt. Für Sympathicus und Parasympathicus läßt sich je ein *somatisches* (Piloerektion, Vasodilatation, Sekretion der Hautdrüsen, Herabsetzung des Muskeltonus), ein *viscerales* und ein *vasculäres* Wirkungsfeld unterscheiden. Außerdem finden sich in den Ganglien beider Systeme multipolare, *motorische* und bipolare *sensible* Ganglienzellen.

1. Grenzstrang und seine Äste
(Siehe Abb. 153)

Der Grenzstrang des Sympathicus wird von der Schädelbasis bis zum Os coccygis von einer Ganglienkette gebildet, welche durch teils zahlreicher, teils spärlicher ausgebildete interganglionäre Fasern in ununterbrochener Verbindung steht. Es finden sich *drei Cervikalganglien* (Ggl. cervic. cran., med., caud.), *12 Thorakal- 4 Lumbal- und 4 Sacralganglien.* Das *Ggl. cervic. caud.* bildet in Verbindung mit dem Thorakalganglion I das *Ggl. stellatum.* Die beiderseitigen Sympathici kommunizieren cranial über die *Nn. carotici*, welche den beiden Aa. carotides int. folgen und über die Hirngefäße mit der anderen Seite anastomosieren. Außerdem bestehen zahlreiche Verbindungen, indem die vegetativen Fasern von beiden Seiten in den prävisceralen Ganglien zusammenlaufen.

Wichtigste Äste: (Vgl. Abb. 153).

a) des Ggl. stellatum: Rr. vertebrales über die A. basilaris und die Aa. communicantes post. zu den Plex. caroticis; *zum Herz:* Nn. cardiaci. caud.; *zum Tracheobronchialbaum* und den *Pulmonalarterien:* Nn. tracheobronchiales;

b) des oberen thorakalen Sympathicus zum Herz: Th. I–IV; *zu den Bronchialarterien:* Th. II–III; *zum Ösophagus:* Th. I–VI;

c) des unteren thorakalen Sympathicus: N. splanchnicus maj.: Th. (IV–)VII–IX; N. splanchnicus min.: Th. X, XI; N. splanchnicus caud.: Th. XII;

d) des lumbalen Sympathicus: Nn. splanchnici lumb. I–IV;

e) des sacralen Sympathicus: Nn. splanchnici sacrales: S II, III

2. Rami communicantes
(Vgl. Abb. 153, 154)

a) Graue Äste zu den Hirnnerven: Entspringen aus dem Ggl. cervic. cran. und verteilen sich:
1. über den Plexus caroticus zu den Nn. III, IV, V_1 und VI,
2. durch eine Anastomose zum Ggl. Gasseri des V,
3. über den N. jugularis zu den Nn. IX, X, evtl. auch XI, XII.

b) Graue und weiße Verbindungsäste mit den Rückenmarksnerven: Von CI–SIV enthalten alle Segmentalnerven *graue Verbindungsäste.* Nur von CVIII–LII entspringen *weiße Verbindungsäste.*

c) Descriptiv:

1. Rr. communicantes cervic.: Ggl. cervic. cran. steht in Verbindung mit den Nn. cervic. 1, 2 und 3; Ggl. cervic. med. mit den Nn. cervic. 4, 5; Ggl. stellatum mit den Nn. cervic. 6, 7, 8 und dem N. thoracalis 1 auf dem Weg über die Rr. superficiales und mit den Nn. cervic. 5, 6, 7 sowie über die Rr. profundi des N. vertebralis.

2. Rr. communicantes thoracales: Thorakalnerven 2, 3, 4, 5, 10, 11, 12 stehen sowohl mit dem segmental entsprechenden als auch mit den caudal folgenden Ganglien in Verbindung; Thorakalnerven 6, 7, 8, 9 sind nur mit dem Ganglion des nächsten Segments verbunden.

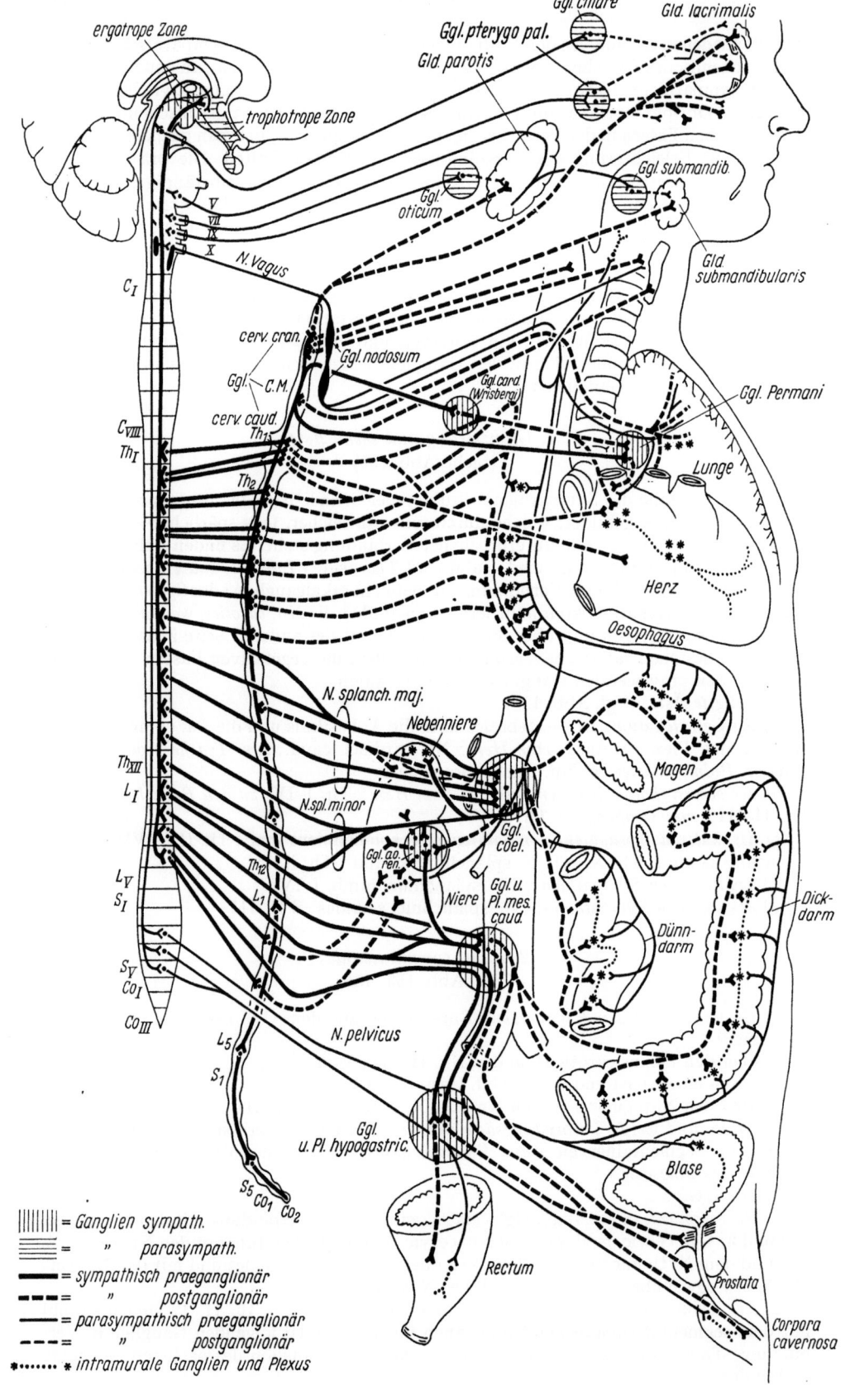

3. Rr. communicantes lumbales: N. lumbalis 1 steht mit dem lumbal Ggl. I und II in Verbindung; N. lumbalis 2 mit dem Lumbalganglion II und mit dem Beginn der Faserverbindung zu III; N. lumbalis 3, 4 mit dem Lumbalganglion III und N. lumbalis 5 mit dem Lumbalganglion IV.

4. Rr. communicantes sacrales: Nn. sacrales 1–4 sind mit den entsprechenden Ganglien verbunden.

d) Qualitativ:
1. Rr. communicantes des 8. Cervikal- und 1. Thorakalnerven (Ggl. stellatum) enthalten weiße *und* graue Fasern; die *ascendierenden* Äste des 2. und 3. Thorakalnerven für die segmental zugehörigen Ganglien sind nur weiß; auch die *descendierenden* Äste der 9 unteren Thorakalnerven zu den jeweils caudal folgenden Ggl. sind weiß; ebenso verhalten sich die descendierenden Äste des N. lumbalis 1 und 2 zum Lumbal-Ggl. II.

2. Nerven, die nur mit dem caudal folgenden Ggl. verbunden sind (Thorakalnerv 6, 7, 8, 9) haben einen R. communicans albus, welcher lateral vom R. griseus gelegen ist.

e) Funktionell:
1. Rr. ascendentes der ersten 3 Thorakalnerven zu den Ggl. der gleichen Segmente bringen in den Sympathicus weiße Fasern für die Innervation der Kopf-, Hals-, Brustorgane.

2. Rr. descendentes der 7 unteren Thorakalnerven und 2 oberen Lumbalnerven führen weiße Fasern, welche durch den Sympathicus ohne Unterbrechung durchziehen und ihre Synapsen in den prävisceralen abdomino-pelvinen Ganglien besitzen. Diese erreichen sie über die Nn. splanchnici thoracales und lumbales 1 und 2 (3).

3. Rr. descendentes des 4. und 5. Thorakalnerven führen weiße Fasern sowohl für die Kopf-Hals-Brustregion als auch für die Bauch-Becken-Region.

3. Prävisceraleé Ganglien (vgl. Abb. 153)

Im System der makroskopisch sichtbaren *prävisceralen Ganglien* sind sowohl sympathische, als auch parasympathische Zellgruppen zusammengefaßt. Man unterscheidet 4 Gruppen:

a) **Kopfganglien** (Synapsen des Parasympathicus). Den Trigeminusästen angeschlossen sind: Das *Ggl. ciliare* am N. nasociliaris, das Ggl. *pterygopalatinum* am N. maxillaris, das Ggl. *oticum* am N. mandibularis und das Ggl. *submandibulare* am N. lingualis (vgl. S. 558).

b) **Thorakalganglien** (Synapsen des Parasympathicus). *Ggl. cardiacum* (*Wrisbergi*) und das Ggl. Permani (Ganglienmassen hinter dem rechten Vorhof). Die sympathischen Fasern ziehen synapsenlos durch diese Ganglien; die parasympathischen Fasern des N. vagus haben in ihnen ihre Synapsen (vgl. S. 573).

c) **Abdominal- oder Prävertebralganglien** (Synapsen des Sympathicus). Liegen vor der Wirbelsäule (daher Prävertebralganglien). Es sind die *Ggl. des Plexus solaris* (*Ggl. coeliacum, mesentericum cran., aortico-renale*) und des *Plexus mesentericus caud.*

d) **Pelvine Ganglien** (Synapsen des Sympathicus *und* Parasympathicus). *Plexus hypogastricus*, in welchen die sympathischen Fasern der Nn. hypogastrici und die parasympathischen Fasern der Nn. pelvici ihre Synapsen haben.

Abb. 153. Wichtigste Durchtrennungs- oder Blockadestellen am VNS:
1. Gefäßgebiete: a) Carotis-Vertebralis-Gebiet: Durchschneidung zwischen Glg. stellatum und Th II oder Sympathektomie Th II–III oder Durchschneidung des Halssympathicus zwischen Ggl. cervicale med. und Stellatum.
Vertebralis allein – Durchschneidung des N. vertebralis.
   b) Arm: Durchschneidung zw. Ggl. stellatum und Th II oder Sympathektomie Th II–III
   c) Bein: Sympathektomie L II–III
2. Herz (Angina pectoris): Ramicotomie C VIII – Th V
Durchschneidung oberer Halssympathicus *(Jaboulay)*
Durchschneidung unterer Halssympathicus *(v. Jacksch)*
Stellektomie *(Leriche)*
Obere cervicale Sympathektomie mit Ggl. cervicale sup. et. med. *(Danielopolu)*
3. Magen – Dünndarm (Magendilatation): Excision des lateralen oder auch ganzen Ggl. coeliacum
4. Nebenniere (Hypertonie): Subdiaphragmatische Sympathektomie und Resektion der Nn. Splanchnici *(Adson)*
5. Niere: Entnervung des Nierengefäßstieles
6. Blase: a) Cystalgie im Blasenhalsbereich
Durchschneidung d. Pl. praesacralis *(Cotte)*
   b) Schmerzhafte Cystitis mit Harnretention, Blasenspasmen
Bilaterale Durchschneidung d. N. pelvici und des Pl. hypogastricus *(Thiermann)*
7. Dickdarm – Blase (Megacolon, Megasystitis):
Excision des Pl. hypogastricus und mesentericus caud. *(Remkin–Learmonth)*

4. Abdomino-pelvines System

a) *Lumbale und sakrale Sympathici;*
b) *Endabschnitte der Nn. splanchnici thoracales, lumbales* und *sacrales;*
c) *Pars abdominalis der Nn. vagi und pelvici;*
d) *Abdominale und pelvine prävisceraleGanglien* und die Nerven, welche sie miteinander verbinden;
e) *Nerven und Plexus des peripheren Verzweigungsgebietes.*

Das System teilt sich in 3 Gruppen:

1. *Plexus solaris, Versorgung:* Vom abdominalen N. vagus und den 3 Nn. splanchnici thoracales. *Verteilung:* Über jede Arterie (Plexus coeliacus, mesentericus cran., renalis, suprarenalis, spermaticus); ferner über die Nn. intermesenterici zur nächsten Gruppe.

2. *Plexus mesentericus caudalis* (Plexus aorticus abdominalis), *Versorgung:* Von Nn. intermesenterici und splanchnici lumbales 1 und 2. *Verteilung:* Über die A. mesenterica caudalis und über den N. praesacralis zur nächst tieferen Gruppe.

3. *Plexus hypogastricus, Versorgung:* Äste des N. praesacralis, Nn. splanchnici lumbales 3 und 4, Nn. pelvici und Splanchnici sacrales, welche Fasern für die Lissosphinkteren der Blase und des Rectums sowie für die Gefäßverengung der Schwellkörper führen. *Verteilung:* Nerven der Beckeneingeweide, der Sphinkteren und der Schwellkörper.

Erste und dritte Gruppe erhalten sympathische Fasern und auch parasympathische aus den Nn. vagus und pelvicus.

B. Physiologie

1. Sympathicus (motorisch)
(Siehe Abb. 154)

a) Präganglionäre Bahnen und Synapsen. Präganglionäre Bahnen entspringen in der intermedio-lateralen Zellgruppe oder dem Seitenhorn des Rückenmarks von CVIII–LII; außerdem bei CIII–IV und LV–SV; diese Segmente sind gleichsam von der Hauptmasse durch den Austritt des Plexus brachialis und lumbalis abgetrennt. Die Fasern treten durch die vorderen Wurzeln des Rückenmarks aus und durch die Rr. communic. alb. in den Sympathicus ein; die Fasern mit *somatischer* und *vasculärer* Bestimmung (Kopf-Hals-Brusteingeweide, Sphinkteren, viscerale Gefäße) haben ihre Synapsen im Grenzstrang des Sympathicus. Fasern mit *visceraler* Bestimmung (Abdominal- und Beckeneingeweide) bilden ihre Synapsen in prävisceralen Ganglien. Der Abschnitt CIII/IV steht mit der Zwerchfellinnervation in Beziehung (N. phrenicus kommt aus dem gleichen Segment!). Der Abschnitt LV–SV dient der sympathisch-motorischen Innervation der Beckenorgane; allerdings sind die Rr. communic. alb. in diesen Segmenten äußerst spärlich.

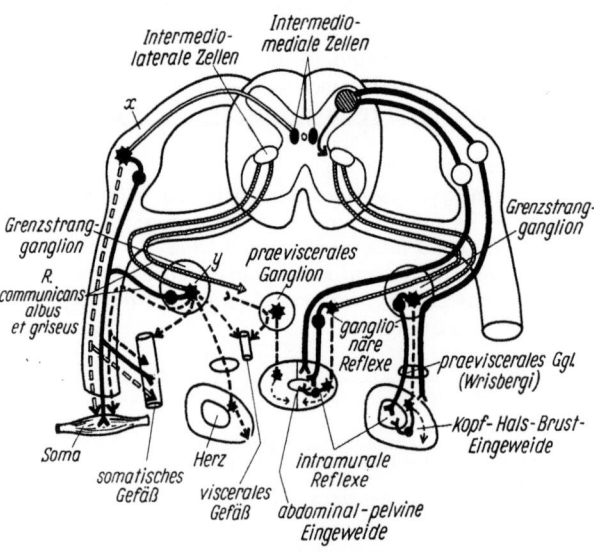

Abb. 154. *Der zentrale und periphere, somatische und viscerale Orthosympathicus, der somatische Parasympathicus:* Sitz der Synapsen (unter Auslassung aller nicht autonomen Fasern) (nach *Coulouma*). *Rechts:* Sensibler und motorischer visceraler Orthosympathicus; intramurale, ganglionäre und medulläre Reflexzentren. — *Links:* Reflexzentren des somatischen und visceralen Sympathicus (Y) und des somatischen Parasympathicus (X). *Doppellinie mit Querstrichen:* Präganglionäre Fasern des Orthosympathicus. *Schwarz gestrichelt:* Postganglionäre Fasern des Orthosympathicus. *Weiße Doppellinie:* Präganglionäre Fasern des somatischen Parasympathicus. *Weiß gestrichelt:* Postganglionäre Fasern des somatischen Parasympathicus. *Sternförmige Zellen:* Sitz der Synapsen. *Dicke schwarze Linie:* Spinale Sensibilität. *Dünne schwarze Linie:* Intramurale und ganglionäre Sensibilität.

b) Postganglionäre somatische Fasern. Verlassen die

Synapse durch den *R. communic. griseus*, vereinigen sich wieder mit dem Spinalnerven und nehmen an dessen cutaner, glandulärer, muskulärer und osteo-articulärer Verzweigung teil.

c) Postganglionäre vasculäre Fasern. Die somatischen Gefäße sind doppelt innerviert und zwar direkt vom Grenzstrangganglion (proximal) und von autonomen vasculären Fasern, welche auf dem Weg über den Spinalnerven an das Gefäß herantreten (peripher) (vgl. Abb. 154). Die Eingeweidegefäße sind nur ganglionär innerviert, und zwar direkt vom Grenzstrang (Kopf-Hals-Brustgefäße) oder über ein präviscerales Ganglion (Bauch- und Beckengefäße) (vgl. Abb. 154).

d) Postganglionäre viscerale Fasern (*Kopf-Hals-Brustbereich* und Sphinkteren, z.B. für die Pupillenerweiterung): *Sitz der Synapsen* ist das *Ggl. cervicale cran.*; die präganglionären Fasern von CVIII und ThI müssen durch den gesamten cervikalen Sympathicus aufsteigen. Die postganglionären Fasern folgen dem *N. caroticus, Plexus caroticus,* dem *R. anastomoticus zum Ggl. semilunare Gasseri,* dem *N. nasociliaris* und den *Nn. ciliares longi.* Auf diesem Wege erreichen sie den M. dilatator pupillae (Erweiterung) und den M. ciliaris (Verengerung).

Für *das cervikale Gebiet* (z.B. Gld. thyreoidea) liegen die Synapsen im *Ggl. cervic. cran.* Im thorakalen Gebiet wird der *Ösophagus* direkt aus den segmentalen Ästen Th. I–VI und das *Herz* aus Th. I–III direkt innerviert. Andere Fasern für das *Herz und den Tracheobronchialbaum* ascendieren im Grenzstrang bis zum Ganglion stellatum und ziehen von dort zum Herz (*N. cardiacus caud.*).

Pelvine Sphinkteren erhalten ihre postanglionären Fasern aus S. II/III; sie ziehen auf dem Wege der *Nn. splanchnici sacrales* zum *Plexus hypogastricus* und durch diesen hindurch zu den Lisso-Sphinkteren der Blase und des Rectums; die zugehörigen präganglionären Fasern stammen aus L I–II und descendieren im Grenzstrang. *Viscerale abdomino-pelvine Fasern* stammen präganglionär aus Th V–VII des Rückenmarks, ziehen durch die Grenzstrangganglien hindurch und vereinigen sich zu den 3 Nn. splanchnici thoracales, auf deren Wege sie ihre *Synapsen* in den *Präviszeralganglien des Plexus solaris* erreichen. Von hier aus gelangen die postganglionären Fasern zu den Eingeweiden (Magen, Dünndarm, rechte Dickdarmhälfte); ebenso passieren die präganglionären Fasern von L I/II, die Grenzstrangganglien und bilden die *Nn. splanchnici lumbales I und II* mit ihren Synapsen im *Plexus hypogastricus.* Hier entspringen die postganglionären Fasern für die linke Dickdarmhälfte und die Beckeneingeweide.

2. motorischer Sympathicus (funktionell)

a) Somatische Funktion (Piloerektion, Hemmung der Hautdrüsen). *Kopf-Halsgebiet, Ursprung:* CVIII–ThIII. *Synapse:* Ggl. cervicale cran. *Verteilung:* Durch Trigeminus und Cervikalnerven.

Obere Extremität, Ursprung: ThIV–VIII. *Synapse:* Ggl. stellatum. *Verteilung:* Durch den Plexus brachialis.

Untere Extremität, Ursprung: ThX–LII. *Synapse:* Ggl. LIII–SIII. *Verteilung:* Durch den Plexus lumbosacralis.

Stamm, Ursprung: ThII–LII. *Synapse:* Ggl. ThII–SIV. *Verteilung:* Durch thorakale, lumbale und sakrale Segmentalnerven.

b) Vasculäre Funktion (Gefäßverengung). *Kopf und Hals,* (vgl. Abb. 155) *Ursprung:* ThII–ThV. *Synapse:* Ggl. cervic. cran. (für den Versorgungsbereich der A. carotis) und Ggl. stellatum (für Versorgungsbereich der A. vertebralis und der übrigen Subclaviaäste); *Verteilung:* Durch die Nn. carotici und intercarotici des Ggl. cervic. cran. für den Carotisbereich und durch das Ggl. stellatum und dessen Nn. vertebrales für das zweite Gebiet.

Obere Extremität (vgl. Abb. 155) *Ursprung:* ThIV–ThVIII. *Synapse:* Ggl. stellatum. *Verteilung:* Durch Ggl. stellatum und die Nerven des Plexus brachialis.

Untere Extremität, Ursprung: ThX–LII. *Synapse:* Ggl. LIII–SIII. *Verteilung:* Durch den N. praesacralis und die Nn. des Plexus lumbosacralis.

Aa. coronariae und Aa. pulmonales, Ursprung: ThI–ThIII. *Synapse:* Ggl. stellatum. *Verteilung:* Durch N. cardiacus caud.

Aa. bronchiales, Ursprung: ThI–ThIII. *Synapse:* Thorakalganglion II. und III. *Verteilung:* Durch direkte Äste aus diesen Ganglien.

Gefäße der Baucheingeweide, Ursprung: ThIV–LII. *Synapse:* Ggl. ThVII–LII. *Verteilung:* Durch Nn. splanchnici thorakales und lumbales 1 und 2.

Gefäße der Beckeneingeweide, Ursprung: ThX–LII. *Synapse:* Ggl. LI–LIV. *Verteilung:* Durch N. praesacralis und direkt durch das 4. Lumbalganglion.

c) **Viscerale Funktionen.** *Pupillenerweiterung, Ursprung:* CVIII und ThI. *Synapse:* Ggl. cervic. cran.

Herzbeschleunigung, Ursprung: ThI–ThIV. *Synapse:* Ggl. stellatum.

Bronchialerweiterung, Ursprung: ThI–ThIII. *Synapse:* Ggl. stellatum.

Ösophaguserweiterung, Ursprung: ThI–ThVI. *Synapse:* Obere 6 Thorakalganglien.

Magenhemmung, Ursprung: ThVI–ThXI. *Synapse:* Plexus solaris.

Hemmung des Dünndarms und der *rechten Dickdarmhälfte, Ursprung:* ThX–XII. *Synapse:* Plexus mesentericus cran.

Hemmung der linken Dickdarmhälfte, Ursprung: ThX–LII. *Synapse:* Plexus mesentericus caudalis.

Hemmung der Beckeneingeweide, Ursprung: LI und LII. *Synapse:* Plexus hypogastricus.

Sphinktertonus und Schwellkörperentleerung, Ursprung: LI und LII. *Synapse:* Ganglien SII–SIII.

3. Sympathicus (sensibel)
(Vgl. Abb. 153)

Außer den *cerebrospinalen sensiblen Nervenzellen*, welche der animalischen und vegetativen Sensibilität (viscerale Schmerzfasern) dienen, gibt es auch autonome sensible sympathische Ganglienzellen, welche intramural, prävisceral, in einem Grenzstrang- oder Spinalganglion gelegen sind. Die sensiblen Eingeweidefasern endigen in folgenden Rückenmarkssegmenten: Magen ThVI–IX; Dünndarm und Colon ascendens ThIX–XII; Appendix ThXII; Colon descendens ThX–L2; Leber und Gallenblase ThVII–X; Herz ThI bis III; Lungen ThI–IV; Blasenhals ThXII–L2; Prostata ThX–LII; Corpus uteri ThX bis LII; Nebenniere ThVII–IX; Niere ThX–LI; Testis, Epidimis, Ovar, ThX–XI; Harnblase, Collum uteri, Vagina, Rectum, Prostata SII–SIV; Magen, Colon transversum und Dünndarm werden *bilateral*, Leber, Gallenwege, Nieren, Milz, Colon ascendens und descendens *unilateral* innerviert.

4. Reflexstufen des Sympathicus

Für Eingeweide und Gefäße lassen sich drei Reflextypen unterscheiden:

a) **Rückenmarkreflex mit 3 Neuren.** Das periphere sensible Neuron des Spinalganglions endet an einem zentralen sensiblen Neuron, welches seinerseits mit den zentralen motorischen Zellen der intermediolateralen Zellgruppe in Verbindung steht.

b) **Ganglionäre Reflexe mit zwei Neuren.** Verbindung des autonomen sensiblen Neuron zum peripheren motorischen Neuron.

c) **Intramuraler Reflex mit zwei Neuren.** Der *ganglionäre Reflex* steht durch die *präganglionären Fasern*, der *intramurale Reflex* durch die *postganglionären Fasern* in Abhängigkeit vom Rückenmark bzw. Ganglion. Durchschneidung der postganglionären Faser bedeutet Isolierung des intramuralen Zentrums vom Ganglion. Dadurch wird die glatte Muskulatur des betreffenden Organes *adrenalinempfindlicher*. Das Ganglion „beschützt" mit Hilfe der postganglionären Faser das intramurale Reflexzentrum durch Bremsung der Reaktionsstärke des motorischen und Herabsetzung der Empfindlichkeit des sensiblen Neurons; außerdem zügelt es die Empfindlichkeit der durch den Blutdruck erregbaren (pressorezeptorischen) Nervenendapparate.

5. Aufbau der Rr communicantes

Diese enthalten 4 Arten von Nervenfasern mit verschiedener funktioneller Bedeutung: *a) Cerebrospinale, sensible Fasern* (dicke Markscheide); *b) präganglionäre Fasern* mit dünner Markscheide; *c) autonome sensible* Fasern mit dünner Markscheide; *d) postganglionäre marklose* Fasern.

6. Parasympathicus (motorisch)

Synapsen des Parasympathicus liegen stets in den *visceralen* oder *prävisceralen Ganglien*, d.h. *so nahe wie möglich* **an** den bzw. in den Eingeweiden. *Einzige Ausnahme:* Prävisceralê

Synapsen im Plexus hypogastricus, welche der Parasympathicus mit dem Sympathicus gemeinsam besitzen.

a) Visceraler Parasympathicus der Eingeweide.

α) Kopfparasympathicus für innere Augenmuskeln, Tränen-, Nasen- und Speicheldrüsen (vgl. Abb. 153 und Hirnnerven, S. 548 ff.), *Ursprung:* Kerngebiete der Hirnnerven III, VII (einschließlich des N. intermedius) und IX unterhalb der rostralen Abschnitte des Aquaeductus Sylvii; Synapsen in den Ganglien des Trigeminus.

Anteil des Oculomotorius (Pupillenverengerung und Kontraktion des M. ciliaris), präganglionäre Fasern: N. oculomotorius – Ggl. ciliare (Synapse); *postganglionäre Fasern:* Ggl. ciliare – Nn. ciliares brev. – N. ciliaris und Sphinkter pupillae.

Anteil des Facialis (Tränen- und Nasenschleimhaut), präganglionäre Fasern: N. facialis – Ggl. geniculi – N. petrosus superficialis maj. (vereinigt sich mit N. petrosus profundus zum N. canalis pterygoidei) – Ggl. pterygopalatinum (Synapse); *postganglionäre Fasern:* Ggl. pterygopalatinum – N. maxillaris – Gld. lacrimalis über die zygomaticolacrimale Anastomose (sekretorische Fasern); ferner sekretorische Fasern zur Nasenschleimhaut auf dem Weg über die Nn. nasales cran. und den N. nasalis caud. (Ast des N. palatinus maj.).

Anteil des Intermedius (Gld. submandibularis und sublingualis), *präganglionäre Fasern:* Nucleus salivatorius pontis – N. intermedius – Ggl. geniculi – N. facialis – Chorda tympani (Durchquerung der Paukenhöhle) – N. lingualis – Ggl. submandibulare und sublinguale (Synapsen); *postganglionäre Faser:* Sekretionsfasern zu den genannten Speicheldrüsen.

Anteil des Glossopharyngicus (Gld. Parotis), *präganglionäre Fasern:* Nucleus salivatorius medullae oblongatae – N. glossopharyngicus (bis zum Ggl. extracraniale) – N. tympanicus – Ggl. oticum (Synapse); *postganglionäre Fasern:* Ggl. oticum – Rr. parotidici des N. auriculotemporalis (Ast von V_3) – Gld. Parotis.

β) Thorako-abdominaler Parasympathicus (Herz, Lunge, Ösophagus, Magen-Darmtrakt), präganglionäre Fasern: Dorsaler Vaguskern – Wurzel des N. X und XI – Ggl. nodosum – Stamm des N. vagus – einzelne periphere Äste (z. B. Rr. thyreoidei und thymici, Rr. cardiaci) – Herzganglien (Synapse), Rr. bronchopulmonales und oesophagici – zugehörige Organe (Synapse); caudal vom N. recurrens ist der N. vagus rein vegetativ und verteilt sich in seine Endäste (Plexus solaris), durch welche diese hindurchziehen und zu den intramuralen Ganglien des Magendarmtraktes gelangen (Synapse). Außer den kardialen Fasern liegen alle Synapsen des thorakalen Parasympathicus intramural.

γ) Pelviner Parasympathicus (Beckeneingeweide und Schwellkörper), präganglionäre Fasern: Ursprung im Rückenmark von S II–S V (Erektion S II–III; Ejaculation S III; Miktion S II–IV; Defäkation S III–V). – Rr. ventrales des 2.–4. Sakralnerven – N. pudendalis sowie im 5. Sakralnerven – N. pelvicus – Ggl. plexus hypogastricus (Synapse für Blase, Genitalorgane, Rectum, Vasodilatation für die Corpora cavernosa); die für das *Colon* bestimmten präganglionären Fasern überspringen den Plexus hypogastricus und mesentericus caud., um sich an die linke Colonhälfte zu verteilen bzw. laufen sie zum Ggl. mesentericum craniale zur Versorgung der rechten Colonhälfte (Dickdarmsynapsen liegen intramural!).

b) Somatischer Parasympathicus. *Ursprung:* Intermediomediale Zellgruppe rechts und links vom Zentralkanal. *Präganglionäre Fasern:* Tritt mit der sensiblen Trigeminuswurzel und den Hinterwurzeln der Spinalnerven aus. *Synapsen:* Ggl. semilunare Gasseri und Spinalganglien; *postganglionäre Fasern:* Verläuft mit den peripheren Verzweigungen der entsprechenden animalischen Nerven.

c) Vasculärer Parasympathicus (Gefäßerweiterung). *Präganglionäre Fasern:* In den hinteren Wurzeln. *Synapse:* Spinalganglion; *postganglionäre Fasern:* Spinalganglion – Rr. communicantes – Grenzstrang des Sympathicus – entweder direkt zu den Gefäßen des Kopf-Hals-Brustbereichs – oder indirekt durch ein prävertebrales Ganglion zu den Bauch- oder Beckengefäßen.

7. Parasympathicus (sensibel)

Sensibler Anteil und Reflexe verhalten sich wie beim Sympathicus. Zentren für die *visceralen Reflexe* im Rückenmark und Hirnstamm stehen mit den Ursprungszellen der präganglionären Fasern in Verbindung; das Gleiche gilt für die intramuralen Reflexzentren; ganglionäre Reflexzentren existieren nur dort, wo es auch ganglionäre Synapsen gibt.

C. Häufigste Eingriffe am vegetativen Nervensystem

1. Injektionen

Allgemeines: Zur Sympathicusblockade wird Novocainlösung (½%ig) ohne jeden Zusatz verwendet. Zur Injektion wird eine dünne Nadel (Länge etwa 10 cm) freihändig (ohne aufgesetzte Spritze!) eingestochen, in die gewünschte Lage gebracht und mehrmals aspiriert, bevor injiziert wird.

a) Halsgrenzstrangblockade. Einstich von der Seite in Richtung auf den V.–VI. Halswirbelquerfortsatz (Ggl. cervic. med.) oder den II.–III. Querfortsatz (Ggl. cervic. cran.); Vorführung bis zur Knochenfühlung und nach leichtem Zurückziehen der Nadel Injektion von 5 bis 7 cm³ Lösung; (Cave! Injektion größerer Mengen wegen Mitbeteiligung des Vagus, erkennbar an Hustenreiz und Atembeklemmung). Die Injektion „sitzt", wenn einige Minuten nach der Injektion ein *Horner*sches Syndrom auftritt (verschwindet etwa 2 Stunden nach Blockade mit Novocain wieder).

b) Stellatumblockade (vg. 1Abb. 32) ist von vorn, seitlich und hinten möglich; von *seitlich:* Einstich 2–3 Querfinger oberhalb der Clavicula am lateralen Kopfnickerrand und Vordringen in schräger Richtung auf den Querfortsatz des 6.–7. HWK. Dort Injektion (nach Aspiration!) von 2–3 cm³ Lösung, dann Anheben des Nadelendes und weiteres Vorschieben nach medial unten und nochmalige Injektion von 7–10 cm³ Lösung. Von *vorn* (nach *Herget*): Einstich am vorderen Rand des M. sternocleidomastoideus in der Mitte zwischen Ringknorpel und Sternum und langsames Tieferführen der Nadel bis ans das Köpfchen der 1. Rippe, dort Injektion von 5–10 cm³ Lösung. Die Injektion direkt von vorn ist am sichersten, da die Richtung am leichtesten gefunden wird und Nebenverletzungen (Pneumothorax) am seltensten vorkommen.

c) Splanchnicusblockade. Sitzender Patient mit herabhängenden Beinen, macht starke Kyphose. *Einstich:* Paravertebral zwischen Querfortsatz BWK VI–VII bis auf den Wirbelkörper, dann leichtes Zurückgehen und tangential längs dem Wirbel und Injektion von 8–20 cm³ Lösung (Cave! Pleurareizung, daher sehr langsame Injektion unter Blutdruckkontrolle).

d) Lumbale Grenzstrangblockade (vgl. Abb. 30). Einstich etwa 4 Querfinger neben der Mittellinie zwischen L II–IV und langsames Vortasten zwischen den Querfortsätzen bei einem Neigungswinkel der Kanäle von 60° bis auf die seitliche Wirbelkörperfläche; dort Injektion von je 10–15 cm³ Lösung. Trifft man die sensible Lumbalwurzel („elektrischer Schlag"), so muß der Einstichwinkel noch vergrößert werden und die Nadel medial an die seitliche Wirbelkörperfläche vorgeführt werden. Anästhesie sitzt, wenn ein „Kribbeln" im Bein und wenige Minuten später ein „Wärmegefühl" angegeben wird.

e) Sakrale Grenzstrangblockade. Am besten in Form der epiduralen Sakralanästhesie (vgl. Abb. 33).

Komplikationen, intradurale Injektion (besonders bei Halsgrenzstrangblockade): Hier besonders langsam und fraktioniert injizieren; *intravasale Injektion:* Durch jedesmalige Aspiration zu vermeiden. *Pleuraverletzung:* Zu vermeiden durch Zurückziehen der Nadel, sobald Hustenreiz oder stechende Schmerzen im Thorax angegeben werden. Stets nach Grenzstrangblockaden Blutdruckkontrolle und evtl. EKG (besonders bei Stellatumausschaltungen).

2. Operationen

a) Periarterielle Sympathektomie. *Prinzip:* Abpräparieren der Adventitia von den größeren Arterien in Form eines Zylinders. Hierdurch sollen die vasokonstriktorischen Bahnen, welche in den vegetativen Plexus der Adventitia liegen, ausgeschaltet werden (*Jaboulay, Leriche*). *Indikation:* Posttraumatische und reflektorisch-spastische Durchblutungsstörungen. *Nachteil:* Infolge der lokal sehr begrenzten „Sympathektomie" ist auch die Wirkung nur lokal und meist nur vorübergehend.

b) Arterienresektion. *Prinzip:* Radikale Resektion obliterierter Arterienabschnitte, u. U. Mitnahme des zugehörigen Venenabschnittes, wenn auch dieser thrombosiert und verschlossen ist. Der Eingriff bezweckt Entfernung eines ständig im konstriktorischen Sinne irritierenden Dauerreizzustandes, dadurch Öffnung der Kollateralbahnen, Beseitigung von Schmerzen. *Indikation:* Obliterierende Gefäßerkrankungen, Amputationsstumpfneuralgien. *Nachteil:* Allzu kleiner, lokal begrenzter Eingriff, welcher bei den meist generalisierten Erkrankungen des Gefäßsystems keine entscheidende Besserung bringt.

c) Ramicotomie. *Prinzip:* Durchtrennung der segmental zugeordneten prä- und postganglionären Fasern unter Schonung der Ganglien und des Grenzstrangs selbst (*v. Gaza*). Im wesentlichen werden die Rr. communicantes albi und grisei durchschnitten. *Indikation:* Schmerzhafte und „trophische" Störungen, die bestimmten Rückenmarkssegmenten zugeordnet werden können; wegen der selten gegebenen Indikation ist das Verfahren weitgehend verlassen.

d) Präganglionäre Resektion des Halsgrenzstrangs. *Prinzip:* Freilegung des Halssympathicus mit dem cranialen und mittleren Ganglion durch 10 cm lange Incision am vorderen Rand des M. sternocleidomastoideus – Darstellung der A. carotis, zwischen ihr und dem N. vagus wird der Halsgrenzstrang gefunden. Das Ggl. cervic. cran. muß nach Möglichkeit immer belassen werden.

e) Transpleurale, endoskopische Elektrotomie des thorakalen Sympathicus (Kux). *Prinzip:* Anlegen eines Pneumothorax kurz vor Einführung eines Thorakoskops; sofern keine zu starken Adhäsionen vorhanden sind, läßt sich der ganze thorakale Sympathicus gut übersehen, da er durch die Pleura durchschimmert. Aufnehmen des Grenzstrangs auf die häkchenförmige Elektrode und elektrische Durchtrennung. Auf gleiche Weise können auch die Nn. splanchnici durchtrennt werden. *Indikation:* Fälle, bei welchen eine präganglionäre Durchtrennung in Frage kommt (Hypertonie, Ulcus duodeni, Angina pectoris, jedoch stets nur besonders ausgewählte Fälle!).

f) Stellektomie von vorn. *Prinzip:* Hautschnitt seitlich vom Außenrand des M. sternocleidomastoideus, Durchtrennung des M. omohyoideus; evtl. auch der A. thyreoidea caud.; Lateralverdrängung oder Durchtrennung des M. scalenus ant.; unter sorgfältiger Schonung des N. phrenicus stumpfes Abpräparieren des dort gelegenen Fettpolsters bis die A. subclavia und vertebralis erscheinen; im Winkel zwischen beiden Arterien liegt auf dem Processus transversus des 6. und 7. HW das Ggl. stellatum; unter schrittweiser Abtrennung seiner Rr. communicantes wird es cranial durchtrennt und nach caudal der Grenzstrang soweit verfolgt, daß seine Durchtrennung zwischen dem 2. und 3. Thorakalganglion vorgenommen werden kann.

g) Cervico-thorakale Grenzstrangresektion von dorsal. *Prinzip:* Hautschnitt dicht neben den Dornfortsätzen in Höhe von Th I–IV; subperiostale Resektion des Rippenköpfchens und -halses, Abtragung der Querfortsätze mit Meißel und Luer; vorsichtiges Abschieben der Pleura; der Grenzstrang wird dicht vor der Wirbelsäule gefunden, angehackt und kann unter Mitnahme der Ggl. Th II und III reseziert werden. *Indikation:* Zuverlässige präganglionäre Grenzstrangdurchschneidung zwischen Th II–IV. Zum Beispiel bei Endangiitis oblit. der oberen Extremität.

h) Splanchnicektomie und thorakolumbale Grenzstrangresektion. *Prinzip:* Die Nn. Splanchnici werden von dorsal durch einen paravertebralen Längsschnitt von Th VII bis XII mit Resektion der 10. oder 11. Rippe erreicht; nach Abschieben der Pleura gelangt man auf den Grenzstrang, vor welchem die Nn. splanchnici verlaufen. Für die *thorakolumbale* Resektion muß ein dorsaler Schnitt ober- und unterhalb des Zwerchfells ausgeführt und mehrere paravertebrale Rippenabschnitte reseziert werden, so daß der Grenzstrang von dorsal und von den 2–3 Thoraxfenstern aus, u. U. zusammen mit den Nn. splanchnici und dem Ggl. coeliacum ausgelöst werden können. Das gleiche kann auf transpleuralem Weg durch Thorakotomie im VI. ICR erreicht werden. Bei entsprechender Erweiterung der Durchtrittsstellen durch das Zwerchfell kann ebenfalls bis zum Lumbalganglion I und Ggl. coeliacum vorgedrungen werden. *Indikation:* Zum Beispiel Hypertonie.

i) Lumbale Grenzstrangresektion. *1. Transperitoneal, Prinzip:* Mediane oder paramediane Laparotomie; Incision des dorsalen Peritoneums lateral vom Coecum und Colon ascendens zur Freilegung des *rechten* Grenzstrangs, welcher unter den Ansätzen des M. psoas zu finden ist; für den *linken* Grenzstrang wird das dorsale Peritoneum an der Außenseite des Colons lateral vom Colon descendens und Sigma incidiert und ebenfalls zum inneren Rand des M. psoas vorgedrungen (Cave! unbewußte Verletzung der Lumbalvenen, wodurch die Sicht sehr gestört wird!).

2. Retroperitoneal: Pararectalschnitt vom Rippenbogen bis in Höhe des Leistenbandes; Durchtrennung der seitlichen Bauchmuskeln dicht lateral ihres Ansatzes an der Rectusscheide; stumpfes Ablösen des Peritonealsackes von der vorderen und seitlichen Bauchwand; direktes Vorgehen auf den M. psoas und die Wirbelsäule; nach Abschieben der

V. cava rechts und der Aorta links stößt man ohne weiteres auf den lumbalen Grenzstrang, welcher mit seinen Ganglien L II und III entfernt wird. Dränage für 48 Stunden. Indikation: Periphere Durchblutungsstörung des Beines.

k) Freilegungen und Durchtrennungen am Sakralteil des Sympathicus. *Plexus mesentericus caudalis, Nn. splanchnici lumbales I und II, Plexus und N. praesacralis Nn. hypogastrici und pelvici:* Zugang am besten wie zur retroperitonealen Freilegung des lumbalen Sympathicus (s. unter i). Die oberen Abschnitte lassen sich bei Weiterverfolgung des Grenzstrangs am medialen Psoasrand ohne Schwierigkeiten auffinden.

α) *Der Plexus mesentericus caudalis* liegt rings um die Abgangsstelle der A. mesenterica caud.

β) *Der Plexus praesacralis* läßt sich übersichtlich nur bei Beckenhochlagerung, Darstellung der Bifurkation der Aorta und Incision des dorsalen Peritoneums vor dem Promontorium darstellen. Im Winkel zwischen beiden Aa. ilicae comm. findet man retroperitoneal das Geflecht des Plexus praesacralis. Am besten wird die Gesamtheit des sichtbaren Geflechtes sorgfältig auspräpariert.

γ) *Nn. hypogastrici* und *Nn. pelvici* werden am besten vom sacralen Zugang (*Thiermann*) erreicht. Schnittführung in der Mittellinie zwischen Steißbeinspitze und Anus; Steißbeinresektion; Darstellung der Fascia pelvis visceralis zwischen Anus und Rändern des Levator ani; der Plexus hypogastricus bzw. N. hypogastricus liegt in einer halbmondförmigen Falte, welche in konkavem Bogen vom Sacrum zum Rectum zieht; in ihr kann der Nerv palpiert und gesehen werden (perineale Schmerzempfindung beim Fassen und leichten Quetschen der Falte mit der Pinzette!). Durch Caudalziehen der Falte und entsprechende Präparation läßt sich der N. hypogastricus auslösen. Der N. pelvicus ist dicht an der seitlichen Beckenwand zu finden; er liegt dort in einem Fascien-Fettstrang und mündet am ventralen Ende in den Plexus hypogastricus ein; dort können beide durchschnitten werden. Die Durchschneidung muß beiderseits vorgenommen werden, und zwar in den unteren Anteilen des Plexus hypogastricus, damit die motorischen Sphinkterfasern, die über die Nn. splanchnici sacrales kommen, sicher mitbetroffen werden. Die Blase wird dadurch unter den automatischen Einfluß der intramuralen und ganglionären Reflexzentren gesetzt.

δ) *Durchtrennung des N. pudendalis:* Bei schmerzhaften Krämpfen des Rhabdosphinkter urethrae.

ε) *Totalentnervung der Harnblase:* Verfolgt den Zweck, das Organ ausschließlich unter den automatischen Einfluß der intramuralen Zentren zu setzen.

D. Indikation zu Eingriffen am vegetativen Nervensystem

1. Gehirn und Kopf

a) „Apoplexie." *Definition:* Akute cerebrovaskuläre Komplikation mit plötzlich auftretender Bewußtlosigkeit und Symptomen lokalisierter, cerebraler Zirkulationsstörungen.

Pathogenese und Ätiologie:

α) *Massenblutungen* des Gehirns infolge einer Gefäßwanderkrankung auf dem Boden der Hypertonie. (An den Hirngefäßen ist die Hyalinose vorherrschend, während die Atheromatose mehr zurücktritt. Es kommt zu Verquellung des Endothels, des subendothelialen Gewebes, und im weiteren Verlauf der übrigen Gefäßwandschichten. Durch Bluteintritt in die Gefäßwand entstehen kleine aneurysmatische Erweiterungen, aus denen es zu Blutungen in das umgebende Gewebe kommen kann.) Entsprechend dem Kaliber der Gefäße finden sich kleinste „Kugelblutungen" besonders in der Großhirnrinde, mittelgroße Blutungen vorwiegend an der Grenze von Mark und Rinde und große Massenblutungen im Putamen- und Claustrumgebiet. Sie gehen vorwiegend von den Aa. lenticulostriatae (Schlaganfallarterien; vgl. S. 543 u. 706!) aus und können Teile der inneren und äußeren Kapsel, sowie der Stammganglien zerstören. Ausgedehnte Massenblutungen finden sich gelegentlich auch im Brückenfuß und im Kleinhirnwurm. Neben der Gewebszerstörung finden sich in den angrenzenden Gebieten angiospastische Gefäßstörungen.

β) *Hirnerweichung:* Entsteht meistens auf dem Boden arteriosklerotischer Gefäßveränderungen, die unter Ausbildung von arteriellen Thromben zu einer Unterbrechung des Blutstroms führen. Sehr viel seltener sind *embolische Gefäßverschlüsse* durch *Luft*

(Eindringen von Luft in die Lungenvenen bei Thoraxoperationen, Lungenschüssen, Rippenfrakturen oder Pleurapunktionen bzw. Luftaspiration bei Eröffnung großer, herznaher Blutleiter, wobei die Luftbläschen durch die relativ weiten Kapillaren der Lungen in das arterielle System gelangen), durch *Fett* (bei Frakturen der langen Röhrenknochen, nach

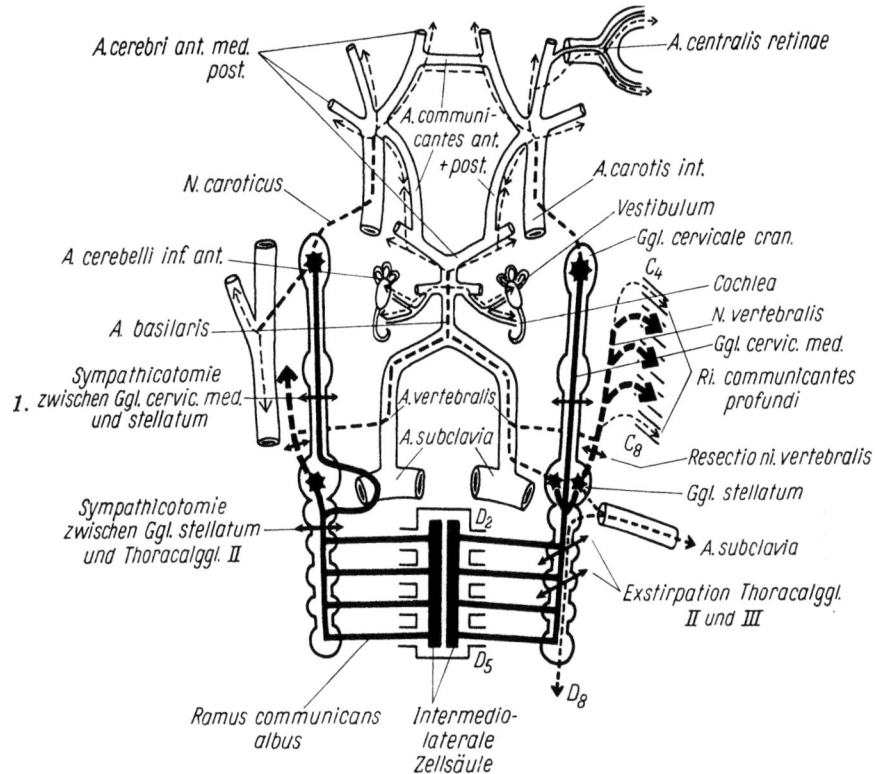

Abb. 155. Die vasomotorischen Bahnen der Hirngefäße und deren am häufigsten gebrauchte Durchtrennungen (nach *Coulouma*). (Schwarz: Präganglionäre Fasern; gestrichelt: Postganglionäre Fasern; sternförmig: Sitz der Synapse.) Häufigste Eingriffe: 1. Sympathicotomie zwischen Ggl. stellatum und Thorakalganglion II. 2. Exstirpation von Thorakalganglion II und III. 3. Sympathicotomie zwischen Ggl. cervicale med. und 4. Resektion des N. vertebralis

stumpfen Traumen, Quetschungen der Weichteile, Verbrennungen, Operationen fettleibiger Patienten oder durch Injektion öliger Flüssigkeiten in die Venen), *Parasiten* (bei Malaria tropica und anderen Infektionskrankheiten) und durch *Thromben* (bei Thrombangitis obliterans der A. carotis, bei Endocarditis oder paradoxe Embolie aus den großen Körpervenen bei offenem Foramen ovale des Herzens). Der Verschluß des Hirngefäßes führt zur Erweichung im Versorgungsgebiet. Durch sekundäre diapedetische Blutungen entsteht die „rote Erweichung". Durch Ausbildung und Erweiterung des Kollateralkreislaufes ist die Erweichung meist kleiner als das Versorgungsgebiet der verschlossenen Arterie. Von großer Bedeutung sind besonders bei embolischen Verschlüssen die perifokalen Gefäßreaktionen im Sinne der Vasokonstriktion.

Differentialdiagnose zwischen Blutung und Erweichung: Der Blutdruck ist im akuten Stadium der Apoplexie sehr wechselnd. Ein früher festgestellter Bluthochdruck mit entsprechendem Herz- und Nierenbefund, sowie einer Retinitis angiospastica sprechen für Blutung, ein früher normaler Blutdruck für eine Erweichung. In der apoplektischen Bewußtlosigkeit findet sich bei Hirnblutung häufig ein stark gerötetes Gesicht bei tiefer schnarchender Atmung, während bei Erweichung meist eine Gesichtsblässe besteht und die Symptome nicht so akut auftreten. Die Symptome der Hirnerweichung entsprechen meist den einzelnen Gefäßsyndromen (vgl. S. 705), während sie bei Massenblutungen über die Gefäßsyndrome hinausgehen.

Therapie: Behandlung des Grundleidens, bei Massenblutungen mit Hypertonie: Blutdrucksenkung. Bei Erweichung mit kardialer Insuffizienz: Herztherapie. Bei lang anhaltender Bewußtlosigkeit: Versuch einer Halsgrenzstrangblockade oder Stellutumanästhesie. Bei wechselnder Symptomatologie und bei postapoplektischen Zuständen können wiederholte Grenzstrang- bzw. Stellatumblockaden günstig wirken.

b) Commotio cerebri. *Pathophysiologie;* Siehe Hirnverletzungen. Lang anhaltende Bewußtlosigkeit kann Folge einer abnormen Erregbarkeit der Gefäßnerven im Sinne eines Dauerspasmus sein. Durch Novokainblockaden des Halsgrenzstranges bzw. des Gangl. stellatum kommt es dann zum sofortigen Aufwachen, was auch differentialdiagnostisch zur Abgrenzung einer rein funktionellen Störung von einer organischen Hirnstammkontusion von Bedeutung ist.

Therapie: Bei guter Reaktion auf probatorische Grenzstrangausschaltung Wiederholung der Grenzstrang- bzw. Stellatumblockaden.

c) Retinitis pigmentosa. *Ätiologie:* Recessiv-hereditäre Erkrankung aus der Gruppe der tapetoretinalen Degenerationen. Schon in den ersten Stadien erscheinen Veränderungen in den retinalen Blutgefäßen, die fadendünn und mit zunehmender Zirkulationsstörung im Augenhintergrund kaum noch sichtbar sind.

Symptome: Allmähliche Einengung des Gesichtsfeldes, die bis zur Amaurose führt.

Therapie: Retrobulbäre Injektionen von Priscol oder Amylnitrit. Subjektive Besserungen häufig nach Stellektomie oder cervicale Grenzstrangresektion.

d) Glaukom. *Ätiologie:* Intraoculäre Drucksteigerung wahrscheinlich bei erhöhtem Sympathicotonus.

Therapie: Neben Eingriffen am Auge wurden Exstirpationen des Ganglion cervicale superius oder wiederholte Novokainblockaden desselben versucht. Meist kommt es nur zu vorübergehendem Druckabfall im Auge

e) Embolie und Thrombose der A centralis retinae. *Ätiologie:* Verschluß der Zentralarterie bei Thrombangitis obliterans, Endocarditis, sowie allen Arten von septischen und infektiösen Prozessen.

Diagnose: Charakteristisches Bild im Augenhintergrund.

Therapie: Verabreichung von Antikoagulantien. Retrobulbäre Injektionen gefäßerweiternder Mittel (Priscol oder Amylnitrit). Am Sympathicus: Stellatuminfiltrationen.

f) Menièresche Erkrankung. *Symptome:* Anfälle von heftigem Drehschwindel, Taubheit, Ohrensausen, Übelkeit, Erbrechen und Pulsverlangsamung.

Ätiologie: Verschiedenartig, häufig spastische Gefäßkrisen, auch Blutung in das Ohrlabyrinth.

Therapie: Neben medikamentöser Behandlung auch Eingriffe am Innenohr oder Durchschneidung des 8. Hirnnerven. Bei angiospastischer Ursache können Stellatumblockaden versucht werden.

g) Rhinitis atrophicans und Ozaena. *Symptome:* Atrophie der Nasenschleimhaut, eitrige Sekretion, Borkenbildung, meist verbunden mit starkem Foetor (Ozaena).

Therapie: Lokale Behandlung mit Nasenduschen, Spülung mit Kalium permanganicum oder H_2O_2. Nicht selten Besserung nach Stellatumblockaden.

2. Hals und Brust

a) „Migraine cervicale" (Bärtschi-Rochaix). (Vgl. Kap. Wirbelsäule, S. 767.) *Symptome:* Anfallweise auftretende heftige Nacken-Hinterhauptsschmerzen, die in den ganzen Kopf und Arm ausstrahlen können, Schwindelgefühl, Ohrensausen. *Ätiologie:* Funktionsstörung der Halswirbelsäule, eventuell infolge Traumas. *Pathologisch-anatomisch:* Degenerative Veränderungen der HWS (Bandscheibendegeneration, Osteochondrose, Spondylarthrose); verursacht Einengung der Foramina intervertebralia und mechanische Irritation bzw. Zerrung der A. und N. vertebralis. Die Migräne entsteht durch Vermittlung des N. vertebralis im Versorgungsgebiet der A. vertebralis. *Therapie:* Entsprechend der vertebrogenen Ursache in erster Linie Wirbelsäulentherapie (rhythmische Wirbelsäulenextension, Manipulationen, Massage der Rückenweichteile, Glisson-Schlinge, evtl. Retentionsverbände); bei starken Schmerzen eventuell Versuche mit *Stellatumblockaden.*

b) „Achselvenenstau" (*Brandt*), **„Claudicatio venosa"** (*Löhr*), **„akute hohe Armvenensperre"** (*Ollinger*), *Paget-Schröttersche Krankheit, Definition:* Venöser Verschluß der V. brachialis oder axillaris, meist auf Grund eines Spasmus der genannten Venen mit ödematöser Schwellung, Cyanose und Schmerzen. *Ätiologie:* Trauma, Überanstrengung, mit nachfolgendem, meist plötzlichen Krankheitsbeginn. Männer bevorzugt betroffen. *Therapie:* Antikoagulantien und *Stellatumblockade.*

c) **Sekretionsstörungen,** besonders der *Schilddrüse*, bei akutem nervösen *Basedow* (vgl. Kap. Hals, S. 954). *Ätiologie:* Primäre Fehlsteuerung des gesamten Nervensystems mit erhöhter Funktion der Schilddrüse infolge Sympathicuserregung. *Therapie: Resektion des Halssympathicus*, bei Hyperthyreose *Stellatumblockade;* die Eingriffe treten gegenüber der Operation der Schilddrüse selbst stark in den Hintergrund.

d) **Hyperhidrosis.** Übermäßige Schweißsekretion infolge vegetativer Dysfunktion:

α) *vagusbedingt:* Dünnflüssiger, massenhafter, kaum riechender Schweißausbruch bei warmer, geröteter Haut;

β) *sympathicusbedingt:* Klebriger, spärlicher, scharfriechender Schweiß bei herabgesetzter Hauttemperatur.

Therapie: Versuche mit *Stellatumblockaden.*

e) **Angina pectoris.** *Definition:* Schmerzanfall infolge mangelhafter Blutversorgung des Herzmuskels (Spasmus der Kranzgefäße, Coronarsklerose, Mißverhältnis zwischen Blutangebot und Blutbedarf des Herzmuskels).

Ätiologie: Übererregbarkeit des Sympathicus führt zur Ausbildung des vegetativen Syndroms der A. p. (Hyperhidrosis des linken Armes, Exophthalmus, Mydriasis des linken Auges, Präcordialschmerzen, herabgesetzte Hauttemperaturen im Präcordium). *Therapie:* Eingriffe am Sympathicus stellen keine kausale Therapie dar. Da die sensiblen sympathischen Fasern größtenteils durch das Ggl. stellatum und die Ri. communicantes der hinteren Wurzeln von Th I–V zum Zentrum der Herzsensibilität in der Medulla oblongata verlaufen, werden zur Kupierung des typischen Schmerzanfalles folgende Eingriffe geübt: Stellatumblockade, Stellektomie ein- und doppelseitig; radikale cerviko-thorakale Grenzstrangresektion (Th I–IV), transpleurale endoskopische Elektrotomie (Th III–IV), Durchtrennung der hinteren Wurzeln (C VII–Th IV). *Prognose:* Die Auswahl der Operation richtet sich nach der Ausbreitung des Schmerzes im Anfall; der typische Anfallschmerz kann meist beseitigt werden; der eigentliche Anfall (Mangeldurchblutung des Herzmuskels) besteht jedoch weiter; Blockaden des Hals-Sympathicus oder Stellatum sind dem operativen Verfahren überlegen, da es sich in jedem Fall nur um eine symptomatische Maßnahme handelt und die Schmerzbeseitigung mittels Injektionen ebenso sicher gelingt, wie durch Resektionen.

f) **Carotissinussyndrom** (*Hering*). *Definition:* Blutdruckabfall, Bradykardie, Vasodilatation, Schwindel, Ohnmacht und Krampfanfälle bei Reizung des Carotissinus (Carotisdruckversuch!). *Therapie:* Bei Versagen der konservativen Therapie in besonders hartnäckigen Fällen *periarterielle Sympathektomie* der Carotis comm. und Carotisteilungsstelle, *Novocaininfiltration des Carotissinusgebietes.*

g) **Asthma bronchiale.** *Definition:* Krampf der Bronchialmuskulatur mit gleichzeitiger hyperämischer Schwellung und plötzlich auftretender Hypersekretion der Bronchialschleimhaut. *Ätiologie:* Hyperparasympathicotonie nicht völlig geklärter Herkunft. *Therapie:* Kupierung des Anfalls durch Parasympathicolytica (Atropin, Eumedrin) oder durch Sympathicomimetica (Adrenalin, Ephetonin); *Vagotomie* nur theoretisch berechtigt, praktisch verlassen; gelegentlich Besserungen durch *Blockade* des *Ggl. stellatum* und des *cervico-dorsalen* Grenzstrangs vom Ggl. cervic. med. bis Th II–IV (größte Vorsicht wegen gelegentlich beobachteter tödlicher Komplikationen!).

h) **Zentrogene Lungenblutung.** *Definiton:* Parenchymatöse, subpleurale, jedoch auch generalisierte, konfluierende Blutungen, welche hämorrhagische Infarcierung und Ödembildung hervorrufen. *Ätiologie:* Reizung der Umgebung des 3. Ventrikels im Hypothalamusbereich. *Therapie: Stellatumblockade.*

i) **Lungenembolie.** *Definition:* Begleitspasmus des von der Embolie betroffenen Gefäßes, jedoch reflektorisch auch auf größere Gefäßgebiete übergreifend; weite Lungenbezirke werden dadurch vom Gasaustausch abgeriegelt. *Therapie:* Nach i. v. Eupaveringaben auch *Blockade* des Ggl. stellatum (Schmerzbeseitigung, Atmungsbefreiung, Entspannung und Erweiterung der Kollateralen); zusätzlich und um Zeit für eine evtl. Embolektomie (*Trendelenburg*sche Operation) zu gewinnen, *intravenöse* Gabe von 10 cm³ *Novocainlösung* (1%ig) oder Causat.

3. Abdomen

a) **Dysphagie.** *Definition:* Spastische Dysphagie soll auf erhöhtem Sympathicotonus im Bereich der oberen Rachenabschnitte und des Ösophagus beruhen. *Vorkommen:* Selten. *Therapie:* Doppelseitige *Resektion des Ggl. cervic. med.*

b) Akuter und chronischer Singultus. *Vorkommen:* Bei Allgemeininfektion, nach Operationen, nach Unfällen. *Therapie:* Doppelseitige Phrenicusblockade (sicheres, aber nicht ungefährliches Mittel); unsicher und ebenfalls nicht ungefährlich sind Vagusblockade am Hals oder Halsgrenzstrangdurchtrennung.

c) Kardiospasmus. *Definition:* Dysfunktion der Kardiamuskulatur, wodurch es zum krampfhaften Kardiaverschluß kommt, möglicherweise auf Aplasie der intramuralen Ganglienplexus beruhend (vgl. Kap. Ösophagus, S. 1118). *Therapie:* Versucht wurden subdiaphragmale Vagotomie, Ramicotomie ThV–VI, Sympathektomie der Kardia. *Prognose:* Überzeugende Erfolge wurden von den Eingriffen am VNS nicht gesehen.

d) Megaösophagus. Meist die Folge eines Kardiospasmus und daher wie dieser zu behandeln.

e) Ulcus ventriculi et duodeni (vgl. Kap. Magen, S. 1183).

1. Vagotomie (Jaboulay, Bircher, Chiassi, Exner). Definition: Doppelseitige, subdiaphragmatisch oder endothorakal ausgeführte Vagotomie bewirkt Herabsetzung der quantitativen und qualitativen Säureproduktion, Verminderung der Magenmotilität, postoperative Diarrhoe, sofortige und vollständige Schmerzfreiheit.

Indikation Ulcus pepticum jejuni nach vorausgegangener Magenresektion, bei welchem eine nochmalige Resektion nicht in Frage kommt. In Kombination mit einer GE (*Leahy*) bei nichtresezierbarem, stenosierendem und blutendem Duodenalgeschwür.

Methodik, α) abdominal: Durchtrennung des vor und hinter dem abdominalen Ösophagus im Kardiabereich gelegenen Vagusstammes.

β) Endothorakal: Auf endoskopischem Wege (*Kux*) Durchtrennung des Vagus etwas unterhalb des Hilus.

Indikation: Jugendliche Ulcusträger mit starken Schmerzen.

2. Sympathikotomie, Definition: Wegen der engen anatomischen Beziehungen zwischen Vagus und Sympathicus im Bauchraum wird die Sympathicusausschaltung allein oder mit Vagotomie kombiniert für aussichtsreich gehalten. In Frage kommt *paravertebrale Novocainblockade* des *Brustgrenzstrangs*, endothorakal-endoskopische Durchtrennung des Sympathicus bzw. der Nn. splanchnici in Kombination mit Vagotomie nach dem *Kux*schen Verfahren, abdominale und sogar transpleurale oder thorakodorsale Resektion der Nn. splanchnici.

Prognose: Mit Ausnahme der oben umrissenen engen Indikationen konnten die Eingriffe am VNS die Magenresektion aus ihren führenden Platz in den Behandlungsmethoden des Ulcus ventriculi et duodeni bisher nicht verdrängen.

f) Gallenblase und Gallenwege. *Prinzip:* Reizung des Splanchnicus vermindert den Tonus, Vagusreizung erhöht den Tonus der Gallenwege. Gallenkoliken können durch paravertebrale Sympathicusblockaden (ThVI–IX) gebessert werden. Störungen des vegetativen Gleichgewichts führen zur sog. *Dyskinesie* der Gallenwege sowohl durch Atonie (Stauungsgallenblase) infolge Splanchnicusreizung, als auch durch Hypertonie des Ductus choledochus und Sphinkter Oddi (meist mit Duodenalulcus kombiniert).

Methoden:

1. Hypotonie, Atonie: Paravertebrale Novocainblockade (ThVI–IX), Splanchnicotomie des N. splanchnicus dexter (ThVI–VIII).

2. Hypertonie und Sphinkterspasmus: Denervierung des Ductus choledochus im Sinne der perivasalen Sympathektomie (sympathische und parasympathische Fasern werden beseitigt); sie bleibt wirkungslos, wenn bereits eine Sklerose des Sphinkter besteht. In solchen Fällen kommt nur noch die Durchtrennung des Muskels (Sphinkterotomie) in Frage. Merke! Intraoperative Druckkontrolle der Gallenwege zum Beweis des Erfolges des Eingriffes sehr empfehlenswert.

g) Pankreas. *Prinzip:* Durch linksseitige *Splanchnicusreizung* können alle Stadien der *Pankreasnekrose* hervorgerufen werden. Vor jedem Eingriff am VNS müssen alle mechanischen Abflußhindernisse aus dem Drüsensystem beseitigt werden.

Indikation: 1. *Akute Pankreasnekrose* – paravertebrale Novocainblockade (ThIV bis VIII links); sofortige Schmerzfreiheit, rasche Normalisierung der Blut- und Urindiastase.

2. *Chronische Pankreatitis: –Splanchnicusresektion links* auf transpleuralem oder thorakolumbalem Wege – etwa 80% Beschwerdefreiheit, 12% weitgehende Besserung; auch subdiaphragmale retroperitoneale Splanchnicusresektion, rechtsseitige Splanchnicusresektion und in sehr hartnäckigen Fällen beidseitige Splanchnicusentfernung. Vorauszuschicken ist jeweils eine Novocainblockade des betreffenden Nervenabschnittes, woraufhin vorübergehende Beschwerdefreiheit auftreten muß.

3. Diabetes mellitus: Splanchnicusreizung ruft Hyperglykämie, Splanchnicusblockade ruft Hypoglykämie hervor.

Methoden: Paravertebrale thorakale Novocainblockade (Th IV–VIII) oder Resektion des N. splanchnicus links.

Gelegentlich hierdurch deutliches Absinken des Blutzuckerspiegels.

h) Megacolon. *1. Hirschsprungsche Erkrankung, Prinzip:* Funktionelle Stenose durch spastisch verengten, tiefsitzenden Colonanteil, in welchem die intramuralen Ganglienzellen fehlen. *Methoden:* Eingriffe am VNS sind nur erfolgreich, wenn zugleich das verengte Darmsegment durch Resektion entfernt wird. *Methoden:* Ganglionektomie und Ramicotomie des lumbalen Grenzstrangs, Resektion des Plexus aorticus, Splanchnicotomie.

2. Idiopathisches Megacolon, Prinzip: Der gesamte Dickdarm oder seine distalen Abschnitte sind infolge Fehlens der intramuralen Ganglienzellen primär erweitert, wobei sich eine mechanische oder funktionelle Stenose nicht finden läßt. *Methoden:* Die gleichen wie bei „Hirschsprung", jedoch ohne bleibenden Erfolg; daher wird die Resektion der befallenen Darmabschnitte heute wieder bevorzugt (vgl. Kap. Dickdarm, S. 1206).

3. Dickdarmatonie, Prinzip: Stuhlverhaltung infolge von Dickdarmatonie. *Methoden:* Splanchnicotomie, Resektion des Plexus mesentericus caud. *Prognose:* Gelegentliche Erfolge.

4. Urogenitalsystem

a) Niere und Nebenniere (vgl. Abb. 153). *Niere, vegetative Innervation:* Parasympathisch: Über den Plexus coeliacus; außerdem über die hinteren Wurzeln aus den segmentalen parasympathischen Zentren. *Sympathisch:* Aus Th VII–L I, bzw. aus den beiden Nn. splanchnici und den beiden oberen Lumbalganglien. N. splanchnicus maj. bildet das Ggl. splanchnico-suprarenale (dicht neben dem Ggl. coeliacum gelegen); von hier aus zieht der Plexus renalis zur Nierenarterie und bildet zusammen mit dem N. splanchnicus min. die aortico-renale Gangliengruppe im oberen Winkel zwischen Aorta und Nierenarterie. Von L I–II treten weitere Äste an das Ggl. aortico-renale heran und zusammen mit den Gefäßen in die Nierenpforte ein. Das Geflecht verbreitet sich auch über das Nierenbecken und den Anfangsteil des Ureters; *Nebenniere:* Präganglionäre Fasern in den Nn. splanchnici maj. et min. – Ggl. suprarenale (Synapsen). *Postganglionäre Fasern:* In 2 Gruppen zur Drüse (medial vom Ggl. coeliacum) und dorsal im sog. „Splanchnicusstiel". Im letzteren befinden sich auch präganglionäre Fasern, welche vom N. splanchnicus maj. abzweigen, bevor dieser das Ggl. suprarenale erreicht hat.

Funktion: Steuerung der Durchblutungsgröße der Niere, der exkretorischen Leistung, des Colloidgehalts, des Aciditätsgrades des Urins, der molaren Konzentration der Urinbestandteile, des Muskeltonus der ableitenden Harnwege. *Sympathicusreizung* löst Konstriktion der Nierengefäße aus; *Durchschneidung der parasympathischen* Fasern hat Tonusminderung des Nierenbeckens und oberen Ureterabschnitts zur Folge, außerdem Zunahme der molaren Konzentration der Urinbestandteile bei verminderter Harnmenge; Splanchnicotomie und Durchtrennung der vorderen Rückenmarkswurzeln verursacht Harnverdünnung und -vermehrung; totale Nierenentnervung – Harnflut.

Methoden: α) *Nierendekapsulation (Harrison, Le Dentu). Prinzip:* Spaltung und Abziehen bzw. völlige Entfernung der fibrösen Nierenkapsel, so daß das Nierenparenchym kapsellos freiliegt.

β) *Entnervung des Nierenstiels, Prinzip:* Abtragung des nervösen Geflechtes im Bereich der A. und V. renalis, wobei es vor allem auf die Mitnahme des Ggl. aortico-renale ankommt (*Fontaine*).

γ) *Splanchnicektomie (Pende), Prinzip:* Durchtrennung der Nn. splanchnici mit Resektion der Lumbalganglien I und II.

δ) *Totale Nierenentnervung:* Durchtrennung der Nn. splanchnici, Entnervung des Nierenstiels mit Beseitigung des Ggl. aortico-renale, Resektion der Lumbalganglien I und II und Nierendekapsulation.

ε) *Abschaltung der Nebenniere:* Durchtrennung des Splanchnicus major und minor sowie der Verbindung zwischen Ggl. coeliacum und Ggl. suprarenale. Die Nebenniere ist dann der Einwirkung des Rückenmarks nicht mehr unterworfen. *Zugangswege:* Transperitoneal oder retroperitoneal durch Pararectal- oder Lumbalschnitt; der pararectal-retroperitoneale Zugang wie zur lumbalen Sympathectomie ist wegen seiner großen Übersichtlichkeit und Schonung im allgemeinen vorzuziehen.

Indikationen: Glomerulonephritische Oligurie, spastische Oligurie und Anurie – *Entnervung des Nierenstiels*, kombiniert mit Entfernung des Ggl. aorticorenale, Splanchnicektomie und Sympathektomie L I–II; Herdnephritis mit unbeeinflußbarer Hämaturie – *Entnervung des Nierenstiels* (dies auch bei anderen funktionell-diapedetisch verursachten Blutungen). Nierensteinleiden (Urat-, Phosphat-, Oxalatkonkremente) – *Entnervung des Nierenstiels* in Kombination mit der *Steinentfernung*.

b) Hypertonie. *Prinzip:* Bei Durchblutungsstörungen in der Niere, welche zur Einengung aller Präarteriolen führen, kommt es zur Bildung blutdrucksteigernder Substanzen („Nephrin", *Enger*); auch Einengung der Nierenstrombahn führt zur Blutdrucksteigerung mit vermehrter Nephrin- bzw. Hypertensinbildung (*Goldblatt-Versuch*).

Formen: 1. Hypertonie bei ein- und beidseitigen Nierenerkrankungen. 2. Hypertonie bei Nebennierenmarktumoren. 3. Essentielle Hypertonie.

Hypertonie durch Nierenerkrankung (Mißbildungen, Cystennieren, Tumoren, Steinnieren, Infarktnieren, Nierenabscesse, Schrumpfniere, Tuberkulose) werden durch Behandlung der primären Nierenerkrankung geheilt bzw. gebessert; *Hypertonie bei Nebennierenmarktumoren* (Phaechromocytom) sind suprarenal-hormonal bedingt und durch Entfernung des Tumors heilbar (vgl. Kap. Nebenniere, S. 1355). Innerhalb des Formenkreises der *essentiellen Hypertonie* sind zwei Gruppen unterscheidbar (*1. Gruppe mit allgemeiner arterieller Gefäßkontraktion*, 2. Gruppe primär-konstitutioneller Hochdruck). In der ersten Gruppe sind die Arterien verengt, die Patienten sehen blaß aus (*blasser Hochdruck*). In der zweiten Gruppe sind die Gefäße eher weitgestellt, die Patienten sehen gerötet aus (*roter Hochdruck*).

Indikation: Hypertonieformen mit vorwiegend *spastischer Komponente* sind für Eingriffe am vegetativen Nervensystem geeignet. Durch die Operation soll eine Loslösung der Niere vom vegetativen System, Vasodilatation in der Niere und Verminderung der Adrenalinausschüttung bezweckt werden. Ähnlich wie bei den peripheren spastischen Durchblutungsstörungen muß die funktionelle Störung überwiegen, d. h. es dürfen noch keine schweren organischen Gefäßveränderungen vorliegen, wenn die Denervierung wirksam werden soll.

Methoden: α) *Verfahren von Leriche;* Auf beidseitigem lumbalen Zugangsweg auf einer Seite Durchtrennung der Nn. splanchnici und Resektion des Grenzstrangs von Th X bis L II; auf der anderen Seite Entfernung der Nebenniere, kombiniert mit Splanchnicusdurchtrennung und Resektion der Lumbalganglien I und II.

β) *Verfahren nach Peet:* Einzeitige doppelseitige subdiaprhagmatische Splanchnicektomie und Resektion der Thorakalganglien IX–XII auf thorako-lumbalem Zugangsweg.

γ) *Verfahren von Smithwick:* Beidseitige Abtragung der Nn. splanchnici und des Grenzstrangs von thorakal IX–L II auf thorakolumbalem Zugangsweg.

δ) *Verfahren von Adson:* Durchtrennung der Nn. splanchnici maj. und min. – Resektion eines Teiles des Ggl. coeliacum – Resektion eines Teiles der Nebenniere – Resektion der Lumbalganglien I und II. *Prognose:* Blutdruckverhältnisse werden am stärksten durch die *Smithwick*sche Operation beeinflußt; eine chirurgische Möglichkeit zur ständigen Normalisierung des Hochdrucks ist durch die Verfahren nicht gegeben; das anfänglich gute Ergebnis verschlechtert sich im Laufe der Jahre mehr und mehr. Adrenalektomie verbessert das Operationsergebnis über einen längeren Zeitraum (*Leriche* und *Adson*). Alle Operationsverfahren beseitigen im Grunde nur die Begleiterscheinungen, nicht die Hypertonie selbst. *Komplikationen:* Haltungshypotonie, welche bei ausgedehnten Sympathektomien (*Smithwick*) so hochgradig werden kann, daß der Patient nicht mehr längere Zeit sitzend oder stehend zubringen kann.

c) Nierenasthma (*Urina spastica*), *Definition*: Anfallsweise spastische Kontraktion der Nierengefäße mit schmerzhafter Oligurie, nach Lösung der Gefäßkrämpfe starke reaktive Diurese.

Therapie: Entnervung des *Nierenstiels*.

d) Idiopathischer Ureterenspasmus, *Ureteratonie, Definition:* Spastische Kontraktionen des Nierenbeckenausgangs mit schweren Koliken und Oligurie einerseits oder pathologische Herabsetzung der Nierenbecken- und Uretermotorik andererseits, können eine Indikation zu Eingriffen am VNS sein. Meist handelt es sich dabei um „vegetativ-stigmatisierte" Patienten mit vielfachen Zeichen gestörter vegetativer Regulation (z. B. periphere Durchblutungsstörung, Ulcus ventriculi et duodeni, Dyskinesie der Gallenwege, Migräne).

Methoden: α) *Bei Ureterspasmen: Entnervung des Nierenstiels* in Kombination mit der Entfernung aberrierender, quer über den Nierenbeckenausgang oder Ureter ziehenden

Blutgefäßen, und evtl. extramucöse Spaltung der glatten Muskelfasern des Beckenausgangs (*Allemann*sche Operation).

β) Bei Ureteratonie: Resektion der Nn. splanchnici und des N. hypogastricus. Prognose: Dauerresultate der Eingriffe am Vegetativum bei diesen Erkrankungen noch nicht zu beurteilen.

e) Harnblase (vgl. Kap. Harnblase, S. 1356): *1. Innervation:* Blase und übrige Beckeneingeweide (Corpus uteri, Prostata, Vagina und Rectum) werden von den Ganglienmassen des *Plexus hypogastricus* durch die *Nn. hypogastrici* und den *N. praesacralis*, die absteigenden Wurzeln des *Plexus mesentericus caudalis, die Nn. splanchnici lumbales I und II*, die *Nn. intermesenterici* innerviert. Die Verbindung zum oberen lumbalen und unteren thorakalen Grenzstrang erfolgt über den Plexus solaris zu den Nn. splanchnici und direkt im Grenzstrang durch ascendierende Fasern. Durch die Rr. communicantes albi laufen die Bahnen zum Rückenmark (ThX–LII). Nebenbahnen zweigen im Bereich des Plexus hypogastricus ab und verlaufen über die Nn. splanchnici sacrales zum Grenzstrang des Sympathicus und längs der A. haemorrhoidalis cran. zum Plexus mesentericus caud. Collum uteri, Vagina, Harnblase, Prostata und Rectum werden nicht nur über die *Nn. pelvici*, welche über den Plexus hypogastricus und den N. pudendalis zu den Wurzeln SII–IV ziehen, innerviert, sondern auch durch direkte viscero-sacrale Bahnen, welche am Plexus hypogastricus vorbeilaufen. Am wichtigsten für die *Blaseninnervation* sind die *Nn. pelvici* und *hypogastrici*. Nn. pelvici ziehen durch den Plexus hypogastricus (Synapse) zu den Sacralganglien SII–IV. Die Nn. hypogastrici ziehen ebenfalls durch den Plexus hypogastricus und vereinigen sich zu dem unpaaren Nervus bzw. Plexus praesacralis, welcher retroperitoneal in Höhe der Teilungsstelle der Aorta gelegen ist. Von hier bestehen Verbindungen zu den Lumbalganglien I–IV, zum Plexus mesentericus caudalis am Abgang der A. mesenterica caud. und zu den Nn. splanchnici min. (ThX–XII). Die Nn. pelvici haben sensible *und* motorische Bedeutung; der N. praesacralis hat vorwiegend sensible Qualität. Seine Durchtrennung bewirkt keinerlei motorische Störung der Harnblase. Er ist der wesentliche sensible Nerv des Peritoneums.

2. Reflexe: α) Parasympathischer Blasenreflex (spinaler Detrusorreflex): *Zentripetale Bahn:* Im N. pelvicus – Plexus hypogastricus – Wurzeln des N. pudendalis – Zentrum detruso-spinale (SII–IV). *Zentrifugale Bahn:* Zentrum detruso-spinale – N. pelvicus – Plexus hypogastricus (Synapse) – postganglionäre Fasern zum M. detrusor.

β) Sympathischer Blasenhalsreflex (spinaler Sphinkterreflex): Zentripetale Bahn: Samenhügel und Lissosphinkter des Blasenhalses – Plexus hypogastricus – Nn. hypogastrici – N. praesacralis – absteigende Wurzel des Plexus mesentericus caud – Nn. splanchnici lumbales I und II – Rr. communicantes albi – Zentrum vesicospinale (ThXII–LII). *Zentrifugale Bahn:* Zentrum vesicospinale – lumbaler Grenzstrang – Ggl. SII–III (Synapse) – postganglionäre Faser durch N. splanchnicus sacralis – Plexus hypogastricus – Lissosphinkter des Blasenhalses.

γ) Cerebrospinaler Reflex des Rhabdosphinkter urethrae: Zentripetale und zentrifugale Bahn im N. pudendalis.

δ) Ganglionärer parasympathischer Blasenreflex: Sensibles Neuron tritt mit dem motorischen im Plexus hypogastricus in Beziehung.

ε) Ganglionärer sympathischer Blasenhalsreflex: Sensibles Neuron tritt mit dem motorischen in den Grenzstrangganglien SII–III in Beziehung.

3. Indikation α) Pollakisurie: Infolge entzündlicher (toxischer, allergischer) Reizblase – *lumbale Sympathektomie.* Durch Herabsetzung der Sensibilität wird die Reizschwelle für das Anspringen des Entleerungsreflexes erhöht.

β) Nervöse Miktionsstörungen: Angeborene (Myelodysplasie, Meningocele), erworbene (Verletzungsfolgen) – Durchtrennung des *Plexus praesacralis* oder *Nn. hypogastrici* (*Cotte*sche *Operation*). Prognose: Der Parasympathicus erhält das Übergewicht, die Miktion wird dadurch erleichtert.

γ) Chronisch-parenchymatöse, inkrustierende, ulceröse, sowie tuberculöse Cystitis, Methoden: 1. Durchtrennung des Plexus praesacralis (*Cotte*) kombiniert mit periarterieller Sympathektomie der A. ilica int. (*Clairmont*). Prognose: Durch gesteigerte Hyperämisierung Abheilung der Geschwüre, nicht immer vollständige Schmerzstillung.

2. Durchtrennung des *Plexus praesacralis* (*Cotte*), kombiniert mit *Resektion der Nn. pelvici* (*Richer*). Prognose: Vollständige Schmerzausschaltung. Miktion spielt sich nach einiger Zeit normal wieder ein, Harndrang wird empfunden. *Nachteil:* Störung der Erek-

tionsfähigkeit, d. h. *Impotentia coeundi.* Daher Entschluß zu diesem Eingriff nur in allerschwersten Fällen chronischer Cystitis.

3. *Bilaterale Durchtrennung* der *Nn. hypogastrici et pelvici* auf sacralem Wege (*Thiermann*). *Prognose:* Relativ kleiner Eingriff mit leichtem Zugangsweg und zuverlässiger Schmerzausschaltung.

δ) *Inoperable Blasen- und Rectumcarcinome mit unstillbaren Schmerzen* – *Thiermann*sche Operation, Chordotomie.

ε) *Enuresis nocturna,* jedoch nur bei rein funktionellen Formen – epidurale Anästhesie mit Novocain zur Ausschaltung der sacralen, parasympathischen Blaseninnervation. *Prognose:* Symptomatische Besserung.

ζ) *Megacystis, Ursache:* Wahrscheinleh Reizzustand im sympathischen System – lumbale Sympathektomie der Ggl. II, III.

f) Gynäkologie. *Indikationen:* α) *Dysmenorrhoe, Vaginismus – Novocainblockade des N. praesacralis, Durchtrennung des Plexus praesacralis (Cotte). Prognose:* Größtenteils Beschwerdefreiheit, evtl. vereinzelte Ovulationsstörungen.

β) *Schmerzen durch fortgeschrittene Tumoren* des inneren Genitale – *Resektion des Plexus praesacralis* und der *Nn. pelvici und des Plexus mesentericus caud.*

Prognose: Günstige Schmerzbeeinflussung, keine Störung der Blasen- und Mastdarmentleerung, gelegentlich Sexualstörung.

g) Genitalsphäre. α) *Epididymitis-Novocainblockade* des Funiculus spermaticus.

β) *Libido, Potentia coeundi et generandi:* Funktionen werden hauptsächlich vom cerebrospinalen System, dem Vagus und den intramuralen Geflechten gesteuert; die Rolle des Sympathicus ist nicht so ausschlaggebend, als daß nach seiner Ausschaltung ein wesentlicher Funktionsausfall eintreten würde. Selbst doppelseitige lumbale Sympathektomie stört die Spermatogenese und Erektionsfähigkeit nicht entscheidend. *Nur nach Durchtrennung der N. pelvici und hypogastrici resultiert Impotentia coeundi et generandi.*

h) Schmerzzustände an den Extremitäten. α) *Zentral bedingt*: Phantomschmerz („Phantomgefühl"). *Definition:* Ein Amputierter fühlt die nicht mehr vorhandene Gliedmaße als Phantom. Mit Gewöhnung und Anpassung an die Amputation schwindet meist das Phantomgefühl; in etwa 6% der Fälle nimmt das Phantomgefühl Schmerzcharakter an, der sich bis zur Unerträglichkeit steigert. *Ursache:* Durchschneidung der cerebrospinalen Nerven; der Reiz wird nach spinal weitergeleitet und zentral fixiert. *Symptome:* Schmerzzustand, der sich auf das Versorgungsgebiet der betroffenen Nerven erstreckt; Angaben über schmerzhafte Zwangshaltung der einzelnen Gliedmaßenabschnitte. *Therapie:* Präfrontale Leukotomie; Eingriffe am spinalen oder vegetativen System sind wegen des zentralen Charakters des Schmerzes erfolglos. Durch Leukotomie allein kann der Schmerz auf ein erträgliches Maß herabgemindert oder ganz ausgeschaltet werden. β) *peripher bedingt: Kausalgie, Definition:* Paroxysmales Auftreten von Brennschmerzen in verschiedensten Körperteilen, meist nach deren Verletzung. *Ursache:* Verletzung peripherer Nerven, vor allem wenn dieser reichlich vegetative Fasern führt (N. medianus, femoralis) und wenn die Läsion nur unvollständig ist. Besonders auch bei sehr zentral liegenden Nerventraumen (z. B. Plexus brachialis) und Verletzung großer Gefäße (z. B. Ligatur der A. axillaris). Daher nicht selten Amputationen; besonders auch bei Verletzung, Quetschung, Entzündung von Gebieten mit reichlich sensibler Versorgung (Fingerendphalangen, Fingergelenke, Hand- und Fußgelenke); psychische Traumen wirken begünstigend. *Symptome:* Berührung mit trockenen Gegenständen wird schlecht vertragen, feuchte Gegenstände wirken schmerzlindernd und werden daher gerne vom Patienten spontan appliziert (*Symptom des „nassen Lappens"*); Berührung in der Nähe der schmerzhaften Zone verstärkt den Schmerz (*Reperkussion*); Verstärkung der kausalgischen Beschwerden bei psychischen Emotionen (emotionell-algetisches Symptom); dauerndes unangenehmes Gefühl von Hauttrockenheit (Xerosalgie). Zwangshaltungen von Extremitäten mit anschließenden Kontrakturen, lokal verstärkter Haarwuchs, Muskelatrophie, Knochenosteoporose, kausalgische Kachexie. *Pathologisch-anatomisch:* Narbengewebe in der Umgebung des verletzten Nerven (Narbenmuff); Anämie im epineuralen Gewebe infolge Narbendrucks, endoneurale narbige Veränderungen, Gefäßobliteration im Narbengewebe, jedoch auch Vasodilation infolge Gefäßwandlähmung, passiver Hyperämie. *Therapie, Prinzip:* Außer direkten Eingriffen am betroffenen Nerven (Neurolyse, Neuromentfernung, Narbenentfernung) Durchtrennung der zugehörigen Ganglien, Rr. cmmunicantes und präganglionären Fasern nebst Synapsen. *Methoden:*

1. Obere Extremität: Entfernung des Ggl. stellatum, des Ggl. stellatum + Thorakalganglion II, der Thorakalganglien II–IV. Bei Schmerzen im Radialbereich der Hand Gangliektomie oder Ramicotomie; bei Schmerz in der Handmitte Resektion des Thorakalganglion II; bei Schmerzen im Ulnarbereich Resektion der Thorakalganglien II–IV.

2. Untere Extremität: Resektion des Lumbalganglions II, auch II–III.

Indikation: Intensive Kausalgie, die mehr als 1–2 Monate erfolglos konservativ behandelt wurde, starke Extremitätenschmerzen, ischämische Form der Kausalgie, rezidivierende Kausalgie, Verstärkung der Kausalgie nach konservativer Therapie, Stumpfhyperpathie (vom feinsten Kribbeln bis zu heftigsten kausalgiformen Schmerzen), im letzteren Falle sind Grenzstrangblockaden meist ausreichend. Günstiger Zeitpunkt für die Operation innerhalb der ersten 2–3 Monate nach Auftreten der Schmerzen; bereits monatelang fixierte Kausalgien sind nur mehr sehr schwer beeinflußbar.

i) Bei **peripheren Durchblutungsstörungen** (Endangiitis obliterans, Morbus Reynaud usw.) kommen ebenfalls die oben genannten Eingriffe in Frage (vgl. Kap. periphere Durchblutungsstörungen S. 165).

E. Geschwülste

a) **Glomustumor.** *Definition:* Kleine, unscheinbare, häufig subungual gelegene Geschwülstchen, welche außerordentlich quälende, nicht selten kausalgiforme Schmerzen hervorrufen.

Pathologisch-anatomisch: Charakteristische großblasige Glomuszellen, welche mit einem gewucherten, vegetativen, terminalen Reticulum in Verbindung treten (*Sunder-Plaßmann*). Die Zellen haben auffallende Ähnlichkeit mit den sogenannten Nebenzellen der sympathischen Ganglien.

Ursache: Weitgehend unbekannt, gelegentlich nach Trauma, vor allem nach Fingerquetschungen.

Symptome: Starke lokale Schmerzen (besonders unangenehm bei den unter den Fingernägeln gelegenen Tumoren), können sich über kitzelnde oder prickelnde Mißempfindung bis zu schweren Kausalgien mit spastischer Durchblutungsstörung des ganzen Gliedmaßenabschnitts steigern; jede Berührung führt zur Schmerzsteigerung. Da die Tumoren selten mehr als Linsengröße erreichen, werden sie oft verkannt.

Therapie: Totalexstirpation führt zu völliger Schmerzfreiheit, im allgemeinen kein Recidiv. Alle Eingriffe an den Grenzsträngen und den Ganglien bleiben erfolglos.

b) **Neurom, Neuroblastom, Ganglioneurom, thorakale und lumbale Sanduhrgeschwülste** (Ganglioneurome); selten; retroperitoneal zur Verwechslung mit Nieren- oder Nebennierentumoren führend, häufiger endothorakal (vgl. Kap. Thorax, S. 1050). *Therapie:* Exstirpation.

II. Kapitel

Gesichtsschädel

1. Abschnitt: Gesicht

A. Mißbildungen

Entwicklungsgeschichte: An der Gesichtsbildung sind folgende „Gesichtsfortsätze" beteiligt:

Fortsatz	Weichteile	Knochen
Medialer Nasenfortsatz	1. mittlerer Teil der Oberlippe 2. Nasenseptum, Papilla incisiva	1. Vomer 2. Zwischenkiefer
Furche in der Mitte zwischen beiden Hälften des mittleren Nasenfortsatzes	1. Sulcus nasolabialis 2. Tuberculum labii max. 3. Philtrum	
Seitliche Nasenfortsätze	Seitenwände der äußeren Nase	1. Nasenbein 2. Tränenbein
Furche zwischen seitlichem Nasenfortsatz und Oberkieferfortsatz	Ductus nasolacrimalis	
Oberkieferfortsätze	1. seitliche Teile der Oberlippe 2. Hautgebiet darüber bis zum Auge	1. Jochbein 2. Oberkieferbein

Nach der klassischen Theorie (*Rathke* 1832) kommt es zu den Spaltbildungen des Gesichtes dadurch, daß die einzelnen Gesichtsfortsätze nicht miteinander verwachsen. Nach anderer Auffassung (*Hochstetter, Fleischmann*) spielt eine Epithelmauer aus Ektodermzellen die Hauptrolle, welche durch das Wachstum des Riechfeldes gebildet und bei normaler Entwicklung von Mesenchym durchwachsen wird. Bleibt dieser Vorgang aus, so zerfällt das Epithel und es resultiert die Spaltbildung. Bei zu weitgehender mesenchymaler Durchwachsung resultiert eine anormal-starke Verschmelzung im Bereich normaler Spalten und Löcher.

a) Zu weit gehende Verschmelzung; dadurch: *Verkleinerung (Mikrostomie) oder Verschluß (Atresie)* von Mundspalte, Lidspalte, Nasenloch usw.; erblich.

Therapie: Spaltung mit Plastik (vgl. Stomatoplastik!).

Auriculoranhänge sind warzige bis knotige, oft gestielte Hautprominenzen mit Knorpelkern im Bereich der Verwachsungslinie zwischen Oberkieferfortsatz und linkem Kiemenbogen; meist vor dem Ohr, auch in der Kopfnickergegend; öfters beiderseits, evtl. verbunden mit Spaltbildung oder mit Halsfistel (vgl. Abb. 188).

Therapie: Excision.

b) Ausbleibende Verschmelzung; dadurch:

α) *Kongenitale Fisteln*, z.B. an Ober- oder Unterlippe, querer oder schräger Gesichtsspalte, Nase usw.; hierher gehören auch die ebenso seltenen paarigen *Unterlippengrübchen:* 1–2 cm lange Blindgänge etwa 1 cm seitlich der Mittellinie auf der Höhe des Lippenrots.
Therapie: Excision mit Wundrandvereinigung.

β) *Kongenitale Spaltbildungen* bzw. statt dessen bloß narben- oder nahtartige *Raphe*.
Pathogenese: Ursache unbekannt, vielleicht einesteils primäre Entwicklungsanomalie durch fehlerhafte Keimanlage wohl infolge Degeneration durch Minderwertigkeit oder Krankheit der Vorfahren (Erblichkeit und familiäres Auftreten ist häufig, wobei natürlich oft nur ein Nachkomme betroffen ist; oft bestehen zugleich sonstige Mißbildungen: Wirbelspalte, Klumpfüße, Gliedmaßendefekt, Kryptorchismus, Hypospadie, Poly- und Syndaktylie, congenitale Herzfehler, geistiger Defekt; letzterer namentlich bei den durchgehenden und erst recht bei den doppelseitigen Spaltbildungen vgl. Wolfsrachen!); anderenteils (aber wohl nur sehr selten!) äußere, d.h. mechanische Hindernisse (Interposition von Hirnbruch, Tumor, amniotischen Falten und Strängen, Zunge, Finger, spez. Daumen u. dgl., bzw. von überzähligem Zahn). Häufigkeit etwa 1:1000.

Formen:

1. Nasenspalten

a) Mittlere in Form einer mehr oder weniger breiten medianen Furche der Nase oder völlig zweigeteilt, und zwar am meisten im untersten Teil, auch verbunden mit Augenauseinanderdrängung („Doggennase"), evtl. übergehend nach unten in mediane Oberlippen-, Zwischenkiefer- oder Gaumenspalte.

b) Seitliche in Form einer Furche oder eines Defekts im Nasenflügel; beide Nasenspalten sind sehr selten!

2. Schräge Gesichtsspalte (Meloschisis)

Selten; entstehend durch Ausbleiben der Vereinigung zwischen lateralem Teil des Stirnfortsatzes und Oberkieferfortsatz; schräg von der Oberlippe zum Auge und evtl. darüberhinaus bis zur Haargrenze; unvollständig (Einkerbung der Oberlippe und keilförmiger Defekt [sog. Kolobom] des unteren Augenlids oder klaffender innerer Augenwinkel, beide durch rapheartigen Streifen verbunden) oder vollständig; nur Weichteile oder auch Knochen betreffend; evtl. übergehend in Kiefer-Gaumenspalte; ein- oder doppelseitig.

3. Quere Gesichts- und Wangenspalte

auch „Riesenmund" (Makrostoma) genannt: Selten; seitliche Verlängerung des Mundspaltes oder auch nur naht- bzw. narbenartige Raphe vom Mundwinkel in die Wange bis Masseter oder Tragus; häufiger kombiniert mit kleinen Hautanhängen: Sog. „Auricularanhängen", vgl. Abb. 188; auch mit Fistel des Ohrspeicheldrüsengangs oder mit schräger Gesichtsspalte.

4. Mediane Spalte von Unterlippe und Unterkiefer

Sehr selten; einfache Einkerbung des Unterlippensaums oder tiefer Spalt von ganzer Unterlippe und Unterkiefer, evtl. mit gleichzeitiger Spaltung von Mundboden und Zunge.

5. Oberlippenspalte (Cheiloschisis s. Labium fissum)

Auch „Hasenscharte" (Labium leporinum) genannt:

α) *Mittlere Oberlippenspalte (Fissura labii sup. medialis)*, sog. „eigentliche Hasenscharte" (entsprechend der Hasenlippe): Sehr selten; evtl. kombiniert mit entsprechender Kieferspalte nebst Auseinanderstehen der mittleren Schneidezähne.

β) *Seitliche Oberlippenspalte (Fissura labii sup. lateralis)*, sog. „gewöhnliche Hasenscharte" (Labium fissum s. leporinum): Häufigste Spaltbildung des Gesichts; häufiger bei Knaben sowie mehr ein- als doppelseitig und bei einseitiger häufiger linkerseits. Spalte geht dabei zwischen Eck- und 2. (seitlichem) Schneidezahn oder gelegentlich zwischen 1. und 2. Schneidezahn hindurch. Ein- oder (seltener) doppelseitig. Unvollständig (mehr oder weniger seichte Einkerbung des Lippensaums oder weitergehend bis ins Lippenrot oder bis in die Haut oder bis zur Nase) oder vollständig (von Lippenrot bis ins Nasenloch durchgehende Spalte, wobei das Nasenloch deformiert, auch die Nasenscheidewand nach der gesunden Seite abweichend und bei doppelseitiger Lippenspalte die Nasenflügel verbreitert, abgeflacht und ohne hintere Umrandung sind). Einfach oder verbunden mit Kiefer- und Gaumenspalte, worauf stets durch Besichtigung der Mundhöhle zu untersuchen ist. Eventuell, spez. bei *doppelseitiger* Spalte prominiert der Zwischenkiefer in Form eines Bürzels mit unregelmäßig gebildeten und verkümmerten 2 bzw. 3 oder seltener 4 Zähnen, und zwar (bei der meist ungleichmäßigen Spaltbildung) der weniger betroffenen Seite genähert und schräggestellt; evtl. fehlt der Zwischenkiefer auch, evtl. samt Vomer, Schädel- und Hirnbasis (*doppelseitige Spaltbildung mit fehlendem Mittelstück oder Arhinencephalie*).

Häufigkeit: Einseitige Lippenspalte: 17–27%; doppelseitige Lippenspalte 4–7%; einseitig durchgehende Spalte 38–50%; doppelseitig durchgehende Spalte 8–20%. Die einseitigen und die schweren Spalten überwiegen bei weitem. Linksseitige Spalten verhalten sich zu den rechtsseitigen wie 3:1; das männliche Geschlecht überwiegt. Unter Spaltträgern 1% Idioten, 5% Schwachsinnige, 25% mit psychischer Labilität.

Ursachen: Mechanische äußere Einwirkungen (Lagewidrigkeit der Frucht oder des Uterus, Nabelschnurumschlingung), Anomalien und Strangbildungen des Amnion nur sehr selten. Endogene Faktoren sehr viel wahrscheinlicher (hormonale Erkrankungen der Mutter, Vitaminmangel, körperlich-psychische Belastungen, Schwangerschaftstoxikose, Kinderlähmung). Auch chemische Mittel (antikonzeptionelle Medikamente, Sauerstoffmangel während der Schwangerschaft innerhalb der ersten 45 Tage).

Prognose: Kinder mit gleichzeitiger Schädel- und Hirnanomalie sind meist nicht lebensfähig. Spaltträger sind Entwicklungsstörungen mehr ausgesetzt als gesunde Säuglinge infolge Ernährungsschwierigkeit, Unmöglichkeit des Saugens, durch Nichterwärmung der Atemluft usw. entstehen Magendarmkatarrhe, Nasen-, Rachen-, Mittelohrkatarrhe, Pneumonie mit tödlichem Ausgang, meist schon im ersten Monat. *Mortalität:* Etwa 20%.

Bei den Überlebenden bleibt mehr oder weniger starke Sprachstörung: Gaumenlaute (g, k, ch), Zischlaute (s, sch), Lippenlaute (p, b) werden schlecht gebildet und durch falsche Behelfslaute ersetzt. Die Schwere der Spalte ist nicht gleichbedeutend mit dem Umfang der Sprachstörung. Durch sachgemäße Operation kann weitgehender Normalzustand geschaffen werden.

Therapie: Operation der äußerlich sichtbaren Spaltteile im 3.–5. Monat, des Gaumens vor Abschluß des 2. Lebensjahres; bei doppelseitig-durchgehenden Spalten kurz nach Durchbruch der Frontzähne. Bei Frontzahnkippung evtl. anschließend orthodontische Korrektur; bei Icterus neonatorum, Schwäche, Aphthen, Hautinfekt, Luftwege- und Darmkatarrh später; ebenso bei unvollständiger Spalte, welche das Saugen nicht behindert und daher besser erst im 1.–2. Jahr operiert wird; im übrigen je nach der Ernährungsmöglichkeit, also bei Ernährungsschwierigkeit früher, sonst nicht vor dem 3.–5. Monat.

Vorbereitung: Gewichtskurve muß zunehmend sein, Erkältungskrankheiten und Ernährungsstörungen beseitigt werden; Rachen-Nasenabstrich zur Ausschaltung resistenter Erreger und Diphtheriebazillen 3 × negativer Abstrich auf Di., keine resistenten Erreger. Gegebenenfalls entsprechende, längerdauernde Vorbehandlung; Tonsillensanierung bei Vergrößerung derselben; Zahnsanierung bei älteren Kindern; mehrtägige Beobachtung vor der Operation und Eingewöhnung der Kinder an das Klinikmilieu; Angewöhnung der Mundhöhlenbehandlung schon vor der Operation (Inhalationsapparat, Mundhöhlenspray).

Anästhesie: Lokalanästhesie nur bei Erwachsenen, bei Kindern nur in Ausnahmefällen. Im allgemeinen Morphium-Atropin-Vorbereitung, anschließend Avertin 0,1 g/kg Körpergewicht und Überführung der Basisnarkose in oberflächliche Äthernarkose (mit Hilfe des *Braun*schen oder *Junker*schen Apparates). Am zweckmäßigsten naso-laryngeale Intubationsnarkose mit sorgfältigem Abstopfen des Pharynx. *Lagerung:* Halbsitzend bei Lokalanästhesie, leichte Kopfhängelage bei Allgemeinbetäubung. *Instrumente:* Spezialinstrumente (Raspatorium nach *Trélat*), verschieden geformte Häkchen, Mundsperrer und spezielle Pinzetten sind unerläßlich.

Methoden:

a) Gaumenspalte. α) *Operation nach Veau:* Bei Spalte des *weichen Gaumens* Umschneidung derselben und Aufblätterung des weichen Gaumens in Schleimhaut der Nasenseite, Muskelschicht und Schleimhaut der Mundseite. Umfassen der Muskelschicht mit einer submucös gelegten Drahtnaht zur Entspannung. Gesonderte Naht der nasenseitigen und mundseitigen Schleimhaut („Staphylorrhapie").

Bei Spalte des *harten Gaumens* ist „Uranoplastik" erforderlich (s. Abb. 156, 157). Spaltrandschnitte bis zu ihrer Verbindung im vorderen Spaltwinkel, Ablösen der nasenseitigen und mundseitigen Schleimhaut von der knöchernen Unterlage und Mobilisierung von 2 Stiellappen seitlich im Bereich des harten Gaumens (*Cave!* A. palat, welche nicht verletzt werden darf!). Verschluß des weichen Gaumens in 3 Schichten; spezielle Sorgfalt ist auf die Muskelnaht zu legen. Nähte durch nasale Schleimhaut und durch die Gaumenlappen werden zunächst nicht geknüpft und als U-Nähte wechselseitig durch beide Gaumenlappen gelegt. Ein Wundzwischenraum zwischen nasenseitiger Schleimhaut und Gaumenlappen wird dadurch vermieden. Die Entspannung erfolgt durch die Muskeldrahtnaht. In Höhe der A. palat. maj. steht die Gaumenschleimhautnaht unter Spannung (hauptsächlich gefährdete Stelle bei der Plastik nach *Veau*!). Bei Hereinragen des Vomer in die Spaltmitte wird seine Schleimhaut zur Herstellung des Nasenbodens verwendet und in die nasenseitig liegende Naht mit einbezogen. Durch Knüpfen der Steppnähte erfolgt eine Rück- und Medianverlagerung der Gaumenlappen und des ganzen Gaumens nach rückwärts, wodurch der Rachenabschluß begünstigt und die Sprachbildung erleichtert wird.

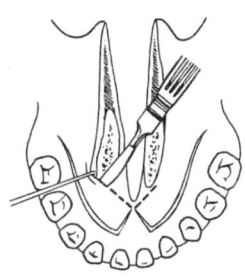
Abb. 156. Operation der Gaumenspalte nach *Veau*: 1. Akt: Schnittführung und Mobilisation der Lappen am harten Gaumen

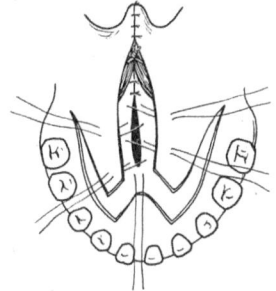
Abb. 157. 2. Akt: Drahtnaht zur Vereinigung der Muskulatur des weichen Gaumens. U-Nähte zum Verschluß im Bereich des harten Gaumens

Ergebnisse: 35–40% kleinere Dehiszenzen, vorwiegend am Übergang vom harten zum weichen Gaumen.

β) *Operation nach Langenbeck-Veau:* Bildung beiderseitiger Brückenlappen mit Durchtrennung der A. palat. maj., Entlastungsschnitte seitlich von den Eckzähnen am Zahnrand entlang bis zum weichen Gaumen verlaufend. Ebenfalls dreischichtiger Nahtverschluß.

γ) *Operation nach Halle-Ernst:* Hierbei werden die Seitenschnitte nach hinten bis in die Plicae pterygomandibulares verlängert und die gesamte Gaumenmuskulatur und seitliche Rachenwand bis nahe an die Mittellinie heran mobilisiert; außerdem vollkommene Umschneidung des harten Gaumens. Dadurch wird der Gaumenlappen ausgezeichnet beweglich gemacht. Operation wird mehrzeitig ausgeführt. Die Naht beginnt mit Spaltnaht des weichen Gaumens bis halbwegs zur Uvulaspitze, sodann einige versenkte Catgutnähte der Muskulatur des weichen Gaumens und Steppnähte, welche die nasenseitige Schleimhaut an die Gaumenlappen heranführen. Abschließend Naht der Gaumenseite; Tamponade der seitlichen, offenbleibenden Entlastungsschnitte, welche entsprechend der Wundheilung am 10.–14. Tag abgestoßen wird. Zum Schutz der Naht und Vermeidung des Absinkens des genähten Gaumens wird in das Gaumendach mundwärts ein Dachtampon oder eine Gaumenplatte eingelegt, welche das Munddach gegen den Nasenboden heben soll. Tamponade und Platte können jedoch auch weggelassen werden.

Die Verfahren von *Veau, Halle-Ernst* u.a. sind verschiedentlich modifiziert worden (*Brown, Wardill, Trauner*), laufen jedoch im Grunde alle auf Modifikationen der genannten Verfahren hinaus.

b) Operationen der durchgehenden Spaltbildung. α) *Operation nach Veau* (ein- und doppelseitig): Vorgehen nach anatomischen Gesichtspunkten und Schnittführung in den Grenzlinien der anatomisch zueinander gehörigen Bezirke.

1. Akt, Gaumenteil der Plastik: Wird am überhängenden Kopf ausgeführt. Ein Schnitt auf der geschlossenen und zwei Schnitte auf der offenen Spaltseite unter sorgfältiger Schonung des Zwischenkiefers. Abheben der Schleimhautlefzen vom Vomer und Bildung eines Gaumenlappens auf der offenen Spaltseite, der von der Unterlage unter Schonung der A. palat. abgehebelt wird. Verschluß der nasenseitigen Schleimhautlefzen und Hochnaht des Gaumenlappens durch eine Steppnaht, welche im hinteren Bereich der Spalte angelegt wird. Nach Knüpfen der Steppnähte adaptieren diese den Gaumenlappen an den Nasenboden. Die Wundseite des Nasenbodens im Bereich des Alveolarbogenspalts und des Naseneingangs wird durch die Lippenplastik gedeckt.

2. Akt, Lippenplastik: Am aufgerichteten Patienten; Excision der Grenzlinie zwischen Lippen, Oberhaut und Lippenschleimhaut; auf der geschlossenen Seite geht der Schnitt in das Lippenrot über, verläuft zunächst parallel dem Lippenrotrand nach lateral und biegt bogenförmig nach dem Vestibulum-oris um; auf der offenen Spaltseite trifft die Grenzlinie an der Alveolarbogenkante auf die Gaumenspaltkantengrenze. Durch die Schnittführung werden die Lippenspaltränder bis auf die Muskulatur aufgeteilt. Es folgt die Mobilisierung der Wangen, welche nahezu bis zu Wangenmitte beiderseits vorrückt. Nach Herauspräparieren der Muskelschichten faßt eine Drahtnaht den Nasenflügel von der Innenseite her, sie wird durch das Nasenseptum in das gesunde Nasenloch herausgeführt und bewirkt eine gute Einrollung des Nasenflügels (wichtigste Naht!); sie faßt die auslaufenden Fasern der Lippenmuskulatur mit. Eine zweite Drahtnaht umgreift die Lippenmuskulatur, sie wird zwischen Muskulatur und Haut der Oberseite nach seitlich geführt und transmucös nach dem vestibulum oris hinausgeleitet. Beide Drahtnähte werden zu Beginn aller übrigen Nähte gelegt, aber erst ganz zum Schluß zusammengedreht. Es folgen die Nähte in der Nase und Lippe, welche derart gelegt werden müssen, daß das Lippenrot der Spaltaußenseite in den bogenförmigen Schleimhautschnitt der Spaltinnenseite zu liegen kommt. Wegen der Drehung des vorstehenden Zwischenkiefers wird zunächst meist kein vollkommen befriedigendes kosmetisches Ergebnis erzielt. Dieses stellt sich jedoch bald durch den Muskelzug ein. Die Formen nähern sich allmählich der Norm. Der endgültige Umbau beansprucht 3–6 Monate.

Bei der *doppelseitigen durchgehenden Spalte* wird grundsätzlich auf gleiche Weise vorgegangen. Auf einer Seite verbleibt jedoch meist ein kurzes Stück einer auf den harten Gaumen übergreifenden Spalte des weichen Gaumens; diese wird erst in späterer Zeit operativ verschlossen, bis dahin unterliegt sie dem einsetzenden Um- und Aufbau; alle Eingriffe am Zwischenkiefer, seine operative Zurückverlagerung oder Resektion sind zu unterlassen; ebenso keine Eingriffe am Vomer. Für die Wiederherstellung der Lippe, des Nasenbodens und Profils ist der Zwischenkiefer absolut nötig. Teilresektionen des Vomer und Zwischenkiefers zur leichteren Eindrehung des Zwischenkiefers (*Denis-Brown, Tjebbes* sind nur dort erlaubt, wo sofort nach dem Eingriff einsetzende orthodontische Behandlung gewährleistet ist.

β) Operation der durchgehenden Spalte nach Axhausen: Die Spalte wird nur soweit beseitigt, daß unter Herstellung eines Nasenbodens die Lippen- und Alveolarbogenspalte behoben wird. Am Gaumen selbst wird nicht operiert. Die Plastik zerfällt in die Phasen: 1. Bildung des Nasenbodens; 2. Bildung des Naseneingangs unter Richtigstellung des Nasenflügels; 3. Einstellung des Nasenseptums in die Mittellinie; 4. Vernähung der Lippe. Zur Herstellung des Nasenbodens werden die gleichen Schnitte wie bei *Veau* verwendet, jedoch enden sie bereits hinter dem Alveolarbogenkamm. Von dort aus sorgfältige und ausgiebige Mobilisierung. Umschlagen nach nasenwärts und Vernähung; damit ist der Nasenboden einschichtig hergestellt. Von Vestibulum-oris-Schnitten aus werden nun die beiderseitigen Lippen mobilisiert. Die Lippenschleimhaut wird vorgenäht und die Nasenbodenwunde im Alveolarbogenspalt mit der vorgenähten Lippenschleimhaut gedeckt. Daraufhin wird die Lippenmuskulatur vernäht und die Lippenrotzipfel, soweit nötig, reseziert. Zur Verbreiterung des äußeren Lippenrots kann der innere Lippenrotzipfel in das äußere Lippenrot eingenäht werden.

Bei der *doppelseitig durchgehenden Spalte* wird in gleichem Vorgehen zuerst die eine und nach 8 Wochen die andere Seite verschlossen.

Ergebnisse: Methode nach *Veau* und *Axhausen* grundsätzlich gleichwertig; bei beiden besteht die Gefahr einer Lückenbildung im Alveolarbogenspaltbereich, welche u. U. später geschlossen werden muß. Für die Wahl des einen oder anderen Verfahrens bestehen keine schwerwiegenden Gesichtspunkte der Indikation.

γ) Operation der durchgehenden Spalte nach Waßmund: Stellt doppelte Schleimhautdecke aus einem Lappen der lateralen Nasenwand (Choane) und einem weiteren Lappen aus dem Nasenseptum her, um der Gefahr der Lückenbildung im Alveolarbogenspalt zu begegnen. Dazu Bildung eines Schleimhaut-Muschel-Lappens aus der unteren Choane, Entfernung des Muschelknochens, wodurch der Lappen vergrößert wird; ferner Bildung eines Septumschleimhautlappens, welcher heruntergeklappt und am angefrischten Kieferrand der Spaltseite vernäht wird. Auf seine nasenseitige Wundfläche kommt die Wundfläche des Muschelschleimhautlappens der äußeren Spaltseite zu liegen; durch eine unter den Nasenflügel der Spaltseite gelegte Drahtnaht wird der Nasenflügel angenähert und die Wundflächen beider Schleimhautlappen legen sich aufeinander. Die Lippenplastik wird sofort oder später angeschlossen.

c) Lippenspalten. α) *Ältere Verfahren (Mirault, Langenbeck, Hagedorn, Lindemann).* Sämtliche wegen oft sehr eingreifender und unanatomischer Schnittführung heute verlassen.

β) *Moderne Operationsverfahren, Prinzip:* 1. Gewebe müssen in richtiger Anordnung aufgeteilt und zusammengefügt werden. 2. Kein Gewebe soll unnötig geopfert werden. 3. Es sollen keine störenden Hilfsschnitte angelegt werden.

αα) *Operation nach Veau:* Feststellung der gleichen Lippenhöhe und Markierung entsprechender Stellen durch kleine Querschnitte; bogenförmige Ausschneidung der Grenzlinie, Lippenrot-Lippenweiß von einem Markierungspunkt zum anderen; Darstellung der einzelnen Lippenschichten von diesem Schnitt aus. Erst Drahtnaht, welche den äußeren Lippenspalt subcutan im Nasenflügelbereich umfaßt und aus dem gesunden Nasenloch herausgeleitet wird; zweite Drahtnaht umfaßt die Muskulatur in der Mitte der Lippenhöhe, verläuft subcutan und wird beidseits nach dem Vestibulum oris hinausgeleitet; nach Anlegen der Drahtnähte, Schleimhaut-, Muskel- und Hautnähte, so daß der bogenförmig geschnittene Schleimhautteil der Außenseite in den bogenförmigen korrespondierenden Schleimhautverlauf der Innenseite zu liegen kommt. Nach innen liegende Schleimhautnähte mit Catgut, Hautnähte mit Seide; abschließend Zudrehen beider Drahtnähte, wodurch die endgültige Adaptation erreicht wird.

ββ) *Operation nach Axhausen:* Erste spitzwinklige – Λ-förmige – Incision umschneidet die narbige Einsenkung. Zweiter, den Lippenrotgrenzen folgender Schnitt hat stumpfwinkliges, – Λ-förmiges – Aussehen. Beide Einschnitte umgrenzen ein Hautdreieck, das excidiert wird. Die Hautecken am Spaltrand werden zusätzlich entfernt. Es folgt

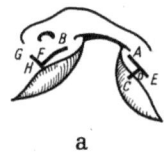 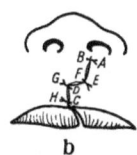

Abb. 158. *Lippenspalte:* Operation nach *Le Mesurier* (korrespondierende Punkte sind mit Buchstaben bezeichnet)

die „Vornähung" auf der Innenseite zur Richtungstellung des Septums, nachdem von den Trennschnitten aus die Lippe ausgiebig mobilisiert wurde. Zur Eindrehung des Nasenflügels wird eine Drahtnaht, wie bei der *Veau*schen Methode angelegt und aus dem gesunden Nasenloch herausgeleitet. Außerdem werden versenkte Muskelnähte mit Catgut gelegt und die Lippenrotzipfel in notwendiger Ausdehnung reseziert. Bei doppelseitigen Spalten Anwendung des *Axhausen*schen Verfahrens sinngemäß zunächst auf der einen, nach 4–8 Wochen auf der anderen Seite.

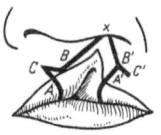 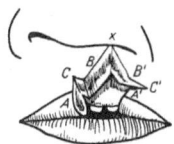 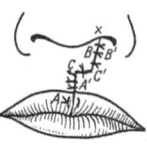

Abb. 159. *Lippenspalte:* Operation nach *Steffensen* (korrespondierende Punkte sind mit gleichen Buchstaben bezeichnet)

γγ) *Operation nach Le Mesurier, Steffensen* (Abb. 158, 159): Verfahren sind Fortführungen der Originalmethode von *Hagedorn*. Dabei wird die Lappenbildung am lateralen Lippenstumpf, durch welche die Lippenlänge bestimmt wird, besonders genau vermessen. Zunächst Festlegung von 2 Punkten A und B (vgl.. Abb. 158); Punkt A liegt am Ende des ausgezogenen Nasenflügelansatzes an der Stelle, die später im Bereich von Punkt B am häutigen Septum angenäht werden soll; Lagebestimmung von Punkt C entspricht der Stelle, an der die normale Rundung des Lippenrots in den schmaleren Lippenrotbesatz des Spaltrandes übergeht. Von diesem Punkt aus wird senkrecht der Lippenrot-Lippenweiß-Grenze ein Schnitt nach lateral gezogen; der laterale Endpunkt dieser Linie wird mit D bezeichnet. Von Punkt A läßt man in einer leichten Kurve eine Linie über D nach Punkt E verlaufen. Der Abstand des Punktes E von D ist der gleiche wie jener des Punktes C von D; bei der Schnittführung auf der medialen Seite sind die für den lateralen Lippenstumpf bestimmten Schnittlängen maßgebend, ebenfalls bogenförmig verläuft der Schnitt von B–F, dicht am Rande der Lippenrot-Lippenweiß-Grenze; die Länge B–F ist gleich der von AE. Beinahe senkrecht, doch etwas zur unteren Lippenrot-Lippenweiß-Grenze geneigt, wird vom Punkt F eine Linie nach G gezogen. Die Länge GF ist gleich der von CD; nach sorgfältiger Aufzeichnung dieser Hilfslinien mit Tuschefeder werden die Schnitte durch die volle Dicke der Lippen gesetzt und notfalls etwas korrigiert.

Ergebnisse: Nach der Methode *Le Mesurier* und *Steffensen* ausgezeichnet und auch von Dauer. Die zickzackförmige Narbe fällt kaum auf.

d) Operation voroperierter Lippen-Gaumenspalten. α) *Voroperierte Lippenspalten:* Bei unvollkommen operierten Lippen-Naseneingangsspalten muß zunächst der Naseneingang wiederhergestellt werden. Dazu Schnittverlauf am vorderen Vomer und der Nasenflügelinnenseite; Mobilisierung der Schleimhäute und nasenseitige Vernähung zur Wiederherstellung des Nasenbodens; Trennschnitte nach beiden Seiten im vestibulum oris und ausgiebige Mobilisierung der Lippen sowie Darstellung der einzelnen Lippenschichten. Schichtweise und sinnvolle Vernähung der einzelnen Lippenschichten. Bei *hochgezogener und zu kurzer Lippe* ist eine Höhenvermehrung durch Senkung eines dreieckigen Hautmuskelläppchens, welches etwas tiefer eingenäht wird, möglich. Eine solche Vermehrung an einer Stelle geht jedoch stets mit Verminderung an einer anderen einher! Die Vervollkommnung der Oberlippe durch einen Stiellappen aus der Unterlippe (nach *Abbé-Neuber*) kommt vor allem bei einer gegenüber der Unterlippe zurückliegenden Oberlippe in Frage (s. Abb. 160, 161). Die Einnähung erfolgt nach ausreichender Narbenausschneidung und Schichtdarstellung der Oberlippe ebenfalls schichtweise. Stieldurchtrennung nicht vor dem 14. Tag; zusätzliche Narbe in der Unterlippe gebietet Einschränkung dieses Verfahrens auf wirklich indizierte schwerere Fälle.

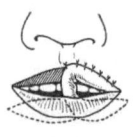

Abb. 160. Ersatz des Lippenrots: Schwenk-Lappen nach *Joseph:* 1. Sitzung: Lappenentnahme aus der Schleimhaut der Unterlippe und Einnähen in den Oberlippendefekt

β) *Bei voroperierten Gaumenspalten:* Entweder in Form einer gegenüber der Voroperation ausgedehnteren Operation, z. B. nach *Halle-Ernst,* wenn zuerst nach *Veau* operiert war oder durch zusätzliche Lappenplastik aus der hinteren Pharynxwand (nach *Schönborn-Rosenthal*) ist die Schichtnaht am harten Gaumen wegen Materialmangels nicht möglich, so wird eine *Veau*sche Steppnaht gelegt und durch die Nase nach außen geleitet und über einen Tampon geknüpft.

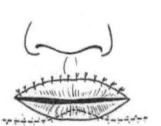

Abb. 161. Ersatz des Lippenrots: 2. Sitzung: Mobilisation der anderen Lappenhälfte und endgültiges Einnähen in den Defekt

e) Verschluß von Restlücken. In Form von Türflügellappen oder Stiellappen aus der Gaumenschleimhaut, gelegentlich auch durch Brückenlappenbildung (nach *Ganzer*), letztere jedoch nur mit Vorsicht und bei günstigen Gewebsverhältnissen. Auch Fernlappen aus der Stirnhaut (*Nußbaum*), aus Wangenhaut (*Thiersch*), dem Vorderarm (*Eiselsberg*) oder dem Oberarm (*Lexer*), aus der Brustwand (*Ganzer*) kommen in Frage; dies vor allem, wenn es durch die verschiedenen ortsständigen Plastiken nicht gelang, einen vollkommenen Verschluß zustande zu bringen. Die Lappen werden am zweckmäßigsten in Form eines Rundstiellappens (vgl. Plastik und Transplantationen) vorgebildet; dabei darf keine Haut verwendet werden, auf der sich Haare befinden oder sich später Haare entwickeln können (Vorderarm, Brusthaut beim Kind!); die äußere Haut verliert ihren Charakter nach der Verpflanzung in die Mundhöhle nicht. Die Lappen werden über den Vorderarm bzw. die Hand in den Mund verpflanzt; evtl. ist eine zweite Zwischenstation an der Oberlippe erforderlich; für die Einheilung in der Mundhöhle ist gute Lappenauflage und Vermeidung von nach der Nase zu gelegenen Wundflächen erforderlich; der Lappen muß verlaufsgerecht gelagert werden und während der Wanderung vor allem zur Einheilung im Mund durch zuverlässigen Kopf-Arm-Gipsverband gesichert werden, evtl. sind Tragehalterungen für den Lappen geboten. Einheilungsdauer des Lappens im Mund etwa 18 bis 28 Tage. Bei Kleinkindern entsprechend kürzer.

f) Nachbehandlung. Beseitigung von Atmungsschwierigkeiten, welche durch den infolge der Operation verkleinerten Luftzutritt möglich sind; evtl. Einlegen eines oralen Luftdrains, nasolaryngeale Intubation, Tracheotomie. Armmanschetten bei Säuglingen und Kleinkindern; feuchte Halsumschläge bei Drüsenschwellungen nach seitlicher Rachentamponade; Inhalation und reichlich Sprayen der Mundhöhle, flüssige Ernährung mit Schnabeltasse oder Flasche während der ersten Tage. Offene Behandlung der Lippennahtwunde; Verbände sind meist schädlich. Ziehen der Hautnähte ab 3. Tag, Drahtnähte ab 12. Tag. Bei Verwendung von Gaumenplatten nach Gaumenplastik wechseln am 9. und am 14. Tag und in gleichen Zeitabständen Verstärkung durch Guttaperchakloß, welcher nach den Gegebenheiten erhöht bzw. abgeändert wird. Erneuerung der seitlichen Tamponaden am 14. Tag, wechseln und verkleinern derselben alle 10 Tage. Weglassen der Tamponade nach 6—8 Wochen. Gaumenplatte bleibt für etwa 2 Monate ohne Unterbrechung liegen. Wird keine Gaumenplatte verwendet, so erfolgt die Entfernung des Dachtampons am 4.–5. Tag und der Seitentampons etwa vom 12. Tag an; sobald Granulationen aufschießen und die mediane Spaltnaht genügend gefestigt ist, kann auf Tamponaden verzichtet werden. Wiederholungsoperationen für Lippenplastik nicht vor 2 Monaten, für Gaumenplastik nicht vor 3 Monaten. Sprachunterricht entsprechend der Sprachentwicklung des Kindes.

Ergebnisse, Gaumenspalten: Nach *Veau* lückenlose Heilung 73%, nach *Axhausen* 90%, endgültige Mißerfolge: Nach *Veau* 3%, nach *Axhausen* 1%. Normale Sprache bei Operrationen nach *Veau* im 1. Lebensjahr 70%, 2. Lebensjahr 69%, 3. und 4. Lebensjahr 26%, 7.–9. Lebensjahr 23%; nach *Axhausen* im 3. und 4. Lebensjahr 79,5%, 5. und 6. Lebensjahr 71,4%, 7.–9. Lebensjahr 64,5%. Mortalität: bei Lippenspalte 1,9%, bei Gaumenspalte 3,8%; dabei ist die Mortalität innerhalb des 1. Lebensjahres etwa neunmal so groß als im 3. und 4. Lebensjahr.

6. Unterlippenspalte

Selten; Therapie: Plastischer Verschluß

B. Gesichtsplastiken

1. Augenbrauen und Lider

Indikation: Narben nach Verbrennung, Verätzung, Skalpierung. *Methodik:* Deckung durch freie oder gestielte Transplantation behaarter Haut. *Entnahmestelle:* Intakte Augenbraue der anderen Seite, Nacken- oder Schläfenhaut. Statt eines breiten Hautstreifens ist es besser, mehrere schmälere Transplantate zu verwenden. Die Haare fallen zunächst meist aus, wachsen aber später nach. Bei schlechter Hautdurchblutung in Narbengebieten kommen nur gestielte Lappen in Frage. Günstig ist der „island artery flap" (*Monks-Esser*), d.h. gestielter Lappen, welcher die A. superfic. und ein behaartes Hautstück aus der Temporalgegend enthält. Dies wird nach Untertunnelung der Schläfenhaut im Bereich des Augenbrauendefekts eingenäht. Stieldurchtrennung nach Einheilung nicht erforderlich.

Augenlider. *Wundversorgung:* Möglichst unter Zuziehung eines Ophthalmologen; zunächst intermarginale Nähte, um Stufenbildungen am Lidrand zu vermeiden; keine Vernähung der Schleimhautränder, da diese Hornhautschädigung verursachen. Oberflächliche Liddefekte durch Epidermislappen decken. Die primäre Wundversorgung soll möglichst eine endgültige sein. Schädigungen des Bulbus und spätere umfangreiche plastische Operationen können durch eine solche „frühplastische Deckung" vermieden werden. Temporärer totaler Verschluß der Lidspalte (Blepharorrhaphie) ist ratsam bei schwerer, mit Facialisparese verbundener Gesichtsverletzung zur Protektion der Hornhaut gegen Austrocknung und sonstige Schäden.

Narbenplastik. In einfacheren Fällen durch Narbenexcision, Mobilisation und spannungsfreie Naht. Bei tief eingezogenen Narben durch mobilisierte und umgeklappte, gegebenenfalls übereinander vernähte Fettgewebslappen zur Unterpolsterung.

Narbenektropium. Durch freie Transplantation von Fettgewebe unter die vom Knochen abgelöste Haut; Ergebnis meist nur anfänglich gut, nicht selten Recidiv infolge allmählicher Umwandlung des Fettgewebes zu Narbengewebe. Zuverlässiger ist die gestielte Fetttransplantation, wobei ein breitbasig gestielter Fettlappen gebildet, nach der Einsenkungsmulde zu umgeklappt und mit Nähten am Periost fixiert wird.

Defektplastik. Hautersatz am Oberlid wird durch freie Transplantation, am Unterlid durch gestielte Lappenplastik bewerkstelligt. Zur freien Transplantation werden Hautlappen in ganzer Dicke (*Wolfe-Krause*), Spalthautlappen (*Gohrbandt*) und Epidermislappen (*Thiersch*) verwendet. Vorzüglich ist Haut aus gesunden Lidern zur Defektdeckung geeignet. Ruhigstellung der Lider nach der Plastik durch Blepharorrhaphie ohne Verwundung der Lidränder. Diese hält 8–10 Tage. Für längerdauernde Ruhigstellung ist die totale blutige Blepharorrhaphie (nach *Imre*) notwendig.

Ersatz der Lidhaut durch gestielte Lappen wird durch Drehlappen (*Fricke, v. Langenbeck, Kreibig*) oder durch seitliche Verschiebelappen aus der Haut der Umgebung (*Dieffenbach, Knapp, Szymanowski, Arlt*) ausgeführt. Der *Langenbeck*sche Lappen wird bogenförmig gestaltet und läßt sich sehr günstig eindrehen. Auch ganze Lider können durch Drehlappenplastik ersetzt werden. Sehr günstig ist hierfür der sog. „Bogenlappen" (nach *Imre*) (s. Abb. 162, 163, 164) dabei wird ein weit ausladender bogenförmiger Schnitt in die Wangenhaut gelegt, der an seinem lateralen unteren Ende hakenförmig ausläuft. Dort wird statt eines *Burrow*schen Dreiecks eine halbmondförmige Hautinsel excidiert um nach Verschiebung der Wangenhaut Faltenbildung infolge Stauchung zu vermeiden. Der Lappen wird weitgehend mobilisiert und nach Keilexcision aus dem Lidrand und Schleimhaut durch schräggestellte Nähte in den Defekt eingeschoben und dort fixiert.

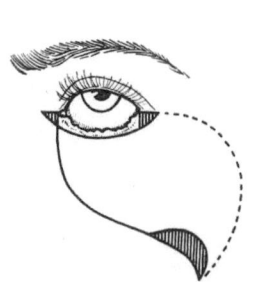
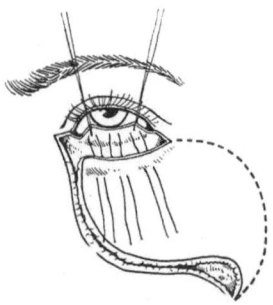
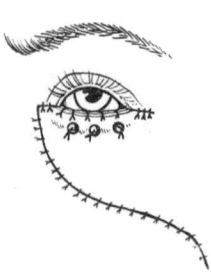

Abb. 162. Unterlidersatz: Lappenbildung nach Imre

Abb. 163. Imre-Lappen nach Mobilisation, Anlegen der Nähte

Abb. 164. Plastik nach Imre beendet

Lidersatz aus einem anderen Lid (nach *Landolt* und *Hughes*, vor allem für den Ersatz des Unterlides geeignet). Dabei wird das Oberlid in seine beiden Blätter gespalten, das krankhaft veränderte Unterlid bis an den Fornix amputiert und die Wangenhaut weitgehend unterminiert. Das innere Blatt des Oberlides wird mit der übriggebliebenen Konjunktiva des unteren Fornix nach Art einer Blepharorrhaphie vernäht und die mobilisierte und nach oben gezogene Wangenhaut darüber gezogen und an der unteren Hälfte des Tarsus durch Matratzennaht fixiert. Zum Wimpernersatz wird ein schmaler Hautstreifen aus der Augenbraue in einen unterhalb des Oberlidrandes gelegenen entsprechenden Schnitt eingepflanzt.

Colobom-Operation. Bei frischen durchgehenden Liddefekten Nahtvereinigung nach *Imre* (erste Naht intermarginal, folgende Nähte durch äußere Haut und Tarsus, die weiteren Nähte nur durch Haut). Bei Abriß des medialen Ansatzes des Unterlides vorzügliche Ergebnisse mit der Colobomoperation nach *Melcher*.

Herstellung einer zum Prothesentragen geeigneten Augenhöhle. Am besten durch möglichst frühzeitiges, etwa 10–12 Tage nach der Enucleation oder Exenteratio bulbi, Einsetzen einer Interimsprothese. Einsetzen des Kunstauges 4–5 Wochen später. Zur Vermeidung des Tiefliegens der Prothese und Faltenbildung des Oberlids wird autoplastisches Fettgewebe, homoplastisches und heteroplastisches Knorpelgewebe sowie alloplastisches Material (Glas, Metall, Polyviol, Supramid) eingepflanzt (*Rohrschneider*); nach *Schuchardt* wird ein zehnpfennigstückgroßes Knorpeltransplantat aus dem Rippenbogen von einem Hautschnitt am äußeren Augenwinkel aus in eine subkonjunktival gelegene Tasche unter Vermeidung jeder Infektionsgefährdung eingeschoben. *Erweiterung und Formverbesserung:* Zu kleine oder ungünstige Prothesenhöhlen können nur bis zu einem gewissen Grad durch systematische Dehnung prothesengerecht gemacht werden. Besser ist die Einpflanzung von äußerer Haut oder Mundschleimhaut. Auch gestielte Hautlappen können zur Erweiterung der Prothesenhöhle verwendet werden.

Totale Höhlenplastik kann mit freitransplantiertem Hautlappen (*Esser*) ausgeführt werden. Der Epidermislappen wird dabei über ein der Prothesenhöhle entsprechendes Modell aus Stentsmasse gezogen und dieses in die Höhle eingelegt; Blepharorrhaphie für 10–12 Tage. Nach Entfernung der Stentsmasse ist die Höhle mit glatter Epitheldecke ausgekleidet. In komplizierteren Fällen ist die Totalplastik unter Zuhilfenahme eines Rundstiellappens vom Oberarm (*Schuchardt*) möglich. Ist zugleich der Ersatz fehlender Lider notwendig, so wird dies am besten nach dem Prinzip von *Ganzer* gelöst. Dabei wird, wie bei dem Verfahren von *Esser*, die Augenhöhle zunächst in Form einer geschlossenen Blase angelegt und später im Verlauf des zu bildenden Lidspaltes aufgeschnitten. Zunächst müssen in der Regel für 3–4 Monate Interimsprothesen getragen werden, die etwa ein Drittel größer sind als die endgültige Prothese.

Wimpernersatz. Am Oberlid durch einen Streifen behaarter Haut (Oberrand der Augenbraue); am Unterlid durch an der Glabella gestielten Lappen von der entgegengesetzten Stirnseite; auch freie Transplantation eines haartragenden Hautstreifens ist möglich.

Erweiterung und Verlängerung der Lidspalte (Kanthotomie und Kanthoplastik). *Kanthotomie:* Meist als Hilfsoperation zur Erleichterung des Zugangs zur Orbita bei Exenteration und Entfernung von Fremdkörpern oder Geschwülsten; ferner im Zusammenhang mit plastischen Eingriffen (Beseitigung des Symblepharon, Erweiterung einer Prothesenhöhle). Lokalanästhesie zwischen äußerem Augenwinkel und Orbitalrand, Spreizen der Lider, Durchtrennen des Lidwinkels mit einem Scherenschlag, sorgfältige Blutstillung der A. palpebralis lateralis. Nach Beendigung des Eingriffs, zu dessen Erleichterung die Kanthotomie durchgeführt wurde, ist die Kanthotomiewunde durch eine intermarginale und zwei durch Haut und Bindehaut gelegte Fäden zu verschließen.

Kanthoplastik: Dient dem Zweck dauernder Erweiterung des Lidspalts. *Indikation:* Senile oder narbige Blepharophimose, Lidschwellung, Lidschrumpfung, Blepharospasmus, angeborenes oder erworbenes Ankylo-Blepharon. *Methoden, Prinzip:* Deckung der durch Kanthotomie entstandenen Wunden mit Haut oder Schleimhaut. Zum Beispiel Übernähen mit einem zungenförmigen Lappen aus der Conjunctiva (*v. Ammon*). Verbesserungen durch Excision trapezförmiger Hautstücke an Stelle spitzwinkliger (z.B. nach *von Blascovicz*).

Gesichtshaut. *Prinzip:* Störende und übermäßig entwickelte Falten und Runzeln der Gesichtshaut werden durch Excision von insel- oder streifenförmigen Hautstücken an unauffälligen Stellen des Gesichtes „gestrafft" oder „gespannt".

Methoden: „Hängewangenplastik" (*Joseph*): Excision eines hakenförmigen Hautstücks aus der Schläfengegend der Wange und unterhalb des Ohres von dort nach retroauriculär übergreifend. Gewisse anfängliche Überkorrektur ist erforderlich. *Schwere Stirnfalten* werden nach *Joseph* durch Excision eines entsprechend breiten Streifens in der Stirnhaargrenze beseitigt oder durch zwei seitliche Bogenschnitte in der frontotemporalen Stirnhaargrenze (*Noel*). Letztere Methode gestattet eine genauere Bemessung der Breite des zu excidierenden Hautstreifens. *Falten am Unterlid:* „Lidsäcke" werden durch einen 2 mm unterhalb des Unterlidrandes und sichelstielartig nach außen weitergeführten Schnittes mobilisiert. Durch Spannen nach außen wird der Hautüberschuß festgestellt und entfernt; die nachfolgende Naht spannt die Unterlidhaut in horizontaler Richtung.

2. Ohrmuschel

Abstehende Ohren: Excision eines spindelförmigen Hautstücks und eines sichelförmigen Knorpelstücks aus der Rückseite des Ohres und Fixation des lateralen Schnittrandes des Knorpels am Periost des Warzenfortsatzes (*Haecker* und *Joseph*) oder Hautschnitt in der hinteren Ohrrinne, Freilegen des Knorpels der Ohrmuschel, Längsspaltung desselben, Ablösung der Innenhaut der Concha vom Knorpel, Verschieben dessen lateralen Schnittrandes nach hinten unter den medialen und dortselbst Nahtfixierung. Medialer Rand markiert sich dabei unter der vorderen Ohrhaut als eine Art Anthelix (*Alexander* und *Lexer*).

Plattohr, Spitzohr, Dreiecksohr: Korrektur durch Neubildung einer Anthelix (*Eckstein-Kleinschmidt*). Verkleinerung einer zu großen Ohrmuschel: Durch keilförmige Excisionen, die je nachdem angelegt werden, ob die Breite oder Länge der Ohrmuschel korrigiert werden soll (*Trendelenburg, Joseph, Lexer, Vogel*).

Totaler Ohrmuscheldefekt, Indikation: Bei angeborenen Mißbildungen (Mikrotie, völligem Fehlen mit Gehörgangsatresie, Tuberkulose, Trauma, verstümmelnde Operationen bei Entfernung von Tumoren, nach akuten Entzündungen). *Prognose:* Ersatz der ganzen Ohrmuschel schwierig und meist wenig befriedigend. Partielle Ohrmuscheldefekte in der Formgebung und im Resultat leichter bzw. günstiger. Zum Ersatz des Korpels wird autoplastischer Rippenknorpel benutzt. Ersatz durch Haut allein ist nicht ausreichend. Präparierte homoioplastische und heteroplastische Knorpel, sowie alloplastisches Material haben sich nicht bewährt. *Methoden:* Bei totalem Ohrmuscheldefekt (nach *Pierce* s. Abb. 165, 166 a-c) Einpflanzen einer ohrmuschelartig geformten Knorpelplatte unter die lappenförmig abgelöste Haut im Ohrbereich; Rundstiellappen an der Halsseite zur späteren Umrandung der neuen Ohrmuschel; 6 Wochen nach Einpflanzung der Knorpelplatte wird diese im Zusammenhang mit der Haut abgelöst und die Rückseite mit einem Hauttransplantat bedeckt; es folgt die Umrandung der Hautknorpelplatte mit dem Rundstiel; aus dem Ende des Rundstiels wird das Ohrläppchen geformt.

Partielle Ohrmuscheldefekte: Meist angeboren, oder Verwachsungen des Helix mit der Kopfhaut nach Verbrennungen, wobei ein gut ausgeprägter Helixrand verloren geht. *Methode:* Mobilisierung der Haut an der Hinterfläche der Ohrmuschel und schürzenförmige Ablösung vom Knorpel. Die wulstförmig über den Knorpelrand geschobene hintere

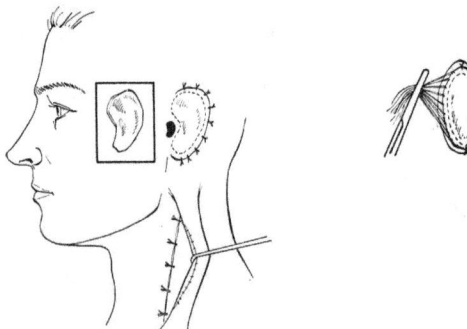
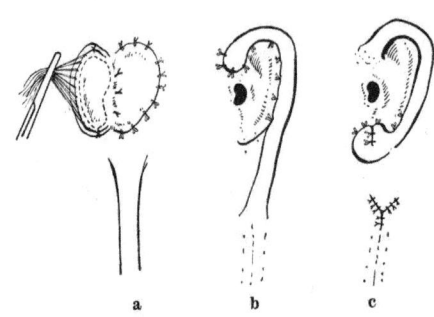

Abb. 165. *Ohrmuschelplastik*: Bildung eines Rundstiellappens am Hals und Vorpflanzung einer Knochenplatte aus dem Beckenkamm unter die retroauriculäre Haut

Abb. 166a—c. *Ohrmuschelplastik:* a) Mobilisation der neuen Ohrmuschel und Deckung der Wundflächen mit Thiersch-Lappen. b) und c) Bildung des Ohrmuschelrandes aus dem Rundstiellappen

Ohrhaut wird dann mit durchgreifenden Matratzennähten fixiert und der durch Verschiebung der Ohrhaut entstandene Hautdefekt durch freitransplantierte Hautlappen gedeckt (*Kazanjian*).

Partiell durchgehende Ohrmuscheldefekte benötigen beim Fehlen größerer Knorpelteile die Vorpflanzung von Knorpelspänen unter die postauriculäre Haut zur Defektdeckung kleiner Rundstiellappen aus der Halsseite.

Ersatz des Ohrläppchens (nach *Dieffenbach*) durch Verschiebelappen aus der Halshaut, der nach der Narbenexcision an der Ohrmuschel eingenäht wird. Stielung des Lappens nach der Muschel hin 3 Wochen später durch Ablösen von der ursprünglichen Basis; seitliche Umschneidung und Wiedereinnähung. Nach weiteren 2 Wochen wird der umschnittene Lappen erneut abgelöst und zur Hälfte umgeklappt. Verschluß der Entnahmestelle durch Zusammenziehen der Ränder.

Ohrmuschelprothesen gewährleisten meist vorzügliche kosmetische Resultate; weichbleibende Kunststoffe sind zum prothetischen Ersatz der Ohrmuschel besonders geeignet (Flexiderm); Prothesen werden im Spiegelbildverfahren nach der gesunden Ohrmuschel in Wachs modelliert.

3. Nase

Nasenplastiken bei Deformitäten. *Anatomie:* Das knöcherne und knorpelige Stützgerüst der Nase besteht aus den jeweils paarigen Ossa nasalia, Proc. nasal. oss. maxillaris, cartilag. nasi lat., cartil. alaris maj. und min. mit dem crus. lat. und med., cartil. septi nasi (unpaarig).

Vorbereitung: Oberflächenanästhesie mit Kokain- oder Pantocainspray (2%ig) mit Adrenalinzusatz (1—2 Tropfen der Stammlösung auf 1 cm^3); Einlegen von, mit dieser Anästhesielösung angefeuchteten, gut ausgedrückten Watteträgern je zwei auf jeder Nasenseite (einer unter dem Nasenrücken zur Anästhesie des N. nasociliaris und der andere unter dem hinteren Ende der mittleren Muschel zur Anästhesie des Ggl. sphenopalatinum). Zusätzlich Infiltrationsanästhesie (Novocain-Suprareninlösung 2%ig), entweder von der Nasenwurzel aus oder von einem Punkt in der Mitte des Nasenrückens gleichmäßig beidseitig ins Gewebe verteilt. Von Einstichen im Vestibulum aus Betäubung des Nasenflügelansatzes und Septums; bei Eingriffen am Septum selbst subperichondrale Infiltration des Septums bis zum Os frontale hinauf; Tamponade der Nasenhöhle mit einem pantocaingetränkten (2%ig) Streifen (vorher gut ausdrücken!).

Incisionen: Intercartilaginärer Schleimhautschnitt zum Ablösen der Weichteile vom knöchernen und knorpeligen Nasengerüst. Der Schnitt wird zwischen Flügel- und Seitenknorpel bis unter das Periost des Os nasale hochgeführt. Dies wird auf beiden Seiten ausgeführt und nach Mobilisieren der Hautdecke über dem Nasenrücken die beiden intracartilaginär gelegenen Schleimhautschnitte in der Mitte miteinander vereinigt. Durch

Verwendung von Spezialinstrumenten und partieller Abtragung von Teilen des Os nasale oder Kürzung des Septumknorpels oder Keilexcisionen aus dem Septumknorpel, Vereinigung der medialen Schenkel der Flügelknorpel in der Mittellinie usw. läßt sich die Höckerabtragung (s. Abb. 167) die Verschmälerung des Nasenrückens, die Kürzung der Nase, das Zurücksetzen der Nasenspitze, das Vorsetzen der Nasenspitze, die Verschmälerung der zu breiten Nasenspitze, die Korrektur von Formfehlern der Nasenflügel, der Deformitäten des Nasenseptums („hängendes Septum"), knöcherne und knorpelige Schiefnase u. a. beseitigen.

Totaler und subtotaler Nasendefekt: Für die totale und viele der subtotalen Nasenplastiken ist erforderlich: 1. Ersatz der Nasenhaut, 2. Ersatz der Nasenschleimhaut, 3. Ersatz des Nasenstützgerüsts.

Zu 1. Verwendung von *Stiellappen* aus der Stirnhaut („indische Methode") mit zahlreichen Modifikationen (z. B. *Gillies* = Bildung median gestielter Lappen zur Vermeidung gefährdender Lappendrehung, *Kilner* = sichelförmiger Kopfhaut-Stirnhautlappen, die A. frontalis, lateralis und medialis im Stiel enthaltend, *Lexer* = „Pistolengrifflappen" mit der A. temporalis superfic. und deren Ästen, *Converse* = brückenförmiger Stirnhautlappen quer über die Stirn verlaufend). Die bei Verwendung von Stirnlappen entstehenden Narben an der Stirn sind geringer als im allgemeinen befürchtet. Defekte

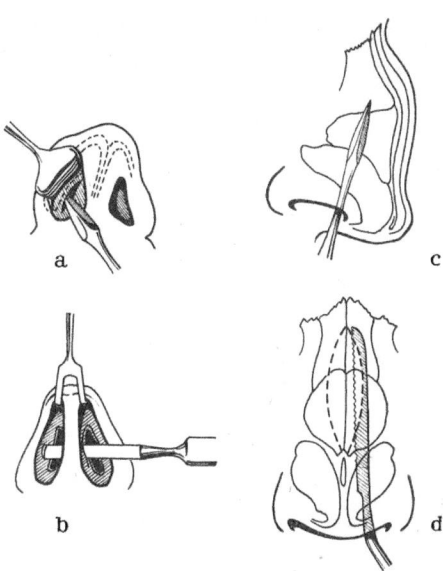

Abb. 167 a–d. *Partielle Nasenplastik:* Entfernung eines Nasenhöckers. a) Zugang. b) und c) Mobilisation des knorpligen Nasengerüstes. d) Absägen des Höckers

bis zu 4 cm lassen sich durch Hautverschiebung schließen, größere Defekte mit Epidermislappen nahezu narbenfrei zur Abheilung bringen. Nasenhautersatz aus der Armhaut („italienische Methode" nach *Tagliacozza*) ist weitgehend verlassen, da Armhaut wegen ihrer hellen Farbe stets in auffälligem Unterschied zu der übrigen Gesichtshaut bleibt. Jedoch sind Rundstiellappen (Acromio-pectoral-Lappen oder Flankenlappen, welche über den Vorder- oder Oberarm transportiert werden, viel in Gebrauch).

Zu 2. *Ersatz der Nasenschleimhaut* wird durch Umschneiden und Umklappen der an den Defekt grenzenden Haut, durch Kipplappen aus Wange oder Stirn, durch freie Hauttransplantation oder durch Rundstiellappen bewerkstelligt. Durch Bildung dreieckförmiger Lappen aus der Nasolabialfalte (nach *Thiersch*) sowie durch Umschneiden und Umklappen der an den oberen Rand des Defektes angrenzenden Haut läßt sich das innere Blatt der neuzubildenden Nase wieder herstellen. Die äußere Hautdeckung erfolgt durch Stirnlappen.

Zu 3. *Neubildung des Stützgerüstes* ist bei totaler Rhinoplastik, aber auch bei Sattel-, Schrumpf- und Plattnasen erforderlich; als Material wird autoplastischer Knochen oder Rippenknorpel verwendet. Knochen verfällt jedoch leicht der Resorption; für die Bildung des Nasendachs kommt jedoch nur Knochen in Frage. Zur Herstellung des Nasengerüsts eignet sich am besten autoplastischer Knorpel aus dem Rippenbogen (vgl. Abb. 171). Aus dem Rippenbogen werden 2 Knorpelspangen mit einem kurzen und einem breiten Schenkel ausgeschnitten; diese werden über die mit Perichondrium bedeckte Fläche gebogen und spitzbogenförmig zwischen Innen- und Außenhaut in das Nasenseptum und in den Nasenflügel zum Nasenflügelersatz eingefügt; nach Einheilung der Knorpelspäne wird 4 Wochen später ein längerer Knorpelspan von der Nasenwurzel aus unter die Nasenrückenhaut eingepflanzt. Alloplastisches Material ist für die Herstellung eines Stützgerüstes nicht geeignet.

Methoden: a) *nach Lexer:* Bildung eines an seinem Ende etwa 8 cm breiten Stirnhautlappens, unter den zwei aus der Facies tibialis entnommene Knochenspäne vorgepflanzt wurden; Unterfütterung des Stirnhaut-Knochenlappens mit einem Epidermistransplantat; Deckung des Sekundärdefekts an der Stirn mit einem freien Spalthauttransplantat; abschließend Bildung der Nasenspitze und Formung der Nasenflügel.

b) nach Joseph: Bildung der Schleimhautdecke der Nase durch Vorgehen nach *Thiersch* (s. vorn) und Deckung der Wundfläche des Hautgewölbes mit einem schräg aus der Stirn ausgeschnittenen Stirnlappen: Deckung des sekundären Stirndefektes mit freiem Hauttransplantat und Einsetzen des Stützgerüstes als sog. Profilgerüst aus 2 Knochenspänen der Tibia. Davon wird ein längerer sofort unter die Nasenhaut verpflanzt, ein kürzerer unter die Lippenhaut vorgepflanzt und etwa nach 6–8 Wochen aus ihm der Nasensteg und die Stütze des längeren Knochenspans an dessen unterem Ende hergestellt. Abschließend Nasenspitzen- und Nasenflügelkorrekturen.

c) nach Gillies: Vorpflanzen von 3 Rippenknorpelspänen im Nasenwurzelbereich bzw. unter beide Nasolabialfalten; nach deren Einheilung (4–6 Wochen) Ablösen der Kipplappen mit den Knorpeltransplantaten und Einklappen mit ihrer Hautseite nach der

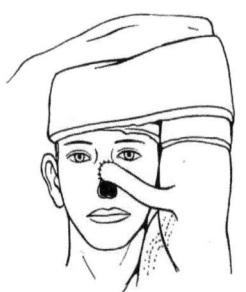
Abb. 168. Nasentotalersatz: 1. Sitzung: Rundstiellappen und Übertragung auf den Nasendefekt

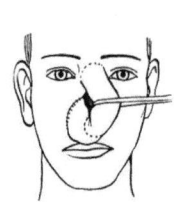
Abb. 169. 2. Sitzung: Einnähen des am Arm abgelösten Lappens in den Defektrand, Lappenteilung und Herstellung eines Nasenbodens

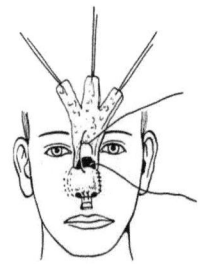
Abb. 170. 3. Sitzung: Teilung des Restlappens und der Bildung der Nasenlöcher

Nasenhöhle, wodurch die Innenauskleidung der Nasenflügel und das Nasenseptum hergestellt wird; der 3. Kipplappen aus dem Bereich der Glabella ergänzt die Innenauskleidung der neuen Nase; äußere Hautbedeckung wird durch einen vierzipfeligen Stirnlappen hergestellt; Deckung des Sekundärdefektes an der Stirn mit freiem Hauttransplantat.

d) nach Schuchardt: Unter Verwendung von Rundstiellappen (s. Abb. 167–171).

1. Bildung eines etwa 20 cm langen Acromio-Pectoralrundstiellappens aus einem 22 cm langen, 7–8 cm breiten, brückenartigen Hautlappen).

2. Nach 6 Wochen Abtrennen des medialen Endes des Rundstiels und Einnähen am oberen Rand des Nasendefektes nach Anfrischung in der Glabellagegend (s. Abb. 168).

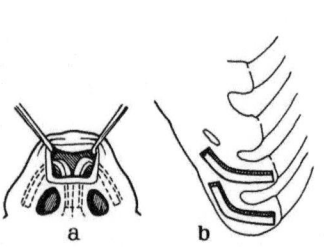
Abb 171 a und b. 4. Sitzung: a) Knorpeleinlagerung zur Nasenflügelbildung. b) Knorpelentnahme aus dem Rippenbogen

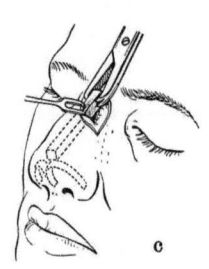
Abb. 171 c. Knorpeleinlagerung zur Nasenrückenbildung

3. Nach 6–8 Wochen Einschneiden des Rundstiels am acromialen Ansatz zu zwei Dritteln seines Durchmessers und Verschluß der hierbei entstehenden Wundflächen am Stiel und an der Schultergegend.

4. Nach 8 Tagen Abtrennung des Rundstiels von der Schulter und Einnähung am unteren äußeren Defektrand (s. Abb. 169).

5. 4–5 Wochen später Teilung des Rundstiels und Ausbreitung seines unteren Endes für die Innenauskleidung und Bildung des Septums der Nase (s. Abb. 170). Heraufklappen eines kleinen Läppchens aus der Oberlippenhaut und Vereinigung desselben mit dem Rundstielgewebe; Ausbreitung des oberen Lappenstieles zur Vervollständigung der Innenauskleidung der neuen Nase und Aufteilung des oberen Endes des Lappenstiels in 3 Zipfel, welche zum Ersatz der Nasenflügel und der Septumhaut eingenäht werden. Steht ein Acromio-Pectorallappen nicht zur Verfügung, so muß ein Flankenlappen benutzt werden. Der Einbau des Profilgerüstes folgt wie in Abb. 171 a–c gezeigt.

Subtotale Nasendefekte. Hier handelt es sich um Ersatz von Haut, Knochen, Knorpel, Schleimhaut, Wiederherstellung von Nasenwurzel, Nasenseptum oder Nasenspitze. Die

Problematik liegt weniger in der Beschaffung des Materials als in richtiger Formgebung und Größenverhältnissen der wiederhergestellten Einzelteile.

a) Defekte der Nasenwurzel: Deckung durch gestielte Lappen aus der Glabella oder bei größeren Defekten durch gestielte Stirnlappen, die im Bereich der Augenbrauen gestielt sind. Perforierende, in Nasen- oder Stirnhöhle reichende Defekte verlangen Schleimhautersatz durch Umschneidung und Einklappen der zum Lochrand hin gestielten Haut; Schleimhautersatz auch durch freie Transplantation eines Spalthautlappens möglich.

b) Septum-Cutaneum-Defekte: Durch Bildung von Brückenlappen aus der Oberlippe und deren Unterfütterung mit Epidermis. Nach Einheilung wird der Brückenlappen am unteren Ende abgelöst und an der Nasenspitze eingenäht; auch aus der Wangenhaut können in der Gegend der Nasolabialfalte gestielte Lappen zur Septumbildung herangezogen und an der Nasenspitze eingenäht werden. Schmale, aber dicke Lappen zum Ersatz des Septums lassen sich aus neben der Nase ausgeschnittenen Wangenlappen, die zu zwei Drittel des Umfangs mit Spalthaut umkleidet sind, gewinnen.

c) Nasenflügeldefekte: Führen meist zu hochgezogenem Nasenflügelrand. Heruntersetzen des an der apikalen Seite zu hoch stehenden Nasenflügels durch VY-Verschiebung nach *Dieffenbach*. Ebenso gelingen hierdurch Defektausgleiche. Größerer Substanzverlust des Nasenflügels wird ersetzt durch Haut-Knorpel-Transplantat aus dem Ohrmuschelrand (*Fritz König*), auch für angeborene Defekte geeignet; der Ohrknorpel kann bogenförmig aus dem Helix oder an der Rückseite der Ohrmuschel entnommen werden. Rotationslappen aus der Wange sind zum Verschluß von Nasenflügel-Seitenwanddefekten geeignet (*D'Agata*).

d) Nasenspitzendefekt: Kleine Defekte unter Verwendung von Haut-Knorpel-Transplantaten aus der Ohrmuschel. Größere Defekte durch Stirnlappen oder Rundstiellappen von der Halsseite.

e) Sattelnase: Meist nach Trauma, nach übermäßiger Septumresektion, durch unspezifische oder spezifische, vorwiegend syphilitische Infektion; „einfache" Sattelnase ist eine solche, bei der nur Teile des knöchernen oder knorpeligen Nasengerüsts im oberen und mittleren Drittel des Nasenrückens zerstört sind; „komplizierte" Sattelnase besteht bei Zerstörungen im knöchernen und knorpeligen Nasengerüst und zusätzlichen narbigen Veränderungen der Haut oder Schleimhaut. Übergänge zur Schrumpf- und Plattnase sind nicht selten. Bei einfacher Sattelnase genügt die Verlagerung von gestielten Knorpellappen aus dem Flügelknorpel unter die Nasenrückenhaut (*Fomon* und *Kazanjian*). Bei ausgeprägten und komplizierten Sattelnasen werden größere Transplantate autoplastischen Rippenknorpels oder Knochens aus der Tibia oder aus dem Beckenkamm von der Nasenspitze oder auch von intercartilaginärer Schnittführung aus eingelagert. Exakte Formgebung ist erforderlich. Bei starken Formfehlern besser Korrektur durch ein Profilgerüst (vgl. Abb. 171a). Hierdurch wird auch eine Verbesserung der Luftdurchgängigkeit erzielt. Bei komplizierter Sattelnase ist, je nach den Verhältnissen der Nasenhaut, u. U. eine vorherige Wiederherstellung der Nasenhaut mittels Stirn- oder Rundstiellappens angezeigt.

Bei *Schrumpf- oder Kurznase* wird der untere Nasenabschnitt vom oberen durch einen Querschnitt gelöst und der Ersatz der fehlenden Nasenschleimhaut durch Herunterklappen und Einnähen eines Lappens aus der äußeren Nasenhaut zustande gebracht.

4. Lippen (vgl. Lippenspalte S. 847)

Verletzungen (vgl. Kap. Kiefer und Zähne): An Lippen und im übrigen Gesicht ist primäre Frühversorgung innerhalb der ersten 24 Stunden möglich; bei günstigen Wundverhältnissen auch noch am 2. oder 3. Tag. Zwischen 3. und 14. Tag sollte keine Wundversorgung vorgenommen werden; bei derartig veralteten Lippenwunden wird die „Spätversorgung" nach Reinigung der Wundflächen und Vorhandensein frischer Granulationen (meist nach dem 14. Tag) ausgeführt. Bei kombinierten Lippenwunden und Kieferbrüchen wird nach dem Prinzip „von innen nach außen" vorgegangen; zunächst Reposition des gebrochenen Kiefers durch Schienen- oder Prothesenverband, dann Naht der Lippen- und Wangenwunden. Die Wundexcision sei stets sehr maßvoll, nur grob traumatisiertes Gewebe soll entfernt werden; anatomiegerechte *Vereinigung des M. orbicularis oris* ist das wichtigste; möglichst wenig versenkte Catgutnähte, sondern Draht- oder Kunststoffäden verwenden; wenn nötig Drainage.

Lippenplastik: Zuerst stets Prüfung des Zahnstatus; bei bezahnten Kiefern sind keine zahnärztlichen Vorkehrungen notwendig. Bei zahnlosem Kiefer muß zuerst eine Prothese als Operationsunterlage geschaffen werden. Diese dürfen während der Heilungszeit nur zum Reinigen und Ausspülen der Mundhöhle kurzfristig entfernt werden (Aufstellen des Operationsplanes gemeinsam mit dem Zahnarzt!).

Seitliche kleine Defekte: Deckung durch Bildung eines dreieckigen Lappens aus den gegenüberliegenden seitlichen Partieen der Oberlippe; Rotation der Lappenspitze um 180° und Einnähen in den unteren spitzen Winkel des Defektes. Kreuzt der Lappenstiel die Mundöffnung, so wird er nach 3 Wochen durchtrennt und das Lippenrot mit den Resten des Mundwinkels vereinigt. Fehlt der Mundwinkel, so daß der Lappenstiel den Mundwinkel der betreffenden Seite bilden muß, so entsteht eine Verkürzung der operierten Mundhälfte; eine spätere Erweiterung des Mundwinkels (nach 6–8 Wochen) wird notwendig (wie bei Mikrostoma nach *Dieffenbach*) (vgl. Abb. 172).

Unterlippendefekt: Deckung mit Verschiebelappen aus der unteren Wangenhälfte oder Visierlappen aus der Kinn-Mundboden-Gegend; dadurch sichere Schonung der Innervation für die Oberlippe.

Totaldefekt der Oberlippe: Durch Lappenverschiebung aus der Nachbarschaft, wobei stets Facialisfasern verletzt werden. Daher, wenn möglich, nur durch Lappenbildung aus *einer* Wangen- und Halsseite (nach *Smith*), wobei ein in Oberlippenhöhe querverlaufender Lappen für die Ausfüllung des Defektes und ein senkrecht verlaufender Streifen in den durch die Entnahme des ersten Lappens entstehenden Defekt eingedreht wird.

Teilverlust der Oberlippe: Bei keilförmigen Lücken mit der Methode nach *Abbé*.

Ersatz der ganzen Oberlippe: Mittels Pistolengrifflappen nach *Lexer*, welcher so zusammengefaltet wird, daß die haarlose Stirnhaut als Schleimhaut, die behaarte Kopfhaut als Außenhaut der Schnurrbartgegend zu liegen kommt.

Unterlippendefekt: Einer der häufigsten Defekte, durch Lappenbildungen unterhalb des Lippenspaltes; Verfahren, bei welchen große Lappen aus der Wange entnommen werden, gefährden die Facialisinnervation und sind daher zu meiden (*Dieffenbach, Burrow, v. Bruns*). Ersatzlappen aus Kinn- und Unterkinnhaut (*v. Langenbeck, Lexer, Jäsche*) sind zu bevorzugen.

Totaldefekt der Unterlippe: Nach *Morgan* durch Umschneidung von beiderseitigen rechteckigen Schleimhautlappen, aus welchen die Innenauskleidung und Bildung des Unterlippenrotes vorgenommen wird. Die äußere Deckung erfolgt durch einen Mundboden-Kinnhautlappen, welcher bis zur Kieferwinkelgegend beidseitig gestielt und als Visierlappen nach oben geschoben wird. Fernplastiken nur bei großen Defekten, welche meist mit Kieferdefekten einhergehen.

Lippenrotersatz (vgl. Abb. 160, 161): Nach *af Schultén* durch Brückenlappen aus der gesunden Lippe; die beiden seitlichen Stiele des Schleimhautlappens dürfen nicht zu sehr gespannt sein. Nach *Joseph:* Durch Schwenklappen, welcher von der einen Lippe auf die andere Lippe herübergeschwenkt und dort in die Lippenhälfte eingenäht wird.

Gleichzeitiger Ober- und Unterlippendefekt: Plastischer Ersatz nur durch Fernplastik mittels Arm- oder Brusthautlappen oder bei Männern durch Visierlappen von Kopf und Stirne möglich. Verwendung des behaarten Lappenteils für die bärtige Oberlippe, des haarlosen Lappenteils für die Unterlippe. Unterfütterung der Schleimhautseite mit Epidermis und teilweise Schleimhautdeckung durch Lappen aus den Wangentaschen; letzteres besonders für die Unterlippe; Beweglichkeit und Schließvermögen der neugeschaffenen, muskelfreien Lippen bleibt stets mangelhaft. *Lippenektropium:* Zum Beispiel nach Verletzung, Tumorexcision, Röntgenbestrahlung, sind meist durch Schrumpfung der Schleimhaut an der Innenseite und durch Schwund des Sulcus im Vestibulum oris bedingt. Zahnärztliche Anfertigung einer Prothese, welche tief in den neuzuschaffenden Schleimhautsulcus hineinreicht, zeigt gute Ergebnisse. Nach tiefem Einschnitt in die Schleimhaut bis nahe an das Periost wird die Paladon-Prothese mit Epidermis überzogen und die Prothese so eingesetzt, daß der Epidermislappen an die Wundfläche adaptiert wird.

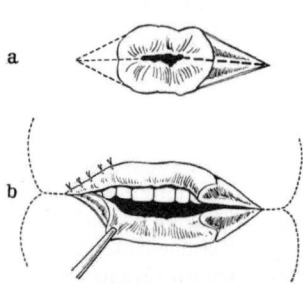

Abb. 172a und b. *Mikrostoma:* a) Erweiterungsschnitte nach beiden Seiten. b) Mobilisation der beiderseitigen Wangenschleimhaut und Bildung neuer Mundwinkel mit Hilfe derselben

Mikrostoma: Verkleinerung der Mundöffnung nach Plastiken, durch Narbenbildung nach Verbrennung oder Lupus (s. Abb. 172a, b); die Mundbreite (dem Abstand der Pupillenmitten entsprechend!) wird durch beidseitiges Ausschneiden eines dreieckigen Hautkeils bis auf die Schleimhautmitte erreicht; beidseitiges Mobilisieren der Schleimhaut in der Umgebung der neuen Mundwinkel und Herausnähen der entstehenden Zipfel der Mundschleimhaut nach außen als Lippenrotsaum, möglichst unter Verwendung etwa erhalten gebliebenen Lippenrots. *Doppellippe:* Es werden zwei Schleimhaut-Submucosa-Spindeln zu beiden Seiten des Philtrums der Oberlippe an der Innenseite entfernt; zwischen beiden wird unter dem Philtrum eine entsprechend kleinere, senkrechte, spindelförmige Schleimhautexcision vorgenommen.

5. Wange

Einfache Hautdefekte: Ersatz durch freitransplantierte Wolfe-Krause-Lappen.

Größere Defekte: Ersatz durch Rotationslappen aus der noch verfügbaren Wangen- und seitlichen Halshaut nach *Esser* oder *Imré*.

Lochförmige Defekte: Ersatz durch einen am Kieferwinkel gestielten Hals-Hautlappen, dessen freies Ende in die Mundhöhle als Schleimhautersatz eingelagert wird. Nach 3 Wochen Durchtrennung des Lappenstiels am Hals – Umklappen auf die Wundfläche und dadurch Ersatz der Außenhaut der Wange (nach *Israel*).

Durchgehende große Wangendefekte: Zum Beispiel nach Tumorexcision, Noma, schweren Unfällen oder Schußverletzungen Ersatz möglichst durch Israel-Lappen bei Frauen, durch Pistolengriff-Lappen nach *Lexer* bei Männern; dieser nimmt für die Innenseite die haarfreie Stirnfläche, für die Außenseite die behaarte Kopfhaut, wodurch der Bartwuchs ersetzt wird. Auch die haarlose Wangenhaut der nächsten Umgebung ist als Schleimhautersatz verwendbar (Meloplastik nach *Gersuny-Kraske*). Der Lappen wird in 2 Sitzungen gelöst – umgekippt, in den Defekt eingeschlagen und vernäht und die nach außen gekehrte Wundfläche des eingelagerten Lappens durch Naht nach Mobilisierung der Umgebung verschlossen.

Kieferklemme durch Narbenbildung der Wangenhaut: Zum Beispiel nach Kieferschußbrüchen, Geschwulstentfernung. Zum Schleimhautersatz eignet sich aus der vorderen Halsregion stammender Halshautlappen, welcher durch einen Schlitz am Mundboden an der Außenfläche des Unterkiefers vorbei in die Gegend des Defektes geführt wird (nach *Kappis*). Der Lappen soll zuerst in situ vorgeschnitten und erst nach 2 Wochen mit dem distalen freien Ende hochgeschlagen, nach weiteren 5–6 Tagen in die Mundhöhle eingeführt und eingenäht werden.

6. Kinnersatz
(Vgl. Kap. Zähne und Kiefer!)

Kinndefekte sind meist kombiniert mit Substanzverlust im Mundboden, der Wange, der Zunge und mit Frakturen und Defektfrakturen des Unterkiefers. Dem Weichteilersatz folgt also häufig eine Osteoplastik zur Wiederherstellung des Kieferbogens und einer genügenden Kinnprominenz. Fortlaufende Zusammenarbeit mit Kieferorthopäden ist unerläßlich; bei *frischen Verletzungen* sind die Knochenfragmente zunächst durch eine an den Zähnen befestigte Schiene ruhigzustellen und ihre Verlagerung durch Narbenzug zu verhindern (vgl. Kap. Zähne und Kiefer!). Durch sorgfältige Primärversorgung können viele der sekundären plastischen Maßnahmen vermieden werden.

Ersatz sekundärer und vernarbter Defekte: Zunächst Herstellung eines Kinnschildes (wird am besten an einer Oberkieferschiene befestigt), welches als Unterlage für das zur Defektdeckung zu verwendende Weichteilgewebe dient. Weichteildeckung mit Pistolengrifflappen bei Männern, Stirnhaut bei Frauen, bei großen Defekten zusätzliche Verwendung von Rundstiellappen aus Brust oder Flanke; und nach gelungenem Weichteilersatz 3–4 Monate nach abgeschlossener Weichteilplastik folgt die Osteoplastik; Verkürzung der Plastikdauer durch Vorpflanzung von Knochenspänen, z. B. in Rundstiellappen.

Große Unterlippen-Kinndefekte: Schleimhautersatz des Mundbodens und der Lippe aus Halshaut, Wiederherstellung der Unterlippenfunktion (besonders wichtig!) durch Schaffung eines geschlossenen Ringmuskels nach *Ganzer*, Ersatz des Unterkieferbogens und der äußeren Haut durch Halshaut oder Rundstiellappen, evtl. mit vorgepflanztem Knochen. Operationsunterlagen müssen übermäßige Narbenschrumpfung und Verlagerung der Kieferstümpfe verhindern und als formgebende Unterlage zur Herstellung eines für die Knochentransplantation geeigneten Weichteillagers dienen.

7. Plastiken bei Facialislähmung

Indikation: Irreparable, dauernde Lähmung des Nervus facialis, bei welchen direkte Eingriffe am Nerven (Anastomosierung mit Hypoglossus, Accessorius oder Glossopharyngicus, vgl. Neurochirurgie, periphere Nerven, S. 562, 821) nicht in Frage kommen.

Operation nach Lexer-Rosenthal: Aufspaltung des vorderen Anteils des Masseters in 2–3 Muskelzipfel, welche am Oberlippen- bzw. Mundwinkel bzw. Unterlippenanteil des M. orbicularis oris fixiert werden. Desgleichen Abspaltung des vorderen Anteils des M. temporalis, Bildung von 1–2 Muskelportionen und Fixierung derselben an den Orbicularis oculi-Fasern der Augenlider.

Nach Gohrbandt wird nur der M. temporalis verwendet; Spaltung desselben in 2 Portionen, deren vordere an den inneren Lidwinkel, deren hintere an die Mundwinkelmuskulatur herangeführt und eingenäht wird.

Durch Fascienzügelplastik: Dabei wird auf jede aktive Bewegung verzichtet und eine rein mechanische Aufhängung der Mundwinkel erzielt. Ein Fascia-lata-Streifen wird dazu um das Jochbein herumgeführt und seine Enden mit der Mundwinkelmuskulatur nach entsprechender Hebung des Mundwinkels durch Naht vereinigt.

Bewegliche Fascienzügelplastik: Nach *Brown* werden lange dünne Fascienstreifen von der Oberlippen- bzw. Mundwinkelmuskulatur subcutan zur Temporalismuskelfascie gezogen und dort vernäht. Bei Bewegungen des M. temporalis erfolgt eine Mundwinkel- und Oberlippenhebung.

Nach *McLaughlin* wird zunächst eine Fascienschlinge subcutan bis zur Mitte der Ober- und Unterlippe geführt und an dieser in Mundwinkelhöhe eine zweite Fascienschlinge befestigt, welche um den Proc. coronoideus und durch die Temporalismuskelsehne hindurchgeführt und mit ihr vereinigt wird.

C. Verletzungen

Gesichtswunden heilen meist gut (vorzügliche Ernährung infolge Blutgefäßreichtums!); daher ist meist Situationsnaht erlaubt (aber nicht zu eng und im Wangenbereich nicht ohne Drainage), spez. an Lippen, Augenlidern, Nasenflügeln usw., hier mit sorgfältiger Adaption (Lippenrot!) mit feinem Nahtmaterial (Seide, Draht). Nähte werden bereits ab 5. Tag entfernt. Nötigenfalls ist der entsprechende Fach- (Zahn-, Hals-, Nasen-, Ohren- oder Augen-)Arzt hinzuzuziehen.

Formen und *Komplikationen:*

1. Quetschwunden

Eventuell starkes Ödem, spez. an Augenlidern; manchmal besteht gleichzeitig Knochenbruch von Oberkiefer, Joch- und Nasenbein sowie Schädelbasis; achte auf Verletzungen der Schleimhaut an Lippen und Wangen, welche durch Quetschung an den Zähnen entstehen.

2. Schnitt- und Hiebwunden

1. *Blutgefäße:* A. temp., max. ext., coronaria labii usw. unterbinden (sonst entsteht evtl. Aneurysma!); ausnahmsweise kann bei Gesichtsverletzung die Unterbindung der A. carotis ext. nötig werden; die A. max. int. ist am Ort zu unterbinden, während die Unterbindung der A. carotis ext. statt dessen nicht sicher ist.

2. *N. facialis* bzw. dessen Äste (z. B. bei Mensurverletzung; auch zu beachten bei Operationen, z. B. Plastik, Ober- und Unterkieferresektion, Trigeminusbehandlung, Mittelohr- bzw. Cholesteatomoperation, Zahnextraktion, Mandibularisanästhesie, Kiefergelenkinjektion oder -resektion, Drüsen- oder Parotistumorexstirpation). *Ursachen:* Periphere, basale oder corticale Affektion, spez. Verletzung (z. B. Schädelfraktur, Hieb, Stich, Schuß sowie Geburt, bei welcher entweder Hirnblutung, also centrale oder Zangendruck, also periphere Schädigung erfolgen kann), Hirn-, spez. Kleinhirnbrückenwinkeltumor, Apoplexie, Gumma, Aneurysma, Meningitis gummosa, Rheuma, Mittelohreiterung, Operation von Mittelohreiterung, Gesichts- oder Kiefergelenkoperation, Parotiscarcinom, Parotitis, Alkoholinjektion usw. *Folgen:* Bei *peripherer* Facialislähmung sind in der Regel *alle* Äste, auch der Stirnast, befallen, dazu auch Chorda tympani mit Geschmacksverlust an den

vorderen zwei Dritteln der Zunge und Speichelverminderung; dagegen ist bei *centraler* Facialislähmung nur der [kontralaterale] untere Abschnitt an Wangen-, Nasen- und Mundmuskulatur betroffen!): Entstellende Gesichtsmuskellähmung nebst Störung von Sprechen und Kauen, Pfeifen, Stirnrunzeln, Augenschließen, Bindehautkatarrh, Gefühlsherabsetzung an der Zungenspitze; später Contractur. *Therapie* der peripheren Facialislähmung (s. S. 821, 858).

3. *Trigeminusäste* mit Anästhesie oder mit Neuralgie (durch Narbenverwachsung).

4. *Tränennasenkanal* evtl. mit Tränenträufeln.

5. *Ohrspeicheldrüsengang*, evtl. mit Speichelfistel (s. da).

6. *Stirn- und Oberkieferhöhle*, evtl. mit Hautemphysem.

7. *Völlige Lappenabtrennung* (z. B. Nasenspitze, Ohrmuschel und Lippen durch Biß oder Schlag); zu versuchen ist Annähen mit feinen und dichten Nähten nach sorgfältiger Blutstillung und nach Abspülen des Lappens in warmer phys. Kochsalzlösung, sonst Hautplastik, spez. -transplantation (vgl. Gesichtsplastik).

8. *Muskulatur;* u. U. empfiehlt sich Naht, z. B. am M. levator palpebrae.

3. Stichwunden

1. Abbrechen der Messerspitze hinter dem Jochbein, in Nasen-, Stirn- und Oberkieferhöhle sowie in Orbita.

2. Infektion (Phlegmone, Empyem der Stirn- und Oberkieferhöhle, Meningitis, Sinusthrombose, Hirnabsceß und Sepsis).

3. Blutung aus A. max. int. und temp. prof. *Therapie:* Unterbindung in der Wunde, sonst evtl. der A. carotis ext. (A. carotis *int.* oder *comm.* ist wegen Gefahr der Hirnschädigung tunlichst nicht zu unterbinden (vgl. Abb. 55).

4. Schußwunden

1. Entstellung, z. B. bei Schrotnahschuß (gegen eingesprengte Pulverkörner hilft Ausschaben oder Umschläge mit 1%igem Sublimat).

2. Schädel- und Hirnverletzung (vgl. Neurochirurgie).

3. Atmungsstörung durch Zurücksinken der verletzten Zunge oder durch Glottisödem; im ersteren Fall Vorhalten der Zunge durch mit drehrunder Nadel durchgelegten dicken Seidenfaden, sonst am sichersten Tracheotomie! (Vgl. Anästhesie.)

4. Infektion, spez. bei Steckschuß.

5. Blutung primär oder sekundär, letzteres infolge Arrosion.

6. Knochenverletzung.

5. Erfrierungen

(aller Grade, besonders an Nasenspitze und Ohren, evtl. mit Haut- und Knorpelnekrose; manchmal bleiben als Erfrierungsfolge die Ohrränder dünn und gezackt „wie angefressen"), z. B. bei Droschkenkutschern, Landleuten, Förstern, Straßenhändlern u. dgl.

Verbrennungen (aller 6 Grade); eine Verbrennung leichtesten Grades ist auch das Erythema solare, z. B. bei Sonnenbad, Gletscherwanderung, Höhensonnenbestrahlung usw.; zu verhüten durch Schutzsalbe.

Verätzungen (mit Säuren und Laugen) erfordern Waschung mit Natriumbicarbonat bzw. Borwasserlösung, neutralisierende Salbenverbände (Sulfonamidgel); an Mund, Nase, Augenlid (Ektropium!) frühzeitig Transplantation und später Gesichtsplastik; doch ist die schädigende Wirkung oft nur oberflächlich, so daß sich die Haut wieder erholt; zu achten ist auf Komplikationen an Augen sowie an Speise- und Luftwegen.

D. Entzündungen

1. Furunkel und Karbunkel

Vorkommen und *Entstehung:* Speziell an Stirn, Naseneingang, Lippen usw.; bisweilen („bei unreinem Teint") auf dem Boden von Comedonen und Acne; am Lidrand auch als Gerstenkorn (Hordeolum).

Differentialdiagnose: Milzbrand und Rotz sowie Trichophytie; auch ist stets der Harn zu untersuchen (auf Diabetes!).

Prognose: Nicht immer günstig; bei sog. „malignem" Gesichts-, spez. Oberlippenfurunkel (mit rüsselartiger Lippenschwellung und Ödem einer ganzen Gesichtsseite einschließlich Augenlidern) droht Thrombophlebitis der V. angularis und weiter V. facialis ant. mit blau- oder braunrotem Infiltrat im Nasen-Augenwinkel nebst Lidödem, ferner (auf dem Wege der V. ophthalm. sup.) Thrombose des Sinus cav. (Lidödem, Exophtalmus usw.) und evtl. der V. jugularis int. sowie Meningitis oder Pyämie, auch Phlegmone mit Glottisödem; Mortalität beträgt einige Prozent.

Therapie (im allgemeinen konservativ): Penicillin örtlich (Salbe) und allgemein, Röntgenentzündungsbestrahlung 10–25r möglichst frühzeitig. Dazu Ruhe, evtl. Bettruhe und flüssige Kost neben Sprech- und Kauverbot (*Cave!* Kratzen, Drücken usw.!). Bei Einschmelzung vorsichtige, d.h. glatte Spaltung mit elektrischem Messer; auch Stichelungen mit dem elektrischen Messer; bei drohender Thrombophlebitis mit Pyämie erfolge Unterbindung der V. angularis, V. facialis und V. jugularis int. (vgl. Allg. Chirurgie, Furunkel!).

2. Gesichtsphlegmone

Entstehung: Bei infizierter Verletzung (selten!), Operation (spez. Gesichtsplastik), Furunkel, Parotitis, Parulis, Periostitis, Osteomyelitis, Phosphornekrose, Oberkiefer- und Stirnhöhlenempyem, Lymphadenitis, Dakryocystitis usw.

Differentialdiagnos: Aktinomykose und Tumor, spez. an der Schläfe!

Gefahren: Thrombophlebitis nebst Sinusthrombose, progrediente Phlegmone (auch Orbital- und Subtemporalphlegmone) und Allgemeininfektion.

Komplikation: Kieferklemme.

Therapie: Frühzeitig Incision, evtl. nach Probepunktion.

a) Orbitalphlegmone. *Entstehung:* Bei Verletzung, Zahneiterung, Liderysipel, Gesichtsfurunkel, Thrombophlebitis, Weichteil-, Knochen- und Nebenhöhleneiterung Einbruch durch die Fissura orbitalis inf. in die Orbita. *Symptome:* Unter anderem Lidödem, Chemosis, Bulbusverdrängung bzw. Exophthalmus, evtl. Panophthalmie. *Gefahr* von Meningitis, Sinusthrombose und Hirnabsceß sowie Allgemeininfektion. *Therapie:* Incision am unteren und oberen Augenhöhlenrand bis zum Knochen; bei Fremdkörper und Knochennekrose, evtl. dazu osteoplastische Resektion der äußeren Orbitalwand nach *Krönlein* oder Orbitaausräumung, Chemotherapie.

b) Infratemporalphlegmone. *Entstehung:* Bei Verletzung, Fremdkörper, Furunkel (auch Gehörgangfurunkel), Otitis media, Erysipel, Parulis, Kieferknochen- und Nebenhöhleneiterung, aus Flügelgaumengrubenabsceß. *Symptome:* Tiefe Schwellung mit Ödem, Druckempfindlichkeit usw.

Gefahren: Thrombophlebitis, Sinusthrombose, Meningitis, Sepsis usw.

Therapie: Frühzeitig Incisionen und Drainage, evtl. unter Jochbogenaufklappung, Abhörung des M. temporalis, Eröffnung der Submaxillarloge, des Retromaxillarraumes.

3. Wangenbrand (Noma)

Heutzutage selten. Vgl. S. 387.

4. Gesichtsrose (Erysipel)

Vorkommen: Gesicht erkrankt am häufigsten am Erysipel, und zwar etwa 10–25mal häufiger als andere Körperstellen.

Ursachen: Schrunden und Ekzem (spez. an der Nase, z.B. bei Schnupfen, Fingerbohren!) Verletzung, Operation (z.B. Nasenplastik), Nasenbeinbruch, Tonsilleninfekt usw. Ausbreitung von hämolytischen Streptokokken in den Lymphspalten der Haut.

Differentialdiagnose: Unter anderem Phlegmone, wobei die Ohren frei bleiben (feste Verbindung von Haut und Knorpel an der Ohrmuschel!).

Prognose: Nicht ungünstig; bisweilen rezidivierend, habituell oder weiterwandernd, da keine Immunität hinterlassend.

Gefahren: Fortschreiten (auf Kopf und Rumpf oder in Mundhöhle), Phlegmone (spez. oberflächliche oder tiefe Schläfenphlegmone sowie Orbitalphlegmone), Abscedierung und

Hautnekrose (z. B. an den Lidern) sowie Sepsis: bisweilen Tod an Meningitis, Glottisödem und Wanderpneumonie sowie Allgemeininfektion. *Symptome, Diagnose* und *Therapie:* Sulfonamide.

5. Tuberkulose (Tuberculosis cutis luposa)

a) Haut und Schleimhäute. Als *Lupus vulgaris* in seinen verschiedenen Formen; hier häufig, spez. an Nase, ferner an Wangen und Lippen (schmetterlingförmig), Stirn, Kinn. (Vgl. Allg. Chirurgie, Tuberkulose!)

Vorkommen: Fast nur bei Jugendlichen.

Entstehung: Ektogen (mit Sputum infiziertes Taschentuch, Finger sehr selten), meist lymphogen oder hämatogen als Metastase innerer Herde.

Symptome: Braunrote Knötchen (Conglomerattuberkel) mit nicht erhabenen Rändern, welche bei Druck mit dem Glasspatel etwas abblassen, aber ihre apfelgeleeartige Farbe behalten und sich mit der Sonde eindrücken lassen, später Geschwüre mit Knötchen und mit zunderartig zerfallenen Granulationen, in welche die untersuchende Sonde ohne Gewalt weit einbricht, schließlich Narben mit immer wieder kommenden und gehenden Knötchen; oft multipel.

Diagnose: Typische Knötchen, Geschwüre oder Narben (Untersuchung mit Glasspatel, Sonde usw.) sowie jugendliches Alter, chronischer Verlauf in verschiedenen Formen (Lupus hypertrophicus, Lupus verrucosus, L. serpiginosus, L. exulcerans), L. ulcera an Zungenspitze und Lippen durch exogene Infektion. Lokalisation, sonstige Tuberkulose, Bazillennachweis (mikroskopisch, kulturell und im Tierversuch), Tuberkulinreaktion, Probeexcision.

Differentialdiagnose: Syphilis und Carcinom.

Verlauf: Chronisch über Jahre.

Komplikationen: Fortschreiten auf die Schleimhaut von Mund- und Nasenhöhle; Tuberkulose der Lymphdrüsen, Knochen, Gelenke und inneren Organe; Mischinfektion nebst Erysipel und Phlegmone; Verzerrung durch Narbe an Lippen, Lidern (Ektropium) und Nase (Verschluß der Nasenlöcher); Zerstörung durch tiefgreifende Infiltrate, z. B. an Weichteilen und Knorpelgerüst der Nase (wie „abgegriffen"); Carcinomentwicklung auf Geschwür oder Narbe, spez. auch nach Licht- und Röntgenbehandlung.

Therapie (außer Allgemeinbehandlung): Excision, Ätzung mit Chlorzink bei kleineren Herden. Bei größeren Herden: Finsenlicht+Chemotherapie+Vitamin A+Lupusheilstätte.

b) Subcutis, Skrofuloderma. Bei Kindern und kombiniert mit verschleppter Drüsentuberkulose auch bei Erwachsenen; in Form umschriebener, länglicher Infiltrate an Wangen-, Unterkiefer- und Halsgegend; allmählich durchbrechend zu flachen Geschwüren mit schlechten Granulationen und mit unterminierten Hauträndern; hartnäckig. *Therapie:* Vgl. S. 415.

c) Lymphdrüsen. Vor dem Ohr und in der Wange, hier auch auf oder in der Parotis mit Absceß-, Geschwür- und Fistelbildung. Vgl. Hals!

d) Knochen mit kaltem Absceß und später mit charakteristischer vertiefter Narbe (Differentialdiagnose Osteomyelitis!), spez. an Augenhöhlenrand unten-außen zwischen Jochbein und Oberkiefer sowie an Joch- und Nasenbeinen, bei Erwachsenen auch am Stirnbein.

6. Aktinomykose

Lokalisation: Meist an Unterkiefer und Schläfe (Vgl. S. 404).

7. Syphilis

a) Primäraffekte. Meist an Lippen, ferner an Wange, Nase, Lidern, Kinn (durch Küssen, Kratzeffekt, Rasiermesserschnitt, Eß- und Trinkgeschirr usw.); dabei frühzeitige harte und indolente Anschwellung der regionären Lymphdrüsen.

b) Geschwüre. Charakteristisch: Speckig, scharfrandig und serpiginös, d. h. halbmond-, nieren- oder girlandenförmig (infolge Fortschreitens am Rand und Verheilung in der Mitte!), später weißlich-strahlige Narben; bald Knochenzerstörung (z. B. Sattelnase, Gaumenperforation), außerdem Verzerrung an Mund und Lidern und Carcinomentwicklung sowie an der Haargrenze der Stirn in Form kleiner zerfallender Hautinfiltrate als sog. „Corona veneris".

c) Gummata. An Weichteilen und seltener an Knochen (z. B. Jochbogen, Kiefern und Augenhöhlenrand).
Diagnose (vgl. S. 428 ff.).
Therapie (vgl. S. 428 ff.).

8. Kopftetanus

Ausgehend von Kopfwunden und beginnend am Kopf sowie mehr oder weniger beschränkt auf den Kopf; Schlingkrämpfe (T. hydrophobicus) und Lähmungen am Facialis (T. paralyticus s. facialis), bei Augenverletzungen auch am Oculomotorius, Trochlearis usw.; evtl. absteigend auf den übrigen Körper, auch auf die Atemmuskulatur; im allgemeinen günstig (vgl. S. 392).

E. Geschwülste

1. Fibrome

Als weiche Warzen, Fibromata mollusca, Lappenelephantiasis und Rankenneurome an Wange und Nasenschleimhaut, oft miteinander und mit Naevus pilosus, pigmentosus, Lymph- und Hämangiom kombiniert; evtl. wulst- oder lappenförmig herabhängend, dabei kosmetisch und funktionell störend. *Therapie:* Excision, evtl. Plastik; sonst Keilexcision (z. B. bei Lappenelephantiasis).

2. Lipome

Selten z. B. an Stirn, Schläfe, Kinn, Lidern, Nasenrücken, Lippen usw., gelegentlich subfascial, und zwar am häufigsten als tiefes Wangenlipom (ausgehend vom *Bichat*schen Fettpropf der Wange), sonst auch an der Stirn oder in der Augenhöhle (hier vom retrobulbären Fett); *Differentialdiagnose:* Absceß, Dermoid, Atherom, Schleimcyste, Lymphangiom, Parotistumor; evtl. kombiniert als Fibro- oder Angiolipom. *Therapie:* Ausschälung.

3. Hämangiome

Häufig (zwei Drittel aller Hämangiome betreffen das Gesicht), und zwar (in absteigender Reihenfolge) Stirn, Wangen, Lippen, Nase, Ohren, Lider; weibliches Geschlecht ist bevorzugt (zwei Drittel); oft kongenital als sog. Gefäß-, Blut- oder Feuermal (Naevus vasculosus), vielleicht in Beziehung zur fötalen Entwicklung: Spalten (fissurale Angiome) oder wahrscheinlicher Fortsatzgebieten (systematisierte bzw. neuropathische Angiome). *Formen:* H. simplex, cavernosum und racemosum, hier arterielle (A. auricularis post.!) oder seltener venosum. (V. facialis ant. und comm. sowie jugularis ext.!) Eventuell kombiniert mit Fibrom als Fibroangiom oder Elephantiasis teleangiectodes und cavernosa, mit Lipom als Lipoangiom (Wange und Lider), mit Lymphangiom als Hämangio-Lymphangiom (Lippen und Lider). Gefahr des fortschreitenden Wachstums über eine ganze Gesichtsseite, in Mundhöhle usw.
Differentialdiagnose: Lymphangiom.
Diagnose: Farbe, Volumänderung bei Stauung und Kompression usw.
Therapie: Am besten frühzeitig Exstirpation, evtl. Keilexcision; sonst Kohlensäureschnee, vor allem Radiumstrahlen; der Feuermäler beim Kleinkind. (Stets vor Op. zu versuchen!) Vgl. S. 458.

4. Lymphangiome

Simplex, cavernosum und cysticum; evtl. kombiniert mit Bindegewebs- und Blut-, gefäßbildung; häufiger diffus an Lippen (Makrocheilie), Wangen (Makromelie), Lidern, Zunge und cystisch an Wange; *Differentialdiagnose:* Echinococcus, Parotistumor, Kiemengangscyste, Schleimcyste, Lipom, Hämangiom, Lymphstauung bei Skrophulose u. dgl.; zeitweise an- und abschwellend bei entzündlichen Schüben, wozu Lymphangiome bekanntlich neigen. *Therapie:* Exstirpation, Keilexcision.

5. Sarkome

(außer in Knochen, Speicheldrüsen und Lymphdrüsen): Seltener.

a) Haut, hier als weiche papilläre Geschwulst oder als tiefer Knoten; häufiger ist Myxosarkom (Gesicht, Augenhöhle, Wangenfettpropf) und Melanosarkom (in Haut oft ausgehend von Pigmentmälern, im Auge von Chorioidea oder Iris; bösartig; metastasierend in Umgebung, Lymphdrüsen und Organen); Differentialdiagnose: Carcinom, Syphilis, Mycosis fungoides.

b) Wangenfettpropf, spez. als Myxosarkom.

c) Orbita, ausgehend von Bulbus, Sehnerv bzw. dessen Hüllen, Bindegewebe, Periost, Knochen, Tränendrüse; als schnell wachsender, harter, höckeriger, nicht fluktuierender, nicht pulsierender und nicht kompressibler Tumor, evtl. den Augapfel verdrängend und in Schädelhöhle (in Dura und Gehirn) hineinwachsend. *Therapie:* Radikaloperation unter temporärer Resektion der äußeren Orbitalwand nach *Krönlein* oder mittels Evisceratio orbitae. (Vgl. S. 873.)

6. Hautpapillome

Als pilzförmige Warzen, evtl. pigmentiert und behaart; an Stirn, Schläfe, Ohren, Lidern, Nase und Lippen Erwachsener; bisweilen als Cornu cutaneum. *Gefahr* der Carcinomentwicklung. *Therapie:* Excision samt Basis.

7. Adenome

der Schweißdrüsen (an Augen- und Kieferwinkel, evtl. perforierend zu hartnäckigen Geschwüren) und Talgdrüsen (an Nase und Lidern; auf dem Boden der Seborrhoe; evtl. verkalkend). Beide evtl. multipel und bei älteren Leuten. *Gefahr* der Carcinomentwicklung. *Therapie:* Exstirpation; auch Röntgenbestrahlung.

8. Dermoide und Epidermoide

Typisch lokalisiert, meist an Orbitalrand oben-außen, dann an innerem Augenwinkel, Glabella, Nasenwurzel, seltener an Nasenrücken und -seiten, Wangen usw. *Diagnose:* Kongenitales oder jugendliches Vorkommen, solitäres Auftreten, typischer Sitz, Konsistenz und Inhalt (Brei mit Haaren), kugelige Form, scharfe Begrenzung, Beweglichkeit, unveränderte und verschiebliche Hautbedeckung. *Differentialdiagnose:* Absceß, Atherom, Lymph- und Hämangiom, Lipom, Hirnbruch usw. *Prognose:* Selten ist Carcinomentwicklung und gelegentlich Vereiterung. *Therapie:* Radikalexstirpation samt Sack (sonst Rezidiv!).

9. Carcinome

Häufig (etwa 10% aller Carcinome), und zwar (in absteigender Reihenfolge) an Unterlippe (hier meist, und zwar zu etwa 90% bei Männern, spez. Pfeifenrauchern), Nase (hier im Gegensatz zu Lues und Lupus nicht in der Umgebung der Nasenlöcher, sondern an Nasenrücken und -seiten), Lidern (spez. Unterlid, und zwar meist am inneren Augenwinkel), Wange, Stirn, Ohr, Schläfe, Oberlippe, Kinn; gewöhnlich bei älteren, spez. Landleuten (frühes Welkwerden der Gesichtshaut unter Witterungseinfluß?); oft auf dem Boden von Warzen, Papillomen, Hauthörnern, Schweiß- und Talgdrüsenadenomen, Dermoiden und Atheromen, ferner nach Erysipel, Ekzem, Psoriasis, Lupus, Tuberkulose und luetischen Geschwüren, Narbe nach solchen Geschwüren, Verbrennung und Verletzung, Röntgenbestrahlung, Erfrierung, chronischem Trauma (Rasiermesser, Zahnstümpfe, Tabakspfeife?), Seborrhoe und Leukoplakie. Betroffen sind fast nur alte Leute im 6. und 7. Jahrzehnt.

Formen (meist handelt es sich um ein vom Deckepithel ausgehendes Basalzellencarcinom oder Plattenepithelcarcinom mit Neigung zur Verhornung):

a) Flaches, meist geschwüriges Hautcarcinom (Basaliom oder Ulcus rodens). Zum Beispiel an Schläfe, Stirn, Nasenrücken und -flügeln, Wange, Lidern, Lippen; flach, jahrelang bestehend ohne Heilungstendenz, ohne Metastasen, auch meist ohne Lymphdrüsenbeteiligung; leicht vernarbend und stark schrumpfend mit Verzerrung von Lidern, Lippen usw.;

schließlich in die Tiefe greifend; manchmal im Beginn nur als eine schuppende und – nach Ablösen der Schuppe – blutende Stelle.

b) Plattenepithelcarcinom (verhornend). Zum Beispiel an Unterlippe, Nasenkuppe und Lidern; knollig oder geschwürig mit zerklüftetem Grund, hartem, wallartigem Rand, rasch wachsend mit baldigen Metastasen in Lymphdrüsen und Organen; meist verhornend mit Hornkugeln.

c) Lippenkrebs ist wohl einer der häufigeren Gesichtskrebse (1% aller Carcinome) Unterlippe erkrankt 10–25mal häufiger als Oberlippe und bei Männern mindestens 10mal häufiger als bei Frauen (Pfeifenrauchen?); meist Plattenepithelcarcinom, klinisch anfangs Geschwür oder Knoten und später kraterförmiges Geschwür mit wallartigem Rand.

Differentialdiagnose: Lupus und Lues, einschließlich Primäraffekt, sowie gutartige Geschwülste (Fibrome, Papillome, Adenome usw.) und Sarkom.

Diagnose: Geschwür mit wallartig aufgeworfenem Rand und zerklüftetem Grund, aus welchem sich Krebsmilch und Krebszapfen ausdrücken lassen, sowie harte Schwellung der regionären Lympdrüsen. Dazu Alter, Einzahl (außer bei präkanzerös veränderter Haut von Land- oder Seeleuten usw.), Schmerzlosigkeit und Wachstum. Eventuell Probeexcision bzw. Exstirpation mit histologischer Untersuchung.

Prognose: im allgemeinen nicht ungünstig bei frühzeitiger und geeigneter Behandlung; als ungünstig, auch strahlenrefraktär gilt das Lupuscarcinom; sonst beträgt die Dauerheilung bei Radikaloperation 75–95%, und zwar bei oberflächlichem Carcinom 95% und bei tiefem Carcinom 75%; bei Bestrahlung ebenfalls etwa 80%; Metastasen in etwa 10%.

Therapie: Am besten sofort Radikaloperation mit dem Messer rücksichtslos weit (mindestens 1–2 cm) im Gesunden, evtl. samt Knochenunterlage und stets mitsamt regionären Lymphdrüsen beiderseits; sonst (weniger sicher, daher im allgemeinen nur in inoperablen Fällen, aber evtl. kosmetischer, daher bei Fällen, in welchen die Operation Verunstaltung bedingt (also vor allem an Auge und Nase), Röntgen- und Radiumbestrahlung (dagegen ist nicht ratsam Ätzen, Kauterisieren usw.) sowie symptomatische Behandlung.

10. Mischgeschwülste

Vorwiegend an Parotis (Vgl. S. 501).

11. Atherome

Seltener als am Kopf im Gesicht, und zwar meist an Stirn, Ohr, Wange, Lidern und Lippen; öfters multipel. *Differentialdiagnostisch* wichtig ist der *intracutane* und der beliebig lokalisierte Sitz. *Komplikationen:* Entzündung, Verkalkung, Carcinomentwicklung. *Therapie:* Ausschälung oder bei Verwachsung Ausschneidung, bei Vereiterung Incision und Exkochleation. Vgl. Kopf!

12. Xanthelasmen

Umschriebene und erhabene gelbe Flecken in der Haut, und zwar vorwiegend an den Augenlidern bei alten Leuten mit Fettleibigkeit, Arteriosklerose, Diabetes usw.; oft, aber keineswegs immer, besteht Hypercholesterinämie; charakteristische sind die Xanthomzellen, vgl. S. 462.

13. Schleimcysten

(Retentionscysten der Schleimdrüsen) in Unterlippe, Wange, Zunge usw., und *Speichelcysten* in der Parotis. *Differentialdiagnose:* Häm- und Lymphangiome.

14. Rhinophym

(*Hebra* 1856), d.h. „Knollennase", auch „Kartoffel-, Pfund-, Kupfer-, Säufer-, Schnaps-, Wein-, Burgundernase" genannt: Ist eine elephantiastische Verdickung der Nase bei älteren Leuten, meist Männern.

Entstehung: Folge einer Acne rosacea mit gewaltiger Vergrößerung der Talgdrüsen und bindegewebiger Hyperplasie der Umgebung.

Symptome: Blau- bis kupferrote, glänzende, weiche, unförmliche Klumpenbildung mit lappigen, meist breitbasigen Auswüchsen und mit tiefen Poren (entsprechend den Ausführungsgängen der Hautfollikel, aus welchen sich oft Pfröpfe oder Bänder aus Talg ausdrücken lassen!), namentlich lokalisiert an Nasenspitze und -flügeln.

Differentialdiagnose: Lupus, Akne, Erythrocyanose u. a.

Therapie: Betupfen mit Thymol- oder Resorcinspiritus, Röntgenbestrahlung, in schweren und hartnäckigen Fällen erfolgt am besten in Lokalanästhesie unter Eingehen mit dem Finger in die Nasenlöcher oberflächliches, also flaches Abschälen mit dem Messer (Entrindung). Überhäutung erfolgt spontan von den stehengebliebenen Talgdrüsenresten. In leichteren Fällen plastische Verkleinerung der Nasenspitze unter Erhaltung von möglichst viel gesunder Haut, die zur Deckung dient; evtl. freie Hauttransplantation.

15. Gesichtsneuralgien
(Vgl. S. 716)

2. Abschnitt: Speicheldrüsen: Glandula parotis, submaxillaris (s. submandibularis), sublingualis und Blandin-Nuhn'sche Drüse

Anatomie: (s. Abb. 173) In Frage kommen 4 größere Speicheldrüsen: Gl. parotis, Gl. submaxillaris (s. -mandibularis), Gl. sublingualis und die *Blandin-Nuhn*sche Drüse. *Gl. parotis:* Steht in direkter Beziehung zum Nervus facialis, welcher nach seinem Austritt aus dem Foramen stylomastoideum unmittelbar in die Parotisloge gelangt. Er liegt völlig in die Drüsensubstanz eingebettet; totale Drüsenentfernung ohne Facialisverletzung daher nicht möglich. Teilung in oberen und unteren Ast in Höhe des Ohrläppchens; der obere zieht ziemlich senkrecht zur Schläfengegend und fast waagerecht unterhalb des Jochbogens zur Wange; der untere folgt dem Unterkieferrand. Den obersten Teil der Parotisloge durchläuft der N. auriculo-temporalis; tiefer als der N. facialis liegt die A. carotis ext. in dem Drüsengewebe. Ihre Äste: A. maxillaris int., A. temporalis superfic. und transversa fac. durchlaufen ebenfalls das Drüsengewebe. Der Drüsenausführungsgang (Ductus stenonianus s. parotideus) verläuft außen quer über den Masseter, durchbohrt den M. buccinator und mündet im Vestibulum gegenüber dem 2. oberen Molaren. *Gl. submaxillaris (s. mandibularis):* Liegt zwischen dem Unterkiefer und dem hinteren Bauch und der Zwischensehne des M. digastricus. Lateral legt sie sich an die Innenfläche des Unterkieferkörpers an; ihr

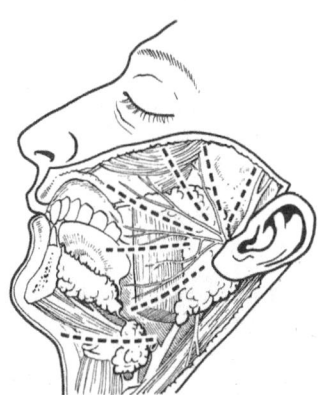

Abb. 173. Lage der Speicheldrüsen in Beziehung zum N. facialis; schonende Incisionsrichtungen im Bereich der Wange

Ausführungsgang (Ductus Whartoni) verläuft über die Gl. sublingualis und mündet gemeinsam mit deren Ausführungsgang an der Caruncula sublingualis. *Gl. sublingualis:* Ist zwischen Unterkiefer und Mm. genioglossus und geniohyoideus eingelagert. Die *Gl. lingualis ant.* (*Blandin-Nuhn*) ist eine Ansammlung kleiner Drüsenläppchen an der Unterfläche der Zungenspitze. Sie mündet mit mehreren feinen Ausführungsgängen neben dem Frenulum.

Physio-pathologisch: Speichel aus Parotis rein serös (schleimfrei), aus den gemischten Drüsen submandibularis und sublingualis mit mucösen Anteilen vermischt; die Speichelabsonderung erfolgt temporär auf psychische und gustive Reize, unter Einfluß sekretorischer Nerven (Fascialisstamm, Chorda tympani und Rs. lingualis des N. trigeminus); sekretorisch wird die Parotis vom N. auriculotemporalis aus dem Glossopharyngicus, dem N. Jacobssonii und N. petrosus superfic. min. und Ggl. oticum versorgt. Dieser vorwiegend parasympathischen Speichelsekretion steht eine sympathische über entsprechende Fasern vom Plexus caroticus gegenüber. Gemeinsames Zentralorgan im Nucleus salivatorius des Rautenhirns.

Diagnostik: Speichelfistel: Ptyalinprobe, Rhodan-Kalium-Nachweis. *Akute Parotitis:* Harndiastasebestimmung mit der *Wohlgemuth*schen Probe. Stenosen, Steine. *Cysten, Abscesse, Tumoren:* Punktion und Probeexcision. *Durchgängigkeitsprüfung:* Sondierung.

Sialographie (= Röntgendarstellung der Ausführungsgänge mit Jodipinoel oder Lipiodol (40%ig) durch Einbringen einer Knopfkanüle in den Ausführungsgang bzw. Fistelmündung. 0,5–2 cm³ genügen. Aufnahmen in ap-Projektion und stereoskopisch. *Kontraindikation:* Akute Entzündung).

A. Mißbildungen

Aplasie: ein- und doppelseitig, selten, ohne Funktionsstörung hervorzurufen. *Angeborene Hyperplasie:* Nur an der Sublingualis und in der Unterlippe (Doppellippe). Abnorme Lage und zahlreiche anatomische Variationen, vorwiegend an der Parotis. Dystopie verursacht diagnostische Fehlschlüsse.

Atresie der Ausführungsgänge: Selten, nur am *Wharton*schen Gang beobachtet; führt zur cystischen Erweiterung des ganzen Ganges, welcher als tumorartige, dünnwandige Cyste am Mundboden durchschimmert. *Therapie:* Resektion eines schmalen Wandstreifens, um Wiederverwachsung vorzubeugen. Auch regelmäßiges, kräftiges Ausstreichen der Cyste kann Abhilfe bringen.

B. Verletzungen

der Speicheldrüsen, spez. Parotis oder (seltener) ihre Ausführungsgänge.

Ursachen: Unfallverletzung mit Kieferbruch kombiniert, Schuß, Stich, Hieb.

Symptome: Vorliegen von (körnigem) Speicheldrüsengewebe in der Wunde sowie Speichelfluß aus der Wunde bzw. Speichelansammlung unter der Nahtlinie (besonders beim Kauen oder bei Verabreichen von Zucker, Essig usw.; evtl. punktiere man).

Prophylaxe: Cave! Verletzung, z. B. solche des Ductus parotideus, welcher in einer Linie vom Ohrläppchenansatz zum Oberlippenrot verläuft und an der Wangenschleimhaut gegenüber dem 2. oberen Backzahn einmündet.

Therapie: Exakte Naht der Weichteile und möglichst auch des Ausführungsganges oder doch seiner Umgebung durch primäre Wundversorgung, wobei der Abfluß nach der Mundhöhle erhalten bleiben muß; evtl. mit Einnähen des Gangs in die Mundhöhle. Catgutnaht der Kapsel (wichtig!). Druckverband sowie Sprech- und Kauverbot für einige Tage.

Komplikationen: Speichelansammlung unter der Nahtlinie und Speichelfistel (im allgemeinen selten; meist spontan heilend in Wochen; evtl. permanent, mehrfache Punktion und Entleerung können vorbeugend helfen; sowie Verletzung von N. facialis und A. carotis ext.

Verletzung des Ausführungsganges: Selten, leicht erkennbar an hervorstehenden Enden und Speichelfluß (durch Betupfen der Zungenspitze mit Zitronensaft verstärkbar). *Folge:* Äußere oder innere Speichelfistel. *Therapie:* Naht über Sonde, oft Selbstheilung durch Stauung – Cystenbildung – Spontandurchbruch nach innen, evtl. plastischer Ersatz (s. u.).

C. Speichelfisteln

Vorkommen: Fast nur an der Parotis und zwischen der Drüse (Speichel*drüsenfisteln*) oder ihren Ausführungsgängen (Speichel*gangfisteln*); letztere teilt man nach ihrer Lage ein in buccale, masseterae und glanduläre, von welchen die ersteren am häufigsten und günstigsten sind; im übrigen sind die Gangfisteln wichtiger und häufiger als die Drüsenfisteln.

Formen: Äußere (nach der Haut) oder innere (nach der Mundhöhle).

Ursachen: Verletzungen, Operationen (z.B. Incision bei Parotitis purulenta oder Tumorexstirpation) sowie seltener, und zwar dann, wenn ein Teil der Speicheldrüse oder ihres Ausführungsgangs zerstört wird, Fremdkörper, Steine, Mißbildungen, Entzündungen (Aktinomykose, Tuberkulose), Syphilis, Noma und Geschwülste (Carcinom).

Symptome: Speichelfluß (besonders bei Mahlzeit; dadurch sind die betreffenden Kranken gesellschaftsunfähig!) sowie Ekzem und Entzündung.

Diagnose: Speichelfluß, auch Sondierung mit feinem Metallinstrument oder Ureterkatheter, Farbeinspritzung und Röntgenbild mit Kontrastflüssigkeit (Jodipin oder dgl. mit langer und stumpfer Kanüle von der Einmündungsstelle in den Gang einfüllen, evtl. nach dessen Dilatation).

Prognose: Drüsenfisteln sind im allgemeinen günstiger als Gangfisteln; totale Gangfisteln heilen so gut wie niemals spontan.

Therapie bei Drüsenfistel: Ruhigstellung, Kauverbot, neutrale reizlose Kost, Atropin, Ätzung (Arg.-nitric.-Stift), Elektrocoagulation; operativ: Keilexcision und sorgfältige Naht (unsicher); Deckung des Fistelganges mit Fascie (parot deo-masseterica) oder mit freiem Transplantat. Anastomose zwischen Parotis-Submandibularis (Erfolg fraglich).

Bei Gangfisteln: Innere Fistel bedeutungslos. *Speichelnasenfistel* (Speichelabfluß über Kiefer- in die Nasenhöhle) und *äußere Fisteln:*

a) **Wiederherstellung des alten Abflußweges.** Naht des Ganges bei frischen Verletzungen.

b) **Schaffung eines neuen Abflußweges.** *Wangendurchbohrung* und Verbindung des neuen distalen Kanales mit dem alten zentralen Stumpf durch Einlegen eines Ureterkatethers, dazu Anfrischung und Nahtverschluß der Fistel. *Doppelte Durchbohrung* (nach *Deguise*): Einstechen eines dünnen Drahtes von innen durch die Fistel nach außen durch die Wangenhaut – von dort wieder nach innen zurück – Verknüpfen der Fäden. Das dadurch abgeschnürte Gewebsstück wird nekrotisch. Die Fistel wendet sich dann nach innen. *Verlagerung* (nach *Langenbeck*): Umschneiden der sondierten Fistel und Einleiten nach innen – Verschluß der äußeren Wunde; nur für sehr distale Fisteln geeignet. *Schleimhautplastiken:* Bildung eines zungenförmigen Schleimhautlappens mit Basis am Masseterrand. Röhrenförmige Bildung desselben – Umschlagen nach hinten über den Masseterrand und Verbindung mit dem zentralen Ende (*Küttner*); Durchbohrung des Masseter und Bildung eines Ganges durch den Muskel wenig erfolgversprechend.

c) **Röntgenbestrahlung.** Verödung durch Bestrahlung mit 80–100% der HED; evtl. wiederholte kleinere Dosen, bewirkt temporäre Ausschaltung ($\frac{1}{2}$–1 Jahr).

d) **Exhairese des N. auriculo-temporalis.** Bewirkt in 80% der Fälle binnen 2–3 Wochen Sistieren der Sekretion. In hartnäckigen Fällen zusätzlich Resektion der Grenzstranges: Cervicalganglion sup. bis med. (*Horner*sches Syndrom bleibt bestehen!)

e) **und d)** sind vor allem bei Fisteln des hinteren Gangabschnittes zu bevorzugen.

Submandibularisfisteln: Sehr selten, unterhalb der Mitte des Unterkieferastes oder am med. Rand des sternocleido-mastoideus.

D. Fremdkörper und Speichelsteine

Fremdkörper: Eindringen von Luft führt zur „Luftgeschwulst". *Vorkommen:* Glasbläser, Trompeter, Simulanten. *Therapie:* Ausdrücken, Kompressionsverband. (Fischgräten, Haare, Stroh- und Grashalme, Getreidegrannen und -körner, Holzsplitter, Obstkerne, Borsten, Federkiele, Geschosse usw.) und *Speichelsteine* (sog. „Sialolithiasis", in Form solitärer und multipler, kleinster [sandkorngroßer] oder größerer [erbsen-, selten bis bohnen- oder hühnereigroßer], länglicher, grau- bis gelbweißer oder dunkelgefärbter warziger Steinchen aus anorganischer Masse [im wesentlichen phosphor- und kohlensaurer Kalk] mit organischem Kern [Speichel und Bakterien].

Vorkommen: Ziemlich selten; meist in den Ausführungsgängen nur einer Seite; seltener in den Speicheldrüsen, hier, spez. in Submaxillaris (etwa 75 [60–85]%), selten in Parotis (etwa 7–20%) und in Sublingualis (etwa 5–20%); bevorzugt sind Männer (3–4mal häufiger; Rauchen?), und zwar im mittleren Alter, sonst überhaupt Leute über 30 Jahre; doch werden auch Jugendliche unter 20 Jahren betroffen.

Symptome: Schwellung, Verhärtung, Druckempfindlichkeit und Schmerzen, letztere auch als Speichelkoliken („Coliques salivaires") mit intermittierender Speichelgeschwulst („Tumor salivalis"), spez. bei Genuß von Mahlzeiten oder schon bei deren Anblick; dazu Foetor ex ore sowie Fieber und Blutkörperchensenkungsbeschleunigung, evtl. auch Reiben sowie Eiter- und Steinabgang, namentlich auf Druck.

Ursache: Speichelstauung und Speicheldrüsenentzündung, Aktinomykose, kolloidale Zustandsänderung, für Speichelsteine auch Fremdkörper.

Komplikationen: Entzündung, Abscedierung und Mundbodenphlegmone sowie Speichelfistel, bei Fremdkörpern auch Speichelsteine.

Prognose: Bisweilen erfolgt Spontanheilung; nicht eben selten sind Rezidive.

Differentialdiagnose: Speichelstauung durch Narbe, Krampf, Geschwulst usw., ferner Mundbodenphlegmone, Kieferperiostitis, Dentitio difficilis, Lymphdrüsenentzündung sowie Entzündung, spez. Tuberkulose, Syphilis, Aktinomykose usw. oder Tumor von Speicheldrüsen und Mundboden.

Diagnose: Besichtigung und Betastung von innen und außen, Vorgeschichte, Entzündung, Geschwulst, Speichelkoliken, Pyorrhoe, Sondieren, Nadelpunktion, Röntgenbild in verschiedenen Ebenen (nicht immer positiv), evtl. Sialographie (Film!).

Therapie: Extraktion, evtl. nach Incision der Gangmündung oder nötigenfalls des Gangs selbst auf der Sonde (meist von der Munhöhle aus, von außen nur evtl., nämlich bei Parenchymstein an der Parotis sowie bei Fistel oder Abscedierung; man achte auf *mehrere* Steine). Bei Submaxillaris empfiehlt sich u. U. namentlich bei Fistel oder bei Drüsenveränderung, auch um Stein- oder Entzündungsrückfall zu vermeiden, die Drüsenexstirpation mit sorgfältiger Entfernung des ganzen Gangsystems bis zur Mundhöhle, woselbst der Gangstumpf mit Catgutligatur abgebunden wird und unter Schonung des N. lingualis und seiner Verästelungen, um nicht die Zungensensibilität zu beeinträchtigen. Manchmal genügt schon das Ausstreichen der Drüse und ihres Ausführungsganges neben Wärme, Umschlägen oder Salbenverband sowie Mundspülungen, Chemotherapie.

E. Entzündungen

Teils am Ausführungsgang (*Sialodochitis*) teils an der Drüse (*Sialoadenitis*), und zwar vorwiegend an der Parotis (*Parotitis*), gelegentlich aber auch an der Submaxillaris und Sublingualis.

a) Akute. α) *Primäre* (als Krankheit sui generis): *Parotitis epidemica* (sog. „Mumps" oder „Ziegenpeter" bzw. „Bauernwetzel"). *Entstehung:* Wohl infolge Eindringens eines Virus durch den Ductus Stenonianus; Inkubationszeit (14–)18(–21) Tage; oft in Schulen oder Kasernen; selten bei Säuglingen, meist bei Kindern im 6.–15. Jahr, gelegentlich aber auch bei Erwachsenen; Krankheitsdisposition dauert bis etwa 25. Jahr; Krankheitsüberstehung führt zu Immunität; männliches Geschlecht ist bevorzugt; oft (in etwa 75%), aber erst allmählich doppelseitig; evtl. besteht zugleich Erkrankung der anderen Speicheldrüsen; mit akuter Schwellung nebst typischer Ohrläppchenabhebung bei mäßigem Fieber und Milztumor sowie Erschwerung von Mundöffnen, Kauen und Schlucken; nach 1 bis 2 Wochen abklingend; selten Vereiterung oder bei Männern im geschlechtsreifen Alter gelegentlich (20–25%) am 8.–10. Tag Hodenentzündung (meist in Wochen ausheilend, sehr selten Vereiterung, Atrophie oder Neuralgie), bei Frauen (aber seltener) Oophoritis und Mastitis sowie bei beiden Geschlechtern bisweilen Meningitis, Pankreatitis, Nephritis, Hepatitis usw.

Differentialdiagnose: Sonstige Speicheldrüsenentzündung akuter oder chronischer Art und Speichelsteinleiden sowie Lymphdrüsenerkrankung.

Prognose: Günstig.

Therapie: Im allgemeinen konservativ (s. u.), spez. Bettruhe, Wärme, Umschläge oder Salbenverband, Chemotherapie.

Prophylaxe: Isolierung und Mundpflege.

β) *Sekundäre: Parotitis purulenta.*

Entstehung: 1. Bei *lokalem* Infektionsherd neben gleichzeitiger Speichelstauung: Fremdkörper oder Stein, Lymphdrüseneiterung, Stomatitis, Angina, Zahncaries usw. sowie gelegentlich bei infizierter Verletzung durch Stich, Schnitt, Hieb, Schuß usw.

2. Bei *allgemeinen* Infektionen: Typhus (in $1/_3$–$1/_2$–1%; während der Fieberperiode oder meist in der Rekonvalescenz!), Paratyphus, Ruhr, Fleckfieber, Malaria, Pocken, Maltafieber, Pneumonie, Masern, Scharlach, Influenza, Septikopyämie usw. sowie bei Krankheiten und vor allem (hier am 2.–10., meist am 3.–5.–7. Tag, also in der ersten Woche) nach Operationen, namentlich bei nicht ganz aseptischen, spez. Laparotomie wegen Appendicitis, Cholecystitis, Magen-Darmleidens (Magenresektion!), eingeklemmten Bruchs, Darmverschlusses, Eierstockerkrankung oder anderen Genitalleiden usw., auch nach Geburt, Abort, Curettement u. dgl. sowie Dammplastik, Katheterismus, Phimosenoperation, Prostatektomie (postoperativ wird die Entstehung verschieden erklärt, und zwar entweder metastatisch-hämatogen durch Bakteriämie oder wahrscheinlicher ascendierend-stomatogen, und zwar fortgeleitet von der Mundhöhle bei mangelhafter Salivation; wohl auch begünstigt durch mangelhafte Mund- und Zahnpflege sowie durch Quetschung oder Zerrung der Drüse beim Kiefervorhalten während der Narkose, besonders durch die Manipulationen bei Intubationsnarkose; evtl. exogene Superinfektion mit resistenten Erregern; ferner durch Sekretionsverminderung bzw. Wasserverarmung nach

Operation und Narkose oder schließlich auf Grund nervöser bzw. hormonaler Reflexwirkung; besonders betroffen sind marantische Kranke, spez. Kleinkinder und Greise).

Vorkommen: Nach Operationen in etwa 1⁰/₀₀; Frauen überwiegen anscheinend etwas; meist im mittleren Alter (20.–50. Jahr); vorwiegend (zwei Drittel) einseitig, und zwar anscheinend etwas häufiger rechts; seltener (ein Drittel) doppelseitig, dann gewöhnlich gleichzeitig und nicht von besonders schlechter Prognose; meist ist betroffen die Parotis, selten die anderen Speicheldrüsen, z.B. die Submaxillaris allein oder zusammen mit jener.

Prophylaxe: Mund- und Zahnpflege durch vorherige Sanierung der Mundhöhle und nachheriges Mundspülen und -aussprayen mit Atomiseur, fleißiges Kauen von Kaugummi, frühzeitige orale Ernährung oder Flüssigkeitszufuhr durch Kochsalz- oder Traubenzuckerinfusionen, Darmanregung, Erregertestung, Ausschaltung resistenter Rachenkeime, Neucesol.

Differentialdiagnose: Mumps, Parulis, Lymphadenitis u.a. sowie spezifische Entzündung (Tuberkulose, Syphilis und Aktinomykose) und Geschwulst, auch Leukämie und *Mikulicz*sche Krankheit.

Symptome: Starke Schwellung mit Ödem, Druckempfindlichkeit und Abhebung des Ohrläppchens, Schmerzen (ausstrahlend nach Gesicht, Ohr und Nacken), Kieferbehinderung und Fieber mit schweren Allgemeinerscheinungen.

Komplikationen: Vereiterung in fast 50% (Fluktuation oft nicht deutlich wegen der derben Fascia parotideo-masseterica), evtl. (spez. bei diffuser Phlegmone) Durchbruch in den äußeren Gehörgang oder unterhalb des Kieferwinkels oder in die Mundhöhle, ferner progrediente Phlegmone mit Fortleitung durch die innen bestehende Fascienlücke hindurch in den retro- oder antevisceralen Raum nach Mundboden oder nach Mediastinum oder nach Schädelhöhle mit Meningitis, Thrombophlebitis und Sepsis, auch gelegentlich, aber nur selten, und zwar wohl nur bei nekrotisierender Entzündung Facialislähmung bzw. -schwäche oder Gefäßarrosion; evtl. Fistel schließt sich meist wieder von selbst, selten bleibt sie dauernd.

Prognose: Ernst; Mortalität beträgt etwa 20–33$^{1}/_{3}$% und mehr, bei Säuglingen etwa 70%; ungünstig ist die eitrige und vor allen die phlegmonöse und die gangräneszierende Form, während die übrigen Fälle (etwa 30%) meist spontan zurückgehen in einigen Tagen.

Therapie: Bettruhe, Prießnitzumschläge, flüssige Diät und Flüssigkeitszufuhr sowie Mundspülungen mit Kamillen- oder Salbeitee, Salbenapplikation, z.B. Jodtinkturpinselung, Leinsamenpackung, Wärme (Sollux- oder Hexamikronlampe, Diathermie), Röntgenbestrahlung, Chemotherapie; bei Vereiterung sowie bei der sekunären Form mit über 3 Tage fortdauernder Schwellung und Temperatursteigerung in i. v.-Narkose frühzeitige und genügende Incision (evtl. nach Punktion) Hautschnittrichtungen (vgl. Abb. 173); weiteres Vordringen vorsichtig, daher in der Tiefe stumpf, z.B. mit Kornzange, evtl. Gegenincision; (Cave! Speichelgang, Facialisäste, A. carotis ext. und V. fac. post.!). Fluktuation *nicht* abwarten! Bei progredienter Phlegmone weitere Incisionen. Bei Glottisödem Tracheotomie. Bei Thrombophlebitis erwäge man Jugularisunterbindung.

b) Chronische, evtl. mit rezidivierenden Schüben; öfters als entzündlicher Tumor (sog. „*Küttner*sche Speicheldrüsengeschwulst"), spez. an der Submaxillaris; am häufigsten bei Steinbildung; hier am besten, spez. bei Malignitätsverdacht zu exstirpieren, falls unter konservativer Therapie mit Wärme, Röntgenbestrahlung, Chemotherapie kein Rückgang erfolgt. Hierher gehört auch die *Sialodochitis fibrinosa* mit anfallsweiser Entleerung von Fibringerinnseln und mit Speichelstauung bei entzündlicher Speicheldrüsenverhärtung und die *Sialodochitis chronica purulenta* mit rezidivierender Exsudatbildung bei Bindegewebswucherung und Lymphocyteninfiltration sowie entzündlicher Verwachsung mit der Umgebung, evtl. verbunden mit Stein oder Fremdkörper sowie mit Giftwirkung durch Blei, Quecksilber, Kupfer u.dgl.; vorkommend namentlich an der Unterkieferdrüse; *Differentialdiagnose:* Aktinomykose, Tuberculose und Syphilis sowie Geschwulst der Speicheldrüsen.

c) Spezifische: Aktinomykose (meist *sekundär*, d.h. fortgeleitet von der Nachbarschaft oder selten *primär* wohl von der Mundhöhle her durch den Ausführungsgang bei pflanzlichen Fremdkörpern in Submaxillaris, weniger in Sublingualis oder Parotis). *Therapie:* Excochleation, Röntgenbestrahlung und Penicillin in Höchstdosen. *Syphilis* (Gumma) und *Tuberkulose:* Selten, am ehesten als Tuberkulose in der Parotis an den auf und in derselben gelegenen Lymphdrüsen neben sonstiger, spez. Halslymphdrüsentuberkulose; die Tuberkulose der Speicheldrüse selbst ist sehr selten; sie entsteht wohl immer sekundär, und zwar meist lymphogen fortgeleitet von der Nachbarschaft bei Lymphdrüsentuberkulose,

selten direkt oder hämatogen oder vom Ausführungsgang; Formen umschrieben oder disseminiert sowie fibrös oder käsig-eitrig; Verlauf chronisch; Prognose nicht ungünstig.
Therapie: Röntgenbestrahlung, Chemotherapie, Heilstättenkur, eine erkrankte Unterkieferdrüse wird am besten exstirpiert.

d) Mikuliczsche Krankheit; *Mikulicz* 1892: Lymphatische Infiltration des Drüsengewebes in Verbindung mit lymphatischer Systemerkrankung (lymphatische Leukämie, Lymphosarkom).

Pathologische Anatomie: Lymphadenoide Neubildung nebst Lymphocyteninfiltration (Lymphomatose) oder mit Granulationsgewebsbildung im Sinne einer Lymphogranulomatose.

Symptome (meist in Form eines charakteristischen Krankheitsbildes): Gleichmäßige und derbe sowie unempfindliche Schwellung der Drüsen, und zwar gewöhnlich symmetrische Erkrankung der Tränen- und Mundspeicheldrüsen: Parotis, Submaxillaris und Sublingualis, gelegentlich auch der *Blandin-Nuhn*schen Gaumen-, Lippen-, Wangen- und Kehlkopfeingangdrüsen; seltener solche nur einer der beiden Gruppen, dabei aber wohl immer eine symmetrische; bisweilen auch Lymphdrüsen- und Milzschwellung ohne oder mit Blutveränderung entsprechend der Pseudoleukämie oder Leukämie, Strabismus convergens, schläfrig-blöder Gesichtsausdruck.

Diagnose: Typisches Krankheitsbild, verbunden mit Sekretionsstörungen; dazu Blutuntersuchung und evtl. Probeexcision.

Differentialdiagnose: Syphilis, Tuberkulose, Leukämie, Pseudoleukämie, Lymphdrüsentuberkulose, Mischtumor, Carcinom, Sarkom usw.

Verlauf: Chronisch.

Folgen: Entstellung sowie Behinderung von Kauen und Sprechen, an den Augen auch Abnahme der Tränenabsonderung sowie Juckreiz und am Mund Trockenheit sowie Zahnausfall; evtl. Kieferklemme.

Prognose: Bei ausschließlichem Befall der Tränen-Speicheldrüsen günstig. Bei Systemerkrankung schlecht. Je nach der Grundkrankheit: Langsam fortschreitend, nur bisweilen stationär bleibend.

Therapie: Meist machtlos; Chemotherapie mit Cytostatica.

e) Symmetrische Erkrankung der Speicheldrüsen. Nach Mangelernährung, wahrscheinlich Eiweißmangelschaden; Kriegs- und Gefangenschaftsfolge, geht mit Hebung des allgemeinen Kräftezustandes wieder zurück.

F. Geschwülste

a) Cysten. *Wesen:* Selten Echinococcuscyste, meist Retentionscyste durch Behinderung des Speichelabflusses oder bei Flimmercysten aus Resten des Ductus thyreoglossus.

Pathogenese: Angeboren (Imperforation) oder erworben bei Trauma, chronischer Entzündung, Fremdkörper, Stein, Tumor usw.

Vorkommen: Meist an der Sublingualis (hier als sog. „Ranula" = Fröschleingeschwulst, vgl. S. 924).

Symptome: Abgegrenzte, verschiebliche, nicht druckempfindliche, fluktuierende, dünnwandige, bläulich durchschimmernde Geschwulst, bei Erkrankung am Ausführungsgang diesem entsprechend gelegen und geformt (länglich, meist „spindel- oder walzenförmig").

Diagnose: Besichtigung, Betastung, Röntgenbild mit Kontrastmasse, Punktion und Probeexcision.

Differentialdiagnose: Dermoidcyste sowie Entzündung oder Geschwulst der Speicheldrüse, Flimmercysten (von Bochdalekschen Drüsenschläuchen). Unterscheidung durch Röntgenkontrastfüllung: Ranula entspricht der Ausdehnung der Gl. sublingualis; Flimmercysten: Geschlossene Hohlräume ohne Zusammenhang mit Speicheldrüsen.

Verlauf: wachsend oder stationär oder zurückgehend.

Komplikationen: Infektion mit Abscedierung oder Aufbruch mit Speichelfistel; bei Einbruch in die Mundhöhle auch Spontanheilung.

Therapie: Punktion und Injektion meist erfolglos; daher am besten Operation. Exstirpation, dabei an der Sublingualis und Submaxillaris samt Drüse, an Parotis und Bl-Nuhn-Drüse nur Ausschälung.

b) Bindegewebige. *Häm- und Lymphangiome* (selten primär, öfters aus der Umgebung übergreifend), *Lipome, Fibrome, Neurome, Myxome* usw. sowie *Sarkome* (selten; meist bei

Mischtumor; auch im jugendlichen Alter; gewöhnlich stark vortretend und bald zerfallend, dagegen später verbunden mit Facialislähmung und Schmerzen sowie Lymphdrüsenmetastasen).

c) Epitheliale. *Adenome* und Lymphadenocysten (selten); *Carcinome* (häufiger, aber doch nicht eben häufig).

Vorkommen: Fast immer bei *älteren* Leuten im 40.–70. Jahr; Männer erkranken etwa zweimal häufiger als Frauen (Rauchen?).

Lokalisation: Am häufigsten Parotis, selten Submaxillaris und noch seltener Sublingualis.

Formen: Carcinoma solidum (am häufigsten) Plattenepithelcarcinom, Cystadenocarcinoma papilliferum.

Komplikationen: Schmerzen, Kieferklemme, Sprach-, Kau-, Schling-, Atmungs- und Hörstörungen, evtl. (spez. bei Scirrhus) Facialislähmung sowie Zerfall und Metastasen (s. o.).

Prognose: Schlecht; Dauer meist nur wenige Jahre; Dauerheilung ist auch bei Radikaloperation nicht häufig, Fünfjahresheilung etwa 23%.

Differentialdiagnose: Akute und chronische, spez. tuberkulöse, syphilitische und aktinomykotische Entzündung sowie Sarkom und Mischtumor, ferner Steinbildung und schließlich Entzündungen und Geschwülste der Nachbarschaft, spez. Lymphdrüsen.

Diagnose: Rasches und infiltrierendes Wachstum mit hartem und unverschieblichem Tumor nebst Ohrläppchenabhebung sowie mit Kieferklemme, Schmerzen und Facialislähmung, evtl. Probeexcision; dazu Alter.

Therapie: Totalexstirpation samt regionären Lymphdrüsen und evtl. auch samt Unterkiefer, Kopfnicker und Halsgefäßen unter Opferung des N. facialis, solange noch gute Operabilität vorliegt (später Augenschutz und Facialisplastik); jedoch keine zu ausgedehnten Resektionen; an der Unterkieferdrüse möglichst unter Schonung des N. facialis sowie des N. hypoglossus und N. lingualis; alleinige oder unterstützende Röntgen- und intratumorale Radiumbestrahlung!

d) Mischtumoren. *Pathologische Anatomie:* In buntem Bild Wucherung von epithelialen und bindegewebigen, also verschiedenartigen Gewebselementen, auch von Schleim- und Knorpelgewebe (vgl. S. 501).

Vorkommen: Häufiger, und zwar in allen Lebensaltern, meist im 2.–4. Dezennium, also im Gegensatz zum Carcinom auch bei Jugendlichen; etwa 80–90% aller Speicheldrüsengeschwülste.

Lokalisation: Häufiger in Ohrspeichel- (80%), selten in Unterkiefer- (19%) und Unterzungendrüse (0,8%), sonst auch in der Nachbarschaft: Wange, Lippe, Gaumen, Zunge, Orbita usw.

Symptome: Scharf umschriebene, verschiebliche, rundliche, glatte bis höckerige, derbe oder weiche bis fluktuierende Geschwulst..

Diagnose: Jugendliches bis mittleres Alter; typischer Sitz; umschriebene, grobknotige, derbe, unempfindliche Geschwulst bei unveränderter Haut; langsames Wachstum; histologische Untersuchung.

Verlauf: Meist chronisch über Jahre und ohne Komplikationen, bisweilen (10–30%), namentlich mit zunehmendem Alter und bei längerem Bestand plötzlich maligne werdend (schnelles Wachstum, Unverschieblichkeit, Hautverwachsung, Schmerzen, Kieferbehinderung, Facialislähmung, Metastasen!).

Prognose: Nicht schlecht, aber öfters, nämlich in 20–33⅓% nach Monaten bis Jahren, spez. nach unvollkommener Entfernung rezidivierend und öfters maligne nebst Metastasen in Lungen, Rippenfell, Knochen u. a. (als Sarkom oder Carcinom). Nach sorgfältiger Operation 75% Heilung. Bei malignen M. abhängig von der Breite des Tumoreinbruches.

Differentialdiagnose: Sonstige Tumoren (Fibrome, Lipome, Adenome, Cysten sowie Carcinome und Sarkome) der Speicheldrüsen (dabei Fehlen von Facialislähmung!) und solche der Umgebung (bei letzteren Fehlen typischer Lage und Form sowie der Ohrläppchenabhebung!) sowie chronische, auch tuberkulöse Entzündung der Speichel- oder Lymphdrüsen.

Therapie: Ausschälung des Tumors samt allen Ausläufern und Nebenknoten, bei malignen Fällen Totalexstirpation der Drüse samt Kapsel und mit regionären Lymphdrüsen (an Parotis ist bei malignen Fällen der N. facialis zu opfern und das Auge mit Uhrglasverband und Feuchterhalten zu behandeln, wenn man nicht ausnahmsweise in geeignetem Fall den oberen Ast erhalten will(?) sowie A. carotis ext. vorher zu unterbinden oder anzuschlingen, an Submaxillaris A. maxillaris ext. zu versorgen); bei fortgeschrittenen Fällen maligner Art empfiehlt sich Röntgenbestrahlung, intratumorale Radiumtherapie.

3. Abschnitt: Lider, Tränenorgane, Auge, Orbita

1. Lider

a) Verruca. Warzenbildung häufig an den Lidrändern; Beseitigung aus kosmetischen und funktionellen Gründen zweckmäßig, am besten durch elektro-chirurgische Verschorfung. (*Cave!* zu tiefes Ausbrennen des Lidrandes.)

b) Hordeolum (Gerstenkorn). *H. externum:* Zunächst konservativ mit Wärme und feuchten Verbänden; ist Eiteransammlung zu sehen Incision mit kleinem Messer und vorsichtiges Ausdrücken. *H. internum:* Nach vorheriger Kokainisierung kleine, von innen und senkrecht zum Lidrand geführte Incision.

c) Hordeolosis (recidivierendes H.): Zusätzliche Chemotherapie.

d) Chalazion (Hagelkorn). Kokainisierung und Lokalanästhesie mit Novocain-Suprareninlösung (2%ig), Ektropionieren des Lides und senkrechter Einschnitt der Bindehaut samt Lidknorpel bis zum Lidrand; Auskratzen des Chalazion-Inhaltes, keine Bindehautnaht, Einstreichen von Augenborsalbe, 1–2 Tage Augenverband.

e) Angiom. *Kleine Angiome:* Excision durch Schnitt im Gesunden. *Größere Angiome:* Strahlenbehandlung, Injektion von Alkohol (80%ig) mit anschließender Tumorkompression.

f) Xanthelasma. Rechtzeitige Entfernung, bevor die Ausdehnung der Tumoren zu groß wird, Excision radikal.

g) Dermoidcyste. *Vorkommen:* Im Bereich des äußeren Orbitalrandes über der Sutura zygomatico-frontalis. *Therapie:* Ausschälung – Hautnaht.

h) Lidplastik (Vgl. S. 849).

2. Tränenorgane

Hierher gehören Operationen an den Tränendrüsen, den Tränenröhrchen und Tränensäcken.

Instrumente: Nur bei Vorhandensein augenärztlichen Spezialinstrumentariums und von Spezialkenntnissen ratsam. Ohne solche Voraussetzungen unterlasse man Eingriffe an diesen empfindlichen Organen.

Vorbereitung: Bei Tränensackoperationen vorherige Injektion von Methylenblaulösung; evtl. Röntgendarstellung nach Kontrastfüllung mit Jodipinoel, um Größe und evtl. Lageanomalien zu erkennen. Tränensackspülung unmittelbar vor Eingriff; außerdem rhinologische Voruntersuchung.

Anästhesie: Kokaineinträufelung in den Bindehautsack (5%ig), bei größeren Operationen zusätzliche Infiltrationsanästhesie mit Novocainlösung (2%ig), u. U. Basisnarkose (vgl. Kap. Anästhesie). *Nachbehandlung:* Häufiges Durchspülen der Tränenwege mit physiologischer Kochsalzlösung, vorsichtiges Sondieren, um Verwachsungen vorzubeugen, regelmäßiges Einstreichen von Borsalbe oder antibiotischen Augensalben, vor allem nach Tränendrüsen- und Sackexstirpation, regelmäßiger Verbandwechsel und Nahtentfernung.

a) Dakryocystitis purulenta. Incision von der Bindehautseite her an der Stelle der stärksten Vorwölbung oder des durchschimmernden Eiters oder *Dakryocystektomie.* Letztere auch noch bei: Hypersekretion, Störung des Tränenabflusses, Fistelbildung, Tuberkulose, Tumoren der Tränendrüse.

Technik: Kann sich auf den palpebralen oder orbitalen Teil oder auf beide beziehen. Wenn möglich nur den palpebralen Teil entfernen; dies geschieht von der Bindehautseite her. Entfernung des orbitalen Teils von außen her durch einen Hautschnitt unterhalb der äußeren Braue.

b) Tränenröhrchen. *Verletzungen:* Betäubung wie oben; exakte Nahtvereinigung gleichzeitig mit Versorgung der Lidwunde ist anzustreben; spätere Versorgung des Tränenröhrchens nach bereits erfolgter Vernarbung sehr schwierig. *Technik:* Säuberung des Bindehautsackes, Erweiterung des Tränenpünktchens mit Hilfe einer konischen Sonde, Dehnung des lateralen Röhrchenteils durch Vorschieben der Sonde, Aufsuchen des nasalen

Röhrchenteils und Dehnung desselben durch Vorschieben der Sonde, Einführen einer am Ende umgebogenen Dauersonde in beide Röhrchenhälften. Einführen eines doppelt armierten Fadens von der Wundseite in den lateralen Röhrchenteil und Herausleiten durch das Tränenpünktchen, Einführen des zweiten Fadenendes in die nasale Röhrchenöffnung und Ausstechen der Nadel nach oben durch den Lidrand; Knüpfen der beiden Fadenenden unter Adaption des getrennten Röhrchens über einem Gazeröllchen. Fixierung der Sonde mit Heftpflaster für 6–7 Tage, Binoculus. Bei Narbenstriktur durch Sondendilatation Verbesserung der Durchgängigkeit möglich.

c) **Tränensackphlegmone.** *Therapie:* Konservativ, feuchte Verbände, Chemotherapie; bei Durchbruchsgefahr kleine Incision mit Gazestreifendränage. *Komplikation:* Tränensackfistel.

d) **Tränensackexstirpation.** *Indikation:* Tumoren im Bereich des Tränensacks, Hydrops des Tränensacks, Tränensacktuberkulose, Tränensackfistel, geschrumpfter Tränensack, chronische Tränensackeiterung bei alten Patienten. *Vorbereitung:* Gründliches Auspressen und Spülung des Tränensacks. *Betäubung:* Lokalanästhesie durch Infiltration der Tränensackgrube und oberhalb des Lidbändchens (N. nasociliaris). *Technik:* Hautschnitt am inneren Lidwinkel von oben innen nach unten außen parallel zur Crista lacrimalis ant. Durchtrennen des Lidbändchens mit feiner Schere; Ablösen des Tränensacks von der Crista lacrimalis ant. und von der außen anliegenden Fascie, Abtrennen des Tränensacks und Auskratzen des Tränennasengangs mit scharfem Löffel; auf diesem Wege wird die Wundhöhle dräniert. Hautnaht. Augenverband.

e) **Dakryocystorhinostomie.** Dient der Wiederherstellung einer unterbrochenen Tränenableitung. *Indikation:* Wie bei einfacher Tränensackexstirpation, außerdem bei Stenosen, die störendes Tränen hervorrufen und bei nicht tuberkulösen Tränensackfisteln. *Betäubung:* Wie üblich und zusätzlich Basisnarkose. *Technik:* Hautschnitt etwas größer als bei einfacher Tränensackexstirpation, Freipräparieren des Tränensacks. Anlegen eines Knochenloches, welches von der Crista aus gleich weit gegen den Nasenrücken und zum Tränenbein reichen soll. Die Crista muß mit entfernt werden, das Loch betrage 13–15 mm, nach Entfernung der Knochenwand Schlitzung der Nasenschleimhaut und Nahtvereinigung zwischen nasaler Tränensackwand und Nasenschleimhautschlitz, Wundnaht, komprimierender Augenverband. *Nachbehandlung:* Täglicher Verbandwechsel, Entfernung der Hautnähte nach 6–8 Tagen. Spülungen ab 5. Tag für die Dauer von 4–6 Wochen. *Erfolge:* Etwa 90%.

3. Auge

Chirurgisch wichtig nur die verschiedenen Formen der Augapfelentfernung, und zwar 1. durch *Ausweidung (evisceratio bulbi)* oder 2. *durch Ausschälung (enucleatio bulbi)*. Bei Ausweidung wird nur die Hornhaut und der Augeninhalt, bei Ausschälung der gesamte Bulbus mit den Ansätzen der Augenmuskeln und einem Stück des Sehnerven aus der *Tenon*schen Kapsel ausgeschält. *Indikation: Evisceration:* Bei Panophthalmie mit drohendem Eiterdurchbruch, bei gesteigerter Blutungsbereitschaft (Hämophilie), *nicht* bei intraocularen Tumoren und perforierenden Verletzungen!! *Enucleation:* Bei perforierender Verletzung, zur Prophylaxe der sympathischen Ophthalmie, bei intraoculären Tumoren. *Instrumente:* Zur Evisceration spez. den Eviscerationslöffel, für sämtliche Eingriffe, vor allem Schielhaken. *Vorbereitung:* Bindehautabstriche zum Ausschluß pathogener Keime, evtl. Vorbehandlung entsprechend Erregertest; Haemostyptica. *Betäubung:* Im allgemeinen Lokalanästhesie, bei entzündlichen Veränderungen intravenöse Allgemeinnarkose; zur Enucleation *Ciliarganglionanästhesie:* Dazu werden 4 cm^3 Novocain (2%ig)-Suprareninlösung hinter das Auge in Gegend des Ggl. ciliare und des N. nasociliaris injiziert.

a) **Evisceration** (s. Exenteration). Abtrennen der oberen Hälfte der Hornhaut am Limbus von der Sklera mit Schmalmesser, ähnlich wie bei der Staroperation. Abtragen der Hornhaut und Auslöffeln des Augapfels mit Hilfe des Eviscerationslöffels. Austupfen und Entfernung von Uvearesten, Einschneiden der Sklerahülle nach beiden Seiten etwa $\frac{1}{2}$ cm weit zur Beschleunigung der Schrumpfung und des Heilverlaufs. *Komplikationen:* Nekrose des Skleralstumpfes, Bindehautchemosis (evtl. durch Plexiglasschale oder Lochprothese zurückzudrängen).

b) **Enucleation.** Durchtrennung der Bindehaut entlang dem Hornhautrand, Ablösen der Bindehaut von der vorderen Bulbushälfte, Anhaken der Augenmuskelsehnen nacheinander mit Schielhaken und Abschneiden ihres Ansatzes dicht an der Sklera; Vorziehen des Augapfels am Sehnenstumpf des inneren Augenmuskels und Durchtrennen des

N. opticus mit einem Scherenschlag dicht hinter dem Bulbus. Abtrennen der beiden letzten schrägen Augenmuskeln, kurzfristige Tamponade zur Blutstillung, Gefäßunterbindung meist nicht erforderlich, Bindehautnaht, Druckverband zur Verhinderung von Nachblutungen (*Cave!* zu kurze Durchtrennung des Sehnerven am Bulbus wegen der Gefahr der sympathischen Ophthalmie).

c) **Plastische Stumpfbildung nach Augenentfernung** (s. Kap. Gesichtsplastiken!).

d) **Orbita.** *Allgemeines: Orbitotomi:n* sind im wesentlichen Zugangsoperationen zur Freilegung des vorderen und retrobulbären Augenhöhlenabschnittes, z.B. bei dort gelegenen Tumoren. Übersicht meist mangelhaft, daher keine zu kleinen Schnitte; stumpfes Vorgehen zur Vermeidung unnötiger Nebenverletzungen zu bevorzugen; Durchtrennen von Gefäßen erst nach vorheriger Unterbindung; peinliche Einhaltung der Asepsis!

Freilegung des knöchernen Orbitalrandes: Entweder durch die Bindehaut oder von vorn durch Haut und M. orbicularis oculi; letzterer wesentlich übersichtlicher. *Schnittführung:* Temporal oben, nasal oben, und desgleichen unten (*Cave!* N. supraorbitalis, Trochlea, Lidbändchen, Tränensack, M. obliqu. inf. und N. infraorbitalis, Facialis); Schnitt wird aufs Periost geführt und dort mittels Raspatorium abgelöst.

α) *Orbitotomia simplex:* Operation in der Orbita unter Erhaltung des Augapfels ohne Knochenresektion. *Indikation:* Zugang relativ klein, daher nur zur Freilegung der vorderen Orbita geeignet. *Betäubung:* Infiltrationsanästhesie und Ciliarganglionanästhesie, Basisnarkose. *Technik:* Hautschnitt bogenförmig über dem Orbitalrand bis auf das Periost, und zwar über jedem Teil des Orbitalrandes jeweils nach Lokalisation des Krankheitsherdes (am günstigsten temporal oben!). Ablösen des Septum orbitale dicht an seinem Ansatz am Orbitalrand, weiteres Vorgehen stumpf (kleiner Finger) und im weiteren der Lage des Falles angepaßt.

β) *Orbitotomia ossea:* 1. *Verfahren nach Krönlein,* ermöglicht Zugang zu den hinteren Orbitalteilen durch temporäre Resektion der äußeren Orbitalwand. *Indikation:* Tumoren in der Tiefe des Muskeltrichters und im hinteren Teil der Orbita, tiefliegende Fremdkörper, Aneurysma, Varizen (pulsierender Exophthalmus). *Betäubung:* Umfangreiche Lokalanästhesie durch: Infiltrationsanästhesie des Hautschnittes und der äußeren Orbitalwand innen und außen + Ciliarganglionanästhesie + Leitungsanästhesie des Trigeminus II im Bereich der Fissura orb. inf. (10 cm³ Novocain 2%ig Suprareninlösung im allgemeinen ausreichend). Unter Umständen auch tiefe *Orbitalanästhesie nach Seidel:* Durch Einstich einer langen Injektionsnadel unterhalb des Proc. zygomaticus in Richtung auf die Fissura orb. inf. wird in 4½ cm Tiefe ein Novocaindepot gesetzt.

Technik: Hautschnitt in Form eines senkrechtstehenden Winkels, im konvexen Bogen über dem äußeren Orbitalrand nach abwärts bis zur Höhe des Oberrandes des Jochbogens; Schnitt reicht in seinem oberen und unteren Teil nur durch die Haut, während er über dem oberen Orbitalrand bis auf den Knochen geführt wird. Ablösen des Hautlappens von seiner Fascienunterlage und Beiseiteziehen; Durchtrennung des Periosts entlang dem äußeren Orbitalrand; Freilegung des temporalen Orbitalrandes und Durchtrennung desselben mit Meißel und Hammer. Das aufgemeißelte Stück bleibt im Zusammenhang mit dem Periost; statt Meißel kann auch Draht- oder Kreissäge verwendet werden; Durchtrennung der Periorbita in der Längsrichtung von vorn nach hinten, Beiseiteziehen der Augenmuskeln mit stumpfem Haken, gegebenenfalls temporäre Durchtrennung des Rectus externus; zum Verschluß wird die Periorbita mit feinen Catgutnähten geschlossen, der Knochen reponiert und mit Periostnähten befestigt. Außer vorübergehenden Motilitätsstörungen der Augenmuskeln hinterläßt der Eingriff bei sachgemäßer Durchführung keine funktionellen Störungen. 2. *Verfahren nach Kocher:* Schafft noch breiteren Zugang zur lateralen Augenhöhle, indem der Jochbeinbogen in der Mitte, der Proc. zygomaticus des Stirnbeins und des Keilbeinflügels bis in die Fissura orb. inf. durchtrennt werden. Nach *Lexer* wird das ebensoweit mobilisierte Knochenstück des Jochbeins mit seinen Fortsätzen für die Dauer des Eingriffs ganz herausgenommen und nach Beendigung wieder eingesetzt. Einheilung in der Regel glatt. *Weitere Zugänge:* Von oben (Verfahren zur Freilegung des Stirnhirnlappens nach *Dandy*), von unten (temporäre Resektion des Oberkiefers nach *v. Langenbeck*) und von medial (Resektion der medialen Orbitalwand nach *Gussenbauer*) nur in besonderen Fällen.

γ) *Exenteratio orbitae:* Ausräumung der ganzen Augenhöhle. *Indikation:* Maligne Neubildungen des retrobulbären Gebiets mit stark infiltrierendem Wachstum (auch Lidcarcinom, schnell fortschreitende Orbitaphlegmone). Der Eingriff kann vollständig (mit Entfernung des Periosts und unvollständig (Periost bleibt erhalten) ausgeführt werden. Auslösung gelingt meist leicht. Unter Umständen kann auch hier die Konjunctiva erhalten bleiben und nach Beendigung durch Bindehautnaht vereinigt werden, so daß ein geschlossener Konjunktivalsack zur Aufnahme des künstlichen Auges geschaffen wird.

Nachbehandlung: Täglicher Verbandwechsel am besten mit Borsalbenstreifen, später Deckung des Defektes mit gestielten Hautlappen aus der Umgebung oder Fernplastik mittels Rundstiellappen (nach *Schuchardt*, vgl. Gesichtsplastik) Verdeckung des Defektes meist mittels Ektoprothese (an Brillengestell angebrachte Moulage aus plastischem Material).

4. Abschnitt: Ohr

A. Mißbildungen der Ohrmuschel
(Vgl. S. 851)

B. Verletzungen
einschl. Fremdkörper im Gehörgang

a) Wunden entstehen meist durch Hieb, Stich, Schuß, Quetschung, Biß. Sie heilen gut, erfordern aber Wundversorgung, evtl. Situationsnaht unter sorgfältiger Adaptierung der Wundränder, evtl. nebst Gehörgangversorgung und -tamponade, auch bei ausgedehnter und selbst bei völliger Abtrennung der Ohrmuschel oder ihrer Teile ist das Annähen zu versuchen; evtl. (spez. bei Ohrringstechen) droht Phlegmone, Spaltung des Ohrläppchens (leicht heilbar durch Anfrischen der Spaltränder und Naht, aber mit Bildung eines dreieckigen Zipfels aus dem einen Spaltrand zwecks Verhütung unschöner Einkerbung); *Cave!* festen Verband und starke Antiseptika, wegen Gangränefahr an der nur durch eine verhältnismäßig schmale Ernährungsbrücke mit dem Kopf verbundenen Ohrmuschel.

b) Stumpfe Verletzungen einschl. Ohrblutgeschwulst (Othämatom), d.h. Bluterguß zwischen Perichondrium und Knorpel an der Vorderfläche der oberen Ohrmuschelgegend.

Entstehung durch stumpfes, spez. tangentiales Trauma, z.B. Stoß, Faustschlag, Umkrempelung, Reiben und quetschendes Kneifen, namentlich bei dem spröden Knorpel alter Leute und Geisteskranker, z.B. Paralytiker (hier als Selbstverletzung oder als Mißhandlung durch Wärter), ferner bei Ring- oder Faustkämpfern, schließlich bei Fußballspielern und bei Lastenträgern (Packer, Fleischer); manchmal auch durch bloße Umknickung im Schlaf.

Symptome: Schnell wachsende, undurchsichtige, weich-polsterartige bis fluktuierende Geschwulst.

Komplikationen: Vereiterung, evtl. mit langwieriger Knorpelnekrose oder (spez. bei Infektion oder bei weiteren Insulten, z.B. bei Ringkämpfern, Boxern, Sackträgern) starke Deformierung der Ohrmuschel.

Therapie: Kalte Umschläge, Punktion oder meist Incision (bogenförmig am hinteren, oberen oder unteren Rand) mit Naht und leichtem Druckverband am unterpolsterten Ohr; empfohlen wird auch Incision mit Knorpelexcision; bei Abscedierung frühzeitig Incision und bei Knorpelnekrose Entfernung des sequestrierten Knorpels.

c) Erfrierung bzw. Frostbeulen (häufig; nämlich bei wiederholter Erfrierung 3. Grades unter Hinterlassen charakteristischer Narben an den Ohrmuschelrändern, welche wie zernagt oder angefressen aussehen) sowie *Verbrennungen* und *Verätzungen*.

Nekrose findet sich an den Ohrmuschelrändern, und zwar symmetrisch, auch bei peripheren Durchblutungsstörungen.

d) Fremdkörper im Gehörgang. α) *Im Inneren entstanden:* Gehörgangpfröpfe durch Epidermisknoten und vor allem durch verstopfendes Ohrenschmalz („Cerumen obturans") evtl. mit Druck, Stimmresonanz und Schwerhörigkeit, auch mit plötzlicher Taubheit und Ohrensausen sowie Schwindel nach Waschen, Baden oder Schwitzen; auch öfters und dann vorwiegend *einseitig* bei bestimmten Menschen mit abnormem, nämlich engem und gewundenem oder bei durch Fremdkörper, Staub, Behaarung, Exostose oder dgl. behindertem Gehörgang, β) *Von außen hineingelangt:* durch Zufall oder Absicht, und zwar bei Kindern aus Spielerei und bei Erwachsenen zum Schutz gegen Geräusch, Entfernen von Ohrenschmalz oder Lindern von Schmerzen, z.B. Kaffeebohnen,

Kirschkerne, Erbsen, Bohnen, Glasperlen, Geschosse, Steinchen, Knöpfe, Zahnstocher, Streichhölzer, Strohhalme, Blätter, Papier, Wachs, Watte, ferner Kampfer-, Zwiebel- oder Knoblauchstückchen (gegen Zahnschmerz eingeführt!), schließlich Insekten und Würmer (Fliegen, Maden, Ohrwürmer, Küchenschaben, Käfer, Flöhe, Wanzen usw.).

Prognose: Fremdkörper verletzen von sich aus fast nie den Gehörgang oder das Trommelfell. Trotzdem sind sie ohne Verzug zu entfernen. Bei unzweckmäßigem Entfernungsversuch seitens des Patienten, Angehörigen oder Arztes droht Gehörgang-, Trommelfell-, Mittelohr- oder Hirnverletzung mit Mittelohreiterung, Meningitis usw. Blinde Faßversuche mit Zange oder Pinzette sind fehlerhaft.

Therapie: Zuvor Feststellung mit Ohrenspiegel oder Otoskop.

1. Vorsichtiges Ausspritzen mit lauwarmem Borwasser oder abgekochtem Leitungswasser durch Ohrspritze mit *angeschraubter* Spitze bzw. Hartgummispitzenstück und evtl. Gummirohransatz (sonst evtl. Ausschleudern des Mundstücks mit Verletzung!), während die Ohrmuschel nach hinten-oben gezogen wird; nachher Watte für einen Tag. Nicht spritzen bei frischer Trommelfellverletzung (z. B. bei Schädelbasisbruch) oder bei akuter Mittelohreiterung; evtl. zuvor Ohrenschmalz aufweichen mit Glycerineinträufeln dreimal täglich 10 Tropfen ½–2% Sodalösung, 3% Wasserstoffsuperoxyd oder folgender Mischung (Rp. Acid. carbol. liquef. 0,06, Natr. bicarb. 0,6, Glycerin 7,5, Aq. dest. ad 30,0); zur Vorbeugung Gehörgang alle 8 Tage mit Borvaseline auswischen; Cholesteatom lösen mit Salicylsäure-Alkohol $\overline{aa}$ usw.; lebende Insekten ablösen bzw. abtöten mit Alkohol oder Öl oder Petroleum; Leguminosen härten mit Alkohol- oder Alkoholglycerineinspritzung. Wenn das Ausspritzen nicht zum Ziel führt, was aber in den meisten Fällen (etwa 90%) statthat, kommen folgende Behandlungsverfahren in Betracht, welche am besten dem Facharzt überlassen werden.

2. Sonst evtl. unter Reflektorbeleuchtung Eingehen mit stumpfem, rechtwinkligem Haken, evtl. auch Sonde, Löffel usw., aber nicht mit grader Zange oder Pinzette (sonst Weiterhineinschieben oder Durchstoßen durch Trommelfell usw., dadurch evtl. Meningitis und Hirnabsceß!); bei Granatsplitter u. dgl. am besten mit Magnet.

3. Bei Entzündung mit Schwellung der äußeren Gehörgangswand hydropathische Umschläge bis zur Abschwellung.

4. Im äußersten Falle (z. B. bei Komplikationen: Mittelohrentzündung usw. oder bei Mißlingen der konservativen Maßnahmen) Operation: Vorklappen der Ohrmuschel durch bogenförmigen Schnitt hinter der Ohrmuschel und Eröffnen des Gehörganges zwischen häutigem und knöchernem Teil; evtl. Abtragen der hinteren oberen knöchernen Gehörgangswand, so daß man nach medial von dem F.K. gelangt – Extraktion – Tamponade.

Komplikation: Gehörgangstenose.

e) Trommelfellverletzungen. *Ursachen: a) direkte:* Durch Ohrlöffel, Ohrspritze, Fremdkörperzange, Zahnstocher usw., meist in der Verlängerung des äußeren Gehörgangsabschnitts, daher hinten-oben sowie mit grober Läsion sowie Verletzungen, Verbrennungen und Verätzungen.

β) Indirekte: Luftdruckänderung, und zwar entweder *Luftverdünnung* bei Höhenfahrt oder -flug, häufiger *Luftverdichtung* bei Ohrfeige (meist links) oder bei Granatexplosion (oft beiderseits); beide im am straffsten gespannten Trommelfellteil (unten sowie mit zarter Läsion!), sowie bei Gehörgangswand- und Schädelbasisbruch (hier ist in jedem Fall das Ohr sofort zu untersuchen, spez. Trommelfell zu besichtigen), u. a. wegen Frage der Unfallentschädigung (vgl. Kap. Schädelbrüche).

Diagnose: Knall, Schmerz, Hörstörung (vgl. S. 563 ff.), Blutung, Trommelfellbefund: Bei traumatischer Perforation sind Blutgerinnsel vorhanden, bei eitriger nicht.

Gefahr: Eiterung mit Meningitis sowie Nebenverletzungen innerer Teile mit Gefahr von Mittelohr- und Labyrinthentzündung.

Therapie: Schonung und Watte- oder Gazebausch (zur Abhaltung von kalter Luft und Wasser); *Cave!* Eintropfung, Spülen und Sondieren!

f) Gehörgangverletzungen einschl. Brüche. *Ursachen: α) stumpfe:* Stoß, Schlag oder Fall gegen das Kinn, spez. bei geöffnetem Mund und *β) scharfe:* Hieb, Stich, Schuß oder Fremdkörper sowie Verbrennung und Verätzung.

Symptome: Schmerz und Störung bei Sprechen, Kauen und Bewegen sowie Ohrblutung.

Diagnose: Unter anderem Ohrspiegelung und Röntgenaufnahme.

Komplikationen: Nebenverletzungen an Haut oder Trommelfell, später Verschiebung und Callus, auch Verletzung an Mittel- und Innenohr, Kiefer, Kiefergelenk, N. facialis und Ohrspeicheldrüse sowie Infektion.

Therapie: Eventuell, nämlich bei Hörstörung empfiehlt sich Gehörgangserweiterung, u. U. nebst Hautplastik, sonst Wundrevision.

Indikation: Bei leichten Blutungen aus dem Ohr und intaktem Trommelfell zunächst *konservatives* Abwarten, desgleichen bei Liquorfluß aus dem Gehörgang (kein Austupfen des Gehörgangs mit Watteträgern usw.); Chemotherapie in hohen Dosen. Bei lebensbedrohlicher Blutung, welche auf Sinusverletzung oder Ruptur der A. carotis hinweist, sowie bei bestehenbleibendem Liquorfluß und Temperaturanstieg, bei Sequesterbildung und langdauernder profuser Mittelohreiterung sowie bei Hirnprolaps in den Gehörgang muß *sofort operativ* eingegriffen werden; dies auch wenn eine Schädelbasisfraktur mit Durariß akut oder chronisch vereiterte Mittelohrräume betrifft (stets tritt aufsteigende Infektion ein).

Prinzip: Aufsuchen der Frakturstelle und des Duradefektes meist im Bereich des Paukenhöhlendaches gelegen; desgleichen auch im gesamten Bereich des Warzenfortsatzes; zunächst Vorgehen im Sinne einer Antrotomie, bei starker Zerstörung der hinteren Gehörgangswand, evtl. Erweiterung zur Radikaloperation; besondere Vorsicht bei Entfernung von Brückenfragmenten (N. facialis!); ist der Nerv primär durchtrennt, wird er auf größere Strecken freigelegt und genäht. Bei intracranieller Infektion infolge Labyrinthfraktur – Labyrinthektomie mit Eröffnung des Porus acusticus. Bei Hirnkompressionsherd und Hirnprolaps Absaugen der zerstörten Hirnmassen, saubere Räumungsoperation des Warzenfortsatzes, exakter Duraverschluß wie bei allen übrigen offenen und gedeckten Schädelhirnverletzungen (vgl. S. 525).

Sinusblutung bei Fraktur des Felsenbeins erfordert Abtragung der knöchernen Sinusschale und Sinustamponade sowie Räumungsoperation des Warzenfortsatzes.

Alte Verletzungen: Bei chronischen Ohrprozessen, Fisteln im Ohrbereich, Sequester, Cholesteatomen, latenten intracraniellen Prozessen mit Duranarben usw. wird nach dem Prinzip der Antrotomie oder Radikaloperation der Infektionsherd entfernt und evtl. Duraeröffnung mit Haut gedeckt.

g) Verletzungen des inneren Ohres. *Ursachen:* Stumpfe und scharfe, auch Schußverletzungen sowie Luftdruck- und Schalleinwirkungen bei Explosion o. a., dies auch bei gewissen Berufen: Schmieden, Caissonarbeitern u. dgl.

Symptome: Hörstörung und Schwerhörigkeit bis Taubheit.

Komplikationen: Hirn- und Hörstörungen, auch Ohrblutung, Trommelfellriß, Gehörgangbruch usw.

Gefahr: Eröffnung des Mittelohrs mit endokranieller Infektion.

Therapie: Wundrevision.

Indikation: Wie bei Gehörgangverletzungen.

C. Entzündungen

1. Ohrmuschel

a) Erysipel. Häufiger übergreifend von der Kopf- oder Gesichtshaut oder noch häufiger ausgehend von Schrunden am Gehörgang, spez. bei Mittelohreiterung, auch nach Operation bei Mastoiditis sowie *Phlegmone:* Nach infiziertem Bluterguß, Erysipel, Thyphus usw.; evtl. kompliziert durch eitrige Perichondritis mit Knorpelnekrose. *Therapie:* Antiphlogistisch; bei Abszeß Incision, und zwar frühzeitig (zur Verhütung ausgedehnter Knorpelnekrose).

b) Ekzem. Nach Seborrhoe, Pediculosis, Otorrhoe infolge Mittelohreiterung, Applikation von Jodoform, Sublimat und dessen Ersatzpräparaten usw. sowie bei Arbeitern chemischer Fabriken und bei Malern, schließlich auch bei Neugeborenen, sonst sekundär bei benachbarter Entzündung; begünstigend wirkt Diabetes sowie exsudative und lymphatische Diathese; *Differentialdiagnose:* Mittelohreiterung und Syphilispapeln. *Therapie:* Präcipitatsalbe, Zinkpaste, Lenigallozinkpaste, Perulenicetsalbe oder -puder; bei trockenem Ekzem Teersalbe oder -paste; evtl. Röntgenbestrahlung; bei exsudativer Diathese auch Ganzbestrahlungen mit künstlicher Höhensonne, Solbäder, Lebertran usw.; gegebenenfalls Weglassen schädlicher Arzneimittel (Jodoform usw.); zur Reinigung benutzt man am besten angewärmtes Olivenöl.

c) Gichtknoten. Eventuell unter den Symptomen akuter Entzündung bzw. Perichondritis und später Tumorbildung.

d) Tuberculose mit Perichondritis sowie vor allem *Lupus* (selten primär, z. B. als Impftuberkulose nach Ohrringstechen, meist sekundär bei Gesichtslupus, spez. bei Kindern). *Therapie:* Eventuell Excision, sonst Bestrahlung.

e) Syphilis als Primäraffekt (durch Kuß, Biß, Kratzen), Papel oder Gumma; evtl. mit Knorpelnekrose.

f) Perichondritis. Nach Verletzung, Verbrennung, Erfrierung, Furunkel, Phlegmone, Erysipel, Operation u.a.; evtl. kommt es zu (fortschreitender) Knorpelnekrose und zu Ohrmuscheldeformität. *Therapie:* Umschlag mit Ichthyol-Cortisonsalbe oder dgl. sowie Wärme und Bestrahlung, bei Eiterung Incision und bei Knorpelnekrose Exkochleation.

2. Gehörgang

a) Schimmel- und andere Pilzerkrankungen. Mit verschieden gefärbten Pilzrasen, welche sich manchmal als handschuhfingerartige Gehörgangsausgüsse abstoßen. *Therapie:* 1–2% Salicylspiritus oder Antimycoticum nach Entfernen der Pilzrasen durch Ausspülen.

b) Furunkel. *Lokalisation:* Meist rechts, spez. an der Vorderwand. *Entstehung:* Durch Bohren mit Finger, Bleistift, Zahnstocher, Haarnadel, Ohrtrichter, Instrument usw.; auch bei Diabetes, Gicht, Furunkulose, Kopfläusen und sonstigem Kopfekzem. *Symptome:* Starke Schmerzen im Gehörgang, vor allem bei Druck auf den Tragus, aber nicht am Warzenfortsatz (Knochen), flache bis kugelige Gehörgangsschwellung und -verlegung, keine oder nur *mäßige* Hörstörung, *teigige* Schwellung, Drüsenschwellung *hinter* und bei Kindern auch *vor* dem Ohr, evtl. Absceß. *Differentialdiagnose:* Mittelohreiterung, spez. sekundäre Gehörgangeiterung (s.u.) und (bei sog. „Pseudo-mastoiditis" mit kollateraler Entzündung oder Absceß) Mastoiditis. *Prognose:* Langwierig und rezidivierend. *Prophylaxe:* Reinigen des Gehörgangs mit Alkohol u. dgl. *Therapie:* Äußerlich heißer oder Alkoholumschlag sowie Solluxlampe, auch Heizkissen oder Diathermie; innerlich Ohrtropfen (Otalgan, oder dgl.) oder Einstreichen von antibiotischen Salben. *Bei Fortbestehen:* Incision nach Ausstreichen des Gehörganges mit Penicillinsalbe.

c) Periaurikuläre Phlegmone (Otitis externa phlegm.) ähnlich b); evtl. fortschreitend auf Warzenfortsatz, Hals, Parotis, Schläfe usw. *Therapie:* Incision hinter dem Ohr (Stichincision genügt oft).

d) Gehörgangstenose. Nach Fraktur, Verbrennung oder Verätzung. *Therapie:* Bei häutiger Narbenbildung Excision vom äußeren Gehörgang und Auskleidung mit Thierschlappen oder Plastik unter Erweiterung des knöchernen Gehörganges und Deckung mittels Lappenplastik.

e) Trommelfellentzündung (Myringitis) vgl Otitis ext. und media!

3. Mittelohr

Mittelohr-(Pauken- und Nebenhöhlen-)Entzündung (Otitis media).

a) Otitis media acuta

Ursachen: Allgemeine akute Infektionskrankheiten (Masern, Scharlach, Influenza, Pneumonie, Typhus, Diphtherie usw.) und am häufigsten Entzündungen von Nase und Rachen (fortgeleitet durch die Tube, spez. bei unsachgemäßer Ohrbehandlung oder Nasendusche), bisweilen auch infizierte Verletzungen des Trommelfells (s.o.; spez. Schuß); begünstigend wirken vergrößerte Rachen- und Gaumenmandeln, Nasen- und Rachenpolypen, Muschelhypertrophie, Septumdeviation, Tumoren, chronischer Nasen-, Nebenhöhlen- und Rachenkatarrh sowie Diabetes, lymphatische und exsudative Diathese u.a.

Erreger: Strepto- (80%), Staphylo- und Pneumococcus, selten Pyocyaneus-, Diphtherie-, Typhusbacillus usw.; Streptococcus mucosus bedingt, namentlich bei älteren Männern schleichende und nicht eitrige sog. hyperplastische Mittelohrentzündung, welche sich evtl. erst bei Komplikation (Mastoiditis, Extraduralabsceß) offenbart (Mucosus-Otitis).

Symptome: Ohrschmerzen, -druck und -sausen, Lymphdrüsenschwellung, Druckempfindlichkeit am Warzenfortsatz, Hörstörung, Fieber, evtl. cerebrale Symptome, Trommelfellbefund (Trommelfell hochrot injiziert, vorgewölbt und verfärbt; evtl. bereits perforiert mit stecknadelgroßer Perforation auf umschriebener zitzenförmiger Vorwölbung hintenoben, aus welcher tropfenweise pulsierender Eiter quillt), Hörprüfung (vgl. S. 564).

Verlauf: Ohne oder mit Perforation des Trommelfells; letztere spontan nach einigen Tagen; dadurch Spontanheilung oder Narbenbildung mit Hörstörung oder Otitis media chronica (selten, zumeist bei den akuten Infektionskrankheiten vorkommend); leichte Fälle zeigen in 10–14 Tagen Rückgang der obengenannten Krankheitssymptome; bei Kindern besteht öfters zugleich Pneumonie; Krankheitsdauer beträgt meist 2–6 Wochen und mehr.

Komplikationen:

1. Warzenfortsatzerkrankung (Mastoiditis) mit Kopfschmerz, Druckschmerz, *harter* (periostischer) Schwellung, evtl. Abszeß oder sekundär flache Schwellung im Gehörgang, hinten-oben nebst zitzenförmiger Verwölbung, stärkere Hörstörung Drüsenschwellung *vor* dem Ohr, Fieber (häufigste Komplikation!); evtl. zugleich Abducens- und vor allem Facialislähmung.

2. Knochennekrose der Paukenhöhle und Gehörknöchelchen.

3. Labyrintherkrankung mit Nystagmus, Schwindel und Gleichgewichtsstörung.

4. Subperiostaler und extra-(epi-) und subduraler Abszeß mit Durchbruch in den Gehörgang oder nach außen hinter dem Ohr oder an der Warzenfortsatzspitze (*Bezold*) oder bisweilen vor dem Ohr in der Jochbeingegend.

5. Sinusthrombose (spez. am Sinus sigm. s. o.) mit Pyämie-Symptomen.

6. Meningitis.

7. Hirnabszeß im Schläfenlappen (zwei Drittel) oder im Kleinhirn (ein Drittel); evtl. durchbrechend in Meningen oder Ventrikel. (Zu 5, 6 und 7 vgl. S. 684.)

8. Übergang in chronische Entzündung.

Prognose: Meist günstig, im Einzelfall freilich unbestimmt; bei Infektionskrankheiten, spez. Scharlach ernst. Postoperativ kommt es manchmal zu Rezidiv oder Antrumfistel; ungünstig sind Hirnkomplikationen, welche nach Tagen bis Wochen auftreten können und öfters zum Exitus führen (vgl. 5, 6 und 7).

Prophylaxe: Beseitigung prädisponierender Erkrankungen (Rachenmandelhypertrophie usw.); *Cave!* hintere und überhaupt längere Nasentamponade über 24–48 Stunden; auch empfiehlt sich Vorsicht bei Intubationsnarkosen mit Rachenabstopfung und bei Nasen- und Rachenoperationen wegen Gefahr nachfolgender Mittelohrinfektion sowie bei Nasenspülungen; vermeide auch falsches Schneuzen!

Therapie: Bettruhe, Salicylpräparate, Eisblase örtlich, Schwitzen allgemein, lokal in den Gehörgang Ohrtropfen aus Glycerin mit Antisepticum und Analgeticum, Otalgan, 3% Boralkohol u.a., Borsalbenstreifen (Rp: Acid. boric. 2,5, Ad:p. lanae hydr.15,0, Paraffin.liquid. ad 25,0) antibioticumhaltige Ohrensalbe, wobei freilich das otoskopische Bild beeinträchtigt wird; allgemeine Chemotherapie; sonst frühzeitig, falls innerhalb 3 bis 5 Tagen die Entzündung nicht zurückgeht, *Trommelfellschnitt* (*Parazentese*) (s. Abb. 174) bei guter Fixation des Patientenkopfes durch Gehilfen und Aufstützen des Arztarmes auf die Patientenschulter mit Parazentesenadel unter Lokalanästhesie. (Tränken eines Wattestieles mit der Lösung: Pantocain 0,6, Menthol 3,0, Suprarenin hydrochlor. 1/1000, Phenol liquid. āā 4,50 in Gehörgang einlegen und Kopf 10 Minuten zur gesunden Seite neigen.

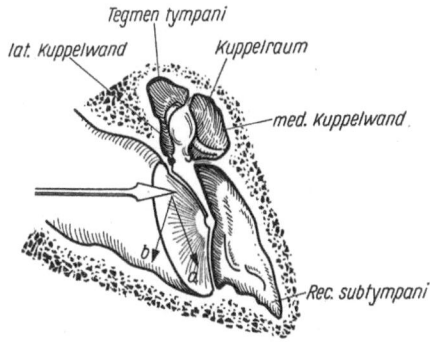

Abb. 174. *Parazentese: a* richtige, *b* falsche Schnittführung

Technik (vgl. Abb. 174), Aufsuchen des kurzen Fortsatzes, der meist erkennbar bleibt, Einstich hinter und unterhalb des kurzen Fortsatzes und Einschnitt von etwa 4 mm Länge in der Richtung des Hammergriffes, der von vorn oben nach hinten unten verläuft. Das Trommelfell muß bis in die Nähe der unteren Peripherie incidiert sein. Schnitt nicht zu sehr hinten oben beginnen, um den Steigbügel nicht zu luxieren; bei Unsicherheit wird die Incision besser vor dem Hammergriff ausgeführt. Verletzungen des Steigbügels oder des Bulbus der Jugularis sind dadurch ausgeschlossen.

Antrotomie (Aufmeißelung des Warzenfortsatzes), *Indikation:* Starke Schmerzen und Druckempfindlichkeit des Warzenfortsatzes bei starkem Ausfluß länger als eine Woche; meningitische Reizerscheinung, die nach Parazentese nicht verschwindet, Fluktuation über Warzenfortsatz oder Jochbogen, Infiltrat unterhalb des Proc. mastoideus (*Bezold-*

sche Mastoiditis), Senkung der hinteren oberen Gehörgangswand, Persistenz der Eiterung in der 5. Woche auch ohne Schmerzen, reine Eitersekretion und allmählicher Temperaturanstieg (oft in der 3. Woche), Bestehenbleiben spontanen Klopfschmerzes auch ohne Druckschmerzhaftigkeit plötzliches Nachlassen der Hörfähigkeit im Verlauf einer Mittelohrentzündung, Auftreten von Nystagmus (Labyrinthreizung), plötzliche Facialisschwäche, ernsthafte Komplikationen, z.B. Schüttelfrost (Verdacht auf Sinusthrombose, Meningitis oder Hirnabsceß) mit anhaltenden Kopfschmerzen. *Anästhesie:* Lokalanästhesie möglich, jedoch Allgemeinbetäubung ratsamer. *Technik:* Schnitt von der Crista temporalis bis zur Spitze des Warzenfortsatzes sofort bis auf den Knochen. Abheben des Periostes vom Warzenfortsatz in ganzer Ausdehnung von vorn bis zum Gehörgang (spina suprameatum muß sichtbar werden!), Eröffnung des Warzenfortsatzes mit dem Meißel, beginnend hinter der spina suprameatum und unterhalb der Crista temporalis. Vorsichtiges Vorgehen in die Tiefe, entlang der Gehörgangswand und unter der Crista temporalis (*Cave!* Sinus transversus!), Erreichen des Antrum in etwa 1 cm Tiefe, Eröffnung und Ausräumung aller erreichbaren Antrumzellen mit dem Meißel und scharfen Löffel, Blutstillung mit Wachs; Abflachung der Knochenränder und Entfernung der Warzenfortsatzspitze sowie eines Drittels der hinteren knöchernen Gehörgangswand beschleunigt die Wundheilung; Tamponade der Wunde mit einem penicillinsalbengetränkten, gesäumten Gazestreifen und Wundnaht bis auf den unteren Wundwinkel. Tamponade des Gehörgangs. Entfernung der Wundtamponaden am 1. Tag teilweise, am 2. Tag gänzlich; zur Vermeidung der Gehörgangsstenose Fortsetzung der Gehörgangstamponade für längere Zeit. Bei Säuglingen ist der Knochen weich, daher besonders vorsichtiges präparatorisches Vorgehen notwendig; besonders gefährdet ist hier der noch oberflächlich liegende N. facialis.

Nachoperationen: Antrotomien vernarben oft mit tiefem Narbentrichter, welcher durch Abflachung der Knochenränder, Verlagerung von Periostlappen und Unterhautbindegewebe in die Wundhöhle, evtl. freitransplantierter Haut gedeckt bzw. korrigiert werden muß. Bei eitriger Thrombophlebitis der V. jugularis mit Schwellung, Spannung und Druckempfindlichkeit am Hals sowie Zeichen bakterieller Allgemeininfektion erfolge rechtzeitige Unterbindung der Vena jugularis und facialis von einem Schnitt am vorderen Kopfnickerrand.

b) Otitis media chronica

Ursachen: Meist verschleppte akute Mittelohrentzündung, spez. nach Scharlach, Masern, Influenza usw., bisweilen *Syphilis* und *Tuberkulose* (letztere spez. bei Kindern, dagegen seltener und dann meist kombiniert mit sonstiger Tuberkulose bei Erwachsenen); entstehend meist bei Lungen- o.a. Herd, und zwar fortgeleitet durch die Tube oder metastatisch, selten fortgeleitet von der Nachbarschaft bei Lymphdrüsen-, Ohrspeicheldrüsen- u.a. -tuberkulose; evtl. fortschreitend unter Knochenzerstörung, Fistelbildung, Facialisparese, Meningitis u.a.; u.U. empfiehlt sich Operation ähnlich wie bei Otitis media purulenta, sonst konservative allgemeine und örtliche Therapie, Chemotherapie.

Symptome, Verlauf und Komplikationen vgl. oben!

Oft besteht nur schleimig-eitriger Ausfluß und Gehörbeeinträchtigung, oft cholesteatomatöse Bröckel und Granulationswucherungen.

Häufiger droht Sinusthrombose, Meningitis und Hirnabsceß, ferner Knocheneiterung und schließlich Cholesteatom (s.u.).

Verlauf ist im übrigen recht wechselnd, auch verschieden; man unterscheidet zweckmäßigerweise Schleimhauteiterung (lokalisiert und günstig) und Knocheneiterung (ausgedehnt und ungünstig).

Therapie: Sorge für Eiterentleerung durch Ausspülen und Einblasen von Sulfonamidpuder, Antibiotica, sowie Entfernen eventueller Granulome mit Drahtschlinge, Galvanokauter, scharfem Löffel, Curette; später Wattetampon, u.U. Radikaloperation.

Radikaloperation, Indikation: Bei Fortbestand der fötiden Sekretion eines auf andere Weise nicht zu beseitigenden Cholesteatoms; bei weiterem Nachlassen des Hörvermögens, Schwindel, Erbrechen, Nystagmus, Fistelsymptom, drohenden intracraniellen Komplikationen (Meningitis, Hirnsymptome, Kopfschmerzen), Schüttelfrost (Sinusthrombose), Schwellung des Warzenfortsatzes (subperiostaler Absceß), Facialislähmung.

Bei *Radikaloperation* wird zusätzlich dem Vorgehen bei Antrotomie die hintere obere Gehörgangswand und die Seitenwand des Kuppelraums, meist auch noch Hammer und

Amboß entfernt; Schaffung einer einheitlichen, dauernd übersichtlichen Höhle ist das Ziel der Radikaloperation.

Anästhesie: Allgemeinnarkose, nur in besonderen Fällen Lokalanästhesie.

Technik: Schnitt ½ cm hinter dem Ohrmuschelansatz von der Crista temporalis bis zur Spitze des Warzenfortsatzes, Abschieben des Periosts mit Weichteilen, Ablösen des häutigen Gehörgangs hinten, oben und unten vom Knochen, Einlegen eines pantocaingetränkten Tampons zur Anästhesie der Paukenschleimhaut und Schutz der Paukenhöhle, weitere Freilegung des Antrum wie bei der Antrotomie; vorsichtiges Abmeißeln der hinteren oberen Gehörgangswand und seitlichen Wand des Kuppelraumes, Einführen eines Amboßhäkchens vom Gehörgang oder vom Antrum aus und Herausheben der ausgemeißelten Brücke. Abflachung des unteren Teils der knöchernen Gehörgangswand (in ihm verläuft der N. facialis). Zunehmende Blutung in der Nähe des Facialis warnt vor ihm, Extraktion des Hammer und Amboß mit einer Zange, Ausräumung von Cholesteatommassen und Granulationen aus dem Antrum, Aditus und Paukenhöhle mit feinem scharfen Löffel (*Cave!* brüskes Vorgehen in der Nähe des Steigbügels); intakte Hörknöchelchen werden erhalten (konservative Radikaloperation), sorgfältige Reinigung der Operationshöhle von allen Splittern, anschließend Gehörgangsplastik, wobei die Hinterwand des Gehörgangs mit einem H-förmigen Schnitt gespalten wird und der hintere Lappen am Periost angenäht wird. Bei schwereren Komplikationen wird die Wunde zunächst offen gelassen und die Plastik auf später verschoben.

Nachbehandlung: Gehörgangstamponade für 2 Tage, Säuberung der Operationshöhle mit penicillingetränkten Streifchen, Verätzung von Granulationen mit Argentumperle, evtl. Tamponade mit Argentumsalbe; Fortführung der Nachbehandlung bis zur völligen Epithelisierung der Höhle.

Retroauriculäre Öffnungen und Fisteln nach Radikaloperation: Werden umschnitten und die präparierten Weichteile so vernäht, daß das Epithel nach der Radikalhöhle zu liegen kommt.

Cholesteatom: (zwiebelförmig geschichtete, perlmutterartig glänzende Massen aus mehr oder weniger eingetrockneter Epidermis mit Verhornung, Verfettung und Cholestearinbildung; auftretend teils als echte, d.h. Epidermoide mit zarter Membran teils [meist!] als falsche, d.h. Produkte einer chronischen desquamativen Entzündung bei Otitis media chronica, und zwar in Form der sog. Otitis atheromatosa s. desquamativa mit Zugrundegehen der Schleimhaut und Einwuchern der Haut vom Gehörgang aus nach Trommelfellperforation, wobei es sich nicht um eine echte Geschwulst, sondern um Endprodukt einer chronischen Entzündung handelt. *Symptome:* Chronischer und oft stinkender Ausfluß, Druckempfindlichkeit hinter der Ohrmuschel, Gehörbeeinträchtigung usw.; Spontanheilung erfolgt nur ausnahmsweise unter Druckusur der Gehörgangswand und Entleerung des gesamten Cholesteatoms in den Gehörgang (sog. „natürliche" Totalaufmeißelung); Gefahr der Knochenusur und -nekrose mit Übergreifen auf Hirnhäute, Hirn oder Labyrinth. *Therapie:* Radikaloperation.

4. Inneres Ohr

Ursachen: α) *fortgeleitet* vom Mittelohr (als *Labyrinthitis*) oder β) *metastatisch* bei Pyämie sowie bei Thyphus, Grippe, Mumps, Scharlach, Diphtherie, Tuberkulose und Lues, auch Lues hereditaria.

Formen: 1. akut oder chronisch; 2. zirkumskript oder diffus; 3. serös oder eitrig oder granulierend.

Symptome und Verlauf: Vorübergehende oder bleibende Schwerhörigkeit bis Taubheit sowie Ohrensausen und Ohrgeräusche.

Gefahr endokranieller Affektion (Meningitis, Hirnabsceß usw.).

Therapie: Eventuell Mittelohroperation (Antrotomie oder Radikaloperation); sonst, spez. bei labyrinthogener Meningitis bei völligem Funktionsausfall von Schnecke und Bogengangsapparat Labyrintheröffnung und evtl. -ektomie; dies jedoch keinesfalls bei circumscripten Labyrinthitiden.

D. Geschwülste

a) Äußeres Ohr. *Keloide* (z.B. nach Ohrringstechen), *Hauthörner, Papillome, Fibrome, Lipome, Talgdrüsenadenome, Dermoide* (vor oder hinter der Ohrmuschel oder am Warzenfortsatz), *Atherome* (häufig), *Hämangiome* (H. spl., cav. und art. racemosum, letzteres meist ausgehend von der A. auricularis post. und verbunden mit lästigen Ohrgeräuschen), *Chondrome, Sarkome* (selten) und *Carcinome* meist ausgehend von der Haut der Ohrmuschel, spez. hinten oder von der Haut der Umgebung, seltener von Parotis, Kiefer, Nasenrachenraum, Mundhöhle usw.; schließlich in die Tiefe fressend mit Knochenzerstörung, Schmerzen, Taubheit und Facialislähmung sowie Metastasen in den regionären Lymphdrüsen der Fossa retromaxillaris. *Therapie:* Radikaloperation, sonst aus kosmetischen Gründen oder in inoperablen Fällen Röntgenbestrahlung.

b) Mittelohr. *Fibrome* (am Schläfenbein), *Exostosen* (an den Rändern des Os tympani bzw. des knöchernen Gehörganges), *Osteome* (in den Warzenfortsatzzellen; dabei die hintere Gehörgangswand vorwölbend und durch Gehörgangsverlegung zu Hörstörung führend), *Chlorome, Endotheliome, Sarkome* und *Carcinome* primär oder häufiger sekundär), nämlich übergreifend von Nachbarorganen: Lymphdrüsen, Mandeln, Ohrspeicheldrüse u.a. oder gelegentlich metastatisch; meist rasch zerfallend, evtl. durchbrechend nach Unterkiefergelenk, Schädelbasis, Oberkiefer, Hals oder Nacken; selten mit Meningitis, Hirnabsceß oder Sinusthrombose, oft eiternd unter Fieber, daher verwechselt mit Otitis media purulenta oder Tuberkulose, aber mit Beteiligung von Hirn und Hirnnerven, spez. des Facialis und Acusticus sowie des Labyrinths und mit Lymphdrüsenmetastasen *Therapie: Osteome und Kavernome* des Warzenfortsatzes: Je nach Größe des Tumors Antrotomie – Radikaloperationen. Bei Befall des Promontoriums dort besonders vorsichtige Auslösung, um Labyrinth- und Carotisverletzung zu vermeiden. *Malignome im Mittelohr:* Radikale Entfernung solange möglich als die mediale Paukenhöhlenwand freigeblieben ist; bei Übergreifen auf das Promontorium ist vorsichtiges Abschaben unter Schonung der Fenstergegend möglich; bei Befall des Carotisknies (Vordringen in den knöchernen Kanal) ist radikale Abtragung meist nicht erreichbar; bei Blutung aus der Carotis Unterbindung der Carotis int. am Hals mit Zupfropfen des horizontalen Carotiskanals; bei Einwachsen ins Labyrinth zusätzliche Labyrinthektomie. Auch bei Beteiligung der Dura ist Abtragung evtl. mit Duraresektion und Ersatz derselben durch Fascienstreifen möglich.

Mittelohrsarkom: Unter dem Bild einer chronischen Mittelohreiterung mit „Polypenbildung" verlaufend – Radikaloperation.

Nachbehandlung: Radiumeinlage in die Operationshöhle oder radioaktives Kobalt (Plastobalt).

c) Akusticustumor (= Kleinhirnbrückenwinkeltumor): (vgl. S. 688).

5. Abschnitt: Zähne und Kiefer

A. Mißbildungen

I. Entwicklungsstörungen der Zähne

Zahnmangel (u.a. Fehlen des Weisheitszahns, und zwar am ehesten am Oberkiefer und dann meist beiderseits sowie der oberen seitlichen Schneidezähne o.a.), *Über- und Unterzahl* von Zähnen; An-, Hyper- und Hypodotonie (Doppelbildung findet sich namentlich am seitlichen oberen Schneidezahn, auch am Weisheitszahn, 2. Prämolaren u.a., und zwar entweder normal geformt oder spitzkonisch: Sogenannte „Griffel-, Zapfen- oder Dutenzahn"; sonst entsteht Überzahl auch durch entzündliche Reizung(?) und Unterzahl durch Trauma oder Retention, s.d.), *Doppelzähne, überzählige Zähne* (an Zahnfleisch, Gaumen, Kieferhöhle usw.), *übermäßige oder mangelhafte Entwicklung von Zähnen, Zahnkronen oder -wurzeln, spez. Schmelzhypoplasien* (auch durch Rachitis, Lues und Störung der inneren Sekretion) und *Knickung oder Verwachsung von Zahnwurzeln* (Röntgenbild, wichtig bei Extraktion) sowie *Wurzelschwund, Verschmelzung benachbarter Zähne, Stellungsanomalie* (Vorstehen, Zurückstehen oder Achsendrehung); bedingt durch Kieferanomalie, unregelmäßigem Zahndurchbruch, zu frühzeitiges Entfernen bzw. Ausfallen der Milchzähne, über- oder unterzähligen Zahn usw.; *Therapie:* Bei Schiefstand Korrektur durch orthodontische Apparate, bei Platzmangel Extraktion, z.B. je eines Molaren oder Prämolaren), *verirrte oder erratische Zähne* (namentlich überzählige, z.B. in Nasen- oder Kieferhöhle), *Retention* (gewöhnlich durch Zurückbleiben eines voll entwickelten Zahnkeims im Kiefer, namentlich am Eckzahn oben, dann oft beiderseits sowie dann an Backzähnen, Schneidezahn und vor allem Weisheitszahn unten [auch durch Trauma, Entzündung oder Geschwulst]; am oberen Eckzahn wirkt wohl begünstigend frühzeitiger Verlust der 2. Milchmolaren; Folgen sind Infektion, Verschiebung benachbarter Zähne, Resorption benachbarter Wurzeln und Follikelzyste; Diagnose wird gegeben durch Röntgenbild. *Therapie:* Bei Halbretention Herabholen mit orthodontischem Apparat, sonst bei Störungen Entfernung vom Mundvorhof oder vom Gaumen oder von beiden unter Schonung der Nachbarzähne, an denen bei Wurzelresorption Wurzelspitzenresektion anzuschließen ist), *verzögerter Durchbruch* (sog. „Dentitio difficilis s. Angina dentaria"; in etwa 5%); beim männlichen Geschlecht häufiger als beim weiblichen; meist am Weisheitszahn, welcher erst im 16.–24., meist im 23., manchmal aber erst nach dem 30. Jahr erscheint und die deckende Schleimhaut nicht recht durchbricht; dabei erfolgen evtl., namentlich bei Platzmangel [Mißverhältnis zwischen Zähnen und Kiefergröße beim zivilisierten Menschen nebst entsprechender Weichteil-, spez. Zahnfleischlappen-Beschaffenheit!] sonst auch durch Druck der Oberzähne entzündliche Erscheinungen an Zahnfleisch und Periost sowie Kieferklemme, evtl. Fortleitung in Form der progredienten Phlegmone, Abszeß, Fistelung, Osteomyelitis, Lymphadenitis, Parotitis, Stomatitis, Sepsis u.a. [vgl. Parulis]!. *Therapie:* Falls konservatives Vorgehen mit Mundspülen, Zahnfleischpinselung und Wärme bzw. Umschlägen und Chemotherapie der Zahnfleischtasche versagt: Incision, Aufklappung oder Ausschneidung der Zahnfleischkappe, evtl. (spez. bei ungünstiger Stellung, Halbretention, Caries u.a.) Extraktion unter Schleimhautaufklappung oral, am Oberkiefer auch ausnahmsweise durch die Oberkieferhöhle in Leitungsanästhesie, u.U. unter Abtragen der Knochenwand mit Fräse oder Sägebohrer, aber tunlichst nicht mit Meißel, wegen Gefahr des Kieferbruchs bzw. Zahnentfernung mit Zahnhebel von oben distal nebst anschließender Tamponade). *Diastema:* (Lückenbildung zwischen den mittleren Schneidezähnen; erblich. *Therapie:* Excision des Lippenbändchens und Entfernung des Knochens in 2 mm Breite zwischen den Wurzeln, anschließend Gummiring-Drahtringvereinigung für 2–3 Monate, und zwar am besten im 7.–8. Jahr).

II. Lokalanästhesie für sämtliche Eingriffe im Kieferbereich.
Leitungsanästhesie der Äste des N. trigeminus (vgl. S. 557)

1. Erster Trigeminusast (N. ophthalmicus)

Unterbrechung eines gemeinsamen Stammes an der Schädelbasis nicht möglich, da bereits vor dem Eintritt in die Fissura orbitalis cerebralis die Aufteilung in die NN. frontalis, lacrimalis und nasociliaris erfolgt.

a) N. frontalis (Ramus med. und lat.). *Versorgungsgebiet:* Oberlid und Stirnhaut. *Technik:* Infiltration quer über der Augenbrauengegend oder am Orbitaldach etwa in der Mitte der Augenbraue. Zusätzliche lokale Umspritzung erforderlich.

b) Laterale Orbitalinjektion. Ausschaltung des N. lacrimalis. *Versorgungsgebiet:* Haut und Bindehaut am lateralen Augenwinkel. *Technik:* Oberhalb des äußeren Augenwinkels, dem Orbitaldach entlang, schräg nach oben medial, in einer Tiefe von 4,5 cm Injektion von Novocain (2%ig) + Suprareninlösung insgesamt 3 cm³.

c) Mediale Orbitalinjektion. Ausschaltung der NN. ethmoid. ant. und post. aus dem N. nasociliaris. *Versorgungsgebiet:* Schleimhaut der hinteren Siebbeinzellen, Stirn und Keilbeinhöhle und des vorderen Nasenanteils. *Technik:* Einstich fingerbreit oberhalb des inneren Augenwinkels entlang der medialen Orbitalwand bis zu 3 cm Tiefe, dort Depot von 3 cm³ Lösung.

2. Zweiter Trigeminusast (N. maxillaris)

a) Ausschaltung des Stammes am Foramen rotundum. *Versorgungsgebiet:* Alveolarfortsätze und Zähne des Oberkiefers, Oberkieferhöhle und Nase mit Ausnahme der vom 1. Ast versorgten Bezirke. *Technik:* Einstich am unteren Jochbeinrand (Schnittpunkt einer senkrecht am äußeren Orbitalrand gezogenen Linie mit dem unteren Jochbeinrand), 8 cm lange, graduierte, bei 5 cm markierte Nadel wird von lateral nach medial oben geführt und trifft zunächst auf das Tuber maxillae; Vorschieben entlang des Tubers, in 4 cm Auftreffen auf den Keilbeinflügel, leichtes Zurückziehen und Richtungswechsel nach vorn oben, sodann erneutes Vorschieben, Erreichen des Nervenstamms in der Flügelgaumengrube in etwa 5 cm Tiefe; Injektion von 5 cm³ Lösung, weiteres Depot während des Herausziehens am Tuber.

b) oder: Einstich oberhalb der Mitte des Jochbogens und Vorführen in der Horizontalebene in einem Winkel von 45° zur Frontalebene. In 5,25 cm Tiefe wird die Fissura orbitalis spheno-maxillaris inf. erreicht. Zur Stammanästhesie Nadel etwas zurückziehen, dann Einführen über den Höcker der Crista infratemporalis hinweg. Depot von 1–2 cm³ Lösung.

c) **Transorbitale Injektion** (wenn das Einführen vom Jochbein aus nicht möglich war). Abdrängen des Bulbus oculi nach oben, Vorschieben einer Nadel entlang der unteren Orbitalwand in sagittaler Richtung, in 4–5 cm Tiefe wird die untere Orbitalfissur erreicht, vorsichtiges Weitertasten bis Paraesthesien auftreten; dort Depot von 1–2 cm³ Lösung (Nadel liegt richtig, wenn sie in Profilansicht nach dem oberen Rand der Ohrmuschel zeigt).

d) **Periphere Ausschaltung** (N. infraorbitalis), Versorgungsbereich unteres Augenlid, Oberlippe, Nasenflügel, Teile der Wangen- und Nasenschleimhaut, Vorderteil des Oberkiefers mit Ausnahme des harten Gaumens.

Technik, extraoral: Einstich 0,5 cm unterhalb des unteren Orbitalrandes im Bereich der Sutura zygomatico-maxillaris (tastbar) von unten medial nach oben lateral, Injektion von 1 cm³ Lösung. *Intraoral:* Einstich zwischen 1. und 2. Schneidezahn oberhalb der Schleimhautumschlagfalte.

e) **Plexus dentalis.** *Versorgungsgebiet:* Pulpen der oberen Prämolaren und Molaren sowie hinterer Teil der Kieferhöhlenschleimhaut. *Technik, intraoral:* Einstich hinter dem Jochbeinfortsatz des Oberkiefers nach hinten oben und medial an das Tuber maxillae. *Extraoral:* Vom unteren Jochbogenrand her wird das Tuber maxillae in 2–3 cm Tiefe erreicht.

f) **N. nasopalatinus.** *Versorgungsbereich:* Vorderer Teil des harten Gaumens, Einstich an der Eintrittsstelle des N. incisivus am vorderen Nasenboden (im allgemeinen aber ist Infiltrationsanästhesie am Gaumen ausreichend).

g) **N. palatinus maj.** *Versorgungsgebiet:* Seitliche Gaumen und Rachenwand. *Technik:* Einstich 1–1,5 cm medial vom Zahnfleischrand gegenüber dem letzten oberen Molaren.

3. Dritter Trigeminusast (N. mandibularis)

(N. masticatorius, N. alveolaris mandibularis, N. mylohyoideus, N. auriculo-temporalis).

a) **Stammanästhesie am Foramen ovale.** *Versorgungsbereich:* Wange, Zunge, Mundwinkel, Unterlippe, Zähne des Unterkiefers, Kinn, vorderer Teil der Ohrmuschel; Einstich in der Mitte und unterhalb des Jochbogens, etwa 1–1,5 cm vor dem Kiefergelenk, Vorschieben in querer Richtung, in 4–5 cm Tiefe Erreichen des Proc. pterygoideus (liegt 1 cm vor dem Foramen ovale). Einstellen der Tiefe durch Aufsetzen einer Tiefenmarke auf der Nadel, Zurückziehen und im Winkel von etwa 13° erneut Vorschieben, bis die Marke wiederum die Haut erreicht hat. Auftreten von Paraästhesien im Zungenbereich zeigt richtige Nadellage an. Injektion von 1–2 cm³ Lösung. Methode entspricht etwa dem Vorgehen zur Ausschaltung des Ggl. Gasseri (vgl. Abb. 133), ohne daß die Nadel in das Foramen ovale eingeführt wird.

b) **N. alveolaris mandibularis.** Ausschaltung an der Eintrittsstelle in den Unterkiefer (Lingula mandibulae). *Versorgungsgebiete:* Gleichseitige Unterkieferhälfte. *Technik:* 8 bis 11 cm lange Nadel vom Eckzahn der Gegenseite her in den weit geöffneten Mund einführen, etwa 1 cm oberhalb der molaren Fläche, einwärts der Crista temporalis, Einstich auf den Knochen, Injektion eines Depots für den N. lingualis, Vordringen entlang der Innenfläche des aufsteigenden Unterkieferastes über die Crista colli hinweg zum Sulcus colli, etwa 1,5–2 cm tief, dort perineurale Umspritzung von 5 cm³ Lösung (*Cave!* zu tiefes Vordringen wegen N. facialis und großen Gefäßen).

N. mandibularis von außen: Einstich fingerbreit vor dem Kieferwinkel unterhalb des Kieferrandes, Vorführen der Nadel entlang der Innenfläche des aufsteigenden Astes in 4 cm Tiefe. Injektion von 2 cm³ Lösung (in 5 cm Tiefe kann der N. lingualis, in 6 cm Tiefe der N. buccalis blockiert werden).

c) **N. mentalis.** 1–2 cm³ Lösung in das Foramen mentale (zwischen und etwas unterhalb der Wurzelspitze des 1. und 2. Prämolaren).

III. Deformitäten der Kiefer

a) Angeborene. *Spaltbildung am Oberkiefer* (sog. „Gnathoschisis" vgl. Lippen- und Gaumenspalte!), *Poly-, A-, Makro- und Mikrognathie am Oberkiefer bzw. -genie am Unterkiefer* (auch verbunden mit sonstigen Mißbildungen an Ohr u. a. sowie mit querer Gesichtsspalte).

b) Erworbene. α) *Makro-* oder *Progenie* bzw. *Prognathie*, d. h. abnormes Vortreten des meist zugleich hohen Unterkiefers (u. a. auch bei Akromegalie und Kretinismus) oder des Oberkiefers (u. a. bei behinderter Nasenatmung durch Polypen, Septumverbiegung u. dgl., öfters verbunden mit gotischem, d. h. spitzbogenförmigem Gaumen oder bei Schnuller- oder Fingerlutscher, namentlich bei gleichzeitiger Knochenweichheit infolge Störung der inneren Sekretion oder Avitaminose bzw. des Kalkstoffwechsels, auch bei Rachitis); Prognathie ist häufig verbunden mit alveolärer oder dentaler Protraktion. β) *Mikro-* oder *Opisthogenie* bzw. *Opisthognathie*, d. h. abnorme Kleinheit nebst Zurücktreten des Unterkiefers: Sogenanntes „fliehendes Kinn" oder „Vogelgesicht"; angeboren oder erworben durch Kiefergelenkankylose oder Knochenzerstörung nach Trauma, Entzündung oder Geschwulst) oder des Oberkiefers (bei Gaumenspalte oder bei Depressionsfraktur). Prognathie ist manchmal vorgetäuscht durch Mikrogenie und Progenie durch Mikrognathie, wie solche auch entsteht nach Fraktur oder Luxation des Kiefers sowie Zahnanomalie.

Ursachen: Trauma (z. B. Fraktur spez. durch Schuß) oder Entzündung des Knochens mit Epiphysenschädigung oder im Kiefergelenk sowie Zahnverlust bez. -extraktion im Milchgebiß; spez. 2. Milchmahlzahn, ferner Nasenbehinderung, Zungenvergrößerung, Narbenzug, Schiefhals, Tumor, Facialislähmung, Kyphoskoliose, Schulterblatthochstand usw.; Progenie des Unterkiefers ist aber öfters erblich (z. B. in Familie Habsburg, Medici, Wagner u. a.), die des Oberkiefers ebenfalls oder vielleicht früh erworben durch fortgesetztes Schnuller- oder Fingerlutschen, namentlich bei gleichzeitiger Knochenweichheit durch Rachitis.

Komplikationen: Entstellung (sog. „Vogelgesicht" bei Mikrogenie) mangelhafter Zahnschluß (sog. „offener Biß") und Gelenkbehinderung sowie Sprach- und Ernährungsstörung.

Prinzip: Wiederherstellung der normalen Beziehung des Zahnsystems beider Kiefer zueinander, Verbesserung der Kaufunktion, dadurch Karies- und Paradentoseprophylaxe, außerdem kosmetischer Gewinn.

Konservativ: In früher Jugend bis zur Pubertät durch orthodontische Maßnahmen, die ausschließlich dem Kieferorthopäden vorbehalten sind.

Operativ: Nach der Pubertät und nach abgeschlossenem Knochenwachstum durch direkte Korrektureingriffe am Knochen.

Anästhesie: Vorwiegend Lokalanästhesie, außer bei großen Resektionen.

1. Progenie

Operative Methoden:

Echte Progenie (Überentwicklung des Unterkiefers, z. B. Akromegalie, nach Traumen) und Pseudoprogenie (Unterentwicklung des Oberkiefers, meist Wachstumshemmung, Zustand bei Gaumenspalten und nach Operationen von solchen).

Vorbereitung: Anfertigung von Gipsmodellen der Zahnreihen des Ober- und Unterkiefers zur Feststellung der Okklusionsverhältnisse und der günstigsten Richtung der Osteotomieschnitte.

Technik, horizontale Durchtrennung des aufsteigenden Unterkieferastes unterhalb des Gelenkes und Rückverschiebung des ganzen Unterkieferbogens; Fixierung der neugeschaffenen Okklusion durch vollständige Immobilisierung der Zahnreihen gegeneinander mittels Verschnürung solange bis die Fraktur in neuer Stellung knöchern konsolidiert ist. Besteht keine starke Diastase der Fragmente, so ist relativ frühzeitige Teilimmobilisierung durch elastische intermaxilläre Züge möglich.

Senkrechte Durchtrennung von der Incisura semilunaris zum äußeren Kieferwinkel. *Vorteil:* Berührung der Knochenfragmente ist eine bessere, Konsolidierung erfolgt in kürzerer Zeit.

2. Mikrogenie (Opisthogenie)

Unterkiefer ist zu kurz. Am horizontalen Teil des Unterkieferkörpers oder am Ramus ascendens ist eine Verlängerungsoperation erforderlich. Dazu stufenförmige Durchtrennung des horizontalen Unterkieferastes vor dem Kieferwinkel und Verschiebung des peripheren Endes soweit nach vorn, daß sich die senkrechten Schenkel der Stufe End-zu-End berühren. Fixation in dieser Stellung durch Drahtnaht (Verfahren nach *Eiselsberg*). Günstiger sind Durchtrennungen des Unterkieferastes in seiner Mitte und Fixierung mit einer Extensionszange (*Bruhn*). Nach Abheilen des Mund-Schleimhautdefektes wird der Knochendefekt durch freies Knochentransplantat überbrückt. *Nachteil:* Mehrzeitige Operationen, sehr lange Behandlungsdauer. Osteotomie und Knochenimplantation ist auch einzeitig möglich (*Waßmund*). Auch lokale Vorverlagerung des Unterkiefermittelstücks durch orthodontischen Apparat und Osteotomie des Mittelstücks ist möglich.

3. Mikrognathie

(Abnorme Kleinheit des Oberkiefers): Häufig nach Operationen von Lippen-Kiefer-Gaumenspalten oder nach Impressionsfraktur beider Oberkiefer mit Rückverlagerung.
Technik: Wie zur Behebung der Progenie.

4. Offener Biß

Okklusion im Bereich der Molarzähne vorhanden. Zähne im Frontbereich klaffen. *Ursache:* Im *Ober- oder Unterkiefer*, häufig bei Rachitis. *Technik, am Unterkiefer:* Durch komplette oder unvollkommene Durchtrennung des Unterkieferhalses, gelegentlich auch des horizontalen Teils, wenn Abwärtsneigung des Kinnteils die Ursache ist. Durchtrennung erfolgt zwischen 2. Prämolaren und 1. Molaren; Hebung und Einstellung wird durch intermaxillären Zug erreicht. *Am Oberkiefer:* Durch totale Mobilisierung, d.h. quere Durchtrennung oberhalb der Wurzelspitzen sämtlicher Zähne bis zum 2. Molaren, einschließlich Septum nasi. Intermaxilläre Züge holen den durch Operation beweglich gemachten Oberkiefer herab.

5. Prognathie

Übermäßige Entwicklung des Oberkieferskeletts, betrifft entweder den ganzen Oberkiefer oder nur den Frontabschnitt, meist kombiniert mit anormaler, fächer- oder dachförmig nach vorn gerichteter Stellung der Frontzähne des Oberkiefers. Pseudoprognathie ist Vortäuschung einer solchen durch eine Mikrogenie des Unterkiefers. *Diagnose:* Nur exakte orthodontische Messung kann den jeweiligen Typus der Anomalie feststellen.

Technik: Entfernung der Frontzähne, plastische Verkleinerung des vorstehenden Alveolarfortsatzes und Brückenersatz oder Prothese. *Operativ:* Extraktion je eines Prämolaren, Frakturieren des Oberkiefervorderteiles und Zurückschieben, ähnlich dem Vorgehen bei „offenem Biß". Bei Pseudoprognathie orthodontische Korrektur bei Jugendlichen durch Regulierungsplatte im Oberkiefer mit lingual gestellter schiefer Ebene möglich. Der Unterkiefer wird dadurch in Vorbißstellung gezwungen. *Am Unterkiefer:* Horizontale Durchtrennung des aufsteigenden Astes und Vorverschiebung (umgekehrte Progenieoperation). Bei Pseudoprognathie durch alveoläre Retraktion des Alveolarfortsatzes im Unterkiefer genügt die Mobilisation der Alveolarknochen von der einen Prämolargegend bis zur anderen tief unter den Wurzelspitzen durch einzelne von buccal nach lingual verlaufende Bohrlöcher und Losmeißelung des Mittelstücks. Fixierung des abgetrennten Knochenstücks mit Hilfe seiner Zähne am Unterkieferkörper durch eine vor der Operation hergestellte, genau abgemessene Schiene.

6. Korrektur asymmetrischer Unterkiefer

Angeboren (Hemiatrophia faciei), häufiger posttraumatisch, entzündlich, bei Erkrankungen des Kiefergelenkes, Exostose des Gelenkköpfchen, durch einseitigen Riesenwuchs. *Technik:* Nach sorgfältigem Studium von Gebißmodellen ist zu erwägen, ob Osteotomien eine Verbesserung der bestehenden Okklusion erbringen. Durch ⊥-förmige Durchtrennung im Kinnteil kann der untere Zahnbogen verbreitert, durch ähnliche Durchtrennung des Unterkiefers im Seitenbereich der untere Zahnbogen erweitert werden usw. Die Auswahl des jeweiligen Verfahrens muß dem Fall genau angepaßt werden. Jedes schematische Vorgehen ist hier besonders schädlich.

B. Zahn- und Kieferverletzungen

I. Zähne

Gelockerte Zähne können wieder fest werden. Ausgeschlagene Zähne, besonders Frontzähne, können nach *Replantation* wieder einheilen; Replantation erfolge so frühzeitig als möglich, Aussichten auf Einheilung sind um so besser, je mehr Wurzelhaut erhalten blieb. Bei verspäteter Replantation ist das Periodont gründlich abzuschaben. Zahnbrüche entstehen durch Fall, Stoß, Schlag, Hieb, Schuß usw. sowie durch Aufbeißen bei Nußknacken u. dgl. und betreffen meist die vorderen Zähne: Schneide- und Eckzähne. Abgebrochene Kronenteile können plastisch ergänzt werden; sonst sind sie zurechtzuschleifen. Einfache Brüche können mit Callus heilen. Im übrigen ist zu unterscheiden zwischen Kronen- und Wurzelbrüchen. Wichtig ist, ob die Pulpahöhle eröffnet ist oder nicht; auch kann infolge Erschütterung die Pulpa absterben. In beiden Fällen ist Füllung nach Ausräumung nötig; evtl. ist auch die Wurzelspitzenresektion anzuschließen.

II. Gesichtsknochen- und Kieferbrüche

1. Allgemeine Besonderheiten der Kieferbruchbehandlung

a) Orthopädische Behandlung der Kieferbrüche. *Prinzip:* Knochennähte und andere Verfahren der blutigen Knochenbruchbehandlung sind bei den zu 90% komplizierten Kieferbrüchen ungeeignet. Die Versorgung mit *dentalen Schienen* ist die Methode der Wahl. Kenntnisse auf dem Gebiet der primären Wundversorgung und Notversorgung von Kieferverletzten sind unerläßlich, da nur bei zeitgerechter Behandlung des Kieferbruchs eine gute spätere Funktion gewährleistet und sekundäre schwierige und eingreifende Korrekturoperationen vermieden werden. Die dentale Schiene dient dem Zweck, durch Anlegen von Fixpunkten an den Zähnen die frakturierten Knochenteile untereinander fest zu verbinden (Rolle des Zahns als Extensionsnagel!). Einfachste Form der Dentalschiene ist der *Sauersche Notverband* (vgl. Abb. 176). Im Lückengebiß und zur Vermeidung der Überlastung einzelner Zähne durch intraoralen Gummizug werden *prothesenartige Schienen* (vgl. Abb. 179) angewendet. Frischere Brüche können in Leitungsanästhesie manuell reponiert werden; ältere Brüche (älter als 2 Wochen) sind durch Muskelkontraktion und Narbenzug in der Dislokation bereits so sehr fixiert, daß die Fragmente jedes für sich durch eine Schiene gefaßt und durch Gummizüge unter allmählicher Reposition in Okklusion gebracht werden müssen; dann erst erfolgt die endgültige Fixierung mittels durchgehender Schiene. Bei Konsolidierung in Dislokation sind die Fragmente operativ zu mobilisieren oder eine Osteotomie am Ort der Wahl durchzuführen. *Infektion des Bruchspaltes* wegen seiner Verbindung mit der keimhaltigen Mundhöhle bedarf sofortiger Gegenmaßnahmen (sorgfältige Schleimhautnaht, prophylaktische Extraktion kariöser Zähne). Bruchspaltinfektion ist neben mangelhafter Ruhigstellung die häufigste Ursache von Pseudarthrosen. Kieferbrüche dürfen keinesfalls bis zur Behebung anderer, nicht lebensgefährlicher Verletzungen vernachlässigt werden. Wo kein Facharzt sofort zur Verfügung steht, muß eine *Notschienung* ausgeführt werden.

Notschienung der Kiefer: Notverbände größtenteils nur provisorisch, einige jedoch auch als Dauerverbände verwendbar.

Provisorische Verbände: Heftpflasterstreifen von Jochbogen zu Jochbogen unter Umfassung des Kinns oder mittels Capistrum duplex mit elastischer Binde zur Verhinderung des Absinkens von Oberkieferbruchstücken; Umfassung des Unterkiefers mit Cellona-Gipsbindenschale und Hochbinden derselben zur Retention von Unterkieferbrüchen. Quer über den Gaumen gelegter Holzspatel, der mit Bindentouren über das Schädeldach befestigt wird, zur Vermeidung des Absinkens des unbezahnten Oberkiefers. Durchbohrung der Zunge und Fixierung eines durch sie hindurchgeführten Fadens an einem Fixpunkt vor dem Gesicht (Kopfgipskappe mit eingebauter Fingerschiene zur Vermeidung des Zurücksinkens der Doppelfraktur des Unterkiefers.

Dauerhaftere Notverbände: Anlegen von Drahtschlingen mit Ligaturhäkchen an einzelnen Zähnen und Verbindung derselben mit Gummiringen (gewonnen durch Abschneiden dünner Scheiben von einem Gummidrän) oder mittels Drahtschlinge zur immobilen

Drahtverschnürung (nach *Ernst*). Verbandsanordnung ist wegen Überlastung des Zahnhalteapparates nur für kurze Liegedauer geeignet.

Ligaturverband nach Hauptmeyer (s. Abb. 175): Mit fortlaufendem Ligaturdraht wird eine größere Reihe von Zähnen in der in der Abb. 175 gezeigten Weise gefaßt. Das feste Anspannen der Ligatur wird durch Drehen des buccal in die Drahtschlinge eingesetzten Häkchens um seine Achse erreicht.

Sauerscher Notverband (s. Abb. 176). 2 mm breiter, halbrunder Draht aus V_2A-Stahl, etwas länger als der Zahnbogen wird mittels Zangen der Zahnreihe des reponiert gehaltenen Kiefers so angebogen, daß er hier mit seiner flachen Seite passiv anliegt. Sodann wird die Schiene an die Zähne durch einfache fortlaufende Umschlingung angebunden.

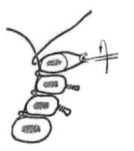

Abb.175. *Kieferfraktur:* Ligaturverband nach *Hauptmeyer* zur Bildung von Angriffspunkten für Gummizüge u. dgl.

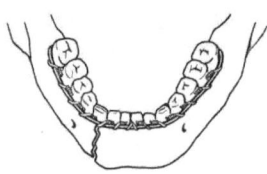

Abb. 176. Sauerscher Notverband am Unterkiefer

b) Wundbehandlung bei Kieferbrüchen. Niemals sekundäre Wundheilung abwarten, sondern primäre Wundversorgung durch Wundausschneidung nach *Friedrich* oder zum mindesten Wundtoilette (bis zu 24 Stunden noch erfolgreich) anstreben, und zwar *nachdem* die Wiederherstellung des knöchernen Gerüstes durch Anlage von Schienen und Stützverbänden im Munde ausgeführt wurde. (Am besten *gemeinsame Primärversorgung mit Kieferchirurg!*) Erst wenn durch exakte Kieferschienung eine feste Operationsgrundlage geschaffen wurde, werden die Weichteile wieder vereinigt, und zwar *Schleimhautnähte* mit Catgut ziemlich dicht und lückenlos, *Weichteil- und Hautnähte* weit ausholend, tiefgreifend, lediglich adaptierend, am besten Drahtnähte, welche über Gummi- und Bleiplättchen geknüpft bzw. durch Bleiknopfquetschnähte fixiert werden. Umgekehrtes Vorgehen (also zuerst Weichteilversorgung und anschließende Bruchschienung) ergibt Fehlresultat und ist daher falsch. Die lockeren Hautnähte werden mehrfach mit Gummidrains drainiert, welche u. U. bei profusem Sekretstrom in Auffanggefäße abgeleitet werden und dazu lang gelassen werden müssen. Bei bereits *eingetretener Infektion* muß offen und abwartend behandelt werden (Spülung mit Chemotherapeuticis, Jodoformgaze-Drainage, Wasserstoffsuperoxyd); verzögerte bzw. sekundäre Nähte, sobald die Wunde sich zu reinigen oder zu granulieren beginnt. *Zungenverletzungen* sind möglichst sofort durch Naht zu versorgen. Jede *Entsplitterung* ist zu unterlassen; selbst kleinste Knochensplitter können noch einheilen und Bausteine für eine spätere Callusbrücke abgeben. Mit dem Bruchspalt im Zusammenhang stehende *Zähne* sind zu Beginn der Behandlung zu entfernen, um eine von ihnen ausgehende Eiterung zu vermeiden. *Wundverbände* im Gesicht sollen möglichst nicht als umfangreiche Wickelverbände angelegt werden, sondern als Pelottenverbände aus Cellona-Gips, Aluminiumblech, Plexiglas, welche an einer Kopfkappe mittels Bändern und Gummi fixiert werden und die aseptischen Verbandstoffe tragen und auf die Wundfläche andrücken.

c) Mundpflege und Ernährung. Von Beginn an gründlichste Mundspülung durch Irrigation mit lauwarmem Wasserstrahl oder mit Atomiseur, u. U. auch mechanische Reinigung. Nahrung zunächst stets nur flüssig. Zufuhr durch Schnabeltasse mit angesetztem Gummirohr, welches durch vorhandene Zahnlücken oder hinter der Zahnreihe eingeführt wird. Bei Mundboden-Zungenverletzungen Sondenernährung durch die Nase. Ernährung trotz Sondenzufuhr abwechselnd und kalorienreich, zusätzlich Nährpräparate.

Heilungsergebnisse: Durchschnittliche Heilungsdauer bei Kieferbrüchen 6–8 Wochen, volle Arbeitsunfähigkeit für etwa 35 Tage. *Komplikationen:* Verzögerte Callusbildung, Ostitis des Bruchspalts, Pseudarthrose, Defektpseudarthrose, Deformitäsheilungen.

2. *Spezielle Formen der Gesichtsschädel- und Kieferbrüche*

a) Nasengerüst. *Vorkommen:* Nicht selten (exponierte Lage!); meist *beide* Nasenbeine; oft gesplittert. *Formen:* α) quer durch die Nasenwurzel sowie Sieb- und Tränenbein; oft besteht dabei auch Schädelgrundbruch; Gefahr der Infektion mit Meningitis, β) Bruch von der unteren Augenhöhlenwand schräg nach innen-unten zur Nasenöffnung; Gefahr der Orbitainfektion von der Kieferhöhle her. γ) Impressionen im Knorpelbereich ohne Fraktur. *Dislokation* und *Komplikationen:* Abplattung („traumatische Sattelnase") und Schiefstand der Nasenbeine oder Scheidewand; dadurch oder durch Muschelschwellung und Schleimhautverletzung auch Luftbehinderung; Verletzung der Tränenwege mit

Tränensackfistel oder Tränenträufeln; Infektion mit Periostitis und Perichondritis, Nekrose, Ozaena traumatica, Nebenhöhlenempyem; öfters zugleich Verletzung von Nasenscheidewand und Muscheln sowie von Siebbein- und Kiefer-, auch Stirnhöhle nebst Hautemphysem; bisweilen gleichzeitig Schädelbasisbruch (achten auf Bindehaut- oder Gaumenblutung sowie Hirnnervenschädigung!). *Diagnose* wird auch hier oft erschwert durch die starke Schwellung, welche die Deformität verdecken kann; doch ergibt die Palpation meist Deformität, Beweglichkeit und Krepitation; dazu kommt das Röntgenbild. *Therapie:* Versorgung äußerer Wunden, evtl. Defektersatz; sorgfältige Naht von Schleimhautwunden; danach baldmöglichst im Rausch oder evtl. auch in Lokalanästhesie exakte Reposition durch Druck von außen und von innen unter Eingehen mit Kornzange, Elevatorium, Redressement bis zur Überkorrektur, evtl. (bei rückfälliger Deformität) öfters, auch noch bis zur 5. Woche wiederholt; dann innen Salbe- oder Jodoformgazetampon um perforiertes Gummidrän von etwa $\frac{1}{2}$ cm lichter Weite, aber dies nur bei Blutung und für 3–4 Tage sowie nach 2 Tagen zu wechseln unter Befeuchten mit phys. Kochsalzlösung oder dgl., außen Pelottenverband aus Stentsmasse oder Cellona-Gips, die mit Heftpflaster befestigt wird; später evtl. Nasenformer mit Pelotten; überhaupt empfiehlt sich ein Stütz- und Korrektionsapparat mit verstellbaren Druckvorrichtungen innen und außen und mit Befestigung an Kopf oder an Oberkieferzahnschiene (*Ernst*), schließlich, auch noch spät Plastik (s. Gesichtsplastik!).

b) Jochbein. *Symptome* und *Komplikationen:* Gut sicht- und fühlbare Deformität, evtl. auch regelwidrige Beweglichkeit und Knochenreiben an der Wange bei Depressionsfraktur (wenigstens nach Abschwellung) und öfters Kieferbehinderung; evtl. Verletzung des N. infraorbit. (Anästhesie von Wange, Nase und Oberlippe!) oder des N. dent. sup. (obere Zahnreihe!), ferner evtl. Kieferklemme und Behinderung der Articulation sowie Verletzung von Nase, Kieferhöhle, Augenhöhle, Oberkiefer und Schädel; Gefahr der Infektion von außen oder innen mit Phlegmone, Osteomyelitis, Meningitis usw. *Diagnose:* Unter anderem Röntgenbild (vor allem tangential) sowie Betastung von außen und von innen, d. h. vom Mund her auf Verschiebung, Knochenreiben und regelwidrige Beweglichkeit. *Therapie:* Möglichst exakte Reposition, evtl. spez. bei Depression blutig mittels Knochenhakens percutan oder von einem kleinen Hautschnitt am oberen Jochbogenrand, evtl. auch von der Mundhöhle nach Eröffnung der Kieferhöhle oder vom Nasenvorhof aus in Lokalanästhesie, auch Knochenextension zu extra-oralem Zahnschienen- und Kopfkappenverband; bei Defekt oder Impression später evtl. freie Fett- oder Elfenbein-, Knorpel- oder Knochentransplantation (Rippenstück oder dgl.). Bei Neuralgie des N. infraorbit. empfiehlt sich u. U. Neurolyse, sonst Exhairese.

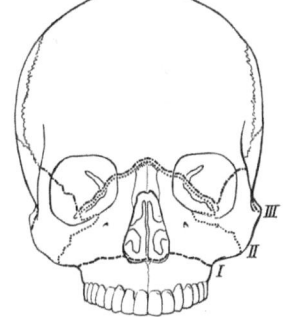

c) Oberkiefer. *Formen* und *Entstehung:*

I. Körper. *Splitter-, Zertrümmerungs-*, auch *Schußbruch* oder *Längsbruch* (in der Mitte seitlich) oder *Querbruch: doppelter* bzw. *einseitiger Transversalbruch* (*Guérin*), und in einer der drei *Le Fort*schen Unterarten (s. Abb. 177):

1. (Gelegentlich) quer oberhalb des harten Gaumens und Zahnfortsatzes durch Nase und Kieferhöhlen sowie Keilbeinflügelfortsätze infolge direkter Gewalt, z. B. Schlag von vorn nach hinten mit Rückwärtsverlagerung des Gaumen- und Zahnfortsatzes (*Le Fort I*);

2. (am häufigsten) totale Absprengung des ganzen Oberkiefers in einer Bruchlinie) entsprechend der Oberkieferbegrenzung und durch die Nase (*Le Fort II*);

Abb. 177. *Oberkieferfrakturen:* Typische Frakturlinien — — — *Guérin*, Le Fort I, ... Le Fort II, —·—·— Le Fort III

3. (manchmal) Bruch durch Nase, Augenhöhlen und Jochbogen, wobei das ganze mittlere Gesichtsskelett herausgesprengt wird (*Le Fort III*).

Diese Typen kommen aber auch mit Übergängen und unvollständig bzw. einseitig vor, wodurch Mischformen entstehen.

II. Fortsätze. 1. *Alveolarfortsatz* (z. B. meist direkt) durch Stoß, Fall, Zahnextraktion.

2. *Stirn- und Jochbogenfortsatz* (öfters bei Nasen- oder Jochbeinbruch, überhaupt bei Schlag oder Fall).

3. *Gaumenfortsatz* (durch Pfählung vom Mund, z. B. mit Pfeife, Stock, Schirm, Trompetenmundstück oder dgl.), auch als Vertikalbruch längs in der Mitte oder als Ausbruch der die vier oberen Schneidezähne tragenden Alveolarfortsatzpartie (Zwischenkieferausbruch).

Vorkommen: Oberkiefer bricht seltener als Unterkiefer (1:2–5); aber häufiger bei Verkehrsunfall und im Kriege.

Diagnose: Unter anderem Weichteilschwellung, Sugillationen der Bindehaut und Mundschleimhaut, umschriebener Druckschmerz (auch beim Betasten von der Mundhöhle!), abnorme Beweglichkeit (Wackeln an der Zahnreihe!), Knochenreiben, Dislokation (Zahnstand!), Brillenhämatom, Röntgenbild (nicht immer deutlich!); öfters besteht Blutung aus Mund oder Nase; bei Alveolarfortsatzbruch auch Gefühl der „langen Zähne" und kurzer Klopfschall.

Komplikationen: Blutung aus Nase und Mund, Hautemphysem, Absinken der Bulbi (Doppeltsehen) Gaumenperforation; Artikulationsstörung; evtl. Verletzung des N. infraorbit. (Parästhesie und später Neuralgie!), Tränengangs, Schädels, N. opticus und Augenmuskelnerven, Gefäße (retrobulbär mit Exophthalmus); evtl. Eiterung mit Nekrose, Nebenhöhlenempyem, Meningitis usw. durch Infektion von außen (Schuß u. a.) oder von innen (bei Zusammenhang mit Mund, Ohr, Nase und Nebenhöhlen); Oberkieferhöhleneröffnung, welche überhaupt bei Oberkieferbruch in 40% vorkommt, nicht selten besteht gleichzeitig Hirnerschütterung und Schädelgrundbruch, auch häufig Unterkiefer- sowie manchmal Nasen-, Sieb-, Joch- und Stirnbeinbruch.

Prognose: Heilung erfolgt in wenigen (meist 2–4) Wochen, außer bei schwerer Dislokation oder Infektion sowie Nebenverletzung. Infektion ist verhältnismäßig selten. Gleichzeitiger Schädelbasisbruch mit Stammhirnschädigung kann den Tod veranlassen.

Therapie: Bei *leicht beweglichem Oberkiefer* genügt vielfach der Druck des gesunden Unterkiefers, um richtige Okklusion einzustellen; Druckvermittlung durch Kinnkappe, von der aus Gummizüge oder Drahtspiralen zu einer Kopfkappe verlaufen, behelfsmäßig aus Cellona-Longetten herstellbar; bei seitlicher oder Verlagerung nach rückwärts zusätzliche intermaxilläre Gummizüge oder schiefe Ebene an der unteren Zahnreihe.

Bei verkeilten Frakturen muß die Einkeilung erst gelöst werden; entweder mit Hilfe von direkt am Knochen angreifenden Zughaken oder durch allmähliche Extension mittels intermaxillärer Gummizüge (*Cave!* zu starke Mobilisierung der Fragmente); anschließender Kopf-Kinn-Kappenverband hält durch Hochpressen des Unterkiefers die Okklusion aufrecht. Bei sagittalen Brüchen wird ein die Bruchstücke verbindender Drahtbügel oder eine abnehmbare Retentionsplatte eingelegt.

Bei *Fraktur des Ober- und Unterkiefers* kann der Druck des Unterkiefers zur Einstellung des gebrochenen Oberkiefers nur verwendet werden, wenn der Unterkieferbruch innerhalb der Zahnreihe verläuft und durch Schienung sicher immobilisiert werden konnte. Bei zusätzlichen Gelenkfortsatzbrüchen muß der frakturierte Unterkiefer an dem seinerseits gebrochenen Oberkiefer und dieser an einem Fixpunkt am Schädeldach befestigt werden (s. Abb. 178). Zusätzlich zur Unter- und Oberkieferzahnreihenfixierung wird am Oberkiefer beidseits ein Drahtbügel angelötet, welcher extraoral, den Wangen parallel, zum Jochbogen verläuft und an einer Kopfkappe aufgehängt wird; sehr starke Gummizüge erforderlich.

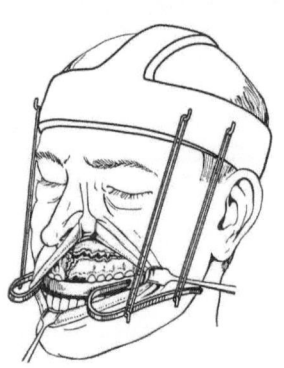

Abb. 178. Oberkieferbrüche: Extraorale Schienung; „Hirschgeweihverband"

Bei *Zahnfortsatzbruch* Zahnschiene evtl. mit Gummi-, Seidenfaden-, Draht- oder Schraubenzug, bei Seitenverlagerung auch mit federndem Drahtbügel oder mit Querschraube; bei verhakter Wurzelspitze ist u. U. zur Dislokationsbehebung operativer Eingriff nötig; bei Knocheneiterung sind die Zahnfortsatzsequester erst spät und nur schonend zu entfernen.

d) Unterkiefer (Fraktura mandibulae). *Vorkommen:* Ziemlich häufig (1%), namentlich als Betriebs-, Verkehrs- oder Sportunfall sowie als Kriegsverletzung durch Auto- oder Motorradunfall, Fliegerabsturz oder Schußverletzung (3% und mehr); Unterkiefer bricht ebenso häufig oder noch häufiger als alle anderen Gesichtsknochen zusammen und 3 (2–10)mal häufiger als Oberkiefer, dabei etwas häufiger links als rechts und manchmal doppelseitig; manchmal (spez. bei Schlägerei oder Autounfall) bricht zugleich auch Oberkiefer sowie Nasen-, Joch-, Sieb-, Stirnbein oder Schädelgrund; nicht selten (etwa $33^{1}/_{3}$%) ist gerade am Unterkiefer *mehrfacher* Bruch, spez. solcher zugleich am Unterkieferkörper und am Gelenkfortsatz. Die Häufigkeit der verschiedenen Bruchformen ist folgende: Eckzahngegend (20–50%), Backzahngegend und Kieferwinkel (je 10–15%), seltener Mitte und (wieder etwas häufiger: 15%) aufsteigender Ast sowie Zahn-, Gelenk- (häufiger, 5%)

und Kronenfortsatz (sehr selten). Unvollständiger Bruch (Fissur, auch Infraktion und subperiostaler Bruch) findet sich gelegentlich an Mitte, Kieferwinkel oder Gelenkfortsatz. Pathologischer Bruch kommt vor meist bei Osteomyelitis, seltener bei Syphilis, Tuberkulose und Aktinomykose, gelegentlich bei Cyste, Adamantinom und Carcinom.

Formen und *Entstehung:* (Bruchformen: 1. direkt oder indirekt, 2. unkompliziert oder kompliziert, 3. vollständig oder unvollständig, 4. quer oder längs oder schräg oder mit Splitterung, Stückbruch, Zertrümmerung oder Defekt): **I. Körper** (am häufigsten). *Entstehung:* meist *direkt* durch Stoß, Boxhieb, Schuß, Hufschlag, Fall usw., seltener *indirekt* durch seitliche Kompression, z.B. Überfahrung, Pufferverletzung, Verschüttung, Sturz usw. *Form: a) innerhalb der Zahnreihe: 1. in der Mitte längs* (direkt durch Schlag oder Sturz und indirekt durch Zusammenpressen, auch bei Kindern [Symphyse!] und in der Geburt bei Extraktion des Kindes). *2. im Eckzahngebiet* (am häufigsten, meist durch das Foramen mentale; schräg von unten-außen nach oben-innen; kleines Bruchstück nach außen verschoben und einwärts gekippt, großes abwärts gezogen von der Kinnmuskulatur; Dislokation ist um so größer, je weiter der Bruch von der Mittellinie entfernt ist, und zwar am größten zwischen Eckzahn und letztem Backzahn, also zwischen den Unterkiefer-Öffnern und -Schließern!). *3. Doppelbruch des Kinns* (Mittelstück meist abwärts gezogen und auswärts gekippt, zugleich manchmal rückwärts verlagert, wobei durch Zurücksinken der Zunge auf den Kehlkopfeingang Erstickung droht). *4. an der seitlichen Zahnreihe* (gewöhnlich großes Bruchstück abwärts und evtl. auch nach der gesunden Seite, kleines einwärts; auch beiderseits; Arterie und Nerv im Unterkieferkanal können zerrissen oder gequetscht sein). *b hinter der Zahnreihe* (ähnlich). *c) am Kieferwinkel,* und zwar öfters durch die Weisheitszahnalveole (meist ohne Verschiebung; manchmal vorderes Bruchstück abwärts, zugleich nach der kranken Seite und gekippt, hinteres aufwärts; evtl. Infektion mit Abszeß von Zahnfleischriß). Manchmal, spez. bei Schuß, ist der Unterkiefer mehrfach gebrochen oder zersplittert. *Symptome:* Eventuell typische Dislokation: vorderes Fragment durch M. biventer, geniohyoideus usw. sowie durch die Schwere nach abwärts, hinteres durch Kaumuskeln: M. mass., temp., pterygoidei nach aufwärts, zugleich seitlich, und zwar letzteres nach innen und ersteres meist nach außen, selten umgekehrt; diese Deformität ist erkennbar durch Besichtigung außen und vor allem innen (Zahnreihe abgesetzt nebst eingerissenem Zahnfleisch!) und Betastung (Stufe!) sowie durch Röntgenbild; bei Schußbruch erfolgt oft ausgedehnte Splitterung (wie Sack voll Nüsse!), später evtl., namentlich bei Defekt schwere Deformität, z.B. durch seitliche Verschiebung „Schiefbiß" und durch Rückwärtsverlagerung „Vogelgesicht". In manchen Fällen (z.B. bei einfachem Bruch in der Mittellinie oder bei Fissur) ist die Dislokation gering oder fehlend. Zu Dislokation treten evtl. Beweglichkeit und Krepitation sowie Schwellung, Bluterguß und Bruchschmerz, auch Artikulationsstörung und Functio laesa beim Sprechen und Kauen, dazu Speichelfluß. Röntgenbild (Platte und vor allem Film, evtl. auch stereoskopisch; namentlich wichtig bei fehlender Dislokation und bei mehrfachem Bruch!).

II. Fortsätze (seltener, oft unerkannt; daher Röntgenbild!):

1. Alveolarfortsatz: Meist direkt durch Schlag, Stoß oder Fall und dann öfters verbunden mit Quetschwunden an Lippe oder Wange, sonst bei Zahnwurzelverhakung oder -verwachsung sowie bei pathologischem Prozeß: Cyste, Sarkom usw.; evtl. Infektion oder Nekrose; Zahnfortsatzbruchstück ist meist zungenwärts verschoben; ähnlich wie am Oberkiefer kann Zahnluxation mit Verhakung eintreten und einen operativen Eingriff nötig machen, um die Dislokation zu beheben.

2. Aufsteigender Kieferast: Meist schräg von oben-vorn nach hinten-unten; evtl. Dislokation des oberen Bruchstücks nach oben und innen und des unteren nach unten und außen; selten längs oder quer; Schleimhautverletzung fehlt meist.

3. Gelenkfortsatz an dessen Hals häufiger: 10—33$\frac{1}{3}$%, dabei 10% doppelseitig und bei einseitigem Bruch 50%: sonstige Unterkieferbrüche sowie in 33$\frac{1}{3}$% Verrenkungsbrüche; meist *direkt* durch Stoß gegen das Kinn, evtl. kombiniert mit Bruch der Pfanne durch Anstoßen des Gelenkköpfchens; dabei typische Dislokation: Kieferköpfchen durch M. pteryg. ext. nach vorn und innen, Kieferast durch M. mass. und temp. nach oben und hinten und durch M. pteryg. int. bei *einseitigem* Bruch nach außen, dadurch Kinn nach der *verletzten* Seite verschoben (entgegengesetzt wie bei der einseitigen Luxation), außerdem um die Frontalachse gedreht, dadurch sog. „offener Biß", wobei die Frontzähne beider Kiefer beim Zubeißen nicht zusammenstoßen; bei dem gelegentlichen beiderseitigen Bruch ist u.U. das Kinnstück rückwärts verlagert, wodurch Atmungsbehinderung droht;

manchmal besteht zugleich Oberkieferbruch oder Pfannenbodenbruch oder Schädelgrundbruch, auch Verletzung des äußeren Gehörgangs (Ohrblutung!).

4. Kronen- oder Hakenfortsatz: Sehr selten, und zwar entweder als Biegungsbruch bei Sturz auf das Kinn oder als Rißbruch durch M. temp.; mit oder ohne Diastase je nach Durchtrennung oder Erhaltung von Periost und Sehnenfäden; Funktionsstörung auch in ersterem Fall trotz Pseudarthrose gering, evtl. Verschiebung aufwärts.

Komplikationen: Meist Haut- (bei direkter Gewalt: Hufschlag, Schuß oder dgl.!) oder Zahnfleischwunde, letzteres fast stets, nämlich in etwa 95% bei Bruch im Bereich der Zähne bzw. des Zahnfortsatzes (straffer und dünner Zahnfleischüberzug!), dagegen meist nicht bei unvollständigem Bruch sowie nicht bei Bruch des aufsteigenden Astes; oft Zahnverlust, und zwar meist mehrfacher sowie manchmal Zahnbruch oder -verrenkung; evtl. Ohrensausen (nervöser Apparat oder Gehörgang!); Ohrenblutung (bei Bruch der Gelenkpfanne); Anästhesie (einer Kinn- und Unterlippenseite) oder Neuralgie im Gebiet des N. ment. (bei Verletzung in der Gegend des Canalis alveol.); Blutung aus A. mandibularis oder aus A. max. ext. sowie Facialislähmung (z.B. bei Kieferschuß), Entstellung (durch Dislokation); Atmungsstörung durch Glottisödem, Bluterguß oder vor allem Herabsinken der Zunge auf den Kehldeckel (bei Ausbruch und Dislokation des Mittelstücks rückwärts); Phlegmone mit Knochennekrose, Schläfen-, Mediastinal- oder Mundbodenphlegmone, Meningitis, Sinusthrombose, Hirnabsceß, Glottisödem, Aspirationspneumonie sowie Sepsis, selten (etwa nur 1%) auch Tetanus oder Gasbrand; Schädelgrundbruch und Hirnverletzungen (spez. bei Gewalt von unten gegen Kinn oder Unterkieferwinkel und bei Zusammenpressung des Kopfes seitlich); fast stets erschwertes Mundöffnen, Sprechen und Kauen sowie starker Speichelfluß.

Prognose: Knochenheilung braucht durchschnittlich 4-6-10 Wochen, letzteres bei komplizierten Brüchen; bei Dislokation, Defekt oder Infektion aber länger; bei Kindern kürzer; evtl. kommt es zu Deformität oder Pseudoarthrose (namentlich bei Eiterung und vor allem bei Schußverletzung, spez. bei solcher mit Defekt).

Therapie: Bezweckt Reposition, Fixation und Retention.

Anästhesie: Leitungsanästhesie und Skophedal i.v. oder s.c.; jedoch keine Morphinpräparate bei Kieferverletzungen, die mit Erstickungsgefahr einhergehen.

1. Freihändige Frakturversorgung: Reposition, Fixation und Retention werden dabei in *einzeitigem* Behandlungsgang endgültig hergestellt; der Frakturverband wird unmittelbar im Mund des Verletzten angelegt; Abdrücke, Modelle und zahntechnische Einrichtungen sind nicht notwendig; daher Methode der Wahl bei ungünstigen äußeren Verhältnissen, z.B. am Krankenbett, im Katastrophen- und Kriegsfall. *Reposition:* Gelingt meist durch Druck mit Hand oder Fingern, Zug an einem Draht, welcher an der Zahnreihe angreift oder mit spitzem Knochenhaken. Assistenz muß die Reposition solange aufrecht erhalten, bis an der Außenseite der Zahnreihe genauestens ein Drahtbogen angelegt und dieser mit den Zähnen verbunden ist. *Fixation:* Am besten geeignet ist die orthodontische Apparatur nach *Angle* oder der *Schroedersche Drahtverband*. Bei guter Bezahnung ist auch der Notverband nach *Sauer* oder der Ligaturverband nach *Hauptmeyer* (vgl. Abb. 175, 176) ein gutes Verfahren; statt der oft üblichen runden Drähte wird besser halbrunder Draht verwendet, welcher sich der Zahnreihe besonders gut anlegt (Schlampp'sche Schiene), das Drahtmaterial muß rostfrei sein. Zum Ligieren wird weicher, 0,3-0,4 mm starker Ligaturendraht aus rostfreiem Stahl verwendet. *Retention:* Die Retention muß durch die Verbandanordnung so vollständig sein, daß der Verletzte den Mund öffnen und in richtigem Zahnreihenschluß wieder schließen kann; er kann normal essen und sprechen. Es handelt sich hier um einen funktionellen Verband, welcher einen besonders günstigen Einfluß auf die Bruchheilung ausübt. *Funktionelle Verbände* sind nur für Brüche *innerhalb der Zahnreihe* geeignet.

Brüche außerhalb der Zahnreihe: Oder wenn „Brüche innerhalb der Zahnreihe" nicht befriedigend retinierbar sind, müssen mit *immobilisierenden Verbänden* versorgt werden. Hierzu werden (z.B. bei Bruch im Kieferwinkel) Drahtschienen in der geschilderten Weise am Unter- und Oberkiefer angelegt und der frakturierte Unterkiefer am gesunden Oberkiefer mit Hilfe von Gummi- oder Drahtzügen fixiert. Das proximale Fragment bleibt unberücksichtigt; Schlaufen und Häkchen an den Drahtbögen werden entweder in den Draht selbst gedreht (vgl. Abb. 175) oder es werden Häkchen auf den runden Bogen aufgeklemmt (nach *Jantzen*) oder mit Weichlot angelötet. Völlige Immobilisation braucht nicht bis zur Heilung durchgeführt werden. Die Zahl der Gummizüge kann vermindert werden, so daß eine leidliche Mundöffnung gelingt. Die Bestimmung des Zeitpunkts für die „*halbe Immobilisation*" ist allerdings schwierig, unzeitgemäße halbe Immobilisation kann zu Heilungsverzögerung führen; intermaxilläre Gummizüge genügen in der Regel auch bei Collumbrüchen; zur Entlastung des verletzten Gelenkteils während der funktionellen Heilungsphase ist hier jedoch das Anlegen einer schiefen Ebene (nach *Sauer*) zweckmäßig; sie führt den Unterkiefer entlang der oberen Zahnreihe und arbeitet einer Seitenabweichung entgegen.

Freihändige Frakturversorgung in mehreren Sitzungen: Bei veralteten und verhakten Brüchen, bei welchen Weichteilnarben und Muskelschrumpfung schon weitgehende Herrschaft über die Bruchstücke erlangt haben, ist die einzeitige Reposition nicht möglich; hier ist sog. „*allmähliche Reposition*" erforderlich. Sie kann durch Schraubwirkung oder die Elastizität des Drahtbogens erzielt werden; nach vollzogener Reposition übernimmt der Drahtbogen im weiteren die Aufgaben der Fixation und Retention. *Geteilte Verbände* sind solche, bei welchen jedes Fragment einzeln für sich mittels intermaxillärer Gummizüge allmählich reponiert wird. Ist dies gelungen, werden die Bruchstücke durch einen Drahtbogen verbunden.

2. *Frakturversorgung mit „kompakten Verbänden":* Sie bestehen aus Kautschuk oder Kunststoff und bedecken größere Abschnitte des Alveolarfortsatzes; werden in Form lingual anliegender Platten mit Ligaturen an die Zähne angebunden (*Lingualschiene*). *Scharnierschienen* (s. Abb. 179) umfassen die Zahnreihe nicht nur lingualwärts, sondern auch labialwärts und lassen sich türflügelartig öffnen. *Prothesenschienen* lassen sich vom üblichen Zahnersatz kaum unterscheiden. Sie werden mit Klammern oder Bügeln am Restgebiß befestigt und tragen Aufbißflächen oder

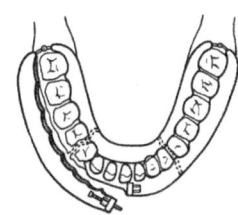

Abb. 179. Scharnierschiene (n. Kersting)

künstliche Zähne. Alle „kompakten Verbände" müssen auf einem Modell hergestellt werden, welches nach Abdruck vom gebrochenen Kiefer und der Gegenzahnreihe hergestellt wird. Die Reposition wird am erhaltenen Modell vorgenommen und danach der Verband angefertigt. *Vorteil:* Laboratoriumsarbeit ist sehr genau und liefert exakte Reposition. *Nachteil:* Abhängigkeit von einem Laboratorium und dazugehörigen Hilfskräften, größerer Zeitaufwand. Kompakte Verbände sind, besonders bei schwachbezahnten und zahnlosen Kiefern, angezeigt. In völlig zahnlosem Mund wird die *Aufbißprothese* verwendet, welche mit Bißplatten und Aufbißwällen versehen ist; sie vermeiden Seitwärtsverschiebungen; Gummi-Kinn-Scheitelbinde oder eine Kopf-Kinn-Kappe mit extraoralen Gummizügen oder Drahtspiralen ermöglicht die funktionelle Betätigung.

Deformitätsheilung: Bei noch federnder Fraktur orthodontische, allmähliche Reposition versuchen (Aktivator usw.). Mißlingt dies, ist nochmalige Durchtrennung des Unterkiefers oder Ablösung des Oberkiefers nötig; der horizontale Unterkiefer ist dabei nie vertikal, sondern stets schräg oder stufenförmig zu durchtrennen; anschließend korrigierender immobilisierender Verband. Manchmal genügt das Abschleifen oder umgekehrt das Bekronen von Zähnen.

Gelenkfortsatzbruch (Collumbruch): Das kleine proximale Fragment wird meist durch den Zug des M. pteryg. ext. nach vorn oben gezogen; dies jedoch nicht immer, da die Muskelzugwirkung auch vom Bruchlinienverlauf und der Beschaffenheit der Bruchflächen abhängt; Röntgenaufnahmen in 2 Ebenen stets erforderlich; das periphere Fragment wird typisch disloziert, nämlich im Kinnbereich nach unten, in den rückwärtigen Gebieten nach oben, außerdem Verlagerung nach der kranken Seite durch den M. pteryg. int. der gesunden Seite. *Folge:* Offener Biß im Frontzahngebiet, der besonders bei doppelseitiger Gelenkfortsatzfraktur bedrohliche Atembehinderung auslösen kann. *Luxationen* des kurzen Gelenkfragmentes sind nicht selten (Luxationsfraktur). *Komplizierte Frakturen* sind seltener als am horizontalen Ast. *Diagnose:* Einlegen der Kleinfingerkuppe in den äußeren Gehörgang und Abtasten der Mitbewegung des Gelenkköpfchens beim Öffnen und Schließen des Mundes. *Komplikation:* Fraktur der Gelenkpfanne, Zerreißung des äußeren Gehörgangs, Abriß des knorpeligen, vom knöchernen Gehörgang; daher Zuziehung des Ohrenfacharztes zweckmäßig. *Therapie:* Bei *geringgradiger Dislokation* Kinnschleuderverband für 2–3 Wochen; bei *stärkerer Dislokation* (offener Biß, Verschiebung der Mittellinie nach der verletzten Seite), Wiederherstellung der normalen Okklusion der bezahnten Fragmente mittels intermaxillärer Gummizüge; proximales Bruchstück gelangt meist von selbst wieder in die anatomisch-richtige Lage. Blutige Reposition nur bei extremer Dislokation (Schußbrüche) notwendig; bei mangelhafter Bezahnung Schienenprothese und Kinnschleuderverband. Zur Vermeidung stärkerer seitlicher Verlagerung Band- oder Kappenschienen mit schiefer Ebene.

Bei *Doppelbruch des Kinns* mit Ausbruch des Mittelstücks, wo manchmal durch dessen Rückwärtsverlagerung Erstickung infolge Zurücksinkens der Zunge auf den Kehldeckel droht, ist sofort das ausgebrochene Mittelstück vorzuhalten durch Notverband nach *Hauptmeyer*, wobei die Zunge mittels durchgeführten Seidenfadens in einen senkrechten Fortsatz eines um Stirn und Hinterhaupt geschlungenen Zinkblechstreifens oder Drahts bzw. Kopfbügels befestigt wird, bei ausreichender Bezahnung auch durch Notverband nach *Sauer*, wobei eine Drahtschiene um die Zähne der verschiedenen Bruchstücke angelegt wird. Bei starker Verlagerung oder veralteten Doppelbrüchen evtl. Extensionshaken nach *Wassmund*.

Ein- und beidseitige Brüche hinter und unter der Zahnreihe: Häufig; da aufsteigender Unterkieferast mangels Zähnen für eine intraorale Schienung nicht faßbar ist und das distale Bruchstück durch Masseterzug nach oben gezogen wird, während der bezahnte Unterkieferteil absinkt, wird die obere und untere Zahnreihe mit Drahtschienen versehen und die Okklusion beider Zahnreihen durch intermaxilläre Gummizüge erreicht.

Maßnahmen zur Reposition des aufsteigenden Unterkieferasts sind nur dann zu ergreifen, wenn er trotz normaler Okklusion stark verlagert bleibt; dazu extraorale Freilegung des unteren Fragmentrandes, Durchbohrung desselben und Anbringen eines Extensionsdrahtes, welcher am Ober- oder Unterkiefer oder an einer Kopfkappe angebracht ist; geringe Dislokation der Fragmente spielt keine Rolle; Versuch einer Pelottenreposition ist nicht erfolgreich. Verwendung von Prothesen mit Aufbißflächen hingegen zu bevorzugen, wenn fehlende Backenzähne des Ober- oder Unterkiefers eine Dislokation des distalen Fragmentes ermöglichen.

Unterkieferbrüche bei lückenhafter Zahnreihe oder Zahnlosigkeit: Bei marginaler Parodontopathie oder Paradentose ist mit einfacher Drahtschienung keine Reposition und Retention zu erreichen; die geschädigten Zähne würden durch den Druck der Kaumuskulatur gelockert werden. Hier sind daher Schienenprothesen anzubringen. Besonders günstig liegen die Fälle, wo bereits Plattenersatz getragen wurde. Dieses Ersatzstück ist für die Schienung von großem Vorteil. Von Ober- und Unterkiefer wird ein Stents-Abdruck genommen und Modelle hergestellt; Durchtrennung der Modelle in den Bruchlinien und Wiedervereinigung in normaler Lage. Sodann Fixierung der Modelle in einen Okkludator oder Artikulator in derselben Okklusion, wie sie vor dem Unfall bestand, danach Anfertigung von Schienenprothesen bzw. Bißwällen in Paladon; zusätzlich werden noch vorhandene Zähne mit Drahtschienenverband versehen und durch intermaxilläre Gummizüge eine normale Okklusion hergestellt; Bißwälle und Schienenprothesen wirken reponierend auf die verlagerten unbezahnten Knochenteile. Bei völliger Zahnlosigkeit im Ober- und Unterkiefer (Unmöglichkeit intermaxillärer Gummizüge) muß Reposition durch intraorale und extraorale Verbände, durch Knochennaht oder Extensionshaken erfolgen; zunächst sind stets die orthodontischen Mittel zu versuchen. Drahtnähte sind nur erlaubt, wenn keine Schleimhautverletzung vorlag und keine Infektion im Bruchspaltbereich besteht. Verwendung von Extensionshaken nur im äußersten Falle.

Unterkieferdefektfrakturen: Hauptsächlich nach Schußbrüchen, Osteomyelitiden, Teilresektionen des Unterkiefers. *Prinzip:* Die Restzahnreihe des Unterkiefers muß mit der Oberkieferzahnreihe in normale Okklusion gebracht werden; Verlagerung der Unterkieferteilstücke nach innen, außen oder oben, muß verhindert werden. Der Defekt wird später durch Knochenplastik wieder hergestellt; er muß solange offen gehalten werden, bis die Plastik ausgeführt werden kann. Hierfür sind *nur Prothesenschienen* verwendbar (am besten die Scharnierschiene nach *Kersting* vgl. Abb. 179). Liegt der Defekt im aufsteigenden Ast oder hinter der Zahnreihe, ist nur der *Aktivator* brauchbar. Er wirkt dadurch, daß modellierte Gleitflächen die Zähne der Unterkieferstümpfe in richtige Okklusion zu den oberen Zähnen führen. Fixation der beiden Bruchstücke durch Einzeldrähte an den Restzähnen des Unterkiefers ist unrichtig.

Technik: Abdrücke von Ober- und Unterkieferteilen, Herstellung von Modellen und Eingipsen derselben, entsprechend den früheren Bißverhältnissen im Artikulator oder Okkludator; Herstellung eines *Aktivators*, der seinen Halt an den Zähnen des Oberkiefers durch Klammern und einen Labialbogen findet. Die Führungsflächen des Aktivators führen die Unterkieferstümpfe in richtige Okklusion. Defektfrakturen des aufsteigenden Unterkieferastes werden ebenso behandelt; das proximale Fragment wird zunächst unberücksichtigt gelassen und erst bei der Plastikoperation aus seiner Elevation durch Freilegen, Narbentrennung oder Resektion des Proc. muscularis gelöst und nach abwärts gezogen, um es mit dem Transplantat zu verbinden.

„Skeletal pin fixation": Fragmente werden durch transcutan in die Unterkieferäste eingeschraubte Schrauben fixiert (nach Art der äußeren Knochenschienung von *Lambotte*); Schrauben sollen unterhalb des Mandibularkanals eingeschraubt werden; manuelle Herstellung der richtigen Okklusion und Fixierung der extraoralen, die Knochenschrauben verbindenden Metallschiene in dieser Stellung.

Nachteil: Osteomyelitisgefahr, entstellende Narbenbildung, stabile Osteosynthese sehr fraglich. Intraorale Schienungen sind für den Patienten bequemer.

Komplizierte Fraktur: Wundbehandlung (vgl. Einleitung) erfolge (außer der oben genannten Behandlung des Kieferbruchs mit Zahnschiene gleichzeitig, und zwar am besten vorher) unter Zusammenarbeit von Arzt und Zahnarzt.

e) Pseudarthrose und Defektpseudarthrose müssen im allgemeinen durch *freie Knochentransplantation* geschlossen werden. In Frage kommen Defekte im Bereich des Kinns, einseitige und beidseitige Defekte im Bereich der Horizontaläste, beiderseitige Defekte im Bereich des aufsteigenden Astes mit Erhaltung des Gelenkes und nach Exartikulation einer Seite.

Vorkommen: Vor allem im Kriege nach Schußverletzungen, jedoch auch nach schweren Unfallbrüchen.

Indikation zur Knochenvorpflanzung: Gutartige Tumoren, Pseudarthrose oder Knochendefekte, bei denen zu erwarten ist, daß während der Pseudarthrosenoperation die Mundhöhle eröffnet wird.

Technik: 4–6 Wochen vor dem vorgesehenen Eingriff wird ein freitransplantierter Knochen in unmittelbarer Nachbarschaft des Defektes oder des zu entfernenden Tumors eingepflanzt, so daß durch ihn der später entstehende Defekt sicher überbrückt ist; oder der Knochen kann in einen Rundstiellappen vorgepflanzt werden und mit diesem an den Defekt herangeführt werden. Jede Vorpflanzung von Knochen ist durch dentale Schienen zu unterstützen, die kurz vor der Tumorentfernung eingesetzt werden. Sie übernehmen einen Teil der möglichst früh als halbe Immobilisation in Gang zu bringenden Funktion. Die Knochenvorpflanzung in Rundstiellappen ist vor allem für Oberkieferdefekte geeignet; am Unterkiefer ist es zweckmäßiger, zuerst die Weichteil- und später die Knochenplastik vorzunehmen.

1. *Pseudarthrose, Entstehung:* Durch Infektion des Bruchspaltes, zu späte oder falsche Schienung, unsachgemäßes Verhalten des Patienten, große Defekte.

Therapie: 1. sachgemäße Schienung und Ruhigstellung der Fragmente oder 2. Periostplastik oder 3. Verschiebeplastik eines Knochenspans aus der Nachbarschaft oder 4. Knochenplastik.

Zu 1: Soll stets versucht werden, wenn die Pseudarthrose nicht älter als 3–6 Monate und nicht breiter als 1 cm ist, es sich außerdem um junge Patienten handelt, deren Bezahnung eine gute Ruhigstellung der Fragmente ermöglicht. Schienung am besten mit Scharnierschienen nach *Kersting* (vgl. Abb. 179).

Zu 2: Gleiche Voraussetzungen wie unter 1; Erfolg ist nur zu erwarten, wenn nach der Auslösung der Knochenenden aus dem narbigen Bindegewebe das Periost zu einem Schlauch vereinigt werden kann; Periostschlauch kann mit Knochenbrei (Bohrspänen) oder mit Periost-Corticalisspänen oder Spongiosastückchen aus dem Beckenkamm gefüllt werden.

Zu 3: Gestielte Periost-Verschiebeplastik aus der Nachbarschaft des Unterkieferdefektes darf erst durchgeführt werden, wenn die Fragmente einwandfrei geschient und ruhiggestellt werden konnten. Verfahren eignet sich nur zur Überbrückung kleiner Defekte.

Zu 4: *Pseudarthrosenoperation durch freie Knochentransplantation* hat die größte Aussicht auf Erfolg. Das Transplantat kann (nach Art des Phemister-Spanes) nur angelagert werden; stabiler Einbau ist nicht unbedingt erforderlich. Entnahme des Knochenspanes aus dem Beckenkamm, möglichst auf der gleichen Seite, auf welcher die Kieferplastik stattfindet. Wird die volle Stärke des Beckenkamms für das Transplantat nicht benötigt, so kann ein genau bemessenes Stück aus der Hälfte der Kammstärke herausgesägt werden. Auch die evtl. notwendige Biegung des Transplantates kann bei der Entnahme bereits berücksichtigt werden. Sofortiges Einpassen des Spanes ins Wundbett am Unterkiefer, nochmalige Zurichtung desselben, Einfügung, Verkeilung und Befestigung mit Ligaturen, welche durch entsprechende Bohrkanäle in den Unterkieferknochen befestigt werden.

2. Kinnknochendefekt: Ersatz des Kinnknochens nach Resektionen wegen Tumors werden durch entsprechende Unterkieferschienung vorbereitet. Bei Verlust des Kinnknochens durch Schuß oder Unfall rücken die horizontalen Unterkieferäste zusammen. Die Zahnreihen werden nach innen gedreht. Erste Aufgabe ist es, die Unterkieferstümpfe durch Scharnierschiene (nach *Kersting*, vgl. Abb. 179) zu fixieren. Knochentransplantation nach Ablauf von 6 Monaten nach Sistieren der letzten Eiterung. Entnahme des Transplantates aus dem Beckenkamm und breite Anlagerung an die Stumpfenden. Fremdkörperversenkung zur Fixierung nicht erforderlich. Einige Periostnähte genügen. Kinnschleuder-Gipspelottenverband zum Andrücken des Transplantats an die Stumpfenden.

3. Überbrückung eines großen Defekts im horizontalen Unterkiefer: Herstellung einwandfreier Okklusion durch entsprechende Schienung, Kontrolle der Schienen unmittelbar vor der Operation, *Sauer*scher Verband als Hilfsschiene im Oberkiefer, Scharnierschiene nach *Kersting* im Unterkiefer, die pelottenartig das distale Fragment hemmt; 3–4 intermaxilläre Gummizüge zwischen Ober- und Unterkieferschiene.

Anästhesie: Extraorale Leitungsanästhesie am Foramen mandibulare oder ovale, auch Allgemeinbetäubung.

Technik: Freilegung des Mandibularandes und der Stumpfenden, wobei keinesfalls die Mundhöhle eröffnet werden darf; tritt dies ein, so ist die Operation besser abzubrechen und auf späteren Zeitpunkt zu verschieben. Bei glatten Stumpfrändern, wie z.B. nach Resektionen, ist Einlagerung und Drahtfixierung des Transplantates das Beste; bei unregelmäßigen, ungünstigen Stümpfen bloße Anlagerung an den Unterkieferrand nach breiter Freilegung der Spongiosa zweckmäßiger. Wichtig ist, das Transplantat so aus dem Beckenkamm herauszuschlagen, daß es sofort zwischen die Fragmentenden paßt. Muskel- und Periostnähte mit Catgut, Hautnähte am besten mit weichem Stahldraht.

Nachbehandlung: Reichlich Sedativa (*Cave!* Erbrechen), feste Verschnürung bleibt etwa 3 Wochen liegen; halbe Immobilisation nach weiteren 2 Wochen durch Ersetzen der Drahtligaturen mit Gummiringen. Nachts werden Gummiringe solange eingesetzt, bis der Patient selbst eine gewisse Festigung verspürt und die Zahnreihen aktiv in normale Okklusion geführt werden können. Volle Funktion und Verknöcherung kann $1\frac{1}{2}$–2 Jahre dauern.

4. Beidseitige Defekte des horizontalen Unterkiefers, Vorkommen: Vor allem bei Durchschüssen des Unterkiefers mit Aussprengung von Knochenteilen und Zähnen. Sind noch untere Frontzähne vorhanden, so werden sie zur Drahtschienung und Anbringung intermaxillärer Gummizüge verwendet. Meist ist ohne Extensionsklammer oder -haken nicht auszukommen. Plastik durch Spantransplantation $\frac{1}{2}$ Jahr nach Abheilung der Weichteil-Knochenwunden in 2 Sitzungen, wobei zuerst der kleinere, 2–3 Monate später der größere Defekt versorgt wird.

5. Totalverlust des horizontalen Unterkiefers: Zunächst Ersatz der verlorengegangenen Weichteile durch Rotationslappen aus der Nachbarschaft (Halshaut) und Rundstiellappen-Fernplastik. Stützung der Weichteile durch eine an einer Oberkieferprothese angebrachten, künstlich geformten Unterkieferprothese aus Paladon. Nach Einheilung der Weichteile freie Knochentransplantation in 2 oder 3 Sitzungen. Der einseitige Ersatz ist im allgemeinen nicht günstig.

6. Defekt des aufsteigenden Unterkieferastes, Vorkommen: Häufig in der Friedenschirurgie nach Entfernung des aufsteigenden Unterkieferastes wegen Neoplasmen. Plastik ist um vieles leichter, wenn das Collum und Kieferköpfchen noch erhalten ist und das Transplantat an diesem Stumpf angelagert werden kann.

Vorbereitung: Fixierung des Restunterkiefers an den Oberkiefer durch Drahtschienen und intermaxilläre Züge, Schnittführung bis zum Warzenfortsatz (*Cave!* Vordringen in die Gelenkgrube, N. facialis!), Teilverletzung der Parotis oft nicht zu vermeiden, jedoch ist möglichst vorsichtig mit ihr umzugehen (Verletzung der Parotis steigert die Infektionsgefahr wegen der nachfolgenden Drüsenfistel). Als Transplantat kommt zur Verwendung der Beckenkamm; ist kein Gelenkköpfchen mehr vorhanden, so wird die spina iliaca ant. zum Gelenkköpfchenersatz verwendet. Im übrigen Vorgehen wie beim Ersatz des horizontalen Unterkieferastes.

f) Unterkieferverrenkung (Luxatio mandibulae). Einzige Luxation ohne Kapselriß (weit und schlaffe Kapsel!). *Vorkommen:* Ziemlich häufig (etwa 5% aller Luxationen); dabei häufiger bei Frauen, und zwar im mittleren Alter, dagegen selten bei Kindern und Greisen (flaches Gelenkhöckerchen, welches das Zurücktreten des Kopfes in seine Pfanne leicht zuläßt!); doppelseitig häufiger als einseitig.

Formen und Entstehung.

1. Nach vorn. Typische (häufigste) Luxation; entstehend durch zu weites Öffnen des Mundes, und zwar auch oft durch recht *geringfügige Ursache: Aktiv* z. B. durch Gähnen, Schrei, Erbrechen, Biß auf großen Apfel oder *passiv* z. B. durch In-den-Hals-Sehen, Ösophago- und Laryngoskopieren, Zahnziehen, Zahnabdrucknehmen, Kieferaufsperren in der Narkose, Einführen der Schlundsonde seitens des Arztes oder Zahnarztes; meist *beiderseitig*; *einseitig* auch durch Ohrfeige, sonst durch Schlag, Fall usw., auch bei Krampfanfall (Epilepsie u. a.) und bei Elektro- und Schockbehandlung von Nervenleiden. Der Unterkiefergelenkfortsatz, welcher bei geöffnetem Mund nach vorn bis unter den Gelenkhöcker (Tuberculum articulare) tritt, gerät unter Mitnahme des Meniscus an der Gelenkgrube vor den Gelenkhöcker und wird dort festgehalten (Letzteres nicht etwa durch Knochenverhakung, sondern durch Retraktion der Muskeln: Mm. mass., temp. und pteryg. int. sowie der Seitenbänder, spez. des äußeren).

2. Nach hinten. Sehr selten, und zwar fast ausschließlich bei Frauen, sonst auch durch Boxerhieb oder dgl.; doppelseitig oder häufiger einseitig; entstehend durch gewaltsames Mundschließen, wobei der Gelenkfortsatz das Tuberc. tympan. überspringt und hinten in der Fossa tympanico-stylomast. steht; dabei Mund fest geschlossen mit zurückgeschobenem Unterkiefer sowie Gelenkfortsatz hinten unter dem äußeren Gehörgang und dicht vor dem Warzenfortsatz; Gesichtshöhe in der senkrechten Entfernung Nasenspitze-Kinn vermindert; seitliche Wangengegend stärker nach außen vorstehend; gewöhnlich ist der Gehörgang verletzt und Ohrbluten vorhanden.

3. Nach außen, innen, oben oder divergierend: Nur ganz vereinzelt.

Symptome: Mund steht offen (meist 1–2 Finger breit) und kann etwas weiter geöffnet, aber nicht geschlossen werden: ,,Kiefersperre"; Kinn steht vor, daher die untere Zahnreihe vor der oberen; Gelenkfortsatz fehlt an normaler Stelle (vor dem Tragus) und steht an abnormer (weiter nach vorn unter dem Jochbein), daher fühlbare und evtl. auch sichtbare Delle vor dem Ohr bzw. Tragus und Vorspringen des Kronenfortsatzes (fühlbar vom Mund aus) sowie Wange abgeflacht und Schläfenmuskel vorspringend; Speichelfluß; Behinderung von Kauen und Sprechen (besonders der labialen Konsonanten!). Bei *einseitiger* Luxation: Kinn schief nach der *gesunden* Seite verschoben (dagegen bei Bruch des Unterkiefergelenkfortsatzes nach der *verletzten*!), dadurch ,,Kreuzbiß", was man besonders gut an den Schneidezähnen erkennt; Funktionsstörungen sind vorhanden, aber geringer als bei doppelseitiger Luxation, insonderheit ist Kiefersperre gering und Lippen schließbar. Eventuell Röntgenbild!

Differentialdiagnose: Kiefergelenkentzündung, Gesichtslähmung u. a.

Komplikationen: Fraktur von Köpfchen, Hals oder Körper des Unterkiefers sowie von Schädelbasis.

Prognose: Veraltete und habituelle L. (habituelle L. ist hier recht häufig, weil *intra*kapsulär); manchmal bleibt auch habituelle *Subluxation* (mit Einschnappen beim Mundöffnen sowie Erschwerung und Schmerzen beim Mundschließen; entstehend entweder nach Luxation oder ohne Trauma); spontaner Rückgang selten, aber vorkommend z. B. bei Erschrecken; evtl. spontane Besserung, aber nicht ohne lästige Rückbleibsel.

Therapie: Bei Luxation nach vorn, Reposition evtl. in Lokalanästhesie, besser tiefe Allgemeinbetäubung (unter guter Fixation des Kopfs am halbsitzenden Patienten) durch Druck der umwickelten Daumen auf die Backzahnreihe beiderseits *erst nach unten und dann nach hinten,* während die anderen Finger des Operateurs von außen und unten den Unterkiefer umgreifen und schließlich beim Heben des Kinns schnell seitlich in die Wangentaschen oder herausschlüpfen (*Hippokrates*); nötigenfalls unter Zuhilfenahme des Mundsperrers oder eines Keils; evtl. erst auf der einen und dann auf der anderen Seite; man kann die Einrichtung statt *vor* auch *hinter* dem Kranken stehend vornehmen; zweckmäßigerweise wird vor der Einrichtung der Mund des Kranken so weit als möglich geöffnet und während der Einrichtung leicht-hebelnde Bewegungen ausgeführt. *Verband* und *Nachbehandlung:* 8 Tage flüssige Kost und Ruhigstellung durch Capistrum duplex; wegen Gefahr habitueller Luxation empfiehlt sich noch lange Zeit Vorsicht in den Kieferbewegungen (z. B. bei Essen, Gähnen, Lachen usw.). Eventuell blutige Reposition ohne oder mit Arthrotomie bzw. Resektion mit Ausräumung der Gelenkhöhle, evtl. auch Entfernung des Diskus, namentlich bei veralteter Luxation, falls nicht auch hier noch die unblutige Einrichtung unter genügender Betäubung gelingt z. B. in der oben beschriebenen Art oder durch Herunterdrücken mit einem als Hebel zwischen obere und untere Backzähne eingeführten Holzkeil oder percutan mit einem in die Incisura semilunaris eingeführten Knochenhaken.

Bei Luxation nach *hinten* genügt zum Einrichten manchmal schon das gewaltsame Öffnen des Mundes mit dem Kiefersperrer nach *Heister* oder mit einem breiten Raspatorium, welches zwischen die Backzähne des Ober- und Unterkiefers eingeführt und gedreht wird; gleichzeitig oder sonst drücke man mit dem Zeigefinger auf beiden Seiten den Unterkiefer nach vorn und oben vom Kieferwinkel her (entsprechend dem *Esmarch-Heiberg*schen Handgriff bei Narkose) oder ziehe den Unterkiefer mit den beiden Händen erst nach unten und dann nach vorn.

Bei *rezidivierender*, spez. *habitueller* Luxation bzw. Subluxation, wie sie namentlich bei Epileptikern, aber auch gelegentlich sonst, spez. bei Frauen als Schlottergelenk vorkommt. Lästig ist sie vor allem wegen des ständigen terminalen Knackens, welches Pat. zum Arzt führt: Zunächst zuverlässige Abgrenzung von der Arthritis deformans, da diese durch orthopädische Apparate, die Kieferköpfchenluxation hierdurch weniger zuverlässig gebessert werden kann. Man versuche jedoch jedenfalls für 2–3 Monate Gleitschienen und Drahtverbände nach *Sauer*. Wird damit nichts erreicht, dann operatives Vorgehen:

a) *Discusvorverlagerung* nach *Konjetzny*. Der cranial gelegene Discus wird dabei abgespalten und vor dem Capitulum eingelagert und fixiert. b) *Spanabspaltung* nach *Lindemann*. Dabei wird von Tuberculum articulare und Jochbogen ein Span abgepalten und vor das Köpfchen verlagert. Er hemmt dann die Öffnungsbewegung des Gelenkes. c) *Ablösung des M. pterygoideus ext.* von seinem Ansatz am Proc. articularis. d) Kombination von a–c.

C. Entzündungen

Häufigste Eingriffe:

a) **Zahnextraktion.** *Indikation:* Durch Fortschritte der konservierenden Zahnheilkunde äußerst eingeschränkt. Heute nur noch: Bei chronischer apikaler Paradentitis, bei welcher eine Erhaltung des Zahns weder durch Wurzelbehandlung noch durch Wurzelspitzenresektion möglich ist; bei fokaler Infektion und ihren Folgekrankheiten zur raschen Sanierung des vermuteten Fokus; bei weitgehender Zerstörung des Zahnes und seiner Wurzel, so daß ein Aufbau des Zahns unmöglich ist; bei weitgehender Zerstörung des Aufhängeapparates durch Paradentose oder bei so starker Lockerung, daß kein Kauwert mehr vorhanden ist und infolge Taschenbildungen die paradentale Entzündung eine drohende Schädigung anderer Zähne herbeiführt; bei ausgedehnter Zahnentzündung; bei akutem Knochenmarksabszeß und Weichteilphlegmonen, welche nur durch Entfernung der verursachenden Zähne zur Ausheilung gebracht werden können; bei Halbretention eines Zahnes, der zu dauernden paradentalen Entzündungen Anlaß gibt; bei völliger Retention, durch welche die Wurzeln gesunder Nachbarzähne gefährdet sind; bei einzelstehenden, wenn auch gesunden Zähnen, die einem günstigen Prothesensitz hinderlich sind oder ihn sehr erschweren; ferner bei sozialer Indikation, wenn ein stark zerstörter Zahn nur unter großen materiellen Opfern konservativ oder chirurgisch erhalten werden kann. *Kontraindikation:* Haemorrhagische Diathese, spez. Hämophilie, Leukämie, Agranulocytose usw.; bedingte Kontraindikation: Akute lokale Phlegmone, Menstruation, vorschnelle Zahnextraktion bei Kindern wegen evtl. eintretender Zahnfehlstellung. *Instrumentarium, Oberkiefer:* Spezielle Zangen für die Extraktion der *Schneidezähne, Prämolaren und Eckzähne* (sind leicht s-förmig geschwungen, mit halbbreiten Backen und halbkreisförmigen, scharfen Rändern); Zangenpaar zur Extraktion *der oberen Molaren* (stärker s-förmig gebogen, breite Backen, buccale Fläche spitz ausgezogen und mit vorspringender Längsleiste, welche sich in die Bifurkation der beiden buccalen Wurzeln einlegt), evtl. Zange für den *oberen Weisheitszahn* (bajonettförmig). Für den *Unterkiefer* rechtwinklig abgebogene Zangen, deren wirkender Teil für die unteren *Schneide-Eckzähne und Prämolaren* ebenso geformt ist, wie für den Oberkiefer; untere *Molarzange* (an der Schneide zweigeteilt, so daß jede Spitze in die buccale bzw. linguale Bifurkation der unteren Molarwurzeln eingreift) *untere Weisheitszahnzange* (über die Fläche rechtwinklig gebogen). Spezielle *Wurzelzangen*, für Zähne, deren Kronen zerstört sind und daher die Anwendung der Kronenzangen nicht möglich ist. Obere Frontzahn- und Prämolarenwurzelzange (ein wenig geschweift), *obere Molarenwurzelzange* (bajonettförmig), *Unterkieferwurzelzange* (einfach geformte Backen, jedoch rechtwinklig abgebogen). Für *Notfälle:* Zwei Zangen ausreichend, nämlich obere bajonettförmige Wurzelzange und untere Wurzelzange. Außerdem *Zahnhebel* für Oberkiefer (nach *Bein*), Geißfuß für Unterkiefer, Raspatorium und Schmelzmeißel, für die Entfernung verkrümmter Wurzeln oder abgebrochener Wurzelreste.

Anästhesie: Lokalanästhesie (vgl. oben).

Technik: Volles Umfassen der Zange, Finger umgreifen den Griff, Daumen stützt sich am Zangenschloß; Anlegen der geöffneten Zahnzange gleichmäßig und genau am Zahnhals, Branchen müssen den Zahn flächenförmig umschließen; Wurzelzangen am Oberkiefer werden genau in der Zahnachse und mit Kraft wurzelwärts vorgetrieben und zwischen Wurzel- und Knochenoberfläche eingedrungen; gelegentliches Mitfassen des Alvolarrandes und dessen Einbruch durch den Zangendruck mitunter nicht zu vermeiden (*Dehnung und Weitung* der Alveole); es folgen die *Luxations*bewegungen zum Abreißen des Aufhängeapparates; müssen zart und tastend beginnen und erst allmählich an Stärke zunehmen, nachdem festgestellt ist, in welcher Richtung der geringste Widerstand geboten wird; an mehrwurzeligen Zähnen sind manchmal die einzelnen Wurzeln zu teilen; an Zähnen mit rundem Querschnitt werden die Luxationsbewegungen zweckmäßig als Rotation ausgeführt; nach ausgiebiger Mobilisierung folgt die *Entwicklung des Zahnes,* wobei die fortgesetzten Luxationsbewegungen durch Zug nach distal unterstützt werden; folgt der Zahn nicht, so ist Vorsicht geboten (Wurzelkrümmung, verdickte Wurzelspitze!). *Stellung des Arztes:* Bei Extraktion im Oberkiefer vor dem Patienten, für den rechten Unterkiefer hinter dem Patienten; Extraktion im linken seitlichen Unterkieferbereich vorn vor dem Patienten oder links von ihm. Linke Hand umfaßt den Unterkieferrand und stützt ihn. *Komplikationen:* Ohnmacht – *Therapie:* Horizontallagerung, Beine hoch, Geruchsreize. Verschlucken des entfernten Zahnes – *Therapie:* Kost aus Kartoffel und Sauerkraut wie bei sämtlichen Fremdkörpern des Magen-Darm-Traktes. Aspiration eines Zahnes oder seiner Teile – *Therapie:* Sofortige Laryngo- oder Bronchoskopie mit Entfernung. *Zahnlückenschmerz durch Infektion* der Extraktionswunde, wodurch die normale Wundheilung ausbleibt und eine Neuritis der Alveolarnerven entsteht – *Therapie:* Schmerzstillende Mittel in die Alveole (Kamillosan, Phenol-Kampfer, Anästhesin-Pulver), vorsichtige Tamponade der Alveole über dem Medikament, feuchtwarme Packungen, Solluxlampe, Röntgenbestrahlung. Alkoholinjektion in den Nervenstamm im äußersten Notfall.

Blutung: Bei normalen Gerinnungsverhältnissen stets ungefährlich, bei Blutkrankheiten mitunter lebensbedrohend, da kaum stillbar – *Therapie:* Tamponade mit Stryphnongaze, Elektrokoagulation, bei arterieller Blutung: Verhämmern der Perforationsstelle evtl. unter Einschlagen eines kleinen Stückchens Knochen aus der oberflächlichen Alveolarwand; bei Blutgerinnungsstörungen lokal ebenso, allgemein (vgl. Kap. Thrombose und Embolie). *Eröffnung der Kieferhöhle* – Nachweis durch Blasprobe – *Therapie:* Sofortiger Schleimhautverschluß, u. U. mit Hilfe von Entspannungsschnitten (jedoch nur wenn keine lebhafte Entzündung oder Eiterung vorliegt); bei Eiterung lediglich Abdeckung durch lockere Tamponade und spätere plastische Deckung nach Abklingen der Eiterung; bei chronischer Kieferhöhleneiterung Spülung vom Munde aus, evtl. Injektion von Chemotherapeuticis, bei Versagen Radikaloperation nach *Caldwell-Luc* (vgl. Abb. 181). *Luxation einer Wurzelspitze in die Kieferhöhle* – zunächst Nachweis durch Röntgenaufnahme und baldmöglichste Entfernung, da die Infektion der Kieferhöhle sehr rasch nachfolgt; am besten von Knochenfenster in der vorderen Antrumwand etwas oberhalb der Wurzelspitze, *Eindringen seine Wurzelrestes in den Canalis mandibularis* – sorgfältige Freilegung und Entfernung, um weitere Verletzung von Gefäß und Nerv zu vermeiden. Luxation des Unterkiefers – (s. vorn Kieferverletzungen).

b) Wurzelspitzenresektion. *Indikation:* Undurchgängigkeit des Wurzelkanals bis zum Apex infolge Krümmungen der Wurzelspitze und infolgedessen dadurch Unmöglichkeit exakter Wurzelbehandlungen, Seitenkanäle am Apex, dauernde Blutungen aus dem Wurzelkanal und dauernde Sekretion aus einem periapikalen Granulom, Korrektur traumatischer Läsionen der Wurzelkanalwandung; zur Korrektur dichtgefüllter, jedoch nicht bis zum Apex reichender Wurzelfüllungen, die von der Krone aus nicht mehr verbessert werden können; Fremdkörper im apikalen Wurzelanteil; neuralgiforme Schmerzen nach Wurzelfüllung; Schmerzen durch Überfüllungen, evtl. prophylaktisch, um Schmerzreaktionen nach Wurzelbehandlung und -füllung auszuschließen.

Kontraindikation: Verlorengehen des Zahnes nach der Operation, fortgeschrittene Paradentose, schwerere Allgemeinerkrankungen.

Anästhesie (vgl. S. 883).

Technik: Schnitt im Vestibulum mit Bildung von Schleimhautlappen (meist rechtwinklig), Abschieben des Periostes mit Raspatorium, Freilegung der Juga alveol., Eröffnung des Knochens mit zahnärztlichem Meißel und Vergrößerung des Trepanationslochs mit Hilfe eines Rundbohrers, Abtragen der freigelegten Wurzelspitze mit Fissurenbohrer,

Ausräumen der Knochenhöhle und Anschrägung der Wurzelspitze, sodann Wurzelfüllung und dichte Schleimhautnaht. *Komplikationen:* Blutung, Infektion, Schädigung von Wurzelspitzen der Nachbarschaft, Verletzung der Kieferhöhle und der Nasenschleimhaut.

1. Zahnkaries

Definition: Nekrobiose der Zahnsubstanz, und zwar erst des Zahnschmelzes und dann des Zahnbeines; meist beginnend am Hals oder in Kronenfurchen infolge Bakterien und Chemikalien (z. B. Säuren, spez. Milchsäure).

Vorkommen: Äußerst häufig, fast bei jedem Kulturmenschen; meist betroffen sind die bleibenden Molaren und Prämolaren, gelegentlich aber auch Frontzähne und manchmal Milchzähne; *weiße* Zähne sind mehr gefährdet als *gelbe;* begünstigend wirkt mangelhafter Gebrauch, ungeeignete Ernährung, gedrängte Zahnstellung und ungenügende Zahnpflege, ferner Erblichkeit, Rachitis, Avitaminose, Hormonmangel, Diabetes, Schwangerschaft, Wachstum usw.

Symptome: Schwärzliche Verfärbung und Zerfall, später (spez. bei Pulpitis) Zahnschmerzen (s. u.) sowie Lymphadenitis submental oder submaxillar sowie cervical.

Stadien und Komplikationen: 1. *Karies* von Schmelz und Dentin mit schwärzlicher Verfärbung und Defekt. 2. *Pulpitis* mit Schmerz spontan und auf Reiz, spez. auf Temperaturunterschied, Klopfen, Elektrizität u. dgl. 3. *Marginale und apikale Paradentitis* (vgl. unten) und alle weiteren Komplikationen der fortschreitenden Entzündung des Zahnfachs und Kieferknochens.

Prophylaxe: Zahnpflege durch desinfizierende (aber milde, nicht säurehaltige) Mundwässer und Zahnpasten, -seifen oder -pulver sowie durch mäßig weiche Zahnbürste (spez. nach den Mahlzeiten und vor dem Schlafengehen), regelmäßige Entfernung des Zahnsteins und zahnärztliche Revision (in der Schulzeit regelmäßig in Form der Schulzahnarztpflege, später mindestens alle ½–1 Jahr), evtl. (spez. bei gedrängter Zahnstellung) Extraktion der vier ersten Molaren im 13.–15. Jahr, Vermeiden von säurebildenden Speisen (Kuchen, Zucker, Schokolade usw.) und Medikamenten (Salzsäure usw.), dafür reichlicher Genuß von hartem Brot oder Zwieback nebst Gemüse, Salat und Obst sowie Vitamine und Hormone, auch Kalk; Nahrung ist gut zu kauen.

Therapie: Zahnärztliche Behandlung, d. h. Füllen des Zahns („Plombieren", genannt nach Plumbum; jetzt mit Gold, Amalgam [d. h. Quecksilbermetallverbindung, Gold-, Silber-, Palladiumlegierung oder dgl.], Zement, Porzellan usw.) nach Entfernen des nekrotischen Gewebes (Ausbohren) und Sterilisieren sowie Austrocknen der Zahnhöhle; nur im Notfall Extraktion nicht erhaltbarer Zähne, welche aber dann durch künstliche Zähne bzw. Gebiß zu ersetzen sind.

2. Apikale Paradentitis

Definition: Tiefe Zerstörung der Zahnpulpa durch Karies von der Oberfläche her mit Granulationsbildung im Raum um die Wurzelspitze und Veränderung derselben.

Ursache: Karies, nicht erfolgreiche, vorausgegangene Zahnbehandlung, Pulpaabriß, Keimeinwanderung durch Schmelzsprünge oder oberflächliche Weichteil- und Knochenzerstörung. *Lokalisation:* Vornehmlich Paradentium im Bereich der Wurzelspitze.

Formen:

a) Chronische apikale Paradentitis: *Symptome:* Subjektiv und objektiv fast keine, geringe Klopfempfindlichkeit und Lockerung, leichter Wurzelfremitus.

Pathologisch-anatomisch: Granulationsgewebe (Granulom, Wurzelspitzengranulom) liegt konzentrisch um die Wurzelspitze entsprechend der Mündung des Wurzelkanals am Foramen apikale; jedoch auch seitlich zum Apex und weit in den medialen oder distalen Periodontalraum hineinreichend. *Verlauf:* Recidivierende Schübe lebhafterer und abklingender Entzündungen, welche zu jeder Zeit in eine akut-entzündliche Veränderung an Weichteilen und Knochen führen können. Lokales Trauma (heftiges Aufbeißen) kann örtlich mitbestimmend sein für eine Exacerbation der latenten chronischen Infektion; jedoch wirkt auch allgemeine Änderung der Immunitätslage (Grippe oder andere Infektionskrankheiten) u. U. auslösend. *Folgen:* Gefährdung des Gesamtorganismus durch Streuung aus den apikalen Herden (Fokalinfektion). Zu unterscheiden:

1. Geschlossene Form und 2. offene Form.

Zu 1. Das gebildete Sekret wird durch die Lymphbahnen den Lymphdrüsen zugeführt und dort entgiftet (Vergrößerung der regionären Lymphknoten).

Zu 2. Eiterabsonderung aus einer kleinen Fistel in Nähe der Wurzelspitze nach außen, am Zahnfleisch meist direkt über der das Granulom tragenden Wurzelspitze; jedoch auch Fistelung nach außen durch die Haut, wo sie in der Umgebung des Kiefers in den Gesichtsweichteilen ausmündet (Verwechslung mit branchiogenen Fisteln, medialen und lateralen Halsfisteln möglich).

Therapie: Wurzelbehandlung, Wurzelfüllung, Wurzelspitzenresektion. Eingriffe im Bereich der äußeren Fisteln zwecklos.

b) Akute apikale Paradentitis: Schließt sich an einen schon bestehenden chronischen Prozeß an, wobei nicht selten Weichteile und Knochen mitbeteiligt werden.

Symptome: Starker Zahnschmerz; Weichteilschwellung der Zahnumgebung, Lockerung des Zahnes, Druckempfindlichkeit und Verlängerung, kollaterales Weichteilödem, regionäre Lymphknotenschwellung.

Formen: Akute Entzündung im Bereich des Wurzelspitzengranuloms mit eitriger Einschmelzung, Knochenmarksabsceß und Resorption der angrenzenden Knochenwand, Eiterdurchbruch über den Knochen unter das Periost.

α) *Subperiostaler Absceß:* Entwicklung meist nach buccal in Richtung der geringsten Knochendicke; jedoch auch nach der Innenseite; im Oberkiefer am häufigsten bei chronisch-apikalen Prozessen des seitlichen Schneidezahns und der Molaren.

β) *Submucöser Absceß:* Eiterentleerung unter die Schleimhaut. Die Schmerzen und Entzündungssymptome am Zahn lassen gegenüber den vorgenannten Stadien nach; es folgt der Durchbruch durch die Schleimhaut und die Spontanöffnung des Abscesses; daraufhin Abklingen der Symptome und Rückkehr in den Zustand der chronischen Entzündung.

Therapie: Zahntrepanation, d.h. Eröffnung der Pulpakammer, um den Eiter durch den Wurzelkanal vom Apex her zum Abfließen zu bringen. *Knochentrepanation:* Eröffnung der vorderen Knochenwand bis in Gegend der Wurzelspitze, um den Eiterabfluß nach außen zu ermöglichen; Extraktion; bei subperiostalem und submucösem Absceß breite Incision im Bereich der Vorwölbung in Lachgasrauschnarkose.

3. Marginale Paradentitis

Definition: Bakterielle Infektion der Zahnfleischtaschen, welche zur Eingangspforte für die Entzündungen an Knochen und Weichteilen werden können. *Symptome:* Ähnlich wie bei der apikalen Infektion, jedoch weniger lebhaft.

Differentialdiagnose: Gegenüber apikaler Paradentitis oft schwierig, einwandfrei nur durch Nachweis der Lebensfähigkeit der Pulpa möglich.

Verlauf: Zerstörung der Alveole, wobei der Knochenmarksabsceß marginal längs des Aufhängeapparates zum Durchbruch kommt; Aufhängeapparat und Alveolarwand werden zerstört. Besonders häufig findet sich infizierte Taschenbildung beim verzögerten Durchbruch der Weisheitszähne, indem das Zahnfleisch durch mechanische Schädigung vom Schmelz abgelöst wird und die sich bildende Tasche zum Sitz von Eitererregern wird; Tascheneiterungen auch bei durchbrechenden retinierten Eckzähnen.

Therapie: Abheben der Gingiva um den Absceß zum Abfluß zu bringen. Bei höherliegenden Abscessen Incision. Reicht die Tasche bis zum Apex, so ist Zahnextraktion unvermeidlich; letzteres gilt vor allem für die unteren Weisheitszähne.

4. Odontogene pyogene Infektionen (vgl. Abb. 186)

a) Perimandibulärer Absceß. *Definition:* Abscedierende Eiterung mit Durchbruch in den Knochen mit Richtung zum Unterkieferkörper und subperiostale Eiterbildung um den Unterkieferrand herum.

Symptome: Mächtige, derbe Weichteilinfiltration, meist subperiostal gelegen, nicht selten Ausbreitung nach vorn bis zum Kinn und hinten zum Kieferwinkel; Einschmelzungszentrum stets im Bereich des Unterkieferrandes; Vordringen der Eiterung im Submandibularfach unterhalb des M. mylohyoideus und in das Sublingualfach; jedoch auch hinter dem aufsteigenden Unterkieferast im Spatium parapharyngeum ist die Ausbreitung in die Flügelgaumengrube und zur Infratemporalgrube, gelegentlich auch Einbruch in die Orbita möglich. Desgleichen Senkung im Raum zwischen Platysma und oberflächlicher Halsfascie nach abwärts in die Fossa suprasternalis und supraclavicularis.

Komplikationen: Septische Thrombophlebitis vom Plexus pterygoideus ausgehend und über die V. ophthalmica superior in den Sinus cavernosus, über die V. ophthalmica inferior in die Orbita und von hier aus über die V. ophthalmo-meningea auf die Hirnhäute fortgeleitet; retropharyngeales Übergreifen von einem Plexus pterygoideus auf den der anderen Seite, intracranielle Eiterungen.

Therapie: Frühzeitige Incision von außen am tiefsten Punkt der Eiterung; meist findet man die periostentblößte, rauhe Knochenoberfläche in der Absceßhöhle freiliegend; Röhrchen- oder Laschendrainage, lokale und allgemeine Chemotherapie, lokale Wärme (Solluxlampe), tägliche Spreizübungen zur Beseitigung der Kieferklemme. Nach Abklingen der akuten Eiterung Zahnsanierung durch Wurzelresektion bzw. meist Zahnextraktion.

b) Perimandibularphlegmone. *Definition:* Phlegmonöse Entzündung gleicher Herkunft wie der perimandibuläre Absceß, jedoch durch virulentere Erreger (Fäulniskeime, Anaerobier) hervorgerufen.

Symptome: Entsprechend dem Perimandibulärabsceß, jedoch wesentlich rascherer Verlauf und schwerere allgemeine toxische Schädigung des Organismus.

Therapie: Incision, gezielte Chemotherapie.

c) Kieferosteomyelitis. *Definition:* Eitrige Knochenmarkentzündung der Kieferknochen, welche durch Fortleitung der eitrigen Infektion von einem der dentogenen Primäraffekte entsteht (am häufigsten durch apikale Paradentitis).

Symptome und Verlauf: Im Oberkiefer auf den Alveolarfortsatz beschränkt; im Unterkiefer rasch auf das Corpus mandibulae übergreifend und mehr oder weniger große Abschnitte befallend; Einbruch in den Mandibularkanal beschleunigt die Fortleitung der Eiterung durch Thrombosierung der Gefäße und Unterbrechung der Zirkulation; Demarkation und Sequestrierung kann ausbleiben und die Infektion den gesamten Unterkiefer befallen.

Folgen: Zahnlockerung, Bildung von submucösen und perimandibulären Abscessen, unerträgliche Schmerzen durch Reizung des N. alveol. inf. mit rascher partieller oder totaler Zerstörung des Nervenstrangs (*Vincent*sches Symptom), Sequesterbildung, Totalsequestierung. Regenerationsleistung oft erstaunlich gut, so daß vollständig ihres Haltes beraubte Zähne, sofern sie durch orthodonische Apparate in der normalen Lage gehalten wurden, von neuem Festigkeit erhalten. Bei mangelhafter Abstützung nicht selten Spontanfraktur, vor allem am geschwächten Unterkiefer; bleibende Gesichtsassymetrie, grobe Deformierung des Unterkiefers, „Vogelgesicht", vorwiegend bei Osteomyelitiden im Kindesalter.

Sonderformen: Zahnkeimosteomyelitis des Säuglings und Kleinkindes sowohl vor dem Milchzahndurchbruch als auch nach dem Durchbruch des Milchgebisses; besonders im Oberkiefer, seltener im Unterkiefer auftretend, mitunter rasch zur Allgemeininfektion mit letalem Ausgang führend; meist stellen sich Eiterdurchbrüche von submucösen Abscessen und recht häufig Orbitalabscesse ein; *Kinnfurunkel* können senkrecht in die Tiefe führen und von außen nach innen in den Kieferknochen eindringen; mitunter wird eine solche Infektion von Fremdkörpern (Geschoßsplitter u. dgl.) vermittelt.

Therapie: Anatomiegerechte Incisionen mit Drahtschienung der von der Eiterung betroffenen Zahnreihe. Letztere muß viele Wochen und Monate aufrecht erhalten werden; erst danach läßt sich beurteilen, welche Zähne ihren Halteapparat und die Vitalität eingebüßt haben; dementsprechend konservative oder operative Zahnsanierung, gezielte Chemotherapie. Sequestrotomie niemals zu frühzeitig und entsprechend den Grundsätzen der allgemeinen Chirurgie (vgl. daselbst).

d) „Dentitio difficilis". *Definition:* Erschwerter Durchbruch des Weisheitszahnes mit akuter Schlupfwinkelinfektion in der Schleimhauttasche, die von der Krone des Weisheitszahnes und dem darüberliegenden persistierenden Schleimhautlappen gebildet wird.

Symptome: Schmerzhafte Schwellung und Rötung des kapuzenförmigen Schleimhautlappens über dem Weisheitszahn, Kieferklemme, Schwellung und Druckempfindlichkeit der Kieferwinkellymphknoten, eitrige Sekretion, mit Ausbreitungstendenz zur Wange oder lingualen Seite des aufsteigenden Kieferastes; Eitersenkung zum Unterkieferrand und Ausweitung zu einem perimandibulären Absceß.

Therapie, im akuten Stadium: Extraktion des Weisheitszahnes unter Penicillinschutz, Spaltung der Schleimhauttasche, Streifentamponade, welche täglich erneuert wird, Solluxlampe, Spreizübungen zur Beseitigung der Kieferklemme und Extraktion oder operative Entfernung des Zahnes, wenn die Gefahr der Wundinfektion beseitigt ist.

e) Pyogene Infektion der Oberkieferhöhle. (Vgl. Kap. Nasen- und Nebenhöhlen).

Ursache: (Rhinogene) oder dentogene Infektion; letzteres von einer apikalen Paradentitis von Zähnen des Oberkiefers aus; ferner nach traumatischen Eröffnungen der Kieferhöhle, Eindringen von Fremdkörpern (Geschosse, Zahnwurzeln, die beim Extraktionsversuch in die Kieferhöhle gleiten); besonders häufig im molaren – und prämolaren Gebiet.

Symptome und Verlauf: Im Zustand der chronischen, teil produktiven, teils serösen Entzündung meist nur geringfügige Erscheinungen (neuralgiforme Beschwerden im Bereich des 2. Trigeminusastes, Druckgefühl im Oberkiefer), im Röntgenbild diffuse Verschleierung der Kieferhöhle; umschriebener, dem Recessus alveolaris breitbasig aufsitzender, ins Lumen der Kieferhöhle halbkugelig vorspringender feiner Schatten (Sinusitis maxillaris comitans); durch akuten Nachschub der bakteriellen Infektion jederzeit akute eitrige Entzündung mit Eitersekretion in das Lumen der Kieferhöhle möglich (*Oberkieferhöhlenempyem*); hier läßt sich akute und chronische Form unterscheiden, jedoch häufig nicht scharf trennen; bei *akutem Empyem* ist Halbseitenkopfschmerz, Fieberanstieg, Schmerzausstrahlung nach dem Ohr, Rhinitis auf der befallenen Seite, fötider Eitergeruch regelmäßig vorhanden und Hinweis auf die Mischinfektion mit putriden Keimen dentaler Herkunft.

Diagnose: Röntgenbild zeigt intensive Verschattung der Kieferhöhle; apikale Aufhellung in der Nähe des Kieferhöhlenbodens läßt die dentale Herkunft ohne weiteres erkennen; zum Ausschluß einer dentalen Infektion dient die elektrische Vitalitätsprüfung; nur bei erhaltener Vitalität der Zähne kann die dentale Infektion ausgeschlossen werden; Punktion und Spülung der Kieferhöhle mit geeigneter Hohlnadel (Lichtwitz-Nadel) vom unteren Nasengang aus.

Technik: Einlegen eines Pantocain-Suprarenin-getränkten Watteträgers unter die untere Muschel der Nasenschleimhaut für 5–10 Minuten; Einstichstelle kurz unter und hinter dem vorderen Ansatz der unteren Muschel und Vorstoßen der Nadel in Richtung seitlich nach oben zum Augapfel (Nadel liegt richtig, wenn die häutige Nasenscheidewand etwas nach der anderen Seite verdrängt wird); Spülung bei vorgeneigtem Kopf mit stark verdünntem Wasserstoffsuperoxyd oder einfacher warmer Kochsalzlösung. *Eiter-Testung:* Eventuell Spülung mit Antibioticis; bei chronischem Empyem: Kieferhöhlenradikaloperation (*Caldwell-Luc, Denker*) vgl. Abb. 181!

f) Gingivitis und Stomatitis nekrotikans (*Mundfäule*) (vgl. S. 922).

Definition: Putride Infektion der Zahnfleisch- und Mundschleimhaut, im allgemeinen mit gutartigem Verlauf.

Symptome und Verlauf: Drei unterscheidbare Stadien:

1. *Gingivitis nekrotikans:* Geringfügige, schmerzhafte Anschwellung des freien Zahnfleischrandes, mit grauer Verfärbung der Papillenspitzen. Zunehmende Schleimhautnekrose, welche sich auf den freien Zahnfleischrand fortsetzt.

2. *Gingivitis gangränescens:* Graugrüne, schlaffe und zerfließliche Nekrose des Zahnfleisches mit fauligem Zerfall und Verflüssigung des Gewebes.

3. *Gingivitis ulcerosa:* Meist zur Heilung überführendes Stadium der Reinigung, wobei es zu leicht-blutenden Geschwürsflächen mit geröteten Säumen als Zeichen einer kräftigen Abwehrreaktion kommt.

Komplikationen: Fortschreitende, zusammenhängende Geschwürsflächen, Abklatschgeschwüre, Befall der Zunge, Kombination mit Angina ulceromembranacea (*Plaut-Vincent*), mit welcher sie die Ätiologie gemeinsam hat.

Ätiologie: Vorkommen von großen Mengen von Spirillen und fusiformen Stäbchen in Verbindung mit allergischen Faktoren im Sinne des *Sanarelli-Shwartzman*-Phänomens sind die auslösende Ursache der örtlich nekrotisierenden Prozesse.

Therapie: Mechanische Reinigung aller Taschen und Buchten der Mundhöhle, Entfernung von Granulationen, Konkrementen, Zahnstein, überstehenden Füllungen, abstehenden Kronenrändern, Spülung mit Wasserstoffsuperoxydlösung (3%ig), Druckstrahlspülung des Mundes, Atomiseur, Zusatz von Chemotherapeuticis zur Spülflüssigkeit, örtliche Anwendung von Jodoform-Glycerin, Zahnfleischverband mit Sulfonamiden, parenteral Depotpenicillin; Zahnsanierung, Gingivektomie bei stark vertieften Zahnfleischtaschen und fortgeschrittener marginaler Paradentitis, operative Eingriffe jedoch erst nach Abklingen der akuten Krankheitserscheinungen.

5. Spezifische Infektionen

a) Tuberkulose. An den Kieferknochen als Folge des Übergreifens einer geschwürigen Schleimhauttuberkulose mit Nekrotisierung und Sequestrierung umschriebener Knochenteile; im Kindesalter besonders in der Gegend des Proc. zygomaticus und am infraorbitalen Rand des Oberkieferknochens als spontane hämatogene Infektion; führt zu käsigen Einschmelzungsherden und Durchbruch eines kalten Abscesses nach außen, der sich gelegentlich an umschriebener Stelle durch die Haut entleert. (Spezifische infraorbitale Fistel.) Tuberkulöse Arthritis des Kiefergelenkes extrem selten.

b) Aktinomykose. Bevorzugt den Mundkieferbereich (vgl. allgemeine Chirurgie).

Spezielle Form: Kieferactinomycose, welche vor allem im Zuge einer Exarcerbation eines chronischen apikalen Wurzelherdes entsteht und von dort in den Kieferknochen eindringen kann. *Symptome und Verlauf: Im Frühstadium,* scheinbar unspezifisches Erstbild im Sinn eines chronischen Subcutanabscesses, welcher von 2 oder mehreren gesonderten Eiterherden in der Kieferumgebung (Doppel- oder Mehrfachabscesse), die eng nebeneinanderliegen, gefolgt wird (Frühbild der Aktinomykose). Auch submucöse oder Wangenabscesse und der akute perimandibuläre Absceß können bereits aktinomykotisch mischinfiziert und der Anfang einer aktinomykotischen Kieferosteomyelitis sein. Bleibt sie im Frühstadium unerkannt und unbehandelt, so folgt der Übergang ins *Spätstadium,* in welchem Schrumpfung, Verhärtung und Übergang in ein altes, zellarmes, faserreiches und derbes Granulationsgewebe erfolgt, welches über zahlreiche verzweigte Fistelgänge mit der Hautoberfläche in Verbindung steht. *Lieblingslokalisation:* Kieferwinkelgegend. *Sonderformen:* Aktinomykom = derber Granulationstumor im Wangenbereich, am weichen Gaumen oder Zunge. *Differentialdiagnose:* Gumma, Fibrom. *Entstehung:* Durch Inoculationsinfektion vom infizierten Zahnsystem oder von einem von außerhalb eindringenden, pilzbeladenen, pflanzlichen Fremdkörper. Befall des Unterkieferknochens beim Menschen sehr selten, gelegentlich in Form der chronischen produktiven Osteomyelitis im Unterkieferbereich.

Therapie: Bei Zungen-Wangen-Aktinomykom sowie bei Speicheldrüsen- und Knochenaktinomykose radikal chirurgisch mit dem Ziel vollständiger Exstirpation; bei den übrigen Formen der häufigen Kieferaktinomykose kombinierte konservativ-chirurgische Behandlung in Kombination mit Chemotherapie (Penicillin in hohen Dosen) und Röntgennachbestrahlung. Die operativen Maßnahmen bestehen in Eröffnung, Excision, Excochleation der Eiterherde mit scharfem Löffel, Zahnextraktionen.

c) Syphilis. Bei kongentialer Lues häufig abnorm geformte bleibende Zähne (*Hutchinson,* Entwicklungsstörung im Laufe des 1. und 2. Lebensjahres), syphilitische Sattelnase, Zahnausfall und Sequestierung der zugehörigen Alveolarfächer mit sekundärer putrider Infektion bei Tabes (metaluische Veränderung) und vor allem *Gumma des Gaumens* (*syphilitisches Gaumenloch*), diffuse Muskelsyphilis, im Sinne einer derben, unempfindlichen Schwellung der Lippe oder der Wange in der Massetergegend mit Funktionsstörungen (Kieferklemme), sehr langsam und schmerzlos entstehend, entzündliche Erscheinungen fehlen. Diffuse Knochensyphilis des Unterkiefers mit ausgedehnter periostaler Knochenauflagerung und gleichzeitigem Knochenabbau im Inneren (Osteoporose); klinisch knöcherne Verdickung des Unterkiefers, Schmerzen, Schlaflosigkeit, röntgenologisch wolkige Aufhellung und verwaschene Zeichnung der Knochenstruktur. *Komplikationen:* Einschmelzung und Durchbruch nach außen, Spontanfraktur; fast niemals Sequestierung und Durchbruch nach außen.

Therapie: Antiluische Behandlung (vgl. Allgemeine Chirurgie) bringt weitgehende Regeneration des Kieferknochens und Wiederherstellung der Muskelfunktion zustande. Bleibende Defekte (Sattelnase, Gaumenloch) müssen plastisch-chirurgisch behandelt werden.

6. Phosphornekrose und Perlmutterdrechslerkrankheit (Vgl. S. 342)

7. Ostitis fibrosa bzw. cystica und Ostitis deformans (Vgl. S. 342)

8. Kiefergelenk

a) Entzündungen. α) *Seröse Entzündung, Symptome und Verlauf:* Gelenkerguß mit Verdrängung des Köpfchens nach vorn und Verschiebung des Unterkiefers nach der gesunden Seite, Bißstörung, hochgradige Kieferklemme, Druckempfindlichkeit, leichte Schwellung der Halsweichteile, Schmerzen beim aktiven und passiven Bewegungsversuch. Meist spontane Ausheilung, gelegentlich jedoch Pannusbildung, welche später zur Arthrosis deformans führt.

Ätiologie: Akuter Gelenkrheumatismus (fragliche Viruserkrankung oder Fokaltoxikose).

Therapie: Ausschaltung von dentalen Herden, die als Fokus in Frage kommen, antirheumatische Therapie (Irgapyrin, Cortison).

β) *Eitrige Entzündung, Ursache:* Übergreifen einer Knochenmarksentzündung vom aufsteigenden Unterkieferast, Weichteilphlegmonen in der Gelenkumgebung, eitrige Mittelohrentzündung, hämatogen-metastatisch nach Scharlach, Masern usw.

Symptome und Verlauf: Temperaturanstieg, hochgradige Druckempfindlichkeit der Gelenkgegend, Hautrötung, Stauchungsschmerz bei Druck auf das Kinn, frühzeitige Spontanperforation gegen die Haut oder den äußeren Gehörgang, röntgenologisch geringer Befund, leichte Gelenkspaltverbreiterung, daher stets Vergleichsaufnahmen mit der gesunden Seite; häufig spontane Ausheilung, oft jedoch Zerstörung des Gelenkknorpels und Ausbildung einer bindegewebigen oder knöchernen Ankylose; Gefahr der sekundären Veränderungen des Unterkieferskeletts, besonders bei Kindern; Zurückbleiben des Unterkieferwachstums auf der erkrankten Seite, Gesichtsasymmetrie, Vogelgesicht.

Therapie: Intraartikuläre Chemotherapie, lokale Wärme (Diathermie, Solluxlampe), frühzeitige Incision, wenn kein rascher Rückgang erzielt wird, und zwar direkt vor dem Ohr oder bei starker Mitbeteiligung der Weichteile unterhalb des Kieferwinkels.

Nachbehandlung: Frühzeitige Spreizübungen, örtliche Wärme, Dehnungsübungen mit Überkappungsschienen zur Prophylaxe der Ausbildung einer Ankylose.

Sonderform: Gonorrhoische Entzündung nur im Gelenk allein lokalisiert.

Therapie: Chemotherapie.

b) Arthrosis deformans des Kiefergelenks. *Ätiologie:* Alterung, erhöhte oder abnorme Belastungsverhältnisse, führen zu Knorpelschwund und Knorpelneubildung in Form von Exostosen und Zacken des Gelenkes; oft als Folge einer serösen oder eitrigen Entzündung mit Knorpelnekrose; ferner Trauma, abnorme Biß- und Bezahnungsverhältnisse, Zahnverlust oder Okklusionsanomalie nach traumatischen Läsionen. *Symptome:* Schmerzen bei Kieferbewegungen, stark knackende Geräusche (intermediäre, im Gegensatz zum terminalen Knacken bei der Luxation), röntgenologisch: Deformierung und Verengung des Gelenkspaltes.

Therapie: Diathermie, Diskektomie.

c) Ankylose des Kiefergelenkes. *Ätiologie:* Gelenkrheumatismus, eitrige Prozesse, Traumen.

Symptome: Mangelhafte Kaufunktion bis zu völliger Kiefersperre, Mikrogenie, Behinderung der Nahrungsaufnahme, vermehrte Kariesanfälligkeit, chronische Zahnfleischentzündungen.

Therapie: Bei desmogener Ankylose gelegentliche Erfolge durch konsequente Dehnungsbehandlung (Apparate nach dem Prinzip von *Heister*).

Operativ: Bei knöchernen Ankylosen, am besten nach *Axhausen*, mit Umschneidung des Gehörgangs, woraufhin die Ohrmuschel nach vorn gezogen werden kann, Mobilisierung des häutigen und knorpeligen Gehörgangs, Abschieben der Parotisläppchen gegen das Jochbein, Freilegung der Kiefergelenkkapsel oder der mit dem Jochbein verwachsenen Gelenkverknöcherungen; Lösung der knöchernen Verbindung, woraufhin bei intaktem anderen Gelenk, die Öffnungsbewegung unmittelbar frei wird (nichterkranktes Gelenk versteift auch nach jahrelanger Ruhigstellung nicht); bei doppelseitiger Ankylose gleiches Vorgehen auf der Gegenseite; Recidivgefahr sehr groß, daher u. U. Interposition von Fascien- oder Muskellappen.

Recidivprophylaxe: Durch sofortiges Anfertigen von Zahnreihenabdrücken, nach welchen ein Dehnapparat angefertigt wird (Aufbißschienen für Ober- und Unterkiefer wirksamer als Dehnungen mit dem ,,Heister"); bei sekundären, durch die Ankylose verursachten Kieferdeformitäten (Mikrogenie): Korrekturoperationen zur Vorbringung des verkleinerten Unterkiefers (vgl. dort). Bei bindegewebig und muskulär-bedingter Beschränkung der Mundöffnung operative Durchtrennung der Narben, Ablösung des verkürzten und narbig veränderten M. temporalis von seinem Ansatz am Proc. coronoid.

Epiphysennekrose am Köpfchen mit sekundärer Arthrosis deformans bei Jugendlichen primär im Sinne einer aseptischen Knochennekrose, sekundär nach frühkindlichen Collumfrakturen und nachfolgender Gelenkbehinderung und Wachstumsstörung.

Therapie: Osteotomie, Plastik.

D. Geschwülste

1. Kiefer- und Zahncysten

a) Follikuläre Cysten. *Definition:* Von der Zahnkrone ausgehende Entwicklungsstörung durch cystische Degeneration eines im Kiefer retinierten (versprengten, gelegentlich auch eines überzähligen) Zahnfollikels.

Anatomie: Cyste mit Balg aus Bindegewebe und Plattenepithelbelag (Schmelzkeim!) mit serösem (klarem, gelbem und geruchlosem), gelegentlich entzündlichem Exsudat (darin u. a. weißgelbliche und perlmutterartig glänzende Schüppchen: Cholestearintafeln!) und mit disloziertem Zahn bzw. Zahnrudiment in der Cystenwand, wobei gewöhnlich die Zahnreihe entsprechend unvollständig ist (Zahnkeim ist dann retiniert; er kann aber auch überzählig oder zugrunde gegangen sein!).

Vorkommen: Selten (etwa 30mal seltener als die radiculären Cysten); in der Regel bei *Jugendlichen* kurz nach der 2. Dentition (10.–20., meist 12.–16. Jahr), aber nicht ganz selten, auch später, z.B. im 3. Jahrzehnt, namentlich wenn ein retinierter Weisheitszahn Anlaß gibt; am häufigsten geht die Cyste von den Eckzähnen aus, dann von den Weisheits- und Backzähnen und sehr selten von den Schneidezähnen; meist am *Unterkiefer*, nach einigen Autoren aber ebenso oft oder noch häufiger auch am Oberkiefer; manchmal liegt eine Follikelcyste, wenn sie nämlich von einem verlagerten Zahnkeim ausgeht, abseits vom Alveolarfortsatz, z.B. im Oberkieferstirnfortsatz, unter dem Augenhöhlenrand, im harten Gaumen oder im Oberkieferkörper; gelegentlich finden sich mehrere Cysten.

b) Radiculäre Cysten. *Definition:* Von der Wurzel eines pulpentoten Zahnes ausgehende cystische Umwandlung des Wurzelgranuloms unter Benutzung von bei der Zahnentwicklung von der Wurzelhaut liegengebliebenen Epithelresten; chronisch granulierende Paradentitis apicalis mit Verflüssigung des Inhaltes; Wandepithelisation durch Epithelreste der Wurzelhaut.

Anatomie: Ähnlich follikulärer Cyste, aber ohne dislozierten, wohl aber bei kariösem Zahn.

Vorkommen: Nicht sehr selten, entsprechend der Häufigkeit der Zahnkaries; etwa 30mal häufiger als Follikelcysten; in *allen* Lebensaltern, spez. im *mittleren*, nämlich im 20.–30. Jahre, dagegen sehr selten an den Milchzähnen bei kleinen Kindern im 1. Jahrzehnt; häufiger am *Oberkiefer*, hier evtl. Oberkiefer facial oder palatinal auftreibend oder sich vorwölbend in die Oberkieferhöhle (differentialdiagnostisch *Cave!* u.a. Oberkiefertumor sowie Hydrops und Empyem der Oberkieferhöhle!), seltener am Unterkiefer: 3:1; Prämolaren und Incisivi sind häufiger betroffen als Molaren; evtl. ist der betreffende Zahn extrahiert.

Symptome, zu a) und b): Glatte, halbkugelige, schmerzlose Auftreibung des Kiefers nach außen und innen, Nase, Gaumen, Oberkieferhöhle usw., evtl. mit Pergamentknittern und Fluktuation, schließlich durchbrechend nach außen oder innen; Röntgenbild (rundliche und begrenzte Knochenaufhellung, und zwar bei follikulärer Cyste mit retiniertem bzw. überzähligem Zahn – Krone nach dem Cysteninneren und Wurzel nach der Wand – und bei der radiculären Cyste mit krankem, evtl. lockerem bzw. extrahiertem Zahn – mit der kranken Wurzel in die Cyste hineinragend, und zwar mit der Cystenbalgdecke oder [nach vorheriger Entzündung] frei), Probepunktion (typischer Inhalt mit Cholesterinkristallen).

Größe: Bis kirsch- oder pflaumen-, selten ei- oder apfelgroß.

Verlauf: Im *nichtinfizierten Stadium* chronisch-verdrängend, im *infizierten Stadium* plötzlich alle Erscheinungen einer akuten Entzündung; Infektion wird ausgelöst durch Wurzelbehandlung, Zahnextraktion, Exazerbation des Granuloms.

Differentialdiagnose: a) und b) untereinander [a) schmerzlos und langsam, auch selten, meist bei Jugendlichen und am Unterkiefer(?), zugleich betreffender Zahn nicht erkrankt, aber Gebiß evtl. unvollständig; b) manchmal schmerzhaft und rasch, auch häufiger, etwas mehr bei Älteren und am Oberkiefer; zugleich betreffender Zahn erkrankt], auch gegenüber Gesichtsspaltencyste, Nasengaumencyste und Paradentalcyste sowie gegenüber zentralem Sarkom, Adamantinom, Ostitis cystica, Echinococcuscyste, Osteom usw. und gegenüber Entzündung, spez. Knochenmarkabsceß bzw. Ostitis cystica, Parulis oder Oberkieferhöhlenempyem (Röntgenbild zeigt bei Cyste scharfe und rundliche Begrenzung).

Komplikationen: Vereiterung, Fistelung, Phlegmone, Knochennekrose, Spontanfraktur, Antrumempyem und Sepsis; vereinzelt ist Carcinomentwicklung beschrieben.

Therapie: Wurzelspitzenresektion nach Zahnfüllung oder Zahnextraktion sowie Radikaloperation: In Lokalanästhesie von einem Schnitt innen an der Umschlagsfalte der Schleimhaut teilweise Resektion der vorderen Cystenwand samt Knochenschale (durch Meißel, Hohlmeißelzange usw. oder besser durch Fräse) und dann entweder a) Vernähen des restlichen Cystensacks mit der Mundschleimhaut nebst Jodoformgazetamponade (*Partsch I* = Cyste wird zu einem Teil der Mundbucht; oder besser, namentlich bei *kleineren* Cysten b) Exstirpation bzw. Exkochleation des Cystensacks, Abflachen der Knochenhöhle und Schleimhautnaht, evtl. unter Einschlagen eine Schleimhautperiostlappens (*Partsch II* = Radikalentfernung des Cystensacks); am Oberkiefer macht man bei großen, spez. bei in die Oberkieferhöhle eingebrochenen Cysten am besten die Radikaloperation nach *Caldwell-Luc* (vgl. Abb. 181), indem man nach Eröffnung und Ausräumung der Cyste von der Mundhöhle her hier in der Fossa canina die Mundschleimhaut wieder vernäht, nachdem man breit zur Nasenhöhle eröffnet und drainiert hat unter Einklappen eines Schleimhautlappens durch das im unteren Nasengang angelegte Fenster in der nasalen Kieferhöhlenwand (vgl. Oberkieferhöhlenempyem!).

c) Nasengaumengangscyste. *Definition:* Cyste von versprengten Keimen des Ductus naso-palatinus. *Vorkommen:* Sehr selten. *Symptome:* Ähnlich Kiefer- oder Zahncyste, aber typisch herzförmig und streng mittelständig am harten Gaumen dicht hinter der Zahnreihe. *Diagnose:* Unter anderem Röntgenbild; sonst ist wichtig mediane Lage und charakteristische Form sowie normaler Zustand der mittleren Schneidezähne. *Differentialdiagnose:* Zahncysten. *Komplikationen:* Unter Umständen Vereiterung und Durchbruch in Nasenhöhle, Knocheneiterung usw. *Therapie:* Radikaloperation, und zwar bei kleiner Cyste Ausschälung und bei großer Operation *Partsch I*, dabei entweder bei zahnlosem Kiefer buccal oder sonst (zwecks Erhaltung der gefährdeten Frontzahnwurzelspitzen, wenn man sie nicht resezieren will) besser vom Gaumen aus.

d) Gesichtsspaltencyste. *Definition:* Flimmerepithelcysten im Bereich einer fötalen Gesichtsspalte, meist der seitlichen Oberlippenspalte am Naseneingang, daher auch Naseneingangscyste genannt. *Entstehung:* Durch Epitheleinschlüsse bei der Gesichtsentwicklung. *Vorkommen:* Selten. *Symptome:* Subcutan rundliche Geschwulst unter dem Nasenflügel ähnlich Kiefercyste, aber zwischen Wange und Oberkiefer, und zwar zumeist außerhalb des Kiefers, welcher aber eingedellt sein kann. *Therapie:* Ausschälung (von einem Schnitt an der Umschlagstelle; *Cave!* Verletzung der Nasenschleimhaut!). *Diagnose und Differentialdiagnose:* Röntgenbild, evtl. mit Kontrastfüllung (Knochen und Zähne intakt); im Punktat sind keine Cholesterinkristalle.

e) Paradentalcyste. *Ursprung:* Aus interdentalem Knochen. *Lage:* Dreieckige Form, Spitze davon papillenwärts gerichtet, vorwiegend im Bereich des Weisheitszahnes; Zähne sonst vollständig und gesund.

2. Odontogene Tumoren

a) Adamantinome. *Aufbau:* Teils cystisch (sog. „multilokuläre Cystome"), teils (seltener) solide mit palisadenartig nebeneinanderstehenden hohen cylindrischen Zellen außen und mit netzartig angeordneten sternförmigen Zellen innen; Adamantinomstrang, vom Schmelzorgan ausgehend, also von Zellen der Zahnanlage oder des *werdenden* Zahns, daher „Adamantinome" oder „gutartige Epitheliome der Kiefer".

Vorkommen: Selten (die cystische Form ist anscheinend häufiger als die solide); 84% Unterkiefer (links etwas häufiger als rechts); selten am Oberkiefer, und zwar vorzugsweise an den hinteren Molaren und Prämolaren, spez. Weisheitszähnen. *Altersverteilung:* 37,6 Jahre. *Geschlechtsbevorzugung:* Frauen etwas häufiger. *Wachstum:* Lokal destruktiv, starke Recidivneigung, maligne Entartung 4-5%.

Symptome und Diagnose: Lokalisation im Unterkiefer und langsames Wachstum sowie dem Knochen angehörende, harte, höckerige oder grobbucklige, meist hühner- bis gänseeigroße Geschwulst, evtl. mit Pergamentknittern; dazu Röntgenbild (mehr oder weniger wabenartiges vielkammeriges Cystengebilde mit Begrenzung); evtl. Probeexcision nebst histologischer Untersuchung.

Differentialdiagnose: Follikelcyste, Ostitis fibrosa; histologisch ist Unterscheidung von Carcinom oft schwierig.

Folgen: Sprach-, Kau- und Atmungsstörungen, Beeinträchtigung des Kieferschlusses; evtl. Zahnlockerung; gelegentlich Spontanfraktur, Infektion, Metastasen (sehr selten).

Prognose: Gelegentlich infiltrierend und öfters (in 25–33½%) rezidivierend, selten metastasierend. (Beobachtung ist also nach der Operation für längere Zeit nötig.)

Therapie: Präoperative Anfertigung einer Stützprothese, sodann radikale Ausräumung oder auch Resektion im Gesunden (s. dort).

b) Odontome. *Definition:* Dysontogenetische Geschwulstbildung der Zahnanlage, aus epithelialen und mesenchymalen Bestandteilen zusammengesetzt.

Vorkommen: Selten; meist am Unterkiefer, gewöhnlich am Kieferwinkel und in der Eckzahngegend, selten (etwa 25%) am Oberkiefer, dann in der Eckzahngegend, vorwiegend, wohl auch gelegentlich als sog. „totes Osteom" der Neben-, spez. Oberkieferhöhle; bei Jugendlichen und Erwachsenen (im 3.–50., meist 7.–26. Jahr) im Anschluß an die zweite Dentition; am häufigsten ist betroffen der Weisheitszahn bzw. dessen Keim.

Formen: Weiche O.: Bestehen aus myxomatösem Gewebe mit Epithelien, Dentin und Zement.

Harte O.: Aus Schmelz, Dentin, Zement.

Einfaches O.: Entsteht nur aus *einem* Zahnkeim.

Zusammengesetztes O.: Aus mehreren, meist überzähligen und mißgebildeten Zähnen.

Anhängende O.: Harte Geschwülste an Krone oder Wurzel eines voll ausgebildeten Zahnes. (Analog den Exostosen!)

Selbständige O.: Liegen frei im Kieferinneren, meist durch bindegewebige Hülle abgegrenzt. Bleiben oft lange unbemerkt; erst hinzutretende Entzündung gibt Anlaß zu Erkennung und Entfernung.

Therapie: Ausschälung mit Elevatorium, scharfem Löffel u. dgl. nach Knochenaufmeißelung und anschließend Vernähung nach muldenförmiger Abflachung der Knochenhöhle, evtl. unter deren Ausfüllung mit Plombe oder Schleimhautlappen; Zahnabdruck für Zahnschienenanfertigung vorher ist ratsam wegen Gefahr von Fraktur bei der Radikaloperation.

3. Alveolarfortsatztumoren

a) Riesenzellenepulis (vgl. S. 461).

Therapie: Abtragung samt Periost- und Knochenbasis des Alveolarfortsatzes (sonst Rezidiv!) durch Umschneiden und Zurückschieben von Schleimhaut und Periost, Abmeißeln oder besser Abfräsen oder Abkneifen mit *Luer*scher Hohlmeißelzange, Jodoformgazetamponade oder besser Schleimhautnaht nach muldenförmiger Abflachung des Knochens. Bei infiltrierend-resorptivem Prozeß mache man evtl. Kieferresektion. Die beteiligten Zähne müssen gewöhnlich geopfert werden, da sonst Rückfall droht.

4. Kiefertumoren (überwiegend bösartige, selten gutartige)

a) Fibrome. Periostale und centrale (gegenüber Sarkom langsam wachsend, nicht zerstörend, abgegrenzt, derb; selten; vorwiegend im jugendlichen Alter von 20–30 Jahren; meist am horizontalen Ast des Unterkiefers; Röntgenbild zeigt einen gleichmäßigen Schattendefekt mit wolkiger Mitte und deutlicher Begrenzung). *Differentialdiagnose:* Cysten, Fibrogranulome, Unterscheidung durch Probepunktion.

b) Osteome. Mehr oder weniger gestielte Exostosen (z. B. am Bulbus mit Sehstörungen, am Unterkiefer-Gelenkfortsatz mit Kaustörungen), Exostosen im Kieferkörper und abgekapselte Osteome in den Nebenhöhlen, spez. in der Oberkieferhöhle mit Neigung zu Nekrose, Empyem, Verwachsen zur Orbita mit Bulbusverlagerung; betroffen ist meist das jugendliche Alter; evtl. beiderseits vorkommend; außerdem gibt es echte diffuse Osteome im Knochen; Röntgenbild zeigt einen wolkigen und unregelmäßigen, zugleich dichten Schatten ohne scharfe Begrenzung zum umgebenden Knochen; *Differentialdiagnose:* chronisch-entzündliche Hyperplasie, Odontome. *Therapie:* Resektion des Gelenkfortsatzes, anschließend Prothese für viele Monate.

c) Chondrome. Selten. (Verwechslung mit Sarkom.) *Therapie:* Evtl. Resektion.

d) Angiome. Angioma arteriale racemosum: Sogenanntes „Knochenaneurysma der Kiefer" (z. B. der A. alveolaris inf.) mit bedrohlicher Blutung bei Zahnextraktion oder bei Exstirpation; vereinzelt.

e) Sarkom.

Vorkommen: Häufig, spez. am Oberkiefer, seltener am Unterkiefer. *Altersverteilung:* 30.–40 Jahr. *Geschlechtsverteilung:* Frauen bevorzugt.

Formen: α) Peripheres oder periostales, erst spät-mestastasierend;

β) zentrales, den Knochen von innen her auftreibend, mit knitternder Knochenschale („Pergamentknittern"), häufiger und bösartiger als α); bisweilen Melanosarkom bzw. Melanome, auch Ewing-Sarkom; selten metastasierend; selten sind auch metastatische Sarkome in den Kieferknochen (Melanome, Hypernephrom, Schilddrüsenadenom).

f) Carcinom. *Vorkommen:* Noch häufiger als Sarkom, spez. am Oberkiefer, nur sehr vereinzelt als echter Primärtumor. *Altersverteilung:* 40.–70. Jahr. *Geschlechtsverteilung:* Männer deutlich bevorzugt (2–3:1).

Formen: α) *primär:* Sehr vereinzelt als echter Primärtumor von versprengten Epithelresten (*Malassez*) oder vom Epithel einer Zahncyste (letzteres häufiger als ersteres);

β) *sekundär:* Als *Plattenepithelcarcinom* von der Schleimhaut des Mundes, Rachens, Zunge, Wange, Gaumen, Tonsillen usw. und von den Alveolarfortsätzen rasch auf den Knochen übergreifend; als *Basalzellencarcinom* mit Vorliebe am Gaumen oder von der Mundschleimhaut auf dem Boden einer Leukoplakie.

Ursache: Reizung durch scharfe Zahnräder oder Prothese, Leukoplakie, Zahn- und Kiefercysten, chronische Kieferhöhleneiterung, Rauchen usw.

Wachstum: Plattenepithelcarcinom der Mundschleimhaut wächst rasch und flächenhaft in die Tiefe, dabei schrankenlos infiltrierend und frühzeitig in die regionären Lymphknoten metastasierend; seltener papilläre Wuchsform an der Gingiva. Rasches Vordringen in die Gegend der größeren Trigeminusäste und dadurch sehr frühzeitig unerträgliche Schmerzen hervorrufend. *Basalzellcarcinom* meist sehr langsam wachsend und erst im späteren Stadium plötzlich in rapides Wachstum übergehend (Leukoplakie als Präcancerose!).

Symptome: Ulceration, Schmerzen, regionäre Drüsenschwellung. Bewegungseinschränkung der Zunge und des Kiefers (Sprachstörung, Behinderung der Nahrungsaufnahme, Einwachsen in die Nase) mit Verlegung einer Nasenhälfte oder des Tränennasenkanals (Tränenträufeln), verdrängendes Einwachsen in die Augenhöhle mit Bulbusverdrängung (Doppelsehen), Kieferhöhlenempyem, Zahnausfall, Spontanfraktur, Kieferklemme, bei Oberkiefergeschwulst typisches „Froschgesicht". Bei Carcinom vorwiegend submentale, submandibulare und tiefe cervikale Lymphknotenmetastasen, bei Sarkom auch organspez. Lungenmetastasen. *Diagnose:* Verlauf, Symptome, Inspektion, Rhinoskopia ant. und post., Palpation, Röntgenbild (Knochenzerstörung, Kieferhöhlenverschattung!), Probepunktion, evtl. Probeexcision. *Differentialdiagnose:* Gutartige Tumoren, Kieferentzündungen, Zahnkaries, Tränensackstenose. *Prognose:* Schlecht. Zahl der Dauerheilungen gering (etwa 10–30%); bei jauchigem Zerfall meist Tod an Erschöpfung, Blutung, Aspirationspneumonie, Meningitis innerhalb 3–12 Monaten.

5. Therapie der Kiefergeschwülste

a) Konservativ. Röntgen und Radium. Als alleinige Therapie meist nicht erfolgreich, da die Tumoren des Mund-Kieferbereichs, insbesondere die Kiefercarcinome sehr wenig strahlensensibel sind. Inoperable Carcinome können durch Nahbestrahlung (*Chaoul*) noch gut zurückgehen, auch große Lymphome können noch operabel werden; jede Form der Vorbestrahlung des Halses erschwert jedoch die anatomische Präparation und kann die Arrosionsbereitschaft der Carotis steigern; von Nachbestrahlung, vor allem nicht entfernbarer Tumorreste, wird in Form der Direktbestrahlung mit dem Körperhöhlenrohr Gebrauch gemacht; nach Oberkieferresektion Einlegen von Radium in die Resektionshöhle; viele Chirurgen bestrahlen nur die Recidive intensiv nach. Die operative Behandlung steht noch immer an erster Stelle.

b) Operativ. *Zahnärztlich-prothetische Vorbereitung:* Gebißsanierung durch Extraktion aller erhaltungsunfähigen Zähne und Wurzelreste, Versorgung jeder offenen Kavität, gründliche Zahnsteinentfernung und Behebung einer chronischen Gingivitis. Herstellung der Resektionsprothesen.

1. Prothetik vor *partieller Oberkieferresektion* (Prinzip für jede Prothetik dieser Art): Abdrücke von Ober- und Unterkiefer, Herstellung eines Positivs, Einstellung der richtigen Bißlage und Einsetzen der Abdrücke in den Articulator, Wachsprobe der aufgestellten künstlichen Zähne zur Bißkontrolle, Radieren der bei der Operation in Wegfall kommenden Zähne, Aufsetzen der zuvor geprobten Wachsplatte auf dieses so bearbeitete Modell und Hinzufügen der noch fehlenden Zähne, Einbettung und Polymerisation der Prothese; Berücksichtigung von Zahnverlusten im Gegenkiefer und Überbrückung derselben durch eine Prothese, weil nur hierdurch vollwertiger Kauakt und richtige Statik der Resektionsprothese zu erwarten ist; kurzfristige Ausführung der prothetischen Vorarbeit, um den chirurgischen Eingriff nicht in die Länge zu ziehen!

2. Prothetik bei *einseitig totaler Oberkieferresektion:* Wie 1.; die Konservierung jedes einzelnen zur Abstützung geeigneten Zahnes in der gesunden Oberkieferhälfte ist besonders zu berücksichtigen.

c) Prothetik bei partieller Unterkieferresektion. Wie a.

d) Prothetik bei Exartikulation einer Unterkieferhälfte. Abdrücke der Zahnreihen des Ober- und Unterkiefers, Abtragen des in Wegfall kommenden zahntragenden Stücks am Unterkiefermodell nach vorheriger Bestimmung der richtigen Bißlage, Herstellung eines aufsteigenden Unterkieferastes aus Kunststoff und Herstellung einer Prothese mit Klammerbefestigung am Restgebiß des Unterkiefers und Ersatz aller fehlenden oder durch die Operation wegfallenden Zähne; aufsteigender Kieferast aus Kunststoff wird in das Wundbett eingelegt, Vereinigung von Prothese und künstlichem aufsteigenden Ast geschieht durch eine Stellvorrichtung am Prothesenrand, wodurch der aufsteigende Ast in richtiger Lage fixiert werden kann.

Technik: α) Partielle Oberkieferresektion (meist zur Entfernung gutartiger Geschwülste und Granulationstumoren). Schnittführung in der Schleimhaut je nach Umfang und Sitz der Geschwulst unter Berücksichtigung von meist rechteckigen Lappenbildungen, mit denen eine gegebenenfalls eröffnete Kieferhöhle oder ein Nasenbodendefekt gedeckt werden kann (Schonung der Aa. palatinae); subperiostale Ablösung der gesunden Schleimhaut vom Knochen mit schmalem Raspatorium; bei Eröffnung der Kieferhöhle prophylaktisches Anlegen eines großen Fensters zum unteren Nasengang; Zurichtung der Defektränder, so daß keine Schwierigkeit beim Tragen der Immediatprothesen entsteht und Abdeckung der Knochenwundflächen mit mobilisierten Schleimhauträndern und Lappen aus der Wange oder dem Gaumen. Niemals Nahtvereinigung über einer eröffneten Höhle unter Spannung erzwingen. Einsetzen der vor der Operation hergestellten Prothese, welche meist kleiner ist als der Defekt, so daß unter ihr noch tamponiert werden kann und die Platte als Tamponhalter verwendet wird. Bei großen Weichteildefekten Auskleidung des Defektes mit Thierschlappen, zu deren Fixierung ebenfalls die entsprechend aufgepolsterte Prothese verwendet wird.

β) Typische totale Oberkieferresektion (Dieffenbach): Im Idealfall bei Carcinomen innerhalb der Kieferhöhle; praktisch überschreiten gutartige wie bösartige Tumoren immer die typischen Grenzen, daher die typische Operation meist in der einen oder anderen Richtung erweitert werden muß.

Anästhesie des N. maxillaris, Ggl. sphenophalatinum, Nn. ethmoid. ant. und post. Lokale Umspritzung von Haut und Schleimhaut im Schnittbereich. Schnittführung nach *Dieffenbach-Weber-Kocher*; Spaltung von Oberlippe in der Mitte oder auf dem Philtrumrand, Incision der Mundschleimhaut entlang den Zahnfleischpapillen oder auf dem Alveolarkamm. Extraktion des mittleren oder seitlichen Schneidezahns der kranken Seite und Fortführung des Schnitts über die Alveole und die Schleimhaut des harten Gaumens je nach Ausdehnung des Tumors entlang der Zahnreihe oder im harten Gaumenbereich. Abtrennen des weichen Gaumens am hinteren Rand des Gaumenbeins durch Schnitt von medial nach lateral; Fortführung hinter dem Tuber maxillare und vor dem Hamulus pterygoideus an die Außenseite des Tuber, wo er sich mit dem äußeren Schleimhautschnitt vereinigt; Skelettierung des Oberkiefers bis das halbe Jochbein freigelegt ist; Einschneiden der Ursprungssehne des M. masseter unterhalb des Jochbeinrandes; freimachen des unteren Orbitalrandes und der Apertura piriformis; ablösen der Periorbita vom Orbitalboden bis in $1\frac{1}{2}$ cm Tiefe und Darstellung der Fiss. orb. inf. des mittleren Abschnitts der Facies orb. des Oberkieferbeins und des medial gelegenen Tränensacks; Durchtrennung des Proc. frontalis des Oberkiefers mit dem Meißel (Erhaltung des Tränensacks!). Durchführen der Gigli-Säge durch das Ende der Fiss. orb. inf. und dorsal um das Jochbein; Durchschlagen des Alveolarfortsatzes in der Alveole des extrahierten Zahnes bis in die Apertura piriformis lateral der spina nasalis ant.; weiterführen des Knochenschnitts nach dorsal, indem der Gaumenfortsatz lateral des Ansatzes des Nasenseptums durchtrennt wird (*Cave!* Verletzung des Septums oder der unteren Muschel), Durchtrennung der letzten Verbindung des Oberkiefers mit dem Flügelfortsatz und Herausluxieren des Oberkiefers (Versorgung der Aa. palat. descend. und alv. sup. post.). Bei Absinken des Augenbodens und des Bulbus folgt die Abspaltung der vorderen Partie des M. temporalis und seine Befestigung an einem Rest des Stirnfortsatzes, wodurch die funktionellen und kosmetischen Ergebnisse gebessert werden (Plastik nach *F. König*). Schleimhautersatz durch freie Transplantation von Epidermislappen, welche mit Hilfe der Immediatprothese in die Wundhöhle eingedrückt werden. Tamponade der Resektionshöhle nur bei unkontrollierbarer Blutung; meist genügt für die Tamponade die Zeit, während welcher die Resektionsprothese hergestellt wird.

γ) Unterkieferresektion: Vorgehen mit Vorpflanzung (s. Unterkieferpseudarthrosen).

Halbseitenresektion bei bösartigen Tumoren („en-bloc-Ausräumung" mit submandibulären Weichteilen und zugehörigen Lymphknoten, nach *Crile*): Zunächst Verkochung freier Geschwulstoberflächen im Mund; sodann vertikaler Schnitt in der Unterlippe und bogenförmiger submandibulärer Schnitt bis unter das Ohrläppchen; Durchtrennung von Haut und Platysma, jedoch nicht der Halsfascie; Unterbindung der V. jug. ext. und Abpräparieren des Hautlappens auf der Fascie nach aufwärts bis lateral vom Kieferrand (Abstand vom Tumor halten!); Spaltung der Unterlippe bis auf den Knochen und Umschneidung des Tumors im erforderlichen Abstand in der Wangenschleimhaut; Zurückpräparieren der Wange durch Ablösen der Weichteile in 1–1,5 cm Abstand vom Tumor; stumpfes Abdrängen der Ohrspeicheldrüse vom Masseter (wenn möglich Erhaltung des Ram. margin. N. facialis), nach Abgrenzung des Unterkiefertumors nach lateral und oben folgt die Abgrenzung des submandibulären Gebietes; man achte vor allem auf sauber abgrenzende Präparation zwischen submandibulärem und cervikalem Lymphgebiet (cave! Verletzung des cervikalen Lymphknotens am hinteren Bauch des digastricus = *Küttner*sche Drüse); stumpfes Auslösen des hinteren Teils der Speicheldrüse und Unterbindung der A. facialis; Durchtrennung des Unterkiefers vorn in der Mitte und des aufsteigenden Astes bzw. Exartikulation im Kiefergelenk (am besten mit dem Gnathotom nach *Wolf*); Loslösung der Gl. sublingualis, Abtrennen des M. mylohyoid. am Zungenbein, evtl. Ligatur der A. und V. ling.; Schonung des N. hypoglossus, Herausnahme des Unterkiefers samt anhängendem Weichteilpaket und ergänzende Ausräumung des submentalen Fettgewebes bis zum vorderen Digastricusbauch; Naht der Schleimhaut und evtl. Schleimhautersatz durch gestielten Hautlappen, um die Mundhöhle abzuschließen. Nach Abschluß der Mundhöhle folgt Naht der äußeren Hautränder und Drainage der Wundhöhle.

Zusätzliche Ausräumung der cervikalen Lymphknoten in der gleichen oder in einer zweiten Sitzung: Eingriff kann nur bei gutem Allgemeinzustand einzeitig ausgeführt werden, auch steht die Infektionsgefahr dem einzeitigen Eingriff entgegen.

Vorgehen: Bezweckt Entfernung der Jugularvene und sämtlichen Zwischengewebes (cervikale Lymphknoten Lgl. cerv. prof. sup. et inf. = II. Hauptgruppe und evtl. Lgl. retrophar. lat. und supraclavicul. = III. Hauptgruppe). *Schnittführung:* Längsschnitt am Vorderrand des Kopfnickers und daraufgesetzter Querschnitt in Höhe des Zungenbeins. Ablösen der Cutis von der Fascie und Durchtrennung derselben dorsal des M. sternocleid.; Durchtrennung des Sternocleid. oberhalb seines Ursprungs am Brust- und Schlüsselbein, Abtrennen des M. omohyoid.; Eröffnung der Gefäßscheide in gleicher Höhe und Isolierung der V. jug. int. stumpf vom N. vagus; doppelte Ligatur und Durchtrennung des Gefäßes; Auspräparieren von Muskel, Vene und sämtlichem Bindegewebe in einem Stück auf der A. carotis und der Fascie der Scaleni; gelegentlich Resektion der A. carot. ext.; Abtrennung des hinteren Bauches des Digastricus und des Stylohoyideus, um die *Küttner*sche Drüse abzugrenzen; Auspräparieren des M. sternocleido bis zum Mastoid und Abtrennung dortselbst sowie Unterbindung der V. jugul. int. unterhalb der Schädelbasis; wenn möglich Erhaltung des N. accessorius; *Cave!* Vagusverletzung (Recurrensparese und evtl. Schlucklähmung); *Cave!* Verletzung des Truncus sympathicus (*Horner*!). Nach erfolgter Blutstillung Einsetzen der Immediatprothese und fixe Einstellung des künstlichen aufsteigenden Astes, zu der an den restlichen Zähnen des Unterkiefers verankerten Prothese durch Festziehen der Stellschraube; Lücken zwischen Prothese und aufsteigenden Ast werden mit Stentsmasse verkleidet; Hautnaht mit breiter, submandibulärer Drainageöffnung zur Vermeidung einer absteigenden Halsphlegmone; auch hier kann der künstliche aufsteigende Ast mit Thiersch-Läppchen gedeckt werden, die nach Einführung der Prothese anheilen und den ursprünglichen Wundkanal epithelisieren.

Nachbehandlung: Verhütung und Bekämpfung von Aspirationspneumonie, evtl. Tracheotomie; prophylaktische Chemotherapie, Sondenernährung, Wund- bzw. Mundhöhlenspülung mit Wasserstoffsuperoxyd, *Cave!* Nachblutung; Herstellung der Dauerprothese nach 8–10 Tagen, indem die durch die Schraube hergestellte Verbindung jetzt durch Kunststoff in eine definitive Verbindung umgewandelt wird; endgültige Herstellung eines Unterkieferastes durch freies Knochentransplantat bleibt Endziel; Ausführung frühestens 6 Monate nach abgeschlossener Wundheilung (vgl. Unterkieferdefektpseudarthrosen) möglich.

6. Abschnitt: Nase und deren Nebenhöhlen
(*Äußere Nase*, vgl. Gesichtsplastik S. 852)

A. Mißbildungen

Doppelnase, mediane Nasenrückenfistel, mediane oder laterale Nasenspalte, Stenose oder Atresie der vorderen Nasenöffnung (ein- oder doppelseitig, evtl. mit Störung von Atmung und Saugfähigkeit), *Vorsprünge, Schiefstand und Totaldefekt des Septum, mangelhafte Ausbildung der Muscheln, Verwachsungen der Muscheln mit dem Septum, Choanenstenose oder -atresie* (d.h. membranöser oder häufiger knöcherner Abschluß zwischen Keilbein und Gaumenplatte; angeboren oder erworben; im ersteren Falle operiert man am besten erst im 10.–12. Jahr; dagegen sind vorn und in der Mitte der Nase die totalen und partiellen Verwachsungen zwischen Septum und Muscheln als sog. „Synechien", meist entstanden durch ulceröse Prozesse: Lupus, Lues usw. oder durch operative Eingriffe, spez. galvanokaustische Ätzung); es kommt dabei zu Nasenatmungsbehinderung u.a. Beschwerden; evtl. schreite man zu Durchtrennung nebst Abtragungen an Septum und Muschel sowie Tamponade und Hautverpflanzung), *Nasenzähne* (Röntgenbild!) usw.

B. Verletzungen

Entstehung: *Scharf* durch Schuß usw., meist *stumpf* durch Schlag, Steinwurf, Sturz aufs Gesicht.

Folgen und *Komplikationen:* Fraktur der Nasen-, Stirn-, Oberkiefer- und Siebbeine oder des Septum, Septumdeviation, Entstellung („Flach- oder Platt-, Stumpf-, Schief-, Sattelnase" usw.), Nasenverlegung, Hämatome und Abscesse am Septum, Knochen- und Knorpelnekrose, Nebenhöhlenaffektion, Gesichts- und Orbitalphlegmone, Hautemphysem und evtl., nämlich bei gleichzeitigem Schädelgrundbruch auch als *Pneumatocele intracranialis* (Röntgenbild zeigt Luftblase in der Schädelhöhle!); gewöhnlich besteht auch starkes Nasenbluten infolge Schleimhautzerreißung und starke Weichteilschwellung infolge Blutunterlaufung, wodurch Deformitäten evtl. zunächst verdeckt und erst später erkannt werden.

1. Rhinorrhoe

Vorkommen: Besonders im Anschluß an Schädeltraumen, gelegentlich spontan nach Nies- oder Hustenattacken.

Pathogenese: Liquorfistel durch Dehiszenzen bzw. Frakturen in der Lamina cribrosa oder Verbindung zwischen vorderer Schädelbasis, Stirnhöhle und Siebbeinzellen.

Diagnose: Möglichst genaue Klärung von Ursache und Ort der Liquorfistel durch Rhinoskopie, wozu oft Septumresektion und Beiseitedrängung der mittleren Muschel erforderlich ist.

Therapie: Je nach Lage der Fistel in der Lamina cribrosa oder im Bereich der Nebenhöhlen, direkte Verätzung der Fistel oder Quetschung der Schleimhaut mit dem Spekulum bzw. Eröffnung der Stirnhöhle oder Siebbeinzellen von außen und Abdichtung der Fistel mit Wachs oder Hautperiostlappen; bei Verdacht auf Dura-Verletzung Freilegung der vorderen Schädelgrube, Duranaht und evtl. Nebenhöhlenradikaloperation. Operative Maßnahmen stets erst, wenn konservative Behandlung (Hochlagerung des Kopfes, Lumbalpunktion, Flüssigkeitsbeschränkung, Schneuzverbot, Chemotherapie) innerhalb von mehreren Wochen nicht zum Versiegen der Rhinorrhoe geführt haben.

2. Frakturen der Nebenhöhlen

a) Jochbeinkieferhöhlenimpressionsfraktur. Ausoperieren der Kieferhöhle nach *Caldwell-Luc* (vgl. Abb. 181) und Reposition der eingebrochenen Knochenteile; u.U. Einlage einer Dauerstütze aus Supramid in die Kieferhöhle zur Reposition und Fixation (auch bei älteren Frakturen noch möglich).

b) Frische Kieferhöhlenfraktur bei gleichzeitiger Oberkieferfraktur. Akute Gefahr besteht in massiver Blutung und Luftnot.

Therapie: Intubation mit inkompressiblem Rohr, Tamponade von Mund, Rachen und Nase; bei Auseinanderweichen der Oberkieferfragmente provisorische Fixierung der Knochen mittels quer durch den Mund geführtem Spatel, an dessen Enden Fäden oder Bindenzügel angebracht sind, welche über den Scheitel festgeknotet werden (Notverband); bei gleichzeitiger Schädelbasisfraktur keinerlei Nasentamponade! (Vgl. Oberkieferbrüche.)

Blutung aus der A. max. int.: Ligatur in der Flügelgaumengrube transmaxillär, mit Ausoperieren der Kieferhöhle, wobei Reposition einzelner Fragmente erfolgt.

c) Frakturen der oberen Nebenhöhlen verlangen vor allem Feststellung, ob ein Durariß und evtl. Hirnverletzung vorliegt; besonders betroffen sind meist Stirnhöhle und vordere Siebbeinzellen (exakte Röntgenaufnahmen in 2 Ebenen!). Bei nichtinfizierten Nebenhöhlen kann die Rhinorrhoe ohne Meningitis, d.h. auf konservativem Wege zur Ausheilung kommen (vgl. Rhinorrhoe). Sobald Temperaturanstieg und meningitische Erscheinungen auftreten, muß die Stirnhöhle freigelegt und die Dura versorgt werden, u.U. durch Eröffnung der vorderen Schädelgrube. Bei bereits während der Fraktur vorhandener Stirnhöhleninfektion ist sofortige Revision nötig.

d) Frakturen der Nasenwurzelgegend sind stets mit Frakturen im Bereich der Lamina cribrosa des vorderen Siebbeins und der medialen hinteren Stirnhöhlenwand kombiniert; die Verletzungen der vorderen Schädelgrube betreffen meist auch Dura und Gehirn und bedürfen sofortiger Versorgung in Form von Entfernung zerstörter Hirnmassen, Entsplitterung der Dura, Ausräumung des Siebbeins und der Stirnhöhle mit breiter Drainage nach der Nasenhöhle; Deckung der Duradefekte mit freiem Fascientransplantat oder gestieltem Galea-Periostlappen; massive Chemotherapie.

e) Schußverletzungen im Bereich der vorderen Schädelbasis. Erfordern ähnliches operatives Vorgehen; grundsätzliche Ausoperation der Stirnhöhle ist nicht erforderlich, wenn sich die Verletzung auf den Bereich der Siebbeinzellen beschränkt, jedoch ist hier häufig die Orbita mit betroffen; retrobulbäre Blutergüsse sind transmaxillär oder durch Entfernung der medialen Orbitalwand von den ausgeräumten Siebbeinzellen her anzugehen.

f) Nachoperationen nach Nebenhöhlenverletzungen. *Definition:* Nachoperationen werden erforderlich, wenn es bei einer Nebenhöhlenverletzung zunächst nicht möglich war, das Wundgebiet sachgemäß zu versorgen.

α) *Kieferhöhlenfisteln:* Ausoperieren der Kieferhöhle nach *Caldwell-Luc* (vgl. Abb. 181), Umschneiden der Fistelränder, Schaffung eines breiten Zugangs zur Nase, Verschluß der Fistel.

β) *Stirnhöhlenfisteln:* Umschneidung (ovalär) der Fistel, Invertierung der Fistel durch entsprechende Naht, Mobilisation der Wundränder, Hautnaht. Nach *Riedel*scher Operation (vgl. Abb. 182) bestehenbleibende Stirnhöhlenfisteln stammen von nicht ausoperiertem Recessus; entsprechende Nachoperation zur Komplettierung der Radikaloperation ist Methode der Wahl.

γ) *Auffinden von Geschossen und Granatsplittern* werden am besten auf transmaxillärem Zugangsweg mit anschließender Radikaloperation der Kieferhöhle entfernt, da von der Kieferhöhle aus alle übrigen Nebenhöhlen erreicht werden können. Dies gilt auch für Fremdkörper in der unteren hinteren Orbita.

C. Verbiegungen, Perforationen und Hämatome der Nasenscheidewand

a) Verbiegung der Nasenscheidewand (Deviatio septi). *Traumatisch* durch Fall, Schlag usw. (hier evtl. mit seitlicher Verbiegung der *äußeren* Nase), aber auch *angeboren* oder *während des Wachstums entstehend* (meist mit Konvexität nach rechts; evtl. mit Asymmetrie des ganzen Gesichtsschädels).

Therapie: Eventuell submuköse Septum-Resektion (s. Abb. 180).

b) Leisten und Dornen der Nasenscheidewand (Cristae und Spinae septi). Knorpel- und Knochenauswüchse; in der Regel im unteren Drittel der Scheidewand; meist verbunden mit Septumverbiegung; häufig, namentlich in leichten Graden; oft angeboren oder traumatisch.

Zu a) und b). Symptome: Entstellung und Nasenverlegung mit Atmungsstörung, Kopfschmerzen usw.

Komplikationen: Speziell „Reflexneurosen": Asthma, Krämpfe, neuralgische Schmerzen usw. sowie Nebenhöhlenerkrankung.

Differentialdiagnose: Polypen und Muschelhypertrophie, welche übrigens evtl. gleichzeitig vorhanden und dann in der Regel für die Beschwerden hauptverantwortlich sind.

Therapie: Anästhesie mit Pantocain-, Psicainpinselung und Infiltration mit Novocain-Suprarenin beidseits zur Schleimhautabhebung; Einschneiden und Abheben der Schleimhaut, Resorption des knorpeligen und knöchernen Septums; Schutz der anderen Schleimhautseite durch Einlegen des Fingers ins andere Nasenloch.

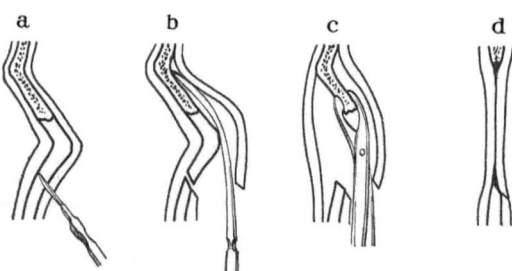

Abb. 180a–d. *Nasenseptumdeviation:* Submucöse Septumresektion. a) Zugang und Durchtrennung im knorpeligen Anteil b) Submucöse Auslösung des Septums. c) Kürzung des knöchernen Septums. d) Zustand nach beendeter Resektion (es bleiben nur die mobilisierten Schleimhautwände stehen)

c) Perforation der Nasenscheidewand. *Ursachen:* Verletzung, Operation, vereiterndes Hämatom, Ulcus simplex perforans, Lues, Tuberkulose usw. (s. u.). *Therapie:* Knorpelresektion und -deckung mit Schleimhautlappen.

d) Hämatom der Nasenscheidewand. *Ursache:* Verletzung, auch geringfügige.

Symptome und Diagnose: Auftreibung des vorderen Nasenteils und innen kugelige fluktuierende Vorwölbung der Septumschleimhaut.

Differentialdiagnose: Polyp.

Prognose: Spontanrückgang oder Vereiterung, evtl. mit Knorpelnekrose und Septumperforation sowie Luftzufuhrbehinderung.

Therapie: Bei Abszeß oder bei Luftdurchtrittbehinderung Incision und Tamponade mit Salbe.

D. Fremdkörper und Nasensteine (Rhinolithen)

Ursachen: Kirschkerne, Knöpfe usw. (meist aus Spielerei eingeführt bei Kindern und Geisteskranken); bisweilen Schwamm-, Gaze- oder Wattestückchen, Projektile, Insekten; selten Speisen, Spulwürmer usw. (bei Erbrechen und Husten von hinten heraufgebracht); manchmal Zementstaub u. dgl.

Verlauf: Fremdkörper bleiben oft unbemerkt lange Zeit in der Nase liegen, evtl. inkrustiert (Nasensteinbildung) neben *ein*seitigem, stinkendem Schnupfen.

Folgen: Nasenverlegung, Naseneiterung, Ozaena, Ulceration, Nebenhöhleneiterung, Knochennekrose, Perforation, Inkrustation („Rhinolith").

Diagnose: Unter anderem Besichtigung mit dem Nasenspiegel (Rhinoscopia anterior und posterior) sowie Sondierung und Röntgenbild.

Therapie: 1. Herausblasen durch Luftüberdruck mittels Politzer-Ballons vom anderen Nasenloch aus.

2. Herausluxieren mit Septumraspatorium o. dgl. in Rauschnarkose oder in Oberflächenanästhesie. (Faßzangen vermeiden, da man sie damit leicht tiefer schiebt.)

3. Durchstoßen in den Rachen und dort mit Löffel auffangen (*Cave!* Aspiration).

4. Auf permaxillärem Weg durch die Kieferhöhle bei sehr festsitzenden, inkrustierten und eingewachsenen Rhinolithen.

E. Nasenbluten (Epistaxis)

Ursachen: Meist (80%) und öfters habituell Ulcus simplex und blutende Septumpolypen, seltener Traumen: Fall, Stoß usw. sowie Frakturen der Nasenbeine und der Schädelbasis, operativer Eingriff (Septum-, Muschel-, Polypenoperation usw.), Fremdkörper, chronische Rhinitis, Tuberkulose, Tumoren, ferner Allgemeinleiden: Hämophilie und Leukämie sowie akute Infektionskrankheiten, spez. Purpura und Influenza, auch

Sepsis, schließlich Herz-, Gefäß- und Nierenkrankheiten mit gesteigertem Blutdruck, bei Frauen auch vereinzelt zur Zeit der Menses als sog. „vikariierende Blutung"; auch spontan und evtl. habituell.

Lokalisation: Meist vorn unten am Septum, entsprechend dem Locus *Kiesselbach*, selten höher oben an Septum, Nasenboden oder unterer Muschel. Stammen aus Ästen der Aa. ethmoidalis ant. et post., sphenopalatina, venös und arteriell.

Prognose: Gut (außer bei Krankheiten mit Blutdrucksteigerung oder vor allem bei Gerinnungsstörungen).

Therapie, leichte Blutung: Ruhe, Durchatmen, Verbot des Schneuzens, Lagerung mit steil erhobenem Kopf, Beseitigung schnürenden Kragens, kalte Kompressen oder Eisblase auf Stirn oder Nacken. *Schwerere, spez. habituelle Blutung:* Rhinoskop. Aufsuchen der Blutungsstelle und Verschorfen mit elektrischem Strom, Chromsäure, evtl. Aufklappen der unteren oder mittleren Choane nach Abtrennung derselben mit Scherenschlag; postrhinoskopisches Aufsuchen bei Blutung am hinteren Septumrand oder -wänden. *Blutstillung:* Mit *Chromsäureperle* (stets frisch herzustellen!). – Neutralisation mit Arg. nitricum 10% (zunächst gelbe Ätzstellen werden dadurch scharlachrot). *Tamponade* mit *Seiffertschem Röhrchen* (aufblasbarer Gummifingerling!); auch Streifentamponade von vorn (in Richtung Schädelbasis!) oder von hinten mit Hilfe des *Belloq'schen Röhrchens* oder eines Katheters. In seltenen Fällen durch Unterbindung der A. max. int., welche durch die Kieferhöhle (Operation nach *Caldwell-Luc*), d.h. Trepanation der oberen, medialen Wand erreicht wird.

F. Entzündungen

a) Nasenhöhlenentzündung (Rhinitis). α) *Akute:* Einfacher Katarrh oder Schnupfen (Coryza), Blennorrhoe, Diphtherie, Furunkel, Phlegmone, Fremdkörper, Rhinolith usw. *Symptome:* Nasenschleimhaut gerötet und geschwollen sowie schleimig-eitrig absondernd. *Komplikationen:* Absteigender Katarrh von Rachen, Kehlkopf, Luftröhre usw. sowie von Nebenhöhlen, Augenbindehaut, Tube und Mittelohr. *Differentialdiagnose:* Bei längerer Dauer sowie bei einseitiger Eiterung und Schmerzhaftigkeit besteht Verdacht auf Nebenhöhleneiterung. *Prophylaxe:* Abhärtung, regelmäßiges Körpertraining an frischer Luft, jahreszeitgemäße Kleidung, Sauna. *Therapie:* Sauna, Schwitzen mit heißem Bad, Fliedertee und Salicylpräparate. *Lokal:* Nasentropfen zum Abschwellen der Nasenschleimhaut (meist adrenalinhaltig).

β) *Chronische:* 1. *Hypertrophische* mit Schleimhautwucherung, spez. Hyperplasie der Schwellkörper an mittlerer und unterer Muschel; dadurch Nasenverlegung („Stockschnupfen"). *Therapie:* Ätzen mit Chrom-, Trichloressigsäure usw. oder besser mit Paquelin oder Galvanokauter; evtl. Muschelresektion oder Abtragen der Polypen mit Messer, Schere oder kalter Schlinge; bei Rezidiv Nebenhöhlenoperation.

2. *Atrophische* mit Kopfschmerz, Trockenheit in Nase und Rachen, stinkendem Sekret und graugrünen Borken (sog. „einfache Stinknase, *Ozaena simplex*" s. Rhinitis atrophicans simplex; wohl zu trennen von *Ozaena* nach Fremdkörper, Nebenhöhleneiterung, Tuberkulose, Syphilis, Tumor usw.). *Therapie:* Schnupfpulver (Rp. Natr. sozojodol. Natr. biborac. $\overline{aa}$), Spülungen mit Kochsalz-, Soda-, Bor-, Wasserstoffsuperoxydlösung, Einblasungen und Salben (gelbe Präzipitatsalbe, Ichthyolsalbe, Sulfonamidsalbe usw.) bzw. Paraffintampon; Kur in Ems, Soden, Reichenhall usw.; evtl. Ausätzen, Ausbrennen und Auskratzen sowie kausale Therapie: Entfernen von Rachenmandel. *Stellatumanästhesie:* Bei Versagen operative Einengung der Nasenhöhle durch Implantation von Fremdkörpern unter die Nasenschleimhaut (nach *Brünings*), durch Ummeißeln der lateralen Nasenhöhlenwände und Medianverlagerung (nach *Lautenschläger*), mit durchgreifenden Nähten (nach *Seiffert*), Synechienbildung zwischen lateraler Nasenwand und Septum (nach *Halle*).

γ) *Ekzem am Naseneingang:* Selbständig oder meist bei chronischem Katarrh von Nase und Nebenhöhlen; vorzugsweise bei Kindern mit exsudativer Diathese; oft Rhagaden mit Gefahr von Erysipel, Furunkel, Phlegmone, Impftuberkulose, Septumgeschwür und -perforation; *Differentialdiagnose:* Nasendiphtherie; Abstrichuntersuchung. *Therapie:* Abweichen der Borken mit Öl, Borsalbe, chemotherapeutischen Salben, Bepanthensalbe.

δ) *Furunkel am Naseneingang* (vgl. Gesichtsfurunkel).

b) Entzündung (Hydrops und Empyem) in den Neben- (Stirn-, Oberkiefer-, Siebbein- und Keilbein-) Höhlen: Antritis s. Sinusitis frontalis, maxillaris, ethmoidalis und sphenoi-

dalis. *Ursachen:* a) *lokale,* spez. *traumatische* (komplizierte Fraktur, Schuß, Stich usw., namentlich bei steckenbleibendem Fremdkörper sowie nach Operation), *dentale* (z. B. Kieferhöhlenentzündung bei Caries der Zähne, spez. des 2. Backzahns), *nasale* (am häufigsten Schnupfen, sonst auch Fremdkörper und Rhinolith, Nasenoperation), *ossale* (Osteomyelitis, Tuberkulose und Syphilis der Knochen). b) *allgemeine*, also *hämatogene*, z. B. Influenza, Scharlach, Diphtherie, Pneumonie usw.

Begünstigend wirkt Sekretabflußbehinderung durch Muschel- oder Tonsillenhypertrophie, Septumdeviation oder -spica, ungünstig gelegenes Ostium usw.; im übrigen ist auch hier wichtig, einmal die Schwere der Infektion und dann die Schwäche des befallenen Organismus.

Von den einzelnen Entstehungsarten ist die *direkte* selten, häufiger die *metastatische* und am häufigsten die *fortgeleitete*, und zwar die *nasale* (Schnupfen usw.), seltener die *dentale* (Oberkieferhöhle!).

Erreger: Staphylo-, Strepto- und Pneumokokken.

Vorkommen: Kieferhöhle (häufig), Stirnhöhle (etwas seltener), Keilbeinhöhle (nicht selten; häufig kombiniert mit Empyem anderer Nebenhöhlen), Siebbeinhöhle (sehr selten isoliert, aber öfters kombiniert mit Stirn- und Kieferhöhlenempyem); öfters sind zwei oder mehrere Nebenhöhlen zugleich erkrankt und bisweilen alle einer- oder beiderseits, spez. bei Influenza und Scharlach (Pansinusitis).

Formen: Akute und chronische (letztere durch Verschleppung, erstere infolge ungünstig gelegener Ostien, Muschelhypertrophie, Septumdeviation, schlechten Allgemeinbefindens usw.) sowie seröse, polypöse, eitrige und jauchige.

Symptome: 1. Fieber sowie fahles Aussehen, Ermüdbarkeit, geistige Leistungsunfähigkeit, Kopfdruck.

2. Lokalisierte Schmerzen in Gesicht, spez. Oberkiefer und Zähne, Stirn usw. (meist klopfend, oft neuralgiform wie bei Supra- und Infraorbitalneuralgie; bei Stirnhöhlenentzündung in der Regel tagsüber von 10–16 Uhr) sowie lokalisierte Druck- und Klopfempfindlichkeit, z. B. an der Stirnbeinhöhle am inneren Teil ihres Bodens, an der Siebbeinhöhle, am inneren Augenwinkel und Nasenrücken usw.

3. Naseneiterung: Grünlich-gelbes Sekret sowie Borken (evtl. stinkend als sog. Ozaena); „*einseitiger Schnupfen*" ist verdächtig auf Nebenhöhlenerkrankung, kommt allerdings auch bei Fremdkörpern, Lues, Tumor usw. vor!

4. Weiches und blasses Ödem im Gesicht; evtl. Abscedierung.

Komplikationen (facial oder oculo-orbital oder intrakraniell): Durchbruch (nach außen, Fossa canina, Gaumen, Orbita, Nasenhöhle, Schädelhöhle usw.), evtl. Extraduralabsceß, Meningitis, Encephalitis, Hirnabsceß (Stirnhirn!), Sinusthrombose (Sinus longitudinalis oder cavernosus!), Orbitalphlegmone und Sehnervenneuritis (dies spez. bei Siebbein- oder Keilbeinhöhlenerkrankung, und zwar hier in etwa 40%, Osteomyelitis der flachen Schädelknochen, spez. des Stirnbeins, Infektion der Nachbarhöhlen, z. B. bei Oberkieferhöhlenaffektion Keilbein- oder Stirnhöhlenentzündung), evtl. Pansinusitis, Pyämie mit Metastasen in Milz, Niere usw.

Differentialdiagnose gegenüber Stirnhöhlenempyem: Trigeminus-, spez. Supraorbitalneuralgie und Osteomyelitis; *gegenüber Oberkieferempyem:* Infraorbitalneuralgie, radikuläre und follikuläre Zahncysten, Furunkel, Phlegmone, Parulis, Oberkieferosteomyelitis (jugendliches Alter, hohes Fieber, frühzeitige Wangenschwellung!), Tumor der Kiefer und Nebenhöhlen (s. da) usw.

Diagnose: Besichtigung, Rhinoscopia anterior und posterior, Fingeruntersuchung vom Rachen, Diaphanoskopie und Röntgenbild (frontal und vor allem sagittal: statt Luftgehalt besteht Verschattung der betreffenden Höhle), Aspiration, Sondierung, Probepunktion und Ausspülung von der Nase aus (nur bei Oberkiefer-, aber nicht bei Stirn- und Siebbeinhöhlenempyem!).

Prognose: Im allgemeinen nicht ungünstig, dagegen schlecht bei Sinusthrombose und Meningitis, auch ernst bei Hirnabsceß, Allgemeininfektion usw.

Therapie: Bei *akuter* Entzündung (ähnlich wie bei Rhinitis acuta): Heiße Bäder, Kopflichtbad, Antipyretica und Antineuralgica Dampfinhalation, Nasenspray mit Chemotherapeuticis; *Eröffnung* der betreffenden Höhle; bei *chronischem* Empyem: Punktion und evtl. auch Ausspülungen von erweiterter (natürlicher oder künstlicher) Öffnung im unteren, evtl. auch im mittleren Nasengang, an der Kieferhöhle auch von der Alveole des erkrankten oder von der Wundhöhle des extrahierten Zahns, Abtragen von cystischen oder polypösen Schleimhautveränderungen sowie von Septumvorsprüngen und verlegenden Teilen der mittleren und unteren Muschel sowie Salbentamponade. *Radikaloperation* der betreffenden Höhle (vgl. Abb. 181–184).

α) *Kieferhöhle: 1. dental bzw. alveolar:* Vom *Alveolarfortsatz* bzw. Zahnfach mit Bohrer nach Extraktion eines kranken, spez. des 2. Molarzahns (nach *Cooper*); angezeigt bei *dentaler* Ursache, sonst unsicher und unerwünscht!

2. *Facial bzw. facio-nasal:* Vom *Mund* in der Fossa canina nach *Caldwell-Luc* (vgl. Kap. Zähne und Kiefer und Abb. 181) oder unter breiter Verbindung mit der Nasenhöhle durch Wegnahme der lateralen Nasenwand (nach *Denker*).

3. *Nasal:* Von der *Nase* am mittleren oder unteren Nasengang, evtl. unter Resektion oder besser Aufklappung der unteren Muschel; angezeigt bei nicht zu lang bestehender Eiterung ohne stärkere Schleimhautveränderungen! Drainage nach der Nasenhöhle stets erforderlich!

β) *Stirnhöhle:* 1. Von der *Nase*, evtl. nach Resektion des freien vorderen Randes der mittleren Muschel mit schneidender Schlinge oder Conchotom.

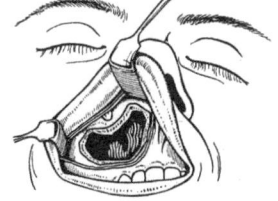

Abb. 181. Nasennebenhöhlen: Radikaloperation der Oberkieferhöhle nach *Caldwell-Luc*

2. Von *außen* (nach *Riedel* s. Abb. 182) durch Schnitt in der (nicht zu rasierenden) Augenbraue sowie Aufmeißelung oder in chronischen Fällen Radikaloperation unter Fortnahme der (frontalen) Vorder- und (orbitalen) Unterwand, aber tunlichst (außer bei ihrer Erkrankung) unter Belassen einer zwischenliegenden 1–1½ cm breiten Periostknochenspange, entsprechend dem Margo supraorbitalis (sonst Entstellung!), Ausräumen der erkrankten Schleimhaut, evtl. auch der erkrankten Siebbein- und Keilbeinzellen, breite Verbindung mit Drainage zur Nase (nach *Killian*) oder gegebenenfalls, nämlich in infektionslosen Fällen osteoplastisch mit gestieltem Hautperiostknochenlappen. Bei Erkrankung *beider* Stirnhöhlen kann man die zweite von der ersten (von außen eröffnen) durch das Septum interfrontale von innen her angehen. *Cave!* Entfernung der Crista olfactoria bei „gefährlichem" Stirnbein (= Seitenabweichung des Septum interfrontale). Bei entstehenden Defekten Hebung durch späteres Einfügen einer Paladonplatte in den Defekt.

γ) *Siebzellen, Indikation:* Akute und chronische Entzündung, Hydro-, Muco-, Pyo- und Pneumatocelen, Miterkrankung bei Entzündungen der anderen Nebenhöhlen, insbesondere der Kieferhöhle.

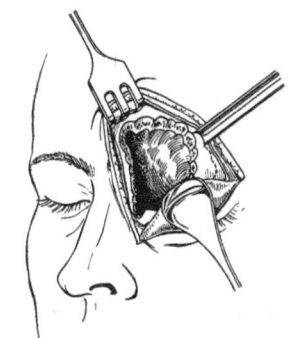

Abb. 182. Nasennebenhöhlen: Radikaloperation der Stirnhöhle nach *Riedel*

Zugangswege: Endonasal vom Agger nasi aus (s. Abb. 183) (unterhalb der mittleren Muschel) bis zur Schädelbasis.

Von außen: Von einem kleinen bogenförmigen Schnitt vom inneren unteren Rand der Augenbraue bis in Höhe der unteren knöchernen Begrenzung der Orbita.

Transmaxillär (durch die Oberkieferhöhle): Meist im Anschluß an eine Radikaloperation derselben).

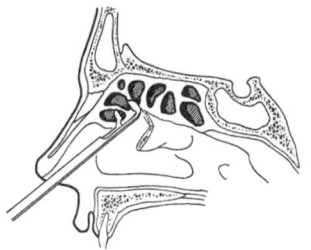

Abb. 183. Nasennebenhöhlen: Radikaloperation der Siebbeinzellen

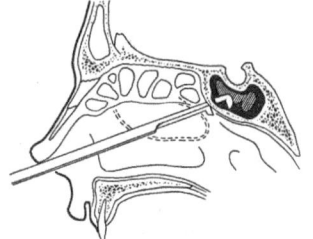

Abb. 184. Nasennebenhöhlen: Radikaloperation der Keilbeinhöhle

δ) *Keilbeinhöhle, endonasal:* (s. Abb. 184). Zunächst Ausräumung des hinteren Siebbeins, sodann Erweiterung des Keilbeinhöhlenostiums von der Nasenhöhle aus, Resektion des hinteren Anteils der mittleren und oberen Muschel und Einführen eines Siebbeinhakens, mit welchem das Ostium aufgerissen wird; Erweiterung des Zugangs durch Abtragung der vorderen Keilbeinhöhlenwand mit der Keilbeinhöhlenstanze (vgl. Abb. 184).

Perseptal: Bei enger Nase, bei Septumverbiegung oder wenn beide Keilbeinhöhlen eröffnet werden sollen; zunächst typische, submucöse Septumresektion mit Herausbrechen der hinteren Anteile des Vomer und Rostrum sphenoidale, wodurch die Keilbeinhöhle eröffnet wird.

Transmaxillär: Im Anschluß an Radikaloperation der Kieferhöhle und der Siebbeinzellen; Vordringen längs der Schädelbasis von den hinteren Siebbeinzellen nach medial in die Keilbeinhöhle.

c) Infektiöse Granulationsgeschwülste. *α) Tuberkulose bzw. Lupus:* Speziell bei fortgeschrittener Lungentuberkulose, Lupus usw.; oft auch am Septum vorn an der Stelle der blutenden Septumpolypen (Impfstelle des bohrenden Fingers?); meist vorn; blaßrot und kleinhöckrig mit braunroten Knötchen, evtl. ulcerierend. *Diagnose:* Unter anderem Probeexcision und sonstige Tuberkulose bzw. Lupus. *Therapie:* Chemotherapie (vgl. Allg. Chirurgie, Tuberkulose).

β) Syphilis: I. Primäraffekt, II. syph. Katarrh („Coryza syph.") mit Geschwüren, III. Gumma mit Narbe, Atresie, Gaumen- und Septumperforation, Sattelnase, Ozaena syph., Sequesterbildung; meist hinten am Septum und an der Seitenwand; evtl. ulcerierend zu speckig belegten und steilrandigen Geschwüren. *Diagnose:* Unter anderem *Wassermann*sche Reaktion. *Therapie:* Antisyphilitisch.

γ) Rotz (Knötchen und Bläschen sowie später Geschwüre, evtl. Septumzerstörung; beim Menschen aber in der Nase seltener als beim Pferd).

δ) Lepra.

ε) Rhinosklerom (neben Erkrankung der tieferen Luftwege s. da. und allg. Chirurgie, Infektionen!).

ζ) Aktinomykose (vgl. Allg. Chirurgie, Infektionen!).

η) Milzbrand (vgl. Allg. Chirurgie, Infektionen!).

G. Geschwülste der Nase und ihrer Nebenhöhlen

a) Polypöse Schleimhautgeschwülste (sog. „Schleim- oder Nasenpolypen").

Pathogenese und path. Anatomie: Gewöhnlich chronisch-entzündliche Schleimhauthypertrophien („Granulationstumoren"); meist bei chronischer Rhinitis oder Nebenhöhlenentzündung; zunächst in Form umschriebener ödematöser Schwellungen und später (unter dem Zug der Schwere) in Form gestielter Polypen.

Vorkommen: Häufig, meist im jugendlichen und mittleren Alter.

Lieblingssitz: Unterer Rand der mittleren Muschel.

Verlauf und Prognose: Häufig rezidivierend; sonst gutartig.

Symptome: Nasenverstopfung (dadurch Mundatmung, Schnarchen, nasale Sprache: Sogenannter „Stockschnupfen"), Nasenausfluß, Kopfschmerz oder -druck, Herabsetzung der geistigen Leistungsfähigkeit, Reflexneurosen (Asthma, Migräne, Krämpfe usw.).

Differentialdiagnose: Chronische Entzündung, Muschelhypertrophie, Fremdkörper oder Tumoren der Nase und ihrer Nebenhöhlen, Rachentonsille.

Diagnose: Meist multipel, gelatinös-graugelblich bis bläulichweiß, rundlich, evtl. gestielt, bisweilen aus der vorderen Nasenöffnung hervorragend, bisweilen aber auch verborgen weit hinten oder hoch oben, gut beweglich, weich (Rhinoskopia ant. und post.).

Therapie: Ausdrehen und Abreißen mit Kornzange (sog. „Polypenzange") oder besser Abtragen mit elektrischer Schlinge.

b) Fibrome und Enchondrome selten, etwas häufiger **Osteome** (meist ausgehend von der Knochenwand einer Neben-, spez. Stirn- oder Siebbeinhöhle, auch als freie und dann nekrotisch werdende: Sogenannte „tote" Osteome; Gefahr der Eiterung, Perforation, Meningitis usw.).

c) Gutartige epitheliale Tumoren. *Papillome* und *Adenome* sowie vereinzelt in der Kieferhöhle (aus Zahnanlage) *Adamantinome* und traumatische oder entzündliche *Cholesteatome* (ähnlich wie Mittelohr).

d) Sarkome (von Knochen oder Knorpel bzw. deren Häuten); auch im jugendlichen Alter.

e) Carcinome (teils im Naseninnern, spez. -dach als Plattenepithelkrebs von Plattenepithelinsel oder von durch Ozaena usw. umgewandelter Schleimhaut oder von außen hereinwachsend auf der Haut, spez. als Lupuscarcinom; teils in Nasen- und Neben-, spez. Kieferhöhle als cylindromatöses Carcinom.

Zu d), e). Symptome: 1. Nasenverstopfung mit Atmungs-, Geruch- und Sprachstörung. 2. Übelriechende Eiterung und Blutung aus der Nase. 3. Vortreibung und evtl. Durchbruch (nach außen, Nase, Gaumen, Orbita oder Schädel mit Bulbusverdrängung, Augenmuskellähmungen, spez. Abducensparese, Meningitis usw.; dadurch Doppelsehen, Sehschwäche, Tränenträufeln, Schwerhörigkeit, Kopfschmerzen u. dgl.). 4. Schmerzen. 5. Lymphdrüsenmetastasen (submaxillar).

Differentialdiagnose: Chronische Entzündung, Nebenhöhlenempyeme, Lues, Tuberkulose, gutartige Tumoren, spez. Nasenpolypen sowie Trigeminusneuralgie, Zahnerkrankung, spez. Zahncyste usw.

Diagnose: Unter anderem Rhinoskopia ant. und post., evtl. Probepunktion und -excision; Röntgenbild.

Vorkommen: Ziemlich selten.

Prognose: Schlecht.

Therapie: Radikalentfernung, bei gutartigen Tumoren fast immer auf einem der typischen Zugangswege mit anschließender Radikaloperation. Bei malignen Tumoren meist von der Kieferhöhle aus mit Erweiterung in entsprechender Richtung, häufig ist Wegnahme der lat. Nasenwand erforderlich; wodurch die spätere Recidivüberwachung von der Nase aus erleichtert wird; bei Tumorinfiltration der Flügelgaumengrube stets Ligatur der A. max. int. zur Blutungsprophylaxe; Einwachsen in die Siebbeinzellen kann von der Kieferhöhle aus beherrscht werden, Infiltration der Stirnhöhle erfordert Operation von außen. Postoperative Einlage von Radium oder Cobalt (Plastobalt) ist stets zu empfehlen.

f) Dermoide bzw. Dermoidfisteln auf dem Nasenrücken median.

g) Nasenrachenfibrome und Teratome vgl. Rachen!

MIX
Papier aus verantwortungsvollen Quellen
Paper from responsible sources
FSC® C105338

If you have any concerns about our products,
you can contact us on
ProductSafety@springernature.com

In case Publisher is established outside the EU,
the EU authorized representative is:
**Springer Nature Customer Service Center GmbH
Europaplatz 3, 69115 Heidelberg, Germany**

Printed by Libri Plureos GmbH
in Hamburg, Germany

GRUNDRISS DER GESAMTEN CHIRURGIE

VON

FRITZ HOLLE

APL. PROFESSOR DER CHIRURGIE
OBERARZT DER CHIRURGISCHEN UNIVERSITÄTSKLINIK WÜRZBURG

UNTER MITARBEIT VON

H. P. JENSEN

PRIVATDOZENT DER CHIRURGIE, INSBESONDERE NEUROCHIRURGIE
ASSISTENT DER NEUROCHIRURGISCHEN ABTEILUNG
DER CHIRURGISCHEN UNIVERSITÄTSKLINIK WÜRZBURG

SIEBENTE, VÖLLIG NEU BEARBEITETE AUFLAGE DES
»GRUNDRISS DER GESAMTEN CHIRURGIE«
TASCHENBUCH FÜR STUDIERENDE UND ÄRZTE

VON

E. SONNTAG

MIT 652 ABBILDUNGEN

ZWEITER TEIL

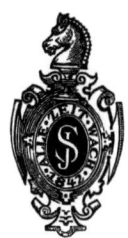

SPRINGER-VERLAG BERLIN HEIDELBERG GMBH
1960

ISBN 978-3-642-48464-3   ISBN 978-3-642-86908-2 (eBook)
DOI 10.1007/978-3-642-86908-2

Alle Rechte, insbesondere das der Übersetzung in fremde Sprachen, vorbehalten

Ohne ausdrückliche Genehmigung des Verlages ist es auch nicht gestattet, dieses Buch oder Teile daraus auf photomechanischem Wege (Photokopie, Mikrokopie) zu vervielfältigen

© Springer-Verlag Berlin Heidelberg 1937, 1942, 1949 and 1960

Ursprünglich erschienen bei Springer-Verlag OHG / Berlin • Göttingen • Heidelberg 1960

Softcover reprint of the hardcover 7th edition 1960

Die Wiedergabe von Gebrauchsnamen, Handelsnamen, Warenbezeichnungen usw. in diesem Werk berechtigt auch ohne besondere Kennzeichnung nicht zu der Annahme, daß solche Namen im Sinn der Warenzeichen- und Markenschutz-Gesetzgebung als frei zu betrachten wären und daher von jedermann benutzt werden dürften

Inhaltsverzeichnis

ZWEITER BANDTEIL
(S. 921–1957)

III. Kapitel

Mund, Rachen, Hals, Kehlkopf, Trachea

	Seite
1. Abschnitt: **Zunge und Mundhöhle**	921
A. Mißbildungen	922
B. Verletzungen	922
C. Entzündungen	922
D. Geschwülste	924
2. Abschnitt: **Rachen**	927
A. Mißbildungen	927
B. Verletzungen	927
C. Fremdkörper	928
D. Entzündungen	928
E. Stenose	931
F. Geschwülste	931
3. Abschnitt: **Hals**	933
A. Mißbildungen	933
B. Schiefhals (Caput obstipum s. Torticollis)	936
C. Verletzungen	937
1. Verbrennungen	937
2. Stumpfe Verletzungen	937
3. Hieb-, Stich-, Schnitt- und Schußwunden	938
D. Entzündungen	940
1. Akute	940
2. Chronische	942
E. Geschwülste	943
4. Abschnitt: **Schilddrüse und Nebenschilddrüsen**	945
A. Mißbildungen	946
B. Verletzungen	946
C. Entzündungen der Schilddrüse, spez. der kropfigen (Thyreoiditis, spez. Strumitis)	946
D. Kropf (Struma)	947
E. Hyper- und Hypothyreose	954
1. Hyperthyreose	954
2. Hypo- bzw. Athyreose	957
F. Geschwülste, spez. bösartige: sog. Struma maligna (auch Schilddrüsenkrebs)	958
I. Epitheliale Geschwülste	959
II. Bindegewebegeschwülste	959
III. Mischgeschwülste	959
IV. Metastatische Tumoren in der Schilddrüse	959
G. Nebenschilddrüsen	960
1. Tetanie	961
2. Hyperparathyreoidismus	961
5. Abschnitt: **Kehlkopf und Luftröhre**	962
A. Endoskopische Diagnostik und Eingriffe	962
B. Tracheotomie	964
C. Mißbildungen	965
D. Verletzungen	966
E. Larynx- und Trachealstenosen	966
F. Larynx- und Trachealfisteln	967
G. Fremdkörper	967
H. Entzündungen	968
1. Diphtherie	968
2. Glottis- oder besser Kehlkopfödem (Oedema laryngis)	968
3. Knorpelhaut-Knorpelentzündung (Perichondritis laryngea)	969
4. Spezifische Entzündung	969
J. Stimmbandlähmung und Laryngospasmus	970
1. Stimmbandlähmung	970
2. Laryngospasmus (Stimmritzenkrampf)	971
K. Geschwülste	971
1. Gutartige	971
2. Bösartige	972

IV. Kapitel

Thorax

1. Abschnitt: **Thymus**	975
A. Mißbildungen	975
B. Entzündungen	975
C. Geschwülste	976
D. Thymushyperplasie	977
2. Abschnitt: **Mamma**	977
A. Mißbildungen	978
B. Entzündungen	979
1. Brustwarze und -warzenhof	979
2. Brustdrüse	979
C. Geschwülste	981
1. Brustwarze und -warzenhof sowie Brustdrüsenausführungsgänge; Atherome, Fi-	

rome, Papillome, Adenome, Myome, Hämangiome, Sarkome, Melanome und Carcinome 981
2. Brustdrüse 982
3. Abschnitt: **Brustwand** 988
A. Formfehler (Deformitäten) 988
1. Angeborene Thoraxdeformitäten (sog. Mißbildungen) .. 988
2. Erworbene Thoraxdeformitäten 990
B. Verletzungen 991
1. Stumpfe oder subcutane Verletzungen 991
2. Hämatothorax 991
3. Penetrierende Verletzungen. 992
4. Scharfe oder percutane (aber nicht penetrierende) Verletzungen 992
C. Entzündungen 992
1. Weichteile 992
2. Knochen 993
D. Geschwülste 994
1. Entozoen 994
2. Gutartige 995
3. Bösartige 995
E. Zwischenrippennervenschmerz (Intercostalneuralgie) 996
4. Abschnitt: **Rippenfell** 996
A. Pneumothorax 996
1. Geschlossener Pneumothorax 996
2. Offener Pneumothorax..... 997
B. Entzündungen: Rippenfellentzündung (Pleuritis), Empyem, Tuberkulose ... 999
1. Pleuritis serosa, s. Serothorax 999
2. Pleuritis purulenta, s. Pyothorax, s. Empyema pleurae 1000
Technik der einzelnen Kollapsmethoden 1006
1. Innere Kollapsverfahren ... 1006
2. Äußere Kollapsverfahren (Thorakoplastiken) 1009
C. Geschwülste 1011
1. Gutartige 1011
2. Bösartige 1011
5. Abschnitt: **Lungen** 1012
A. Mißbildungen 1021
B. Verletzungen 1022
C. Entzündungen 1023
1. Lungenabsceß 1023
2. Lungengangrän 1025
3. Bronchiektasien 1025
4. Lungenemphysem 1027
5. Lungentuberkulose 1027
6. Pilzerkrankungen 1029
7. Echinococcus 1033
8. Morbus Boeck (Lymphogranuloma benignum, Boeck-Besnier-Schaumann) 1034
9. Syphilis 1035
D. Geschwülste 1035
I. Benigne Geschwülste 1035
1. Epitheliale 1035
2. Mesenchymale 1036
II. Maligne Geschwülste 1036
1. Epitheliale 1036
2. Mesenchymale Geschwülste. 1044
3. Sekundäre, bösartige Geschwülste 1045
E. Lungen- oder Bronchusfisteln 1046

6. Abschnitt: **Mediastinum** 1047
A. Verletzungen 1047
B. Entzündung (Mediastinitis) 1048
1. Akute (eitrige) Entzündung 1048
2. Chronische Entzündung, Tuberkulose, Syphilis und Aktinomykose 1049
C. Geschwülste 1049
I. Echte Tumoren 1050
1. Mesoblasttumoren......... 1050
2. Ektoblasttumoren......... 1050
3. Endoblasttumoren......... 1050
4. Mischgeschwülste 1050
II. Pseudotumoren 1050
1. Teratom, Dermoid 1050
2. Thymom................. 1051
3. Bronchogene Cysten 1051
4. Enterogene und gastrogene Cysten................. 1052
5. Gutartige mesenchymale Tumoren................. 1052
6. Ganglioneurom 1052
7. Neurinom, Neurofibrom.... 1053
8. Neuroblastoma sympathicum 1053
9. Struma mediastinalis 1053
D. Ductus thoracicus 1053
7. Abschnitt: **Herzbeutel, Herz und große Blutgefäße** 1054
A. Entwicklungsgeschichte, Anatomie und Physiologie, allgemeine Diagnostik, Herzstillstand 1054
I. Entwicklungsgeschichte 1054
1. Fötaler Kreislauf.......... 1054
2. Typische Entwicklungsfehler 1054
II. Anatomie und Physiologie..... 1055
III. Diagnostik 1058
1. Anamnese................ 1058
2. Klinische Untersuchung ... 1058
3. Anästhesie 1064
B. Herzbeutel 1065
1. Herztamponade........... 1065
2. Entzündungen 1065
3. Herzbeutelgeschwülste 1067
C. Verletzungen 1068
1. Commotio cordis 1068
2. Stumpfe Herzverletzung ... 1068
3. Scharfe Verletzungen 1069
D. Erworbene Herzfehler............ 1070
1 Mitralstenose 1070
2. Mitralinsuffizienz 1077
3. Aortenstenose 1078
4. Aorteninsuffizienz......... 1079
E. Angeborene Herz- und Gefäßmißbildungen 1079
I. Fehler ohne Shunt (acyanotisch) 1079
1. Lageanomalien 1079
2. Isolierte Klappenfehler 1080
3. Anomalien des Aortenbogens 1081
II. Fehler mit Links-Rechts-Shunt (acyanotisch) 1085
1. Ductus Botalli apertus (persistens) 1085
2. Vorhofseptumdefekt und Lutembacher-Syndrom 1087
3. Ventrikelseptumdefekt..... 1091
4. Transposition von Lungenvenen 1092
III. Fehler mit Rechts-Links-Shunt (cyanotisch!) 1092

Inhaltsverzeichnis

1. Ventrikelseptumdefekt mit Rotationsstörung des Gefäßstammes 1092
2. Fehler mit Stenose oder Atresie der Klappen des rechten Herzens und mit Vorhofseptumdefekt 1098
F. Eingriffe zur Durchblutungsverbesserung des Herzens 1100
G. Geschwülste des Herzens 1101
H. Eingriffe an den großen Gefäßen..... 1102
 1. Embolie der A. pulmonalis (sog. Lungenembolie) 1102
 2. Ligatur der V. cava inferior 1102
 3. Aneurysma und Obliteration der Aorta 1103
 4. Gefäßkonservierung 1106

8. Abschnitt: **Ösophagus** 1107
A. Mißbildungen 1109
 1. Ösophagusatresie.......... 1109
 2. Kongenitale Ösophagusstenose 1110
 3. Kongenitaler Megaösophagus..................... 1111
B. Verletzungen 1111
C. Fremdkörper 1112
D. Entzündung (Oesophagitis) und Geschwür (Ulcus oesophagi) sowie Verätzung 1112
 1. Entzündung (Oesophagitis) 1112
 2. Geschwür (Ulcus oesophagi) 1114
E. Verengerungen (Stenosen bzw. Strikturen) 1114
 1. Wandstenosen oder echte Stenosen, spez. Strikturen (Wanderkrankung!) 1114
 2. Obturationsstenosen (Lumenverlegung!) 1114
 3. Kompressionsstenosen (Druck von außen) 1114
F. Erweiterungen (Ektasie und Divertikel) sowie Kardiospasmus 1117
G. Geschwülste 1121
 1. Gutartige 1121
 2. Bösartige 1121
H. Ösophagusvaricen 1125

V. Kapitel
Abdomen

1. Abschnitt: **Bauchdecken** 1128
A. Mißbildungen 1128
 1. Bauchwand 1128
 2. Nabel 1128
B. Verletzungen 1130
C. Entzündungen 1131
D. Geschwülste 1132

2. Abschnitt: **Peritoneum** 1133
A. Verletzungen 1133
B. Entzündungen: Bauchfellentzündung (Peritonitis) 1136
 1. Akute Bauchfellentzündung (Peritonitis acuta)......... 1136
 2. Lokale oder abgesackte Bauchfellentzündung (Peritonitis circumscripta) 1139
 3. Pneumokokkenperitonitis .. 1141
 4. Polyserositis s. Peritonitis chronica exsudativa 1142
 5. Bauchfelltuberkulose (Peritonitis tbc) 1142
 6. Bauchfellaktinomykose 1144
C. Geschwülste 1144
D. Bauchwassersucht (Ascites) 1146
E. Laparotomie 1148
 I. Vorbereitende Maßnahmen ... 1148
  1. Wasser-Salz-Eiweiß- und Lipoidhaushalt 1148
  2. Herz- und Kreislauf 1148
  3. Thrombose und Embolie .. 1148
  4. Lagerung, Anästhesie und Spezielles 1148
  5. Maßnahmen bei Stoffwechselstörungen 1148
  6. Maßnahmen zur prophylaktischen Darmentkeimung vor Laparotomien 1148
  7. Maßnahmen zur Infektionsprophylaxe bei Laparotomien 1149
 II. Methoden 1149
  1. Allgemeines 1149
  2. Spezielles: Bauchschnitte . 1150
 III. Nachbehandlung 1152
  1. Ernährung 1152
  2. Maßnahmen zur Wiederherstellung der Magen-Darm-Tätigkeit 1153
  3. Kaliumdefizit............ 1154
  4. Bettgymnastik, Frühaufstehen 1154
  5. Schmerz 1154
  6. Durst 1155
  7. Erbrechen 1155
  8. Schlucken............... 1155
  9. Blasenschwäche.......... 1155
  10. Enterocolitis acuta postoperativa (pseudomembranacea) 1155
  11. Postoperatives Aufplatzen der Bauchwunde.......... 1156
  12. Relaparotomie 1156
  13. Bauchdeckeninfektion 1156
  14. Entzündlicher Bauchdecken- (Schloffer) und Netztumor (Braun) 1156
  15. Fadeneiterung 1156
  16. Magen-, Darm-, Gallen- und Pankreasfistel 1156
  17. Maßnahmen bei Dumping-Syndrom 1156
  18. Laparoskopie 1157
  19. Pneumoperitoneum 1157
  20. Fremdkörper in der Bauchhöhle.................. 1157
  21. Dauerresultate........... 1158

3. Abschnitt: **Diaphrama (Zwerchfell)**..... 1158
A. Mißbildungen 1159
 1. Kongenitale Defektbildung und Aplasie (Relaxatio diaphragmatica) 1159
 2. Kongenitale Zwerchfellbrüche (Herniae diaphragmaticae) 1160
B. Verletzungen 1163

	Seite
4. Abschnitt: **Magen und Duodenum**	1164
A. Anatomie	1164
B. Häufigste Eingriffe an Magen-Duodenum-Jejunum	1166
1. Allgemeines	1166
2. Durchtrennung	1166
3. Nähte	1166
4. Enteroanastomose	1167
5. Gastrotomie	1167
6. Gastrostomie	1168
7. Gastroenterostomie	1169
8. Beseitigung einer Gastroenterostomie (Degastroenterostomie)	1169
9. Pyloroplastik (n. Heinecke-v. Miculicz)	1169
10. Magenresektion (Typische Verfahren und Indikation)	1169
C. Mißbildungen	1177
1. Angeborene hypertrophische Pylorusstenose	1177
2. Stenose, Atresie und Defektbildung	1178
3. Divertikel	1178
D. Verletzungen und Verätzungen	1178
E. Fremdkörper	1179
F. Magenfistel	1180
G. Motorische Störungen, Form- und Lageveränderungen des Magens	1180
H. Entzündungen	1182
J. Ulcus ventriculi et duodeni (Magen-Zwölffingerdarmgeschwür)	1183
K. Geschwülste	1190
1. Benigne	1190
2. Maligne	1190
5. Abschnitt: **Dünn- und Dickdarm**	1194
A. Anatomie und Physiologie	1194
B. Allgemeine Eingriffe am Darm	1195
1. Enterotomie	1195
2. Enterostomie	1196
3. Enteroanastomose	1200
4. Darmresektion	1200
C. Mißbildungen	1201
1. Lageanomalien des Darmtraktes	1201
2. Angeborene Darmatresien und -stenosen	1203
3. Duplikaturen des Verdauungstraktes	1205
4. Meckelsche Divertikel	1206
5. Megacolon congenitum (Hirschsprungsche Krankheit „aganglionäres" Megacolon)	1206
6. Chilaiditi-Syndrom	1207
D. Verletzungen	1208
E. Ileus (Darmverschluß)	1209
F. Entzündungen	1214
1. Akute	1214
2. Chronische	1219
G. Fisteln	1221
H. Geschwülste	1221
1. Benigne	1221
2. Polyposis	1222
3. Maligne	1223
6. Abschnitt: **Rectum und Anus**	1227
A. Mißbildungen	1228
Mastdarm- bzw. Afterverschluß (Atresia recti bzw. ani)	1228
B. Fremdkörper	1230
C. Verletzungen	1230

	Seite
D. Entzündungen	1231
1. Am Anus	1231
2. Am Rectum	1232
E. After- oder Mastdarmfistel (Fistula ani und recti)	1234
F. Verengerung (Strictura)	1235
1. Afterverengerung (Strictura ani)	1235
2. Mastdarm-Verengerung (Strictura recti)	1236
G. Hämorrhoiden (zu deutsch: Blutfluß, tatsächlich Blutadererweiterung evtl. mit Blutabgang)	1236
H. Vorfall (Prolapsus)	1239
J. Geschwülste	1241
1. Benigne	1241
2. Maligne	1241
7. Abschnitt: **Leber**	1248
A. Häufigste Eingriffe an der Leber	1249
1. Freilegung	1249
2. Blutstillung	1250
3. Lebernaht	1250
4. Laparoskopie und Leberpunktion (nach Kalk)	1251
5. Leberresektion	1251
6. Hepatoenterostomie	1252
7. Hepatostomie	1252
8. Leber-Gallen-Fistel	1253
B. Mißbildungen	1253
1. Schnürlappen	1253
2. Akzessorischer Leberlappen	1253
3. Omphalocele	1253
4. Zwerchfellhernie mit Leberkuppelprolaps	1253
C. Verletzungen	1253
D. Entzündungen	1255
1. Cholangitis diffusa und Leberphlegmone	1255
2. Leberabszeß	1255
E. Portale Hypertension (Lebercirrhose)	1257
F. Parasiten	1258
G. Geschwülste	1259
1. Benigne	1259
2. Maligne	1260
8. Abschnitt: **Gallenblase und Gallenwege**	1262
A. Mißbildungen	1262
1. Kongenitale Gallengangsatresie	1262
2. Idiopathische Choledochuscyste	1263
B. Häufigste Operationen an der Gallenblase und den Gallenwegen	1264
1. Gallenblase	1264
2. Gallenwege	1265
3. Gallenwegsanastomosen mit dem Magen-Darm-Kanal	1267
4. Beseitigung postoperativer Gallenfisteln	1267
5. Beseitigung umschriebener Stenosen oder Defekte der Gallenwege	1268
6. Einpflanzung kurzer Choledochus- bzw. Hepaticusreste in das Duodenum (Voelcker)	1268
7. Anastomosen zwischen intrahepatischen Gallengängen und dem Magen-Darm-Kanal	1268
8. Nachbehandlung nach Operationen an der Gallenblase und den Gallenwegen	1269

C. Verletzungen 1269
D. Entzündungen 1269
E. Gallensteine (Cholelithiasis) 1270
F. Geschwülste 1274
G. Parasitäre Gallenwegserkrankungen . 1275

9. Abschnitt: **Pankreas** 1275
  A. Mißbildungen 1276
  B. Verletzungen 1276
  C. Fisteln 1277
  D. Pankreassteine 1277
  E. Entzündungen 1277
    1. Akute Pankreasnekrose (Pankreatitis haemorrhagica acuta) 1277
    2. Akute Pankreatitis 1278
    3. Chronische Pankreatitis ... 1274
  F. Pankreascysten 1280
  G. Geschwülste 1281

10. Abschnitt: **Milz** 1283
  A. Mißbildungen 1283
  B. Häufigste Eingriffe an der Milz 1283
  C. Verletzungen 1284
  D. Milzabsceß 1285
  E. Chronische (spezifische) Infektionen: Tuberkulose, Syphilis, Aktinomykose, Lymphogranulomatose, Lepra....... 1286
  F. Geschwülste 1286

    1. Cysten und Neubildungen .. 1286
    2. Splenomegalien und Störungen der Milztätigkeit 1288
  G. Wandermilz 1287

11. Abschnitt: **Hernien** 1289
  A. Allgemeines 1289
  B. Spezielles 1297
    1. Leistenbruch (Hernia inguinalis), d.h. Bruch in der Leiste, und zwar oberhalb des Leistenbandes 1297
    2. Schenkelbruch (Hernia femoralis) 1301
    3. Bruch des eirunden Lochs (Hernia obturatoria) 1303
    4. Lendenbruch (Hernia lumbalis) 1303
    5. Hüftausschnittbruch (Hernia ischiadica) 1303
    6. Beckenboden- oder Mittelfleischbruch (Hernia perinealis s. ischiorectalis, auch H. vaginalis und rectalis sowie sacralis) 1304
    7. Nabelbruch (Hernia umbilicalis) 1304
    8. Bauchbruch (Hernia ventralis) 1305
    9. Zwerchfellbrüche 1306

VI. Kapitel
Becken und Urogenitalsystem

1. Abschnitt: **Becken** 1307
  A. Verletzungen 1307
  B. Entzündungen 1307
    1. Weichteile 1307
    2. Knochen und Gelenke 1308
  C. Geschwülste 1309
  D. Angeborene Kreuzsteißbeingeschwülste, spez. Dermoidcysten (Sacraltumoren bzw. Sacrococcygealtumoren).... 1310
  E. Coccygodynie 1310

2. Abschnitt: **Niere, Nebenniere und Harnleiter** 1311
  Anatomie und Entwicklungsgeschichte.. 1311
    1. Nieren 1311
    2. Nebennieren................ 1311
    3. Ureter..................... 1312
  A. Allgemeine urologische Diagnostik und Therapie 1312
    1. Schema eines urologischen Untersuchungsganges 1312
    2. Katheterismus 1313
    3. Verweilkatheter............. 1314
    4. Blasenspülung 1314
    5. Cystoskopie 1315
    6. Röntgendiagnostik 1316
    7. Harn und seine Bestandteile 1317
    8. Harnentleerung und Entleerungsstörung 1318
    9. Nierenfunktion 1321
    10. Niereninsuffizienz, Urämie, Anurie.................... 1321
  B. Häufigste Eingriffe an Niere, Nebenniere und Harnleiter 1324
    1. Niere 1324
    2. Ureter 1327
    3. Nebenniere 1331
  C. Mißbildungen 1332

  D. Verletzungen 1335
  E. Wanderniere bzw. Nierensenkung (Ren mobilis bzw. Nephroptose)..... 1336
  F. Nieren- und Uretersteine (Urolithiasis) 1337
  G. Entzündungen 1341
    I. Unspezifische 1341
      1. Primäre Entzündungen der oberen Harnwege 1341
      2. Primäre Entzündungen des Nierenparenchyms 1344
      3. Entzündliche Erkrankungen der Nierenhüllen 1345
      4. Nicht eitrige, doppelseitige Nierenerkrankungen 1346
    II. Spezifische 1347
      1. Urotuberkulose 1347
      2. Lues 1348
  H. Sackniere (Uro- s. Hydronephrose)... 1349
  J. Geschwülste 1351
    1. Benigne 1351
    2. Maligne 1351
    3. Geschwülste der Nierenkapsel 1352
    4. Geschwülste des Nierenbeckens und Ureters........ 1354
    5. Pseudotumoren 1353
  K. Nebenniere 1353
    1. Nebenniereninsuffizienz ... 1353
    2. Hyperfunktion der Nebennierenrinde und Nebennierenrindengeschwülste 1354
    3. Hyperfunktion des Nebennierenmarks 1355

3. Abschnitt: **Harnblase** 1356
  A. Anatomie 1356
  B. Häufigste Eingriffe an der Harnblase. 1356
    1. Punktion 1356
    2. Freilegung 1357

3. Blasenfisteln 1357
  4. Extraperitonisierung der
     Blase................... 1358
  5. Blasenresektion........... 1358
  6. Cystektomie 1359
  7. Blasenersatz.............. 1359
  8. Transurethrale Operationen 1360
C. Mißbildungen 1361
D. Verletzungen 1363
E. Blasenfistel 1364
  1. Äußere Fistel............. 1364
  2. Innere Fistel 1365
F. Fremdkörper 1366
G. Entzündungen 1366
  1. Unspezifische............. 1369
  2. Spezifische 1369
H. Blasensteine 1370
J. Geschwülste 1372
K. Harnblasenbruch bzw. -prolaps
   (Cystocele) 1373
L. Funktionelle Blasenstörungen (Bla-
   senlähmung)..................... 1374

4. Abschnitt: **Urethra** 1376
A. Anatomie 1376
B. Häufigste Eingriffe an der Harnröhre 1379
C. Mißbildungen 1380
D. Verletzungen 1383
E. Harnröhrenverengerung (Strictura
   urethrae) 1385
F. Urethralfistel 1388
G. Fremdkörper und Steine 1389
H. Harnröhrenentzündung (Urethritis).. 1389
J. Geschwülste 1390
K. Erkrankungen der weiblichen Urethra 1391
L. Urinphlegmone 1391

5. Abschnitt: **Prostata** 1391
A. Häufigste Eingriffe an der Prostata.. 1392
  1. Freilegung 1392
  2. Prostatapunktion 1393
  3. Prostatatomie 1393
  4. Elektroresektion........... 1393
  5. Subtotale Prostatektomie .. 1394
  6. Intrakapsuläre Prostatekto-
     mie 1394
  7. Extrakapsuläre Prostatekto-
     mie 1397
B. Mißbildungen 1397
C. Verletzungen 1397
D. Prostatasteine 1397
E. Entzündungen 1398
  1. Prostatitis bzw. Prostata-
     absceß 1398

  2. Prostataneurose 1399
  3. Tuberkulose.............. 1399
  4. Lues 1400
F. Prostatahypertrophie und -atrophie.. 1400
G. Maligne Geschwülste.............. 1404
  1. Sarkom 1404
  2. Carcinom 1404

6. Abschnitt: **Samenblasen** 1406
A. Mißbildungen 1406
B. Verletzungen 1406
C. Entzündungen 1406
  1. Spermatocystitis.......... 1406
  2. Tuberkulose.............. 1407
D. Geschwülste 1407

7. Abschnitt: **Hoden und seine Hüllen,
   Samenstrang** 1407
A. Mißbildungen 1407
B. Verletzungen 1410
  1. Scrotum 1410
  2. Scheidenhäute: Hämatoma
     extra- und intravaginale ... 1410
  3. Hoden, Nebenhoden und
     Samenstrang 1410
C. Entzündungen 1411
  1. Scrotum 1411
  2. Nebenhoden und Samen-
     strang 1411
  3. Hoden 1413
D. Hydro-, Hämato-, Spermato- und
   Varicocele 1413
E. Geschwülste 1416
  1. Scrotum 1416
  2. Hoden und Samenstrang .. 1417
F. Vasektomie, Sterilisierung und Refertilisierung 1417
  1. Vasektomie 1417
  2. Vasotomie 1418
  3. Refertilisierung 1418
  4. Artefizielle Insemination ... 1418

8. Abschnitt: **Penis** 1419
A. Mißbildungen 1419
B. Verletzungen 1421
C. Entzündungen (außer den venerischen) 1422
D. Geschwülste 1424
  1. Condylomata arcuata (spitze
     Condylome) 1424
  2. Cystische Penisgeschwülste 1424
  3. Acanthoma callosum 1425
  4. Sarkom 1425
  5. Carcinoma penis 1425

VII. Kapitel

Erkrankungen und Verletzungen der Extremitäten
(ausschließlich Frakturen und Luxationen)

1. Abschnitt: **Allgemeines** 1427
Häufigste Eingriffe an den Extremitäten 1427
  1. Arterien 1427
  2. Venen 1428
  3. Lymphgefäße............. 1428
  4. Sehnen 1429
  5. Nerven 1431
  6. Gelenke 1432
  7. Knochen 1434
  8. Amputation und Exarticula-
     tion 1437
  9. Apparate und Prothesen ... 1439

2. Abschnitt: **Schulter** 1442
A. Mißbildungen 1443
B. Verletzungen 1444
  1. Haut: Hautabreißung 1444
  2. Muskulatur und Sehnen.... 1444
  3. Gefäße: A. und V. subclavia
     und axillaris 1447
  4. Nerven: Plexus cervicalis,
     brachialis und seine Zweige 1448
C. Entzündungen 1451
  1. Haut usw. 1451
  2. Lymphknoten der Axilla... 1451

Inhaltsverzeichnis

3. Knochen 1452
4. Unspezifische und spezifische Schultergelenkentzündung (Omarthritis) 1453
5. Chronische unspezifische und sekundäre Gelenkerkrankungen 1456
6. Schulterschleimbeutel 1457
D. Geschwülste 1457

3. Abschnitt: **Oberarm** 1459
A. Mißbildungen 1460
B. Verletzungen 1460
  1. Haut usw. 1460
  2. Muskulatur 1460
  3. Gefäße (A. brachialis) 1462
  4. Nerven 1462
C. Entzündungen 1464
  1. Haut 1464
  2. Muskulatur 1465
  3. Knochen 1465
  4. Gefäße 1465
D. Geschwülste 1465

4. Abschnitt: **Ellbogen**................ 1466
A. Mißbildungen 1467
B. Verletzungen 1467
C. Entzündungen 1469
  1. Unspezifische und spezifische Ellbogengelenkentzündung . 1449
  2. Chronische und sekundäre Gelenkveränderungen 1470
  3. Schleimbeutelentzündung .. 1472

5. Abschnitt: **Vorderarm** 1473
A. Mißbildungen 1474
B. Verletzungen 1476
C. Entzündungen 1478
D. Geschwülste 1479

6. Abschnitt: **Hand und Finger** 1479
A. Mißbildungen 1483
B. Verletzungen und Kontrakturen 1485
  I. Frische Verletzungen 1485
    1. Subkutane oder geschlossene Hand- und Fingerverletzungen 1485
    2. Offene Hand- und Fingerverletzungen 1486
  II. Veraltete Hand-Fingerverletzungen 1491
  III. Ersatzoperationen bei Fingerverlust................... 1498
    1. Phalangisation........... 1498
    2. Fingerauswechslung 1498
    3. Daumenbildung nach Nikoladoni 1499
C. Entzündungen 1500
  1. Phlegmone an Fingern (Panaritium) und Hand einschließlich Sehnenscheidenphlegmone 1500
  2. Sehnenscheidenentzündungen 1507
  3. Handgelenkentzündungen.. 1510
  4. Knochenentzündungen 1511
D. Nekrose......................... 1512
E. Geschwülste 1514

7. Abschnitt: **Hüfte** 1516
A. Mißbildungen 1518
  1. Angeborene Hüftgelenkverrenkung, Dysplasia coxae luxans (Luxatio coxae congenita) 1518
  2. Coxa vara congenita....... 1522
  3. Schnellende Hüfte 1523

B. Verletzungen und Kontrakturen..... 1523
  1. Frische Verletzungen 1523
  2. Veraltete Verletzungen 1526
C. Entzündungen 1528
  Hüftgelenkentzündung (Coxitis siehe Coxalgie) 1528
  1. Unspezifische............ 1528
  2. Spezifische 1530
  3. Chronisch-deformierende und sekundäre 1533
D. Nekrose......................... 1535
  1. Osteochondrosis deformans coxae juvenilis........... 1535
  2. Epiphyseolysis capitis femoris adolescentium (Epiphysenlösung des Schenkelkopfs................... 1536
  3. Schenkelkopfnekrose des Erwachsenen 1537
  4. Osteochondrosis dissecans . 1537
E. Schenkelhalsverbiegungen: Coxa vara und Coxa valga 1537
F. Geschwülste 1540
  1. Ausräumung maligner Lymphknotengeschwülste in der Leistenbeuge 1540
  2. Exarticulation im Hüftgelenk 1540
  3. Hemipelvektomie 1540

8. Abschnitt: **Oberschenkel**............ 1541
A. Mißbildungen 1542
B. Verletzungen 1543
C. Erkrankungen 1544
D. Geschwülste 1546

9. Abschnitt: **Knie**................ 1549
A. Mißbildungen 1551
B. Verletzungen (nebst Meniscusverletzungen) und Kontrakturen 1551
C. Kniegelenkentzündung (Gonitis siehe Gonarthritis) 1561
  1. Schleimbeutelentzündungen und Ganglien 1561
  2. Unspezifische 1562
  3. Spezifische.............. 1564
D. Kniedeformitäten und chronisch-deformierende Erkrankungen 1566
E. Geschwülste der Kniegelenkgegend .. 1572

10. Abschnitt: **Unterschenkel**............ 1573
A. Mißbildungen 1575
B Verletzungen 1576
C. Entzündungen 1579
  1. Weichteile 1579
  2. Knochen 1581
D. Verkrümmungen (Kurvaturen) und Überlastungsschäden des Unterschenkels 1581
E. Varicosis (Krampfadern) und Ulcus cruris........................ 1583
F. Geschwülste 1583

11. Abschnitt: **Fuß und Zehen**........... 1583
A. Mißbildungen 1586
B. Verletzungen 1587
C. Entzündungen 1588
  1. Äußere Bedeckungen 1588
  2. Nägel 1590
  3. Sehnen und Sehnenscheiden: Sehnen- und Sehnenscheidenentzündung (Tendinitis und Tendovaginitis, siehe Peritendinitis) 1591
  4. Schleimbeutel: Schleimbeutelentzündung (Bursitis achillea, Haglunds Exostose) 1592

5. Knochen und Gelenke, speziell Talo-Crural-Gelenk 1592
D. Fußschmerzen und Wachstumsstörungen (aseptische Nekrosen, Apophysitis, · accessorische Fußwurzelknochen) 1600
  1. Metatarsalgie (Mortonsche Neuralgie, Fußgeschwulst, Deutschländersche Erkrankung) 1600
  2. Fersenschmerz (Tarsalgie) .. 1601
  3. Apophysitis der Tuberositas metatarsalis V (Iselin) 1602
  4. Epiphysitis der proximalen Metatarsalepiphysen (Burman) 1602
  5. Epiphysitis der proximalen Zehengrundgelenke (Thiemannsche Erkrankung) 1602
  6. Koehlersche Krankheit am Kahnbein des Fußes bei Kindern: sog. Koehler I (Koehler 1908) 1603
  7. Koehlersche Krankheit am (zweiten o. a.) Mittelfußköpfchen: sog. Koehler II (Koehler 1915 bzw. 1920)........ 1603
  8. Überzählige Fußwurzelknochen 1604
E. Deformitäten an Fuß und Zehen..... 1604
  1. Fußdeformitäten 1604
  2. Zehendeformitäten 1622
F. Geschwülste 1628
  1. Gutartige 1628
  2. Bösartige 1629

VIII. Kapitel

Frakturen und Luxationen

1. Abschnitt: **Allgemeiner Teil** 1630
  A. Frakturen 1630
    I. Formen und Einteilung 1631
    II. Symptome 1635
    III. Untersuchungsgang und Diagnose....................... 1637
    IV. Heilungsvorgang und -dauer... 1640
    V. Komplikationen 1643
    VI. Therapie 1647
  B. Kontusionen, Distorsionen und Luxationen der Gelenke 1663
    1. Quetschung (Kontusion) .. 1663
    2. Verstauchung (Distorsion).. 1663
    3. Verrenkung (Luxation) 1664

2. Abschnitt: **Spezielle Frakturenlehre**..... 1668
  1. Schädelbrüche............. 1668
  2. Wirbelbrüche 1668
  3. Gesichtsschädel- und Kieferbrüche................... 1668
  4. Brüche an Hals, Zungenbein, Kehlkopf und Luftröhre 1668
  5. Brustbeinbrüche (Fr. sterni) 1668
  6. Rippenbrüche und -verrenkungen 1668
  7. Schlüsselbeinbrüche und -verrenkungen 1670
  8. Schulterblattbrüche (Fr. scapulae)............. 1674
  9. Schulterverrenkungen (Lux. humeri) 1675
  10. Oberarmbrüche (Fr. humeri) 1684
  11. Ellbogenverrenkungen (Lux. cubiti) 1699
  12. Vorderarmbrüche 1702
  13. Luxationen (Distorsionen) an Hand und Fingern...... 1714
  14. Brüche an Hand und Fingern 1718
  15. Beckenbrüche und -verrenkungen 1723
  16. Hüft- (Oberschenkel-) Verrenkungen und Verrenkungsbrüche (Lux. coxae sive femoris) 1727
  17. Oberschenkelbrüche (Fr. femoris) 1730
  18. Brüche und Verrenkungen der Kniescheibe........... 1746
  19. Meniscusschaden, Seiten- und Kreuzbandschaden ... 1751
  20. Knie- oder Schienbeinverrenkungen (Lux. genus s. tibiae) 1751
  21. Unterschenkelbrüche 1753
  22. Fuß und Zehenbrüche 1766

Dritter Teil

I. Kapitel

Dringliche Operationen

  I. Schädel..................... 1778
    Trepanation 1778
  II. Hals........................ 1778
    Tracheotomie 1778
  III. Thorax 1779
    Thorakotomie 1779
    Notthorakotomie............ 1779
    Herzstillstand –Herzmassage .. 1779
    Lungenembolie 1780
    Rippenresektion – Thorakotomie 1780
    Notversorgung des offenen Pneumothorax 1781
  IV. Abdomen 1781
    Laparotomie 1781
    Appendektomie 1782
    Katheterismus.............. 1782
    Blasenpunktion 1783
    Urethrotomia externa 1783
    Sectio alta 1783
  V. Extremitäten................ 1784
    Venae sectio 1784

	Seite		Seite
Freilegung der A. brachialis	1784	Gelenkpunktionen an der unteren Extremität	1785
Freilegung der A. ilica externa und A. femoralis in der Leistenbeuge	1785	Sehnennaht	1786
		Schnittführungen an der Hand	1786
		Oberschenkelamputation	1786
Gelenkpunktionen an der oberen Extremität	1785	Vorderarmamputation	1787
		Fingerexarticulation	1787

II. Kapitel
Verbandlehre

A. Bindenverbände (Fasciae)	1788	D. Klebeverbände	1800
1. Allgemeines	1788	E. Lagerungsverbände	1802
2. Grundtouren oder -gänge	1790	F. Kontentivverbände (Schienenverbände, Gipsverbände)	1803
3. Typische Bindenverbände	1791		
B. Trikotschlauchverbände	1795	G. Streckverbände	1817
1. Stülpa-Verbände	1796	H. Elastische und Kompressionsverbände	1823
2. Tubegauze-Verbände	1798	1. Elastische Einwicklung der Extremitäten und des Leibes	1823
C. Tuchverbände	1798		
1. Allgemeines	1798	2. Gelenkkompressionsverband	1824
2. Typische Tuchverbände	1799	3. Druckverband	1825

III. Kapitel
Unfall- und Rentenbegutachtung

1. Grundbegriffe	1826	Bewertungssätze im Versorgungswesen	1856
2. Unfallversicherung	1833		
3. Rententabelle	1855		

Sachverzeichnis 1876

Inhalt des 1. Bandteiles
(S. 1–919)

Erster Teil: **Allgemeine Chirurgie**

Zweiter Teil: **Spezielle Chirurgie**

I. Kapitel: Gehirnschädel, Gehirn und Rückenmark, Wirbelsäule, periphere Nerven und vegetatives Nervensystem.

II. Kapitel: Gesicht

III. Kapitel

Mund, Rachen, Hals, Kehlkopf, Trachea

1. Abschnitt: Zunge und Mundhöhle

Anatomie: Zunge besteht aus zwei Teilen, den vorderen oder buccalen zwei Dritteln, welche aus dem embryonalen Tuberculum impar stammen und vom N. lingualis aus dem Trigeminus versorgt werden, sowie aus dem hinteren oder pharyngealen Drittel, welches aus dem fetalen 2. und 3. Kiemenbogen stammt und vom N. glossopharyngicus versorgt wird. Die dorsale Oberfläche des buccalen Anteils trägt eine rauhe Schleimhautmembran mit fungiformen und filiformen Papillen; im pharyngealen Abschnitt liegen vorwiegend Lymphknoten (Zungentonsille = Zungenanteil des *Waldeyer*schen Rachenrings); zwischen vorderem und hinterem Zungenanteil liegt eine Reihe von wallartigen Papillen, welche in Form eines V angeordnet sind (Spitze des V bildet das Foramen caecum = orales Ende des Ductus thyreoglossus); Zungenunterfläche ist glatt, Papillen fehlen, Mittellinie bildet das Frenulum linguae; zwei an der Zungenunterfläche hervorspringende Wälle zeigen die Lage der A. lingualis und der Vene an. Nahe der Zungenspitze liegt submucös die *Blandin-Nuhn*sche Drüse. Die *A. lingualis* entspringt der A. carotis ext. in Höhe des Zungenbeins (günstigste Unterbindungsstelle zur Beherrschung von Blutungen); durch peripherer gelegene Ligaturen ist dies meist nicht möglich. *Motorische Versorgung* durch N. hypoglossus, sensible Versorgung der vorderen zwei Drittel – N. lingualis; des hinteren Drittels – N. glossopharyngicus und der Gegend dicht vor der Epiglottis – N. laryngeus sup. aus N. vagus; Geschmack für die vorderen zwei Drittel – Chorda tympani, welche gemeinsam mit dem N. facialis und lingualis verläuft und dem Ggl. geniculi entspringt (von dort Verbindung über den N. intermedius zum Nucleus tractus solitarius). *Lymphknoten* sind in 2 Gruppen angeordnet (vgl. Abb. 185);

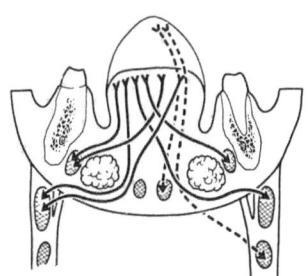

Abb. 185. Lymphabflußgebiete der Zunge (n. *Thorek*)

1. oberflächliche, aus der Submucosa des Dorsum und der Seitenfläche der Zunge,
2. tiefe in der Zungenmuskulatur. Beide Systeme kommunizieren vielfältig und leiten die Lymphe nach den submandibulären, submentalen und tiefen cervicalen Lymphknoten ab.

A. Mißbildungen

Totaler und partieller Defekt der Zunge (A- und Hypoplasie), halbseitige Hypertrophie (bei gleichzeitiger Gesichtshypertrophie), (mehr oder weniger weit) *gespaltene Zunge*: sog. *Schlangenzunge (Lingua bifida)* mit gleichzeitiger Unterkieferspalte, *gelappte Zunge (Lingua dissecata), angewachsene Zunge* (d. h. Verklebung oder Verwachsung der Zungenunterfläche mit Mundboden oder Unterkiefer oder der Zungenoberfläche mit hartem Gaumen), *Ankyloglosson oder angewachsenes Zungenbändchen* (d. h. Fesselung der Zunge durch ein zu kurzes, breites und weit vorreichendes Frenulum; Saugen und Sprechen werden dadurch gewöhnlich nicht gestört; der Ausdruck „Lösen der Zunge" von Einschneiden des Bändchens dicht am Mundboden unter Vermeidung der A. profunda linguae quer und Naht längs nur ausnahmsweise angezeigt, aber meist unnötig und wegen

Gefahr der Geschwürsbildung u. U. mißlich), übermäßig *lange Zunge, Makroglossie* (als muskuläre Hypertrophie, sonst durch kongenitales Lymph- bzw. Hämangiom sowie durch Vergrößerung bei Akromegalie und bei Myxödem).

Therapie: V-förmige Excision und sorgfältige Naht mit nicht resorbierbarer Naht.

B. Verletzungen

Ursachen: außer Biß-, Schnitt-, Stich- und Schußwunden sowie Verbrennungen und Verätzungen sind Verletzungen öfters durch Stock, Pfeife, Stricknadel, Bleistift, Gabel, Messer, Zahnstocher, Nadel, Knochen, Gräten, Riedgras, Papier, cariöse Zähne, Zahnextraktion usw.

Komplikationen: Blutung (Blutverlust, Blutinfiltrat oder Blutaspiration) und Infektion, spez. durch steckenbleibende Fremdkörper (Fischgräte, Nadel, Zahn, Knochen usw.); dabei oft Zungen- bzw. Mundbodenphlegmone und Sepsis sowie Aspirationspneumonie und Luftwegbehinderung.

Therapie: Naht evtl. nebst Drainage oder Tamponade; bei Blutung Naht oder Umstechung unter kräftigem Vorziehen der Zunge mit Gazeläppchen oder mit dem gekrümmten Zeigefinger, evtl. (spez. bei Nachblutung) Unterbindung der A. lingualis oder der A. carotis ext.; bei Erstickungsgefahr Vorziehen mittels eines mit drehrunder Nadel durchgezogenen dicken Seidenfadens, evtl. Tracheotomie. Mundpflege wie bei Kieferbrüchen (vgl. dort). Sonst flüssige Kost mit Eispillen usw. oder perorale Ernährung durch Nasenschlauch oder durch Magenfistel.

Zungenbiß durch Fall oder Schlag auf das Kinn bei vorgestreckter Zunge sowie bei Unachtsamkeit bzw. Schreck, Epilepsie, Tetanus, Narkose.

Zungenstich durch Bienen oder Wespen bei Genuß von Wabenhonig oder Früchten, Fruchtkuchen usw.; dabei Gefahr der Erstickung durch Zungenschwellung oder Glottisödem vgl. S. 365, 929, 941.

Dentitionsgeschwür bei Säuglingen am oberen Winkel der Frenuluminsertion durch zu früh erschienene und daher meist schlecht entwickelte untere mittlere Schneidezähne.

Keuchhustengeschwür bei keuchhustenkranken Kindern an der Zunge seitlich oder unten (sog. ,,Unterzungengeschwür") durch Reibung der im Anfall vorgestreckten Zunge gegen die Schneidezähne, deren manchmal sägeblattartige Krone dann abgeschliffen werden muß.

Dekubitalgeschwür bei Erwachsenen am Zungenrande durch spitze Fragmente eines abgebrochenen oder cariösen Zahns oder durch Druck einer schadhaften Prothese; evtl. entzündlich-induriert und dann Primäraffekt oder carcinomähnlich; im Zweifelsfall empfiehlt sich Probeexcision oder Exstirpation nebst histologischer Untersuchung.

Tintenstiftverletzungen sind im Gesunden auszuschneiden und evtl. abgebrochene Stiftspitzen oder deren Teile sorgfältig zu entfernen (vgl. S. 388).

Nervenverletzungen: a) N. hypoglossus (bei *einseitiger* Lähmung besteht Abweichen der vorgestreckten Zunge nach der gelähmten Seite und bei *doppel*seitiger Lähmung liegt die Zunge unbeweglich auf dem Mundboden); b) N. lingualis (Gefühllosigkeit der Zunge und Geschmackstörung in den vorderen zwei Dritteln der Zunge); c) N. glossopharyngeus (Geschmackstörung in den hinteren Teilen der Zunge und Gefühllosigkeit im oberen Pharynx) (vgl. S. 572).

C. Entzündungen

a) Stomatitis necroticans, auch als sog. Mundfäule (Stomacace).

Vorkommen: meist bei schwachen Kindern in der 1. oder 2. Dentition, aber auch bei Erwachsenen, ferner bei Skorbut, Soor, Quecksilber- u. dgl. -Behandlung (St. mercurialis), Zahnleiden, ungeeigneten, auch verschiedenartigen Metallplomben, Maul- und Klauenseuche (Stomatitis aphthosa), Noma (St. gangraenosa), Agranulocytose, Syphilis, Tuberkulose und Aktinomykose usw.

Symptome und Verlauf: in 3 Stadien. 1. St. necroticans (Verfärbung des Zahnfleischrandes); 2. St. gangraenescens (fauliger Zerfall); 3. St. ulcerosa (Geschwürsflächen).

Therapie: möglichst kausal, spez. zahnärztlich; (vgl. S. 903).

b) Syphilis, Tuberkulose und Aktinomykose, u. a. chronische Infektionen.

α) *Syphilis.* In allen Stadien: Primäraffekt, papulös-makulöse Schleimhauterosionen (II. Stadium); chronische oberflächliche Glossitis und Gumma (III. Stadium).

β) Tuberkulose. Als solides Tuberculom, Papillom, Fissuren und Ulcera mit regionärer Drüsenschwellung; fast stets sekundäre bei Lupus und offener Lungentbc.

γ) Aktinomykose. Vorkommen: meist bei gleichzeitiger Wangen-, Kiefer- oder Halserkrankung, dagegen selten isoliert (vgl. Kap. Zähne und Kiefer).

c) Leukoplakia s. Psoriasis buccalis bzw. linguae. *Symptome:* flache, milchweiße, unregelmäßige, scharf begrenzte Flecke an Zungenrücken, seltener an Wangen, Lippen und Gaumen sowie an Vorhaut und Schamlippen mit chronischem, auch rückfälligem Verlauf.

Formen: 1. netzartig glatt-dünn. 2. plaqueartig. 3. papillär.

Pathologische Anatomie: lokalisierte Epithelwucherung mit Verhornung, evtl. atypische (Pachydermie).

Vorkommen und Entstehung: überwiegend bei Männern im 50.–60. Jahr, spez. Rauchern; häufig ist gleichzeitig Syphilis, Diabetes oder Carcinom (etwa $33^1/_3$–50%: „Präcancerose"); veranlassend sind chronische Reize durch Tabak, Zahnstümpfe, Prothesen u. dgl.

Differentialdiagnose: Plaques muqueuses (akut und weich sowie mit Nackendrüsenschwellung!).

Therapie: kausal z. B. Rauchverbot, sonst Mundspülungen und Zahnversorgung mit Entfernung von Wurzeln, Metallkronen und Kautschukprothesen, evtl. Ätzung mit 5 (2–20) % Chromsäure, 10% Salicylsäurespiritus o. a. oder besser (Reizgefahr!) Verschorfung mit Flachbrenner oder mit Hochfrequenzstrom; bei Carcinomverdacht Excision nebst histologischer Untersuchung.

d) Glossitis phlegmonosa. Zungen und -Mundbodenphlegmone bzw. -abscess.

Vorkommen: ziemlich selten (gute Heilungstendenz der Zungenwunden!).

Lokalisation: u. a. am Zungengrund (genaue Besichtigung, auch der vorgezogenen Zunge!). Siehe Abb. 186.

Ursachen: Infizierte Verletzungen (z. B. nach Stich, Schuß, Biß, Verbrennung, Verätzung usw.; namentlich bei steckengebliebenem Fremdkörper, z. B. Fischgräte oder Getreidegranne) oder Geschwür (z. B. bei cariösem Zahn, Stomatitis mercurialis usw.)' ferner fortgeleitet von benachbarter Entzündung (Peritonsillitis, Erysipel der Gesichtshaut oder Mundschleimhaut) und schließlich metastatisch bei Allgemeininfektion (Typhus, Masern, Scharlach usw.).

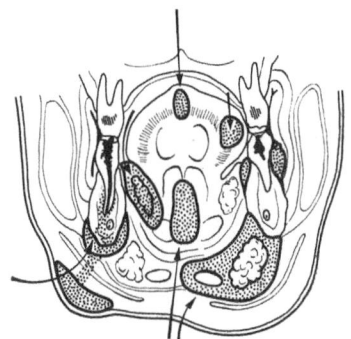

Abb. 186. Eiterungen im Zungen-, Unterkiefer- und Mundbodenbereich (Zugangswege zu deren Eröffnung)

Differentialdiagnose: Fremdkörper und chronische Entzündung, spez. Aktinomykose, Tuberkulose und Lues sowie Maul- und Klauenseuche.

Differentialdiagnose der Zungengeschwüre bzw. Geschwülste. Dyspeptische Geschwüre: Klein, rund, hellrot, leicht ödematöse und zarte Läsionen, gewöhnlich am Zungenrücken und an den seitlichen Rändern; Mundpflege, Diät und astringierende Mittel erbringen Besserung.

Traumatische oder Dentalgeschwüre: Entstehen durch scharfe, vorspringende Ränder cariöser Zähne; die Beziehung zu solchen läßt sich leicht feststellen, Zahnsanierung erbringt sofortige Heilung.

Tuberkulöse Geschwüre: Rissige und streifige, mattgraue Granulationen, äußerst schmerzhaft und leicht blutend; fast stets im Zusammenhang mit Lungen- oder Kehlkopftuberkulose; Lokalbehandlung meist wenig erfolgreich; dauernde Abheilung nur durch wirkungsvolle Behandlung der Primärerkrankung.

Syphilitische Geschwüre: Tief, wie ausgestanzt, schmerz- und symptomarm, vergesellschaftet mit Leukoplakie; Behandlung antisyphilitisch.

Lokalisation: Echte Zungentumoren meist am Zungenrücken in der Nähe des Foramen caecum; ihre Konsistenz ist meist derb.

Aussehen: rote und rundliche Erhabenheit mit Schleimmembran bedeckt. Bei Größerwerden Störung der Sprache, des Schluckens und der Atmung. *Neoplastische Ulcera* sind schmutzig-grau gefärbt, erhaben und aufgeworfen, der Wundgrund nekrotisch, sie sind schmerzhaft und verursachen deutliche Bewegungsstörung. *Ausbreitung:* Traumatischer und tuberkulöser Geschwüre mit weichen, Primäraffekte mit harten und indolenten, karzinomatöse mit harten Lymphknoten-Metastasen.

Form und Tiefe: der traumatischen verschieden stark ausgefranst, der tuberkulösen flach, der syphilitischen abgeschrägt und tief, der karzinomatösen tief und zerrissen. Außerdem ist wichtig Entstehung und Verlauf, serologische Untersuchung, Probeexcision (letztere ist in allen verdächtigen Fällen heranzuziehen!).

Komplikationen: 1. Fortschreitende Phlegmone – Mundbodenabscess und absteigend bis ins Mediastinum (Angina *Ludovici*).

2. Fortschreitende Phlegmone von Mundboden und Hals (Angina *Ludovici*), evtl. mit Gefäßarrosion, Sepsis usw. oder günstigenfalls akuter bzw. chronischer Zungenabsceß.

3. Schluckpneumonie.

Therapie (vgl. Abb .186): *Stichincisionen* bei Abscessen in der Zungenmitte oder am Zungenrand; Eröffnung *von außen* bei tiefliegenden Zungengrundabscessen; dazu querverlaufender Hautschnitt in Höhe des Zungenbeins, Eingehen genau in der Mittellinie zwischen den beiden Mm. genioglossi (Septum linguae), stumpfes Vordringen auf den Absceß, kurzfristige Röhrendrainage, Chemotherapie; bei *Zungenphlegmone Längsspaltung* der hochgradig geschwollenen Zunge mit sichelförmigem Messer, das unter Fingerschutz durch die häufig auf einen Spalt verengte Mundhöhle zum Zungengrund geführt und neben der Mittellinie durch die Zunge nach vorne gezogen wird. *Mundbodenabscesse* im Bereich der Gl. submandibularis: Eröffnung von außen durch seitlichen Hautschnitt 2 cm unter dem Mandibularrand und parallel zu diesem; bei Eröffnung vom Mund her Vordringen längs der medialen Fläche des Unterkiefers in die Tiefe. Bei *Angina Ludovici* breite Eröffnung von außen. Bei septischen Prozessen besonders sorgfältige Kontrolle der aus der Mundbodengegend abfließenden Venen und Ligatur septisch-thrombophlebitischer Gefäße. Bei *absteigenden Phlegmonen* in Richtung zum Mediastinum breite Eröffnung und Entlastung der Gefäßscheide (evtl. Ligatur der V. jugularis).

D. Geschwülste

a) **Hämangiome.** *Formen:* H. simplex oder cavernosum oder kombiniert; teils primär, teils sekundär, d. h. fortgeleitet von benachbarten Teilen, spez. von den äußeren (Haut!).

Vorkommen: etwas seltener als an der Gesichtshaut, und zwar vor allem an Zunge sowie Lippen, Wangen, Mundboden, Gaumen und Rachen.

Folgen: Entstellung, Sprach- und Ernährungsstörung, Speichelfluß, Zahnausfall usw., ferner Blutung und Infektion, schließlich Ausbreitung über einen großen Teil der Mundhöhle bis in die oberen Luft- und Speisewege.

Komplikationen: fortschreitendes Wachstum (über Mundschleimhaut, Zunge, Mundboden, Zahnfleisch, Gaumen, Zäpfchen, Rachen und Kehlkopf), Ernährungsbehinderung, Blutung, Ulceration, Entzündung mit septischer Thrombophlebitis.

b) **Lymphangiome.** *Formen:* L. cysticum und cavernosum; häufiger, und zwar gewöhnlich kongenital als diffuses cavernöses Lymph- und evtl. zugleich auch Hämangiom (sog. „Makroglossia congenita").

Symptome und Komplikationen: a) *diffus* als Zungenvergrößerung und -vorragung (sog. „Prolapsus linguae"; nicht zu verwechseln mit angeborener Muskelhypertrophie sowie mit Akromegalie, Entzündung oder Geschwulst) nebst Sprach-, Atmungs- und Schluckstörungen; evtl. Exkoriationen; nicht selten intermittierende Entzündung in Schüben, gelegentlich Phlegmone, evtl. Sepsis. b) *circumscript* als Knötchen (Lymphcysten), spez. am Zungenrücken, bisweilen aber auch an der Zungenunterfläche.

Zu 1. und 2. *Therapie:* Wenn möglich Exstirpation, und zwar baldigst; sonst Keilexcision oder Incision mit Auskratzung bzw. Kauterisation und Jodoformgazetamponade. Falls Operation nicht möglich ist, versuche man Igni- oder Galvanopunktur oder Elektrolyse oder Alkoholinjektionen; evtl. zugleich Unterbindung beider Aa. linguales bzw. der A. max. ext. Bei Hämangiomen Radiumspickung.

c) **Cysten.** α) Am häufigsten **Ranula** (d. h. Fröschleingeschwulst) (vgl. S. 870).

β) Ziemlich häufig *Schleimcysten oder Schleimdrüsencysten,* d. h. Retentionscysten der Schleimdrüsen an Lippen, spez. Unterlippe (nahe dem freien Lippenrotrand), Wange, Zungenrand und -unterfläche; als hirsekorn- bis erbsen- bis haselnußgroßes, halbkugeliges, prallelastisches, glasiges oder bläulich durchschimmerndes, nicht wegdrückbares Geschwülstchen; Therapie: Ausschälung oder Ausschneidung; auch soll in manchen Fällen genügen Incision und Exkochleation.

γ) Bisweilen *Zungengrundcysten oder Flimmercysten,* d. h. Cysten nebst verzweigten Gängen mit Flimmerepithel im Bereich der hinteren Zungenregion in der Mittellinie am Foramen coecum aus Resten des Ductus thyreoglossus (aus den sog. *Bochdalek*schen Schläuchen).

δ) Selten *Zungenspitzencyste,* d. h. Cyste in der Zungenspitze an der Zungenunterseite unter der Schleimhaut inmitten der Längsmuskulatur, wohl Retentionscyste der *Blandin-Nuhn*schen Drüse; selten.

d) Selten in Zunge oder Mundboden **Echinococcus- und Cysticercuscysten** (letztere multipel!) sowie **Blutegel** und **Trichinen.**

e) Dermoide: Aus abnormen Einstülpungen des äußeren Keimblattes in der Gegend embryonaler Spalten, daher auch in der Mittellinie; entweder sublingual oder submental; in letzterem Fall besteht eine Geschwulst in Form einer Vorwölbung in der Unterkinngegend ähnlich einem Doppelkinn und in ersterem Fall ähnlich Ranula, aber gewöhnlich nicht transparent, weißgelblich, mit derberer Wand und mit wie Ton knetbarem Inhalt sowie median gelegen und bei unveränderter Haut bzw. Schleimhaut.

Vorkommen: häufiger (etwa 10% aller Dermoide).

Diagnose: Alter, Wachstum, Lage, Cystenform und Inhalt.

Differentialdiagnose: Lipom, Ranula, Halscyste, Atherom u. a., ferner Carcinom und Sarkom, schließlich Mundbodenphlegmone.

Komplikationen: Infektion mit Phlegmone usw.

Vorkommen: kongenital, aber meist erst in den Pubertätsjahren (im 12.-25. Jahr) wachsend.

Therapie: Radikalexstirpation durch Ausschälung vom Mund oder vom Unterkinn aus.

f) Teratoide Tumoren: in Zungen- und Gaumengegend, spez. Gaumendach und vorderem Gaumenbogen; mit Epidermis, evtl. auch mit Haaren bedeckt; ähnlich wie die sog. behaarten Rachenpolypen s. da.

Schwarze Haarzunge (*Lingua nigra*) ist Hyperkeratose mit Pigmentierung der excessiv verlängerten Papillae filiformes. *Therapie:* Elektrokoagulation.

g) Lipome: in Zungenspitze, -unterseite und -basis sowie Mundboden, Wange, Lippen, Gaumen, Zahnfleisch; submucös oder intra- bzw. intermuskulär; meist oberflächlich und gestielt.

h) Fibrome, auch **Neurofibrome:** an der Oberfläche der Zunge sowie an Wangen- und Gaumenschleimhaut, auch fissural an der Vereinigungsstelle von Ober- und Unterkieferfortsatz; flach und klein. Am Zahnfleisch und Gaumen finden sich manchmal, namentlich im Bereich der hinteren Zähne circumscripte oder diffuse, manchmal symmetrische Wucherungen: sog. Fibrome, welche aber wohl fibromatöse Granulationswucherungen auf Grund chronischer (entzündlicher und traumatischer) Reize darstellen.

i) Papillome: an Zäpfchen, Gaumenbogen und Zungengrund sowie Wange, hier auch fissural ebenso wie Fibrome (s. d.); meist gestielt und zerklüftet; Carcinomentwicklung möglich.

k) Adenome: selten.

l) Mischtumoren: gelegentlich, meist im Winkel zwischen weichem Gaumen und Zunge, sonst an Gaumen, Wange, Lippen u. a.; dazu gehören wohl auch Fälle von *Endotheliom, Cylindrom* bzw. *Basaliom, Myxom, Osteochondrom* usw., vgl. Speicheldrüsen!

m) Strumae accessoriae linguales, d. h. Tumoren aus normalem oder pathologischem Schilddrüsengewebe, ausgehend von Resten des embryonalen mittleren Schilddrüsenlappens am Zungengrund in der Gegend des Foramen coecum, d. h. an der Einmündungsstelle des Ductus thyreoglossus; vorkommend fast ausschließlich (etwa 90-95%) bei jugendlichen Frauen und Mädchen; gleichzeitig Schilddrüse normal oder entartet oder fehlend, was für Frage und Art der Operation wichtig ist (etwa 5-20%); typisch gelegen, am hinteren Teil des Zungenrückens genau median als flache bis bucklige, glatte, weiche, gefäßreiche Geschwulst mit normaler Schleimhautbedeckung; später Störungen von Sprechen, Schlucken und Atmen sowie Blutungsgefahr. *Therapie:* Operation in Lokalanästhesie, Bestreichen des Zungenrückens und Zungengrundes mit Pantocainlösung (1%ig), Umspritzung mit Novocain ($^1/_2$%ig)-Suprareninlösung zu beiden Seiten der Papillae vallatae; beiderseitiges Anseilen der Zunge, Incision $^1/_2$ cm oberhalb des Ansatzes der Struma in der Mittellinie, Spaltung der Kapsel und Auslöffeln mit scharfem Löffel. Die Entscheidung, ob die Entfernung vollständig oder nur teilweise erfolgt, hängt davon ab, ob an normaler Stelle Schilddrüsengewebe vorhanden ist oder nicht (Nachweis desselben durch perorale Gaben von 10 Mikrocurie J^{131} in Disulfid bei pH 9,0 und Geigerzählung 7 Stunden nach Gabe dieser Testdosis. Bei Vorhandensein von normal gelagertem Schilddrüsengewebe kann die Zungenstruma vollständig entfernt werden.

Komplikation: Tetanie nach extrakapsulärer Entfernung der Zungenstruma, da auch die am Zungengrund gelagerten Epithelkörperchen mit entfernt wurden; daher soll die Zungen-Struma nur *intrakapsulär* entfernt werden.

n) Sarkome: selten in Mundhöhle, spez. an Zungenrücken und -grund sowie an Rachen, Gaumen und Mandeln, auch Melanosarkome oder Lymphosarkome. (Das Zungensarkom findet sich in jedem Alter und öfters auch bei Frauen und Kindern im Gegensatz zum Carcinom; interstitiell oder gestielt; als rasch wachsender und bedeutender, aber meist erst spät ulcerierender Knoten; bisweilen, aber selten Lymphdrüsenmetastasen; im übrigen vgl. Carcinome!).

o) Carcinome. *Sitz:* seltener Wangen (hier meist an der Backentasche mit Kieferklemme), Mundboden (hier meist sekundär durch Übergreifen von Zunge oder Speicheldrüsen, bisweilen primär, spez. am Zungenbändchen) und harter Gaumen (vgl. Kiefercarcinom) sowie Zäpfchen, jedoch meist (etwa 50%) Zunge: *Zungenkrebs* (*Carcinoma linguae*).

Lokalisation: Zungenrand und Zungenrücken, dann Zungengrund, seltener Zungenspitze.

Vorkommen: ziemlich häufig (etwa 1–2 % aller Carcinome), und zwar meist im höheren Alter (45–75 Jahre), überwiegend bei Männern (5–10mal häufiger als bei Frauen); begünstigend wirken schlechte Zahn- und Mundpflege, Alkohol und Tabak, spez. Kautabak, Alveolarpyorrhoe, chronische Geschwüre, gutartige Geschwülste, spez. Papillome, Leukoplakie, Prothesendruck, schlechte Zähne oder scharfrandige Füllungen und Kronen.

Symptome: erst Geschwulst (hart und infiltrierend), später Geschwür (mit wallartigem und hartem Rand und mit zerklüftetem Krater; oft lassen sich komedonenartige Pfröpfe von Krebszapfen ausdrücken); daneben (infolge der zahlreichen Lymphspalten häufig [etwa 66$^2/_3$%] und oft doppelseitig) harte regionäre Lymphdrüsenmetastasen submaxillar, submental, cervical und evtl. supraclavicular, aber selten Organmetastasen (auf dem Blutweg); gelegentlich werden die benachbarten Speicheldrüsen ergriffen.

Histologisch: Plattenepithel-Carcinom.

Differentialdiagnose: u. a. Dekubitalgeschwür, Nekrose bei Agranulocytose und gutartige Geschwülste, Mischtumor, Zungenstruma oder Sarkom (s. o.) sowie Syphilis, Tuberkulose und Aktinomykose (s. u.).

Diagnose: u. a. Probeexcision (mit sofort anschließender Radikaloperation!) sowie Alter, Geschlecht, Lokalisation, Krankheitssymptome und -verlauf nebst Komplikationen: Schmerzen, Jauchung und Blutung.

Komplikationen: häufig fortschreitendes Wachstum in die Nachbarschaft (Mundboden, Kiefer, Gaumen, Rachen, Tonsillen und Kehlkopf) sowie neuralgische Schmerzen, stinkende Jauchung und Blutungen, Sprach-, Kau- und Atmungsstörungen, Kieferklemme, Kachexie.

Wachstum und Prognose: 2 Wachstumsgruppen: 1. Befall der hinteren Zunge, Tonsille, Gaumen und hintere Mandibula. 2. Kinn, vordere Zunge und Mundboden. Prognostisch ist die 2. Gruppe günstiger, daher die Operation hier mehr indiziert als bei Gruppe 1, die sich bevorzugt für die Radiumtherapie eignet. Prognose im allgemeinen schlecht; meist schnell (spätestens in $^1/_2$–1–2 Jahren) tödlich durch Marasmus, Pneumonie, Sepsis oder Arrosionsblutung. Dauerheilung selten (10–30%), namentlich bei Drüsenbeteiligung (unter 10%). Operabel sind nur etwa 20%; Rezidiv erfolgt meist (60–70%) in den regionären Lymphdrüsen submaxillar und cervical, seltener lokal.

Therapie: a) *Kleinere maligne und benigne Tumoren:* Stumpfe Ausschälung bzw. keilförmige Excision etwa 1 cm im Gesunden, durchgreifende Muskelnaht.

b) *Leukoplakie der Zungenoberfläche:* Bei Verdacht auf Präcancerose sorgfältige Abschälung von der Zungenmuskulatur.

c) *Maligne Tumoren des Zungengrundes (palliativ):* setzen frühzeitig regionäre Lymphknotenmetastasen, welche meist in erster Sitzung nach *Crile* (vgl. S. 911) entfernt werden; außerdem Unterbindung der A. lingualis zur Blutungsprophylaxe; anschließend in Lokalanästhesie des Zungengrundes Elektrokoagulation des Tumors im Spiegelbild, am oberen Pol des Tumors beginnend mit mittelgroßer Diathermiekugel; zwischenzeitliche Fingerpalpation orientiert über noch vorhandene Tumorreste; nekrotische Teile werden in der Nachbehandlungsperiode mit dem Doppellöffel entfernt; Röntgennachbehandlung, sobald alle Nekrosen abgestoßen sind. (Bevorzugte Methode.) *Tumoren der Zungenrandmitte:* Quere Spaltung der Wange parallel zum Faserverlauf des N. facialis vom Mundwinkel in Richtung zum unteren Ohransatz bis zum vorderen Masseterrand, erleichtert den Zugang zur Zunge sehr und gestattet radikales Ausschneiden eines Carcinoms, z. B. aus der Mitte des Zungenkörpers.

d) *(Radikal:) Die mediane Unterkieferspaltung* (nach *Kocher*):
Indikation: Zungencarcinome, die nicht von der Mundhöhle aus operiert werden können.
Technik: 2- oder 3zeitige Operation:
1. Akt: aseptische Ausräumung der Lymphknoten und Gefäßunterbindungen. *2. Akt:* mediane Unterkieferdurchtrennung nach Spaltung der Unterlippe und Unterkinnweichteile bis zum Zungenbein, Durchtrennen des M. biventer, Entfernung eines zweiten unteren Schneidezahns, Anlegen von Bohrlöchern im Unterkiefer für die spätere Wiedervereinigung. Spalten des M. hyoglossus und Ligatur der A. lingualis. Elektrochirurgische Entfernung des Tumors weit im Gesunden und Wiedervereinigung des Unterkiefers durch Drahtnaht.

e) *(Radikal:) Seitliche Unterkieferspaltung* (nach *v. Langenbeck-v. Bergmann*). *Indikation:* Freilegung der Zunge und des Mundbodens für tief infiltrierende und regionär metastasierende Zungencarcinome. *Technik: 1. Akt:* aseptische Ausräumung der Lymphknoten und notwendige Gefäßligaturen. *2. Akt:* Durchtrennung der ganzen Wange in Richtung der Facialisfasern bis zum Masseter, von dort über den Unterkieferrand zum M. sterno-cleido-mastoideus und dort Vereinigung mit dem zunächst angelegten Schnitt zur Lymphknotenentfernung. Ausräumung der Regio submandibularis und Beendigung der Operation, wenn zweizeitig operiert werden soll. Bei *einzeitigem Operieren:* Fortsetzung durch Freilegen des Unterkieferastes und temporäre Durchtrennung desselben. Unterbindung der A. lingualis unter Schonung des N. hypoglossus, Ausschneiden des Tumors unter Mitnahme großer Teile des M. hyoglossus, Styloglossus und Palatoglossus. Die Excision erfolgt bis auf die Epiglottis. Wiedervereinigung des Unterkiefers durch Drahtnaht; seitliche Pharynxwand wird im oberen Teil durch Naht verschlossen; im unteren Teil wird die Schleimhaut als *Pharynxfistel* herausgenäht.

Merke: Bei allen medial im Zungenkörper liegenden und bei allen Krebsen des Zungengrundes und Mundbodens müssen die Lymphknoten am Unterkieferrand und an den großen Halsgefäßen bis zur Kreuzungsstelle des M. omohyoideus *beidseitig* entfernt werden.

Nachbehandlung: do. Kieferresektionen, Frühaufstehen hier besonders wichtig.

2. Abschnitt: Rachen

A. Mißbildungen

Membran (aus fetaler Epithelverklebung oder aus Resten der embryonalen Rachenhaut im Epipharynx), *Spaltbildungen* am harten und weichen Gaumen (vgl. Gaumenspalte!) sowie am Zäpfchen, hier auch isoliert (sog. „Uvula bifida"), *Divertikel*, (im Hypopharynx; ähnlich Oesophagusdivertikel s. da), *Cysten* und *Fisteln* (meist in der Tonsillarbucht und komplett oder inkomplett) vgl. S. 933, *Encephalocele* (mit Durchtritt durch eine Gaumenspalte), *Epignathie* (Teratom, evtl. Doppelmißbildung).

B. Verletzungen

Entstehung: z. B. beim Fall auf spitzen Gegenstand (Stock, Pfeife, Trompetenmundstück usw.) oder bei Stich, Schnitt, Schuß sowie Verbrennung oder Verätzung, Insektenstich, Intubation u. a.

Komplikationen: Gaumenperforation, Verwachsung, Infektion mit Phlegmone, Glottisödem, Blutung (z. B. bei Stich oder Schuß in die Gegend der Gaumenmandel: Verletzung der A. carotis int. mit Erstickung durch das die Lungen überschwemmende Blut), Stenose und Fistel.

Therapie: evtl. Gaumennaht, Gefäßunterbindung, Absceßincision, Tracheotomie und Gastrostomie.

C. Fremdkörper

Ursachen: Knochensplitter, Fischgräte, Nadel, Borste, Münze, Geschoß, Glasstück, künstliches Gebiß usw. sowie Fleischstück (bei zahnlosen Menschen oder bei Schreck usw.), auch Blutegel.

Vorkommen: nicht häufig, fast nur bei spitzen Fremdkörpern, da sonstige in Speiseröhre oder Magen hinabrutschen.

Lokalisation: Tonsillen, Vallecula zwischen Zungengrund und Epiglottis, Sinus piriformis und Hypopharynx.

Folgen: Perforation und Phlegmone mit Glottisödem, Mediastinitis usw.

Diagnose: Besichtigung und Betastung von innen und außen, evtl. Laryngo- und Ösophagoskopie, Röntgenbild.

Therapie: Extraktion mit Fingern oder mit Nasen-, Kehlkopf- oder Schlundzange unter Reflektorbeleuchtung.

D. Entzündungen

a) Akute Entzündungen. *Formen:* Angina simplex s. catarrhalis s. erythematosa, lacunaris, parenchymatosa, erysipelatosa und ulcero-membranosa sowie Diphtherie und Angina *Plaut-Vincent* (vgl. Allgem. Chirurgie, Infektionen!), ferner Lues, Aphthen, Soor, Pemphigus, Scharlach usw.

Erreger: meist Streptococcus, auch Staphylo- oder Pneumococcus u. a.

Inkubationszeit: 1–3 Tage.

Entstehung: durch Übertragung (Anhusten usw.) oder durch Selbstinfektion (Mundhöhlen-Saprophyten!).

Symptome: Fieber, Prostation, Kopf- und Gliederschmerzen, Halsschmerzen, Schluckbeschwerden, Sprachstörung, Rötung, Schwellung, Belag, Lymphdrüsenschwellung sowie häufiger Herpes labialis.

Komplikationen: Chronische evtl. rezidivierende Entzündung und Tonsillenhypertrophie, Peritonsillitis phlegmonosa bzw. Tonsillarabsceß, Mittelohrentzündung, Nebenhöhleneiterung, Thrombophlebitis, Halsphlegmone, Sinusthrombose, Meningitis und septische Allgemeininfektion bzw. Endo- und Myokarditis, Nephritis, Pleuritis, Osteomyelitis, Gelenk- und Muskelrheumatismus usw. sowie Appendicitis, Harn ist regelmäßig zu untersuchen (Nierenreizung!). Fokalinfektion! Soor greift evtl. über auf Rachen, Kehlkopf und Speiseröhre (s. da).

Differentialdiagnose: Diphtherie und Angina *Plaut-Vincent* sowie Tuberkulose, Syphilis und Tumor, auch Aphthen und Soor (beide ohne Fieber!) sowie Scharlach, Leukämie und Agranulocytose.

Therapie: Bettruhe, Schwitzkur, mit heißem Fliedertee oder Grog, Salicyl-, Pyramidon- und Chininpräparate, Prießnitzumschlag; Gurgeln mit Wasserstoffsuperoxyd, Chemotherapeutica. Bei rezidivierender Entzündung und Hypertrophie Tonsillektomie. Bei septischer Thrombophlebitis Unterbindung der V. jug. int. Betr. Diphtherie vgl. S. 396.

b) Angina s. Tonsillitis und Peritonsillitis phlegmonosa bzw. Mandel- (Tonsillar- oder besser Peritonsillar-) Absceß. *Wesen:* phlegmonöse Entzündung bzw. Absceß im Bindegewebe der Tonsille und ihrer Kapsel bzw. zwischen Mandel und Pharynxmuskulatur; meist nach Angina, sonst nach Schleimhauterysipel oder Trauma (Fremdkörperverletzung, Verätzung usw.).

Vorkommen: meist im 3. Jahrzehnt.

Symptome und Diagnose: starke und fortdauernde, oft doppelseitige Schwellung und Rötung mit Vorwölbung des Gaumensegels und Verdrängung des Zäpfchens, starke allgemeine (Fieber und evtl. Schüttelfröste sowie Prostation) und lokale Beschwerden (nasale bzw. kloßige Sprache, Schluckschmerzen, Speichelfluß, Kieferklemme, Atmungsbehinderung usw.); Fluktuation anfangs selten; evtl. Probepunktion.

Differentialdiagnose: Parulis bei Weisheitszahndurchbruch, syphilitischer Primäraffekt, Syphilis, Tuberkulose, *Diphtherie*, Scharlach, Agranulocytose, Leukämie, Carotisaneurysma, Senkungsabsceß und maligner Tumor.

Komplikationen: Glottisödem, Lymphdrüsenvereiterung, Erstickung durch Eiterdurchbruch und -aspiration im Schlaf, Arrosionsblutung der A. carotis int., Otitis media, Parotitis, Mediastinitis, Sepsis bzw. Pyämie, Thrombophlebitis in V. jugularis sowie Sinus pteryg. und cavernosus mit Meningitis.

Prognose: dubiös; Spontandurchbruch ist möglich; Tod droht durch Glottisödem, Erysipel, Sepsis, Aspiration, Arrosionsblutung u. a.; Rezidiv kommt vor; daher ist später, nämlich nach einigen Wochen, Tonsillektomie ratsam.

Therapie: Punktion: in LA mit dicker Kanüle in genauer a-p-Richtung (bei Richtung schräg nach außen Gefährdung von großen Halsgefäßen!); wird Eiter gewonnen, dann *Incision* neben der Kanüle in gleicher Richtung und evtl. Erweiterung auf 1–1½ cm mit Kornzange; evtl. Wiederholung der Spreizung in den folgenden Tagen.

Komplikationen: Blutungen werden durch Tamponade oder (selten) durch Naht des Wundbettes über der liegenden Tamponade beherrscht; bei darauffolgendem ausgedehntem Hämatom folgt *Absceßtonsillektomie* mit Ligatur der Blutungsquelle.

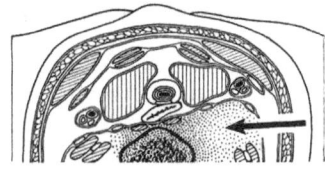

Abb. 187. *Retropharyngealer Absceß:* Typischer Zugangsweg von lateral durch das Trigonum colli laterale

c) **Retropharyngealabsceß** (s. Abb. 187). *Wesen:* Eiterung im lockeren Bindegewebe hinter und seitlich dem Pharynx.

Ursachen: Erkrankung, spez. Tuberkulose der Wirbelsäule und Schädelbasis, Vereiterung der retropharyngealen Drüsen nach Katarrhen und Infektionen von Nase und deren Nebenhöhlen, Pharynx, Ösophagus, Tonsillen usw. oder nach Erysipel, Scharlach, Masern, Keuchhusten, Diphtherie usw.

Formen: akut und chronisch.

Vorkommen: meist im Kindesalter von ½–3 Jahren, spez. (über 50%) im ersten Jahr.

Symptome: (außer septischen Symptomen) evtl. Tracheakompression und Glottisödem sowie Durchbruch in Pharynx, Speiseröhre, Mediastinum, Pleura, Kopfnickerrand, Parotisgegend oder Kieferwinkel; im Rachen sicht- oder fühlbare Vorwölbung nebst Schling-, Sprach- und Atmungsstörungen.

Diagnose: evtl. Probepunktion vom Munde aus.

Differentialdiagnose: u. a. Aortenaneurysma.

Komplikationen: Glottisödem, Tracheakompression, Mediastinitis, Aspiration des durchbrechenden oder operativ entleerten Eiters.

Therapie: Incision von außen am hinteren Kopfnickerrand mit Eröffnung der tiefen Halsfascie (spez. bei spezifischen Abscessen) und Drainage bei Kopftieflage oder nur ganz ausnahmsweise spez. bei Kindern (zur Vermeidung von Verletzung der Carotis, Zunge usw. mit einem bis nahe [1 cm] an die Spitze mit Heftpflaster umwickelten und von unten nach oben geführten Messer) vom Mund (*Cave!* Eiteraspiration; daher vorsichtige und allmähliche Eiterentleerung, evtl. am hängenden Kopf!) und bei ständigem Eiterabsaugen.

d) **Hypertrophie des lymphatischen Rachenrings: Rachen-, Gaumen- und Zungenmandeln.** α) *Hypertrophie der Rachenmandel:* sog. „adenoide Vegetationen".

Vorkommen: bei Kindern bis zum 20., meist im 3.–14. Jahr (hier die häufigste Ursache der Nasenverlegung sowie der Verschleppung akuter und chronischer Mittelohrentzündungen!), meist kombiniert mit multiplen Wucherungen adenoiden Gewebes im Rachenraum und der Zunge.

Symptome: Behinderung der Nasenatmung mit offenstehendem Mund, unruhigem Schlaf, Schnarchen, blödem Gesichtsausdruck und Trägheit bis Blödheit, Ohrenschmerzen, Schwerhörigkeit (Tubenverlegung), Sprache mit nasalem Beiklang (sog. „Rhinolalia clausa"), dazu hoher und spitzbogenförmiger Gaumen und spitzwinkliges Vorstehen der oberen Schneidezähne.

Komplikationen: Entzündungen an Ohr und Luftwegen.

Diagnose: Besichtigung (Rhinoscopia ant. und post.) und Betastung (mit Finger vom Rachen, indem der Untersucher den Kopf von hinten her mit der linken Hand hält und mit dem rechten Zeigefinger die Wangenhaut zwischen Zähne und geöffneten Mund eindrückt, damit das Kind nicht zubeißt, während eine Hilfsperson das Kind auf dem Schoß festhält, dabei die Beine zwischen die Knie klemmend und beide Arme fassend).

Therapie: Adenotomie, d. h. Abtragen der hypertrophischen Rachenmandel mit Ringmesser (nach *Beckmann, Gottstein* u. a.) in *Rose*s Kopfhängelage mit leichtem Druck von oben nach unten kürettieren, dies mehrmals, auch seitlich, mit entsprechender Tastkontrolle, bis alles Gewebe entfernt ist. Nach Operation sofortige Umlagerung auf den Bauch, um Aspiration zu verhüten.

β) *Hypertrophie der Gaumenmandeln. Vorkommen:* ziemlich häufig (vielleicht oftmals Ursache von chronischen Allgemeininfektionen in Form der Fokalinfektion, spez. von Gelenk- und Muskelrheumatismus usw.).

Anatomie: Arterielle Versorgung sehr variabel aus A. palatin. asc., pharyngea asc. und desc. *Lage:* In der Tonsillarnische zwischen M. pharyngo- und glossopalatinus, in 1,8–2,5 cm Abstand davon nach lateral hinten liegen N. hypoglossus, A. carotis int., N. glossopharyngicus, accessorius, vagus und V. jugul. int. Tonsillenvergrößerung meist beidseitig.

Symptome: Gaumenmandeln vergrößert mit tiefen Buchten und mit gelben Pfröpfen, evtl. auch mit Konkrementen (sog. ,,Mandelsteine"); zugleich Schluck- und Atmungsstörungen sowie Reflexhusten und -krämpfe.

Therapie: Falls das regelmäßige Ausquetschen der Tonsillen durch Streichen von unten nach oben mit einem stumpfen Instrument oder das Absaugen mit Schröpfgerät oder Röntgenbestrahlung nicht zum Ziele führt, aber erst einige Wochen nach Abklingen der Entzündungserscheinungen unter Cocain- oder Pantocainpinselung bzw. Novocain-Suprarenininjektion bei Vollnarkose am ,,hängenden Kopf": a) *Schlitzen* der Crypten mit sichelförmigem, evtl. geknöpftem Messer oder b) *Abtragen:* sog. ,,Kappen" (Amputatio tonsillae) mit Ringmesser (nach *Fahnestock-Mathieu*) oder mit Tonsillotom nach *Sluder* oder c) in schweren, spez, rezidivierenden Fällen *Ausschälen* (Tonsillektomie) unter Incision am oberen Pol, Auslösen mit gebogener Schere und sorgfältigen Blutstillungs- und Wundbettnähten; Überwachung für 1–2 Tage im Krankenhaus wegen Gefahr der progredienten Infektion und Nachblutung; bei Blutung Tamponade und Naht, *Cave!* Aspiration und Verletzung der A. tonsillaris, pharyngea asc., maxillaris int. oder carotis int.; bei akuter Angina ist die Operation zu verschieben; postoperativ droht Lungenabsceß oder -gangrän durch Aspiration von Blut usw. sowie Rückfall.

γ) *Hypertrophie der Zungentonsille:* selten.

δ) *Hypertrophie des Zäpfchens*, evtl. mit Brechreiz. *Therapie:* Amputatio uvulae.

e) **Chronischer Rachenkatarrh (Pharyngitis chronica).** *Entstehung:* entweder *primär* durch Staub, Chemikalien (Industriearbeiter, Müller), Alkohol und Tabak oder am häufigsten *sekundär* bei Nasenrachenleiden (chronischer Katarrh, Nebenhöhlen-, spez. Kieferhöhleneiterung, Muschel- und Rachenmandelhypertrophie, Polypen usw.).

Symptome: Druck- und Fremdkörpergefühl, Hustenreiz, Schleimabsonderung; Schleimhaut ist gerötet, geschwollen und mit zähem Schleim bedeckt, im übrigen entweder hypertrophisch oder atrophisch.

Verlauf und *Prognose:* langwierig.

Therapie: möglichst kausal (bei Staub, Chemikalien, Alkohol und Tabak sowie Nasenrachenleiden); sonst symptomatisch: reizlose Kost (ohne Alkohol und Tabak), heiße Milch mit *Ems*er oder Sodener Salz bzw. Pastillen, Gurgeln mit Salzwasser; Inhalationen; evtl. Kur in Ems, Reichenhall, Kreuznach usw.

f) **Agranulocytose** (*Schultz* 1922) (vgl. S. 306).

Ursache: unbekannt.

Vorkommen: selten; Frauen (75%) erkranken häufiger als Männer (25%); selten Kinder; befallen ist meist das 30.–60. Jahr, also mittleres und höheres Lebensalter.

Symptome: nach akutem Beginn mit hohem remittierendem Fieber sowie manchmal Ikterus und manchmal Hautjucken zeigt sich ein nekrotischer Herd mit Belag und fortschreitender Nekrose an Schleimhaut oder Haut: meist Zahnfleisch, Zunge, Mundhöhle, Gaumen, Nase oder Mandeln, seltener Rectum- oder Vaginaeingang sowie äußere Haut; dazu Lymphdrüsenschwellung.

Diagnose: Blutbild und Sternalpunktat (vgl. S. 306).

Differentialdiagnose: Sepsis, Blutkrankheiten, Miliartuberkulose.

Prognose: schlecht, namentlich bei Sinken der Leukocyten unter 1000 und der Neutrophilen unter 3%; Mortalität $66^2/_3$ (50–90%); Spontanheilung möglich, aber selten; Verlauf akut oder chronisch, oft tödlich innerhalb 1 Woche; im übrigen ist die Prognose um so schlechter, je plötzlicher der Beginn ist.

Therapie: Allgemeinkräftigung, spez. Ernährung und Flüssigkeitszufuhr, auch Arsen, Knochenmark- und Leberpräparate, Bluttransfusionen.

g) Granulationsgeschwülste. α) *Syphilis:* I. Primäraffekt z. B. an Tonsillen nebst schmerzloser Schwellung der Kieferwinkeldrüsen; selten (etwa 5% aller extragenitalen Infekte); differentialdiagnostisch: *Cave!* Peritonsillitis und maligner Tumor. II. Erythem und Papeln (Plaques muqueuses) bzw. Geschwüre (Angina specifica s. luetica); anfangs evtl. unter dem Bilde einer einfachen Angina, aber lang dauernd und rezidivierend, ohne Fieber, mit sonstigen Symptomen der Lues secundaria (Ausschlag, multiple Drüsenschwellung usw.); differentialdiagnostisch: *Cave!* Angina und Diphtherie. III. Gummata bzw. charakteristische Geschwüre mit Gaumenperforation, Zäpfchennekrose, narbiger Rachenstenose, spez. Verwachsungen zwischen Gaumensegel und Rachenhinterwand; differentialdiagnostisch: *Cave!* Tuberkulose und Tumor.

β) *Lupus und Tuberkulose:* Letztere ist sehr selten primär, meist sekundär durch Sputum bei Kehlkopf- und vor allem bei Lungentuberkulose, auch neben Halsdrüsentuberkulose; namentlich im 20.–30. Jahr; differentialdiagnostisch: *Cave!* Lues und Tumor sowie Herpes, Pemphigus u. a.; *Diagnose:* evtl. Probeexcision; *Therapie und Chemotherapie* (vgl. S. 413).

E. Stenose

sog. Verwachsung: meist nicht Verklebung, sondern Schrumpfung durch Narbe, vereinzelt auch durch Mißbildung (s. da).

Ursachen: a) *angeborene,* b) *erworbene:* meist Syphilis, seltener Tuberkulose, Lupus, Diphtherie, Lepra und Sklerom sowie Trauma, spez. Verätzung.

Folgen: Verengerung bis Verschluß zwischen Gaumensegel und hinterer Rachenwand oder Zungengrund am Cavum pharyngo-nasale oder glosso-pharyngeum, und zwar im Epipharynx mit Atmungsstörung („Mundatmung") und Sprachstörung („Rhinolalia clausa") sowie im Meso- oder Hypopharynx mit Schluckstörung.

Prognose: fraglich.

Therapie: allmähliche Dilatation durch Dilatator von der Nase aus (*Rethi*), evtl. nach blutiger Durchtrennung oder Plastik, z. B. Einnähen eines gestielten Hautlappens in die gespaltene Stenose nach Pharyngotomia lateralis (*Axhausen*) sowie *Thiersch*sche Epidermistransplantation oder Hohlcylinder als Dauerbougie; evtl. Tracheotomie oder Gastrostomie.

F. Geschwülste

1. Sog. typische Nasenrachenfibrome: Fibrome, und zwar oft gefäßreiche; ausgehend vom Periost der Schädelbasis oder wahrscheinlicher von den dort gelegenen Faserknorpelresten der Fibrocartilago basilaris, spez. an der Keilbeinunterfläche (sog. Basalfibroid).

Vorkommen: fast stets bei Jugendlichen zwischen 15 und 25 Jahren, und zwar überwiegend bei männlichen.

Symptome: blaß- bis dunkelrote, rundliche, breitgestielte, und etwas, aber im ganzen wenig bewegliche, ziemlich derbe Tumoren am Nasen-Rachendach, evtl. ulcerierend und blutend.

Folgen: a) Einwachsen in Rachen, Nase und deren Nebenhöhlen, Fossa sphenopalatina, Orbita, Schädelhöhle usw. mit Nasenverlegung, Mundatmung, Schwerhörigkeit, Neuralgie, Kieferklemme, Sprech-, Schling- und Atemstörungen, Exophthalmus, Meningitis usw. b) Entstellung durch Vorwölbung von Nase, Augapfel, Wange, Schläfe usw. c) Blutung. d) Ulceration mit Infektion, dadurch Meningitis oder Sepsis. e) Sarkomatöse Umbildung.

Verlauf und Prognose: bis zur Pubertät wachsend, dann meist stillstehend oder zurückgehend (Involution bei beendetem Schädelwachstum zur Zeit des Pubertätsausgangs), und zwar vom 20.–25. Jahr an (Immunitätsgrenze); bei größeren Geschwülsten nötigen aber Beschwerden und Blutung öfters zur Operation, namentlich wenn der Kranke noch weit von der Immunitätsgrenze entfernt ist. Metastasen fehlen. Häufig Rezidiv, auch nach gründlicher Operation, falls der Kranke noch jung ist.

Diagnose: Besichtigung einschl. Rhinoskopia ant. und post. und Betastung sowie Röntgenuntersuchung.

Differentialdiagnose: Nasenpolypen (grauweiß und weich sowie ohne Ulceration, Blutung, Auftreibung und Durchbruch), *Tumoren* (spez. Sarkome in Nase und Nebenhöhlen, Oberkieferkörper, Retro- und Epipharynx) und *Rachenmandelhypertrophie*.

Therapie: konservativ: keine erfolgsichere Therapie, daher, sobald Symptome auftreten *operativ:* in Lokalanästhesie oder besser Intubationsnarkose mit Rachenabstopfung. *Kleine Tumoren* (im Epipharynx): werden mit spez. Faßzange rasch herausgedreht. – Tamponade für 10 Minuten oder für länger nach dem *Belloq*schen Prinzip. *Größere Tumoren* mit Einwachsen in die Nachbarschaft werden mit temporärer Spaltung des weichen Gaumens (nach *Ali Krogius*) oder mit osteoplastischer Durchtrennung des harten Gaumens zugänglich. Bei *Einbruch in Kieferhöhle* oder *Siebbeinzellen* werden sie transmaxillär angegangen. *Cave!* verfrühte Operation, da im 3. Jahrzehnt oft spontane Rückbildung eintritt.

Sonstige gut- und bösartige Geschwülste (vgl. Mundhöhle!):

2. Teratome, auch behaarte (sog. „behaarte Rachenpolypen") als oft gestielte Polypen mit Haut, Haaren usw.; entstanden aus verlagerten Epithelkeimen und vorkommend in Epi- und Mesopharynx.

3. Fibrome.

4. Lipome.

5. Enchondrome und Osteome.

6. Hämangiome, auch Angioma art. racemosum (neben Varicen und Aneurysmen der A. max. int. und carotis int.).

7. Lymphangiome.

8. Papillome.

9. Adenome.

10. Retentionscysten der Schleimdrüsen.

11. Mischgeschwülste, evtl. zusammenhängend mit der Parotis (sog. „sanduhrförmige Parotis-Gaumengeschwülste").

12. Retroviscerale Tumoren, d. h. von retropharyngealem Bindegewebe bzw. Wirbelperiost ausgehende *Fibrome, Enchondrome, Mischgeschwülste* sowie *accessorische Strumen* (letztere an der hinteren Pharynxwand seitlich von der Medianlinie, ausgehend vom oberen Pol eines Seitenlappens der Schilddrüse).

13. Sarkome, meist Lymphosarkome der Rachen-, Gaumen- und Zungenmandeln bzw. der Follikel der hinteren Rachenwand; an den Tonsillen Rund- und seltener Spindelzellensarkome, auch Angiosarkome und Gemischtzellensarkome; großer kugeliger Tumor zunächst ohne, erst spät mit Ulceration und evtl. mit großen und (im Gegensatz zu Carcinom) weichen Lymphdrüsenknoten, auch in jugendlichem Alter sowie einseitig (im Gegensatz zu Mandelhypertrophie); gelobt wird Strahlentherapie.

14. Carcinome, Basaliom (günstig), Adenocarcinom, meist Plattenepithelcarcinom: gewöhnlich als enormes und schnell wachsendes kraterförmiges Geschwür mit hartem und erhabenem Rand sowie mit harten Lymphdrüsenknoten retromaxillär und cervical.

Vorkommen: vorwiegend bei alten Männern, spez. Rauchern, Trinkern und Luetikern (?).

Lokalisation: meist Tonsillen, seltener Rachenseitenwand, Zäpfchen, Gaumensegel und Hinterwand; im übrigen unterscheidet man nach der Lokalisation Epi-, Meso- und Hypopharynxcarcinome.

Symptome und Komplikationen: Halsschmerzen, Schluckbeschwerden, Sprachstörung, Ohrenweh, Neuralgie im N. auricularis major und minor, Kieferklemme, Erstickung, Ulceration, Jauchung, Foetor ex ore, Blutung, Kachexie und Übergreifen auf weichen Gaumen, Oberkiefer und Wirbelsäule (*nasopharyngeale*) oder auf Gaumen, Zungengrund und Mundschleimhaut (*oropharyngeale*) oder auf Zunge und Kehlkopf (*laryngopharyngeale Tumoren*).

Prognose: infaust, Verlauf meist tödlich durch Gefäßarrosion, Erstickung, Durchfälle oder Pneumonie; wegen der schmerzlosen Entwicklung meist erst spät erkannt und wegen der reichlichen Lymphgefäßversorgung rasch metastasierend; daher meist nicht operabel, außer am Gaumensegel (selten) und am Hypopharynx, spez. Sinus piriformis (häufig), dagegen meist nicht operabel an Rachen und Tonsillen (etwa 60 %), weshalb Radiumtherapie und lokale Elektrokoagulation heutzutage vorgezogen wird.

Differentialdiagnose: Angina, Lues, Tuberkulose, Sarkom.

Diagnose: U. a. Probeexcision; sonst Tumor hart-höckrig, evtl. ulceriert und infiltrierend.

Therapie: Primäres Carcinom noch auf Schleimhaut beschränkt: Elektrokoagulation im Spiegelbild mit Vorziehen des weichen Gaumens durch Velotractor. Radiumeinlage in verbliebene Tumorreste, mittels einer Tamponade nach *Belloq* als Trägermedium. *Tumoren mit Überschreitung des Nasenrachens:* Zugang durch die Kieferhöhle nach *Denker* und ausoperieren aller Nebenhöhlen bis zur Schädelbasis. – Vioformgazetamponade. – Nachbehandlung kombiniert mit Radiumeinlagen. Evtl. auch Zugang mit Spaltung des weichen und harten Gaumens.

3. Abschnitt: Hals

A. Mißbildungen

Entwicklungsgeschichtliches: Von 4 angelegten Schlundbogenpaaren verschmilzt das erste median zur Bildung des Unterkiefers. Die Zunge entwickelt sich aus 3 Anlagen, dem Tuberculum impar und 2 paarigen Wülsten, die von dem 2. Kiemenbogen ausgehen. Am Treffpunkt der 3 Zungenanlagen wächst nach vorn und caudal ein Epithelgang (*Bochdalek*scher Gang) aus und entwickelt sich vor der Trachea zur Schilddrüse. Er verbindet die Schilddrüse mit dem Mundboden (Foramen caecum) und obliteriert normalerweise in der 8. Foetalwoche (Ductus thyreoglossus). Bei kompletter oder partieller Persistenz entstehen aus den Resten des Gangs, die *medianen Halscysten* (vgl. Abb. 188); aus Resten des Ductus, im Bereich des Foramen caecum entstehen die *Bochdalek*schen Zungenstrumen (vgl. S. 925). Aus dem 2. und 3. Kiemenbogen entstehen die Proc. styloidei, die kleinen Zungenbeinhörner und die A. carotis ext. (2. Kiemenbogen) und die großen Zungenbeinhörner und A. carotis int. (3. Kiemenbogen). Zwischen beiden Schlundbögen

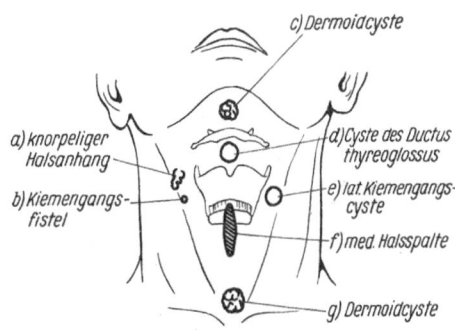

Abb. 188. Wichtigste kongenitale Anomalien am Hals (nach *Grob*)

liegt die zweite Kiementasche (*Rosenmüller*sche Grube), eine seitliche Ausbuchtung des Kopfdarms. Aus dem 2. Kiemenbogen wächst nach unten der Proc. opercularis (entspricht dem Kiemendeckel der Fische) aus. Seitliche Halsfisteln und -cysten sind Abkömmlinge der *Rosenmüller*schen Grube. Ihre äußere Mündung liegt entsprechend dem Rand des Proc. opercularis vorne lateral am Hals und ihre Einmündung in den Pharynx findet sich unterhalb der Gaumenmandeln. Sie verlaufen zwischen großem und kleinem Zungenbeinhorn und zwischen A. carotis int. und ext. hindurch zum Pharynx.

a) Mediane Halscysten (vgl. Abb. 189).

Lokalisation: Mediane Halscysten liegen stets in der Mittellinie (entsprechend dem Verlauf des Ductus thyreoglossus), am häufigsten zwischen Zungenbein und oberem Schildknorpelrand, seltener bis in Höhe des Jugulums.

Symptome: Haselnuß- bis pflaumengroße, prall elastische Cysten, mit der Haut nicht verwachsen, solange keine Infektion vorlag; beim Schlucken mitgehend, da sie mit dem Hyoid verbunden sind; Cyste ist mit Cylinder- oder Flimmerepithel ausgekleidet und enthält schleimige Flüssigkeit; ihre bindegewebigen Fortsätze (Rest des D. thyreoglossus) verlaufen hinter oder durch das Zungenbein in Richtung nach dem Foramen caecum; in den ersten Lebensjahren auftretend, bleiben die Cysten meist symptomlos, bis sie sich infizieren.

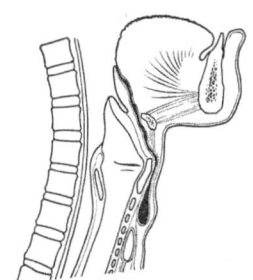

Abb. 189. Mediane Halscyste bzw. -fistel

Komplikation: Infektion (etwa ein Drittel der Fälle); durch spontanen Durchbruch nach außen oder Incision entsteht die stets *sekundäre mediane Halsfistel*. Gelegentlich fortschreitende Phlegmone und Carcinom.

Differentialdiagnose: Dermoidcysten (vgl. Abb. 188), welche aber meist höher oder (sehr selten) im Jugulum liegen; Unterscheidung oft erst bei Operation möglich; ektopische Schilddrüse, submentale vereiterte Lymphknoten.

Therapie: Totalexstirpation so früh wie möglich; bei Infektion wird erst 2-3 Monate nach Abklingen der akuten Entzündungserscheinungen operiert.

Technik: Vollnarkose, Incision über der Cyste und Isolierung derselben. Sorgfältiges Auspräparieren der Ductusreste, welche von der Cyste zum Hyoid und in Richtung Foramen caecum ziehen. Resektion des Zungenbeinkörpers, da dieser ebenfalls versprengte Epithelnester enthält (*Cave!* Membrana thyreo-hyoidea, welche nicht eröffnet werden darf); Zungenbeinenden bleiben unvereinigt. Prognose gut, wenn alle Ductusreste entfernt werden; sonst Recidivgefahr.

b) Laterale Halsfisteln und -cysten (s. Abb. 190): (*Branchiogene Fisteln und Cysten*):

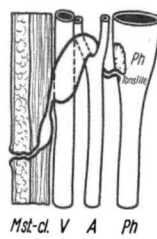

Abb. 190
Laterale Halscyste bzw. Fistel: Ihre Beziehungen zu den großen Halsgefäßen und zum Pharynx

Lokalisation: Münden stets am vorderen Rand des Sternocleidomastoideus zwischen Proc. mastoideus und Jugulum nach außen. Gelegentlich entleeren sie etwas klare, schleimige Flüssigkeit. Der Fistelgang kann nur wenige Zentimeter kurz sein oder sich bis in den Pharynx erstrecken, wo er unterhalb der Gaumentonsille mündet; im Verlauf tritt die Fistel in Beziehung zum großen Zungenbeinhorn (meist starke Verwachsungen) zur A. carotis ext. und int. und V. jugularis, zwischen welchen sie durchzieht; *Diagnose:* Sondierung, Röntgendarstellung mit Kontrastmittel (kann täuschen, da der Gang stellenweise obliteriert sein kann); Fistelgang enthält Platten- oder Zylinderepithel mit oder ohne Flimmerhaare. Die *seitlichen Halscysten* sind Retentionscysten obliterierter seitlicher Halsfisteln, können haselnuß- bis pflaumengroß werden; sie liegen meist im vorderen Halsdreieck.

Differentialdiagnose: Cystisches Lymphangioma colli, besitzt mehr weich-elastische Konsistenz und ist weniger gut abgrenzbar als die branchiogene Halscyste, lymphadenitischer Absceß, fistelnde Halsdrüsentuberkulose; bei letzterer bestehen meist mehrere Halsfisteln, aus welcher sich krümelige Käsemassen entleeren.

Therapie: Totalexstirpation von Cyste und Fistel so frühzeitig als möglich.

Technik: Horizontalschnitt (kosmetisch besser als Schnitt entlang dem vorderen Rand des Sterno-cleido). Oväläre Umschneidung der Fistelöffnung, Einlegen einer Knopfsonde, evtl. Einspritzen von Methylenblau zum leichteren Auffinden des Fistelgangs, Teilresektion des Hyoids, evtl. zweite Hautincision hinter dem Kieferwinkel, durch welche der freipräparierte Fistelgang herausgezogen und nun weiter in die Tiefe verfolgt wird; wenn möglich Invagination des Fistelgangs durch Herausziehen der Sonde in den Pharynx und Ligatur des Gangs von der Mundhöhle her; sonst Ligatur und Durchtrennung so dicht als möglich am Pharynx.

c) Oberflächliche und mediane Halsspalte (vgl. Abb. 188). *Entwicklungsgeschichtliches:* Pathologische Verbindung des Epithels des embryonalen Herzbuckels mit den ventralen Enden der Kiemenbogen; diese Gebilde stehen im frühen Fetalleben in direktem Kontakt; während der Aufrichtung des Kopfes werden die epithelialen Verbindungsbrücken in die Länge gezogen und schließlich eingerissen, wobei die Wundfläche sekundär epithelisiert.

Symptome: 3-5 cm lange, oberflächlich liegende Hautrinne genau in der Medianlinie vom Hyoid bis in das Jugulum reichend; erinnert an eine frische Narbe und ist mit gerötetem und verdünntem Epithel bedeckt. Am caudalen Ende Übergang in einen blind endenden, einige Millimeter langen Fistelgang; am oberen Ende oft linsengroßes Fibrom oder Fibrochondrom. Von dort ausgehender subcutaner, narbiger Strang zieht in cranialer Richtung und setzt beidseits am Tuberculum mentale an.

Therapie: Excision der Hautrinne und seitliche Schnitte im Sinne einer Z-Plastik; danach Vereinigung der Wundränder nach üblicher Lappenverschiebung.

d) Kongenitale Halsanhänge (Auricular- oder Kiemengangsanhänge) vgl. Abb. **504**: Eigenartige, häufig ohrähnlich konfigurierte Anhangsgebilde branchiogenen Ursprungs in der präauriculären Region; auch am medialen Rand des Sternocleido sitzend; gelegentlich bis 2 cm lang; es besteht niemals ein Zusammenhang mit seitlichen Halsfisteln.

Therapie: Totalexstirpation, wobei ein kurzer fibröser Strang, welcher in cranialer Richtung zieht, mit entfernt werden muß.

e) **Pterygium-Syndrom** (*Ullrich-Bonnevie*). *Entwicklungsgeschichtliches:* Durch Austritt von Liquor in der 4.–6. Fetalwoche aus dem 4. Ventrikel entstehen Liquorwanderblasen, welche die Entwicklung mesenchymaler Formationen stören.

Lokalisation: Flughautähnliche Faltenbildungen, besonders seitlich am Hals zwischen Mastoid und Akromion, seltener zwischen Kinn und Sternum, gelegentlich auch in der Axilla, Leistenbeuge und Kniekehle.

Symptome: Derbe, narbenartige, bindegewebige Stränge und flächenhafte Platten verursachen Retraktion und Kontrakturen, so daß z. B. der Nacken seitlich verzogen und der Haaransatz dreieckig ausgezogen wird; daneben andere Entwicklungsstörungen und degenerative Stigmata (Dyskranie, Epicanthus, Hypertelorismus, Lidptose, Strabismus, Palatum fissum, Mikrognathie, Ohrmuschelmißbildung, Brachy-Syndaktylie und Arthrogryphosis, ausgesprochener Kleinwuchs, kongenitale Herzvitien; bei gleichzeitiger Agenesie der Ovarien mit Amenorrhöe und fehlenden sekundären Geschlechtsmerkmalen spricht man vom *Turner-Syndrom*).

Therapie: An den Gelenken meist nicht erforderlich, am Hals aus kosmetischen Gründen operativ in Form einer Incision, die hinter der Ohrmuschel beginnt und über die seitliche Kante des Pterygiums bis in die Gegend des Akromions verläuft; Excision des strangförmigen Narbengewebes und Verschluß des sanduhrförmigen Hautdefekts; bei der Ansicht von vorne sollen keine Narben sichtbar sein.

f) **Halsrippe** bzw. Rippenstummel, d. h. rippenentsprechende Auswüchse, also überzählige Rippen am Querfortsatz der Halswirbel mit Artikulation an diesem und am Wirbelkörper, und zwar der unteren Halswirbel (meist des 7., selten auch des 6., 5., 4. u. a.); nicht selten (etwa 1–3%), aber nur in einem kleinen Teil der Fälle (5–10%) Beschwerden verursachend, dies namentlich bei Frauen und seltener bei Männern (3 : 1); verschieden lang: entweder wie Querfortsatz kurz und „adlerschnabelartig" geformt oder ähnlich den sonstigen Rippen, dann wie diese entweder frei endigend oder ansetzend am Knochen bzw. Knorpel der 1. Rippe oder am Brustbein; ein- oder häufiger ($^2/_3$) doppelseitig, dann aber ungleich lang, im übrigen rechts etwa doppelt so häufig als links. *Pathogenese:* Verschiebung der Abschnittsgrenze zwischen Hals und Brust (Brustkorb sitzt „zu hoch"). *Symptome:* Geschwulst fingerbreit oberhalb des Schlüsselbeins und lateral vom Kopfnicker, bucklig, knochenhart, unverschieblich, nicht schmerzhaft, von normaler Haut bedeckt; darüber liegt die auffallend oberflächlich pulsierende A. subclavia. *Diagnose:* Röntgenbild, bei Druck Gefäß- und Nervenerscheinungen. *Adson-Test:* Blutdruckmessung am nach vorn erhobenen Arm, sinkt dieser nach extremer Rückwärtsbeugung des Kopfes und tiefer Inspiration um mehr als 20 mm Hg ab, so spricht dies für Halsrippe mit oder ohne Scalenussyndrom. *Differentialdiagnose:* Exostose der 1. Rippe, Lymphdrüsentuberkulose, Lungenschatten, Tumor, spez. Lymphosarkom, Aneurysma der A. subclavia, *Raynaud*sche Krankheit, zentrales und peripheres Nervenleiden, Cervicalsyndrom, Syringomyelie, multiple Sklerose, *Friedreich*sche Ataxie, Sympathicustumor usw. *Beschwerden* sind nur bei langen Halsrippen (in etwa 5–10%) und meist nur einseitig und zeitweilig (z. B. beim Rucksacktragen, Armbeugen usw.); erstmalig auftretend meist erst spät in der Pubertät (Wachstum!) oder gar erst im Alter (Rigidwerden der Rippen), bisweilen nach Trauma, spez. Unfall, ferner nach Fettschwund, Schlüsselbeinbruch u. dgl. *Komplikationen:* Kompressionserscheinungen an A. und selten V. subclavia sowie häufig am Armplexus, welche Gebilde bei größerer Länge der Halsrippe um dieselbe ziehen und evtl. von ihr hochgehoben werden (wie Violinsaite auf Steg); daher finden sich evtl. Ernährungsstörungen (z. B. Kälte und Blässe, seltener Cyanose und Pulsschwäche, oft zeitweise, auch anfallsweise Gangrän der Finger; aber im ganzen selten und gering wegen Anastomosenbildung), Achselvenenstau, Thrombose oder Aneurysma sowie häufiger Neuralgien und Parästhesien, selten An- oder Hyperästhesie, Schwäche, Atrophie und Parese der Armnerven, spez. N. ulnaris und medianus. (Die Nervenstörungen betreffen vor allem die unteren Halswurzeln und obersten Rückenwurzeln: Sensibilitätsstörungen an Vorderarm und an den letzten zwei Fingern und motorische Störungen am Kleinfinger- und Daumenballen sowie Interossei, wobei Reizerscheinungen häufiger sind als Lähmungserscheinungen; seltener sind Störungen von seiten des Sympathicus, Phrenicus und Recurrens). Nebenher geht, anscheinend nicht unmittelbar damit zusammenhängend, aber die Beschwerden erst auslösend, eine *Cervico-Thorakalskoliose* von besonders hoher Lokalisation und von besonderer Starrheit (Konvexität nach der Halsrippe; *Diff.-Diagnose:* Rachitis, Schiefhals und Schulterblatthochstand). *Therapie:* Exstirpation der Halsrippe durch vorderen oder hinteren Zugang, evtl. mit Teilresektion der 1. Rippe.

g) Scalenussyndrom. *Symptome:* Ebensolche wie bei Halsrippe; können jedoch auch durch den M. scalenus ventr. ausgelöst sein; vor allem Spasmen durch nervöse Reize, Plexusdruck und Kompressionserscheinungen der A. subclavia. *Ursache:* Myositis des Scalenus an der 1. Rippe oder Halsrippe, so daß Gefäße und Nerven zwischen Muskel und Rippe wie in einer Schlinge zusammengedrängt werden; besonders betroffen ist der caudale Anteil des Plexus; durch Kompression hervorgerufene Furche kann nach der Entfernung des Muskels häufig deutlich erkannt werden; Anwesenheit einer Halsrippe verstärkt den Druck durch den Scalenus, da Plexus und Arterie durch den Druck der Rippe gegen den Scalenus gedrängt werden.

Diagnose: Novocaininfiltration des Scalenus, wonach Beschwerdefreiheit eintritt, *Adson-Test* (vgl. Halsrippe); evtl. Arteriographie.

Therapie: Konservativ: Wärme, Ruhigstellung, Novocaininjection. *Operativ:* Scalenotomie (*Henschen*). Durchtrennung des Muskelansatzes an der 1. Rippe, wodurch die Scalenuslücke weiter und der durch den Muskel ausgeübte Druck auf Plexus und Gefäße aufgehoben wird; wenn nötig, auch Einkerbung des Scalenus med. und post. sowie periarterielle Sympathektomie. Gegebenenfalls ist auch bei Anwesenheit einer Halsrippe zunächst nur die Scalenotomie auszuführen. Halsrippenentfernung folgt dann bei Mißerfolg der Scalenotomie.

B. Schiefhals (Caput obstipum s. Torticollis)

a) Angeborener oder muskulärer Schiefhals (C. o. congenitum s. musculare).

Wesen: Kontraktur, später sehnige Degeneration des Kopfnickers; angeboren oder kurz nach der Geburt auftretend. Oft ist Erblichkeit erkennbar, auch familiäres Auftreten, was auf fehlerhafte Erbanlage hinweist, jedoch ist auch Geburtstrauma möglich.

Pathologische Anatomie: Kopfnicker verkürzt und fibrös, d. h. bindegewebig entartet: derb und blaßgrau mit narbigen Verwachsungen der Umgebung, evtl. auch von Fascie sowie sonstigen, auch tiefgelegenen Muskeln.

Vorkommen: Dritthäufigste angeborene Deformität; bereits bei Neugeborenen im Alter von 8–10 Tagen als derbe Schwellung auf einer Halsseite im Bereich des M. sternocleido, leichte Schräghaltung des Kopfes. Bei älteren Kindern strangartige, derbe Verhärtung des unteren Drittels des M. sternocleido; Kopf wird auf die erkrankte Seite gegen die Schulter geneigt und das Kinn leicht angehoben und der Blick nach der gesunden Seite gerichtet. Im allgemeinen rechts etwa häufiger als links.

Geschlechtsverteilung: Mädchen überwiegen etwas.

Symptome: Schiefhals des Neugeborenen geht häufig in Heilung über, andernfalls entwickelt sich daraus der Schiefhals des älteren Kindes. Dieser führt zu Wachstumsstörung der Gesichtshälfte der befallenen Seite, Asymmetrie des Hirnschädels, Schiefstand von Augen, Ohren, Nase und Mund, Schädel- und Gesichtsskoliose, Halswirbelskoliose mit Konvexität nach der gesunden Seite und kompensatorischer Brustwirbelskoliose nach der entgegengesetzten Seite; Lage- und Stellungsveränderung des Schlüsselbeins, Verkürzung sämtlicher Halsweichteile der kranken Seite.

Differentialdiagnose: Einseitige Augenleiden, psychische Veränderungen, Mißbildungen und traumatische Veränderungen der Wirbelsäule (*Klippel-Feil*, Subluxationen), Maladie *de Grisel* (einseitiges Abrutschen des Atlas nach vorn lateral infolge Kontraktur der prävertebralen Muskulatur nach Entzündungen im Retronasalraum).

Prognose: gut, wenn mit der Operation nicht zu lange gewartet wird. Bestes Operationsalter zwischen 2.–4. Lebensjahr.

b) Erworbener Schiefhals (C. o. acquisitum). α) *Dermatogen:* Verbrennungsnarben, Phlegmonen, Karbunkel, Tuberkulose.

β) *Nasopharyngeal:* Nach entzündlichen Erkrankungen der Nase, des Halses oder der Ohren, spez. nach Entzündungen im Retronasalraum, nach Adenotomien.

Therapie: Sanierung des Nasen-Rachen-Raums, Extensionsbehandlung mit *Glisson*scher Schlinge, lokale Wärme, *Schanz*scher Wattekragenverband.

γ) *Rheumatisch* (Torticollis rheumaticus) infolge Muskelrheumatismus oder akuter Infektionskrankheit.

Therapie: Wärme, Massage, Antirheumatica.

δ) *Vertebrogen:* Nach Distorsion, Fraktur, Rotationsluxation der Halswirbelsäule, bei Deformität (*Klippel-Feil*, Maladie *de Grisel*), Osteochondrose oder cervicalem Bandscheibenprolaps.

Therapie: Lokale Wärme, Weichteilmassage, rhythmische Extensionsbehandlung, Wirbelsäulenmanipulation; evtl. operativ: Entfernung des Bandscheibenprolapses.

c) Spastischer Schiefhals (Tic rotatoire). *Wesen:* Zentral bedingte, abnorm verstärkte aktive Tätigkeit des M. sternocleidomastoideus, trapezius, Splenius cap. et. cerv., Semispinalis cap., Longissimus cap., Rectus cap. und Obliquus atlantis.

Symptome: Anfallsweise Schiefdrehung des Kopfes, und zwar entweder auf einmal oder in ruckartig aufeinanderfolgenden Schüben. Dabei wird das kranke Ohr der Schulter genähert und das Kinn nach der entgegengesetzten Seite gehoben. Anfall läßt sich meist durch Druck auf Wange oder Hinterhaupt kupieren.

Ursache: Unklar, wahrscheinlich nicht organische, sondern funktionell-zentrale Affektion, welche vorwiegend den Accessorius und die obersten 3–4 Cervicalnerven betrifft. Hauptsächlich bei nervösen Patienten vorkommend; durch psychische Erregung auslösbar und verstärkbar; durch suggestive Beeinflussung zu bessern.

Prognose: Sehr hartnäckig und lästig; die psychisch labilen Patienten werden nicht selten zu Abusus und Suicid getrieben.

Therapie des Schiefhalses:

1. *Muskulärer Schiefhals:* Frühkindlicher Schiefhals häufig spontan heilend; daher wird 2. Lebensjahr abgewartet.

Konservative Methoden: (Massage, Wärme, redressierender Verband, *Glisson*-Schlinge) meist ohne Erfolg.

Operativ: α) *Subcutane Tenotomie:* Wegen häufigem Rezidiv und Gefahr der Nebenverletzung (V. jugularis int.) verlassen.

β) *Offene Tenotomie:* Quere Durchtrennung der Haut über den Muskelansätzen und Durchtrennung der schwieligen, angespannten Muskelfasern von außen nach innen, bis sämtliche Stränge durchtrennt sind. *Schanz*scher Wattekragenverband in Überkorrektur besonders bei Kleinkindern bis zu ½ Jahr für die Dauer von 3–4 Wochen, anschließend für 4–8 Wochen redressierender Thoraxkopfgipsverband oder Korrekturliegebett (*Pitzen*).

γ) *Obere Tenotomie:* Quere Durchtrennung des Muskelansatzes am Proc. mastoideus (*Cave!* N. accessorius, welcher nicht in Gefahr kommt, wenn die Durchtrennung hart am Warzenfortsatz erfolgt).

δ) *Excision des Muskels:* Der gesamte, von Schwielen durchsetzte Kopfnicker wird von der übrigen Halsmuskulatur nach kopfwärts abpräpariert und ausgelöst.

ε) *Plastische Verlängerung des M. sternocleido:* Der claviculare Ansatz wird dicht an der Clavicula, der sternale Ansatz einige Zentimeter oberhalb durchtrennt und die claviculare Portion des Muskels mit der sternalen Portion End-zu-End vereinigt. Nachbehandlung wie oben.

2. *Spastischer Schiefhals: Konservativ:* Ohne Erfolg. *Operativ:* Eingriffe an der Muskulatur erfolglos. Durchtrennung der die Muskeltätigkeit hervorrufenden motorischen Nerven ist notwendig. Dazu ist zunächst genaue Bestimmung der an dem Krampfgeschehen beteiligten Muskeln erforderlich; handelt es sich nur um Beteiligung des Kopfnickers und M. trapezius, so kann die Durchtrennung des N. accessorius genügen; bei Fortbestehen des Krampfes müssen auch die ersten 3–4 Cervicalnerven intradural nach Laminektomie durchtrennt werden, und zwar die vorderen *und* hinteren Wurzeln (vgl. Abb. 139).

C. Verletzungen

1. Verbrennungen

evtl. mit Narbenkontraktur; dadurch Pterygium, traumatischer Schiefhals oder Fixation des Kopfes an die Brust. *Therapie* (vgl. S. 935).

2. Stumpfe Verletzungen

Schlag, Stoß, Überfahrung, Erhängen, Erwürgen und Erdrosseln (bei letzteren 3 Verletzungsarten erfolgt meist rascher Tod durch Erstickung, aber spez. bei Erhängten evtl. noch abwendbar durch künstliche Atmung und Tracheotomie; jedoch auch noch später eintretend durch Lungenödem oder durch Thrombose infolge Intimaruptur).

3. Hieb-, Stich-, Schnitt- und Schußwunden

Sorgfältige Wundversorgung mit Beachtung verletzter Gefäße; ratsam ist Krankenhausaufnahme mit Überwachung wegen Gefahr von Trachealverletzung, Glottisödem und Nachblutung.

Komplikationen betreffen Verletzungen folgender Gebilde:

a) Zungenbein, Kehlkopf und Luftröhre (vgl. S. 966).

b) Speiseröhre (vgl. S. 1111).

c) Gefäße: Arterien und Venen; dadurch u. a. *Blutung* bzw. Bluterguß oder Aneurysma und bei Venen auch *Luftembolie. Formen:* traumatisch; hier teils primär, teils sekundär (durch Loslösung des Thrombus infolge wiederansteigenden Blutdrucks oder infolge Bewegung); auch durch Wandarrosion bei Absceß oder bei malignem Tumor; schließlich bei Operation (Strumaresektion!). *Vorkommen: A.* und *V. anonyma* sowie *subclavia:* selten und fast immer tödlich, z. B. bei Stich in die Oberschlüsselbeingrube. *A. carotis comm.* bzw. *ext.:* häufiger durch Schnitt oder Stich infolge Mordes oder Selbstmordes; oft weicht allerdings das Gefäß aus; der Selbstmörderschnitt am Hals verläuft meist von links oben nach rechts unten, bei Linkshändern umgekehrt, übrigens oft auch in mehreren parallelen und zugleich oberflächlichen Linien. *A. carotis int.:* selten; meist durch Stich oder Schuß am Kieferwinkel oder im Mund, ferner bisweilen durch Schnitt bei Tonsillenoperation, schließlich durch Arrosion bei Tonsillenschuß oder -carcinom. *V. jug. ext. und int.:* häufiger, spez. bei Operation. *A. vertebralis:* selten (tief und geschützt gelegen!); meist durch Stich oder Schuß in den Nacken am Atlas (wohl zu unterscheiden von Carotisblutung, welche durch Kompression oberhalb des Tuberc. carotic. steht!). *A. thyr. sup., lingualis* und *pharyngea:* selten. *Prognose:* Blutung a) nach *außen* mit Gefahr der Verblutung (häufig!) bzw. Nachblutung, bei Venen am Hals auch Luftembolie (s. da) oder b) *nach innen:* Hämatom mit Kompression der Trachea, Vereiterung, Aneurysmabildung. *Therapie:* Blutstillung a) *provisorisch* durch Kompression zentral, im Notfall auch in der Wunde mit Finger oder Verband (vgl. Abb. 50—54); dann baldigst b) *definitiv* durch doppelte Ligatur in der Wunde, sonst am Ort der Wahl oder möglichst Gefäßnaht (letztere, spez. bei A. carotis comm., deren Unterbindung vgl. Abb. 55, 56: vermieden werden muß); bei kleineren Venen auch durch Tamponade und Kompression; bei teilweiser Durchtrennung oder bei lochförmiger Verletzung des Blutgefäßes Naht der Gefäßseitenwandstelle. Bei Blutung nach innen mit Atemnot ist angezeigt Freilegung und Versorgung des blutenden Gefäßes.

Aneurysmen (vgl. S. 314).

α) *Arterielle. Vorkommen:* am ehesten A. carotis comm., selten A. carotis ext. und int., subclavia, anonyma, vertebralis.

Komplikationen: Druck auf Luftröhre (Atemnot), Speiseröhre (Schluckerschwerung), Nerven (Neuralgie und Lähmung des Plexus brach., Hypoglossus, Accessorius, Recurrens, Sympathicus) sowie cerebrale Zirkulationsstörungen (Kopfschmerz, Schwindel, Ohnmacht, Hemiplegie, pulsierender Exophthalmus).

Differentialdiagnose: Dermoide, Lymphome, Senkungsabscesse, Kiemengangcysten, Halsrippen, Blutcysten, gefäßreiche Sarkome und Gefäßkröpfe; bei A. carotis int. auch Tonsillarabsceß und -tumor.

Prognose: Gefahr der Ruptur; Spontanheilung erfolgt bisweilen.

Therapie: wenn möglich, plastische Wiederherstellung durch Auto- oder Homotransplantat; Ligatur der A. carotis comm. ist durch Drosselungsoperation mit Fascienstreifen vorzubereiten.

β) *Arteriell-venöse Fistel:* bisweilen an A. carotis comm. und V. jug. int., sonst selten. *Therapie:* operative Trennung der Verbindung.

d) Ductus thoracicus: selten durch Verletzung, sei es stumpfe (Sturz, Überfahrung, Tritt u. dgl., auch Rippen-, Schlüsselbein- und Wirbelbruch), sei es scharfe (Schnitt, Stich oder Schuß), am häufigsten bei Operationen in der linken Oberschlüsselbeingegend zur Entfernung tuberkulöser oder maligner Drüsentumoren bzw. einer malignen Struma, Halscyste, Aneurysma, Resektion der 1. Rippe, Stellektomie, Phrenicusexhairese u. dgl. *Diagnose:* Abfluß milchiger Flüssigkeit bis zu mehreren Litern täglich, spez. nach Milchgenuß. *Prognose:* unter Druckverband meist Heilung; selten Kachexie durch Inanition; sonst Chylomediastinum sowie Chyluscyste oder Chylusfistel, welche allmählich spontan ausheilt. *Therapie:* Unterbindung, sonst Tamponade, Druckverband; bei Chyluscyste Punktion evtl. wiederholt.

e) **Nerven.** α) *Plexus brachialis: Indikation:* Stumpfe Verletzungen der seitlichen Halsgegend mit nachfolgender Plexuslähmung, z. B. nach Geburten, Motorradunfällen, Explosionseinwirkung, gewaltsamen Zerrungen am Arm nach unten oder hinten.

Prognose: Stets sehr zweifelhaft, da meistens ein Abriß der den Plexus bildenden Wurzeln aus dem Halsmark vorliegt.

Therapie: In jedem Fall Freilegung, um sich von der Unversehrtheit der Stränge zu überzeugen. Bei scharfer Verletzung und Durchtrennung erfolgt Wiederherstellung durch Nervennaht. Freilegung erfolgt im Bereich der hinteren Scalenuslücke, wo die Stämme des Plexus brachialis (vordere Äste des 5.–8. Halsnerven und 1. Brustnerven), zusammen mit der A. subclavia heraustreten. Sie ziehen durch die Supraclaviculargrube und verschwinden unter dem Schlüsselbein in Richtung Achselhöhle.

Plexusneuralgie: Ursache: Halsdrüsenmetastasen nach Brustkrebs, Aneurysmen der A. subclavia, übermäßige Callusbildung nach Schlüsselbeinbruch, Halsrippe, Cervicalsyndrom, Rückenmarksgeschwulst; sie verursachen Druckerscheinungen am Plexus mit unerträglichen Schmerzen.

Therapie: Alkoholinjektion nach den Regeln der Plexusanästhesie (es resultiert bleibende Lähmung der Armnerven!); *Resektion* der sensiblen hinteren Wurzeln nach Laminektomie, Durchtrennung der Rami communicantes, Chordotomie.

β) *N. vagus: Freilegung:* wie A. carotis int. und com. und V. jugularis int. Er liegt nach hinten zu in der Rinne zwischen beiden Gefäßen. *1. Zone* des Nerven reicht bis zum Abgang des N. recurrens; beidseitige Durchtrennung in diesem Bereich ist mit dem Leben nicht vereinbar und führt zu *Vagustod*. *2. Zone* reicht bis in Höhe des Aortenbogens. In diesem Verlauf geht der Plexus cardiacus und pulmonalis ab; sie sind nicht lebensnotwendig; ihre Durchtrennung bringt aber manchmal folgenschwere cardiovasculäre Störungen mit sich. Bedeutungsvoll sind die beiden Vagusäste:

γ) *N. laryngicus cranialis* und *N. laryngicus caudalis* (N. recurrens): Ersterer entspringt am unteren Ende des Ganglion nodosum und teilt sich in einen äußeren und inneren Ast; Der innere Ast durchbohrt zusammen mit A. laryngica cran. die Membrana thyreohyoidea fingerbreit unter dem Zungenbein und versorgt die Schleimhaut des Kehlkopfinneren. *Freilegung:* auf gleiche Weise wie A. carotis ext. Medial von der A. thyreoidea cran. findet man die A. laryngica cran. und N. laryngicus cran. Vom äußeren Ast geht häufig der R. cardiacus sup. ab. Die übrigen Ri. cardiaci haben wechselnden Ursprung (vgl. Abb. 153).

δ) *N. recurrens:* Am meisten gefährdet durch Quetschung oder Zerrung (z. B. Strumaresektion bzw. Unterbindung der A. thyreoidea caud., durch deren Gabel der Nerv manchmal hindurchzieht). Folgen: Einseitige Stimmbandlähmung, meist vorübergehende Pulsbeschleunigung, Atemverlangsamung, Heiserkeit bzw. Stimmlosigkeit; bei hoher Verletzung mit Einbeziehung des N. laryngicus sup. auch sensible Lähmung der Rachen- und Kehlkopfschleimhaut; doppelseitige Recurrenslähmung bedingt Kadaverstellung der Stimmbänder und macht fast stets Tracheotomie nötig. Recurrensreizung kann Atem- und Herzstillstand herbeiführen (daher Vorsicht bei Halsoperationen!).

ε) *Truncus sympathicus:* vgl. Abb. 153.

Der Grenzstrang verläuft am Hals zwischen Mm. longus capitis et colli und dem Gefäßnervenstrang. In seinem Verlauf liegt das obere Halsganglion in Höhe des 2. bis 4. Querfortsatzes, das mittlere Halsganglion in Höhe des 6. Querfortsatzes, das untere Halsganglion in Höhe des 7. Halswirbels, vielfach mit dem 1. Brustganglion zum *Ganglion stellatum* verschmolzen. Freilegung erfolgt vom Vorder- oder Hinterrand des Kopfnickers aus. *Durchtrennung* oder *Ausschaltung* führt zum *Hornerschen Symptomenkomplex* (Miosis, Ptosis, Enophthalmus, Heterochromie, Rötung, Hitze und Schwitzen der betreffenden Gesichtsseite). *Reizung* (z. B. durch Geschwulstdruck) bewirkt *Mydriasis*, Exophthalmus, Blässe, Kühle und Trockenheit der betreffenden Gesichtsseite.

ζ) *N. phrenicus: Freilegung:* an der Außenseite des M. scalenus ventr. in oder unter dessen Muskelfascie. Vor Eintritt in den Thorax kreuzt er den M. omohyoideus.

Durchtrennung: z. B. bei Geschwulstexstirpation, Aneurysma oder therapeutisch zur Phrenicotomie als Behandlung der Lungentuberkulose, führt zur Lähmung des seitengleichen Zwerchfells mit dessen Hochstand. Doppelseitige Durchtrennung verursacht Atemstörung bis Tod; *Reizung:* bewirkt Kontraktion des Zwerchfells mit Hebung der Bauchwand dicht unter dem Rippenbogen.

Zur Phrenicusexhairese wird der durchtrennte Hauptstamm langsam über eine Klemme aus dem Brustkorb herausgedreht.

η) *N. accessorius:* Durchtrennung (z. B. nach Stich, Schuß am hinteren Kopfnickerrand, bei Operationen von Halstumoren, spez. von tuberkulösen Halslymphknoten und therapeutisch zur Behandlung des spastischen Schiefhalses oder zur Behebung einer Lähmung des N. facialis. *Folgen:* Lähmung des M. sternocleido und trapezius, soweit sie nicht von den Ästen der oberen Cervicalnerven versorgt werden; dadurch Herabsinken der Schulter nach vorn unten und Störung der Armhebung über die Horizontale; wird weitgehend kompensiert durch N. levator scapulae, rhomboidei und serratus ant. *Freilegung:* entweder im oberen Abschnitt vor dem Eintritt in den Kopfnicker, an dessen Innenrand oder Innenfläche oder im unteren Abschnitt nach dem Austritt aus dem Kopfnicker an dessen Außenrand. Je nachdem Incision am Vorderrand des Kopfnickers im obersten Abschnitt bzw. am Hinterrand des Muskels etwas unterhalb seiner Mitte.

Therapie: Bandage oder Ersatzoperation durch Verpflanzung eines gestielten Lappens des M. rhomboideus major und levator scapulae.

ϑ) *Occipitalis major und minor:* Occipitalneuralgie, soweit sie nicht primär durch Tabes, Syringomyelie, intra- und extramedulläre Geschwülste hervorgerufen ist. Bleibt Alkoholinjektion ohne Erfolg, dann *Freilegung:* Von einem schrägen Schnitt, der von Mitte des Warzenfortsatzes bis einen Fingerbreit unter der Protuberantia occipitalis ext. gelegen ist, können die Endäste beider Nerven erreicht werden. Der Minornerv liegt im lateralen Winkel des Schnittes auf dem M. splenius, der Majornerv in einer Lücke in der Nähe des Außenrandes des M. trapezius caudal und lateral vor der Protub. occipit. ext.

ι) *N. hypoglossus:* Verletzung erfolgt durch Stich oder Schnitt in der Submaxillargegend sowie operativ (Halstumorexstirpation) oder es besteht zentraler Ausfall bei Hemiplegie. *Folgen:* einseitige Zungenlähmung mit Abweichen der vorgestreckten Zunge nach der gelähmten Seite. Bei doppelseitigem Ausfall schwere Sprach-, Kau- und Schluckstörung, wobei die Zunge unbeweglich am Mundboden liegt (Bulbärparalyse). *Freilegung:* Im seitlichen Halsdreieck zwischen Unterkieferrand und beiden Biventerbäuchen wie A. lingualis. *Indikation:* Lähmung des N. facialis, dessen peripheres gelähmtes Ende mit dem Hypoglossus End-zu-End verbunden wird. Um komplette Hypoglossuslähmung einer Seite zu vermeiden, kann das periphere Facialisende seitlich in den Hypoglossus eingepflanzt werden.

κ) *N. glossopharyngicus:* Durchtrennung meist durch Fraktur, Geschwulst oder Gumma an der Schädelbasis. *Folgen:* Anästhesie im oberen Pharynx und Geschmacksverlust der hinteren Zunge. Schluckbehinderung. *Freilegung:* vom Hypoglossusdreieck aus; nach Ligatur der A. maxillaris ext. und Beiseiteziehen des M. styloglossus wird der Nerv auf der dünnen seitlichen Pharynxwand gefunden. *Indikation:* Neuralgie des N. glossopharyngicus (meist Verwechslung mit Neuralgie des Trigeminus III, da der Nerv über den N. sphenopalatinus mit dem Ganglion Gasseri in Verbindung steht); Lähmung des N. facialis analog der Anastomose zwischen Hypoglossus und Facialis; jedoch bessere Resultate als bei dieser. (Im übrigen vgl. S. 572.)

D. Entzündungen

1. Akute

a) **Erysipel.**

b) **Furunkel und Karbunkel.** Besonders häufig sowie ausgedehnt und hartnäckig am *Nacken* im Bereich der Haargrenze (durch Kragenreiben!); man untersuche stets den Harn auf Zucker; *Differentialdiagnose:* Milzbrand; es droht Fortschreiten in die Nachbarschaft, auch subfascial sowie Sinusthrombose, Meningitis und Sepsis; *Therapie:* elektrochirurgische Excision oder Incision mit H-Schnitt, Chemotherapie, Röntgenbestrahlung.

c) **Lymphadenitis acuta sowie Halsphlegmone und -absceß.** *Ursachen:* α) *direkt* bei infizierter Wunde bzw. Rhagade, und zwar entweder von außen (Haut) oder von innen (Rachen, Speiseröhre, Kehlkopf und Luftröhre).

β) *fortgeleitet* von benachbartem Entzündungsherd (Furunkel, Otitis, Mastoiditis, Tonsillitis, Strumitis, Periostitis und Osteomyelitis des Unterkiefers sowie Mundschleimhaut-, Zungen- und Speicheldrüsenentzündung).

γ) meist *auf dem Lymphweg* unter Vereiterung der Lymphdrüsen (Lymphadenitis acuta purulenta der Glandulae submax., subment., cervicales superfic. und prof., mediastinales ant. und post.), z. B. nach Erkrankungen der Haut oder Schleimhäute (Ekzem, infizierte Wunde, Rhagaden, Fremdkörper, Furunkel und Karbunkel, Entzündungen der Mund- und Rachenschleimhaut, Zahncaries, Tonsillitis): sog. Adenophlegmone.

δ) selten *auf dem Blutweg* bei Pyämie.

Formen:

a) *diffus:* spez. bei gleichzeitiger Allgemeinschädigung (Scharlach, Phthise, Diabetes usw.).

b) *circumscript:*

α) *submandibulär* (vgl. Abb. 186), z. B. bei Zahncaries, Kieferperiostitis und -osteomyelitis, Angina, Gesichts-, Augen- oder Wangeninfekt.

β) *Mundbodenphlegmone, auch Angina Ludovici (Ludwig 1836)* (s. Abb. 191, vgl. Abb. 186): Phlegmone an Mundboden und Hals zwischen Kinn und Zungenbein, spez. Submaxillarraum; als derbe Anschwellung in der Submaxillargegend am Mundboden und Hals sowie hohes Fieber mit erschwertem Mundöffnen, Kauen, Schlucken und Atmen, Speichelfluß, Fötor ex ore, Kopfvorwärtsneigung u. a.; Gefahr von Glottisödem und Sepsis (straffe Kapselumhüllung!) sowie von Schluckpneumonie, Arrosionsblutung und Thrombophlebitis. *Ursache:* Paradentitis, Angina, Glossitis, Entzündung der Glandula submandibularis, Lymphadenitis usw. *Erreger:* Staphylo- und Streptokokken, oft auch Anaerobier. *Prognose:* ernst; Mortalität früher bis 50%. *Prophylaxe:* Mund- und Zahnpflege; bei Entzündungsherd frühzeitig Incision. *Therapie:* frühzeitig Incision von Kinnspitze bis zum Zungenbein in der Mittellinie durch den Zungenmuskel bis in den Sulcus gingivolingualis und Drainage von innen bis außen durch den Mundboden, Chemotherapie. Frühzeitig Tracheotomie wegen Glottisödemgefahr.

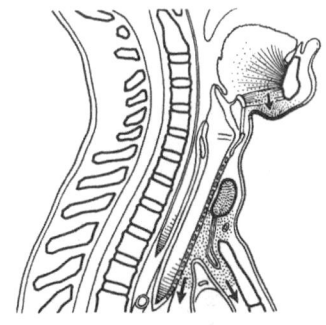

Abb. 191. *Mundbodenphlegmone und Strumitis:* Beide Eiterungsformen senken sich nach caudal; erstere erscheint unter der Haut des Mundbodes, letztere senkt sich ins Mediastinum

γ) *im Gefäßspalt,* d. h. in dem vom Felsenbein bis zum Aortenbogen herabziehenden und mit dem Mediastinum ant. und post. zusammenhängenden Bindegewebe um die Gefäße, z. B. bei Furunkel, Erysipel, Paradentitis, Angina, Scharlachangina, Diphtherie, Kopf-, Nasen-, Gesichts-, Rachen-, Speiseröhren-, Ohr-, Warzenfortsatz-, Zungen-, Kiefer-, Nebenhöhlen- und Speicheldrüseninfekt; ausgehend von den Lgl. cervic. prof.

δ) *im Spalt hinter dem unteren Teile des Kopfnickers,* evtl. weiter entlang dem Gefäßnervenstrang nach der Achselhöhle.

ε) *im Spatium praeviscerale,* d. h. Spalt zwischen vorderen Halsmuskeln und Halseingeweiden (Luftwegen bzw. Schilddrüse), evtl. weiter im Mediastinum ant., ausgehend z. B. von Halshaut-, Kopfnicker-, Brustbein-, Schilddrüsen-, Kehlkopf- und Luftröhreninfekt.

ζ) *im Spatium retroviscerale,* d. h. Spalt zwischen Halseingeweiden (Speiseröhre) und Wirbelkörper bzw. Prävertebralfascie, evtl. weiter im Mediastinum post., ausgehend z. B. von Speiseröhre oder Wirbelinfekt (vgl. auch Abb. 187).

Symptome: diffuse oder circumscripte druckempfindliche Infiltration bzw. Absceß, ferner Kopfschief- und -steifhaltung sowie Fieber, Pulsbeschleunigung usw.

Folgen: Schmerzen sowie Sprach-, Schluck- und Atemstörungen; evtl. Kiefersperre.

Komplikationen: 1. Fortsetzung nach Achselhöhle, Schulterblatt, Mediastinum, Pleura, Perikard. 2. Thrombophlebitis mit Sinusthrombose, Meningitis, Pyämie oder Sepsis. 3. Gefäßarrosion. 4. Glottisödem. 5. Aspirationspneumonie.

Prognose: ernst; man unterscheide zwischen Phlegmone und Absceß, von denen erstere, namentlich die tiefe, ungünstig ist.

Therapie: rechtzeitige, anatomiegerechte Incisionen in Lokalanästhesie oder in Lachgas-Äther-Kurznarkose; Drainage mit Gummirohr am tiefsten Punkt oder bei Arrosionsblutungsgefahr mit Gazetamponade; Kopftieflagerung, vor allem bei Retropharyngealabsceß; bei der phlegmonösen, spez. tiefen Form sind große und tiefe Schnitte vom Kinn bis zum Zungenbein, weiter entlang dem Kieferrand und schließlich am Kopfnicker entlang vom Warzenfortsatz bis Jugulum und Oberschlüsselbeingrube nötig. Bei *Thrombophlebitis* Jugularisunterbindung und Ausräumung. Bei *Tracheastenose oder*

Glottisödem Tracheotomie. Gegebenenfalls behandle man *kausal* (Zahnextraktion, Absceßincision, Fremdkörperentfernung usw.).

d) Holzphlegmone (*Reclus* 1894). Subakute bis chronische Phlegmone mit geringer Eiter- und starker Bindegewebsbildung; meist in der oberen seitlichen Halsgegend; ausgehend von der Mund-Rachenhöhle und lokalisiert um die entzündeten Lymphdrüsen dieser Region; wohl bedingt durch abgeschwächte Erreger, namentlich bei schwächlichen, spez. älteren Personen; als derbes bis bretthartes Infiltrat; *Diff.-Diagnose:* Tuberkulose, Syphilis, Antinomykose und malignen Tumor. *Therapie:* Incision, Röntgenbestrahlung.

e) Jugularisthrombose. *Ursachen:* Eiterungen im Kopf-Hals-Brustwandbereich.
Symptome: Schwellung und Druckempfindlichkeit am Hals. Allgemeininfektion mit und ohne Metastasen.
Therapie: von einem Schnitt am vorderen Kopfnickerrand erfolge doppelte Unterbindung und Ausräumung durch Aussaugen der V. jugularis int. nebst V. facialis; Behandlung des Primärherds, Chemotherapie.

2. Chronische

a) Lymphdrüsen. α) *Einfach hyperplastische Lymphome: chronische Lymphadenitis* (*L. chronica hyperplastica*). *Ursachen:* chronische Entzündungen an Haut und Schleimhäuten: infizierte Wunden bzw. Rhagaden, Ekzem, Augenbindehaut-, Nasen- und Rachenkatarrh, Angina, Tonsillenhypertrophie, Paradentitis sowie Entzündung bei Masern, Scharlach, Diphtherie usw.
Vorkommen: meist bei kleinen Kindern, spez. bei solchen mit exsudativer Diathese.
Lokalisation: meist submandibulär und am Kieferwinkel.
Symptome: weiche (zellige) oder harte (fibröse), dabei kleine, verschiebliche und nicht oder wenig druckempfindliche Drüsen.
Differentialdiagnose: sonstige, spez. tuberkulöse Lymphome, vgl. β)!
Prognose: Vereiterung selten.
Therapie: kausal (Zahnextraktion, Tonsillektomie, Ekzem- und Katarrhbehandlung usw.); sonst Chemotherapie und Röntgenbestrahlung.

β) *Tuberkulöse Lymphome* (Lymphomata colli tbc.). *Ätiologie und Pathogenese:* Im Kindesalter meist primäre Form der Tuberkulose; Primärherd im Bereich der Mundhöhle, an der Gingiva, Ulcus neben durchbrechenden oder cariösen Zähnen, in den Tonsillen; Tonsillartuberkulose nur histologisch nachweisbar; entgeht daher häufig der Beobachtung. Regionäre Halslymphknotentuberkulose entwickelt sich hingegen meist sehr rasch, wobei immer mehrere Drüsen im Lymphabflußgebiet entsprechend dem Anastomosen- und Verzweigungsgesetz anschwellen und erkranken. Infolge perifokaler Entzündung verbacken die erweichten und verkästen Drüsen zu Paketen und verwachsen mit der Umgebung, besonders den Halsvenen, Nerven und angrenzenden Muskeln. Verflüssigte Käsemassen durchbrechen die Lymphomkapsel und dringen durch die Halsfascie nach außen unter die Haut, entzünden und perforieren dieselbe („Durchbruchsgranulom").
Erreger: Hauptsächlich Typus bovinus, Ansteckungsquelle vorwiegend Milch und ihre Produkte.
Symptome: Schleichender Beginn, gelegentlich akut, ähnlich einer unspezifischen Lymphadenitis; initiales Fieber, Beschwerden gering, Drüsenpakete meist indolent. Größe von Fall zu Fall wechselnd, jedoch bis zu Eigröße. *Verlauf:* Langwierig über viele Jahre.
Diagnose: Oft erst, wenn die Haut einbezogen wird. Die Tuberkulinprobe dann stets positiv; zu Beginn wie bei jeder anderen Primärtuberkulose gelegentlich ein Erythema nodosum. BSR stets erhöht, Blutbild wenig charakteristisch; genaueste Untersuchung der Mundhöhle.
Differentialdiagnose: Unspezifische Lymphadenitis, Kiemengangcyste, Lymphogranulom, Lymphosarkom.
Therapie: Konservativ: In letzter Zeit wieder mehr und mehr verlassen, da die Totalexstirpation unter Schutz von Tuberculostaticis die besten Resultate ergibt. *Operativ:* In jedem Alter, zweckmäßig in Allgemeinnarkose, am besten mit Intubationsnarkose; Schnittführung in Hautspaltenrichtung; wenn irgend möglich ist die Eröffnung von Drüsen zu vermeiden; jedoch können auch abscedierte Drüsen erfolgreich entfernt werden, wenn die Absceßmembran und der Granulationswall zuverlässig excidiert werden. *Cave!*

Verletzung von N. accessorius, hypoglossus, Rs. marginalis Ni. facialis, welche am besten bereits zu Beginn der Operation freigelegt werden. Möglichst viele Nachbardrüsen sind mitzuentfernen; Spülung des Wundbetts mit Streptomycin oder Rimifon, primärer Wundverschluß. (Cave! Drainage).

Nachbehandlung: Fortsetzung der tuberkulostatischen Therapie, bei Serombildung Abpunktieren und Spülung mit Streptomycin oder Rimifon. Leichter Druckverband, Nachkur in Heilstätte.

γ) *Syphilitische Lymphome.* I. Regionär, z. B. in der oberen Halsgegend *bei Primäraffekt* der Nase, Lippen, Zunge, Tonsillen usw. als sog. ,,indolente" Bubonen, II. im *Sekundärstadium* fast konstant als multiple, kleine, harte, bewegliche und schmerzlose Drüsen sämtlicher Gruppen des ganzen Körpers, III. selten als *Lymphdrüsengumma* bzw. *-geschwür. Diagnose:* u. a. Anamnese, Verlauf, Spirochätennachweis bzw. Wassermannsche Reaktion, Heilerfolg. *Differentialdiagnose:* u. a. tuberkulöse Lymphome. *Therapie:* (vgl. S. 430).

b) Sonstige Weichteile. α) *Aktinomykose. Vorkommen:* häufiger; meist fortschreitend vom Kiefer infolge Infektion von der Mundhöhle, ausgehend von Tonsillen, cariösen Zähnen, Wunden usw.; betroffen sind vor allem Landleute. *Formen:* akut und meist chronisch. *Symptome:* charakteristisch bretthartes Infiltrat und Erweichungsherde nebeneinander in parallel gestellten Wülsten und Dellen (sog. ,,Berg- und Talbild"), evtl. mit livider Hautverfärbung und Fistelung, aber ohne Lymphdrüsenbeteiligung. *Komplikationen:* Fortleitung nach unten in Mediastinum, Pleura, Lunge und Herz oder nach oben zu Wirbelsäule oder Schädelbasis und Gehirn, evtl. Durchbruch in Gefäße mit Allgemeininfektion, Mischinfektion, Amyloid. *Prognose* ist sonst nicht ganz ungünstig, namentlich bei rechtzeitiger Erkennung und Behandlung. *Differentialdiagnose:* Subakute, spez. Holzphlegmone, tuberkulöse Lymphome mit Periadenitis, Gumma und maligne Tumoren. *Diagnose:* typischer Eiter mit Drusen. *Diagnose und Therapie:* vgl. S. 404.

β) *Milzbrand.* Bei auf den Schultern Felle tragenden Hafenarbeitern u. a. (vgl. S. 400).

E. Geschwülste

a) Cystische Geschwülste. α) *Angeborene Halscysten und -fisteln* (vgl. S. 933).

β) *Cystisches Lymphangiom (Lymphangioma cysticum colli),* fälschlich auch cystisches Hygrom genannt. *Pathol. Anatomie:* Komplex von oft miteinander kommunizierenden Hohlräumen aus erweiterten Lymphbahnen mit bindegewebigem Fachwerk, Endothelauskleidung und seröser, evtl. durch Blut bräunlicher Flüssigkeit. *Vorkommen:* am häufigsten am seitlichen Hals, und zwar bei kleinen Kindern in der Submaxillar-, bei Erwachsenen, spez. Frauen in der Oberschlüsselbeingegend. *Verlauf:* meist angeboren und langsam, aber stetig wachsend. *Formen:* subcutane und tiefe; letztere zwischen den Halsgebilden bis ins Mediastinum wachsend. *Symptome:* Cyste glatt oder bucklig, mäßig gespannt bis schlotternd, evtl. fluktuierend, transparent, mit verschieblicher, evtl. verdünnter Haut, Allgemeinbefinden nicht beeinträchtigt. *Differentialdiagnose:* angeborene Halscyste (Lage und Probepunktion!), Cavernom (kompressibel und erektil sowie undurchsichtig und blau durchscheinend!), tiefes Lipom, Lymphdrüsengeschwulst, Kropfcyste oder -adenom. *Komplikationen:* Umspinnung der Halsorgane mit Kompression von Luft- oder Speiseröhre oder plötzliche Blutung führt zu Schluck- und Atembeschwerden bis Erstickung. *Therapie:* radikale Exstirpation (dabei droht Rückfall, Lymphorrhoe und Infektion!); Punktionsbehandlung wertlos! (Cave! N. facialis, accessorius, hypoglossus.)

γ) *Blutcyste (Hämatocele colli). Pathologische Anatomie:* Endothelauskleidung und Blutinhalt. *Wesen:* fetale Hemmungsbildung an Stelle einer fehlenden Vene (dann meist in offener Verbindung zur V. jugularis) oder Blutgefäßgeschwulst (Cavernom oder venöses Rankenangiom); auch als *unechte Blutcyste* durch Blutung in kongenitale Halscyste sowie in Hämangiom oder in cystisches Lymphangiom. *Differentialdiagnose:* Hämangiom, Aneurysma, Lymphangiom, Halscyste, Lipom, Cystenkropf, kalter Absceß, maligner Tumor. *Diagnose:* evtl. Probepunktion. *Therapie:* Exstirpation.

δ) *Atherom* und *Dermoid* (sog. ,,tiefes Atherom des Halses").

ε) *Echinococcuscyste* selten, am oder im Kopfnicker; charakteristisch ist schubweises Wachsen sowie Punktat, vgl. S. 505.

ζ) *Kropfcyste* vgl. Schilddrüse!

b) Sonstige gutartige Geschwülste. α) *Hämangiome.* 1. einfache, 2. cavernöse (auch tiefliegende; kompressibel und erektil!), und 3. rankenförmige arterielle und venöse (letztere sind selten, aber am häufigsten gerade am Hals!).

β) *Fibrome.* Oberflächliche und tiefe (letztere besonders als Nackenfibrome; ausgehend von Aponeurose, Gefäßscheide oder Wirbelperiost); bisweilen diffus als Elephantiasis und dann oft kombiniert mit Neuromen, Häm- und Lymphangiomen; bisweilen später sarkomatös.

γ) *Neurome.* Meist *subcutan* als Rankenneurome, oft kombiniert mit Fibromen (Neurofibromatosis); seltener als *tiefe* an den Nervenstämmen (N. vagus, symp. usw.) mit entsprechenden (Schluck-, Atmungs- usw.) Beschwerden; *Diff.-Diagnose:* Schädelbasisfibrom und Retropharyngealabsceß.

δ) *Lipome* (spez. *Madelung*scher Fetthals). *Vorkommen:* häufiger und oft gewaltig, spez. am Nacken. *Formen: a) circumscripte:* meist subcutan, vereinzelt subfascial (hier oft tief eindringend zwischen die Halsgebilde, ähnlich malignen Tumoren; aber nicht verwachsen). *b) diffuse:* meist halskrausenartig um den ganzen Hals bei älteren Männern, und zwar meist nicht abgegrenzt („diffuser Fetthals oder *Madelung*sche Krankheit"), bisweilen periganglionär mit Neuralgien (wohl zusammenhängend mit der „Adipositas dolorosa" oder *Dercum*schen Krankheit, wobei an verschiedenen Körperstellen Fettmassen mit Druckempfindlichkeit und Neuralgie auftreten). *Diagnose:* charakteristische Lappung und Konsistenz. *Differentialdiagnose* (spez. bei tiefem Lipom): Struma, Hygrom, Cavernom, Absceß, Tumor usw. *Therapie:* Exstirpation; bei *diffusem* Lipom, wo die Entfernung der verwachsenen und tief hineinreichenden Fettgeschwulstmassen mühsam und blutig ist, empfiehlt sich evtl. Excision in mehreren Sitzungen und evtl. plastische Deckung.

c) Lymphknotengeschwülste. α) *Lymphogranulomatose (Hodgkin-Sarkom)* (vgl. S. 473). Am Hals führt granulomatöse Form zu abgegrenzten Tumoren bis zu Faustgröße. *Therapie:* Bei isolierten Granülomen Exstirpation, im übrigen Röntgen- und Chemotherapie.

β) *Lymphadenose, großfolliculäres Lymphoblastom (Brill-Symmers)* (vgl. Allg. Chirurgie, Geschwülste, S. 469). Befallen werden vorwiegend die oberflächlichen und tiefen Halslymphknoten. *Diagnose:* Sternalpunktion, Probeexcision. *Therapie:* Röntgen- und Chemotherapie.

d) Bösartige Geschwülste. α) *Sarkome.* a) *sekundäre* an Lymphdrüsen bei Sarkom von Parotis, Submaxillaris, Schilddrüse, Kiefer usw. (als sog. „sekundäres Lymphdrüsensarkom"). b) *primäre:* selten an Haut, Fascie, Gefäßscheide, Knochen, Muskeln- und Nervenbindegewebe, Tonsillen usw., häufiger an Lymphdrüsen als *Lymphosarkom* (= Reticulosarkom mit lymphatischer Differenzierung). *Therapie:* Röntgen- und Chemotherapie.

β) *Carcinome.* a) *sekundär-metastatisch* an Lymphdrüsen als carcinomatöses Lymphom, und zwar erst hart und höckerig, später zerfallend zu kraterförmigem, evtl. zapfenartige Gebilde entleerendem Geschwür, im übrigen rasch wachsend und mit der Umgebung verwachsend, daher unbeweglich und mit ausstrahlenden Schmerzen. Primärtumoren sind oft kleine und versteckte Carcinome von Gesicht- und Kopfhaut, Auge, Nase, Lippe, Mundhöhle, Zunge, Kiefer, Rachen, Speiseröhre, Kehlkopf, Speicheldrüsen, Schilddrüse, Mamma, Abdomen usw. b) *Primär:* α) selten als *Hautcarcinom*, spez. nach Narbe, Lupus, Atherom usw. β) etwas häufiger, und zwar immer bei älteren Leuten, und zwar fast nur bei über 40, meist 50—60 Jahre alten Männern als sog. *branchiogenes Carcinom (Volkmann* 1882): Plattenepithelcarcinom in der oberen seitlichen Halsgegend am vorderen oder seltener hinteren Kopfnickerrand um die tiefen Halsgebilde mit ausstrahlenden Schmerzen in den Hinterkopf und mit Neigung zu Nekrose mit Durchbruch; wohl ausgehend von Resten der Kiementaschen und des D. thyreopharyngeus, daher auch in kongenitalen Halsfisteln und -cysten. *Prognose:* zweifelhaft. *Therapie:* Radikale Entfernung vor allem bei Zungen- und Unterkiefercarcinom durch „en bloc"-Resektion unter Mitnahme von Sterno-cleido-Muskel und V. jugul. int. nach *Roux-Berger* oder *Crile* (vgl. S. 911). Bei branchiogenen Carcinomen sind u. U. noch radikalere Excisionen erforderlich, wodurch große Defekte entstehen.

γ) *Carotisdrüsengeschwülste (Glomus caroticum und Carotissinus). Anatomie:* Carotisdrüse ist ein Paraganglion, welches in die Carotisgabel eingebettet liegt. Sie ist dem chromaffinen System zugehörig. *Funktionspathologisch* kommt ihr die Bedeutung von

Chemoreceptoren zu, die bei Sauerstoffverminderung des Blutes die Atmungstätigkeit reflektorisch anregen; außerdem bestehen Verbindungen mit den pressorezeptiven Nerven. Durch den vom Carotissinus ausgehenden Sinusnerven werden blutdrucksteuernde und die Hämodynamik regulierende Impulse übertragen; außerdem besteht ein chemohumoraler Anteil der Carotissinus-Wirkung und eine enge Beziehung zum hypophysäradrenalen System. Unter *Carotissinus-Syndrom* versteht man eine Hyperergie der nervösen Elemente der Carotisdrüse, die zu Schwindelanfällen, Skotom und atrioventrikulärer Reizleitungsstörung führt. *Lokalisation:* Bei Geschwulstbildung in der Carotisgabel mit Verschieblichkeit in querer Richtung, aber nicht von oben nach unten. *Symptome:* Hyperfunktion des chemo-humoralen Anteils des Sinusnerv-Paraganglien-Systems mit Blutdruckabfall nach Adrenalingabe, Änderung der Blutzuckerbelastung und Insulinwirkung, atrioventrikuläre Reizleitungsstörungen, Carotissinus-Syndrom, bei Tumorbildung Druckwirkung auf benachbarte Nerven mit Lähmung des N. vagus, hypoglossus, sympathicus, recurrens. *Altersverteilung:* vorwiegend zwischen 30.–50. Lebensjahr. Keine sichere Geschlechtsbevorzugung. *Histologisch:* Peritheliom und Endotheliom, etwa ein Drittel maligne entartend und in die Gruppe der Angiosarkome und Sarkome gehörig; gelegentlich auch Neurofibrome, welche sich im Sinn bösartiger Geschwülste infiltrierend entwickeln.

Prognose: Abhängig von Gut- bzw. Bösartigkeit sowie davon, ob sie entfernt werden können, ohne daß die A. carotis unterbunden werden muß.

Mortalität: Ohne Gefäßligatur 5%, mit Ligatur der A. carotis com. oder int. 30–40%.

Indikation: Glomus-caroticum-Tumor, Carotissinus-Syndrom, progressive Muskeldystrophie (*Erb*), bei welcher nach Resektion des Glomus und des Sinusnerven Besserung der Kreislaufstörung, des Blutdrucks und Pulsverhaltens festgestellt werden können. (*Meurer*). *Therapie:* Operative Entfernung, da Röntgenbestrahlung durchaus unbefriedigend blieb. Zur Operation ist wesentlich, in jedem Fall zusätzliche Novocaininfiltration der Carotisgabel anzuwenden, um Herzstillstand, Gefäßerweiterung und Blutdrucksenkung infolge Depressorreizung zu vermeiden. Läßt sich bei malignen Carotisdrüsentumoren die Ligatur der A. carotis nicht vermeiden, so ist unbedingt Gefäßnaht oder Einschaltung eines Gefäßtransplantats anzustreben.

4. Abschnitt: Schilddrüse und Nebenschilddrüsen

Entwicklungsgeschichte und Anatomie. Entwicklung aus der Schlundbucht, einem Anhangsorgan des primitiven Darmkanals, welches vom Zungengrund zunächst zum Ductus thyreoglossus auswächst. Dieser obliteriert im ersten Fetalmonat und gabelt sich an seinem distalen Ende hufeisenförmig. Sein Abgang von der Zunge bleibt als Foramen caecum bestehen. Aus der hufeisenförmigen Gabelung entwickeln sich die Schilddrüsenlappen zusammen mit Auswüchsen des Ultimo-Branchialkörpers. Außerdem entsteht hieraus der Isthmus.

Die Schilddrüse liegt zu beiden Seiten des unteren Kehlkopfs und oberen Luftröhrenabschnitts. Ihr Isthmus liegt normalerweise vor dem 2.–4. Trachealring. Bindegewebssepten der Drüse verdichten sich an der Oberfläche zu einer Kapsel (Capsula propria). Um die gesamte Drüse herum bildet das Halsbindegewebe die äußere Kapsel (Capsula externa). *Gefäßversorgung:* Jederseits von einer A. thyreoidea cranialis (A. carotis ext.) und einer A. thyreoidea caudalis (Truncus thyreocervicalis der A. subclavia). Ausnahmsweise durch zwei Aa. thyreoideae imae. Die Venen entsprechen den Arterien, können jedoch auch zahlreicher sein. *Sekretorische Innervation:* N. laryngicus cran. und vegetatives System mit neurohormonalen Zellen.

Physiologie (vgl. S. 270): Die Schilddrüse stellt den Jodspeicher des Körpers dar. Sie ist eine Drüse mit ausschließlich endokriner Sekretion. Ihr normaler Jodgehalt beträgt etwa 7 mg. Die aktive Leistung der Drüsenzellen besteht in der Produktion des Schilddrüsenhormons, welches in dem Eiweißkörper der Drüse (Thyreoglobulin) enthalten ist. Ein wesentlicher Teil des Hormons ist das Thyroxin, welches aus Alanin auf dem Wege über Dijodthyrosin durch Jodierung entsteht. Das Schilddrüsenkolloid entsteht aus den Haupt- und Kolloidzellen der Epithelwand der Drüsenfollikel und wird in diesen gespeichert bzw. kommt es bei stärkerer Belastung zu einem Kolloidschwund. Täglicher Jodbedarf etwa 50–75 γ.

Wirkungen des Schilddrüsenhormons (vgl. S. 270): Steigerung des respiratorischen Stoffwechsels, Grundumsatzanstieg, Steigerung des Eiweißstoffwechsels, Schwund des Leberglykogens mit Herabsetzung der Zuckertoleranz beim Morbus Basedow, Steigerung der Fettverbrennung (Benutzung des Hormons zu Entfettungskuren), Verschiebung des Säure-Basengleichgewichts nach der sauren Seite. Morphogenetische Beschleunigung der Entwicklung (z. B. Metamorphose der Kaulquappe) wird zur biologischen Testung des Hormons verwendet. Zahlreiche Wechselbeziehungen zu anderen inkretorischen Organen (Hypophyse, Pankreas, Nebennierenrinde, Gonaden). Steigerung der Schilddrüsenfunktion durch Testoviron, Hemmung durch große Mengen Vitamin C.

A. Mißbildungen

1. *Schilddrüsenmangel (Aplasie)* oder *-verkümmerung (Hypoplasie)*: selten; vgl. auch Hypothyreoidismus! Meist Kompensation durch eine atypisch gelegene Drüse.
2. *Vorkommen eines mittleren Lappens* (sog. „*Proc. pyramidalis*"): häufig, fast bei jedem dritten Menschen; bisweilen bedeutend, spez. aufwärts reichend bis zum Zungenbein; wichtig für Tracheotomia sup.

B. Verletzungen

Offene Verletzungen selten, meist bei Schußverletzungen und in Verbindung mit gleichzeitig vorhandenen Verletzungen anderer Halsorgane. *Therapie:* Sorgfältige Blutstillung, wenn möglich Kapselnaht, evtl. Resektion. Die Versorgung muß so erfolgen, daß kein Drüsensekret austreten kann (Fistelbildung!). *Stumpfe Verletzungen:* Häufiger, gefahrvoll vor allem bei kropfig entartetem Organ. *Folgen:* Blutung, Atemstörung, rasche Nekrose des Schilddrüsengewebes meist mit Temperatursteigerung. Zu unterscheiden sind von diesen Blutungen die Spontanblutungen in das Kropfinnere, z. B. bei vorübergehender Blutdrucksteigerung.

C. Entzündungen der Schilddrüse, spez. der kropfigen (Thyreoiditis, spez. Strumitis)

a) Akute Thyreoiditis und Strumitis (vgl. Abb. 191). *Vorkommen:* selten; häufiger im Kropf als in der normalen Schilddrüse, welch letztere wohl nur ganz selten erkrankt; Männer erkranken dabei anscheinend häufiger als Frauen; meist ist das mittlere Alter betroffen; öfter shandelt es sich um akute oder subakute Thyreoiditis ohne Eiterung (Grippe?).

Ursachen: am häufigsten *metastatisch* bei Infektionskrankheiten (*Typhus*, Dysenterie, Cholera, Pneumonie, Masern, *Scharlach*, Pocken, Diphtherie, Gelenkrheumatismus, Cerebrospinalmeningitis, Influenza, Malaria, *Pyämie* bei *Puerperalfieber* oder bei infiziertem Abort usw.); öfters auch *fortgeleitet* von Entzündungen der Nachbarschaft (Tracheitis, Laryngitis, Angina, Mundhöhleneiterung, Diphtherie usw.).

Symptome: Schilddrüse vergrößert und empfindlich, später mit heißer und roter Haut, evtl. fluktuierend sowie mit Weichteilödem; zugleich besteht Fieber, evtl. mit Schüttelfrost und außerdem evtl. Hustenreiz und Atemnot, Schlingbeschwerden, ausstrahlende Schmerzen, Heiserkeit, Sympathicusreizung usw.

Formen: Thyreoiditis acuta et purulenta; spielt sie sich in einer vergrößerten Schilddrüse ab, spricht man von *Strumitis* a. et p.

Verlauf: akut oder chronisch bzw. intermittierend.

Ausgang: Zerteilung, Übergang in chronische Form (sog. „eisenharte Struma", welche dem Scirrhus ähnelt s. u.), Eiterung evtl. mit Perforation nach außen oder innen (Trachea oder Ösophagus sowie Mediastinum und Pleura), Sepsis, Trachealstenose, Kropffistel, Nekrose von Schilddrüsensubstanz, Myxödem.

Differentialdiagnose: Kropfblutung, spezifische Entzündung (Tuberkulose, Syphilis usw.) und Struma maligna sowie allgemeine und örtliche Infektion, spez. Halsphlegmone, Mediastinitis u. dgl.

Prognose: im ganzen günstig; vereinzelt Tod durch fortschreitende Phlegmone mit Mediastinitis, Sepsis, Gefäßarrosion, Pneumonie, Erstickung (infolge Glottisödems); bei chronischer sklerosierender Form infolge narbiger Umwandlung auch Myxödem.

Therapie: (Wegen Gefahr des Glottisödems unter strenger Beobachtung, am besten im Krankenhaus) Bettruhe, Eiskrawatte, Salicylate, Chemotherapie, Röntgenbestrahlung, Incision oder in chronischen Fällen Probeexcision; bei Erstickungsgefahr Tracheotomie; bei progredienter Phlegmone kollare Mediastinotomie ober bei chronischen Fällen evtl. Resektion; bei vereiterter Cyste oder Knoten ebenfalls Resektion, falls nicht ihre Ausschälung gelingt.

Komplikation: 1. *Kropffistel. Enststehung* durch Entzündung, spez. Strumitis, namentlich bei Cyste, Knoten, Fremdkörper u. dgl. *Diagnose:* Mitgehen des Fistelgangs beim Schluckakt und voraufgegangene Schilddrüsenentzündung. *Therapie:* Ausschneiden der Fistel nebst Entfernung der Cyste oder des Knotens durch Ausschälung oder Ausschneidung.

2. *Sog. Eisenharte Struma (Riedel* 1896). *Wesen:* Umwandlung eines Kropfes durch chronische Entzündung fraglicher Art (nach Art der Holzphlegmone). *Vorkommen:* gelegentlich im mittleren bis höheren Alter, vorwiegend bei Männern. *Ausgang:* in der Regel eine umschriebene Stelle, und zwar in einem Seitenlappen. *Path. Anatomie:* schwieliges Bindegewebe. *Verlauf:* langwierig. *Stadien:* intra- und extrakapsulär. *Folgen:* evtl. Tracheastenose und Recurrenslähmung. *Prognose:* im allgemeinen günstig. *Differentialdiagnose:* Struma maligna. *Diagnose:* evtl. Punktion oder Probeexcision. *Therapie:* partielle Resektion, Tracheotomie.

b) Spezifische Entzündungen: *Echinococcus* sowie *Aktinomykose, Syphilis* (Gumma) und *Tuberkulose.* Beteiligung an *akuter Miliartuberkulose,* meist symptomlos, *umschriebene, verkäsende Thyreoiditis* und Strumitis; *indurativ-cirrhotische* Thyreoiditis. *Folgen:* Schwere Ausfallerscheinungen bei Befall größerer Drüsenabschnitte. *Therapie:* Allgemeinbehandlung mit Chemotherapeuticis, lokal Punktion und Instillation. *Cave!* Röntgenbestrahlung.

D. Kropf (Struma)

Vorkommen: häufig; überwiegend bei Frauen; gewöhnlich im 2.-4. Dezennium, auch zur Pubertätszeit (sog. Kinder-, Jungmädchen- oder Schulkropf); bisweilen im frühen Kindesalter und manchmal angeboren.

Auftreten: a) meist *endemisch,* spez. in Gebirgstälern aller Weltteile und den dazugehörigen Flußläufen, dagegen im allgemeinen nicht auf Hochplateaus und an der Meeresküste, in Amerika besonders im Bereich der großen Seen; b) bisweilen *sporadisch* überall; c) vereinzelt *epidemisch.*

Pathogenese: Erforschung der Ätiologie noch nicht abgeschlossen. Mehrere auslösende Ursachen kommen in Frage:

1. *Trinkwassertheorie (Hippokrates, Plinius):* Genuß von Wasser aus bestimmten, sog. ,,Kropfbrunnen" löst Kropfbildung aus; nach Abkochen des Wassers tritt keine Kropfbildung mehr auf.

2. *Bodentheorie (Virchow, Bircher):* Gewisse geologische Gesteinsformationen (maritime Ablagerungen der paläozoischen Periode) enthalten die kropferzeugende Noxe. Ablagerungen des Jura, Süßwassersedimente und eruptive Gesteine sollen kropffrei sein.

3. *Infektionstheorie (v. Kutschera)* und

4. die *Vitaminmangeltheorie* sind nicht begründet.

5. *Jodmangeltheorie:* Ursächlicher Zusammenhang zwischen Jodmangel in Nahrung und Trinkwasser und Entstehung des endemischen Kropfes sind erwiesen. Der endemische Kropf kann durch kleinste Jodgaben verhindert werden (Verabreichung von Jod gleichzeitig mit dem Kochsalz, sog. ,,Vollsalz"). Jedoch wird auch Auftreten von Kröpfen in jodreichen Gegenden beobachtet; auch können prophylaktische Jodgaben die Entstehung des Kropfes nicht immer aufhalten. In Gebieten schwerster Endemie führt die kropfbildende Noxe häufig zum endemischen Kretinismus, in Gebieten leichterer Endemie häufig zu hyperthyreotischen Zuständen. In Brasilien ist endemischer Kropf durch das Trypanosoma brucei (*Chagas*) hervorgerufen.

Pathologische Anatomie (vgl. S. 481): Die Schilddrüsenveränderung beim gutartigen Kropf ist keine echte Geschwulst, sondern ein hyperplastisch-degenerativer Prozeß. Man unterscheidet folgende *Kropfformen:*

I. Nach der Ausdehnung des Prozesses: 1. *Struma diffusa,* d. h. gleichmäßig-totale (am häufigsten als Schul- oder Mädchenkropf bei jugendlichen Mädchen in Form einer diffusen und weichen [parenchymatösen]) Struma und

2. *Struma nodosa* s. *cystica*, d. h. umschrieben-partielle oder knotige bzw. cystische Schilddrüsenvergrößerung (spez. als Kolloidkropf).

II. Nach histologischen Merkmalen:
1. *Großfolliculäres Adenom.*
2. *Kleinfolliculäres Adenom.*
3. *Trabeculäres Adenom.*
4. *Tubuläres Adenom.*
5. *Papilläres Adenom.*
6. *Großzellig-eosinophiles Adenom* (*Langhans*-Struma).

Die vorgenannten Kropfformen kombinieren sich oft miteinander.

III. Nach funktionellen Merkmalen:

a) *Euthyreoter Kropf* = Struma simplex, funktionelle Störungen sind nicht erkennbar; hier stehen die mechanischen Störungen ganz im Vordergrund.

b) *Hyperthyreoter Kropf:* Überfunktion der Schilddrüse, klinische Krankheit der Thyreotoxikose oder des Vollbasedow.

c) *Hypothyreoter Kropf:* Unterfunktion der Schilddrüse, klinische Krankheit des Kretinismus, kongenitalen Myxödems, spontanen Myxödems und postoperativen Myxödems (Cachexia strumipriva).

d) *Parenchymatös-diffuse Formen:* Meist mit normaler und leicht gesteigerter Funktion, in Kropfgegenden manchmal herabgesetzte Funktion.

e) *Knotige Formen:* Parenchymatöse Knoten meist funktionell minderwertiger als das Restgewebe, können aber sekundär hyperthyreotisch werden (toxisches Adenom); Kolloidknoten zeigen höhere Wertigkeit als Adenome; können ebenfalls sekundär basedowifizieren. Neugeborenenkropf in der Regel diffus parenchymatös, Schul- und Jugendkropf entweder diffus parenchymatös oder – häufiger – diffus kolloid; im Zentrum der Kropfepidemie tritt immer häufiger schon im Schulalter Knotenbildung auf. Rein diffuse Kröpfe werden dort kaum noch angetroffen. Je früher im Kindesalter Adenomknoten auftreten, um so wahrscheinlicher besteht eine Unterfunktion der gesamten Drüsen.

Symptome: Halsgeschwulst (Hals wird dicker, daher Kragen zu eng: sog. ,,Blähhals'') vorn und seitlich unter dem Kehlkopf entsprechend der Lage und Form der Schilddrüse unter Verdrängung der Halsgefäße nach hinten und des Kopfnickers nach der Seite bzw. nach vorn sowie mit dem tastbaren Puls der oberen Schilddrüsenarterie am oberen Pol, evtl. z. Z. der Menses oder Gravidität anschwellend, beweglich und beim Schluckakt aufsteigend (infolge Fixation an Luftröhre und Kehlkopf, welche beim Schluckakt aufsteigen; Untersuchung durch Schluckenlassen von Wasser; Schluckbeweglichkeit fehlt oft bei entzündetem oder malignem Kropf sowie bei isoliertem Nebenkropf und evtl. auch bei endothorakal fixiertem Kropf, schließlich, was differentialdiagnostisch wichtig ist, bei kongenitaler Halscyste und meist (außer bei periadenitischer Verwachsung) bei Lymphdrüsentuberkulose usw., im übrigen je nach den pathologisch-anatomischen Veränderungen (s. o.) diffus oder knotig sowie weich oder prall-elastisch oder ausdrückbar oder eigenpulsierend und mit Gefäßgeräuschen. Bei Lage hinter den Halseingeweiden spricht man von *St. retrovisceralis*; reicht er mit dem unteren Pol in den Thorax von *St. profunda*, sitzt er ganz im Thorax von *St. retrosternalis* s. *intrathoracica*, wird er nur bei tiefer Atmung in den Thorax aspiriert, nennt man ihn *Tauchkropf* (goitre plongeant).

Folgen:

I. *Entstellung.*

II. *Kompression von Nachbarorganen* (nicht immer entspr. der Größe des Kropfs; u. U. bei großem, aber freiem Kropf fehlend, dagegen vorhanden, spez. beim zirkulären und beim endothorakalen oder retroviszeralen Kropf): *1. Tracheakompression* (häufig!); dadurch: a) Verlagerung, Verbiegung, Verdrehung und Verengerung der Luftröhre: von einer oder von beiden Seiten (,,säbelscheidenartig''), von vorn nach hinten, zirkulär, mehrfach (,,schlangen- oder S-förmig''); erkennbar durch Besichtigung, Palpation, Laryngoskopie und Röntgenuntersuchung und b) Tracheomalacie infolge Knorpelringdegeneration; zugleich besteht u. U. chronischer Larynx-, Trachea- und Bronchialkatarrh, Lungenemphysem, Heiserkeit (,,Kropfstimme''), Atembeklemmung, Stridor bei Anstrengung (,,Kropfasthma''), schließlich Erstickungsanfälle mit evtl. plötzlichem Tod (,,Kropftod'') teils durch Verschlucken, Husten, Katarrh usw., teils durch Einklemmung eines endothorakalen und beweglichen Knotens (,,Tauchkropf''), teils durch Blutung in Kropfcyste, teils durch Druck auf Nn. recurrentes, teils durch Wanderweichung, wobei (z. B. in Schlaf, Narkose oder Operation) der nachgiebig gewordene Luftröhrenschlauch wie ein schlappgewordenes Gummirohr beim Lufteinziehen zusammenklappt.

2. *Ösophaguskompression* (beim gutartigen und nicht entzündeten Kropf selten, am ehesten bei retroviscerealem und intrathoracischem Wachstum); dadurch Verschlucken, Schluckbehinderung und Schmerzen (dabei ist typisch: Schlucken gelingt gut bei festen und schlecht bei flüssigen Speisen, im Gegensatz zum Ösophaguscarcinom, wo es umgekehrt ist!).

3. *Gefäßkompression:* Halsvenenerweiterung mit Einflußstauung im V. cava-sup.-Bereich führt zu Gedunsenheit des Gesichts und Caput medusae im Clavicularbereich (Kollateralen zu den Vv. intercostales und thoracica int.; Störung der Hirndurchblutung) sowie Verdrängung dieser und der A. carotis nach außen.

4. *Nervenkompression: N. recurrens* (häufiger bei bösartigem Kropf); dabei entsteht a) durch Reizung Heiserkeit und krampfhafter Husten, ausnahmsweise bei *doppelseitiger* Reizung tödlicher Stimmritzenkrampf oder b) durch Posticusparese mit Medianstellung des Stimmbandes Heiserkeit bis Stimmlosigkeit; meist ist letztere Störung einseitig und durch vermehrte Tätigkeit des anderen Stimmbandes kompensiert), *N. sympathicus* (durch Reizung entsteht Pupillenerweiterung usw. oder durch Lähmung Pupillenverengerung usw., evtl. Carotissinus-Syndrom), *N. vagus* (nur bei malignen Strumen), *N. hypoglossus, Plexus brachialis* (selten!).

Herzsymptome (sog. „Kropfherz"):

1. *Mechanisch-dyspnoisches Kropfherz:* Dilatation und Hypertrophie des *rechten* Herzens; infolge Tracheastenose mit lungenemphysembedingtem, vermehrtem Widerstand im kleinen Kreislauf. Cor pulmonale; Störung des venösen Rückflusses; auftretend namentlich im Alter.

2. *Toxisches Kropfherz:* Dilatation und Hypertrophie des *linken* Herzens; infolge Schilddrüseninsuffizienz (Hypotonie des Herzens) oder durch Giftwirkung infolge Resorption in großer Menge von abnorm beschaffenem Schilddrüsensekret (Hypertrophie, Tachykardie).

Komplikationen: Blutung (spez. in Kropfcyste; entstehend u. a. bei Schreien, Pressen, Anstrengung usw.; evtl. mit bedrohlicher Atemnot; daher besorge man evtl. sofortige Operation, im Notfall Punktion), Vereiterung, Kropffistel (bei Entzündung oder Trauma), Carcinomentwicklung.

Verlauf: Rückgang, Stationärbleiben oder Wachstum.

Diagnose: Anamnese, Inspektion (spez. Schluckversuch!), *Palpation* (Konsistenz, evtl. Pulsation, Beweglichkeit und Hautverschiebung), Perkussion (bei endothorakalem Kropf evtl. Dämpfung hinter Brust- oder Schlüsselbein!), Auskultation (bei Gefäßkropf kommt es zu Gefäßgeräusch!), Messung des Halsumfangs, *Röntgenbild* von vorn und von der Seite (wichtig wegen Überblicks über den Kropf und seine Beziehungen zur Luftröhre und besonders wichtig bei unbefriedigendem Untersuchungsbefund, spez. bei Tauchkropf oder bei retrosternalem Kropf: Verlagerung, Verbiegung und Verengerung der Luftröhre; bei verkalkter Struma auch Kalkschatten, welche beim Schluckakt aufsteigen), *Laryngoskopie* (Neigung des Kehlkopfs nach einer Seite, einseitige Vorwölbung der Trachealwand und abnorme Stimmbandstellung und -beweglichkeit: bei Stimmbandparese ist das betr. Stimmband träge beweglich oder bewegungslos in mittlerer [sog. „Kadaverstellung"], während das andere Stimmband kompensatorisch die Mittellinie überschreiten kann); besonders aufklärend ist die Laryngoskopie bei intratrachealer Struma). *Grundumsatzbestimmung, Funktionsdiagnostik* (vgl. S. 270).

Differentialdiagnose: maligne Struma, Lymphdrüsengeschwülste, Lymphangiome, Halscysten, branchiogene Tumoren, Carcinome und Divertikel der Speiseröhre, Sarkome, Lipome, Atherome, Dermoide, kalte Abscesse usw.

Prophylaxe: Früher empfohlene Abkochung des Trinkwassers ist ungenügend (Trinkwassertheorie!), Hebung der allgemeinhygienischen Verhältnisse (Licht und Luft dämmen das Kropfauftreten ein); *Jodprophylaxe:* In Kropfgegenden tägliche Verabreichung von $1/20$ mg Jod (entspricht einem Zusatz von 5 mg Jodkalium auf 1 kg Kochsalz, „Vollsalz"-Präparate, jodiertes NaCl enthält in der Schweiz 0,001% KJ, in Deutschland 0,0005%) oder Verabreichung von Jodtabletten mit 1—2 mg Jodkalium oder Jodnatrium je Woche; Prophylaxe muß bis Ende des Wachstumsalters unter ärztlicher Dauerkontrolle fortgesetzt werden, da sonst Rezidivgefahr; durch Prophylaxe ist Kropfrückgang bis zu 80% zu erzielen.

Therapie:

a) *Konservativ.* 1. *Jodbehandlung:* In Kropfgegenden Chinas schon vor 2000 Jahren in Form von getrockneten Schwämmen und Schwammasche verwendet; von *Straub* 1820 in Form des reinen Jods in die Therapie eingeführt. Heute kommt nur die innere Verabreichung in Frage als die einzig genau dosierbare; Jodtherapie muß unter ärztlicher Kontrolle erfolgen (Gefahr des Jodbasedow!). Kleinste Dosen sind bereits ausreichend (1–5 mg pro die), größere Mengen leisten nicht mehr. Man gebe täglich 6–10 Tropfen einer Jodlösung (Kaliumjodat 0,03, Aqu. ad 30,0) oder Dijodylkügelchen über $^1/_2$ bis zu 1 Jahr. Ergebnis ist bei Jugendlichen besser als bei älteren Menschen. Im Schulalter gibt man es während 40 Wochen im Jahr; bei Erwachsenen ab 3. Dezennium je 2 Wochen Behandlung und 2 Wochen Pause unter genauer ärztlicher Kontrolle; ab 4. Dezennium wird wegen der Unzuverlässigkeit der Resultate und Gefahr des Jodbasedows auf Jodgaben verzichtet. Außerdem eiweißreiche Nahrung (Milch, Käse, Eier). Leichte Sedativa (Valeriana, Brom, Luminaletten), klimatische Kuren an der Meeresküste, Milieuwechsel.

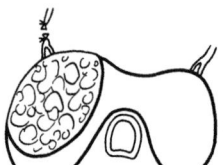

Abb. 192. Cystenenucleation

Komplikation: Überfunktion der Schilddrüse wird nur vorübergehend durch Jod gehemmt, daher führt Jodgabe bei Kropfträgern oft zur plötzlich einsetzenden *Jodthyreotoxikose* (Herzklopfen, Zittern, Abmagerung, Aufregung, Schlaflosigkeit); klingt nach Absetzen der Jodbehandlung rasch ab, kann aber u. U. in das Bild des Jodbasedows (Struma basedowificata) übergehen. Hierbei stehen die Herzstörungen gegenüber den anderen Symptomen stark im Vordergrund.

2. *Strahlenbehandlung:* Röntgen- und Radiojodbehandlung bei diffusen Kröpfen erfolgreich, nicht bei Knotenkröpfen. Erfolge allerdings nicht ganz zuverlässig wegen Dosierungsschwierigkeiten. Bei zu hoher Dosierung Gefahr einer Drüsenschädigung mit nachfolgender Hypofunktion (Myxödem).

b) *Operativ. Indikation:* Bei Störung von Atmung und Blutzirkulation, bei Verdrängungs- oder Lähmungserscheinungen (N. recurrens!); ferner wenn nach dem 3. Jahrzehnt ein zunehmendes Wachstum einsetzt. *Bedingte* Indikation besteht, wenn noch keine subjektiven Beschwerden vorliegen, aber medikamentöse Behandlung erfolglos blieb. *Keine* Indikation bilden im allgemeinen die Pubertätskröpfe oder die kosmetischen Wünsche von Jugendlichen. Vor dem 20. Lebensjahr sollte möglichst keine Schilddrüse operiert werden.

Kontraindikation: Bei allen schwereren Gefäß-, Herz-, Nieren- und Leberleiden, Tuberkulose, Diabetes.

Prognose: Mortalität bis zum 40. Lebensjahr unter 1 %, im 5. Lebensjahrzehnt 1 %, 6. Jahrzehnt 5 %, 7. und 8. Jahrzehnt etwa 20 %.

Anästhesie. 1. *Lokalanästhesie* (vgl. Abb. 36): Subfasciale Leitungsunterbrechung der sensiblen Halsnerven am hinteren Rand des M. sternocleidomastoideus und Blockierung des sensiblen Geflechts um die A. thyreoidea cran. (kann auch erst während der Operation ausgeführt werden, um Hämatombildung zu vermeiden). Lokale Infiltration des Hautschnitts.

2. *Allgemeinbetäubung:* Bei Kindern, sensiblen Kranken, in Pentothal-Lachgas-Äther-Kombinationsnarkose oder mit *intratrachealer Intubation*; letzteres vor allem in Fällen mit Kompression der Luftröhre, bei retrosternalen und intrathorakalen Kröpfen, bei deren Luxation mit Asphyxie, Venenverletzung und gesteigertem Reflexgeschehen (Hyperthyreoidismus!) zu rechnen ist (vgl. S. 76). Bei Tracheomalacie muß der Tubus vor Schluß der Weichteilwunde zurückgezogen werden, um das Ausmaß des Trachealkollapses beurteilen zu können.

Operationsmethoden (s. Abb. 192). *Enucleation bzw. Exenteration:* Heute nur noch als Notoperation, wenn bei gefährdeten Patienten hochgradige Atmungsbehinderung vorliegt und die Luftröhre durch einen kleinen Eingriff entlastet werden soll; auch bei hypothyreoter Struma mit Kompressionssyndrom, um soviel Schilddrüsengewebe als möglich zu erhalten; bei großen substernalen Strumen, deren Luxation Schwierigkeiten bereitet. *Technik:* Querer Bogenschnitt, Durchtrennen der vorderen Halsmuskeln und Spaltung der Kropfkapsel; Entleerung der Cysten, stumpfe Auslösung weicher Knoten und Exstirpation ihrer Wand. Exakte Blutstillung durch Elektrokoagulation. Catgutnaht der Kapsel.

2. *Enucleationsresektion (Kocher)* (s. Abb. 193). *Indikation:* Rezidivkröpfe, bei welchen wegen starker Verwachsungen die Freilegung der dorsalen Kapselanteile nicht gelingt. *Technik:* Keilexcisionen aus der vorderen Schilddrüsenfläche und schrittweise Ausräumung tieferer Knoten. Blutstillung im Drüsengewebe und durch Kapselnaht.

3. *Beiderseitige typische Resektion* (s. Abb. 194). *Indikation:* Bei der Mehrzahl der Strumen auszuführen durch Wegnahme von zwei Dritteln des Parenchyms mittels Keilexcision unter sorgfältiger Erhaltung der hinteren Kapselanteile (Nebenschilddrüsen!). Dazu Durchtrennung der oberen Polarterien und doppelte Ligatur der unteren Schilddrüsenarterien.

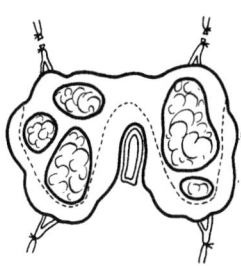

Abb. 193
Enucleationsresektion

Technik: Querer Kragenschnitt nach *Kocher*, Durchtrennung der subcutanen Venen nach doppelter Unterbindung sowie der oberflächlichen Halsfascie, seitliche Verziehung oder auch Durchtrennung der langen Kehlkopfmuskeln, caudalwärts Ziehen des Kropfes und Unterbindung der A. thyreoidea cran. Luxation des Kropfes und stumpfes Aufsuchen der A. thyreoidea caud. Doppelte Ligatur derselben (*Cave!* N. recurrens), gleiches Vorgehen auf der anderen Seite; doppelte Unterbindung des Isthmus und Durchtrennung. Abtragung der Kropfhälften durch Keilresektion unter Belassung eines daumenendgliedgroßen Parenchymrests. Nahtverschluß des Kapsel-Parenchymrests. Kontrolle der Blutstillung und Luftdurchgängigkeit der Luftröhre; bei Tracheomalacie evtl. Entfaltungsnähte oder Tracheotomie; dies auch prophylaktisch bei allen Arten von Recurrensschädigung, Drainage beider Wundbetten, schichtweiser Nahtverschluß der Wunde.

Palliativoperationen:

1. *Ligatur*, d. h. Unterbindung von 3 oder allen 4 Schilddrüsenarterien ohne Resektion von Parenchym. *Indikation:* Jodrefraktäre Basedowkröpfe, bei welchen die typische beiderseitige Resektionsoperation eine zu starke Belastung darstellen würde. Die beidseitige Resektion folgt nach Umstellung des Gesamtorganismus und des Kreislaufs.

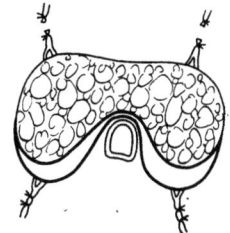

Abb. 194. Strumaresektion: Typische Resektion unter Belassung eines kleinen Restes der Drüsenhinterwand

2. *Thyreopexie*, d. h. Kropfvorlagerung mit Fixation des stumpf gelösten Kropfes an den Kopfnickern oder durch ein Knopfloch an die geraden Halsmuskeln.

Indikation: Ausnahmsweise zur Behebung akuter Atemnot bei Tracheakompression oder Tracheomalacie, meist nur als vorbereitender Eingriff für die typische Resektion, als alleiniger Eingriff nicht mehr ausgeführt.

3. *Tracheotomie* (vgl. Abb. 196).

Indikation: Im Notfall bei schwerer Trachealstenose infolge intrathoracischem Kropf, bei Nichtgelingen der Luxation eines komprimierenden Kropfs, bei inspiratorischem Trachealkollaps nach Strumektomie, bei Carcinom usw.

4. *Punktion:* Als dringlicher Noteingriff zur Entlastung einer Kropfcyste wegen Atemnot (Blutungscyste!); wegen Unsicherheit und Gefahr von Infektion und fortbestehender Blutung nicht empfehlenswert.

Abnorm gelagerte Kröpfe und ihre Entfernung:

5. *Intrathorakale Struma:* Isolierte mediastinale und intrathorakale Strumen sind vom Hals aus nicht erreichbar. Sie müssen, wie andere Mediastinaltumoren, auf transthorakalem Wege operiert werden.

Retrosternal-intrathorakale Strumen im vorderen oberen Mediastinum stehen mit der Schilddrüse in Verbindung. Meist entwickeln sie sich vom Hals aus in ganzer Breite in den Brustraum. Fast alle derartigen Strumen lassen sich vom Hals aus entwickeln. Die Durchtrennung der Halsmuskeln muß ausgiebiger vorgenommen werden. Die Entwicklung geschieht durch kräftige Haltefäden, die tief in die Struma eingestochen werden (*Scheicher*); sorgfältige Ligatur aller Kapselvenen ist bedeutungsvoll, weil zurückrutschende, nicht versorgte Venen zur Ursache von Luftembolie und Nachblutung werden können. Nach der Luxation läßt sich die Ligatur der A. thyreoidea caud. leicht ausführen. Bei übergroßen Kröpfen und starken Verwachsungen kann die Spaltung der oberen Hälfte des Sternums in der Mittellinie mit dem Brustbeinmeißel von *Lebsche* den Zugang erleichtern.

6. Mediastinale Struma: Liegt vollständig im Thoraxraum und hat keine oder nur eine verschwindend schmale Verbindung zur Halsstruma. Die Gefäßversorgung erfolgt aus der A. thyreoidea caud. oder ima, kann jeoch auch von der Halsstruma völlig unabhängig sein und von Mediastinalgefäßen ausgehen (aberrierender Kropf). *Lokalisation:* Meist im vorderen Mediastinum, Trachea und Ösophagus nach hinten und zur Seite drängend; selten hinter Ösophagus und Trachea im hinteren Mediastinum. *Differentialdiagnose:* Fibrome, Dermoide, Thymome, Ganglioneurome und alle übrigen Tumoren des Mediastinums.

Therapie: Entfernung auf transthorakalem Wege oder bei Lage im vorderen oberen Mediastinum durch vordere obere Mediastinotomie. *Cave!* Stärkere Zerstörung der bedeckenden Pleura, da hierdurch der sichere Verschluß der Pleurahöhle in Frage gestellt wird. Bei Sitz im hinteren Mediastinum Zugang von posterolateral mit Resektion der 2.–4. Rippe, also durch hintere Mediastinotomie.

7. Endotracheale Struma. Vorkommen: selten, etwa bei $^1/_2\,^0/_{00}$, vorwiegend bei Frauen, in zwei Drittel der Fälle besteht auch außerhalb der Luftröhre eine Struma.

Lokalisation: Unterhalb der Stimmbänder von hinten oder seitlich vorspringende halbkugelige glatte Vorwölbung mit intaktem Schleimhautüberzug. *Symptome:* hochgradige Einengung des Tracheallumens, Atembehinderung, Heiserkeit, Beeinträchtigung der Stimmbandbeweglichkeit.

Therapie: Operative Entfernung, wenn möglich einzeitige Entfernung der endo- und extratrachealen Strumageschwulst; bei hochgradiger Atemnot zunächst Entfernung des endotrachealen Kropfteils und in 2. Sitzung Beseitigung der äußeren Struma; Zugang zum Tumor durch Längsspaltung der ersten 2–3 Trachealringe, u. U. auch des Ringknorpels und des Lig. conicum. Elektrochirurgische Abtragung des Tumors und sorgfältige Abkratzung des Tumorgrundes von der Tracheainnenwand; kurz dauernde Tamponade und Offenlassen der Tracheotomiewunde für 2–3 Tage; besteht Stenosegefahr durch Narbenzug, so muß u. U. eine Guttaperchaeinlage eingeführt werden; Verschluß der Trachealöffnung nach völliger Epithelisierung. Entfernung der äußeren Struma in 2. Sitzung.

8. Zungenstruma (Struma baseos linguae) (vgl. S. 925). Bei drei Viertel der Fälle ist kein weiteres Schilddrüsengewebe vorhanden, daher Totalentfernung der Zungenstruma nicht erlaubt; jedenfalls ist vorher nach dem Vorhandensein weiteren Schilddrüsengewebes zu fahnden; evtl. Nachweis mit radioaktivem Jod (10 Mikrocurie J^{131} Bisulfid bei p$_H$ 9,0) ergibt sichersten Nachweis über das Vorhandensein oder Fehlen einer Schilddrüse.

Technik: In Lokalanästhesie (N. lingualis an der Lingula und fächerförmige Umspritzung des Mundbodens vom Halse aus) gelingt die Auslösung aus dem Zungengrund nach starkem Vorziehen der Zunge meist leicht; bei Entwicklung der Zungenstruma in der Tiefe, dem Verlauf des Ductus thyreoglossus entsprechend, erfolgt die Entfernung vom Hals aus durch einen queren Bogenschnitt dicht oberhalb des Zungenbeins. Nach Auseinanderdrängen läßt sich der Tumor mittels Finger- oder Spateldruck vom Mund aus weitgehend stumpf auslösen. (*Cave!* totale Entfernung.)

Komplikation: Postoperative Ausfallserscheinungen.

Therapie: Frühzeitige Substitution mit Schilddrüsenpräparaten. Bei Glottisödem sofortige Wundrevision, evtl. Tracheotomie.

9. Aberrierende Kröpfe:

Formen: a) *Falsche,* d. h. mit der Hauptdrüse durch eine Brücke bindegewebig verbundene und beim Schluckakt mehr oder weniger mitgehende Knoten.

b) *Echte,* d. h. völlig von der Hauptdrüse getrennte und beim Schluckakt nicht mitgehende Knoten, meist teils von der mittleren, teils von der seitlichen, teils von anderswohin versprengter Schilddrüsenanlage ausgehend.

Lokalisation: Intrathorakal, paratracheal, Mundboden, retrovisceral und vor dem Zungenbein.

Differentialdiagnose: Halscysten, Lymphknoten, Tumoren.

Operation: Je nach Sitz, radikale Entfernung.

Komplikationen:

1. *Nachblutung* mit Erstickung oder Verblutung; *Prophylaxe:* sorgfältige Blutstillung, vor allem exakte Ligatur der Schilddrüsenarterien (s. o.), auch Glasdrain; *Therapie:* Wundrevision mit Blutgerinnselausräumung und Gefäßunterbindung, evtl. Bluttransfusion.

2. *Luftembolie* namentlich bei Verletzung der unteren Polvenen und bei Luxation substernaler Strumen; *Prophylaxe:* Unterbindung aller Venen vor Anschneiden derselben und Vermeiden des Anstechens beim Wiedervernähen; bei substernaler Struma Intubationsnarkose; *Therapie:* Intubation, Überdruckatmung; Herzkatheter und Absaugen der Luft, Herzpunktion (vgl. S. 198).

3. *Asphyxie* (während der Operation durch Tracheaknickung und nachher durch Knickung oder Hämatom); *Prophylaxe:* Isthmusdurchtrennung, Kropfluxation, Tracheotomie.

4. *Infektion. Prophylaxe:* tadellose Asepsis, sorgfältige Blutstillung und evtl. Hämatomentleerung durch Punktion oder Eröffnung, auch Glasdrain in gegebenen Fällen; zur Verhütung der oft langwierigen Fadeneiterungen empfiehlt sich tunlichst Catgutbenutzung; im allgemeinen keine prophylaktische Chemotherapie.

5. *Recurrensschädigung.* Etwa 2–10% bei primären Resektionen, 10–30% bei Rezidivoperationen; die Recurrensschädigung kann bei der Operation durch Schnitt, aber auch durch Unterbindung, Zerrung oder Druck erfolgen, in welch letzteren Fällen sie meist in einigen Wochen spontan wieder verschwindet; eine gewisse Stimmschädigung wird bedingt übrigens schon infolge Durchtrennung der geraden Halsmuskeln, was bei Kunstsängern beachtet und bewertet werden muß; vor Recurrensschädigung bewahrt schonendes und ruhiges Operieren bei anatomischem Vorgehen, während das Operieren in örtlicher Betäubung mit fortdauerndem oder wiederholtem Sprechenlassen an sich nicht durchaus schützt. Recurrensschädigung ist stets verbunden mit erhöhter Pneumoniegefahr wegen Störung des Aushustens infolge mangelhaften Stimmlippenschlusses. *Teilweise* Lähmung mit Posticusparese kann symptomlos verlaufen, *doppelseitige* aber zu rascher Erstickung führen, was durch Tracheotomie verhütet werden kann; *völlige* Lähmung mit Ausfall *aller* Kehlkopfmuskeln bedingt infolge Kadaverstellung des Stimmbands vorübergehende, *doppel*seitige dauernde Heiserkeit, aber meist nicht Atmungsbehinderung; *Diagnose:* Laryngoskopie; *Prognose:* oft, spez. bei einfacher Zerrung oder Druck erfolgt Spontanheilung; *Prophylaxe:* Lokalanästhesie und vorsichtiges Operieren, auch während der Operation, namentlich bei Fassen oder Unterbinden von Gefäßen, auch Kropfnaht, „A" sagen lassen sowie Belassen der hinteren Parenchymschicht und Freilegen des Recurrens oder besser genügend weit *laterale* Unterbindung der A. thyr. caud., also entfernt vom Kropf; *Therapie:* Tracheotomie, später Stimmbandoperationen (vgl. S. 970).

6. *Kachexia thyreopriva. Prophylaxe:* Belassen genügend gesunden Kropfparenchyms; im Falle der Exstirpation soll man höchstens *halb*seitig vorgehen und auch hierbei eine hintere Scheibe belassen; *Therapie:* s. u.!

7. *Tetania postoperativa:* 2–3 ⁰/₀₀; vornehmlich bei Rezidivoperation; *Prophylaxe:* Belassen einer hinteren Parenchymschicht nebst den Epithelkörperchen (auch bei Exstirpation!) und Vorsicht bei Unterbindung der unteren Schilddrüsenarterie (also lateral!); *Therapie:* s. u.

8. *Rezidiv:* durchschnittlich 8–10% nach beiderseitiger Resektion; Rezidiv erklärt sich u. a. durch Leistungswiederkehr bedürfnisentsprechend; *Prophylaxe:* gründliches Operieren und nicht zu früh Eingreifen, namentlich nicht bei Jugendlichen unter 20 Jahren sowie Schilddrüsenpräparat, spez. bei Jugendlichen; *Therapie:* zunächst versuche Jod und Thyreoidin, und zwar entsprechend der verbliebenen Schilddrüsenleistung (Pulsfrequenz und Grundumsatz sowie unter Berücksichtigung des histologischen Befunds); sonst Nachoperation nach vorheriger Laryngoskopie (Recurrens!) und Blutkalkspiegeluntersuchung (latente Tetanie!).

9. *Thrombo-Embolie* ist auffallend selten nach Strumaoperation.

10. *Verletzung des Ductus thoracicus* bei linksseitiger Strumaoperation, namentlich bei intrathorakaler Struma; *Prophylaxe:* vorsichtiges und anatomisches Operieren.

11. *Schädigung des N. sympathicus* kann erfolgen bei Unterbindung der A. thyr. inf. und bedingt bei Lähmung Miosis, Ptosis und Enophthalmus (*Horner*scher Symptomenkomplex), dagegen bei Reizung Mydriasis, Lidspaltenerweiterung und Exophthalmus.

12. *Pleuraverletzung, Mediastinalemphysem* und *-hämatom* bei intrathorakaler Struma. *Therapie:* Naht der Pleura unter Überdruckatmung oder nach Intubation.

13. *Tracheomalacie*, d. h. Zusammenklappen der schlappgewordenen Trachealwand im Anschluß an die Strumektomie; *Diagnose* gelingt u. U. vorher durch Röntgenuntersuchung bei Inspiration; *Prophylaxe:* Operation in 2 Sitzungen (beide Seiten nachein-

ander); *Therapie:* Fixation der seitlichen Trachealwand jederseits an den Kopfnicker (*Bircher*) oder des Kropfstumpfs an den Kopfnicker (*Sauerbruch*).

14. Kropffistel. Ursache: Gewebsnekrose, Unterbindungsfaden u. a.; *Prophylaxe:* strengste Asepsis und Gewebsschonung sowie tunlichst Fortlassen von Seide und von länger dauernder Drainage.

E. Hyper- und Hypothyreose

1. Hyperthyreose

(d. h. Steigerung der innersekretorischen Schilddrüsentätigkeit)

*Basedow*sche Krankheit (*Morbus Basedowii*), benannt nach dem Merseburger Arzt v. Basedow (1840).

Pathogenese: Im Mittelpunkt steht eine *Schilddrüsenüberfunktion* bei gleichzeitiger Mitbeteiligung des gesamten endokrinen Systems und des vegetativen und zentralen Nervensystems. Morbus Basedow als *Überfunktion* und Myxödem als *Unterfunktion* sind die klinisch diametral entgegengesetzten Erscheinungen einer Schilddrüsendysfunktion. Auslösende Momente für die Überfunktion können sein: Psychische Traumen bei disponierten Individuen („Schreck-Basedow"), diencephal ausgelöste Zellstoffwechselsteigerung, welche ihrerseits die Schilddrüse zu erhöhter Tätigkeit anregt (diencephaler Basedow), vermehrte Ausschüttung des thyreotropen Hypophysenhormons mit direktem Einfluß auf die Schilddrüse (hypophysärer Basedow). Primär vermehrte Tätigkeit der Schilddrüse mit vermehrter Ausschüttung von Schilddrüsenhormon und dadurch bedingter hypophysärer und diencephaler Funktionssteigerung (thyreogener Basedow), schließlich der durch Jodüberdosierung hervorgerufene *Jodbasedow*.

Formen der Hyperthyreosen:
1. Genuiner Morbus Basedow (Struma basedowiana).
2. Sekundärer Basedow (Struma basedowificata).
3. Toxische Struma (sensu strictiore).
4. Jodbasedow.

a) Genuiner Morbus Basedow (Struma basedowiana). *Symptome:* Klassische, sog. „Merseburger Trias": *Struma, Exophthalmus, Tachykardie;* weitere konstante Kardinalsymptome sind *Tremor* und *Grundumsatzerhöhung.* Sie sind bedingt durch Überfunktion der Schilddrüse (Struma), Störung der Korrelation zwischen Schilddrüse und Hypophyse (Exophthalmus), Auswirkungen auf das cardiovasculäre System (Tachykardie), auf das Nervensystem (Tremor) und auf den Stoffwechsel (Grundumsatzsteigerung).

Struma: stets vorhanden, gelegentlich sehr gering; palpatorischer Nachweis dann schwierig; Kleinheit der Struma beseitigt nicht den Verdacht auf Vorliegen eines Basedow; auch kaum vergrößerte Schilddrüsen können histologisch eine totale Umwandlung zeigen; Größenzunahme der Schilddrüse kann anderen Initialsymptomen (Gewichtsverlust, Nervosität, Zittern) nachhinken; meist jedoch ist die Struma deutlich sichtbar. Konsistenz weich, elastisch, homogen, gelegentlich kleinknotig und derb, starker Gefäßreichtum, Gefäßschwirren, vorwiegend über der A. thyreoidea cran. *Histologisch:* Diffuse parenchymatöse Hyperplasie, Follikelpolymorphie, papillomähnliche Sprossenbildung, meist völliger Kolloidschwund.

Cardiovasculäre Störung: Herzklopfen, Pulsbeschleunigung bis 120–140 und mehr; es handelt sich um eine normotope Sinustachykardie infolge gesteigerter Erregbarkeit des Vegetativums mit Erhöhung des Sympathicotonus (Sympathicusneurose); alle Zeichen erhöhter vasomotorischer Erregbarkeit: Dermographismus, leichtes Erröten, Hitzegefühl, Schwitzen (Parasympathicus!); die Tachykardie ist digitalisrefraktär, leichte Kurzatmigkeit; erhöhtes Herzminutenvolumen, erniedrigte Vitalkapazität der Lungen; im fortgeschrittenen Stadium Herzhypertrophie und -dilatation, sekundärer Myokardschaden, Extrasystolie, Arrhythmie, Vorhofflimmern, Dekompensation, Herztod.

Exophthalmus und Augensymptome: Exophthalmus ist ein ausgesprochenes Spätsymptom; im Beginn bestehen sog. „Glanzaugen". Nur bei ausgesprochenem „Schreck-Basedow" besteht der Exophthalmus von Anfang an; im allgemeinen jedoch langsame Entstehung erst mehrere Monate nach Beginn der übrigen Symptome; auch vorwiegend einseitige Entwicklung. Bei voller Ausprägung entsteht der Ausdruck des „permanenten Schrecks" („frozen fright"). Postoperativ schwindet der E. am langsamsten und oft nicht vollständig. Maligner E. ist unaufhaltsam fortschreitende Protrusio Bulbi mit Infektion und schließlich Verlust der Bulbi.

Ursache: ophthalmotrope Wirkung des thyreotropen Hormons führt zu ödematöser Durchtränkung des retrobulbären Fetts, der Muskeln und des Bindegewebes mit lymphocytärer Infektion, also Regulationsstörungen des Wasserhaushalts und Fettstoffwechsels infolge gestörter Hypophysen-Schilddrüsenrelation.

Trias der Augensymptome:
1. *Stellwag:* seltener Lidschlag mit unvollständigem Lidschluß.
2. *v. Graefe:* Zurückbleiben des Oberlids beim Blick nach unten.
3. *Moebius:* Konvergenzschwäche bei Nahblick.

Nervensystem: Tremor erscheint relativ frühzeitig und besteht in feinschlägigem Intentionszittern von etwa 8–12 Ausschlägen je Sekunde.

Prüfung an den gespreizten, ausgestreckten Fingern, Beinen und Füßen; Verstärkung bei Trinken eines vollgefüllten Glases oder wenn ein Blatt Papier auf den Handrücken gelegt wird; zittrige Schrift; in fortgeschrittenen Fällen gerät der ganze Körper in sicht- und fühlbare Vibration; motorische Unruhe, rastloser Bewegungsdrang, hastige Sprache, psychische Veränderung (Stimmungslabilität, unmotivierte Heiterkeit und Depression im Wechsel, rascher Gedankenablauf bis zur Ideenflucht, Ängstlichkeit, leichte Ermüdbarkeit und trotzdem Schlaflosigkeit, Schreckhaftigkeit, Reizbarkeit; gelegentlich Verstärkung bis zum manisch-depressiven Irresein und echten Psychosen).

Grundumsatz: Steigerung des Grundumsatzes ist das konstanteste Symptom, welches allein berechtigt, eine Hyperthyreose zu diagnostizieren; schärfstes Kriterium gegenüber Basedowoid und nervös-neurasthenischen Symptomen. Höhe des Grundumsatzes geht nicht parallel dem Grad des Hyperthyreoidismus, sondern nur mit dem Grad der Funktionssteigerung der Schilddrüse. Im Beginn beträgt der Grundumsatzwert $+20$ bis $+30\%$; in schweren Fällen Steigerung auf $+60$ bis $+100\%$ und mehr. Ab $+50\%$ handelt es sich um eine Hyperthyreose schweren Grades mit allen klassischen und zahlreichen anderen Symptomen. Grundumsatzbestimmung unterrichtet auch über den Effekt therapeutischer Maßnahmen (Operation, Jodierung, Thiourazil). Vor allem bei Anwendung des letzteren ist Grundumsatzkontrolle wichtig, weil Thiourazil die Schilddrüsenfunktion bis zur Hypothyreose hemmen kann. *Grundumsatz und Pulsfrequenz* stehen in regelmäßiger, enger Beziehung zueinander und sind abhängig vom Sauerstoffverbrauch der Gewebe bzw. der vermehrten Durchblutung desselben; eine Grundumsatzschätzung aus dem Grundumsatzwert und Pulsdruck ist nach der *Read*schen Formel möglich: vgl. S. 270.

Weitere Symptome: Temperatursteigerung mit Schwankung zwischen 37 und 38°. *Adrenalinmydriasis* (1 Tropfen von $1^0/_{00}$ Adrenalinlösung verursacht Pupillenerweiterung) und *Verminderung der Kohlehydrattoleranz;* vermehrter *Tränenfluß* und *Schwitzen, Durchfälle, Gewichtsverlust* (bis zu 10–30 kg innerhalb einiger Monate), und zwar trotz *Appetitsteigerung,* welche bis zu Heißhunger gehen kann; *Achlorhydrie,* Glykogenschwund der Leber, sehr selten Ikterus; Haut heiß und feucht, Dermographismus, flüchtige Erytheme, Haarausfall; Atmung immer beschleunigt, Vitalkapazität verringert. *Genitale:* Dysmenorrhöe bis zur völligen Amenorrhöe, Libido gesteigert, Konzeption erschwert, Gravidität bessert das Zustandsbild, kann jedoch gelegentlich einen latenten Basedow manifest werden lassen.

Blutbild: Lymphocytose, Thrombopenie, leichte BSR-Beschleunigung, starker Durst infolge gesteigertem Flüssigkeitsverlust, Hyperjodämie und erhöhte Jodausscheidung im Urin.

b) Struma basedowificata (sekundärer B.). *Definition:* endemischer Kropf, der nach jahre- oder jahrzehntelangem Bestehen aus unbekannter Ursache eine histologisch eindeutig nachweisbare Basedowifizierung erfährt.

Vorkommen: nur im Verbreitungsgebiet der endemischen Struma; meist an der Peripherie eines solchen.

Symptome: langsam einsetzende, zunächst mild bleibende Basedowerscheinungen. Mittleres Alter der Patienten 42 Jahre. Augensymptome fehlen fast immer; Tremor und Schwitzen können vorhanden sein; im Vordergrund stehen *cardiovasculäre Störungen* (Tachykardie, Blutdrucksteigerung, Myokardschädigung), meist *starke Grundumsatzerhöhung. Histologisch:* meist nodöse Kolloidstruma, welche auch in den basedowifizierten Bezirken kolloidhaltig bleibt.

Prognose: ungünstiger als bei genuinem B., da die Patienten schon älter sind. *Therapie:* s. unten, bei konsequenter Durchführung meist noch wirksam.

c) Struma toxica entspricht der Struma basedowificata, jedoch ist das Symptomenbild noch ärmer, die Patienten im Durchschnitt noch älter (50 Jahre). Das klinische Bild wird ausschließlich durch die *cardiovasculären Störungen und die Grundumsatzsteigerung* beherrscht. Die Struma toxica ist jodrefraktär.

d) Jodbasedow. *Definition:* kritiklose Anwendung von Jod (auch in sehr kleinen Dosen) führt zur Verkleinerung des Kropfes, aber gleichzeitig zum Auftreten basedowähnlicher Erscheinungen, wobei die schwere Abmagerung und die cardiovasculären Symptome im Vordergrund stehen. Nach Aussetzen der Medikation gehen die Erscheinungen im Verlauf einiger Wochen zurück.

Jodbasedow ist nur ätiologisch abgrenzbar, im übrigen aber keine spezielle Erscheinungsform einer Hyperthyreose.

Therapie:

1. Konservativ: Thiourazilgaben vermögen den Basedowkranken in einen atoxischen Zustand zu bringen. Die Medikation muß vorsichtig durchgeführt werden (Agranulocytose!). Die Remission ist meist noch gründlicher als bei der Jodbehandlung, braucht jedoch längere Zeit bis zu ihrem Eintritt. Die Thiourazilbehandlung ist nur als Vorbehandlung bzw. Operationsvorbereitung zu betrachten. *Nachteile:* Hyperplasie und Vascularisation der Struma nehmen zu; die Operation wird daher technisch schwierig. *Dosierung:* 0,1–0,4 g täglich auf mehrere Dosen verteilt 8–10 Tage lang. Sorgfältige Kontrolle wegen zahlreicher Nebenwirkungen (Erbrechen, Fieber, Dermatitis, Ikterus, Leukopenie) ist unerläßlich. Absetzung des Mittels spätestens bei 4500 Leukocyten und 50% Granulocyten. Ungefährlicher ist die Verwendung von Propylthiourazil. *Indikation:* vor allen Dingen für die jodresistenten Fälle und beim schwersten, sonst nicht operablen Basedow.

2. Jodbehandlung (Lugolisierung nach *Plummer*): 10–20 Tage lang durchgeführte Behandlung mit Jod-Jodkali (Rp. Jod. pur. 5,0, Kalii odati 10,0, Aqua dest. ad 100,0). 3mal täglich, steigend von 5–15 Tropfen, dann wieder zurückgehend, dabei ständige Grundumsatzkontrolle. Auf dem Höhepunkt der Jodwirkung (Beruhigung des Pulses, Normalisierung des Grundumsatzes) muß unbedingt operiert werden. Der klinische Gesamteindruck entscheidet über den Zeitpunkt der Operation. Man verlasse sich nicht ausschließlich auf die Grundumsatzwerte!

3. Allgemeine Maßnahmen: völlige körperliche und seelische Ruhe für 3–4 Wochen, stationäre Behandlung, absolute Bettruhe, wenn möglich Einzelzimmer, eiweiß- und kohlehydratreiche Nahrung mit hoher Kalorienzahl (4000–5000 Kalorien täglich), genügend Flüssigkeitszufuhr, Kalium, täglich 1 Liter Milch, Vitamin B, A und C, Leberextrakt, Traubenzucker, leichte Sedativa (Luminal, Bromural, Barbiturat, Eisblase auf Hals- und Herzgegend, psychische Beruhigung, so daß jede Angst vor der Operation schwindet). Am Operationstag Überraschungsnarkose im Bett mittels Avertineinlauf oder Evipaninjektion.

4. Radioaktives Jod: Verabreichung von $1/2$ Glas Wasser mit 5,7 Millicurie Radiojodid (ambulant); 2–8 Stunden nach Eingabe des Mittels wird mit dem Geigerzähler gezählt; 50% des Jodids werden in der Struma festgestellt. Volle Wirkung wird nach 2 Monaten erreicht; ist der Grundumsatz dann noch gesteigert, wird eine weitere Dosis von 7 Millicurie gegeben. Nebenerscheinungen (Röntgenkater, Übelkeit, Schmerzen in der Schilddrüse nur nach größeren Dosen).

Prognose: Hypothyreoidismus in 10%, Rezidiv eines Hyperthyreoidismus in 1%.

Indikation: bei *Struma basedowificata und toxica nur Operation;* bei *Struma basedowiana* Operation, sofern die konservative Behandlung nicht den gewünschten Effekt erbracht hat; außerdem wenn eine stärkere Vergrößerung der Schilddrüse vorhanden ist und bei einer mit protrahierter Medikation erzwungenen Remission die Gefahr des Rezidivs vorhanden ist; hier ist die Operation im atoxischen Zustand gefahrlos.

Anästhesie: bei richtig durchgeführter Vorbehandlung mit Lugolisierung und Thiourazilpräparaten können auch hyperthyreotische Strumen in üblicher Lokalanästhesie operiert werden. Beim echten Basedow mit Zusatz eines oberflächlichen Dämmerschlafs. Sehr ängstliche und aufgeregte Kranke wird man in Überraschungsnarkose (Avertineinlauf, Evipaninjektion im Krankenzimmer im Bett) operieren. Schwerste Fälle, bei welchen die Vorbereitung nicht zu einer Grundumsatzsenkung unter $+40\%$ führt, können durch Operation in künstlicher Hypothermie und postoperativer Fortführung der Hibernation über 2–3 Tage erfolgreich operiert werden; außerdem Schockprophylaxe mit Vitamin C und Cortison.

Technik (s. vorn): sorgfältiges Vorgehen (*Cave!* jedes Drücken oder Pressen der Schilddrüse), im allgemeinen ist ausgiebiger zu resezieren als bei gewöhnlichem Kropf, u. U. Teilung des Eingriffs in mehrere Sitzungen (1. Akt: Arterienligaturen, 2. Akt: beidseitige Resektion). Indikation zum geteilten Eingriff ist bei guter Vorbereitung nurmehr sehr selten gegeben.

Komplikationen: zu fürchten ist die postoperative Krise beim Basedowkranken. Ohne entsprechend ausreichende Vorbehandlung kommt es wenige Stunden nach der Operation zur Steigerung der toxischen Erscheinungen, vor allem der motorischen und psychischen Unruhe, Pulsfrequenzsteigerung (Beginn bereits auf dem Operationstisch) und noch am Abend des Operationstages rasch zunehmend. Pulsfrequenz bis zu 200, Vorhofflimmern und extrasystolische Tachykardie, Atemnot und Exitus meist am Abend des auf den Operationstag folgenden Tages.

Ursache: mechanisches Ausdrücken und vermehrte Absonderung von Schilddrüsensekret aus der zurückbleibenden Wundfläche des Kropfes in die Blutbahn; daher wurde früher die Operationswunde offen gelassen und tamponiert; dieses Vorgehen ist nutzlos und wieder aufgegeben. Auch wird angenommen, daß der plötzliche Wegfall der überschüssigen Hormonproduktion, also die Änderung der gesamten endokrinen Situation vom Organismus nicht überwunden wird. Durch Jod- und Thiourazilvorbehandlung kommen schwere Krisen nur äußerst selten vor. Vorbehandlung muß auch bei leicht erscheinenden Thyreotoxikosen in vollem Umfang durchgeführt werden; Jod-Propylthiourazilbehandlung ist während der ersten 3–4 postoperativen Tage fortzuführen; außerdem reichlich O_2-Zufuhr und intravenöse Dextroseinfusionen (5–10%ig), nötigenfalls Bluttransfusion, Vitamin A und C, Kalzium, Chinidin, Dihydroergotamin und Dijodthyrosin 2–3mal täglich. Zur Beruhigung wenn nötig Morphinpräparate. Sollten diese nicht ausreichen, dann Einleitung einer künstlichen Hypothermie mit medikamentöser Dekonnektion mittels Ganglienblockern (Phenothiazine) (vgl. S. 76).

Prognose: Mortalität 4–8%, Dauerheilungen 60–90%, Rezidive etwa 10%. Dauerheilung bei konservativer Behandlung mit Thyreostaticis etwa 50–60%. Basedowoperation besonders durch Recurrenslähmung belastet, selten durch postoperatives Myxödem.

2. Hypo- bzw. Athyreose

(d. h. Herabsetzung bzw. Ausfall der innersekretorischen Schilddrüsentätigkeit)

a) Endemischer Kretinismus.

Entstehung: angeboren, aber erst nach der Geburt allmählich eintretend (bis zur Geburt genügt das Schilddrüsensekret im mütterlichen Blut); bisweilen auch erst später im Verlauf der Kindheit erworben.

Formen:

α) *Kropfloser Kretin:* mit atrophischer, häufig einige Knötchen enthaltender Schilddrüse; hier ist der Kretinismus meist voll entwickelt und gekennzeichnet durch Kleinwuchs (120–140 cm), Spärlichkeit des Haarwuchses, Hypogenitalismus, ausgesprochenes, im Laufe der Zeit langsam zurückgehendes Myxödem, plumpe, tatzenförmige Hände, deren Form mehr auf die Weichteile als auf das Skelet zurückzuführen ist; watschelnder, unbehilflicher Gang infolge Skeletdisproportion und Arthrosis deformans der großen Gelenke.

β) *Kropftragender Kretin:* mit mehr oder weniger schwer kropfig veränderter Schilddrüse; der Kropf ist adenomatös knotig; seltener mit kolloidaler Beimischung; unterscheidet sich vom nichtkretinösen Kropfträger histologisch durch die Atrophie des Restgewebes und im Tierversuch durch die geringe Aktivität der Kropfsubstanz. Skeletentwicklung nahezu normal. Körperwuchs größer als beim kropflosen Kretin, geringes Myxödem, Behaarung und Genitale mehr oder weniger normal; geistige Entwicklung ähnlich gestört wie beim kropflosen Kretin mit Vorherrschen des Idiotencharakters (thyreogener Idiot, „Kropftrottel"). Meist ausgesprochene Steigerung der Patellarreflexe ohne Babinski, ausnahmsweise Kombination mit *Little*schem Symptomenbild.

Soziale Brauchbarkeit:
1. Grad: Befähigung zu selbständiger Arbeit, Kretinoide.
2. Grad: Befähigung zu einfacher Betätigung unter Beaufsichtigung, Halbkretinen.
3. Grad: Unfähigkeit, irgendeine Arbeit zu verrichten, Vollkretine.

Pathologisch-anatomisch: Insuffizienz der Schilddrüse steht im Vordergrund. Gehäuftes Auftreten in einzelnen Familien spricht für gewisse Erblichkeit; dabei handelt es sich wohl um direkte Keimschädigung infolge der Kropferkrankung der Mutter; die Kropfnoxe beeinflußt den Organismus und einzelne Organe (Ohr – periphere Schwerhörigkeit, Herzmuskel – ,,Kropfherz") direkt.

Histologisch: Von rein parenchymatöser Struma bis zur großknotigen parenchymatösen Struma alle Übergänge, wobei die großknotige Form der Ausdruck der schwersten kropfigen Entartung ist; außerdem Epitheldegeneration, Stromawucherung, Abflußerschwerung des spärlichen Kolloids, Wucherung und Sklerosierung des Stromas; kein strenger Parallelismus zwischen histologischem und klinischem Befund.

Therapie: fortgesetzte, so früh als möglich einsetzende Schilddrüsenbehandlung bei angeborener oder in früher Jugend erworbener Athyreose und Myxödem kann noch zu normaler Entwicklung führen, sofern nicht bis zur vollen Ausbildung des gesamten Krankheitsbildes gewartet wurde. Bei ausgeprägtem Kretinismus ebenfalls Versuch mit Schilddrüsenbehandlung.

Prognose: nur in leichten Fällen geringer Erfolg, bei allen schwereren aussichtslos. Die Skelet- und Organveränderungen sind hier unbeeinflußbar.

Operativ: bei Kretinen mit Kropf, wenn Trachealkompression vorliegt, auch wurde nach sparsamer Resektion mitunter funktionelle Besserung gesehen. Schilddrüsentransplantation führt zu kurz dauernder Remission.

b) Erworbenes Myxödem des Erwachsenen. *Vorkommen:* vor allem in kropffreien Gegenden, wahrscheinlich durch degenerative oder entzündliche Schädigung der Schilddrüse beim Erwachsenen.

Symptome: allgemeine Schwäche, Mattigkeitsgefühl, Schmerzen in den Extremitäten, Trägheit aller Bewegungen, Verlangsamung der Sprache, allgemeine Apathie, Abnahme der Denkfähigkeit und des Gedächtnisses; Haut myxödematös, blaß, trocken, schuppend, Haarausfall, Versiegen der Libido, Zustand mit dem Winterschlaf der Tiere zu vergleichen.

Differentialdiagnose: Fettsucht, Herz- oder Nierenleiden.

Therapie: wie unter a).

Kachexia strumipriva s. *postoperativa. Ursache:* erstmalig von *Reverdin* 1882 und *Kocher* 1883 beschriebene Ausfallserscheinungen der Schilddrüsenfunktion nach Totalexstirpation der Struma. Die Ausfallserscheinungen sind um so schwerer, in je jüngerem Alter die Totalexstirpation vorgenommen wird.

Symptome: Zurückbleiben und schließlich Aufhören des Körperwachstums. Noch vorhandene Epiphysenlinien bleiben bestehen, Skeletalter bleibt immer mehr hinter dem wirklichen Lebensalter zurück, Gewichtszunahme, plumper Körperbau, Einziehung der Nasenwurzel als Folge einer Ossifikationshemmung im Bereich der Synchondrosis sphenooccipitalis, seltsame Mischung zwischen greisenhaftem und kindlichem Aussehen, Hypogenitalismus, physische und psychische Regsamkeit nehmen ab, Intelligenzniveau bleibt auf dem Zeitpunkt der Operation stehen bzw. kann bis zur Verblödung abnehmen; Absinken des Grundumsatzes bis —40%. Nach Totalexstirpation beim Erwachsenen sind die Folgen weniger eindrücklich; sie entsprechen dem spontan entstehenden Myxoedema adultorum (s. 2.).

Diagnose: Grundumsatzerniedrigung, im Ekg völliges Fehlen der Vorhofzacke und Nachschwankung Je frühzeitiger die Veränderungen erkannt werden, desto günstiger sind die Aussichten.

Prophylaxe: bei Strumaresektion ist ein genügend großer und funktionsfähiger Teil der Drüse zurückzulassen; im allgemeinen mindestens ein Viertel; besondere Zurückhaltung ist beim ,,Schul"kropf Jugendlicher angezeigt; auch die Unterbindung aller 4 Arterien auf einmal ist nicht unbedenklich.

Therapie: Schilddrüsenfütterung (s. unter a).

F. Geschwülste, spez. bösartige: sog. Struma maligna (auch Schilddrüsenkrebs)

Pathologisch-anatomisch:
    Benigne: Lipome, Fibrome und Adenome.
    Maligne: **I. Epitheliale Geschwülste**
        1. Metastasierendes Adenom.
        2. Wucherndes Adenom (wuchernde Struma *Langhans*).

3. Papillom.
4. Carcinoma solidum, Zylinderzellcarcinom, Plattenepithelcarcinom.

II. Bindegewebsgeschwülste
1. Sarkom.
2. Hämangioendotheliom.
3. Lymphangioendotheliom.

III. Mischgeschwülste
1. Carcinosarkom.
2. Mischgeschwülste und Teratome.

IV. Metastatische Tumoren in der Schilddrüse
Struma maligna (etwa 0,5 % aller malignen Tumoren).
Häufigkeit: am häufigsten ist die wuchernde Struma *Langhans* vor allem in Kropfendemiezentren; das Carcinom betrifft meist ältere Personen im 5.–6. Dezennium; das Sarkom gelegentlich auch jüngere.
Geschlechtsverteilung: Männer : Frauen wie 2 : 3.
Frauen im 4.–7. Dezennium werden mit Vorliebe von metastasierenden Adenomen befallen.
Formen:

a) Metastasierendes Adenom. *Wachstum:* frühzeitig metastasierend, ohne daß Primärtumor oder Metastasen histologisch Merkmale bösartigen Wachstums zeigen; evtl. fehlt ein Primärtumor in der Schilddrüse vollständig. *Ursache:* selektive Neigung des Adenomgewebes in Venen einzuwachsen und von dort aus verschleppt zu werden.
Histologisch: jeder Grad von parenchymatösem bis zu voll ausgereiftem kolloidem Schilddrüsengewebe.
Symptome: geringe Struma. Auffallende erste klinische Symptome sind Skeletmetastasen, häufig auch Spontanfrakturen; gelegentlich „rheumatoide Schmerzen".
Diagnose: Röntgenuntersuchung deckt rundliche „Aufhellungsherde" in Rippen, Schädelknochen, Wirbelkörpern auf.

b) Wucherndes Adenom (wuchernde Struma *Langhans*). *Wachstum:* 2–6 cm im Durchmesser messende kugelige Knoten derber Konsistenz mit allen klinischen Zeichen einer Zellproliferation von bösartigem Charakter. *Metastasierung:* hämatogen (Lungen, Knochen) und lymphogen (regionäre Lymphknoten).
Histologisch: senkrecht zur Kapsel verlaufende parallele Stränge von regellos angeordneten polygonalen Zellen; stellenweise noch Andeutung von Follikelbildung, schwache Zellproliferation, spärliche Mitosen, so daß die Ähnlichkeit mit einem gutartigen Adenom immer noch größer ist als mit einem Carcinom. *Übergangsformen* in Richtung des malignen Papilloms.
Symptome: langsam wachsender Knoten auf einer Halsseite, subjektive Beschwerden zunächst gering, allmählich zunehmende derbe Konsistenz und abnehmende Verschieblichkeit gegenüber der Umgebung. Schließlich Trachealkompression, Recurrenslähmung, Metastasen.
Therapie: möglichst frühzeitige beidseitige Strumaresektion kann lokale Heilung für viele Jahre erzielen.

c) Malignes Papillom. *Vorkommen:* häufiger in Gegenden ohne oder mit nur schwacher Kropfendemie, selten in stark verkropften Gegenden; vorwiegend bei Frauen.
Wachstum: sehr langsam, örtlich infiltrierend und regionär metastasierend (keine Skelettmetastasen).
Symptome: im Beginn vom wuchernden Adenom nicht zu unterscheiden. Derber, langsam wachsender Knoten, zunächst ohne alle Zeichen der Bösartigkeit; ziemlich frühzeitig auftretende regionäre Metastasierung in die cervicalen Lymphdrüsen.
Diagnose: Probeexcision und beidseitige typische Strumaresektion.

d) Laterale, aberrierende, maligne Struma. *Ursache:* aus embryonalen, ektopischen Resten von Schilddrüsengewebe, möglicherweise aus dem normalerweise sich zurückbildenden ultimo-branchialen Körper; die Drüsenreste werden bei physiologischer Mehranforderung aktiviert und haben besondere Neigung zu maligner Proliferation.
Wachstum: langsam, aus einem einzelnen harten Knoten in einem Strumalappen oft jahrelang stationär bleibend, schließlich in Schüben; häufig völlig lokal bleibend.

Prognose: wegen langsamen Wachstums günstig, häufig nach Operationen lokal rezidivierend, jedoch auch dann nicht schlecht, wenn wegen Rezidivs mehrfach operiert werden mußte.

Symptome: kleiner, derber, mehr oder weniger verschieblicher Tumor in der seitlichen Halsgegend zwischen Mastoid und oberer Schlüsselbeingrube, meist im Alter von 20 bis 30 Jahren; sehr oft verwechselt mit tuberkulösem Lymphom und auch als solches behandelt; schmerzlos; auch einzelne benachbarte Knoten können auftreten und Drüsenmetastasen vortäuschen. Im vorgerückten Stadium werden die einzelnen Tumoren häufiger und können auch konfluieren.

Therapie: typische, möglichst radikale, beidseitige Strumaresektion.

e) Übrige maligne Geschwülste. Carcinom, Sarkom, Hämangioendotheliom, Carcinosarkom usw. lassen sich klinisch nicht auseinanderhalten.

Symptome: gemeinsam ist ihnen das rasche Anwachsen zu mächtigen Geschwülsten, frühzeitige Infiltration und Kompression der Umgebung, Durchbruch durch die Haut und regellose lymphogene und hämatogene Metastasierung.

Diagnose: Probeexcision.

Therapie: möglichst frühzeitige, beidseitige Strumaresektion, u. U. totale Thyreoidektomie, wenn diffuses Wachstum zum Befall der Nachbarorgane geführt hat. Nach Möglichkeit Schonung des Recurrens, wenigstens auf einer Seite. Nach Durchbruch durch die Kropffascie kann oft nur unter Mitnahme der Halsmuskeln und der V. jugularis noch radikal operiert werden. Auf jeden Fall ist die A. carotis communis zu schonen. Bei Einbruch der Geschwulst in die Arterie, Kehlkopf, Trachea und Ösophagus ist Radikaloperation nicht mehr möglich. In diesen Fällen muß man sich mit Palliativoperationen begnügen. Bei Einbruch des Tumors in die Luftröhre Tracheotomie. Bei Obstruktion der Speiseröhre Gastrostomie. Außerdem zusätzliche Behandlung mit *radioaktivem Jod*. Dies vor allem auch bei metastasierendem Adenom, welches gute Speicherfähigkeit für Jod[131] besitzt. Bei Ausfallserscheinungen von Seiten der Schilddrüse und der Epithelkörperchen Substitutionstherapie mit thyreotropem Hormon, Calcium, Thiourazil und Jod.

G. Nebenschilddrüsen

Entwicklungsgeschichte und *Anatomie:* Entstehung aus dem Epithel der 3. und 4. Schlundtaschen; nach Abschluß der Entwicklung liegen die Epithelkörperchen aus der 4. Schlundtasche cranial, die aus der 3. Schlundtasche caudal; starke Variation ihrer Lage an der seitlich hinteren Fläche der Kapsel der Schilddrüsenseitenlappen im Teilungsgebiet der A. thyreoidea caud. (von welcher sie ernährt werden) und in Nähe des N. recurrens ist zu beobachten (s. Abb. 195). Durchschnittliche Anzahl 4–8, normale Größe hanfkorngroß, Gewicht 0,13–0,20 g. Aberrierte Epithelkörperchen sind oft weit entfernt vom normalen Ort (Mundboden bis Mediastinum) gelegen.

Pathophysiologie: Vgl. S. 272.

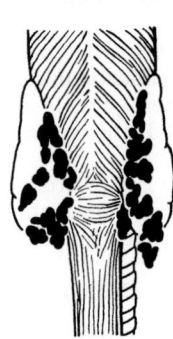

Abb. 195. Normale Streuung der Epithelkörperchen (Lokalisationsvarianten) nach v. *Lanz-Wachsmuth*

Hypofunktion (Tetanie): bei Entfernung der Nebenschilddrüsen (meist zusammen mit der Schilddrüse bei Operationen derselben) kommt es zum Krankheitsbild der Tetanie mit Krämpfen, die teils subcorticalen, teils peripheren Ursprungs sind. Außer den Krämpfen besteht Hypocalcämie, Verminderung des Harnkalks, positive Kalkbilanz; Hyperphosphatämie (Phosphatstauung), Harnphosphate erniedrigt. Kalk- und Phosphorgehalt der Knochen meist erniedrigt, Knochenumbau stark verzögert, Osteoclasten spärlich, Callusbildung gehemmt; Verschiebung des Säurebasengleichgewichts in alkalotischer Richtung.

Hyperfunktion (Hyperparathyreoidismus): hier besteht Hypercalcämie, vermehrter Harnkalk, negative Kalkbilanz, Kalkkonkremente der Niere; Hypophosphatämie, erhöhte Harnphosphate, erhöhte Blutphosphate; verminderter Kalk- und Phosphorgehalt der Knochen, stark vermehrter Knochenumbau, sehr reichlich Osteoclasten; Verschiebung des Säurebasengleichgewichts in acidotischer Richtung. Wirkstoff der Epithelkörperchen ist das Parathormon (*Collip* 1924). Injektion von Parathormon bewirkt sofortige Steigerung des Kalkspiegels im Blut, Verschwinden tetanischer Symptome, acidotische Umstimmung der Stoffwechsellage und Abnahme des Serumphosphatgehaltes. Ähnliche Wirkung besitzt UV-bestrahltes Ergosterin (A.T. 10), mit welchem ebenfalls Normalisierung der Serumkalkwerte und Regulierung der Hypocalcämie, Hyperphosphatämie und alkalischen Stoffwechsellage möglich ist.

1. Tetanie

a) Kindliche Tetanie. Ähnlich der Rachitis besteht hier eine Hyperplasie der Epithelkörperchen und trotzdem eine verminderte Funktion derselben. Blutchemisch ist die kindliche Tetanie identisch mit der parathyreopriven Tetanie.
Therapie: Zufuhr von Vitamin D entsprechend der Rachitisbehandlung.

b) Parathyreoprive Tetanie. *Ursache:* Mangel an Epithelkörperchenhormon infolge zu ausgedehnter Wegnahme von Epithelkörperchen, vor allem bei beidseitiger zu ausgiebiger Strumaresektion. Der Ausfall kann bei nichttotaler Exstirpation der Epithelkörperchen durch Hypertrophie und Funktionssteigerung der restierenden Epithelkörperchen relativ rasch kompensiert werden.
Symptome: in schweren Fällen bereits am 2.–4. Tag nach der Operation treten klonische Zuckungen und tonische Krämpfe der Hände und Füße (Carpopedalspasmen) auf, ferner positives *Chvostek*sches Zeichen, *Trousseau*sches Symptom („Geburtshelfer"-stellung der Finger bei festem Umgreifen des Oberarms für 1–2 Minuten), Abfall des Serumkalks auf 8–6 mg%, leichte Erhöhung des Superphosphatwertes auf 4–5 mg%, Erniedrigung der Chronaxie, allgemeine Reflexsteigerung. Bei bedrohlichem Abfall des Serumkalks auf 5–4 mg% ergreifen die Krämpfe den ganzen Körper, es entsteht tetanische Psychose mit Schluckbeschwerden, Atemnot, Laryngospasmus und Exitus in wenigen Tagen während eines Krampfanfalls an Erstickung.
Therapie: große Calciumdosen i. v., Parathormon i. m. und A.T. 10 per os.

c) Chronische parathyreoprive Tetanie. *Ursache:* zurückgebliebenes Epithelkörperchengewebe hypertrophiert nicht genügend, um den Hormonausfall voll zu kompensieren; es bleibt eine „latente, symptomlose Tetanie" bestehen.
Symptome: Blutkalkwerte leicht erniedrigt; Überanstrengung, Diätfehler (Fleischgenuß!), Menses, Gravidität und Saisoneinwirkungen lösen u. U. echte Krampfanfälle aus. Bei jahrelangem Bestehen: Appetitlosigkeit, Durchfälle, Energielosigkeit, Trockenheit der Haut, trophische Störungen an Nägeln und Haaren, Haarausfall, doppelseitiger Katarakt.
Therapie: milchreiche, fleischarme Kost, perorale Kalkzufuhr, bei Exacerbationen intravenöse Calciumgaben; Säuretherapie mit Monoammoniumphosphat, jedoch nicht für Dauer, Parathormon bei akuten, schweren Schüben; am zweckmäßigsten A.T. 10-Behandlung kombiniert mit Calciumgaben; bei peroraler Einnahme langsamer, dafür anhaltender Wirkungseintritt. In leichten Fällen tägliche Calciumgabe und 1–2mal wöchentlich 10–20 Tropfen A.T. 10; (*Cave!* Überdosierung wegen Hypercalcämie mit Kalkablagerungen in Gefäßen, Myokard, Nieren usw.).

2. Hyperparathyreoidismus

Ursache: Adenome der Epithelkörperchen, welche überschüssiges Inkret bilden.
Folgen: typische Veränderungen des Blutchemismus mit ihren Auswirkungen auf Skelet und Nieren.
Formen: 1. Klassische *Recklinghausen*sche Krankheit (Osteodystrophia fibrosa generalisata, z. T. mit Nierensteinen), etwa 30%.
2. Geringe und atypische Skeletveränderungen (alle mit Nierensteinen), etwa 40%.
3. Keine Skeletveränderungen (alle mit Nierensteinen), etwa 30%.
Symptome und Verlauf: akute und chronische Verlaufsform. Bei ersterer kommt es binnen 2–3 Jahren zu weitgehenden Skelettzerstörungen und zum Tod; bei letzteren besteht ein protrahierter Verlauf mit Stillständen über Jahrzehnte hinaus. Palpatorischer Nachweis des Adenoms nur möglich, wenn es abnorme Größen (taubeneigroß und größer) erreicht und wenn es nicht hinter einer Struma verdeckt oder ektopisch gelagert ist; rheumatoide Schmerzen in den Extremitäten, evtl. knotige Verdickungen an der Tibia, osteodystrophische Veränderungen an Gesichts- oder Schädelknochen, durch Kompression von Nervenstämmen Neuralgien, einseitiger Exophthalmus, Opticusatrophie, Kyphose der Wirbelsäule, kartenherzförmige Verengerung des Beckens, Verkrümmung der Extremitäten.

Diagnose: Blutchemie: Hypercalcämie (12–18 mg %), Hypophosphatämie (2–3 mg %), Erhöhung der Blutphosphatase (nicht typisch!), Hyposthenurie, erhöhte Kalk- und Phosphorausscheidung im Harn, häufig Nierensteine (Calciumoxalatsteine). *Röntgenuntersuchung:* Nierenbeckensteine und Parenchymverkalkung der Nieren, Cystenbildung in zahlreichen Skeletpartien mit diffuser Demineralisation des Knochens, Auflösung der Corticalis, weitgehende Knochenzerstörung (ähnlich der akuten Osteomyelitis), scheinbare „Sequester"bildung, Spontanfrakturen. *Probeexcision* aus dem Knochen: Verschmälerung der Knochenbälkchen, breite Osteoclastensäume, z. T. völlig entkalkt und umgebaut, Hyperämie des Knochenmarks, fibröse Umwandlungen desselben mit Blutungen und Hämosiderinablagerung, in cystischen Partien Riesenzellen.

Differentialdiagnose: Nephrolithiasis, Osteodystrophia fibrosa localisata, chronische Osteomyelitis, Sklerodermie.

Therapie: operatives Aufsuchen von Epithelkörperchenadenomen nach möglichst eingehender Lokalisation (Thorax röntgen!, da ungefähr 25 % der Fälle ein Epithelkörperchenadenom im *Mediastinum* zur Ursache haben). Bei nicht lokalisiertem Epithelkörperchen zunächst Vorgehen wie zur Strumaresektion, Absuchen der Strumahinterfläche nach dem Tumor. Findet es sich dort nicht, so muß die gesamte *Halsregion* bis zur Thymus freigelegt und abgesucht werden (75 % der Adenome dort lokalisiert!). Nach der Adenomentfernung häufig vorübergehende Tetanie, daher fortlaufende Überprüfung des Kalkhaushaltes, zum Ausgleich Kalkzufuhr, Parathormon, Vitamin D und A.T. 10 in fallenden Dosen.

Prognose: Skeletveränderungen bilden sich häufig, aber durchaus nicht in der Regel vollständig zurück. Cysten heilen aus. Subjektive Beschwerden wesentlich gebessert, Nierenveränderungen reversibel, bei völligem Mißerfolg sind meist weitere Adenome vorhanden, die übersehen wurden (Nachoperation!).

5. Abschnitt: Kehlkopf und Luftröhre

A. Endoskopische Diagnostik und häufigste Eingriffe

a) Indirekte endolaryngeale Untersuchung. *Anästhesie:* Oberflächenanästhesie (Pantocain, Salicain oder Xylocain) wird mit abgebogenem Watteträger oder mittels Sprayspritze in den Kehlkopf eingebracht. Der Patient sitzt mit zurückgelegtem Kopf. Bei der Anästhesie, welche im Spiegelbild unter Leitung des Auges erfolgt, läßt man den Patienten phonieren und bepinselt bzw. bespritzt die Epiglottis und das Kehlkopfinnere mit Pantocain (1 %ig)-Suprareninlösung. Eventuell zusätzliche Gabe von Morphin, Atropin oder Scophedal s. c. oder Leitungsanästhesie des N. laryngicus cran. der betreffenden Seite. *Instrumente:* Kehlkopfspiegel, abgebogene Doppellöffel und Stanzen mit Universalgriff.

b) Direkte Laryngoskopie. Dafür muß die Achse der Mundhöhle mit der Achse der Trachea in eine Gerade gebracht werden. Der Kopf wird dazu stark nach hinten gebeugt und Zungengrund und Epiglottis mit Hilfe eines Spatels oder spatelartigen Instruments nach vorn gedrängt (vgl. Abb. 15 u. S. 45).

α) *Autoskopie mit dem Kehlkopfspatel* für kurzdauernde endolaryngeale Eingriffe mit dem Spatel (nach *Magill, Woodbridge, Macintosh*), wie sie auch für die endotracheale Intubation benutzt werden. Kurze Eingriffe (Probeexcision, Polypenabtragung u. a.) können auf diese Weise gut ausgeführt werden. Zur Besichtigung der vorderen Kommissur bedient man sich eines schmalen Spatels und des von außen wirkenden *Brüning*schen Gegendrückers.

β) Andere Verfahren sind die *Schwebelaryngoskopie* nach *Killian*, die *Stützautoskopie* nach *Seiffert*.

c) Tracheobronchoskopie (vgl. S. 45).
Indikation: zur Diagnostik in der Lungenchirurgie, zur Therapie von Bronchial- und Lungenleiden, bei akuten Erstickungsanfällen (z. B. Fremdkörper oder andere Verlegung der Luftwege). *Instrumente:* Elektroskop mit verlängerbarem Bronchoskoprohr nach *Brünings*, Endoskopierohr nach *Negus* mit distaler Beleuchtung, Kinderbronchoskop nach *Killian*, aufklappbares Endoskopierohr nach *Seiffert*. *Anwendung:* die Rohre können am sitzenden und liegenden Patienten eingeführt werden; für kurz dauernde

Untersuchungen (z. B. Fremdkörperentfernung) ist die sitzende Methode in Lokalanästhesie ausreichend. Für längerdauernde Untersuchungen oder Probeexcisionen aus tiefen Bronchen und anschließende Bronchographie ist die Bronchoskopie im Liegen mit Allgemeinbetäubung anzuraten (vgl. S. 47).

d) Bronchographie (vgl. Abb. 20, 21).

Im Sitzen Oberflächenanästhesie und Einbringen von 0,5 ccm Pantocainlösung (1%ig) durch die Glottis in die Trachea bei entsprechender Seitenneigung des Oberkörpers, damit die Lösung in den entsprechenden Bronchus gelangt (*Cave!* Intoxikationserscheinungen durch zuviel Pantocain); Einführen eines Nelaton-Katheters durch die Glottis mit gebogenem Führungsmandrin oder mittels einer Larynxzange unter Spiegelbildkontrolle oder mit dem Larynxspatel nach *Macintosh*; Einbringen des Katheters in die zu untersuchenden Lungenanteile; besonders geeignet sind die Katheter nach *Métras*. – Röntgenkontrolle über die richtige Lage des Katheters; vor der Füllung gesonderte Anästhesie des bestreffenden Bronchus durch den liegenden Katheter; erst bei völliger Unempfindlichkeit der Bronchialschleimhaut und Aufhören aller Hustenstöße bei Bewegungen des Katheters wird das Kontrastmittel (Joduron B oder A, Perabrodil M, evtl. vermengt mit Sulfonamidpuder) injiziert. *Im Liegen:* am besten mit Beatmungsbronchoskop nach *Mündnich* (vgl. Abb. 19) und in *Allgemeinbetäubung* wird der darzustellende Bronchus aufgesucht und gezielt in ihn bei gleichzeitiger Röntgenkontrolle injiziert. Durch entsprechende Luftstöße mit Hilfe des Bronchoskops kann das Kontrastmittel schonend im entsprechenden Abschnitt des Bronchialbaums verteilt werden; nach Anfertigung der Röntgenaufnahmen wird das Kontrastmittel sofort wieder abgesaugt.

e) Bronchoskopische Eingriffe. Geeignet sind dafür Probeexcisionen aus den Bronchen mittels Doppellöffel oder schneidender Stanze oder mit flexiblen Zangen (z. B. nach *Lüscher*); dabei ist vor der Endoskopie alles zur Blutstillung herzurichten; ferner *gutartige Tumoren* aus den unteren Luftwegen mit Doppellöffel oder Stanze, vor allem solche, die eine relativ kleine Basis haben; Nachkoagulieren der Basis zweckmäßig. *Besonderheiten. Einbringung radioaktiver Stoffe:* an eine Schlinge aus Tonsillenschlingendraht von etwa Pflaumengröße wird ein Radiumstäbchen sicher eingehakt und an einem langen Seidenfaden mittels eines Doppellöffels in den Bereich des Tumors geführt; infolge der Elastizität der Schlinge hält sie von allein im Bronchus; der Faden bleibt zur Sicherung des Radiums und zur Extraktion von Radium und Schlinge für die Dauer der Bestrahlung liegen; tägliche Lagekontrolle des Radiums durch kurze Röntgendurchleuchtung. Inwieweit die Injektion kolloidaler Lösungen von radioaktivem Phosphor und Gold direkt in den Tumor die Radiumtherapie verdrängen wird, muß die Zukunft lehren.

Bronchialfremdkörper. Vorbereitung: Perkussion, Auskultation und Röntgenaufnahme. Bei locker sitzenden Fremdkörpern, besonders bei nadelförmigen Fremdkörpern, die in die feinsten Verzweigungen des Unterlappens gerutscht sind, genügen oft Lagerung und Beklopfen der Brustkorbpartie über dem Fremdkörper, bis er ausgehustet wird. Fester sitzende oder quellbare runde Fremdkörper (Bohnen, Erbsen) verlangen Bronchoskopie in Lokalanästhesie oder in Allgemeinbetäubung. Kennt man die Lage des Fremdkörpers nicht, so wird wie bei der typischen Bronchoskopie zunächst die rechte, dann die linke Lunge und hier jeweils die einzelnen Bronchien nacheinander abgesucht. *Große Fremdkörper:* welche völligen Verschluß eines Hauptbronchus hervorrufen und so groß sind, daß sie nicht durch das im Bronchus liegende Rohr entfernt werden können, müssen vor der Extraktion *zerkleinert* und die Fragmente *einzeln* mit dem Doppellöffel entfernt werden; für die Extraktion von Nadeln, Nägeln, offenen Sicherheitsnadeln, Kirschkerne, Kieselsteinchen, Glasperlen, Hohlkörper, wie Bleistifthülse, Kanüle, sind die verschiedensten Zangen und Sonden (meist von *Brünings*) angegeben. Verfügt man über solche nicht, so ist Überweisung zum Facharzt erforderlich.

Fremdkörperstenosen, welche durch längeres Verweilen des Fremdkörpers im Bronchialsystem zustande kommen, entwickeln sich stets oberhalb des Fremdkörpers und können das Bronchus- bzw. das Tracheallumen bis auf Stecknadelkopfgröße verengen; für die Extraktion ist ein Dilatationsinstrument (Dilatationsbronchoskop nach *Seiffert* oder *Killian-Brünings*) unumgänglich, da nur mit ihm die Stenose gesprengt werden kann.

Lungenstecksplitter können bronchoskopisch extrahiert werden, wenn sie die Bronchialwand erreichen und soweit durchsetzen, daß sie sicher gefaßt werden können. Die

Entscheidung, ob sie bronchoskopisch oder transthorakal entfernt werden müssen, hängt von ihrer Größe und Beziehung zu benachbarten Gefäßen usw. ab. Im Zweifelsfalle bevorzuge man den transthorakal-operativen Weg.

Fremdkörper bei Kindern: obere Bronchoskopie mit Passage durch den Kehlkopf kann bei Kleinkindern sehr schwierig sein. Auch droht die Gefahr der postbronchoskopischen, reaktiven Schwellung im subglottischen Raum. Es muß daher u. U. eine untere Bronchoskopie, d. h. Eingehen in die Trachea durch eine Tracheotomiewunde, ausgeführt werden.

f) Intubation. α) *Larynxintubation* nach *O'Dwyer:* mit einem speziellen Intubationsbesteck, welches Tuben, Intubator und Extubator enthält, erfolgt die digitale Einführung der Tuben, welche mit Hilfe eines Intubators und unter Leitung des linken Zeigefingers in den Kehlkopfeingang eingeschoben werden. Ein Haltefaden dient zur Sicherung des Tubus; er wird zum Mund oder zur Nase herausgeführt. Tubus kann 4–6 Stunden völlig gefahrlos liegengelassen werden; längeres Liegenlassen kann Stenose des Kehlkopfs infolge Decubitalulcera mit nachfolgender Perichondritis hervorrufen. Zur Überbrückung einer kurzen Zeitspanne (z. B. Transport des Patienten in die nächste Fachklinik) ist die Intubation sehr wertvoll und kann manche Tracheotomie ersparen.

β) *Endotracheale Intubation* (vgl. S. 43).

B. Tracheotomie (vgl. Abb. 527)
Thyreotomie, Laryngofissur

a) Tracheotomie (s. Abb. 196). *Definition:* Tracheotomie ist künstliche Eröffnung der oberen Luftröhre entweder oberhalb des Schilddrüsenisthmus (Tracheotomia cran.) oder in Höhe des Isthmus (Tracheotomia med.) oder unterhalb des Isthmus (Tracheotomia caud.). Abstand zwischen Halsoberfläche und Trachea ist nicht überall der gleiche, sondern nimmt von oben nach unten erheblich zu. Direkt unter dem Ringknorpel liegt die Trachea der Haut am nächsten. Im Jugulum ist die Distanz wesentlich größer. Bei alten Menschen senkt sich der Kehlkopf oft sehr weit, so daß nur eine obere Tracheotomie möglich ist. Beim Kleinkind steht der Kehlkopf sehr hoch, so daß hier im allgemeinen die untere Tracheotomie ausgeführt werden muß.

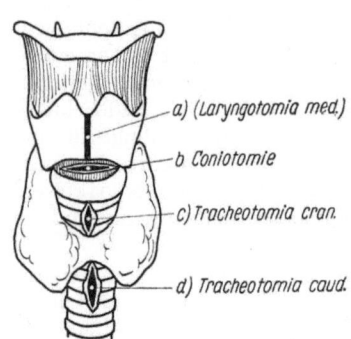

Abb. 196. *Tracheotomie:* Typische Tracheotomieschnitte

Indikation: akut einsetzende starke Luftnot (akute oder chronische Entzündungsprozesse, Rachen-, Larynx- oder Trachealstenose, gut- oder bösartige Tumoren, Trauma des Kehlkopfs oder der Trachea, Trachealverletzung und Trachealplastik, lang dauernde künstliche Beatmung [Poliomyelitis, Querschnittslähmung, untere Bronchoskopie]) Bei *akut einsetzender Luftnot* wird die Tracheotomie am besten bei liegendem Tubus durchgeführt, wodurch die Stauung der Halsgefäße wegfällt. Bei Hindernissen unterhalb der Thoraxapertur wird eine verlängerte Kanüle (Hummerschwanzkanüle) in die Trachea eingelegt; vor Larynxexstirpation stets tiefe untere Tracheotomie.

Instrumente: Trachealkanülen nach *Luer, Stoerk* oder *Pienacek,* scharfe ein- und zweizinkige Häkchen, Isthmushaken, Hauthaken und Skalpell (vgl. Abb. 527). *Anästhesie:* bei Nottracheotomie, inbesondere *von Kindern ohne* Anästhesie, wenn Patient cyanotisch oder bewußtseinsgetrübt ist; sonst Lokalanästhesie mit Novocain ($^{1}/_{2}$%ig)-Suprareninlösung in der Mittellinie bis auf die Trachea. *Lagerung:* auf fester Rolle unter Schulter- und unterer Halspartie, so daß der Kopf nach hinten überfällt und der Hals gestreckt wird; bei hochgradigem Stridor und Orthopnoe Tracheotomie am sitzenden Patienten. *Technik* (vgl. Abb. 527).

Coniotomie: Indikation bei *äußerster Luftnot,* wenn Tracheotomieinstrumente nicht zur Verfügung stehen. Hautschnitt in der Mittellinie, Freilegung des Lig. cricothyreoideum und quere Durchtrennung desselben, Einlegen einer kleinen Trachealkanüle oder eines Troikart, um vorübergehend Luft zu schaffen, bis eine regelrechte Tracheotomie vorbereitet ist.

Nachbehandlung: regelmäßige Inhalation von warmer, feuchter Luft, regelmäßige Kanülenpflege; bei Behinderung des spontanen Abhustens wiederholtes Absaugen durch die Trachealkanüle. Dies besonders bei bewußtlosen Tracheotomierten; bei Wechsel der Außenkanüle sofortiges Einsetzen einer gleich großen, um eine schlitzförmige Verengung des Tracheostomas zu vermeiden; ist ein solches eingetreten, so kann ein konisch zulaufender Führungsstab oder ein Bougie in die Kanüle eingeführt werden und hierdurch das Einlegen noch möglich werden.

Komplikationen: niemals Kanüle in Höhe des Ringknorpels einlegen, wegen Gefahr der Perichondritis mit folgendem Verlust des Ringknorpels und Stenose; Einschnitt in die Trachealwand muß groß genug sein, bei zu kleinen Einschnitten wird die Trachea verbogen, wodurch narbige Verbiegung und Verziehung hervorgerufen wird. Decubitus und Wulstbildung an der Hinterwand der Trachea durch unmittelbaren Kanülendruck bei nichtpassender oder schlechtsitzender Kanüle. Besonders unangenehm sind Decubitalverletzungen durch Kanülendruck an der vorderen Trachealwand; diese sind die Folge einer nicht regelmäßigen Kontrolle des Kanülensitzes; nach Abschwellen der Halsweichteile wird die Strecke von der Hautoberfläche zur Trachea kürzer, dadurch kann der vordere scharfe Kanülenrand an der Kanülenspitze die Vorderwand der Trachea arrodieren, u. U. eine *Arrosionsblutung* der A. anonyma hervorrufen. Auch zu festes Anziehen des Kanülenbändchens um den Hals ist häufig Ursache falschen Kanülensitzes. Bei Abklingen der Entzündungserscheinungen aus der Tracheotomiewunde allmählich herausragende Kanülen dürfen daher nicht gewaltsam in die Wunde hineingedrückt und dort fixiert werden. Solche Umstände verlangen Kanülenwechsel (elastische Kanülen nach *König* und *Bruns*). Bei *Nachblutung:* Intubation und Tamponade des Wundkanals, anschließend Versorgung der blutenden Gefäße.

b) Thyreotomie. *Definition:* Spaltung des Schildknorpels genau in der Mittellinie.

Indikation: oberflächlich wachsende, bösartige Tumoren der Stimmbänder, welche endoskopisch nicht mehr entfernt werden können und noch nicht so ausgedehnt sind, daß Teilresektion oder Totalexstirpation des Larynx indiziert wäre; außerdem Stenosen infolge Perichondritis, Trauma.

c) Laryngofissur. *Definition:* außer dem Schildknorpel werden auch der Ringknorpel, u. U. auch die obersten 3 Trachealspangen in der Mittellinie gespalten.

Indikation: größere Tumoren, bei welchen die Thyreotomie nicht mehr ausreicht und eine radikalere Resektion noch nicht erforderlich ist. Gegebenenfalls auch bei endolaryngealen Carcinomen zur lokalen Abtragung und Einlage radioaktiver Stoffe in das Stimmband.

C. Mißbildungen

a) Angeborenes Diaphragma des Kehlkopfs, d. h. quere Membranbildung zwischen den Stimmbändern mit teilweiser membranöser Verschließung der Stimmritze. *Therapie:* Spalten oder Ausschneiden nebst Dilatieren, evtl. Tracheotomie oder Laryngofissur.

b) Angeborene Verbiegungen von Kehlkopf oder Luftröhre.

c) Luftcyste (Aero-, Laryngo- und Tracheocele), d. h. herniöse Ausstülpung der Schleimhaut von Kehlkopf oder Luftröhre; an Kehlkopf als innerer oder äußerer Kehlsack (letzterer ähnlich dem Luftsack gewisser Affen); ein- oder beidseitig; evtl. mit der Zeit sich ausdehnend oder sich entzündend mit Atmungsbehinderung; zu unterscheiden von *angeborener* Luftcyste ist die *erworbene* bei pathologischem Prozeß (Asthma bronchiale, Stenose, Tumor u. a.). *Prognose:* extralaryngeale Luftcysten zeigen meist keine Beschwerden, dagegen intralaryngeale, evtl. Atmungsstörung, so daß Operation angezeigt sein kann. *Therapie:* Ausschälung, evtl. Laryngotomie, bei Tracheocele mit inspiratorischem Kollaps der membranösen Trachea kommt Wandverstärkung durch angelagerten Knochenspan, Tantal- oder Nylonnetzröhre in Frage (*Nissen*).

d) Fehlen, Defekte und Spaltbildung.

e) Luftröhren-Speiseröhrenfistel (vgl. S. 1109), evtl. verbunden mit Blindsack des einen Teils.

f) Angeborene Luftröhrenenge. Ursache: meist Syndrom des doppelten Aortenbogens. *Symptome:* Atemstörung, Dysphagie. *Therapie:* Durchtrennung der Aortenbogenreste und -stränge.

D. Verletzungen

Ursachen: stumpfe Gewalt: Stoß, Schlag, Fall, Hufschlag, Überfahrung, Auffahren auf hervorstehende Stangen usw., Strangulation usw. (dabei evtl. Fraktur, Schleimhautwunde, Blutung, Hautemphysem usw.) oder scharfe Gewalt: Schuß (spez. im Krieg) sowie Schnitt und Stich (meist als „Kehledurchschneiden" bei Mord oder Selbstmord, z. B. mit Rasiermesser), auch Verbrennung und Verätzung (heißer Tee usw. sowie ätzende Flüssigkeit oder Dämpfe).

Symptome: Heiserkeit bis Stimmlosigkeit; Atmungsstörung, Hustenreiz; Schmerzen beim Sprechen, Schlucken und Husten; bei gleichzeitiger Schleimhautverletzung Blutauswurf und Hautemphysem, schlürfendes Geräusch an der Wunde bei offener Trachealverletzung.

Gefahren: Tod – außer durch Schock oder Nebenverletzung – infolge Erstickung durch Fragmentdislokation, Bluterguß, Blutaspiration, Emphysem, Glottisödem, quere Abtrennung und Zurückschlüpfen der Trachea; ferner später fortschreitende Phlegmone bzw. Eiterung (Mediastinitis!) oder Aspirationspneumonie.

Sonstige Folgen: Stenose, Luftfistel und Stimmbandlähmung.

Diagnose: Besichtigung von außen und von innen (Laryngoskopie) sowie Röntgenbild.

Therapie: Behebung der akuten Luftnot durch Tracheotomie oder Intubation, bei völligem *Abriß* der Trachea sofortige Freilegung und Intubation des caudalen Endes durch die Wunde; sorgfältige Blutstillung (evtl. Strumaresektion bei Zermalmung derselben) und Absaugen des Tracheobronchialbaumes; bei Larynxfraktur Reposition der Fragmente mittels Bronchoskop, anschließend Tamponade des Larynx oberhalb der Tracheotomie. Stich- und Schnittverletzungen werden nach Blutstillung genäht; bei völligem Abriß ist die End-zu-Endnaht mit evertierenden Einzel-U-Nähten anzustreben. Ist die Diastase zu groß (Maximum 4 cm), so wird das caudale Tracheallumen als Tracheostoma eingenäht. Eine spätere Trachealplastik stellt die Verbindung wieder her (vgl. unten, Trachealstenose); ösophago-tracheale Verbindungen werden durch Ösophagusnaht und Lappendeckung der Trachea beseitigt.

E. Larynx- u. Trachealstenosen

a) Larynxstenose. *Ursachen:* meist *endo-*, seltener *extra*laryngeale: kongenitale Membranbildung, Operation, Wunde, Fraktur, Syphilis, Tuberkulose, Lepra, Rhinosklerom, Strumen und Geschwülste endo- oder extralaryngeal, Perichondritis (spez. nach Tracheotomie oder Intubation, Diphtherie). *Symptome:* Stridor und Atemnot mit beschleunigter, erschwerter Atmung, verlängertem Inspirium und Einziehung von unterer Rippengegend, Epigastrium usw.; Kehlkopf geht beim Atmen *leidlich* mit; Kopf *rückwärts* geneigt. *Diagnose:* u. a. Laryngoskopie. *Gefahr* der chronisch-hypoxämischen Organschädigung, Cor pulmonale, Erstickung. *Therapie:* möglichst kausal (bei Fremdkörper, Tumor, Aneurysma, Syphilis, Tuberkulose usw.). Bei Erstickungsanfall Tracheotomie; sonst Intubation oder Dilatation endolaryngeal von oben bzw. von Tracheotomiewunde mit Hartgummi- bzw. Zinnbougies bzw. Bolzen nach *Trendelenburg, v. Schroetter, Thost* u. a. bzw. mit Bolzenkanülen nach *Brüggemann.* Führt dies nicht zum Ziel operativ: (nach *Soerensen*) in 3 Abschnitten: 1. Ausschneiden der Narben, Dehnung und Deckung der Wunde mit Thierschlappen. 2. Verhütung der narbigen Schrumpfung durch Einlegen von Kanülen mit Paladonprothesen. 3. Verschluß des Tracheostomas durch Lappenplastik aus der Nachbarschaft oder Ferne.

b) Trachealstenose. *Ursachen:* a) meist *äußere:* Kropf, Aneurysma, Thymus-, Lymphdrüsen-, Ösophagus-, Wirbel-, Sternum- und Mediastinalaffektionen, spez. -tumoren. b) seltener *innere:* Tuberkulose, Syphilis, Geschwülste, Fremdkörper, Tracheotomie bzw. Tracheotomiekanüle, Diphtherie, Rotz, Bronchitis fibrinosa, Abriß, Ruptur, Schnitt und Schuß. *Symptome* (abgesehen von denen des Grundleidens): ähnlich wie bei Larynxstenose, vgl. a); Kehlkopf geht beim Atmen *wenig* mit und Kopf wird *vorwärts* geneigt gehalten. *Folgen:* Atemgeräusch abgeschwächt bis fehlend und Lungenatelektase mit Verschiebung von Mittelfell und Zwerchfell. *Diagnose:* u. a. Laryngo- und Tracheo-bzw. Bronchoskopie sowie Röntgenbild, Lungenfunktionsprüfung. *Therapie:* Dilatation endotracheal mit speziellen Dilatationsinstrumenten (nach *Seiffert, Brünings* u. a.) oder durch Trachealplastik, d. h. Excision des stenosierten Abschnitts und Deckung mit Tantalnetz (*Rob-Batemann*), drahtverstärkter Cutis (*Gebauer*) oder Kombinationstransplantat aus Kunststoffnetz und innenliegender Fascia lata (*Holle*). *Prognose:* Ersatz von Fensterdefekten bis zu 50% eines Trachealumfanges gelingt meist. Ersatz der gesamten Circumferenz wegen sekundärer Stenosierung in 90% der Fälle am Menschen nicht durchführbar.

F. Larynx- u. Trachealfisteln

a) Äußere. *Ursachen:* Ulceration, spez. diphtherische und carcinomatöse sowie Schnitt-, Stich- oder Schußverletzung mit Lippenfistelbildung. *Symptome:* Austritt von Luft und Schleim sowie Sprachstörung.

b) Ösophago-Trachealfistel. *Formen* und *Ursachen:* 1. *einfache* durch Perforation bei eingekeiltem Fremdkörper oder meist bei Carcinom von Speiseröhre oder Luftwegen, auch bei Lungen- oder Drüseneiterung u. a. oder 2. *doppelte*, z. B. bei Verletzung; *angeborene* fast stets bei Ösophagusatresie (vgl. S. 1109). *Diagnose:* Ösophago- und Bronchoskopie sowie Schlundsondenuntersuchung mit unter Wasser gehaltenem Ende. *Gefahr:* Aspirationspneumonie. *Therapie. Fistel im intrathorakalen Abschnitt:* Trennung der Fistel, Naht des Ösophagus, Deckung des Trachealdefekts mit freitransplantierter Haut oder Fascie. *Im cervicalen Abschnitt* ist die seitliche Freilegung der Trachea gefährlich wegen der Ni. recurrentes. Daher wird die Fistel durch die Trachea von vorn angegangen. Larynxeröffnung möglichst vermeiden! *Frische Fisteln* werden sofort durch Naht versorgt und durch Tracheotomie entlastet, die Trachea darüber tamponieren. *Ältere Fisteln* entweder Ätzen (Chromsäure) oder Umschneiden und Nahtverschluß; bei *größeren Öffnungen* Deckung mittels Rundstiellappens aus der Halshaut, der in den angefrischten Defekt eingenäht wird. Bei Fisteln in Höhe des Pharynxeingangs wird der Schleudermuskel durchtrennt, um den Speicheldruck zu verringern.

G. Fremdkörper

Ursachen: a) meist *vom Munde aus* bei Kindern, spez. (in 50%) bei solchen unter 5 Jahren, welche Gegenstände aus Spielerei im Mund halten und dieselben bei Erbrechen, Fallen, Stolpern, Stoßen, Sprechen, Lachen, Erschrecken usw. plötzlich aspirieren, oder bei Erwachsenen, welche gierig essen, mit in den Mund gesteckten Nadeln oder Nägeln (Frauen sowie Schneider, Sattler, Zimmerer u. a.) oder mit vollem Mund sprechen oder lachen, wobei sie ebenfalls plötzlich aspirieren: Bohnen, Erbsen, Fruchtkerne usw.; ferner vor allem bei Schlingmuskellähmung (Tumor, Bulbärparalyse, Diphtherie) sowie bei Reflexstörung, Erschrecken oder Bewußtlosigkeit (fester Schlaf, Betrunkenheit, Narkose, Ohnmacht, Commotio): Zahn, Gebiß, Bonbon sowie *Erbrochenes und Blut*; weiter gelegentlich bei Operationen an den oberen Luftwegen: Blut und Eiter (Tonsillar- und Retropharyngealabsceß). b) *Selten von außen:* Projektil, Nadel usw. oder c) *von der Nachbarschaft* bei durchbrechendem Ösophagusfremdkörper oder -carcinom, verkäster Bronchialdrüse, Wirbelsequester usw.

Lokalisation: Larynx, Trachea oder Bronchus, und zwar hier häufiger rechts (größere Weite und geringere Winkelabweichung des rechten Hauptbronchus!); bisweilen ,,flatternd" oder ,,tanzend", d. h. mit den Atmungsbewegungen in der Trachea auf- und abwandernd zwischen Glottis und Bifurkation, wobei sie beim Anschlagen an die Glottis evtl. zu hören und zu fühlen sind; betroffen ist meist Bronchus, selten Larynx.

Symptome: Husten, Stridor, Dyspnoe, Erstickungsanfälle, Schmerzen, ängstlichsteife Körperhaltung, Sprachstörung, Blutauswurf, Flappgeräusch und Bronchialpfeifen. (Beschwerden können fehlen, wenigstens zeitweise, wenn der Fremdkörper den Luftdurchtritt zuläßt; Hustenreiz und Atemnot lassen oft bald nach: sog. ,,Stadium der relativen Toleranz"; Beschwerden sind überhaupt bei mobilen Fremdkörpern der Trachea wechselnd, dagegen bei solchen der Lungen fortdauernd!)

Diagnose: Besichtigung und Betastung von außen und vom Munde, Laryngoskopie bzw. Bronchoskopie, Röntgenbild (auch stereoskopisches Röntgenbild) zeigt oft, aber nicht immer, und zwar in etwa 50% Fremdkörperschatten, dies spez. bei Metall sowie bei Obstruktionsatelektase, Lungenverschattung und *Holzknecht*sches Phänomen des Bronchusverschlusses, d. h. Verschiebung des Mediastinalschattens nach der Seite des verschlossenen Bronchus bei der Einatmung nebst pendelnder Bewegung der Herzspitze, weil sich die entspr. Lungenhälfte infolge Bronchusverlegung nicht rasch genug mit Luft füllt und daher auf das Mediastinum ansaugend wirkt); auch Ventilstenose kann bei Ein- und Ausatmung sich bemerkbar machen.

Differentialdiagnose: Ösophagusfremdkörper und Luftwegdiphtherie.

Komplikationen und Prognose: 1. Erstickung (spez. durch Flüssiges: Erbrochenes, Blut, Schlamm usw., aber auch durch Fleisch, Bohne usw.). 2. Geschwür, Sekretion, Blutung, Entzündung und Glottisödem, Absceß, Perforation nach außen oder in die Speiseröhre, Eitersenkung ins Mediastinum, Pleuritis oder Perikarditis, Gefäßarrosion. 3. Bronchopneumonie sowie Absceß oder Gangrän der Lungen; bei Verlegung des Bronchiallumens (z. B. durch aufgequollene Bohne bei Kindern) Obstruktionsatelektase und später Kollapsinduration (sog. Karnefikation) des betreffenden Lungenteils evtl. mit Abschwächung von Atmungsgeräusch, Lungenklopfschall und Stimmschwirren sowie mit charakteristischem Röntgenbild (s. o.) oder bei Infektion Lungenabsceß bzw. -gangrän.

Therapie: Allgemeinbetäubung und bronchoskopische Entfernung (vgl. S. 963).

H. Entzündungen

1. Diphtherie (vgl. S. 396)

Symptome und *Komplikationen:* bei Kehlkopfaffektion bestehen außer Fieber vor allem Heiserkeit und Atemnot (zunächst mit und dann ohne Kompensation), inspiratorisches Atmungsgeräusch („Stridor") und inspiratorische Einziehungen der nachgiebigen Thoraxpartien (Ober- und Unterschlüsselbeingruben, Zwischenrippenräume, Jugulum und Epigastrium) durch Mitwirkung der accessorischen Atmungsmuskulatur, dann Cyanose und Unruhe mit Angstgefühl und Aufrichten des Oberkörpers; schließlich (bei Kohlensäurevergiftung und Erschöpfung) Blässe oder Cyanose und trügerische Ruhe bis Somnolenz mit schnellem, schwachem und unregelmäßigem Puls.

Gefahr der Erstickung infolge Larynxstenose, und zwar durch Membranen, Sekretmassen oder Schleimhautschwellung; besonders bei kleinen Kindern.

Prognose: Erholung oder Tod (durch Erstickung, Lungenkomplikation oder Streptokokken-Sepsis); im übrigen ist die Prognose recht verschieden je nach dem Epidemiecharakter sowie Prozeßausdehnung und Patientenalter; Mortalität beträgt bei Tracheotomie ohne Serumtherapie durchschnittlich $33^1/_3$%, ist aber bei Kleinkindern im 1. Jahr 80–90%, im 2. Jahr 50%, im 3. Jahr 40% und ab 10. Jahr 5%. Seit Schutzimpfung durchschnittlich 3–10%.

Folgen: Larynxstenose und Perichondritis.

Therapie: Serumtherapie, Tracheotomie (Einzelheiten vgl. S. 396).

2. Glottis- oder besser Kehlkopfödem (Oedema laryngis)

Wesen: Schleimhautschwellung infolge seröser Durchtränkung der Mucosa und Submucosa an den aryepiglottischen Falten, ferner an Epiglottis und Taschenbändern, selten an Stimmbändern.

Ursachen: **a) Nicht entzündliche** (Stauungsödem mit Transsudat). α) *allgemeine:* Herz-, Lungen- und Nierenleiden. β) *lokale:* Traumatisierung bei fehlerhafter Intubation, Hals- und Mediastinaltumoren, spez. Struma, Lymphdrüsengeschwulst, Aortenaneurysma. γ) *allergisch:* (auch nach Genuß gewisser Speisen und Medikamente sowie bei *Quincke*schem Ödem). δ) *Jodgebrauch.* **b) entzündliche** (Entzündungsödem mit Exsudat): Operation (Kehlkopfoperierte dürfen nicht sogleich nach Hause entlassen werden!), Verletzung, Knorpelfraktur, Verbrennung, Verätzung, Fremdkörper, Insektenstich, Diphtherie, Pseudocroup (d. h. stenosierender Larynxkatarrh bei Kindern), Erysipel, Laryngitis phlegmonosa (bei Sepsis, Influenza, Typhus, Pocken, Scharlach, Masern usw.), Perichondritis, Tuberkulose, Syphilis und Carcinom des Kehlkopfs, Mundboden-, Zungen- und Halsphlegmone, Retropharyngealabsceß, Peritonsillitis, Speicheldrüsenentzündung, Strumitis usw.

Erreger: Strepto-, Mikro- oder Pneumokokken sowie Diphtherie-, Grippe- u. a. Bazillen.

Symptome: Schmerzen, Röhrengeräusch und Heiserkeit sowie Dyspnoe.

Diagnose: u. a. Laryngoskopie.

Gefahr der Erstickung, namentlich bei Kindern (wegen der verhältnismäßigen Enge des Kehlkopfeingangs).

Verlauf: oft rapid innerhalb von Minuten z. B. bei Einatmung heißer Dämpfe oder giftiger Gase sowie bei Diphtherie, Erysipel u. dgl., manchmal aber auch allmählich innerhalb einiger Stunden.

Prognose: dubiös, jedenfalls ernst.

Therapie: möglichst kausal (Fremdkörperextraktion, Absceßpunktion oder meist Incision usw.); sonst symptomatisch: Bettruhe, Eiskrawatte, Sprechverbot, Diät, Calcium, Antihistaminika, Phenothiazine; bei Erstickungsgefahr rechtzeitig, evtl. schon prophylaktisch Tracheotomie oder bei einfachem Ödem Intubation; bei innerem Prozeß kann Laryngofissur nötig sein. (Krankenhausaufnahme ist von vornherein erforderlich.)

3. Knorpelhaut-Knorpelentzündung (Perichondritis laryngea)

Path. Anatomie: Knorpelnekrose durch perichondrale Eiterung.

Lokalisation: meist Aryknorpel, dann Ringknorpel, Schildknorpel, Epiglottis.

Ursachen: Intubation und Tracheotomie bei Narkose, Diphtherie, Verletzung, Fremdkörper, Syphilis, Tuberkulose, Rotz, selten lupöse und carcinomatöse Geschwüre, Laryngitis phlegmonosa bei Sepsis, Influenza, Typhus, Pocken, Scharlach, Masern usw.

Symptome: spontane Schmerzen und vor allem Schlingbeschwerden, Heiserkeit, Atemnot, lokale Druckempfindlichkeit und Schwellung, evtl. Abszeß mit Fistelung und Knorpelsequestierung; später narbige Schrumpfung mit Fixation der Knorpel und Stimmbänder.

Diagnose: u. a. Laryngoskopie.

Verlauf: langwierige Eiterung und Sequestrierung, evtl. Perforation nach innen oder außen oder beidseitig mit partieller oder totaler Larynxfistel.

Prognose: Erstickung durch Absceßdruck, Eiteraspiration, Larynxzusammenbruch, kollaterales Glottisödem, Senkungsabsceß nach dem Mediastinum und Sepsis; bei Ausheilung evtl. später Larynxstenose.

Therapie: kausal (z. B. bei Syphilis-Kur); sonst symptomatisch mit Ruhe, Eiskrawatte; Speiseröhren-Verweilsonde; evtl. Punktion, Incision, Sequestrotomie (in Form subperichondraler Knorpelresektion, aber bei ausgedehnter und fortschreitender Erkrankung frühzeitig) oder Laryngofissur; bei Erstickungsgefahr Tracheotomie. Chemotherapie mit Aerosol.

4. Spezifische Entzündungen

a) Tuberkulose bzw. Lupus. *Pathogenese:* selten primär, meist sekundär bei gleichzeitigem Lupus des Gesichts descendierend oder zumeist bei gleichzeitiger schwerer, spez. offener Lungentuberkulose durch bacillenhaltiges Sputum (30%; dabei oft Darm-, Nieren-, Genital-, Knochen-, Drüsen-, Haut- und Mastdarmtuberkulose). *Lokalisation:* meist Hinterwand, ferner Stimmband, *Morgagni*sche Taschen und Epiglottis, auch Trachea; oft multipel, zunächst einseitig (50%). *Vorkommen:* bei Kindern selten, meist im mittleren Alter (20–50 Jahre); Männer zu Frauen 2:1. *Formen:* teils fibrös-papillomatös, teils ulcerös. *Symptome:* Heiserkeit, Husten, Schmerzen beim Sprechen und Schlingen sowie evtl. Atmungsbehinderung. *Diagnose:* Laryngoskopie (Infiltrat, Geschwür bzw. Granulationswucherung, Perichondritis), ferner sonstige (spez. Lungen-) Tuberkulose, Lokalisation, Bacillennachweis, Probeexcision. *Differentialdiagnose:* u. a. Lues und Tumor. *Prognose:* je nach dem Allgemein-, spez. Lungenzustand mehr oder weniger ungünstig, nach Ausheilung Gefahr von Perichondritis und Stenose. *Therapie:* (außer Chemotherapie und Heilstättenkur): Schweigegebot, kühle und breiige Kost, evtl. Sondenernährung, Inhalieren von Aerosol, Kamillosan, Eiskrawatte, Expektorantia, Narkotica (spez. Dicodid), Diathermie, Pinseln oder Besprayen mit $1/_2$–2% Pantocainlösung, Alkoholinjektion oder Resektion des N. laryngeus sup.; bei geschwulstartiger Wucherung Ätzen mit Milchsäure (20–50–80–100%), Galvanokaustik oder Curettage; bei isolierter Larynxtuberkulose evtl. Laryngotomie; evtl. Tracheotomie (bei Erstickungsgefahr und vielleicht auch prophylaktisch zwecks Ruhigstellung!) und Gastrostomie (bei unleidlichen Schluckbeschwerden); gelegentlich bei gutem Befinden halbseitige oder totale Kehlkopfexstirpation. (Operation hat Heilungserfolg.)

b) Syphilis. *Formen: sekundär* als hartnäckige und diffuse Laryngitis mit Papeln und Kondylomen oder *tertiär* als Gumma bzw. Geschwür; meist am Kehldeckel beginnend, aber auch sonst z. B. an wahren oder falschen Stimmbändern, Hinterwand usw.; anschließend evtl. Perichondritis, Fistelung, Mediastinalabsceß, Gefäßarrosion, Lungenkomplikationen und verschiedene, spez. diaphragmaartige Narbenbildung. *Differential-*

diagnose: u. a. Tuberkulose und Tumor. *Therapie:* antiluisch; evtl., nämlich bei Erstickungsgefahr Tracheotomie; bei Perichondritis auch Laryngofissur nebst Entleerung von Eiter, Nekrosen usw.; bei Narbenstenose s. u.

c) Aktinomykose. Sekundär entstehend und selten vorkommend; dabei ohne Lymphdrüsenschwellung (gegenüber Tuberkulose!).

d) Rhinosklerom. *Vorkommen:* bisweilen übergreifend vom Nasen-Rachenraum (Larynx ist beteiligt in 80% und Trachea in 30%), dagegen selten isoliert. (Larynx erkrankt in 15% und Trachea in 1%.) *Therapie:* Röntgen- und Radiumbestrahlung, Jod u. a., evtl. Tubage oder Laryngofissur nebst Excochleation, evtl., nämlich bei Erstickungsgefahr, Tracheotomie.

J. Stimmbandlähmung und Laryngospasmus

1. Stimmbandlähmung

Einseitige Posticusparese: bei Median- oder Paramedianstellung sind Stimme und Luftzufuhr ausreichend; ein operativer Eingriff erübrigt sich. Bei Abduktionsstellung ist der Glottisschluß ungenügend; beim Phonieren wird unnötig viel Luft verschwendet (Atemnot beim Sprechen).

Therapie: besteht nach $^3/_4$–1 Jahr Wartezeit immer noch das Bild einer einseitigen Recurrenslähmung, so ist operative Hilfe möglich durch:

1. Spanimplantation durch ein Schildknorpelfenster nach *Seiffert*.
2. Spanimplantation mit Spaltung des Schildknorpels in der Medianlinie nach *Meurman*.
3. Implantation eines Knochenspänchens in das gelähmte Stimmband von der vorderen Kommissur aus.

Das *Prinzip* der Operationen besteht darin, das lateral abgewichene Stimmband nach der Medianlinie zu verlagern, so daß es mit dem Stimmband der anderen Seite wieder Kontakt erhält.

Beiderseitige Posticusparese: Idealverfahren zur völligen Beseitigung der Luftnot bei voller Wiederherstellung einer guten Stimme gibt es bisher nicht. In Frage kommen: extra- und intralaryngeale Verfahren und Eingriffe am N. recurrens.

Prognose: extralaryngeale Verfahren zeigen die besten Dauererfolge.

a) Extralaryngeale Lateralfixation des Stimmbandes (nach *King*). *Prinzip:* Isolierung des Aryknorpels aus seiner Muskel- und Bandfixierung und Außenrotation des Aryknorpels, wodurch eine Erweiterung der Stimmritze erfolgt. Fixierung des disartikulierten Knorpels am Schildknorpelrand. Außerdem Fixation des etwas gekürzten M. omohyoideus am Aryknorpel; durch ihn soll der gelähmte M. posticus ersetzt werden. Laryngoskopische Kontrolle des Ergebnisses vor endgültiger Nahtfixierung ist zweckmäßig.

b) Extralaryngeale Arytänoidektomie (*Kelly*). *Prinzip:* Auslösen des Aryknorpels von einem Schildknorpelfenster aus und Spannaht des M. vocalis unter laryngoskopischer Kontrolle derart, daß die Stimmritze ausreichend erweitert wird.

c) Extralaryngeale Verlagerung des Stimmbandes durch Fixation des Aryknorpels in der Ringknorpelplatte (*Kressner*).

d) Intralaryngeale Verfahren (nach *Rethi, Wittmaack, Krainz*). *Prinzip:* Nach Laryngofissur (*Rethi, Wittmaack*) bzw. auf endoskopischem Weg (*Krainz*) werden die am Aryknorpel ansetzenden Muskeln (M. arytänoideus transversus et obliquus, cricoarytänoideus lat. und post. und thyreoarytaenoideus ext.) entfernt und dadurch die Kontraktur zwischen den Aryknorpeln aufgehoben bzw. die Stimmlippe in eine tiefere Ebene gelegt.

e) Recurrensdurchtrennung (*Ruault; Klestadt*). *Prinzip:* Umwandlung der Posticusparese, bei welcher nur die Abductoren geschädigt sind, in eine komplette Recurrenslähmung durch völlige Durchtrennung des Nerven. Die Wirkung der Adductoren, welche die Medianstellung der Stimmbänder bedingen, wird dadurch ausgeschaltet und die Stimmbänder weichen nach lateral in Kadaverstellung auseinander. Der Nerv wird auf der Seite durchtrennt, auf welcher das Stimmband völlig unbeweglich erscheint.

Merke: bei allen Eingriffen wegen Stimmbandlähmung ist eine Tracheotomie vorauszuschicken!

2. Laryngospasmus (Stimmritzenkrampf)

Vorkommen: bei schwächlichen, spez. rachitischen Kindern als Teilerscheinung einer Spasmophilie, selten bei Erwachsenen durch Vagus- oder Recurrensreizung infolge Kompression seitens einer Geschwulst oder Aneurysma. Ferner bei Tabes, Grippe, Gefahr der Erstickung oder Herzlähmung.
Therapie: kausal, Intubation.

K. Geschwülste

1. Gutartige

Vorkommen: häufig, vor allem Fibrome und Papillome, auch als Sängerknötchen (s. u.); spez. im Larynx (hier 70–90% gutartig und 10–30% bösartig), dagegen seltener in Trachea und Bronchien.
Symptome: Störungen von Stimme (Heiserkeit, Überschnappen) und von Atmung (Stridor und Dyspnoe), Fremdkörpergefühl, Husten und Auswurf; bisweilen (und zwar bei gestielten und in der Stimmritze pendelnden) plötzlich auftretend und wieder verschwindend.
Diagnose: Laryngo- und Tracheo- bzw. Bronchoskopie, evtl. Probeexcision; ferner jugendliches Alter, Lokalisation an Stimmbändern, langsamer Verlauf, Fehlen von Schmerzen und von Schluckbeschwerden.
Differentialdiagnose: 1. tuberkulöse, syphilitische u. a. Granulationsgeschwülste (meist an der hinteren Kehlkopfwand!), 2. bösartige Geschwülste (s. u.).
Prognose: gut; aber evtl. Stimmstörung durch Narbe sowie (spez. bei Papillomen) multiples Vorkommen, Rezidiv (häufig) und bösartige Umwandlung (selten).
Formen. **a) Fibrome.** Knötchenartig, klein (stecknadelkopf- bis hanfkorn- bis erbsen- bis bohnengroß); tuberös oder polypös; breitbasig oder gestielt, evtl. pendelnd, meist derb und seltener weich (sog. „Schleimpolypen"); blaß bis dunkelrot (je nach Gefäßreichtum); meist an den Stimmbändern; vorwiegend bei Erwachsenen; fast immer solitär.

b) Papillome. Warzen- oder blumenkohlartig und weißlichgrau; vorkommend wie a) meist an den Stimmbändern, aber vorwiegend bei Jüngeren (spez. im 2.–14. Jahr), und zwar entweder solitär oder sehr häufig, spez. bei Kindern multipel, evtl. weit ausgebreitet über Larynx, Trachea und Bronchien; auch öfters rezidivierend.

c) Retentionscysten der Schleimdrüsen sowie angeborene Cysten aus versprengten Epithelkeimen der Kiemengänge oder des Ductus thymo-pharyngeus.

d) Adenome (Carcinoide und Cylindrome).

e) Knorpelgeschwülste: Ekchondrome, Enchondrome, Chondrome und Mischgeschwülste. In Trachea und Bronchien; bisweilen als multiple Osteochondrome in Form massenhafter Plättcheneinlagerungen der Schleimhaut; davon abzutrennen sind entzündliche Hyperplasien bei Perichondritis.

f) Schilddrüsentumoren (sog. „intratracheale Strumen") im unteren Larynx und oberer Trachea an der Hinterwand; selten, spez. bei jugendlichen Frauen. *Diagnose:* Laryngoskopie und Röntgenbild (umschriebene Stenose des 1.–2. Trachearings, während bei der gewöhnlichen Struma die Stenose diffus ist). *Therapie:* Exstirpation durch direkte endolaryngeale Abtragung oder bei breitbasiger Geschwulst durch Excision von einer Laryngo- oder Tracheotomie nebst freier Schleimhaut- oder Hautdeckung (*Thiersch*-Läppchen), wenn nicht Jodmedikation oder Röntgenbestrahlung genügen.

g) Kinder- und Sängerknötchen. Kleinste (bis hirsekorngroße) Tumoren jederseits symmetrisch am freien Stimmbandrand am hinteren Ende des vorderen Drittels von verschiedenem (meist fibro- oder papillomatösem) Charakter sowie als Retentionscyste; wohl entstehend durch Stimmüberanstrengung bei Sängern und Rednern.

h) Pachydermie. Plattenepithelwucherung grauweiß und verdickt mit Verhornungsneigung an Stimmlippen, Larynxhinterwand usw.; Präcancerose.

Therapie: Entfernung, und zwar in der Regel endolaryngeal bzw. endotracheal nach Cocain- oder besser Pantocainpinselung; bei multiplen Tumoren außerdem Röntgen- bzw. Radiumbestrahlung; nur ausnahmsweise (d. h. falls ersteres unmöglich) Pharyngo-, Laryngo- oder Tracheotomie. *Technik:* Einführen eines geschlossenen Doppellöffels, welcher erst im Kehlkopf geöffnet wird, den Polypen faßt und an seiner Ansatzstelle abträgt. Bei Polypen am freien Stimmbandrand oder im subglottischen Raum mit rechtwinklig gebogenem Doppellöffel, bei Sitz auf der oberen Stimmbandfläche mit geradem

Doppellöffel, bei Sitz an der Larynxhinterwand ist ruhiges Verhalten des Patienten (sorgfältigste Anästhesie) besonders wichtig, damit beim Schließen des Instruments nicht auch der Kehlkopf geschlossen wird. Reste werden in gleicher Sitzung nach Blutstillung mit Suprarenin abgetragen. *Probeexcision: aus dem Kehlkopf* ebenfalls mit Doppellöffel; bei derben Tumoren mit schneidender Stanze. Mißlingt die Excision auch damit, nötigenfalls Laryngofissur. *Aus den Bronchen:* mit Doppellöffel oder schneidender Stanze unter bronchoskopischer Leitung. Bei Tumoratelektase ist möglichst viel von dem Tumor zu entfernen, so daß die Luftpassage wieder frei wird. Excisionen aus den Oberlappen werden mit biegsamen Faßzangen ausgeführt, welche so gesteuert sind, daß das Blickfeld nicht überdeckt wird. Auch Steuerung mit Albaran-Hebel ist an einigen Instrumenten (*Schneider, Riecker*) vorgesehen. Vor Beendigung des Eingriffs sorfältige Blutstillung und Blutungskontrolle! *Gutartige Tumoren* der unteren Luftwege sollen endoskopisch möglichst weitgehend abgetragen werden (*Bronchialadenom*). In jedem Fall handelt es sich hier um einen palliativen Eingriff, weshalb die radikale Entfernung auf transthorakalem Wege (Bronchusresektion, Lungenresektion) meist nötig wird.

Papillom u. a. auf indirektem Weg gut zu entfernende Tumoren des Kehlkopfs werden wie Polypen abgetragen. *Cave!* zu vollständige Entfernung im Bereich der vorderen Kommissur wegen Synechiegefahr. Zunächst ist nur die eine Seite zu säubern. Nach Abheilung in späterer Sitzung die andere Seite. Entfernung aus dem subglottischen Raum ist aur indirektem Weg sehr schwierig. Sie sollte auf direkt-endoskopischem Weg geschehen.

2. Bösartige

a) Sarkome. In Larynx selten (etwa 100mal seltener als Carcinome), in Trachea und Bronchien häufiger, und zwar vorwiegend im mittleren Alter (30–60 Jahre); meist *primär* als Lympho- oder Chondrosarkom, seltener *sekundär*, und zwar *fortgeleitet* (z. B. von Schilddrüsensarkom) oder *metastatisch*; im Gegensatz zum Carcinom selten Geschwulstzerfall und Lymphdrüsenaffektion, daher geringere Beschwerden und langsamer Verlauf.

b) Carcinome. Häufiger, aber immerhin ziemlich selten (etwa $1/_2$–1 % aller Carcinome), spez. bei Älteren (im 40.–70. Jahr), und zwar vorwiegend bei Männern (Männer zu Frauen wie 5–15 : 1); meist *primär*, seltener *sekundär*, und zwar fortgeleitet von Speiseröhre, Magen, Bronchien, Schilddrüse, Zunge, Rachen, Hals (branchiogenes Carcinom?) usw., ganz selten metastatisch; teils *innerlich* (an Stimmbändern und Taschenfalten, selten an Ventriculus Morgagni u. a.), teils *äußerlich* (an Epiglottis, Kehlkopfhinterwand und Sinus piriformis, selten an Aryknorpel und aryepiglottischen Falten usw.), letzteres spez. bei *sekundären* Carcinomen, sonst selten, überhaupt zweimal seltener als *innerliche*; meist Platten-, seltener Cylinderepithel- (Drüsen-) Krebs; häufig Geschwürszerfall evtl. mit Hautdurchbruch und Drüsenaffektion, spez. bei *äußerlichen* Carcinomen, dagegen seltener Metastasen in Lungen, Knochen u. a. sowie Metastasen lymphogen im Ösophagus.

Vorkommen: in Larynx seltener (meist Carcinom, selten Sarkom); in Trachea und Bronchien sehr häufig.

Symptome: Atemstörungen und chronische Heiserkeit ohne Husten (bei älteren Männern stets verdächtig und Laryngoskopie erfordernd!), ferner später auch Schmerzen, besonders beim Sprechen, Husten und (bei äußerlichem oder bei fortgeschrittenem Larynxcarcinom) auch beim Schlucken, übelriechender Ausfluß und Blutung, Halslymphdrüsenmetastasen (beim *inneren* Krebs meist erst spät), Kachexie.

Diagnose: Laryngoskopie mit Probeexcision, auch nötigenfalls Laryngotomie. Röntgendarstellung.

Differentialdiagnose: Tuberkulose und Syphilis sowie Pachydermia laryngis und gutartige Tumoren, auch Papillome und Sängerknötchen (s. oben).

Prognose: Tod in $1^{1}/_{2}$–3 Jahren durch Erstickung, Aspirationspneumonie, Blutung oder Marasmus; bei Operation ist Dauerheilung nicht häufig (durchschnittlich etwa 25 %, im übrigen bei Laryngotomie 75–90 %, bei Halbseitenentfernung 50–66$^2/_3$ %, bei Ausrottung 10–33 $^1/_3$ %) und Mortalität nicht unbedeutend, nämlich durchschnittlich etwa 5–10 %, und zwar bei Kehlkopfausrottung ohne oder mit Pharynxresektion 5–25–50 %; *innerliche* Carcinome sind im allgemeinen günstiger als *äußerliche*, da erstere schon frühzeitig Beschwerden machen, also erkannt und behandelt werden sowie später Absiedelungen bilden als letztere.

Therapie:

α) Partielle Laryngektomie:

1. Koagulation maligner Tumoren auf indirektem Wege. *Indikation:* Tumoren des freien Anteils der Epiglottis, des Petiolus, der Taschenbänder und der vorderen Kommissur. Der Kehlkopf kann in diesen Fällen durch den palliativen Eingriff oft lange Zeit erhalten werden, da die Tumoren auf Stimmbänder und vordere Kommissur erst spät übergreifen; bei Rezidiv wiederholte Koagulation.

2. Horizontale supraglottische Teilresektion (*Alonso*). *Indikation:* Tumoren der Epiglottis und deren unmittelbarer und näherer Umgebung. *Prinzip:* Entfernung des Tumors im Zusammenhang mit Epiglottis und präepilottischem Gewebe bei Erhaltung der Stimmbänder und Anlage eines Pharyngostomas für 2–3 Monate; Ernährung während dieser Zeit durch Nasensonde. Anschließend plastischer Verschluß der Pharynxfistel.

3. Frontale und frontolaterale Teilresektion (*Tapia*). *Indikation:* Carcinome der vorderen Kommissur mit Ausdehnung nach caudal, mit Befall eines Stimmbandes, welches aber noch gut beweglich sein muß. Bei Unbeweglichkeit eines Stimmbandes (Tiefenwachstum des Carcinoms) ist Totalexstirpation oder Hemilaryngektomie indiziert. *Prinzip:* Fensterung des vorderen Anteils der Schildplatten und Auslösung der vorderen Kommissur mit darunter gelegenem Gewebe; Mitnahme der vorderen Anteile beider Stimmbänder und bei frontolateralem Vorgehen Ausdehnung der Resektion in Richtung auf Arykorpel soweit als nötig nach hinten. Ringknorpel und Aryknorpel sollen nach Möglichkeit geschont werden.

4. Hemilaryngektomie (*Hautant, Gluck-Soerensen*). *Prinzip:* Bildung eines Türflügellappens, Durchtrennung der geraden Halsmuskulatur, Abdrängen der Schilddrüse nach unten, so daß eine Kehlkopfseite völlig frei liegt. Abtrennen des M. constrictor pharyngis in seinem Ansatz und Auslösen einer Kehlkopfseite durch mediane Durchtrennung des Schildknorpels und der Membrana thyreohyoidea. Hypopharynxschleimhaut und Sinus piriformis müssen möglichst geschont werden. Nach Spaltung der Hinterwand in der Mittellinie im Bereich der hinteren Kommissur wird die erkrankte Kehlkopfhälfte herausgelöst. Einschlagen des Türflügellappens in die Wunde und Vernähen desselben mit der Pharynxschleimhaut cranial, der Kehlkopfschleimhaut medial und dem Trachealstumpf caudal, Trachealkanüle und sorgfältige Tamponade. Endgültige Deckung und Ersatz der vorderen Kehlkopfhälfte einige Wochen nach Abheilung der ersten Operation.

β) Totalexstirpation (Gluck-Soerensen):

Indikation: innere maligne Larynxtumoren, die beide Seiten des Kehlkopfs befallen haben und in die Tiefe eingedrungen sind. (Unbeweglichkeit der Stimmbänder!), Epiglottiscarcinome, die in den Kehlkopf eingewachsen sind; einseitige, in die Tiefe gewachsene Carcinome, die mit einer Röntgenperichondritis einhergehen oder Hautfisteln gebildet haben; äußere Larynxcarcinome, die durch eine Teilresektion vom Sinus piriformis aus nicht mehr entfernt werden können.

Indikationsgrenzen nicht zu eng stecken, da die Dauererfolge bei frühzeitig radikaloperierten Fällen deutlich besser sind als bei Spätoperierten!

Prognostisch am ungünstigsten sind die Fälle, welche in den Ösophagus eingewachsen sind, so daß Teile des Pharynx mitentfernt werden müssen; außerdem solche mit deutlich nachweisbaren Metastasen der regionären tiefen Halslymphknoten. Ihre einseitige Mitentfernung bei der Exstirpation ist zweckmäßig.

Anästhesie: örtliche oder allgemeine Betäubung, letztere durch Intubation eines präliminar angelegten Tracheostoma.

Prinzip: von seitlichem Schnitt längs des Vorderrandes des M. sternocleidomastoideus oder T-Schnitt an der Vorderseite mit Bildung zweier großer Türflügellappen wird die gerade Kehlkopfmuskulatur durchtrennt, die Schilddrüse nach unten abgedrängt, der Kehlkopf skelettiert, regionäre Drüsen sorgfältig ausgeräumt und der Kehlkopf bei sorgfältiger Schonung der Schlundmuskulatur nach vorn ausgelöst. Die Hypopharynxwand wird nach Einlegen einer Schlundsonde sorgfältig u. U. mehrschichtig verschlossen und das Tracheostoma im Jugulum angelegt. *Nachbehandlung:* ständige Inhalation feuchter und warmer Luft, Dauersondenernährung bis zur Verheilung des Pharynx, sorgfältige Pflege des Tracheostomas bei *Pharynxfistel.* Ständige Entfernung von Speichel durch Absaugen; direkte Pharynx-Trachealfisteln heilen meist spontan, wenn Speichelabsonderung durch Dauerabsaugung abgefangen wird (vgl. Trachealfistel). *Ausgedehntes Pharyngostoma* muß durch Rundstiellappenplastik gedeckt werden. Nach vollständiger Entfernung von Kehlkopf und Hypopharynx wird sich die Kontinuität der Speiseröhre durch Türflügellappen aus der Halshaut u. U. wiederherstellen lassen.

Stimmverhältnisse: bei Hemilaryngektomie wird der Atem-, Sprech- und Schluckapparat weitgehend geschont und mehr oder weniger gute Phonation bleibt erhalten. Bei Totalexstirpation bleibt oft leidliche Flüstersprache oder es kommt zur Ausbildung der sog. *Pharynxstimme.* Bei Versagen der natürlichen Kompensationsvorgänge kann künstlicher Kehlkopf (Trachealrohr und darauf aufgesetztes Pharyngealrohr mit Stimme) oder phonetischer Nasenapparat (Trachealrohr und darauf aufsetzbarer Nasalschlauch mit Stimme) versucht werden. Bei letzterem ist der Pharynx abgeschlossen, wodurch eine Aspirationspneumonie vermieden wird.

IV. Kapitel

Thorax

1. Abschnitt: **Thymus**

Entwicklungsgeschichte: der Thymus entstammt einer ventralen Ausstülpung der 3. Kiementasche, unbedeutende weitere Anlagen werden aus der 4. Schlundtasche gebildet. Wie die Epithelkörperchen wandert auch der Thymus caudalwärts, wodurch es zu seiner intrathorakalen Lage kommt. Histologisch besteht der Thymus aus epithelialem Gewebe, in welches mesenchymales, lymphadenoides Gewebe eindringt und das erstere weitgehend auflockert. Von den beiden Teilen (Hals- und Brustteil) des Thymus atrophiert der Halsteil meist vollkommen. Persistierende Reste bilden den Ductus thymopharyngicus (mediane Halsfistel, vgl. Abb. 189). Der Brustteil rückt bis auf das Perikard hinunter und bleibt dort vor Pulmonalis und Aorta liegen. Der Th. wächst von der Geburt bis zur Geschlechtsreife und fällt von da an einer fortschreitenden Atrophie anheim. Auch die völlig atrophische Greisenthymus ist funktionell noch tätig.

Physiologie des Thymus noch nicht endgültig geklärt. Entfernung des normalen Thymus führt zu keinen sicheren Gesundheitsstörungen. Zufuhr von Thymusextrakt oder Thymuspreßsaftinjektionen können im Experiment Myasthenie hervorrufen. Es bestehen Wechselbeziehungen zwischen dem Thymus, den Keimdrüsen und der Schilddrüse. Kastration führt zu einer Hemmung der Thymusinvolution; Thymektomie ruft keine eindeutigen Veränderungen der Keimdrüsen hervor. Es besteht ein hemmender Einfluß der Keimdrüsen auf den Thymus. Bei Schilddrüsenmangel wird Wachstumshemmung und frühzeitige *Involution* des Thymus beobachtet. Bei Morbus Basedow oft Thymusvergrößerung; dies jedoch auch bei akuten Todesfällen aus anderer Ursache. In manchen Basedowfällen wird aber auch jede Thymushyperplasie vermißt. In positiven Fällen ist die Vergrößerung durch eine Vermehrung des Rindengewebes bedingt. Die Basedow-Schilddrüse scheint eine thymusexcitatorische Wirkung zu haben. Es darf als gesichert gelten, daß der Thymus die Produktion von Lymphocyten, den Stoffwechsel und das gesamthafte Massenwachstum beeinflußt.

A. Mißbildungen

a) Entwicklungsstörungen und Lageanomalie. Akzessorische Thymi entwickeln sich beim Descensus der Thymusanlage in den Thorax; Persistentbleiben des Ductus thymopharyngicus (mediane Halsfistel) mit Verlagerung von Epithelkörperchengewebe in den Thorax; letzteres ist besonders bedeutungsvoll bei Osteodystrophia fibrosa generalisata Recklinghausen, bei welcher an normaler Stelle kein Epithelkörperchenadenom gefunden wurde. Sehr selten kleine epitheliale Gang- und Cystenbildungen im Thymus (Reste der epithelialen Organanlage und des Ductus thymopharyngicus).

b) Akzidentelle Involution. Bei den meisten Erkrankungen (Infektionen, Ernährungsstörungen, Kachexie usw.) reagiert der außerordentlich empfindliche Thymus leicht mit einer Involution, die von der langsam progredienten chronischen Involution nach der Geschlechtsreife zu unterscheiden ist.

B. Entzündungen

a) Akute. Fortgeleitet und metastatisch bei Erysipel, Scharlach, Osteomyelitis, bakterieller Allgemeininfektion im Kindesalter, durch Perforation der Thymuskapsel auf das vordere Mediastinum übergreifend.

Symptome: teigig-entzündliche Schwellung und Druckschmerzhaftigkeit im Jugulum, Cyanose und Dyspnoe infolge des Drucks des geschwollenen Thymus auf Trachea und Gefäße; Absceßeinbruch in die Trachea (sehr selten!).

Therapie: intensive Chemotherapie, evtl. vordere Mediastinotomie.

b) Chronische, unspezifische, führt in sehr seltenen Fällen zur geschwulstartigen Vergrößerung des Thymus und zur Trachealkompression, evtl. Stenose.

C. Geschwülste

a) Benigne. Fibrom, Myxom, Lipom, Dermoidcyste (selten!), häufiger das *Thymom,* spez. bei Myasthenia gravis (in 12–14% der Fälle). Histologisch ist das Thymom eine Mischung von epithelialen und lymphatischen Zellen (Lympho-Epitheliom); im Vergleich zu den übrigen, absolut gutartigen Geschwülsten ist das Thymom potentiell maligne (Metastasierung in Pleura, Lungen und übrige Thoraxorgane ist beobachtet).

Symptome: Kompressionserscheinungen von gewissem Größenwachstum an, wobei vor allem Trachea, große Gefäße und Nerven in Mitleidenschaft gezogen werden; im Vordergrund stehen Cyanose und Dyspnoe.

Diagnose: parasternale Dämpfung, Schattenbild im vorderen Mediastinum bei schräger Durchleuchtung, Kompression und Verlagerung von Trachea und Hauptbronchen; evtl. Bronchoskopie und Bronchographie. Probeexcision!

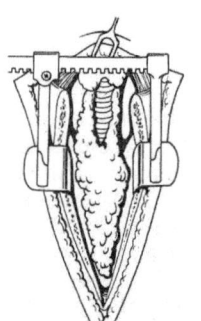

Abb. 197. Freilegung der Thymusdrüse zur Thymektomie durch longitudinale Sternumspaltung

b) Maligne. Meist vom epithelialen Anteil des Thymus (Carcinome) oder vom lymphatischen Anteil desselben ausgehend (Lymphosarkome).

Symptome: sehr rasch und unaufhaltsam fortschreitende Kompressionserscheinungen der Luftröhre, der V. cava cranialis, des N. phrenicus und vagus, Husten, Stauungsbronchitis, Dyspnoe, Adynamie, evtl. Myasthenie.

Therapie: intensive Röntgenbestrahlung bei vorwiegend lymphatischen Tumoren und Lymphosarkom. Bei epithelialen Tumoren, spez. Thymom, Exstirpation von einer vorderen Mediastinotomie aus (vgl. Abb. 197).

D. Thymushyperplasie

a) Status thymolymphaticus. *Definition:* Hyperplasie des Thymus und des gesamten lymphatischen Apparats, welche bei Narkose und während oder in unmittelbarem Anschluß an operative Eingriffe zum plötzlichen Tod führen kann. Ursächlich kommt hierfür neben einer mechanischen Kompression der Luftröhre bei angeborener Thymushyperplasie ein toxischer Herztod durch vermehrte innere Sekretion des hyperplastischen Organs in Frage. Auch bei jugendlichen Erwachsenen wird gelegentlich akuter Thymustod beobachtet.

Symptome und *Diagnose:* meist fette, pastöse Kinder oder Jugendliche mit blasser, feuchter Haut, niedrigem Blutdruck, Hypoglykämie, verminderter Alkalireserve, Zeichen einer exsudativen Diathese, prominenten Lymphfollikeln an der Rachenhinterwand und am Zungengrund, verzögerter Lichtreaktion der Pupillen, asthmaartigen, adrenalinrefraktären Anfällen, welche bis zu kollapsartigen Zuständen mit Dyspnoe und Cyanose gehen. Nachweis der Thymushyperplasie durch Perkussion und Röntgendurchleuchtung.

Prophylaxe: besondere Vorsicht bei Narkosen, vor unbedingt nötigen Eingriffen Calcium i. v., evtl. Parathormon.

Therapie: sehr vorsichtige Röntgenbestrahlung bringt die Hyperplasie zur Involution; Operation nur bei akut bedrohlichen Zuständen.

b) Myasthenia gravis pseudoparalytica. *Pathogenese:* der Thymus entwickelt ein Inkret (möglicherweise Acetylcholinesterase), welches die Aktion des Acetylcholins, d. h. den neuromuskulären Überträgerstoff hemmt oder überschnell zerlegt, wodurch es zu einer rapiden Erschöpfung des Muskels kommt. In 12–14% der Fälle geht die M. mit einer geschwulstartigen Vergrößerung des Thymus (Thymom) einher.

Häufigkeit: vor allem zwischen dem 30. und 55. Lebensjahr bei Männern (meist verbunden mit einem Thymom), zwischen dem 15.–40. Lebensjahr bei Frauen (meist ohne Tumorbildung).

Symptome: unilaterale Ptose, schwacher Lidschluß, Störung der Bulbusbewegungen (Doppeltsehen!), Schwäche der Gesichtsmuskeln (Zähne sehen lassen, pfeifen lassen, lächeln lassen); Schwäche der Kaumuskeln (hängender Unterkiefer, kraftloser Hustenstoß, verwaschene Stimme), Unfähigkeit der Fingerextensionsbewegung bei Dorsalflexion des Handgelenks; Unfähigkeit, die Arme längere Zeit hochzuhalten, desgleichen können die Beine im Liegen nicht von der Unterlage abgehoben werden und der Rumpf nicht aus liegender in sitzende Lage gebracht werden.

Diagnose: Verstärkung der Symptome bei gesteigerter Muskeltätigkeit; Besserung in Ruhe; deutliche Besserung durch Anticholinesterasen (Neostigmin, Prostigmin, 1–2 mg). Besserung der Muskelkraft durch intravenöse Gabe von Tensilon; Widerstandsfähigkeit gegen die depolarisierende Wirkung von Dekamethonium kann als diagnostischer Test verwendet werden; Elektromyographie, Dynamometrie.

Therapie: Prostigmin oder *Neostigmin* in Tabletten zu 15 mg (entspricht einem $1/2$ mg bei parenteraler Applikation). *Mestinon* (Pyridostigmin) in Tablettenform zu 60 mg (entspricht 15 mg Neostigmin). Wirkungsdauer nachhaltiger als bei Neostigmin. (Cave! Überdosierung, welche zu Hyperparasympathicotonus führt.) Myastenol zur Dauermedikation. Einstellung gelingt am besten durch laufende Bestimmung der Cholinesteraseaktivität bei Gabe von bestimmter Dosis von Anticholinesterasen. (Gezielte Bestimmung der Erhaltungsdosis z. B. von Myastenol.) Vorsichtige Röntgenbestrahlung des Thymus; evtl. Operation.

Indikation ist gegeben bei generalisierter Myasthenie, welche durch medikamentöse Therapie nicht oder nicht mehr beherrscht werden kann, und wenn ein Tumor röntgenologisch nachweisbar ist.

Prognose: günstig bei weiblichen Patienten unter 40 Jahren, bei welchen die Erkrankung seit weniger als 4 Jahren besteht und welche auf Neostigmin gut ansprechen. In den meisten Fällen kann zum mindesten ein weiteres Fortschreiten aufgehalten werden.

Operation: Thymektomie, d. h. schrittweises Auspräparieren des Thymus von einem cervicalen Zugang analog einer retrosternalen Struma oder mit Sternumspaltung (vgl. Abb. 197). Hierbei ist sorgfältiges Auspräparieren des Thymus von der Schilddrüse bis zu den großen Gefäßen und dem Herzbeutel nötig.

Komplikationen. Myasthenische Krise: erfordert sofortige Optimaldosis eines cholinergischen Medikaments. *Cholinergische Krise:* infolge Überdosierung cholinergischer Medikamente bewirkt gastrotestinale Störungen, Salivation, kalte Schweiße, fibrilläres Muskelzucken, schlaffe Atmung, Angstgefühl. *Therapie:* bei *myasthenitischer Krise* maximale Dosis von Neostigmin, Prostigmin. Bei *cholinergischer Krise* Absetzen cholinergischer Medikamente; stattdessen Atropin sulphuricum 1–3 mg i. v.; evtl. künstliche Acetylcholinesterase; außerdem zentrale Sedativa, Sauerstoffinsufflation, fortlaufende Tracheal-Bronchialtoilette durch Absaugen (evtl. durch Tracheotomie), künstliche Beatmung bei bewußtlosen oder gelähmten Patienten; Zurückhaltung mit Atropingaben ist geboten, da hierdurch die Symptome der cholinergischen Krise verschleiert werden. Schrittweise Reduktion der Tablettenzufuhr von Woche zu Woche nach der Operation.

Resultate: Mortalität 4%, günstige Remissionen bei 70% der weiblichen Patienten unter 35 Jahren; deutliche Besserung bei 20%, kein Erfolg bei durchschnittlich 10%.

2. Abschnitt: **Mamma**

Entwicklungsgeschichte und Physiologie: die Brustdrüse bildet sich als paarige Epidermisverdickung (Milchleiste) gegen Ende des zweiten Embryonalmonats; das Drüsenfeld entsteht aus soliden, in die Tiefe wachsenden Epithelsprossen, in welchen sich durch Zerfall und Verfettung der zentralen Partien die Milchgänge bilden. Bei der Geburt besteht die Brustdrüsenanlage aus der Warzentasche und zwei Cutiswällen, welche diese umgeben. Auf Druck entleert sich aus ihr die *Hexenmilch.* Die eigentliche Papille oder Saugwarze entwickelt sich erst im 1. Lebensjahr. Bei der Frau findet sich mit Beginn der Pubertät eine lebhafte Zelltätigkeit mit Aussprossung zahlreicher Seitenzweige aus den Drüsenausführungsgängen. Hierdurch vergrößert sich der Drüsenkörper insgesamt. In der Schwangerschaft kommt es zu besonders reger epithelialer Zelltätigkeit, wobei die Milchgänge sprossen und die aktiv sezernierenden Endbläschen (Acini) entstehen. Der Höhepunkt dieser Entwicklung ist mit der Geburt erreicht und bleibt während der Lactationsperiode bestehen. Nach dem Abstillen tritt der Zustand der ruhenden Mamma wieder ein. Kommt es nicht zu vollständiger Involution, so bleiben cystisch erweiterte Milchgänge, milchhaltige Retentionscysten (*Galaktocelen*) oder die eigentliche Cysten*mamma* zurück. Auch während der Menstruation schwillt die Mamma infolge reflektorischer Erweiterung der Blutgefäße an; außermenstruelle Schmerzen der Mamma werden

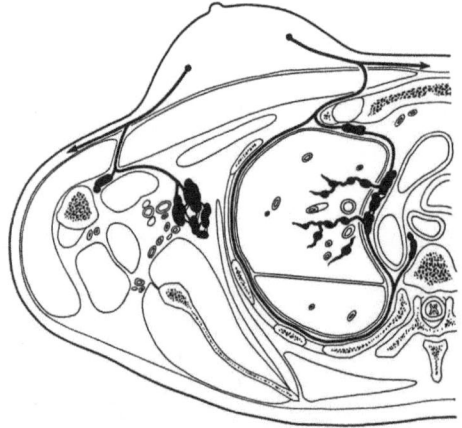 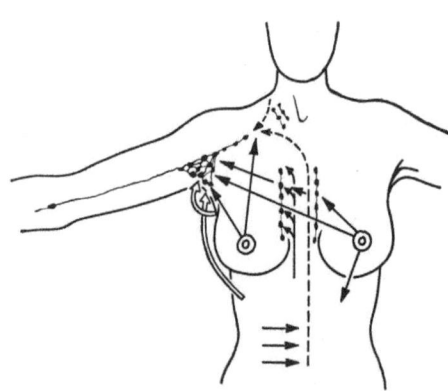

Abb. 198. Lymphabflußgebiete der Mamma   Abb. 199. Lymphabflußbahnen im Brust-Arm-Bereich

als *Mastodynie* bezeichnet; in der Menopause atrophiert das Drüsengewebe; es wird durch Fettgewebe ersetzt; das Epithel kann Proliferationsvorgänge und atypische Zellwucherungen durchmachen, die zur *Mastopathia chronica cystica* überleiten.

Anatomie: Gefäßversorgung aus der A. mammaria int. bzw. Ri. perforantes im 3., 4. und 5. ICR für den medialen und oberen Drüsenanteil; A. thoracica lat. aus der A. axillaris für die äußere und untere Drüsenregion; A. thoracodorsalis für den unteren Drüsenpol; Aa. intercostales III–VII geben Ri. mammarii ab, welche die beiden M. pectorales durchbohren und die dorsale Drüsenpartie versorgen.

Lymphgefäßsystem (s. Abb. 198 u. 199): sehr dichtes Netz von Lymphgefäßen im Drüsenkörper selbst. Von dort mehrere Abflußgebiete: u. zw. vom äußeren oberen Quadranten zu den Lgl. axillares (*Sorgius*sche Drüse in Höhe der 3. Zacke des M. serratus) und infraclaviculares-supraclaviculares; von den unteren und medialen Drüsenpartien links dem Brustbein in die Lgl. infraclaviculares-supraclaviculares; ferner nach Durchsetzung der Mm. pectorales zu den Lgl. intercostales ant. – von dort zu den Knoten der Pleura, Bronchen und Lungen. Schließlich bestehen auch Verbindungen von der Mamma der einen Seite zu der der anderen Seite, d. h. zu den kontralateralen Knoten.

A. Mißbildungen

1. *Fehlen beider oder nur einer Brust* (*Amastie*) *oder nur der Brustdrüse* (*Aplasie*) *oder nur der Brustwarze* (*Athelie*): selten.

2. *Mangelhafte Entwicklung der Brust* (*Mikromastie*) *oder nur der Brustdrüse* (*Hypoplasie*): häufiger.

3. *Überzählige* (*akzessorische*) *Brustwarzen* (*Polythelie*) *oder überzählige Brustdrüsen* (*Polymastie*): letztere meist gelegen entspr. der Anordnung in zwei symmetrischen Längsreihen von der Achselhöhle über die normale Drüse hin bis zu den Genitalien bzw. Oberschenkeln (entsprechend der „Milchleiste" der Säugetiere), gelegentlich zu Geschwulstentwicklung Anlaß gebend, wenn auch selten.

In ausgesprochenem Maße gilt letzteres anscheinend für *Inseln versprengten* (*aberrierten*) *Brustdrüsengewebes*, welche im Gegensatz zu den überzähligen (akzessorischen)

Brustdrüsen *überall*, und zwar auch außerhalb der Milchleiste, meist aber in der Nachbarschaft der Brustdrüse vorkommen, übrigens keine Ausführungsgänge besitzen.

4. Stark entwickelte und evtl. Milch absondernde *Brustdrüsen beim jugendlichen Mann (Gynäkomastie)*, u. a. häufiger bei Genitalmißbildung, spez. bei Epi- und Hypospadie (hier fast konstant!) und überhaupt bei atrophischen Hoden sowie bei Tumoren der Hypophyse und der Nebennieren (Pseudohermaphroditismus); es handelt sich dabei um eine Hypertrophie der männlichen Brust mit Drüsen-, Binde- und Fettgewebshyperplasie; nicht ganz selten; meist bei Jugendlichen im 2. und 3. Jahrzehnt; einseitig ($^2/_3$) oder doppelseitig ($^1/_3$); Diff.-Diagnose: Pseudohypertrophie der Brustdrüsen bei Fetten oder Kastraten und Mastitis adolescentium (s. u.); bei Beschwerden empfiehlt sich evtl. Ablatio mammae von einem periareolären Schnitt unter Erhaltung der Brustwarze; sonst versuche männliches Sexualhormon.

Bei Greisen, welche mit weiblichem Sexualhormon behandelt werden (wegen Prostatacarcinom!) kann es entsprechend der Hodenatrophie und dem femininen Fettansatz zur *hormonell induzierten Gynäkomastie* kommen; ausnahmsweise wird sogar hierdurch ein Mammacarcinom provoziert. *Therapie:* Mammaamputation.

5. *Mißbildung der Brustwarzen:* Flach- (Papilla plana), Spalt- (P. fissa) und Hohlwarzen (P. circumvallata obtecta); beruhend auf Mißverhältnis zwischen papillärer und areolärer Muskulatur; Folgen können sein: Entzündung oder Stillstörung; bei Hohlwarzen empfiehlt sich Plastik nach *Sellheim*: Bogenschnitt ober- und unterhalb um die Brustwarze, Vorziehen der Warze, Einkerben, Raffen und Einnähen des Warzenhofrands („ähnlich wie man das Dach eines geöffneten Regenschirms hochzieht"). Fehlende Warzen können nach *Birkenfeld* oder *Berson* neu gebildet werden. *Prognose:* kosmetisches Resultat befriedigt häufig nicht.

B. Entzündungen

Entzündungen der Brustwarzen (Thelitis) und des Warzenhofs (Areolitis) sind vorwiegend puerperalen Ursprungs; nichtpuerperale Infektion bei Scabies.

1. Brustwarze und -warzenhof

a) Risse und Schrunden (Fissurae mamillae). *Ursache:* meist Saugen, spez. ungeschicktes. *Vorkommen:* namentlich bei Stillenden (hier in fast 50%), spez. bei schlechter (Hohl-) Warze. *Folgen:* Schmerzen mit Saugbehinderung oder Infektion, spez. Mastitis acuta und Erysipel. *Prophylaxe:* Pflege des Säuglingsmundes und vor allem der Mutterbrust, spez. Reinlichkeit und Abhärtung letzterer mit Seifenwasser, Alkohol. *Therapie:* Sonnenlicht, adstringierende und anästhesierende Salben, Noviformsalbe, Follikelhormonsalbe, Jodtinkturpinselung (Cave! Jodekzem); wenn irgend möglich Fortsetzen des Stillgeschäfts, Aussetzen höchstens intermittierend für 1–2 Tage.

b) Ekzem. *Ursache:* Unreinlichkeit. *Vorkommen:* namentlich unter großen und schlaffen (Hänge-) Brüsten. *Folgen:* Phlegmone und Abszedierung. *Differentialdiagnose:* Scabies, Syphilis II und Paget-Carcinom. *Prophylaxe:* wie bei a). *Therapie:* Zink-, Tumenol- u. dgl. -salbe oder -paste. Bei chronischem Ekzem des Warzenhofs Probeexcision (Verdacht auf Paget!).

2. Brustdrüse

a) Mastitis acuta (s. puerperalis). *Vorkommen und Formen:* a) bisweilen bei *Neugeborenen* beiderlei Geschlechts infolge Nachwirkung mütterlicher Hormone am 4. bis 6. Tag im Anschluß an die normaliter nach der Geburt eintretende Anschwellung und die sog. „Hexenmilch" liefernde Sekretion sowie in einigen Tagen heilend (*M. neonatorum*). b) Manchmal bei *Knaben und Mädchen in der Pubertät* (*M. adolescentium*) im Alter von 10–16, und zwar bei Knaben 14–16 und bei Mädchen 10–12 Jahren, namentlich bei Stoß, Fall, Reibung durch Hosen- oder Rockträger sowie am Schreibtisch oder -pult; meist nach einigen Monaten wieder verschwindend. c) In der Regel bei *Frauen*, und zwar meist bei stillenden, Mitte oder Ende des 1. Monats (1.-2.-3.-4. Woche) nach der Entbindung, bisweilen aber auch erst in den späteren Monaten des Wochenbetts (*M. lactantium* s. *M. puerperalis*); seltener *vor* der Entbindung als Schwangerschaftsmastitis; teils als einfache *Stauungsmastitis*, teils vor allem als *eitrige Mastitis*; letztere entsteht entweder *direkt* durch die Ausführungsgänge **der** Milchkanälchen oder meist *fortgeleitet* durch die Lymphbahnen bei infizierten Rissen und Schrunden, bisweilen auch bei eiternden Wunden, Krätze, Ekzem, Furunkeln, Lymphangitis und Erysipel, selten auch *traumatisch* bei scharfer oder stumpfer Verletzung sowie *metastatisch* bei Puerperalsepsis, Typhus, Paratyphus, Dysenterie, Maltafieber, Grippe, Mumps usw. Die M. puerperalis ist bei weitem am häufigsten und wichtigsten (etwa 98% aller Mastitisfälle und in etwa 1 [0,5–5,0]% aller Wöchnerinnen, vorwiegend bei Erstgebärenden [$^1/_2$–$^2/_3$]; meist ein- und bisweilen [20%] doppelseitig), danach folgt die Schwangerschaftsmastitis (die anderen sind selten und praktisch weniger bedeutungsvoll).

Formen: parenchymatös, phlegmonös, abscedierend und gangränös.

Symptome: Fieber, evtl. mit einleitendem Schüttelfrost, Schmerz, Druckempfindlichkeit, Lymphangitis, Lymphadenitis der regionären Lymphgefäße.

Folgen: Absceß (auf, in oder hinter der Brustdrüse, d. h. 1. subcutan oder prämammär, 2. interstitiell oder intramammär, 3. retromammär sowie multipel), Nekrose, Schrumpfung; selten Milchfistel oder -cyste.

Prophylaxe: Mutterbrustpflege durch Seifenwasser oder Alkoholabwaschungen (Franzbranntwein, Glycerin-Alkoholgemisch 60 : 40), lokale Chemotherapie, Fissurenbehandlung, vollständige Brustentleerung (Milchpumpe!). Milchstauung begünstigt das Eindringen von Erregern.

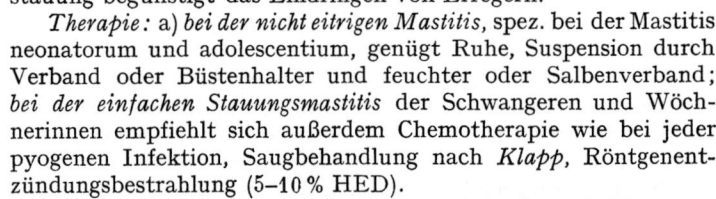

Therapie: a) *bei der nicht eitrigen Mastitis,* spez. bei der Mastitis neonatorum und adolescentium, genügt Ruhe, Suspension durch Verband oder Büstenhalter und feuchter oder Salbenverband; *bei der einfachen Stauungsmastitis* der Schwangeren und Wöchnerinnen empfiehlt sich außerdem Chemotherapie wie bei jeder pyogenen Infektion, Saugbehandlung nach *Klapp*, Röntgenentzündungsbestrahlung (5–10% HED).

b) *Bei der eitrigen Mastitis:* Chemotherapie und Bluttransfusionen; ferner bei eitriger Einschmelzung erfolge *Incision* und evtl. Gegenincisionen mit Messer oder elektrochirurgisch (rechtzeitig und genügend; sonst droht ausgedehnte Nekrose oder verschleppter Verlauf mit Drüsenverödung!) und Drainage unter Austasten mit Kornzange, Finger od. dgl., aber mit möglichster Schonung des Drüsengewebes und der Milchgänge sowie Hochlagerung, Armruhigstellung und Bettruhe; dazu Saugbehandlung nach *Klapp* (täglich $^1/_2$–$^3/_4$ Stunde alle 5 Minuten mit je 3 Minuten Pause). Bei einseitiger Erkrankung kann, falls Ersatz nicht gut beschaffbar ist, an der gesunden Brust weiter gestillt werden, evtl. auch an der kranken Brust, falls nicht Schmerzen einer- und Eiterbeimengungen andererseits es verbieten. Örtliche (intrafokale) und allgemeine Chemotherapie, Röntgenentzündungsbestrahlung.

Abb. 200. Eitrige *Mastitis:* Schonende Schnittführungen an der weiblichen Brust

Technik der Incision (s. Abb. 200):

a) *bei Warzenhofabsceß:* zirkulär, d. h. parallel dem Warzenhof.

b) *bei Brustdrüsenabsceß:* radiär (sonst Drüsenverödung bei querer Durchtrennung der Milchgänge!) oder hier sowie

c) *bei retromammärem und bei multiplem Absceß:* Incision mit *Aufklappung der Mamma* nach *Bardenheuer* mittels $^1/_4$ ($^1/_2$) des Halbkreises oder etwa 6–10 cm betragenden Bogenschnitts am unteren Rand der Mamma $^1/_2$–1 cm aufwärts der submammären Falte, stumpfen Ablösens von der Pektoralfascie und Radiärschnitten an der umgeklappten Mamma von innen her (tief genug, evtl. bis nahe an die Haut). Ebenso verfahre man bei diffuser interstitieller Entzündung, wobei der Vorteil guten Abflusses und unauffälliger Narben besteht.

Bei *Gangrän* ist u. U. Brustdrüsenabsetzung ratsam.

b) Primär chronische Mastitis. *Wesen:* Folge einer Infektion mit wenig virulenten Erregern.

Pathologische Anatomie: schwielige Bindegewebswucherung mit kleinzelliger Infiltration, evtl. mit kleinen eingedickten Eiterherden durchsetzt.

Vorkommen: nicht selten; meist bei etwas *älteren* Frauen nach der Pubertät, also im mittleren Lebensalter und meist etwa 10–15 Jahre vor dem Klimakterium (30–50 Jahre); Frauen, welche nicht verheiratet sind oder nicht bzw. wenig Geburten hatten, sollen bevorzugt sein; öfter *doppelseitig*.

Symptome: multiple, bohnen- bis walnuß- bis taubeneigroße, glatte oder knollige bis höckrige, derbe oder prall-elastische Knoten; meist (aber nicht immer, vor allem nicht in der Drüse) verschieblich und ohne Hautveränderung; in der Regel ohne Lymphdrüsenaffektion.

Folgen: öfters in die akute Form übergehend.
Prognose: günstig, da keine Malignitätsgefahr; Verlauf schleppend.
Differentialdiagnose: Fibroadenom und Carcinom, Mastopathia chronica cystica.
Diagnose: Probeexcision, wobei aber nicht immer mit Sicherheit die richtige Stelle gefunden wird, so daß negativer Ausfall nicht durchaus beweisend ist gegenüber Carcinom.
Therapie: Röntgenentzündungsbestrahlung, Kurzwellen, Jodkali, Excision des Tumors ohne Amputation oder Radikaloperation. Hinterher Büstenhalter nach Maß zur ständigen Hochlagerung und leichten Kompression.

c) Spezifische Entzündungen. α) *Tuberkulose;* für letztere gilt: *Vorkommen:* nicht ganz selten (etwa 0,5–1,5 % aller Mammatumoren), und zwar vorwiegend im geschlechtskräftigen Alter (20–35–50 Jahre); besonders bei Müttern; dagegen viel seltener bei Männern (52 : 1); häufiger rechts und meist im oberen äußeren Quadranten; in der Regel *ein*seitig.
Entstehung: selten *primär* von außen (Brustwarze); in der Regel *metastatisch* bei Lungen- u. a. Tuberkulose und seltener lymphogen *fortgeleitet* von tuberkulösen Lymphdrüsen (z. B. in der Achselhöhle) sowie von Sternum und Rippen, Lungen, Pleura usw.; in jedem Fall Manifestation einer tuberkulösen Allgemeinerkrankung.
Formen und Symptome: a) *umschriebener kalter Absceß* (z. B. retromammär; differentialdiagnostisch *Cave!* Absceß bei Empyma necessitatis oder bei der Rippentuberkulose) oder häufiger b) *sklerosierte Knoten:* höckrig, wenig schmerzhaft, oft erweicht, mit der Haut verlötet, schließlich durchbrechend mit krümeligem Eiter, auf der Unterlage meist verschieblich; gleichzeitig mit großem Paket evtl. verkäster Lymphdrüsen in der Achselhöhle.
Differentialdiagnose: benigner und maligner, spez. carcinomatöser Tumor und kalter Absceß bei Rippentuberkulose, Pleuraempyem usw. sowie untereinander (Lues, Aktinomykose, Mastitis purulenta, Mastopathie, Cysticercus und Echinococcus).
Diagnose: Tuberkulosenachweis mikroskopisch, kulturell und im Tierversuch sowie histologisch (Probeexcision) und biologisch (Tuberkulinreaktion) – abgesehen von der Vorgeschichte, sonstiger Tuberkulose und dem oft charakteristischen Krankheitsbild mit kaltem Absceß oder Fistel, Eiter usw.
Prognose: ist abhängig von sonstiger Tuberkulose; bei isolierter Mammatuberkulose günstig; nach Amputation etwa 60 % Dauerheilungen.
Therapie: am besten schonende Amputatio oder Radikaloperation ohne Mitnahme der Brustmuskeln. Außerdem Chemotherapie und vor- und nachgehende Heilstättenkur.

β) *Syphilis: Primäraffekte* bei Ammen, welche kongenitalinfizierte Kinder stillen.
Sekundärstadium: Condylomata lata in der Falte am Mammaunterrand.
Tertiärstadium: Gummata in einer oder beiden Brüsten.
Diagnose: serologisch.
Differentialdiagnose: Tuberkulose, ulcerierendes Carcinom.
Therapie: antiluisch (s. S. 430).

γ) *Aktinomykose:* Infektionsweg: primär in Mamma; sekundär von primärer Lungenaktinomykose; hämatogen-metastatisch.
Symptome: brettharte Infiltration, die den in Gewebsspalten vordringenden Pilzen folgt. Durchbruch und Fistelbildung nach außen; Mischinfektion.
Diagnose: mikroskopischer Drüsennachweis, Cutanreaktion, Probeexcision.
Therapie. Konservativ: Penicillin, Röntgenentzündungsbestrahlung, Jodkali. *Operativ:* Auskratzung und palliative Eingriffe, Mammaamputation, evtl. Radikaloperation.
Prognose: langwierig; Radikaloperation führt meist nicht mehr zum Ziel, daher ist konservative Therapie vorzuziehen.

C. Geschwülste

1. Brustwarze und -warzenhof sowie Brustdrüsenausführungsgänge; Atherome, Fibrome, Papillome, Adenome, Myome, Hämangiome, Sarkome, Melanome und Carcinome

Letztere besonders als „*Paget's disease of the nipple*".
Definition: das Pagetcarcinom ist ein Hautkrebs.
Vorkommen: im höheren Lebensalter, Ausbreitung flächenhaft und erst nach Jahren in die Tiefe vordringend.

Symptome: oberflächliche Ulceration der Brustwarze, Warzenhof plattenförmig verdickt, verhärtet und nässend entzündet wie bei Ekzem.

Diagnose: oberflächliche Exulceration, von gelblichen Krusten bedeckt, mit darunterliegender feingranulierter, samtartiger Wundfläche.

Histologisch: typische, große, vacuoläre Zellen, welche Glykogen enthalten (Pagetzellen); es steht dem Comedocarcinom nahe, vgl. S. 496.

Wachstum und Prognose: langsames Fortschreiten, jedoch unaufhaltsam mit flächenförmiger Vergrößerung unter Zerstörung der Mamille und der umgebenden Brusthaut; Metastasierung in die regionären Lymphknoten relativ spät; daher Prognose im allgemeinen bei rechtzeitiger Erkennung und richtiger Behandlung günstig.

Therapie: bei jüngeren Patienten Radikaloperation wie bei Mammacarcinom; bei älteren Patientinnen Radium- oder Röntgenbestrahlung.

2. Brustdrüse

a) Mammahypertrophie bzw. Mastoptose und Mastodynie. Fortschreitende Vergrößerung der Brüste; bedingt durch Zunahme der normalen (teils drüsigen, teils bindegewebigen) Elemente der Brustdrüse, evtl. verbunden mit Fibrom- und Lipombildung; doch handelt es sich wohl nicht um eine echte Geschwulst.

Symptome: gleichmäßig und evtl. bis zu enormer Größe und Gewicht (bis 15 kg) auswachsende und evtl. tief (bis auf die Genitalien) herabhängende Brüste. *Hängebrust* (*Mamma pendula* s. *Mastoptose*) kommt sonst, also außer bei Mammahypertrophie oder bei Tumor, auch vor infolge Lockerung der Verbindung der Brustdrüse und der Pectoralfascie nach Schwangerschaft und in höherem Alter sowie überhaupt bei Abmagerung oder Fettzunahme. *Brustdrüsenschmerz* (*Mastodynie*) findet sich a) essentiell bei Mammahypertrophie oder Mastoptose, b) symptomatisch bei Entzündung oder Tumor; bevorzugt sind neuropathische Personen und Zeit der Menses.

Formen: ein- oder meist doppelseitig, meist im 30.–50. Jahr.

Vorkommen: bei Frauen, spez. in der Pubertät oder Gravidität, vereinzelt auch in geringem Grade bei Männern (sog. „Gynäkomastie, s. da).

Folgen: Ptose, Mastodynie, Ekzem, Decubitus, Entstellung.

Prognose: Spontanheilung kommt nicht vor; wohl aber kann sich eine in der Schwangerschaft gebildete Mammavergrößerung wieder zurückbilden.

Therapie. α) Zu versuchen *konservativ:* Suspension mit Binden (vgl. Abb. 554) oder mit Bandage (Mieder bzw. Büstenhalter), Kompression.

β) *Operativ:* durch *Mammaplastik. Prinzip:* operative Verkleinerung der Brust unter Erhaltung der Brustwarze und möglichst auch der funktionellen Leistungsfähigkeit des Drüsenkörpers.

Indikation: kosmetische und ästhetische Gründe sowie mechanisch-pathologische Veränderungen, welche subjektive Beschwerden (Mastodynie, Stauungskongestion, entzündliche Komplikationen, intertriginöse Ekzeme) hervorrufen. Auch die psychische Belastung der Frau durch unschöne oder extrem vergrößerte Brustdrüsen ist zu berücksichtigen. Die Mammaplastik ist indiziert für die *hypertrophische* und *atrophische Hängebrust* und bei echter *diffuser Mammahypertrophie*. In Frage kommen nur solche Operationen, welche ungefährlich sind, keine besonders störenden Narben hinterlassen, auf Funktion und Blutversorgung der Brustdrüse Rücksicht nehmen und einen Dauererfolg sichern.

Anästhesie: unbedingt Allgemeinbetäubung; am besten mit einem der kombinierten Narkoseverfahren. Dauer des Eingriffs etwa 2 Stunden.

Operation: möglichst einzeitig; bei sehr hochgradigen Veränderungen, bei welchen die Mamille in Gefahr kommt, gelegentlich auch zweizeitig, wodurch die Gefahr der Mamillennekrose verringert wird. Bei zweizeitigem Verfahren wird im 1. Teil der Operation die Umschneidung der Mamille und deren Verlagerung an ihren späteren Platz vorgenommen, im 2. Teil werden die herabhängenden überschüssigen Gewebsteile entfernt. Nicht operiert werden darf in der Lactationsperiode oder in der prä- und postmenstruellen Phase; günstigster Termin im Intermenstruum (6.–8. Tag nach Beendigung der Periode). Die neuzubildende Brust muß der Gesamtkonstitution der Trägerin entsprechen; dabei soll die seitliche Begrenzung etwa an der vorderen Achselfalte abschließen, die Mamille und Areola sollen etwa in der Medioclavicularlinie in Höhe des 5. ICR liegen und etwas nach außen gerichtet sein.

Technik. Nach *Lexer:* Excision eines torbogenähnlichen Cutisstücks oberhalb der Mamille, welches bis in Höhe des 4. ICR in der Medioclavicularlinie hinaufreicht und dessen oberer Bogen die dorthin zu verlagernde Mamille aufnimmt; kreisförmige Umschneidung der Mamille und Fortführung der längsgerichteten Torbogenschnitte nach unten konvex auseinanderlaufend, bis sie fast waagerecht auf die Brustfalte treffen. Der so entstehende Lappen wird von der Areola bis zur Brustfalte abgelöst und in der Brustfalte abgetrennt. Keilförmige Excisionen aus dem Drüsenkörper verkleinern diesen, bis die richtige Größe erreicht ist. (*Cave!* zu radikale Ausschneidungen in den lateralen Partien des Drüsenkörpers, weil von dort die wesentliche Gefäßversorgung erfolgt.) Fixation des Drüsenkörpers an der Fascia pectoralis durch einige kräftige Catgutnähte.

Nach *Lotsch-Gohrbandt* (s. Abb. 201 bis 204): Umschneidung des Warzenhofes, Längsspaltung der hochgehaltenen Brust vom Warzenhofschnitt nach caudal, ovaläre Excision

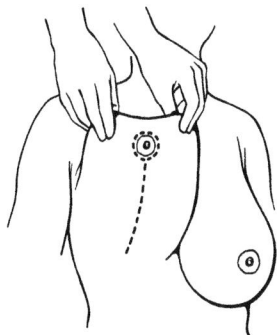

Abb. 201. *Mammaplastik*: Verfahren nach *Lotsch-Gohrbandt*.
1. Akt: Umschneidung der Mamille

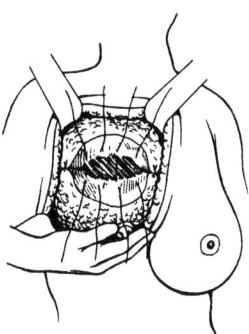

Abb. 202. 2. Akt: Excision aus dem Drüsenkörper und Fixierung auf der Pectoralfascie

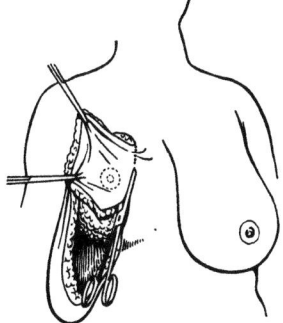

Abb. 203. 3. Akt: Abtragung der überschüssigen Haut

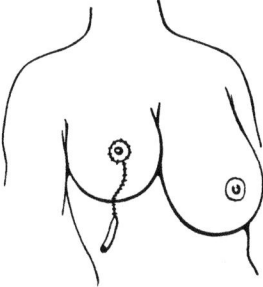

Abb. 204. Endzustand nach Operation nach *Lotsch-Gohrbandt*

vor allem aus der oberen Hälfte des Drüsenkörpers und Wiedervereinigung mit gleichzeitiger Fixierung an der Fascia pectoralis; Ausschneiden von radiären Segmenten aus der unteren Hälfte des Drüsenkörpers und Anlegen eines Hautlochs mit der Schablone an der für die Verlagerung der Brustwarze gewünschten Stelle. Weitere Verfahren sind meist Modifikationen der beiden genannten Verfahren.

b) Milchcyste (Galaktocele) ist eine Milchretentionscyste mit evtl. eingedickter („butterähnlicher") Milch infolge cystischer Erweiterung eines narbig verschlossenen Drüsenausführungsgangs bei Wöchnerinnen nach Entzündung, Geschwulst, Verletzung oder Verbrennung. *Verlauf und Prognose:* Rückbildung oder Durchbruch. *Therapie:* am besten Exstirpation oder Ablatio mammae, sonst Punktion oder Incision nebst Excochleation zu versuchen.

c) Atherom, Cholesteatom, Dermoid. *Lipom, Hämangiom* und *Lymphangiom:* machen etwa 10% der Mammageschwülste aus.

d) Neurofibrom (evtl. mit Mammaneuralgie als sog. „Mastodynie"; Diff.-Diagnose: Hysterie!)

e) Fibrom, Adenom und Fibroadenom. *Pathologische Anatomie*, vgl. S. 477: teils bindegewebiges Stroma, teils epitheliales Drüsengewebe, teils cystische Bildung. Unterschieden wird ein intra- und ein pericanaliculäres Wachstum.

Formen: häufiger sind Fibroadenome bzw. Fibrocystadenome, seltener reine Adenome oder Fibrome.

Vorkommen: meist bei Jugendlichen in den zwanziger und dreißiger Jahren, selten bei Kindern und älteren Personen, auch Neugeborenen, gelegentlich bei Männern oder Jungen.

Lokalisation: auch mehrfach, bisweilen beiderseits.

Symptome: kirschkern- bis haselnuß- bis mannskopfgroßer, rundlicher oder eckiger, glatter oder buckliger, derber oder prall-elastischer bis fluktuierender schmerzloser Knoten, in der Brustdrüse abgekapselt und gegen Haut, Brustdrüse und Unterlage verschieblich; gelegentlich auch hierbei das Symptom der „blutenden Mamma" (s. u.).

Verlauf: langsam wachsend.

Komplikationen: bisweilen Carcinomentwicklung.

Differentialdiagnose: Carcinom, Sarkom und Mastopathia cystica.

Diagnose: Alter (unter 30—35 Jahren), Wachstum (langsam über Jahre), Befund (abgekapselt, verschieblich, nicht mit der Haut verwachsen und ohne Lymphdrüsenmetastasen) und am besten: Probeexcision oder besser Exstirpation mit sofortiger oder doch baldiger mikroskopischer Untersuchung derart, daß nötigenfalls die Brustdrüsenradikaloperation sofort oder doch baldigst angeschlossen werden kann.

Prognose: Spontanheilung ist nicht zu erwarten; gelegentlich findet sich Carcinomentwicklung, weshalb man gut tut, die Geschwulst zu entfernen und histologisch genauestens, und zwar auch in verschiedenen Teilen, zu untersuchen sowie anschließend klinisch regelmäßig weiter zu beobachten, jedenfalls bei Nichtoperieren zu kontrollieren und evtl., namentlich bei älteren Frauen oder bei Wachstum, auch besser eine Probeexcision vorzunehmen. Jeder „Knoten in der Brust" muß bei der geschlechtsreifen Frau und jenseits der Menopause als krebsverdächtig angesehen werden.

Therapie: am besten, namentlich bei älteren Frauen und überhaupt bei Carcinomverdacht, erfolgt Ausschälung von Warzenhofrand-, Radiär- oder unterem Randschnitt oder von Aufklappung der Mamma durch inframammären Bogenschnitt, ev. mit partieller oder totaler Entfernung der Mamma unter Erhaltung der Haut und unter anschließender Fettunterpolsterung; evtl. (bei großen und spez. carcinomverdächtigen Tumoren) Mammaamputation.

f) Mastopathia chronica cystica (Maladie de Reclus, 1860). *Definition:* häufigste, nichtentzündliche Erkrankung der weiblichen Brustdrüse vor dem Klimakterium, wobei es sich um eine Involutionserscheinung des Drüsenkörpers handelt.

Pathogenese: hormonelle Störungen, analog der Prostatahypertrophie oder der Endometropathie.

Vorkommen: Beginn meist im 3. Lebensjahrzehnt.

Symptome: Bildung von einzelnen oder multiplen, mitunter körnig sich anfühlenden Knoten und später hinzutretende, ziehende, zur Schulter ausstrahlende Schmerzen in der Brust von neuralgischem Charakter, die bei der Menstruation zunehmen; blutige Sekretion aus der Mamille.

Wachstum und *Prognose:* maligne Degeneration in 7—50% der Fälle zu erwarten; mitunter werden die Veränderungen als *Präcancerose* aufgefaßt, dies vor allem bei jungen Frauen aus krebsgefährdeten Familien. Unbestreitbar sind Beziehungen der Mastopathie zur echten Geschwulstbildung vorhanden.

Histologisch: vgl. S. 478 lebhafte Bindegewebswucherung mit Cystenbildung und Epithelproliferation im Drüsengewebe. Cysten sind von gewuchertem Bindegewebe fest umschlossen. Sie enthalten dunkelbraun-grüne oder gelbliche – bei Papillombildung in der Cyste –, blutige, fadenziehende Flüssigkeit und abgestoßene Epithelien.

Diagnose: Palpation, Mastodynie, Vorhandensein einer „blutenden Mamma" mit spontaner Sekretion oder nur auf Druck; laufende klinische Kontrolle des Wachstums durch anfängliche Untersuchungen alle 4 Wochen, später alle 2—4 Monate; Verschwinden der Knoten nach Hormoninjektion (z. B. Ovozyclin). In allen Fällen ernsthaften Verdachts oder starker Krebsangst der Patientin sofortige Probeexcision.

Differentialdiagnose: Fibroadenom, Carcinom, Sarkom, chronische Mastitis, spezifische Mastitiden.

Therapie. Konservativ: im Anfang Versuche mit Suspensorium, gutsitzende Büstenhalter, Moor- und Fangopackung, Jodkali in kleinen Dosen, heiße Bäder, männliches Sexualhormon oder Follikelhormon (meist rasche Besserung der subjektiven Beschwerden!).

Operativ: Geschwulstexcision von einem radiären Schnitt und möglichst radikaler Entfernung des ganzen Knotens, evtl. Mammaamputation und sofortige histologische Schnelldiagnose, so daß in gleicher Sitzung evtl. die Radikaloperation angeschlossen werden kann.

g) Sarkom. *Pathologische Anatomie:* öfters kombiniert mit Angiom, Fibrom, Adenom, Myom, Chondrom und Osteom, bisweilen als Carcinosarkom oder als Melanosarkom (sehr bösartig!).

Vorkommen: viel seltener als Carcinom (1 : 100) und etwa 1,5–3 % aller Mammatumoren ausmachend, nicht selten auch bei *Jugendlichen* vorkommend, meist im 3. bis 5. Jahrzehnt (Durchschnittsalter ist 40 Jahre), also auftretend etwas (etwa 1 Jahrzehnt) früher als Carcinom; bisweilen, aber selten auch bei Männern.

Symptome: ähnlich wie bei Carcinom, aber Tumor oft auffallend groß und kugelig sowie gewöhnlich ohne Brustmuskelverwachsung und meist ohne Lymphdrüsenmetastasen.

Verlauf: rasch wachsend; frühzeitige regionäre und pulmonale Metastasierung; bei Jugendlichen sehr ungünstig.

Komplikationen: hämatogene Metastasen in Lungen, Pleura, Leber, Gehirn usw.

Differentialdiagnose: Fibrocystadenom und Carcinom sowie Tuberkulose, Syphilis u. a.

Therapie: Mammaamputation, gegebenenfalls Radikaloperation (siehe bei Mammacarcinom!), Vor- und Nachbestrahlung.

Prognose: Operation ergibt bei rechtzeitigem Eingriff 50–75 % Dauerheilung (die Aussicht ist also besser als bei Carcinom!).

h) Carcinom. *Vorkommen:* häufig (nach Bronchial-, Uterus- und Magencarcinom an 4. Stelle und nach manchen, spez. klinischen Statistiken 80 % aller Mammatumoren und etwa 23,3 % aller Carcinome ausmachend), und zwar bei älteren Frauen, spez. bei solchen, welche geboren und gestillt haben, jedoch ebenso bei Nulliparae, meist in den vierziger, fünfziger und sechziger Jahren, spez. im 40.–50. Jahr (also kurz vor oder nach der Menopause); dagegen selten *vor* dem 30.–40. Jahr und fast gar nicht vor der Pubertät (hier meist rapid und bösartig!), die bösartigen, spez. carcinomatösen Geschwülste machen unter allen Brustdrüsengeschwülsten bei Frauen unter 30 Jahren kaum 20 %, über 40 Jahren über 50 %, über 50 Jahren 80–90 % und über 60 Jahren 100 % aus; vereinzelt findet sich Brustdrüsenkrebs bei Männern (2 %), meist etwa ein Jahrzehnt später, nämlich im 50.–70., durchschnittlich im 65. Jahr, besonders im Anschluß an Hormontherapie des Prostatacarcinoms.

Pathogenese: hormonelle Einflüsse im Lebensalter der Involution.

Pathologische Anatomie, s. S. 496: man unterscheidet folgende Formen, unter welchen Übergänge häufig sind:

α) *Undifferenzierte:* 1. *Scirrhus* (C. solidum scirrhosum), d. h. mit überwiegend hyalinem Bindegewebe und soliden polymorphen Krebssträngen: häufig (bis 90 %); hart (evtl. knirschend unter dem Messer), stark schrumpfend, langsam wachsend, frühzeitig lympho- und hämatogene Metastasierung; vorwiegend im höheren Alter.

2. *Markschwamm* (C. solidum medullare), d. h. mit reichlichen Epithelformationen bei geringem Bindegewebe; seltener; weich, groß und rund, auch rasch wachsend und später metastasierend als 1; vorwiegend im mittleren Alter.

3. *Carcinoma solidum simplex,* bei welchem Epithel und Bindegewebe in mittlerem Mengenverhältnis vertreten sind, also zwischen 1. und 2. stehend.

4. *Gallertkrebs* (C. colloides gelatinosum), d. h. mit schleimiger Umwandlung des Epithels: Siegelringzellen selten (etwa 1 %) und günstig, spez. wenig metastasierend und langsam wachsend.

β) *Differenzierte:* 1. *Adenocarcinom:* Tumorzellen drüsenähnlich, jedoch unregelmäßig angeordnet.

2. *Cancroid:* verhornende Plattenepithelcarcinome; selten; langsam wachsend.

3. *C. cribrosum:* sehr selten, relativ gutartig; kenntlich an siebartigen Hohlräumen inmitten von siebartigen Hohlräumen.

4. *Comedocarcinom:* entwickelt sich in den Milchgängen; selten.

Prognose: undifferenzierte Formen sind ungünstiger als die differenzierten; Klassifikation nach histologischem Aufbau und Aufstellung von Malignogrammen ist möglich, hilft jedoch klinisch nicht sehr viel weiter.

Wachstum und *Ausbreitung:* meist von einem derben, bohnen- oder nußgroßen Knoten ausgehend, der mit der Umgebung zunächst nicht verwachsen zu sein braucht und daher von gutartigen Geschwülsten nicht sicher unterscheidbar ist. Binnen Wochen oder Monaten Wachstum auf Faustgröße; derbe, kleinhöckrige Oberfläche und Einbruch in Haut, Pectoralfascie und Muskel, so daß die ganze Brust die Verschieblichkeit verliert; weitere Ausbreitung auf lympho- und hämatogenem Weg (vgl. Abb. 199); örtlicher Durchbruch (Krebsgeschwür oder Cancer apertus); jauchend-stinkendes Ulcus durch hinzutretende Mischinfektion und Gangrän. Intracutane *lymphogene Ausbreitung* über die ausgedehnten Hautbahnen (*Lymphangiitis carcinomatosa*); bei Zusammenfließen dieser Stränge entsteht eine dunkelrote Hautfarbe und starrer, panzerähnlicher Charakter derselben (*Panzerkrebs* oder *Cancer en cuirasse*); weitere lymphogene Ausbreitung in die regionären *axillären Lymphknoten*, die Infraclavicular- und Retropectoralknoten (*1. Station*); weiterhin Befall der *Lgl. supraclaviculares*, der *Pleura* und des *Mediastinums* (*2. Station*); von hier aus Entwicklung einer Pleuritis carcinomatosa mit fleischwasserfarbigem Exsudat (vgl. Abb. 198).

Hämatogene Ausbreitung: in 20–30% der Fälle Absiedelungen in das Lungengewebe, dort rundliche Knoten unterschiedlicher Größe und Zahl bildend; aus der Lunge weitere Verschleppung als sog. Fernmetastasen; bevorzugt ins Knochensystem (Becken, Wirbelsäule, Femur, Humerus, Schädel); ferner in Gehirn und Leber. Oft frühzeitig *kontralaterale Metastasen* im Bereich der Lgl. axillares der anderen Seite.

Hautmetastasen: in Form linsengroßer Knötchen (*lenticuläre Metastasen*), welche die ganze Brust einnehmen und umschnüren. Solche auch im Bereich der Operationsnarben nach der Operation auftretend (erstes Zeichen eines Rezidivs).

Symptome: mehr oder weniger schnell wachsender, schmerzloser, bisweilen etwas druckempfindlicher, derb-höckriger, nicht gut abgrenzbarer Knoten in der Mamma, welcher ziemlich bald mit der Haut und der Unterlage (Fascia pectoralis) verwächst. In etwa 40% der Fälle (Scirrhus) entsteht Einziehung der Haut (Krebsnabel, Apfelsinenschalenhaut, peau d'orange). Einziehung der Brustwarze, Verkleinerung des Warzenhofs, Hochstand der kranken Brust mit Verstreichung der unteren Brustfalte, Fettraffung nicht selten, und zwar vor allem bei Entstehung aus einer Mastopathia chronica cystica, sog. „blutende Mamma", oft frühzeitig nachweisbare Metastasen (Sorgius-Drüse, axillare Lgl.).

Lokalisation: oft (in $^1/_3$–$^2/_3$ der Fälle) im oberen äußeren Quadranten (entspr. dem Fortsatz zur Achselhöhle), seltener im äußeren unteren oder in den beiden inneren sowie im Zentrum; gelegentlich beiderseits (etwa 2–3%, dann wohl meist metastatisch).

Diagnose: genaue *Vorgeschichte*, gelegentlich leicht ziehende *Schmerzen* (jedoch sehr gering!), stärkere Schmerzen erst bei Fernmetastasen in Wirbelsäule (Rückenschmerzen) Gliedmaßen (Knochenschmerzen), Lungen (Atemnot); *Inspektion und Palpation* bestimmt vor allem die Verschieblichkeit gegen die Haut und gegen die Unterlage; jeder Knoten in der Brustdrüse bei Frauen über 30. Lebensjahr ist als bösartig zu betrachten, bis anderes erwiesen ist. Verhalten der *regionären Drüsengebiete*, Röntgenuntersuchung des Thorax und des Skelets, Probepunktion und Probeexcision (letztere möglichst im Schnellschnittverfahren untersuchen, so daß sofort die Radikaloperation angeschlossen werden kann).

Differentialdiagnose: Mastopathia chron. cystic., Fibroadenom, traumatische Blutcyste bzw. Hämatom, Rippentuberkulose mit kaltem Absceß, intra- und retromammärer Absceß, Echinococcus, Aktinomykose, Tuberkulose und Syphilis, gutartiger Tumor und Sarkom, Lymphogranulomatose, Lymphadenitis (gegen die Brustdrüse verschieblich!) der Nachbarschaft.

Prognose: hängt ab von dem Wachstumsstadium zum Zeitpunkt der Erkennung. Nach *Steinthal* unterscheidet man (s. Abb. 205 bis 207):

I. Stadium: gegen Haut und Unterhaut verschieblicher Primärtumor.

II. Stadium: mit Haut verwachsener Primärtumor *und* regionäre Drüsenmetastasen.

III. Stadium: mit Haut und Unterlage verwachsener Primärtumor mit regionären und Fernmetastasen.

Unbehandelt sterben 80% in den ersten 5 Jahren. Behandelt wird Dauerheilung erzielt im *Stadium I* in etwa 80%, im *Stadium II* in etwa 25%, *Stadium III* ist *inoperabel*;

operative Maßnahmen sind hier nur palliativ (Dauerheilung sehr selten, etwa 7%). Lebenserwartung beträgt im Stadium I etwa 5,97 Jahre. *Absolute Heilziffer:* höchstens 40%, im Durchschnitt 20–25%; dies kommt daher, daß 70% der Fälle bereits bei der Erstuntersuchung Metastasen tragen, also mindestens Stadium II sind. Durch prä- und postoperative Röntgenbestrahlung können die Resultate noch etwas gebessert werden. Es beträgt die *Lebenserwartung* einer Frau mit Mammacarcinom: ohne Behandlung $3^1/_2$ Jahre, mit Behandlung ohne Stadienberücksichtigung $5^3/_4$ Jahre, mit Behandlung im Frühstadium $12^1/_2$ Jahre.

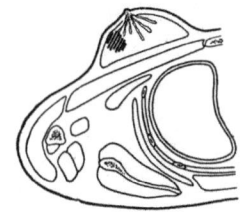

Abb. 205. *Mammacarcinom:* Stadium nach *Steinthal I:* Gut beweglicher Tumor, keine Metastasen

Indikation: Jedes operable Mammacarcinom soll der *Radikaloperation* zugeführt werden. Röntgenbestrahlung ist als Zusatztherapie hilfreich, als alleinige Behandlung jedoch nicht ausreichend. Die Indikation ist abhängig von Alter, Allgemeinzustand und Stadium der Krebsausbreitung; eine strikte Altersgrenze besteht nicht; vom 8. Dezennium ab, ist Zurückhaltung geboten und evtl. nur ein palliativer Eingriff (Mammaamputation) auszuführen. Besonders schwierig ist das Zusammentreffen von Gravidität und Mammacarcinom. Hier ist zunächst die Schwangerschaftsunterbrechung und einige Tage später die Radikaloperation durchzuführen. Weitere Graviditäten nach erfolgreich durchgeführter Radikaloperation bedeuten keine erhöhte Rezidivgefahr; Röntgensterilisation oder Kastration wird daher nicht für nötig erachtet.

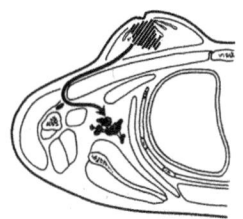

Abb. 206. *Mammacarcinom:* Stadium nach *Steinthal II:* Beweglicher Tumor mit Metastasen in der Axilla

Therapie. 1. *Radikaloperation:* Allgemeinnarkose, halberhöhte Lagerung der betroffenen Thoraxseite und Abduktion des zugehörigen Arms; große ovaläre Umschneidung der Brustdrüse im Gesunden mit Verlängerung nach oben bis zum Oberarm (s. Abb. 208); Mobilisierung der Haut nach vorn und hinten, Ablösung der Ansätze der Pectoralismuskeln am Oberarm bzw. Coracoid und Verziehung nach distal, Freilegung des axillären Gefäßnervenbündels und sorgfältiges Präparieren des *N. thoracodorsalis* (sein Ausfall verhindert „Schürzengriff"), *N. thoracicus longus* (Ausfall bewirkt „Flügelstellung der Scapula"); Ablösen des Gesamtpräparats mit den Brustmuskeln en bloc, von deren Ursprung an den Rippen; Drainage durch spezielle Incision am tiefsten Punkt der Wundhöhle nach hinten; ist Hautdefekt unvermeidlich, so wird die verbleibende Wundfläche primär mit *Thiersch*-Läppchen gedeckt oder eine örtliche Verschiebeplastik durch Entlastungsschnitte (s. unter 3.) ausgeführt. Keinesfalls darf zum Zwecke müheloser Hautrandvereinigung die Hautexcision unradikal sein. Bei fortgeschrittener Krebsausbreitung (2. Station) müssen die Lymphknoten der *Supraclaviculargrube,* gegebenenfalls auch die *Parasternalknoten* mitentfernt werden („*erweiterte Radikaloperation*"). Hierzu werden die knorpeligen Anteile der Rippen II und III zirkulär frei gemacht und die A. thoracica int. durchtrennt und die ganze

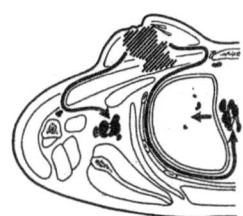

Abb. 207. *Mammacarcinom:* Stadium nach *Steinthal III:* Tumor in die Unterlage eingewachsen; regionäre und Fernmetastasierung

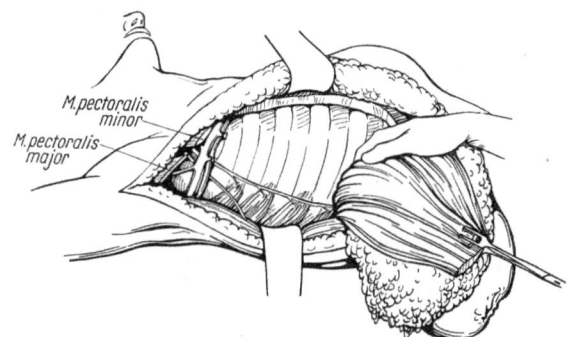

Abb. 208. *Mammacarcinom:* Radikaloperation: Abtragung der Mamma, des M. pectoralis maj. u. min., Ausräumung der Axilla (und der retrosternalen Drüsengruppen)

Kette der Lymphknoten des vorderen Mediastinums zusammen mit dem Gefäß entfernt.

Nachbehandlung: Spica humeri duplex und elastische Einwicklung des ganzen Arms mit Hochlagerung desselben auf Kissen. Keinesfalls Adduktionshaltung.

2. *Operationen bei Doppelcarcinom:* auf 100 einseitige kommen etwa 3–5 doppelseitige Mammacarcinome; Radikaloperation in gleicher Weise wie bei einseitigem Befall; jedoch nur, wenn es sich um einen neuen *Primärtumor* handelt, nicht aber, wenn der kontralaterale Tumor eine Metastase ist. Gelegentlich *Amputatio interscapulo-thoracalis,* vor allem bei großem axillarem Rezidiv mit Elephantiasis des Arms und schwerer Plexusneuralgie; auch *Chordotomie* bei unstillbaren Schmerzen infolge Wirbelmetastasen. *Brustwandresektion,* gegebenenfalls bei Cancer en cuirasse, bei Sarkomen und Chondromen sowie bei sekundären Mammacarcinomen der Thoraxwand. Der entstehende Defekt der Brustwand wird mit der Mamma der anderen Seite gedeckt; wesentlich ist ein luftdichter Abschluß der Pleurahöhle.

3. *Deckung von Defekten nach Mammaradikaloperation:* a) durch primäre *Thiersch*sche *Transplantation* (einfachste und sicherste Methode).

b) Nach *Payr:* sichelförmige Lappenbildung aus dem medialen oder (nach *Kleinschmidt*) aus dem lateralen Hautrand und Eindrehung der Spitze in den axillaren Winkel des Defekts; es entsteht dann ein kegelförmiges, in der Mitte mit einem Hautbürzel versehenes Gebilde, welches annähernd einer jugendlichen Mamma ähnelt.

c) *Autoplastik:* entweder durch Verlagerung der gesunden Mamma soweit nach der anderen Seite, daß die Mamille in die Mitte des Sternums rückt („Zyklopenmamma") oder Umschneidung der gesunden Mamma und Verlagerung derselben an die Stelle der entfernten Mamma. Auch die Teilung der gesunden Mamma (*Morestin*) und viele andere plastische Deckungsverfahren wurden vorgeschlagen.

4. *Inoperables Mammacarcinom* (Palliativoperation, Hormonbehandlung): bei inoperablem Mammacarcinom und sehr alten Patienten wird eine *Amputatio simplex ohne* Entfernung der Brustmuskeln und *ohne* Axillarausräumung vorgenommen; exulcerierende und jauchig zerfallende Geschwülste können dadurch noch entfernt und ein einigermaßen erträglicher Zustand herbeigeführt werden. Als Zusatztherapie kommt außer *Röntgenbestrahlung,* die *operative* oder *Röntgenkastration* in Frage sowie die Implantation und Injektion von männlichem *Sexualhormon* (z. B. 200–300 mg Perandren wöchentlich während 8–10 Wochen, anschließend 50 mg wöchentlich bis zur Gesamtdosis von 4500 mg). Besserung oder Verschwinden von Metastasenschmerzen, regressive Veränderungen im Tumorgewebe und Sklerosierung von Knochenmetastasen werden hiernach beobachtet. Ähnliches gilt von der beidseitigen *totalen Adrenalektomie* oder *Hypophysektomie* bei metastasierenden Mammakarzinom. Der Wert beider Verfahren ist bis heute noch nicht exakt beurteilbar.

5. *Röntgentherapie:* im Stadium II und III ist die prophylaktische Nachbestrahlung in jedem Fall dringend zu empfehlen, im Stadium I ist sie wünschenswert. Örtliche Rezidive und lentikuläre Metastasen können dadurch vermieden werden. *Präoperative Vorbestrahlung* ist besonders bei an der Grenze der Operabilität stehenden Tumoren zweckmäßig; Radiumanwendung hat sich nicht bewährt. Für Rezidive im Narbengebiet, in Axillar- und Infraclaviculargruben ist die Kontaktbestrahlung nach *Chaoul* geeignet; gegenüber Lungenmetastasen ist auch die Röntgenbestrahlung machtlos; bei Knochenmetastasen wirkt sie schmerzlindernd.

6. *Mammacarcinom beim Manne. Häufigkeit:* Verhältnis zu den weiblichen Carcinomen wie 1 : 100.

Pathogenese: endokrine Faktoren, erbliche und mechanische Momente.

Vorkommen: in 75% der Fälle Entwicklung aus dem Drüsengewebe, in 25% von der Mamille.

Wachstum und *Prognose:* sehr viel langsamer als die weiblichen, jedoch angeblich bösartiger. Durchschnittsalter: 60–65 Jahre.

Therapie: Radikaloperation in typischer Weise wie bei der Frau.

Resultate: Fünfjahrheilungen in 8–16%.

3. Abschnitt: Brustwand

A. Formfehler (Deformitäten)

1. Angeborene Thoraxdeformitäten (sog. Mißbildungen)

a) Angeborene Trichterbrust. *Definition:* grubenförmige Einziehung des Brustbeins und der angrenzenden Rippenabschnitte, welche gelegentlich schon am Angulus Ludovici beginnt, meist aber erst in Höhe der 3. Rippe. Bei hochgradiger T. berührt die Hinterfläche des Sternums beinahe die Brustwirbelsäule.

Vorkommen: nicht selten, familiär gehäuft, meist schon beim Neugeborenen vorhanden, bis zur Pubertät progressiv.

Ätiologie: ungeklärt. Möglicherweise zu kurzes „Ligamentum substernale"; Zusammenhang mit Rachitis fraglich, weil diese nur zu leichteren Einsenkungen des Sternums entsprechend der *Harrison*schen Furche führt.

Symptome: meist Asthenikerhaltung, d. h. Oberkörper nach vorn geneigt, nach vorn hängende Schultern, inspiratorische Vertiefung der eingesunkenen Partie bei jüngeren Kindern; rasche Ermüdbarkeit, Dyspnoe, Tachykardie bei Anstrengungen; systolische Geräusche und gespaltene Herztöne; Ausweichen und Torsion des Herzens nach links und dorsal; selten nach rechts; röntgenologisch scheinbare Vergrößerung des rechten Hilus, Ekg-Veränderungen infolge der Verlagerung der Herzspitze nach dorsal; Rhythmusanomalien als Folge ektopischer Reizbildung bei mechanischer Druckwirkung auf den rechten Vorhof und Ventrikel.

Indikation: bei extremer Einziehung und Herzverlagerung wegen der funktionellen Störungen, im übrigen ist aus kosmetischen oder psychologischen Gründen die *operative Behandlung* die Methode der Wahl.

Therapie: Korrekturoperation (s. Abb. 209) nach *Brunner*.

Anästhesie: Intubationsnarkose, da Pleuraverletzung nicht ausgeschlossen ist.

Prinzip: Mobilisation der eingesunkenen Partie der vorderen Thoraxwand in Form von Durchtrennung der Rippenknorpelgrenzen 3–7, Längsspaltung des Sternums und Querdurchtrennung in Höhe des Manubriums und Fixierung der ins normale Niveau gebrachten mobilisierten Thoraxwand.

Technik: doppelseitiger submammärer Schnitt, welcher horizontal über die Stellen der stärksten Sternumdepression verläuft, Exstirpation des Proc. xyphoides, Ablösung

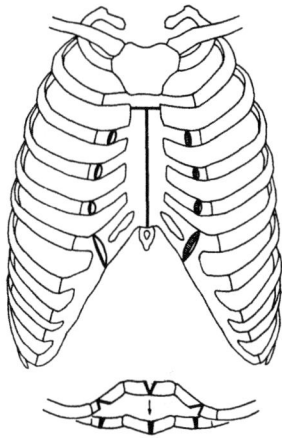

Abb. 209. Trichterbrustoperation nach *Brunner*

des Perikards von der Rückseite des Sternum und Excision eines keilförmigen Rippenknorpelstücks von $1/_2$–1 cm Länge aus jedem Rippenknorpel. Eventuell zusätzliche parasternale Excision keilförmiger Knorpelstücke (hier jedoch mit der Basis nach innen); außerdem Querdurchtrennung des Sternum in Höhe des Manubriums und Längsspaltung des Sternum. Dies jedoch nur, wenn das Corpus sterni auch in der Transversalebene stark nach hinten konvex gekrümmt ist. Nach Mobilisation und Hebung werden die Sternumränder mit kräftigen Matratzenknopfnähten aus Chromcatgut oder Nylon fixiert. Ausschlaggebend ist die zusätzliche *dauerhafte Fixation* der reponierten Thoraxpartie. Dies wird mit einem *Kirschner*-Draht von 1 mm Durchmesser erreicht, welcher in querer Richtung durch die laterale Thoraxpartie und das Corpus sterni durchgestoßen wird. Fixierung des Drahtes beidseits nach hinten in einer Gipsliegeschale, wodurch er nach vorn konvex gebogen wird und das Sternum bogig fixiert. *Nachbehandlung:* Entfernung des *Kirschner*-Drahts nach 3–4 Wochen; anschließend für 2–3 Wochen Rucksackverband aus gepolstertem Trikotschlauch (wie bei Claviculafraktur), zusätzlich entsprechende gymnastische Übungen.

Prognose. Komplikation: Infektion der Drahtstellen, Osteomyelitis, Durchschneiden des Drahtes durch den Knochen nicht selten; daher ist oft frühzeitige Entfernung des Drahtes zwangsläufig geboten, wonach es zum Rezidiv kommt. Läßt sich die Fixierung einwandfrei aufrechterhalten, so sind die kosmetischen Resultate günstig.

b) Rinnen- oder Furchenbrust, d. h. in Form einer Längsrinne tiefgelegtes Brustbein.

c) Brustbeinvarietäten. *Abnorme Länge des ganzen Brustbeins oder seines Schwertfortsatzes, Ossa suprasternalia, Quersegmentierung mit Fugen, knöcherne Ankylose zwischen Handgriff und Körper, vermehrter Angulus sternalis Ludovici, Vermehrung der wahren Rippen unter Einbeziehung der 8. und evtl. auch der 9. Rippe, Auf- oder Einwärtsbiegung des Schwertfortsatzes* (dabei evtl. Hautnekrose oder fortdauerndes Erbrechen), *halb- oder ganzseitiges Fehlen bzw. Ersatz von Brustbein oder Schwertfortsatz durch eine bindegewebige Platte* (dabei evtl. Herzvorfall), *totale oder partielle Spaltbildung des Brustbeins: sog. „Fissura sterni"* (Brustbein ist bilateral angelegt), *ein- oder mehrfache Loch- oder Lückenbildung.* Bei schweren Spalten besteht keine Lebensfähigkeit; bei leichteren kommt es zu

Herniation. *Therapie:* gestielter oder frei transplantierter Periost-Knochenlappen aus Tibia. *Ein- oder zweifache Gabelung des Schwertfortsatzes: sog. ,,Processus xiphoideus bifidus"* (dabei evtl. Rectusdiastase).

d) Rippenvarietäten. *Verminderung, Vermehrung* (spez. ,,Hals-" und ,,Lendenrippen" s. da), *Verschmelzung* (spez. 1. und 2. Rippe), *Divergenz, Gabelung der 1. bis 4. Rippe, Fehlen einer oder mehrerer Rippen oder Rippenteile, sog. ,,Fissura thoracis lateralis transversa"* (dabei evtl. Lungenhernie; öfters zugleich Skoliose und Scapulahochstand, wodurch das Bild evtl. verdeckt wird; Röntgenbild!), *Fehlen des vorderen Rippenteils: sog. ,,Fissura thoracis parasternalis"* (selten an allen, meist an einer oder mehreren Rippen, spez. an 2. bis 5. Rippe, öfters zugleich Muskel-, spez. Pectoralisdefekt und Stellungsanomalien an Brustdrüse, Brustbein, Schulterblatt, Wirbelsäule, Zwerchfell, inneren Organen). *Therapie:* bei Intercostalneuralgie Lokalleitungsanästhesie; bei Umbiegung nach innen evtl. Resektion; bei größeren Lücken osteoplastische Deckung durch Abspaltung halber Rippen aus der Nachbarschaft (*Vulpius*).

e) Angeborene Lungenhernie, d. h. Vortreten von Lungengewebe durch Gewebslücken, spez. durch angeborenen oder traumatisch bzw. operativ erworbenen Brustbein- bzw. Rippen-Weichteildefekt. *Symptome:* weiche Geschwulst mit tympanitischem Klopfschall und vesiculärem Atmungsgeräusch; bei Exspiration, Husten, Schreien, Pressen usw. sich vorwölbend und unter emphysemartigem Knistern reponierbar. *Therapie:* nach Reposition Bandage (hierbei droht aber Scheuerwunde mit Infektion) oder besser Plastik (s. oben d).

f) Muskeldefekt, spez. am M. pectoralis major bzw. an dessen Portionen (Abflachung der Brust, Offensein der Achselhöhle, Vortreten der Achselgefäße), Intercostalmuskeln (dabei evtl. intercostale Lungenhernie) und Rückenmuskeln, z. B. Trapezius, Latissimus dorsi u. a. (dabei evtl. Schulterblatthochstand und -steuerlosigkeit); meist einseitig, und zwar vorwiegend rechts, aber auch doppelseitig; öfters kombiniert mit Flughautbildung sowie mit sonstigen, spez. Rippendefekten und Muskeldefekten am übrigen Körper; wohl erblich. *Diagnose:* sichtbare Formveränderung und nachweisbarer Funktionsausfall, welcher aber durch vikariierende Hypertrophie benachbarter Muskeln mehr oder weniger ausgeglichen wird. *Therapie:* Ersatzoperationen mit funktionierenden Muskeln oder Verankerung des Schulterblatts mittels Fascienzügel zwischen oberem Innenwinkel der Scapula und 2–3 thoracalen Wirbeldornen.

g) Doppelmißbildungen ,,Thoracopagi", und zwar totale oder partielle, diese an Brustbein: ,,*Sternopagi*" oder am Schwertfortsatz: ,,*Xiphopagi*". *Beispiel:* siamesische Zwillinge; es besteht anscheinend Erblichkeit, namentlich in Familien mit Neigung zu Mehrlings-, spez. eineiigen Zwillingsschwangerschaften. *Therapie:* evtl. operative Trennung (Vorsicht wegen Leber-, Perikard- und Pleurabrücken).

2. Erworbene Thoraxdeformitäten

a) Erworbene Trichterbrust. Vor allem als rachitische Deformität, infolge D-Avitaminose; heute selten. *Prophylaxe:* antirachitische Behandlung.

b) Hühnerbrust, auch **Kielbrust (Pectus carinatum),** d. h. ,,hühnerbrust-" oder ,,schiffkielartiges" Vorragen des Brustbeins bei muldenartiger Eindellung der Brustseiten, so daß ein birnenförmiger Brustkorbquerschnitt resultiert. *Ursachen:* meist Rachitis (hier fast stets mehr oder weniger vorhanden und entstehend durch den Lungen-Zwerchfellzug, vielleicht auch durch Druck der Arme und Aufnehmen der Kinder seitens der Mutter; dabei sonstige Zeichen der Rachitis, spez. rachitischer Rosenkranz), seltener Tuberkulose, Spondylitis und paralytische Wirbelsäulenverkrümmung. *Folgen:* Kurzatmigkeit und Bronchialkatarrhneigung. *Differentialdiagnose: Möller-Barlow*sche Erkrankung. *Prophylaxe und Therapie:* flache Rücken- oder Bauchlagerung auf fester Matratze, Spielen, auch Schwimmen im Freien sowie Haltungs-, Atem- und Preßübungen und manuelle Kompressionen von vorn nach hinten; evtl. Gipsbett, später Bandage mit Feder und Pelotte auf dem Brustbein; sonst wie bei Rachitis (s. S. 338).

c) Thoraxdeformität bei Wirbelsäulenverkrümmung: Kyphose und Skoliose (s. S. 772) führt stets zu Thoraxdeformität. *Diagnose:* Besichtigung von hinten (Wirbelsäule) und von vorn (Körperkleinheit, Brustkorbkürze und Schulterbreite!). *Folgen:* Rippenbuckel (Rumpfbeugehaltung oder Bauchlagerung auf flacher Unterlage lassen diesen besonders hervortreten!), Asthma und Disposition zu Pneumonie und Lungentuberkulose.

d) Verkleinerung der kranken Brustkorbhälfte durch narbige Pleuraschrumpfung bei langdauerndem Pleuraempyem, spez. nach Thorakoplastik sowie durch Lungenschrumpfung bei chronischer Pneumonie oder Tuberkulose und bei Verletzung (sog. „Rétrécissement thoracique"). *Prophylaxe:* Atemgymnastik, Haltungsübungen; bei Pleuraexsudat rechtzeitige Entleerung. *Therapie:* evtl. Dekortikation (vgl. Abb. 225).

e) Starre Thoraxdilatation (Brustkorb erweitert, und zwar meist faßförmig und epigastrischer Winkel stumpf- statt rechtwinklig) infolge frühzeitiger Degeneration und Verkalkung der Rippenknorpel; infolge Thoraxelastizitätsverlustes Lungenemphysem; dieses ist in einzelnen, aber nicht in allen Fällen nicht die Ursache, sondern die Folge der Thoraxdilatation, und zwar der starren; solche Fälle sind bei nicht zu spätem Eingreifen evtl. operativer Therapie zugänglich: Rippenknorpelresektion nach *Freund* 1858. *Therapie (Cave!* Pleuraverletzung!): Intubationsnarkose und Resektion von mehreren (meist 2.–6.) Rippenknorpeln an der Rippenknorpelgrenze in mindestens 3 cm Länge; zur Verhütung des Rückfalls empfiehlt sich Muskelinterposition; Nachbehandlung: Frühaufstehen, Atemgymnastik, Haltungsübungen.

f) Fetale Chondrodystrophie, Osteogenesis imperfecta, Osteomalacie können ebenfalls Brustwanddeformitäten hervorrufen. Chirurgische Therapie wird erforderlich, falls Frakturen oder starke Knochenverbiegungen auftreten.

B. Verletzungen

1. Stumpfe oder subcutane Verletzungen

Stoß, Schlag, Quetschung, Sturz, Überfahrung, Verschüttung, Pufferquetschung, Fahrstuhl- oder Bergwerksverletzung usw.:

a) Contusio thoracis. *Definition:* stumpfe Thoraxverletzung mit sichtbaren pathologischen Veränderungen an Thoraxwand, Lungen und Pleura (evtl. Hämoptoe, Hämato- und Pneumothorax, auch Spannungspneumothorax, Weichteil- und Mediastinalemphysem!), Herzwand, -klappen und -beutel, evtl. mit extraperikardialer Herztamponade, große Gefäße, Trachea, Zwerchfell (evtl. Zwerchfellhernie mit Verlagerung und Einklemmung von Baucheingeweiden in die Brusthöhle), Leber, Milz, Nieren, Darm usw.; Rupturen erfolgen meist mit, evtl. auch ohne Fraktur von Brustbein, Rippen und Wirbelsäule, spez. bei gleichzeitig erfolgendem Glottisverschluß, am ehesten bei Jugendlichen mit elastischem Thorax. *Symptome:* Schockzustand, Kontusionspneumonie, Hämatothorax. *Therapie:* Schockbekämpfung, bei stärkerer innerer Blutung Thoracotomie und Blutstillung.

b) Commotio thoracis. *Definition:* stumpfes Thoraxtrauma *ohne* sichtbare pathologische Veränderungen der Thoraxwand bei starkem Stoß gegen die Brustbeingegend; organische Herzstörungen mit Schock und vereinzelt Tod mit Blutdrucksenkung (vielleicht durch Vagusreizung).

c) Compressio thoracis, evtl. mit **Stauungsblutungen infolge Rumpfkompression (Perthes).** *Definition:* durch allseitige Brustkorbkompression wird das Blut in die großen Venen des Kopf-Hals-Gebietes zurückgepreßt. *Symptome:* Cyanose von Kopf und Hals mit zahlreichen Blutaustritten unter Haut, Augenbindehaut, äußeren Gehörgang, Trommelfell, Mundschleimhaut usw., dagegen nicht an Stellen mit enganliegender Kleidung: Hutrand, Kragen, Hosenträger; auch jedoch nicht intrabulbär; intrakraniell feinste Hirnblutungen, die zu Bewußtseinstrübung führen.

2. Hämatothorax

Definition: Blutung in die Pleurahöhle durch Verletzung der Brustkorbeingeweide (Lungen, große Gefäße, *A. thoracica interna, Aae. intercostales*), gelegentlich auch durch Verminderung des Innendrucks im Brustraum, z. B. bei Tauchern und Caissonarbeitern.

Symptome: Entblutungsschock, welcher trotz Schockbekämpfung nicht zu beheben ist; bei gleichzeitigem Bestehen eines Pneumothorax kann auch eine schmale Dämpfung bereits einer Blutung von 1 l und mehr entsprechen. *Folgen:* breite Pleuraschwarten, welche Lungen- und Herztätigkeit stark beeinträchtigen.

Therapie: in schweren Fällen sofortige Thorakotomie, Aufsuchen der Blutungsquelle und Blutstillung; in leichteren Fällen Entleerung durch Punktionen vom 2. Tag nach der Verletzung; zusätzliche Instillation von fibrinolytischen Medikamenten (Trypsinpräparate, Streptokinase – Streptodornase = Varidase); bei Nachlaufen des Hämatoms oder starker Gerinnselbildung Thorakotomie nach 2–3 Wochen und vollständige Ausräumung der Fibrinmassen. Bei verspäteter Revision (6–8 Wochen nach der Verletzung) muß eine Dekortikation der Lunge zusätzlich ausgeführt werden (vgl. Abb. 225).

3. Penetrierende Verletzungen

a) Brustwandhernien und Lungenprolaps. *Ursache:* Zerreißung von Fascie und Muskulatur, Rippenfraktur, Asthmahusten. *Therapie:* operativer Verschluß der Bruchpforte durch: α) gestielte Periostlappen von den benachbarten Rippen; β) freie Fascientransplantate (*Kirschner, Henschen*); γ) frei transplantierte Cutislappen; δ) durch Längsspaltung der benachbarten Rippen und derartige Fixierung derselben, daß sie den Defekt überbrücken (*Vulpius*); ε) durch flache Spaltung eines größeren Abschnitts der Thoraxwand (Rippen und Muskulatur) und Verschiebung des Lappens über den Defekt (*Heller*); nur bei größeren Defekten; ζ) durch breite Muskellappen aus der Umgebung (einfachstes Verfahren).

b) Massiver oder traumatischer Lungenkollaps. *Definition:* kompletter Lungenkollaps nach mannigfachsten Brustkorbverletzungen (Rippenbrüche, Wirbelfrakturen, Querschnittslähmungen, nach operativen Eingriffen auch ferne des Thorax).

Symptome: plötzlich auftretende Schmerzen mit Atemnot, Pulsbeschleunigung, Cyanose, Abflachung der befallenen Thoraxseite, Einschränkung der Atembewegungen, gedämpfter Klopfschall, abgeschwächtes Atemgeräusch, Verschiebung des Mediastinums nebst Herz, im Röntgenbild weitgehende Verschattung des betreffenden Lungenfelds.

Pathogenese. α) *Mechanisch:* Obturation eines Hauptbronchus durch Blut- oder Schleimpröpfe, Fremdkörper oder Tumoren.

β) *Reflektorisch:* meist sekundär durch Schädigung der Atemmuskulatur, vor allem der glatten Alveolärmuskulatur. In diesem Fall wird ein aktiver Kontraktionskollaps der Lunge mit Auspressung aller Luft aus den Alveolen angenommen (*postoperative kontraktive Atelektase*).

Therapie: bronchoskopische Absaugung der Luftwege.

4. Scharfe oder percutane (aber nicht penetrierende) Verletzungen

Hieb-, Stich-, Schnitt- und Schußwunden. Bei den nicht penetrierenden Schußwunden sind bemerkenswert die sog. „Kontur- oder Ringelschüsse", d. h. Schüsse mit langem Schußkanal, wobei das Projektil den Thorax z. T. umkreist zu haben scheint (wohl infolge Ablenkung an Rippe usw); z. T. handelt es sich dabei aber wohl um ungenaue Beobachtung von „Tangentialschüssen" mit nachträglicher Verlagerung der Schußöffnungen oder von tatsächlich „perforierenden" Schüssen ohne klinische Symptome.

Komplikationen: 1. *Blutungen* (primär oder infolge Eiterarrosion bei Mastitis, Osteomyelitis usw. sekundär; teils nach außen, teils in Pleura) aus *A. mammaria int. A. intercostalis* (Unterbindung am unteren Rippenrand von Rippen-Parallelschnitt ohne oder meist mit Rippenresektion; im Notfall Tamponade mit fingerdicker und -langer, mit Gaze gefüllter und stielgedrehter Jodoformgaze in den Intercostalraum gepreßt und fixiert durch Heftpflaster-Bindenverband: sog. „Schürzentamponade" nach *v. Langenbeck*), *A. thoracalis lat.* usw. 2. *Infektion* evtl. mit Phlegmone (auch subpectoraler), Osteomyelitis oder Osteochondritis, Pleuraempyem oder Sepsis.

Therapie: Wundversorgung, evtl. Thoracotomie und Revision, Thoraxsaugdrainage, Schockbekämpfung, Chemotherapie.

Binnenverletzungen (vgl. Kap. Lungen, Herz).

Brustbein-, Schlüsselbein-, Schulterblatt- und Rippenbrüche: vgl. Frakturen und Luxationen!

C. Entzündungen

1. Weichteile

a) Comedonen, Acnepusteln, Furunkel und Karbunkel. Häufig, spez. in Nacken und Rücken (Reichtum an Talgdrüsen, mangelhafte Reinigung, Scheuern von Kragen, Hosenträgern und Rockbändern usw.!); untersuche auf Diabetes!

b) Phlegmone, spez. Subpectoralphlegmone (s. Abb. 210). *Entstehung:* selten *primär* (z. B. bei infizierter Verletzung und Fremdkörper: Nadel, Holzsplitter usw.); meist *fort-*

geleitet von 1. Kopf und Hals, 2. Brust: Brustdrüse (Mastitis), Knochen (Brustbein-, Schlüsselbein- oder Rippenosteomyelitis), Pleura und Perikard (Empyem), Bauch (auch als Harnphlegmone) und vor allem 3. *Arm*, spez. *Oberarm sowie Hand und Finger* speichenseits (auch bei Periostitis), vereiterten axillaren, infra- und supraclavicularen Drüsen mit Fortleitung längs der Gefäße und zwischen den Muskeln (besonders beachte subpectoralen und subscapularen Herd!); bisweilen *metastatisch* bei eitriger und putrider Allgemeininfektion Influenza, Pneumonie, Typhus usw. *Symptome:* Spannung, Ödem, druckempfindliches (evtl. fluktuierendes) Infiltrat am freien Pectoralisrand. Adduktionsstellung der Schulter und Behinderung der Armabduktion, Fieber evtl. mit Schüttelfrösten und Allgemeinerscheinungen, Hyperleukocytose. *Erreger:* meist Strepto- oder Staphylokokken. *Diagnose:* u. a. Probepunktion (zeitig). *Differentialdiagnose:* anfangs, wo oft nur geringe Lokalsymptome (Schwellung, Druckschmerz und Bewegungsbehinderung) bestehen, lassen schwere Allgemeinsymptome auch denken an Grippe, Pneumonie, Pleuritis, Typhus u. dgl. *Prognose:* ernst mit hoher Mortalität; Gefahr der Fortleitung nach Pleura, Mediastinum usw. sowie der Sepsis! *Therapie: frühzeitig* in Allgemeinbetäubung Incision und Drainage; bei Subpectoralphlegmone von einem Schnitt am Pectoralisrand nahe dem Vorderrand der Achselhöhle und transmuskulären Gegenschnitten, evtl. auch unter und über dem Schlüsselbein diesem parallel unter stumpfem Vordringen mit der Kornzange in die Tiefe, spez. hinter den Brustmuskel und evtl. unter dessen Einkerbung oder Spaltung; Chemotherapie und Bluttransfusion (ratsam ist Krankenhausaufnahme); Drainage erfolgt mit nicht zu dünnem Gummirohr; *Cave!* im oberen Wundteil die Axillargefäße (wegen Arrosionsblutungsgefahr!).

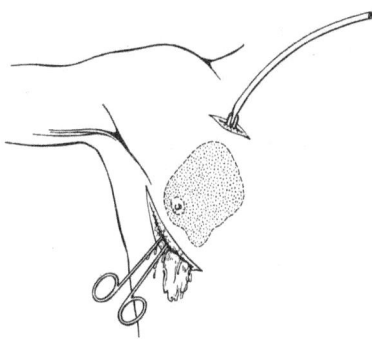

Abb. 210. *Subpectoralphlegmone:* Incision und Drainage

c) Absceß. *Subcutan, intra-* bzw. *submuskulär* (spez. subpectoral und subscapular), *peripleural* (sog. „Peripleuritis", d. h. Entzündung des Bindegewebes zwischen Pleura costalis und Rippenwand mit Ausgang in Absceßbildung; spez. nach Pleura- oder Knocheneiterung, aber auch ohne diese); *Differentialdiagnose:* osteomyelitische Rippen- und Brustbein- sowie Lungen-, pleurale („Empyema necessitatis") und subphrenische Abscesse.

d) Tuberkulose der Brustwand. α) *Kalter Absceß* und *Fistel: Pathogenese:* Spezifische Erkrankung der Weichteile und Knochen der Brustwand; dies jedoch keineswegs immer, so daß nicht jede derartige Eiterung ohne weiteres als tuberkulös anzusprechen ist.

Ursache: primäre Tuberkulose der Brustdrüse, Pleuraempyem, Perikarditis tuberkulosa, Lungentuberkulose, auch Impftuberkulose nach Punktion einer Pleuritis tuberkulosa; meist von den Lymphknoten der Brustwand, Pleura, Hals, Mediastinum und oberen Extremitäten; Lymphome, auch Lgl. sternales, parasternales und intercostales.

Therapie: Punktion und Entleerung mit Injektion von Jodoformöl oder -glyzerin oder besser lokale und allgemeine Chemotherapie, Röntgenbestrahlung, Sole- und Schwefelbäder, Heilstättenkur.

β) *Primäre Knochentuberkulose. Lokalisation:* Rippen und Brustbein. Meist an der Knorpel-Knochengrenze gelegen.

Symptome: Absceß- und Fistelbildung, Empyema necessitatis tbc.

Therapie: operative Entfernung der befallenen Knorpel-Knochen-Abschnitte, unter sorgfältigem chemotherapeutischem Schutz, vor allem durch Rippenresektion. Bei spezifischen Abscessen und Empyema necessitatis entleerende Punktionen und örtliche Instillation von Chemotherapeuticis, bei tuberkulösem Pleuraempyem und schwerer Mischinfektion Bülau-Drainage (vgl. Abb. 216).

2. *Knochen*

a) Osteomyelitis acuta. *Vorkommen:* als akute hämatogene O. z. B. nach Furunkel, Panaritium usw.; meist neben oder nach sonstigen Herden, zuweilen im Anschluß an Quetschung oder Fraktur bzw. Infraktion; im ganzen selten; selten an Brustbein, häufiger an Rippen (etwa 1–2%), und zwar gewöhnlich an der Rippenknorpelgrenze, seltener nahe dem Wirbelende; öfters auch noch nach dem 25. Jahr (bis ins 4. Dezennium sich hinausschiebender Wachstumsabschluß der Rippen!). *Symptome und Komplikationen:* 1. *Absceß* (vorn oft entlang oder unter dem Pectoralis oder in der Achselhöhle, hinten evtl. entfernt von der Entstehungsstelle z. B. an der Lende; evtl. mit Durchbruch durch die Haut, seltener in Pleura, Lungen (Bronchusfistel), Bauchhöhle usw. oder vereinzelt mit Arrosionsblutung der Intercostalarterie. 2. *Nekrose*, auch am Rippenknorpel (s. u.). 3. *Spontanfraktur bzw. -epiphysenlösung. Prognose:* bei frühzeitiger Erkennung günstig, bei Übersehen gelegentlich ernste Komplikationen durch Mediastinitis, Pneumonie, Pleuritis, Perikarditis, Sepsis. *Differentialdiagnose:* Weichteil- und Lymphdrüseneiterung, Wirbel- und Rippenosteomyelitis, -typhus und -tuberkulose, Pneumonie, Pleuraempyem, subphrenischer und paranephritischer Absceß. *Therapie:* Chemotherapie, Absceßspaltung und Resektion des erkrankten Knochens.

b) Typhöse u. a. Ostitis und Chondritis. Häufigste Typhus- bzw. Paratyphusosteomyelitis; an Brustbein und vor allem Rippen, vorzugsweise an der Knochenknorpelgrenze; in der späten Rekonvaleszenz, d. h. in der 7.–14. Woche nach Beginn auftretend, in abortiver Form mit geringer Neigung zu Eiterung, Nekrose und Sequesterbildung, aber bei Mischinfektion der akuten Osteomyelitis ähnlich; diagnostisch Agglutinationsprobe und Probepunktion (Eiter rotgelb „rostfarben" und dünnflüssig; kulturell Typhusbacillen! *Cave!* Mischinfektion und Fistelbildung, da dann Dauerausscheidung besteht). *Differentialdiagnose:* Osteomyelitis, Tuberkulose, Syphilis und Aktinomykose sowie Tumor. *Therapie:* da Rückbildungstendenz besteht, zunächst abwartend, bei Nekrose mit Fistelung erfolge Rippenresektion.

c) Fortschreitende Rippenknorpelnekrose (Chondritis necroticans progrediens). *Pathologische Anatomie:* nekrotischer Knorpel erscheint braungelb und trockenbrüchig („hornartig"); von Perichondrium entblößt und mit Eiter umspült. *Vorkommen:* meist an den Knorpeln der unteren (5.–9.) Rippen, spez. bei älteren Leuten in den 40–60er Jahren. *Symptome:* Infiltrat und später Fistel zum bloßliegenden Rippenknorpel. *Entstehung:* entweder primär (traumatisch) nach infizierten Gelegenheits- und Operationswunden, z. B. nach Mammaamputation und Röntgenbestrahlung, Rippenbogendurchtrennung bei abdomino-thorakalen Eröffnungen, Rippenresektion, Eröffnung subphrenischer Abscesse usw. oder sekundär (metastatisch) bei Osteomyelitis, Typhus, Grippe, Pneumonie, Gonorrhöe, Fleckfieber, Rückfallfieber u. a. *Prophylaxe: Cave!* Knorpelentblößung; daher keine Tamponade bis auf den Knorpel und Einschlagen desselben mit Muskel- oder Aponeurosenlappen oder Bedecken mit Haut. *Therapie:* Radikaloperation durch großen Lappenschnitt; gründliche Entfernung alles erkrankten Knorpelgewebes subperichondral bis ins Gesunde samt Fistelgang und Granulationen und Weichteillappendeckung ohne Tamponade.

d) Syphilis. α) *angeboren* als „Osteochondritis syph." an der Ringknorpelgrenze.

β) *erworben* an Rippen und häufig an Brustbein bzw. an Brustbein-Schlüsselbeingelenk.

Syphilis II: flache, elastische, druckempfindliche Buckel: („Tophi") mit neuralgiformen Schmerzen bis zur Atemnot: („Asthma syph.").

Syphilis III: Gummata bzw. Geschwüre; Differentialdiagnose: Tuberkulose und Sarkom. *Therapie:* evtl. Fistelexcision und Knochenresektion.

e) Aktinomykose. α) *Primär:* durch direktes Eindringen infizierter Holzsplitter u. dgl. ins Gewebe.

β) *Sekundär:* durch Übergreifen von Lunge oder Pleuren auf Brustwand entstehen brettharte Infiltrate mit Neigung zu kleinen Einschmelzungen und Fistelbildung.

Prognose: sehr ernst, wenn es nicht gelingt, die primäre Lungen- und Brustfellerkrankung wirksam zu behandeln.

f) Erkrankung des Sterno-Claviculargelenks. 1. *Arthrosis deformans.* 2. *Tuberkulose.* 3. *Syphilis.* 4. *Osteo-chondro-Nekrose* (*Friedrich*) im Sinne einer aseptischen Nekrose nach Überlastung, z. B. Boxen, Fechten; Vorkommen vorwiegend bei Jugendlichen.

D. Geschwülste

1. Entozoen

Trichinose (in den Intercostalmuskeln).

Cysticercus cellulosae (meist zwischen M. pect. maj. und minor, seltener am M. trapezius; evtl. im Röntgenbild Verkalkung).

Echinococcus (subcutan oder in bzw. unter M. pect. maj. oder in Knochen, spez. Brustbein); wachsende cystische Auftreibung, evtl. ,,Hydatidenschwirren" oder ,,Pergamentknittern"; es überwiegt die multilokuläre Form. *Prognose:* erfreulich, sofern einzeitige Entfernung gelingt.

2. Gutartige

Lipome: oft große Ausmaße annehmend; gehen vom subpleuralen Fettgewebe aus, durchwachsen häufig den Zwischenrippenraum und entwickeln sich zwerchsackförmig, z. T. außerhalb, z. T. innerhalb der knöchernen Brustwand (Zwerchsacklipom).
Therapie: Exstirpation, wobei breite Thorakotomie erforderlich werden kann.
Neurinom und *Neurofibrom:* Ausgangspunkt sind die Intercostalnerven, welche sich z. T. intrathorakal, z. T. ins Innere des Wirbelkanals durch das Foramen intervertebrale entwickeln (,,Sanduhrgeschwulst"). Der vertebrale Teil führt frühzeitig zur Symptomatik eines extramedullären Tumors.
Therapie: Exstirpation, evtl. Thorakotomie und Eröffnung des Wirbelkanals.
Kartilaginäre Exostosen: Vorkommen: am Tuberculum Lisfranci der 1. Rippe, an den übrigen Rippen und unter dem Schulterblatt.
Symptome: Neuralgien im Armgeflecht, Scalenussyndrom. Am Schulterblatt ,,Scapularkrachen".
Therapie: Abtragung.

3. Bösartige

Chondrom: Pathogenese: entwickelt sich auf dem Boden abgesprengter Knorpelkeime, welche sich vom Intermediärknorpel abgetrennt haben. Gelegentlich wird Chondromentwicklung im Rippencallus, also aus Anlaß eines Traumas, beobachtet.
Vorkommen: in der Metaphysenzone, namentlich parasternal an der 5.–10. Rippe, seltener paravertebral. *Symptome und Verlauf:* zu großen Tumoren heranwachsend, welche nach außen sowie nach innen in den Brustkorb einwachsen und organverdrängend (Herz, Leber, Zwerchfell) wachsen können. Übergang in plötzliches infiltrierendes Wachstum, Einbruch in die Venen und Metastasierung kommt vor.
Prognose: wegen ihrer Semimalignität nicht absolut günstig.
Pathologisch-anatomisch: reine Chondrome, häufiger Mischformen (Fibro-Lipo-Myxo-Osteochondrom). Fließende Übergänge zum Osteoidsarkom und Chondrosarkom; Dignitätsbestimmung bei weichen, schleimigen Arten besonders schwierig.
Diagnose: spindelige Auftreibung der Knochen, Intercostalneuralgie, verdrängendes Wachstum, Röntgenbild (blasige Aufhellungszonen getrennt durch kalkhaltige Septen).
Differentialdiagnose: Knochencyste, Osteomyelitis, Tuberkulose.
Therapie: Rippenresektion unter Mitnahme des Periosts, bei größeren Tumoren Thorakotomie und Brustwandresektion.
Osteogenes Sarkom:
Vorkommen: 3–4mal häufiger als Chondrom.
Geschlechtsverteilung: vorwiegend Männer im 3. und 4. Jahrzehnt.
Symptome: rasches infiltratives Wachstum mit Übergreifen auf die benachbarten Rippen und Weichteile, Intercostalschmerzen, rasche Metastasierung in die Lungen.
Prognose: ungünstig, auch wenn frühzeitige radikale Entfernung anscheinend möglich war.
Therapie: Operation, Röntgen- und Chemotherapie.
Carcinom: a) *Bronchialcarcinom* greift nicht selten auf die Brustwand über. *Symptome:* heftige Intercostalneuralgie, Pleuraerguß, Blutung, Störung der Atemfunktion (vgl. S. 284).
b) *Pancoast-Tumor. Definition:* Lungenspitzengeschwulst (vgl. Abb. 251), welche zu einem *Horner*schen Syndrom, Brachialgien infolge Befall des Grenzstrangs und der oberen Intercostalnerven führt.
Ätiologie: fraglich, ob vom Lungengewebe oder von embryonalen Resten des 5. Kiemengangs ausgehend.
Prognose: infolge Einwachsens in die oberen Rippen und Wirbelkörper sowie in den Plexus brachialis ist meist radikale Entfernung nicht möglich, sollte jedoch versucht werden, außerdem Röntgentherapie.

E. Zwischenrippennervenschmerz (Intercostalneuralgie)
(vgl. Abb. 28 und S. 768)

4. Abschnitt: Rippenfell

Physiologie: die Brusthöhle ist von einer serösen Haut ausgekleidet, welche die Lungen als *Pleura visceralis* und die Innenwand des Brustraums als *Pleura parietalis*, das Mediastinum als *Pleura mediastinalis* und das Zwerchfell als *Pleura diaphragmatica* überzieht. Der kapilläre Spaltraum zwischen beiden Pleurablättern ist mit einigen Kubikzentimetern Flüssigkeit gefüllt. Der Druck im Pleuraraum ist negativ und liegt etwa 7–10 cm H_2O niedriger als der Atmosphärendruck. Er ist durch die Retraktionskraft des elastischen Lungengewebes und durch die Oberflächenspannung im Alveoleninnern bedingt. Regelrechter Gasaustausch in der Lunge ist nur möglich, wenn zwischen atmosphärischer Luft und Lungenalveolen ein Druckgefälle mit Unterdruck bei der Inspiration und Überdruck bei der Exspiration besteht. Dies Druckgefälle wird durch die Atembewegungen des Brustkorbs erzeugt. Durch die Ausdehnung des Brustkorbs bei der Einatmung werden die Alveolen erweitert, wodurch Luft angesogen wird; durch das exspiratorische Zusammenfallen bzw. aktive Auspressen des Brustkorbs wird die Luft aus den Alveolen ausgetrieben. Dieser Mechanismus bleibt intakt, solange die durch den Sog des negativen Drucks ausgespannt gehaltene und der parietalen Pleura anliegende Lunge von den Brustwandbewegungen mitgenommen wird. Dringt Luft von außen oder innen in die Pleurahöhle ein, so retrahiert sich die Lunge hiluswärts (Lungenkollaps bei Pneumothorax).

A. Pneumothorax

Definition: Luftansammlung im Brustfellraum infolge Eröffnung des Brustfellraums von außen oder von innen; oft kombiniert mit Ansammlung von Serum (*Sero-Pneumothorax*), Blut (*Hämo-Pneumothorax*) und Eiter (*Pyo-Pneumothorax*).

a) Von *außen* durch penetrierende Brustverletzung (Schuß, Stich usw.) oder Operation (traumatischer und operativer Pneumothorax).

b) Von *innen* durch Einbruch von tuberkulösen Lungenkavernen (am häufigsten: 80–90%), selten bei Lungenabsceß und -gangrän, Pneumonie, Bronchiektasie, Infarkt, Echinococcus, Tumor, Speiseröhren- oder Magengeschwür bzw. -carcinom usw. sowie bei Lungenanspießung (durch Rippenbruch!) und bei Lungenruptur (bisweilen anscheinend spontan bei geringfügiger Ursache, z. B. infolge Pressens, Hebens, Hustens, Sprung ins Wasser *[Spontan-Pneumothorax]*).

Formen:

1. Geschlossener Pneumothorax

Definition: zwischen Brustwand und Lunge ist ein Luftkissen eingeschaltet, welches mit der Außenluft keine Verbindung hat. Der intrapleurale Luftmantel schränkt die Atemexkursion der mehr oder weniger kollabierten Lunge ein, schaltet sie jedoch nicht völlig aus der Atemfunktion aus.

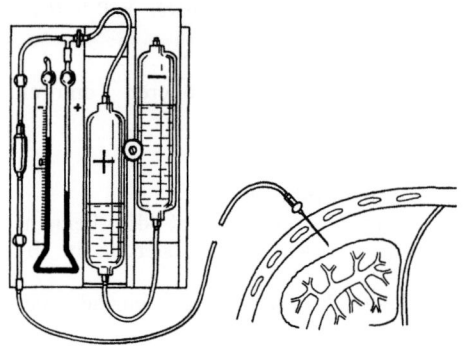

Abb. 211
Kollapstherapie der Lunge: Anlegen eines künstlichen Pneumothorax

a) **Idiopathischer Spontanpneumothorax.** *Ursache:* entweder ohne erkennbare Ursache im Anschluß an geringfügige Thoraxerschütterung, Hustenstoß, kräftige Atembewegungen oder durch Platzen einer Emphysemblase, wobei es sich dann strenggenommen um einen nach innen offenen P. (s. unten) handelt.

Symptome: Tachykardie, Schock-Kollapsyndrom, welches bei der nicht seltenen, gleichzeitig doppelseitig entstehenden Form gefährlich werden kann.

Therapie: abwartend, Bettruhe, Sauerstoffbeatmung, Absaugen der Luft mit Pneumothoraxapparat und wiederholte Druckeinstellung. Bei Versagen des konservativen Vorgehens geschlossene Saugdrainage (*Bülau*-Drainage), in einzelnen Fällen Thorakoskopie und Aufstäuben von Talkum zur Erzeugung von Pleuraadhäsionen und evtl. Thorakotomie und Lungennaht oder Lungenresektion, d. h. Entfernung des fisteltragenden Lungenteils.

b) Künstlicher Pneumothorax (*Forlanini* 1906). *Definition* (s. Abb. 211): willkürliche Einbringung einer bestimmten Luftmenge in den Pleuraraum unter manometrischer Druckkontrolle, wodurch ein dosierter Lungenkollaps möglich wird.

Indikation: Behandlung der Lungentuberkulose (vgl. S. 1006, 1027).

2. Offener Pneumothorax

a) Nach außen offener Pneumothorax (s. Abb. 212). *Definition:* P. durch breite Bresche in der Brustwand, so daß die Luft ein- und ausstreichen kann.

Ursache: Verletzungen, Operation.

Folgen: bei Inspiration wird das Mittelfell nach der gesunden Seite verschoben mit Volumenverkleinerung der gesunden Lunge. Bei Exspiration pendelt das Mediastinum

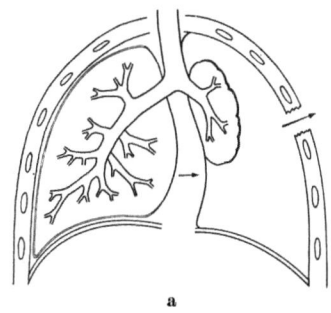
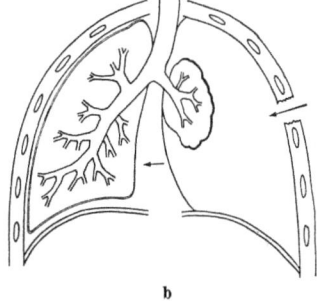

Abb. 212

a) Einseitiger, offener Pneumothorax (Ausatmung)   b) Einseitiger, offener Pneumothorax (Einatmung)

nach der kranken Seite (paradoxe Atmung!); zusätzlich erfolgt exspiratorisches Einströmen von Ausatmungsluft in die Pneumothoraxlunge und inspiratorische Ansaugung der Ausatmungsluft in die gesunde Seite (Pendelluft). Die Hin- und Herbewegung des Mittelfells wird als „*Mediastinalflattern*" bezeichnet.

Symptome: ungenügende Arterialisation des Blutes, zunehmende Atemnot, Tachykardie und Tachypnoe.

Prophylaxe: nur vor nichtdringlichen Eingriffen mit Eröffnung der Brusthöhle möglich, nicht bei überraschenden Verletzungen. Im ersteren Fall präliminarer,

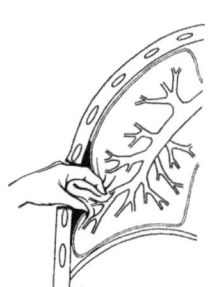
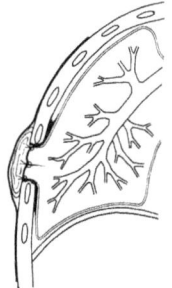
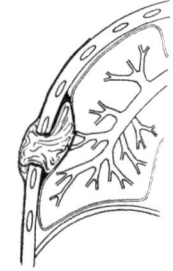

Abb. 213. *Thoraxverletzung:* Notversorgung eines offenen Pneumothorax (*Müller*scher Handgriff)

Abb. 214. *Thoraxverletzung:* Notversorgung eines offenen Pneumothorax (Einnähen der Lunge in die Thoraxwunde, luftdichter Verband)

Abb. 215. *Thoraxverletzung:* Notversorgung eines offenen Pneumothorax (Naht der Lungenwunde und Tamponade der Pleurahöhle)

künstlicher Pneumothorax, sofern nicht die Möglichkeit zur Operation in intratrachealer Narkose besteht. Man erhofft sich hierdurch eine Anpassung des Mediastinums an die neuen Druckverhältnisse und eine gewisse Versteifung desselben.

Präliminare Pneumopexie: zum Zwecke der Erzeugung von Verwachsungen zwischen beiden Brustfellblättern, z. B. beim Angehen eines intrapulmonalen Prozesses ohne pleuritische Verwachsungen; zweckmäßig 8–10 Tage vor der Hauptsitzung.

Therapie. Notmaßnahmen bei breitem, nach außen offenem P.: α) *Vorziehen der sich retrahierenden Lunge* mit Hand oder Lungenfaßzange in die Brustwunde (*Müllerscher Handgriff*) (s. Abb. 213) und *Pneumopexie*, d. h. Einnähen der Lunge in den Brustwandwundrand, spez. an die Brustwandmuskulatur (s. Abb. 214).

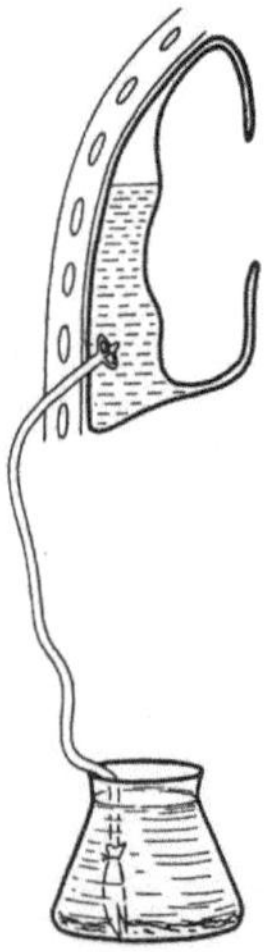

β) *Tamponade der Pneumothoraxhöhle* und Verschluß der Lungenwunde mit luftdichtem Verband der Brustwand (s. Abb. 215).

γ) *Primärer Verschluß der Thoraxwand* und Absaugen der Luft durch geschlossene Saugdrainage für 24–48 Stunden, d. h. typisches Vorgehen wie bei jeder Thorakotomie. Dazu ist Operieren mit *Druckdifferenzverfahren* oder mit *Intratrachealnarkose* erforderlich.

1. *Druckdifferenzverfahren mit Unterdruck* (*Sauerbruch* 1904) heute verlassen.

2. *Druckdifferenzverfahren mit Überdruck* (*Brauer*) heute nur noch als Notbehelf. Dabei wird durch eine luftdicht dem Gesicht aufsitzende Maske gegen einen erhöhten Widerstand (Ausatmung unter Wasser) ausgeatmet.

3. *Intratrachealnarkose* (vgl. S. 43), durch welche sich die Überdrucknarkose mit geschlossenem System in Verbindung mit einem luftdicht abschließenden intratrachealen Tubus am sichersten ausführen läßt. In jedem Fall von Thoraxwandverschluß muß die restierende Luft kontinuierlich abgesaugt werden, und zwar entweder durch geschlossene Saugdrainage nach *Bülau* (s. Abb. 216) oder nach *Perthes* (s. Abb. 217) oder durch kontinuierlich mit sehr niedrigen Druckwerten arbeitende Wasserstrahl- oder elektrische Saugpumpe (bestes Verfahren, s. Abb. 218). Zwischen das im Pleuraraum liegende Gummirohr und das Pumpaggregat (Elektro- oder Wasserstrahlpumpe) sind 2 Glasgefäße mit doppelt durchbohrtem Kork eingeschaltet. Das 1. Gefäß dient zum Auffangen von Luft und Exsudat, das 2. dient als Druckregler. Durch ein mehr oder weniger tief ins Wasser eintauchendes Ausgleichsrohr kann der Sog verstärkt oder gemildert werden. Physiologische Sogwerte liegen zwischen 5 und 15 cm H_2O. (Anlegen der Buelaudrainage vgl. S. 1001.)

Abb. 216. *Thoraxdrainage:* Geschlossene Heberdrainage nach *Buelau*

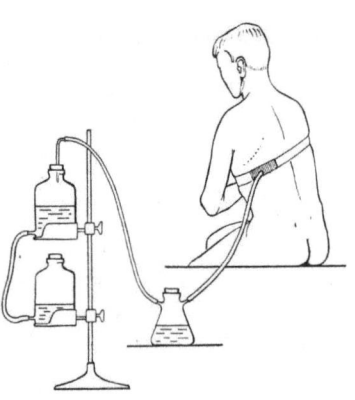

Abb. 217. *Thoraxdrainage:* Aktive Saugdrainage nach *Perthes*

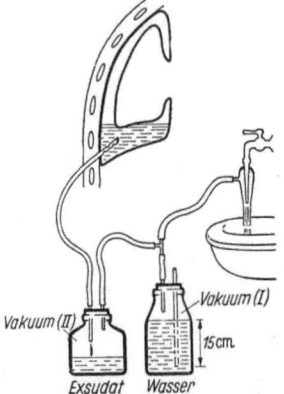

Abb. 218. *Thoraxdrainage:* Aktive Saugdrainage mittels Wasserstrahl (an Stelle der Wasserstrahlpumpe kann auch eine Elektropumpe verwendet werden)

b) Nach innen offener Pneumothorax (s. Abb. 219). *Definition:* das Eindringen von Luft in den Pleuraraum erfolgt auf dem Weg über den Bronchialbaum bzw. das Lungenparenchym. Meist handelt es sich nur um kleine fistelförmige Verbindungen.

Ursache: stumpfe Thoraxverletzungen (Commotio, Contusio thoracis), penetrierende Lungenverletzungen bei sich sofort schließender äußerer Wunde, Platzen einer größeren Emphysemblase (s. idiopathischer P.).

Folgen: meist weniger dramatisch als bei nach außen offenem P.; fatal jedoch in dem Augenblick, indem sich ein Ventilmechanismus entwickelt (vgl. Abb. 219, *Ventilpneumothorax*). Öffnet sich die Lungenwunde bei der Einatmung durch Klaffen der Lungenwundränder, so bringt jede Inspiration eine Vermehrung der Luftansammlung und einen Druckanstieg im Brustfellraum (*inspiratorischer Spannungspneumothorax*). Durch den Überdruck entsteht Mediastinalverdrängung, respiratorische Einengung der gesunden Lungenseite, Einflußstauung des Herzens, Cyanose, Dyspnoe, Mediastinalemphysem, kollares Hautemphysem.

Therapie. Behelfsmäßig: Druckausgleich durch Einstechen einer Ventilkanüle (provisorisch herzustellen durch Anbinden eines eingeschnittenen Fingerlings an eine Kanüle) (vgl. Abb. 219).

Endgültig: durch endoskopisches Aufsuchen der Lungenverletzungsstelle und Talkumbestäubung zwecks Bildung von Pleuraadhäsionen oder elektrothermischer Verschorfung der Fistel mittels Operationsthorakoskop, in Ausnahmefällen Thorakotomie und Lungennaht oder Resektion des fisteltragenden Lungensegmentes anschließend geschlossene Saugdrainage für 24–48 Stunden.

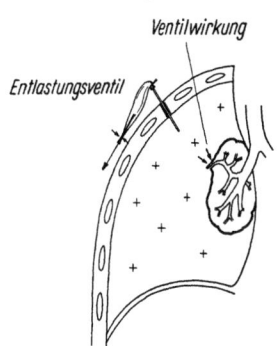

Abb. 219. *Stumpfe Thoraxverletzung* mit Lungenbeteiligung, Spannungspneumothorax, Notversorgung durch Entlastungsventil

B. Entzündungen: Rippenfellentzündung (Pleuritis), Empyem, Tuberkulose

1. *Pleuritis serosa s. Serothorax*

Entstehung: a) meist *fortgeleitet* von Lungen (Pneumonie, Tuberkulose, Gangrän, Abszeß, Infarkt, Tumor), Mittelfell, Speiseröhre, Hals, Zwerchfell, Herzbeutel, Bauchraum. b) seltener *metastatisch* bei Sepsis und bei sonstigen Allgemeininfektionen. c) bisweilen *traumatisch* bei penetrierenden Brustverletzungen im Anschluß an Bluterguß.

Symptome: Fieber und andere Allgemeinerscheinungen, Seitenstechen, Husten, evtl. Dyspnoe und Cyanose, Vorwölbung und Nachschleppen der kranken Seite, gedämpfter Klopfschall, abgeschwächtes Atmen oder fernklingendes bronchiales Atmungsgeräusch, fehlendes Stimmschwirren, Röntgenbild, Probepunktion (Beschaffenheit, auch Bakteriengehalt des Exsudats), evtl. wiederholt und an verschiedenen Stellen!

Folgen (in der Regel von 1–2 l Exsudatmenge an): Kompression der Lunge und Verdrängung von Mittel- und Zwerchfell, Herz, Leber, Magen und Darm; dadurch Störung der Atmung und Blutzirkulation.

Ausgänge: Resorption, verzögerte Resorption, Schwartenbildung, Erstickungstod.

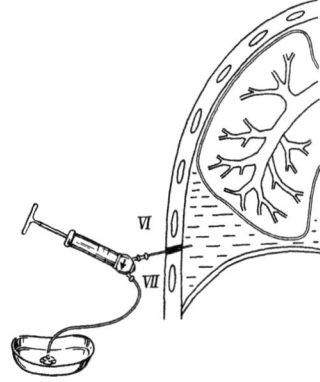

Abb. 220. Pleurapunktion Thoracocentese (Rotandaspritze)

Therapie. a) *Konservativ:* Bettruhe, Umschläge (Prießnitzumschlag), Wärme (Diathermie, Lichtkasten), Jodtinkturpinselung sowie Einreibungen mit Jodsalbe, flüssigkeits- und kochsalzarme Kost, Diuretika, Digitalis sowie nach Bedarf Analeptika. b) *Operativ:* bei Verdrängungserscheinungen (Dyspnoe, Cyanose, Pulsverschlechterung, Fortschreiten der Dämpfung auf die vordere Brustwand und aufwärts bis zur 3. Rippe!) oder bei verzögerter Resorption (Schwartenbildung und Vereiterung!): *Punktion* (*Thoracocentese*) (s. Abb. 220). *Technik:* Aufsetzen des Pat. an Bettrand oder auf Operationstisch; leicht nach vorn gebeugte Haltung und Unterstützung durch Hilfsperson von vorn; Bestimmung der tiefsten Stelle des Ergusses und Punktion 2 Querfinger oberhalb davon am *oberen* Rand der Rippe (meist im VI.–VIII. ICR in der hinteren Axillarlinie). *Anästhesie:* örtliche Umspritzung oder Intercostal-Leitungsanästhesie. *Instrumente:* dicke Punktionskanülen 1,5–2 mm ∅, luftdichte Spritze mit Zweiwegehahn (nach *Dieulafoy, Potain* oder Rotandaspritze). Die Punktion wird mit aufgesetzter Spritze vorgenommen, um ein Ansaugen von Luft (Pneumothorax) zu vermeiden. Absaugung kann auch mit Wasserstrahlsystem oder Elektropumpe erfolgen; besser jedoch geschieht es von Hand. Im allgemeinen sollen nicht mehr als $1^1/_2$–2 l abgelassen werden. *Komplikationen:* Pulsanstieg, Schock-Kollapssyndrom, Krampfanfälle, Bewußtseinstrübung, Ohnmacht, Herz- und Atemlähmung meist wohl infolge *Luftembolie* durch Verletzung der Lunge, gelegentlich auch durch Pleurareflex. *Therapie:* Abbrechen der Punktion, sofortiges Hinlegen des Pat., Schockbekämpfung (vgl. S. 198).

Analog wie Serothorax sind evtl. zu behandeln:

a) Hämatothorax, d. h. Bluterguß durch Verletzung (s. o.), in leichteren Fällen mit beherrschbarer Blutung zur Entleerung des Hämatoms; gelingt dies nicht ausreichend, frühzeitige operative Ausräumung (s. S. 991).

b) Chylothorax, d. h. Chyluserguß durch Verletzung des D. thoracicus, Tuberkulose oder Tumor (vgl. S. 1053).

c) Hydrothorax oder Brustwassersucht, d. h. nicht entzündlicher Flüssigkeitserguß (Transsudat) als Teilerscheinung von allgemeinem Hydrops bei Herz- oder Nierenleiden (hier doppelseitig) oder seltener als Folge von Kompression von Brustvenen oder des Ductus thoracicus z. B. durch Tumor. Hier, ebenso wie bei a) und b), empfiehlt sich gegebenenfalls vor allem auch *kausale* Therapie!

d) Cholothorax. d. h. Gallenerguß in der Pleurahöhle, z. B. bei Leberverletzung; selten, u. a. bei Zweihöhlenschuß, Prognose richtet sich nach der Schwere der ursächlichen Verletzung. *Therapie:* Versorgung der Leber-Zwerchfellwunde oder -fistel, Thoraxsaugdrainage.

e) Pleuritis tbc. *Entstehung:* α) bei primärer Pleuratuberkulose oder bei Lungentuberkulose. β) bei Einbruch eines tuberkulösen Herdes von Lungen, Bronchialdrüsen, Wirbeln usw. (hier oft mischinfiziert!) sowie bei Anlegung eines künstlichen Pneumothorax. *Diagnose:* scheinbar primäres Auftreten (sog. „autochthones Empyem" ist oft tuberkulös), Doppelseitigkeit, sonstige Tuberkulose, Probepunktion (Eiter dünnflüssig und steril, außer bei Mischinfektion: darin Lymphocyten und Tuberkelbacillen; diese sind mikroskopisch selten nachweisbar, wohl aber im Tierversuch sowie bei gleichzeitiger Lungentuberkulose im Sputum). *Therapie:* evtl., nämlich bei starkem oder hartnäckigem Erguß empfiehlt sich Punktion (*Cave!* Mischinfektion), örtliche und allgemeine Chemotherapie, Heilstättenkur, möglichst konservativ.

f) Pneumothorax-Erguß. Nach künstlichem Pneumothorax infolge Druckverminderung (als „Ersatz-Exsudat") oder Tuberkulose, auch mischinfizierter bei Kaverneneinbruch oder Metastase; evtl. erfolge Punktion und Lufteinfüllung, u. U. Thorakoplastik, und zwar möglichst extrapleural.

2. *Pleuritis purulenta s. Pyothorax s. Empyema pleurae (einschl. Pl. tuberculosa)*

Entstehung und Formen:

a) Traumatisches E., d. h. durch penetrierende Brustverletzung (z. B. Stich, Hieb, Schuß, Pfählung usw.), spez. bei Fremdkörpern (z. B. bei Schuß) sowie bei offenem Pneumothorax; gefährlich wegen meist schwerer Mischinfektion.

b) Para- und metapneumonisches E., d. h. bei und nach Pneumonie (am häufigsten!); ersteres ist oft gefährlich, letzteres weniger; im übrigen ist die Prognose abhängig vom Grundleiden.

c) Pulmonales E., d. h. **nach durchbrechenden Lungeneiterungen.** Lungenabsceß, -gangrän oder Bronchiektasien; oft jauchig und gefährlich; günstiger ist das Grippe-E., welches durch einen kleinen pleuranahen Lungenabsceß entsteht.

d) Mediastinales E., d. h. **bei durchbrechenden oder fortgeleiteten Nachbareiterungen.** Speiseröhrenkrebs oder -fremdkörper, Perikarditis, Mediastinitis, Halsphlegmone, Rippenosteomyelitis, Brustwandphlegmone, -furunkel oder -erysipel, Lungenkrebs usw.

e) Abdominales E., d. h. **nach abdominalen Erkrankungen.** Durchbrechendem Leber-, Milz- oder subphrenischem Absceß, auf dem Lymph- oder Blutweg fortgeleiteter Eiterung nach Magen- oder Duodenumperforation, Peritonitis, Appendicitis, Pankreasnekrose, Paranephritis usw. („Durchwanderungs-E.").

f) Metastatisches E., d. h. nach septischer bzw. rheumatischer Erkrankung bei Scharlach, Influenza, Typhus, Sepsis (z. B. nach Kindbettfieber, Osteomyelitis, Gelenkeiterung, Erysipel, Pyodermie, Cystitis, Otitis media, spez. bei Kindern, Subpectoralphlegmone, Angina usw.).

Ausbreitung (s. Abb. 221): entweder α) *Totalempyem* oder β) *Teil- oder abgesacktes Empyem,* und zwar dann meist als *parietales E.* (d. h. der Brustwand anliegend) oder seltener (auch schwieriger diagnostizierbar) als *interlobäres E.* (d. h. zwischen zwei Lungenlappen) oder als *apikales E.* (an der Lungenspitze) oder als *basales E.* (d. h. über dem Zwerchfell) oder als *mediastinales E.* (d. h. zwischen Lunge und Pleura mediastinalis); das Teilempyem entsteht entweder als Resterscheinung eines totalen E. oder selbständig nach Bronchopneumonie, Lungenabsceß oder -gangrän, Verletzung, Geschwulst u. a. oder metastatisch. *Vorkommen: apikales E.* bei Verletzung, Tuberkulose u. a., *basales E.* bei Pneumonie oder bei benachbarter Baucheiterung, nämlich bei subphrenischem oder paranephritischem Absceß, Lebereiterung u. a., *mediastinales E.* bei Lungenentzündung, Lymphdrüseneiterung, Speiseröhrenleiden u. a. und *interlobäres E.* bei Pneumonie, Lungenabsceß oder Trauma, Pyämie, Baucheiterung u. a. In je 3% kommt vor *doppelseitiges* oder *doppelherdiges Empyem*, und zwar nach Lungenentzündung, spez. Grippe-Bronchopneumonie oder nach Sepsis bei Angina, Mittelohreiterung, Kindbettfieber od. dgl.

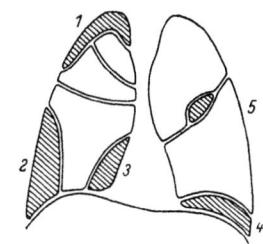

Abb. 221. *Formen des Pleuraempyems:* 1 apical, 2 parietal, 3 mediastinal, 4 basal, 5 interlobär

Diagnose: u. a. Probepunktion, evtl. wiederholt; (Vorsicht bei interlobärem oder basalem E.!) nebst mikroskopischer, kultureller und tierexperimenteller Untersuchung sowie, spez. bei kleinerem abgesacktem und interlobärem Empyem, auch Röntgenbild (Verschattung, evtl. mit Spiegel!), sonst klinischer Befund: Fieber, Hyperleukocytose und Blutkörperchensenkung sowie Druckschmerz, Brustwandödem, herabgesetzter Klopfschall, Atemgeräusch und Stimmschwirren.

Differentialdiagnose: Pneumonie, Lungenabsceß und -gangrän, Bronchiektasie, Leber-, Milz-, subphrenischer, paranephritischer und appendicitischer Absceß.

Folgen: 1. *Verdrängung der Brustorgane* mit Herz- und Kreislauf- sowie Lungenstörungen usw.

2. *Allgemeininfektion, Amyloiddegeneration bei jahrelangem Bestehen.*

3. *Durchbruch* a) nach *außen,* d. h. durch die Brustwand meist unter der Brustwarze oder am Brustbeinrand mit allmählich durchbrechender Eiterung als sog. „Empyema necessitatis" oder besser gesagt „E. perforans" (hier ist in der Regel wegen der sonst ungünstigen Abflußverhältnisse die typische Empyemoperation unter Rippenresektion hinten unten anzuschließen!), oder b) nach *innen,* d. h. in den Bronchialbaum mit Pyopneumothorax evtl. Spannungspneumothorax oder mit Erstickung durch Eiterüberschwemmung der Bronchialwege, dies auch bei Operation in Narkose *Prophylaxe:* Operation in Bauchlage oder Verwendung eines Blockade-Trachealkatheters.

4. *Pleuraschwarte* mit Behinderung der Lungenentfaltung: sog. „Rétrécissement thoracique" und „*chronisches bzw. veraltetes Empyem*".

5. *Bronchial- oder Lungenfistel* nach Durchbruch nach innen („innere Bronchialfistel").

6. *Brustwandfistel* nach Durchbruch nach außen; durch Fremdkörper, Knochensequester, Restempyem u. a. *Prognose:* ungünstig bei Streptococcus und putriden Erregern (z. B. bei Trauma, Sepsis, Speiseröhrencarcinom und -fremdkörper usw.); sonst relativ günstig, spez. bei Pneumococcus (metapneumonisches E.), soweit nicht Mischinfektion vorliegt; eine ungünstigere Prognose hat das tuberkulöse Empyem; bei kleinen Kindern ist die Prognose auch ungünstig, namentlich bei Säuglingen, welche eine doppelt so große Mortalität aufweisen als ältere Kinder.

Therapie des frischen Pleuraempyems: stets operativ, und zwar frühzeitig, dabei vorsichtig, spez. unter Vorgabe von Kreislauf- und Herzmitteln.

1. *Punktion* (vgl. Abb. 220) durch Zweiwegehahnspritze nach *Dieulafoy* oder *Potain* oder Rotandaspritze, zugleich als Probepunktion nebst bakteriologischer Untersuchung des Punktats, evtl. mit Aspiration, nötigenfalls wiederholt und mit Instillation von Antibioticis (testgerecht); genügt häufig, vor allem, wenn frühzeitig begonnen wird. Länger als 3 Wochen sollte die Punktionsbehandlung nicht fortgesetzt werden. Ist bis dahin kein Erfolg, vor allem keine Ausdehnung der Lunge eingetreten, muß aktivere Behandlung (Saugtherapie) einsetzen.

2. *Bülaus Heberdrainage* (*Bülau* 1881) (vgl. Abb. 216), desgl., spez. bei tuberkulösem, aber auch bei sonstigem, mehr als 3 Wochen altem Empyem, spez. bei Kleinkindern und bei dekrepiden alten Leuten. *Technik:* in der vorderen bis hinteren Axillarlinie im 5. bis 7. ICR Einstechen eines dünnen, am besten Winkeltrokars, Zurückziehen des Mandrins

und rasch (vor Lufteindringen in die Pleurahöhle!) Einführen eines mit Quetschhahn provisorisch verschlossenen Nélatonkatheters oder Gummirohrs von entspr. Lumen. Befestigen desselben an der Brustwand, Anschließen eines in ein auf dem Boden etwa $1/2$ m tiefer stehendes Standgefäß mit steriler Flüssigkeit tauchenden und mit Glasverbindungsstück versehenen Gummirohrs, welches bei Lagewechsel oder Standgefäßerheben abgeklemmt werden muß, damit kein Rückfluß erfolgt; das Standgefäß darf nicht zu tief stehen, und der Schlauch soll öfters, namentlich nachts abgeklemmt werden; ratsam ist fortlaufende Kontrolle auf Durchgängigkeit des Abflußrohrs (evtl. Durchspritzen!) dieses soll man auch genügend dick wählen (etwa 9 mm im Durchmesser), aber nicht zu hoch einführen; bei Standgefäßwechsel Schlauch abklemmen! *Vorteil:* einfach und schonend, daher namentlich bei doppelseitigem Empyem oder bei schlechtem Allgemeinzustand, wenn nicht Punktion genügt, also bei etwas dickflüssigem Exsudat. *Nachteil:* evtl. ungenügend wegen Gefahr der Abflußstockung (Katheterabklemmung oder Fibrinverklumpung!) und mangelhafter Sogwirkung. Daher wirkungsvoller mit aktivem Sog mittels *Perthes-Hartert*-Sauganlage (vgl. Abb. 217) oder Wasserstrahl- oder elektrischer Saugpumpe (vgl. Abb. 218). Nicht unbedenklich wegen Gefahr der Brustwandphlegmone nach Stichkanalinfektion; sekundär ist öfters (in etwa $33^1/_3\%$), und zwar nach einigen (2) Wochen kleine Thorakotomie mit Rippenresektion nebst (geschlossener) Drainage im 6. Intercostalraum zwischen vorderer und hinterer Achsellinie erforderlich.

3. *Intercostalschnitt* häufig ungenügend wegen Gefahr der Drainabklemmung durch die nach der Eiterentleerung zusammenrückenden Rippen; zu erwägen bei Kleinkindern und bei Greisen sowie Dekrepiden und für kurz dauernde Thoraxdrainage.

4. *Kleine Thorakotomie mit Rippenresektion* (*Roser* 1859). *Prinzip:* Kombination einer Thorakotomie und geschlossenen Saugbehandlung, indem 2–6 cm einer Rippe reseziert werden und das Empyem vom Rippenbett aus eröffnet und durch eine geschlossene Bülaudrainage abgeleitet wird (sehr beliebtes und zweckmäßiges Verfahren!).

Indikation: größere Empyeme, bei welchen auf keine andere Weise eine sicher dauernd wirksame Ableitung erzielt werden kann.

Technik (vgl. Abb. 532): Lokalanästhesie und subperiostale Resektion eines 2–6 cm langen Rippenstücks, nachdem man sich durch Punktion im Bereich der Resektionsstelle von der Anwesenheit des Eiters überzeugt hat; Eröffnung des Empyems durch einen kleinen Schnitt im hinteren Periostblatt; Schnitt darf nur so groß gehalten werden, daß ein *Pezzer*-Katheter oder fingerdickes Gummidrain gerade in die Empyemhöhle eingeführt werden kann. Schichtweiser Nahtverschluß der Wunde und Fixierung des Katheters mit einer Hautnaht, luftdichte Abdichtung des Gummidrains und Anschluß an eine Saugvorrichtung (s. oben).

5. *Breite Thorakotomie mit Rippenresektion. Indikation:* Empyeme, welche trotz Punktions- oder Drainagebehandlung nicht zur Abfieberung oder Besserung des Allgemeinzustandes des Kranken kommen.

Technik: intercostale Leitungsanästhesie und typische subperiostale Rippenresektion von 2–3 Rippen in einer Länge von 6–8 cm jeweils an einer solchen Stelle, daß der tiefste Punkt der Empyemhöhle erreicht wird; beim Totalempyem am besten 8. und 9. Rippe in der hinteren Axillarlinie. Bei partiellen Empyemen wird die Resektionsstelle durch den Sitz des Eiters bestimmt. Eröffnung des periostalen Rippenbetts, langsames Abfließenlassen des Eiters, so daß Anpassung an die veränderten Druckverhältnisse erfolgen kann; Einlegen eines fingerdicken Gummirohrs am tiefsten Punkt der Empyemhöhle und Verschluß der Weichteile bis auf das Drainrohr mit Catgutnähten; Anschließen des Drains an eine aktiv wirkende Sauganlage. Es kann nach der Incision auch in der Form des offenen Pneumothorax weiterbehandelt werden, indem die Pleurahöhle breit offen bleibt und mit Gazestreifen tamponiert oder mit Vaseline, Paraffin oder Gelatine ausgefüllt wird.

Spezielle Formen des frischen Pleuraempyems:

a) Doppelseitige Empyeme. *Vorkommen:* häufig nach Grippebronchopneumonien im Kindesalter und bei Allgemeininfektion mit Metastasen.

Therapie: stets zunächst Punktionsbehandlung bis zum Abklingen des bedrohlichen Stadiums, und zwar stets Punktion beider Seiten in kurzem Zeitabstand nacheinander (sonst Mediastinalverdrängung durch das Exsudat der anderen Seite!); bei Versagen der Punktionsbehandlung einseitige kleine Thorakotomie mit Saugdrainage und nach Versteifung des Mediastinum auch gleiches Vorgehen auf der anderen Seite. (*Cave!* Offene Thorakotomie auf einer Seite und Punktionsbehandlung auf der anderen!)

b) Interlobäres Empyem. *Diagnose:* paravertebrale Dämpfung in Höhe des 3. bis 6. Brustwirbels, in der Achselhöhle in Höhe des 4. und 5. ICR, vorn im Bereich der 3. und 4. Rippe, intensives Seitenstechen vor und in der Achselhöhle; Druckempfindlichkeit und Ödem in der Achselhöhle; Dyspnoe, Röntgenbild mit keilförmiger Verschattung im Bereich des Interlobärspalts; Probepunktion.

Therapie: präliminare künstliche Verklebung der Pleurablätter durch Tamponade der freigelegten Pleura im Empyembereich mit Jodoformgaze oder Einlegen einer extrapleuralen Paraffinplombe (*Sauerbruch*); nach 10–14 Tagen ist die Lunge an der Stelle adhärent geworden und das Empyem kann eröffnet und mit einer Saugdrainage kontinuierlich abgeleitet werden.

Prognose: bei solchem Vorgehen stets rasche Abheilung.

Nachbehandlung: zielt auf frühzeitige und restlose Ausdehnung der Lunge ab. Dies geschieht durch:
1. Kontinuierliche Saugbehandlung.
2. Aktive Atemgymnastik (Blasen gegen Widerstand, Aufblasen von Gummikissen; bei Kindern von Gummitieren, Trompeteblasen).
3. Spülung der Empyemhöhle mit fibrinolytischen Lösungen (Salzsäure-Pepsinlösung von *Herrmannsdorfer*; Rp.: Pepsin 10,0, Acid. hydrochloric., Acid. carbolic. $\overline{aa}$ 1,0, Aqu. dest. ad 200,0) oder Enzympräparate.
4. Laufende Röntgenkontrollen!!

c) Tuberkulöses Empyem. *Entstehung:* stets zunächst aus sterilen tuberkulösen Ergüssen, besonders Pneumothoraxexsudaten.

Symptome: häufig schleichende Entwicklung ohne besondere Anzeichen; bei massiver Bacilleninvasion auch mit stürmischen, akuten Allgemeinerscheinungen!

Therapie: abwartend! bis die Entzündung beruhigt und das Empyem erkaltet ist; bei stärkeren Druckerscheinungen Entlastungspunktion. Auf jeden Fall geschlossene Behandlung, da operative Eröffnung eine Mischinfektion nach sich zieht.

Technik: Punktion mit dicker, kurzgeschliffener Kanüle. Druckkontrolle mit Pneumothoraxapparat; der Druck in der Höhle soll nach der Füllung gerade positiv sein; jedesmalige lokale Instillation von Tuberkulostaticis; außerdem allgemeine und lokale Chemotherapie.

Komplikationen: Rezidive mit neuer Temperatursteigerung und Verschlechterung des Allgemeinbefindens, Mischinfektion durch Einschleppung pyogener Keime, starke Exsudatbildung, Perforation eines subpleural gelegenen Lungenherds mit Ausbildung einer inneren Fistel; in diesen Fällen operative Verkleinerung der mischinfizierten, tuberkulösen Resthöhle durch Thorakoplastik (s. u.).

Nachbehandlung (zwecks Wiederentfaltung der Lunge).

d) Therapie des älteren Pleuraempyems und der chronischen Empyemresthöhlen. *Vorkommen:* etwa in 15–18% der Brustfelleiterungen bleiben Restempyeme oder sog. *Empyemresthöhlen* zurück. Die Gefahr, daß sich ein chronischer Pneumothorax entwickelt ist besonders groß, wenn gleichzeitig ein nach innen offener Pneumothorax infolge Bronchialfistel besteht (s. Abb. 222). Im Frieden, d. h. bei frühzeitiger zweckmäßiger Behandlung kommt es sehr viel seltener als im Krieg zur Empyemresthöhle, weil im letzteren Fall eine rechtzeitige und zweckentsprechende Behandlung oft mangelt und außerdem schwerste Mischinfektionen vorliegen.

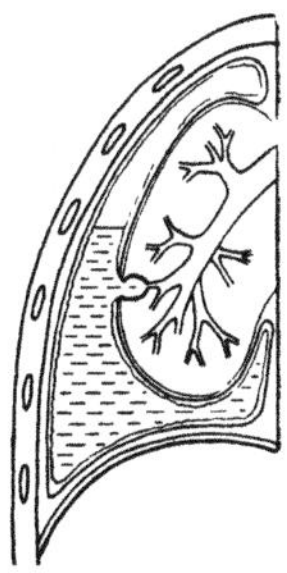

Abb. 222 Lungenabsceß mit Durchbruch in die Pleurahöhle, Empyemresthöhle mit innerer Fistel

Indikation: Ziel der Resthöhlenbehandlung ist ihre völlige Beseitigung entweder durch Entfernung der gesamten Höhle (*Dekortikation*) oder durch plastische Verfahren, welche die Höhlenwände in ganzer Ausdehnung aneinanderpressen, so daß sie miteinander verwachsen können (*Thorakoplastik*). Der *Zeitpunkt* für den Eingriff ist gegeben, wenn es durch die konservativen Maßnahmen, vor allem durch intensive Saugbehandlung und Atemgymnastik nicht mehr gelingt, eine weitere Verkleinerung der Höhle zu erreichen. Die Indikation ist weiter vom Allgemeinzustand des sehr häufig schwer toxisch geschädigten Patienten abhängig; daher stets sorgfältige Vorbereitung mit Cardiacis, Vitaminen, calorienreicher Ernährung, Frischbluttransfusionen, Humanseruminfusionen.

Vorbereitung: neben der Allgemeinvorbereitung genaueste lokale Lagebestimmung der Resthöhle durch röntgenologische Kontrastdarstellung, präoperative Spülbehandlung der Höhle mit antiseptischen Lösungen (*Cave!* bei Bronchialfisteln), prophylaktische, testgerechte Chemotherapie.

Methoden:

I. *Thorakoplastik:* Mobilisation der Brustwand mit und ohne Entfernung der Pleuraschwarten.

II. *Dekortikation* = *Entrindung der Lunge* und Befreiung aus ihrem Schwielenpanzer.

III. *Plombierung* der Höhle mit körpereigenem Material.

Zu I.:

a) *Intrapleurale Thorakoplastik nach Schede* (s. Abb. 223). *Prinzip:* Freilegung der ganzen seitlichen Brustwand, Resektion der Rippen X–II von der Knorpel-Knochengrenze bis zum Tuberculum costae, Eröffnung der Resthöhle und Entfernung der gesamten parietalen Schwarte nebst Intercostalmuskulaturgefäßen und Nerven; Einlegen des Hautlappens in die muldenförmige Wundhöhle, deren Oberfläche nun aus der visceralen Schwarte besteht. Sorgfältige Drainage der muldenförmigen Wundhöhle am tiefsten Punkt.

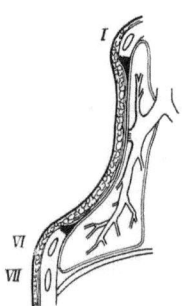

Abb. 223
Intrapleurale Thorakoplastik nach *Schede*

Prognose: sehr großer und blutreicher Eingriff, der einzeitig ausgeführt mit hoher Mortalität belastet ist. Außerdem führt er zur einseitigen Bauchmuskellähmung wegen Durchtrennung der Intercostalnerven, zu paradoxer Atmung und zunehmender respiratorischer Insuffizienz, häufig zu hartnäckig fistelnden Kuppelresthöhlen unter der I. und II. Rippe und zu unbefriedigendem kosmetischem Resultat.

Indikation: heute sehr selten noch gestellt, allenfalls bei sehr ausgedehnten, schon mehrfach voroperierten Resthöhlen, bei welchen keine andere Wahl mehr bleibt; sonst allenfalls in Form von muskelschonenderen und in mehreren Sitzungen durchgeführten Modifikationen (*Braun, Helferich, Quénu*).

b) *Extrapleurale Plastik nach Sauerbruch. Prinzip:* Vorgehen in 2 Sitzungen. *1. Sitzung:* streng extrapleurale, völlig aseptische subperiostale Resektion der 1. bis 7. Rippe. *2. Sitzung:* subperiostale Resektion der 8., 9. und 10. Rippe mit Entfernung der Fistel (septische Sitzung). Bereits durch die 1. Sitzung kann die Höhle von oben so sehr verkleinert werden, daß sie ausheilt. Ist dies nicht der Fall, so wird in der 2. Sitzung nach subperiostaler Resektion der 8.–10. Rippe ein Weichteillappen gebildet und zum Verschluß der Höhle in dieselbe eingeschlagen. Verhindern dies einzelne Rippenstümpfe, so müssen sie von einem axillären Schnitt aus weiter nach vorn gekürzt werden.

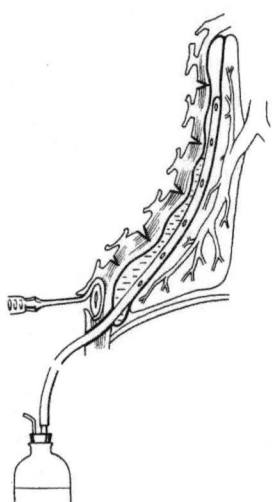

Abb. 224. Gitter-Plastik nach *Heller*

Prognose: schonenderes Verfahren als unter a), andauernde paradoxe Atmung wird durch Regeneratbildung der Rippen verhütet, Bauchmuskellähmung tritt nur in einigen Segmenten auf; ausgezeichnetes funktionelles Ergebnis.

Indikation: ausgedehnte bis totale Empyemresthöhlen.

Jalousie- oder *Gitterplastik nach Heller* (s. Abb. 224). *Prinzip:* weitgehende Mobilisierung der Schwarte trotz Erhaltung von Periost und Intercostalnerven. Dies gelingt durch subperiostale Resektion einer Anzahl von Rippen in einer Ausdehnung, die der Größe der Resthöhle entspricht und durch keilförmige Incisionen der parietalen Schwarte vom Rippenbett aus, u. U. vollständige Durchtrennung der parietalen Schwarte, so daß sie in einzelne Streifen zerlegt wird, welche das Periost und den Nerven-Gefäßstrang enthalten. Ausreichende Mobilisierung der Schwielenstreifen bzw. der gesamten Schwarte ist unerläßlich, damit sie sich gut in die Höhle einlegen. Bei sehr dicken Schwarten (6 cm und dicker) ist die Pleuraschwiele so starr, daß das Verfahren versagen kann.

Prognose: günstig, da das Verfahren relativ schonend und jederzeit in mehrere Sitzungen unterteilt werden kann; rasche Abheilung der Resthöhle, wenn für gute Mobilisierung der Brustwand und einwandfreie Eiterableitung gesorgt wurde.

Indikation: Resthöhlen des unteren Thoraxbereichs, welche nicht über die 5. Rippe hinaufreichen.

Zu II.:
Dekortikation (Fowler, Délorme, 1893) (s. Abb. 225). *Prinzip:* komplette Entfernung der parietalen und visceralen Schwarte, also Auslösung des gesamten Eitersacks, möglichst im Zusammenhang unter sorgfältiger Ablösung (Entrindung) von der Lungenoberfläche. Oft gelingt es, die Schwarte erstaunlich leicht auf stumpfem Wege von der Lungenoberfläche abzulösen und wie eine Orangenschale abzuziehen. In solchen Fällen ist eine Dekortikation ein chirurgisches Idealverfahren, da der Krankheitsherd restlos beseitigt wird und keinerlei Verstümmlung hervorgerufen wird. Gegebenenfalls kann auch die parietale Schwarte belassen werden. Im Interesse der freieren Brustbeweglichkeit ist es jedoch besser, auch sie zu entfernen.

Prognose: im allgemeinen sehr günstig, mitunter entstehen innere Parenchym- oder Bronchialfisteln an Stellen, an welchen die Pleura mit der visceralen Schwarte entfernt wurde; nicht immer wird komplette Ausdehnung der Lunge erreicht, so daß u. U. noch thorakoplastische Verfahren in 2. Sitzung angeschlossen werden müssen.

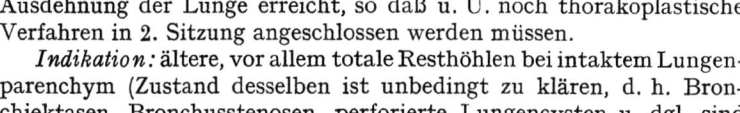

Abb. 225. Dekortikation, Entfernung der Empyemresthöhle und Verschluß der inneren Fistel

Indikation: ältere, vor allem totale Resthöhlen bei intaktem Lungenparenchym (Zustand desselben ist unbedingt zu klären, d. h. Bronchiektasen, Bronchusstenosen, perforierte Lungencysten u. dgl. sind vorher auszuschließen). Bei spezifischen Empyemen ohne aktiven oder kavernisierenden pulmonalen Prozeß kann die Dekortikation ebenfalls Zufriedenstellendes leisten.

Zu III.:
Beseitigung von Resthöhlen durch Tamponade mit körpereigenem Material. *Prinzip:* Thoraxkuppel und hinterer mediastinaler Winkel können häufig durch die intrapleurale und extrapleurale Thorakoplastik nicht ausreichend ausgefüllt werden. In solchen Fällen muß lebendes, körpereigenes Gewebe (gestielte Muskellappen, Hautmuskellappen oder Rundstiellappen) zur Plombage verwendet werden.

Plombage von Kuppelresthöhlen nach *Kirschner* (s. Abb. 226). *Prinzip:* Bildung eines Thoraxfensters durch Resektion der 2. und 3. Rippe an der Vorderwand in Höhe der 2. und 3. Rippe und Einschlagen eines aus dem M. pectoralis major von medial und aus dem M. pectoralis minor von lateral gebildeten gestielten Muskel- und Hautmuskellappen. Drainage des tiefsten Punktes der Höhle nach seitlich in die mittlere Axillarlinie; dieser Ort entspricht oft der alten Fistelstelle.

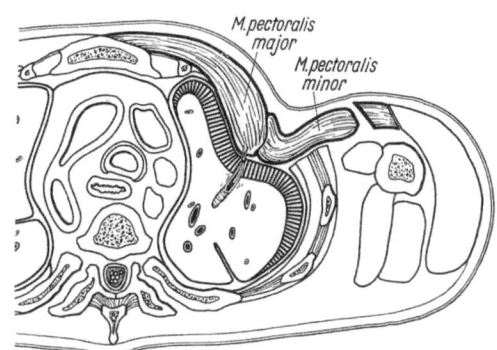

Abb. 226. Muskellappenplastik bei innerer Bronchialfistel mit Fistelverschluß nach *Kirschner*

Plombierung von Resthöhlen im hinteren mediastinalen Winkel nach *Nissen:* Bildung eines paravertebral gelegenen Haut-Muskelfettlappens aus Haut und langer Rückenmuskulatur, dessen Länge der Größe der Höhle angepaßt ist. Der Lappen wird nach caudal in mehreren Sitzungen verlängert und, nach Umformung zu einem Brückenlappen, caudal abgeklemmt; sodann bei guter Ernährung caudal abgetrennt, in die Höhle eingeschlagen und dort mit tiefgreifenden Catgutnähten befestigt.

Prognose: Verfahren meist erfolgreich; jedoch nicht unbedeutende Bewegungsstörung des Rumpfes bzw. Wirbelsäulendeviation, wenn die Erektormuskulatur zu ausgiebig entfernt wurde.

e) Therapie der Lungentuberkulose durch Eingriffe an der Brustwand (Kollapsverfahren). *Prinzip:* Erzielung eines rein mechanisch wirkenden Lungenkollapses durch Einengung der Lunge allein *(intra- und extrapleuraler Pneumothorax)* oder durch Entknochung der Brustwand, so daß sie dem Schrumpfungszug der Lunge folgen kann *(Thorakoplastik).* Künstliche Zwerchfellähmung durch *Phrenicusexhairese* oder Quetschung und Durchtrennung von Intercostalnerven dienen ebenfalls dem Versuch, die erkrankte Lunge stillzulegen.

Indikation: besteht erst, wenn eine *produktiv-cirrhotische Tendenz der Tuberkulose* eingetreten ist und keine fortschreitend exsudativen Vorgänge (pneumonische Infiltrate, käsige Pneumonie) mehr nachweisbar sind. Der Organismus darf sich also nicht mehr im Stadium der Hyperergie befinden, sondern er muß im Kampf gegen die Infektion genügend Abwehrkräfte mobilisiert haben. Für die spezielle Indikation zu den einzelnen Methoden ist besonders die Dauer der Erkrankung, Alter, Größe und Lokalisation des Prozesses zu berücksichtigen. Sichere Indikationen für die reversiblen Kollapsverfahren sind die *Frühkaverne* mit weicher, elastischer Wand, welche jedoch keinesfalls größer als apfelgroß sein darf; ferner die *akute Lungenblutung;* unbeeinflußbare *Restkavernen* bei *vorwiegend einseitigen* Veränderungen oder nur geringer Beteiligung der Spitze der anderen Seite; ausnahmsweise auch Patienten, die bereits einen *kontralateralen* intra- oder extrapleuralen *Pneumothorax (Pneumolyse)* tragen; schließlich *schwerste Prozesse,* die jeden anderen operativen Eingriff verbieten; vor allem bei Jugendlichen, bei welchen ein intrapleuraler Pneumothorax nicht mehr möglich ist. Auch bei *doppelseitigen Prozessen* ist die Pneumolyse der bilateralen Thorakoplastik oder bilateralen Lungenresektionsbehandlung vorzuziehen. Besondere Zurückhaltung ist für die *Phrenicusausschaltung* geboten. Sie führt zu 30–40%igem Ausfall der Atemfunktion der betreffenden Seite. Als selbständiger Eingriff hat sie nur Berechtigung, wenn es sich um *isolierte Unterlappenkavernen* handelt. Als Ergänzung zu anderen Kollapsverfahren kommt sie in Frage, wenn es nach einem dieser Eingriffe zu einer *Streuung* in den *gleichseitigen Unterlappen* gekommen ist (in Form der *temporären Unterbrechung,* d. h. Vereisung, Alkoholinjektion, Quetschung); besonders auch zur Unterstützung eines unvollständigen Pneumothorax, wenn Unterlappenkavernen infolge Verwachsungen zwischen Zwerchfell und basaler Pleura nicht kollabieren können. Eine dringliche Indikation zur *primären Thorakoplastik* besteht bei *einseitigen, produktiv-cirrhotischen, tertiär-kavernösen* oder *großkavernösen Prozessen,* wenn extrapulmonale Befunde fehlen. Bilaterale Erkrankungen, frische hämatogene Streuungen, d. h. Tuberkulosen im Generalisationsstadium und schwere Organmanifestationen am Kehlkopf, Darm, Nieren, Peritoneum, Knochen und Gelenken sowie ein Lebensalter über 50 Jahre stellen eine *Kontraindikation* für die Thorakoplastik dar. Die *totale Thorakoplastik* kommt nur für *ausgedehnte einseitige Prozesse* mit vorwiegend cirrhotischen Veränderungen und starken Verziehungen des Mittelfelds infolge Schrumpfungsvorgängen in Frage. Hier tritt jedoch vielmals die Pleuropneumonektomie (vgl. Kap. Lungen) in Konkurrenz. Die *Teilplastik* findet Anwendung bei *älteren Prozessen mit starrwandigen Kavernen.* Allerdings wird auch dieser Indikationsbereich durch die heutigen Möglichkeiten der Lungenresektion stark eingeengt (vgl. dort).

Technik der einzelnen Kollapsmethoden

1. Innere Kollapsverfahren

a) Intrapleuraler Pneumothorax (vgl. Abb. 211): allgemein eingeführt hat sich die Stichmethode (nach *Forlanini* und *Saugmann,* 1906); in der vorderen Axillarlinie des 3.–7. Intercostalraums wird an dem in Halbseitenlagerung, gelegentlich auch in Bauchlage liegenden Patienten im 7. oder 8. Intercostalraum in der Scapularlinie oder im 1. oder 2. Intercostalraum zwischen Mamillarlinie und vorderer Axillarlinie (Rückenlage) eingestochen. Als Instrumentarium dient eine Pneumothoraxnadel mit Pneumothoraxapparat (s. Abb. 211). Die Erstanlage des Pneumothorax soll nicht ambulant erfolgen. Vor und nach Füllung ist jeweilige Durchleuchtungskontrolle erforderlich. Als Füllgas wird atmosphärische Luft oder reiner Stickstoff verwendet. Der Einstich muß unter den gleichen Kautelen, wie sie für jede Pleurapunktion gelten, erfolgen. Bei richtiger Nadellage schwanken die Druckwerte mit der Atembewegung zwischen -4 und -10. Durch Einströmenlassen von 300–500 ccm Gas wird ein Druckwert eingestellt, welcher etwa an der Nullgrenze gelegen ist (keinesfalls sollen deutlich positive Druckwerte erzeugt werden).

Komplikationen: Gefäß- und Lungenverletzung; Luftembolie (durch Verletzung von Lungengewebe) führt zu plötzlichem Kreislaufversagen, Atemstillstand, Cyanose, Pupillenerweiterung, Amaurose, Hirnnervenausfällen, Lähmungen und erfordert sofortige Abhilfe (Beckenhochlagerung, Atemanaleptica, Sauerstoff-Kohlensäureinhalation, gegebenenfalls Intubation und künstliche Beatmung). *Haut- und Mediastinal-*

emphysem; ersteres kann sich über weite Gebiete des Thorax ausbreiten und ist in der Regel ungefährlich; letzteres kann lebensbedrohliche Druckwirkung auf die Mittelfellorgane und die großen Gefäße ausüben. Es muß durch eine kollare Mediastinotomie mit Drainage entlastet werden (vgl. Abb. 259). *Ergußbildung* (rein seröse Ergüsse, länger bestehende Ergüsse bzw. mischinfizierte Empyeme). Rein entzündlich-seröse Ergüsse zeigen eine günstige, immunbiologische Abwehrlage und gute Prognose an. Solange durch sie keine stärkeren Verdrängungserscheinungen hervorgerufen sind, bleibt man konservativ. Mischinfizierte Empyeme hingegen bedürfen der aktiven Behandlung (vgl. S. 1000).

b) Intrapleuraler Oleothorax. *Prinzip:* Einbringen von Öl (Gomenolöl) als Füllmaterial in die Pleurahöhle, um eine intensivere Kompressionswirkung auf die Lunge auszuüben (*mechanischer Oleothorax*); ferner dient er der Beherrschung der spezifischen Infektion der Pneumothoraxhöhle (*desinfizierender Oleothorax*) und der Verhinderung von flächenhaften Verwachsungen beim frühzeitig eingehenden Pneumothorax (*antisymphysärer Oleothorax*).

Indikation: mit größter Vorsicht zu stellen, da positive Druckwerte erzeugt werden. In Frage kommen vor allem Indikationen zum desinfizierenden Oleothorax bei tuberkulösem, nicht-mischinfiziertem, seltener auch bei mischinfiziertem Empyem.

Kontraindikation: Innere Fisteln. Punktionsstelle nach Möglichkeit am tiefsten Punkt, wobei Ergüsse oder Empyeme zunächst abpunktiert und durch Spülung möglichst gereinigt werden. Zur Prüfung der Verträglichkeit zunächst etwa 10–20 ccm körperwarmen Gomenolöls einlaufen lassen. Nach einigen Tagen Einfüllen der restlichen Ölmenge, jedoch niemals mehr als 300–400 ccm. In längeren Zeitabständen muß das Öl durch frisches Öl ersetzt werden. Wiederholte Druckmessungen sowohl innerhalb des Öls als auch in der darüberbefindlichen Luftblase sind notwendig (Gefahr der Druckerhöhung bei raschem Anstieg eines Reizexsudats!).

c) Thorakokaustik (s. Abb. 227). *Prinzip:* bei strang- und bandförmigen Verwachsungen zwischen Pleura visceralis und parietalis wird ein konzentrischer Lungenkollaps weitgehend verhindert; eine Pneumothoraxbehandlung ist daher nicht wirkungsvoll durchführbar. Durch die Adhäsionen werden außerdem darunterliegende Kavernen ausgespannt gehalten und sind der Zugwirkung der einzelnen Atembewegungen ausgesetzt (Hängekaverne). Durch Thorakokaustik werden

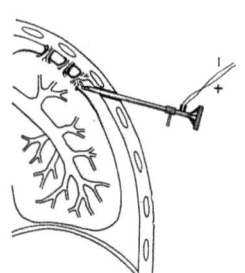

Abb. 227. *Kollapstherapie der Lunge:* Elektrokaustik bei Pleuraadhäsionen

die Stränge entweder nach der offenen oder geschlossenen Methode gelöst und die Lunge dadurch kollapsfähig gemacht.

Indikation: für Pneumothoraxbehandlung geeignete, pulmonale Prozesse mit frischen, weichen, rein bindegewebigen Verwachsungen, deren Ansatzstellen weder an der Lunge noch an der Pleura sehr breit sind oder wenn Pleuraverklebungen schon längere Zeit vor Einleitung der Pneumothoraxbehandlung bestanden; derartige Stränge enthalten meist kein Lungengewebe und lassen sich leicht durchtrennen. Anders verhalten sich kegelförmige Stränge mit breiter Basis an der Lunge und schmaler Insertion an der parietalen Pleura oder Verwachsungsstränge von sanduhrförmiger Gestalt; diese beiden Formen enthalten in den lungennahen Teilen Lungengewebe und oft zipflig ausgezogene Kavernenteile, so daß ihre Durchtrennung technisch schwieriger ist.

α) *Offene Strangdurchtrennung:* Thorakotomie durch parascapulare Resektion eines 5 cm langen Stücks der 3. Rippe und Eröffnung des Thorax von hier aus. Durchtrennung und u. U. doppelte Unterbindung der einzelnen Verwachsungsstränge. Der Eingriff nimmt den Charakter einer intrapleuralen Pneumolyse an, wenn breitflächige Verwachsungen bestehen, welche stumpf und scharf durchtrennt werden müssen.

Prognose: Größe des Eingriffs steht in keinem Verhältnis zu den mit der geschlossenen Thorakokaustik erzielten Erfolgen, so daß die offene Verwachsungslösung nur noch selten angewandt wird.

β) *Geschlossene Thorakokaustik* (*Jacobaeus*, 1913). *Prinzip:* Einführen eines Thorakoskops in die Brusthöhle, mit welchem die Verwachsungsstränge unter Sicht aufgesucht und elektrokaustisch durchtrennt werden können (vgl. Abb. 227).

Prognose: sehr günstig, da die Methode weitgehend ungefährlich und höchst leistungsfähig ist. Als Instrumentarium dient das Kombinationsthorakoskop von *Kremer*.

Komplikationen. Blutungen: kleinere lassen sich durch Elektrokoagulation beherrschen, große Blutungen drohen nur aus den Gefäßen in der Pleurakuppel; dort ist daher mit Vorsicht vorzugehen, u. U. sind solche Verwachsungen thorakokaustisch nicht durchtrennbar. Die Durchtrennung muß möglichst thoraxwandnahe erfolgen wegen der Gefahr der Kaverneneröffnung.

d) Extrapleuraler Pneumothorax (*Pneumolyse*) (s. Abb. 228). *Prinzip:* stumpfe Ablösung der obliterierten Pleurablätter von der inneren Brustwand, so daß der gesamte erkrankte Lungenteil einfallen kann. Die extrapleurale P. wird am besten von einem intercostalen 10–12 cm langen axillären Schnitt im 3. oder 4. ICR ausgeführt. Durch Verwendung eines Leuchtspatels und längerer Stieltupfer kann das gesamte Lungenobergeschoß mobilisiert werden.

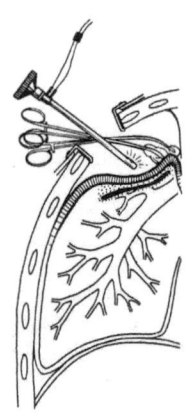

Abb. 228. Extrapleuraler Pneumothorax (Pneumolyse)

Prognose: primäre Infektion bei prophylaktischer Chemotherapie unter 2%; gelegentliche Nachblutungen oder Kavernenperforation stellen die unliebsamste Komplikation der Pneumolyse dar. Bei primärer Ölfüllung oder Auffüllung der Höhle mit vetrenhaltiger physiologischer Kochsalzlösung oder Makrodex kann die Blutungsgefahr eingeschränkt werden (*Viereck*).

Nachbehandlung: bezweckt die Aufrechterhaltung des Lungenkollapses. Bei Füllung des extrapleuralen Pneumothorax mit Luft sind tägliche Nachfüllungen mit allmählicher Druckerhöhung auf +10 bis +40 cm Wasser erforderlich. Je nach Schnelligkeit der Luftresorption wird der Abstand zwischen den einzelnen Füllungen vergrößert, so daß sie bald auf einmal wöchentlich und gegen Ende des dritten postoperativen Monats auf 10–14tägige Nachfüllungen reduziert werden können. Wichtig ist medikamentöse Dämpfung des Hustenreizes, damit sich die Lunge unter dem starken exspiratorischen Druck nicht wieder entfaltet. Bei Bildung großer Blutkoagel, die nicht abpunktiert werden können, sind Spülungen mit Pantosept ($^1/_2$%ig), Pespin-Salzsäurelösung nach *Herrmannsdorfer*, Streptokinase-Streptodornase wie bei Hämatothorax (s. S. 992) angezeigt. Die schwierige Komplikation des Empyems infolge Aufbruchs einer inneren Fistel läßt sich meist nur durch Empyemdrainage mit späterer Thorakoplastik oder Lungenresektion bewältigen.

Prognose: zwei Drittel der Fälle werden bacillenfrei, 25% voll arbeitsfähig, 49% teilweise arbeitsfähig. Etwa 5–7% Frühtodesfälle (Todesfälle innerhalb eines Jahres).

e) Extrapleurale Plombierung (s. Abb. 229). *Prinzip:* extrapleurale Ablösung der apikalen Pleura und Plombierung der entstehenden Höhle mit Plombenmaterial [Paraffinmischung: Rp. Paraffin. solid. (Schmelzpunkt 52°) 75,0, Paraffin. solid. (Schmelzpunkt 43°) 25,0, Bismutum carbonicum 2,0, Vioform 0,05]. Die tüchtig durchgeschüttelte und erwärmte, völlig durchmischte Plombenmasse wird in die Höhle eingefüllt, wobei darauf zu achten ist, daß die Pleumolyse nicht zu weit am Mediastinum vorangetrieben wird, da die Plombe sonst ins Mediastinum abrutscht. Andere Plombenmaterialien sind *Polyviol, Polystan* (letzterer ein synthetischer Kunststoff).

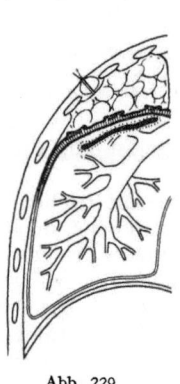

Abb. 229
Kollapstherapie der Lunge: Extrapleurale Plombierung mit Kunststoffmaterial

Komplikationen: Kavernenperforation ins Plombenbett mit Infektion und stückweisem Aushusten der Plombe; ferner Plombenwanderung infolge ihres relativ großen Eigengewichts. Beide Komplikationen erfordern die Plombenentfernung.

Prognose: infolge der genannten, sehr häufig noch nach vielen Jahren eintretenden Komplikationen nicht eben günstig, wenn möglich durch die extrapleurale Pneumolyse zu ersetzen.

f) Phrenicusausschaltung. *Indikation:* als Zusatztherapie im Rahmen der Kollapstherapie der Lungentuberkulose, wo eine Ruhigstellung und Hochstand des Zwerchfells erwünscht ist.

α) *Temporäre Ausschaltung:* durch Vereisung des Nerven im Operationsgebiet oder durch intraneurale Injektion von $^1/_2$–1 ccm Alkohol (75–80%ig). Hierdurch wird eine Unterbrechung von 2–12 Monaten erzielt. Auch die Quetschung des Nerven in einer Ausdehnung von 2 cm unterbricht die Nervenleitung nur vorübergehend. Für besonders kurz dauernde Ausschaltung genügt die percutane Anästhesie (Unterbrechung für 2 Stunden, daher besonders als vorbereitender Test für die spätere Dauerausschaltung).

β) Dauerausschaltung durch Freilegung am M. scalenus ant. und Fassen des Nerven mit einer *Thiersch*schen Nervenklemme, Durchtrennung des Nerven oberhalb der Klemme und langsames Aufrollen auf der Klemme unter vorsichtig ziehenden Bewegungen, Entfernung des Nerven auf eine Länge von 12 cm genügt, um eine Dauerausschaltung zu bewirken.

Komplikationen: Blutungen, Luftembolie bei Verletzung der Halsvenen, Verletzung des Ductus thoracicus, des Grenzstrangs (*Horner*sches Syndrom!) und des Plexus brachialis sowie des Vagus. Vor letzterer verhängnisvollen Verwechslung schützt nur die ausgedehnte Freilegung und getrennte Darstellung beider Nerven. Der Phrenicus zieht nach oben innen zum Plexus cervicalis, der Vagus gemeinsam mit den Gefäßen nach cranial.

g) Pneumoperitoneum. *Indikation:* in Verbindung mit der temporären Phrenicusausschaltung kann durch ein Pneumoperitoneum ein noch stärkerer Zwerchfellhochstand erreicht werden.

Technik: Luftfüllung der Bauchhöhle in rechter Seitenlage des Pat., Einstichstelle zwei Querfinger medial der Spina iliaca ant. sup. Einstich sehr vorsichtig wegen Gefahr der Nebenverletzung von Baucheingeweiden.

Nachbehandlung: regelmäßige Nachfüllung wie bei intrapleuralem Pneumothorax, einzelne Füllmengen etwas größer als bei Pneumothorax (1200 ccm in Abständen von etwa 10 Tagen).

2. *Äußere Kollapsverfahren (Thorakoplastiken)*

Allgemeines: vorausgehende, ausreichende Vorbereitung durch Heilstättenkur und tuberkulostatische Chemotherapie. Zwei Wochen vor dem Eingriff tägliche „Kavernentoilette"; dies ist am Morgen des Operationstages äußerst wichtig, um die Aspirationsgefahr herabzusetzen.

Anästhesie: früher vorwiegend Lokalanästhesie mit oder ohne Zusatz einer intravenösen Barbituratnarkose; heute meist Intratrachealnarkose mit Zugabe von Evipan oder Pentothal. Die psychische Schonung und die Möglichkeit der dauernden Sekretabsaugung ist hier wesentlich größer als bei Lokalanästhesie.

Thorakoplastiken wegen Lungentuberkulose sind stets in mehreren Sitzungen auszuführen. Jede Sitzung muß in möglichst schnellem Tempo, blutsparend und gewebeschonend ausgeführt werden, um den Operationsschock so klein als möglich zu halten. Funktionstüchtiges Lungengewebe muß weitgehend geschont werden. Dabei soll der erzielte Kollaps ausreichend sein und das ganze kavernisierte Gebiet erfassen. Die Mobilisierung der Brustwand muß darum ausgiebig sein, damit der betreffende Lungenteil konzentrisch schrumpfen kann. Rippenresektion bis zur 7. oder 8. Rippe ist dazu nötig. Die erste und zweite Rippe sind stets ganz zu entfernen. Ein hinterer toter Winkel ist durch paravertebrale Rippenresektion auszuschalten. Das Schulterblatt muß sich ganz und zwanglos in den Defekt einlegen, damit der tote Winkel am Mediastinum wirksam ausgeschaltet wird (Pelotteneffekt des Schulterblatts). Die Schultermuskulatur ist zu schonen, um die Funktion des Armes nicht zu beeinträchtigen. Paradoxe Armbewegungen der mobilisierten Brustwand und Hustenstöße sind durch vorsichtigen Gegendruck abzufangen bzw. durch entsprechenden Pelottendruckverband möglichst zu verhindern.

a) Paravertebrale Thorakoplastik nach Sauerbruch („*Entspannungsplastik*"). *Prinzip:* paravertebrale, subperiostale Resektion je eines Rippenstücks von mindestens 6 cm Länge in 2 Akten (von unten nach oben). (1. Akt: 9.–5. Rippe, 2. Akt: 5.–1. Rippe) oder bei schlechtem Allgemeinzustand auch in 2 Sitzungen im Abstand von 14–21 Tagen. Durch die paravertebrale Mobilisierung der Rippen wird vor allem eine vertikale Einengung der Thoraxhälfte bewirkt. Die Intercostalnerven werden tunlichst geschont, das Wundbett wird bis in Höhe der 1. Rippe durch ein langes Gummirohr drainiert und nach dem unteren Wundwinkel abgeleitet. In Fällen besonders starrwandiger Kavernen ist eine ergänzende Korrekturplastik (Entfernung auch der vorderen Anteile der 1.–5. Rippe von einem axillären oder parasternalen Schnitt) oder eine Plombe angezeigt.

b) Obere Teilplastik nach Sauerbruch, Graf, Kremer, Heller. *Prinzip:* entsprechend einer ausgedehnten, paravertebralen Plastik, wobei die 1. und 2. Rippe ganz, aus der 3. und 4. Rippe je ein 12–14 cm langes Stück paravertebral subperiostal reseziert wird, aus der 5.–7. Rippe jeweils ein so langes Stück, daß sich das Schulterblatt ungehindert in die Höhle einlegen kann (Pelotteneffekt). Unter Schonung der langen Rückenmuskulatur werden die vertebralen Rippenstümpfe bis unter die Querfortsätze gekürzt. Ein Kompressionsverband verhindert im postoperativen Verlauf das Brustwandflattern und erleichtert das Abhusten.

c) **Obere Teilplastik** mit tiefem subscapularem Zugang (*Bernou, Bernard*). *Prinzip:* Erzielung einer paravertebralen, subscapularen oberen Teilplastik ohne Durchtrennung der Schulterblattmuskulatur, wie sie bei der senkrechten paravertebralen Schnittführung unvermeidlich ist. Dazu wird anatomiegerecht zwischen M. trapezius und M. latissimus dorsi vorgegangen und nur die dünne Muskelplatte des Trapezius etwas eingekerbt, während der Latissimus möglichst vollständig geschont wird. Durch Anheben des Schulterblatts wird der untere Rand des M. serratus ant. angespannt und in seinen unteren Partien von den Rippen abgelöst. Nach Mobilisation und Abheben des Schulterblatts kann die paravertebrale subscapulare Plastik genau wie unter b) ausgeführt werden. Unter Umständen muß die 1. Rippe in einer 2. Sitzung entfernt werden.

d) **Vordere obere Brustwandmobilisierung** nach *Graf. Prinzip:* subperiostale Resektion der 1. und 2. Rippen von einem vorderen, dem Verlauf der 2. Rippe entsprechenden Schnitt. Die Entfernung der 1. Rippe gelingt meist vollständig, während die 2. Rippe nur abschnittsweise, vor allem an ihrem Brustbeinansatz reseziert wird. Es folgt eine extrapleurale Ablösung der Lungenspitze von der Innenfläche der obersten Rippen und vom oberen Mediastinum. In den Hohlraum wird eine etwa 60 ccm fassende Paraffinplombe als „Stützplombe" eingelegt. Sie bewahrt die Lungenspitze vor stärkeren paradoxen Atembewegungen. Der vorderen Sitzung folgt meist nach 2–3 Wochen eine Rückensitzung, in welcher die Reste der 1. und 2. Rippe ganz, von den übrigen Rippen bis zur 7. oder 8. Rippe 6–8 cm lange Stücke paravertebral subperiostal reseziert oder, zur Vermeidung eines toten Winkels, im Costotransversalgelenk exartikuliert werden.

e) **Obere Teilplastik** nach *Heller. Prinzip:* subperiostale Auslösung der 1. und 2. Rippe von einem kleinen infraclaviculären Schnitt in Höhe der 1. und 2. Rippe. Die Auslösung gelingt nur mittels schlanker Spezialraspatorien (1. Sitzung, 1. Operationsakt). Von einer weiteren kleinen paravertebralen Incision dringt man zwischen Levator scapulae und rhomb. major stumpf in die Tiefe und reseziert von dort aus die Reste der 1. und 2. Rippe in typischer Weise (1. Sitzung, 2. Operationsakt). Nach 2–3 Wochen schließt sich in einer oder mehreren Sitzungen die paravertebrale Resektion der 3.–8. Rippe an (2. Sitzung). Auch bei diesem Verfahren kann die 1. Sitzung durch eine radikale Apikolyse ergänzt werden.

f) **Obere Teilplastik** mit extrafascialer Apikolyse (*Semb*). *Prinzip:* Obergeschoßplastik mit Apikolyse, wobei der Kollaps dadurch aufrechterhalten werden soll, daß die eingesunkene Lungenspitze mit mobilisierten Periostschläuchen bedeckt wird, von welchen knöcherne Regenerate gebildet werden, die eine sekundäre Wiederentfaltung des eingesunkenen Lungenteils verhindern sollen. Auch hier wird in 2 Sitzungen vorgegangen (1. Sitzung: Auslösung der 1.–4. Rippe vom paravertebralen Zugang, 2. Sitzung: nach unten an Länge abnehmende Resektion der übrigen Rippen einschließlich der 7.).

g) **Die 4- oder 5-Rippenplastik** mit intrathorakaler Verlagerung des Schulterblatts nach *Maurer. Prinzip:* Eingriff grundsätzlich in 2 Sitzungen, wobei in der 1. Sitzung ein 2 cm langes Stück aus dem 6. und 7. Intercostalnerven und je ein 14 cm langes Stück paravertebral, subperiostal aus der 5. und 4. Rippe reseziert wird. Der kleine Eingriff der 1. Sitzung ist gleichzeitig ein Test für die Widerstandskraft des Patienten. In der 2. Sitzung, mit welcher man beliebig lange warten kann, wird die Lunge extrapleural bis in Höhe der 8. und nach oben bis in die Pleurakuppel gelöst und aus der 3. Rippe 21 cm, aus der 2. und 1. Rippe je 10 bzw. 5 cm paravertebral und subperiostal reseziert. Wichtig ist, daß die Scapulaspitze in eine Pneumolysentasche hinter die 5. Rippe versenkt wird.

Prognose: gegenüber den anderen Teilplastiken besteht kein überzeugender Vorteil.

h) **Kombinierte Pleurolyse-Spitzenplastik** nach *Graf. Prinzip:* Vereinigung einer Pleurolyse mit einer Spitzenplastik in 2 Sitzungen. *1. Sitzung:* von paravertebralem Schnitt dicht neben Querfortsätzen wird ein Stück der 4. oder 5. Rippe subperiostal reseziert und die Lunge von dort aus extrapleural abgelöst; anschließend schrittweise Resektion der 3. und 2., schließlich auch der 1. Rippe und Einschlagen des medialen Periostmuskellappens nach Beendigung der Pneumolyse und Resektion der 1. Rippe in den hinteren toten Winkel dicht neben der Wirbelsäule. In der 2. Sitzung (nach 10 bis 14 Tagen) wird von vorn in Höhe der 3. oder 4. Rippe eingegangen und ein seitlich gestielter Lappen aus dem M. pectoralis gebildet. Daraufhin werden die seitlichen Reste der 2. bis 4. Rippe extraperiostal entfernt und die 1. Rippe bis zum Manubrium sterni gekürzt. Der Pectoralislappen wird in Gegend des Resektionsgebiets der 2. und 3. Rippe mit Catgutnähten befestigt.

i) Callusfreie Obergeschoßkleinstplastik nach *Graf. Prinzip:* Kombination einer Pleurolyse und Spitzenplastik, ohne daß eine ausgedehntere extrapleurale Höhle geschaffen wird. In einer 1. Sitzung wird paravertebral aus der 4.-1. Rippe ein kleines Stück extraperiostal reseziert und von dort aus extrapleural nach lateral vorgegangen, wobei aber nur kleine streifenförmige Höhlen, keine zusammenhängende Pneumolysenhöhle, entstehen sollen. Die kleinen Höhlen werden durch lateral und medial gestielte Muskellappen aus Zwischenrippenmuskulatur ausgefüllt. Die lateral gestielten Muskelstreifen werden mit Einzelnähten fixiert. Die medialen Lappen dienen zur Auffüllung der bei der Rippenexartikulation entstandenen toten Winkel neben der Wirbelsäule. Eine Kallusbildung bleibt bei diesem Eingriff aus. Unter Umständen kann die Plastik noch durch eine vordere obere Brustwandmobilisation ergänzt werden.

k) Anterolaterale Thorakoplastik nach *Monaldi. Prinzip:* Eingriff in 3 Sitzungen. *1. Sitzung:* Phrenicusexhairese und Durchtrennung der Ansätze der Mm. scalen. ant. et med. an der 1. Rippe. *2. Sitzung:* Resektion eines je 6–10 cm langen Stückes aus den Rippen 4–8. Die Rippenstücke werden seitlich bis zu den sog. „Lineae dominantes" entfernt. Die 2. Sitzung bewirkt eine transversal gerichtete antero-laterale, z. T. auch posteroanteriore Zugrichtung. *3. Sitzung:* Entfernung von je 8–12 cm langen Stücken aus den vorderen Anteilen der 3., 2. und 1. Rippe mit zusätzlicher Apikolyse. Je nachdem, ob eine Einengung der oberen oder unteren Lungenabschnitte gewünscht ist, kann die Resektion aus der 4.-8. Rippe unterbleiben bzw. die 3 obersten Rippen erhalten bleiben.

Prognose: gutes kosmetisches Ergebnis, sagittale Einengung des Brustkorbs von außen nach hinten medial; jedoch ist die Mobilisierung der Brustwand sehr langdauernd und führt daher zu paradoxer Atmung und zunehmender respiratorischer Insuffizienz.

l) Obere Teilplastik auf axillärem Wege nach *Morelli. Prinzip:* von einem 8–10 cm langen Achselhöhlenschnitt parallel dem äußeren Rand des M. latissimus dorsi wird die costomuskuläre Brustwand mit Hilfe eines Spezialinstrumentariums übersichtlich dargestellt und die 1.–3. Rippe vollständig subperiostal, die 4. und 5. Rippe nach vorn nur bis zur vorderen Axillarlinie ausgelöst. Daraufhin werden sie vorn im Knorpelanteil durchtrennt und aus den costovertebralen Gelenken einzeln herausgedreht. Anschließend folgt eine extrapleurale Apikolyse bis hinab zur 6. Rippe und eine Resektion der 5 oberen Intercostalnerven. Der Kollaps des Spitzengebiets wird dadurch dauerhaft gemacht, daß die Lungenspitze durch eine Spiralnaht, welche in die 3 obersten Segmente der Intercostalmuskulatur gelegt wird, in das übrige Parenchym des Oberlappens eingestülpt wird.

m) Dachplastik nach *Holst:* Teilresektion der 1.–6. Rippe und Fixation der freien Enden und Periostschläuche am 5.–6. Querfortsatz, um die Lungenspitze in ihrem Kollaps zu fixieren und ihr Hochsteigen zu verhindern.

C. Geschwülste

1. Gutartige

Fibrom und *Lipom:* vom subpleuralen Gewebe ausgehend, häufig als sog. Zwerchsackgeschwülste die Brustwand durch die Intercostalräume nach innen und außen durchwachsend.

Neurofibrome und *Neurinome:* meist nach hinten gelegen und bis an die Wirbelsäule heranreichend, gelegentlich längs des Intercostalnerven in den Wirbelkanal einwachsend.

2. Bösartige

a) Sarkom. Rasch wachsende Tumoren, prognostisch sehr ernst zu bewerten, weil sich trotz ausgedehnter Brustwandresektionen und Röntgennachbestrahlung der ungünstige Verlauf mit lokalem Rezidiv und allgemeiner Metastasierung nicht aufhalten läßt.

Pleurariesentumor ist eine spezielle Sarkomform von relativer Gutartigkeit. Wahrscheinlich handelt es sich um lange bestehende Fibrome, welche sekundär maligne entarten.

b) Pleuraendotheliom s. Pleuradeckzelltumor s. Pleuracarcinom (vgl. S. 467). Von den Deckzellen der serösen Pleura ausgehende, große, flache Geschwulstmassen, welche die ganze Innenseite der Brustwand umfassen und auch auf Lunge und Zwerchfell übergreifen, d. h. alle Pleuraabschnitte befallen können.

Symptome: schleichende Entwicklung, unbestimmte Druck- und Intercostalschmerzen, sobald die infiltrierend wachsende Geschwulst auf die Zwischenrippennerven übergreift.

Diagnose: ausgedehnte *Dämpfung* mit abgeschwächtem Atemgeräusch, massive *Verschattung* im Röntgenbild. *Punktion* ergibt derbe, verdickte Pleura, nicht selten Aspiration von etwas hämorrhagischem Exsudat, *cytologisch* im Punktat große, typische Geschwulstzellen.

Therapie: machtlos, man versuche Röntgenbestrahlung und Chemotherapie zur Schmerzlinderung.

5. Abschnitt: Lungen

Anatomie und gebräuchlichste Operationen (vgl. auch Abb. 20, 21).

Lappen- und Segmenteinteilung: die Einheit der intrapulmonalen Einteilung ist der *Lungenlappen*. Er läßt sich durch annähernd radiäre Schnitte, welche vom Hilus zur Lappenoberfläche verlaufen, in einzelne *Segmente* aufteilen. Jedes Lungensegment wird durch einen zugehörigen Segmentbronchus und eine Segmentarterie (primäre Bronchen und Gefäße) versorgt. Arterie und Bronchus verlaufen stets streng einander zugeordnet und sind an dieser engen Beziehung leicht erkennbar (*Zenker-Heberer*). Das eigentlich funktionelle Gefäß, die Segment- bzw. Lappenvene verläuft intersegmental und kennzeichnet durch ihren Verlauf die Grenze der einzelnen Segmente. Sie bezieht das Blut aus beiden benachbarten Segmenten und ist bei Segmentresektionen unbedingt zu schonen. Die

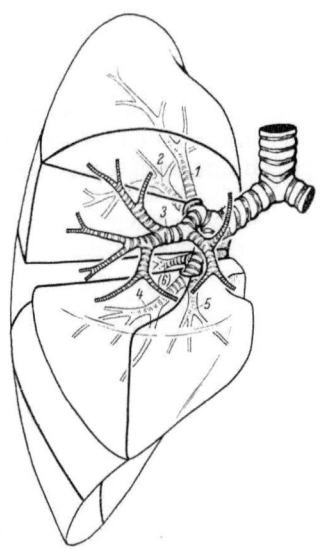
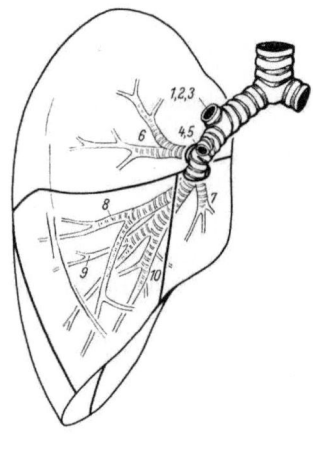

Abb. 230. *Segmenteinteilung der Lunge* (n. Lezius): Segmente des rechten Ober- und Mittellappens (Ventralansicht)

Abb. 231. Segmente des rechten Unterlappens (Ventralansicht)

Segmentaufteilungen können stark variieren, und zwar in Form von *Separationen* (Äste, die normalerweise gemeinsam entspringen, aber getrennt verlaufen), *Fusionen* (normalerweise getrennt entspringende Äste gehen gemeinsam ab), *Dislokationen* (der Ast entspringt aus dem normalen Stamm, die Abgangsstelle ist aber nach proximal oder distal verschoben), *Transpositionen* (der Ast entspringt als Nebenast aus einem Bronchus niedrigerer oder höherer Ordnungszahl); ferner kommen *Variationen der Zahl* (Aplasie,

Rechte Lunge (s. Abb. 230 u. 231)

Oberlappen:

Nr. 1, *apikales Segment*, nimmt die Lungenspitze ein und liegt in der Pleurakuppel.

Nr. 2, *posteriores Segment*, steht in enger Beziehung zu Nr. 1 und liegt nach dorsal von diesem.

Nr. 3, *anteriores Segment*, füllt einen großen Teil des vorderen Brustraums aus. Seine Basis bildet den Lappenspalt gegen den Mittellappen.

Mittellappen:

Nr. 4, *laterales Segment*, liegt lateral vorn.

Nr. 5, *mediales Segment*, liegt medial vorn.

Unterlappen:

Nr. 6, *apikales Segment* (*Nelson*-Segment), bildet die Spitze des Unterlappens und liegt durch den Lappenspalt getrennt dem Segment Nr. 2 des Oberlappens an.

Nr. 7, *mediobasales Segment*, liegt der seitlichen Fläche des Herzbeutels an und wird in der Vorderansicht vom Mittellappen überdeckt.

Nr. 8, *anterobasales Segment*, liegt in seitlicher Ansicht im Unterlappen am weitesten ventral und, durch den Lappenspalt getrennt, dem Mittellappen an.

Nr. 9, *laterobasales Segment*, liegt im Unterlappen basal am weitesten lateral und zwischen dem basalen Segment Nr. 8 und 10.

Nr. 10, *posterobasales Segment*, liegt basal am weitesten dorsal.

Linke Lunge (s. Abb. 232 u. 233)

Oberlappen:

Nr. 1 und 2, *apikales* und *posteriores Segment*, meist zu einem apiko-posterioren Segment mit gemeinsam entspringendem Segmentbronchus fusioniert.

Nr. 3, *anteriores Segment*, entspricht weitgehend dem Segment Nr. 3 der rechten Lunge.

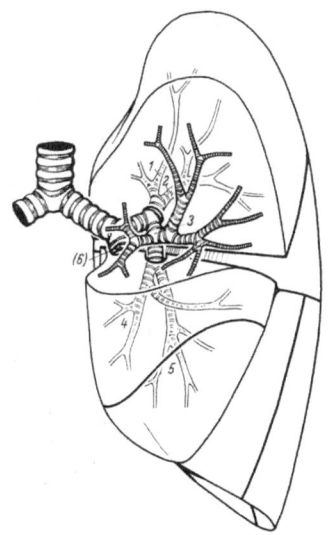
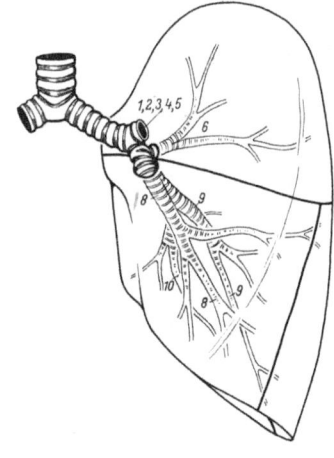

Abb. 232. Segmente des linken Oberlappens (Ventralansicht)

Abb. 233. Segmente des linken Unterlappens (Ventralansicht)

Nr. 4 und 5, *Lingula*, entspricht dem Mittellappen der rechten Seite; Nr. 4 *superiores Segment*, Nr. 5 *inferiores Segment*; die Bronchen Nr. 4 und 5 entspringen jedoch links aus dem Oberlappenstammbronchus.

Unterlappen:

Nr. 6, *apikales Segment* (*Nelson*-Segment), entspricht völlig dem der rechten Seite.

Nr. 7 entfällt auf der linken Seite.

Nr. 8, *anterobasales Segment*.
Nr. 9, *laterobasales Segment*.
Nr. 10, *posterobasales Segment*.

Die basalen Segmente Nr. 8 bis 10 der linken Seite entsprechen nach Lage und Aufteilung denen der rechten Seite vollkommen.

Das Bronchialsystem: Kenntnis des Bronchialsystems ist vor allem zur bronchoskopischen Orientierung erforderlich. Beim Vorschieben des Bronchoskops in die Tiefe gelangt man in bestimmter Höhe an gewisse Stellen, von welchen aus ein typischer Überblick über die Abgänge der einzelnen Bronchialverzweigungen gegeben ist (vgl. Abb. 21).

Die Lungenhili: enthalten den Hauptbronchus und seine Äste, die Lungenarterie, die obere und untere Lungenvene, die Bronchialarterien und Venen, Nervenplexus, Lymphknoten und ableitende Lymphgefäße.

a) *Rechter Lungenhilus* (s. Abb. 234): Ansicht des rechten Hilus nach Pneumonektomie in Bauchlage des Patienten. Der stets am weitesten dorsal gelegene Hauptbronchus liegt auf der rechten Seite etwas mehr kranial als die Arterie (eparterieller Bronchus),

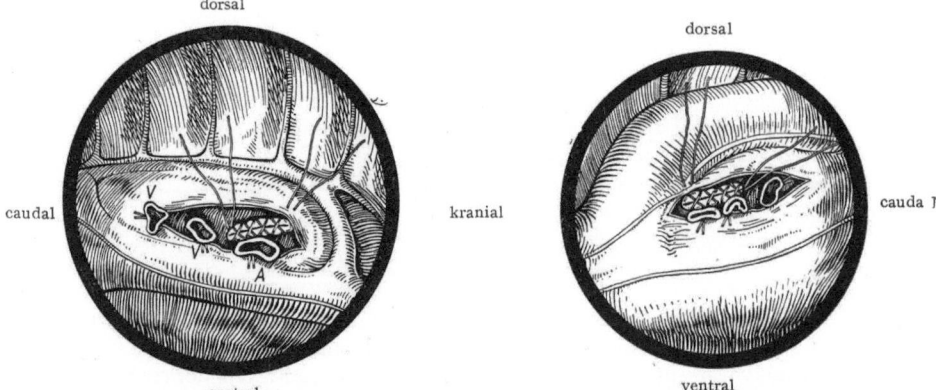

Abb. 234. *Lungenresektion:* Hilusverhältnisse nach Pneumonektomie rechts (Patient in Bauchlage)

Abb. 235. *Lungenresektion:* Hilusverhältnisse nach Pneumonektomie links (Patient in Bauchlage)

die Lungenarterie liegt etwas caudal und ventral von ihm. Die obere und untere Lungenvene liegt in beträchtlicher Entfernung vom Hauptbronchus caudalwärts von ihm.

b) *Linker Lungenhilus* (s. Abb. 235): Ansicht nach Pneumonektomie links in Bauchlage des Patienten: auch hier liegt der Hauptbronchus am weitesten dorsal; die Lungenarterie ist jedoch weiter nach kranial gerückt, ebenso die obere Pulmonalvene, welche etwa in Höhe des caudalen Randes des Hauptbronchus gelegen ist. Die untere Lungenvene liegt hier beträchtlich nach caudalwärts von der oberen Lungenvene. Die Beziehung: Bronchus am weitesten dorsal, Arterie ventral von ihm, und Venenverlauf selbständig und unabhängig von Bronchus und Arterie wiederholt sich stets bis hinein in die peripheren Aufzweigungen.

Lymphgefäßsystem. a) *Intrapulmonal:* jeder Lungenflügel besitzt 3 Lymphausbreitungsgebiete: ein oberes, ein mittleres und ein unteres; ihre Grenzen stimmen mit den anatomischen Grenzen nicht überein. Das *obere* Ausbreitungsgebiet der *rechten* Lunge hat sein Abflußgebiet in die paratrachealen Knoten, das *mittlere* in die paratrachealen und Bifurkationsknoten, das *untere* in die Lymphknoten unterhalb der Carina. In der *linken* Lunge ist das *obere* Lymphgefäßausbreitungsgebiet den paratrachealen Knoten links, den Lymphknoten im Bereich des Ductus arteriosus und der Recurrensschleife zugeordnet; das *mittlere* Gebiet fließt in die vorderen mediastinalen und linken paratrachealen sowie in die unterhalb der Carina gelegenen Lymphknoten ab; dorthin drainiert auch das System des linken Unterlappens.

b) *Hiluslymphknoten:* sind den verschiedenen Lymphgefäßausbreitungsgebieten der beiden Lungenflügel zugeordnet. Ist der Lymphknoten der Recurrensschlinge von Carcinommetastasen befallen (Stimmbandlähmung!), dann ist ein Lungencarcinom so gut wie sicher inoperabel.

c) *Paratracheale Lymphknoten:* liegen zwischen seitlicher und vorderer Trachealwand, Vena cava superior, Aortenbogen, Truncus brachiocephalicus und mediastinaler

Pleura. Sie erhalten afferente Gefäße von den Hiluslymphknoten und den Bifurkationslymphknoten. Rechts führen sie in den rechten Lymphgefäßgang, links in den Ductus thoracicus. Vergrößerung dieser Lymphdrüsengruppe bedroht vor allem den linken Hauptbronchus, welcher vollständig komprimiert werden kann.

d) *Bifurkationslymphknoten:* liegen in dem durch die Bifurkation der Trachea gebildeten Winkel oberhalb der in den linken Vorhof eintretenden Lungenvenen. Sie stehen vorwiegend mit der rechten paratrachealen Lymphknotengruppe in Verbindung, seltener mit der linken; bei Vergrößerung dieser Gruppe kommt es zur sichtbaren Verbreiterung der Carina mit Vergrößerung des Bifurkationswinkels (normal 70–75°).

e) *Mediastinale Lymphknoten. Rechts:* vor der oberen Hohlvene und rechten V. brachiocephalica, enden im rechten Lymphstamm. *Links:* vor Aortenbogen und A. carotis gelegen, beginnen sie mit einem großen Knoten vor dem Lig. arteriosum auf der

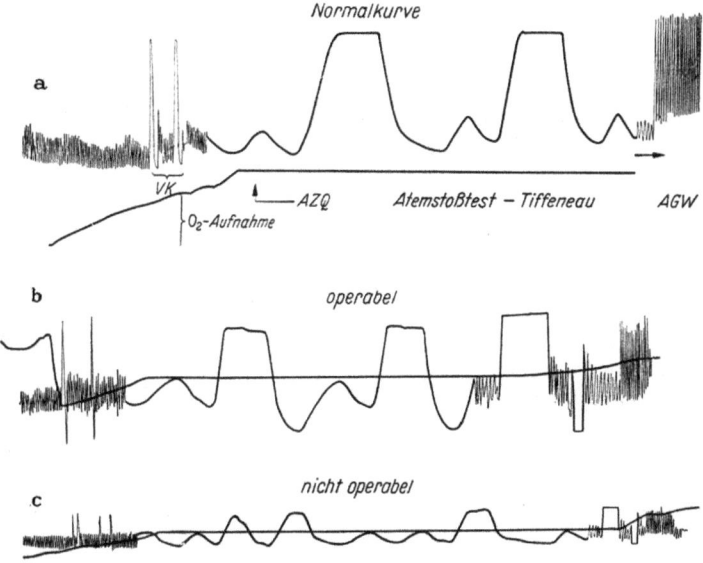

Abb. 236. Bedeutung der Lungenfunktionsprüfung für die Indikation zur Lungenresektion
a) normal, b) operabel, c) nicht operable

linken A. pulmonalis; sie folgen dem Verlauf des N. vagus bis zur A. carotis communis und enden an der Einmündungsstelle des Ductus thoracicus in die V. subclavia.

Allgemeine Voruntersuchung und Indikation: Untersuchungsmaßnahmen und Indikation für Eingriffe an Brustwand und Pleura s. einschlägige Kapitel (S. 1004, 1009). Die Indikation zur Lungenresektion wird von der Beantwortung folgender Grundfragen abhängig gemacht:

1. Kann durch Lungenresektion die krankhafte Veränderung vollständig oder in einem den Krankheitsverlauf günstig bestimmenden Ausmaß entfernt werden?
2. Sind die zurückbleibenden Lungenabschnitte funktionell so leistungsfähig, daß sie die erforderliche Atemleistung erfüllen können?
3. Sind die Herz-Kreislauf-Organe der Operationsbelastung und der Einschränkung der Atemoberfläche gewachsen?

a) Lungenfunktionsprüfung (vgl. S. 284): durch Bestimmung der Vitalkapazität, des *Tiffeneau*-Tests, des direkten und indirekten Atemgrenzwerts, der Bronchospirometrie bei bilateralem Leiden und in Sonderfällen durch Bestimmung der Residualluft, der Totalkapazität und durch Blutgasanalyse läßt sich feststellen, ob die verbleibende Restlunge nach der Resektion in der Lage ist, den Sauerstoffbedarf des Organismus voraussichtlich zu decken. Durch spirometrische Aufzeichnung der einzelnen Werte in einem Kurvensystem (s. Abb. 236) lassen sich direkte Schlüsse auf Operabilität bzw. Inoperabilität vom funktionellen Standpunkt aus ziehen.

b) Ergometrie. Durch Kombination von Spirographie und Ergometrie in verschiedenen Belastungsstufen läßt sich nachweisen, ob der Patient über genügend Atemreserven verfügt, um nach dem lungenverkleinernden Eingriff weiterleben zu können.

c) Herzuntersuchung. Herzbelastung und Elektrokardiographie dient vor allem der Aufdeckung eines *Cor pulmonale*, welches entsprechender Vorbehandlung vor der Operation bedarf. Nicht behebbare Kreislaufschäden stellen eine Kontraindikation zur Lungenresektion dar.

d) Bronchoskopie (vgl. S. 45, vgl. Abb. 19). Dient der endoskopischen Diagnostik des gesamten Tracheobronchialbaums von innen zur Feststellung krankhafter Veränderungen (Tumoren, Stenosen, Ulcerationen, Wandveränderungen aller Art, Blutungsquellen, Bronchusverletzungen, Fremdkörper usw.).

e) Bronchographie (vgl. S. 47). Wird am besten mit der Bronchoskopie kombiniert und in Narkose ausgeführt. Sie besteht in der Röntgenkontrastmittelfüllung bzw. -darstellung des Bronchialbaums bzw. einzelner Abschnitte desselben (gezielte Bronchographie). Sie dient zur Feststellung von krankhaften Formveränderungen oder Lageanomalien, Verdrängungen, Einengungen oder Erweiterungen des Bronchialbaums. Zur exakten Deutung des Bronchogramms ist die genaue Kenntnis der einzelnen Lungensegmente (vgl. Abb. 230—233 unerläßlich.

f) Probeexcision. Kann bei Tumoren des Tracheobronchialbaums auf endoskopischem Weg entnommen und hierdurch eine Artdiagnose gestellt werden. Außerdem kann bei der Bronchoskopie gezielt Bronchialsekret entnommen und nach *Papanicolaou* untersucht werden (65% der Fälle liefern ein positives Ergebnis).

g) Röntgenuntersuchung. Einfache Übersichtsaufnahmen decken vielgestaltige Verschattungen auf, gestatten jedoch keine einwandfreie Diagnose. Hierzu sind Spezialaufnahmen (Schrägaufnahmen, Tomogramme in horizontaler und auch transversaler Ebene) erforderlich. Fast stets muß die einfache Röntgenuntersuchung durch eine Bronchographie ergänzt werden.

h) Pleura- und Lungenpunktion. Deckt entzündliche, spezifische und unspezifische, tumoröse, d. h. meist sero-hämorrhagische Pleuraergüsse auf. In 60% der letzteren ist histologisch der Nachweis von Tumorzellen möglich. Punktion der Lunge kann Lungenabscesse oder Tumoren aufdecken und der Materialentnahme zur histologischen bzw. bakteriologischen Untersuchung dienen.

Anästhesie: für Lungenresektionen im allgemeinen intratracheale Lachgas-Äther-Überdrucknarkose (vgl. S. 66).

Lagerung: je nach Lokalisation bzw. Art des geplanten Eingriffs kann der Thorax durch eine *anterolaterale Incision* in Rückenlage (*Rienhoff*) oder auch durch *bilaterale* Thorakotomie in Rückenlage zur gleichzeitigen Eröffnung beider Pleurahöhlen oder durch *laterale Incision* in Seitenlagerung oder durch *posterolaterale* Incision in Bauchlage (nach *Sellors, Overholt*) eröffnet werden (vgl. Abb. 3, 3a). Im allgemeinen ist die Bauchlagerung am praktischsten und gefahrlosesten, da der Lungenhilus von hinten her auf dem kürzesten Weg erreicht wird, die gesunde Seite uneingeschränkt beatmet wird und die Gefahr des Sekretübertritts von der kranken auf die gesunde Seite vermieden wird. Lediglich für bestimmte Segmentresektionen ist die Seitenlage (anteriores Segment und einzelne basale Segmente) oder die Rückenlage (isolierte Resektion des Mittellappens oder der Lingula) angezeigt.

Technik der Lungenresektion. *Zugangsweg:* Incision durch das Bett der 5. oder 6. Rippe mit Rippenresektion oder bei jüngeren Patienten durch den entsprechenden Intercostalraum; dabei möglichste Schonung der Rücken-Schulterblatt-Muskulatur (vgl. S. 532). Kräftige Rippenspreizung mit Rippensperrer nach *Finochietto*. Bei vorhandenen flächenhaften Verwachsungen ist die intrapleurale, bei besonders starken Verwachsungen gelegentlich auch die extrapleurale Ablösung der Lunge von der Brustwand erforderlich. Um nach Teilresektion der Lunge die Ausfüllung des Hohlraums zu gewährleisten, ist es notwendig, die gesamte verbleibende Lunge aus den Verwachsungen zu lösen.

An Eingriffen kommen in Betracht: die *atypische Resektion*, d. h. Enucleation, Ausschälung oder keilförmige Excision kleiner oberflächlicher, herdförmiger Parenchymläsionen (Tumor, Cyste, Tuberkulom) ohne Rücksicht auf die Lappen- und Segmentgrenzen. Die Entfernung eines ganzen Lungenflügels heißt *Pneumonektomie*, eines Lappens *Lobektomie*, eines Segments *Segmentresektion*. Unter *radikaler Pneumonektomie* versteht man die Entfernung der ganzen Lunge samt regionären Lymphdrüsen bei Lungencarcinom. Werden infiltrierte Nachbarorgane (Perikard, Zwerchfell, Brustwand) en bloc oder getrennt mitentfernt, so spricht man von *erweiterter Pneumonektomie*. Bei der *Pleuropneumonektomie* wird die parietale Pleura mitentfernt, d. h. eine extrapleurale Resektion vorgenommen. Werden gleichzeitig Anteile der knöchernen Brustwand mitentfernt, spricht man von einer *Costopleuropneumonektomie*.

a) Pneumonektomie (vgl. Abb. 234 u. 235). Aufsuchen der Hilusstrukturen durch laterales Abschieben der Lunge und Incision der mediastinalen Pleura; Darstellung der einzelnen Hilusgebilde im Absetzungsgebiet und deren Einzelversorgung; wird in Bauchlage operiert, so wird stets der am weitesten dorsal gelegene Bronchus zuerst durchtrennt. Zur Vermeidung des Abrutschens von Ligaturen an den großkalibrigen Gefäßen werden sie möglichst weit nach peripher präpariert, nach beiden Seiten möglichst weit auseinanderliegend ligiert und mit beidseitigen Umstechungsligaturen gesichert. Arterie wird vor den Venen versorgt, um eine Blutüberfüllung der Lunge zu vermeiden. Nur beim Carcinom kommt die präliminare Unterbindung der Lungenvenen (*Lezius*) in Frage, damit eine Verschleppung der Krebszellen vermieden wird. Nach Entfernung der Lunge muß sich das in Abb. 234, 235 gezeigte Bild bieten. Besonders sorgfältig ist der Bronchialverschluß auszuführen (s. Abb. 237). Er kann auf die verschiedenste Weise ausgeführt werden. Am besten bewährt ist die Verschlußtechnik nach *Sweet-Churchill-Nissen*. Dabei wird der Bronchus allmählich durchtrennt und jeweils sogleich eine, den letzten Knorpelring mitfassende Einzel- oder fortlaufende Naht gelegt. Sehr zuverlässig ist auch das Verfahren nach *Klinkenbergh* (Abb. 238). Dabei werden zwei fortlaufende Nähte überkreuz über eine liegende Klemme gelegt und nach Abnahme der Klemme nach beiden Seiten fest angezogen und verknotet, wodurch ein absolut luftdichter Verschluß erzeugt wird. Die Zahl der Stumpfinsuffizienzen ist durch diesen Verschluß auf ein Mindestmaß herabgesetzt. *Derra* hat einen Verschluß mittels Einzel-8er-Nähten angegeben. Wichtig ist die abschließende Deckung der versorgten Hilusgebiete durch Aufsteppen gut durchbluteten Gewebes (benachbarte Pleura, serosabekleideter Lungenzipfel).

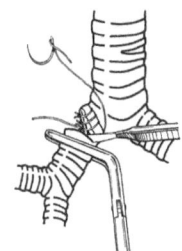

Abb. 237. Technik des Bronchialstumpfverschlusses nach *Sweet-Nissen*

b) Lobektomie (s. Abb. 239). Auch die Lobektomie beginnt mit der Freilegung des Bronchus und dessen Versorgung, sofern in Bauchlage operiert wird. Es folgt die dicht neben dem Bronchus gelegene Arterie und schließlich die Vene, welche möglichst weit nach peripher verfolgt werden soll, da die Unterbindung einer zum zurückbleibenden Lungengewebe gehörigen Vene schwerwiegende Folgen (Stauung, Infarzierung, nekrotischer Zerfall der Restlunge) hat.

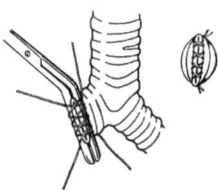

Abb. 238. Technik des Bronchialstumpfverschlusses nach *Klinkenbergh* (gebräuchlichstes, sehr sicheres Verfahren)

c) Segmentresektion (s. Abb. 240 und Abb. 241). Bei der Segmentresektion ist die Reihenfolge der Versorgung der Hilusstrukturen grundsätzlich die gleiche wie bei der Lobektomie. Besonderheiten betreffen die Venen. Zum Segmenthilus konvergiert eine *Zentralvene*, die den Bronchus begleitet und eine *Intersegmentvene*, welche als Leitgebilde der operativen Trennungsfläche benutzt werden soll und möglichst erhalten bleiben muß, da sie auch dem benachbarten zurückbleibenden Segment funktionell zugehörig ist.

d) Pleuropneumonektomie und **Costopleuropneumonektomie** s. Abb. 250.

e) Brustwandverschluß. Soll mechanisch-solid und luftdicht sein, d. h. er muß schichtweise vorgenommen werden, wobei Einzelnähte der Intercostalmuskulatur und fortlaufende Nähte der Rücken-Schulterblatt-Muskulatur meist ausreichen. Pericostale Nähte sind tunlichst zu vermeiden wegen der Gefahr einer Intercostalneuralgie. Dieser kann auch durch Exairese des Intercostalnerven vorgebeugt werden, wenn Perikostalnähte unvermeidlich sind. Sehr bedeutungsvoll ist die *Drainage*, welche grundsätzlich nach jeder Thorakotomie mit Lungenteilresektion eingelegt werden muß. Nach Pneumonektomien kann die Pleurahöhle auch undrainiert verschlossen werden. Die Resthöhle wird u. U. täglich abpunktiert und wie ein Pneumothorax geführt, so daß keine Mediastinalverdrängung zu befürchten ist. Die Thoraxdrainagen werden an eine der üblichen, auf physiologischen Unterdruck eingestellten Saugvorrichtungen (Wasserstrahl, Elektropumpe; s. Abb. 217, 218) angeschlossen.

Nachbehandlung nach Lungenresektion. Fortführung der Pleuradrainage zur zuverlässigen Entfernung des regelmäßig auftretenden Exsudats und bis vollständige Ausdehnung der Lunge erreicht ist. *Freihaltung der Atemwege* durch blindes oder endoskopisches Absaugen; dosierte Sauerstoffzufuhr (O_2-Maske oder -Zelt), Schock- und Schmerzbekämpfung (Bluttransfusion, Serumkonserve, Analgetica); systematische Fortführung der bereits präoperativ erlernten Atem- und Bewegungsübungen.

Frühkomplikationen:

a) *Atelektase:* der Restlunge oder der kontralateralen Lunge entsteht durch *Verstopfung der Bronchen* mit Sekret, Blutgerinnsel, aspiriertem Material von innen her,

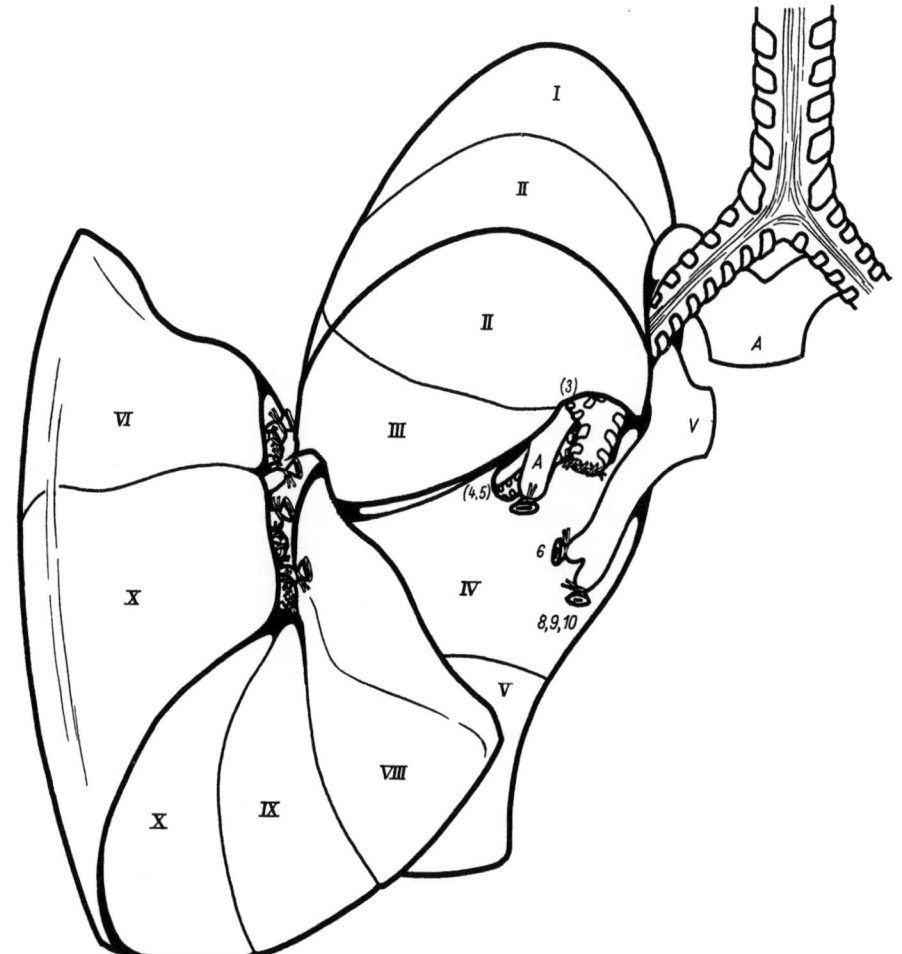

Abb. 239. *Lungenresektion:* Technik der Lobektomie (linker Unterlappen). Dorsalansicht! (Zum besseren Verständnis sind Bronchus- und Gefäßstümpfe überlang dargestellt!)

oder von außen her durch Pleuraexsudat, Nachblutung in die Pleurahöhle, Luftaustritt aus eröffneten kleinen Bronchialästen oder Alveolen nach Teilresektionen (Sero-, Hämo-, Pneumothorax); im letzteren Fall handelt es sich um eine Kompressionsatelektase. *Prophylaxe:* regelrechte Saugbehandlung und routinemäßige postoperative Röntgendurchleuchtungen.

Therapie: endotracheale Absaugung, u. U. Überdruckbeatmung; bei Stieldrehung des Restlappens Rethorakotomie.

b) *Blutung:* bei diffuser Nachblutung kontinuierliches Absaugen, lokale Instillation von Streptokinase-dornase, bei lebensbedrohlicher Nachblutung oder Entstehung eines größeren Hämatothorax Rethorakotomie mit Aufsuchen der Blutungsquelle bzw. Ausräumung des Hämatothorax.

c) *Bronchialstumpfinsuffizienz:* ernste Frühkomplikation, welche Spannungspneumothorax, Überflutung der kontralateralen Lunge mit Pleuraexsudat und Erstickung herbeiführen kann.
Therapie: sofortiges Anlegen einer Thoraxdrainage und endobronchiale Absaugung.
Folgen: innere Fistel und Pleuraempyem.

d) *Kardiorespiratorische Insuffizienz. Ursachen:* plötzlicher Ausfall eines Teils der Atemoberfläche durch Atelektase, Überlastung des Kreislaufs durch überdosierte

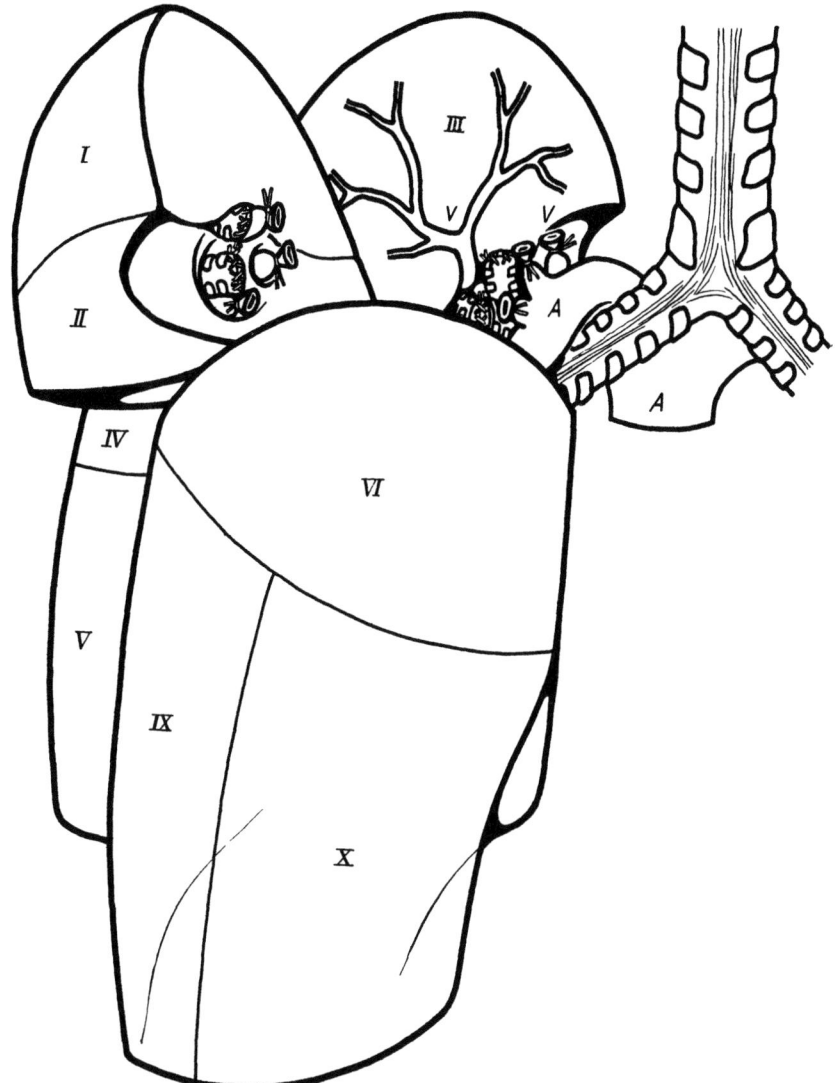

Abb. 240. *Lungenresektion:* Technik der Segmentresektion (Segmente *I* und *II* links) Dorsalansicht!

parenterale Flüssigkeitszufuhr, primäres Herzversagen bei Rechtsinsuffizienz; Coronarinfarkt; Mediastinalverlagerung durch Verziehung des Mediastinums auf die Seite des Leerraums oder Verdrängung durch massives Exsudat oder Pneumothorax im Leerraum; Herztamponade durch Perikarditis oder Blutung nach intraperikardialer Gefäßunterbindung; das Perikard ist daher nur locker zu verschließen oder primär zu fenstern.

Therapie: O_2-Inhalation, Kardiotonica, Normalisierung des pleuralen Innendrucks, Erzwingung der Ausdehnung der Restlunge.

Spätkomplikationen:

a) *Verlust von beatmetem Lungengewebe.* Ist bei *Segmentresektion* und *Lobektomie* meist ohne praktische Bedeutung. Der entstandene Leerraum wird meist durch Überblähung des Restlappens und Schrumpfung der Thoraxwand ohne weiteres ausgefüllt. Nach *Pneumonektomie* kann der Verlust beatmeter Lungenoberfläche unmittelbar nach der Operation zur akuten *kardiorespiratorischen Insuffizienz* führen, und zwar auch dann, wenn die präoperative Funktionsprüfung normale Werte ergab. Vor allem durch die Radikaloperation des Lungenkrebses wird mehr funktionstüchtiges als geschädigtes

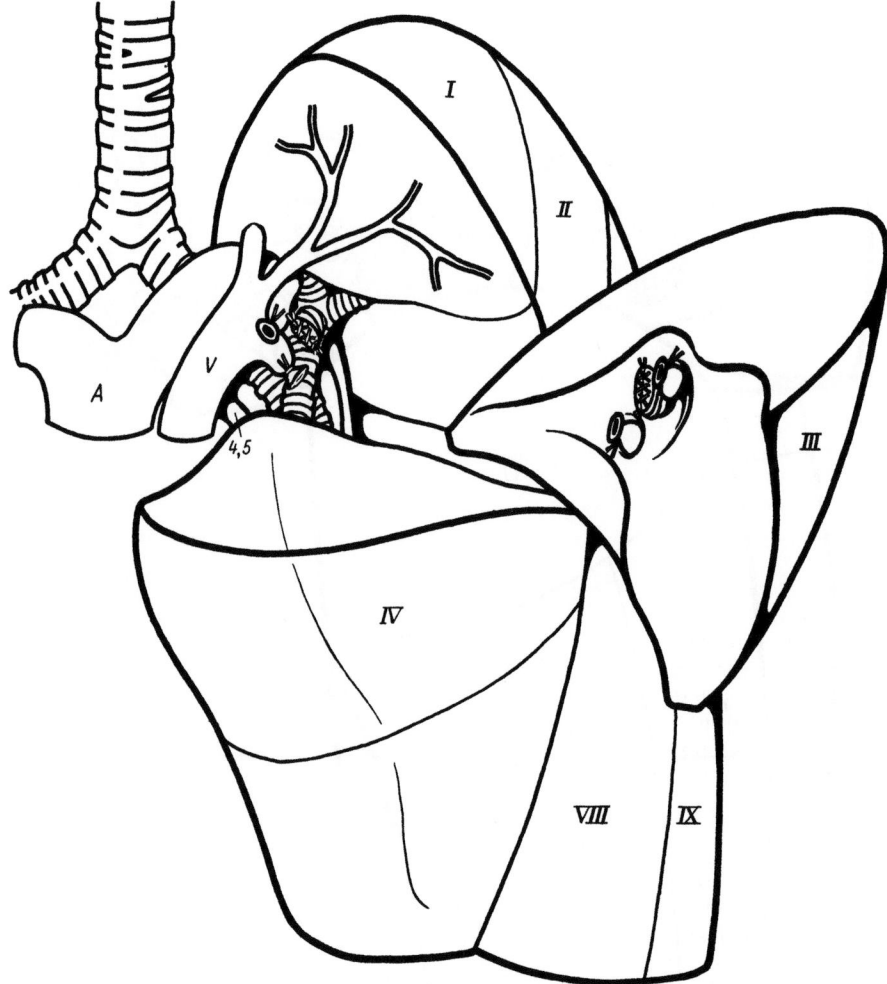

Abb. 241. *Lungenresektion:* Technik der Segmentresektion (Segment *III* links) Ventralansicht!

Lungengewebe entfernt. Nach Pneumonektomie wegen ausgedehnter kavernöser Tuberkulose kommt es oft zur Besserung der Sauerstoffsättigung des Blutes infolge Wegfalls des zirkulatorischen Kurzschlusses, welchen die erkrankte Lunge erzeugt hat. Nach Entfernung derselben wird die Gesamtblutmenge durch die gesunde Lunge geleitet und die Sauerstoffaufnahme infolgedessen verbessert. Eine langsam zunehmende, *chronischrespiratorische Insuffizienz* kann sich im Laufe mehrerer Wochen nach der Operation entwickeln. Sie ist die Folge langsam fortschreitender Mediastinalverlagerung. *Prophylaxe:* Führung des lungenlosen Pleuraraums als Pneumothorax, dessen Verkleinerung sich durch dosierte Luftnachfüllung steuern läßt. Auf diese Weise kann sich das Herz an die neuen Bedingungen besser anpassen. Gelegentlich ist Thorakoplastik zur Stabilisierung des Mediastinums notwendig.

b) *Überdehnung des Restlappens.* Bleibt nach Lobektomie in der Regel auf die gesunden Restlappen der gleichen Seite beschränkt; nach Pneumektomie vermag es sich auch in der kontralateralen Lunge zu entwickeln. Je älter der Patient ist, desto mehr muß mit emphysematöser Umbildung des Restlappens gerechnet werden.

c) *Leerraumbekämpfung.* Das Problem stellt sich vor allem nach Resektion tuberkulöser Herde. Der Raumausgleich kann durch Kunststoffprothesen oder *Thorakoplastiken* ausgeführt werden. Die Plombierung mit Kunststoffprothesen ist wegen der Unsicherheit ihrer Einheilung völlig verlassen worden. *Indikation zur primären Thorakoplastik:*

1. *Aktivierung stummer Herde:* tritt in etwa 10% der Fälle nach Lungenresektion wegen Tuberkulose ein. Durch zusätzliche primäre Thorakoplastik wird die Aktivierung nicht nachweislich beeinflußt.

2. *Emphysematöse Überblähung der Restlunge:* kommt jenseits des 50. Lebensjahrs häufig vor und rechtfertigt eine Thorakoplastik 2–3 Wochen nach der Lungenresektion. Eine verspätete Thorakoplastik kann die überdehnte Lunge wahrscheinlich nicht mehr normalisieren.

3. *Empyem und Bronchialfistel:* entwickeln sich besonders leicht, wenn die Lunge den Leerraum nicht ausfüllt. Auch die Ausbildung von Parenchymfisteln wird durch eine nicht voll ausgedehnte Lunge einerseits und eine pyogene Infektion des Leerraums andererseits begünstigt. Ein zweckmäßiger Leerraumausgleich geschieht daher in folgender Weise: *nach Oberlappenentfernung* Plastik der 2.–5. Rippe während des Eingriffs oder 1–2 Wochen danach bei Patienten über 50 Jahren und bei bereits bestehendem Lungenemphysem; ferner bei mangelhafter Ausdehnung der Restlunge nach einer Beobachtungszeit bis zu 6 Monaten.

Nach Unterlappenentfernung: Anlegen eines Pneumoperitoneums, wenn sich nach vierwöchiger Beobachtungszeit die Restlunge noch nicht völlig ausgedehnt hat.

Nach Pneumonektomie: Thorakoplastik der 1.–8. Rippe bei totaler Empyemresthöhle, bei Stumpfinsuffizienz mit Empyemresthöhle, bei Gefahr der Aktivierung von Herden in der kontralateralen Lunge.

A. Mißbildungen

Agenesie. (Fehlen eines Lungenflügels), *Variationen der Lungengefäße* (Ursprung der Lungenschlagader aus der Aorta, Truncus arteriosus comm.), Transposition der Lungengefäße, d. h. Einmündung einer, mehrerer oder aller Lungenvenen in den rechten Vorhof, meist bei gleichzeitig bestehendem Vorhofseptumdefekt; kann Anlaß zu einer operativen Umpflanzung der falsch einmündenden Vene in den linken Vorhof geben.

Zusätzliche Lappenbildungen. Zum Beispiel linker Mittellappen, Lobus cardiacus, Lobus posterior der Unterlappenspitze und Lobus venae azygos. Vorkommen des letzteren in 0,5%, nicht selten Sitz von krankhaften Veränderungen (Atelektase, Tuberkulose). Der L. v. azygos entsteht aus dem oberen medianen Teil des rechten Oberlappens durch eine Doppelfalte der Pleurablätter, die als Scheidewand in den Lappen eindringt; am Boden der Scheidewand liegt die Vena azygos.

Nebenlunge. Entsteht aus einer Fehlanlage der Vorderdarmrinne; sie ist ein nicht vollausgebildeter Lungenlappen, dessen Bronchus mit dem Respirationstrakt nicht in Verbindung steht, gelegentlich jedoch in den Ösophagus einmündet; krankhafte Veränderungen erfordern operative Entfernung.

Arterio-venöses Aneurysma der Pulmonalis. *Formen:* anginomatöses Gefäßkonglomerat mit arteriovenösen Anastomosen (der Teleangiektasia haemorrhagica hereditaria *Weber-Osler-Rendu* nahestehend), oder a-v-Fistel mit aneurysmatischem Sack zwischen Lungenarterie und Lungenvene, im Laufe des Lebens aus Gefäßkonvoluten entstehend; häufig in der Mehrzahl vorkommend; ein- und doppelseitig; gleichartige Gefäßanomalien, nicht selten auch an anderen Körperstellen. *Symptome:* extrakardiale systolische und diastolische Geräusche mit punctum maximum über dem Aneurysma, cerebrale Symptome (Schwindel, Krämpfe, Bewußtlosigkeit infolge cerebraler Embolie oder Hirnblutung), Rechts-Links-Shunt der Lungenblutbahn mit Sauerstoffsättigungsdefizit entsprechend der Shuntmenge, Vergrößerung des Herzminutenvolumens, sekundäre Polycythämie, Cyanose, Dyspnoe, Trommelschlegelfinger; bei sekundärer Anämie bleibt die Cyanose aus. *Komplikationen:* Rupturgefahr und tödliche Blutung in den Bronchialbaum oder die Pleurahöhle, Hirnabsceß, Herzversagen infolge coronarer Mangeldurchblutung. *Diagnose:* Auskultation. *Röntgenuntersuchung:* es finden sich umschriebene, rundliche Schatten mit breiten Schattenstreifen, welche durch die zu-

und abführenden erweiterten Gefäße hervorgerufen sind. Diese stehen mit dem Hilus in Verbindung und pulsieren heftig. *Angiokardiographie:* sichert die vasculäre Natur der Verschattung und zeigt eine nahezu gleichzeitige Füllung des linken und des rechten Herzens. *Differentialdiagnose:* Tuberkulose, Lymphogranulomatose, Tumoren, Intercostalaneurysma, essentielle Polyglobulie, kongenitale Vitien. *Therapie:* Segmentresektion, Lob- oder Pneumonektomie des aneurysmatragenden Lungenteils. Multiple Prozesse schließen chirurgisches Vorgehen aus. Die alleinige Ligatur der zuführenden Pulmonalarterie sichert keinen Dauererfolg.

Lungencyste. *Vorkommen:* angeboren oder auch erworben. Bei den *angeborenen* handelt es sich um Hemmungsmißbildungen, wobei die Bronchien, nicht aber die Alveolen angelegt sind; solitär, geschlossen und offen (Kommunikation mit dem Bronchialbaum) oder multipel (Cysten oder Wabenlunge), ein- oder vielkammerig; geschlossene Cysten prall mit Flüssigkeit gefüllt (Retentionscysten) können riesige Ausmaße erreichen; kleinere Cysten oft als Zufallsbefund bei Reihenuntersuchung; *Erworbene Ursache:* cystische Bronchialerweiterung bei Bronchitis, Perichondritis, Tuberkulose und nach Trauma; bullöses Emphysem bei älteren Patienten durch Dehnung des Lungengewebes und Einschmelzung der Alveolarsepten durch Atrophie des Lungengewebes (bei Asthma, Bronchitis, Skoliose und Atelektase); auch die megalocytische Einschlußkrankheit (Speicheldrüsenvirusinfektion) kommt als Entstehungsursache erworbener Lungencysten in Frage. *Symptome:* Kompression und Verdrängung übriger Lungenabschnitte oder von Nachbarorganen. *Komplikation:* Platzen der Cysten mit Ventilpneumothorax, Vereiterung der Hohlräume und Blutung. *Diagnose:* tympanitischer Klopfschall bei großen, wandnahen Cysten, amphorisches Atmen bei „offenen Cysten", Bronchialatmen, verkürzter Klopfschall bei Infiltration oder Kompression der Umgebung sowie bei Schwielen oder begleitendem Pleuraerguß; grobblasige Rasselgeräusche bei sekretgefüllten Cysten, kleinblasige bei kleinen Cysten. *Röntgenbild:* lufthaltige Ringschatten mit Sekretspiegel, respiratorische Größenschwankung der Cysten; bei Kontrastdarstellung der Bronchien (*Bronchographie*) oder der Gefäße (*Pneumangiographie*) wird die Spiegelbildung bzw. die Gefäßlosigkeit der Cystengegend besonders deutlich. *Differentialdiagnose:* Echinococcuscyste, Lungenabsceß, abszedierende Bronchiektasen, tuberkulöse Kavernen, abgekapseltes Empyem, partieller Pneumothorax, Mediastinaltumoren und -cysten, Emphysemblase. *Therapie:* operative Entfernung (Ausschälen isolierter Cysten), Segment- oder Lappenresektion bei multiplen Veränderungen; doppelseitige Cystenbildung verbietet die operative Behandlung; lediglich bei doppelseitig lokalisierten Erkrankungen kommt eine doppelseitige Lobektomie oder Segmentresektion in Frage; bei älteren Patienten nur Beseitigung der Komplikationen (Spannungspneumothorax, Empyem). *Prognose:* Radikaloperation bringt meist völlige Heilung. Operationsrisiko gering; es steigt aber bei langwierigen Infektionen und sekundären Organdegenerationen (Amyloidose, Myodegeneratio) merklich an, weshalb möglichst frühzeitig operiert werden muß.

Lungenhernie. *Definition:* Durchtritt von Lungengewebe durch einen Brustwanddefekt bis unter die Haut (dagegen ist *Lungenprolaps:* Vorfall bei offener Brustverletzung s. oben und *Lungenektopie:* Verlagerung außerhalb der Brusthöhle).

Vorkommen: selten.

Entstehung: angeboren oder *erworben*, hier wiederum *spontan* (z. B. bei Lungenemphysem, Muskelvereiterung) oder *traumatisch* (bei Rippenbruch oder bei Muskelriß z. B. infolge Keuchhustens oder Geburtswehen oder bei Stich- oder Schußverletzung).

Symptome: subcutane Geschwulst mit weicher und knisternder („luftkissenartiger") Konsistenz, tympanitischem Klopfschall und Bläschenatmen; zugleich bei Ausatmung sowie vor allem bei Husten und Pressen größer, bei Einatmung und Druck kleiner werdend.

Therapie: Reposition und Bandage mit Pelotte oder besser plastischer Brustwandverschluß mit Fascien- oder Periostknochenlappen (vgl. S. 990).

B. Verletzungen

Ursachen:

a) **Offene,** d. h. mit Eröffnung der Thoraxwand (vgl. S. 992) durch Stich, Hieb, Schuß.

b) **Geschlossene.** Durch Thoraxkontusion, Stoß, Schlag, Hieb mit stumpfem Instrument, Fall auf den Brustkorb. Die Lungenruptur erfolgt hierbei durch die Sprengwirkung der in Inspiration angehaltenen Atmung bei Glottisverschluß, sobald der Thorax komprimiert wird. Die Lunge platzt dabei wie ein aufgeblasener Gummiballon Auch gebrochene Rippenstücke können die Lunge bei geschlossener Haut anspießen; die Auswirkungen sind dann jenen der scharfen Verletzungen ähnlich. *Pathologisch-anatomisch:* kleinere Einrisse, Einspießungswunden durch Rippenfragmente (gewöhnlich oberflächlich bleibend), Einrisse größerer Lungengefäße mit Hämatothorax (s. S. 991), Ventilpneumothorax bei oberflächlichen, lappenförmigen Einrissen der Lunge, Lungenprolaps bei Brustwandperforation, zentrale Einrisse im Hilusbereich mit Verletzung größerer Bronchien sind besonders infektionsgefährdet durch Eindringen von Keimen auf dem Wege über die Bronchien (Abszedierung, Lungengangrän, Pleuraempyem); Pleuraeinrisse (oft strahlenförmig um den Hilus angeordnet), flächenhafte Blutungen unter der Pleura visceralis und subpleuralis und interstitielles Emphysem bei Alveolenruptur.

Symptome: bei offener und geschlossener Lungenverletzung findet sich Atemnot, Schock-Kollapssyndrom, Bluthusten (schaumig-hellrot), Hustenreiz, Hautemphysem; bei offenen Verletzungen besteht offener Pneumothorax (vgl. Abb. 212), die aus der offenen Verletzung ein- und ausstreichende Luft ist mit schaumigem Blut vermischt; Pneumothorax bei geschlossener Verletzung (verlängerter tympanitischer Klopfschall, aufgehobenes oder abgeschwächtes Atemgeräusch), Spannungspneumothorax (Verdrängung des Mediastinums, Zwerchfelltiefstand), Hämatothorax (massive Schallverkürzung, aufgehobenes Atemgeräusch, Entblutungsschock). *Röntgenbild:* fehlende Lungenzeichnung (Pneumothorax), massive Verschattung (Hämatothorax), verdrängtes Mittelfell (Spannungspneumothorax).

Therapie. a) *Konservativ:* bei allen leichteren geschlossenen Lungenverletzungen mit Schock-Kollapsbekämpfung und bei Lungenkollaps Maßnahmen zur Wiederausdehnung der Lunge (intratracheales Absaugen beseitigt Atelektasen), wiederholte Punktionen sero-hämorrhagischer Ergüsse, Beseitigung von Pneumothorax oder Spannungspneumothorax (s. Abb. 219) durch kurzfristige Drainage.

b) *Operativ:* bei allen offenen Verletzungen, wobei sowohl die Lungenwunde als auch die äußere Wunde primär versorgt wird, ausgedehnte Lungenzerreißungen erfordern Lungenresektion, Bronchusruptur primäre Bronchusnaht. Bei geschlossener Verletzung wird die Operation erforderlich, wenn der Lungenkollaps trotz aller Maßnahmen bestehenbleibt und Zeichen eines Hämatothorax oder einer Infektion auftreten; hier ist explorotorische Thorakotomie mit Lungennaht, evtl. Lungenresektion erforderlich.

c) Steckschüsse und Fremdkörper. Durchschüsse sind einer aseptischen Verletzung gleichzusetzen; auf die Revision des Lungenschußkanals wird verzichtet, solange keine Anzeichen einer schwereren Komplikation (Pneumothorax, Infektion, Blutung) auftreten. Sofortige Revision und Versorgung ist bei Zweihöhlenschüssen (Mitverletzung von Mediastinalorganen, Zwerchfell oder Bauchhöhle) erforderlich. Steckschüsse heilen unter konservativer und Chemotherapie in der überwiegenden Mehrzahl folgenlos ein. Nachträgliche Wanderung von Fremdkörpern in den Lungen ist selten. *Komplikationen:* Abscesse, Bronchusstenose mit Aletektasen und Bronchiektasen (infolge narbiger Schrumpfung des Bronchus), innere Lungenfistel, Aneurysma, Arrosion von Lungengefäßen, welche oft noch nach langen Jahren auftreten kann.

Therapie: Splitterentfernung durch Pneumotomie, bei tieferem Sitz und Veränderung des umgebenden Lungengewebes Segmentresektion oder Lobektomie. Dies gilt auch für aspirierte, sehr festsitzende Körper, soweit sie auf endoskopischem Wege nicht entfernt werden können.

Prognose: gehäuftes Aufflackern einer Infektion, Bronchusinsuffizienz, Pleuraempyem; Heilung in etwa 90% der Fälle; Mortalität der Lungenspätresektion nach Granatsplitterverletzung zwischen 3 und 5%.

C. Entzündungen

1. Lungenabsceß

Entstehung: **a) Primär.** Durch Einschmelzung oder Eiterung nach Pneumonie, durch Aspiration von Fremdkörpern, von Erbrochenem oder Speichel (bes. bei bewußtlosen Patienten oder in Narkose, früher bis zu 25% der Fälle), nach Lokalanästhesie bei Operationen im Rachen; durch offene Thorax- und Lungenverletzung (bes. durch Granatsplitter oder Rippenzertrümmerung); metastatisch bei bakterieller Allgemeininfektion mit Metastasen.

b) Sekundär (s. Abb. 558). Bei Abscedierung von Bronchiektasen, bei eitrigem Zerfall von Lungengeschwülsten, bei septischen Lungeninfarkten aus abgelegenen, eitrigen Prozessen (Thrombophlebitis, Puerperalfieber), bei Durchbruch eitriger Prozesse oder Tumoren des Mediastinums, der Pleura, der Rippen, des Zwerchfells; bei Stagnation von Bronchialsekret hinter Bronchusstenosen (Tuberkulose, Tumor, posttraumatisch).

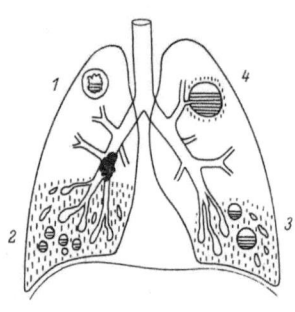

Abb. 242. *Sekundäre Lungenabscesse:* (nach *Koss*) *1* Tbc-Kaverne, *2* Bronchiektaseneiterung peripher einer Bronchusstenose, *3* Bronchiektasen, *4* Solitärabsceß

Vorkommen: vorwiegend zwischen dem 20.–40. Lebensjahr (50% der Fälle). Männer überwiegen im Verhältnis von 2:1.

Lokalisation: solitär, meist in Pleuranähe (vgl. Abb. 243). Dort rufen sie eine lokale Pleuraverklebung oder einen reaktiven, serösen Erguß hervor, oder multipel in einzelnen Lappen, meist als Folge von Bronchiektasen; auch doppelseitig und über alle Lungenabschnitte verteilt (metastatisch!) (vgl. Abb. 244). Auch sekundär in tuberkulösen Kavernen, solitären Lungencysten, peripher von stenosierenden Tumoren, in Bronchiektasen (vgl. Abb. 242).

Symptome und Verlauf: Beginn akut mit Schüttelfrost, hohen Temperaturen, hochgradiger Leukocytose; nach 2–3 Wochen plötzlich eintretender oder allmählich zunehmender Auswurf in großen Mengen mit süßlich-ekelhaftem Geruch. Nach erstmaliger Eiterentleerung auf dem Weg über den Bronchialbaum kommt es zum Temperaturabfall; im weiteren Verlauf re- oder intermittierende Temperatur infolge erneuter Eiterretention oder Streuung; Auswurfmengen von 200 bis 500 ccm täglich über viele Wochen. Bei *frischen Abscessen* massive Umgebungsinfiltration bei kleiner Höhle; Weiterentwicklung des Abscesses durch Übergreifen auf benachbarte Bronchialabschnitte oder durch intracanaliculäre Verschleppung des infektiösen Materials; hierdurch entstehen multilokuläre Abscesse, welche auch auf die kontralaterale Lunge überwandern können; *multilokuläre Abscesse* sind außerdem nach Aspirationen und bei metastatischer Entstehung häufig; *chronische Abscesse* umgeben sich mit Bindegewebsmantel und Granulationen, so daß eine starr-ausgespannte Höhle entsteht.

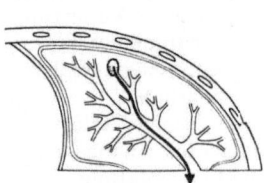

Abb. 243. *Lungeneiterung:* Kleiner Solitärabsceß. Meist durch konservative Behandlung (Lagerung und Instillation) beherrschbar.

Diagnose: im *Sputum* Hämatoidinkristalle, Fettsäure-Cholesterinnadeln und elastische Fasern, welche den Zerfall von Lungengewebe anzeigen; außerdem *Erreger* (Strepto- und Mikrokokken beim embolischen, Pneumokokken beim postpneumonischen Absceß), weitere Erreger sind Friedländer-Bacillus und die Mundflora (Soor, Spirillen); *Auskultation* (grobblasige, klingende Rgs bei gefülltem Absceß mit Bronchialverbindung, amphorisches Atmen über einem entleerten Absceß, tympanitischer Klopfschall bei großer, wandnaher Höhle, Pleurareiben bei frischen Abscessen, reaktiver Pleuraerguß bei etwas älteren Prozessen). *Probepunktion* des Abscesses nur, wenn sichere lokale Pleuraverklebungen bestehen, sonst wegen der Gefahr des Pleuraempyems zu unterlassen. *Röntgenologisch:* großer intrapulmonaler Hohlraum, gegebenenfalls mit Flüssigkeitsspiegel und Umwallung durch infiltriertes Gewebe. Homogene Verschattung bei Abscessen ohne Bronchialdrainage, kleine Abscesse sind besser durch Tomogramme auffindbar; begleitende Pleuraergüsse oder Empyeme können die Abscesse verdecken.

Komplikationen: Blutungen bei Gefäßarrosion (selten lebensbedrohlich) reaktive Pleuraergüsse, Pyopneumothorax infolge Durchbruch des Abscesses in die Pleura (innere Bronchusfistel, vgl. Abb. 222); diese Fisteln schließen sich selten spontan. Sie führen zu einer großen Empyemresthöhle, wobei die Lunge fast völlig kollabiert (Empyemresthöhle mit innerer Fistel); Perforationen in das Mediastinum, Keimverschleppung ins Gehirn (Hirnabsceß); sekundäre Organdegeneration (Amyloidose).

Therapie. a) *Konservativ:* bei frischen, kleinen oder multiplen (z. B. metastatischen) Abscessen (s. Abb. 243, 244) durch Lagerung und Chemotherapie; letzteres in Form von Aerosolinhalation oder Instillation; etwa 50% der Fälle heilen hierdurch; Dauer der konservativen Behandlung höchstens 10–12 Wochen.

b) *Operativ:* durch *Pneumotomie* nach Rippenresektion und Drainage des Abscesses wegen relativ hoher Operationsmortalität, Entstehung äußerer Bronchusfisteln, Gitterlunge, Bronchiektasen, Empyemresthöhlen und starker Schwartenbildung heute aufgegeben durch *direkte Drainage (Monaldi)* bei solitären Riesenabscessen (s. Abb. 245).

Lungenresektion (Segmentresektion, Lob- oder Pneumonektomie) ist heute die Methode der Wahl. Die Resektionstherapie verlangt intensive Vorbehandlung mit Chemotherapie, Lagerungsdrainage, Atemgymnastik; sie wird um so schwieriger, je länger der Eingriff hinausgeschoben wird (Hilusverschwartung durch vernarbte Drüsen, erschwerte Ausdehnungsfähigkeit der Restlunge, erhöhte Gefahr eines postoperativen Empyems, häufigere ungewollte Eröffnung der starren Absceßhöhle).

Prognose: Resektionstherapie bei chronischem Lungenabsceß erzielt in etwa 70% Heilung, Operationsmortalität 12%; prognostisch ungünstig sind multilokuläre Abscesse, welche wegen ihrer Ausdehnung für eine Radikaloperation ungeeignet sind. Im Ganzen gesehen hat die Resektionstherapie die Prognose gegenüber den alten Operationsverfahren wesentlich verbessert.

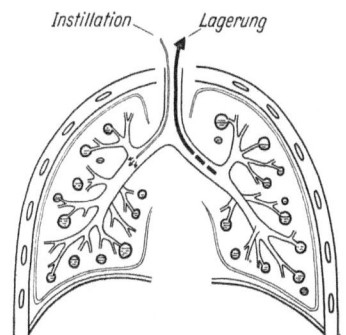

Abb. 244. *Lungeneiterung:* Beiderseits multiple metastatische Abscesse Behandlung: Konservativ durch Lagerung und Instillation

2. Lungengangrän

Entstehung: sekundärer Vorgang, wobei nekrotisches Lungengewebe von Fäulniserregern (Anaerobier, Bacillus fusiformis, Spirillum fusiforme, Mundspirochäten) besiedelt wird; hierdurch kommt es zu jauchigem Zerfall. Lungengewebsnekrosen entstehen nur, wenn die Lungendurchblutung aus irgendeinem Grund gestört ist (Embolie, Thrombose, Infarkte führen in 4,6% durch Sekundärinfektion zu putrider Eiterung), Tumordruck, aspirierte Fremdkörper (Schluckpneumonie), mediastinale Prozesse durch innere oder äußere Verletzung, fehlerhafte Gefäßligaturen bei Lungenteilresektionen.

Diagnose: aashaft *stinkender Auswurf* von grünlich-schwarzer Farbe; Sputum enthält reichlich Parenchymfetzen (Lungensequester). *Dreischichtiges Sputum* (unterste Schicht: *Dittrich*sche Pröpfe, Gewebsfetzen und elastische Fasern; mittlere Schicht: grünlich schimmernde Schicht; oberste Schicht: Schleim und Eiter). *Perkussion:* totale Dämpfung. *Auskultation:* bronchitische Geräusche, Rasselgeräusche, Kavernensymptome. *Röntgenologisch:* Unterscheidung von Absceß meist nicht möglich (s. dort). *Symptome:* schwere Allgemeinintoxikation, hohes Fieber, Schock-Kollapssyndrom, stark beschleunigte Atmung, Lippen- und Acrocyanose, Leberschädigung mit Ikterus und Urobilinogenvermehrung im Urin, Hämoptysen, rascher Verfall. *Komplikationen:* ähnlich dem Lungenabsceß, sehr häufig Durchbruch in die Pleurahöhle, Pleuraphlegmone. *Therapie:* massive Chemotherapie, Schock-Kollapsbekämpfung, Bluttransfusion, Drainage der Gangränhöhle durch Thorakotomie; bei rechtzeitiger Erkennung (vor allem nach vorausgegangener Lungenresektion) frühzeitige Resektion des gangräneszierenden Lappens; leerraumverkleinernder Eingriff in zweiter Sitzung, sobald sich der Allgemeinbefund gebessert hat.

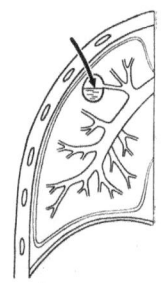

Abb. 245 *Lungeneiterung:* Großer Solitärabsceß. Behandlung: Direkte transthorakale Drainage nach *Monaldi* oder Speleostomie nach *Maurer*

Prognose: Mortalität höher als bei Absceß; bei konservativer Therapie etwa 70%, nach erfolgreicher primärer oder sekundärer Resektionstherapie 30–40%; weitgehend von der Erregervirulenz, Widerstandskraft des Kranken und Ausdehnung der Gangrän abhängig.

3. Bronchiektasien

Entstehung: **a) Kongenital.** Mit allen Übergängen von zylindrischen und sackförmigen Bronchiektasen bis zur ausgesprochenen Cysten- oder Wabenlunge (s. S. 1022). Zusammentreffen von Bronchiektasen – situs viscerum inversus – polyposis nasi (= *Karthagener-Syndrom*).

b) Erworben (vgl. Abb. 242). Bei Bronchusstenosen infolge Carcinom, strikturierender Bronchustuberkulose, bei Bronchusobturation mit Granulationsgewebe infolge ulceröser eitriger Entzündung, bei schon lange festsitzenden Fremdkörpern, bei Druckentzündlicher Lymphknoten auf einen Bronchus, bei narbigen Stenosen nach Lymphknoteneinbruch in einen Bronchus; bei aktivem Kollaps (Atelektase) eines Lappens kommt es zur Zugwirkung auf das umgebende Gewebe infolge Schrumpfung der Atelektase; Atelektase + Infektion ist der häufigste Grund für die Entstehung klinisch-manifester Bronchiektasen. Die Traktionswirkung macht sich vor allem an den peripheren Bronchialverzweigungen mit ihrer weichen Wand bemerkbar.

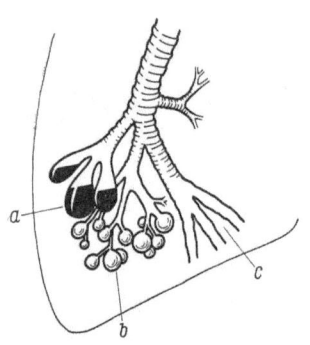

Abb. 246. *Bronchiektasen:* a sackförmig, b cystisch, c zylindrisch

Lokalisation: meist doppelseitig und in den Unterlappen, bei Tuberkulose, Stenose, Obturation auch in den Oberlappen.

Formen (s. Abb. 246): cystisch, sackförmig und zylindrisch; die Form der Bronchiektasenbildung hängt davon ab, in welchem Abschnitt des Bronchus die Obturation, Dilatation oder Traktion angreift. Der Bronchus 2. Grades wird meist zylindrisch, die Bronchen 3. oder 4. Grades werden sackförmig, die feinsten Bronchiolen und Alveolen cystisch erweitert. Nach klinischen Symptomen werden *trockene* und *nasse Formen* unterschieden.

Symptome: morgendliche und abendliche Hustenanfälle, durch welche massenhaft eitriges, oft blutuntermischtes, stinkendes Sputum ausgeworfen wird („maulvolle Expektoration"). Auswurf ist dreischichtig, aber ohne elastische Fasern (vgl. S. 1025); Verstärkung der Auswurfmenge durch Hängelagerung. Sie schwankt zwischen 100—500 ccm täglich; bei Kindern wird das Sputum größtenteils verschluckt und ist daher mengenmäßig nur schwer zu beurteilen; sehr häufig leichte Hämoptysen; das Allgemeinbefinden hängt vom Grad der toxischen Schädigung ab; gelegentlich Trommelschlegelfinger, rezidivierende pulmonale und pleuropulmonale Eiterungen; chronische Infektionen des Nasen-Rachen-Raums und der Nebenhöhlen.

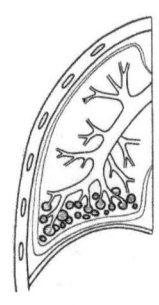

Abb. 247. *Bronchiektasen:* Lokalisation meist in den Unterlappen

Diagnose: Perkussion und Auskultation, vor allen Dingen aber *Bronchographie*, ohne die eine zuverlässige Diagnose nicht möglich ist. Erst die Röntgenkontrastdarstellung deckt die charakteristischen Erweiterungen der Bronchien und die Ausdehnung des krankhaften Prozesses auf.

Differentialdiagnose: Lungenabsceß, Lungengangrän (abzugrenzen von unspezifischen Bronchiektasen durch intensive Sputumuntersuchung mit Anreicherung des 3- oder 10-Tage-Sputums mit Antiformin, Kultur, Tierversuch).

Komplikationen: Blutungen, Bronchopneumonien, Lungenabscesse und Gangrän, Pleuraempyem, Abzeßmetastasen (oft im Gehirn), allgemeine Austrocknung, Anämie, Amyloidose, Osteopathia hypertrophicans toxica (besonders an Metacarpal-, Vorderarm-, Zehen-, Mittelfuß und Unterschenkelknochen), toxische Nephrose, Myokarditis und maligne Degeneration.

Therapie: **a) Konservativ.** Saug- und Lagerungsdrainage, Chemotherapie (Aerosolinhalation und -instillation). Kopftief- und entsprechende Seitenlagerung während des Nachtschlafs, Klopfmassage des Thorax, Sanierung des Nasen-Rachen-Raums und der Nebenhöhlen.

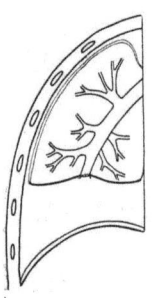

Abb. 248 *Bronchiektasen:* Behandlung: Lobektomie, evtl. auch beidseitig in mehreren Sitzungen

b) Operativ (s. Abb. 247 u. Abb. 248). Durch Lungenresektion, meist Lobektomie; bis zu 2 Lappen rechts oder $1^1/_2$ Lappen links können entfernt werden. In vereinzelten Fällen wurden auch doppelseitige Unterlappenresektionen ausgeführt (*Brunner*).

Prognose: 85—90% Heilung, sofern keine bronchiektasentragenden Lungenteile zurückgelassen werden; beträchtliche Besserung jedoch auch in den meisten Fällen von Palliativresektionen; doppelseitige Resektionen sind weniger erfolgreich als einseitige; im übrigen ist der Erfolg davon abhängig, ob eine vollständige Entfernung des erkrankten Gewebes ohne allzu große Einschränkung der Atemfunktion möglich ist. Die Gefahr der kardiorespiratorischen Insuffizienz besteht bei jüngeren Patienten, wenn mehr als zwei Lappen entfernt werden; bei älteren Patienten bereits bei weniger umfangreichen

Resektionen. Die postoperativen Komplikationen sind die gleichen wie bei jeder Lungenresektion (s. S. 1018).

Mortalität: bei Resektionstherapie mit Abscessen etwa 7,5%, bei unkomplizierten Bronchiektasen 3%, bei Kindern 3%. Ohne Operation sterben 78% an den direkten Folgen der Erkrankung, 41% bereits 5 Jahre nach Feststellung der Krankheit. Nur 37% bleiben normal arbeitsfähig, nach Radikaloperation kommt es zu 65% Heilungen. Sie ist nicht angezeigt bei ausgedehnten beiderseitigen Prozessen oder wenn mehr als die Hälfte des Lungengewebes entfernt werden muß und bei Amyloid.

4. Lungenemphysem

Es kommen für chirurgische Therapie in Betracht nur Fälle von starrer Thoraxdilatation infolge primärer Ringknorpelerkrankung, falls starke Kurzatmigkeit besteht, welche durch hinzutretende Bronchitis oder Herzinsuffizienz verschlimmert wird; im allgemeinen ist die Operation zu beschränken auf Jugendliche mit erhaltener Lungenelastizität; nur noch sehr selten angewandt.

Therapie: Thorakolyse, d. h. Chondrotomie bzw. -resektion (*Freund*) (s. S. 991).

5. Lungentuberkulose

Zur operativen Behandlung der Lungentuberkulose stehen indirekte und direkte Verfahren zur Verfügung:

a) Indirekte Verfahren (Kollapstherapie). Die Ruhigstellung des Krankheitsherdes wird durch Maßnahmen erreicht, durch welche die Lunge räumlich eingeengt wird (Pneumothorax, Thorakokaustik, Oleothorax, Pneumolyse, Plombe, Thorakoplastik, Phrenicusexairese, Skalenotomie, intercostale Muskellähmung, Pneumoperitoneum, (s. S. 1006).

b) Direkte Verfahren. Die erkrankte Lunge wird dabei direkt operativ angegangen (direkte Kavernenbehandlung, Lungenresektion, Dekortikation).

1. *Direkte Kavernenbehandlung:*

α) *Kavernensaugdrainage* (*Monaldi* 1938). *Prinzip:* die Kaverne wird mittels eines dünnen Katheters auf kürzestem Weg durch die Brustwand nach außen drainiert (vgl. Abb. 245) und andauernd durch intrakavitären Sog entleert.

Indikation: als selbständiger Eingriff; in Kombination mit einer Thorakoplastik; bei Restkavernen nach Thorakoplastik, jedoch stets nur, wenn ein solid verwachsener Pleuraspalt vorhanden ist, vor allem bei fortgeschrittenen großkavernösen Prozessen und bei Patienten in schlechtem Allgemeinzustand, denen die Belastung eines größeren chirurgischen Eingriffs nicht zugemutet werden kann; auch zur Vorbereitung für spätere Kollaps- oder Resektionstherapie.

Technik: Ausschluß eines freien Pleuraspalts an der Punktionsstelle mit Pneumothoraxapparat (Cave! Empyem); genaue röntgenologische Lokalisation und Aufsuchen der Kaverne mittels Spezialkanüle; Messung der intrakavitären Druckverhältnisse und Punktion der Höhle mit einem Monaldi-Troikart, Einlegen des Gummischlauchs und röntgenologische Kontrolle der Lage des Schlauchs.

Komplikationen: Blutung, Luftembolie, Eiterung des Stichkanals, nehmen selten ernstere Formen an.

Prognose: erfolgreicher Kavernenverschluß durch Saugdrainage in 36% der Fälle; bei ausschließlichem Gebrauch als vorbereitendes oder ergänzendes Verfahren Erfolg in 75%.

β) *Speleostomie* (*Maurer* 1948). *Prinzip:* Schaffung eines breiten direkten Zugangs zur Kaverne durch die Brustwand mittels Laminariastiften, durch deren Quellwirkung ein breites Stoma geschaffen wird. Die Öffnung wird durch kurze dicke Rohre offengehalten, wodurch eine intensive medikamentöse Tamponade und evtl. die Verschorfung von Ableitungsbronchen ermöglicht wird.

Indikation: große, oberflächlich gelegene Einzelkavernen, nicht aber zentrale Zerfallshöhlen.

Prognose: Bacillenfreiheit wird durchschnittlich innerhalb 17 Tagen erreicht; im übrigen ähnliche Resultate wie bei der *Monaldi*-Drainage.

γ) *Speleotomie* (*Sauerbruch* 1929). *Prinzip:* direkte, chirurgische Kaverneneröffnung nach außen, schon seit langem bekannt und gelegentlich angewendet.

Indikation: Restkavernen, welche trotz Saugbehandlung oder Thorakoplastik nicht abheilen.

Prognose: Dauerheilung in 60%, sofern es gelingt, den Ableitungsbronchus der Kaverne zum Verschluß zu bringen; bleibt letzterer offen, so besteht ein Kurzschluß, der die Atemfunktion stark beeinträchtigt.

δ) *Transthorakale Kavernenpunktion und -instillation. Prinzip:* direkte Kavernenpunktion und lokale Behandlung mit bactericiden Substanzen. Der an sich alte Gedanke wurde im Zeitalter der Chemotherapie erneut wieder aufgegriffen. Zur intrakavitären Instillation sind vor allem Streptomycin, INH, PAS, TSC u. a. Tuberkulostatika geeignet.

Komplikation: Luftembolie, Hämoptoe, Brustwandphlegmone.

Prognose: Kavernenverkleinerung wird häufig, Kavernenobliteration so gut wie nie erreicht. Die Methode muß daher stets durch eine aktivere Maßnahme ergänzt werden.

ε) *Endotracheale Kavernenabsaugung und -instillation* (vgl. Abb. 244). *Prinzip:* Nach Pharynx-Larynx- und Trachealanästhesie wie für die Bronchoskopie, wird der Bronchialkatheter in Trachea und Bronchus eingeführt (*Métras*-Katheter); möglichst direktes Aufsuchen der Kaverne unter Röntgenkontrolle und Aspiration des Kaverneninhalts sowie Instillation von Chemotherapeuticis.

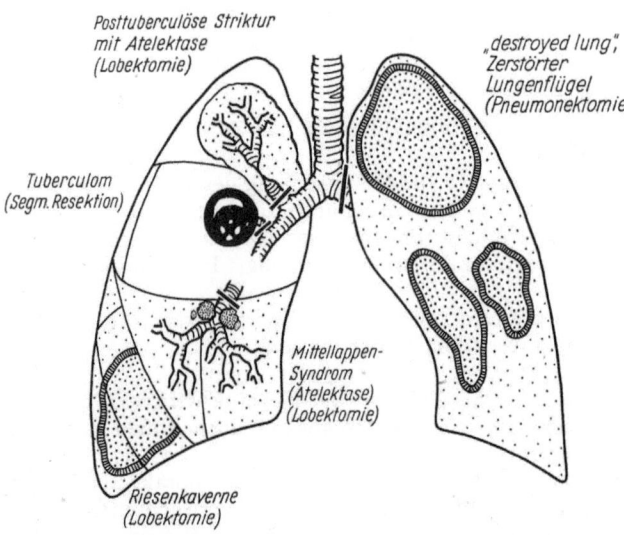

Abb. 249. Tuberkuloseformen der Lunge mit Indikationen zur Resektionstherapie

Prognose: fraglich.

ζ) *Operativer Bronchusverschluß* (*Nissen*, *Lezius* 1952). *Prinzip:* operative Nachahmung der spontanen Kavernenheilung durch künstlichen Bronchusverschluß. Dazu werden die Drainagebronchien durchtrennt, reseziert und verschlossen.

Indikation: große isolierte Oberlappenkavernen, kollapsresistente Kavernen nach Pneumothorax, Pneumolyse oder Thorakoplastik, Kavernensysteme in tuberkulös indurierten Lungenbezirken, Kavernenfisteln nach *Maurer*- oder *Monaldi*-Drainage, Kavernen im Segment Nr. 6 des Unterlappens („hiläre Kavernen").

Prognose: fraglich.

2. *Lungenresektion:*

Prinzip (vgl. Abb. 239—241).

Indikation:

1. *Unbedingte Indikationen* (s. Abb. 249): stenosierende Bronchustuberkulose mit atelektatisch-bronchiektatischen Veränderungen der Lunge infolge posttuberkulöser Bronchusstriktur oder infolge Bronchuskompression durch tuberkulöse Lymphknoten; einseitiger, ausgedehnter kavernöser Prozeß;

therapieresistente Kaverne, geblähte Kaverne, Restkaverne nach Kollapstherapie, Tuberkulom.

2. *Standardindikationen sind:* Tuberkulom, gefüllte Kavernen, primäre Käseherde, Bronchusstenose mit Sekretretention, Bronchiektasen mit tuberkelbacillenhaltigem Sputum, „destroyed lobe or lung", Restkavernen nach Kollapstherapie, tuberkulöse Lungenherde mit akutem oder chronischem Empyem und innerer oder äußerer Fistel.

3. *Bedingte Indikation:* kavernisierende Lungentuberkulose, bei welcher konservative oder Kollapsbehandlung aller Erfahrung nach keinen Erfolg bringt und fortschreitend

kavernisierende Lungentuberkulose beim Jugendlichen mit schlechter Prognose, bei welcher konservative Behandlung erfolglos bleibt.

Kontraindikation: Minimalinfiltrate, Frühinfiltrate, exsudative Primärtuberkulosen.

Technik: (vgl. Abb. 234, 235, 237, 238, 239—241).

Pleuropneumonektomie. Prinzip: Exstirpation der ganzen Lunge mit dem gesamten, nicht eröffneten Pleurasack (s. Abb. 250).

Costopleuropneumonektomie. Prinzip: Entfernung der ganzen Lunge nebst Pleurasack und einem Teil der Brustwand, wenn diese durch eitrige Pleuritis ausgedehnte Verschwartung und äußere Fisteln sowie nach vorausgehender Thorakoplastik besonders schwer verwachsen sind.

Nach der Pleuropneumonektomie und Costopleuropneumonektomie muß sofort oder nach 2–3 Wochen eine plastische Einengung durch Resektion der Rippen 1–7 (bis 10) folgen.

Prognose: nur bei widerstandsfähigen, jüngeren Patienten günstig, in anderen Fällen fraglich, da sehr belastend.

Komplikationen. a) *Früh:* Blutung, Kreislaufversagen, Atelektase, respiratorische Insuffizienz.

b) *Spät:* Embolie, Empyem, Bronchusinsuffizienz, Stumpfgranulom, innere und äußere Fistel.

Prognose: bei richtiger Indikation sehr günstig, da nach radikaler Entfernung des tuberkulösen Herdes der Organismus leichter mit der spezifischen Infektion fertig werden kann. Die Resultate sind um so besser, je stabilisierter die Tuberkulose ist, d. h., je längere Zeit sich der Organismus im Stadium der relativen Immunität befindet.

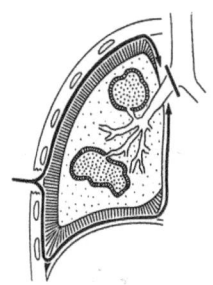

Abb. 250. *Lungentuberkulose:* Pleuropneumonektomie bei „destroyed lung"

Mortalität: Pneumonektomie 7,2%, Lobektomie und Segmentresektion 0,4–3%. 75–95% der resezierten Fälle werden abacillär.

3. Dekortikation:

Prinzip und Technik: (vgl. Abb. 225).

Indikation bei Tuberkulose: bei ausdehnbarer Lunge mit offenen Bronchialwegen *nach abgeheiltem Lungenprozeß* ohne fibrös-atelektatische Induration, wenn der intrapleurale Pneumothorax nicht mehr erforderlich ist und die Pleuraschwarten eine Ausdehnung der Lunge verhindern. Bei *Pleuritis fibroplastica*, welche die korrekte Weiterführung der Pneumothoraxbehandlung verhindert. Einfache *tuberkulöse, exsudative Pleuritiden* mit verzögerter Resorption, um starker Beeinträchtigung der Lungenmotilität und Funktion durch Fibrosierung und Kollapsinduration vorzubeugen. Zur *Sistierung eines starren extrapleuralen Pneumothorax*, Oleothorax oder nach Plombenentfernung, sofern keine Aufrechterhaltung des Kollapses mehr erwünscht ist. Bei *mischinfizierten Empyemresthöhlen* mit inneren Fisteln meist in Verbindung mit Resektion des erkrankten Lungenabschnitts (Pleurolob- und -bilobektomie).

Komplikation: Luftembolie (bei Verwendung von Intratrachealnarkose äußerst selten), Nachblutung, Parenchymfistelbildung, Zwerchfellparese, einseitige Sympathicuslähmung (*Horner*-Syndrom), postoperatives Empyem infolge Aufgehen des Empyemsackes bei der Dekortikation (kann meist durch Punktionsbehandlung und Instillation von Chemotherapeuticis beherrscht werden).

Prognose: sehr günstig, der respiratorische Funktionsgewinn ist bei Dekortikation wegen Pleuritis erheblich, bei Dekortikation starrer Pneumothoraxanlagen gering. Sehr gute Resultate werden bei etwa 70% der Fälle erreicht.

6. Pilzerkrankungen

a) Coccidiomykose. *Erreger:* der Pilz Coccidioides immitis.

Pathologisch-anatomisch: proliferativ-infiltrative und exsudative Prozesse und Knötchen aus epitheloiden Zellen und Riesenzellen, umgeben von Lymphocyten, Plasmazellen und Makrophagen, ähnlich der Tuberkulose. Die Noduli enthalten die Sphaerulae.

Infektionsmodus: Inhalation von Sporen der vegetativen Form in den Respirationstrakt.

Vorkommen: Kalifornien, vereinzelt Italien; befallen werden alle Altersstufen, vorwiegend Männer, häufiger die dunkle als die weiße Rasse.

Symptome: katarrhalischer Infekt der oberen Luftwege mit leichtem Reizhusten, Temperaturanstieg, Schüttelfröste, Sputum, Pleuraschmerz. Rasche Entstehung von Lungeninfiltraten und ausgesprochen dünnwandigen Kavernen, Pleuraexsudat, Senkungsbeschleunigung, Eosinophilie, Leukocytose. Im weiteren Verlauf allergische Manifestationen (Erythema nodosum oder multiforme). In schweren Fällen zunehmende Dyspnoe und Cyanose, große Infiltrate und apikale Riesenkavernen, miliare Herde durch hämatogene Streuungen.

Diagnose. Röntgenbild (allein nicht beweisend), Intracutantest mit Antigenlösung in der Verdünnung 1:100, gekreuzte Reaktionen mit heterologen Fungusantigenen kommen jedoch vor; Seroreaktionen (Präcipitin, Agglutinin und komplementbindende Antikörpernachweise).

Differentialdiagnose: Tuberkulose, die meisten anderen Pilzerkrankungen, welche mit Kalkeinlagerung ausheilen (Blastomykose, Histoplasmose), Carcinommetastasen, Morbus Boeck, Hodgkin.

Prognose: gut, meist innerhalb weniger Wochen Spontanheilung.

Komplikationen: selten

Therapie: Chemotherapie (Stilbamidin), Vaccine; bei lokalen Lungenherden und Kavernen *Lungenresektion;* für Kollapstherapie sind die Coccidienkavernen nicht geeignet.

b) Histoplasmose. *Erreger:* Histoplasma capsulatum, befällt primär das RES; Nachweis des etwa 1–5 μ messenden ovalen Körperchens im Blut, Knochenmark, Lymphknoten Ulcusabstrichen (Färbung nach *Giemsa*),

Pathologisch-anatomisch: tuberkuloide Formationen mit zentraler Nekrose und konsekutiver Absceßbildung; histologisch weitgehende Ähnlichkeit mit Tuberkulose.

Vorkommen: Amerika, England, Philippinen, Java; dort speziell bei Ratten, Katzen, Hunden, Mäusen, Skunks, Oppossum.

Infektionsmodus: über den Respirationstrakt, Gastrointestinaltrakt und die Haut wahrscheinlich durch Verunreinigung mit infizierten Tierexkrementen.

Symptome: Unwohlsein, langsam zunehmende Temperatursteigerung, Hustenreiz mit wenig Auswurf (in späteren Stadien mikroskopischer Pilznachweis im Sputum), Nachtschweiße, Abmagerung, Blutbildveränderung (Leukopenie, reaktive Lymphocytose), diffuse Aussaat feinster Kalkherde über beide Lungen, seltener nur lokaler Befall eines Lappens.

Diagnose: Erregernachweis im Sputum oder Magensaft (*Giemsa*-Färbung), Intracutantest gleichzeitig mit Coccidioidin und Tuberkulin (Reaktion positiv bei über 5 mm Durchmesser). *Röntgenologisch:* disseminierte Kalkherde von miliarer oder submiliarer Größe. Scharf umschriebene, rundliche Fleckschatten mit Durchmesser von 1–2$\frac{1}{2}$ cm, Infiltrate im Obergeschoß der Lunge ganz analog den tuberkulösen Infiltraten. Isolierte Hilusvergrößerung durch Anschwellen der paratrachealen Lymphknoten, Kavernen relativ selten.

Differentialdiagnose: Tuberkulose, alle anderen granulomatösen Erkrankungen.

Therapie: bei disseminierten Erkrankungen Chemotherapie (Jod oral, Antimonpräparate, Stilbamidin, Äthylvanillat). Bei isolierten Formen Lungenresektion.

c) Blastomykose. *Erreger:* Blastomyces dermatididis (Nordamerikanische Bl.) oder Torulosis neoformans (Europäische Bl. oder Torulose).

Formen: nordamerikanische, südamerikanische und europäische Blastomykose, letztere häufig meningeale Krankheitsbilder verursachend (Cryptococcose).

Pathologisch-anatomisch (Nordamerikanische Bl.): Systemerkrankung, bei welcher die Lungen zu 95% mitbefallen werden. Außerdem wird das Skelet, die Haut und die übrigen inneren Organe von chronischen tuberkuloiden Entzündungen mit Riesenzellen, Nekrose und Fibrose befallen.

Infektionsmodus: durch die verletzte Haut und vor allem durch Staubinhalationen.

Vorkommen: die nordamerikanischen Bl. sind auf Nordamerika, vorzüglich auf North-Carolina, begrenzt.

Symptome. 1. Akute: Temperaturanstieg, Husten, gräulicher Auswurf, alle Symptome einer akuten Pneumonie, Röntgenbild, weiche Infiltratschatten, Rundherde, Exsudat; im allgemeinen vollständige Rückbildung. 2. Chronisch-subakut: Beginn schleichend mit katarrhalischem Infekt, Husten, Dyspnoe, leichtem Temperaturanstieg, Thoraxschmerzen, allmählich zunehmende eitrige Sputummengen mit Blutbeimischung, Nachtschweiß, Gewichtsabnahme.

Diagnose: Auskultation: alle Zeichen einer Pneumonie.
Röntgenbild: ausgesprochen tuberkuloseähnliche Bilder.
Serologisch: Komplementbindungsreaktion auf Bl. dermatididis; Intracutantest in Verdünnung 1 : 100, kultureller Nachweis; Tierversuch; Biopsie: nur schwer verwertbar, da die histologischen Veränderungen für Blastomykose nicht spezifisch sind.
Differentialdiagnose: Pneumonie, Tuberkulose, Bronchialcarcinom, alle übrigen Pilzerkrankungen.
Therapie: bei positivem Hauttest zunächst Desensibilisierung durch Vaccinebehandlung. Chemotherapie (Stilbamidin); bei lokalem bzw. einseitigem Befallensein der Lungen Lungenresektion.

d) Sporotrichose. Pilzerkrankung, welche gummöse Veränderungen an Haut und Subcutis hervorruft und zu massiven Lymphdrüsenvergrößerungen führt; im Gegensatz zu anderen Mykosen wird die *Lunge* nur *sehr selten* befallen. Ist dies der Fall und sind alle häufigeren Erkrankungen der Lunge ausgeschlossen, so kommt bei isolierten Prozessen die Lungenresektion in Frage. Im übrigen ist Kalium oder Natrium jodatum 2–4 g täglich die Therapie der Wahl, auch Chemotherapie (Sulfanilamid).

e) Aktinomykose (vgl. S. 404). *Erreger:* Actinomyces bovis (Synonyma: Nocardia actinomyces, Streptotrix a., Actinomyces Israeli). Strahlenförmig angeordnete Mycelfäden, gedeiht nur unter streng anaerobem Milieu, z. B. in der Mundhöhle, cariösen Zähnen, Tonsillen.
Infektionsmodus: im Vordergrund steht der endogene Infektionsweg, welcher auf schlechte Mundpflege zurückzuführen ist; daher wird die landwirtschaftliche Bevölkerung häufiger befallen. Die Lunge wird erreicht durch aerogene Infektion oder descendierend von einem Mundhöhlenprozeß oder ascendierend von einem subdiaphragmalen Prozeß; ferner hämatogen.

Formen und Symptome:
1. *Primäre Formen:*
a) *Bronchiale Form:* quälender, chronischer Reizhusten, geringer Auswurf durch chronische Bronchitis (Bronchitis actinomycotica); Lungengewebe ist nicht beteiligt, da Pilz die Bronchialwand nicht durchwächst.
b) *Pulmonale Form:* häufigste Form; es besteht aktinomykotische Pneumonie mit allen entsprechenden Symptomen. Röntgenbild: unscharf begrenzte Infiltratschatten, meist in perihilären Abschnitten oder Unterfeldern. Frühzeitige Mitbeteiligung der Pleura, Empyem und Fisteldurchbruch nach außen durch die Thoraxwand; ossifizierende Periostitis der Rippen (wichtiges röntgenologisches Kriterium!), massive Infiltrate, Abszedierung und Kavernenbildung vor allem nach respiratorischer Verschleppung von infektiösem Material aus der Mundhöhle.
2. *Sekundäre Formen:*
a) *Descendierende Form* der Lungenaktinomykose. *Ursprung:* meist Mundhöhle, von dort prävertebral absteigende Infektion und Ausbreitung über die Lungen in apikocaudaler Richtung. Röntgenbild: massive Oberlappeninfiltrate. Bei *ascendierender* Infektion nach Zwerchfelldurchwanderung können sich massive Infiltrationen eines ganzen Lungenlappens von einem Herd aus ausbilden. Röntgenbild: scharf begrenzte Rundschatten ohne stärkere Hilusvergrößerung. Bei der *hämatogenen* Ausbreitung entstehen miliarpneumonische Bilder mit Freilassung der Spitzengebiete.
Diagnose: mikroskopischer Erregernachweis im Sputum oder Eiter; kultureller Nachweis (Beobachtungszeit 3–4 Wochen, streng anaerobe Bedingungen). Intracutantest; Komplementbindungsreaktion. Röntgenbild: Frühbefall der Pleura und der Rippen.
Differentialdiagnose: Tuberkulose, Tumoren, Lymphogranulom bei primären Formen; Boeck der Lunge, Miliartuberkulose, Speicherkrankheit, Pneumokoniose, Stauungslunge bei hämatogenen Formen.
Therapie. a) *Konservativ:* Röntgenbestrahlung, Kalium jodatum 3mal 3 bis 3mal 10 Tropfen pro die, Chemotherapie (Sulfanilamid, Cibazol, Irgamid, Stilbamidin, Penicillin und Sulfathiazol) in hohen Dosen und über mehrere Monate; Vaccinetherapie.
b) *Operativ:* bei schweren, lokalisierten Prozessen, Absceßdrainage, Thorakoplastik, Lungenresektion, zusätzlich prä- und postoperative Chemotherapie mindestens 6 Monate.

f) Lungensoor (Moniliasis). *Definition:* Lungenerkrankung durch Hefepilze.
Erreger: Ubiquitärer Sproßpilz, sehr rasch wachsend bis zu einer Länge von 50 bis 600 μ bei 3–5 μ Durchmesser.

Pathologisch-anatomisch: Hauptelement ist ein tuberkelähnliches Pilzgranulom aus Epitheloidzellen, Riesenzellen und Leukocytenkern, der in späteren Stadien der Krankheit verfällt oder bindegewebig vernarbt.

Mikroskopischer Pilznachweis im Schnittpräparat sehr schwierig.

Vorkommen: unter den Pneumomykosen sehr häufig vertreten; in allen Weltteilen, vorwiegend in tropischen und subtropischen Gebieten.

Formen und Symptome:

1. *Primärer Lungensoor:* der Erreger erreicht die Lunge direkt, z. B. durch massive Inhalation oder ein bereits im Respirationstrakt anwesender Erreger wird plötzlich pathogen.

a) Bronchiale Formen: Bronchomoniliasis, asthmoide Soorbronchitis, Bronchitis Castellani.

b) Pulmonale Formen: Drescherlunge, Farmerlunge.

2. *Sekundärer Lungensoor:* infolge Resistenzverminderung des Makroorganismus kommt es zum sekundären Übergreifen des Soors auf intracaniculärem oder hämatogenem Wege.

a) Canaliculär: Pilzbronchitis, Pneumonie.

b) Hämatogen: miliarer Lungensoor.

Diagnose: Mundsoor durch einfache Inspektion (weißliche, auf den Schleimhäuten festhaftende Beläge, die mikroskopisch massenhaft den Erreger enthalten). Bei Lungensoor Erregernachweis im Sputum (nicht beweisend, da Hefen im Sputum sehr häufig vorkommen), nur der konstante Nachweis von *massenhaft* Soor im Sputum ist beweisend; Bronchialabstrich; Intracutanreaktion (nur bedingt verwertbar), Seroreaktion (nur bedingt verwertbar), Tierversuche bedeutungsvoll, da sie eine Differenzierung der Pathogenität einzelner Stämme erlauben.

Differentialdiagnose: Asthmabronchitis, akuter Lungeninfekt, Miliartuberkulose, Staublunge, Carcinose, Berylliose.

Prognose: quoad vitam gut, sehr selten letales Ende, jedoch gelegentlich Komplikationen (Pleuraerguß).

Therapie. a) *Konservativ:* Chemotherapie (Paraben 4mal 0,2 g während einiger Tage, Gentianaviolett i. v., 0,5%), Vitamine in hoher Dosierung, vor allem bei Lungensoor im Anschluß an antibiotische Behandlung (Mehrzahl der Fälle); Aerosolinhalation ungesättigter Fettsäuren (Undecylensäure, Caprylsäure).

b) *Operativ:* Lungenresektion bei kavernisierenden Formen, welche auf medikamentöse Therapie nicht ansprechen.

g) Aspergillose. *Erreger:* Genus aspergillus; davon zweierlei Spezies (A. fumigatus und A. niger).

Pathologisch-anatomisch: makroskopisch sichtbare kleine, graugelbe Knötchen oder Kavernen. Die Nekroseherde sind von akut-entzündlichen Zellreaktionen umgeben.

Infektionsmodus: Inhalation von Getreide- oder Mehlstaub (Berufskrankheit der Taubenfütterer und Perückenmacher).

Vorkommen: in allen Weltteilen, häufiger in wärmeren Ländern. Infiziert sind vor allem Tauben, Enten, Hühner, Pinguine; Mensch ist relativ immun. Bei langdauerndem Tier- und Staubkontakt entsteht die Erkrankung.

Formen und Symptome:

1. *Bronchiale Form:* ruft rezidivierende Hämoptysen und chronische Bronchitis hervor (Pseudotuberculosis aspergillina).

2. *Pulmonale Form:* akute Bronchopneumonie, seltener akute Lappenpneumonie oder granulomatöser Tumor (*Aspergillom*) mit starkem produktivem Husten, blutigeitrigem Auswurf, zunehmender Atemnot.

3. *Disseminierte Formen:* Generalisierung durch hämatogene Aussaat eines Lungenherdes, *meist unter dem Einfluß von Antibioticis* oder bei Resistenzverlust infolge konsumptiven Krankheiten („Pilzpyämie").

Diagnose: makroskopischer und mikroskopischer Pilznachweis (*Ziehl-Neelsen*-Färbung). Kulturnachweis; Seroreaktionen (Präcipitin-, Komplementbindungsreaktion); Intracutanreaktion unzuverlässig; Tierversuch vor allem zur Prüfung der Pathogenität der Aspergillen wesentlich (Taubenversuch).

Differentialdiagnose: Bronchitis, Bronchustuberkulose, Bronchiektasen, akute Herd- und Lappenpneumonie, Bronchuscarcinom, Lungencyste, Lungenabsceß.

Prognose: ernst; unbehandelte pulmonale Formen führen in der Regel zum Tode; bronchiale Formen verlaufen exquisit-chronisch, enden nur selten tödlich.

Therapie. a) *Konservativ:* Jodkalium, Paraben, übrige Chemotherapeutica ohne sichere Wirkung.

b) *Operativ:* Lungenresektion bei isolierten, kavernösen Formen; dies vor allem auch bei angeborenen Lungencysten mit sekundärer Aspergillenbesiedlung.

7. Echinococcus (vgl. S. 505)

Erreger: Hundebandwurm (Taenia Echinococcus granulosus), 4–5 mm langer Bandwurm, welcher sich im Hund zu ausgereiften Taenien entwickelt; natürliche Zwischenwirte sind Schaf, Ziege, Rind, Schwein und Pferd; der Mensch ist ein Ausnahmewirt.

Infektionsmodus: Aufnahme von Wasser oder Nahrungsmitteln, die mit Hundekot verunreinigt sind oder auch durch direkten Kontakt mit Hunden, welche Taenien beherbergen. Die aufgenommenen *Onkosphären* werden im Dünndarm freigesetzt und dringen über den Pfortaderkreislauf in die Leber ein. Dort nicht festgesetzte Onkosphären können in die Lungen gelangen und sich dort zu Echinococcusblasen entwickeln; möglicherweise ist auch der Infektionsweg aus dem Rectum über die Hämorrhoidalvenen – Vena cava inferior, rechtes Herz – Lunge möglich; selten kann auch der Lungenfilter noch passiert werden und die Onkosphären in weitere Organe verschleppt werden. Aus der Onkosphäre entwickelt sich die *Echinokokkenblase* oder *Hydatide*; Wachstum sehr langsam (Größe nach 5 Monaten etwa 15–20 mm). Aus der Innenschicht der Blase (Endocyste, Keimschicht) sprossen im 5.–6. Monat sog. Brutkapseln, in welchen sich 10 bis 30 *Skolices* entwickeln. Die Skolices besitzen einen *Häkchenkranz*. Die Häkchen können sich loslösen; außerdem kann es innerhalb der Muttercyste zur Sprossung nach innen (endogene Tochtercysten und Enkelcysten) kommen. Die Außenschicht (Cuticula oder Ektocyste) der voll entwickelten Blase ist von einer fibrösen Kapsel (Adventitia von 3–5 mm Dicke) umgeben; diese wird durch sekundäre Fibrosierung des zusammengepreßten, atelektatischen Lungengewebes gebildet. Die Cyste kann in den Bronchus prolabieren und rupturieren (gelegentlich sogar Aushusten der ganzen Echinokokkenblase); häufiger kommt es zum *Durchbruch der Cyste in die Pleura* (Pyopneumothorax). Dabei wird nicht nur der Cysteninhalt in die Pleura entleert, sondern eine ganze intakte Blase spontan enukleiert und in die Pleura abgestoßen; selten kommt es zum Durchbruch eines superinfizierten Leberechinococcus in den Pleuraraum und die Lunge nach Arrosion des Zwerchfells unter Bildung einer Hepato-Bronchialfistel, Streuung von Skolices nach Ruptur einer Cyste kann zur sekundären Echinokokkose der Bronchen, Pleurahöhle, Lungen und anderer Organe führen.

Symptome: Reizhusten, spärliches, hämorrhagisch gefärbtes Sputum, Sekretstauung, chronische Bronchitis infolge Kompression der Bronchen, Atelektase durch Kompression von Lungengewebe, *pneumonisch-atelektatische Infiltrationen* in der Cystenumgebung mit Fieberschüben, pleuritische Reizung, Thorax- und Rückenschmerzen, Dyspnoe, Einflußstauung bei Cysten der rechten Lungenspitze, Vorwölbung der Thoraxseite bei Riesencysten; Knochenarrosion und Arrosion größerer Lungengefäße, tödliche Blutung. *Ruptur* der Cyste in einen Bronchus (meist bei zentral gelegenem Echinococcus (relativ häufig); *allergische Erscheinungen* durch Kontakt von Hydatidenflüssigkeit mit den Geweben (banale Urticaria bis zu schwerstem anaphylaktischem Schock). *Perivesiculäre Eiterung* (Infektion des Gewebsspaltes zwischen Cuticula und Adventitia) führt zum klinischen Bild des Lungenabscesses; die schwerste Komplikation ist die Ruptur in die Pleurahöhle (sie erfolgt unter äußerst heftigem Schmerz und manchmal sofortigem Tod durch Spannungspneumothorax).

Diagnose: mikroskopischer Nachweis der Skolices oder Skolexhäkchen im Auswurf; *Probepunktion* der Cyste wegen Gefahr einer anaphylaktischen Reaktion und sekundären Echinokokkose nicht zulässig; *Bluteosinophilie* ist konstant nur als flüchtige Eosinophilie nach Blasenruptur vorhanden. Sie geht innerhalb 8 Tagen nach Cystenentfernung zur Norm zurück. *Komplementbindungsreaktion* (nach *Ghedini-Weinberg,* in etwa 40–50% von Lungenechinococcus positiv); *Intracutanprobe* mit Frühreaktion nach 15 Minuten und Spätreaktion nach 6–8 Stunden; ist nur bei der ersten Antigenverabreichung verwertbar, da sie sensibilisierend wirkt; *Komplementbindungsreaktion* (bedeutend seltener positiv als die Intracutanprobe); *Hämolysetest* (Bobo Morillo). *Röntgenbild:* bei intakten Cysten solitärer homogener Rundschatten von Weichteildichte; *pathognomonisch* ist eine

Luftsichel zwischen Cuticula und wirtseigener Adventitia am oberen Pol der Verschattung; die Luftsichel beweist auch, daß die Bronchen mit der Cyste in offener Verbindung stehen und daß der Parasit am Absterben ist. Pericystäre Luftsichel zeigt bevorstehende Ruptur der Membran und perivesiculäre Eiterung an. Ovaläre *Deformation* des Rundschattens im Inspirium (*Escudero-Nemenoff*sches Zeichen); dieses Zeichen ist nicht spezifisch, da es auch bei Lungenabscessen und interlobären Exsudaten beobachtet werden kann. Rupturierte Cysten enthalten noch Tochterblasen, seifenblasenartige Gebilde, Reste der Blasenmembran, welche am besten auf Schichtaufnahmen zur Darstellung kommen. Bei multipler Echinokokkose bietet vor allem die Unterscheidung von multiplem Carcinom oder Sarkommetastasen große Schwierigkeiten. Die Diagnose kann für sicher angenommen werden, wenn einer der Rundschatten im Verlauf verschwindet.

Differentialdiagnose: hilusnahe Cysten, Lymphknotenvergrößerung, Tuberkulose, Lymphogranulom, Dermoidcysten, Neurinom, Lungenneoplasmen, pleuroperikardiale Cysten, Amöbenabsceß.

Prognose: Spontanabstoßung in die Luftwege möglich, bei Cystenruptur schwerwiegende Komplikationen (anaphylaktischer Schock, Asphyxie, Blaseneiterung, sekundäre Echinokokkose); Risiko bei operativer Cystenentfernung heute gering.

Therapie:

a) Konservativ. Cystenpunktion: nach Pleuraverödung durch Instillation hypertonischer Glucose werden 10–20 ccm Kochsalzlösung (5%) transthorakal in die Cyste injiziert, 10 Minuten darin belassen, daraufhin der Cysteninhalt aspiriert; diese Behandlung darf nur nach vorheriger Desensibilisierung erfolgen; bei rupturierter, nicht vereiterter Cyste werden transthorakal Lösungen von HCl (0,05–0,15%) und Pepsin (5–20%) zur Aufweichung der Membranteile instilliert; bei infizierten Cysten transthorakale Instillation von Chemotherapeuticis in die Abscesse.

Bronchoskopisch: Eröffnung der ins Bronchiallumen prolabierten Cyste auf bronchoskopischem Weg, auch Bronchoaspiration des Cysteninhalts nach vorangegangener intrabronchialer Instillation von Streptokinase-Streptodornase und Papain. Thymol (50%ig) in 1%igem Jodöl i. m injiziert (je 3 ccm); davon 4 Behandlungsserien von 15 Injektionen im zweitägigen Abstand mit je 10-Tage-Intervall zwischen den Serien. „Biologische" Behandlung: intracutane und subcutane Verabreichung von konzentriertem Hyatidenantigen, wodurch es zur Vitalitätshemmung des Parasiten, mitunter zu seinem Absterben kommt. Indikation besteht in jenen Fällen, in welchen ein operativer Eingriff nicht erfolgversprechend ist.

b) Operativ. Enucleation der unentleerten Blase durch Pneumotomie. Dabei werden zunächst 30–50 ccm Hydatidenflüssigkeit abgelassen und 10–20 ccm Kochsalzlösung (5%) in die Blase injiziert und einige Minuten belassen; alsdann wird der Blaseninhalt durch kleine Incision abgesogen und die Blase zwischen Cuticula und Adventitia ausgelöst; Betupfen und Auswaschen der Höhle mit 10%iger Formaldehydlösung und physiologischer Kochsalzlösung. Ist die Enukleierung wegen starker Verdickung und Vereiterung der Adventitia nicht möglich, dann Lungenresektion, am häufigsten in Form der Lobektomie. Hierbei ist die Gefahr des Aufgehens der Cystenwand und peroperativen Streuung von Skolices am geringsten.

Prognose: für die Exhairese nicht infizierter Cysten sehr günstig; postoperative Komplikationen (Abscedierung der Resthöhle, Pleuraempyem, lokale sekundäre Echinokokkose, Bronchiektasen im operierten Lungenlappen) können im allgemeinen beherrscht werden. Bei Durchbruch in die Pleura ist die Prognose ungünstiger. Außerdem wird die Prognose durch die Gefahr des anaphylaktischen Schocks infolge Resorption kleinster Mengen Hydatidenflüssigkeit während der Operation getrübt; bei ausreichender Prophylaxe (peroperative Einführung von hypertonischer Kochsalzlösung in die Cyste, intracutane Verabreichung eines konzentrierten Hyatidenantigens, postoperativ Calcium gluconicum) und durch präoperative Desensibilisierung kann sie wesentlich gemildert und die Prognose verbessert werden.

8. *Morbus Boeck* (*Lymphogranuloma benignum, Boeck-Besnier-Schaumann*)

Pathologisch-anatomisch: große Ähnlichkeit mit Tuberkulose, daher vielfach als besondere Verlaufsform der Tuberkulose angesehen.

Histologisch: nicht verkäsende, miliare und submiliare Epitheloidzellknötchen, selten Riesenzellen, spärlich Rundzellen; die einzelnen Herde sind durch Züge von hyalinem Bindegewebe getrennt.

Symptome und Verlauf: anfangs ohne stärkere Beschwerden, daher meist als Zufallsbefund bei Schirmbilduntersuchung entdeckt; zwei Drittel der Fälle generalisieren hämatogen mit Metastasen, welche sich häufig in den Lungen finden; diese können sich zurückbilden. Es kann sich aber auch eine regelrechte Tuberkulose entwickeln. Tuberkulöse Genese noch immer umstritten, obwohl mitunter aus Herden Tuberkelbacillen gezüchtet werden.

Diagnose. Röntgenbild: dichte, fleckige Verschattung, besonders im Mittelgeschoß, Hilusvergrößerung, Sputum bacillenfrei, BSR leicht beschleunigt, Eosinophilie, Monocytose, Lymphopenie, Tuberkulinreaktionen bis 1 : 1000 meist negativ. Herdbildungen in Haut, Lymphknoten, Milz, Leber, Skelet, Nervensystem und Auge (Iridocyclitis); Probeexcision aus Lymphknoten oder Hautherden.

Differentialdiagnose: Pneumokoniose, Lymphogranulomatose, Tuberkulose, miliare Tumormetastasen.

Therapie: Besserungen durch Streptomycin; bei isolierten Herden Lungenresektion, um eine hämatogene Generalisierung zu vermeiden.

9. Syphilis

Selten, chirurgische Therapie kommt nur im tertiären Stadium bei Gummen der Trachea und Bronchen sowie bei der kavernösen Form der Lungenlues in Frage. Entsteht nach konservativer antiluischer Behandlung eine Trachealstenose mit Atelektase und eitrigen Bronchiektasen oder eine kavernöse Lungenlues, so ist Lungenresektion (meist Lobektomie) angezeigt.

D. Geschwülste
I. Benigne Geschwülste
1. Epitheliale

a) Bronchialadenom. *Pathologisch-anatomisch:* unterschieden werden 4 Untertypen:

α) *Cylindromtyp*, sehr selten, Malignitätserwartung gering, aber vorhanden.

β) *Carcinoidtyp*, am zweithäufigsten, Malignitätserwartung gering, aber größer als bei Cylindromen.

γ) *Mischtyp* von α) und β), am häufigsten, Malignitätserwartung sehr gering.

δ) *Oatzell-Typ*, gleicht histologisch dem kleinzelligen Bronchuscarcinom und stellt möglicherweise einen Übergang in dieses dar; semimaligne, gelegentlich metastasierend.

Alle können lokal-invasiv wachsen; jedoch ist das Wachstum außerordentlich langsam (2—3 Jahrzehnte). Histogenetisch leiten sich alle vom Bronchialepithel ab, auch wenn sie peripher auftreten.

Vorkommen: in der Trachea und größeren Bronchien, wodurch sie zu 95% der bronchoskopischen Diagnostik zugänglich sind. Vorwiegend bei jüngeren Patienten im Durchschnittsalter von 28—29 Jahren.

Symptome: Reizhusten, leichte Hämoptyse, zunehmende Bronchusstenose und infolge davon Obstruktionspneumonie, sekundäre Bronchiektasen, Lungenabscesse, Empyem, pleuropulmonale Eiterung, komplette Atelektase. Gelegentlich auch vagotrope Allgemeinerscheinungen (Bronchospasmus, Leibkollern, Diarrhöe, Kreislaufreaktionen), welche auf eine endokrine Tätigkeit der Carcinoide (Serotoninproduktion) zurückgeführt werden (*Feyster*).

Diagnose: Bronchoskopie deckt den glatten, glänzenden, bei Berührung leicht blutenden Tumor ohne Schwierigkeit auf.

Röntgenbild: cranial-konvexe Bronchusstenose im Broncho- und Tomogramm ist weitgehend beweisend.

Differentialdiagnose: Tuberkulose, Bronchialcarcinom.

Therapie: bronchoskopische Abtragung bei schmalgestielten Adenomen und Patienten welche einen transthorakalen Eingriff nicht vertragen. *Bronchotomie* mit plastischer Deckung des Defekts in der Bronchialwand, gegebenenfalls parenchymschonende *Lungenresektion*. Radikalität muß nicht in der gleichen Weise wie bei Carcinom gefordert werden.

Prognose: bei rechtzeitiger Diagnose und Resektionstherapie sehr gut; bei fortgeschrittenen Fällen infolge jahrelang dauernder, irreversibler Lungeneiterung für Resektionstherapie ungünstig; endoskopische Abtragung hier meist nicht mehr ausreichend.

b) Bronchialpapillome und Papillomatosis. *Vorkommen:* einzeln und multipel in Trachea, Hauptbronchen und bis zu den Segmentbronchen.

Pathologisch-anatomisch: blastomatöse Neubildung von metaplastischem Flimmerepithel, kuboidem und Plattenepithel überzogen.
Dignität: gutartig.
Therapie: bronchoskopische Entfernung.

2. Mesenchymale

a) Intrabronchial. Fibrolipom, Fibrom, Chondrom, Papillom, Lipom, Granularzellmyoblastom (extrem selten).
Symptome: s. Bronchialadenom.
Therapie: endoskopische Abtragung bei kleinen gestielten Geschwülsten, Bronchotomie und Lungenresektion, letzteres vor allem bei extrabronchialem Wachstum der Geschwulst.

b) Intrapulmonal. *Fibrom, Osteom* (häufig durch metaplastische Knochenneubildung auf Grund chronischer Entzündung oder Lungenstauung), *Lymphoblastom* (ausgehend von lymphatischem Grundgewebe), capilläres und kavernöses Adenom (schwer vom angiomatösen Hamartom abgrenzbar), selten; *Plasmocytom* (selten primär in der Lunge lokalisiert, röntgenstrahlenrefraktär); *Myoblastom* (Leiomyom, Rhabdomyom), gelegentlich in die Lunge metastasierend; *Endotheliom,* sehr selten (nach Resektion nicht rezidivierend), *Lungenendometriose,* sehr selten (wahrscheinlich sekundäre Tumorbildung, indem endometrales Gewebe auf dem Venenweg verschleppt wird; multiple Herdbildung in der Lunge entsprechend der Menstruation periodische Hämoptysen hervorrufend).
Therapie: möglichst parenchymsparende Keil-, Segment- oder Lappenresektion. Abwartende Haltung nur bei Patienten, deren Allgemeinzustand eine Thorakotomie verbietet. Auch langsam wachsende Rundschatten können maligne sein!
Hamartom. α) *Arteriovenöses Lungenaneurysma* (s. S. 1021).

β) *Hamartochondrom:* nicht selten, oft multipel im Lungenparenchym, insgesamt etwa 3—5% aller Tumoren der Lunge und der Bronchen ausmachend; Geschlechtsverteilung: Männer dreimal häufiger als Frauen; keinerlei Anhalt für maligne Entartung.
Pathologisch-anatomisch: Histogenese aus embryonalen Keimen, in der Regel knorpeliger Aufbau mit eingelagerten Hohlräumen, welche mit kuboiden Zellen ausgekleidet sind; die von einer Kapsel umgebenen Tumoren sind meist kleiner als 1 cm im Durchmesser, können Größen bis zu 15 cm im Durchmesser erreichen und sind vorwiegend subpleural lokalisiert.
Symptome: fast stets symptomlos, Entdeckung als Zufallsbefund bei Reihendurchleuchtung oder Autopsie. Erstes Symptom ist mitunter die Hämoptyse aus voller Gesundheit, wenn durch Kompression und Arrosion die Bronchen und Gefäße beeinträchtigt werden; größere Geschwülste verursachen Atemnot, Beklemmungsgefühl.
Differentialdiagnose: verkalkte Tuberkuloseherde.
Therapie: Lungenresektion.
Prognose: sehr gut.

γ) *Teratom:* nur sehr selten von der Lunge ausgehend, meist handelt es sich um Mediastinaltumoren (s. S. 1049).

δ) *Teratoides Embryom:* schwer vom Mediastinalteratom abgrenzbar.
Vorkommen: runde Geschwülste, mitten im Lungengewebe gelegen, in welche ein oder mehrere Bronchen einmünden.
Therapie: Lungenresektion.

ε) *Leiomyomatosis:* Hamartie, wobei in der Lunge diffus verteilte Leiomyome auftreten.

II. Maligne Geschwülste

1. Epitheliale

a) Bronchial- und Lungencarcinom. *Vorkommen und Häufigkeit:* häufigste Neubildung beim Mann; hat das Magencarcinom an Häufigkeit bereits überflügelt, Häufigkeitszunahme in den Jahren 1920 bis 1950 von 4% auf 37% der Gesamtzahl aller obduzierten Krebskranken. Bei Frauen steht es der Häufigkeit nach an 5. Stelle dicht hinter Uterus-, Mamma-, Darm- und Magencarcinomen; jedoch ist auch hier eine starke Zunahme feststellbar. Es handelt sich hierbei um eine echte Zunahme.
Geschlechtsverteilung: Männer zu Frauen wie etwa 9:1.
Altersverteilung: Spitze zwischen dem 50. und 60. Lebensjahr, jedoch wird auch im 3. bis 4. Jahrzehnt schon eine erhebliche Zahl von Carcinomen gefunden.

Rassenverteilung: Verhältnis der weißen zur schwarzen Rasse wie 2 : 1. Mehr als 50 % der Bronchialcarcinome sind in den beiden Oberlappen lokalisiert. Nur 35,9 % in den Unterlappen, der Rest ist in den übrigen Lungenpartien, vor allem in der Hilusregion gelegen.

Ätiologie (vgl. S. 433): Geschlechtsdisposition (Mann für Bronchialkrebs, Frau für den Genitalkrebs prädisponiert); Teer, Teerprodukte, Verbrennungs- und Industriegase (Atmosphäre) sowie Tabakverbrennungsprodukte kommen als wichtigste ätiologische Momente in Betracht. Besondere Bedeutung kommt dem *Zigarettenrauchen* zu, wobei die „Art des Rauchens" maßgebend zu sein scheint. Ob das Rauchen die alleinige Krebsursache oder nur ein Realisationsfaktor ist, ist bislang ungeklärt. Entscheidend dürfte die *Syncarcinogenese* exogener Reize und einer endogenen Disposition sein. Als ursächlich entscheidende exogene Noxen für die Entstehung eines Lungenkrebses (Berufskrebse) sind erwiesen: Chromate, Nickelkarbonyl, Arsen, Asbest, Isopropylöl, Teer, Teerdämpfe, Asphalt, Uran.

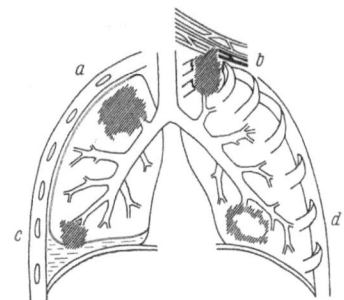

Abb. 251. *Lungentumoren:* Lokalisationen des Bronchial- und Lungencarcinoms. *a* Carcinom des Lungenparenchyms, *b* Pancoast-Tumor (mit Einwachsen in die Rippen und den Plexus brachialis), *c* subpleurales Carcinom mit Pleurabeteiligung und reaktivem Pleuraerguß, *d* peripheres, zentral zerfallendes Bronchialcarcinom

Pathologisch-anatomisch: Ausgangspunkte des Bronchial- und Lungenkrebses sind: das Oberflächenepithel der Bronchialschleimhaut, das Epithel der bronchialen Schleimdrüsen, das Epithel der Lungenalveolen. Die wichtigsten *Formen* sind:

Differenzierte Carcinome (Zylinderzellkrebs, papilläres Carcinom, schleimbildendes Carcinom, Alveolarepithelcarcinom), Malignitätsgrad schwer; *Plattenepithelcarcinome* (epidermoider Typ, undifferenzierr Typ), Malignitätsgrad mittel bis schwer, je nachdem wie weit die Entdifferenzierung vorgeschritten ist.

Einteilung: vom klinischen Standpunkt am wichtigsten sind (der Häufigkeit nach geordnet): das *verhornende* oder *nicht verhornende Plattenepithelcarcinom*, das *Cylinderzell-* oder *Adenocarcinom*, das *kleinzellige* oder *Oatzell-Carcinom*. Größte Malignität hat das kleinzellige oder Oatzell-Carcinom, die relativ geringste das Plattenepithelcarcinom. Beim kleinzelligen Bronchialcarcinom ist daher die Indikation zur Lungenresektion nur selten zu stellen.

Makroskopisch: die Erscheinungsformen sind je nach dem Stadium des Wachstums sehr verschieden. Es können unterschieden werden:

1. Destruierend und vorwiegend expansiv wachsender zentraler Lungenkrebs (vgl. Abb. 251).

2. Destruierender peripherer Lungenkrebs mit hilifugaler Ausbreitung (Ausbrecherkrebs oder Pancoast-Tumor) (vgl. Abb. 251).

3. Peripher wachsender Lungenkrebs mit Pleurabeteiligung und Erguß (vgl. Abb. 251).

4. Sekundärer Rundschatten mit und ohne Einschmelzung (vgl. Abb. 251).

5. Lymphangiotisch-hilipetale Ausbreitung.

6. Infiltrativ-intraalveolär-pneumonische Ausbreitung.

7. Bipolare Form mit sehr kleinem peripherem Primärtumor und starker hilärer, lymphogener Metastasierung.

8. Endobronchial stenosierende Ausbreitung.

Von klinischem Interesse ist auch die *Einteilung* nach dem Verhalten gegenüber dem Bronchus (polypös-endobronchial-stenosierend; intramural-extrabronchial-nichtstenosierend, Kombination von endo- und extrabronchial).

Verhalten des Tumors zu den Nachbarorganen:

A-Fall: Tumor ist auf die Lunge beschränkt.

B-Fall: der Tumor hat die Pleura erreicht; es besteht eine Verwachsung der Pleurablätter, ohne daß die Geschwulst die Pleura bereits durchwachsen hat; hier besteht die Möglichkeit des Fortschreitens auf dem Lymphweg der Thoraxwand.

C-Fall: der Tumor hat von der Lunge per continuitatem auf die Nachbarschaft übergegriffen (Brustwand, Perikard, Mediastinum).

Metastasierung: 1. Bronchopulmonale Lymphknoten ergriffen.

2. Lymphogen in die Hiluslymphknoten und Tracheobronchiallymphknoten.
3. In die paratrachealen und mediastinalen Lymphknoten.
4. In die supraclaviculären, retroperitonealen Lymphknoten sowie hämatogene Metastasen (vgl. S. 1014).

α) *Lymphogene Metastasierung:* in etwa 80% aller Fälle nachweisbar. Der Häufigkeit nach werden befallen die bronchialen und mediastinalen, retroperitonealen, cervicalen, supraclaviculären, periportalen, axillären und inguinalen Knoten.

Wichtig ist auch die retroperitoneal-prävertebrale Metastasierung, welche auf dem Weg des Lig. pulmon. inf. durch das Zwerchfell hindurch erfolgt. Auf perineuralem Lymphwege können die Spinalnerven von Metastasen befallen werden. Die Metastasierungstendenz nimmt mit zunehmender histologischer Differenzierung ab.

β) *Hämatogene Metastasierung:* in etwa 60% der Fälle nachweisbar; sie erfolgt vorwiegend nach *dem Lungentyp* (vgl. Abb. 106a), der Tumor streut in den großen Kreislauf, die Geschwulstembolien werden von den Capillarsystemen abgefangen. Der Häufigkeit nach werden die einzelnen Organe wie folgt befallen: Leber über 40%, Knochenmark etwa 30%, Niere 20%, Nebenniere 20%, kontralaterale Lunge 15–20%, Gehirn 10–15%, Wirbelsäule 10%, Schilddrüse 8–12%, Pankreas 4–8%, Milz 3–8%, Pleura 8–20%, Perikard 8–15%, Haut unter 1%, (Lymphknoten 80%). Die übrigen Organe werden nur äußerst selten befallen; die hämatogene M. nimmt mit zunehmendem Alter ab; Schwangerschaft beschleunigt die Metastasierung nicht.

γ) *Bronchogene Metastasierung:* erfolgt auf dem endobronchialen Luftweg; außerordentlich selten, jedoch kann an der Möglichkeit einer intracanaliculären Ausbreitung nicht mehr gezweifelt werden (*Lüdecke* 1953).

Symptome. *Allgemeines:* im Frühstadium Symptomenarmut, bei fortschreitender Erkrankung wird das Symptomenbild durch zahlreiche Komplikationen (Atelektase, Pneumonie, Abszeß, Erguß, Empyem, Fernmetastasen) verschleiert. Spezifische oder pathognomonische Symptome kommen erst im *Endstadium* vor. Die typischen Symptome des Endstadiums sind: unstillbarer Reizhusten, massiver physikalischer Lungenbefund, venöse Einflußstauung, Heiserkeit infolge Recurrensparese, tastbare supraclaviculäre Lymphknoten, Atemnot, blutiges Sputum, Kachexie.

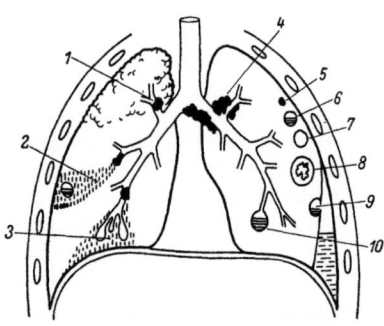

Abb. 252. *Synopsis der wichtigsten Lungenerkrankungen* mit chirurgischer Indikation (nach *Mülly*). *1* Obstructionsemphysem, *2* Atelektase mit Abscedierung, *3* Atelektase mit Bronchiektasen, *4* Zentral gelegenes Bronchialcarcinom, *5* Solider, stummer, solitärer Rundherd, *6* Rundherd mit zentraler Nekrose, *7* Geblähter Rundherd, *8* Dickwandiger Rundherd mit zentralem Zerfall, *9* Nekrotischer Rundherd mit Pleuraeinbruch, *10* Nekrotischer Rundherd mit Einbruch in den Bronchialbaum und Sekundärinfektion

Je nach Sitz des Primärtumors und seiner Beziehung zum Bronchialbaum finden im Verlauf sich folgende verschiedene Bilder:

α) *Bei rein intrabronchialem Wachstum des Tumors:* Symptome der partiellen Bronchusstenose mit Obstruktionsemphysem (s. Abb. 252, 1–3) infolge exspiratorischer Ventilstenose, fauchendes asthmatisches Geräusch („*Wheezing*"), Atelektase des zugehörigen Lungenabschnitts bei vollständigem Bronchusverschluß, lobäre, segmentäre oder subsegmentäre Obstruktionspneumonie, evtl. mit sekundärer Bronchiektasenbildung, pleuropulmonale Eiterung. Verdrängung oder Verziehung des Mediastinums (nicht charakteristisch, kommt häufiger und ausgesprochener bei den gutartigen Bronchialgeschwülsten und bei Bronchustuberkulose vor).

β) *Bei intramuralem und extramuralem Wachstum:* 1. *Zentraler Typ* (Hiluskrebs, s. Abb. 252, 4–10). Der Tumor wächst hilifugal rascher als gegen das Mediastinum, er breitet sich vorwiegend im Lungenparenchym aus. *Röntgenbild:* verstärkte Hiluszeichnung.

2. *Peripherer Typ* (Parenchymkrebs) geht von den kleinen Bronchien und Bronchiolen aus und entwickelt sich deshalb gleichmäßig als Rundherd im Lungenparenchym. *Röntgenbild:* Rundherd. Dieser kann bedeuten: solitären, soliden, *stummen Rundherd*, *eingeschmolzenen Rundherd* mit zentraler Nekrose und Spiegelbildung, stark eingeschmolzener Rundherd mit regelmäßiger, dünner Wand und Blähung durch exspiratorische Ventilstenose, eingeschmolzenen Rundherd mit dicker, unregelmäßiger Wand, gelegentlich mit Tumorzapfen, *subpleuralen Rundherd* mit Einbruch in die freie Pleura-

höhle oder mit Carcinose der Pleura und Pyopneumothorax, Nekrose mit oder ohne Sekundärinfektion und Durchbruch in das Bronchialsystem, *sekundären Lungenabsceß* infolge zentralnekrotischen Rundherd mit Einbruch ins Bronchialsystem.

Auch Kombination von zentralem und peripherem Typ und von intra- und extrabronchialem Wachstum kommt, letzteres sehr häufig, vor.

γ) Bei *direktem Einwachsen in die Nachbarorgane* finden sich folgende Symptomenkomplexe (s. Abb. 253) bzw. *Inoperabilitätszeichen*:

1. Kompression und Verschluß der V. cava superior (obere venöse Einflußstauung).
2. Einwachsen in den Ösophagus und N. vagus (Reizzustand oder Lähmung des Vagus), Durchfall, Blähung, Meteorismus, Ileus, Kompression und Ulceration des Ösophagus, broncho-ösophageale Fistel, Stenoseerscheinungen des Ösophagus, Dysphagie.
3. Übergreifen auf die Brustwand.
4. Durchbruch ins Diaphragma und die Bauchhöhle (Singultus, Oberbauchbeschwerden, Schulterschmerz, Leberabsceß).
5. Einwachsen in den N. recurrens (Aphonie).
6. Durchbruch subpleuraler Carcinome in die Pleurahöhle (entzündlicher Erguß, hämorrhagische und eitrige Pleuritis, oft mit Pneumothorax, Pleuritis carcinomatosa als freier, abgesackter oder interlobärer Erguß).
7. Kompression und Einwachsen in den N. phrenicus (Zwerchfellähmung, Schulterschmerz, Singultus).
8. Durchbruch ins Perikard und den rechten Vorhof (Perikarderguß, Myokardschaden, Extrasystolie, Tachykardie).

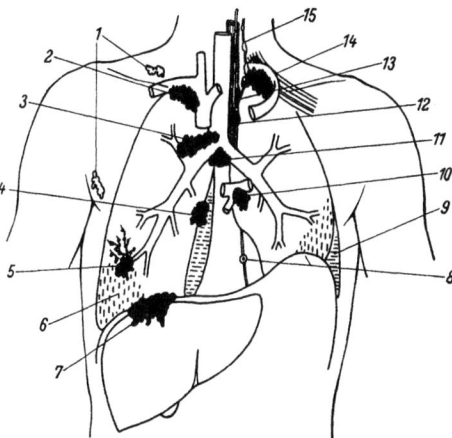

Abb. 253. *Inoperabilitätszeichen des Lungencarcinoms:* (nach *Mülly*). *1* Metastasen in peripheren Lymphknoten (supraclaviculär, axillär), *2* Kompression der Vena cava cranialis und der Vena subclavia, *3* Übergreifen auf die Trachea mehr als 2 cm gegen die Carina, *4* Pericarditis carcinomatosa und Infiltration des Myokards, *5* Lymphangitis carcinomatosa, *6* Submucöse Streuung in Bronchus und Lungenparenchym, *7* Zerstörung des Diaphragma und Übergreifen auf die Leber, *8* Zwerchfellhochstand (Phrenicusparese), *9* Pleuritis carcinomatosa, *10* Impression der A. pulmonalis, *11* Fixierte, sattelförmig auseinandergedrängte Carina, *12* Aphonie (Recurrensparese), *13* Extra- und intramurale Oesophagusstenose, *14* Pancoast-Syndrom, *15* Hornersches Syndrom

δ) Bei *subpleuraler Ausbreitung* (Ausbrecherform des Lungenkrebses) findet sich das *Pancoast-Syndrom*. Es besteht aus:

1. Peripherer, in der Lungenspitze liegender Geschwulst, welche physikalisch nachweisbar und röntgenologisch als Verschattung in der Pleurakuppe, vorzugsweise links imponiert.
2. Arrosion der obersten 3 Rippen dorsal und der dazugehörigen Wirbelkörper.
3. Schmerzen im Schulterblatt und linken Arm mit partieller Lähmung im Ulnaris-Medianusgebiet und entsprechende Atrophie der kleinen Handmuskeln (infolge Tumordruck oder Einwachsen in die erste dorsale Wurzel des Plexus brachialis).
4. *Horner*scher Symptomenkomplex infolge Zerstörung des Grenzstrangs, Grenzstranglähmung oder infolge Grenzstrangreizung (Mydriasis, Exophthalmus, weite Lidspalte, Syndrom nach *Parfour du Petit*). Bei den Pancoasttumoren handelt es sich meist um Plattenepithelcarcinome, seltener Adenocarcinome; ein Pancoasttumor sui generis wird abgelehnt.

ε) *Bei abscedierendem Lungenparenchymkrebs*: alle Symptome eines Lungenabscesses, entscheidend ist der cytologische Befund in Sputum und Bronchialsekret, der meist positiv ausfällt, d. h. Tumorzellen aufweist; Vorhandensein von Tuberkelbacillen schließt das Carcinom nicht aus.

Röntgenbild: eingeschmolzenes Carcinom ist durch relativ dicke und unregelmäßige Wand charakterisiert, bei stärkster regionärer Hilusknotenbeteiligung (im Gegensatz zum unspezifischen Abszeß oder Tuberkulose). Gelegentlich kann die Wand dünn und der Abszeß nicht von einer Frühkaverne zu unterscheiden sein.

ζ) *Bei lymphogener Metastasierung finden sich folgende Formen und Symptome* (vgl. Abb. 253):

1. Kleiner peripherer Tumor mit großen lymphogenen Metastasen, vorwiegend an der Teilungsstelle der Segmentbronchen oder im Hilus (bipolare Verschattung).

2. Zentraler Tumor im Stammbronchus mit lymphogenen Metastasen in Hilus-, Bifurkations-, mediastinalen, paratrachealen und supraclaviculären Lymphknoten (knollige Hilusverschattung).

3. Peripherer subpleuraler Tumor mit Einwachsen in die Brustwand und Metastasierung über die Lymphwege der Brustwand ins Mediastinum, axilläre und supraclaviculäre Lymphknoten.

4. Metastasierung eines Unterlappentumors durch Verwachsung der Pleurablätter oder des Lig. pulmonale inf. in das Retroperitoneum, selten in die inguinalen Lymphknoten.

5. Lymphangitis carcinomatosa der Pleura, Lymphangiose des Peri- und Epikards.

6. Kompression des Ösophagus und N. vagus und der V. cava sup. durch paratracheale und mediastinale Lymphknotenmetastasen.

7. Seltene Kompression und Lähmung des rechtsseitigen, sehr viel häufiger des linksseitigen N. recurrens (Heiserkeit, Aphonie).

8. Eindringen von Tumorzellen längs der Nervenscheiden in den Spinalkanal (Neuropathia carcinomatosa).

9. Lymphangitis carcinomatosa mit diffuser Durchsetzung der gesamten Lunge infolge carcinomatösen Befalls aller zugehörigen intrapulmonalen Lymphbahnen (Abgrenzung von der Lungenadenomatose schwierig).

η) *Bei hämatogener Metastasierung* (Fernmetastasierung): Skeletmetastasen (sehr häufig osteolytische Metastasen in Fingerphalangen, Scapula, Kniescheiben als Solitärmetastasen). Hautmetastasen selten. Nebennierenmetastasen selten, Hirnmetastasen nicht häufiger als bei anderen Carcinomen. Befall der kontralateralen Lunge (schwer von lymphogener Ausbreitung oder Doppelcarcinom abgrenzbar).

ϑ) *Bei intrabronchialer Metastasierung:* relativ häufig. Es entsteht hierdurch das Krankheitsbild der krebsigen Pneumonie. Dies entspricht einer chronisch-abszedierenden Pneumonie und wird sehr oft mit Tuberkulose verwechselt.

ι) *Bei nichtmetastatischer Fernwirkung des Bronchialcarcinoms:*

1. *Periostitis hyperplastica* (*Bamberger-Marie*), seltener Begleitzustand eines sehr langsam wachsenden Bronchialcarcinoms, bestehend aus Schmerzhaftigkeit der Extremitäten, mit Schwellungen der Knie-, Fuß-, Ellenbogen- und Handgelenke, Trommelschlegelfinger und -zehen mit Uhrglasnägeln. *Röntgenbild:* ossifizierende Periostitis mit Osteoporose, besonders der distalen Knochenanteile. Syndrom kommt auch bei gutartigen intrathorakalen Tumoren, kongenitalen Herzvitien, Lungeneiterungen, chronischer Colitis und Lebercirrhose vor. Als Initialsymptom eines beginnenden Bronchialcarcinoms dürfen die Gelenk- und Knochensymptome der Periostitis hyperplastica nicht übersehen werden.

2. *Rezidivierende Fernthrombose:* Blutgerinnungsstörung durch Wachstum des Neoplasmas oder durch Vorhandensein eines nekrotischen Gewebskörpers im Organismus kommt es zu thrombophlebitischen Schüben mit schmerzhaften Schwellungen der Beine, Arme und des Gesichts; durch Anwendung von Antikoagulantien und Exstirpation der Lungengeschwulst verschwinden die Erscheinungen.

3. *Myeloische Knochenmarkreaktion:* Leukocytose bis zu 50000 im Verlauf eines Bronchialcarcinoms kommt mitunter vor und wird als unbekannte Reizwirkung des Carcinoms auf das Knochenmark angesehen.

Diagnose: durchschnittlich vergehen 5–10 Monate vom Beginn der ersten Symptome bis zur Stellung der endgültigen Diagnose („fatale Pause"). Sie ist durch die Geringfügigkeit und Banalität der *Frühsymptome* zu erklären (Husten als erstes Kardinalsymptom, Pneumonie, Bronchitis; Schmerzen; Dyspnoe, Hämoptyse). Treten *Spätsymptome* auf, so ist die Prognose meist schon infaust (Krankheitsgefühl mit Gewichtsverlust, Halsschwellung, Heiserkeit, oberflächliche Metastasen, Schluckbeschwerden, Nachtschweiße, Beklemmungsgefühl, neurologische Symptome).

Frühdiagnose. Prinzipien: Frühdiagnose ist für die Erfassung des Bronchialcarcinoms in operablem Zustand das oberste Gebot. Das Bronchialcarcinom ist das häufigste Malignom des Mannes über 40 Jahre; es muß bei allen Lungenerkrankungen unklarer Genese differentialdiagnostisch erwogen werden. Das Bronchialcarcinom tritt unter einer Vielzahl von Symptomen auf, unter welchen Husten, fieberhafte Bronchitis und „Raucherkatarrh" als Initialsymptom zu gelten haben. Jede Änderung des Charakters des Hustens ist verdächtig auf eine bösartige Erkrankung. Vorausgegangene pulmonale Infekte sprechen für Verdacht auf ein Bronchialcarcinom; Hämoptoe und Hämoptyse zeigen ein fortgeschrittenes Stadium an. Lungentuberkulose, chronische Pneumonie, chronische Lungeneiterung, Bronchiektasen und andere Mißbildungen sowie Mykose und Zoonose schließen das Vorkommen eines Bronchialkrebses nicht aus. Rasche Heilung einer Lungenerkrankung durch Antibiotika und Chemotherapeutika spricht nicht gegen das Vorhandensein eines Bronchuscarcinoms (therapeutische Scheinerfolge). Hartnäckige Brustschmerzen, Armplexus- und Intercostalneuralgien sowie chronische Polyarthritiden sind Alarmzeichen für ein Lungencarcinom, das oft schon inoperabel ist. Bei Verdacht auf Lungencarcinom sollen die Spezialuntersuchungen so rasch wie möglich durchgeführt werden; führen sie nicht zum Ziele, so ist die Probethorakotomie auszuführen. Als prophylaktische Maßnahmen sind Reihenuntersuchungen (Durchleuchtung, Schirmbildverfahren) auszuführen. Starkes Rauchen oder ständiger Aufenthalt in stark verschmutzter Atmosphäre sollte der Anlaß für eine dreimonatliche röntgenologische Kontrolle der Jahresklassen über 40 sein. Tabakrauchen, vor allem das Inhalieren von Zigarettenrauch ist zu unterlassen, da ein sicherer Zusammenhang zwischen nachgewiesenen cancerogenen Stoffen im Tabakrauch mit der Zunahme des Bronchialkrebses besteht.

Diagnostische Methoden: allgemein-physikalische Untersuchung („Wheezing"), Symptome der Bronchusstenose, Ergußnachweis, Tumorzellen im Erguß. *Röntgenuntersuchung:* Durchleuchtung, dorsoventrale Thoraxaufnahme, seitliche Aufnahmen, gezielte Aufnahmen, Tomographie in verschiedenen Ebenen, Ösophaguspassage mit Kymographie, Pneumomediastinum in Verbindung mit Tomogrammen; ganz besonders Bronchographie, u. U. mit intrapleuralem Pneumothorax oder Pneumoperitoneum. *Angiokardiographie*, gegebenenfalls auch *selektive Pneumoangiographie* zur Aufdeckung von Verdrängungserscheinungen im Gefäßsystem, von bronchopulmonalen Anastomosen, von Veränderungen an der V. cava sup. oder im Hauptstamm der A. pulmonalis. Sind letztere stärker verdrängt oder verändert, so besteht meist Inoperabilität. Die Röntgenuntersuchung liefert folgenden *Beitrag zur Diagnose:* Lokalisation der Geschwulst, Verhalten gegenüber dem Bronchus, Ausdehnung und Beziehung der Geschwulst zu den Nachbarorganen; Vorhandensein und Ausdehnung von lymphogenen und hämatogenen Metastasen; Abgrenzung der Operabilität.

Bronchoskopie, Probeexcision und Cytologie. Technik (s. S. 45): *bronchoskopische Materialentnahme*, d. h. Biopsie aus der Bronchialschleimhaut, ist heute bis in alle Segmentbronchien möglich und sollte bei jeder ungeklärten Hämoptyse ausgeführt werden. Gegebenenfalls auch *transbronchiale Punktion* der mediastinalen Lymphknoten (zur Vermeidung einer Probethorakotomie!). *Transpleurale Tumorpunktion*, im allgemeinen nicht empfehlenswert (Gefahr der Blutung, des Pneumothorax, der Pleurainfektion, der Implantationsmetastasen); darum nur in Ausnahmefällen, bei welchen die Diagnose erzwungen werden muß (Indikation zur Röntgentherapie bei inoperablen Tumoren!).

Probeexcision: in Lokalanästhesie Excision metastasenverdächtiger, supraclaviculärer oder axillärer Lymphknoten.

Laboratoriumsuntersuchungen: Blutsenkungsgeschwindigkeit oft extrem erhöht (je höher die BSR, desto wahrscheinlicher besteht Inoperabilität); *Gesamteiweißgehalt* des Blutserums in einem Drittel der Fälle leicht vermindert; allgemein besteht die Tendenz zur Hypoproteinämie; Zunahme des Fibrin-Globulingehaltes bei Absinken der Serumalbumine; *Hyperfibrinämie* hat differentialdiagnostische Bedeutung. Jedoch besteht kein direkter Zusammenhang zwischen Bronchialcarcinom und *Weltmann-Band*; mäßige *Leukocytose* bei relativer Mono- und Lymphocytopenie, selten Fernwirkungen mit myeloischer Reaktion und Leukocytenwerten bis zu 50000. *Thrombocytopenie* infolge einer Knochenmarkcarcinose; im *Sternalpunktat* Verschiebung der Myeloblasten und neutrophilen Stabkernigen nach unten; Vermehrung der Retikulum- und Plasmazellen, allgemeine Zeichen der *Knochenmarkshemmung*, in seltenen Fällen bei Metastasierung Tumorzellen. *Sputum:* Tumorzellen im gezielt entnommenen Bronchialsekret, gegebenenfalls auch Untersuchung von Spülflüssigkeit aus einem Segmentbronchus (40–90% positive Resultate), sie ist besonders für die Frühdiagnose peripherer Carcinome bedeutungsvoll.

Neuere Verfahren: Nachweis proteolytischer Abwehrfermente, Isotopenthorakographie, indirekte Sauerstoffmessung im Lungenparenchym mit Hilfe photoelektrischer Zelle, Nachweis von bronchusstenosierenden Prozessen mit Hilfe der Residualluftbestimmung unter Verwendung der Fremdgas-Mischmethoden (s. S. 284).

Differentialdiagnose: *Pneumonie* (Lobärpneumonie, chronisch-rezidivierende Pneumonie, Lungenaktinomykose), *chronische Bronchitis* (darf bei älteren Patienten nur per exclusionem gestellt werden, jede Raucherbronchitis verlangt eindeutige klinische Klärung, wenn sich der Charakter des Hustens ändert), *Tuberkulose* (Verwechslung vor allem in den Frühstadien des Bronchialcarcinoms mit Frühinfiltraten oder in späteren Stadien bei zentraler Einschmelzung des Carcinoms mit tuberkulöser Kaverne, positiver Bacillenbefund schließt ein Bronchialcarcinoms nicht aus!), *Morbus Boeck* (Abgrenzung vom Carcinom außerordentlich schwierig, zuverlässige Sicherung nur durch Probethorakotomie mit histologischer Untersuchung), *Lungenabsceß und Lungengangrän* (ausschlaggebend ist hier die cytologische Untersuchung und Bronchoskopie), rasches Kleinerwerden der Absceßhöhlen nach gezielter antibiotischer Therapie spricht für

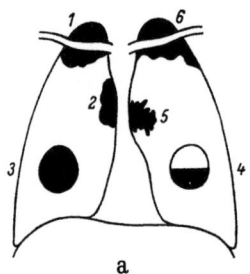 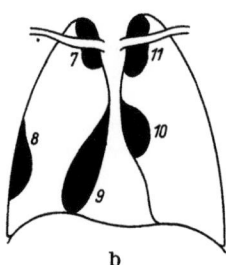

Abb. 254a und b. *Differentialdiagnose der Lungentumoren:* Röntgenbefunde verschiedener Neubildungen der Lunge nach ihrer Lokalisation: *1* Neurinom, *2* Tbc-Lymphom (*Boeck*, Lymphogranulom, Lymphosarkom), *3* Fibrom, peripheres Bronchialcarcinom, Metastase, Echinococcus, gefüllte Kaverne, Cyste, *4* Lungenabsceß, zentral zerfallendes Carcinom, Cyste mit Bronchusdrainage, *5* hilusnahes Carcinom, *6* Pancoast-Tumor, *7* Struma, Lymphon, Tbc, Kiemengang-Dermoidcyste, *8* Brustwand-Tumor, *9* Mediastinal-Cyste, Ganglion, Neurom, broncho- bzw. enterogene Cyste, *10* Thymus, Bronchial-Ca, Aneurysma, *11* Struma endothoracica, Ganglion, Neurom

Absceß. *Lungeninfarkt* (Unterscheidung bei frischem Infarkt durch die klinische Symptomatik, alte Infarkte können eher mit Carcinom verwechselt werden), *Silikose* (Unterscheidung durch allgemeine Röntgenuntersuchung und Anamnese gut möglich, schwieriger bei der knotigen Form der S. und Auftreten von Bronchusstenose und Atelektase), *abgesackte und freie Pleuraergüsse* und *Empyeme* (Unterscheidung durch Ergußpunktion und cytologische Untersuchung, negatives Resultat schließt Bronchialcarcinom im Frühstadium nicht aus), *Lungen- und Bronchialmißbildungen* (Bronchiektasen und Lungencysten) sind selten mit Carcinomen kombiniert; vereinzelt wurden Plattenepithelcarcinome auf dem Boden einer chronischen Infektion in Bronchiektasen oder Lungencysten nachgewiesen, *benigne Bronchialgeschwülste und übrige intrathorakale Tumoren* (s. Abb. 254) (Unterscheidung röntgenologisch meist nicht absolut zu sichern, Abklärung nur bronchoskopisch, histologisch, cytologisch oder erst durch Probethorakotomie), *Lues* (tertiäre Lues kann Bronchialcarcinom vortäuschen, Anamnese, positiver WaR, Erfolg einer antiluischen Kur sichern die Diagnose); *Rundschatten* (in Frage kommen: Tuberkulom, Cysten unklarer Genese, solitäre Lungenmetastasen, Echinococcuscyste, Sarkom, Lungengumma, solide benigne Tumoren, Lungenabsceß, tuberkulöses Frühinfiltrat, runde Herdpneumonie, Infarkt).

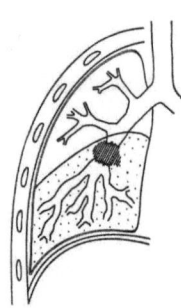

Abb. 255. *Bronchialcarcinom:* Lokalisation am rechten Unterlappenbronchus mit sekundärer Bronchiektasenbildung

Prognose: hängt von der Indikation und vom histologischen Typ des Bronchialcarcinoms ab. Bei Vorliegen von Metastasen aller Art sind die Aussichten auf eine Dauerheilung sehr gering. Die Spätergebnisse hängen weniger von der Ausdehnung der Resektion ab, d. h. ob eine Lobektomie oder Pneumonektomie ausgeführt wurde, sondern davon, ob irgendwelche regionäre oder Fernmetastasen vorhanden sind. Prognostisch am ungünstigsten sind die kleinzelligen Carcinome, die Überlebensdauer der Plattenepithelcarcinome ist länger. *Operabel* sind 10% radikal, 30% palliativ; rund 50% sind *inoperabel* und kommen nur zur Probethorakotomie; 45–60% der Bronchuscarcinomkranken werden operiert; unmittelbare *Operationsmortalität* 7–12%. Die Zahl der Dauerheilungen ist gering; 9,5% aller Operierten, und nur *37,8% aller radikal* Operierten leben länger als 5 Jahre. Primär inoperabel sind Fälle mit Ösophagusform des Bronchialcarcinoms mit Vena-cava-Syndrom,

Recurrensparese und Zwerchfellähmung, Pleuritiscarcinomatosa (vgl. Abb. 253); ferner besteht Inoperabilität bei Lungenfunktionsprüfungen mit Werten unter 1500 ccm Vitalkapazität und Einschränkung der übrigen Teilfunktionen (vgl. Abb. 236).

Prognose der Röntgentherapie bei Fällen *ohne manifeste Metastasen 22,4 Monate*, bei Fällen *mit regionären oder Fernmetastasen 13,8 Monate*. *Technik:* die einfache Technik der Feldbestrahlung wurde verbessert durch die Hochvolttherapie, Bewegungsbestrahlung, Kombination von Bestrahlung mit cytostatischer Chemotherapie, Isotopenanwendung.

Therapie. a) *Operativ:* Lungenresektion meist in Form der radikalen Pneumonektomie mit möglichst weitgehender Drüsenausräumung, bei peripheren Tumoren auch Lobektomie (s. Abb. 255). Von Segmentresektionen sollte bei Bronchial- und Lungencarcinom nicht Gebrauch gemacht werden. *Technik* (vgl. Einleitung, S. 1016): zentrale Carcinome sind meist bedingt inoperabel; durch Trachealresektion und Trachealplastik sind sie zwar technisch operabel, sie sterben jedoch am Rezidiv oder den Komplikationen alle innerhalb des 1. Jahres (s. Abb. 255-258).

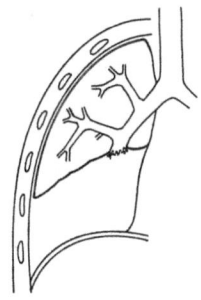

Abb. 256. Radikalverfahren zu Abb. 255. Lobektomie

b) *Konservativ.* α) *Röntgentherapie:* ihr sind alle Formen mit sicherer Inoperabilität zuzuführen (vgl. Abb. 253) (Verdrängung mit Wandinfiltration und Destruktion der Trachea, sattelförmige Carina und vollständige Starre der Carina und des Hauptbronchus bei der Atmung, Tumorinfiltration näher als 2 cm an die Carina heranreichend, starke Aufspreizung der Bifurkation im Hauptbronchus, Lymphangitis carcinomatosa, Tumorkompression der Vena cava sup. und der A. pulmon., jede stärkere angiographisch nachweisbare Gefäßimpression, Recurrensparese; bedingt inoperabel sind auch Fälle mit Impression der Trachea, großem tumorbedingtem Kernschatten im Hilusbereich, Tumorinfiltration im Hauptbronchus proximal der 5-cm-Grenze, Aufspreizung der Bronchien an der Teilungsstelle der Segmente, Rippendestruktion, Pleuraexsudat).

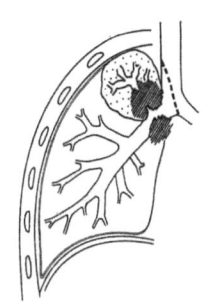

Abb. 257. *Bronchialcarcinom:* mit Stenose des rechten Stammbronchus und Atelektase des rechten Oberlappens

β) *Radioaktive Isotope:* nach Anlegen eines Pneumothorax wird die Isotopenflüssigkeit in die Thoraxhöhle eingebracht oder nach einer kleinen Probethorakotomie direkt ins Tumorgewebe injiziert, auch die intrabronchiale Applikation von radioaktivem Gold oder die intrapulmonale gezielte Einbringung mit Hilfe des Herzkatheters in die A. pulmonalis des erkrankten Lungenabschnitts kommt in Frage; letzteres auch als präoperative Maßnahme.

γ) *Radiumtherapie:* bronchoskopische Einbringung von Radiumnadeln in den Tumor wird wegen zusätzlicher entzündlicher Komplikationen, Bronchusstenose, Blutung nur noch selten ausgeführt.

δ) *Chemotherapie:* Hormonbehandlung nicht sicher beurteilbar; jedenfalls nicht so überzeugend wie bei geschlechtsgebundenen Carcinomen. Cytostatica (Sinalost, Cholchicin, Demecolcin, Sinoricyn, Myleran, Leuceran, Mercaptopurin, Stilboestrol, Diplophosphat, Plenosol, Mitomen, Endoxan) mit unterstützender Gabe von hohen Dosen Vitamin A und C können in Verbindung mit der Strahlenbehandlung eine gewisse Remission erzielen; direkte Wirkung auf das Tumorwachstum konnte bisher noch nicht mit Sicherheit nachgewiesen werden.

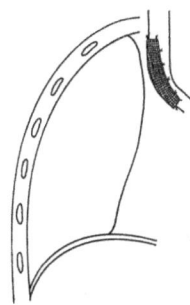

Abb. 258. *Bronchialcarcinom:* Radikalverfahren zu Abb. 257. Pneumonektomie mit Trachealplastik (Kombinationstransplantat aus Fascien- oder Vollhautlappen und Nylon- oder Draht-Netz)

b) Lungenadenomatose. *Definition:* es handelt sich hier um adenomähnliche Neubildungen bezüglich des Gewebscharakters und der Schleimbildung; die Struktur des Lungengewebes bleibt jedoch erhalten, lymphogene und hämatogene Metastasen fehlen. Trotz hochgradiger Epithelmetaplasie wird von einigen Autoren (*Helly*) das Vorliegen eines Krebses ausgeschlossen; andere Autoren (*v. Albertini*) fassen die L. als eine Untergruppe der Adenocarcinome auf. Wieder andere Autoren (*Swan*) unterscheiden eine benigne (nichtmetastasierende) und eine maligne (metastasierende) Form. Infolge der verschiedenen Auffassungen und der umstrittenen Histiogenese existieren viele Synonyma (primäres Gallertcarcinom der Lunge, diffuses primäres Alveolarepithelcarcinom, Carcinosis, Alveolarzelltumor, bilateral miliary carcinoma, multiple pulmonary adenomatosis, Carcinoma adenomatosum multiloculare, Bronchiolarcarcinom, Alveolarzellcarcinom).

Pathologisch-anatomisch: histologisch liegt eine adenomatöse cylindrocelluläre Epithelproliferation vor. Diese Cylinderzellen kleiden die Alveolen aus, sie neigen zu papillärer Sproßbildung, die Interalveolarsepten bleiben erhalten, die eingeengten Alveolen sind mit Schleim und gerundeten Tumorzellen angefüllt.

Histiogenese: als Ausgangspunkt der Geschwulstzellen kommen die Alveolarzellen selbst oder die epithelialen Zellen der Bronchioli respiratorii in Frage; am meisten spricht dafür, daß das kubische Epithel zwischen Alveolen und Bronchiolis der eigentliche Ausgangspunkt ist.

Einteilung. Unterschieden werden 3 Typen: 1. *Diffuser herdförmiger Typ* (ein oder mehrere Knoten sind in einem Lappen vorhanden, konfluieren und nehmen schließlich den ganzen Lungenlappen ein, ähnlich einer Pneumonie; auch Durchbruch der Schleimmassen in die freie Pleurahöhle sowie Aushusten derselben kommt vor).

2. *Kleinknotige, multizentrische Form* (kleinere, z. T. konfluierende Herde meist auf beiden Lungenseiten, ähnlich einer Lymphangiosis carcinomatosa).

3. *Kombination* des diffusen mit dem knotigen Typ.

Metastasierung: in die regionären und tracheobronchialen Knoten, nicht selten hämatogen in Leber und Gehirn, Metastasierungstendenz jedoch bedeutend geringer als beim Bronchialcarcinom (in etwa 40% der Fälle).

Statistik: Häufigkeit etwa 3–5% aller Lungengeschwülste. *Geschlechtsverteilung:* Frauen 60%, Männer 40%. *Altersverteilung:* 60% der Fälle erkranken im 5. Dezennium, 5% im 2. bzw. 7. Dezennium; insgesamt befällt die L. eher jüngere Jahrgänge als das Bronchialcarcinom.

Symptome: Erkrankungsdauer schwankt zwischen wenigen Wochen bis zu 5 Jahren. Die häufigsten Symptome sind: Reizhusten, Atemnot, wäßrig-schleimiger, fade riechender Auswurf (bis zu 1000 ccm täglich), leichte Hämoptyse, Schmerzen erst bei auf Pleura und Brustwand übergreifender Geschwulst, Höhlenbildung mit Durchbruch des schleimigen Inhalts in die Pleurahöhle oder den Tracheobronchialbaum, Pneumothorax, pleuropulmonale Eiterung (selten).

Diagnose. Bronchographisch: findet sich diffuse Einengung der Segmentbronchien in der befallenen Region, Rigidität und Elongation der Bronchen; Prallfüllung der Bronchen; Füllungsausfall in den terminalen Verzweigungen der Bronchen und der Alveolen („Bild des entlaubten Baumes").

Differentialdiagnose: Adenocarcinom, metastatische, sekundäre Lungentumoren, Tuberkulose.

Prognose und Therapie: frühzeitige, möglichst ausgedehnte Lungenresektion unter Verzicht auf jede Segmentresektion; wegen des initial sehr lange stumm bleibenden Verlaufs ist die Frühdiagnose sehr erschwert und der Prozeß meist so weit fortgeschritten, daß eine Resektion nicht mehr in Frage kommt. Prognostisch ist die operierte L. wahrscheinlich nicht günstiger als das Adenocarcinom. Im Ganzen sind die Resultate nach Resektionstherapie günstiger als nach Röntgentherapie.

2. Mesenchymale Geschwülste

a) Spindel-, Rundzell-, gemischtzelliges Sarkom und Fibrosarkom. *Vorkommen:* sehr viel seltener als Bronchialcarcinom (etwa 1% der malignen Lungentumoren). *Altersverteilung:* Bevorzugung der Altersklassen vor dem 40. Lebensjahr. *Geschlechtsverteilung:* Bevorzugung des männlichen Geschlechts (2:1).

Pathologisch-anatomisch: mesodermaler, vom peribronchialen und interalveolären Bindegewebe ausgehender Tumor. *Histologisch* unterscheiden sich 2 Gruppen: *1. Gruppe:* Spindelzellsarkom, Rundzellsarkom, gemischtzellige Sarkome, Fibro-, Myxo-, Chondro- und Myosarkome. *2. Gruppe:* reine Fibrosarkome.

Makroskopisch: ergeben sich ähnlich dem Carcinom zwei verschiedene Formen: die *im Lungenparenchym liegende* und die *intrabronchial-polypöse* Form. Die im Parenchym liegende Form ist die häufigere, die intrabronchial-polypöse Form extrem selten. *Wachstum und Metastasierung:* Malignitätsgrad der intrabronchialen Form sehr gering, der im Parenchym liegenden Rundherde gering, der Rundzellsarkome schwer, der gemischtzelligen Sarkome sehr schwer. Metastasierung selten (lymphogene Metastasen in einem Drittel der Fälle).

Symptome: dieselben wie bei Lungencarcinom: Husten, Auswurf, Hämoptyse, Schmerzen, Dyspnoe.

Diagnose und Differentialdiagnose (vgl. Abb. 252, 5—10). *Röntgenbild:* meist kann beim *Parenchymsarkom* nur eine Wahrscheinlichkeitsdiagnose gestellt werden auf Grund raschen Wachstums des Tumors, gleichmäßiger Dichte des runden oder ovalären Schattens bei gleichzeig geringer Hilusveränderung und geringer Bronchusbeteiligung, Atelektasen und Pneumonien selten. Solitäre Rundherde sind stets auf sekundäre, metastatische Neubildungen verdächtig, weshalb eine entsprechende extrapulmonale Primärtumorsuche angestellt werden muß.

Beim *polypös-endobronchialen Sarkom* ist die Bronchoskopie mit Probeexcision entscheidend.

Therapie und Prognose: radikale Lungenresektion mit postoperativer Nachbestrahlung bei Lymphknotenmetastasen. Bei erfolgreicher Frühoperation ist die Prognose günstig. Mit der endobronchialen Behandlung sollte man zurückhaltend sein, desgleichen mit der Röntgentherapie, da die Sarkome in der Regel wenig strahlenempfindlich sind.

b) Andere sarkomatöse Tumoren. *Carcinosarkom:* seltene Verbindung von Sarkom und Carcinom. *Diagnose:* schwierig. *Therapie:* wie bei den Carcinomen oder Sarkomen.

Malignes Hämangiom. Vorkommen: in der Lunge wie anderswo, ohne a-v-Fistel. *Symptome:* Hämoptoe. Ausgangspunkt des Tumors (Brustwand, Lunge oder Mediastinum) in fortgeschrittenem Stadium meist nicht mehr feststellbar.

Malignes Myoblastom: sehr selten, von Fehlentwicklungen der Bronchialknospen abstammend.

Lymphosarkom: kein Lungentumor im engeren Sinn, sondern von den peribronchialen Lymphknoten ausgehend, außerordentlich selten. *Therapie:* Lungenresektion; Strahlensensibilität nachgewiesen, daher postoperative Nachbestrahlung.

3. Sekundäre, bösartige Geschwülste

Definition: sekundär-bösartige Geschwülste sind solche, die von den Organen der Nachbarschaft in die Lunge einwachsen oder durch Lymph- oder Blutstrom in die Lungen eingeschwemmt werden.

a) Direktes Einwachsen. Kommt vor bei Mammacarcinom, welches auf Brustwand, Pleura und Lunge übergreift; ferner bei Carcinomen der Bauchhöhle, selten; bei Schilddrüsencarcinom auf dem Wege durch die obere Thoraxapertur ins Mediastinum und die Lunge; bei Thymus- und anderen Mediastinaltumoren sowie bei Ösophaguscarcinom, welche auf den Hilus und die Lunge übergreifen. Bei Pleuraendotheliom, welches alle die Lunge umgebenden serösen Häute befällt.

b) Lungenmetastasen. Die Verschleppung von *Einzelzellen* (*elektive Metastasierung*) führt nicht zu Lungenmetastasen, da die Einzelzellen durch das Lungenfilter hindurchgeschwemmt werden. Die Verschleppung von *Zellverbänden* (*hämodynamische Metastasierung*) geschieht nach hämodynamischen Gesichtspunkten, und zwar nach 5 Typen (*Walther*, 1948) (vgl. Abb. 106): *1. Lungen- oder Pulmonalistyp; 2. Lebertyp; 3. V.-cava-Typ; 4. Pfortader- und 5. Zysternentyp.* Für die sekundären Lungengeschwülste sind vor allem bedeutsam: der *Cava-Typ* (Tumoremboli aus dem Gebiet der V. cava sup. und inf. kommen in die Capillaren des kleinen Kreislaufs), Häufigkeit der Lungenmetastasen dieser Genese 39%. Der *Pfortadertyp* (Tumoremboli aus dem Pfortadergebiet führen zu Metastasen in der Leber [49%] und der Lungen [20%]). Der *Lebertyp* (hämatogene Metastasen entstehen durch Einbruch eines primären Lebertumors in die V. cava inf.). *Zysternentyp* (Metastasierung erfolgt unter Umgehung der Leber über den Lymphweg (Zysterna chyli, Ductus thoracicus – V. cava sup.). Über 50% der Lungenmetastasen entstammen folgenden Primärtumoren: Knochensarkom, Struma maligna, Mammacarcinom, Hodentumor, Nieren- und Nebennierentumor, Prostatacarcinom, Geschwülste des Nasen-Rachen-Raums, Tumoren des Uterus und der Ovarien. Ungefähr 20% der bösartigen Geschwülste setzen Lungenmetastasen; 30% der metastasierten Tumoren sind in den Lungen lokalisiert.

Sonderformen: Solitärmetastasen mit zentralem Zerfall (Verwechslung mit Lungenabsceß), selten; miliare Ausbreitung sehr selten (Abgrenzung gegenüber Lungentuberkulose schwierig), bei Metastasen fehlen Fieber, erhöhte Blutsenkung und Leukopenie, außerdem sind die Herde bei Metastasen größer. „*Akute Metastasierung*" unter plötzlich auftretenden Schmerzen, Dyspnoe, blutigem Auswurf unter den Symptomen eines Lungeninfarkts tritt die Geschwulstembolie meist in miliarer Form ein. Gründe für diesen plötzlichen schubweisen Verlauf sind unbekannt.

Lymphangiosis carcinomatosa. Häufigkeit: bei 25% aller Lungenmetastasen, und zwar diffus in beiden Lungen oder beschränkt auf die Umgebung von primären oder sekundären Lungengeschwülsten. Primärtumoren (meist Plattenepithelcarcinome) finden sich in der Kieferhöhle (29%), im Nasen-Rachen-Raum (24%), im Ösophagus (26%), in Magen, Gallenwegen und Mamma (40%); selten ist die *L. sarcomatosa* (weniger als 1%), z. B. bei Teratomen. Der Röntgenbefund hinkt bei der L. carcinomatosa wesentlich hinter dem pathologisch-anatomischen Auftreten nach.

Solitäre Lungenmetastasen (Rundherde): meist als Zufallsbefund bei röntgenologischen Reihenuntersuchungen festgestellt; differentialdiagnostische Unterscheidung von primären Lungengeschwülsten und entzündlichen Granulomen schwierig; als sog. *Spätmetastasen* oft viele Jahre nach radikaler Entfernung einer bösartigen Primärgeschwulst (z. B. osteogenes Sarkom, Hypernephrom, Mammacarcinom, Hoden- und Ovarialtumor, Melanom). Die Latenzzeit kann bis zu 20 Jahren betragen.

Symptome: entsprechen in fortgeschrittenem Stadium denen des Lungen- und Bronchialcarcinoms. Relativ selten (etwa 20% der Fälle), zeigen sie eine Bronchusbeteiligung, so daß die Symptome der Bronchusstenose (Obstruktionsemphysem, Atelektase, Obstruktionspneumonie) relativ spät auftreten.

Diagnose: besonders wertvoll ist die Bronchoskopie und Schleimhautbiopsie zum Ausschluß einer Lymphangiosis carcinomatosa im Bronchialbaum. Bei allen umschriebenen Rundherden im Lungenparenchym, vor allem bei multiplem Auftreten besteht röntgenologisch der Verdacht auf einen sekundären metastasischen Tumor.

Komplikation: Pleuraerguß, Pneumothorax, Hämatothorax, Osteopathia pneumique (*Pierre-Marie*); gleichzeitiges Bestehen einer Lungentuberkulose (erschwert das Erkennen metastatischer Geschwülste bei nichtmanifestem Primärtumor).

Therapie: Lungenresektion bei Solitärmetastasen; ferner bei multiplen, nur auf einer Lungenseite lokalisierten M. Stets muß der Primärtumor radikal entfernt worden sein. Resektion der Metastase vor der Primärgeschwulst nur dort, wo sie lebensgefährliche Komplikationen (Hämoptoe, Bronchusstenose) verursacht und die Aussicht besteht, den Primärherd später radikal beseitigen zu können.

Prognose: Solitärmetastasen nach Sarkomen (Osteosarkom) relativ günstig, Überlebenszeiten von 2–10 Jahren nach Metastasenresektion sind bekannt. Lymphogene Hilusmetastasen eignen sich für die Resektion nicht.

E. Lungen- oder Bronchusfisteln

Ursachen: operativ eröffneter oder spontan durchgebrochener, spez. corticaler Lungenabsceß bzw. -gangrän, vgl. Abb. 222, Bronchiektasie, Lungenechinococcus usw. sowie Verletzung, spez. Schuß und Operation, auch Pleuraempyem, dies namentlich bei Absaugen, Blasübung usw. sowie bei lang dauernder Drainage. Bronchusinsuffizienz nach Lungenresektion.

Formen: a) *innere*, d. h. zu benachbarten Hohlorganen (Speiseröhre, Magen, Subphrenium, Pleurahöhle) bei intakter Brustwand; b) *äußere*, d. h. zur Körperaußenfläche; hier wiederum: α) *indirekte*, d. h. unter Vermittlung eines Pleuraempyems; β) *direkte*, d. h. ohne dieses.

Symptome: 1. Wasserpfeifengeräusch. 2. Luftansaugen und -ausstoßen, was evtl. durch Vorhalten einer Kerzenflamme festzustellen ist (bei Zusammenhang der Fistel mit Bronchus oder Kaverne). 3. Rückläufige Atmung, d. h. bei geschlossener Mund- und Nasenhöhle. 4. Aushusten von gefärbter Flüssigkeit (Indigocarmin) nach Fisteleinspritzung. 5. Hustenreiz bei Einspritzen von reizender Flüssigkeit (Jodtinktur, Äther) an oder in die Fistel. 6. Füllung mit Kontrastmasse (Jodipin oder dgl.) zwecks Röntgenuntersuchung; jedoch besteht dabei Gefahr der Lungenentzündung, daher besser 7. Ausdrücken von Luft unter Wasser bei Absaugen oder bei Ausatmen durch luftdicht eingelegtes Drain. (Bei der Inspiration steigt in dem in ein Glas mit Wasser eingeleiteten und luftdicht in die Pleurahöhle eingeführten Gummirohr normaliter das Wasser hoch, fällt jedoch bei bestehender Bronchusfistel immer wieder rasch ab: Wassersteigversuch nach *Melchior*, „Sog ohne Ende").

Prognose: Spontanheilung kommt bisweilen vor; Operationsmortalität 10–20%.

Therapie: evtl. Bronchusverschluß durch Kauterisation, Elektrokoagulation oder Umschneiden der Fistel samt Schwartensaum, Isolieren von Adhäsionen, Abklemmen, Schleimhautexcision bzw. Curettage, Ligatur, Einstülpen und Übernähen evtl. mit Schwarte, Lungengewebe und evtl. gestieltem Hautmuskellappen von Brust oder Rücken; Lungenresektion, Thorakoplastik. *Bei innerer oder indirekter äußerer Fistel:* Resthöhlenbeseitigung durch Thorakoplastik oder Dekortikation mit Resektion des fisteltragenden Lungenabschnitts. *Bei Gitterlunge* (zahlreiche direkte äußere Fisteln, welche in eine epithelisierte Höhle münden): Resektion der fisteltragenden Lungenteile und plastische Defektdeckung; Eingriff ist belastend und muß sorgfältig vorbereitet werden.

6. Abschnitt: **Mediastinum**

Anatomie, Physiologie: Mediastinum („quod per medium stat") ist die in der Sagittalebene verlaufende Scheidewand, welche beide Pleurasäcke trennt. Es liegt zwischen beiden mediastinalen Pleuren, der Brustwirbelsäule und dem Brustbein; kranial geht es in die mediane Halsregion über; caudal sitzt es den beiden Zwerchfellen auf. Es wird unterteilt in ein vorderes und hinteres Mediastinum (Pars ventralis et dorsalis) sowie in ein oberes und unteres M. Das *vordere Mediastinum* enthält Herz, Herzbeutel, V. cava cran., Aorta, A. pulmonalis mit ihren Ästen sowie einen kleinen Abschnitt der Ni. phrenici, Lymphknoten, Thymus- und Fettgewebe. *Im hinteren Mediastinum* liegen Trachea, Ösophagus, Ni. vagi, Aorta thoracica, Plexus aorticus thoracicus und V. cava caudalis; ferner die Anfangsteile der Aae. intercostales dextrae, Ni. intercostales, V. thoracica longitudinalis dextra und sinistra, Ductus thoracicus, Lymphknoten und Fettgewebe. Der Grenzstrang mit seinen Ganglien und die Ni. splanchnici liegen dorsal vom hinteren Mediastinum, jedoch in dichter Beziehung zu ihm.

Funktionell dient es als elastisch nachgebende Trennwand, welche bei gleichen Druckverhältnissen in den Pleurahöhlen etwas rechts von der Mittellinie eingestellt ist. Ändern sich die Druckverhältnisse (offener Pneumothorax, Spannungspneumothorax, vgl. S. 997), so kann es zu bedrohlicher Verlagerung des Mediastinums oder starkem Hin- und Herschwingen des Mittelfells („Mediastinalflattern") und dessen schwerwiegenden Folgen für Atmung und Kreislauf kommen. Normalerweise überwiegt eine leichte Schwingung des Mittelfells nach rechts, wegen der respiratorischen Differenz zwischen rechtem und linkem Lungenflügel. Wird die Elastizität durch krankhafte Prozesse (Tumoren, entzündliche Schwielen oder Schwarten) herabgesetzt, so bleibt das Mittelfell in Mittelstellung starr stehen („Mediastinalversteifung").

Mißbildungen sind im Mittelfell äußerst selten; gelegentlich Defekte im vorderen Bereich.

A. Verletzungen

Entstehung. a) *Von außen: penetrierend* (Schuß, Pfählung, Messerstich), dann mit offenen äußeren Thoraxwunden und meist offenem Pneumothorax einhergehend; oder *subcutan* (Prellung, Erschütterung, Commotio, Compressio, Contusio thoracis, s. dort).

b) *Von innen:* (Fremdkörper oder Eingriffe in bzw. am Tracheobronchialbaum, Lungen, Herz und Ösophagus, s. dort).

Folgen:

a) Fremdkörper. Geschosse, Geschoßsplitter, aus Trachea oder Ösophagus ins Mediastinum durchwandernde, abszedierende Fremdkörper (Gebißteile, aspirierte Fremdkörper aller Art, vgl. S. 967, 1112). Kleinere Fremdkörper meist ohne Bedeutung, größere infolge Abszedierung und Penetration in anliegende Organe operativ zu entfernen.

b) Blutungen. Kleinere, nach stumpfen Thorax- oder Oberbauchtraumen werden normalerweise ohne stärkere Symptome resorbiert. Massive Blutungen (Verbreiterung des Mediastinalschattens!) verursachen Entblutungsschock oder bedrohliche Druckerscheinungen auf die Mediastinalorgane. *Therapie:* operative Ausräumung, sobald lebensbedrohliche Symptome entstehen; jedoch auch zur Vermeidung einer Mediastinoperikarditis, welche durch chronisch-fibröse Verschwartung zur Einflußstauung und Symptomatik des Panzerherzens führen kann.

c) Zerreißungen der Pleura mediastinalis. *Entstehung:* Unfall, Operationen, einseitiger Überdruck (durch traumatischen Pneumothorax, durch Retraktion einer Lunge, durch pleuritische Schwartenschrumpfung). *Folgen:* meist gering; gelegentlich schieben sich Lungenteile nach der Seite des geringeren Drucks in die Mittelfellücken („Thymusnische" – oben und vorn, oder auch in den hinteren und unteren Mittelfellpartien) ein und verwachsen dort in den Lücken (Mediastinalhernie). *Symptome:* Schmerzen hinter dem Sternum, gewöhnlich nach der Vorwölbungsseite ausstrahlend, Herz- und Atembeschwerden. *Diagnose.* Röntgenbild: Nachweis der einseitigen, Lungengewebe enthaltenden Vorbuchtung; Transversalschichtaufnahme. *Prophylaxe und Therapie: Cave!* zu lang anhaltende massive Sogbehandlung nach Lungenresektionen, besonders nach Pneumonektomie, Führung leerer Pleurahöhlen als Pneumothorax, sorgfältiger Druckausgleich, evtl. Beseitigung durch Nahtverschluß des Pleuraschlitzes. Dies erbringt Erfolg nur, wenn gleichzeitig für ständigen Druckausgleich gesorgt wird.

d) Mediastinalemphysem (s. Abb. 259). *Definition:* Luftinfiltration der lockeren Bindegewebsspalten des Mediastinums und der Subcutis im Kopf-Hals-Bereich durch Verletzung innerer lufthaltiger Organe oder der Außenhaut derart, daß bei der Inspiration Luft angesaugt und in die Gewebsspalten gepreßt wird, jedoch ohne genügende Abflußmöglichkeit nach außen oder nach anderen Regionen.

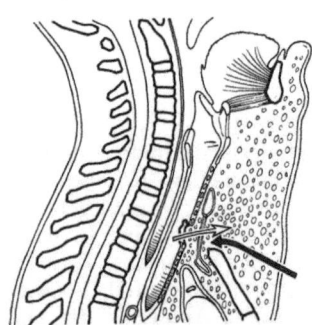

Abb. 259. *Mediastinalemphysem:* nach Verletzung des Tracheobronchialbaums. Behandlung: Collare Mediastinotomie zur Entlastung der Mediastinalorgane; wenn möglich operative Versorgung des Luftlecks

Entstehung: meist Traumen, nämlich Verletzungen und Operationen an Kehlkopf, Luftröhre, Lungen (bei Tuberkulose, Pneumonie u. a.), Schilddrüse, Ösophago- und Bronchoskopie, Tracheotomie, Pneumothorax, Pneumoperitoneum und Pneumoradiographie, Fremdkörper und Tumoren an Ösophagus, Alveolarruptur bei Bronchopneumonie, Grippe, Platzen hilusnaher Kavernen, Rippenbrüche mit Einriß von Pleura und Lungen, Bronchus- und Trachealrupturen, Kehlkopffrakturen, subpleurale Lungenrupturen mit Verbindung zum Mediastinum.

Symptome: Beklemmung bis Atemnot bzw. Preßatmung, Halsvenenstauung, Cyanose, Schluck-, Sprach- und Atemstörungen, Zwerchfellschmerz, beschleunigter und kleiner Puls, verschwindende Herzdämpfung und leise Herztöne, Blutdruckabfall, Gesicht blaugrau und gedunsen, Schwellung mit Tympanie und Knistern im Jugulum, Verdrängung von Lungen und Herz sowie Röntgenbild (Luftansammlung nebst Verdrängung der inneren Organe), Einflußstauung, Herzversagen.

Diagnose: Verschwinden der Herzdämpfung, herz- und atemsynchrone Knistergeräusche, Zwerchfelltiefstand, Thoraxstillstand in Inspiration, „Schneeballknistern" bei Fingerdruck auf die gedunsenen Regionen.

Röntgenbild: wabenartige Aufhellung des Mediastinalschattens, Atem- und Kreislaufversagen durch Drosselwirkung.

Differentialdiagnose: Entzündung oder Geschwulst (*Cave!* Verwechslung mit Gasbildung bei anaerober Infektion!).

Prognose: Spontanheilung ist möglich; Anwesenheit von 100–200 ccm Luft im Mediastinum gefahrlos (Pneumomediastinographie!), in schweren Fällen Tod durch Erstickung oder Kreislaufstörung in Minuten bis Stunden bis Tagen.

Therapie: (außer Sauerstoffatmung) kausal, spez. operative Versorgung des Luftlecks (Trachea, Bronchus u. a.); sonst Punktion (entweder a) *vorn*; und zwar *oben* hinter dem Brustbeinhandgriff oder *unten* hinter dem Schwertfortsatz oder b) *hinten* neben der Wirbelsäule am unteren Rippenrand), c) Incision (*kollare Mediastinotomie* mit Drainage oder Längs- oder Querschnitt oberhalb des Jugulums Durchtrennung der oberflächlichen und tiefen Halsfascie nebst Aspiration; gleichzeitiges Hautemphysem entleere man u. U. durch Hautschnitt und Pneumothorax durch Punktion nebst Absaugung sowie Spannungspneumothorax durch Incision nebst Ventildrainage; Chemotherapie für 2–3 Tage.

B. Entzündung (Mediastinitis)

1. Akute (eitrige) Entzündung

Entstehung: a) bisweilen *primär* durch Trauma, spez. Schuß, Stich, Hieb und spez. Perforationen bei endoskopischen Eingriffen und infolge durchspießender Fremdkörper; b) meist *fortgeleitet* von gesenkter Halsdrüsen-, Ohr-, Zahn-, Speicheldrüsen-, Mandel-,

Schilddrüseneiterung usw. (Lymphadenitis, Otitis, Parulis, Parotitis, Strumitis, Retropharyngeal- oder Peritonsillarabsceß u. a.) (vgl. Abb. 187) oder von Ösophagus (Fremdkörper, Entzündung, Verätzung, Sondierung, Ulcus und Carcinom), Trachea, Bronchialdrüsen, Rippen, Brustbein und Wirbeln (Osteomyelitis und Tuberkulose), Lungen, Pleura und Perikard (Pneumonie, Lungenabsceß oder -gangrän, spez. Bronchialstumpfinfektion nach Lungenresektion wegen Absceß oder Gangrän, Pleuritis und Perikarditis), Dermoid (Vereiterung). Subphrenium (subphrenischer Absceß nach Magengeschwür, Gallenblasenentzündung, Pankreatitis, Paranephritis) usw., Arm (Subpectoralphlegmone u. dgl.), auch nach infizierter Operation: Strumektomie, Tracheotomie, Pleuropneumonektomie wegen Tuberkulose u. dgl.; c) selten *metastatisch* bei Sepsis, Typhus usw.

Formen: Phlegmone oder Absceß sowie Gasbrand.

Symptome: Fieber mit Schüttelfrösten; pektanginöser Schmerz vorn hinter Brustbein oder hinten neben Wirbelsäule (spontan, auf Druck oder bei Atmung); Beklemmungsgefühl; Atmungs-, Zirkulations-, Sprach- und Schlingbeschwerden; Reizhusten; Venenstauung am Hals und Ödem in Brustbeingegend, Oberschlüsselbeingrube oder Jugulum; Dämpfung; *Röntgenbild:* Verschattung vor und neben der Wirbelsäule; bei spondylitischem Senkungsabsceß beiderseitige spindelförmige Verbreiterung des Wirbelsäulenschattens; bei Pleurabeteiligung und Exsudat sichelförmige Verdichtungen neben dem Herzkernschatten; Probepunktion.

Folgen: Sepsis oder Absceß mit evtl. Durchbruch nach außen (an Jugulum, Oberschlüsselbeingrube usw.) oder nach innen in Trachea, Ösophagus, Perikard, Pleura.

Differentialdiagnose: Lungenabsceß, abgesacktes Empyem, Mediastinaltumor, Tuberkulose, Aktinomykose, Sepsis usw.

Therapie: bei Absceß erfolge *Mediastinotomie* und Drainage mit Oberkörpertief-, evtl. Seitenlagerung, und zwar a) *vorn* am vorderen Kopfnickerrand im unteren Teil evtl. mit Rippen- und Sternumtrepanation oder -resektion (meist 3 cm der 2. Rippe und etwas vom Sternum), dagegen besser nicht mit Sternumspaltung; b) *hinten:* 1. *kollar,* d. h. neben Halsösophagus (s. S. 929) oder bei tieferem Sitz: 2. *thorakal,* d. h. paravertebral mit Rippenresektion (meist 5–7 cm) von der 2. und 3. Rippe samt den entspr. Wirbelquerfortsätzen (unter Schonung der stumpf abzulösenden Pleura; daher vorsichtshalber Intubationsnarkose); evtl. erwäge man die Eiterentleerung vom Ösophagus aus unter dessen Aufschlitzung von innen (*Seiffert*). Bei Nahtinsuffizienzen am Tracheobronchialbaum oder Ösophagus – Nachoperation – Thoraxdrainage; massive Chemotherapie. Symptomatisch bei infaustem Grundleiden (Tumordurchbrüche).

Prognose: ungünstig, aber nicht mehr infaust wie ehedem. Nach Abheilung oft schwartige Verziehung der Mediastinalorgane.

2. Chronische Entzündung, Tuberkulose, Syphilis und Aktinomykose

Tuberkulose: von Mediastinaldrüsen sowie von Brustwirbelsäule, Lungen, Rippenfell, Brustbein, Rippen u. a.; evtl. durchbrechend nach außen, als Senkungsabsceß längs der Wirbelsäule absteigend (vgl. Abb. 148) oder in das Innere des Wirbelkanals vordringend und Lähmungserscheinungen hervorrufend.

Symptome: Fistelbildung in Leistengegend paravertebral oder am Sternum, segmental begrenzte Schmerzen, Gibbusbildung, Paresen. *Diagnose: Röntgenbild:* Wirbelcaries mit Deformierung eines oder mehrerer Wirbelkörper; bei *prävertebralem Absceß* spindelförmige Verschattung zu beiden Seiten der Wirbelsäule. Neurologische Lokalisation.

Therapie. a) *Punktion:* von hinten mit 8–10 cm langer Nadel entlang dem Wirbelkörper vortastend, Entleerung des Eiters, Spülung und Instillation von Chemotherapeuticis. b) *Hintere Mediastinotomie* mit Freilegung des Herdes, Ausräumung (*Kastert*), vorübergehender (bei Tbc längerdauernder) Drainage und massiver Chemotherapie.

C. Geschwülste (s. Abb. 260)

Vorkommen und Häufigkeit: ziemlich selten, etwa 0,1–0,9% aller Obduktionen; bei Röntgenreihenuntersuchungen in 0,006%; relativ am häufigsten ist die *mediastinale Struma* (0,024–0,4% aller operierten Kropfträger); einige Geschwulstarten (Endoblasttumoren, Chorionepitheliom, Chondrom, Chondromyxom, Häm- und Lymphangiom, Myom, Angiofibroneurom, Glomustumor) sind ausgesprochene Raritäten; alle Arten von *Sarkom* sind häufiger; *Carcinome* (Metastasen und übergreifende Primärtumoren) sehr häufig; leukämische und aleukämische Erkrankungen des myeloischen und lymphatischen Systems sowie Lymphogranulomatose beginnen häufig in den Paratracheal- und Hiluslymphknoten.

Pathologisch-anatomisch kommen vor:

I. Echte Tumoren

1. Mesoblasttumoren

a) *Fibrom*, *Lipom*, *Chondrom*, Osteom, Xanthom, Myxom, Angiom (und deren Mischformen), *blastomatöse Erkrankungen* der blutbildenden Organe, *Sarkom*.

b) Rhabdo- und Leiomyom.

c) *Neurom*, Gliom, *Neurofibrom*, Neurinom, *Ganglioneurom*, neurogene Mischtumoren, Sympathicoblastom (maligne).

2. Ektoblasttumoren

a) Papillom, Adenom.
b) Epitheliom.
c) Chorionepitheliom.
d) Carcinom.

3. Endoblasttumoren

Endotheliom.

4. Mischgeschwülste

a) Teratoide (Epidermoidcysten, Dermoidcysten, Teratom).

b) Vorderdarmcysten (Ösophaguscyste, Magencyste, Darmcyste, Tracheal- und Bronchialcyste).

c) Dünnwandige Cysten (Perikardcoelomcyste, Pleurocoelomcyste, cystisches Lymphangiom).

II. Pseudotumoren

a) Tuberkulöses Lymphom.
b) *Boeck*sches Sarkoid.
c) Lymphogranulomatose.
d) Struma mediastinalis.
e) Echinococcuscyste.

Lokalisation (vgl. Abb. 260): hängt vom Ausgangsgewebe ab. Es finden sich im *vorderen Mediastinum oben:* Thymus- und Schilddrüsentumoren, benigne Bindegewebstumoren, maligne Bindegewebstumoren, Teratom; *Mitte:* maligne Ektoblasttumoren, benigne Bindegewebstumoren, maligne Bindegewebstumoren, teratoide Cysten; *unten:* teratoide Cysten, dünnwandige Cysten; im *hinteren Mediastinum oben:* neurogene Tumoren, Trachealcysten; *Mitte:* bronchogene Cyste; *unten:* Vorderdarmcyste.

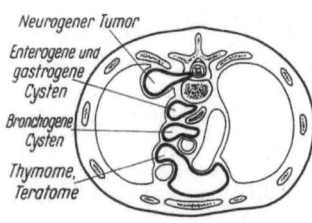

Abb. 260. Typische Lokalisation von *Mediastinaltumoren* (nach *Grob*)

Wichtigste Formen

1. Teratom, Dermoid

Pathologisch-anatomisch: cystische Tumoren, von bindegewebiger Kapsel umgeben, von der Nachbarschaft gut abgrenzbar, bei stärkeren entzündlichen Veränderungen fibröse Verwachsungen mit Pleura, Perikard und Lunge; entweder *Epidermoide* (Innenauskleidung: mehrschichtiges Plattenepithel) oder *Dermoide* (Anhangsgebilde der Haut wie Talg und Haare enthaltend), eigentliche *Teratome* (Derivate aller 3 Keimblätter, wie Nervengewebe, Zähne, Knochen, Knorpel, Darmepithel usw., enthaltend); infolge zunehmenden Drucks in der Cyste nicht selten Wandnekrosen und sekundäre schalenförmige Verkalkungen. *Pathogenese:* reine Dermoid- und Epidermoidcysten sind wahrscheinlich Derivate branchiogener Organe, welche zusammen mit dem Thymus in den Thorax hineingezogen werden; reine Teratome entstehen aus frühzeitig versprengten Zellkomplexen mit noch omnipotenten Fähigkeiten.

Symptome: infolge langsamen Wachstums über viele Jahre Symptomlosigkeit; bei Bronchialkompression trockener Husten, Stridor, Dyspnoe, Schmerzen hinter dem Brustbein; bei Kindern evtl. buckelige Vorwölbung der Thoraxwand; verzögerte Gewichtszunahme, Allgemeinbefinden wenig beeinträchtigt. *Geschlechtsverteilung:* Frauen mit 60–70% deutlich bevorzugt. *Komplikation:* Infektion der Cysten auf hämatogenem Wege (Fieberschübe, Verstärkung der Kompressionserscheinungen); Durchbruch des Cystensacks in die Pleurahöhle, in den Tracheobronchialbaum oder Perikard (Expektoration krümeliger Talgmassen oder von Haaren; bei Durchbruch größerer Talgmassen ins Perikard – Perikarditis – Herztamponade); maligne Degeneration nicht allzu selten.

Diagnose: Röntgenbild: rundlicher, nicht pulsierender Schatten im vorderen, oberen, seltener unteren Mediastinum, seitlich in die Lungenfelder vorwölbend; gelegentlich Knochen, Zähne usw. im Tumor sichtbar. *Bronchographie:* Verdrängung des Bronchialbaums durch den Tumor nach dorsal.

Therapie: Totalexstirpation via Thorakotomie, evtl. mit Querspaltung des Sternums und Erweiterung zur bilateralen Thorakotomie. Bei ausgedehnten Verwachsungen mit Perikard und Lunge ist eine Teilresektion des Perikards oder der Lunge der Eröffnung des cystischen, evtl. infizierten Tumors vorzuziehen; ebenso die Totalexstirpation einer palliativen Drainage oder Marsupialisation.

2. Thymom (vgl. S. 976)

Formen. a) *Benigne:* äußerst selten, durch fibröse Kapsel gut abgegrenzte Geschwülste, histologisch aus lymphoiden und epitheloiden Zellen bestehend. *Vorkommen:* vorwiegend bei Säuglingen und Kleinkindern. *Symptome:* langsames Wachstum, Feststellung zufällig bei Thoraxdurchleuchtungen; in späteren Stadien trockener Husten infolge Trachealkompression, Stridor, Cyanose des Gesichts und der oberen Extremitäten infolge Kompression der V. cava cran. *Diagnose:* Cyanose des Gesichts und der oberen Extremitäten. *Röntgenbild:* Verschattung im oberen vorderen Mediastinum nach einer der beiden Seiten halbkugelig vorspringend; Unterscheidung von Thymushyperplasie oft schwierig. *Therapie:* Röntgenbestrahlung differentialdiagnostisch wertvoll (Thymushyperplasie verschwindet rasch; benignes Thymom ist strahlenresistent); daher seine Behandlung nur chirurgisch durch intercostal-unilaterale oder transsternal-bilaterale Thorakotomie, Freilegung in ganzer Ausdehnung und Totalexstirpation; man achte auf aberrierende Thymomknoten in der Umgebung.

b) *Maligne:* häufiger als benigne, in jedem Lebensalter auftretend. *Geschlechtsverteilung:* weibliches Geschlecht etwas häufiger befallen. *Pathologisch-anatomisch:* meist Thymosarkom, von Lymphosarkom nicht unterscheidbar, seltener Thymocarcinom mit malignen epithelialen Zellen und zahlreichen *Hassallschen Körperchen;* häufig Mischformen. *Symptome:* rasch wachsende Tumoren, die Organe des vorderen oberen Mediastinums (Trachea, V. cava cran., Äste des Aortenbogens) komprimierend und verdrängend; trockener Husten, Stridor, Erstickungsanfälle, venöse Stauung, Cyanose, Ödem im Gesichts-Hals-Bereich und den oberen Extremitäten. *Diagnose:* aus der Symptomatologie und Röntgenbild: beidseitig geradlinig oder leicht lateral konvex begrenzte Verbreiterung des oberen Mediastinums, welche dem Herzschatten in nahezu ganzer Breite aufsitzt. *Differentialdiagnose: Lymphosarkom* (Transversalschichtaufnahmen ergeben höckerig konturierten Tumor); *Hodgkinsches Lymphogranulom* (vorwiegend in den Drüsen des hinteren Mediastinums mit Kompression des Ösophagus, Recurrens und Sympathicus); *Thymocarcinom* (frühzeitig in Gehirn und Leber metastasierend); *akute Leukämie* (Übergänge von Lymphosarkom in Leukämie können vorkommen). *Therapie:* zu versuchen sind Cytostatica (Aminopterin, Sanamycin); es gelingen jedoch nur vorübergehende Remissionen. *Prognose:* infaust, Exitus meist innerhalb weniger Wochen oder Monate.

3. Bronchogene Cysten

Vorkommen: selten, im mittleren Mediastinum zwischen Trachea und Ösophagus gelegen, gelegentlich beträchtliche Größen erreichend. *Pathogenese:* fetale Abspaltung des Respirationstraktes von der Vorderfläche des Ösophagus. *Pathologisch-anatomisch:* mit Flimmerepithel ausgekleidete Cysten, serös-schleimige Flüssigkeit enthaltend; die Wandbestandteile sind glatte Muskulatur, manchmal Knorpel; mit Trachea, Bronchien oder Ösophagus nicht selten verwachsen. *Symptome:* bei Trachealkompression Dyspnoe, chronische Bronchitis, Hämoptoe. *Diagnose: Röntgenbild:* homogene Verschattung im mittleren Mediastinum, den Ösophagus nach hinten oder seitlich, die Trachea nach vorne verdrängend. *Therapie:* Thorakotomie und Totalexstirpation.

4. Enterogene und gastrogene Cysten

Vorkommen: seltene Tumoren im hinteren Mediastinum zwischen Ösophagus und Wirbelsäule, mit letzterer durch fibröse Stränge fest verwachsen. *Pathogenese:* intrathorakale Duplikaturen des Verdauungstrakts auf Grund einer Entwicklungsstörung der Chorda. *Pathologisch-anatomisch:* Wandung enthält 2–3 Lagen glatter Muskulatur, Auskleidung mit Magen-Darm-Ösophagus-Schleimhaut, gelegentlich in Verbindung mit dem Ösophagus und beträchtliche Größe erreichend. *Symptome: rascher* als die bronchogenen Cysten wachsend und daher schon in frühen Lebensjahren klinische Erscheinungen hervorrufend, z. B. *Dysphagie* infolge Ösophaguskompression, retrosternaler *Brennschmerz* bei peptischen Ulcera in magenschleimhauthaltigen Cysten; gelegentlich *Perforation* solcher und Einbruch in den Tracheobronchialbaum (Hämoptyse, tödliche Hämoptoe). *Diagnose: Röntgenbild:* homogene Verschattung im hinteren unteren Mediastinum; Mehrzahl der Cysten wölbt sich ins rechte Lungenfeld vor und verdrängt die Speiseröhre nach vorn; Kombination mit Wirbelsäulenanomalien in der Cervical- und Thorakalregion (*Klippel-Feil*, Wirbelkörperspalten); gelegentlich passieren sie das Zwerchfell durch eine besondere Lücke (vgl. S. 1158). *Therapie:* posterolaterale Thorakotomie und Radikalexstirpation. *Prognose:* fraglich, da die Diagnose oft erst gestellt wird, wenn die sekundären Veränderungen des Respirationstrakts bereits weit fortgeschritten sind.

5. Gutartige mesenchymale Tumoren

Pathologisch: a) Fibrom, Fibromyxom, Fibromyom, Lipom, Chondrom, Osteom, Xanthom, Hibernom. *Vorkommen:* selten. *Symptome:* lange Zeit sehr gering („stumme" intrathorakale Tumoren). *Diagnose:* scharf umschriebene, runde Tumoren, intensiv schattengebend, bald im hinteren, bald im vorderen Mediastinum gelegen.

b) *Cystisches Lymphangiom. Vorkommen:* vorwiegend bei Kindern als „Sanduhrgeschwulst" aus der Hals- oder Schulterregion durch die obere Thoraxapertur ins Mediastinum hineinreichend. *Pathologisch-anatomisch:* dünne, bindegewebige Wand und endothelausgekleidete, uni- oder multilokuläre Cysten, welche wasserklargelbliche Flüssigkeit enthalten. In isolierter Form können sie auch vom Thymus oder Perikard ausgehen. *Symptome:* je nach Größe Kompressionserscheinungen im vorderen Mediastinum (Dyspnoe, Cyanose). *Therapie:* Totalexstirpation. *Prognose:* für unilokuläre, mediastinale Lymphangiome günstig; für multilokuläre Formen und „Sanduhrgeschwülste" ungünstig, da eine totale Exstirpation meist nicht möglich ist und hohe Rezidivquote besteht.

6. Ganglioneurom

Vorkommen: vorwiegend bei Kindern unter 10 Jahren (70% der Fälle); weibliches Geschlecht bevorzugt, Lokalisation im costovertebralen Winkel des oberen, hinteren Mediastinums, häufigster gutartiger, neurogener Mediastinaltumor. *Pathogenese:* von den Grenzstrangganglien abstammend. *Pathologisch-anatomisch:* rundlich-ovaläre Tumoren derber Konsistenz, breitbasig im costovertebralen Winkel aufsitzend und mit Grenzstrang, Ganglien und Intercostalnerven in breiter Verbindung stehend; nicht selten Einwachsen in die Foramina intervertebralia. *Histologisch:* dem Aufbau sympathischer Ganglien entsprechend, enthalten sie reife Ganglienzellen, gelegentlich auch Bezirke undifferenzierten, neuroblastomatösen Gewebes. *Dignität:* Übergang in unreifes, neuroblastomatöses Wachstum (in etwa 15% der Fälle), sehr malignitätsverdächtig; daher auch rascheres Wachstum als beim gutartigen Ganglioneurom. *Symptome:* lange Zeit keine, häufig Zufallsbefund bei Röntgendurchleuchtung; ausnahmsweise Schmerzen im Rücken, Schulterblatt oder Arm, welche sich im Liegen verstärken; *Horner*scher Symptomenkomplex; paravertebrale Dämpfung und abgeschwächtes Atemgeräusch über größeren Tumoren; Vergrößerung und Ausweitung des betroffenen Hemithorax und Verbreiterung der Intercostalräume. *Diagnose:* aus der Symptomatik und Röntgenbild: einseitige, in der a-p-Aufnahme scharf begrenzte, kreisrunde Verschattungen, ins Lungenfeld vorspringend und dem Mediastinum breitbasig aufsitzend; im Seitenbild lokalisiert sich die Verschattung in den hinteren Rippenwinkel, meist ins obere Mediastinum, seltener hinter das Herz. *Indikation: Therapie:* keine Strahlensensibilität, daher nur operative Entfernung aussichtsreich. In jedem Fall gegeben, da maligne Entartung vorkommt. Posterolaterale Thorakotomie auf Tumorhöhe ist der früher geübten, paravertebralen, extrapleuralen Freilegung mit Türflügelschnitt und Rippenresektion vorzuziehen; bei Malignitätsverdacht Röntgennachbestrahlung. *Prognose:* günstig, in den meisten Fällen wird Dauererfolg erzielt; Operationsmortalität 1–3%.

7. Neurinom, Neurofibrom

Pathogenese: von der peri- oder endoneuralen fibrösen Nervenscheide abstammende *Neurofibrome* und von der *Schwann*schen Scheide (Schwannome) ausgehende *Neurinome*. *Pathologisch-anatomisch:* Mehrhöckrige Tumoren im Verlauf des N. vagus, Phrenicus, Sympathicus oder der Spinalnerven, nicht selten Teilerscheinung einer diffusen *Neurofibromatosis Recklinghausen;* hier entwickeln sich ebenfalls oft sog. ,,Sanduhrtumoren'', welche durch die Foramina intervertebralia in den Wirbelkanal einwachsen und das Rückenmark komprimieren. *Dignität:* zunächst gutartig, spätere maligne Degeneration nicht ausgeschlossen; bei Morbus Recklinghausen ist das Auftreten eines intrathorakalen Tumors malignitätsverdächtig. *Therapie:* Thorakotomie und möglichst radikale Excision, welche jedoch fast stets unmöglich wird, da die Tumoren im Verlauf wichtiger Nervenstränge liegen. Bei ,,Sanduhrtumor'' evtl. zweizeitiges Vorgehen (Laminektomie und Thorakotomie).

8. Neuroblastoma sympathicum

Vorkommen: vorwiegend bei Säuglingen und Kleinkindern, im oberen hinteren Mediastinum. *Pathologisch-anatomisch:* malignes Neuroblastom, aus undifferenzierten Zellen (Sympathoblastom, Sympathogoniom) zusammengesetzt; tritt primär intrathorakal auf und wächst rapid; frühzeitige Metastasierung ins Skelet der langen Röhrenknochen, des Schädels und Gehirns (Lungenmetastasen relativ spät). *Diagnose:* alle Zeichen eines raumfordernden intrathorakalen Prozesses. *Röntgenbild:* von gutartigen Geschwistergeschwülsten kaum unterscheidbar; in späteren Stadien Arrosionen der benachbarten Rippen und Wirbelkörper sowie Skeletmetastasen erkennbar. Im Sternalpunktat oft Tumorzellen. *Therapie:* in fortgeschrittenen Fällen alleinige Röntgentherapie; in Frühstadien Versuch einer radikalen Exstirpation mit postoperativer Röntgenbestrahlung. *Prognose:* ungünstig; bei im Frühstadium operierten Kleinkindern gelegentlich Dauerheilung.

9. Struma mediastinalis (vgl. S. 951)

Formen: Struma *endothoracica falsa* (direkte Fortsetzung der Halsdrüse in das Mediastinum), Struma endothoracica *vera, isolierte Form,* Struma endothoracica *vera, alliierte Form* (= Verbindung des Hals- und Thoraxteils durch einen Gefäß-Bindegewebsstrang). *Symptome* sind je nach der Lokalisation durch Kompression der endothorakalen Trachea oder eines Hauptbronchus hervorgerufen. *Therapie:* radikale Exstirpation; bei Struma endothoracica falsa gelingt meist die Entwicklung vom Halse aus; bei Struma endothoracica vera ist Thorakotomie erforderlich.

D. Ductus thoracicus

a) Entzündungen nach Eiterung der unteren Extremität, des Genitalgebiets, nach Peritonitis, in Form der akuten Entzündung und meist mit der primären Entzündung abklingend; chronisch durch Fortleitung bei Lungentuberkulose.

b) Verschluß. Durch Thrombosierung (Blutrückfluß bei Herzfehler mit erhöhtem Druck in der V. cava sup.); durch Kompression von außen (Ösophagus-, Mediastinal- und Lungentumoren). *Folgen:* entzündlicher oder mechanischer Verschluß verursacht cystische Erweiterung oder Ruptur.

c) Verletzungen. *Ursachen.* α) *Traumatisch:* schwere Brustkorbtraumen mit Rippen- und Wirbelfrakturen; hier meist nicht mehr erkannt, weil es sich um frühzeitig letal endende Hauptverletzungen handelt.

β) *Nebenverletzung:* unbeabsichtigt bei Thorax- und Halsoperationen (z. B. Eingriffe am N. sympathicus, Phrenicus, Auslösung der A. subclavia oder anonyma, Resektion der 1. Rippe) oder in Verbindung mit stumpfen Thoraxinsulten (ruckartige, nach vorn konvexe Hyperextension der Brustwirbelsäule), Schuß- und Stichverletzungen.

Symptome: Chylomediastinum, d. h. Chyluseinstrom ins Mediastinum, bleibt meist harmlos, da frühzeitig Umleitung über Kollateralbahnen und Spontanverschluß erfolgt; Verdrängungserscheinungen durch ein- oder doppelseitigen *Chylothorax;* ödematöse Infiltration der Brustwand; starker Flüssigkeits- und Fettverlust durch Chylorrhöe mit

Gewichtsabnahme, Austrocknung und körperlichem Verfall. Gelegentlich Durchbruch eines geschlossenen Chylothorax der Lunge mit Aushustung der chylösen Massen.

Diagnose: Probepunktion deckt die milchige Natur des Chylus ohne weiteres auf. *Propylaxe und Therapie:* bei ungewollter Durchtrennung während einer Operation sofortige Ligatur, besonders des caudalen Stumpfes (wird komplikationslos vertragen!); bei Verkennung oder Entstehung durch stumpfes Trauma regelmäßige Pleurapunktion, reichlich Flüssigkeitszufuhr, Fettkarenz (*Cave!* Dauersaugdrainage wegen Infektionsgefahr und zu großem Fettverlust); bei Versagen der konservativen Therapie operative Aufsuchung und Ligatur wie bei frischen Fällen. *Technik:* rechtsseitige Thorakotomie im 6. ICR. Der Ductus wird am leichtesten dicht oberhalb des Zwerchfells zwischen Ösophagus und Vena azygos in Höhe des 7.–8. Wirbelkörpers aufgefunden. Zur leichteren Auffindung gebe man 2–3 Stunden vor der Operation eine Fettmahlzeit (Milch), wodurch der Gang prall gefüllt und gut sichtbar wird. *Prognose:* günstig; Mortalität einschließlich infizierter und kachektischer Fälle etwa 10%, bei sofortiger Ligatur frischer Verletzungen sehr viel geringer und dann meist nicht durch die Ductusverletzung bedingt.

7. Abschnitt: **Herzbeutel, Herz und große Blutgefäße**

Entwicklungsgeschichte, Anatomie und Physiologie, allgemeine Diagnostik, Herzstillstand

I. Entwicklungsgeschichte

1. Fetaler Kreislauf

Im Fetalleben sind die Lungen luftleer, der Lungenkreislauf ist sehr gering. Die Masse des arterialisierten mütterlichen Bluts, welches aus der Placenta über die Leber des Feten ins Herz kommt, gelangt auf dem Wege über das Foramen ovale in den linken Vorhof und von dort über den linken Ventrikel in die Aorta. Das verbrauchte fetale Blut tritt ebenfalls in den rechten Vorhof ein, bleibt jedoch von dem arterialisierten Blutstrom im rechten Vorhof weitgehend getrennt. Es geht nicht ebenfalls durch das Foramen ovale, sondern durch die Tricuspidalklappe in den rechten Ventrikel und in die Pulmonalarterien. Von der Blutmenge in der Pulmonalarterie wiederum gelangt nur ein geringer Teil in die Lungen und in den linken Vorhof, der größte Teil passiert den offenen Ductus arteriosus Botalli und strömt so in die Aorta bzw. Placenta zurück. Der Druck in der Pulmonalarterie ist höher als in der Aorta. Der rechte Ventrikel ist während des Fetallebens die Hauptpumpstation des Fetal- oder Placentarkreislaufs. Der Mechanismus des sog. „ersten Atemzugs" beruht auf einer grundlegenden Umstellung der Druckverhältnisse. Mit Ausdehnung der Lungen fällt der Druck in den Pulmonalarterien. Dadurch fließt mehr Blut durch die Lungen in den linken Vorhof. Durch das vermehrte Blutangebot steigt im linken Vorhof der Druck und bewirkt einen funktionellen Verschluß des Foramen ovale, indem das Septum primum und das Septum secundum kulissenartig auseinandergedrückt werden. Mit Absinken des Drucks in der A. pulmonalis schließt sich binnen weniger Minuten der Ductus arteriosus Botalli durch Kontraktion seiner Muskulatur und obliteriert anschließend durch Ödem und Fibrose, d. h. durch bindegewebige Umwandlung seiner Muscularis. Die endgültige Obliteration des Ductus erfolgt erst nach Tagen und Wochen. Auch der vollständige Verschluß des Foramen ovale kann verzögert sein. In etwa 20% der Erwachsenenherzen ist er nicht vollständig, sondern es bleibt eine schmale Öffnung bestehen. Der wesentliche Unterschied zwischen fetalem und postnatalem Keislauf ist der, daß der fetale Kreislauf unter den Bedingungen einer extrakorporalen Atmung arbeitet. Bei der Geburt obliterieren alle dazu erforderlichen Einrichtungen. Bleibt die Obliteration ganz oder teilweise aus, so wird eine mehr- mindergroße Blutmenge von der Seite des großen auf die Seite des kleinen Kreislaufs geshuntet und verursacht eine Überladung bzw. Hypertrophie des rechten Herzens und der Pulmonalgefäße.

2. Typische Entwicklungsfehler

Ätiologie: die meisten angeborenen Herzfehler entstehen während der 1. Hauptentwicklungsphase (zwischen 21.–50. Tag des Fetallebens). Die Ursachen dafür sind weitgehend unbekannt; angenommen werden Schädigungen des Fetus durch Temperatur, Ernährung, mechanische, chemische und physikalische Einflüsse; ferner Infektion des Fetus, der Placenta oder der Mutter; Keimschädigung und Alter der Eltern. Die Entwicklung des cardio-vasculären Systems ist kompliziert. Sie nimmt ihren Anfang mit einem den Embryo von caudal bis kranial durchziehenden Endothel-Blutleiter, welcher ganz gerade durch das primitive Perikard läuft. Mit zunehmendem Längenwachstum wird der Blutleiter „zu lang" für das Perikard, so daß er sich in eine „S"-förmige Schleife legt. Die Schleifenschenkel nähern sich einander an und legen sich so zusammen, daß die verschiedenen Kammern bzw. Ostien entstehen können. Gleichzeitig bildet sich der ganze Großkreislauf aus, wobei die Kiemenbögen bei der Entstehung des Aortenbogens eine große Rolle spielen. Aus der 6. Kiemenbogenarterie entwickelt sich der kleine oder Lungenkreislauf. Am häufigsten kommt es während der Entwicklung zu folgenden Fehlbildungen:

α) *Mangelhafter Descensus des Herzens* aus der Halsgegend in den Thorax bzw. mangelhafte Vereinigung des Sternum über dem schon in den Thorax abgestiegenen Herzen. *Folge:* Sternumspalte, Herzbeutelanomalien.

β) *Rotationsstörungen:* Situs inversus viscerum (komplett und inkomplett, oft symptomlos); Dextrokardie (wobei das Herz allein verlagert ist, meist in Verbindung mit anderen schweren Anomalien); Transposition der Aorta und Pulmonalis (infolge Rotation des aorto-pulmonalen Gefäßstammes in der falschen Richtung).

γ) *Teilweise Persistenz* der Kiemenbogenarterien (doppelter Aortenbogen, Aortenring, Aortenisthmusstenose).

δ) *Wachstumsfehler* der Kammer- und Vorhofscheidewände (teilweiser oder totaler Vorhof- und Ventrikelseptumdefekt).

ε) *Anomalien der Lungenvenen* (Einmündung einer oder mehrerer Venen in den rechten Vorhof, die Vena cava sup. oder inf.).

ζ) *Verschiedene angeborene Stenosen* im Bereich der Ausflußbahnen und der Klappen (Aortenstenose, infundibuläre und valvuläre Pulmonalstenose).

η) *Teilweise Persistenz des Fetalkreislaufs* (offener Ductus Botalli).

Fehlerentstehung während der letzten 7 Fetalmonate ist selten (z. B. fetale Endokarditis mit ihren Folgen einer Fibroelastose und Klappenschrumpfung). Eine innerhalb der ersten Lebensjahre auftretende Mitralstenose ist meist Folge einer fetalen Endokarditis. Ist sie mit einem Vorhofseptumdefekt verbunden, so handelt es sich um das *Lutembacher-Syndrom*.

II. Anatomie und Physiologie

a) Herzmuskel. Die das Myokard bildenden Muskelfasern bestehen aus zwei anatomisch und physiologisch verschiedenen Arten: der Arbeitsmuskulatur (*unspezifisches Muskelsystem*) und den differenzierten Fasern (*spezifisches Muskelsystem*).

Die *Arbeitsmuskulatur* besteht aus quergestreiften und scheinbar anastomosierenden Muskelfasern. Eine Hülle, zahlreiche Myofibrillen, wenig Sarkoplasma und zentral gelegener Kern werden in diesen Fasern gefunden. Ihre Aufgabe besteht in der mechanischen Arbeit der Blutbewegung. Vom funktionellen und anatomischen Standpunkt aus besteht der Herzmuskel aus zwei Einheiten: den Vorhofmuskelfasern und der Kammermuskulatur.

Das *spezifische Muskelsystem* ist in verschiedenen Teilen des Herzens lokalisiert und weist je nach seiner Lage eine verschiedene Histologie auf. In der Kammerinnenschicht ist es aus außerordentlich großen sarkoplasmareichen, myofibrillenarmen und einen oder mehrere Zentralkerne besitzenden Fasern (*Purkinje*sche Fasern) zusammengesetzt. In anderen Teilen besitzt das spezifische Muskelsystem wieder andere Formen, so daß die Unterscheidung von der Arbeitsmuskulatur beim Menschen oft schwierig wird. Es ist reichlich mit von allen Seiten herantretenden vegetativen Nervenfasern versehen. Physiologisch gesehen, besitzt das spezifische Muskelsystem zwei charakteristische Eigenschaften: Bildung von rhythmischen Erregungen ohne jede äußere Beeinflussung (*Automatie*) und die Fähigkeit, solche Erregungen rasch weiterzuleiten (*Leitung*). Je nach Lage der spezifischen Muskelfasern im Herzen ist die eine oder die andere Fähigkeit mehr ausgebildet. Es werden zwei anatomisch unterscheidbare Anhäufungen des spezifischen Muskelsystems im Herzen gefunden. Die erste liegt im Winkel zwischen der Einmündung der Vena cava sup. und der Basis des rechten Herzohres: dies ist der *Sinu-Auricular-Knoten* (*Keith-Flack*) oder kurz der *Sinusknoten*. Seine Länge beträgt 1 bis 2 cm und seine Breite einige Millimeter. Er ist durch mehrere Verbindungen mit der

Muskulatur des Herzohrs verbunden. Der Sinusknoten liegt links vom Sulcus terminalis des rechten Vorhofs in der Wand des rechten Herzohrs. Wird der Sulcus terminalis fälschlicherweise für den freien Rand eines Septumdefekts gehalten, so geraten Teile des Sinusknotens in die Naht (*Folge:* auriculäre Leitungsstörungen, a.v.-Überleitungsstörungen).

Die zweite, größere Anhäufung des spezifischen Muskelsystems bildet den *Atrioventricularknoten* (*Tavara*) und das *His*sche *Bündel* mit seinen Verzweigungen. Ersterer ist in dem vorderen unteren Teil der Vorhofwand gelegen. Nach Durchquerung des hinteren unteren Teils des Septum membranaceum geht er in den Stamm des *His*schen Bündels über, welcher sich nach einem verhältnismäßig kurzen Verlauf in zwei ungleichmäßige Schenkel teilt: einen rechten und einen linken Schenkel. Der *rechte Schenkel* des *His*schen Bündels ist eher schmal; er verläuft zuerst unter dem Endokard der rechten Seite des Kammerseptums, dann im Innern des Septums (mittleres Drittel), um schließlich, in eine bindegewebig-elastische Scheide gehüllt, ohne sich zu teilen, zur Oberfläche zurückzukehren. Am unteren Ende des Septums endlich verzweigt er sich und bildet ein in dem Myokard der rechten Kammer anastomosierendes größeres Netz. Der *linke Schenkel* ist eher breit und verzweigt sich kurz nach seinem Ursprung im oberen Teil des Kammerseptums. Er breitet sich fächerförmig unter dem Endokard der linken Seite des Septums aus und bildet ein größeres, mit dem linken Kammermyokard anastomosierendes Netz. Im Gegensatz zum rechten Schenkel ist der linke Schenkel des *His*schen Bündels von dem unspezifischen Myokard weniger isoliert. Bei Operationen von Vorhof- bzw. Kammerseptis müssen diese vital wichtigen Strukturen berücksichtigt werden und dürfen nicht in Nähte einbezogen werden (*Folge:* einseitige oder beidseitige Schenkelblockbilder, ventrikuläre Reizleitungsstörungen).

Sämtliche Herzfasern, jene der Arbeitsmuskulatur sowie des spezifischen Muskelsystems besitzen in verschiedenem Grade fundamentale Eigenschaften: 1. die *Erregbarkeit* oder Fähigkeit, auf einen äußeren Reiz mit Energiebildung zu reagieren; 2. die *Automatie* oder Fähigkeit der ohne jeglichen äußeren Grund bestehenden Reizbildung (im Sinusknoten normalerweise am ausgeprägtesten); 3. die *Leitungsfähigkeit* oder Fähigkeit der Weiterleitung einer mitgeteilten Erregung. (Am stärksten ausgeprägt im *Purkinje*schen Netz und in den Verzweigungen des *His*schen Bündels, dann im Vorhofmyokard, Kammermyokard und am schwächsten im Sinus- und Atrioventrikularknoten.)

Die rhythmischen Reize, welche die Herzaktion normalerweise aufrechterhalten, werden in Sinusknoten gebildet (140–150 je Minute). Die Erregung breitet sich über die gesamte Vorhofmuskulatur aus und erreicht den Atrioventrikularknoten, welcher sie mit einer geringen Verzögerung dem Stamm des *His*schen Bündels weiterleitet. Bei totaler AV-Überleitungsstörung kann der Atrioventrikularknoten autonomes Reizbildungszentrum für die Kammern werden (30–50 je Minute).

Die Pathologie des spezifischen Muskelsystems ist nicht identisch jener der unspezifischen Muskulatur. Letztere kann bedeutende und ausgebreitete Schäden ohne Beeinträchtigung der normalen Funktion des spezifischen Muskelsystems aufweisen. Das spezifische Muskelsystem wird durch eine ausgiebige Blutversorgung durch die an Anastomosen reichen zwei Coronararteriensysteme (linkes und rechtes) vom restlichen Myokard verhältnismäßig unabhängig. In gegebenem Fall jedoch können geringe, bestimmte Punkte treffende Schäden die Leitung gänzlich unterbrechen.

Die elektrischen Vorgänge des Herzmuskels können mittels eines Elektrokardiographen aufgezeichnet werden. Es ist jedoch zu beachten, daß *Kontraktilität* und *Tonus* mechanische Eigenschaften darstellen, welche keinerlei elektrokardiographischen Ausdruck finden können.

b) Coronarkreislauf. Über den Coronarkreislauf wird im wesentlichen der Herzmuskel mit Sauerstoff und Nährstoffen versorgt.

Die beiden *Coronararterien* nehmen ihren Ursprung über dem *Valsava*schen Sinus der Aorta. Sie verlaufen in den Herzfurchen, wo sie sich verzweigen. Die *linke Coronararterie* ist im Stamm etwa 1 cm lang. Beim Eintritt in den Sulcus atrioventricularis teilt sie sich in zwei Zweige, den *Ramus descendens anterior* und den *Ramus circumflexus*. Ersterer folgt dem Sulcus longitudinalis anterior und gibt eine Reihe von Gefäßen zum linken Rand der linken Kammer zu einem Teil der rechten Kammer und zum vorderen Teil des Septums ab. Der Ramus circumflexus dagegen folgt dem Sulcus atrioventricularis, zieht um die linke Kammer und gibt eine Reihe von Gefäßen ab, die die laterale, hintere und untere Wand des Herzens versorgen.

Die *rechte Coronararterie* folgt dem rechten Sulcus atrioventricularis, zieht um die rechte Kammer und läuft nachher entlang dem Sulcus longitudinalis posterior als *Ramus descendens posterior*. Dieser gibt Gefäße zu den zwei Kammern, zum hinteren Teil des Septums, dem *Tavara*schen Knoten und einem Teil des *His*schen Bündels ab. In 10% der Fälle stellt der Ramus descendens posterior den Endteil des linken Ramus circumflexus dar und gehört folglich dem linken Coronarsystem an. Öfters zieht der Ramus descendens anterior um die Herzspitze und versorgt den vordersten Teil der Hinterwand.

Coronarvenen: die Coronarvenen sind über das ganze Herz ausgebreitet und auf mannigfachste Weise anastomosiert. Sie laufen im Coronarsinus zusammen. Dieser mündet, von dorsal kommend, neben der V. cava inferior in den rechten Vorhof. *Venae Thebesiae* ziehen direkt durch die Herzwand in alle Herzkammern und zu den intramuskulären Sinusoiden. Sie führen venöses Blut direkt in die Herzhöhle zurück. Die Ligatur des Coronarsinus ist darum ohne schwerere Störung möglich (vgl. S. 1100).

Innervation: die Coronargefäße sind *sympathisch* (obere 6 thorakale Grenzstrangganglien) und *parasympathisch* (Vagus) innerviert. Der Sympathicus bewirkt Vasodilatation, der Parasympathicus Vasokonstriktion. Spasmen im Bereich des oberen Abdomen können über den Parasympathicus auf die Coronargefäße übertragen werden. Der *Coronarkreislauf* nimmt bei körperlicher Ruhe etwa 7–9% des Minutenvolumens in Anspruch. Die Durchströmung der Coronargefäße geschieht während Systole *und* Diastole. Obgleich der mittlere Aortendruck während der Diastole niedriger ist als während der Systole, ist man heute immer noch überwiegend der Meinung, daß die Durchflußmenge in der Diastole größer ist als in der Systole; starke Beschleunigung der Herzfrequenz verursacht daher eine Verminderung der Coronardurchblutung. Eine totale Unterbrechung des Coronarkreislaufs kann ohne irreversible Schädigung nicht länger als 4–5 Minuten vertragen werden. Soll eine länger dauernde Unterbrechung durchgeführt werden, so sind hierzu spezielle Schutz- und Hilfsmaßnahmen nötig (Hypothermie, künstlich induzierter Herzstillstand, extrakorporaler Kreislauf).

c) **Stoffwechsel.** Der Stoffwechsel des Herzens unterscheidet sich von dem des Skeletmuskels vorwiegend in quantitativer Hinsicht. Ein weiterer Unterschied besteht darin, daß das Herz Milchsäure zur Energielieferung bevorzugt und sie auch dem strömenden Blut entnimmt. Eine Milchsäureabgabe an das Blut findet bei hinreichender Sauerstoffversorgung des Herzens nicht statt. Ein weiterer Unterschied ist der sehr viel geringere Kreatininphosphorsäuregehalt des Herzmuskels gegenüber dem Skeletmuskel. Unter krankhaften Bedingungen kann vom Herzmuskel auch Fett ausgenützt werden. Die normalen Stoffwechselvorgänge im Herzen benötigen eine Temperatur von 37°C, ein p_H von 7,41, eine normale Sauerstoffversorgung und Kalium und Natrium in bestimmten Konzentrationen. Eiweißkörper sind nicht entscheidend notwendig; hingegen Vitamine (Vitamin-B-Komplex und Vitamin E). *Übersäuerung* (niedriges p_H) führt zur Verlängerung der Diastole und zum Herzstillstand in Diastole. Die CO_2- und Milchsäureansammlung bei gesteigerter Körperarbeit führt beim Trainierten ebenfalls zu einer Verlängerung der Diastole. *Alkalisierung* (hohes p_H) verkürzt die Diastole und verlängert die Systole und erzeugt im extremen Fall einen Herzstillstand in Systole. Besonders ausgeprägt ist der Sauerstoffverbrauch des Herzmuskels. Hohe Konzentrationen von Sauerstoff im Blut verlangsamen die Schlagfolge; niedrige Konzentrationen vermehren die Frequenz. Sehr niedrige Sauerstoffkonzentrationen führen zu Rhythmusstörungen, zu Ischämie und schließlich zu Herzstillstand (anoxischer Stillstand).

Eine bestimmte Zusammensetzung der *Elektrolyte:* Calcium, Kalium und Natrium ist unbedingt erforderlich für eine normale Herzaktion. *Calcium* im Übergewicht verursacht verlängerte Systole und schließlich Herzstillstand in Systole (*Calciumstarre*); *Kalium* erschlafft das Herz, verlängert die Diastole und führt zum Herzstillstand in Diastole (*Kaliumstillstand*). Bei *Hyperkapnie* (d. h. herabgesetzte Kohlensäurespannung des Blutes) kommt es zum Anstieg des Kaliums im Serum, welches bei fortgesetzter Sauerstoffzufuhr schließlich zu Kammerflimmern und effektivem Kreislaufstillstand führt. Hoher Kaliumspiegel bei gleichzeitiger Hyperkapnie ist daher ein gefahrbringender Zustand; Kontrolle der Sauerstoffzufuhr, des Kaliumspiegels, evtl. auch des p_H-Wertes, ist für die Narkoseführung bedeutungsvoll. Bei Störungen durch Kaliumanstieg kann durch sofortige i.v. Gabe von 20%iger Glucoselösung mit 3%iger Kochsalzlösung die Gefahr behoben werden.

III. Diagnostik

1. Anamnese

Genaue Erhebung zur möglichen Trennung, ob ein kongenitales oder erworbenes (Rheuma, Angina usw.) Vitium cordis vorliegt.

2. Klinische Untersuchung

a) Dyspnoe (der Drang zu atmen ohne Befriedigung des Lufthungers).

α) *Arbeitsdyspnoe:* nach Ausschluß primärer Lungenerkrankungen hervorgerufen durch temporäre Lungenstauung infolge Herzversagens bei Anstrengung. *Voraussetzung:* Schädigung des Herzmuskels (sog. Linksversagen des Herzens). Es liegt hierbei herabgesetzte respiratorische Leistungsfähigkeit (niedrige Vitalkapazität) vor.

β) *Ruhedyspnoe* (im extremen Fall *Orthopnoe*). *Ursache:* Lungenstauung bereits in Ruhe. Im späteren Stadium chronische Stauungslunge (Lungenfibrose) bzw. Lungenödem (s. unten).

γ) *Paroxysmale Dyspnoe* (anfallsweise Atemnot, vorwiegend bei Nacht). *Vorkommen:* Aortenklappenfehler, Aortitis, Coronarsklerose, Hochdruck, Nephritis und Myokarderkrankungen. *Symptome:* Lungenödem, meist Blutdruckanstieg und Tachykardie, profuse Schweißausbrüche, Blässe und Angstgefühl. Der Blutdruckanstieg steht im Gegensatz zum Asthma bronchiale, bei welchem der Blutdruck oft niedrig ist. *Therapie:* Morphium.

δ) *Cheyne-Stokessche Atmung* (dauernder Wechsel zwischen Apnoe und Dyspnoe [Hyperpnoe]): häufig ominöses Zeichen.

b) Cyanose ist auf eine Vermehrung des reduzierten Hämoglobins im arteriellen (Kapillar-) Blut zurückzuführen. Sie wird manifest, wenn bei normalem Hämoglobingehalt des Blutes (15 g%) in den Kapillaren weniger als 10 g% Hämoglobin mit Sauerstoff gesättigt bzw. 5 g% reduziertes Hämoglobin vorhanden sind. Verschiebungen kommen vor bei *Anämie* einerseits und *Polycytämie* andererseits. Bei einer Anämie erreicht der Erkrankte infolge des verringerten Hämoglobins 5 g% reduziertes Hämoglobin nicht. Bei der Polycythämie liegen die Verhältnisse umgekehrt, und es wird Cyanose sichtbar, ohne eigentliches Sauerstoffdefizit in den Kapillaren. Am deutlichsten manifestiert sich die Cyanose an dünnen Hautstellen: Lippen, Fingerspitzen, Nagelbetten. *Formen der Cyanose:*

α) Cyanose bei Rechts-Links-Shunt (Septumdefekt, reitende Aorta, Transposition der großen Gefäße). Es muß jedoch wenigstens ein Drittel des venösen Blutes kurzgeschlossen werden, bis Cyanose auftritt.

β) Abnorme Sauerstoffsättigung des Blutes in den Lungen bei: 1. *Lungenstase*, dadurch Erweiterung der Kapillaren mit Gasaustauschstörung. 2. *Pulmonalsklerose* (tiefblaue Cyanose) mit Kopfschmerzen, Schwindel, anginösen Beschwerden, Husten, Hämoptysen und Somnolenz. Häufig mit sekundärer Polycythämie, Trommelschlegelfinger (Pulmonalstenose, Transposition der großen Gefäße, *Ayerza-Arrillaga*-Syndrom).

γ) Verlangsamung der peripheren Zirkulation.

Dadurch intensivere O_2-Ausnutzung und Vermehrung von reduziertem Hämoglobin (Stagnationsanoxämie, z. B. konstitutionelle periphere Gefäßerweiterung, Akrocyanose, Cyanose bei Einflußstauung). Die Hauttemperatur bei peripherer Cyanose ist meist kühl.

c) Ödeme. Bei den meisten Herzkranken sind für das Auftreten von Ödemen mehrere Faktoren maßgebend: Erhöhung des Venendruckes, erhöhte Permeabilität der Kapillarendothelien, Hypoproteinämie sowie Verschiebungen im Elektrolyt- und Hormonhaushalt.

α) *Lungenödem:* man unterscheidet akute und chronische Formen. *Symptome:* Husten, seröser, rötlich-schaumiger Auswurf, Dyspnoe, bei der Auskultation feuchte Rasselgeräusche und Krepitation. *Vorkommen:* Herzerkrankungen und Herzfehler mit Versagen des linken Ventrikels; bei plötzlichem Anstieg bereits bestehender Lungenstauung (Mitralstenose usw.), nach plötzlicher Zufuhr großer Flüssigkeitsmengen bei Herzkranken, zentrogenes Lungenödem (Schädelbrüche, Verletzungen des Halsmarkes, Encephalitis, Hirntumoren, intrakranielle Blutungen, subarachnoidale Blutungen, Embolien und Meningitiden), Coronarthrombosen (reflektorisch), zu Beginn entzündlicher Lungenerkrankungen (Pneumonien usw.), Einwirkung von Giftgasen, Blutdruckkrisen (z. B. Phäochromocytom) und terminales Lungenödem.

Hydrothorax: meist rechts stärker als links ausgeprägte intrapleurale Ergußbildung. Kann bei Rechts- und Linksinsuffizienz auftreten.

Hydroperikard (Hydrops pericardii, s. S. 1065).

β) *Intraabdominale Stauungen. Leber:* frühes Zeichen der Insuffizienz des rechten Herzens. Lebervergrößerung oft druckschmerzhaft, begleitet von vermehrter Ausscheidung von Urobilinogen und Urobilin im Urin sowie einem Anstieg des Serumbilirubins, in schweren Fällen bis zum Ikterus führend. Subjektiv bestehen Völlegefühl im Oberbauch, evtl. Schmerzhaftigkeit, Meteorismus, Aufstoßen, Übelkeit sowie Erbrechen. Längerbestehende Stauungsleber kann zur Stauungscirrhose (Muskatnußleber) mit Milzvergrößerung und Stauungsgastritis führen. Die Stauungsgastritis verstärkt die Symptome.

Niere: es kommt hierbei gewöhnlich zu einer Albuminurie mit Ausscheidung von granulierten Cylindern und roten Blutkörperchen. Der Harn ist hochkonzentriert. Herzkranke leiden an Nykturie infolge Einströmens großer Flüssigkeitsmengen aus den Geweben in die Blutbahn bei Nacht. Infolge der Albuminurie kommt es bei Herzkranken häufig zu einer Erniedrigung des Serumalbumins, wodurch wiederum die Entstehung der Ödeme begünstigt wird.

Ascites: tritt auf bei schwerer Stauung im Pfortaderkreislauf. Ursächlich kommen vorwiegend eine Tricuspidalinsuffizienz (mit expansivem Leberpuls und positivem Halsvenenpuls) sowie Adhäsionen an der rechten Lungenbasis mit Einengung der unteren Hohlvene oder der Lebervene oder Perikardverwachsungen (Pericarditis constrictiva) in Frage.

γ) *Periphere Ödeme:* die Anfänge der Wasserretention in der Peripherie sind schwer zu erkennen. Zuerst tritt eine leichte Zunahme des Umfangs der Glieder auf. Bleibt bei Fingerdruck eine Delle zurück, so muß bereits eine Wasserretention von 5–6 l stattgefunden haben. Es ist daher eine genaue Kontrolle des Körpergewichts des Patienten erforderlich. Am häufigsten treten periphere Ödeme an den unteren Extremitäten auf. In Fällen von schwerer Herzinsuffizienz kann es auch zu beiderseitigen Ödemen der Hände und Arme kommen. Bei liegendem Patienten ist auf Ödeme am Rücken oder in den Flanken zu achten. Man kann harte und weiche Ödeme unterscheiden. Die harten Ödeme sind gewöhnlich chronischer Natur und können druckschmerzhaft sein.

d) Trommelschlegelfinger und Polycythämie. Trommelschlegelfinger erklärt man sich als Ausdruck einer Hypertrophie und chronischen Induration des Bindegewebes und des Periosts (Osteopathia hypertrophicans toxica). Vermutlich sind die Veränderungen die Folge des vermehrten Blutdurchflusses durch Finger und Gliedmaßen mit Kapillarerweiterung, offenen av-Anastomosen und vermehrtem Lymphstrom. Bei frühzeitiger Korrektur der Herzfehler gehen die Veränderungen häufig zurück. *Vorkommen:* bei Rechts-Links-Shunt-Fehlern; bei Herzfehlern ohne Cyanose, aber mit bakterieller Ätiologie (Endocarditis lenta); bei eitrigen oder neoplastischen chronischen Lungenerkrankungen; bei anderweitigen chronischen Infektionen. Gelegentlich treten Trommelschlegelfinger einseitig auf, z. B. bei Aortenaneurysmen, welche die Zirkulation nur in einer Gliedmaße behindern.

Polycytämie: sinkt die Sauerstoffsättigung des arteriellen Blutes unter die Norm, so antwortet das Knochenmark mit einer vermehrten Produktion von roten Blutzellen. *Folgen:* erhöhte Viscosität des Blutes, Verlangsamung der peripheren Zirkulation, des peripheren Kreislaufs, periphere Cyanose, intravasale Thrombosen (Hirn, Lunge, Herz). Kongenitale Herzfehler mit Cyanose sind daher postoperativ besonders thrombosegefährdet. Die Gefahr ist außerdem gesteigert bei Säuglingen und Kleinkindern sowie in den Tropen und in der heißen Jahreszeit.

e) Blutdruck und Puls. Bei Herzkranken ist eine sorgfältige Kontrolle des Blutdrucks und Pulses unbedingt erforderlich. Der Blutdruck soll an beiden oberen und beiden unteren Extremitäten gemessen werden. Es ist dabei auf die Höhe des systolischen *und* diastolischen Wertes sowie auf die Blutdruckamplitude und auf die Differenz des Blutdrucks zwischen oberer und unterer Extremität zu achten.

Normale Blutdruckwerte: obere Extremität: 120/80 mm/Hg; untere Extremität: etwa 10 mm/Hg höher.

Bei der Palpation des Pulses muß man sich über folgende *Pulsqualitäten* orientieren:

1. Die Beschaffenheit der Gefäßwand.
2. Die Frequenz des Pulses (Pulsbeschleunigung = Tachykardie, Pulsverlangsamung = Bradykardie).
3. Die Größe des Pulses (Pulsus magnus und parvus).

4. Die Art des Druckablaufes (Pulsus celer, Pulsus tardus).
5. Die Spannung des Pulses (Pulsus durus, Pulsus mollis).
6. Den Rhythmus des Pulses (Pulsus regularis und irregularis).

Beim Gesunden liegt die mittlere Pulsfrequenz zwischen 60–72 Schlägen je Minute.

Venenpuls: man unterscheidet den normalen oder negativen Venenpuls, welcher an der Vena jugularis zur Beobachtung kommt. Er kommt meist bei Tieflagerung des Kopfes während der Kontraktion des rechten Vorhofs zustande. Er fällt in die Kammerdiastole und alterniert demnach mit dem arteriellen Puls.

Unter pathologischen Bedingungen kommt es zum sog. *positiven Venenpuls;* dieser kommt dadurch zustande, daß das Blut während der Systole der rechten Kammer durch die insuffiziente Tricuspidalklappe hindurch in die Vena cava und die angrenzenden Venen zurückgeworfen wird. Hierher gehört auch der positive Lebervenenpuls, indem sich die rückläufige Welle weiter in die Leber fortpflanzt.

Dem *Kapillarpuls* kommt keine wesentliche diagnostische Bedeutung zu, da er auch bei gesunden Menschen an heißen Sommertagen oder nach heißem Handbad angetroffen werden kann. Man findet ihn unter pathologischen Bedingungen bei Aortenklappeninsuffizienz sowie bei Mitralfehlern, Arteriosklerose und bei Hyperthyreosen.

f) Auskultation und Perkussion. Der Auskultation und Perkussion der Thoraxorgane kommt für die Diagnose der Herzfehler große klinische Bedeutung zu. (Technik s. Fachliteratur.)

Bei der Perkussion und Auskultation der *Lungen* ist besonders auf evtl. vorhandene Stauungszeichen, wie Stauungsbronchitis (groß-, mittel- oder kleinblasige, klingende oder nichtklingende Rasselgeräusche), Lungenödem und Ergußbildung, zu achten.

Bei der Untersuchung des Herzens sind die *absoluten* und *relativen Herzgrenzen* festzustellen (Rechts- und Linksverbreiterung des Herzens, Veränderungen des Herzspitzenstoßes, z. B. Verlagerung nach unten oder links bzw. Intensitätsänderungen des Spitzenstoßes, z. B. abgeschwächter bzw. aufgehobener Spitzenstoß, verstärkter oder hebender Spitzenstoß). Bei der Auskultation der Herztöne und Herzgeräusche ist zu berücksichtigen, daß auch bei gesunden Herzen Verdoppelungen des 1. oder 2. Herztones sowie systolische Geräusche von bestimmter Schallqualität vorkommen können. Diastolische Geräusche sind mit ganz geringen Ausnahmen immer pathologisch. Die *Herzgeräusche* werden folgendermaßen eingeteilt: α) *endokardiale Geräusche* (organische und akzidentelle); β) *extrakardiale Geräusche* (perikardiale und kardiopulmonale Geräusche). Die pathologischen Herzgeräusche sind zwar nicht immer, jedoch meist mit punctum maximum über der beschädigten Herzklappe zu hören. So ergeben sich für die einzelnen Klappen folgende typische Auskultationspunkte: *Mitralis:* die Herzspitze; *Tricuspidalis:* der 5. ICR rechts neben dem Sternum; *Aortenklappe:* der 2. ICR rechts neben dem Sternum; *Pulmonalisklappe:* der 2. ICR links neben dem Sternum.

Die typischen Schallphänomene werden bei der Besprechung der verschiedenen Herzklappenfehler aufgeführt.

g) Elektrokardiogramm (s. Abb. 261). Bei Verdacht auf Vorliegen eines Herzfehlers oder einer Herzerkrankung sind elektrokardiographisch neben den Standardableitungen die Brustwandableitungen sowie die *Neeb*sche und *Goldberger*sche Ableitung zu schreiben.

α) Bei der Beurteilung der *Ekg-Kurven* ist besonders zu achten auf: pathologische P-Zacken (P-pulmonale, P-mitrale, P-kardiale) als Ausdruck einer aurikulären Leitungsstörung.

β) *AV-Überleitungsstörungen:* AV-Intervallverlängerungen finden sich häufig bei Vorhofseptumdefekten (etwa 30% der Fälle) und beim *Ebstein*schen Syndrom. Eine vollständige AV-Blockierung findet sich verhältnismäßig selten (etwa 1% aller angeborenen Herzfehler).

γ) *Störungen der intraventrikulären Reizleitung:* der vollständige oder unvollständige Rechtsschenkelblock kann bei fast allen Mißbildungen des Herzens beobachtet werden. Er findet sich vor allem häufig bei Vorhofseptumdefekt (etwa 90% der Fälle) und bei der *Ebstein*schen Anomalie. Der vollständige oder unvollständige Linksschenkelblock bildet eine Ausnahme. Man sieht auch intraventrikuläre Blockformen von unbestimmtem Typus. Diese Kurve kann auch beim Ventriculus communis beobachtet werden.

δ) *Zeichen der Hypertrophie der Ventrikel: Linkshypertrophie* findet man häufig bei: offenem Ductus Botalli, Aortenisthmusstenosen sowie anderen Mißbildungen der Aorta; Tricuspidalatresie oder Hypoplasie der rechten Kammer; Transposition der großen Gefäße an der Herzbasis; Truncus arteriosus communis; Ostium atrioventriculare commune; Ventriculus communis; Cor triloculare biatriatum.

Rechtshypertrophie findet man häufig bei: reiner Pulmonalstenose, Vorhofseptumdefekt allein oder kombiniert mit Mitralstenose (*Lutembacher*-Syndrom), *Ebsteinsche* Anomalie, Aneurysma des Sinus Valsalvae; abnorme Einmündung der Pulmonalvenen in den rechten Vorhof oder in die Cava inferior oder superior; *Fallotsche* Tetralogie, *Fallotsche* Trilogie, Eisenmengerkomplex, Transposition der großen Gefäße an der Herzbasis sowie möglicherweise Truncus arteriosus, Ventriculus communis; Ostium atrioventriculare commune.

ε) *Störungen der Reizbildung:* Rhythmusstörungen mit Vorhofflimmern und -flattern sind oft bei fortgeschrittener Rechtsbelastung (Mitralstenose) zu finden. Träger angeborener Vitien haben diese Störung etwas häufiger als gesunde Menschen. Man trifft sie vor allem bei Vorhofseptumdefekt und *Lutembacher*-Syndrom. Rhythmusstörungen sind um so häufiger, je älter der Patient ist und je länger der Herzfehler besteht.

ζ) *Bedeutung des Ekg für die Überwachung des Herzens während der Operation:* nachfolgende Störungen lassen sich durch fortlaufende Ekg-Kontrollen während und nach Operationen registrieren: *Anoxämie:* T-Abflachung, T-Negativität, ST-Senkung, zunehmende Herzfrequenz. *Therapie:* Sauerstoffbeatmung, Digitalis (vorwiegend Digitoxin, Cedilanid), bei akuten Zuständen intravenös; Euphyllin, Cordalin.

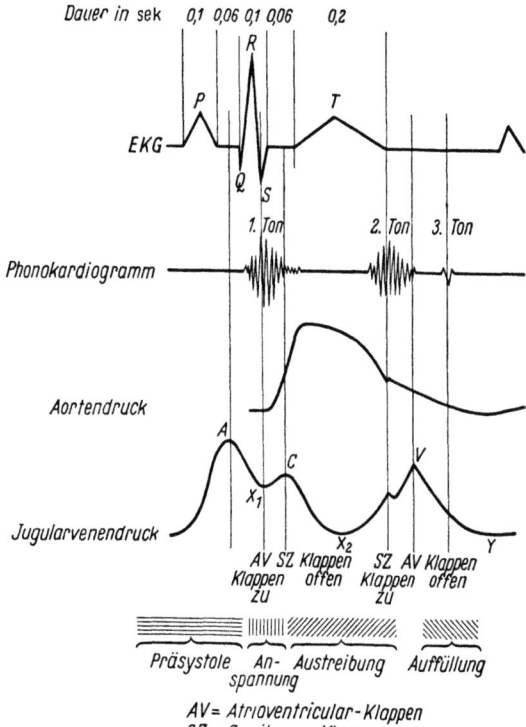

Abb. 261. Die Relationen von Ekg zu Phonokardiogramm und intraaortalem und intravenösem (V. Jugularis) Druck

Rhythmusstörungen: absolute Arrhythmie bei Vorhofflimmern mit schneller Kammerfrequenz: meist Digitoxin. Bei absol. Arrhythmie vom langsamen Typ meist keine Behandlung erforderlich. *Paroxysmale Tachykardie* bei: 1. paroxysmalem Vorhofflimmern oder -flattern, 2. paroxysmaler Vorhoftachykardie, 3. paroxysmaler Kammertachykardie. *Therapie:* Erhöhung des Vagustonus (Bulbusdruck, Carotisdruck usw.), Chinidinpräparate, wenn nötig langsam i. v. Bei Chinidinunverträglichkeit: *Digitalis* (Cedilanid bis 4 ccm) oder *Digitoxin* i. v., evtl. Prostigmin (1 ccm). Vereinzelte supraventrikuläre Extrasystolen sind meist ohne Bedeutung und bedürfen keiner Behandlung. Jedoch sprechen multifokale, ventrikuläre Extrasystolen immer für eine Myokardschädigung. *Therapie:* wie bei Anoxämie. *Kammerflattern* und *Kammerflimmern* sind meist terminale Zustände und werden meist an den klinischen Symptomen erkannt. *Therapie:* Herzmassage, Defibrillation, Procainhydrochlorid (5–10 ccm einer 1%igen Lösung) intrakardial.

Ekg-Veränderungen bei Elektrolytverschiebungen. Hypokaliämie: P-Zacke vergrößert; T-Abflachungen, ST-Strecke gesenkt; positive U-Welle. Die Ekg-Veränderungen fehlen selten bei Serum-Kaliumspiegel unter 13 mg%. *Hyperkaliämie:* zahlreiche Arrhythmien, Bradykardie, Sinusarrhythmie, A-v-Block aller Grade, Vorhofflimmern, Vorhofstillstand, Vorhofs- und Kammerextrasystolen, Kammertachykardien und Kammerflimmern und Herzstillstand; QRS aufgesplittert und verbreitert; T-Wellen-Vergrößerung; P-Zacken verschwinden später. (Diese Bilder werden auch beim terminalen Stadium der Urämie gefunden.)

Hypokalzämie: Verlängerung von QT-Dauer. ST ebenfalls verlängert, isoelektrisch, horizontal. *Hyperkalzämie:* verkürzt die QT-Dauer und kehrt manchmal die Endphase um.

h) Röntgenuntersuchung des Thorax. Man achte auf:

α) *Untersuchung der Lungen* (vermehrte Gefäßfüllung, Ödembildung, Ergußbildung sowie pleuroperikardiale Verwachsung); Vergrößerung der Hilusschatten als Ausdruck einer Hilusstauung.

β) *Pathologische Herzgröße* und Konfiguration (Rechtsverbreiterung, Linksverbreiterung, Rechts- und Linksverbreiterung, Einengung des Retrokardialraumes in toto oder isoliert in Höhe des linken Vorhofes, isolierte Erweiterung einzelner Herzabschnitte, z. B. rechter Ventrikel, linker Ventrikel, linker Vorhof, Pulmonalbogen usw.).

γ) *Pathologische Pulsationen* der einzelnen Herzabschnitte. Der Patient ist möglichst im Liegen zu untersuchen, da in dieser Haltung Herzdilatationen sowie vermehrte Gefäßfüllung schon sehr frühzeitig zu erkennen sind. Dies gilt auch für die Untersuchung des Retrokardialraums.

Von großer Wichtigkeit ist für die Röntgenuntersuchung des Herzens die *Röntgenkymographie*, welche die röntgenologisch feststellbaren Bewegungen des Herzens wiedergibt.

Unter besonderen Umständen kann auch die *Tomographie* des Herzens, der großen Gefäße sowie der Hili diagnostisch weiterführen.

Mit den oben beschriebenen Maßnahmen ist der größte Teil der vorkommenden Herzerkrankungen und Herzfehler ausreichend zu klären. Sollten jedoch immer noch differentialdiagnostische Zweifel bestehen oder soll ein Vitium cordis präoperativ sicher abgeklärt werden, so stehen noch folgende spezielle Untersuchungsmethoden zur Verfügung:

i) Herzkatheterisation (erstmals 1929 von *Werner Forssmann* im Selbstversuch ausgeführt).

Definition: Einführen einer langen katheterähnlichen Sonde in die Herzhöhlen auf dem venösen oder arteriellen Wege zum Zwecke der Druckmessung, Bestimmung der O_2-Sättigung und Lokalisation von Defekten in den einzelnen Herzabschnitten.

Methode. Rechte Herzseite: nach Einführen eines etwa 1 m langen, biegsamen Katheters in eine Armvene oder die Vena saphena und Anschluß des Katheters an ein Druckmeßgerät können die Drucke innerhalb der großen Venen, dem rechten Vorhof, dem rechten Ventrikel, der Pulmonalarterie und der *pulmonale Kapillardruck* (PCP = Pulmonary-Capillary-Pressure) gemessen und registriert werden (vgl. Abb. 86, S. 283).

Die *linke Herzseite*, d. h. der linke Vorhof und Ventrikel sowie die Aorta können ebenfalls katheterisiert werden (*Linkskatheter*), indem mit Hilfe der *transthorakalen Methode* paravertebral links eine Kanüle in den linken Vorhof eingestochen wird. Durch diese wird ein dünner Polyäthylenkatheter in die entsprechenden Herzabschnitte vorgeschoben. Die Katheterisation des linken Herzens auf *bronchoskopischem Wege* durch die Bronchialwand des linken Stammbronchus sowie die Katheterisation über eine periphere Arterie (A. brachialis links) werden heute seltener geübt. Die Methode des Linkskatheterismus kommt bei Aortenklappenfehlern sowie bei besonderen Fällen von Mitralstenosen in Betracht, bei welchen zusätzliche Lungenfaktoren die Verwertung des PCP nicht erlauben.

Durch Röntgenkontrolle des Katheterlaufs können abnorme Shuntverbindungen direkt sondiert und dadurch einwandfrei nachgewiesen werden (Vorhofseptumdefekt, Ventrikelseptumdefekt, Ductus Botalli, Lungenvenenanomalien, Transposition der großen Gefäße); mit ballonbewehrten Kathetern können Defekte blockiert und dadurch der Erfolg einer chirurgischen Intervention (Defektverschluß, Ligatur) prognostisch bestimmt werden.

Neben der Durchführung der Druckmessungen werden bei der Katheterisation aus den einzelnen Herzabschnitten und den großen Gefäßen Blutproben zur *Gasanalyse* (vgl. S. 282) entnommen. Hierdurch läßt sich ein pathologischer Zustrom von arterialisiertem Blut in die rechten Herzabschnitte erkennen (*Links-Rechts-Shunt*).

Durch Errechnung des *Herzminutenvolumens* nach dem *Fick*schen Prinzip, welches sich aus der Sauerstoffaufnahme durch die Lungen (in ccm/min), und durch die arteriovenöse Differenz des Blutes (in %) ergibt, läßt sich mit Hilfe des PCP-Mitteldrucks und der *Gorlin*schen Formel die Mitralöffnungsfläche in Quadratzentimetern errechnen (wichtig für die präoperative Diagnostik der Mitralstenose).

Komplikationen: bei Rechtskatheterismus: *Rhythmusstörungen* (Vorhof- und Ventrikelextrasystolen) kommen häufig vor (spez. bei Katheterisation des Ventrikels).

Plötzlich einsetzende *Tachykardien* können bei bereits stark geschädigtem Herzen zum Abbrechen der Untersuchung zwingen. *Lungenödem* tritt häufig bei schon bestehender, fortgeschrittener Lungenstauung, insbesondere nach längerem Liegen bei der Untersuchung in Erscheinung. *Venenspasmen* können das Einführen des Katheters verhindern; meist läßt sich nach kurzem Abwarten die Untersuchung doch durchführen. *Thrombo-Embolie:* läßt sich durch Antikoagulantien beherrschen. *Cave!* Katheterisation durch die V. saphena – ilica – cava inf. bei Frauen, die geboren haben und bei älteren Männern (Thrombose des Plexus prostaticus), da hier Gefahr der Mobilisation von Thromben besteht. Dasselbe kann auch gelegentlich im rechten Vorhof und der Arteria pulmonalis geschehen. *Folgen:* Lungenembolie, welche bei bereits stark belastetem Herzen eine bedrohliche Komplikation bedeuten kann. *Katheterknoten:* läßt sich meist durch geschicktes Katheterspiel lösen. Ganz selten operative Entfernung notwendig. *Herzperforation:* äußerst selten beschrieben. Bei *Linkskatheterismus* kann es zusätzlich zu *Hämatoperikard* bzw. zur *Herztamponade* sowie zum Pneumo- und Hämatothorax kommen. Weiterhin können hier Perikarditis, Pleuritis und Pneumonie entstehen. *Mortalität:* etwa 1%.

Irrtümer bei der Gasanalyse: entstehen vor allem dadurch, daß Blutproben aus einzelnen Blutströmen entnommen werden. Durch wiederholte Blutentnahmen kann diese Fehlerquelle weitgehend ausgeschlossen werden.

Die *arteriovenöse Differenz* wird, wenn bei der Herzkatherisation die Sondierung der Aorta nicht möglich war, mittels einer Punktion der A. femoralis sowie der Blutentnahme aus der Vena cava superior gewonnen.

k) Angiokardiographie (*Castellanos* 1937, *Robb* und *Steinberg* 1938). *Definition:* Röntgenkontrastdarstellung der einzelnen Herzhöhlen. *Methode:* 70–80%iges Röntgenkontrastmittel wird je nach Körpergröße in einer Menge von 10–20 ccm mittels Herzkatheter über eine Armvene in die V. cava superior bzw. in den rechten Vorhof injiziert. Mit Hilfe von Röntgenserienaufnahmen (*Janker*) wird der Durchfluß des Kontrastmittels durch die einzelnen Herzabschnitte und -gefäße verfolgt. Bei normalem Herzen füllt sich zunächst das rechte Herz, die Arteria pulmonalis und die Lungenarterienäste (*Dextrogramm*), sodann die Lungenvenen, das linke Herz und die Aorta (Laevogramm) (vgl. Abb. 85). Ein ungewöhnlicher Ablauf des Kontrastmittels spricht für krankhafte Veränderungen bzw. für Mißbildungen an den Herzkammern, -klappen, -gefäßen oder -scheidewänden.

Indikation: da die Angiokardiographie kein risikofreies Verfahren ist, darf sie nur bei strenger Indikationsstellung und nach Vornahme der entsprechenden klinischen und röntgenologischen Voruntersuchungen durchgeführt werden. Diese Untersuchungsmethode sollte deshalb nicht lediglich zur diagnostischen Klärung, sondern nur zur Sicherung einer chirurgischen Indikation durchgeführt werden. Besonders geeignet ist die Angiokardiographie für die Erfassung der *Fehler mit Rechts-Links-Shunt;* bei zwischen rechtem und linkem Herzen bestehenden Druckgefällen tritt das Kontrastmittel durch die pathologische Kommunikation zu mehr oder minder großem Teil in das kontrastfreie linke Herz über. Auf diese Weise ist ein direkter Nachweis des Rechts-Links-Shunts möglich. Allen Anomalien mit Rechts-Links-Shunt ist eine vorzeitige Darstellung der Aorta bei gleichzeitiger oder unmittelbar nach dieser folgenden Pulmonalisdarstellung eigen. Es kann ferner durch diese Methode festgestellt werden, auf welchem Wege die verfrühte Aortenfüllung erfolgt (zwischen den Hohlvenen und dem linken Vorhof, zwischen den Vorhöfen, zwischen den Kammern, zwischen den großen Gefäßen oder innerhalb der Lunge). Die geläufigste der Anomalien, welche für Angiokardiographie in Frage kommt, ist die *Fallot*sche Tetralogie, nächst ihr der offene Ductus Botalli, der Eisenmengerkomplex, der isolierte Septumdefekt mit Rechts-Links-Shunt, die Transposition der großen Gefäße, der Taussig-Bing-Komplex, die Tricuspidalatresie, die Einmündung von Körpervenen in den linken (statt in den rechten) Vorhof sowie die arteriovenösen Lungenfisteln. *Fehler mit Links-Rechts-Shunt* eignen sich für angiokardiographische Diagnostik weniger, weil der Druck links höher ist als rechts und infolgedessen eine direkte Darstellung der Defekte zur Zeit des Dextrogramms, etwa analog den Fehlern mit Rechts-Links-Shunt, nicht zustande kommt. Hier ist die Herzkatheterisierung überlegen. Als direktes Zeichen eines Links-Rechts-Shunts muß die Rückfüllung des rechten Herzens aus dem linken im Bereich der Kommunikation zur Zeit des Lävogramms angesehen werden. Die Erfassung und Deutung dieses Geschehens ist jedoch durch die meist noch bestehende Kontrastmittelfüllung des rechten Herzens unmöglich gemacht. Links-Rechts-Shunt-Darstellung zur Defektlokalisation bei Shunt zwischen den Vorhöfen, zwischen den Kammern, zwischen den großen Gefäßen gelingt darum oft nicht befriedigend (Einzelheiten siehe bei der Besprechung der einzelnen Fehler).

Die Angiokardiographie stellt kein selbständiges Verfahren dar. Sie darf daher nur im Zusammenhang mit Herzkatheterismus, Gasanalyse, Ekg, Phonokardiographie und übrigen Röntgenuntersuchungsmethoden erfolgen.

Komplikationen: unmittelbar nach Injektion kommt es möglicherweise zur Drucksenkung (systolisch bis 100 mm Hg, diastolisch bis 50 mm Hg), Brechreiz, Erbrechen, Husten, Schwitzen und Urticaria (spez. bei jodüberempfindlichen Personen). Exitus infolge Anaphylaxie ist vereinzelt beobachtet worden. *Therapie:* Calcium i. v., Solu-Dekortin. *Mortalität:* $2^0/_{00}$.

l) Herzfehler und Gravidität. Leichtere Herzfehler werden durch Gravidität meist nicht ungünstig beeinflußt. Mitralstenosen bis zum Stadium III können meist störungsfrei austragen. Bei stärkerer Beeinträchtigung jedoch (z. B. Mitralstenose Stadium III und IV) soll die Korrektur des Fehlers vor der Schwangerschaft erfolgen; im Zweifelsfall kann ein Eingriff auch im späten Stadium der Schwangerschaft durchgeführt werden. Auf jeden Fall zu vermeiden ist eine Operation im 3. Monat (Abortgefahr!).

3. Anästhesie

Allgemeine Anästhesiologie bei Herzoperationen (Hypothermie, extrakorporaler Kreislauf) (vgl. S. 43, 60, 70).

Spezielle Anästhesiologie bei Herzoperationen.

Spontaner und künstlich-induzierter Herzstillstand:

Sofortmaßnahmen bei spontanem Herzstillstand:

a) Asystolie (vgl. Abb. 529, 530).

α) Kopftieflagerung und intratracheale Intubation, reichlich Sauerstoffbeatmung.

β) *Thorakotomie im 5. ICR links ohne Rücksicht auf Asepsis und direkte Herzmassage* mit Eröffnung des Herzbeutels, manuelles Auspressen der Ventrikel in einem Rhythmus von 50–80 Massagestößen je Minute. Herzmassage ist fortzuführen, bis das Herz wieder schlägt und seinen vollen Tonus wieder erreicht hat. Dies dauert häufig 1–2 Stunden. Ständige Abwechslung bei der Massage ist deshalb erforderlich, denn wirksame Massage ist ermüdend. Ekg-Kontrolle!

γ) Unterlassen aller zeitvergeudenden Maßnahmen (*Cave!* Panikmache, Warten auf Spezialinstrumente, langwierige Auskultation, frustrane Versuche einer Herzmassage von außen durch Beklopfen der Thoraxwand oder Eindrücken des Oberbauchs, transthorakale Adrenalininjektionen usw.). Wichtig ist hingegen eine exakte Protokollierung vom Augenblick des festgestellten Herzstillstands bis zur Beendigung aller Wiederbelebungsmaßnahmen durch den Anästhesisten.

δ) *Abdrücken oder Abklemmen der Aorta* distal des Abgangs der linken Subclavia, solange der Kreislauf völlig darniederliegt. Durch diese Maßnahme soll soviel Blut als möglich in die Coronarien und Hirngefäße gebracht werden.

ε) *Wiederherstellung des normalen Sinusrhythmus:* durch die obengenannten Maßnahmen beginnt das Herz in vielen Fällen von Asystolie spontan mit der Wiederaufnahme eines Sinusrhythmus; gerät es in Kammerflimmern, so muß sofort defibrilliert werden. Bis zur Festigung eines zuverlässigen Sinusrhythmus Verwendung von elektrischen ,,Schrittmachern'' (,,Pace-maker''), welche zweckmäßigerweise mit einem Defibrillationsgerät gekoppelt sind.

ζ) *Intraartertielle und -aortale Bluttransfusion:* so rasch als möglich unter Druck (*Cave!* Kreislaufüberfüllung!). Die Maßnahme kommt vor allem in Betracht, wenn gleichzeitig ein größerer Blutverlust vorhanden ist. Zusatz von Adrenalin oder Noradrenalin erst, wenn der Sinusrhythmus wiederhergestellt ist, der periphere Blutdruck aber noch nicht ausreichend ist.

b) Kammerflimmern. α) Wichtigste Maßnahme ist die sofortige *Defibrillation* mit einem elektrischen Schockgerät. Es ist bei jeder Herzoperation bereitzuhalten. Das fibrillierende Herz wird zwischen zwei löffelförmige Elektroden gefaßt und mit einem oder mehreren Stromstößen von je einer Sekunde Dauer, beginnend bei 75–120 Volt, 1–2 mA, 60 Hz, geschockt. Hierdurch wird der Zustand der Asystolie erzeugt, woraufhin die manuelle Herzmassage einzusetzen hat, bis ein normaler Rhythmus erreicht ist. Mehrere Elektroschocks können erforderlich werden. Bei sofortigem Einsetzen der Defibrillationstechnik und Herzmassage haben einzelne Fälle einen Stillstand bis zu 60 Minuten und mehr überlebt.

β) *Medikamentös:* Noradrenalin zur Wiederherstellung des peripheren Gefäßtonus nach Wiedereinsetzen regelmäßiger Kontraktionen; 2–5 ccm Calciumchlorid (10%ig) in die rechte Kammer bei Asystolie. Während Kammerflimmern jedoch möglichst keinerlei medikamentöse Beeinflussung, sondern Defibrillation.

c) Induzierter Herzstillstand (vgl. Abb. 279b). *Prinzip:* in Verbindung mit künstlichem Kreislaufstillstand durch Abklemmen aller zum und vom Herzen führenden Gefäße und Injektion einer Lösung von Kaliumchlorid in die unmittelbare Nachbarschaft der Aortenklappe zur Durchspülung des Coronarkreislaufs, kommt es zum sofortigen völligen Herzstillstand, so daß Eingriffe unter Sicht am blutleeren Herzen möglich werden. Bei Beendigung des intrakardialen Eingriffs (Höchstdauer 8–10 Minuten) wird die Aortenklemme entfernt, wodurch frisches Blut das Kalium aus dem Coronarsystem ausschwemmt und der Herzschlag spontan wiederkehrt (Technik von *Melrose*). Anstelle von Kalium kann Acetylcholin (10 mg/kg Körpergewicht) verwendet werden, wodurch eine Kardioplegie (12–20 Schläge/min) erreicht wird. Der kardioplegische Effekt kann durch Perfusion der Coronarien mit künstlicher Acetylcholinesterase raschestens aufgehoben werden.

B. Herzbeutel

1. Herztamponade

Definition: konzentrischer zentripetaler Druck auf das Herz durch Ansammlung von Blut oder entzündlicher Flüssigkeit im geschlossenen Herzbeutel.

Vorkommen: bei Blutungen in den Herzbeutel, Herzverletzung, rupturierendem Aortenaneurysma, Herzbeutelentzündung, chronischem Stauungstranssudat.

Pathophysiologie: Herzdruck beginnt bei Flüssigkeitsmengen von mehr als 150 bis 200 ccm Flüssigkeit, bei zunehmendem Herzdruck sind am Kreislauf 3 Stadien zu unterscheiden.

1. *Geringe Druckerhöhung:* führt zu vorübergehendem Blutdruckabfall und bleibendem Anstieg des Venendrucks.

2. *Mittelschwere Druckerhöhung:* verursacht bleibende Senkung des arteriellen Drucks; Venendruck bleibt etwas oberhalb des Intraperikardialdrucks; Gesamtkreislauf in der Leistungsfähigkeit stark vermindert.

3. *Bei extremer Druckerhöhung:* Anstieg des Intraperikardialdrucks über den Venendruck, so daß ein Blutrückfluß zum Herz unmöglich wird; Kreislaufversagen bzw. Herzstillstand durch „Herztamponade". *Symptome:* im Anfang Angstgefühl, Atemnot, Schmerz in der Herzgegend, in den linken Arm ausstrahlend; Druck auf die Herzgegend steigert die Symptome; reflektorische Oberbauchspannung; *mit weiterem Fortschreiten* Anschwellen der Halsvenen, zunehmende Cyanose, Kleinerwerden des peripheren Pulses, Pulsdefizit, minütlich zunehmende Dyspnoe, Verbreiterung der Herzfigur nach unten rechts, Bronchialatmen, Leber vergrößert (gestaut). *Röntgenbild:* großer, zelt- oder pyramidenförmiger Herzschatten. In der Symptomatik kein Unterschied, ob der Herzdruck durch Blut oder entzündliches oder Stauungsexsudat hervorgerufen ist. Sehr rasch auftretende Herztamponade ist meist durch Blutung hervorgerufen. *Therapie:* Herzbeutelpunktion (s. Abb. 262) oder eilige Freilegung des Herzens und Versorgung der Blutung, z. B. Herzwundnaht.

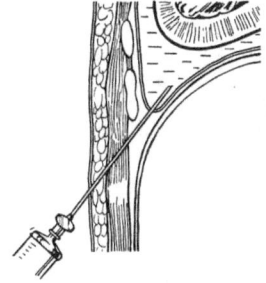

Abb. 262. Punktion eines Perikardergusses von vorn

2. Entzündungen

a) Perikarditis acuta et chronica. *Pathologisch-anatomisch* als trockene Herzbeutelentzündung (*Perikarditis sicca*), wobei gequollenes Epithel mit aufgelagerten feinen Fibrinfäden besteht; bei der fibrinösen Form (*Perikarditis fibrinosa*) bestehen dichtere Auflagerungen auf Epi- und Perikard, welche durch die Herzbewegungen zu zotten- oder leistenförmigen Massen ausgezogen werden (*Zottenherz, Cor villosum*). An einzelnen Stellen können die regressiven Veränderungen zur Verkalkung führen (*Perikarditis calculosa*); bei anderen Verlaufsformen überwiegt die Exsudation (*P. serosa*) bzw. die eitrige Komponente (*Perikarditis purulenta*). Nicht so selten als früher angenommen, ist die *Perikarditis tuberculosa,* welche meist lymphogen aus der Nachbarschaft (Einbruch eines Lymphknotens oder einer Kaverne) entsteht. *Ursache:* akuter Gelenkrheumatismus (Perikardbeteiligung in 75%), ferner Tuberkulose (15–20% der Fälle); fortgeleitet aus der Nachbarschaft (Pleuritis, Nephritis), auch hämatogen als Teilerscheinung einer metastasierenden Allgemeininfektion, Syphilis. Ätiologie unklar in 6–7%.

Erreger: Mikrokokken, Pneumokokken, hämolytische Streptokokken, Tuberkelbacillen.

Symptome: im Anfang spärlich und unklar, je nach der Grundkrankheit Kopfschmerzen, Mattigkeit, Herzklopfen, Unruhe, bei zunehmenden Exsudaten wachsender Lufthunger, Cyanose, Druckschmerzen in der Lebergegend, Dysphagie, Singultus und Erbrechen.

Diagnose: Fieber je nach Grundkrankheit, Tachykardie, perikarditisches Reiben (ohrnah, hör- und tastbar), Herztöne leise und in zunehmendem Maße schwindend, paradoxer Puls. *Ekg:* Niedervoltage in allen Ableitungen, ST-Anhebung in frühen Stadien, in Spätstadien negatives T. *Röntgenbild: schlaffer* Herzbeutelerguß (dreieckiges, trapezförmiges oder auch rundliches Schattenbild) oder *straffer* Herzbeutelerguß (kugelige bzw. „Boxbeutelform"). Letztere entsteht vor allem bei rasch zunehmenden Ergüssen, wobei der Herzdruck größer wird als der Thoraxinnendruck. *Kymographie:* abnorme Kleinheit der Herzrandbewegungen, Verschwinden der Vorhofbewegung und Doppelgipfligkeit der Randkurven (Undulation). *Herzbeutelpunktion* (vgl. Abb. 262): zur Entlastung und Gewinnung von Material für bakteriologische und mikroskopische Untersuchung.

Therapie. α) *Herzbeutelpunktion (Riolanus* 1653). *Technik:* in halbsitzender Haltung des Patienten Einstich im Epigastrium in dem Winkel zwischen Ansatz der 7. Rippe und Basis des Schwertfortsatzes links und Vorführen der Nadel in einem Winkel von 45° schräg nach oben *(Cave!* Anstechen des Herzmuskels, dessen Bewegungen bei Berührung mit der Nadelspitze sofort tastbar sind). Nach Ablassen des Ergusses schlagartige Besserung (Verschwinden der Atemnot, Wiederkehr eines kräftigen und langsamen Pulses, Ausschwemmen der Ödeme in den nachfolgenden Tagen, Schwinden von Schmerz und Angst). Andere Punktionsmethoden (z. B. im 3.–5. ICR parasternal) sind wegen Gefahr der Nebenverletzungen (Herz, A. mammaria int., Pleura) nicht empfehlenswert.

β) *Perikardiotomie (Rosenstein* 1881): costoxyphoidaler Schnitt, evtl. mit Abtragung des Xyphoids und des 7. Rippenknorpels; Freilegung des *Larrey*schen Spalts im Zwerchfell, teilweise Abtrennung der Zwerchfellfasern vom Brustbein, woraufhin direkt der prall gefüllte Herzbeutel eröffnet und drainiert werden kann. Neben der Drainage nach außen kommt auch eine solche „nach innen" in Frage, indem der gefensterte Herzbeutel offen bleibt und nur die Haut darüber vernäht wird. Auch breite Verbindungen mit der Bauch- bzw. Brusthöhle wurden zum Zweck der Dauerdrainage geschaffen *(Soulignoux, Laewen).*

b) Perikarditis constrictiva („Panzerherz") *(Lower* 1669). *Definition:* Obliteration der Herzoberfläche mit der Herzbeutelinnenwand und Einengung bzw. „Erwürgung" des Herzens durch einen unnachgiebigen, infolge Kalkeinlagerung erstarrten Panzer.

Ätiologie: eitrige Perikarditis, Hämoperikard, am häufigsten Tuberkulose, obgleich fast niemals Tuberkelbacillen gefunden werden können. Geschlechtsverteilung: Männer zu Frauen wie 4 : 1.

Pathologisch-anatomisch: Endresultat einer generalisierten tuberkulösen Polyserositis oder mediastinalen Lymphknotentuberkulose; bei Kindern letzteres nicht selten im Anschluß an einen Primärkomplex der Lunge. Am häufigsten forgeleitet von einer verkäsenden Lymphknotentuberkulose im Bereich der Carina und des linken Stammbronchus (ähnlicher Vorgang wie bei spezifisch-serösem Pleuraerguß); sobald spezifischer Eiter im Perikard erscheint, wandelt sich dieses in ein opakes, verdicktes, fibröses Schwartengewebe um; Schwarten bis zu 3 cm Dicke kommen vor; in die Schwarte können einzelne kalte Abscesse eingelagert sein. Stärkste Schwartenentwicklung findet sich in den dorsalen und caudalen Abschnitten des Perikards; d. h. über dem linken Ventrikel; der rechte Ventrikel wird weniger stark eingeengt; Vorhöfe bleiben oft völlig frei; im Verlauf des Sulcus atrio-ventricularis bildet die Schwarte einen engen Narbenring, durch welchen die Hohlvenen, die Tricuspidalis und *Mitralis* verengt werden können; in erster Linie verdickt sich die parietale Schwarte, während die viscerale nur

Papierdicke erreicht; die Dekortikation erstreckt sich daher vor allem auf die parietale Schwarte, während die viscerale, besonders im Bereich der Coronararterien, nur unvollständig entfernt werden kann.

Diagnose und Symptome: allmählicher Beginn im 3. oder 4. Dezennium mit Müdigkeit, Dyspnoe bei Anstrengung, Anschwellung des Abdomens durch leichten Ascites, abendliche Knöchelödeme, Pleuraerguß, zunehmende Venendrucksteigerung und positiver Venenpuls, welcher oft schwer feststellbar ist; in fortgeschrittenen Stadien starker Ascites, Lebervergrößerung, Leberpulsation, periphere Cyanose; Pulsqualität klein, schnell, paradox, Blutdruck niedrig, Vorhofflimmern, Fehlen des Herzspitzenstoßes, Herz verkleinert, Herztöne leise, evtl. Geräusche über der Mitralis bei Einengung derselben. *Röntgenbild:* schwach pulsierendes Herz normaler Größe, Kalkeinlagerungen auf der Rückseite und rings um die Herzspitze im seitlichen Strahlengang, vorspringender Hohlvenenschatten, Pleuraerguß.

Ekg: Niedervoltage, negatives oder niedriges T, breites oder geknotetes P; Herzkatheterismus in schwierigen Fällen aufschlußreich; Kreislaufzeit verlängert, Minutenvolumen in Ruhe und bei Belastung vermindert. In fortgeschrittenen Fällen Lebercirrhose (Biopsie durch Leberpunktion!). Vorhandene Lebercirrhose ist bei Kindern keine Kontraindikation zur Operation.

Therapie: im akuten Stadium, solange Ergußbildung besteht, Entleerung durch Punktion und lokale Chemotherapie (Streptomycin). Völlige Rückbildung möglich. Im fortgeschrittenen Stadium, d. h. sobald die konservative Behandlung keinen weiteren Fortschritt erbringt, Operation, sofern keine aktive Lungentuberkulose vorliegt.

Technik: bilaterale Thorakotomie mit Quer- oder Längsspaltung des Sternums; sorgfältige Abtragung der Schwarte, zunächst über dem linken Ventrikel unter Schonung des N. phrenicus; weitgehende Entschwartung nach dorsal, so daß die linke Kammer möglichst vollkommen entfesselt wird. Sodann Freilegung des rechten Ventrikels.

Prognose: Mortalität 10–15%, gute bis ausreichende Erfolge etwa 75%; in höherem Lebensalter verschlechtert sich die Prognose sehr rasch. Lebercirrhose erschwert die Prognose außerordentlich; sie schließt aber ein günstiges Resultat nicht aus, da, besonders bei Jugendlichen, eine normale Leberfunktion wieder eintreten kann. Gelegentlich läßt klinische Besserung 3–6 Monate auf sich warten. Unbefriedigende Erfolge sind auf ungenügende Radikalität des Eingriffs zurückzuführen (*Zenker*).

3. Herzbeutelgeschwülste

a) Echte. Lipom, Polypen, Teratom, Sarkom, Endotheliom, Metastasen bzw. aus der Nachbarschaft übergreifende Tumoren.

Symptome: Zirkulationsbehinderung, Druckgefühl auf der Brust, stechende Schmerzen in der Herzgegend, Herzangst, Beklemmungsgefühl, Atemnot, Hustenreiz, erschwerte Herzarbeit.

Diagnose: hämorrhagisch-seröser Perikarderguß, Verbreiterung der Herzdämpfung, besonders nach rechts.

Röntgenbild: Verbreiterung des Mediastinalschattens und des Herzens mit glatter, aber unregelmäßiger Begrenzung; im seitlichen Strahlengang liegt der Schatten nach vorn; Pulsationen gering oder völlig fehlend.

b) Entzündlich, cystisch, infektiös. *Divertikelartige Ausbuchtungen:* des Herzbeutels bei chronischer Perikarditis mit gekammerten Ergüssen in den schwielig-verwachsenen Hohlräumen, welche von den beiden Herzbeutelblättern gebildet werden.

Divertikel: häufiger rechts als links, häufiger bei Frauen als bei Männern, können völlig vom Herzbeutel abgeschnürt sein und nur mit einem dünnen Stiel oder gar nicht mehr mit diesem in Verbindung stehen (*Cave!* Verwechslung mit nichtentzündlichen Epithelcysten des Perikards, welche kleiner sind, oft multipel und mit klarer seröser Flüssigkeit gefüllt). Abgesackte Divertikel sind bedeutungslos. *Diagnose:* rundliche oder unregelmäßig kantige, scharf begrenzte Schatten, die dem rechten Herzrand aufsitzen, nach vorne liegend, Schatten homogen und in keiner Ebene vom Herzschatten abzutrennen; Pulsationen undeutlich, Mitgehen bei den Diaphragmabewegunen, an Größe gleichbleibend, häufig Kalkeinlagerungen der Wand. *Differentialdiagnose:* sackförmige Perikarditis, Mediastinaltumor, Aneurysma; verbindliche Klärung durch Punktion, evtl. Pneumoperikard.

Perikardcyste: entsteht aus dem Processus parieto-ventralis des embryonalen Cöloms. Bei Persistenz des Recessus entsteht ein Perikarddivertikel mit breiter Verbindung zum

Herzbeutel, bei teilweiser Persistenz die Perikardcyste. *Lokalisation:* im Gegensatz zu den erworbenen entzündlichen Cysten an der Außenseite des Perikards; sie erreichen bis zu Faustgröße. *Therapie:* Exstirpation; Punktion ist nur von diagnostischer Bedeutung, hat aber keinen therapeutischen Effekt.

Tuberkulose: immer sekundär, selten als miliare Aussaat, häufiger in der Form der chronisch-serofibrinösen oder fibrinös-hämorrhagischen, verkäsenden Form, evtl. perlsuchtähnliche Bilder.

Syphilis: selten gummös-schwielige Perikarditis. Perikarditis mit fester Verwachsung beider Blätter.

Aktinomykose: fortgeleitet von einer cervicofacialen oder pulmonalen Form.

c) Parasiten. *Echinococcus:* wohl meist infolge Durchbruchs einer Echinococcusblase des Herzmuskels in das Perikard. *Symptome:* uncharakteristisch, plötzlicher Tod infolge Herzruptur.

Diagnose: meist erst bei Sektion; bei ausschließlicher Lage im Perikard ähnliche Bilder wie bei Lungenechinococcus.

Differentialdiagnose: Pneumoperikard, Cyste stellt sich als rundlich-homogene, dem Herzschatten anliegende Kontur dar. Außerdem Seroreaktionen.

C. Verletzungen

1. Commotio cordis

Ursache: direkter Schlag auf das Brustbein durch Unfall, besonders Autounfall (Kontusion des Thorax durch das Lenkrad), Motorradunfall (Sturz gegen Bäume oder Böschungssteine), Hufschlag gegen die Brust, auch oder zumeist ohne Frakturen.

Pathophysiologie: funktionelle Durchblutungsstörungen im Sinne eines traumatischen Coronarspasmus, meist vorübergehender Natur; kleine, subendokardiale Blutungen, wobei es sich nicht um mechanisch bedingte Rißblutungen, sondern um Blutaustritte nach funktionellen Zirkulationsstörungen handelt. Verlauf der Commotio cordis ist durch Art und Dauer der Durchblutungsstörung bedingt. Länger bestehende Ischämie ruft fleckenförmige anämische Herde, größere blutleere Zonen anämische Infarkte hervor. Das eigentliche pathologische Substrat sind „funktionelle Herzinfarkte" mit den gleichen klinischen und Ekg-Veränderungen wie diese (Angina pectoris traumatica).

Symptome: Rhythmusanomalien, Sinusbradykardie, evtl. mit av-Ersatzsystolen oder Ersatzrhythmen, Extrasystolie heterotopen Ursprungs, Vorhofflimmern, partieller oder totaler Block, ventriculäre Leitungsstörungen. Absinken des arteriellen Blutdrucks mit Kleiner- bzw. Unfühlbarwerden des Pulses, traumatische Herzerweiterung (vorwiegend der rechten Seite; nicht zu verwechseln mit Hämoperikard!); Anstieg des Venendrucks infolge akuter primärer Herzmuskelschwäche, Schock-Kollaps-Zustand mit peripherem Kreislaufversagen (Blässe, kalter Schweiß, Stuhl- und Urinabgang). *Ekg:* negatives T und Rhythmusstörung wie bei Herzinfarkt; in schweren Fällen akutes Lungenödem und evtl. Herzstillstand mit vorhergehendem Kammerflimmern.

Therapie: Ruhe, Vermeidung jeder Herz-Kreislauf-Belastung, Schock-Kollaps-Bekämpfung (s. S. 228), Ganglienblockade, Vermeidung aller pressorischen Substanzen, im übrigen wie bei Herzinfarkt.

Begutachtung: Voraussetzung für die Annahme eines Herzdauerschadens ist der Nachweis einer herznahen Gewalteinwirkung auf den Thorax und von kardialen Insuffizienzerscheinungen unmittelbar nach dem Unfallereignis; zur Zeit der Begutachtung muß ein organisches Herzleiden nachweisbar sein; plötzlicher Herztod als Folge einer verhältnismäßig geringen Thoraxerschütterung in der Herzgegend wurde mehrfach beobachtet.

2. Stumpfe Herzverletzungen

Ursache: direkter Schlag oder Stoß auf das Sternum, Rippen- und Sternumbrüche bei älteren Leuten, Anspießung des Herzens durch Knochensplitter; Quetschung des Herzens zwischen Brustbein und Wirbelsäule; indirekte Einwirkung durch Verschüttung der unteren Körperhälfte, welche plötzliche Erhöhung des Herzinnendrucks herbeiführt; Fall aus großer Höhe mit Zerreißung der Brusteingeweide. *Folgen:* direkte oder indirekte stumpfe Einwirkung führt zu Myokardeinrissen, zu Berstung der rechten

Kammer oder des Vorhofs, seltener des linken Vorhofs, Abriß der Atrio-Ventrikularklappen; Berstung des linken Ventrikels selten, Abriß von Herzteilen (Herzspitze) sehr selten; Einrisse im Septum interventriculare und intraauriculare häufiger. Stumpfe Thoraxverletzungen sind zu 26,5% mit Herzverletzungen kombiniert. *Prognose:* sehr ernst, Mortalität 92,9%, bei etwa der Hälfte der Fälle bleibt der knöcherne Thorax unverletzt. *Symptome:* profuse Blutung in den Herzbeutel, Herztamponade, rasch fallender arterieller Blutdruck, rasch steigender Venendruck, zunehmende Atemnot, Bewußtlosigkeit, Kreislauf- und Herzstillstand.

3. Scharfe Verletzungen

Ursache, Vorkommen und Häufigkeit: Schuß-, Stich-, Hieb-, Schnitt- und Pfählung; Stich- und Schnittwunden überwiegen (83%); meist sind sie die Folge von Selbstmord- oder Tötungsversuchen. Am häufigsten werden Nähnadeln, Stricknadeln und Punktionskanülen, seltener Messer, Dolche, Degen usw. verwendet. Von Schußverletzungen sind 34% durch Infanteriegeschosse, 44% durch Granatsplitter hervorgerufen. Am häufigsten wird die linke Kammer, etwa halb so häufig die rechte Kammer, sehr selten die Vorhöfe, sehr häufig verschiedene Herzabschnitte gleichzeitig betroffen. Ein unverletzter Herzbeutel spricht nicht gegen ein verletztes Herz (der schlaffe Herzbeutel kann vor dem Projektil hergeschoben werden und zusammen mit diesem das Myokard verletzend einstülpen und wieder herausgedrückt werden).

Herzsteckschüsse finden sich meist im Bereich der Herzkammern. Am häufigsten in den unteren Herzpartien; auch frei in den Herzhöhlen liegende Geschosse und deren Verschleppung (Geschoßembolie) sind einwandfrei beobachtet. Wanderung des Geschosses aus der Peripherie in das Herz kommt vor.

Symptome: wechselvoll, Pneumothorax, Bluthusten, Bewegungen steckengebliebener Messer und Nadeln, Blutung nach außen, in den Herzbeutel, ins Perikard, in die Pleura. Anämie, Herztamponade, Schock-Kollaps-Syndrom, kleiner oder fehlender Puls, Cyanose, prall gefüllte Jugularvenen, Bewußtseinsverlust bei zunehmender Blutung, bei Kammerverletzung links stoßweises Hervorquellen hellroten Blutes, rechts Abfließen eines gleichmäßigen dunklen Blutstroms; praktisch wenig bedeutungsvoll, da niemals in reiner Form feststellbar. Bei Unterbrechung des *Coronarkreislaufs* typische Ekg-Veränderung (Infarktzeichen, R-Verlust, monophasische Deformierung der Kammerendschwankung), hierdurch evtl. genauere Lokalisation der Verletzung möglich. Rhythmusanomalien und Reizleitungsstörungen wechselnden Grades, wobei klinisch nur die schwereren Überleitungsstörungen bemerkbar werden. Im weiteren Verlauf Zeichen der serösen oder eitrigen Perikarditis und traumatischen Endokarditis. Letztere vor allem im Anschluß an stumpfe Verletzungen, wobei die reparative Entzündung im Vordergrund steht. Eindringen infizierter Fremdkörper in die Herzhöhle bewirkt foudroyante Allgemeininfektion mit Metastasen. Bei *Herzsteckschüssen* im Laufe der Zeit zunehmende subjektive Beschwerden bei meist geringen objektiven Erscheinungen. Die subjektiven Beschwerden (Herzstiche, Herzklopfen, Atemnot, anginöse Beschwerden, Brustschmerzen) werden vom Patienten durch das Bewußtsein, einen Herzsteckschuß zu beherbergen, oft stark überwertet. Im Ekg je nach Lokalisation des Splitters keine Störungen bis zur kompletten Überleitungsstörung mit Kammerautomatie; geringfügige Abweichungen sind nicht schwerwiegend. *Röntgenbild:* bei frischen Verletzungen Hämoperikard, bei älteren Concretio pericardii; intrakardiale Lage nur bewiesen, wenn der Fremdkörperschatten in *jeder* Durchleuchtungsebene in den Herzschatten fällt; Fremdkörper im Vorhofbereich führen zuckende und schnellende, solche im Ventrikelbereich größere, pumpende Bewegungen aus; in die Herzhöhle hineinragende Fremdkörper, vor allem mit langgestreckter Form führen „Zeigerschwankungen" aus. *Tomogramm* zur Sicherung der Diagnose. *Angiokardiographie* mit Aufnahmen im linken vorderen schrägen Strahlengang, wodurch die Beziehung zu den Ventrikeln besonders gut erfaßt wird.

Indikation:

a) Bei frischer Herzverletzung. Sofortige Thorakotomie, Aufsuchen der Blutungsquelle und Blutstillung durch Herznaht (L. Rehn) bei schwerer Blutung, Herztamponade, rasch zunehmenden Hämatothorax. In leichteren Fällen dauernde Herz-Kreislauf-Überwachung (Wachstation!). Bei zunehmender Herztamponade Freilegung und Entlastung.

b) Bei Herzfremdkörper. In frischen Fällen möglichst sofortige Entfernung bei der Freilegung des Herzens zur Verhütung seines weiteren Eindringens und embolischer

Verschleppung; ferner zur Verhütung eines durch ihn verursachten Thrombus, zur Verminderung der Gefahr bakterieller Endokarditis, rezidivierender Perikardergüsse, Myokardschädigung, Aneurysmabildung, Ruptur oder Schädigung der Coronargefäße; zur seelischen Entlastung des Verletzten, bei denen das Bewußtsein, einen Fremdkörper im Herzen zu tragen, oft zur Psychose führt.

c) **Bei älteren Fremdkörpern** erfolge die Entfernung, wenn folgende Gegebenheiten bestehen: nicht zu beeinflussende oder rezidivierende septische Streuung (Fieber, Leukocytose, positive Blutkultur, septische oder blande Embolie, rezidivierende Perikarditis, zunehmende Myokardschädigung), bei zunehmender Arbeitsunfähigkeit infolge Schmerzen oder schwerer Psychose auf Grund der Vorstellung eines im Herzen liegenden Fremdkörpers.

Operation: linksseitige anterolaterale Thorakotomie im 4. ICR meist ausreichend (s. Abb. 263), in schwierigen Fällen bilaterale Thorakotomie mit Sternumquerdurchtrennung (vgl. Abb. 528) intraperikardiale Applikation von Novocain (2 %ig); Herzbeuteleröffnung längs des N. phrenicus; quillt das Blut gleichmäßig hervor, so sind die Vorhöfe betroffen, bei Kammerwunden spritzt das Blut stoßweise heraus. Fassen der großen Gefäße zwischen dem 3. und 4. Finger der linken Hand, Kompression der Wundränder mit Daumen und Zeigefinger (*Sauerbruch*scher Handgriff), Wundnaht mit Seide in Form von Einzelknopfnähten oder U-Nähten. Eingedrungene Nadeln können sofort entfernt werden, größere Fremdkörper sind erst nach erfolgter Herzfreilegung herauszuziehen (Tamponwirkung durch den Fremdkörper, „Pfeil des *Epaminondas*"!). Zur Entfernung von alten Fremdkörpern aus dem Herzinnern ist *Ventrikulotomie* erforderlich; dazu werden rechts und links von der Verletzungsstelle symmetrische Knopfnähte angelegt, durch deren kreuzweises Übereinanderziehen die operative Herzwunde jederzeit provisorisch verschließbar ist. Nach Durchtrennung der Kammerwand in ganzer Dicke wird das Instrument eingeführt und der Fremdkörper extrahiert.

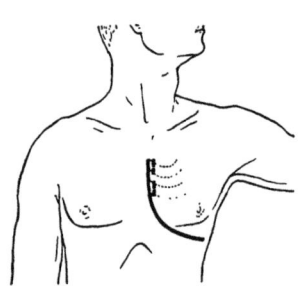

Abb. 263. *Antero-laterale Thoracotomie* links zur Freilegung des Herzens (spez. für Noteingriffe, z. B. Herzmassage, Herzverletzung)

Prognose: Frische Herznaht: ausgezeichnet 77,3 %; gut 22,7 %; schlecht 1,7 %; volle Arbeitsfähigkeit 80 %, relative Arbeitsunfähigkeit 18,4 %; *Mortalität:* 40 %, der Rest frischer Herzverletzter kann gerettet werden.

D. Erworbene Herzfehler

1. Mitralstenose

Allgemeines: ein Viertel aller Herzkrankheiten ist rheumatischer Ursache; führt die rheumatische Klappenerkrankung zur Stenose, so kommt deren operative Beseitigung in Frage. Die Hälfte aller Patienten mit rheumatisch bedingten Herzfehlern leiden an einer *Mitralstenose*. Unbehandelt beträgt die durchschnittliche Lebenserwartung der Mitralstenose 40 Jahre.

Bei einer durchschnittlichen *Häufigkeit* von 1 : 4000 und der Unmöglichkeit, das Auftreten und Fortschreiten der Stenose mit internen Maßnahmen aufzuhalten, stellt die Mitralstenose ein ernstes Problem mit starker Verbreitung und schwerwiegenden sozialen Auswirkungen dar. Sobald sich die Klappenöffnung von normalerweise 3,2 cm^2 auf 1 cm^2 und darunter verengert hat, reicht der normale Druck von 6 mm Hg im linken Vorhof nicht mehr aus, um in einer halben Sekunde 40–60 ccm Blut durch die Stenose in die linke Kammer zu befördern. Die Folge ist eine Rückstauung in den Lungenkreislauf, Druckanstieg in der A. pulmonalis und frühzeitig einsetzende sklerotische Veränderungen der Lungengefäße und fibröse Induration des Lungenparenchyms. Diese Veränderungen sind wenig rückbildungsfähig, weshalb eine verspätete operative Beseitigung der Klappenstenose keinen günstigen Effekt mehr entfalten kann.

Anatomie: die zweizipflige Mitralklappe besteht aus einem anteromedialen und einem posterolateralen Segel, welche sich in der anterolateralen und posteromedialen Commissur vereinigen. In der Nähe der Commissuren inserieren die Sehnenfäden, an welchen die Mm. papillares ansetzen. Das Aortensegel (anteromedial) ist besonders gefährdet, da es einer beträchtlichen Beanspruchung ausgesetzt ist. Insuffizienzen sind immer auf Schäden des Aortensegels zurückzuführen. Die Papillarmuskeln verkürzen während der Kammersystole die Sehnenfäden, verhindern ein Zurückklappen der Segel in den Vorhof und damit den Blutrückfluß durch die Klappe. Sie sind in der Lage, die Klappe den jeweiligen Erfordernissen entsprechend zu zügeln.

Ätiologie: rheumatische Klappenentzündung beginnt mit verrukösen Auflagerungen an den freien Rändern der Klappensegel. Sie führt zu einer Verdickung der Segel und zur Verschmelzung der Commissuren, so daß sich die Segel auf die Hälfte bis zu ein Drittel ihrer Normalgröße verkleinern. Die Klappenöffnung gewinnt das Aussehen eines Knopflochs. Die Stenose kann verschiedene Ausmaße erreichen. Bei normalen Menschen hat die Klappe eine Öffnungsfläche von 4–6 cm³, bei Stenose kann sie auf 1–0,5 cm³ reduziert sein. Die klinische Symptomatik der Stenose beginnt, wenn die Öffnungsfläche *weniger als 2 cm³* beträgt. Die Folge der ausgebildeten Mitralstenose sind folgende pathologischen Veränderungen:

1. Erweiterung des linken Vorhofs;
2. normale Größe oder Verkleinerung der linken Kammer, Atrophie der linken Kammer, Reduktion des Schlagvolumens;
3. Erweiterung und Hypertrophie der rechten Kammer und des rechten Vorhofs;
4. Erweiterung der Lungenarterienäste und Verdickung der Gefäßwände;
5. Veränderungen des Lungenparenchyms im Sinne einer „hypertrophischen retikulären Pneumopathie" (*Soulié*).

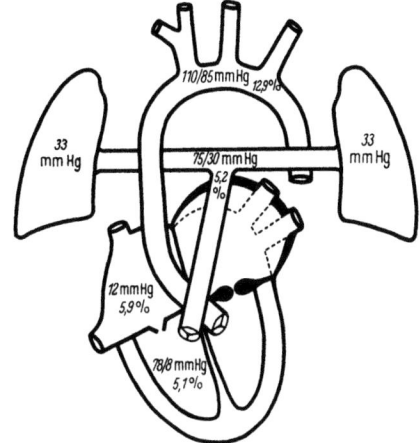

Abb. 264. *Druck- und O₂-Werte bei Mistralstenose* (Hypertrophie und Dilatation des linken Vorhofs, pulmonale Hypertension)

Physiopathologie: Anstieg des Drucks im linken Vorhof von normal 5–8 mm Hg auf 30–45 mm Hg (s. Abb. 264). Pulmonale Hypertension von normal 14–30 mm Hg auf 30–90 mm Hg und mehr; Hypertonie der A. pulmonalis, Überlastung der rechten Kammer durch zunehmenden Druckanstieg in der Lunge (Lungenwiderstand kann von normal 200 dyn sec²cm² auf 2–3000 ansteigen). Sobald der hydrostatische Druck in den Kapillaren höher ist als der onkotische Druck des Plasmas, tritt Flüssigkeit aus den Kapillaren in die Alveolen über; die Lungenstauung führt außerdem zur Hämoptyse, Einschränkung der Atemfunktion, Arbeitsdyspnoe, in fortgeschrittenen Stadien zur Ruhedyspnoe und Atemnotparoxysmen. Die Reduktion des Minutenvolumens zwingt den Organismus zur extremen Ausnutzung des Blutsauerstoffs, weshalb die arteriovenöse Sauerstoffdifferenz sehr groß ist (*Cyanose*). Die Kreislaufkompensation wird längere Zeit durch die Hypertrophie der rechten Herzkammer aufrechterhalten; nach Verbrauch ihrer Reserveenergie kommt es zur Dilatation und Insuffizienz (Rechtsinsuffizienz mit funktioneller Tricuspidalinsuffizienz). Mit zunehmender Insuffizienz fällt der Druck im kleinen Kreislauf ab, wodurch es zu einer Besserung der Stauungssymptome der Lunge kommt. Die Verringerung des Minutenvolumens verursacht eine Reduktion des Coronarkreislaufs mit den klinischen Zeichen einer Coronarinsuffizienz.

Symptome: je nach dem Stadium, in welchem sich die Stenose befindet, verschieden stark ausgeprägt. Es werden *4 Gruppen* bzw. Stadien unterschieden (nach *Harken*):

	Gruppe 1	Gruppe 2	Gruppe 3	Gruppe 4
Herzgröße	normal	Herzgröße wenig oder nicht vergrößert	deutlich vergrößert	starke Hypertrophie des rechten Ventrikels
Linker Vorhof	normal	wenig oder nicht vergrößert	deutlich dilatiert	stark erweitert

	Gruppe 1	Gruppe 2	Gruppe 3	Gruppe 4
Myokard	normal	normal	rheumatische und ischämische degenerative Veränderungen	stark geschädigt
Minutenvolumen	normal	in Ruhe erniedrigt, bei Anstrengung ansteigend	in Ruhe deutlich vermindert, bei Anstrengung nicht entsprechend zunehmend	deutlich vermindert, bei Anstrengung nicht zunehmend
Druck in der A. pulmonalis	10–25 mm Hg	30–40 mm Hg	40–80 mm Hg	60–100 mm Hg, a-Welle im Venendruck, lauter Pulmonalton, Pulmonalis erweitert
Vorhofflattern	fehlt	fehlt	vorhanden	vorhanden
Insuffizienzerscheinungen	leichte Atemnot bei sehr starker Anstrengung	deutliche Atemnot bei Bergsteigen und Bergaufwärtsgehen, Initialhämoptoe bei plötzlichem und starkem Druckanstieg	Es kann nur leichte Arbeit verrichtet werden, Treppensteigen nur mühsam, Anfälle von Atemnot und Lungenödem	Völlige Insuffizienz, Patient ist nicht mehr arbeitsfähig

Diagnose: *Anamnese* (Herzkrankheit bei Angehörigen, Schwangerschaften, Berufstätigkeit, rezidivierende Anginen, akuter Gelenkrheumatismus, Herz- und Lungensymptome, frühere arterielle Embolien, apoplektische Insulte.
Allgemeinuntersuchung (Cyanose, Ruhedyspnoe, Jugularvenenstauung, verstärkte Carotispulsation, Focussuche, Lungenstauung, Leber- und Milzvergrößerung, Ascites und Knöchelödeme, Tachykardie, Arrhythmie, Pulsqualität, Blutdruckamplitude); *physikalische Herzuntersuchung* (Herzbuckel, Herzspitzenstoß, Palpitationen, bei Auskultation Verstärkung des 1. Tones mit Maximum an der Herzspitze und diastolisches, mehr oder weniger langdauerndes Geräusch oder Rollen mit Maximum über der Herzspitze, präsystolisches Geräusch, evtl. holodiastolisches Geräusch; lauter „3. Herzton", Mitralöffnungston; bei zusätzlicher Insuffizienz auch systolisches Geräusch an der Herzspitze, das gegen die Axillargegend ausstrahlt, systolisches Geräusch mit Maximum über dem Schwertfortsatz als Zeichen einer Tricuspidalinsuffizienz, systolisches Geräusch mit Maximum über der Aorta als Zeichen eines zusätzlichen Aortenvitiums, systolisches Geräusch über der Herzspitze, das nicht in Richtung Axilla ausstrahlt, ist oft funktionell bedingt). *Ekg:* Rhythmusstörungen, absolute Arrhythmien bei Vorhofflimmern oder Fibrilloflattern. Vorhofzacke verbreitert und gekerbt (P. mitrale), Rechtsdrehung der elektrischen Achse, Zeichen der Rechtsüberlastung, Zeichen einer Myokardschädigung und Coronarinsuffizienz, Reizleitungsstörung (Schenkelblock). *Phonokardiographie:* häufig die einzige Möglichkeit, die akustischen Phänomene eindeutig zu analysieren (s. oben); Registrierung von Jugular- und Leberpuls (bei Tricuspidalvitien). *Ösophagoatriogramm* (Ballonsonde im Ösophagus bis zur Höhe des linken Vorhofs registriert die Vorhofbewegungen und dient der differentialdiagnostischen Unterscheidung der reinen Stenose von einer Stenose mit Insuffizienz). *Röntgenuntersuchung:* Durchleuchtung, Herzfernaufnahmen (ventrodorsal und im 1. und 2. schrägen Durchmesser) und Öso-

phaguspassage zur Darstellung seiner Beziehungen zum linken Vorhof ergeben: Vergrößerung des linken Vorhofs (Retrokardialraum), vorspringenden Pulmonalisbogen, Rechtsdilatation, verstärkte Gefäßzeichnung im Hilusbereich infolge Lungenstauung, mitrale Herzkonfiguration. *Tomogramm:* genaue Darstellung des linken Vorhofs, der A. pulmonalis, der Verkalkungen im Bereich der Mitralklappe. *Kymogramm:* Darstellung der Pulsationen in den verschiedenen Abschnitten des Herzens (Vorhofstillstand bei Vorhofflimmern). *Angiokardiographie:* bei ungeklärten Fällen Vergrößerung der rechten Kammer, vor allem nach links, Erweiterung des Conus pulmonalis, Veränderungen der mittleren und kleinen Äste der Lungenarterie (Schlängelung, Unregelmäßigkeit ihrer Begrenzung und Endung, Ausmaß der Pulmonalsklerose), Verbreiterung des linken Vorhofs, Atrophie der linken Kammer, verzögerte Entleerung der rechten Herzhälfte und der A. pulmonalis bis auf 8–10 Sekunden, verzögerte Entleerung des linken Vorhofs bis auf 20–30 Sekunden nach Injektion, rückläufige Füllung der suprahepatischen Venen bei Tricuspidalfehler, Verschmälerung der Aorta (bei Dilatation der Aorta Hinweis auf einen zusätzlichen Aortenfehler); vorzeitige Darstellung der linken Herzhälfte bei *Lutembacher*-Syndrom (= Mitralstenose + Vorhofseptumdefekt) (vgl. Abb. 265).

Herzkatheterismus (vgl. Abb. 264) ist die entscheidende Untersuchung bei Mitralstenose. Es findet sich: Druckanstieg auf 20–100 mm Hg in der rechten Kammer und A. pulmonalis, PCP auf 25–45 mm Hg. Mit Hilfe der Gasanalyse (Blutproben aus der A. pulmonalis und aus peripherem arteriellem Blut der A. femoralis) läßt sich die arteriovenöse Sauerstoffdifferenz und der Ausnutzungskoeffizient bestimmen. Nach dem *Fick*schen Prinzip wird hieraus das Minutenvolumen berechnet; nach den Formeln von *Wiggers* der Lungenwiderstand, nach der Formel von *Gorlin* die *Öffnungsfläche des Mitralostiums*, wenn man das Minutenvolumen und den PC-Druck kennt.

Lungenfunktionsprüfung: Vitalkapazität, Atemvolumen, O$_2$-Verbrauch, Ergospirometrie.

Leberfunktion: Serumbilirubin, Gallenfarbstoffe im Urin, Serumlabilitätsproben zur Erkennung des Schädigungsgrades der Leber. *Nierenfunktion:* Verdünnungs- und Konzentrationsversuch, Phenolrotausscheidung, Clearancewerte. *Grundumsatz:* zum Ausschluß einer Hyperthyreose und entsprechender Vorbereitung. *Blutuntersuchung:* Blutbild, BSR, Antistreptolysin- und Antifibrolysintiter C-reaktives Protein (zur Bestimmung des Aktivitätsgrades eines rheumatischen Prozesses), Reststickstoff, Blutzucker.

Indikation: wurde wegen der günstigen operativen Erfolge immer mehr ausgeweitet, so daß heute auch ältere Patienten mit deutlichen Zeichen der Dekompensation und irreversiblen Schäden der Lungengefäße und des Herzmuskels noch operiert werden können.

Alter: am günstigsten unter 40 Jahren, jedoch auch bis zur Mitte des 5. Dezenniums; absolute oberste Grenze 60. Lebensjahr, untere Grenze 10.–15. Lebensjahr; auch in der Adoleszenz ist der Eingriff auszuführen, wenn beträchtliche Kreislaufinsuffizienz besteht; nur dadurch kann der Ausbildung irreversibler Veränderungen der Lungengefäße vorgebeugt werden. *Geschlecht:* der bei Frauen viel häufiger vorkommende Fehler ist auch bezüglich der Prognose für Frauen günstiger als bei Männern, bei welchen häufig schwerste Klappenschäden mit ausgedehnten Verkalkungen und Vorhofthrombosen bestehen; Schwangerschaft ist keine Kontraindikation; soll die Gravidität und das Leben der Mutter erhalten bleiben, ist dies eine dringliche Indikation für die Operation (nicht im 3. Schwangerschaftsmonat operieren!). *Herzgröße:* am günstigsten sind Fälle mit Erweiterung der A. pulmonalis und des linken Vorhofs ohne allseitige Dilatation des Herzens. Cave! Embolie aus dem thrombusgefüllten Vorhof. Es besteht oft, kombiniert mit der Stenose, eine beträchtliche Insuffizienz der Klappe. Erhöhtes Risiko besteht bei Dilatation des linken Ventrikels (Mitralinsuffizienz, kombiniertes Aortenvitium); Erweiterung der rechten Herzhälfte (Rechtsinsuffizienz, Tricuspidalvitium verschlechtert die Operationsaussichten). *Rechtsinsuffizienz:* schwere, nicht kompensierbare Rechtsinsuffizienz mit Dilatation, Leberstauung, Ödem, serösem Erguß im Perikard, Pleura und Abdomen, Harnretention bilden eine *Kontraindikation* gegen die Operation; u. U. lang dauernde internistische Vorbehandlung erforderlich; evtl. präliminare Ligatur der V. cava inf.

Herzrhythmus: Sinusrhythmus ist prognostisch günstig; absolute Arrhythmie keine Kontraindikation, jedoch eine Erhöhung des Risikos, da sie stärkeren Myokardschaden anzeigt (außerdem gesteigerte Herzohrthrombose- und Emboliegefahr); *Lungenödem* ist Indikation zu baldigem Eingriff; Commissurotomie kann die Ödemanfälle ganz zum Verschwinden bringen; es ist fehlerhaft, den Eingriff wegen Lungenödems zu verschieben!

Hypertonie und *Pulmonalsklerose:* Drucksteigerung im kleinen Kreislauf ist nur dann eine Indikation für den Eingriff, wenn die Mitralöffnungsfläche unter 2 cm² gelegen ist, d. h. mit Sicherheit eine beträchtliche Drucksteigerung in der A. pulmonalis und im rechten Ventrikel vorhanden ist; geringgradig erhöhte Druckwerte bei sonstigem Befund einer Mitralstenose sprechen gegen den Eingriff, da er nur bescheidene Vorteile erbringt; Drucksteigerung in der A. pulmonalis bei niedrigem PCP weist auf hochgradige Pulmonalsklerose hin (Pulmonangiogramm deckt erhebliche Veränderungen der Lungengefäße auf!). Das Operationsrisiko ist hier höher, die Resultate sind verzögert und meist nicht voll befriedigend. *Anamnestische Embolien:* keine Kontraindikation, aber erhöhtes operatives Risiko; besonders vorsichtiges Vorgehen ist angezeigt, um Thrombenmobilisierung zu vermeiden; nach stattgehabter Hirnembolie ist tunlichst einige Monate abzuwarten, bevor die Commissurotomie unternommen wird.

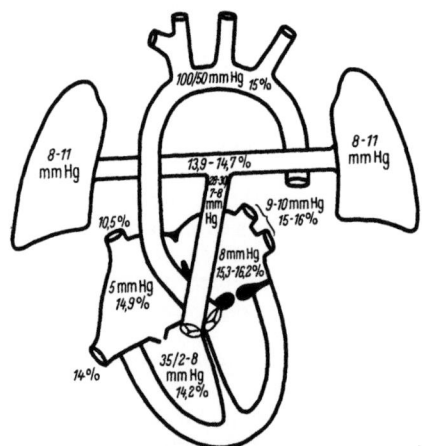

Abb. 265. *Druck- und O₂-Werte bei Lutembacher-Syndrom* (Mitralstenose und Vorhofseptumdefekt)

Mit Mitralstenose kombinierte Vitien:

a) *Mitralinsuffizienz.* Ist sie nicht so schwer, daß mehr als ein Drittel der Blutmenge bei der Systole wieder in den Vorhof zurückgeworfen wird, so ist die Commissurotomie erfolgversprechend; überwiegt die Insuffizienz die Stenose, so besteht Kontraindikation. Zur exakten Erkennung des Grades der Insuffizienz dient *Ekg* (elektrische Herzachse, Rechts- oder Linksüberlastung), *Dimensionsbestimmungen des rechten Ventrikels, Phonokardiogramm, Elektrokymogramm* (Vorhofbewegungen), *Ballistokardiogramm*, typische Konfiguration der PCP-Kurven, *Ösophagoatriogramm* (Feststellung systolischer Pulsationen), *Angiokardiographie* (Vorhof und linke Kammer füllen sich nicht nacheinander und verzögert, sondern gleichzeitig; beide Herzhöhlen, die breit kommunizieren, geben ungefähr gleich dichte Schatten und lassen sich nicht voneinander abgrenzen, linker Ventrikel deutlich vergrößert).

b) *Aortenvitien.* Leichtes Aortenvitium ist keine Kontraindikation; jedoch ist das Mitralostium nicht zu stark zu weiten, um keine Überlastung der linken Kammer zu verursachen. Bei schwererer Aortenstenose oder -insuffizienz ist die alleinige Comissurotomie der Mitralis ungünstig, weil die linke Kammer zu stark belastet und leicht insuffizient wird. Bei Aortenstenose erheblichen Ausmaßes sollte dieser Fehler möglichst gleichzeitig verbessert werden.

c) *Tricuspidalvitien.* Tricuspidalinsuffizienz bei gleichzeitiger Mitralstenose wird durch Commissurotomie und interne Behandlung gebessert; Tricuspidalstenose wird im Anschluß an die Comissurotomie am besten in der gleichen Sitzung beseitigt.

d) *Vorhofseptumdefekt* (*Lutembacher-Syndrom*, s. Abb. 265). Ist eine Operationsindikation, evtl. mit Verschluß des Septumdefektes (s. unten).

Hyperthyreose: keine Kontraindikation, entsprechende Vorbehandlung. *Epilepsie:* keine Kontraindikation, Höhe und Zahl der Anfälle verringert sich mitunter nach der Operation. *Leber- und Nierenschäden:* bei leichterem Grad derselben keine Kontraindikation, schwere Schädigung in allen Funktionsuntersuchungen u. U. ausgesprochene Kontraindikation; exakte funktionsdiagnostische Untersuchung und Auswertung erforderlich. *Rheuma:* Nachweis eines aktiven rheumatischen Schubes bedeutet **strikte Kontraindikation;** entsprechende Vorbehandlung (Corticoide, Irgapyrin, Salicylate); Operation darf nicht vor anhaltendem Rückgang der charakteristischen Symptome (Fieber, Tachykardie, Schmerzen, Senkungsbeschleunigung, Leukocytose, Anti-Streptolysintiter) ausgeführt werden. *Bakterielle Endokarditis und Fokalherde:* bakterielle Endokarditis und offene Streuherde stellen eine **absolute Kontraindikation** dar; Operation erst nach Erlöschen des infektiösen Prozesses bzw. Herdsanierung angezeigt.

Operationsvorbereitung: mehrtägige Bettruhe, Ausschwemmung von Ödemen durch salzarme Diät, Digitalis- oder Strophantinbehandlung bis die Pulsfrequenz unter 80/min zentral und peripher gefallen ist und kein Pulsdefizit mehr besteht; gegebenenfalls Atmungsstimulantien und coronarerweiternde Mittel; Diuretica bei Ödemen; *Sedativa* (kleine Dosen von Barbitursäure bei starker Ängstlichkeit und Unruhe); *Leberschutz* (Vitamin-B-Komplex, Methionin, Litrison, lipotrope Substanzen). *Rhythmusprophylaxe:* bei Neigung zu paroxysmaler Tachykardie oder WPW-Syndrom — *Procainamid* per os oder im Anfall i. v.; zur Vorbeugung einer absoluten Arrhythmie — *Chinidin*; dies auch bei präoperativ bestehender absoluter Arrhythmie (Digitalis oder Chinidin 1,5 g p. d.); *Antirheumatica* (Irgapyrin, Butazolidin, Dekortin für die Dauer einer Woche vor der Operation und bis zum 5.–6. postoperativen Tag) zur Prophylaxe eines rheumatischen Rezidivs. Bei *Fokaltoxikose* zunächst Fokalsanierung (*Tonsillektomie, Zahnextraktion*). Abschirmung des rheumatischen Rezidivs durch Antirheumatika und Antibiotika; wenigstens 4 Wochen Intervall zwischen Sanierung und Commissurotomie. *Sauerstoffbehandlung:* im Sauerstoffzelt oder mittels Nasenkatheter bei allen schwer cyanotischen und dyspnoischen Patienten mit schweren Lungenveränderungen. *Atemgymnastik:* in allen Fällen mit herabgesetzter Vitalkapazität und Pulmonalsklerose; richtige Atemgymnastik steigert die Vitalkapazität, kräftigt die Atemhilfsmuskulatur, erzieht zu guter Zwerchfellatmung und verbessert die Lungendurchblutung in erstaunlicher Weise.

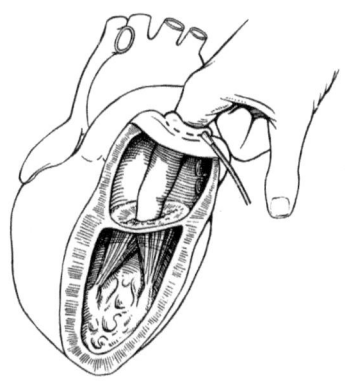

Abb. 266. Digitale Sprengung der Mitralstenose vom linken Herzohr aus (nach *Frey-Kuetgens*)

Operation (s. Abb. 266): Idee der Commissurotomie der Mitralklappe, d. h. die stenosierte Klappe operativ zu erweitern, geht auf den Engländer *Semweis*, 1898, zurück; erste Valvulotomie 1922 ohne Erfolg; 1923 von *Cutler, Lewine* und *Beck* drei Commissurotomien ausgeführt, von welchen eine 4½ Jahre in gebessertem Zustand überlebte; *1925 erste Valvulotomie* mit gutem Erfolg (*Souttar*), zugleich erste digitale Klappensprengung. Seit 1945 (*Bailey, Harken, O'Neill, Glover*) hat sich die Operation überall eingeführt (*Brock, Craaford, D'Allaines, Derra, Dogliotti, Sellors*). Viele tausend Fälle sind inzwischen erfolgreich operiert.

Technik. Prinzip: auf vorderem, anterolateralem oder posterolateralem Zugangsweg mit oder ohne Resektion der 5. Rippe wird der Herzbeutel freigelegt. Breite Eröffnung des Herzbeutels durch Schnitt entlang dem N. phrenicus, Inspektion der A. pulmonalis (Dilatation, Sklerose, direkte Druckmessung). Palpation des linken Vorhofs (Feststellung wandständiger Thromben, Verkalkungen, direkte Druckmessung); Palpation der übrigen Herzabschnitte (Feststellung eines Fremitus über den einzelnen Herzabschnitten, Aorteninsuffizienz, Mitralinsuffizienz, direkte Druckmessung der einzelnen Herzabschnitte), Abklemmen des linken Herzohrs und Eröffnung desselben, sodann digitale Austastung des linken Vorhofs (Feststellung von Thromben, Befund an der Mitralklappe, Schätzung der Mitralöffnungsfläche und Vergleich mit den errechneten Werten; andere Herzanomalien), vorsichtige Sprengung der Stenose in Richtung der Commissuren; bei harten Stenosen evtl. Verwendung eines schneidenden oder sägenden Instruments. Nach erfolgter Sprengung Kontrolldruckmessung im linken Vorhof; Druckabfall auf annähernd normale Werte spricht für einen zu erwartenden guten Erfolg. Zur Sprengung darf der Finger nicht länger als 2–3 Ventrikelsystolen im Ostium verweilen (Unterbrechung der Coronardurchblutung und Myokardschädigung). Im Vorhof selbst kann der Finger ungestört verweilen, solange keine bedenklichen Rhythmusanomalien auftreten. Die Durchtrennung erfolge stets in Richtung der Commissuren, Querdurchtrennungen oder Zerreißungen sind wegen der Gefahr der nachfolgenden Insuffizienz zu vermeiden. Bei zu kleinem Herzohr (Rezidivoperation) oder sehr stark erweitertem Vorhof kann das schneidende Instrument (Schere) evtl. von einer zweiten Incisionsstelle in der Vorhofwand eingeführt werden (bimanuelles Arbeiten hierdurch möglich) (*Brom*). Nach Beendigung der Commissurotomie Wiederanlegung der Herzohrklemme und fortlaufende Naht des Herzohrs; Drainage und Thoraxverschluß in typischer Weise. Erweiterung des Ostiums auf 3–3,5 cm² sichert im allgemeinen einen guten Erfolg; allzu weitgehende Erweiterung steigert die Insuffizienzgefahr und mindert oft den postoperativen Erfolg.

Komplikationen. *Vorhofverletzungen:* bei engem Herzohr können Einrisse bis in die Vorhofwand hineinreichen; starke Blutungen, Lebensgefahr. *Therapie:* gezielte Kompression zur Abdeckung des Risses – Ruhe! – sorgfältige Nahtversorgung des Risses durch atraumatische Einzelnähte (*Cave!* Umstechung der Coronargefäße!).

Insuffizienz durch Klappensegelverletzungen: besonders bei vollständig verkalkten Klappen und bei elastischen, fibrös-geschrumpften Klappen (*Cave!* Verletzung des Aortensegels, Schnittführung gegen das posterolaterale Segel richten und nicht zu tief führen). *Herzstillstand und Kammerflimmern:* Therapie, s. S. 1064.

Internistische Kontrolle: Herzoperationen sind nur in engster Zusammenarbeit mit Anästhesisten und Kardiologen durchführbar. Diese richten ihr Augenmerk auf:

1. *Lungenödem:* meist zu Beginn der Narkose.

Therapie: sofortiger Aderlaß, Digitalis oder Ouabain, Alkohol durch Inhalation; gelingt es, den Eingriff auszuführen, so ist die Ödemgefahr beseitigt. Keinesfalls den Eingriff wegen Ödem absetzen.

2. Bei *Bradykardie und Herzmuskelschädigung: Prodromi:* Veränderung der ST-Strecke und der T-Welle.

Therapie: Atropin 0,125–0,25 mg i. v., reichliche Sauerstoffzufuhr, vorübergehende Unterbrechung der chirurgischen Manipulation.

3. *Tachykardie:* Zeichen der Übererregbarkeit des Herzens oder der reflektorischen Reizung von mediastinalen reflexogenen Zonen, Zeichen anoxämischer Herzmuskelschädigung.

Therapie: vermehrte Sauerstoffzufuhr, Digitalis, coronargefäßerweiternde Mittel, Novocaininfiltration des Arcus aortae, Ouabain.

4. *Paroxysmale Tachykardie. Therapie:* Procainamid i. v. Digitoxin i. v.

5. *Extrasystolie:* sehr häufig infolge der mechanischen Myokardreizung; bei gesteigerter Erregbarkeit können sie ein Vorzeichen des Kammerflimmerns sein und mahnen zu schonendem und intermittierendem Vorgehen. *Vorhofflimmern* mit absoluter Arrhythmie vom schnellen Typ.

Therapie: Digitalis.

6. *Kammerflimmern und Herzstillstand:* s. S. 1064.

7. *Blutverlust:* rechtzeitig einsetzende intraarterielle Blutzufuhr zum sofortigen Volumenausgleich.

8. *Sauerstoffmangel:* erkennbar an Cyanose und Myokardschädigung im Ekg. – *Reine Sauerstoffbeatmung;* gelegentliche Unterbrechung der Operation zur Ventilation der komprimierten Lunge auf der Seite der Operation.

Nachbehandlung: *Dyspnoe:* infolge von Lungenstauung, reflektorischer Ruhigstellung der operierten Thoraxseite, bronchopneumonischer Komplikation, Pleuraerguß. *Therapie:* Pleurapunktion, Analgetica, Digitalis, Sauerstoffzufuhr. *Pleuraerguß:* bei mehr als der Hälfte der Fälle auftretend (Menge 100–800 ccm). *Therapie:* frühzeitige Entleerung durch aseptische Punktion, evtl. lokale Instillation von Antibioticis. *Perikardresektionen:* perikardiale Reibegeräusche in etwa einem Drittel der Fälle. *Therapie:* Punktion nur bei starken Ergüssen und Erscheinungen beginnender Herztamponade. *Fieber:* postoperativ häufig für 1–2 Wochen Dauer, spricht auf Antipyretica und Antirheumatica besser an als auf Antibiotica. *Rhythmusanomalien:* Vorhofflimmern und absolute Arrhythmie häufig (etwa $1/6$ der Fälle). *Therapie: Digitalis, Chinidin;* Sinusrhythmus wird häufig wieder hergestellt. *Rheumarezidiv:* häufig während des postoperativen Verlaufs. *Prophylaxe und Therapie:* antirheumatische Behandlung (Cortison, Irgapyrin, Butazolidin, Salicylate). Bei 25% der Fälle bestehen Zeichen rheumatisch-entzündlicher Prozesse im Myokard des entfernten Herzohrs (*Aschoff*sche Knötchen, kleinzellige Infiltrate).

Diät: Fruchtsäfte in Tagesmenge von 600–800 ccm vom 1. Tag an. Ernährung leicht und halb flüssig. Bei Dekompensation nach der ersten Woche natriumarme Diät; Reinigungsklystier am 3.–4. Tag.

Chemotherapie: Penicillin-Streptomycin 2 Tage vor bis etwa 5 Tage nach der Operation.

Herztherapie: Digitalis, von Strophantuspräparaten Ouabain; coronargefäßerweiternde Mittel (Cordalin, Euphyllin); Vitamin-B-Komplex, bei schwerer Atemnot und drohendem Lungenödem Aderlaß; fortlaufende Thromboseprophylaxe mit Heparinpräparaten.

Resultate. *Mortalität:* durchschnittlich 4%; abhängig von dem Stadium, in welchem operiert wurde (Stadium I weniger als 1%, Stadium II 1–2%, Stadium III 4–5%, Stadium IV 10% und mehr); großen Einfluß auf die Erfolge hat die persönliche Erfahrung und Geschicklichkeit des Operateurs; Spezialausbildung und Behandlung der

Herzchirurgie als Spezialfach mit Ausbildung einer geschulten Arbeitsgemeinschaft ist unumgänglich erforderlich.

Operationserfolge: sehr gut 27%, gut 50%, mäßig 11%, kein Erfolg 5,3%, Spätmortalität 2%. Am günstigsten sind die Erfolge bei den Fällen von hochgradiger Stenose ohne fortgeschrittener schwerer Veränderung des Herzmuskels, des Lungenparenchyms und der Lungengefäße.

2. Mitralinsuffizienz

Definition: Schlußunfähigkeit der Mitralklappe infolge funktioneller oder relativer Insuffizienz durch Schrumpfung der Klappensegel mit eigentlichem Substanzverlust oder Dilatation des Ostiums und des Anulus fibrosus, an dem die Klappensegel inserieren oder durch Erstarrung der Klappe infolge massiver Kalkeinlagerung und Schrumpfung der Sehnenfäden.

Pathophysiologie: Während der Kammersystole wird Blut in den Vorhof zurückgeworfen, wodurch die Muskulatur des linken Ventrikels eine beträchtliche Mehrarbeit zu leisten hat.

Folgen: Hypertrophie der Kammermuskulatur links, Druckerhöhung im linken Vorhof, Erweiterung und Hypertrophie desselben, Vorhofflimmern, rückläufige Stauung in die Lungenstrombahn, Hypertrophie des rechten Ventrikels, der gegen erhöhten Druck anarbeiten muß.

Diagnose: Auskultation (scharfes, gießendes, systolisches Geräusch mit Maximum über der Herzspitze, betonter zweiter Pulmonalton infolge Druckerhöhung im kleinen Kreislauf); *Perkussion* (nachweisbare Linksverbreiterung), hebender und verbreiterter Herzspitzenstoß. *Röntgenbild:* linksverbreiterte Herzform infolge Vergrößerung der linken Kammer, verstrichene Herztaille, Mitralkonfiguration.

Indikation: bei den meisten Mitralinsuffizienzen handelt es sich um kombinierte Fehler, so daß ein operativer Eingriff nicht indiziert ist. Da die Art des operativen Eingriffs noch im Versuchsstadium steht und in jedem Fall sehr geübtes Operieren am Herzen voraussetzt, kommt der Eingriff wohl nur im extrakorporalen Kreislauf und in *Sonderfällen* in Frage. Solche sind: möglichst isolierte, relative Mitralinsuffizienzen durch Erweiterung des Atrioventrikularrings; weniger geeignet sind Insuffizienzen durch entzündlichendokarditische Prozesse. *Operation. Prinzip* (s. Abb. 267, nach *Bailey*, ohne extrakorporalen Kreislauf): unter Kontrolle des linken in das linke Herzohr eingeführten Zeigefingers wird mittels einer langen, biegsamen Ahle durch die Wand des linken Ventrikels ein Seidenfaden durch die beiden Klappensegel vor bzw. hinter der anterolateralen Commissur hindurchgelegt. Der Faden wird mittels der Ahle durch die Kammerwand herausgeführt und ein langer Perikardstreifen an ihn angesetzt; mittels des Leitfadens wird der Perikardstreifen durch die beiden Öffnungen in den Klappensegeln hindurchgeführt und ebenfalls durch die Kammerwand herausgezogen. Durch ein Knopfloch wird der eine Schenkel des Perikardstreifens durch den anderen Schenkel hindurchgezogen und bildet nun eine laufende Schlinge. Die laufende Schlinge wird entsprechend stark zugezogen und das freie Ende in der Herzwand verankert. Durch Anziehen der Perikardschleife wird das insuffiziente Ostium verengt.

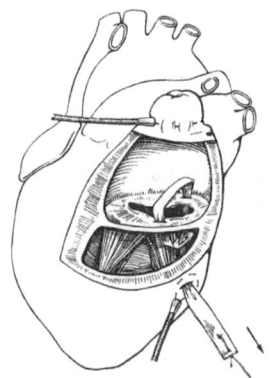

Abb. 267. *Erworbene Herzfehler:* Operation bei *Mitralinsuffizienz* nach *Bailey*

Andere Methoden: sind das Einbringen einer *Klappenprothese*, bestehend aus einem Knochenspänchen oder Nylonplättchen (auch künstlich mit organischem Endothel überzogene Kunststoffplättchen werden versucht), welches durch die Kammerwand eingeführt wird und diastolisch die Klappe freigibt, systolisch sich ganz oder teilweise vor die Klappe legt (*Dogliotti*); bei reiner relativer Überdehnungsinsuffizienz kommt die einfache *atriovalvuläre Einengungsnaht* in Frage (*Dogliotti-Morino*).

Prognose: Mortalität etwa 30%; die richtige Größe der verbleibenden Klappenöffnung zu bestimmen, ist schwierig, der Erfolg fraglich; nicht selten wird die Insuffizienz durch den Eingriff in eine Stenose umgewandelt. Allgemein konnte sich daher der Eingriff noch nicht durchsetzen.

3. Aortenstenose

Prinzip: am Ostium aorticum finden sich 3 Semilunarklappen (Valvula semilunaris anterior dextra, sinistra und posterior). Jede Klappe besteht aus einem endothelüberzogenen Bindegewebshäutchen, welches gefäßlos ist und über keinen aktiven Spannapparat verfügt, sondern rein passiv, d. h. den jeweiligen Druckverhältnissen entsprechend, arbeitet. Durch die Kammersystole wird die Aortenklappe geöffnet, die Klappen nähern sich der Aortenwand. Beim Nachlassen des Kammerdrucks schließt die Aortenklappe, sobald der Druck in der Aorta höher wird als in der Kammer. Durch rheumatische Endokarditis kommt es zur erworbenen Aortenconus- bzw. Ostiumstenose. Die Stenose bewirkt, daß nicht ausreichend Blut in den Großkörperkreislauf gelangt und der linke Ventrikel ständig gegen einen vermehrten Widerstand anarbeiten muß.

Vorkommen und Häufigkeit: Verhältnis Männer : Frauen wie 3 : 1, Verhältnis Aortenstenose zur Aorteninsuffizienz wie 93 : 148; in Verbindung mit anderen Fehlern in 43%; in Kombination mit Mitralstenose in 20—30%.

Pathologisch-anatomisch: Entstehungsmechanismus ähnlich dem der Mitralstenose; wärzchenförmige Auflagerungen bilden sich entlang den freien Klappenrändern und führen zur Verwachsung der Commissuren; schreitet der Prozeß fort, so verengt sich die Klappenöffnung bis auf ein kleines Dreieck; die Klappenränder werden dadurch steif, wenig biegsam, bei Kalkablagerung knochenhart; da sich das Ostium in der Diastole nicht mehr völlig schließen kann, ist die Stenose stets mit einer Insuffizienz vergesellschaftet; die Stenose steht im Vordergrund. Die vordere Commissur ist meist stärker betroffen als die beiden hinteren. Die Hypertrophie des linken Ventrikels kann enorme Ausmaße annehmen; der Preßstahl erzeugt eine poststenotische aneurysmatische Erweiterung des Aortenbogens.

Symptome: rasche Ermüdbarkeit, Atemnot, Arbeitsdyspnoe, Ohnmachtsanfälle, Synkopen und Schwindelgefühl infolge cerebraler Anoxämie, mangelhafte körperliche Entwicklung, Druck- und Beklemmungsgefühl hinter dem Sternum, pectanginöse Schmerzen infolge coronarer Mangeldurchblutung. Plötzlicher Herztod bei ungewohnt großer, körperlicher Belastung.

Diagnose: Puls klein, leicht unterdrückbar, Blutdruck niedrig, Amplitude klein, Mißverhältnis zwischen kräftigem Herzspitzenstoß und kleinem Radialispuls; Auskultation (lautes, scharfes, langes, systolisches Crescendogeräusch mit Maximum über dem 2. ICR rechts und Sternum, fortgeleitet in die großen Halsarterien, fehlender 2. Aortenton). *Phonokardiographie:* in der Mitte der Systole einsetzendes und bis zum Anfang der Diastole reichendes Crescendogeräusch rechts parasternal stärker als links (umgekehrt lokalisiert als bei isolierter Pulmonalstenose). *Herzkatheterismus:* im Bereich der venösen Herzteile regelrechte Druck- und Sauerstoffsättigungswerte; aortale Herzkonfiguration. *Röntgenbild:* Linksverbreiterung des Herzschattens ohne Lungenstauung, poststenotische Erweiterung des Aortenbogens. *Tomogramm:* Kalkablagerungen in den Aortenklappen. *Ekg:* Linkshypertrophiezeichen. *Kreislaufzeit:* verlängert, niemals verkürzt. *Differentialdiagnose:* Abgrenzung zwischen valvulärer Aortenstenose und Subaortenstenose nicht sicher möglich, Ductus Botalli evtl. Ventrikelseptumdefekt. *Linksherzkatheterisation.*

Indikation: bei Kombination von Mitralstenose und Aortenstenose ist zusätzliche Valvulotomie der Aortenstenose erforderlich, weil mitrale Comissurotomie allein zu einer Überlastung des linken Ventrikels führen würde. Die Mitralstenose muß zuerst operiert werden. Nach durchgeführter mitraler Commissurotomie kann vom linken Vorhof aus über das Mitralostium auch das Aortenostium erreicht werden. Der Eingriff bedeutet jedoch eine schwere Belastung für das Herz. Nicht selten reißen die Mitralklappenränder und Sehnenfäden hierbei ein. Bei isolierter Aortenstenose besteht die *Indikation* zum Eingriff, wenn ein konstanter niedriger Blutdruck im Großkreislauf zu weitgehender Leistungsinsuffizienz und Symptomen coronarer Mangeldurchblutung führt.

Operation. Prinzip (s. Abb. 268).

a) Transventrikulär. Durch Einführen eines Aortenklappendilatators nach *Bailey* mit ausfahrbarer Führungssonde wird zunächst das Aortenostium sondiert, dann das Instrument auf der Führungssonde von der Incisionsstelle im Bereich der linken Ventrikelspitze aus in das Aortenostium vorgeführt. Das Instrument läßt sich so einstellen, daß die Spreizarme in die Richtung der drei Commissuren eindringen und diese anatomisch exakt aufdehnen (*Cave!* zu weite Klappenspaltung wegen Insuffizienzgefahr und Aortenruptur). Erweiterung auf 50% der Norm genügt, um gute Funktion zu gewährleisten. Herzwundnaht durch Einzel-U-Nähte. Oder Verwendung des Valvulotoms nach *Lezius-Niedner* (vgl. Abb. **584**). Dies ist ein graduiertes und geknöpftes Messer mit einseitiger Schneide, welches wie eine Sonde in das Ostium eingeführt wird; genaue anatomische Kenntnis über die Lage der Commissuren ist erforderlich, damit die Schnittführung wirklich in Richtung der Commissuren erfolgt (*Cave!* unanatomische Schnittführungen).

b) Transaortal. *Prinzip:* Zugang zur stenosierten Klappe durch die Aortenwand ohne bzw. mit kontrolliertem Herzstillstand. Im ersteren Fall wird auf die Incisionsstelle in der Aorta ein Beutel oder Venentransplantat wasserdicht aufgenäht, so daß mit dessen Hilfe eine Abdichtung bzw. Schutz vor zu großem Blutverlust möglich wird. Sprengung wird digital oder durch ein Valvulotom ausgeführt. *Am besten* erfolgt der Eingriff jedoch *unter Direktsicht mit induziertem Herzstillstand* nach der *Melrose*-Technik; das vorbereitende Vorgehen entspricht dem bei Verschluß des Vorhofseptumdefektes (vgl. Abb. 279b). Die Aorta wird durch eine 2 cm lange Längsincision eröffnet und die Stenose durch gezielte Scherenschläge unter Sicht incidiert. Anwendung eines extrakorporalen Kreislaufs (vgl. S. 65) ist nur erforderlich, wenn gleichzeitig noch andere Fehler korrigiert werden sollen.

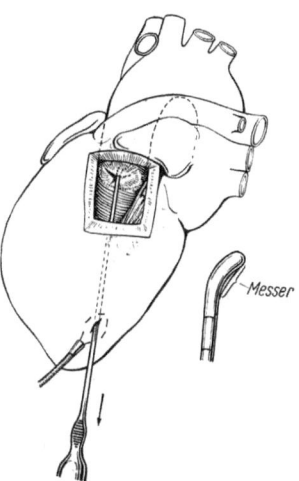

Abb. 268. Transventriculäre Operation bei *Aortenstenose* (mit Valvulotom nach *Lezius-Niedner*)

Resultate: Mortalität 10–30%; mit völliger Heilung ist nicht zu rechnen, jedoch erhebliche Besserung der Lebenserwartung (in 70% der Fälle).

4. Aorteninsuffizienz

Die operative Korrektur der Aorteninsuffizienz befindet sich noch völlig im Experimentalstadium. Von *Hufnagel* wurde ein Kugelventil aus Kunststoff angegeben, welches in die Aorta descendens distal von der Abgangsstelle der linken A. subclavia in die quer durchtrennte Aorta durch kraniale und caudale End-zu-End-Anastomose eingesetzt wird. Das Ventil arbeitet nach dem einfachen Kugelprinzip und soll den diastolischen Rückfluß in den linken Ventrikel verhindern bzw. verringern. Ähnlich gebaute Kunststoffventile können vom Aortenbogen aus bis dicht hinter den Abgang der Coronarien vorgeschoben und dort fixiert werden (Tierexperiment).

Prognose: Operationsmortalität und Frühmortalität 25%; bei Überleben weitgehende Besserung; Dauerresultate fehlen bisher; gegen den Einbau derart großer Fremdkörper in absolut lebenswichtige Organe müssen die größten Bedenken erhoben werden (Thrombosegefahr, sekundäre Nahtinsuffizienz mit tödlicher Nachblutung, Ischämiegefahr der Nieren und des Rückenmarks). Das Verfahren ist noch keineswegs ausgereift.

E. Angeborene Herz- und Gefäßmißbildungen

Häufigkeit: durchschnittlich unter 100 Neugeborenen ein Kind mit angeborener Mißbildung des Herzens oder der großen Gefäße. Die genaue Kenntnis der Fehler und ihrer operativen Korrekturmöglichkeit ist darum äußerst bedeutungsvoll.

I. Fehler ohne Shunt (acyanotisch)

Prinzip: es besteht hier keine direkte Verbindung zwischen rechtem und linkem Herz. Daher keine zentrale Cyanose.

1. Lageanomalien

Spiegelbilddextrokardie mit Inversion aller Herzhöhlen und Gefäße, gelegentlich mit anderen kongenitalen Herzmißbildungen kombiniert; ferner sekundäre Verlagerungen infolge intrathorakaler Prozesse der verschiedensten Arten (Tumoren, Infektionen, Zwerchfellhernien, Lungenmißbildungen).

Therapie: die Fehler sind entweder symptomlos oder sehr schwerwiegend, so daß eine operative Korrektur fast niemals in Frage kommt.

2. Isolierte Klappenfehler

a) Isolierte (reine) oder valvuläre Pulmonalstenose (s. Abb. 269). *Definition:* ausschließliche Stenose des pulmonalen Ostiums ohne andere Mißbildungen, insbesondere kein Defekt im Bereich des Vorhof- oder Ventrikelseptums; die Stenose betrifft ausschließlich die Klappen. Das vor den Klappen liegende Infundibulum behindert den Ausfluß nicht. *Häufigkeit:* etwa 3 % der kongenitalen Vitien.

Pathologisch-anatomisch: die drei pulmonalen Klappensegel hängen zusammen und sind in einen vulkanartigen starren Krater umgewandelt, welcher in die A. pulmonalis hineinragt.

Symptome: Dyspnoe (steht in direktem Verhältnis zum Grad der Stenose und zur muskulären Kompensationsleistung des rechten Ventrikels), *Cyanose* nur in Spätstadien, wenn die Dekompensation einsetzt; dagegen stets auffallende Hautblässe, rechts vom Sternum gelegener Herzbuckel (infolge Rechtshypertrophie), deutlich tastbares Schwirren im 2. und 3. ICR links, zunächst gute körperliche Entwicklung, welche sich erst im Laufe des Adoleszentenalters verzögert. Synkopen.

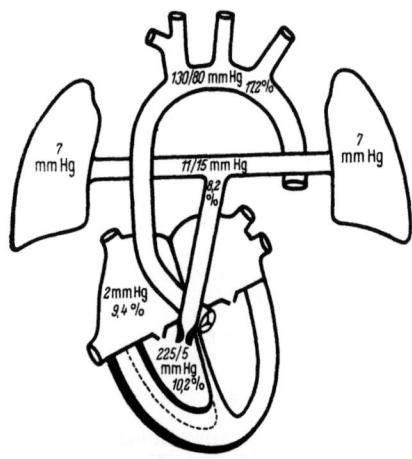

Abb. 269. *Druck- und O₂-Werte bei isolierter Pulmonalstenose* (Hypertonie und Hypertrophie der rechten Kammer)

Diagnose: Auskultation: lautes, schwirrendes, systolisches Geräusch über der Pulmonalis, aber auch über dem ganzen Herzen hörbar; zweiter Pulmonalton deutlich akzentuiert, kann auch fehlen, gelegentlich diastolisches Geräusch. Äthertest negativ, Kreislaufzeit gering verlängert. *Ekg:* Achsenabweichung nach rechts, fehlt auch bei gut kompensierten Stenosen nicht. P-Zacke betont. *Röntgenbild:* Hypertrophie des rechten Ventrikels, Dilatation des rechten Vorhofs, Pulmonalbogen aneurysmatisch ausgeweitet (dies ist bei Infundibulumstenose wesentlich geringer und seltener), geringe Pulsation der A. pulmonalis, Lungenfelder hell, Hili klein, nicht pulsierend. *Herzkatheterismus* (vgl. Abb. 269): normale Druckwerte in der A. pulmonalis, 8—10mal höhere Druckwerte in der rechten Kammer; beim Rückzug des Katheters aus der Pulmonalis in die Kammer kommt es zum charakteristischen Hochschnellen der Druckkurve sobald die Katheterspitze die Stenose passiert hat. Gasanalyse ergibt annähernd gleiche Werte im rechten Vorhof und rechten Ventrikel, die arterielle periphere Sauerstoffsättigung ist normal. *Angiokardiographie:* gelingt nur, wenn die Klappenebene der Aufnahme röntgenograd verläuft (schräger Durchmesser); es zeigt sich dann die stenotische kegelförmige Ausziehung der Ausflußbahn aus dem rechten Ventrikel, sodann eine schmale Aufhellungslinie im Klappenbereich und dahinter die aneurysmatisch ausgeweitete A. pulmonalis. Die Erfassung der Stenose ist bei etwas fehlerhafter Projektion und wenn die Veränderungen nur die Klappensegel betreffen sehr häufig nicht möglich; im übrigen reines Dextro- und Lävogramm mit verzögerter Entleerung des rechten Ventrikels und Kontrastmittelrückständen in dem erweiterten Conus pulmonalis; schwache und langsame Darstellung der Lungengefäße.

*Differentialdiagnose: Fallot*sche Trilogie (Pulmonalstenose, Vorhofseptumdefekt, Hypertrophie des rechten Ventrikels), auch Tetralogie; die exakte diagnostische Abgrenzung ist wichtig, da bei der reinen Pulmonalstenose nur operative Öffnung der stenosierten Klappe Erfolg bringt. Alle anderen Eingriffe (extrakardiale Shuntoperationen) verschlechtern den Zustand.

Therapie. α) *Valvulotomie auf transventrikulärem Weg* (nach *Brock*) (s. Abb. 270). *Prinzip:* Einführung von schneidenden und dilatierenden Instrumenten von einer Incision in der rechten Kammerwand und vorsichtige Durchtrennung bzw. Dehnung der durchtrennten Klappe unter tastender Kontrolle von außen.

β) *Retrograd. Prinzip:* Vorgehen auf dem Weg über die erweiterte Arteria pulmonalis (*Dubost*) oder (im Erfolg am zuverlässigsten) unter Direktsicht am blutleeren Herzen (*Derra*) mit induziertem Herzstillstand nach der *Melrose*-Technik (vgl. S. 1065). Bei letzterem Vorgehen wird die freigelegte Klappe direkt mit drei in die Commissurenwinkel gelegten Scherenschlägen eröffnet.

Prognose: durchschnittliche Lebenserwartung nicht behandelter Fälle 26 Jahre; Tod tritt meist im Anschluß an stärkere Körperanstrengung unter den Erscheinungen einer Rechtsinsuffizienz, Leberstauung, Ödemen und Ascites, Lungentuberkulose oder bakterieller Endokarditis ein.

Postoperative Ergebnisse: gut 80%, schlecht 10%, Mortalität 6—8%.

b) Aortenstenose. *Definition:* diaphragmaartige Verklebung der Aortenklappen oder längliche fibrotische Stenose des Conus aorticus.

Pathogenese: umstritten, wahrscheinlich kongenitale Mißbildung und nicht auf Grund einer intrafetalen Entzündung.

Häufigkeit: etwa 1,2% aller kongenitalen Vitien, etwa $1/2$ mal so häufig wie valvuläre Pulmonalstenosen. Beim männlichen Geschlecht doppelt so häufig wie beim weiblichen.

Formen: valvuläre Stenose und Aortenconusstenose.

Symptome: Dyspnoe, Ohnmachtsanfälle, Schwindel und schmerzhaftes Herzklopfen (vgl. S. 1078, erworbene Aortenstenose).

Therapie: operative Klappenöffnung wie bei der erworbenen Aortenstenose am besten unter Direktsicht am blutleeren Herzen. Zur Beseitigung der Conusstenose ist längere Zeit und darum extrakorporaler Kreislauf erforderlich. Die Prognose der Operation der Conusstenose ist trotzdem nahezu infaust.

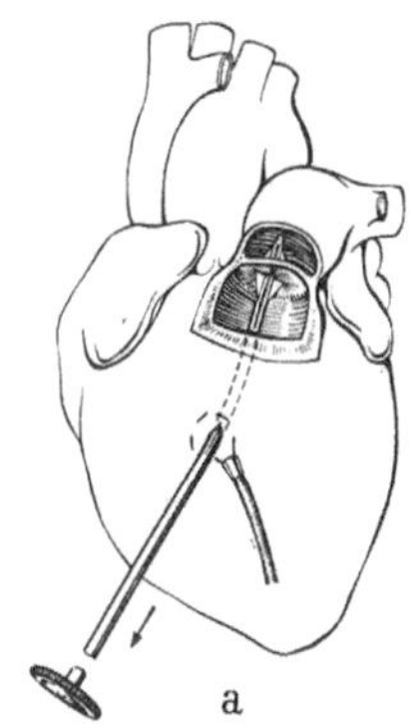

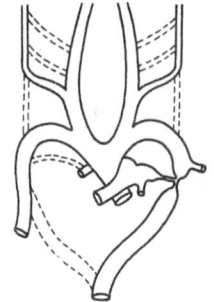

Abb. 270. Transventriculäre Operation bei *valvulärer Pulmonalstenose* nach *Brock*

3. *Anomalien des Aortenbogens*

a) Aortenisthmusstenose (Coarctation). *Definition:* Stenose oder Obliteration der Aorta am Übergang des Arcus in die Aorta descendens, etwa in Höhe der Einmündung des Ductus Botalli. Je nachdem der Ductus Botalli offen oder geschlossen ist, ober- oder unterhalb der Stenose mündet, je nach der Länge der stenotischen Partie und je nach der Lage und dem Abgang der A. subclavia sind verschiedene Formen (mit offenem Ductus Botalli unterhalb der Stenose, sog. „infantile Form", oder mit geschlossenem Ductus Botalli, sog. „Erwachsenen-Form") unterschieden. Die Formen mit offenem Ductus Botalli unterhalb der Stenose haben eine schlechte Prognose und sterben meist im ersten Lebensjahr. Für die chirurgische Therapie wichtig sind die Formen mit geschlossenem Ductus (s. Abb. 271).

Häufigkeit: 1 Fall auf 2000 Neugeborene.

Pathologisch-anatomisch: Erweiterung des Aortenbogens und seiner Äste, Hypertonie im prästenotischen Abschnitt und allgemeine Gefäßdilation, Elongation und Schlängelung der A. mammaria int. sowie der prästenotisch abgehenden Intercostalarterien; konzentrische oder exzentrische poststenotische Aortendilatation infolge Preßstrahlwirkung bei durchgängigen Stenosen; exzentrische Ausweitung vor allem bei kurzem Ligamentum Botalli, welches die stenotische Aorta nach vorn medial verzieht. Ausgedehnter Kollateralkreislauf zwischen prä- und poststenotischem Abschnitt sorgt für kompensatorische Blutversorgung der unteren Körperregionen; extreme Dünnwandigkeit und aneurysmatische Erweiterung der aus dem poststenotischen Aortenabschnitt entspringenden Intercostalarterien.

Abb. 271. Isthmusstenose der Aorta („Erwachsenenform")

Pathogenese: kein direkter Zusammenhang mit der Obliteration des Ductus Botalli; vielmehr überschießend regressiver Vorgang bei der Rückbildung des embryonalen Aortensystems.

Symptome und Diagnose: systolisches Geräusch über dem ganzen Herzen mit punctum maximum am Rücken im Interscapularraum links neben der oberen Brustwirbelsäule (fehlt dies, so liegt vollständige Atresie der Aorta vor!); Systolicum kann auch durch gleichzeitig vorliegenden Septumdefekt bedingt sein; Diastolicum über der Aorta und dem Sternum spricht für Aorteninsuffizienz infolge Dilatation des Gefäßes; Hypertonie in den oberen Extremitäten, kleiner oder fehlender Puls und Hypotonie im Bereich der A. femorales. Bei jeder Hypertonie eines Jugendlichen müssen Puls und Blutdruck der oberen und unteren Extremitäten vergleichend gemessen werden; (Druckwerte in den Armen 160–200 mm Hg, welche bei Belastung noch weiter ansteigen), gelegentlich Puls- und Blutdruckdifferenz auch in beiden Armen (schwacher Puls und niedriger Blutdruck im linken Arm spricht für Stenose oberhalb des Abgangs der linken A. subclavia oder für Hypoplasie dieses Gefäßes). *Oszillogramm* der oberen und unteren Extremitäten deckt das charakteristische Pulsverhalten auf. *Röntgenbild:* Vergrößerung des linken Ventrikels, Aortenkonfiguration, „Verdopplung" des Aortenbogens (*Lian*sches Zeichen); letzteres ist jedoch nur bei stärkerer poststenotischer Dilatation vorhanden. Rippenincisuren infolge Druckatrophie der Rippenknochen durch die aneurysmatisch erweiterten und geschlängelten Intercostalgefäße (selten vor dem 8. Lebensjahr); am deutlichsten in den posterolateralen Abschnitten der Rippen IV–VII, während die obersten und untersten Rippen gewöhnlich nicht befallen sind. *Ösophagogramm:* sog. „E-Form", bedingt durch zweite Eindellung des linken Ösophagusrandes durch poststenotische Dilatation. *Angiokardiogramm:* am besten im zweiten schrägen oder in beiden schrägen Durchmessern läßt Sitz, Form und Ausdehnung der Stenose sicher erkennen, sofern bei der Darstellung von rechts her keine zu starke Kontrastmittelverdünnung resultiert; deshalb ist retrograde, thorakale Aortographie durch Einführen eines Katheters von der A. femoralis oder A. brachialis aus oft nicht zu vermeiden. Bei passierbaren Stenosen wird die Injektion zweckmäßig bereits proximal von der Stenose begonnen und die Injektion während des Rückzugs durch die Stenose in den poststenotischen Abschnitt fortgeführt. Dadurch wird gute Darstellung ohne Kontrastmittelüberschwemmung der Hirngefäße erzielt. Beim Vorgehen von der Armarterie (A. subclavia) links und passierbarer Stenose ist umgekehrtes Vorgehen erforderlich (*Cave!* poststenotische Thrombosen, welche sich infolge der poststenotischen Wirbelbildung und retrograden Saugwirkung dort häufig finden). *Ekg:* Linkstyp, negatives T, „Wechseltyp" im Vektokardiogramm; Befunde, welche auf eine Rotation des Herzens um seine Transversalachse mit Verlagerung der Herzspitze nach dorsal hinweisen.

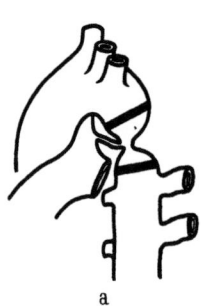

Abb. 272a. *Isthmusstenose der Aorta:* Resektion einer kurzen Stenose unter möglichster Schonung des intercostalen Collateral-Kreislaufs

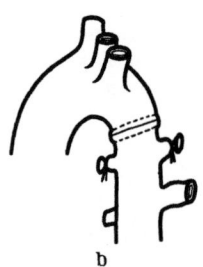

Abb. 272b. Zustand nach *Resektion einer kurzen Stenose* mit End-zu-End-Anastomose nach *Craaford*

Prognose: mittlere Lebenserwartung unbehandelter Isthmusstenosen 35 Jahre; 40% sterben vor dem 30., 60% vor dem 40. Lebensjahr, nur ein Viertel erreicht das 50. Lebensjahr; Todesursachen sind: Ruptur des poststenotischen Aneurysmas, Endokarditis durch Streptococcus viridans, Linksherzversagen, apoplektischer Insult durch Ruptur eines erweiterten Meningealgefäßes.

Indikation: besteht praktisch immer, optimales Alter zwischen 8.–18. Lebensjahr; jedenfalls sobald die Diagnose gestellt ist (auch im Kleinkindesalter); die Sorge vor „Nichtmitwachsen der Anastomose" im Laufe des Wachstums ist unberechtigt, da sich alle Narben, auch zirkuläre, proportional dem Körperwachstum vergrößern. *Kontraindikation:* im frühesten Säuglingsalter und bei Kombination mit anderen Vitien (vor allem Septumdefekten).

Therapie: das operative Vorgehen hängt von den lokalen Verhältnissen im Bereich der Stenose ab.

Prinzipien:

1. Bei *circumscripter Verengung* Resektion der Stenose und End-zu-End-Naht der Aortenstümpfe (*Craaford, Groß* 1944) (s. Abb. 272a u. b). 2. Bei *ausgedehnten Stenosen* End-zu-Seit-Anastomose zwischen der in der Pleurakuppe durchtrennten Subclavia und dem poststenotischen Aortenabschnitt (nach *Blalock* und *Park*). Für wirkungsvolle Beseitigung der Stenose ist diese Methode ungeeignet. 3. Resektion der Stenose mit Verschluß des proximalen Aortenstumpfs und End-zu-End-Anastomose der A. subclavia sin. mit dem distalen Aortenstumpf; Brauchbarkeit der Methode hängt von der Kaliberweite der poststenotischen Aorta ab! 4. Kontinuitätsresektion der A. subclavia zwischen ihrem Abgang aus der Aorta und der Teilungsstelle in ihre Endäste; Resektion der Stenose und Einsetzen des Subclaviastücks als Autotransplantat in die Aortenlücke. 5. Bei *sehr ausgedehnten Stenosen* Resektion der Stenose und Überbrückung des Defektes mittels homologem *Aortentransplantat* (nach *Groß*, s. Abb. 273a u. b). Die Methode scheint

brauchbar, ist jedoch noch im Anfangsstadium; Spätresultate liegen noch nicht vor. 6. Bei *starker aneurysmatischer, poststenotischer Erweiterung* Resektion der Stenose mit Raffung des Aneurysmas und End-zu-End-Anastomose, der auf gleiche Lumenweite gebrachten Gefäßenden. 7. Bei Ursprung der A. subclavia sin. im Stenosenbereich muß deren Abgangsstelle mitreseziert und der ins Lumen vorspringende Sporn zwischen Aorta und Subclavia abgetragen werden.

Technik: linksseitige posterolaterale Thorakotomie, Resektion der 4. oder 5. Rippe, Durchtrennung der Pleura parietalis über der Stenose, Isolierung der Aorta und möglichste Schonung der Intercostalarterien, da sie als Kollateralen für den Druckausgleich zwischen oberer und unterer Körperregion von größter Bedeutung sind (*Cave!* Einreißen einer Intercostalartere, was sehr schwere und schwer beherrschbare Blutung zur Folge hat). Zu ausgedehnte Unterbindung der für den Umgehungskreislauf notwendigen Intercostalgefäße kann auch störende Folgen für die Rückenmarkdurchblutung haben. Abklemmen der Aorta mit Gefäßklemmen nach *Potts*; die Dauer der Abklemmung ist hier zeitlich unbegrenzt; während der Abklemmung steigt der Blutdruck im Kopf-Hals-Gebiet weiter an; die Resektion zwischen beiden Klemmen ist sparsam durchzuführen, um jede Nahtspannung sicher zu vermeiden (Entfernung eines Stückes von 4—5 mm Länge genügt meist). Die Adaption der Aortenstümpfe erfolgt durch einen Assistenten von Hand oder mittels eines Adaptors; zur Naht eignet sich besonders die evertierende fortlaufende Nahttechnik nach *Blalock* bei Erwachsenen (vgl. Abb. 70); für Kleinkinder evertierende Einzel-U-Nähte (n Dorrance) oder einfache Einzelknopfnähte. Es kann auch die Hinterwand fortlaufend und die Vorderwand mit Einzelnähten genäht werden. Die Öffnung der Klemmen erfolge vorsichtig und zunächst distal mit länger dauernder Kompression der Nahtstelle mit warmer Kochsalzlösung. Die proximale Klemme wird nur allmählich und in kurzen zeitlichen Abständen geöffnet und gleichzeitig Kopftieflagerung eingenommen, damit es nicht zum Versacken des Bluts in der unteren Körperregion kommt. In einer Viertelstunde kann die Kompression ganz entfernt und allmählich zur Flachlagerung übergegangen werden.

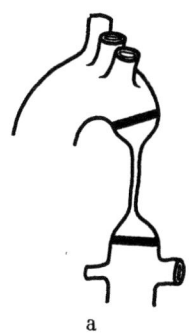

Abb. 273a. *Isthmusstenose der Aorta,* langgestreckte Form

Komplikationen: Blutung während und nach der Operation; erstere meist beherrschbar, letztere fast immer tödlich; Ruptur eines Aneurysma spurium an der Nahtstelle.

Resultate: Wiederherstellung normaler oder annähernd normaler Blutdruckverhältnisse in über 80% der Fälle; bei Jugendlichen im gleichen Prozentsatz Verschwinden der subjektiven Beschwerden, deutliches Wärmegefühl der unteren Extremitäten; Operationsmortalität 2—10%, Spätresultate liegen noch nicht vor.

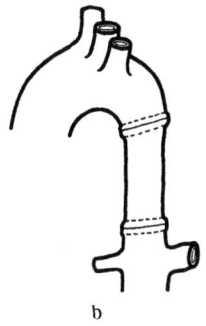

Abb. 273b. Überbrückung des Defektes nach Resektion einer langgestreckten Stenose mittels konserviertem *Aortenhomoiotransplantat*

b) Doppelter Aortenbogen (s. Abb. 274 u. 275). *Definition:* bei doppeltem Aortenbogen teilt sich die Aorta ascendens in zwei Schenkel, welche den Ösophagus und die Trachea allseitig umfassen und sich dorsal zur Aorta descendens vereinigen. Die verschiedensten Variationen des Ursprungs der großen Gefäße und ihres Verlaufes sind möglich. Von Interesse sind jene Variationen, welche Obstruktionssymptome an Ösophagus oder Trachea hervorrufen und durch chirurgischen Eingriff korrigierbar sind.

Entwicklungsgeschichtlich: ist die Anomalie auf die Persistenz des linken und rechten 4. embryonalen Aortenbogens zurückzuführen. Der rechte dorsal vom Ösophagus nach links ziehende Bogen ist dabei stärker entwickelt als der vor der Trachea verlaufende linke Bogen; letzterer obliteriert oft vor seiner Vereinigung mit dem dorsalen Bogen. Die Aorta descendiert auf der dem stärker entwickelten Bogen gegenüberliegenden Seite, also meist links, seltener rechts; die A. carotis com. und subclavia entspringen beidseits als getrennte Äste aus dem Aortenbogen, jedoch ist die Entwicklung einer A. anonyma nicht ausgeschlossen.

Symptome: ist der Gefäßring, von dem die Trachea und der Ösophagus umschlossen werden, weit genug, so bleibt die Anomalie symptomlos; bei Kompression zeigen die Säuglinge Atem- und Schluckbehinderung; Dyspnoe, in- und exspiratorischen Stridor,

Einziehung des Jugulum, der Intercostalräume und des Epigastriums; Erstickungsanfälle mit Cyanose und Apnoe nach dem Trinken; Hyperextensionshaltung des Kopfes, wodurch die verengte Trachea gespannt und der Luftstrom dadurch leichter passieren kann. Unbehandelt kommen die Kinder innerhalb der ersten zwei Lebensjahre infolge Aspirationspneumonie ad exitum.

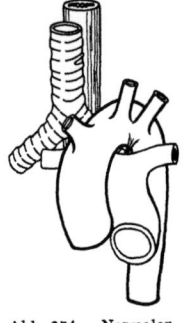

Abb. 274. Normaler Aortenbogen

Diagnose: aus der *Symptomatologie* und *Röntgenbild:* läßt Verengung der Trachea in Höhe des 3.–4. Thorakalwirbels erkennen (besonders in der seitlichen Aufnahme); Kontrastdarstellung des Ösophagus mit flüssigem, jodhaltigem Kontrastmittel (nicht Bariumbrei!), ergibt eine Eindellung der hinteren Ösophaguskontur (durch dorsal laufenden Aortenbogen); die tiefere und circumscriptere Delle, welche in der ap-Aufnahme sichtbar wird, entspricht dem größeren Aortenbogen; bei rechts descendierender Aorta ist die dorsale Ösophagusdelle durch den linken, bei links descendierender durch den rechten Aortenbogen bedingt. *Bronchographie:* bei Säuglingen gefahrbringend und meist nicht erforderlich. *Angiokardiographie:* zeigt die Größe der beiden Aortenschenkel und die Lage der Aorta descendens.

Theraphie: frühzeitige Operation bei allen schwereren, funktionellen Störungen; durch Spaltung des Gefäßrings, dort, wo er am dünnsten ist, gelingt es, die Kompressionserscheinungen zu beheben. In jedem Fall muß eine genügende Gehirndurchblutung garantiert sein.

Technik: linksseitige Thorakotomie durch posterolateralen Schnitt, Spaltung der Pleura mediastinalis zwischen N. phrenicus und vagus zur Darstellung des vorderen linken Aortenbogens und seiner Äste; Revision des dorsal verlaufenden Aortenschenkels nach Spaltung der Pleura mediastinalis hinter dem N. vagus; Aufsuchen der schmalsten Stelle, meist am vorderen Bogen zwischen den Abgängen der A. carotis com. und subclavia sin. gelegen und provisorische Abklemmung mit Kontrolle der Pulsverhältnisse in der A. carotis com; Durchtrennung des Aortenbogens und sorgfältige Stumpfübernähung; evtl. Fixation des vorderen Aortenbogens an die Hinterfläche des Sternums zur Erweiterung des durchtrennten Gefäßrings; bei schwächerer Entwicklung des dorsalen Bogens wird dieser hinter dem Ösophagus durchtrennt und ebenfalls der vordere Bogen am Sternum fixiert; bei rechtsabsteigender Aorta mit dorsal zum Ösophagus durchziehendem linkem Bogen (Arcus aortae sin. circumflexus) ist dieser entweder hinter dem Ösophagus oder aber zwischen dem Abgang von A. carotis com. und subclavia sin. zu durchtrennen; evtl. muß auch die A. subclavia sin. doppelt ligiert und durchtrennt werden.

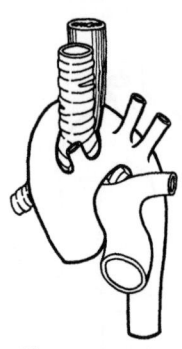

Abb. 275. Doppelter Aortenbogen

Prognose: wegen der meist schon vorhandenen und postoperativ sich verstärkenden Pneumonien fraglich; auch Blutungskomplikationen sind nicht selten; in einer gewissen Zahl von Fällen läßt sich die Schluck- und Atmungsbehinderung völlig beheben, so daß eine normale Weiterentwicklung erfolgen kann.

c) Arcus aortae dexter. *Definition:* Persistenz des rechten 4. embryonalen Aortenbogens und Rückbildung des linken Aortenbogens führen zum Spiegelbild des Normalzustandes; A. anonyma entspringt links aus dem Aortenbogen, der über den rechten Hauptbronchus zieht; Aorta descendiert meist rechts, seltener zieht sie hinter dem Ösophagus nach links (Arcus aortae dexter circumflexus, s. Abb. 276 u. 277); Ductus Botalli ist links angelegt und steht mit der A. subclavia links in Verbindung, da der linke Aortenbogen distal vom Abgang der A. subclavia sin. zurückgebildet ist. *Vorkommen:* besonders bei *Fallot*scher Tetralogie; dort meist keine Beschwerden verursachend. *Symptome:* bei dorsalem Abgang der A. subclavia sin. und Persistenz des Lig. Botalli können Kompressionserscheinungen an Trachea und Ösophagus auftreten; auch ein zu einem Strang obliterierter Bogen kann die Konstriktion verursachen.

Therapie: Durchtrennung des Ligamentes und der dorsalen A. subclavia sin.

d) Dorsaler Abgang der A. subclavia („Dysphagia lusoria") (*Bayford* 1754). *Prinzip:* der dorsale Abschnitt des rechten 4. embryonalen Aortenbogens zwischen Abgang der rechten A. subclavia und der dorsalen Vereinigungsstelle der beiden Aortenbogen ist erhalten geblieben. Der Bogen zwischen A. carotis com. und A. subclavia dextra hat sich zurückgebildet. Die A. subclavia dextra entspringt als letzter Ast nach der A. subclavia sin. und verläuft dorsal hinter dem Ösophagus, gelegentlich auch zwischen Trachea und Ösophagus aufsteigend nach rechts zu ihrem Versorgungsgebiet. Das gleiche kann sich auch in Spiegelbildsymmetrie bei einem Arcus aortae dexter entwickeln (dorsaler Abgang der A. subclavia sin.). *Symptome:* Dysphagie infolge Kompression des Ösophagus durch die abnorm verlaufende Subclavia.

Diagnose. Ösophagogramm: die dem Gefäß entsprechende Eindellung der hinteren Ösophaguskontur läßt sich leicht erkennen.

Therapie: Durchtrennung der aberrierenden Subclavia dext. nach doppelter Ligatur. Durchblutungsstörungen des rechten Armes sind nicht zu befürchten.

e) Abnormer Abgang von A. anonyma und A. carotis communis sinistra. *Prinzip:* eine zu weit links aus dem Aortenbogen entspringende A. anonyma muß von links nach rechts aufsteigend die Trachea vorne kreuzen und kann diese komprimieren. Ebenso kann eine zu weit rechts aus dem Aortenbogen entspringende A. carotis communis sin. von rechts nach links aufsteigend die Trachea rankenförmig umwinden und einengen. Gelegentlich sind beide Gefäße zu einem *gemeinsamen Stamm* vereinigt und liegen unmittelbar vor der Trachea, welche in die Luftröhrengabel eingezwängt wird.

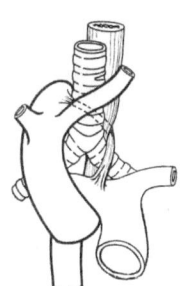

Abb. 276. Mißbildungen des Aortenbogens: rechtsaufsteigender und rechtsabsteigender Aortenbogen, rechtsseitiger Abgang der A. subclavia sin. (Neuhauser-Anomalie)

Symptome: Stridor von krächzendem Charakter, keine Dysphagie.

Diagnose: Ösophagogramm zeigt die abnorme Eindellung; Bronchogramm die Einschnürung der Trachea.

Therapie: Sternofixation der Gefäße, welche selbstverständlich nicht durchtrennt werden können.

II. Fehler mit Links-Rechts-Shunt (acyanotisch)

Prinzip: hier handelt es sich um Anomalien, welche durch eine Mischung von arteriellem mit venösem Blut charakterisiert sind. Die Mischung kommt durch Übertreten des Blutes von Stellen höheren Drucks (linke Herzseite) nach Stellen niedrigeren Drucks (rechte Herzseite) zustande. Der große Kreislauf erhält dadurch zu wenig Blut (kardialer Infantilismus), der kleine Kreislauf wird übermäßig mit Blut gefüllt, wodurch eine Lungenstauung hervorgerufen ist. Die Überlastung des kleinen Kreislaufs führt zur Pulmonalsklerose und fortschreitender Erhöhung des Drucks im kleinen Kreislauf. Dies kann schließlich zur Shunt-Umkehr führen. Die Fehler mit Links-Rechts-Shunt sind theoretisch acyanotisch. Tritt bei ihnen eine Cyanose in Erscheinung, so bedeutet dies, daß eine *Shunt-Umkehr* bereits stattgefunden hat. Der klinische Zustand und die irreversiblen Veränderungen am Lungenparenchym und den Lungengefäßen sind dann meist schon so weit vorgeschritten, daß eine Operation *nicht mehr* in Frage kommt.

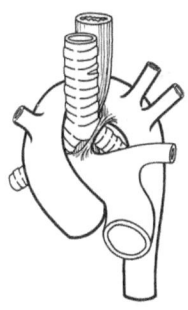

Abb. 277. Mißbildungen des Aortenbogens; rechtsaufsteigender, linksabsteigender Aortenbogen, Strangulation von Ösophagus und linkem Hauptbronchus durch das Lig. Botalli: Dysphagia lusoria

1. Ductus Botalli apertus (persistens)

Entwicklungsgeschichtlich: entwickelt sich der Ductus arteriosus Botalli aus dem 6. embryonalen Aortenbogen. Er schließt sich normalerweise mit dem Einsetzen der Lungenatmung kurz nach der Geburt.

Definition: offener Ductus Botalli bedeutet, daß die Obliteration ausbleibt und ein mehr oder weniger durchgängiger Ductus persistiert. Es handelt sich also um eine herznahe arteriovenöse Fistel, welche einen Links-Rechts-Shunt hervorruft.

Häufigkeit: häufigste kongenitale Herz-Gefäß-Mißbildung, umfaßt etwa 23% aller kongenitalen Herzfehler. Das weibliche Geschlecht ist etwa doppelt so häufig betroffen wie das männliche Durch einen verzögerten Verschluß des Ductus darf man nicht irregeführt werden Am Ende des 1. Lebensmonats ist er bei 44%, nach dem 2. Monat bei 12%, nach dem 3. Monat bei 5%, nach dem 8. Monat bei 2% und nach 12 Monaten noch bei 1% der Kinder offen.

Pathologisch-anatomisch: zieht er von der Unterfläche des Aortenbogens gegenüber dem Abgang der A. subclavia sin. zur A. pulmonalis sin.; seine Breite schwankt zwischen

4–25 mm; häufig besteht konische Form, wobei das breitere Ende immer der Aorta zugewendet ist.

Pathophysiologie: im Fetalleben fließt das Blut aus der A. pulmonalis durch den Ductus in die Aorta; nach der Geburt kommt es infolge der Druckzunahme im großen Kreislauf zur Stromumkehr. Bleibt der Ductus Botalli offen, so können 40–60% des Schlagvolumens aus der Aorta in die Pulmonalis geleitet werden. Diese Blutmenge geht der Peripherie verloren; denn sie kreist in einem Circulus vitiosus durch den Lungenkreislauf; der Links-Rechts-Shunt erfolgt ständig, da auch in der Diastole der Aortendruck höher ist als der Pulmonalisdruck; die Folge ist eine starke Mehrarbeit für beide Herzkammern, indem der rechte Ventrikel gegen den erhöhten Widerstand in der Pulmonalis anarbeitet und das linke Herz durch die zusätzliche Lungendurchblutung belastet wird. Körperarbeit ruft starke Tachykardie hervor.

Symptome: Dyspnoe und Herzklopfen älterer Kinder bei körperlicher Anstrengung, Untergewichtigkeit, hagerer Körperbau, Zurückbleiben des Längenwachstums, septische Endokarditis durch Streptococcus viridans mit Fieber, Schweißausbrüchen, Lufthunger, Gewichtsverlust, Beklemmungsgefühl mit Schmerzen über der Brust, arteriellen Embolien, die von den Wandauflagerungen im Ductus oder der Pulmonalis herrühren.

Prognose: 25% der Träger eines offenen Ductus Botalli sind normal leistungsfähig; die durchschnittliche Lebenserwartung beträgt 35 Jahre; Ductus-Botalli-Träger, die das 17. Lebensjahr erreichen. haben eine halb so große Lebenserwartung wie ein gleichaltriger Gesunder.

Diagnose: Auskultation (typisches, lautes, kontinuierliches systolisches und diastolisches, sog. „Maschinengeräusch" im 2. ICR links neben dem Sternum, außerdem palpables Schwirren über dem Thorax). *Das Geräusch ist das klinische Leitsymptom; Blutdruck* (systolisch normal, diastolisch erniedrigt); Größe der Amplitude direkt abhängig von der Ductusweite; bei engem Ductus kaum verändert, bei weitem Kanal bis auf 40 und 50 mm Hg und mehr anwachsend. Besonders charakteristisch ist der diastolische Blutdruckabfall bei Belastung (im Gegensatz dazu steigt er bei Gesunden nach Belastung an).

Röntgenbild: nicht charakteristisch, mäßige Linksvergrößerung, vorspringender Pulmonalisbogen, Hiluszeichnung verstärkt (vermehrte Lungendurchblutung!), Pulmonalis erweitert und stark pulsierend (Hilustanz).

Ekg: nicht auffällig. Achsenabweichung nach links infolge Linksüberlastung, Steiltyp, bei stärkerer pulmonaler Hypertension. Rechtstyp (in solchen Fällen ist genaue Klärung nötig, ob andere Vitien in Kombination vorhanden sind).

Phonokardiogramm: kontinuierliches systolisches und diastolisches Geräusch; meist höhere Amplitude als die Stenosegeräusche bei anderen Vitien.

Angiokardiographie: direkte Darstellung des Ductus nur selten, Kontrastschattenaussparung im Dextrogramm im Bereich der Kuppel des Pulmonalisstammes; dieses Symptom ist projektionsabhängig und daher nicht zuverlässig. Ergibt der *Herzkatheter* kein sicheres Resultat, so ist die retrograde thorakale Aortographie aufschlußreich. Dabei tritt Kontrastmittel in die Lungengefäße über. Zur Unterscheidung zwischen Ductus Botalli und aortopulmonaler Fistel ist die direkte Erfassung des Ductus durch Serienaufnahmen im 2. schrägen Durchmesser erforderlich.

Herzkatheterismus (s. Abb. 278): direkter Nachweis durch Vorschieben des Katheters von der A. pulmonalis durch den Ductus in die Aorta, besonders bei Katheterisierung von der V. saphena magna aus; bei Verwendung eines Ballonkatheters läßt sich der Ductus blockieren und seine Breite bestimmen (Verschwinden des Geräusches); auch direkte Kontrastmitteldarstellung durch den Katheter, wobei der Reflux in die Pulmonalis nachweisbar sein muß; fehlt dieser, so besteht Verdacht auf einen Rechts-Links-Shunt mit Hypertonie der Pulmonalis; die Druckmessung ergibt normalen Ventrikeldruck rechts, erhöhten Pulmonalisdruck. *Gasanalyse:* erhöhte O_2-Sättigung in der Pulmonalis gegenüber dem rechten Ventrikel.

Differentialdiagnose: aorto-pulmonale Fistel; Abgrenzung nur bei direkter Sondierung der Fistel möglich oder wenn Serioangiokardiographie mit hoher Bildfrequenz durchgeführt werden kann. *Hoher Ventrikelseptumdefekt mit Aorteninsuffizienz:* das Geräusch ist dabei systolisch-diastolisch, nicht kontinuierlich, Herzverbreiterung nach rechts stärker als beim offenen Ductus.

Indikation: in jedem Fall von offenem, isoliertem Ductus Botalli mit Links-Rechts-Shunt ist die Indikation zum operativen Eingriff gegeben. Günstigstes Lebensalter zur Operation 2.–5. Lebensjahr; je länger die pulmonale Hypertension besteht, desto schlechter werden die Aussichten. *Endokarditis lenta* ist keine Kontraindikation, jedoch ist antibiotische Vorbehandlung für einige Monate erforderlich. Bei offenem *Ductus mit Rechts-Links-Shunt* hängt die *Indikation*, ob noch eine operative Unterbrechung angezeigt ist, von der Feststellung ab, ob es bei Abklemmen des Ductus (bei Operation oder vorher durch Ballonkatheter) zu einem Absinken des Druckes in der Pulmonalis (Ductusverschluß ausführbar!) oder zu einem Anstieg des pulmonalen Drucks (Operation kontraindiziert!) kommt. Kontraindikation besteht vor allem auch dann, wenn die Probeexcision aus der Lunge fortgeschrittene Pulmonalsklerose ergibt.

Kontraindikation: alle *kombinierten cyanotischen Vitien*, bei denen der Ductus eine kompensatorische Rolle spielt (*Fallot*sche Tetralogie, Transposition, Tricuspidalstenose und Atresie); eine Ausnahme macht der *Vorhof- oder Ventrikelseptumdefekt*, bei welchen die Unterbindung des Ductus zur Entlastung des Lungenkreislaufs beiträgt. *Strenge Kontraindikation* besteht bei veralteten Fällen, bei welchen bereits eine *Shunt-Umkehr* eingetreten ist!

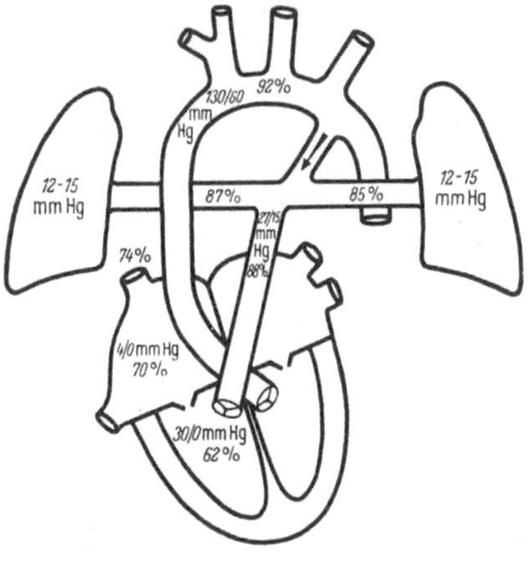

Operation. Prinzip: linksseitige antero-laterale Thorakotomie im 3. oder 4. ICR oder durch latero-dorsale Incision im 4. ICR, Durchtrennung der Pleura mediastinalis zwischen N. phrenicus und vagus; Leitgebilde zum Ductus ist der N. recurrens, welcher unmittelbar

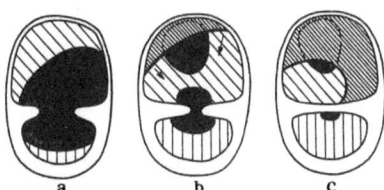

Abb. 278. *Druck- und O_2-Werte bei Ductus arteriosus Botalli persistens* (Links-Rechts-Shunt durch Offenbleiben der Verbindung zwischen Aorta und A. pulmonalis, pulmonale Hypertension)

distal von ihm nach hinten oben steigt. Freilegung des Ductus von der Aorta her unter peinlicher Schonung des N. recurrens; Isolierung des Ductus und *doppelseitige Durchstechungsligatur* oder *Durchtrennung* zwischen zwei *Potts*schen Klemmen. Die Durchtrennung ist zu bevorzugen bei Wandbrüchigkeit (bei Kindern selten), bei sehr breitem, kurzem Ductus und wenn die Aorta durch den Ductus so weit verzogen wird, daß die Abknickung des Aortenbogens hämodynamisch einer Isthmusstenose gleichkommt. In einfachen Fällen und bei Kindern genügt die Durchstechungsligatur.

Abb. 279a. *Entwicklung der Herzscheidewände* (nach *Grob*): a) Frühes Entwicklungsstadium; b) Septum primum-Defekt und Canalis artrioventricularis; c) Septum-secundum-Defekt und hochsitzender Ventrikelseptum-Defekt

Resultate. Operationsmortalität: 0,5 % bei Kindern, 20–50 % bei Erwachsenen. Im allgemeinen können normale hämodynamische Verhältnisse hergestellt werden; bleibt ein Systolicum bestehen, so handelt es sich um eine zusätzliche Anomalie (Ventrikelseptumdefekt); volle körperliche Leistungsfähigkeit wird bei der überwiegenden Mehrzahl der frühzeitig operierten Kinder erzielt.

2. Vorhofseptumdefekt und Lutembacher-Syndrom

Entwicklungsgeschichte: am Ende der 4. Fetalwoche wächst aus der kranio-dorsalen Wand des gemeinsamen Vorhofes das Septum primum von kranial nach caudal vor und vereinigt sich caudal mit den Endokardwülsten des Canalis atrio-ventricularis, welche von dort nach kranial aufsteigen (s. Abb. 279a). Auch das von caudal vorwachsende Septum interventriculare vereinigt sich mit den Endokardwülsten. Am unteren Rand des Septum primum bleibt zunächst eine offene Lücke (*Ostium primum*); in der Folge wird die kraniale Partie des Septum primum resorbiert, so daß eine Lücke (*Ostium secundum*) entsteht. In der 7. Fetalwoche wächst rechts vom Septum primum eine zweite sichelförmige Scheidewand nach caudal; sie vereinigt sich nicht mit dem caudalen Abschnitt des Septum primum, sondern nur mit den Endokardwülsten (Septum secundum). Das Septum secundum überdeckt das Ostium secundum. Zwischen dem kranialen Rand des Septum primum und dem caudalen Rand des Septum secundum bleibt das klappenförmige *Foramen ovale* bestehen, das zwar einen Blutdurchtritt von rechts nach links, nicht aber in umgekehrter Richtung gestattet. Sobald nach Einsetzen der Lungenatmung der Druck im linken Vorhof ansteigt, legen sich die beiden Blätter, die das *Foramen ovale* begrenzen, aneinander. Im Verlauf der ersten 2 Lebensjahre verschließt es sich dann ganz; es kann aber auch gelegentlich dauernd offen bleiben, was hämodynamisch meist keine Bedeutung hat.

Vorkommen und Häufigkeit: als isolierter Fehler in etwa 8% der kongenitalen Vitien; in Kombination mit anderen Herzanomalien in annähernd 40% der Fälle (z. B. bei Pulmonalstenose, Fallot, abnormer Mündung der Pulmonalvenen, Transposition der großen Gefäße, Tricuspidalatresie, Morbus Ebstein).

Pathologisch-anatomische Formen:

a) Cor triloculare biventriculare. Entwicklung des Vorhofseptums ist ausgeblieben, es besteht nur ein gemeinsamer Vorhof. Rudimentäre Septumreste sind vorhanden.

b) Ostium primum persistens. Das primäre Septum hat den Anschluß an die Endokardwülste nicht gefunden; es bleibt eine breite, caudal gelegene Lücke in der Scheidewand zwischen Mitralis und Tricuspidalis; die beiden Klappen sind ebenfalls oft mißgebildet und weisen Spaltbildung auf.

c) Ostium atrio-ventriculare commune. Es besteht ein Ostium-primum-Defekt und zusätzlich ein hoher Ventrikelseptumdefekt; alle 4 Herzhöhlen stehen miteinander in Verbindung (Cor biloculare).

d) Ostium secundum persistens. Sog. oberer Vorhofseptumdefekt, liegt im Bereich des Foramen ovale und beruht entweder auf einer zu ausgedehnten Resorption des Septum primum oder auf mangelhafter Entwicklung des Septum secundum; in beiden Fällen funktioniert das Septum primum nicht mehr als verschließende Klappe; erfolgen die Resorptionsvorgänge im Septum primum an verschiedenen Stellen, so entstehen multiple größere und kleinere Lücken in ihm (Fensterung des Septum primum).

e) Kombination eines persistierenden Ostium primum et secundum. Führt zu einem gleichzeitigen hohen und tiefen Vorhofseptumdefekt.

f) Offenes Foramen ovale. Sind nur jene Anomalien, bei welchen Septum primum und secundum nicht verwachsen sind; ersteres funktioniert aber als dichtschließende Klappe. Bei stärkerer Vorhofdilatation (z. B. des linken Vorhofs bei Mitralstenose oder des rechten Vorhofs bei Tricuspidalatresie oder Pulmonalstenose) kommt es durch Ausweitung zur relativen Insuffizienz des Foramen ovale; dies entspricht dann praktisch einem Ostium secundum persistens.

g) Abnorme Lungenveneneinmündung. Besteht in etwa 10% der Fälle von Vorhofseptumdefekt. Sie können mit dem rechten Vorhof, der Vena cava sup. oder inf. oder mit der Vena anonyma in Verbindung stehen.

h) Lutembacher Syndrom. Kombination eines Vorhofseptumdefekts mit einer angeborenen Mitralstenose, wobei es sich meist nicht um ein kongenitales Vitium, sondern um eine im späten Fetalleben erworbene fibröse Mitralstenose handelt, die sekundär zur Öffnung eines Foramen ovale geführt hat.

Symptome: bei kleineren Vorhofdefekten keine; bei größeren Defekten Zurückbleiben des Wachstums, grazilier Habitus, Arachnodaktylie, Idiotie bei Ostium atrioventriculare commune, Tachykardie und Dyspnoe bei körperlicher Anstrengung. Herzbuckel auf der linken Thoraxseite, Herzverbreiterung nach beiden Seiten, Spitzenstoßverlagerung nach links unten außen, Puls klein, Blutdruck niedrig, rauhes systolisches Geräusch mit punctum maximum im 2. oder 3. ICR parasternal links und palpables Schwirren, Verdopplung des 2. Pulmonaltons, gelegentlich diastolisches Geräusch über der Herzspitze (nur ausnahmsweise auf eine zusätzliche Mitralstenose [Lutembacher-Syndrom], als vielmehr auf eine relative Pulmonalklappeninsuffizienz zurückzuführen).

Diagnose. Hämodynamik: Links-Rechts-Shunt mit vermehrter Belastung des rechten Herzens, das eine vermehrte Blutmenge durch den kleinen Kreislauf zu treiben hat; Circulus vitiosus im kleinen Kreislauf wie bei Ductus Botalli; die hier kreisende Blutmenge geht der Peripherie verloren (Shuntvolumen bis zu mehreren Litern je Minute); Größe des Defekts und Shuntgröße sind einander proportional; bei temporärer oder dauernder Rechtsinsuffizienz kommt es zur Rückstauung des Blutes und Dilatation der rechten Kammer; erhöhter diastolischer Füllungsdruck im rechten Ventrikel und Tricuspidalinsuffizienz bedingen Druckerhöhungen im rechten Vorhof mit Shunt-Umkehr und Mischcyanose; letzteres findet sich vor allem bei großen Vorhofseptumdefekten im frühen Säuglingsalter und bei älteren Kindern, bei welchen bereits eine Pulmonalsklerose besteht. *Röntgenbild:* großer Herzschatten, die Wirbelsäule entsprechend der Rechtsdilatation weit nach rechts überragend; von den acyanotischen Vitien geht nur der Vorhofseptumdefekt mit so starker Herzvergrößerung einher; vorspringender Pulmonalisbogen entsprechend der Pulmonalisdilatation und Pulsation der Pulmonalis sowie der Hilusgefäße (Hilustanz); Lungenfelder vermehrt fleckig verschattet, Aorta hypoplastisch.

Ekg: Rechtshypertrophie, häufig begleitet von einem Rechtsschenkelblock (90% der Fälle). Das AV-Intervall ist in etwa einem Drittel der Fälle verlängert. Die P-Zacken sind gewöhnlich verändert und von großer Amplitude. Selten ist die elektrische Herzachse nach links verschoben, wobei in den Brustwandableitungen eindeutige Zeichen der Rechtshypertrophie vorliegen. Vorhofflimmern und -flattern.

Angiokardiographie: rhythmisch auftretende Kontrastmittelaussparung durch das aus dem linken Vorhof nach rechts überfließende kontrastmittelfreie Blut im Dextrogramm. Rückfüllung des rechten Vorhofs, der rechten Kammer und Pulmonalis im Lävogramm mit gleichzeitiger Darstellung von linkem Ventrikel und Aorta, so daß in der Phase des Lävogramms eine gleichzeitige Füllung aller Herzabschnitte besteht („Kugelherz"). Tritt das Kugelherz schon zur Zeit des Dextrogramms auf, so besteht ein Vorhofseptumdefekt mit Rechts-Links-Shunt. Zweckmäßig ist die selektive Kontrastfüllung des linken Vorhofs während des Herzkatheterismus, um die Größe und Lage des Defekts genau zu bestimmen. *Herzkatheterismus* (vgl. Abb. 265): wie bei allen Fehlern mit Links-Rechts-Shunt ist auch hier der Herzkatheterismus aufschlußreicher als die Angiokardiographie. Direkte Katheterisierung des Defekts gelingt regelmäßig, wenn der Katheter von der A. saphena aus vorgeschoben wird; bei Verwendung von Ballonkatheter oder Injektion von Kontrastmittel kann der Durchmesser und die Lage des Defekts genauer bestimmt werden. *Druckwerte:* im rechten Vorhof etwas erhöht, im rechten Ventrikel und Pulmonalis leicht erhöht (30—40 mm Hg), gelegentlich sehr hoch (90—100 mm Hg), besonders bei stärkerer Herzvergrößerung; solche Werte sind auch schon bei Säuglingen zu finden (Ausdruck eines erhöhten Lungenwiderstandes durch pulmonale Hypertension); bei jüngeren Patienten handelt es sich um spastische, bei älteren um sklerotische Veränderungen der Lungengefäße; Erhöhung des Drucks im rechten Vorhof (20 mm Hg und mehr) führt eine Shunt-Umkehr herbei. *Gasanalyse:* Sauerstoffsättigungsdifferenz zwischen V. cava und rechtem Vorhof von mindestens 2 Vol.-%. Diese kann auch durch abnorm einmündende Lungenvenen bedingt sein; differentialdiagnostisch hilft die Sauerstoffbestimmung in der Lungenarterie vor und nach Abstopfung der rechten Pulmonalis mit einem Ballonkatheter weiter (Absinken der Sauerstoffsättigung nach Verschluß der A. pulmonalis rechts spricht für abnorm einmündende Lungenvene, unveränderte Sauerstoffwerte für einen isolierten Vorhofseptumdefekt).

Prognose: ist vom Ausmaß des Links-Rechts-Shunts abhängig, also auch von der Größe des Defekts; mittlere Lebenserwartung beträgt 36—40 Jahre; schon die intranatale Umstellung der Shunt-Richtung durch den Spetumdefekt nach der Geburt ist eine häufige Todesursache; ab 10.—15. Lebensjahr vermehrte Insuffizienzerscheinungen und Symptome der pulmonalen Hypertonie; nach dem 25. Lebensjahr Pulmonalsklerose, Rechts-Links-Shunt und permanente Cyanose, plötzliches Herzversagen bei Körperbelastung.

Indikation: bei frühzeitig auftretenden Zeichen einer Herzinsuffizienz (Dyspnoe, Tachykardie); bei progressiver Verschlimmerung des Zustandes; bei starker Herzvergrößerung und Dilatation der Pulmonalis, auch wenn klinische Insuffizienzerscheinungen noch fehlen; bei Kleinkreislaufminutenvolumen, welches mehr als doppelt so groß ist wie dasjenige des Großkörperkreislaufs. Günstigstes Operationsalter zwischen dem 2.—10. Lebensjahr.

Kontraindikation: Pulmonale Hypertension, nachweisliche Shunt-Umkehr mit Cyanose; hierbei hohe Operationsmortalität, außerdem kann der Defektverschluß keine Rückbildung der Lungengefäßveränderungen mehr erbringen.

Operation. Prinzip: **a) Geschlossene Methode.** Dabei wird der Defekt ohne Eröffnung des rechten Vorhofs geschlossen, und zwar durch Anlegen einer in der Ebene der Vorhofscheidewand um den Defekt gelegten und dann zugezogenen Tabaksbeutelnaht (*Söndergaard*); oder durch Einstülpen der rechten Vorhofwand gegen den Defekt und Fixierung mit Matratzeneinzelknopfnähten rings um den Defektrand (Atrio-Septo-Pexie nach *Bailey*).

b) Halboffene Methoden. Mit Einführen des linken Zeigefingers in den rechten Vorhof durch das rechte Herzohr zur genauen Kontrolle und Abtastung der anatomischen Verhältnisse. Auch die Atrio-Septo-Pexie kann unter direkter Fingerführung sicherer vorgenommen werden. Durch Einstülpen des Vorhofdaches und Fixierung desselben rechts neben der Aortenwurzel und hinter der rechten Coronararterie einerseits und am oberen Anteil des Ventrikelseptums andererseits; die Naht wird aus der Vorhofhinterwand so herausgeführt, daß eine Verletzung der Cava inferior und des Coronarsinus vermieden wird. Die beiden unter Fingerkontrolle im rechten Vorhof gelegten Fäden werden in der vorher präparierten Grube zwischen Cava sup. und rechten Pulmonalvenen über einem Fibrinschwamm angezogen und geknotet (*Björk-Crafoord*). Nach der „Well-" oder „Brunnenschacht"-Technik von *Groß*: dabei wird ein Gummi- oder Plastiktrichter auf den rechten Vorhof aufgesteppt und die Vorhofwand am Grund des Trichters incidiert. Entsprechend dem Druck im rechten Vorhof steigt das Blut im Trichter nur etwa 8 bis 10 cm hoch; nach Heparinisierung des Trichterblutes wird der Defekt durch die Lücke hindurch unter Abtastung mit dem Zeigefinger durch eine Knopfnahtreihe verschlossen.

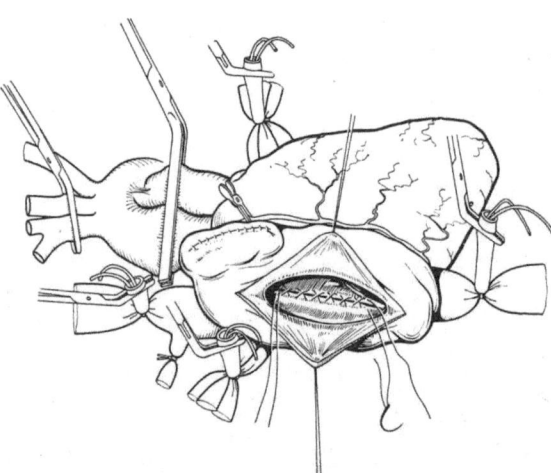

Abb. 279b. Operation am blutleeren Herzen unter Direktsicht in künstlich-induziertem Herzstillstand (Beispiel: Verschluß eines Vorhofseptumdefektes). Methode geeignet für alle intracardialen Korrekturen, die sich innerhalb von 8 Minuten ausführen lassen

c) **Offene Methoden** (siehe Abb. 279b). Hierzu ist *Kreislaufstillstand und induzierter Herzstillstand* erforderlich.

α) *Technik:* Kombination von *künstlicher Hypothermie und induziertem Herzstillstand* ist diejenige Methode, welche sich bisher für den routinemäßigen Gebrauch als am geeignetsten erwiesen hat. Sie gestattet eine Operation am offenen, blutleeren Herzen für die Dauer von etwa 8–10 Miuten. Länger dauernder Kreislaufstillstand hinterläßt irreversible Schäden am Gehirn (Erweichungsherde), Herzmuskel (Infarkte), Niere und Leber (Infarkte). Für einfache Defektverschlüsse reicht diese Zeit völlig aus. Für kompliziertere Korrekturen (z. B. Septum primum oder Ostium atrioventriculare) ist allerdings ein extrakorporaler Kreislauf vorzuziehen.

Technik (vgl. Abb. 279b): Hypothermie auf 29–30°, bilaterale Thorakotomie. Übersichtliche Freilegung des Herzens, beider Lungenhili und der großen Gefäße, Anschlingen der Cava sup. und inf., des rechten und linken Lungenhilus jeweils mit einem Gummibändchen, welche durch ein dickeres Gummirohr hindurchgezogen sind; Austasten des Vorhofs durch das rechte Herzohr und Feststellen des Befundes; Dissektion der Pulmonalis und Aorta aus dem Herzbeutelumschlag und bis zum Abgang beider Carotiden. Auch die Carotiden werden angeschlungen. Die angeschlungenen Gefäße werden in der Reihenfolge: Cava inf. – Cava sup. – Lungenhilus links – Lungenhilus rechts – Aorta und Pulmonalis (gemeinsam) verschlossen und daraufhin proximal von der Aortenklemme in den Conus aorticus Prostigmin oder eine Kaliumchlorid- oder Acetylcholinlösung (10 mg/kg) zur Durchströmung des Coronarkreislaufs und völligen Stillegung des Herzens injiziert; auch die vordere Coronararterie kann hierauf noch mit feiner Klemme abgeklemmt werden, um eine Luftembolie sicher zu vermeiden (nicht unbedingt erforderlich; ebenso wird auf die Abklemmung der Carotiden und Lungenhili häufig verzichtet).

Nach Wirksamwerden der Kardioplegie Öffnen des Vorhofs durch einen großen Längsschnitt. Absaugen des Blutes im Vorhof. Verschluß des Defekts durch eine fortlaufende Naht; Freigeben des linken Lungenstiels zur Füllung des linken Vorhofs; endgültiger Verschluß des Defekts durch Knüpfen der Naht, sobald die Luft aus dem linken Vorhof völlig ausgetrieben ist; Auffüllen des rechten Vorhofs mit Kochsalzlösung. Ansetzen der Vorhofklemme; Carotiden drosseln zur Vermeidung der Luftembolie; Aorta freigeben; Cava sup. freigeben; Carotiden freigeben; Verschluß des Vorhofs über der liegenden Vorhofklemme (hierbei kommt die Herzaktion wieder in Gang; bleibt sie aus, dann Injektion von Calciumchloridlösung (7,5%) 4–5 ccm in den linken Ventrikel;

nach Kardioplegie mit Acetylcholin auch Acetylcholinesterase. Nach 2—3 Minuten, d. h. nach Wiederkehr des Sinusrhythmus Cava inf. vorsichtig freigeben und gegebenenfalls nochmals teilweise Drosselung falls Vorhof oder Kammer Anzeichen einer übermäßigen Dilatation aufweisen (Gefahr des Kammerflimmerns!); Ausspülen der Thoraxhöhle mit Kochsalzlösung (Heparinzusatz); Kontrolle des ganzen Vorgangs durch laufende p_H-Bestimmungen (vor Beginn des Kreislaufstillstandes soll durch Hyperventilation ein p_H von etwa 7,65 erreicht sein), fortlaufende Kaliumbestimmung, Stoppuhrkontrollen zur genauen Protokollierung des Kreislaufstillstandes in den einzelnen Gefäßgebieten; zur Kontrolle des Operationseffektes Blutproben aus Pulmonalis, Aorta und Cava inf. bei Operationsende und Gasanalyse der Proben. Bei Operationsende soll der p_H-Wert möglichst nicht unter 7,50 gefallen sein. Versorgung der beiden Pleurahöhlen mit Drainagen wie üblich und sorgfältiger, luftdichter Thoraxverschluß.

β) *Extrakorporaler Kreislauf* s. S. 65.

Resultate: Erfolg oft schon intra operationem feststellbar (Blut im rechten Vorhof wird cyanotischer, Systolicum verschwindet; nach 6—10 Wochen nimmt die Herzgröße ab, und die Lungenfelder hellen sich auf).

Mortalität: bei Direktsicht-Methode 8—15%; bei geschlossener Methode 3—4%.

Bei *Lutembacher-Syndrom* muß vor Verschluß des Defekts die verengte Mitralklappe durch den Vorhofseptumdefekt hindurch digital erweitert werden.

3. Ventrikelseptumdefekt

Definition und Entwicklungsgeschichte: das Ventrikelseptum entwickelt sich aus 2 Abschnitten: dem *muskulären Teil*, welcher in der 5. Fetalwoche vom Boden des ursprünglich gemeinsamen Ventrikels in kranialer Richtung wächst, und dem *membranösen Teil*, welcher der untersten Partie des Septum aorto-pulmonale entspricht. Dieses soll den Truncus arteriosus unterteilen. Vor der Vereinigung beider Anlagen besteht am oberen Rande des muskulären Septums eine Verbindung zwischen beiden Ventrikeln (Foramen interventriculare) (vgl. Abb. 279a). Entwicklungsstörungen des Septum aortopulmonale und Torsionsstörungen des Truncus gehen oft mit einem Defekt der Pars membranacea des Kammerseptums einher.

Häufigkeit: als isolierte Mißbildung etwa 10% der kongenitalen Vitien; in Verbindung mit anderen Vitien (vor allem mit den Rotationsstörungen) sehr viel häufiger.

Pathologisch-anatomisch: 1. Defekte im muskulären Anteil (*Morbus Roger*), meist tiefgelegene, kleine Lücken von etwa 0,5—1 cm Durchmesser; sie verkleinern sich während der Systole und treten funktionell nicht in Erscheinung. 2. Der *hohe Ventrikelseptumdefekt* im Bereich der Pars membranacea erreicht Ausmaße von 1,5 cm Durchmesser und mehr;

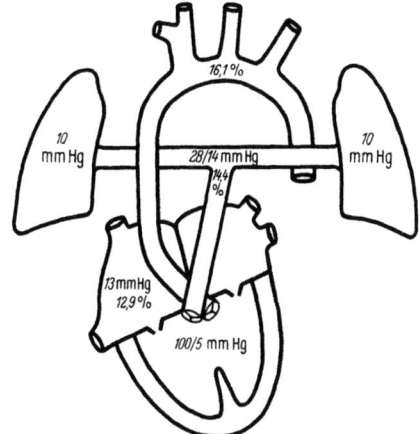

Abb. 280. *Druck- und O_2-Werte bei Ventrikelseptumdefekt* (mehr oder weniger weitgehender Druckausgleich zwischen linker und rechter Kammer durch Links-Rechts-Shunt, analoges Verhalten der Sauerstoffsättigungswerte)

die Lücke liegt rechts unterhalb der Aortenklappe; sie ist Ursache eines Links-Rechts-Shunts, welcher, je nach der Lage der großen Gefäße, nicht nur in den rechten Ventrikel, sondern auch direkt in den Conus der A. pulmonalis oder je nach Lage der Aorta in diese erfolgen kann.

Symptome: tiefsitzender isolierter Septumdefekt (*Morbus Roger*) verursacht in der Regel keine Beschwerden; erst im Erwachsenenalter kommt es hier zu einer mäßigen Dyspnoe. *Röntgenbild und Herzkatheterismus* können oft nahezu normale Bilder und normale oder kaum erhöhte Druck- und Sauerstoffwerte im rechten Ventrikel ergeben, da der Links-Rechts-Shunt nur gering ist. *Hoher Ventrikelseptumdefekt:* verursacht erheblichen Links-Rechts-Shunt; Symptome nahezu die gleichen wie bei Vorhofseptumdefekt; systolisches, gelegentlich auch diastolisches Geräusch, zweiter Pulmonalton verstärkt, Dyspnoe.

Diagnose. Röntgenbild: Herz stark vergrößert, Lungenzeichnung vermehrt, starke Dilatation der Pulmonalis. *Herzkatheterismus* (s. Abb. 280): Sondierung des hohen

Defekts gelingt mitunter; Druck im rechten Ventrikel und der Pulmonalis ist höher als normal, jedoch niedriger als im linken Ventrikel; Gasanalyse ergibt erhöhte Sauerstoffwerte im rechten Ventrikel und der Pulmonalis; die Werte sind nur in der Pulmonalis erhöht, wenn das arterielle Blut von links durch den hohen Septumdefekt in die Pulmonalis gelangt; pulmonale Hypertension bei breiten, großen Ventrikelseptumdefekten (gleiche Druckwerte im rechten Ventrikel und der A. pulmonalis); mit zunehmender Druckerhöhung im kleinen Kreislauf schließlich Shunt-Umkehr und Mischcyanose; besteht gleichzeitig eine Dextroposition der Aorta („reitende Aorta"), so nennt sich dies *Eisenmengerkomplex* (vgl. Abb. 281).

Prognose: beim *Morbus Roger* günstig; jedoch später endokarditische Komplikationen (etwa 20% der Fälle). *Bei hohem Ventrikelseptumdefekt* ähnliche Verhältnisse wie beim Vorhofseptumdefekt, mittlere Lebensdauer etwa 35 Jahre.

Therapie: als Operationsverfahren kommen nur die *offenen Methoden* (vgl. oben Vorhofseptumdefekt) in Frage. Die für den Verschluß des Vorhofseptumdefekts ausreichende Methode des künstlich induzierten Herzstillstands ist für den Verschluß des Ventrikelseptumdefekts nur bei größter Erfahrung und technischem Können ausreichend, da die zur Verfügung stehende Zeit von 8–10 Minuten sehr kurz ist. Daher wird hier besser mit einem *extrakorporalen Kreislauf* gearbeitet (vgl. S. 65).

Resultate: Mortalität 15–30% je nach Art der auf diese Weise operierten Fehler. Im Anfang des Arbeitens mit extrakorporalem Kreislauf auch höher; daher ist exakte Einübung der Arbeitsgemeinschaft im Tierexperiment unerläßlich.

4. Transposition von Lungenvenen

Definition: Mißbildung, bei welcher alle oder ein Teil der Lungenvenen in den rechten Vorhof einmünden; komplette Transposition ist nur bei gleichzeitigem großem Vorhofseptumdefekt oder einem weiten Ductus arteriosus mit dem Leben vereinbar; partielle Transposition der Lungenvenen, wobei nur einzelne Gefäße in den rechten Vorhof münden, ist verhältnismäßig häufig; Einmündung in die Cava sup., V. anonyma oder seltener V. cava inf. evtl. auch sinus coronarius. Meist ist die Mißbildung mit einem Vorhofseptum defekt vergesellschaftet (30% der Vorhofseptumdefekte); ohne Septumdefekt tritt sie klinisch nur in Erscheinung, wenn mehr als die Hälfte des Lungenvenenbluts in das rechte Herz abfließt.

Diagnose. Komplette Transposition: Sauerstoffwerte im rechten Vorhof, rechten Ventrikel, Pumonalarterie und in einer peripheren Arterie sind praktisch gleich hoch. *Partielle Transposition:* Herzkatheter läßt sich vom rechten Vorhof direkt in die rechte Lunge vorschieben; dringt er in die linke Lunge vor, so besteht ein Vorhofseptumdefekt oder offenes Foramen ovale und eine normale, in den linken Vorhof mündende Pulmonalvene; durch Blockade der A. pulmonalis mit Blockadekatheter kann die Differentialdiagnose weitergetrieben werden, indem nach Blockade der A. pulmonalis die Sauerstoffsättigung absinkt, wenn die rechten Lungenvenen zum rechten Vorhof ziehen; besteht ein Vorhofseptumdefekt, so bleibt die Sauerstoffsättigung nach der Blockade unverändert.

Indikation: Transposition der Lungenvenen macht operative Korrektur erforderlich, wenn mehr als die Hälfte des Blutes aus der Lunge in den rechten Vorhof abfließt.

Operation. Prinzip: Verschluß des Vorhofseptumdefekts durch eine Atrio-Septo-Pexie, wobei derjenige Teil der rechten Vorhofwand auf das Septum aufgesteppt wird, in den die Lungenvenen einmünden; dadurch wird das Blut in den linken Vorhof geleitet, während gleichzeitig der Defekt geschlossen wird (nach *Neptune, Bailey* und *Goldberg*); münden nur einzelne Lungenvenen in den rechten Vorhof, so muß das Vorgehen je nach Art der Variation modifiziert werden (Abtrennung der Vene und End-zu-Seit-Anastomose mit einer normal einmündenden Pulmonalvene, Anastomose der anomalen Vene mit dem linken Herzohr, Zwischenschaltung eines konservierten Gefäßtransplantats).

III. Fehler mit Rechts-Links-Shunt (cyanotisch!)

1. *Ventrikelseptumdefekt und Rotationsstörung des Gefäßstammes*

a) Eisenmengerkomplex (s. Abb. 281). *Definition:* das Syndrom besteht aus hohem Ventrikelseptumdefekt, Dextroposition der Aorta (reitende Aorta), Hypertrophie des rechten Ventrikels und Hypertension in der Arteria pulmonalis. Zum Unterschied von der *Fallot*schen Tetralogie fehlt die Pulmonalstenose. Der Fehler ist *inoperabel*. Seine Kenntnis ist aus Gründen der Abgrenzung gegenüber operablen Fehlern bedeutungsvoll. *Symptome:* Cyanose fehlt in den ersten Lebensjahren, tritt erst in der Pubertät auf; die Aorta erhält in der Hauptsache sauerstoffhaltiges Blut; es tritt verhältnismäßig wenig venöses Blut durch den Defekt in die Aorta ein, jedoch hängt dieser Umstand vom Grad der Dextroposition der Aorta ab. Der eigentlich krankmachende Faktor ist die infolge der pulmonalen Hypertension auftretende Lungenveränderung; sie führt allmählich zu chronischer Bronchitis und Pneumonose.

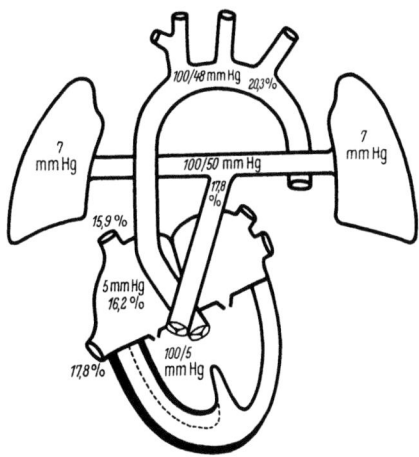

Diagnose: über beiden Lungen starke Rasselgeräusche; pulsierender Herzbuckel infolge Hypertrophie des rechten Herzens; Auskultation: Systolicum im 2. und 3. ICR, welchem ein leiseres Holodiastolicum folgt (auch am Hals und Rücken nachweisbar). 2. Pulmonalton betont, häufig gespalten. *Röntgenbild:* Herzspitze abgerundet, Hypertrophie des rechten Ventrikels, stark pulsierender Pulmonalisbogen, Lungenfelder fleckig verschattet, Hili vergrößert, ,,Hilustanz". *Ekg:* Rechtstyp mit hohem P. pulmonale. Rechtshypertrophie, vollständiger oder unvollständiger Rechtsschenkelblock. *Herzkatheterismus:* mäßig herabgesetzte Sauerstoffsättigung des Blutes in der reitenden Aorta, Sondierung der Pulmonalis gelingt leichter als bei Fallot. Druckwerte: im rechten

Abb. 281. *Druck- und O_2-Werte bei Eisenmengerkomplex* (hochsitzender Ventrikelseptumdefekt, reitende Aorta, Hypertrophie des rechten Ventrikels, pulmonale Hypertension)

Ventrikel und in der A. pulmonalis erhöht; bei älteren Kranken stark erhöht. Kreislaufzeit verkürzt (Folge des Rechts-Links-Shunts). Äthertest positiv. *Angiokardiographie:* reichliche Lungengefäßfüllung (im Gegensatz zu Fallot und Pseudotruncus), Pulmonalisstamm weit und kontrastreich, Aorta schmal und kontrastarm.

Prognose: Lebenserwartung größer als bei Fallot, im Durchschnitt etwa 25 Jahre.

Therapie: inoperabel; vereinzelt wurden Korrekturversuche in extrakorporalem Kreislauf unternommen.

b) Fallotsche Tetralogie. *Definition:* das Syndrom besteht aus: Pulmonalstenose, Hypertrophie des rechten Ventrikels, hohem Ventrikelseptumdefekt, Dextroposition der Aorta.

Pathologisch-anatomisch: die *Fallot*sche Tetralogie ist dasjenige kongenitale Vitium, welches durch die meisten Variationen seiner 4 kardinalen Veränderungen gekennzeichnet ist. Es kommen vor:

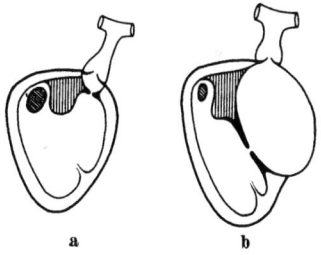

Abb. 282a u. b. Verschiedene Formen der *infundibulären Pulmonalstenose* nach Brock

1. *Fallot mit reiner valvulärer Klappenstenose* (11% der Fälle), dabei ist die Aorta meist ohne stärkere Dextroposition, die A. pulmonalis poststenotisch dilatiert, die Pulmonalklappen bis auf eine kleine Öffnung verlötet, der hohe Ventrikelseptumdefekt klein. Therapeutisch wird wie bei der reinen isolierten Pulmonalklappenstenose (vgl. S. 1080) vorgegangen.

2. *Vollständiges Fehlen der Pulmonalisklappen* (*Pulmonalatresie*) (23% der Fälle); A. pulmonalis sehr klein (in 86% sehr dünn, in 4% völlig fehlend, in 10% normal groß). Kalibergröße der Pulmonalis meist umgekehrt proportional zur Größe der Aorta.

3. *Infundibulumstenose* (51% der Fälle) (s. Abb. 282a u. b).

α) *Infundibulumstenose* mit mäßig entwickelter Infundibulumkammer: A. pulmonalis normal weit, Infundibulumkammer schmal und langgestreckt. Abstand zwischen Crista supraventricularis und Pulmonalklappen 12—18 mm, Breitendurchmesser 15—30 mm; Stenose sehr nahe an den Aortenklappen (*Cave!* Verletzung derselben bei Operation ohne Sicht).

β) *Infundibulumstenose* mit gut entwickelter Infundibulumkammer (vgl. Abb. 282b): Größe der Kammer 1,8 cm hoch, 3 cm breit, Crista supraventricularis ringförmig entwickelt und die rechte Kammer in zwei ungleiche Hälften teilend; mitunter röhrenförmige Verengerung des rechten Ventrikels gegen die Pulmonalisklappe. Rückseite der Crista supraventricularis liegt direkt an den Aortenklappen, Vorderseite grenzt an den vorderen Papillarmuskel, welcher den rechten Ast des *His*schen Bündels enthält.

γ) *Hochgelegene Infundibulumstenose* (selten): Aorta breiter als normal, deutlich dextroponiert, A. pulmonalis schmaler als normal, geringgradige Erweiterung einer kleinen Infundibulumkammer jenseits der Stenose, Stenose sehr eng, Instrumente können nur mit Mühe durchgeführt werden. Resektionen daher sehr schwierig.

δ) *Kombinierte Infundibulum- und Pulmonalstenose* (15% der Fälle): Aorta stark dextroponiert, A. pulmonalis dünner als normal, valvuläre Klappenstenose, kleine Infundibulumkammer, Crista supraventricularis zu einem dicken Muskelwall entwickelt; es besteht eine doppelte Abflußstörung im Bereich der Crista und der Pulmonalklappen.

ε) *Fallotsche Tetralogie mit Arcus aortae dexter:* in 20–25% der Fälle von Fallot verläuft die Aorta über dem rechten Hauptbronchus nach dorsal und descendiert auf der rechten Seite (vgl. S. 1083). Auch die übrigen Anomalien des Aortenbogens kommen in Verbindung mit dem *Fallot*schen Symptomenkomplex gehäuft vor (Arcus aortae circumflexus, dorsaler Abgang der A. subclavia); Bronchialarterien zur Kompensation der mangelhaften Lungendurchblutung stark erweitert (vor allem bei hochgradigen Pulmonalstenosen), subpleurale Gefäße im Hilusbereich stark vermehrt und geschlängelt, zusätzliche Anomalien an den großen Venenstämmen (z. B. anormal einmündende Lungenvenen, doppelseitige V. cava sup. und anormale Einmündung derselben in den linken Vorhof oder Sinus venosus).

Symptome: Rechts-Links-Shunt durch Ventrikelseptumdefekt und durch die Dextroposition der Aorta; er kann 50–75% des Schlagvolumens betragen; stark reduzierte Lungendurchblutung infolge Pulmonalstenose und (spez. bei Infundibulumstenose) insgesamt verengter Ausflußbahn aus der rechten Kammer, periphere Sauerstoffversorgung ungenügend; ausgesprochene *Blausucht*, welche oft schon bei der Geburt vorhanden ist (*Morbus coeruleus*); sie kann fehlen, solange ein offener Ductus Botalli besteht, welcher die Lungendurchblutung erhöht; *Dyspnoe* bei Körperanstrengung infolge Shunt-Verstärkung; kann anfallsweise auftreten und infolge Hirnanoxämie zu Bewußtseinsstörung und Krämpfen führen; Zurückbleiben der Körperentwicklung; Osteoporose, verzögertes Knochenwachstum, herabgesetzte physische Leistungsfähigkeit; nach geringer Anstrengung Ausruhen in *Hockerstellung* („Squatting").

Diagnose: Polyglobulie (bis 9–10 Mill. Erythrocyten), Hämoglobinvermehrung (130–140%), Hämatokrit (bis zu 90 Vol.-%), Erhöhung der Blutviskosität und des gesamten Blutvolumens; Vasodilatation im Capillarsystem, Trommelschlegelfinger und -zehen, Uhrglasnägel, Hyperplasie der Gingiva und der Zungenpapillen (Erdbeerzunge), Zahnveränderungen (Caries sicca, Paradentose). *Auskultation:* Systolicum mit Maximum über dem linken Sternalrand, abgeschwächter zweiter Pulmonalton, Herz perkutorisch nicht vergrößert, Puls und Blutdruck normal. *Ekg:* ausgesprochener Rechtstyp, vollständiger und unvollständiger Rechtsschenkelblock, evtl. T negativ, P. pulmonale.

Röntgenbild: Herzsilhouette nicht oder nur leicht vergrößert, Pulmonalisbogen flach, evtl. konkav, bei Durchleuchtung nicht pulsierend, Herzspitze abgerundet und oft gehoben (typ. Holzschuhform, „Cœur en sabot"); Lungenfelder auffallend hell, im linken schrägen Durchmesser Aufhellung der unterhalb des Aortenbogens und vor der Wirbelsäule gelegenen Partie (Pulmonalisfenster; Vorwölbung des rechten oberen Mediastinums bei Arcus aortae dexter), Eindellung des rechten Ösophagusrandes im Ösophagogramm, gelegentlich größere oder kleinere Eindellungen der hinteren Ösophaguskontur durch vergrößerte Bronchialarterien und im oberen Abschnitt durch eine dorsalabgehende A. subclavia bedingt. *Angiokardiographie:* (sehr charakteristisch! Sicherstes Diagnosticum bei Fallot!); gleichzeitige Füllung einer hypoplastischen Pulmonalis und einer breiten Aorta aus großer rechter Kammer, verminderte Lungengefäßdarstellung. Günstigste Projektion von Pulmonalis und Aorta wird durch leichte Linksdrehung des Patienten erzielt. Trotz sehr abwechslungsreicher Details ist das angiokardiographische Bild typisch und nicht zu verwechseln; es dient auch der diagnostischen Klärung, ob Pulmonalis und Subclavia für die Anlegung einer extracardialen Anastomose geeignet sind.

Herzkatheterismus (s. Abb. 283): Sondierung der dextroponierten Aorta und des Ventrikelseptumdefekts gelingt meist, Vorschub in die A. pulmonalis nur selten; gezielte Kontrastfüllung der Pulmonalis und ihrer Stenose durch den Katheter ist sehr aufschlußreich (besonders für die Beurteilung der operativen Möglichkeiten). *Druckwerte:*

rechter Ventrikel stark erhöht (100 mm Hg und mehr), Pulmonalis sehr niedrig (15 bis 20 mm und weniger), dieser Druckunterschied beweist die Pulmonalstenose. Übergang von hohem zu niedrigem Druck entweder brüsk (valvuläre Stenose) oder über eine Übergangszone von mittelhohen Drucken (Infundibulumkammer und Infundibulumstenose). *Gasanalyse:* Sauerstoffsättigung in V. cava, rechtem Vorhof, rechtem Ventrikel und A. pulmonalis stark herabgesetzt; im rechten Ventrikel gelegentlich einige Vol.-% höher als im Vorhof (Ausdruck eines geringen Links-Rechts-Shunts durch den Ventrikelseptumdefekt); im peripheren arteriellen Blut meist um 80% und darunter.

Differentialdiagnose: sämtliche mit Rechts-Links-Shunt einhergehenden Vitien, soweit sie mit einer Cyanose und deren Begleiterscheinungen einhergehen. Absolute Sicherung der Diagnose ist nur durch exakteste Ausführung und Deutung der Spezialuntersuchungen möglich.

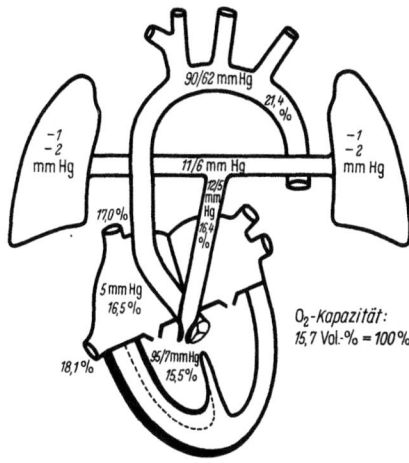

Abb. 283. *Fallotsche Tetralogie* (Pulmonalstenose, hochsitzender Ventrikelseptumdefekt, Dextroposition der Aorta, Hypertrophie des rechten Ventrikels; außerdem pulmonale Mangeldurchblutung)

Indikation: ist bei der schlechten Prognose, die für unbehandelte Patienten gilt, *weit* zu stellen. Günstigstes Operationsalter zwischen 5.–12. Lebensjahr; bei schwerer Beeinträchtigung des Allgemeinzustands (sehr starke Cyanose, Krämpfe) auch früher. Erfolge bei größeren Kindern und Erwachsenen nicht mehr so befriedigend wie bei Kleinkindern. Die Prognose des Operationserfolges verschlechtert sich mit zunehmender Cyanose, Ausbreitung kollateraler Hautdurchblutung und Zunahme der Polycytämie; ferner bei starker Herzvergrößerung, Leberstauung und beginnender Dekompensation (längerdauernde Vorbereitung!). Besonders schwierig ist die Operationsindikation bei Fällen mit langer Infundibulumstenose und Hypoplasie der A. pulmonalis. *Kontraindikation:* irreparable Nierenschädigung (erhöhter Rest-N, eingeschränkte Clearance) Überleitungs- und Rhythmusstörung, kompletter Rechtsschenkelblock stellen nur eine bedingte Kontraindikation dar.

Therapie. a) *Operationen mit extrakardialer Shuntbildung.* α) *Anastomose nach Blalock-Taussig,* 1944. *Prinzip:* die Kinderärztin *Helen Taussig* brachte den Chirurgen *Blalock* auf die Idee, durch Schaffung eines künstlichen Ductus Botalli die Lungendurchblutung bei Fallot zu verbessern und die Cyanose und ihre Begleiterscheinungen zum Verschwinden zu bringen. *Blalock* setzte dies 1944 in die Tat um. Bei der Operation wird eine End-zu-Seit-Anastomose zwischen der A. subclavia und einem Ast der A. pulmonalis hergestellt. Die Anastomose wird auf jener Seite angelegt, auf der die A. subclavia aus der Anonyma entspringt, d. h., bei normal gelegenem, linksseitigem Aortenbogen auf der rechten Seite, bei einem Arcus aortae dexter auf der linken Seite. Der Abgangswinkel der A. subclavia aus der Anonyma ist für die Anlage der Anastomose günstiger als bei Verwendung jener A. subclavia, welche direkt aus dem Aortenbogen abgeht (daher angiokardiographische Klärung der Gefäßverhältnisse

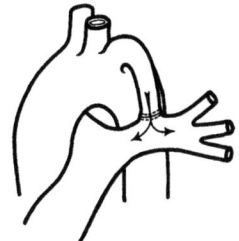

Abb. 284. *Fallotsche Tetralogie:* Subclavia-Pulmonalisanastomose End-zu-Seit nach *Blalock* (I)

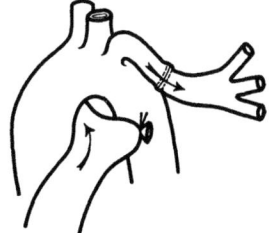

Abb. 285. *Fallotsche Tetralogie:* Subclavia-Pulmonalisanastomose End-zu-End nach *Blalock* (II)

sehr wichtig!) Die Anastomose kann End-zu-Seit (s. Abb. 284) als *Blalock I* oder End-zu-End (s. Abb. 285), *Blalock II,* oder mit einem Ast der Pulmonalis (s. Abb. 286) (nach *Dubost*) angelegt werden. Die Wahl der einzelnen Verfahren hängt von der Ausbildung der A. pulmonalis (normale Größe, Hypoplasie, Atresie des pulmonalen Stammes usw.) ab. Die extrakardiale Shuntbildung kommt besonders bei Fällen mit enger Ausflußbahn und Hypoplasie des Pulmonalisstamms in Frage.

β) *Anastomose nach Potts*, 1946. *Prinzip:* Shuntbildung zwischen großem und kleinem Kreislauf durch direkte Anastomose zwischen A. pulmonalis und Aorta (s. Abb. 287). Zur Ausführung der Anastomose dient eine besondere Klemme, welche partielle Abklemmung der Aorta gestattet.

Vorteile: Größe der Anastomose ist nicht an die Lumenweite der A. subclavia gebunden, welche bei Säuglingen oft zu dünn ist, um eine funktionierende Anastomose herzustellen.

Nachteil: Methode kommt bei Arcus aortae dexter nicht in Betracht, da die Distanz zwischen Aorta und A. pulmonalis zu groß ist. Der Durchmesser der Anastomose muß sehr genau bemessen werden und darf nicht mehr als 4–5 mm betragen (sonst Gefahr des akuten Lungenödems und der Linksinsuffizienz).

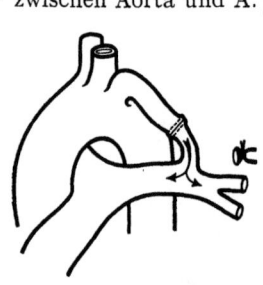

Abb. 286. *Fallotsche Tetralogie:* Anastomose zwischen Subclavia und Oberlappenarterie (Oberlappenresektion) nach *Dubost-d'Allaines*

b) *Transventrikuläre Methode* (nach *Brock*). *Prinzip:* direktes operatives Angehen der Pulmonalstenose, wobei je nach Art der Stenose die Schlitzung des umschrieben verengten Klappenrings vom rechten Ventrikel aus (Valvulotomie, vgl. Abb. 270) oder die operative Erweiterung des Infundibulums (Infundibulektomie) durch Ausstanzen des Stenoserings oder durch Dilatation (evtl. auch beides kombiniert) in Betracht kommt. In 25–30 % der Fälle kann die Stenose durch bloße Valvulotomie behoben werden. Auch das retrograde Vorgehen von der A. pulmonalis unter Direktsicht in induziertem Herzstillstand (vgl. Abb. 279b) kommt gelegentlich in Frage.

*Vorteil: Brock*sche Operation vermag bei entsprechender Auswahl der Fälle die im Vordergrund stehende Anomalie der Tetralogie von Fallot (Pulmonalstenose) zu beheben oder wesentlich zu bessern.

Nachteil: größeres Risiko des Kammerflimmerns und Herzstillstands; bei Hypoplasie des Conus pulmonalis und des Pulmonalisstamms ist der Eingriff zwecklos bzw. gefahrbringend, da beim Sprengungsversuch u. U. schwere Zerstörungen entstehen und die Lungendurchblutung nicht wesentlich verbessert werden kann.

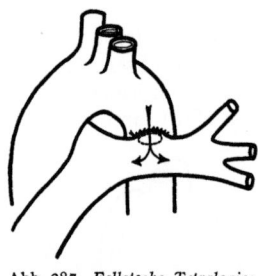

Abb. 287. *Fallotsche Tetralogie:* Aortopulmonale Anastomose nach *Potts*

c) *Komplette Korrektur:* bei Anwendung eines extrakorporalen Kreislaufs ist die Beseitigung der Pulmonal- oder Infundibulumstenose und der Verschluß des Ventrikelseptumdefekts (bei nicht allzu weitgehender Dextroposition) sowie u. U. Erweiterung der gesamten Ausflußbahn durch Einsetzen einer wetzsteinförmigen Ivalonplatte (*Kirklin*) möglich. Hierdurch wird komplette Korrektur erreicht.

Resultate: Mortalität bei transventrikulärem Verfahren 10–20 %, bei extrakardialer Shunt-Operation 5–10 %, bei kompletter Korrektur 15–30 %. Die Shunt-Operationen werden daher von den meisten Operateuren noch immer bevorzugt. Erfolge der Operation bestehen im Verschwinden der Cyanose, Normalisierung der Hämoglobin-, Erythrocyten- und Hämatokritwerte; Anstieg der Sauerstoffsättigung; vermehrte Lungendurchblutung (röntgenologisch nachweisbar); kontinuierliches diastolisches Geräusch mit punctum maximum im 2.–3. ICR parasternal links als Zeichen der funktionierenden Anastomose; *Ekg* unverändert; Herzverbreiterung nach links durch vermehrte Belastung des linken Ventrikels, Rückbildung der Trommelschlegelfinger, Besserung der körperlichen Leistungsfähigkeit, Verschwinden der Hockerstellung. Ungenügender Erfolg ist durch primär zu kleine Anastomose oder sekundär thrombotischen Verschluß derselben bedingt; mitunter kann trotz vermehrter Lungendurchblutung die starke Mischcyanose infolge extremer Dextroposition der Aorta auch nach der Anastomosenoperation nicht mehr kompensierbar sein; Besserung ist dann gelegentlich durch Shunt-Operation auf der anderen Seite oder transventrikuläre Valvulotomie noch zu erzielen.

c) **Pentalogie:** *Definition: Fallot*sche Tetralogie mit zusätzlichem Vorhofseptumdefekt. *Diagnose:* durch Herzkatheterismus und direkte Sondierung des Vorhofseptumdefekts. *Röntgenbild:* Herzschatten breiter als bei *Fallot*scher Tetralogie, da eine vermehrte Belastung des linken Herzens durch den Vorhofseptumdefekt besteht. *Therapie:* gleiche Methoden wie bei der Tetralogie, jedoch von vornherein ungünstigere Aussichten, weil der linke Ventrikel durch den Vorhofseptumdefekt noch stärker belastet wird.

d) Pseudotruncus arteriosus communis (*Truncus aorticus*) (s. Abb. 288). *Definition*: vollständige Atresie der A. pulmonalis, Pulmonalisäste im Hilusbereich hypoplastisch, fadendünn, blutleer. Das gesamte Blut aus der rechten Kammer gelangt in die breite, über einem hochsitzenden Ventrikelseptumdefekt reitende Aorta. Die Lunge erhält nur auf dem Weg über Kollateralen (A. bronchiales) aus der auf- und absteigenden Aorta Blut.

Symptome: hochgradige Cyanose, Systolicum, welches auch fehlen kann. *Diagnose*. *Röntgenbild*: auffallend helle Lungenfelder, Holzschuhform des Herzens, Hebung seiner Spitze, Pulmonalisbogen konkav, Pulmonalis hypoplastisch, Rechtsverlagerung der Aortenbasis und starke Hypertrophie des rechten Ventrikels, welche in der linksschrägen

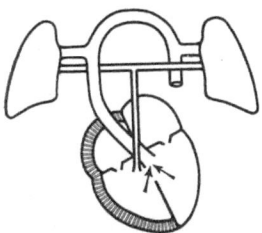
Abb. 288. Herzmißbildungen: Pseudotruncus

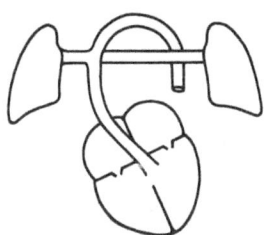
Abb. 289. Herzmißbildungen: Truncus arteriosus communis

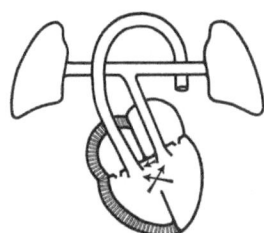
Abb. 290. Herzmißbildungen: Transposition der großen Gefäße, Ventrikelseptumdefekt

Aufnahme stark nach vorn vorspringt und ein vom aufsteigenden Aortenbogen rechtwinklig abstehendes Plateau bildet. *Herzkatheterismus*: Sondierung der Pulmonalis nicht möglich. *Angiokardiographie*: das gesamte Kontrastmittel gelangt aus der rechten Kammer in die reitende Aorta; die Lungengefäßfüllung erfolgt verspätet über Kollaterale aus der absteigenden Aorta. In seltenen Fällen ist nur der eine Hauptast der A. pulmonalis verschlossen, was zu einer verschieden starken Lungendurchblutung links und rechts führt.

Therapie: inoperabel.

e) Truncus arteriosus communis (s. Abb. 289). *Definition*: sehr seltenes Vitium, bei dem die Lungenarterien aus Ästen der Pars ascendens des Aortenbogens abgehen. Sind diese Äste unterentwickelt oder stenotisch, so ist eine Unterscheidung vom Pseudotruncus nicht möglich; sind die anormal abgehenden Pulmonalarterien gut entwickelt, so kann normale Lungendurchblutung oder verstärkte Lungendurchblutung vorliegen. Differiert die Lungendurchblutung zwischen links und rechts deutlich, so liegt meist eine Kombination zwischen *Fallot*scher Tetralogie und Truncus arteriosus communis vor. Auf der ,,Fallotseite" ist das Lungenfeld hell, auf der ,,Truncusseite" ist die Lungenzeichnung normal oder verstärkt. Entwicklungsgeschichtlich handelt es sich um eine Entwicklung des Septum aorto-pulmonale in falscher Ebene. *Diagnose*. *Angiokardiographie*: anschließend an die Füllung der rechten Kammer stellt sich ein aufsteigendes weites Gefäß dar, aus dessen Anfangsteil Lungengefäße abgehen. Im weiteren Verlauf stellt sich ein Arcus mit den Halsgefäßabgängen und ein descendierendes Gefäß dar. Nach Passage des Lungenkreislaufs wiederholt sich (weniger kontrastreich) das gleiche Bild. Unterschied zwischen Dextro- und Lävogramm ist aufgehoben! (*Differentialdiagnostisches* Unterscheidungsmerkmal des Truncus arteriosus communis von Ductus Botalli und aortopulmonaler Fistel.)

Therapie: inoperabel.

f) Taussig-Bing-Komplex. *Definition*: seltenes Vitium mit Transposition der Aorta, hohem Ventrikelseptumdefekt, sinistroponierter, oft stenosierter A. pulmonalis. *Diagnose*. *Herzkatheterismus*: typisch höhere O_2-Sättigung in der A. pulmonalis als in der Aorta. *Angiokardiographie*: vorzeitige Füllung der Aorta und stärkere Füllung derselben als der A. pulmonalis. Nochmalige Darstellung der A. pulmonalis im Lävogramm.

Therapie: inoperabel.

g) Transposition der großen Gefäße (s. Abb. 290). *Definition*: embryonale Fehlbildung infolge abnormer Drehung des Septum aorto-pumonale.

α) *Formen*: Komplette Transposition: Aorta entspringt aus dem rechten Ventrikel, A. pulmonalis aus dem linken Ventrikel. Aorta führt venöses Blut aus dem Körperkreislauf,

A. pulmonalis führt arterielles Lungenblut; das venöse Blut wird dabei durch den Körperkreislauf, das arterielle Blut durch den Lungenkreislauf gepumpt. Die Mißbildung ist mit dem Leben nicht vereinbar, wenn nicht weitere Defektbildungen vorhanden sind, die einen Blutaustausch zwischen dem völlig getrennten Lungen- und Großkörperkreislauf ermöglichen (Ventrikelseptumdefekt, Vorhofseptumdefekt, offenes Foramen ovale, offener Ductus arteriosus Botalli).

β) Partielle Transposition: Aorta und A. pulmonalis entspringen ganz oder teilweise (reitend) aus dem gleichen Ventrikel.

γ) Korrigierte Transposition („Rokitansky"): Aorta und A. pulmonalis sind völlig transponiert. Es entstehen jedoch keine abnormen Verhältnisse, da trotz kompletter Transposition die Aorta sauerstoffreiches Lungenblut enthält und die A. pulmonalis das venöse Blut aus dem Großkörperkreislauf bekommt. Es besteht also gleichzeitig ein situs inversus der Vorhöfe.

Zweithäufigste *Todesursache* bei sämtlichen angeborenen Herzmißbildungen, etwa jeder 7. Todesfall wegen angeborenen Herzfehlers beruht auf einer Transposition.

Prognose: außer bei „korrigierter" Transposition ausgesprochen schlecht, obgleich sie fast immer als kräftige Kinder geboren werden. Etwa 90% kommen lebend auf die Welt, nach einem Monat leben noch 60%, nach einem Jahr noch 20%, nach 7 Jahren 3–5%. Das höchste bisher festgestellte Alter bei kompletter Transposition erreichte eine Frau mit 56 Jahren, bei welcher ein Cor triloculare bestand (völliges Fehlen des Ventrikelseptums).

Symptome: schwere Cyanose bereits seit der Geburt, Dyspnoe, Systolicum, jedoch in einem Drittel der Fälle ohne Geräusch.

Diagnose. Ekg: Steil- bis Rechtstyp, Rechtshypertrophie, Reizleitungsstörung. *Röntgenbild:* Gefäßband besonders schmal (Aorta liegt genau vor der Pulmonalis), nur im seitlichen Strahlengang verbreitert; Herzschatten vergrößert, Lungengefäßzeichnung sehr deutlich (wichtig zur Abgrenzung von der *Fallot*schen Tetralogie); Herzfigur kann jedoch beim Neugeborenen noch völlig normal sein. *Herzkatheterismus:* extrem niedrige Sauerstoffwerte in der V. cava und Aorta. Direkte Sondierung der Aorta aus dem rechten Ventrikel möglich. *Angiokardiographie:* sehr differente Bilder; konstant ist die unmittelbare Füllung der Aorta im Dextrogramm sowie die verspätete und schwächere Füllung der normal weiten Pulmonalis. Zeitpunkt und Stärke der Pulmonalisdarstellung lassen eine komplette oder partielle Transposition abgrenzen. Lungengefäßfüllung meist reichlich, der Aortenverlauf ist entscheidend für die Diagnose Transposition; man findet eine extrem rechts aufsteigende Aorta, die im sagittalen Strahlengang einen weit offenen Bogen bildet oder eine steil in der Mittellinie aufsteigende und absteigende Aorta mit orthograd verlaufendem Arcus.

Therapie: Für die komplette Transposition besteht nur sehr bedingte Operationsmöglichkeit. Versuche, die transponierten Gefäße operativ auszutauschen, wurden gemacht, mißlangen jedoch alle. Im Prinzip müßten die venösen Zuflüsse umgepflanzt werden, nämlich: Venae cavae vom rechten in den linken Vorhof, V. pulmonales vom linken in den rechten Vorhof, so daß der Zustand einer „korrigierten Transposition" hergestellt wird. Dann würde das arterielle Blut aus den Pulmonalvenen vom rechten Ventrikel in den großen Kreislauf, das venöse Blut der Venae cavae vom linken Ventrikel in den Lungenkreislauf gepumpt werden und die Coronararterien mit arteriellem Blut versorgt werden. Einige derartige Eingriffe waren erfolgreich (*Lillehei* und *Varco*), wenn andere intrakardiale Shunt Verbindungen bestanden. Eine gewisse Besserung des Zustandes läßt sich durch Anlage einer Blalock I-Anastomose und Schaffung eines künstlichen Vorhofseptumdefekts erreichen. Es wurde daraufhin eine Besserung der Sauerstoffsättigung von 10–20% beobachtet.

2. Fehler mit Stenose oder Atresie der Klappen des rechten Herzens und mit Vorhofseptumdefekt

a) Fallotsche Trilogie (s. Abb. 291). *Definition:* Syndrom, bestehend aus Pulmonalstenose, Vorhofseptumdefekt und Hypertrophie des rechten Ventrikels, jedoch ohne Lageveränderung der Aorta. Zum Unterschied von der Tetralogie ist die Pulmonalstenose fast stets valvulär, es fehlt außerdem die Dextroposition der Aorta und der hohe Ventrikelseptumdefekt. *Häufigkeit:* etwa 4% aller kongenitalen Vitien. *Symptome: Dyspnoe, Cyanose* je nach Ausmaß des Shunts, bei geringer Körperanstrengung verstärken sich beide deutlich; infolge Pulmonalstenose entsteht auch Drucksteigerung im rechten Vorhof und über den Vorhofseptumdefekt Rechts-Links-Shunt mit Mischcyanose. Diese ist meist weniger stark ausgeprägt als bei Tetralogie; desgleichen sind Trommelschlegelfinger, Entwicklungsstörung, Einschränkung der Leistungsfähigkeit, Polycytämie, stenosebedingte Rechtshypertrophie, Herzbuckel usw. weniger stark als bei Tetralogie. Deutliches Schwirren im 2. und 3. ICR links bei 75% der Fälle. Lautes, hartes, systolisches Geräusch mit punctum maximum im 2. und 3. ICR links, in der Schlüsselbeingegend und am Rücken; 2. Pulmonalton leise oder fehlend, Äthertest positiv, Kreislaufzeit durch Rechts-Links-Shunt verkürzt. *Ekg:* Rechtstyp, Zeichen starker Rechtsüberlastung. P-Pulmonale besonders in Ableitung II. Partieller und vollständiger Rechts-schenkelblock, Vorhofflimmern und Flattern. *Röntgenbild:* vorspringender, mäßig pulsierender Pulmonalisbogen, Lungenfelder hell, Hili klein, nicht pulsierend. *Herzkatheterismus:* direkte Sondierung wie bei der reinen Pulmonalstenose und gezielte Kontrastdarstellung der Stenose wünschenswert (vgl. S. 1080). *Druckwerte:* in A. pulmonalis normal (bei leistungsstarkem rechtem Ventrikel, evtl. leicht erhöht), im rechten Ventrikel Drucke bis 10mal so hoch als in der A. pul-

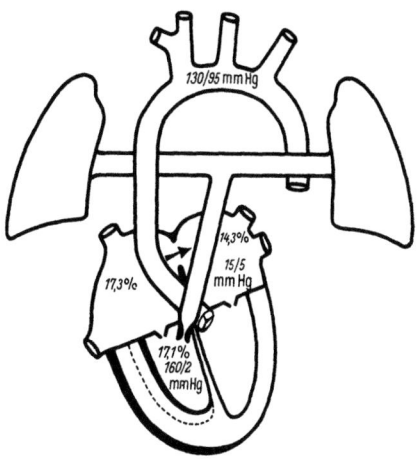

Abb. 291. *Druck- und O_2-Werte bei Fallotscher Trilogie* (Pulmonalstenose, Hypertrophie des rechten Ventrikels Vorhofseptumdefekt mit Rechts-Links Shunt)

monalis, direkte Sondierung des Vorhofseptumdefekts, Druck im rechten Vorhof meist etwas höher als links. *Gasanalyse:* Sauerstoffsättigung im rechten Vorhof und Ventrikel annähernd gleich, im linken Vorhof höher liegend. *Angiokardiographie:* frühzeitige Darstellung des linken Herzohrs (Merkmal eines Vorhofseptumdefekts), Beurteilung der Pulmonalstenose wegen Übereinanderprojektion der rechten Kammerausflußbahn mit dem vorzeitig gefüllten linken Herzen schwierig; eine selektive Darstellung der Ausflußbahn und der Pulmonalklappe von der rechten Kammer aus während des Herzkatheterismus ist daher zweckmäßig. Zweiphasiges Lävogramm (*Frühlävogramm*) über den Vorhofseptumdefekt und *Spätlävogramm* nach der verlangsamten Lungenpassage sind charakteristisch. Voraussetzung dafür sind Serienaufnahmen in sehr kurzen Abständen.

Prognose: bei unbehandelten Fällen schlecht; Exitus meist vor Erreichen der Pubertät, häufig schon vor dem 5. Lebensjahr. Durchschnittliche Lebenserwartung etwa bei 20 Jahren.

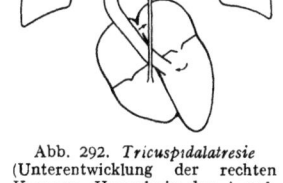

Abb. 292. *Tricuspidalatresie* (Unterentwicklung der rechten Kammer, Hypoplasie der A. pulmonalis, Vorhofseptumdefekt, offener Ductus Botalli, Kollateralkreislauf über die Aa. bronchiales)

Therapie: transventrikuläre Valvulotomie wie bei isolierter Pulmonalstenose und in gleicher oder 2. Sitzung Verschluß des Vorhofseptumdefekts in typischer Weise (vgl. S. 1087). Bei Vorgehen in einer Sitzung ist evtl. mehrfach wiederholter Kreislaufstillstand oder extrakorporaler Kreislauf erforderlich *Resultate:* bei alleiniger Öffnung der Pulmonalstenose befriedigend, bei Valvulotomie und Vorhofseptumdefektverschluß können nahezu normale Verhältnisse hergestellt werden.

b) Tricuspidalstenose und -atresie (s. Abb. 292). *Definition:* cyanotisches Vitium infolge Hypoplasie des rechten Ventrikels und der A. pulmonalis bei regelmäßig vorhandenem Vorhofseptumdefekt. Die Lungendurchblutung erfolgt von links durch einen Ventrikelseptumdefekt, offenen Ductus Botalli oder durch die Bronchialarterien. Oft vergesellschaftet mit Transposition der großen Gefäße. *Symptome:* sehr starke Cyanose durch großen Rechts-Links-Shunt, sämtliche Zeichen der angeborenen Blausucht, Stauung im großen Kreislauf (mit Lebervergrößerung, Venendruckerhöhung, peripheren Ödemen, evtl. Ascites), wie bei Tetralogie (hier besonders deutlich), Trommelschlegelfinger, Dyspnoe schon bei geringster Anstrengung, paroxysmale Dyspnoe, Ohnmachtsanfälle, cerebrale Krämpfe, Hockerstellung, Zurückbleiben der körperlichen und geistigen Entwicklung.

Diagnose: diastolisches und systolisches Geräusch im 2.–3. ICR rechts und links (kann auch durch Septumdefekt hervorgerufen sein), Blutdruckwerte erniedrigt, Kreislaufzeit beträchtlich verkürzt, Äthertest positiv. *Blutbild:* Polycytämie, Hämoglobinwert erhöht, starkes Sauerstoffdefizit in der arteriellen Peripherie. *Röntgenbild:* vor allem nach links verbreitertes Herz mit abgerundeter Spitze, stark abfallendem, fast geradlinigem rechtem Herzrand, Dilatation des rechten Vorhofs, konkave Begrenzung des Conus pulmonalis durch Hypoplasie des Infundibulums, Lungenfelder hell, Zeichnung der Hilusgefäße schwach.

Ekg: Achsenabweichung nach links im Gegensatz zu den anderen cyanotischen Vitien, Linkshypertrophie, P-Zacken in den Extremitätenableitungen amplitudenstark, welche meist ausgesprochenen Rechtstyp aufweisen. *Angiokardiographie:* leicht faßbarer Rechts-Links-Shunt zwischen den Vorhöfen, da das gesamte Kontrastmittel aus dem rechten über den linken Vorhof in die linke Kammer gelangt. Der weitere Verlauf ist davon abhängig, ob die A. pulmonalis auf dem Wege linker Ventrikel – Ventrikelseptumdefekt – rechter Ventrikel oder auf dem Wege linker Ventrikel – Aorta, – offener Ductus Botalli oder auf dem Wege über eine Transposition der großen Gefäße ihr Blut erhält.

Herzkatheterismus: Passage in den rechten Ventrikel gelingt nicht. Der Katheter gerät aus dem rechten Vorhof in den linken und von dort über den linken Ventrikel in die Aorta oder je nach Art der Mißbildung in einen Ductus arteriosus Botalli oder bei Transposition von links her in die A. pulmonalis.

Prognose: durchschnittliche Lebenserwartung 5–6 Jahre; dies ist erklärbar durch die Obliteration des Ductus arteriosus, dessen Durchgängigkeit zur Aufrechterhaltung des Lungenkreislaufs häufig unbedingt erforderlich ist. Ist das zweite Lebensjahr erreicht, so besteht Aussicht, daß die Kinder älter werden.

Therapie: operative Besserung nur durch symptomatische Eingriffe, welche eine verstärkte Lungendurchblutung bewirken. Daher kommen nur solche Fälle in Betracht, bei welchen die Lungendurchblutung durch eine Atresie oder Stenose des Pulmonalostiums herabgesetzt ist. Die Hypoxämie läßt sich durch Anlage eines zusätzlichen Links-Rechts-Shunts in Form einer *Blalock*schen oder *Potts*schen Anastomose verbessern. Für den Erfolg der Operation ausschlaggebend ist die Größe des Vorhofseptumdefekts. Ist er ausreichend weit, so enthält das Mischblut einen entsprechend großen venösen Anteil, der durch die Operation, die der Lunge vermehrt Mischblut zuführt, zusätzlich arterialisiert werden kann. Bei kleinen Septumdefekten ist durch eine Anastomose nur eine geringe Besserung zu erzielen, evtl. muß der Defekt in zweiter Sitzung operativ vergrößert werden.

Resultate: Operationsmortalität bei einfachen Anastomosenoperationen wie bei *Fallot*scher Tetralogie. Klinische Erfolge jedoch besser als bei Tetralogie; die Cyanose und ihre Folgen werden rasch zurückgebildet.

Operationsverfahren: Evtl. extracardiale Shuntoperationen (vgl. S. 1175); in geeigneten Fällen evtl. Öffnung der Tricuspidalis durch Direktsichteingriff (*Derra*).

c) Morbus Ebstein. *Definition:* Tricuspidalklappe setzt tief an der Wand des rechten Ventrikels an, so daß dieser in einen supravalvulären, mit dem rechten Vorhof breit kommunizierenden, und in einen infravalvulären Abschnitt unterteilt wird; gleichzeitig Vorhofseptumdefekt mit Rechts-Links-Shunt; gewaltige Vergrößerung des kugeligen Herzens infolge Rückstauung im rechten Vorhof und im supravalvulären Anteil des rechten Ventrikels, schwere Cyanose, Lungenfelder hell, da der kleine infravalvuläre Ventrikel nur geringe Blutmengen auswirft. Auskultatorisch besteht systolisches und diastolisches Geräusch, im Ekg Rechtsschenkelblock.

Therapie: inoperabel.

F. Eingriffe zur Durchblutungsverbesserung des Herzens

Prinzip: chirurgische Eingriffe zur Verbesserung der Durchblutung des Herzens kommen bei Angina pectoris in Frage, und zwar für die spastisch bedingte *Coronarverengerung* erfolgreich durch Eingriffe am Herznervensystem (s. S. 835). Der anatomisch-*morphologische Kranzaderverschluß* wird operativ dadurch behandelt, daß ein Kollateralkreislauf zwischen Herzmuskel und umliegenden Organen geschaffen wird, wodurch die Herzmuskeldurchblutung verbessert werden soll.

Indikation: nur bei schwerer, durch keine interne Behandlung beeinflußbare Angina pectoris; hier aber so rechtzeitig, daß Coronar- und Myokardveränderungen den Herzmuskel noch nicht zu sehr geschädigt haben. Am geeignetsten sind die Fälle, bei welchen spastische Erscheinungen überwiegen. Durch Eingriffe am Herznervensystem können die spastischen Vorgänge und Schmerzen infolge Ischämie des Herzmuskels ausgeschaltet werden.

Bei den *morphologischen Veränderungen* kommen nur Eingriffe in Frage, welche einen kräftigen Kollateralkreislauf neu schaffen.

Indikation: Zustand nach frischem, kleinerem *Herzinfarkt* zur Rezidivprophylaxe.

Kontraindikation: psychisch bedingte Angina pectoris, Asthma cardiale, Aortalgie, Coronarthrombose, Coronarembolie, Klappenfehler. In diesen Fällen sind die Novocainblockaden des Grenzstrangs und des zugehörigen sympathischen Geflechts vorzuziehen.

Operation:

a) Direkt durchblutungsfördernde Eingriffe. *Prinzip:* eine Verbesserung der kollateralen Blutversorgung durch künstlich hervorgerufene Verwachsungen kann mit Hilfe von Perikard (*Beck*), mediastinalem Fettgewebe (*Beck*), Lunge (*Lezius*), großem Netz (*Beck, Rienhoff, O'Shaughnessy*), Brustmuskulatur (*Beck*), Bestreuen der Herzoberfläche mit sterilem Talkum (*Thompson* und *Plachta*), durch Einpflanzen der A. mammaria interna in die Muskulatur des linken Ventrikels (*Vineberg*), durch Anastomose der A. mammaria int. mit dem Coronarsinus (*Fauteux*), durch Zwischenschaltung eines Gefäßtransplantats zwischen Aorta und Coronarsinus (*Beck, Bailey*) erzielt werden. Am besten sind die Erfolge mit der Kardiopneumopexie und mit der Anastomosierung eines arteriellen Gefäßes mit der Herzwand oder dem Sinus coronarius, welcher gleichzeitig an der Einmündung in den rechten Vorhof unterbunden wird. Am einfachsten und im Erfolg meist verblüffend gut sind: 1. die beidseitige Ligatur der A. mammaria im 2. ICR; 2. die Drosselung des Coronarsinus mit Aufrauhung des Epikards (*Beck*).

Resultate: einige günstige Resultate bei der Pneumokardiopexie sind beobachtet; Transplantatoperationen sind mit hoher Zahl von Thrombosierungen des Gefäßplantats (über 60% der Fälle) und Mortalität (meist infolge Nachblutung) belastet. Am erfolgversprechendsten sind die Mammarialigatur und die Einengung des Coronarsinus.

b) Eingriffe an den Herznerven (s. S. 835 u. Abb. 153).

G. Geschwülste des Herzens

Pathologisch-anatomisch. 1. *Primär gutartige:* Fibrom, Lipom, Hämangiom, Myxom, kavernöse Myome, Rhabdomyom.

2. *Primär bösartige:* Myxosarkom, Rundzellsarkom.

3. *Sekundär bösartige* (Metastasen): ausgehend von primären Carcinomen oder Sarkomen der Lunge und des Bronchus, Magens, Mamma, Uterus, Ösophagus, Haut, Leber, Nieren und Nebennieren, Gallenblase, Darm, Pharynx, Mediastinum, Prostata, Ovar, Hoden, Pleura.

Sarkome metastasieren leichter in das Herz als Carcinome.

Vorkommen und Häufigkeit: 50% der gutartigen Tumoren sind Myxome. Unter den bösartigen überwiegen bei weitem die metastatischen, sekundären Tumoren; dabei ist das Herz in 0,1–1,07% von der Tumormetastasierung mitbetroffen. Bevorzugt befallen wird das rechte, seltener das linke Herz (*Geschwulst*thromben gelangen auf dem Kreislaufweg zuerst in das rechte Herz!); Lungentumoren befallen auf dem Wege über die V. pulmonalis bevorzugt das linke Herz; Myokardmetastasen entstehen im Versorgungsgebiet der Coronararterien (Geschwulstemboli im Coronarkreislauf!).

Symptome und Diagnose: sehr verschiedenartig; plötzliche Schwächeanfälle mit Stauungserscheinungen, Bild einer akuten Endokarditis, Rhythmusanomalien, Vorhofflattern, Herzblock, Extrasystolen, paroxysmale Tachykardie (je nach Lokalisation des Tumors), abgeschwächte Pulsation im Kymogramm, evtl. Darstellung durch Pneumoperikard und Angiokardiographie.

Prognose: auch für die gutartigen Herztumoren schlecht; je nach Lokalisation können sie jedoch verhältnismäßig lange symptomlos bleiben.

Therapie: die Fälle von geglückter operativer Entfernung von Herztumoren sind zahlenmäßig noch sehr gering; sie betreffen ausschließlich gutartige Tumoren (meist Myxome) (*Derra*).

H. Eingriffe an den großen Gefäßen

1. Embolie der A. pulmonalis (sog. Lungenembolie)

Ätiologie, Verlauf und Therapie s. Allg. Chirurgie, Kap. Thrombose und Embolie, S. 265. *Trendelenburg*sche Operation: vgl. Abb. 531.

2. Ligatur der V. cava inferior

Pathophysiologie: Stenose oder Insuffizienz der Klappen oder primärer Myokardschaden bewirken einen zunehmenden Druck in den Herzkammern. Dieser führt zur Dilatation und, nach Überschreitung des kritischen Drucks, zur Überdehnung der Muskulatur, d. h. zur Insuffizienz mit Absinken des Minutenvolumens. Während das gesunde Herz auf eine Druckzunahme mit Vermehrung des Schlagvolumens antwortet, bewirkt dieselbe Druckvermehrung bei insuffizientem Herz eine Verkleinerung des Schlagvolumens. Stauungszustände mit Druckerhöhung bei Klappenfehlern rufen eine Vergrößerung der Gesamtblutmenge hervor (z. B. bei Mitralstenose), deshalb versucht der Organismus die zirkulierende Blutmenge zu verkleinern und trotz Vergrößerung des Gesamtblutvolumens normal zu halten. In der Leber und im Pfortadersystem werden zu diesem Zwecke große Mengen von Blut (bis zu 2–3 Litern) gespeichert. Sind die Kompensationsmöglichkeiten erschöpft, so kommt es zum Druckanstieg in der Vena cava und im rechten Herzen. Dieses wird insuffizient; die rückläufige Stauung in den Nierenvenen führt zur Ausscheidungsstörung und verstärkt die Insuffizienz. Es entstehen Ascites und Ödem. Durch Verminderung der in der Zeiteinheit zirkulierenden Blutmenge kann eine Entlastung des insuffizienten Herzens bewirkt und die venöse Hypertension herabgesetzt werden. Dies wird durch Unterbindung der V. cava inf. unterhalb der Nierenvenen erreicht (*Cossio* und *Perianes*, 1948).

Prinzip: durch die Ligatur wird das Blut auf Umwegen zum Herz zurückgeleitet (Verzögerung und Verringerung der zurückströmenden Blutmenge). Die Cava inf. erhält nur noch Blut aus den Nierenvenen und dem Pfortadersystem, ihr Druck sinkt. Die Entlastung der Nierenvenen führt zur Ausschwemmung von Wasser und Salzen. Druck in der A. pulmonalis sinkt bis zu 65 % seines früheren Prozentsatzes, Venendrucke fallen durchschnittlich um etwa die Hälfte, Ascites und Ödeme verschwinden in kürzester Zeit. Die Blutumleitung erfolgt über Kollateralbahnen (hintere Bauchwand, das Pfortadersystem und die Venen der vorderen Bauchwand). Die Beckenvenen stehen durch die V. lumbales ascendentes mit den Thoraxvenen in Verbindung. Rechts fließt das Blut direkt zur V. azygos, links über die Nierenkapselvenen, Lumbalvenen und unteren Intercostalvenen in die V. hemiazygos. Außerdem bilden die im Wirbelbereich liegenden Venae lumbales einen Kollateralkreislauf von beträchtlichem Querschnitt. Das Pfortadersystem steht über die V. ileocolica, V. mesenterica inf., V. spermatica mit dem Einzugsgebiet der unteren Hohlvene in Verbindung. Die V. epigastricae der vorderen Bauchwand anastomosieren mit den vorderen V. thoracales.

Indikation: 1. *Mitralstenosen*, bei welchen die operative Klappensprengung (z. B. wegen kombinierter Vitien) kontraindiziert oder auf Grund der Dekompensation nicht gewagt werden kann; nicht selten findet nach der Ligatur so gute Erholung des Herzmuskels statt, daß die Commissurotomie nach 6–8 Wochen noch erfolgreich durchgeführt werden kann. 2. *Kreislaufdekompensation*, welche auf intensive Behandlung mit Digitalis, Diureticis, absoluter Bettruhe und strenger Diät nicht anspricht. 3. *Kreislaufdekompensation*, welche durch intensive Behandlung zwar gebessert wurde; bei der aber erhöhte Rezidivgefahr besteht. 4. *Dekompensierte essentielle Hypertonie* und *pulmonaler Hochdruck* (auch ohne Mitralvitium).

Kontraindikation: mehrfache arterielle Embolien in der Vorgeschichte (infolge intrakardialer Thrombenbildung) und ausgedehnte Thrombose in den unteren Körperabschnitten, vor allem in den großen Beckenvenen. Die Operation wäre hier wirkungslos.

Operation. Prinzip: doppelte Seidenligatur der Cava inf. unterhalb des Nierenvenenabgangs auf abdomino-retroperitonealem oder lumbal-retroperitonealem oder transabdominalem Weg. Am günstigsten und einfachsten ist das transabdominelle Verfahren unter Eröffnung der Bauchhöhle. Die geeignete Ligaturstelle läßt sich leicht finden, wenn nach paramedianer Laparotomie das Colon transversum hochgeschlagen wird und der tiefste Punkt der Duodenalschleife retroperitoneal freigelegt wird. Unmittelbar hinter dem Duodenum an dieser Stelle liegt die V. cava inf. und die geeignete Ligaturstelle.

Komplikationen: Herzstillstand infolge Leerschlagens des Herzens unmittelbar nach der Ligatur, Schock-Kollapssyndrom durch überschießende Nierenfunktion und Flüssigkeitsausscheidung; der plötzlichen Minusdekompensation kann durch präoperative, täglich langsam gesteigerte Stauungsbehandlung der Beine und durch Kompression der V. cava inf. (Training des Kollateralkreislaufs!) vorgebeugt werden. Das postoperative Schock-Kollapssyndrom durch verstärkte Flüssigkeitsausscheidung wird durch sorgfältig dosierte Flüssigkeitszufuhr behoben. Das Herz benötigt eine längere Zeit absoluter Ruhe zur Erholung (wenigstens 3 Wochen strenge Bettruhe).

Resultate: anhaltende Besserung 53% der Fälle, vorübergehende Besserung 21% der Fälle. Frühmortalität 15,3%, Spätmortalität 10%.

3. Aneurysma und Obliteration der Aorta

Prinzip: die wichtigsten erworbenen Erkrankungen der Aorta sind das *Aneurysma* und der *thrombotische Verschluß*.

Die Prognose der Erkrankungen ist ungünstig; mehr als ein Drittel der Kranken sterben innerhalb eines Jahres nach Diagnosestellung. Todesursache ist fast immer die Aortenruptur bzw. die ascendierende Obliteration des Gefäßes mit schubweise fortschreitendem Verschluß der wichtigsten Gefäße der unteren Körperhälfte (Aa. femorales – Beinverlust, Aa. renales – Nierenversagen, Aa. mesentericae – Darmgangrän). Seitdem sich der operative Ersatz der befallenen Gefäßabschnitte als aussichtsreich erwiesen hat (vor allem die Verwendung von Gefäßkonserven als Transplantat (vgl. unten d) ergibt sich in einzelnen Fällen die Möglichkeit operativer Hilfe (*Dubost, Allary, Oeconomos, de Bakey, Cooley, Creech*).

a) Aneurysma der thorakalen Aorta. *Pathologisch-anatomisch:* meist in Form des Aneurysma mycoticum und herniosum (vgl. Abb. 95), nur die äußeren fibrösen Gewebslagen bleiben schließlich wandbildend und können auf die Dauer dem starken systolischen Druck nicht widerstehen; durch die Ausweitung geraten die Nachbarorgane ebenfalls unter Druck und werden durch die Pulsation arrodiert (Sternum, Wirbelsäule, Knorpel, Bandscheiben).

Ätiologie: fast stets ist *Syphilis* die Ursache des Aneurysmas der thorakalen Aorta (speziell des Aortenbogens), während die absteigende thorakale Aorta meist verschont bleibt; das luische Aneurysma ist sackförmig umschrieben; gelegentlich kommt die Arteriosklerose ätiologisch in Betracht; hierbei kommt es zur gleichmäßigen (fusiformen) Erweiterung der Aorta. Seltenere Ursachen sind cystische Medianekrose; Trauma, welches zur Verletzung der Intima geführt hat, und septische Emboli.

Symptome: im Anfangsstadium leichte intrathorakale Mißempfindung, paroxysmale Dyspnoe; im fortgeschrittenen Stadium, je nach Lokalisation und Größe, Arrosionserscheinungen des Sternums und der Rippen; schließlich Erscheinen eines pulsierenden Tumors an der vorderen Brustwand oder in der oberen Thoraxapertur; Aneurysmen im distalen Teil des Aortenbogens entwickeln sich in Richtung auf die Wirbelsäule und verursachen radikuläre Schmerzen, Wirbelkörperzerstörung, Kompressionsfrakturen der Wirbelkörper, Querschnittslähmung. Bei Kompression der V. cava sup. und innominata: Einflußstauung und Ödem des Schulter-, Kopf-, Halsbereichs, Dyspnoe und Husten; bei Kompression der Trachea: Erstickung; blutig tingiertes Sputum: Warnsymptom einer bevorstehenden Ruptur in die Trachea oder den Bronchus, Heiserkeit (Recurrensbeteiligung!); Herzversagen erst, wenn die Ausweitung der Aorta ascendens eine Aorteninsuffizienz hervorruft.

Diagnose: positive Seroreaktionen auf Syphilis (Nelsontest). *Röntgenbild:* pulsierender oder auch solid erscheinender Tumor im oberen Mediastinum (bei thrombosierten Aneurysmen fehlt die Pulsation weitgehend). *Angiokardiographie:* auf üblichem, d. h. intravenösem Weg, zeigt im horizontalen und sagittalen Strahlengang Zusammenhang des Aneurysmas mit der Aorta (u. U. direkte Darstellung des Aneurysmasacks); bei thrombosiertem Aneurysma kann die Darstellung mißlingen.

Therapie. Operation: die Art des Vorgehens richtet sich danach, ob ein *sackförmiges* oder *fusiformes Aneurysma* vorliegt. Sackförmige Aneurysmen werden tangentiell abgeklemmt, abgetragen und mit mehreren fortlaufenden Seidennahtreihen verschlossen. Die Rezidivgefahr ist gering. Bei *fusiformem Aneurysma* muß das Aortensegment reseziert werden und ein *Homoiotransplantat* zur Überbrückung eingesetzt werden. Die

Operation muß in kontrollierter Hypothermie durchgeführt werden, weil die Resektion und Anastomosierungsarbeit wenigstens eine Stunde in Anspruch nimmt. Diese lang dauernde Ischämie des Gehirns und Rückenmarks würde Erweichungsherde und irreversible Ausfallserscheinungen zur Folge haben. Caudal des 8.–9. Thorakalwirbels können Aneurysmen bei normaler Körpertemperatur ohne das Risiko schwerer neurologischer Schäden reseziert und durch Transplantat ersetzt werden. Für die Resektion fusiformer Aneurysmen im Bereich des Aortenbogens ist Herstellung eines temporären Umgehungskreislaufs, durch welchen die Carotiden und die Aorta descendens gespeist werden, erforderlich. Zu diesem Zweck muß zunächst ein entsprechendes Konserventransplantat zwischengeschaltet werden, welches die gesunde Aorta ascendens, die rechte und linke Arteria carotis communis und die Aorta descendens verbindet. Erst wenn dieser ,,By-Pass" funktioniert, wird das Aneurysma excidiert und durch ein entsprechendes Transplantat ersetzt. Evtl. auch extrakorporaler Kreislauf mit arterieller Zuleitung in die A. femoralis und beide Carotiden (noch im Experimentalstadium!).

Resultate: Operationsmortalität 30%; besonders gefährdet sind Fälle von Aneurysma der thorakalen Aorta (in der Mehrzahl alte Patienten mit chronischem Herz- und Nierenleiden); bei sorgfältiger Indikationsstellung (jüngere Patienten ohne schwerere Nebenerkrankungen) konnten gute Resultate erzielt und die heftigen Beschwerden völlig beseitigt werden.

b) Aneurysma dissecans der Aorta. *Ätiologie:* degenerative Veränderungen der Media, welche zu Einrissen der Intima und Media führen; auch die Dehnungs-, Zug- und Druckkräfte, welche auf den Aortenbogen ständig einwirken, spielen eine Rolle, vor allen Dingen sobald die Gefäßwand durch Lipoid- oder Kalkeinlagerungen ihre Elastizität verliert; der primäre Einriß ensteht meist unmittelbar jenseits der Aortenklappe oder im Bereich der Ductus Botalli-Narbe oder am Abgang der linken Subclavia. Der pulsierende Blutstrom wühlt sich zwischen mittlere und äußere Mediaschicht hinein und führt zu einer völligen Ablösung dieser Schichten von der Adventitia.

Pathologisch-anatomisch: kann der Ablösungsprozeß sehr rasch (plötzliche profuse innere Blutung) oder langsam über viele Tage und Wochen vonstatten gehen; in chronischen Fällen bleibt der Ablösungsvorgang auf partielle Gefäßabschnitte begrenzt und der Blutstrom führt danach wieder in das gesunde Aortenlumen zurück (,,doppelläufige" Aorta). Der falsche Kanal obliteriert häufig durch Thrombosierung und fibröse Organisation (vorübergehende Spontanheilung). *Symptome:* plötzliche Verschlüsse der beiden Endäste der Aorta (Aa. femorales) mit Symptomatik einer Embolie (*Cave*! Verwechslung mit einer peripheren arteriellen Embolie und fälschliche operative Freilegung zu weit caudal!). Der eigentliche Anfall ist plötzlich und sehr schwer. Es besteht Vernichtungsschmerz im Thorax oder Epigastrium, welcher längs der Rippen nach vorn und nach unten ins Abdomen ausstrahlt; Bewußtseinsverlust, schwerer Schock-Kollapszustand, Blutdruckabsturz, periphere und zentrale neurologische Symptome infolge Ischämie des Gehirns und Rückenmarks; ferner diastolisches Geräusch über der Aorta (etwa in der Hälfte der Fälle). *Diagnose. Ekg:* Zeichen der Linksüberlastung, der coronaren Mangeldurchblutung, aber ohne Hinweis auf einen Myokardinfarkt. *Röntgenbild:* Erweiterung und vermehrte Strahlendurchlässigkeit des Aortenbogens und der Aorta desc. (besonders charakteristisch!). Gelegentlich gelingt die Darstellung der abgelösten Wandabschnitte (speziell bei Kalkeinlagerungen derselben); falscher Kanal stärker strahlendurchlässig als das echte Lumen. *Angiokardiographie:* wichtigstes Diagnosticum! Normale Anfärbung des echten Lumens mit entsprechender Deformierung; teilweise und schwächere Anfärbung des falschen Weges.

Prognose: Sehr ungünstig: innerhalb 24 Stunden sterben 58%, innerhalb einer Woche 26%. Nur etwa 25% gehen in die chronische Form über, d. h. überleben 3 Monate bis 8 Jahre.

Therapie Prinzip: in Fällen, bei welchen der Allgemeinzustand überhaupt noch einen Eingriff zuläßt, richtet sich die operative Therapie auf die teilweise Wiedervereinigung der dissezierten Wandschichten durch quere Eröffnung der Aorta und teilweise Vereinigung des inneren Lumens mit den äußeren abgelösten Wandschichten im proximalen Gefäßabschnitt und auf die komplette Wiedervereinigung der dissezierten Wandschichten im distalen Gefäßabschnitt; danach End-zu-End-Anastomose der wiederhergestellten Lumina. Dadurch wird das Blut aus dem falschen *und* echten Lumen des proximalen Teils in das rings wiederhergestellte distale, richtige Lumen geleitet. Dies Vorgehen kommt besonders beim A. dissecans in Frage, das von den *proximalen Anteilen des Aortenbogens* ausgeht, d. h. direkt hinter der Aortenklappe beginnt. *Umschriebene* Aneurysmen, welche vom *distalen Bogen* ausgehen, können nach Art der Aortenisthmusstenose reseziert und durch ein Gefäßtransplantat ersetzt werden. In der Nachbehandlungszeit sind blutdrucksenkende Mittel fortlaufend zu verabfolgen, um der Rupturgefahr vorzubeugen.

Resultate: Mortalität etwa 20% (Herzversagen, Ruptur mit Blutung ins Perikard und Herztamponade).

c) **Aneurysma der Aorta abdominalis.** *Ursache:* Arteriosklerose.

Vorkommen: vorzugsweise Männer zwischen 50. und 70. Lebensjahr; befallen wird die abdominelle Aorta dicht unterhalb des Abgangs der Nierenarterie.

Pathologisch-anatomisch: allseitige, spindelförmige Erweiterung der Aorta bis zur Bifurkation; atheromatöse Veränderungen und Kalkeinlagerungen in der dilatierten äußeren Wand und Gerinnungsthromben an der inneren Oberfläche; letztere verflüssigen sich nach der Oberfläche zu und werden auf diese Weise zur Ursache einer Ruptur.

Symptome: Schmerzen im Oberbauch, in der Lumbalregion und in den Beinen, welche langsam zunehmen und bis zum Symptom des intermittierenden Hinkens, der Defäkations- und Miktionsstörung gehen können.

Diagnose: pulsierender Tumor im Abdomen meist von Nabelhöhe bis ins kleine Becken hineinreichend; gelegentlich tast- oder hörbares Schwirren oder Geräusch.

Röntgenbild: bereits das Nativbild zeigt einen links von der Wirbelsäule gelegenen Tumor mit Kalkeinlagerung, welcher sich unschwer als Aneurysma erkennen läßt.

Aortographie: bestätigt die Diagnose, ist jedoch selten notwendig und nicht ganz ungefährlich.

Prognose: ungünstig; nach Diagnosestellung kommt innerhalb eines Jahres ein Drittel der Fälle ad exitum, innerhalb 3 Jahren die Hälfte, innerhalb 5 Jahren über drei Viertel, gewöhnlich infolge Ruptur des Aneurysmas. Durchschnittlich sterben die Patienten nach Diagnosestellung innerhalb von 2 Jahren.

Therapie:

a) **Palliativ:** Erzielung einer Obliteration eines Aneurysmas durch Einführen mehrerer Meter dünnen Silberdrahts in das Aneurysma (vgl. Abb. 96c) nach *Blakemore* evtl. mit Elektrokoagulation oder durch Wandverstärkung mittels Plastikstoff, in welchen das Aneurysma eingehüllt wird.

b) **Radikal.** α) *Aneurysmorrhaphie* (vgl. Abb. 96a, b). *Prinzip:* der Aneurysmasack wird eröffnet und die beiden Intimaschichten wieder vereinigt. Der Rest des Sacks wird teils abgetragen, teils in den entstehenden Wanddefekt eingeschlagen und dient zur Wandverstärkung.

Resultate: unbefriedigend, da häufig Nachblutung durch Ruptur oder Rezidiv auftritt.

β) *Resektion und Ersatz durch ein homoio- oder alloplastisches Konserventransplantat* (vgl. Abb. 96d). *Prinzip:* Herausnahme des ganzen Aneurysmas dicht unterhalb des Nierenarterienabgangs und einige Zentimeter weit in die beiden Iliacalgefäße hinein. Im Gegensatz zu den übrigen Eingriffen an der Aorta besteht hierbei keine Zeitnot, da keine schwerere Ischämiegefahr empfindlicher Organe vorliegt. Erfolgreich ist der Eingriff nur bei breiter Freilegung (paramediane Laparotomie vom Xyphoid bis zur Symphyse), bei exakter Nahttechnik atraumatische Nähte mit einfacher fortlaufender oder evertierender Nahttechnik (s. Abb. 70); und wenn stets entsprechende Gefäßkonserven erreichbar sind (s. unten), sonst Alloplastik mit Prothesen aus Dakron oder Teflon.

Resultate: Mortalität konnte von etwa 20% im Beginn des Verfahrens auf durchschnittlich 7% verringert werden; wobei die Mortalitätsrate mit zunehmendem Alter des Patienten rapid ansteigt. Bei Patienten im 8. Dezennium ist sie zweimal höher als im 4. und 5. Dezennium; bei Hypertension zweimal so hoch als bei normalem Blutdruck; bei Kombination mit Herz- und Nierenleiden 3–5 mal so hoch als bei Herz- und Nierengesunden. Trotz hohen Operationsrisikos (entstehendes Shock-Kollapssyndrom oder massive retroperitoneale Blutung) kann etwa die Hälfte bis zu zwei Dritteln der Patienten gerettet werden, wenn sofort eingegriffen und richtig vorgegangen wird. Patienten können bis zu 3 Jahren rezidiv- und beschwerdefrei bleiben.

d) **Obliteration der Aorta abdominalis.**

Pathologisch-anatomisch: Thrombose der terminalen, abdominalen Aorta ist eine sehr häufige Ursache einer arteriellen Durchblutungsstörung der Beine. *Ursache:* fast stets Arteriosklerose oder Endarteriitis obliterans. Das Gefäß kann teilweise oder ganz verschlossen sein; das Lumen ist durch atheromatöse Wandeinlagerungen verengt oder durch blaßgelbe atheromatöse Massen vollkommen verschlossen. Der Prozeß erstreckt sich nicht selten bis in Höhe der Nierenarterien und verursacht eine Funktionsstörung, welche vom Grad des Verschlusses abhängig ist; vieles spricht dafür, daß es sich bei angiitischen Prozessen um die lokale Manifestation einer Systemerkrankung im Sinne der Endarteriitis obliterans handelt.

Vorkommen und Häufigkeit: nicht selten, vorwiegend bei Männern im 5. und 6. Dezennium, sehr selten bei Frauen. *Symptome:* Claudicatio intermittens (nicht nur in Waden, sondern auch Hüfte, Oberschenkel und Gesäß), Impotenz (bei mehr als 30% der Fälle).

Diagnose: Zeichen der arteriellen Mangeldurchblutung in den Beinen, Verkleinerung oder Fehlen der Femoralpulse, umschriebenes, leicht blasendes systolisches Geräusch über dem oberen Abdomen, Blutdruck erhöht in einem Viertel bis zur Hälfte der Fälle (speziell bei völligem Aortenverschluß). *Röntgenbild:* lumbale Aortographie zeigt den kompletten oder inkompletten Verschluß und das Ausmaß des Kollateralkreislaufes; zu dessen Kontrolle sind nach der Aortographie auch Serienaufnahmen von den Beinen anzufertigen.

Therapie: operativ, sofern es sich um einen umschriebenen Verschluß handelt und die distal vom Verschluß gelegenen Gefäße (Aa. femorales) sich als durchgängig erweisen.

Prinzip: Resektion des verschlossenen Gefäßabschnitts und Ersatz der abdominalen Aorta und der Bifurkation durch Homoiotransplantation einer Gefäßkonserve oder Alloplastik (Dakron- oder Teflonprothese). Bei sehr hochgradigen Veränderungen, welche weit nach distal in die Femoralgefäße hineinreichen, ist an Stelle der Thrombo-Endarterektomie eine ,,By-Pass''-Operation mit Hilfe eines Konserventransplantats zweckdienlicher. Dieses wird weiter distal End-zu-Seit an einer Stelle in die A. femoralis implantiert, wo diese noch durchgängig und intakt ist.

Resultate: Mortalität 5%, meist infolge kardialer und renaler Komplikationen, etwa zwei Drittel der Transplantate sind nach 2 Jahren noch durchgängig, subjektive Beschwerden schwinden, sexuelle Potenz kehrt wieder.

e) Obliteration der Aorta thoracalis. *Vorkommen:* als kongenitale Mißbildung an umschriebener Stelle direkt distal des Abgangs der linken A. subclavia und des Ductus Botalli (vgl. Abb. 271). Seltener erworben; dann meist lokalisiert, in der Mitte oder im unteren Drittel der Aorta in einer Ausdehnung von 4–8 cm.

Symptome: Hypertension, vom dissoziierten Typ (in den Armen höher als in den Beinen), Ausbildung eines Kollateralkreislaufs, ähnlich dem bei Koarktation (Erweiterung und Schlängelung der Intercostalgefäße und der Scapulargefäße), Rippenarrosionen.

Diagnose: aus der Symptomatik und dem Röntgenbild: Rippenusuren, Verkalkungen in der Aortenwand.

Thorakale Aortographie: deckt die Stenose oder Wandveränderung einwandfrei auf.

Therapie: Resektion der verengten bzw. aneurysmatischen Gefäßabschnitte und Überbrückung des Defekts durch ein homoioplastisches Konserventransplantat mit Wiederherstellung aller größeren Gefäßabgänge, vor allem der A. subclavia sin., wenn deren Abgang miteinbezogen ist.

Resultate: bei Auswahl entsprechender Fälle mit lokal umschriebenen Veränderungen sind die Resultate ausgezeichnet, die Mortalität niedrig.

4. Gefäßkonservierung

Prinzip: homoioplastische Gefäßtransplantationen sind nur möglich, wenn die Bedingungen ihrer Einheilung bekannt und die Methoden der Konservierung einwandfrei beherrscht werden.

a) Einheilung. Nach homoioplastischer Transplantation von Arterien geht zunächst die Intima des Transplantats zugrunde. Auch alle weiteren Zellen sterben allmählich ab und werden resorbiert. Das Transplantat wird in einen dünnen Schlauch verwandelt, der aus elastischen Lamellen und Intercellularsubstanz besteht. In dieses Gerüst wandern Fibrocyten von den anstoßenden Arterienenden und aus dem umliegenden Wirtsgewebe ein und wandeln es in einen dicken bindegewebigen Blutleiter um, der von Intimazellen ausgekleidet wird. Am längsten widersteht dem Umbau die elastische Substanz. Vom biologischen Standpunkt aus sind alle Homoiotransplantationen, also auch die der Gefäße, als gescheitert, vom chirurgischen Standpunkt aus als ,,geglückt'' zu betrachten. Nur "homostatische" Transplantate, d. h. solche mit fester mechanischer Struktur (Arterien, Knochen, Fascien) kommen für die chirurgischen Ersatz- bzw. Wiederherstellungsmaßnahmen in Frage. Die Verwendung *alloplastischen Materials* Dakron, Teflon wird seit vielen Jahren auch für den Arterienersatz versucht. Die Methoden haben bereits zu guten Einzelerfolgen geführt. Für die Anwendung am Menschen kommt bis heute aber noch vorwiegend die *Arteriohomoioplastik* in Frage.

b) Konservierung. Zur einwandfreien Entnahme und Auswahl, Konservierung und Kontrolle eines Transplantats bis zu seiner Verwendung ist eine *Arterienbank* erforderlich. Sie arbeitet nach folgenden Gesichtspunkten: Transplantate dürfen keine Degenerationserscheinungen aufweisen (histologische Untersuchung!). Sie sollen möglichst jüngeren Menschen (15–40 Jahre) entstammen, die Unfallverletzungen erlegen sind und an keinen anderen Krankheiten irgendwelcher Art gelitten haben; zur sicheren Infektionsverhütung müssen die Transplantate entkeimt sein (bakteriologische Kontrolle!); die Transplantate sollen nicht später als 6–8 Stunden nach dem Tode entnommen werden, wozu eine enge Zusammenarbeit zwischen Krankenhaus und Arterienbank nötig ist.

Methoden. Gefriertrocknung. Prinzip: schonendstes Verfahren zur Devitalisierung ohne Denaturierung von Protoplasma. Um dies zu erreichen, ist die Entfernung des Wassers aus der festen Phase unter Umgehung des flüssigen Zustands, nach Überführen in die gasförmige Phase der Abtransport des sublimierten Wasserdampfs notwendig. Dies kann geschehen: durch kontinuierliches Abpumpen, durch Kondensation an tiefgekühlten Flächen, durch chemische oder physikalische Bindung (z. B. Phosphorpentoxyd, Calciumchlorid und -sulfat, Silicagel, Anhydron), durch kontinuierlichen Abtransport mit Hilfe getrockneter Gase. In praxi werden meist ein oder zwei der genannten Verfahren kombiniert. Die Aufbewahrung muß in sterilen, evakuierten Glasbehältern erfolgen, welche bei Zimmertemperatur gelagert und ständig kontrolliert werden. Die so präparierten Transplantate sind praktisch unbegrenzt haltbar und uneingeschränkt versandfähig.

Zubereitung zur Wiederverwendung: wird erst während des Eingriffs im Operationssaal ausgeführt. Das Transplantat wird unter aseptischen Kautelen entnommen und mindestens 1 Stunde in körperwarme Antibiotikalösung mit Heparinzusatz gebracht; dann mit den nötigen Ligaturen versehen, welche die Abgangsstellen verschließen. Von beiden Enden des rehydrierten Transplantats werden kleine Enden zur histologischen und bakteriellen Untersuchung abgeschnitten; anschließend folgt die Dichtigkeitsprobe des Transplantats durch schonendes Auffüllen mit Hilfe einer Spritze bei Kompression der gegenüberliegenden Arterienöffnung. Nun ist das Transplantat verwendungsfähig.

Flüssige Konservierungsmittel: Formalin 4%ig, Blutkonserven, absoluter Alkohol, modifizierte Ringerlösung mit 10%igem homologen Serum bei −4°C, Cialit in 10fach stärkerer Verdünnung als zur Knochenkonservierung (1 : 50000) gestattet Konservierung über mehrere Monate bei etwa vierwöchigem Wechsel der Lösung. Gefriergetrocknete Transplantate sind den in Flüssigkeiten konservierten vorzuziehen.

Trockene Konservierungsmittel: Bei normaler Temperatur Einlegen des Präparates in polymerisierende chemische Substanzen (z. B. Palacos), welche nach Einbettung erhärten, gleichzeitig bakterizid wirken und praktisch unbegrenzt haltbare, aufs einfachste aufbewahrbare und transportable Präparate liefern. (Noch im Experimentalstadium!)

8. Abschnitt: Ösophagus

Anatomie und Physiologie: der Ösophagus ist ein muskulöser, von vorn nach hinten abgeplatteter Schlauch, welcher von der Höhe hinter dem Ringknorpel (Ösophagusmund) bis in Höhe des 11. Brustwirbels reicht; durchschnittliche Länge 24–29 cm; 3 Abschnitte und Engen sind unterscheidbar: 1. *Halsabschnitt* 7–8 cm lang, nach caudal begrenzt von der oberen Enge (14 mm Weite); 2. *Brustabschnitt* 16–18 cm lang, mittlere Enge in Höhe des Aortenbogens und der Bifurkation (14 mm Weite); 3. *intraabdomineller Abschnitt* 2–3 cm lang, untere Enge (12 mm Weite); Ösophaguseingang 14–16 cm von der oberen Zahnreihe entfernt; Entfernung obere Zahnreihe – Magenmund 38–41 cm. Die *Lage* des Ösophagus im Halsteil ist etwas links von der Mittellinie, im oberen Brustteil Abweichung nach rechts und von da ab bis zum Eintritt in den Hiatus oesophageus in der *Mittellinie* und etwas *rechts* davon. *Physiologische Engen:* am Ösophagusmund, an der Kreuzungsstelle mit Aortenbogen und linkem Hauptbronchus, an der Durchtrittsstelle durch das Zwerchfell. *Schleimhaut:* mehrschichtiges Plattenepithel wie in der Mundhöhle. An der

Cardia deutliche Absetzung der grau-weißlichen Ösophagusschleimhaut gegen die rote Magenschleimhaut. *Muskulatur:* zweischichtig (äußere Längs-, innere Ringmuskulatur); im Pharynxabschnitt ist die Muskulatur quergestreift, in Höhe des Aortenbogens geht sie in glatte Muskulatur über. Verstärkung der Muskelbündel durch schleifenförmiges Zusammenlaufen und Übergreifen auf die Magenwand in Höhe der Cardia, wo sie am Abschlußmechanismus gegen das Mageninnere teilnimmt. Serosaüberzug fehlt. *Schwierigkeiten der Ösophaguschirurgie:* Fehlen einer eigenen Serosaschicht des Ösophagus, wodurch jede Naht unsicher wird; starkes Retraktionsvermögen der durchtrennten Speiseröhre; mangelnde Festigkeit der äußeren muskulären Wandschichten und Art der Gefäßversorgung. *Gefäßversorgung:* Halsteil bis zum Arcus aortae – A. thyreoidea caud., mittlerer Brustabschnitt – segmentär durch Zweige der Aa. bronchiales und unpaaren Aa. oesophagicae, unterer Brustabschnitt und intraabdomineller Ösophagus – absteigender Ast der A. oesophagica, Ri. oesophagici der A. gastrica sinistra und Aa. phrenicae. Wegen der schlechten Versorgung im Bereich des Aortenbogens ist die Anastomosierung dort stets unsicher. *Venöser Abfluß:* Brustteil – über intramural gelegene Venengeflechte zur V. gastrica sin., und gastricae breves zur V. lienalis (Pfortadergebiet). Oberer Ösophagus – V. azygos und hemiazygos, thyreoidea caud. zur V. cava cran. Die Venen stellen eine Verbindung zwischen portalem und cavalem Kreislauf dar (vgl. Abb. 320). *Lymphabfluß:* Hals- und oberer Brustteil – tiefe cervicale Lymphknoten; mittlerer Brustabschnitt – Hiluslymphknoten; unterer Brust- und intraabdomineller Teil – paraösophageale, parakardiale und retrogastrische Knoten zum Truncus coeliacus (bedeutungsvoll für die lymphogene Metastasierung des Ösophagus- und Kardiacarcinoms). *Innervation:* Halsteil – N. recurrens mit parasympathischen Fasern und Fasern aus dem Halssympathicus. Brustteil – Nn. vagi gemeinsam mit Fasern aus dem Ggl. stellatum und dem thorakalen Grenzstrang zum intramural gelegenen Geflecht der Speiseröhre (*Meissner*scher und *Auerbach*scher Plexus). Das Geflecht ist teilweise unabhängig und zur selbständigen Tonusbeeinflussung fähig. *Schluckakt:* Willkürlich eingeleitet durch die Mund- und Rachenmuskulatur, von der Rachenhinterwand an reflektorisch ablaufend (Reflexzentrum in der Medulla oblong.). Flüssige Speisen werden vom Zungengrund durch den Rachen und den Ösophagus „hinabgespritzt"; feste Speisen werden durch ihre Schwere und peristaltische Wellen befördert; *Kardia* normalerweise geschlossen, öffnet sich nur reflektorisch durch Reize ganz bestimmter Schwellenwerte. Auch bei überschwelligen Reizen bleibt sie geschlossen. Daher bei Verätzungen schwerste Zerstörungen im unteren Ösophagusabschnitt. Der Verschlußmechanismus der Kardia ist abhängig vom Reflexgeschehen innerhalb der Ringmuskulatur im Kardiabereich, von der Zwerchfellinnervation (Anspannung der Zwerchfellschenkel), von der Einmündungsrichtung der Speiseröhre in den Magenfornix (*His*scher Winkel) sowie von der Magenblase, welche die Kardia durch Kompression von links her zudrückt (pneumatisches Ventil).

Allgemeine Symptome und Untersuchungsmethoden: Salivation = überlaufende Speiseröhre (z. B. bei Ösophagusatresie und erworbenen Strikturen); *Foetor ex ore* = fauligstinkender Mundgeruch bei chronischer Schleimhautentzündung und Geschwulstzerfall. *Sodbrennen* = retrosternale, brennende Schmerzsensationen infolge Rückflusses von Magensaft durch die offenstehende Kardia (*Refluxösophagitis*). *Retrosternalsensationen* = lästiges, drückendes Fremdkörpergefühl mit krampfartiger Zusammenziehung hinter dem Brustbein, mitunter den Charakter angiöser Herzbeschwerden annehmend (z. B. bei stenosierenden Prozessen, vor allem bei beginnendem Ösophaguscarcinom). *Regurgitation* = Herauswürgen eben genossener, unverdauter Speisen (z. B. bei Stenosen um so eher, je höher die Stenose sitzt). *Chronische Dysphagie:* durch sorgfältiges Kauen und Nachtrinken können auch festere Speisen noch längere Zeit geschluckt werden, schließlich passiert nur noch flüssige Nahrung (z. B. bei zunehmenden Stenosen). *Paradoxe D.:* feste Speisen können besser passieren als Flüssigkeiten. *Intermittierende D.* = Herauswürgen zersetzter, stinkender Nahrung, welche mehrere Tage alt sein kann (z. B. bei Megaösophagus und größeren Divertikeln). *Dysphagia lusoria:* Schluck- und Schlingstörung, welche bereits *nach der Geburt* besteht (z. B. bei kongenitaler Stenose oder Membranbildung sowie bei einem abnormen Abgang der rechten Subclavia und bei Anlage eines doppelten Aortenbogens; *erworben* bei starker Vergrößerung des linken Vorhofs (Mitralfehler), Pulsionsdivertikel, Traktion durch Schrumpfung und Schwartenbildung bei Pleuro-Mediastinitis. *Dysphagia sideropenica* (*Plummer-Vinson*): auf Serumeisenmangel beruhende Störung, vorwiegend bei Frauen. Es kommt zu

Epithelveränderung und Stenose durch schwimmhautähnliche Membranbildung, evtl. ist endoskopische Durchtrennung erforderlich. *Hematemesis* = Bluterbrechen (z. B. durch Gefäßarrosion bei Tumoren oder Gefäßruptur bei Ösophagusvaricen). Bei leichteren Blutungen schwarz-braunes Erbrechen, da das Blut zunächst in den Magen abfließt; bei massiverer Blutung schwarz-rotes, teilweise geronnenes Blut.

Verlegung der Speiseröhre:

a) Obturatio oe. = Verstopfung des Lumens durch zu große Bissen oder Fremdkörper.

b) Strictura oe. = Narben- und Klappenbildung sowie Schrumpfungsprozesse und Neubildungen der Speiseröhrenwand und dadurch hervorgerufene Stenose.

c) Compressio oe. = Kompression des Ösophagus durch Tumoren von außen (Struma, Mediastinaltumor, Teratom, Dermoid, Aneurysma.

Untersuchungsmethoden. Sondierung. Beginn der Untersuchung: mit mitteldickem, vorne rundem, weichem Magenschlauch zur Orientierung im Ösophagus am sitzenden Patienten. Zur Aufdehnung gutartiger Stenosen und Strikturen dienen halbsteife, sog. englische Sonden von 50–60 cm Länge und 6–20 mm Dicke, welche durch Eintauchen in warmes Wasser erweicht werden können. Einführung im Sitzen oder linker Seitenlage des Patienten (*Cave!* brüskes Vorgehen, Perforationsgefahr!). *Bougierung unter Sicht* des Auges mit Hilfe des Ösophagoskops. Für hartnäckige, derbe Narbenstrikturen mit *Peitschenbougie* (von *Hacker*) oder *Bougierung ohne Ende:* Dabei passiert ein langer Leitfaden mit kleiner Bleikugel am Ende die Striktur und wird aus dem Magen durch eine Gastrostomieöffnung herausgeleitet (vgl. Abb. 299).

Röntgenuntersuchung: Aufnahmen in sagittaler, schräger und (besonders wichtig!) seitlicher Richtung erbringen schon als *Leeraufnahme* Nachweis von Flüssigkeitsspiegeln, Luftansammlungen, Pneumothorax usw.; *Kontrastdarstellung* durch Schluckenlassen flüssiger Kontrastmittel erlaubt Beurteilung von Schleimhautfalten, Nischenbildung, Perforationen, Stenosen, Erweiterungen, Hyperperistaltik, Retroperistaltik, funktionellen Stenosen und Spasmen, Neubildungen (Wandstarre einzelner Abschnitte, Fehlen peristaltischer Einschnürung, unregelmäßige Füllungsdefekte, Zerstörung der normalen Längsfalten), Fremdkörper, Poliposis, Varicen (letztere vor allem bei *Valsalva*schem Preßversuch).

Ösophagoskopie. Anästhesie: Schleimhautbetäubung des Rachens wie bei Laryngoskopie oder leichter Dämmerschlaf. Einführen des Ösophagoskops (*Killian, Brünings, Negus* u. a.) am liegenden Kranken bei leicht nach hinten gebeugtem Kopf. Nach Vorziehen der Zunge Einführen des Instruments über den Kehldeckel gegen den Ösophagusmund gestattet Beurteilung des Speiseröhrenverlaufs, Kompressionen und Verlagerungen, Einengungen, Erweiterungen, Entzündungen, Leukoplakien, Präcancerosen, Ulcera, Neoplasmen- und Entnahme von Probeexcisionen mit feinen schneidenden Doppelzangen. *Therapeutische* Bedeutung der Ösophagoskopie zur Entfernung von Fremdkörpern, Dilatation von Strikturen, Einführen von Ernährungssonden und Tumordilatation mit Drahtröhrchen (*Souttar*-Rohre). *Gegenindikation:* hohes Alter, Herz- und Kreislaufschäden, fixierte Kyphose der Brustwirbelsäule, Aortenaneurysma, frische Verätzung, ausgedehnte Varicen.

A. Mißbildungen

Fehlen, Verdoppelung, Septumbildung, Cyste, Brachyösophagus (= ,,kurzer Ösophagus'', vgl. Zwerchfellhernien). Die häufigsten Mißbildungen sind: kongenitale Ösophagusatresie, kongenitale Ösophagusstenose, kongenitaler Megaösophagus.

1. Ösophagusatresie

Häufigkeit: 1:2500. *Formen* (s. Abb. 293-298): am häufigsten (95% der Fälle) findet sich Blindsackbildung im proximalen Abschnitt in Höhe des 2.–3. Thorakalwirbels und Einmündung des distalen Abschnitts in die Trachea etwas oberhalb der Bifurkation. Typ III b nach *Vogt.* Distanz zwischen Blindsack und *Ösophagotrachealfistel* variiert zwischen 0,5–3 cm; besonders günstig sind jene Formen, bei welchen oberes und unteres Segment durch bindegewebige Adhärenzen Kontakt haben.

Symptome: überlaufender Ösophagus, Salivation, Entleerung massenhaft zähen, glasigen Schleims, Dysphagie mit Hustenanfällen, Cyanose und Erbrechen schleimiger Massen; Wiederholung der Dysphagie bei jedem Trinkversuch; *Diagnose:* Sondierung stößt auf Hindernis in 10–12 cm Tiefe. *Röntgenuntersuchung:* keinen Brei trinken lassen, sondern Injektion von etwas flüssigem Kontrastmittel (Lipiodol, Joduron) durch die liegende Sonde und sofortige Absaugung nach der Röntgenaufnahme. Röntgenologische Darstellungen von Ösophagotrachealfistel unterlassen! Vorhandensein einer Magenblase ist ausreichender Beweis für Durchgängigkeit des Ösophagus oder Vorhandensein einer

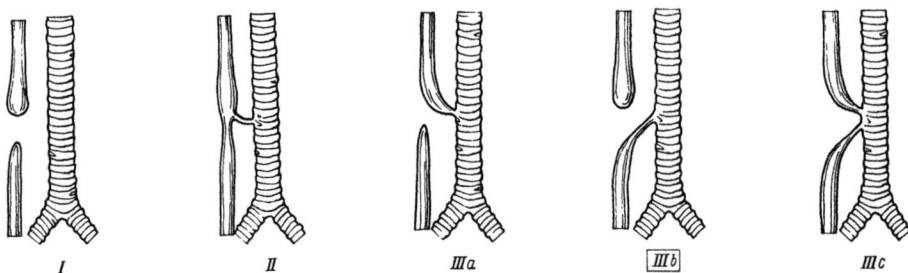

Abb. 293–297. Verschiedene Formen der Ösophagusatresie: Typ I bis IIIc nach *Vogt* (Typ IIIb am häufigsten)

Ösophagotrachealfistel. *Komplikation:* Bronchopneumonie infolge Aspiration, Exsikkation, weitere Mißbildungen (Herzfehler, Atresien des Magen-Darm-Trakts, vor allem Analatresie). *Therapie:* Operation so frühzeitig als möglich, jedoch erst nach sachgemäßer Vorbereitung durch den Pädiater; fortlaufende Absaugung von Schleim und Speichel, um weitere Aspiration zu vermeiden, Lagerung steil, halb sitzend zur Verhinderung des Magensaftrefluxes durch die Fistel; parenterale Ernährung, Chemotherapie, Vitamin K, Bronchialtoilette sofern bereits Aspiration vorgelegen hat. Liegt bereits nachweisbare Aspirationspneumonie vor, so wird die Prognose infaust. *Technik:* (*Haight* und *Towsley*, 1943). Intratrachealnarkose mit Äther-Sauerstoff. Rechtsseitige hohe Thorakotomie. Freilegung des oralen Blindsacks sowie der Trachealfistel, Unterbindung derselben und Vereinigung der beiden Stümpfe, am besten durch Naht nach dem Teleskopverfahren. Zur Naht atraumatisches dünnes Chromcatgut. Bei Nahtspannung terminolaterale Anastomose, wobei die Trachealfistel nur unterbunden, jedoch nicht durchtrennt wird. Bei größerer Distanz der Ösophagusenden Versuch einer Lappenbildung aus dem oralen, meist relativ weiten Segment und Umbildung desselben zu einem Rohr. Bei unvereinbaren Enden oder völligem Fehlen des thorakalen Ösophagus seitliche Halsfistel und Gastrostomie zur Ernährung. Späterer plastischer intra- oder antethorakaler Ösophagusersatz (s. hinten). *Nachbehandlung:* bei unsicherer Anastomose Gastrostomie am Tage nach der Anastomosenoperation; bei sicherer Naht Einlegen eines dünnen Polyäthylenkatheters zur Ernährung vom ersten postoperativen Tage an; frühzeitiger Ernährungsbeginn ist für die Wundheilung wesentlich. Perorale Ernährung ab 8.–10. Tag. *Komplikation:* Fortschreiten einer Pneumonie, Herzversagen, Nahtinsuffizienz mit Mediastinitis oder Pleuritis. Stenose an der Anastomosenstelle erfordert u. U. Sondendilatation. Dysphagia lusoria durch narbige Fixierung des Ösophagus an der Trachea im Operationsbereich. *Prognose:* bei Kindern unter 2000 g Geburtsgewicht infaust, desgleichen bei anderweitigen Mißbildungen (Herzfehler, Entwicklungsstörungen des Darms, mongoloide Idiotie); *prognostisch entscheidend ist der Zeitpunkt der Erkennung und des Behandlungsbeginns!* Mit jedem Tag nach dem 2. Lebenstag sinkt die Prognose rapid. *Erfolgsaussichten:* Europa etwa 15—25%. Amerika in größeren Zentralen gelegentlich 80%.

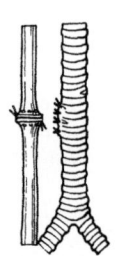

Abb. 298. *Ösophagusatresie:* Radikalverfahren, Verschluß der Ösophagotrachealfistel und intrathorakale End-zu-End-Anastomose beider Ösophagusstümpfe

2. Kongenitale Ösophagusstenose

Häufigkeit: wesentlich seltener als Atresien. *Pathogenese:* mangelhafte lokale Vakuolisierung führt zur Stenose, welche meist im mittleren und unteren Drittel gelegen ist. *Formen:* sanduhrförmige Verengung auf kurzer Strecke, Membranverschluß mit zentraler oder exzentrisch gelegener Diaphragmaöffnung, lokale, fibröse oder fibromuskuläre Verdickung der Ösophaguswand mit Lumeneinengung (Hypertrophie und Dilatation des oberhalb der Stenose liegenden Abschnitts). *Symptome:* abhängig vom Grad der Stenose, beim jungen Säugling keine schwereren Symptome, solange ausschließlich flüssige Nahrung gegeben wird; Regurgitation bei Übergang auf breiige Kost, chronische Dysphagie, welche durch Schlucken größerer Brocken gelegentlich plötzlich komplett wird; Trachealkompression, Stridor und Cyanose, Bronchopneumonie infolge Aspiration.

Diagnose: Röntgenbild, Ösophagoskopie. *Differentialdiagnose:* Narbenstenose bei kongenitaler Hiatushernie, kongenitaler Megaösophagus. *Therapie:* Sondendilatation über viele Wochen und Monate. Bei fibromuskulären Stenosen Operation: entweder Resektion mit End-zu-End-Anastomose oder Längsincision der Stenose und Quervernähung oder lediglich Resektion des verdickten Muskelrings ohne Schleimhautöffnung.

3. Kongenitaler Megaösophagus

Ätiologie: Fehlen der intramuralen Ganglienzellen im unteren Brustabschnitt des Ösophagus (analog zum Morbus Hirschsprung). *Symptome:* fehlende Peristaltik im unteren Ösophagusbereich, welcher verengt und kontrahiert ist und ein funktionelles Hindernis bildet, anfänglich geringe Beschwerden, da Flüssigkeiten und Breinahrung meist leicht passieren; allmählich zunehmende Dysphagie, Regurgitation, Retrosternalsensationen.

Diagnose: Röntgenbild zeigt spindelförmige Dilatation des Brustösophagus, welcher sich nach unten trichterförmig verjüngt und in eine sehr enge, 3–4 cm lange Pars inf. übergeht; Ösophagoskopie, Sondierung.

Therapie: Sprengung mit *Stark*scher Sonde (vgl. Abb. 307) oder Dilatation mit Ballonsonde oder Resektion des kontrahierten, ganglienzellfreien Muskelmantels unter Erhaltung der Schleimhaut.

B. Verletzungen

Ursachen: Schuß-, Schnitt-, Stichwunden, Mord- und Selbstmordversuche, Schußwunden, Pfählung, steckengebliebene Fremdkörper, eingeführte Ösophagoskope, Sonden und Zangen.

Formen:

a) Verletzung des Halsteils. *Symptome:* quälende Atemnot, Reizhusten, Cyanose, Blutung (Zerreißung großer Halsgefäße als Nebenverletzung), Schmerzen beim Schlingen (infolge größerer Blutergüsse), Hautemphysem am Hals (durch stumpfe Verletzung der Luftröhre), Ausfließen von peroral zugeführten Flüssigkeiten (evtl. Färbung mit Methylenblau). *Therapie:* operative Freilegung des cervicalen Ösophagusabschnitts meist von links und zweischichtige Naht der Wunde. Bei völliger Durchtrennung besser Einnähung in die Haut und spätere Überbrückung des Defekts durch Hautlappenplastik; Wunddrainage, Chemotherapie.

b) Brustteil. Häufig primär tödlich wegen der Mitverletzungen von Herz, großen Gefäßen, Lungen und Brustfell.

Symptome: schwerer Kollaps (Verletzung größerer Gefäße), schaumiges Blut im Erbrochenen (mit Verletzung der Lunge), hochgradige Atemnot und heftige Schmerzen (beginnende Mediastinitis), Hautemphysem (Trachealverletzung), Spannungspneumothorax (Lungen- oder Brustwandverletzung).

Therapie: Operation durch transpleurale Freilegung von rechts; bei intraösophagealem Fremdkörper Feststellung der Beziehung zu Aorta und den großen Gefäßen; bei Eindringen in die Aortenwand Gefäßnaht (Vorbereitungen dafür treffen!); bei beginnender entzündlicher Infiltration sind die Ösophagusnähte unzuverlässig, daher plastische Deckung der Wunde anzuraten. Ösophagussonde für 3 Tage, Thoraxdrainage für eine Woche.

c) Perforation. Durch Fremdkörper, Instrumente, Verätzung oder Tumoren des Ösophagus oder seiner Umgebung (Bronchialcarcinom, Mediastinaltumoren). *Symptome:* schwerer Schock, heftige Retrosternalschmerzen, Atemnot, Stillstand der betreffenden Thoraxseite, Bauchdeckenspannung, Druckschmerz im Rippenwinkel; bei Perforation in das Bronchialsystem Atemnot und Cyanose, Aspirationspneumonie; bei Perforation in die benachbarten großen Gefäße Verblutung und Blutaspiration. *Diagnose:* aus Symptomen und Röntgendurchleuchtung mit kleinsten Gaben flüssigen Kontrastmittels (Jodipin, Joduron), welches in das Mediastinum oder die Pleurahöhle abfließt. *Komplikationen:* lokale Abszeßbildung, Pleuraempyem, Mediastinitis. *Therapie:* sofortige Thorakotomie, Verschluß des Wandrisses und Sicherung der Naht mit gestieltem Pleura- oder Zwerchfellappen, Thoraxdrainage, außerdem kollare Mediastinotomie mit Drainage und Gastrostomie. Bei Perforation im Halsteil wird auf Nahtverschluß des Wandrisses verzichtet; kollare Mediastinotomie und Gastrostomie sind ebenfalls geboten, massive Chemotherapie.

d) Spontanruptur. *Vorkommen:* bei chronischen Trinkern nach umfangreicher Mahlzeit und Trinkgelage. Während eines heftigen Erbrechens reißt der untere Brustteil des Ösophagus bis dicht oberhalb des Zwerchfells in Form einer Dehnungs- oder Berstungsruptur mit längsverlaufendem unregelmäßigem Riß, welcher die ganze Wand durchsetzt und mit Mediastinum oder Pleurahöhle in Verbindung steht. *Symptome:* sofortiger Schock mit heftigem Schmerz in linker Brustseite, Schulter, Herzgegend und Oberbauch, rasch zunehmender Pleuraerguß. *Diagnose:* Röntgenbild, Punktion ergibt blutig tingierte, sauer riechende Flüssigkeit, Mediastinalemphysem (hier als Spätsymptom). *Differentialdiagnose:* Spontanpneumothorax, Herzinfarkt, perforiertes Magen-Duodenal-Geschwür. *Prognose:* bei sofortiger Operation günstig. *Therapie:* Thorakotomie auf der Ergußseite im 8. ICR, Reinigung der Pleurahöhle, Nahtverschluß des Risses, Thoraxdrainage, lokale und allgemeine Chemotherapie, Gastrostomie, bei Mediastinalemphysem zusätzlich kollare Mediastinotomie mit Drainage.

C. Fremdkörper

Ursache: bei Kindern, welche alles in den Mund nehmen, Münzen, Knöpfe, Bohnen, Nägel, Schlüssel, Sicherheitsnadeln; bei Erwachsenen: Zahnbrücken, Prothesen im Schlaf und bei Ohnmachtsanfällen sowie in Narkose; ferner Hühnerknochen, Fischgräten, Pfirsichkerne, große Brotstücke; bei Schwachsinnigen, Psychopathen, Strafgefangenen und Selbstmördern: Löffel, Messer, Gabeln, Rasierklingen, Scheren, Eisenhaken, um sich der Haft zu entziehen oder in suicidaler Absicht. Zackige und umfangreiche Fremdkörper bleiben gerne an den physiologischen Engen stecken. Mitunter können sie jahrelang im Ösophagus verbleiben. Die meisten Fremdkörper werden herausgewürgt oder durch rasches Nachessen einer Breimahlzeit (Sauerkraut, Erbsbrei, Kartoffelbrei) in den Magen gebracht und auf natürlichem Wege entleert.

Symptome: Angst, Beklemmung, kräftiges Würgen, Atemnot, Erstickungsanfall, stechende Retrosternalsensationen, dumpfes Druckgefühl, Entzündungserscheinungen, langsam zunehmendes Hautemphysem am Hals! Perforationsschmerz!!.

Diagnose: aus Vorgeschichte, Röntgenbild und Ösophagoskopie. Sondierung gefährlich und daher zu unterlassen.

Therapie:

a) Endoskopisch bei den allermeisten Fremdkörpern möglich, da für alle denkbaren Fremdkörper spezielle Faßinstrumente existieren. Daher in jedem Falle Zuziehung des Facharztes.

b) Operativ. Nur wenn endoskopische Extraktionsversuche wegen entzündlicher Schwellung oder Einbettung des Fremdkörpers in Granulationsgewebe unter klarer Sicht des Auges nicht möglich ist. In solchen Fällen nach entsprechender Lokalisation direktes Angehen durch cervicale oder thorakale Ösophagotomie.

Komplikation: Eiterung im tiefen Halsbereich, im Mediastinum und der Pleurahöhle nach Fremdkörperentfernung. Sie bedürfen der frühzeitigen ausgedehnten Spaltung und Drainage. Oberes Mediastinum durch kollare Mediastinotomie, unteres Mediastinum durch hintere paravertebrale Mediastinotomie nach Resektion einiger Rippenhälse von hinten her; Pleuraempyem (s. S. 1000). *Prognose:* ernst; Mortalität 2–3%.

D. Entzündung (Oesophagitis) und Geschwür (Ulcus oesophagi) sowie Verätzung

1. Entzündung (Oesophagitis)

a) Oesophagitis catarrhalis acuta und chronica bei Verletzung, Verbrennung, Verätzung, Sondierung, Ösophagoskopie, Alkohol- und Tabakabusus, Herz- und Lungenleiden usw. sowie bei Soor (Kinder und Kachektische!). Bei chronischer Form Übergang in Leukoplakie (Präcancerose).

b) Oesophagitis purulenta: phlegmonosa und suppurativa bei Verletzung, Fremdkörper, Verbrennung, Verätzung, Ösophagoskopie usw. sowie Durchbruch entzündliche

Herde (Drüsen-, Wirbel-, Knorpelentzündung, z. B. Perichondritis laryngea): selten vgl. Magen!

c) Oesophagitis necroticans bei Typhus, Sepsis, Scharlach, Masern, Diphtherie, Agranulocytose, Blastomykose usw. *Prognose:* sehr ernst trotz Chemotherapie; bei Heilung Narbenstriktur.

d) Oesophagitis corrosiva bei Verbrennung und Verätzung mit Säuren (Salz-, Salpeter-, Schwefelsäure sowie Essig) oder meist mit Alkalien (Natron- oder Seifensiederlauge, Salmiakgeist usw.) sowie mit Lysol, Carbolsäure, Sublimat, Möbelbeize, Tischlerpolitur u. dgl. aus Unachtsamkeit der Kinder oder aus Versehen oder Selbstmordversuch Erwachsener. *Symptome:* sofort heftiger Schmerz und schleimig-blutiges Erbrechen, Verätzungs- und Perforationsschock. *Diagnose:* evtl. charakteristischer Mundrachen-, spez. Lippenschorf (vgl. S. 214); evtl. Ösophagoskopie und später Röntgenaufnahme. *Folgen:* sofort Tod oder später Striktur, letztere spez. an den Ösophagusengen sowie Phlegmone, Mediastinitis, Lungenabsceß, Pneumonie, Pleuraempyem, Peritonitis und Carcinombildung. *Prognose:* $1/10$–$1/3$, durchschnittlich $1/7$ (je nach Art, Konzentration, Dauer und Füllungszustand) stirbt sofort, $1/3$ später (an der Striktur), also insgesamt $1/4$–$1/2$. *Therapie:* Neutralisierung durch reichlich Milch trinken; steht das schädigende Agens fest (Reste der getrunkenen Flüssigkeit) Verabreichung von verdünntem Essig bei Laugenverätzung, verdünnte Na-Bicarbonatlösung bei Säureverätzung; Magenausheberung und Spülung (Cave! verstärkte Perforationsgefahr); Schockbekämpfung; parenterale Ernährung; per os anfangs nur Eisstückchen, allmählicher Kostaufbau ab 2. Woche; bei frühzeitiger Erkennung eines schweren Grades von Verätzung Gastrostomie (möglichst hoch sitzend!), bei Mitbefall des Magens auch evtl. Jejunostomie. Fistelanlegungen erfolgen wohlüberlegt unter Berücksichtigung später notwendig werdender plastischer Eingriffe, für welche Magen oder Dünndarm gebraucht werden! (s. dort); Beginn mit *Frühbougierung* in der 2. Woche kann schwereren Stenosen meist vorbeugen. *Technik:* täglich 1–2mal Einführen des Bougie und 10 Minuten liegenlassen. Heilung bis 90% und Mortalität nur 4%.

e) Refluxoesophagitis. *Ursache:* unzureichender Kardiaverschluß und Rückfluß von Mageninhalt in den Ösophagus infolge:
  1. Formveränderung des Hiatus,
  2. Verlagerungen der Kardia und des Lig. oesophago-phrenicum,
  3. Vergrößerung des *His*schen Winkels,
  4. schlecht ausgebildete oder fehlende *Gubaroff*sche Klappe,
  5. Ösophaguseinmündung am höchsten Punkt des Magens (fehlende Magenblase, welche auf die *Gubaroff*sche Klappe als pneumatisches Ventil bei Zwerchfellkontraktion und Tonuserhöhung des Magens wirken kann),
  6. Innervationsstörungen der Magenwand, des Ösophagus (Denervationssyndrom) und Zwerchfells.

Vorkommen: bei großen, intraabdominellen Tumoren mit Zwerchfellhochstand und Steigerung des intraabdominalen Druckes, Ascites, Pylorusstenose, Pylorospasmus, Magenatonie, Hiatushernien (s. dort), Malformatio cardia-tuberositaire (*Hoffmann, Lortat-Jacob*), fehlerhaft angelegte Ösophagus-Magenanastomosen. Besonders bedeutungsvoll ist dies bei den subdiaphragmatischen Ösophagogastrostomien und spez. bei Fundektomie (vgl. S. 1173).

Symptome: Aufstoßen, Sodbrennen, starke Retrosternalsensationen, Schluckbeschwerden bis Erbrechen von rotbrauner Flüssigkeit, Gewichtsabnahme, Anämie (Verwechslung mit malignen Stenosen!). *Pathologisch-anatomisch:* diffuse Entzündung der Mucosa im unteren Drittel des Ösophagus, Erosionen und Ulcerationen dortselbst, Mucosa ödematös, hyperämisch, leicht blutend, im frühen Stadium sind die Ulcera nur oberflächlich und der Therapie zugänglich. Bei längerem Bestehen kommt es zur abszedierenden Fibrose. *Folgen:* Schrumpfung und Stenose aller Wandschichten des befallenen Ösophagusabschnitts. *Therapie:* bei Ösophagus-Magenanastomosen achte man auf möglichste Wiederherstellung annähernd normal-anatomischer Verhältnisse, besonders auf schräge Einmündung, Nachbildung einer *Gubaroff*schen Klappe und Magenblase, Anastomose nicht am höchsten Punkt. Bei Gleithernie Wiederherstellung der Kardiaincisur und des *His*schen Winkels durch Vernähen beider Zwerchfellschenkel hinter dem Ösophagus. Außerdem Nahtverbindung zwischen rechtem Rand des Magenfornix und linkem Rand des Ösophagus oder Rekonstruktion des Aufhängeapparats der Kardia durch Verschluß der Bruchpforte und Anheften des Lig. oesophago-phrenicum und des verbleibenden Peritoneums am Zwerchfell. Bei Malformatio cardia-tuberositaire: *Gastroplikatio (Nissen)*; d. h. portioartige Einstülpung der Ösophaguseinmündung in das Magenlumen und Fixierung durch Raffnähte, welche den Magenfundus über einer liegenden Magensonde von rechts und links zusammenfassen, oder *Gastropexie (Nissen)*, dabei wird die Magenvorderwand mit einigen Stütznähten am parietalen Peritoneum sowie durch einen gestielten Fascienlappen aus der vorderen Rectusscheide fixiert.

Konservativ: durch Frühbougierung und lokale Anwendung von Cortison.

2. Geschwür (Ulcus oesophagi)

a) Druckbrand- (Decubital-) Geschwür: entstehend teils von *innen* durch steckengebliebene Fremdkörper, Dauersonde, Magenschlauch usw., teils von *außen* bei verkalkter Struma, Aneurysma, Wirbelsäulenexostose und -fraktur alter Leute usw., aber auch bei Marasmus ante finem durch Ring- oder Trachealknorpel; meist an den physiologischen Engen, und zwar vorwiegend am Ringknorpel.

b) Peptisches oder rundes Geschwür (Ulcus pepticum oesophagi chronicum). *Vorkommen:* selten; meist bei Erwachsenen im 30.–60. Jahr; Männer erkranken etwas häufiger als Frauen. *Lokalisation:* im untersten Brustteil einige Zentimeter über dem Mageneingang; gelegentlich mehrfach, auch kombiniert mit Magen- oder Zwölffingerdarmgeschwür. *Pathogenese:* s. Refluxoesophagitis, außerdem analog der Ätiologie des Duodenalulcus. *Symptome:* teils solche des Magengeschwürs: Schmerz (im Oberbauch) und Blutung (evtl. Bluterbrechen und Blutstuhl), teils solche der Speiseröhrenverengerung: Schluckbehinderung und Erbrechen. *Diagnose:* Röntgenbild, Ösophagoskopie; u. U. Probeexcision. *Differentialdiagnose:* Geschwür, Entzündung, Geschwulst, Spasmus, Varicen, Divertikel und Fremdkörper. *Gefahren:* Perforation und Blutung sowie Mediastinitis, Pleuritis, Perikarditis, Sepsis, Gefäßarrosion u. a.; später Striktur. *Prognose:* Spontanheilung selten. Komplikationen machen meist operatives Vorgehen nötig. *Therapie. Konservativ:* im Beginn Spasmolytika, perorale Ernährung, lokal Hydrocortison. *Operativ:* Umgehungsoperationen sind verlassen; besser sind doppelseitige Vagotomie mit Gastroenterostomie, transthorakale, radikale, gastro-ösophageale Resektion; bei Stenose durch Ulcus intracardiale subdiaphragmatische Fundektomie (vgl. S. 1173).

E. Verengerungen (Stenosen bzw. Strikturen)

Ursachen und Formen:

1. Wandstenosen oder echte Stenosen, spez. Strikturen (Wanderkrankung!)

1. *Entzündliche.* 2. *Narbige:* meist durch Trauma nach Wunde, Fremdkörper, Sondierung, Spiegelung u. dgl. oder am häufigsten durch Verätzung, seltener durch Phlegmone, Diphtherie, Scharlach, Typhus, Syphilis, Aktinomykose und Tuberkulose, peptisches Geschwür usw. 4. *Spastische:* teils primär bei funktionellen Nervenleiden, spez. Hysterie u. a. als *Ösophagismus* bzw. *Kardiospasmus* (s. da) teils sekundär bei Fremdkörper, Fissur, Geschwür, Verätzung usw. 5. *Neoplastische:* selten Polypen u. a., dagegen häufig Carcinome.

2. Obturationsstenosen (Lumenverlegung!)

durch Fremdkörper, Soor, Parasit, Neoplasma (meist Carcinom, vereinzelt Sarkom, Myom, Fibrom, Polyp, Cyste usw.).

3. Kompressionsstenosen (Druck von außen!)

durch Aortenaneurysma (meist!), Struma, spez. retrosternale und maligne, Bronchial- und Mediastinaldrüsen-, Wirbel-, Lungen-, Pleuraeiterung oder -tumor, Wirbelexostose, Dermoid, Retropharyngealabsceß gefülltes Ösophagusdivertikel, Zwerchfellhernie usw.

Vorkommen: meist Carcinom (von 100 Stenosen sind 50–75 carcinomatös, spez. bei älteren Männern) und Verätzungsstriktur (20—30%; hierbei sehr häufig; Anamnese!) sowie Aortenaneurysma.

Lokalisation: Strikturen sitzen meist an den Ösophagusengen, und zwar am häufigsten unterhalb des Rachens, seltener an Tracheabifurkation und recht häufig wieder am Hiatus oesophageus; überhaupt nach Laugenverätzung meist im unteren Drittel.

Formen: 1. oberflächliche (häutige) und tiefe (callöse), 2. ring- bzw. halbring- (klappen-) und röhrenförmige, 3. partielle und totale, 4. ein- und mehrfache, letztere namentlich bei Verätzung.

Folgen: oberhalb besteht meist Dilatation und Muskelhypertrophie sowie Schleimhautkatarrh, evtl. Geschwürbildung, an der Struktursstelle auch manchmal entzündliche Erweichung mit Gefahr der Perforation der morschen Wand, dies spez. bei Ösophagoskopieren und Sondieren.

Symptome: Schlingbeschwerden, Schleimsekretion, Würgen und Zurücklaufen bzw. Erbrechen gewisser Speisen, und zwar verschieden je nach Höhe (Zeitdauer des Erbrechens!) und Grad der Striktur (Passage fester, breiiger oder flüssiger Speisen; dabei gehen flüssige, aber auch manchmal feste und vor allem fettige Speisen noch am besten durch; manchmal sind die Schluckbeschwerden wechselnd je nach Vorhandensein von Spasmus!), schließlich Abmagerung und Austrocknung (oft ähnlich wie bei Carcinom).

Prognose: dubiös; es droht Rezidiv und in einem Drittel der Fälle Tod durch Inanition oder durch Perforation (entweder infolge Decubitus durch steckenbleibende Fremdkörper, z. B. Pflaumenkern, oder infolge Durchstoßung mittels Sonde oder Ösophagoskops in Form eines sog. falschen Wegs, gelegentlich auch spontan unter Durchbruch eines Geschwürs oder Abscesses) mit Mediastinitis, Pleuritis, Perikarditis, Lungengangrän usw.; die Strikturen nach Infektionskrankheiten, Fremdkörpern oder Geschwüren sind meist oberflächlich, daher besser heilbar, jedoch die nach Verätzung oft tief, daher ungünstiger; neben der Tiefe der Wandveränderung spielt auch deren Länge eine Rolle für die Prognose; im Kindesalter ist die Aussicht eine günstige, falls die Kinder mit dem Leben davonkommen; bei schwerer Striktur droht Inanition nebst Lungentuberkulose.

Diagnose: 1. *Auskultation* neben der Trachea vorn über dem Brustbein oder hinten neben der unteren Brustwirbelsäule (Durchpreßgeräusch!). 2. *Röntgenbild bzw. Durchleuchtung mit Metallsonde oder mit Kontrast-* (Wismut- oder Barium-) *Brei bzw. -milch.* 3. *Sondierung:* mit Schlundsonde oder Rohr, evtl. mit Fremdkörpersonde; zunächst mit *dicker* (bis 20 mm, bei Kindern 10—18 mm), dann mit immer dünnerer, evtl. Darmsaite; Bestimmung der Höhe, Enge, Länge und Zahl der Strikturen; vorsichtig wegen Wandbrüchigkeit; zur Sondierung Kopf leicht erhoben, künstliches Gebiß entfernen, tief ein- und ausatmen lassen; Arzt drückt mit zwei Fingern der linken Hand die Zunge nieder und führt die schreibfederartig gefaßte, vorher in warmem Wasser erweichte und mit Öl, Vaseline, Glycerin oder dgl. angefettete Sonde ein; *Cave!* Luftwege (reflektorischer Husten und Dyspnoe) und Perforation; verboten ist die Sondierung bei frischem und granulierendem Geschwür nach Wunde, Verätzung, Geschwür, Fremdkörper usw. und bei Aortenaneurysma; bei Kompressionsstenose gelangt im Gegensatz zu Wandstenose auch eine stärkere Sonde anstandslos in den Magen trotz ausgesprochener Schlingbeschwerden. 4. *Ösophagoskopie.* 5. evtl. *Probeexcision.*

Differentialdiagnostisch ist wichtig außerdem: Anamnese, Verlauf, Dauer, Lebensalter (Carcinom!), Untersuchung des Erbrochenen (auf Eiter, Blut, Tumorelemente usw.), Probeexcision.

Prophylaxe: Frühsondierung unter Liegenlassen einer Ernährungssonde dauernd oder täglich für eine halbe Stunde wiederholt für einige Wochen bei Verätzung usw. (s. oben).

Therapie:

a) Unblutige. Bei Verabsäumung der Frühbougierung ist jedenfalls auch noch die *Spätbougierung* zu versuchen, und zwar allmähliche (mit weicher oder meist halbstarrer cylindrischer bis konischer Sonde (Bougie) oder mit Olivensonde (d. h. Fischbeinstab mit anschraubbarer Elfenbeinolive verschiedener Stärke); bei enger Striktur auch mit Darm- oder Metallsaite; zwecks gleichzeitiger Ernährung auch mit Schlundrohr; evtl. „Sondieren im Bündel" mittels eines trichterförmigen Hohlbougies als Führungsrohr, auch als Teleskopinstrument, später auch mit einem über einem Stab aufgespannten Drainrohr, welches durch Wiederannahme des alten Kalibers dilatierend wirkt, evtl. mit Hilfe des Ösophagoskops; zweckmäßigerweise mache man Pinselung mit 2% Pantocainlösung, fette die Sonde mit Öl, Butter, Vaseline, Glycerin oder Hühnereiweiß ein; täglich 1—2mal je 1—30, meist 10 Minuten; langsam und vorsichtig wegen Wandbrüchigkeit mit Gefahr der Perforation; daher bei frischer granulierender Striktur zu unterlassen ebenso wie bei Ösophagusvaricen und bei Fieber, Schmerz usw. zu unterbrechen für einige Tage, Fortsetzung über Monate und Jahre in Form der Selbstbougierung, welche die meisten Kranken rasch erlernen; daneben ist zu versuchen *Diathermie.* Lokale Anwendung von Cortisonpräparaten.

b) Blutige (falls Sondierung nicht zulässig oder nicht möglich!):

1. *Oesophagotomia interna* zur Durchtrennung umschriebener häutiger Strikturen oder Klappenstenosen auf endoskopischem Wege. Wegen Unsicherheit und Perforationsgefahr nicht empfehlenswert.

2. *Am Halsteil: Oesophagotomia externa*, und zwar *cervicalis*, d. h. *äußerer* Speiseröhrenschnitt am Halsteil bei inoperabler Striktur des Halsteiles; nach Spaltung der Striktur läßt man die Wunde über einem liegenden Schlundrohr p. s. heilen.

3. *An der Kardia:* pyloroplastikähnliches Vorgehen oder Kardiaresektion mit Ösophagogastrostomie auf transpleuralem oder abdominothorakalem oder subdiapragmatischem Wege.

4. *Am Brustteil: transpleurale Freilegung* der Stenose und Dilatation von oral unter Teilung von Auge und Finger; oder *Gastrostomie* und *retrograde Bougierung* vom Magen aus oder *Sondierung ohne Ende* (*v. Hacker*) (s. Abb. 299); dazu entweder Sondierung von oben oder

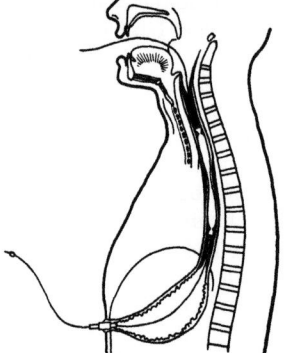

Abb. 299. *Ösophagusstenose:* Konservatives Verfahren, Bougierung ohne Ende über eine Magenfistel

von unten bzw. von einer Ösophagotomiewunde aus oder Schluckenlassen eines langen Seidenfadens mit Knoten bzw. einer mit doppeltem Seidenfaden versehenen durchbohrten Stahlkugel oder -perle bzw. Schrotkorns kleinsten Kalibers; dann in den nächsten Tagen Herausholen eines der letzteren mittels Spülung bzw. Magnets oder Herausholen mit Kornzange vor dem Röntgenschirme oder Herausfischen mit einem Operationscystokop nach Füllung des an der Fistelstelle abgedichteten Magens mit etwa 300 ccm Wasser, Anbinden eines kräftigen Seidenfadens und dann eines Gummidrains, Bougies, Catgutfadens, Aluminiumbronzedrahtseils, Elfenbein- oder Metallkörpers oder dgl., auch eines Laminariastifts und Durchziehen durch die Striktur, worin es etwa eine halbe Stunde täglich liegenbleibt.

5. *Verfahren bei nicht mehr dehnungsfähigen, umfangreichen Strikturen:*

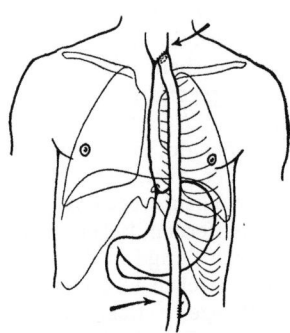

Abb. 300. Palliativverfahren (nach Herzen) durch antethorakale Umgehung mit Hilfe von hochgeführtem Dünndarm

a) Palliativoperationen. *Indikation:* Allgemeinzustand erlaubt keinen radikalen Eingriff in einem Akt; jedoch sind auch die Palliativoperationen sehr belastende Maßnahmen.

Antethorakale Ösophagoplastiken zum Ersatz einer komplett strikturierten Speiseröhre.

Prinzip: mit Hilfe von Jejunum, Magen oder Querdarm wird eine Verbindung zwischen dem noch gesunden Halsteil des Ösophagus und dem Magen bzw. tieferen Jejunum hergestellt. Das Transplantat verläuft in einem subcutan angelegten Tunnel unter der Brusthaut.

Methoden. α) Nach *Herzen:* Mobilisation einer Jejunumschlinge, welche antethorakal zum Halsösophagus heraufgezogen und mit ihm End-zu-Seit vereinigt wird. Y-Anastomose des Jejunums und evtl. Gastrojejunostomie. Letztere ist jedoch wegen Gefahr des Ulcus pepticum jejuni fragwürdig (s. Abb. 300). Bei mangelhafter Ernährung der hochgeführten Schlinge muß der obere Abschnitt mittels eines Hautschlauches aus Hals-Brust-Haut gebildet werden (s. Abb. 301) (Ösophago-Dermato-Jejuno-Plastik nach *Lexer*).

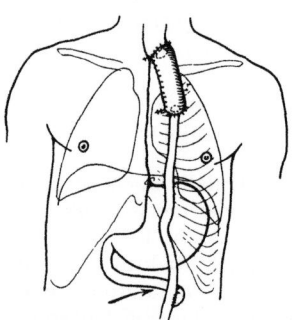

Abb. 301. Palliativverfahren (nach *Lexer*) durch antethorakalen Ersatz mittels hochgeführtem *Dünndarm und zusätzlicher Hautschlauchplastik* (Operation in mehreren Sitzungen)

β) Nach *Beck-Carrel* und *Jianu-Halpern:* Bildung eines gestielten Magenschlauches aus der großen Kurvatur, der antethorakal verlagert wird und dort kranial Anschluß an einen Hautschlauch erhält, der seinerseits mit dem Ösophagus verbunden wird (s. Abb. 302).

γ) Nach *Vuillet-Kelling:* gestielte antethorakale Transplantation eines großen Querdarmabschnitts, der mit der Magenvorderwand und cervicalem Ösophagostoma vereinigt wird (Ösophagoenterogastroplastik).

Sämtliche Verfahren kranken an der Gefahr der Stenose an den Anastomosen, Fistelung und Nekrosebildung, Regurgitationsbeschwerden und mangelhaftem Transport in den Transplantaten; relativ am günstigsten sind die Ergebnisse mit dem Vorgehen nach *Herzen* oder *Beck-Carell;* besonders wenn sich bei letzterer Methode aus dem Magen ein so langer Schlauch formen läßt, daß direkte Vereinigung mit dem Halsösophagus auf antethorakalem oder retrosternalem Wege möglich wird (*Rutkowsky* und *Loriat-Jacob*).

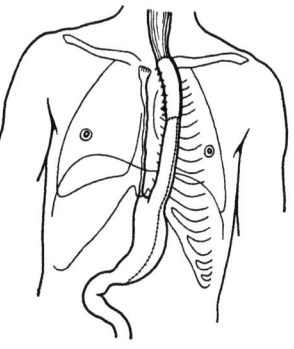

Abb. 302. *Ösophagusstenose (komplett):* Palliativverfahren (nach *Beck-Carrel, Jianu-Halpern*) durch antethorakales Hochführen eines aus der großen Kurvatur gebildeten Magenschlauches und zusätzlicher Hautschlauchplastik

b) Radikaloperationen. *Indikation:* sofern es der Allgemeinzustand des Patienten zuläßt, sollte die Radikaloperation, d. h. die Entfernung des stenosierten Ösophagusabschnitts und dessen intrathorakaler Ersatz angestrebt werden. *Methoden:* α) bei Stenosen im *mittleren und unteren Brustteil* des Ösophagus: Durch zweiaktige Operation in einer Sitzung. 1. *Abdomineller Akt:* Skeletieren des Magens und Dilatation des Zwerchfellschlitzes. 2. *Thorakaler Akt:* Resektion des stenosierten Ösophagus und Ösophagogastrostomie mit Zugang von rechts. Dieser Eingriff ist relativ rasch durchzuführen und risikofrei (s. Abb. 603). Strikturen bis in Höhe des Aortenbogens können auch auf diesem Wege beseitigt werden.

β) Striktur des gesamten thorakalen Ösophagus (s. Abb. 305, 306) dreiaktige Operation in einer Sitzung: 1. *Abdomineller Akt:* Mobilisation des Magens. 2. *Thorakaler Akt:* rechtsseitige Thorakotomie, Auslösen des Ösophagus und Hochführen des Magens im Ösophagusbett oder retrosternal. 3. *Cervicaler Akt:* linksseitige cervicale Freilegung. Herausziehen des Ösophagus und Nachziehen des Magens, welcher End-zu-End im Cervicalabschnitt anastomosiert wird. Dieser an sich einleuchtende Eingriff läßt sich nur selten ausführen, da er sehr belastend und die Ernährung der oberen Anteile des Magens oft nicht ausreichend ist (Insuffizienzgefahr). Die cervicale Wunde ist auf jeden Fall zu drainieren. In Zweifelsfällen ist die antethorakale Hochführung vorzuziehen, da sicherer.

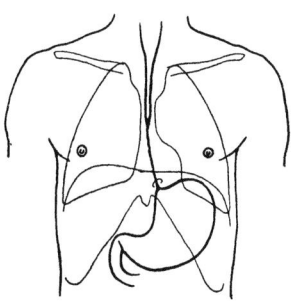

Abb. 303. *Ösophagusstenose:* partiell, im distalen Abschnitt

F. Erweiterungen (Ektasie und Divertikel) sowie Kardiospasmus

a) Ektasie, d. h. gleichmäßig-diffuse, und zwar entweder spindel- oder cylinderförmige Ausweitung (wie ein „Vormagen"):

α) *Durch Stauung* (mit Druck der angesammelten Speisen bei gleichzeitiger fettiger Degeneration der Muskelschicht, falls diese nicht hypertrophiert) oberhalb einer Striktur oder eines Carcinoms von Speiseröhre oder Mageneingang usw.

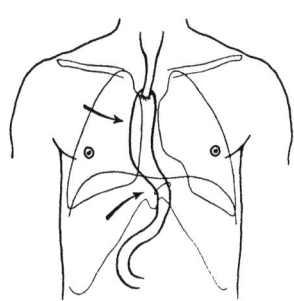

Abb. 304. Radikaloperation einer Veratzungsstenose im distalen Ösophagusabschnitt durch Resektion und Ösophagogastrostomie (Pfeile bedeuten die Zugangswege der zweiaktigen Operation)

β) *Idiopathische Ösophagusdilatation. Ätiologie:* Fehlen der vegetativ-nervösen Elemente in der Ösophaguswand (Analogon zum frühkindlichen Megaösophagus) aber erst im 20.–30. Lebensjahr auftretend. *Symptome:* Abknickung des übermäßig erweiterten und schlaffen Ösophagus mit allen Zeichen der chronischen Dysphagie.

Therapie. a) *Konservativ:* Kamillenspülung, Targesin-Rollkur nach Trinken von 20 bis 40 ccm Targesin (5%); b) *operativ:* Resektion der Kardia und eines verschieden langen (je nach Fall) Teiles des kaudalen Ösophagus, meist durch abdomino-thorakale Resektionen oder evtl. durch Fundektomie (s. dort).

γ) *Durch Spasmus* bei angeborener (sog. „Spasmophilie") oder erworbener Innervationsstörung, spez. hysterischer („Ösophagismus"), seltener bei Tetanus und Lyssa sowie Infektionskrankheit, achylischer Anämie, Urosepsis u. dgl., schließlich reflektorisch bei Fissur, Geschwür, Entzündung, Tuberkulose, Tumor, Divertikel, Hiatushernie usw. von Ösophagus oder von seiner Nachbarschaft, auch Bauchorganen (Ulcus ventriculi bzw. duodeni, Appendicitis, Hernia epigastrica oder diaphragm., Enteroptose, Urogenitalleiden u. dgl.). *Lokalisation:*

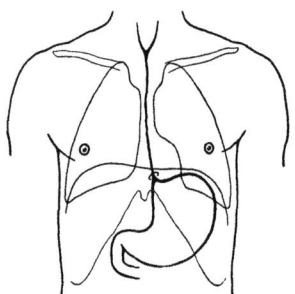

Abb. 305. *Ösophagusstenose:* komplette Verätzungsstenose

I. selten am Ösophagus*eingang:* öfter nur als Druckgefühl („Globus hystericus"); vereinzelt als schwere Schluckbehinderung, dadurch Inanition und später infolge Nahrungsstauung mit Nachgeben der dort schwachen hinteren Ösophaguswand sackartige Ausbuchtung, wobei die Speiseröhre armdick werden und 1–2 l fassen kann, auch evtl. Geschwür auftritt („spasmogenes Pulsionsdivertikel" s. u.).

II. häufiger am Ösophagus*ausgang*. **Kardiospasmus:**
Pathogenese: sowohl rein nervös bei psychisch-labilen, häufig weiblichen Personen des 2. und 3. Lebensjahrzehnts bei heftiger Gemütserregung und seelischen Konflikten, allgemeiner psychischer Labilität (sog. *idiopathischer Kardiospasmus*); doch auch durch organische Ursachen (hochsitzendes Ulcus ventriculi, Ulcus oesophagi, epiphrenale Divertikel, entzündliche Veränderung der Zwerchfellzwinge), welche reflektorische Verstärkung des Muskeltonus im Kardiabereich hervorrufen; auch beginnendes Kardiacarcinom (symptomatischer oder *scheinbarer Kardiospasmus*).

Symptome: paradoxe Dysphagie, Singultus, Salivation, Retrosternalsensation, konsekutive Ösophagitis, Foetor ex ore, Hungerinanition.

Folgen: Dilatation = sog. Kardiotonischer Megaösophagus, Aspirationspneumonie, Geschwür, Perforation und Carcinom.

Differentialdiagnose: Striktur, tiefsitzendes (epiphrenales) Divertikel, Ulcus, Narbe, Zwerchfellbruch, Syphilis und Carcinom.

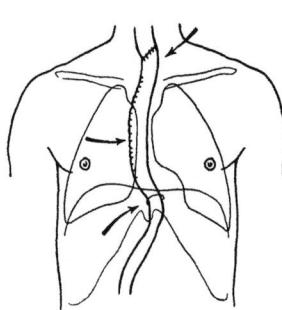

Abb. 306. Radikalverfahren zu Abbildung 305 intrathorakaler Ersatz durch hochgeführten Magen und cervicaler Anastomose (letztere sehr gefährdet!

Diagnose: Sondierung (Sonde wird bei Striktur im Zurückziehen festgehalten, dagegen bei Spasmus nicht oder nur zeitweise; im übrigen fällt sie ungehindert in einen erweiterten Speiseröhrensack), *Aushebrung, Röntgenbild* bzw. *Durchleuchtung* mit Kontrastbrei bzw. -milch (diffuse, evtl. gewaltige Erweiterung der ganzen Speiseröhre sowie scharfe Begrenzung und Spitze vor dem Magen, in welchen die Masse langsam und fadenförmig einfließt; dabei zeigt sich evtl. Wechsel des Bildes zu verschiedenen Zeiten), *Ösophagoskopie* (nach vorheriger Entleerung und Spülung); dazu die oben genannten Symptome, wobei charakteristisch für Spasmus ist außerdem ein *Wechsel der Erscheinungen*, auch Auslösung des Spasmus durch Erregung (s. oben) und Schwinden des Spasmus durch Atropin, Buscopan u. ä.

Therapie. a) *unblutig:* gewöhnlich genügt Psychotherapie, evtl. Diät, Spasmolytika, Papaverin, Eupaverin, Avacan, Buscopan; regelmäßige abendliche Spülungen und Entleerungen. Nötigenfalls schreite man zu Dilatation mit ein oder mehreren Sonden. Die unblutige Dehnung bzw. *Sprengung der Kardia* mittels Sonde erfolge nur vorsichtig, und zwar langsam-schrittweise, am besten vor dem Röntgenschirm; es droht Verletzung mit Infektion, dadurch Mediastinitis, Pleuritis, Peritonitis und Sepsis; gebräuchlich ist entweder eine Sonde mit aufblasbarem oder auffüllbarem Gummiball (*Gottstein* oder *Moersch*) oder eine Sonde mit schirmartig spreizbarem Metallstäbegerüst am unteren Ende, woran ein quecksilber- oder schrotgefülltes Schlauchstück als „Pfadfinder" angeschlossen werden kann (*Stark*) (s. Abb. 307).

b) *Blutig:* bei Versagen mehrfacher Sprengungen.

1. *Kardioplastik,* d. h. Längsspaltung und Quervernähung in ganzer Wanddicke (*Marwedel-Wendel*) oder (da dies nicht ungefährlich und nicht sicher) besser *submukös,* also ohne Verletzung der Schleimhaut: *Kardiomyotomie* (nach *Gottstein-Heller*); auf abdominellem oder transpleuralem Wege.

2. *Ösophagogastrostomie,* und zwar entweder abdominal-subdiaphragmatisch (*Heyrowsky*) oder, wenn nämlich die Speiseröhre nicht heruntergezogen werden kann, transpleural (*E. K. Frey*) (s. Abb. 308).

3. Subdiaphragmatische Fundektomie, radikal (vgl. S. 1173).

3. Abdomino-thorakale Resektion von Kardia, unterem Ösophagus und oberem Magendrittel (nach *Wangensteen*), am radikalsten!

Prognose: Resultate durchschnittlich am besten bei Sprengung oder Kardiomyotomie.

b) Divertikel. *Definition:* umschriebene blindsack- oder taschenartige Ausbuchtung eines beschränkten Ösophaguswandteils; echtes D. = enthält alle Wandteile, falsches D. = besteht nur aus Schleimhaut.

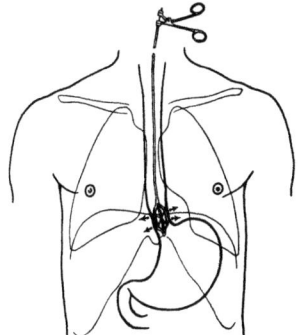

Abb. 307. *Cardiospasmus:* Konservatives Verfahren: Sprengung mit *Stark*scher Sonde

α) *Pulsionsdivertikel* (sog. *Zenker*sches Divertikel: *Zenker* 1877): durch Druck von innen!

Pathogenese: wohl durch den Druck gestauter Speisen auf eine kongenital schwach angelegte Ösophaguswand, spez. nach Trauma oder Fremdkörper, bisweilen auch oberhalb eines Spasmus am Ösophaguseingang („Spasmogenes Pulsionsdivertikel").

Lokalisation: 1. selten tiefsitzend, dann am ehesten oberhalb des linken Bronchus an dessen Kreuzung mit der Speiseröhre („epibronchiales D.") (s. Abb. 308) oder oberhalb des Zwerchfells bzw. Mageneingangs („epiphrenales bzw. epikardiales D."), hier nicht zu verwechseln mit Kardiospasmus, welchem es in der Symptomatik ähnelt.

2. Meist am Übergang von Pharynx und Ösophagus in Ringknorpelhöhe („Grenzdivertikel") (vgl. Abb. 308), und zwar an der Hinterwand entsprechend dem dreieckigen Raum von *Laimer,* woselbst die longitudinale Muskelschicht schwach entwickelt ist und nach beiden Seiten auseinanderweicht, evtl. von hier hinabreichend bis in den Brustraum zwischen Ösophagus und Wirbelsäule und etwas links; davon abzutrennen ist das echte Pharynxdivertikel, welches weiter oben gelegen ist und zurückgeführt wird auf inkomplette innere Kiemengangfistel.

Aufbau: Wand aus Mucosa und Submucosa, meist auch aus dünnen Muscularisresten, spez. am Hals; je kleiner der Sack, um so mehr Muskelschicht ist vorhanden.

Größe: kirsch- bis kindskopf-, meist nuß- bis ei- bis faustgroß.

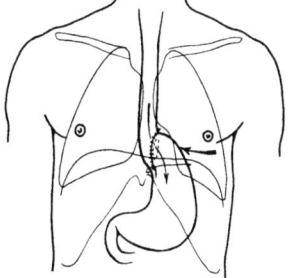

Abb. 308. *Cardiospasmus:* Operatives Verfahren; Ösophagogastrostomie nach *E. K. Frey*

Vorkommen: selten; meist (70—75%) bei älteren (über 40—50, durchschnittlich 60 Jahre alten) Männern, seltener (25—33$\frac{1}{3}$%) bei Frauen und bisweilen Kindern.

Symptome: anfangs Hustenreiz und Verschleimung bzw. Speichelabsonderung sowie Fremdkörpergefühl und Kratzen im Hals, später wechselndes Steckenbleiben von Speisen und Regurgitieren nicht verdauter Speisen (etwa 24—36 Stunden nach der Nahrungsaufnahme), Aufstoßen, Schleimabsonderung, Foetor ex ore; ferner zeitweise (bei Füllung des Divertikels) Druck, Schlingbeschwerden, kropfähnliche Halsanschwellung (linkerseits von Pflaumen- bis Faustgröße; zeitweise und evtl. entleerbar durch Druck) sowie evtl. Dämpfung hinter dem Brustbein und glucksende Geräusche bei Sprechen, Druck, Lageänderung und Schlucken, evtl. auch Heiserkeit, Atemstörungen und Blutstauung.

Folgen: Druck auf Ösophagus, Trachea, Gefäße und Nerven (N. recurrens, und symp.) sowie Spasmus, Katarrh, Ulceration, Perforation und Carcinomentwicklung.

Verlauf: über Jahre bis Jahrzehnte; erst bei Größerwerden des Divertikels kommt es zu Beschwerden.

Diagnose: Alter und Geschlecht, Anamnese, langsamer Verlauf, typische Beschwerden und Wechsel dieser, sicht- und fühlbare sowie ausdrückbare Geschwulst mit Speisenentleerung in den Mund, Schluckbeschwerden, Regurgitieren, Aufstoßen, Schleimabsonderung, Foetor, quatschend-glucksende Geräusche bei Druck auf die linke Halsseite, Dämpfung; *Sondierung:* (vorsichtig, am besten mit Divertikelsonde, d. h. am Ende stumpfwinklig abgebogener und durch Draht versteifter Speiseröhrensonde oder mit zwei Sonden, davon eine ins Divertikel und eine in den Magen: „Zweisondenversuch" nebst anschließender Eingießung und Ausspülung mit verschieden gefärbten Flüssigkeiten; dabei ist das Sondierungsergebnis wechselnd, d. h. manchmal passiert die Sonde glatt, manchmal bleibt sie stecken, und zwar dann bald, nämlich 20—25 cm hinter der Zahnreihe; sie bleibt aber dabei zu bewegen, wird also nicht festgehalten wie bei Striktur oder Spasmus); *Ösophagoskopie:* (namentlich wichtig zur Erkennung gleichzeitiger Geschwürs- oder Carcinomentwicklung) und vor allem, weil am unschädlichsten, *Röntgenbild* (mit Bleisonde oder Wismut- bzw. Bariumbrei, evtl. daneben mit Magensonde; evtl. erst nach Divertikelentleerung durch Ausdrücken und Ausspülen; auch in verschiedener Stellung). Untersuchung des Erbrochenen bzw. Ausgeleerten evtl. nach besonderer Mahlzeit (Rosinen).

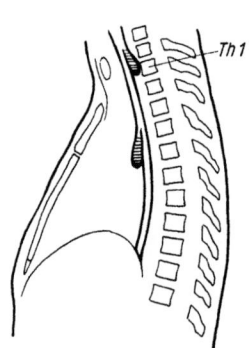

Abb. 309. *Ösophagusdivertikel:* Cervicales (Grenz-) und intrathorakales Pulsions-Traktions-Divertikel in Höhe der Bifurkation der Trachea

Differentialdiagnose: u. a. Ösophaguscarcinom, Spasmus, Kropf, Lungentuberkulose usw.

Prognose: dubiös; es droht Tod durch Inanition, Aspirationspneumonie, Ulceration mit Perforation (dies auch bei Sondierung oder Ösophagoskopie) und Phlegmone oder Carcinomentwicklung; Mortalität ohne Operation 20—25—33$^{1}/_{3}$ % (doch können Patienten mit kleinem Divertikel viele Jahre leben) und mit Operation 0,5—2 % (je nach Alter und Allgemeinzustand).

Therapie: zu versuchen, namentlich bei kleinem Divertikel oder bei schlechtem Allgemeinzustand *konservativ* mit Diät (öftere und kleinere Mahlzeiten mit Nachtrinken von Flüssigkeit), Spülungen durch kurzen und weichen Schlauch mit 3 % Borwasser, im Notfall Gastrostomie. *Endoskopisch:* am sitzenden Patienten nach Sondieren des Divertikels mit der Divertikelsonde und ösophagoskopischem Aufsuchen der Divertikelschwelle wird diese mit einer besonderen Divertikelschere (nach *Seiffert*) durchtrennt. Länge des Scherenschnittes beträgt etwa 2 cm. Tiefere Durchtrennung nicht empfehlenswert wegen Perforation.

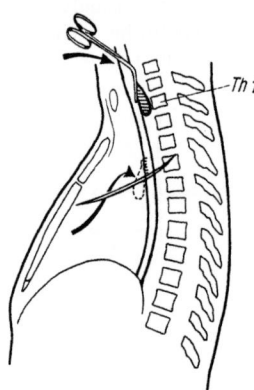

Abb. 310. *Ösophagusdivertikel:* Abtragung und Nahtversorgung auf cervicalem bzw. transthorakalem Zugangsweg (Pfeile!)

Am besten ist *Radikaloperation* (s. Abb. 310). *Halsteil:* Freilegung des cervicalen Ösophagus von links. Freipräparieren des Divertikelsacks und Versorgung desselben durch Einstülpung und Tabaksbeutelnaht oder (bei langgestielten) durch Abtragung und nachfolgender Schichtnaht. *Brustteil:* auch die epibronchialen und epiphrenalen Divertikel werden, falls sie störende Symptome hervorrufen, von rechtsseitiger Thorakotomie freigelegt, auspräpariert und abgetragen. Weniger günstig ist die Anastomosierung des Divertikelsacks mit dem Magenfornix (Divertikulogastrostomie nach *Sauerbruch-Henschen*).

β) *Traktionsdivertikel:* durch Zug von außen!

Pathogenese: selten Mediastinitis, Wirbelcaries, Schilddrüsentumor, Perichondritis laryngea, tuberkulöse und pneumonische Lungenschrumpfung, Pleuraverschwartung nach Empyem und Plastik, Silicose und vor allem Tuberkulose der Bronchialdrüsen; hierbei:

Lokalisation: meist an der Vorderwand in Höhe der Trachealbifurkation (sog. „Bifurkationsdivertikel"), selten andernorts; öfters mehrfach.

Größe: gering (bis haselnußgroß).

Form: trichterförmig.

Vorkommen: häufiger; öfters bei Kindern, aber meist bei Erwachsenen über 30 Jahren (Entzündungsprozeß in der Nachbarschaft, spez. Bronchialdrüsentuberkulose!).

Symptome: meist fehlend; evtl. Fremdkörpergefühl, Druckschmerz und Liegenbleiben von Speisen; dazu Röntgenbild und Ösophagoskopie.

Prognose: bisweilen Fremdkörpereinkeilung mit Ulceration und Perforation in Trachea bzw. Bronchus (Lungengangrän), Pleura (Empyem), Perikard, Pulmonalisäste, Aorta, V. cava usw. sowie Mediastinitis und Fistel usw.; vielleicht auch Carcinomentwicklung und Tuberkulose.

Therapie: kleinere Traktionsdivertikel: meist keine Behandlung nötig; *größere* D. mit deutlichem Sporn – endoskopische Durchtrennung der Divertikelschwelle; bei entzündlicher Ösophagotrachealfistel – transpleurale Freilegung des Fistelganges – Durchtrennung und getrennte Versorgung beider Fistelöffnungen.

G. Geschwülste

1 Gutartige

a) Von Mucosa und Submucosa ausgehend: warzenartige, einfache oder multipel polypöse Tumoren, meist Fibroepitheliome.

Histologisch: gefäßreiches Bindegewebsgerüst mit ein- oder mehrschichtigem Plattenepithel bedeckt, ausnahmsweise Cylinderepithel.

Vorkommen und Aussehen: häufig sehr lang gestielt und meist hochsitzend, so daß sie beim Würgen gelegentlich in der Mundhöhle sichtbar werden; auch reißen sie nicht selten spontan ab und werden ausgebrochen. Entstehen sie multilokulär (Polyposis oe.), so sind sie als präanceröse Veränderung aufzufassen.

Diagnose: Endoskopie, Probeexcision.

Therapie: bei verstärkter Blutungsneigung, Zerfall und Herauswürgen nekrotischer Tumorpartikel. – Wenn möglich, Resektion wie bei Carcinom, sonst endoskopische Abtragung.

b) Von Submucosa und Muscularis ausgehend: Myome, Fibromyome, Leiomyome.

Vorkommen und Aussehen: in allen Abschnitten des Ösophagus, vorwiegend im unteren Brustteil; kleinere Tumoren wölben die Schleimhaut nur wenig vor, größere engen den Ösophagus einseitig oder zirkulär ein und verursachen Stenosensymptome.

Diagnose: Röntgenbild, Ösophagoskopie.

Differentialdiagnose: von außen komprimierende Tumoren (Drüsentumoren, intrathorakaler Kropf, Mediastinalcyste, Teratom, Dermoid, Fibrom, Neurinom), evtl. Probethorakotomie.

Wachstum: langsam und gutartig; auch die Leiomyome, welche sehr reich an rundlichen und spindeligen Zellen sind, entarten nur äußerst selten sarkomatös, selbst bei sehr langem Bestehen.

Therapie: Ausschälen der knolligen Geschwülste aus der Speiseröhrenwand unter möglichster Erhaltung des Schleimhautrohres. Sind Defekte unvermeidlich, so können sie evtl. mit Lungengewebe gedeckt werden; typische Resektionstherapie ist in solchem Fall vorzuziehen. Kleine, gestielte Tumoren werden endoskopisch entfernt.

2. Bösartige

Sarkome (selten) und **Carcinome** (sehr häufig!!!).

Vorkommen: etwa 12% aller Carcinome, davon über die Hälfte im unteren Brustteil, etwa 20% im mittleren Brustteil und 10% im Halsteil; *Einteilung:* nach klinischen Gesichtspunkten werden unterschieden: solche im Halsteil bis zum Eintritt in die obere Thoraxapertur, solche oberhalb des Aortenbogens, solche hinter dem Aortenbogen und oberhalb der Bifurkation, solche zwischen Lungenhilus und V. pulmonalis inf. und solche zwischen V. pulmon. inf. und Hiatus. Von den im unteren Brustteil gelegenen Carcinomen greifen die meisten auf die Kardia über. Männer zwischen 40.–70. Lebensjahr überwiegen. *Pathogenese:* 1. primär: bevorzugt sind starke Raucher und Trinker, begünstigend wirkt hastiges Essen heißer Speisen. 2. sekundär: aus chronischer Ösophagitis, auf alten Strikturen, Divertikeln oder übergreifend aus Krebsen in der Nachbarschaft, selten auch durch Inokulation von höher oder tiefer gelegenen Carcinomen des Verdauungstrakts. 3. metastatisch (selten).

Pathologisch-anatomisch: Plattenepithelcarcinom entsprechend dem Mutterboden, seltener Adenocarcinome im Bereich der Kardia, Scirrhus, Carcinoma simplex und undifferenzierte Carcinome.

Aussehen und Wachstum: leicht blutende, erweichte und zerfallende, die Schleimhaut wallartig überragende oder polypöse Geschwulstbildung, die Lichtung einseitig einengend oder ringförmig umfassend. Auch breite zerfallende Geschwüre mit derbem, wallartigem Rand oder stark schrumpfende Scirrhen mit unregelmäßiger Wandverdickung bei teilweise intakter Schleimhaut; besondere Neigung zu submukösem Fortschreiten und intramuraler Metastasierung weitab vom primären Geschwulstsitz, vor allem in die regionären Lymphknoten (peri- und paraösophageal) sowie in die paratrachealen und supraclaviculären, retrogastrischen und cöliacalen Knoten. Hämatogene Metastasierung (Leber) relativ selten und spät; häufig nur langsam fortschreitend, nicht selten jedoch rasch auch in das Mediastinum einbrechend.

Komplikationen: bei Einwachsen in das Mediastinum: 1. *Recurrensreizung* bzw. *-lähmung* (*Heiserkeit* – prognostisch ungünstig!). 2. *Perforation* in die Umgebung, Perforation in den Tracheobronchialbaum (Ösophagotrachealfistel), Mediastinitis, Lungengangrän, Perikarditis, Rückenmarkkompression. 3. *Aspiration* und *Pneumonie*. 4. *Blutung* durch Arrosion großer Gefäße, meist tödlich.

Symptome: Fremdkörpergefühl, leichte Schmerzempfindungen, Retrosternalsensation, Kratzen im Hals, Räuspern, rauher Husten, mechanische Beeinträchtigung des Schluckaktes führt zu krampfhaften Schmerzanfällen mit Ausstrahlung in die linke Schulter (Verwechslung mit Angina pectoris und Coronarsklerose!), im fortgeschrittenen Stadium ausgesprochene Dysphagie mit quälendem Würgen, Pressen und Erbrechen unverdauter Speisen; geringe Blutbeimengungen im Erbrochenen sind nicht selten, massives Blutbrechen bedeutet stärkeren Tumorzerfall oder Arrosion eines größeren Gefäßes; Foetor ex ore, allmählich zunehmende Schmerzen, welche bei direkter Infiltration der Zwischenrippennerven in heftigste Schmerzattacken übergehen. Bei Befall des Grenzstrangs *Horner*sches Syndrom, bei Befall von N. vagus und recurrens Heiserkeit, außerdem schnelle Abmagerung, Austrocknung, Hunger- und Tumorkachexie.

Prognose: schlecht, durchschnittlicher Verlauf 11,8 Monate, Verzögerung der Diagnose um einige Wochen bedeutet bereits außerordentliche Verschlechterung der Prognose.

Diagnose: Schling- und Schluckstörung, klinische Symptomatologie, Röntgenuntersuchung (Hyperperistaltik, Retroperistaltik, Verweilen des Kontrastmittels in der Speiseröhre, umschriebene Wandstarre, symptomatische Spasmen), Sondieren, Ösophagoskopie, Probeexcision und histologische Untersuchung.

Therapie.

a) Konservativ: α) *Röntgenbestrahlung:* mittels Vielfelder-, Konvergenz-, Pendel-, oder Rotationsbestrahlung können hohe Dosen an den tiefliegenden Tumor herangebracht werden, wodurch diese Therapie vor allem für die Tumoren des oberen Brust- und Halsteils sehr an Bedeutung gewann. Fraktionierte Bestrahlung mit 5–7000 r innerhalb 4–6 Wochen kann Schluckvermögen wieder herstellen, die Carcinomstenose durchgängig machen und die innere Oberfläche glätten; *Nachteil:* zurückbleibende unzerstörte Carcinomzellreste führen nach Monaten oder Jahren zum strahlenrefraktären Rezidiv. Einbringen von Radiumnadeln und radioaktiven Kobaltperlen in das Lumen der Speiseröhre können die Bestrahlungswirkung intensivieren. Günstig erweist sich die kombinierte Behandlung von intensiver Röntgenvorbestrahlung mit nachfolgender Resektion.

β) *Dilatationsbehandlung:* mit Sonden, solange der Tumor noch dehnbar und weich ist, evtl. Einlegen von biegsamen Drahtspiralhülsen (*Souttar*-Rohr) in den verengten Speiseröhrenabschnitt auf endoskopischem Wege.

γ) *Symptomatisch:* geeignete und kalorisch ausreichende Kost, evtl. in Form flüssiger und breiiger Sondennahrung, lokale Anwendung von Chemotherapeuticis und Anästheticis (Rp.: mixt. gumm. 150,0, Cocain 0,2, Suprarenin 1:1000, gtt. XXX teelöffelweise), Spasmolytika, Analgetika und Narkotika.

b) Operativ. α) *Palliativ: Gastrostomie* in Form der Magenfistel nach *Witzel* oder *Lucke-Kader* (vgl. Abb. 335, 336) mit Sondenernährung (als Dauertropfinstillation!). Magenfistel jedoch nur in obsoleten Fällen, da der Zustand psychisch eine schwere Belastung bedeutet und die Tumorkachexie trotzdem unaufhaltsam fortschreitet.

Umgehungsanastomosen mittels hochgezogenen Magens, langer Dünndarm- oder Dickdarmschlinge, welche oberhalb des Tumors an den noch gesunden Ösophagus Seitzu-Seit anastomosiert wird; kommt nur für Umgehung tiefsitzender Tumoren in Frage.

Bei *inoperablen Tumoren im mittleren und oberen Brustteil* ist evtl. die Umgehung mittels antethorakal hochgeführter Jejunalschlinge und cervicaler Ösophago-Jejunostomie (s. Abb. 311) zu erwägen.

β) *Radikal.* 1. *Halsteil. Prinzip:* Freilegung von rechts oder links (besser links) mit Bildung eines Türflügellappens aus Subcutangewebe und Platysma mit Einkerbung des

Sternocleidomastoideus und Durchtrennung der geraden Halsmuskeln, Teilresektion der Schilddrüse sowie Ausräumung aller Lymphknoten, Isolierung des cervicalen Ösophagus und Resektion des Tumors. Bei Operation in zwei Sitzungen Einnähen des oralen und aboralen Ösophagusstumpfes in die Haut und Bildung eines verbindenden Hautkanals in 2. Sitzung. Gegebenenfalls Durchführung der gesamten Operation in einer Sitzung. Bei Verdacht auf Drüsenmetastasen ist cervicale Drüsenausräumung auf der anderen Seite in weiterer Sitzung anzuschließen.

2. *Resektion des Halsösophagus und Larynx (Gluck-Soerensen)* vgl. S. 973. *Prinzip:* Türflügellappenbildung oder Doppel-T-Schnitt, welcher eine Freilegung der gesamten vorderen Halsregion gestattet. Bei Drüsenmetastasierung evtl. Resektion der V. jugularis int. und Mitnahme des M. sternocleidomastoideus (1. Sitzung). Entfernung von Speiseröhre und Kehlkopf 7 Tage später (2. Sitzung). Dazu werden sämtliche langen Kehlkopfmuskeln durchtrennt und nach unten geschlagen, dann Kehlkopf nebst Tumor und Ösophagus von der Fascia praevertebralis abgehoben, die zuführenden Gefäße (Aae. thyreoideae) durchtrennt, desgleichen die Zungenbeinhörner und der Hypopharynx sowie Speiseröhre und Trachea in Höhe der oberen Thoraxapertur quer durchschnitten. Wenn irgend möglich, muß wenigstens ein Schilddrüsenlappen erhalten werden (Ge-

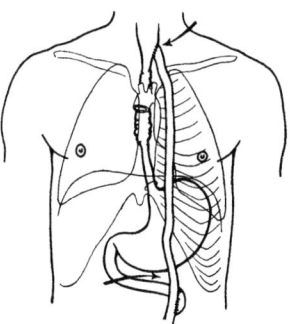

Abb. 311. *Ösophaguscarcinom:* (*Höhe Aortenbogen*) Palliativverfahren antethorakale Umgehung durch hochgeführten Dünndarm (evtl. zusätzliche cervicale Hautschlauchplastik)

fahr der Kachexia strumipriva und postoperativen Tetanie!). Die Haut-Platysma-Lappen werden mit der hinteren Circumferenz von Hypopharynx cranial und Ösophagusstumpf distal vernäht und ein Tracheostoma an gesonderter Hautincision im Jugulum gebildet. Zur Sicherung der Atmung ist zunächst das Einlegen einer starken Trachealkanüle nötig.

3. *Brustteil.* Indikation: des Operationsverfahrens meist erst nach Probethorakotomie möglich. Hierbei ist die Frage der Operabilität des Tumors selbst, seine Beziehung zu Aorta und Luftröhre *ohne* weitgehende Präparation der gesunden Ösophagusabschnitte zu prüfen (Durchtrennen von Arterien zum Zweck der Exploration birgt die Gefahr der partiellen Nekrose des ausgelösten Ösophagusteils). Besteht lokale Operabilität, so ist vor Auslösung des Ösophagus abdominell zu explorieren, ob Drüsenmetastasen im cöliacalen Bereich die Verwendung des Magens als Ösophagusersatz erlauben; ferner ob andere Metastasen (Leber, Leberpforte) vorhanden sind und eine Resektion überhaupt lohnend ist. Zweckmäßig ist auch das umgekehrte Vorgehen (1. *abdominelle Exploration* der Verwendbarkeit des Magens, 2. *thorakale Revision* zur Feststellung der lokalen Operabilität und gegebenenfalls sogleich angeschlossene *Resektion* mit Hochführen des Magens zur Anastomosierung). *Inoperabilität* besteht bei

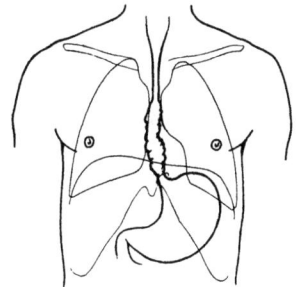

Abb. 312. *Ösophaguscarcinom:* im distalen Abschnitt

Metastasen in Leber, Douglas, Wirbelsäule und cervicalen Lymphknoten, bei Pleuraerguß, Atelektase und bronchoskopisch faßbaren Einengungen des Tracheobronchialbaums; ferner bei ösophagobronchialer Fistel, bei eindeutiger Lähmung des linken Recurrens (sichere Infiltration des Aortenbogens!).

Methoden: 1. *Tumoren des unteren bis mittleren Abschnitts* (s. Abb. 312) verlangen Resektion bis zur Höhe des Aortenbogens und magenwärts 4 cm über die Kardia hinaus.

Vorgehen: am einfachsten zweiaktig in einer Sitzung.

1. Akt: abdominelle Exploration und Skeletierung des Magens unter Schonung der A. gastrica dextra und gastroepiploica sowie Dilatation des Zwerchfellschlitzes.

2. Akt: rechtsseitige Thorakotomie in Bauch- oder Seitenlage des Patienten, Tumorresektion und Ösophagogastrostomie möglichst hoch in der Pleurakuppel, so daß vom thorakalen Ösophagus möglichst viel entfernt wird (s. Abb. 313).

Tumoren im supraaortalen und mittleren Drittels (s. Abb. 314) verlangen die Totalexstirpation der thorakalen Speiseröhre. Anzustreben ist cervicale Ösophagogastrostomie mit Hilfe des linksseitig intrathorakal hochgeführten Magens. *Vorgehen:* Operation möglichst dreiaktig in einer Sitzung.

1. Akt: abdominelle Revision und Skeletierung des Magens (wie oben).

2. Akt: rechtsseitige oder linksseitige *Thorakotomie* und Mobilisation der gesamten thorakalen Speiseröhre.

3. Akt: cervicale Freilegung links, Herausziehung des tumortragenden Ösophagus. Intrathorakales Hochführen des Magens und cervicale Ösophagogastrostomie (s. Abb. 315)

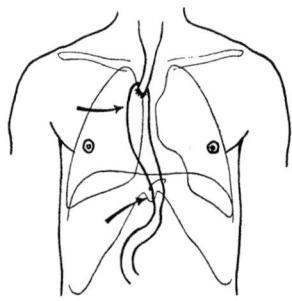
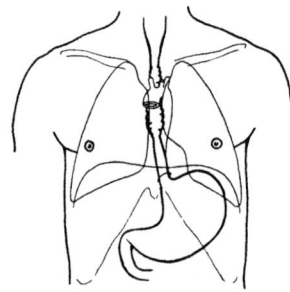
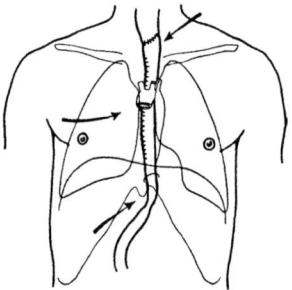

Abb. 313. Radikalverfahren zu Abb. 628, intrathorakaler Ösophagusersatz durch hochgeführten Magen in einer Sitzung und 2 Operationsakten (1. Akt: abdominal, 2. Akt: thorakal)

Abb. 314. *Ösophaguscarcinom:* in Höhe Aortenbogen

Abb. 315. *Ösophaguscarcinom:* Radikalverfahren intrathorakaler Ersatz des Magenschlauchs mit cervicaler Anastomose (letztere sehr gefährdet!)

(*Kirschner, Garlock, Nissen*). Bei mangelhafter Ernährung des Magenschlauchs muß er antethorakal bis in halbe Höhe geführt werden. Ösophagushalsfistel und Magenbrustfistel werden in gleicher oder zweiter Sitzung durch einen Hautschlauch vereinigt (s. Abb. 316). Die Magenschlauchbildung kann nach *Beck-Carrell* oder *Lortat-Jacob* erfolgen oder es kann der ganze Magenquerschnitt verwendet werden. Kann die Operation in einem Akt nicht beendet werden, so ist zunächst wenigstens die Ausrottung der

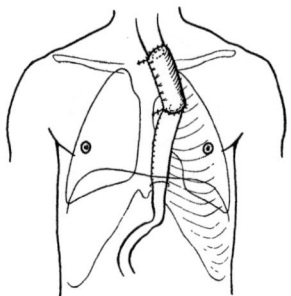
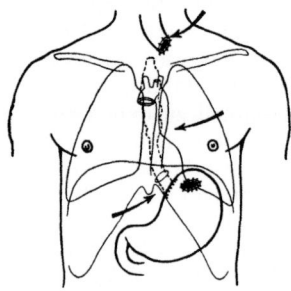

Abb. 316. Radikalverfahren zu Abb. 630 in mehreren Sitzungen mit antethorakaler Magen-Hautschlauchplastik

Abb. 317. Radikalverfahren zu Abb. 630 in mehreren Sitzungen. 1. Akt: Tumorausrottung und Fistelung des cervicalen Ösophagus und des Magens. In späteren Sitzungen antethorakale Verbindung der Fisteln

tumortragenden Speiseröhre zu erreichen. Auch hierzu muß in 3 Akten vorgegangen werden. 1. Akt: abdominelle Durchtrennung und Verschluß der Speiseröhre, Anlegen einer Gastrostomie; 2. Akt: rechtsseitige oder linksseitige Thorakotomie und Auslösen der gesamten thorakalen Speiseröhre; 3. Akt: cervicale Freilegung, Herausziehen der Speiseröhre und Anlegen einer cervicalen Ösophagusfistel, s. Abb. 317. In weiteren Sitzungen muß eine antethorakale Verbindung beider Fisteln hergestellt werden (vgl. Abb. 317).

4. Weitere Verfahren: intrathorakaler Ersatz der unteren Speiseröhre durch ein *Dickdarmsegment; Indikation:* ausgedehnte gastroösophageale Resektion wegen Carcinom des unteren Brustteils und des oberen Magenabschnitts. *Prinzip:* aus dem Colon transversum wird ein gestieltes Transplantat hergestellt und dies entweder End-zu-Seit mit dem Jejunum oder End-zu-End mit dem erhalten gebliebenen Antrumrest des Magens vereinigt (*Nissen*).

Intrathorakaler Ersatz der unteren Speiseröhre *durch Dünndarm* (häufigstes Vorgehen). *Indikation:* ausgedehnte Magentumoren, welche auf den unteren Brustteil der Speiseröhre übergreifen.

Prinzip: End-zu-End-Ösophagojejunostomie im mittleren Brustteil des Ösophagus nach Totalresektion des Magens und y-förmige Enteroanastomose; oder vollständige Ausschaltung einer Jejunalschlinge und mit deren Hilfe Herstellung einer Ösophago-Jejuno-Duodenostomie (nach *Longmire*), wodurch die direkte Duodenalpassage wiederhergestellt wird (z. Z. bevorzugtes Verfahren, vgl. Abb. 355).

Alloplastischer Ersatz: (*Berman*, 1949) Ersatz des resezierten thorakalen Ösophagusabschnitts durch Kunststoffrohr aus Polyäthylen (s. Abb. 318, Abb. 319) spez. für umschriebene Tumoren. Verbindung zwischen Tubus und Ösophagus problematisch, daher Gefahr der Insuffizienz, Mediastinitis, Pleuraempyem, Pneumothorax, Druckarrosion der Luftröhre und großen Gefäße. Wegen der großen Zahl der Komplikationen ist das Verfahren noch umstritten. Eine Erhöhung der Sicherheit ist gegeben, wenn eine Deckung des Rohrs durch mediastinale Pleura oder eine Umkleidung desselben mit großem Netz oder Cutis ausgeführt wird.

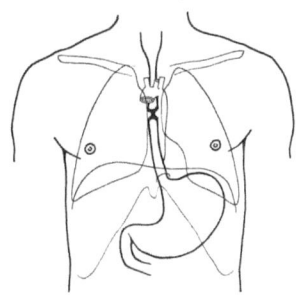

Abb. 318. *Ösophaguscarcinom:* [umschrieben] im mittleren oder distalen Drittel

5. *Nachbehandlung* und *Komplikationen:* lokale Infektion, primär-entzündliche Stenose, Nahtinsuffizienz, Störungen der Lungenventilation (Atelektase, Exsudat, Pneumonie, Zwerchfellähmung, Störungen der Intestinalfunktion wie nach jeder größeren Bauchoperation, innere Hernie am Zwerchfellschlitz bei thorakalen Verlagerungen von Magen oder Dünndarm, Nachblutungen. *Nachbehandlung: Chemotherapie* für 7 Tage, sitzende Lagerung des Patienten, mehrfach tägliches *Absaugen* von Speichel und stagnierendem Magen-Darm-Inhalt; jedoch keine Nasendauersonde für länger als 2 Tage (Decubitus- und Aspirationsgefahr). Parenterale Ernährung (durch Blut- und Plasmatransfusion), bei *Nahtinsuffizienz* (Nachweis durch Trinkenlassen von Methylenblau) Thoraxdrainage weiterhin und grundsätzlich für 8 Tage belassen; Prognose der kompletten Nahtinsuffizienz infaust, partielle Fisteln werden meist überstanden; evtl. Rettung durch cervicales Östophagostoma und Jejunalfistel zur Ernährung möglich. *Mediastinitis:* bei Absceßbildung typische Ableitung durch collare oder hintere Mediastinotomie. Kontinuierliche intranasale *Sauerstoffinhalation* während der ersten 2 Tage und nur allmähliches Absetzen, tägliche *Röntgenkontrolle* des Thorax und *Überwachung der Darmfunktion*. Bei hartnäckigem *Pylorospasmus* evtl. sekundäre Pyloroplastik, sofern sie primär versäumt wurde. *Incarceration* von Magen oder Dünndarm am Zwerchfellschlitz – Nachoperation.

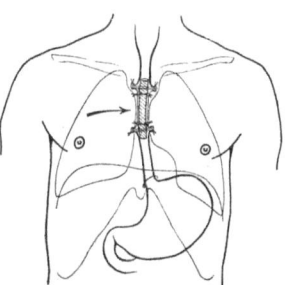

Abb. 319
Radikalverfahren zu Abb. 634; Defektüberbrückung mittels cutisüberzogener Kunststoffprothese nach *Berman* (Operation einaktig)

Nachblutungen: Bluttransfusion – Nachoperation.

Spätstörungen: narbige Stenose der gastroösophagealen Anastomose. *Therapie:* Bougierung, lokal Cortison, evtl. Längsspaltung und Decken der Öffnung mit Lungengewebe. *Regurgitation und Schlucklähmung*, vor allem solange der Magen atonisch und der Pylorus spastisch ist; Pylorospasmus schwindet gewöhnlich nach 2–3 Monaten.

Resultate: Dauerheilungen äußerst selten, Exitus an Rezidiv oder Metastasen meist innerhalb der ersten 2 Jahre nach der Operation.

H. Ösophagusvaricen (vgl. S. 1257)

Anatomie: der venöse Abfluß der unteren und mittleren Speiseröhre und der Kardia geschieht über die Vv. gastricae sinistrae, gastricae breves und V. lienalis zur V. portae (s. Abb. 321). Drucksteigerungen im Pfortadersystem führen zur Erweiterung der submukösen Venen in der Ösophaguswand.

Ursachen: narbig-fibröse Einengung des Pfortadernetzes in der Leber bei Lebercirrhose (*intrahepatischer Block*); Kompression, Einschnürung und Thrombose des

Pfortaderstamms und der Milzvene mit Milztumor und splenomegaler Knochenmarkshemmung, z. B. bei Pfortaderthrombose, Milzvenenthrombose oder -stenose (*extrahepatischer Block*). *Symptome:* katastrophales Bluterbrechen aus heiterem Himmel (dies auch bei Milzvenenstenose der Kinder), großer tastbarer Milztumor und bei Milzvenenstenose splenomegale Anämie, welche alle Blutfaktoren betrifft, in späteren Stadien Ascites. *Diagnose:* Röntgenuntersuchung der Speiseröhre am liegenden Patienten läßt ketten- und netzförmig angeordnete, rundlich-traubenförmige Aussparungen der Schleimhaut erkennen. (*Cave!* diagnostische Sondierung und Ösophagoskopie, da die sehr verletzlichen Varicen schon bei oberflächlichen Verletzungen bersten!) *Prognose:* ungünstig, wegen Gefahr wiederholter Blutung und Verblutungstod; etwa die Hälfte der Lebercirrhotiker mit Ösophagusvaricen stirbt an Verblutung, ebenso die Hälfte der Kinder mit Milzvenenstenose.

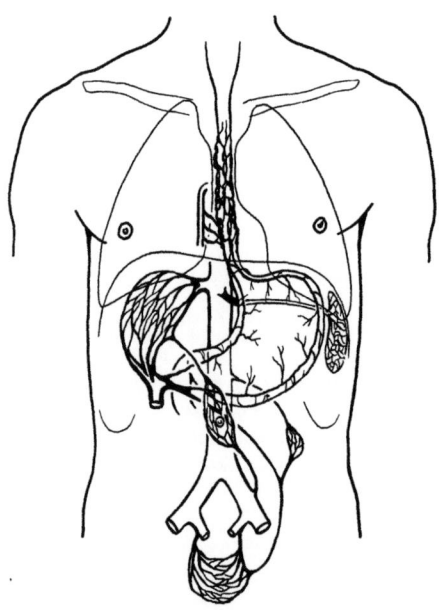

Abb. 320. Venöse Kollateralverbindungen, welche bei intra- oder extrahepatischer Verlegung des Pfortaderkreislaufs kompensatorisch dilatieren

Indikation und Therapie. Prinzip: Herstellung einer direkteren Verbindung des Pfortaderkreislaufs mit einer der Hohlvenen und dadurch Entlastung des von der Natur benutzten Weges über das ösophageale Venengeflecht (z. B. durch die Talmasche Operation und die sog. Shunt-Operationen, welche eine Verbindung zwischen der V. porta und einem ihrer größeren Zweige mit der unteren Hohlvene oder einer ihrer Zuflußbahnen schaffen) oder Unterbrechung der Verbindungen zwischen Pfortadersystem und Ösophagusvenen.

1. Operative Unterbrechung der Verbindung zwischen Pfortaderästen und den Venen der Speiseröhre; z. B. am radikalsten durch subtotale Magenresektion, wobei (vgl. Abb. 320) die wesentlichen Verbindungswege (Vv. gastroepiploicae, gastricae sin., gastricae breves, bei zusätzlicher Milzexstirpation auch V. lienalis) unterbrochen werden. Der Pfortaderkreislauf schafft sich daraufhin seinen Abfluß über die Vv. haemorrhoidales und das Beckenvenengeflecht sowie über die Venen der Bauchwand in die V. cava inf.

2. Direkte Einwirkung auf die varicösen Geflechte der Speiseröhre; z. B. durch Kompression, Umstechungs- und Dissektionsligatur, Verödung oder Resektion.

3. Verminderung der zirkulierenden Pfortaderblutmenge durch Milzexstirpation, am besten in Verbindung mit subtotaler Magenresektion.

4. Verminderung der intrahepatischen Blutmenge durch Ligatur der A. hepatica.

Methoden. 1. Direkt wirkende Methoden bei kontinuierlicher bedrohlicher Blutung:

a) Kompression des unteren Ösophagusabschnitts durch eine in den Ösophagus eingelegte *Miller-Abbott*sche oder *Blakemore*sche Sonde mit aufblasbarem Ballon, wodurch die ösophagealen Venen komprimiert werden sollen (zuverlässiger Sitz der Sonde schwierig!).

b) Injektion *verödender Lösungen* in den varicösen Plexus auf endoskopischem Wege (unsicher).

c) *Kompression des Ösophagus* durch Tamponade des hinteren Mediastinums. Die Tamponade des oberen Ösophagus wird von einer kollaren Incision, die des unteren von einer rechtsseitigen Thorakotomie ausgeführt. Die Gazestreifen müssen kraftvoll eingepreßt werden und kollar bzw. thorakal im 9. ICR herausgeleitet werden. Allmähliche Kürzung der Tampons vom 8. postoperativen Tag ab.

d) *Varicenligatur* auf transthorakalem Weg von rechtsseitiger Thorakotomie oder ohne Eröffnung der Speiseröhre mittels Umstechungsligaturen von außen. Letzteres Vorgehen ist zu bevorzugen. In sämtliche erkennbaren Varicen werden analog zur transcutanen Varicenumstechung am Unterschenkel feine Chromcatgutumstechungen gelegt, welche alle Wandschichten durchsetzen. Als sog. *„Dissektionsligatur"* (n. *Voss-schulte*) durch transcerophageale Unterbindung des Ösophagusquerschnitts über einer intraluminal eingelegten zusammengesetzten Prothese, welche nach 14 Tagen in ihre 3–4 Einzelteile zerfällt und per vias naturales abgeht.

e) *Subtotale Magenresektion* durch Anlegen eines Billroth II oder radikaler einer subdiaphragmatische Fundektomie mit Milzexstirpation. Hierdurch werden die Verbindungen zwischen den ösophagealen Venen und dem Pfortaderkreislauf am wirksamsten und nachhaltigsten unterbrochen. (Einfachste und wirkungsvollste Methode.)

2. *Indirekt wirkende Methoden* im Blutungsintervall (s. Abb. 321).

a) Durchtrennung der V. coronaria ventriculi (vgl. Abb. 321) und zusätzliche Ligatur der A. und V. gastrica sinistra, u. U. Erweiterung des Eingriffs zur subtotalen Magenresektion in Form eines Billroth II oder einer subdiaphragmatischen Fundektomie.

b) Splenektomie. Zur Verringerung der ins Varicengebiet einströmenden Blutmenge, zweckmäßig ist die Kombination mit subtotaler Magenresektion. (Wirkungsvollste Methode!)

c) Unterbindung der A. hepatica. Zur Verringerung der arteriellen Blutzufuhr der Leber, so daß für die Aufnahme des Pfortaderbluts mehr Raum zur Verfügung steht. Ligatur muß unmittelbar am Abgang aus der A. coeliaca erfolgen (vgl. Abb. 321).

d) Shunt-Operationen. α) *Portokavale Anastomose* (vgl. Abb. 321). *Prinzip:* Thorakotomie im 9. ICR mit Durchtrennung des Rippenbogens, des rechten M. rectus und des Zwerchfells in der Verlaufslinie der 9. Rippe. Abdrängen der Leber nach thorakal und Mobilisierung der V. cava oberhalb des Eintritts der Nierenvenen; Aufsuchen der V. portae, wozu Duodenum und Pankreaskopf nach *Kocher* mobilisiert und medial verzogen werden. Seit-zu-Seit- (*Eck*sche Fistel) oder End-zu-Seit-Anastomose der V. portae mit der V. cava mit üblicher Anastomosierungstechnik.

β) *Spleno-renale Anastomose* (vgl. Abb. 321). *Prinzip:* Milzexstirpation, sorgfältige Mobilisation der V. lienalis, Darstellung des Nierenhilus und Präparation der V. renalis; End-zu-Seit-Anastomose der V. lienalis an die V. renalis. Bei störendem Pankreasschwanz ist dessen Resektion erforderlich.

γ) *Talmasche Operation. Prinzip:* Schaffung venöser Kollateralbahnen zwischen großem Netz (Pfortadersystem) und den Venen der Bauchwand (Hohlvenensystem). Eingriff ist nicht so nutzlos, wie es oft dargestellt wird; Besserungen treten

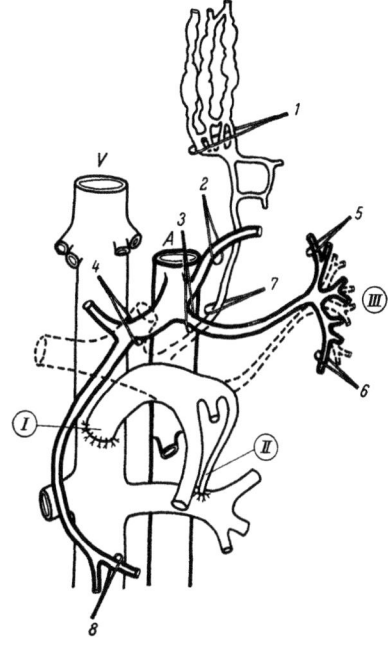

Abb. 321. *Ösophagusvaricen:* Unterbindungs- und Anastomosierungsmöglichkeiten zur Behandlung von Ösophagusvaricen bzw. bei intra- oder extrahepatischer Verlegung des Pfortaderkreislaufs (dünne Konturen: Venen, dickere Konturen: Arterien). *1* Transösophageale Unterbindung (Dissektionsligatur), *2* Unterbindung der A. gastrica sinistra, *3* Unterbindung der A. lienalis, *4* Unterbindung der A. hepatica, *5* Unterbindung der kleinen Magenarterien, *6* Unterbindung der A. gastroepiploica sinistra, *7* Unterbindung der Magenkranzvenen, *8* Unterbindung der A. gastroepiploica dextra. *I* Anastomose zwischen Vena portae und V. cava (*Eck*sche Fistel). *II* Anastomose zwischen Vena lienalis und V. renalis sin. *III* Milzexstirpation

vor allem ein, wenn bereits Spontananastomosen angetroffen werden. *Vorgehen:* Einlagerung eines möglichst großen Teils des Omentum majus, welches zwischen zwei Bauchtüchern etwas traumatisiert wird, in den präperitonealen Raum der Rectus scheiden und Befestigung dortselbst mit Nähten; bei der Bauchdeckennaht werden nur die vorderen Rectusaponeurosen verschlossen.

δ) *Arterio-portale Anastomose* (*Saegesser*). *Prinzip:* Ligatur der A. hepatica propria im proximalen Bereich des Lig. hepato-duodenale und Seit-zu-Seit-Anastomose der – meist erweiterten – distalen A. hepatica mit der neben ihr liegenden V. porta. Das Pfortaderblut kann nun durch die noch normal weiten arteriellen Sinuskapillaren in die V. hepatica abfließen. *Kontraindikation:* arterielle Hypertonie.

V. Kapitel

Abdomen

1. Abschnitt: Bauchdecken

A. Mißbildungen

1. Bauchwand

a) Angeborener Bauchmuskeldefekt. *Definition:* teilweise oder totale Aplasie der Bauchmuskeln, fast ausschließlich bei Knaben vorkommend; in der Regel mit anderen Mißbildungen kombiniert (Megacystis, Megaureter, Kryptorchismus, Malrotation des Darmes, Megacolon). *Ätiologie:* wahrscheinlich Entwicklungshemmung der Myotome. *Symptome:* Bild des ,,halbgefüllten, schlaffen Sackes" des Abdomens, welches je nach Lage des Kindes auf die eine bzw. andere Seite fällt; Darmschlingenkonvolut und dessen Bewegungen sind durch die Bauchwand hindurch deutlich zu erkennen, desgleichen die Parenchymorgane; Nabel in normaler Höhe, jedoch furchenartig eingezogen; Defektbildung betrifft meist alle vorderen und seitlichen Bauchmuskeln, gelegentlich auch nur einzelne (*Rectusdefekt*), nur der M. quadratus lumborum bleibt meist erhalten; Thoraxdeformation im Sinne einer Hühnerbrust (*Harrison*sche Furche stark ausgeprägt); in 50% der Fälle Megacystis, Kryptorchismus, Ureteren- und Nierenbeckenerweiterung. Infolge der Motilitätsstörung der erweiterten Organe entsteht ascendierende Harninfektion, Destruktion des Nierenparenchyms; infolge Darmlageanomalie Ileus oder chronische Stuhlverhaltung (spez. bei Morbus Hirschsprung). *Differentialdiagnose:* poliomyelitische Bauchmuskellähmung, Muskelhypotonie bei Rachitis und *Herter*schem Infantilismus, Distention des Abdomens bei Megacolon.

Prognose: mehr oder weniger ungünstig; hängt von den begleitenden Mißbildungen ab; etwa 60% der Fälle kommen frühzeitig an ascendierender Harninfektion ad exitum. *Therapie:* elastische Bindenbandage, straffes Stoffkorsett; bei partiellen Defekten plastische Verstärkung der Bauchwand (Draht oder Kunststoffnetze); *Verstärkungsoperation* der Bauchdecke mittels Hautlappen, welcher nach Art eines Wolfe-Krause-Lappens von der Bauchdecke abpräpariert und dann mit der Innenseite nach außen mit Rectusscheide, M. quadratus lumborum, Rippenbogen und Os pubis vernäht wird; über dem Lappen werden die Wundränder vereinigt (*Roviralta*).

b) Erworbene Atrophien. Nach Poliomyelitis, Verletzung der Bauchdeckeninnervation (z. B. nach Bauchschnitten) sind von a) streng zu unterscheiden.

2. Nabel

a) Omphalocele (*Nabelschnurbruch*). *Definition:* angeborene Lücke in der Nabelgegend, durch welche sich die von einem transparenten Sack eingehüllten Bauchorgane tumorartig vorwölben. Die einzelnen im Sack liegenden Organe können leicht erkannt werden; die Nabelschnur steht mit dem Bruchsack direkt in Verbindung. Der Bruchsack wird aus Peritoneum, *Wharton*scher Sulze und Amnionepithel gebildet; Bruchsack trocknet rasch ein und wird nekrotisch, daher ist sofortige Hilfe kurz nach der Geburt erforderlich. *Ätiologie:* Hemmungsmißbildung aus der 6.–10. Fetalwoche, in welcher das Cölom mit den Darmschlingen durch den Nabelring noch in die Nabelschnur vorragt; vermutlich hindert die mangelhafte Entfaltung der Bauchhöhle den Darm daran, sich in die Bauchhöhle zurückzuziehen.

Komplikationen: mechanischer Ileus, Ruptur des Sackes, Durchwanderungsperitonitis. In einem hohen Prozentsatz kombiniert mit anderen Mißbildungen (kongenitale Vitien, abnorme Lungenlappen, Zwerchfellücken, Mißbildungen des Genitale, Lageanomalien des Darmes, Mesenterium commune); Ruptur des Sackes in utero oder unter der Geburt verursacht schwere Peritonitis und ist ausnahmslos infaust. *Therapie:* möglichst frühzeitig erforderlich, da die Eintrocknung des Bruchsacks zur diffusen Peritonitis und zu flächenhaften Verwachsungen (Ileusgefahr) führt.

α) *Operativ einzeitig. Prinzip:* Reposition des Bruchinhalts, primärer Verschluß der Bauchdeckenlücke in einer Sitzung; kommt nur bei relativ kleinen (nuß- bis mandarinengroßen) Omphalocelen in Frage. *Technik:* zirkuläre Umschneidung des Bruchsacks und Resektion desselben mit dem Nabelschnurrest; Reposition der Darmschlingen. Verschluß des Peritoneums und möglichst dreischichtige Naht der Mm. recti sowie der hinteren und vorderen Blätter der Rectusscheide.

β) *Operativ zweizeitig. Prinzip:* Omphalocelen mit einem Durchmesser von 7 cm und mehr lassen sich primär nicht reponieren (Ileuserscheinungen, Repirations- und Zirkulationsstörungen durch Hochdrängung des Zwerchfells und Kompression der V. cava und mesentericae!). Es wird deshalb auf die primäre Reposition verzichtet und versucht, den Bruch lediglich mit Bauchhaut aus der Umgebung soweit als möglich zu decken. Nach spontaner Ausweitung der Bauchhöhle (nach 8—10 Monaten) wird die Bauchdeckenlücke in einer 2. Sitzung verschlossen. Das Verfahren gelingt nicht immer, da in der 1. Sitzung die Bauchhaut oft sehr weit mobilisiert werden muß und nekrotisch werden kann; auch ist in der 2. Sitzung die Leber für die Reposition oft hinderlich.

γ) *Konservativ. Prinzip:* bei großen Omphalocelen wird der Bruchsack mit Mercurochromlösung (2%ig) bestrichen und zunächst ohne Verband gelassen; während der Heilung unter dem Schorf kommt es zur raschen Epithelisierung vom Rande her und zur spontanen Reposition der herniierten Organe durch die narbige Retraktion. Endgültiger Verschluß der Bauchdeckenlücke erfolgt zu Beginn des 2. Lebensjahrs. *Prognose:* fraglich; Erfolge in etwa 50% der Fälle; Fälle mit Leberprolaps und sonstigen Mißbildungen sind infaust.

b) Ductus omphalo-entericus persistens (Meckelsches Divertikel, Nabelfistel, Nabeladenom, Nabelpolyp, Rosersche Cyste) (s. Abb. 322a, b). *Entwicklungsgeschichte:* Ductus omphalo-entericus stellt im frühembryonalen Stadium eine Verbindung zwischen dem Scheitelpunkt der Nabelschleife und dem Dottersack dar, der obliteriert (normalerweise in der 7. Fetalwoche); bei *Persistenz seines proximalen Endes* entsteht das *Meckelsche Divertikel;* bei *Persistenz des distalen Endes* bleibt eine schleimhautausgekleidete blind endende *Nabelfistel;* stülpt sich diese nach außen, so kommt es zum *Nabeladenom oder -polyp;* Persistenz der mittleren Ductusabschnitte führt zu *Dottergangscysten,* die entweder intraperitoneal oder extraperitoneal unterhalb des Nabels (*Rosersche Cyste*) liegen. *Persistenz* eines *obliterierten* Ductus, welcher sich zwischen unterem Ileum und Nabel ausspannt, kann zu Ileus führen; *Persistenz in ganzer Ausdehnung* bedeutet Verbindung des unteren Ileum mit dem Nabel, welche mehr oder weniger breit ist und sich zapfenartig evertieren kann (vgl. Abb. 322b). *Vorkommen:* bei Knaben häufiger als bei Mädchen. *Symptome:* Bestehenbleiben eines polypoiden Gebildes nach Abfall des Nabelschorfs, welches leicht blutet und eine zentrale Öffnung trägt (Entleerung von Gasblasen, Schleim, Galle, Stuhl, Hautmaceration); bei breiter Fistel Eversion des Ganges und zapfenartige Vorwölbung. Je nachdem, wie weit die Eversion geht, erscheint im Lumen der Ductusöffnung die Ileumschleimhaut bzw. stülpt sich der zu- und abführende Ileumschenkel aus. Das Eventerat besteht dann aus zwei hornähnlichen Fortsätzen mit je einer endständigen Öffnung; hierbei oft frühzeitige Infarzierung und Ileussymptome. *Diagnose:* Röntgenkontrastdarstellung zeigt die Ausdehnung des Ductus bzw. seine Kommunikation mit dem Ileum. *Differentialdiagnose: Nabelgranulom* bei verzögerter Nabelheilung (verschwindet nach Ätzung bald), *Urachusfistel* (entleert Urin, Kontrast-

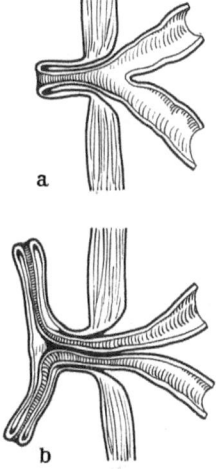

Abb. 322 a u. b. Ductus omphalo-entericus persistens.
a) Zapfenförmige Eversion,
b) Stierhornförmige Eversion (entsprechend dem evertierten zu- und abführenden Darmschenkel bestehen zwei ins Dünndarmlumen führende Fisteln)

mittel beweist Verbindung mit der Harnblase). *Therapie:* Exstirpation. *Prinzip:* Eröffnung der Bauchhöhle und Verfolgung des Ductus bis zu seiner Einmündung ins Ileum; dort Abtrennung und quere Naht der Darmwunde; Verschluß des Peritoneums und der Nabellücke durch Fascienknopfnähte und Hautnähte. Bei weit vorgefallenem, ödematösem, gangräneszierendem Darm sofortige Resektion der geschädigten Darmpartie und End-zu-End- oder Seit-zu-Seit-Anastomose der Darmlumina. Bauchdeckenverschluß.

c) Urachusfistel. *Entwicklungsgeschichte:* Urachus entsteht aus dem kranialen Abschnitt der Allantois und stellt eine Verbindung zwischen Blasenscheitel und Nabel dar; normalerweise Obliteration zum Lig. vesico-umbilicale med.; bei *Persistenz in ganzer Ausdehnung* resultiert eine *Urinfistel* am Nabel. Obstruktion des Blasenhalses und der Urethra kann die Persistenz des Urachus begünstigen. *Symptome:* nässender Nabel; Urin entleert sich tropfenweise, evtl. im Strahl; bei weitem Fistelgang Schleimhautprolaps; Hautmaceration des Nabels. *Diagnose:* Röntgenkontrastfüllung mit Joduron läßt Kommunikation mit der Blase erkennen; intravenöse Indigocarmininjektion oder Blasenfüllung mit Methylenblaulösung erhärten die Diagnose. *Differentialdiagnose:* Nabelgranulom, Ductus omphalo-entericus (Sekret färbt sich nicht blau an). *Therapie:* operative Excision der Fistel wegen ständiger Sekretion und Gefahr der Infektion von Blase und oberen Harnwegen. Sorgfältige Darstellung der Einmündungsstelle am Blasenscheitel und zuverlässige Versorgung durch Einstülpungsnähte sind zur Vermeidung der Rezidivgefahr unerläßlich.

d) Urachuscyste. *Definition:* bei *teilweiser Obliteration* des Urachus entstehen Cysten oder Divertikel am Blasenscheitel, die schleimige Flüssigkeit enthalten und von Übergangsepithel ausgekleidet sind. Sie können beträchtliche Größen erreichen. *Symptome:* rundliche Tumoren in der Mittellinie oberhalb der Symphyse hinter den Bauchdecken gelegen und breit mit diesen verwachsen. *Diagnose:* Röntgenkontrastfüllung der Blase zeigt charakteristische Eindellung des Blasenscheitels durch cystischen Tumor. Bauchdeckenabscesse in der Mittellinie oberhalb der Symphyse, nicht selten durch infizierte Urachuscyste hervorgerufen. *Therapie:* extraperitoneale Ausschälung von einer medianen unteren Laparotomie aus. Auch die Abtragung von Urachusdivertikeln ist angezeigt, da sich in ihnen Konkremente bilden können.

B. Verletzungen

Entstehung und Formen:

a) Subcutane. α) *Quetschung* nebst Bluterguß, Blutcyste, Vereiterung oder Verknöcherung (durch Hufschlag, Deichselstoß, Pufferquetschung, Überfahrung, Auffallen od. dgl.). β) *Muskelriß* und *Bauchdeckenhämatom* nebst Bluterguß, evtl. Vereiterung oder Verknöcherung (spez. im M. rectus, seltener M. obliquus abd. bei Verheben, Coitus, Pferdbesteigen, Reckübung, Springen, Diskuswerfen, Tetanus usw.); besonders im Alter, Gravidität, Potatorium und Typhus- u. a. Infektionen. *Diagnose:* Alter, plötzlicher Eintritt und Bauchdeckengeschwulst mit peritonealen Reizsymptomen leichter und vorübergehender Art sowie Anämie und Schock. *Differentialdiagnose:* Peritonitis, Appendicitis, Darmperforation, Ileus, Eierstockcyste, -torsion oder -blutung, Hernia incarcerata u. dgl. *Therapie:* evtl. Punktion oder Incision mit Ausräumung). γ) *Traumatische Bauchwandhernie:* Lückenbildung der Bauchdecken durch Zerreißung von Fascien und Muskulatur bei intakter Haut und Peritoneum. δ) *Subcutaner Prolaps:* Peritoneum ist mit zerrissen; Eingeweide liegen unmittelbar subcutan. *Therapie* zu γ) und δ): bald möglicher exakter operativer Lückenverschluß. ε) *Spontanes Bauchdeckenhämatom:* durch Gefäßruptur (A. epigastrica) nach Infektionen, Gravidität, Geburt, bei Gefäß- und Blutkrankheiten, nach Hustenanfällen, Coitus usw. *Diagnose:* rundliche Tumoren in der Bauchwand, die bei Anspannen der Bauchpresse fühl- und sichtbar bleiben. *Therapie:* bei ausgedehnten Hämatomen Ausräumung.

b) Offene. Stich, Schnitt, Schuß usw. (Schußwunden sind meist penetrierend, aber nicht immer, spez. nicht tangentiale, matte und sog. „Kontur- oder Ringelschüsse", d. h. solche, bei welchen das Projektil durch Knochen oder durch angespannte Muskulatur abgelenkt ist und dann einen mehr oder weniger langen Weg in den Bauchdecken herumläuft).

Komplikationen: Organverletzung mit Peritonitis (evtl. erst nach einigen Tagen, vgl. S. 1133, 1178) oder Blutung, letztere auch aus A. epigastrica inf. (länger dauernder Schock, Zeichen innerer Blutung und Bauchdeckenspannung deuten auf Organverletzung).

Therapie: sofortige Wundrevision und übersichtliche Klärung des Wundverlaufs; ergibt sich eine Mitbeteiligung des Peritoneum, Verdacht auf Blutung, innere Organverletzung, dann Revision der Bauchhöhle durch Laparotomie; Tangentialschüsse können retroperitoneale Organe (Niere, Ureter, Ascendens, Duodenum) verletzen und zu Fistelbildung Anlaß geben, daher auch hier operative Revision! Bei Steckschüssen genaue Röntgenlokalisation. In jedem Fall Krankenhauseinweisung!

c) Bauchdeckenemphysem. Bei Thoraxverletzungen von der Thoraxwand fortgeleitet, manchmal *traumatisch* bei Verletzungen oder Operationen (Hakenzug, Würgen), manchmal *entzündlich* bei Bauchdeckenabsceß nach Operationen (Appendicitis perforata, Hernia incarcerata) sowie spontan bei Harn- und Kotphlegmone.

C. Entzündungen

a) Eiterungen: Furunkel, Erysipel und Phlegmone, Bauchdeckenabsceß. *Entstehung* (direkt oder meist fortgeleitet oder selten metastatisch): infizierte Wunde, aus dem Magen-Darm-Kanal durchgewanderter Fremdkörper (z. B. Nadel, Draht, Gräte oder Knochen sowie Gallen- und Blasenstein; Nadeln sind gelegentlich auch von außen eingeführt, spez. bei Hysterie), Furunkel, vereiterter Muskelriß (spez. bei Typhusrekonvaleszenz), extraperitoneale Blasenruptur, Blasendivertikel, Blasen-, Magen- und Darmgeschwür oder -tumor (spez. -carcinom) mit Perforation, Brucheinklemmung mit Gangrän, Tuberkulose und Osteomyelitis von Brustkorb, Wirbelsäule und Becken, Lungenabsceß und Pleuraempyem, Entzündung von Harnblase, Prostata, Samenblasen, Uterus, Appendix, Gallenblase, Leber, Nieren usw. Manchmal ist die Eiterung jauchig mit Gas; evtl. erfolgt Fasciennekrose.

Formen: I. *Oberflächlich, d. h. subcutan.*
II. *Tief, d. h. subfascial:*
1. *innerhalb der Rectusscheide,* 2. *präperitoneal;* besonders bemerkenswert ist u. a. Lokalisation: a) im Cavum Retzii, d. h. vor der Harnblase in Form ähnlich der gefüllten Harnblase bei Erkrankungen von Harnblase, Harnröhre, Genitalien, Darm, Knochen u. a., b) im *Heurtoux*schen Raum, d. h. subumbilikal in Form eines Dreiecks oder Kartenherzens mit Basis am Nabel und Spitze median unten zwischen Nabel und Symphyse bei Urachusvereiterung, Blaseninfarkt u. dgl., evtl. mit Durchbruch am Nabel.

Bauchdeckenabsceß: sekundäre Entzündung nach vorausgegangener Laparotomie; Erreger (Coli, Staphylokokken) gelangen bei der Abtragung schwer infizierter Organe (Appendix, Gallenblase, Carcinome) in die Wunde; daher sorgfältige Abdeckung der Bauchwunde zu Beginn jeder Laparotomie und prophylaktische Drainage bei nicht aseptischen Eingriffen (Röhrchen hinter den M. rectus).

Gashaltige Affektionen der Bauchdecken sind *Hautemphysem* und *Gasabsceß* sowie *Gasbrand.*

Gefahr des Übergreifens auf das Bauchfell mit Peritonitis, später auch der Entstehung eines Bauchbruchs.

Differentialdiagnose: Fremdkörper, Tuberkulose, Syphilis, Aktinomykose, chronisch-entzündliche Geschwulst und echter Tumor der Bauchdecken (s. u.).

Therapie: bei Absceß Incision und Drainage; auch achte auf Fremdkörper oder tieferliegenden Entzündungsprozeß, z. B. intra- und extrapelvine Urinphlegmone, vgl. Harnblase!

b) Chronisch-entzündliche Bauchdeckengeschwulst (Schloffertumor). Infolge Fremdkörpergranulombildung um nicht resorbierbares Nahtmaterial oder infolge Fadeneiterung, spez. nach Bruch- oder Blinddarmoperation, bisweilen nach Monaten bis Jahren; oft ähnlich gut- oder bösartiger Geschwulst (Dermoid, Sarkom, Endometriom usw. bzw. Tumormetastase) sowie Organerkrankung oder Epiploitis (intraabdominal)); selten. *Therapie:* operative Ausräumung, wenn örtliche Wärmeapplikation versagt.

c) Tuberkulose. Als kalter Absceß; selten von den Bauchmuskeln, spez. M. obliquus int. ausgehend, meist von Rippen und Brustbein sowie von Symphyse oder von Bauchfell und Bauchorganen. *Therapie:* bei primärer Bauchwanderkrankung empfiehlt sich Exstirpation unter Chemotherapie.

d) Gumma, z. B. im Rectus; im Gegensatz zum Fibrom mit der Zeit weicher werdend. *Therapie:* (vgl. S. 425).

e) Aktinomykose. Vereinzelt entstehend von außen, sonst in der Regel vom Darm, spez. Blinddarm als chronisch-entzündliche, derbe, an einzelnen Stellen erweichte Infiltration mit drusenhaltigem Eiter; sonst ähnlich Tuberkulose, Appendicitis oder Tumor. *Therapie:* (vgl. S. 406).

f) Entzündungen der Nabelgegend. a) *Ekzem, Granulom, Phlegmone, Absceß, Gangrän und Konkrementbildung. Ursache:* Unreinlichkeit, spez. bei dicken Leuten. *Differentialdiagnose:* Hämatom, Narbenbruch, Urachus- oder Dottergangrest, Aktinomykose, Tuberkulose, Atherom, Dermoid, Sarkom oder Carcinom. *Therapie:* Alkohol- oder Seifenwaschungen, antibiotische Salbe, evtl. Incision und Ausräumung.

b) *Infektion der Nabelwunde Neugeborener: Eiterung, Erysipel, Diphtherie, Tetanus usw. neonatorum.* Gefahr der Phlebitis mit Allgemeininfektion.

c) *Entzündliche Fistelbildung:* am Nabel (als an der widerstandsschwächsten Stelle der Bauchwand) münden häufig Unterleibseiterungen, z. B.:

1. *Kot- (Darm-) Fisteln* bei eingeklemmtem Nabelbruch, Darmverletzung, Abbinden der Nabelschnur mit Darmeröffnung, Darmfremdkörper (Knochen, Nadeln, Kot und Gallensteine), Magen- und Darmperforationen bei Ulcus, Carcinom, Tuberkulose, Appendicitis usw.

2. *Harnfisteln* bei extraperitonealer Blasenverletzung, perivesiculärer Entzündung usw.

3. *Gallenfisteln* bei Cholecystitis, Leberabsceß, Leberechinococcus usw.

4. *Eiterfisteln* bei eitriger und tuberkulöser Peritonitis (Nabelfisteln der Kinder sind meist durch letztere bedingt; der Durchbruch erfolgt gern am Nabel als der schwächsten Stelle der Bauchwand) sowie bei Nabelkonkrement und -phlegmone, Atherom und Dermoid.

Diagnose: Entleerung von Kot, Harn, Galle, Eiter usw., auch von oral gefütterter Lindenkohle usw. oder von rectal bzw. vesical eingeführter Farblösung.

Differentialdiagnose: angeborene (Dottergangs- und Urachus-) Fistel.

Therapie: kausal.

D. Geschwülste

Atherome, Dermoide, Talgdrüsenadenome, Schleimbeutelhygrome (z. B. bei Tischlern durch Anstemmen des Werkzeugs gegen den Leib), *Endometriome* (meist unterhalb des Nabels, auch in der Leiste; während der Menses schmerzend und anschwellend, vgl. Darm!), *Häm-* und *Lymphangiome, Hautfibrome; Neurofibrome, Hautsarkome* (spez. Fibro- und Melanosarkome; letztere ausgehend von Pigmentnävus), *Lipome* (subcutan, intramuskulär oder präperitoneal; letztere meist oberhalb des Nabels und hier oft verbunden mit Hernia epigastrica, s. da), *Fibrome, Fibromyome* und

Fibrosarkome, sog. „desmoide" *Tumoren oder Desmoide der Bauchdecken* (ausgehend von den Aponeurosen oder Inscriptiones tendineae; überwiegend [etwa 90% und mehr] bei Frauen im 3.–4. Dezennium nach Geburt in Schwangerschaftsnarbe der Muskulatur bzw. Aponeurose: vorderes oder hinteres Blatt oder Inscriptio tendinea; meist an den *geraden,* aber auch an den *schrägen* Bauchmuskeln; meist unterhalb, seltener oberhalb des Nabels; rechts häufiger als links, gelegentlich in der Mitte oder in der Lendengegend. *Symptome:* stetig, dabei meist langsam wachsende, harte, glatte, abgegrenzte, ovale, hühnerei- bis faust- oder kopfgroße, kaum druckempfindliche, beim Anspannen der Muskulatur [z. B. beim aktiven Aufrichten des Oberkörpers ohne Unterstützung der Arme] im Gegensatz zu den intraabdominalen Tumoren nicht verschwindende, dagegen von den Bauchorganen abgrenzbare und fixierte, sonst manuell und respiratorisch bewegliche Geschwulst, bei der Atmung vor- und rückwärts, aber nicht auf- und abwärtsgehend, evtl. – außer bei Verwachsung mit den Bauchdecken – von der Unterlage abhebbar. *Diagnose:* u. a. Vorgeschichte, Alter, Geschlecht und Lokalisation sowie Röntgenaufnahme, Probeexcision; Tumor gilt als gutartig. *Histologisch:* Fibrom, Übergang zum Fibrosarkom kommt vor. *Differentialdiagnose:* Bluterguß und Muskelriß, Bauchdeckenentzündung, entzündlicher Bauchdeckentumor, Rectusgumma, Muskeltuberkulose, Aktinomykose, Fibromyoma lig. rotundi, Beckenfibrom, Bauchtumor, spez. Ovarialcyste oder Sarkom, abgesacktes Peritonealexsudat usw. *Gefahr* der Sarkomentwicklung. *Therapie:* Exstirpation, evtl. samt dem öfters verwachsenen Peritoneum nebst anschließender Plastik, und zwar am Bauchfell durch Bruchsack oder Netz und an den Bauchdecken durch Rectusverschiebung oder gestielten oder freien Fascienlappen oder Kunststoffnetzen [z. B. Nylon]; Operation erfolge frühzeitig, da mit fortschreitendem Wachstum die Bauchwandwiederherstellung immer schwieriger wird), *Carcinome* (*primär* außer am Nabel sehr selten, häufiger *sekundär*, und zwar entweder fortgeleitet vom Uterus, Magen, Darm, Leber, Gallenblase, Harnblase, Netz usw. oder als Implantationsmetastase in der Laparotomienarbe nach Operation oder Ascitespunktion bei Bauchorgankrebsen).

Keloid, metaplastische Knochenspangenbildung in Laparotomienarben, von der Linea alba ausgehend (daher paramediane Schnitte günstiger!). *Therapie:* meist keine, bei stärkerer Behinderung operative Entfernung.

2. Abschnitt: **Peritoneum**

Anatomie und Physiologie: das Peritoneum besteht aus einer feinen Bindegewebslage, bedeckt von einer einschichtigen Lage polygonaler Zellen. Die Blutgefäßversorgung ist reichlich; es wird ständig Peritonealflüssigkeit abgesondert, die ausreicht, die Organoberflächen feucht zu halten; Gesamtoberfläche des Peritoneums entspricht etwa der Körperoberfläche mit etwa 17000 cm^2; Zusammensetzung der Peritonealflüssigkeit entspricht der des Serums. Die Flüssigkeit wird durch Peristaltik, Atmung und Schwerkraft bewegt; sie setzt sich mit Vorliebe am tiefsten Punkt der Bauchhöhle (*Douglas*scher Raum) ab. Auch der Spaltraum zwischen Zwerchfell- und Leberwölbung saugt die Flüssigkeit an (subphrenischer Absceß!).

Die hervorragendsten Eigenschaften des P. sind seine *Resorptions-* und *Exsudationsfähigkeit*, seine bactericide Eigenschaft und seine Fähigkeit, *Verklebungen* auszubilden. In das P. eindringende Bakterien werden durch Resorption zahlenmäßig vermindert und abtransportiert; Flüssigkeiten können bis zu 3–8 % des Körpergewichts je Stunde resorbiert werden; desgleichen gelöste Medikamente und Giftstoffe (durch *Fowler*sche Beckentieflagerung Herabsetzung der Resorptionsgeschwindigkeit um etwa 15%)! Durch seine bactericide Eigenschaft können Agglutinine, Präcipitine, Bakteriolysine (Produktion der Endothelien der Peritonealwand) gebildet werden, wodurch die Bakterien bis zu einem gewissen Grad unschädlich gemacht werden. Durch die Verklebungskraft werden Entzündungen örtlich begrenzt, Magen-Darm-Nähte gesichert und die spontan oder künstlich aneinandergelegten Serosablätter durch bindegewebige Organisation seiner Fibrinschicht zur fibrinösen Vereinigung gebracht. Eine besonders große Rolle spielt bei allen Abwehrvorgängen das Omentum majus. Operative Entfernung des großen Netzes bedeutet verringerten Schutz gegenüber peritonitischer Infektion. *Nervöse Versorgung:* im Bereich des parietalen Peritoneums – spinales Nervensystem; im Bereich des visceralen Peritoneums – Nn. splanchnici; der Schmerzcharakter ist dumpf und nur ungenau lokalisiert. Der Schmerz wirkt reflektorisch-segmentär auf die zugehörigen Bauchdeckenabschnitte (*Head*sche Zonen, reflektorisch-segmentäre Bauchdeckenspannung) ein.

A. Verletzungen

Entstehung: a) *stumpfe oder geschlossene (subcutane)* durch Fausthieb, Wagendeichseloder Kuhhornstoß, Fußtritt, Hufschlag, Fall, Überfahrung, Verschüttung, Fenstersturz, Lenkrad- oder -stangenquetschung: sog. Bauchquetschung (Contusio abdominis); häufiger bei Verkehrs-, Sport- und Betriebsunfall; Entstehung meist direkt, seltener indirekt; fast in zwei Drittel der Fälle kompliziert durch Verletzung innerer Organe: Leber, Milz, Nieren, Nebennieren, Bauchspeicheldrüse, Gallenblase, Harnblase, Magen und Darm, spez. Dünndarm, selten Dickdarm, Duodenum, Appendix und Magen sowie Mesenterium, Netz und Gefäße, dies auch öfters kombiniert; nicht selten verbunden mit subcutanem Eingeweidevorfall durch Bauchwandruptur oder mit Zwerchfellbruch durch Zwerchfellruptur.

b) *offene* durch penetrierenden Schuß, Stich, Schnitt, Pfählung, Stierhornstoß usw., gelegentlich durch Selbstmordversuch, wobei die linke Seite häufiger betroffen ist als die rechte (Rechtshänder!); oft sind auch hierbei Bauchorgane verletzt, und zwar meist kombiniert, aber auch isoliert: Magen, Dickdarm, Leber, Milz, Bauchspeicheldrüse, Zwerchfell, Mesenterium, Netz und Gefäße.

Diagnose: 1. *Besteht ein Schockzustand? 2. Besteht ein akutes Abdomen? 3. Welches Organ ist verletzt?* (Trias nach *Saegesser*): zu 1. Feststellung des Schweregrades des Schock-Kollapssyndroms. Costalatmung, Bauchdeckenspannung und Druckschmerz, evtl. auch freie Gas- oder Flüssigkeitsansammlung in der Bauchhöhle; dazu Röntgenbild (Organverlagerung mit subdiaphragmatischer Luftsichel) und Blutbefund (Hyperleukocytose bei Peritonitis und Anämie bei Blutung). Wichtig ist auch Art und Richtung der Wunde; doch ist dies nicht immer ausschlaggebend für die Beurteilung der inneren Verletzung; übrigens können auch ohne äußere Wunde innere Verletzungen vorhanden sein. Schock sowie Druckschmerz und Bauchdeckenspannung sind oft auch bei einfacher Bauchquetschung und jene, ebenso wie Fieber und Meteorismus, auch bei Blutung in die Bauchhöhle vorhanden; bei Nachweis freier Flüssigkeit in der Bauchhöhle ohne Anämie denke man an Gallenweg- oder an Ovarialcystenruptur; für *Blutung* sprechen: Anämie, Pulsverschlechterung und wechselnde Flankendämpfung, zunehmender Bauchumfang (laufende Umfangsmessungen!!); für *Organverletzung:* zunehmende und brettharte Bauchdeckenspannung sowie anhaltender Leibschmerz und Druckschmerz (auch rectal im Douglas, Loslaßschmerz, Bauchatmungsabschwächung) und freie Gasansammlung in der Bauchhöhle mit Verkleinerung der Leberdämpfung sowie Aufstoßen, Schlucken und Erbrechen, Stuhl- und Windverhaltung, Verfall, Fieberanstieg, bestehenbleibender Schock-Kollapszustand trotz Gegenmaßnahmen, evtl. Röntgenbild. Wichtig ist auch der Krankheitsverlauf, spez. Zunahme der genannten Erscheinungen.

Prognose: Mortalität beträgt bei *stumpfer* Verletzung 20–50%, und zwar zur Hälfte an Nebenverletzungen, z. B. an Leberverletzung 50% und an Milzverletzung 10%, bei *penetrierender Verletzung* 20–100%, und zwar bei Stich 20–25% und bei Schuß 60–75 bis 100%; Operationsmortalität ist bei stumpfer Verletzung 30–40% bzw. bei penetrierender Verletzung fast das Doppelte; im übrigen abhängig vom Zeitpunkt der Operation, nämlich sofort 10% bzw. 20%, nach 2–4 Stunden 33$^1/_3$ bzw. 50%, nach 4–12 Stunden 75 bzw. 80% und nach über 12 Stunden bei beiderlei Verletzung fast 100%. Durch antibiotische Prophylaxe bei der Versorgung und fortlaufende Chemotherapie im postoperativen Verlauf können die Ergebnisse um etwa 30% verbessert werden.

Indikation: a) *Stumpfe Bauchverletzung:* im schweren Schockzustand ist die Operation kontraindiziert; liegt ein akutes Abdomen vor, muß baldmöglichst operiert werden, auch wenn die Organverletzung noch nicht voll geklärt ist; sie muß dann durch die Operation erkannt und versorgt werden. Läßt sich der Schock-Kollapszustand wirkungsvoll beheben und besteht kein akutes Abdomen, kann abgewartet werden; *Spätperforationen* oder *-blutungen* können noch bis zu 3 Wochen nach dem Unfall auftreten (sekundäre Milzruptur); läßt sich der Schockzustand nicht beheben und besteht nach 2 bis 4 Stunden noch ein akutes Abdomen (zunehmende Pulsfrequenz, RR-Abfall, Zunahme der Abwehrspannung), so muß operiert werden.

b) *Offene Bauchverletzung:* muß in jedem Fall operiert werden.

Therapie. a) *Stumpfe Bauchverletzung.* Vorbereitung: Blut, Plasma, Blutersatzlösung i. v., bei RR unter 100 mm Hg Zusatz pressorischer Substanzen (Coramin 3 ccm, Arterenol 0,1 γ/kg Körpergewicht = etwa 1 ccm für Infusion von 3 stündiger Dauer). Zugangsweg: an der Stelle der Gewalteinwirkung, sofern diese bekannt ist; bei Schlag in der Mitte – obere para-mediane Laparotomie; bei Schlag rechts oder links – Rippenrandschnitt rechts oder links; Stelle der Gewalteinwirkung unbekannt – untere mediane Laparotomie, welche sich evtl. leicht nach oben erweitern läßt.

1. *Bauchhöhle enthält Blut.* Herkunft der Blutung: Leber, Milz, Niere, Pankreas, Mesenterium, Mesocolon, großes Netz, Peritonealduplikatur, großes Gefäß (V. porta, lienalis, renalis, Magen- oder Darmruptur), gleichzeitige Verletzung verschiedener Organe. Die Bauchhöhle wird systematisch revidiert, alles Blut entfernt und die Blutungsquelle festgestellt. *Leberverletzung:* Fassen der spritzenden Gefäße der Leber mit Klemme und einzelne Ligatur derselben, auch Silberclips; Verschluß des Leberrisses mit einer Flaschenzugnaht unter Verwendung einer langen dünnen Ahle oder großer Parenchymnadeln (vgl. Abb. 399; Untersuchung der Gallenwege (verletzte Gallenblase wird entfernt, nicht genäht); Risse im Coledochus oder Hepaticus werden genäht und durch T-Drain abgeleitet; Risse der V. porta und hepaticae werden durch Gefäßnaht versorgt (ihre Unterbindung ist tödlich). *Milzverletzung:* im allgemeinen Splenektomie; evtl. bei festem Milzgewebe und kleinen Einrissen Flaschenzugnähte wie bei Leberverletzung (vgl. Kap. Milz!); *Cave!* Unterbindung des Pankreasschwanzes bei der Splenektomie. Wurde er unbewußt mitgefaßt und durchtrennt, muß die Höhle tamponiert und nach außen drainiert werden.

Pankreasverletzung: Einriß im Lig. hepatogastricum oder Gastrocolicum, kleine Fettgewebsnekrosen sind verdächtig auf Pankreasverletzung. Zugangsweg: durch das

Lig. gastrocolicum oder hepatogastricum. Versorgung der Pankreaswunde wie eine Leberwunde, jedoch mit dünnerem Nadel- und Nahtmaterial. Abdeckung mit Streifen und Ableitung mit Drainrohr.

Nierenverletzung: transperitoneale Freilegung bei Einriß des dorsalen Peritoneums und starker Blutung aus dem Retroperitoneum unbedingt erforderlich. Durch Kompression des Nierenstiels gegen die Wirbelsäule ist eine ausreichende provisorische Blutstillung möglich; nach Ausräumen des perirenalen Hämatoms wird die Nephrektomie ausgeführt (vorherige Kontrolle der Funktion der anderen Niere durch Indigocarminprobe nicht vergessen!). Im übrigen Indikation zur Nephrektomie schwerverletzter Nieren nicht zu eng ziehen, da derartige Restnieren zahlreiche Komplikationen verursachen (Infektion, Steinbildung, Fistelung). Nach Möglichkeit Einzelversorgung der Nierengefäße (1. Arterie, 2. Vene, 3. Ureter); nur bei sehr kurzem Nierenstiel Massenligatur mit Zurücklassen von etwas Nierensubstanz, damit die Unterbindung nicht abgleitet.

Netzverletzung: Abtragung zertrümmerter Partien; Aussäumung abgelöster Teile, Wiedervereinigung längsgespaltener Teile (Cave! A. gastroepiploica); Spaltwinkel im Bereich des Colons besonders sorgfältig untersuchen, da der Einriß auf das Colon übergreifen kann.

Mesenterium- und Mesocolonverletzung: bei Ablösung des Darms auf kurze Strecken Wiederansäumung; bei der Ablösung von mehr als 10 cm – Resektion des abgelösten Darmabschnitts.

Eingerissene Peritonealdoppelfalte: (Lig. hepatogastricum, hepatoduodenale, gastrolienale, gastrocolicum); Unterbindung verletzter Gefäße, Nahtverschluß des Spaltes zur Vermeidung von ,,inneren Hernien".

Verletzungen großer Retroperitonealgefäße: Verletzung der Aorta meist primär tödlich; Verletzung der großen Venen steht häufig durch Selbsttamponade; transperitoneale Darstellung des Gefäßes und möglichst Gefäßnaht; notfalls, d. h. bei unklaren Verhältnissen, Verzicht auf Unterbindung und Anlegen langer Klemmen, welche 3 Tage in situ belassen werden.

2. *Bauchhöhle enthält Darminhalt.* Allgemeine Forderung: *Die Lage der Eingeweide darf sowenig als möglich verändert werden!* Das Aufsuchen der Verletzungsstelle muß durch langsames Nachgehen der Stuhl- oder Gallespur geschehen; vor allem ist gegen die Wirbelsäule und die Bruchpforten der Leisten- und Nabelgegend hin abzusuchen. Sind mehrere Darmschlingen verletzt, werden sie sorgfältig eingewickelt, abgeklemmt und vorgelagert.

Duodenalverletzung. Diagnose: gallige Verfärbung im Bereich der peritonealen Umschlagfalte. *Prädilektionsort:* absteigender Schenkel und Flexura duodenojejunalis, evtl. beide Verletzungen gleichzeitig. Zugang: Incision des dorsalen Bauchfells rechts vom absteigenden Duodenalschenkel und Abschieben des Duodenums nach medial zur Freilegung seiner dorsalen Seite; Quervernähung von Einrissen, Drainage nach dorsal, evtl. Gastroenterostomie wegen der Stenosegefahr.

Dünndarmverletzung: Verschluß kleiner zirkulärer Öffnungen durch Tabaksbeutelnaht; größere Öffnungen bis zum halben Darmumfang werden angefrischt, mit fortlaufender Catgutnaht und Sero-Serosaknopfnähten, welche in querer Richtung angelegt werden, verschlossen. Mehrfache Einrisse auf kurzer Darmstrecke, ausgedehnte Gangrän, größere Substanzdefekte oder infolge Mesenterialverletzung mangelhaft ernährte Schlingen erfordern die *Resektion* (vgl. S. 1200).

Dickdarmverletzung: besonders sorgfältige Nahtversorgung erforderlich, da besondere Infektionsfähigkeit des Dickdarminhalts besteht (Nähte im retroperitonealen Abschnitt besonders gefährdet!).

α) *Verletzung im beweglichen Darmabschnitt:* bei kleiner Wunde zweireihiger Verschluß in querer Richtung nach sorgfältigem Abstopfen der Bauchhöhle; Deckung der Naht durch Netzzipfel. Bei großer oder mehrfacher Wunde oder Ablösung vom Mesenterium über eine größere Strecke typische Resektion mit End-zu-End-Anastomose und Entlastungsfistel am Coecum.

β) *Verletzung im retroperitonealen Abschnitt:* Spaltung der äußeren Umschlagfalte des Peritoneums, stumpfes Abschieben des Darms nach medial, Verschluß der Verletzungsstelle durch mehrfache quere Nähte, evtl. Vorlagern der verletzten Darmschlingen vor die Bauchdecken, Entlastungsfistel am Coecum. Bei Verletzung im *Coecum-* oder *Colon ascendens*-Bereich und gutem Allgemeinbefinden – *Ileotransversostomie* und Resektion des zerstörten Dickdarms bis an die Anastomosenstelle; bei schwerverletztem *Colon descendens* – *Transversosigmoidostomie* und Resektion des Colon descendens bis an die Anastomosenstelle. Bei schlechtem Allgemeinbefinden – *Vorlagerung* des verletzten Darmteils vor die Bauchdecke; bei diffuser Peritonitis Spülung der Bauchhöhle, Douglasdrainage, Chemotherapie mit Streptomycin-Penicillin bzw. tägliche Instillation von Breitspektrumantibioticis durch das Drainagerohr.

Blasenverletzung. α) *Intraperitoneal*: untere mediane Laparotomie, Abdeckung der Bauchhöhle. Darstellung der Blasenwunde und Versorgung durch Catgutknopfnahtreihe, welche alle Wandschichten außer der Schleimhaut erfaßt; darüber breite Sero-Serosaeinzelknopfnähte; Peritonealisieren der Verletzungsstelle; extraperitoneale Cystostomie zur Entlastung der Naht. Bei tiefem Douglasriß Eröffnung des Blaseninneren und Wundnaht von außen nach innen. Cystostomie und Drainage des prävesicalen Raums (vgl. S. 1363).

β) *Extraperitoneal*: suprasymphysärer Mittelschnitt und Freilegen der Blasenvorderwand durch Kranialwärtsschieben des Peritoneums, Eröffnen der Blase an typischer Stelle; Revision der Blase von innen und Naht der Blasenwunde von außen nach innen; gleichzeitig Feststellung, ob zusätzlich noch eine intraperitoneale Verletzung vorliegt, welche die Revision der Bauchhöhle erforderlich macht. Suprapubische Cystostomie, lockere Tamponade des prävesicalen Raums, lockere Hautnaht. Bei *Verletzung des Blasenhalses* (meist durch Beckenfraktur, s. dort) wird die Blase durch suprapubische Cystostomie revidiert und nach perineal sowie retropubisch drainiert, außerdem suprapubische Cystostomie! Naht der Blasenwunde nur bei ganz frischen Verletzungen versuchen. *Cave!* Dauerkatheter wegen Gefahr der Beckenosteomyelitis, welche nicht selten zum Tode führt.

b) Offene, Bauchverletzung. *Vorkommen:* meist Schußverletzungen, seltener auch Stich- und Schnittverletzung. Ist die offene Verletzung mit Sicherheit festgestellt (Eingeweideprolaps, Kot, Gas, Galle auf der Bauchdecke) oder führt der Geschoßweg durch die Bauchhöhle hindurch, so muß operiert werden, und zwar *sofort*. Ausnahme: der Schockzustand ist so schwer, daß das zusätzliche Operationstrauma eine unmittelbare Lebensgefahr bedeutet. In solchen Fällen ist eine ein- bis zweistündige Vorbereitungszeit zur Schock-Kollapsbekämpfung erlaubt. Im übrigen abwartendes Verhalten nur wenn die Frage der Mitverletzung der Bauchhöhle nicht mit Sicherheit beantwortet werden kann (fortlaufende Puls-Blutdruck-Kontrolle und Beobachtung der Abwehrspannung der Bauchdecken!!). *Technik:* Blasenkatheter zur Klärung einer Mitverletzung der Harnwege! Möglichst große Eröffnung und übersichtliche Darstellung der Bauchhöhle bei möglichst kleinem Eingriff in der Bauchhöhle selbst. Im allgemeinen untere mediane Laparotomie oder sonst je nach Lage der Verletzungsstelle. (*Cave!* Zu kleine Probeschnitte, da sie keine ausreichende Übersicht ermöglichen.) Übernähung von Dünndarmwunden, Vorlagerung von verletzten Dickdarmschlingen. Genaues Abzählen der Löcher in den Darmschlingen. Bei einer *geraden Zahl* als Endergebnis darf angenommen werden, daß stets Ein- und Ausschuß gefunden wurde; *ungerade Zahl* fordert zu weiterem Suchen auf. Darmresektionen möglichst vermeiden; sie werden von Bauchschußverletzten schlecht vertragen; *Steckschüsse* nur entfernen, wenn sie sofort gefunden werden (Ausnahme: Pankreasschüsse – das Belassen des Geschosses würde zur akuten Pankreatitis führen).

Komplikationen: Peritonitis durch übersehene Darmverletzung, Nachblutung bei unsicher gelegten Gefäßligaturen (A. lienalis nach Splenektomie!), Fettgewebsnekrose bei nicht ausreichend drainierter Pankreasverletzung; Infarzierung des Dünndarms und Perforation, wenn bei Resektion oder Naht nicht einwandfrei ernährte Darmteile verwendet werden, Beckenosteomyelitis bei Blasenverletzung mit gleichzeitigem Beckenbruch, bei welcher die Blasenverletzung nicht sofort operiert wurde und die Blasennaht nicht durch suprapubische Blasenfistel entlastet wurde (Einlegen von Dauerkathetern begünstigt die Entstehung einer Osteomyelitis).

B. Entzündungen: Bauchfellentzündung (Peritonitis)

1. *Akute Bauchfellentzündung* (*Peritonitis acuta*)

a) Allgemeine oder freie bzw. ausgebreitete Bauchfellentzündung (Peritonitis libera bzw. diffusa). *Entstehung:* I. vereinzelt *nichtinfektiöse* (sog. *aseptische*) P. durch mechanisch-physikalische oder chemische Agentien: grobes Vorgehen bei Operationen, Luft, Blut, Galle, Harn, Verdauungsfermente, Ovarial- und Echinococcuscysteninhalt,

Gewebsstümpfe, Brandschorfe usw. sowie bei stielgedrehten, eingeklemmten oder invaginierten Organen.

II. in der Regel *infektiöse* P. durch pathogene Mikroorganismen bzw. deren Toxine.

Erreger: Mischflora, meist Coli, Streptococcus, Pneumococcus (u. a. öfters auch bei kleinen Mädchen), Diplococcus, Enterococcus, Gonococcus (beim weiblichen Geschlecht), Anaerobier, Tuberkelbacillus, selten Staphylococcus. Orale Darmteile sind keimärmer als distale; desgl. salzsäurehaltiger Mageninhalt keimärmer als salzsäurefreier. Inkubationszeit einer peritonealen Infektion bei Magen-Perforation 6–8 Stunden.

Ausgangsherde: I. bisweilen *direkt* durch *penetrierende*, selten auch durch *stumpfe* Bauchverletzung (Unfallzusammenhang ist für die Bauchfellentzündung nach stumpfer Bauchverletzung nicht selten gegeben, und zwar entweder durch Zerreißung des Magen-Darm-Kanals oder durch Sprengung eines abgekapselten Eiterherds) oder durch Operation, spez. Laparotomie.

II. selten *hämatogen* bei allgemeinen Infektionskrankheiten, nach Panaritium, Tonsillitis, Osteomyelitis, akutem Gelenkrheumatismus, Pneumonie, Influenza, Nephritis, Meningitis usw.

III. meist *fortgeleitet* von entzündeten, spez. durchgebrochenen Bauch- oder anderen benachbarten Organen, und zwar:

1. am häufigsten *Magen-Darm-Kanal* (Appendicitis, Ulcus pepticum ventriculi und duodeni, Enterocolitis, typhöses, dysenterisches, tuberkulöses, syphilitisches und carcinomatöses Darmgeschwür, Dekubitalgeschwür, Fremdkörper, Diverticulitis, *Meckel*sches Divertikel, äußere und innere eingeklemmte Hernien, Ileus, Darmquetschung oder -zerreißung usw.).

2. an zweiter Stelle *weibliche Genitalien* (Puerperalinfektion nach Geburt und Frühgeburt, namentlich künstliche und hier wiederum kriminelle, ferner vereiterte Ovarialcyste, Pyosalpinx und Oophoritis durch Gonorrhöe usw., schließlich Uterusruptur, -perforation, -auskratzung und -injektion).

3. seltener *Leber-* und *Gallenwege* (Cholecystitis, vereiterter Echinococcus, Leberabsceß, Andauung der Gallenwege bei Papillenerkrankungen).

4. *Pankreas* (Entzündung, Eiterung und Nekrose).

5. *Milz* (Absceß, vereiterter Echinococcus, Stieldrehung).

6. *Mesenterialdrüsen* (Tuberkulose und Typhus).

7. *Nieren, Ureteren, Blase, Harnröhre, Prostata, Samenblasen, Hoden und Samenstrang* (eitrige Affektionen).

8. *Bauchwand* (Erysipel und Phlegmone, spez. Nabelinfektion Neugeborener), *inguinale und retroperitoneale Drüsen* (Vereiterung), *Damm* (Periproctitis) und *Wirbel-, Rippen- und Beckenknochen* (spez. *Psoasabscesse*).

9. *Pleura* und *Perikard* (Entzündung wird fortgeleitet vermittels der reichen und weiten Lymphbahnen am Zwerchfell).

Häufigkeit der einzelnen Krankheitsherde ist in absteigender Reihenfolge: Wurmfortsatz, weibliche Geschlechtsorgane, Gallenblase, Magen- und Zwölffingerdarm, sonstiger Darm, Bauchspeicheldrüse und Milz.

Formen: fibrinös, serös, eitrig und jauchig bzw. gemischt.

Verlauf: foudroyant oder schleichend.

Symptome. I. *Allgemeine:* Fieber (bisweilen allerdings nur gering und evtl. nur durch Messung im Rectum nachweisbar, axillare und rectale Messung), Hyperleukocytose; Schock-Kollapssyndrom; verfallenes Aussehen mit ängstlichem Gesichtsausdruck, spitzer Nase, eingesunkenen Augen und faltiger Gesichtshaut (sog. „Facies abdominalis s. hippocratica"); kalter und klebriger Schweiß; kühle Extremitäten; Cyanose; evtl. Gelbsucht; starker Durst; Zunge belegt und namentlich später trocken und braun; Sensorium zunächst frei, später getrübt, delirierend und schließlich oft euphorisch; Atmung flach, dabei costal und frequent; finale Kreislaufparalyse mit kaum fühlbarem, fliegendem Puls, subnormaler Temperatur, RR-Abfall auf unmeßbare Werte, aber bei Gallenperitonitis verlangsamt; Harn spärlich und hochgestellt, bei toxischer Nephritis eiweißhaltig.

II. *lokale.* 1. heftiger, bei Perforationsperitonitis besonders stark und jäh beginnender *Leibschmerz* und Druckempfindlichkeit, im Beginn evtl. lokalisiert in der Gegend des primären Krankheitsherdes, später ausgebreitet, auch rectal und an den Bruchpforten nachweisbar; gewöhnlich kontinuierlich; oft besteht auch ausstrahlender Schmerz in die Schulter.

2. *Bauchdeckenspannung* durch reflektorische Bauchmuskelspannung (sog. ,,Défense musculaire"), ausgelöst durch Reizung des parietalen Peritoneums, über die Nn. intercostales und lumbsosacrales verlaufend; evtl. bretthart; nur ausnahmsweise fehlend im Schock, Rausch usw. sowie im späteren Stadium; aber auch vorhanden bei Intercostalnervenreizung nach Rippenbruch, Brustschuß, Pleuritis und Pneumonie, retroperitonealer (Nieren-, Wirbelsäulen-) Verletzung oder Blutung usw.

3. *Dämpfung* (durch Exsudat; *Cave!* gefüllte Darmschlingen!) oder *Tympanie* (durch Gasbildung; spez. bei Magen-Darm-Perforation!) oder *peritoneales Reiben* (durch Fibrinausschwitzung!).

4. *Aufstoßen, Schlucken und Erbrechen:* reflektorisch über den Sympathicus Reizung des Brechzentrums; letzteres im Beginn selten fehlend; aber u. U. nicht vorhanden bei Magenperforation infolge Entleerung des Magens durch die Perforationsöffnung; zunächst Mageninhalt, später Schleim und Galle und bei Darmlähmung schließlich fäkulent als sog. ,,Koterbrechen" (Miserere); dabei oft gußweise in Form des ,,Ausschüttens" oder ,,Überfließens".

5. *Darmlähmung* (paralytischer Ileus) mit fehlenden Darmbewegungen und -geräuschen (,,Totenstille") sowie mit Verhaltung von Stuhl und Winden; klaffender Sphincter ani; seltener und dann meist später gefolgt von *Durchfällen* (*Cave!* Verwechslung mit Enteritis), zugleich *Leibauftreibung* (*Meteorismus*) mit Hochstand des Zwerchfells und mit Hochrücken, Verkleinerung oder Verschwinden der Leberdämpfung (Tympanie) nebst Kantenstellung und Darmüberlagerung der Leber (teils durch gasgefüllte Därme, teils durch Gasbildung bzw. Gasfüllung in der freien Bauchhöhle).

Prognose: fraglich; Ausgang hängt von rechtzeitiger Erkennung und Operation ab; bei Nichterkennung Tod in Stunden bis Tagen im Kollaps durch Intoxikation mit Lähmung des verlängerten Marks, und zwar des Atem- und Gefäßnervenzentrums; selten Genesung unter Absackung, evtl. mit ,,Restabsceß", oder unter Übergang in chronisches Stadium. Operation mit gleichzeitiger Chemotherapie bringt Heilung in durchschnittlich 60–80% (gegenüber früher 33%), und zwar je nach dem Zeitpunkt des Eingreifens seit der Erkrankung und nach Art des Ausgangspunktes. *Mortalität:* Appendicitis perforata 3–9%; Magen-Duodenal-Perforation: innerhalb 6 Stunden 0,5–2%, nach 12 Stunden 28%, nach 24 Stunden 60%, nach 36 Stunden 85%; Darmperforation: ungünstig, dies um so mehr, je tiefer die Perforationsstelle am Darmkanal liegt; Gallenblasenperforation: bei steriler Galle (gallige Peritonitis) 10–20%, bei Gallenblasenempyem 70–80%; weibliche Genitalien: günstig, meist nur lokale Pelveoperitonitis.

Diagnose: Vorgeschichte, Aussehen, Schmerzen, Aufstoßen, Schlucken und Erbrechen, Temperatur, Puls, Blutbild und Blutkörperchensenkung, Bewußtsein, Bauchdeckenspannung, Druckempfindlichkeit, Dämpfung oder Tympanie, Darmlähmung oder Hyperperistaltik, auch Rectal- und Vaginalpalpation; Röntgenaufnahme zeigt evtl., nämlich bei Magenperforation u. dgl., Leberabdrängung vom Zwerchfell mit halbmondförmiger Luftsichel.

Differentialdiagnose: lokale Peritonitis (s. u.), *Gallen- und Nierensteinkolik*, tabische Krisen, Bleikolik, Magen- und Zwölffingerdarmgeschwür, Bauchfell- und Mesenterialdrüsentuberkulose, akute Pankreatitis, akute Enteritis, Colitis pseudo-membranacea, Divertikulitis, Mesenterialgefäßthrombose oder -embolie, Wanderniere, Pyelitis, Osteomyelitis, Cholera, Urämie, Typhus, Morbus Addison, *Ileus* (Schmerz, Übelkeit und Erbrechen, später Darmtätigkeit gesteigert und schmerzhaft, Stuhl und Winde verhalten, Fieber fehlend), intra- und retroperitoneale Blutung, spez. Extrauteringravidität (Anämie und Pulsschwäche, auch frühzeitig Dämpfung, Genitalbefund, spez. Vergrößerung der Portio uteri vaginalis sowie Vergrößerung und Absonderung der Brüste und Fehlen bzw. Anomalie der Menses!), Acidosis bzw. acidotisches Erbrechen (auffallend häufiges Erbrechen ohne peritoneale Symptome, im Harn Aceton nachweisbar), Purpura abdominalis, evtl. mit Perforation oder Invagination (Anfälle von Schmerzen oder Erbrechen sowie Blutstuhl), Intercostalnervenreizung (bei Rippenbruch, Brustschuß), Schmerz im Plexus solaris, Menstruationsbeschwerden, Hysterie und Meteorismus, Schwangerschaft und überfüllte Blase, Peritonismus bei Pleuritis und Pneumonie (besonders bei Kindern).

Therapie. 1. *Konservativ:* Bettruhe in halbsitzender Stellung mit Knierolle oder *Lexer*schem Peritonitisbänkchen, Rückenlehne und Fußstütze (sog. *Fowler*sche Lagerung), absolute Diät mit Eß- und Trinkverbot, Magenspülungen, *Miller-Abbott*-Doppellumensonde zur Absaugung und Spülung (vgl. Abb. 326), massive Infusions- und

Chemotherapie, Vitamine (B_{12}); Verfahren dient der Operationsvorbereitung und bei Greisen bzw. einem Allgemeinzustand, der die Operation verbietet. 2. **Operativ: Laparotomie,** und zwar so *früh als möglich* („Fürhoperation" sicherstes Verfahren); mit jeder Stunde verschlechtert sich die Prognose; evtl. (nämlich bei *später* Einlieferung in schlechtem Allgemeinzustand) erst später nach Erholung unter der oben beschriebenen konservativen Behandlung. *Technik:* rasche und schonende, aber genügende (!) Laparotomie über dem Ausgangsherd, sonst para-median. Möglichst Versorgung bzw. Beseitigung des Ausgangsherds unter gebührender Berücksichtigung des Allgemeinzustands, überhaupt schonend, auch ohne Eventeration größerer Darmabschnitte) Appendektomie, Cholecystektomie, Übernähung oder ausnahmsweise Resektion von Magen-Darm-Perforation, Resektion gangränöser Darmpartie, Versorgung von Verletzungen usw.). Reinigung der Bauchhöhle durch Austupfen oder nötigenfalls (spez. bei schwerer und ausgedehnter Verunreinigung der Bauchhöhle mit viel Magen- und Darminhalt, also spez. bei perforiertem Magen- oder Darmgeschwür), durch Ausspülen mit heißer steriler physiologischer (0,9%iger) Kochsalzlösung mit Zusatz von Chemotherapeuticis. Nötigenfalls, aber nur bei nicht gesicherter Ausschaltung des Infektionsherds, ist angezeigt Sorge für gesicherten Eiterabfluß durch Drainage mit Gummi- (Kunststoff-) Drain oder *Mikulicz*-Tampon (vgl. Abb. 49) nach dem Ausgangsherd sowie u. U. nach den für Abszeßbildung disponierten Bauchfelltaschen (Seitenteile, Douglasraum, Subphrenium); sonst bringt man am besten, namentlich in frischen Fällen und bei versorgtem oder beseitigtem Ausgangsherd Bauchschluß durch Bauchdecken-Etagennaht (zur möglichsten Wiederherstellung des normalen intraabdominalen Drucks nebst Glasdrain in die weit genähte Bauchdeckenwunde!). Empfohlen wird vor dem Schluß der Bauchhöhle eine Bestrahlung mit der Quarzlampe „Laparophos" (*Havlíček, Paschoud*); gegen Nachschmerz, Adhäsionen, Darmlähmung und Embolie sowie Instillation von 100–200 ccm frischen Blutserums und Breitspektrumantibioticis.

Prophylaxe: Dickdarmentkeimung durch schwerlösliche Sulfonamide oder Breitspektrumantibiotika. Letztere bewirken praktische Keimfreiheit nach 48 Stunden (Neomycin-Bacitracin).

Nachbehandlung: angenehme *Horizontal- oder Fowlersche Lagerung*, d. h. halbsitzende mit Rückenlehne, Knierolle und Fußstütze nebst Hochstellen des Bettkopfendes und Reifenbahre über den Leib um die Ansammlung evtl. anfallenden Exsudats im *Douglas*-schen Raum zu begünstigen. *Parenterale Ernährung* mit intravenösen Infusionen (Blut, Plasma, Blutersatzlösung) zum Ausgleich der Hypoproteinämie und Feuchtigkeitsverlusts; *testgerechte Chemotherapie* unter Beachtung evtl. enterocolitischer Komplikationen (Diarrhöe, Temperaturanstieg, Schock-Kollapssyndrom – sofortiges Absetzen aller Antibiotika); *peristalikanregende Maßnahmen* (intermittierende oder kontinuierliche Absaugung durch Duodenal- oder *Miller-Abbott*-Sonde, rectale Dauertropfinfusion, Wärmeapplikation, Darmrohr, Peristaltika, evtl. Enterostomie); *Thrombose-Embolie-Prophylaxe* (Massage, frühzeitiges Beinebewegen, Atemgymnastik, Antikoagulantia), notfalls *Nachoperation* (bei Ileus durch Adhäsionen), Anus praeter nat.

2. Lokale oder abgesackte Bauchfellentzündung (*Peritonitis circumscripta*)

Entstehung: wie 1.; je nach der Lokalisation perityphlitischer, pericholecystitischer, subphrenischer, Douglas-Abszeß, Pelveoperitonitis, chronische Adnexitis, Verletzungen, Geschwüre oder Geschwülste des Magen-Darm-Kanals.

Symptome: vgl. 1.; dabei aber *Allgemein*erscheinungen, spez. Erbrechen, meist gering und vorübergehend; und *lokal* (aber nur an einem Teil des Bauches) Schmerz- und Druckempfindlichkeit, Bauchdeckenspannung und Tumor bzw. Dämpfung.

Verlauf: Resorption, Abszeßbildung oder Perforation.

Prognose: Spontanheilung durch Perforation in Darm, Blase, Scheide oder nach außen) oder freie Peritonitis (durch Perforation in die freie Bauchhöhle) oder Sepsis.

Therapie: vgl. 1.; in der Regel zunächst *konservativ*, aber „mit dem Messer in der Hand"; bei fortschreitender Eiterung (ansteigendes Fieber, Pulssteigerung, Hyperleukocytose, Tumor, Dämpfung, Probepunktion usw.!) erfolge Incision und Drainage, am besten nebst Entfernung des Krankheitsherdes. *Technik:* abdominal (am besten erst bei *wandständigem* Abszeß, sonst nötigenfalls durch die abgedeckte Bauchhöhle), sonst iliacal, lumbal, vaginal, rectal, parasacral oder transpleural.

a) Subphrenischer Abszeß (s. Abb. 323). *Lokalisation:* unter dem Zwerchfell, und zwar rechts zwischen ihm und Leber, links zwischen ihm und Leber, Magen, Quercolon oder Milz; meist *ein*seitig (Leberaufhängeband bildet eine Scheidewand des obersten Bauchhöhlenraums zwischen rechts und links!).

Ursachen: Peritonitis, Appendicitis, Leberabsceß, vereiterter Leber- oder Milz-Echinococcus, Cholecystitis, Absceß, Tuberkulose und Steinbildung der Nieren sowie Pyelitis, Verletzungen, Geschwüre und Geschwülste an Ösophagus, Magen und Duodenum, Eiterungen an Milz und Pankreas, selten Lungenabsceß und -gangrän sowie Pleuraempyem u. dgl. Vereinzelt ist die Eiterung metastatisch, z. B. bei Furunkel sowie überhaupt bei pyogener Allgemeininfektion.

Vorkommen (nach der Häufigkeit angeordnet): 1. Appendicitis (etwa 30–50%). 2. Magen-Darm-Perforation durch Ulcus, seltener Carcinom oder Trauma (etwa 20–30%). 3. Leber- und Gallenwegeiterung (etwa 20–30%). 4. Milzeiterung (etwa 5%); Pankreatitis (etwa 2,5%); paranephritischer Absceß (etwa 2,5%); Dickdarmcarcinom oder -verletzung, Adnexerkrankung und Pleuraempyem sowie Lungenabsceß und -gangrän; Rippenosteomyelitis. 5. Peritonitis. 6. Pyogene Allgemeininfektion.

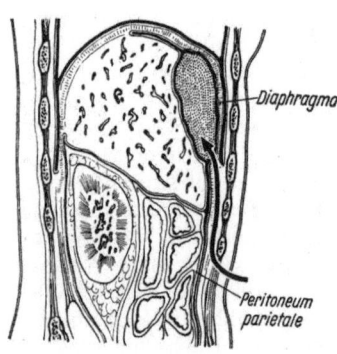

Abb. 323
Subphrenischer Absceß: Eröffnung von ventral unter dem Rippenbogen (Merke! dorsal gelegene Abscesse werden in analoger Weise von dorsal angegangen)

Symptome: a) *von seiten der primären Erkrankung* (Appendicitis, Gallenblasenempyem, Magengeschwür usw.); b) *allgemeine:* Allgemeinstörung, Pulsanstieg, Fieber, Blutbild, Hyperleukocytose; c) *lokale:* Schmerz im Hypochondrium bis in die Schulter, Druckempfindlichkeit (spez. bei kurzer und kräftiger Kompression der erkrankten Brustkorbhälfte von vorn nach hinten), Schwellung und evtl. Hautödem an dem betreffenden Rippenbogen vorn, seitlich oder hinten oder bei *tiefem* Absceß Verbreiterung der Thoraxbasis und Erweiterung der unteren Intercostalräume; ferner nach oben konvexe Dämpfung mit erhaltener respiratorischer Verschieblichkeit der unteren Lungengrenze und mit Verdrängung der Leber usw. nach abwärts, evtl. darüber Tympanie sowie Metallklang und Schüttelgeräusch mit Lungenschall und Vesiculäratmen oberhalb in Form der *dreischichtigen Schallanordnung:* Lungenschall, Gasschall und Dämpfung (sog. „subphrenischer Gasabsceß oder Pyopneumothorax subphrenicus" infolge Perforation lufthaltiger Organe [z. B. Magen oder Darm] oder infolge Gasbildung von Bakterien [z. B. aus dem Darm]); *Röntgenbild* (horizontaler, bei Lagewechsel nach der Wasserwaage sich einstellender Flüssigkeitsspiegel mit oder ohne [„überkuppelnde"] Gasblase darüber in Form kalotten- [dagegen bei Pneumoperitoneum sichel-] förmiger Aufhellung zwischen Leberkuppe und Zwerchfell sowie evtl. Hochstand und schlechte Beweglichkeit der Bauchfellkuppel); *Probepunktion* (evtl. wiederholt und an mehreren Stellen sowie unter stetigem Spritzenkolbenzug beim Vordringen der Nadel, aber am besten nur bei der Operation, sonst Gefahr von Infektion der Brust- oder Bauchhöhle und von Verletzung der Bauchorgane usw.; bei gleichzeitigem pleuritischem Erguß kann die Punktion zunächst Serum und erst bei tieferem Vorgehen Eiter ergeben; Eiter ist in etwa 20–25% gashaltig.

Eintritt: meist in der 1.–2. Woche nach der Operation des Grundleidens (Appendicitis usw.).

Differentialdiagnose: Pleuraempyem bzw. Pyopneumothorax, Lungenabsceß, Leberabsceß oder -echinococcus, gedeckte Magenperforation, Appendicitis, Typhus, Miliartuberkulose, Malaria, Bauchdeckenabsceß, Cystenvereiterung, Sarkom, Hoden- oder Eierstockverdrehung usw.

Komplikation: oft Pleuritis bzw. Pleuraempyem (etwa 40% und mehr).

Prognose: ohne Therapie schlecht (Mortalität 90%); Spontanheilung durch Resorption selten; oft Durchbruch (meist in Peritoneum, Pleura oder Perikard mit tödlichem Ausgang, selten in Bronchien oder in Magen-Darm-Kanal oder durch die Bauchdecken nach außen mit Spontanheilung) oder Sepsis; bei Operation Mortalität etwa $33\,^2/_3$% und Heilung etwa $66\,^1/_3$%; bei Operation und Chemotherapie etwa 3%.

Therapie: baldigst (nach Probepunktion) erfolge in Allgemeinnarkose Incision, evtl. mit Gegenincision und Drainage, lokale Chemotherapie mit testgerechten Antibioticis. *Technik:* a) (namentlich bei beteiligter Pleura) *per-* oder *transpleural* mit subperiostaler Resektion von 1–2 (8.–10.) Rippen in genügender (8–10 cm) Länge.

b) Besser, wenn möglich: *subpleural* am Rippenrand (vgl. Abb. 323), und zwar (je nach Lage des Abscesses) *transperitoneal* (d. h. vorn im Epigastrium, und zwar meist am Rippenbogenrand diesem entlang präparatorisch bis auf das Bauchfell scharf und dann stumpf weiter unter Abschieben des Bauchfellsacks von der Zwerchfellunterfläche) oder *retroperitoneal* (d. h. hinten in der Lumbalgegend unter Resektion der 10.-12. Rippe); angezeigt spez. bei am Rippenrand vorkommendem Absceß und bei Fehlen eines gleichzeitigen Pleuraempyems.

b) Douglas-Absceß (s. Abb. 324). *Lokalisation:* im *Douglas*schen Raum des Beckens.

Ursachen: Peritonitis, spez. nach Appendicitis oder Perimetritis bzw. Adnexerkrankung (Pyosalpinx).

Symptome: a) *von seiten des primären Entzündungsherdes* (Appendicitis, Perimetritis usw.); b) *allgemeine:* Allgemeinstörung, remittierendes Fieber, Hyperleukocytose; c) *lokale:* Druckempfindlichkeit und Tumor (evtl. fluktuierender) rectal oder vaginal etwa 5–12 cm hoch oberhalb des Afters nach vorheriger Blasenentleerung; ferner Schmerz, Tenesmus von Blase und Mastdarm, Abgang von glasigem Schleim per anum Klaffen des Sphinkters; Probepunktion.

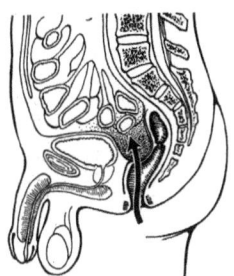

Abb. 324. *Douglasabsceß:* typischer transanaler Zugangsweg zur Absceßpunktion und Entleerung

Differentialdiagnose: gefüllte Blase!

Prognose: öfters Spontanheilung durch Resorption oder durch Einbruch in Mastdarm oder Scheide; sonst Gefahr von Durchbruch in Peritoneum oder pyogene Allgemeininfektion.

Therapie: (falls nicht bald Resorption oder Spontandurchbruch erfolgt) *Incision und Drainage. Technik:* Blasen- und Darmentleerung. Steinschnittlage. Nötigenfalls Sphincterdehnung. Unter Einsetzen von Specula ins Rectum Probepunktion mit langer Nadel vorsichtig (*Cave!* Darm anstechen!) und neben liegender Nadel Eröffnung mit dem Skalpell oder zugespitzter Kornzange; Spreizen der Zange und evtl. Einlegen eines fingerdicken Gummidrains, welches an Absceßöffnung oder After angenäht und über das mit Chemotherapeuticis ausgespült wird. Drain nicht länger als 48 Stunden liegenlassen; für 3–4 Tage Opiumtropfen zur Stuhlanhaltung; bei weiblichen Patienten ist auch Zugang durch das hintere Scheidengewölbe möglich.

Entstehung: wie a); spez. chronische bzw. abgelaufene Appendicitis, Cholecystitis Perimetritis, Magen- und Darmgeschwüre, -geschwülste und -katarrhe, Pericolitis Diverticulitis, Kotstauung, Eingeweidebrüche, Verletzung, auch subcutane (selten!) und Operationen.

Formen: exsudativ und adhäsiv. Beschwerden meist nur durch letztere.

Symptome: evtl. abgesacktes Exsudat oder knollige Tumoren; im übrigen vgl. Bauchfelltuberkulose!

Differentialdiagnose: Tuberkulose, aktinomykotische oder carcinomatöse Peritonitis Polyserositis, Retroperitonealtumor oder -entzündung u. a.

Folgen: Adhäsionen (s. da) mit Leibschmerzen, Verdauungsstörungen, Darmstenose bzw. Gassperre und Strangulationsileus sowie Ikterus.

Diagnose: in leichten Fällen schwierig, Röntgenbild (Verlagerung, Abschnürung von Darmabschnitten, Nichtfüllung der Appendix usw.) unbedingt anfertigen.

Therapie: evtl. Laparotomie mit Durchtrennen und Peritonealisieren der Adhäsionen und mit Entfernen des Krankheitsherdes (sog. „Adhäsionszentrum": Appendix, Gallenblase, Tube, Conglomerattumor im kleinen Becken); evtl. Enteroanastomie bei sehr ausgedehnten Adhäsionen. Sonst Bäder, spez. Sol- und Moorbäder, heißer oder hydropathischer oder Fango-Leibumschlag, Diathermie, Lichtkasten, Leibmassage, leichte und nicht blähende Diät und Stuhlregelung, Magnesiumperhydrol oder Tierkohle (vgl. Adhäsionen!). *Cave!* mehrfache Laparotomien bei Adhäsionsabdomen, da oft eine starke psychogene Komponente besteht und von den Kranken oft ganze Serien von Probelaparotomien erzwungen werden

3. Pneumokokkenperitonitis

Erreger: Pneumococcus.

Entstehung: hämatogen (spez. bei Infektion der oberen Luftwege in Form von Pneumonie und Pleuritis sowie bei Meningitis) oder wohl meist *genital* (bei kleinen Mädchen), vielleicht auch *enterogen* (auch bei Appendicitis).

Vorkommen: im ganzen selten, u. a. öfters bei kleinen Mädchen neben Fluor (sog. „Peritonitis der kleinen, nämlich 3–14jährigen Mädchen"), selten Knaben (Mädchen erkranken viermal häufiger).

Symptome: Allgemeinintoxikation; spez. rascher und hoher Temperaturanstieg, starke Pulsbeschleunigung, plötzliche und heftige Schmerzen, starkes Erbrechen, Herpes labialis, Durchfälle usw.; oft Bauchdeckenödem, aber geringe bis mäßige Bauchdeckenspannung und Druckempfindlichkeit diffus, auch Kopfschmerz und leichte Benommenheit sowie Lungenerscheinungen.

Formen: toxische und nichttoxische.

Verlauf: stürmisch beginnend, entweder rasch tödlich (toxische Form) oder nach einigen Tagen chronisch verlaufend und schließlich zu abgekapselten Abscessen führend (besonders in der Nabelgegend!).

Diagnose: oft erst bei der Operation, und zwar mikroskopisch, kulturell und im Tierversuch; sonst ist bemerkenswert starke Allgemeinstörung mit stürmischem Beginn, spez. mit plötzlichem Fieber und evtl. Cyanose, Pulsbeschleunigung, Durchfälle, Leibschmerzen, Kopfschmerz, Herpes, auffällige Hyperleukocytose und sonstige Pneumokokkenherde in Lungen, Nasen-Rachen-Raum, Vulva usw.; auch Alter und Geschlecht ist zu berücksichtigen.

Differentialdiagnose: sonstige, spez. gonorrhoische und tuberkulöse sowie eitrige Peritonitis bzw. Appendicitis (Bauchdeckenspannung und -schmerzhaftigkeit, dagegen meist kein Durchfall und kein Herpes sowie weniger stürmischer Beginn und geringeres Fieber), Typhus, Paratyphus, Enteritis u. a. und Sepsis oder Pneumonie.

Komplikationen und *Prognose:* dubiös, oft ernst (Mortalität beträgt bei nichttoxischer Form etwa 20–33 1/3 %, bei akuter toxischer Form aber bis 90%); bei Chemotherapie wesentlich weniger; sonst erfolgt Ausheilung oder Übergang in chronische Form oder Abscßbildung evtl. mit Durchbruch nach außen, spez. am Nabel oder in Brusthöhle sowie Sepsis.

Therapie: Operation nur, wenn eine Perforationsperitonitis nicht auszuschließen ist; bei sicherer Diagnose konservativ mit testgerechter Chemotherapie; Operation nur zur Entleerung umschriebener Abscesse.

Gonokokkenperitonitis. Ziemlich selten; vorkommend bei Frauen und Mädchen durch Ascension von Gonokokken im Anschluß an die Menstruation. *Symptome:* stürmisch, heftige Schmerzen, geringe Allgemeinerscheinungen, heftige lokale peritonitische Zeichen, Druckschmerz und Abwehrspannung nur im Unterbauch. *Diagnose:* Vaginal-Cervicalabstrich. *Therapie:* Chemotherapie wie bei Go (siehe dort).

4. *Polyserositis s. Peritonitis chronica exsudativa*

Wesen: schwielige Entartung der Serosa, spez. an der Leber (sog. „Zuckergußleber" nach *Curschmann*) und an der Milz (Perihepatitis und Perisplenitis), auch am Darm (Zuckergußdarm, s. da) nebst Ascites sowie oft verbunden mit Erkrankung anderer seröser Häute, spez. des Perikard mit dessen Obliteration (sog. „perikarditische Lebercirrhose" nach *Pick*) und der Pleura.

Ursache: Infektionen verschiedener Natur (Grippe, Rheuma, Tuberkulose u. a.) keine einheitliche Ätiologie bekannt.

Symptome und *Verlauf:* plötzlich beginnend mit peritonealer Reizung und dann chronisch verlaufend mit Pfortaderstauung (Ascites usw.); evtl. kommt es zu Ileus.

Komplikationen: Lebercirrhose und Myocarditis.

Therapie: Entlastungspunktionen, evtl. *Talma*sche Operation, bei Lebercirrhose portocavale Anastomose (vgl. Abb. 321).

5. *Bauchfelltuberkulose (Peritonitis tbc.)*

Entstehung: selten *primär*; meist *sekundär*, und zwar entweder *hämatogen* bei Lungen-, Darm-, Drüsen-, Knochen-, Gelenk-, Miliartuberkulose oder meist *fortgeleitet* bei Tuberkulose von Darm (spez. Ileocöcalgegend), Mesenterial- und Retroperitonealdrüsen, männlichen (Samenstrang an der Kreuzungsstelle mit A. epigastrica!) und vor allem weiblichen Genitalien (spez. Tube, seltener Ovarien), Nieren, Nebennieren, Blase, Wirbelsäule und Becken, Pleura usw.

Vorkommen: ziemlich häufig; meist bei Jugendlichen vor und im Schulalter (2 bis 14 Jahre); dagegen selten bei Erwachsenen, bisweilen bei Potatoren mit Lebercirrhose;

etwa 5% aller Tuberkulosefälle und an 3. Stelle nach Lungen- und Darmtuberkulose.

Formen: 1. *exsudativ-serös* mit abgesacktem oder freiem Exsudat (,,Ascites tbc."); am häufigsten! (etwa 50–66$^2/_3$%).

2. *adhäsiv-fibrinös* mit Verwachsungen; seltener! (etwa 33$^1/_3$%).

3. *käsig-eitrig* mit käsigen Knoten oder Abscessen, oft kombiniert mit Mesenterial- oder Retroperitonealdrüsentuberkulose; selten! (etwa 5–15%).

Symptome: meist, aber in der Regel schwach subfebriles Fieber, frequenter Puls, zunehmende Anämie und Kräfteverfall (sog. ,,Tabes mesaraica"); lokal freies (Ascites) bzw. abgesacktes evtl. cystenähnliches Exsudat oder Verwachsungen oder evtl. knollige Tumoren, Leibauftreibung, Leibschmerzen und Druckempfindlichkeit, evtl. Darmstenose oder -verschluß mit Erbrechen sowie Verstopfung oder Durchfällen; infolge Schrumpfung des Mesenterium sind oftmals die Dünndarmschlingen vorwiegend nach der rechten Bauchseite hinübergezogen und bedingen hier Tympanie (*Thomayer*sches Symptom); evtl. in Knoten verstreut oder in Form einer queren Leiste oder Platte (,,Plastron abdominal"); außerdem bestehen Zeichen von Organ- (Darm-, spez. Cöcum- sowie Adnex-, Mesenterialdrüsen-) und allgemeiner (Lungen-, Drüsen-, Knochen-, Gelenk-, Nieren- usw.) Tuberkulose; häufiger besteht gleichzeitig Pleuratuberkulose. Eventuell erfolgt Durchbruch durch den Nabel mit voraufgehender Entzündung (*Vallin*sches Zeichen).

Diagnose: u. a. jugendliches Alter, chronischer Verlauf, sonstige Tuberkulose, spez. Ausgangsherd, Blutbild und Blutkörperchensenkungsprobe, Röntgenbild ohne und mit Kontrastmasse, evtl. mit Pneumoperitoneum (Mesenterialdrüsenverkalkung, Darmverwachsung und -knickung u. a.), Tuberkulinreaktion, Meerschweinchenimpfung, Probepunktion (aber nicht erlaubt wegen Gefahr der Darmverletzung bei den nicht rein exsudativen Formen, also bei adhäsiver oder käsiger; jedenfalls hier gefährlich!) und Probeincision (Exsudat mit Eiweißgehalt 3–6% und mit Lymphocytose bis 93%, gelegentlich hämorrhagisch; Tuberkelbacillen gewöhnlich nicht mikroskopisch, evtl. aber durch die Kultur und im Tierversuch nachweisbar) sowie Probeexcision eines Stücks Bauchfell.

Differentialdiagnose: Peritonealcarcinose bzw. -sarkomatose und Ascites bei Lebercirrhose usw., Ovarial- u. a. Cysten und Tumoren, Kottumoren, Hydronephrose, Ileus, Peritonitis chronica diffusa und circumscripta (spez. Appendicitis, Perimetritis usw.), sog. ,,Pseudotuberkulose" durch Parasiten (Tänien, Ascariden, Distomum usw.) und durch Fremdkörper (Stärkekörnchen), Pneumokokkenperitonitis, Mesenterialdrüsen-, Darm- und Genitaltuberkulose, Typhus, Hirschsprungsche Krankheit u. a.

Verlauf: chronisch mit akuten Schüben.

Prognose: dubiös, im allgemeinen nicht ungünstig bei der serösen (etwa 60% Heilungen), dagegen ungünstig bei der eitrig-käsigen und auch nicht günstig bei der adhäsiven Form durch Inanition, Peritonitis oder Ileus sowie vor allem bei schwerer sonstiger (Lungen-, Darm-, Hirnhaut-) Tuberkulose; spez. bei Kindern erfolgt nicht selten Heilung (außer bei kleinsten Kindern unter 1 Jahr); meist sterben die Patienten an sonstiger Tuberkulose, dagegen selten primär an der Bauchfelltuberkulose, dann durch Eiterung, Ascites, Ileus oder Darmperforation. Seit Einführung der Chemotherapie wesentliche Besserung der Prognose.

Therapie. a) *Konservativ: kausal*, und zwar *allgemein* und *lokal* (vgl. S. 413): spez. genügende und richtige Ernährung, Heilstättenverfahren wie bei jeder extrapulmonalen Tuberkulose, mittlere Höhenlage, vitaminreiche Ernährung, Solebäder, PAS-Streptomycin, INH, Calcium, Phosphor.

b) *Operativ: Laparotomie* von kleinem medianem Längsschnitt *unter* dem Nabel oder wohl besser von Pararectalschnitt mit langsamer, aber gründlicher Exsudatentleerung (Wirkung durch Serosahyperämie?); schon die Laparotomie allein kann Besserung bringen (Steigerung der Abwehrkraft des Peritoneums); evtl., aber nur ausnahmsweise, Entfernung des primären Krankheitsherdes (Appendix, Tube, Mesenterialdrüsen usw.), und zwar bei der *exsudativen* Form, spez. bei älterem und starkem Ascites, falls keine schwere allgemeine, spez. Lungentuberkulose besteht, dagegen nicht bei der *adhäsiven* und *käsigen* Form; empfohlen wird Quarz-Laparophoslampenbestrahlung bei geöffnetem Bauch; Bauchdeckennaht in Schichten ohne Drainage. Lösung von Verwachsungen ist dagegen meist aussichtslos und nicht ungefährlich (Kotfistel oder Peritonitis sowie Miliartuberkulose!); nur bei Darmstenose mit konservativ nicht beeinflußbaren Ileussymptomen kommt in Betracht: Umgehungsanastomose oder im Notfall Enterostomie, selten nur Resektion. Bei Perforationsperitonitis erfolge Laparotomie mit Versorgung der Perforationsstelle.

6. Bauchfellaktinomykose

Meist ausgehend vom Coecum; oft appendicitisähnlich.

C. Geschwülste

a) Maligne Tumoren. *Formen:* selten *Endotheliome* und *Sarkome*, häufiger *Carcinome* (spez. Gallertcarcinome); an Peritoneum parietale, Netz oder Mesenterium; selten *primär*, meist *sekundär* bei Carcinom von Bauchorganen: Magen, Darm, Pankreas, Leber, Ovarien usw.; häufig in Form von Tumoraussaat über das gesamte P. (Carcinosis peritonei).

Vorkommen: meist bei älteren Erwachsenen.

Symptome: serös-blutiges, manchmal seröses oder chylöses Exsudat, evtl. mit Tumorelementen und knotige Tumoren, spez. in Netz, Douglasraum, Nabel usw. sowie Metastasen, Kachexie usw.; evtl. Ileus, vgl. b!

Diagnose: evtl. Probepunktion oder -incision, sonst Tumor, Exsudat (evtl. mit Tumorzellen) und Drüsenmetastasen im Douglasschen Raum (*Schnitzler*sche Metastase). Daher bei jedem Verdacht Rectaluntersuchung.

Differentialdiagnose: Bauchfelltuberkulose (meist jugendliches Alter!) sowie sog. Pseudo-, d. h. entzündliche (spez. Netz- und Bauchdecken-) Tumoren, Kottumoren, Schwangerschaft usw.

Prognose: bei diffuser oder sekundärer Erkrankung aussichtslos.

Therapie: Exstirpation, sonst bei solitären Tumoren evtl. Punktion (vgl. Ascites!).

b) Benigne Tumoren. *Formen: Lipome, Fibrome, Myxome, Lymph- und Hämangiome, Neurome* (des N. sympathicus), *Dermoide, Teratome* und *fetale Inklusionen* an Peritoneum, Netz und Mesenterium sowie *Enterocystome* (Darmabsprengungsgebilde); nicht ganz selten sind *retroperitoneale Tumoren vom Lipom- oder Fibromtypus: Lipome, Lipofibrome Lipomyxome und Liposarkome*, welche öfters bedeutendes Wachstum, Erweichung, Sarkomentwicklung und Rezidivneigung aufweisen, manchmal aber langsam wachsend, abgekapselt, ausschälbar und nicht rezidivierend sind.

Symptome: langsam oder schnell wachsende, schließlich oft enorme (bis 50 Pfund schwere) Tumoren mit Druckerscheinungen (neuralgischen Schmerzen im Lumbo-Sacralgebiet, Obstipation, Hydronephrose, Ascites, Beinödem, Temperatursenkung und später -erhöhung im gleichseitigen Bein usw.). Colon wird von dem Tumor entweder emporgehoben oder nach unten oder median verschoben (Nachweis durch retroperitoneales Emphysem und Röntgenkontrastaufnahme des Darmes und der ableitenden Harnwege; evtl. droht Ileus.

Differentialdiagnose: Leber-, Milz-, Nieren-, Pankreas-, Pylorus-, Ovarial-, Uterus-, Netz-, Mesenterial-, Bauchwand- u. a. Tumoren bzw. Cysten sowie Bauchfelltuberkulose oder -carcinose, Kottumor, Bauchaorta u. a.

Therapie: Exstirpation lumbal oder meist von vorn, und zwar extra- oder transperitoneal unter Schonung der Bauchorgane, Ureteren, großen Gefäße usw., und zwar wenn möglich durch Enucleation, dabei schonend (Gefahr der Fettembolie!); bei inoperablen Tumoren Röntgenbestrahlung und Arsen.

c) Cysten. *Formen: seröse, Lymph-, Chylus-* und *Blutcysten, Mesenterialcysten* (meist an Jejunum, seltener an Ileum oder Colon), *Cysten von Dottergang-* und *Urachusresten Dermoide* und *Teratome, Echinococcuscysten* und *Cysticerken* an Dünndarm sowie an Netz, Mesenterium und Retroperitoneum.

Symptome: ähnlich b); meist besteht Tumor kugelig, glatt, abgegrenzt und mehr oder weniger beweglich, zugleich schmerzlos (außer bei Verwachsung oder Vereiterung (sowie prall-fluktuierend und mit gedämpftem Schall, aber (im Gegensatz zu Ascites) ohne Schalländerung bei Lagewechsel.

Prognose: evtl. droht Ileus.

Therapie: Punktion in der Regel ungenügend; daher Ausschälung unter Schonung der Mesenterialgefäße (Schnitte im Mesenterium parallel den Gefäßen!) oder sonst mit Darmresektion.

d) Pseudotumoren, d. h. entzündliche Netztumoren (sog. „*Epiploitis*"). *Entstehung:* durch chronische Entzündung des Netzes infolge von Trauma, Reposition, Incarceration,

Torsion, Massenligatur usw. in alten Eingeweidebrüchen oder nach Bauch-, spez. Appendix- und Hernienoperationen sowie bei entzündlichen Affektionen in der Bauchhöhle (Appendicitis, Cholecystitis usw. sowie Divertikulitis, Darmdurchspießung durch Fremdkörper usw.).

Symptome: Schmerzen und Tumor sowie evtl. Exsudat und peritoneale Reizerscheinungen.

Verlauf: Eintritt oft erst längere Zeit (Wochen) nach der Operation.

Differentialdiagnose: Peritonitis chronica circumscripta, spez. Appendicitis usw. sowie echte Tumoren, spez. Ovarialcyste, Wanderleber, Milztumor u. dgl. (s. d.) und Schloffersche Tumoren (chronisch-entzündliche Geschwülste der Bauchdecken, s. o.).

Therapie: Bettruhe, Bäder, hydropathischer Umschlag und Wärme; evtl., aber nur ausnahmsweise Exstirpation; bei Eiterung Incision (manchmal wird dabei ein Fremdkörper gefunden: Seidenfaden, Geschoß, Fischgräte, Gallenstein u. a.).

e) Pseudomyxoma peritonei. Ansammlung schleimiger bis gallertiger Massen in der Bauchhöhle bei Durchbruch von Mucocelen der Appendix oder eines Ovars (Retentionscysten!). Die ausgetretenen Cylinderzellen siedeln sich auf der Serosa an.

Symptome: ähnlich wie bei Bauchfelltuberkulose oder -carcinose sowie Cyste oder Exsudat.

Therapie: Laparotomie mit Herdversorgung (Appendektomie usw.) und Bauchhöhlensäuberung führt zur Heilung, solange kein malignes Wachstum eintritt.

f) Retroperitoneale Massenblutung. *Ursachen:* a) *renal* bei Tuberkulose, Carcinom, Sarkom und Hypernephrom der Niere sowie Nierenaneurysma; b) *extrarenal* bei Aneurysma oder hämorrhagischer Diathese, Frakturen der Querfortsätze.

Diagnose: plötzlicher Schmerz, Erbrechen, Leibauftreibung, Stuhl- und Windverhaltung, Geschwulst und Zeichen innerer Blutung; evtl. Probepunktion.

Therapie· Operation mit Tamponade, evtl. Nephrektomie.

g) Netztorsion. *Wesen:* Verdrehung des großen Netzes mit folgender Stauung und Infarzierung.

Vorkommen: meist (etwa 90%) bei Bruch bzw. Bruchoperation, und zwar überwiegend rechts, besonders bei alten Brüchen Torsion um den Verwachsungsstiel; sonst sekundär bei Erkankungen in der Bauchhöhle oder im kleinen Becken, spez. Adhäsionen (z. B. nach Appendicitis), gelegentlich primär aus unbekannter Ursache.

Symptome: peritoneale Reizerscheinungen, spez. plötzliche heftige Leibschmerzen (ähnlich wie bei Peritonitis, Appendicitis, Cholecystitis usw.).

Prognose: gut bei rechtzeitiger Operation.

Therapie: Resektion des gedrehten und ernährungsgestörten Netzes.

h) Purpura abdominalis (*Henoch*). *Wesen:* eine besondere Form der Purpura neben Haut-, Gelenk- und Nierenblutungen, sehr wahrscheinlich toxisch-allergischer Genese.

Vorkommen: fast nur bei Kindern.

Symptome: anfallsweise Schmerzen und Erbrechen sowie Blutstuhl.

Differentialdiagnose: Leukämie und Sepsis.

Komplikationen: Invagination, Peritonitis und Darmperforation.

Prognose: mitunter tödlich.

Therapie: Nebennierenrindenextrakte.

i) Endometriome. Gelegentlich im Bauchfell, namentlich im Douglasraum nahe Rectum oder Harnblase (hier ähnlich Rectum- oder Harnblasentumor); evtl. entstehen dabei Adhäsionen; sonst vgl. Darm!

k) Pneumoperitoneum. Zu diagnostischen Zwecken künstlich oder durch Lufteintritt bei Operationen oder Verletzungen sowie bei Magen- oder Darmperforation u. a.; Luft verbleibt 3—8 Tage; differentialdiagnostisch *Cave!* paralytischen Ileus, Gasperitonitis, gashaltige Phlegmone, Zustand nach Tubendurchblasung, nephritischen Absceß u. a.

l) Pneumatosis cystica intestini. Multiple Gasblasenbildung in der Darmwand, meist am Dünndarm, namentlich ileocöcal; sonst auch an Magen, Netz, Zwerchfell u. a.; wohl durch Eindringen gasbildender Erreger (Colibacillen?); Röntgenbild.

m) Mesenterialdrüsentumoren. Sarkome sowie metastatische Sarkome und Carcinome, auch Lymphogranulomatose (nicht zu verwechseln mit Mesenterialdrüsenhyperplasie entzündlicher Genese bei Tuberkulose, Tabes mesaraica, Oxyuriasis usw.!).

n) Mesenteriumtumoren. *Formen:* a) Cysten (seröse, blutige und chylöse sowie Dermoide und Echinococcuscysten); b) solide Tumoren: Lymph- und Hämangiome, Lipome, Fibrome, Myxome und Sarkome. Metastasen bei Lymphogranulom, Sarkom, Carcinom

(Magen, Gallenblase, Pankreas, Darm). Tritt oft früher in Erscheinung als der Primärtumor.

Differentialdiagnose: abgekapselte peritonitische Exsudate, Wanderniere, Wandermilz und Tumoren an Magen, Darm, Netz, Eierstock u. a.

Symptome und Komplikationen: Tumor mehr oder weniger verschieblich, aber dorsal fixiert sowie krampfartige Bauchschmerzen und Stuhlverstopfung bis Ileus, bei Cyste auch evtl. Entzündungsschübe.

Therapie: symptomatisch, Röntgenbestrahlung, Umgehungsanastomosen, selten Radikaloperation möglich.

o) Thrombose und Embolie der Mesenterialgefäße. *Vorkommen:* selten, hauptsächlich bei Männern in höherem Alter.

Formen: arterieller und *venöser* Verschluß sind kaum unterscheidbar; *ersterer* meist in der A. mesenterica cran. (Herzklappenfehler, Arteriosklerose, Aneurysma, Lues), *letzterer* durch toxische Schädigung der Venenwand (enterogene Infektion, Alkoholismus, Lebercirrhose, Schwangerschaft); ferner *primäre Form* (in Darmnähe) und *sekundäre Form* (descendierend auf die Mesenterialvenen sich ausbreitende Pfortaderthrombose); auch die Milzvenenthrombose schreitet nur auf dem Weg über die Pfortaderthrombose auf die Mesenterialvenen fort.

Folgen: hämorrhagischer, selten anämischer Infarkt der Darmwand.

Symptome: krampfartige Leibschmerzen, Schock-Kollapssyndrom, blutig-fäkulentes Erbrechen, Ileus, blutige Diarrhöe, Durchwanderungsperitonitis.

Differentialdiagnose: Invagination, Strangulations- oder Obturationsileus, Appendicitis, Cholelithiasis, akute Intoxikationen, Perforationsperitonitis, akute Pankreatitis.

Therapie: kurzfristige Schock-Kollapsbekämpfung; anschließend sofortige Laparotomie und Resektion der geschädigten Darmabschnitte.

p) Thrombophlebitis der Mesenterialvenen. *Vorkommen:* Gastroenteritis, Cholecystitis, Milzbrand, Appendicitis.

Komplikation: Leberabsceß, Allgemeininfektion.

Therapie: Chemotherapie, Ligatur der Mesocolonvenen.

q) Netztumoren. *Formen:* Cysten (Lymph-, Blut-, Chylus-, Dermoid- und Echinococcuscysten) und solide Tumoren (Häm- und Lymphangiome, Fibrome, Myxome und Sarkome).

Symptome: Tumor im mittleren Oberbauch, beweglich (außer abwärts: Colonfixation!) und oberflächlich gelegen sowie ohne funktionelle Störungen einschl. Ikterus und Ascites (außer evtl. bei Verwachsungen).

D. Bauchwassersucht (Ascites)

[wahrscheinlich von „**asceite**"-Olivenöl (spanisch-arabisch), wegen des olivenölähnlichen Aussehens des Ascites], ist Ansammlung von seröser Flüssigkeit ohne entzündliche Ursache in der freien Bauchhöhle (sog. „Transsudat" mit 1–3% Eiweiß und 1010–1012– [1015–1018] spezifischem Gewicht gegenüber 3–6% und über 1015–1018 bei „Exsudat"); die Flüssigkeit ist gewöhnlich klar, klebrig, fade riechend und gelb-grünlich, evtl. *milchig* (*chylös*) durch Chylussaft bei Verletzung, Erkrankung oder Kompression des Ductus thoracicus seitens Carcinomdrüsenmetastase: „Ascites chylosus" oder *bräunlich-rot* bis *blutig* durch Blut bei Verletzung, Tubargravidität, Myom-Ovarialcyste, Ileus, Peritonitis hämorrhagica, Bauchfellcarcinose: „Ascites haemorrhagicus" oder *grün* durch Galle bei Ikterus oder bei Gallenwegöffnung seitens Verletzung oder Perforation sowie Lebercarcinom: „Ascites ictericus" oder *schleimig* durch Schleim bei Ovarial- oder Appendix-Pseudomyxom: „Ascites myxomatosus"; *Reaktion* ist alkalisch bis neutral; *Mikroskop* zeigt evtl. (bis 93%) Lymphocyten sowie anfangs poly- und später mononucleäre Leukocyten, aber wenig Endothelien bei Tuberkulose, Endothelien und Tumorzellen bei Carcinose, Häkchen bei Echinokokkose, Fermente bei Pankreasnekrose usw.; *Menge* beträgt einige bis 25 l und mehr.

Ursachen: a) *Stauung*, und zwar α) *allgemeine* (sog. Wassersucht) bei Herz- und Nieren- sowie Blutkrankheiten, z. B. Perikarditis constrictiva, oder β) *lokale* (im Pfortadergebiet) bei Pfortaderkompression oder -thrombose, Lebercirrhose, (intra- oder extrahepatischer Pfortaderverschluß), Lebersyphilis, Leber-, Gallenblasen-, Ovarial-, Lymphdrüsen-, Pankreas-, Netztumoren, *Banti*scher Krankheit, Ileus durch Strangulation, Obturation oder Torsion usw.

b) *Bauchfellerkrankungen:* Polyserositis sowie Tuberkulose und Carcinose bzw. Sarkomatose und chronische seröse Peritonitis durch Berstung eines Leberechinococcus oder Platzen einer Ovarialcyste.

Der Häufigkeit nach sind die wichtigsten Ursachen: Herzleiden, Nierenentzündung, Lebercirrhose, Pfortaderverschluß, Bauchfelltuberkulose, Ileus, Genitalerkrankung, Bauchgeschwulst usw.

Symptome (außer den Zeichen des Grundleidens): Leibauftreibung und Dämpfung, spez. in den abhängigen Partien mit gerader oder abwärts konkaver Begrenzungslinie nach oben und mit Schallwechsel bei veränderter Lagerung und evtl. mit Undulation (d. h. Schwappen „wellenschlagähnlich" bei Erschütterung des Bauches); zugleich oft Leib im Stehen herabhängend, im Liegen auseinanderfließend und in Seitenlage hinüberlaufend, bei geringem Erguß halbmondförmige, nach dem Epigastrium konkave Dämpfungszone, aber bei großem Erguß kugelig vortretend, dabei Entfernung Schwertfortsatz – Nabel vergrößert, Nabel verstrichen bis vorgewölbt, Zwerchfell hochstehend, untere Thoraxapertur erweitert, Haut verdünnt und blaß, evtl. mit Striae, Spannung im Leib, Kurzatmigkeit bei costaler Atmung, Erbrechen, Appetitlosigkeit, Verstopfung usw., Venenstauung im Nabelbereich, im Ösophagus- und Hämorrhoidalbereich mit Blutungen (vgl. S. 1127) (spricht für Lebercirrhose, Auftreten von Beinödem *vor* dem Ascites für Nierenleiden).

Komplikation: Ascitesfistel.

Diagnose: evtl. Probepunktion; sonst Vorgeschichte, Besichtigung, Betastung (auch rectal bzw. vaginal), Beklopfen, Harn- und Blutuntersuchung.

Differentialdiagnose: Peritonitis chronica (spez. tbc.), Pseudomyxoma peritonei, Cyste in Ovarien, Netz, Nieren, Leber usw., Gallenblasenhydrops, Hydronephrose, Adhäsionen, Schwangerschaft, gefüllte Blase, Rachitis mit Meteorismus usw.

Prognose: je nach Grundleiden; meist ungünstig.

Therapie:

a) Intern, und zwar kausal.

b) Chirurgisch. 1. *Bauchpunktion oder Parazentese:* palliativ, namentlich bei bedrohlichen Beschwerden, spez. Dyspnoe; evtl. öfters bis vielmals wiederholt. *Technik:* wegen bedrohlicher Hirnämie im Liegen bei halbsitzender Rücken- oder Seiten- oder Knieellenbogenlage sowie langsam und nicht zuviel auf einmal ablassen wegen Gefahr von Blutung und Kollaps; mittels mittelstarken (etwa 3 mm dicken) Trokars mit seitlichen Öffnungen und mit Mandrin unter Ableiten mittels Gummischlauchs in einen Eimer; Asepsis; Lokalanästhesie; kleine Incision, evtl. (nämlich bei sehr gespannten Bauchdecken) nebst Tabaksbeutelnaht; Einstich im Bereiche der massiven Dämpfung (aber nicht an der Stelle einer evtl. Geschwulst!), und zwar nach entleerter Blase und wegen Gefahr der Verletzung der A. epigastrica, welche in der Rectusscheide verläuft und evtl., nämlich bei Rectusdiastase mit dem Rectus seitlich nach außen verschoben sein kann, am besten entweder genau in der Mittellinie unter dem Nabel (etwa 3 cm bis handbreit unter ihm bzw. 4 Finger breit über der Symphyse), aber nicht zu tief unten (*Cave!* Blase) oder seitlich in der Mitte bzw. (spez. bei breitem Rectus) etwas außerhalb der Mitte einer Linie zwischen Nabel und oberem vorderem Darmbeinstachel, und zwar mit Rücksicht auf die Leber nicht rechts, sondern links (*Monroescher Punkt*); allmähliche Entleerung unter Ausdrücken, Oberkörperhochheben bzw. Seitenlagerung usw. Bei Abflußstockung (durch vorgelagertes Netz, Darm usw.) Lagewechsel und Eingehen mit Mandrin u. dgl. Anschließend fest umgestecktes Handtuch oder besser Heftpflasterverband oder elastische Leibwicklung. Unter Umständen empfiehlt sich Bauchlage und Schnürverband entspr. dem wechselnden Bauchumfang, sonst Verband mit elastischer Binde über genügender, evtl. erneuerter Gaze, Watte oder Zellstoff. Bei Flüssigkeitsnachsickern unter Gazeerneuerung Heftpflasterverband (ähnlich wie bei Nabelbruch kleiner Kinder). Bereit zu halten sind Kreislaufmittel: Coffein, Coramin, Sympatol, Effortil.

Bei Anstechen der A. epigastrica inf.: Kompressionsverband unter Anheben einer Bauchdeckenfalte ober- und unterhalb oder besser Versorgung durch Umstechung oder am besten Unterbindung.

Bei Anstechen des Darms: sofort Laparotomie mit Darmversorgung.

2. *Operationen zur Herstellung eines Umgehungskreislaufes* (z. B. Omentofixation nach *Drummond-Talma,* porto-cavale Anastomose nach *Eck,* Milz-Nierenvenen-Anastomose, Ligatur der A. hepatica usw.) (vgl. Abb. 321); früher wurden auch

empfohlen Operationen zur Dauerdrainage des Ascites in die Subcutis der Bauchwand (Einlegen von Seidenfäden, Kalbsarterien, Fensterung der Bauchdecke mit Kunststoff-,,ventilen"); heute fast völlig verlassen zugunsten der Operationen zur Herstellung eines Umgehungskreislaufs.

Indikation: Lebercirrhose, Pfortader- und Milzvenenthrombose im frühen Stadium – Shunt-Operationen; chronisch-seröse Peritonitis (tbc.) – Laparotomie; rasch progrediente (vor allem auch luische) Lebercirrhose, -tumoren, Ikterus – Parazentese.

E. Laparotomie

I. Vorbereitende Maßnahmen

1. Wasser-Salz-Eiweiß- und Lipoidhaushalt s. S. 220 ff.

2. Herz- und Kreislauf s. S. 228 ff.

3. Thrombose und Embolie s. S. 253 ff.

4. Lagerung, Anästhesie und Spezielles s. S. 72 ff.

5. Maßnahmen bei Stoffwechselstörungen

a) Diabetes (s. S. 268).

b) Leberfunktionsstörungen. Vor Eingriffen an Leber- und Gallengängen, besonders bei nachweisbarem Parenchymschaden, länger bestehendem Ikterus (auch Parenchymikterus, z. B. bei Hepatitisepidemien) sind anzuwenden: *Parenchymschutztherapie* (*Umber*), d. h. orale, rectale, parenterale und intraduodenale Zufuhr von Lävulose (besser als Dextrose), dazu 1–2mal täglich 5 E. Altinsulin; *Aminosäuren* (eiweißreiche Nahrung, Plasma, Serum, Elamine, Aminotrat, Methionin); *Cholin* (i. v., sehr langsam maximal 3 g, nicht mehr als 0,5 g/h, dazu fortlaufende RR-Kontrolle), *Fettzufuhr* verringern (jedoch nicht unter 30–40 g Butter p. d.); *Vitamin K* (besonders bei Ikterus), dazu Prothrombinkontrollen (vgl. S. 259).

6. Maßnahmen zur prophylaktischen Darmentkeimung vor Laparotomien

Prinzip: Reduktion der Dickdarmflora bis zu Keimarmut und -freiheit durch schwerlösliche Sulfonamide oder Breitspektrumantibiotika, so daß zum Operationstermin aseptische Verhältnisse vorliegen.

Bakteriologisch: Magen und Duodenum sind normalerweise steril. Im oberen Jejunum beginnt die Besiedelung mit Streptokokken. Ein Drittel des Dickdarmkotes besteht aus Bakterien (Coliforme, Streptokokken, Klostridien); 1 g Stuhl enthält 1–100 Mill. Keime.

Prognose: durch Verschleppung von Bakterien von der Darmschleimhaut auf das Peritoneum bei irgendwelcher Eröffnung des Darmlumens Gefahr der Peritonitis und Nahtinsuffizienz. Früher daher *Mortalität* nach Dickdarmeingriffen ohne Dickdarmentkeimung 15–30 %; heute mit Dickdarmentkeimung etwa 0,5–3 % (genaue Zahlen fehlen noch).

Indikation: alle komplizierten Eingriffe am Magen-Darm-Kanal, welche mit länger dauernder oder mehrfacher Eröffnung und Anastomosierungsarbeit einhergehen (Totalresektionen des Magens mit Zwischenschaltungen von Darmteilen, Kontinuitätsresektionen des Ileums, Colons und Rectums, Ureterosigmoideostomie).

Methoden. α) *Sulfonamide: Sulfasuxidin*; 0,25 g/kg Körpergewicht 5–8 Tage lang, durchschnittlich 6mal 3 g täglich bis zur Gesamtmenge von 15–18 g für Erwachsene. Dazu Reinigungseinläufe (Sulfasuxidin 6,0 g + Natr. bicarbonic. 10,0 g + Aqu. 500,0 bis 1000,0). Bewirkt Keimreduktion auf weniger als 1000 Keime/g Stuhl; für Dickdarmoperationen ausreichend.

Formo-Cibazol (*Zenker* und *Groll*); 0,25 g/kg Körpergewicht; 1. Tag 15 g, 2. Tag 12 g, 3.–7. Tag 9 g täglich. Bewirkt Reduktion der Coliformen auf unter 1000 Keime/g Stuhl binnen 7 Tagen.

Taleudron (*Zenker* und *Groll*); 0,1–0,15 g/kg Körpergewicht; Keimreduktion auf unter 10000 Keime/g Stuhl bereits binnen 4–6 Tagen.

β) *Antibiotika:* die anfänglich verwendeten Antibiotika Streptomycin, Aureomycin Terramycin, Chloromycetin, Polymyxin B sind wegen Resistenzerzeugung und Begünstigung von Enterocolitis zum Zweck der Darmentkeimung nicht mehr im Gebrauch. Verwendet werden nur die schwer resorbierbaren Achromycin, Neomycin, Bacitracin und deren Kombinationen.

Vorteile: gegenüber Sulfonamiden viel raschere Wirkung (völlige oder nahezu völlige Keimfreiheit nach 2–3 tägiger Vorbereitung); keine Resistenzgefahr bei derart kurzfristiger Stoßbehandlung.

Achromycin-Neomycin-Vorbereitung (Holle und *Dimmling):*

2. Tag *vor* Operation: schlackenfreie Kost; morgens 4 g, abends 2 g Natriumphosphat; morgens und abends Reinigungseinlauf; 6mal 3 Tabletten Achromycin-Neomycin über den Tag verteilt.

1. Tag *vor* Operation: morgens und abends Reinigungseinlauf; 6mal 3 Tabletten Achromycin-Neomycin (wie oben).

Operationstag: morgens 6 Uhr Darmrohr und Flüssigkeitsaspiration bis zur Operation.

Nebacetin (einfachste und wirksamste Dickdarmvorbereitung).

2. Tag *vor* Operation: morgens 2–4 g Natriumphosphat; 6mal 4 Tabletten Nebacetin in 24 Stunden.

1. Tag *vor* Operation: 6mal 4 Tabletten Nebacetin in 24 Stunden; abends hoher Reinigungseinlauf.

Operationstag: morgens 6 Uhr Darmrohr und Flüssigkeitsaspiration bis zur Operation.

Spezielle Maßnahmen: bei schon vorhandenem Anus präternaturalis (z. B. bei Rectumamputation in mehreren Sitzungen).

Morgens: Instillationen in die aborale Öffnung des Anus praeter (z. B. Suspension von 7 g Formo-Cibazol in Mucilago-Tylose (1 : 100) 4–5 Tage lang oder 10–12 Tabletten (aufgelöst in 250 cm Wasser) Nebacetin 1–2 Tage.

Abends: Instillation der gleichen Menge auf rectalem Wege.

7. Maßnahmen zur Infektionsprophylaxe bei Laparotomien

Indikation: vor, während und nach besonders riskanten Eingriffen im Abdomen. *Parenterale Prophylaxe* mit Supracillin 1. Tag ante bis 4. Tag post op. (am besten täglich je 1 Depot). *Lokale Spülung* des Operationsgebietes mit stark verdünntem Breitspektrumantibioticum nach Beendigung jedes Operationsaktes, der mit Lumeneröffnung einherging (Terramycin, Neomycin, Achromycin). Lokale Anwendung stärker konzentrierter Lösung zur Spülung von lokalen Absceßhöhlen, nach Abtragung perforierter Appendix, Gallenblase usw. Postoperative Fortführung der *parenteralen Prophylaxe* mit Breitspektrumantibioticum (Terramycin i. v.), nur in Fällen von besonderer Gefährdung u. U. in Kombination mit Supracillin oder anstelle davon.

II. Methoden

1. Allgemeines

Ganzbad und Rasieren des Abdomens (nebst Pubes) am Vorabend der Operation; am Operationsmorgen nur leichtes Nachrasieren (ist über Nacht eitrige Folliculitis aufgetreten, muß eine aseptische Operation verschoben werden); Desinfektion des Operationsgebietes in weitem Umkreis, Anzeichnen der Schnittlinie mit Farblösungen (z. B. Violett 2,0, Benzol 100,0, Benzylharz 10,0), Abdeckung durch schrittweises Fassen des Peritoneums und Befestigen an beidseitig umgelegten Bauchtüchern oder Säckchen (vgl. Abb. 534). Im Verlauf der Operation darf von der Bauchdeckenwunde niemals etwas zu sehen sein. Nach genügend großer Eröffnung sofortiges Einsetzen stumpfer Bauchdeckenhaken und Abstopfen der Bauchhöhle, bevor Krankheitsherde (Tumoren Perforations-Penetrationsstellen) freigelegt werden. *Selbsthaltendes Rahmenspekulum,* falls besonders breite Übersicht gewünscht wird, gewährt unübertrefflich ruhiges und gleichmäßiges Offenhalten.

a) Bauchdeckenschnitt muß gewähren:
1. bequemen und direkten Zugang zum Krankheitsherd,
2. leichte Erweiterungsmöglichkeit,

3. Schonung der Bauchmuskelinnervation (aus Th. VI–XII, N. iliohypogastricus und ilioinguinalis),

4. Sicherheit gegen postoperativen Prolaps oder Bauchwandhernie.

Seitliche Bauchmuskeln und Aponeurosen sollen parallel ihrer Faserrichtung gespalten werden (M. obliq. ext. von außen oben nach vorn unten, M. obliq. int. von außen unten nach vorn oben, M. transversus vollständig quer); M. rectus abdominis ist durch die queren Inscriptiones tendineae unterteilt, so daß bei querer Durchtrennung im muskulären Abschnitt nur Muskulatur verletzt wird. Quere Schnitte bewirken ein geringeres, Längsschnitte ein stärkeres Klaffen der Wunde, da der Zug der schrägen Muskeln stärker ist als der der Geraden; man durchtrenne an Stellen mit möglichst vielen übereinanderliegenden Schichten und wähle die Schnittrichtung so, daß sich die Schnittrichtungen entweder kreuzen (*Wechselschnitt*) oder seitlich gegeneinander parallel verschoben sind (*Kulissenschnitt*).

Nervenschonung am besten durch parallel zu den Muskelfasern gelegte Schnitte; die Nerven zu den Mm. recti verlaufen allerdings von lateral oben nach medial unten und treten von hinten ein. Sie müssen, um geschont zu werden, einzeln freigelegt werden. Durchtrennung von 1–2 benachbarten Nerven pflegt keine störenden Ausfälle hervorzurufen.

b) Bauchdeckenverschluß. Beginn mit Reposition der vorgelagerten Eingeweide (Vertiefung der Narkose!); Anheben der beiden Winkel der Bauchwunde (Körte-Haken) zur Vergrößerung des Fassungsvermögens der Bauchhöhle; bei ausreichend tiefer, besonders bei Intubationsnarkose mit Muskelrelaxans, fallen die Eingeweide von selbst zurück. Bei *Spannen* und *Pressen* sind während des Hochhaltens der Bauchwände die Eingeweide einzeln nacheinander zu reponieren und dort mit ausgebreiteten feuchten Kompressen zu bedecken, evtl. festzuhalten mit Löffel, breitem Flachspatel o. ä.

Bauchdeckennaht erfolgt schichtweise, und zwar *Peritonealnaht* (meist unter Einbeziehung der Fascia transversalis) fortlaufend mit Catgut; *Muskel-Aponeurosennaht* mit Einzelknopfnähten, dies besonders bei Medianschnitten, evtl. abwechselnd Catgut- und Seidenknopfnähte; quer durchtrennte Muskulatur wird unter Mitfassen der zugehörigen Fascie wiedervereinigt; bei sehr großer Spannung sind zuerst *Klöppelnähte* zu legen und diese provisorisch anzuziehen, während der eigentliche Faden geknüpft wird (vor allem bei Mißverhältnis der vorquellenden Eingeweide und Fassungsraum der Bauchhöhle).

Drahtplattennaht (vgl. Abb. 47) bei besonders ungünstigen Bedingungen (Säuglinge, welche stark schreien und pressen, Meteorismus, Emphysemthorax, Krebskachexie, Bauchdeckeninfektionen), d. h. 2–3 weitfassende, alle Wandschichten durchsetzende V_2A-Stahldrähte werden durchgestochen und über dicken Mullbäuschchen verschnürt oder über Drahtplatten mit Bleiplomben plombiert (dabei nur so stark angezogen, daß die Bauchwandschichten adaptiert werden); danach schichtweise Wundverschlußnähte wie üblich.

c) Drainage. Nur wenn Nahtunsicherheit besteht, eine Infektionsquelle oder große Leerräume zurückbleiben (erweiterte Totalresektion des Magens), in welchen sich Exsudat sammeln könnte; Herausleiten der Drainage immer durch gesonderte Incisionen rechts oder links pararectal oder noch weiter lateral. Im allgemeinen ist der primäre Bauchhöhlenverschluß ohne Drainage anzustreben.

2. Spezielles: *Bauchschnitte* (s. Abb. 325 a, b und vgl. Abb. 530)

a) Medianer Längsschnitt. *Prinzip:* Hautspaltung in der Mittellinie; Abheben der Subcutis von der Unterlage durch scharfe Haken; Durchtrennen von Subcutis und Fascie genau in der Linea alba; Eröffnen des Peritoneums und Längsspaltung desselben mit einigen Scherenschlägen; Abdecken der Bauchdeckenwunde.

Formen: obere (oberhalb des Nabels) und untere (unterhalb des Nabels) **mediane Laparotomie**; bei durchgehender medianer Incision Umkreisung des Nabels auf der linken Seite. Evtl. Erweiterung durch Querschnitt in den muskulären Abschnitten des M. rectus; im oberen Winkel nach links zum Rippenbogen mit Einkerbung des Knorpels zur übersichtlichen Darstellung des ganzen Oberbauchs (*Cave!* Eröffnung der Pleurahöhle!); von dort Fortführung in den 8. oder 9. ICR zur zusätzlichen Eröffnung der Pleurahöhle links oder rechts.

Indikationen: Magen, Pankreas, Colon transversum – obere mediane Laparotomie; Dünndarm, weibliche Genitalien, Colon pelvinum – untere mediane Laparotomie.

Transperitoneale Freilegung retroperitonealer Tumoren, Aorta, Nieren beidseits – durchgehende mediane Laparotomie.

Ausgedehnte Oberbauchoperationen, besonders Eingriffe an der Kardia – obere mediane Laparotomie mit Querschnitt nach links.

Nachteil aller medianen Längsschnitte ist es, daß die Bauchwand, besonders oberhalb des Nabels, nur aus einer einzigen widerstandsfähigen Schicht besteht und Dehiszenzen leichter eintreten als an mehrschichtigen Bauchwandabschnitten.

b) Paramedianer Kulissenschnitt (*Hagen*). *Prinzip:* Incision 2 fingerbreit lateral von der Linea alba, Durchtrennen der vorderen Rectusscheide, lateralwärts Verziehen des Muskelwulstes mit Rouxhaken, Incision des Peritoneums 2–3 cm lateral der Mittellinie.

Indikation: wie unter a), jedoch günstigere Heilungsbedingungen.

c) Vertikaler Transrectalschnitt (*Riedel*). *Prinzip:* Längsspaltung des Rectusmuskelbauchs in der Mitte (vorwiegend stumpf) und Eröffnung des Peritoneums im gleichen Niveau; möglichste Schonung von Nervenästen; sehr rasch ausführbarer Schnitt.

Indikation: Laparotomie bei Säuglingen (z. B. Pyloromyotomie, Cholecystektomie).

d) Pararectaler Kulissenschnitt (*Lennander*). *Prinzip:* wie Paramedianschnitt, nur daß die Rectusscheide am lateralen Rand incidiert und der Muskel nach medial verzogen werden muß; bei Verlängerung des Schnittes nach caudal Ligatur der epigastrischen Gefäße.

Eine Verlängerung nach kranial zu einem medialen Oberbauchschnitt ohne Durchtrennung von Rectus und Nerven ist möglich (*Struppler*), wenn vom oberen Winkel des Pararectalschnitts die Haut und vorderes Blatt der Rectusscheide S-förmig in Richtung auf die Mittellinie durchtrennt werden; hintere Rectusscheide und Peritoneum werden durchtrennt, während der Muskelwulst des Rectus zuerst nach medial, dann nach lateral verzogen wird. Oft ist es günstiger, anstelle des Erweiterungsschnitts eine neue Incision anzulegen.

Indikation: Appendektomie, Dünndarmileus - Pararectalschnitt. Irrtümlich angelegter Pararectalschnitt bei Cholecystitis, Magenperforation u. dgl. – Erweiterungsschnitt.

e) Pararectal-Rippenbogenschnitt. *Prinzip:* Pararectalschnitt, welcher am Rippenbogen nach medial umbiegt und in 1–2 cm Entfernung vom Rippenbogen bis zur Basis des Schwertfortsatzes verläuft.

Indikation: Gallenblase, Gallenwege, Milz.

f) Wellenschnitt (nach *Kehr*). *Prinzip:* Pararectalschnitt, der in der Mitte des Oberbauches nach medial abbiegt und sich, unter Durchtrennung des M. rectus abd. in einen medianen Oberbauchschnitt fortsetzt.

Indikation: Gallenblase, Gallenwege; nur noch selten verwendet.

g) Medianer Querschnitt (nach *Sprengel, Heussner*). *Prinzip:* leicht kranial-konvexe Querincision in der Mitte des Oberbauchs; Durchtrennung aller Schichten in querer Richtung vom lateralen Rectusrand der einen bis zu dem der anderen Seite; Schnitt kann auch nur auf einer Seite ausgeführt werden. Erweiterung des Schnitts beiderseits möglich durch Spaltung der schrägen Bauchmuskeln in der Faserrichtung; bei Verschluß Nähte der Einzelschichten.

Indikation: Magen, Quercolon, Pankreas, Nebenniere beidseits.

h) Bogenschnitte (*Drüner, Zander*). *Prinzip:* bogenförmige Querschnitte im Oberbauch nach kranial konvex, im Unterbauch nach caudal konvex verlaufend; Durchtrennung der vorderen Rectusscheide in gleicher Weise und Querdurchtrennung der Mm. recti nur soweit als unbedingt erforderlich. Erweiterungsmöglichkeiten nach beiden Seiten.

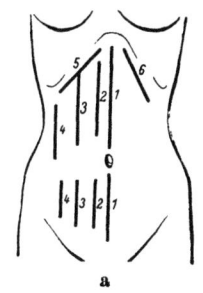

Abb. 325a
Vertikale Laparotomieschnitte:
1 Medianer oberer bzw. unterer Laparotomieschnitt, *2* Paramedianschnitt (nach *Hagen*), *3* Transrectalschnitt (nach *Riedel*), *4* Oberer und unterer Pararectalschnitt, *5* Rippenbogenrandschnitt nach *Kocher*, *6* Rippenbogenrandschnitt nach *Fenger*

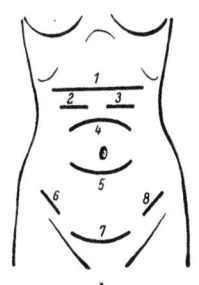

Abb. 325b
Horizontale und schräge Laparotomieschnitte: *1* Bilateraler Transversalschnitt, *2* Rechtsseitiger Transversalschnitt, *3* Linksseitiger Transversalschnitt, *4* und *5* Epi- bzw. subumbilicaler, bogenförmiger Horizontalschnitt, *6* Rechtsseitiger Pararectalschnitt (noch etwas horizontaler verläuft der „Wechselschnitt" n. *MacBurney*"), *7* Pfannenstielschnitt, *8* Linksseitiger Pararectalschnitt

Indikation: Wiederholungsoperationen am Magen, Duodenum, Gallenwegen, Pankreas, Milz – oberer Bogenschnitt.

Ileus durch Adhäsionen im kleinen Becken – mittlerer Bogenschnitt. Kontinenzresektion des Rectumcarcinoms – linksseitiger Unterbauchbogenschnitt.

i) Aponeurosen-Wechselschnitt (nach *Pfannenstiel*). *Prinzip:* jedes Bauchwandgebilde wird entweder stumpf beiseite gedrängt oder in Faserrichtung durchtrennt; kann in jeder Höhe der Bauchwand ausgeführt werden.

Vorzüge: Narbe kaum sichtbar.

Nachteile: Zugang kleiner, Infektionsgefahr größer als bei medianer unterer Laparotomie.

Indikation: als „suprasymphysärer Fascienquerschnitt" besonders von Gynäkologen bevorzugt.

k) Lateraler Wechselschnitt (*Sprengel, MacBurney*). *Prinzip:* Hautschnitt im Faserverlauf des M. obliq. abdom. ext. (fast quer in Spaltrichtung der Bauchhaut); Spaltung der Externusaponeurose in Faserrichtung; Spaltung von Internus und Transversus in Faserrichtung (scharf oder stumpf); Anheben der Fascia transversalis und Durchtrennung in Richtung des Internus-Transversus-Schlitzes; Erweiterung nach unten medial möglich.

Verschluß: dreischichtig (1. Peritoneum, Fascia transversalis, M. transversus und obliquus int., 2. Obliquus ext., 3. Cutis und Subcutis).

Indikation: Appendektomie.

l) Rippenbogenschnitt. *Prinzip:* kann mit Durchtrennung des M. rectus (*Courvoisier*), ohne Rectusdurchtrennung (*Singleton*) und als Rippenrandkulissenschnitt (*Pribram, W. Usadel*) ausgeführt werden. Bei letzterem werden Haut, Rectus und Obliquus ext. mit einem Schnitt vom Proc. xiphoideus bis zum Ansatz der 11. Rippe durchtrennt; M. obliquus int., M. transversus, Fascia transversa und Peritoneum werden nach Medialverziehen des medialen Wundrandes in 2. Schicht durchtrennt.

Verschluß: zweischichtig (1. Peritoneum, hintere Rectusscheide, M. transversus und Obliq. int., 2. vordere Rectusscheide, M. obliq. ext.).

Indikation: Gallenblase, Duodenum, Magenausgang, Milz – Rippenrandkulissenschnitt. Pylorospasmus – Rippenrandschnitt nach *Singleton*.

m) Aufklappen des Rippenbogens (*Marwedel*). *Prinzip:* Rippenbogenschnitt mit Freipräparieren des 6.–9. Rippenknorpelbogens; Beweglichmachen des Bogens durch Incision der Knorpel dicht neben dem Sternum und weit lateral, wodurch der Zugang zur Zwerchfellkuppel sehr erleichtert wird. Die Mobilisation kann auch erfolgen, wenn eine obere mediane Laparotomie durch einen Querschnitt bis über den Rippenbogen erweitert wird.

Indikation: Milz, Fundektomie, Kardiamobilisation, linke Flexur, Zwerchfellhernie.

n) Thoraco-Abdominalschnitt (Angelhakenschnitt nach *Kirschner*). *Prinzip:* meist linksseitige Transversalincision 3 Querfinger unterhalb des Xiphoids beginnend, den linken M. rectus quer durchtrennend, durchsetzt den Rippenbogen in Höhe des 8. ICR und läuft in diesem weiter bis zur Scapularlinie; das Zwerchfell kann bis zum Hiatus oesophagus gespalten werden.

Indikation: Ösophagus (unteres Drittel), Kardia, Magen (Fundus).

o) Thoraco-abdominaler Schrägschnitt (*Heaney, Humphrey*). *Prinzip:* rechtsseitige Incision von 5 cm oberhalb des Nabels bis zur mittleren Axillarlinie im 8.–9. ICR; mit Durchtrennung des Rippenbogens und des Zwerchfells bis etwa zur Mitte.

Indikation: Leber, Leberpforte, V. portae, Gallenwege, Duodenum, Pankreaskopf.

Verband: a) Wundverband aus Krüllgaze mit Mastisol oder Heftpflaster, b) aufsaugender und polsternder Verband aus Zellstoff mit Handtuch, Skulteten- oder Wickelbinde (am besten elastischer) auch Elastoplaststreifen oder auch verbandlos mit aufgespritztem Plastikfilm (z. B. bei Säuglingen und Kleinkindern oder Hautekzemen); nötigenfalls Sandsackbelastung für 24 Stunden. Später evtl., aber nur bei sekundärer Heilung, Leibbinde für 1 Jahr und mehr; sonst Wickelbinde.

III. Nachbehandlung

1. Ernährung

a) Vor der Laparotomie. Kohlehydrat- und eiweißreich.

b) Nach kleineren Eingriffen (Appendektomie, Cholecystektomie, Splenektomie). *Operationstag:* Fasten; *1. postoperativer Tag:* teelöffelweise Tee mit Dextrose; *2. Tag:*

flüssige Kost (Schleimsuppe, Fleischbrühe, Fruchtsaft), davon alle 2 Stunden 100 bis 150 ccm; *3. Tag:* 5 Mahlzeiten von flüssiger und breiiger Kost. *4. Tag:* wie 3. Tag, mit Gemüsezusätzen; *5.-8. Tag:* Ab 5. Tag Fleisch- und Fischzusätze, zunächst nur haschiertes und leicht verdauliches Fleisch (Huhn, Kalb, Jungrind, gekochter Fisch).

c) Nach größeren Eingriffen (Magen-Darm-Rectumresektionen). *Operationstag* und *1. postoperativer Tag:* nur intravenöse und Rectalernährung; *2. Tag:* Tee löffelweise und Infusionstherapie; *3. Tag:* Zugabe von Kohlehydraten in fester Form (Zwieback, Keks) und Infusionstherapie; *4. Tag:* Zugabe von Schleimsuppe und Infusionstherapie (meist letztmalig); ab *5.-6. Tag:* flüssig-breiige Kost mit leichten Fettzusätzen (Butter) und Eiweiß in Form von Eiern und weißem Käse; *7. Tag:* Zusatz von Gemüse und haschiertem, leichtverdaulichem Fleisch, Nudeln, Aufläufe (Gries, Reis, Pudding, Cremes); *8.-9. Tag:* abwechslungsreichere Kost ausgewählter, leicht verdaulicher und gut gekochter Speisen.

d) Nach totaler Magenresektion und großen Ösophaguseingriffen. Übergang von flüssig-breiiger zu fester Kost erfolgt langsamer als unter c). *1.-3. Tag:* Tee löffelweise und Infusionstherapie; *4.-6. Tag:* Zusatz von Schleimsuppen und Infusionstherapie; *7. Tag:* Zusatz von Kohlehydraten in fester Form und Infusionstherapie (meist letztmalig); *8.-9. Tag:* Zusatz von Eiern in eingeschlagener Form; *10.-11. Tag:* flüssigbreiige Kostform; ab *12. Tag:* Fettzulagen (Butter, Fleischbrühe); ab *13.-15. Tag:* Zusatz von Gemüsen und haschierten, leicht verdaulichen Fleischarten. Allmähliche Ergänzung der Kost je nach Verträglichkeit.

Die Verdauungs- und Resorptionsleistung nach totaler Magenresektion ist immer mehr oder weniger stark gestört; am stärksten nach Ösophagojejunostomien mit zusätzlichem Ausfall größerer Abschnitte des oberen Jejunums; am wenigsten, wenn die direkte Duodenalpassage wiederhergestellt wurde (Dünndarmzwischenschaltung nach *Nakayama-Longmire*). Auf lange Sicht muß mit zahlreichen Mangelerscheinungen (Hypoproteinämie, Hypokaliämie, hypochrome Eisenmangelanämie, hypoglykämischem Schock infolge Dumping-Syndrom usw.) gerechnet werden, weshalb sofortige Substitutionstherapie und regelmäßige Ernährung erfolgen muß. Ersatz der Magen-Pankreas-Fermente durch Enzympräparate (Panzynorm, Pankreon, Okipan), Ferro-Eisenpräparate in Kombination mit Folsäure (Ferrofolsan), Leberextrakte 1-2mal monatlich (entsprechend der Erhaltungsdosis bei Perniciosa), Vitamin B_{12} und C, Zahl der Mahlzeiten 6-7 täglich; täglich Eiweißzufuhr, 1,5-2,0 g/kg Körpergewicht, Fett 150 g täglich, notwendige Kalorienzufuhr durch Kohlehydrate (keine zu großen Volumina!), Aufklärung und aktive Mithilfe des Patienten.

2. *Maßnahmen zur Wiederherstellung der Magen-Darm-Tätigkeit*

a) Peristaltikanregung. Lokale Wärmeapplikation (Lichtbogen, Heizkissen, Wärmflaschen, Diathermie); rectal eingeführtes Darmrohr (mehrmals täglich).

2. postoperativer Tag: Mastdarmklysma (Wasser und Glycerin āā 50-100 ccm), auch Seifenwasserklysma (*Cave!* nach Mastdarmeingriffen!), am schonendsten rectaler Dauertropfeneinlauf 1 mal täglich 1-2 Stunden lang; zugleich wirksamste Durstbekämpfung.

3. postoperativer Tag: *Abführmittel per os* (Istizin, Ricinus, Feigensirup, salinische Mittel); bei Prophylaxe mit schwerlöslichen Sulfonamiden (s. da) sind nur salinische Mittel erlaubt; *Prostigmin*, s. c. (2-3mal täglich 1 ccm), auch evtl. i. v. in Dauertropfinfusion (5 Amp./500 ccm Lösung). Mißlingt es hiermit, die Peristalitik in Gang zu bringen, so liegt eine akute *Magenatonie, ein mechanisches Hindernis,* eine *Peritonitis* oder eine *funktionelle Darmstörung* vor.

b) Magenatonie. *Symptome:* Singultus, Erbrechen schon nach 24-48 Stunden, Schock-Kollapssyndrom, verfallenes Aussehen, aufgetriebenes Abdomen; Absinken der NaCl-Ausscheidung im Urin und des Chloridspiegels im Blut, Rest-N-Anstieg im Blut.

Therapie: Magenaushebung, Spülung, „Trockenlegung" durch Dauerabsaugung mittels *Miller-Abbott-* oder *Cantor-*Sonde (s. Abb. 326a, b) (dabei erfolgt gleichzeitig eine schonende Magenspülung, da der Patient trinken kann und durch die doppellumige Sonde intermittierend instilliert bzw. abgesogen werden kann); *hypertonische Kochsalzlösung* (2mal täglich 100 ccm einer 5-10%igen Lösung); notfalls tiefsitzende *Jejunalfistel* zur Ernährung und Entlastung.

c) Mechanisches Passagehindernis oder Peritonitis. Bei Ileus, Knickung an der Anastomose, Peritonitis ausgehend von Nahtinsuffizienz, subphrenischem oder Douglasabsceß sofortige Relaparotomie, sofern das betreffende Gebiet nicht durch Drainage ausreichend abgeleitet ist.

d) Funktionelle Darmatonie. Meist reflektorisch infolge peritonitischem Infekt, Wundinfekt, Blasenatonie, Ureterstein.

Therapie: alle peristaltikanregenden Maßnahmen, außerdem hohe Splanchnicusanästhesie oder Spinalanästhesie zur Sympathicusblockade; notfalls tiefsitzende Jejunalfistel.

3. Kaliumdefizit

Normalwerte: 14–19 mg-% im Blutserum; Kaliummangelerscheinungen, sobald der Wert unter 12 mg/% absinkt (Bestimmung im Flammenphotometer).

Ursache: protrahierter Verlust von Darmsäften und -inhalt durch Fisteln, Absaugung, Erbrechen, Diarrhöen.

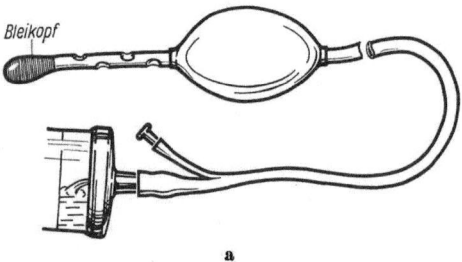
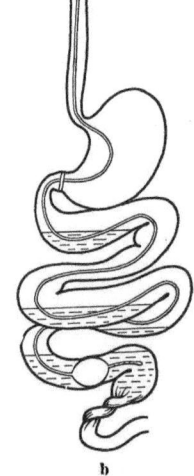

Abb. 326a. *Miller-Abott*-Sonde im Gebrauch

Abb. 326b. *Miller-Abott*-Sonde in situ (bei Dünndarmileus)

Symptome: allgemeine Schwäche (70%), Darmparese (50%), Schläfrigkeit, Aphonie, Ekg-Veränderungen (T-Zacke und ST-Strecke erniedrigt, verlängertes QT), hypochlorämische Alkalose.

Therapie (vgl. S. 224). Kaliumzufuhr: bei starkem Flüssigkeitsverlust (Pylorusstenose, Ileus), anhaltendem Erbrechen oder Absaugen von Magen-Darm-Inhalt, Darmfisteln (Jejunostomie, Ileostomie), bei rein parenteraler Ernährung länger als 48 Stunden, nach allen großen abdominellen Eingriffen.

Per os: Kal. citr. 1,0; Kal. acetic. 1,0; Kal. bicarbonic. 1,0; Aqu. dest 8,0 (in Fruchtsaft).

Intravenös (in Dauertropfinfusion): Kal. chloric. 2,23; Aqu. dest 5,0 in 1 l Kochsalzlösung, jedoch erst, wenn die Urinmenge in 24 Stunden 300 ccm überschritten hat; nicht bei Anurie.

4. Bettgymnastik, Frühaufstehen

(„Spaziergang im Bett" nach *Henle*) sind die besten Maßnahmen zur Verhütung von Lungenkomplikationen, Thrombose, Magen-Darm-Atonie. Die Übungen werden 5- bis 10mal stündlich ausgeführt und bestehen aus:

   a) Emporheben der Arme – tiefe Einatmung; Senkung der Arme – tiefe Ausatmung.
   b) Senken und Heben beider Füße mit Zehenstrecken und -beugen.
   c) Kniegelenke strecken und beugen.
   d) Emporheben des Oberkörpers durch Hochziehen am Bettgalgen.
   e) Aufstehen (Beginn mit kurzfristigem Stehen vor dem Bett und täglich zunehmend mehr Schritte machen, Aufsichtsperson!).

Am 1. oder 2. Tag p. op.: Appendektomie, Strangdurchtrennung, Cholecystektomie.
Am 3. Tag: Magenresektion.
Am 3.–5. Tag: Dünn- und Dickdarmresektionen.
Am 6. Tag: Gastrektomie, Uretero-Sigmoideostomie.

5. Schmerz

Narkotika (spez. Morphium, Morphinersatzpräparate, Dolantin usw.) subcutan oder rectal; später per os Narkotika und Antineuralgika (Codein, Novalgin usw.), **evtl.**, nämlich bei Schlaflosigkeit, kombiniert mit Sedativa oder Hypnotika: Brom, Adalin, Phanodorm, Noctal, Luminal, Evipan.

6. Durst

(Vgl. S. 221). Infusionstherapie, Mundspülen, Citronen- oder Essigläppchen zwischen die Lippen und rectaler Tröpfcheneinlauf mit Kochsalzlösung oder besser Leitungswasser sofort nach der Operation und nochmals am Abend je $^3/_4$–1 l; evtl. einige (3) Stunden vor der Operation Haferschleim $^1/_4$ l; später schluckweise kalter oder heißer ungesüßter Tee usw.; Eispillen sind zu probieren, werden aber nicht immer vertragen; zu versuchen ist auch Neucesol 3mal täglich 0,05 Tabl. oder Amp. intramuskulär (Mittel zur Anregung der Speichelsekretion) und Kaugummi.

7. Erbrechen

Magenaushebung und -spülung, absolutes Fasten und Rectalzufuhr bzw. Kochsalz- oder Traubenzuckerinfusionen; evtl. heiße Kochsalzlösung oder Neuenahrer, Vichy- u. dgl. Wasser oder Tee, Magnesiamilch (1 Teelöffel Magnesia usta auf 1 Glas heißes Wasser), Belladonnaspeisepulver und -zäpfchen, Cocainlösung (0,1 : 50,0 teelöffelweise) u. dgl.; Peremesin-forte-zäpfchen, Vasano oder Nautisan rectal oder intramuskulär (auch vorher). Bei fortdauerndem Erbrechen denke man an Peritonitis oder Ileus. *Prophylaxe:* statt Inhalationsnarkose gegebenenfalls Lokalanästhesie oder intravenöse oder Intubationsnarkose.

8. Schlucken

(*Singultus*, d. h. klonischer Zwerchfellkrampf): Atemanhalten, Pressen, Gurgeln, lautes Zählen, Gehörgänge und Nasenlöcher zudrücken, Handgelenk und Finger umklammern u. dgl., Ablenkungsmanöver; Sedativa, Spasmolytika und Narkotika (Dolantin, Papaverin, Atropin bzw. Belladonna, Buscopan, Baldrian, Luminal), Leibwärmer und heiße Getränke (Kochsalzlösung, Neuenahrer, Vichy- od. dgl. Wasser), festes Wickeln des Leibes mit elastischer Binde oder Heftpflaster bzw. Elastoplast und festes Anziehen der in Hüften und Knien gebeugten Beine an den Leib oder Hockstellung, Magenaushebung und -spülung, Nasenschleimhautanästhesie, Phrenicusanästhesie, -vereisung oder -durchschneidung sowie -kompression.

9. Blasenschwäche

Darmanregung (s. oben Absatz 2); warmer Umschlag; Lindenblüten- oder Bärentraubentee; Urotropin; Aufsetzen, Aufknien oder Aufstellen; Pilocarpin (1 % 1 ccm + Atropin $^3/_{10}$–$^4/_{10}$ mg intravenös langsam in $^1/_2$–1 Minute); bei Kindern Chloräthylrausch; sonst, spez. bei Prostatahypertrophie, Urethrastriktur u. dgl. Katheterisieren morgens und abends. *Doryl* (dies auch per os, sonst intramuskulär 1–2 ccm, evtl. wiederholt nach 1–2 Stunden).

10. Enterocolitis acuta postoperativa (pseudomembranacea)

Definition: postoperative Zweitkrankheit des Magen-Darm-Traktes meist nach großen Eingriffen am Ösophagus-Magen-Darm-Kanal, jedoch auch nach jedem anderen größeren Eingriff (z. B. Hirntumoroperation).
Vorkommen: bei 0,5–0,7 % aller Operierten.
Prognose: bei Nichterkennung ungünstig (bis zu 60 % Mortalität), bei frühzeitiger Erkennung und Therapie sehr viel günstiger.
Formen: nichttoxischer (allmählicher Beginn) und toxischer (plötzlicher Beginn) Typ.
Symptome und Verlauf. 1. *Funktionell-toxisches Stadium* (1.–3. Tag post op.): Meteorismus, Koliken, Fieber, leichter Durchfall. 2. *Diarrhoisch-pseudomembranöses Stadium* (4.–6. Tag post op.): Schock-Kollapssyndrom, profuse Diarrhoen. 3. *Allgemeintoxisch-septisches Stadium* (6.–14. Tag post op.): paralytischer Kollaps, blutige Diarrhoen, Exitus.
Pathologisch-anatomisch: Darmwand ödematös, succulent verdickt, Hyperämie, membranöse Auflagerungen (Pseudomembranen aus Schleim, Fibrin und Nekrosefetzen), blutende Ulcerationen, stellenweise Penetrationen und Perforationen.
Ätiologie: Syndrom, welches zustande kommt aus: α) stressbedingter Durchblutungsstörung der Darmwand (vasculärer Schock, Reilly-Phänomen).

β) Veränderung der Dickdarmflora durch Antibiotika (Dysbakterie) und durch exogene Cross- und endogene Superinfektion mit resistenten Staphylokokken (Hospitalkeime).

γ) Veränderte Immunitätslage, Sensibilisierung usw.

δ) Zersetzungsprodukte in stagnierendem Darminhalt.

Prophylaxe: Schulung des Personals, bei Frischoperierten ständig auf Durchfallkomplikationen zu achten; Darmvorbereitungen nur kurzfristig und gezielt mit schwer resobierbaren Chemotherapeuticis; laufende Entlastung des Magen-Darm-Kanals durch (am besten intermittierende) Absaugung; peinliche Asepsis bei allen Sondierungen, Intubationen usw.; periodische Erfassung von „Hauskeimen" und Austestung resistenter Keime. Postoperative Prophylaxe mit Antibioticis nur kurzfristig.

Therapie: Normalisierung des Blutdrucks (Infusionen mit Arterenolzusatz); bei resistenten Staphylokokken Erythromycingabe; Kohlenhydrat und Eiweißsubstitution; Cortison (erst nach Beherrschung der Anfangsinfektion); Wiederherstellung normaler Darmflora (Vitamin-B-Komplex, Vitamin K, lactobacillushaltige Präparate, z. B. Eugalan-Toepfer, vorher Leberextrakt, Zufuhr künstlicher Coliaufschwemmung [Colifer]).

11. Postoperatives Aufplatzen der Bauchwunde

Definition: spontanes Aufgehen der Laparotomiewunde einige Tage nach der Operation und Vorfall von Darmteilen.

Ursache: Inanition, schlechte Heilungstendenz, starker Husten, Bauchdeckeninfektion, unsorgfältiger Bauchdeckenverschluß.

Symptome: Darmvorfall durch eine Wunddehiszenz, meist ohne sonderliche Schmerzen, oft sogar unbemerkt (bei Greisen), der Vorfall betrifft meist Dünndarmschlingen und Colon transversum; die tieferen Bauchdeckenschichten sind in ausgedehnterem Ausmaß betroffen als die Haut; daher gelegentlich auch nur subcutaner Prolaps.

Therapie: sterile Abdeckung, Vermeidung stärkeren Vorfalls durch abstützenden Verband (Elastoplast), intravenöse Narkose, Reposition der Darmschlingen, lokale und allgemeine Chemotherapie, Drahtplattennaht.

Prognose: günstig.

12. Relaparotomie

Definition: Wiedereröffnung einer frischen Laparotomiewunde innerhalb der ersten 10–14 Tage post op.

Indikation: Ileus, Nachblutung, Nahtinsuffizienz, Peritonitis.

Vorgehen: Entfernung aller Nähte aus den Bauchdecken, sorgfältige Abdeckung, Versorgung der Eingeweide, lokale Chemotherapie (Drainage), Drahtplattennaht der Bauchdecken.

13. Bauchdeckeninfektion

Vorsichtige Wundspreizung, Entfernung einiger, in schweren Fällen aller Fäden, lokale Chemotherapie, Drainage.

14. Entzündlicher Bauchdecken- (Schloffer) und Netztumor (Braun)

Bettruhe und feuchtwarmer Umschlag; später Ichthyolsalbe und Fön; evtl. Incision oder ausnahmsweise Excision, Röntgenentzündungsbestrahlung, Chemotherapie.

15. Fadeneiterung

Wie bei 12.; evtl. Fadenextraktion, nötigenfalls unter Incision und Ausräumung.

16. Magen-, Darm-, Gallen- und Pankreasfistel (s. da!)

17. Maßnahmen bei Dumping-Syndrom

Definition: postprandiale Verdauungsstörung durch mangelhaften Kohlenhydratstoffwechsel, gestörte Glykogenese und Insulinausschüttung, Hypokaliämie und unvollständige Eiweiß-, Fett- und Eisenresorption bedingt.

Vorkommen: in 10–30% nach partieller und totaler Magenresektion, besonders nach Ösophago- und Gastro-Jejunostomien mit Ausschaltung des Duodenums (Typ Billroth II), seltener nach Operationen mit Wiederherstellung der Duodenalpassage (Typ

Billroth I); kann besonders unangenehme Grade bei vaso- und vegetativ-labilen Patienten annehmen.

Formen: Frühstörungen, Spätstörungen, Dauerschäden.

Symptome. Bei *Frühstörungen:* unmittelbar nach Nahrungsaufnahme auftretende Kreislaufstörungen, Schwindelgefühl, Kopfschmerzen, Hitzewallung, Schweißausbruch, Palpitation, Schock-Kollapssyndrom, Völle- und Schweregefühl im Leib.

Differentialdiagnose: streng zu unterscheiden von den mechanisch bedingten Störungen bei Unwegsamkeit der Anastomose (z. B. Syndrom der „zuführenden Schlinge", wobei die zuführende Schlinge nach Billroth-II-Resektion infolge fehlerhafter Anlage übermäßig gefüllt wird und zu Regurgitation und Erbrechen Anlaß gibt).

Bei *Spätstörungen:* Muskelschwäche, Beinkrämpfe, emotionelle Schwächezustände, hypoglykämischer Schock 2–3 Stunden nach dem Essen.

Bei *Dauerschäden:* Hypoproteinämie, Abmagerung, larvierter Eisenmangel, mikro- und makrocytäre hypochrome Anämie, Perniciosa.

Prophylaxe und Therapie: nach Magenresektionen für längere Zeit Einhalten einer *Auswahldiät,* welche alle subjektiv schlecht vertragenen Speisen meidet. Im allgemeinen gilt: 5–7 kleinere, regelmäßig eingenommene Mahlzeiten, gut kauen, Zeit lassen, im Liegen essen oder sofort nach dem Essen hinlegen! *Eiweiß:* reichlich, aber nicht übertreiben. Erlaubt: weiche Eier (höchstens 2 p. d.), gekochtes weißes Fleisch oder Fisch. Versuchsweise: weißer Käse, Quark, Trinkmilch. Verboten: gewürzte und geräucherte Wurst-, Fleisch- und Fischwaren. *Fette:* Erlaubt: Butter 30–40 g p. d.; Öle und Fette erst nach 3–4 Monaten. Milch versuchsweise. *Kohlehydrate:* Erlaubt: trockene Brotarten, Kartoffelbrei und später Kartoffeln in jeder Form (ohne Fett und Öl); Gemüse in passierter Form, Kopf- und Blattsalate; Obst auch roh versuchsweise. Verboten: Hülsenfrüchte, Bratkartoffeln, reiner Zucker und stark gezuckerte Speisen aller Art; *Rauchen!*

Substitution proteolytischer Fermente (Magenenzympräparate, Kathepsinpräparate bei Subaciden, Pankreasfermente bei Anaciden); *hypoglykämischer Schock* (kleinere weitere Mahlzeit im Liegen eingenommen!); *galliges Aufstoßen und Erbrechen* (Spasmolytika, z. B. Buscopan, Avacan, Peremesinzäpfchen); *gegen Mangelerscheinungen* (Eisen-Folsäurepräparate, Vitamin B_{12} und C).

Bei *starken Kreislaufreaktionen* (Flachlagerung nach Mahlzeiten oder Essen im Liegen, Leibbinde, Kreislaufmittel, Sedativa, evtl. Splanchnicus- und Grenzstrangblockaden); bei *sicher mechanisch bedingten Störungen* (Syndrom der zuführenden Schlinge, Abknickungen, Adhäsionen) – Korrektur der Anastomose, evtl. Umwandlung eines Billroth II in einen Billroth I usw.

18. Laparoskopie

Von einem kleinen paramedian in Höhe des Nabels gelegenen Hautschnitt in Lokalanästhesie wird ein halbstumpfer Trokar in die Bauchhöhle vorgestoßen, dann $1/2$–1 l Luft, Sauerstoff oder Kohlensäure bei 15 ccm Wasserdruck eingeblasen und ein Endoskop vom Kaliber Charrière Nr. 13 eingeführt. Gefahr: Luftembolie, Haut- und Netzemphysem, Blutung, Organ-, spez. Darmverletzung und Adhäsionszentrumslösung, Peritonitis. *Indikation:* vorwiegend interne Leiden (Leberleiden), welche keine Laparotomie gestatten, zu diagnostischen Zwecken (Leberpunktion, Lieno-Portographie). *Merke:* die Probelaparotomie ist das diagnostisch aufschlußreichere und gefahrlosere Verfahren.

19. Pneumoperitoneum

Lufteinblasung in die Bauchhöhle zwecks Spezial-Röntgenaufnahme zu diagnostischen und therapeutischen Zwecken (vgl. S. 1009).

20. Fremdkörper in der Bauchhöhle

Vorkommen: nicht selten; bei unübersichtlichen Operationen, plötzlichen Zwischenfällen, Aufspringen von Tupferzangen u. dgl. können Tupfer, Mullkompressen, Tücher, ganze Instrumente im Abdomen zurückgelassen werden.

Prophylaxe: an geöffneter Bauchhöhle nur mit armierten Tupfern arbeiten, keine kleinen Tupfer oder Instrumente im Operationsgebiet herumliegenlassen, Tücher, Kompressen und Instrumente nach Operationsende zählen, evtl. Röntgenaufnahme bei Verdacht auf vergessenes Instrument.

Symptome und Verlauf: nach aseptischen Operationen erfolgt völlige Einkapselung des Fremdkörpers; es kann zu völliger Symptomlosigkeit kommen, aber auch zu aseptischer Fremdkörperentzündung, Durchbruch nach außen, hartnäckiger Fistelung (Kardinalsymptom) oder Durchbruch ins Darmlumen und Abgang per vias naturales. Schlingenabsceßbildung.

Therapie: Revision und Entfernung; dabei muß man auf Beteiligung von Darm, Blase, großen Mesenterialgefäßen usw. gefaßt sein.

21. Dauerresultate

Regelmäßige Nachuntersuchungen nach Magen-Darm-Chirurgie und Gruppierung wie folgt:

1. Gruppe (sehr gut): allgemeines Wohlbefinden auch nach groben Diätfehlern, Zunahme des Körpergewichtes, völlige Arbeitsfähigkeit.

2. Gruppe (gut): sehr geringe, flüchtige Beschwerden bei grober Körperarbeit und Diätfehlern; stationäres oder steigendes Körpergewicht; volle Arbeitsfähigkeit.

3. Gruppe (mäßig): leichte Dauerbeschwerden, trotz Diät stationäres Körpergewicht oder Abmagerung; Arbeitsfähigkeit eingeschränkt.

4. Gruppe (schlecht): stärkere Dauerbeschwerden, Abmagerung, Blutungen (usw.), völlige Arbeitsunfähigkeit, evtl. Tod als Folge des Magenleidens.

3. Abschnitt: Diaphragma (Zwerchfell)

Entwicklungsgeschichte und Funktion: die Zwerchfellanlage entwickelt sich (wie das Herz) am Hals. Dort verbindet sich die quergestreifte Muskulatur der 4 kranialen Halssegmente mit der bindegewebigen Zwerchfellanlage. Diese senkt sich später nach caudal und nimmt den N. phrenicus (aus dem 3.–5. Cervicalsegment) mit sich. Durch Reduktion der Muskulatur entsteht das Centrum tendineum. Vor der Descensus cordis erfolgt, besteht ein Spaltraum (Ductus pleuro-peritonealis), welcher die Bauch- und Brusthöhle verbindet. Mit dem Descensus des Herzens verschließt er sich. Außerdem wächst die Urnierenfalte von der hinteren Cölomwand gegen den Spaltraum vor (*Membrana pleuro-peritonealis*). Die Pleuroperitonealmembranen verwachsen in der Mitte mit dem dorsalen Rand des *Septum transversum*. Somit entsteht das endgültige Zwerchfell aus den Membranae pleuro-peritoneales und dem Septum transversum. Diese sind die bindegewebigen Anlagen mit einem perikardialen (Boden des Herzbeutels) und einem pleuralen Teil (Membranae pleuro-peritoneales).

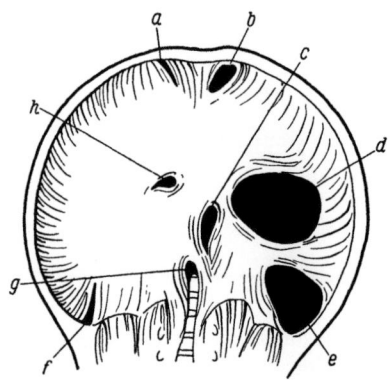

Abb. 327. Zwerchfell von unten gesehen mit seinen Lücken (nach *Harrington*): a) Larreysche Spalte (Foramen Morgagni), b) Sternocostale Lücke, c Hiatus ösophageus, d Pleuroperitoneale Lücke (Durchtrittstelle der pleuro-peritonealen Hernie), e Lumbo-costale Lücke, f Foramen Bochdalek, g Hiatus aortae, h Hiatus venae cavae caudalis

Anatomie (s. Abb. 327): Z. besteht aus muskulösen Randteilen (*Pars muscularis*) und einer zentralen Sehnenplatte (*Centrum tendineum*); es ragt gewölbeartig in die Brusthöhle, entspringt von der Wirbelsäule, den Rippen und dem Processus xyphoideus in Höhe der unteren Thoraxapertur. Man unterscheidet eine *Pars lumbalis, costalis* und *sternalis*. Ursprung der Pars lumbalis mit zwei Schenkeln an der Lendenwirbelsäule und 12. Rippe; der mediale Schenkel (*Crus mediale*) kommt rechts und links vom 1.–4. Lendenwirbelkörper und weicht auseinander, um den N. splanchnicus major, die Aorta descendens, den Ductus thoracicus und die Cysterna chyli durchtreten zu lassen; durch eine zweite, vom Crus mediale gebildete Muskelzwinge tritt der Ösophagus (Foramen oesophagicum), die Nn. vagi und Äste des N. phrenicus sin. Der laterale Schenkel (*Crus laterale*) entspringt von einem Sehnenbogen im Bereich des M. psoas major und Quadratus lumborum. Zwischen *Crus mediale* und *laterale* verläuft der Grenzstrang des Sympathicus und gelegentlich die V. thoracica longitud. Das *Centrum tendineum* ist sattelförmig; es wird von der V. cava caud. und Ästen des N. phrenicus dexter durchbohrt. Außer den Durchtrittsstellen der Hohlorgane finden sich schwache Stellen bzw. *Muskellücken* zwischen Pars costalis und Pars lumbalis (*Trigonum lumbo-costale Bochdalek*); ferner das

Trigonum sterno-costale zwischen Pars sternalis und Pars costalis (rechts als *Morgagnische*, links als *Larreysche Spalte* bezeichnet). Sämtliche Lücken können zu Durchtrittsstellen für Zwerchfellbrüche werden. Brüche im Bereich des Foramen oesophagicum werden als *Hiatushernien* bezeichnet. *Innervation:* N. phrenicus sin. für das ganze linke Zwerchfell und die linke Hälfte des rechten Zwerchfells; *N. phrenicus dext.* für die rechte Hälfte des rechten Zwerchfells; außerdem Sympathicusfasern. Völlige Relaxation wird erst nach Durchtrennung beider N. phrenici und Sympathicusfasern erzielt. *Arterielle Versorgung:* Aa. phrenicae thoracicae et abdominales aus der Aorta, A. pericardiaco-phrenica und musculophrenica aus der A. thoracica int. *Lymphgefäßversorgung:* folgt dem Arterien- und Venenverlauf. Es sammeln sich *Lgl. sternales ventral* und *Lgl. coeliaci* und *mediastinales dorsal*. Weiterer Abfluß ventral entlang der A. thoracica int., dorsal zum Ductus thoracicus.

Funktion: Z. ist wichtigster Atemmuskel; es wird durch die Retraktionskraft der Lungen bei maximaler Inspiration am stärksten, bei maximaler Exspiration am geringsten in Richtung nach der Thoraxhöhle gesogen. Der Retraktionskraft der Lungen wirken der Zug der Eingeweide, der Tonus der Zwerchfellmuskulatur und die Zwerchfellkontraktionen entgegen. Bei Kontraktion (Einatmung) verschiebt sich das muskuläre Zwerchfell nach caudal, hebt sich von der Brustwand ab und erweitert dadurch den Sinus phrenico-costalis. Bei Verkürzung der Pars lumbalis (Einatmung) wird Blut aus der V. cava caud. angesaugt und der venöse Rückfluß zum Herz unterstützt; außerdem beteiligt sich das Crus mediale aktiv sowie auf dem Weg über die Kompression der Magenblase (pneumatisches Ventil) am Verschlußmechanismus der Kardia.

A. Mißbildungen

1. Kongenitale Defektbildung und Aplasie (Relaxatio diaphragmatica)

Ursache: Hemmungsmißbildung, wobei eine ganze Zwerchfellhälfte oder Teile nur in Form einer dünnen bindegewebigen Membran (Reste der Membrana pleuroperitonealis?) ausgebildet werden kann. *Symptome:* Erschlaffung und Ausweitung einer Z.-Hälfte oder eines Abschnittes des Z.; dieser wird bei jedem Atemzug in die Brusthöhle hinaufgesogen (paradoxe Atembewegung); die anliegenden Bauchorgane machen die Schaukelbewegung mit. Bei rechtsseitiger Relaxation kann sich das Quercolon zwischen Zwerchfell und Leberkuppe einschieben und Passagestörung hervorgerufen werden (*Chilaiditi-Syndrom*); bei linksseitiger Relaxation verursachen die Schaukelbewegungen des Magens Magenbeschwerden, Kaskadenbildung, Magenvolvulus.

Therapie. Indikation: zur Operation gegeben, sobald die Diagnose gestellt ist. Die Frühoperation ist der konservativen Behandlung weit überlegen; am besten sofortige Übergabe des Neugeborenen vom Geburtshelfer an den Chirurgen. Bei Operation in den ersten Lebenstagen sind die Resultate besser als am Ende der ersten Woche oder später. Bei Neugeborenen oder Säuglingen ist das *abdominale Vorgehen* dem *thorakalen Vorgehen* vorzuziehen, da der Eingriff besser vertragen wird und die Lage von Darm und Magen besser erkennbar ist. *Thorakales* Vorgehen nur bei Kindern nach dem ersten Lebensjahr und bei Rezidivoperationen in jedem Lebensalter.

Technik:

a) Abdominal. Paramedianschnitt auf der Defektseite, Spreizen der Zwerchfellücke, um den negativen Druck in der Brusthöhle auszugleichen; Erweiterung des Bruchrings, evtl. mit Scherenschlag und Reposition der Eingeweide; bei *linksseitigem Bruch* in der Reihenfolge Magen, Dünndarm, Cöcum, Colon ascendens, Transversum, linke Flexur mit Milz; bei *rechtsseitigem Bruch* Dünndarm, Colon und zuletzt Leber (nicht umgekehrt, *Cave!* Leberzerreißung); Bruchpfortenverschluß mit kräftigen Matratzennähten und Zwerchfelldoppelung. Bei Aplasie des Zwerchfells lediglich Doppelung oder dreifache Raffung der Zwerchfellreste (vgl. S. 1164). Allenfalls entstehender Pneumothorax resorbiert sich spontan innerhalb 14 Tagen, wenn keine Lungenaplasie vorliegt.

b) Thorakal. Wie bei traumatischem Zwerchfellbruch (s. dort). Zur Erschlaffung des Zwerchfells Infiltration der Einmündungsstelle des N. phrenicus in das Zwerchfell mit Novocainlösung (1%ig), dies auch bei Intubationsnarkose und Muskelrelaxantien. Thoraxdrainage für 48 Stunden wie nach jeder Thorakotomie.

c) Entlastende Eingriffe. *Indikation:* zur Beseitigung größerer Zwerchfelldefekte bei größeren Kindern, Jugendlichen und nach ausgedehnteren Z.-Resektionen sind häufig entlastende oder plastische Eingriffe erforderlich, um den Verschluß der Defekte zu erreichen. So z. B. durch Resektion der vorderen Anteile der 8.–10. Rippe (*Gross*) gelingt die Mobilisation des unteren Brustkorbes so weitgehend, daß Zwerchfelldefekte spannungsfrei vernäht werden können. Für übergroße Defekte und bei Zwerchfellaplasie (nach *E. Rehn* und *Schwaiger*) wird von einem Rippenrandschnitt mit Durchtrennung der Mm. obliquus ext., int. und rectus abd. der M. transversus abd. freigelegt und dieser gemeinsam mit dem Zwerchfellrest von der Innenfläche der Rippen bis zur mittleren Axillarlinie abgelöst. Die mobilisierte Muskelplatte kann so weit nach dorsal verlagert werden, daß sie sich zum Verschluß großer vorderer und seitlicher Defekte eignet. *Freie Transplantationen* von Fascie oder Cutis sollen nur zur Verstärkung von Nahtreihen, besonders bei der Doppelung der Aplasie verwendet werden (Gefahr der Ernährungsstörung des Transplantats, Durchschneiden der Nähte, zentrale Nekrosen, Randdehiszenz, Rezidive!).

2. Kongenitale Zwerchfellbrüche (*Herniae diaphragmaticae*)

Definition: ein Zwerchfellbruch liegt vor, wenn Baucheingeweide in die Brusthöhle übertreten. Man unterscheidet *echte* Brüche (mit Bruchsack), *falsche* Brüche (ohne Bruchsack); ferner *nicht traumatische* (*kongenitale* und *erworbene*, welche beide weitgehend übereinstimmen und gemeinsam abgehandelt werden können) und *traumatische* (vgl. S. 1163).

Formen:

a) Hiatushernie. Im Bereich des Hiatus oesophageus gelegen; geht immer mit einer Ausstülpung des Peritoneums einher.

b) Pleuro-peritoneale Hernie. Liegt im postero-lateralen Abschnitt des Zwerchfells und resultiert aus einer mangelhaften Vereinigung der pleuroperitonealen Membran mit dem Septum transversum. Das Peritoneum geht direkt in die Pleura über; ein Bruchsack fehlt.

c) Costolumbale Hernie (*Bochdalek*). Posterolaterale Hernien im Bereich des Trigonum costo-lumbale; beruht auf mangelhafter Entwicklung der Muskulatur in diesem Bereich. Bruchsack vorhanden (Unterscheidungsmerkmal von pleuroperitonealen Hernien).

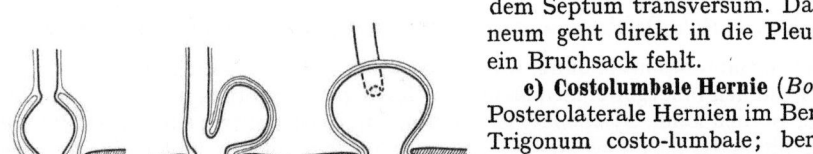

Abb. 328. Einteilung der Hiatushernien nach *Ackerlund*: *a* Hiatushernie bei verkürztem Ösophagus, *b* Paraösophageale Hiatushernie bei normal langem Ösophagus u. normal fixierter Kardia, *c* Gleitende Hiatushernie

d) Sternocostale Hernie. Treten durch die Lücken zwischen Pars sternalis und costalis (rechts Foramen Morgagni, links Larreysche Spalte, Fissura pericardiaco-peritonealis), nicht selten zu einer einzigen retrosternalen Lücke vereinigt; Bruchsack meist, aber nicht immer vorhanden.

Zu a) Hiatushernie. α) *Gleitende Hiatushernie:* (*Synonyma:* Brachyösophagus, „short ösophagus", Ektopia gastrica [*Roviralta*], Malposition kardio-tuberositaire [*Duhamel, Lortat-Jacob, Hoffmann*])

Pathologisch-anatomisch: Normale Lage der Kardia ist 1–1,5 cm unterhalb des Hiatus; der peritoneale Überzug des Zwerchfells schlägt hier auf die Magenoberfläche um; die Fascie der Zwerchfellunterfläche geht in die Fascia propria des untersten Ösophagusabschnitts über; hierdurch wird der untere Ösophagus auf Hiatushöhe an das Zwerchfell gefesselt. Bei Kontraktion des Z. (Inspiration) erfolgt eine Streckung des Ösophagus und eine Caudalverziehung der Kardia und der angrenzenden Ösophaguspartie; außerdem wird der „*His*sche Winkel" zwischen Ösophagus und Magen durch die Streckung verkleinert und die Magenblase durch die Zwerchfellkontraktion komprimiert (pneumatisches Ventil), so daß die Kardia, welche anatomisch keinen Sphincter besitzt, zugedrückt wird (Vermeidung des ösophagealen Refluxes!). Bei Gleithernie hingegen ist die Membrana diaphragmatico-oesophagea geschwächt, so daß bei Inspiration die Kardia und die oberen Magenpartien nach oben ins hintere Mediastinum verlagert werden (s. Abb. 328 c). Der nach oben gerutschte Magenteil hängt wie eine Glocke am Ösophagus („epiphrenale Glocke"); der Ösophagus erscheint verkürzt. Ein tatsächlich verkürzter Ösophagus kann der Anlaß zu einem nahezu identischen Zustandsbild sein (*primärer Brachyösophagus*) (s. Abb. 328 a); der epiphrenale Magenteil verläuft dabei mehr gestreckt. Auch bei erworbenem Gleitbruch kann durch narbige Veränderungen der Ösophaguswand die Verkürzung definitiv werden (*sekundärer Brachyösophagus*). *Abortive Formen: klaffende Kardia* (Relaxatio kardio-oesophagea, Chalasia): der erweiterte Ösophagus geht als breites Band ohne Verjüngung der Pars inferior auf Höhe der Zwerchfellkuppe in den Magen über, Kardia atonisch, Magenblase fehlt, schwerer ösophagealer Reflux. *Mobile Kardia:* je nach Körperlage und Phase des Schluckakts wechselt die Kardia ihre Lage und findet sich bald oberhalb, bald unterhalb des Zwerchfells; in Normallage liegt sie im Niveau der Zwerchfellkuppe oder darüber. *Kleine epiphrenale Magentasche („Forme mineur" der gleitenden Hiatushernie*): pilzförmige, divertikelähnliche Tasche über der Zwerchfellkuppe, welche je nach Lage des Patienten auftritt oder wieder verschwindet. *Circumscripte Kardiastenose:* mit beträchtlicher Dilatation des Ösophagus oberhalb der Stenose meist Folge eines peptischen Ulcus oder einer klaffenden, mobilen Kardia, wobei es durch die peptische Wirkung des Magensaftes zu entzündlichen Veränderungen und zu einer circumscripten Stenose gekommen ist. *Ausgedehnte Ösophagusfibrose:* Folge einer Refluxösophagitis, wobei der gesamte untere Ösophagus auf längere Strecke eingeengt und verkürzt erscheint (sekundärer Brachyösophagus).

Symptome: habituelles Erbrechen, schon in den ersten Lebenstagen beginnend, seltener erst später auftretend; mit zunehmender Ösophagitis Erbrechen zähen Schleims und blutiger Massen, schließlich bedrohliche Hämatemesis; reduzierter Ernährungszustand, bei Kleinkindern mangelhafte Gewichtszunahme, hypochrome Anämie, vermehrte Peristaltik des abdominellen Magenabschnitts, bei fortgeschrittener Ösophagusstenose Dysphagie und Erbrechen aller festeren Nahrungsbestandteile. *Diagnose:* Erbrechen und Hämatemesis in den ersten Lebenstagen, mangelhafte Gewichtszunahme, seltene, substanzartige Stühle bei gierigem Trinkbedürfnis. *Röntgenbild:* für die Diagnose der Gleithernie entscheidend; Aufnahmen in verschiedenen Richtungen aufrecht und in Kopftieflage; Kardia steht oberhalb des Zwerchfells. Hier schließt sich eine rundliche, spindelige oder pilzförmige, epiphrenale Magentasche an, welche in Höhe des Zwerchfells etwas eingeschnürt ist. In der Magentasche sind longitudinale Schleimhautfalten erkennbar; ösophagealer Reflux bei Kopfhängelage; Magenblase fehlt; Magen häufig kleiner als normal. Bei Stenosen beträchtliche Dilatation oberhalb derselben bzw. Einengung des unteren Ösophagusabschnitts auf eine längere Strecke. *Ösophagoskopie:* Schleimhautveränderungen (Rötung, Granulationen, Ulceration) im unteren Ösophagus, Kardia klafft, ösophagealer Reflux läßt sich beobachten. *Differentialdiagnose:* hypertrophische Pylorusstenose (Erbrechen beginnt nicht bereits in den ersten Lebenstagen), partielle Magenektopie („Syndrome phrenopylorique").

Therapie. 1. *Konservativ:* bei Säuglingen und Kleinkindern *orthostatische Behandlung*, d. h. Lagerung in aufrechter Haltung möglichst für dauernd; dazu adstringierende Medikamente (Bismutum subnitricum, Aluminiumhydroxyd). *Prognose:* bei konsequenter Durchführung kann Besserung bis Heilung erzielt werden; Rezidivgefahr bleibt jedoch bestehen.

2. *Operativ:* Indikation ist gegeben, wenn gehäuftes Erbrechen trotz Lagerungsbehandlung anhält, wenn sich der Allgemeinzustand verschlechtert, wenn Blutungen hinzutreten oder Zeichen einer Ösophagusstriktur auftreten.

Technik: Thorakotomie links im 7. ICR, Freipräparieren des unteren Ösophagusabschnitts und zirkuläre Incision der Membrana oesophago-diaphragmatica samt Peritoneum. Zwerchfellincision bis in den Hiatus, so daß der Magenfundus darstellbar wird; Fixierung der Membrana oesophago-diaphragmatica mit U-Nähten an die Zwerchfellunterfläche und Fixation des Magenfundus an die Zwerchfellunterfläche, so daß ein spitzer *His*scher Winkel entsteht. Verschluß der Zwerchfellincision und Fixierung des Ösophagus an den Rand des Hiatus. Auch Fundoplicatio thoracalis (n. *Nissen*). *Bei narbiger Ösophagusstriktur:* Dilatationsbehandlung kontraindiziert, da sie den Reflux begünstigt und die Traumatisierung weitere Narbenbildung hervorruft. Zur Beseitigung des sekundären Brachyösophagus genügt es, den Ösophagus zu mobilisieren und unter die Zwerchfellkuppe zu verlagern und dort zu fixieren. Bei *hochgradiger circumscripter Stenose:* Resektion der Stenose und seitliche Neueinpflanzung in den Magen unter möglichster Wiederherstellung des *His*schen Winkels und subdiaphragmatischer Fixierung analog der subdiaphragmatischen Fundektomie (vgl. S. 1173).

β) *Paraösophageale Hiatushernie* (vgl. Abb. 328 b). *Pathologisch-anatomisch:* durch den klaffenden Hiatus wölbt sich ein peritonealer Bruchsack und Magenteile in den Thorax vor. Die Kardia bleibt mehr oder weniger unverändert an Ort und Stelle.

Bruchsackinhalt: verlagerter Magenfundus, seltener Dünndarm, Colon transversum, Zipfel des linken Leberlappens. Der Bruch steigt mit Vorliebe rechts und hinter der Kardia nach oben; kein ösophagealer Reflux.

Symptome: häufig sehr gering; oft nur Zufallsbefund anläßlich einer Röntgenuntersuchung; mitunter Erbrechen, mangelhafte Gewichtszunahme, oft schon von Geburt an, und im Gegensatz zur Gleithernie kein Bluterbrechen; okkultes Blut im Stuhl infolge ulceröser Prozesse oder temporärer Incarceration; selten Infarzierung und Perforation der herniierten Organe.

Diagnose: gluksend-klappendes Geräusch bei der Inspiration, welches nicht selten schon beim Säugling und Kleinkind auffällt. *Röntgenbild:* rundliche, scharf begrenzte Aufhellung, oft mit Flüssigkeitsspiegel rechts im Bereich des Herz-Zwerchfell-Winkels; diese vergrößert sich bei der Inspiration, verkleinert sich bei der Exspiration; in der seitlichen Aufnahme liegt sie im hinteren Mediastinum vor der Wirbelsäule; Kontrastdarstellung ergibt eindeutig die Zugehörigkeit des cystischen Gebildes zum Magen, kein ösophagealer Reflux. Bei großen Brüchen, welche viel, sogar den ganzen Magen enthalten können, verschwindet die Magenblase unter der linken Zwerchfellkuppe.

Therapie. Indikation: Operation indiziert, sofern klinische Symptome bestehen. *Technik:* Reposition des Bruchsackinhalts in die Bauchhöhle auf abdominellem Wege und Verschluß des klaffenden Hiatus hinter dem Ösophagus durch Pfeilernähte. Auch transpleural analog dem Vorgehen bei gleitender Hiatushernie (vgl. oben) mit Spaltung des Zwerchfells vor dem Hiatus, Ventralverlagerung der Kardia und Fixierung des Kardia-„Kragens" an der Zwerchfellunterfläche; anschließend Verschluß der Hiatuslücke hinter dem Ösophagus. *Prognose:* sehr günstig, Rezidivgefahr besteht bei technisch einwandfreier Ausführung so gut wie nicht.

Zu b) Pleuroperitoneale Zwerchfellhernie (vgl. Abb. 327). *Vorkommen:* links häufiger als rechts, ausgedehnte Abschnitte von Magen, Dünn- und Dickdarm, Milz und Leber sind in die Pleurahöhle verlagert; ein Bruchsack fehlt.

Symptome: infolge Verdrängung von Herz, Mediastinum und Lungen bereits kurz nach der Geburt bedrohliche Störung der Respiration und Zirkulation sowie der Magen-Darm-Passage; Cyanose, Puls und Atmung beschleunigt, Erbrechen der aufgenommenen Nahrung.

Diagnose: leeres Abdomen (Kahnbauch), Stillstand der betroffenen Thoraxseite, abgeschwächtes Atemgeräusch, Dämpfung oder Tympanie des Thorax, je nachdem, ob Parenchymorgane oder Darm in den Thorax vorgefallen sind; nicht selten metallischklingende Darmgeräusche im Thoraxbereich, Herzdämpfung und Spitzenstoß verlagert. *Röntgenbild:* Herz und Mediastinum stark verdrängt, Zwerchfellkuppe auf der befallenen Seite nicht erkennbar, geblähte Darmschlingen oder Magen mit Flüssigkeitsspiegeln im Thoraxbereich; Abdomen diffus verschattet, Gasblase nur im Bereich des Colon descendens links; retrograder Kontrasteinlauf bestätigt die Verlagerung der Darmteile in den Thoraxraum (*Cave!* Kontrasteinlauf bei cyanotischen Neugeborenen und Säuglingen!). Mesenterium commune, Rotationsstörungen des Magen-Darm-Kanals, bei rechtsseitigen pleuroperitonealen Hernien Verlagerung von Leberteilen in den Thorax. *Prognose:* sehr ungünstig. 75% der unbehandelten Fälle sterben im 1. Lebensmonat; durch operatives Vorgehen können etwa 50% der Fälle gerettet werden, etwa nur 10% erreichen Erwachsenenalter. *Indikation:* bei schweren Zirkulations- und Respirationsstörungen dringliche Operation, bei älteren Kindern wegen Incarcerationsgefahr und Behinderung der allgemeinen Entwicklung stets gegeben. Die Operation kann auf abdominalem und thorakoabdominalem Weg ausgeführt werden; der alleinige transpleurale Weg ist nicht ausreichend. In höherem Lebensalter ist Operation riskant, da im Abdomen zu wenig Raum und eine Umstellung der intraabdominellen und -thorakalen Druckverhältnisse nicht mehr möglich ist.

Therapie. Technik. a) *Abdominal:* Paramedianschnitt, Herunterziehen der vorgefallenen Organe aus dem Thoraxraum (Einschieben eines Nelatonkatheters in die Brusthöhle, um Druckausgleich zu erleichtern); Darstellung der Zwerchfellücke, Anfrischen ihres Randes und Isolierung ihrer Muskulatur; Vernähung in transversaler Richtung durch Einzel-U-Nähte (Nylon); bei Fehlen der Muskulatur im posterolateralen Abschnitt wird der Vorderrand der Lücke an eine Rippe fixiert, welche umstochen wird. Reposition des Darmes in die enge Bauchhöhle oft sehr schwierig (*Cave!* erzwungenen Bauchdeckenverschluß wegen Kompression der Bauchorgane und V. cava caud.); in diesen Fällen wird nur das Peritoneum und die seitlich mobilisierte Haut geschlossen; der endgültige

Verschluß der Bauchdecken erfolgt sekundär nach genügender Ausweitung der Abdominalhöhle. Durch derartig zweizeitiges Vorgehen wird die Mortalität gesenkt.

b) *Thorako-abdominal:* zunächst Thorakotomie im 7.–8. ICR und Vereinigung dieses Schnittes mit einem medianen oder pararectalen Bauchschnitt. Hierdurch wird bessere Übersicht, zuverlässige Blähung der kollabierten Lunge und technisch einfacherer Verschluß der Zwerchfellücke ermöglicht.

Zu c) Bochdaleksche Zwerchfellhernie (vgl. Abb. 327). *Vorkommen:* meist rechtsseitige, posterolaterale Lücke, durch welche sich Leber *mit Bruchsack* einzwängt.

Differentialdiagnose: kreisförmig nach oben begrenzter Tumorschatten im unteren Lungenfeld, der Zwerchfellkuppe aufsitzend, ist leicht mit Lungentumor, abgekapseltem Pleuraerguß, subphrenischem Abszeß, Lebertumor zu verwechseln; Anlage eines Pneumoperitoneums erleichtert die Erkennung. *Therapie:* Excision des Bruchsacks, Vernähung der Zwerchfellücke auf transpleuralem Wege.

Zu d) Sternocostale und retrosternale Zwerchfellhernie (vgl. Abb. 327). *Vorkommen:* am seltensten von allen Zwerchfellhernien; Lücke gewöhnlich links vom Ligamentum falciforme, meist kleinerer Bruchsack, der sich vor dem Perikard entwickelt und mit diesem und der Pleura verwächst.

Symptome: meist keine; gelegentlich Incarceration verlagerter Darmabschnitte. *Therapie:* operativer Verschluß auf thorako-abdominalem Weg.

B. Verletzungen

Einteilung und Entstehung. Unterschieden werden:
1. *Subcutane, geschlossene* Zwerchfellverletzungen.
2. *Percutane, offene* Zwerchfellverletzungen mit Prolaps von Baucheingeweiden in die Brusthöhle; es handelt sich stets um falsche Hernien *ohne* Bruchsack. *Subcutane, geschlossene* Verletzungen entstehen durch plötzliche Erhöhung des Drucks in Bauch- und Brusthöhle durch Überfahrung, Verschüttung, Sturz aus großer Höhe, Quetschung. *Percutane, offene* entstehen durch Stich- oder Schußverletzung; im Frieden selten.

Lokalisation: subcutane Rupturen ereignen sich im Centrum tendineum oder im Bereich des Rippenansatzes, vorwiegend links, da das rechte Zwerchfell durch die Leber geschützter ist. *Häufige Nebenverletzungen:* bei subcutanen Rupturen Milz- oder Leberzerreißung, Rippenfrakturen, Spontanpneumothorax, Sero- und Hämopneumothorax, Lungenatelektase; bei percutanen Rupturen in zwei Dritteln der Fälle Mitbeteiligung von Leber, Magen, Milz.

Symptome. Subcutane Ruptur: zunächst meist wenig ausgeprägt, erst im Laufe der Zeit (oft erst nach Jahren) Ausbildung größerer Prolapse, welche durch Druck auf Lungen und Herz Dyspnoe und Herzbeschwerden hervorrufen. Magenvolvulus nach oben mit Drehpunkt um die Kardia, Abknickung und Einklemmung des Colons, Okklusionskrisen, Incarceration, Ileus. *Percutane Ruptur:* leichter zu erkennen, besonders bei Vorfall von Netz oder Darm aus der Thoraxwunde; schwerer Schock.

Diagnose: aus Verletzungshergang und *Röntgenbild:* erbringt bei Durchleuchtung in verschiedenen Ebenen leicht den Nachweis, daß Bauchorgane in die Brusthöhle verlagert sind.

Prognose: abhängig von der Art der Nebenverletzungen (Lungen, Herz, Leber, Magen, Colon, Milz, Nieren). Die Begleitverletzungen können bereits primär (Blutung, Spannungspneumothorax) als auch sekundär (Peritonitis, Pleuritis, Infarzierung) zum Tode führen. Bei subcutaner Ruptur hängt das weitere Schicksal von der Art des Prolapses und die durch ihn ausgelösten Komplikationen (Magenvolvulus, Incarceration, Ileus) ab.

Therapie. Indikation: bei frischer, percutaner Verletzung sofort gegeben; bei subcutaner oder veralteter Ruptur je nach Art der Nebenverletzung und prolapsbedingten Komplikationen.

a) Frische percutane oder subcutane Ruptur, welche die Symptomatik einer Verletzung innerer Organe bietet, ist sofort auf abdominellem Wege zu revidieren; die Reposition der prolabierten Bauchorgane bei frischem Zwerchfellbruch gelingt leicht, desgleichen die Naht des Zwerchfellrisses, welcher evtl. zunächst etwas erweitert werden muß.

b) Ältere, subcutane Ruptur (wenn auch nur wenige Tage alt). Bei Verletzungen ohne Symptomatik einer Nebenverletzung von Bauchorganen erfolgt die Revision auf thorakalem Weg; die bereits mit den Brustorganen verklebten Bauchorgane lassen sich sehr viel schonender lösen und reponieren als auf abdominalem Weg. Das thorakale Vorgehen ist auch bei akuter und chronischer Einklemmung der Zwerchfellhernie und bei Atem- und Kreislaufstörung sowie bei den seltenen rechtsseitigen Hernien zu bevorzugen.

Kontraindikation: bei frischen percutanen Zwerchfellbrüchen keine; bei veralteten Brüchen, schlechtem Allgemeinzustand und hohem Alter des Kranken, Herz- und Lungenleiden.

Technik. a) *Thorakales Vorgehen bei traumatischen Zwerchfellhernien und bei Relaxatio diaphragmatica:* Thorakotomie, meist links, im 7.–8. ICR; Revision der prolabierten Eingeweide auf Verletzung; Ablösung derselben vom Rand der Zwerchfellücke und Erweiterung des Zwerchfellrisses nach ventro-lateral; Fassen der Zwerchfellränder bzw. der ausgeweiteten Zwerchfellkuppe mit Klemmen und Doppelung derselben durch Anlegung von Einzel-U-Nähten. Abtragung des überschüssigen Zwerchfellmaterials oder nochmalige Raffung des überschüssigen Materials ohne Resektion von Zwerchfellteilen. b) *Abdominales Vorgehen* (besonders für *Relaxatio diaphragmatica* geeignet): Paramedianschnitt vom Rippenbogen bis in Nabelhöhe, Fassen des weit in die Brusthöhle reichenden Zwerchfells an seiner Kuppe und Caudalwärtsziehen desselben; Faltung der dünnen Zwerchfellmembran, Zusammenheften der vorderen und hinteren Zwerchfellhälfte durch drei oder mehrere Reihen feiner Zwirn-U- oder Kreuzstichnähte; die auf diese Weise geschaffene Zwerchfellduplikatur wird nach hinten oben geschlagen und seitlich und hinten am Zwerchfell fixiert. Damit wird eine stabile Platte geschaffen, welche funktionell noch einigermaßen vollwertig bleibt. Bei Verwendung von alloplastischem Material (Nylonnetz, Tantaldrahtnetz) resultieren, abgesehen von Einheilungsschwierigkeiten, beträchtliche funktionelle Störungen.

4. Abschnitt: Magen und Duodenum

A. Anatomie

Am Magen werden unterschieden:

a) Kranialer Abschnitt = *Kardia* = Magenmund.

b) Fornix = *Fundus* = Magenkuppe, in welcher normalerweise die Magenblase steht.

c) *Corpus* = Magenkörper = Magenmitte mit der großen und kleinen Kurvatur.

d) *Antrum* = Pars pylorica = Canalis egestorius = präpylorischer Magenabschnitt, über dessen Begrenzung keine völlige Einigkeit zwischen Anatomen, Klinikern und Röntgenologen besteht.

Die *Magenwand* besteht von innen nach außen aus: a) Mucosa, b) Muscularis mucosae, c) Submucosa, d) Muscularis propria, e) Subserosa, f) Serosa.

Magenschleimhaut: sehr faltenreich, zwei konstante Längsfalten parallel der kleinen Kurvatur begrenzen eine flache Rinne, die sog. *Magenstraße.* Darstellung des Faltenreliefs im Röntgenkontrastverfahren gestattet die Erkennung grober *Röntgenzeichen* (z. B. *Ulcusnische, Wanddefekt, Gastritis*). Die Oberfläche ist samtartig gefeldert, mit Lupenvergrößerung erkennt man die Einmündungen der Magendrüsen (Glandulae gastricae) = Magengrübchen (Foveolae gastricae).

Man unterscheidet: a) *Fundusdrüsen,* im Fundus- und Corpusteil gelegen, mit zweierlei Epithelien: 1. „*Hauptzellen*" (Schleim- und Fermentproduktion); 2. „*Belegzellen*" („Salzsäureproduktion"). Sie erhalten vom antralen Magenabschnitt auf hormonalem Weg (Sekretin) ihren adäquaten Reiz; darum ausreichende Wegnahme des präpylorischen Magenteils bzw. des Magenfundus selbst, wenn nachhaltige Herabsetzung der HCl-Produktion erreicht werden soll.

b) *Pylorusdrüsen* im präpylorischen Abschnitt (Schleim- und Fermentproduktion). Grenze zwischen a) und b) in einem pyloruswärts konkaven Bogen etwa in Höhe des Magenwinkels (Angulus).

c) *Brunnersche Drüsen* aus dem Pylorus in den Magen hineinreichend (wahrscheinlich an der Fettverdauung beteiligt).

d) *Kardiadrüsen,* den Pylorusdrüsen ähnlich, nur einen kleinen Bezirk einnehmend, unbedeutend.

Muskulatur besteht aus 3 Schichten:

a) Stratum longitudinale (Fortsetzung der Ösophagusmuskulatur).

b) Stratum circulare (mit Pylorusmuskel).

c) **Fibrae obliquae** (bedeutungsvoll für Mischungs- und Entleerungsfunktion) bilden den Sphincter antri im präpylorischen Abschnitt (*Cave!* Verwechslung mit Pylorus!).

Gefäßversorgung vgl. Abb. 329. a) *Arteriell:* aus A. coeliaca – zur kleinen Kurvatur: A. gastrica sin. und dextra (aus A. hepatica); zur großen Kurvatur: A. gastro-epiploica dextra (aus A. gastro-duodenalis) und A. gastro-epiploica sin. (aus A. lienalis); intramurales Anastomosennetz ist so gut, daß selbst Unterbindung von *drei* Magenarterien zu keiner Ernährungsstörung führt (*Konjetzny*).

b) *Venös:* Venen folgen Arterien – Abfluß in die V. mesenterica cran. – (V. lienalis) – V. portae.

Lymphversorgung unterteilt sich in 4 Gruppen (s. Abb. 329a u. b):

I. Gruppe (Abflußgebiet der A. gastrica sin. – Lgl. gastricae cran., paracardiacae, perioesophageales, retrogastricae, coeliacae).

II. Gruppe (Abflußgebiet der A. gastrica dextra und hepatica – Lgl. suprapyloricae).

III. Gruppe (Abflußgebiet der A. gastroepiploica dextra – Lgl. gastricae caud., omentales, intrapyloricae).

IV. Gruppe (Abflußgebiet der A. lienalis und gastro-epiploica sin. – Lgl. lienales, suprapancreaticae).

Nervenversorgung: N. vagus (vor und hinter dem Ösophagus herabziehend mit seinen Endästen auf die Magenvorder- und -hinterwand sich verteilend; sympathische *Äste des*

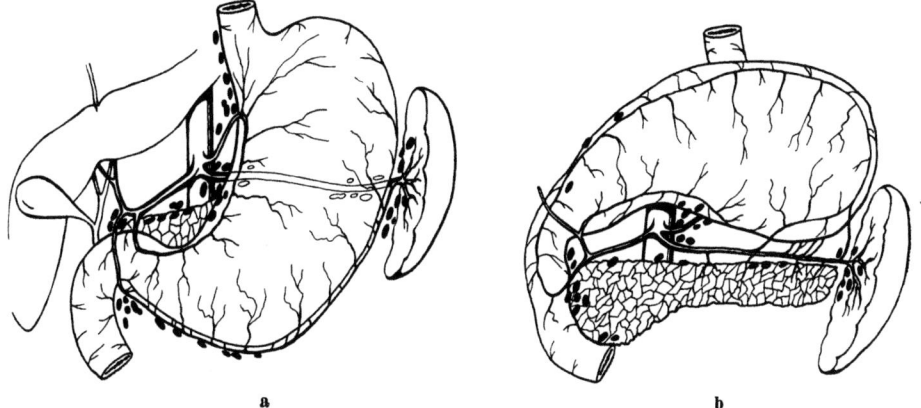

Abb. 329a u. b. *Lymphabflußgebiete des Magens:* a) Vorderseite, b) Rückseite

Plexus coeliacus verteilen sich mit den Ästen der A. coeliaca); beide Systeme bilden intramurale Plexus (Pl. submucosus *Meissner* und Pl. myentericus *Auerbach*) und ermöglichen eine autonome Motilität und Sekretion.

Duodenum: umgreift den Pankreaskopf hufeisenförmig mit seiner *Pars cranialis, Pars descendens, Pars caudalis*; letztere geht in die Flexura duodeno-jejunalis über; P. cranialis steht mit der Leber durch das *Lig. hepatoduodenale* in Verbindung; dies enthält den *Ductus choledochus, A. hepatica propr., V. portae*. Sein Vorderrand begrenzt die Bursa omentalis.

Der erweiterte Anfangsteil heißt *Bulbus duodeni* mit einem *Recessus major* und *minor*; die Schleimhaut ist nicht gefältelt; nur eine Längsfalte (Plica longitudinalis duodeni) zeigt die Einmündung des Ductus choledochus und Wirsungianus (pancreaticus) an (Papilla Vateri); ein akzessorischer Pankreasgang (Ductus Santorini) mündet oft etwas weiter kranialwärts (Papilla duodenalis minor).

Entwicklungsgeschichte: zunächst liegt der Magen bei völlig gestrecktem Verlauf als Teil des Vorderdarmrohres in der Cölomhöhle; mit Aussprossung der Leberanlage beginnt er sich auszuweiten; gegen Ende der 4. Fetalwoche stellt sich die Magen-Duodenum-Schleife quer zur Frontalebene ein, wodurch die kleine Kurvatur nach dorsal, die große nach ventral, der Magenfundus nach links, Pylorus und Duodenum nach rechts vor die Gefäßachse zu liegen kommt. Das Duodenum tritt zugleich nach dorsal. An den Drehungen der Nabelschleife und der Retraktion der Eingeweide beteiligt sich der Magen nicht mehr (s. S. 1201).

B. Häufigste Eingriffe an Magen-Duodenum-Jejunum

1. Allgemeines

Asepsis: sorgfältige Abdeckung des Operationsgebietes und des Instrumentiertisches vor Beginn jeder Darmeröffnung; Entfernung der Abdeckung und während eines septischen Aktes gebrauchter Instrumente nach Verschluß der Öffnung des Magen-Darm-Kanals und Wiederherstellung aseptischer Verhältnisse (Handschuhwechsel); *Vermeidung* jedes unnötigen Austritts von Darminhalt durch Leerstreichen des Magen-Darm-Abschnitts, der eröffnet werden soll; durch Abklemmen mit *federnden Klemmen* vor der Öffnung (dient gleichzeitig zur *Blutstillung*); durch sofortiges gezieltes *Absaugen jedes Tröpfchens* Magen-Darm-Inhalt, das während der Nahtarbeit hervorquillt; harte Klemmen sind nur an wegfallenden Gewebspartien zu verwenden; alle Klemmen an bleibenden Darmteilen sind so frühzeitig als möglich, d. h. sobald die erste abdichtende Nahtreihe liegt, wieder abzunehmen; eröffnete Lumina, die nicht abgeklemmt werden können, werden mit Streifentampons abgestopft. Während der Operation noch längere Zeit in situ liegenbleibende oder zeitweilig versenkte, durchtrennte Magen-Darm-Abschnitte werden mit *Condomgummikappe* zuverlässig abgedeckt (z. B. abdominothorakale Magen-Ösophagus-Resektionen).

2. Durchtrennung

Mit Messer, Schere, *Diathermiemesser* (letzteres bevorzugt, da es gleichzeitig blutstillend und antiseptisch wirkt und übersichtliches Schneiden gestattet). *Öffnungsschnitte* erfolgen möglichst in der Längsrichtung des Organs, *Verschlüsse* in der *Querrichtung*; gewebssparend verfahren, da die Anastomosierungsarbeit oft mehr Material erfordert, als zunächst zu erwarten ist. Vor *Querdurchtrennungen* erfolge erst ausreichende Skeletierung, in einfachen Fällen am Duodenum (Duodenalstumpfverschluß, s. Abb. 330) oder Dünndarm durch „*Wurstzipfelabschnürung*" oder Schnürnaht und Versenkung mit einfacher und doppelter Tabaksbeutelnaht; bei Durchtrennungen, welche später wieder für Anastomosen benötigt werden mit speziellen Klemmen und Nahtapparaten (*Moynihanklemmen* für Duodenum, *Enterotrib, Payr*-Quetsche, *Nähapparate*, z. B. nach *Petz*, welcher die Lumina sofort mit einer Klammernreihe aseptisch verschließt). Alle Querschnitte sind durch doppelte einstülpende Nahtreihen zu versorgen (vgl. Abb. 331).

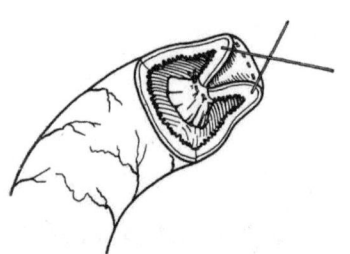

Abb. 330. *Dünndarmverschluß:* typisch, mittels Schnürnaht und einstülpender, doppelter Tabaksbeutelnaht (speziell als Duodenalstumpfverschluß)

3. Nähte

Alle Nähte fußen auf dem Prinzip der zweireihigen Naht von *Czerny* (1877). Sie haben die Aufgabe, einen *mechanisch dichten Verschluß* herzustellen, *organischen Abschluß* durch breite Aneinanderlagerung der Serosaflächen herbeizuführen, *unmittelbare Adaptation der Schleimhautwundränder* zu bewirken und die *Blutung* sicher zu stillen.

Formen:

a) Erste Nahtreihe der Czerny-Naht (s. Abb. 331). Durchgehende Dreischichtennahtreihe (*Albert-Naht*). Faßt alle Wandschichten, lagert aber die zum Vorquellen neigende Schleimhaut nicht sicher aneinander; darum spezielle Nahtführungen:

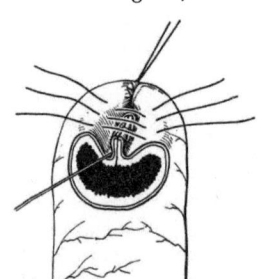

Abb. 331. *Czerny-Naht:* Blindverschluß eines Darmlumens od. ä. mittels Schleimhautnahtreihe nach *Albert* und seroseröser Nahtreihe nach *Lembert*

α) *Kürschner-Naht:* Serosa-Mucosa-Mucosa-Serosa; Schleimhaut wird mit Pinzette vor jedem Anziehen eingestülpt (unsichere Einstülpung).

β) *Mikulicz-Naht:* Mucosa-Serosa-Serosa-Mucosa, Anziehen des Fadens auf der Innenseite (gute Einstülpung).

γ) *Schmieden-Naht* (vgl. Abb. 45): Mucosa-Serosa-Anziehen-Mucosa-Serosa (*ideale Einstülpung*) unter jeweiligem Rückstich.

δ) *Pribram-Naht:* U-Naht auf einer Seite (Serosa-Mucosa-Mucosa-Serosa) und U-Naht auf der anderen Seite (gleiche Reihenfolge), gute Adaptation.

b) Zweite Nahtreihe der Czerny-Naht (vgl. Abb. 331). Oberflächliche zweischichtige Serosa-Muscularis-Naht (*Lembert-Naht*, 1826); Einzelnähte, welche Serosa und Muscularis etwas schräg fassen und dadurch breit aneinanderlegen.

c) Gebräuchlichste Technik. Zweireihige Nahtverbindung mit runden Nadeln; erste Nahtreihe (*Albert*) fortlaufend mit Catgut; zweite Nahtreihe (*Lembert*) fortlaufend oder einzeln mit Zwirn, Seide.

4. Enteroanastomose

Definition: künstlich hergestellte leitende Verbindung zwischen zwei Abschnitten des Magen-Darm-Kanals.

Indikation: wenn die natürliche Verbindung durch einen krankhaften Prozeß unwegsam geworden ist.

Formen:

a) Seit-zu-Seit-Anastomose (s. Abb. 332). *Prinzip:* seitliche, möglichst isoperistaltische Aneinanderlagerung der Magen-Darm-Abschnitte auf einer Strecke von 10–15 cm und Anlegen einer 4–8 cm langen, verbindenden Öffnung; technisch einfachste Form der Anastomose. *Indikation:* Umgehung von Krankheitsherden (Gastro-Enterostomie, Ileo-Sigmoideostomie). Nachteile: die physiologischen Verhältnisse werden nicht voll befriedigend wiederhergestellt.

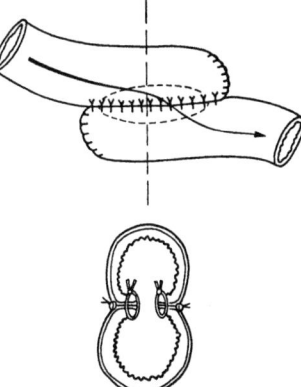

Abb. 332. Seit-zu-Seit-Anastomose zweier Darmabschnitte

b) End-zu-End-Anastomose (s. Abb. 333). *Prinzip:* die Lumina der quer durchtrennten Magen-Darm-Abschnitte werden endständig miteinander vereinigt; besonders zu beachten ist, daß die Lumina auf möglichst gleiche Weite gebracht werden, dies evtl. durch Raffnähte, schräge Anfrischung, partielle Vereinigung. *Indikation:* alle Resektionen, bei welchen eine möglichst vollständige, funktionell leistungsfähige Wiederherstellung gewünscht wird (z. B. Dünndarmresektionen, Ösophago-Duodenostomie, Zwischenschaltungsoperationen). *Technik:* hintere *Lembert*-Nahtreihe mit Einzelknopfnaht aus Zwirn, hintere *Albert*-Nahtreihe mit Einzelknopf-Catgutnähten, vordere *Albert*-Naht mit fortlaufender, einstülpender Catgutnaht (*Schmieden*), vordere *Lembert*-Nahtreihe mit Einzelknopfnaht aus Zwirn (Seide).

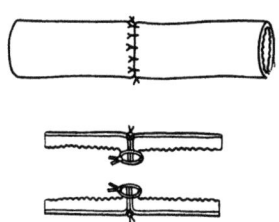

Abb. 333. End-zu-End-Anastomose zweier Darmabschnitte

c) End-zu-Seit-Anastomose (s. Abb. 334). *Prinzip:* ein endständig durchtrennter Abschnitt eines Intestinums wird im rechten Winkel an eine, meist seitlich abgeklemmte Falte eines anderen Intestinalabschnitts angesetzt.

Indikation: Verbindung eines nach Resektion endständig durchtrennten Abschnitts mit dem Lumen eines intakt gebliebenen Intestinums (z. B. Ileotransversostomie nach Cöcum- und Ascendensresektion). *Technik:* mit zweireihigem Nahtverfahren wie üblich.

d) Koagulationsanastomose (*Konjetzny*). *Prinzip:* völlig aseptische Verbindung wird hergestellt, indem die Schleimhaut nicht eröffnet, sondern nur elektrochirurgisch verschorft wird; im übrigen hintere und vordere *Lembert*-Naht wie üblich, statt hinterer und vorderer *Albert*-Naht nur fortlaufende Naht von hinterer und vorderer Sero-Muscularis; erst nach Fertigstellung der Nähte wird die verschorfte Schleimhaut innerhalb des Anastomosenrings mit den Fingern von außen durchgequetscht (nach Blutungsgefahr!).

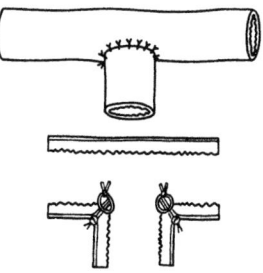

Abb. 334. End-zu-Seit-Anastomose zweier Darmabschnitte

Indikation: Cholecystoduodenostomie, Anastomosen bei Ileus und am Dickdarm.

5. Gastrotomie

Definition: Eröffnung des Magens und darauffolgender Verschluß der Incisionsstelle.
Indikation: Fremdkörperentfernung, Abtragung von Polypen, Besichtigung des Mageninneren, Unterbindung blutender Gefäße, Kardiadehnung, retrograde Ösophagussondie-

rung. *Technik:* Vorziehen des Magens, Haltefäden, evtl. queres Abklemmen des Magens diesseits und jenseits der Incisionsstelle, elektrische Incision senkrecht zur Magenlängsachse, Absaugen allen Inhalts und Inspektion des Mageninneren; Naht der Wunde durch *Albert*sche und *Lembert*sche Nahtreihe.

6. Gastrostomie

Definition: künstliche Magenfistel nach außen zur Verbindung des Magenlumens mit der Außenwelt meist mittels eines Schlauches. *Indikation:* Verlegung des Ösophagus und der Kardia oder starke Behinderung des Schluckaktes, so daß keine ausreichende Ernährung mehr möglich ist. Sehr streng zu stellen und nur auf aussichtslose Fälle beschränken oder auf solche, bei welchen die Magenfistel nur eine vorübergehende Maßnahme darstellt.

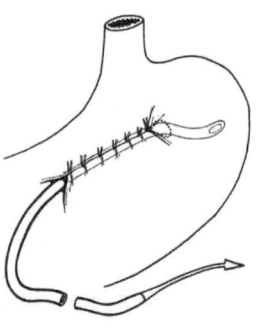

Abb. 335. *Magenfistel nach Witzel:* Bildung eines langen Serosakanals über einem Gummidrain, welches endständig in Richtung auf den Magenfundus in das Magenlumen eingeleitet und durch eine Stichincision in der Bauchwand nach außen herausgeführt wird

Prognose: ungünstig, die Ernährungslage wird meist durch die Fistelernährung nicht wesentlich gebessert. Beim Carcinomträger ist die Fistel stets „der Anfang vom sicheren Ende". Man suche daher aus psychologischen und sachlichen Gründen die Magenfistel möglichst zu vermeiden. Durch die verbesserten Operations- und Bestrahlungsmöglichkeiten am Ösophagus und Magen gelingt es meist, die Passage auf natürlichem, wenn auch oft nur palliativem Wege wiederherzustellen.

Formen:

a) Magenfistel nach Witzel (s. Abb. 335). *Prinzip:* 50 cm langer Schlauch von 8 mm Durchmesser und 5 mm lichter Weite wird an der vorderen Magenwand in einen Serosakanal gelegt, welcher durch 5—6 *Lembert*-Nähte in der Magenvorderwand hergestellt wird; die *kardiawärts* gerichtete Schlauchspitze wird dort durch eine kleine Incision in das Magenlumen eingeführt; das Schlauchende wird durch eine gesonderte kleine, pararectale Incision auf der linken Oberbauchseite herausgeleitet; vor Verschluß der Bauchdecken ist die Durchgängigkeit für Kochsalzlösung zu prüfen! Die Fistelstelle ist an das Peritoneum der vorderen Bauchwand zu fixieren.

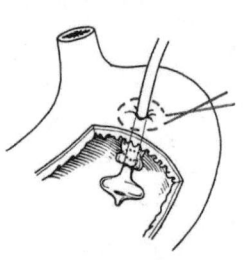

Abb. 336. *Magenfistel nach Kader:* Manschettenartige Einstülpung durch 2—3 Tabaksbeutelnähte rings um den Katheter.

b) Magenfistel nach Kader (s. Abb. 336). *Prinzip:* der Schlauch wird in der Mitte einer Tabaksbeutelnaht eingeführt, die dann zugezogen wird; durch Anlegen von 1 bis 2 weiteren Tabaksbeutelnähten kann der Kanal entsprechend verlängert werden, im übrigen Vorgehen wie bei *Witzel*-Fistel.

c) Verschluß von Magen- und Darmfisteln. Wetzsteinförmige Incision um die Fistelöffnung herum; provisorischer Verschluß der Öffnung durch einige Nähte; Auspräparieren des Fistelganges aus sämtlichen Wandschichten bis zur Schleimhaut; Freilegung der Serosa auf eine möglichst weite Strecke, so daß genug Material für die Naht der Wand zur Verfügung steht; quergestellte Naht der Wand nach dem *Czerny*-Prinzip (*Albert*- und *Lembert*-Naht).

Besonderes Vorgehen verlangt die *Duodenalfistel*. α) *Konservativ:* Absaugung des Magensaftes durch eine Nasen-Magen-Sonde (Trockenlegung der Fistel) oder auch direkt durch den Fistelgang nach außen oder beides kombiniert, wodurch der Gang oft rasch durch einen Granulationspfropf obliteriert; sorgfältige Hautpflege (Zinkpaste, hautgerbende Salbe: Acid. tannic. 2,0—4,0, Solve in aqua calcis 40,0, zinc. oxydat. Talcum $\overline{aa}$ 10,0, ol. Lini ad 100,0), parenteraler Flüssigkeitsersatz.

β) *Operativ:* unmittelbarer Fistelverschluß, Verschluß eines insuffizient gewordenen Duodenalstumpfes, Ableitung der Speisen durch Gastroenterostomie.

Pylorusausschaltung durch Resektion nach Billroth II, evtl. mit Roux-Anastomose, seitliche Anastomosierung der Fistel an eine durch *Braun*sche Enteroanastomose ausgeschaltete Jejunalschlinge; Jejunalfistel allein ist meist nicht erfolgreich.

7. Gastroenterostomie
(Nicoladoni-Wölfler, 1881) (vgl. Abb. 359)

Definition: künstliche Verbindung des Magens mit dem Dünndarm (meist Jejunum), um den Mageninhalt unter Umgehung des Duodenums direkt in den Dünndarm zu leiten.

Indikation: Magenausgangsstenosen (Carcinom), bei welchen das Alter, der Allgemeinzustand oder örtliche Befund keine Resektion mehr zulassen; bei nicht resezierbarem stenosierendem Duodenalulcus, wenn ein größerer Eingriff nicht mehr in Frage kommt (jedoch nur in Verbindung mit einer subdiaphragmatischen Vagotomie nach *Lahey*) (vgl. Abb. 359). *Kontraindikation:* das akute und chronische Magenduodenalgeschwür sowie alle durch Resektion entfernbaren Prozesse. *Prognose:* die G.-E. wirkt nicht, wie man fälschlich annahm, als „innere Apotheke" durch Neutralisierung des sauren Magensaftes im günstigen Sinne, sondern verursacht durch Leersekretion des Magens und peptische Andauung des Jejunums neue Geschwüre an der Anastomosenstelle (*Ulcus pepticum jejuni postoperativum*). Daher ist sie nur am anaziden Magen erlaubt, am *noch Säure produzierenden Magen verboten* bzw. muß hier die Säureproduktion durch eine Vagotomie ausgeschaltet werden; deren Wirkung ist jedoch niemals absolut zuverlässig.

Formen. Theoretisch ist möglich:
a) *Gastroenterostomia retrocolica posterior* (*v. Hacker,* 1885),
b) Gastroenterostomia retrocolica anterior (*Billroth,* 1885),
c) *Gastroenterostomia antecolica anterior* (*Wölfler,* 1881),
d) Gastroenterostomia antecolica posterior (*Monastyrsky,* 1885), ferner die
e) Gastroduodenostomie (*Wölfler,* 1894).

Die Bezeichnung bezieht sich auf die Lage der Jejunumschlinge vor bzw. hinter dem Quercolon (ante- bzw. retrocolisch) und auf ihre Anheftungsstelle an der Magenhinter- (posterior-) oder Magenvorder- (anterior-) Wand. Am *günstigsten* ist die G.-E. *retrocolica posterior,* weil die Schlinge dabei physiologisch am günstigsten liegt. Am *häufigsten* Verwendung findet die *G.-E. antecolica anterior,* weil sie am raschesten herstellbar ist und die Magenvorderwand im Gegensatz zur Hinterwand relativ seltener krankhaft verändert, d. h. vom Carcinom oder callösen Ulcerationen befallen ist. Die zu- und abführende Schlinge müssen dabei durch eine *Enteroanastomose* (nach *Braun*) verbunden werden (vgl. Abb. 359); evtl., nämlich bei sehr fettreichem Netz, Schaffung einer Netzlücke und Durchziehen der Schlinge durch diese. Die Länge der Anastomose betrage etwa 6 cm.

Die *Gastroduodenostomie* kommt nur sehr selten bei umschriebenen Prozessen im Pylorusbereich in Betracht.

8. Beseitigung einer Gastroenterostomie *(Degastroenterostomie)*

Prinzip: Freipräparieren der Anastomosenstelle, Durchtrennen der Verbindung mit dem Nähapparat, keilförmige Excision des nahttragenden Abschnitts aus Magen und Jejunum und quere Wiedervereinigung der Lumina nach Art einer partiellen End-zu-End-Anastomose; *Cave!* Einstülpung zu großer und narbiger Anastomosengewebsbürzel (Obturation!) oder deren Stehenlassen (Divertikelbildung, Perforation!).

9. Pyloroplastik (n. Heinecke-v. Miculicz)

Prinzip: Längsincision von 6–8 cm Länge im oberen Duodenum und durch Pylorus bis ins Zentrum, Revision des Duodenums (Papille, Ulcus usw.) und Quervernähung der Incision, so daß eine breite Verbindung zwischen Antrum und Duodenum entsteht.

Indikation: nichtresezierbare, stenosierende und blutende Ulcera (oder Tumoren) des Duodenums, welche durch Resektion des Magens nicht wirkungsvoll behandelt werden können. Blutungsquelle wird durch Umstechung gestillt.

Prognose: letzter Ausweg, wenn alle Resektionsmethoden u. dgl. versagen.

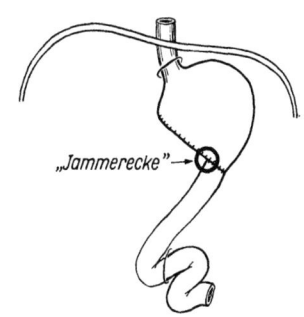

Abb. 337
Resectio Billroth I (Originalmethode)

10. Magenresektion *(Typische Verfahren und Indikation*

a) Partielle. α) *Gastroduodenostomie,* **Resectio Billroth I.**
Historisches: erstmalig, jedoch ohne Erfolg, ausgeführt von *Pean,* Paris; mit Erfolg bei einem Antrumcarcinom von *Billroth,* Wien 1881, und bei einem Ulcus callosum

von *Rydygier*, Kulm 1881; *v. Winiwarter* und *Czerny* hatten vorher das Verfahren an der Wiener Klinik experimentell vorbereitet.

Prinzip (s. Abb. 337): Entfernung der distalen zwei Drittel des Magens und des Pylorus und End-zu-End-Anastomose des Magenstumpfes mit dem Duodenum.

Indikation (vgl. Abb. 360): Ulcus ventriculi im präpylorischen Magenteil und im Corpusbereich, selten auch bei kleinem Ulcus duodeni und kleinem Neoplasma im Antrum-

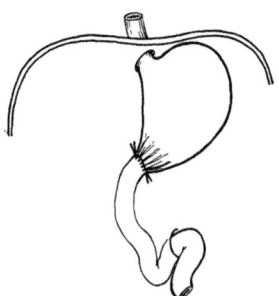

Abb. 338. Resectio Billroth I, Verfahren nach *v. Haberer*

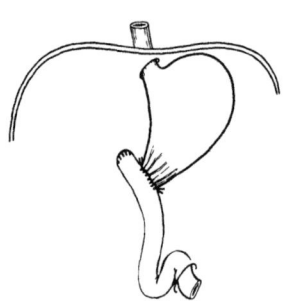

Abb. 339a. Resectio Billroth I, terminolaterale Anastomose nach *v. Haberer*

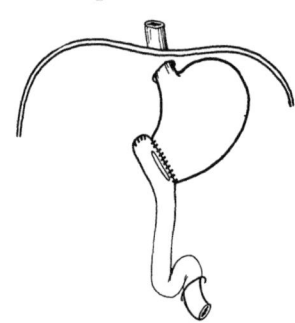

Abb. 339b. Resectio Billroth I, terminolaterale Anastomose nach *Winkelbauer*

bereich (beginnendes polypöses Carcinom), wenn das Duodenum ausreichend mobilisierbar bzw. der Tumor sicher radikal entfernbar ist.

Prognose: funktionell günstigste Form der Zweidrittelresektion, da die Duodenalpassage wiederhergestellt wird und ein genügend großes Magenreservoir erhalten bleibt.

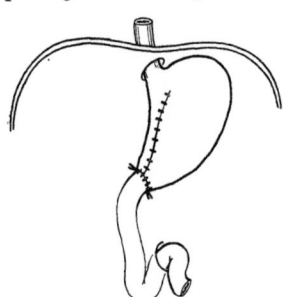

Abb. 340. Resectio Billroth I, Verfahren nach *Mayo-Kirschner*

Ist in funktioneller Hinsicht der Resectio Billroth II vorzuziehen. Nachteile: technisch etwas schwieriger als Billroth II; bei nicht ausreichender Resektion hohe Rate von Rezidivulcera. Es müssen daher auch beim Billroth I genau wie bei Resectio Billroth II wenigstens zwei Drittel des distalen Magens entfernt werden. Die Gefahr der Nahtspannung entsteht nicht, sofern sich Duodenum und Magenstumpf gut mobilisieren lassen und keine zu starke Adipositas des Patienten besteht.

Formen. 1. *Originalverfahren* (s. Abb. 337). *Prinzip*: Entfernung des Pylorus und des präpylorischen Magendrittels und Anastomosis oralis partialis zwischen Magenstumpf und Duodenum.

Nachteil: Magenstumpf wird aus Furcht vor einer Nahtspannung oft zu lang gelassen, daher hohe Rate von Rezidivulcera; der Verschluß des Winkels zwischen blindgeschlossenem Magenquerschnitt und Duodenum gibt Anlaß zu Komplikationen (Stenose, Penetration, Blutung, daher: „Jammerecke").

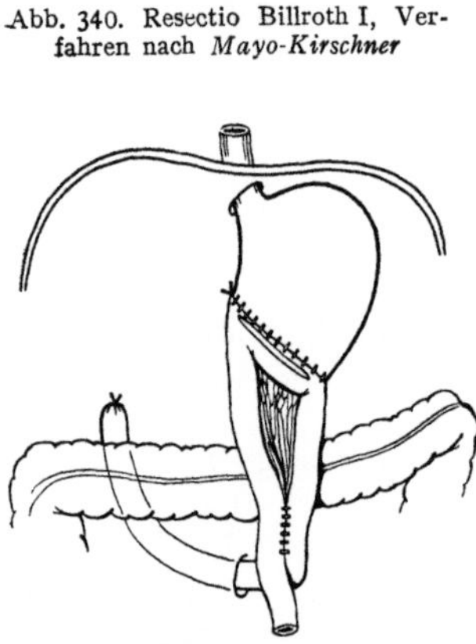

Abb. 341. Resectio antecolica Billroth II, mit langer zuführender Schlinge und *Braun*scher Enteroanastomose

2. *Modifikation nach v. Haberer* (s. Abb. 338). *Prinzip*: durch Schleimhautraffnähte (zugleich Blutstillungsnähte) wird das Lumen des Magenstumpfes dem des Duodenums angeglichen, so daß keine Blindsackbildung oder Jammerecke entstehen kann. Der durch die Raffung geschaffene Ring verstärkten Gewebes übt zugleich eine gewisse Pylorusersatzfunktion aus. Nachteile: so gering als möglich, daher im allgemeinen Methode der Wahl.

3. *Resectio Billroth I mit End-zu-Seit-Anastomose* (s. Abb. 339a u. b). *Prinzip*: der geraffte (a) oder, bei schmalem Magen, ungeraffte (b) Magen wird End-zu-Seit an das blindverschlossene Duodenum anastomosiert. *Indikation*: wenn wegen der Kürze des Duodenums die End-zu-End-Anastomose nicht ausführbar ist und trotzdem eine Resectio Billroth I ausgeführt werden muß. Da das Duodenum hierbei meist schlecht beweglich ist, muß der Magenstumpf länger gelassen werden (Nachteil).

4. *Schlauch- oder treppenförmige Resectio Billroth I* (nach *Kirschner*) (s. Abb. 340).
Prinzip: um höhersitzende Prozesse aus der kleinen Kurvatur entfernen zu können und dabei einen nicht allzu kurzen Magenstumpf zu erhalten, wird die kleine Kurvatur mit dem Krankheitsprozeß excidiert und danach durch Naht wieder vereinigt. Der Magenstumpf ist dadurch zu einem „Schlauch" umgeformt, dessen Lumen etwa dem des Duodenums entspricht. Die Lumina werden End-zu-End vereinigt. Auch End-zu-Seit-Einpflanzung des Magenlumens in das blind verschlossene Duodenum ist denkbar.

Indikation: höher an der kleinen Kurvatur gelegene, nicht allzu umfangreiche Ulcera (vgl. Abb. 360). Das wirklich hochsitzende, teilweise auf die Kardia übergreifende, sub- und intrakardiale Ulcus ist allerdings auf diese Weise nicht entfernbar (s. unten subdiaphragmatische Fundektomie).

β) *Gastro-Jejunostomie*, **Resectio Billroth II** (1885).
Prinzip: Entfernung des Pylorus und der distalen zwei Drittel bis vier Fünftel des Magens, Blindverschluß des Duodenums und End-zu-Seit-Anastomose zwischen Magenstumpf und der ante- oder retrocolisch hochgeführten obersten Jejunumschlinge.

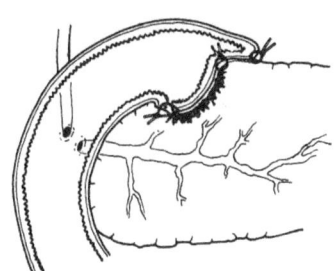

Abb. 342. *Duodenalstumpfverschluß:* Atypisch nach *Nissen-Bsteh;* Die Duodenalvorderwand wird zunächst mit der Duodenalhinterwand vereinigt und sodann mehrfach am Ulcusrand und der Pankreaskapsel fixiert, so daß das Ulcus durch Material aus der Duodenalvorderwand gedeckt wird

Indikation: Ulcus duodeni (vgl. Abb. 357), Ulcus ventriculi, Neoplasmen im Antrumbereich; als Palliativmaßnahme bei nichtresezierbarem Ulcus duodeni und Ulcus subcardiale, bei diffuser Magenschleimhautblutung.

Prognose: zuverlässigstes, technisch sicherstes und einfachstes Resektionsverfahren mit den breitesten Anwendungsmöglichkeiten; dies hat dazu geführt, daß es zu einer Art Standardverfahren der Routine-Magenchirurgie erhoben wurde. Dieser Standpunkt ist zu einseitig, da z. B. in funktioneller Hinsicht die Resectio Billroth I mehr leistet und die Palliativverfahren (Resektion zur Ausschaltung, Palliativoperation nach *Kelling-Madlener* bei Ulcus subcardiale) oft nicht befriedigen.

Formen. 1. *Resectio Billroth II* (Typ *Guleke*) (siehe Abb. 341): die *antecolisch* hochgeführte Schlinge wird so an den Magenstumpf angelagert, daß die zuführende Schlinge an die große Kurvatur, die abführende Schlinge an die kleine Kurvatur zieht; der gesamte Magenquerschnitt ist anastomosiert; zuführende und abführende Schlinge sind durch eine *Enteroanastomose* (nach *Braun*) verbunden.

Komplikationen: entstehen bei unrichtiger Anlagerung der Schlinge (Torsion und Stenose der abführenden Schlinge), bei übermäßiger Füllung der zuführenden Schlinge sowie durch unsicheren *Verschluß des Duodenalstumpfes*.

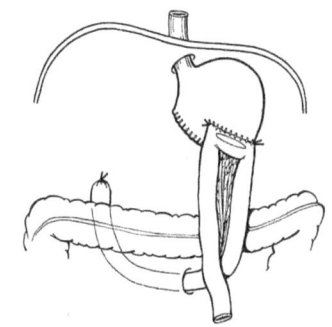

Abb. 343. Resectio partialis antecolica oralis Billroth II (Originalverfahren)

Bei tiefsitzenden, penetrierenden, callösen Duodenalulcera kann der typische Duodenalstumpfverschluß (vgl. Abb. 330), d. h. das Einstülpungsverfahren, unmöglich sein; Behelfsverfahren zur Erzielung eines zuverlässigen Verschlusses bedienen sich des Duodenalvorderwandmaterials zur mehrschichtigen Deckung des Stumpfs, so z. B. die Verfahren nach *Nissen* oder *Bsteh* (s. Abb. 332).

2. *Resectio Billroth II* (Typ Originalverfahren): wie 1., jedoch völliger Blindverschluß des Magenquerschnitts und G.-E. antecolica anterior (s. Abb. 343).

3. *Resectio Billroth II* (Typ *Reichel-Polya, Hofmeister-Finsterer*) (s. Abb. 344).
Prinzip: retrocolische Magen-Darm-Anastomose; die zuführende Schlinge verläuft zur kleinen, die abführende Schlinge kommt von der großen Kurvatur. Die Magen-Darm-Anastomose kann den ganzen Magenquerschnitt (Typ *Reichel-Polya*) oder nur einen 6 cm langen Teil desselben (Typ *Hofmeister-Finsterer*) betreffen. Die zuführende Schlinge wird hoch an der kleinen Kurvatur aufgehängt (*Kappeler*sche Aufhängung), um eine Füllung der zuführenden Schlinge unbedingt zu vermeiden. Der Mesocolonschlitz wird rings um die Anastomose mit der Magenwand vernäht, um der Incarceration einer „inneren Hernie" vorzubeugen.

Indikation: Ulcus duodeni, Antrumcarcinom.

Prognose: geläufigstes Verfahren mit den besten Erfolgsziffern. Mortalität 0,2–4%; belastend wirken funktionelle Störungen (Dumpingsyndrom, s. S. 1156), welche nach der Resectio Billroth II in ein Fünftel bis ein Drittel der Fälle gesehen werden.

4. *Resectio Billroth II retrocolica ypsiliformis* (Typ *Roux*) (s. Abb. 345). *Prinzip:* typische Zweidrittel- bis Vierfünftelresektion des Magens; zur Anastomose wird jedoch die durchtrennte, blindverschlossene Jejunalschlinge retro- (auch ante-) colisch hochgeführt und mit dem Magenquerschnitt End-zu-Seit auf 6 cm Länge anastomosiert; der zuführende Schenkel wird seitlich in den abführenden Jejunumschenkel eingepflanzt.

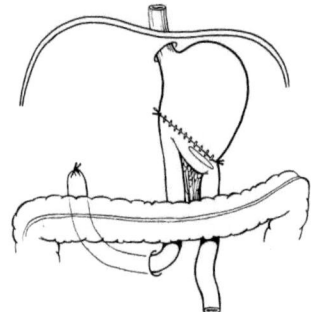

Abb. 344. Resectio retrocolica Billroth II, mit kurzer zuführender Schlinge (Modifikation nach *Hofmeister-Finsterer-Reichel-Polya*, heute meistgebrauchtes Verfahren)

Indikation: vorwiegend bei Sekundärresektionen wegen Ulcus pepticum jejuni nach vorausgegangener Gastroenterostomie oder unzureichender Resectio B II mit retrocolischer Magen-Darm-Verbindung; je kürzer hierbei die zuführende Schlinge ist, desto eher ergibt sich die Indikation zu einer Nachresektion vom Typ *Roux* (vgl. Abb. 363, 364).

5. *Resectio Billroth II als Palliativverfahren.* αα) *Resektion zur Ausschaltung nach Finsterer* (s. Abb. 346 a, b). *Prinzip:* zur Erleichterung des Duodenalverschlusses bleibt der Muskelmantel der Pars praepylorica und der Pylorus selbst erhalten; die Schleimhaut wird wegen der von ihr ausgehenden Reize auf die Säurebildung herauspräpariert; es folgt der Blindverschluß der präpylorischen Muskelmanschette, womit das im Duodenum zurückbleibende Ulcus „ausgeschaltet" ist; anschließend typische Zweidrittel- bis Dreiviertelresektion des Magens vom Typ *Reichel-Polya-Hofmeister-Finsterer*.

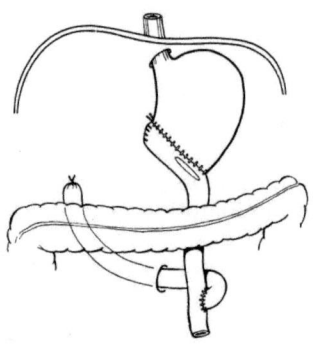

Abb. 345. Resectio retrocolica ypsiliformis nach *Roux*

Indikation: das nicht resezierbare, tiefsitzende Ulcus duodeni, bei welchem kein anderer Duodenalstumpfverschluß wegen der starken Veränderungen des Duodenums möglich ist.

Prognose: fraglich, Verschluß oft unsicher; wie bei allen Palliativverfahren bleibt der Krankheitsherd zurück. Damit bleibt auch die Gefahr der malignen Entartung, Blutung, Narbenschrumpfung der Umgebung (Choledochus und Pankreasgänge) bestehen; das Verfahren sollte daher auf Ausnahmefälle beschränkt bleiben, um so mehr als die Erfahrung lehrt, daß sich auch aufs schwerste veränderte Duo-

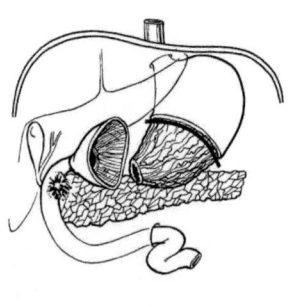

Abb. 346a. Resektion zur Ausschaltung nach *Finsterer* (Aushülsung des Schleimhautzylinders aus dem präpylorischen Magenrest)

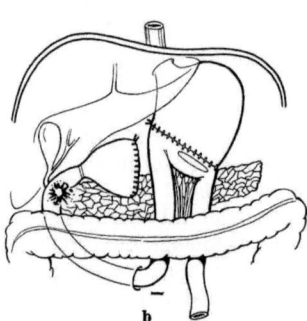

Abb. 346b. *Ausschaltungsresektion nach Finsterer*, Zustand nach beendigter Operation

denalstümpfe oft doch noch auf eine typische oder atypische Weise verschließen lassen.

ββ) *Palliativresektion nach Kelling-Madlener* (s. Abb. 347 a, b). *Prinzip:* durch eine typische Zweidrittel- bis Dreiviertelresectio Billroth II werden alle säureweckenden Faktoren weggenommen, so daß das subkardiale Ulcus, welches belassen wird, abheilen kann.

Indikation: hochsitzende, subkardiale Ulcera, welche für eine Radikalentfernung wegen schlechten Allgemeinzustands nicht in Frage kommen.

Prognose: fraglich, der Krankheitsherd wird belassen (maligne Entartung 6–15%, Perforation, Stenose, Blutung); wenn irgend möglich, sind die radikalen Verfahren der schlauch- oder treppenförmigen Resectio Billroth I oder II für nicht allzu hochsitzende Ulcera oder der subdiaphragmatischen Fundektomie (s. unten) für sub- und intrakardiale Ulcera vorzuziehen.

γ) *Ösophagogastrostomie: Resectio inversa, antrum- und corpuserhaltende Verfahren.*
1. **Subdiaphragmatische Fundektomie** (*Borchers* 1928, *Holle* u. *Heinrich* 1953) (s. Abb. 348a u. b). *Prinzip:* Entfernung des Fundusteils des Magens auf rein abdomi-

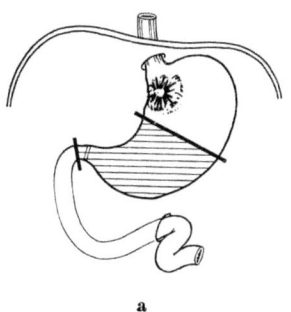
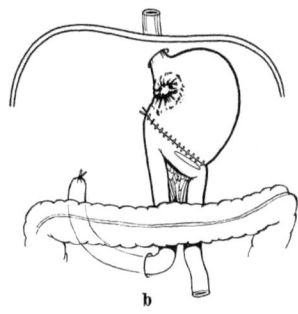

Abb. 347a. Resectio Billroth II als Palliativverfahren, Ausschaltungsresektion nach *Kelling-Madlener* (bei Ulcus ad cardiam)

Abb. 347b. *Ulcus ad cardiam:* Palliativverfahren nach *Kelling-Madlener*, Zustand nach beendigter Operation (das Ulcus wird belassen)

nellem Wege und Wiedervereinigung des Ösophagusstumpfs mit dem distalen Magenrest, der wenigstens die Hälfte des Magens umfassen muß, damit ein genügend großer Magenrest erhalten bleibt; zusätzliche Pyloromyotomie. Ursprünglich von *Borchers* 1928 für die Entfernung von hochsitzenden Neoplasmen angeregt, jedoch nur an wenigen

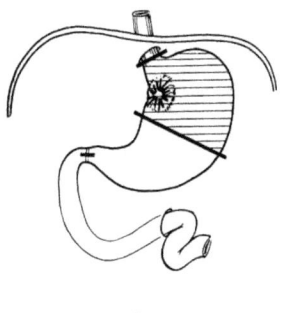
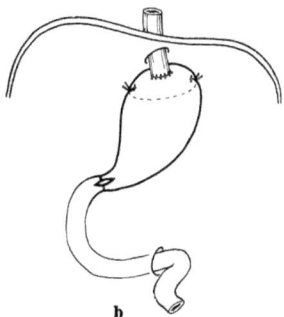

Abb. 348a. *Subdiaphragmatische Fundektomie* nach *Holle* und *Heinrich* (dicke Linien: Resektionsgrenzen und Pyloromyotomie, in Wegfall kommende Magenabschnitte gestrichelt) bei Ulcus ad cardiam

Abb. 348b. *Subdiaphragmatische Fundektomie* (Zustand nach beendigter Operation)

Fällen erfolgreich ausgeführt, wurde 1953 eine differenziertere, risikofreie Technik für diese „umgekehrte Resectio Billroth I" (daher: „Resectio inversa") ausgearbeitet.

Indikation: sub- und intrakardiales Ulcus; gelegentlich isolierte Neoplasmen des Fundusabschnitts, welche das Lymphabflußgebiet der A. gastrica sin. sicher frei lassen.

Prognose: günstig, ermöglicht Radikaloperation des Kardiaulcus, ohne allzu schwere funktionelle Störungen zu hinterlassen, da die Duodenalpassage wiederhergestellt wird. Funktionell entspricht die Fundektomie etwa der Resectio Billroth I; auch ihr Risiko ist beim Ulcus nicht erheblich größer; die für das Kardiaulcus vorgeschlagene und gelegentlich ausgeführte Totalresektion und die oft unbefriedigende Palliativresektion nach *Kelling-Madlener* wird dadurch vermieden.

Komplikationen: ösophagealer Reflux und evtl. entzündliche Stenose des distalen Ösophagus; verzögerte Magenentleerung bei nicht ausreichender oder unterlassener Pyloromyotomie; daher besondere Sorgfalt bei der Herstellung der Ösophago-Gastroanastomose durch schräge Einpflanzung, Wiederherstellung des *His*schen Winkels und der Magenblase. Bei Stenose der Anastomose lokal Hydrocortison und Bougierung.

2. **Antrumerhaltende Resektion** (nach *Nissen*, 1952) (s. Abb. 349). *Prinzip:* teilweise Wiederherstellung der Duodenalpassage durch End-zu-Seit-Einpflanzung eines erhalten bleibenden präpylorischen Magenrests in die zur Ösophago-Jejunostomie hochgeführte Dünndarmschlinge.

Indikation: Fundus-Corpuscarcinome, die das Antrum frei lassen und daher noch nicht total reseziert werden müssen. Gelegentlich große callöse Ulcera, bei welchen der präpylorische Magenrest für eine subdiaphragmatische Fundektomie zu klein ist.

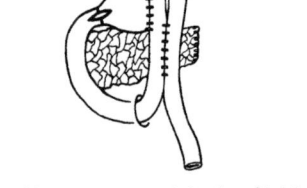

Prognose: durch die teilweise Wiederherstellung der Duodenalpassage funktionell günstiger als Totalresektion mit einfacher Schlinge (vgl. Abb. 351).

δ) **Resectio abdomino-thoracalis.** 1. *Mit Eröffnung der rechten Thoraxseite* (*Lewis Ivor, Holmes Sellors, Macmanus*, 1946) (s. Abb. 350). *Prinzip:* zweiaktiges Vorgehen. 1. Akt: abdominale Revision, ob Operabilität vorliegt; Skeletierung des ganzen Magens unter Schonung der A. gastrica dextr. und gastroepiploica dextra; stumpfe Erweiterung des Zwerchfellschlitzes, so daß der mobilisierte Magen in den Thorax verlagert werden kann.

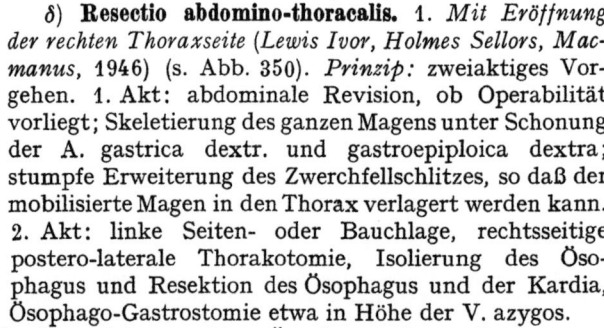

Abb. 349. *Antrumerhaltende* subtotale *Resektion* nach *R. Nissen* (speziell für Tumoren im oberen Magendrittel)

2. Akt: linke Seiten- oder Bauchlage, rechtsseitige postero-laterale Thorakotomie, Isolierung des Ösophagus und Resektion des Ösophagus und der Kardia, Ösophago-Gastrostomie etwa in Höhe der V. azygos.

Indikation: Tumoren der Kardia, auf den caudalen Ösophagus übergreifend.

Prognose: technisch am leichtesten durchführbare, schonendste Form der Resectio abdomino-thoracalis, da Rippenbogen und Zwerchfell erhalten bleiben; Methode der Wahl bei Kardiacarcinom.

Komplikationen: Ernährungsstörungen des hochgeführten Magens; bei gefäßerhaltender Skeletierung des Magens kaum zu befürchten.

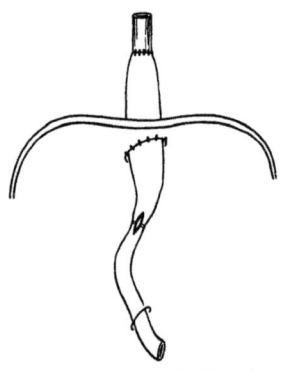

2. *Mit Eröffnung der linken Thoraxseite* (*Garlock, Humphrey*). *Prinzip:* 1. Abdominale Revision der Operabilität von linkem Pararectalschnitt oder Angelhakenschnitt (nach *Kirschner*). 2. Verschluß des Abdomens und weiterhin rein thorakales Vorgehen durch linksseitige Thorakotomie und Zwerchfelldurchtrennung oder 3. Fortführung des Bauchschnittes in den linksseitigen Thorakotomieschnitt mit Durchtrennung des Rippenbogens und des linken Zwerchfells, breiteste Übersicht.

Indikation: ausgedehntes Kardia-Ösophagus-Carcinom.

Prognose: fraglich, Mortalität 20%, wobei die Größe der Incision und die lang anhaltende Ventilationsstörung der ganzen linken Lungenseite sicher die Hauptrolle spielt. Verfahren unter 1. deshalb zu bevorzugen.

Abb. 350. Abdominothorakale Ösophago-Gastrostomie mit Pyloromyotomie (speziell für Kardiacarcinom)

ε) **Resectio thoracalis** (*Sauerbruch* 1905, *Nissen* 1937, *Phemister* und *Adams* 1938). *Prinzip:* linksseitige Thorakotomie im 7. oder 8. ICR, Spaltung des Zwerchfells und partielle Resektion des Fundusabschnitts des Magens, auch Totalresektion, anschließend Ösophago-Gastro- oder Jejunostomie.

Indikation: Kardiacarcinom, Kardiaulcus; seit Ausbau der übrigen Verfahren nicht mehr im Gebrauch.

b) Totale. *Definition:* Ausrottung des gesamten Magens und Wiederherstellung der Kontinuität des Magen-Darm-Kanals durch eine Ösophago-Jejuno- (*ohne* Wiederherstellung der Duodenalpassage) oder -Duodenostomie (*mit* Wiederherstellung der Duodenalpassage) nach verschiedenen Methoden. Die *Resectio totalis* kann auf *rein abdominellem* oder *abdominothorakalem* Wege erfolgen; dies hängt von der Ausdehnung des krankhaften Prozesses auf den Ösophagus ab. Im letzteren Falle ist außer dem abdominellen Operationsakt auch ein zusätzlicher thorakaler (mit Eröffnung der rechten Thoraxseite) oder ein kombiniertes abdominothorakales Vorgehen (mit Eröffnung der linken Thoraxseite) erforderlich, um die Ösophagus-Dünndarm-Anastomose intrathorakal zu bewerkstelligen. *Erweiterte Totalresektion* (*Resectio totalis extensa*) ist eine solche, bei welcher außer dem Magen auch noch Nachbarorgane des Magens oder Teile davon (Milz, Pankreas, Nebenniere, Leber, Ösophagus, Quercolon) mit entfernt werden.

Indikation (vgl. Abb. 374): ausgedehnte Neoplasmen, welche mehr als die Hälfte des Magens befallen haben und nach einer oder mehreren Richtungen die Magengrenzen überschreiten, Linitis plastica, Polyposis ventriculi, multiple Magengeschwüre in kranialen *und* caudalen Magenabschnitten; Indikation ist streng zu stellen.

Prognose: partielle Resektionen verdienen aus funktionellen Gründen den Vorzug; die Totalresektion bei Carcinom gewährleistet jedoch selbst bei Palliativresektion eine länger anhaltende Sicherung der Passagefreiheit; obwohl die Heilungsziffer nicht größer ist als bei partieller Resektion (5–20% Fünfjahresheilungen), bleibt dem Patienten das subjektive Gefühl der Heilung längere Zeit erhalten, da die Nahrungsaufnahme auf natürlichem Wege erfolgen kann. Die partiellen Resektionen bei Neoplasma sind mit einer hohen Ziffer von lokalen Rezidiven mit Passagebehinderung (Nachoperation oder Ernährungsfistel) belastet. Die Todesursache nach Totalresektion ist dagegen die regionäre und Fernmetastasierung.

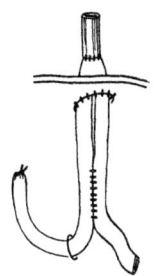

Abb. 351. *Totale und erweiterte totale Resektion ohne Wiederherstellung der Duodenalpassage:* Einfachstes Verfahren zur Wiederherstellung der Kontinuität des Darmkanals durch Ösophago-Jejunostomie mit einfacher Schlinge und Enteroanastomose

Formen. 1. **Ohne Wiederherstellung der Duodenalpassage** α) *Einfache Schlinge* (s. Abb. 367). *Prinzip:* Ausrottung des Magens; Blindverschluß des Duodenums. End-zu-Seit-Ösophago-Jejunostomie; *Braun*sche Entero-Anastomose der beiden Jejunumschenkel.

Prognose: funktionell ungünstige Form der Totalresektion; rasch ausführbar; daher für alle Fälle bevorzugt, bei welchen es auf kurzfristige Beendigung der Operation ankommt.

β) *Resectio totalis ypsiliformis* (Typ *Roux*). *Prinzip:* Ausrottung des Magens; Blindverschluß des Duodenums; Durchtrennung des Jejunums hinter der Flexura-Duodenojejunalis; End-zu-End-Ösophago-Jejunostomie (subdiaphragmatisch oder intrathorakal); End-zu-Seit-Verbindung des vom Duodenum kommenden Jejunalschenkels mit dem abführenden – vom Ösophagus kommenden – Jejunalschenkels.

Prognose: funktionell mangelhafte Form der Anastomosierung; bevorzugt für Fälle, bei welchen die Ösophago-Jejunostomie intrathorakal ausgeführt werden muß (*Resano*).

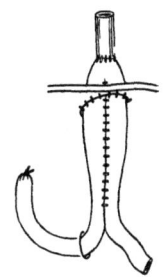

Abb. 352. Totalresektion ohne Wiederherstellung der Duodenalpassage, Pantaloon-Anastomose nach *Engels*

γ) *Ersatzmagenbildungen* (Engel, Barraya, Hunt). *Prinzip:* Ausrottung des Magens und Versuch der Schaffung eines Ersatzmagens mit Reservoirfunktion durch plastische Maßnahmen mit Hilfe von Jejunumschlingen (z. B. breite Anastomosierung beider Schenkel einer einfachen Schlinge nach *Engel*, „Pantaloon"-Anastomose (s. Abb. 352) oder seitliche Anlagerung der nach Typ *Roux* durchtrennten zuführenden Schlinge an die End-zu-End mit dem Ösophagus verbundene, abführende Schlinge und breite Anastomosierung der beiden (nach *Barraya*) oder Resectio totalis ypsiliformis mit dem Unterschied, daß die hochgeführte Jejunumschlinge End-zu-Seit mit dem Ösophagus anastomosiert wird und das überstehende Ende wieder mit der abführenden Schlinge blind verbunden wird, so daß eine Art Magenfundus neu gebildet wird (*Hunt*) (s. Abb. 353).

Prognose: funktionelle Ergebnisse werden durch die Ersatzmagenbildung meist nicht verbessert, da diese Jejunalsäcke niemals verdauungsaktiv werden; hingegen bedeutet ihr Wegfall für die Dünndarmverdauung einen Nachteil. Das Problem liegt *nicht* so sehr in der Schaffung eines *Reservoirs* als in der *Wiederherstellung der Duodenalpassage*.

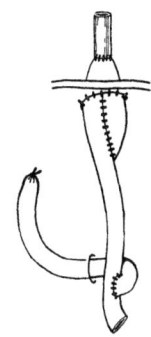

Abb. 353. Totalresektion ohne Wiederherstellung der Duodenalpassage, Y-Anastomose nach *Seou*

2. **Mit Wiederherstellung der Duodenalpassage.** α) *Direkte Ösophago-Duodenostomie* (s. Abb. 354). *Prinzip:* Ausrottung des Magens und direkte End-zu-End-Vereinigung des intraabdominellen Ösophagus mit dem (etwas mobilisierten) Duodenum.

Prognose: gelingt nur in etwa 20–30% der Fälle bei mageren Patienten, technisch ist sie rasch durchführbar, funktionell aber unbefriedigend (Verlagerung der Gallen-Pankreas-Wege, oft starker Reflux, Galleerbrechen, Stauungsikterus, Ösophagitis); evtl. auch Nahtinsuffizienz infolge Nahtspannung bei erzwungener Ösophago-Duodenostomie; daher nur mit großer Zurückhaltung anwenden!

β) *Ösophago-Duodenostomie mittels Zwischenschaltung eines Jejunumsegments* (*Nakayama* und *Longmire*) (s. Abb. 355). *Prinzip:* Ausrottung des Magens, evtl. in Form der

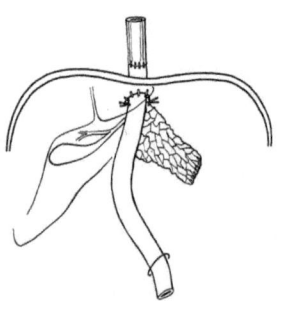

Abb. 354. *Totalresektion mit Wiederherstellung der Duodenalpassage.* Direkte Ösophagoduodenostomie

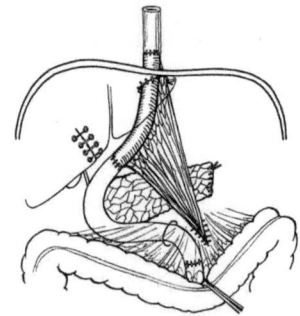

Abb. 355. *Totalresektion mit Wiederherstellung der Duodenalpassage.* Ösophagoduodenostomie mittels *Dünndarmzwischenschaltung zur Ersatzmagenbildung* nach *Nakayama-Longmire*

erweiterten Totalresektion; Isolierung einer 10–15 cm langen Schlinge aus dem oberen Jejunum unter sorgfältiger Schonung ihrer ernährenden Gefäße; Einschaltung des Jejunalsegments zwischen Ösophagus und Duodenum und Wiederherstellung der Kontinuität des Speiseweges durch 3 End-zu-End-Anastomosen; evtl. muß die orale Anastomose intrathorakal ausgeführt werden.

Prognose: funktionell günstigste Form der Totalresektion, da die Duodenalpassage wiederhergestellt wird und nur ein kurzes Stück des Jejunums für die Verdauungsfunktion ausfällt; sollte immer zur Anwendung kommen, wenn der Allgemeinzustand die etwas länger dauernde Operation ($1^1/_2$ bis 2 Std.) gestattet.

γ) *Ersatzmägen.* 1. Nach *Soupault:* *Prinzip* der Zwischenschaltungsoperation von *Nakayama-Longmire*; es wird lediglich das etwas länger gewählte Jejunalsegment

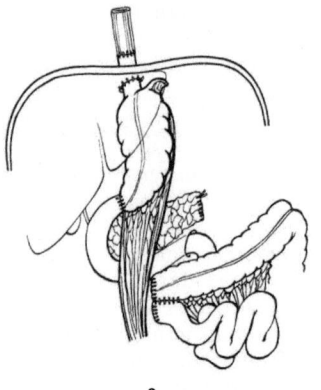

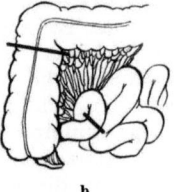

a b
Abb. 356a u. b. Totalresektion und Ersatzmagenbildung durch Zwischenschaltung des Colon ascendens nach *Marshal-McAleese*

End-zu-Seit mit dem Ösophagus anastomosiert und der überschüssige Teil mit dem Segment in sich anastomosiert, so daß eine Art von „Fundusersatz" entsteht. 2. *Nach Moreno:* Prinzip der breit anastomosierten einfachen Schlinge (nach *Engel*), jedoch mit Durchtrennung des zuführenden und abführenden Schenkels und End-zu-End-Anastomose des zuführenden Schenkels mit dem Duodenum und Blindverschluß des abführenden Schenkels; End-zu-End-Verbindung des abführenden Jejunums. Ausgedehnteste Ersatzmagenbildung aus Dünndarm. 3. *Nach Marshall-Lee* u. a. (s. Abb. 356a u. b): Zwischenschaltung des Colon ascendens nebst unterstem Ileum durch End-zu-End-Verbindung mit Ösophagus und Magen. Sehr ausgedehnter Eingriff; kommt höchstens in Frage, wenn das Jejunum zur Zwischenschaltung nicht verwendungsfähig ist.

Prognose: durch die Ausschaltung langer Dünn- oder Dickdarmabschnitte zum Zweck der Ersatzmagenbildung wird die Verdauungsfunktion so empfindlich gestört, daß der Vorteil der Wiederherstellung der direkten Duodenalpassage zum mindesten wettgemacht wird. Das erhöhte Risiko dieser großen Eingriffe gegenüber der einfachen Zwischenschaltungsoperation nach *Nakayama-Longmire*, ist nicht gerechtfertigt.

c) Funktionelle Wertigkeit der einzelnen Resektionsverfahren. Die Kriterien für die Auswahl der einzelnen Resektionsverfahren sind heute weniger technische als *funktionelle Gesichtspunkte* und die *Frage der Radikalität*. Gemessen an der proteolytischen, fettverdauenden und eisenresorbierenden Leistungsfähigkeit resezierter Mägen ergeben sich folgende Gesichtspunkte: Verfahren *mit* Wiederherstellung der Duodenalpassage sind denjenigen *ohne* Wiederherstellung der Duodenalpassage vorzuziehen (Typ Billroth I besser als Typ Billroth II). Die bleibende Ausschaltung des Duodenums (Typ Billroth II) sollte nur angewandt werden, wenn die Ausdehnung und Lokalisation des krankhaften Prozesses keine andere Wahl läßt (also keinesfalls routinemäßig); kein Magenabschnitt soll aus Gründen einer technischen Routine unnötig geopfert werden; die partielle Resektion ist der totalen Resektion in funktioneller Hinsicht überlegen; der Gesichtspunkt der Radikalität erfordert aber bei Carcinomen häufig die Totalresektion; auch nach Totalresektion ist die Wiederherstellung der Duodenalpassage anzustreben. Die Wertigkeit der Resektionsverfahren von gut nach schlecht geordnet ist: Billroth I, subdiaphragmatische Fundektomie, Nakayama-Longmire, Billroth II (funktionell sehr wechselnd leistungsfähig), antrumerhaltende Resektion, Ösophago-Jejunostomie.

C. Mißbildungen

1. Angeborene hypertrophische Pylorusstenose

Definition: starke Verdickung der Pylorusmuskulatur, so daß der Magenausgang eingeengt und die Passage erschwert, oft sogar unmöglich wird.

Ursache: unbekannt; stets schon bei der Geburt vorhanden, daher als Mißbildung aufzufassen.

Häufigkeit: Knaben 5mal häufiger als Mädchen.

Pathologisch-anatomisch: olivenförmiger Pylorus, auf 4–7 mm verdickt durch Hypertrophie der Muskelfasern, auch Schleimhautverdickung; manchmal ulceröse Veränderungen.

Symptome: in der 2.–4. Lebenswoche einsetzendes Erbrechen im Strahl, Abflachung der Gewichtskurve, schließlich Gewichtssturz; niemals Galle im Erbrochenen, jedoch Schleim und Blutfetzen bei fortgeschrittenen Fällen; Hungerstühle, Hypochlorämie mit erhöhter Alkalireserve (Alkalose), oberflächliche Atmung, Koma (pyloricum).

Diagnose: aus Erbrechen, Abmagerung, Austrocknung, sichtbare Magenperistaltik, evtl. tastbarer Tumor am Pylorus. *Röntgenbild:* (meist wegen der klassischen klinischen Symptome überflüssig), Magendilatation mit hoher Sekretschicht, stark verzögerte Entleerung (auf 3–4 Stunden), elongierter, fadenförmiger Kontrastschatten zwischen Antrum und Bulbus Duodeni (*Cave!* zu lange Durchleuchtungen).

Differentialdiagnose: hochsitzende Dünndarmatresie oder *Stenose* (primäre Formen, Brideniléus, Rotationsstörung), dabei setzt das Erbrechen sofort ein und ist gallig. *Gleitende Hiatushernie* (frühzeitig einsetzendes Erbrechen mit Blutbeimengung). *Salzmangelsyndrom* (Pseudopylorusstenose) beruht auf Dysfunktion der Nebennierenrinde.

Therapie: Indikation gegeben, wenn Erbrechen trotz konsequenter konservativer Therapie anhält und keine Gewichtszunahme mehr erzielt wird; Vorbereitung mit Kochsalz-Traubenzucker-Hyaluronidase-Infusionen, kleine Bluttransfusion; präoperative Magenaushebung. *Narkose:* Äther-Sauerstoff.

Technik: Rippenbogenrandkulissenschnitt (als Wechselschnitt), Längsincision des verdickten Pylorus und Querspreizen desselben mit einer stumpfen Pinzette, wodurch der Muskel bis auf die Mucosa aufreißt (*Cave!* Eröffnung der Duodenalschleimhaut), evtl. einige quere Entlastungsschnitte; Blutstillung mit einer angeglühten Knopfsonde.

Nachbehandlung: orale Flüssigkeitszufuhr ab 4. Stunde post op., Subcutaninfusionen, Magermilch; ab 4. Tag schrittweises Umsetzen auf Muttermilch.

Prognose: Mortalität 1–2%; bei verspäteter Operation allerdings sehr viel schlechter; im übrigen ausgezeichnet, da schlagartiges Sistieren des Erbrechens fast stets erzielt wird; bei trotz Operation anhaltendem Erbrechen besteht evtl. gleichzeitig eine Hiatusgleithernie.

2. Stenose, Atresie und Defektbildung

Am Magen sehr selten, fast ausschließlich am Duodenum, dort als komplette Atresie oder Membranverschluß, auch durch Pankreas anulare (s. S. 1204).
Therapie: Membrandurchtrennung, Gastroenterostomie.

3. Divertikel

Am Magen sehr selten, häufiger am Duodenum. *Lokalisation:* Duodenum descendens. *Symptome:* Stenoseerscheinungen nach Füllung, Duodenitis, Ulceration, ascendierende Infektion des Pankreas durch Zersetzung des Divertikelinhalts. *Indikation:* Operation nur bei schwereren Symptomen gegeben; nicht jedoch bei dem als röntgenologischen Zufallsbefund entdeckten Divertikel; besondere Vorsicht ist auch bei den intrapankreatisch gelegenen Ausstülpungen geboten. *Therapie:* Exstirpation mit Quervernähung der Duodenalwand, Peritonealisierung und lumbale Drainage für einige Tage.

D. Verletzungen und Verätzungen

(vgl. S. 1133)

Entstehung: subcutane, penetrierende, vom Inneren aus durch *Fremdkörper* oder durch *Verätzung mit Säure oder Alkalien* (Lysol, Sublimat, Carbolsäure, Natronlauge) oder durch Instrumente: Sonde, Gastroskop oder dgl.

Vorkommen: nicht eben selten. Von den einzelnen Organabschnitten werden betroffen: Duodenum selten, am ehesten Magen in gefülltem Zustand am Pylorus und an der kleinen Kurvatur oder an der Flexura duodeno-jejunalis.

Symptome: Schock, Schmerz (plötzlich und heftig, meist lokalisiert), Übelkeit, Aufstoßen und Erbrechen (evtl. blutig; bei Magenperforation bisweilen fehlend infolge Ausfließens des Mageninhalts in die Bauchhöhle), Bauchdeckenspannung, evtl. Flüssigkeit oder Luft in der Bauchhöhle, evtl. Ausfließen von Magen-Darm-Inhalt und Magen-Darm-Vorfall aus der Wunde, evtl. Blutung in die Bauchhöhle.

Diagnose (s. S. 1133).

Komplikationen: häufig Nebenverletzungen an Leber, Gallenblase, Milz, Pankreas, Nieren, Zwerchfell, Brust- und Beckenorganen, Gefäßen usw.

Prognose: bei reiner Magenverletzung relativ günstig; ernster bei Duodenalzerreißung; außerdem Verschlechterung von Stunde zu Stunde; daher sofortige Operation bei jeder sicheren Perforation und bei begründetem Verdacht auf eine solche.

Therapie: Laparotomie, und zwar baldmöglichst. *Technik:* Laparotomie meist median, evtl. unter Wundexcision, genaue Revision der ganzen Bauchhöhle (*Cave!* Übersehen von *mehrfachen* Perforationen und von Nebenverletzungen; daher ist nötig Absuchen des ganzen Magen-Darm-Schlauchs, evtl. Kontrolle der Magenhinterwand mit Eingehen durch Lig. hepato-gastr. oder Lig. gastrocol. in die Bursa omentalis; bei Schußverletzungen ist gewöhnlich (entspr. Ein- und Ausschuß) eine *gerade* Zahl von Verletzungen des Kanals anzunehmen, außer bei Steck- oder Streifschuß sowie bei retroperitonealem Vordringen des Geschosses. Versorgung der Perforation erfolgt gewöhnlich durch Naht, und zwar zur Vermeidung von Stenose quer zur Längsachse; Netzdeckung der Naht nur mit Zurückhaltung wegen Gefahr narbiger Schrumpfung; Gastroenterostomie nur bei dauernder Unwegsamkeit, aber nicht zur Entlastung; zum Schluß Reinigen der Bauchhöhle durch Austupfen oder durch Ausspülen mit Breitspektrumantibioticis sowie Bauchnaht in Etagen ohne oder mit Drain.

Verätzung. a) *frische:* Schorfbildung an Lippen, nekrotisierende Entzündung aller Schleimhautschichten, welche über ein Granulationsstadium in stenosierende Schrumpfung übergehen kann; schwere Allgemeinerscheinungen je nach Art des Ätzgiftes. *Vorkommen:* Laugenverätzung häufiger als Säureverätzung. Chirurgische Komplikationen (Pylorusstenose, Perforation) nach Säureverätzung 10mal häufiger als nach Laugenverätzung; Stenose wichtigste Komplikation, tritt am Magen in der 3. Woche nach dem Unfall auf. *Therapie:* konservativ, Gabe von neutralisierenden Lösungen per os (vgl. S. 1113), bei Perforation Laparotomie und Gastrostomie zur Spülung und Ernährung. (*Cave!* überstürzte Resektion, da die Ausdehnung der Verätzung primär niemals erkennbar ist.) b) *Im Endstadium:* Eingriffe zur Umgehung bzw.

Beseitigung von Strikturen (Gastroenterostomie, Resektion, Ösophago-Gastroplastiken; vgl. S. 1114); da Ösophagus und Magen stets gleichzeitig betroffen sind und der Magen oft für den Ersatz des Ösophagus gebraucht wird, sei man mit primären Resektionen des Magens sehr zurückhaltend.

E. Fremdkörper

Entstehung: 1. *von oben*, d. h. per os (teils unabsichtlich, nämlich verschluckt, spez. bei Kindern oder bei Dekorateuren, Frauen usw., welche während der Arbeit Nägel, Nadeln, Schrauben usw. zwischen den Zähnen halten; teils absichtlich, nämlich geschluckt bei Hysterischen, Geisteskranken, Alkohol-, Typhus- u. a. Deliranten, Selbstmördern, Verbrechern, Gefangenen, Schwertschluckern usw.): Steck-, Näh- oder Haarnadeln, Nägel, Zähne, Gebisse, Knochen, Gräten, Obstkerne, Münzen, Perlen, Ringe, Steine, Kugeln, Draht, Holz, Zahnbürsten, Schmuckstücke, Pinsel, Läppchen, Bleistifte, Thermometer, Gewichte, Zahnstocher, Knöpfe, Messer, Gabeln, Löffel, Scheren, Schwertklingen, Glasstücke, Schlundsonden usw. 2. *von unten*, d. h. durch den Pylorus vom Darm her, spez. bei Stenose unterhalb: Gallensteine, Spulwürmer usw.; 3. *von der Nachbarschaft*, d. h. von außen oder aus der Bauchhöhle: Nadeln, Kugeln, abgebrochene Messerklingen usw.; 4. *im Magen selbst entstanden:* aus tierischen oder menschlichen Haaren, spez. bei am Zopf kauenden Mädchen (sog. „Haarbälle oder Haargeschwülste, Trichobezoare") oder aus Pflanzenfasern (sog. „Pflanzenfasergeschwülste Phytobezoare") oder aus Schellack, spez. bei gewohnheitsmäßig Politur trinkenden Tischlern (sog. „Harz- oder Schellacksteine") oder aus Hafer (sog. „Hafersteine"); Gummibezoar bei gewohnheitsmäßigem Kaugummischlucken.

Symptome und Diagnose: Magendruck und -schmerz sowie Appetitlosigkeit bis Brechreiz; evtl. Tumor (festzustellen durch Betastung auch evtl. rectal spez. bei Haar- und Pflanzenfasergeschwulst; beliebig beweglich und wechselnd fühlbar; ähnlich Magentumor, Wanderniere oder Wandermilz); dazu Sondierung, Ösophago- bzw. Gastro- bzw. Rektoskopie und Röntgenbild, evtl. Elektromagnet.

Differentialdiagnose: Geschwulst, Entzündung, Wandermilz oder Wanderniere u. a.

Prognose: günstig, auch bei *spitzen* Fremdkörpern. Meist (in etwa $33^1/_3$–50%) erfolgt Spontanabgang auf natürlichem Weg durch Erbrechen oder Stuhlentleerung nach 1–2–3 Tagen, aber auch noch nach Wochen bis Monaten bis Jahren, u. a. auch bei Nahrungsmitteln, Darmsteinen und kurzen Fremdkörpern, spez. Nadeln, welche oft mit dem stumpfen Ende voranwandern. Sonst droht: 1. *Liegenbleiben*, evtl. mit Entzündung oder Decubitus, spez. in Appendix und Divertikeln sowie Mastdarmampulle. 2. *Einklemmung* bzw. *Einspießung*, spez. bei Ulcus oder Carcinom, aber auch sonst öfters an Pylorus, Duodenalwinkeln, spez. Flexura duodenojejunalis, Dickdarmflexuren, Valvula *Bauhini* und Mastdarm im Schließmuskelbereich sowie am After, evtl. mit Obturations-Ileus (spez. bei Gallenstein und Schellackstein). 3. *Perforation* in etwa 10–15% (spez. bei Nadeln, Gräten, Glas- und Knochenstückchen) in Bauchhöhle, Harnblase, Scheide usw. oder nach außen, spez. am Nabel mit Perforationsperitonitis oder perigastritischem Absceß oder Magen-Darm-Wandabsceß bzw. -Phlegmone oder Netz-Bauchdeckentumor oder Harnsteinbildung. Tod gelegentlich durch Perforationsperitonitis oder Obturationsileus in verschleppten Fällen (Gefangene).

Therapie. a) *konservativ:* Bettruhe und Breikost (Kartoffel-, Grieß-, Reis- und Apfelbrei sowie Hülsenfrüchte, Kraut, Brot usw., auch Paraffin sowie ziemlich dicker Bariumbrei unter wiederholter Gabe von Spasmolyticis; Wirkung nach dem Prinzip der Wurstspritze!) unter Kontrolle des Stuhls auf spontanen Abgang mit Kotsieb (Cave! Körperbewegung und Abführmittel!) sowie unter manueller Kontrolle der Rectumampulle, wo der Fremdkörper steckenbleiben kann und dann herausgeholt werden muß mit Öleinlauf, evtl. mit Hand, Zange u. dgl.; u. U. benutze man Ösophago- oder Gastroskopie; auch Brechmittel oder Magenaushebung und -spülung können angezeigt sein; gegebenenfalls, nämlich bei Eisen, verwende man eine Magensonde mit Magnet. (Speziell bei Kindern vor operativer Revision!)

b) Speziell bei großen und spitzen Fremdkörpern, jedenfalls bei Einspießung mit Perforationsgefahr *operativ: Gastro-* bzw. *Duodenostomie* und *Fremdkörperentfernung.*

F. Magenfistel

a) Äußere Magenfistel oder Magen-Bauchwand-Fistel, d. h. Verbindung zwischen Magen und Körperoberfläche.

Ursachen: subcutane oder penetrierende Verletzung (Schuß und Stich sowie Fremdkörper), Operation (*absichtlich* zwecks künstlicher Ernährung [vgl. S. 1168] oder *unabsichtlich* infolge Nahtinsuffizienz nach Mageneingriffen), Ulcus und Carcinom.

Entstehung ist entweder *direkt*, d. h. unter sofortiger Verklebung der Perforationsöffnung mit der Bauchwand oder *indirekt*, d. h. auf dem Wege des Abscesses.

Formen: Röhrenfistel und Lippenfistel.

Symptome: 1. Abgang von unverdauten Speisen bzw. von per os gegebenen (leicht kenntlichen) Mitteln (blaugefärbte Flüssigkeiten) kurze Zeit nach der Nahrungsaufnahme und 2. Austritt von Magensaft.

Folgen: Hautekzem und Inanition.

Therapie: zu versuchen Ätzen und Zusammenziehen mit Heftpflasterstreifen, sonst Magennaht nach Umschneiden und Ablösen der Fistel oder (spez. bei Magencarcinom) Jejunostomie; außerdem Schutz der umgebenden Haut durch Zinkpaste oder Fistelsalbe (s. S. 1168) nach Abwaschen mit Öl, notfalls auch Benzin oder Äther und perorale Ernährung; *künstliche* Magenfistel schließt sich in der Regel spontan bald nach Fortlassen des Schlauchs, vgl. S. 1168.

b) Innere Magenfistel, d. h. Verbindung zwischen Magen und anderen Hohlorganen.

Ursachen: wie a), spez. Ulcus pepticum jejuni nach Gastroenterostomie und Resektion oder Carcinom des Magens oder des betr. Nachbarorgans; letzteres ist meist Colon, seltener Duodenum, Dünndarm, Pleura, Bronchien, Perikard, Leber, Gallenblase, Nierenbecken, Uterus usw.

Symptome: Abgang von unverdauten Speisen (sog. „Lienterie") bzw. von per os gegebenen (leicht kenntlichen) Mitteln an ungehöriger Stelle und umgekehrt Füllung des Magens mit Kot usw. oder an Dickdarm auch bei künstlicher Darmaufblähung bzw. -eingießung mit Luft bzw. gefärbter Flüssigkeit; auch Röntgenbild mit Kontrastmasse von oben und unten.

Therapie: Resektion und Entfernung des fisteltragenden Magen-Darm-Abschnitts.

G. Motorische Störungen, Form- und Lageveränderungen des Magens

a) Pylorusstenose. *Ursachen:* Krampf („Pylorospasmus": rein nervös, vgl. S. 1177, oder bei Ulcus pylori, aber auch bei sonstigen Geschwüren und Entzündungen der Bauchhöhle usw.), Ulcusnarbe, Carcinom, Verätzungsstriktur, Tuberkulose, Gastroptose, Abknickung (durch Verwachsungen mit Gallenblase, Netz usw.; bei peritonealen Entzündungen), Kompression (durch außerhalb gelegene Tumoren, z. B. Gallenblase, Pankreastumor, Wanderniere usw.).

Symptome: Gefühl von Magendruck und -fülle, evtl. Schmerz, Dyspepsie, Aufstoßen und Erbrechen (von evtl. *alten* Speisen; nicht gallig, oft voluminös und alle paar Tage), sicht- und fühlbare Magenperistaltik (sog. „Magensteifung"; spez. auf Beklopfen der Magengegend), Magenerweiterung und evtl. auch -senkung (feststellbar durch Inspektion, Palpation und Perkussion, vermehrte oder verminderte Salzsäure mit Gärung (bei ersterer Hefe und Sarcine, bei letzterer Milchsäurebakterien sowie Milchsäure), Retention von Speisen im Ausgeheberten (nüchtern alte Reste, spez. Preiselbeeren, Rosinen oder Pflaumen).

Diagnose: Röntgenbild mit Kontrastbrei bzw. -milch (Magenerweiterung meist in Halbmondform mit Rechtsausdehnung und evtl. -senkung sowie erheblicher, spez. suppentellerartiger Rest noch nach 6, ja 12–24 Stunden!).

Folgen: evtl. Inanition mit Abmagerung und Austrocknung (Gewichtsabnahme, Stehenbleiben erhobener Hautfalten, geringe Harn- und Stuhlmenge, Tetanie usw.), da im Magen keine nennenswerte Resorption, auch nicht für Wasser stattfindet.

Komplikation: gleichzeitige Stenose an Ösophagus, Kardia, Magenmitte oder Darm.

Therapie: Operation, sobald die Stenose gesichert ist (Gastroenterostomie evtl. mit Vagotomie, am besten Resektion, Pyloromyotomie bei Spasmus, vgl. S. 1177).

b) Kardiastenose und Refluxösophagitis (vgl. S. 1113).

c) Sanduhrmagen. *Wesen:* Abteilung des Magens in zwei oder mehrere Abschnitte (sog. „segmentierter Magen"), meist in Stundenglasform („Sanduhrmagen").

Ursachen: meist durch Magengeschwür, seltener durch Carcinom, Tuberkulose, Verätzung, Verwachsung, Kompression usw.

Vorkommen: meist im mittleren Alter, spez. bei Frauen.

Symptome und Diagnose (evtl. fehlend oder erst spät; sonst ähnlich wie bei Pylorusstenose): Magendruck und -schmerz, Dyspepsie, Erbrechen (gerichtweise) usw., ferner

1. zum Teil Nichtzurückfließen der Spülflüssigkeit, welche durch die Stenose in den pylorischen Teil abströmt;
2. nach Reinspülen des Magens einsetzende Trübung durch Mageninhalt, evtl. übelriechend und mit alten Speiseresten;
3. nach Magenentleerung verbleibende Plätschergeräusche;
4. bei Magenaufblähung sicht-, fühl- und perkutierbare (d. h. durch Tympanie erkennbare) Doppelsackbildung mit Aufeinanderfolge, Furche und Austauschbarkeit;
5. Stenosengeräusch bei Aufblähung und Rieselgeräusch bei Flüssigkeitsfüllung;
6. Röntgenbild mit Kontrastmasse, evtl. zur Abgrenzung gegenüber Spasmus, vorher Spasmolyticum; manchmal wird die Stenose des Sanduhrmagens, namentlich wenn sie hoch liegt oder wenn sie mehrfach ist, übersehen.

Differentialdiagnose: 1. spastischer oder Pseudo-Sanduhrmagen. 2. Pylorus- oder Kardiastenose. 3. Tumor von Gallenblase, Milz, Niere usw.

Therapie. Operativ: je nach Sitz der Stenose im Antrumbereich (Resectio Billroth I), im Corpusbereich (Resectio Billroth II oder I), im Fundus- und Kardiabereich (Resectio inversa = Fundektomie).

d) Magenerweiterung (Gastrektasie). *Entstehung:* a) *primär* als sog. „idiopathische Magenerweiterung" durch Atonie bei Muskelschwäche, Katarrh oder Überladung sowie bei gesteigertem Sympathicotonus: „Gastromegalie" (ähnlich Megaösophagus, Megacolon, Megacystis). b) *sekundär:* bei Pylorus- und Duodenalstenose (s. da).

Symptome: wie bei Pylorusstenose.

Therapie: in schweren Fällen chirurgisch (zwei Drittel Resectio Billroth I oder II).

e) Magensenkung (Gastroptose). *Entstehung:* teils angeboren (Konstitution), teils erworben (Abmagerung, Alter, Geburten usw.), vgl. Wanderniere; meist Teilerscheinung allgemeiner Eingeweidesenkung (Splanchnoptose), daher kombiniert mit Colon- und Nierensenkung (s. S. 1336); häufig besteht gleichzeitig Magenatonie und -ektasie; Unfallzusammenhang ist immer abzulehnen.

Symptome: Magen gesenkt (evtl. bis unter Darmbeinschaufeln oder bis ins kleine Becken) und oft auch erweitert sicht-, fühl- und perkutierbar, spez. bei Trinken kalten Wassers oder besser bei Aufblähung (maßgebend ist der Stand der *kleinen* Kurvatur; diese ist u. U. gesenkt bis zum Nabel, in schweren Fällen auch noch darunter!) und Röntgenbild mit Kontrastmasse (Magen gesenkt und zugleich senkrecht stehend, oft auch erweitert und mit verzögerter Entleerung); außerdem bestehen evtl., aber keineswegs immer Beschwerden: Fülle, Druck, Schmerz, Übelkeit, Aufstoßen und Erbrechen, welche Beschwerden zunehmen bei Magenüberladung oder Stehen, dagegen abnehmen bei Liegen auf dem Rücken oder auf der rechten Seite.

Folge: Ernährungsstörung (sog. „Ptosekachexie") und Neurasthenie.

Therapie: a) in der Regel *intern* (ähnlich wie bei Wanderniere): Bandage, Leibbinde nach *Glenard,* Diät (wie bei Pylorusstenose); evtl. Liege- und Mastkur sowie Massage, Gymnastik, Elektrisieren und appetitanregende Mittel.

b) Ausnahmsweise bei hochgradigen Formen *chirurgisch: Gastroplicatio (Nissen),* d. i. Verschmälerung des Magens, indem die Vorder- und Hinterwand des Magens über einem eingelegten Magenschlauch gerafft und miteinander vernäht werden; *Gastropexie* (d. h. Annähen der kleinen Kurvatur an Peritoneum, Bauchwand oder Rippenbogen) oder *Gastrosuspension* (d. h. Verkürzung des kleinen Netzes durch Raffnähte) oder kombiniert, dabei evtl. unter Verwendung des Lig. teres hepatis, welches mit dem freien Ende an der Magenvorderseite längs der kleinen Kurve angenäht und evtl. am Rippenbogen suspendiert wird (*Perthes*) oder in schweren Fällen, spez. bei gleichzeitiger Magenerweiterung am sichersten Resectio Billroth I oder II; anschließend interne Nachbehandlung, spez. lange Liegekur.

f) Akute Magenlähmung oder Atonie (*Rokitansky* 1842). *Ätiologie:* postoperative Vaguslähmung durch Vagusdurchtrennung oder durch Ketonvergiftung (z. B. im Coma diabeticum, durch Narkoseintoxikation usw.).

Symptome: Oberbauchschmerzen, Unruhe, Schock-Kollapssyndrom, Überlauferbrechen ohne Würgereflex, Entleerung massenhaft braun-schwarzer Flüssigkeit fauligen Geruchs; Aperistaltik.

Differentialdiagnose: Perforationsperitonitis, Pankreasnekrose. *Prognose:* 50—75% Mortalität. *Therapie:* Rechts-Seitenlagerung, Knieellenbogenlage (nach *Schnitzler*), Magenspülung mit heißer Kochsalzlösung (evtl. heiß—kalt abwechselnd), Nasensonde mit Dauerabsaugung (*Cave!* Operation mit Versuch der inneren Entlastung, z. B. G.-E.), reichlich intravenöse und rectale Flüssigkeitszufuhr, Prostigmin, Hypophysin (vgl. S. 1153).

g) Arterio-mesenterialer Duodenalverschluß. *Wesen:* Abknickung des Duodenum an der Flexura duodenojejunalis durch akute Magen-Duodenal-Erweiterung und -Atonie oder durch die Gekrösewurzel mit den kranialen Mesenterialgefäßen.

Symptome (hochsitzender Ileus, und zwar Magenileus!): Magenblähung (ohne Darmblähung; anfangs mit peristaltischer Unruhe von Magen und Duodenum, kopiöses Erbrechen, Acetonurie.

Differentialdiagnose: Ileus, Peritonitis, Pankreatitis, Magenvolvulus.

Prognose: bei Nichterkennung ebenso schlecht wie bei akuter Magenlähmung.

Therapie. Konservativ: wie unter f); *operativ:* Resectio Billroth II antecolica anterior mit langer Schlinge und Enteroanastomose, so daß das Duodenum sicher völlig entlastet wird; oder in leichteren Fällen Duodenojejunostomie.

h) Magenvolvulus ist eine Torsion des Magens meist bei Zwerchfellbruch oder bei nachbarlicher Entzündung bzw. Verlagerung; dabei erfolgt gleichzeitig Kardia- und Pylorusverschluß; begünstigend wirken Gastroptose, gleitende Hiatushernie, Gastrektasie, Lageanomalien.

Formen: Verdrehung erfolgt entweder um die Magenlängsachse oder um die Mesenterialachse; Quercolon verdreht sich evtl. mit.

Vorkommen: selten.

Differentialdiagnose: Ileus, Peritonitis, Pankreatitis, Magenlähmung u. a.

Symptome: ähnlich wie bei akuter Magendilatation, spez. Meteorismus sowie Schmerz und Übelkeit, aber kein Erbrechen; evtl. erfolgt Perforation.

Diagnose: Röntgenaufnahme.

Therapie: Operation: Detorsion, evtl. mit anschließender Resektion oder Gastropexie an der vorderen Abdominalwand; Verschluß von Hiatuslücken (s. Zwerchfell).

i) Mageninvagination ist eine Einstülpung des Magens, und zwar meist in den Dünndarm, auch postoperativ nach Gastroenterostomie oder Magenresektion.

Therapie: Operation mit Desinvagination und Resektion.

H. Entzündungen

a) Gastritis acuta (akute Magenschleimhautentzündung). *Pathologisch-anatomisch:* erosive Gastroduodenitis mit Drüsenveränderungen und entzündlichen Defektbildungen der Mucosa; im abklingenden Stadium Epithelregeneration mit Umbau, auch Fehlbau der Schleimhaut und Schwund der Drüsen.

Ursache: bakterielle und chemische Gifte als exogene Noxen (Alkohol, Nicotin), auch endogene Noxen durch hämatogen verbreitete Gifte und Bakterien (Ausscheidungsgastritis, toxische Gastritis, Herdgastritis).

Symptome: Schmerzen bei Nahrungsaufnahme, Nüchternschmerzen, Appetitlosigkeit, Aufstoßen, Erbrechen, evtl. Blutungen.

Komplikationen: idiopathische, parenchymatöse Magenblutung (Konjetzny) auf dem Boden einer akuten Gastroduodenitis, *Ulcus ventriculi et duodeni (Nauwerk, Konjetzny)*; als zentrale Ursache für die parenchymatöse Blutung und das Ulcus dürfte die Gastritis nicht in Frage kommen; vielmehr kommt ein vasculärer Schock neuro-hormonaler Ätiologie in Betracht (Reilly-Phänomen).

Gastritis und Duodenitis phlegmonosa (akute Magenphlegmone):

Symptome: plötzliche, sehr starke Magenschmerzen, kein Fieber, Durchfälle, starke Abwehrspannung des ganzen Oberbauchs, derbe Resistenz oberhalb des Nabels. *Differentialdiagnose:* Geschwürsperforation, akute Pankreasnekrose. *Therapie:* Abtamponierung des Magens oder Duodenums; Magenresektion bei Beschränkung des Prozesses auf einen umschriebenen Herd. *Prognose:* ungünstig, jedoch sind vereinzelt Spontanheilungen beobachtet.

b) Gastritis et Duodenitis chronica. *Symptome:* geringer als unter a).
Differentialdiagnose: schwierig (Magenneurose, Ulcus, Neoplasma).
Therapie: intern, außer in Fällen von Gastritis stenosans; bei einer solchen ist Resektion, evtl. auch Gastroenterostomie zu erwägen.

c) Linitis plastica (*Cruveilhier* und *Andrae*). *Pathologisch-anatomisch:* chronisch-sklerosierender Entzündungsprozeß der gesamten Magenwand, welcher zur Schrumpfung des ganzen oder eines Teiles des Magens führt („Feldflaschenmagen", hypertrophische Magensklerose, Cirrhosis ventriculi hyperplastica, entzündlicher Schrumpfmagen, Fibromatosis ventriculi, Gastritis stenosans). Die Dignität des Wachstums (ob reiner Entzündungsprozeß oder spezielle Form des Magenkrebses) ist noch nicht sicher geklärt.
Differentialdiagnose: Gastritis hypertrophicans, Carcinom (Scirrhus).
Therapie: Totalresektion (wenn möglich nach *Nakayama-Longmire*) (vgl. Abb. 355).

J. Ulcus ventriculi et duodeni (Magen-Zwölffingerdarmgeschwür)

Definition: wandzerstörende Nekrose im Bereich des Magens (Ulcus ventriculi) oder des Zwölffingerdarms (Ulcus duodeni); oder auch nach operativer Verbindung des Magens mit dem Dünndarm, ganz besonders nach Gastroenterostomie in der Jejunalwand (Ulcus pepticum jejuni), oder im Anastomosenring (Ulcus gastrojejunale, Anastomosengeschwür). Ganz vereinzelt im unteren Ösophagus oder in Duodenal- oder *Meckel*schem Divertikel, wenn diese Stellen mit ektopischer Magenschleimhaut ausgekleidet sind. Größe des Geschwürs schwankt zwischen kaum sichtbaren oder sogar submukösen Schleimhautstomata (Ulcus Dieulafoy) und mehreren Zentimetern Durchmesser; in der Regel beträgt der Durchmesser etwa 0,5 cm.

Vorkommen: an bevorzugten Stellen des Magens und Duodenums (entlang der Magenstraße bzw. kleinen Kurvatur), häufiger an der Hinterwand als an der Vorderwand; im Pylorusring (Ulcus pyloricum) oder dicht davor (Ulcus ad pylorum); im Duodenum, besonders in der Pars ascendens öfters an der Vorderwand als an der Hinterwand, am häufigsten im Bulbus duodeni (95%); das postoperative Ulcus pepticum jejuni liegt meist an der Wand gegenüber dem Mesenterialansatz unmittelbar neben der Anastomosenöffnung, nur selten tiefer im Jejunum; das Anastomosenulcus im Anastomosenring selbst entsteht in einer durch die Operation geschädigten Schleimhaut.

Häufigkeit: bei 10% aller Sektionen; mittleres Alter bevorzugt, Häufigkeitsgipfel zwischen 30–50 Jahre; Geschlechtsverteilung: Männer:Frauen wie 4:1; Magengeschwür bei Frauen doppelt so häufig als Zwölffingerdarmgeschwür, dagegen bei Männern seltener als letzteres; im übrigen abhängig von allgemeiner Ernährung, Wirtschaftslage, psychischem und physischem Stress (Verbrennung, Kälteeinwirkung, Kriegsgefangenschaft, Flüchtlingselend). Besonders gehetzte Berufe (Kellner, Ärzte, Taxichauffeure) zeigen eine gewisse Prädisposition. Multiple Geschwüre in 5–48%, Ulcus pepticum jejuni nach Gastroenterostomie (3,8–6,9%); nach Übernähung einer Ulcusperforation mit zusätzlicher Gastroenterostomie (55%); nach Magenresektion (Billroth I 0,7% Rezidivulcera, Billroth II 0,9% Ulcus pepticum jejuni).

Pathologisch-anatomisch: rundlicher bis ovaler, tiefer Defekt; bei chronischem Verlauf mit hart-schwieliger Umgebung, einem Carcinom ähnlich (Ulcus callosum), evtl. die ganze Magenwand durchsetzend und in benachbarte Organe eindringend; auch dorthin perforierend.

Einteilung: 1. *Ulcus acutum, subacutum:* a) *Ulcus superficiale* = Muscularis nicht durchbrechend, b) *Ulcus profundum* = Muscularis durchbrechend;. In beiden Fällen besteht die Möglichkeit der Heilung und Vernarbung sowohl, als auch der Perforation, Blutung und Übergang in chronisches Stadium.

2. *Ulcus chronicum:* a) *Ulcus callosum* = Mißverhältnis zwischen Größe des Geschwürs und Bindegewebswucherung; es besteht Perforations- und Blutungsgefahr, Heilungstendenz gering, b) *Ulcus penetrans* = Einbruch in die Nachbarorgane, Perforationsgefahr gering, Blutungsgefahr groß, c) *Ulcus callosum penetrans* = stärkste Verdickung der Ulcusränder, mächtige Entwicklung der Bindegewebslager, Penetration in Nachbarorgane, geringe Perforationsgefahr, große Blutungsneigung; Gefahr der malignen Entartung bei Ulcus duodeni unter 1%, bei Ulcus ventriculi in 4–8,6%.

Histologisch: am chronischen Magengeschwür 4 Zonen unterscheidbar (*Askanazy*): 1. Oberflächliche Schicht von fibrin-, leukocyten- und erythrocytenhaltigem Exsudat (Zeichen der entzündlichen Reizung); 2. Zone der fibrinoiden Nekrose (starke Leukocyteninfiltration, deutliche Einschmelzungstendenz und Neigung zu Progredienz); 3. Zone der proliferierenden Gewebsbildung; 4. Zone der Narbenbildung (Callus des Ulcus callosum). Je stärker die 2. Zone und je geringer die 3. Zone ausgeprägt ist, um so größer ist die Tendenz zum Fortschreiten des Geschwürs. Die umgebende Gastritis und Duodenitis machen die Theorie verständlich, daß das Geschwür stets auf dem Boden einer herdförmigen bakteriellen oder toxischen Gastroduodenitis entsteht (*Konjetzny, Kalima* und *Puhl*).

Ätiologie: 1. *Peptische Theorie (Aschoff, Büchner, Günzburg, v. Redwitz, Wangensteen)*: normalerweise ist die Magenschleimhaut gegen Selbstverdauung dadurch geschützt, daß die Abscheidung des Magensafts nur bei Bedarf, d. h. kurz vor der Nahrungsaufnahme, erfolgt und sofort durch das eingenommene Eiweiß gebunden wird. Eine peptische Schädigung der Magenwand ist nur möglich, wenn in dem Zusammenspiel zwischen Sekretion und Aufnahme bindungsfähiger Nahrung regelmäßig eine Störung auftritt (unregelmäßige Nahrungsaufnahme, Genuß von Stoffen, welche die Sekretion des Magensafts anregen, ohne ihn gleichzeitig zu binden, z. B. Nicotin, Weißwein, Kaffee, psychische Unruhe, Hast des Berufslebens usw.). Durch die hierbei erfolgende „Leersekretion" (*Büchner, Enderlen, Freudenberg* und *v. Redwitz, Zukschwerdt, Remé, Silbermann, Wangensteen*) versagen die Schutzmaßnahmen gegen Selbstverdauung und bereits das normacide, salzsaure, peptische Verdauungsgemisch kann die Magenwand schädigen. Offen bleibt dabei die Frage, warum immer nur eine relativ kleine, scharf umschriebene Stelle betroffen wird.

2. *Vasculär-mechanische Theorie (Hauser, Kanum, Payr, Virchow)*: die peptische Andauung erfolgt an Stellen der Magenwand, an welchen die Magengefäße mechanisch verschlossen sind.

3. *Vasculär-neurogene Theorie (v. Bergmann, Schiff, Talma, Westphal)* ist eine Erweiterung der vasculär-mechanischen Theorie. Durch vasculären Schock der Magengefäße kommt es zur funktionellen Abdrosselung und primären Nekrose der Magenwand im Versorgungsbereich des betreffenden Gefäßes. Stressbedingte Entstehung im Sinne eines Reilly-Phänomens (Hyperämie, Vasodilatation, Ödem, Blutung), „weinende Schleimhaut" (*Wachsmuth*) kann heute als gesichert gelten.

4. *Entzündungstheorie (Konjetzny, Nauwerk, Rosenow).* Geschwürsbildung erfolgt auf dem Boden einer herdförmigen bakteriellen oder toxischen Gastroduodenitis. Nachdem die Begleitgastritis jedoch nur in etwa 12,5 % der Fälle nachweisbar ist, kann diese Theorie keine alleinige Gültigkeit besitzen, vielmehr ist die Gastritis vielfach als sekundäre Erscheinung aufzufassen (*K. H. Bauer*).

5. *Mechanische Theorie (Aschoff, K. H. Bauer, Schmieden)*: mechanisch-dynamische Momente als kausale Faktoren werden sowohl aus der bevorzugten Geschwürslokalisation an bestimmten, mechanischer Beanspruchung besonders ausgesetzten Stellen, als auch aus der Gestalt der Geschwüre (hoher oraler, abgeflachter aboraler Rand) abgeleitet.

Nach *v. Redwitz* und *Fuß* greifen die verschiedensten Faktoren *syndromartig* ineinander, nämlich: anatomischer Bau der Magenwand (Gefäße, Nerven, elastische Elemente), besondere Verhältnisse des Mutterbodens an den Prädilektionsstellen (Pylorus, kleine Kurvatur), mechanische Momente (Magenstraße, physiologische Engen, Muskelspiel des Magens, Fixation der Schleimhaut auf der Unterlage), phylogenetische Momente, spezielle Gefäß- und Nervenversorgung der Wand; pathologische Körperverfassung (Leersekretion, Stagnation, abnorme Funktion versprengter Zellen; Stenose, Kompression durch Nachbarorgane, Ptose, Hernienbildung; Arteriosklerose, Herzkrankheiten, Entzündung der Magengefäße, Arteriitis obliterans; organische Nervenerkrankungen, vegetative Neurose, reflektorische Nervenwirkung; Gastritis; Leberschädigung; Eiweißzerfallvergiftung, Gastrotoxine) und bringen Zirkulationsstörungen und Nekrose und auf deren Boden das akute und chronische Ulcus hervor. Aus den einzelnen Faktoren entwickelt sich ein Circulus vitiosus, welcher die ständige Irritation im Sinne der Geschwürsbildung unterhält und andererseits die Regeneration verzögert. Die einzelnen Theorien bedeuten demnach keinen Gegensatz, sondern ergänzen sich in vieler Hinsicht.

Trauma kommt ursächlich nur äußerst selten in Betracht. Der Unfallzusammenhang ist abzulehnen; Ausnahme sind Fälle, bei welchen direktes Trauma, örtliche Ulcuslokalisation und zeitliches Zusammentreffen einwandfrei nachweisbar sind. Nach ausgedehnten Verbrennungen kann Ulcus duodeni, ja sogar akute Perforation entstehen.

Symptome: plötzliches Einsetzen ohne längere Anamnese, „Perforation aus heiterem Himmel" ist besonders bei jungen, gesunden, bis dahin volltätigen Männern nicht selten;

in der Regel bestehen längere Zeit unklare, periodisch auftretende Verdauungsbeschwerden, die mit der Nahrungsaufnahme im Zusammenhang stehen und deutliche Intermissionen zeigen. Die *klassische Symptomentrias* nach *Ewald* ist: **Schmerz, Bluterbrechen und Hyperacidität!**

Schmerz: Frühschmerz, d. h. sofort nach Nahrungsaufnahme auftretender Schmerz soll kardianahen Sitz des Geschwürs anzeigen; *Spätschmerz*, d. h. $1^1/_2$ Stunden nach der Mahlzeit auftretend, soll für Ulcus in der Pylorusgegend sprechen; derartige Unterscheidung nach den Schmerzen ist unzuverlässig; *Nüchtern-* oder *Hungerschmerz*, d. h. Auftreten von Schmerzen, wenn längere Zeit nichts gegessen wurde (besonders nachts und gegen Morgen, so daß die Patienten durch den Schmerz aufwachen), deutet auf Ulcus duodeni hin (*Moynihan*); Schmerzcharakter sehr verschieden, wahrscheinlich durch direkte Reizung eines bei der Geschwürsentwicklung freigelegten sensiblen Nerven entstehend.

Blutung: in 18–55,7% der Fälle; entweder in Form des Bluterbrechens (Hämatemesis), wobei das Blut frisch sein (kardianahes oder intrakardiales Ulcus) oder durch Bildung salzsauren Hämatins kaffeesatzähnlich aussehen kann (tiefer im Magen gelegenes Geschwür); Fehlen von Bluterbrechen, dafür Auftreten von schwarzem Teerstuhl (Melaena) läßt ein Ulcus duodeni vermuten. Tödliche Blutung verhältnismäßig selten (2–9%); häufiger ist die okkulte Blutung (Hämoglobinnachweis im Stuhl nach drei fleischfreien Tagen mittels Guajak- oder Benzidinprobe).

Hyperacidität: äußert sich subjektiv in retrosternalem Brennen infolge Ösophagitis, saurem Aufstoßen, Halitosis vom stechenden Typ; hohe Säurewerte sind vor allem beim Ulcus duodeni zu finden, während das Ulcus ventriculi normale, sogar subazide Werte finden läßt. Eine ausschlaggebende Rolle spielt der Grad der Säurewerte für die Pathogenese des Ulcus nicht (*v. Redwitz, Friedemann*).

Diagnose: Abwehrspannung im Oberbauchbereich, Blutnachweise im Magensaft und Stuhl, fraktionierte Magenaushebung und titrimetrische Feststellung der Säurewerte (vgl. S. 298, vgl. Abb. 89). Zuverlässig typische Kurvengestalt für Magen-Duodenal-Geschwür gibt es nicht. Das Ulcus ad pylorum zeigt am häufigsten einen sog. „Klettertyp". Gänzliches Fehlen jeglicher freien Salzsäure, auch nach Histamingabe (Achylia gastrica) spricht gegen Ulcus ventriculi. Beim Magencarcinom, vor allem mit Pylorusstenose, ist das Salzsäuredefizit bei gleichzeitig erhöhter Gesamtsäurekurve (infolge Anwesenheit von Milchsäurebakterien) charakteristisch (vgl. Abb. 89).

Röntgenbild (wichtigste diagnostische Maßnahme zur Erkennung des Magengeschwürs!): zeigt in Frühfällen mittels differenzierter Schleimhautdarstellung sternförmiges Zusammenlaufen des Faltenreliefs des Magens, in fortgeschrittenen Fällen nicht zu verkennende grobe Ulcuszeichen (Ulcusnische = *Haudeck*sche Nische, Pylorusstenose, Sanduhrmagen, Ballonreifenphänomen durch den aufgeworfenen Wall des callösen Ulcus).

Gastroskopie: Magenspiegelung mit starrem (nach *Korb*) oder flexiblem (nach *Schindler*) Endoskopieinstrument. Einführung in linker Seitenlage bei stark gestrecktem Hals. Unter leichter Luftaufblähung gelingt es, den Magen bis zum Angulus zu überblicken. Nicht immer erfolgreich und auch nicht ganz ungefährlich, daher nur in besonderen Fällen, bei welchen röntgenologisch nicht weiterzukommen ist.

Differentialdiagnose: Gastritis, Neoplasma, *Tabes*-Krise; lange Anamnese bei jugendlichen Patienten spricht für Ulcus, kurze Anamnese bei älteren, früher niemals magenkranken Patienten, spricht für Carcinom; das maligne entartete Ulcus kann ebenfalls eine lange Anamnese aufweisen.

Prognose: fraglich, je nach Art und Zahl der Blutungen, Perforationen, Möglichkeit der malignen Entartung, Allgemeinzustand und sozialen Verhältnissen. Von Trägern eines chronischen Duodenalulcus werden durch interne Behandlung geheilt: 82%, von diesen werden wieder rückfällig: 42%, in chirurgische Therapie kommen: 10%, an Perforation und Blutung sterben: 18%; durchschnittliche Dauerheilung: 25%; bei frischem Ulcus simplex 70%; maligne Entartung 4–15%.

Komplikationen. 1. *Große Magenblutung:* (häufigste Komplikation des Magen-Zwölffingerdarm-Geschwürs); 50% aller Magengeschwüre, 33% aller Zwölffingerdarmgeschwüre bluten wenigstens einmal; gefährlich sind große Blutungen in höherem Alter, vorwiegend neigen Hinterwandgeschwüre zur Blutung.

2. *Perforation:* (gefährlichste Komplikation des Ulcus); in jedem Stadium möglich, am häufigsten bei Männern im 3.–4. Dezennium; freie Perforation seltener als um-

schriebene, gedeckte Perforation, da der Perforation entzündliche Penetrationsvorgänge vorausgehen und meist vorher abdeckende Verklebungen mit der Umgebung gebildet werden; daher häufiger umschriebene Peritonitis in Richtung zum Pankreas, der Leber und dem subphrenischem Raum; bei Vorderwandgeschwüren und Ulcus ad pylorum besteht eher die Gefahr der freien Perforation und diffusen Peritonitis; innerhalb der ersten 6 Stunden nach der Perforation ist infolge der geringeren Pathogenität der Magenkeime die Gefahr der Geschwürsperforation geringer als bei Tumorperforation. *Symptome:* blitzartiger Schmerz von äußerster Heftigkeit; nicht selten wirft das Schmerzereignis den Patienten zu Boden; schweres Schock-Kollapssyndrom, reflektorische Bauchdeckenspannung; äußerste Druckempfindlichkeit, zunächst eingezogener, später aufgetriebener Bauch mit verschwindender Leberdämpfung; Erbrechen, Stuhl- und Windverhaltung; Facies hippocratica und im weiteren das Symptomenbild der akuten, diffusen Peritonitis (vgl. S. 1136). Unter zunehmendem Kreislaufversagen Exitus nach 2–3 Tagen, gelegentlich schon innerhalb einiger Stunden infolge der primären, peritonealen Schockwirkung; *Diagnose:* Nachweis von Luft im Abdomen bei Röntgenleeraufnahmen im Stehen (Luftsichel unter den Zwerchfellkuppeln). *Differentialdiagnose:* sehr schwierig; Gallenblasenperforation, Appendixperforation, hochsitzender Ileus, akute Pankreatitis, Mesenterialthrombose. *Prognose:* bei Operation innerhalb der ersten 6 Stunden günstig (Mortalität etwa 7%); von Stunde zu Stunde schlechter werdend, nach 24 Stunden Mortalität bereits über 60%.

3. *Pylorusstenose* (vgl. S. 1182).

4. *Maligne Entartung (Ulcuscarcinom):* Häufigkeit etwa 4–15%. Ulcus duodeni entartet seltener als Ulcus ventriculi, am häufigsten entarten lang dauernde therapierefraktäre Nischen; Initialstadium der Entartung nur schwer zu erfassen; Verdacht muß wach werden, wenn Abmagerung, ständige Mikromelaena, BSR-Beschleunigung und langsame Vergrößerung der Röntgennische (trotz intensiver Kur) einsetzt; unregelmäßigzackige, angenagte Begrenzung der Röntgennische und Starre der Umgebung sind sichere Zeichen maligner Entartung; wegen der Unsicherheit der Beurteilung unbedingt Probelaparotomie bei Vorhandensein obengenannter Verdachtsmomente.

Therapie:

a) **Konservativ.** Intensive Schonung des Organs, Bettruhe, Diät, Spasmolytika und Wärme; bei kurzer Anamnese und geringen Beschwerden *ambulante Kur:* regelmäßig eingenommene Schonungskost aus leicht verträglichen, mild zubereiteten, reizlosen Speisen. Scharf gewürzte und gebratene Speisen, grobes Gemüse, Fleischbrühe, Kaffee, Alkohol, rohes Obst, Marmelade und Rauchen verboten; nach den Mahlzeiten 1–2 Stunden völlige Ruhe (Flachlagerung). In schwereren Fällen *stationäre Kur:* z. B. ,,Sippy-Kur", d. h. Stundenmahlzeiten in Kombination mit Daueralkalisierung des Magens; ferner *Jejunalernährung,* d. h. über eine dünne, weiche Duodenalsonde wird die gesamte Nahrung in flüssiger Form unter Umgehung des Magens ins Jejunum infundiert. Zusammensetzung der Sondennahrung so, daß 30 Calorien je Kilogramm Körpergewicht je Tag zugeführt werden (besonders wirkungsvolle, für resistente Ulcera geeignete Methode!). Die Diätbehandlung wird unterstützt durch *örtliche, feuchte Wärme. Medikamentös:* Alkalipräparate (Magnesium perhydrol, Neutralon, Palliacol); ferner Spasmolytika (Atropin. Sulfuric., Papaverin. hydrochloric., Extract. Belladonnae, Bellafolin, Buskopan); *parenterale Reiztherapie* (Novotropin i. v., Larostidin, Eigenblutinjektion, Milchinjektion); *Röntgentiefenbestrahlung.* Bei *Magenblutung:* Eisblase, Flüssigkeitszufuhr durch Tröpfcheneinlauf mit Traubenzuckerlösung 5%ig, Opiumalkaloide, Hämostyptika, Bluttransfusion; ferner *Meulengracht*-Diät, d. h. reichliche Ernährung in Form einer gemischten, haschierten Schonkost, die in 5 Mahlzeiten gereicht wird (Prinzip: gefüllter Magen verhält sich ruhiger als leerer Magen mit Hungerkontraktionen; vgl. auch oben, peptische Theorie der Magengeschwürsentstehung).

b) **Operativ.** Indikation. 1. *Absolute Indikation: Freie Perforation* (subphrenische Luftsichel!).

Organische Pylorusstenose (großer 6-Stunden-Rest).

Berechtigter Verdacht auf maligne Entartung (therapieresistentes Geschwür mit größer werdender oder bestehenbleibender, regelmäßig nachweisbarer Nische).

Große Magenblutung: bei welcher trotz laufender Bluttransfusion innerhalb 48 Stunden das Schock-Kollapssyndrom nicht sicher behoben und der Hämoglobingehalt nicht deutlich verbessert werden kann.

2. *Relative Indikation:* *callöses oder penetrierendes Ulcus gastro-duodenale* mit jahrelanger Anamnese und ständig unverändert nachweisbarer hochgradiger Formveränderung des Magens oder Duodenums; diese Form der Indikation überschneidet sich mit der absoluten Indikation bei Verdacht auf maligne Entartung.

Kontra Indikation: bei jüngeren Ulcuskranken, wenn Geschwürskomplikationen fehlen (Altersgrenze etwa 40. Lebensjahr). Bei wiederholtem, nicht eindeutigem Röntgenbefund; dies auch dann, wenn bereits laparotomiert ist und kein Geschwür auffindbar (in solchen Fällen ist auf jeden Eingriff am Magen zu verzichten). Wenn die Geschwürs*krankheit*, nicht das Geschwür im Vordergrund steht (asthenische Kranke mit Untergewicht, psychopathischen Stigmata und ulcusfernen Klagen); in diesen Fällen wirkt nur interne Kur mit zusätzlicher Psychotherapie. Aus *rein sozialer Anzeige* ohne wirklich chirurgischen Grund.

Methoden:

1. **Bei Gastroduodenalblutung.** Wenn bei großer Blutung im oberen Magen-Darm-Trakt innerhalb 48 Stunden durch massive Transfusionstherapie der Schock-Kollapszustand nicht beherrscht, der Hämoglobinwert nicht über 40% gebracht werden kann und der Blutdruck immer wieder auf Werte unter 100 mm Hg absinkt, ist die Operation erforderlich. Gegen die vorsichtige Röntgenlokalisation des Ulcus, auch während der Blutung, ist bei der heutigen Röntgentechnik nichts einzuwenden.

a) *Bei Ösophagusvaricen* (vgl. S. 1125): Ballontamponade nach *Blakemore* für 2—3 Tage, blutet es danach noch weiter, direktes Angehen der Varicen (Unterbindung nach *Linton*, Dissektionsligatur nach *Voßschulte*, portokavale Anastomose, subdiaphragmatische Fundektomie u. a.).

b) *Bei Ulcusblutung:* ist die *Lage* des Ulcus *bekannt*, so muß es durch Resektion entfernt werden (Resectio Billroth II bei Ulcus duodeni, Resectio Billroth I bei Ulcus in den distalen zwei Dritteln des Magens, schlauch- oder treppenförmige Resectio Billroth I bei Ulcus in der Magenmitte, subdiaphragmatische Fundektomie bei sub- und intrakardialem Ulcus und tiefsitzendem Ulcus oesophagi). Bei *unbekanntem* Ulcussitz Gastrotomie an der Magenvorderfläche so groß, daß alle Abschnitte des Magens eingesehen werden können, und zwar am besten genau in der Magenmitte; streifenförmige Blutgerinnsel weisen häufig auf die Lage des Ulcus hin. Wird auch jetzt kein Ulcus, sondern eine ,,weinende Schleimhaut" gefunden, so folgt eine typische $^2/_3$—$^3/_4$ Resectio Billroth II. Aus nicht bekannten Ursachen steht die Blutung hierauf so gut wie immer.

2. **Bei freier Geschwürsperforation.** a) *Konservativ:* durch Einlegen einer *Miller-Abott*-Sonde und ständigem Absaugen des Mageninhalts bei gleichzeitiger massiver Chemo- und Infusionstherapie; kommt nur für decrepide Fälle mit veralteter Perforation (wesentlich älter als 6 Stunden) in Frage, bei welchen die Operation eine nicht mehr verantwortbare Belastung bedeuten würde. An der absoluten Indikation zur Operation bei Geschwürsperforation ändert das Verfahren nichts; jedoch ist die Saugbehandlung nach der Operation zur Entlastung des Magens eine wertvolle Ergänzung. Die *gedeckte Perforation* wird zunächst immer nur konservativ behandelt.

b) *Operativ:* durch *einfache Übernähung* (Tabaksbeutelnaht bei ,,weicher Perforationsstelle" und längsgestellte Einzelknopfnähte bei callösem Ulcus) und Abdeckung der Nahtstelle mit einem Netzzipfel. Dies immer bei Jugendlichen und Perforationen aus heiterem Himmel; durch *primäre Resektion* bei Perforationen innerhalb der ersten 6 Stunden und Patienten mit länger dauernder Magenanamnese sowie jenseits des 4. Dezenniums, fast stets in Form der Resectio Billroth II, *Hofmeister-Finsterer*.

c) *Nachbehandlung:* lokale Chemotherapie durch Ausspritzung der Bauchhöhle mit Breitspektrumantibioticum; möglichst keine Sulfonamidpuder (Gefahr der Peritonealverwachsung), Drainage nur in Ausnahmefällen; postoperativ intermittierende Absaugung des Mageninhalts alle 2 Stunden, reichlich parenterale Flüssigkeitszufuhr (2—3 Liter täglich); kleine Bluttransfusionen, allgemeine Chemotherapie für 3—4 Tage.

3. **Bei chronisch-stenosierendem** (auch blutendem oder malignitätsverdächtigem) **Geschwür.** Die Art des Vorgehens richtet sich in erster Linie nach der Lokalisation des Prozesses.

a) *Ulcus duodeni* (s. Abb. 357): am besten durch Resectio Billroth II, die in der überwiegenden Mehrheit der Fälle möglich ist (vgl. Abb. 341—344). Gelegentlich auch (nämlich wenn trotz Resektion des Ulcus noch genügend Duodenalmaterial zur Verfügung steht) Resectio Billroth I.

b) *Schwer- oder nichtresezierbares Ulcus duodeni* (s. Abb. 358) : meist kompliziert durch rezidivierende Blutungen und Stenose. Die radikale Entfernung des Ulcus ist nicht oder nur

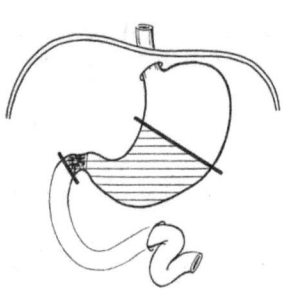
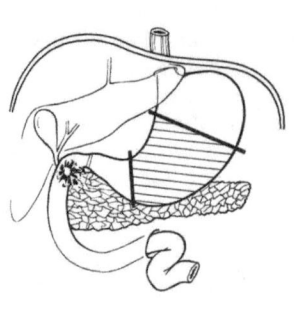
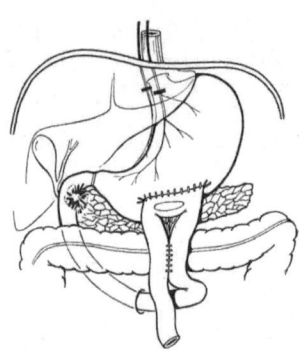

Abb. 357. *Ulcus duodeni:* Geeignete Indikation für Resectio Billroth II (dicke Linien: Resektionsgrenzen, in Wegfall kommende Magen-Duodenalabschnitte gestrichelt)

Abb. 358. *Ulcus duodeni (nicht resezierbar):* Indikation für palliative Resektion zur Ausschaltung nach *Finsterer* (unter Belassung des Duodenalgeschwüres)

Abb. 359. *Ulcus duodeni (nicht resezierbar)* : Palliativverfahren: Gastroenterostomia antecolica mit Enteroanastomose und doppelseitiger Vagotomie nach *Crile-Lahey*

durch einen sehr großen Eingriff (Gastro-Cholecysto-Pankreatico-Jejunostomie, (vgl. Abb. 369) möglich. Es kommen daher nur Palliativoperationen in Frage, nämlich die *Resektion zur Ausschaltung nach Finsterer* (vgl. Abb. 346 u. 358) oder die *Gastroenterostomie mit* zusätzlicher *Vagotomie nach Crile-Lahey* (s. Abb. 359). Die

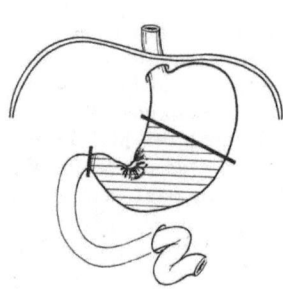

Abb. 360. *Ulcus ventriculi:* Indikation für Resectio Billroth I (dicke Linien: Resektionsgrenzen; in Wegfall kommende Magenabschnitte gestrichelt)

Gastroenterostomie allein ist für das stenosierende Ulcus ad pylorum und Ulcus duodeni verlassen, da bei ihr die große Gefahr eines postoperativen Ulcus pepticum jejuni und der G.-E.-Krankheit besteht. Diese ist um so größer, je jünger der Kranke, je größer das Geschwür und je höher die Säurewerte sind. Der Versuch, diese Gefahr durch günstigere Anbringung der Schlinge (möglichst nahe am Pylorus, nahe an der großen Kurvatur, senkrecht zur Magenlängsachse usw.) zu verringern, konnte die Ergebnisse der Gastroenterostomie nicht nennenswert verbessern. Ebenso vermag die alleinige Vagotomie (*Dragstedt*) keine anhaltende Besserung zu bringen. Bei nicht resezierbarem, stenosierendem und blutendem Ulcus duodeni bleibt als letzter Ausweg die *Pyloroplastik* (nach *Heinecke-v. Miculicz*, s. S. 1169).

c) *Ulcus in den distalen zwei Drittel des Magens* (s. Abb. 360) : die Resectio Billroth I ist die Domäne für die in diesem Bereich gelegenen Ulcera (vgl. Abb. 337–340). Am zweckmäßigsten wird nach der Modifikation *v. Haberer* mit Raffung des Magenstumpfes operiert.

d) *Ulcus in Magenmitte:* für die Ulcera am Übergang des kranialen zum mittleren Magendrittels kommt die schlauch- oder treppenförmige Resectio Billroth I in Frage (vgl. Abb. 340); ferner typische $^3/_4$ Resectio Billroth II.

e) *Sub- und intrakardiales Ulcus* (vgl. Abb. 348a), *tiefsitzendes Ulcus oesophagi:* subdiaphragmatische Fundektomie; bei sehr ausgedehntem Geschwür auch Resectio abdomino-thoracalis als Radikaloperationen (vgl. Abb. 348a, b u. 350); Totalresektion nur, wenn multiple Ulcera auch in anderen Magenteilen vorliegen. Als *Palliativmaßnahme Resectio Billroth II* unter Belassung des Ulcus (nach *Kelling-Madlener*) (vgl. Abb. 347a, b) neuerdings nur noch ungern ausgeführt, seitdem die Resektionen des oberen Magenabschnitts nicht mehr durch erhöhtes Operationsrisiko belastet sind.

f) *Postoperatives Ulcus pepticum jejuni, Ulcus gastro-jejunale, Anastomosengeschwür:* je nach Art der vorausgegangenen Operation (Gastroenterostomia retrocolica anterior oder posterior, Gastroenterostomia antecolica anterior oder Resectio Billroth II mit retrocolischer oder antecolischer Magen-Darm-Anastomose) und je nach Penetration des Ulcus in Nachbarorgane (vordere Bauchwand, Colon transversum, Pankreas) ist verschiedenes Vorgehen erforderlich. Am einfachsten ist es, ein *Ulcus pepticum jejuni nach Gastroenterostomia antecolica anterior* zu entfernen, vor allem, wenn bereits eine

*Braun*sche Enteroanastomose vorliegt (s. Abb. 361). Dabei wird lediglich der zuführende und abführende Jejunumschenkel sowie die distalen zwei Drittel des Magens reseziert und eine ante- oder retrocolische Magen-Darm-Anastomose vom Typ Billroth II ausgeführt (s. Abb. 362). Schwieriger ist die Situation *nach retrocolischer Gastroenterostomie*

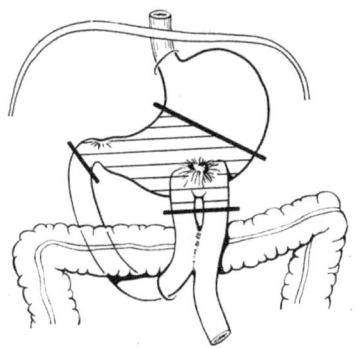

Abb. 361. *Ulcus pepticum jejuni:* bei Gastroenterostomia antecolica anterior mit Enteroanastomose

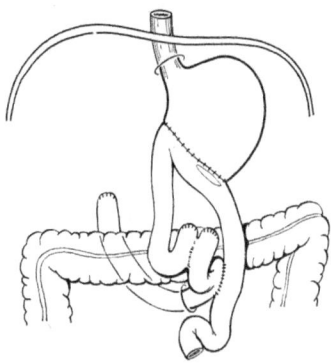

Abb. 362. Radikalverfahren zu Abb. 361; Degastroenterostomie. – Resectio Billroth II, antecolica, unter Belassung der alten Enteroanastomose und Hinzufügung einer neuen Enteroanastomose nach *Braun*

(s. Abb. 363) und nach *nichtausreichender Resectio Billroth II* mit kurzer zuführender Schlinge (d. h. zu kleine Magenresektion). Ist der vom Duodenum kommende Schenkel noch lang genug, wird am besten eine Zwei-Drittel-Resektion bzw. Nachresektion des Magens und Entfernung der ulcustragenden Schlinge, u. U. auch Resektion des Quercolons ausgeführt. Die Kontinuität des Magen-Darm-Kanals wird *durch Resectio ypsiliformis nach Roux* (s. Abb. 364) und End-zu-End-Anastomose des Quercolons wiederhergestellt. Besondere Schwierigkeiten bereitet das *U. p. j. bei Gastroenterostomia retrocolica und sehr*

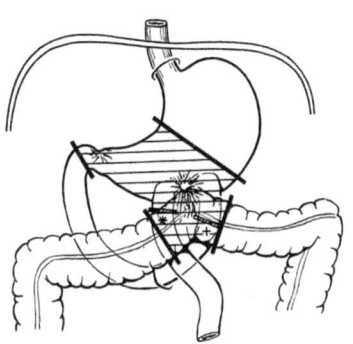

Abb. 363. *Ulcus pepticum jejuni:* bei Gastroenterostomia retrocolica anterior mit Penetration in das Colon transversum

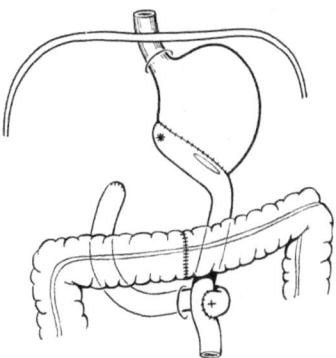

Abb. 364. Radikalverfahren zu Abb. 363; Resectio ypsiliformis nach *Roux* mit Querdarmresektion

kurzer zuführender Schlinge (s. Abb. 365) oder *nach* vorangegangener *typischer Resectio Billroth II, Hofmeister-Finsterer*. Wegen der Kürze der zuführenden Schlinge ist eine Resectio ypsiliformis nicht mehr möglich. Man behilft sich (nach *Nissen*) so, daß das Duodenum an der Flexura duodeno-jejunalis durchtrennt und blind verschlossen wird und eine End-zu-End-Anastomose zwischen Pars superior duodeni und erster Jejunumschlinge sowie eine antecolische Magen-Darm-Anastomose mit *Braun*scher Entero-Anastomose ausgeführt wird (s. Abb. 366). Palliativmaßnahmen sind die *subdiaphragmatische Vagotomie* oder die temporäre Jejunostomie, letztere jedoch nur als Voroperation für eine spätere Radikaloperation. Vorbehandlung mit Jejunalsonde leistet meist dasselbe wie die Jejunostomie. *Rezidivulcera nach Resectio Billroth I* im Duodenum werden durch eine Resektion zur Ausschaltung nach *Finsterer* behandelt; das *Ulcus pepticum jejuni* *nach ungenügender Resectio Billroth II* kann durch eine Resektion zur Ausschaltung nach *Nissen* beseitigt werden (d. h. Ablösen der Magen-Darmanastomose und Versorgung der Jejunalöffnung wie bei einer Ausschaltungsresektion nach *Finsterer*, Nachresektion des Magens und antecolische Gastrojejunostomie mit *Braun*scher Enteroanastomose; das Ulcus pepticum jejuni wird also im Dünndarm belassen, heilt jedoch unter den neuen Bedingungen aus). Durch die *Palliativresektion nach Kreuter* (sekundäre Resektion der

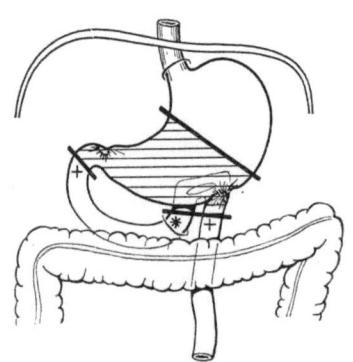

Abb. 365. *Ulcus pepticum jejuni:* bei Gastroenterostomia retrocolica posterior mit kurzer zuführender Schlinge (analog nach Billroth II-*Hofmeister-Finsterer*)

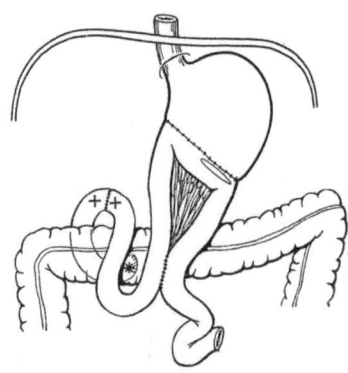

Abb. 366. Radikalverfahren zu Abb. 365; Blindverschluß der Flexura duodeno-jejunalis, End-zu-End-Anastomose des proximalen Duodenums mit der abführenden Jejunumschlinge und Billroth II mit antecolischer Magen-Darmanastomose

distalen Magenabschnitte) kann lediglich ein Ulcus pepticum jejuni nach Gastroenterostomia antecolica anterior oder posterior beseitigt werden, wenn die Gastroenterostomie im oberen Magenabschnitt angelegt wurde. Zur Palliativresektion wird sodann lediglich der präpylorische Magenabschnitt nach Art der Resectio Billroth II beseitigt.

Bei Magencolonfistel und bevorstehender Colonresektion ist eine entsprechende chemotherapeutische Vorbereitung des Magen-Darm-Kanals (s. S. 1148) unerläßlich.

g) *Nachbehandlung* (s. S. 1152).

K. Geschwülste

1. Benigne:

Vorkommen: Lipom, Fibrom, Myom, Angiom, Dermoid, Neurinom, Cysten, Nebenpankreas (speziell in der Pylorusgegend), Adenom (auch multipel als sog. „Polyposis ventriculi", immer als Präcancerose aufzufassen); im ganzen selten, symptomarm und meist nicht palpabel; Nachweis fast nur im Röntgenbild möglich.

Therapie: Exstirpation durch Gastrotomie oder Resektion des tumortragenden Magenabschnitts.

2. Maligne:

a) Sarkom. Meist primär, jedoch auch metastatisch (z. B. bei Hautmelanom); etwa 1—3% aller Magengeschwülste, vorwiegend bei Frauen. *Pathologisch-anatomisch:* Leiomyosarkom, Rund- und Spindelzellsarkom, Lymphosarkom, Retikulumsarkom, Carcinosarkom. *Symptome:* heftige Schmerzen, fehlende Schmerzperiodizität (Unterscheidung von Ulcus), gelegentlich Perforation und Blutung, Stenose durch Magenschrumpfung.

Therapie: Totalresektion, Röntgennachbestrahlung.

b) Carcinoma ventriculi, Magenkrebs. *Häufigkeit:* etwa 50% aller Krebstodesfälle gehen auf Magenkrebs zurück.

Lokalisation: am häufigsten an der kleinen Kurvatur im Antrumbereich, jedoch auch an Kardia, Corpus und großer Kurvatur sowie die Magengrenzen in Richtung Ösophagus und Duodenum überschreitend.

Pathologisch-anatomisch. Makroskopisch: 4 Wuchsformen (*Konjetzny*) 1. polypösendophytisches Wachstum; 2. ulceröses Wachstum mit wallartigem, gut begrenztem Rand; 3. flache Ulceration mit maligner Wandinfiltration über den Geschwürsrand hinaus; 4. diffus wandinfiltrierendes Wachstum mit makroskopisch nicht bestimmbarer Grenze. Histologisch (vgl. S. 493): Unterscheidung des relativen *Malignitätsgrades* der einzelnen Wuchsformen schwierig, da sämtliche frühzeitig metastasieren können bzw. der Zeitpunkt der Metastasierung stets unbekannt bleibt. *Metastasierung*. 1. *Stumpfrezidiv:* am *Magenstumpf* in 30%, am *Duodenalstumpf* in 20% der Fälle; vor dem Stumpfrezidiv sichert nur einigermaßen die intraoperative Schnellschnittdiagnose, durch welche die Resektionsgrenzen besser bestimmt werden können als durch die reine Inspektion und Palpation. Als Faustregel gilt, daß wenigstens 4–6 cm im Gesunden reseziert werden soll. Im *Duodenum* dringt das Carcinom gewöhnlich 3–4 cm distal vom Pylorus vor, weshalb nahe der Einmündungsstelle des Ductus choledochus durchtrennt werden muß. 2. *Lymphogene Metastasen* (vgl. Abb. 329a u. b); 50% der Lymphknotenmetastasen liegen *infrapylorisch* zwischen Pankreas und absteigendem Duodenum, bei Vorhandensein infrapylorischer Lymphknotenmetastasen beträgt die Überlebenszeit für 70% der Fälle weniger als 1 Jahr. Daher müssen das Lig. gastrocolicum und duodenocolicum sowie das große Netz bei Vorhandensein infrapylorischer Knoten mitentfernt werden. Nicht angreifbar oder nur einzeln herauszulösen sind die *suprapylorischen* Knoten, welche rings um die A. hepatica gelegen sind. Am zweithäufigsten ist das *cöliacale* Sammelbecken rings um die A. gastrica sinistra und coeliaca befallen. So gut wie bei jedem Carcinom im Antrum- und Corpusbereich des Magens müssen daher die A. gastrica sinistra und die rings um sie gelegenen Knoten mitentfernt werden. Relativ isoliert und seltener befallen ist das *pancreatico-lienale* Sammelbecken im Bereich des Pankreasschwanzes und rings um den Milzhilus. Es bezieht seine Lymphe aus dem Fundusbereich des Magens; bleibt bei Funduscarcinomen das cöliacale Sammelbecken frei, ist also nur das pancreatico-lienale Sammelbecken-Abflußgebiet befallen, so ist die partielle Resektion des oberen Magendrittels unter Mitnahme der Milz gestattet. 3. *Hämatogene Metastasen:* erfolgen nach dem Pfortadertypus (nach *Walther*) (vgl. Abb. 106d). Gefäßeinbrüche in die Magengefäße in 57% der Fälle, in 40% aller Rezidivfälle Lebermetastasen. Teilresektionen des Magens, sosehr sie in funktioneller Hinsicht wünschenswert wären, erfüllen daher die Forderung möglichst *zuverlässiger Radikalität* sehr oft nicht.

Genese: (vgl. S. 433). Angeborene Disposition ist möglich, eigentliche Erblichkeit besteht nicht; Prädilektionsorte des Ulcus sind auch die Vorzugsstellen für die Carcinomentwicklung; in 20% der Fälle entsteht das Carcinom aus einem Ulcus; die Häufigkeit des eigentlichen Ulcuscarcinoms beträgt etwa 4–15%; Ulcus und Gastritis sind zu den Präcancerosen zu rechnen.

Symptome. Geschlechtsverteilung: Männer : Frauen wie 3:1, *Altersverteilung:* Gipfel zwischen 4.–6. Dezennium. *Frühsymptome* sind: schwere Speisen, die bislang mit Appetit gegessen wurden, werden unverträglich und darum verweigert; zur Hungerstillung genügen immer kleinere Nahrungsmengen; Widerwillen gegen bestimmte Speisen (besonders gegen Fleisch); Druck- und Völlegefühl sowie Aufstoßen nach dem Essen; zeitweise Übelkeit und Erbrechen, welche vorübergehend auftreten und wieder verschwinden; gelegentlich epigastrische Schmerzen ohne charakteristischen Tagesrhythmus des Ulcusschmerzes.

Jede Abweichung von der Norm bei einem Patienten des 40. Lebensjahres muß den Verdacht auf einen bösartigen Prozeß erwecken. Patienten mit einer alle 2–4 Monate wiederkehrenden „Magenverstimmung" sind der röntgenologischen Untersuchung zuzuführen.

Progressive Symptome: Gewichtsverlust, palpabler Tumor in der Magengegend, kaffeesatzartiges Erbrechen bei pylorusnahem Tumor, palpable Metastasen (supraclaviculär, Nabelgegend, Douglas), Dysphagie bei kardianahem Tumor, sekundäre Anämie, Blut im Stuhl, Hypacidität und Anacidität (fauliges Aufstoßen). Sind diese Symptome vorhanden, so befindet sich der Tumor meist schon im Stadium der Inoperabilität.

Diagnose: Alles kommt auf die *Frühdiagnose* an!! Palpation (Nachweis einer Geschwulst in der Magengegend, Lymphknotenmetastasen), Blutbild, Blutsenkung (normal oder unternormal), Stuhluntersuchung auf Blut (Blut regelmäßig vorhanden), fraktionierte Magensaftuntersuchung (Hypacidität oder Anacidität), *Gastroskopie* (breites Beet höckeriger Bildungen oder örtlich verdickter Falten, verdächtig auf beginnendes Carcinom); Methode ist nur aufschlußreich, wenn große Erfahrung auf diesem Gebiet vorhanden ist. *Röntgenbild* (sorgfältige Schleimhautdiagnostik zeigt im Beginn umschriebene Erhabenheit eines Schleimhautbezirks über die Umgebung bei noch glatter, faltenloser oder warziger Oberfläche, *Defektbildung* innerhalb einer Wandverdickung, flache Ulceration mit bogenförmig, fortschreitendem unregelmäßigem Rand. *Wandstarre* bei fortgeschrittenem, vorwiegend intramuralem Wachstum, knollige Kontrastmittelaussparungen bei endophytischem, fortgeschrittenem Wachstum); bei unsicherem Befund Wiederholung der Untersuchung nach 3 Wochen. Einmaliger negativer Röntgenbefund bei bestehenbleibender klinischer Symptomatik darf nicht zufriedenstellen; auf Wiederholung der Untersuchung muß gedrungen werden.

Differentialdiagnose: Achylie, Neurasthenie, *Ulcus*, Tuberkulose, Lymphogranulomatose, Milzbrand, Syphilis, letztere nur äußerst selten.

Prognose: ungünstig, erreichbares Durchschnittsalter 53 Jahre; durchschnittliche Lebenszeit bei unbeeinflußtem Carcinom 1–1½ Jahre (jedoch auch rapider Verlauf);

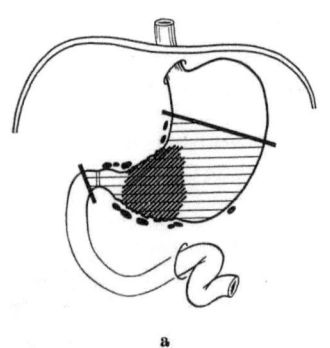 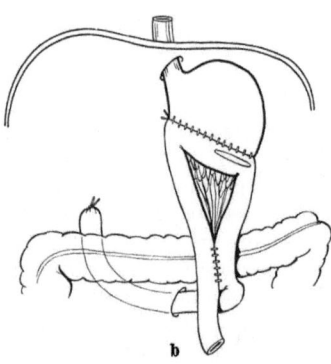

Abb. 367a. Isoliertes Antrumcarcinom, Indikation zur partiellen ²/₃–³/₄ Resectio Billroth II

Abb. 367b. Radikalverfahren zu Abb. 367a. ³/₄ Resectio antecolica Billroth II mit Enteroanastomose nach *Braun*

Operabilität besteht bei 60–80%, Radikalitätsquote 59%; 5-Jahresheilung 15–35% aller Resezierten (diese Zahlen aus den letzten Jahren stellen eine wesentliche Verbesserung gegenüber der zwischen 1930 bis 1950 erreichten 5-Jahresheilungsrate von 10–20% dar); die Steigerung der Überlebenszeit ist vermutlich der zunehmenden Verwendung der radikaleren Methoden, vor allem der Totalresektion zuzuschreiben (*Winkelbauer*). Operations- und Frühmortalität nach radikalen Operationen 15–20%, wobei die Totalresektion mit 10–15% gegenüber der partiellen Resektion mit 15–20% deutlich besser abschneidet (die Ursache dafür ist darin zu suchen, daß der Totalresektion von vorneherein nur die aussichtsreicheren Fälle zugeführt werden).

Indikation: 1. *Absolute Kontraindikation* besteht bei hochgradiger Tumorkachexie mit Anämie und bei generalisierter Leber-Lungen-Knochen- und Peritonealmetastasierung.

2. *Einzelmetastasen* (Leber, *Kruckenberg*-Tumoren) und Übergreifen des Tumors auf die Nachbarorgane stellt keine absolute Gegenindikation dar. In allen Fällen solcher oder kleinerer Tumoren muß laparotomiert werden. Die Indikation über die Art des Eingriffs am Magen kann erst bei Inspektion und Palpation des Situs erfolgen:

a) Es besteht *Inoperabilität*, d. h., *der Tumor ist nicht mehr entfernbar*.
b) Es besteht *Operabilität*, d. h., die *Resektion ist möglich:* α) palliativ, β) radikal.

α) *Palliativ*, d. h., es bleiben sichtbare Tumorreste oder sicht- und tastbare, regionäre Lymphknotenmetastasen zurück.

β) *Radikal*, d. h., der sicht- und tastbare Tumor und die regionären Lymphknoten werden vollständig und im Gesunden entfernt.

Methoden. a) *Bei Inoperabilität:* bei jüngeren Patienten ohne Stenoseerscheinungen wird auf jeden weiteren Eingriff verzichtet. Bei *Stenose im Pylorusbereich* wird, wenn noch ausreichend Platz vorhanden ist, eine breite, antecolische, vordere Gastroenterostomie mit *Braun*scher Enteroanastomose angelegt. Bei *höher am Magen sitzendem Tumor* mit Stenoseerscheinungen wird das Jejunum 10 cm caudal von der Flexura duodenojejunalis durchtrennt, antecolisch hochgeführt und End-zu-Seit mit dem intraabdominellen Ösophagus (evtl. auch intrathorakal höher am Ösophagus) anastomosiert; der proximale kurze Jejunumschenkel wird nach Art der Y.-Anastomose nach *Roux* End-zu-Seit in die abführende Schlinge eingepflanzt. Bei *Kardiacarcinom* und sehr schlechtem Allgemeinbefinden auch vorsichtige *Bougierung* (evtl. Einlegen eines *Souttar*schen

Rohres) oder Anlegen einer *Gastrostomie*; dies jedoch nur, wenn auf keine andere Weise Passagefreiheit geschaffen werden kann; Röntgenbestrahlung ist nutzlos; meist nur eine zusätzliche Belastung.

b) *Bei Operabilität:* ist zu überlegen, ob *partiell* oder *total* operiert werden muß und ob letzteres auf rein abdominellem Wege möglich ist oder ob abdominothorakal operiert

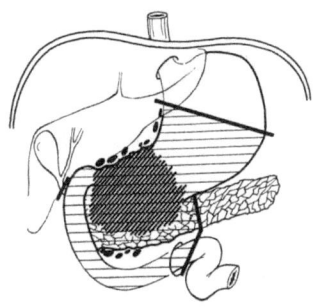

Abb. 368. Antrumcarcinom auf den Pankreaskopf und das Duodenum übergreifend. Indikation: Entweder palliativ durch Gastroenterostomie (vgl. Abb. 359) oder...

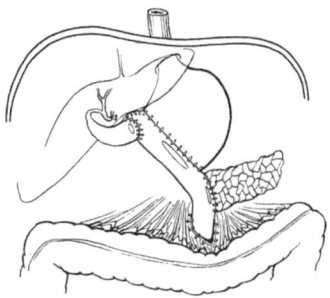

Abb. 369. ...radikal durch Gastro-Pankreatico-Cholecysto-Jejunostomie (nach *Whipple*)

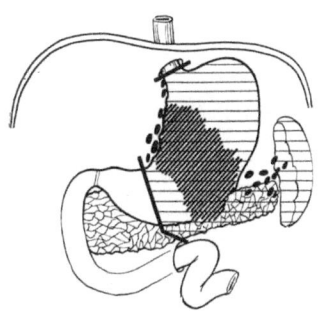

Abb. 370. Fundus-Corpus-Carcinom unter Freilassung des Antrums

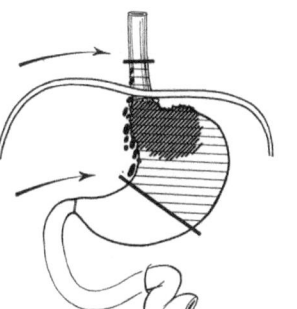

Abb. 371. *Magencarcinom im Bereich der Cardia:* auf abdominellen Ösophagus übergreifend

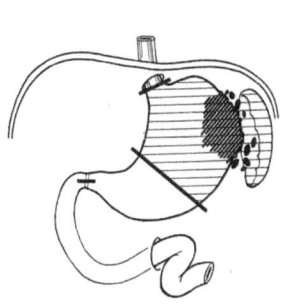

Abb. 372 Isoliertes Funduscarcinom

werden muß. Die Entscheidung richtet sich nach Sitz und Ausdehnung des Tumors und seiner sicht- und tastbaren regionären Metastasen.

1. Partiell: α) der Tumor sitzt *im Antrumbereich* (s. Abb. 367a), es bestehen supra- und infrapylorische regionäre Lymphknotenmetastasen; *Operation:* Resectio Billroth II mit antecolischer Magen-Darm-Anastomose und *Braun*scher Enteroanastomose (s. Abb. 367b). Da es sich sehr häufig um palliative Operationen handelt, ist die antecolische Magen-Darm-Anastomose unbedingt zu bevorzugen. Sie sichert auch im Falle eines lokalen Rezidives eine länger dauernde Passagefreiheit.

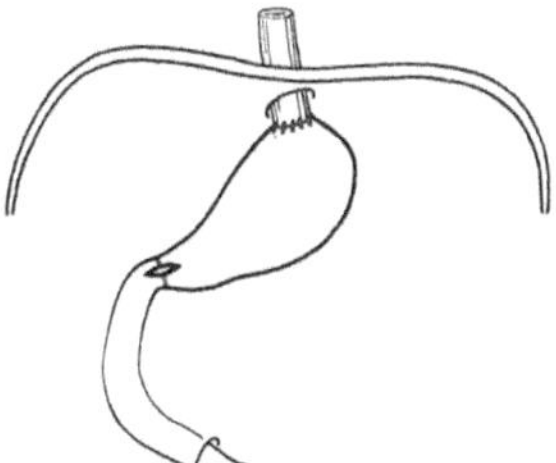

β) Tumor im *Antrumbereich auf den Pankreaskopf übergreifend* oder umgekehrt (s. Abb. 368); die supra- und infrapylorischen sowie cöliacalen Lymphknotengruppen sind mitbefallen. *Operation:* Resektion der distalen vier Fünftel des Magens, des Duodenums und des tumorbefallenen Pankreaskopfabschnitts; Wiederherstellung der Kontinuität des Magen-Darm-Kanals

Abb. 373. Radikalverfahren zu Abb. 372. *Subdiaphragmatische Fundektomie* mit Pyloromyotomie

und seiner Verbindung mit den Verdauungsdrüsen durch eine Gastro-Jejuno-Cholecysto-Pancreaticostomie (s. Abb. 369).

γ) Tumorsitz in der *Magenmitte* (s. Abb. 370) mit regionärer Metastasierung in die cöliacale und pancreaticolienale Lymphknotengruppe. Antrum und supra- sowie infrapylorische Drüsengruppe sind tumorfrei. *Operation:* Resektion der kranialen $2/3$–$3/4$ des Magens, evtl. nebst caudalem Teil des Pankreas und der Milz; Wiederherstellung der Kontinuität durch eine antrumerhaltende Resektion nach *Nissen* (vgl. Abb. 349).

δ) Tumorsitz im *Kardiabereich* (s. Abb. 371), cöliacale Lymphknotengruppe ist mitbefallen. *Operation:* in einem getrennten abdominellen und thorakalen Akt wird der Magen und Tumor mobilisiert, in den Thorax verlagert, dort reseziert, die Kontinuität durch eine Ösophago-Gastrostomie wiederhergestellt, Pyloromyotomie (vgl. Abb. 350).

ε) *Isoliertes Funduscarcinom* (s. Abb. 372) mit Befall der pancreaticolienalen Drüsengruppe. *Operation:* subdiaphragmatische Fundektomie mit Milzexstirpation, u. U. unter Mitnahme des Pankreasschwanzes und Wiederherstellung der Kontinuität durch eine Ösophagoantrostomie (Pyloromyotomie!) (s. Abb. 373).

2. Total: das Tumorwachstum hat nach *einer oder mehreren Richtungen die Magengrenzen überschritten*, eines oder mehrere Lymphabflußgebiete zeigen Lymphknotenmetastasen. Auch kann der Tumor in Nachbarorgane (Colon transversum, Pankreas, Leber) direkt eingewachsen sein oder es können in der Leber Einzelmetastasen bestehen (s. Abb. 374). *Operation:* komplette Magenentfernung sowie aller sicht- und tastbaren Metastasen, Milzexstirpation, Pankreasteil- oder Totalresektion, Excision von Einzelmetastasen aus der Leber, Querresektion des Colon transversum und End-zu-End-

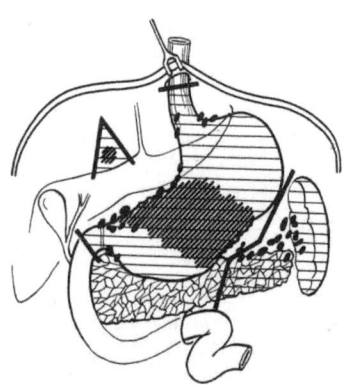

Abb. 374. Ausgedehntes Carcinom, die Magengrenzen nach mehreren Richtungen überschreitend. Indikation zur totalen und erweiterten totalen Resektion

Anastomose desselben; Wiederherstellung der Kontinuität des Ösophago-Intestinaltraktes durch einfache Ösophagojejunostomie mittels Schlinge (vgl. Abb. 351) oder Bildung von Ersatzmägen ohne Wiederherstellung der Duodenalpassage (vgl. Abb. 352 u. 353) oder Wiederherstellung der Duodenalpassage durch direkte Ösophagoduodenostomie (vgl. Abb. 354) oder durch Einschalten eines Jejunalsegments (nach *Nakayama-Longmire*) (vgl. Abb. 355); das Zwischenschaltungsverfahren ist wegen der günstigen funktionellen Resultate zu bevorzugen; oder durch Zwischenschaltung eines ileocolischen Darmsegments (vgl. Abb. 356); letztere Verfahren werden wegen des Umfangs des Eingriffs zugunsten des Zwischenschaltungsverfahrens nach *Nakayama-Longmire* nur selten ausgeführt.

5. Abschnitt: **Dünn- und Dickdarm**

A. Anatomie und Physiologie
(Entwicklungsgeschichte s. Kap. C. Mißbildungen)

Die einzelnen Abschnitte des 6,5 m langen Dünndarms sind *Duodenum, Jejunum und Ileum*; der Wandaufbau besteht aus Serosa, Subserosa, Längsmuskelschicht, Ringmuskelschicht, Submucosa, Muscularis mucosae, Tunica propria und Epithel; die einzelnen Dünndarmabschnitte lassen sich unterscheiden durch das Vorkommen der *Plicae circulares* (*Kerckringi*) im Duodenum und Jejunum und der Anhäufung von lymphatischen Elementen (*Peyersche Plaques*) *im Ileum*; außerdem ist der Dünndarm im Gegensatz zum Dickdarm zottenhaltig; eine Unterscheidung des Duodenums vom übrigen Dünndarm erlaubt die Anwesenheit der *Brunnerschen Drüsen* im Duodenum, während im übrigen Dünndarm nur die einfachen *Lieberkühnschen Drüsen* vorhanden sind. Das Dünndarmende mündet senkrecht in den Anfangsteil des Dickdarms (*Coecum*); im rechten Unterbauch am Übergang der beiden Darmabschnitte ineinander liegt die *Valvula Bauhini*. Die Masse des Jejunums findet sich gewöhnlich im linken Ober- und Mittelbauch, die Masse des Ileums im rechten Mittel- und im gesamten Unterbauch. Der *Dickdarm* (durchschnittliche Länge 1,5 m) ist fast ausschließlich von Ringmuskulatur umkleidet, die Längsmuskulatur hat sich in 3 bis zum Rectum durchlaufende Längsbündel die *Taenien* (Taenia libera, Taenia omentalis, T. mesocolica) zusammengeschlossen.

Gefäßversorgung. Arteriell: aus der *A. mesenterica cran.* die Aae. jejunales (Jejunum) Aae. ileae (Ileum), A. ileocolica (unterste Ileumschlinge, Coecum und Appendix), A. colica dextra (Colon ascendens), A. colica media (Colon transversum); aus der *A. mesenterica caudalis* die A. colica sin. (Colon descendens), A. sigmoideae (Flexura sigmoidea), entsprechend der arteriellen Versorgung erfolgt die klinische Einteilung des Dickdarms in 4 Abschnitte (s. Abb. 375, nach *Körte*), A. rectalis cran. (oberer Teil des Rectums), A. pudendalis mit ihren Ästen A. rectalis media und caud. (mittleres und unteres Rectum und Analbereich).

Venös: im Bereich der A. mesenterica cran. gemeinsam mit der Arterie; der Hauptstamm der V. mesenterica cran. vereinigt sich mit den V. mesenterica caud. und der V. lienalis zur *V. portae*.

Lymphversorgung: Lymphgefäße der Darmzotten sammeln sich in Lympfgefäßstämmchen und Plexus, welche die Muscularis durchbohren und subserös zum Mesenterialansatz verlaufen; von dort ziehen sie, zu *Vasa chylifera* vereinigt, nach zentralwärts (kurz nach Nahrungsaufnahme sind sie als weißliche, bäumchenartige Verzweigungen sichtbar); sie gelangen zu den *Lgl. mesentericae* und münden in größeren Stämmen (Trunci intestinales) in den *Ductus thoracicus*.

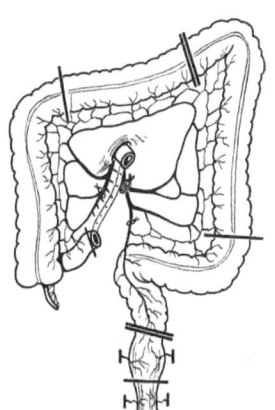

Abb. 375. Gefäßversorgung des Dickdarmes mit Resektionslinien (nach *Körte*); nach Ligatur an den typischen Stellen (einfache Ligaturschlinge, Doppelkonturschlinge) müssen die zugehörigen Darmteile (einfache Querlinie, quere Doppelkonturlinie) mitentfernt werden.

Nervenversorgung (vgl. Abb. 153 u. 154): der Darm wird autonom vom sympathischen und parasympathischen System gesteuert. Die *sympathischen Fasern* treten hauptsächlich durch den N. splanchnicus major zum *Ggl. coeliacum* und durch den *N. splanchnicus minor* zum *Ggl. mesentericum caud.* Dort erfolgt die Umschaltung. Die postganglionären Fasern verteilen sich über die Eingeweide. Die *parasympathischen Fasern* ziehen durch die präviszeralen Ganglien hindurch und haben ihre Synapsen erst intramural in der Darmwand. Die *N. mesenterici* führen zentrifugal und zentripetal leitende Nervenfasern, d. h. sehr wahrscheinlich sensible Efferenzen und Afferenzen. Der submukös gelegene *Meissnersche Plexus* regelt die Sekretions- und Resorptionsvorgänge; der *Auerbachsche Plexus* (Plexus myentericus zwischen Ring- und Längsmuskelschicht) dient der Darmmotilität; der Parasympathicus wirkt am Darm beschleunigend, der Sympathicus hemmend auf die motorische Eigenfunktion.

Funktion: das Dünndarmsekret in Verbindung mit den Sekreten der Leber und des Pankreas besorgt den Abbau der aufgenommenen Nahrung. Mittels der Schleimhautzotten und deren dichtem Lymph- und Kapillargefäßsystem erfolgt die Resorption der aufgespaltenen Fette, Kohlehydrate und des Eiweißes. Das Dünndarmferment *Erepsin* vervollständigt die Aufspaltung der Nahrungsmittel; vom *Dünndarm gelieferter Schleim* dient als Gleitmittel, so daß der Dünndarminhalt binnen $3^1/_2$ Stunden in den Dickdarm befördert wird. Dort findet im wesentlichen eine Eindickung durch Wasserresorption statt. Außerdem wird die bis dahin nicht zu Ende geführte Aufarbeitung (z. B. Zellulose) noch weiter durch die Einwirkung der *Dickdarmbakterien* vervollständigt. Ein verlangsamter Ablauf der Peristaltik kann *spastisch* bedingt sein (*spastische Obstipation* durch psychische oder reflektorische Innervationsstörung). Er kann jedoch auch durch eine *atonische Erschlaffung* der Darmmuskulatur verursacht sein.

B. Allgemeine Eingriffe am Darm

1. Enterotomie

Definition: vorübergehende Schnitteröffnung des Darmes zum Zwecke der Entleerung angestauten Inhalts oder der Entfernung eines Fremdkörpers (verschluckter Gegenstand, Gallenstein, Ascaridenknäuel) oder eines Tumors (Polyp).

Technik: die zur Eröffnung vorgesehene Darmschlinge wird leergestrichen und nach beiden Seiten mit je einer weichen Darmklemme verschlossen. Quere Eröffnung des Darmes zwischen zwei Haltefäden oder in der Mitte einer Tabaksbeutelnaht mit dem elektrischen Messer. Bei breiteren Eröffnungen Schnittführung in Längsrichtung an der dem Mesenterialansatz genau gegenüberliegenden Seite; am Dickdarm Längseinschnitt in der Mitte einer Taenie. Verschluß einer Enterotomie erfolgt mit der üblichen Technik einer Albert-Lambert-Naht oder bei sehr kleinen Öffnungen durch Tabaksbeutel- oder Kreuzstichnaht.

Häufigste Indikation: Darmentleerung bei paralytischem Ileus, wobei durch die Enterotomie ein gerades Glasrohr (nach *Moynihan*) eingeführt und unter gleichzeitiger Absaugung des Darminhalts der gesamte Dünndarm langsam auf das Rohr aufgeschoben wird. Hauptsorge der Operation ist peinlich exaktes Arbeiten, so daß die Asepsis nicht gefährdet wird. Allerdings hat die direkte Darmentleerung durch die transnasale *Dauerabsaugung mit der Miller-Abbot-Sonde* (vgl. Abb. 326 a u. b) sehr an Bedeutung verloren. Dies gilt auch für die *perkutane Darmpunktion*, welche früher bei Adhäsionsileus ausgeführt wurde, indem mehrere mitteldicke Hohlnadeln durch die Bauchdecken in die sichtbar geblähten und vorgewölbten Darmschlingen eingestochen wurden. Nadeln müssen liegenbleiben, solange Gase entweichen. *Komplikationen:* Peritonitis; jedoch seltener als zu erwarten, wenn von der Methode nur bei sicher bestehenden multiplen Dünndarmverwachsungen Gebrauch gemacht wird.

2. Enterostomie

Definition: künstliche Verbindung zwischen Darmlumen und Außenwelt zum Zweck der Nahrungszufuhr oder Entleerung des Darminhalts nach außen. Nach Erfüllen ihres Zwecks wird die Enterostomie wieder geschlossen. Vorbereitende chemotherapeutische Maßnahmen zur Darmentkeimung sind empfehlenswert (vgl. S. 1148).

a) Jejunostomie. *Indikation:* Vorbereitung zur Radikaloperation eines Ulcus pepticum jejuni zur völligen Ausschaltung des Magens, Maßnahme nach größeren Magenoperationen zur sofortigen reichlichen Nahrungszufuhr; Erkrankungen der Speiseröhre, zu deren Beseitigung der Magen in späteren Sitzungen noch benötigt wird.

Technik: medianer oder paramedianer Schnitt etwas kranial und links vom Nabel, Vorholen der obersten Jejunumschlinge in einer Länge von 50 cm. Einnähen eines Schlauchs von 10 mm äußerem und 5 mm innerem Kaliber und einer Länge von genau 50 cm. Im übrigen *Technik der Witzelschen Schrägkanalbildung* wie bei der Gastrostomie (vgl. S. 1148). Das freie Schlauchende wird 3 cm weit in das Darmlumen in Richtung der abführenden Schlinge versenkt; es darf sich im Darm nicht umbiegen; zur Kanalbildung darf die Darmwand nur sehr sparsam herangezogen werden. Zu- und abführende Schlinge werden mit einer 4 cm langen *Enteroanastomose* verbunden. Der Schlauch wird durch eine besondere Öffnung in der Pararectalgegend herausgeleitet und der fisteltragende Dünndarmteil mit einigen Nähten an dem Peritoneum der vorderen Bauchwand befestigt. Bei der *Technik nach Maydl* wird die Jejunumschlinge *quer durchtrennt*, das zuführende Ende etwa 10 cm unterhalb der Durchtrennungsstelle in den abführenden Schenkel End-zu-Seit eingepflanzt und der abführende Schenkel seitlich vom Laparotomieschnitt in die Bauchdecke nach Art eines endständigen Anus praeternaturalis eingenäht.

Ernährung durch die Jejunostomie: erfolgt zunächst als *Dauertropfeinlauf* mittels eines an den Fistelschlauch angeschlossenen Irrigators; binnen $^{1}/_{2}$–$^{3}/_{4}$ Stunde fließen 150 ccm Nährlösung ein; sobald *schubweise* Zufuhr vertragen wird, werden 6–8mal am Tag 1–5 Spritzen der sorgfältig auf 40°C erwärmten Nährlösung instilliert. *Zusammensetzung der Jejunalsondennahrung:* 1,25 l Vollmilch + 150 g Zucker + 60 g Gries + 50 g Butter + 1 Ei + 5 g Kochsalz + Vitamin C und B + 20 g Pancreon; tägliche Calorienzufuhr 2000–2500 cal; zur Erhöhung der Eiweißzufuhr Zusatz von Aminosäuren (Aminotrat-) oder täglich Bluttransfusion von 400 ccm.

b) Fistula stercoralis (Kotfistel) (s. Abb. 376). *Definition:* Verbindung des Darmlumens mit der Außenwelt für begrenzte Zeit oder auch auf Dauer zur teilweisen Ableitung des flüssigen und gasförmigen Darminhalts. Die vorübergehende Fistel wird als *seitlicher Auslaß* hergestellt, wobei die eigentliche Darmpassage aufrechterhalten bleibt. Für die *dauernde Ableitung* des Darminhalts muß eine endständige ein- oder doppelläufige Öffnung geschaffen werden, durch welche sich der gesamte Stuhlgang zwangsläufig nach außen entleert (künstlicher After = Anus praeternaturalis, s. u.).

Indikation: Voroperation zur teilweisen Kotableitung, gründlichen Darmentleerung und Körperentgiftung, besonders vor Inangriffnahme eines Krankheitsherdes am Darm bei bestehendem Ileuszustand; als Nachoperation zur *Entlastung* der Operationsstelle, z. B. *Darmresektion* mit anschließender Anastomosierung, besonders End-zu-End-Anastomosen am Dickdarm; *akuter mechanischer Ileus* ohne Ernährungsstörung des Darms, wenn eine Radikaloperation oder Umgehungsoperation nicht möglich ist; bei *paralytischem Ileus* im Bereich des unteren Dünndarms, wenn nach dem Haupteingriff die Peristaltik nicht in Gang kommt; *prophylaktisch* am Ende einer eine Peritonitis bekämpfenden Hauptoperation; seit Anwendung der kontinuierlichen Magen-Darm-Absaugung nach *Miller-Abbott* letzteres nur noch selten notwendig. *Lokalisation:* bevorzugt als Sigmoideostomie, Colostomie, Coecostomie und Ileostomie; im einzelnen je nach dem Sitz der Erkrankung, d. h. nicht zu weit oberhalb des Hindernisses. *Formen:* nach Art der *Witzelschen Schrägkanalbildung*, jedoch so, daß das im Darm liegende Ende des Gummischlauchs nach *oralwärts* gerichtet ist; nur bei der Coecostomie wird das Schlauchende auch für die Entlastungsfistel *analwärts* gerichtet. In dieser Form wird die Kotfistel meist als Ileostomie am unteren Ileum, dicht vor dessen Einmündung in das Coecum gebraucht.

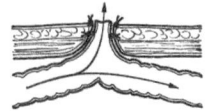

Abb. 376. *Fistula stercoralis:* Seitliche Kotfistel, die Darmpassage bleibt teilweise erhalten

α) *Unmittelbare Kotfistel. Definition:* seitliche Darmfistel in breiterer Ausdehnung, wobei die Darmoberfläche ringförmig in eine Öffnung der Bauchdecken eingenäht wird.

Indikation: meist am Dickdarm, um auch die Entleerung breiigen und eingedickten Kotes zu ermöglichen.

Technik: Einnähen der Serosamuscularis an den Peritonealrand in 1. Schicht und an den Hautwundrand in 2. Schicht; Größe des Bezirks mindestens zweimarkstückgroß; besonders geeignet zur Anlegung dieser Fistel ist das bewegliche Coecum; Eröffnung der eingenähten Darmschlinge am 2.–3. Tag, bei entsprechender keimreduzierender Darmvorbereitung auch schon nach 24 Stunden. Muß die Fistel sofort eröffnet bzw. zur Darminhaltableitung gebraucht werden, wird er durch einen Saugtroikart abgelassen, sodann ein dickes Gummirohr oder ein Mixter-Glasrohr mit Tabaksbeutelnaht in die Fistel eingebunden. Ein solcher Abschluß mit Tabaksbeutelnaht hält etwa 5 Tage dicht; sorgfältige Abdeckung der umgebenden Haut mit Zinkpaste oder Fistelsalbe, Fistelschürze aus Kunststoffolie oder Billroth-Battist darf nicht vernachlässigt werden (Komplikationen s. S. 1199).

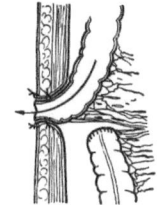

Abb. 377. *Anus praeternaturalis:* Endständiger, auch einläufiger Kunstafter

β) *Appendicostomie. Definition:* Anlegen einer in das Coecum führenden Fistel auf dem Wege über die Appendix, welche skeletiert und durch eine kleine Bauchdeckenincision im rechten Unterbauch herausgeleitet und nach einigen Tagen abgetragen wird.

Indikation: nur zur Ableitung von Darmgasen und medikamentösen Spülung eines chronisch entzündeten Dickdarms geeignet. Infolge des engen Lumens für den Kranken angenehmste Form der Kotfistel.

γ) *Coecostomie. Definition:* in Fortentwicklung der Appendicostomie wird mit der mobilisierten Appendix ein Teil der Coecumkuppe durch die Bauchwand mit herausgeleitet und ringförmig in der Bauchwunde nach Art der direkten Kotfistel befestigt.

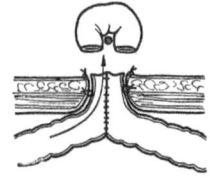

Abb. 378. Doppelläufiger Kunstafter. Dabei wird der abführende Schenkel völlig ausgeschaltet

Indikation: bessere Kotentleerung möglich.

c) Anus praeternaturalis (künstlicher After) (s. Abb. 377 u. 378). *Definition:* während die Kotfistel nur ein seitliches Auslaßventil bildet, wobei der Darminhalt nach wie vor in den aboralen Abschnitt gelangen kann, wird beim *Anus praeternaturalis* der *Gesamt*stuhlgang aus dem künstlichen After entleert, weil der gesamte Querschnitt entweder der zuführenden Schlinge allein (*einläufiger Anus praeternaturalis*) oder auch beider Schlingen (*doppelläufiger Anus praeternaturalis*) nach außen geleitet werden. Eine vorübergehende oder dauernde vollständige Ableitung des Darminhaltes ist gewährleistet.

Indikation: als *präliminarer* (zeitlich begrenzter) *Anus praeternaturalis* zur zuverlässigen Kotableitung vor Dickdarm- und Mastdarmresektionen, Verschluß von Mastdarmfisteln, zur Beseitigung eines mechanischen Ileus. Als *definitiver Anus praeternaturalis* vor und nach Ausrottung eines Darmabschnitts, wenn der Enddarm einschließlich des natürlichen Afters entfernt wird (z. B. Rectumamputation) oder wenn der Enddarm mit dem zuführenden Schenkel nicht wieder anastomosiert werden kann (z. B. Resectio sigmoidei ohne Wiederherstellung der Kontinuität); zur Ausschaltung eines unheilbar kranken Darmabschnitts als Palliativmaßnahme, wenn der erkrankte Darm durch Resektion oder Enteroanastomose nicht beseitigt bzw. umgangen werden kann. Kunstafter am Dünndarm nur in Notfällen! und niemals als Dauerzustand; in der Regel *nur am Dickdarm*, und zwar in der *rechten Hälfte des Quercolon* (als präliminarer und temporärer Anus praeter) oder am *Colon sigmoideum* (als definitiver Anus praeter).

Methoden:

1. *A. praeter an einer langen vorgelagerten Schlinge:* am Colon sigmoideum und Colon transversum, d. h. an den Dickdarmabschnitten mit gut beweglichem Mesenterium wird die Schlinge durch einen pararectalen Kulissenschnitt oder Wechselschnitt vor die Bauchwand gezogen (*Cave!* Verwechslung zwischen zu- und abführendem Schenkel); Naht des Peritonealrandes ringförmig an den Rand der Haut und enges Einnähen der Darmwand in die beiden Ecken des Bauchwandschlitzes; Abstand zwischen den durch die Bauchdecken tretenden Darmschenkeln etwa 3 cm. Zum Schluß wird die Bauchwand und Hautwunde unter den vorgelagerten Darmschlingen vernäht und der freie Hautrand rings an den Darmschenkeln befestigt. Dadurch sind beide Darmschenkel völlig getrennt voneinander vorgelagert. Eröffnung des Darmes frühestens nach 48 Stunden, am besten mit dem Diathermiemesser in querer Richtung.

Vorteil: der vorgelagerte Darm kann unter keinen Umständen zurückschlüpfen; eine getrennte Behandlung der ab- und zuführenden Schlinge ist einwandfrei durchführbar.

2. *A. praeter an einer kurzen vorgelagerten Schlinge (Maydl)*, vgl. Abb. 378: geläufigste Methode zur Bildung eines doppelläufigen Anus praeternaturalis. Zu- und abführender Darmschenkel wird auf einige Zentimeter seitlich aneinandergelagert, soll es sich um einen präliminaren künstlichen After handeln, so müssen zu- und abführende Schlinge auf eine längere Strecke (8–10 cm) doppelflintenartig aneinandergenäht werden; Fixierung des freien Peritonealrandes an den Hautschnittrand und enges Einnähen der Darmwand in das Peritoneum. Ein unter dem Darmbogen quer durchgeführter *Elfenbein- oder Glasstab* verhindert das Zurücksinken der vorgelagerten Schlinge.

Bei der *Vorlagerungsoperation*, bei welcher die erkrankte Darmschlinge in geschlossenem Zustand vor die Bauchdecken gebracht wird, wird auf gleiche Weise vorgegangen. Es handelt sich also um eine zweizeitige Bildung eines doppelläufigen Anus praeternaturalis; in 2. Sitzung wird der erkrankte Darmteil abgetragen.

3. *A. praeternaturalis nach Art einer Darmfistel:* will man von vornherein nur einen temporären Anus praeternaturalis anlegen, so wird die Darmschlinge zwar ebenfalls mit einem Elfenbein- oder Glasstab unterfahren und vor die Bauchwand gelagert, es wird jedoch zu- und abführende Schlinge nicht aneinandergeheftet und am vorgelagerten Darm nur die Vorderwand eröffnet; es handelt sich also um eine Darmfistel, welche aber wie ein Anus praeternaturalis funktioniert. Eröffnung des Darmes nicht vor dem 3. Tag; bei vorausgegangener Darmentkeimung auch sofort nach dem Eingriff oder innerhalb der ersten 24 Stunden.

4. *Endständiger A. praeternaturalis*, vgl. Abb. 377. *Prinzip:* der Darm wird vor dem Hindernis (z. B. inoperables Carcinom) durchtrennt, das aborale Darmstück verschlossen und versenkt; auch der zuführende Darm wird zunächst verschlossen und durch eine gesonderte pararectal gelegene Incision herausgeleitet. Dort wird er in üblicher Weise (Peritoneal-Hautrand-Naht und Peritoneal-Darmwand-Naht) eingenäht. Ist sofortige Eröffnung erforderlich, so wird ein Glas- oder Gummirohr eingebunden und der Darminhalt während der ersten Tage durch einen angeschlossenen Schlauch abgeleitet. Derartige Vorsichtsmaßnahmen entfallen, wenn eine ausreichende Darmentkeimung vorausgegangen war. Voraussetzung für den endständigen oder einläufigen Anus praeternaturalis ist, daß der ausgeschaltete aborale Darmabschnitt an keiner Stelle stenosiert oder abgeknickt ist; dies ist beim inoperablen Rectumcarcinom niemals der Fall; deshalb dabei stets ein *doppelläufiger* A. praeternaturalis.

5. *Stuhlentleerungsregelung bei A. praeternaturalis:* gelingt meist durch Diät und Zusatz von desodorierenden Medikamenten (Kohle, Tannalbin, Uzara, Formocibazol, Intestin-Euvernil) und Tragen einer *Fang- oder Verschlußpelotte*. Bei dieser erfolgt die Abdichtung durch Aufpressen eines mit Gummipolster versehenen Rings auf die den

After umgebende Haut, evtl. auch durch einen in den Darm eingeführten daumenförmigen Ansatz. Die Fangvorrichtung besteht aus schalenartigen Metall- oder Kunststoffschalen, welche leicht abnehmbar und zu reinigen sind; neuerdings auch Kunststoffbeutel zum einmaligen Gebrauch. Die Pelotten werden für Männer bzw. Frauen in etwas verschiedener Ausführung hergestellt.

Wiederherstellung willkürlicher Kontinenz eines A. praeternaturalis auf *operativem Weg* ist bisher nicht voll befriedigend gelungen. In Fage kommt: α) die Bildung eines *A. praeternaturalis peniformis (Goetze, Herlyn). Prinzip:* der endständig durchtrennte Darmschenkel wird unter sorgfältiger Erhaltung seiner Gefäßversorgung 10–12 cm weit vorgelagert; der aborale Schenkel wird verschlossen und versenkt. Der vorgelagerte Darmschenkel wird nun in zwei 8 × 4 cm große Hautlappen, welche nach kranial bzw. caudal gestielt sind, eingehüllt und in diese eingenäht. Dadurch wird ein Darmpenis geschaffen, an welchem sich die Auffangvorrichtung für den Kot leicht anbringen läßt; außerdem wird die Kontinenz auch bereits durch festes Anbinden des hochgeschlagenen Darmpenis am Abdomen erreicht. Ein anderes Verfahren ist: β) die *Untertunnelung der zuführenden Schlinge* mit einem Hautschlauch (nach *Kurtzahn* und *Haecker*). *Prinzip:* Untertunnelung des Enddarms mit einem Hautschlauch, nach Art der Hautschlauchbildung für die willkürlich bewegliche Hand nach *Sauerbruch*. Nach *Kurtzahn* wird der Hautschlauch in unmittelbare Nähe der Afteröffnung, nach *Haecker* weit ab vom After an der zuführenden Schlinge angelegt, welche dazu bereits oberhalb der Anusöffnung einmal an die Oberfläche geleitet werden muß. Der Hautkanal gibt die Möglichkeit, den Enddarm mit einem Federoder Quetschmechanismus so stark zusammenzudrücken, daß der Durchgang von Stuhl und Winden verhindert wird (*Cave!* Übertreibung der Drosselung, da sonst in dem anästhetischen und infektionsgefährdeten Hautbezirk schwere Decubitalerscheinungen auftreten).

6. *Komplikationen nach A. praeternaturalis.* α) *Nekrose des verwendeten Darmabschnitts* infolge zu umfangreicher Skeletierung oder Abklemmung des ernährenden Mesenteriums. *Therapie:* abwartend, wenn die Nekrose nur den vorgelagerten Darmteil umfaßt. Bei geringsten Anzeichen einer Peritonitis sofortige Nachoperation mit Auslösen des Darmschenkels aus der Bauchwand, Hervorziehen des Darmes bis sicher gut durchblutete Darmabschnitte mit der Haut vernäht werden können.

β) *Zurücksinken des A. praeternaturalis* in die Bauchhöhle. *Ursache:* Darmschlinge zu kurz oder zu wenig mobilisiert, Elfenbein- oder Glasstab zu früh entfernt. *Folgen:* der A. praeternaturalis verengert sich und wandelt sich in eine Kotfistel um. *Therapie:* frühzeitiges Durchziehen eines dickeren Glasstabes, um den Darm wieder über das Niveau der Haut zu heben.

γ) *Schleimhaut- und Darmprolaps:* Stichelung der prolabierten Schleimhaut mit der Diathermieschlinge, um sie zum Vernarben und Schrumpfen zu bringen. Bei eigentlichem Darmvorfall vollständige Abtragung der Schleimhaut mit Raffung des angefrischten Schlauchs nach *Rehn-Delorme* oder Amputation oder intraabdominelle Fixierung nach Reposition.

δ) *Verengerung des A. praeternaturalis. Therapie:* stumpfe Dehnungsbehandlung (bei besonderer Schrumpfungsneigung vom Kranken selbst mit Hegarstiften auszuführen); evtl. Spaltung des Afters dort, wo er am weitesten wandständig ist, durch radiären Schnitt und Vereinigung der Schnittränder von Haut und Schleimhaut zu einer Lippenfistel.

d) Beseitigung einer Darmfistel und eines A. praeternaturalis. 1. *Bei Röhrenfistel* (vgl. Abb. 58). *Ursache:* nach Appendicitis perforata, nach Bauchdrainage wegen Peritonitis purulenta, nach Darmgangrän, traumatischer oder operative Verletzung des Darmes. Je höher am Magen-Darm-Kanal die Fisteln liegen, desto geringer ist ihre spontane Heilungstendenz und um so schwieriger ist es, die umgebende Haut gesund zu erhalten. *Methodik:* wetzsteinförmige Umschneidung der Haut rings um die Fistelöffnung, Ausschneiden und Präparation der einzelnen Schichten, bis das Peritoneum erreicht ist; Herauspräparieren des Fistelganges aus dem stets vorhandenen Konglomerattumor, Abbinden des Fistelganges wie eine Appendix, Abtragung, Einstülpung und Tabaksbeutelnaht oder einige Serosanähte. Bei Stenose im Bereich der Fistel *Resektion des fisteltragenden Darmteils*. Bei Unmöglichkeit der Darstellung und Abtragung des Fistelgangs Wiedereinpflanzung der *peripheren Fistelöffnung in den Darm*.

2. *Bei Lippenfistel. Definition:* es besteht eine unmittelbare Verbindung zwischen dem Epithel der Haut und der Darmschleimhaut (vgl. Abb. 57). Eine Spontanheilung ohne operative Auffrischung ist unmöglich. Solche Fisteln entstehen aus schulmäßig an-

gelegten seitlichen Kotfisteln. Ihr Verschluß gelingt *ohne Eröffnung der freien Bauchhöhle* durch *wetzsteinförmige Umschneidung* der Fistel, Mobilisierung der einzelnen Bauchdeckenschichten und Präparation der Darmwand über eine 2–3 cm breite Fläche; da die Darmrückwand unverändert ist, genügt es, die Fistelöffnung anzufrischen und mit einer *Albert-Lembert*-Nahtreihe einstülpend zu versogen. Danach schichtweiser Einzelverschluß der Bauchdeckenschichten. Bei Materialmangel Drahtplattennähte! Chemotherapie.

3. *Verschluß eines Anus praeternaturalis.* Prinzip: zum Verschluß eines Anus praeternaturalis muß die zu- und abführende Darmschlinge wieder verbunden und die künstliche Afteröffnung verschlossen werden. Für die Wiederherstellung der freien Darmpassage kann bei Vorhandensein eines doppelflintenlaufartigen Anus praeter der die beiden Lumina trennende ,,Sporn" durch eine für mehrere Tage eingelegte ,,Spornquetsche" durchgequetscht werden. Ist der Sporn nicht allzu lang, kann er durch ein in den zu- und abführenden Schenkel eingeführtes dickes Gummirohr, welches den Sporn zurückdrängt, abgeflacht werden. Der Verschluß erfolgt dann in gleicher Weise wie bei einer Lippenfistel des Darms.

Eine *Laparotomie* ist erforderlich, wenn zu- und abführender Schenkel ohne doppelflintenartige Aneinanderlagerung ihrer Wände verlaufen oder wenn die Öffnungen an zwei getrennten Stellen der Bauchoberfläche liegen oder wenn das abführende Ende blind verschlossen und in die Bauchhöhle versenkt wurde. In diesen Fällen wird der Kunstafter durch einen den After auslösenden Bauchschnitt mobilisiert und anschließend durch Resektion und End-zu-End-Anastomose der Darmlumina beseitigt (sicherste Form der Beseitigung eines Kunstafters, welche bei entsprechender darmentkeimender Vorbereitung kaum noch mit schwereren Komplikationen belastet ist; dafür aber einen zuverlässigen Verschluß gewährleistet).

3. Enteroanastomose (siehe S. 1167)

4. Darmresektion

a) Die Ausschaltung einer Darmschlinge kann erfolgen durch eine seitliche Anastomose zwischen zu- und abführendem Schenkel, so daß der Darminhalt aus dem einen in den anderen Schenkel gelangen kann, ohne die erkrankte Schlinge zu passieren (Analogon zur Gastroenterostomie). Die Anastomose muß genügend breit sein, da sie sonst nicht benutzt wird. Bei der *unilateralen Ausschaltung* wird die zuführende Schlinge quer durchtrennt und ihr zuführendes Ende End-zu-Seit oder Seit-zu-Seit mit der abführenden Schlinge verbunden. Das Verfahren ist nur möglich, wenn die Entleerung des blindverschlossenen Teils der ausgeschalteten Schlinge jetzt und in Zukunft nicht verhindert wird. Bei der *bilateralen* oder *totalen Ausschaltung* (vgl. Abb. 381) einer Darmschlinge wird sowohl die zuführende als auch die abführende Schlinge quer durchtrennt und die ausgeschaltete Schlinge wenigstens an einem Ende, besser an beiden Enden, nach außen gefistelt. Die zu- und abführende Schlinge werden in beliebiger Form anastomosiert (funktionell am günstigsten ist die End-zu-End-Anastomose, technisch am leichtesten die Seit-zu-Seit-Anastomose).

b) Ausrottung einer Darmschlinge (Resectio intestini). α) *Einzeitig. Prinzip:* nach Skeletierung des erkrankten Darmabschnitts wird dieser mit Hilfe des *Petz*schen Nähapparates reseziert und die zu- und abführende Schlinge unmittelbar nach einer der üblichen Anastomosierungstechniken (vgl. Abb. 332–334) leitend wieder vereinigt (Idealverfahren der Resectio intestini). Kommt jedoch nur bei gutem Allgemeinzustand, sorgfältiger darmentkeimender Vorbereitung und niemals im Ileuszustand in Frage.

β) *Mehrzeitig: in 4 Hauptformen.*

1. *Mit primärer Ausschaltung und sekundärer Ausrottung einer Darmschlinge oder eines Darmabschnitts.* Die Ausschaltung erfolgt im 1. Operationsakt am einfachsten durch eine innere Anastomose zwischen zu- und abführender Schlinge (vgl. Abb. 382) oder durch Durchtrennung des zuführenden Schenkels, Blindverschlusses S des abführenden Endes und Anastomosierung des zuführenden Endes mit dem abführenden Darmabschnitt. Voraussetzung dafür ist, daß die einseitig ausgeschaltete kranke Schlinge ihren gesamten Inhalt in den abführenden Schenkel entleeren kann. Ist dies nicht der Fall, so muß der einseitig ausgeschaltete Schenkel nach außen durch seitliche Fistel entlastet werden. Im 2. Operationsakt werden die ausgeschaltete kranke Schlinge durch Resektion entfernt und die im Körper verbleibenden Enden blind verschlossen.

2. *Primäre Ausrottung der Darmschlinge mit Anlegen eines künstlichen Afters und sekundärer Verschluß desselben:* kommt in Frage, wenn die sofortige Beseitigung der erkrankten Schlinge unbedingt erforderlich ist, die Überfüllung des oralen Darmes oder die Unzuverlässigkeit einer Darmnaht jedoch die primäre Anastomosierung verhindert, vielmehr eine ausgiebige Darmableitung durch einen Anus praeternaturalis erforderlich macht (z. B. gangränöser Dickdarm bei incarcerierter Hernie, Carcinome im unteren Sigma). *1. Sitzung:* Resektion des erkrankten Darmabschnitts und Ableitung der zuführenden Schlinge durch Anus praeternaturalis. *2. Sitzung:* Verschluß des Anus praeternaturalis, sofern in der 1. Sitzung eine Wiederherstellung der Magen-Darm-Passage gelang; ist dies nicht der Fall, so besteht der 2. Eingriff in der Wiederherstellung der Darmpassage mit oder ohne Anlegen eines entlastenden Kunstafters. Bei einer *3. Sitzung* ist der evtl. Anus praeter zu verschließen.

3. *Das Vorlagerungsverfahren* (*v. Mikulicz*). *Prinzip:* die kranke Darmschlinge wird in geschlossenem Zustand vor die Bauchhöhle gebracht, um mit Sicherheit jede Verunreinigung des Peritoneums durch Darminhalt zu verhindern. Infolge darmentkeimender Vorbereitung ist das Verfahren heute nur noch in Notfällen in Gebrauch. *Technik:* *1. Sitzung:* Skeletierung des erkrankten Darmabschnitts und Vorverlagerung vor die Bauchdecken, wobei er wie ein doppelläufiger Anus praeter behandelt wird (s. dort). *2. Sitzung:* Amputation der vorgelagerten Schlingen nach 3—5 Tagen (Lokalanästhesie des Mesenteriums!). *3. Sitzung:* Beseitigung des doppelläufigen A. praeter mit Spornquetsche usw. (s. S. 1200). Sind die Darmschenkel zu kurz, um einen Doppelflintenlauf herzustellen, so läßt sich eine zweite Laparotomie vermeiden, wenn bei der 1. Sitzung der zu- und abführende Schenkel bereits Seit-zu-Seit miteinander anastomosiert wurden. Es genügt dann nach der Amputation der vorgelagerten Schlinge die Fistel anzufrischen und die Darmöffnungen zu vernähen, d. h. einen einfachen Kotfistelverschluß auszuführen.

4. *Ausrottung einer Darmschlinge mit dreizeitigem Verfahren nach Schloffer:* sicherstes Verfahren, wenn im Zustand des Darmverschlusses schwierig zu mobilisierende Darmabschnitte (Flexura lienalis, Colon descendens, Sigma) entfernt werden sollen.

Technik. 1. Sitzung: Kunstafter weit oberhalb des eigentlichen Krankheitsherdes (z. B. rechte Hälfte des Colon transversum), evtl. Coecalfistel, welche jedoch keinen vollen Ersatz für den A. praeternaturalis darstellt. *2. Sitzung:* Resektion des erkrankten Darmabschnitts etwa 14 Tage nach der 1. Sitzung. *3. Sitzung:* Beseitigung des Kunstafters nach Prüfung, ob die Anastomose glatt passierbar und dicht verheilt ist.

C. Mißbildungen

1. Lageanomalien des Darmtraktes

Entwicklungsgeschichte: nach Querstellung der Magen-Duodenal-Schleife in der 4. Fetalwoche (vgl. S. 1165) wächst die Nabelschleife ins Nabelschnurcölom vor und bildet während der 5.—10. Fetalwoche den Inhalt der *fetalen Nabelhernie*. Der kraniale Schenkel der Nabelschleife reicht bis zum Dottergang. Aus ihm entwickelt sich Jejunum und oberes Ileum; aus dem caudalen Schenkel zwischen Dottergang und caudalem Fußpunkt der Nabelschleife das untere Ileum und Colon bis zur späteren Flexura lienalis. Durch eine *Drehung von* $3 \times 90° = 270°$ entgegengesetzt der Uhrzeigerbewegung wird die definitive Darmlage erreicht. Drehungsachse ist die A. mesenterica cran.; die Drehung erfolgt in 3 Phasen. Nach der 1. Phase (am Ende der 8. Fetalwoche) kommt die primär sagittal stehende Nabelschleife in die Transversalebene zu liegen. Die primitive Flexura duodeno jejunalis steht nun rechts, die primitive linke Colonflexur links der A. mesenterica cran. In der 10. Fetalwoche erfolgt die Retraktion der Nabelschleife in die Bauchhöhle und eine 2. Drehung um 90°; dabei rückt die Pars inferior duodeni hinter die Gefäßachse, das proximale Colon vor dieselbe; durch die 3. Drehung (in der 11. Fetalwoche) wird die Drehung der Nabelschleife um 270° beendet; das proximale Colon wird dabei von vorn nach rechts und der Dünndarm von dorsal nach links umgelagert. Das Coecum steht hoch im rechten Epigastrium unter der Leber. Durch Eigenwachstum erreicht das Coecum (zwischen 12. Fetalwoche bis Geburt) seine endgültige Lage im rechten Hypogastrium. Mesocolon ascendens und descendens verkleben mit der hinteren Bauchwand und fixieren die einzelnen Darmabschnitte in ihrer endgültigen Lage.

Pathogenese: Lageanomalien des Darmes können zustande kommen:
1. durch Störung der fetalen Darmdrehung;
2. durch Störung des Eigenwachstums einzelner Darmabschnitte (z. B. hochsitzendes Coecum, abnorme Schlingenbildung im Bereich des Colon);
3. mangelnde Verklebung des Mesocolon (Mesenterium commune).

Unter den Rotationsstörungen lassen sich *Störungen des Drehungsgrades* (fehlende und unvollständige normalgerichtete Drehungen) und *der Drehungsrichtung* (inverse und wechselnde Drehungen) unterscheiden; außerdem zusätzliche *sekundäre* Lageveränderungen durch Drehungen der noch mobilen Nabelschleifenschenkel (als Volvulus aufzufassen).

Folgende *Kriterien* erleichtern das Verständnis:
1. Gastroduodenal- und Nabelschleife drehen sich unabhängig voneinander, und zwar können sie sich gleichsinnig oder entgegegengesetzt drehen; die Selbständigkeit der Lageentwicklung ist so groß, daß sich sogar Duodenum und Magen unabhängig voneinander drehen können.
2. Die Lage des Colon descendens beweist die Drehungsrichtung der Nabelschleife in der 1. Phase (erste 90°-Drehung); bei rechts liegendem Colon descendens erfolgte die 1. Drehung invers.
3. Lagebeziehung der Pars inferior duodeni zum Mesenterialstiel beweist die Richtung der 1. und 2. Drehungsphase der fetalen Nabelschleife. Bei normaler 1. Drehung liegt sie rechts vom Mesenterialstiel, nach der 2. Drehung kommt sie hinter diesen zu liegen. Bei inverser Drehung der Nabelschleife wird sie vor den Mesenterialstiel verlagert.
4. Coecum und Colon ascendens erreicht durch sekundäre Drehung oder Verschiebung oft noch seine normale Rechtslage unabhängig von der Lage des Dünndarmschenkels bzw. der vorausgegangenen fetalen Drehung.

Formen:
1. *Ausbleiben der fetalen Darmdrehung:* nur bei Neugeborenen mit Nabelschnurbrüchen (Omphalocele) beobachtet. Keine Lebensfähigkeit (meist noch andere schwere Mißbildungen).
2. *Nonrotation:* Zustand der 8. Fetalwoche bleibt bestehen, d. h. der Dünndarm erreicht Rechtslage, das proximale Colon Linkslage; häufigste Lageanomalie. Pars inferior duodeni bleibt rechts von der A. mesenterica cran. liegen und geht ohne Flexura duodenojejunalis in den rechts liegenden Dünndarm über. Dünn- und Dickdarm hängen an einem gemeinsamen freien Mesenterium. Das Colon ascendens steigt links vor der Wirbelsäule auf.
3. *Malrotation I:* fetale Nabelschleife bleibt nach einer Drehung von 180° stehen; Pars inferior duodeni verlagert sich hinter die Mesenterialwurzel; Coecum und Colon ascendens erreichen nicht die normale Rechtslage, sondern bleiben in der Mittellinie. Das Coecum bleibt im rechten Oberbauch vor der Pars descendens duodeni unmittelbar rechts neben der Wirbelsäule liegen.
4. *Malrotation II:* die erste fetale Darmdrehung erfolgte normal gerichtet, die weiteren Darmdrehungen *invers*, im Sinne des Uhrzeigers um 90–180°; Pars inf. duodeni wird dabei *vor* die Gefäßachse, bzw. den Mesenterialstiel verlagert (Charakteristikum dieser Gruppe); das proximale Colon kommt hinter den Mesenterialstiel zu liegen; gelegentlich schiebt es sich sekundär noch in seine normale Rechtslage herüber und überzieht dabei das gesamte Dünndarmkonvolut mit seinem Mesocolon wie mit einem Sack (Hernia mesocolica bei inverser Nabelschleifendrehung). Wird die inverse Drehung um 180° zu Ende geführt, so entsteht die Retroposition des *Colon transversum,* d. h. Colon ascendens und Dünndarm liegen normal, Colon transversum kreuzt hinter, Pars inferior duodeni vor dem Mesenterialstiel; zusätzliche Drehung der Nabelschleifenschenkel um weitere 180° im Uhrzeigersinn kommen vor und sind als Volvulus um die stielförmige Radix mesenterii aufzufassen; das Coecum erreicht dabei Linkslage, der Dünndarm Rechtslage.
5. *Mesenterium commune:* Ausbleiben der Verwachsung des Mesocolon ascendens mit der hinteren Bauchwand; häufige Begleiterscheinungen der Drehungsstörungen; wird bei unvollständiger Drehung fast regelmäßig angetroffen; doch auch als selbständige Lageanomalie bei normaler Darmdrehung vorkommend: Pars inf. duodeni verläuft dabei hinter der A. mesenterica cran. und geht links unter Bildung einer Flexura duodenojejunalis in den oberen Dünndarm über; Mesenterialwurzel schmalgestielt, unterhalb des Pankreas entspringend; von hier aus breitet sich das Gekröse fächerförmig nach

caudal aus; Colon ascendens verwächst nicht mit der rechten lateralen Bauchwand; bei nur teilweiser Verklebung des Mesocolons bleiben Coecum und Abschnitte des Colon ascendens frei beweglich (*Coecum mobile*).

6. *Drehungsstörung der Gastroduodenalschleife:* Duodenum und Nabelschleife folgen bei inverser Magenlage entweder einem normalen oder inversen Drehungsmodus (Lage des Colon descendens!); meist mit angeborenen Herzvitien kombiniert.

Symptome: chronisch rezidivierende Bauchbeschwerden, Völlegefühl, Druck, Stechen, Koliken (rezidivierende ,,Nabelkolik", ,,cyclisches acetonämisches Erbrechen", ,,Neuropathie", ,,Appendicitis chronica") sind die üblichen Einweisungsdiagnosen; nicht selten auch schon kurz nach der Geburt akute schwerste Ileussymptome; dies vor allem bei *arterio-mesenterialem Darmverschluß*, bei welchem das *Bild der angeborenen Duodenalstenose* besteht (galliges Erbrechen, aufgetriebenes Epigastrium, Magenektasie, Luftblase und Spiegelbildung in der Pars descendens duodeni); bei Torsion des *Mesenterialstiels* (z. B. beim Mesenterium commune) kommt es oft zu mehrfachen spiralförmigen Aufwindungen des beweglichen Dünndarms und zu kompletten Darmverschlußerscheinungen. Die Kinder nehmen oft spontan Knie-Ellenbogen-Lage ein, in welcher die Schmerzen gelindert werden, da der Mesenterialstiel durch das Zurückfallen der Darmschlingen in den Oberbauch entlastet wird.

Diagnose: initiale Durchfälle (Reizung des Parasympathicus durch die Torsion), Unterbauch kahnförmig eingezogen, Oberbauch aufgetrieben, Magen und Duodenum oft enorm dilatiert. *Röntgenbild:* rectaler Kontrasteinlauf deckt die Verlagerung des Coecum und Colon ascendens in medialer und kranialer Richtung auf. Gelegentlich Infarzierung des ganzen Dünndarms.

Therapie: bei Häufung der abdominellen Krisen oder manifestem Ileuszustand Operation.

Methoden: pararectale Laparotomie und Beurteilung der Situation 1. an Hand der Lagebeziehung der Pars inf. duodeni zum Mesenterialstiel, 2. an Hand der Topographie des proximalen Colon.

Bei *Volvulus* zunächst Detorsion meist entgegen dem Uhrzeigersinn. Bei *Mesenterium commune:* mit normaler Darmlage Fixation von Colon und Coecum ascendens an das rechte laterale Peritoneum parietale durch eine Reihe dichtgelegter Serosa-Knopfnähte.

Bei *Nonrotation:* Rechtsfixation des proximalen Colons vor dem ebenfalls rechts liegenden Dünndarm, wodurch eine Passageerleichterung infolge Streckung spitzwinkliger Colonflexuren erzielt wird. Liegen abnorme Schlingenbildungen und Verwachsungen vor, so wird das Hindernis durch eine Colonanastomose umgangen.

Bei *Malrotation I und II:* Operation nach *Ladd*, d. h. Durchtrennung der Verwachsungen des proximalen Colons mit der hinteren Peritonealwand und Verlagerung des Colons nach links. Das Duodenum wird dadurch dekomprimiert.

Bei *Retroposition des Colon transversum:* man versuche durch weitere Drehung des Darmkonvolutes um 360° entgegen der Uhrzeigerrichtung das retroponierte Colon transversum vor die Mesenterialwurzel zu verlagern und Coecum und Colon ascendens an die rechte Bauchwand zu fixieren.

Bei *Hernia mesocolica dextra* oder *Treitzscher Hernie:* der die Dünndarmschlingen enthaltende Mesocolonsack darf nicht reseziert werden, da in seiner Wand die Colongefäße verlaufen; der meist nicht verwachsene Dünndarm ist aus der Mesocolontasche herauszuziehen und die Sackwand an die hintere Peritonealfläche zu befestigen.

2. Angeborene Darmatresien und -stenosen

Entwicklungsgeschichte: das gut entwickelte Lumen des Primitivdarmes (vor der 5. Fetalwoche) verwandelt sich durch Epithelproliferation um diese Zeit in einen soliden Strang; dieser wird später rekanalisiert (10.–12. Fetalwoche) indem einzelne Vakuolen auftreten, die sich zum neuen Darmlumen zusammenschließen; Ausbleiben der Vakuolisierung oder unvollständige Verschmelzung der Vakuolen führt zur *Darmatresie*; *Stenosen* bilden sich, wenn nur kleinste Vakuolen entstehen, so daß das Lumen verengt ist oder wenn die zwischen den Vakuolen liegenden Septen nur teilweise resorbiert werden. Von diesen *primären Atresien* sind die *sekundären* abzutrennen (Volvuli, Darminvagination, Abschnürung durch Briden, Meconiumileus).

Vorkommen: im Verlauf des ganzen Darmtractus, besonders häufig im Duodenum und Ileum, seltener im Colon; gelegentlich multipel und mit anderen angeborenen Mißbildungen kombiniert; relativ häufig sind bei mongoloiden Idioten Atresien und Stenosen im oberen Dünndarm.

Formen. Atresien: 1. *Ein Darmabschnitt fehlt vollkommen,* so daß nur ein proximaler und distaler Blindsack vorhanden ist, welcher allenfalls durch einen fibrösen Strang verbunden ist.

2. Die Darmkontinuität ist äußerlich nicht unterbrochen; der Darm ist zu *einem schnurförmigen, völlig undurchgängigen* Gebilde kontrahiert.

3. *Membranverschluß,* d. h. Unterbrechung des Darmlumens durch eine quere Scheidewand.

Stenosen: sanduhrförmige Einengungen des Darmlumens oder schwere ringförmige Falten an circumscripter Stelle mit kleinen zentralen Öffnungen, starke Dilatation und Wandhypertrophie des proximalen Darmabschnitts; völliger Kollaps und Hypoplasie der distalen Dünndarmschlingen, welche zu einem dichten Knäuel zusammengelagert sind. Geringe Mengen grau-grünen Meconiums in den distalen Darmabschnitten.

Symptome: Erbrechen und Ileussymptomatik schon vom 1. Lebenstage an; Verstärkung des Erbrechens, sobald die Kinder zu trinken bekommen; Erbrochenes enthält gelb-grünliche Galle, da der Verschluß fast stets distal der Vaterschen Papille gelegen ist; Auftreibung des Abdomens; sichtbare Magenperistaltik bei Duodenalverschluß, rasch zunehmende Exsiccose innerhalb 2–3 Tagen.

Diagnose: Meconiumentleerung fehlt, erst nach einiger Zeit Entleerung zäher, grauer Massen, die gelegentlich grünlich tingiert sind und keine verhornten Hautepithelien und Lanugohaare enthalten können, da die aus dem Fruchtwasser verschluckten Bestandteile des Meconiums die Atresie nicht passieren können (*Farber*sche Probe). *Röntgenbild:* Abdomenleeraufnahme ergibt stark dilatierten Magen und „zweite Magenblase" rechts neben der Wirbelsäule (Gasblase im dilatierten Duodenum); es handelt sich um eine *Duodenalatresie;* bei Vorhandensein weiterer geblähter Schlingen im linken Oberbauch handelt es sich um eine *Jejunalatresie.* Multiple geblähte Schlingen und Spiegel sprechen für tieferen Dünn- oder Dickdarmverschluß. Kontrastbreigabe von oben ist zu unterlassen. Kontrasteinlauf mit jodhaltigem flüssigem Kontrastmittel zur Erkennung von Dickdarmatresien wertvoll.

Therapie: sofortige Operation ist die einzige Chance, das Leben zu erhalten. Unbehandelt gehen die Kinder innerhalb 8–10 Tagen zugrunde. Nach entsprechender Vorbereitung (Absaugen des Magens und Duodenums, Magenspülung, intravenöse Infusion, kleine Bluttransfusion, Vitamin K, laufende Sauerstoffzufuhr) erfolgt die operative Revision.

Technik. Prinzip: 1. *Bei Membranverschluß im Bereich des Dünndarms* Überbrückung des Hindernisses durch isoperistaltische Seit-zu-Seit-Anastomose. Zweischichtige Naht mit feinster atraumatischer Gefäßseide erforderlich!

2. *Atresie im unteren Duodenum oder oberen Jejunum:* Seit-zu-Seit-Anastomose zwischen erweitertem Duodenum und dem distalen kollabierten Dünndarmabschnitt; Gastrojejunostomie nur bei Atresie oberhalb der Vaterschen Papille.

3. *Atresie des unteren Ileum:* doppelflintenläufige Aneinanderlagerung des proximalen und distalen Blindsacks und Vereinigung durch Serosanähte, sodann Vorlagerung beider Blindsäcke und Einnähen in die Bauchdecken; hierauf Resektion der vorgelagerten Atresie und Dilatation des distalen Darmabschnitts durch Instillation von Flüssigkeit; nach 8–10 Tagen in 2. Sitzung Fistelverschluß.

4. *Colonatresie:* Einnähen des proximalen Blindsacks in die Haut zur Herstellung einer Entlastungsfistel und Seit-zu-Seit-Anastomose des proximalen und distalen Colonschenkels; Dilatation des distalen Dickdarmabschnitts durch tägliche Einläufe; mit zunehmender Verengerung der Fistel weitet sich das abführende Colon und die Stuhlentleerung per vias naturales wird regelmäßiger.

5. *Bei Duodenalstenose infolge angeborener Bridenbildung:* in der Gegend der Flexura duodeno-jejunalis ziehen fibröse Stränge von der hinteren Bauchwand über den Darm hinweg und führen zu Kompression oder Abknickung. Es handelt sich um fetale Verwachsungen, die sich bei der retroperitonealen Verlagerung des Duodenums zusätzlich bilden.

Therapie: Strangdurchtrennung und retrocolische Duodeno-Jejunostomie.

6. *Pankreas anulare:* der Kopf des Pankreas umfaßt die Pars descendens duodeni in Form eines mehr oder weniger geschlossenen Ringes und schnürt ihn ab.

Pathologisch-anatomisch: dorsaler und ventraler Abschnitt des Pankreaskopfes vereinigen sich zu einem Ring, der das Duodenum umschließt; ist die Ringbildung nicht vollständig, so liegt die Lücke auf der ventralen Seite; der Ausführungsgang der ringförmigen Pankreaspartie verläuft von lateral bogenförmig hinter dem Duodenum hindurch nach medial und vereinigt sich mit dem Hauptausführungsgang des Pankreas oder dem Ductus choledochus. Die Pars descendens duodeni wird durch den Pankreasring mehr oder weniger stenosiert, ausnahmsweise auch vollständig atretisch. *Symptome:* Dilatation und Hypertrophie des Magens und der oberen Duodenalabschnitte, Einengung und Abknickung des Ductus choledochus, Stauungserscheinungen der abführenden Gallenwege, Kombination mit andern Mißbildungen. *Röntgenbild:* Duodenalileus mit stark erweitertem Magen und Spiegelbildung in der geblähten Pars descendens duodeni; nach der Kontrastmahlzeit Darstellung der stenosierten Duodenalpartie. *Therapie:* Spaltung des Pankreasringes genügt meist nicht, da auch der stenosierte Duodenalabschnitt fibrös verändert ist; auch Gastroenterostomie meist nicht ausreichend; Methode der Wahl ist Überbrückung des Pankreas anulare durch retrocolische isoperistaltische Duodeno-Jejunostomie.

Prognose: ungünstig-infaust; Mortalität etwa 50%, entscheidend ist Frühdiagnose und exakteste Operation.

3. Duplikaturen des Verdauungstraktes

Entwicklungsgeschichte: mehrere Theorien bestehen; nach der jüngsten Theorie von *Grob* sind die Duplikaturen Störungen in der Entwicklung der *Chorda dorsalis*, indem bei der Abspaltung der Chorda vom Entoderm dorsal vom Urdarm divertikelartige Auswüchse entstehen, die sich zu *cystischen* oder bei ausgedehnterer Störung in der Längsachse *zu tubulären Gebilden* schließen. Bleiben diese mit der Chorda durch „Chordastränge" in Kontakt, so können sich die mesodermalen Sklerotome der beiden Seiten nicht vereinigen, und es resultiert zusätzlich eine Spaltung der Wirbelkörper.

Pathologisch-anatomisch: rundliche, cystische oder langgestreckte tubuläre Gebilde, die dem Verdauungstrakt unmittelbar aufsitzen und diesem im Aufbau entsprechen. *Vorkommen:* im ganzen Verdauungstrakt, vorwiegend im Bereich des Dünndarms und der Ileocöcalregion (70% der Fälle). *Lokalisation:* im Bereich des Thorax im hinteren Mediastinum hinter dem Ösophagus, am Magen an der großen Kurvatur, am Duodenum im Bereich des Pankreaskopfes, am Dünndarm im Bereich des Mesenterium, medial vom Colon ascendens und descendens und dorsal vom Rectum. Sie können mit oder ohne strangartige Verbindung zur Wirbelsäule oder zu Wirbelkörperspalten auftreten. Die gleiche Duplikatur kann teils intrathorakal, teils intraabdominal liegen und durch einen eigenen Hiatus des Zwerchfells hindurchtreten; Kommunikation mit dem Darmtractus in 20% der Fälle; fast stets gemeinsame Gefäßversorgung mit dem anliegenden Darmabschnitt; Wandung der Duplikatur besteht aus 2-3 Lagen glatter Muskulatur und aus einer das Lumen auskleidenden Schleimhaut; salzsäureproduzierende Schleimhautanteile nicht selten als Innenauskleidung.

Inhalt der Duplikatur: je nach Art des sezernierenden Epithels wäßrig, klar, sauer, hämorrhagisch, schleimig, Fäkalien. Häufig Kombination mit Entwicklungsanomalien der Wirbelsäule, Spaltwirbel, Morbus Klippel-Feil.

Symptome: Kompression des Darmlumens mit Ileuserscheinungen, krampfartigen Bauchschmerzen, Erbrechen, Meteorismus, vermehrte Peristaltik, Darminvagination, Vereiterung, chronisch-rezidivierende Darmblutung, Perforation peptischer Ulcera, Mediastinaltumor im hinteren Mediastinum (durch Kompression des Ösophagus dysphagische Beschwerden und Erstickungsanfälle hervorrufend); Hämatemesis bei ulceröser Ösophagitis; Perforation in die Pleurahöhle, Pleuraempyem. *Röntgenbild:* oft nicht charakteristisch, bei Kommunikation mit dem Darm kann Darstellung durch Bariumfüllung gelingen. Zahlreiche Verwechslungen, z. B. mit Zwerchfellhernien u. dgl. sind möglich.

Therapie: isolierte Ausschälung und Exstirpation wegen der gemeinsamen Blutversorgung mit den anliegenden Darmabschnitten meist nicht möglich; daher in der Regel Entfernung der Duplikatur durch Resektion der benachbarten Darmpartie.

Bei Duplikatur des Ileocöcalwinkels: Resektion des unteren Ileum nebst Coecum und End-zu-End-Anastomose oder Ileotransversostomie.

Bei duodenaler Duplikatur: innere Anastomose des cystischen Sackes mit dem Duodenum.

Magenduplikatur: Resektion der Cystenwand so weit, daß die Gefäßversorgung von Magen und Colon nicht beeinträchtigt wird und Marsupialisation des restlichen Sackes; anschließend Verödung von außen.

Duplikatur des oberen Dünndarms: meist in den Thoraxraum hineinreichend; Exstirpation durch thorako-abdominalen Eingriff.

Duplikatur hinter dem Rectum: Freilegung auf sacralem Zugangsweg, wenn möglich Resektion, sonst, d. h. bei zu breiter Verbindung mit der hinteren Rectumwand, Marsupialisation und Verödung der Cystenschleimhaut durch die Fistel. Ausgedehnte *tubuläre Duplikaturen des Dünn- und Dickdarms:* ein oder mehrere breite Verbindungen zwischen Duplikatur und Darmlumen.

4. Meckelsches Divertikel

Entwicklungsgeschichte: sackartige Ausstülpung der Darmwand im Bereich des unteren Ileum, entspricht der proximalen Partie des Ductus omphalo-entericus (vgl. Abb. 322).

Häufigkeit und Geschlecht: bei Autopsien in 2–3 %; männliches Geschlecht deutlich (bis zu 80 %) bevorzugt.

Pathologisch-anatomisch. Lokalisation: 20–60 cm oberhalb der *Bauhin*schen Klappe mit schmaler oder breiter Basis, dem Dünndarm anhängend; Größe und Gestalt mannigfaltig; durchschnittlich 2–8 cm lang, evtl. das gleiche Kaliber wie das Ileum erreichend; ein gelegentlich von der Spitze des Divertikels zum Mesoileum verlaufender Strang entspricht der obliterierten A. omphalo-mesenterica.

Histologisch: enthält das Divertikel häufig Schleimhaut anderer Darmabschnitte (Magenschleimhaut, Duodenal- oder Dickdarmschleimhaut, selten auch Pankreasgewebe).

Symptome und Diagnose: Divertikel Ausgangspunkt einer *Darminvagination*, verursacht Ileus durch Bridenbildung, Abknickung von Darmschlingen und Auslösen eines Volvulus; bei Vorhandensein von Magenschleimhaut im Divertikel peptische Schleimhautulcera mit Blutung und Perforation; *Diverticulitis*, d. h. eitrige Entzündung ähnlich der Appendicitis, in fortgeschrittenen Fällen zur Perforation und Perforationsperitonitis führend; ausnahmsweise auch Torsion und Infarzierung, ferner Incarceration in Leistenhernien. Gelegentlich als Ursache unklarer Bauchbeschwerden. Seine röntgenologische Darstellung gelingt meist nicht.

Therapie: prinzipielle Revision des Ileum bei Appendektomien und Abtragung des Divertikels, wenn es dabei gefunden wird; bei Invagination, Incarceration ist die Divertikulektomie (speziell bei Kindern) evtl. auf späteren Zeitpunkt zu verschieben und zunächst nur vorzulagern.

Technik: bei schmaler Basis Abtragung wie bei einer Appendektomie mit Tabaksbeutelnaht; bei breiter Basis Abklemmung in querer Richtung und Verschluß durch fortlaufende Naht mit darübergelegten *Lembert*schen Einzelnähten; bei entzündlich infiltrierter, verdickter Basis keilförmige Excision und End-zu-End-Anastomose der Ileumlumina (bei Säuglingen und Kleinkindern feinstes atraumatisches Nahtmaterial!).

5. Megacolon congenitum (Hirschsprungsche Krankheit, „aganglionäres" Megacolon)

Ätiologie: Dysfunktion des Rectosigmoids infolge angeborenem Mangel der Ganglienzellen der intramuralen Plexus; im dilatierten und hypertrophischen Colonabschnitt sind die Ganglien in normaler Zahl vorhanden, in aboraler Richtung nehmen sie allmählich ab; der Übergang vom aganglionären, aboralen Abschnitt zum dilatierten Abschnitt liegt zu 90 % der Fälle im Bereich des Rectosigmoid, selten höher am Colon descendens und nur ausnahmsweise oberhalb der Flexura lienalis.

Pathologisch-anatomisch: Dilatation des Colon, oft von gewaltigen Ausmaßen; ebenso enorme Hypertrophie der Muscularis und Blutgefäße.

Symptome: hartnäckige, chronische Obstipation, die seit Geburt besteht und nur durch regelmäßige Einläufe überwunden werden kann. Dies auch bereits beim Säugling, bei welchem schon das Meconium nur durch Einlauf entleert werden kann. Vermehrte Venenzeichnung an der Bauchwand, Dyspnoe, Cyanose infolge Zwerchfellhochstand, häufiges Erbrechen, Inanition, Exitus infolge Allgemeinintoxikation.

Diagnose: aufgetriebenes Abdomen durch Retention von Kotmassen und Gasen; deutlich sichtbare peristaltische Wellen des hypertrophischen Colon; tastbare Kotballen derber Konsistenz bis zur Größe eines Kindskopfs; *Gersunysches Klebephänomen* (durch Fingerdruck auf das Abdomen erzeugte Delle bleibt in den Bauchdecken stehen) rectal: leere Ampulle bei engem, kontrahiertem Rectum; Einläufe entleeren faulig zersetzte Stuhlmassen; Indican positiv.

Röntgenbild: Meteorismus der Colonschlingen mit sichtbaren, kugeligen Kotballen, welche den retinierten Stuhlmassen entsprechen. Kontrasteinlauf (möglichst erst nach weitgehender Entleerung der Stuhlmassen) zeigt ein typisch verengtes, kontrahiertes Rectum und ziemlich plötzlich beginnende starke Dilatation des mittleren bis oberen Sigmoid. Gleichzeitige Röntgenuntersuchung von Harnblase und Harnwegen deckt häufig auch eine kongenitale Megacystis und Hydroureter auf.

Differentialdiagnose: Dünndarmileus, Meconiumileus, sekundäres Megacolon infolge Stenose oder Atresie im Bereich des Rectum oder unteren Colon, idiopathisches Megacolon (Ursache ungeklärt, möglicherweise psychogene Faktoren), die Defäkationsstörungen treten dabei nicht gleich nach der Geburt, sondern erst später auf; Erweiterung des Dickdarms beginnt unmittelbar über dem After.

Therapie. Eingriffe am Sympathicus: Durchtrennung des Plexus hypogastricus cranialis und mesentericus caudalis nach *Rankin-Learmonth*, Excision des lateralen An-

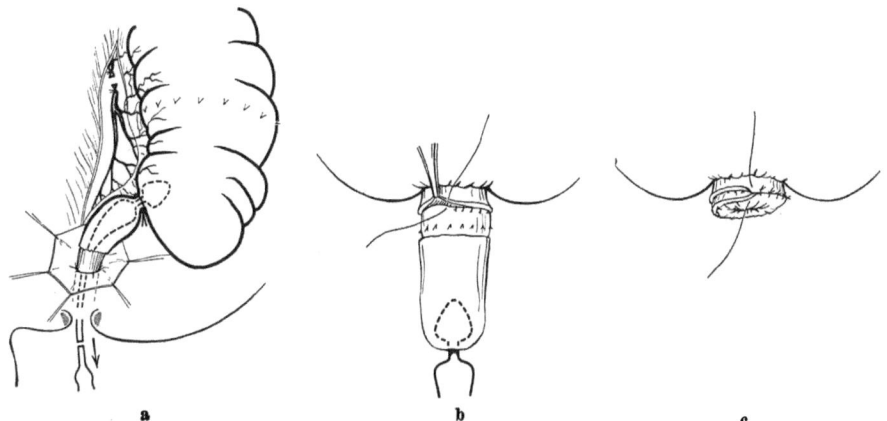

Abb. 378 a. *Megacolon* (Durchzugverfahren nach *Swenson*)

Abb. 378 b u. c. Durchzug und extrasphinktere Anastomose

teils des Ganglion coeliacum, beidseitige Resektionen des lumbalen Grenzstrangs nach *Leriche* (vgl. Abb. 153 u. S. 837). Resultate nicht überzeugend, da meist weiterhin eine Behandlung mit Einläufen notwendig bleibt.

Radikaloperation: Rectosigmoidektomie mittels Durchzugverfahren auf abdominoperinealem Wege mit extrasphinkterer Anastomose (nach *Swenson, Grob*) (s. Abb. 378).

Prinzip: nach allseitiger Mobilisierung des Rectosigmoids und schrittweiser Gefäßunterbindung nach oral, je nach Länge des zu entfernenden Abschnitts, u. U. auch der Flexura lienalis bis zur Mitte des Colon transversum (*Cave!* Verletzung der A. colica med.). Markierung der sicher noch gut ernährten Darmgrenze mit einer Reihe schwarzer Einzelnähte; mit einer durch den Anus in das Sigmoid hochgeführten Sonde wird das Sigmoid auf der Sonde festgebunden und mit Hilfe des Sondenzuges durch den Anus evaginiert. Nach völliger Evagination wird die äußere Wand des Evaginats dicht am Analring durchtrennt, bis das innenliegende Sigmoid sichtbar wird; dieses kann bis zum Erscheinen der Markierungsfäden nachgezogen und in 2 cm Abstand vom Afterring durchtrennt werden. Die Schleimhaut der beiden Stümpfe wird mit Chromcatgutknopfnähten zirkulär vereinigt und der artifizielle Prolaps mit leichtem Druck reponiert.

Prognose: Spincterschwäche oder Störungen der Blaseninnervation tritt nicht auf, wenn das Rectum schonend mobilisiert wurde. Spontaner Stuhlgang bei Säuglingen etwa am 5., bei älteren Kindern am 7.–8. postoperativen Tag, von diesem Zeitpunkt an keine Einläufe mehr; größtenteils wird vollkommene Beschwerdefreiheit erreicht.

6. Chilaiditi-Syndrom

Definition: partielle Lageanomalie des Colons, bei welcher sich die Flexura hepatica zwischen rechter Zwerchfellkuppe und Leber einschiebt (*Interpositio hepato-diaphrag-*

matica). *Ursache:* angeborene Anomalien oder Defekte der Aufhängebänder der Leber, Zwerchfellfunktionsstörung oder Relaxation, abnorme Druckverhältnisse im Abdomen.

Symptome: rezidivierende Schmerzattacken im rechten Oberbauch und in der rechten Flanke.

Diagnose. Röntgenbild: Luftansammlung unter der rechten Zwerchfellkuppe, welche den rechten Leberlappen nach unten und auch nach medial abdrängt (Hepatoptose).

Differentialdiagnose: subphrenischer Abszeß, Pneumoperitoneum, Magen-Darm-Perforation; zuverlässige Klärung durch Kontrasteinlauf.

Therapie: bei hartnäckig rezidivierenden Schmerzattacken Fixation des Colons in Höhe des unteren Leberrandes an die vordere Bauchwand.

D. Verletzungen
(vgl. S. 1133)

Ursachen: Stich, Schuß, Stoß, Pressung, Quetschung, Pfählung oder von innen durch Einbohren verschluckter oder eingeführter spitzer Fremdkörper.

Folgen: verletzte Darmschlinge kontrahiert sich zuerst spastisch, erschlafft jedoch nach einiger Zeit, woraufhin sich der Darminhalt über das Peritoneum ergießt. Eine spontane Lokalisierung der Infektion nach Darmverletzung durch abdeckendes Netz, Darmschlingen oder andere Bauchorgane kommt zwar vor, ist jedoch keinesfalls die Regel. Jede Eröffnung eines Darmabschnitts führt also zur meist diffusen Peritonitis (vgl. S. 1136).

Diagnose: Symptome des „akuten Abdomens": peritonealer Schock, zunehmende innere Blutung, galliges Erbrechen, fehlende Bauchatmung, Schmerzen beim Husten, lokalisierte reflektorische Muskelspannung, Druckschmerzhaftigkeit des Douglas bei Rectaluntersuchung, bei Prolaps einer Darmschlinge oder eines Netzzipfels in die Wunde oder gar bei Ablaufen von Darminhalt aus der Wunde ist die Darmverletzung relativ oder absolut sicher.

Therapie: auch in unklaren Fällen lieber frühzeitige *Probelaparotomie* als zu langes Abwarten.

Methoden: je nachdem, ob perforierende oder stumpfe Bauchverletzung vorliegt, verschieden (vgl. S. 1133), jedoch nach dem *Grundsatz:* operiere möglichst innerhalb der ersten 6 Stunden nach der Verletzung mit dem Ziel der Versorgung der Verletzungsstelle durch Übernähung oder Darmresektion, je nach Art und Ausdehnung der Verletzung. Grob verunreinigte Bauchhöhlen werden ausgiebig mit physiologischer Kochsalzlösung, welcher Antibiotika zugesetzt sind, gespült. *Abwartend* darf nur vorgegangen werden, wenn die Verletzung älter als 48 Stunden ist und die allgemeinen und lokalen Symptome darauf hinweisen, daß eine Abdeckung der Darmverletzung durch Nachbarorgane eingetreten ist; massive allgemeine und lokale Chemotherapie.

Prognose: Mortalität innerhalb der 1.–6. Stunde 48%, 7.–12. Stunde 74%, nach der 12. Stunde 79%, nach der 24. Stunde 93%, später als 48 Stunden 80% (Statistik nach *Hertle*).

Fremdkörper. *Vorkommen:* im Darm selbst entstandene Fremdkörper, z. B. Bezoare, Koprolithen (eingedickte, mit Mineralsalzen inkrustierte Kotmassen), Enterolithen (phosphorsaure Salze, die sich um einen Fremdkörper niedergeschlagen haben), unabsichtlich verschluckte Fremdkörper (Nadel, Gebißprothesen, Stiftzähne, Zahnstocher), absichtlich verschluckte Fremdkörper (Nadeln, Nägel, Feilen, Löffel, Gabeln, Werkzeuge, Matratzensprungfedern), vom Mastdarm aus meist in onanistischer Absicht eingeführte Fremdkörper (Wetzsteine, Zelluloidteile, Flaschen, Gläser), operativ eingebrachte Fremdkörper (*Murphy*-Knopf), durch Verletzung eingedrungene Fremdkörper (Geschosse, Dolche, Messer), sekundär aus der Bauchhöhle nach Operationen in den Darm eingewanderte Fremdkörper (zurückgelassene Tupfer, Tampons, Instrumente). In der Regel werden die Fremdkörper im Darm mit dem dicken oder stumpfen Ende nach vorn weiterbefördert; evtl. können Nadeln die Darmwand durchwandern und an anderen Körperstellen erscheinen; kleine rundliche Fremdkörper passieren meist anstandslos und gehen per vias naturales ab; voluminöse, spitze und zackige Fremdkörper (lange Nadeln, Feilen, Löffel, Drahtkonvolute) bleiben an den Knickstellen des Darmes hängen, verhaken sich dort und können zu perforierenden Verletzungen führen; bei größeren rundlichen Fremdkörpern (große Gallensteine) besteht Gefahr des Okklusionsileus. *Folgen:* lokale oder diffuse Peritonitis.

Diagnose: sorgfältige Anamnese, Röntgendurchleuchtung, Röntgenbild.

Therapie: stets *zunächst konservativ;* die meisten Fremdkörper werden in Kotballen eingehüllt und passieren schadlos. Verabreichung von Kartoffelbrei, Sauerkraut, Erbsenbrei in großen Mengen kann diesen Vorgang unterstützen; Abführmittel sind zu vermeiden; schattengebenden Fremdkörper durch etappenweise Röntgendurchleuchtung verfolgen; verweilt er an einer Stelle längere Zeit und treten peritoneale Reizsymptome ein, muß der Fremdkörper durch Laparotomie und Enterotomie entfernt werden. Im Mastdarm steckenbleibende Fremdkörper können unter rektoskopischer Sicht extrahiert werden.

Parasiten. 1. *Oxyuris vermicularis:* mit Vorliebe im Wurmfortsatz; verursacht dort einen Reizzustand, welcher klinisch eine Appendicitis vortäuschen kann (*Appendicopathia oxyurica*). *Therapie:* Wurmkur, evtl. Appendektomie.

2. *Ascaris lumbricoides:* kriecht in alle Löcher und Spalten (Appendix, Gallenwege) und ruft dort entzündliche Erscheinungen bzw. Ikterus und cholelithiasisähnliche Symptome hervor. Ascaridenknäuel sind Veranlassung für den sog. *Ileus verminosus,* d. h. mechanische Verstopfung und spastische Kontraktion der Darmwand infolge des Wurmballens. *Therapie:* Wurmkur, evtl. operative Entfernung durch Enterotomie, Appendektomie, Choledochotomie.

3. *Trichocephalus dispar:* verursacht Appendicitis, entzündliche Geschwülste des Dickdarms (vorwiegend Coecum), sekundäre Darmstenose, Ileocöcaltumor. *Therapie:* Wurmkur, Appendektomie, gelegentlich ausgedehnte Darmresektion.

4. *Distomum haematobium:* wandert von der Pfortader, den Bauch- und Beckenvenen in die subserösen und submukösen Venen des Darmes und der Harnblase ein, um dort seine Eier abzulegen; verursacht entzündliche Geschwülste an der Flexura sigmoidea, am Colon pelvinum und im Rectum (Bilharzia-Krankheit). *Therapie:* spezifische Antibilharziakur; bei sekundärer Stenose Darmresektion oder Umgehungsanastomose.

E. Ileus (Darmverschluß)

Definition: Ileus (von griechisch: „ἐλύω" = ich winde) bedeutet „Darmzwang", d. h. Störung der freien Darmpassage aus *mechanischen* oder *funktionell-dynamischen Gründen.*

Formen:
1. *Akuter Ileus.*
2. *Chronischer Ileus.*
3. *Chronisch-intermittierender Ileus,* d. h. akuter Verschluß eines schon seit längerer Zeit verengten und gestörten Darmes.

Einteilung (nach *Hochenegg*):

A. *Strictura intestini* durch:	B. *Obturatio intestini* durch:	C. *Compressio intestini* durch:
1. *Neoplasmen*[1]	1. *Fremdkörper*[1]	1. *Dislozierte Nachbarorgane (Entzündungen, Tumoren)*[2]
2. *Narbenstriktur*[1]	2. *Gallensteine*[1]	2. *Bruchähnliche innere Einklemmung*[2] a) *peritoneale Pseudoligamente* b) *Spalten, Löcher* c) *herumgeschlungene freie Meckelsche Divertikel und freie Wurmfortsätze* d) *Bruchpforten, innere (äußere Hernien)*
3. *Knickung und Verengerung*[1] 4. *Invagination*[3]	3. *Fäkalien (Kot-Darmsteine, Meconium)*[1]	3. *Achsendrehung und Knotenbildung*[3]

[1] In nicht komplizierten Fällen fast stets nur Okklusionssymptome.
[2] Ausnahmslos auch Strangulationssymptome.
[3] Zumeist auch Strangulationssymptome.

Bei den einzelnen Gruppen können die Erscheinungen von Okklusion und Strangulation überlagert sein, so vor allem bei Gruppe A und C.

Ursachen. Zu *Gruppe A: Strictura intestini* entsteht

a) durch narbige Zusammenziehung,

b) durch Wucherung von Geschwülsten,

c) durch Verengerung der Darmlichtung infolge Verwachsungen oder Knickungen.

Angeboren oder erworben (vgl. S. 1203). Erworben als Folge traumatischer und entzündlicher (Tuberkulose, Lues, Aktinomykose) Prozesse; häufig nach Duodenalgeschwür, selten nach Typhus, niemals nach Dysenterie; durch *Carcinom* sehr häufig; *gestielte Tumoren*, welche vom Darm krampfhaft umgriffen und wie Darminhalt weiterbefördert werden sollen, können zum Beginn einer *Invagination* werden, indem der Darm nachgezogen und eingestülpt wird. Durch *Abknickung* an Stellen von Verwachsungen, welche durch akute und chronische allgemeine oder lokalisierte peritonitische Strangbildungen (namentlich von der Gallenblase und Appendix ausgehend) hervorgerufen sind; auch durch kongenitale Bauchfellfalten und durch ungünstige Lagerung des Darmes (z. B. an der Flexura lienalis, wenn diese sehr spitzwinklig aneinandergelagert ist), sog. *Doppelflintenstenose*; durch ileocöcale Membranbildung (*Lanes Kink*) und Pseudomembran (*Gersuny*sche Adhäsion), welche vom Colon descendens zum Sigmoid quer über das innere Blatt des Mesosigma zieht; durch Knickungen und Adhäsionen kann sich auch gelegentlich rasch ein akuter Darmverschluß mit Strangulation entwickeln.

Zu Gruppe B: Obturatio intestini. Durch *Fremdkörper*, ziemlich selten. Durch *Ascaridenknäuel* (Kombination von mechanischem und spastischem Ileus). Durch *Gallensteine*, häufig, wenn die Steine größer als eine Walnuß werden; mit Vorliebe bleiben die Steine an den physiologisch verengten Stellen des Darmes (Flexura duodeno-jejunalis, *Bauhin*sche Klappe) stecken; die spastische Umklammerung der Steine spielt eine wesentliche Rolle als Teilursache des Ileus. Durch **Invagination** (*Intussusception des Darmes*). Dabei wird ein Darmstück von dem nachfolgenden Darmabschnitt umgriffen, eingezogen und eingestülpt. *Vorkommen:* am häufigsten an der Ileocöcalklappe (eigentliche Dünndarminvagination, Invaginatio ileocoecalis, vgl. Abb. 379). Die Invagination kann einfach sein, doch kommen auch mehrfache Ineinanderstülpungen vor; durch Einbeziehung des Mesenteriums werden Gefäße und Nerven beeinträchtigt und die Zirkulation des Invaginats gefährdet bzw. dieses infarziert; Spontanabstoßung eines nekrotisch gewordenen Invaginats wurde beobachtet. Spastische Umklammerung des Invaginats ist mitbeteiligt und kann das Intussusceptum so fest umschließen, daß die Desinvagination nicht mehr gelingt. *Symptome:* übliche Ileussymptome, im Beginn vorwiegend Obturationserscheinungen, später auch Strangulation. *Ursache:* meist kleine, dicht an der Darmwand gelegene Mesenterialcysten, welche das Lumen einstülpen; kleine Schleimhautpolypen, die in das Darmlumen hervorragen, *Meckel*sches Divertikel. *Vorkommen:* am häufigsten bei Kindern, insbesondere spasmophilen männlichen Säuglingen in der Zeit des Übergangs der Muttermilchernährung zur Normalkost. *Formen:* I. enterica (nur am Dünndarm), I. colica (nur Dickdarm), I. ileocoecalis (häufigste Form, vgl. Abb. 379).

Zu Gruppe C: Compressio intestini. Durch *abnorm gelegene Organe* (Wanderniere, Wandermilz), durch *Neoplasmen* und *entzündliche Tumoren* (Nierengeschwülste, Gallenblasentumoren, Ovarialcyste, Netztumor, paranephritischen Abszeß, Senkungsabszeß, Beckentumor); im allgemeinen weicht der Darm aus, eine Compressio tritt nur ein, wenn er dies infolge von Verwachsungen nicht mehr kann. Durch *arterio-mesenterialen Darmverschluß*; durch sog. „*innere Hernie*" = bruchähnliche Einklemmung von Darmabschnitten in peritoneale Falten, Pseudoligamente, fibröse Stränge (*Treitz*sche Hernie in der Fossa duodeno-jejunalis, *Gersuny*sche Adhäsion u. dgl.); durch *Meckelsches Divertikel, langen Wurmfortsatz*, lange *Tube*, ausgezogene Appendices epiploicae; durch *Spalten und Löcher* (im Netz oder Mesenterium angeboren oder operativ entstanden, letzteres z. B. nach retrocolischen Magen-Darm-Anastomosen bei ungenügend vernähtem Mesenterialschlitz). Durch Einklemmungen in äußere Hernien im Bereich der Bruchpforten.

Durch **Volvulus**, d. h. Verknotung und Achsendrehung des Darmes („Darmverschlingung"). *Formen:* 1. Drehung einer Darmschlinge um den zugehörigen Mesenterialabschnitt und die Mesenterialachse. 2. Drehung eines Darmstücks um seine eigene Längsachse, die fast stets mit einer Knickung einhergeht. 3. Umschlingung einer Darmschlinge und deren Mesenterium durch eine andere Darmschlinge samt ihrem Gekröse

(Knotenbildung zwischen zwei Darmschlingen). *Vorkommen:* sehr häufig am Sigmoid, welches sich um seine Mesenterialachse sehr leicht drehen kann, jedoch auch an allen übrigen Darmabschnitten; besonders bei unzweckmäßiger, stark zellulosehaltiger Nahrung (Kriegsernährung); *Drehungen* eines Darmstücks *um seine Längsachse* fast nur am Colon ascendens bei Coecum mobile; *Verknotung* zwischen Sigmoid mit langem Mesosigma und Dünndarmschlinge sowie zwischen zwei Dünndarmschlingen möglich.

Dynamischer Ileus. *Definition:* im Gegensatz zur paralytischen Darmpassagestörung, welche jeder mechanischen Passagestörung folgen kann, handelt es sich bei dynamischem Ileus um eine *spastische Passagestörung*, d. h. tonische Kontraktion einzelner Darmabschnitte mit völliger Aufhebung des Darmlumens; meist nur zeitlich begrenzt; der Zustand schlägt früher oder später in eine Atonie um. *Ursache:* segmentäre Innervationsstörungen funktionell-spatischer Art, meist hervorgerufen durch Wirbelsäulenveränderungen (Osteochondrose, Spondylosis und Spondylarthrosis deformans der mittleren und unteren Brustwirbelsäule), auch durch äußere Ursachen (stumpfe Bauchverletzung, Netztorsion, retroperitoneale Tumoren und Blutungen) nach Operationen. Besondere Form der Darmpassagestörung ist die *Blähsucht* (analog der „Trommelsucht" bei Pferden und Rindern) durch Genuß großer Mengen schwer verdaulicher, ungewohnter und schlackenreicher Vegetabilien (Kriegsbrot, Hülsenfrüchte, rohe Kartoffeln und Rüben, mangelhaft zerkleinertes Getreide), das zur Gärung und hochgradiger Gasbildung mit nachfolgender Darmlähmung, Abknickung, Invagination und Volvulus Anlaß gibt.

Pathogenese: Innervations- und Durchblutungsstörungen, welche zur *Lähmung* des ganzen Darmes oder einzelner Darmabschnitte führen (z. B. bei Schädigung des *Auerbach*schen Plexus, bei Thrombose und Embolie der Mesenterialgefäße, vor allem bei Herzfehlern, Endokarditis, Arteriosklerose der Aorta); in gleicher Weise wirken *bakteriotoxische Einflüsse*; mit der Darmlähmung kommt es im gleichen Verhältnis zu einer *Darmblähung (Meteorismus)*; diese ist niemals lediglich eine Okklusionsfolge; stets beeinflussen sich gegenseitig die mechanischen Momente, die vermehrte anfängliche Spastizität des Darmes, die Zirkulations-Innervationsstörung und die Schleimhautschwellung, welche zusammen einen Circulus vitiosus bilden. Dieser ist bei allen Formen von Ileus, auch bei den durch Peritonitis hervorgerufenen, vorhanden. Bei *mechanischem Ileus* lautet die Reihenfolge des Circulus vitiosus: mechanische Verstopfung (Verengerung, Abknickung, Invagination, Verwindung), vermehrte Darmkontraktion (Hyperperistaltik), Zirkulationsstörung und Innervationsstörung, Schleimhautschwellung, Verstärkung des Verschlusses; Resorptionsstörung, Ansammlung von Gasen und Flüssigkeit (Meteorismus), erneute Vermehrung der Zirkulations- und Innervationsstörung (Infarzierung, Nekrose, Perforation), vermehrte Inhaltsstauung, Darmlähmung („Totenstille" im Bauch = völliges Sistieren der Darmfunktion).

Allgemeinerscheinungen bei Ileus: Schock-Kollapssyndrom (vor allem bei Dünndarmstrangulation), initiales Erbrechen (bei Strangulationsileus), reflektorische Pulsverlangsamung, Hyperämie der Bauchorgane (Vasomotorenwirkung); Wasserverarmung der Gewebe (trockene Zunge, quälender Durst, Sinken des Blutdrucks, Anurie); Erhöhung des Eiweißgehaltes, Reststickstofferhöhung, Erhöhung der Viskosität, des spezifischen Gewichtes und des Gefrierpunktes; Blutzucker teils erhöht, teils vermindert, desgleichen die Alkalireserve (deren Zu- und Abnahme hängt von der Stärke des Erbrechens ab); Absinken des Chlorgehaltes im Blut; Autointoxikation, d. h. Allgemeinintoxikation infolge Resorption von Enterotoxinen (Eiweißspaltprodukte der Indol-Phenol-Gruppe, Histamin, Bakterientoxine); jedoch meist keine Bakteriämie.

Pathologisch-anatomisch: Darmdilatation, Serosarisse, venöse Stase durch Gefäßdrosselung, hämorrhagische Infarzierung, Dekubitalgeschwüre, Peritonitis; Dehnungsgeschwüre, vor allem im Bereich des Coecums; Muscularishypertrophie und katarrhalisch-ulceröse Schleimhautveränderungen bei chronischem Darmverschluß.

Symptome und Diagnose. a) *Akuter Ileus:* aus völliger Gesundheit plötzlich auftretende, heftigste kolikartige Leibschmerzen, gelegentlich vorausgehendes Unbehagen und leichte Verdauungsstörung; heftige Allgemeinerscheinungen (initiales Erbrechen); vollkommene Stuhl- und Windverhaltung (lediglich anfänglich kann durch Einlauf noch etwas Stuhl und Wind entleert werden); Abgang von Wind und Stuhl ist also kein unbedingter Gegenbeweis für das Bestehen eines Ileus; bei hochsitzendem Darmverschluß können noch mehrere Stuhlgänge abgesetzt werden; rasche Verschlechterung des Allgemeinbefindens durch zunehmendes Schock-Kollapssyndrom, leichte Cyanose. Bei ulcerösem Prozeß oder Invagination Blut- und Schleimabgang.

b) *Chronisch intermittierender Ileus:* längere Vorgeschichte, seit Wochen und Monaten Verdauungsstörungen (Obstipation, lästige Blähungen), Kranke beobachten selbst rezidivierend auftretende Auftreibung des Leibes (Hosen- oder Rockbund wird oft zu eng); mit Beginn des akuten Verschlusses auch von außen her wahrnehmbare Peristaltik („Darmsteifungen"); die Symptomatik kann völlig zurückgehen und nach einiger Zeit wiederkehren, bis schließlich das Bild des kompletten akuten Ileus eintritt.

c) *Chronischer Ileus:* stets Folge einer Stenose oder Striktur des Dickdarmes; hartnäckige Obstipation seit Wochen und Monaten; dazwischen profuse schleimige Durchfälle (*paradoxe Diarrhoe*, vorwiegend bei Sigma- und Rectumcarcinom); sie kommen durch die Stauung des Dickdarminhaltes oberhalb des Hindernisses zustande; durch vermehrte Schleimabsonderung werden die aufgestauten Kotmassen zersetzt und gehen plötzlich in Form dünnflüssigen Stuhls ab; daher ist die anamnestische Angabe von Blut- und Schleimabgang besonders zu berücksichtigen (ulceröse Prozesse im unteren Dickdarm und Rectum, Invagination, Volvulus).

Diagnose: Untersuchung aller Bruchpforten (Hernia ing., Hernia femoral., Hernia obturat., Hernia ischiadic.) zum Nachweis oder Ausschluß einer Incarceration durch äußere Hernie; Angaben über frühere Operationen, Feststellung von Narben nach Laparotomien (Adhäsions-und Verwachsungsileus), mit ruhigen Zeiten abwechselnde Schmerzattacken (intermittierender Ileus); bei akutem Ileus circumscripte, reflektorische Muskelspannung; peristaltiklose, stark geblähte, aufgerichtete Darmschlinge dicht vor dem Hindernis (v. *Wahlsches Zeichen*), metallisch klingende Darmgeräusche, Spritzgeräusche (Flüssigkeit wird durch eine enge Düse hindurchgespritzt); Stuhl- und Windverhaltung, Meteorismus, Darmdilatation oberhalb des Hindernisses mit Rückfluß des gestauten Inhalts in den Magen; schließlich Koterbrechen (Miserere), und von diesem Zeitpunkt an „Grabesstille" des Abdomens (nur unterbrochen durch das „Ticken der Todesuhr" = bei Auskultation des Abdomens hörbarer Aortenpuls). Bei *intermittierendem Ileus* mit ruhigen Zeiten abwechselnde Schmerzattacken; bei *chronischem Ileus* hartnäckige, von Diarrhoen unterbrochene Obstipation, Flankenmeteorismus, sichtbare Dehnung und Anspannung der Sigmaschlinge, Abgang von Blut und Schleim, Schmerzen in der Appendixgegend (vorgetäuschte Appendicitis), Tympanie des Coecums (*Anschütz*sches Zeichen), abnorm weite, von Kot leere Ampulle (*Hochenegg*sches Zeichen).

d) Bei *Invagination:* plötzlicher Beginn aus voller Gesundheit, heftige Bauchkoliken mit Schock-Kollapssyndrom, Erbrechen, blutiger Stuhl in etwa 10% der Fälle als erstes Symptom. Befallen werden vor allem das 1. (75%) und 2. (13%) Lebensjahr, ausnahmsweise schon im 1. Lebensmonat, ja bereits intrauterin; Knaben mit etwa 60% häufiger befallen als Mädchen. Kompletter Ileus fehlt anfänglich oft, es sind lediglich gewisse Okklusionserscheinungen vorhanden; Abdomen zunächst weich, gelegentlich sogar eingezogen, Invaginat als teigiger Tumor in abdomine, bei Invaginatio ileocolica durch Rectaluntersuchung tastbar. Innerhalb der ersten 12 Stunden allmählich zunehmende Entleerung blutigen Stuhls.

Röntgenbild: bei Ileusverdacht niemals Röntgenkontrastdarstellung per os; jedoch Kontrasteinlauf rectal zum Ausschluß eines evtl. tiefsitzenden, stenosierenden Prozesses nach vorausgegangener Röntgendurchleuchtung und -aufnahme; typische Spiegelbildung bei Aufnahme im Stehen, d. h. der Darminhalt der geblähten Schlingen stellt sich waagerecht ein und erzeugt charakteristische, quergestellte Schatten.

Differentialdiagnose: Mesenterialgefäßthrombose und Embolie, Gallensteinkolik, Pankreasnekrose, gastrische Krisen bei Tabes, zentrale Störungen, Wirbelsäulenveränderungen, Rückenmarksverletzungen, Peritonitis, Megacolon, metastasierendes Carcinom, Darmperforation.

Prognose: fraglich; der mechanische Darmverschluß muß behoben werden, bevor die Lebensfähigkeit des Darmes vernichtet ist; liegt bereits ein gangränöser Darm vor, welcher reseziert werden muß, sinken die Heilungsaussichten sehr erheblich, weil bereits eine Allgemeinintoxikation besteht mit entsprechender Schädigung des Kreislaufs, der Parenchymorgane und des Herzmuskels.

Therapie. Bei **mechanischem Ileus:** Operation so frühzeitig wie möglich! Bei Unklarheit lieber eine Probelaparotomie zuviel als erschöpfende Diagnostik zu betreiben und dadurch Verspätung der Operation; innere Maßnahmen (Röntgenkontrastmahlzeit, hohe Einläufe) nur mit größter Vorsicht! Keinesfalls drastische Abführmittel! (Gefahr des Durchbruchs eines Dehnungsgeschwürs oder eines zerfallenden Carcinoms!) Keine Opiate! (Verschleiern das klinische Bild so stark, daß der rechtzeitige Eingriff versäumt werden kann.) Hingegen Spasmolytika (Belladonna, Buscopan) und Magenspülung, sowohl zu diagnostischen Zwecken als auch zur Operationsvorbereitung. *Operationsprinzip:* Behebung des Hindernisses (Abtragung eines schnürenden Bandes, Befreiung des Darmes aus seiner Einklemmung in einer inneren Hernie, Desinvagination, Detorsion eines Volvulus); danach Kontrolle der Lebensfähigkeit des befreiten Darmabschnittes (Aussehen der Serosa), Reaktion auf Kontraktionsreize (Beklopfen, Beträufeln mit heißer Kochsalzlösung); ist die Reaktion positiv, so ist die Annahme berechtigt, daß sich der Darm wieder erholen wird; tiefere Defekte (Schnürringe, Dehnungsrisse der Serosa) verlangen sorgfältige Übernähung; endgültig zerstörte Darmabschnitte (Infarzierung, Gangrän, Tumor) erfordern die Resektion (s. dort).

Spezielle Maßnahmen: 1. Bei **Meconiumileus:** Vorkommen in etwa 40% der Dünndarmverschlüsse bei Neugeborenen. *Ursache:* abnorme Eindickung des Meconium im Bereich des unteren Dünndarms infolge Pankreasfibrose mit Störung der Fermentbildung, außerdem fehlerhafte Schleimproduktion (Mucoviscidosis). *Vorgehen:* keine überstürzte Operation, dringlichste Aufgabe besteht in der Bekämpfung des Meteorismus oberhalb des Hindernisses, daher Absaugen der Darmgase und der gestauten Flüssigkeit. Zufuhr von Pankreasfermenten, durch welche die eingedickte Meconiumsäule erweicht und zur Entleerung gebracht wird. Das Pankreasferment wird durch Enterotomie in die distalste der geblähten Schlingen eingebracht (*Cave!* Kontakt des Ferments mit dem Peritoneum, deshalb Verwendung in Pulverform); ständige transventrikuläre Saugdrainage durch eine während der Operation sicher bis ins Duodenum eingeführte Sonde, durch welche auch weiteres Pankreasferment von Zeit zu Zeit zugeführt wird. Bei *kompliziertem Meconiumileus*, d. h. einem solchen, bei welchem zugleich ein Volvulus mit Infarzierung der Darmwand, sekundäre Atresie u. dgl. besteht, wird die veränderte Schlinge zur Bildung einer axialen Fistel vorgelagert und diese nach Verschluß der Bauchdecken reseziert; durch Instillation von Pankreasferment per Sonde und in den aboralen Fistelschenkel wird die Passagefreiheit hergestellt; Nachbehandlung bleibt trotzdem schwierig (Meteorismus, Dystrophie trotz Heißhunger) und pulmonale Komplikationen (Reizhusten, Emphysem, bronchopneumonische Herde). Pankreaspräparate zum Ersatz der fehlenden Pankreasfermente (Pankreatin, Pankrotanon, Pankreon) müssen fortgesetzt verabreicht werden.

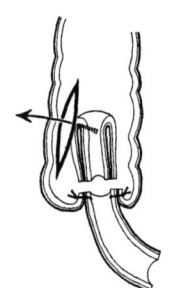

Abb. 379. *Invaginatio ileo-coecalis:* Das Invaginat wird abgetragen und durch eine Coecostomie entfernt (Resektionsmethode nach *Grob*)

Prognose: Mortalität 50% und mehr; auch wenn der Ileus überwunden ist, noch häufig tödlicher Ausgang.

2. Bei **Invagination** in jedem Falle operative Revision, obwohl konservative Reposition durch rectalen Kontrasteinlauf gelegentlich gelingen kann; aber die eigentliche Ursache (*Meckel*sches Divertikel, Polyp u. ä.) bleibt bestehen.

Methoden. a) *Reponible Invagination:* Pararectalschnitt rechts, Aufsuchen des Invaginats und Umfassen des Invaginationstumors mit der ganzen Hand. Der Tumor wird durch vorsichtigen Druck auf die Invaginationskuppe etappenweise reponiert (*Cave!* Auseinanderziehen der ineinandergeschobenen Darmabschnitte wegen Gefahr der Darmruptur!). Genaue Kontrolle der Erholung des Darms nach gelungener Reposition (zeigt er Peristaltik, so kann er erhalten werden, andernfalls ist Resektion erforderlich); die mit Sicherheit feststellbaren Ursachen (*Meckel*sches Divertikel, Polypen) sind durch Resektion zu entfernen.

b) *Irreponible Invagination:* dies ist vor allem der Fall, wenn der Zustand schon länger als 2–3 Tage besteht und infolge Ödem und Verklebung eine Desinvagination nicht mehr möglich ist. *Vorgehen bei der irreponiblen I. ileo-coecalis* (s. Abb. 379): Fixierung des unteren Ileum am Coecum zur Sicherung der meist schon miteinander verklebten Darmabschnitte mittels einiger Einzelknopfnähte; Eröffnung des Coecums und Luxation des Invaginats, welches 1,5 cm von der Pforte entfernt quer durchtrennt wird; Vereinigung der zylindrischen Invaginationsstümpfe durch zirkuläre Catgutknopfnähte; Absaugen des vor der Invagination gestauten Darminhalts durch ein in den Dünndarm vorgeschobenes Absaugrohr; Verschluß der Enterostomiewunde am Coecum bis auf die Austrittsstelle eines dünnen Katheters, welcher an Stelle des Absaugrohrs zur Spülbehandlung für einige Tage im Ileum liegengelassen wird.

Prognose: gegenüber früher (40–60 % Mortalität) bei irreponiblen Fällen durch die Technik der operativen Abtragung des Invaginats wesentlich gebessert; in Händen einzelner Operateure auch praktisch auf 0 % abgesunken. Gewarnt werden muß vor der früher üblichen Betupfung irreponibler Invaginate mit Tinctura Opii simpl. bei Säuglingen und Kleinkindern, weil deren Empfindlichkeit auf Opium sehr hochgradig und sehr verschieden ist; Überdosierung führt zur Atemlähmung. Wird Opium verwendet (*Cave!* ältere, eingedickte Lösungen), so höchstens mittels 1–2 Tupfern von ungefähr 0,5 g Gewicht (enthalten nach Vollsaugen etwa 0,012 g Tinct. opii simpl., wovon 0,006 g zur Resorption kommen); am besten wird das Opium bei Kindern völlig gemieden.

3. Bei **paralytischem Ileus:** meist Folge einer Peritonitis. Daher steht die Versorgung des Grundleidens (Beseitigung der Infektionsquelle, entlastende Enterostomie) im Vordergrund.

4. Bei *Thrombose* und *Embolie:* bei umschriebener Infarzierung des Darmes Resektion der ausgefallenen Darmabschnitte; Prognose fraglich.

5. Bei *spastischem Ileus:* stets konservativ, bei fälschlich vorgenommener Operation beende man sie als Probelaparotomie.

6. Bei *Dickdarmileus* nach dem Grundsatz: im Stadium des akuten Darmverschlusses stets nur Entlastungsoperationen (Fistula stercoralis, ein- oder doppelläufiger Anus praeternaturalis vor dem Hindernis). Die Resektion oder bei inoperablen Tumoren auch die innere Umgehungsanastomose (Enteroanastomose) erst in 2. Sitzung nach Rückgang der Ileussymptome.

7. Bei *Volvulus* (meist an der Sigmaschlinge): Operation mit Detorsion und Fixation des Sigma oder Vorlagerung und zweizeitige Resektion des Sigmoids oder innere Umgehungsanastomose zwischen zu- und abführendem Schenkel der Sigmaschlinge.

F. Entzündungen

1. Akute

a) Akute Darmwandphlegmone (Darmbrand). *Definition:* phlegmonöse Entzündung in oberen Dünndarmabschnitten, seltener auch am Dickdarm vorkommend. *Erreger:* Staphylokokken (multiple Abszeßbildung in der Submucosa) und Streptokokken (diffuse, phlegmonöse Wandinfiltration). *Ursache:* mechanische Verletzung der Darmwand von innen, auch hämatogene Streuung. *Symptome:* Erbrechen, Bauchdeckenspannung, Stuhl- und Windverhaltung, heftige Leibschmerzen und alle übrigen Zeichen der akuten *Peritonitis*. *Diagnose:* meist erst nach Laparotomie; gewöhnlich wird wegen Verdacht auf Perforationsperitonitis operiert. *Prognose:* sehr ungünstig, besonders bei Befallensein höherer Dünndarmabschnitte, aussichtsreicher bei den Dickdarmentzündungen. *Therapie:* Resektion der erkrankten Darmpartie, evtl. Ausschaltung durch entlastenden Anus praeternaturalis, massive Chemotherapie.

b) Ileitis terminalis acuta. *Definition:* geschwürige, unspezifische Entzündung des untersten Ileumabschnittes in einer Ausdehnung von 20–40 cm oberhalb der *Bauhin*schen Klappe, selten auch das Coecum ergreifend. *Symptome:* ähnlich einer akuten Appendicitis (Schmerzen, Druckempfindlichkeit im rechten Unterbauch, Erbrechen, Temperaturanstieg). *Diagnose:* Abgrenzung von akuter Appendicitis im akuten Stadium nicht möglich; daher in der Regel Operation unter der Diagnose einer Appendicitis acuta. *Folgen:* Schleimhautzerstörung, Penetration und Perforation mit Fistelbildung, Stenosierung infolge bindegewebiger Verdickung der befallenen Darmwand, Anschwellung der regionären Mesenteriallymphknoten, Exsudatbildung. *Therapie:* möglichst konservativ in Form von Chemotherapie; wurde unter Fehldiagnose operiert, so wird man zwar die Appendix entfernen, im akuten Stadium jedoch auf keinen Fall eine Resektion vornehmen.

c) Appendicitis acuta. *Definition:* unspezifische Entzündung des Wurmfortsatzes (Appendix), häufigste chirurgische Baucherkrankung von größter praktischer Bedeutung.

Anatomie: Wurmfortsatz (Appendix vermicularis) ist ein hohles, wurmartiges Anhängsel des Coecums (durchschnittliche Länge 8,3–8,4 cm, Dicke 0,5–1 cm Durchmesser). Das Organ besitzt eine kontinuierliche Längsmuskelschicht; seine Schleimhaut ist reich an lymphatischem Gewebe (Solitärfollikel), welches sich vom 5.–30. Lebensjahr an stetig vermehrt, danach allmählich abnimmt. *Gefäß- und Nervenversorgung* erfolgt über das Mesenteriolum durch die A. appendicularis (aus A. ileo-colica). Die *Nerven* entstammen dem Plexus mesentericus und führen zentripetal und -fugal leitende autonome Fasern; die Appendix ist schmerzunempfindlich; jedoch verursacht die Abklemmung der Gefäße bzw. des Mesenteriolums deutliche Schmerzen. Die *Lymphgefäße* verlaufen über die Lgl. retro- und antecoecales und ileocoecales zu den Lymphknoten im Bereich der A. mesenterica cran. und zu retroperitonealen Knoten (letzteres umstritten!). *Lage:* ist großen Schwankungen unterworfen; zuverlässigste Orientierung ist möglich, wenn dem Verlauf der 3 Taenien gefolgt und deren Treffpunkt aufgesucht wird. Er liegt im allgemeinen am *McBurneyschen Punkt*, d. i. 5 cm medial von der Spina iliaca ant. cran. auf einer zwischen dieser und dem Nabel gezogenen Verbindungslinie oder am *Lanzschen Punkt*, d. i. Verbindungslinie der beiden Spina iliacae ant. cran. und Grenze zwischen rechtem und mittlerem Drittel dieser Linie. In 70% der Fälle geben diese Punkte die Lage der Appendix an, jedoch ist auch Tieflagerung ins kleine Becken, Auswärtslagerung, retrocöcale Hochschlagung möglich.

Funktion: Appendix („*Tonsille des Darmes*") stellt eine gewisse Produktions- und Aufbewahrungsstätte für Leukozyten dar; endokrine Tätigkeit wird angenommen, ist jedoch nicht bewiesen; zur Selbstreinigung und Austreibung des passiv eingepreßten Kots verfügt die A. über Muskulatur und eine gewisse Retroperistaltik. Insgesamt handelt es sich um ein in völliger Rückbildung befindliches Organ, welches durch Entzündung häufig verändert und in seiner Funktion gestört ist.

Inhalt: zäher, glasiger Schleim, geringe Kotmengen, welche zu erbsgroßen Gebilden zusammengedrückt sein können („Kotsteine"); letztere können zu Abflachung der Schleimhaut und Druckusur derselben führen. Gelegentlich finden sich Haare, Emaillesplitter, Holzsplitter, Obstkerne, Enthelminthen (Oxyuren, Trichocephalus dispar, Ascaris, häufig Wurmeier).

Pathogenese: es handelt sich stets um einen infektiösen Prozeß.

Erreger: Enterococcus A und B, anhämolytische Streptokokken, Mundstreptokokken in 70% der Fälle; Pneumokokken, Bact. coli commune weniger häufig; Anaerobier selten; sind sie beteiligt, so ist allerdings die Prognose ungünstiger. *Trauma:* äußerst selten durch eingedrungene kleine Fremdkörper, es sei denn, es kann mit Wahrscheinlichkeit die Stelle ausgemacht werden, wo der Fremdkörper Veränderungen der Schleimhaut hervorgerufen hat; häufiger durch *Parasiten* (Ascariden, Trichocephalus dispar, Oxyuren); niemals ursächlich durch stumpfes Bauchtrauma, wenn nicht eine bereits im Entstehen begriffene Appendicitis oder ein abgedeckter Eiterherd durch das Trauma mobilisiert wurde; Zusammenhang zwischen Trauma und Appendicitis bedarf jedenfalls der strengsten Kritik. *Witterung:* Appendicitisgipfel im Frühsommer und Herbst haben den Gedanken eines Witterungseinflusses nahegelegt (*Seifert*); *Häufigkeit:* nur ausnahmsweise im Säuglingsalter, vom 2. Lebensjahr stetig zunehmend, Maximum im 6.–9. Lebensjahr. Im höheren Lebensalter bis zum Greisenalter vereinzelt und ziemlich gleichmäßig auf die verschiedenen Jahrzehnte verteilt. Der *Prozentsatz der Perforation* ist um so größer, je jünger die Kinder sind (2. Lebensjahr 75%, 2.–4. Lebensjahr 50% der Perforationen). Die Ursache dafür liegt darin, daß die Erkennung um so schwieriger ist und um so seltener erfolgt, je jünger der Patient ist.

Ätiologie: hämatogene Infektion unwahrscheinlich und im Vergleich zur *enterogenen Infektion* völlig in den Hintergrund tretend. Faktoren des enterogenen Entstehungsmodus sind oberflächliche Epithelläsion, leukocytäre Pfropfbildung in einer Schleimhautbucht, welche sich keilförmig bis zur Serosa ausbreitet und allmählich in phlegmonöser Form die ganze Wand ergreift; Sekretstauung begünstigt Virulenzsteigerung der Appendixflora; verstärkte physiologische Biegung oder pathologisch-bedingte Abknickung ruft solche *Sekretstauung und Kotsteinbildung* hervor; eine Perforation wird allerdings nicht primär mechanisch durch einen Kotstein herbeigeführt, sondern durch die gangräneszierende Wandinfektion; der erste entzündliche Herd (Primäraffekt nach *Aschoff*) kann sich völlig zurückbilden (Appendicitis fugax). Vasculäre Theorien (*Ricker*), welche das Initialgeschehen auf einen Gefäßkrampf oder primäre Thrombose der V. appendicularis zurückführen wollen, haben keine allgemeine Anerkennung gefunden.

Pathologisch-anatomisch. α) *Prozesse am Wurmfortsatz selbst: Appendicitis simplex* (auch fugax), klinisch nur flüchtige Erscheinungen hervorrufend und ohne Residuum abheilend. *Appendicitis phlegmonosa:* stärkeres Wandödem, hochgradige Injektion der Serosagefäße, seröses und trüb-seröses Exsudat in der Nachbarschaft, leichter Fibrinbelag der Appendix, welche im distalen Teil stark geschwollen ist; im Innern blutigeitriges Sekret, häufig Kotstein. *Appendicitis gangraenosa:* das insgesamt hochgradig geschwollene Organ zeigt blauschwarze Nekroseherde oder die ganze Appendix ist in ein grünlichschwarzes Gebilde verwandelt (Totalgangrän) und an einer oder mehreren Stellen perforiert (*Appendicitis perforata*). Übergangsformen zwischen akutem und chronischem Verlauf stellen das *Empyem* oder *multiple Abscesse* der Appendixwand dar.

β) *Vorgänge in der Nachbarschaft:* toxische Reizung des Peritoneums mit Exsudation (Periappendicitis serosa) und fortschreitende Entzündung je nach Lage der Appendix gegen die vordere Bauchwand (A. anterolateralis), gegen das kleine Becken (A. pelvina), in den Retrocöcalraum (A. retrocoecalis), unter die Leber (A. subhepatica), unterhalb des Lig. inguinale (A. ileo-inguinalis), in das retrocöcale Bindegewebe (A. ileolumbalis). Im Inneren der Bauchhöhle kommt es secundär zu *Abceßbildungen:* 1. Rings um die Appendix *periappendicitischer oder perityphlitischer Absceß* (s. Abb. 380); 2. Absackung an dem am weitesten caudal in der Bauchhöhle gelegenen Punkt (*Douglasabsceß*, vgl. Abb. 324); evtl. 3. Einbruch in die Harnwege oder Gallenblase mit Fistelbildung zwischen diesen Organen (innere Wurmfortsatzfistel); 4. Spontandurchbrüche in das Rectum oder die Vagina; 5. Retrocöcalphlegmone bei retrocöcal gelegener A., selten intramesenteriale Phlegmone durch Fortschreiten der Eiterung im Mesenterium; 6. Verschleppung der Eitererreger auf dem Lymphwege und Eiteransammlung unterhalb des Zwerchfells (*subphrenischer Absceß*, vgl. Abb. 323); 7. bei mangelnder Abwehrkraft des Peritoneums zu *Peritonitis diffusa*; 8. bei Rückbildung eines solchen Restabscesses im Subphrenium oder Douglas oder zwischen einzelnen Darmschlingen zu *Schlingenabsceß*; 9. bei Thrombophlebitis der V. appendicularis zu nach zentral wachsender *Pyelothrombophlebitis purulenta*, welche bis zur V. porta fortschreiten kann; 10. *multiple Leberabscesse* bei hämatogener Verschleppung der Erreger; 11. bei *verzögerter Ausheilung* bleiben kleine Restherde oder abgekapselte Abscesse bestehen, von welchen aus die Appendicitis *rezidiviert*; 12. bei narbiger Stenose der Appendix *Hydrops* (meist Übergangsform zum Empyem), selten Tuberkulose oder Tumoren; von letzteren verdient Beachtung das sog. primäre Appendixcarcinom (Carcinoid), welches sehr langsam wächst und selten metastasiert.

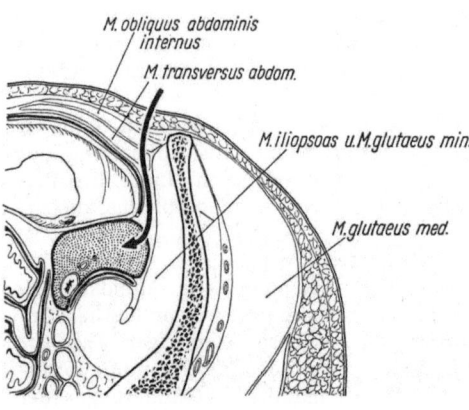

Abb. 380. Perityphlitischer Abceß. (Merke! Der Absceß liegt retroperitoneal)

Symptome und Diagnose. a) *Allgemeine:* anfallweise eintretende Leibschmerzen aus vollem Wohlbefinden oder nach Zeichen leichten Unwohlseins (Appetitlosigkeit, Obstipation, Durchfall); die zunächst diffusen Leibschmerzen lokalisieren sich nach einigen Stunden im rechten Unterbauch; schließlich stellt sich anhaltender Dauerschmerz ein; Allgemeinzustand sehr wechselnd (von kaum beeinträchtigtem Allgemeinzustand bis zum schwersten Darniederliegen finden sich alle Bilder); angedeutete Facies abdominalis (veränderte Gesichtszüge, halonierte Augen, spitzer Mund und Nase); Temperatur meist nicht höher als 38,6° (Differenz zwischen axillarer und rectaler Temperaturmessung beträgt oft mehr als 1°); Puls stets erhöht; hohe Pulsfrequenz spricht für ausgedehnte Mitbeteiligung des Peritoneums; Zunge belegt, aber feucht; trockene Zunge ist auf Peritonitis verdächtig; desgleichen Cyanose und deutliches Schock-Kollapssyndrom.

b) *Lokale:* Circumscripter Druckschmerz am *McBurney*schen oder *Lanz*schen Punkt; Costalatmung, Schonung des rechten Unterbauchs beim Pressen, Husten und Spannen; reflektorische Muskelspannung über dem *McBurney*schen Punkt („*Défense musculaire*"). Druckempfindlichkeit im *Douglas*schen Raum und im oberen Scheidengewölbe auf der rechten Seite (Rectaluntersuchung niemals unterlassen!). Terminaler Miktionsschmerz bei nach der Blase zu gelegenem Wurmfortsatz; stets Leukocytenvermehrung (10–15000). Die Symptomatik des akuten appendizitischen Anfalls kann innerhalb weniger Stunden abklingen (Appendicitis fugax) oder plötzlich in die einer *freien Peritonitis* übergehen. Dabei wird die bisher feuchte Zunge trocken, der anfängliche Brechreiz geht in starkes Erbrechen über, Schock-Kollapssyndrom, „Grabesstille des Abdomens".

Atypische Verlaufsformen. a) *Beckenappendicitis:* bei tiefer Lage der Appendix fehlen die typischen peritonealen Zeichen, das Erbrechen, Bauchdeckenspannung und Druckempfindlichkeit. Rectaluntersuchung deckt die Ursache meist ohne Schwierigkeit auf.

b) *Laterale und retrocöcale Appendicitis:* Verlauf ohne alarmierende Zeichen; Patienten treten häufig erst mit vollausgebildetem perityphlitischem Absceß in die Behandlung ein; Maximum der Druckempfindlichkeit und Abwehrspannung liegt in der rechten Lendengegend.

c) *Netzgedeckte Appendicitis:* anfänglich typische Symptome klingen rasch ab, nach einigen Tagen plötzliche Verschlimmerung als Ausdruck der Perforation eines Netzabscesses.

d) *Appendicitis bei Infektionskrankheiten:* bei Kindern sehr häufig im Verlauf von Masern, Angina, Grippe, Scharlach, Varicellen und infolge der akuten Infektionskrankheit verkannt, so daß nicht selten sogar Perforationen längere Zeit übersehen werden. Früher besonders gefürchtet *Masernappendicitis.* Vor Einführung der Chemotherapie fast stets letal verlaufen.

e) „*Vermis in verme*" (*Ascaridenappendicitis*): Oxyurenknäuel oder ein Ascaris verursachen Obstruktion und Empyem des Wurmfortsatzes. Exquisit starke Druckempfindlichkeit bei geringer oder sogar fehlender Bauchdeckenspannung spricht für diese Form der Appendicitis.

Differentialdiagnose: bei nicht völlig klarer Symptomatik (was bei Appendicitis recht häufig der Fall ist) wird zur weiteren Klärung noch geprüft: der *Losla*ß*schmerz* (plötzliches Loslassen der *linken* Abdomenseite nach tiefem Eindrücken derselben verursacht einen Spontanschmerz in der Appendixgegend), das *Rovsingsche Zeichen* (bei retrogradem Ausstreichen der Gase aus dem Colon decendens über das Transversum gegen das Coecum zu wird letzteres gespannt, wodurch ein Schmerz am *McBurney*-schen Punkt ausgelöst wird), der Schmerz wiederholt sich, wenn der durch den Rovsing erzeugte vermehrte Druck plötzlich gemindert wird (*Blumbergsches Zeichen*). Am häufigsten wird *die Appendicitis verwechselt: im Kindesalter* mit beginnender rechtsseitiger Pneumonie (Peritonismus), Obstipation, Enterocolitis, acetonämischem Erbrechen, Magen-Darm-Tetanie (*Chvostek-* und *Trousseau*sches Zeichen positiv!), Bornholmsche Krankheit (Myalgia epidemica), Pyelitis, Viruslymphadenitis, Ileitis terminalis sehr selten, Invagination, Lymphosarkom, Aktinomykose; bei Mädchen: stielgedrehte Ovarialtumoren, Entzündung des *Meckel*schen Divertikels, primäre hämatogene Peritonitis (Pneumokokken-, Streptokokkenperitonitis, abakterielle Peritonitis), Perforationsperitonitis aus anderer Ursache. *Bei Erwachsenen* außer den genannten mit Cholelithiasis, Cholecystitis, Nieren- oder Uretersteinkolik, Perforation eines Gastroduodenalgeschwürs, akute Pankreasnekrose, akute Pyelitis, Tubargravidität, Pelveoperitonitis, Parametritis, Strangulations-Invaginationsileus, Typhus. Besondere Schwierigkeiten kann die *Appendicitis in der Schwangerschaft* bereiten, da Schwangerschaftsbeschwerden und Beschwerden durch die Appendicitis oft kaum voneinander trennbar sind. Frühdiagnose hier besonders wichtig, denn es besteht eine auffallend geringe Neigung zu Verklebungen und Abdeckung des Wurmfortsatzes.

Prognose: Operationssterblichkeit bei nicht perforierter akuter Appendicitis 0,25% (*Cantrell* und *Stafford*), davon 0,08% narkosebedingt; Sterblichkeit bei perforierter Appendicitis 10mal so groß wie bei nichtperforierter Appendicitis, nämlich heute etwa 2,7% gegenüber 18,8% in der vorantibiotischen Ära. Etwa 20–25% der wegen „akuter Appendicitis" Operierten zeigen keinen Befund; die Höhe dieser Zahl ist verantwortbar, solange keine allzugroße Fehldiagnose (Coronarinfarkt, Pneumonie) zu der Operation geführt hat.

Therapie: sofortige Operation! *Ohne* besondere Vorbereitung, wenn es sich um eine einfache Appendicitis acuta handelt; *mit* entsprechender vorbereitender Absaugung, intravenöser Infusions- und Transfusionsvorbereitung sowie prophylaktischer Chemotherapie, wenn eine Appendicitis perforata vorliegt.

Technik (vgl. Abb. 534, 535): Eröffnung der Bauchhöhle durch Pararectalschnitt oder Wechselschnitt im rechten Unterbauch, Luxation des Coecum, Skeletieren der Appendix durch Abtragen des Mesenteriolums mit einigen Ligaturen; Quetschung, Ligatur und Abtragen der Appendix mit dem elektrischen Messer, Versorgung des Stumpfes mit Tabaksbeutel- oder Z-Naht und einigen deckenden Serosanähten;

bei schwieriger Lage der Appendix zögere man nicht, den Bauchdeckenschnitt zu erweitern, evtl. retrograde Abtragung; bei Perforation oder Mobilisierung eines bis dahin abgedeckten Abscesses: sofortige Absaugung desselben, sorgfältige Sicherung der freien Bauchhöhle durch Gazestreifen, Ausspülen der Abszeßhöhle mit Antibioticis, Drainage der Abszeßhöhle, welche durch eine isolierte laterale Incision herausgeleitet wird.

Nachbehandlung: bei nichtperforierter Appendicitis möglichst früh aufstehen und frühzeitiger Aufbau der Vollkost, sobald die Peristaltik in Gang gekommen ist. Bei Appendicitis perforata wie bei Peritonitis (s. S. 1136).

Die *postappendicitischen Abscesse* werden nach Möglichkeit unter Vermeidung der freien Bauchhöhle eröffnet:

a) Perityphlitischer Abscess (vgl. Abb. 380) entwickelt sich rings um die Appendix nach seitlich und retroperitoneal.

Therapie: Eröffnung durch suprainguinalen Schnitt (nach *Sonnenburg*) dicht oberhalb der Crista iliaca. Es werden die seitlichen Bauchmuskeln durchtrennt und retroperitoneal, d. h. auf der Vorderfläche des M. iliacus bis auf den Abszeß vorgedrungen, dieser incidiert und nach seitlich abdrainiert.

b) *Douglasabszeß:* kenntlich an Abszeßtemperaturen, welche 8–10 Tage nach Appendektomien (meist nach A. perforata) auftreten; außerdem anhaltender Stuhlgang, Abgang von glasigem Schleim, starke Leukozytose. Rectaluntersuchung oder Vaginaluntersuchung ergibt starke Vorwölbung und Ödem im Bereich des Douglas sowie Druckschmerzhaftigkeit im Douglasbereich.

Therapie: transanale Eröffnung (vgl. Abb. 324) durch vorausgehende Punktion; ergibt diese Eiter, so wird der Abszeß durch eine spitze Kornzange, welche neben der Punktionsnadel eingestoßen wird, eröffnet und der Eiter durch Spreizen der Kornzange zum Abfluß gebracht.

c) *Subphrenischer Abszeß* (vgl. Abb. 323): der Abszeß findet sich am häufigsten im rechten subphrenischen Raum hinten oder vorn; der hintengelegene Abszeß wird von einem Lumbalschnitt parallel zur 12. Rippe, der vorne gelegene Abszeß durch einen Rippenrandschnitt von vorne extraperitoneal eröffnet und entleert sowie u. U. kurzfristig drainiert und mit Chemotherapeuticis gespült.

d) Typhlitis fibroplastica eosinophilica. *Definition:* wahrscheinlich auf Grund einer primär-ulcerösen Appendicitis mit sekundärer Fremdkörper- und Resorptionsschädigung entstehende isolierte Erkrankung des Coecum, durch welche das Coecum und die Appendix sowie das Mesenteriolum und die Appendices epiploicae derb verdickt und gerötet werden. *Symptome:* ähnlich akuter und subakuter Appendicitis (Schmerzen, Brechneigung, allgemeines Krankheitsgefühl); das verdickte Coecum ist im rechten Hypogastrium als derber, walzenförmiger Tumor zu tasten. *Therapie:* Ileocöcalresektion.

e) Colitis ulcerosa haemorrhagica acuta. *Definition:* schwere ulceröse Veränderungen der Dickdarmwand, welche zu Blutungen, Eiterabsonderung und Resorptionsstörung und infolge davon zu raschem Kräfteverfall des Patienten führen. Ätiologie fraglich, wohl ähnlich der Enterocolitis acuta pseudomembranacea (vgl. S. 1155). *Therapie:* temporärer Anus praeternaturalis vor der erkrankten Darmpartie. Durch die Ausschaltung und therapeutische Spülungen des Darmes vom Anus praeter aus kommt es zur Ausheilung; bei der Ausbildung sekundärer Narbenstenosen partielle oder totale Colektomie.

f) Enterocolitis acuta pseudomembranacea postoperativa. *Definition:* im Anschluß an große Bauchoperationen bei gleichzeitiger Anwendung von Breitspektrumantibioticis auftretende, mit schweren Allgemeinerscheinungen einhergehende ulceröse Erkrankung des gesamten Dickdarms. Das Charakteristikum der Erkrankung sind rasenartig den Ulcerationen aufsitzende Pseudomembranen, unter welchen sich massenhaft resistente Erreger (vorwiegend Staphylokokken) finden. (*Ätiologie* und *Therapie* s. S. 1155).

g) Sigmoiditis acuta. Unspezifische Entzündung des Colon sigmoideum. *Symptome:* die einer „Appendicitis sinistra"; palpable walzenförmige Geschwulst im linken Unterbauch palpabel. *Komplikation:* Douglasabszeß. *Therapie:* konservativ, diätetisch, lokale und allgemeine Chemotherapie.

h) Proctitis acuta. *Ursache:* Abkühlung durch Sitzen auf kaltem Boden, reizende Pharmaka, mechanische Insulte durch Einführen verschiedenster Gegenstände, eingedickte Kotballen, regelmäßige Einläufe mit chemischen Zusätzen, Parasiten (vornehmlich Oxyuren), krankhafte Veränderungen an Rectum und Anus (Hämorrhoiden, Polypen, Tumoren), Erkrankungen der Nachbarschaft (Cystitis).

Symptome: Schmerzen im Mastdarm, Abgang von Blut-, Schleim- und Eitermassen, Diarrhoen, quälende Tenesmen, Sphincterkrampf, erhöhte Temperatur. *Therapie:* lokal milde und reizlose Einläufe, bei stärkerer Blutung Bluttransfusion, in hartnäckigen Fällen Ausschaltung durch präliminaren Anus praeternaturalis.

i) Typhus abdominalis. Gelegentlich der *Perforation* eines Geschwürs der Dünndarmschleimhaut wird chirurgische Intervention erforderlich. *Symptome* der akuten Perforationsperitonitis, vor allen Dingen Bauchdeckenspannung; wegen der fehlenden subjektiven Symptome (Apathie des Patienten) oft schwer erkennbar. *Therapie:* Übernähung der Perforation und Chemotherapie.

2. Chronische

a) Ulcus simplex chronicum. *Vorkommen:* selten, im Bereich des ganzen Darmkanals als mehr oder weniger scharf abgegrenzter, runder oder ovaler Substanzdefekt; infolge eines wallartigen derben Randes einem Gastroduodenalulcus sehr ähnlich. *Ätiologie:* unbekannt; möglicherweise neurogen vasculäre Ursache; Männer etwa doppelt so oft als Frauen betroffen, am häufigsten zwischen 30. und 50. Lebensjahr. *Symptome:* Obstipation, mäßige Schmerzen, Diarrhoe, gelegentlich Meteorismus, Erbrechen. *Perforation:* diese und die anschließende Perforationsperitonitis deckt die eigentliche Natur des Leidens meist erst auf. *Therapie:* sofortige Operation und Übernähung mit oder ohne Excision des Ulcus, evtl. Darmresektion. Letztere auch bei sekundärer Stenose nach Spontanabheilung eines Ulcus simplex.

b) Ileitis ulcerosa chronica. Entwickelt sich aus der akuten Ileitis terminalis (s. S.1214). *Symptome:* Diarrhoen mit Blut- und Eiterbeimischung im Stuhl, erhöhte Temperatur, Abmagerung, periodische Darmkoliken, in späteren Stadien Stenoseerscheinungen mit Subileus und Ileus. *Differentialdiagnose:* chronische Appendicitis, *Tuberkulose* (Bacillennachweis). *Therapie:* Ileocöcalresektion.

c) Appendicitis chronica. *Formen:* chronisch rezidivierende und chronische anfallsfreie A. *Pathologisch-anatomisch:* Zustand nach verzögertem Ausheilungsstadium (nach *Aschoff*). *Diagnose:* schwierig, weil oft jeder krankhafte Befund fehlt und die Anamnese oft unsicher ist. *Symptome:* immer wieder in die Cöcalgegend lokalisierte Schmerzen, diffuse Bauchsensationen, Appetit- und Verdauungsstörungen meist im Sinne einer chronischen Obstipation; sie müssen als Störung der Darmbewegung infolge Narbenbildung des Organs, Adhäsionen, Abknickung des Wurmfortsatzes, spastische Kontraktionen bei einem vorhandenen Kotstein u. dgl. gedeutet werden. *Diagnose:* genaue klinische Beobachtung und wiederholte Kontrolle der Druckschmerzen, Röntgenkontrasteinlauf (fehlende Appendixdarstellung spricht für obliterierende Veränderungen, Abknickungen u. dgl., ist jedoch nicht absolut beweisend dafür). *Differentialdiagnose:* Magen-Darm-Geschwür, Wurmkrankheit (Oxyuren), chronische Cholelithiasis, Cholecystitis, Mesenterialdrüsenerkrankung, gastroenteroptotische Sensationen, Lageanomalien (Coecum mobile), Erkrankungen des Urogenitalsystems, daher außer Röntgenuntersuchungen auch gynäkologische, evtl. urologische Untersuchung. *Prognose:* fraglich, etwa 60% der wegen chronisch-rezidivierender oder anfallsfreier Appendicitis operierten Patienten haben später die alten Beschwerden wieder; häufig handelt es sich nur um eine Verlegenheitsdiagnose. *Therapie:* Bei der Unsicherheit der Diagnostik lieber einmal zu viel operieren als zu lange die Verantwortung des Zuwartens übernehmen.

d) Colitis ulcerosa chronica. *Definition:* chronisch verlaufende ulceröse Entzündung meist des gesamten Dickdarms oder von dessen distaler Hälfte. *Ätiologie:* unbekannt (vgl. S. 1155). *Symptome:* Diarrhoen mit bis zu 20 Entleerungen am Tag, dabei Blut-, Eiter- und Schleimabgänge, starke Schmerzen über dem gesamten Abdomen, besonders über den erkrankten Dickdarmpartien; Schmerzsteigerung unmittelbar vor der Stuhlentleerung, die gelegentlich kolikartigen Charakter annimmt; erkrankte Darmabschnitte sind als walzenförmige Resistenzen im Abdomen zu tasten. *Diagnose:* Rectoskopie, Kontrasteinlauf. *Differentialdiagnose:* Tuberkulose, Lues, Aktinomykose, Dickdarmtumoren, Colitis mucosa. *Prognose:* ungünstig wegen des progressiven und rezidivierenden Charakters sowie der Neigung zu zahlreichen Komplikationen (Hypoproteinämie durch ständigen Blut- und Eiweißverlust, Herzschädigung, Thrombose- und Embolieneigung, Perforation, Analfistel und Narbenstriktur mit Ileus, postcolitische Pseudopolyposis, Polyposiscarcinom). Die Colitis ulcerosa besitzt eine zunehmende Spätmortalität (initiale Mortalität 20%, nach 5 Jahren 50%, nach 10 Jahren 66%). *Therapie:* konservative Behandlung wenig aussichtsreich; Hemi- bzw. totale Colektomie.

Indikation zu dem Eingriff besteht: wenn das Körpergewicht immer mehr zurückgeht, wenn ständiger Blut- und Eiweißverlust besteht, wenn eine Striktur auftritt, wenn eine Perforation droht, wenn sich eine Polyposis entwickelt (Carcinomgefahr!). Außer bei Perforation operiere man nicht im akuten Stadium, sondern warte bis eine Erholungsphase eingetreten ist (Anstieg des Körpergewichts, Abnahme der Diarrhoen, Hämoglobinwert 80%). Muß die totale Colektomie vorgenommen werden, so wird sie am besten in Form der radikalen Amputation mit Entfernung des natürlichen Sphincters und Anlegen einer endständigen Ileostomie ausgeführt. Die Ileo-Recto-Anastomose hat sich wegen der häufigen Stuhlentleerungen, Fistelbildungen, Maceration der Analhaut nicht bewährt.

e) Divertikulosis. *Vorkommen:* bei 5% des gesamten Sektionsmaterials, vorwiegend bei Männern nach dem 40. Lebensjahr (85%) finden sich kleine, 1mm bis 2 cm im Durchmesser betragende, sackförmige Ausstülpungen am Dickdarm (Divertikel). *Ätiologie:* vorwiegend mechanische Faktoren, welche an wandschwachen Stellen (durch die Darmwand durchtretende Gefäße, Zug des Mesocolonansatzes) einwirken; chronische Verstopfung, zunehmende Darmwandschwäche bei altersbedingter fettiger Infiltration wirken begünstigend. *Pathologisch-anatomisch:* Divertikel bestehen entweder nur aus Mucosa und Submucosa oder aus allen Wandschichten, mit Ausnahme der Muskulatur („falsche" Divertikel); zusätzliche Entzündung des Divertikels (Divertikulitis) in rund 20%. *Symptome und Diagnose:* linksseitige Unterbauchbeschwerden, Meteorismus, Obstipation, gelegentlich Blutabgänge (beginnende Divertikulitis), Kotrückstauung durch entzündlich-spastische Veränderungen des Colons (Spontan-Rovsing führt zur Fehldiagnose einer Appendicitis), in fortgeschritteneren Stadien lokalisierte peritoneale Reaktion (akute „Linksappendicitis"), *akute Perforation* (Übelkeit, Erbrechen, Stuhl- und Windverhaltung, Schock-Kollapssyndrom), akuter Ileus infolge entzündlicher Stenose, chronisch-intermittierender Ileus bei allmählich zunehmendem entzündlichem Darmverschluß, Fistelbildung infolge chronischer Penetration in Rectum oder Vesica. *Röntgenbild:* zeigt einzelne oder multiple Divertikel, bei fortgeschrittenen, schweren, entzündlichen Veränderungen den starren, kaum noch haustrierten Darm („Gasrohrdarm"). *Prognose:* ungünstig, bei jedem 5. Patienten mit Divertikulosis wird ein chirurgischer Eingriff notwendig. *Therapie.* a) *Konservativ:* schlackenlose Kost, Schaffung normaler Stuhlverhältnisse, Darmentkeimung mit schwerlöslichen Sulfonamiden oder Antibioticis (Formo-Cibazol, Nebacetin), bei peritonealer Reaktion flüssige Kost, Bettruhe, Eisblase, Chemotherapie. Bei akutem Darmverschluß ebenfalls Bettruhe, Eisblase, Chemotherapie, evtl. Kolostomie. b) *Operativ:* bei akuter Perforation Freilegung der Perforationsstelle und Vorlagerung des perforierten Darmabschnittes (keine primäre Resektion, da deren Mortalität 4mal größer ist als die der Vorlagerung); bei chronisch intermittierendem oder allmählich zunehmendem Ileus Resektion des stenosierten Darmabschnittes nach entsprechender allgemeiner und darmentkeimender Vorbereitung. Bei Fistula sigmoideo-rectalis oder sigmoideo-vesicalis Durchtrennung der Fistel und Versorgung der eröffneten Organe; dies jedoch nur nach gründlicher Vorbereitung und Anlegen eines präliminaren Anus praeternaturalis transversi. Bei chronischer Divertikulitis mit umschriebener Darmstenose Anus praeternaturalis, evtl. Resektion.

f) Tuberkulose. *Ursache:* Begleiterscheinung einer Lungentuberkulose; durch Verschlucken bacillenhaltigen Sputums bei offener Lungentuberkulose oder infolge Trinkens von tuberkulöser Milch; selten auf hämatogenem oder lymphogenem Wege. *Pathologisch-anatomisch:* flache Geschwüre in der Dünndarmschleimhaut mit der Neigung, in zirkulärer Anordnung zu vernarben und Stenose hervorzurufen. Am häufigsten in Form der *Ileocöcaltuberkulose* (80% aller Darmtuberkulosen); außer Ulceration kommt es hierbei zur Bindegewebswucherung der Darmwand und des Mesenteriums, welche zusammen mit benachbarten Lymphknoten zu derben Paketen verschmelzen (*tuberkulöse Ileocöcaltumoren*). *Symptome:* hartnäckige Durchfälle, subfebrile Temperaturen, Stenose, Koliken durch Subileus, schließlich mechanischer Ileus mit allen Stadien desselben, Wandabscesse mit Einbruch und Perforation, äußere Kotfistel. *Therapie. Indikation:* mit Rücksicht auf den Zustand der Tuberkulose in anderen Organen mit Vorsicht zu stellen; operative Indikation nur gegeben, wenn es durch entsprechende Vorbereitung gelingt, die Tuberkulose zu stabilisieren und den Allgemeinzustand zu heben. *Methoden:* bei lokalisierten Prozessen Ileocöcalresektionen mit Ileotransversostomie (vgl. Abb. 381); letztere auch nur als innere Umgehungsanastomose, wenn eine Resektion nicht mehr möglich ist; bei multiplen Hindernissen u. U. mehrere Enteroanastomosen.

g) Aktinomykose. *Vorkommen:* gewöhnlich wie die Tuberkulose auf die Ileocöcalgegend beschränkt und Infiltration der Darmwand und des pericöcalen Gewebes, Einbruch in die Bauchdecken, Fisteln nach außen, retroperitoneale Phlegmone, subphrenischen Absceß hervorrufend. *Diagnose:* bei Übergreifen auf die Bauchwand und Haut infolge der typischen braunroten Hautverfärbung, narbigen Einziehung und brettharten Infiltration sowie multiplen Fistelbildung nicht schwierig. Bei nur am Darm gelegenen Prozessen Abgrenzung von Carcinom und Tuberkulose schwierig. Sicherung durch Drusennachweis im Eiter, Fistelsekret, Stuhl- oder Probeexcisionen. *Therapie:* je nach Befund Incision oder Excochleation der Fistelgänge, Absceßdrainage, evtl. Resektion der befallenen Darmpartie.

h) Lues. Die tumorartige Wandinfiltration bei Lues des Darms führt zu Strikturen, ähnlich den nach Tuberkulose vorkommenden. *Therapie:* spezifisch, evtl. Beseitigung der Stenose durch Umgehung, Resektion.

i) Pneumatosis cystoides intestinalis. *Definition:* zahlreiche luftgefüllte, dünnwandige Cysten liegen unter der Subserosa oder durchsetzen alle Wandschichten und wölben die Schleimhaut in das Darmlumen vor. *Ursache:* mechanisch, intraabdominelle Drucksteigerung durch Erbrechen oder chronischen Husten, Obstipation, Meteorismus oder bakteriell durch gasbildende apathogene Bakterien. *Symptome:* gering, meist handelt es sich um Zufallsbefunde bei Röntgenuntersuchung. *Therapie:* nulla; bei stärkeren Beschwerden Probelaparotomie mit oder ohne Excision der Cysten führt klinische Besserung herbei.

G. Fisteln
(vgl. S. 1168, 1180)

Ursachen: äußere Verletzungen, Geschwürsdurchbruch (Incarcerationsgeschwüre, Dekubitalgeschwüre, Tuberkulose), Geschwülste, meist auf dem Wege einer lokalisierten oder allgemeinen Peritonitis.

Formen: äußere Fisteln, d. h., ein Abschnitt des Magen-Darm-Kanals steht durch einen Fistelgang mit der Haut in Verbindung, und zwar entweder in Form der *Röhrenfistel* (ein von Granulationsgewebe ausgefüllter Fistelgang reicht von der Oberfläche bis zum Darmlumen) (vgl. Abb. 58) oder der sog. *Lippenfistel* (die Verbindung zwischen äußerer Haut und Darmlumen ist mit Darmschleimhaut ausgekleidet, so daß diese unmittelbar an die Epidermis grenzt) (vgl. Abb. 57).

Innere Fisteln, d. h. abnorme Verbindung zwischen einzelnen Darmschlingen, zwischen Darm und Gallenwegen oder Urogenitalsystem entstehen ebenfalls durch Verletzung, entzündliche Prozesse (innere Wurmfortsatzfistel), Geschwülste. Am häufigsten findet man die inneren und äußeren Fisteln heute noch bei Ileocöcaltuberkulose und -aktinomykose.

Therapie (vgl. S. 1168).

a) Äußere Fisteln. *Röhrenfisteln* heilen spontan aus, wenn unterhalb der Fistel freie Darmpassage besteht. Dauert der spontane Fistelschluß mehrere Wochen, so deutet dies darauf hin, daß keine völlige Passagefreiheit des Darms nach distal besteht; Freilegung der stenosierten Stelle und Resektion oder Umgehung ist erforderlich, bevor die Fistel verschlossen werden kann. *Lippenfisteln* heilen ohne künstliche Nachhilfe niemals aus, da das Epithel der Schleimhaut und die Epidermis unmittelbar aneinandergrenzen. Umschneidung der Fistelöffnung und zweischichtiger Nahtverschluß der Öffnung oder evtl. Resektion des fisteltragenden Darmabschnittes ist nicht zu umgehen.

b) Innere Fisteln. Vor allem solche mit dem Colon (z. B. bei Ulcus pepticum jejuni) oder Verbindungen mit dem Urogenitalsystem (z. B. nach lang dauernden Geburten, Durchbruch perityphlitischer Abscesse, Divertikelperforation) muß operativ vorgegangen und die Fistel zuverlässig beseitigt werden. Große Operationen (Darmresektion, Darmausschaltung), Entfernung ganzer Organe (Niere) können, je nach Lage des Falles, dazu notwendig werden. Entsprechende allgemeine und lokale Vorbereitung (Darmentkeimung usw.!).

H. Geschwülste
1. Benigne

Fibrom, Myom, Lipom, Angiom, Myxom.

Vorkommen: gleichmäßig über Dünn- und Dickdarm verteilt, mit gewisser Bevorzugung des Dünndarms.

Symptome: gering, bei größeren Tumoren gelegentlich Blutungen, Stenoseerscheinungen, Ursache einer Invagination.

Therapie: Exstirpation durch Enterotomie oder Resektion des tumortragenden Darmteiles, End-zu-End-Anastomose.

2. Polyposis

Definition: multiple Schleimhautstielgewächse, welche von den *Lieberkühn*schen Drüsen ausgehen und in allen Darmabschnitten, bevorzugt im Colon, vorkommen.

Geschlechtsverteilung: Männer im 6.–8. Dezennium vorwiegend befallen.

Ursache: unbekannt, recessiver oder dominanter Erbfaktor ist bei der diffusen Polyposis vorhanden.

Vorkommen: mit Vorliebe im Sigmarectum (45%).

Pathologisch-anatomisch: Adenom der Darmschleimhaut.

Formen: 1. *Solitär*, gestielt (bei Kindern) oder breitbasig (bei Erwachsenen). 2. *Papilläres Adenom:* etwa 10% der Polypen, flächenhaft, bis zu Handtellergröße, aus einzelnen breitbasig aufsitzenden Polypen bestehend, am häufigsten im Rectum. 3. *Polyposis:* entweder *segmentär* in einem umschriebenen Dickdarmabschnitt oder als *diffuse Polyposis*, wobei der ganze Dickdarm, in seltenen Fällen auch Dünndarm und Magen, von Polypen übersät sind. Ein Drittel der Dickdarmcarcinome entwickelt sich aus Polypen. Darum ist die Polyposis als *wichtigste Dickdarmpräcancerose* aufzufassen. Polypenträger sterben meist vor dem 40. Lebensjahr an Carcinom, wenn nicht rechtzeitig kolektomiert wurde.

Symptome: Darmblutung (Blutabgang auch zwischen den Stuhlentleerungen), schleimige Durchfälle (besonders bei diffuser Polyposis), Stuhldrang und Fremdkörpergefühl bei Sitz der Polyposis im Rectum. Übergang in Malignität ist zu befürchten, wenn zu den genannten Symptomen Gewichtsverlust, sekundäre Anämie, Zunahme der Diarrhoen oder eine immer hartnäckiger werdende Obstipation hinzutritt.

Therapie: bei *Solitärpolyp* im Rectum oder unteren Sigma Abtragung durch das Rectoskop mit der elektrischen Schlinge unter sorgfältiger Mitnahme der Basis (hier beginnt die carcinomatöse Umwandlung). Besteht histologisch bereits Malignität, so ist die Radikaloperation anzuschließen.

Papilläres Adenom: Entnahme mehrerer Probeexcisionen; besteht Gutartigkeit, so erfolgt Elektrokoagulation in mehreren Sitzungen und regelmäßige rectoskopische Kontrolle. *Solitärpolyp im oberen Sigma oder Colon:* Laparotomie nach vorbereitender Dickdarmentkeimung und Enterotomie mit Excision und Schnellschnittuntersuchung des Polypen; bei Malignitätsverdacht sofort angeschlossene Resektion des polypentragenden Darmstücks samt Mesocolon und regionären Lymphknoten.

Polyposis: bei Sitz der Polypen im *suprarectalen Dickdarm* je nach Ausdehnung des Prozesses Hemi- oder totale Colektomie und Ileorectostomie; rectoskopische Verschorfung der zurückbleibenden Polypen im Rectum; regelmäßige Kontrolle und evtl. Nachkoagulation. Bei Befallensein des *gesamten Dickdarms* mit Rectum muß eine totale Colon-Rectum-Amputation mit endständiger und endgültiger Ileostomie erfolgen. Bei zu langem Abwarten oder halben Maßnahmen kommt es praktisch bei allen Patienten zur malignen Entartung.

3. Maligne

a) Sarkom. *Pathologisch-anatomisch:* Myo-, Fibro-, Spindelzell-, Rundzell- und Lymphosarkom, auch Endotheliom und Angiosarkom; nahezu alle gehen vom submukösen Bindegewebe aus; Lympho- und Rundzellsarkom wächst infiltrierend und frühzeitig auf Mesenterium und Lymphknoten übergreifend; Fibro- und Myosarkom zeigt mehr expansives Wachstum und frühzeitigere Stenosierung.

Häufigkeit: in jedem Lebensalter, bevorzugt in den ersten Dezennien, Dünn- und Dickdarm etwa gleich häufig befallen, kein Unterschied in der Geschlechtsverteilung; sekundäre Sarkome (Metastasen oder von Mesenterium oder Beckenbindegewebe auf den Darm übergreifend) häufiger als primäre.

Symptome und Diagnose: bei *stenosierendem* Sarkom frühzeitiger Ileus und rasche Erkennung; bei *infiltrierendem* Wachstum Umwandlung in ein starres, zylindrisches Rohr, welches oft besonders rasch passiert wird, dazu Blutung, Schleim- und Eiterabgang, rascher Kräfteverfall, Anämie, palpabler Tumor.

Röntgenbild: (evtl. mit kombinierter Kontrastmittel-Luft-Darstellung und Pneumoperitoneum) ermöglicht die Abgrenzung von Mesenterialtumoren.

Differentialdiagnose: Unterscheidung von Darmcarcinom oft erst durch Histologie.

Therapie. Indikation: radikale Resektion des tumortragenden Darmabschnitts ist anzustreben. Die Anzeige dazu hängt vom Allgemeinzustand (Lungenmetastasen!), dem Sitz des Tumors (Dünn- oder Dickdarm und dem Zustand des akuten oder chronischen Ileus) ab. Einzeitige Resektion nur, wenn keine Form des Ileus besteht, sonst zwei- bis dreizeitige Operation (1. Anlegen eines proximalen Anus praeternaturalis, 2. Radikaloperation, 3. Verschluß des Anus praeter).

Prognose: bei stenosierendem Fibrosarkom des Dünndarms günstig, bei weichem Rundzellensarkom ungünstig; bei strahlenempfindlichem Lymphosarkom etwas besser; durch Kombination von Ausschaltungsoperation und Röntgen- bzw. Radiumbestrahlung können vorübergehende Besserungen erreicht werden.

b) Carcinom. α) *Dünndarmcarcinom. Vorkommen:* selten. *Symptome:* des chronisch-intermittierenden, evtl. auch des akuten Darmverschlusses. *Diagnose:* Ileussymptomatik und Röntgenbild (Leeraufnahme) zeigt den typischen Ileusbefund (s. S. 1211), Kontrastmahlzeit nur bei noch einigermaßen freier Darmpassage erlaubt. *Therapie:* bei Operabilität Resektion der tumortragenden Dünndarmschlinge; bei Inoperabilität innere Umgehungsanastomosen (Enteroanastomose zwischen zu- und abführenden Schlingen).

β) *Dickdarmcarcinom. Häufigkeit:* Coloncarcinom macht 5% aller Todesursachen aus, 11% aller Krebstodesfälle; Verhältnis von Coloncarcinom zu Rectumcarcinom wie 5:7. *Geschlechtsverteilung:* Frauen zu Männern wie 6:4. *Lokalisation:* Coecum 21%, Colon ascendens 5,3%, Flexura hepatica 8,4%, Flexura lienalis 8,5%, Colon descendens 5,8%, Flexura sigmoidea und Colon pelvinum 42,4%.

Altersverteilung: am häufigsten 6. und 7. Dezennium, gelegentlich auch im Kindesalter, dann vorwiegend am Colon descendens und bei Mädchen etwa doppelt so oft wie bei Knaben und in Kombination mit Colitis ulcerosa und Polyposis.

Pathologisch-anatomisch: am häufigsten Adenocarcinom (77%), Schleim- oder Gallertkrebs (10–12%), papilläres Adenom (17%?), Scirrhus (15%), Plattenepithelcarcinom (3–4%), Carcinoid (semimaligne Geschwulst, ähnlich dem Bronchialadenom) selten, melanotisches Carcinom (2–3% aller Melanome) selten.

Einteilung der Wachstumsformen (nach *Aschoff*):

1. Blumenkohlartiger, polypös-papillärer Krebs.
2. Geschwürsbildender, weicher Krebs.
3. Harter Krebs = Scirrhus.
4. Gallertkrebs.

Symptome: a) *Allgemeine:* unbemerkte Entwicklung bis Nebenerscheinungen (Entzündung, Stenose) auftreten; bis zur Diagnosestellung vergehen Monate bis 2 Jahre; Frühdiagnose daher fast niemals; *Frühzeichen sind:* Stuhlveränderungen (langsam zunehmende Obstipation, plötzliche Durchfälle, welche mit Obstipation abwechseln); zunehmende Stauungserscheinungen und kolikartige Schmerzen, Vortreibung der seitlichen Bauchwand durch zunehmenden Meteorismus, Darmsteifungen und hörbare Darmgeräusche (Spritzgeräusch); im *fortgeschrittenen Stadium:* intermittierende Ileusattacken (die Passage ist zeitweise völlig verlegt, Durchgang durch den Tumor oft kaum noch bleistiftdick); palpabler Tumor, mit höckriger Oberfläche, am Colon transversum meist beweglich, an den Flexuren und im pelvinen Abschnitt frühzeitig unbeweglich; die Hälfte der Coloncarcinome wird erst erkannt, wenn bereits ein tastbarer Tumor vorhanden ist; vermehrte Schleim- und Blutabsonderung, sekundäre Anämie, Appetitlosigkeit usw.

b) *Spezielle* (je nach Tumorsitz). *Coecumcarcinom:* Leitsymptom Durchfälle, Passagestörungen selten; verhältnismäßig häufig palpabler, auch sichtbarer Tumor, frühzeitiger Einbruch in die Nachbarschaft (ausstrahlende Schmerzen im Oberschenkel durch Umwachsung des N. femoralis, Rückstauung des rechten Ureters und Nierenbeckens). *Colon ascendens und Flexura hepatica:* frühzeitige Stauungserscheinungen mit rechtsseitigen Dehnungsschmerzen, häufige Verwechslung mit Cholecystitis und Cholelithiasis. *Colon transversum:* gut beweglicher Tumor, welcher je nach Lagewechsel im Epigastrium verschwindet; bei Stenose Dehnungsschmerz auf der rechten Bauchseite bei freier linker Seite. *Flexura lienalis:* häufig Sitz von kleinem Scirrhus, daher oft kein palpabler Tumor, frühzeitige Stenoseerscheinungen und Übergreifen auf Nachbarorgane (Magen, Pankreasschwanz, Milz, Bauchwand). *Colon descendens* und *Flexura sigmoidea*. Leitsymptome: Stuhlunregelmäßigkeit, Diarrhoe, Blut- und Schleimbeimengung zum Stuhl, palpabler Tumor (infolge Rückstauung eingedickten Kotes oft von besonderer Größe), leeres Rectum (*Hocheneggsches Zeichen*).

Komplikationen: Stenose und Ileus, Perforation, Peritonitis und Abszeß, Invagination, entzündliches und infiltratives Übergreifen auf die Nachbarorgane.

Diagnose: Familien- und Eigenanamnese wie bei allen Carcinomen besonders bedeutungsvoll (besonders Vorkrankheiten wie Colitis ulcerosa, Divertikulitis, chronische Ruhrgeschwüre, Tuberkulose, Polypen, Adenome und Papillome oder diffuse Polyposis). Inspektion, Palpation und Perkussion des Abdomens in verschiedenen Körperlagen (Rücken-, Schräg-, Seiten-, Knie-Ellenbogen-Lage); von besonderer Bedeutung ist die *rectale*, beim Weibe auch die *vaginale Untersuchung*. Souveränes Diagnosticum ist die *Röntgenuntersuchung:* Durchleuchtung im Stehen (geblähte Schlingen, Flüssigkeitsspiegel), Kontrasteinlauf ist der peroralen Magen-Darm-Passage zu bevorzugen, da er einfacher und schneller zum Ziele führt und keine Verstärkung etwaiger Ileussymptome durch ihn hervorgerufen wird. Aufnahme am besten als Doppelkontrastaufnahme (A. W. Fischer), d. h. Kombination von Kontrasteinlauf (1%ige Barium-Tanninlösung) und Lufteinblasung in den Darm. Treffsicherheit der Röntgendiagnose 80%.

Differentialdiagnose: chronische Appendicitis, perityphlitischer Abszeß, Ileocöcaltuberkulose, Adnextumor, Gallenblasentumor, Magenkrebs, Pankreascarcinom, Hydronephrose, Hypernephrom, Mesenterialcysten, Ovarialcysten, Ovarialtumor, Blasencarcinom, Divertikulitis mit Stenose und entzündlichem Tumor der Nachbarschaft, Aktinomykose, Lues, entzündliche Pseudotumoren.

Prognose: je nach Ausbreitung des Tumors und Ausdehnung der Metastasierung verschieden. In *Gruppe A* (Tumoren, die die Darmwand noch nicht durchbrochen haben und ohne Lymphknotenbeteiligung sind) sehr gut; *in Gruppe B* (Tumoren mit Durchbruch der Darmwand ohne Lymphknotenbeteiligung) gut; *in Gruppe C* (Tumoren mit stärkerem Durchbruch und Lymphknotenbeteiligung) ungünstig; *in Gruppe D* (Tumoren mit Fernmetastasen in Leber und anderen Organen) infaust.

Gesamtverlauf des unbehandelten Leidens etwa 4 Jahre; bei Inoperabilität erreichen die 3-Jahres-Grenze 7,4%, die 5-Jahres-Grenze 1,5%. Je *nach Sitz des Carcinoms:* 5-Jahres-Heilung bei Colon ascendens 51%, Colon transversum 44,4%, Colon descendens 46,5%, Sigmarectum 40%; bei *extraperitonealem Sitz* 74,4% ohne Lymphknoten, 37,5% mit Lymphknoten; bei *Sitz an der Umschlagfalte* 90% ohne Lymphknoten, 51,4% mit Lymphknoten. Nach *dem histologischen Bau: relativ günstig* das *Carcinoma adenomatosum* (papilliferum, mikrocysticum, simplex, cylindro-globocellulare, gelatinosum); *relativ ungünstiger* das *Carcinoma solidum* (alveolare, diffusum, scirrhosum globo-cylindrocellulare, gelatinosum) (*Rüd*). *Mehrere* primäre Carcinome, z. B. Colon-*und* Rectumcarcinom muß nicht von vornherein aussichtslos sein; ebenso, wie auch bei Riesencarcinomen des Colons durchaus jahrelange Dauererfolge erzielt werden können.

Indikation: rationell ist nur die Radikaloperation, durch welche wenigstens einer der 4 Colonabschnitte (vgl. Abb. 375) entfernt werden muß; bevorzugt wird die *rechts- und linksseitige Hemikolektomie,* kleinere Teilresektionen sind verlassen. Bei Tumor im *Colon transversum* muß dieses einschließlich seines Mesocolon und des großen Netzes entfernt werden; bleiben größere Darmdefekte zurück und darf unter keinen Umständen ein Anus praeternaturalis angelegt werden, so lassen sich solche Defekte durch Zwischenschaltung einer Dünndarmschlinge überbrücken. Bei schlechtem Allgemeinbefinden und im Ileuszustand: Vorlagerungsmethode bzw. zwei- oder mehrzeitige Operationsverfahren.

Kontraindikation: Arteriosklerose, Hypertonie, ausgedehnte Lungen-, Knochen- und andere Fernmetastasen; einzelne Lebermetastasen stellen keine absolute Kontraindikation dar, da das Stationärbleiben, ja sogar der Rückgang der Metastase nach Entfernung des Primärtumors beobachtet wurde.

Operation: vor der Operation eines jeden Darmtumors ist, neben der üblichen Vorbehandlung des Kreislaufs, eine *keimzahlvermindernde Vorbereitung des Darmes* (S. 1148) und die Behebung einer jeden Form von Ileus unbedingte Voraussetzung. Dazu gehört vor allem auch die Kontrolle und *Beseitigung einer chronischen Harninfektion*, welche bei länger bestehendem Subileuszustand so gut wie immer vorhanden ist (*Fuchs*).

Im Ileuszustand: zunächst Anlegen einer Entlastungsöffnung (doppelläufiger Anus praeternaturalis oberhalb des Hindernisses oder eines einläufigen Anus praeternaturalis, wenn es sich um einen Dauerzustand handelt); Coeco- und Colostomie nur als äußerster

Notbehelf (Überlaufventil), welcher für eine wirkungsvolle Entlastung nicht ausreicht. Bei Tumoren zwischen Coecum und Mitte des Colon transversum *Ileostomie* als zeitliche Dünndarmfistel (s. S. 1196).

Radikaloperationen. α) *Einzeitige rechtsseitige Hemikolektomie. Prinzip*: einzeitige Entfernung des gesamten Colon ascendens und der rechten Flexur sowie des rechten Drittels des Quercolons unter Mitnahme des Mesenteriums bzw. Mesocolons und Wiederherstellung der Kontinuität durch eine End-zu-Seit- oder Seit-zu-Seit-Ileotransversostomie. *Indikation*: Geschwülste der Ileocöcalregion, des Colon ascendens, der Flexura hepatica und des rechten Quercolonviertels ohne Ileus.

β) *Zweizeitige rechtsseitige Hemikolektomie* (s. Abb. 381). *Prinzip.* 1. *Sitzung*: Anlegen einer Ileotransversostomie zur Ausschaltung des tumortragenden Colon ascendens. 2. *Sitzung*: Radikalentfernung der Geschwulst entsprechend der einzeitigen Hemicolektomie. *Indikation*: Tumoren der rechten Dickdarmhälfte mit Ileuszustand.

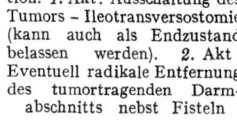

γ) *Umgehungsoperationen* bei Tumoren der rechten Dickdarmhälfte. *Prinzip*: Anastomosierung eines vor dem Hindernis gelegenen Dickdarmabschnitts mit einem hinter dem Hindernis gelegenen abführenden Dickdarmteil.

Abb. 381. *Colontumor:* (Ascendenstumor); zweiseitige Resektion. *1.* Akt: Ausschaltung des Tumors – Ileotransversostomie (kann auch als Endzustand belassen werden). 2. Akt: Eventuell radikale Entfernung des tumortragenden Darmabschnitts nebst Fisteln

Formen: 1. *Ileotransversostomie* als anisoperistaltische Seit-zu-Seit-Anastomose ohne Durchtrennung des Ileum (s. Abb. 381) oder als isoperistaltische Seit-zu-Seit-Anastomose mit Durchtrennung des Ileum oder als End-zu-Seit-Anastomose mit Durchtrennung des Ileum und Fistelung des tumortragenden Darmabschnitts. *Indikation*: inoperable Tumoren zwischen Coecum und rechtem Drittel des Colon transversum.

2. *Coecotransversostomie. Prinzip*: Seit-zu-Seit-Anastomose zwischen Coecum und Colon transversum. *Indikation*: inoperable Geschwulst im Bereich der Flexura hepatica bei genügender Beweglichkeit von Coecum und Transversum.

3. *Ileo- bzw. Coecosigmoideostomie. Prinzip*: Seit-zu-Seit-Anastomose zwischen unterstem Ileum bzw. Coecum und Sigmaschlinge. *Indikation*: Tumoren der rechten Colonhälfte mit Einwachsen in das Colon oder in obere Dünndarmabschnitte, so daß eine Ileotransversostomie unmöglich ist.

δ) *Quercolonresektion.* 1. *Einzeitig. Prinzip*: schrittweise Abtrennung des Lig. gastrocolicum peripher von den Magengefäßarkaden und Ligatur der das Quercolon versorgenden Gefäße zentral von vergrößerten Lymphknoten; End-zu-End-Vereinigung der Colonstümpfe, welche so weit mobilisiert sein müssen, daß die Anastomose ohne jede Spannung möglich ist. Sobald die A. colica med. ligiert wurde, muß der gesamte Querdarm entfernt werden.

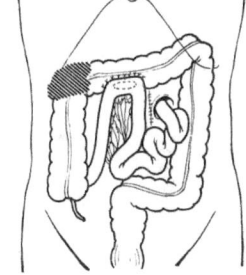

Abb. 382. (Tumor der Flexura dextra): Palliativverfahren, Umgehung des Tumors durch Ileotransversostomie

2. *Zweizeitig.* 1. *Sitzung*: Coecostomie als Witzel- oder Kaderfistel. Spülung und Desinfektion des Dickdarms von der Fistel aus während etwa 14 Tagen, dann 2. *Sitzung*: Resektion des Quercolons wie oben.

ε) *Resektion der Flexura lienalis* und des *Colon descendens.* 1. *Einzeitig. Prinzip*: Mobilisierung der linken Colonflexur und Ligatur der A. colica media am Übergang vom mittleren zum linken Drittel des Quercolon sowie der A. colica sinistra (u. U. bis zu ihrem Übergang in die Äste der A. sigmoidea), je nachdem wieviel vom Colon descendens mitentfernt werden soll. Wiederherstellung der Kontinuität durch End-zu-End-Anastomose; Entlastungscoecostomie oder doppelläufiger Querdarmanus.

2. *Zweizeitig.* 1. *Sitzung*: Transversosigmoideostomie als innere Umgehungsanastomose, wobei diese anisoperistaltisch Seit-zu-Seit oder mit Durchtrennung des Quercolons im linken Drittel als End-zu-Seit-Anastomose ausgeführt werden kann.

2. *Sitzung*: nicht vor Ablauf von 14 Tagen! Resektion der linken Flexur und des absteigenden Colon wie bei einzeitigem Vorgehen; Blindverschluß von Quercolon und Sigmoid dicht vor der Transversosigmoideostomie.

3. *Dreizeitig:* wie stets kann auch hier zuerst ein ausschaltender A. praeternaturalis im rechten Drittel des Colon transversum in 1. Sitzung, Resektion des Tumors in 2. Sitzung

und Kunstafterverschluß in 3. Sitzung erfolgen oder nach dem Vorlagerungsverfahren vorgegangen werden.

ζ) *Sigmaresektion:* hier richtet sich die Art des Vorgehens ganz nach Sitz, Größe und Umfang der Geschwulst sowie Grad der Stenose und Metastasierung. 1. *Einzeitig. Prinzip:* bei *Sitz* der Geschwulst *im beweglichen Teil* des Sigma: Skeletierung des Mesosigma bis zur A. rectalis cran. mit sorgfältiger Schonung derselben und End-zu-End-Anastomose der beiden Darmenden (s. Abb. 384). Bei *Sitz* des Tumors *am oberen Fußpunkt des Sigma:* genügt die Mobilisierung der Sigmaschlinge nicht, sondern es muß auch das Colon descendens mobilisiert, d. h. von der hinteren Bauchwand stumpf abgelöst werden. Das distale Drittel des Colon descendens wird mitentfernt und eine End-zu-End-Anastomose angelegt; entlastende Coecostomie oder A. praeternaturalis am rechten Quercolon.

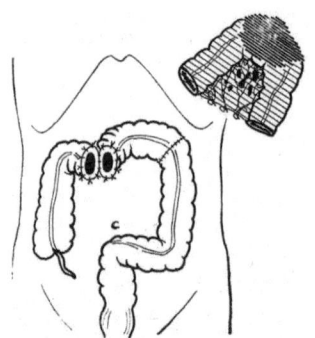 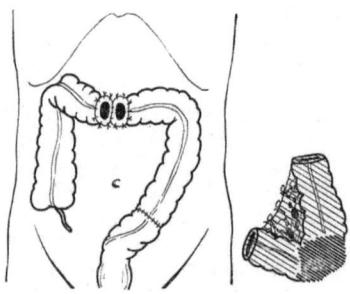

Abb. 383. *Colontumor* (Tumor der Flexura sinistra): einzeitige Resektion, End-zu-End-Anastomose und doppelläufiger Anus praeter transversalis

Abb. 384. *Colontumor:* (Colon descendens – Sigmatumor) Einzeitige Resektion, End-zu-End-Anastomose, doppelläufiger Anus praeter transversalis

Bei *Sitz* des Tumors *am unteren Fußpunkt* der Sigmaschlinge: Skeletierung des Mesosigmoids entlang der A. rectalis cran. unter sorgfältiger Schonung derselben und End-zu-End-Anastomose der Darmenden. Ist man durch die Resektion zu tief in den pelvinen Abschnitt hinabgeraten, so kann die Wiederherstellung der Kontinuität durch Zwischenschaltung einer Dünndarmschlinge erfolgen (*Finsterer*).

2. *Dreizeitige Resektion oder Vorlagerungsverfahren:* können auch hier Anwendung finden.

η) *Linksseitige Hemikolektomie. Prinzip:* Entfernung der linken Hälfte des Colon transversum, der Flexura lienalis, des Colon descendens und Sigmoideum, u. U. auch Mitentfernung des Rectums unter Erhaltung des Sphincter ani. *Methoden:* von einem langen linksseitigen Pararectalschnitt wird das gesamte Colon descendens mit Flexura lienalis und Colon transversum sowie Sigmoid und auch Rectum mobilisiert, die A. mesenterica caud. dicht am Abgang von der Aorta unterbunden bei strenger Schonung der A. colica media, welche nun allein die Versorgung des linken Quercolons und der Flexura lienalis zu übernehmen hat. Es folgt die End-zu-End- oder End-zu-Seit-Anastomose des Colon transversum mit dem obersten Rectumabschnitt; A. praeternaturalis am Colon ascendens.

Bei Miterkrankung des Rectums wird der gesamte mobilisierte Dickdarm nach dem Invaginationsverfahren vom Abdomen aus durch den M. sphincter ani invaginierend hinausgeschoben und eine extrasphinctäre Anastomose angelegt (vgl. Abb. 378c). Bei der Invaginationsresektion (nach *Grekow* und *Kümmel*) wird das Rectum nicht mobilisiert, sondern der Umfang des mobilisierten Dickdarms am tiefsten Punkt mit dem Douglas-Peritoneum vereinigt und die Invagination mit Hilfe einer rectal eingeführten Zugsonde so weit geführt, daß die extrasphinctär sichtbar bleibenden Wände des invaginierten und des umhüllenden Darmes *keine Ernährungsstörungen* erkennen lassen. Der zum After heraushängende gedoppelte Darm wird amputiert und die Querschnitte der beiden verbleibenden Darmabschnitte durch dreischichtige Knopfnahtreihe miteinander vereinigt. Das zwischen Peritonealnaht und Analring zunächst im Körper verbleibende Darmstück stirbt innerhalb einiger Tage ab und stößt sich spontan ab. Diese „geschlossenen" Verfahren sind günstiger als die primäre Querdurchtrennung des Sigmarectums und dessen Durchzug durch den Afterschließmuskel und nachfolgende extrasphinctäre Anastomose (*v. Hochenegg, Kirschner-Bacon*). In jedem Falle entlastender Anus praeternaturalis im Cöcalbereich.

Indikation: Polyposis des Dickdarms, Polyposis mit maligner Entartung, Divertikulose mit rezidivierenden Entzündungen, Blutungen und Stenose, Colitis ulcerosa, Tumoren des Sigmarectums (S. 1241).

ϑ) *Totale Colektomie. Prinzip:* Ausrottung des gesamten Dickdarms vom untersten Ileum bis zum Sphincter ani. *1. Akt:* Skeletierung des ganzen Dickdarms, Anlegen einer endständigen Ileostomie im rechten Unterbauch. *2. Akt:* in Steinschnittlage sacrale Freilegung des Enddarms und Entfernung des gesamten Dickdarms nach caudal durch den Schließmuskel. Endgültiger Verschluß des natürlichen Afters.

Indikation: nur, wenn benigne oder maligne Formen der Polyposis, Colitis ulcerosa oder mehrere Carcinome den Dickdarm befallen haben. Das unterste Ileum übernimmt in den meisten Fällen allmählich die Eindickungsfunktion des Dickdarms.

6. Abschnitt: **Rectum und Anus**

Anatomie. Lage: das Rectum reicht vom Colon sigmoideum bis zum Anus; es ist im Gegensatz zum Colon allseitig von einer starken Längsmuskulatur überzogen; seine *Pars pelvina* liegt der Vorderfläche des Kreuzbeins auf; die *Pars sacralis* wendet sich um die Steißbeinspitze herum nach dorsal und durchbohrt dort die Beckenbodenmuskulatur; in dem sonst faltenlosen Darmabschnitt liegt in 8–10 cm Höhe eine konstante Querfalte (*Kohlrausch*sche Falte), in deren Bereich sich die Ringmuskulatur verdickt (sog. *M. sphincter ani tertius*); unterhalb der Falte erweitert sich das Rectum zur Ampulla rectalis. In der Pars analis treten 6–8 Längsfalten auf (Columnae rectales Morgagni). Zwischen je zwei Columnae rectales befindet sich eine Vertiefung (Sinus rectalis). *Muskulatur:* besteht aus starken glatten Muskelschichten und zusätzlicher quergestreifter Muskulatur am Anus; das Ende der Längsmuskulatur befindet sich zwischen den Sphinctermuskeln und erreicht den Anus nicht ganz; die glatte Ringmuskulatur bildet in 3 cm Abstand vom äußeren Anus den *M. sphincter ani internus*. Nach caudal schließt der quergestreifte *M. sphincter ani externus* an; das Rectum tritt durch das *Diaphragma pelvis* hindurch, welches an seiner kranialen und caudalen Seite von einer Fascie bedeckt ist, die mit der Fascia parietalis pelvis in Verbindung steht. *Oberhalb* des Diaphragma pelvis findet sich das *Cavum pelvi-rectale*, ein mit lockerem Bindegewebe und Fett ausgefüllter Raum; ihm entspricht caudal vom Diaphragma das Cavum ischio-rectale, welches in das subcutane Gewebe übergeht; verschlossen und angehoben wird die Analpartie des Rectums durch den M. levator ani, welcher an der hinteren Raphe des Rectums ansetzt und ein wichtiger Hilfsmuskel des Afterverschlusses ist. *Peritoneum:* kleidet den sog. *Douglas*schen Raum aus und setzt sich von dort nach vorn über die Blase bzw. den Uterus fort.

Gefäßversorgung (vgl. Abb. 375): 1. Durch *A. haemorrhoidalis cran.* (unpaarig) (Endast der A. mesenterica caud.). 2. Durch *A. haemorrhoidalis media* (paarig) aus A. hypogastrica. 3. Durch *A. haemorrhoidalis caudalis* (paarig) aus A. pudenda int. A. haemorr. cran. versorgt die oberen zwei Drittel des Rectums; besitzt keine Verbindung zur A. colica sinistra und sigmoidea; ihre Unterbindung caudal des Abgangs der A. sigmoidea ima (sog. kritischer Punkt nach *Sudeck*) führt zur kompletten Gefäßunterbrechung in den oberen zwei Dritteln des Rectums; die Unterbindung bei Sigma-Rectumresektionen darf daher stets nur oberhalb des kritischen Punktes erfolgen.

Venenabflußgebiete: 1. Über V. haemorrhoidalis cran. zur V. mesenterica caud. und V. porta. 2. Über V. haemorrhoidales med. et caud. in die V. hypogastrica und pudenda. – V. cava. 3. Über die Plexus venosi haemorrhoidales int. et ext. teilweise zur V. portae, teilweise zur V. cava caud.

Innervation: der Mastdarmmuskulatur bis zum *M. sphincter ani int.:* sympathisch aus dem Plexus haemorrhoidalis und mesentericus caudalis; von hier aus afferente Fasern zum Rückenmark; *M. sphincter ani externus:* durch N. haemorrhoidalis caud. aus dem N. pudendus communis. *Diaphragma pelvis und M. levator ani:* durch 4. Ast des Plexus sacralis (*N. pelvicus*). *Sensibel:* Analring und vorderes Perineum von N. pudendus, hinteres Perineum von N. cutaneus femoris post.; Defäkationszentren im Endabschnitt des Lumbalmarks (vgl. Abb. 153, S. 824).

Lymphabflußgebiete (s. Abb. 385): 1. *Analhaut* – Lgl. inguinales (innere und obere Gruppen, Metastasen bei Analcarcinom!) 2. *Mittleres Rectum* – Lgl. ano-rectales zwischen

Muscularis und Fascia propria recti – und entlang dieser Fascie zu Lgl. haemorrhoidales cran. – Lgl. hypogastricae und Mesentericae caud. längs der A. mesenterica caud.

Rectaluntersuchung und Rectoskopie. 1. *Rectaluntersuchung:* in Rücken-, Seiten-, Knie-Ellenbogen-, Steinschnittlage oder im Stehen bei tiefer Rumpfbeuge nach vorn und aufgestütztem Ellbogen mit behandschuhtem und gut eingefettetem Zeigefinger in den Anus eingehen, während der Patient zum Pressen aufgefordert wird, **Austasten nach allen Seiten**; hohe Palpation kann durch ständiges Pressenlassen erleichtert werden. Der zurückgezogene Finger soll auf Schleim, Eiter und Blut angesehen werden.

2. *Rectoskopie:* immer nur nach vorheriger gründlicher Entleerung (1 Löffel Rhizinus am Vormittag des Vortages, großer Einlauf am Abend des Vortages, kleiner Einlauf von 100–150 ccm eine Stunde vor der Untersuchung); für die untersten Rectumpartien genügen einfache Rectumspecula (röhrenförmiges Fissurenspeculum oder zwei- und dreiblättrige Specula); zur *Rectosigmoideoskopie* Eingehen mit *Schreiber*schem oder *Strauß*schem *Rectoskop* (12–30 cm langes, röhrenförmiges Instrument von 1,5 cm Durchmesser mit innerer Lichtquelle, Glasfensterverschluß und Gebläse); unter gleichzeitiger Lufteinblähung wird das Rohr unter Sicht des Auges langsam vorgeführt, bis sich der Anfang etwa 25 cm hoch, d. h. im untersten Ende des Sigmoids befindet (*Cave!* brüskes Vorgehen und zu starke Blähung, vor allem bei schlaffem Darm, da Perforationsgefahr).

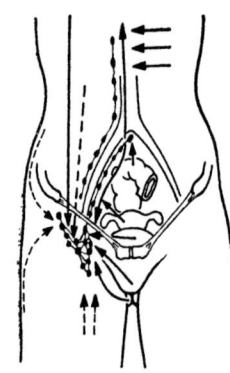

Abb. 385. Lympheinzuggebiete für die inguinalen Lymphknoten

A. Mißbildungen

Mastdarm- bzw. Afterverschluß (Atresia recti bzw. ani)

Entwicklungsgeschichte: in der 4. Fetalwoche bildet der Enddarm einen geschlossenen Blindsack, in welchen die *Allantois*, die *Wolff*schen und die *Müller*schen Gänge einmünden; Allantois und Enddarm sind durch das Septum Douglasi geschieden; dem Blindsack des Enddarms wächst in der 4. Fetalwoche eine Einstülpung des Ektoderms

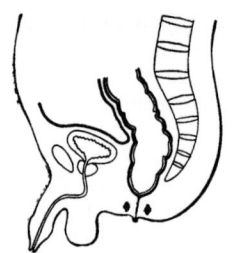 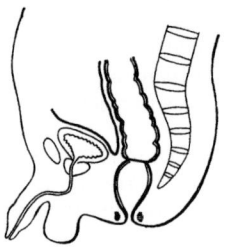 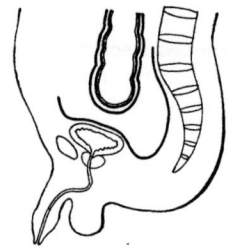

Abb. 386. *Mißbildungen von Anus und Rectum:* Atresia ani   Abb. 387. Atresia recti   Abb. 388. *Mißbildungen von Rectum und Anus:* Atresia ani et recti

(Aftergrübchen) entgegen, welches schließlich nur noch durch eine dünne Membran (Aftermembran) vom Enddarm getrennt ist; diese Membran reißt ein und es kommt zur Öffnung der noch gemeinsamen Kloake nach außen. In der 6. Fetalwoche beginnt der Genitalhöcker und der Analhöcker miteinander zu verwachsen und eine Trennung zwischen Mastdarm und Urogenitaltrakt herbeizuführen. Durch Entwicklungshemmung entstehen Mißbildungen, deren Wesen darin besteht, daß die Öffnung des Enddarms nach außen nicht erfolgt oder daß anormale Verbindungen zwischen Rectum und Urogenitalapparat zustande kommen.

Vorkommen: ziemlich selten (etwa 0,015–0,005%); meist verbunden mit sonstigen Mißbildungen (s. u.).

Formen:

1. *Atresia ani* (s. Abb. 386): larvierte Form davon ist die *Analstenose*, wobei eine kleine Fistel nach außen, innerhalb des Sphincterrings bestehenbleibt. After ist nicht offen, sondern durch epitheliale Verklebung oder durch eine feinere oder derbere Membran

verschlossen, während der Mastdarm nahe der Hautdecke blind endigt und an der Stelle des Afters die Haut glatt ist oder Grübchen bzw. Falte zeigt; am häufigsten!

3. *Atresia recti* (s. Abb. 387): After ist zwar ausgebildet, aber Mastdarm verschlossen (entweder durch eine dünne Membran zwischen Pars perinealis und Pars pelvina oder durch längeren Strang bzw. durch röhrenförmige Striktur an irgendeiner Stelle); seltener: etwa 3 mal seltener als 1!

2. *Atresia ani et recti* (s. Abb. 388): After und Enddarm fehlen, während Sigma hoch endet (z. B. in Höhe des Kreuzbeins); auch verbunden mit Kreuz-Steißbein-mißbildung; etwas seltener als 1!

4. *Atresia ani vesicalis, urethralis, uterina und vaginalis oder sog. Kloakenbildung:* angeborene *innere* Fistel des blind endigenden Mastdarms mit dem Urogenitalapparat, und zwar beim männlichen Geschlecht mit Blase (Blasengrund) oder Harnröhre (prostatischer Teil) (s. Abb. 389), beim weiblichen Geschlecht mit Uterus (selten) oder meist Vagina (oberhalb des Hymens) (s. Abb. 390); entstehend durch unvollkommene Abscheidung zwischen Digestions- und Urogenitalapparat; selten!

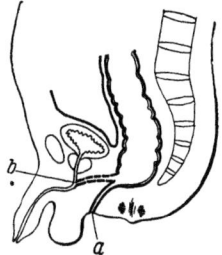

Abb. 389. *Mißbildungen von Anus und Rectum:* Atresia ani bei Knaben mit perinealer, extrasphinktärer Fistel (a) oder mit Fistula urethralis (b)

5. *Atresia ani perinealis, scrotalis, suburethralis und vulvo-vestibularis:* angeborene *äußere* Fistel des blind endigenden Mastdarms mit dem Urogenitalapparat, und zwar beim männlichen Geschlecht mit Damm, Scrotum, Penis oder Eichel (stets median und unterseits!) und beim weiblichen Geschlecht mit Vulva bzw. Vestibulum (distal vom Hymen), etwas seltener als 1! (vgl. Abb. 387, 388).

Sonstige Komplikationen: Mißbildungen an Wirbelsäule und Becken sowie an Harnwegen und Geschlechtsorganen, auch Darm u. a., Hypospadie, Blasenspalte, kongenitale Vitien, Ösophagusatresie, Hasenscharte.

Symptome und Folgen: Darmverschluß mit Stuhl- und Windverhaltung, Leibauftreibung und Erbrechen; bei *enger* äußerer oder innerer Fistel Entleerung dünner Würstchen unter starkem Pressen; Cystitis, Urethritis bei Kloakenbildung.

Diagnose: Röntgenleeraufnahme in Kopfhängelage, wodurch der Abstand zwischen Analhaut und tiefstem Punkt des luftgefüllten Rectalsacks dargestellt wird; sonst Besichtigung, Rectalpalpation, Sondierung, evtl. Kontrastfüllung.

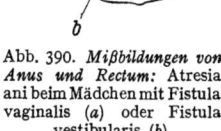

Abb. 390. *Mißbildungen von Anus und Rectum:* Atresia ani beim Mädchen mit Fistula vaginalis (a) oder Fistula vestibularis (b)

Prognose: meist Tod in einigen (4–6–8–12) Tagen, bei Fistelbildung später an Ileus oder an Durchwanderungs- bzw. Perforationsperitonitis, bei vesicaler und urethraler Fistel an jauchiger Cystitis-Pyelitis-Nephritis-Urosepsis; am günstigsten ist breite Fistel zur Vagina, dagegen wenig günstig solche zum Uterus, so daß dann Sterilisation zu erwägen ist; im übrigen ist die Prognose fraglich bei der rectalen Form und gut bei einfachen äußeren Fisteln; die kleinen Kinder vertragen einen größeren Eingriff meist gut, wenn geeignete Narkosemöglichkeit besteht, daher nur in Klinikbehandlung möglich. Die Mortalität ist durchschnittlich unter Einrechnung der verschiedenen Krankheitsformen bei Operation 5–20°; am höchsten bei Laparotomie.

Therapie: operative Darmeröffnung, und zwar bei unmöglicher Kotentleerung baldmöglichst, also bei häutigem Verschluß sofort und bei dickerer Gewebszwischenwand am besten um den 3. bis 4. Tag nach vorheriger guter Vorbereitung.

Technik:

a) Bei Analstenose. Incision in Längsrichtung und Vereinigung von Hautrand und Schleimhaut; Nachbougierung für 6–10 Wochen.

b) Bei Atresia ani. Längsspaltung der dünnen Analmembran, seitliche Excision der Ränder und Fixierung der Schleimhaut durch Knopfnähte an die äußere Haut; Dilatationsnachbehandlung.

c) Atresia ani et recti. Bei Distanz von weniger als 1,5 cm zwischen Analhaut und Rectum *perineales Vorgehen*, bei größerer Distanz *abdomino-perineales* Vorgehen; *Kolostomie* nur bei sehr schlechtem Zustand und anderen schweren Mißbildungen.

1. *Perineal:* Blasenkatheter, Längsincision der Analgegend, Mobilisierung des Rectumblindsacks vom Steißbein her und Fixierung an die Haut, Eröffnung, Meconium-

absaugen und restloses Einnähen in die Haut. Fisteln zum Damm, Blase, Vagina, Urethra usw. sind darzustellen und zu durchtrennen. Vorlagerung der Fisteln und ihre Benutzung als After stets unbefriedigend.

2. *Abdomino-perineal:* Blasenkatheter, Pararectalschnitt links; Mobilisierung des Sigmablindsacks aus der Umgebung; Durchtrennung der meist vorhandenen rectovesicalen oder urethralen oder vestibulären Fistel 3–4 mm abseits der Urethra; stumpfe Tunnelierung des Beckengewebes; Incision der Analhaut und Durchziehen des Blindsacks durch den Tunnel; evtl. Ligatur der A. rectalis cran., falls der Durchzug anders nicht gelingt; Chemotherapie.

d) Bei Atresia recti. Resektion durch sakrale Freilegung und End-zu-End-Anastomose oder (besser) Rectumresektion bis $1^1/_2$ cm oberhalb des Afters nach der Durchzugmethode wie bei Megacolon (vgl. 378).

e) Bei epithelialer Verklebung. Stumpfe Lösung mit Finger, Kornzange, Sonde usw.

f) Bei membranösem Verschluß. *Proktotomie* (d. h. breite Incision von vorn nach hinten genau median nach Aufsuchen und Herunterbringen des Mastdarms nebst Naht zwischen Haut und Schleimhaut) oder *Proktoplastik* (ähnlich der Stomatoplastik nach *Dieffenbach*, vgl. Gesichtsplastik!).

g) Bei hoch endigendem Mastdarm. α) Eingehen *perineo-sacral*, evtl. mit Steißbeinresektion, Aufsuchen des mit Meconium gefüllten Darmendes (unter Abtasten desselben, der Steißbeinspitze und der durch Bougie markierten Harnröhre bzw. Scheide), Auslösen und Herunterziehen des Mastdarms, evtl. unter Eröffnung des Peritoneum und Einnähen unter Erhaltung bzw. Verwendung des M. sphincter ext. β) Vorgehen *abdomino-sacral*, d. h. unter Aufsuchen des Darmendes vom Bauchschnitt (sicher, namentlich für schwierige Fälle notwendig, aber eingreifend!). γ) Nur im Notfall *Colostomie*.

h) Bei innerer Fistel: desgl.; dazu sofort oder besser später (bei günstiger Zeit) Abtragen der Fistel vom Darm und Verschluß von Blase, Harnröhre, Uterus oder Vagina.

i) Bei äußerer Fistel: desgl.; dazu später Spaltung oder Exstirpation der Fistel. Öfters schließt sich eine Fistel bei unbehinderter Darmentleerung von selbst.

B. Fremdkörper

Entstehung. a) *Von oben (verschluckt):* Fischgräten, Knochen, Nägel, Kirsch- oder Pflaumenkerne, Gebisse, Löffel, Messer und Gabeln usw.; Wanderungsdauer meist 1–8 Tage oder länger. b) *Von unten (eingeführt):* bei Einlauf (Katheter), Fall (Baumwurzel, Glasflasche usw.), Geisteskrankheit, Perversität, Verbergen (Wertgegenstände oder Diebeswerkzeuge bei Einbrechern, Edelsteine bei Schmugglern, ,,Zigeunerportemonnaie''). c) *Von der Nachbarschaft (durchgewandert):* z. B. Bruchfragmente, Sequester Scheidenpessar, Laparotomieinstrumente und Verbandstoffe, spez. Kompressen oder Tupfer, Geschosse. d) *Im Darm selbst entstanden:* Kotsteine (und zwar oft um unverdaute Speisereste, Fruchtkerne usw.); spez. bei Greisen, Paralytikern und Opiumbehandelten sowie Hysterischen.

Vgl. auch Fremdkörper in Speiseröhre und Magen-Darm-Kanal!

Symptome: evtl. Schmerzen, Stuhldrang, Abgang von Schleim und Blut.

Folgen: Stuhlverstopfung, Katarrh, Geschwür, Entzündung, periproktitischer Abszeß, Fissur und Fistel; auch Perforation in Blase (dadurch Blasenstein!), Scheide, Gebärmutter, Bauchhöhle usw. Eingeführte Fremdkörper können durch die Peristaltik in die Höhe wandern.

Diagnose: Inspektion, evtl. mit Speculum oder Rectoskop, Palpation, Röntgenbild.

Therapie: Öleinläufe, Narkose, Sphincterdehnung und Extraktion unter Leitung des Auges mit Finger, Zange, Speculum und Rectoskop; evtl. Sphinctero-, Recto- oder Colobzw. Laparotomie.

C. Verletzungen

Ursachen: Fremdkörper (s. oben), ärztliche Instrumente (spez. starre, z. B. Thermometer, Hornklystierspritze, Mastdarmbougie, Rectoskop usw.), Operation (z. B. Hämorrhoidenoperation, Steinschnitt, Prostatektomie, Hysterektomie u. a.), Pfählung (z. B. durch Gartenzaun, Besen- oder Heugabelstiel, Stock, Schirm, Stuhlbein, Tierhorn u. dgl.; hier ist in je $33^1/_3$% die Harnblase oder Bauchhöhle verletzt; die Pfählung ist hier überhaupt die häufigste und wichtigste Verletzung!), Stich, Schnitt (z. B. durch zerbrechendes Glas- oder Porzellannachtgeschirr), Schuß; Geburt (durch den kindlichen Kopf erfolgt evtl. Drucknekrose oder Dammriß), künstlicher Abort, Zerreißung (als sog. Berstungsruptur durch starkes Heben oder Pressen, spez. bei Prolaps, Hernie oder Geschwür) und Zerquetschung (z. B. durch Überfahrung) sowie durch komprimierte Luft.

Komplikationen: I. *Nebenverletzung,* und zwar 1. *extraperitoneale:* Blase, Harnröhre, Prostata, Beckenknochen, Gefäße und Nerven usw. 2. *intraperitoneale:* Blase, Darm, Leber, Pleura usw. II. *Blutung* (falls oberhalb des Spincters, evtl. unbemerkt; daher digital untersuchen und Stopfrohr einlegen!). III. *Infektion* mit Kotphlegmone oder Peritonitis. IV. *Fistel.* V. *Striktur.*

Prognose: fraglich; Mortalität ist groß, daher sorgfältige Wundversorgung.

Therapie: gründliche Inspektion in Narkose mit Sphincterdehnung und Speculum bzw. Rectoskop; *keine Spülung und Sondierung.* Zunächst *Beseitigung von Blutung und Infektionsgefahr.* Tamponade, Umstechung, Elektrokoagulation, evtl. Laparotomie und Ligatur der A. rectalis cran.

Bei *Perforation in die Umgebung:* peri- und ischiorectale Drainage; Abdichtung des betroffenen Organs gegen das Rectum durch Naht.

Bei *Blasen- und Harnwegsverletzung:* suprapubische Harnableitung, Drainage des Wundbetts; bei *schweren Urethraverletzungen* Urethralnaht; kein Harnröhrenkatheter.

Bei *peritonealer Beteiligung:* diagnostische Laparotomie und Revision des Douglas und der übrigen Bauchhöhle; bei schwersten Zerstörungen der Rectumvorderwand *Miculicz*-Tampon im Douglas und völlige Ruhigstellung des Rectums durch doppelläufigen A. praeternaturalis am Sigma.

Bei *Berstungsverletzung:* mit Prolaps von Dünndarm ins Rectum; Laparotomie, Durchtrennen der prolabierten Dünndarmschlingen und Resektion derselben mit End-zu-End-Anastomose; der vorgefallene Darm ist verloren und muß nach unten (nicht durch die Laparotomie!) durch das Rectum herausgezogen werden; Naht der Rectumwunde, Drainage und *Miculicz*-Tamponade des Douglasraums, dickes Stopfrohr, massive Chemotherapie.

D. Entzündungen

1. Am Anus

a) Wolf (Intertrigo). *Wesen:* oberflächliche Dermatitis der Afterspalte.

Vorkommen: spez. bei Fettleibigen durch Reiben, Schwitzen, Unreinlichkeit, Durchfall, Würmer, langes Gehen oder Reiten usw.

Symptome: brennender Schmerz sowie gerötete und evtl. nässende Haut am After.

Therapie: Ruhe, Sitzbad, Abwaschen mit Watte oder weichem Papier, Borwasserumschläge, Zink-, Bor-, Desitinsalbe bzw. -paste.

b) Afterjucken (Pruritus ani). *Ursachen.* α) *Allgemeine:* Allergie durch Morphin, Cocain, Chinin, Belladonna, Toilettenpapier, Unreinlichkeit, analerotische Phantasien, Hysterie; Tabak, Alkohol, Gewürze; Gicht, Rheuma, Diabetes, Urämie, Obstipation, Tuberkulose.

β) *Spezielle:* Fisteln, Fluor, Hämorrhoiden, Strikturen, Inkontinenz, Fissur, venerische Analulcera, Schweißbildung, Pediculosis, Ascariden, Oxyuren, Herpes zoster, Papillitis, Pectenosis; Mykosen; Ekzem; bakterielle Infektion (Streptokokken, B. coli); reflektorisch von pelvinem Krankheitsherd aus.

Symptome und Formen: 1. Ohne primär-anatomische Veränderungen; durch Fluor, Pediculosis, Ascariden, Oxyuren, Mykosen.

2. Abnorm langer extrasphinctärer Schleimhauttrichter, welcher ausschließlich vom Juckreiz befallen ist.

3. Veränderungen vorwiegend im perianalen Bezirk, Anus eingezogen und krampfhaft geschlossen; im chronischen Stadium Chagrinlederhaut perianal mit Schrunden, radiären Falten, Lichenifikation.

Alle Formen verursachen unerträglichen Juckreiz, der besonders bei Bettwärme so heftig wird, daß die Nachtruhe gestört wird.

Therapie. Zu 1: Ausschluß der Ursachen (Erregernachweis, Fluorbehandlung, Pilznachweis) bringt Heilung.

Zu 2: Circumcision des abnorm großen extrasphinctären Schleimhauttrichters. Die Excision durchtrennt alle Nervenendigungen im perianalen Bereich und verhindert das Nachrücken der Analschleimhaut von oben her.

Zu 3: *Cave!* brüske Maßnahmen; Sphincterdehnung, evtl. Lokalanästhesie des Sphincterringes; Borwasserumschläge; Feststellung örtlicher Ursachen (Pectenosis, Papillitis Cryptitis, s. ff.).

c) Pectenosis. *Definition:* bindegewebige Wucherung im Bereich der „pecten line", d. h. Grenzlinie zwischen Entoderm und Ektoderm, welche im histologischen Aufbau weder eindeutigen Schleimhaut- noch sicheren Hautcharakter zeigt (*Stroud*, 1896). Hier grenzen nicht nur Schleimhaut an äußere Haut, sondern auch V. rectales med. und caud. sowie autonomes und cerebrospinales Nervensystem aneinander. Durch die Sklerosierung dieser Zone kommt es zu einer allseitigen Schrumpfung und Stenose.

Ursache: chronische Hyperämie im subepithelialen Kapillarnetz in der Bandzone durch Proctitis, Cryptitis, Papillitis, chronische Obstipation oder Diarrhoe, Hyperämie führt zur Rundzellinfiltration und Bindegewebsneubildung.

Symptome: Schwierigkeiten der Stuhlentleerung, zunehmendes Kleinerwerden des Stuhlkalibers, chronisch-entzündliche Veränderungen (Cryptitis, Abscesse, Fisteln). Schleimhautrhagaden, starke Schleimabsonderung, Pruritus ani; heftiger initialer Defäkationsschmerz.

Diagnose: Rectaluntersuchung deckt den auffallend engen Kanalabschnitt, der den Finger wie einen Schnürring umklammert, sofort auf.

Differentialdiagnose: Hypertrophie oder Spasmus des Sphincter ani.

Therapie: Sphincterdehnung allein genügt nicht; zusätzliche Längsspaltung der Schleimhaut in der hinteren Mittellinie über dem fibrösen Band ist erforderlich, wobei der gesamte fibröse Ring der Breite und Tiefe nach völlig durchtrennt werden muß. Gleichzeitig Abtragung und Spaltung entzündlich veränderter Crypten und hypertrophischer Papillen.

d) Cryptitis und Papillitis. *Definition:* kleiner Taschenkranz in Höhe der Pectenlinie (Crypten), dessen vordere Wand durch feine, halbmondförmige Hautfältchen gebildet wird. Verletzung derselben durch harten Stuhlgang führt zur Entzündung, Vergrößerung und Vertiefung der Crypte (Cryptitis). Auch die Papillen hypertrophieren, wodurch sich die Taschen immer mehr vertiefen.

Symptome: Pruritus ani, kurzdauernder, brennender Schmerz oberhalb des Afters während der Defäkation; Schmerzausstrahlung nach Gesäß, Kreuzbein, Oberschenkel, Blase, Uterus.

Diagnose: verdickte, berührungsempfindliche Taschen, durch rectale Untersuchung und Proctoskop rasch auffindbar.

Therapie: während einiger Tage tägliche Reinigung der Crypten (Phenol-Olivenöllösung 50%ig), Anhaken mit Cryptenhaken für 1–2 Minuten, so daß das Öl gut eindringen kann; nach Abschluß der Reinigungsperiode Spaltung der Crypten bis auf den Grund und Entfernung eines kleinen Stücks aus der Basis; Abtragung hypertrophischer Papillen; bei ausgedehntem Pruritus und Pectenosis entsprechende Spaltung und Excision eines 2–4 cm breiten Hautrings circumanal, welcher sekundär heilen soll.

e) Fissura ani. *Definition:* traumatisch entstandener Riß der Analschleimhaut, meist in der hinteren Mittellinie; der Riß kann weich (frische Fissur) oder hart (chronische Fissur) sein.

Symptome: Schmerzen während und unmittelbar nach der Defäkation, mehrere Stunden anhaltend, regelmäßig Abgang von etwas Blut im Stuhl, jedoch keine stärkere Blutung. Eitrige Sekretion, Pruritus ani.

Therapie: bei frischer Fissur rein konservativ (Diät, Stuhlregelung, täglich warmes Kamillensitzbad). Bei chronischer Fissur meist Kombination mit Cryptitis, Papillitis und Pectenosis, so daß entsprechend wie dort und in Kombination der einzelnen Verfahren chirurgisch vorgegangen werden muß.

2. Am Rectum

a) Nicht spezifische Mastdarmentzündung (Proctitis). *Ursachen:* bakterielle Infektion, stark gewürzte Speisen, kräftige Abführmittel (z. B. Aloe, Cascara u. dgl.), Abkühlung (durch Sitzen auf kalter Erde, Stein, Abort usw.), Verletzungen, Verätzungen (Lysol u. a.), Vergiftungen (Sublimat, Arsen u. a.), Fremdkörper, eingedickte Kotballen, kalte, heiße oder chemisch reizende Einläufe, Würmer (Oxyuren), Hämorrhoiden, Prolaps, Periproktitis, Polyp, Carcinom, benachbarte Erkrankungen (an Blase, Harnröhre, Prostata, Samenblase, Genitalien, Douglasraum usw.).

Formen: akut und chronisch.

Symptome: Schmerz, Abgang von Schleim, Eiter und Blut, Durchfälle, Stuhldrang, Sphincterkrampf, Dys- und Anurie, Priapismus sowie Fieber.

Differentialdiagnose: spezifische Entzündung, spez. Tuberkulose, Dysenterie u. a.

Folgen: Analfissur, Schleimhautprolaps, Cryptitis, Papillitis, Striktur, Sepsis.

Therapie: möglichst *kausal* (bei Fremdkörper, Kotballen, Würmern, Tumor usw.); sonst Opium-Belladonnazäpfchen, Pantocain- oder Anästhesinpräparate, Bettruhe, reizlose Kost, warme Sitzbäder, Spülung mit Kamillentee oder Sol. acid. tannic. 1,0 bis 4,0:200,0 oder Aluminis 5,0–10,0:200,0.

b) Spezifische Entzündungen bzw. Geschwüre. α) *Gonorrhoe. Entstehung:* durch Einfließen von Trippersekret von der Scheide her oder durch anale Kohabitation bzw. Päderastie, seltener Einbruch einer Bartholinitis oder Spermatocystitis.

Lokalisation: meist im *unteren* Teil.

Vorkommen: häufiger beim Weib (hier in 10–20% aller Gonorrhoefälle).

Symptome und Folgen: zunächst Katarrh neben verschieden großen, hahnenkammartigen, evtl. verzweigten Wucherungen: sog. spitzen Kondylomen des Afters; später Narbenstriktur (durch Geschwür oder durch periproktitische Entzündung) sowie selten Fisteln und Geschwüre.

Diagnose: mikroskopisch (Gonokokken!).

Therapie: lokale und allgemeine Chemotherapie.

β) *Ulcus molle:* ähnlich wie Tripper durch einfließendes Scheidensekret oder durch passive Päderastie; evtl. als phagedänischer Schanker mit späterer Mastdarmstenose.

γ) *Syphilis.* I. *Ulcus durum:* Primäraffekt ist am After häufiger, nämlich in 10% aller extragenitalen Infekte; entstanden durch Coitus praeternaturalis, aber auch durch Übertragung mit Finger, Schwamm u. dgl.

II. *Schleimhautpapeln oder breite Kondylome.*

III. *Gummata:* selten als isolierte Knoten, meist diffus in Form von multiplen Knötchen in der Submucosa.

Lokalisation: beginnend im untersten Mastdarm und allmählich aufsteigend, evtl. bis zum Sigma.

Vorkommen: häufiger beim Weib.

Symptome und Folgen: Katarrh mit Abgang von Schleim, Eiter und Blut sowie Tenesmus; später Geschwüre, Fisteln, Perforation und Narbenstriktur (meist in Form der „trichterförmigen Stenose des unteren Rectum").

Diagnose: u. a. serologisch (*Wassermann*sche Reaktion!).

Prognose: ernst; oft Tod an zunehmender Schwäche in einigen Jahren.

Therapie: allgemein antiluisch und Chemotherapie per os und parenteral, evtl. sacrale Exstirpation oder Colostomie; betr. Strikturen s. da!

δ) *Lymphogranuloma inguinale* (*Freische* Krankheit). *Ursache:* Virusinfektion.

Pathologisch-anatomisch: hyperplastische Wandinfiltrate, spezifisches Granulationsgewebe, Lymphstauung.

Symptome: tiefsitzende Rectumstrikturen, vorwiegend bei Frauen.

Therapie: Chemotherapie, Diathermie; meist keine Operation erforderlich.

ε) *Tuberkulose. Entstehung:* gewöhnlich auf dem Darmweg durch verschlucktes Sputum oder durch Nahrungsprodukte, z. B. Milch tuberkulöser Kühe, selten auf dem Blutweg und bisweilen direkt durch rectale Fingeruntersuchung oder durch Kratzen.

Lokalisation: meist im Analteil.

Vorkommen: überwiegend bei sonst tuberkulösen Menschen.

Symptome: Schmerzen, Durchfall mit dünnflüssigem Eiter, Inkontinenz sowie charakteristische Geschwüre im Darm und evtl. an der Haut (Lupus der Analhaut).

Komplikation: Fisteln und Narben, Strikturen seltener.

Diagnose: u. a. bakteriologisch und histologisch (Tuberkelbacillen bzw. Tuberkel).

Therapie: allgemein und lokal; Exstirpation, Auskratzung oder Ausbrennen mit elektrischem Messer.

ζ) *Aktinomykose:* entstehend meist *sekundär* vom Blinddarm, seltener *primär* von außen; vgl. Allg. Chirurgie, Infektionen!

η) *Dysenterie, Bacillen- und Amöbenruhr, Typhus:* Geschwüre, Abscesse oder Fisteln.

c) Zellgewebsentzündung um den Mastdarm (Periproktitis). *Entstehung:* α) im *Mastdarm* durch harte Kotballen, Fremdkörper (Knochen, Gräten, Nadeln usw.), Oxyuren, Verletzungen, Operationen und Erkrankungen des Mastdarms bzw. Afters oder Damms:

Katarrh, Geschwülste, Geschwüre, entzündete Hämorrhoiden, Fissuren, Fisteln, Ekzem, Papillitis, Cryptitis.

β) *Fortgeleitet* bei benachbarten Eiterungen an Blase, Harnröhre (Katheterverletzung!), Prostata, Samenblasen, *Bartholini*schen Drüsen, Vagina und Uterus (perforierendes Carcinom), Douglasraum, Beckenbindegewebe (vereitertes Dermoid), Beckenknochen (komplizierte Frakturen, Tuberkulose und Osteomyelitis) usw.

γ) *Metastatisch* bei Pyämie.

Formen: I. *Diffuse* (Phlegmone).

II. *Circumscripte* (ano-rectaler Absceß).

1. *Perianaler Absceß:* innere und äußere Form.
2. *Submucöser Absceß:* zwischen Schleimhaut und Muscularis.
3. *Pelvirectale,* d. h. oberhalb des Diaphragma (bei Prostatitis, Harnröhrenverengerung, Beckeneiterung, Douglasabsceß usw.).

Symptome der lokalen Entzündung; bei 2 und 3 auch mit höherem Fieber sowie mit Darm- und Harnröhrenaffektionen.

Folgen: Perforation (nach Haut, Mastdarm, Blase, Harnröhre, Vagina, Uterus usw.) mit Fistel, Phlegmone, Sepsis oder bei (pelvirectaler Affektion) Peritonitis.

Diagnose und Differentialdiagnose: phlegmonös-nekrotisierende Entzündung im ischiorectalen Bereich, Rectaluntersuchung.

Ursache. Innerer Absceß: aus infiltriertem Hämorrhoidalknoten, Analfissur usw. *Äußerer ischiorectaler Absceß:* aus Periurethritis, Prostatitis, instrumentelle Verletzung der Urethra; Bartholinitis. *Submucöser Absceß:* Cryptitis, Schleimhautläsion. *Pelvirectaler Absceß:* Prostata, Samenblase, Appendix, Divertikulitis, Osteomyelitis.

Therapie: Ruhe, Eisbeutel bzw. Umschläge oder Wärme bzw. Sitzbäder; baldigst Incision, jedoch kein einfacher Einschnitt, sondern rautenförmige Excision der gesamten darüberliegenden Haut; eine Spitze der Raute reicht bis in die Rectumschleimhaut hinein; der frei liegende Sphincter wird durch einen herumgeführten und geknüpften Seidenfaden gedrosselt und nach 12 Tagen durchtrennt; bei Verbindung in den pelvirectalen Raum Erweiterung der Verbindungsstelle und dicke Drainage. Chemotherapie.

E. After- oder Mastdarmfistel (Fistula ani et recti)

Definition: mit Granulationsgewebe ausgekleidete Röhrenfistel, welche die Pars analis recti mit der Haut um die Afteröffnung verbindet.

Entstehung: immer durch einen *perianalen Absceß*; meist von infizierten Crypten ausgehend; dabei handelt es sich öfters um Tuberkulose (bei Lungen- und Kehlkopftuberkulose in etwa 7,5% und in 10–20% aller Mastdarmfisteln), seltener um Lues,

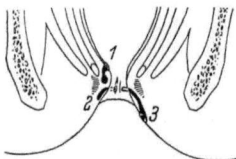

Abb. 391a
Analfistel: *1* Unvollständige submucöse Fistel; *2* Unvollständige subcutane Fistel; *3* Vollständige subcutane Fistel

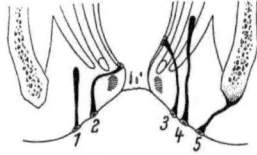

Abb. 391b
Analfistel: *1* Unvollständige ischiorectale Fistel; *2* Vollständige rektale Fistel; *3* Vollständige pelvirectale Fistel; *4* Unvollständige pelvirectale Fistel; *5* Beckenknochenfiste

Typhus u. dgl., Madenwürmer, infizierte Stercoralgeschwüre, Fremdkörperverletzungen durch Fischgräten, Nadeln usw.; auch gibt es angeborene und traumatische Fisteln.

Vorkommen: ziemlich häufig; bevorzugt sind Männer (70% und mehr), und zwar meist im **3.–5.** Dezennium.

Formen (s. Abb. 391a u. b): I. *Komplette,* d. h. mit Mündung sowohl nach Haut wie nach Schleimhaut: häufig (fast $33^1/_3$%).

II. *Inkomplette,* d. h. mit nur *einer* Mündung: 1. *äußere,* d. h. mit Mündung nur nach Haut: häufiger (bis $66^2/_3$%).

2. *innere,* d. h. mit Mündung nur nach Schleimhaut: seltener (3,7%).

Außerdem: *einfache* (mediale oder laterale) und *komplizierte Fisteln,* d. h. mit *mehrfachen* Mündungen, und zwar diese entweder alle auf *einer* Seite (*laterale*) oder auf *beiden*

Seiten (*kommissurale*), bisweilen um die ganze hintere Circumferenz (*Hufeisenfisteln*); dabei öfters „kaninchen- oder fuchsbauartig" verzweigt.

Schließlich: 1. *subcutane* bzw. *submucöse*, hier wiederum infra-, trans- und intersphinctäre (76%); 2. *ischiorectale* (unterhalb des Levator); 3. *pelvirectale* Fisteln (durch den Levator; entspr. den betr. Abscessen, vgl. Periproktitis); letztere beiden Formen sind viel seltener als erstere, sie können jeweils komplett oder inkomplett sein.

Symptome: Nässen, Jucken und Schmerzen sowie Tenesmus; am After besteht Fistel mit Granulationspfropf innen oder außen oder beidstellig sowie mit derber Resistenz entspr. dem Fistelgang und oft, namentlich auf Druck, mit Abgang von Eiter und Blut sowie evtl. von Kot und Winden; Beschmutzung der Wäsche; nicht selten ist freilich die Fistelöffnung eng und verklebt oder versteckt.

Diagnose: Besichtigung evtl. mit Speculum oder Rectoskop bzw. Anuskop, Rectalpalpation und gleichzeitige Sondierung mit Metallsonde oder Harnleiterkatheter oder Harnröhrenbougie (nicht immer ganz gelingend wegen evtl. gewundenen Verlaufs der Fistel), Einspritzung von gefärbter Flüssigkeit (Milch, Methylenblaulösung usw.), welche auf der Innenseite von einer Mullkompresse aufgefangen wird; Röntgenbild mit Sonde, Katheter, Bougie o. dgl. oder mit dünnflüssigem Kontrastmittel.

Differentialdiagnose: Sacrococcygealfistel (bei vereitertem Dermoid), Eiterfistel (bei Parametritis, Beckeneiterung, spez. Sitzbeinosteomyelitis usw.) oder Urin- und Genitalfistel sowie Tuberkulose und Syphilis, Fistelcarcinom, Aktinomykose (ausgedehnte Probeexcision!).

Prognose: bei Tuberkulose (diagnostizierbar aus Aussehen von Fistel und Granulationen, histologischer und bakteriologischer Untersuchung sowie Tierversuch, chronischem Beginn und Verlauf, Nachweis sonstiger Tuberkulose usw.) je nach sonstiger Ausbreitung der Tuberkulose, daher oft ungünstig; auch sonst ist aber Spontanheilung selten wegen Kotinfektion, Sekretverhaltung und mangelnder Ruhigstellung infolge Sphincterkontraktionen sowie vor allem wohl wegen der meist sehr ausgedehnten und verzweigten Anordnung der Fisteln entspr. den ursächlichen Blutadererweiterungen mit ihrer Vereiterung.

Prophylaxe: frühzeitige und richtige Eröffnung periproktitischer Eiterungen.

Therapie. Vorbereitung: Darmentkeimung mit Sulfonamid (7 Tage) oder Antibioticum (2 Tage), Abführen am Vortag, hoher Einlauf am Vorabend; Rasur, Vollbad; in der Vorbereitungszeit nur leichte Kost.

Operation. Prinzip: Fistelexstirpation oder -spaltung; letztere ist zu bevorzugen.

a) *Submucöse und subcutane Fistel:* der gesamte Verlauf der Fistel muß sondiert werden (*Goodsallsche Regel* zum Auffinden der Fistel: genitalwärts von einer gedachten transversalen Anallinie verlaufende Fisteln führen geradlinig zum Rectum, steißbeinwärts gelegene zeigen bogenförmigen Verlauf); sodann Spaltung auf der Sonde und Umsteppen des Fistelgangs mit mehreren Seidennähten.

b) *Ischio- und pelvirectale Fistel:* die Komplikation liegt darin, daß der M. sphincter ext. (evtl. auch int.) mit durchtrennt werden muß. Dies darf nicht in einer Sitzung geschehen (Inkontinenzgefahr), sondern nur allmählich (nach *Hippokrates*); dazu wird um den Muskel eine Ligatur nach einer oder nach beiden Seiten gelegt (Seide, Nylon oder Draht) und das langsame Durchschneiden abgewartet (Dauer 12–14 Tage); evtl. Beschleunigung durch Belastung der Drahtschlinge mit leichten Gewichten; Wundpflege mit Sulfonamidsalbenstreifen intraanal bis zum 3. Tag und stets nach Stuhlgang Kamillensitzbad und Neueinlegen von Salbenstreifen. Bei Tuberkulose möglichst keine Sphincterspaltung wegen schlechter Heilungstendenz, sondern nur kreuzförmige Spaltung der äußeren Fistelmündung und Zurückschneiden der Hautränder, sodann reinigende Instillationen (*Girard*-Lösung 3mal wöchentlich in die Fistel), anschließend 2mal wöchentlich Streptomycin 0,5 g lokal.

F. Verengerung (Strictura)

1. After-Verengerung (Strictura ani)

Vorkommen: selten.

Entstehung: durch ulceröse, phlegmonöse und brandige Prozesse, Verbrennung und Ätzung, Klystierspritzen- u. a. -verletzungen und Afteroperationen, spez. Kauterisation oder häufiger Excision von Hämorrhoidnn (nach *Whitehead*).

Therapie: Bougieren 2 mal täglich, dann wenigstens 2 mal wöchentlich für 15 Minuten; Sitzbäder, Spülungen.

2. Mastdarm-Verengerung (Strictura recti)

Vorkommen: häufiger, aber doch ziemlich selten; meist (66²/₃%) bei Frauen, spez. im 3.–5. Dezennium.

Lokalisation: meist tief unten dicht über der Analportion oder etwas (bis 10 cm) höher beginnend und mehrere (bis 20) Zentimeter lang.

Entstehung. I. durch *außerhalb* gelegene Prozesse: 1. Tumoren (spez. maligne von Uterus, Ovarien usw.) oder 2. Entzündungen (spez. Para- und Perimetritis, Pyosalpinx, vereiterte Hämatocele retrouterina, Douglasabsceß, tuberkulöse Peritonitis usw.). II. (häufiger und praktisch wichtiger!) durch *Wand*veränderungen (Strikturen „sensu strictiori"): 1. Entzündungen (spez. lymphogranulomatöse, gonorrhoische, schankröse, syphilitische, tuberkulöse, dysenterische, dekubitale und katarrhalisch-ulceröse). 2. Narben (nach Verletzung, Klystier, Fremdkörper, Verätzung, Radiumverbrennung, Fistel, Operation, Geburt). 3. Tumoren (Carcinoma recti u. a.). 4. Divertikulitis.

Symptome: schmerzhafter Stuhlgang; Stuhldrang; Sekretion von Schleim, Gewebsfetzen, Eiter und Blut; wechselnd Stuhlverstopfung bis -verhaltung und Durchfälle; evtl. (aber nur bei *tief*sitzender Striktur) Stuhlformänderung („band"- oder „schafkot"-artiger Stuhl).

Diagnose: Besichtigung (evtl. mit Speculum oder Rectoskop; bei letzterem Vorsicht wegen Gefahr von Blutung und Perforation!), Betastung (rectal und vaginal), Sondierung und Röntgenuntersuchung, evtl. Probeexcision, *Wassermann*sche Reaktion und *Frei*sche Probe.

Differentialdiagnose: bei echter Striktur infolge Wandveränderung zeigt sich das Mastdarmrohr eng und starr sowie mit pathologischem Prozeß der Wand einschließlich Schleimhaut, dagegen bei extrarectaler Stenose meist nur verengt, aber weich und nachgiebig sowie mit intakter Schleimhaut. Im übrigen ist unter den verschiedenen ursächlichen Krankheiten zu unterscheiden: Lymphogranuloma inguinale, Lues, Gonorrhoe, Absceß, Dysenterie, Tuberkulose, Aktinomykose, Tumor, Divertikel, Verletzung usw.

Therapie: möglichst *kausal* (z. B. bei Syphilis, Tumor usw.); sonst a) *unblutig:* Bougieren mit eingefettetem Finger oder besser mit konischen und entspr. der Kreuzbeinaushöhlung gekrümmten Hartgummi- oder Metallbougies alle Tage bis Wochen bis Monate bis auf Rectoskopweite (*Cave!* Einriß oder Perforation; daher vorsichtig!), auch Diathermie-Heizsonde; bei hochsitzender Striktur evtl. retrograd nach Colostomie (vgl. Ösophagussondierung!); zugleich Sitzbäder und Wärme, spez. Diathermie oder Röntgenbestrahlung sowie Stuhlregelung, auch Füllungen und Spülungen mit Protargol, Sulfonamid.

b) *Operativ.* α) *Rectotomie* (d. h. Incision) oder *Rectoplastik* (d. h. Längsdurchschneidung und Quervereinigung), und zwar

1. entweder vom Mastdarminneren nach Sphincterdehnung: sog. *Rectotomia interna* (Gefahr der Infektion und Perforation, daher nur bei tiefsitzender und kurzer sowie nicht bei durch Eiterung komplizierter Striktur!);

2. von hinten nach Freilegung des Rectums, evtl. unter Steißbeinresektion: sog. *Rectotomia posterior* (spez. bei periproktaler Eiterung!).

β) *Anus praeternaturalis,* und zwar als *Sigmoideostomie* (doppelläufig) oder bei geplanter Radikaloperation als *Appendicostomie* oder *Cöcostomie* mit anschließender Darmspülung.

γ) *Excision, und zwar Resectio oder Amputatio recti* (sicherste Methode, aber nicht schützend vor Rezidiv und schwierig bis unmöglich bei schwieliger Veränderung und Verwachsung, auch unangebracht bei periproktitischer Eiterung, bei weit hinaufreichender Affektion und bei schlechtem Allgemeinzustand!): zuvor empfiehlt sich Anlegung eines Kunstafters oberhalb.

G. Hämorrhoiden (zu deutsch: Blutfluß, tatsächlich Blutadererweiterung evtl. mit Blutabgang)

Definition: varicöse Erweiterung der Mastdarmblutadern im Gebiet der Plexus cran. (innere Hämorrhoiden) und caud. (äußere Hämorrhoiden) im Sinne des varicösen Symptomenkomplexes, bisweilen bestehen verödete Knoten oder „falsche Hämorrhoiden" in Gestalt prolabierter Schleimhautfalten, welche an sich harmlose Hypertrophien sind, insofern sie nicht bluten oder akut thrombophlebitisch verändert sind.

Formen. a) *Äußere:* in der Zona ano-cutanea (also außerhalb des Afterschließmuskels und im Hautbereich) und in der Zona intermedia (also an der Grenze zwischen Haut und Schleimhaut).

b) *Innere:* in der Zona columnaris (also innerhalb des Sphincters und im Schleimhautbereich) und bis zu 10–20 cm hoch im Rectum: sog. Rectalvaricen.

Ursachen: hereditäre und *anatomische* (Pfortadersystem ist klappenlos, die Blutsäule reicht vom Plexus haemorrhoidalis bis zur Leber) *Faktoren; Rückflußstauung* durch harte Stuhlmassen; *abnorm starkes* und langes *Pressen* (Zeitung lesen auf dem WC!); *Diarrhoen* infolge abusus laxantium; plötzlicher Übergang zu *schwerer Körperarbeit; berufsmäßiges Stehen und Sitzen:* Tramführer, Beamte, Chirurgen, Zahnärzte; *Sphinctererschlaffung* im höheren Alter oder nach längerem Krankenlager; *Gravidität, Beckentumoren, Plethora, Vielesser* und *-trinker.*

Symptome: Blutung, Schmerzen, Ödem, Stauung.

Formen. 1. Grad: H. wird bei der Stuhlentleerung mit der Kuppe gerade vom M. sphincter ext. erfaßt.

2. Grad: H. tritt bei der Entleerung vor den Sphincter und gleitet danach wieder zurück.

3. Grad: H. prolabiert spontan bei jedem Pressen und muß zurückgeschoben werden.

4. Grad: H. bleibt dauernd prolabiert.

Komplikationen: 1. *Blutung* (einige Tropfen bis Eßlöffel; meist nur in Form von blutigen Streifen an Kotsäule oder Klosettpapier, manchmal aber in größerer Masse; bisweilen hellrot und spritzend; bei jedem Stuhlgang oder in Pausen von Tagen bis Wochen bis Monaten; meist gefolgt von subjektiver Erleichterung: „goldene Ader"); manchmal zu starker Anämie führend.

2. *Strangulation mit Thrombose:* die H. prolabiert und wird vom Sphincter umschnürt; es kommt zu Stauung und Thrombose („akuter Hämorrhoidalanfall"). H. hart, stark ödematisch, oft irreponibel.

3. *Absceßbildung:* als Folge der Thrombose Ausbildung eines submucösen Abscesses (klopfender Schmerz, schmerzhafte Schwellung am seitlichen Analrand); der Absceß kriecht submucös entlang der Rectumwand nach kranial und verursacht sehr schmerzhafte Vorwölbung.

4. *Geschwürsbildung:* oberflächliche Schleimhauterosionen infizieren sich rasch; operative Behandlung ist in diesem Stadium nicht angezeigt, sondern erst nach Abklingen der Infektion (Dauer 4–8 Wochen).

5. *Gangrän und Demarkierung:* Gangräneszierung des gesamten strangulierten Hämorrhoidalknotens oder nur seiner Kuppe; Spontanabstoßung seines Ansatzes im unteren Teil des Mastdarms und Restieren eines Geschwüres an dieser Stelle; ausnahmsweise fortschreitende, u. U. letal endende Gangrän im pelvirectalen Gewebe.

6. *Septische Thrombophlebitis der V. portae:* durch aszendierende Thrombophlebitis, ausgehend vom Plexus haemorrhoidalis; äußerst selten.

7. *Fibröse Umwandlung eines thrombosierten Knotens:* breit aufsitzender oder auch gestielter fibröser Polyp von Erbs- bis Kirschgröße, auffallend blaß mit Fissuren an der Basis, welche Schmerzen und Juckreiz verursachen.

Diagnose: Vorgeschichte, Rectaluntersuchung, Besichtigung unter Auseinanderziehen der Nates sowie unter Pressenlassen, am besten durch Proktoskopie, dabei stellen sich die 3 *inneren* primären Knoten bei 3–7–11 Uhr dar; dazwischenliegende Knoten sind sekundär entstanden.

Äußere Hämorrhoidalknoten sind im Gegensatz zu inneren schmerzempfindlich und liegen weiter am Analrand.

Differentialdiagnose: Fissur, Fistel, Gonorrhoe, Tuberkulose, Lues, Absceß, Prolaps, Kondylome, Polypen und Carcinom. (Stets untersuche man den Mastdarm mit dem eingeführten Finger, nötigenfalls auch mit Rectoskop und Röntgenkontrastaufnahme!).

Therapie: palliativ, Injektion, Operation.

a) Palliativ. *Indikation:* bei Hämorrhoiden 1. und 2. Grades, bei welchen sich kein stärkerer Prolaps nachweisen läßt, bei akutem Hämorrhoidalanfall, bei Prolaps eines oder mehrerer Knoten mit Ulcera, Gangrän oder Demarkation. In diesen Fällen genügt Diätregelung (Fleisch reduzieren, Rauchverbot), reichlich Obst (Äpfel, Orangen, Grapefruit), außerdem Stuhlregulierung durch Paraffin. liquid. (morgens und mittags je einen Kaffeelöffel), abends kleine Dosen von Cascara, Senna, Magnesiamilch; abends Einsalben des Analkanals (Rp. ungt. Zinci, Ol. rhizini $\overline{aa}$ 50,0); bei Prolaps und Einklemmung Reposition in i. v. Narkose mit gründlicher Sphincterdehnung; Einlegen eines Sulfonamidsalbenstreifens in den Analkanal. 4 Tage Bettruhe. Ist spätere Operation erforderlich, so frühestens nach 4–6 Wochen. Bei Ulceration und Gangrän Bettruhe, Bettende hochstellen, lokale Bor- und Bleiwasserumschläge, Stauungsregulierung wie oben, täglich lauwarmes Kamillensitzbad ($^1/_2$stündig), Einstreichen von Analsalbe wie oben, Abstoßung der nekrotischen Knoten und Reinigung der Geschwürsflächen innerhalb 2–3 Wochen; endgültige operative Entfernung fibrös umgewandelter Restknoten erst nach Abklingen aller Entzündungserscheinungen.

b) Injektionsbehandlung. *Zweck:* Obliteration der venösen Kapillarräume und Fixierung der losen Schleimhaut durch Sklerose der Submucosa; darum nur submucöse Injektion (*Albright*) und Direktinjektion in die Knoten nur ausnahmsweise. *Indikation:* kleine, weiche, vasculäre H., deren einziges Symptom die Defäkationsblutung ist; außerdem auch bei prolabierten, thrombosierten oder gangränösen Hämorrhoiden im abklingenden Stadium, um den Thrombosierungs- und Vernarbunsprozeß zum Abklingen zu bringen; bei offener Tuberkulose; bei einzelnen weichen, rechtsseitigen vorderen H. bei 11 Uhr; bei sehr alten Patienten und solchen unter 30 Jahren; bei Rezidivfällen; bei Gravidität (nicht in den letzten 3 Monaten). *Technik der Injektion:* ambulante Injektion möglich, Vorbehandlung des Darmes nicht notwendig; Knie-Ellenbogen-Lage, Einstellen der H. im Proktoskop, kranial von den größten oder blutenden Knoten werden submucös 3 ccm Phenol-Olivenöllösung (5 %ig) o. ä. Verödungsmittel injiziert. Bei mehreren Knoten Wiederholung der Injektion im Abstand von einer Woche (*Cave!* wiederholte Einspritzung in bereits sklerosiertes Gebiet); bestehenbleibende Knoten können auch direkt injiziert werden, 5–8 Tropfen einer Phenol-Olivenöllösung (20 %ig).

Prognose: Heilung bei 1. Grad in 98 %, bei 2. Grad in 25 %, keine Dauerheilung im 3. Grad.

c) Operation. Bei Hämorrhoiden 2.–4. Grades ohne entzündliche Veränderungen oder Gangrän bzw. nach Abklingen derselben. Intravenöse Kurznarkose mit zusätzlicher Lokalanästhesie; sorgfältige Sphincterdehnung; Fassen der 3 primären Hämorrhoidalknoten in radiärer Richtung, so daß 3 radiärgestellte Längsfalten entstehen; Fassen des äußeren Knotens mit einer zweiten schwach gebogenen Klemme und Abtragen der Knoten; die Schnittfläche erhält V-Form mit analwärts gerichteter Spitze, bei breitem Hautdefekt fortlaufende Catgutnaht der Hautränder. Gleiches Vorgehen an den übrigen Knoten; zwischen den einzelnen Ligaturstellen muß eine wenigstens 1 cm breite Hautbrücke bestehenbleiben; bei derbem, verdicktem Sphincter oder wenn eine dorsale Fissur vorhanden ist, wird der subcutane Teil des Sphincter externus durchtrennt. Abschließend einige Kubikzentimeter Sulfonamidsalbe in das Rectum, Einführen eines kleinfingerdicken Stopfrohres, T-Bindenverband.

Nachbehandlung: Stopfrohr entfernen nach 24 Stunden, Sulfonamidsalbenstreifen liegenlassen bis zum 3. Tag; Abführen von oben am 2. Abend post op., Olivenöleinlauf am 3. Tag post op., nach Defäkation Spülen der Analöffnung mit Wasserstoffsuperoxydlösung (3 %ig) und morgens und abends wiederholt. Ab 8. Tag post op. täglich Einsalben mit Analsalbe (s. o.) und Einlegen eines Sulfonamidsalbenstreifens nach jeder Stuhlentleerung und Reinigung; durchschnittliche Dauer 14 Tage. Zu diesem Zeitpunkt soll die Analschleimhaut glatt verheilt sein. *Komplikationen:* ausgedehnte Entzündungserscheinungen, wenn im infizierten Stadium operiert wurde; Harnverhaltung bei nervösen Patienten; wulstförmige Anschwellung des Analringes, erfordert kontinuierliche Bleiwasserumschläge; Abszeßbildung (nur wenn im Infektionsstadium operiert wurde). *Blutung:* gelegentlich am 7.–8. Tag, wenn einer der Unterbindungsstümpfe abgestoßen wurde. *Therapie:* Morphium, Spülung der Ampulla recti, Einlegen eines fingerdicken Stopfrohres und Tamponade des Analkanals, Hochstellen des Bettendes, evtl. Bluttransfusion; Tamponwechsel frühestens nach 48 Stunden, wenigstens achttägige Bettruhe. *Striktur:* vor allem nach zirkulärer Excision (nach Whitehead), weshalb diese Operation fast völlig verlassen ist (vgl. vorn). *Rezidiv:* fast nur bei jüngeren Patienten durch Nachwachsen der Sekundärknoten. Man operiere daher am besten im mittleren Lebensabschnitt (40.–50. Lebensjahr).

Bei äußeren Hämorrhoiden: im akuten Stadium der Thrombosierung Längsspaltung des Knotens in der Mitte, Ausräumung des Koagulum und Schaffung einer flachen Wundfläche. Nachbehandlung s. oben! Im chronisch-fibrösen Stadium V-förmige Ex-

cision. *Anale Papillen:* können ebenfalls sehr lang sein und vom Sphincter erfaßt werden.
Therapie: Abtragung möglichst nahe der Basis.

H. Vorfall (Prolapsus)

Formen: a) *Prolapsus ani,* d. h. Vorfall der Afterschleimhaut; öfters verbunden mit Hämorrhoiden.

b) *Prolapsus ani et recti,* d. h. Vorfall der *Pars perinealis recti* in ganzer Wanddicke und in verschiedener Länge von 3–10 cm und mehr; häufiger!

c) *Prolapsus recti,* d. h. Vorfall des *Mastdarms* in ganzer Wanddicke durch den After; evtl. kombiniert mit Mastdarmbruch (Hernia rectalis), d. h. Bauchbruch neben dem Mastdarmvorfall, und zwar Vortreten der an der Darmvorderwand gleichzeitig vorgetretenen Falte des *Douglas*schen Raumes.

d) *Prolapsus ani, recti et coli pelvini.*

Ursachen: durch Nachlassen der Halteeinrichtungen: 1. Stellung und Lage der *Douglas*schen Falte. 2. Lockerung und Dehnung des periproktitischen Gewebes an Kreuzbein, Prostata, Blase und weiblichen Genitalien. 3. Durch den Zug des Levator ani und der Beckenbodenfascie. 4. Durch den Tonus des Sphincter ani int. et ext. Es entsteht bei angeborener oder erworbener Schwächung des Halteapparates der Invaginationsvorgang, der zum Prolaps führt.

Vorkommen: häufiger, spez. bei Frauen (Enteroptose, habituelle Stuhlverstopfung, Schwangerschaften und Geburten!), Kindern (Phimose, Blasenstein, Keuchhusten, chronischer Durchfall!) und alten Leuten (senile Involution mit Abmagerung und Gewebsschwäche!); bei Kindern, welche 50–75 und mehr Prozent der Fälle ausmachen, findet sich Vorfall meist im 2.–3. Jahr, weniger ab 4. und selten ab 6.–12. Jahr: manchmal besteht gleichzeitig Spina bifida, Blasenspalte, Steißgrübchen.

Symptome: bei *Aftervorfall* rosettenartige Schleimhautgeschwulst (sog. „Schleimhautektropium") und bei *Mastdarmvorfall* rosetten- oder wurst- oder kegel- oder bienenkorbförmige Geschwulst aus ganzer Darmwanddicke mit Kot entleerender Öffnung am unteren Ende.

Diagnose: Symptome werden deutlicher bei Schreien, Pressen, Glycerinspritze, Sitzbad o. dgl.

Komplikationen: Katarrhe, Blutungen und Ulcerationen sowie Inkontinenz (durch Schleimhautanästhesie und Sphincterschwäche!); bei gleichzeitigem Mastdarmbruch erfolgt evtl. durch den Sphincter eine Einklemmung mit Gangrän nebst Perforationsperitonitis oder Septikopyämie oder es kommt zu Spontanheilung.

Differentialdiagnose: Mastdarmpolyp und Invagination (der untersuchende Finger fühlt keine Umschlagsfalte des Mastdarms, sondern kann überall neben dem vorschauenden Schlauch in den Mastdarm vordringen!).

Therapie:

a) Konservativ, und zwar möglichst *kausal* (bei Stuhlverstopfung, Durchfällen, Hämorrhoiden, Rectumtumoren, Husten, Phimose, Blasenstein, Harnröhrenverengerung usw.); sonst *palliativ:* Reposition mit eingeöltem Finger in Horizontallagerung, evtl. in Narkose und Retention durch Heftpflasterstreifen oder Bandage mit Pessar: sog. Mastdarmträger (Rectophor); ferner Massage, Elektrisieren, Gymnastik, Diät, Stuhlregelung und Defäzieren nicht in sitzender, sondern in hockender oder liegender Stellung (daher nicht Topf, sondern Bettschüssel!), bei Kindern Topf, auf welchen ein Brett gelegt wird mit Öffnung von 10 cm Durchmesser und nicht zu lange sitzen lassen.

b) Operativ (wenn die konservative Therapie in mehreren Wochen nicht zum Ziele führt):

α) Bei *Analprolaps* (ähnlich wie bei Hämorrhoiden, s. da!): Injektionstherapie der Hämorrhoiden und des Afterrings mit Phenol-Olivenöl (5%) oder Varicocid u. ä., auch Kauterisation der prolabierten Schleimhaut in mehreren (3–6) radiären Streifen oder Excision aus dem Prolaps oder Schaffung einer künstlichen ringförmigen Naht durch Kreisschnitt 1 cm parallel dem Afterrand bis auf den äußeren Schließmuskel.

β) Bei *Rectalprolaps:*

I. Beckenbodenplastiken (bei Kindern, Dekrepiden und Operationsscheuen, spez. in leichten Fällen!):

1. Excision eines circumanalen 1 cm breiten Hautstreifens (nach *Sarafoff*). Die Wunde heilt sekundär.

2. Subcutan um den After eingeführter *Ring aus Silberdraht* (*Thiersch*) oder dicker Seide, und zwar temporär (für $1/_4$–$1/_2$–1–$1^1/_2$ Jahr). *Technik:* $1^1/_2$ cm vor dem After kleine Incision, dort einstechen, einmal aus- und wieder einstechen, über dem in den Mastdarm eingeführten Zeigefinger unter *mäßiger* Spannung knüpfen und versenken. *Nachteile:* evtl. Rezidiv (etwa 10–15%) sowie Blutung, Eiterfistel, Schmerzen und Inkontinenz. Erfolg ist bei Kindern recht gut; zuvor Airolpaste o. dgl.; ratsam ist die Verwendung einer schneidenden Nadel mit angelötetem Draht (statt einer gewöhnlichen Nadel mit eingefädeltem Draht).

3. *Quere Raffung von Levator und Sphincteren* von einem postanalen, d. h. hinteren Bogenschnitt quer, Ablösung des Rectums nach vorn auf einige Zentimeter und Längsvernähung der Weichteile in Schichten (*Hoffmann, Kehrer*), evtl. kombiniert mit querer Raffung der Rectumhinterwand oder mit Rectopexie (s. unten).

4. *Sphinctersatzplastik* (*Shoemaker* u. a.): fingerbreiten Muskelstreifen vom medialen Glutäusrand ablösen und vom Trochanter abschneiden unter Schonung der Kreuz-Steißbein-Verbindung (N. glutaeus inf.!) sowie nach stumpfer Sphincteruntereinierung das eine Ende des Muskelstreifens *vor* und das andere Ende *hinter* dem Sphincter herumführen und Anfang-zu-End vernähen. Auch der M. adductor lgs. beiderseits kann spiralförmig um das mobilisierte Analrohr geschlungen werden, wodurch eine anhaltende Anspannung erreicht wird (große, unsichere Eingriffe).

5. *Muscularisraffung* (nach *Rehn-Delorme*): der Schleimhautzylinder wird bis zur Prolapsspitze abgelöst; die Muscularis wird mit 2–3 Raffnähten zusammengefaßt, so daß daraus ein Muskelring zum Sphinctersatz entsteht; dieser wird mit der äußeren Haut vereinigt und dann reponiert.

II. *Suspensionsmethoden* (allein unsicher, daher meist kombiniert mit I., und zwar mit Ring oder mit Dammplastik!):

Prinzip: das vorgefallene Rectum wird nach Reposition am Steiß- oder Kreuzbein fixiert; das intraperitoneale Colon pelvinum und sigmoideum wird durch Nahtfixation am lateralen Peritoneum und in Bauchfelltaschen vor dem Herabgleiten und erneuten Invaginieren bewahrt.

1. *Rectopexie* (nach *Ekehorn*): nur für Kinder bis zum 10. Lebensjahr geeignet; bei Erwachsenen ist die Gefahr der Beckenbindegewebsphlegmone mit tödlichem Ausgang zu groß, als daß die Anwendung des Verfahrens erlaubt wäre; außerdem gewährt der einzige Haltepunkt beim Erwachsenen keine ausreichende Fixierung.

Prinzip: Seitenlage des Kindes, Reposition des Vorfalls; auf den im Rectum liegenden linken Zeigefinger wird von außen mit einer Ahle eingestochen und ein dicker Seidenfaden rechts und links um das untere Kreuzbein herumgeführt und über einem Tupfer in der Kreuzbeingegend geknüpft; die hintere Ampullenwand wird dadurch an das untere Kreuzbein gefesselt und ein Absinken des Rectums verhindert; Faden bleibt 14 Tage in situ; Stichkanaleiterungen sind durch Hautincisionen zu entlasten; sorgfältige Darmentkeimung ist Voraussetzung für ein Gelingen des Verfahrens.

2. *Colopexie* (*Kümmell, Jeannel, v. Eiselsberg, Rüd*). *Prinzip:* sämtliche sind abdominelle Verfahren, d. h. in Beckenhochlagerung wird eine untere Laparotomie ausgeführt und das Rectum und Sigma straff angezogen und ein Wiederabsteigen der unteren Colonabschnitte und des Rectums zu verhindern versucht; dazu kann nach Hochziehen des Darmes das obere Rectum am Lig. longitudinale ant. des Promontoriums fixiert werden (*Kümmell*) oder an die vordere Bauchwand angenäht werden (*v. Eiselsberg*); oder das Sigma kann in eine fingerlange, ovaläre Bauchfellwunde unter Mitfassen der Iliacalmuskulatur eingenäht werden (*Rotter*); oder nach Exstirpation des Peritoneums im Douglas wird dort, gleichsam zum Douglasersatz ein Fascienstreifen (5 × 10 cm) eingenäht. Der Streifen ist zur Hälfte längsgeteilt und umgreift mit seinen beiden Schenkeln das Rectum; das Rectum wird in den Fascienschlitz allseitig eingenäht und Rectum und unteres Sigma außerdem nach oben an die Wirbelsäule fixiert (*Rüd*).

III. *Resektionsmethoden. Indikation:* in allen besonders schweren Fällen bei Erwachsenen.

1. *Perineale Totalresektion* (*v. Miculicz*) des Prolapses, geht mit Eröffnung der Perinealhöhle einher; der Darm wird wie bei dem Invaginationsresektionsverfahren abgetragen; Methode der Wahl bei sehr großen Prolapsen; vorausgehende Darmentkeimung unbedingt erforderlich.

2. *Abdominal:* Resektion und End-zu-End-Anastomose des Sigma und zusätzliche Colopexie (*v. Eiselsberg*) oder Fußpunktanastomose, welche die beiden Sigmaschenkel

S-förmig aneinanderlegt, miteinander anastomosiert und mit dem Bauchfell nach Art der Colopexie vernäht wird (*Friedrich*).

γ) Bei *Sphincterlähmung* (Incontinentia alvi):
1. *Beckenbodenplastik* nach *Shoemaker* (s. S. 1240).
2. *Schließmuskelplastik* nach *Wreden-Stone*. *Prinzip:* dorsal und ventral vom Anus wird die Haut tunnelliert und je ein frei-transplantierter Fascienzügel durchgezogen; beidseits werden die Zügel um kräftige Bündel des M. glutaeus max. herumgeführt, verknotet und vernäht; durch aktives Anspannen des Glutaeus soll der klaffende Anus geschlossen werden können.

J. Geschwülste

1. Benigne

Sehr selten; entweder sich ausbreitend in das Mastdarmlumen als sog. „Mastdarmpolypen" oder seltener nach dem kleinen Becken als sog. „Beckentumoren". *Differentialdiagnose:* Becken-, Uterus-, Ovarial-, Blasen-, Prostatatumoren usw.!).

a) Bindegewebige: *Fibrome, Lipome, Myome, Lymphangiome, Kavernome* am Anus und im Rectum; Lipome, Lymphangiome, Neurinome, Teratome, Myxome im perirectalen Gewebe.

b) Epitheliale: *Papillome* (sog. „villöser" Polyp oder Tumor villosus, auch Zottengeschwulst, Zottenpolyp oder papillärer Schleimhautpolyp genannt in Form einer vorspringenden Geschwulst mit Buckeln, manchmal flach-rasenartig, meist *breiter* aufsitzend und in *höherem* Alter) und *Adenome* (sog. „Schleimpolyp"), diese oft *gestielt* und auch im *jugendlichen* Alter, spez. bei Kindern im 2.–6. Jahr, auch oft hereditär; gewöhnlich isoliert, und zwar meist [80%] im unteren Mastdarmdrittel an der Hinterseite, bisweilen multipel (vgl. Polyposis, S. 1222). *Symptome:* Tumor polypös gestielt, evtl. zum After heraus prolabierend sowie Katarrh mit Schleim- und Blutabgang, Schmerz, Tenesmus, Inkontinenz. *Folgen:* Blutung, Invagination oder Stenose sowie häufig carcinomatöse Umwandlung, selten Spontanheilung unter Stielabreißung. *Diagnose:* Rectalpalpation, Rectoskopie und Kontraströntgenaufnahme. *Differentialdiagnose:* Colitis. *Verlauf:* ein bis viele Jahre. *Prognose:* bei multipler Affektion schlecht. *Therapie:* Narkose, Sphincterdehnung, Abtragung an der Basis mit Durchstechungsligatur; höher gelegene Polypen durch rectoskopische Abtragung mit der elektrischen Schlinge; gleiches Vorgehen auch bei multiplen P. im Rectum, besonders bei Kindern mit Polyposis nach Colektomie; durch sechsmonatliche Kontrollen und Nachkoagulation können die restlichen P. im Rectum meist beherrscht werden.)

c) Cystische: *Atherome, Dermoide, Echinococcuscysten* usw. (vom Anus oder vom periproctalen Gewebe).

2. Maligne

a) Bindegewebige: *Sarkome* (100- bis 200mal seltener als Carcinome), Männer mit 18:10 bevorzugt. *Prädilektionsalter:* 40.–60. Lebensjahr. *Histologisch:* Rundzell-, Spindelzell-, polymorphzelliges Sarkom, Myo-, Leio-, fusozelluläres *Lymphosarkom*; Retothelsarkom (*Stelzner*). *Symptome:* oft lange Zeit gering, da sich der Tumor im Gegensatz zum Carcinom nicht stenosierend, sondern intramural und nach außen entwickelt (aneurysmaartige Ausweitung); palpabler Tumor, frühzeitig Metastasen; Fieber! *Verlauf:* sehr viel rascher als bei Carcinom! *Diagnose:* Röntgenbild und Probeexcision. *Prognose:* ungünstig, bei Lympho- und Melanosarkom infaust. *Therapie:* wenn möglich Radikaloperation durch abdomino-sacrale Amputation; sonst Umgehungsanastomose, Röntgen- und Chemotherapie; in infausten Fällen proximaler Anus praeter.

b) Epitheliale: *Carcinome* (häufig).

α) *Am Anus: Afterkrebs (Carcinoma ani). Pathologische Anatomie:* Plattenepithel-(Haut-) Carcinom.

Vorkommen: selten, und zwar viel seltener als Mastdarmkrebs (höchstens 5%).

Entstehung: anscheinend öfters auf dem Boden von Ekzem, Pruritus, Fissur, Fistel, Hämorrhoiden usw.

Symptome: flacher oder tiefgreifender oder papillärer Tumor; bei Ulceration Leistendrüsenentzündung; Metastasierung in die innere obere Leistendrüsengruppe evtl. Schmerzen beim Stuhlgang und später oft (durch Übergreifen auf den Sphincter) Inkontinenz.

Prognose: ungünstig.

Therapie: Radikalexstirpation mit Leistendrüsenausräumung in Form von Amputatio recti (wie bei Rectumcarcinom); zusätzlich Röntgen- oder Radiumbestrahlung.

β) *Am Mastdarm:* **Mastdarmkrebs (Carcinoma recti).** *Vorkommen.* Häufigkeit: 7% aller Darmkrebse; Verhältnis Coloncarcinom zu Rectumcarcinom wie 5:7; Männer zu Frauen wie 5:3 bis 2:1. Tumorsitz: 0–5 cm oberhalb des Sphincters 49%, 6–10 cm oberhalb des Sphincters 36%, über 11 cm oberhalb des Sphincters 15%; 80% der Rectumcarcinome befinden sich unterhalb der 10-cm-Grenze (bedeutungsvoll für die Indikation zur sphinctererhaltenden Resektion). *Altersverteilung:* 4.–7. Dezennium, Maximum im 6. Dezennium.

Pathologisch-anatomisch: Adenocarcinom (etwa 90%), der Rest sind *Schleim-* oder *Gallertcarcinome, papilläre Adenome, Scirrhus*; das Analcarcinom ist ein *Plattenepithelcarcinom*; Carcinoid, Cylindrom, Melanom selten. Vom klinischen Standpunkt aus sind zu unterscheiden (nach *Stelzner*):

1. *Präcancerosen* (Polypen, Polyposis).
2. *Carcinoid* (Basaliom, langsam wachsend, im allgemeinen hämatogen, nicht metastasierend).
3. *Adenocarcinom.* a) *Carcinoma polyposum recti:* große, kugelige, hochorganisierte Geschwülste mit gelappter Oberfläche und weit ins Darmlumen einwachsend.
b) *Carcinoma circumvallatum recti:* häufigste Form, hart, hell bis dunkelrot gefleckt, glatte Oberfläche, schüsselförmige Geschwürsbildung mit gewulstetem Rand, lymphogene Nahmetastasen; dazu auch die Gallertkrebse mit wechselnder Malignität.
c) *Carcinoma phagedaenicum recti:* derbe Konsistenz, glatte oder höckrige Oberfläche, hellbraune oder hellrote Farbe, tiefgehender Geschwürszerfall, frühzeitig auf die Umgebung übergreifend und inoperabel werdend.
d) *Carcinoma scirrhosum recti:* derbe Konsistenz, starke Schrumpfungsneigung, stenosierend wachsend und frühzeitig metastasierend, selten (1,5%).
4. *Analcarcinom:* Plattenepithelkrebse vom Deckepithel des Anus ausgehend, selten auch von den dort gelegenen Talgdrüsen, besonders bösartig, jedoch sehr viel seltener.

Örtliche Ausbreitung und Malignitätsgrad:
Gruppe A: Carcinom ist nur auf das Rectum beschränkt.
Gruppe B: Carcinom hat auf das Perirectum übergegriffen, Metastasen fehlen.
Gruppe C: Drüsen befinden sich nur in direkter Tumornähe.
Gruppe D: Drüsen auch entlang der A. rectalis cran. bis zur A. mesenterica caud.

Prognose: die Zahl der makroskopisch vom Tumor befallenen Lymphknoten und der Malignitätsgrad der Geschwulst stehen in enger Beziehung zur Lebensdauer. Bis zu höchstens 3 Drüsen wird relativ öfters die Fünfjahresgrenze erreicht als mit 4–5 Drüsen oder mehr als 5 Drüsen. Besonders ungünstig ist es, wenn an der Unterbindungsstelle der A. rectalis cran. bereits Drüsenbefall nachweisbar ist.

Metastasierung. 1. *Lymphogen:* nach oben entlang den Gefäßen (A. rectalis cran.) im Paraproctium bis zum Abgang der A. mesenterica caud. und höher in die paraortalen Knoten; aber auch entlang der A. hypogastrica zu den Lgl. hypogastrici; von der Pars analis in der Hauptsache zu den Lgl. inguinales und nur zum geringeren Teil nach kranial in die oberen Abflußgebiete. Daher ist die Ausrottung von Metastasen, welche aus dem unteren Rectumabschnitt und dem Analbereich stammen, sehr viel schwerer als von solchen des oberen Rectumabschnitts (Heilungsziffern: bei extraperitonealem Rectumcarcinom mit Lymphknoten etwa 37%, ohne Lymphknoten 74,4%; bei Carcinom an der Umschlagfalte mit Lymphknoten 51,4%, ohne Lymphknoten 90%).

2. *Hämatogen:* nach dem Pfortadertyp (vgl. Abb. 106d); daher vorwiegend in der Leber und der Lunge und weniger häufig überall sonst im kleinen und großen Kreislauf (Leber 25,8%, Knochen 6%, Lungen 5%, Bauchfell 3%, Gehirn 1%). (Daher vor jeder Rectumresektion oder Amputation „Griff nach der Leber", um über das Vorhandensein von Lebermetastasen orientiert zu sein.) Einzelmetastasen schließen die Operation nicht aus, da sie jahrelang ohne Ausdehnung oder klinische Bedeutung in der Leber verweilen können. Etwa 43% der Metastasen erfolgen auf hämatogenem Weg.

3. *Direkte Implantation:* durch Verschleppung von Tumorbröckeln in die Bauchwunde (besonders bei Vorlagerungsoperationen, Implantationsmetastasen in der Bauchwand) oder im *Douglas*schen Raum (Implantationscarcinose des Peritoneums). *Prophylaxe:* Darmspülung mit Quecksilberperchloridlösung 1:500 zur Abtötung der verschleppten Zellen.

Symptome. a) *Allgemeine:* wie bei Dickdarmcarcinom (vgl. dort).

b) *Lokale:* sind um so auffälliger, je näher das Carcinom an den Anus heranreicht. *Schmerzen* zunächst längere Zeit keine, jedoch *Stuhlveränderungen (Obstipation* mit intermittierenden *Diarrhoen, fötidem Geruch* der durchfälligen, schleimigen Stühle, in späteren Stadien *Blutbeimengungen);* je höher der Tumorsitz, um so schwärzer ist das Blut, je tiefer der Tumorsitz, um so frischer ist die Blutbeimengung; vermehrte *Flatulenz, Tenesmen* ohne Stuhlentleerung, keine befriedigende Darmentleerung, *Druck-* und *Fremdkörpergefühl* im Rectum mit Übergreifen auf die Harnblase *(Miktionsstörung);* zunehmende *Ileussymptome* (Meteorismus bis kompletter Darmverschluß), *Band-* oder *Bleistiftform* des Stuhles, je nach Enge und Form der Stenose; bei Fortschreiten der Erkrankung und Übergreifen auf die Nachbarschaft allmählich zunehmende, schließlich unerträgliche, *quälende Schmerzen,* besonders bei Übergreifen auf die Sphinctergegend und Blase sowie auf das Kreuzbein (Cauda-equina-Syndrom).

Bei *Analcarcinom: frühzeitiges,* quälendes *Fremdkörpergefühl* und *Schmerzen,* welche wesentlich früher auftreten als beim Rectumcarcinom; *entzündliche Erscheinungen* im Bereich des Afters und Dammes. *Ulceration,* welche zunächst einer Fissur ähnelt, schließlich zu einer zerklüfteten Vertiefung mit derben, erhabenen Rändern wird; *Sphincterinkontinenz* mit ständigem Abfließen von Stuhl und schleimig-eitrigem Sekret; bei Einbruch in die Urethra auch Urinfistelung; *frühzeitige Metastasierung* in die Inguinalgegend.

Komplikationen: Stenose mit chronischer Kotstauung, *Dekubitalgeschwüren,* Begleit*pyelitis; Perforation, Peritonitis* und *Abscedierung;* Tumorinvagination, welche über die Höhe des Tumorsitzes täuschen kann; entzündliche Veränderungen des Carcinoms und seiner Umgebung und Übergreifen auf die Nachbarorgane (Blasenboden, inneres Genitale beim Weib, Prostata beim Mann); besonders gefährlich sind die sekundären Tumoren in den Ovarien wegen raschen Wachstums und Metastasierung.

Diagnose: Frühdiagnose durch konsequente, sorgfältige Rectaluntersuchung bei jedem Patienten, welcher mit einem Verdacht auf Rectumcarcinom zum Arzt kommt (80% der Rectumcarcinome werden bei der digitalen Untersuchung gefunden); weitere 10% und mehr werden mit Hilfe der *Rectoskopie* erfaßt; trotzdem sind über 50% der Fälle schon bei der Erstuntersuchung so fortgeschritten, daß sie nicht mehr radikal operabel sind. Leere Ampulle mit Tenesmus spricht für höher sitzenden Tumor: Erreichbarkeit mit dem Finger für einen Tumor, welcher zwischen Analring und der 10—12-cm-Grenze liegt; zu jeder Diagnose gehört die Probeexcision und histologische Untersuchung (Entnahme bei der Rectoskopie mit Probeexcisionszange). *Röntgenbild:* bei Rectumcarcinom nicht sehr aufschlußreich und den vorgenannten Methoden unterlegen. Empfohlen werden Aufnahme in Bauchhängelage und frontalem Strahlengang, um das Sigmoid zu strecken und Überlagerungen zu vermeiden.

Differentialdiagnose: Sarkom, Polyp, Endometriom (atypische Wucherung verlagerter Zellkomplexe der Uterusschleimhaut), welche sich in den Douglas, das Spatium rectovaginale, retro- und prävesicale, Mesosigma und Mesorectum sowie in entferntere Teile der Bauchhöhle (Colon, Ileum, Magen) ausbreiten können, charakteristisch ist beim Endometriom die bläulichgraue Farbe. Am Rectum sitzen sie meist an der Vorderwand, im Spatium recto-vaginale bzw. -uterinum; sie sind vom Menstruationszyklus abhängig sowie daran erkennbar, daß sie die Schleimhaut intakt lassen (Probeexcision und Probefreilegung u. U. erforderlich). *Divertikulitis* (besonders schwer abgrenzbar, weil die chronische Divertikulitis sowohl klinisch als auch röntgenologisch praktisch die gleichen Symptome hervorruft wie das Carcinom). *Tuberkulose:* kleinere und größere, typisch tuberkulöse Geschwüre mit schlaffen, grauen Granulationen und unterminierten Rändern; im Röntgenbild glatte Stenose ohne Tumordefekt, fast immer vergesellschaftet mit Analfisteln, machen kaum eine Verwechslung möglich. *Luische und gonorrhoische Striktur, Lymphogranuloma inguinale* (papulöse Geschwüre an den Genitalien und massive Schwellung der Leistenlymphknoten), *Röntgenschädigung* (bei Frauen nach Strahlenbehandlung eines Genitalcarcinoms), *Ulcus callosum recti* (rein entzündliche Veränderung; mit Carcinom zu verwechseln, daher in jedem Fall vor dem Eingriff eine Probeexcision!).

Prognose. Nach der Lokalisation: Fünfjahresheilungen bei Tumorsitz bis zu 6 cm oberhalb des Sphincter 52,8%, zwischen 6—11 cm 61,8%, über 11 cm 72,5%. *Nach Art der Operation* (in Verbindung mit der Stadieneinteilung): jeder Patient, der 5 Jahre nach der Operation noch lebt, hat ungefähr die gleiche Lebenserwartung wie ein gleichaltriger, rectumgesunder Mensch! Radikaloperation und Anus praeter: nach 1 Jahr radikaloperiert 78%; nur mit Anus praeter behandelt 40%. Nach 3 Jahren radikaloperiert 52%; Anus praeter 8%. Nach 5 Jahren radikal operiert 42%, Anus praeter 2%. 60% der nur mit Anus praeter Behandelten stirbt im Verlauf des 1. Jahres. Fünfjahresheilung *nach Operation in den einzelnen Stadien* des Tumorwachstums: *Stadium A:* nach perinealer Operation 82,2%, nach kombinierter 83,9%. *Stadium B:* nach perinealer Operation 51,2%, nach kombinierter 62,3%. *Stadium C:* nach perinealer Operation 28%, nach kombinierter 47%. *Stadium D:* nach perinealer Operation 12%, nach kombinierter 18%. (Vergleichende Heilungsziffern nach Operation s. Prognose).

Indikation (Abb. 392a): die funktionell günstigste Operation ist die *Resektion*; dabei wird der Sphincter und somit die *Kontinenz* erhalten. In Konkurrenz mit der Resektion tritt die *Amputation*, wobei das gesamte Rectum mit dem natürlichen Anus abgetragen wird, also zwangsläufig ein endgültiger Anus praeter iliacus bzw. sacralis angelegt wird.

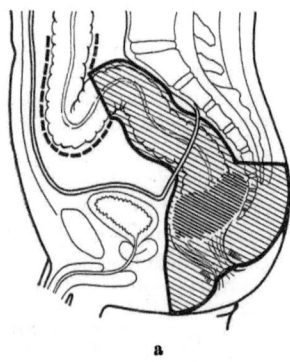 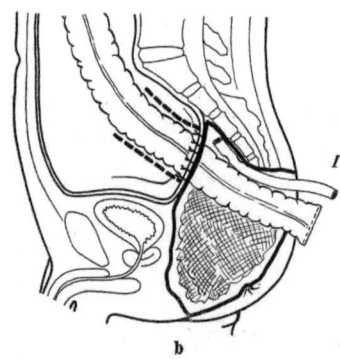

Abb. 392a. *Rectumamputation:* Indikation zur Amputation ist gegeben, wenn der Tumor tiefer als 10–12 cm gelegen ist. Gestrichelt: Mobilisation. Ausgezogene Linie: Resektionsgrenzen bzw. wegfallende Darm- und Weichteile

Abb. 392b. *Rectumamputation:* Sacrale Amputation mit Anus sacralis nach *Kraske-Goetze*. Einaktiges Verfahren. Dicke Linie: Ausdehnung des Operationsgebietes. Gestrichelt: Mobilisationsgrenzen am Sigmarectum

Die Resektion kommt im allgemeinen in Frage, wenn der untere Tumorrand wenigstens 12 cm (manche Chirurgen gehen sogar bis zu 5 cm) vom Sphincter entfernt ist und bei welchen noch keine ausgedehnteren Drüsenmetastasen vorliegen, d. h. Tumoren, welche noch nicht der Gruppe C und D angehören (s. vorn); alle übrigen Fälle (nämlich Tumoren der Gruppe C und D, Gallertkrebse, Frauen unter 50 Jahren, klinische Symptome länger als 6 Monate bestehend, Tumor mehr als die Hälfte des Darmlumens einengend), sind der radikaleren Amputation zuzuführen; denn wo bereits Drüsen vorhanden sind, ist die Prognose für die Resektion deutlich ungünstiger als nach Amputation. Die größere Sicherheit der Amputationsverfahren gegenüber den Resektionsverfahren steht außer Zweifel, und zwar sowohl bezüglich der postoperativen Komplikationen (Nahtinsuffizienz, Ernährungsstörung am Colon descendens, Peritonitis) als auch bezüglich der Radikalität (größere Dauerheilungsziffer nach amputierenden Verfahren). Die Resektion bleibt somit einzelnen, besonders günstig lokalisierten und metastasenfreien Fällen vorbehalten, während alle fortgeschritteneren Fälle, d. h. etwa 80% aller Rectumcarcinomträger, amputiert werden müssen.

Operation: Vorbereitung (s. S. 1148).

Methoden:

Amputationsverfahren. 1. *Einzeitige sacrale Amputation (Kraske, Goetze). Prinzip* (s. Abb. 392a u. b): in Seiten- oder Knie-Bauch-Lage wird der After umschnitten, das Kreuzbein in Höhe des 3. Sacrallochs durchgemeißelt und das Rectum bis zum Colon pelvinum mobilisiert. Nach Durchtrennung der A. rectalis cran. und sacralis med. läßt sich die Mobilisation bis zum Sigma fortsetzen. Dort wird der Douglas durch Anheftung an das mobilisierte Sigma wieder geschlossen und der untere Mastdarm von Prostata und Samenblase bzw. Vagina abgelöst. Die Operation wird durch das Anlegen eines Anus sacralis beendet, nachdem der tumortragende caudale Darmteil abgetragen wurde.

2. *Zweizeitige sacrale Amputation* („hinteres Einstülpungsverfahren" nach *Schmieden*). *Prinzip* (s. Abb. 393): *1. Sitzung:* doppelläufiger Anus praeternaturalis sigmoideus. *2. Sitzung:* 2–5 Wochen nach der 1. Operation, wird auf rein sacralem Weg ausgeführt.

Das Rectum wird von sacral aus soweit als möglich mobilisiert und am Übergang des Colon pelvinum in das Sigmoid, also oral des Tumors, durchtrennt und blind verschlossen. Der Blindsack reinigt sich bei richtiger Anlage des Anus praeter von selbst.

3. *Einzeitige abdomino-sacrale (-coccygeale) Amputation* nach *Quénu* (s. Abb. 394). *Prinzip:* zweiaktige Operation mit dem Ziel der Amputation des Enddarmes in großer Ausdehnung. *1. Akt:* untere mediane Laparotomie, Mobilisation des Sigma mit Ligatur der A. rectalis cran. und Umschneidung des Beckenbodenperitoneums und möglichst weitgehender, bereits von abdominal her teils stumpf, teils scharf ausgeführter Mobilisation des Rectums. Durchtrennung des Sigma im Verlauf der Flexura sigmoidea und Einnähen des oralen Schenkels als endständigen, endgültigen, einläufigen Anus praeternaturalis iliacus links durch gesonderten Schnitt, sodann Versenkung des aboralen

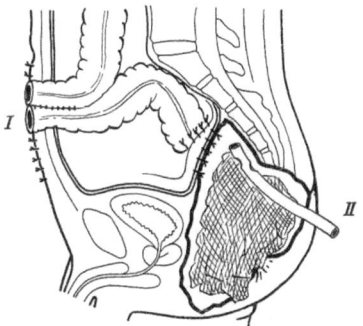
Abb. 393. *Rectumamputation:* Abdomino-sacrale Amputation (hinteres Einstülpungsverfahren nach *Schmieden-Kirschner*), ein- oder zweizeitig

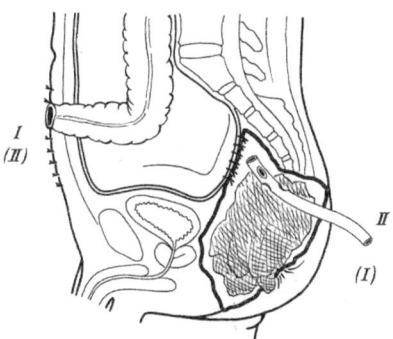
Abb. 394. *Rectumamputation:* Abdomino-sacrale Amputation (nach *König-Quénu*); zweizeitig oder einzeitig in 2 Akten (I, II) oder sacro-abdominales Vorgehen nach *K. H. Bauer* (II), (I)

Schenkels in das kleine Becken und Verschluß des Beckenperitoneums und der Bauchhöhle. *2. Akt:* Steinschnittlage, Längsschnitt, evtl. Y-Schnitt vom Anus bis zum Kreuzbein mit Umschneidung des Anus, Mobilisation des Rectums und Entwicklung des bereits extraperitonealisierten Colon pelvinum und Rectum in die sacrale Wunde. Verschluß derselben und damit endgültige Beseitigung des Anus naturalis. Derzeit *geläufigstes Verfahren für die Radikaloperation* des Rectumcarcinoms.

4. *Sacro-abdominale Amputation (K. H. Bauer). Prinzip:* Auslösen des Rectums und Sigmas auf umgekehrtem Wege wie bei der abdomino-sacralen Amputation, jedoch mit dem gleichen Ziel und Erfolg. Das im 1. (sacralen) Akt ausgelöste Rectum wird im 2. (abdominalen) Akt in die Bauchhöhle heraufgezogen, abgetrennt und und ein einläufiger, endständiger A. praeter iliacus links angelegt.

5. *Einzeitige abdomino-sacrale Amputation mit Sphincterhaltung* nach den *Durchzugsverfahren* (v. *Hochenegg* und *Babcock-Bacon*). *Prinzip:* zweiaktige Operation in einer Sitzung mit Auslösung des Sigmarectums, Herausleitung und Amputation des tumortragenden endständigen Rectumteils und Einnähen des gesunden Colon pelvinum bzw. Sigmoideum in den Anus naturalis (s. Abb. 395). *1. (abdomineller) Akt:* Mobilisation des

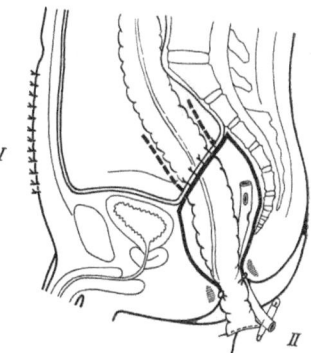
Abb. 395. Sphinktererhaltendes, abdomino-perineales Durchzugverfahren nach *Babcock-Bacon*

Sigmarectum und Versenkung desselben in das kleine Becken wie bei der abdominosacralen Amputation (s. 3) mit oder ohne Verschluß des Beckenperitoneums. *2. (sacraler) Akt* (nach v. *Hochenegg*): sacrale Freilegung wie üblich, Amputation des tumortragenden Rectum-Sigmaabschnitts bis auf einen 3—5 cm langen präanalen Abschnitt; dieser wird mit 3 Haltefäden nach außen gestülpt und seine Schleimhaut bis auf einen 2 cm breiten, am After verbleibenden Rest abgetragen. Der schleimhautfreie Muskelzylinder wird rückverlagert und das zuführende mit Petzklammern verschlossene Colon pelvinum in den Muskeltrichter hinein und durch den Anus herausgezogen. Der Querschnitt des durchgezogenen Sigmoid wird mit der den After umgebenden Haut vernäht.

b) Nach *Babcock-Bacon*. *1. Akt:* wie üblich mit Mobilisation des Mesosigma und Ligatur der A. rectalis cran. oberhalb des kritischen Punktes, keine Naht des Beckenperitoneums. *2. Akt:* Steinschnittlage, das Sacrum wird nicht freigelegt; Circumcision des Anus an der Haut-Schleimhaut-Grenze, Darstellung des Innenrandes des M. sphincter ext. und langsames Vordringen entlang der Darmwand bis zur Fascia pelvis visceralis, nach deren Spaltung das abdominale Operationsgebiet erreicht ist; doppelte Unterbindung des M. levator ani, Freilegung des M. sphincter externus mit den queren Perinealmuskeln und Abpräparieren von der Hinterwand der Vagina bzw. Prostata; sodann Vorziehen des tumortragenden Rectums durch den Schließmuskel bis zu einer während des 1. Aktes durch schwarze Seidennaht gekennzeichneten Stelle, von der an nach kranialwärts der Darm gut ernährt ist. Diese Stelle muß den Analring wenigstens 1 cm überragen. Zusammenfassen der Beckenbodenmuskulatur und dadurch Neubildung des Beckenbodens und Amputation des tumortragenden Darmabschnitts mindestens 5 cm vor dem Hautniveau mittels *Petz*schem Nähapparat. Endgültige Abtragung des noch überstehenden Darmteils etwa 8 Tage nach der Operation. Kritik: Spincterkontinenz meist nicht befriedigend und nicht so vollkommen wie nach den Resektionsverfahren (s. dort).

Resektionsverfahren. *Prinzip* (s. Abb. 396): Resektionsverfahren kommen in Frage bei Tumoren, welche höher als 12 cm vom Analring gelegen sind und dienen dem Ziel sphinctererhaltend, d. h. funktionswiederherstellend bei hinlänglicher Radikalität zu wirken. Im allgemeinen sind nur die hoch sitzenden Tumoren der Gruppe A und B hierfür geeignet.

Methoden. 1. *Auf sacralem Weg.* *1. Sitzung:* 15 Tage vor der Hauptoperation linksseitiger doppelläufiger Anus praeternaturalis iliacus und chemotherapeutische Spülungen des aboralen Darmendes. *2. Sitzung:* Steinschnittlage, Kreuzbeinresektion zwischen 4. und 5. Sacralwirbelloch, Mobilisation des Rectums bis zur Douglastasche, Eröffnung des Douglas und Durchtrennung der A. rectalis cran. so hoch wie möglich am Promontorium, Herabziehen des Colon pelvinum und Verschluß des Douglas durch Fixationsnähte am Colon. Durchtrennung des Rectums distal vom Tumor, wenigstens 5 cm oberhalb des Anus naturalis und so weit als möglich proximal vom Tumor. End-zu-End-Anastomose der beiden Darmlumina. *Kritik:* eine ausgedehnte Resektion ist auf diese Weise nicht möglich. Der Eingriff kommt daher nur für ganz umschriebene, kleine Tumoren in 5–10 cm Höhe in Betracht.

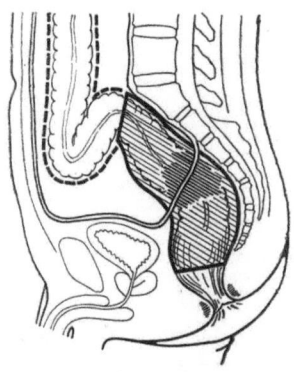

Abb. 396. *Rectumresektion:* Indikation zur Resektion ist gegeben, wenn der Tumor höher als 10–12 cm gelegen ist. (Gestrichelte Linie: Mobilisation, ausgezogene Linie: wegfallender Darmabschnitt)

2. *Auf abdominellem Weg* (nach *Dixon*). *Prinzip:* rein abdominale Resektion ohne Hinzufügung eines dorsalen Eingriffs (vgl. Abb. 384); kommt daher nur für hochsitzende Rectum- oder Rectosigmoidcarcinome in Betracht (oberhalb der 12 cm-Grenze). Es darf keinesfalls der Versuch gemacht werden, die abdominale Resektion auch bei tiefer sitzenden Tumoren erzwingen zu wollen (Zahl der Lokalrezidive an der Nahtstelle steigt dann auf 40% und mehr). *Methode:* Mobilisierung des unteren Sigma und des tumortragenden Rectumabschnitts, von welchem ein gerade bis an den Douglasboden heranreichendes Segment unbedingt noch verbleiben muß (bestehen hier irgendwelche Zweifel über die Radikalität, so ist besser das abdomino-sacrale Verfahren anzuschließen); nach Beweglichmachung des Rectums wird der Darm 5 cm unterhalb und 15 cm oberhalb der Geschwulst durchtrennt und eine End-zu-End-Anastomose zwischen beiden Darmstümpfen angelegt. Dies kann durch anale Einführung eines Führungsrohres, über welchem die Anastomose ausgeführt wird, erleichtert werden. Temporäre Colostomie (doppelläufiger Anus transversalis oder Cöcostomie für 4–6 Wochen) beschließt den Eingriff.

3. *Auf abdominellem Weg ohne Kontinuitätswiederherstellung* („oberes Einstülpungsverfahren" nach *Hartmann*). *Prinzip:* in Fällen, bei welchen die Nahtverbindung unsicher würde und der Eingriff rasch beendet werden muß, kann der Rectumstumpf von oben blind verschlossen werden und unter das Beckenperitoneum, welches verschlossen wird, verlagert werden. Tumortragender Rectumabschnitt und Sigma werden entfernt und der orale Sigmastumpf durch eine gesonderte Öffnung im linken Unterbauch als einläufiger,

endgültiger Anus praeter eingenäht. Der Zustand kann als Dauerzustand bestehenbleiben, u. U. kann die Kontinuität in späterer Sitzung wiederhergestellt werden.

4. *Auf abdomino-sacralem Weg* (nach *D'Allaines*) (s. Abb. 397). *Prinzip:* ausgedehnte Mobilisierung des Colon descendens, sigmoideum, pelvinum und des Rectum in einem abdominellem und einem sacralen Akt. Resektion des Tumors nach Durchtrennung des Colon wenigstens 15 cm oberhalb und 5 cm unterhalb des Tumors; danach End-zu-End-Anastomose zwischen Rectumstumpf und Colon descendens (letzteres auf sacralem Weg). Durch den Eingriff wird die Sphincterfunktion erhalten. Er kommt jedoch, wie die abdominelle Resektion, nur für Tumoren in Frage, welche höher als wenigstens 7 cm vom Analring entfernt liegen. *Methode. 1. Akt:* Mobilisation des Sigmarectum mit Ligatur der A. rectalis cran. oberhalb des kritischen Punktes; Markierung des Colons 15 cm oberhalb des Tumors an einer Stelle, welche sicher gut ernährt ist. Versenkung des mobilisierten Colons in das kleine Becken und peritonealisierender Verschluß des Beckenperitoneums. *2. Akt:* steile Steinschnittlagerung mit stark gebeugtem Hüftgelenk, Längsschnitt zwischen Anus und Kreuzbein, evtl. Steißbeinresektion, Hervorholen des mobilisierten tumortragenden Darmabschnitts, Resektion desselben 15 cm oberhalb des Tumors und des Analkanals wenigstens 5 cm unterhalb des Tumors. Die anorectale Anastomose wird am besten durch „Ausstülpen" des Analkanals durch den Anus, Durchziehen des Rectums durch diesen Kanal und extrasphinctäre Vereinigung der Lumina bewerkstelligt. Es ist jedoch ebenso gut auch die End-zu-End-Anastomose in der sacralen Wunde möglich. Schließlich kann die Anastomose in der Form der „Blind-Anastomose" (nach *Goetze*) angelegt werden. Dabei werden die beiden Darmenden uneröffnet aufeinander fixiert und erst etwa 4 Wochen später nach Verheilung der Wundumgebung auf transanalem Wege eröffnet. Seit Anwendung sorgfältiger Darmentkeimung sind derartige Verfahren, welche aus der Sorge vor der schweren Wundinfektion durch den Dickdarminhalt ersonnen wurden, weitgehend überflüssig geworden.

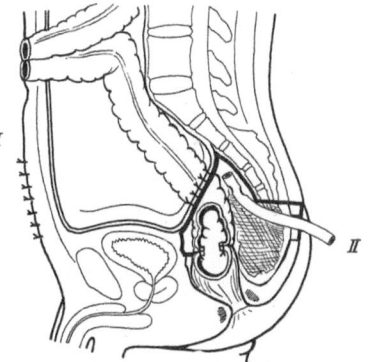

Abb. 397. *Rectum resektion:* Abdominosacrale Resektion zweizeitig mit Blindanastomose nach *Goetze* oder einzeitig in 2 Akten (*I, II*) mit sofortiger Herstellung der Anastomose mindestens 5 cm oberhalb des Sphincterapparates nach *D'Allaines*

5. *Transano-abdominale Resektion* (nach *Hollenbach*). *Prinzip:* bei diesem umgekehrten „Babcock-Bacon-Verfahren" wird im *1. Akt* der Anus und das Rectum bis 6 cm oberhalb des Anus umschnitten und mobilisiert; sodann das Rectum mit 150 ccm Novocain-Adrenalinlösung umspritzt, um die Wandschichten voneinander abzudrängen, und schließlich teils scharf, teils stumpf ausgelöst und nach caudal gezogen. Das mobilisierte Rectum wird nach oben geschoben und im *2. abdominellen Akt* in die Bauchhöhle heraufgezogen und mit dem Tumor abgetragen; nach Mobilisation des Sigmas wird der mobilisierte Darm durch den After hinausgezogen und das Beckenbodenperitoneum rings um den versenkten Darm verschlossen. Es liegen nunmehr die gleichen Verhältnisse wie bei der abdomino-perinealen, sphinctererhaltenden Amputation nach *Babcock* vor. *Kritik:* Verfahren ermöglicht kein ausreichend übersichtliches Operieren, bleibt daher unradikal und kommt höchstens für kleine, sehr gut bewegliche Carcinome der Gruppe A in Frage.

Prognose: Abdomino-sacrale Amputation: Operabilitätsquote etwa 40% (*Gulecke*) bis 96% (*Lahey*), dabei Fünfjahresheilungen 20,2% (*Finsterer*) bis 45,5% (mit Metastasen) bis 90% (ohne Metastasen). *Mortalität:* 1,6% (*Ungeheuer*) bis 20%.

Sacrale Amputation: Operabilitätsquote 35–48,8%, Fünfjahresheilung 14–34,5%. *Mortalität:* 4,2–25%.

Sacro-abdominale Amputation: Operabilitätsquote 55% (*Hollenbach-Stelzner*) bis 60% (*K. H. Bauer-Schwaiger*), Fünfjahresheilung 23–50%. *Mortalität:* 2,3–12%.

Abdomino-sacrale Resektion: Operabilitätsquote 80–93%, *Mortalität:* 3,5% (*Muir*) bis 14,2%. Fünfjahresheilung 35% (*Finsterer*) bis 93,3% (*Bacon* und *Sauer* bei Gruppe A).

Abdominale Resektion (*Dixon*): Operabilitätsquote 80%, Fünfjahresheilungen 67,7%. *Mortalität:* 0% (*D'Allaines*) bis 26,4% (*Finsterer*).

Sacro-abdominale Resektion: Operabilitätsquote 81%, Fünfjahresheilung 53,7%.

Sphincterfunktion nach sphinctererhaltenden Resektionen bei Erhaltung von 1 cm präanaler Schleimhaut: gut 55%, mittelmäßig 40%, schlecht 5%; bei Erhaltung von 3 cm präanaler Schleimhaut: gut 70%, mittelmäßig 26%, schlecht 4%; bei Erhaltung von 7–8 cm Schleimhaut: gut 100%; bei Resektion nach *Babcock-Bacon*: gut 49%, mittelmäßig 33%, schlecht 16%.

Resümee: die Resektion kommt nur für die über 10–12 cm hoch sitzenden Rectumcarcinome in Betracht. Bei allen unter 10–12 cm tief sitzenden Carcinomen kommt nur die Amputation in Frage, wenn nicht durch besondere Kleinheit und Beweglichkeit des Tumors bei mageren Patienten so günstige Bedingungen vorliegen, daß die Grenze für die Resektion noch weiter nach caudal verschoben werden kann (*Cave!* Jede wesentliche Abweichung von diesen durch große Erfahrung gesicherten Grundsätzen).

7. Abschnitt: Leber

Anatomie. Form: die Leberform ist die eines dreiseitigen *Prismas* mit einer kranialen (Facies diaphragmatica), einer caudalen (Facies visceralis) und einer ventralen Fläche (Facies parietalis); Gewicht 1500 g; die Oberfläche ist zu sechs Siebenteln von Serosa überzogen und spiegelglatt. Die Serosa entstammt dem visceralen Peritoneum. Sie läßt lediglich den Hilus, die *Pars affixa* in der rechten Kuppelregion, das Gallenblasenbett, die Furche der V. cava und einen schmalen Saum in der kranialen linken Kuppel frei. Der Umschlag des Peritoneum parietale vom Zwerchfell auf die Leber ist das *Lig. triangulare* dextrum; an der Hinterfläche das *Lig. hepatorenale* (Umschlag des Retroperitoneums von der Nierenvorderseite auf die Leberhinterfläche). Vom Vereinigungspunkt der aus 4 Richtungen kommenden Umschlagfalten zieht nach caudal das *Lig. falciforme*, nach beiden Seiten die *Ligg. triangularia dext. u. sin.*, nach dorsal das *Omentum minus*, welches in das *Lig. hepatoduodenale* übergeht. *Ein- und Austrittsstellen der Gefäße* (vgl. Abb. 398). *Lig. teres:* verläuft am *Margo ventralis* in einer Furche nach dorsal (*Sulcus sagittalis sin.*); rechts und parallel des Sulcus sagittalis sin. liegt das *Gallenblasenbett* und zwischen beiden der *Lobus quadratus*. *Leberhilus:* ist die Eintrittsstelle von *A. hepatica* und *V. porta* und Austrittsstelle des *Ductus choledochus*. *Lobus caudatus:* umgreift die ins dorsale Leberparenchym eingebettete V. cava daumenartig und nur zum Teil. *Lebervenen:* münden in die V. cava sup., nachdem sie meist in Dreizahl strahlenförmig das Leberparenchym an der hinteren Leberoberkante verlassen haben. *V. porta und A. hepatica:* verteilen sich bis zu den etwa 1 mm großen zylindrischen Leberläppchen und geben ihr Blut in deren Sinus ab; die radiär gestellten *Sinusoidkapillaren* sind von *Dissé*schen Lymphräumen und Leberzellbalken umgeben. Senkrecht durch das Leberläppchen verläuft die *Zentralvene*. Diese sammelt das Blut und führt es über die *sublobularen Venen* in die Lebervenen und zur V. cava. *Lymphgefäße:* das *oberflächliche System* zieht von der mittleren Leberkuppe durch das *Lig. triangulare zum Mediastinum*; ferner rechtslateral durch das Zwerchfell zum Ductus thoracicus und entlang der linken Leberhälfte unmittelbar ins Mediastinum. Das *tiefe System* zieht mit den Lebervenen nach kranial und entlang den Glissonbahnen zur Leberpforte. Von hier aus über das Omentum minus zu den cöliacalen Lymphknoten. *Nervenversorgung:* vom N. vagus und splanchnicus über den Plexus coeliacus Fasern zum Leberhilus; vom N. phrenicus an den Leberkuppen Fasern direkt ins Parenchym.

Topographie: ein Drittel der Leber liegt links, zwei Drittel rechts neben der Mittellinie. Die Fixation erfolgt an der V. cava caud., an den Bauchfellumschlagfalten (Ligg. triangulare dextrum und sin.), am Omentum minus, an der Pars affixa und relativ durch den intraabdominellen Druck, die Lage der Nachbarorgane und den Kuppelsog des Zwerchfells. Enge Beziehung und relative Fixation besteht zur *rechten Niere* und *Nebenniere*, welche der Leberhinterfläche anliegen.

Einteilung der Leber (s. Abb. 398): die Einteilung der Leber erfolgt entsprechend der Aufzweigung ihres zuführenden Gefäßsystems in Lappen und Segmente. Die *Teilungsebene* in *rechte* und *linke* Leberhälfte entspricht einer Verbindungslinie von Gallenblase zu V. cava. Diese „*Cava-Gallenblasen-Linie*", welche zur Körpersenkrechten in einem Winkel von 30–35° und zur Körpermedianebene in einem Winkel von 45° verläuft, ist die topographische Leitlinie. Sie ist die einzig *konstante* Beziehung zwischen zu- und abführendem Gefäßsystem und gleichzeitig die Teilungsebene der Leberhälften. Der

Lobus caudatus ist selbständig. *Pfortadersystem:* teilt sich in einen rechten und linken Hauptast, welche diametral divergieren und einen nahezu transversal verlaufenden *Pfortaderquerbalken* bilden. Von den Pfortderästen werden die *8 Lebersegmente (rechts:* laterokranial, laterokaudal, paramediokranial, paramediokaudal; *links:* laterokranial, laterokaudal, paramediokranial, paramediokaudal) bestimmt.

Gallengangssystem: verteilt sich andersartig als das Pfortadersystem, weshalb aus dem *Cholangiogramm kein Rückschluß* auf Lage und Aufteilung der Pfortader gezogen werden kann. *Links* ist die Gallengangsaufzweigung *symmetrisch, rechts* jedoch *nicht.* Lappen- und Segmentäste der Gallengänge verlaufen aber gemeinsam mit den Arterien. *A. hepatica:* Ursprung aus dem Truncus coeliacus (53%) oder aus A. gastrica sin. oder A. mesenterica cran. oder akzessorischer Ursprung direkt aus der Bauchaorta. Auch weitere akzessorische Ursprünge, z. B. aus der A. gastrica dext., A. retroduodenalis, gastroduodenalis und pankreatica dorsalis sind möglich. Schließlich beteiligt sich die A. cystica aus der A. gastro-duodenalis oder retroduodenalis an der arteriellen Leberversorgung. Die intrahepatische Aufzweigung beginnt bereits vor dem Hilus mit einem isolierten *linken Hauptast* für den linken lateralen Lappen; dieser zweigt sich dorsal über der Pfortaderkrümmung in 2–3 Äste auf; *rechter Hauptast* kann ventral oder dorsal vom

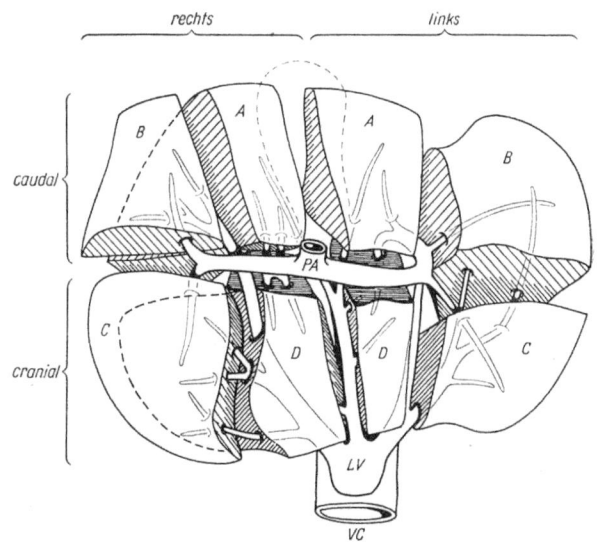

Abb. 398. Segmenteinteilung der Leber: Pfortader-Lebervenensystem (nach *Reifferscheid*) – Dorsalansicht der hochgeklappten Leber *rechts: A* Paramediokaudales Segment, *B* laterokaudales Segment, *C* laterokraniales Segment, *D* paramediokraniales Segment; *links: A* paramediokaudales Segment, *B* laterokaudales Segment, *C* laterokraniales Segment, *D* paramediokraniales Segment (*PA* Pfortader, *LV* Lebervene, *VC* Vena cava)

Gallengang in den rechten Lappen eintreten. Außerdem sind zahlreiche gefährliche Varianten, vor allem im Hilusbereich, möglich (sog. *Transpositionen*). *Lebervenen:* haben keine konstanten topographischen Beziehungen zu den Glissongefäßen und stellen infolge zahlreicher Überschneidungen keine Lappengrenzen dar (Ligatur größerer Venenstämme beraubt auch Nachbargebiete des Abflusses und kann Nekrose derselben herbeiführen); die drei Lebervenen sind großkalibrige Gefäße mit gesetzmäßiger Einmündung in die Cava, nachdem sie sich kurz vorher zu einem gemeinsamen Stamm vereinigt haben (vgl. Abb. 398). In die 3–4 der V. cava zustrebenden Venenstämme münden von links, rechts, ventral und dorsal aus dem Parenchym kommende Äste. *Linke Lebervene* setzt sich aus 3 von links kommenden Hauptästen zusammen; außerdem besitzen die *Zwischenvene* und vor allem die *mittlere Lebervene* große praktische Bedeutung. Letztere verläuft in der Cava-Gallenblasen-Linie zur unteren Hohlvene und besitzt drei ventrale, zwei linke und zwei rechte Seitenäste (dorsale Äste fehlen). *Rechte Lebervene:* kaliberstärkstes venöses Gefäß mündet im Abstand von etwa 1 cm von der mittleren Lebervene isoliert in die untere Hohlvene. In sie münden kurz vorher von rechts her ihr *Hauptast* und je drei weitere von rechts und ventromedial kommende starke Venen. *Lobus caudatus:* seine Pfortderäste entspringen von links, seine Arterienäste von rechts oder auch umgekehrt oder auch getrennt von beiden Seiten (isolierte Stellung des Lobus caudatus!).

A. Häufigste Eingriffe an der Leber
1. Freilegung

a) Linker Leberlappen. *Obere mediane Laparotomie,* evtl. mit Querdurchtrennung des Rectus in Nabelhöhe nach rechts; *temporäre Aufklappung des Rippenbogens* nach *Marwedel* mit Querdurchtrennung des M. rectus abdominis in Nabelhöhe nach links.

b) Rechter Leberlappen. *Rippenbogenrandschnitt* oder *Rippenbogenrandkulissenschnitt*; dieser ohne Eröffnung des Peritoneums auch zur Freilegung von vorderen *subphrenischen Abscessen*.

Dorsale Leberfläche: subperiostale Resektion der 12. Rippe und Vordringen zwischen Zwerchfellansatz und Peritoneum nach kranial; dieser Weg vor allem für dorsal gelegene subphrenische und Leberabscesse.

Rechte Leberkuppe: transpleurale Freilegung (v. *Volkmann* und *Israel*), d. h. intercostales Eingehen im 8. ICR oder subperiostale Resektion der 8. Rippe; Incision des Rippenbetts und des Diaphragmas in Faserrichtung. Nach Spalten desselben ist die rechte Leberkuppe in breiter Ausdehnung zugänglich; dieser Weg kommt nicht für Abscesse, sondern vorwiegend *für Zerreißungen* der rechten Leberkuppe in Frage. Für die Rupturen und Resektionen des rechten Leberlappens eignet sich besonders auch der *abdomino-thorakale Weg* (*Devine-Burwell*): obere paramediane Laparotomie, welche nach Feststellung einer Leberkuppenverletzung schräg nach rechts oben erweitert wird, den Rippenbogen durchtrennt und den Thorax im 6. ICR eröffnet; zusätzlich Incision des Zwerchfells, wodurch breiter Zugang zur Leberkuppe ermöglicht wird (erfordert wie alle Thorakotomien intra-tracheale Narkose oder zumindest Überdrucknarkose). *Ganzer rechter Leberlappen:* erfordert außerdem Mobilisierung der ganzen rechten Leberhälfte, d. h. Durchschneidung des Lig. triangulare dextrum und hepatophrenicum (*Cave!* Herzbeutel- oder Pleuraeröffnung) bis zwei Querfinger vor die Mittellinie (bei weiterem Vordringen Verletzung der V. cava inf. und A. hepatica dext.); nach Durchtrennung des Lig. hepatorenale stumpfe Ablösung des Leberlappens von der hinteren Bauchwand (*Cave!* zu starke Verlagerung der Leber, da Zug an der V. cava infolge mangelhafter Füllung des rechten Herzens zu Herz- und Kreislaufstörungen führt). Dieser Zugang auch für die übersichtliche Ausführung einer portocavalen Anastomose.

2. Blutstillung

Prophylaxe: anatomiegerechte Schnittführungen (vgl. Abb. 398) entsprechend der Segmenteinteilung der Leber, so daß die Schnitte in eine relativ gefäßlose interlobäre oder intersegmentale Zone zu liegen kommen. Radiär vom Gefäßzentrum aus geführte Schnitte treffen am wenigsten Gefäße. Am blutreichsten sind Schnitte an der Leberunterfläche in einer Tiefe von 2–5 cm, da hier die Verteilung sämtlicher großer Gefäßäste erfolgt. Die Unterbindung der A. hepatica propria zum Zwecke der Blutstillung ist sowohl bedenklich als auch wenig wirksam, da die Pfortader das meiste Blut zur Leber führt. *Temporäre Blutstillung:* erfolgt am besten durch Aortenkompression oder *Abklemmung des Lig. hepatoduodenale*. Sie wird mittels Aortenkompression bzw. der Hand eines Assistenten ausgeführt. Die Abklemmung ist höchstens für 30 Minuten erlaubt! Instrumentelle Abklemmung des Lig. hepatoduodenale nur im äußersten Notfall (*Cave!* Blutdrucksenkung, Leerschlagen des Herzens, Arrhythmie, Herzstillstand!)

Lokal wirkende Mittel zur Blutstillung: Infiltration mit Suprarenin-Kochsalzlösung (20 Tropfen der Stammlösung auf 100 ccm Kochsalzlösung), Clauden, Sangostop, Coagulen, Gelfoam (Rinderthrombin in Gelatine), oxydierte Zellulose (Oxycel), Fibrospum, Gelita, Sorbacel. Die schwammartigen Platten dieser Mittel werden mit großen Catgutnähten auf der Leberwunde fixiert; auch Tamponade der Wunde mit Muskelstückchen aus den Bauchdecken oder mit gestieltem oder frei transplantiertem Fettlappen aus dem großen Netz sind wirksam. *Diathermie und Elektrokoagulation:* vorwiegend für Probeexcisionen und Excision kleiner Tumoren, anschließend Verschluß des Defektes mit breitfassenden, nicht zu dünnen Catgutnähten.

3. Lebernaht

a) Steppnaht. Absteppen des ganzen Randes größerer Leberwunden mit großer runder Nadel, welche durch die ganze Dicke des Lebergewebes geführt wird; bei mäßigem Anziehen schneiden sie nicht durch, komprimieren aber Lebergewebe und Gefäße.

b) Intrahepatische Massenligatur (s. Abb. 399). Langer Doppelfaden aus dickem Catgut wird mit einer seitlich abgeplatteten, geraden Nadel mit stumpfer Spitze durch die ganze Dicke der Leber geführt; der äußere der beiden Fäden wird abgeschnitten und über dem Leberrand mit doppeltem Knoten und vorsichtigem, aber kräftigem Zug geknüpft, so daß der Faden das Leberparenchym durchschneidet, Gefäße und Gefäßbündel bleiben aber erhalten und werden wie Halme in einer Garbe zusammengezogen. Jede Ligatur ist von der vorigen unabhängig. Vor jedem Stich wird der Doppelfaden wieder gleich lang gemacht und der Stich jeweils um 1 cm vorgerückt. Die Knoten innerhalb der Leber sollen abwechselnd nach der Ober- bzw. Unterfläche zu gerichtet sein (Verfahren nach *Kussentzoff, Thöle, Wendel*).

c) Endgültige Blutstillung. Durch Vorziehen der Gefäße aus der Leberschnittfläche, Fassen mit Klemmen und Unterbindung oder Umstechung mit feiner, drehrunder Nadel.

4. Laparoskopie und Leberpunktion (nach Kalk)

Prinzip: gezielte Leberpunktion und Gewebsentnahme unter laparoskopischer Sicht zum Zwecke der histologischen Diagnostik.

Indikation: umschriebene, chirurgisch angreifbare Lebererkrankungen (gut- und bösartige Tumoren, Cystadenome, entzündliches Granulom).

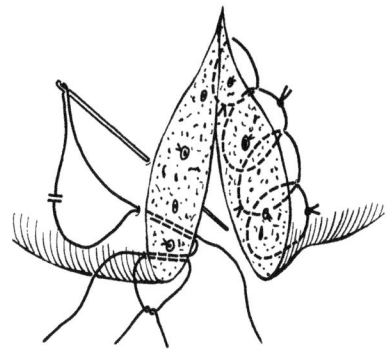

Abb. 399. Lebernaht

Kontraindikation: parasitäre Cysten, Abscesse, Cirrhose, lang dauernder Stauungsikterus, Adhäsionsbauch, akute Cholecystitis, penetrierendes Ulcus ventriculi et duodeni, kardiale Stauungsleber, Kachexie, lokale Veränderungen des Abdominalkreislaufs, Thrombosegefahr, schlechte Leberfunktion, Verminderung der Atemkapazität, Zwerchfellhernien, Kreislaufgefährdung.

Technik: Vorbereitung von Kreislauf und Blutgerinnung mit Vitamin K, Calcium, Styptobion, Birutan, Basisnarkose oder S.E.E.-Dämmerschlaf; *strengste Asepsis!* (Kautelen eines aseptischen Operationssaals müssen erfüllt sein!) Anlage eines Pneumoperitoneums von einem Punkt im linken Unterbauch, etwa dem McBurney entsprechend. Vorspritzen von Kochsalzlösung während der Punktion des Abdomens mit dem Troikart (zur Vermeidung einer Darmverletzung). Intermittierende Injektion zunächst einiger, dann je 500 ccm Luft mit jeweiligen Pausen von mehreren Minuten; zur ausreichenden Füllung etwa 3-4 Liter Luft erforderlich. Einführen des Laparoskops (nach *Kalk* und Mitarbeiter) an gesonderter kleiner Incisionsstelle kranial von der steril abgedeckten und liegenbleibenden Troikartkanüle, und zwar zwei Querfinger oberhalb der Nabelhorizontale und ein Querfinger links von der Medianlinie; nach Orientierung in der Bauchhöhle Einführung einer *Vim-Silvermann*-Nadel mit der linken Hand, welche nun unter Sicht an den zur Punktion bestimmten Bezirk der Leber herangeführt werden kann; Entnahme von Parenchymzylindern zur histologischen Untersuchung; laparoskopische Kontrolle der Punktionsstelle, evtl. Elektrokoagulation kleinerer Nachblutungen.

Komplikationen: Anstechen der A. epigastrica, Anstechen von Hohlorganen, Luftembolien durch unrichtige Lage der Pneumoperitonealkanüle in Leber oder Netz; unrichtige Wahl der Punktionsstelle an der Leberoberfläche (der Verlauf der intrahepatischen Lebergefäße muß immer berücksichtigt werden, d. h. es darf nur in ungefährlichen Zonen punktiert werden; dazu gehört generell die oberflächliche Leberschicht bis zu 1,5 cm Tiefe und ein 2-3 cm breiter Streifen des caudalen Leberrandes). Liegt der Herd an anderer Stelle, so ist von der laparoskopischen Punktion abzusehen und die tangentiale Excision vorzuziehen. *Mortalität:* 1-2 $^0/_{00}$. Vom chirurgischen Standpunkt aus stellt die laparoskopische Punktion keinen ebenbürtigen Ersatz der Probelaparotomie dar. Nur die Untersuchung am *offenen Bauch* erlaubt eine ausreichende Erkennung, Differenzierung und Beurteilung chirurgisch angreifbarer Lebererkrankungen.

5. Leberresektion

Prinzip: die Entfernung größerer Leberteile kann *atypisch* erfolgen, indem der abzutrennende Lappen mit Klemmen gefaßt und proximal mit Seidennähten abgesteppt und distal abgetragen wird. Dieses Vorgehen eignet sich jedoch nur für periphere Lappenteile, eigentlich nur für partielle Resektionen aus dem linken Leberlappen.

Die *segmentale Aufteilung der Leberwurzel*, analog den Verhältnissen an der Lunge, erlaubt auch *typische* oder *anatomiegerechte* Resektionen (*Gatel, Couinaud, Reifferscheid, Stucke*).

Prinzip: zur Resektion der linken oder rechten Leberhälfte ist eine rechtsseitige Thorakolaparotomie oder ein Mittelschnitt mit Spaltung des Zwerchfells erforderlich, um die Leber weit genug nach kranial abdrängen zu können und von caudal her auf den Hilus blicken zu können. Im Hilus werden der *Pfortaderhauptstamm,* der *Hauptstamm der A. hepatica,* der *Ductus choledochus,* die *Arterienäste zu den Segmenten* und deren Verzweigung erster Ordnung freigelegt und so weit nach peripher ins Parenchym hinein verfolgt, daß gute Übersicht besteht. Außerdem werden die *Aufhängebänder* der Leber so weitgehend durchtrennt, daß sich *kranial* die *V. cava inf.,* die *V. hepatica sin.,* med. und dext. darstellen. Je nachdem, ob eine *Hemiresektion rechts oder links* ausgeführt werden soll, werden nun die zugehörigen Äste der Arterie, der Pfortader, der Gallengänge und die entsprechende Lebervene ligiert und dann das Parenchym so durchtrennt, daß *auf jeden Fall die mittlere Lebervene* erhalten bleibt. Zweckmäßig wird das Parenchym entlang der „Cava-Gallenblasen-Linie" durchtrennt, wenn eine rechts- oder linksseitige Hemiresektion ausgeführt werden soll. Auch eine „Dreiviertelresektion der Leber" ist auf diese Weise möglich.

6. Hepatoenterostomie *(Kehr, Ehrhardt, Kausch)*

Definition: Teilresektion der Leber, meist des linken laterocaudalen Segments und Anastomosierung des dabei eröffneten Hauptgallengangs End-zu-Seit mit einer angelagerten Jejunumschlinge.

Indikation: irreparable Verschlüsse der extrahepatischen Gallenwege (s. Kap. Gallenblase und Gallenwege, S. 1269), bei welchen auf keine andere Weise eine Einleitung der Galle in den Magen-Darm-Kanal möglich ist.

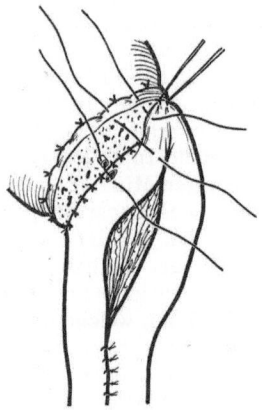

Abb. 400. *Wiederherstellung der Gallenwege:* Hepato-Enterostomie nach *Longmire*

Methoden: a) Excision eines Teilstücks aus dem caudalen linken Leberrand (*Dogliotti,* 1951); b) Resektion von zwei Dritteln des linken Lappens (*Longmire* und *Sandford*); c) Resektion des laterocaudalen linken Segments (*Couinaud*) (s. Abb. 400).

Technik: Abtragung des linken laterocaudalen Segments mit peripherer und zentraler Blutstillung, Aufsuchen des ventrocaudal liegenden Segmentgallengangs von caudal her und der dorsokranial liegenden Segmentarterie; stumpfes Herausdrängen des Gallengangs aus dem Parenchym, Anklemmen des proximalen und Ligatur seines distalen Stumpfes; außerdem Ligatur der Arterie und des Pfortaderastes. Typische Abtragung mit quer angelegter Klemme und sorgfältiger Venenversorgung; Anastomosierung einer oberen bis mittleren Jejunalschlinge, welche antekolisch hochgeführt und an den unteren Rand der Leberresektionsfläche in ganzer Länge angesteppt wird; End-zu-Seit-Anastomose des Gallengangs mit einer kleinen Öffnung der Jejunalwand über dem Querschenkel eines T-Drains, welches möglichst tief in den proximalen Gallengang eingeführt wird. Zum Abschluß breite Fixierung der Jejunumserosa an den oberen Rand der Leberwunde, so daß die Schlinge genügend Halt findet und der Leberparenchymschnitt gedeckt wird.

7. Hepatostomie *(Langenbuch, Kocher, Babcock, Lasala)*

Prinzip: Vorlagerung des linken laterocaudalen Lebersegments in eine quere Laparotomiewunde, welche in der Mitte zwischen Schwertfortsatz und Nabel von einem zum anderen Rippenbogen verläuft. In die Incision wird das Segment nach Mobilisation des linken Lappens vorgelagert und in den Peritonealrand mit Knopfnähten fixiert. Nach Wundverschluß in der Umgebung wird der Gallengang des Segmentes eröffnet, so daß die Galle nach außen Abfluß findet.

Indikation: palliative Entlastung für Gallenstauungen, welche aus inkurablen Gallenwegsverlegungen (Narben nach mehrfachen Voroperationen, Atresien) resultieren und bei welchen in 1. Sitzung die Stauungscirrhose beseitigt werden muß. Lassen sich die abführenden Gallenwege in 2. Sitzung nicht wiederherstellen, so ist nach Abblassen des Ikterus die Fistel mit einer Hepatoenterostomie (s. oben) zu versorgen.

8. Leber-Gallen-Fistel

Ursache: Verletzungen, Enucleationen, Absceßdurchbruch, atypische Resektion von parasitären Cysten.

Indikation: nur gegeben, wenn sich die postoperativen oder posttraumatischen Fisteln selbst nach monatelangem Zuwarten nicht spontan schließen; in den meisten Fällen ist letzteres der Fall. Komplette Fisteln (mit acholischen Stühlen!) müssen schon früher operativ versorgt werden.

Methoden: a) Excision der Fisteln mit einem Parenchymkeil und Parenchymnaht; b) Mobilisieren und Ligieren der Fistel und Parenchymnaht. c) Anastomose der Fistel mit dem Magen-Darm-Kanal je nach topographischer Situation; d) Leberresektion; e) innere Drainage nach *Kehr*, d. h. Hepatoenterostomie ohne oder evtl. auch mit typischer Resektion des fisteltragenden Segments.

B. Mißbildungen

1. Schnürlappen

Definition: teilisolierte Lappenbildung, vorwiegend an den caudalen Leberabschnitten, und zwar rechts häufiger als links.

Ursache: entzündliche oder genetische Entstehungsmechanismen, Lues, primäre Lageveränderungen und dadurch bedingte venöse Stauung, welche zu einem pathologischen Längenwachstum führt.

Symptome: Okklusionserscheinungen der Gallenwege durch Abknickung des auf der Beckenschaufel aufsitzenden Schnürlappens in Beuge- oder Sitzhaltung; auch durch Abknickung des Lig hepatoduodenale infolge verstärkter Dextroposition des ganzen Organs; Druck- und Zerrungsschmerz im rechten Epigastrium, Schmerzausstrahlung in den Rücken und in die Flanke, Retrosternalschmerz, Cholangitis, Lappennekrose, Peritonitis.

Therapie: Resektion des Schnürlappens.

2. Akzessorischer Leberlappen

Definition: völlig isolierter, vom übrigen Leberhilus durch einen alle Gefäßgebilde enthaltenden Stiel abgetrennter überzähliger Lappen.

Symptome: Torsion, Strangulation und Abknickung, welche akut unter dem Bild eines „akuten Abdomen" auftreten kann (Erbrechen, Oberbauchschmerz, Abwehrspannung, Leukocytose).

Therapie: Resektion des Lappens.

3. Omphalocele

(s. S. 1128) mit Vorfall von Leberabschnitten.

Therapie: chirurgische oder konservative Behandlung der Omphalocele, keinesfalls Resektion des vorgefallenen Leberabschnitts.

4. Zwerchfellhernie mit Leberkuppelprolaps

(s. S. 1162)

Symptome: Schmerzen im rechten Oberbauch und der rechten unteren Thoraxhälfte, welche sich bei Atmung verschlimmern.

Diagnose. Röntgenbild: pilzrunde, basale Verschattung im rechten Thoraxbereich.

Therapie: Verschluß der Zwerchfellücke und evtl. Abtragung des prolabierten Leberteils.

C. Verletzungen

Vorkommen: besonders im 3. Dezennium bei Männern durch Schuß, Stich, Ruptur, und zwar in Form der hilusnahen, sternförmigen Zerreißung; bei älteren Patienten hingegen häufiger Einrisse der Kuppel; 60–95% der Verletzungen betreffen die rechte Leberhälfte.

Formen: 1. subcutane, 2. percutane, 3. penetrierende, 4. perforierende, 5. laterale Verletzung; 6. Abriß größerer Parenchymanteile; 7. Verletzung der Leber nebst Nachbarorganen.

Komplikationen: Mitbeteiligung des Thorax in 30–36%, Magenruptur 21%, Nierenruptur 10–12%, seltener mit Verletzungen des Colons, Duodenums, Dünndarms, der Milz und des Pankreas.

Symptome: Blutdruckabfall, Leukocytose, Abwehrspannung im ganzen Abdomen, besonders rechts oben, *schweres Schock-Kollapssyndrom,* Meteorismus, *Entblutungszustand,* abnorme Dämpfung in der Lebergegend und rechten Flanke, *Douglasbeteiligung* (Vorwölbung, Druckschmerz, Temperaturerhöhung (nach 24 Stunden), Schmerzen (Druckschmerz in der Lebergegend, Dauerschmerz in der Lebergegend und im ganzen Bauch, Schmerzausstrahlung in die rechte Schulter), Rippenbrüche rechts, Ikterus (nach 1–16 Tagen).

Prognose: fraglich, je nach Schwere der Zerreißung und des Schock-Kollapszustandes.

Therapie: eine *Spontanheilung* kommt nur bei kleinen Riß- oder Schnittverletzungen zustande; darum operativ in allen schwereren Fällen.

Indikation und Methodik: 1. Mäßig bis heftige Blutung mit *schwerem Schock-Kollapssyndrom* (RR unter 60 mm Hg) ist *lebensbedrohlich* und verlangt *sofortiges* Eingreifen: energische Schockbekämpfung und sofortige Laparotomie.

2. Anhaltende, mittelstarke Blutung mit *allmählicher Schockvertiefung:* ausgiebige Schockbekämpfung und nach ausreichender Wiederherstellung des Kreislaufs Laparotomie.

3. Wiederholtes, d. h. zwei- oder mehrzeitiges *Blutungssyndrom:* keine weiteren Blutungsschübe abwarten, sondern Laparotomie nach entsprechender Schockbekämpfung.

4. Minimale Blutung *ohne stärkere abdominelle Symptome:* konservativ.

Zugangswege: bei *subcutaner Einhöhlenverletzung* am Punkt des stärksten Druckschmerzes, aber so, daß sowohl Leber als auch Milz übersehen werden können; meist obere mediane oder *rechtsseitige paramediane* Laparotomie. Bei *subcutanen Zweihöhlen*verletzungen am besten *transdiaphragmale Thorako-Laparotomie* mit Zwerchfelldurchtrennung. Zweihöhlenschnitte mit Rippenbogendurchtrennung sind möglichst zu vermeiden. *Versorgung der Leberwunde:* zunächst Feststellung, ob die Verletzung an der Konvexität oder im Hilusbereich gelegen ist. Ist letzteres der Fall und liegt eine große Blutung vor, so ist *gleichzeitig* das *Lig. hepatoduodenale und die Aorta* abzuklemmen und der Entblutungszustand aus rascheste zu beheben (rasche intravenöse oder intraarterielle Transfusion); sodann schnellstes Unterfahren des verletzten Hauptastes im Hilusbereich oder gezielte Umstechung des mit einer Klemme in der Leberwunde gefaßten blutenden Gefäßes. *Naht* der Leberwunde bei *perforierender* Verletzung nur, wenn keine Höhlenbildung in der Tiefe dadurch hervorgerufen wird. Meist ist die Naht nur im Bereich des flachen linken Leberlappens ausführbar; tiefe Wunden des *rechten Leberlappens* müssen *drainiert* und *tamponiert* werden. Wegen der Gefahr der Sekretverhaltung, Drucknekrose, Infektion und Sekundärblutung verwende man *resorbierbare Tamponade* (Gelatine, oxydierte Cellulose, Fibrinschaum), welche durch Steppnähte fest auf der Leberwunde fixiert werden. Drainage des subphrenischen Raums mit gazegefüllten *Zigarettendrains* (*Penrose*-Drains), welche am tiefsten Punkt der hinteren Axillarlinie gesondert herausgeleitet werden (Vermeidung subphrenischer Exsudatansammlung oder Absceßbildung). Entfernung des Drains je nach Stärke der Sekretion, möglichst nicht länger als bis zum 4. oder 5. Tag. Bei tiefen Zerreißungen und Parenchymabrissen u. U. periphere Segment- oder Lappenresektion. *Komplikationen:* 1. Infektion mit Absceßbildung (40%), 2. Lappen- und Segmentnekrose, 3. Blutung, 4. Gallenfistel. *Absceßbildung* erfordert Eröffnung und Drainage, *Sekundärblutungen* sind meist durch konservative Mittel beherrschbar; Relaparotomie nur, wenn Transfusionen, Hämostyptika und Retamponade versagen. *Gallenfisteln* schließen sich fast immer spontan; nicht jedoch, wenn die Verletzung eines größeren Lappenhilus zur Vernarbung des ableitenden Gallengangs geführt hat; in solchen Fällen ist Hepatoenterostomie (vgl. Abb. 400) erforderlich.

Resultate. Mortalität: ist gegenüber 40–80% vor 1945 mit *10–30*% nach 1945 deutlich zurückgegangen (günstiger Einfluß systematischer Schockbekämpfung, Infektionsprophylaxe und verbesserter Technik); etwa ein Viertel der Patienten gehen jedoch auch heute noch verloren, wobei Sitz und Art des Traumas bzw. der Verletzung für den Verlauf entscheidend sind. *Kontusions*verletzungen sind infaust (70–80% Mortalität),

*Schnitt*verletzungen relativ günstig (Mortalität 10%), Verletzungen des linken Lappens weniger gefährlich als die des rechten; *perforierende* Wunde ist weniger komplikationsbelastet als *penetrierende*; Lebertrauma mit Eröffnung der Bauchhöhle ist günstiger (Mortalität 11–15%) als mit Eröffnung des Thorax (Mortalität 25–30%).

Bauch- und Thorax-Leber-Verletzung: prognostisch infaust (Mortalität 60–80%). Mit zunehmendem Zeitintervall zwischen Trauma und Versorgung wird die Prognose kontinuierlich ungünstiger (um etwa 5% je Stunde); jedes nebenverletzte Organ verschlechtert die Heilungsaussichten um etwa 10%. Schließlich ist die Prognose um so ungünstiger, je schwerer der primäre Schock-Kollapszustand ist.

D. Entzündungen

1. Cholangitis diffusa und Leberphlegmone

Ursache: aufsteigende, chronische Gallenwegsentzündung.
Vorkommen: selten.
Therapie: meist intern; nur in besonders hartnäckigen Fällen Choledochusdrainage zur Gallenableitung und lokalen Chemotherapie der Gallenwege.

2. Leberabszeß

a) Pyogener. *Definition:* umschriebene, eitrige Einschmelzung von Leberparenchym auf dem Boden einer Staphylo-, Strepto-, Coli- oder Pneumokokkeninfektion (*pyogener Leberabsceß*) oder durch *Amöben* hervorgerufen (*Amöbenabsceß*).

Entstehung: Metastase eines im Pfortaderquellgebiet liegenden entzündlichen Herdes (septische Thrombose, Appendicitis, Divertikulitis, Enterocolitis), welcher zu septischem Infarkt, Nekrose, und Absceßbildung führt. Auch über Gallengänge und Lymphbahnen (ascendierend von einer Cholecystitis, Pankreatitis, Duodenaldivertikulitis); seltener posttraumatisch (infizierte, subkapsuläre Hämatome, sekundär infizierte Cyste).

Lokalisation: vom *Pfortaderquellgebiet* und den Gallenwegen ausgehende pyogene Abscesse sind meist *multilokulär* an der Vorderfläche der rechten Leberkuppel gelegen; *Solitärabscesse* stammen meist von entferntliegenderen Fokalherden (Tonsillitis, Nasopharingitis, Furunkel, Panaritium, Sinusitis auf dem Wege über A. hepatica zur Leber). Leberabsceß des Kleinkindes geht häufig von Nabelinfektion, Wurmeiern und Trauma aus.

Häufigkeit: männliches Geschlecht bevorzugt, multilokuläre Absceßbildung überwiegt mit etwa 60% gegenüber dem Solitärabsceß.

Symptome: bei pyogenem Leberabsceß hohes Fieber mit Schüttelfrost, Leukocytose, exzessiver Spontanschmerz der vergrößerten Leber, Einschränkung der Atembewegung, fortschreitende Anämie und Begleitbronchitis; peritoneale Reizsymptome (Erbrechen, Singultus, trockene Zunge, ansteigende Pulsfrequenz), Durchwanderungsperitonitis, Perforation, rascher, allgemeiner Kräfteverfall (fahlgraues Leberabsceßgesicht, Perlmuttskleren), Ikterus selten.

Diagnose: negativer Ausfall der Leberfunktionen, Röntgenbild, in seltenen Fällen Nachweis eines Absceßspiegels, jedoch in 50% der Fälle subdiaphragmale, sekundäre Absceßbildung, in 25% Durchwanderungspleuritis mit verstrichenem Sinus phrenicomediastinalis; Schichtaufnahmen können größere Abscesse zur Darstellung bringen.

Differentialdiagnose. Amöbenabsceß: Anamnese über Tropenaufenthalt, Emetintest (0,065 g Emetin täglich an drei aufeinanderfolgenden Tagen bringen bei Amöbenabsceß eine eindeutige klinische Besserung); Amöbennachweis im Stuhl; Röntgenbild erlaubt keine sichere Unterscheidung zwischen pyogenem und Amöbenabsceß, da auch letzterer vorzüglich in der rechten Leberhälfte (84,4%) sitzt; Probepunktion (Fehlen von Eitererregern ist beweisend für einen Amöbenprozeß); andere entzündliche Erkrankungen von Oberbauchorganen (subphrenischer Absceß, paranephritischer Absceß, vereiterte Pankreascyste, primäres und sekundäres Leberblastom, basale Lungeninfiltration).

Komplikationen: sind dem pyogenen und dem Amöbenabsceß völlig gemeinsam, und zwar Perforation in die Nachbarräume und -organe, und zwar Subphrenium und Bauchhöhle (8%), Pleurahöhle (15%), Einbruch in die Lunge selten; folgenschwer ist beim Amöbenabsceß die Mischinfektion (15–20%), welche offene Behandlung verlangt.

Therapie. Pyogener Absceß: es kommt nur die *operative Eröffnung nach Probepunktion* in Frage. Die Punktion kann von *dorsal* unterhalb der 12. Rippe in der hinteren Axillarlinie, oder von *lateral* rechts im 10. ICR in der mittleren bis vorderen Axillarlinie oder von *ventral*, rechts und caudal vom Schwertfortsatz in kranialer Richtung erfolgen. Die Lokalisation entscheidet über den operativen Zugangsweg. *Nach vorn gelegene Abscesse* werden am besten von vorne auf präperitonealem Wege von einem kleinen Rippenbogenrandschnitt aus eröffnet (vgl. Abb. 323). *Nach hinten oder in der Leberkuppel gelegene Abscesse* können eröffnet werden: a) auf transpleuralem und b) auf retroperitonealem oder infrapleuralem Weg. Benützt man den *transpleuralen* Zugang, so muß der Sinus phrenico-costalis obliteriert sein oder bei der Operation nach Resektion der 10. oder 11. Rippe durch eine Pleura-Zwerchfellnaht gesichert werden. Der *infrapleurale Zugang* erfordert eine subperiostale Resektion der 12. Rippe; unter der 11. Rippe gelangt man bei gleichzeitiger Caudalwärtsverdrängung der Niere in den subphrenischen Raum bzw. an die Pars affixa der Leber und kann den intrahepatischen Abszeß eröffnen, ohne daß die Gefahr einer peritonealen oder pleuralen Infektion entsteht.

b) Amöbenabszeß. α) *Konservativ:* kombinierte Aureomycin-Emetin-Behandlung (0,065 g Emetin täglich kombiniert mit Breitbandantibioticum bis zu einer Gesamtmenge von 0,39 g Emetin).

β) *Operativ:* bei Nichtbesserung durch die Emetinkur zusätzliche Punktionsentleerung und bei Mischinfektion Drainage auf einem der oben beschriebenen Zugangswege.

Prognose und Resultate: bei pyogenem und Amöbenabszeß ist die Prognose von Anzahl, Größe, Sitz und Komplikationen der Abscesse abhängig.

Mortalität: solitäre Amöbenabscesse 5–8%, solitäre pyogene Abscesse 10–40%, multiple Amöbenabscesse 40–60%, multiple pyogene Abscesse 90%.

γ) *Entzündliche Granulome. Ursache:* meist Tuberkulose, Lues, Aktinomykose, Lymphogranulomatose; generalisiert; daher ausschließlich *konservative Therapie* durch spezielle Chemotherapie.

Differentialdiagnose: Abgrenzung von *echten Blastomen* während der Operation oft schwierig. Daher Lues- oder Tuberkuloseanamnese, Blutbildveränderungen, serologische Untersuchungen bedeutungsvoll.

Weitere Formen. a) *Tuberkulose:* durchsetzt die Leber in *miliarer* und *grobknotiger* Form (letzteres meist lymphogen); fast immer begleitet von Mesenterial- oder Mediastinaldrüsentuberkulose; *Farbe* der soliden Knoten graugelb mit grünrötlicher Umrandung. Konsistenz derb, vereinzelt kalkige Verhärtungen, nicht selten herdförmige zentrale Erweichung, so daß pyogener Leberabszeß vorgetäuscht wird. *Diagnose:* Punktion, Probeexcision, histologische und bakteriologische Untersuchung. *Therapie:* Chemotherapie; bei Einzelknoten evtl. Excision (sehr selten).

b) *Lues: Gummata* bis zu Mannsfaustgröße, multipel und solitär, meist zentral an der Konvexität gelegen; deutlich durch das Parenchym durchtastbar. Bei subkapsulärem Sitz weißgelbliche, landkartenähnlich begrenzte Form; vernarbende Gummata können Abschnürungen größerer Leberteile (sog. „Schnürlappen") hervorrufen. *Symptome:* uncharakteristische, dyspeptische Beschwerden, Inappetenz, Obstipation, Diarrhoen mit Blutbeimengung, Leberschmerzen, Kachexie (Spätsymptom). *Diagnose:* Komplementbindungsreaktion, Probeexcision und histologische Untersuchung zum Ausschluß eines echten Blastoms.

c) *Aktinomykose:* Mitbeteiligung der Leber an einer Aktinomykoseerkrankung in etwa 20%. *Infektionsweg:* hämatogen oder durch Einbruch einer Lungen-, Appendix- oder Bauchdeckenaktinomykose. *Symptome:* Tumor- oder Abszeßbildung, meist in Form eines solitären Abscesses, kleinherdige Form äußerst selten.

d) *Lymphogranulomatose:* vorwiegend im Hilusbereich, wo sie kleinknotige, miliare, teils konfluierende, weißgelbliche, teigige Infiltrationen hervorruft. *Symptome:* Lebervergrößerung mit intermittierendem Fieber.

e) *Hepatocellulärer Ikterus. Definition:* Retentionsikterus, welcher durch eine, sehr wahrscheinlich toxisch-entzündliche, Parenchymerkrankung zustande kommt. Durch die Schwellung der Leberzellen kann die Galle in die Gallengänge nicht abfließen, sondern tritt ins Blut über. Die Gallenwege sind darum leer.

Symptome: Appetitlosigkeit, starke Müdigkeit, rasche Abmagerung, schweres Krankheitsgefühl, Ikterus unterschiedlicher Intensität (meist helles Kolorit).

Verlauf: Rückgang innerhalb mehrerer Wochen und völlige Ausheilung, **oder** rasche Progredienz und Tod im hepatischen Coma binnen weniger Tage; chronisch,

d. h. langsam progredient oder in Schüben zur *Lebercirrhose* führend. Hepatisches Coma.

Differentialdiagnose: akute und subakute, gelbe Leberatrophie, Icterus simplex, epidemische Hepatitis, homologe Serumhepatitis.

Therapie: Choledochus- und Hepaticusdrainage, wenn nach mehreren Wochen kein Rückgang zu erkennen ist und die toxischen Symptome sowie eine Verschlechterung der Leberfunktionsproben zunehmen.

Prognose: fraglich; gelegentlich kann die Choledochusdrainage eine entscheidende Wendung des Verlaufs zum Besseren bringen, bevor der Leberschaden irreversibel ist.

E. Portale Hypertension (Lebercirrhose)
(vgl. S. 1125)

Definition: Verlegung des Abflusses aus der V. porta in die V. cava inf. führt zu Druckanstieg in der Pfortader von normalerweise 8–12 mm H_2O auf 25–30 mm H_2O und mehr. Der Körper versucht einen Druckausgleich über die zwischen beiden Systemen bestehenden Anastomosen (vgl. Abb. 320). Dies gelingt nur eine gewisse Zeit, dann geht der Patient an einer der beiden Hauptkomplikationen: *Blutung* aus *Ösophagusvaricen* (s. dort) oder *Ascites* (s. dort) zugrunde. Ein *intrahepatischer Block* liegt vor, wenn das Abflußhindernis *innerhalb* der Leber liegt (Ursache: atrophische Lebercirrhose, Cirrhose bei Hämochromatosis, Cirrhose nach Cholangitis, nach Hepatitis, *Wilson*sche progressive Kerndegeneration mit Lebercirrhose, biliäre Cirrhose); beim *extrahepatischen Block* liegt die Ursache außerhalb der Leber, zumeist in einer Thrombose der Pfortader, der V. lienalis oder eines anderen größeren, zum Pfortadersystem gehörigen Venenastes (prähepatischer Block) (Ursache: bei Kindern Omphalitis mit Thrombose des Ductus venosus und Übergang auf den linken Ast der V. portae; beim Erwachsenen Spontanthrombosen infolge einer Infektion im Einzugsgebiet des Pfortaderkreislaufs; selten auch traumatisch oder infolge kavernöser Umwandlung der V. portae kurz vor dem Eintritt in die Leber. Bei *posthepatischem Block* handelt es sich um eine Einengung der Vv. hepaticae (*Budd-Chiari*) durch Übergreifen eines Krankheitsprozesses aus der Umgebung (Pleuritis, Perikarditis, Hypernephrom, Lebermetastasen, Cardiacarcinom) oder infolge einer Thrombose der V. hepatica (Endophlebitis hepatica obliterans), welche bis in die feinsten Lebervenen hineinreicht.

Diagnose und Differentialdiagnose. Intrahepatischer Block: Vorgeschichte (Alkoholabusus, Lues, Diabetes, Arbeit mit Tetrachlorkohlenstoff), *Magen-Darm-Blutungen* nicht vor dem 23. Lebensjahr (Hauptsymptom), bevorzugtes Alter 23–58 Jahre; vorausgehende leichte hepatitische Symptome, Ikterus, Übelkeit, Erbrechen, Blähungen; erweiterte Bauchdeckenvenen deutlich, Leber vergrößert, Milz vergrößert. In 50% der Fälle *Ascites* sofort nach der Blutung, welcher nach einigen Wochen wieder verschwindet, in 20% der Fälle Ascites im blutungsfreien Intervall; *Serumbilirubin* über 1,5 mg-%, *Leukopenie*(90%), Thrombopenie (50%), Globulinvermehrung (50%), alkalische Phosphatase (60%) mehr als 5 *Bodanski*-Einheiten, Kephalinflockungstest (50%), *Bromsulphthaleinretention* (100%); *Lebensdauer* nach der 1. Blutung: 80% sterben innerhalb der ersten 2 Jahre, 20% leben noch länger als 6 Jahre; *Leberbiopsie: Cirrhose.*

Extrahepatischer Block: Vorgeschichte fehlt, *Magen-Darm-Blutung* meist schon vor dem 18. Lebensjahr (Hauptsymptom), Blutung ist erstes Symptom; vorausgehende Störungen fehlen; Caput Medusae fehlt, Leber nicht vergrößert; *Milz immer*, oft sehr stark *vergrößert; Ascites* nach der Blutung in 50% der Fälle, Serumbilirubin unter 1,5 mg-%, *Leukopenie* in 100%, Thrombopenie in 60%, keine Globulinvermehrung, keine Erhöhung der alkalischen Phosphatase, Kephalinflockungstest 50%, Bromsulphaleinretention 50%; *Lebensdauer* nach der 1. Blutung: 40% leben mehr als 6 Jahre, 20% mehr als 12 Jahre nach der 1. Blutung; *Leberbiopsie:* keine Cirrhose.

Laparoskopie: besonders aufschlußreich, da die prall gefüllten Gefäße und der Zustand der Leber genau beurteilt werden können (bei *extrahepatischem* Block Leber *normal*, bei *intrahepatischem* Block *Cirrhoseleber*, grobknotige Narbenleber, Kartoffelleber, bei *posthepatischem* Block Leber *groß, glatt* und mit Blut überfüllt). *Lienoportographie* unter laparoskopischer Sicht zur röntgenologischen Lokalisation des genauen Sitzes des Blocks.

Indikation: hängt in erster Linie von der Leberfunktion ab; *schlechte Operationsaussichten* bestehen bei: Plasmaalbuminspiegel unter 3 g-%, therapieresistentem

Ascites, Kephalinflockungstest 3–4+, Prothrombinzeit nach Vitamin K-Zufuhr über 4 Sekunden, Serumbilirubinspiegel höher als 1 mg-%, Bromsulphaleinretention mehr als 10% nach 30 Minuten.

Gute Operationsaussichten bei: Kephalinflockungstest 1–2+, Bromsulphaleinretention nach 30 Minuten unter 10%, Prothrombinzeit nach Vitamin K-Zufuhr weniger als 4 Minuten, Plasmaalbuminspiegel über 3 g-%, Serumbilirubinspiegel unter 1 mg-%, kein Ascites. Außerdem gelten folgende *Gesichtspunkte:* starke Bilirubinämie erhöht das Operationsrisiko nicht; jedoch ist es bei einer *Laennec*schen Cirrhose größer als bei einer posthepatitischen Cirrhose. Auch chronischer Alkoholabusus in der Vorgeschichte ist prognostisch sehr bedenklich.

Therapie: (vgl. S. 1126 und Abb. 321).

Operativ: durch *Shunt-Operation* (d. h. portocavale, splenorenale oder mesentericocavale Anastomose), je nach Lage des Hindernisses und den Druckverhältnissen im portocavalen Gefäßgebiet; oder durch *Veränderung des arteriellen Zuflusses* zur Leber (durch Ligatur der A. lienalis oder hepatica oder beider Gefäße zusammen; auch kann die A. coeliaca direkt unterbunden werden [*Wanke*]) oder durch eine *arterioportale* Anastomose (Seit-zu-Seit-Anastomose) der proximal durchtrennten A. hepatica mit der direkt neben ihr liegenden V. portae (*Saegesser*); das Pfortaderblut fließt dann auf dem Wege über die nichtverschlossenen arteriellen Sinuskapillaren in die V. hepatica.

Prognose: da weder die Shunt-Operationen zwischen V. porta und V. cava noch die alleinigen Ligaturen der arteriellen zuführenden Gefäße befriedigt haben, gilt z. Z. das Hauptinteresse der *arterioportalen Anastomose*; größere Erfahrungen hierüber fehlen jedoch noch. *Operationsmortalität:* 4–6%; bei portocavaler Anastomose 20%; von den Überlebenden sterben etwa weitere 20% innerhalb der ersten 6 Monate nach der Operation an Rezidivblutungen und Leberinsuffizienz. Die gleichen Zahlen gelten, wenn die Verfahren zur Behandlung von Ösophagusvaricen angewandt werden.

F. Parasiten

a) Echinococcus cysticus. *Definition:* Cystenbildung durch *Taenia echinococcus* (Finne des Hundebandwurms), welche nach enteraler Resorption auf hämatogenem Wege in die Leber, Lunge und alle übrigen Organe gelangt und diese cystisch infiziert.

Vorkommen: Holland, Griechenland, Mitteleuropa selten, Südamerika, Zypern.

Pathologisch-anatomisch: entwickeln sich im Laufe von Jahrzehnten Echinococcuscysten (*Solitärcysten* 66%, *multiple Cysten* durch *Echinococcus multiplex*, welcher nicht mit E. alveolaris zu verwechseln ist, in 40% der Fälle). Cystenwand besteht aus Chitin und Muskelfasern, welche noch von dem verdichteten, d. h. verdrängten Leberparenchym umgeben wird. In diese münden zahlreiche Blut- und Gallengefäße, die bei der Ausschälung leicht verletzt werden können.

Lokalisation: rechter Leberlappen 75%, vorwiegend im Randgebiet der Konvexität.

Symptome: Schmerzen (Gallenkolik, Schmerzausstrahlung in Rücken, Schulter, Arm), palpabler Tumor (druckempfindlich, respiratorisch verschieblich, Thorax vorwölbend und plötzlich kleiner werdend), Ikterus, Fieber, Lebervergrößerung, dyspeptische Beschwerden, Gewichtsverlust, reduzierter Allgemeinzustand, Anaphylaxie, Dyspnoe.

Verlauf und Komplikationen: durchschnittlich über mehrere Monate bis zu 1 Jahr, in der Hälfte der Fälle auch bis zu 4–20 Jahren.

Komplikationen (in 37,7%): am häufigsten *Infektion* (69,1%), seltener *Einbrüche* in die Nachbarorgane (Gallenwege 15,3%, Bauchhöhle 6,4%, Thorax 5%, übrige Bauchorgane 4,2%); der Durchbruch erfolgt spontan (93%) oder auch traumatisch; der Erguß des Cysteninhaltes kann *tödlichen anaphylaktischen Schock* herbeiführen; außerdem generalisierte Aussaat mit lebensfähigen Keimen, wenn es sich noch um lebensfähige Cysten handelt; *Peritonitis und Pleuritis* bei Durchbruch mischinfizierter Cysten; Einbruch ins Bronchialsystem, subphrenischer, intraabdomineller Absceß, Gascyste mit Verjauchung, selten Durchbruch in Niere und ableitende Harnwege, häufiger Einbruch in Gallenwege (unter der Symptomatik eines akuten Gallensteinanfalls); sehr selten Einbruch in die Lebervenen mit tödlicher Embolie. Bei *primärer Vereiterung* werden die Echinokokken meist abgetötet, und das Bild eines Coliabscesses entsteht.

Diagnose: Intracutanreaktion, *Röntgenbild:* Dickdarmkontrastdarstellung auch mit Luft, präoperative *Lienoportographie*, Verkalkung, Strukturaufhellung, fleckige Verschattungen in kreisrunder Aufhellung kennzeichnen die Cyste; nur selten ist ein Flüssigkeitsspiegel nachweisbar.

b) Echinococcus alveolaris. *Definition:* unterscheidet sich vom uni- und multilokulären cystischen E. durch sein *infiltrativ-destruierendes Wachstum*, welches einem malignen Tumor ähnelt.

Vorkommen: Friesland, Mecklenburg, Dalmatien, Sizilien, Spanien, Südamerika.

Pathologisch-anatomisch: meist zentrale Lokalisation mit Konfluenz kleiner Bläschen zu größeren Höhlen; keine Tochterblasen; Keime sterben meist frühzeitig ab; Parenchym auf der Schnittfläche knotig, derb, wabig, sehr ähnlich einer Tuberkulose. Unterrand des rechten Leberlappens bevorzugt befallen und infolge entzündlicher Begleiterscheinung knorplig-hart.

Symptome: Polyurie, spontaner Schweißausbruch, Ikterus selten, Leberfunktionsproben bleiben lange Zeit unverändert; Echiantigenreaktion in 5 von 7 Fällen positiv.

Röntgenbild: in späteren Stadien Lebervergrößerung mit Einlagerung rundlicher Kalkschatten.

Therapie: operativ, sobald die Diagnose gestellt ist. Bei *Echinococcus alveolaris Hemiresektion*, wenn die vorausgeschickte Cholangiographie die Herdlokalisation und Ausdehnung des Prozesses aufgeklärt hat (oft nicht mehr möglich); bei *Solitärcysten Enucleation (Geroulanos).* Dabei wird die Cyste zunächst leerpunktiert, sodann für 5 Minuten mit NaCl-Lösung (5%ig) gefüllt. Sie läßt sich nach nochmaligem Ablassen ihres Inhaltes nun ohne Schwierigkeiten stumpf aus dem Leberparenchym auspräparieren. Die Ränder des entleerten Cystenbetts werden mit Matratzennähten an die Peritonealränder angeheftet und die Bauchdecke über der Peritoneallücke verschlossen; Sekretansammlungen im Cystenbett können auf diese Weise in den folgenden Tagen aseptisch abpunktiert werden. Bei Infektion der Kapselhöhle wird dadurch das Einlegen einer Drainage erleichtert (bedingter Primärverschluß nach *Geroulanos* und *Posada*). *Infizierte Cysten* können wie Leberabscesse behandelt werden, da die bakterielle Infektion die Echinococcuskeime abtötet; daher extrapleurale und extraperitoneale Eröffnung nach orientierender Punktion mit anschließender Drainage; Behandlung oft langwierig, über viele Monate.

Prognose und Resultate: bei offener Behandlung ist die Mortalität etwa 10mal so hoch wie bei bedingtem Primärverschluß; desgleichen die Zahl der Komplikationen (Leberkoma, Pleuraempyem, Hepatitis, Blutung, Peritonitis, Cavathrombose, Allgemeininfektion, Embolie) sehr viel mannigfacher als bei bedingtem Primärverschluß oder geschlossener Enucleation (Operationsschock, Blutung, Peritonitis, Pleuraempyem).

Behandlungsdauer: bei offener Behandlung etwa $2^{1}/_{2}$ Monate, bei bedingtem Primärverschluß 3-4 Wochen; desgleichen ist bei vereiterten Cysten die Mortalität und Zahl der Komplikationen um ein vielfaches höher als bei nicht Mischinfizierten. Über typische Resektionen bei Leberechinococcus liegen bisher nur vereinzelte Berichte vor.

G. Geschwülste
1. Benigne

a) Leberadenom. *Vorkommen:* selten; Frauen häufiger als Männer, relativ häufig bei Kindern. Solitär und multipel, angeboren und erworben.

Pathologisch-anatomisch. 3 Formen: 1. Das *cholangiocelluläre Cholangioadenom* (häufigste Form). Histologisch handelt es sich um Zylinderepithelschläuche mit Bindegewebsstroma.

2. Das *hepatocelluläre Leberzelladenom* (selten). Histologisch zeigt dies Läppchenaufbau mit unregelmäßiger Balkenbildung.

3. Das *gemischte Adenom* oder *Hamartom:* histologisch handelt es sich um eine geschwulstartige Fehlbildung mit abnormer Mischung normaler Bildungsbestandteile der Leber. *Symptome:* klinisch unterscheiden sich die Tumoren nur wenig. Hauptsymptome sind: Schmerzen, palpabler Tumor, Koliken, Gewichtsabnahme, schließlich Okklusionssymptome der Gallenwege mit Ikterus. Die Symptomatik des Adenoms steht dem Bild des malignen Tumors näher als dem eines gutartigen. *Indikation und Prognose:* da bei allen *Adenom*formen *potentielle Malignität* besteht, bedeutet die gesicherte Diagnose zugleich die Indikation zur operativen Entfernung. *Therapie:* Segment-, Lappen- oder Hemiresektion mit typischem hilärem Vorgehen nach genauer Lokalisation der topographischen Begrenzung.

b) Cysten. *Formen:* solitäres *Cystadenom* und *Cystenleber*; beide sind gutartige, dysontogenetische Geschwülste, wobei die Cystenleber häufig mit Cystenniere und Cystenmilz kombiniert ist. *Vorkommen:* solitär und multipel, bei Frauen 4mal häufiger als beim Mann, auch schon bei Neugeborenen. *Pathologisch-anatomisch:* ein- oder mehrkammrige Cyste, deren Wand aus Zylinderepithel und Bindegewebe mit charakteristischer Dreischichtigkeit besteht. *Lokalisation:* bevorzugt an Unterrand und Unterfläche der Leber. *Symptome:* Schmerzen im Epigastrium, Erbrechen, Übelkeit, Obstipationen, Magen-Darm-Blutung, tast- und sichtbarer Abdominaltumor, welcher nur seitlich verschiebbar ist und das *Colon* im Gegensatz zum Nierentumor nach *dorsal* verdrängt, Cholecystopathie, Verdrängungssymptome an den übrigen Nachbarorganen. *Diagnose:* Leberproben unverändert, Verdrängung des Colon ascendens nach dorsal, Verdrängung des rechten Ureters, Kompression von Magen, Duodenum, Colon und Uterus, Kompression von Gallengängen mit Ikterus selten. *Differentialdiagnose:* Choledochuscyste, Gallenblasen-, Magen- und Colontumor, Pankreas- und Ovarialcyste, Cystenniere, Hydronephrose. *Prognose und Indikation:* Mortalität 22,2–23%, weshalb Veranlassung besteht, mit dem möglichst kleinsten Eingriff auszukommen. *Therapie:* Drainage und Excision bevorzugt; Resektion nur bei peripheren, isolierten Cysten des gesamten linken Lappens.

Dermoid-, Lymph- und Blutcysten: letztere entstehen im Anschluß an subkapsuläre Leberverletzungen oder auf dem Boden echter Angiombildung. *Therapie:* Excision und Parenchymnaht oder typische Resektion, sofern sie Beschwerden machen.

2. Maligne

a) Primäres Lebersarkom. *Vorkommen und Formen:* äußerst selten, primär multilokulär, vorwiegend bei Neugeborenen, Jugendlichen und mittelalterlichen Patienten in etwa gleicher Häufigkeit. *Pathologisch-anatomisch:* multiple Knoten, die Leberoberfläche überragend, von graugelber Farbe, bisweilen auch dunkelrot (Verwechslung mit Hämangiom!). *Lokalisation:* vorwiegend rechte Leberhälfte; außerordentlich *schnelles Wachstum*; zentrale Erweichung und Zerfall führt zur Bildung von Pseudocysten; Blutungen selten; Metastasierung in Lunge und Knochen, fast stets in Kombination mit einer Cirrhose, welche wohl meist der Geschwulstbildung vorausgeht. *Histologisch: Rund-, Spindel-* und *Gemischtzellsarkome,* vom interstitiellen und Gefäßbindegewebe ausgehend, selten auch als primäres Retothelsarkom (von den *Kupffer*schen Sternzellen und Endocyten) oder *Endotheliom* (von Sinusoidwandzellelementen), auch Retikulosarkom-Sinusoidom (auf dem Boden einer Arsennekrose).

b) Sekundäres Sarkom. *Melanoblastom,* meist als *sekundäre Spätabsiedlung* excidierter Primärtumoren. *Symptome:* über 7 Jahre nach der Excision auftretende subjektive Beschwerden (charakteristische Melanurie). *Thorotrastom,* d. h. Tumoren epithelialen oder mesenchymalen Ursprungs, welche durch die protrahierte Strahlung noch nach einem Intervall von 20–25 Jahren auftreten können. *Diagnose:* Röntgenbild zeigt die thorotrastgefüllte, deformierte Leber. *Indikation und Therapie:* s. unten bei Carcinom.

c) Primäres Lebercarcinom. *Vorkommen und Häufigkeit:* absolute Häufigkeit 0,3%, relative Häufigkeit 1,2–2,5%. Bevorzugtes Lebensalter bei der weißen Rasse 7. Dezennium, bei schwarzer Rasse 3.–4. Dezennium, relativ häufig auch bei Kindern. Cholangiocelluläres Carcinom vorwiegend beim weiblichen Geschlecht, hepatocelluläres Carcinom vorwiegend bei Männern.

Ätiologie: Eiweiß- und Vitaminkarenz führt im Cirrhosegewebe zu überschießender, adenomatöser Regeneration, welche durch die aus der Cirrhose resultierende Stoffwechselstörung zu weiterem Wachstum angeregt wird. Häufig ist die Cirrhose mit einer Hämochromatose kombiniert, welche in 5,8% der Fälle maligne degeneriert. Auch die maligne Entartung von Cystadenomen und Hamartien im Kindesalter spielt eine Rolle.

Pathologisch-anatomisch: hepatocelluläres (Leberzell-) und *cholangiocelluläres* (Gallengangs-) *Carcinom.* Stark ausdifferenziertes Leberzellcarcinom (*malignes Adenom*) ist vom echten Adenom oft nicht unterscheidbar; häufiger sind *unreife Formen* mit großzelliger Struktur (Verwechslung mit Sarkom!) oder mit kleinzelliger Abgrenzung (Verwechslung mit Bronchialcarcinommetastase); oft finden sich auch sog. *helle Zellen* („*hypernephroides Lebercarcinom*").

Wachstum: uni- und *multizentrisch*; Beginn des Wachstums meist unizentrisch; jedoch mit frühzeitiger intrahepatischer Metastasierung. *Makroskopisch:* harte Konsistenz, Oberfläche ähnlich der Metastasenleber knotig deformiert, gelb- bis grauweiße

Knoten von Stecknadel- bis Kindskopfgröße, bei innerer Erweichung und Bindegewebsschrumpfung Krebsnabelbildung; *unilaterale Lebervergrößerung* bei massivem Carcinom zu immensen Ausmaßen führend. *Nekrosen und Blutungen:* in die Leber und Bauchhöhle infolge Cystenbildung und zentralem Zerfall ziemlich häufig. *Metastasierung:* in 50% der Fälle; cholangiocelluläres Carcinom breitet sich mehr in die *regionären Lymphknoten, hepatocelluläres* mehr *generalisierend hämatogen* aus. Ausbreitungswege: Einbruch in die Lebervenen, in die Pfortader, in die Lymphbahnen, selten auf arteriellem Weg; sehr häufig ist die *intrahepatische Metastasierung*, welche auf direktem oder auf dem Großkreislaufweg erfolgen kann. *Fernmetastasen* in *Lunge*; Wachstumsverlauf in der Leber häufig auf die Lappen- und Segmentgrenzen beschränkt, so daß die Nachbardistrikte nur verdrängt, jedoch nicht infiltriert werden.

Symptome: komplexe Verdrängungssymptome, Völlegefühl, zunehmende Schmerzen vom einfachen Druckgefühl bis zu messerstichartig schneidenden Schmerzen ansteigend; palpabler Tumor, Zwerchfellhochstand, Colon- und Magenverdrängung (letztere bereits Spätsymptome). Motilitätsstörung des Magen-Darm-Kanals (Obstipation, Diarrhoe), Übelkeit und Erbrechen, Ikterus (nicht obligatorisch), Ascites, Anämie, Gewichtsverlust, Leberfunktionsstörungen, Fieber (Spätsymptome).

Diagnose: Pneumoperitoneum, retroperitoneales Emphysem, Übersichts- und Schichtaufnahme, alkalische Phosphatase, Elektrophorese, Bromsulphaleintest, Gerinnungsfaktorenbestimmung.

Differentialdiagnose: Magen-, Kardia-, Gallenblasen-, Gallengangs-, Pankreas-, Nieren-, Nebennierentumor; Sympathicoblastom, retroperitoneales Sarkom; basale Pleuritiden, Phrenicusparese, basale Atelektase (letztere täuschen infolge Zwerchfellhochstandes den Lebertumor vor).

d) Sekundäres Lebercarcinom. α) *Einbrüche aus der Nachbarschaft:* und zwar von Gallenblasen-, Gallengangs-, Ösophagus-, Magen-, Colon-, Nierencarcinomen; oft jedoch nur in Form einer entzündlichen Verklebung ohne Infiltration der Leber, weil die *Glisson*sche Kapsel eine erhebliche biologische Abwehrkraft besitzt und den Tumor längere Zeit lokalisieren kann.

β) *Metastasen. Vorkommen und Häufigkeit:* häufigste Form des sekundären Lebercarcinoms, da die Leber zu 20–35% an jeder Metastasierung beteiligt ist; 60–100mal häufiger als das Primärcarcinom der Leber. *Pathologisch-anatomisch:* stammen die Metastasen meist von Primärtumoren im Pfortaderquellgebiet, aber auch von Prostata-, Struma-, Adnex- und Genitalcarcinomen; der Lungentyp der Metastasierung (vgl. Abb. 106) überwiegt mit 42%, Pfortadertyp 35%, Cavatyp 8%. *Wachstum:* diffuse, interstitielle Ausbreitung selten, hingegen meist solitär (vor allem bei Hypernephrommetastase); Ansiedlung vorwiegend im Endstrombereich von Pfortader und Arterie (daher die subkapsuläre Lage); selten hiläre Formen der Metastasierung, welche lymphogen entstehen. Metastasenwachstum durchschnittlich 5mal so schnell wie das des Primärtumors, wobei in der Leber die Unterscheidung zwischen *Frühmetastase* (Auftreten vor dem Primärtumor), *synchroner Metastase* (Auftreten und Wachstum gemeinsam mit dem Primärtumor), *Spätmetastase* (Auftreten erst nach Entfernung des Primärtumors) besonders bedeutungsvoll ist. Die *Spätmetastase* ist im allgemeinen selten; Stationärbleiben von Metastasen bis zu 3 Jahren ist beobachtet; Spontanrückbildung von Synchronmetastasen nach Entfernung des Primärtumors ist behauptet, jedoch nicht zuverlässig gesichert.

Symptome: Kapseldehnungsschmerz und Verdrängung der Nachbarorgane; treten erst im inoperablen Stadium auf; die rechtzeitig erkannte Metastase und ihre Entfernung bleiben daher Zufallsbefunde.

Diagnose: Leberfunktionsproben und einfache Röntgenbilder lassen im Stich. Aufschlüsse liefern: alkalische Serumphosphatase, Transaminase, Leberclearance (s. S. 303), Thymol- und Kephalintest (jedoch nur, wenn keine Knochenmetastasen vorhanden sind). *Röntgenologisch: Lienoportographie* und Anreicherung der Metastase mit *Radiojodalbumin* (30 mC i. v. injiziertes Jodalbumin werden nach 24 Stunden mit einem Mehrwert von 30% in den Metastasen gespeichert).

Indikation und Therapie: unilokuläres, primäres oder sekundäres Carcinom oder Sarkom: Entfernung durch *typische Resektion* jedem atypischen Vorgehen *überlegen*, da nur hierdurch die en-bloc-Entfernung des Tumors mit umgebendem Parenchym und Lymphknoten möglich wird. Da jede Form von Lebercarcinom scharfrandig begrenzt wächst, ist der Versuch der anatomiegerechten, typischen Resektion berechtigt.

Metastasen. Frühmetastase: wird kaum jemals erkannt und kommt daher für die Resektion nicht in Frage.

Synchronmetastase: wird gleichzeitig mit dem Primärtumor oder anläßlich eines „second look" durch Resektion entfernt.

Spätmetastase: u. U. Entfernung durch „second look", wenn es das Allgemeinbefinden noch zuläßt.

Kontraindikation: bilaterale oder drei Viertel der Leber umfassende Infiltration; der Tumor besitzt in der Tiefe des Parenchyms stets eine größere Ausdehnung als dies an der Oberfläche erkennbar ist (Einwachsen in zentrale Gefäße, Gallengänge!). *Mortalität* der typischen Resektion: 9–15%; 1-Jahres-Heilung 10%, 2-Jahres-Heilung 6%, 3- und 4-Jahres-Heilung je 3%, 5-Jahres-Heilung bisher nur vereinzelt beobachtet. Bekannt ist *eine* 17-Jahres-Heilung (*Brunshwig*).

8. Abschnitt: Gallenblase und Gallenwege

Anatomie: Lage der Gallenblase an der Unterfläche der Leber an der *Grenze von Lobus quadratus* zu *Lobus caudatus*. Mitunter liegt die Gallenblase allseitig von Leberparenchym umschlossen. Durchschnittliche Länge 8–12 cm, Breite 5 cm, Fassungsvermögen 30–50 ccm. Teile der *Gallenblase:* Kuppe (*Fundus*), Körper (*Corpus*), Hals. Fundus überragt den Leberrand nach ventral, der Körper verjüngt sich zum Gallenblasenhals und geht in den *Ductus cysticus* über. Das die Leber umgebende Peritoneum überzieht auch die Gallenblase und läßt nur die Leberpforte frei. Das Bauchfell setzt sich in die *Pars hepatoduodenalis* und *-gastrica* des kleinen Netzes fort. In der *Pars hepatoduodenalis* (*Lig. hepatoduodenale*) verläuft der *Ductus choledochus*, die *V. porta* und die *A. hepatica*. Gefäßversorgung: (s. S. 1249).

Gallenwege: die Galle bewegt sich zunächst in feinsten Kapillaren, welche zu einem großen Gefäß für jeden Leberlappen zusammenlaufen; diese vereinigen sich in der Leberpforte zum *Ductus hepaticus*. Im *Lig. hepatoduodenale* liegt der D. hepaticus am oberflächlichsten und am weitesten nach rechts. Die Arterie liegt links dorsal neben dem Ductus hepaticus und gibt in Höhe des *D. cysticus* (Ausführungsgang der Gallenblase) die *A. cystica* nach rechts ab. Dorsal hinter diesen beiden Hilusgebilden liegt die *V. porta*. Von der Einmündungsstelle des D. cysticus in den D. hepaticus an heißt der gemeinsame Gallengang *D. choledochus*. Dieser zieht im Lig. hepatoduodenale zur Pars descendens des Duodenums und mündet zusammen mit dem Ausführungsgang der Bauchspeicheldrüse oder getrennt von ihm in der *Papilla duodeni major* in das Duodenum. Zahlreiche Variationen im Verlauf des D. cysticus und der A. cystica kommen vor.

Innervation: vom N. sympathicus über das Ggl. coeliacum (hemmend) und vom N. vagus (anregend). Auch die Nerven ziehen größtenteils über das Lig. hepatoduodenale und die Hilusgebilde zur Gallenblase und den Gallenwegen, am dichtesten liegen sie an der Hinterwand des Choledochus bzw. auf der A. hepatica.

A. Mißbildungen

Fehlen der Gallenblase, abnorme Lagerung der Gallenblase, Doppelbildung der Gallenblase, Doppelbildung des Ductus cysticus, Verengerung und Atresie der Gallenwege.

1. Kongenitale Gallengangsatresie

Ätiologie: wahrscheinlich sekundäre Obliteration, ähnlich den Darmatresien; ursprünglich tubulär angelegte Gallengänge verwandeln sich in der 5.–10. Fetalwoche durch Epithelproliferation in solide Stränge, die später vacuolisiert und wieder durchgängig werden; bei der Atresie ist der Rekanalisierungsvorgang gestört.

Pathologisch-anatomisch:

a) Intrahepatische Gallengangsatresie. Verschluß liegt bereits innerhalb des Leberparenchyms im Bereich der kleineren Gallengangsäste (Cholangiographie!); die größeren Gallengänge enthalten keine Galle.

b) Extrahepatische Gallengangsatresie mit Verschluß des D. hepaticus. Häufigste Form der Gallengangsatresie (über 80% der Fälle); kann auf den D. hepaticus oder choledochus beschränkt sein oder auch den Cysticus und die Gallenblase miteinbeziehen.

c) Extrahepatische Gallengangsatresie ohne Verschluß des D. hepaticus: (etwa 15 bis 20% der Fälle); die Atresie liegt im Bereich der Papilla Vateri oder des unteren Choledochus, manchmal auch in Choledochus, Cysticus und Gallenblase; biliäre Cirrhose der Leber infolge Gallenrückstauung; histologisch schwere regenerative Veränderung, Verbreiterung der *Glisson*schen Scheide durch Bindegewebsproliferation; Netzwerk gewucherter Gallengänge, reichlich Gallepigment; portale Hypertension, Ascites, Milztumor. *Symptome:* Obstruktionsikterus, welcher über die 2.–3. Lebenswoche hinaus bestehen bleibt; Urin dunkelbraun, Bilirubinprobe positiv, acholische, pastenartige Stühle, nachdem zunächst normal gefärbtes Meconium entleert wurde; guter Allgemeinzustand, im terminalen Stadium hämorrhagische Diathese.

Diagnose: aufgetriebenes Abdomen, Leber vergrößert, derbe Konsistenz, vergrößerte Milz, Ascites im Unterbauch, Bilirubinämie mit positiver direkter Reaktion nach *Hijmans van den Bergh*, erhöhte Phosphatase.

Differentialdiagnose: Icterus neonatorum (verschwindet am Ende der 1. oder 2. Lebenswoche), *Icterus neonatorum prolongatus* (Stühle nie acholisch, Urin ohne Bilirubin); *Icterus gravis* als Teilerscheinung einer Erythroblastosis foetalis (tritt schon innerhalb 12–24 Stunden auf und nimmt an Intensität rasch zu); *luischer Ikterus* (WaR, Röntgennachweis einer Osteochondritis luetica); *septischer Ikterus* (Nabelsepsis, Pyodermie, Stühle nicht acholisch); *Hepatitis* (schwer gestörter Allgemeinzustand, Stühle nicht acholisch); *Obstruktion der Gallengänge* durch Schleimpfröpfe oder eingedickte Galle: (Unterscheidung von Gallengangsatresie schwierig, probatorische Cortisongabe führt zur Ausschwemmung der Pfröpfe).

Prognose: 15–20% der Fälle sind operabel; von diesen erfolgreich etwa 10%; auch bei geglückten Fällen ist mit nachfolgender Leberinsuffizienz infolge Cirrhose zu rechnen. Nichtoperierte halten sich bis zu 6 Monaten in gutem Allgemeinzustand; Exitus meist im 2. Halbjahr.

Therapie. Intrahepatische Atresie: inoperabel; *extrahepatische mit Verschluß des D. hepaticus:* Versuch einer Hepatoenterostomie (vgl. Abb. 400); *extrahepatische Atresie mit Verschluß im Bereich des Choledochus:* Choledochoduodenostomie oder Hepatico-Duodenostomie (vgl. Abb. 403) (letztere dann, wenn auch Cysticus und Gallenblase verschlossen sind). Vor der Entscheidung, welche Operation ausgeführt wird, ist die Durchgängigkeit der Gallenwege durch eine *Cholangiographie* zu prüfen (Joduronöl, 30%).

2. Idiopathische Choledochuscyste

Definition: starke cystische Erweiterung des mittleren Abschnitts des D. choledochus, welcher einen rundlichen Sack von Orangengröße oder noch mehr bildet und der Leberunterfläche anliegt. Der unterste Choledochusabschnitt ist meist nicht beteiligt; in kranialer Richtung reicht die Erweiterung gelegentlich über die Vereinigungsstelle von D. hepaticus und cysticus hinaus, so daß diese Gänge getrennt in den Sack einmünden. Die Gallenblase ist nicht erweitert.

Pathologisch-anatomisch: mehrere Millimeter dicke Cystenwand aus derbem Bindegewebe mit Resten von elastischen Fasern, Muskulatur und Schleimdrüsen; innere Epithelauskleidung meist zugrunde gegangen; Sackinhalt besteht aus eingedickter Galle, Konkrementen, eitrigem Exsudat; Leber meist biliär cirrhotisch, eitrige Cholangitis selten.

Ätiologie: unklar; sehr wahrscheinlich primär eine lokale Entwicklungsstörung der Choledochuswand und der neuromuskulären Koordination, ähnlich den idiopathischen Formen der Hydronephrose und des Hydroureters.

Symptome: akute Bauchschmerzen, Ikterus, Abdominaltumor, Erbrechen, unbestimmtes Druck- und Völlegefühl, Acholie, Bilirubin im Urin; prall elastischer, cystischer, palpabler Tumor im rechten Oberbauch (solider Tumor kann vorgetäuscht werden), Füllungszustand des Sackes kann wechseln.

Komplikation: Infektion des Cysteninhaltes, abszedierende Cholangitis, Fieberschübe.

Differentialdiagnose: Gallengangsatresie, Cholelithiasis, Neoplasma, Echinococcus (*Weinberg*sche Reaktion).

Therapie: Choledochoduodenostomie; keinesfalls Exstirpation oder Drainage nach außen, da hierdurch eine totale Gallenfistel resultiert.

Prognose: ungünstig; unbehandelt kommt es zum Exitus infolge biliärer Cirrhose und Cholangitis schon im Kindesalter; bei operativer Korrektur Aussichten günstig; Mortalität etwa 10%. Rezidivierende Cholangitis kann jahrelang bestehenbleiben.

B. Häufigste Operationen an der Gallenblase und den Gallenwegen

1. Gallenblase

Zugangswege: paramediane obere Laparotomie; obere mediane Laparotomie (wegen der Häufigkeit postoperativer Narbenbrüche und größerer Schmerzhaftigkeit beim Atmen und Aushusten sowie beim Frühaufstehen) der paramedianen L. unterlegen; am besten *rechtsseitiger Rippenbogenrandschnitt* oder hoher *Rippenrand-Kulissenschnitt,* auch ansteigender Schrägschnitt zwischen Nabel und Rippenrand (nach *Brücke*), welcher u. U. zu einer *abdomino-thorakalen Incision* mit Durchtrennung des Rippenbogens (nach *Heaney-Humphrey*) erweitert werden kann, wie dies für Eingriffe an der Leber erforderlich ist. *Kehr*scher Wellenschnitt, Winkel- und Türflügelschnitte (Aufklappung des Rippenbogens nach *Marwedel*) ergeben zwar ausgezeichneten Zugang, sollten aber wegen der unphysiologischen gelegentlich Heilungsstörungen hervorrufenden Schnittführung möglichst vermieden werden.

a) Cholecystotomie (*Cholecystendyse*). *Prinzip:* operative Eröffnung der Gallenblase zur Entleerung ihres Inhalts (gestaute Galle, Eiter, Steine) mit anschließender zweischichtiger Naht; wird am besten nicht an der freien Gallenblasenwand, sondern nach Ablösung des Fundus vom Leberbett an der Hinterwand der Gallenblase ausgeführt; die Gallenblase wird nach beendetem Nahtverschluß wieder ins Leberbett eingesenkt.

Indikation: als alleinige Operation nur noch ausnahmsweise; jedoch als zusätzliche Operation, wenn größere Solitärsteine anläßlich einer Laparotomie wegen anderen Leidens gefunden werden oder die Gallenblase zu einer Anastomose mit dem Magen-Darm-Kanal gebraucht wird.

b) Gallenblasenpunktion. *Prinzip:* Entleerung des flüssigen Inhalts der Gallenblase durch dicken Troikart mit Spritze oder Absaugvorrichtung an einem Punkt, welcher zuvor durch eine Tabaksbeutelnaht gesichert wurde. Nach Entleerung des flüssigen Inhalts wird die Tabaksbeutelnaht zugezogen. *Indikation:* fast bei jedem Eingriff an den Gallenwegen als vorbereitende Maßnahme u. U. gegeben, um das Ausmaß und die Art einer evtl. Infektion bestimmen und eine testgerechte Chemotherapie betreiben zu können.

c) Cholecystostomie. *Prinzip:* Anlegung einer Gallenblasenfistel nach außen durch Einnähen des Gallenblasenfundus in die Haut. *Indikation:* früher häufig in der operativen Behandlung des Gallensteinleidens und der Gallenblasenentzündung zur Entfernung von Steinen und Eiter, heute nur noch, wenn schlechter Allgemeinzustand und hohes Alter die Cholecystektomie verbieten. Unter solchen Umständen, d. h. als Notoperation, auch heute noch ein lebensrettender Eingriff; auch bei akuter Pankreasnekrose, welche durch eine Cholecystitis und Cholangitis ausgelöst ist und wobei eine Galleableitung nach außen wünschenswert ist; nur ausnahmsweise bei einer auf internem Wege unbeeinflußbaren Hepatitis oder bei inoperablem Papillen-Duodenal- oder Pankreaskopfcarcinom, bei welchem keine Möglichkeit einer Anastomose zwischen Gallenblase oder Choledochus und Magen-Darm-Kanal möglich ist. Die ständige Gallenableitung nach außen kann jedoch infolge des ständigen Elektrolytverlusts den tödlichen Ausgang eher beschleunigen als hinausschieben.

d) Cholecystektomie. *Prinzip:* häufigster Eingriff an den Gallenwegen. Er besteht in subseröser Ausschälung der Gallenblase nach Incision des peritonealen Überzugs derselben in etwa 2 cm Entfernung von der Oberfläche; bei schweren entzündlichen Veränderungen ist die Ausschälung nur unter Mitnahme der *Glisson*schen Kapsel, also im Bereich des Lebergewebes möglich. Die Ausschälung ist auf zweierlei Arten möglich:
1. *Vom Fundus nach abwärts,* d. h. Mobilisation der Gallenblase bis D. cysticus und A. cystica erreicht sind; Durchtrennung und Unterbindung derselben ist der letzte Akt der Abtragung. 2. *Retrograd,* d. h. Darstellung, Unterbindung und Durchtrennung des D. cysticus und A. cystica werden zu Beginn ausgeführt und die Ausschälung der Gallenblase retrograd gegen den Fundus zu vorgenommen. Die *Ausschälung vom Fundus her* ist im allgemeinen die *Methode der Wahl,* da es dabei seltener zu einer irrtümlichen Nebenverletzung von D. choledochus, hepaticus, Arterie usw. kommt. Die retrograde

Cholecystektomie hingegen ist eleganter und rascher, aber infolge technischer Fehler häufiger mit Hepaticus- und Choledochusstenosen belastet. Zweckmäßig wird man bei klaren anatomischen Verhältnissen retrograd, bei unklaren Verhältnissen vom Fundus her vorgehen. Ist eine *Revision des Choledochus* von vornherein angezeigt, so ist mit dem Eingriff am Choledochus zu beginnen und die Gallenblase so lange zu schonen, bis die Verhältnisse am Choledochus und Duodenum, in der Papillengegend und am Pankreaskopf völlig geklärt sind. Erst nach Beendigung der Maßnahmen am Choledochus wird die Cholecystektomie angeschlossen. Eine prall gefüllte Gallenblase wird in jedem Fall zunächst durch Punktion entleert. Entfernung der Gallenblase vor Abschluß der Maßnahmen am Choledochus ist nur erlaubt, wenn die Gallenblase so schwer verändert ist, daß an eine Wiederkehr ihrer Funktion oder an ihre Verwendung zu einer Anastomosenoperation nicht gedacht werden kann (*Cave!* Leberverletzungen durch rohes Vorluxieren der Leber, wie es zur Verbesserung der Übersicht gelegentlich im Gebrauch ist; jede grobe Kompression, Luxation und Zerreißung von Lebergewebe ist streng zu vermeiden).

e) Verödung der Gallenblase durch Mukoklase (Verschorfung der Schleimhaut).
Prinzip: Längsspaltung der Gallenblase in der Mittellinie, Entfernung etwaigen Inhalts, Ligatur des Cysticus und Zerstörung der Schleimhaut durch Elektrokoagulation; bei Schrumpfblase Revision des Choledochus; Erhaltung (*Přibram*) oder auch Abtragung der Gallenblasenwand bis zum Leberrand (*Thorek*) und einstülpende Sero-Serosa-Naht der Gallenblasenwände bzw. der Ränder des Gallenblasenrestes durch Einzelnähte und Deckung mit gestieltem oder frei transplantiertem Netzlappen; Drainage der Bauchhöhle.

2. Gallenwege

a) Choledochus- und Hepaticusdrainage (s. Abb. 401).
Prinzip: Ableitung der Galle nach außen direkt aus dem Choledochus bzw. Hepaticus mit Hilfe eingelegten Drainageschlauchs. Der Choledochus wird dazu supraduodenal freigelegt und ein T-Rohr passender Länge

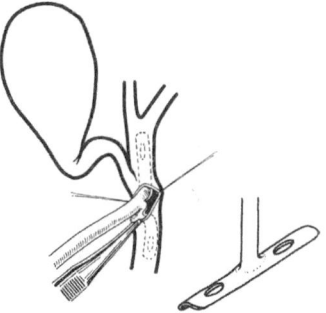

Abb. 401. *Choledochotomie:* T-Drainage zur temporären Gallenableitung nach außen

und Dicke eingeführt. Der quere Schenkel wird am besten zur Hälfte abgetragen, so daß er nur noch aus einer Rinne besteht. Die Choledochuswunde wird rings um den austretenden langen Schenkel exakt vernäht und dieser durch eine gesonderte kleine Incision in der seitlichen Bauchwand herausgeleitet. Vor Entfernung eines T-Rohrs muß die freie Durchgängigkeit der Papille durch eine *Cholangiographie* geprüft werden. Eine *transduodenale Choledochusdrainage* (s. Abb. 402) ist eine solche, bei welcher außer T-Rohr noch ein dünnes Kunststoffrohr durch die Papille in das Duodenum eingelegt wird. Durch dieses kann die nach außen abfließende Galle wieder in das Duodenum reinstilliert werden; außerdem eine solche, welche vom Choledochus durch die Papille und die vordere Duodenalwand herausgeleitet wird (vgl. Abb. 402).

Indikation: als alleiniger Eingriff selten; bei schwerer Infektion der Gallenwege mit gleichzeitiger Pankreatitis, bei Verletzungen, bei unbeeinflußbarem, hepatocellulärem Ikterus; sehr häufig als Sicherheitsmaßnahme nach Chole- bzw. Choledocho-lithiasis, wenn wegen schwerer Infektion die Sondierung der Papille schwierig ist oder wenn eine Papillenstenose vorliegt. Die T-Drainage des Choledochus muß auf die dringlichen Indikationen, d. h. bereits infizierten Fälle, beschränkt bleiben, da sie die Gefahr der chronischen Infektion der Gallenwege und der Leber mit sich bringt; transduodenale Drainage hauptsächlich nach Eingriffen an der Papille oder Hepato- und Hepaticoduodenostomie.

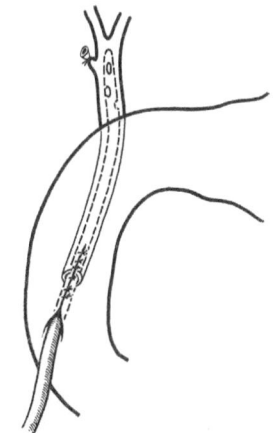

Abb. 402. *Transduodenale Drainage des Choledochus:* speziell für Eingriffe mit Neoimplantation des Choledochus in das Duodenum)

b) Choledochotomie. *Definition:* Eröffnung und Revision des Choledochus, meist zum Aufsuchen von Gallensteinen.

Prinzip: Aufsuchen des Choledochus vom lateralen Rand des Lig. hepatoduodenale; ist die Auffindung durch Verwachsungen usw. schwierig, so hilft eine Probepunktion mit feiner Punktionskanüle, gelegentlich auch die Aufsuchung vom Cysticusstumpf aus (sollte bei einfach gelegenen Fällen möglichst unterbleiben); gute Darstellung des Choledochus im supraduodenalen Abschnitt und Incision in der Längsrichtung etwa 1,5 cm vom Oberrand des Duodenums entfernt zwischen zwei feinen Catguthaltefäden. Ist der Choledochus sehr weit und soll eine Choledochoduodenostomie folgen, so wird die Incision von vornherein schon in querer Richtung angelegt; *Sondierung des Choledochus und der Papille* mit paraffinierten Steinsonden; Prüfung, ob die Sonde sicher im Duodenum liegt und langsame Aufdehnung durch Nachführen von Dilatatorien mit zunehmender Dicke; Sondierung auch nach kranial zur Prüfung, ob die beiden D. hepatici durchgängig sind. Abschließende Durchspülung des Choledochus mit Kochsalzlösung unter Druck. Auch „Spritzversuch nach *Payr*", woraufhin sich das Duodenum bei durchgängiger Papille aufbläht; bei besonders engen Papillen *Sondierung mit den Olivensonden nach Bakes.* Bei *Sphincterspasmus* intravenöses Spasmolyticum und Lokalanästheticum in den Choledochus (10 ccm Pantocainlösung 1–2 promillig). Bleibt die Durchgängigkeit immer noch zweifelhaft, so folgt eine *Cholangiographie* (s. unten). Zur endoskopischen Untersuchung der Gallenwege, besonders der D. hepatici dient die *Cholangioskopie (Wildegans)*, mit welcher vor allem Hepaticussteine sichtbar gemacht werden können. Abschließend möglichst *Primärnaht* der *Choledochotomie*, evtl. mit Aufsteppen des obersten Duodenalrandes zur Sicherung. Bei *schwerer Entzündung: T-Drainage.*

Retroduodenale Choledochotomie: d. h. Freilegung des retroduodenal gelegenen Choledochusabschnitts und Eröffnung dortselbst, meist im Anschluß an eine supraduodenale Cholodochotomie, wenn von dort aus die Sondierung oder Steinextraktion nicht gelungen ist.

Indikation: bei Choledocholithiasis ohne Cholangiographie, damit im Choledochus keine Steine übersehen werden und liegenbleiben; ein nicht erweiterter Choledochus und ein negativer Ausfall der Palpation beweist keinesfalls das Fehlen von Steinen im Choledochus. In diesen Fällen ist auch die intraoperative *Cholangiographie* angezeigt (s. unten 4.), wozu ebenfalls die Choledochotomie erforderlich ist.

c) Transduodenale Choledochotomie. *Prinzip:* Eröffnung der der Papilla Vateri gegenüberliegenden Duodenalvorderwand und Einstellen der Papille, um an ihr notwendige Manipulationen (Spaltung, Sondierung, Excision, Neuanastomosierung usw.) auszuführen. *Indikation:* als zusätzlicher Eingriff, wenn die Entfernung eines Steines oder die Sondierung u. ä. von der supraduodenalen Choledochotomie aus nicht gelungen ist; bei Papillentumor.

d) Intraoperative Cholangiographie und Manometrie. α) *Cholangiographie. Prinzip:* Operation auf einem Spezialröntgenoperationstisch mit untergeschobener Tunnellkasette (*Bucky*-Blende!) und Einführung einer gebogenen, geknöpften Spezialkanüle (*Mallet-Guy*) über den Cysticus in den Choledochus sowohl leber- als auch duodenalwärts gerichtet. Nach Injektion von 10 ccm Joduronlösung (20% ig nach *Hess*) werden eine oder mehrere Serienaufnahmen angefertigt. *Indikation:* Feststellung funktioneller (Dyskinesie, Hyper- oder Hypotonie, Sphincterspasmus) und mechanischer Hindernisse, z. B. übersehene Steine im Bereich der D. hepatici und der Papille, entzündliche Papillenstenose, Reflux in den D. pancreaticus (spricht für postpankreatitische Veränderungen desselben).

β) *Radiomanometrie. Prinzip:* die in den Choledochus eingebundene Kanüle wird mit einem Manometer verbunden und durch Einfließenlassen von physiologischer Kochsalzlösung oder auch von Kontrastmittel selbst (*Caroli*) folgende Drucke ermittelt: *Füllungsdruck* (= Druck, welcher zur Füllung von Gallenblase und Choledochus nötig ist), *Passagedruck* (= Druck, welcher nötig ist, um den Cysticus oder die Papille zu überwinden), *Residualdruck* (= Druckwert, auf welchen der Druck nach jeder Erhöhung während der Füllung wieder absinkt); konstante Erhöhung des Residualdrucks (normal 20 cm, im Choledochus 10–15 cm Wasser), deutet auf ein Hindernis in den Abflußwegen.

Indikation: Radiomanometrie wird, wo sie ausgeführt werden soll, der Cholangiographie vorausgeschickt. Indikation zu ihr besteht daher gleichermaßen wie zur Cholangiographie nur in Fällen, bei welchen über die Passagefreiheit der Gallenwege berechtigte Zweifel bestehen. Ihre grundsätzliche Anwendung bei jeder Operation an den Gallenwegen ist wegen nicht unbeträchtlicher Nachteile (technischer Aufwand; große

Schnittführungen, um ausreichenden Zugang zu schaffen; Röntgen- und Kontrastmittelschädigung; Infektpropagation) nicht vertretbar.

3. Gallenwegsanastomosen mit dem Magen-Darm-Kanal

Indikation: Abflußbehinderungen der Galle in das Duodenum auf normalem Wege durch Choledochus und Papilla Vateri infolge von nicht zu beseitigenden mechanischen Hindernissen im Bereich der Papille, des Pankreaskopfes, des Choledochus oder des extra- bzw. intrahepatischen D. hepaticus. Das Hindernis kann in den Gallenwegen (Stein, Tumor, Striktur) oder außerhalb der Gallenwege (entzündliche oder Metastasenlymphknoten, Adhäsionen oder Narbenzüge, Tumorumwachsung) gelegen sein.

a) Cholecystogastrostomie. *Prinzip:* Anastomose von 2–3 cm Breite zwischen dem Gallenblasenfundus und einer Stelle der vorderen Magenwand (3–4 cm proximal des Pylorus). Die Anastomose wird nach dem Prinzip aller Magen-Darm-Anastomosen, also mit hinterer und vorderer *Lembert-Albert-* und *Albert-Lembert*-Naht angelegt. Drainage ist nur bei Nahtunsicherheit erforderlich. Da das Einfließen der gesamten Galle in den Magen unangenehme Folgen (Magenatonie, Brechreiz, Erbrechen) zeitigt, ist die Cholecystoduodenostomie vorzuziehen.

b) Cholecystoduodenostomie. *Prinzip:* Anastomose zwischen Gallenblasenfundus und Pars horizontalis superior oder Pars descendens duodeni; die Incision des Duodenums muß in querer Richtung erfolgen (Gefahr der Duodenalstenose); zur Verhütung eines Refluxes von Duodenalinhalt in die Gallenwege, welcher zu ascendierender Cholangitis führen kann, sind plastische Verfahren angegeben (tubulo-papilläre Cholecystoduodenostomie nach *Mammana*).

c) Choledochoduodenostomie. *Indikation:* wenn bei Papillen- oder Choledochusstenose in dessen distalem Abschnitt eine funktionstüchtige Gallenblase mit wegsamem Cysticus zur Umgehungsoperation nicht zur Verfügung steht.

α) *Supraduodenal:* Methode der Wahl (s. Abb. 403). *Prinzip:* Freilegen des supraduodenalen Choledochusabschnitts sowie des oberen Duodenalrandes und Anastomose von 4–5 mm Länge zwischen dem längsincidierten Duodenum und dem längs- oder querincidierten Choledochus; wurde der Choledochus längs

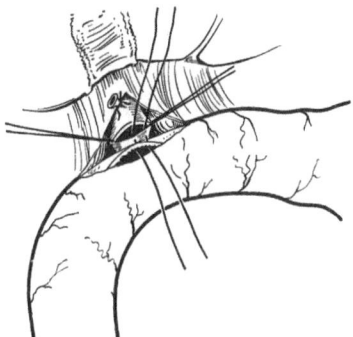

Abb. 403. *Wiederherstellung der Gallenwege:* Choledochoduodenostomie

incidiert, so erfolgt trotzdem seine Nahtvereinigung in querer Richtung. Die Nähte sind hier besonders fein, wenn möglich mit atraumatischem Nahtmaterial zu legen. Im allgemeinen kommt das Verfahren nur in Frage, wenn der Choledochus durch länger dauernde Rückstauung bereits erweitert und seine Wand hypertrophisch geworden ist.

β) *Retroduodenal:* die Anastomose wird zwischen dem untersten Choledochusabschnitt und der Duodenalhinterwand in gleicher Weise wie oben bewerkstelligt; da hier der Peritonealüberzug fehlt, ist die Naht unsicher und das Verfahren daher im allgemeinen nicht angezeigt. Sicherheitsdrainage auf jeden Fall einzulegen.

4. Beseitigung postoperativer Gallenfisteln

Definition: nach einer der Operationen an Gallenblase und Gallenwegen kommt es nach Entfernung evtl. Drainagen nicht innerhalb mehrerer Tage oder weniger Wochen zum spontanen Versiegen des Galleflusses, sondern ein Großteil der Galle fließt bei völlig oder fast acholischen Stühlen nach außen ab.

a) Nach Cholecystostomie: wenn die Radikaloperation kontraindiziert ist, Freilegung der Fistelöffnung und einstülpende Naht.

b) Nach Choledochotomie und Hepaticus- bzw. Choledochusdrainage: Relaparotomie und Revision der Gallenwege, Entfernung eines übersehenen Steines, Papillendilatation, evtl. Choledochoduodenostomie.

c) Nach operativer Verletzung der Gallenwege: Relaparotomie und Wiederherstellung der Gallenwege (s. S. 1269).

d) Nach Anastomosen zwischen Gallenwegen und Magen-Darm-Kanal: *Konservativ* nur aussichtsreich, wenn keine komplette Fistel vorliegt und der Abfluß ins Duodenum frei ist; in solchen Fällen ist *endo-duodenale, kontinuierliche Saugdrainage* mit einem Sog von 20 cm Wasser, wodurch der Übertritt von Galle ins Duodenum gefördert wird, angezeigt. Man halte sich jedoch nicht zu lange mit konservativen Maßnahmen auf, sondern schreite vor völliger Entkräftung des Patienten zur *Relaparotomie* und versuche die dehiszente Stelle zu verschließen (Netzaufsteppung).

5. Beseitigung umschriebener Stenosen oder Defekte der Gallenwege

Prinzip: meist handelt es sich um Stenosen, welche nach vorangegangenen Eingriffen aufgetreten sind. Zunächst Freilegung des supraduodenalen Choledochusanteils, sodann Isolierung des gemeinsamen bzw. des in der Leberpforte sich aufteilenden D. hepaticus. End-zu-End-Naht der Stümpfe über eingelegtem T-Drain oder über einer transduodenalen Drainage mit einem Nélaton-Katheter. Die zirkuläre Naht kann durch Umhüllung mit Gelfoam gesichert werden. Die transduodenale Ableitung ist zu bevorzugen, da die Rohre als Schiene zur Sicherung vor erneuter Stenosierung wochen- und monatelang liegenbleiben müssen.

6. Einpflanzung kurzer Choledochus- bzw. Hepaticusreste in das Duodenum (Voelcker)

Prinzip: bei Stenosen, welche den größten Teil des distalen Choledochus oder Hepaticus einnehmen, wird trotzdem noch eine *Choledocho- bzw. Hepatico-Duodenostomie* angelegt; hierzu muß das Duodenum mobilisierbar sein, damit es an den Leberhilus herangebracht werden kann; über einer in den Choledochus- bzw. Hepaticusstumpf eingeführten transduodenalen Drainage wird die Duodenalhinterwand an der Leberpforte fixiert und die Austrittsstelle des Schlauchs an der Duodenalvorderwand nach Art eines Schrägkanals nach *Witzel* dicht verschlossen und durch eine gesonderte Incision durch die Bauchwand herausgeleitet. Steht nur noch ein ganz kurzer Hepaticusrest zur Verfügung, so wird die Anastomose zwischen einer Y-förmig ausgeschalteten Jejunumschlinge über einer in die beiden Hepatici eingeführten, doppelschenkligen Prothese ausgeführt (Hepatico-Jejunostomie nach *Bernhard*). Wird statt der einläufigen, eine doppelläufige Jejunumschlinge zur Hepatico-Jejunostomie verwendet, so muß eine *Braun*sche Enteroanastomose am Fußpunkt hinzugefügt werden. Durch Bildung von Klappen an der zuführenden Schlinge (nach *Cole, Ireneus* und *Reynolds*) kann die Gefahr der ascendierenden Cholangitis verringert werden.

7. Anastomosen zwischen intrahepatischen Gallengängen und dem Magen-Darm-Kanal

a) Indirekte Cholangioduodenostomie (*Gohrbandt*). *Prinzip:* Anastomose zwischen einem erweiterten, oberflächlich gelegenen Gallengang an der Leberunterfläche (z. B. bei inoperabler Stenose an der Leberpforte) mit dem Duodenum über einer Interimsprothese aus Gummi.

b) Zipfelplastik nach Goetze (s. Abb. 404). *Indikation:* Veränderungen im Bereich des Lig. hepatoduodenale und der Leberpforte, welche zum völligen Verlust der extrahepatischen ableitenden Gallenwege geführt haben.

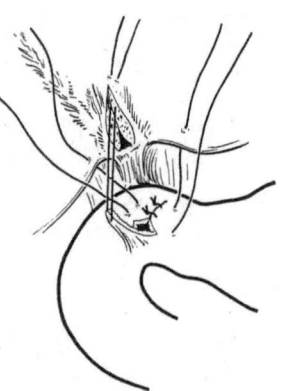

Abb. 404. *Wiederherstellung der Gallenwege:* Zipfelplastik nach *Goetze* bei vollständigem Verlust der extrahepatischen Gallenwege

Prinzip: Aufsuchen eines Hepaticusrestes in der Leberpforte; intrahepatisch sind die Gallengänge meist kloakenähnlich erweitert; Sondendilatation des Zugangs zu einem solchen erweiterten Hepaticus und dreieckförmige Umschneidung desselben in der Leberpforte; analoge Umschneidung eines dreieckigen Lappens im Bereich des Duodenalknies und zweischichtige Nahtvereinigung, und zwar so, daß der Duodenalzipfel in den intrahepatischen Gallengang hineingezogen wird; Fixierung des mobilisierten Duodenum durch U-förmige Nähte an der Leberunterfläche; die Zipfelplastik kann auch mit Jejunum (Y-förmig ausgeschaltete oder einfache Schlinge mit Enteroanastomose nach *Braun*) ausgeführt werden. Zur Vermeidung nachträglicher Narbenschrumpfung kann zusätzlich die *transhepatische Dauerdrainage* bei der hohen Gallengangsstenose ausgeführt werden. Dabei wird eine endlose, durch die Leber und durch die Hepatico-duodenostomie hindurchlaufende und transduodenal herausgeleitete Drainage angelegt. Die Enden der Dauerdrainage werden vor die Bauchwand herausgeleitet und kommunizieren dort durch ein kurzes Glasrohr. Die Drainage kann von dort aus gespült werden und, da sie mehrere Monate liegenbleiben muß, auch durch Nachziehen einer neuen Drainage gewechselt werden.

c) Cholangiogastrostomie (*Gohrbandt*). *Prinzip*: an der vorderen unteren Leberkante wird in zweischichtiger Naht ein Netzstück so aufgesteppt, daß von ihm ein kreisförmiger oder ovaler Bezirk umrandet wird; innerhalb dieses Bezirks wird die Leber so tief ausgeschnitten, daß möglichst ein größerer Gallengang eröffnet wird. Auf den Defekt wird mit Hilfe der Netzmanschette die vordere Magenwand anastomosiert und auf diese Weise ein Galleabfluß in den Magen geschaffen.

d) Hepato-Enterostomie (vgl. Abb. 400) (*Dogliotti, Longmire* und *Sandford*): Resektion des linken latero-caudalen Lebersegments oder des linken Leberlappens in typischer Weise. Isolierung des linken Hauptgallengangs und Präparation desselben auf 1–2 cm, evtl. Einlegen einer Interimsprothese in den Gallengang und Anastomose mit einer langen, ohne Spannung herangeführten Jejunumschlinge mit Enteroanastomose am Fußpunkt. Jejunumschlinge wird zunächst am Unterrand der resezierten Leber fixiert, sodann wird die Anastomose zwischen dem Gallengang und einer kleinen Incision im Jejunumsegment, abschließend die Anastomose mit dem oberen Rand der resezierten Leber hergestellt. Gesonderte Drainage der Bauchhöhle!

8. Nachbehandlung nach Operationen an der Gallenblase und den Gallenwegen

Stärkerer Gallenfluß (z. B. nach Ausschälung der Gallenblase mit Eröffnung der *Glisson*schen Kapsel unter Verletzung von Lebergewebe, unsicheren Anastomosennähten, breiteren Eröffnungen von Leberparenchym) wird, wenn der Galleabfluß ins Duodenum frei ist, im allgemeinen nach 6–7 Tagen versiegen. Der Vorgang kann durch Anschluß des Drainagerohrs an eine Tropfsaugung nach *Perthes* oder *Hartert* (vgl. Abb. 217) unterstützt werden. Sicherheitsdrains dürfen erst nach spontanem Versiegen des Galleflusses entfernt werden (im allgemeinen nach 7 Tagen); die Drainagekürzung erfolge schrittweise. Das gleiche gilt für eingelegte Streifen; diese müssen vor der Kürzung der Drainrohre entfernt sein; T-Drainagen und transduodenale Drainagen sind vor der Entfernung stundenweise abzuklemmen, außerdem ist durch *Cholangiographie* der sichere Abfluß ins Duodenum nachzuweisen. Erst wenn der Kranke die Abklemmung des Drains während 24 Stunden verträgt, dürfen die Drainagen gänzlich entfernt werden.

C. Verletzungen

Ursachen: a) *subcutane* (sog. „Gallenblasen-Ruptur") durch Stoß oder Fall, spez. bei entzündeter Gallenblase oder b) *offene* durch Stich, Hieb, Schuß; c) *direkte:* besonders Durchtrennungen des Choledochus bzw. Hepaticus bei Operationen.

Symptome: Kollaps, Schmerz im rechten Hypochondrium bis in Rücken und rechte Schulter, Erbrechen usw. sowie allmählich zunehmende Dämpfung im Oberbauch ohne Anämie; nach einigen (3–4) Tagen Ikterus.

Folge: Gallenerguß mit aseptischer oder bei Infektion eitriger: (sog. „galliger") Peritonitis.

Therapie: Laparotomie mit Entleerung der Galle und Versorgung der Gallenwege; bei Gallenblasen- und Cysticusverletzung Naht mit Netz- oder Peritonealdeckung oder evtl. Cholecystektomie; bei schlechtem Allgemeinzustand Cholecystostomie; *bei Hepaticus- und Choledochusverletzung:* zirkuläre Naht mit atraumatischem Catgut (chromiert), wenn der Gallengang weit genug ist ohne Drainage oder Prothese; bei sehr feinem Gallengang und Gefahr der Stenose über einer Interimsprothese (Schenkel eines T-Drains, transduodenaler Nélaton-Katheter, versenktes und am Choledochus mit Catgutnaht fixiertes Kunststoff- oder Vitalliumröhrchen), Prothese muß mehrere Wochen in situ verweilen.

D. Entzündungen

a) Entzündungen der Gallenblase (Cholecystitis). *Entstehung:* descendierend (durch die Galle), ascendierend oder hämatogen. Begünstigend wirken Stauung (Schwellung der Schleimhaut an der Papille bei Darmerkrankungen, vereinzelt auch idiopathische

Choledochuscyste) und Fremdkörper (Gallensteine oder Parasiten: Spulwurm, Echinococcus, Leberegel usw.). Meist (etwa 90%) ist die Ursache Gallensteinleiden, sonst (in etwa 10%) Magen-Darm-Katarrh, Typhus, Paratyphus, Dysenterie, Cholera, Hepatitis epidemica, Pneumonie, Sepsis usw. *Gallenblasenentzündung ohne Steine* kommt vor außer bei Infektion auf dem Blut- oder Darmweg (z. B. Paratyphus, Grippe u. a.), auch bei Stauung durch spastisch-atonische Zustände in den Gallenwegen als *Stauungsgallenblase* (*Schmieden*) mit zeitweise verschwindendem Tumor.

Erreger: meist Colibacillus, sonst und oft mit ersterem kombiniert Staphylo- und Streptococcus, öfters auch Typhusbacillus, seltener Influenzabacillus und Pneumococcus, vereinzelt Tuberkelbacillus und Actinomycespilz.

Formen: 1. *serös* (Hydrops), 2. *purulent* (Empyema) und 3. *gangränös* (Gangraena vesicae felleae).

Verlauf: akut oder chronisch.

Symptome: Fieber mit Schüttelfrost; Schmerz; druckempfindlicher, birnförmiger, prall-elastischer und respiratorisch und palpatorisch verschieblicher Tumor in der Gallenblasengegend unter der Mitte des rechten Rippenbogens in Zusammenhang mit der Leberunterfläche, später, spez. bei chronischer Entzündung mit Wandveränderung glatt und unregelmäßig, zugleich verkleinert oder vergrößert; Bauchdeckenspannung und peritoneale Reizerscheinungen (Erbrechen usw.), evtl. peritoneales Reiben, u. U. Steinklappern; bei Cholangitis auch Leberschwellung und Ikterus sowie Schüttelfröste.

Therapie und Indikation: bei Ch. acuta zunächst *konservativ* (feuchte Wärme, Spasmolytika, Chemotherapie); nach Abklingen der akuten Erscheinungen Cholecystektomie im Intervall (nach 4–6 Wochen); meist findet sich dabei ein Stein als Urheber der Entzündung. Bei *zunehmenden peritonealen Symptomen* (Stuhl-Wind-Verhaltung, Erbrechen, Abwehrspannung) *sofort operativ:* Cholecystektomie bei Gangrän, Perforation und bei gutem Allgemeinzustand; *Cholecystostomie* bei schlechtem Allgemeinzustand und hohem Alter.

b) Entzündung der Gallenwege (Cholangitis). α) *Akute:* 1. *Cholangitis katarrhalis.* *Entstehung:* bei Magen-Darm-Katarrh mit Verschwellung der Duodenalpapille oder bei Gallensteinen (also aufsteigend, aber wohl nicht hämatogen!).

Symptome: sog. „katarrhalischer Ikterus" oder wahrscheinlicher „hepatocellulärer Ikterus" durch Leberzellschaden im Sinne einer akuten Hepatitis, dazu Dyspepsie und Allgemeinstörungen, evtl. Fieber und Leberschwellung.

Prognose: meist schnell (in 2–6 Wochen) vorübergehend, selten übergehend in chronische Form mit Cholämie oder in akute gelbe Leberatrophie.

Therapie: (s. S. 1256) bei anhaltendem Ikterus evtl. Hepaticus- oder Choledochusdrainage.

2. *Cholangitis purulenta. Entstehung:* meist bei Gallensteinen, spez. bei solchen im Choledochus; bisweilen bei Typhus, Dysenterie, Cholera, Pneumonie, Septicopyämie usw.; auch bei Ascariden u. a. Parasiten.

Symptome: hohes Fieber mit Schüttelfrösten, Ikterus, Leberschwellung, dumpfbohrende oder kolikartige Schmerzen.

Prognose: unbehandelt tödlich.

Therapie: Hepaticusdrainage mit lokaler und allgemeiner Chemotherapie; bei Gallenblasenempyem Cholecystektomie.

β) *Chronische:* hervorgehend aus akuter Cholangitis und evtl. ausgehend in Cholämie mit biliärer Lebercirrhose.

E. Gallensteine (Cholelithiasis)

Vorkommen: häufig; überwiegend bei Älteren (über 25–40 Jahre), spez. Frauen, welche geboren haben; zwischen 30 und 60 Jahren ist das Gallensteinleiden 4 mal häufiger als vor dem 30. Jahr und halb so häufig wie nach dem 60. Jahr, Frauen erkranken früher als Männer und 3–10 mal häufiger als diese; Durchschnittsalter ist bei ersteren 40. und bei letzteren 60. Jahr; ganz selten bei Kindern und bei jungen Mädchen auf Grund von hämolytischen Krisen, die mit Galleeindickung einhergehen.

Gallensteine (Cholelithiasis)

Entstehung: durch *Stauung, Infektion und Stoffwechselstörung; Stauung:* durch funktionelle Störungen entsteht abnorme Galleeindickung. *Infektion:* descendierend und hämatogen gelangen Keime (Coli) in die Gallenwege und werden zum Steinbildungszentrum („steinbildender Katarrh). *Stoffwechselstörung:* betrifft den *Cholesterinstoffwechsel*; infolge der in der Gravidität bestehenden Cholesterinämie bilden sich in dieser Zeit häufig Gallensteine und werden Frauen, die geboren haben, am häufigsten betroffen; *Fettsucht* als Teil einer erblichen Disposition; *physikalisch-chemisch:* Blasengalle ist eine übersättigte Lösung; die Cholesterinausfällung wird durch *Cholsäure* und *Mucin* verhindert. Bei Fehlen von Schutzkolloid kommt es zur Ausfällung.

Bildungsstätte: in der Regel Gallenblase; nur ausnahmsweise (bei Gallenstauung) auch Gallengänge.

Aufbau: 1. *Cholesterinsteine* (25%; diese kommen vor auch ohne Entzündung!). 2. *Cholesterin-Pigment-Kalksteine* (am häufigsten!). 3. *Kombinierte Steine* (Kern und Mantel sind verschieden). 4. *Pigmentsteine* und 5. *Bilirubin-Kalksteine:* bilden kleine griesförmige Bröckel, die zu „Maulbeersteinen" verschmelzen.

Größe, Zahl, Form und Farbe: sandkorn- (sog. „Gallengrieß") bis walnuß-, evtl. hühnereigroß; solitär oder häufig multipel bis zu Hunderten; in letzterem Falle meist geschliffen, oft facettiert; wachsgelb bis schwarzbraun.

Symptome und Diagnose: (latente Gallensteine sind sehr häufig, *manifeste* viel seltener; bei Leichenuntersuchungen findet man 10% „Gallensteinträger"; durch Hinzutreten von Entzündung oder Einklemmung werden diese zu „Gallensteinkranken"; letztere sind aber nur etwa 10–33$\frac{1}{3}$% ersterer).

1. *Schmerzen:* meist als Koliken in Form von „Magenkrämpfen" oder Bohren unter dem rechten Rippenbogen, ausstrahlend als Leib-, Gürtel-, Brust-, Rücken-, Schulter- oder Zwischenschulterblätterschmerz; oft äußerst heftig, bei blander Steinblase ist der Schmerz ganz vorübergehend; oft aber auch schon verbunden mit Fieber, Kollaps, Erbrechen, Meteorismus, Stuhlverstopfung, Ikterus usw.; ausgelöst durch Diätfehler, Aufregung oder Anstrengung; meist abends oder nachts, spez. um Mitternacht einsetzend; Minuten bis Stunden (bis Tage) dauernd; wiederholt alle Tage bis Monate; bedingt durch Steineinklemmung, Schleimhautschwellung oder Verwachsung; gefolgt von Steinabgang oder nicht (im letzteren Fall spricht man von sog. „erfolglosem Anfall"); öfters bleibt „*Dauerschmerz*" bestehen mit unbestimmten Verdauungsstörungen und Druckgefühl sowie Schmerz bei Lebererschütterung und Druckempfindlichkeit lokal, auch Druckpunkt (*Head*sche Zone, dorsal bei Th IX.–XI., meist 10. ICR rechts 2–3 cm auswärts von der Dornfortsatzreihe) und dessen Verschwinden bei Leitungsanästhesie, außerdem Hauthyperalgesie.

2. *Gallenblasenentzündung:* u. a. mit mehr oder weniger druckempfindlichem sowie palpatorisch (pendelförmig um die Längsachse, also seitlich) und respiratorisch (außer bei langem schmalem Stiel oder bei Verwachsungen) verschieblichem, birn- oder gurkenförmigem, prall-elastischem Gallenblasentumor unter dem scharfen unteren Leberrand zwischen Mittellinie und rechter Brustwarzenlinie, meist 2 Finger breit rechts von der Mittellinie oder (spez. bei Choledochusstein) mit geschrumpfter Gallenblase; evtl. Steinklappern; evtl. peritoneales Reiben.

3. *Leberschwellung:* nicht häufig, meist vorgetäuscht durch die entzündlich-vergrößerte Gallenblase oder durch einen entzündlich-verwachsenen Netztumor oder durch *Riedel*schen Lappen (d. h. durch Zug der steingefüllten und entzündeten Gallenblase zungenförmig ausgezogener Leberteil).

4. *Ikterus nebst entspr. Haut- sowie Stuhl- und Harnveränderung:* nicht sehr häufig, und zwar selten bei Gallenblasenstein und auch in 20–33$\frac{1}{3}$% fehlend bei Choledochusstein; bedingt entweder durch Choledochussteinverschluß („lithogener Ikterus") oder durch auf die Gallenwege fortgeleitete oder benachbarte (Lymphdrüsen-) Entzündung („entzündlicher Ikterus"); bisweilen intermittierend. Stuhl ist dabei glaserkitt- oder tonartig farblos und fettig („acholisch") und Harn mehr oder weniger bierbraun mit dunklem Schüttelschaum („ikterisch"), dies aber auch ohne Ikterus bei Gallenerguß in die Bauchhöhle und hier als Frühsymptom sowie Haut, spez. Skleren gelb („quittenfarben"). *Verschlußikterus* ist eine Indikation zu chirurgischem Vorgehen; *Parenchymikterus* (Hepatitis, Hepatocellulärer Ikterus) meist Anlaß zu konservativem Vorgehen. Beide Formen lassen sich unterscheiden:

Ikterusformen.

	chirurgisch (60–65%)		konservativ (35–40%)
	gutartige Form (Steine)	bösartige Form (Tumoren)	hepatocellulärer Ikterus
Prozent	35	30	35
Alter	4. Dezennium	5. Dezennium	jedes Alter
Geschlecht	gleich verteilt	♂ bevorzugt	gleich verteilt
Anamnese	Schmerz bis zu schwerster Kolik, braucht Mo.	Unbehagen, keine Kolik, kein Mo.	kein Schmerz, kein Mo.
Dauer der Symptome	3 Jahre	weniger als 3 Jahre	kurze Dauer
Pruritus	selten	häufig	nicht ausgesprochen
Infektion	häufig	selten	selten
Gewichtsverlust	selten	häufig rascher	nicht ausgesprochen
Allgemeinzustand	wenig betroffen	starkes Krankheitsgefühl	Apathie
Ikterus	nicht intensiv („Aprikosengesicht")	grüngelb (Melas I.)	rötlichgelb
Tastbefund	lokaler Druckschmerz	vergrößerte Gallenblase („*Courvoisier*sches Zeichen")	Lebervergrößerung
Stuhlfarbe	intermittierend acholisch (selten komplett)	komplette Acholie	langsam zunehmende Entfärbung; selten komplette Acholie
Gallenfarbstoffe		(s. S. 301)	

5. *Steinabgang:* in Stuhl, Erbrochenem, Ausgehustetem oder nach außen; größere (hasel- bis walnußgroße) Steine gehen nur unter Entzündungsperforation oder Decubitus durch Fistel ab; Steinabgang ist per vias naturales nicht sehr häufig (aber oft vorgetäuscht durch Zusammentreten von verseiftem Fett und von Schleim bei Fett und Öldarreichung, u. a. auch bei Kurpfuscherpräparaten!); die abgehenden Massen sind nötigenfalls mikroskopisch und chemisch auf Gallenstein zu untersuchen.

6. *Röntgenbild. Leeraufnahme:* positive Steinschatten nur in 10% (nur kalkhaltige Kombinationssteine); durch *Cholecysto-Cholangiographie* mit *Biligrafin* zeigt: a) negative Steinschatten als Aussparung in der kontrastgefüllten Blase; b) positive Darstellung von Gallenblase und Gallenwegen (spricht gegen Vorhandensein von Steinen und entzündlichen Veränderungen; c) fehlende Darstellung der Gallenblase bzw. -wege (spricht für obliterierte Schrumpfblase, steingefüllte Blase bzw. Cysticusstein, Hepaticusstein).

7. Außerdem: *Fieber, Magen- und Darmstörungen* einschließlich Achylie und Subacidität usw.

Probepunktion ist als gefährlich (Peritonitis!) zu unterlassen!

Differentialdiagnose: Magen- und Darmgeschwür oder -carcinom, tabische Krise, Appendicitis, Nieren- und Pankreassteine, Gastritis, Icterus simplex, Ileus. *Stauungsgallenblase:* hier liegen weder Steine noch Entzündungen vor. Die Stauung ist durch anatomische (Falten, Knickung) und funktionelle Dyskinesie (Atonie, Spasmus) hervorgerufen. „*Stippchengallenblase*" hat lipoidgestaute Zotten als Substrat und tritt nach Gravidität auf.

Folgen: 1. *Akute* und *chronische Cholecystitis* (s. oben) mit Perforationsperitonitis oder häufiger mit Pericholecystitis; dadurch Verwachsungen zu Magen, Duodenum, Colon, Netz und Bauchwand mit Magen- und Darmstörungen bzw. Pylorus- oder Duodenalstenose oder Darmknickung usw.; gelegentlich Durchbruch mit Gallensteinausstoßung durch die Bauchdecken, spez. am Nabel.

2. *Hydrops* durch Cysticussteinverschluß.

3. *Empyem* der Gallenblase evtl. mit Perforation in Magen-Darm-Kanal (Magen, Duodenum oder Colon), Peritoneum (wegen Netzdeckung selten; sonst [etwa 1–2%] freie oder abgesackte, spez. subphrenische *Peritonitis*), Nierenbecken, Blase, Pfortader, Pleura, Bronchien, nach außen (spez. am Nabel).

Gallensteine (Cholelithiasis)

4. *Cholangitis, Leberabsceß und Sepsis.*

5. *Gallensteinileus*, d. h. Darmverschluß durch den in den Darm eingetretenen oder durchgebrochenen Gallenstein (mechanisch oder spastisch; meist in den untersten 2 m Dünndarm); nicht zu verwechseln mit paralytischem Ileus durch Darmlähmung bei Gallenblasenentzündung (vgl. Darmverschluß!).

6. *Akuter und chronischer Choledochusverschluß. Entstehung:* durch herabgewanderten Stein; *Symptome:* evtl. intermittierendes Fieber mit Schüttelfrösten, Koliken, Ikterus (im Vordergrund des Krankheitsbildes; meist wechselnd und mehr graugelb), Leberschwellung; Gallenblase druckempfindlich und meist, d. h. in fast 80%, klein-geschrumpft infolge vorausgegangener Entzündung, während sie bei chronischem Choledochusverschluß durch Tumor, Narbe oder Kompression groß-ausgedehnt ist (*Courvoisier*sches Gesetz), außerdem fehlen Koliken und Fieber; während schließlich Ikterus konstant, zunehmend und hochgradig ist, und während bei Gallenblasenentzündung durch Gallensteine Geschwulst und Koliken vorhanden, dagegen Ikterus oft nicht vorhanden ist. *Diagnose:* Ikterus, Puls und Atmung verlangsamt; Blutgerinnungsfähigkeit herabgesetzt und Leber verhärtet. *Folge:* Leberschädigung. *Prognose:* ernst.

7. *Akute und chronische Pankreatitis und Pankreasnekrose* (s. da).

8. *Gallenblasen- oder Lebercarcinom:* in etwa 90% der Gallenblasencarcinome sind sie mit Steinen vergesellschaftet, so daß eine chronische Reizwirkung durch Stein und Entzündung angenommen werden muß.

Prognose: bei rechtzeitiger operativer Behandlung günstig; bei Cholangitis fraglich; häufig Übergang in Latenz; selten eigentliche Heilung; bei spontanem Steinabgang bleiben die meisten Steine zurück; bisweilen Abgang durch Perforation in Magen-Darm, Lungen oder nach außen, aber mit Gefahr der Peritonitis; *chirurgische Behandlung:* 60–80% Heilung; 10–20% Besserung; Rezidiv 5–20%; daher nicht zulange abwartende Therapie. *Mortalität:* Intervalloperation 2%; ab 40. Lebensjahr ansteigend; ab 60. Lebensjahr steil ansteigend; desgleichen bei Operation im entzündlichen Stadium.

Therapie:

a) Konservativ (Auflösung der Steine ist unmöglich; in 70–80% gelingt durch interne Therapie zwar nicht Ausheilung, aber immerhin Überführung in Latenz, jedoch ist Rückfall mit allen Gefahren: Infektion, Pankreatitis usw. nicht ausgeschlossen!): *Körperbewegung, Atemgymnastik, lockere, spez. nicht schnürende Kleidung, Diät* (häufige und kleine Mahlzeiten mit magerem Fleisch, Gemüse und Obst; Cave! schwerverdauliche, spez. fette und blähende Speisen sowie frisches Schwarzbrot und konz. Alkohol), *Stuhlregelung und Trinkkur* mit Glaubersalzbrunnen, z. B. in Karlsbad, Neuenahr, Bertrich, Mergentheim.

Steinabtreibungskur:

1. Tag: 1–3 Löffel Olivenöl morgens nüchtern, anschließend Sulfatwasser (Karlsbad, Mergentheim) bei Hyperacidität, Kochsalzwasser (Kissingen, Vichy) bei Subacidität; dazu: 3 mal Atropin. sulf. 0,0025 s. c. und Chemotherapie.

2. Tag: morgens nüchtern 3 Eigelb mit Sahne; 15 Minuten später 10 ccm Decholin (20%) i. v.; 30 Minuten später 2 ccm Hypophysin schwach i. v. und Chemotherapie. 45 Minuten später: Duodenaldouche mit 300 ccm Magnesiumsulfat (20%). Diese Kur kann 3 mal wiederholt werden bis zum Erfolg. Geht der Stein nicht ab, muß operiert werden.

Im Kolikanfall, auch bei Choledochusstein: Bettruhe, Einlauf, heißer Leibumschlag (mit Karlsbader Leibflasche, Kartoffelbrei, Sandsack, elektrischem Heizkissen [„Stangerotherm"], Diathermie usw.), Duodenalsonde mit heißer 40%iger Magnesiumsulfatlösung, heißes Getränk (spez. Pfefferminz- oder Kamillentee) und Antipyretika (Novalgin oder dgl.) oder Narkotika und Spasmolytika, spez. Dilaudid, Eukodal, Morphium, Atropin, Belladonna, Papaverin, Dolantin, und zwar oral, nötigenfalls intramuskulär und am wirksamsten intravenös, z. B. Morphium 0,02 + Atropin $1/2$ mg, Buscopan-Novalgin i. v., Paravertebralinjektion (5–10 ccm 2% Novocain- oder 1% Tutocain-Suprareninlösung) bei D VIII–X. Chemotherapie.

Zur Operationsvorbereitung: 3mal wöchentlich Plasmakonserve, proteolysierte Leberextrakte, Vitamin A, D, K. 2mal täglich Dextrose 20 ccm 40% i. v. + Insulin 10 E; Lävosan; Chemotherapie.

b) Operativ: Operation ist *absolut indiziert* bei Hydrops, Empyem und Gangrän mit drohender Perforation und bei Cholangitis sowie bei Ikterus durch Choledochusstein mit drohender Cholämie (*Ikterus soll keinesfalls länger als 2–3, höchstens 6–8, durch-*

schnittlich 3–6 Wochen belassen werden!) und schließlich bei Carcinomverdacht; sie ist *relativ* indiziert bei dauernden Beschwerden, wenn interne Therapie versagt oder nicht durchführbar ist und Patient durch dauernde Schmerzen oder oft wiederholte Anfälle dem Siechtum mit Arbeitsunfähigkeit verfällt, zumal Pankreatitis droht („soziale Indikation"); sie ist dagegen *kontraindiziert* bei schwerem Herz-, Gefäß-, Lungen-, Nieren- und Stoffwechselleiden, spez. Diabetes sowie bei höherem Alter, in welchem man im allgemeinen nur bei vitaler Indikation operiert. Prinzipielle Frühoperation wird von den meisten Ärzten abgelehnt; im akuten Gallensteinanfall und bei akuter Gallenblasenentzündung operiert man besser nicht; gewöhnlich wird im Intervall operiert; andererseits ist die Operation im entzündlichen Anfall oft recht dankbar; keinesfalls operiere man zu spät, nachdem durch Infektion, Ikterus, Pankreatitis usw. der Organismus geschwächt ist und Komplikationen vorliegen, da dann die Operationsmortalität recht hoch ist. Überhaupt ist bei Komplikationen und bei alten Leuten die Gallensteinoperation nicht harmlos. Kranke mit einem oder mit seltenen Anfällen, welche bei interner Therapie der Latenz zugeführt wurden, brauchen nicht durchweg operiert zu werden; operiert wird nicht wegen der Gallensteine, sondern wegen der durch sie evtl. bedingten Gallenwegentzündung. Bisweilen droht im akuten Stadium Perforation. Operation besteht in Cholecystektomie und meist in zusätzlicher Revision der Gallenwege (s. S. 1264). Nachteile der Operation: nur ganz ausnahmsweise echtes Rezidiv durch im Choledochus zurückgelassene Steine bzw. Steinreste (neue Steine bilden sich bei richtig ausgeführter Cholecystektomie nicht wieder!), häufiger dagegen sog. „unechtes" Rezidiv durch Bauchverwachsungen, Fadeneiterung, Bauchbruch (spez. nach Streifentamponade), Gallenstauung, Pankreatitis, Choledochusstriktur, Splanchnoptose, Nervenschwäche. Fortfall der Gallenblase wird in der Regel ohne nennenswerten Schaden vertragen. Auch nach Operation ist konservative Therapie notwendig, spez. Diät, Trinkkur, Stuhlregelung usw.

F. Geschwülste

Adenome (spez. am Gallenblasenfundus), *Myome, Fibrome, Lipome, Papillome* (sog. „Zottenpolypen") sowie *Sarkome;* nicht selten *Carcinome.*

a) Gallenblasentumor. *Vorkommen:* nicht ganz ungewöhnlich, aber doch immerhin selten sind Gallenblasencarcinome (in etwa 2,5% aller Carcinome), und zwar meist bei Älteren (in der Regel in den 50–70er Jahren), spez. Frauen (Verhältnis der Frauen zu Männern 2–5:1); fast stets (in etwa 90%) bestehen zugleich Gallensteine (chronische Reizung und Entzündung!) und bisweilen (das häufiger vorkommende) Fundusadenom, wenn auch nur wenige Prozent der Fälle von Gallensteinleiden oder Fundusadenom an Carcinom erkranken; seltener *primär*, häufiger *sekundär* bei Leber-, Darm-, Pankreas-, Magen-, Uterus-, Mamma- usw. -carcinom. Sitzt oft im Halsteil der Gallenblase und greift frühzeitig auf den Choledochus über; außerdem frühzeitige regionäre Metastasierung im Leberhilus.

Symptome und Komplikationen: Magen- und Darmstörungen, Druck- und Spontanschmerzen (ähnlich wie bei Gallensteinen, aber seltener und auch nur in etwa 20% in Form von Koliken), harter und höckeriger Tumor der Gallenblase mit Symptomen der Gallenblasenentzündung, evtl. mit Empyema vesicae felleae; später Weiterwachsen auf Leber und Gallengänge mit Ikterus (etwa 50%; meist erst später sowie ohne Koliken und chronisch zunehmend) oder auf Magen-Darm (Duodenum und Colon), Netz, Drüsen der Leberpforte (mit Ascites) und Peritoneum (mit Peritonealcarcinose) sowie Metastasen (in Leber, selten in anderen Organen: Lungen, Nieren, Ovarien, Milz usw. sowie in Lymphdrüsen der Oberschlüsselbeingrube); Röntgenbild.

Diagnose wird oft vor der Operation nicht gestellt; Symptome hängen vornehmlich ab von der begleitenden Gallenwegerkrankung (Tumor, Ikterus, Ascites) und zeigen meist bereits eingetretene Inoperabilität an.

Verlauf unter einem Bild, das sich von der Lithiasis durch die geringere Schmerzhaftigkeit (Fehlen von schweren Koliken) und langsam, aber stetig zunehmendem Ikterus bis zum „Melas-Ikterus" unterscheidet.

Differentialdiagnose: Cholecystitis bzw. Cholelithiasis mit Kalktumor, Netzverwachsung, Hydrops oder Empyema vesicae felleae usw., Leberinduration, Echinococcus, Leber- sowie Magen-Darm- (Pylorus- und Colon-) Carcinom, Netz- oder Nierentumor usw.

Prognose: schlecht; meist Tod an biliärer Cirrhose und Leberkoma, die meisten Fälle sind wegen Leberbeteiligung oder Metastasenbildung inoperabel; auch die Operation rettet nur ganz wenige (Dauerheilung etwa 5%).
Prophylaxe: rechtzeitige Operation bei Gallensteinleiden.
Therapie: in Frühfällen Cholecystektomie, evtl. mit Leber- sowie Pylorus-, Colon- oder Netzresektion und Drüsenexstirpation (bei Übergang auf die Leber und bei Drüsenmetastasen an den Gallengängen ist es jedoch meist zur Radikaloperation zu spät, also bleibt es dann zweckmäßigerweise bei Probelaparotomie); sonst, aber nur ganz ausnahmsweise (spez. bei Ikterus) Hepatico- oder Hepatoenterostomie und Carcinochemotherapie.

b) Gallengangstumor. *Vorkommen:* selten; am ehesten an der Papille und übergreifend von Pankreaskopfcarcinom oder seltener an der Einmündung des Cysticus oder an der Bifurkation des Hepaticus oder noch seltener am Choledochus, Hepaticus oder Cysticus; Männer erkranken häufiger als Frauen (im Gegensatz zum Gallenblasencarcinom).

Symptome (im Gegensatz zum Steinverschluß): meist gestaute, daher tastbar vergrößerte, selten verkleinerte Gallenblase (*Courvoisier*sches Gesetz): positiv in 80%, also nicht ganz konstant und auch nicht durchaus spezifisch, nämlich evtl. auch vorhanden bei Papillen- oder Pankreascarcinom sowie bei gutartiger Gallenwegsstenose durch Tumor, Aneurysma, Kompression, Narbe, Verletzung usw. sowie frühzeitiger, intensiver und zunehmender Ikterus („Melasikterus") mit farblosem (grauem) Stuhl und Pankreasdysfunktion; aber kein Fieber oder Kolik; evtl. Ascites und Kachexie.

Verlauf: meist nur einige Monate bis zum tödlichen Ende.

Prognose: bei Papillencarcinom Mortalität 35%, durchschnittliche Überlebenszeit 23 Monate, 5-Jahres-Heilung etwa 20%; *bei Pankreaskopfcarcinom:* Mortalität 31%, durchschnittliche Überlebenszeit 13 Monate, 5-Jahres-Heilung etwa 3%.

Differentialdiagnose: Icterus catarrhalis und Choledochusstein (s. oben) sowie Pankreastumor und -induration, Drüsentuberkulose oder sonstige Lymphdrüsenerkrankung an der Leberpforte usw.

Therapie: bei Papillencarcinom in Frühfällen *transduodenale Papillenresektion* mit Neoimplantation des Choledochus oder retroduodenaler Choledocho-Duodenostomie. In allen fortgeschritteneren Fällen ist dies Verfahren zuwenig radikal. *Bei fortgeschrittenem Papillencarcinom oder aufs Duodenum übergreifendem Pankreaskopfcarcinom: Pankreaticoduodenektomie* (nach *Whipple*) mit anschließender Gastrojejuno-cholecysto (hepatico)-pankreaticostomie (vgl. Abb. 369).

G. Parasitäre Gallenwegserkrankungen

a) Ascariden: ascendieren durch die Gallenwege bis in die Leber. *Symptome:* Cholangitis, Verschlußikterus, Leberabsceß, Perforation, Pankreasnekrose. *Therapie:* intensive Wurmkur *und* Operation, bei welcher eine Cholodochotomie ausgeführt und die A. herausgesogen, -gezogen und -massiert werden; anschließend Hepaticus-Choledochusdrainage für mehrere Wochen.

b) Lamblia intestinalis: ascendierende Infektion durch die Flagellaten vom Darm aus; *Symptome:* schleichende Cholangitis. *Diagnose:* Eosinophilie, Duodenalsondierung und sofort ausgeführter Lambliennachweis. *Therapie:* konservativ (Neosalvarsan, Emetin, Atebrin); bei Erfolglosigkeit operativ (Cholecystektomie zur Fokusentfernung, Hepaticusdrainage zur Lokalbehandlung).

9. Abschnitt: Pankreas

Anatomie und Physiologie: Am *Pankreas* (Bauchspeicheldrüse), einem langen, schmalen Organ, welches in Höhe des 1. und 2. Lendenwirbels in querer Richtung über die Aorta und untere Hohlvene zieht, wird ein *Kopf-, Körper-* und *Schwanzteil* unterschieden. Der Hauptausführungsgang (D. Wirsungianus) verläuft in der Längsachse mitten durch die Drüse und nimmt den akzessorischen D. Winslowi auf; die Mündung ist gemeinsam mit dem D. choledochus in der *Papilla Vateri* des Duodenums. Getrennte und gemeinsame Einmündung kommt vor. Der D. choledochus verläuft in seinem Endabschnitt *durch* den Kopf des Pankreas.

Arterielle Versorgung: A. lienalis, hepatica, mesenterica cran. *Venöse Versorgung:* Vv. lienalis und mesenterica cran.

Funktion: das Pankreas ist zugleich eine *Verdauungs-* und *endokrine Drüse*. Der tubulo-alveoläre Teil produziert eine *Diastase, Lipase* und die Vorstufe des *Trypsins*; letzteres wird durch die *Enterokinase* des Dünndarms aktiviert. Der *Inselzellapparat* liefert das Insulin, welches den Blutzucker senkt und Speicherung von Glykogen in Leber und Muskulatur bewirkt (*Mering* und *Minkowski, Banting* und *Best*).

A. Mißbildungen

Mangel, Spaltung, Neben- oder akzessorisches Pankreas (mit Lokalisation an Magen, oberem Dünndarm, im *Meckel*schen Divertikel); *Pankreas anulare* (d. h. ringförmige Umwachsung des Duodenums, welche dessen Stenosierung bewirken kann) (s. S. 1204).

Cystische Pankreasfibrose (vgl. S. 1213): häufig im Säuglings- und Kindesalter in Kombination mit Bronchiektasen und vermutlich auf einer im ganzen Organismus verbreiteten Störung der Schleimsekretion (*Mucosis, Mucoviscidosis*) beruhend. Infolge der hohen Viscosität des Schleims kommt es zu einer regelrechten Abflußbehinderung und schon zu einer intracellulären Abflußbehinderung mit Distention der Ausführungsgänge aller betroffenen drüsigen Organe (Verdauungs- und Respirationstrakt, Cervix uteri, Speicheldrüsen, Schleimdrüsen der Mund- und Nasenhöhle, Trachea, Bronchien usw.). Durch Schädigung der Bronchialwände entsteht frühzeitige Bronchiektasenbildung und pulmonale Komplikationen, welche ebenso wie der hierdurch hervorgerufene Meconiumileus zum frühzeitigen Tode führen.

Therapie: (s. S. 1213).

B. Verletzungen

Entstehung: a) *Subcutane* (sog. „Pankreasruptur") durch Hufschlag, Stierhorn, Stoß, Tritt, Überfahrung, Verschüttung, Pufferquetschung, wobei das Pankreas gegen die Wirbelsäule gequetscht wird.

b) *Offene:* durch Stich oder Schuß sowie bisweilen durch Operation (Magen- oder Duodenumresektion, Gallenwegeingriff usw.).

Vorkommen: selten (geschützte Lage!).

Folgen: Andauung von Fettgewebe (Fettgewebsnekrose) und Gefäßen, toxische Peritonitis, Allgemeinintoxikation, Pankreatitis acuta und chronica, Pseudocystenbildung, Fistel und Vorfall (aber nur am beweglichen Schwanzteil; nicht zu verwechseln mit Vorfall von Netz!).

Komplikationen: meist Nebenverletzungen an Magen, Darm, Leber, Milz, Gefäßen usw.

Prognose: ernst; Mortalität 50–75%, wenn nicht sofort eingegriffen wird.

Therapie: Frühoperation, d. h. Revision der Bauchhöhle und des Pankreas, sobald durch intensive Schockbekämpfung Operationsreife erzielt wurde. *Freilegung:* mediane obere Laparotomie mit Querschnitt in Nabelhöhe nach rechts oder nach links; besser *Oberbauchquerschnitt* von einem Rippenbogen zum anderen in der Mitte zwischen Schwertfortsatz und Nabel; Zugang entweder durch das kleine Netz (bei Gastroptose, oder mittels Durchtrennung des Lig. gastrocolicum und Caudalwärtsziehen des Quercolons und Kranialverschiebung des Magens (*Cave!* Verletzung der A. colica media, welche unter dem Pankreashals hervorkommt). Mobilisierung des Pankreaskopfes ist durch Incision des Peritoneums entlang der Konvexität des Duodenums möglich (nach *Kocher*).

Versorgung: Excision von zertrümmertem oder maceriertem Pankreasgewebe. Intaktes Pankreasgewebe distal von zertrümmerten Segmenten muß ebenfalls entfernt werden; ein zurückbleibender Pankreasquerschnitt wird ähnlich der Lebernaht (vgl. Abb. 399) abgesteppt, der Pankreasgang sorgfältig ligiert und die Pankreaswunde peritonealisiert und drainiert. Normales Pankreasgewebe, welches von den Hauptteilen der Drüse abgetrennt ist, darf nicht zurückgelassen werden. Drainagen müssen so lange liegenbleiben, bis die Gefahr der Fistelbildung überwunden ist (mindestens 5–7 Tage).

Bei Pankreaskopfverletzungen vergesse man nicht die Rückseite des Pankreaskopfs zu revidieren, da der dort gelegene *D. choledochus* nicht selten abgerissen ist; er muß ligiert und der Gallenabfluß durch eine Cholecystoduodenostomie gesichert werden. Von einer Pankreaticoenterostomie bei durchgehenden Verletzungen des Pankreaskörpers ist abzuraten. Operative Verletzungen des Pankreas sind ebenso zu behandeln.

C. Fisteln

Entstehung: vereinzelt spontan, meist durch traumatische oder operative Verletzung des Hauptausführungsgangs, spez. letztere bei Stein, echter Cyste, Geschwulst oder Entzündung des Pankreas sowie bei Magen- oder Zwölffingerdarmgeschwür oder -geschwulst, Milz- oder retroperitonealem Tumor.

Formen: äußere und innere (praktisch wichtig sind erstere) sowie Drüsen- und Gangfisteln.

Symptome: Fistel mit Absonderung von Pankreassekret (bis 1 l; meist intermittierend, besonders stark 3–4 Stunden nach der Mahlzeit; die Flüssigkeit ist wässerig, klar, alkalisch und eiweißhaltig).

Diagnose: im Zweifelsfall Nachweis von Pankreasfermenten, spez. Trypsin, aber auch Diastase und Lipase im Fistelsekret.

Komplikationen: Benässung und Hautmaceration; bei längerem Bestand droht Diabetes.

Prognose: Gefahr der Entkräftung; Spontanheilung ist aber möglich; überhaupt schließt sich der größte Teil der posttraumatischen und postoperativen Pankreasfisteln im Verlauf von 3 Monaten oder noch später von selbst, nicht jedoch, wenn ein größerer Ausführungsgang eröffnet ist (z. B. nach Marsupialisation echter Cysten).

Therapie: nach vergeblicher konservativer Behandlung, *Operation: Exstirpation* der Fistel oder (bei Unmöglichkeit) *Einpflanzung* des ausgelösten Fistelgangs samt verwachsenem Pankreasstumpf in Magen oder Darm bzw. in eine ausgeschaltete Darmschlinge, und zwar am besten in Magen oder Jejunum, im Notfall auch in Duodenum oder Gallenblase.

Prophylaxe: z. B. bei Operation der echten Pankreascyste versuche man Marsupialisation zu vermeiden und eine Exstirpation oder eine innere Ableitung in den Magen-Darm-Kanal zu erreichen.

D. Pankreassteine

Vorkommen: selten (etwa 4 $^0/_{00}$); einzeln oder multipel; bei Stauung und Entzündung (meist Folge einer chronischen Pankreatitis).

Aufbau: aus phosphor- und kohlensaurem Kalk mit Fetten, Fettsäuren und Pigmenten.

Lokalisation: meist im Ausführungsgang, jedoch auch Verkalkung ganzer Parenchymabschnitte.

Symptome der chronischen Pankreatitis: Koliken (ähnlich wie bei Gallensteinen, aber *linker*seits), evtl., aber nicht immer Glykosurie und Fettstühle, Ikterus, Steinabgang, Tumor, Röntgenbild (quer zu beiden Seiten der Wirbelsäule in Höhe des 1. und 2. Lendenwirbels).

Diagnose: Röntgenbild sowie Harn- und Blutuntersuchung auf Zucker und Diastase.

Folgen: Vereiterung oder Atrophie, selten Cystenbildung und vielleicht, aber wohl selten, Carcinom sowie Zuckerharnruhr.

Differentialdiagnose: Gallensteine, Drüsenverkalkung, verkalktes Pankreasgumma usw. sowie Magen- und Zwölffingerdarmgeschwür oder -geschwulst.

Therapie. Bei Solitärsteinen: Incision des Ductus über dem Stein, Extraktion und exakter Nahtverschluß. *Bei Parenchymverkalkung:* Excision des befallenen Drüsenabschnitts. *Bei Papillenstein* oder großem Stein dicht vor der Papille *ausnahmsweise transduodenal* durch die Papille (*Cave!* Gallereflux, welcher zur Aktivierung in der Drüse führt).

E. Entzündungen

1. Akute Pankreasnekrose (Pankreatitis haemorrhagica acuta)

Definition: plötzlicher *Untergang des Drüsengewebes* in einem Teil des Pankreas, selten auch im ganzen Pankreas.

Pathologisch-anatomisch: Pankreasödem, in fortgeschrittenem Stadium blauschwarze Verfärbung mit Gewebszerfall und weißgelblichen Fettnekroseherden rings um das

Organ; weiße, stippchenförmige Nekrosen auf dem Bauchfell und im großen Netz (entstehen durch Fettabbau infolge Steapsinwirkung und Bindung der dabei frei werdenden Fettsäuren an Kalk), fleischwasserfarbenes Exsudat der Bauchhöhle.

Pathogenese und Ätiologie: Abflußbehinderung des Pankreassekrets wohl meist durch Konkremente, Gallethromben oder begleitende Cholelithiasis, Cholecystitis und Cholangitis führt zur Rückstauung im canaliculären System und zum Einpressen des gestauten Sekrets in das Drüsengewebe; dadurch Gefäßschädigung und hämorrhagische Blutung sowie Zirkulationsstörung des Parenchyms, welches nun rasch der Trypsinwirkung erliegt; zusätzliche Keimeinwanderung kann zur Gangrän und völliger Kolliquation des Organs führen. Gelegentlich auch Einwanderung von Ascariden, stumpfes Bauchtrauma mit subkapsulärer Kontusion bzw. Ruptur.

Symptome: akuter Beginn, unerträgliche *Oberbauchkoliken,* Schmerzausstrahlung nach links und Fernschmerz in die linke Schulter, zunehmendes heftiges *Erbrechen,* Oberbauch*meteorismus,* außerordentliche Druckempfindlichkeit, schwerster Krankheitszustand, Schock-Kollapssyndrom, Leukocytose, *Diastase* im Blut und Urin *stark erhöht* (normale Werte zu Beginn sprechen nicht gegen Pankreasnekrose), toxische Leber- und Nierenschädigung (Urobilinogen positiv, Eiweiß im Urin positiv), Anurie, Urämie infolge toxisch bedingter Gefäßspasmen und durch Trypsin bedingte toxische Nephrose. Acetonurie, Lipämie, Hypercholesterinämie, Blutzucker nur bei ausgedehnter Zerstörung des Inselapparats erhöht, toxisch bedingte Halluzinationen.

Differentialdiagnose: hochsitzender Ileus, Mesenterialtorsion (fehlende Darmsteifung und negativer Röntgenbefund sprechen dagegen), Peritonitis, Appendicitis perforata.

Therapie. a) *Konservativ:* Nahrungskarenz, Flüssigkeitszufuhr nur intravenös und rectal (Kochsalz-Traubenzucker- oder Lävuloselösung, *Dauerabsaugung* des Magens durch Verweilsonde, Atropin zur Verminderung der Pankreassekretion, *Cortison* (antiphlogistische, antitoxische, Antistresswirkung). Bei Wiederbeginn der oralen Nahrungszufuhr nur leichte, fettlose Kost.

b) *Operativ:* bei zunehmender Verschlechterung des Allgemeinzustandes und des abdominellen Befundes Probelaparotomie; Entleerung des hämorrhagischen Exsudats, Spülung mit warmer Kochsalzlösung, Revision des Pankreas, evtl. Kapselspaltung und Parenchymspaltung zur Drainage des Trypsins und toxischer Zerfallsprodukte, Zieldrain, evtl. Choledochusdrainage, vor allem bei begleitender Cholecystitis.

Prognose: hängt von der Ausdehnung und Schwere der Pankreaszerstörung ab; leichtere Fälle heilen konservativ oder nach Drainage innerhalb weniger Tage; bei schweren Zerstörungen stets sehr ernste Prognose. Mortalität etwa 25–30%.

2. Akute Pankreatitis

Definition: bakterielle Entzündung des Pankreas.

Vorkommen: relativ selten; vorwiegend bei adipösen Frauen jenseits des 40. Lebensjahres. In $^2/_3$–$^9/_{10}$ der Fälle besteht eine *chronische Erkrankung* der *Gallenwege.*

Ätiologie. 1. *Ascendierend:* vom D. choledochus in den D. Wirsungianus infolge Stauung des Galleabflusses bei Papillenstein, chronisch-entzündlicher Papillenstenose. 2. *Lymphogen:* Bakterien aus Gallenblase und Gallengängen dringen entsprechend dem Lymphabfluß in den Pankreaskopf ein, z. B. bei Gastroduodenalulcus. 3. *Hämatogen:* metastatisch bei Infektionskrankheiten (am häufigsten Typhus abdominalis und Parotitis epidemica).

Pathologisch-anatomisch: akute interstitielle Entzündung (z. B. nach Parotitis epidemica); bei schwerer Entzündung Vereiterung und Abszeßbildung (Pankreasabszeß). Durchbruch einer solchen Eiterung in die Bursa omentalis führt zur diffusen, meist tödlichen Peritonitis.

Symptome: heftigste Oberbauchschmerzen, Schmerzausstrahlung nach links, unstillbares Erbrechen. Schweres und rasch eintretendes Schock-Kollapssyndrom, starker Oberbauchmeteorismus, mäßige Bauchdeckenspannung (im Gegensatz zur Perforation). *Nebensymptome:* Adipositas, chronische Gallenerkrankung, in der Anamnese Fett- und Fleischunverträglichkeit.

Diagnose und Differentialdiagnose: exakte Diagnose deckt fast stets eine Ulcus- oder Gallenvorgeschichte auf; Verwechslung mit Ulcusperforation und Gallensteinkolik sehr leicht möglich. Abwehrspannung ist bei Pankreatitis niemals so stark wie bei einem Perforationsereignis; einige Tage nach dem Anfall wird eine bläuliche Verfärbung am

Nabel und in den Flanken infolge des retroperitonealen Blutaustritts sichtbar. *Röntgenbild:* Druckempfindlichkeit des Pankreas bei der Durchleuchtung, Verdrängung der großen Kurvatur nach oben durch das angeschwollene Pankreas; deutliche Erweiterung der Duodenalschlinge, Blähung des Quercolon und der obersten Jejunumschlinge. Urin- und Blutbefunde wie bei akuter Pankreasnekrose. Abgrenzung gegen diese nicht immer möglich.

Prognose: ungünstig; umschriebener Absceß relativ am günstigsten. Arrosionsblutungen und Venenthrombose meist schon im akuten Stadium tödlich. Nachkrankheiten: Verdauungsstörungen infolge Fett- und Fleischunverträglichkeit, Diabetes. Hohe Mortalität bei Operation (50–80%), sehr viel niedrigere Mortalität bei konservativer Behandlung (20%), daher Operation nur für den Fall sicheren Nachweises einer eitrigen Erkrankung der Gallenblase oder der Gallenwege.

Therapie:

a) Konservativ. Gestattet, wenn akute Begleiterkrankung von seiten der Gallenwege (Empyem, Cholecystitis, Cholangitis) ausgeschlossen werden kann. Besteht aus: *Schmerzbekämpfung* (Morphium 0,01 g i. v.); Beseitigung des Sphincter-Oddi-Krampfes durch Splanchnicus-Blockade und *Spasmolytika, Schock-Kollapsbekämpfung* (wie üblich, vgl. Allg. Chirurgie), *Ileusbekämpfung* (kontinuierliche Magen-Darm-Absaugung durch Verweilsonde nach *Miller-Abbott*), *Drosselung der Pankreassekretion* (Morphium-Atropin s. c., Calcium i. v., Röntgenbestrahlung der Pankreasgegend mit 300 r, Eisblase auf Oberbauch, völlige Nahrungs- und Getränkekarenz), *Chemotherapie.*

b) Operativ. Ist der akute Schub abgeklungen, so folgt die *Intervalloperation* zur Revision der Gallenwege, evtl. Cholecystektomie, Choledochotomie und Dilatation der Papilla Vateri, Incision eines Pankreasabscesses und Drainage nach außen.

Sofortoperation ist angezeigt, wenn neben der akuten Pankreatitis gleichzeitig eine Erkrankung der Gallenblase und Gallenwege nachweisbar ist; diese ist dabei entscheidender als das Vorhandensein der Pankreatitis. Bei Empyem, Cholecystitis oder Cholangitis unter prophylaktischer Chemotherapie *Choledochotomie, Choledochussondierung, T-Drainage,* evtl. *Cholecystektomie* (letztere vor allem bei Empyem der Gallenblase).

3. Chronische Pankreatitis

Definition: entsteht aus einer nicht restlos abheilenden akuten Pankreatitis, d. h. die Entzündung bleibt schleichend fortbestehen und kann jederzeit erneut aufflackern.

Ursache: vorwiegend als Begleitpankreatitis bei chronischem Gallensteinleiden als Folge eines Gastroduodenalulcus und einer Pankreasnekrose.

Pathologisch-anatomisch: Wucherung des interstitiellen Bindegewebes, Atrophie und Schwund der Drüsenläppchen, cystische Degeneration von Gängen und Acinis, derbkörnige Konsistenz der Drüse, Inselapparat meist wenig beeinträchtigt, vorwiegend ist der Pankreaskopf betroffen, selten das ganze Organ (10%).

Symptome und Diagnose: Symptome des Grundleidens (Cholelithiasis, Gastroduodenalulcus); typischer „Linksschmerz", seltener *Ikterus* (infolge einer Abflußbehinderung durch den angeschwollenen Pankreaskopf oder eine chronisch-entzündliche *Sphinctersklerose* bzw. *-fibrose*); ständig mehr–weniger starke *Oberbauchschmerzen*, anfallsweise auftretendes Schwächegefühl, Zittern, Schwitzen, Aufstoßen, Übelkeit, Blähungen, Unverträglichkeit von Fett, Durchfälle; fötide, grau-weiße Stuhlgänge; vorübergehende Glucosurie und Hyperglykämie bis zum manifesten Diabetes.

Diagnose: Anamnese (Cholelithiasis, akute Pankreasnekrose, Pankreatitis, Gastroduodenalulcus), Druckempfindlichkeit des Pankreas, gelegentlich Ikterus, Diastase im Harn vermehrt (über 250 E), Lipasevermehrung im Blut, evtl. Glucosurie (oraler Glucosebelastungsversuch!), Fettstühle, Nachweis unverdauter Muskelfasern nach *Schmidt*scher Probekost (vgl. S. 299).

Therapie:

a) Konservativ. Angezeigt, solange kein stärkerer Ikterus und keine zu starke Beeinträchtigung des Allgemeinbefindens besteht. Leicht verdauliche, kohlehydratreiche Kost, zu jeder Mahlzeit 6 Tabletten Pankreon, Panzynorm; bei Subacidität Salzsäure-Pepsin während des Essens, bei Hyperacidität Natriumbicarbonat; einmalige Röntgenbestrahlung mit 300 r.

b) Operativ. Wenn immer wieder Rückfälle auftreten und die Oberbauchschmerzen nicht wirkungsvoll beeinflußt werden können. *Absolute Indikation* zur Operation ist gegeben bei *Dauerikterus*, welcher länger als 4 Wochen besteht (Steinverschluß, Papillencarcinom, Steinnarbe, fibröse Sphincterstenose). Steht die entzündliche Veränderung der Gallenblase und Gallenwege im Vordergrund, am besten Choledochotomie, Sondierung, Papillendilatation, Cholecystektomie. Bei *Verschlußikterus:* Entlastung des Gallenabflusses durch Cholecysto- bzw. Choledochoduodenostomie. Bei Duodenal- oder Pylorusstenose infolge *chronischer Pankreatitis:* Resectio Billroth II. Bei *Sphincterfibrose:* transduodenale Sphincterotomie (*Oddi*). Bei umschriebener *chronischer Pankreatitis:* Resektion der erkrankten Pankreasteile (Pankreasschwanz, Pankreaskörper, evtl. sogar Pankreatoduodenektomie). Bei *Befall der gesamten Drüse:* notfalls totale Pankreatektomie, wenn unstillbare Dauerschmerzen bestehen. Bei vorwiegend *spastisch-funktionellen Beschwerden:* subdiaphragmatische Resektion der N. splanchnici maj. mit oder ohne Excision der lateralen Hälfte des Ggl. coeliacum und des lumbalen Grenzstrangs; hohe dorsale Sympathicusblockaden. Bilaterale Vagotomie (endothorakal oder subdiaphragmatisch) unbefriedigend.

F. Pankreascysten

Pathologisch-anatomisch. Einteilung nach Ursachen:

I. *Retentionscysten:* a) chronisch-indurative Pankreatitis, b) Kompression des Hauptausführungsganges von außen, c) Obstruktion des Hauptausführungsganges von innen (Steine, Parasiten, Entzündung).

II. *Neoplastische Cysten.* a) *Kongenital:* 1. Dermoid, 2. Pankreatitis fibrocystica, 3. Teratom, 4. fetales Adenom, 5. Mischtumoren. b) *Erworben:* 1. Cystadenom, 2. cystisches Epitheliom.

III. *Pseudocysten.* a) *Intrapankreatische:* 1. degenerierte Tumoren, 2. Trauma, 3. vasculäre Erkrankungen, 4. Pankreasnekrose. b) *Extrapankreatische:* (gleiche Ätiologie wie bei den intrapankreatischen).

IV. *Parasitäre Cysten:* Echinococcuscyste.

Klinisch unterscheiden sich die Cysten in solche, welche *exstirpierbar* sind und solche, bei welchen die *Exstirpation unmöglich* ist, ferner in *echte Cysten* (mit Epithelauskleidung) und *Pseudocysten* (bindegewebiger Sack ohne Epithelauskleidung); letztere gehen aus fermentativ oder traumatisch eingeschmolzenen Gewebsbezirken hervor (Pankreasnekrose) und können sich binnen weniger Wochen bis zu Kindskopfgröße und mehr entwickeln.

Lokalisation: retroperitoneal; am häufigsten zwischen Magen und Colon transversum nach vorn tretend; jedoch auch zwischen Magen und Leber oder zwischen den Mesocolonblättern.

Cysteninhalt: schokoladenfarbene Flüssigkeit (Folge der Blutbeimengung nach vorausgegangener Pankreasnekrose oder nach Trauma), gelegentlich auch bröcklige Drüsensequester, nicht immer Pankreasfermente nachweisbar.

Symptome: Verdrängungserscheinungen durch die wachsende Cyste, Druck im Oberbauch, Völlegefühl, Übelkeit, Erbrechen. Die Erscheinungen betreffen vor allem die am meisten verdrängten Organe (Magen und Colon ascendens und transversum); tastbarer, prall-elastischer Tumor und meist schon gut sichtbare, umschriebene Vorwölbung der Bauchdecken.

Diagnose. Röntgenbild: Verdrängungsbild des Duodenalbogens („duodenales C."), Verdrängung des gesamten Magens nach links, des Ascendens nach ventral und links, Auseinanderdrängung von Magen und Duodenum; Glucosurie, seltener Hyperglykämie.

Differentialdiagnose: andere retroperitoneale Tumoren; Lymphangiom, Dermoid, Hiluscyste.

Therapie: Operativ!

1. Bei *kleinen Cysten* (meist echte Blastome): *Enucleation.*

2. Bei *mittelgroßen Cysten:* a) *Exstirpation,* sofern es gelingt, die Cyste in der richtigen Schicht vom Pankreas abzulösen. Sonst besser

b) *Innere Anastomosierung,* d. h. eine Verbindung der Cyste mit einem anliegenden Darmsegment (Cystenterostomie), mit Colon (Cystocolostomie) oder mit Magen und Duodenum (Cystogastro- bzw. Duodenostomie); die Anastomose wird in einer Länge von 4—6 cm angelegt und mit zweischichtiger Nahtreihe ausgeführt. Bei *Pseudocysten:* mit schweren Verwachsungen *transventrikuläre bzw. transduodenale Anastomose,* d. h. Eröffnung der Magen- bzw. Duodenalvorderwand und transventrikuläres Angehen der mit der Magenhinterwand verklebten und fest verwachsenen Cyste; Eröffnung der Magenhinterwand und damit der Cyste in 4–6 cm Ausdehnung und Anlegen einer Anastomose, Verschluß der Magenvorderwand; ausgiebige Drainage nach außen. *Kritik:* bei multilokulärem Wachstum der Cyste wird nur ein Teil der Cyste drainiert; die Anastomosen mit der Cystenwand sind nicht immer sicher; bei großen Cysten kann ein großer Teil des Magen-Darm-Inhalts im Cystensack liegenbleiben (Zersetzung, Divertikelbeschwerden, Regurgitation, Intoxikation) und nur durch bestimmte Lagerung wieder in den Magen-Darm-Kanal entleert werden.

3. Bei *großen Pseudocysten* und *echten Cysten: Marsupialisation*, d. h. Extraperitonealisierung der Cystenvorderfläche und ein- oder zweizeitige Eröffnung der eingenähten Cystenwand nach außen. Tägliche Gazetamponade der Cystenhöhle, u. U. Beschickung mit Verödungsflüssigkeiten, führen zur raschen spontanen Verkleinerung der Cyste. Eine gelegentlich bestehenbleibende Pankreasfistel (s. vorn) wird in weiterer Sitzung, jedoch erst nach Monaten beseitigt.

G. Geschwülste

a) Benigne. *Fibrome, Fibroadenome,* Lymphangiome selten, entzündliche Tumoren häufig (7% aller resezierten Pankreastumoren); 16% aller zunächst als entzündliche Tumoren angesprochenen Tumoren erweisen sich als Neoplasmen.

Inselzelladenom (**Hyperinsulinismus**). *Definition:* Wucherung des Inselorgans mit vermehrter Insulinausschüttung, führt in regelmäßigen Abständen zum klinischen Bild der *Hypoglykämie* und des hypoglykämischen Schocks.

Pathologisch-anatomisch: ein oder mehrere Inselzelladenome im Körper- oder Schwanzteil des Pankreas; gut abgegrenzt, bis zu Kirschgröße, blaugrau gefärbt, meist in der Tiefe des Organs liegend.

Histologisch: Inselzellen mit Überwiegen der B-Zellen. Außer isolierten Tumoren auch gleichmäßige Hypertrophie des gesamten *Inselapparats,* d. h. zahlreicheres Vorkommen großer *Langerhans*scher Zellen.

Ursache. Für *organischen Hyperinsulinismus:*
1. Aktives Inselzelladenom.
2. Aktives Inselzellcarcinom ohne und mit aktiven Metastasen.
3. Hyperplasie und Hypertrophie der Inseln.

Für *funktionellen Hyperinsulinismus:*
1. Konstitutionell gesteigerte Reaktion des Inselorgans auf Blutzuckererhöhung im physiologischen Rahmen.
2. Alimentär bedingte Störung infolge Gastrektomie, Resectio ventriculi oder Gastroenteroanastomose (sekundär-alimentär-funktioneller Hyperinsulinismus).

Für *Spontanhypoglykämie:*
1. Erkrankungen anderer endokriner Organe (Hypophyse, z. B. *Simmonds*sche Kachexie, basophiles Adenom, chromophore Tumoren; Nebennierenrindenunterfunktion, z. B. Morbus Addison, Schilddrüsendysfunktion, z. B. Myxödem, toxisches Adenom, Basedow).
2. Lebererkrankungen (z. B. toxische Hepatitis, ascendierende Cholangitis, diffuse Carcinose, fettige Degeneration, Glycosis infantum *van Gierke,* Smoke-Hypoglykämie), Erkrankungen des ZNS (Hypothalamus und Hirnstamm), renale Glykosurie infolge Schwellenwertsenkung der Niere für Zucker, Dysinsulinismus des Diabetikers.

Symptome: spontane charakteristische, hypoglykämische Anfälle, bestehend aus Hungergefühl, Hinfälligkeit, Schweißausbruch, Zittern, Schlafsucht, meist morgens, d. h. nach längerer Nüchternheit auftretend; charakteristisch die „Whipple-Trias": 1. Anfälle von *Insulinschock,* 2. *Blutzuckerspiegel von 50 mg-%* und weniger nach 12- bis 15stündigem Fasten, 3. *sofortige Besserung* des Zustandes *nach* intravenöser Gabe von Glucose; ferner Unruhe, tonisch-klonische Muskelkrämpfe, Opisthotonus, psychische Störungen.

Diagnose und Differentialdiagnose: Nachweis *starker Blutzuckersenkung,* besonders während des Anfalls, schlagartige Beseitigung des hypoglykämischen Schocks durch intravenöse Traubenzuckerinjektion, differentialdiagnostische Unterscheidungsmöglichkeit zwischen organischem Hyperinsulinismus und Spontanhypoglykämien durch verschiedenen Ausfall der Dextrosebelastungskurve (*Conn*).

Indikation und Therapie. a) Bei *Inselzelladenom:* Operation und *Exstirpation des Adenoms* durch Keilexcision eines Pankreassegments und exakter Nahtverschluß; bei multiplem Auftreten von Adenomen Einzelexstirpation bzw. je nach Lage des Adenoms *partielle Pankreatektomie.*

b) Bei *Hypertrophie des Inselorgans:* Amputation der distalen zwei Drittel des Pankreas, d. h. Entfernung des gesamten Pankreaskörpers und -schwanzes. Dabei muß fast stets die Milz mitentfernt werden. *Prognose:* Bei Auffinden und erfolgreicher Entfernung einzelner Adenome, welche die Ursache des H. sind, sehr günstig; bei Hypertrophie des Inselorgans ist Regeneration des Restgewebes und Rezidiv möglich; Ursache des Rückfalls ist meist eine ungenügende Resektion; in solchen Fällen ist Nachresektion zu erwägen.

c) Bei *bösartigem Inselzelltumor (Nesidioblastom)*: außer vermehrter Insulinproduktion und den Zeichen des Hyperinsulinismus bestehen alle Charakteristika der malignen Geschwulst, weshalb eine sehr ausgedehnte, evtl. sogar totale *Pankreatektomie* erforderlich ist. *Prognose:* ungünstig, im Verlauf eines Jahres kommt es zum Rezidiv der Hypoglykämie.

b) Maligne. *Pankreascarcinom. Lokalisation:* meist im Kopfteil, von den Ausführungsgängen oder dem Epithel der Drüsenacini ausgehend. *Histologisch: Scirrhus* mit starker Bindegewebswucherung, daher makroskopisch und palpatorisch von einer chronischen Pankreatitis nicht leicht unterscheidbar, seltener Adenocarcinom, ausnahmsweise Gallertkrebs. *Dignität:* Adenocarcinom besonders bösartig und frühzeitig peripankreatisch und in die Leber metastasierend.

Symptome: Anämie, Abmagerung, schmerzfrei und schleichend beginnender *Ikterus* bis zum „*Melasikterus*" zunehmend, bei Einbruch in den Magen und tiefer Duodenalstenose *Späterbrechen, Hämatemesis*, bei Lokalisation im Kopf-Korpusteil quälende *Schmerzen*. Multiple Venenthrombosen in Armen, Beinen oder sämtlichen Extremitäten (grundloses Auftreten von solchen muß stets an ein beginnendes Pankreascarcinom denken lassen!).

Diagnose: Ikterus mit gestauter Gallenblase (*Courvoisier*sches Zeichen) bei im übrigen normalen Urin- und Blutbefunden. *Röntgenbild:* retrogastraler Tumor, Pelotteneffekt, „duodenales C."; Probelaparotomie; Probeexcision wird im allgemeinen als zu gefährlich abgelehnt; jedoch Schnellschnittuntersuchung regionärer, tumorverdächtiger Drüsen.

Indikation: hängt vom Allgemeinzustand und der *Dauer des Ikterus* ab. Bei Ikterus von mehr als 6 Wochen Dauer und Bilirubinspiegel von über 5 mg-% kommt nur zweizeitiges Operieren (Probelaparotomie mit Cholecystogastrostomie oder Cholecystojejunostomie, 30–40 cm von der Flexura duodeno-jejunalis entfernt) in Frage, um zunächst freien Gallenabfluß herzustellen; evtl. auch Cholecystocolostomie, sofern die Probelaparotomie grundsätzlich Operabilität des Tumors ergibt und zunächst nur die Galleableitung erzielt werden soll.

Therapie. Operationsmethoden: Operabilität oft schwer feststellbar, da sich sowohl der carcinomatöse als auch pankreatitische Pankreaskopf „steinhart" anfühlen. Länger bestehender Ikterus, *Courvoisier*sches Zeichen und dilatierter Choledochus sprechen für Neoplasma. Regionäre Lymphknotenmetastasen im Pankreaskopfbereich und an der Einmündung des Ductus cysticus sind keine absolute Kontraindikation. Diese besteht hingegen bei Einwachsen in die V. portae und in die oberen Mesenterialgefäße. Bei breitem Einwachsen besteht absolute Kontraindikation; vereinzelt sind Pfortaderresektionen und anschließende Wiederherstellung durch Anastomose oder Gefäßtransplantation berichtet.

a) Partielle Pankreatoduodenektomie. *Prinzip:* ein- oder mehrzeitige Resektion von Pankreaskopf und Duodenum von rechts her nach Mobilisation der großen Kurvatur des Duodenums (nach *Kocher*); Durchtrennung des Magens im unteren Drittel und Verschluß des proximalen Stumpfes; Ligatur der A. pankreaticoduodenalis nahe der Duodenalwand; Durchtrennung des Choledochus in Höhe der oberen Grenze des 1. Duodenalabschnitts oder knapp darunter; Durchtrennung des Halsteils des Pankreas etwas rechts von den Vasa mesenterica cran. (spezielle Versorgung des D. Wirsungianus) und Herstellung einer *Gastro-cholecysto-* (*Pankreatico-*) *Jejunostomie* (vgl. Abb. **685**), wobei der distale Pankreasstumpf entweder blind verschlossen oder ebenfalls seitlich oder endständig in die Jejunumschlinge implantiert werden kann.

b) Totale Pankreatektomie. Ist mit dem Leben vereinbar, der Patient wird jedoch lebenslänglich zuckerkrank; tägliche Zufuhr von 20–40 E. Insulin genügen im allgemeinen, um den Kohlehydratstoffwechsel im Gleichgewicht zu halten (enge Zusammenarbeit mit Internisten!). *Prinzip:* Mobilisation des Pankreas entweder von der Duodenal-Pankreaskopfseite oder von der Milz-Pankreasschwanzseite her. Milz muß meist mitentfernt werden; große Vorsicht ist ferner bei der Abhebung des Pankreas von der V. mesenterica cran., welche leicht verletzt werden kann, geboten. *Prognose:* fraglich bis ungünstig; Operationsmortalität 30%, durchschnittliche Überlebensdauer 13 Monate; einige Fälle von 5-Jahres-Heilung nach Pankreatico-Duodenektomie sind berichtet. Bei Palliativoperation (Cholecystogastrostomie) Operationsmortalität 20%, durchschnittliche Überlebenszeit 7,5 Monate.

10. Abschnitt: Milz

Anatomie und Physiologie: die Milz ist ovalär bohnenförmig, trägt eine Kerbe am Vorderrand, welche am vergrößerten Organ tastbar und differentialdiagnostisch wichtig ist. *Gefäßversorgung: A. lienalis* (stärkster Ast der A. coeliaca), dringt mit 5–6 Ästen in das Organ ein; die Verzweigung erfolgt bereits *vor* dem Hilus; von dort werden mehrere Äste zum Pankreasschwanz abgegeben, welcher wesentlich von der Milzarterie mitversorgt wird (Cave! Pankreasnekrose bei Ligatur der A. lienalis).

Funktion: mannigfach, offenbar entbehrlich, noch nicht restlos geklärt; im Embryonalleben wichtige Blutbildungsstätte; beim Erwachsenen *Organ der Blutmauserung* („Grab aller Blutbestandteile"); das bei der Blutzerstörung frei werdende Hämoglobin wird zur Verarbeitung der Leber zugeführt, wo es in Bilirubin umgewandelt wird; das *frei werdende Eisen* wird als Hämosiderin in der Milz gespeichert und steht bei Bedarf zur Verfügung; die Keimzentren der Follikel sind *Bildungsstätten von Lymphocyten* (Milz als „Lymphknoten des Blutes"); ferner ist die M. ein Teil des *retikuloendothelialen Systems* und ein *Blutspeicher*, d. h. etwa 20% des Pfortaderblutes können in der im Nebenschluß liegenden Milz versacken bzw. aus ihr herausgezogen werden. Nach Milzexstirpation wird die Erythrophagocytose von den *Kupffer*schen Sternzellen der Leber und den Retikuloendothelien von Lymphknoten und Knochenmark übernommen.

A. Mißbildungen

Fehlen, Lappung, abnorme (Rechts-) Lagerung, Wandermilz und Nebenmilzen. Letztere meist in Nähe des Milzhilus (kaffeebohnengroß), aber auch weit entfernt (kleines Becken, Scrotum) und zu Verwechslungen führend.

B. Häufigste Eingriffe an der Milz

Freilegung: linksseitiger *Rippenbogenrandschnitt*, nicht zu knapp am Rippenrand damit ausreichend Material für sicheren Bauchdeckenverschluß übrigbleibt. Bei Bedarf Verlängerung nach lateral bis in die Lendengegend. Thorakolaparotomie nur bei Zweihöhlenverletzungen und evtl. bei Riesentumoren der Milz. Hierbei wird u. U. (nämlich wo ohne Muskelrelaxation gearbeitet werden muß) Aufklappung des Rippenbogens nach *Marwedel* nötig.

1. Punktion: nur bei strikter *Indikation* speziell zur *hämatologischen Untersuchung* und *Kontrastdarstellung* des Pfortaderkreislaufs (*Lieno-Portographie*). *Kontraindikation: septischer Milztumor*, hämorrhagische Diathese, schmerzhafter Milztumor, Milzinfarkt. *Technik:* Rückenlage, perkutorische Feststellung der Größe der Milz, Markierung der oberen Grenze der absoluten Dämpfung bei tiefer Inspiration 6–8 cm unter dieser Linie, Einstich in der vorderen Axillarlinie (Lokalanästhesie mit Novocainlösung 1%) mit mittelstarker, mandrinversehener Punktionsnadel bis aufs Peritoneum; sodann *Atem anhalten!* in tiefer Inspiration und Einstich 2–3 cm tiefer; anschließend Aspiration von Material zur hämatologischen Untersuchung oder Injektion des Kontrastmittels (20 bis 30 ccm Joduron 70%ig).

Wichtig ist, daß während der Punktion und bei liegender Nadel keine Respirationsbewegung erfolgt!! Nach der Punktion: Flachlagerung, Eisbeutel, Vitamin K, evtl. Morphium 0,01 s. c. zur Nachblutungsprophylaxe. Zum Zwecke der Lieno-Portographie erfolgt die Punktion besser unter laparoskopischer Sicht.

2. Probeexcision: nur in seltensten Fällen und bei strenger Indikation an der freigelegten Milz; keilförmige Excision aus der vorderen Kante entsprechend dem Gefäßverlauf. Zweckmäßig werden zunächst 2–3 tiefgreifende Catgutnähte angelegt, sodann die Excision ausgeführt, in den Defekt ein Fibrospumscheibchen eingelegt und darüber die Nähte mit leichtem Zug geknüpft. Bei Durchschneiden der Fäden und größeren Kapselrissen Splenektomie.

3. Ligatur der Milzarterie: als erster Akt vor jeder Splenektomie; aber auch als alleiniger Eingriff, um das Organ zur cirrhotischen Atrophie zu bringen (*Cave!* gleichzeitige Ligatur der Vene wegen Gefahr der Organnekrose). Die Milzarterie wird erreicht:

a) durch das *Lig. hepatogastricum* am Oberrand des Pankreas;

b) durch das *Lig. gastrocolicum* (günstigster Zugang). Dabei wird der Magen nach oben rechts, das Quercolon nach unten verzogen, und die Milzarterie am Oberrand des Pankreasschwanzes aufgesucht;

c) durch das *Mesocolon transversum*, wenn die Magenhinterwand mit dem Mesocolon durch Entzündung oder Tumor breit verwachsen ist.

4. Splenektomie (Milzentfernung). *Indikation:* splenomegale Milzkrankheiten (s. hinten), Milzruptur. *Kontraindikation:* Osteomyelosklerose (fibroplastische Umwandlung des Knochenmarks), ausgedehnte Osteosklerose, aplastische Leukämie. In solchen Fällen führt die Splenektomie oft rasch zum Tode.

Prognose: je nach Größe des Tumors kann die Operation sehr einfach, aber auch außerordentlich schwer sein.

Mortalität: 5–70%, je nach Schwierigkeitsgrad des Eingriffs.

Vorbereitung: bei großem Milztumor mit Anämie und Thrombopenie ausreichende Vorbereitung mit Bluttransfusion (*Cave!* Transfusionen bei hämolytischem Ikterus!!); Bereithalten von genügend sorgfältig geprüften Blutkonserven, da die Operation u. U. sehr blutreich sein kann.

Methode: zunächst Feststellung von Verwachsungen mit der Zwerchfellkuppel (*Cave!* stumpfe Lösung ohne direkte Sicht, da hierdurch die Milz sehr leicht einreißt). Am besten Abtrennung solcher Verwachsungen mit dem elektrischen Messer ohne Ligaturen; *Isolierung des Milzstiels* nach Eröffnung der Bursa omentalis, wozu das Lig. gastrocolicum zwischen Ligaturen durchtrennt und der Magen nach rechts kranial gezogen werden muß; Aufsuchen des Pankreasschwanzes und des von ihm zum Milzhilus ziehenden Lig. pancreatico-lienale, welches den Gefäßstiel enthält. Tunlichst zunächst Unterbindung der Milzarterie; sodann bei pathologisch vergrößerter Milz 1 ccm Adrenalin intralienal, um überschüssiges Blut auf dem Venenweg in den Kreislauf abzuschieben. 5–10 Minuten abwarten, anschließend Ligatur der Vene und evtl. akzessorischer Gefäße (*Cave!* Einbeziehung des Pankreasschwanzes in eine Ligatur!); zu warnen ist auch vor der schrittweisen Unterbindung der Gefäße dicht am Milzhilus wegen der starken Blutung, welche unweigerlich auftritt, wenn die zarten Venen an ihrer Eintrittsstelle in die Milzkapsel abgerissen werden. In solchem Falle hilft nur Kompression mit heißer Kochsalzkompresse und rasche Beendigung des Eingriffs. Sorgfältige Naht des Lig. colico-lienale und gastrocolicum zur Vermeidung innerer Hernien. Bei sehr ausgedehnten flächenhaften Verwachsungen der Milzoberfläche mit dem Zwerchfell und seitlicher Bauchwand oder bei Riesentumoren empfiehlt es sich, die A. lienalis bereits knapp hinter ihrem Abgang von der A. coeliaca vorzunehmen. Splenektomie ohne Komplikation und bei Vollkompensation hinterläßt einen *Dauerschaden* von 10% Erwerbsminderung (*Henschen*).

5. Splenopexie: ausnahmsweise bei Wandermilz, wenn das Organ noch nicht stärker verändert und seine Torsion regelmäßige Beschwerden hervorruft. Dazu Taschenbildung des parietalen Bauchfells in einer Höhe, welche der normalen Lage der Milz entspricht und Einstecken der Milz in die entsprechend große Tasche (*Cave!* Strangulation des Gefäßstiels); zur Vermeidung des Herausgleitens wird anschließend die Bauchfelltasche verkleinert und das Lig. phrenico-lienale an der Bauchwand fixiert.

6. Milzresektion: unsicher, schwierig und nur ausnahmsweise, z. B. bei gutartiger Geschwulst angezeigt. Es handelt sich in diesen Fällen meist um keine typische Resektion, sondern lediglich um die Ausschälung des Tumors oder der Cyste aus der Milz.

C. Verletzungen

Ursachen: a) häufiger *subcutane* (sog. stumpfe Bauchverletzung): durch Hufschlag, Fußtritt, Stoß, Auffallen, Ski- und Rodelunfall, Überfahrung, Verschüttung, Pufferquetschung, Fall aus großer Höhe usw.; bisweilen sozusagen spontan oder doch durch

verhältnismäßig geringe Gewalt (Heben, Bewegung, Husten, Niesen, Erbrechen, Pressen, Geburt): sog. ,,Spontanruptur", dies spez. bei pathologisch vergrößerter und erweichter Milz infolge Malaria, Tuberkulose, Amyloid oder akuter Infektionskrankheit (z. B. Typhus, Recurrens, Kala-azar, Sepsis usw.);
  b) seltener *offene* durch Schuß sowie vereinzelt durch Stich, Schnitt, Pfählung;
  c) *durch Rippenbruch*; hier auch noch nachträglich.

Vorkommen: nicht ganz selten, und zwar etwa halb so häufig wie die Leberruptur und bei stumpfen Bauchverletzungen in 25 (10–50)%, dabei in *15% zweizeitig* als sog. ,,Spätblutung".

Symptome: Schock, Anämie, Schmerz in der Oberbauchgegend und Druckschmerz des N. phrenicus links supraclavicular am Hinterrand des M. sternocleidomastoideus, Druckempfindlichkeit in der Milzgegend, Bauchdeckenspannung, Erbrechen, Zeichen innerer Blutung nebst Schock-Kollapssyndrom (s. dort) und Temperaturveränderung sowie Dämpfung in der freien oder in der linken Bauchhöhle; bei offener Verletzung (neben Netzvorfall) evtl. Vorfall der Milz, welchem sich schließlich Gangrän anschließen kann.

Diagnose: meist kommt man nicht über den Verdacht abdominaler Blutung hinaus, was aber für die Indikation zur Laparotomie genügt. Bei offener Verletzung, bei welcher in fast 90% die Pleurahöhle eröffnet ist, wird neben der Brustverletzung leicht die Bauchverletzung übersehen.

Differentialdiagnose: geplatzte Tubargravidität, perforiertes Magen- oder Darmgeschwür, Peritonitis usw. sowie spontane Milzruptur, Malaria- und Typhusmilz und Aneurysma der Milzarterie.

Komplikationen: oft Nebenverletzungen an Niere, Leber, Magen, Darm, Pankreas, Herz, Lungen, Zwerchfell, Rippen usw.

Prognose: ohne Operation schlecht, 50% Mortalität innerhalb einiger Stunden; evtl. erst einige Tage später nach vorübergehendem Stillstand der Blutung (infolge zeitweiligen Blutdrucksinkens oder bei subkapsulärer Blutung); bei intrakapsulärer Ruptur droht nachträglich blutendes Kapselbersten, Blutcyste oder Absceß; evtl. mit Sequestrierung; Spätblutung der Milz erfolgt manchmal erst nach Tagen bis Wochen, und zwar meist nach stumpfem Trauma (Hufschlag, Stoß, Fall oder dgl.); durch rechtzeitige Operation ist oft Heilung möglich. Bei Kindern ist die Prognose günstiger als bei Erwachsenen. Bei rechtzeitiger Operation beträgt die Mortalität nur 0–33$^1/_3$%, bei kombinierter Mehrfachverletzung und offener Verletzung aber 15–75%.

Therapie. Bei drohender innerer Verblutung: Schock-Kollapsbekämpfung, Laparotomie, *Splenektomie*, Revision der Bauchhöhle und evtl. Versorgung von Nebenverletzungen an Magen-Darm-Zwerchfell usw.

D. Milzabsceß

Entstehung: bisweilen *direkt* im Anschluß an penetrierende oder seltener subcutane, spez. intrakapsuläre Verletzung oder durch Vereiterung einer Echinokokkenblase; selten *fortgeleitet* aus der Nachbarschaft (perforierendes Magen- bzw. Darmgeschwür, -fremdkörper oder -carcinom oder Leberabsceß oder paranephritischer Absceß oder Pleuraempyem); in der Regel *metastatisch* bei Puerperalfieber, Endokarditis, Phlegmone, Panaritium, Nabelinfektion, Appendicitis, jauchendem Carcinom oder penetrierendem Geschwür des Magens sowie bei Infektionskrankheiten (Typhus, Recurrens, Malaria, Dysenterie, Influenza usw.).

Pathologische Anatomie: embolische Abscesse anfangs meist multipel, schließlich konfluierend; häufig nekrotisierend mit Milzsequestern.

Symptome: remittierendes Fieber, evtl. mit Schüttelfrost, Hyperleukocytose, Schmerzen, Druckempfindlichkeit und evtl. ödematöse Weichteilschwellung in der Milzgegend, peritoneale und evtl. pleuritische Reizerscheinungen, Milzvergrößerung palpatorisch und perkussorisch nachweisbar, evtl. Lederknarren; Röntgenbild; Probepunktion.

Differentialdiagnose: subphrenischer oder paranephritischer Absceß sowie Tuberkulose, Aktinomykose, Cyste oder Tumor der Milz.

Verlauf: evtl. Perforation durch Brust- oder Bauchwand nach außen oder in benachbarte Höhlen bzw. Hohlorgane: Pleura, Peritoneum, Subphrenium, Retroperitoneum, Magen, Darm, Nierenbecken, Milzsequester, eitrige Thrombophlebitis der V. lienalis und portae, Leberabscesse.

Prognose: ohne Operation schlecht, aber auch mit Operation ungünstig.

Therapie: nach Probepunktion *Absceßspaltung* oder bei starker Milzeinschmelzung und bei multiplen Abscessen: *Splenektomie. Bei Absceßdurchbruch:* Vorgehen wie bei *subphrenischem A.* (s. da). *Bei Pleurabeteiligung:* Resektion der 9. oder 11. Rippe und Drainage der Höhle nebst Gazetamponade; besondere Sicherung von Brust- und Bauchhöhle nicht notwendig, weil genügend Verklebungen vorhanden sind.

E. Chronische (spezifische) Infektionen: Tuberkulose, Syphilis Aktinomykose, Lymphogranulomatose, Lepra

selten; bei isolierter Milzerkrankung kann, falls die konservative Therapie versagt, die *Splenektomie* angezeigt sein, z. B. bei Tuberkulose, welche miliar oder großknotig auftritt und zu Panhämocytopenie führt; ferner bei Stieldrehung oder Wandermilz, falls keine Verwachsungen hindern, und schließlich bei Spontanruptur oder Vereiterung.

F. Geschwülste

1. Cysten und Neubildungen

a) Echinococcuscysten. *Vorkommen:* selten (etwa 3 [2–10]%); dagegen unter den Milzcysten häufigste Form.

Symptome: cystischer Tumor der Milzgegend evtl. mit Hydatidenschwirren sowie Intracutanreaktion, Komplementbindung und Eosinophilie; dazu evtl. Röntgenbild, auch mit Pyelogramm und Pneumoperitoneum (nicht harmlos!) sowie mit Magen- und Darmkontrastfüllung; sonst vgl. Leberechinococcus!

Differentialdiagnose: Ovarial-, Mesenterial-, Leber-, Pankreas- oder Nierencyste, Hydronephrose, Splenomegalie u. a.

Verlauf: Verkalkung, Vereiterung oder Perforation. Vgl. Milzabscesse!

Komplikation: Verwachsungen sind häufig; manchmal kommt es zu Vereiterung, evtl. mit Durchbruch in die Pleurahöhle.

Prognose: Operationsmortalität beträgt 10–15%.

Therapie: Einnähung mit Drainage (nur bei Riesencysten) oder wenn möglich Auffüllen mit Kochsalzlösung (5%) und *Ausschälung* oder bei isolierter Erkrankung mit großen und multiplen Cysten (dagegen nicht bei starken Verwachsungen oder bei gleichzeitiger Lebererkrankung!) *Splenektomie.* Punktion durch die Bauchdecken ist gefährlich wegen Blutung und Dissemination, daher nur erlaubt bei Verwachsung oder bei sofort anzuschließender Operation.

b) Nicht parasitäre Cysten: Echte, Dermoid-, Lymph- und Blutcysten. *Vorkommen:* häufiger Blutcysten, und zwar gelegentlich durch Milzblutung nach Trauma, spez. bei kranker (Malaria-) Milz mit Vergrößerung oder Verlagerung sowie durch Thrombose oder Embolie der Milzgefäße, ferner sonstige, auch echte (solitäre oder multiple) Cysten sowie Häm- und Lymphangiome.

Symptome: cystischer Tumor der Milzgegend.

Verlauf: selten Vereiterung und Ruptur; meist langsamer Verlauf über Jahre und schließlich Verdrängungssymptome (Druck- und Zuggefühl sowie Störung von Atmung, Verdauung und Harnentleerung); dagegen Schmerzen nur bei Verwachsung, Verlagerung und Vergrößerung.

Diagnose: u. a. Röntgenkontrastbild (typische Verlagerung von Speiseröhre, Magen und Dünndarm nach rechts, von Colon nach hinten und von Niere nach unten sowie manchmal Verkalkung!); sonst Besichtigung, Betastung und Beklopfung.

Differentialdiagnose: Echinococcus- sowie Leber-, Pankreas-, Netz-, Mesenterial- und Nierencyste, auch Milz-, Netz- u. a. Sarkom.

Therapie: Punktion zwecklos und wegen Blutung usw. gefährlich; daher *Einnähung* oder besser *Ausschälung* oder, spez. bei Milzaufbruch oder bei sonstiger Milzveränderung, falls nicht starke Verwachsungen hindern, *Splenektomie.*

c) Neubildungen: öfters *sekundäre Sarkome* oder *Carcinome*, selten *primäre Häm- und Lymphangiome*, *Fibrome* und *Sarkome* sowie *Milzarterienaneurysma* nach Trauma, Sepsis, Infektion.

Symptome: Milztumor, Schmerz, Blutung.

Therapie: bei primärem Tumor *Splenektomie* ebenso wie bei sekundärem Tumor mit Milzruptur und bei Aneurysma.

2. Splenomegalien und Störungen der Milztätigkeit

a) Essentielle Thrombopenie (Morbus Werlhof). *Formen: primäre Form, thrombolytische Form* durch Milzerkrankung; *sekundäre* durch Intoxikation, schwere Infektion, Leukämie und Markaplasie.

Diagnose: Thrombopenie (unter 100000 Thrombocyten), verlängerte Blutungs- bei normaler Gerinnungszeit und schlechter Retraktion, Anämie, Leukocytose, keine Milzvergrößerung.

Differentialdiagnose: Hämophilie (kommt aber nur bei männlichem Geschlecht und entsprechender Familienanamnese vor; außerdem ist die Blutungszeit hier normal, die Gerinnungszeit verlängert bei guter Retraktion und normaler Thrombocytenzahl).

Symptome und Verlauf. Akut: mit plötzlichen großen Blutverlusten, welche schon in der Kindheit tödlich werden können; bei älteren Patienten Gefahr der Hirnblutung, bei Schwangerschaft hohe Sterblichkeit sowohl bei Mutter und Kind. *Chronisch:* überzeitweise Remissionen mit normaler Blutungszeit und Capillarresistenz, aber unvollständiger Retraktion, wird ein chronisches Stadium erreicht, in welchem die Aussichten auf Spontanheilung nicht mehr bestehen.

Indikation und Therapie: Splenektomie bringt in 70% der Fälle klinische und hämatologische Heilung, in 10-15% Besserung der Blutungstendenz trotz niedrigbleibender Thrombocytenzahl. Gelegentliche Rezidive sind auf zurückgelassenes Milzgewebe (Nebenmilzen) zurückzuführen. Knochenmarksbefunde sind für die Indikation insofern wichtig, als bei völlig fehlenden Zeichen von Regeneration und Vorhandensein zahlreicher unreifer weißer Zellen die Splenektomie meist wenig erfolgversprechend ist; andererseits deuten viele eosinophile Zellen im Knochenmarkspunktat eine günstigere Prognose an. Findet sich bei der Operation eine deutlich vergrößerte Milz, so handelt es sich höchstwahrscheinlich nicht um eine essentielle Th.

b) Familiäre, hämolytische Anämie (hämolytischer Ikterus). *Definition:* Erkrankung beruht auf der Bildung defekter Erythrocyten, die gegenüber normal vorhandenen Hämolysinen besonders empfindlich sind; auch eine Überproduktion von Hämolysinen bei ungenügender Bildung von Antihämolysinen wird angenommen.

Diagnose: Splenomegalie; Ikterus, Sphärocyten und *Resistenzverminderung* der *Erythrocyten* (Hämolyse zwischen 0,7-0,45% gegenüber normal 0,45-0,3%); die Veränderungen werden im späteren Leben deutlicher; erblicher Faktor vorhanden (Hämolytikerfamilien!), Cholelithiasis infolge kleiner Pigmentgallensteine, Ulcera cruris (verschwinden nach Splenektomie); *Bilirubinerhöhung im Serum,* Leukopenie.

Symptome: Verlauf mit mehr oder weniger schweren *hämolytischen Krisen* mit zunehmendem Ikterus, verstärkter Hämolyse, Anämie.

Differentialdiagnose: erworbene, d. h. hämolytische Anämie infolge Infektionen, chronischem Medikamentenabusus, Carcinosis, Retikulosen (dabei sind die Erythrocyten normal, der Hämolysintiter im Blut erhöht) (*Lutit*).

Therapie: bei plötzlicher, schwerer, hämolytischer Krise ACTH und kleineBluttransfusion (nicht mehr als 200-300 ccm, da sonst u. U. die Hämolyse verstärkt wird); auch in der Schwangerschaft und bei Kindern unter 10. Lebensjahr ist mit der Splenektomie zuzuwarten und mit kleinen Transfusionen auszukommen; in allen übrigen Fällen möglichst *baldige Splenektomie,* besonders wenn die Familie mit schwerverlaufenden Fällen belastet ist und eine persistierende Leukopenie besteht; Operation vor allem auch, wenn 2-3 Transfusionen und die Gabe von ACTH keine eindeutige Besserung erbracht haben. Sorgfältige Revision der gesamten Bauchhöhle bei der Splenektomie, da u. U. Teratome und Ovarialgeschwülste ähnliche Symptome hervorrufen.

Prognose: Dauerheilung in praktisch 100% der Fälle mit angeborener hämolytischer Anämie, in etwa 60% der Fälle mit erworbener Anämie; von den erworbenen Formen haben jene eine günstige Prognose, bei welchen sich das Blutbild ähnlich verhält wie bei den angeborenen Formen. Im ganzen ist hier der Erfolg nicht so sicher wie bei der angeborenen Form und das Operationsrisiko höher.

c) Primäre splenogene Neutropenie. *Definition:* außer der der neutrophilen Leukocyten findet keine Zerstörung anderer Zellen in der Milz statt.

Symptome und Diagnose: Müdigkeit, Nervosität, Anfälligkeit gegen Infektionen, Ulcera cruris, leichte Anämie, Thrombopenie, *starke Splenomegalie.*

Differentialdiagnose: symptomatische Agranulocytose nach Einnahme von Medikamenten; aleukämische Leukämie; zuverlässige Klärung nur durch Knochenmarkuntersuchung möglich, welche normale Befunde zeigt.

Therapie: Splenektomie führt zur Ausheilung.

d) Panhämocytopenie: Hämo-Leuko-Thrombocytolytische Splenomegalie mit Veränderung aller drei Blutzelltypen. *Therapie: Splenektomie,* sobald sich der Patient von der Krise erholt hat.

e) Kongestive Splenomegalie. *Ursache:* isolierte Milzvenenthrombose distal vom Abgang der V. mesenterica caud.; *portaler Hochdruck* infolge Lebercirrhose, Bantisyndrom. *Folgen:* jede vergrößerte Milz reduziert die Zahl aller Blutzellen (*Panhämocytopenie*), so daß auch ohne stärkere Blutungen (z. B. aus Ösophagusvaricen) eine Anämie vorhanden ist, und zwar vom Typ der normocytischen, hypochromen Anämie. *Diagnose: Milztumor,* normocytische hypochrome Anämie, *Wassermann*sche Probe; Symptome der portalen Hypertension, sofern eine solche vorliegt (s. S. 1125 u. 1257).

Therapie. 1. *Konservativ:* perorale und intravenöse Eisengaben, Leberschonkost (kohlehydrat- und eiweißreiche sowie fettarme Kost, Kochsalzbeschränkung, Leberextrakte in Lävosan [Kalk]).

2. *Operativ.* Bei *isolierter Milzvenenthrombose: Splenektomie.* Bei *portaler Hypertension:* Splenektomie allein genügt nicht; die Blutmenge wird nur um 20—30% verringert, auch die Ösophagusvaricenblutungen werden nur schwach beeinflußt. Darum hier *splenorenale, portocavale, arterioportale Anastomosen* in Kombination *mit Splenektomie.*

f) Erythroblastenanämie (*Jaksch*). *Symptome:* Leber- und Milzvergrößerung, allgemeine Lymphknotenschwellungen. *Therapie:* Splenektomie, jedoch kein Heilungseffekt.

g) Polycytaemia vera: Splenektomie im Falle einer Milzvenenthrombose, welche hier nicht selten ist. *Kontraindikation* zur Splenektomie bei allen sekundären Polycytämieformen (z. B. bei *Fallot*scher Tetralogie, Pulmonalstenose, Pulmonalsklerose, kongenitaler Polycytämie, Hochdruckpolycytämie).

h) Splenomegalie mit Arthritis: *Stillsche Krankheit* bei Kindern, *Felty-Syndrom* bei Erwachsenen (atrophische Arthritis, *Splenomegalie,* Leukopenie, normochrome Anämie und Hepatomegalie).

Therapie: Splenektomie führt zur, allerdings meist nicht anhaltenden, Besserung.

i) Xanthose (*Morbus Gaucher*). *Therapie:* u. U. Splenektomie, wenn störender Milztumor, Anämie, Leukopenie und Panhämocytopenie nachweisbar ist.

k) Tumorbedingte Splenomegalie: äußerst selten, weil die Milz nur 0,1% primäre Tumoren (Häm- und Lymphangiom, Fibrom, Sarkom) und nur 0,6% sekundäre Tumorlokalisationen (Metastasen von Sarkom und Carcinom) aufweist. *Therapie:* Splenektomie.

G. Wandermilz

Wesen: Abwärtsverlagerung unter Dehnung der Aufhängebänder.

Vorkommen. a) *Angeboren.*

b) *Erworben:* überwiegend bei Frauen neben Splanchno- (Gastro-, Entero-, Nephro-) -ptose, ferner nach Geburten oder Traumen (?) und schließlich bei Milzvergrößerung (meist Malaria, seltener Leukämie, hämolytischer Ikterus, Echinococcuscyste, Geschwulst usw.), falls hier nicht ausgedehnte Verwachsungen die Verlagerung verhüten.

Unfallzusammenhang ist nur ganz ausnahmsweise zuzugeben, setzt jedenfalls erhebliches und geeignetes Trauma mit nachgewiesener Milzverletzung voraus.

Symptome: ziehende Schmerzen im Leib und Atmungs-, Verdauungs-, Miktions- und Menstruationsbeschwerden sowie unter dem linken Rippenbogen abwärts verlagerter Tumor von typischer Konsistenz und Form, scharfem Rand, Einkerbungen, Gefäßstiel mit pulsierender Arterie, verschieblich oder bei Verwachsungen mehr oder weniger fixiert, während die Milz an normaler Stelle palpatorisch und perkutorisch nicht nachweisbar ist.

Komplikation: Stieldrehung (durch Trauma, Peristaltik, Drucksteigerung in der Milzvene usw.) mit plötzlichen Schmerzanfällen, Anschwellung, Druckempfindlichkeit und peritonealen Reizerscheinungen sowie Ileus, auch Thrombose und Nekrose, später Bauchverwachsungen.

Differentialdiagnose: Abwärtsverdrängung der Milz durch Flüssigkeit oder Luft im Pleuraraum (Pleuritis oder Pneumothorax) und Wanderniere sowie Nieren-, Netz-, Mesenterial-, Magen-, Uterus- und Ovarialtumor, spez. stielgedrehte Ovarialcyste.

Therapie: Splenofixation (s. vorn).

11. Abschnitt: Hernien

A. Allgemeines

Definition: Unterleibs- oder Eingeweidebruch *(Hernia)* ist das Hervortreten eines Eingeweides aus der Bauchhöhle durch eine Lücke der Bauchwand in eine abnorme Ausstülpung des parietalen Peritoneums. Dagegen ist *Eingeweidevorfall (Prolaps)* oder *falscher Bruch (Hernia spuria)* dasselbe *ohne* Peritoneum (z. B. bei perforierender Stich-, Schnitt- oder Schuß- sowie bei geplatzter Laparotomiewunde); erfolgt dabei das Austreten von Eingeweiden unter die intakte Haut (z. B. bei spitz-stumpfer Gewalt, z. B. Kuhhornstoß), so spricht man von *subcutanem Intestinalprolaps*.

Neben den *äußeren* kommen viel seltener *innere* Brüche vor, d. h. solche in Bauchfelltaschen innerhalb der Bauchhöhle; vgl. Darmverschluß!

Vorkommen: auf 15—40 Menschen kommt 1 Bruchkranker. Bruchleiden im 1. Lebensjahr 2% aller Kinder; im 20. Lebensjahr 0,88%; im 60. Lebensjahr 9,5%. Verhältnis Männer zu Frauen wie 3,2 : 1.

Prinzip. Man unterscheidet am Bruch (s. Abb. 405):

a) Bruchpforte, d. h. Lücke der Bauchwand, durch welche der Bruch aus der Bauchhöhle heraustritt. Bruchpforte heißt *Bruchring* (z. B. bei Nabelbruch) oder bei einiger Länge *Bruchkanal*, welcher wieder *gerade* (z. B. bei Nabelbruch) oder *schräg* sein kann (z. B. bei indirektem Leistenbruch).

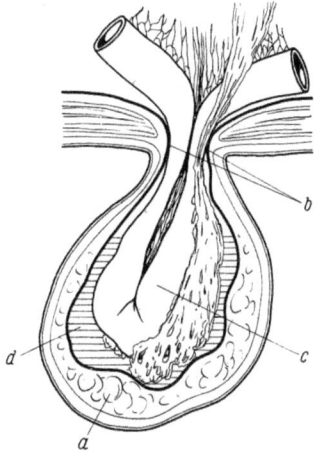

Abb. 405. *Hernien:* Bauchbruch: *a* Präperitoneales Fett, *b* Bruchpforte, *c* Bruchinhalt (Darm und Netz), *d* Bruchwasser (nach *Zenker* in *Kirschner*, Operationslehre VII/2)

Es handelt sich bei der Bruchpforte um bestimmte *schwache* Stellen der Bauchwand, z. B. dort, wo Gefäße: Schenkel-, Nabel-, obturatorische, Glutäalgefäße (Hernia femoralis umbilic., ischiadica) oder Samenstrang bzw. rundes Mutterband (Hernia inguinalis ext.) die Bauchhöhle verlassen oder wo die Bauchwand angeborene Spalten (H. umbilicalis und H. diaphragm.) oder physiologische Lücken (H. lumb., perinealis, epigastrica, diaphragm., inguinalis int.) oder pathologische, d. h. durch Operation, Verletzung oder Eiterung gesetzte Defekte hat (H. postoperativa u. a.; allgemein bezeichnet als Bauchnarbenbruch).

Nach der Bruchpforte erfolgt die *Benennung* der verschiedenen Bruchformen: Leisten-, Schenkel-, Nabel- usw. -Bruch.

b) Bruchsack (vgl. Abb. 405), d. h. Umhüllung der vortretenden Baucheingeweide in Form des ausgestülpten Peritoneum parietale. Im einzelnen unterscheidet man 1. Bruchsackhals *(Collum)*, 2. -körper *(Corpus)* und 3. -grund oder -boden *(Fundus)*. Bisweilen erfolgt Verwachsung (dadurch evtl. Falten-, Fächer-, Divertikel-, Sanduhr- oder Zwerchsack- und Rosenkranzbildung) oder Cystenbildung. Vereinzelt bestehen zwei Bruchsäcke innerhalb einer gemeinsamen Bruchpforte, und zwar entweder mit gemeinsamer Bruchausmündung („juxtaponierte Bruchsäcke") oder völlig voneinander getrennt.

Bruchsack fehlt bei *falschem Bruch*, z. B. bei gewissen Zwerchfell- und Operationsbrüchen.

Bruchsack fehlt zum Teil bei *Gleitbruch* (s. Abb. 406), d. h. Bruch, bei welchem nur ein zum Teil vom Bauchfell bedecktes Eingeweide (z. B. Colon ascendens einschließlich Coecum oder Colon descendens einschließlich S. rom. oder Harnblase) in den Bruch hineingezogen wird dadurch, daß das benachbarte parietale Peritoneum im Bruchsack des sich immer mehr vergrößernden Bruchs aufgeht; vorkommend, spez. bei großen Leistenbrüchen sowie gelegentlich, aber seltener bei Schenkelbrüchen; im ganzen nicht sehr selten (über 1% aller Brüche); *rechts* viel häufiger als *links*; Männer sind häufiger betroffen als Frauen; mit zunehmendem Alter häufiger; gelegentlich bei Kindern, dann angeboren bei Schenkelbrüchen. Gleitbruch entsteht dadurch, daß ein mit kleinem oder mit nur kurzem Mesocolon versehener Darmabschnitt (s. oben) im Zusammenhang mit dem benachbarten Peritoneum auf der retroperitonealen Bindegewebsschicht im Bruch nach außen gleitet, so daß also der vorliegende Darmteil mit seinem benachbarten Peritoneum einen Teil des Bruchsacks bildet; Ursache ist entweder angeboren oder erworben, und zwar selten primär durch Wandern des Darms unter seiner Serosahülle, sondern meist sekundär durch Hervorziehen des Darms vom wachsenden und gefüllten Bruchsack. Diagnose wird gestützt durch entspr. starke Beschwerden sowie schwierige Reponibilität und geringe Vergrößerung bei Husten, Pressen usw. Gefahr der Darmverletzung besteht bei Eröffnung und Versorgung des Bruchsacks, und zwar verschieden je nach dem Größenverhältnis zwischen Darmabschnitt und Bruchsack; sonst droht Incarceration und Appendicitis im Bruchsack, auch Verletzung von Samenstrang oder Mesenterialgefäßen. *Therapie:* Radikaloperation mit Reposition von Bruchsack samt Darmabschnitt im ganzen oder Bruchsackresektion ohne Darmbeschädigung, evtl. nebst Plastik. Operationsmortalität ist etwas höher als beim einfachen Bruch; Bruchband ist zwecklos.

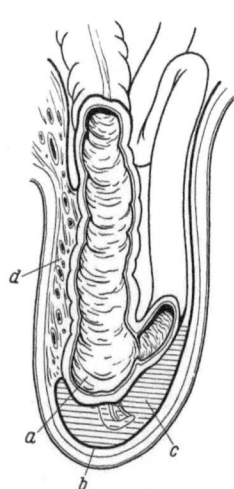

Abb. 406. *Hernien:* Gleitbruch: *a* Coecum, *b* Peritoneum, *c* Bruchwasser, *d* Wandständiger, herabgeglittener Colonabschnitt mit ernährenden Mesenterialgefäßen (nach *Zenker* in *Kirschner,* Operationslehre VII/2).

c) **Akzessorische Bruchhüllen,** d. h. Gewebe zwischen Bruchsack und Haut; gebildet durch die durch den Bruch mit vorgestülpten Bauchwandteile, spez. Fascien (alle Schichten zwischen Bruchsack und Fascia superficialis werden zusammen bezeichnet als sog. „Fascia propria herniae"); im übrigen praktisch ohne Wichtigkeit, weil evtl. fehlend, verkümmert oder verwachsen.

d) **Bruchinhalt,** d. h. vorgelagertes Baucheingeweide. Es kommen die verschiedensten Baucheingeweide in Betracht, und zwar nach Maßgabe ihrer Beweglichkeit:

α) am häufigsten *Darm* (sog. „Enterocele"), und zwar:

αα) meist *Dünndarm* (beweglicher zufolge seines langen Mesenteriums!); hier wiederum *eine* der *untersten* Schlingen (etwa 25 cm oberhalb der Ileocöcalklappe); bei demselben Bruch ist fast immer die *nämliche* Darmschlinge betroffen; entweder eine, selten mehrere Darmschlingen oder *nur ein Stück Darmrohr* bzw. Divertikel (sog. „*Littré*sche Hernie"; vgl. Abb. 408; diese kann sein: 1. angeborenes sog. *Meckel*sches Divertikel, d. h. Überrest des Dottergangs am unteren Ileum, 2. falsches Divertikel, d. h. Schleimhautausstülpung durch Muscularislücke, 3. Appendices epiploicae, 4. Partial-, Lateral- oder Darmwandbruch, d. h. Einklemmung eines Stücks Darmrohr, und zwar meist an der konvexen, d. h. an der dem Mesenterialansatz gegenüberliegenden Seite).

ββ) seltener *Dickdarm* (am ehesten bei langem und durch Enteroptose oder Abmagerung gelockertem Mesocolon); hier häufiger Quercolon und Sigmaschlinge, bisweilen auch Coecum und Appendix (besonders bei Coecum mobile oder bei Mesocolon commune; vereinzelt auch in *links*seitigem Bruch), in seltenen Fällen Appendices epiploicae und Divertikel.

β) an zweiter Stelle *Netz* (sog. „Epiplocele"): fast stets in größeren Nabel-, oft auch in Leisten- und Schenkelbrüchen; aber nicht bei Kindern in den ersten Lebensjahren, wo das Netz sehr kurz ist; Netz im Bruchsack ist oft hypertrophisch verdickt und verwachsen, bisweilen torquiert (sog. „Netztorsion") oder mit Cystenbildung.

γ) nicht selten *Harnblase,* spez. in Leisten- und Schenkelbrüchen; allerdings oft künstlich hervorgerufen bei der Operation infolge Ausziehens des Bruchsacks; es gibt intra-, extra- und (meist) paraperitoneale Blasenbrüche; verdächtig sind vorherige Harnbeschwerden: Harndrang und Schmerzen; bei Blaseneröffnung ist charakteristisch neben Harninhalt das netzartige Muskelwerk des Blaseninneren; evtl. Katheterisieren oder Blasenfüllung; bei Blasenverletzung empfiehlt sich sorgfältige Blasennaht in Schichten ohne Mitfassen der Schleimhaut, dazu Verweilkatheter, evtl. Drainage der Bauchdecken.

δ) bisweilen *Ovarium* (meist angeboren und kombiniert mit anderen Mißbildungen ähnlich wie Leistenhoden), *Tube* und *Uterus* (weniger häufig und dann mit ersterem kombiniert).

ε) vereinzelt *Magen, Leber, Gallenblase, Pankreas, Milz* (auch akzessorische), *Niere* (spez. gesenkte), *Harnleiter* und *Hoden*.

ζ) oft *mehrere* Baucheingeweide, spez. Darm und Netz (sog. ,,Enteroepiplocele"; allgemein ,,zusammengesetzter oder kombinierter Bruch") und vereinzelt, spez. bei Nabelschnurbrüchen nahezu *alle* (sog. ,,Eventeration").

Fettbrüche sind Brüche mit einem *subserösen*, d. h. präperitonealen Lipom, welches z. B. in der Linea alba durch eine Fascienlücke entlang einem Gefäß oder im Schenkelkanal mit den Schenkelgefäßen, seltener im Leistenkanal mit dem Samenstrang oder im kleinen Becken nahe Harnblase und Mastdarm nach außen tritt und das Bauchfell zu einem Bruchsack ausziehen kann; daneben gibt es aber bekanntlich auch präperitoneale Lipome ohne Bruchbildung, vgl. Bauchdecken!

Cystenbrüche sind Brüche mit Cystenbildung in von der Bauchhöhle abgeschlossenen Bruchsackteilen, z. B. am Processus vaginalis peritonei bzw. Diverticulum *Nuckii* (Hydrocele funiculi); stülpt sich der Bruch in die Cyste ein, so entsteht die ,,*Hernia encystica*".

Entstehung. a) *Kongenital:* als *fertiger Bruch* nur als *falscher* (Hemmungsmißbildung), z. B. bei Nabelschnur- und bei gewissen Zwerchfellbrüchen; sonst vorgebildet als sog. ,,Bruchanlage" wohl sehr häufig in Form des angeborenen Bruchsacks bei äußerem Leistenbruch mit offenbleibendem Processus vaginalis peritonei bzw. Diverticulum *Nuckii* oder in Form abnorm weiter Lücken (z. B. am Leisten- oder Schenkelkanal) oder abnorm schwacher Stellen der Bauchwand; auch erblich.

b) *Erworben:* I. in der Regel *allmählich* durch *oft wiederholte* Einflüsse:

α) durch *Zug* seitens eines wachsenden präperitonealen Lipoms (s. oben), vgl. epigastrischen und Schenkelbruch!

β) durch *Druck* seitens der oft übermäßig angestrengten Bauchpresse, z. B. bei dauerndem Husten (Bronchialkatarrh, Emphysem, Keuchhusten, Lungentuberkulose) sowie bei häufigem und starkem Pressen beim Stuhl- oder Wasserlassen (chronischer Obstipation oder umgekehrt Diarrhoe sowie Harnröhrenverengerung, *Phimose* und *Prostatahypertrophie*), anstrengender Beschäftigung (Blasmusiker, Glasbläser, Straßenreiniger, Pflasterer, Lastenträger, Müller, Zimmerleute, Maurer, Bäcker, Gärtner usw.); spez. bei gleichzeitigem Fettschwund und Muskelatrophie infolge Altersschwäche, Schwangerschaft, Gefangenschaft, Bauchtumor, Ascites, Unterernährung, konsumierender Erkrankung usw., vgl. direkten Leistenbruch und multiple Brüche alter Leute!

γ) *durch Verletzung oder Operation* vgl. Bauchwandbrüche!

II. selten durch *einmaliges Trauma* (sog. ,,Unfall- oder Gewaltbruch"): Die alte, auch in der Benennung vortretende Anschauung von einem Bauchfellriß ist unrichtig. Die übergroße Mehrzahl der Brüche ist angelegt in Form von Gewebsschwäche und entsteht allmählich, namentlich bei Schwerarbeit. Die traumatische Entstehung eines Bruchs ist fraglich, jedenfalls sehr selten im Sinne von Bauchwandriß, dann jedenfalls begleitet von *sofortigem Schmerz, Kollaps, Bluterguß und Arbeitsniederlegung*; dagegen möglich und häufiger annehmbar ist seine Verschlimmerung in Form von Komplettwerden, Füllung, Vergrößerung oder Einklemmung, aber auch dann nur bei entspr. Gewalt und nur vorübergehend bis zur Beseitigung der Unfallfolgen, z. B. bei Einklemmung durch Taxis oder Operation (Beispiel des Zuaventrompeters, welcher, als er bei Malakoff zum Angriff blies, in ein Loch trat und mit einem Bruch sich erhob); doch besteht die Möglichkeit plötzlicher Füllung natürlich nicht bei Brüchen der weißen Linie; auch muß zur Anerkennung als Unfallfolge strengste Kritik im Sinne der unten genannten Vorbedingungen gefordert werden, da ja Vergrößerung, Füllung und Einklemmung auch sonst, spez. bei Husten, Pressen usw. erfolgen kann. (Die Brucheinklemmung muß nicht nur *bei* der Arbeit, sondern *durch* die Arbeit entstanden sein.) Zur *Anerkennung als Unfallfolge* in der *Begutachtung* wird verlangt: einmaliges Trauma von geeigneter Beschaffenheit und Stärke bei der Berufsarbeit, welches über den gewöhnlichen Rahmen derselben hinausgeht (meist indirekt durch Verheben oder Ausgleiten, seltener direkt durch Schlag usw.) sowie zeitlicher und ursächlicher Zusammenhang, spez. vorherige Gesundheit und sofort anschließende Erkrankung mit heftigen Beschwerden (Schmerz, Kollaps, Erbrechen usw.), daher auch mit Aussetzen der Arbeit und mit baldigstem Hinzuziehen des Arztes, schließlich bei der Untersuchung Nachweis eines kleinen Bruchs mit enger Bruchpforte, schwieriger und bleibender Reponierbarkeit, zartem Bruchsack, ohne Bruchbanddruckzeichen und evtl. mit Empfindlichkeit und *Blutunterlaufung*, dies namentlich bei Brüchen der weißen Linie, bei der Operation Nachweis frischer Blutungen im Gewebe; andernfalls ist die *traumatische* Entstehung des Bruchs unwahrscheinlich, jedenfalls wenn bald nach dem Unfall ein großer Bruch mit weiter Bruchpforte, schwieligem Bruchsack und dgl. sowie auch auf der anderen (gesunden) Seite ähnliche Verhältnisse wie auf der kranken (verletzten) festgestellt werden. Einfaches Verheben genügt in der Regel nicht zur Anerkennung des Unfallzusammenhangs im Sinne der Entstehung, evtl. im Sinne der Verschlimmerung, spez. Einklemmung, wobei aber auch hier eine genaue und strenge Beurteilung angezeigt ist und meist nur ein vorübergehender Unfallschaden vorliegt. Bei dem direkten Leistenbruch alter Leute ist Unfallzusammenhang wohl immer abzulehnen. Rente betrage meist nur 10–25%, je nachdem ob der Bruch durch ein Bruchband mehr oder weniger ideal zurückgehalten wird. Bei der *privaten* Unfallversicherung sind Bruchschäden überhaupt von vornherein von der Entschädigungsverpflichtung ausgenommen.

Vorkommen: häufig (etwa 2–7%); im 1. Jahr häufig (äußere Leistenbrüche!), dann abnehmend und im mittleren Alter (spez. in den 50er und 60er Jahren) wieder progressiv zunehmend bis ins Greisenalter; häufiger bei Männern als bei Frauen; rechts etwas häufiger als links. Von den einzelnen Brüchen sind am häufigsten: Leistenbrüche (80 bis 85%), dann Schenkelbrüche (8–10%), dann Nabelbrüche (3–5%), selten die übrigen; beim Mann ist der häufigste Bruch entspr. der anatomischen Beschaffenheit (Hodendescensus) und funktionellen Beanspruchung (Beruf) der Leistenbruch (95% gegenüber 45% bei der Frau), bei der Frau neben dem Leistenbruch auch der Schenkelbruch (50% gegenüber 5% beim Mann); öfters besteht doppelseitiger Leisten- oder Schenkelbruch oder mehrfacher Bruch z. B. doppelseitiger Leisten- und Schenkelbruch (spez. bei älteren und muskelschwachen sowie abgemagerten Personen) oder Leisten- und Nabelbruch (spez. bei Kindern mit Phimose, Keuchhusten oder dgl.).

Symptome und Diagnose.

a) Reponible oder freie Brüche: ziehende Schmerzen (meist gebessert durch Ruhe, Horizontallagerung, Bruchband oder Handandrücken) sowie evtl. Koliken, Flatulenz, Aufstoßen und Brechreiz; bei dem seltenen Harnblasenbruch auch Miktionsstörungen und -beschwerden sowie Harndrang; *lokal* anfangs nur Anschlagen des Bruchinhalts bei Bauchpreßwirkung in der Bruchpforte gegen den untersuchenden Finger, später Gewebsverdickung oder peritoneales Reiben beim Verschieben der Serosaflächen des Bruchsacks, schließlich Bruchgeschwulst, mit einem Stiel in die Bauchhöhle sich fortsetzend, stärker hervortretend bei Stehen, Husten, Pressen usw. und in die Bauchhöhle reponierbar, wobei man die Bruchpforte fühlt; außerdem *Symptome des Bruchinhalts:* 1. *Darm:* glatte und weiche bis pralle Masse, Peristaltik, gurrende oder glucksende Darmgeräusche und Tympanie (letztere außer bei Kotfüllung oder bei Bruchwasser). 2. *Netz:* lappig-körnig-klumpig anzufühlende Masse. 3. *Ovarium:* eiförmiger, harter Körper mit dem bleistiftdicken Tubenstrang, meist mit dem Uterus vaginal oder rectal verschieblich und evtl. zur Zeit der Menses anschwellend und schmerzhaft (dies außer bei Kindern und bei alten Frauen). 4. *Harnblase:* Harnbeschwerden und wechselnde Größe mit Entleerung und Füllung sowie cystoskopischer Befund.

b) Irreponible oder eingeklemmte Brüche: Beschwerden, spez. Koliken und Verdauungsstörungen sind in der Regel bedeutender und Bruchgeschwulst nicht in die Bauchhöhle zurückschiebbar. Irreponibilität kann bedingt sein: 1. durch entzündliche Verwachsung zwischen Bruchsack und -inhalt infolge Bandagendrucks, Netztorsion oder -entzündung, Einklemmung, Kotstauung, Appendicitis, Peritonitis, Tuberkulose, Hodentorsion usw.: sog. *"Hernia accreta"*; 2. durch Übergröße des Bruchinhalts, welcher sozusagen „sein Heimatrecht in der Bauchhöhle verloren hat": sog. *"Hernia permagna"*; 3. durch *Einklemmung* im engeren Sinne, sog. *"Hernia incarcerata"* (s. u.); daneben kann aber auch entzündlich-verdicktes Netz oder Gleitbruch sowie stielgedrehter oder entzündeter Leistenhoden Irreponibilität bedingen.

Differentialdiagnose: Cyste, Lymphdrüsenschwellung, Hydrocele, Varicocele, Varix, Abszeß, spez. kalter; präperitoneales Lipom und sonstige Geschwulst, Aneurysma usw. (vgl. Spezielles!); im Anfang bei Fehlen einer Bruchgeschwulst auch: My- und Neuralgie, Appendicitis, Wanderniere usw.

Prognose: Spontanheilung ist möglich durch Bruchsackverödung, spez. bei kleinen Kindern; bei bloßer Bruchsackverengerung droht aber Rezidiv. Meist wächst der Bruch, macht Verdauungsstörungen sowie Beschwerden bei Gehen und Laufen, Heben usw.

und kann sich jederzeit einklemmen (s. u.). Das Peritoneum des Bruchsacks kann auch an Carcinom oder Tuberkulose, der Darm an Carcinom, Tuberkulose, Typhus, Dysenterie usw. erkranken. Bei rechtsseitigen Leisten- und Schenkelbrüchen kommt auch *Appendicitis im Bruchsack* vor; daran muß man bei plötzlichen Veränderungen, spez. Entzündung im Bruchsack denken; bei solcher Operation empfiehlt sich dann Appendektomie, evtl. (spez. bei Eiterung) Drainage und u. U. Verschiebung der Bruchradikaloperation auf später.

Therapie (bei Hernie ohne Komplikationen):

a) Palliativ: *Bruchband (Bracherium)* bzw. Bandage, bei Säuglingen Wollbruchband oder Heftpflasterverband; bei irreponiblem Bruch *Tragbeutel (Suspensorium)*. *Indikation:* heute nur noch dort, wo aus anderen Gründen (Alter, Neben- bzw. Hauptkrankheiten) eine operative Beseitigung nicht möglich ist; daher vor allem bei kleinen Kindern mit Möglichkeit der Spontanheilung und bei die Operation kontraindizierenden Zuständen (s. u.), schließlich überhaupt nur bei Leisten- und (freilich weniger gut) bei Schenkelbrüchen anwendbar. *Kontraindikationen:* u. a. Irreponibilität. Im übrigen ist das Bruchband lästig und (außer bei kleinen Kindern in gewissen Fällen) auch nicht heilend, daher, wo immer möglich Operation. *Technik:* a) zunächst Reposition (vgl. Einklemmung!); bei übergroßen Brüchen Vorbereitung 1–4 Wochen mit knapper Diät, Stuhlentleerung per os und per klysma, Horizontallagerung mit Bettfußendehochstellen, Kompression mit Sandsack oder elastischer Einwicklung, wiederholte Repositionsversuche. b) Dann Anlegen des Bruchbands (am besten aus elastischer Stahlfeder, Hartgummi- oder lederüberzogener Pelotte mit Roßhaar-, Luft-, Glycerin- usw. -füllung und Schenkelriemen); in Rückenlage anzulegen, nachts abzunehmen (außer bei gewünschter Spontanheilung kleiner Kinder oder bei starkem Husten, Harndrang oder Peristaltik); Bruchband soll den Bruch völlig und in jeder Körperlage zurückhalten und muß daraufhin vom Arzt individuell ausgewählt [„angepaßt"] bzw. kontrolliert werden, was aber nicht dem Bandagisten überlassen bleiben darf. Hautpflege durch peinlichste Reinlichkeit: Seifen- und Spirituswaschungen sowie Pudern usw. (Im übrigen vgl. Verbandlehre!)

b) Radikaloperation: heutzutage sicher (Rezidiv ist bei guter Technik nur selten, aber immerhin in einigen [und zwar bei Leistenbrüchen in etwa 3,5–5%, aber bei Narbenbrüchen etwa 5–10–20%] spez. bei Wundstörung, Bronchitis, Gewebsschwäche oder Belastung) und ungefährlich (Mortalität beträgt bei einfachen Brüchen 0,19%, ist im übrigen abhängig von Alter und Körperzustand des Patienten; abgesehen von Infektion ist bei alten Leuten Pneumonie und Embolie zu befürchten!), auch bei Säuglingen und Kleinkindern (falls hier nicht bald von selbst oder unter Bruchband Heilung erfolgt oder von vornherein bei weiter Bruchpforte sowie bei Verdauungsstörungen und Einklemmung) und bei alten Leuten; dagegen kontraindiziert bei Altersschwäche, Herz-, Lungen- und Nierenleiden, Fettleibigkeit, Diabetes usw. sowie aufzuschieben bei Bronchitis, Darmkatarrh, Grippe, Angina, Furunkulose, Ekzem usw., evtl. auch bei Schwangeren bis nach der Geburt und bei nicht stubenreinen Kindern bis zum Sauberwerden. (Säuglinge im ersten Jahr operiere man nur bei dringlicher Anzeige, spez. bei irreponibler Brucheinklemmung!) Vorsicht bei Krampfadern! *Technik:* strengste Asepsis (sonst Fadeneiterung, Rezidiv, Sepsis usw.). Prophylaxe mit Chemotherapie nur bei „H. permagna". a) Bruchsackversorgung; Isolieren des Bruchsacks (möglichst hoch hinauf; sonst, d. h. bei Zurücklassen eines Peritonealtrichters, droht Rezidiv!), Eröffnen (bei Gleitbruch *Cave*! Verletzung von Dickdarm oder Harnblase bzw. der sie ernährenden Gefäße; daher evtl. vorher Faltenpalpation!), Revision mit Abbinden von verwachsenem Netz (bei Massenligaturen und bei ausgedehnter Netzresektion droht aber Epiploitis oder rückläufige Embolie mit Magen-Darm-Blutungen und Lungenembolie, bei Belassen eines ungenügend ernährten Zipfels Nekrose!) und Reposition der Baucheingeweide, hohes Abbinden nach Durchstechen oder Naht bzw. Tabaksbeutelnaht des Bruchsackhalses und Versenken des Stumpfes unter Vermeidung von Anstechen oder Einbinden von Bauchinhalt. b) Bruchpfortenverschluß durch Seidenknopfnaht stets mehrschichtig, evtl. außerdem zur Sicherung Plastik mit Fascie (*Kirschner*), Cutis (*Rehn*), Corium (*Stengel*) oder mit alloplastischem Netzgewebe (Tantal-, Nylonnetz); Subcutannaht. Hautnaht; bei noch nicht sauberen Kindern Wundklammern und Klebeverband. Sorgfältige Blutstillung. Kompression durch Heftpflaster- und Bindenverband sowie durch (1 Pfund-) Sandsack für 24 Stunden; evtl., aber nur ausnahmsweise, Glasdrain für 1–2 Tage. Entfernung der Hautnähte nach 8–10 Tagen. Bettruhe 1–2–3 Wochen mit zeitweiligem Aufstehen ab 8. Tag. Schonung für einige (etwa 3) Monate. Kein Bruchband, aber für 2–3 Wochen Trikotschlauchverband, Spina coxae, Elastoplast. Stuhlentleerung ab 2.–3. Tag durch Abführmittel und Einlauf. Leichte, spez. schlackenarme, zunächst flüssige Kost für 3–8 Tage; s. Diät nach Bauchoperationen (S. 1152). Lagerung mit Knierolle, Frühaufstehen, Krankengymnastik; Antibiotika nur bei intra- oder postoperativer Komplikation; bei Thrombosegefährdung entsprechende Prophylaxe.

Komplikationen:

a) Kotstauung (Obstructio herniae), d. h. Anfüllung des Bruchdarms mit geformtem Darminhalt bis zum Kotstillstand. *Vorkommen:* bei Dickdarmbruch, spez. in alten, großen und irreponiblen Gleitbrüchen alter Leute. *Symptome:* allmähliche Leibauftreibung, Koliken, Übelkeit und Erbrechen sowie teigig-knetbarer Bruchinhalt und Schenkelschall; dabei Fehlen lokaler Entzündungs- oder akuter Einklemmungssymptome. *Gefahr* nachfolgender Koteinklemmung. *Therapie:* hohe Einläufe mit Seifenwasser oder Öl und Magenspülung sowie Repositionsversuch; evtl. Operation, und zwar im Notfall Darmfistel, sonst später nach Abklingen der Kotstauung Radikaloperation.

b) Bruchentzündung (Inflammatio herniae), d. h. lokale primäre Entzündung im Bruchsack. *Ursachen: direkt* bei Trauma, Bruchband, Taxis, Netztorsion, Enteritis, Appendicitis, Tuberkulose, Carcinom, Echinococcus, Typhus, Dysenterie usw. oder *fortgeleitet* bei benachbarter Entzündung von Parametrium, Lymphdrüse usw. oder vereinzelt *metastatisch* bei Angina, Furunkel usw. *Formen:* serös, fibrinös, eitrig, jauchig. *Symptome:* lokale Entzündungszeichen, spez. Schmerzhaftigkeit der Bruchgeschwulst evtl. mit lokaler Peritonitis (aber im Gegensatz zur Einklemmung ohne absolute Stuhlverhaltung!). *Folgen:* Verödung evtl. mit Spontanheilung; Verwachsung evtl. mit Irreponibilität; Divertikel- oder Cystenbildung; Vereiterung bzw. Verjauchung mit Durchbruch nach außen oder innen. *Therapie:* Bettruhe und Umschlag; evtl. Operation, und zwar meist (z. B. bei perforierter Appendicitis im Bruchsack) nebst Drainage und u. U. Verschiebung der Bruchradikaloperation auf später; *Cave!* Taxis!

c) Brucheinklemmung (Incarceratio herniae), d. h. Einklemmung des Bruchsackinhalts in Bruchpforte oder Bruchsack.

1. *Elastische Einklemmung (Incarceratio elastica),* d. h. Umschnürung des durch die Bauchpresse vorgetretenen Eingeweides in enger Bruchpforte, Bruchsack oder (z. B. bei Nabelbruch) Bruchsackseptum; meist akut; oft nach Heben, Husten, Pressen, Verdauungsstörung usw., dann auch gelegentlich, aber nur ausnahmsweise als Unfallfolge; bei Kindern überhaupt selten.

2. *Koteinklemmung (Incarceratio stercoracea),* d. h. Überfüllung des vorgetretenen Darms mit flüssigem oder gasförmigem Inhalt bei verhältnismäßig weiter Bruchpforte, spez. bei irreponiblen Brüchen; meist subakut bis chronisch; schließlich evtl. gefolgt von *elastischer* Einklemmung.

Bei Schenkelbruch ist Brucheinklemmung 10mal häufiger als bei Leistenbruch und oft, nämlich in etwa $33^1/_3\%$ Darmwandeinklemmung.

Eingeklemmt kann werden: Darm, spez. Dünndarm, seltener Dickdarm, vereinzelt auch Appendix, Appendices epiploicae und Divertikel sowie Tube, ferner Netz, vereinzelt Magen und Harnblase. Durch Transsudation entsteht im Bruchsack das *Bruchwasser;* es ist zunächst serös, dann hämorrhagisch, schließlich jauchig; bereits nach 24 Stunden sind Bakterien aus dem geschädigten Darm eingewandert.

Retrograde Incarceration ist eine besondere, sozusagen paradoxe Einklemmung, wobei die abgeklemmten bzw. ernährungsgestörten Teile (statt im Bruchsack) bauchwärts vom Bruchring, also in der freien Bauchhöhle liegen, während im Bruchsack selbst ein verhältnismäßig normal beschaffener Eingeweideteil sich aufhält; sie findet sich teils an freiliegenden Gebilden: Appendix, Tube, Netz, Ovarium, *Meckel*sches Divertikel usw., teils an Darmschlingen (hier, spez. bei mehreren in Form eines W [sog. „*Zweischlingenbruch*" oder „*Hernie en W*", s. Abb. 407] sowie bei Scheinreduktion, Volvulus und gleichzeitiger Mesenterialeinklemmung oder -knickung), und zwar vorzugsweise bei großen und alten, spez. irreponiblen Brüchen alter Leute und meist rechtsseitig; retrograde Incarceration findet sich bei Leisten-, selten Schenkel-, Nabel- oder Bauchbrüchen.

Symptome. a) *Lokale:* örtliche Einklemmungserscheinungen, spez. heftiger Schmerz an der Bruchstelle und peritoneale Reizung mit Schock, Übelkeit und Erbrechen sowie Bruchgeschwulst größer, härter (eigentümlich gespannt) und druckempfindlich, dabei irreponibel und bei Husten oder Pressen nicht druckvermehrt, später evtl. phlegmonös;

b) *abdominale:* Erscheinungen der Darmunwegsamkeit, spez. Stuhl- und Windverhaltung (außer bei Darmwand- und bei Netz- sowie Appendix- und Divertikelbruch; auch erfolgt sonst bisweilen noch etwas Stuhl aus dem untersten Dickdarmabschnitt, namentlich auf Einlauf, was also nicht ohne weiteres gegen Einklemmung zu verwerten ist) sowie Meteorismus, Koliken und Erbrechen, schließlich Koterbrechen („Miserere"); c) *allgemeine:* Schock-Kollapssyndrom.

Abarten der Brucheinklemmung mit lückenhaften Zeichen des Strangulationsileus sind: *Darmwandbruch* und *Netzeinklemmung.*

Bei *Darmwand-* bzw. *Divertikeleinklemmung* (auch sog. „Littrésche Hernie", s. Abb. 408): Stuhl und Winde sind meist noch vorhanden, weshalb die Einklemmung hier oft nicht erkannt wird; zugleich besteht aber besondere Gefahr der Peritonitis durch frühzeitige Gangrän; meist bei enger und straffer Bruchpforte, daher häufig bei Hernia femoralis und obturatoria, selten inguinalis.

Bei *Netzeinklemmung oder -torsion:* Schmerzen besonders in der Magengegend und starke peritoneale Reizerscheinungen; Bruchgeschwulst groß, derb-lappig und druckempfindlich, aber weniger wie bei Darmeinklemmung; Stuhlverhaltung und Allgemeinverfall weniger ausgesprochen und weniger stürmisch. Öfters, namentlich bei Schenkelbruch der Frauen, findet man evtl. verwachsenes Netz im Bruchsack, welches nicht reponibel ist, ohne daß eine eigentliche Einklemmung vorliegt und Operation dringlich wäre.

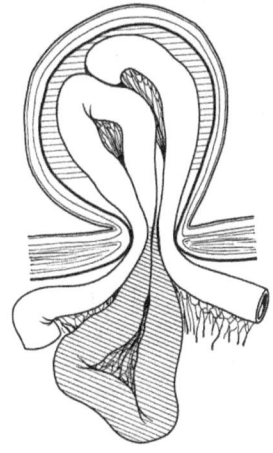

Abb. 407. *Hernie* („Hernie en W", Maydl's Hernie): Die in der Bauchhöhle liegende Schlinge kann incarceriert werden (retrograde Incarceration)

Folgen: Darmgangrän und schließlich -perforation, und zwar meist am Schnürring, spez. an der zuführenden Schlinge und an der Schlingenkuppe als Dehnungsgeschwür.

Prognose: bei *Nichtoperieren* in 95% Tod an Schock, Leberschädigung, Stercorämie und Inanition mit Herzschwäche oder Peritonitis oder Kotphlegmone oder Sepsis oder Lungenkomplikationen (Lungenentzündung, -embolie oder -absceß); vereinzelt Spontanreduktion oder Spontandurchbruch nach außen mit Kotfistel; besonders ungünstig ist Darmwandbrucheinklemmung (Mortalität beträgt hier 12–50%).

Differentialdiagnose: Kotstauung, primäre Bruchentzündung (spez. Appendicitis oder Tuberkulose im Bruchsack), Lymphdrüsenentzündung (spez. Bubo), akute Hydrocele (spez. bei Säuglingen), Lipom, thrombosierter Varix, Peritonitis, Pankreatitis, Netztorsion, Stieltorsion oder Einklemmung des Leistenhodens, Ileus (spez. bei gleichzeitig bestehender äußerer Hernie) usw.; daher bei Incarcerationsverdacht immer auch Röntgenbild im Stehen (wie bei Ileus). Auch denke man an kombinierten Ileus (s. da), Einklemmung hinter Bubo, Volvulus im Bruchsack, retrograde Incarceration, Einklemmung in Bruchsackdivertikel oder -septen. Schließlich kann eine Brucheinklemmung vorgetäuscht werden bei einem Bruchträger durch eine intraabdominale Erkrankung mit ileusartigem Krankheitsbild: Ulcusperforation, Appendicitis, Cholecystitis und dgl. („Scheineinklemmung").

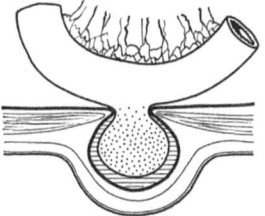

Abb. 408. *Littrésche* oder *Richter*sche Hernie: Nur ein Teil der Darmwand ist im Bruchring incarceriert

Therapie (bei Hernie mit Komplikationen):

a) Unblutige Reposition oder Brucheinrichtung (Taxis). *Indikation:* heutzutage ist die Taxis größtenteils durch die Operation verdrängt und nur ausnahmsweise erlaubt in der Praxis *bei großen Brüchen mit weiter Bruchpforte ganz alter oder kranker Leute oder ganz kleiner Kinder, namentlich bei Gegenanzeige der Operation, vorausgesetzt, daß die Einklemmung noch frisch (in den ersten 4 Stunden), spez., daß noch keine entzündlichen Erscheinungen vorhanden sind;* unter allen Umständen aber niemals bei enger Bruchpforte (also u. a. *niemals* bei Hernia femoralis, umbilicalis und obturatoria) sowie nicht bei Verdacht auf retrograde Incarceration, Volvulus im Bruchsack, Bruchsackentzündung usw.

Technik: einmalig, *kurz* (einige, evtl. bis etwa 15 Minuten) und *schonend* durch gleichmäßigen Druck mit der rechten Hand, während die linke am Bruchsackhals leicht anziehend und hin und her schiebend angreift: in dem Sinne „Nicht ich *muß* reponieren, sondern ich *will versuchen* zu reponieren" (*Lejars*); vorher Entleerung von Magen (Aushebern!), Darm (Einläufe!) und Harnblase (Katheterisieren!), ferner zwecks Bauchdeckenentspannung Lagerung horizontal mit hochgestelltem Becken, erhöhtem Rumpf, aufgelegtem Kopf und gebeugten Schenkeln, evtl. in warmem bis heißem Bad von etwa 37–40°, oder auch mit lokal aufgelegter Eisblase; schließlich $1/2$–$3/4$ Stunde zuvor Morphium mit oder ohne Atropin, evtl. in Narkose (dann aber Vorsicht wegen Schmerzausschaltung); Einklemmung löst sich namentlich bei Kleinkindern meist von selbst, z. B. in Bad oder bei Autofahrt, wenn nicht, stelle man das Kind auf den Kopf, indem man beide Beine hochzieht und reponiere dann; nach gelungener Taxis erfolge Kontrolle mit dem Finger, ob der Bruchkanal völlig leer ist und ob sich auch bauchwärts keine Geschwulst mehr befindet, also keine Scheinreposition erfolgt ist; anschließend erfolge zunächst Horizontallagerung mit Sandsack und Hustenmitteln (Codein und dgl.); schließlich Bruchband oder Verband mit Wattepolster und mit Spica coxae oder besser mit Fascia nodosa, bei Säuglingen sehr gut der Notverband aus Strickwollezöpfen (Fascia nodosa); anschließend empfiehlt sich Beobachtung bis zum ersten Stuhlgang.

Gefahren (meist mit tödlicher Peritonitis, wenn man nicht den Eintritt der Komplikation rechtzeitig erkennt und sofort die Laparotomie ausführt): 1. Reposition von gangränösem Darm. 2. Bluterguß, Serosaeinriß oder Zerreißung von Darm, Mesenterium usw. 3. Schein- oder Massenreduktion („Reduction en masse ou en bloc"), d. h. Zurückschieben des Bauchinhalts bei bisheriger Einklemmung in eine Bruchsacknische oder zwischen die Bauchdecken oder in das Properitoneum; kenntlich an Fortdauer bzw. Zu- statt Abnahme der Einklemmungssymptome, ferner am Fehlen eines leeren Bruchsacks vor der Bruchpforte und Vorhandensein einer empfindlichen Geschwulst in der Mitte des Bruchkanals und schließlich meist auch an dem plötzlichen Verschwinden der Bruchgeschwulst bei bisheriger Schwierigkeit der Taxis und ohne das bei gelungener Taxis hörbare Gurren.

b) Blutige Reposition oder Bruchschnitt (Herniotomie). *Indikation:* Normalverfahren; möglichst frühzeitig (wegen Gefahr der Darmgangrän ebensosehr wie der Sterkorämie) nach dem klassischen Spruch: „Über einem eingeklemmten Bruch lasse man die Sonne nicht auf- oder untergehen." (*Stromeyer.*)

Technik: bei Ileuserscheinungen erfolge zuvor Magenausspülung bzw. -ausheberung. Genügender Hautschnitt über der Bruchgeschwulst (*Cave!* Verletzung des Bruchsacks!). Freilegen des Bruchsacks (*Cave!* Verwechslung mit gleichzeitigem Lipom oder Cyste!). Vorsichtige Eröffnung des Bruchsacks an einer freien Stelle (*Cave!* Verwachsungen und Gleitbruch!) unter exakter Wundabdeckung und Austupfen des Bruchwassers, Weiterspalten auf Hohlrinne und Anklemmen der Bruchsackränder (*Cave!* Verletzung des Darms, welcher im Gegensatz zum Bruchsack glatt, fettlos und undurchsichtig ist!). *Débridement,* d. h. Befreiung des Bruchs durch Beseitigen der Einschnürung mit vorsichtiger Spaltung von Bruchsack, Bruchsacksepten und vor allem *Bruchring* schichtweise unter Leitung des Auges von außen nach innen (wegen Gefahr der Gefäß-Nervenverletzung also nicht von innen nach außen!), frei oder auf Hohlrinne oder besser auf Finger durch einen oder evtl. besser durch mehrere kleine Einschnitte an einer gefäßlosen Stelle, und zwar nicht unnötig, aber doch so weit, daß der Darm bequem vorgezogen und überblickt werden kann (*Cave!* Zerreißen des evtl. schon geschädigten oder Zurückschlüpfenlassen des evtl. schon gangränösen Darms!). Evtl. Hernio-Laparotomie. Revision des Bruchinhalts mit evtl. Unterbinden von Verwachsungen und Resektion von gangränösem Darm, Netz usw.; der Darm wird (evtl. unter Beobachtung für mehrere Minuten nach seiner Befreiung und nach Abspülen mit heißer phys. Kochsalzlösung) auf seine Lebensfähigkeit geprüft, und zwar auf:

1. Farbe: rosig (statt blau- oder gar schmutzig-braunschwarz).
2. Oberfläche: glänzendspiegelnd (statt glanzlos-matt).
3. Konsistenz: turgescent (statt schlaff oder zerfließlich „wie nasses Seiden- oder Löschpapier").
4. Geruch: fehlend (statt kotig).
5. Kontraktion auf Kneifen mit den Fingern, Berieseln mit heißer Kochsalzlösung usw.
6. Blutung bei Messerritzer.

7. Pulsation in den Mesenterialarterien und Fehlen von Mesenteriumthromben.

8. Bruchwasser: klar und geruchlos (statt trüb und übelriechend).

Es folgt Reposition des Bruchinhalts mit Fingern oder Stieltupfer schrittweise, evtl. unter Expression, Beckenhochlagerung und Darmpunktion mit Übernähung. Schlußuntersuchung der Bruchpforte mit dem Finger. Abspülen der Wunde mit phys. Kochsalzlösung, Wasserstoffsuperoxyd, Rivanol oder dgl. Bruchsackversorgung. Radikaloperation (außer bei Kotphlegmone). Evtl. Subcutannaht. Hautnaht. Evtl. Kunststoffdrain bei infizierter Wunde.

Bei *gangränösem* Darm: a) am besten *Darmresektion*, und zwar weit im Gesunden, spez. dies an der zuführenden Schlinge (sonst Nahtgefährdung!), evtl. nach deren Entleerung (sonst paralytischer Ileus!), bei bereits perforiertem Darm auch von besonderem Laparotomieschnitt, auch nebst genügender Fortnahme des Mesenteriums bei dessen Gefäßthrombose. b) Bei schlechtem Allgemeinzustand oder bei Peritonitis (aber nicht an hoher Dünndarmschlinge, sonst Inanition!), *Vorlagerungsmethode* und Abtragung des nekrotischen Darmstücks in gleicher oder 2. Sitzung. c) Gelegentlich Invagination mit Anastomose des zu- und abführenden Schenkels und Sero-Serosa-Nahtverbindung des gesunden zuführenden mit gesundem abführendem Darmabschnitt und Spontanabstoßung des Invaginats nach innen (nur bei nicht zu großem Invaginat, sonst erfolgt Allgemeinintoxikation).

Bei *verdächtigem* Darm: a) Vorlagerung oder besser b) Drainage, evtl. mit Anschlingen des Mesenteriums der betr. Schlinge, c) bei verdächtigem Schnürring oder Darmwandstück bei sonst sicher gesundem Darm auch ausnahmsweise Übernähung.

B. Spezielles

1. Leistenbruch (*Hernia inguinalis*), d. h. Bruch in der Leiste, und zwar oberhalb des Leistenbandes (s. Abb. 409)

a) Äußerer seitlicher, indirekter oder schräger Leistenbruch (Hernia ing. externa s. lateralis, s. indirecta, s. obliqua, Abb. 409a). *Weg:* in *schrägem* Verlauf von hinten-oben-außen nach vorn-unten-innen, und zwar vom *äußeren* (*lateralen*) Leistengrübchen, d. h. vom inneren Leistenring bis zum äußeren Leistenring, und zwar in einem präformierten Kanal entspr. dem Verlauf des Samenstrangs bzw. des runden Mutterbands, dabei meist schließlich in den Hodensack bzw. in die große Schamlippe hinabtretend; also ausgehend vom *äußeren* Leistengrübchen (Fovea ing. lat.), d. h. *lateral* von den epigastrischen Gefäßen. Begrenzung des „Leistenkanals" ist: nach kranial der freie Unterrand des M. obliqu. abd. int., nach dorsal die Fascia transversalis, nach caudal das Lig. Pouparti, nach ventral die Externusaponeurose.

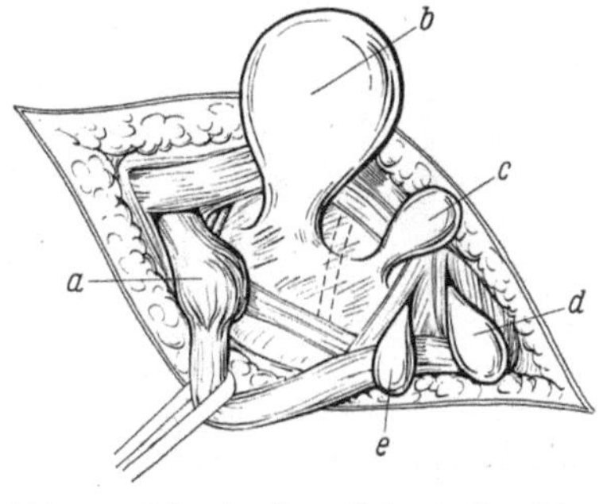

Untersuchung der Bruchpforte erfolgt derart, daß die Zeigefingerkuppe die Hodenhaut in den äußeren Leistenring einstülpend den inneren Leistenring abtastet.

Abb. 409. *Leistenbrüche: a* H. inguinalis – lateralis – indirecta – obliqua, *b* H. inguinalis – medialis – directa, *c* H. supravesicalis – lateralis, *d* H. transrectalis, *e* H. supravesicalis media (nach *Zenker* in *Kirschner*, Operationslehre)

Grade (nach dem Stadium der Entwicklung):

1. *Hernia incipiens:* bloßes Anschlagen von Bauchfellinhalt beim Husten und Pressen gegen den bis zum inneren Leistenring in den „Kanal" eingeführten Finger.

2. *H. incompleta s. interstitialis:* Eintritt in den Leistenkanal, woselbst der eindringende Finger den (namentlich bei Stehen, Pressen und Husten) vortretenden Bauchinhalt in Form eines Zapfens fühlt.

3. *H. completa:* Vorwölbung in der Leistengegend, spez. beim Stehen, Pressen, Husten usw.

4. *H. scrotalis bzw. labialis:* Füllung des Hodensacks bzw. der großen Schamlippe.

5. *H. permagna:* großartige Ausdehnung des Hodensacks (evtl. bis zum Knie hinab) unter Aufbrauchen der Penishaut (evtl. bis auf eine kleine Falte) und unter Verzerrung der Raphe scroti bei Eintritt von viel Bruchinhalt in den Bruchsack.

Formen: 1. *angeborener Leistenbruch (H. ing. congenita)* (s. Abb. 410): Bauchinhalt tritt in den ganz oder teilweise offen gebliebenen Processus vaginalis peritonei (*Seilersches Blindsäckchen* bzw. Diverticulum *Nuckii*), welches zur Zeit des Descensus testis am Ende der Fetalzeit entsteht und normaliter bald nach der Geburt, und zwar meist bis zum Ende des 1. Jahres obliteriert, aber zur Zeit der Geburt in 40% ganz oder teilweise offen bleibt, und zwar rechts mehr als links. Bruchinhalt und Hoden sind nur durch das Peritoneum getrennt und scheinen von derselben Hülle umgeben und auch äußerlich nicht deutlich abgesetzt sowie mit den Samenstranggebilden oft innig verbunden zu sein.

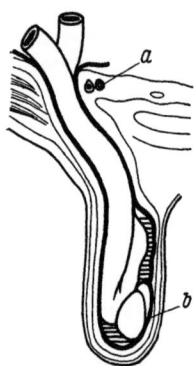

Abb. 410. *Angeborener Leistenbruch:* a Vasa epigastrica, b Bruchsack (steht mit Testis in direkter Verbindung)

2. *Erworbener Leistenbruch (H. ing. acquisita)* (s. Abb. 411): Bauchinhalt tritt unter Vorstülpung des Bauchfells herab, und zwar schließlich ebenfalls entlang dem Samenstrang in den Hodensack, bleibt aber vom Hoden getrennt durch den Bruchsack und durch die Tunica vaginalis propria testis, d. h. durch den oben obliterierten Processus vaginalis peritonei.

Vorkommen: häufig; teils angeboren, teils erworben; überwiegend bei Männern (Männer : Frauen = 4:1), bei Frauen spez. nach Schwangerschaft; bei Kindern ist der Leistenbruch in der Regel angeboren, selten erworben, dann indirekt (äußerer Leistenbruch), und zwar bei Knaben 10–20mal häufiger als bei Mädchen und bei Knaben 2–3mal häufiger rechts als links und in 10–20% doppelseitig; in 90% besteht Phimose; Incarceration ist bei Kindern selten; Inhalt des Bruchs ist bei Kindern oft Dünndarm, gelegentlich Dickdarm (Gleitbruch!) sowie Tube, Eierstock oder Harnblase (dann oft irreponibel!).

b) Innerer, direkter oder gerader Leistenbruch (Hernia ing. interna s. medialis, s. directa) (vgl. Abb. 409b). *Weg:* auf geradem, direktem Weg vom *inneren (medialen)* Leistengrübchen (Fovea ing. med.) ebenfalls zum äußeren Leistenring; d. h. *medial* von den epigastrischen Gefäßen.

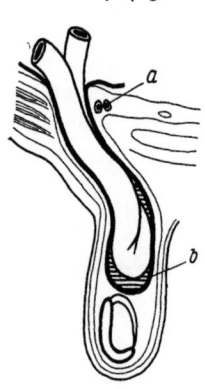

Abb. 411. *Erworbener Leistenbruch:* a Vasa epigastrica, b Bruchsack (steht mit Testis nicht in direkter Beziehung)

Charakteristika: selten, höchstens bei großem Bruch in den Hodensack hinabsteigend, dann aber jedenfalls nicht in inniger Beziehung zum Samenstrang und Hoden; im allgemeinen nicht groß (meist bis hühnerei-, selten mannsfaustgroß); *stets erworben;* meist allmählich und im späteren Alter auftretend; oft doppelseitig, wenn auch nacheinander und neben sonstigen Brüchen; mit breitem Stiel, daher leicht reponibel und selten sich einklemmend.

Vorkommen: meist bei älteren (über 40 Jahre alten) Männern, seltener Frauen, bei welchen Leistenbrüche meist indirekte sind, namentlich im Anschluß an Abmagerung und Körperanstrengung, Kriegsgefangenschaft; hier öfters beginnend als „weiche Leiste", wobei die ganze Gegend oberhalb des Leistenbands bei Husten, Pressen usw. sich vorwölbt; spez. bei Leiden, die mit vermehrtem Husten (Emphysem) und Pressen (Prostatahypertrophie) einhergehen.

Seltenere Formen des Leistenbruchs:

α) *Hernia supravesicalis,* d. h. am äußeren Rand des M. rectus oder durch seine Substanz, und zwar *lateral* vom Lig. reflexum Collesi, *medial* vom Lig. reflexum bzw. durch das Ligament hindurchtretend und *transrectal*, d. h. zwischen den Fasern des M. rectus abdom. hindurchtretend (vgl. Abb. 409c, d).

β) *Hernia parainguinalis,* d. h. parallel dem Leistenkanal, aber *außerhalb* desselben.

γ) *Hernia inguinalis interparietalis:* a) *Hernia ing. interstitialis s. intermuscularis, s. subaponeurotica,* d. h. zwischen den Bauchwandschichten, und zwar meist zwischen M. obliquus int. und ext. (am häufigsten!). b) *H. ing. properitonealis,* d. h. properitoneal (seltener; dabei öfters als eingeklemmter Bruch in Erscheinung tretend!). c) *H. ing. subcutanea s. superficialis,* d. h. subcutan. a), b) und c) meist kongenital und kombiniert mit Hodenektopie (Kryptorchismus oder Leistenhoden) bei engem äußerem Leistenring oder bei seitwärts verlagertem innerem Leistenring, wodurch der Hodendescensus behindert wird sowie mit Hydrocele und Varicocele; sonst entstehen sie auch bei Taxisversuch; bisweilen in Zwerchsackform (sog. „Hernia bilocularis"), wobei ein Teil interparietal und ein Teil scrotal liegt.

Differentialdiagnose: Schenkelbruch (*unterhalb* des Leistenbandes s. u.!), Lymphdrüsenschwellung (Entzündungssymptome!), Senkungsabsceß (fluktuierend und ausgehend vom Entzündungsherd, z. B. Spondylitis!), Samenstrang- und Hodengeschwulst (Lokalisation und Abgrenzung!), dislozierter Hoden, subperitoneales Lipom, Varicocele, Hydrocele (außer bei Kombination mit Hernie oder bei Hydrocele communicans: in der Größe nicht wechselnd, gegen die Bauchhöhle scharf abgegrenzt, nicht reponibel oder verkleinerbar, prallelastisch, meist durchscheinend und stets schallgedämpft, auch langsam entstehend!), Hydrocele funiculi spermatici, Cyste des Lig. rotundum, Lymphangiom, Fibrom, Myom, Myxom, Sarkom u. a.

Therapie (vgl. oben: Allgemeines!):

a) *Bruchband:* heutzutage nur ausnahmsweise, nämlich falls Operation nicht ratsam oder nicht gewünscht sowie bei kleinen Kindern, falls Spontanheilung möglich erscheint (meist als Fascia nodosa mit Wollknäuel oder dgl.).

b) *Radikaloperation:* 1. nach *Bassini* (1889). *Indikation:* Methode der Wahl (außer bei kleinen Kindern, bei welchen die Pfeilernaht genügt und mit Rücksicht auf Operationsabkürzung und Hodenschonung vorzuziehen ist, vgl. unten 4.!); Nachteil: Rezidiv in etwa 1–3–5 % (meist schon im 1. Jahr; $^2/_3$ im inneren und $^1/_3$ im äußeren Winkel), namentlich bei sog. *großem Rezidivdreieck,* d. h. bei großem Abstand zwischen Unterrand des M. obliq. int. und Lig. Pouparti; sowie bei Infektion, Hämatom, Husten, Erbrechen, Stuhlverstopfung, Schwerarbeit und überhaupt bei zu früher und starker Belastung u. dgl. und bei Alter, Fettsucht, Nephritis, Diabetes u. dgl.; auch denke man an Ascites oder Meteorismus; dagegen lassen sich bei sachgemäßem Vorgehen vermeiden: Fadeneiterung, Neuralgie, Hodenbenachteiligung u. dgl., kommen aber gelegentlich vor, namentlich Hodenatrophie bei Kleinkindern in 1,7–13 %. Mortalität ist unter $^1/_2$–1 % (Lungenembolie, gelegentlich Pneumonie, auch Infektion); bei Furunkel oder Ekzem ist die Operation aufzuschieben, ebenso wie bei Grippe, Bronchitis oder dgl.

Prinzip: a) *Aponeurosenspaltung,* Isolieren und *Eröffnen des Bruchsacks,* Bruchreposition, Abbinden und Versenken des Bruchsackstumpfs; b) *tiefe Kanalnaht* durch Naht des freien Unterrands des M. obliq. int. an das Lig. Pouparti und dadurch Verlagerung des Samenstrangs nach vorn; c) *äußere Kanalnaht* ohne Fasciendoppelung.

Technik: Hautschnitt schräg in der Mitte zwischen Leistenband und Rectus bis über den äußeren Leistenring. Externusaponeurose bis in letzteren spalten, mit Präpariertupfer beiderseits von der Unterlage ablösen, wie Buchblätter umlegen und anklemmen. Endzweige der Bauchwandnerven, spez. des N. ilio-inguinalis und N. ilio-hypogastricus beiseiteschieben, aber nicht einbinden! Samenstrang und Bruchsack emporheben und anschlingen. Unter Spalten des Cremastermantels zwischen zwei Pinzetten folgt Isolieren des in der Regel namentlich an seiner Kuppe gut erkennbaren Bruchsacks, und zwar am besten *hoch oben* am inneren Leistenring beginnend (Cave! Vas deferens und A. sperm. int., sonst Funktionsstörung bzw. Nekrose des Hodens!); ausnahmsweise bei stark verwachsenem Bruchsack evtl. diesen quer abtrennen unter Belassen des peripheren Teils am Hoden; bei angeborenem Bruch kleiner Kinder (evtl. unter Verzicht auf die Bruchsackisolierung; sonst erfolge diese jedenfalls recht vorsichtig!) Tabaksbeutelverschluß des Peritoneums hoch oben mit Auslassen der Samenstranggebilde. Sonst Bruchsackisolierung fortsetzen hoch hinauf bis zu den epigastrischen Gefäßen sowie Bruchsack eröffnen, anklemmen, revidieren, umstechen und nach beiden Seiten abbinden bzw. bei weiter Eröffnung oder bei Gleitbruch mit innenliegender Tabaksbeutelnaht verschließen, resezieren und versenken (Cave! Anstechen oder Einbinden von Bauchinhalt!). Bisweilen, spez. bei *direkten* Leistenbrüchen, wo kein eigentlicher Bruchsack, sondern nur eine Bauchfellvorwölbung besteht, genügt Zurückschieben der letzteren; Achtung auf Gleitbruch. Unter Hochführen des Samenstrangs und Beiseitehalten der beiden Lappen der Externusaponeurose mit scharfen Haken oder mit Pinzetten lege man auf untergeschobener Kocher-Rinne (Cave! innen Peritonealgebilde, spez. Darm und Harnblase und außen Schenkelgefäße!) Catgut- oder Seidenknopfnähte zwischen Unterrand des M. obliquus int. et transversus bzw. nötigenfalls Rectusscheide bzw. Rectus bzw. Rectuslappen und Leistenbandumschlagstelle, wobei die Fäden zunächst angeklöppelt und erst zum Schluß von unten nach oben geknüpft werden, ohne daß Gewebe, spez. präperitoneales Fett sich vorwölben darf zwischen der Nahtreihe; im *oberen* Winkel bleibe eine für die Kleinfingerkuppe knapp durchgängige Lücke für den etwas aufwärts verlagerten Samenstrang, was zum Schluß der Naht nochmals überprüft werden soll, um Zirkulationsstörungen am Samenstrang zu vermeiden; evtl. lege man noch 1–2 Raffnähte der Fascie oberhalb der Samenstrangdurchtrittstelle; im *unteren Winkel* (hier droht häufiger das Rezidiv!) fasse man das Schambeinperiost mit und durchtrenne den dort austretenden Bindegewebsgefäßstrang (sog. *Narath*sches Venenkonvolut); bei schlechter Bauchwand, namentlich bei dem kurzen und breitbasigen Bruchsack des direkten Leistenbruchs empfiehlt sich Heranziehung der Rectusscheide bzw. des Rectus, evtl. nach Incision seiner Scheide oder evtl. Sicherung der tiefen Naht durch aufgesteppten freien Bruchsack- oder sonst Fascienlappen, spez. bei direktem Bruch oder bei Rezidiv. Darüber Seidenknopfnaht der Externusaponeurose evtl. mit Raffung oder Doppelung, während der Hoden mit Präpariertupfer in sein Hodenfach geschoben und mit Subcutannaht dort zurückgehalten wird. Spica coxae mit Hodensuspension. Sandsack auf die Operationsgegend für 24 Stunden. Sonst vgl. Allgemeines!

2. Nach *Brenner:*
Prinzip: a) Bruchsackversorgung wie unter 1. b) *Tiefe Kanalnaht* mit dem Muskelrand und dem M. cremaster mit Samenstrangverlagerung zwischen M. cremaster und Externusaponeurose. c) *Äußere Kanalnaht* mit Aponeurosendoppelung.

3. Nach *Wölfler-Girard:*
Prinzip: a) Bruchsackversorgung mit Aponeurosenspaltung; hohe Abbindung mit und ohne Verlagerung des Brucksackstumpfs. b) *Tiefe Kanalnaht* mit dem Unterrand des M. obliquus int. und dem Lig. Pouparti *ohne Samenstrangverlagerung.* c) *Äußere Kanalnaht* mit Aponeurosendoppelung.

4. Nach *Kocher:*
Prinzip: a) Bruchsackversorgung durch Invagination oder laterale Verlagerung. b) *Äußere Kanalnaht durch Raffnaht;* also unter Verzicht der Bruchsackabtragung und einer tiefen Kanalnaht; heute weitgehend verlassen.

5. Nach *Hackenbruch:*
Prinzip: a) Bruchsackversorgung wie unter 1. b) *Tiefe Kanalnaht* zwischen Lig. Pouparti und oberem Rand der Externusaponeurose unter Verlagerung des Samenstrangs zwischen die beiden Blätter der gedoppelten Externusaponeurose. c) *Äußere Kanalnaht* fällt mit der tiefen Kanalnaht in eins.

6. Nach *Schmieden:*
Prinzip: a) Bruchsackversorgung wie unter 1., dazu temporäre Auslösung des Hodens aus dem Scrotum. b) *Medianverlagerung* des Samenstrangs und des inneren Leistenrings in einen Schlitz der Internusmuskulatur. c) *Tiefe Kanalnaht* zwischen freiem Unterrand des Internus und dem Lig. Pouparti *in ganzer Ausdehnung.* d) *Äußere Kanalnaht* mit oder ohne Aponeurosendoppelung.

7. *Operation beim Säugling und Kleinkind:*
Prinzip: im Vordergrund steht die Beseitigung des Bruchsacks, nicht die Versorgung der Bruchpforte. *Indikation:* fast immer handelt es sich um indirekte Brüche bei Knaben, welche in jedem Alter, d. h. sobald sie diagnostiziert sind, operiert werden sollen.
Technik: beim Säugling ohne Betäubung, beim Kleinkind in offener Äthernarkose wird entweder lediglich eine äußere Kanalnaht als Raffnaht ausgeführt oder der vorsichtig isolierte Bruchsack wird nach *Anschütz* durch eine innenliegende Tabaksbeutelnaht im Bereich des inneren Leistenrings verschlossen; das distale Blatt des Bruchsacks wird, sofern es sich nicht leicht und schonend auspräparieren läßt, nach *Winkelmann* um den Samenstrang geschlagen und die freien Ränder werden vernäht. Keinesfalls ist eine *Bassini*-Naht auszuführen, da sie eine der Hauptursachen für eine spätere Hodenatrophie darstellt (*Wachsmuth*). Bei weitem äußerem Leistenring kann eine *Pfeilernaht* (*Czerny*) hinzugefügt werden. Nach *Ferguson* und *Gross* wird ebenfalls der Bruchsack isoliert, möglichst nahe am inneren Leistenring umstochen, abgetragen und der Samenstrang unter die Externusaponeurose verlagert, indem der kraniale Rand der Externusaponeurose und der freie Rand des M. obliquus int. an das Lig. Pouparti genäht werden (*Cave!* zu starke Einengung des äußeren Leistenrings!).

8. *Operation des kindlichen Leistenbruchs bei gleichzeitigem Kryptorchismus:*
Vorkommen: in 90% der Fälle handelt es sich um einen angeborenen, indirekten Leistenbruch, in dessen Verlauf mehr oder weniger hoch im Leistenkanal oder sogar innerhalb des inneren Leistenrings der Testis gelegen ist; Processus vaginalis peritonei und Tunica vaginalis testis kommunizieren oder es besteht eine mehr-minder große Aus-

stülpung des Peritoneums durch den inneren Leistenring. Günstigster Zeitpunkt zur Operation vor dem 6. Lebensjahr, bei frühzeitiger Erkennung auch schon in den ersten Lebensjahren.

Prinzip: Beseitigung des indirekten Leistenbruchs und Orchidopexie (Fixierung des Hodens im Scrotum).

Technik (nach *Ombrédanne*): Durchtrennung der Externusaponeurose; Isolierung des Gubernaculum Hunteri und Durchtrennung desselben soweit als möglich distal an seinem Scrotalansatz; Abpräparieren des Hodens und des Samenstrangs von der Fascia transversalis, Spaltung der Fascia transversalis, Unterbindung und *Durchtrennung der epigastrischen Gefäße*. Abpräparieren des Processus vaginalis peritonei vom Samenstrang möglichst weit nach kranial, so daß der Samenstrang völlig befreit wird; sodann Verschluß der peritonealen Lücke unter Abtragung des Bruchsacks; Durchstechen des Gubernaculum mit langem Faden, welcher durch den Hoden nach caudal ausgestochen wird; Reposition des Hodens in die Tunica vaginalis testis und Fixierung des Fadens an der Innenseite des gegenüberliegenden Oberschenkels mit Gummibandzügen. Verschluß des Leistenkanals schichtweise über dem Samenstrang mit Einzelknopfnähten aus Seide (1. Schicht: Fascia transversalis; 2. Schicht: M. obliqu. int. – Lig. Pouparti; 3. Schicht: Doppelung der Externusaponeurose; *Cave!* zu starke Einengung des äußeren Leistenrings. Bei doppelseitigem Kryptorchismus mit Leistenbruch können beide Seiten in einer Sitzung oder in mehrwöchigem Abstand nacheinander operiert werden.

9. *Indirekter Leistenbruch beim Weibe:*

Prinzip: Spaltung der Externusaponeurose, Auspräparieren des Lig. rotundum aus dem Bruchsack und Verfolgung des Bruchsacks möglichst weit nach kranial über den inneren Leistenring hinaus. Dort Umstechung, Abbinden und Abtragung bis auf die möglichst knapp zu bemessende Durchtrittsstelle des Lig. rotundum; Verschluß der Bruchpforte nach *Bassini* unter Mitfassen des Lig. rotundum oder Versenkung des peripheren Endes des Lig. rotundum in die vordere Rectusscheide und Fixierung durch Knopfnähte. Bruchpfortenverschluß im übrigen wie üblich (nach *Nötzel*).

2. Schenkelbruch *(Hernia femoralis* s. Abb. 412*)*

Weg: durch die Lacuna vasorum entlang den Schenkelgefäßen medial von der V. femoralis zur Fovea femoralis in der Gegend der *Rosenmüller*schen Drüse unter der Lamina cribrosa; also zwischen Leistenband oben, horizontalem Schambeinast unten, Gefäßscheide, spez. Schenkelvene außen und Lig. lacunare s. *Gimbernati* innen.

Seltene Abarten (vgl. Abb. 412): 1. *H. lig. Gimbernati,* d. h. durch Lücke desselben (*Laugier*).

2. *H. fem. pectinea* an normaler Stelle heraus kommend, aber durch Lücke des M. pectineus unter dessen Fascie (*Cloquet*); sie führt manchmal zu Incarceration und wird leicht übersehen oder verwechselt (mit Hernia obturatoria).

3. *H. prae-* und *retrovascularis,* d. h. in der Lacuna vasorum *vor* (meist!) oder *hinter* den Schenkelgefäßen (*Narath*).

4. *H. fem. externa,* d. h. in der Lacuna musculorum, also lateral von den Schenkelgefäßen und medial von M. sartorius bzw. Spina il. ant. sup. (*Hesselbach*).

5. *H. fem. properitonealis,* d. h. zwischen Peritoneum und Beckenfascie (*Kroenlein*); vorkommend bei Schenkel- und noch häufiger bei Leistenbrüchen.

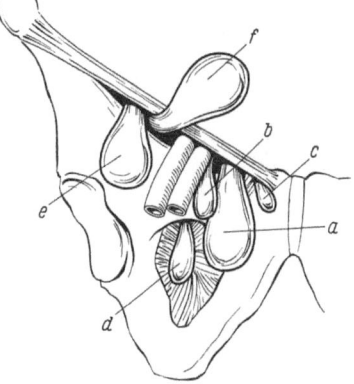

Abb. 412. Schenkelbrüche und Obturatorhernie. *a* H. femoralis typica, *b* H. femoralis retrovascularis, *c* H. Lig Gimbernati, *d* H. obturatoria, *e* H. femoralis lateralis, *f* H. femoralis praevascularis (nach *Zenker* in *Kirschner*, Operationslehre VII/2)

Vorkommen: Verhältnis Schenkelbruch zu Leistenbrüchen bei Männern: 1:20, bei Frauen: 3:4 und ganz selten bei Kindern ($1^0/_{00}$ aller kindlichen Brüche); rechts etwas häufiger als links, nicht selten doppelseitig und manchmal neben Leistenbrüchen.

Prognose: wegen der oft engen Bruchpforte droht häufig Einklemmung und dabei Darmschädigung; öfters findet sich eine Cyste oder noch häufiger ein präperitoneales Lipom, welches den Bruchsack verdeckt, und manchmal ein solches allein ohne ausgesprochenen Bruch; nicht selten ist der Bruch irreponibel durch Verwachsung oder

Netzvorfall. Inhalt kann sein Dünn- und Dickdarm, Appendix, Netz, Harnblase, Eierstock, Tube, Harnleiter usw. Nicht ganz selten ist Appendicitis im Bruchsack. Bei Bruchsackverödung entwickelt sich manchmal eine seröse Cyste. Postoperativ kommt es manchmal bei unsachgemäßem Vorgehen zu Stauung der V. femoralis.

Differentialdiagnose: Leistenbruch (*oberhalb* des Leistenbands entspr. einer leicht abwärts konvexen Linie zwischen oberem vorderem Darmbeinstachel und Schambeinhöcker, bei schlaffen Bauchdecken aber bisweilen nach unten überhängend; dagegen Schenkelbruch *unterhalb* des Leistenbands, bei weiterem Wachstum aber bisweilen nach oben vorragend; maßgebend ist Lage der Bruchpforte und Richtung des Bruchstiels: indirekter Leistenbruch tritt *medial nach oben*, Schenkelbruch *lateral nach unten* vom Schambeinhöcker aus und ersterer verläuft nach oben-außen, letzterer senkrecht), *Varix der V. saphena magna* (bläulich durchscheinend mit fühl- und hörbarem Schwirren bei mäßiger Kompression unter gleichzeitiger Bauchpressenaktion; weich und kompressibel, d. h. durch Fingerdruck leicht und ohne Gurren entleerbar und bei dessen Nachlassen sofort sich wieder füllend auch ohne Bauchpressenwirkung; beim Liegen sowie auf Venenkompression unterhalb verschwindend, dagegen beim Stehen sowie auf Venenkompression oberhalb sich füllend; ohne Fortsetzung nach der Bauchhöhle; oft kombiniert mit Varicen und evtl. auch mit Beinödemen), *Lymphdrüsenschwellung* (ohne Stiel zur Bauchhöhle und mit gleichzeitig nachweisbarem Infektionsherd an Geschlechtsgegend, After oder Beinen sowie derb und druckempfindlich), *Lymphangiom, Sarkom, Schleimbeutelhygrom, Echinococcuscyste, subperitoneales Lipom, Cyste, Fibrom oder Endometriom des runden Mutterbands, Aneurysma, Senkungsabsceß* (primäres Wirbel- oder dgl. Leiden, pathognomonische Hüftgelenkstellung, Fluktuation, Unbeeinflußbarkeit durch Bauchpresse und durch Repositionsversuch, Lage meist lateral von der Lacuna musculorum und Form oft die eines Zwiesacks) (vgl. Abb. 412).

Therapie: a) *Bruchband* (s. oben): meist unsicher und auch nicht ganz ungefährlich (Neigung der Schenkelbrüche, spez. kleiner zu gefährlicher Incarceration!), daher nur ausnahmsweise erlaubt bei ungünstigem allgemeinem oder örtlichem Zustand sowie bei alten Leuten, falls das Bruchband gut sitzt und vertragen wird.

b) *Radikaloperation:* α) *Crural (Fabricius-v. Frey)*: von einem Schrägschnitt unter Beiseitehalten der Schenkelvene mit stumpfem Haken nach außen macht man mittels kurzer und stark gekrümmter, am besten gestielter Hakennadel (*Narath*) bis nahe zur Vene 3–4 Seiden- oder Catgutknopfnähte zwischen Leistenband und Lig. Cowperi bzw. Periost des horizontalen Schambeinastes oder (nach *Salzer-Graser*, aber weniger gut, daher nur ausnahmsweise, spez. bei starker Spannung, wo sonst Ausreißen der Nähte oder Leistenbruchentstehung droht) zwischen Leistenband und Fascie bzw. M. pectineus bzw. nach oben oder unten gestieltem halbmondförmigem Lappen desselben unter Umschlagen und Vernähen mit dem freien Rand des Leistenbands (Fäden werden zunächst angeklemmt und erst zum Schluß von innen nach außen geknüpft, evtl. gesichert durch frei transplantierte Fascie); Einkerbung oder Spaltung des Leistenbands oder der Pektineusfascie ist nötigenfalls vorzunehmen, sonst aber tunlichst zu vermeiden; man gehe bis nahe an die Schenkelvene (aber *Cave!* Verletzung, Quetschung oder Verengerung derselben!)

β) *Inguinal (Lotheißen-Föderl, Zimmermann)*, d. h. vom Leistenkanal aus unter Luxation des wie oben freigelegten und isolierten Schenkelbruchs nach oben und mit tiefer Naht zwischen M. obliquus int. et transv. und Schambeinperiost und Leistenband; Vorgehen bietet wegen besserer Übersicht und sicherer Bruchsackversorgung gewisse Vorteile; dies vor allem auch, wenn gleichzeitig noch ein Leistenbruch versorgt werden muß.

Bei *Einklemmung* (häufig, und zwar 5–10mal häufiger als bei Leistenbruch sowie wegen der engen und straffen Bruchpforte oft verbunden mit Darmgangrän; auch öfters Darmwandbruch!) ist hier Taxis verboten. Bei Herniotomie *Cave!* Verwechslung des Bruchsacks mit gleichzeitiger Fettgeschwulst, Lymphdrüsenschwellung, Tumor oder Cyste sowie Darmschädigung, Zurückschlüpfenlassen des evtl. geschädigten Darms, Anschneiden des oft dicht unter der Haut gelegenen Bruchsacks, Blutung aus Gefäßen, spez. bei deren Anomalie in Form des um den Schenkelkanal angeordneten sog.,,Totenkranzes (Corona mortis)", wenn nämlich, was nicht selten vorkommt, die A. obturatoria aus der A. epigastrica inf. oder gemeinsam mit dieser aus der A. femoralis entspringt und im Bogen über den Schenkelring nach medial zum Canalis obturatorius zieht; daher evtl. Spalten der Bruchpforte *nach oben-innen*, und zwar am besten mit mehreren kleinen Schnitten oder ausnahmsweise stumpfes Dehnen der Bruchpforte unter Schonung des Bruchinhalts mit dem Finger nach außen, also an der lateralen Wand des Schenkelkanals; evtl. Ablösen des Leistenbands durch Schnitte nach beiden Seiten (sog. Hernio-Laparotomie).

3. Bruch des eirunden Lochs (Hernia obturatoria vgl. Abb. 412d)

Weg: durch das Foramen obturatum entspr. der Lücke in der Membrana obturatoria für den gleichnamigen Gefäß-Nervenstrang (meist, aber nicht immer oben-außen oder innen zu diesem) von oben-lateral nach unten-medial dicht an der Unterfläche des horizontalen Schambeinastes bis unter M. obtur. ext.

Vorkommen: selten; überwiegend bei älteren Frauen (weiblich : männlich = 10 : 1); auch doppelseitig und kombiniert mit sonstigem, spez. Schenkelbruch.

Symptome: manchmal, aber keineswegs immer, auch nicht immer bei Brucheinklemmung, undeutliche und druckempfindliche, evtl. bimanuell zu untersuchende Bruchgeschwulst in der Adductorengegend medial von den Schenkelgefäßen dicht unterhalb des horizontalen Schambeinastes unter M. pectineus; deutlicher werdend bei Muskelentspannung in Beugung, Adduktion und Außenrotation; oft in dieser Stellung Zwangshaltung und bei umgekehrter Stellung Schmerzen, fast immer Spontanschmerz an der Innenseite des Oberschenkels (durch Druck auf den N. obturatorius, *Rombergsches Zeichen*).

Diagnose: schwierig, am ehesten möglich bei Einklemmung; man untersuche auch rectal bzw. vaginal; Geschwulst ist oft nicht nachweisbar.

Differentialdiagnose: Schenkelbruch bzw. dessen pectineale Abart (*oberhalb* statt *unterhalb* des horizontalen Schambeinastes!), subperiostales Lipom, Senkungsabsceß von Becken, Bauchhöhle usw.

Therapie: bei Einklemmung (häufig und oft mit Darmgangrän!) ist *Taxis* verboten; statt dessen empfiehlt sich *Radikaloperation* a) von *außen* unter Pectineusaufklappung (*Cave!* den meist unten gelegenen Gefäßnervenstrang!) oder b) (übersichtlicher) *abdominal* unter Beckenhochlagerung oder c) nötigenfalls *kombiniert*, und zwar erst von innen und dann von außen.

4. Lendenbruch (Hernia lumbalis)

Weg: lumbal, und zwar 1. lateral vom Rückenstrecker im Trigonum lumb. *Petiti*, d. h. zwischen M. latiss. dorsi, obl. ext. und Crista il. oder 2. im *Grynfelt*tschen Dreieck, d. h. weiter oben zwischen 12. Rippe, M. quadr. lumb. und M. obl. int. oder 3. an Gefäßnerven-Durchtrittsstellen oder angeborenen Lücken der Muskulatur oder 4. an Narben nach Trauma oder Eiterung (Senkungsabsceß, Beckeneiterung usw.).

Vorkommen: selten.

Differentialdiagnose: Muskelhernie, Scheinhernie durch Muskellähmung (bei spinaler Kinderlähmung, Nervenverletzung usw.), Lipom und sonstiger Tumor, kalter Absceß (bei Wirbel-, Nieren- usw. -tuberkulose).

Therapie: Bandage oder besser Radikaloperation mit Hilfe gestielten Fascienlappens aus M. glutaeus max. et med. oder latissimus dorsi.

5. Hüftausschnittbruch (Hernia ischiadica)

Weg: 1. durch das Foramen isch. *majus oberhalb* des M. piriformis entlang der A. glutaea sup.: *Hernia suprapiriformis* (am häufigsten!).

2. Desgleichen *unterhalb* des M. piriformis entlang der A. glutaea inf.: *Hernia infrapiriformis*.

3. Durch das Foramen isch. *minus*: *H. spino-tuberosa* (am seltensten!).

Vorkommen: äußerst selten.

Diagnose: schwierig.

Symptome: Bruchgeschwulst unter den Glutäen, und zwar im Gegensatz zur H. perinealis *oberhalb* des Lig. sacro-tub.; bei der öfteren Einklemmung schmerzhaft und druckempfindlich; auch untersuche man rectal bzw. vaginal.

Differentialdiagnose: Absceß, Cyste, Lipom, Aneurysma der Glutäalarterien.

Therapie. a) *Abdominell:* jedem anderen Verfahren vorzuziehen, da nur von innen die Bruchpforte (neben Lig. latum beim Weibe, zwischen Blase und Rectum beim Manne) übersichtlich darstellbar ist. Versorgung des Bruchsacks durch Einstülpung und Abtragung; Versorgung der Bruchpforte u. U. durch gestielten Lappen aus der Fascie des M. piriformis und Peritonealdoppelung.

b) *Glutäal:* heute nicht mehr im Gebrauch, da breite Aufklappung erforderlich und Verschluß unsicher ist.

6. Beckenboden- oder Mittelfleischbruch (Hernia perinealis s. ischiorectalis, auch H. vaginalis und rectalis sowie sacralis)

Weg: am Beckenboden durch die Excavatio recto- oder vesico-uterina; beim Mann (selten) *paraanal* durch den M. levator, beim Weibe (häufiger) *vorn* (zwischen M. ischiocavernosus und transversus perinei) oder *hinten* (hinter M. transversus perinei durch den Levator) heraustretend.

Symptome: Bruchgeschwulst perineal oder sacral (unter der Haut) oder vaginal oder rectal.

Vorkommen und Entstehung: sehr selten; meist infolge Entwicklungsstörung in Form von Douglasdivertikel oder nach sacraler Operation von Rectum- oder Uterustumoren (sog. „sacraler Narbenbruch") oder neben Vaginal- oder Rectalprolaps (sog. „Prolapshernie").

Differentialdiagnose: Absceß, Prolaps, Polyp.

Therapie: Bandage oder besser Radikaloperation durch abdomino-perineales Vorgehen.

7. Nabelbruch (Hernia umbilicalis)

a) Omphalocele (angeborener Nabelbruch, s. S. 1128).

b) Nabelbruch kleiner Kinder (Hernia umbilicalis infantum). *Weg und Entstehung:* durch die nur aus Haut, Fascie und Peritoneum gebildete Nabelnarbe infolge deren Dehnung bei wiederholter starker Beanspruchung der Bauchpresse (z. B. bei Schreien, Keuchhusten, Stuhlverstopfung, Phimose oder Harnstein) sowie bei Zerren an der Nabelschnur oder bei gestörter Wundheilung des Nabels; begünstigend wirkt auch hier rasche und starke Abmagerung.

Vorkommen: recht häufig.

Symptome: meist kleine zapfenförmige Bruchgeschwulst aus der Nabelnarbe, dabei stärker vortretend beim Schreien usw. sowie kolikartige Schmerzen (Nabelkolik, oft sogar ohne sichtbare Hernie); gleichzeitig besteht Rectusdiastase.

Komplikationen: Enterocele (Darm usw.; Netz ist selten im Bruch, da es in der ersten Lebenszeit sehr kurz ist); Einklemmung sehr selten und Verwachsungen nicht häufig.

Prognose: Spontanheilung bei kleinem Bruch in den ersten Monaten bis Jahren möglich, allerdings langsam mit zunehmender Bauchdeckenstraffung.

Therapie. 1. *Konservativ:* zu versuchen bei kleinem Bruch, nach dessen Reposition Bandage oder besser Verband mit durchlochtem oder porösem Heftpflaster oder mit Klebro- bzw. Elastoplastbinde in einer Breite von einer Mammillar- oder besser Achsellinie zur anderen, durch drei dachziegelförmig sich deckende, etwa 1–2 Finger breite Streifen, quer oder schräg (kreuzweise).

2. *Operativ:* spez. bei großem Bruch oder bei älterem Kind (über 1–2 Jahre altem; aber vor dem Schuleintritt) *Radikaloperation;* erstrebt Bruchbeseitigung unter Erhaltung des Nabels von bogenförmiger Umschneidung kranial des Nabels, Darstellung und Eröffnung des Bruchsacks, Reposition des Inhalts und Verschluß durch Umstechung sowie durch Nähte der Bauchdeckenaponeurose.

c) Nabelbruch Erwachsener (Hernia umbilicalis). *Vorkommen:* bei älteren Erwachsenen, und zwar überwiegend bei Frauen, aber auch bisweilen bei Männern, spez. fetten zwischen 40–50 Jahren; oft nach Schwangerschaft, Ascites, Tuberkulose, Peritonitis, Bauchtumor, Abmagerung usw.

Komplikationen: 1. Hautekzem, -ulceration und -gangrän, evtl. mit Peritonitis. 2. Verwachsungen im Bruchsack (häufig; meist Netz und Quercolon sowie Dünndarm; dabei Koliken und Kotstauungen; Bruchsack ist oft unterteilt!). 3. Entzündung im Bruchsack. 4. Einklemmung (nächst Schenkelbruch bevorzugt; in Bruchpforte oder in Klammern; bisweilen subakut mit nicht völligem Darmverschluß, aber mit zunehmender Stercorämie; öfters Darmgangrän und bisweilen Exitus; im Zweifelsfall von 2., 3. und 4. nehme man Komplikation an und operiere!).

Prognose: Spontanheilung selten; meist zunehmende Vergrößerung; postoperatives Rezidiv häufiger; bei Einklemmung beträgt die Operationsmortalität etwa 10%.

Therapie: a) *Bruchband oder besser* (elastische) *Leibbinde,* evtl. mit *platter* Pelotte nach Gipsabguß: meist ungenügend, daher am besten:

b) *Radikaloperation: kleine Brüche* wie oben; *größere Brüche* nur nach genügender Vorbereitung durch flüssige Kost und Stuhlentleerungen; bei alten Patienten und bei starken Nabelveränderungen quere, wetzsteinförmige *Omphalektomie,* Stielen des Bruchsacks, Eröffnen des Bruchsacks, und zwar am besten nicht auf seiner Höhe, sondern an einem peripheren Punkt, evtl. Abtrennen und Peritonealisieren von Netz- und Adhäsionen, typisches Abtragen des Bruchsacks; bei Einklemmung erfolge bald Eröffnen der freien Bauchhöhle (am besten *unterhalb*, da die evtl. verwachsenen Netzstränge *von oben* herantreten); Bauchdeckenverschluß geschieht entweder durch exakte Etagennaht oder (spez. bei Rectusdiastase) nebst Rectusaushülsung und -naht an den sehnigen Stellen oder mit Fascienquerschnitt oder mit Fasciendoppelung (nach *Mayo*), türflügelförmigen gestielten Fascienlappen aus der Nachbarschaft oder mit freier Fascien- oder Cutistransplantation. Alloplastisches Material ist fast niemals notwendig.

Bei *sehr großen* Brüchen ist besonders sorgfältiger Schichtverschluß der Bauchdecken erforderlich, am besten mit Fasciendoppelung nach *Mayo*, wobei der caudale Rand der queren Bruchpforte in bogenförmiger Linie mittels U-Nähten unter den kranialen Rand gezogen und dieser als Doppelung wieder von kranialwärts nach caudal darübergesteppt wird. Zur *plastischen Wiederherstellung* des Nabels (*Nabelplastik*) wird ein zungenförmiger Hautlappen so eingerollt, daß eine trichterförmige Einziehung (Nabelersatz) entsteht.

Hängebauch: das gleiche Verfahren, nämlich wetzsteinförmige, quere Omphalektomie mit beidseitiger Schnitterweiterung wird auch zur Beseitigung des Hängebauchs verwendet. Eine völlig ausgedehnte Bauchwand kann durch die Cutisstreifenplastik nach *Lezius* wiederhergestellt werden. Die Cutisstreifen werden von seitlichen Incisionen pararectal hinter die beiden Recti geführt und vor den Rectusmuskeln in sich vernäht. 3–4 Streifen werden auf diese Weise eingesetzt.

8. Bauchbruch (Hernia ventralis) vgl. Abb. 405

a) Rectusdiastase. *Vorkommen und Entstehung:* bei Neugeborenen infolge mangelhaften Schlusses der Bauchwand oder bei Erwachsenen, spez. Frauen, nach Schwangerschaften und bei Fettleibigkeit; öfters verbunden mit Nabelbruch.

Symptome: fühlbarer Längsspalt in der Bauchmittellinie zwischen den beiden Mm. recti (besonders deutlich bei deren Anspannung während des Aufrichtens aus liegender Stellung) und entspr. Vorwölbung beim Aufrechtstehen auf Husten, Pressen usw.

Therapie: a) *Leibbinde* oder b) *Radikaloperation* entweder durch Ausschneiden der Mittelaponeurose und Eröffnen der Rectusscheiden und anschließendem Schichtverschluß oder ohne Öffnung der Rectusscheiden durch längsgerichtete Bauchdeckendoppelung mittels U-Nähten.

b) Mittlerer Bauchbruch oder Bruch der weißen Linie, spez. über und um den Nabel (Hernia lineae albae, spez. epigastrica und paraumbilicalis). *Vorkommen und Entstehung:* nicht selten (in etwa 1% der Erwachsenen); meist über oder sonst gelegentlich unter dem Nabel; bisweilen multipel; wohl meist durch Zug eines präperitonealen Lipoms, welches durch gitterförmige oder quere Lücken der Fascie vorgetreten ist; gewöhnlich im mittleren Alter, aber auch manchmal bei Kleinkindern, hier auch neben Nabelbruch (s. da); häufiger (10 mal) bei Männern als bei Frauen; öfters bei anstrengender körperlicher Beschäftigung, vielleicht auch bisweilen, aber jedenfalls nur ausnahmsweise nach Trauma (Verheben oder Stoß), auch postoperativ (s. u.); Unfallzusammenhang ist also nur ausnahmsweise gegeben.

Formen: a) *Fettgewebsbruch*, d. h. subcutaner Prolaps eines präperitonealen Lipoms oder richtiger Fettpfropfs, welcher vom präperitonealen Fettgewebe nicht, wohl aber vom subcutanen abgegrenzt ist, zugleich das Bauchfell in Form eines Trichters nach sich ziehen kann (häufiger, nämlich in 90%).

b) *Echter Bruch:* d. h. mit peritonealem Bruchsack versehener (oft hinter einem präperitonealen Lipom bestehender) Bruch (seltener, nämlich in 10%).

Symptome: meist sicht- und fühlbar; kleine (bohnen- bis kirschgroße), knopfförmige Geschwulst lipomartig, stark druckempfindlich und oft, aber bei einfachem Lipom meist nicht reponierbar, wobei eine Fascienlücke fühlbar wird; beim Husten und Pressen wird die Geschwulst beim echten Bruch größer, dagegen beim einfachen Lipom nur vorgedrängt; oft fehlen Beschwerden überhaupt, spez. bei einfachem Lipom; sonst (in etwa 10%) bestehen zugleich infolge Zerrungen an Nerven oder an dem verwachsenen Bauchfell, Netz oder vereinzelt Dünndarm und Quercolon (dagegen ist Magen selten verwachsen und fast nie im Bruchsack gelegen) heftige Beschwerden: Schmerzen in Form von Magenkrämpfen oder Koliken, besonders nach Anstrengung und Mahlzeit; ferner Koliken, Aufstoßen, Erbrechen, Stuhlverstopfung und Meteorismus; schließlich Abmagerung und Neurasthenie.

Diagnose: Hernia epigastrica wird oft übersehen; andererseits werden oft Beschwerden anderer Krankheiten (spez. Magenleiden und Neurasthenie) fälschlich der Hernia epigastrica bzw. dem präperitonealen Lipom zugeschrieben, während es sich tatsächlich nur um einen (häufigen) Zufallsbefund handelt! Daher dränge man stets auf eine ausführliche Magen-Darm-Diagnostik.

Differentialdiagnose: Magen- und Duodenalgeschwür bzw. -carcinom, Gallensteine, Nierensteine, Bleikolik, Tabes, abdominale Entzündungen usw. sowie Neurasthenie; andererseits ist in jedem Fall von Hernia epigastrica der Magen usw. genau zu untersuchen; wichtig für die Wertung ist umschriebene und konstante Druckempfindlichkeit der Bruchgeschwulst bei Fehlen von Symptomen anderer Krankheiten.

Prognose: günstig; Incarceration ist selten; beim einfachen Lipom und auch oft beim echten Bruch besteht in der Regel völlige Arbeitsfähigkeit.

Therapie: Bruchband zwecklos; daher bei sicherer Diagnose mit ausgesprochenen Beschwerden erfolge *Radikaloperation* unter Zerteilen und Exstirpieren des präperitonealen Lipoms und Isolieren und Abbinden des Bruchsacks, evtl. mit Eröffnen der Bauchhöhle zwecks Lösung von Verwachsungen des Netzes usw. sowie Revision der Bauchorgane, spez. des Magens; es folgt sorgfältige Naht der Bauchdecken, und zwar *am besten quer* unter exaktem und sicherem Schluß der Fascie, evtl. unter Fasciendoppelung oder unter Bildung eines türflügelartigen Fascienlappens aus der Nachbarschaft, nötigenfalls unter freier Fascienverpflanzung, sonst (nämlich bei einfachem Lipom mit kleiner Fascienlücke) nur unter Tabaksbeutelnaht des Fascienlochs und evtl. Raffnaht der Fascie darüber, gegebenenfalls unter Auslösen und Vereinigen der Recti miteinander. Rezidiv ist nicht selten.

c) Seitlicher (lateraler) Bauchbruch (u. a. Hernia lineae semicircularis Spigeli). Bruch liegt seitlich von der Mittellinie, spez. am Außenrand des Rectus an der Übergangsstelle der Transversusaponeurose in die hintere Rectusscheide (Linea semilunaris Spigeli) entlang den durchtretenden Gefäßstämmchen der Vasa epigastr. inf. bzw. Intercostalnervenzweige durch die Transversusaponeurose in der Höhenlinie Nabel-Darmbeinstachel auftretend; bei Körperanstrengung sowie bei Schwangerschaft, Ascites oder Abmagerung; entweder als einfaches Lipom oder als echter Bruch (ähnlich wie bei der epigastrischen Hernie); bisweilen weiter seitlich bei angeborenem oder narbigem Muskel-Fascien-Defekt und schließlich in Form einer diffusen Vorwölbung einer ganzen Bauchpartie bei Muskellähmung (z. B. nach Durchtrennung des 12. Intercostalnerven bei Nierenoperation oder anderer Intercostalnervenzweige bei Bauchoperationen, auch bei der Appendektomie mit Rectusrandschnitt in größerer Ausdehnung vgl. Bauchnarbenbruch) oder bei spinaler Kinderlähmung (sog. „Scheinbruch oder Pseudohernie"; richtiger Bauchdeckenlähmung).

Therapie: Freilegung, typische Bruchsack- und Bruchpfortenversorgung, evtl. mit Hilfe von frei transplantierter Fascie.

d) Bauchnarbenbruch (Hernia traumatica, spez. postoperativa). *Entstehung:* durch Verletzung (Stich, Schnitt, Schuß usw.) oder Operation, spez. nach gestörter Wundheilung oder nach breiter Drainage (z. B. nach Appendicitis, Cholecystitis usw.) sowie bei schlechtem (anatomisch-physiologisch unrichtigem) Bauchschnitt mit Durchtrennung von Muskeln und Nerven oder bei schlechter Bauchvereinigung ohne exakte Etagennaht; nach Röntgenschädigung.

Formen: entweder Bruch der ganzen Narbe oder Bruch an einzelnen Stellen der im übrigen haltenden Narbe.

Differentialdiagnose: Bauchdeckenlähmung, Adhäsionen, Bauchorganerkrankung (Appendicitis, Cholecystitis, Colitis, Gallen- und Nierensteinleiden, Adnexerkrankung), Neuralgie, auch Verkalkung oder Verknöcherung sowie Endometriom in der Bauchdeckennarbe u. a.

Komplikationen: häufig Verwachsungen von Netz, Darm usw. mit Adhäsionsbeschwerden oder Ileus; Einklemmung selten; bisweilen Ulceration an der verdünnten Narbenhaut.

Therapie: Bandage oder besser *Radikaloperation:* je nach Größe und topographischer Situation *Verschluß der einzelnen Schichten* nach Befreiung des Netzes und Darmes aus den Verwachsungen oder *Fasciendoppelung* oder *plastische Deckung.*

9. Zwerchfellbrüche
(s. Zwerchfell, S. 1159)

VI. Kapitel

Becken und Urogenitalsystem

1. Abschnitt: Becken

A. Verletzungen

Ursachen: a) *subcutane* und b) *offene* (durch Stich, Pfählung, Schuß usw.).

Komplikationen: es werden evtl. mitverletzt: 1. Gefäße: A. ilica comm., ext. und int. sowie glutaea cran., caud. und pudenda int. Folgen: *Blutung* bzw. *Nachblutung* oder *Aneurysma* (iliacale oder glutäale Aneurysmen entstehen übrigens teils traumatisch, z. B. bei Stich oder Schuß, teils spontan, z. B. bei Arteriosklerose oder Syphilis; *Differentaldiagnose*; Absceß, Sarkom, Hernia ischiadica usw.; bei jeder Anschwellung der Gesäßbacke nach Trauma denke man an Aneurysma; für letzteres spricht Pulsation und Schwirren sowie Gefäßgeräusch, welche auf Kompression des Hauptarterienstammes verschwinden, dazu Kompressionserscheinungen an Gefäßen und Nerven, auch Ischias, u. U. rectale oder vaginale Untersuchung, evtl. Probepunktion; therapeutisch kommt in Frage Radikaloperation, d. h. primäre Gefäßnaht oder Gefäßtransplantation nach präliminarer Abklemmung der Aorta abdominalis; bei einseitiger Verletzung von A. ilica comm., int. oder ext., pudenda usw. evtl. doppelte Ligatur.)

2. *Nerven* vgl. Abb. 455: Zweige des Plexus lumbalis und sacralis, spez. N. obturatorius, ischiadicus, pudendus usw. mit Lähmung oder Neuralgie, dies auch später durch Narbe, Callus, Hämaton, Sequester, Fremdkörper usw.

3. *Harn- oder Darmwege* mit Harn- oder Kotphlegmone sowie später Harnröhrenverengerung usw.

4. *Bauchhöhle* mit Peritonitis.

5. *Knochen*, evtl. (bei Infektion usw.) mit Knochennekrose; dazu:

6. *Infektion*, spez. Gasbrand.

7. *Fremdkörper* (Messerklinge, Pfahl, Geschoß, Tuchfetzen usw.).

Therapie: nur im Notfall erfolge Tamponade, sonst Wundversorgung mit Revision auf Fremdkörper (in Wunde sowie an Instrument und Kleidung; evtl. Röntgenbild), evtl. Gefäßunterbindung und (z. B. bei Schuß oder Pfählung mit Verdacht der Peritoneal- oder Blasenverletzung) Laparotomie; Harnröhren- bzw. Blasennaht und suprapubische Harnableitung sowie ausgiebige Drainage wegen Gefahr von Beckenosteomyelitis und Urinphlegmone; gegebenenfalls Tetanus- und Gasbrandschutzimpfung. (Vgl. Harnblasen- und Harnröhrenverletzung, S. 1363, sowie Beckenbrüche, S. 1383.)

B. Entzündungen

1. Weichteile

a) Decubitus der Kreuz-Steißbein-Gegend durch lang dauernde Rückenlagerung, spez. bei gleichzeitiger Rückenmarkaffektion mit Blasen- und Mastdarmlähmung; Gefahr der Allgemeininfektion. Vgl. Allg. Chirurgie, Nekrose!

b) Wasserkissenabsceß ist eine Zellgewebsentzündung im durch Druck beim Liegen geschädigten Gewebe am Gesäß u. a., welche wohl meist metastatisch bei Sepsis und Gasbrand zustande kommt.

c) **Phlegmone und Absceß am Gesäß:** u. a. nach nicht aseptischer Injektion oder häufiger von lokal nekrotisierenden Medikamenten (z. B. Irgapyrin). *Therapie:* Incision, evtl. Drainage.

d) **Furunkel.** Vgl. Allg. Chirurgie, Infektionen!

e) **Bursitis acuta oder chronica, auch tbc., luetica, urica usw.** an Bursa trochanterica, iliaca, glutaea, tuberis ischii usw. *Therapie:* am besten Totalexstirpation.

f) **Lymphadenitis purulenta** an den Beckenlymphdrüsen. *Therapie:* Freilegung und Ausräumung von einem Schnitt wie zur Unterbindung der Iliacalgefäße.

g) **Beckeneiterungen.** Entstehung ist selten primär, dagegen meist ausgehend von I. Wirbelsäule, II. Beckenknochen oder III. extraperitonealen Beckenorganen.

Formen. Bei I.: *Psoasabscesse* (vgl. Abb. 148).

Ursachen: Spondylitis und Beckenknocheneiterung (spez. tuberkulöse und osteomyelitische), vereiterte retroperitoneale Lymphdrüsen (bei infizierten Wunden, Hämorrhoiden, Entzündungen der After-, Geschlechts- und Beingegend), tiefe Phlegmone, Perinephritis, Appendicitis, Colitis, Divertikulitis, Adnexerkrankung, Darmfremdkörper usw.; vereinzelt ist eine metastatische Eiterung im Psoas beschrieben.

Symptome und Diagnose: u. a. Beugekontraktur des Oberschenkels.

Differentialdiagnose: Coxitis (bei Psoaskontraktur ist Hüftgelenk selbst frei, daher bei gebeugter Hüfte und Knie Rotieren möglich; außerdem Röntgenbild usw.) sowie Hernie, Aneurysma, Tumor u. dgl.

Bei II.: 1. *Iliacusabscesse:* vortretend über oder meist unter dem Leistenband am M. sartorius (ähnlich dem Psoasabsceß), bisweilen auch durch die Bursa iliaca einbrechend ins Hüftgelenk, selten nach Lumbalgegend oder durch Foramen ischiadicum.

2. *Glutäalabscesse:* durch das Foramen isch. unter die Gesäßmuskulatur oder weiter entlang den Unterschenkelbeugern an die Unterschenkelhinterseite.

3. *Dammabscesse*, evtl. perforierend ins Rectum.

4. *Lumbalabscesse:* differentialdiagnostisch *Cave!* paranephritischen Absceß!

Bei III.: *subseröse (subperitoneale) Abscesse* (ausgehend von extraperitonealen Exsudaten gewisser Bauchorgane [Darm einschl. Wurmfortsatz, Gallenwege, Harnblase und weibliche Geschlechtsorgane sowie retroperitoneale Lymphdrüsen]).

Therapie: bei sämtlichen Formen Aufsuchen und Freilegung des Primärherdes, gezielte Drainage und durch dieselbe lokale, außerdem allgemeine testgerechte Chemotherapie (auch bei Spondylitis tbc., *Kastert*).

h) **Beckenfisteln.** a) *Eiterfisteln*, d. h. nach Durchbruch von Beckeneiterungen, spez. tuberkulösen (s. da).

b) *Harn- und Kotfisteln*, d. h. nach Durchbruch von verletzten, operierten oder perforierten Harn- und Darmwegen, spez. Harnröhre und Mastdarm (s. da).

c) *Dermoidfisteln*, d. h. nach Durchbruch von vereitertem Kreuz-Steißbein-Dermoid (s. unten).

2. Knochen und Gelenke

a) **Osteomyelitis acuta.** *Vorkommen:* ziemlich selten (etwa 2%); meist bei Jugendlichen bis zum 15. Jahr; öfters nach Trauma, besonders bei gleichzeitiger Blasen- und Harnröhrenruptur; bisweilen metastatisch. *Lokalisation:* am häufigsten Darmbein sowie Scham- und Sitzbein, selten Kreuzbein, spez. dessen Seitenteile. *Symptome:* plötzliches Auftreten von hohem Fieber usw., später Röntgenbild; evtl. Probepunktion. *Komplikationen:* Beckeneiterung (s. o.), evtl. mit Durchbruch nach außen, selten in Ileosacralgelenk, Hüftgelenk (hier evtl. mit Lösung der Y-Fuge, dadurch Hüftverrenkung!), Spinalkanal (bei Kreuzbeinerkrankung), Peritoneum, Blase, Mastdarm und weibliche Genitalien. *Differentialdiagnose:* allgemeine (Typhus) und örtliche Infektionen, spez. (bei schleichendem Verlauf) Tuberkulose, auch Appendicitis. *Prognose:* ungünstig, spez. bei diffuser oder bei Streptokokkenaffektion. *Therapie:* Absceßspaltung; massive Chemotherapie; später (meist nach 6–8 Wochen) Sequestrotomie (entweder von hinten oder bei Lage des Herdes an der Innenfläche vorn-seitlich unter Ablösung der Weichteile von Darmbeinkamm und -schaufel usw.), evtl. Teilresektion befallener Beckenknochenteile.

b) **Tuberkulose.** *Vorkommen:* nicht selten und häufiger als a); meist bei Erwachsenen. *Lokalisation:* α) seltener *Knochen:* Darmbeinschaufel und Kreuzbein bzw. 5. Lendenwirbel (s. da), selten Steißbein (*Differentialdiagnose:* Coccygodynie und Analfistel!) sowie Scham- und Sitzbein; β) meist *Gelenke:* Schambeinfuge und vor allem, namentlich bei Jugendlichen, spez. weiblichen und meist einseitig Kreuzdarmbeingelenk als sog. „Tuberkulose der Articulatio sacroiliaca (meist ausgehend vom Kreuzbeinflügel oder Darmbein, nicht selten: etwa 1–10% aller Knochen- und Gelenktuberkulosen). *Symptome* (in sehr *chronischem* Verlauf): zunächst Schmerzen in Kreuz und Beinen (bei Bewegungen, Gehen, Stehen, Sitzen usw.; oft nach Art der Beschwerden eines Lumbalsyndroms durch Druck auf die benachbarten Nerven), evtl. reflektorische Beckenschiefhaltung mit Skoliose, positiver Laségue usw.; später Druckempfindlichkeit, ödematöse Schwellung und (in etwa 50% und mehr) kalter Abszeß vorn oder hinten (von außen oder innen, d. h. rectal bzw. vaginal festzustellen); evtl. Röntgenbild in verschiedener Lagerung und Richtung. *Komplikationen:* Beckeneiterung (s. o.) mit Ausbreitung nach hinten oder häufiger nach vorn nebst Fistelung. *Differentialdiagnose:* Lumbalsyndrom, Ischialgie, Coxalgie, Osteomyelitis, Coxitis, Ostitis deformans usw. *Prognose:* oft getrübt durch Amyloiddegeneration, Sepsis oder anderweitige Organtuberkulose. *Therapie:* α) *konservativ* wie jede Knochentuberkulose; β) *operativ* durch schonende Freilegung des Herdes und intracavitäre Instillation von Chemotherapeuticis; gelegentlich auch nur durch Punktion und Instillation 2mal wöchentlich (*Cave!* jede Mischinfektion, daher nur in einwandfreier klinischer Kontrolle möglich).

c) Syphilis, spez. am Darmbeinkamm

d) Metastatische Gelenkentzündung bei Septikopyämie, Gonorrhoe, Grippe, Typhus, Dysenterie usw.; lokalisiert an Symphyse oder an Articulatio sacroiliaca.

e) Chronische, deformierende Erkrankung der Articulatio sacro-iliaca. Häufig, relativ häufig mit ausstrahlenden Beschwerden in Form von Kreuz- oder Hüftschmerzen. *Differentialdiagnose:* Ischias, Lumbalsyndrom, Coxalgie. *Ursache:* statische Veränderungen des Beinskeletts mit einseitiger Dauerfehlbelastung des Beckens; kongenitale Deformitäten der lumbosacralen Wirbelsäule (Übergangswirbel u. dgl., vgl. S. 756, 769). *Diagnose:* Druckschmerzen, Beweglichkeit des Sacroiliacalgelenks (in Bauchlage prüfen!). *Röntgenbild:* Zielaufnahme der Sacroiliacalgelenke. *Therapie:* Ausgleich von Beinverkürzungen, Cortisonpräparate intraarticulär, Wirbelsäulenextension und -manipulation, lokale Novocaininfiltration, örtliche Wärmeapplikation (Diathermie).

Über Verödung der Kreuzdarmbeinfugen und der Symphysenspalte bei Spondylarthritis ankylopoëtica s. d.!

f) Osteopathia fibrosa cystica generalisata (*v. Recklinghausen*) und **Osteopathia deformans** (*Paget*), Rachitis und Osteomalacie am Becken besonders häufig; vgl. S. 342.

C. Geschwülste

a) Weichteile. *Atherome* (meist in der Dammgegend), *Dermoide* (im pararectalen Bindegewebe und vor allem in der Steißbeingegend, s. u.; gelegentlich an der Vorderseite vom Kreuz-Steißbein, wo sie nicht verwechselt werden dürfen mit Ovarialdermoid), *Schleimbeutelcysten, Lipome, Fibrome, Rankenangiome* (Unterbindung der A. ilica int. transperitoneal und Exstirpation), *Neurome, Sarkome* (an Fascie und intermuskulärem Bindegewebe), *Echinococcuscysten* (im Beckenbindegewebe zwischen Blase, Mastdarm und weiblichen Genitalien); *Differentialdiagnose:* Blasen-, Prostata-, Darm- und Uterustumoren sowie Beckenabscesse, Gekrösegeschwülste und Kotballen, am Gesäß auch Abscesse, Aneurysmen, obturatorische und perineale Hernien).

b) Knochen. *Echinococcuscysten* (häufigste Knochenlokalisation, nämlich 30%, und zwar meist im Darm- oder Kreuzbein), *Fibrome* (am Darmbein, spez. in der Gegend des oberen vorderen Darmbeinstachels; *Differentialdiagnose:* Bauchdecken- und subseröse Fibrome sowie Lipome, Osteome usw.), *Chondrome* (innere, äußere und beiderseitige: sog. „hemdenknopfartige", besonders im Bereich des Sacroiliacalgelenks und von dessen Knorpel ausgehend, nicht selten maligne entartend), *Exostosen* und *Osteome* (bei Frauen evtl. mit Geburtsbehinderung; öfters multipel), *Carcinome* (metastatisch bei Mamma-, Prostata-, Schilddrüsen- u. a. Tumor; häufiger; meist am Darmbein), *Sarkome* und *Mischgeschwülste* (häufiger als gutartige Tumoren, spez. an Darmbeinschaufel und -grube; meist osteogen, selten periostal, meist den Knochen in ganzer Dicke infiltrierend; manchmal mit Pergamentknittern; oft gefäßreich und dann evtl. mit systolischem Blasen; ausgezeichnet durch Schmerzen und Drucksymptome an den benachbarten Teilen, spez. an Nerven und Gefäßen [Gefühls-, Bewegungs- und Reflexstörungen sowie Neuralgien an Becken und Beinen] sowie an Blase und Mastdarm; *Differentialdiagnose:* Uterus- u. a. Tumoren und Hüft-, Ileosacralgelenk- u. a. Tuberkulose, Senkungsabsceß, Ischias, Aneurysma, Meningocele, Dermoidcyste, Beckenniere, Osteomyelitis, Syphilis und Aktinomykose sowie die oben genannten Beckenweichteilgeschwülste u. dgl.; Rectal- und Vaginalpalpation sowie Röntgenbild; evtl. Probepunktion). *Therapie:* Beckenresektion, nötigenfalls Hemipelviektomie oder Exarticulatio interilioabdominalis (sehr große Eingriffe mit hoher Mortalität und schlechter Prognose), bei inoperablem Tumor Chemo- und Strahlentherapie, evtl. Schwangerschaftsunterbrechung.

D. Angeborene Kreuzsteißbeingeschwülste, spez. Dermoidcysten (Sacraltumoren bzw. Sacrococcygealtumoren)

Formen: 1. *Sarkome und Mischtumoren.* 2. *Meningocele sacrococcygealis* (an der Grenze von Kreuz- und Steißbein bei mangelhaftem Bandverschluß des Hiatus sacralis, evtl. kombiniert mit Lipom, Lymphangiom oder Teratom). 3. *Dermoide* (flach-kugelige Geschwulst mit einer oder mehreren haarfeinen Öffnungen in der Mittellinie oberhalb der Gesäßfalte über dem Kreuz-Steißbein zwischen Kreuz-Steißbein und Hautbedeckung, evtl. vereiternd, dann mit Phlegmone bzw. Absceß und später mit Kreuz-Steißbeinfistel in Form eines kurzen und wenig, evtl. auch Pflasterepithel und Haare absondernden Blindsacks am Kreuz-Steißbein; häufiger, namentlich beim weiblichen Geschlecht; in Erscheinung tretend meist [etwa 75%] um das 20. [16.–22.] Jahr in Form entzündlicher Schübe mit Vereiterung, worauf Spontanheilung erfolgen kann; bei langdauernder Fistel droht wohl Carcinom; *Differentialdiagnose:* Prostatahypertrophie, Ovarialtumor, Senkungsabsceß u. a., bei Fistel auch Mastdarm- oder Harnweg- oder Eiterfistel!). 4. *Teratome* gelegentlich bei Neugeborenen und Säuglingen. *Entstehung:* Liegenbleiben von fetalen Gewebsmassen im Bereich des *Hensen*schen Primitivknotens, der von der Mitte der 6. Fetalwoche ab an die Spitze der embryonalen Schwanzpartie verlagert wurde und noch allein omni potentes Zellmaterial enthält. *Vorkommen:* vorwiegend bei Mädchen. *Therapie:* Resektion des Steißbeines mit der Geschwulst, die vom Rectum abgelöst werden muß; Naht des perianalen Gewebes an die präsacrale Fascie. 5. *Fetale Inklusion,* sog. ,,foetus in foetu" bzw. ,,Sacro- oder Notomelie"; Sacromelie, d. h. Vorkommen von Gliedmaßen oder deren Teilen (infolge doppelter Keimanlage). 6. *Ausgebildete Doppelmißbildung* als sog. ,,Pygo- oder Ischio- oder Ischiothorakopagus". 7. *Wahre Schwanzbildung,* d. h. abnorm großer Steißhöcker oder überzähliger Steißwirbel (von bescheidenem Stummel bis zu schweineschwanzähnlichem Anhängsel). 8. *Falsche Schwanzbildung* durch Weichteilgeschwulst, z. B. durch Fibroma oder Lipoma pendulum (sog. ,,Pseudoschwanz"). 9. *Fovea und Fistula der Regio sacrococcygealis:* Grübchen und Fistel in der Afterfalte bei Säuglingen in Zusammenhang mit dem Lig. caudale, welches zu kurz ist und die Einziehung der Haut bewirkt; harmlos, bei Entzündung nach Abklingen Totalexstirpation mit Absteppen des Hautrandes durch umschlungene Naht und Sekundärheilung des Zentrums (*Buie*).

Therapie: Totalexstirpation; bei Entzündung eines Kreuz-Steißbeindermoids Ruhe und Chemo-Therapie, nach Abklingen der Entzündung Exstirpation des ganzen Sacks mit seinen Ausläufern und bis auf die tiefe Fascie über dem Kreuz-Steißbein von einem bogenförmigen Schnitt unter Umschneidung der Fistel, eventuell nach Methylenblaufüllung.

E. Coccygodynie

Definition: in die Steißbeingegend und den distalen Mastdarm lokalisierte, vorwiegend nachts auftretende, krampfartige Schmerzkrisen.

Ursachen: zahlreiche; z. B. Fall auf das Gesäß, Schlag, Reiten, Rad- und Autofahren, nach Geburten, bei hartnäckiger Obstipation, infekt-bedingte Pericoccygitis, Teilsymptom eines vertebrogenen Syndroms (Insertionsschmerz!), dann häufig kombiniert mit Cervical- und Lumbalschmerzen), psychische Störungen der Anosexualsphäre, Neuralgie des Plexus sacralis.

Diagnose: Rectaluntersuchung in linker Seitenlage (Dislokation des Steißbeins, dorsale Exostose am letzten Steißbeinwirbel, unregelmäßige Verdickung und allgemeine Schmerzhaftigkeit des Steißbeins, maximaler Druckschmerz nicht direkt am Steißbein, sondern an den Insertionsstellen). *Röntgenbild:* in beiden Ebenen (Fraktur, Luxation, dorsale Exostose am 5. Steißbeinwirbel, Caries, meist *Nihil!*). Am häufigsten handelt es sich um Insertionsschmerzen durch den Zug der Mm. coccygicus, piriformis, levator ani.

Differentialdiagnose: Prostatitis, gynäkologische Leiden der Frau, Pectenosis, Papillitis, Cryptitis, Fissura ani (vgl. S. 1233).

Therapie. a) *Konservativ:* Massage der seitlichen Teile des Steißbeins, der inserierenden Muskeln vom Mastdarm aus, paracoccygeale Injektion von Novocainlösung (1 %ig) (auch Nupercainöl 1 ccm 2mal wöchentlich). b) *Operativ:* bei Caries und dorsaler Exostose Ausräumung bzw. Abtragung; auch Steißbeinumschneidung, um die Zugwirkung der seitlichen Muskulatur auf das Steißbeinperiost auszuschalten (in ganz hartnäckigen Fällen Steißbeinexstirpation); beide Maßnahmen führen nicht absolut sicher zur Schmerzstillung.

2. Abschnitt: **Niere, Nebenniere und Harnleiter**
(einschließlich allgemeiner urologischer Diagnostik)

Anatomie und Entwicklungsgeschichte

1. Nieren

Lage: retroperitoneal in Höhe von Th XII bis L III–IV; rechte Niere 1–2 cm tiefer als linke. *Form:* bohnenförmig, länglich, dreieckig oder rund mit einer medial gelegenen Einstülpung (Sinus renalis) und einer schmalen Eintrittspforte (Porta renalis), an welcher die Gefäße, Nerven und Harnleiter eintreten. Durchschnittsgewicht 160 g. *Bau:* aus keilförmigen Bausteinen (*Renculi*), welche sich um den Sinus renalis herumlagern (an der erwachsenen Niere etwa 12 Renculi); jeder *Renculus* ist ein in sich geschlossenes Sekretionssystem, bestehend aus der kegelförmigen Pyramide, dem Mark mit der Papille, dem Porenfeld (Area cribrosa) und der Rinde; Mark- und Rindensubstanz sind bereits makroskopisch durch Struktur und Farbe voneinander unterscheidbar. Der Harn tritt aus den Öffnungen der Tubuli an den Papillen (Area cribriformis) in den *Nierenkelch* (*Calix renalis*) ein. Das *Nierenbecken* (*Pelvis renalis* ist ein vielgestaltiges, von den Papillen bis zum Ureterabgang reichendes Sammelbecken s. *Bulbus uretericus*); vom Bulbus gehen zwei Nierenbeckenkelchäste ab, der eine nach dem oberen Nierenpol (Ramus cranialis), der andere nach unten (Ramus caudalis); gelegentlich ist auch ein echter Mittelast vorhanden. Die weiteren Aufzweigungen sind die Ramuli pelvis; die Äste enden in den Kelchen, welche die Papillen napfförmig umfassen. Der *Bulbus uretericus* kann sehr verschieden geformt sein (vgl. Abb. 415) (trichterförmig mit Dichotomie in 70%, ampullär-glockenförmig bis quadratisch in 5%, mit atypischer Bulbus- und Ramusentwicklung in 20%, völlig fehlend und dafür mit Ästen verschiedener Länge und Zahl in 5%). *Muskeln:* rings um die Papillenbasis der *Henle*sche Papillenmuskel, am Kelchhals der *Dissé*sche Muskel, ferner Schließmuskeln am Übergang der Rami in den Bulbus uretericus und am Ureterabgang. *Gefäße:* A. renalis und V. renalis, welche beidseitig in Höhe der Vasa mesenterica cran. aus der Aorta bzw. V. cava abgehen. Linke A. renalis wesentlich kürzer als die rechte. Zahlreiche Varianten! Besonders bedeutungsvoll sind die im Sinus und im Inneren der Niere bis zu den Glomeruli vorhandenen arteriovenösen Anastomosen (*Havlicek, Clara*), durch welche Kurzschlüsse unter Umgehung des Capillarsystems vermittelt werden können. *Nerven* (vgl. Abb. 153, 154). *Sympathisch:* vom Splanchnicus minor und minimus über den Plexus aorticus, das Ggl. aortico-renale und vom sympathischen lumbalen Grenzstrang. Über das Ggl. aortico-renale, das im unteren äußeren Teil des Plexus coeliacus gelegen ist, erfolgt auch die Innervation der Nebenniere. *Parasympathisch:* ebenfalls über das Ggl. aortico-renale und dessen Verbindung mit dem Plexus coeliacus, welcher von den N. vagi (hauptsächlich Vagus dexter) parasympathische Fasern erhält. *Nierenkapseln:* direkt der Niere aufliegend die beiden eng miteinander verwachsenen *Tunica fibrosa und muscularis*, welche sich von der gesunden Niere glatt abziehen läßt, während sie mit der kranken Niere flächenhaft verwachsen ist. Die hauptsächlich dorsal gelegene *Fettkapsel* und die *Fascia renalis* (*Gerota*), welche eine zarte Bindegewebshülle rings um die Fettkapsel bildet, ist nach medial-caudal offen.

2. Nebennieren

liegen den kranialen Polen der Niere auf, und zwar rechts in dreieckiger Kapuzenform („Napoleonshut"), links flach und kappenartig („Jakobinermütze"). *Mark und Rinde* sind deutlich abgrenzbar. Die Rinde produziert die *Nebennierenrindenhormone*, welche mit dem adrenocorticotropen Hormon des Hypophysenvorderlappens (ACTH) in enger Wechselbeziehung stehen und bei Infektionen, rheumatoider Arthritis und bei Stress-Wirkungen regulierend eintreten (vgl. S. 217). Die Mineralocorticoide (Desoxycorticosteronacetat = DOCA) beeinflussen den Wasser-Kochsalz-Stoffwechsel, hemmen die Schweißbildung und fördern die Kaliumausscheidung. Sie stehen zu den Glucocorticoiden (Cortison) in einem Antagonismus. Außerdem gehört die Nebennierenrinde zum hormonalen Geschlechtssystem. Das *Nebennierenmark* produziert das Adrenalin und Noradrenalin (*Arterenol*), wobei Adrenalin die Gefäße insgesamt verengert, Noradrenalin den Sympathicotonus und die zentralen Gefäßgebiete normalisiert.

3. Ureter

besteht aus *abdominalem* und *pelvinem* Abschnitt; ersterer ist mit dem dorsalen Peritoneum locker verbunden und überkreuzt die Iliacalgefäße am Eintritt in das kleine Becken. An der Blasenrückseite wird er beim Mann vom Ductus deferens, bei der Frau in Uterusnähe von der A. uterina gekreuzt und zieht in unmittelbarer Nähe der Vagina zur Blase. Am Ureterabgang, an der Gefäßkreuzung und dicht vor dem Eintritt in die Blasenwand liegen die drei sog. *physiologischen Engen*. Ureterreizungen können auf dem Weg über die Nn. iliohypogastricus, ilioinguinalis und genito-femoralis Fernsensationen hervorrufen.

Entwicklungsgeschichte: ist bedeutungsvoll für das Verständnis der am Urogenitalsystem sehr häufigen Anomalien. Aus den Ursegmentstielen (*Nephrotome*) entwickeln sich nacheinander die *Vorniere*, *Urniere* und *Nachniere*. Die *Vorniere* (Pronephros) erstreckt sich im Kopf- und Halsteil des Embryo und besteht aus segmentär angelegten Urnierenkanälchen, welche in den primären Harnleiter (*Wolffscher Gang*) einmünden; dieser zieht zur Kloake. Im weiteren Entwicklungsgang entsteht aus dem *Wolff*schen Gang beim Mann der *Ductus deferens* mit der Ampulle und den Samenblasen. Die *Urniere* erstreckt sich vom mittleren Brustabschnitt bis zum 4. Lendensegment. In ihr entwickelt sich der Urnierenkörper mit Kanälchen und Glomeruli, welche der Aortenanlage entstammen. Die Kanälchen münden mit Kontaktpunkten in den primären Harnleiter und treten beim Menschen in Tätigkeit. Die *Nachniere* (Metanephros) bildet sich aus einem vom 5. Lumbalsegment nach sacral gelegenen metanephrogenen Blastem. Dieses liefert die drüsigen Abschnitte. Der endgültige Harnleiter knospt aus dem *Wolff*schen Gang in kranialer Richtung aus. Der Kontaktpunkt mit dem Nephron liegt in den Sammelröhrchen. Nach Vereinigung des ableitenden Systems mit dem metanephrogenen, sezernierenden System, rotiert die Niere und steigt aus ihrer Lage im Sacralbereich in ihre endgültige Höhe im Lumbalbereich auf. Vor dem Aufsteigen muß die Verbindung der Ureterknospe mit dem nephrogenen Gewebe weitgehend abgeschlossen sein, d. h. die 6 Hauptröhren aus dem Vornierenbecken und deren dichotome Teilung in die große Menge von Sammelröhrchen, welche in die Papille einmünden, muß vollendet sein. Die endgültige Gestalt des Nierenbeckens und die Anzahl von Kelchen und Kelchästen kommt schließlich durch regressive Vorgänge zustande. Anschließend erfolgt auch erst die definitive Gefäßversorgung. Kommt es zu irgendwelchen Störungen und Verspätungen des Anschlusses, dann resultiert eine anormale Nierenbeckenkonfiguration bzw. Gefäßversorgung.

A. Allgemeine urologische Diagnostik und Therapie

1. Schema eines urologischen Untersuchungsganges

a) Allgemeine Vorgeschichte. Beginn der Beschwerden? Plötzliches oder langsames Auftreten? Frühere urologische Behandlung? (Erkrankung und Befunde derselben?)

b) Familien-Vorgeschichte. Tuberkulose, Krebs, Diabetes, Gallen- und Nierensteinerkrankungen?

c) Eigene Vorgeschichte. Infektions- und Kinderkrankheiten, Tuberkulose, Magen, Galle, Darm, Blinddarm, Ernährung, Alkohol, Lues, Gonorrhoe, Periode, Schwangerschaften, Sexualia (Potenz, Libido)?

d) Jetzige Beschwerden und Symptome. Kopfschmerzen, Schwindel, gesteigerte Empfindlichkeit, Unruhe, Müdigkeit, Interesselosigkeit, Vergeßlichkeit, Durst, Appetit, Singultus, Brechreiz, Erbrechen, Gelbsucht, Stuhlgang, Gewichtsabnahme, Fieber, Schüttelfrost, Schweißausbrüche?

e) Schmerzen. Oberbauch, Unterbauch, Rücken, rechts, links, unten, oben, ziehend nach vorne oder unten. *Hyperalgetische Zonen (Headsche Zone).* Gallenerkrankung: Zone in Th IX rechts; Pankreas: Th IX links; *Niere und Harnleiter:* Th XI–XII; Appendix: kleine ovale Zone bei Th XI–XII rechts im Bereich der Linea Spigeli; *Blase:* Sacrolumbalzone bei S III; *Prostata:* Sacrolumbalzone bei S III und Zone bei Th X; weibliche Adnexe: Zone bei L I (bis Th XII)?

f) Charakter der Beschwerden. Intermittierend oder kontinuierlich: erträglich, schwach, stark, dumpf, ziehend, kolikartig?

g) Harnbeschwerden. Miktion schmerzhaft; initiale, dauernde, terminale Tenesmen, Harndrang vermehrt. Harndrang: normal, vermehrt, gebieterisch, aufgehoben. Häufigkeit: Tag, Nacht (evtl. Anlegen einer Strichliste). Urinstrahl: normal, schwach, gedreht, unterbrochen, Nachtröpfeln, Inkontinenz, starkes Pressen nötig, Verhaltung. Urinbeschaffenheit: Menge, klar, trüb, hell, dunkel, Blut total-terminal, fädig, flockig, schleimig, satzig, grießig.

h) Allgemeine Untersuchung. Puls, Blutdruck, Blutsenkung, Rest-N; Harnstoff, *Volhard*scher Versuch, Xanthoprotein, Indikan, Blutstatus; Inspektion (Hautfarbe, Zunge, Ödeme), Nervensystem, Psyche; Pupillen (nötigenfalls auch andere Reflexe), Augenhintergrund; Brustorgane; Wirbelsäule (Palpation, Perkussion, Bewegungsanalyse); Bauchorgane; Nierenpalpation, Palpation des Unterleibs, Leistendrüsen; Genitale (Hoden, Nebenhoden, Samenstrang, Scrotalhäute); Harnentleerung in 2 Portionen (evtl. Abstrich); physikalische, chemische, mikroskopische und bakteriologische Untersuchung.

Rectale Untersuchung: Analring, *Cowper*sche Drüsenregion, Prostata, Samenblasen, Blasenboden, übriger Mastdarm, Besichtigung der Analregion, Rectaltemperatur, Rectoskopie. Prostataexpressat (evtl. 3-Gläser-Probe); Harnröhrenpalpation mit Knopfsonde, Sondierung, Katheterismus. *Restharnbestimmung.*

Cystoskopie: Farbstoffausscheidung, Harnleiterkatheterismus, Urethroskopie der vorderen und hinteren Harnröhre. *Röntgenuntersuchung:* Übersichtsaufnahme, Urethrographie, Cystographie, Prüfung auf Reflux, transvesikale Pyelographie im Liegen und Stehen, intravenöses Ausscheidungsurogramm, retrograde Pyelographie, retroperitoneales Emphysem u. U. kombiniert mit Pyelographie, evtl. Aortographie mit Serienaufnahmen.

2. Katheterismus

Mit sterilen *Gummikathetern* (s. Abb. 413) (nach *Nelaton, Tiemann, Mercier, Pezzer, Casper-Malecot, Pousson* oder selbsthaltender Dauerkatheter mit aufblähbarem Ballon nach *Foley*), mit *Knopfsonde* (Explorateur nach *Guyon*), d. i. ein Seidengespinstbougie, graduiert, mit verschieden großen Köpfchen, um vor einem Katheterismus oder Cystoskopie die Harnröhre vorsichtig auszutasten; mit *filiformen Bougies* gerade, leichtspiralig oder bajonettförmig aus Kunststoffen für schwierige Strikturbehandlung. Mit *geraden Stahlbougies* verschiedener Dicke (nach *May*) ebenfalls zur Strikturbehandlung.

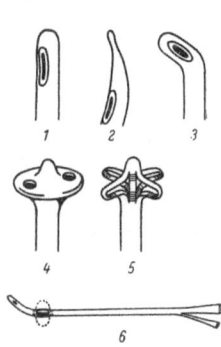

Abb. 413. *Katheterformen* (nach *Keller*) *1 Nelaton, 2 Tiemann, 3 Mercier, 4 Pezzer, 5 Casper-Malecot, 6* selbsthaltender Verweilkatheter nach *Foley* (mit blähbarem Ballon)

Methodik: 1. Rectaluntersuchung zur Klärung des Verhaltens der Prostata (Hypertrophie, Carcinom, Absceß).

2. Katheterismus grundsätzlich bei Horizontallage des Patienten auf fester, etwas beckenerhöhter Unterlage, Beine leicht gespreizt.

3. Patient legt beide Fäuste geballt und senkrecht unter das Gesäß.

4. Stellung des Arztes mit weichem oder halbstarrem Instrument auf der rechten Seite des Kranken; bei Katheterismus oder Bougierung mit einem starren Instrument auf der linken Seite (die starren Katheter sind zu diagnostischen Zwecken nur in äußersten Notfällen erlaubt).

5. Gründliche Händedesinfektion oder (besser!) Gummihandschuhe, ferner Desinfektion der Glans penis.

6. Harnröhrenfüllung mit Gleitmittel mit Hilfe einer Neisserspritze, welche langsam in die Harnröhre entleert wird.

7. Vorsichtige Austastung der Harnröhre mit Knopfsonde, evtl. Inspektion der Harnröhre mit einem Urethroskop (Haltung der Sonden und der Katheter ganz leicht zwischen Daumen und Zeigefinger „wie einen Zeichenstift").

8. Bei glatter Sondenpassage Einführung eines Katheters (anfangs am besten ein *Tiemann*-Katheter, 18 Charr.) unter Langziehen und Anheben des Penis (s. Abb. 536), vorsichtigem Vorschieben (*Cave*! Drehen und Bohren unter Druck) und langsamem Senken des Penis gleitet der Katheter in die Blase. Gelingt dies nicht, so ist Katheterwechsel (*Mercier*, 16 Charr.) erforderlich. Keinesfalls darf eine Blutung auftreten. Den Metallkatheter meide man möglichst vollständig!

9. Steriles Auffangen des Harns in mehreren Röhrchen zur bakteriologischen Untersuchung, Resistenzbestimmung, Erregertestung usw.).

10. Herausziehen des Katheters nach beendeter Blasenentleerung (Katheterende zuhalten, damit der Urin nicht heraustropft und Verunreinigung der Umgebung herbeiführt.

3. Verweilkatheter

Indikation: Entlastung der Blase bei Harnretention (Prostatahypertrophie), Neigung zu Blasenüberdehnung mit schlechter Entleerungstendenz, Ruhigstellung der Blase bei Cystitis infolge Abflußhindernisses (Prostatahypertrophie, Harnröhrenstriktur), passagere Blasen- oder Prostatablutung nach endovesicalen Eingriffen; Drainage bei schwerer Blaseninfektion und bei bestimmten Blasenfisteln (zur Beschleunigung der Heilung); Harnröhrenverengung, zur langsamen Dilatation und schonenden Erweiterung der Harnröhre vor größeren transurethralen Eingriffen (Tumorkoagulation, Steinzertrümmerung).

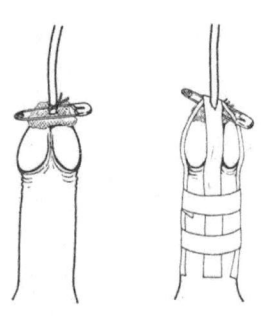

Abb. 414.
Befestigen eines Dauerkatheters

Methodik. a) *Beim Manne* (s. Abb. 414): Befestigungsmethode muß derart sein, daß guter Sitz, Vermeidung einer Stauungsurethritis und schneller Wechsel gesichert sind. Bevorzugt eignet sich der weiche Gummi-*Nelaton*- oder *Staehler*-Katheter. Besonders zu beachten ist: Katheter soll zwei Augen tragen und weit genug in der Blase liegen, damit er nicht bei Blasenkrämpfen oder Erektionen herausgedrückt wird; zur Bestimmung der richtigen Lage ziehe man den eingelegten und fließenden Katheter langsam heraus bis der Harnstrahl stoppt und schiebe ihn 5—6 cm tiefer, sodann Fixation. Das Katheterkaliber soll beim Manne etwas geringer als das Urethrallumen sein.

b) *Bei der Frau:* Pezzer-, Casper- oder Pferdefußkatheter, welcher durch zwei um beide Oberschenkel geknüpfte und an einem Leibgurt befestigte Bindenzüge fixiert wird (wesentlich unsicherere Befestigungsmöglichkeit als beim Mann).

Pflege des Verweilkatheters: bei Blasenkrämpfen heiß-feuchte Blasen- und Harnröhrenpackungen, Spasmolytika, reichlich trinken lassen. Katheterwechsel etwa jeden 3.—5. Tag, dann neue Sterilisation; bei Benutzung einer *Blasendauerspülung* (z. B. bei infizierten Blasen und bei starker Inkrustationsneigung) auch länger. Zur Dauerspülung wird durch einen weichen Gummikatheter ein Ureterenkatheter (6—8 Charr.) in die Blase eingeführt. Durch ihn erfolgt der Zufluß, der Rückfluß geschieht durch den Harnröhrenkatheter; auch Doppellumenkatheter (nach *Lutzeyer*). Entfernung des Verweilkatheters erst 5 Tage nach Normalisieren von Temperatur und Klarwerden des Harns und zunächst nur stundenweise, d. h. mit nächtlichem Wiedereinlegen.

4. Blasenspülung

Indikation: subakute und chronische, katarrhalische Entzündungen sowie vor endoskopischen Eingriffen; im akuten Stadium vermeide man jede Spülung. *Blasenspülmittel:* bei sehr reizbarer Blase: physiologische Kochsalzlösung, steriles Wasser, Kamillentee; bei schleimiger Cystitis: Natriumbicarbonicumlösung in sehr schwacher Konzentration, Argentum nitricum in der Verdünnung 1:1000 bis 1:3000, Targesin 1%ig. Milde Desinfizientia sind: Borsäurelösung 2%ig, Rivanol 1°/₀₀, Trypaflavin 1°/₀₀ und Kaliumpermanganat 1:10000. *Technik.* a) *Janet-Spülung. Definition:* Ausspülung von Harnröhre und Blase ohne Katheter. *Indikation:* subacute und chronische Cystitis, Cystourethritis. *Kontraindikation:* akute Cystourethritis und Restharn. Unter sanftem Spritzendruck und gleichzeitiger Aufforderung an den Patienten, tief Atem zu holen und zu urinieren (Erschlaffung und Öffnung des Sphincter) wird der Inhalt einer Blasenspülspritze (etwa 150 ccm) instilliert und sofort wieder spontan entleert. b) *Diday-Spülung. Definition:* Spülung der hinteren Harnröhre und Blase mit Spritze und Katheter. *Indikation:* Urethritis ant. et post., chronische Adnexitis (Prostatitis, Spermatocystitis). *Technik:* der Katheter wird bis in die hintere Harnröhre gebracht, von wo aus die mehrmalige Instillation erfolgt; vollständige Spontanentleerung der Blase ist wichtig. c) *Guyonsche Instillation. Definition:* Berieseln des Blasenhalses und der Prostatagegend mit Medikamenten. *Indikation:* Lokalbehandlung der Pars prostatica und des Blasenhalses bei Colliculitis und Prostatitis. *Technik:* Einführen des Katheters bis in die Pars prostatica an den inneren Blasenschließmuskel und dort Instillation von Targesin (5- bis 10%ig), Aristamidlösung (10%ig), Argentum nitricum-Lösung (1%ig) unter langsamem Zurückziehen des Katheters bis zur Pars diaphragmatica.

5. Cystoskopie

Definition: Betrachtung des Baseninneren mittels eines transurethral eingeführten optischen Gerätes (Cystoskop, Erfinder *Maximilian Nitze*, 1877). Wichtigstes urologisches Diagnosticum. *Indikation:* Fremdkörper, Steine, Tumoren der Blase, Anurie und Urämie zum Ausschluß eines mechanischen Hindernisses, Besichtigung der Ureterenostien und deren Funktion, Ureterenkatheterismus. *Kontraindikation:* akute Urethritis, Prostatitis und Cystitis, Harnröhrenstriktur, schwere Blasen- oder Niereninfektion, Fieber oder Schüttelfrost, akute Harnverhaltung, Prostatahypertrophie mit Blasenüberdehnung. *Vorbereitung:* Voraussetzung ist eine genügend weite Harnröhre (u. U. Dilatation derselben durch Sonde oder Dittelstift, u. U. Meatotomie); die Harnblase muß ein Mindestausdehnungsvermögen besitzen, mit wasserklarer Flüssigkeit gefüllt und entfaltet sein. Minimalmenge ist gewöhnlich 50 ccm, wobei bei einer Füllung unter 100 ccm bereits erhebliche Schwierigkeiten entstehen. Zunächst völlige Blasenentleerung, anschließend Sauberspülen mit je 30–40 ccm Spülflüssigkeit, u. zw. physiologische Kochsalzlösung, Borlösung (3%), Oxycyanatlösung (1:5000). *Lagerung:* Becken in Augenhöhe des sitzenden Arztes, Vorderkante des Untersuchungstisches vorstehend; Oberkörper in Horizontallage, Beine auf Fußstützen bei möglichst horizontal gelagerten Oberschenkeln.

Wichtigste Instrumente: einfaches *Spülcystoskop* (17–21 Charr.) zur orientierenden Übersicht der Blase. Einläufiges oder doppelläufiges *Ureterencystoskop* (21–24 Charr.) zur Sondierung der Ureteren. *Cystourethroskop* zur Untersuchung des Blasenhalses und der hinteren Harnröhre. *Operationscystoskop* (21 Charr.) mit langen biegsamen, sondenartigen Spezialinstrumenten (Faßzangen, Koagulationssonden, Probeexcisionszangen, Fremdkörperzangen) zur Vornahme operativer Maßnahmen in der Blase unter Sicht. *Cystoskope für Jugendliche* und Kleinkinder (bis zu 10 Charr.) mit Harnleitersondierung (4 Charr.). *Lithotgriptor* zur Steinzertrümmerung bzw. Zerknabberung unter Sicht. *Dauerspülcystoskop* (nach *May-Heynemann*) zur Dauerspülung der Blase, gezielten Absaugung bei Blutung und Eiterung sowie zur Sondierung. *Blasenhalsresektionsinstrumente* (*Wolf, Heynemann*) zur Elektroresektion der Prostata und von Veränderungen des Blasenhalses. *Urethroskop* (nach *Fischer*) zur Besichtigung und Behandlung der vorderen Harnröhre sowie von Strikturen und Entfernung kleinerer Tumoren auf elektrischem Wege.

Technik: Instrument langsam gleitend in die langgezogene und gleitmittelgefüllte Harnröhre hineinsinken lassen und abwarten, bis das Sphinctergebiet erreicht ist; sodann langsames Senken des Okularendes, wobei die Spitze des Instrumentes meist von selbst den Weg in die Blase findet; Herausziehen der Optik und Entnahme mehrerer Harnportionen zur bakteriologischen Untersuchung. Anschließend Sauberspülung und Auffüllen der Blase (evtl. Cystotonometrie); Einsetzen der Optik und Ausführen von *4 Grundbewegungen*.

1. Position (Okularknopf bei 12 Uhr): Betrachtung des Blasendachs (kugelförmige Luftblase als Orientierungspunkt). Von dort aus Betrachtung der Vorderwand und der angrenzenden beiden seitlichen Wände.

2. Position: erneute Einstellung der Luftblase, dann Drehung des Instruments um 180°; nun betrachtet man den Blasenboden bzw. das Trigonumgebiet; durch Aufsuchen der Ureterleisten und Einstellen des Cystoskops auf 5 bzw. 7 Uhr können die beiden Ureterostien gefunden werden.

3. und 4. Position: Betrachtung der Seitenwände und des Hintergrundes rechts bzw. links.

Chromocystoskopie (*Voelker, Josef,* 1903). *Indikation:* Sichtbarmachen der Ostien, Funktionsprüfung der Nieren, Feststellung einseitiger Ausscheidungsverzögerungen oder -ausfälle. *Technik:* $^1/_2$ Stunde vorher Trinken von einer Tasse Tee oder Flüssigkeit, nach Einführen des Cystoskops intravenöse Injektion von 5 ccm Indigocarmin (0,4%ig), Blauausscheidung erfolgt nach 5 Minuten (bei intramuskulärer Gabe nach 10–20 Minuten). Die Ausstoßung des Farbstoffs geschieht nun rhythmisch in Intervallen von 10 bis 25 Sekunden.

Ureterenkatheterismus. Indikation: Sondierung der Ureteren auf Durchgängigkeit, getrenntes Auffangen des Harns beider Seiten zur getrennten Untersuchung (chemisch, mikroskopisch, physikalisch, bakteriologisch), retrograde Pyelographie (s. u.). Getrennte Nierenclearance (vgl. S. 297). *Technik:* vor Einführen des Ureterencystoskops Prüfung auf Durchgängigkeit, desgl. Prüfung der Ureterenkatheter auf Festigkeit, Elastizität, Durchgängigkeit und für das Instrument passende Weite (normalerweise 5–6 Charr.); der Ureterenkatheter wird zunächst bis auf den *Albarran*schen Hebel vorgeschoben, sodann mit Hilfe des Hebels hochgehoben, nahe an das Ostium herangebracht und in dasselbe eingeschoben. Es folgt sofortiges Hochschieben des Katheters bis auf etwa 15–20 cm und Beobachtung des rhythmischen Abtropfens von Harn und dessen Auffangen durch Reagenzgläser, welche an das Ureterenkatheterende angestöpselt werden (*Merke!* die ersten 10 Tropfen des Katheterharns sind für bakteriologische Untersuchungen nicht brauchbar).

Man achte bei jeder Cystoskopie auf folgende Befunde: angeborene Divertikel, Balkenblase, Trigonitis, Leukoplakie am Blasenhals; Cystitis fibrinosa, granulosa, nodosa; Ulcus simplex, Cystitis petechialis, Tuberkulose, Papillom, Carcinom, Prostatahypertrophie, Steine, Fremdkörper.

6. Röntgendiagnostik

a) Übersichtsaufnahme. Format 30 × 40, soll das ganze Harnsystem erfassen und die Beurteilung ermöglichen von: Skelett (Rippenform, Rippenwinkel, Wirbelkörper, Querfortsätze, Beckengürtel, Hüftgelenke); Nierenlager (topographische Lage, Form, Konkremente, Leber- und Milzschatten, Psoasrand); Harnleiter (Steinschatten); Becken Blasen- und Prostatagegend mit Harnröhrenverlauf).

b) Steinnachweis. 20% der Nierensteine geben keinen Schatten (Harnsäure-Uratsteine); schattengebend sind: Cystin, Tripelphosphat, oxalsaurer Kalk, phosphorsaurer Kalk. Letztere am stärksten schattengebend.

Differentialdiagnose: verkalkte Mesenterialdrüsen, Kalkschatten in einer Niere (Papillenverkalkung), Gallensteine, Phlebolithen, Compactainseln des Knochens, Darminhalt, Geschoßsplitter, Kontrastmittelreste, Wismutreste in der Glutäalgegend nach antiluischen Kuren (Klärung durch seitliche Aufnahme). Die nichtschattengebenden Steine (Xanthin, reine Harnsäure, harnsaures Natron) können nur mit Hilfe von Kontrastmitteln, d. h. indirekt durch die Kontrastmittelaussparung dargestellt werden.

c) Retrograde Pyelographie. *Definition:* Füllung des Nierenbeckens über einen Ureterenkatheter mit Kontrastmittel (Uroselektan B, Perabrodil M 25%, Joduron, Umbrasil, Tenebril, Optojod, Sombraven). (*Cave!* Thorotrast wegen seiner cancerogenen Wirkung.) *Indikation:* Alle durch prinzipiell vorangehende Ausscheidungsurographie nicht ausreichend klärbare Formabweichung des Nieren-Harnleiterhohlsystems. Die zur Darstellung kommende Nierenbeckenform kann sehr stark variieren, ohne daß es sich dabei um krankhafte Veränderungen handeln würde. Man unterscheidet (s. Abb. 415):

1. *Trichter-* oder *tütenförmiger Bulbus,* am häufigsten (70%).

α) Doppelteilung in oberes und unteres Kelchsystem (Dichotomie bei gleichmäßiger Weite der Kelchäste oder Verbreiterung des oberen oder unteren Kelchsystems (*Hyrtl*sche Teilung, häufig).

β) Dreiteilung (selten).

γ) Lineare Kelchastanordnung (meist Reduktion).

2. *Trichterförmiger Bulbus mit tiefgegabelten Kelchästen,* weniger häufig (20%).

3. *Ampullärer Bulbus* (5%) mit gleichmäßig ausgeprägtem Kelchastsystem oder einseitig ausgeprägtem oder reduziertem Kelchastsystem.

4. *Bulbus fehlt*, Kelche und Kelchäste gehen unmittelbar in den Ureter über (5%).

Reflux, d. h. Übertritt von Kontrastmittel aus dem Nierenbecken in die Nachbarschaft kann erfolgen: *pyelointerstitiell, pyelolymphatisch, pyelovenös, pyelotubulär.* α) *Interstitieller Reflux*. Ursache: Fornixruptur. β) *Pyelotubulärer Reflux*. Ursache: Kontrastmittel gelangt in die Sammelröhrchen und breitet sich im Markraum bis zur Rinde aus. *Differentialdiagnose*: refluxähnliche Bilder entstehen bei Papillitis necroticans, Papillentuberkulose, Pyelonephritis, Pyelitis, Infarkt.

d) Ausscheidungsurographie. *Definition*: intravenöse Injektion von Kontrastmittel, welches innerhalb von 2–4 Minuten über die Nieren ausgeschieden wird. Anfertigung von Serienaufnahmen nach 5–8 Minuten (I), nach 10–15 Minuten (II), nach 20–30 Minuten (III), evtl. nach 60 Minuten (IV).

Vorbereitung: 12stündige Flüssigkeitskarenz, am Vorabend Rhizinusgabe, am Morgen frühzeitig hoher Reinigungseinlauf.

Technik: 1,0–1,5 VE = 0,2–0,3 Thonephin langsam i. v. (zur Diuresehemmung), 10 Minuten später 20 ccm Perabrodil (45%ig) langsam i. v., evtl. auch i. m. unter Verwendung von Hyaluronidase (2000 E „Luronase"). Bei Säuglingen 5–7 ccm Perabrodil (45%ig) subcutan an beiden Oberschenkelinnenseiten (vorherige Verträglichkeitsprüfung!). *Indikation*: alle Indikationen der retrograden Pyelographie, so daß die intravenöse Ausscheidungsurographie jeder retrograden Pyelographie vorangehen und allenfalls durch letztere ergänzt werden soll.

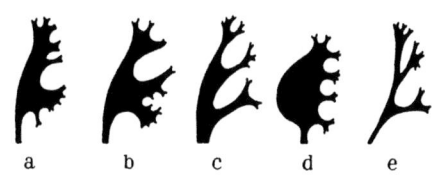

Abb. 415. Verschiedene *Nierenkelch- und Beckenformen* (normale Variationen): *a* Trichterförmiger Bulbus (70%), *b* Ausgesprochene Zweiteilung (Hyrtl'sche Teilung), *c* Trichterförmiger Bulbus mit tiefer Kelchgabelung (20%), *d* Ampullarer Bulbus (5%), *e* Fehlender Bulbus (5%)

Ureter: stellt sich im Ausscheidungsurogramm nur selten in ganzer Länge dar. Die mehr oder weniger ausgedehnten Füllungsdefekte sind meist auf spastische Phasen von Kontraktionen (Harnspindeln) zurückzuführen. Umschriebene Füllungsdefekte findet man bei Steinen, Tumoren, entzündlicher Schleimhautschwellung; ihre Ausdehnung muß u. U. durch retrograde Füllung genauer geklärt werden. Nichtpathologisch ist das sog. *Psoasrandsymptom* (*Huttersches Zeichen*), d. h. der Anfangsteil des Ureters und des Nierenbeckens verläuft am Psoasrand „wie mit dem Lineal gezogen", um etwa in Höhe von LWK III/IV in den üblichen, leicht geschwungenen Verlauf überzugehen.

7. Harn und seine Bestandteile

Tagesmenge: Mann 1000–2000 ccm, Frau 900–1800 ccm; tägliche Ausscheidung von im Harn gelösten festen Stoffen 60 g.

Harnbestandteile. Hauptwirkstoffe: Hormone (Follikelhormon, Follikelreifungshormon, Luteinisierungshormon, Keimdrüsenhormon, Hodenhormon, Nebennierenrindenhormon, Thyroxin, Padutin). Vitamine (Vitamin B 1, B 2, C, Uroflavin, Nicotinsäure), Fermente (antianämisches Prinzip, Aktivator des männlichen Sexualhormons, proteolytische Abwehrfermente), Antikörper (Lysine, Präcipitine, Agglutinine, Substanz P), Antibiotika (Penicillin usw.). *Begleitstoffe:* Nebenstoffe (Blutdruck und Blutzucker beeinflussende Stoffe, thymotrope Substanz, thyreotrope Substanz, diabetogenes Hormon), organische Ballaststoffe (Harnstoff, Harnsäure, Oxalsäure, Kreatinin, Kreatin, Hippursäure, Phenole, Indikan, Wuchsstoffe, Amine), anorganische Ballaststoffe (Kochsalz, Kohlensäure, Natrium, Kalium, präformierte Schwefelsäure, Ammoniak, Kalk, Spurenelemente), krankhafte Bestandteile (Eiweiß, Zucker, Schwefelwasserstoff, abnorme Farbstoffe aus Blut und Galle, Aminosäuren, aromatische Körper (Aceton, Acetessigsäure, Oxybuttersäure), Vitamin A.

Harnfarbe: normal goldgelb, Änderung der Farbnuance bei Erkrankungen, z. B. blaßgelb-wäßrig (Diabetes, Hydronephrose, Nephrosklerose), dunkelgelb mit rötlicher Beifärbung (bei akuten fieberhaften Erkrankungen, Glomerulonephritis, Tuberkulose), starke Rotfärbung (durch Alkali), ziegelgelbrot bis blutigrot (bei fieberhaften Erkrankungen, Leber- und Gallenleiden, Antipyrin, Pyramidon, Prontosil), bierbraun und leicht schäumend (bei Ikterus), dunkelbraun bis schwärzlich (bei Alkaptonurie, Melanosarkom, Chininvergiftung).

Harnuntersuchung: erstreckt sich auf Durchsichtigkeit, Geruch, Farbe, Feststellung der Natur von Trübungen (Uraturie, Carbonaturie, Phosphaturie, Pyurie, Mucinurie, Spermaturie, Bacteriurie) sowie auf die mikroskopische Untersuchung im vital gefärbten oder fixierten Sedimentausstrich.

8. Harnentleerung und Entleerungsstörung

a) Harnentleerung (Miktion). Normalerweise 4–6 Harnentleerungen am Tag, welche durch das gewöhnliche Fassungsvermögen der Blase von 250–300 ccm bei einer durchschnittlichen Gesamtausscheidung von 1500–2000 ccm bedingt sind. Die Blasenentleerung geht folgendermaßen vonstatten: Nachlassen des Tonus des M. sphincter vesicae; Entspannung der nächstliegenden glatten Muskulatur der Harnröhre; Austreiben des Harns im Strahl durch Detrusorkontraktion; restharnfreie Entleerung der Blase durch Bauchpresse in Verbindung mit Kontraktion der M. levator ani, bulbo- und ischiocavernosus. Die Miktion ist aktive Muskeltätigkeit, nicht einfache Erschlaffung des Blasenausgangs.

b) Harnverhaltung, Harnsperre (Ischurie). *Definition:* langsam und unbemerkt sich entwickelnde Störung der Blasenentleerung, welche dann oft plötzlich, vor allem durch plötzlich vermehrtes Flüssigkeitsangebot („Stiftungsfestischurie") zur kompletten und dann sehr quälenden „akuten Harnsperre" wird. *Ursachen.* Beim *alternden Mann:* Prostataleiden (Hypertrophie, Carcinom, Blasenhalstumor, Sphinctersklerose); im *mittleren Lebensalter:* Striktur. In der *Jugend:* akute Gonorrhoe und Prostatitis. Ferner Stein- oder Fremdkörpereinklemmung im Blasenhals oder Harnröhre; Prostataabsceß, Nervenleiden, Spasmus, Operation, Trauma (Beckenbrüche mit Harnröhrenzerreißung, Narben, Stränge, Druck von außen); Mißbildungen, Harnröhrenverschluß.

Formen: 1. *Postoperative Harnverhaltung. Therapie:* feuchte Wärme auf Blase und Genitale, Doryl 1 ccm s. c., Cylotropin 5 ccm i. v.; bleiben diese Maßnahmen nach einer halben Stunde noch wirkungslos, dann Katheterismus mit nachfolgender Blasenspülung. Gelingt Katheterismus oder Bougierung nicht, so erfolge die percutane *Blasenpunktion* (vgl. Abb. 537).

2. *Ischuria paradoxa (sog. Überlaufblase). Definition:* ständiges Harnträufeln infolge nicht entleerungsfähiger überfüllter Blase (durch Geschwulst, Druck, Nervenleiden, Blasenlähmung); das die Restharnmenge überschreitende Volumen läuft über, d. h. die aus den Ureteren nachfließende Urinmenge träufelt ständig nach außen ab.

c) Pollakisurie. *Definition:* gehäufte Harnentleerung bei nicht auffallend vermehrter Gesamtharnmenge infolge plötzlichen, oftmals gebieterischen und schmerzhaften Harndrangs. *Ursachen:* unvollständige Blasenentleerung, Harnverhaltung (nachts häufiger und heftiger als tagsüber infolge Kongestion durch Bettwärme, chronisch-geschädigte Niere, Polyurie), Prostataneubildung bzw. Stauung und Entzündung, Blasenhalsveränderung, Harnröhrenstriktur, Blasenwandtumor (Carcinom, niemals dagegen bei Papillom), Steine, Divertikel, nervöse Störungen, Menstruationsstörung, Tumoren in der Blasenumgebung (Gravidität, Prostatahypertrophie, Adnextumoren, Darmtumoren), Appendicitis, Nephritis, Diabetes, Hypertonie; Nerven- und Hirnleiden (Tabes, Paralyse, Hirnsklerose), Medikamente und Ernährung, Phosphat-, Carbonat-, Uraturie, Röntgen- und Radiumbestrahlungsfolgen, allgemeine Durchkühlung, Durchnässung der Füße; entzündliche Erkrankungen (meist mit Harntrübung einhergehend, z. B. Cystitis, Tuberkulose, Bilharzia). *Formen. Pollakisuria diurna et nocturna:* ist oft das Zeichen einer nicht restharnfreien Blasenentleerung (Cystitis acuta, Prostatahypertrophie, Divertikel, Papillom, Steine, chronische Prostatitis, Papillom der hinteren Harnröhre). *P. diurna* mit klarem Harn fast ausschließlich Zeichen schwerer Nervosität („irritable bladder"). *Therapie:* Rp. Cod. phosph. 0,25, Natr. salicyl. 5,0/150,0 3mal 1 Eßlöffel. *P. nocturna:* stets Zeichen schwerer Blasenerkrankung (Prostatahypertrophie und Carcinom).

d) Dysurie (erschwerte Miktion). *Definition:* der nötige Miktionsdruck wird nicht aufgebracht; es dauert eine gewisse Zeit, bis die Miktion beginnt, der Harnstrahl ist gehemmt, oftmals unterbrochen und kraftlos; dabei besteht Harnzwang (*Strangurie*) und schmerzhafte Tenesmen bei oft sehr kleinen Füllungsmengen.

Ursachen: Prostata (akute und chronische Entzündungen, Cystourethritis, Prostatahypertrophie im Stadium I, aber auch in den übrigen; Carcinom, Barrenbildung am Blasenhals, traumatische Veränderungen, Narben, Verengungen); *Harnröhre* (Strikturen, Tumoren, Klappen- und Faltenbildung, Steine, Fremdkörper, Trauma); *Blase* (Geschwülste, Steine, Fremdkörper, nekrotische Gewebsfetzen, Koagula, Mißbildungen, Divertikel); *Fremdkörperdruck* (Rectumtumoren, Uterus- und Ovarialtumoren); *nervöse Störungen* (zentrale Tumoren, Embolie, Diabetes insipidus, medulläre Affektion; periphere Schädigungen, Neuropathie, Miktio praecox, Hysterie).

Diagnose: Prüfung des Blasenfüllungszustandes, der Ausdrückfähigkeit der Blase, Austastung der Harnröhre mit Knopfsonden (*glatte Passage:* Ursache sitzt im Blasenhals, Prostatagebiet, Nervenschädigung; *Passage stoppt:* Verengung, Tumor, Falten; *Knopfsonde reibt:* Steine, Fremdkörper); rectale Austastung; Überprüfung des Nervensystems; Cystoskopie usw., *Urethro-Cystogramm*.

e) **Veränderung der Harnmenge.** α) *Polyurie. Diagnose:* spezifisches Gewicht hoch: Diabetes; spezifisches Gewicht niedrig: Diabetes insipidus; Hirntumoren; nervöse Übererregbarkeit, Schreck, Hysterie; chronische Nephritis (Schrumpfniere, Amyloidose); vorübergehende oder schubweise auftretende Polyurie, verursacht durch intermittierende Hydronephrose, Steineinklemmung mit reflektorischer Leistungssteigerung der Niere.

β) *Oligurie. Diagnose:* Rückgang der Harnmenge von 1000–1500 ccm auf 100 bis 400 ccm (*absolute Oligurie*); Rückgang einer vermehrten Harnmenge von 3000–4000 ccm (Prostatiker, Diabetiker) auf eine gewöhnliche Tagesmenge von 1000–1500 ccm (*relative Oligurie*). *Ursache:* Vitium cordis, Ödemkrankheit, Altersmarasmus, Kachexie, Diarrhoe, Fieber und Schweißsekretion, Blutverluste, Hirntumoren, Gallen- und Nierensteinleiden, akute und chronische Nierenleiden, Morbus Basedow, uratische Diathese, Intoxikation (Schwermetall, vor allem Blei), Morphium, Graviditätsoligurie, Insulinoligurie, nervöskonstitutionelle Oligurie. *Folgen:* jede längere Zeit bestehende Oligurie führt zur Urämie.

γ) *Anurie. Definition:* völliges Versiegen der Nierensekretion. Allmählich unter dem Bild zunehmender Oligurie bei chirurgischen und internen Nierenerkrankungen in deren Endstadium. Gelegentlich auch schlagartig (z. B. postoperativ) einsetzend. *Ursachen:* Tuberkulose, Hydronephrose, Pyonephrose, Pyelonephritis, polycystische Degeneration, angiospastische Nierenveränderungen, welche eine akute Anämie zur Folge haben, Schwangerschaftsanurie, reflektorische Anurie, hysterische Anurie; Infektionskrankheiten (Scharlach, Cholera); Vergiftungen (Sublimat, Canthariden, Strychnin); akute Herzschwäche, *Schock-Kollapssyndrom* („Maladie postopératoire"); Hochdruckkrisen bei Adrenalinismus (Phäochromocytom). *Formen:* echte oder sekretorische *Anurie* = völliges Versiegen der Nierensekretion; *falsche oder exkretorische Anurie:* Abflußbehinderung des Harns in die Blase (durch Steine, Geschwülste, Abknickung, Verletzung, Unterbindung, Ureter einmauerung durch Tumoren usw.). *Symptome:* Blase leer; Harnrückstauung, Rückresorption ins Blut, Ödem der Niere, „Harnvergiftung" (Erhöhung der Rest-N-Werte); Kopfschmerzen, Erbrechen, Krämpfe, Müdigkeit, Schläfrigkeit bei relativer Euphorie, Atem- und Pulsbeschleunigung, Aufstoßen, Cyanose, zunehmende Somnolenz. *Therapie:* s. S. 1323.

f) **Bacteriurie.** *Definition:* der normalerweise erregerfreie Urin enthält reichlich Bakterien ohne nennenswerte Menge von Eitererregern; daher keine Entzündungserscheinungen. Erreger: am häufigsten Coli, oft Saprophyten, seltener Staphylo-, Strepto-, Enterokokken. *Formen: primär* = Durchwanderung der Bakterien von nah oder ferner gelegenen Organen (z. B. bei Kotrückstauung im Dickdarm; *Fuchs*). *Sekundär* = Restzustand nach abgeheilter Entzündung der Harnorgane. *Diagnose:* Nachweis der Harninfektion mit *Griess-Lunges-Reagenz* (Urognost); (Merke! das Reagenz ist nicht gut haltbar, daher Gebrauchsanweisung genau befolgen!); bei Anwesenheit von Colibakterien tritt Rotfärbung ein. Außerdem umfassende bakteriologische Untersuchung steril entnommenen Harns (besonders auch Testung gegenüber Antibioticis und Sulfonamiden).

g) **Pyurie.** *Definition:* Eiterbeimischung zum Harn, welche bereits makroskopisch zu einer schlierigen Trübung führt. *Ursache:* eitrige Entzündung im Bereich des Urogenitalsystems oder seiner unmittelbaren Nachbarschaft (s. Abb. 416). *Diagnose. Zweigläserprobe:*

	Symptom	*Herkunftsort*
Initiale Pyurie:	I trüb II fast klar	Urethra
Terminale Pyurie:	I klar oder fast klar II trüb	Prostata und Samenblase
Totale Pyurie:	I trüb II trüb	Blase, Ureter, Niere

Blasenspülung: wird durch Spülung rasches Klarwerden des Urins erreicht, so spricht dies für renale oder ureterale Pyurie; läßt sich die Blase schwer klar spülen, so liegt die Ursache in der Blase selbst (Cystitis, Divertikel).

Endovesicale Untersuchung: erst wenn alle anderen Voruntersuchungen abgeschlossen sind; besonders wichtig ist die bakteriologische Untersuchung des eiterhaltigen Harns (Methylenblaufärbung des Sediments; bei auffälligem Fehlen aller Bakterien denke man stets an Tuberkulose!, evtl. auch an sog. *abakterielle Pyurie*, die gut auf Neosalvarsan 0,15 g 3 bis 4 mal ansprechen).

h) Hämaturie. *Definition: Blutharnen,* d. h. der Urin enthält makroskopisch Blut oder auch nur Blutbestandteile (vor allem Erythrocyten, Hämoglobin). *Formen. Erythrurie:* nur im Zentrifugat sind Erythrocyten sichtbar, der Urin selbst ist nicht

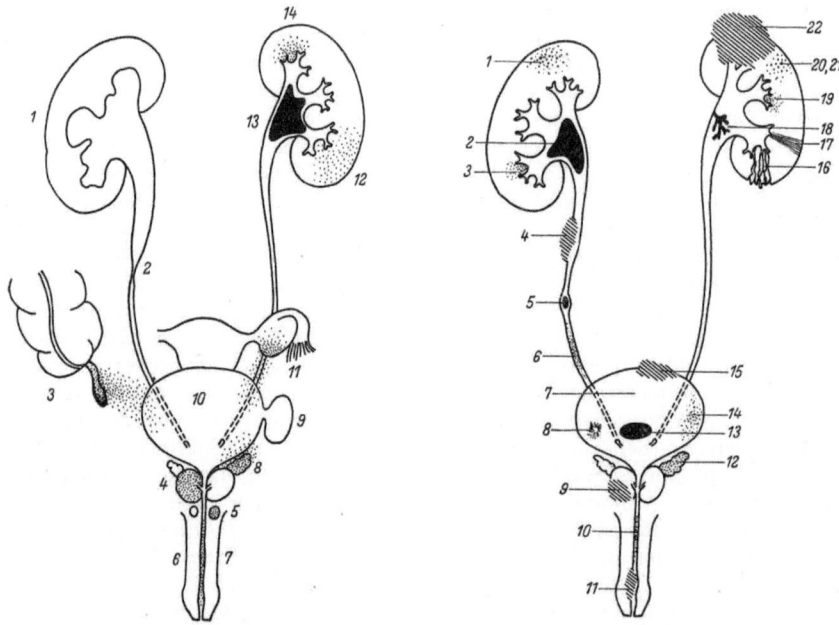

Abb. 416. *Ursachen einer Pyurie* (nach *Alken*): *1* Pyonephrose, *2* Ureterstriktur, *3* Appendicitis, *4* Prostatitis, *5* Cowperitis, *6* Urethritis, *7* Folliculitis, *8* Vesiculitis, *9* Diverticulitis, *10* Cystitis, *11* Adnexitis, *12* Pyelonephritis, *13* Nierenbeckenstein, *14* Urogenitaltbc

Abb. 417. *Ursachen einer Hämaturie* (nach *Alken*): *1* Pyelitis, *2* Steine, *3* Papillitis, *4* Uretertumor, *5* Uretersteine, *6* Ureteritis, *7* Cystitis, *8* Ulcus, *9* Prostatitis (Tumor), *10* Urethritis, *11* Urethraltumor, *12* Vesiculitis, *13* Blasenstein, *14* Blasentuberkulose, *15* Blasentumor, *16* Trauma mit Nierenruptur, *17* Niereninfarkt, *18* Nierenbeckenpapillom, *19* Nierentbc., *20* Nephritis, *21* symp. Hämaturie, *22* Nierentumor

verfärbt. *Mikrohämaturie:* Zentrifugat deutlich gerötet. *Makrohämaturie,* d. h. Urin ist deutlich sichtbar blutig, was bereits durch Beimischung von 1 ccm Blut auf 1–1$^{1}/_{2}$ Liter Urin möglich ist. *Massenblutung; Hämoglobinurie* (sehr selten). *Formen: initial* (Herkunftsort Urethra); *kontinuierlich* (Herkunftsort das ganze Urogenitalsystem); *terminal* (Herkunftsort Urethra und Blasenhals).

Diagnose. Dreigläserprobe:

A. Alle 3 Gläser blutig-rot – Herkunftsort Niere.
B. Glas I und II mäßig, Glas III stark blutig – Herkunftsort Blase.
C. Glas I blutig, Glas II mäßig oder klar, Glas III blutig – Herkunftsort Prostata.

Blasenspülung: Blase spült sich rasch klar und färbt sich erst langsam wieder rot: Herkunftsort Niere. Blase spült sich nur schwer oder gar nicht klar: Herkunftsort Blase.

Urethroskopie, Cystoskopie (unbedingt in jedem Fall von Hämaturie zur Seitendiagnostik bei renaler Hämaturie auszuführen), Ureterenkatheterismus, intravenöse und evtl. retrograde Pyelographie.

Ursache (s. Abb. 417): *Harnröhre* (Trauma – initiale und terminale Blutung, Urethritis, Ulcus, Tuberkulose, Striktur, Fremdkörper und Steine; Papillome, Carcinom, Sarkom, Angiom, Varicen); *Blase* (Papillom und Tumoren, Cystitis, Tuberkulose, Ulcus, Steine; Varicen, Purpura, Prostatatumor, Bilharzia, Endometriose, cyclische Blutung bei Menstruation, artifizielle Schädigung, Fremdkörper); *Niere und Harnleiter* (Tumor, Tuberkulose, Nephritis, Thromboembolie, Arteriosklerose, Steine, Hydronephrose, Cystennieren, Infarkt, Pyelonephritis, Arrosionsblutung, Pyelitis, Papillitis, Fornixblutung, Purpura, Nebennierenmark- oder Rindentumor, peri- oder paranephritische Entzündung).

Therapie: Klarspülen der Blase (bei starker Blutung sehr schwierig und langwierig, evtl. Auspumpen der Blase durch den starren Schaft des Spülcystoskops mit Spritze nach *Mauermayer*; geringer Zusatz von Adrenalin zur Spülflüssigkeit (22°C warm); auch Zusatz von Zuckerlösung (60%), Instillation von Frauenmilch oder Fremdblut (30–60 ccm). Allgemeinhämostyptische Behandlung (AT 10 peroral), NaCl (10%ig) i. v., Clauden i. v., Homoseran i. v., Vitamin K, Bluttransfusion 100–150 ccm.

9. Nierenfunktion

(Vgl. Funktionsdiagnostik, S. 292).

10. Niereninsuffizienz, Urämie, Anurie

a) Niereninsuffizienz. *Definition:* Versagen der Nierenleistung aus mannigfachen krankhaften Ursachen. Jede längere Zeit bestehende und unbehandelte Niereninsuffizienz geht in eine Urämie („Harnvergiftung") über. *Therapie:* Kalium aceticum (als *Lainer*sche intraduodenale Dauertropfinfusion), Harnstoff (Ituran), Thyreoidin, Thyroxin, Diuretin, Euphyllin, Deriphyllin, Fieberstoß mit Pyripher; salzarme Kost (Kartoffel, Reis, Obst, Rohkostdiät) wirkt blutdrucksenkend, nieren- und nebennierenrindenschonend sowie regulatorisch auf den Wasserhaushalt; eiweißreiche Kost vor allem bei täglichem Bluteiweißverlust (in Form von Milch und deren Produkten, z. B. Quark, Frischkäse), jedoch nur bei noch ausreichender Nierenfunktion (spez. Gewicht 1020); eiweißarme Kost, sobald eine deutliche Niereninsuffizienz erkennbar wird (unter 20 g Protein = 100 g Magerfleisch = 600 ccm Milch täglich soll niemals heruntergegangen werden).

b) Urämie. *Definition:* Vergiftungserscheinungen durch harnpflichtige Substanzen im Laufe von Nierenkrankheiten jedweder Genese. *Formen.* α) *Echte oder stille chronische Urämie* (Retentions- bzw. azotämische Urämie). *Ursachen:* schwere Nephritis und Pyelonephritis, Verstopfungsniere, chronisch-kavernöse Nierentuberkulose, Cystenniere, Hydronephrose, pyonephrotische Schrumpfniere, Nephrosklerose, Prostatahypertrophie. *Symptome:* Kopfschmerzen, Unruhe, tetanische Muskelkrämpfe (Calciummangel!), rascher körperlicher und geistiger Verfall, Anämie, evtl. Amaurose, Exsiccose; leichte Erregbarkeit, Ängstlichkeit, Mattigkeit, qualvolle Müdigkeit, Schlaflosigkeit, Benommenheit, Koma; Wadenkrämpfe, Reflexsteigerungen bis zum Klonus, Babinski negativ; urämische Dermatitis, Pruritus; Appetitabnahme, quälendes, manchmal unstillbares Erbrechen, dauernder Durst, Singultus, Übelkeit, schnelle Abmagerung, Muskelschwund, Stomatitis, Gastritis, urinöser Mundgeruch, Enterocolitis mit ruhrartigen Durchfällen, akute Parotitis, zunehmender Blutdruckanstieg, kardiale Ödeme, angiospastische Sehstörung; urämische, trockene Perikarditis; urämische Dyspnoe; Untertemperatur; Purpura- und Schleimhautblutung, Nasenblutung, Verlängerung der Blutgerinnungszeit, *große Atmung* (*Kussmaul*) und *Cheyne-Stokessches Phänomen*; Oligurie, Anurie, anfängliche Isosthenurie, Gefrierpunkterniedrigung, Störung des Säure-Basen-Gleichgewichts, heller, zwangspolyurischer Harn, fahlgelbe Hautfärbung; Harnstoff und Reststickstoffanstieg, Anhäufung organischer Säuren im Blut, Lymphopenie, Leukocytenvermehrung. *Prognose:* infolge endgültiger Zerstörung funktionierenden Nierenparenchyms meist infaust.

β) *Eklamptische Krampfurämie. Vorkommen:* hauptsächlich bei Jugendlichen. *Ursachen:* akute Nephritis, Schwangerschaftsnephropathie, Schrumpfnieren und Anurien nichtnephrotischer Genese. *Symptome:* Temperatur- und Blutdruckerhöhung, leicht vergrößerte Atmung, gelegentlich *Cheyne-Stokes*sche Atmung, Kopfschmerzen, Unruhe, Schwindel bis zu Bewußtlosigkeit, *Babinski positiv*, gelegentlich Muskelkrämpfe, Psychose, *komatöse Anfälle* von epileptiformem Charakter mit tiefer Bewußtlosigkeit und anschließender manischer Psychose; zentrale Amaurose, Taubheit und Ohrensausen. *Prognose:* günstig, oft völlige Heilung.

γ) *Chronische Pseudourämie* (Urämie bei Arteriosklerose). *Vorkommen:* ausschließlich im Senium bei sklerotischen Veränderungen der Gehirn-, Nieren- und Herzgefäße. *Symptome:* Vergeßlichkeit, nervöse Reizbarkeit, Schwindel, Kopfschmerzen, Schlaflosigkeit, Augenflimmern, Blutdruckerhöhung, gelegentlich eklamptische Anfälle mit Atemstillstand und *Cheyne-Stokes*scher Atmung, psychotische Verwirrungszustände wie bei Cerebralsklerose; körperlicher und geistiger Verfall, Unruhe und Schwindel, Muskelkrämpfe, Appetitlosigkeit, Übelkeit. *Differentialdiagnose:* sichere Abgrenzung von echter Urämie nicht immer möglich. Hypochlorämie nach länger dauerndem Erbrechen und Exsiccose kann sehr ähnliche Symptome (neuromuskuläre Reflexsteigerung, körperliche und geistige Mattigkeit, Verwirrungszustände, eklamptische Krämpfe, Koma, Rest-N-Steigerung, Indicanvermehrung, Xanthoproteinvermehrung) hervorrufen. *Therapie:* Sicherung völlig freien Harnabflusses (Harnröhren- oder Harnleiterverweilkatheter, Blasenpunktion, Blasenfistel, Steinentfernung, Nierenfistel). Die größeren Operationen zur Freimachung der Harnwege sind jedoch erst mit Einsetzen deutlich klinischer Besserung vorzunehmen; es sei denn jegliche konservative Behandlung blieb ergebnislos. Zur Vermeidung von Krampfanfällen bedarf der Urämiker einer ständigen Wache, absoluter Ruhe in abgedunkeltem Zimmer, Infusionstherapie. 1. *Medikamentös:* Chloralhydrat (3,0 ad 100,0 rectal), Luminalnatrium (0,1–0,3 in 20%iger Lösung i. m.), Magnesium sulf. (10 ccm i. v.), nach dem Anfall evtl. mehrmals täglich wiederholen (*Cave!* Opiate und länger dauernde Gaben von Barbitur- und Salicylsäure). *Bei sklerotischer Urämie:* Amylnitrit-Inhalation, Nitroglycerin 2–5 Tropfen (10%ig), Nitrolingualperlen, Diuretin. *Bei tetanischen Krämpfen:* Calciumgluconat (10%ig), Calciumchlorat (25%ig) i. v. *Zur Entgiftung:* Antistin i. v. je 100 mg, Pervitin. *Bei urämischem Erbrechen:* Magen- und Darmwaschungen mit Kohleaufschwemmung, Kamillentee, Karlsbader Mühlbrunnen; Magnesium sulf. (25%ig) 5 ccm i. m.; Adsorgan, Leberpräparate, Decholin i. v., Atropin (3mal 0,0025–0,005). Bei *Acidose:* Natriumbicarbonicum-Lösung (1,3%) i. v. als Dauertropfinfusion (stets frisch zubereitet); Natriumthiosulfat-Lösung (10%ig) 10 ccm i. v. 2. *Diätetisch:* im akuten Stadium Hungern und Dursten bis zur Besserung, im chronischen Stadium 3–5 Tage Fasten, dann eiweiß- und kochsalzarme Kost mit Flüssigkeitseinschränkung; bei chirurgisch-urologischer Nierenerkrankung muß auch im urämischen Stadium auf Grund der Lokalverhältnisse Flüssigkeit gegeben werden; Eiweißzufuhr durchschnittlich 0,5 g/kg Körpergewicht, Kohlehydrate reichlich, Kochsalz eingeschränkt; tägliche Flüssigkeitszufuhr soll die Ausfuhrmenge nicht übersteigen, jedoch muß sie ihr entsprechen (daher exakte Messung sämtlicher Exkrete und Exkremente); Obst reichlich; Zitrone, Essig, gelegentlich leichter Wein gestattet, Zurückhaltung mit Getreideprodukten. 3. *Instrumentell:* α) *Aderlaß* (400–600 ccm) in raschem Tempo ablassen, evtl. nachfolgende Bluttransfusion oder Infusion einer Blutersatzlösung. In schweren Fällen *Austauschtransfusion,* d. h. möglichst weitgehender Ersatz des Gesamtblutes durch frisches, giftfreies Blut (vgl. S. 250), *Cross-Zirkulation* (= gekreuzte Zirkulation), d. h. Verbindung des Kreislaufs des Patienten mit dem Kreislauf eines gruppengleichen gesunden Menschen, dessen gesunde Niere die Entgiftungsfunktion übernimmt (nicht ungefährlich, kommt außerdem wohl nur bei nahen Verwandten, z. B. Mutter und Kind, auf deren ausdrücklichen Wunsch in Frage).

β) *Lumbalpunktion:* langsame, tropfenweise Entleerung bis zur Erreichung des Normaldrucks (120–200 mm Wasser), wirkt gleichzeitig blutdrucksenkend (Liquordiagnostik und WaR bei dieser Gelegenheit nicht unterlassen).

γ) *Lang dauernde Kurzwellendurchflutung* der Nierenlager (20 Minuten bis 1 Stunde täglich).

δ) *Paravertebralanästhesie* von Th XI bis L II (mit Novocainlösung $^1/_2$%ig).

ε) *Nierendekapsulation* mit zusätzlicher und möglichst ausgiebiger Denervation des Nierenstiels (erfolge nicht zu spät).

ζ) *Künstliche Niere. Definition:* Blutdialyse, indem das der A. radialis oder femoralis entnommene Blut durch einen Apparat (nach *Alwall* u. a.) geschickt wird, in welchem eine Dialyse und Ultrafiltration des Blutes gegen eine Salzlösung bestimmter Konzentration und Zusammensetzung stattfindet. Als Dialysiermembran dienen Schläuche aus Cellophan u. dgl. Je Stunde können etwa 10 Liter dialysiert, d. h. von Reststickstoff, Harnsäure, Xanthoprotein, Indican u. dgl. befreit werden.

η) *Peritonealdialyse. Definition:* Durchströmung der Abdominalhöhle von einer Zuflußstelle im rechten oberen und einer Abflußstelle im linken unteren Abdominalquadranten mit einer Dialysierflüssigkeit (Normosal – Glucose 5%ig + Natrium citricum 5 ccm 3,8%ig je Liter + Streptomycin 0,1 g + Penicillin 100000 E + 2 ccm Vetren).

Technik: Dauer für 24, höchstens 72 Stunden, ständige Kontrolle des Zu- und Abflusses mit genauer Mengenmessung; Durchströmungsgeschwindigkeit $1^1/_2$–2 Liter in der 1. Stunde, dann 0,5–1 Liter stündlich. *Komplikationen:* Peritonitis, daher laufende bakteriologische Kontrolle.

ϑ) *Darmwäsche (Lavage intestinale). Definition:* Durchspülung des Darmkanals vom Duodenum bis zum Rectum mit 10–20 ccm Natriumsulfatlösung 5%ig je Minute, auch Glucose 20% und laufender Abheberung der wäßrigen Stühle durch ein Darmrohr. (Merke! laufende Kontrolle des Kochsalzspiegels, da bei dem Verfahren eine Kochsalzverarmung eintritt.) Durchschnittlich muß 3–4mal täglich Natrium sulf. (5%ig) und physiologische Kochsalzlösung 500–1000 ccm i. v. gegeben werden.

Indikation (zu ζ bis ϑ): akute Urämie, anurische Zustände bei hämatogenen Nierenerkrankungen (akute und chronische Glomerulonephritis, akute Nekrose); akute renale Schädigungen bei Transfusionszwischenfällen, Verbrennungen, Schwarzwasserfieber, Vergiftungen (Sublimat, Blei, E 605, Schlafmittelvergiftung), Hämoglobinämie, Myoglobinämie (*Crush-Syndrom*), bei postoperativer länger dauernder Niereninsuffizienz im Rahmen des postaggressorischen Syndroms.

c) Anurie (vgl. vorn Abs. 8e, γ). α) *Prärenale Anurie. Ursachen:* ungenügende Blutversorgung der Nieren bei niedrigem Blutdruck, Blutmangel, Ausblutung, Trauma, Schock-Kollapssyndrom, Addison, Vergiftung, Agonie.

β) *Renale Anurie. Ursachen:* Nierenerkrankung (akute Glomerulonephritis durch starke Ödembildung), Eklampsie, Nierenembolie und Infarkt, Schrumpfniere, Verstopfungsniere (Sulfonamid, Oxalat, Uratniere), Sublimatniere, anurischer Schock bei Phäochromocytom, Hämoglobinämie nach Elektroresektionen der Prostata (Schädigung durch in den Kreislauf gelangendes und hämolytisch wirkendes Spülwasser?), Hämolyseniere nach Bluttransfusion, Myoglobinämie nach Verbrennung, Starkstromverletzung und ausgedehnte Muskelzermalmung (s. S. 189). *Therapie:* Bluttransfusion, Infusion von Natrium lact. mit Gelatine, künstliche Niere.

γ) *Postrenale Anurie. Ursachen:* mechanisch (Stein- und Grießschlammverstopfung im Nierenbecken, im Harnleiter, Tamponade durch Blutgerinnsel, durch Geschwulstbildung, Harnleiterligatur (z. B. nach gynäkologischen Eingriffen), reflektorisch (schon nach einfachem Katheterismus, nach intravesicaler Untersuchung und Ureterenkatheterismus durch reflektorische Beteiligung auch der anderen Seite).

Symptome: Druckschmerz der Nieren, Kopfschmerz, Erbrechen, rapider Rest-N- und Harnstoffanstieg im Blut, selten Krämpfe.

Prognose: fraglich; günstig, wenn Erholung bis zum 5. Tag eintritt, ungünstig, wenn der Zustand länger als 8–10 Tage andauert, ohne daß es gelingt, die Harnsekretion in Gang zu bringen.

Differentialdiagnose: Prostatahypertrophie, Blasensteinbildung, Harnröhrenstriktur, Rückenmarksschädigung, fieberhaft toxische Erkrankungen.

Therapie: Nahrungs- und Flüssigkeitskarenz (absolut!). Blut- und Plasmatransfusion, parenterale Kalorienzufuhr durch Cavakatheter (500 ccm Dextrose 50% p. d.), Wiederherstellung eines normalen Blutdrucks durch periphere Kreislaufmittel (Noradrenalin); bei Addison Nebennierenextrakt oder Desoxycorticosteron und Infusion von physiologischer Kochsalzlösung; bei *akuter Glomerulonephritis* intensive örtliche Wärmeapplikation, lang dauernde Diathermiedurchflutung, Röntgenbestrahlung, Aderlaß, paravertebrale Anästhesie (Th XII bis L II) mit Novocain $^1/_2$%ig, Dekapsulation, Peritoneal- oder Blutdialyse. Bei *Sulfonamidanurie:* Natriumbicarbonicum-Lösung (1,2%ig bis zu 1 Liter i. v.; 4 g Natrium-Bicarbonicum rectal alle 3 Stunden) bis ein p_H-Wert im Harn von 7,5–7,6 erreicht ist; bei Anurie nach doppelseitigem Ureterenkatheterismus Spülung mit Natriumbicarbonicum-Lösung (10%ig). Bei *Verstopfungs- und postrenaler Anurie:* instrumentelle endovesicale oder chirurgische Beseitigung des Hindernisses; evtl. Nierenfistel. Bei *schwerer Sublimatniere:* entscheidet der 4. Tag! Kommt bis dahin eine Urinsekretion in Gang, besteht Hoffnung auf Wiederherstellung. Merke! In jedem Fall: Gleichgewicht zwischen Flüssigkeitszufuhr und -abgabe (einschließlich Darm, Haut, Atmung) soll möglichst exakt aufrechterhalten bleiben und einen Liter Ausscheidungsmenge (*Bettwaage!*) pro die nicht übersteigen (Glucose 10–15%ig i. v.!); nach Ingangkommen der Urinsekretion Übergang zu physiologischer Kochsalzlösung oder Normosal; bei Quecksilbervergiftung zur Diuresesteigerung Diäthanolamin-Benzoesäureester (50%ig) i. v.; stets erfolge exakte laufende Bestimmung des Chlorgehalts im Plasma und Harn.

B. Häufigste Eingriffe an Niere, Nebenniere und Harnleiter

1. Niere

a) Percutane Nierenpunktion. *Prinzip:* Feststellung der Lage der Niere (bevorzugt der rechten) durch i. v. Ausscheidungsurographie, Lokalanästhesie und kleine Hautincision, sodann Punktion mit Nadeln wie zur Leberpunktion und Materialgewinnung zur histologischen und bakteriologischen Untersuchung. *Indikation:* Differentialdiagnose interner Nierenleiden, Tumor, paranephritischer Absceß, infektiöse Nierenerkrankung, arterieller Hochdruck. *Kontraindikation:* Nierentuberkulose, Hydronephrose, Blutgerinnungsstörungen.

b) Nierenfreilegung. α) *Retroperitonealer Zugang. Prinzip:* schräger Flankenschnitt (nach *v. Bergmann* und *Israel*), welcher entsprechend dem Verlauf der 11. bzw. 12. Rippe und der Nerven und Gefäße von hinten oben nach vorn unten in Richtung auf die Spin. il. ant. cran. zieht; wird in völliger Seitenlage und Abknickung des Ober- und Unterteils des Operationstisches ausgeführt (vgl. Abb. 3). Erweiterung des Zugangs durch partielle Resektion der 12. bzw. 11. Rippe ist möglich; am häufigsten gebrauchter Schnitt zur retroperitonealen Nierenfreilegung. *Modifikationen: senkrechter dorsaler Schnitt nach Simon. Prinzip:* zieht 8 cm seitlich der Dornfortsatzlinie nahezu senkrecht längs des lateralen Randes der Rückenstreckmuskulatur bis zur Darmbeinkante und biegt dort nach ventral ab; ausgezeichneter Zugang zur Niere und den lumbalen Nervensträngen; keine Gefahr eines postoperativen Bauchbruchs. *Schräger dorsaler Schnitt* (nach *Lurz*): Mittelweg zwischen Schnittführung nach *Bergmann-Israel* und *Simon*. Vermeidet Rippenresektion und Muskeldurchtrennung und erreicht genügend breiten Zugang durch Einsetzen eines Rippensperrers. *Abdominolaterale, paraperitoneale Freilegungen:* verlaufen entweder horizontal oder schräg unterhalb der 12. und 11. Rippe und des Rippenbogens von dorsal nach ventral (*Lente* 1874, *Küster, Czerny*) oder schräg (*v. Bergmann, König*) oder hakenförmig (*Gygon*) oder senkrecht in der mittleren Axillarlinie (*Grégoire*) oder pararectal, transfascial (*Drélat, Jaboulay*). Besonderen Vorzug verdient der *horizontale lumboabdominelle Querschnitt* und der *pararectale Längsschnitt* (Cave! Verletzung des Peritoneums!). Bei allen retro- und extraperitonealen Zugängen wird die Niere innerhalb ihrer Fettkapsel zusammen mit dem dorsalen Bauchfell weit abgelöst und die Fettkapsel im Bereich des unteren Nierenpols eröffnet, sodann gespalten und die Nierenstielgefäße von dem lockeren oder schwieligen Fettgewebe befreit. Nach Beendigung der Operation wird die Niere in die Kapsel zurückgebracht; diese mit einigen Catgutnähten verschlossen und ein Drainrohr durch eine gesonderte Incision in der Flankengegend nach dorsal herausgeleitet.

β) *Abdomino-transperitonealer Zugang. Prinzip:* Eröffnung der Bauchhöhle von vorn und Freilegung der Niere auf dem Weg durch die Bauchhöhle, also mit Eröffnung des dorsalen Peritoneums. *Methoden:* am besten in Form eines *Rippenbogenrandschnittes*, welcher in Höhe der Mamillarlinie senkrecht nach unten auf die Spin. iliac. ant. cran. verlängert werden kann (nach *Grekov*) oder als *Rectusrandschnitt* vom Rippenbogen bis zum Leistenband (*v. Langenbuch*) oder als *Schrägschnitt* vom Rippenbogen in der Mamillarlinie beginnend bis zum Tuberculum pubicum (nach *Trendelenburg*); sämtliche seltener gebraucht. *Indikation:* übergroße Nierentumoren, welche sich vorwiegend nach ventral entwickeln, Nierenverletzungen bei gleichzeitigen intraabdominellen Verletzungen, caudale Dystopien der Niere. Besondere Vorteile bietet der transperitoneale Zugang gegenüber dem paraperitoneal-pararectalen Zugang im allgemeinen *nicht*. *Kontraindikation:* bei infizierten Nieren und allen Operationen, bei welchen Niere und Harnwege eröffnet werden müssen.

γ) *Kombinierter retro-transperitonealer Zugang* (nach *Boeminghaus*). *Prinzip:* lumbaler Schrägschnitt entsprechend dem Verlauf der 11. bzw. 12. Rippe und Fortführen vom distalen Ende der Rippe als horizontalen Querschnitt nach vorn bis zum lateralen Rectusrand bzw. bis zur Linea alba mit Querdurchtrennung des M. rectus; ausgiebigster Zugang zur Niere. *Indikation:* große retroperitoneale Tumoren, welche sehr festsitzen und eine präliminare Stielversorgung erfordern.

δ) *Transthorakaler Zugang* (nach *Costatini* und *Bernasconi*, 1930). *Prinzip:* subperiostale Resektion der gesamten 10. Rippe, Thorakotomie, Durchtrennung des Zwerchfells in Faserrichtung oder quer dazu; dadurch Eröffnung des subdiaphragmalen retroperitonealen Raums. Nach Abschluß des Eingriffs Drainage nach lumbodorsal durch gesonderte Incision und Thoraxsaugdrainage. *Indikation:* übergroße Nierentumoren, Nierenfreilegung bei starker Kyphoskoliose (wenn lumbale Operation nicht durchführbar), Freilegung der Nebennieren. *Kontraindikation:* infektiöse Nierenerkrankungen.

c) Nephrektomie. α) *Extrakapsulär:* retroperitoneale Freilegung, Spaltung der Fascia retrorenalis, stumpfe Zerteilung des Nierenfetts, Ablösen desselben von den beiden Polen und allseitige Auslösung der Niere, zunächst an der Vorder-, dann über beide Pole an der Rückseite, Versorgung größerer Kapselgefäße, Darstellung des Nierenhilus, indem die Niere mit 2 Gazestreifen oder Gurten angeschlungen und ohne Gewalt vorluxiert wird. Harnleiter liegt dorsal, Gefäße nach ventral; bei unübersichtlichen Verhältnissen u. U. Nierenstielklemme und Massenligatur; sonst Einzelversorgung der Gefäße, wobei die V. spermatica nicht übersehen werden darf; bei übergroßen Nierengeschwülsten evtl. Verwendung eines Tourniquets zur Drosselung des Nierenstiels und stückweise Abtragung (par morcellement) des Tumors; Drainage der Wundhöhle, Naht der Fettkapsel; Tamponade nur bei besonders großen, sekretions- und infektionsgefährdeten Höhlen in Form eines lockeren *Miculicz*-Tampons; Belassen desselben, bis er durch Sekretfluß oder Eiterung völlig gelockert ist und leicht entfernt werden kann (bei gewaltsamer, frühzeitiger Entfernung besteht die Gefahr des Abreißens der Tamponade und Zurückbleibens eines Teils derselben).

β) *Subkapsulär. Prinzip:* Vorgehen wie bei der Dekapsulation (s. folgender Abschnitt), d. h. Auslösung der Niere aus ihrer Capsula propria bis zum Hilus, dort Anlegen einer Nierenstielklemme und stückweise Abtragung der Niere; extrakapsuläre Massenligatur des Nierenstiels; u. U. Belassung der Klemme in situ für etwa 8 Tage, woraufhin sie ohne Gefahr der Nachblutung entfernt werden kann. Offenlassen der Kapselwunde, evtl. Situationsnähte der übrigen Wunde, welche rings um die Klemme mit lockerer Gaze gefüllt wird.

γ) *Sekundär. Prinzip:* sekundäre Nephrektomie ist eine solche, bei welcher nach einem vorhergegangenen organerhaltenden Eingriff die Niere nachträglich noch entfernt werden muß. *Indikation:* bedrohliche Blutungen, schwere Infektion einer Restniere, ausgedehnte Zerstörung des Nierenbeckens oder des Ureters (Cave! verspäteten Entschluß zur Nephrektomie wegen der Gefahr der Allgemeininfektion, Mitbefall der kontralateralen Niere, allgemeinen Entkräftung durch chronischen Entblutungsschock). *Komplikation:* mitunter technische Schwierigkeiten bei sekundären Eingriffen, welche Monate und Jahre nach dem Primäreingriff durchgeführt werden, infolge Narben- und Fistelbildung sowie Vereiterung der Restniere.

δ) *Häufigste Komplikationen nach Nephrektomie: Verletzung des Peritoneums* (meist ungefährlich, sofern sie erkannt und sofort verschlossen wird), *Colonverletzung* (bedenklich vor allem, wenn keine Dickdarmentkeimung vorausgegangen ist, unter allen Umständen sofortige mehrschichtige Nachtversorgung der Verletzungsstelle, Drainage), *Duodenalverletzung* (sehr bedenklich, da Duodenalfisteln durch Entwässerung und Entkräftung rasch zum Tode führen können; Therapie s. Kap. Dünndarm), *Pleuraverletzung* (meist unbedenklich, sofern kein totaler Lungenkollaps erfolgt, die Verletzung sofort bemerkt und die Pleura durch fortlaufende Naht geschlossen wird; u. U. kurzfristige Thoraxdrainage wie nach Thorakotomie), *Niereneinrisse* (unbedenklich, sofern Versorgung durch Naht oder Nephrektomie erfolgt), *Nierenstielblutung (sehr bedenklich!* Verblutungsgefahr innerhalb weniger Minuten; Ruhe bewahren! Kompression mit großer Kompresse und zielsicheres Anlegen der Klemme nach vorsichtigem Beiseiteschieben der Kompresse von der Blutungsstelle), *Cavaverletzung* (äußerst bedenklich, tritt vorwiegend bei rechtsseitigem Operieren ein, Mortalität bis 50%, Gefahr der *Verblutung* und *Luft*embolie; Kompression, Fassen der Verletzungsstelle mit weichen Klemmen, Gefäßnaht, evtl. Belassen einer allseitig geschützten Klemme 8–10 Tage in situ oder Ligatur der Vene ober- und unterhalb der Verletzung, sofern diese caudal der Einmündung der V. renalis der anderen Niere gelegen ist), *Eiterfisteln* (meist durch zurückgelassene Fremdkörper hervorgerufen, auch durch Harnleiterstumpffistel; spontanes Versiegen ist die Regel; daher lange Zeit abwarten), *Urinfisteln* (durch Insuffizienz der vesicalen Harnleitermündung der operierten Seite; Spontanverschluß selten, daher Freilegung und exakter Verschluß durch Naht, Dauerkatheter für 2–3 Wochen), *Mitentfernung oder Verletzung der Nebenniere* (meist ohne nachteilige Folgen; zur Vermeidung empfiehlt sich die subkapsuläre Auslösung des oberen Nierenpols).

d) Dekapsulation. *Prinzip:* kleine Incision der freigelegten Niere auf der Höhe der Konvexität, Unterfahren der Kapsel mit einer feinen Rinnensonde in Richtung zum oberen und unteren Pol und Spaltung auf derselben; Abziehen der mit zwei scharfen Klemmen gefaßten Kapsel bis zum Nierenhilus; Abtragen der Kapsel in Hilusnähe. *Indikation:* Oligurie und Anurie sowie Hypertonie bei akuter und subakuter Nephritis, bei toxischer Nephrose und bei Sublimatnephritis, Herdnephritis, Nephritis dolorosa; akute, subakute und chronische Pyelonephritis, hämatogene, eitrige Nephritis, gewisse Formen der Anurie (z. B. Crushsyndrom); zur Materialgewinnung für die Nephropexie (vgl. e).

e) Nephropexie. *Definition:* Fixierung der abnorm beweglichen oder aus der normalen Lage abgewichenen Niere an richtiger Stelle, d. h. möglichst hoch und mit etwas nach lateral geneigter Längsachse, so daß einwandfreie Abflußverhältnisse aus dem Nierenbecken geschaffen werden.

Methoden. α) *Schaffung eines Widerlagers* am unteren Nierenpol (nach *Klapp, Kleiber* u. a.). *Prinzip:* nach Hochdrängen der gesenkten Niere wird das vordere und hintere Blatt der Fascia renalis gerafft und miteinander vernäht; außerdem wird die geraffte Fascie und die ventrale Fettkapsel mit der latero-dorsalen Rumpfmuskulatur vereinigt. Bei gering entwickelter Fettschicht und zarter Fascia realis gibt die Methode keinen ausreichenden Halt. *Stützung der Niere* von unten durch gestielte Muskellappen (*Rivoire*), freitransplantierte Fascie, Alloprothesen (Nylon, Perlon, Tantal), mit welchen suspensoriumartige Hängematten gebildet werden.

β) *Anheftung der Niere* mittels transrenal geführten Haltefäden. *Prinzip:* Haltefäden werden am unteren Nierenpol angebracht und um die unterste Rippe herumgeführt. Bei sehr beweglichen Nieren nur in Verbindung mit Dekapsulation und zusätzlicher Suspension mit Hilfe der abgelösten Kapsel wirksam.

γ) *Verstärkung des kranialen Aufhängeapparates:* sehr schwer durchführbar, daher ohne praktische Bedeutung.

δ) *Suspension mit Hilfe einer Dekapsulation* der Niere (nach *Albarran, Edebohls*). *Prinzip:* Dekapsulation in der Weise, daß 4 Zipfel gebildet werden und die Kapsel am unteren Pol der Niere haften bleibt, so daß dieser wie in einer Tasche ruht; die 4 gebildeten Kapselzipfel werden mit langen Fäden armiert, deren obere um die 11., u. U. auch um die 10. Rippe, geführt und geknotet werden. Die unteren Kapselzipfel werden an der Muskulatur des vorderen Wundrandes verankert. Bei sehr dünner Kapsel werden 1–2 kräftige Catgutfäden durch das Parenchym des unteren Nierenpols direkt hindurchgeführt und damit die caudale Fixation erzielt. *Indikation:* Senkniere, renale Harnstauung, Harnleiterplastik; rezidivierende Pyelonephritis infolge Abflußstörung; jede Operation, bei welcher eine ausgiebige Mobilisation und Luxation der Niere erforderlich wurde.

f) Pyelotomie. *Definition:* Eröffnung des Nierenbeckens. *Methoden: Pyelotomia posterior,* d. h. möglichst Pyelotomia in situ (*Lurz*), sonst Freilegung und Luxation der Niere, Darstellung der rückwärtigen Nierenbeckenwand mittels kleinem Hilushaken, Anlegen von feinen Haltefäden und Incision des Nierenbeckens in Längsrichtung gegen den Hilus oder in Querrichtung bei breitem Nierenbecken. *Pyelotomia inferior* (*Fedoroff, Zuckerkandl*), d. h. Freilegung des unteren Nierenpols und von dort aus Zugang zur unteren Kante des Nierenbeckens; leichteste und sicherste Form der Pyelotomie; Naht der Nierenbeckenwunde durch einige feinste Catgutknopfnähte, jedoch erfolgt Heilung der Pyelotomiewunde auch ohne Naht, vorausgesetzt, daß der Harnabfluß durch den Ureter frei ist (Prüfung des Harnleiters auf Durchgängigkeit daher vor Beendigung jeder Pyelotomie erforderlich). Bei größerem ampullären Becken ist auch die *Pyelotomia anterior* möglich, wobei die Niere in situ belassen werden kann. *Indikation:* Nierenbecken- und -kelchsteine, Anlegung von Nierenfisteln, Exploration der Ureterdurchgängigkeit bei unklaren Entleerungsstörungen.

g) Nierenfistelung. *Definition:* Harnableitung aus dem Nierenbecken nach außen. *Methoden: transpelvine Fistelung,* d. h. Ableitung unmittelbar aus dem Nierenbecken; nur für kurzfristige Entlastung geeignet, im allgemeinen wenig zu empfehlen. *Transrenale Fistelung,* d. h. von der Pyelotomiewunde aus wird eine gebogene Kornzange durch einen der unteren Nierenkelche und das Nierenparenchym nach außen geführt und ein Schlauch von 16–18 Charr. ins Nierenbecken hineingezogen. Zweckmäßig wird er an der Nierenoberfläche mit der Kapsel durch Catgutnähte fixiert und so lang gelassen, daß er sicher weit über die Hautoberfläche herausragt. Die transrenale Fistelung kann mit einer „Ureterschienung" kombiniert werden, wenn z. B. ein dünner, weicher Uretherkatheter verwendet und durch Niere und Harnleiter bis in die Blase gelegt wird. *Indikation:* durch Infektion und Stauung gefährdete Solitärniere, doppelseitige Hydronephrose, infizierte

Steinniere mit drohender Niereninsuffizienz als Notoperation bei toxischer Schwangerschaftspyelitis, bei postrenaler Verschlußanurie, nach Harnleiternähten und -plastiken, Nierenbeckenplastiken.

h) Nephrotomie. *Definition:* Einschnitt ins Nierenparenchym mit dem Ziel, auf diesem Weg in das Nierenbecken zu gelangen. *Methode:* partielle oder totale Spaltung der Niere durch längsgerichtete Incision vom oberen bis zum unteren Pol oder nur über einzelnem Nierenabschnitt mit breiter Eröffnung des Nierenbeckens bzw. einzelner Kelche. Große oder totale Nephrotomie wegen Nachblutungsgefahr sehr gefährlich; daher ist sicher blutstillende Nahttechnik von größter Bedeutung; eine einfache äußere Kapselnaht ist unzureichend; besser ist es, U-Nähte anzulegen, welche über kleine Muskelstückchen oder der Länge nach an der Außenfläche angelegte dicke Catgut- oder Collafilfäden geknüpft werden. Während des Eingriffs wird der Nierenstiel temporär durch die Hand des Assistenten komprimiert. Sorgfältige Überwachung während der beiden ersten postoperativen Wochen erforderlich; bei Nephrotomie mit Eröffnung des Nierenbeckens oder bei infizierten Nieren ist eine Drainage nach Art der Nierenfistel unumgänglich. *Indikation:* Steinentfernung, transrenale Nierenfistelung, Nierenresektion.

i) Nephrostomie. *Definition:* Nephrotomie mit Einnähen des nephrotomierten Organs in die Bauchwunde. *Komplikation:* lange bestehenbleibende Fistelung, keine Spontanheilung. *Indikation:* Unmöglichkeit einer primären Nephrektomie wegen schlechten Allgemeinzustands (sekundäre Nephrektomie meist 3–4 Wochen später möglich), Schlamm- und Steinnieren, welche durch einfache Fistelung nicht genügend entlastet werden können.

k) Nierenresektion. *Definition:* Excision eines Teiles des Nierenparenchyms, meist des unteren, seltener des oberen Pols (*Polresektion*). Etwa ein Viertel des Gesamtparenchyms beider Nieren ist die kleinste, lebensnotwendige Parenchymmenge. *Methodik:* Temporäre Drosselung des Nierenstiels, keilförmige Excision des erkrankten Parenchyms; sorgfältiger Catgutnahtverschluß etwa eröffneter Kelche oder des Nierenbeckens, Umstechung stärker blutender Gefäße, Nahtverschluß durch *Schuster-* oder U-Naht, evtl. über Muskelstückchen. *Indikation:* Heminephrektomie bei Langniere mit doppeltem Nierenbecken oder ektopischer Harnleitermündung, Hufeisenniere, einseitige Verschmelzungsniere, wenn der pathologische Prozeß auf die Hälfte oder ein Segment beschränkt ist, polständige Nierencyste, infizierte Kelchdivertikel, hydronephrotische Degeneration, infizierte Steinbildung im oberen oder (häufiger) unteren Kelchsystem, gutartige Tumoren, Nierenkarbunkel, Nierenfistel und Verletzung; isolierte tuberkulöse Herde (Streptomycinschutz!); umschriebene maligne Tumoren bei Einzelniere. *Voraussetzung zu jeder Resektion* ist: umschriebener Krankheitsprozeß, erhaltene Funktion der Restniere, unbehinderter Harnabfluß.

l) Nierentransplantation. *Prinzip:* homoioplastische Transplantation von Mensch zu Mensch, wobei die A. renalis der Transplantatniere am besten an die A. iliaca ext. und die V. renalis an die V. iliaca anastomosiert und eine Ureterostomie angelegt wird. Bisher beobachtete längste Lebensdauer einer funktionierenden Transplantatniere nicht ganz 1 Jahr (*Hume*). Die meisten Transplantatnieren versagen spätestens nach 3–4 Wochen, weshalb dem Verfahren größere praktische Bedeutung bisher nicht zukommt.

2. Ureter

a) Freilegung. α) *Transperitoneal:* Pararectalschnitt, Spaltung des dorsalen Peritoneums 2–3 Querfinger lateral vom Colon asc. bzw. desc. und Mobilisation des Colons nach medial, wie bei transperitonealer Nierenfreilegung; Darstellung *des lumbalen und pelvinen Harnleiterabschnitts* auf diese Weise möglich; dichter Peritonealverschluß nach Beendigung des Eingriffs und evtl. extraperitonealer Drainage nach dorsal durch gesonderte Incision. *Indikation:* Darstellung des pelvinen Harnleiters, nur sehr selten auch des lumbalen Ureterabschnitts; vorwiegend bei tiefsitzendem, juxta-vesicalem Ureterstein; Rezidivoperationen mit starken Verwachsungen und Narben; Ureterstriktur nach gynäkologischen Eingriffen.

β) *Extraperitoneal:* Freilegung des *lumbalen Abschnitts* durch nach vorn in Richtung auf das Tuberculum pubicum verlängerten schrägen Flankenschnitts oder durch oberen Pararectalschnitt mit Übergang in einen Rippenrandschnitt. Zugang zum *iliacalen und oberen pelvinen Abschnitt* durch unteren Medianschnitt mit Extraperitonealisierung der Blase oder unteren Pararectalschnitt mit paraperitonealer Freilegung des unteren

Ureterabschnitts; ferner durch lateralen bzw. inguinalen Schnitt parallel zum Leistenband, letzteres vorwiegend zur Freilegung des pelvinen Ureterabschnitts. Zugang zum *unteren pelvinen* und *juxta-vesicalen Abschnitt* (schwierigster Zugang) entweder *abdominell* oder *vaginal, transvesical* und *parasacral*. Bei Zugang von *abdominell* am besten Pararectalschnitt mit Durchtrennung des gleichseitigen M. rectus nicht zu dicht an der Symphyse (Unterbindung der Vasa epigastrica), stumpfe Ablösung des Peritoneums; die Harnleitermündung in die Blase wird an deren medialer Seite gefunden; bei der Frau evtl. temporäre Durchtrennung des Lig. teres und Ligatur der A. uterina. *Indikation:* juxta- bzw. prävesicale Uretersteine, Ureterstenosen. *Medianer paravesicaler Zugang:* unterer Medianschnitt, evtl. mit Querdurchtrennung des unteren Rectus nach der betreffenden Seite, Extraperitonealisierung der Blase und Vordringen durch den paravesicalen Raum zum juxta-vesicalen Ureterabschnitt. Auffindung des Ureters schwieriger als bei latero-abdominalem Zugang. *Indikation:* doppelseitige juxta-vesicale Steine, welche auf diese Weise vom gleichen Zugang aus entfernt werden können. *Parasacraler Zugang:* Bauchhängelage (nach *Goetze*), parasacrale Incision, Spaltung der Fascia visc. pelvis, unter welcher der juxtavesicale Harnleiterabschnitt gefunden wird; Erweiterung durch Steiß-Kreuzbeinresektion möglich, wodurch auch höher gelegene Abschnitte erreicht werden können. *Indikation:* schlechter Allgemeinzustand der Kranken, günstige Drainageverhältnisse, Unverträglichkeit abdomineller Operation. *Vaginaler Zugang:* Querincision des vorderen Scheidengewölbes, Abschieben der Blase nach oben, Darstellung der „Blasenpfeiler" durch Zug an der Cervix; unter ihnen liegt der Harnleiter, welcher hier unter der A. uterina herumzieht (sog. Ureterknie); von hier aus präparatorische Isolierung des Ureters aus dem parametranen Gewebe; gelegentlich, d. h. bei weiter Vagina und tastbarem Stein genügt eine kleine, seitlich der Portio über dem Stein angelegte Incision (sog. *gedeckte Methode*). *Komplikation:* Harnleiter-Scheidenfistel. *Transvesicaler Zugang:* suprapubische Blasenöffnung, Sondierung des Ureters mit einem Ureterenkatheter oder Metallsonde und Spaltung der Blasenschleimhaut über demselben, so daß der intramurale Ureter auf diese Weise freigelegt wird, u. U. Verlegung der Ureterostiums an eine neue, höher gelegene Stelle (z. B. bei Uretermündungsstenose); u. U. Kombination mit paravesicalem Zugang (sog. *trans-latero-vesicaler Zugang*).

b) Ureternaht. Darf stets nur mit feinsten Catgutnähten, am besten mit atraumatischem Chromcatgut, ausgeführt werden. Längsverlaufende, partielle quere oder schräge Durchtrennungen sind mit nicht zu dichten, nur das periureterale Gewebe fassenden Nähten zu verschließen. *Komplette Durchtrennungen*, z. B. nach Ureterresektion, verlangen die End-zu-End-Naht. *Methoden: evertierende U-Naht* (analog der Gefäßnaht), *schräge Anfrischung* der Stümpfe und einfache Einzelnaht (nach *Bovet*), *Invagination* (nach *Poggi-Boari-Forssel*), wobei der eine Ureterstumpf etwas gespalten werden muß, um den zu invaginierenden Stumpf aufnehmen zu können. Jede Harnleiternaht ist durch temporäre Harnableitung, d. h. Einlegen einer „Ureterschiene" (= dünner *Pflaumer*-Katheter oder Ureterenkatheter) zu sichern. Überbrückung größerer Harnleiterdefekte schwierig (homoioplastische Uretertransplantate wenig aussichtsreich, Kunststoffe aussichtslos, bei Einzelniere am besten Implantation des Stumpfes in eine ausgeschaltete Dünndarmschlinge); auch termino-laterale Vereinigung des Ureters der erkrankten Seite mit dem kontralateralen Ureter der gesunden Seite (dies jedoch wegen Stenosegefährdung des gesunden Ureters nur in seltensten Fällen indiziert).

c) Ureterektomie. *Definition: totale Ureterektomie* (meist in Verbindung mit Nephrektomie) ist die Entfernung des gesamten Ureters mit Excision der Uretermündung aus der Blase. Andernfalls spricht man von *subtotaler Ureterektomie*. *Prinzip:* in Verbindung mit einer Nephrektomie wird von zwei getrennten Schnitten aus zunächst die Niere, sodann von einem unteren lateralen oder pararectalen Schnitt der pelvine Harnleiterabschnitt freigelegt und aus der Blase ausgelöst; mehrschichtige Vernähung der Blasenexcision (Cave! Einstülpung des zurückbleibenden Ureterstumpfs wegen der Gefahr intravesicaler Granulationstumorbildung); evtl. auch transperitoneales Vorgehen, wenn die retroperitoneale Auslösung infolge starker Schwartenbildung Schwierigkeiten macht. *Indikation:* Papillomatose, Tuberkulose, sekundäre Entfernung eines fistelnden Ureterstumpfs oder Stumpfempyems; stets sorgfältige Extraperitonisierung der Nahtstelle, extraperitoneale Drainage und Sicherung kompletter Harnableitung.

d) Ureterostomie. *Definition:* Einpflanzung des Harnleiters in die Haut; macht das Tragen eines Urinals notwendig, ist jedoch ein wenig belastender Eingriff, welcher auch den schwächsten Kranken zugemutet werden kann. *Methodik:* der mobilisierte und mit einem *Pflaumer*-Katheter beschickte Ureter ragt 1–2 cm über das Hautniveau und wird nur mit 1–2 Nähten an der Oberfläche fixiert; zirkuläre Umkleidung mit einem Hautlappen zwecks Bildung einer prominenten Papille erleichtert das Auffangen des Harns in ein Gummi-Urinal. *Indikation*: ähnlich der Harnableitung in den Darm oder der Nierenfistelung bei entzündlicher Schrumpfblase, Blasentuberkulose, Cystektomie bei Carcinom, inoperables Blasencarcinom, Harnleiterkompression (durch meist gynäkologische Tumoren).

e) Neoimplantation in die Blase. *Definition:* Einpflanzung des Ureters an einer neuen Stelle mit gesunder Blasenwand. *Methodik.* α) *Extraperitoneal:* Mobilisation des Ureters soweit wie nötig, Mobilisierung der Blase, evtl. Fixation an der seitlichen Beckenwand (besonders bei Spannungsgefahr), stumpfe direkte oder schräge Durchbohrung der Blasenwand mit schmaler Klemme oder Kornzange, Hineinziehen des an 1–2 Fäden angeschlungenen Ureterstumpfs durch die eine Öffnung in die Blase von einer zweiten Blasenöffnung aus (beim Mann) oder mit einer durch die Urethra eingeführten Kornzange (bei der Frau); Fixierung des Harnleiters mit 1–2 Nähten an der äußeren Blasenwand, keine weiteren Fixationsnähte, vor allem keine Einstülpungs- oder Deckungsnähte (Gefahr der Harnleiterknickung); wesentlich ist, daß der Ureter wenigstens einen (besser zwei) Zentimeter weit in die Blase hineinhängt; die Stenose wird unvermeidlich, wenn der Harnleiterstumpf die Blasenwand nicht überragt oder sich unter das Niveau der Blasenwand zurückzieht; temporäre Harnableitung durch transvesical in den neu implantierten Harnleiter eingelegten *Pflaumer*-Katheter.

β) *Transperitoneal:* gleiches Vorgehen mit Eröffnung der Bauchhöhle, in vieler Hinsicht der extraperitonealen Operation vorzuziehen wegen größerer Übersichtlichkeit, besserer Beweglichkeit der Blase und bequemerer Isolierungsmöglichkeit des Ureters; sorgfältige Peritonealisierung nicht vergessen. Bei kurzem Harnleiterstumpf ist Verlängerung durch Bildung eines zungenförmigen Lappens aus der Blasenwand, welcher röhrenförmig umgeformt und mit dem Ureterstumpf vereinigt wird, möglich (*Boari, Cassati, v. Mezö*). *Indikation*: Verletzungen des pelvinen Harnleiters, Ureterfisteln, Ureterovaginalfisteln, Mündungsektopie, Blasenresektion mit Entfernung des Ureterostiums (Tumor), Exstirpation von Uretermündungsdivertikeln, Uretermündungsstenose. *Komplikationen:* Retraktion und Insuffizienz, Ureterfistel, Uretermündungsstenose, vesico-renaler Reflux bei Mündungsinsuffizienz.

γ) *Transvesical:* extraperitoneale Blasenöffnung, Längsincision der dorsalen Blasenwand entsprechend dem Harnleiterverlauf, Abtrennung des Ureters an der Blasenhinterwand, schräges Zuschneiden des zentralen Ureterstumpfs, Verschluß der dorsalen Blasenincision bis auf eine kleine Lücke, durch welche der Ureter etwa 2 cm frei in das Lumen hineinhängt, 1–2 Fixierungsnähte des Ureters an der Blasenmuskulatur; nur auf diese Weise ist der vesico-renale Reflux vermeidbar; primärer Blasenverschluß, Verweilkatheter. *Indikation:* mündungsnahe Blasendivertikel, Blasen-Rectum- bzw. Blasen-Vaginal-Fistel. Uretermündungsstenose bei Nierentuberkulose, entzündlichstenotische Veränderungen des intramuralen Ureterabschnitts nach Ureterstein, Steinextraktionen, (Schlingenkatheter), Koagulationsbehandlung von Papillomen in Ostiumnähe.

f) Implantation in den Dickdarm (s. Abb. 418) (Uretero-Sigmoideostomie nach *Simon* 1851, *Küster* 1891, *Coffey* und *Mayo* 1910). *Definition:* Harnableitung in das Sigmarectum zum Zweck der Ausschaltung der Harnblase aus den abführenden Harnwegen. *Vorbereitung:* besonders sorgfältige Dickdarmentkeimung (s. S. 1148); vorausgehende „Übungseinläufe", um den Patienten an das „Zurückhalten" der Flüssigkeit im Rectum zu gewöhnen; ausreichend lange durchgeführte präoperative Harnableitung bei Harnstauung, Harninfektion und Nierenschädigung durch Entleerungsstörungen. *Methoden: Nach Coffey I:* ein- oder zweizeitiges Vorgehen je nach dem Schweregrad der vorliegenden Nierenfunktionsstörung; intra- oder extraperitoneale Freilegung der Ureteren und Durchtrennung derselben möglichst nahe an der Blase, Anlagerung der mobilisierten Ureter an den Dickdarm (Sigma- oberes Rectum) um den Ort, wo spannungsfreie Implantation möglich ist, zu ermitteln; Markierung der betreffenden Darmwandpartie mit 3–4 Haltefäden, 3–5 cm lange (je nach Dicke des Ureters) Incision der Dickdarmserosa und -muscularis, schräges Zuschneiden des Harnleiters, Armierung des Harnleiterendes mit einem Catgutfaden, mit welchem der Ureter 2 cm tief in die mit kleinster Incision eröffnete Mucosa eingeführt und an der Darminnenwand fixiert wird, Sicherung mit

1–2 Mucosanähten und durch eine zweite seromuskuläre Nahtschicht, so daß der Ureter durch einen intramuralen Schrägkanal läuft. Zweizeitiges Vorgehen im Abstand von 2–3 Wochen wird bevorzugt. *Nach Coffey II:* werden die mobilisierten und durchtrennten Ureteren mit 1 bzw. 2 paraffinierten *Pflaumer*-Kathetern (Charr. 10) beschickt und an diesen mittels Überdrain oder kleinen seitlichen Ösen befestigt (vgl. Abb. 418); vor Eröffnung des Darmes erfolgt Einführung eines Rectoskops, sodann kleinste Stichincision der Darmwand über dem Rectoskopende, so daß der Katheter unmittelbar ins Rectoskoplumen gelangt und durch den Anus herausgeführt werden kann; gleiches Vorgehen auf der anderen Seite und Fixierung der Ureteren an der Einmündungsstelle in den Darm und sorgfältige Peritonisierung; grundsätzlich darf der Ureter nur an einer Stelle und nicht über eine längere Strecke fixiert werden, sein peripheres Ende muß frei und wenigstens 2 cm in den Darm hineinragen, der Ureter darf in keiner Weise eingeengt oder geknickt sein. *Nach Coffey III:* submuskuläre Anlagerung des Ureters an den Darm wie üblich, *Mucosa bleibt jedoch geschlossen;* vor der endständigen Ligatur des Ureters wird eine Seidenknopfnaht durch das Harnleiterlumen und die Darmmucosa gelegt; die Anastomose entsteht sekundär durch Nekrose der Mucosa und Ureterwand nach einigen

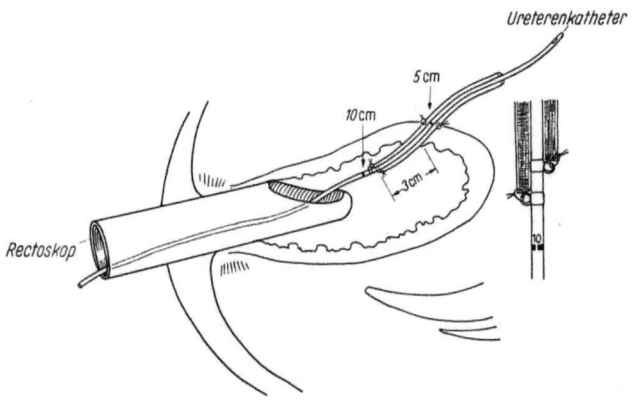

Abb. 418. *Ureterosigmoideostomie:* Implantation des Ureters in das Rectum und Herausleiten des Ureterenkatheters mit Hilfe eines Rectoskops; Befestigung des Ureters am Ureterenkatheter mittels Ringösen. Der Ureter muß weit genug in das Rectumlumen hineinragen

Tagen (Methode kann nur einseitig angewendet werden). *Nach Hinman* („Methode der 7 Nähte"): Einführen des Harnleiterstumpfs durch ein Spezialinstrument, welches völlige Asepsis gewährleistet. *Nach Nesbit:* breite, offene, direkte Verbindung zwischen Ureter und Darm nach den einfachen Prinzipien einer End-zu-Seit-Anastomose zwischen der Dickdarmtaenie und der durch Schrägschnitt geschaffenen ovalären Uretermündung. *Nach Reimers, Huggins, Fergusson:* Verlagerung des nichteröffneten Ureters auf eine kurze Strecke in das Darmlumen wie bei der Schrägkanalbildung nach *Witzel;* dieser Ureterabschnitt trägt eine dünne Drahtschlinge, an welche auf endoskopischem Wege nach 14 Tagen Koagulationsstrom zur Durchtrennung herangebracht wird. *Nach Matthisen:* Bildung rechteckiger Läppchen aus der Darmwand, in welche das Ureterende eingeschlagen wird; daraufhin Versenkung der papillenartigen Plastiken ins Darmlumen. Durch die Papillen soll ein entero-ureteraler Reflux vermieden werden. *Nachbehandlung und Komplikationen:* Darmrohr bis zur spontanen Darmentleerung; bei günstigen Verhältnissen wird eine nur 3–4 malige Darmentleerung innerhalb 24 Stunden rasch erlernt. Regelmäßige Anspülung der Ureterenkatheter mit chemotherapeutischen Lösungen zur Verhinderung einer mechanischen Verlegung der Katheter; bei sekretorischer Anurie Anregung der Harnproduktion durch Pervitin, Natriumthiosulfatlösung (4,5%ig) als Dauertropfinfusion i. v., Flüssigkeitszufuhr per os am 2.–3. Tag, feste Ernährung ab 5. Tag; bei mechanischer Behinderung an der Implantationsstelle Nephrostomie, bevor die Niere irreversibel geschädigt ist. *Darmatonie* (Meteorismus, Pulssteigerung, trockene Zunge, Singultus, Erbrechen) verlangt die übliche, energische Bekämpfung (vgl. S. 1153); bei *mechanischem Ileus* evtl. sekundäre Laparotomie; bei *Nahtinsuffizienz,* d. h. Entwicklung einer diffusen Peritonitis zwischen

2. und 10. Tag, Entlastung der Bauchhöhle durch Drainage, Sicherung des Harnabflusses nach außen, intensive Chemotherapie; in günstigen Fällen wird die diffuse Peritonitis vermieden und eine Harnfistel geschaffen, welche durch sekundäre Operation beseitigt werden kann (meist Nephrektomie). Am 10. Tag ist das Stadium der primären postoperativen Komplikationen überwunden; daher Ureterenkatheterentfernung am 10. Tag. *Sekundärkomplikationen:* Pyelonephritis mit Harnstauung erfordert evtl. Nephrostomie oder Nephrektomie; *chronische hypochlorämische Acidose* (Müdigkeit, Appetitlosigkeit, Kopfschmerzen, Schwindel, Übelkeit, Brechreiz, Durstgefühl, Durchfall, Abmagerung, Entkräftung), hervorgerufen durch Rückresorption von Cl-Ionen aus dem Darm und herabgesetzter Cl-Ausscheidung durch die Nieren bei ascendierender Pyelonephritis, ferner durch Absorption von Säuren, Alkaliverarmung und vermehrter Alkaliausscheidung. Die Wesentliche der Sekundärkomplikationen ist die ascendierende Infektion. *Therapie:* Darmspülungen, häufige Harnentleerungen bzw. Vermeiden länger dauernder Retention, besonders wenn ein entero-ureteraler Reflux besteht; in diesen Fällen kommt evtl. die Anlegung eines endständigen Anus praeternaturalis oral der Implantationsstelle und Blindverschluß des Rectums, d. h. Schaffung einer sog. ,,*Mastdarmblase*" in Betracht. Dazu *Diät* (salzarme Kost), Alkalisierung durch 2–4mal täglich 4–20 ccm Natriumzitratlösung (10%ig in Fruchtsäften), Beschränkung der Eiweißzufuhr, reichliche Flüssigkeitszufuhr (wenigstens 2000 ccm p. d.), Kontrolle der Alkalireserve! Bei *manifester Acidose* i. v. Infusion von Natriumbicarbonatlösung (1,3%ig). *Indikation:* Blasenektopie (Operation zwischen 2.–3. Lebensjahr), inoperable Ureterovaginalfistel, hochgradige Schrumpfblase, Radiumverbrennung der Blase, maligne Blasentumoren (hier als Vorbereitung zur totalen Cystektomie), zur Schmerzlinderung bei schwersten chronischen Blasenveränderungen, bei Harnleiterverletzung, sofern eine Neoimplantation unmöglich ist (die Niere aber erhalten werden muß); *relative Indikationen* sind: irreparable Blasenlähmung, schwere Blasenzerreißung, tuberkulöse Schrumpfblase (Neoimplantation nur für den gesundseitigen Ureter), quälende Schmerzen bei Reizblase verschiedenster Genese (sofern neurochirurgische Eingriffe ergebnislos blieben). Völlige Kontinenz des M. sphincter ani ist Voraussetzung jeder Harnableitung in den Dickdarm. *Prognose:* Operationsmortalität 2–5%, postoperative Ureter- und Nierenbeckendilatation in 75%, Pyelonephritis in 12–44%, entero-ureteraler Reflux in 0–20%, manifeste Acidose in 30–50%; Dauerprognose ungünstig, vornehmlich bei Erwachsenen, besser bei Jugendlichen; bei Bildung einer Ersatzblase kann die Prognose etwas günstiger gestaltet werden. Bei guter Prognose quoad vitam ist u. U. die Nierenfistelung und Ureterostomie, bei schlechter Prognose die Ureterosigmoideostomie (inoperables Carcinom der Blase) zu wählen.

3. Nebenniere

a) Freilegung. α) *Transperitoneal (Brüning)*: obere mediane Laparotomie oder oberer Transversalschnitt zur gleichzeitigen Revision beider Nebennieren; Rippenbogenrandschnitt bei geklärter Seitenlokalisation, Incision des dorsalen Peritoneums lateral der Colonflexuren bzw. links Darstellung des Pankreasschwanzes nach Eröffnung der Bursa omentalis. Nebenniere grenzt rechts direkt an die V. cava, links an die Aorta; wegen Kürze der Zentralvene ist die Operation rechts schwieriger als links. Im allgemeinen ist der technisch leichtere retroperitoneale Weg zu bevorzugen.

β) *Thorakoabdominal, transdiaphragmal* (nach *Costatini* und *Bernasconi*): (s. oben bei Nierenfreilegung) kann für die einfache Nebennierenfreilegung meist entbehrt werden.

γ) *Transdiaphragmal* (nach *Nissen*): in Bauchlage des Patienten; gestattet beiderseitige Freilegung ohne Umlagerung.

δ) *Retro- bzw. extraperitoneal:* durch lumbalen Längs- oder Bogenschnitt (*Simon, Delage, Young*) in Knie-Brust-Lage, Schnittführung 5–6 cm lateral der Mittellinie in Höhe der 9.–10. Rippe beginnend, entlang dem lateralen Rand der langen Rückenstreckmuskulatur bis zum oberen Darmbeinkamm (von dort evtl. noch bogenförmig nach lateral erweitert, sog. Hockeyschlägerschnitt); Resektion je eines 2–5 cm langen Stücks aus der 12. und 11. Rippe, Freilegung des subdiaphragmalen, retroperitonealen Raumes. Wohl schonendstes Vorgehen besonders für die *doppelseitige Adrenalektomie* in einer Sitzung. Dazu Vordringen auf den oberen Nierenpol von unten nach oben, Ablösung der Nebenniere vom oberen Nierenpol (kann durch Novocaininfiltration zwischen Niere und Nebenniere erleichtert werden), u. U. auch subkapsuläre Ablösung des oberen Nierenpols, so daß die Nebenniere mit Hilfe der frei gemachten Nierenkapsel vorgezogen werden kann. Bei *Phäochromocytom* ist besonders die Ligatur der Zentralvene bedeutungsvoll. Bei *Nebennierenmarkhyperfunktion* neben einseitiger Adrenalektomie evtl. auch Curettage des Markgewebes; zur *Nebennierenentnervung* genügt die Resektion der Nn. splanchnici, evtl. unter Mitnahme des lateralen Horns des Ggl. coeliacum (vgl. Abb. 153).

ε) *Lateraler Flanken-* bzw. *Schrägschnitt in Seitenlage (Willems, Leriche, Fontaine)*: Schnittführung über dem gesamten Verlauf der 11. Rippe, subperiostale Resektion derselben, Verlängerung des Schnitts bis zum lateralen Rectusrand. Der Schnitt kann auch im 10. ICR angelegt werden; das gelöste Diaphragma mitsamt Pleurasinus muß stumpf nach oben abgedrängt werden. Methode der Wahl für die subdiaphragmale Sympathektomie (Nn. splanchnici, Ggl. aortico-renale, Grenzstrang) und Entfernung großer Nebennierentumoren.

C. Mißbildungen

Häufigkeit: Einzelniere 1:519, Hufeisenniere 1:376, Hypoplasie 1:816, Dystopie 1:750, polycystische Niere 1:350.

a) Niere. α) *Fötale Niere. Definition:* Niere mit fötaler Lappung; als selbständige Anomalie bedeutungslos.

β) *Doppelniere. Definition:* unvollständige Verschmelzung von Teilen der gleichen Nierenanlage, d. h. wenn gleichzeitig zwei Ureterenknospen aus dem *Wolff*schen Gang aussprossen und diese sich vor ihrem Eintritt in das nephrogene Gewebe aufspalten. Doppelnieren haben daher zwei getrennte Nierenbecken mit ihren Uretern. *Vorkommen:* 75% bei Mädchen, meist unilateral, linke Seite etwas häufiger als rechts. *Formen:* sehr vielgestaltig, von scheinbar einfacher Vergrößerung der Niere bis zu weitgehender Trennung der beiden Anteile voneinander; oberer Nierenabschnitt meist kleiner als unterer. Ureteren meist getrennt in die Blase verlaufend (Ureter duplex), u. U. Vereinigung der Ureteren im unteren lumbalen bzw. pelvinen Abschnitt (Ureter fissus); Ureter des oberen Nierenanteils mündet im allgemeinen tiefer und medial der Mündung des Ureters aus dem unteren Nierenabschnitt (Gesetz von *Weigert-Meyer*), auch extravesical z. B. in die hintere Harnröhre (Enuresis ureterica); Kombination mit anderen Mißbildungen (Cystennieren, Ureterocele, Blasenektopie, Hypoplasie oder hydronephrotische Degeneration des oberen Nierenanteils) nicht selten. *Symptome:* Harnobstruktion mit sekundärer Infektion der ableitenden Harnwege, therapieresistente Pyurie, Fieberschübe, Lendenschmerz, Koliken; bei extravesical mündendem Ureter charakteristische Miktion (ständiges Harnträufeln neben willkürlicher Harnentleerung; *Cave!* Verwechslung mit Enuresis!). *Diagnose:* Darstellung beider Nierenbecken und Ureteren durch Ausscheidungsurogramm; retrogrades Pyelogramm erwünscht, bei Ureter bifidus mit tiefer Teilung nicht immer zuverlässig gelingend. *Therapie:* Ohne Symptome keine Behandlung; bei Pyurie zunächst Versuch einer testgerechten Chemotherapie; bei hartnäckigen Rezidiven *Heminephrektomie;* d. h. Entfernung des anatomisch stärker veränderten und funktionell minderwertigeren Anteils (meist ist dies der kraniale Teil). Die Technik entspricht der Nierenresektion (s. dort), wobei besonders auf die Gefäßversorgung zu achten ist und ähnlich der Segmentresektion der Lunge nur die zugehörigen Gefäße entfernt werden dürfen; sorgfältiger Verschluß etwa eröffneter Nierenbeckenanteile, Parenchymnaht, Kapselnaht. Entfernung des gesamten, zum resezierten Nierenabschnitt gehörenden Ureters; bei extravesical mündenden Ureter mit gesunder Doppelniere: u. U. End-zu-Seit-Implantation desselben in den normal mündenden Ureter oder wenn möglich breite Anastomosierung der Nierenbecken und Entfernung des zum oberen Nierenanteil gehörigen Ureters. *Prognose:* günstig; nur selten wird eine primäre oder sekundäre totale Nephrektomie erforderlich.

γ) *Hufeisenniere (Kuchen- oder Schildniere). Vorkommen:* bei Knaben doppelt so häufig als bei Mädchen. *Ursache:* Vereinigung der beiden kontralateralen Nierenanlagen, meist am unteren, seltener am oberen Pol, im frühen Fetalleben. Normale Rotation bleibt aus; die Nierenbecken und Ureteren treten nach ventral aus dem Nierenparenchym aus. Nierenbecken sind dabei vollständig getrennt; beide Nierenhälften besitzen auch getrennte Gefäßversorgung; Gefäßeintritt dorsal vom Nierenbecken; unilaterale Lage ist möglich; der Harnleiter der verlagerten Nierenhälfte kreuzt in der Mittellinie zur anderen Seite. Ausgedehnte Verschmelzungen rufen eine Kuchen- oder Schildniere hervor. *Symptome:* lokale Kreuzschmerzen; Nabelschmerzen, welche sich bei Dorsalflexion der LWS verstärken (*Rovsing*); gastrointestinale Störungen, sekundäre Nierenaffektionen (Pyelonephritis, Hydronephrose, Nierensteine, Pyurie und Hämaturie). *Diagnose. Röntgenbild:* i. v.- oder retrograde Darstellung deckt die ungewöhnliche Form und Lage auf (Nierenlängsachsen divergieren in kranialer Richtung, Nierenbecken liegen näher an der WS als normal); seitliche Aufnahme zeigt den nach vorn konvexen Verlauf der Ureteren über dem Isthmus und unteren Nierenpol. *Therapie:* Isthmusspaltung mit Nephropexie beider Nierenhälften bei Druckbeschwerden; Resektion einer Nierenhälfte bei einseitiger Hydronephrose, Pyurie, Cystenbildung. Zugang abdomino-lumbal wie üblich, bei der abdomino-pelvinen Hufeisenniere transperitoneal.

δ) *Hypo- und Aplasie,* d. h. rudimentäre Entwicklung („Zwergniere") oder Mangel einer Niere, wobei die andere Hyperplasie zeigt (sog. „Einzelniere" oder „Solitärniere"); nicht ganz selten, und zwar häufiger links als rechts und mehr bei Männern als bei Frauen, daher Vorsicht bei jeder Nephrektomie; Nachweis ist möglich durch Cystoskopie und Ureterenkatheterismus sowie Pyelographie, spez. retrograde oder bei fehlender Uretermündung intravenöse; evtl. bestehen sonstige Mißbildungen an Genitalien u. a.; Neigung zu Hypertonie, Nephritis, Tuberkulose und Steinbildung sowie Tumor; bei Fehlen beider Nieren sind die Früchte nicht lebensfähig. *Therapie:* Nephrektomie bes. bei einseitigem, nephrogen bedingtem Hochdruck.

ε) *Überzählige Niere,* z. B. 3. Niere (meist hypoplastisch): sehr selten.

ζ) *Ectopia congenita. Definition:* unilaterale und seltener bilaterale Lageanomalie, bei welcher die Niere abnorm gestaltet und die Gefäße an abnormaler Stelle abgehen; männliches Geschlecht bevorzugt. *Formen: Ectopia pelvica* (Niere bleibt im kleinen Becken liegen, Ureter kurz, Nierengefäße gehen tief von der Aorta und den Vasa iliaca ab), *Ectopia abdomino-pelvica* (Niere liegt im Beckeneingang vor dem Sakroiliakalgelenk), *Ectopia thoracica* (sehr selten, Niere liegt auffallend hoch, Ureteren sehr lang), *gekreuzte Ektopie* (beide Nieren liegen auf einer Seite, eine davon ist abnorm gestaltet, stark gelappt, kugelig oder eiförmig). *Symptome:* chronische Bauchschmerzen, Obstipation, Subileus, Pyelonephritis, Hydronephrose, Nephrolithiasis, maligner Tumor. *Diagnose:* palpabler Tumor. *Röntgenbild:* zeigt die dystope Lage, retrograde Pyelographie, Aortographie, retroperitoneales Emphysem. *Differentialdiagnose:* Ovarialtumor, Mesenterialcyste, Ileocöcaltuberkulose, appendicitischer Konglomerattumor. *Therapie:* bei Sekundärerkrankung Nephrektomie.

η) *Kongenitale Cystenniere. Entstehung:* ableitende Harnkanälchen (Tubuli) vereinigen sich nicht mit dem metanephrogenen Gewebe (Glomeruli); letztere degenerieren daher zu Retentionscysten; auch aus abgesprengten Knospen des sich teilenden Ureters ist Cystenbildung erklärbar. *Formen.* 1. *Solitäre Nierencyste:* kleinere Solitärcysten sind bedeutungslos; größere Cysten imponieren als Nierentumor und rufen die Symptome der Colonverdrängung, Obstipation, Bauchbeschwerden, intermittierende Hämaturie hervor. *Diagnose:* Palpation. *Röntgenbild:* zeigt Verlagerung des Nierenbeckens oder Ureters mit typischer Kompression und Verziehung einzelner Kelche, evtl. Wandverkalkungen der Cyste. *Therapie:* je nach Lage und Größe der Cyste bzw. des noch vorhandenen funktionstüchtigen Nierengewebes; Cystenausschälung, Nierenteilresektion, Nephrektomie. 2. *Multiloculäre Nierencyste:* d. h. Konglomerat solitärer Cysten in einem umschriebenen Nierenabschnitt. Symptomatik und Therapie wie bei solitärer Nierencyste. 3. *Aplastische Cystenniere:* d. h. Konglomerat größerer und kleinerer Cysten in der Nierenloge; eigentliches Nierenparenchym nicht mehr erkennbar; häufigste Form der Cystenniere im Kindesalter. *Vorkommen:* einseitig. *Symptome:* palpabler Tumor, typische Colonverdrängung, Urinbefund. *Diagnose:* fehlendes Nierenbecken auf der befallenen Seite, hypoplastisches Nierenbecken, Ureteratresie. Weitere Mißbildungen auch außerhalb des Urogenitalsystems. *Prognose:* günstig bei einseitigem Vorkommen, ungünstig bei Mitbefall der anderen Seite. *Therapie:* bei einseitigem Tumor Nephrektomie. 4. *Polycystische Nierendegeneration. Vorkommen:* vorwiegend bei Neugeborenen und Säuglingen, jedoch auch bei Erwachsenen, gehäuftes familiäres Auftreten, stets bilateral. *Pathologisch-anatomisch:* 4–5fache Vergrößerung des Organs, kleinhöckrige Oberfläche, derbe Konsistenz, Durchsetzung des Nierenparenchyms mit unzähligen Cysten und Cystchen, dazwischen spärliches Nierengewebe, Differenzierung von Mark und Rinde nicht mehr möglich, Cysteninhalt gelblich-braune oder hämorrhagische Flüssigkeit, seltener schleimig, kolloidartig oder eitrig, Epithelbelag der Cyste, einschichtige, platte oder polygonale Zellen, gleichzeitig die verschiedensten Entwicklungsstörungen, andere Entwicklungsstörungen des Urogenitalsystems oder Magen-Darm-Trakts (cystische Degeneration der Leber, Milz, Pankreas, Keimdrüsen, Knochen). *Diagnose:* palpabler Nierentumor von derb-höckriger Oberfläche. *Röntgenbild:* diffuse Flankenverschattung mit Verdrängung des Darmes nach medial vorn und oben, Ausscheidungsurogramm infolge verzögerter Ausscheidung meist negativ, bei retrograder Füllung beidseits bogenförmig, gespreiztes Nierenbecken-Kelchsystem und nach medial verlagerte Ureteren. Urinbefund (Eiweiß, Erythrocyten, granulierte Zylinder, Pyurie), Rest-N-Erhöhung. *Prognose:* ungünstig, Tod der Kinder oft schon intrauterin oder innerhalb der ersten 3 bis 6 Monate. Bei Überleben Wachstumsstörung im Sinn des renalen Zwergwuchses und frühzeitiger Exitus durch Urämie und pulmonale Infektion. Bei Erwachsenen Lebenserwartung nicht höher als 5 Jahre nach Beginn der ersten klinischen Erscheinungen. *Therapie. Konservativ:* wie bei Schrumpfniere mit Nierendiät. *Operativ:* bei Abflußbehinderung durch Verdrängung des Nierenbeckens oder Ureters in Lokalanästhesie Ignipunktur (d. h. elektrochirurgische Eröffnung der Cysten durch Stichelung) nach *Payr.*

b) Ureter. α) *Ureterdivertikel, blind endigender Ureter, Lappenbildung und Verengerung des intramuralen Ureterabschnitts:* selten. β) *Ureterdoppelung* (s. oben Doppelniere). Häufigkeit: etwa 2,3%, Krankheitsanfälligkeit 80%. *Vorkommen:* immer in Verbindung mit Doppel- oder Langniere, ein- und beidseitig; getrennter Verlauf bis zur Blase (U. duplex) oder Vereinigung während ihres Verlaufs (Ureter fissus); der zum oberen Nierenbecken gehörige Ureter mündet unterhalb des Ureters in die Blase, welcher zum unteren Nierenbecken gehört (Gesetz von *Weigert-Meyer*). Symptom der permanenten Inkontinenz bei erhaltener Miktion entsteht, wenn der kraniale Harnleiter in die Pars prostatica urethrae, Ampulle oder Ductus ejaculatorius oder in Vagina oder Urethra mündet. *Therapie:* gehört der ektopisch mündende Harnleiter einer normal funktionierenden Niere an, wird er in die Blase neu eingepflanzt oder mit dem gesundseitigen U. anastomosiert; bei Erkrankung eines der Nierenabschnitte Heminephrektomie; sonst Nephrektomie, sofern die kontralaterale Niere gesund und funktionstüchtig ist.

γ) *Atypische Uretermündung:* nicht nur in der Blase, z. B. am Blasenscheitel, sondern auch (vgl. Ureterdoppelung) außerhalb der Blase in Urethra, Vagina, Vulva, Ductus ejaculatorius, Vas deferens. *Symptome:* dauerndes Harnträufeln (Enuresis ureterica), streng von der eigentlichen Enuresis und Incontinentia urinae zu trennen.

δ) *Uretercyste, Ureterocele, Ureterphimose. Entstehung:* durch teilweise Persistenz der im frühen Fetalleben physiologischen epithelialen Verschlußmembran. Erworbene Störung seltener, z. B. durch entzündliche Prozesse, Narbenstrikturen nach Steindurchtritt. *Symptome:* Behinderung des Harnstrahls, handschuhfingerförmige Vorwölbung des vesicalen Ureterendes, Kreuz- und Lumbalschmerz, Miktionsschmerz, sekundäre Pyelonephritis, Störung der Blasenentleerung bei sehr großen Cysten, bei Frauen gelegentlich Prolaps durch die Urethra. *Diagnose:* Endoskopie und Urographie (kreisrunde Aussparung beim Cystogramm, entsprechende Darstellung einer runden Cyste im Bereich des intramuralen Ureters bei i. v. Pyelographie. *Therapie:* Elektrotomie des Ureterdaches mit der gedeckten Schneideschlinge (transurethral); bei großen Cysten Abtragung unter Naht der Schleimhautränder.

ε) *Megaureter. Definition:* Ausweitung des Ureters bis auf Daumendicke; dabei geschlängelter, gedrehter und geknickter Verlauf, ohne daß ein mechanisches Passagehindernis vorliegt. *Entstehung:* vorübergehende Persistenz der Ureterschlußmembran oder zu spät eintretende Lichtung des epithelialen Innenrohrs (*Chwalla*); wahrscheinlicher ist eine *nervale Dyskinesie,* d. h. Hemmung der Harnleiterautomatik durch übergeordnete sympathische Zentren. Trennung der ätiologischen Faktoren meist schwierig. *Vorkommen:* häufig doppelseitig, männliches Geschlecht bevorzugt. *Symptome:* durch starke Verlangsamung des Harntransports bedingt; bei oft jahrzehntelanger ausreichender Nierentätigkeit durch Hinzutreten einer Infektion nicht selten plötzliches Nierenversagen. *Diagnose:* i. v. Pyelogramm, retrogrades Pyelogramm zeigt die ungleichmäßig starke Erweiterung und den geschlängelten Verlauf der aperistaltischen Ureter. Jede Pyurie im Kindesalter ist verdächtig auf Mißbildung. *Therapie:* Blasenhalsresektion oder Y-Plastik (nach *Bonin*), temporäre Blasenentlastung durch Dauerkatheter, Desympathisation (vgl. S. 839); bei Einseitigkeit und Infektion Nephrektomie; plastische Verengerung durch partielle Längsresektion (nach *Bischoff*).

ζ) *Ureterknickung:* durch aberrierende Gefäße, spez. atypisches unteres Nierenpolgefäß (von der Aorta über den Harnleiter zum unteren Nierenpol), aber auch tiefsitzend im juxtavesicalen Abschnitt. *Diagnose:* Endoskopie, Ureterenkatheterismus, i. v. Pyelographie. *Therapie:* Gefäßdurchtrennung; bei gleichzeitiger Nephroptose Nephropexie.

η) *Kongenitale Ureterinsuffizienz. Folgen:* vesicoureteraler Reflux mit sekundärer Infektion und infektiöser Atonie des Ureters.

D. Verletzungen

a) Subcutane. *Entstehung:* entweder *direkt* (durch Stoß, Schlag und Quetschung der Niere gegen die Wirbelsäule und Querfortsätze) oder seltener *indirekt* (durch Fall, Springen, Heben, Erschütterung usw.), vielleicht auch durch plötzliche und starke Muskelwirkung (Sprung u. dgl.); gelegentlich pathologisch oder spontan bei Hydronephrose u. dgl.

Vorkommen: nicht sehr selten, und zwar besonders bei Verkehrs-, Betriebs- oder Sportunfall (Fußball!), gelegentlich auch bei Sturz, z. B. aus dem Fenster bei Selbstmordversuch und durch Explosionswirkung.

Lokalisation: am häufigsten am Nierenbecken und Kelchsystem (schwächste Stelle!).

Formen: 1. *Subkapsulär-oberflächlich* (kleine radiäre Einrisse des Parenchyms). 2. *Subkapsulär-tiefgehend* (tiefe Parenchymrisse bei intakter Kapsel). 3. *Durchgehend* (mit Kapselzerreißung und perirenalem Hämatom. 4. *Totalabriß* der Niere vom Ureter, Infarzierung der Rupturränder.

Symptome: Schock, Anämie, Lumbalschmerz, Schwellung, Druckempfindlichkeit, Bluterguß und vor allem fast immer (95% und mehr, sofort oder später) Blutharnen (Hämaturie), und zwar evtl. unter Ureterkolik und Anurie (durch Verstopfung des Harnleiters mit Blutgerinnsel).

Komplikationen: 1. Nebenverletzungen in Schädel-, Brust- und Bauchhöhle; Brüche an Schädel, Wirbelsäule bzw. Lendenwirbel-Querfortsätzen und vor allem Rippen sowie Organverletzungen (Lungen, seltener Magen, Darm, Leber, Gallenwege, Pankreas, Milz, Rückenmark usw.). 2. Blutung, evtl. Verblutung und Infarktbildung mit Spätblutung (letztere durch Lösung der Thromben infolge jauchiger Eiterung!). 3. Ureterkolik bzw. -verstopfung durch Blutkoagula. 4. Reflektorische Oligurie und Anurie. 5. Urininfiltration (Diagnose: Schmerz, Schwellung, Fieber, Probepunktion; bei Nierenbeckenzerreißung auch Cystoskopie und Ureterenkatheterismus!) nebst Verjauchung (durch Sekundärinfektion von Blase, Darm oder Körperaußenfläche her). 6. Infektion der Niere selbst. 7. Steinbildung. 8. Urinfistel. 9. Traumatische Hydronephrose (bei Abknickung oder Striktur des Ureters; dagegen ist Unfallzusammenhang in der Regel abzulehnen für Tuberkulose und Tumor sowie Wanderniere). 10. Aneurysma, Perirenale Serumcyste, Nierenschrumpfung, Perinephritis.

Diagnose: Hämaturie (95% und mehr) und Schmerz, weiter Kolik, dazu Bauchdeckenspannung (50%) und bisweilen Tumor, Darmparese und Schock. Fehlen der Hämaturie spricht nicht ohne weiteres gegen Nierenverletzung, kann vielmehr bedingt sein durch Verstopfung oder Abreißung des Harnleiters. Pyelogramm ist auch u. U. ratsam; doch bleibt das positive Ausscheidungsbild manchmal aus bei bloßer Nierenschädigung, weshalb das retrograde Pyelogramm sicherer ist als das intravenöse, bei Pyelographie nach dem 4. Tag stellt sich die restierende Blutungshöhle dar.

Differentialdiagnose: retroperitoneales Hämatom und Peritonitis.

Prognose: bei sofort einsetzender Therapie nicht ungünstig; ernst bei Nebenverletzung, Blutung bzw. Nachblutung, Urininfiltration mit Verjauchung bzw. paranephritischem Absceß und Urämie, dies namentlich bei *doppel*seitiger Nierenverletzung, Nierenmißbildung oder dgl.; sonst vgl. Komplikationen!

Therapie: zunächst *konservativ* (Eisblase in der Lendengegend, Schock-Kollapsbekämpfung, Chemotherapie unter fortlaufender Puls-Blutdruck-Hämoglobin- und Erythrocytenkontrolle); kleinere Blutungshöhlen sind hierdurch beherrschbar. *Frühoperation:* bei progressiver Blutung (Absinken des Blutdrucks, der Erythrocyten- und Hb.-Werte, rezidivierendes Schock-Kollapssyndrom trotz Bluttransfusionen, andauernde starke Makrohämaturie über mehr als 24 Stunden; Zeichen zunehmender Urininfiltration des Nierenlagers (d. h. Resistenz der Lendengegend und des Abdomens, Druckschmerz, Schwellung, Ödem der Lumbalgegend); Anurie von mehr als 24 Stunden Dauer, ascendierende Infektion, Nachweis einer größeren Blutungshöhle durch Ausscheidungsurogramm und retrograde Pyelographie. *Spätoperation (nach 2—3 Wochen):* bestehenbleibende Mikro- oder Makrohämaturie und Nachweis einer schwereren Zerstörung des Nierenparenchyms im retrograden Pyelogramm Urinphlegmone. *Technik:* lumbale Freilegung (bei Verdacht auf gleichzeitige intraperitoneale Verletzung auch transperitoneale Freilegung), Ausräumen der Koagula. Bei ausgedehnten, tief ins Nierenbecken reichenden Rupturen Nephrektomie (jedoch nur nach vorangehender oder palpatorischer Feststellung des Vorhandenseins einer zweiten Niere!!). Bei einfachen Parenchymrissen Parenchymnaht; bei isolierter Verletzung eines Poles Polresektion. Bei Vorliegen *mehrerer tiefer Risse* evtl. Versuch der Organerhaltung durch Umwicklung mit dicken Catgutfäden oder Verwendung eines Catgutfadennetzes; jedoch hat die Erhaltung einer zu stark zertrümmerten Niere wegen der Gefahr zahlreicher postoperativer Störungen wenig Wert; auf jeden Fall Abtragung von Nierensequestern. *Bei schwerer Infektion*, anhaltender Hämaturie und völliger Funktionslosigkeit der Niere sekundäre Nephrektomie auf lumbalem Wege (zu Beginn der zweiten Woche). Bei Nierenbeckenverletzung paramuköse Naht; bei ausgedehnten Rissen Nephrektomie. *Bei Verstopfung* von Nierenbecken und Ureter durch Blutgerinnsel Pyelotomie und Absaugung, evtl. Nephrostomie. Einfache Gerinnselbildung im Ureter auch durch Ureterenkatheterismus mit Spülung und Absaugung zu beseitigen. *Bei Ureterverletzung* in einfachen Fällen (glatte Durchtrennung ohne Infektionsgefahr): Ureternaht; bei ausgedehnter Ureterzerreißung meist Nephrektomie; Ureternaht oder Neoimplantation in die Harnblase sollte wegen Komplikationsgefahr keinesfalls erzwungen werden. *Bei Urininfiltration des Nierenlagers* (Fieber, Ödem der Lumbalgegend, Druckschmerz dortselbst, Allgemeininfektion) Entlastung und Drainage, evtl. Nephrektomie. *Bei perirenalem Hämatom*, d. h. spontaner Massenblutung ins Nierenlager analog dem spontanen Bauchdeckenhämatom, deren Ursache (Aneurysma, Blutkrankheiten mit Gerinnungsstörungen, Niereninfarkt) oft ungeklärt bleibt, meist aber auf Trauma zurückzuführen ist, erfolge Nierenfreilegung, evtl. Dekapsulation oder Nephrektomie, Drainage des Wundbetts, massive Bluttransfusion.

Bei gleichzeitiger Bauchverletzung: Laparotomie. Versorgung der Bauchorgane steht im Vordergrund; Revision des Nierenlagers kann transperitoneal in gleicher Sitzung angeschlossen werden.

b) Percutane. *Entstehung:* meist im Kriege durch Stich, Schnitt, Hieb oder Schuß (bei letzterem oft infolge Sprengmechanismus: Zerreißung des flüssigkeitsgefüllten Organs; sonst unterscheidet man Streif-, Steck-, Zertrümmerungs-, Nierenbecken- und Gefäßschuß!); Ureter wird verletzt auch bei Geburten oder Operationen (z. B. wegen Adnex-, Ovarial-, Uterus- oder Rectumtumors oder dgl.).

Symptome: vgl. a); außerdem evtl. Urinabfluß aus der Wunde; bei Ureterverletzung: Schmerz und Schwellung im Ureterbereich sowie Urinfistel oder Hydronephrose; weitere Aufklärung bringt Cystoskopie („Ureter liegt tot oder geht leer") und Ureterenkatheterismus mit retrograder Kontrastmittelfüllung.

Komplikationen: vgl. a); häufig sind Nebenverletzungen der Brust- und Bauchhöhle; außerdem drohen Infektion, Steinbildung, Hydronephrose und Nierenvorfall, bei Ureterverletzung auch Urininfiltration oder Ureterfistel.

Formen: intra- und extraperitoneal.

Prognose: ungünstig, spez. bei Hilusverletzung; Mortalität beträgt bei Stich 25 bis $33^1/_3$% und bei Schuß 50–70%, vor allem bei schwerer Nebenverletzung (sonst vgl. a)!). Resultate können nur durch sofortige, richtige, aktive Therapie gebessert werden.

Therapie: Schock-Kollapsbekämpfung, Versorgung der Ein- und Ausschußöffnung; Nebenverletzungen werden in der Reihenfolge Schädel, Thorax, Abdomen versorgt; Nierenversorgung kommt zuletzt. Gleichzeitige Verletzung von Thorax- und Abdominalhöhle und der Niere können erfolgreich auf thorakoabdominalem Weg versorgt werden. Bei schlechten Kreislaufverhältnissen und Unmöglichkeit, die kontralaterale Niere zu prüfen, lediglich Entfernung der Koagel und Gewebstrümmer sowie Nephrostomie und Blutstillung durch Tamponade, welche bis zur Erholung des Patienten liegenbleibt (Versorgung der Peritonealverletzung niemals vergessen!). *Bei schwerer Zerreißung* und Möglichkeit, die kontralaterale Niere zu prüfen, meist Nephrektomie; organerhaltende Operation wegen sekundärer Komplikationen häufig unbefriedigend, mitunter gefährlich (Infektion, Spätblutung). Massive Transfusionstherapie.

E. Wanderniere bzw. Nierensenkung (Ren mobilis bzw. Nephroptose)

Vorkommen: überwiegend (85–95%) bei Frauen, rechte Niere bevorzugt betroffen (rechts 70%, links 10%, doppelseitig 20%), und zwar teils bei Mädchen (sog. „virginelle Ptose"), teils bei Frauen, welche geboren haben (sog. „materne Ptose").

Entstehung: begünstigend wirken Traumen, aber dies wohl nur ausnahmsweise, dagegen eher schwere körperliche Arbeit, Erschütterung, Reiten, vor allem schnelle Abmagerung, Schwangerschaften und Geburten, langer und schwächlicher Körperbau (sog. „Habitus asthenicus" *Stillers*), spez. mit schlaffen Bauchdecken und allgemeiner Visceroptose, Hydro- und Pyonephrose, Tumor usw.

Unfallzusammenhang ist nur ganz ausnahmsweise gegeben: plötzliche Verlagerung einer normalen Niere ist nur möglich bei schwerer Nierenverletzung nebst ausgesprochenen Symptomen der Nierenverletzung (Blutharnen usw.); dagegen ist bei Enteroptose eine Wanderniere, spez. rechterseits in der Regel als vorbestehend anzusehen. Ebenso setzt Verschlimmerung einer Wanderniere durch Unfall den Nachweis einer erheblichen und lokalisierten Gewalt nebst anschließender Erkrankung bei vorheriger Gesundheit voraus (vgl. Hernien!); am ehesten ist Unfallzusammenhang anzunehmen für Drehung oder Stielknickung bei einer Wanderniere nach Schwerheben, Sturz oder dgl.

3 Grade je nach dem Stand des fühlbaren unteren Nierenpols: am Rippenbogen, Darmbeinkamm oder Promontorium oder je nachdem man nur den unteren Pol oder einen großen Teil der Niere oder auch den oberen Pol fühlt.

Symptome: sehr oft keine; seltener sehr heftige in Form *dyspeptischer Beschwerden*, ziehende Schmerzen im Unterleib (ausstrahlend nach Oberbauch und Kreuz, verschlimmert bei aufrechter Haltung, spez. bei Gehen, Tanzen oder Erschütterung und gebessert bei Horizontallagerung oder bei Tragen einer gutsitzenden Leibbinde), ferner Übelkeit, Erbrechen, Gelbsucht, Herzklopfen, Beklemmung, Stuhlverstopfung usw.; in 60% *appendicitische* Symptome infolge Stauung der V. mesaraica caud., bei Ureterverwachsung im oberen Abschnitt *Harnstauung*, Koliken, Hydronephrose, fibröse *Perinephritis* infolge Durchblutungsstörungen.

Differentialdiagnose: Neurasthenie und Hysterie, Nierendystopie, Magen- und Darmgeschwür, Magen-, Dickdarm-, Ovarien-, Milz-, Netz-, Leber- und Gallenblasentumoren, Wandermilz und -leber, Appendicitis, Colitis, Salpingitis, Cholecystitis bzw. Cholelithiasis, Nierensteine und -tumoren usw.

Diagnose: Palpation (die bei tiefer Atmung von abdominalem Typus in Rücken- oder Seitenlage, u. U. erst nach Stehen oder Springen, evtl. in Lagewechsel, Bad, Narkose usw. fühlbare und an ihrer Größe, bohnenförmigen Gestalt, harten Konsistenz und glatten Oberfläche sowie an ihrem Hilus nebst pulsierendem Gefäßstiel kenntliche Niere zeigt abnormen Tiefstand, ferner [meist, freilich nicht immer, da mitunter durch perinephritische Verwachsungen fixiert], abnorme Beweglichkeit, spez. Reponierbarkeit in die Lendengegend und schließlich charakteristische Druckempfindlichkeit); Harn meist normal, nur bei Einklemmung evtl. blutig; Harnwegsinfekt (über 75% der Fälle).

Röntgenbild: bei Ptose mit Harnstauung Pyeloskopie im Stehen; auch evtl. retrograde Pyelographie im Stehen *und* Liegen (Lageveränderung der Niere!).

Therapie:

a) Konservativ: in der Regel und stets zunächst; Bettruhe mit horizontaler Rückenlagerung bei Bettfußende-Hochstellung und Mastkur; mit Dijodtyrosin oder Insulin bei mageren Patienten; Bauchdeckenmassage bei schlaffen Bauchdecken, Gymnastik, aber Verbot von schwerer Arbeit, Reiten, Tanzen, Rad- und Autofahren. Bettruhe bei Menstruation. Psychagogie bei psychischer Labilität; Kalasiris-Ptose-Binde.

b) Operativ: nur bei Fällen von Ureterknickungsstenose, von Perinephritis fibrosa ohne oder mit unteren Polgefäßen. *Methoden:* Nephropexie (s. S. 1326), bei schwerer Nierenveränderung (Hydronephrose, Hydropyonephrose) Nephrektomie analog der Nierendystopie.

F. Nieren- und Uretersteine (Urolithiasis)

Vorkommen: männliches Geschlecht bevorzugt befallen; beide Körperseiten sind gleichmäßig beteiligt; Doppelseitigkeit in 11—14%, multiple Steinbildung in 40%. *Altersverteilung:* Gipfel im 3. Dezennium (34,6%), zwischen dem 2. und 3. Dezennium rasch zunehmend, ab 4. Dezennium langsam abnehmend. Gehäuftes Vorkommen in einigen Landstrichen (Wolgagebiet, Südbalkan, Dalmatien, Bosnien, Donau und Theiß, Ostdeutschland, große Teile Chinas, Insulinde, Thailand, Arabien) sprechen für Zusammenhänge mit geologischen Verhältnissen und mit dem Trinkwasser.

Formen:

a) Primäre Steine: Uratstein (gelbe bis braunrote Farbe, fest, schwer, glatte oder leicht gekörnte Oberfläche, ohne Flamme und Geruch verbrennbar), Oxalatstein (klein, dunkel- bis schwarzbraune Farbe, fest, Oberfläche stachelig, maulbeerähnlich, nicht verbrennbar, das geglühte Pulver braust mit HCl auf), Cystinstein (weich, rund, wachsartiger Glanz, verbrennbar mit schwachblauer Flamme, Aasgeruch), Xanthinstein (sehr selten, rötliche bis braune Farbe, lamelläre Schichtung, glatt, rund, hart).

b) Sekundäre Steine: Phosphatstein (leicht, grauweiß, bröckelig, weich, rauh, nicht verbrennbar, kein Aufbrausen mit HCl), Calciumcarbonatstein („Staphylokokkenstein", sehr bröckelig, weich, grau-weiße Farbe ähnlich den Phosphatsteinen, nicht verbrennbar, Aufbrausen mit HCl). Verschieden starke *Schattendichte* im Röntgenbild: nicht schattengebend sind Xanthin- und Uratstein; zunehmende Schattendichte haben in der Reihenfolge: Cystin-, Tripelphosphat-, Calciumoxalat-, Calciumphosphat-, Calciumcarbonatsteine. Sehr häufig sind gemischte Steine (Schichtsteine) aus Oxalatkern und Phosphatschichten.

Entstehung:

a) Vererbung: hereditäre Krankheitsbereitschaft des Organs, Steinträgerfamilien.

b) Störungen der Urinentleerung: Urethrastriktur, Prostatahypertrophie, Blasenhypotonie infolge Lähmung, aberrierende Nierengefäße, verlagerte oder Hufeisenniere, Nierenbeckenanomalien, kongenitale und erworbene Hydronephrose; längere Bettruhe (vor allem nach Knochenbrüchen, orthopädischen Eingriffen und bei chronischen Eiterungen).

c) Infektion: besonders bei Vorhandensein des harnstoffspaltenden Bact. proteus vulgaris (durch Ammoniakbildung entsteht alkalischer Harn und Pyelitis mit Ausfällung von Kalksalzen).

d) Vitamindefizit: Defizit von Vitamin A verursacht Schädigung und Desquamation des Schleimhautepithels (Epithelien wirken als Kondensationskerne).

e) Einseitige Ernährung: mit kalk- und phosphorhaltigen Nahrungsmitteln (Milch) oder ausgesprochen alkalischer Kost über längere Zeit.

f) Fremdkörper: Blutkoagula, Bakterienklumpen, abgestoßene Epithelien, Epithelschäden werden rasch mit Kalksalzen imprägniert (Kondensationskern).

g) Mangelnde Flüssigkeitsaufnahme: Kalksalze bleiben in dünnem Urin leichter in Lösung als in hochgestelltem (reichlich Trinken zur Vorbeugung von Steinrezidiven).

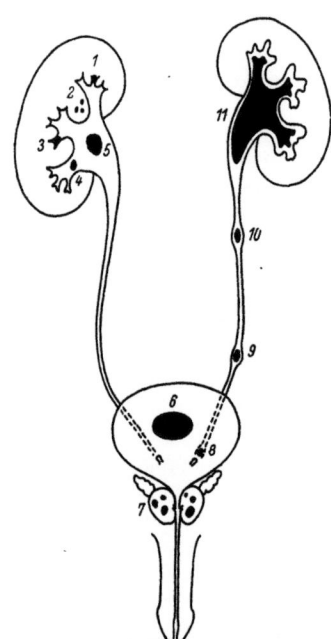

Abb. 419. *Harnsteine* (nach *Alken*)
1 ruhender Kelchstein, *2* Markcystenstein, *3* Kelchnischenstein, *4* Stein im Kelchhals, *5* Nierenbeckenstein, *6* Blasenstein, *7* Prostatasteine, *8* Stein in der unteren Harnleiterenge, *9* Stein in der mittleren Harnleiterenge, *10* Stein an der oberen Harnleiterenge, *11* Ausguß- oder Korallenstein

h) Urinreaktion: Harnsäure und Urate fallen in saurem, Phosphate in alkalischem Harn aus; leicht saurer Urin (p_H 6,0–5,0) wirkt am stärksten gegen Steinbildung.

i) Störungen im Kalk-Phosphor-Stoffwechsel: Kalkurie bei Hyperparathyreoidismus (Erhöhung des Blutkalk-, Verminderung des Blutphosphorspiegels); daher Prüfung der Nebenschilddrüsenfunktion (vgl. S. 272); man findet bei Mehrfunktion: Serumkalkwerte über 10 mg-%, anorganische Phosphatserumwerte unter 3,2 mg-%, 24stündige Urinkalkausscheidung von 130–400 mg (normal 80–120 mg) bei einer Diät, welche 100 mg Kalk zuführt; im Röntgenbild Skeletentkalkung.

k) Störungen der Schutzkolloide im Urin: bestimmte Verteilung von Schutzkolloiden und hydrotropen Substanzen (Hippursäure, Harnstoff) im Urin ist nötig, um den Harn, welcher eine übersättigte Lösung ist, in Lösung zu halten. Mangel von Schutzkolloiden (Nucleinsäure, Chondroitin-Schwefelsäure) führt zum Ausfallen der Salze (Sedimentbildung). Bei Hinzutreten mucoider Kolloide ballen sich diese zusammen, fällen und verkitten die Kristalloide (Grieß- und Primärsteinbildung); derartige Primärsteine, welche sich um zusammengeballte Kolloidkörperchen bilden, können schon in den Tubuli entstehen (Mikrolithen).

l) **Neuro-vasculäre Störungen:** nerval und humoral ausgelöste Durchblutungsstörungen des Nierenrindenabschnitts sind häufig die Veranlassung der Ausscheidung steinbildender Kolloide (Erkrankungen des ZNS, Dauerirritation des Ischiadicus, z. B. nach Oberschenkelamputation, bei Becken- und Femurosteomyelitis; Rückenmarksverletzungen, Querschnittsmyelitis, Wirbelfrakturen, Bechterew, *Crush*-Syndrom, Verbrennungen.

m) **Humorale Störung:** Sulfonamidgaben, Leberschädigung (hepato-renales Syndrom), NaCl-Verarmung (Exsiccation).

Die meisten Steine mit einem Durchmesser von 2—4 mm gehen störungsfrei ab.

Lokalisation und Komplikationen:

a) **Nephrolithiasis:** Retention der Steinchen ist bereits in den Nierentubuli (Nephrocalcinosis), in den Markpapillen, Kelchen oder im Nierenbecken möglich; die rechte Niere häufiger als linke befallen; bilateraler Befall in etwa 20%. *Folgen:* entzündliche Reizung des Parenchyms und Nierenbeckens, Epithelerosionen, Hämaturie, Konkrementeinklemmung (Hydrocalix, Hydronephrose), sekundäre, hämatogene oder ascendierende Pyelonephritis, Pyurie, interstitielle leukocytäre Infiltration, Rindenabscesse, Parenchymzerstörung (Pyonephrose, chronische Harninfektion).

b) **Ureterolithiasis:** meist kleinere Konkremente, der Niere entstammend, gelegentlich auch dort geschichtete Ausgußsteine, Retention vorwiegend (50% der Fälle) im vesicalen und juxtavesicalen Ureterabschnitt; ferner an den übrigen physiologischen Ureterengen (Eintrittsstelle des Ureters in das Becken, Kreuzungsstelle des Ureters mit den Iliacalgefäßen). *Folgen:* Sistieren der Nierenfunktion (*hydrostatische Anurie*), solange die Urinstauung besteht; Hydronephrose, Pyonephrose, atrophische Glomerulonephritis, Infektion (Pyelonephritis). Der kleine obturierende Ureterstein ist gefährlicher als größere Nierenbeckensteine; sekundäre Ureterstriktur durch entzündliche Veränderungen nach Steineinklemmung (besonders im juxtavesicalen Abschnitt).

Symptome. Nierenkolik: Steinsitz im Nierenbecken, Schmerzmaximum in der gleichseitigen Lendengegend und im costovertebralen Winkel, lumbale Klopfempfindlichkeit der erkrankten Seite (durch kurze Schläge mit der Kleinfingerseite der untersuchenden Hand gegen die Lendengegend).

Ureterkolik: Schmerzmaximum in Höhe des Steinsitzes mit Ausstrahlung in den gleichseitigen Hoden und Urethra bzw. in die Labien und Harnröhrenmündung; initialer Miktionsschmerz spricht für Durchtritt des Steins in die Blase; nach erfolgtem Steindurchtritt schlagartiges Aufhören der Schmerzen. Ursache der Ureterkolik ist die Urinrückstauung; sistiert die Urinproduktion, so hört die Kolik u. U. auf; der Stein kann nach wie vor an gleicher Stelle liegenbleiben; daher ist nur der positive Steinnachweis für einen erfolgten Steinabgang beweisend. Jeder Kolikanfall erfordert darum ausreichende Diagnostik.

Hämaturie: mikroskopisch und makroskopisch, nicht charakteristisch für das Steinleiden, da fast jedes Urogenitalleiden Hämaturie hervorrufen kann; schmerzfreie Hämaturie spricht gegen Steinleiden. *Anurie:* nicht nur bei doppelseitigem Verschluß durch Konkremente, sondern reflektorisch auch bei nur einseitiger Einklemmung; kann tagelang bestehen und Urämie herbeiführen; chronische Pyurie mit rezidivierenden Fieberschüben bei größeren Nierenbecken- oder Ureterausgußsteinen, welche den Urinabfluß nur wenig beeinträchtigen.

Diagnose. Röntgenbild: 1. *Röntgenleeraufnahme* (75% der Steine sind strahlenundurchlässig und auf diese Weise bereits darstellbar. Nicht nachweisbar sind: strahlendurchlässige Steine (Urat-, Cystin-, Xanthin-, Sulfonamidsteine, weiche und wenig kalkhaltige Steine), zu kleine Steine, welche in der Projektion schattendichter Knochenteile liegen (Knochendeckung) oder welche durch Darmgase oder durch Kontrastmittel verdeckt werden. Solche sind nur erkennbar an: typischen Kolikanfällen, Hämaturie, Füllungsdefekte im i. v. oder retrograden Pyelogramm, evtl. Pneumopyelogramm (Steine müssen dazu größer als 0,5 cm sein), Erweiterung des Ureters, Stase oberhalb des Steins (Hydroureter, negatives i. v. Pyelogramm durch hydrostatische Anurie).

2. *Ausscheidungsurogramm:* bei Verdacht auf nichtschattengebendes Konkrement (kann auf der steinhaltigen Seite fehlen).

3. *Ureterenkatheterismus* und *retrogrades Pyelogramm:* zur Passage eines Steins und Entlastung (Beseitigung einer hydrostatischen Anurie), zur getrennten Urinuntersuchung auf Leukocyten und Bakterien, zur getrennten Kontrolle der Ausscheidungsverhältnisse

mit Indigocarmin, zur retrograden Injektion von Kontrastmittel, Kontrastmittelaussparung am Sitz des Konkrements).

4. *Cystoskopie:* ödematöse Schwellung und Rötung des Ostiums der befallenen Seite, Entleerung trüben Urins, verzögerte, abgeschwächte oder fehlende Funktion auf der erkrankten Seite. Ureterenkatheterismus ergibt Stop oder erschwerte Passage in Höhe des Steinsitzes.

Differentialdiagnose: akute und chronische Appendicitis, Adnexitis, stielgedrehter Ovarialtumor, Ileus, Invagination, Gastroenteritis. *Röntgenbild:* im Nierenbereich rechts: Gallensteine; links: Milzverkalkung (meist multipel). Beidseits: Rippenknorpelverkalkungen (liegen in der Verlaufsrichtung der Rippen). Im mittleren Ureterabschnitt: verkalkte Mesenterialdrüsen (bei Aufnahme im Liegen und Stehen lageverschieden). Im unteren Ureterabschnitt: Phlebolithen (liegen weiter lateral) sehr regelmäßige, rundliche Form, lassen sich bei liegendem UK leicht als extraureteral gelegen nachweisen, umschriebene Verkalkung der A. iliaca ext. In jeder Höhe: Pigmentnävi der Haut (können ausreichend schattengebend sein, um ein Konkrement vorzutäuschen).

Prognose: günstig, um so mehr, je früher zweckmäßige Therapie einsetzt; im übrigen abhängig von Lokalisation der Konkremente und Grad der Nierenschädigung durch Infektion und Harnstauung; Rezidiv in 10–50 %; ernst bei doppelseitiger Nephrolithiasis und unheilbaren neurologischen Störungen (Spina bifida, Poliomyelitis, Querschnittsmyelitis), bei bilateralen kongenitalen Mißbildungen oder Infektionen fast stets letaler Ausgang.

Indikation und Therapie:

a) Im Anfall. α) *Schmerzbekämpfung:* Dämpfung der Kolikschmerzen durch krampflösende Mittel (Buskopan-Novalgin, Avacan, Eupaverin 0,03 i. v.); keine Opiate! (wegen Steigerung der Krampfneigung und Hemmung der Urinsekretion); hingegen Novalgin (bis zu 5 ccm i. v.) und dessen Kombination mit obengenannten Präparaten; heißes Bad, etwa 50 % der Uretersteine gehen daraufhin bereits ab; wenn nicht, so sind Maßnahmen zur Steinabtreibung erforderlich.

β) *Steinabtreibung:* Abtreibungskur je nach dem Typ, welchem die Patienten angehören (Typ I = übermäßige Krampfbereitschaft und erst später einsetzende sekundäre Wehenschwäche; Typ II = plötzlicher Schmerzanfall mit Ausstrahlen der Schmerzen in die Blasengegend, Wehenschwäche); bei Typ I ist der Stein durch Ureterspasmus festgehalten, bei Typ II die peristaltische Kraft zu schwach, um den Stein durch das Ureterostium zu treiben. Daher Therapie bei Typ I vorwiegend spasmolytisch, bei Typ II peristaltikanregend (Typ I = Eupaverin i. v., Wasserstoß mit 2 Litern Flüssigkeit + 60–80 ccm Glycerin, Sudabad; Typ II = bzw. bei primärer oder sekundärer Wehenschwäche Hypophysin, Pituitrin, Pituglandol s. c. Wasserstoß). Keine Bettruhe, sondern möglichst kräftige Körperbewegungen.

γ) *Schlingenextraktion:* mit Schlingenkatheter nach *Zeiß* oder mit flexiblem Korbkatheter (nach *Johnson*), bei tiefsitzendem Stein, wenn die konservativen Maßnahmen versagt haben; bei hochsitzendem Stein nur ausnahmsweise; Versuch der Steinmobilisierung durch Katheterung am Stein vorbei, Glycerininstillation, Ureterbougierung und Sudabad.

b) Bei ruhendem Nierenbecken- und Ureterstein. *Indikation.* α) *Absolute:* Frühoperation ist erforderlich bei *ruhendem Ureterstein* mit *Infektion,* und zwar sobald als möglich (Gefahr der ascendierenden eitrigen Pyelonephritis), jedoch nicht im Schüttelfrost, sondern nach Abklingen der akuten Erscheinungen im fieberfreien Intervall. Nierenbecken- und Uretersteine, welche *komplette Harnsperre* von mehrtägiger Dauer verursachen; operative Steinentfernung innerhalb 3 Wochen erforderlich.

β) *Relative:* bei nichtinfiziertem Ureterstein mit inkomplettem Verschluß darf mehrere Monate konservativ verfahren werden. (Bei tiefsitzendem Ureter- und extrarenalem Nierenbeckenstein konservativ bis zu 6 Monaten, bei hochsitzendem Ureterstein nicht über 3 Monate.)

Außerdem: operative Entfernung jedes Nierenbeckensteins von mehr als Erbsgröße; bei einseitigem *Nierenbeckenausgußstein* Nephrektomie oder Steinentfernung mit caudaler Polresektion; bei *doppelseitigem Nierenbeckenausgußstein* in intrarenalem Nierenbecken, welche bis in die Kelche 2. Ordnung reichen (Hirschgeweihsteine) konservative Behandlung; vollkommene Steinentfernung gelingt nur selten, daher Rezidivgefahr. Bei extrarenalem Nierenbecken ist operative Entfernung möglich. Zusätzlich Rezidivprophylaxe durch Nierenbeckenplastik oder Polresektion; bei *kleinen,* nicht Erbsgröße erreichenden *Nierenbecken- und Kelchsteinen* konservativ (reichlich Körperbewegung, Trinkkuren mit Tee und Cystinolzusatz); bei kleinen Harnwegsteinen mit Infektion ständige Kontrolle, denn Infektion bedeutet rasches Steinwachstum; u. U. Steinabgang nach Einlegen eines Pflaumer-Katheters, körperlichen Bewegungen, Wasserstoß, Sudabad, gleichzeitig Prophylaxe mit Chemotherapeuticis. *Bei Einzelniere mit Nierenbeckenstein:* frühzeitig operative Entfernung, sofern nicht Ausgußstein vorliegt.

Methoden (vgl. S. 1326): *Pyelolithotomie,* d. h. Steinentfernung aus dem Nierenbecken, Normalverfahren bei aseptischen Steinen; *Nephrolithotomie,* d. h. Entfernung des Steins durch Parenchymincision (nur noch selten ausgeführt), meist kombiniertes Vorgehen mit Eröffnung des Nierenbeckens (*Pyelonephrolithotomie*); *Pyelolithotomie mit Nephrostomie,* d. h. Steinentfernung unter Eröffnung des Nierenbeckens und Anlegen einer transrenalen Nierenbeckendrainage (Normalverfahren bei allen schwerer infizierten Steinen; bietet die Möglichkeit der Nierenbeckenspülung und verhütet postoperative Urinstauung). *Pyelonephrolithotomie,* d. h. Eröffnung des Nierenbeckens unter Einkerbung des Nierenparenchyms zur Steinentfernung (heute nur noch selten ausgeführt); *Polresektion* mit und ohne Nephrostomie, d. h. Resektion des unteren Nierenpols und der unteren Nierenkelche evtl. mit transrenaler Nierenbeckendrainage (Normalverfahren bei Ausgußsteinen und Steinnestern im unteren Nierenkelch). *Nephrektomie,* d. h. Nierenentfernung (Normalverfahren bei Steinnieren mit schwerer Nierenschädigung oder Niereninfektion). Kombinationen der genannten Verfahren mit Dekapsulation des unteren Nierenpols und (bei schweren Infektionen) mit Denervierung der Niere zur Verbesserung der Durchblutungsverhältnisse.

Nachbehandlung: nach Steinentfernung bzw. Steinabgang oder bei ruhendem Stein sind Verhältnisse zu schaffen, welche Steinneubildung verhindern bzw. jede Steinbildung möglichst ungünstig gestalten. Dies geschieht durch: 1. Beseitigung aller *Fokalinfekte* (Zähne, Nasennebenhöhlen, Prostata, Gallenblase), lokale *Infektionsbekämpfung* (Nierenbeckenspülungen), reichliche *Flüssigkeitszufuhr* (mindestens 2000 ccm Flüssigkeit tgl., Alkohol verboten, Trinkkur mit *destilliertem Wasser*; morgens nüchtern 300 ccm mit 1—2 Eßlöffel Dextropur; jeden Monat mindestens 10 Tage lang); *Balneotherapie, Minderung der Calorienzufuhr* (Luxuskonsumption vermeiden, da sie erhöhtes Angebot harnpflichtiger Stoffe bedeutet); lokale *Wärmeapplikation* (Katzenfell, Wolltücher über die Nierengegend, Schutz vor Abkühlung), *Diät* (bei *Phosphatsteinen Urinansäuerung,* d. h. gemischte Kost unter Bevorzugung von Fleisch, Fisch, Schwarzbrot, Reis; *verboten:* Milch, Eier, Obst, Weißbrot, Hülsenfrüchte; *bei Urat- und Oxalatsteinen alkalisierende Kost,* d. h. bevorzugt Milch und Milchprodukte, Gemüse, Obst, Kartoffeln, Fleisch nur in kleinen Mengen erlaubt; *verboten:* Leber, Niere, Hirn, Schwarzbrot, Haferflocken, Bohnenkaffee, Kakao, Alkohol; dazu *Koch*sches Salzgemisch (Rp.! Calc. citr. 75,0, Magnesium phosphoric. puriss. 165,0, Natr. biphosphoric. puriss. 60,0, MDS: 1mal tgl. 1 Teelöffel in Milch).

Lokale Steinauflösung: mit gepufferten Essig- oder Citronensäurelösungen, noch problematisch und nicht ungefährlich wegen Schleimhautreiz. Zur Rezidivprophylaxe Rovatinex, Nephrolith, Uralyth. per os.

G. Entzündungen

I. Unspezifische

1. Primäre Entzündungen der oberen Harnwege

a) Pyelitis. *Definition:* bakterielle Entzündung des Nierenbeckens (häufig auch des Harnleiters) meist mit Beteiligung des Nierenparenchyms. *Entstehung: ascendierend* (von der Blase aufsteigend, besonders bei Harnstauung, gestörter Ureterperistaltik oder ureterogener Infektion in der Harnleiterwand); *hämatogen* (von Fokalherden in den Tonsillen, Osteomyelitis, Panaritium, Prostata); *lymphogen* (von Entzündungen in Coecum, Appendix, Colon, weiblichen Adnexen); *descendierend* (von ins Nierenbecken einbrechenden Abscessen oder eitriger Nephritis).

Erreger: Coli (70%), Staphylokokken, Streptokokken, Erkrankungsart und Lokalisation wird durch die Erreger mitbestimmt.

Pathologisch-anatomisch: Nierenbeckenschleimhaut stark gerötet, geschwollen, schleimig-eitrig oder fibrinös-eitrig, evtl. Schleimhautblutungen (P. haemorrhagica); bei *chronischer Pyelitis* granulierende, cystische, polypöse und membranöse Form; gelegentlich Schleimhautmetaplasie (Leukoplakie), welche als Präcancerose aufzufassen ist.

Formen: Pyelitis acuta, Rückstauungspyelitis, Schwangerschaftspyelitis, chron. Pyelitis.

Symptome und Verlauf. α) *Akute Pyelitis:* plötzlicher Beginn (Schüttelfrost, Fieber bis 40°, Oberbauchschmerzen, schweres Krankheitsgefühl, extremer Durst, Appetitlosigkeit, Apathie. β) *Schwangerschaftspyelitis:* Harnstauungsbeschwerden infolge Hypotonie (Hyperprolanämie) und Kompression des Ureters, Fieberanfälle mit Schüttelfrost. γ) *Rückstauungspyelitis:* akuter Fieberanstieg, Brechreiz und Singultus, reflektorische Anurie (auch der gesunden Niere), schlagartiger Rückgang der Symptome nach Entlastung durch Einlegen eines Ureterenkatheters. δ) *Chronische Pyelitis:* ohne stärkere subjektive Beschwerden, Vorhandensein einer ständigen Leukurie, evtl. wechselnd starkes Druckgefühl in der Nierengegend, Tonusstörung des Ureters, vorwiegend im oberen Ureterabschnitt (besonders ausgeprägt bei Jugendlichen); Uretermündungsinsuffizienz, vesicoureteraler Reflux. *Prognose:* im allgemeinen günstig, 50% der Fälle von subakuter Pyelitis heilen vollständig aus.

Diagnose. α) *Akute Pyelitis:* trockene belegte Zunge, Druckempfindlichkeit der Nierengegend, perkutorischer Erschütterungsschmerz, typischer Harnbefund (Leukurie, Bakteriurie, *Donné*sche Probe positiv, Erythrurie), welcher etwa 15–25 Tage bestehen bleibt; Oligurie für 2–3 Tage, Reststickstoff im Blut normal. *Differentialdiagnose:* Appendicitis acuta, Cholecystitis, Ileus, Pneumonie. β) *Schwangerschaftspyelitis:* Vorliegen einer Gravidität (meist in vorgerückten Stadien), Harnstauung, evtl. Urininfektion leichteren Grades (vorherrschend mit Bact. coli in 90%, Staphylokokken 4%, Mischinfektion 6%). γ) *Rückstauungspyelitis:* extreme Appetitlosigkeit, Zunge trocken, Pulsfrequenzsteigerung, Leukurie und Bakteriurie, Nachweis eines mechanischen Abflußhindernisses. *Differentialdiagnose:* eitrige Nephritis, akute Pyelonephritis, Ileus, Paranephritis. δ) *Chronische Pyelitis:* anhaltende Bakteriurie und Leukurie, Tonusstörungen des Ureters, Ureterweitstellung im Ausscheidungs- und retrograden Pyelogramm. *Differentialdiagnose:* Gastroenteritis, Urotuberkulose, Pyelonephritis.

Therapie. α) *Akute Pyelitis:* Bettruhe bis zur Entfieberung, lokal Wärmeapplikation, Diät (Verbot aller reizenden Gewürze, Einschränkung der Eiweißzufuhr, Gemüse, Obst, Milch, Mehl), testgerechte Chemotherapie, Einlegen eines Ureter-Verweilkatheters; kombiniert mit Trinkkur (3–4 Liter Flüssigkeit p. d.), woraufhin meist schneller Fieberabfall einsetzt (im Gegensatz zur Pyelonephritis), Blutegel oder Schröpfköpfe in der Lendengegend, Eigenblutinjektion (10–20 ccm steigend). β) *Schwangerschaftspyelitis:* Vorgehen wie oben. Tritt hierauf keine Entfieberung ein, Einführen eines Ureter-Verweilkatheters, Trinkkur, Ephetonin (3mal tgl. 1 Tbl.), Fokussanierung, Cystitisbehandlung. γ) *Chronische Pyelitis:* Sanierung von Fokalinfekten, Spülbehandlung des Nierenbeckens mit Ureterenkatheter (zur Spülung Argentum-Nitricum-Lösung, Sulfonamide, testgerechte Antibiotika alle 2–3 Tage), Schaukeltherapie, Cystitisbehandlung, bei unkomplizierter Pyelitis Antibiotika in Kombination mit Echinacin, Urinsäuerung zur Steinprophylaxe, reine Ketondiät über kurze Zeit (reichlich Fett, keine Kohlehydrate, wenig Eiweiß), dies jedoch unter strenger Überwachung wegen Acidosegefahr.

b) Pyelonephritis. *Definition:* bakteriell-entzündliche Erkrankung des Nierenparenchyms und des Nierenbeckens mit diffuser oder herdförmiger Beteiligung der Niere. *Entstehung:* wie unter a). *Pathologisch-anatomisch.* α) *Perakute, diffuse Form:* starke Hyperämie der entzündlich geschwollenen Niere, Nierengewebe weich, zerfließlich; Tubuli mit Erythrocyten- und Leukocytenzylindern ausgefüllt, Interstitium diffus kleinzellig infiltriert, frühzeitig kleine miliare Eiterherde; Degeneration der Tubulusepithelien; in späteren Stadien zahlreiche Abscesse bis zu Erbsgröße, entsteht meist hämatogen, evtl. auch nach Operationen am Urogenitaltrakt durch Harnstauung. β) *Akute diffuse oder herdförmige Form:* Nierenhüllen ödematös geschwollen, Niere deutlich vergrößert, hellrote bis blaurote Herdbildung an der Oberfläche, Herde keilförmig mit Keilspitze in Richtung auf eine Pyramide; in den hämorrhagischen Bezirken streifenförmige Leukocyteninfiltration, auch miliare Erweichungsherde; bei der abscedierenden Form („Surgical kidney"), Abscesse bis zu Erbsgröße; Degeneration der Tubulusepithelien; Nierenbecken stark entzündlich verändert. γ) *Chronische Pyelonephritis:* Entstehung meist durch Ascension; stärkste entzündliche Veränderungen des Nierenbeckens im Bereich der Kelchecken; streifenförmige leukocytäre Infiltrationen des Interstitiums, vorwiegend im Pyramidenbereich; Nierenrinde initial wenig beteiligt; Degeneration der Nierenepithelien; in späteren Stadien bindegewebige Umwandlung mit Einschnürung der Tubuli an der Mark-Rindengrenze und Untergang der Kanälchen im Markgebiet, kleincystische Entartung der Rindenkanälchen; zugehörige Glomeruli degenerieren durch Granulationsgewebe; eingezogene Narben in der Niere bei partiellem Befall, bei ausgedehnterem Befall *pyelonephritische Schrumpfniere*.

Symptome und Verlauf. α) *Perakute diffuse P.*: septisch-toxische Allgemeininfektion, oft rasch letal verlaufend, Oligurie und Anurie (Prognose ungünstig), bei Befall nur einer Niere Prognose etwas günstiger; Druck- und Perkussionsschmerz der Nierengegend, Spontanschmerz fehlt, Vorwölbung bis zur Tumorbildung in der Nierengegend, schwerer Urinbefund (schmutzig-trübe Verfärbung, Erythrocyten, Leukocyten), rascher Verfall, trockene, rissige Zunge, hohe Pulsfrequenz, hohes Fieber, Apathie, völlige Inappetenz, stärkstes Durstgefühl, Erbrechen.

β) *Akute Pyelonephritis:* initialer Schüttelfrost, remittierendes oder intermittierendes Fieber, Schmerzen in der Nierengegend mit Druck- und Perkussionsempfindlichkeit, Harnbefund (Leukurie, Bakteriurie), ähnlich der akuten Pyelitis. Für Mitbeteiligung der Niere spricht zunehmende Albuminurie, welche stärker ist als dem Leukocytengehalt entspricht, hyaline und granulierte Zylinder, Pollakisurie, zunehmendes Durstgefühl und Inappetenz, Nierenfunktionsstörung. Zwischen 5.–7. Tag Rückgang der Erscheinungen oder rasche Verschlechterung im Sinne schwerer Allgemeininfektion (hohes remittierendes Fieber, frequenter Puls, Apathie, trockene, rissige, erdbeerrote Zunge, Durstgefühl mit Widerwillen gegen Flüssigkeitsaufnahme, Erbrechen; palpable Tumorbildung in der Nierengegend („surgical kidney"), eitrige Einschmelzung, erbsgroße Abscesse im Nierengewebe; gelegentlich *Papillennekrose* (Papillitis necroticans diabetica), insbesondere bei Patienten mit *Diabetes mellitus*, d. h. rasch progrediente Nekrotisation einer oder mehrerer Papillen, diabetische Acidose, Coma uraemicum, Exitus). Bei Vorhandensein von Diabetes ist an diese Verlaufsform zu denken!

γ) *Subakut-remittierende Form der P.:* remittierende Fieberattacken von 3–4 tägiger Dauer in Zeitabständen von etwa 3 Wochen. Temperatur normal oder subfebril. Vergrößerung der betroffenen Niere durch Mitbeteiligung ihrer Kapsel, geringe Druckempfindlichkeit, geringer Urinbefund (Albumentrübung, vereinzelt Zylinder, Beeinträchtigung der Nierenfunktion), belegte Zunge mit erdbeerfarbenem Rand!; ödematöse Schwellung der Kelchhälse und kugelförmige Ausweitung eines oder mehrerer Nierenkelche durch Stauung des infizierten Urins in den Kelchen und unteren Tubuli; häufig Anfangsstadium einer Pyonephrose. *Prognose:* je nach Allgemeinzustand, Grad der Inappetenz, des Durstgefühls, der Nierenfunktionsstörung mehr oder weniger günstig; Leukopenie prognostisch ungünstig.

δ) *Chronische Pyelonephritis:* schleichende Entstehung aus der akuten Form ohne stärkere Temperaturerhöhung oder Beeinträchtigung des subjektiven Befindens; leichter Urinbefund (Albuminurie, Zylindrurie), anfallsweise auftretende Blutdrucksteigerung bei pyelitischem Schub, Zwangshaltung der Wirbelsäule (Skoliose), langsame Verschlechterung der Nierenfunktion, schließlich Fixierung der Hypertonie mit Hyposthenurie, Isosthenurie, Albuminurie, Leukocyturie, stille Urämie; konstanter Leukocytennachweis legt stets den Verdacht auf eine chronische P. nahe. *Septische Kachexie,* d. h. zunehmende Inappetenz, Mattigkeit, Erschöpfungszustand, Apathie, auffallendes Schlafbedürfnis, Urinbefund (Trübung, Leukocyten, Zylinder, Albumen, Hypo- bzw. Isosthenurie), Exitus unter zunehmender Kachexie in stiller Urämie.

Diagnose und Differentialdiagnose. α) *Perakute, diffuse P.:* Oligurie oder Anurie auch bei Ureterenkatheterismus, im übrigen aus der Symptomatologie. Unterscheidung von schwerer, eitriger Nephritis oder akuter Rückstauungspyelitis schwierig.

β) *Akute Pyelonephritis:* besonders starke Wasserausscheidungsstörung bei Nierenfunktionsprüfung.

γ) *Subakut-remittierende P.:* kugelförmige Ausweitung eines oder mehrerer Nierenkelche im Ausscheidungspyelogramm.

δ) *Chronische P.:* konstante Leukurie, Albuminurie, Zylindrurie, im Wasserversuch Hyposthenurie oder Isosthenurie.

Therapie. α) *Akute Pyelonephritis:* Bettruhe, lokale Wärmeapplikation, Diät, Anregung der Diurese (Dauertropfinfusion, Tropfklistier, perorale Zufuhr großer Mengen von Aqua dest. mit Dextropurzusatz kombiniert mit Ureterverweilkatheter); testgerechte Chemotherapie; Indikation zu operativem Eingriff gegeben bei zunehmenden Zeichen der Allgemeininfektion. In Frage kommt Nephrotomie mit Dekapsulation, Nierendenervation, Nephrektomie.

β) *Subakut-remittierende P.:* testgerechte Chemotherapie mit Antibiotikis in Kombination mit Echinacin. Indikation zur Operation (Dekapsulation, Denervation) gegeben bei Verschlechterung des Allgemeinbefindens und der Nierenfunktion sowie nach der 3. Fieberattacke bei gleichzeitiger Leukopenie.

γ) *Chronische P.:* Focussanierung, Nierendiät, bei nicht so weit fortgeschrittener Funktionsstörung Dekapsulation oder Denervierung.

c) Pyonephrose. *Definition:* Folge eines pyelonephritischen Prozesses mit Einschmelzung von Nierengewebe und kavernöser Vergrößerung des eitergefüllten Nierenbeckens. Streng zu unterscheiden ist hiervon die sekundäre Pyonephrose, welche eine infizierte Hydronephrose darstellt. *Pathologisch-anatomisch:* Verbindung eines oder mehrerer Kelche mit einem Nierenabsceß, wodurch eine scheinbare Vergrößerung des Nierenbeckens entsteht. Es handelt sich jedoch um eine Kaverne im Nierenparenchym, welche eiter- und blutgefüllt und durch Granulationsgewebe gegen das Nierenparenchym abgegrenzt ist; nephritische Mitbeteiligung des übrigen Nierenparenchyms, entzündliche Veränderungen des Nierenbeckens.

Symptome und Verlauf: fehlende Vergrößerung des eigentlichen Nierenbeckens, scheinbare Vergrößerung ist durch Kavernenbildung hervorgerufen. Palpatorische Nierenvergrößerung durch granulierende oder fibröse Peri- und Epinephritis; starker Urinbefund (schwere Pyurie mit Absetzen grün-gelblichen, rahmigen Sediments), Temperatur subfebril oder normal, gelegentliche plötzliche Fieberattacken mit Störung des Allgemeinbefindens, Mattigkeit, Appetitlosigkeit, Schmerzen in der Nierengegend, sobald der Eiterabfluß aus irgendwelchen Gründen verlegt ist.

Diagnose: Pyurie, Funktionsstörung, Kavernenbildung im Ausscheidungspyelogramm, Druckempfindlichkeit der Nierengegend, unregelmäßige, plötzliche Fieberattacken.

Therapie. α) *Konservativ:* nur in Notfällen, wenn jeder operative Eingriff unmöglich ist (Ureterverweilkatheter, Nierenbeckenspülung, Harndesinfizientia, Trinkkur).

β) *Operativ:* bei einseitiger Pyonephrose Nephrektomie; bei Funktionsschwäche der 2. Niere zunächst nur Nephrostomie und sekundäre Nephrektomie, sobald die Funktion der 2. Niere gebessert ist.

2. *Primäre Entzündungen des Nierenparenchyms*

a) Nephritis purulenta acuta. *Definition:* Hämatogene (meist einseitige) Infektion des Nierenparenchyms ohne primäre Beteiligung von Nierenbecken und Ureter. Besonders betroffen ist die Nierenrinde entsprechend der metastatischen Entstehung der Entzündung aus kleinen Bakterienthromben.

Pathologisch-anatomisch: Erreger hauptsächlich Kokken; Entstehung metastatisch nach pyogenen Infektionen (Furunkel, Karbunkel, Erysipel, Mastitis, Angina, Appendicitis). Die in den Glomerulusschlingen zurückgehaltenen Bakterienthromben verursachen kleine Rindenabscesse und fortschreitende Entzündung entlang den Lymph- und Spalträumen mit späterem Einbruch in die Harnkanälchen; diffuse Durchsetzung der Niere mit Abscessen selten, häufiger ist die Ausbildung einzelner Rindenabscesse. Bei Durchbruch durch die oberflächliche Kapsel folgt para- oder perinephritischer Absceß.

Symptome und Verlauf: plötzlicher Beginn mit Fieber und Schüttelfrost, Schmerzen in einer Nierengegend von kolikartigem Charakter, ureterkolikartige Ausstrahlung in die Inguinalgegend, meist einseitige Erkrankung, Druckempfindlichkeit und Perkussionsschmerz; Kontinua, seltener septisch-remittierendes Fieber, starke Pulsbeschleunigung im Gegensatz zur Pyelitis, Fehlen einer Leukurie, hingegen starke Albuminurie, im übrigen alle Symptome einer akuten Pyelonephritis (septisches Aussehen, trockene, rissige, erdbeerfarbige Zunge; Inappetenz bei starkem Durstgefühl).

Diagnose: aus Anamnese, aus schwerem septischen Krankheitsbild, stark vergrößerte, druckempfindliche Niere, Fehlen von Entzündungsprodukten im Harn, hingegen Bakteriennachweis im Urin; endoskopisch auffallende Funktionsstörung (Abgrenzung gegenüber paranephritischem Absceß). *Differentialdiagnose:* fehlende Harnstauung schließt Retentionspyelitis, fehlende Pyurie die akute Pyelonephritis aus; Abgrenzung vom Nierenkarbunkel oft nicht möglich.

Therapie: je nach Schwere des Befundes Nephrotomie und Absceßeröffnung oder Nephrektomie, sofern die alleinige Chemotherapie innerhalb von 1–2 Wochen keine Besserung bringt.

b) Nephritis purulenta chronica. *Entstehung:* weniger stürmisch als unter 1., im übrigen wie dort. *Pathologisch-anatomisch:* infiltrative, nicht abscedierende Entzündung des Nierenparenchyms, gelegentlich ins Paranephron durchbrechende Rindenabscesse; Nierenbecken und Ureter völlig unbeteiligt. *Symptome:* Bakteriurie, palpatorische Nierenvergrößerung, Druckempfindlichkeit der Niere, Leukocytose, Nierenfunktion meist intakt. *Therapie:* Bettruhe, lokale Wärmeapplikation, strenge Nierendiät, Chemotherapie; bei sekundären paranephritischen Abscessen Incision.

c) Nierenkarbunkel. *Definition:* karbunkelartiger, durch Kokkenembolus hervorgerufener umschriebener Entzündungsherd des Nierenparenchyms mit initial fehlender Beteiligung von Nierenbecken und Ureter. *Entstehung:* wie akute eitrige Nephritis, d. h. Metastase eines meist peripheren Eiterherds im Körper; jedoch handelt es sich wohl um einzelne größere Bakterienemboli, welche verschleppt werden.

Pathologisch-anatomisch: umschriebene Nekrosebildung mit geringer Einschmelzungstendenz und ohne Verbindung zu Nierenbecken und Nierenkelchen; tumorartige, umschriebene Vorwölbung der Nierenoberfläche mit keilförmiger Fortsetzung ins Nierenparenchym. Der Parenchymbereich ist mit zahlreichen miliaren Abscessen durchsetzt; epi- und paranephrisches Gewebe sind mitbeteiligt; anfängliches paranephrisches Ödem geht oft in Absceßbildung in den Nierenkapseln über.

Symptome: initial wie bei akuter eitriger Nephritis; mit langsam einsetzender Temperaturerhöhung, gelegentlich auch mit initialem Schüttelfrost, remittierendem Fieber und heftigen Schmerzen in der Nierengegend; starke Druckempfindlichkeit der palpatorisch vergrößerten Niere; Beeinträchtigung der Nierenfunktion; Urinbefund (Erythrurie bei zunächst fehlender Bakteri- und Leukurie).

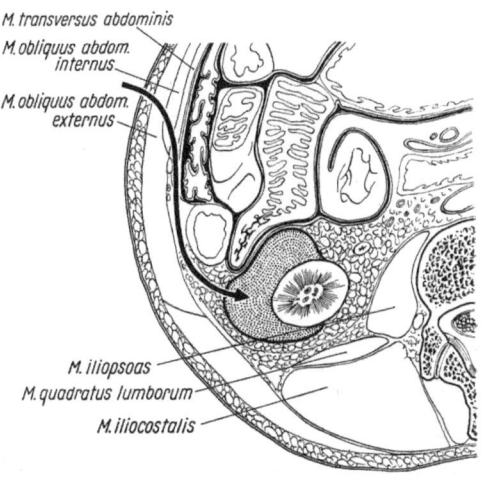

Abb. 420. *Paranephritischer Absceß;* typ. Zugangsweg zu seiner Eröffnung

Diagnose: anamnestisch pyogene Infektion, Druckempfindlichkeit der Niere, palpatorische Nierenschwellung (Kapselödem, gestörte Nierenfunktion, im i. v.-Pyelogramm Kelchverdrängung und -einengung. *Therapie. Konservativ:* massive Chemotherapie. *Operativ:* bei Versagen der Chemotherapie Excision des tumorartigen Entzündungsherds durch stumpfe Ausschälung in Kombination mit lokaler Chemotherapie, in schweren Fällen Nephrektomie.

3. *Entzündliche Erkrankungen der Nierenhüllen*

a) Paranephritis purulenta (s. Abbildung 420). *Definition:* hämatogene Infektion im Bereich der Fettkapsel der Niere mit phlegmonöser Ausbreitung im paranephrischen Fettgewebe und ausgesprochener Abscedierungstendenz.

Entstehung: hämatogen-metastatisch von nierenferner, pyogener Infektion (Pyodermie, Angina, Panaritium, Furunkel, Paronychie, Mastitis purulenta); seltener indirekt über eitrige Nephritis oder Nierenkarbunkel oder fortgeleitet von entzündlichen Erkrankungen der Umgebung (Perityphlitis, subphrenischer Absceß, Pleuraempyem, Lungenabsceß).

Symptome und Verlauf: Beginn mit remittierendem oder intermittierendem Fieber, ziehenden Oberbauchschmerzen, frühzeitige Schmerzlokalisation in die Nierengegend, Druckempfindlichkeit des Nierenlagers, Vorwölbung der Costovertebralgegend beim sitzenden Patienten, leichtes Ödem der Haut der Lendengegend, Psoassymptom (d. h. Schmerzen in der Nierengegend beim Anziehen des Beines, bei starker Beugung der Hüfte oder bei extremer Streckung derselben), Harnbefund nur bei Mitbeteiligung der Nieren (Bakterien, Leukocyten, Eiweiß, Erythrocyten). Bei ausbleibender chirurgischer Hilfe gelegentlich Einbruch in die Pleura, Bauchhöhle oder Intestina.

Diagnose: aus Anamnese und Symptomen, bei großen Abscessen im i. v.-Pyelogramm Kompression, im Veratmungspyelogramm respiratorische Unverschieblichkeit der Niere.

Therapie. Konservativ: durch massive, frühzeitige Chemotherapie oft Rückgang und Ausheilung. *Operativ:* bei fortgeschrittener Absceßbildung; Aufsuchen des Abscesses durch percutane Punktion (vgl. S. 1324) und breite Absceßspaltung nach Auffinden des Abscesses. Dabei gleichzeitig Untersuchung der Niere auf Abscessbildung und Nierenkarbunkel.

b) Perinephritis. α) *Perinephritis purulenta:* d. h. flächenhafte Abscesse zwischen der entzündlich veränderten Nierenkapsel und Nierenoberfläche, meist kombiniert mit einer subakut verlaufenden eitrigen Nephritis. Entzündung bleibt meist auf die fibröse Nierenkapsel beschränkt, Übergreifen auf das perinephrische Gewebe nur selten.

β) *Perinephritis granularis:* d. h. dicke Schicht von Granulationsgewebe zwischen Nierenoberfläche und Nierenkapsel, wahrscheinlich Vorstufe der fibrösen Perinephritis.

γ) *Perinephritis fibrosa:* d. h. Einbettung und Strangulation der Niere durch dickes Schwartengewebe und durch reflektorisch ausgelöste Durchblutungsstörungen, welche Schmerzen hervorrufen (Perinephritis dolorosa). *Therapie:* Dekapsulation bzw. Dekortikation der schwartig veränderten Nierenhüllen, anschließend Kurzwellen- und Fangopackung.

δ) *Perinephritis serosa:* d. h. rezidivierender Erguß zwischen Niere und Nierenkapsel, welcher außerordentlich groß werden kann und mit heftigen, akuten Schmerzen einhergeht.

Diagnose: palpatorische, schwappende Tumorbildung, ähnlich dem Befund bei einem Wasserbruch (daher sog. „Hydrocele renis"). *Therapie:* Entfernung der fibrösen Kapsel; Punktion führt nur zur vorübergehenden Besserung, verhindert aber nicht Rezidive.

ε) *Perinephritis haemorrhagica. Definition:* schwere, oft lebensbedrohliche Blutungen ins Nierenlager. *Ätiologie:* fraglich (in Frage kommen chronische und eitrige Nephritis, Nierentuberkulose – Carcinom – Sarkom, Nebennierenerkrankungen, evtl. Trauma).

Symptome: plötzliche, kolikartige Schmerzen, rasch entstehender palpabler Tumor in der Nierengegend, Schock-Kollapssyndrom mit allen Zeichen innerer Verblutung, Verstärkung der Erscheinungen durch plötzlichen Ausfall der Nebenniere.

Therapie: sofortige Operation (Nephrektomie, Tamponade, massive Bluttransfusion, Nebennierenrindenhormon und Adrenalin).

4. Nicht eitrige, doppelseitige Nierenerkrankungen

a) Nephritis acuta et chronica. *Definition:* entzündliche Prozesse der Niere, welche sich an den Gefäßen, besonders an den Glomeruli abspielen.

Ätiologie: bakterielle Infektionen (Strepto- und Pneumokokken, Fokalinfekte, Infektionskrankheiten).

Formen: akute und chronische Glomerulonephritis, akute und chronische herdförmige Glomerulonephritis, Nephritis haematurica, Nephritis dolorosa (Koliknephritis).

Symptome und Diagnose. α) *Akute Glomerulonephritis:* Oligurie, spezifisches Gewicht erhöht, Albuminurie, Hämaturie, Urinbefund (massenhaft granulierte Zylinder, Epithelien, Erythrocyten), Blutdruck stark erhöht, Herzhypertrophie, Rest-N in schweren Fällen erhöht, Konzentrations- und Wasserversuch mangelhaft, akuter Beginn mit hohem Fieber, Schüttelfrost, Schmerzen in der Lumbalgegend.

β) *Chronische Glomerulonephritis:* Nykturie, spezifisches Gewicht erhöht, Albuminurie, Urinbefund (einzelne Zylinder und Erythrocyten), Blutdruck mäßig gesteigert, Herzhypertrophie.

γ) *Akute herdförmige Glomerulonephritis:* Harnmenge normal, spezifisches Gewicht normal, Albuminurie spärlich, Hämaturie leicht bis mittelschwer, Urinbefund (Zylinder, Bakterien, Erythrocyten), Blutdruck normal, akuter Beginn.

δ) *Chronische herdförmige Glomerulonephritis:* wie unter 3., jedoch geringe Hämaturie und leichterer Urinbefund.

ε) *Nephritis haematurica (Casper):* plötzlich einsetzende und heftige, selten gefährlich werdende Blutungen, leichte Albuminurie, keine Nierenfunktionsstörung. Im Verlauf zwischen den einzelnen Hämaturien Pausen von Monaten und Jahren.

ζ) *Nephritis dolorosa:* Abart der interstitiellen Herdnephritis; charakteristisch durch intermittierende Nierenkoliken mit Schmerzausstrahlung in die Leisten- und Genitalgegend, Erbrechen, Urinbefund (Erythrocyten, leichte Albuminurie, feingranulierte Zylinder).

Therapie. Glomerulonephritis: bei Anurie möglichst innerhalb der ersten 24 Stunden Dekapsulation, wenn eine Periduralanästhesie in Höhe des 7.–8. Brustwirbels nicht zum Ingangkommen der Diurese geführt hat.

b) Nephrose. *Definition:* regressive Veränderungen des Tubulusapparats.

Ätiologie: chronische Infektion, Infektionskrankheiten, Vergiftungen, Tuberkulose, Lues, Tumoren.

Symptome und Diagnose. 1. *Akute Nephrose:* Oligurie, spezifisches Gewicht stark erhöht, Albuminurie, Hämaturie fehlt!, Urinbefund (Fettzylinder und Zellen), Blutdruck normal, NaCl-Ausscheidung verlangsamt, Wasserausscheidung verlangsamt; Verlauf schleichend. 2. *Chronische Nephrose:* Harnmenge normal, spezifisches Gewicht erhöht, Albuminurie, Hämaturie fehlt!, Urinbefund (spärlich Zylinder), Blutdruck normal, Verlauf meist primär chronisch.

Therapie: bei toxischer Nephrose (Sublimat, Kali chloricum), Versuch der Dekapsulation.

c) Blande bzw. maligne Nephrosklerose. *Definition:* durch Sklerose der kleinen Nierengefäße eintretende Nierenschrumpfung.

Ätiologie: Bleivergiftung; bei blander Nephrosklerose essentielle Hypertonie; häufig kombiniert mit Diabetes, Gicht, Fettsucht.

Symptome und Diagnose: Harnmenge abhängig vom Zustand des Herzens; spezifisches Gewicht niedrig, je nach Eiweißmenge, Albuminurie, Hämaturie fehlt meist, Urinbefund (Zylinder, Epithelien), Blutdruck stark erhöht!, Herzdilatation und -hypertrophie, nicht selten Herzinsuffizienz, Augenhintergrundsveränderungen (Retinitis, Blutungen, Gefäßsklerose), Verlauf schleichend.

Differentialdiagnose: Niereninfarkt (heftiger Schmerz in der Nierengegend mit abdominellen Reizsymptomen, Erholung meist innerhalb 2 Wochen); *Totalverschluß der Nierenarterie durch Embolie* (plötzlicher, heftigster Vernichtungsschmerz im Oberbauch ohne Ausstrahlung in die Leistengegend, Erbrechen, Muskelspannung, Meteorismus, keine Hämaturie; nekrotischer Zerfall der Niere innerhalb weniger Stunden); *Verödung der Nierenarterie* (durch Atherosklerose, Toxikose, Geschwülste, Periarteriitis nodosa, welche im Gegensatz zum akuten Verschluß von stärkerer Hämaturie begleitet ist, Anurie); *Nierenvenenthrombose* (heftige Nierenschmerzen, massive Hämaturie, Albuminurie, geringe abdominelle Erscheinungen, Oligurie auf der befallenen Seite, stets mit Fieberschüben, meist doppelseitiges Vorkommen); *Thrombophlebitis renalis* (gleiche Erscheinungen wie Nierenvenenthrombose), meist im Puerperium auftretend; da meist einseitig auftretend, ist operative Hilfe möglich (Nephrektomie).

II. Spezifische

1. Urotuberkulose (s. Abb. 421)

Definition: auf hämatogenem Wege entstehende, meist von einem Primärherd in der Lunge oder Intestinum ausgehende Organtuberkulose der Niere (vgl. Abb. 105) mit sekundärem Befall des Nierenbeckens, der Ureter und der Harnblase (descendierende Ausbreitung).

Vorkommen: vorzugsweise bei Männern im Alter von 20–40 Jahren, meist kombiniert mit Genitaltuberkulose (etwa 80%) und anderen spezifischen Herden (Pleuritis tbc., Lungen- oder Knochen-Gelenktuberkulose), d. h. Manifestation einer Spätgeneralisation.

Pathologisch-anatomisch: initiale Ansiedlung von Bacillen in der Rindenschicht beider Nieren (Rundzellinfiltrate ohne Riesen- oder Epitheloidzellen mit guter Ausheilungstendenz); häufig folgenlose Ausheilung des Initialstadiums oder Ausbildung einer käsigkavernösen Urotuberkulose infolge Ansiedlung von Bacillen in Harnkanälchen, Kelchen, Nierenbecken und Ureter; Fortentwicklung der Erkrankung zur *Papillenspitzentuberkulose* und *Kavernenbildung* in der Markregion der Niere; schließlich Übergreifen auf andere Nierenabschnitte und Entwicklung einer *käsigen Pyonephrose* mit völligem Parenchymschwund, totaler Ureterverlegung und Umwandlung der verödeten Niere in einen, von einer pomadenartigen gelb-weißen Masse erfüllten derbwandigen Schwielensack („*Kittniere*"); Kaverneninhalt enthält zahllose noch lebensfähige Tuberkelbacillen, weshalb die weitere Gefahr im Übergreifen der Infektion auf die Harnblase besteht (s. S. 1369). Von diesem Augenblick an besteht Gefahr für die gesunde zweite Niere durch Strikturierung des zugehörigen Ureters in seinem unteren Abschnitt infolge lymphogener, zu Sklerosierung führender, Entzündung der Ureterwand. Eine solche bedingt Tod an Urämie durch schleichend entstehende Hydronephrose an der Restniere.

Formen: Disseminierte Knotenform (große Konglomerattuberkel von derber Konsistenz und fehlender Neigung zur Verkäsung in der Rinde, buckelige Nierenoberfläche vermag Tumorbildung vorzutäuschen), *indurativ-fibröse Form* (bindegewebige Schrumpfung des Nierenparenchyms mit eingestreuten, spezifischen, nicht verkäsenden Herden), *tuberkulöse Nephritis* (unspezifische Entzündung des Rindenteils mit interstitiellen Rundzellanhäufungen und Bacillurie; diese Form entspricht dem Initialstadium).

Symptome: Störung des Allgemeinbefindens erst in späteren Stadien, subfebrile Temperaturen gelegentlich frühzeitiger auftretend, schließlich intermittierendes Fieber, Gewichtsverlust, geringe lokale Beschwerden, Harnleiterkoliken, druckempfindlicher Nierentumor in späteren Stadien, Cystitis, charakteristischer Urinbefund (Pyurie, evtl. Vorhandensein von Käsebröckeln), Urinreaktion trotz Pyurie sauer, Albuminurie nicht über $1/4\ ^0/_{00}$, Fehlen gewöhnlicher Eitererreger (in etwa 50% der Fälle nachgehende Sekundärinfektion), chronische Mikrohämaturie, evtl. profuse Hämaturie, welche lebensbedrohlich werden kann; fast stets Mitbeteiligung des Genitalsystems, vor allem bei Männern.

Diagnose: Bacillurie (Bacillennachweis durch Ziehl-Neelsen-Färbung des Harnsediments, *Hohn*sche Kultur, Tierversuch; [dazu mehrmalige Einsendung frisch gelassenen Morgenurins in steriler Flasche an bakteriologisches Institut, Versuchsergebnis nach 6–8 Wochen]); *Funktionsstörung der erkrankten Niere* (SAU-Probe nach *Rehn-Günzburg* und Indigocarmin-Probe), *Urographie* und *Pyelographie* (Kavernenbildung, Kelchhalsstenose mit Erweiterung des Kelchendes, Ausfall von Kelchen, „Margeritenform" des Kelchsystems), *Endoskopie* (Cystoskopie, jedoch nur wenn keine floride Genitaltuberkulose vorliegt).

Therapie: allgemeine Heilstättenbehandlung in Verbindung mit Chemotherapie wie üblich für die Dauer von 2–3 Monaten (*Cave!* aktives Vorgehen, solange anderweitige Organtuberkulosen vorliegen), bei einseitigem Befall *Nephroureterektomie;* bei doppelseitigem Befall ein- oder doppelseitige *Polresektion,* einseitige Nephrektomie, kombiniert mit Polresektion der anderen Seite; bei posttuberkulösen Ureterstrikturen *Ureterresektion* und Neueinpflanzung in die Blase (*Puigvert*); bei sekundärer Blasenerkrankung zunächst konservatives Abwarten, da der Prozeß in der Blase nach Ausschaltung der Niere meist abheilt. Im Endstadium bei Schrumpfblase evtl. Erweiterungsplastik durch Dünndarmplastik (*Scheele*).

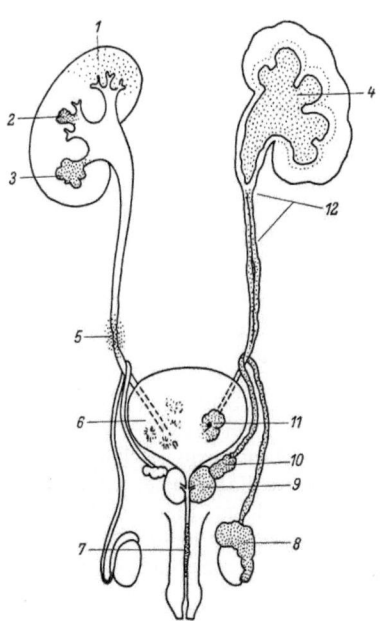

Abb. 421. *Urogenitaltuberkulose* (Verlaufsstadien und Lokalisation nach *Alken*): *1* Parenchymatöses Stadium, *2* Ulcero-cavernöses Stadium I, *3* Ulcero-cavernöses Stadium II, *4* Ulcero-cavernöses Stadium III, *5* Ureterstenose, *6* Blasenulcerationen, *7* Urethralstriktur, *8, 9, 10* Prostata-Samenblasen-Samenleiter- und Nebenhodentbc., *11* Stenose- und Verziehung des Ureterostiums, *12* Kompletter Verschluß des Ureters (Kittniere)

2. Lues

a) Nephritis luica praecox. *Pathologisch-anatomisch:* im Sekundärstadium der Lues auftretende, akut einsetzende Lipoiddegeneration der Nieren mit entzündlichen Veränderungen des tubulären Apparats; beginnt mit vorübergehenden Albuminurieen infolge trüber Schwellung der Nieren wie bei anderen Infektionskrankheiten. *Symptome und Verlauf:* allgemeine Schwäche, Mattigkeit, starke Kopfschmerzen, Appetitlosigkeit, allgemeine starke Ödembildung, mäßige Herzdilatation, evtl. Hydroperikard; Verlauf über Monate und Jahre; schließlich Blasenlähmung infolge Myelitis luica. *Prognose:* nicht ungünstig, Gefahr der Herzinsuffizienz. *Therapie:* Penicillin, Quecksilber in hohen Dosen, Kaliumjodatum, Harnstoff, Thyroxin, Digitalis.

b) Nephritis interstitialis chronica fibrosa multiplex. *Pathologisch-anatomisch:* interstitielle Veränderungen des Nierenparenchyms, welche zum Unterschied von der gewöhnlichen genuinen Schrumpfniere nur kleine, aber zahlreiche Abschnitte der Niere betreffen. *Symptome:* wie bei genuiner Schrumpfniere, jedoch relativ hohe Harnzylinderausscheidung und geringerer Grad von Polyurie. *Therapie:* Jodkuren.

c) Gummöse Nierensyphilis. *Pathologisch-anatomisch:* typisches Gumma, fast stets nur einseitig vorkommend, tumorartige Organvergrößerung infolge Gummiknoten und schwieliger gummöser Wucherung.

Symptome und Diagnose: Blutdrucksteigerung, Hypertrophie der linken Herzkammer, Urinbefund (Albuminurie, Zylindrurie, Eiter und Blut bei Durchbruch erweichter Gummiknoten), Gummadurchbruch nach außen. *Therapie:* Penicillin, Neosalvarsan (Cave! Quecksilber und Jod).

H. Sackniere (Uro- s. Hydronephrose)

Definition: pathologische Erweiterung des Nierenbeckens.

Ätiologie. a) *Kongenitale:* Strikturen im Verlauf des Ureters, besonders am Übergang des Nierenbeckens zum Ureter und an der Blaseneinmündung; aberrierende Nierengefäße mit Kompression des oberen Ureterabschnitts; siphonartige Schlingenbildung des Ureters infolge periureteraler Adhärenzen; korkzieherartige Windungen des Ureters (Persistenz der fetalen Ureterform); klappenartige Schleimhautfalten, besonders am Ureterabgang vom Nierenbecken. Angeborene Muskelaplasie des oberen Ureterendes mit Abbruch der Peristaltik; Ostiumstenosen mit oder ohne Ureterocele; Stenose oder Atresie der Urethra (Colliculushypertrophie, Klappenbildung); angeborene neurogene Störungen mit Ureterdilatation (Hydroureter) und der Blase (Detrusorlähmung), z. B. bei Spina bifida und Aplasie des Kreuz- und Steißbeins, Myelodysplasie; lokale Spasmen des Ureters und des Blasenhalses. Im wesentlichen also *mechanische* und *dynamische Hindernisse.*

b) *Erworbene:* Verlegung der Harnwege durch Steine, Blutgerinnsel, Fremdkörper, Tumoren, traumatische und entzündliche Striktur, besonders auch solche nach angeborenen Nierenmißbildungen (Doppelniere, Hufeisenniere, Blasenektopie).

Pathologisch-anatomisch: progressive Dilatation des Nierenbeckens und seiner Kelche durch Rückstauung des Urins; Druckatrophie des Nierenparenchyms infolge von dessen Kompression unter der unnachgiebigen fibrösen Kapsel; lokale Anoxämie infolge Kompression der kleineren Nierengefäße, trophische Störungen der gestauten Tubuli, Hyalinisierung und Zerstörung der Glomeruli; besonders rasche Progredienz der Atrophie bei intrarenalem Nierenbecken, während sich bei extrarenalem Nierenbecken zunächst eine Dilatation des Nierenbeckens ausbildet. Letzteres erweitert sich auch vorwiegend bei tiefliegenden Hindernissen, während hochsitzende Hindernisse zuerst die Kelche zum Schwund bringen.

Formen: je nach dem Mechanismus der Harnobstruktion *geschlossene, offene* bzw. *intermittierende Hydronephrose.* Komplikationen: Dilatation und Hypertrophie der Nierenbecken und Ureterwand (Hydroureter mit stark gewundenem Verlauf), ascendierende Pyelonephritis, Konkrementbildung, narbige Strikturen (infizierte Hydronephrose), völlige Zerstörung und Funktionsuntüchtigkeit der schließlich von zahlreichen Abscessen durchsetzten Niere, welcher ein großes eitergefülltes Nierenbecken anhängt (*Pyonephrose*).

Unfallzusammenhang: nur ausnahmsweise gegeben, und zwar bei traumatisch entstandener Abflußbehinderung.

Vorkommen: in jedem Alter. Da sie meist angeboren ist, tritt sie oft schon frühzeitig (Kleinkind- und Säuglingsalter) in Erscheinung; Mädchen häufiger betroffen als Knaben (Verhältnis 2:3); linke Niere überwiegt; meist doppelseitiger Befall (etwa 40%) mit Hindernis am Blasenhals oder peripher davon; oft auch bilateral-supravesical am vesicalen Ureterende und beidseitige Abknickung durch untere Polgefäße; nicht selten letaler Verlauf schon in den ersten 6–12 Monaten.

Symptome: persistierende oder *rezidivierende Pyurie*, Fieberschübe, Erbrechen, Blässe, Schmerzen in der Lendengegend, Meteorismus, Spannung der lateralen Bauchdecken, Obstipation, initialer Miktionsschmerz, Harnträufeln, Inappetenz, mangelnde Gewichtszunahme, Gewichtsstürze, toxisch-bedingte Kopfschmerzen, Bewußtseinstrübung, Krämpfe, Blutdruckerhöhung; in fortgeschrittenen Stadien doppelseitiger Hydronephrosen Ödembildung, Urämie, Rest-N-Erhöhung, Elektrolytstörungen, massiver Urinbefund (Leukocyten, Albuminurie, evtl. Hämaturie); bei intermittierender

Hydronephrose zeitweise normaler Urinbefund; prall elastischer Abdominaltumor, welcher das Abdomen nach lateral und vorn vorwölbt; rectal tastbarer Megaureter.

Diagnose: vollständiger urologischer Untersuchungsgang gibt Aufschluß über Sitz, Grad und häufig auch über die Ursache der Hydronephrose (Strikturen, Abknickungen des Ureters, Steinbildung, Doppelmißbildung). *Röntgenbild:* Röntgenkontrasteinlauf des Dickdarms von unten zeigt im Gegensatz zu echten Nierentumoren keine Verlagerung der Colonschenkel nach medial; stark gewundener Hydroureter vermag jedoch eine Colonverdrängung hervorzurufen; Ausscheidungsurogramm bleibt häufig negativ, wenn die sekretorische Funktion bereits stark eingeschränkt ist; beidseitige retrograde Pyelographie gibt Aufklärung über Einzelheiten. *Cystoskopie:* klärt Doppelmißbildung; klaffende, starre Ostien; Ureterocele; Stenosen; Chromocystoskopie deckt verzögerte, schwache oder fehlende Blauausscheidung auf der befallenen Seite oder evtl. auch beidseitig auf; vergleichende Untersuchung des beidseitig getrennt gewonnenen Ureterenkatheterurins. Verdünnungs- und Konzentrationsversuch (bei einseitiger Hydronephrose normal, bei doppelseitiger H. Ausscheidung verzögert, Konzentration mangelhaft); bakteriologische Untersuchung (Urintest zur Auswahl eines testgerechten Antibioticums sehr bedeutungsvoll).

Therapie. 1. *Nephrektomie:* bei einseitiger Hydronephrose und funktionell wertlos gewordenem Organ (vor **Exstirpation** der kranken Niere orientiere man sich durch Palpation vom Vorhandensein und Zustand des kontralateralen Organs).

2. *Organerhaltende Operationen:* kommen in Betracht bei noch gut erhaltenem Nierenparenchym und Doppelseitigkeit der pathologischen Veränderungen; ganz besonders bei mechanischen Abflußhindernissen und bei Jugendlichen.

a) *Aberrierende Nierengefäße:* ventral oder dorsal vom Ureter direkt aus der Aorta bzw. V. cava zum unteren Nierenpol ziehend, können meist ohne weiteres ligiert und durchtrennt werden; größere Arterien erfordern eine präliminare Drosselung und Beobachtung der Ausdehnung des anämischen Gebiets (Durchtrennung kann erfolgen, wenn der anämische Bezirk kleiner ist als ein Viertel der Niere); (Gefahr des Drosselungshochdrucks); bei ausgedehnteren Bezirken u. U. Ureterabtrennung und Neueinpflanzung ins Nierenbecken unter Umgehung des Hindernisses. Vor Beendigung eines jeden solchen Eingriffs ist die freie Durchgängigkeit des Ureters in die Blase von einer Pyelotomie aus zu prüfen.

b) *Lokalisierte Ureterstenose:* häufig am Ureterabgang aus dem Nierenbecken gelegen, kann durch *Resektion* mit Ureteranastomose, durch Ureterneueinpflanzung ins Nierenbecken (*Uretero-Pyelostomie*), durch Resektion des erweiterten Nierenbeckens und Neueinpflanzung des Ureters in dasselbe (*Uretero-Neopyelostomie*) verbessert werden; auch einfache Längsspaltungen der .Stenose und Quervernähung (Fengerplastik, Y- oder V-Plastik nach *Foley*, Spornresektion nach *Trendelenburg*) sind erfolgreich. Striktur am vesicalen Ureterende erfordert transvesicale Ostiumspaltung über einem Ureterenkatheter mit nachfolgender Dilatation (Verfahren ist der Uretero-Neocystostomie vorzuziehen).

c) *Klappenbildung am oberen Ureterende:* Pyelotomie zum Zwecke der Revision und Resektion der obstruierenden Falte, evtl. Resektion des Segments.

d) *Abnorme Schlingenbildung des Ureters:* Durchtrennung der periureteralen Adhärenzen, Streckung des Ureters durch Hochziehen der Niere, Nephropexie (vgl. S. 1326).

e) *Langgestreckte Ureterstenose:* Überbrückung des Defekts durch eine transrenalureterale Schiene und Offenlassen der längsgespaltenen Stenose; über dem eingelegten Katheter regeneriert die Ureterwand (Ureterplastik nach *Davis*). Alle derartigen Plastiken am oberen Ureterende verlangen eine transrenal-ureterale Drainage und eine zusätzliche Nierenbeckendrainage für 8–10 Tage, außerdem Wundbettdrainage.

Nachbehandlung: massive Chemotherapie, Ureterfisteln schließen sich fast stets rasch spontan, sofern der freie Harnabfluß gesichert ist. Ausscheidungsurographie in halbjährlichen Intervallen, Rückbildungstendenz und endgültiger Zustand sind frühestens nach 6 bis 12 Monaten zu beurteilen. *Prognose:* bei einseitigen Hydronephrosen günstig; Operationsmortalität bei entsprechender Vorbereitung keine; bei doppelseitigen infizierten Hydronephrosen ungünstig, selbst wenn es gelingt, das Hindernis operativ zu beheben. Viele Patienten erliegen der chronischen Harninfektion schon im Säuglings- und Kleinkindesalter; zwei Drittel der Fälle kommen innerhalb des 1. Dezenniums ad exitum.

J. Geschwülste

1. Benigne (s. Abb. 422)

Enchondrom, Osteom, Lipom, Fibrom, Myom, Angiom, Lymphangiom, Adenom, Dermoid.

Symptome und Verlauf: nur selten eine Größe erreichend, welche klinische Erscheinungen (Hämaturie, palpabler Nierentumor) hervorruft; Unterscheidung gegenüber malignem Tumor oft nicht möglich. Durch starke rezidivierende Hämaturie gefährlich werden können lediglich die *Angiome der Papillenspitzen*.

Therapie: Nierenfreilegung, evtl. Nephrektomie, welche häufig erst die richtige Diagnose liefert.

2. Maligne

Pathologisch-anatomisch:

a) Hypernephroide Tumoren (Hypernephrom = *Grawitz*-Tumor = Epinephroid). Im histologischen Aufbau an die Nebenniere erinnernd (daher früher ätiologisch versprengten Nebennierenkeimen zugeschrieben), in der Tat aus den Tubulusepithelien hervorgehend; zunächst expansives, durch Bindegewebskapsel vom Nierenparenchym abgegrenztes Geschwulstwachstum; schließlich Übergang in bösartiges Wachstum mit Kapseldurchbruch und Infiltrierung in das Nierengewebe, Nierenbecken und Nierenvene; erreichen außerordentliche Größe und Gewicht (bis zu 1500 g).

Vorkommen: in jedem Alter; häufigste maligne Nierengeschwulst, männliches Geschlecht bevorzugt; Häufigkeitsgipfel im 3. Dezennium.

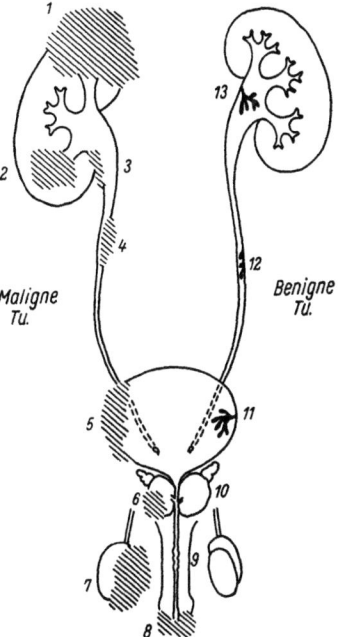

Abb. 422. *Urogenitaltumoren* (nach *Alken*): *maligne:* 1 Hypernephrom, 2 Nieren-Ca., 3 Nierenbecken-Ca., 4 Ureter-Ca., 5 Blasen-Ca., 6 Prostata-Ca., 7 Seminom, 8 Penis-Ca., *benigne:* 9 Induratio penis plastica, 10 Prostataadenom, 11 Blasenpapillom, 12 Ureterpapillom, 13 Nierenbeckenpapillom

b) Carcinom. Adenocarcinom (hart, umschrieben, knotenförmig, wenig infiltrierend, langsam wachsend), Medullarcarcinom (weich, rasch wachsend, das ganze Nierengewebe durchsetzend, sehr bösartig, frühzeitig metastasierend und die Nierenkapsel durchbrechend).

Vorkommen: bei älteren Erwachsenen (4.–6. Dezennium) und häufig gemeinsam mit Hypernephrom.

c) Sarkom. Vom intrarenalen Bindegewebe oder Innenseite der Nierenkapsel ausgehend; vorwiegend Spindel- und Rundzellensarkom, auch Angiosarkom und gemischte Sarkome (letztere hauptsächlich bei Kleinkindern).

d) Embryonales Adenosarkom (malignes Embryom = *Birch-Hirschfeld*- oder *Wilms*-Tumor). Rasch wachsende, maligne Geschwülste, Faust- bis Kindskopfgröße erreichend, Gewicht bis zu 1000 g; Ausgangspunkt wahrscheinlich Teile des *Wolff*schen Körpers oder des Urnierenmesoderms; auch die Entwicklung aus der embryonalen Niere wird für möglich gehalten. Lokalisation am oberen oder unteren Nierenpol mit entsprechender Verdrängung der Niere, auch zentral mit Auseinanderdrängung beider Nierenpole, gelegentlich der Niere kappenförmig aufsitzend oder in die Nierenkonvexität durchbrechend, so daß diese als ringförmiges Gebilde mit dem Nierenbecken im Zentrum dem Tumor aufsitzt. *Makroskopisch:* ödematöses markiges Gewebe von rosa-grauer Farbe, stellenweise von Blutungen und Nekrosen durchsetzt; cystische Erweichungshöhlen; nur ausnahmsweise Tumordurchbruch durch die Nierenbeckenwand; Metastasierung auf lymphogenem Wege durch die regionären Lymphknoten und längs der Wirbelsäule, erst relativ spät auch hämatogen in die Lungen, Skelett und Leber. *Histologisch:* epitheliale und bindegewebige Elemente, welche größtenteils undifferenziert sind und an nierentubulus- und glomerulusähnliche Gefäßknäuel erinnern; auch sarkomatöse Elemente (glatte und quergestreifte Muskulatur, Knochen-, Knorpel- und Fettgewebe) werden gefunden.

Vorkommen: zwei Drittel der Fälle vor dem 3. Lebensjahr, drei Viertel vor dem 5. Lebensjahr, nicht nach Abschluß des 1. Dezenniums; häufig schon bei Neugeborenen, gelegentlich auch beidseitig.

Symptome. Hämaturie: in 50—80% Initialsymptom, welches lediglich bei den embryonalen Geschwülsten völlig fehlt; Blutung beginnt oft des Nachts, bei Ruhe und ohne erkennbare Ursache (im Gegensatz zur Steinblutung, welche nach körperlicher Belastung einsetzt); Aussehen des Urins frischblutig, schokoladefarben, wurmartige Gerinnselbildung infolge Ureterenausguß (Kennzeichen der renalen Herkunft der Blutung); weiche, fadenförmige, rötlich-gelbliche, durchscheinende Gerinnsel (durch Gerinnung seröser Abscheidungen von Tumorzapfen im Nierenbecken) sichern die Tumordiagnose; Hämoglobinbildung im Urin pathognomonisch für Hypernephrom. Ursache der Blutung: toxische Nephritis, Gefäßarrosion bei zerfallendem Tumor (kann sofortige Operation erforderlich machen); bei etwa 50% der Fälle ist Blutung mit Koliken infolge Gerinnselbildung kombiniert.

Palpabler Nierentumor: erstes und wichtigstes Symptom der kindlichen Geschwülste (in etwa 70% der Fälle), bei Erwachsenen nur in etwa 20% der Fälle. Nachweis des Tumors durch Palpation (nach *Guyon* oder *Israel*), evtl. im warmen Bad, ist gegeben bei: Nierenvergrößerung mit glatter Oberfläche des unteren Pols (Tumor des oberen Pols), bei größeren Unebenheiten der Nieren; bei Tumor der Lendengegend, über welchen das Colon als abgeplatteter Strang zieht; bei fehlender respiratorischer Verschieblichkeit der Niere (Fixierung der Niere); bei auskultatorischem Schwirren oder Pulsieren eines gefäßreichen Tumors. *Schmerzen* (in etwa 45% der Fälle); dumpfes Druckgefühl, seltener ziehende Schmerzen der Lendengegend, welche nur zeitweise auftreten und durch akute Kongestion in der Niere an Heftigkeit zunehmen können; anhaltende starke Schmerzen nur bei Metastasierung in größere Nervenstämme; keine konstante Druckempfindlichkeit der Nierengegend. *Metastasen* und *Kachexie:* relativ frühzeitig im Skelettsystem und Lungen; in Knochen osteoplastisch; nicht selten auch in der Supraclaviculargrube palpabel; besonders ausgeprägt bei Hypernephrom.

Fieber: vorwiegend bei weichen Carcinomen, Sarkomen und embryonalen Mischgeschwülsten.

Diagnose: aus genannten Symptomen; aus Variocelenbildung bei Männern als Folge linksseitiger Nierentumoren, niemals dagegen bei Kindern; bei rechtsseitigen Tumoren Tiefertreten der rechten Scrotalhälfte; Tumoreinbruch in die V. renalis ist so gut wie sicher, wenn bei Anheben des Nierentumors die Varicocele gefüllt bleibt (Zeichen nach *v. Eiselsberg*); *Magen-Darm-Störung, Obstipation, Pulsbeschleunigung. Röntgenbild:* Kelchausziehung, Tulpen- oder Kallaform der Kelche, Kelchverstümmelung und Füllungsdefekte, Erhöhung der Distanz zwischen Nierenbecken- und Nierenschattenrand, Verlagerung des Nierenbeckens und unscharfe Konturen desselben, Füllungsdefekt bei Einwuchern des Tumors; Nierenfunktion anfangs nicht gestört, Urinbefund (Nachweis von Tumorzellen nach *Papanicolaou* und Methämoglobinurie).

Prognose: bei kindlichem Adenosarkom sehr ungünstig, 80% Mortalität innerhalb des 1. Jahres trotz Operation, 5-Jahres-Heilung äußerst selten; bei übrigen Tumoren 5-Jahres-Heilung in etwa 30% der Fälle. Daher erschöpfende urologische Untersuchung bei jeder Hämaturie!

Therapie: bei fehlenden Metastasen Nephrektomie samt Fettkapsel, u. U. auf transperitonealem Wege unter primärer Ligatur des Nierenstiels und Dauerzug am Organ, zusätzlich Röntgennachbestrahlung.

3. Geschwülste der Nierenkapsel

Formen. Benigne: (Fibrom, Myxom, Lipom) äußerst selten, dann jedoch außerordentliche Größe erreichend. *Vorkommen:* im Kindesalter oder nach dem 3. Dezennium. *Lokalisation:* retroperitoneal, wenig verschieblich, Verlagerung des Colon nach lateral und ventral.

Maligne: (Myxosarkom, Fibrolipomyxosarkom). *Diagnose:* erkennbar an der gebuckelten Oberfläche und wechselnden Konsistenz. Durch den Tumordruck verfällt die gesamte Niere der Atrophie. *Prognose:* ungünstig wegen großer Rezidivneigung.

4. Geschwülste des Nierenbeckens und Ureters

Pathologisch-anatomisch: Papillom, papilläres Carcinom, Plattenepithelcarcinom (letzteres nicht selten aus Leukoplakien nach Pyelitis und Nephrolithiasis entstehend); Leukoplakie und Papillom sind als Präcancerosen aufzufassen.

Entstehung: durch chronische Reize auf disponiertem Boden; Wachstumsdegeneration des Epithels und der ableitenden Harnwege mit typischer Ausbreitung auf Ureter und Blase. Die sekundär in Ureter und Blase entstehenden Tumoren können oft andere Dignität als der Primärtumor im Nierenbecken haben (gutartiges Nierenbeckenpapillom – bösartiges Ureter- bzw. Blasenpapillom und umgekehrt). Art des Tumors am Ureterostium läßt daher keine Rückschlüsse auf den Primärtumor im Nierenbecken oder Ureter zu.

Symptome und Diagnose: Hydronephrose, Koliken, Druckgefühl in der Nierengegend, Druckempfindlichkeit des Nierenlagers, Hämaturie. Diagnose durch Endoskopie mit Ureterenkatheterismus und Röntgenbild (Veränderungen der Nierenbeckenkontur).

Therapie: Nephro-Ureterektomie mit Excision des Ureterostiums aus der Blasenwand.

5. Pseudotumoren

a) Solitärcyste. *Polycystische Nierendegeneration, fetale Cystenniere* (s. S. 1332).

b) Pyelogene Cyste. *Definition:* glattwandig begrenzte cystische Kelchausstülpung, welche aus einer Störung des entwicklungsgeschichtlichen Vorgangs der Vereinigung der Ureterknospen mit dem metanephrogenen Blastem resultieren. *Symptome:* Sedimenturie, Steinbildung, sekundäre Infektion. *Differentialdiagnose und Diagnose:* glattwandig begrenzte Cysten, welche mit dem betreffenden Kelch durch einen engen, kurzen Gang in Verbindung stehen und im i. v.- und retrograden Pyelogramm zur Darstellung kommen. Cave! Verwechslung mit tuberkulöser Nierenkaverne. *Therapie:* Nierenresektion, evtl. Nephrektomie.

c) Nierenechinococcus. *Vorkommen:* des Hülsen- oder Blasenwurms, vorwiegend in Norddeutschland; befallen werden Patienten im 2.–4. Dezennium; weibliches Geschlecht bevorzugt. Lokalisation: zu 25% in den Nierenhüllen, zu 75% in der Nierenrinde infolge hämatogener Invasion. *Pathologisch-anatomisch:* nierenbeckenwärts gerichtete Ausbreitung des sechshakigen Embryos, welcher von den Polen der Nierenrinde seinen Ausgang nimmt, so daß die Cysten den Nierenpolen kappenartig aufzusitzen scheinen; langsame Druckatrophie der Niere mit zunehmender Cystengröße. *Symptome und Verlauf:* unbestimmtes Druckgefühl in der Nierengegend; auch blasenwärts ausstrahlende Schmerzen im Lumbocostalwinkel; Beschwerden des Magens, Darmes und Zwerchfells durch Organverdrängung; palpabler, kugeliger, *cystischer Tumor* in der Nierengegend, mehr oder weniger gut verschieblich; Nierenfunktion meist nicht wesentlich gestört; im Urogramm Verziehung und Verdrängung des Nierenbeckens; Sicherung der Diagnose durch serologische Untersuchung und Intracutanreaktion. Gelegentlich in späteren Stadien *Durchbruch der Cyste* in das Nierenbecken, wodurch stürmische Symptome (heftige Kolik, milchige Harntrübung, Hämaturie, Ausscheidung von Tochterblasen und Haken im Urin) hervorgerufen werden; Spontanheilung tritt hierdurch nicht ein, da die Mutterblase nicht abgestoßen wird; hingegen besteht die Gefahr weiterer Ausbreitung in Bauch-, Brusthöhle und Darm. *Prognose:* ungünstig. *Therapie:* Exstirpation der Cyste nach Härtung (d. h. Punktion und Ausspülung der Cyste mit Formalin oder NaCl-Lösung 5% und anschließende Aushülsung); Anzeige zur Nephrektomie ist auch bei Durchbruch ins Nierenbecken im allgemeinen nicht gegeben.

d) Paranephrische Cyste. *Definition:* Blutcysten (aus Hämatomen in das pararenale Gewebe entstanden), Lymphcysten, Dermoidcysten, Cysten aus versprengten Resten des *Wolff*schen Körpers, welche nur gelegentlich durch abnorme Größenzunahme, Infektion und Vereiterung klinische Bedeutung erreichen. *Therapie:* Ausschälung der Cyste; Nephrektomie meist nicht erforderlich.

K. Nebenniere

1. Nebenniereninsuffizienz

a) Akute. *Vorkommen:* intra- und postoperativ; nicht selten Ursache plötzlicher, unerwarteter Todesfälle durch Schock-Kollapssyndrom. *Prophylaxe:* Erkennung einer latenten Nebenniereninsuffizienz durch Nachweis einer Grundumsatzsenkung, Erniedrigung des Kochsalzspiegels, Erhöhung des Kaliumspiegels im Blut, Erniedrigung der Androgenausscheidung (17-Ketosteroide) im Harn; präoperative Verabreichung von Nebennierenrindenhormon (Cortison, Hydrocortison) dringend erforderlich, wenn das

Bestehen einer latenten Insuffizienz nachgewiesen wurde. *Therapie:* i. v. Dauertropfinfusion von Noradrenalin (4–10 ccm der $1^0/_{00}$ Noradrenalin-Stammlösung auf 1000 ccm physiologische Kochsalzlösung); in weniger bedrohlichen Fällen subcutane Injektion von 0,3 bis 0,5 ccm Arterenol. Dies auch prophylaktisch bei Eingriffen an der Nebenniere, am Sympathicus in Nachbarschaft der Nebenniere, bei Patienten mit Hypotonie und Zeichen eines Addisonismus.

b) Chronische. *Vorkommen:* bei einseitiger Aplasie; häufiger infolge einseitiger oder angeborener Atrophie (Tuberkulose, nach Trauma, nach operativen Eingriffen an der Niere oder am Sympathicus mit Verletzung der Nebennierengefäße); bei Nebennierentumoren mit Überfunktion ist die andere Nebenniere oft „kompensatorisch atrophiert". *Symptome:* Hypotonie, Kreislaufschwäche mit Kollapsneigung, Adynamie, Addisonismus. *Prophylaxe* und *Therapie:* bei Eingriffen an Patienten mit chronischer Nebenniereninsuffizienz präoperative Prophylaxe mit Nebennierenrindenhormon und Noradrenalinzufuhr intra- und postoperativ wie oben!

c) Bei totaler beidseitiger Adrenalektomie. Ausgleich der plötzlich auftretenden kompletten Nebenniereninsuffizienz durch Blut- und Plasmatransfusion, Infusion von Glucose-Kochsalzlösung (10%ig), *Cortison* (a. op.: je 12 mg 24 und 12 Stunden vor der Operation, 150 mg i. m. 1 Stunde vor der Operation; post op.: alle 4 Stunden 50 mg, am 2. Tag alle 6 Stunden 50 mg, am 3. Tage alle 12 Stunden 50 mg, dann Übergang zur Erhaltungsdosis von 25–50 mg; auch *Cortisol*-Hydrocortison in analoger Dosierung und *Percorten* p. op. 2–3 mg tgl.; Höhe der Dosierung und Einstellung auf Erhaltungsdosis muß anhand der laufenden Elektrolytbestimmung (**K, Na,** Cl, Ca) erfolgen.

(*Merke!*   Hyperkaliämie + Hyponatriämie = Hypofunktion der NNR.
               Hyperkaliämie + Hypernatriämie = Hyperfunktion der NNR).

Indikation: einseitige Adrenalektomie mit Splanchnicotomie bei extrarenaler Hypertonie (*Leriche*), doppelseitige Adrenalektomie bei essentieller und maligner Hypertonie, Endarteriitis (*Winiwarter-Buerger*) mit Nierenbeteiligung (*Raynaud*), metastasierendes Mamma- und Prostatacarcinom.

2. Hyperfunktion der Nebennierenrinde und Nebennierenrindengeschwülste

a) Cushing-Syndrom. *Entstehung:* durch Überproduktion von katabolischem Zuckerhormon (*Shugar*-Hypercorticismus nach *Albright*) und in 20% auch von Mineralocorticoiden. *Folgen:* Hypertonie, Hypernatriämie, Hypokaliämie, Hypochlorämie, vermehrte Ausscheidung von 11-Oxysteroid im Urin; Anstieg der 17-Ketosteroide am 1. Tag nach Injektion von ACTH i. v. (sog. „aktuelle Reserve"), jedoch kein weiterer Anstieg in den folgenden Tagen (Fehlen der „potentiellen Reserve" nach *Labhart*). *Pathologisch-anatomisch:* Hypertrophie der Nebennierenrinde, evtl. Nebennierenrindentumor mit Atrophie der kontralateralen Nebenniere, selten ein basophiles Hypophysenvorderlappendenom mit Hypertrophie der Nebennierenrinde; Hyalinisierung der basophilen Zellen der Tumorumgebung; unklar ist bisher, ob die Nebennierenrindenhypertrophie primär oder sekundär bedingt ist. *Symptome:* Fettsucht bzw. abnorme Fettansammlung im Gesicht, am Nacken und Stamm („Bullentyp"), Muskelatrophie an den Extremitäten („spindeldürre" Arme und Beine), arterielle Hypertonie, Osteoporose, Hirsutismus und Akne, Ecchymosis, Striae cutis, Amenorrhoe bei der Frau, Impotenz beim Manne, Hypochlorämie, Hypokaliämie, Corticosteroidausscheidung im Urin vermehrt, 17-Ketosteroide bald vermindert, bald normal oder vermehrt. *Diagnose:* Elektrolyt- und Steroidbestimmung, ACTH-Test (s. o.). *Therapie:* am besten auf dorsalem Zugangsweg und subtotale Resektion der anderen Seite in gleicher Sitzung. Totale Adrenalektomie der hypertrophischen Nebenniere mit sorgfältiger Einstellung des Gefäßstiels und Durchtrennung des Nebennierengewebes mit Diathermiemesser, so daß ein 1,5 cm langes Restgewebe am Gefäßstiel stehenbleibt. Bei Atrophie der freigelegten Nebenniere befindet sich der Nebennierentumor auf der kontralateralen Seite, weshalb die andere Seite ebenfalls freigelegt und dort eine totale Adrenalektomie ausgeführt werden muß; bei Auffinden eines echten Tumors wird nur auf der tumorbefallenen Seite total adrenalektomiert. *Nachbehandlung:* Nebennierenrindenhormon (ante op.: 25 mg Cortisonacetat 2mal täglich + 3 g Kochsalz und 2 mg Percorten = DOCA 2mal täglich; post op.: gleiche Dosis für 2–3 Tage, dann absteigend unter Kontrolle von Blutdruck, Glucose- und Insulin-Toleranztest, Elektrolytkontrolle [K; Na] täglich sowie der Flüssigkeitsausscheidung [Bettwaage!]). Bei Auftreten einer

Nebenniereninsuffizienz Fortführen der Cortison- und DOCA-Gaben. *Prognose:* in den meisten Fällen günstig, da eine Rückbildung der Symptome innerhalb von 3 Wochen bis 3 Monaten eintritt. Die Schwierigkeit des Vorgehens liegt darin, daß das Ausmaß der Nebennierenresektion nicht immer mit genügender Sicherheit bemessen werden kann; infolgedessen besteht bei zu ausgedehnter Resektion stets Gefahr einer Insuffizienz.

b) Maligne Hypertonie. Nach doppelseitiger totaler Adrenalektomie kann ein deutliches Absinken des Blutdrucks und allgemeine Besserung festgestellt werden. *Kontraindikation:* schwere Nephrosklerose mit deutlicher Reststickstoffsteigerung.

c) Adrenogenitales Syndrom, Interrenalismus, N-Hypercorticismus. *Ursache:* einseitige Geschwulst oder doppelseitige Hypertrophie der Nebennierenrinde mit starker Zunahme der Zellen mit positiver *Pinceau*scher Reaktion und vermehrter Ausscheidung des anabolischen Nitrogenhormons (*Albright*). *Definition. Im Kindesalter:* vorschnelle Entwicklung im Sinne der *Pubertas praecox. Im Erwachsenenalter:* Auftreten von Vermännlichungszeichen. *Symptome:* bei *Knaben (homologe Pubertas praecox):* vorzeitiger Stimmbruch, männliche Behaarung an Gesicht und Stamm, starkes Wachstum der sekundären Geschlechtsorgane, übermäßige Ausbildung der Muskulatur („infantiler Herkules"). Bei *Mädchen (heterologe Pubertas praecox):* Beschleunigung der Körperentwicklung, Hirsutismus. Bei *Frauen:* auffallende Zunahme des Fettpolsters, Atrophie von Uterus und Ovarien, Amenorrhoe, Hypertrophie der Klitoris, männliche Stimme. Bei *intrauterinem Wirksamwerden* einer Nebennierenrindenhyperplasie: Entwicklung der äußeren Geschlechtsmerkmale in männlicher Richtung trotz Vorhandenseins weiblicher Keimdrüsen (*Pseudohermaphroditismus*). *Diagnose:* außer klinischer Symptomatik Nachweis von 800 mg und mehr 17-Ketosteroiden im 24-Stunden-Harn; relative Zunahme der β-Ketosteroide im Urin (*Jayle*). *Differentialdiagnose:* Mischformen von adrenogenitalem und Cushing-Syndrom (z. B. „Diabète de femme à barbe"), d. h. Kombination von Fettsucht, Hirsutismus und Glykosurie; abzugrenzen ist ferner von der Nebennierenrinden-pubertas praecox die *Makrogenitosomia praecox* (d. h. verfrühte Pubertät und geistige Frühreife durch Hyperplasie akzessorischer Nebennierenrindenkeime, Funktionsstörung der Hypophyse, Arrhenoblastom des Ovars, Chorionepitheliom des Hodens).

d) Feminisierung. *Definition:* Geschlechtsumstimmung erwachsener Männer in weiblicher Richtung durch die in seltenen Fällen von der Nebennierenrinde produzierten *Oestrogene* und *Progesterone. Symptome und Diagnose:* Rückbildung der äußeren männlichen Genitalien, Impotenz, Gynäkomastie mit Milchabsonderung (Spiegelbild der vermännlichenden Wirkung solcher Rindentumoren bei der Frau); Vermehrung der Oestrogene im Urin (normal: Mann 0,6 mg, Frau 0,7 mg in 24 Stunden).

3. *Hyperfunktion des Nebennierenmarks*

a) Phäochromocytom. *Definition:* Nebennierenmarktumor, welcher chronisch-essentielle, gut- oder bösartige Hypertonie oder ein paroxysmales Nebennierenmarksyndrom auslöst. *Symptome:* plötzlicher, starker Blutdruckanstieg verbunden mit Blässe, Kopfschmerz, Tachykardie, Herzklopfen, Niesreiz, Nausea, Druck im Epigastrium, Schweißausbruch, Erbrechen, Apoplexie im Anfall, akutes Lungenödem, muskuläres Herzversagen, Nierenversagen, Exitus. *Diagnose:* bei Fehlen von anfallsweisen Krisen bzw. bei anhaltender Hypertension ohne palpablen Tumor schwierig. Daher sind hier ausgedehnte *Krisenteste* erforderlich (vgl. S. 275) (Kaltwassertest, Histamin-Mecholyl-Tetraäthylammonium-Ephetonin-Test); durch Einzelgabe der genannten Stoffe können *Anfälle* von Blutdruckanstieg ausgelöst werden. Durch Gabe *adrenolytischer*, blutdrucksenkender *Substanzen* (Benzodioxan, Dibenamin, Regitin) können *Anfälle verhütet* bzw. provozierte Anfälle kupiert werden. Quantitative *Adrenalin-* bzw. Noradrenalin, *Katecholamin-* (d. h. Arterenol-) *Bestimmung* (Normalgehalt an Adrenalin im Harn etwa 10 mg, an Arterenol etwa 30 mg p. d.) erbringt eindeutigste Klärung. Bei Phäochromocytom werden Adrenalin- bzw. Noradrenalin-Vermehrungen bis zu 100 % des Normalen gefunden; Hypertoniker mit derart erhöhten Adrenalinwerten sind fast stets Phäochromocytomträger. Ektopische Tumoren sollen mehr Arterenol als Adrenalin enthalten; das Verhältnis von Adrenalin zu Arterenol im Harn entspricht dem Verhältnis dieser Stoffe im Tumor, so daß ante op. ein Hinweis gegeben ist, ob nach einem ektopischen Phäochromocytom gesucht werden muß. *Lokalisation:* Schmerzen in der rechten oder linken Nierengegend während des Anfalls. *Röntgenbild:* evtl. direkte Darstellung des vergrößerten Organs durch retroperitoneales Emphysem, Tomographie; Dellenbildung im Bereich der oberen Duodenalflexur bei rechtsseitigem Nebennierentumor; Nierentiefstand (allein nicht ausreichend für die Annahme eines Nebennierentumors); Verdrängung und Deformierung des oberen Kelchsystems im Pyelogramm; 15% der Tumoren liegen ektopisch im Verlauf des Grenzstrangs. Prädilektionsort bei ektopischer Lage ist die Teilungsstelle der Aorta und Verlauf der V. cava inf. *Therapie:* Tumorexstirpation; bei ungeklärter Lokalisation transperitonealer Zugang oder zunächst rechtsseitige Revision, weil die rechte Nebenniere bevorzugt der Sitz des Tumors ist; beiderseitiges Vorkommen in etwa 10%. *Vorbereitung:* Infusionen mit Dibenamin am Tage ante op.; intra op. Benzodioxan unmittelbar vor Exstirpation des Tumors und rasche Ligatur der Gefäße (nach der Ligatur besteht keine Gefahr einer akuten Blutdruckkrise mehr). *Nachbehandlung:* i. v. Dauertropfinfusion mit Adrenalin (2 mg/l Infusionsflüssigkeit) + 2 ccm Percorten und weiter Noradrenalin je nach Verhalten des Blutdrucks; Fortsetzen der Adrenalin- und Kochsalzmedikation für die Dauer von 2 bis 3 Tagen, nach Einspielen des Blutdrucks auf gleicher Höhe allmähliche Reduktion der Adrenalinmedikation.

b) Neuroblastom. Ohne endokrine Auswirkung.

c) Überfunktion des gesamten Nebennierenmarks. Verursacht gewisse Formen der essentiellen malignen Hypertonie, der Endarteriitis und der *Raynaud*schen Erkrankung. *Therapie:* evtl. subtotale Adrenalektomie mit Sympathiko- und Gangliektomie.

3. Abschnitt: Harnblase

A. Anatomie

Fassungsvermögen der Harnblase durchschnittlich 300 ccm; Basis der Harnblase, sog. Blasengrund (*Fundus vesicae*); Scheitel (*Vertex*) des Blasenkörpers gut beweglich, setzt sich nabelwärts in den obliterierten Allantoisgang (*Urachus*) fort; hinter dem Blasengrund liegt die Prostata, seitlich neben ihm beide Samenblasen mit den Ampullen des Samenleiters; der *Peritonealüberzug* reicht bis zur Kuppe der Samenblasen; er ist locker mit der Blase verbunden und gut abschiebbar; nur am Übergang auf das Rectum ist er in einem Bezirk von 5:8 cm fest mit der Blasenwand verwachsen. Funktionell sind 3 Regionen unterscheidbar: das Harnleitermündungsgebiet (Blaseneinlaß), der Blasenbehälter und Druckkörper, die Blasenhals- bis Colliculusgegend (Blasenauslaß). Am Blasenboden umschließen gesonderte Muskelzüge das *Trigonum vesicae* (*Lieutaudi*); seine obere Kante ist die *Ureterleiste* mit den daraufgelegenen *Ureterostien*. *Sphincter vesicae internus* heißen U-förmig um das Orificium urethrae gelagerte Muskelfasern des Blasenhalsgebietes; *Fovea retro-ureterica* ist eine (gelegentlich stark erweiterte) Ausbuchtung hinter der Ureterleiste. *Fixpunkte der Blase:* 1. oben (Lig. umbilicale med.), 2. und 3. rechts und links (hinten unten lateral gelegene Uretereneinmündungen), 4. unten vorn (Blasenauslaß mit durchtretender Harnröhre); entleert liegt die Blase schüsselförmig hinter der Symphyse, gefüllt nimmt sie Eiform an und reicht nach oben bis über den Nabel. Die Verbindung mit der Prostata ist fest (letztere ist am Diaphragma urogenitale befestigt). *M. pubo-vesicalis* zieht von der retropubischen Vorderwand im Gebiet des Cavum Retzii zur Symphyse (unter ihm liegt das Lig. pubo-prostaticum). *Gefäßversorgung:* A. und V. vesicalis cran. und caud. aus der A. iliaca interna; reichliche Venenplexus im Bereich des Blasengrundes! *Nervöse Versorgung* (vgl. Abb. 153, 154): sympathisch (aus dem Lendenmark über den Plexus vesicalis), parasympathisch (aus dem Sacralmark über die Nn. pelvici); dazu aus übergeordneten Zentren in der Hirnrinde; N. pudendus versorgt den quergestreiften Sphincter vesicae externus. *Blasenschleimhaut:* Übergangsepithel und dickes gefäßreiches Bindegewebe. *Lymphgefäßversorgung:* kleinste intramuskulär gelegene Stämme verlaufen subperitoneal und führen zu den Lgd. vesicales laterales, hypogastrici und iliaci (längs der A. ilica int. und ext.).

B. Häufigste Eingriffe an der Harnblase

1. Punktion (vgl. Abb. 537)

Definition: percutane Punktion der Harnblase in gefülltem Zustand mit dünner Lumbalpunktionskanüle (kapilläre Punktion).

Indikation: Harnsperre (bei Prostatahypertrophie, bei hochgradigen Urethrastrikturen, bei eingeklemmten Steinen und Fremdkörpern der Urethra), bei akut-entzündlichen Veränderungen im Bereich der Pars prostatica und am Blasenhals (Prostatitis, Prostataabsceß, Urethritis posterior, via falsa) bei Harnröhrenverletzungen, wenn Katheterismus nicht möglich oder wenn auf ihn verzichtet werden muß, um kein zusätzliches Trauma zu setzen.

Technik: Horizontallagerung mit leichter Beckenerhöhung, Einstich mit langer kurzgeschliffener Lumbalpunktionsnadel senkrecht nach dorsal 1 Querfinger oberhalb der Symphyse bis in eine Tiefe von 6—8 cm; anschließend Blase langsam leerlaufen lassen (*Cave!* Einstich nach caudal parallel zur hinteren Symphysenwand bzw. zu rasche Entlastung der Blase; ebenso Aspiration während des Herausziehens der Kanüle bei infiziertem Harn wegen der Verschleppung von Keimen in den prävesicalen Raum!). Nachsickern von Harn nach der Punktion ist nicht zu befürchten. Punktion kann mehrmals wiederholt werden.

2. Freilegung (Sectio alta) vgl. Abb. 539

a) Extraperitonealer Zugang. *Vorbereitung:* Blasenkatheter, bei Harninfektion entsprechende Vorbehandlung der Blase durch Spülungen, Auffüllen der Blase mit 300 ccm, ableitender Schlauch wird am Boden in ein steriles Gefäß geleitet.

Lagerung: halbe Steinschnittlage, Beine gespreizt und in der Hüfte nur so weit gebeugt, daß die Bauchdecken gerade entspannt sind; Schulterstützen, Gesäß schneidet mit der Tischkante ab, so daß jederzeit rectal eingegangen werden kann.

Hautschnitt: unterer medianer Längsschnitt von 4 cm Länge bis 1 cm oberhalb des oberen Symphysenrandes reichend; Auseinanderdrängen beider Mm. recti in der Mittellinie, welche an einem medialen Fascienstreifen kenntlich ist; stumpfe Erweiterung des Zugangs nach oben und nach unten (*Cave!* Verletzung des Periosts der Symphyse); Abschieben des Peritonealsacks von der Blasenkuppe nach kranial, evtl. nochmalige Blasenentleerung und erneute Auffüllung, um das Emporsteigen der Blase kontrollieren zu können (u. U. auch Luftfüllung der Blase, um bei infizierter Blase die Überschwemmung der Wunde mit infizierter Flüssigkeit zu vermeiden; bei Ungewißheit, ob die Blase vorliegt (Schrumpfblase, Unwegsamkeit der Harnröhre, Blasen-Mastdarm- oder Blasen-Scheiden-Fisteln) erfolge eine orientierende Punktion mit feiner Kanüle; bei leerer Schrumpfblase Einführen eines Metallkatheters, um die vordere Blasenwand von innen vor- bzw. sich entgegendrängen zu können. Fassen der Blase mit zwei Haltefäden und Vorziehen an denselben; Entleerung der Blase durch Heberdrainage. Stumpfe, aber schonende Durchbohrung der Blasenwand und allmähliche Erweiterung der Öffnung durch Eingehen mit dem Finger bzw. Einsetzen von Haken, deren Größe der kleinstmöglichen Blasenöffnung entspricht; ist sehr breite Öffnung erforderlich, kann sie auf diese Weise bis zu Handtellergröße erweitert werden und zieht sich dennoch nach Entfernung der Haken innerhalb weniger Augenblicke auf eine drei- bis fünfmarkstückgroße Öffnung zusammen. Bei Längs- oder Quereröffnung mit schneidendem Instrument ist dies nicht mehr der Fall, weshalb dieses Vorgehen vermieden werden soll.

Blasenverschlußnaht am besten in Form einer Tabaksbeutelnaht mit mittelstarkem Chromcatgut; bei Schnitteröffnung der Blase sind Einzelknopfnähte erforderlich, welche oft nicht völlig abdichten.

b) Transperitonealer Zugang (*Rydigier*, 1888). Technisch leichter als der extraperitoneale Zugang; Eröffnung des Bauchfells im Bereich der Umschlagfalte von einer unteren medianen Laparotomie aus; Fassen des Blasenscheitels und Vorziehen der uneröffneten Blase vor die Bauchdecken, sorgfältige Abdeckung, Eröffnung und Blasennaht, welche infolge des zweischichtigen Nahtverschlusses sicherer ist als die Naht im extraperitonealen Anteil.

Indikation: selten gegeben, mitunter aber unvermeidlich bei mehrfachen Rezidivoperationen, schwerer Verletzung, lang dauernden Eiterungen mit ausgedehnten Weichteilnekrosen, Narbenbildung, Narbenbrüchen. Muß nach intraperitonealer Eröffnung eine suprapubische Drainage eingelegt werden, ist vorherige partielle Extraperitonisierung der Blasenhinterwand notwendig.

3. Blasenfisteln

a) Gedeckte Methode (sog. „Stichmethode"). *Prinzip:* wie bei der percutanen Punktion wird durch die geschlossenen Bauchdecken ein Troikart in die Blase eingestochen.

Die Methode ist nur anwendbar, wenn die Blase gefüllt ist bzw. mit wenigstens 250 ccm aufgefüllt werden kann.

Technik: 1 cm lange, senkrechte Hautincision in der Mittellinie, evtl. zunächst Probepunktion mit dünner Kanüle, dann Einstechen des Troikarts dicht oberhalb der Symphyse in horizontaler Richtung.

Indikation: Noteingriff bei dekrepiden, kachektischen Patienten mit Harnsperre, vorwiegend bei alten Prostatikern.

b) Offene Methode: *Sectio alta* (vgl. Abb. 539) durch medianen Längs- oder Querschnitt nach *Pfannenstiel*, Freilegung des vorderen extraperitonealen Blasenabschnitts wie dort, Vorziehen der Blase mit zwei Haltefäden und Einlegen des Fistelkatheters mittels Troikart wie bei der Stichmethode; auf diese Weise wird eine gute Abdichtung des Katheters erreicht; Fixierung des eingelegten Katheters (*Foley*- oder *Casper*-Katheter) mit zwei Seidennähten an der Haut, um frühzeitiges Herausgleiten zu vermeiden (ist solches der Fall, muß der ganze Eingriff wiederholt werden). Innerhalb 8 Tagen erfolgt Ausbildung eines Granulationskanals, in welchem der Fistelschlauch nun *definitiv* befestigt wird. Die zuverlässigsten Befestigungsmethoden sind (vgl. Abb. 539) Überdrains, welche in 3–4 Schenkel aufgespalten werden, oder Gummiplatten, welche in Form eines Überdrains auf den Katheter aufgezogen und dort zuverlässig fest aufsitzen; unter die Gummiplatte bzw. Schenkel des Überdrains kommt eine täglich zu wechselnde Gazeunterlage; Schlauchwechsel in 8–10 tägigen Abständen; Verschluß des Schlauches mit Hartgummistöpsel, welcher nach Bedarf zur Harnentleerung geöffnet wird. Nicht mit Schlauch drainierte Fistelkanäle schrumpfen innerhalb 24 Stunden so stark, daß ein Wiedereinführen des Schlauches unmöglich werden kann. *Erweiterung einer suprapubischen Fistel* (z. B. zur Steinextraktion, suprapubischen Prostatektomie, zu retrogradem Katheterismus der Harnröhre) mit Hegar- bzw. Laminariastiften. *Verschluß* temporärer Blasenfisteln stellt sich spontan ein, sofern die Harnröhrenpassage frei ist und der Fistelkatheter entfernt wird. Bleibt der Spontanverschluß aus, liegt meist ein Entleerungshindernis vor; nach Beseitigung des Hindernisses (Harnröhrenbougierung u. dgl.) tritt meist Spontanverschluß der Blasenfistel ein. Ist dies nicht der Fall, so sind starke Verschwielung und Gewebsverhärtung schuld, welche *operativen Fistelverschluß* nötig machen. Es gelingt nur bei ausreichender Experitonisierung der Blasenwand und Excision der gesamten Fistel und Narben sowie mehrschichtigem, einstülpendem Nahtverschluß; anschließend zusätzliche transurethrale Harnableitung für 8–10 Tage.

4. Extraperitonisierung der Blase

Definition: Excision des dem Blasenfundus fest adhärenten Bezirks des Peritoneums und Mobilisation der gesamten Blasenhinterwand; anschließend Verschluß des Peritonealdefektes durch fortlaufende Nahtreihe.

Indikation: alle Eingriffe, welche eine allseitige Zugänglichkeit der Blase verlangen. Insbesondere die Blasenhinterwand und Gegend der Samenblase bzw. des oberen Scheidengewölbes lassen sich nur nach diesem vorbereitenden Eingriff erreichen. Er ist die Voraussetzung für alle größeren Resektionen und für die Ausrottung der Blase (totale Cystektomie) auf suprapubischem Wege.

5. Blasenresektion

Definition: partielle Excision erkrankter Blasenabschnitte mit Erhaltung des Blasenbodens, der Sphincteren und des Trigonums mit den Ureterostien.

Formen: 1. *Transvesical ohne Extraperitonisierung:* suprapubische Blaseneröffnung; Fassen der erkrankten Blasenpartie mit Kugelzangen bzw. Haltefäden und Excision im Gesunden Schritt für Schritt mit Schere oder elektrischem Messer.

2. *Extraperitoneal:* nach vorheriger Extraperitonisierung wird die Blase an der Vorderwand eröffnet und der Erkrankungsherd, soweit er sich im frei gemachten Blasenteil befindet, mit Schere oder elektrischem Messer ausgeschnitten.

Indikation: Papillome, papillomatöse Carcinome, welche auf transurethralem Weg (Elektrokoagulation) nicht mehr beherrschbar sind, auch Ulcera, Fisteln od. dgl. Je mehr sich die Resektion dem Blasenboden nähert, um so fraglicher wird bei malignen Tumoren die Radikalität des Eingriffs. Die Grenzen der partiellen Resektion liegen dort, wo der Schließmuskel bzw. ein oder beide Ureterostien in die Resektion mit einbezogen werden. In solchen Fällen kommt die totale Cystektomie in Betracht, u. U. „Cystectomie trigonale" (*Couvelaire*), d. h. Exstirpation des Blasenbodens unter Erhaltung der Blasenkuppe und Neueinpflanzung der Ureteren in den Blasenrest, suprapubische Harnableitung.

6. Cystektomie

Definition: vollkommene Ausrottung der Blase mit Umpflanzung der Ureteren in den Darm (unter besonderen Umständen auch in die Haut) (*Küster*, 1891).

Indikation: Blasencarcinom, welches durch partielle Resektion nicht mehr radikal beseitigt werden kann.

Formen:

a) Ausschließliche Cystektomie, d. h. schrittweise Auslösung der Harnblase mit ausschließlicher Entfernung derselben.

b) Erweiterte Cystektomie, d. h. Entfernung der Blase nebst perivesicalem Zellgewebe, der Prostata und Samenblasen beim Mann, des Uterus und etwa zwei Dritteln der Harnröhre mit einem Bezirk der vorderen Vaginalwand bei der Frau (*Millin, Couvelaire, Gil-Vernet*). Die erweiterte Cystektomie wird heute wegen ihrer größeren Radikalität bevorzugt.

Methoden: 1. *Abdominelle* (descendierende oder ascendierende, sog. retrograde) *Cystektomie*, d. h. quere Eröffnung des Peritoneums bei gleichzeitiger Umschneidung des adhärenten Bauchfellbezirks am Blasenfundus; Unterbindung der seitlich zur Blase hinzutretenden Gefäßbündel sowie der Harnleiter; Mobilisation der Blasenhinterwand einschließlich Samenblasen bis zur oberen Prostatakante; Abtrennung beider Ureteren nahe der Blase und Mobilisierung derselben; Auslösen der Prostata, Durchtrennung des Lig. pubo-prostaticum und zuletzt Abtrennung der prostatischen Harnröhre, welche ligiert oder zur Drainage benutzt wird. Anschließend intraperitoneale Implantation beider Ureteren in den Darm nach *Coffey* oder nach einer gleichwertigen Methode (vgl. S. 1330). 2. Kombinierte abdomino-perineale Cystektomie. 3. Kombinierte abdomino-vaginale Cystektomie. 4. Rein vaginale Cystektomie. 5. Sacrale Cystektomie.

Nachbehandlung: hat vor allem auf Schock-Kollapsbekämpfung, extraperitoneale suprapubische Drainage, Erkennung und Behandlung einer Nahtinsuffizienz im Bereich der Ureter-Darm-Anastomose, Darmfistel, Wundinfektion, paralytischen Ileus und Platzbauch sowie Allgemeinintoxikation durch harnpflichtige Substanzen (vgl. S. 1331), Acidose usw. zu achten.

7. Blasenersatz

Definition: Harnableitung in einen teilweise oder vollständig ausgeschalteten Darmabschnitt („Dickdarm-, Dünndarm-, Mastdarmblase"), um die Nachteile der unmittelbaren Harnableitung in den Darm (Entleerungsstörungen, ascendierende Infektion, Acidose) zu verringern und dadurch die Lebenserwartung zu verbessern.

Indikation: alle Erkrankungen, welche eine totale Cystektomie erfordern (Blasentumoren, irreparable Inkontinenz, hochgradige Blasenschrumpfung, schwerste Blasenverletzung, Blasenekstrophie).

Methoden: 1. *Nach Mauclaire-Krönig* (1907) wird an typischer Stelle ein endständiger Anus paeternaturalis angelegt und die Ureteren in den ausgeschalteten und blind verschlossenen Mastdarm eingepflanzt („Mastdarmblase"). Der Eingriff kann zweizeitig (1. Sitzung: Anus praeternaturalis und Mastdarmausschaltung; 2. Sitzung: Ureterimplantation nach längerer Vorbehandlung des Rectums) vorgenommen werden; bei moderner Dickdarmentkeimung auch einzeitig.

2. *Nach Makkas-Lengemann:* Bildung einer Harnblase aus dem ausgeschalteten Coecum und Colon ascendens; Wiederherstellung der Darmkontinuität durch Ileotransversostomie; Harnableitung durch Ureterimplantation in den distalen Ileumstumpf und Harnabfluß durch eine Appendicostomie. Vorgehen in 2 Sitzungen ratsam, da die gründliche Reinigung durch die Appendix längere Zeit in Anspruch nimmt. 1. Sitzung: Darmausschaltung und Appendicostomie; 2. Sitzung: Ureterimplantation in den distalsten Dünndarmabschnitt.

3. *Nach Seiffert:* Bildung einer Dünndarmblase durch Ausschaltung eines 30 cm langen Abschnittes des obersten Jejunum; nach weitgehender Mobilisation unter Schonung der Gefäße wird die Darmschlinge ins Becken verlagert und die Ureteren neben-

einander ins orale Ende der Dünndarmschlinge implantiert; Harnabfluß aus dem aboralen Ende der Dünndarmschlinge, welche pararectal rechts als endständige Darmfistel herausgeleitet wird; Sicherung einer gewissen Kontinenz durch Herausführen des Darmes schräg durch die Muskulatur und des M. rectus abdominis und Drehung der Dünndarmblasenachse auf ihrer Wegstrecke durch die Bauchwand um 360°; Entleerung erfolgt mittels der Bauchpresse (Durchführung einzeitig oder zweizeitig [1. Sitzung: Bildung der Syphonblase; 2. Sitzung: Ureterumpflanzung]).

4. *Nach Merriks, Glaser, Bricker, Gilchrist*): Coecumblase wie beim Verfahren nach *Makkas*, jedoch werden die Ureteren in das Coecum implantiert und der unterste Ileumabschnitt als Harnröhre zur Haut herausgeleitet; Verfahren gewährleistet eine bessere Kontinenz als bei der *Makkas*schen Anordnung.

5. *Nach Bisgard* (1943) *und Rubin* (1948): Ausschaltung des Sigmas zur Herstellung einer Dickdarmblase, Ureterimplantation in das ausgeschaltete Darmstück und direkte Anastomose des aboralen Endes der Ersatzblase mit der Harnröhre (einzeitig und mehrzeitig).

6. *Nach Staehler:* Ausschaltung einer 30 cm langen Dünndarmschlinge und Anastomosierung ihres aboralen Endes mit der Harnröhre; Ureterumpflanzung in die Dünndarmblase.

Prognose: bei der relativ einfachen „Mastdarmblase" am günstigsten. Die technisch komplizierteren Eingriffe sind häufig nur in der Hand ihres Erfinders erfolgreich gewesen und eignen sich weniger für die allgemeine Operationsroutine. Allen Dickdarmersatzblasen droht die Gefahr der ascendierenden Infektion. Für die „Dünndarmblase" spricht das Fehlen einer pathogenen Keimflora im Dünndarm und daher das zuverlässigere Gelingen. Eine vermehrte Harnrückresorption ist kaum zu befürchten. In *funktioneller Hinsicht* sind jene Verfahren am besten, bei welchen eine gewisse Kontinenz erreicht wird.

8. *Transurethrale Operationen* (vgl. Abb. 429)

a) Elektrokoagulation. *Prinzip:* Koagulation von Gewebe mit Hilfe von durch den Körper fließendem Hochfrequenzstrom und einem Operationscystoskop, dessen kleine aktive Elektrode an das zu verkochende Gewebe in der Blase unter Sicht herangebracht wird.

Indikation: kleinere Papillome mit schmalem Stiel (meist einzeitig), große Papillome oder Carcinome (mehrzeitig), d. h. mit Nachkoagulationen im Abstand von 2–3 Wochen.

Technik: Elektro-Resektoskop (Fa. Wolf, Heynemann), angeschlossen an ein Hochfrequenzgerät wird in die wassergefüllte Blase eingeführt und der Tumor weggeschnitten oder mit Operationscystoskop und Koagulationssonde (mit Dauerspülung) das Gewebe mit kurzen Stromstößen koaguliert; häufiger Wechsel des Spülwassers zur Aufrechterhaltung ausreichender Sicht und Vermeidung von Dampf und Wasserstoffgasansammlung in der Blase (Explosionsgefahr!) sind nicht zu vergessen.

b) Elektrotomie. *Definition:* elektrische Incision der Blasenschleimhaut mit elektrisch schneidenden drahtförmigen Sonden.

Indikation: Ureterocele, Strangbildung in der Blase, Ostiumdachschlitzung bei intramuralem Ureterstein.

Technik: Einführung der Sonde durch das Ostium so tief als möglich; zeltdachartiges Anheben der Ureterocelen oder Ostiumvorderwand auf der Sonde; bei Einschalten des Stroms wird das auf der Sonde liegende Gewebe sofort durchtrennt. Bei im Ostium gelegenem eingeklemmtem Ureterstein kann direkt auf diesen eingeschnitten werden.

c) Steinzertrümmerung (Lithotripsie) **und Steinabsaugung** (Litholapaxie). *Definition:* Steinzertrümmerung durch eine transurethral in die Blase eingeführte Steinzange (Lithotriptor).

Indikation: kleinere Steine, welche nicht spontan abgehen wollen oder mit einer Zange nicht unzerkleinert extrahiert werden können.

Kontraindikation: Steine als Begleiterscheinung eines Abflußhindernisses am Blasenausgang (Prostatahypertrophie, Harnröhrenstriktur) oder Steinbildung im Zusammenhang mit einer Urolithiasis der oberen Harnwege; in diesen Fällen muß zunächst die eigentliche Ursache der Steinbildung beseitigt werden. Steine in nicht ausleuchtbaren Divertikeln oder große und sehr große, u. U. fremdkörperhaltige Steine, welche besser durch Sectio alta herausgeholt werden.

Technik: mit „blindem" Lithotriptor oder unter Sicht mittels Lithotriptor mit verschieblicher Optik (Fa. Wolf, Fa. Heynemann). Die aufzuwendende Kraft darf nicht zu abrupt einsetzen, um keinen Bruch der Zangenbranchen zu erzeugen; am besten wird der Stein von der Oberfläche her durch allmähliches Abknabbern zerkleinert; nur der blinde Lithotriptor mit seiner großen Kraft gestattet breites Fassen und queres Zerdrücken. *Absaugen* der Steintrümmer am besten durch einen leicht gebogenen, weiten Metallkatheter (Charr. 29) und Blasenspritze; auch unter Sicht mit speziellen Sauggeräten (nach *Zeiss, Morgenstern, Wolf* und *Staehler*). Kleinere Steintrümmer oder Fremdkörper, auch Ureterenkatheter, welche intra operationem vom Harnleiter in die Blase geschoben wurden, lassen sich mit dem Operationscystoskop und kleiner Operationszange unter Sicht aufsuchen und fassen bzw. aspirieren.

C. Mißbildungen

a) Blasenspalte bzw. Ectopia vesicae. *Formen:* α) meist *totale*, d. h. mit Fehlen der Blasenvorderwand und kombiniert mit Spaltung von knöchernem Becken, spez. Symphyse sowie von Bauchdecken und Genitalien: *Ektopia* s. *Ekstrophia vesicae*.

β) Selten *partielle*, d. h. mit geschlossener Symphyse, und zwar Spaltbildung entweder nahe dem Scheitel oder häufiger nahe der Basis der Blase: *Fissura vesicae sup. bzw. inf.*

Entstehung: Hemmungsmißbildung (infolge Ausbleibens der Mesodermisation zwischen Ektoderm der vorderen Bauchwand unterhalb des Nabels und Entoderm der vorderen Blasenwand; dies tritt bei Knaben vor, bei Mädchen hinter dem Genitalhöcker ein).

Vorkommen: 1 : 50000; Knaben : Mädchen wie 4 : 1.

Symptome: halbkugelig sich vorwölbender Tumor in der Unterbauchregion, welcher von einer hellroten, samtartig verdickten Schleimhaut überzogen und gegen die Bauchwand scharfrandig abgesetzt ist; kaudal ist das Trigonum vesicae und die total gespaltene Harnröhre erkennbar; die beiden Ureterostien lassen sich an dem aus ihnen austretenden feinen Urinstrahl leicht erkennen; immer besteht eine totale Epispadie und Verkürzung des gespaltenen Penisschafts, der in kranialer Richtung verzogen ist. Präputium nur ventral entwickelt und schürzenförmig am Frenulum herabhängend; selten Verdoppelung des Penis, bei Mädchen Spaltung der Klitoris in 2 Hälften; Fehlen des Nabels bei totaler Blasenektopie (Nabelnarbe schließt unmittelbar an den oberen Rand der ektopischen Blasenschleimhaut an; breite Spaltung der Symphyse und infolge davon Auswärtsdrehung der Hüftgelenkpfannen (auffallend breitspuriger Gang, welcher sich im späteren Leben weitgehend normalisiert); häufig auch Kombination mit Hodenektopie (Leistenhoden, Kryptorchismus), doppelseitiger Leistenbruch, Hautmaceration, intertriginöses Ekzem mit papulösen Effloreszenzen über dem Scrotum und der Innenseite der Oberschenkel; ascendierende Pyelonephritis und sonstige schwere Mißbildungen (Hasenscharte, Wolfsrachen, Klumpfuß, Atresia ani, Rectovaginalfistel, Myelo-Meningocele, Ureterverdoppelung, Hydroureter, kongenitale Hydronephrose).

Bei partieller Blasenektopie: tiefstehender Nabel, mehr oder weniger großer Defekt der vorderen Bauchwand (sog. suprapubische oder obere Blasenfistel); Mündung der Urethra an normaler Stelle an der Spitze der Glans penis bei verkürztem und hochgezogenem Penisschaft; Epispadie geringen Grades oder oberflächliche Fistelgänge, welche mit der Urethra nicht kommunizieren; gelegentlich auch nur Ektopie eines Teils der Blase bei normalem Verschluß und verkleinerter Kapazität des übrigen Blasenanteils.

Prognose: in früherer Zeit Tod an Harnwegsinfektion meist innerhalb der ersten 2—3 Lebensjahre; heute auf operativem Wege weitgehende Korrektur der Mißbildung erreichbar.

Therapie: erstrebt wird: 1. Beseitigung der Urininkontinenz durch Ureterosigmoideostomie, 2. Entfernung der empfindlichen Blasenschleimhaut, 3. Korrektur der Epispadie.

Zeitpunkt der Operation: Ureterumpflanzung ins Sigmoid im Alter von $1^{1}/_{2}$—2 Jahren; aber auch schon am Ende des 1. Lebensjahres (*Campbell*), nicht jedoch bei Säuglingen.

Methoden. Operationsvorbereitung: Reinigungseinläufe und Darmentkeimung (vgl. S. 1148); Nesbit oder parenterale, prophylaktische Chemotherapie.

Technik: nach *Coffey-Mayo* zweizeitige Umpflanzung der Ureteren in das untere Sigmoid mit einem Intervall von 4—6 Wochen (vgl. S. 1330) oder nach *Matthisen*,

Einlegen eines *Pezzer*-Katheters ins Rectum für 2 Wochen. *Entfernung der Blasenschleimhaut:* 6 Monate nach der Ureterimplantation durch Umschneidung und scharfe Abtrennung der Blasenschleimhaut von der Unterlage, u. U. mit Eröffnung des Peritoneums, welches sofort geschlossen werden muß. Vereinigung der Rectusdiastase durch Zwirnknopfnähte in der Mittellinie oder Lappenverschiebung bzw. Thierschung zur Defektdeckung. *Verschluß der Epispadie:* wird bei Mädchen sogleich an die Exstirpation der Blasenschleimhaut angeschlossen; bei Knaben wird das 3.–6. Lebensjahr abgewartet und erst nach Erreichen größerer anatomischer Verhältnisse die Epispadie nach der üblichen Technik (vgl. S. 1383) geschlossen.

Resultate: früher hohe Operationsmortalität (etwa 30%), heute praktisch 0%. *Spätkomplikationen:* aszendierende Pyelonephritis (durch Chemotherapie beherrschbar)' Dilatation der Nierenbecken (bildet sich im Laufe der Jahre zurück), mangelhafte Urinretention (bessert sich mit zunehmendem Alter und entsprechender Erziehung), hyperchlorämische Acidose (beruht auf Chlorrückresorption und kann durch salzarme Diät und 3–4 g Natrium citric. täglich gebessert werden), Hypokaliämie durch protrahierten Kaliumverlust infolge der häufigen Stuhlentleerung und vermehrte Kaliumausschwemmung infolge gesteigerter Diurese (Symptome des Kaliummangels, z. B. Übelkeit, Erbrechen, Meteorismus, Herzinsuffizienz, lassen sich durch reichliche Obstgaben und Kaliumpräparate beherrschen).

b) Blasenmangel mit Mündung der Ureteren in die Urethra nur bei lebensunfähigen Neugeborenen.

c) Doppelblase und Sanduhrblase (Vesica duplex und bipartita s. bilocularis) in Form einer vollkommenen und einer nur teilweisen Scheidung (sehr selten).

d) Blasendivertikel. *Definition: Blasendivertikel* sind Nebenhöhlen der Blase, welche mit ihr durch eine enge Öffnung in Verbindung stehen und welche in ihrer Wand größtenteils die Blasenschichten aufweisen, wobei die Blasenschleimhaut in die Nebenhöhle übergeht.

Vorkommen: a) *angeboren* auf Grund einer physiologischen Wandschwäche (meist solitär, groß, rundlich, scharf begrenzt und typisch lokalisiert; manchmal aber erst später, z. B. im Alter bei Prostatahypertrophie, manifest werdend) oder b) *erworben* bei pathologisch geschwächter Muskulatur, also an schwachen Stellen, und zwar meist an der Hinterwand seitlich neben den Uretermündungen: α) bei Harnstauung, spez. bei Harnröhrenstriktur oder Prostatahypertrophie sowie Spinalleiden („*Pulsionsdivertikel*") oder β) bei Zug benachbarter Organe, auch im Bruchsack („*Traktionsdivertikel*") sowie bei Blasen- oder Gebärmutter- bzw. Scheidenoperation oder -verletzung, auch als *Cystocele vaginalis* bei Gebärmutterverlagerung oder als *Prolaps der Blasenwand* in die Harnröhre bei häufigen und komplizierten Geburten.

Zu den angeborenen Divertikeln gehören die *Uretermündungsdivertikel* und die *Urachusdivertikel*, zu den erworbenen die *Balkenblasendivertikel*.

Symptome und Diagnose: Harnentleerungsstörungen in Gestalt der sog. „Doppelmiktion" (*Llanos*), d. h. nach einer kräftigen ersten Miktion folgt eine schwächere zweite mit Entleerung von trübem sog. „verborgenem" Restharn; die zweite Miktion ist schmerzhaft-brennend; Blasenkatarrh, Blutung, Harntrübung (meist erst später und spez. beim Druck vom Mastdarm nach Reinspülung der Blase), Geschwulst neben der Blase (mit Verschwinden beim Katheterisieren; Betastung geschehe von Bauch und von Rectum bzw. Vagina), Cystoskopie und evtl. Röntgenbild (ohne und mit Kontrastfüllung; dabei in verschiedener Lagerung und Richtung), Einlegen eines Ureterenkatheters in das Divertikel, wo er sich aufrollt.

Differentialdiagnose: sog. Blasenhernie (d. h. Verlagerung eines Blasenzipfels im Bruchsack, vgl. Hernien!) und falsches Divertikel (infolge von krankhafter Verbindung der Blase mit Nachbarorganen durch Eiterperforation, Fistel usw., wobei eine einzelne kleine, unregelmäßige Öffnung der Blase besteht und keine Blasenwandbestandteile die Höhlung umgeben) sowie Ileus und Peritonitis.

Komplikationen: Divertikulitis mit Katarrh, Blutung, Urosepsis, Perforation, Dysurie bis Harnverhaltung, Harnstauung mit Hydro- bzw. Pyonephrose, Tumor- und Steinbildung sowie (selten) Tuberkulose.

Prognose: nicht eben günstig in schweren Fällen; doch verlangt nicht jedes Divertikel chirurgische Behandlung, sondern nur bei Komplikationen: Infektion, Blutung, Abflußstörung, Stein- oder Tumorbildung.

Therapie: transurethrale Abtragung des Divertikelhalses und Schaffung einer breiten Kommunikation. Operative Abtragung; nach Lokalisation des Divertikels im Röntgenbild und mit Hilfe eingelegter Ureterenkatheter Extraperitonisierung der Blase und Vordringen zu dem meist in Gegend des Blasenbodens gelegenen Divertikel. Allseitige Isolierung desselben, u. U. Freilegung der Einmündungsstelle der Ureteren, um diese möglichst zu schonen; Abtragung des Divertikelhalses mit elektrischem Messer und Verschluß durch doppelte Nahtreihe (Divertikelhalsplastik). Bei großen Divertikeln evtl. transvesical-extraperitoneales Vorgehen; bei Einmündung eines Ureters in den Divertikelsack u. U. spannungsfreie Neoimplantation an einer intakten Stelle der Blasenwand. Bei gleichzeitigem Vorliegen von Prostatahypertrophie, Sphincterstarre oder -barre ist gleichzeitige Beseitigung derselben möglich.

e) Urachusfisteln und -cysten infolge gestörter Obliteration des Allantoisgangs, d. h. des späteren Lig. vesico-umbilicale med.; median zwischen Nabel und Harnblase; meist etwas seitlich, aber nicht aufwärts verschieblich und bei abwärts gerichtetem Druck den Nabel einziehend: entweder abgeschlossen oder verbunden mit Haut oder Harnblase.

Therapie: Exstirpation (vgl. S. 1130).

D. Verletzungen

a) Indirekte als Ruptur, d. h. Zersprengung durch gesteigerten Binnendruck, spez. bei gefüllter (Trunkenheit!) oder bei krankhaft veränderter Blase (Entzündung, Geschwulst).

Vorkommen: seltener, und zwar bei stumpfer Bauchverletzung in etwa 5%, dagegen bei gleichzeitigem Alkoholismus in etwa 25% (stärkere Füllung der Blase sowie größere Nachlässigkeit und Verletzungsgefahr!), auch bei Beckenbrüchen häufiger (etwa 25%).

Entstehung: 1. *traumatisch,* z. B. durch Hufschlag, Fußtritt, Faustschlag, Stoß, Überfahrung, Pufferverletzung, Quetschung, Verschüttung, Sturz usw.; auch durch Bauchpresse bei Heben, Geburt usw.; schließlich durch zu starke Füllung bei Tuberkulose od. dgl., auch infolge Gasbildung bei transurethralen elektrischen Operationen; 2. *spontan* bei Nervenleiden (Paralyse, Verletzung, Myelitis) sowie bei Harnröhrenstriktur und Prostatahypertrophie.

Formen: intraperitoneal, d. h. der Blaseninhalt ergießt sich in die Bauchhöhle; dies ist meist bei der indirekten Ruptur der Fall; *extraperitoneal,* d. h. der Blaseninhalt infiltriert das prävesicale Gewebe; bei indirekter Ruptur selten.

Symptome und Diagnose. Bei *intraperitonealer Ruptur:* starker Harndrang bei Unvermögen, Urin zu entleeren, Abgang von etwas blutigem Urin; Douglas vorgewölbt: Katheterismus frustran oder ergibt Blut (evtl. Vordringen des Katheters in die Peritonealhöhle durch die Verletzungsstelle; es wird etwas blutiger Urin abfließen; Anlaß zu Fehldiagnose); Bauchdeckenspannung.

Prognose: ohne Operation 100% Mortalität; bei Frühoperation ohne Komplikationen 15—20%.

Therapie: s. unter b).

b) Direkte als Wunde. *Ursache:* Stich (von Damm, Rectum, Vagina, Foramen isch. maj., min. und obtur., Bauchdecken); Fremdkörper (z. B. Haarnadel) in der Blase; Pfählung, Hieb, Schnitt, Schuß, auch Steckschuß; Beckenbruch mit durchspießenden Fragmenten; Operation (z. B. Blasenoperationen, auch Katheterismus und Steinzertrümmerung, ferner Bauch- und Hernienoperation sowie vaginale und abdominale Unterleibsoperationen, spez. bei Douglasabsceß, Prolaps, Adnextumor, Ovarial-, Vaginal-, Rectumcarcinom usw.); Geburt (durch Kindskopf oder durch Zange, Haken, Perforatorium); krimineller Abort; Klystierspritze; Durchbruch von Carcinomen an Uterus, Scheide, Mastdarm usw.

Formen: meist *extraperitoneale Verletzung,* seltener intraperitoneal.

Symptome und Diagnose: Harndrang bei Unvermögen, Urin zu entleeren; Blase nicht palpabel; Regio pubica infolge Urininfiltration vorgewölbt; starker Druckschmerz suprapubisch; keine diffuse Bauchdeckenspannung; Douglas nicht vorgewölbt; Katheterung frustran. Cystoskopie und Röntgenkontrastfüllung in unklaren Fällen.

Komplikationen: 1. Nebenverletzungen an Beckenknochen (häufiger auch dann gleichzeitig an Bauchorganen!), sonst an Darm, Mastdarm, Prostata, Genitalien, Harnröhre, Nieren und Harnleitern, Gefäßen usw. 2. *Blasenfisteln,* und zwar entweder *innere* (Darm, Scheide, Uterus) oder *äußere* (Gesäß, Scrotum, Damm, Bauch). 3. *Blasenstein,* und zwar dies bei steckengebliebenem Fremdkörper (Projektil, Knochensplitter, Tuchfetzen).

Therapie. Prinzip: Versorgung der Blasenwunde. Bekämpfung der Urininfiltration, Sicherstellung eines ungestörten Urinabflusses. *Erstversorgung:* Katheterismus meist sinnlos, da das Austreten des Urins durch die Blasenwunde in die Umgebung hierdurch nicht verhindert werden kann; Katheterismus begünstigt außerdem die Infektion. Bei *intraperitonealer Verletzung:* sofortige operative Revision mit Versorgung der Blasenwunde und der meist damit verbundenen anderen Verletzungen (des Darmes, der großen Gefäße). Bei *offener, extraperitonealer Verletzung:* einfache Wundrevision und Harnableitung durch die Wunde nach außen; ist eine solche nicht gewährleistet, Sectio alta und Harnableitung durch suprapubische Fistel. Bei zusätzlicher *Verletzung der Harnröhre:* suprapubische Blasenpunktion; kommt die Spontanmiktion daraufhin nicht in Gang, Sectio alta und Harnableitung durch suprapubische Fistel. *Cave!* Harnröhrenkatheterismus wegen der Infektionsgefahr (bei gleichzeitiger Beckenfraktur Gefahr der oft tödlich verlaufenden Frakturosteomyelitis!). *Endgültige Versorgung.* 1. Bei *intraperitonealer Verletzung:* untere mediane Laparotomie, Versorgung der Verletzungen in der Bauchhöhle; Bauchhöhlenspülung; Verschluß der Blasenwunde durch doppelte Chromcatgutnahtreihe, zusätzliche Peritonisierung; bei kleiner Blasenwunde ohne stärkere Entzündungserscheinungen Drainage des prävesicalen Raumes und transurethraler Verweilkatheter; bei großer Blasenwunde und beginnenden Infektionszeichen Harnableitung durch suprapubische Fistel. 2. Bei *extraperitonealer Verletzung:* suprasymphysärer Mittel- oder Bogenschnitt, Freilegung der Blasenvorderwand, u. U. Eröffnung des Peritoneums zur Revision möglicher intraperitonealer Verletzungen und sofortiger Verschluß bei intakter Bauchhöhle. Zweischichtige Chromcatgutnaht der Blasenwunde, Harnableitung durch suprapubische Fistel, zusätzliche Drainage des prävesicalen Raumes; bei sehr großer Blasenwunde Verzicht auf jeden Nahtversuch, dafür Einlegen eines Marionkatheters, welcher an der Haut befestigt wird; Rohr und Streifen im prävesicalen Raum. 3. Bei *Mitverletzung des Blasenhalses:* suprapubische Harnableitung nach Sectio alta, Versuch einer Naht der Blasenwunde, sofern die Verletzung nicht älter als 6 Stunden ist und alle Infektionszeichen noch fehlen; zusätzliche perineale Drainage (*Cave!* transurethraler Dauerkatheter!). 4. Bei *kombinierter Blasen-Mastdarm-Verletzung:* Sectio alta und Verschluß der Blasenwunde, suprapubische Harnableitung; Versorgung der Mastdarmverletzung bei kleinen Wunden transanal direkt von innen; bei höher gelegenen größeren Verletzungen Freilegung durch Parasacralschnitt und Nahtverschluß der Rectumverletzung, Wunddrainage durch dickes Gummirohr; bei *großen Zerreißungen* und *Infektion:* doppelläufiger Anus praeter sigmoideus, weites Offenlassen der kloakenbildenden Wunde im Blasen-Rectum-Bereich; ausgiebige Drainage derselben; frühzeitige Dauerbadbehandlung. Bei ausgedehnter extra- oder intrapelviner *Urinphlegmone* (vgl. Abb. 426, 427) suprapubische Eröffnung des prävesicalen Raumes, retropubische und perineale Drainage nach Spaltung aller infizierten Räume.

E. Blasenfistel

1. Äußere Fistel

Vorkommen: selten.

Entstehung: meist traumatisch, auch postoperativ und nach Blasenschüssen (vgl. oben); evtl. *angeboren* durch persistierenden Urachus (Vesico-Umbilicalfistel).

Ursache: Abflußhindernisse der Blase (nach suprapubischer Prostatektomie durch Septumbildung zwischen Blase und Prostataloge, Konkremente, Harnröhrenstriktur, narbig-starre Fixation der Blase an der Symphyse und vorderen Bauchwand).

Symptome und Diagnose: Harnfluß nach außen, und zwar nur zeitweilig während der Miktion (ständiger Harnfluß spricht für Nieren- oder Ureterfistel); Blasenspülprobe (evtl. mit gefärbter Spülflüssigkeit), Cystoskopie, Kontrastmitteldarstellung des Fistelgangs bzw. Cystogramm.

Prophylaxe: primär ausreichende Harnableitung nach Blaseneröffnung oder Blasenverletzungen.

Therapie: suprapubische Harnableitung und Beseitigung aller Hindernisse des Harnabflusses, evtl. je nach Abgangsstelle der Fistel zusätzliche Seiten- oder Bauchlagerung (z. B. bei Fistel am tiefsten Punkt der Blase); *operativer Fistelverschluß* erst, wenn jede entzündliche Gewebsreaktion abgeklungen ist und die suprapubische Harnableitung wochenlang ohne Erfolg blieb.

Methoden: Elektrokoagulation bei feinen, engen Fisteln. Bei breiten Fisteln *operativer* Verschluß durch *ausgiebige Blasenmobilisation*, mehrschichtige einstülpende Naht, welche die Schleimhaut organwärts einstülpt; dazu wird für die innere Naht resorbierbares, für die äußere Blasennaht nicht resorbierbares Nahtmaterial verwendet.

2. Innere Fistel

a) Blasen-Darm-Fistel. *Ätiologie: entzündliche* (ulceröse Colitis, Divertikulitis, Lues, Tuberkulose) und *geschwulstartige* (Tumoren, speziell Carcinom) Prozesse. Bei letzteren ist operative Hilfe meist unmöglich; *traumatische* (nach Beckenfraktur, Pfählungsverletzung, Lithotripsie, Elektrokoagulation, nach fehlerhafter Abortausräumung, nach Schußverletzung).

Symptome: Kotbeimengung im Harn, Coligeruch des Harns, chronische Cystitis, Harnbeimischung im Stuhl.

Therapie: operativer Fistelverschluß bei allen traumatisch oder entzündlich entstandenen Fisteln (erfolglos bei tuberkulösen oder carcinomatösen Fisteln).

Methoden: Elektrokoagulation auf cystoskopischem Wege bei Fistelöffnungen bis zu 3 mm. Auf *suprapubisch-transperitonealem Wege:* nach entsprechender Vorbereitung mit Spülungen und Darmentkeimung, evtl. Anlegen eines doppelläufigen Anus präternaturalis am Darm oral von der Fistel. Ablösung der Fistel in Richtung gegen die Blase, evtl. kombiniert, *trans- und extravesical*, um die Trennung der Organe vom Blaseninneren her ständig kontrollieren zu können. Anfrischung beider Fistelöffnungen und zweischichtige einstülpende Naht, so daß die Schleimhaut beiderseits nach organwärts (Blaseninneres bzw. Rectuminneres) invertiert wird. Auf *extraperitonealem Wege:* zunächst Extraperitonisierung der Blase, sodann langsames Vorarbeiten bis zur Fistel und Versorgung derselben wie oben. Auf *transvesicalem Wege:* mit Hilfe eines transvesical durch die Fistelöffnung in das Rectum eingelegten Traktors wird das Fistelgebiet ins Blaseninnere vorgezogen, daraufhin zirkulär umschnitten und die Blase vom Mastdarm gelöst; Verschluß der Fistelöffnung in der Darmwand durch Tabaksbeutelnaht; Verschluß der Blasenwunde durch zweischichtige, ins Blaseninnere einstülpende Schleimhautnaht. Bei uretermündungsnaher Blasen-Mastdarm-Fistel kann transvesicale Verlagerung des Ureterostiums notwendig werden. Stets suprapubische Harnableitung und Seiten- oder Bauchlagerung für die ersten 8 Tage, je nach Lage der Fistel. Auf *ischiorectalem bzw. sacralem Wege:* indem Rectum und Blase von der sacralen bzw. ischiorectalen Schnittführung wie zur Mastdarmamputation bzw. ischiorectalen Prostatektomie freigelegt wird und die Fistel in gleicher Weise wie oben verschlossen wird.

Prognose: fraglich, nichtradikale Operationsversuche bleiben fast stets erfolglos; je mehr Rezidivoperationen ausgeführt werden, desto ungünstiger sind die Ergebnisse; die größte Chance liegt in einer radikal ausgeführten Erstoperation, mit welcher solange als tragbar, wenigstens bis zum sicheren Abklingen aller entzündlichen Veränderungen, gewartet werden soll.

b) Blasen-Scheiden-Fistel (auch Blasen-Uterus-Fistel). *Entstehung:* Geburtstrauma, gynäkologische Operationen, Pessar- und anderer Fremdkörperdruck, Verletzungen.

Symptome und Diagnose: Harnfluß aus der Vagina, bei großen Öffnungen ständig, bei kleinen Fisteln nur während der Miktion. Kolposkopie bei gleichzeitiger Blasenfüllung mit gefärbter Spülflüssigkeit; zur Unterscheidung von Ureterfisteln Instillation der Blase mit Prontosillösung und i. v. Injektion von Indigocarmin (Blasenharn rot, Nierenharn blau!).

Prognose: Spontanverschluß auch bei kontinuierlicher Harnableitung äußerst selten und überhaupt nur bei kleinsten Fisteln möglich; wirklich erfolgreich sind fast stets nur die radikalen Fisteloperationen.

Methoden. Transvesicale Operation (Trendelenburg, 1888): ähnlich der Operation der Blasen-Mastdarm-Fistel Umschneidung der Fistelöffnung und Trennung von Blase und Vagina bzw. Uterus auf eine Strecke von wenigstens 2 cm; einstülpende mehrschichtige Naht der Blasenschleimhaut, Zwirnnaht der Vagina. Nachbehandlung wie üblich durch kontinuierliche suprapubische Harnableitung und Bauch- bzw. stark geneigte Seitenlage.

Vaginale Operation: präoperative Vaginaldesinfektion während 8 Tagen (Spülungen mit Alsol, 2 Teelöffel auf 1000 ccm Wasser; unmittelbar präoperativ mit Oxycyanat

1 : 5000 oder Jodtinktur 1 : 10). Zugang zur Fistel erfordert meist vaginalen Hilfsschnitt (*Schuchardt*) mit Durchtrennung des M. bulbo-cavernosus, M. bulbo-vestibuli, des Diaphragma urogenitale und Einkerbung des M. levator ani. Vorziehen des Fistelgebiets durch Haltefäden oder Traktor, Umschneidung der Fistel und Trennung der Organe. Im übrigen mehrschichtige, einstülpende Naht der Blase und einschichtige Naht der Vaginalwand, evtl. plastische Füllung des Hohlraums zwischen Vagina und Blase durch gestielten Fettmuskellappen. In schweren Fällen Harnableitung in den Mastdarm durch Uretero-Sigmoideostomie.

F. Fremdkörper

Entstehung. a) *Durch die Harnröhre:* bisweilen durch den Arzt zur Diagnose oder Therapie eingeführte und abgebrochene Katheter und Bougies, filiforme Bougies mit schadhaftem Gewinde, Vaseline, Watte, Tupfer usw. oder meist bei Kindern (spez. Mädchen) und Jugendlichen im erotischen Spiel oder zum Zwecke der Onanie, bei Männern auch zur Verhinderung des Samenabflusses beim Coitus eingeführte Haarnadeln, Stricknadeln, Hutnadeln, Spargelstengel, Siegellackstangen, Federhalter, Bleistifte, Griffel, Strohhalme, Kornähren, Zahnbürsten, Thermometer, Holz- oder Glas- oder Drahtstücke, Papier, Perlen, Münzen, Schrauben, Bohnen, Wachskerzen, welche beim Manne nach Abklingen der Erektion in die Blase aufsteigen.

b) *Durch Wunden:* Projektil, Knochensplitter, Tuchfetzen, Holzsplitter usw.

c) *Durch pathologisch veränderte Wand:* Seidenligaturen, im Becken zurückgelassene Gazekompressen oder Instrumente, Pessare, Kotsteine, Sequester usw.

Symptome und Diagnose (vgl. Blasenstein): Schmerzen, Harndrang, Harnträufeln, schmerzhaftes Harnlassen, abbrechender, dünner oder gedrehter Harnstrahl bzw. Harnverhaltung, Hämat- und Pyurie, Palpation, Katheterisieren, Cystoskopie, Röntgenbild (positiv bei Metall, evtl. auch bei Glas u. a. sowie bei inkrustiertem Fremdkörper).

Komplikationen: Cystitis; paravesicale Entzündung, Perforation (in Darm, Scheide, Bauchhöhle) und Inkrustation nebst Blasensteinbildung.

Therapie: baldmöglichst (mit Rücksicht auf Cystitis und Perforationsgefahr) erfolge Extraktion mit der Blasenfaßzange, und zwar entweder a) spez. bei Frauen *per vias naturales* (Cave! Verletzung des Blasenhalses wegen Gefahr zurückbleibender Schließinsuffizienz; daher am besten unter Kontrolle des in die Scheide eingeführten Fingers; evtl. nach Dilatation der Urethra mit Bougie [nach *Simon* od. dgl.]; zuvor mache man Blasenfüllung in steiler Beckenhochlagerung; nötigenfalls mit Instrument [Silberdrahtschlinge, Haken, Kornzange usw.], Magnet oder Evakuationspumpe; evtl. nach Wendung oder nach Zerkleinerung des Fremdkörpers; am besten cystoskopisch, wobei das Faßinstrument entweder durch das Operationscystoskop oder bei größerem Fremdkörper neben dem Cystoskop eingeführt und nach richtiger Einstellung erst letzteres und dann ersteres mit dem Fremdkörper herausgezogen wird) oder b) sonst, namentlich bei großen, spitzen oder zerbrechlichen Fremdkörpern nach *Sectio alta* oder bei Frauen unter *Colpocystotomie* (außer bei langer und enger, spez. kindlicher Scheide und bei großen oder vielen Fremdkörpern sowie bei voraufgegangener *Wertheim*scher Operation). Bei *Wachsstöcken* Blasenfüllung mit Paraff. liq., in welchem sich das Wachs zu Boden senkt und leichter gefaßt werden kann. Auflösung durch Zusatz von 10 ccm Xylol zur Spülflüssigkeit und Belassen des Gemisches für 2 Stunden in der Blase.

G. Entzündungen

1. Unspezifische

a) Blasenentzündung oder -katarrh (Cystitis). *Definition:* bakterielle Entzündung der Blasenschleimhaut.

Vorkommen: häufig.

Entstehung: α) ascendierend, d. h. von *Harnröhre* bei Gonorrhoe usw. oder von *außen* durch unsauberen Katheterismus, Sondierung oder Einspritzung; spez. bei Blasenstein, Fremdkörper oder Tumor, Harnröhrenstriktur, Prostatahypertrophie, Blasenlähmung durch Rückenmarksleiden usw.; besonders bei Frauen (spez. in Schwangerschaft und Wochenbett) und bei kleinen Mädchen (anscheinend *spontan* als Colicystitis);

β) *descendierend* von Niere bzw. Nierenbecken bei Tuberkulose, Stein, Pyelitis und Pyelonephritis;

γ) *hämatogen fortgeleitet* von der Nachbarschaft bei Peritonitis, Douglasabsceß, Parametritis, Puerperalfieber, Prostatitis, Appendicitis, Colitis, Rectumexstirpation usw., bisweilen auch durch Wunde oder Fistel;

δ) selten *hämatogen* bei Allgemeininfektionen: Typhus, Scharlach, pyogene Allgemeininfektion.

Begünstigend wirken Stauung und Läsion, z. B. Erkältung, Genuß reizender, spez. scharfgewürzter, kalter und gärender Getränke (z. B. junges Bier) oder Gifte (Canthariden usw.), Harnretention (z. B. bei Harnröhrenstriktur oder -stein, Prostatahypertrophie, Rückenmarksleiden), Blasenreizung (durch Steine, Fremdkörper oder Tumor sowie durch gewisse Blasenspülmittel: Höllenstein, Sublimat u. dgl., Kontrastmittel und Cystoskopie), Darmkatarrh, Obstipation, Defloration, Menses, Schwangerschaft, Geburt, gynäkologische, spez. radikale Operationen und dadurch hervorgerufene Resistenzminderung der Blasenschleimhaut.

Krankheitserreger: meist Colibacillus, seltener Staphylo-, Strepto-, Gonococcus, Proteus-, Typhus-, Pyocyaneusbacillus, Trichomonas vaginalis.

Pathologisch-anatomisch. α) *Akute Cystitis:* entzündliche Schleimhaut mit verstärkter Vascularisation; ödematöse Schwellung der gequollenen und desquamierenden, oberflächlichen Epithelschicht; kleine petechiale Blutungen, bei Colicystitis auch stärkere Schleimhautblutungen (*Cystitis hämorrhagica*); kleinzellige Infiltration der Schleimhaut, welche nur selten auf die Muscularis übergreift; alle Veränderungen am ausgeprägtesten im Blasenhalsgebiet, Trigonum und Blasenrückwand. Endoskopisch fallen vor allem die fibrinös-eitrigen Beläge und punktförmigen Ekchymosen auf.

β) *Chronische Cystitis:* Hyperämie und Ödem nur spurenweise, graubräunliche Verfärbung der Schleimhaut, follikelartige Leukocyteninfiltrationen in der Submucosa (*Cystitis follicularis* s. *nodularis*), papillomatöse Wucherung des subepithelialen Gewebes (*C. polyposa*), Ausbildung cystischer Hohlräume mit Becherzellenauskleidung (*C. cystica*), stellenweise metaplastische Umwandlung des Übergangsepithels in Pflasterepithel (*Leukoplakie, Xerom*); in besonders schweren Fällen Abstoßung der verschorften, durch Fibrinmembranen zusammengehaltenen oberflächlichen Epithelschichten (*C. membranosa*); tiefgreifende Schleimhautnekrose bis in die Muscularis reichend und mit schleimigeitrigen, mit Harnsalzen inkrustierten Belägen (*C. ulcerosa*); bei fortschreitender, die Blasenwand durchsetzender, eitriger Entzündung und Wandeinschmelzung, gelegentliche Wandperforation (*C. phlegmonosa*), in seltenen Fällen Ausstoßung der gesamten Schleimhaut infolge Zirkulationsstörungen durch Incarcerationsereignisse der Blase (Druck des graviden, retroflektierten Uterus, schwere Geburt, Injektion ätzender Stoffe, z. B. bei Abtreibungsversuchen, nach Radikaloperation des Uterus und Rectums bei Carcinom [*Cystitis dissecans gangraenescens*]).

Symptome und Verlauf: vermehrter, oft anhaltender Harndrang (*Pollakisurie*), schmerzhafte Miktion mit Entleerung kleinster Harnportionen, Pyurie. Allgemeinbefinden wenig beeinträchtigt, selten höheres Fieber (solches spricht mehr für Beteiligung des übrigen Urogenitalapparates); terminal gesteigerter Miktionsschmerz, Leukurie entsprechend dem Entzündungsgrad; Abgrenzung gegenüber Pyurie bei Urethritis und Prostatitis durch *Dreigläserprobe*; Abgrenzung einer Mitbeteiligung der oberen Harnwege durch den Urinbefund nicht möglich; „falsche Albuminurie" (d. h. durch starken Leukocytengehalt hervorgerufen), überschreitet nie $1^0/_{00}$; Mikrohämaturie im akuten Entzündungsstadium, Makrohämaturie nur bei C. haemorrhagica und als terminale Expressionsblutung; Heftigkeit der Symptome läßt im Verlauf der Erkrankung, d. h. mit Chronischwerden derselben nach; Cystitis einer zuvor gesunden Blase heilt innerhalb 10–14 Tagen aus, wenn alle Störungen beseitigt sind, welche die Ausheilung hindern können (Steine, Fremdkörper, Tumor, Harnstauung, Kongestion).

Diagnose: mikroskopische Harnuntersuchung (Zellen, Bakterien). *Cave!* endoskopische Untersuchung im akuten Zustand; bei chronischer Cystitis ist sie zur Feststellung der Entzündungsform und Komplikationen (Divertikel, Steine, Fremdkörper, Tumor, Tuberkulose) nicht zu umgehen. Ständige Mikrohämaturie neben Pyurie ist stets tuberkuloseverdächtig!

Differentialdiagnose: akute Schleimhautkongestion der Blase, Phosphaturie, Ulcus simplex, irritable Bladder (d. h. Reizblase ohne typische Entzündungszeichen); Urethritis post. und Prostatitis acuta sind durch Anamnese, Digitaluntersuchung und Zweioder Dreigläserprobe abgrenzbar. Bei allen primär-chronischen Entzündungen muß das Vorliegen einer *Tuberkulose des Harnapparates* ausgeschlossen werden; darum in jedem

Fall erschöpfende Röntgenuntersuchung; Urinuntersuchung auf Tuberkelbazillen durch Tierversuch und Züchtungsversuch.

Therapie. a) *Akute, unkomplizierte Cystitis:* Bettruhe, lokale Wärmeapplikation (Thermophor, heiße Sitzbäder), schmerz- und krampflindernde Mittel (Buscopan-, Avacan- oder Eupaco-Supp., auch Rp. Sol. acid. Salicyl. 6,0 : 180,0, Codein. phosphoric. 0,3, Sirup. rub. Idaei ad 200,0, MDS zweistündlich 1 Eßlöffel), Einschränkung der Flüssigkeitszufuhr (zur Ruhigstellung und Verminderung der schmerzhaften Miktion), alkalisches Mineralwasser (Fachinger); Stuhlregelung; testgerechte Chemotherapie; in leichteren Fällen genügen Urotropin- oder Farbstoffpräparate (s. unten). (*Cave!* ungezielte Anwendung von Antibioticis.) Bei abklingender Entzündung Instillationen mit Solusupronal oder Thyrosolvin (keine großen Blasenspülungen!); Sanierung von Fokalinfekten.

b) *Subakute und chronische komplizierte Cystitis:* Verweilkatheter bei Restharnbildung, Antibiotika und Echinacin nur bei den durch Adnexitis hervorgerufenen komplizierten Fällen; in allen übrigen Harnantiseptika (Urotropin, Acidolamin, Arctuvan, Amphotropin, Cylotropin, Helmitol, Uronovan, Uromed) in Kombination mit einem harnansäuernden Mittel, um die Formaldehydabspaltung aus dem Urotropin zu bewirken. *Cave!* zu lange andauernde Urotropinbehandlung wegen Reizerscheinungen durch Formalin!). Deshalb frühzeitiger Übergang auf: Acridinfarbstoffe (Rivanol, Trypaflavin 2%ig täglich 5–20 ccm, Rivanol 1°/$_{00}$ täglich 20–50 ccm), Azofarbstoffe (Neotropin, Pyridium 3mal täglich je 2 Dragees zu 0,1), Neosalvarsan bei Kokkeninfektion 0,15–0,3 alle 2 Tage (insgesamt 6 mal), Spirozid (4 Tage lang 2mal täglich 1 Tablette zu 0,25; Wiederholung nach 4tägiger Pause), Yatren 105 3mal täglich 2–3 Pillen; Mandelsäure (Mandelat Asta bei Coli- und Aerobacterinfektionen), Balsamika (Sandelholzöl, Copaivbalsam) bei schmerzhafter Miktion. Blasenwirksame Tees (meist zusammengesetzt aus Fol. Bucco, Fol. uvae ursi, Rad. Petrosilini, Herba equiseti, Flores Tiliae, Rhiz. graminis); im allgemeinen von den Tees 2 Eßlöffel auf 1 Tasse bei 3 Tassen täglich; Extrakte aus diesen Pflanzensorten (z. B. Cystinol). *Diät: Verbot* von gewürzten Speisen, von Alkohol und kohlensäurehaltigen Getränken sowie Nicotinabusus. *Erlaubt:* Alkalisierung des Urins durch alkalisierende Kost wie bei Uraturie (vgl. S. 1341), evtl. verstärkt durch Speisesoda, Natr. bicarbonic. oder citric.; bei chronischen Formen *Schaukeltherapie* (d. h. Abwechslung zwischen Perioden starker Urinsäuerung und -alkalisierung nach dem Schema: 3 Tage stärkste Flüssigkeitskarenz mit harnsäuernder Diät und Zugabe von Extin, Mandelsäure, Actifact, anschließend 2–3 Trinktage mit alkalisierender Kost und Natriumbicarbonatgaben); bei Widerwillen gegen das viele Trinken Tropfeinläufe.

Operativ: suprapubische Blasenfistel bei *C. dissecans gangraenescens* und *phlegmonosa* (beste Prophylaxe vor Perforation); bei extremer Schrumpfblase, z. B. nach C. phlegmonosa, ulcerosa oder gangraenescens cyclische Anästhesie der Sympathicusbahnen (Parasacralanästhesie); bleibt dies erfolglos, u. U. Harnableitung durch Ureterosigmoideostomie oder plastische Vergrößerung der Blase durch Ersatzblasenoperation (vgl. S. 1359).

b) Ulcus simplex vesicae. *Ätiologie:* fraglich; Parallelen zur Entstehung des Ulcus ventriculi werden diskutiert.

Pathologisch-anatomisch: ein oder mehrere streifenförmige, seltener runde Geschwüre am Blasenscheitel, der Blasenvorderwand oder in Uretermündungsnähe mit schmalem, entzündlichem Hof und tiefrotem Grund, welcher gelegentlich mit einer weißgrauen Fibrindecke überzogen ist; Befallensein aller Wandschichten; im weiteren Verlauf meist Hinzutreten einer Infektion.

Vorkommen: fast ausschließlich bei Frauen.

Symptome: Pollakisurie, initiale und terminale Miktionsschmerzen, wie bei akuter oder subakuter Cystitis; jedoch anhaltende Mikrohämaturie ohne Leukurie.

Differentialdiagnose: chronische Reizblase, bei welcher jedoch die Erythrocyturie fehlt.

Therapie: Sanierung aller Fokalinfekte, cyclische Anästhesie der Sympathicusbahnen, allgemeine und lokale Salvarsanbehandlung, lokale Hormoninstillation.

Operativ: Oberflächenkoagulation, *Cotte*sche Operation (Durchtrennung des sympathischen N. praesacralis). In schwersten Fällen Resektion des befallenen Wandabschnitts.

c) Ulcus incrustatum vesicae. *Pathologisch-anatomisch:* charakteristische Lage rings um oder neben der Uretermündung; starke Inkrustation mit weißgrauen, unregelmäßig vorspringenden Kalksalzen; Größe etwa die eines 1-Pfennigstückes; Blasenschleimhaut stark entzündlich verdickt.

Symptome: ähnlich einer schweren eitrigen Blasenentzündung; Urin alkalisch, Hämaturie, Pyurie, Kalkbröckel.

Therapie: Fokussanierung, Umstimmungsdiät auf Harnsäuerung (Extin, Mandelat, Gelamon, Salvarsankur, Blasenspülungen mit Zusatz von Salzsäure zur Spülflüssigkeit, Excochleation der „Stalaktiten", Oberflächenkoagulation, lokale Hormonbehandlung); in schweren Fällen *Cotte*sche Operation oder Teilresektion der Blasenwand.

d) Paravesicale Entzündung und Absceß. *Ursache:* Cystitis phlegmonosa oder gangraenescens, infiltrierender oder perforierender Blasentumor, Verletzung, Fremdkörper, Prostatitis, Appendicitis, Pelveoperitonitis (bei gonorrhoischer, tuberkulöser und puerperaler Adnexinfektion).

Lokalisation: perivesicaler bzw. prävesicaler Raum.

Therapie: Absceßfreilegung und Drainage, außerdem bei schwer infiziertem Blaseninnern suprapubische Harnableitung.

2. Spezifische

a) Tuberkulose. *Vorkommen:* fast stets als Teil einer Urotuberkulose (vgl. S. 1347)

Symptome und Diagnose: meist Folge einer Nierentuberkulose, seltener auch einer Genitaltuberkulose. Initialerscheinungen sind: Schleimhautrötung und Schwellung, feinblasiges Ödem am Boden des Trigonums (Auftreffstelle des Urinstrahls!); von dort ausgehende Bildung charakteristischer Knötchen, Geschwüre und in Gruppen stehender Tuberkel (gelb erscheinende Knötchen mit rotem Hof); typische Asymmetrie des Blasendreiecks und klaffende lange Ureterostien der befallenen Seite; Blasenkapazität fast stets reduziert; Restharn erst in fortgeschritteneren Stadien. Ausbildung *lentikulärer Geschwüre* mit Verkäsung und Erweichung; fortschreitende Starre und Einziehung des erkrankten Ureterostiums, welches sich in einen ulcerösen Krater umwandelt; Übergreifen der Entzündung auf tiefere Wandschichten läßt aus der anfangs rein funktionellen, entzündlichen Schrumpfblase eine organische Schrumpfblase entstehen.

Komplikationen: Sklerose der perivesicalen Gewebe, Sklerosierung der Ureterwand, Ureterstriktur in dessen unterem Abschnitt infolge lymphogener Ausbreitung der Entzündung; Übergreifen der Veränderungen auf den Ureter der kontralateralen Seite, Aszension der Infektion in die gesunde Niere. Ureterstriktur des bisher gesunden Ureters, hydronephrotische Zerstörung der Restniere, Urämie, Exitus. Fortgeschrittene Entzündung und Starre des Ostiums der kranken Seite ruft positives *Lurzsches Zeichen* hervor (bei Druck auf die erkrankte Unterleibsseite tritt das erstarrte, endoskopisch betrachtete Ostium etwas in die Höhe).

Therapie. Konservativ: Chemotherapie mit Streptomycin, p-Aminosalicylsäure, Iso-Nicotinsäure-Hydracid per os 2 mal täglich 150 mg, Streptomycin 2 mal wöchentlich 1 g; INH-Präparate (Rimifon, Neoteben, Nitadon, Marsalid) können toxische Nebenwirkungen (cerebrale Krämpfe) hervorrufen, wenn die optimale Dosis überschritten wird (4–8 mg/kg Körpergewicht für Rimifon, 4 mg/kg Körpergewicht für Marsalid auf 4 tägliche Dosen verteilt). Bei älteren Veränderungen Sacralanästhesie und Parasacralanästhesie zur Beseitigung der Blasentenesmen, Instillation von Methylenblau, Guajacolanästhesie bei tuberkulöser Schrumpfblase, während der Abheilung rechtzeitiger Beginn mit Distentionsbehandlung.

Operativ: Restzustände einer Urotuberkulose in der Blase (Schrumpfblase, prävesicale Ureterstriktur) werden beseitigt. *Radikal:* durch Resektion der Ureterstriktur und Uretero-Cystoneostomie; die Schrumpfblase durch Dünndarmringplastik nach *Scheele* oder andere Blasenersatzoperationen (vgl. S. 1359) (dies jedoch nur, wenn keine stärkere Nierenschädigung vorliegt!). *Palliativ:* Ureterhautfistel bei schwerster Schrumpfblase und noch floridem tuberkulösem Prozeß.

b) Syphilis. Im II. Stadium: Blasenlähmung infolge Myelitis luica. Im III. Stadium: Gumma, sehr ähnlich den papillomatösen Neoplasmen, auch tuberkulösen Granulomen; bei Ulceration ist diese kreisrund.

Symptome: Cystitis, Blutung.

Diagnose: sicher nur serologisch.

c) **Blasenbilharziose (Schistosomiasis).** *Erreger:* Distomum haematobium.

Vorkommen: an Flußläufen, Tümpeln, Oasen der tropischen und subtropischen Länder, vorwiegend Ägypten. Entwicklung des Erregers im Pfortadergebiet, Eiablage in Beckenvenen, Blase und Mastdarm; Eingangspforte nicht völlig geklärt (möglicherweise Haut). Befallen werden zu 80% Kinder.

Symptome und Verlauf: Harnwegserkrankung wird erst 2 Monate bis spätestens 2 Jahre nach Ansteckung bemerkt, an Schmerzen in der Harnröhre beim Urinieren, Harndrang, terminale Hämaturie, Bilharziaeier (nur selten und nicht leicht zu finden); in schweren Fällen Geschwürsbildung, entzündlich-zottige Wucherungen; sekundäre Cystopyelitis und Prostatitis, Blasenschrumpfung infolge Einlagerung verkalkter Eier in die Blasenschleimhaut; Ureterstriktur; Blasenboden- und Perinealphlegmonen; perineale Fistelbildung; Übergreifen bei der Frau auf Labien und Vagina.

Differentialdiagnose: Malaria, Ruhr, Grippe; charakteristisch ist Eosinophilie (10 bis 60%).

Therapie: Specificum Antimon! Brechweinsteinkur (Tartarus stibiatus): sehr langsame i. v.-Injektionen von (nicht länger als 5 Minuten) gekochter Lösung; Injektion erfolge stets *vor* der Mahlzeit; Gesamtdurchschnittsmenge 1,46 g Tartarus je 60 kg Körpergewicht: 1. Injektion 0,06 g; 2. Injektion 0,1 g; 3.–15. Injektion 0,13 g, wöchentlich 3 Injektionen. Fuadin (Antimonsalz) i. m.

H. Blasensteine (vgl. Nieren- und Ureterstein und vgl. Abb. 419)

Vorkommen: häufiger einesteils bei kleinen Kindern (Urate!) und Jugendlichen (Oxalate!) andernteils bei alten Leuten zwischen 50 und 70 Jahren; überwiegend beim *männlichen* Geschlecht, d. h. sekundär-entzündlich bei Harnstauung in der Blase (Prostatahypertrophie, Sphinkterstarre, Urethralstriktur), dagegen selten (1–10%) beim weiblichen Geschlecht (Bau und Länge der Harnblase und Harnröhre sowie Fehlen von Harnröhrenstriktur und Prostatahypertrophie!); öfters endemisch (z. B. in Jugoslawien, Rußland, England, Persien, Indien und Ägypten infolge von Bilharziosis oder A-Hypovitaminose).

Entstehung: teils in der Niere teils in der Blase als Teilerscheinung einer Urolithiasis, auf welche stets zu untersuchen ist (vgl. S. 1338). Bisweilen handelt es sich um inkrustierte Fremdkörper (s. da; z. B. abgebrochenes Katheterstück, Haarnadel, Geschoß, Seidenligatur usw.) oder Parasiteneier (Distomum haematobium, Filaria). Begünstigend wirken *Stauung* (Harnröhrenstriktur, Prostatahypertrophie, Trabekelblase, Cystocele, Blasengeschwulst, Divertikel, Schwangerschaft, Rückenmarklähmung, Tabes usw.) und *Entzündung* (Cystitis s. da). Oft liegt eine Stoffwechselstörung vor (Urat-, Phosphat-, Oxalat-, Cystinurie), besonders auch A-Hypovitaminose, welche Schleimhautveränderungen und erhöhte Entzündungsbereitschaft hinterläßt. Sog. Fettsteine entstehen durch Einführung fetthaltiger Massen z. B. bei Onanieren (Wachs), Katheterisieren (Vaseline oder Salbe als Katheterglitmittel!) oder Einfüllen (Salbenmedikamente bei Gonorrhoe).

Unfallzusammenhang kann ausnahmsweise gegeben sein, und zwar durch Verletzung mit Blutgerinnsel oder Infektion oder Lähmung oder Harnröhrenverengerung (vgl. Harnröhrenverletzung).

Zahl: solitär oder multipel: von mehreren bis zu Hunderten (selten).

Größe: von Grieß- bis Bohnen- bis Walnuß- bis Hühnereigröße und mehr.

Form und Lage: rundlich; bei multiplen Steinen evtl. facettiert und aneinander abgeschliffen, bisweilen als „Pfeifensteine" teils in Harnblase teils in Harnröhre; öfters in Divertikeln; evtl. intramural abgekapselt.

Bau: selten rein; meist gemischt, und zwar geschichtet; oft mit organischem Kern aus Epithel, Fibrin, Schleim, Blut, Bakterien, Parasiten usw.; man findet am häufigsten Phosphate, dann Urate und Oxalate, selten Cystin-, Xanthin-, Cholesterin-, Indigosteine usw., öfters auch gemischte (vgl. Nierensteine!).

Symptome und Diagnose: 1. *Häufiger Harndrang*, als Folge der Entzündung und des Reizes der Schleimhaut durch den Stein; läßt in Ruhe und beim Schlafen nach, nimmt bei jeder stärkeren Bewegung zu; dies gilt auch für 2.

2. *Blutung*, spez. am Schluß der Miktion; vorwiegend nach Erschütterung und Bewegungen (Autofahren); oft nur Mikrohämaturie.

3. *Schmerz*, und zwar wechselnd, spez. nachts gering (im Gegensatz zu Prostatahypertrophie!), bei Miktion und Bewegung zunehmend, evtl. schneidend und ausstrahlend bis in Mastdarm, Schoß bzw. Glans penis, wodurch Knaben zum Melken der Vorhaut veranlaßt werden können.

4. *Miktionsstörung*, und zwar wechselnd, manchmal nur bei veränderter Körperlage und manchmal fehlend, spez. bei Divertikelstein, sonst gelegentlich Harnstrahlunterbrechung, (Kugelventilwirkung!), d. h. plötzliche schmerzhafte Verlegung des Orificium int. urethrae durch den Stein (spez. bei kleinen Steinen!).

5. *Harnbefund*: Blut, spez., wenn die Blutung einer körperlichen Bewegung folgt, öfters zugleich auch Eiter und sonstige Cystitissymptome (s. oben); außerdem findet man u. U. auch mikroskopisch die betreffenden Steinbildner; evtl. Steinabgang.

6. Bisweilen *Fühlbarkeit großer Steine* bei bimanueller Palpation von außen und rectal bzw. vaginal (*Cave!* Skybala und Tumoren von Blase, Becken usw.).

7. Systematisches Absuchen in verschiedener Lagerung, spez. in Beckenhoch- oder Knieellenbogenlagerung mit *Steinsonde* (d. h. starkes Metallbougie mit kräftigem kurzem Schnabel und mit zur Resonanzerhöhung dick und hohl gefertigtem Handgriff); dabei können aber überzogene oder in Trabekelblasen verdeckte oder in Divertikeln gelagerte Steine entgehen oder Skybala und Tumoren täuschen.

8. *Röntgenbild* nach gründlicher Stuhl- und Harnentleerung, evtl. in Lagewechsel oder unter Füllung mit Luft bzw. Kontrastmasse (40% Abrodil 20 ccm und Luft 100 ccm als „Abrodilpfütze") (vgl. Prostatahypertrophie!); besonders wichtig bei Harnröhrenverengerung; auch achte auf Steinbildung in Ureteren und Nieren; Versager (Urate sowie Cystin- und Xanthinsteine!) und Irrtümer (Phlebolithen, verkalkte Uterusmyome usw.) kommen aber vor, vgl. Nieren- und Uretersteine!

9. *Cystoskopie* (nicht immer möglich, z. B. bei Harnröhrenverengerung, und nicht immer sicher z. B. bei Cystitis oder Blasenblutung sowie nicht immer erfolgreich z. B. bei in Blasenausstülpungen bei Prostatahypertrophie oder Divertikel versteckten Steinen).

Differentialdiagnose: Tumor, Divertikel, Tuberkulose und Katarrh der Blase sowie Prostatahypertrophie usw.

Verlauf und Prognose: sehr selten Spontanzerfall bzw. -fraktur und -abgang oder Perforation in Mastdarm oder Scheide; meist Wachstum und evtl. Infektion; dadurch Cystitis, Pyelitis und Nephritis mit Gefahr tödlicher Urämie; bisweilen Blasencarcinom oder -papillom. Nach Operation droht Rückfall (etwa 10%), und zwar sowohl bei Steinzertrümmerung wie bei Blasenschnitt.

Therapie:

a) Konservativ vgl. Nierensteine und Cystitis! (Steinauflösung: Litholyse z. B. von Fettsteinen aus Vaseline, Wachs oder Paraffin, welche mit Benzin, Xylol, Petroleum u. dgl. auflösbar sind, indem man 30–50 ccm für eine halbe bis mehrere Stunden darin läßt und dann absaugt nach vorherigem Ausspülen der Blase mit sterilem Wasser!); oder zu versuchen mit: Calsol (Äthylendiamintetraessigsäure), Versene, *Krapp* (Rubia tinctorum, Rp.: Rad. Rub. tct. 0,5, Lith. citr. 0,05, Magn. citr. 0,05, zusätzlich *Koch*sches Salzgemisch (s. S. 1341). Dosierung: 3 mal täglich $1/2$ Teelöffel in $1/4$ Liter Milch). Hyaluronidase, Combuchal; sämtliche mehr zur Prophylaxe und Rezidivverhinderung als zur echten Litholyse, welche meist in vivo nicht gelingt.

b) Chirurgisch. α) *Transurethrale Steinzertrümmerung und -absaugung* (*Lithotripsie und Litholapaxie*) (vgl. S. 1360): heute Methode der Wahl für alle Fälle, mit Ausnahme solchen von Riesensteinen, Schrumpfblase, oder kindlichen Steinen, sofern Lithotriptor mit Optik zur Verfügung steht.

Bei *Frauen* erfolge u. U. auch *Extraktion durch die Urethra*, evtl. nach deren Dilatation (mit *Hegar*schem Bougie oder dgl.) unter Kontrolle des in die Scheide eingeführten Fingers oder am besten unter cystoskopischer Kontrolle (vgl. Blasenfremdkörper!) oder (spez. bei gleichzeitiger Cystocele vaginalis, dagegen nicht bei langer und enger, spez. kindlicher Scheide oder bei großen und vielen Steinen sowie bei voraufgegangener *Wertheim*scher Operation) *Blasenscheidenschnitt Kolpocystotomie*, d. h. Eröffnung der Blase von der Scheide aus.

β) *Steinschnitt* (*Lithotomie*) (vgl. S. 1357): Sectio alta (vgl. Abb. 539), an sich für alle Fälle brauchbar, jedoch nur noch in Gebrauch für Steine, die endovesikal nicht zertrümmert werden können (Schrumpfblase, Harnröhrenverengerung u. dgl. und bei großen oder harten Steinen).

J. Geschwülste (vgl. Abb. 738)

Formen: selten *Sarkome, Mischtumoren, Dermoide, Teratome, Cysten* (meist im Trigonum; wohl durch Entwicklungsstörung infolge versprengter Drüsenkeime), *Hämangiome, Myome, Fibrome, Adenome* bzw. *Fibroadenome* und *Endometriome* (während der Menses anschwellend und blutend sowie zu schmerzhafter Miktion führend, vgl. Bauchdecken!); häufiger sind *Papillome*, und zwar *typische Fibroepitheliome* („Zottengeschwulst") (s. Abb. 423); aus verzweigtem gefäßhaltigem Bindegewebsgerüst mit mehrschichtigem Epithel; polypös, weich, schmal gestielt in Mucosa, aber nicht in Muscularis; solitär oder häufig multipel; meist an der Basis um den Schließmuskel und vor allem in der Nähe der Ureteren; leicht blutend und zerfallend; Gefahr chronischer Verblutung; *atypische Fibroepitheliome* mit breitbasig, strauchartig, rasenförmiger Entwicklung, ohne geordnete Zellgruppierung (*Übergangsform zum Carcinom*) und *Carcinome* (als *papilläres Carcinom* meist bei älteren Männern; häufiger bei Ectopia vesicae, chronischer Cystitis, Bilharziosis, Stein, Divertikel, Teer- oder Anilineinwirkung: als sog. „Anilinkrebs" (*Rehn* 1895) als Berufskrankheit (Nr. 14 der Liste) anerkannt und durch lang dauernde Zufuhr sehr geringer Dosen aromatischer Amine entstehend (*Perlmann* und *Staehler*), ruft alle Formen des Blasentumors (typ. und atypisches Fibroepitheliom, papilläres Carcinom, solides Carcinom, Sarkom) hervor. Amineinwirkung ist daher bei jedem Blasentumor auszuschließen. Das *solide Carcinom* (Scirrhus, Carcinoma alveolare, Melanocytoblastom) wächst frühzeitig infiltrativ.

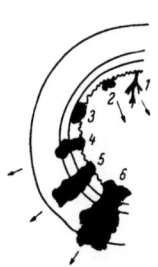

Abb. 423. Wachstumsrichtung der *Blasentumoren* (nach *Alken*): *1* papillomatös-schmalgestielt, *2* papillomatös-breitgestielt, *3* submucös, *4–6* wandinfiltrierend u. penetrierend

Vorkommen: relativ häufig (0,5 % aller Tumoren), meist als Carcinom im 40.–60. Jahr, als Zottenkrebs aber auch schon früher; bei Kindern auch als Sarkom; bei Männern ist der Blasenkrebs etwa 3mal häufiger als bei Frauen.

Lokalisation: meist im Fundus, spez. im Trigonum und an den Ureterostien.

Symptome und Diagnose: 1. *Blutungen* (intermittierend, meist spontan und am Schluß der Miktion). 2. *Schmerzen*, Dauerschmerz oberhalb der Symphyse. 3. *Harndrang* oder *Miktionsbehinderung*. 4. *Harnbefund* (evtl. Tumorelemente, spez. Zotten). 5. *Fühlbarkeit* (am besten bei bimanueller Palpation von außen und rectal bzw. vaginal, evtl. in Narkose). 6. *Cystoskopie*. 7. *Röntgenbild* (Kontrastmittelfüllung evtl. mit Luftfüllung; auch Pyelogramm). 8. *Probeexcision* (endovesical), aus den *basalen Tumoranteilen* läßt bei Carcinom die kleinzellige Infiltration, atypische Epithelien, Mitosen und Epithelwucherungen erkennen.

Komplikationen: 1. Blutungen mit Anämie. 2. Infektion der Harnwege mit Cystitis, Cystitis cystica, Bilharziatumor, Blasentuberkulose usw. 3. Ureterenverschluß mit Hydronephrose, hydrostatische Druckatrophie der Niere, Urämie. 4. Infiltration und Perforation in perivesicales Gewebe, Rectum, Vagina. 5. Steinbildung. 6. Carcinomaussaat.

Differentialdiagnose: Stein, Fremdkörper, Verletzung, bullöses Ödem, Cystitis, Blasentuberkulose, Prostatahypertrophie, einwachsender Tumor von Darm, Prostata Samenblasen u. a.

Prognose: fraglich-ungünstig; Papillom besitzt hohe Rezidivneigung (bis zu 3 Jahren), daher 6monatliche Kontrolluntersuchungen; bei *Carcinom* nach Cystektomie nur 10 % Überlebende nach 3 Jahren (Operationsmortalität der Cystektomie 5–12 %); relativ günstig nach Radiokobaltbestrahlung (20 % Spätschädigungen, 5 % Blasensklerose).

Therapie. Konservativ: Röntgen- und Radiumbestrahlung bei operativ nicht mehr entfernbaren Tumoren als *Kontaktbestrahlung mit radioaktiven Isotopen* (Radiokobaltchloridlösung mit Halbwertszeit von 5 Jahren wird in einem am Katheter befestigten Ballon in die Blase eingeführt; durchschnittliche Strahlenmenge 1250 r, Gesamtmenge bis zu 10 000 r, Behandlungsdauer 8–10 Tage); auch Radiobrom 82 und Radionatrium kommen in Form der Intensivbestrahlung in Betracht. Spätschädigungen der Blasenwand in etwa 20 % der Fälle, in 5 % Blasensklerose, welche nachträglich behoben werden muß. *Betatron-Bestrahlung* mit sehr tiefer Gammastrahlung. Strahlentherapie auch in Kombination mit der operativen Behandlung durch intraoperative Infiltration der Tumorbasis mit Radiogold 198 oder Radiophosphor 32; Hormone (Östrogengaben bei Papillom und Carcinom); Kastration, doppelseitige Adrenalektomie.

Operativ: 1. *Bei schmal-gestielter Geschwulst* mit verschieblicher Schleimhautbasis (*semimalignes Papillom*), meist in der Nähe des Ureterostiums gelegen, transurethrale Elektrokoagulation in einer oder mehreren Sitzungen mit 10–14 tägigen Abständen; auch Elektroresektion mit der Schlinge; endovesicale Resektionstherapie nur für Papillome bis höchstens Pflaumengröße. Rezidivneigung bis zu 2–3 Jahren, daher Kontrollcystoskopie in 6monatlichen Abständen.

2. *Bei deutlich-gestielter Geschwulst* mit noch verschieblicher Schleimhautbasis (*malignes Papillom*), Sectio alta, elektrische Umschneidung der Papillombasis und Wundnaht mit Catgutknopfnähten; bei Einbeziehung der Uretermündung wird eine Lücke für das Ureterostium in der Schleimhaut frei gelassen.

3. *Bei diffuser Papillomatosis:* entweder endovesicale Elektrokoagulation des Gewebes sowie Tumorabtragung mit Diathermieschlinge, anschließend Instillation von Argent. nitric.-Lösung oder bei hartnäckiger Rezidivneigung totale Cystektomie und Harnableitung in das Rectosigmoid. Auch konservativer Versuch mit Podophyllin.

4. *Bei breit-aufsitzendem, nicht mehr frei verschieblichem Papillom* (*papilläres Carcinom*): partielle Cystektomie in Gestalt einer wetzsteinförmigen Excision der ganzen Blasenwanddicke mit dem elektrischen Messer; evtl. Mitentfernung des Ureters und transvesicale Verpflanzung desselben; Nachbestrahlung mit Radiokobalt. Das Vorgehen ist bei Geschwülsten bis zu einem Durchmesser von 5 cm möglich. Sterblichkeit gering. Möglichkeit einer späteren totalen Cystektomie bleibt erhalten.

5. *Bei breit-gestielter, in die Blasenwand infiltrierender Geschwulst* (*Carcinoma solidum*): *partielle Cystektomie* bei Sitz im beweglichen Teil der Blase (Geschwulstgröße bis zu 5 cm); bei allen größeren Tumoren, speziell solchen am Blasenboden, *totale Cystektomie mit Ureterosigmoideostomie*, sofern überhaupt noch Operabilität besteht (meist in Form der erweiterten, totalen Cystektomie, d. h. mit Entfernung von Urethra, Prostata, Samenblase und regionären Lymphknoten beim Manne; von Vagina, Uterus und regionären Lymphknoten beim Weibe); evtl. zusätzliche Bestrahlung durch Infiltration des Tumors mit kolloidalem Radiogold 198 oder Radiophosphor 32. 90% der Operierten sterben im Verlauf der ersten 3 Jahre an ascendierender Pyelonephritis, Störungen im Elektrolythaushalt (vermehrte Chlorrückresorption, Begleitacidose), Metastasen, lokalen Rezidiven. Günstige Ergebnisse nach Cystektomie nur bei Tumorsitz im Trigonumbereich. In allen übrigen Fällen stellt der Eingriff meist nur eine Palliativmaßnahme dar, weshalb in solchen Fällen besser von vornherein nur konservativ (s. oben) vorgegangen wird.

Indikation: zur Feststellung der Operabilität Blasenluftfüllung mit Pelveophlebographie.

K. Harnblasenbruch bzw. -prolaps (Cystocele)

Vorkommen: a) in einem Eingeweidebruch, und zwar bei Männern in Hernia inguinalis indirecta oder directa und bei Frauen in Hernia femoralis, seltener in Hernia lineae albae, perinealis, obturatoria, ischiadica. Dabei ist entweder die ganze oder meist nur ein Teil der Harnblase, selten der Ureter durch eine Bruchpforte nach außen gestülpt; oft handelt es sich dabei übrigens um Kunstprodukt, indem die Harnblase beim Vorziehen des isolierten Bruchsacks mit vorgezogen wird.

Formen: meist *para-*, seltener *extra-* und selten *intra*peritoneal.

b) Als Cystocele rectalis und vaginalis, letztere, spez. nach Geburt ohne oder häufiger mit Dammriß; dabei ist die der betreffenden Rectal- bzw. Vaginalwand anliegende Blasenwandpartie vorgefallen.

c) Selten ist der Vorfall der invertierten Blase oder Inversio per urethram, wobei die Blase umgekrempelt, d. h. mit der Schleimhaut nach außen aus der Harnröhre vorfällt.

Symptome: Bruchgeschwulst mit periodischem Volumwechsel (entspr. Füllung bzw. Entleerung der Harnblase) und mit Harnbeschwerden (Dysurie oder Harndrang; evtl. Befund bei künstlicher Entleerung und Füllung der Harnblase sowie Cystoskopie und Röntgenbild mit Kontrastfüllung.

Differentialdiagnose: Hydrocele communicans.

Komplikationen: 1. Cystitis. 2. Blasenstein. 3. Einklemmung. 4. Verletzung oder Ligatur bei Bruchoperation. (*Folge:* Hämaturie und Harninfiltration oder Peritonitis.)

Differentialdiagnose: im Zweifelsfall, spez. bei Vorliegen eines zweiten Sackes neben dem Bruchsack versuche man Füllung oder Sondierung von der Harnröhre aus; evtl. Diaphanie mittels eingeführtem Cystoskop.

Prophylaxe und *Therapie:* Vorsicht bei Hernienoperationen; bei Blasenverletzung doppelte Naht mit Catgut, Wunddrainage und Verweilkatheter, sonst Einstülpung mit Tabaksbeutelnaht; evtl. Abtragung und zirkuläre Naht.

L. Funktionelle Blasenstörungen (Blasenlähmung)

Definition: Störungen des koordinierten Zusammenspiels zwischen Innervation der Austreibungsmuskulatur (Harnretention) und Innervation des Verschlußapparats (Inkontinenz). Komplette Retention bzw. reine Inkontinenz selten; meist handelt es sich um Kombinationen von partieller Retention und partieller Inkontinenz oder von Inkontinenz mit gleichzeitiger partieller Retention. Art der Störung ist davon abhängig, ob nur die sympathische bzw. parasympathische Innervation (vgl. S. 839) oder beide, und ob ihre afferenten (sensiblen) oder efferenten (motorischen) Anteile betroffen sind. Auch die Vollständigkeit der Leitungsunterbrechung bzw. das Ausmaß partieller Ausfälle spielt eine entscheidende Rolle. Von Gehirn und Rückenmark unabhängige Blasenentleerung (*Blasenautomatie*) durch alleinige Tätigkeit der intramuralen Ganglien ist möglich. Eine rein reflektorische Miktion („*reflektorische Rückenmarksblase*") setzt einen intakten sacralen Reflexbogen voraus.

a) Blasenatonie (atonische Harnretention). *Prinzip:* Miktion bleibt unvollkommen; es wird ein unterschiedlich großer Restharn retiniert, welcher im Laufe der Zeit zunimmt. Das Gefühl der vollen Blase bzw. das normale Harndrangempfinden geht verloren. *Ursache:* Gleichgewichtsstörung zwischen sympathischer und parasympathischer Innervation zugunsten der sympathischen (hemmenden) Beeinflussung; Lokalisation der Störung noch ungeklärt.

Formen: myogene Blasenatonie (Ätiologie unklar); wahrscheinlich stellt sie das Ergebnis einer Blasendekompensation, d. h. eine Überdehnung des M. Detrusor durch Mehrarbeit gegen ein lange Zeit bestehendes Hindernis dar. *Neurogene Blasenatonie* infolge Schädigung der afferenten Bahnen bei Tabes dorsalis, *Friedreich*scher Ataxie, Degeneration der Hinterstränge bei Perniciosa, multiple Sklerose.

Symptome: Ischuria paradoxa (am klarsten bei Tabes dorsalis), fehlendes Harndrangempfinden trotz zunehmender Blasenüberdehnung. Blasenentleerung erfolgt unter Zuhilfenahme der Bauchpresse und oft auch durch manuellen Druck von außen.

Diagnose: Cystotonometrie und *Sphincterometrie* (bei myogener Atonie löst eine Überdehnung der Blase Schmerzempfindung und Harndrang aus, bei neurogener Atonie fehlen diese Symptome; ergibt die Cystometrie eine ausreichende Kontraktionsfähigkeit so spricht dies für ein mechanisches Entleerungshindernis oder krankhaft gesteigerten Sphinctertonus); *Cysto-Urethroskopie* und *Cysto-Urethrographie* (zur Klärung, ob der Sphincterwiderstand organischer oder spastischer Natur ist und ob er vorwiegend oder ausschließlich am Sphincter int. oder ext. liegt).

Differentialdiagnose: erstrebt Unterscheidung zwischen kongenitaler, mechanischer, myogener und neurogener Atonie. Bei kongenitaler und mechanischer Atonie handelt es sich meist um eine myogene Form.

Therapie. 1. *Resektion des N. hypogastricus:* nur bei rein neurogener Atonie nach vorausgegangener erfolgreicher temporärer Novocainblockade.

2. *Elektroresektion am Blasenausgang:* bei endgültiger und vorwiegend myogener Atonie bzw. bei vorwiegend organischem Entleerungshindernis (Sphinctersklerose, Sphincterspasmus, Sphincterhypertrophie). Nicht selten besteht gleichzeitig eine neurogene und organische Ursache, so daß eine Kombination von 1. und 2. erforderlich wird.

3. *Ventrofixation der Blase nach Rochet. Prinzip:* weitgehende Mobilisierung und Extraperitonitisierung der Blase, auf welche zwei Muskelstreifen aus dem M. rectus abdominis möglichst nahe an der Basis aufgesteppt werden; oder auch nur einfache Fixierung der mobilisierten und möglichst hochgezogenen Blase an einem muskelfreien Streifen der Rectusfascie (*Boeminghaus*). *Indikation:* nur gegeben, wenn der Sphinctertonus durch die Wirkung des Preßakts noch überwunden werden kann und wenn die Bauchdeckeninnervation (M. rectus abd.) erhalten ist. *Prognose:* bei richtiger Indikation wird restharnfreie Blasenentleerung in den meisten Fällen erzielt.

4. *Subtotale Blasenresektion* (*Orr*). *Prinzip:* Verkleinerung des Organs durch rigorose Resektion, wodurch die besonders überdehnten oberen, atonischen Blasenteile entfernt werden, während der weitgehend normal dehnungsfähige Blasenboden erhalten bleibt.

Indikation: nur bei myogener Atonie; *Cave!* bei neurogener Atonie; da hier die gesamte Austreibungsmuskulatur gleichmäßig atonisch ist. *Prognose:* Dauerwirkung sehr fraglich; Ergebnisse bezüglich Restharnfreiheit günstig.

b) Neurogene Blaseninkontinenz. *Definition:* unwillkürlicher Harnabgang infolge Lähmung des Sphincter int. und ext. sowie Detrusor. Infolge Fehlens einer aktiven Sphincteröffnung wird der Sphincterring zum passiven Entleerungshindernis; infolge des atonischen Detrusor kommt es bei stärkerer Füllung zur Überlaufblase.

Symptome und Diagnose: s. unter a).

Therapie. Konservativ: medikamentöse Kräftigung des Detrusor und Verminderung des Sphinctertonus durch Atropin (kann wegen der erforderlichen hohen Dosen nur kurzfristig gegeben werden); besser sind Tetraäthylammonium, Banthine, Padisal, Buskopan (langdauernde anticholinergische Wirkung). *Operativ. Prinzip:* passive Verstärkung oder Wiederherstellung einer einigermaßen willkürlichen Beherrschung des Blasenausgangs, indem auf mechanische Weise der Blasenverschluß verstärkt wird. *Methoden:* Fascienplastik von *Millin,* d. h. retropubische Herumführung eines Muskelstreifens aus dem M. rectus abd. um den Blasenausgang; das gleiche kann mit dem isolierten M. gracilis unternommen werden. Auch mit freitransplantierten Fascienstreifenplastiken kann ein mechanisches Hindernis des Blasenauslasses geschaffen werden; dieses Verfahren setzt aber einen ausreichend funktionstüchtigen Detrusor voraus. *Raffung des M. bulbocavernosus* durch Chromcatgut oder Fascienbänder zur mechanisch-elastischen Einengung der perinealen Harnröhre (ebenfalls nur bei ausreichend intaktem Detrusor). In schweren Fällen *suprapubische Blasenfistel* mit operativem Verschluß des Blasenausgangs und evtl. *Ureterosigmoideostomie.*

Prognose: fraglich; dies ganz besonders, wenn ein schwer zu beurteilender gemischter Typ der Blasenlähmung vorliegt.

c) Blasenstörung bei Tabes dorsalis. *Definition:* Schädigung der hinteren Wurzeln der Hinterstränge hebt die sensible Kontrolle der Miktion auf; infolge fehlenden Miktionsdranges wird die Blase überdehnt und ihr peripherer Muskeltonus geht verloren.

d) Bei multipler Sklerose. Variables Bild, je nach Lokalisation der Herde und nach Remission. Selbst der normale passive Blasenverschluß wird dann zum Entleerungshindernis; anderweitige Blasenhalsveränderungen (Prostatahypertrophie) kommen meist noch hinzu.

Symptome: nach anfänglicher Übererregbarkeit von Detrusor und Sphincter mit vermindertem Fassungsvermögen (evtl. Inkontinenz) überwiegt schließlich der Sphinctertonus und führt zur Retention; schließlich tritt völlige Erschlaffung beider Muskelgruppen ein, so daß die Blase nur noch passiv ausdrückbar ist. Endoskopisch besteht *Schrammsches Zeichen* (d. h. Klaffen der hinteren Harnröhre und kahnförmige Erweiterung des Blasenauslasses).

Therapie: Elektroresektion im Stadium I (Übererregbarkeit von Detrusor und Sphincter); *ein-* oder *doppelseitige Pudendektomie,* wenn nur der Sphincter ext. das Hindernis darstellt (Miktion ist trotz Anwendung von Bauchpresse und manuellem Ausdrücken nicht möglich); dem Eingriff muß die probatorische, temporäre Ausschaltung der Nn. pudendi vorausgehen. Wichtig ist Blasentraining! (regelmäßige Entleerung der Blase alle 3—4 Stunden).

e) Blasenlähmung bei Rückenmarksverletzungen. *Prinzip:* Querschnittsverletzung des Rückenmarks (vom Halsmark bis zum Sacralsegment IV) hat eine Blasenlähmung zur Folge, welche in stereotyper Weise 4 Stadien (s. u.) durchläuft. Abweichungen von diesem Verlauf sind durch mehr oder weniger weitgehende unvollständige Durchtrennung des Rückenmarks bedingt.

Symptome und Verlauf. Stadium I: *atonische Blase* (jede Kontraktion fehlt); Stadium II: *Überlaufblase* (Ischuria paradoxa); geht, falls keine Entlastung erfolgt, über in Stadium III: *autonome Blase* (mit schwachen, für eine Miktion nicht ausreichenden Detrusorkontraktionen); Stadium IV: *automatische Reflexblase* („sog. *Rückenmarksblase*") mit Kontraktionen, welche eine nicht völlig restharnfreie Miktion ermöglichen.

Stadium I—III wird von allen Verletzten durchlaufen; Stadium IV wird um so früher erreicht, je höher die komplette Durchtrennung gelegen ist. Bei Verletzungen oberhalb Th. IX—X wird der Blasenautomatismus innerhalb weniger Wochen erreicht; ist dies nach Ablauf von einem Jahr nicht der Fall, kann mit Eintreten einer reflektorischen Miktion nicht mehr gerechnet werden. Auch bei *Conusläsion* (Durchtrennung in Höhe von Th. XII—L. V) stellt sich meist eine ausreichende Blasenautomatie ein. Bei *Ausfall des Sacralmarks* bzw. der Cauda equina besteht keine Aussicht auf reflektorische Miktionsfähigkeit. In Fällen von „Rückenmarksblase" wird die Blasenfüllung durch bestimmte vegetative Sensationen (Schmerz, Brennen, Druck in der Blasengegend und im Genitale, Schwitzen, Hitzegefühl, Übelkeit, Kopfschmerz, Bradykardie) bemerkbar und kontrollierbar. Durch extravesicale Maßnahmen (Massage der unteren Bauchdecken, Reiben der Glans, manuellen Druck auf die Blasengegend, Betätigen der Bauchpresse) können die Verletzten die reflektorische Miktion auslösen. Sie erfolgt in optimalen Fällen in Abständen von 2–3 Stunden mit einer Entleerung von 150–400 ccm, bei niedrigem (100 ccm nicht übersteigendem) Restharn. Willkürliche Kontrolle der reflektorischen Miktion kann nur in Fällen von inkompletter Querschnittsdurchtrennung erreicht werden.

Diagnose: wiederholte Cystotonometrie zur Beurteilung des Lähmungsstadiums. In der *primären atonischen Phase* fehlt der Initialdruck, und selbst bei starker Füllung übersteigt der Druck Werte von 5–10 cm Wasser nicht. Leichte Druckerhöhungen treten nur bei starker Füllung und starkem Preßakt sowie bei manuellem Druck auf. Das gleiche gilt für die *Überlaufblase*. Im Stadium III (*autonome Blase*) ergibt sich ein geringer Initialdruck und spontane Druckschwankungen infolge rhythmischer Detrusorkontraktionen; keine miktionelle Drucksteigerung. In Stadium IV („*Rückenmarksblase*") ist das Fassungsvermögen geringer, der Detrusor leicht erregbar, der Druckanstieg steiler. Die Miktion setzt schon bei unternormaler Blasenfüllung (sog. hypertone Reflexblase) ein; Miktionsdruck ausreichend (bis zu Werten von 70 cm Wasser). Sacrale bzw. perineale Novocainblockade in Verbindung mit Cystometrie erleichtert die Beurteilung, ob operative Ausschaltung bestimmter Nervenwurzeln eine Steigerung der Kapazität erwarten läßt.

Therapie. Prinzip: erstrebt wird die Herbeiführung einer automatischen Miktionsfähigkeit.

Methoden. 1. *Regelmäßiger, wiederholter Katheterismus:* kommt nur in den Anfangsstadien der kompletten Retention, und wenn alle Voraussetzungen aseptischer Handhabung gegeben sind, in Frage. Sekundäre Harninfektion dabei niemals auf die Dauer vermeidbar, weshalb das Verfahren nicht empfehlenswert ist.

2. *Wiederholte percutane Blasenpunktion:* im Stadium der kompletten Retention bei inkompletten Querschnittsverletzungen oder noch nicht sicher erkennbarer Ausdehnung der Verletzung oft ausreichend.

3. *Geschlossene Dauerdrainage durch Verweilkatheter:* besser als wiederholter Katheterismus, beeinträchtigt jedoch das Fassungsvermögen der Blase, Gefahr der Harninfektion und Decubitalgeschwüre der Harnröhre besonders groß bei Verletzungen im Bereich von Th. XI–L. V (Sensibilitätsausfall!)!

4. *Suprapubische Blasenfistel. Vorteile:* größerer Schutz vor Infektionskomplikationen (Epididymitis, periurethrale Abscesse, Harnröhrenfisteln); *Nachteile:* Begünstigung der Schrumpfblasenbildung, nicht ausreichende Drainage der Blase. Verlust des Blasentrainings, verzögerter Eintritt einer Blasenautomatie.

5. *Tidal-Drainage* („Flut-Ebbe-Drainage"). *Prinzip:* automatische Irrigation und Cystometrie der Blase über einen *Foley*-Katheter (18 Charr.) mit langsamer, tropfenweiser Blasenfüllung (physiologische Kochsalzlösung, Borsäurelösung 3 % ig, Chinosol 0,1 % ig) bis ein gewisses Optimum der Blasenfüllung (etwa 400 ccm) erreicht ist; sodann Freigabe des Ablaufs. Benötigt wird eine regulierbare Dauertropfeinrichtung, Luftzufuhranschluß und Steigrohr zur Druckmessung mit Skaleneinteilung. Durch entsprechende Glaszwischenstücke, welche 5fache Anschlußmöglichkeit besitzen, wird das System mit dem Blasenkatheter als luftdicht geschlossenes Irrigationssystem in Verbindung gebracht. Es gestattet ständige Kontrolle des Blasendrucks und Füllung der Blase stets bis zu einer bestimmten Höhe, wodurch das Eintreten der reflektorischen Miktion beschleunigt und die Infektionsgefahr herabgesetzt wird.

6. *Nichtberührungsmethode:* d. h. Verzicht auf jegliche Entlastung und Drainage zur Vermeidung der Infektion, kommt nur in Fällen in Frage, bei welchen eine ausreichende manuelle Entleerung möglich ist, also von seiten des Blasenauslasses kein größerer Widerstand entgegengesetzt wird.

7. *Medikamentöse und operative Behandlung* (s. oben, b).

f) Enuresis nocturna. *Definition:* vollständige, jedoch unfreiwillige Miktion, welche besonders nachts bei Kleinkindern und Jugendlichen auftritt. *E. diurna* ist derselbe Vorgang im Wachzustand. Es handelt sich um eine Funktionsstörung der zentralen

Schaltung des Öffnungs- und Schließungsmechanismus der Blase, welche vorwiegend funktionell-neuropathisch bedingt ist, jedoch auch mit lokalen anatomischen Blasenveränderungen und Störungen der spinalen Innervation in Beziehung stehen kann.
Ätiologie. Psychogene Faktoren: seelische Erschütterungen, Verzögerung der geistigen Entwicklung bei geistig-minderwertigen Kindern mit zerfahrenem Wesen und schlechtem Fortkommen in der Schule, ererbte konstitutionelle Minderwertigkeit, hysteriforme Neurose mit zweckbestimmten Zielen; anomale Sexualentwicklung (Urethralerotik), organisches Minderwertigkeitsgefühl, Zwangsneurose. *Organische Faktoren: zentral* (z. B. kongenitale Lues), *peripher* (örtliche organische Nervenprozesse, parasympathische Hypertonie, Myelodysplasie, Spina bifida, extradurale Narben), *lokal* (Fehlen des Sphincters, Blasenhalsstarre, Prostatahypoplasie, Hodenhypoplasie, Unregelmäßigkeiten der Urethra und des Präputiums, z. B. Phimose mit Balanitis, Oxyuren beim Kinde).

Formen. 1. *Paretische Form:* (erhöhtes Blasenfassungsvermögen, keine Balkenbildung, Cystoskop dringt ohne Widerstand in die Blase ein); 2. *spastische Form* (Trabecelblase, erhöhte Erregbarkeit des Detrusors, gesteigerte Sensibilität von Urethra und Blase, Cystoskop dringt nur gegen gesteigerten Widerstand in die Blase ein); 3. *gemischte Formen. Vorkommen:* vorwiegend bei männlichem Geschlecht (Verhältnis 5:1); teils bei intelligenten, nervösen Kindern, teils bei geistig zurückgebliebenen.

Symptome: erhöhter Harndrang schon bei mäßigem Füllungszustand der Blase, Pollakisurie, abnormer Tiefschlaf mit einmaliger, seltener, auch mehrmaliger unwillkürlicher Entleerung des Harns mit anschließendem Aufwachen; in schweren Fällen außerdem unwillkürlicher Stuhlabgang; alle Zeichen einer vegetativen Stigmatisation. Neurologische Ausfallserscheinungen (besonders Reithosensymptom).

Diagnose: neurologische Gesamtuntersuchung zum Ausschluß von *Rückenmarksläsionen* (larvierte Formen von Myelitis, Poliomyelitis, multipler Sklerose, Tabes, Pyramidenläsionen, Lumbal- oder Caudalmarkschädigungen); erst nach Ausschluß eines neurologischen Grundleidens *urologische Gesamtuntersuchung: Urethro-Cystoskopie (Burns-Schramm-Alexejew*sches Phänomen, d. h. kahnförmige Erweiterung der prostatischen Harnröhre mit Klaffen des inneren Sphincters, auch kombiniert mit klaffenden Ureterostien; besonders bei Rückenmarksschädigungen, unentwickelter Prostata und angeborener Sphincterschwäche). Cystoskop „fällt in die Blase". Reflexabwehrbewegungen beim Einführen des Instruments fehlen. *Cystometrie* (Detrusorhypertonie mit normalem Sphinctertonus – Pollakisurie und gelegentlich Inkontinenz; Detrusorhypertonie und Sphinctererschlaffung – sog. hypertonischer Typ mit Inkontinenz infolge neurogener Blasenschwäche; Detrusorerschlaffung mit Sphincterhypertonie – Harnverhaltung, evtl. Überlaufblase; Detrusorhypertrophie bzw. Hypertonie mit gestörtem Sphincterspiel – Zustand nach Trauma, Tumor, gelegentlich Nachtröpfeln; Detrusor normal mit Sphincterschwäche – Inkontinenz nach Trauma oder Operation).

Differentialdiagnose: echte Sphincterschwäche besteht, wenn durch Atropin, Bromkali, Bornyval, Amylenhydrat Verschlimmerung eintritt; Besserung wird dann mit Strychnin oder Secalepräparaten erreicht.

Therapie. Bei paretischer Form: Tonisierung der Blasenmuskulatur mit Strychnin, Secale, Ephedrin, Hypophysin, Hormonen (Oestrogene), Vitamin B_1. *Bei spastischer Form:* Dämpfung der Übererregbarkeit durch Brom, Barbitursäure, Calcium, Rhois aromatica. *Bei abnormer Schlaftiefe:* Versuch mit Weck-Aminen (Pervitin 0,003 1 bis 3 Tabletten vor dem Schlafengehen, B-Phenylisopropylamin [Elastonon] $1/_2$–1 Tablette 2 Stunden vor dem Schlafengehen, Ephedrin 0,05 $1/_2$–1 Tablette vor dem Schlafengehen). *Bei mehrmaliger Enuresis nocturna:* Sphinctertonisierung mit Ephedrin, Adrenalin, Uzarin; Kostregelung mit dem Ziel, die Tagesdiurese zu steigern und die Nachtdiurese zu drosseln (frühmorgens kräftiges Diureticum, z. B. Theobromin. natr. sal., nachmittags und abends Trockenkost, abends nie Kartoffeln, Suppen oder Obst, jedoch evtl. eine Tasse starken Tees $1^1/_2$ Stunden vor dem Schlafengehen zur Diureseanregung und Verminderung der Schlaftiefe. *Lokale Maßnahmen:* Instillationen der hinteren Harnröhre mit wenigen Tropfen Argentum nitr. (1%ig) zur Steigerung des Sphinctertonus, Elektrisieren, örtliche Wärmeapplikation (Kurzwelle – Diathermie), Faradisation der Symphysen-Perinealgegend für 5–10 Minuten mit empfindlicher, aber nicht schmerzhafter Stärke; Blasendistention mit allmählich steigenden Mengen und der Anweisung, die Flüssigkeit solange als möglich zu halten; parasacrale und perineale Anästhesie. In zwingenden Gründen (bei faulen und renitenten Typen, bei welchen die Enuresis vorwiegend eine Trotzreaktion ist), suggestive Ablenkung durch Injektion von $^1/_2$ ccm Äther s. c. Die schmerzhafte Injektion hat oft nachhaltige Wirkung; werden dabei keine Schmerzempfindungen geäußert, ist genaue neurologische Abklärung erforderlich.

Operativ: bei Tumoren im Lumbosacralteil, welche auf das Rückenmark drücken und oft mit Spina bifida, Myelodysplasie oder Residuen ausgeheilter Meningocelen kombiniert sind, operative Abtragung und Entrindung des Rückenmarks (*Gohrbandt*) kann Besserung bringen.

Prognose: günstig (wenn spezifisches Gewicht des Tagesharns leichter ist als das des Nachtharns); *fraglich* (wenn spezifisches Gewicht des Tages- und Nachtharns ungefähr die gleiche Breite hat); *unbeeinflußbar* (wenn das spezifische Gewicht des Tagesharns höher ist als das des Nachtharns).

4. Abschnitt: Urethra

A. Anatomie

Männliche Urethra: durchschnittliche Gesamtlänge etwa 25 cm, welche in 3 Abschnitte eingeteilt wird: 1. *Pars prostatica* (durchbohrt die Prostata, 3–4 cm lang), 2. *Pars diaphragmatica* (durchsetzt den weichen Beckenboden, 1–2 cm lang), 3. *Pars cavernosa* (von Schwellkörpern umgeben; etwa 20 cm, je nach Länge und Zustand des Penis); daneben sind auch Bezeichnungen wie Pars fixa urethrae (hintere Harnröhre) und Pars mobilis oder pendulans (vordere Harnröhre) sowie Pars pelvina, Pars perinealis und Pars penis gebräuchlich. Die 3 engen Stellen der Urethra finden sich am Orificium urethrae int., in der Pars membranacea und am Orificium urethrae ext. Die *Pars prostatica urethrae* verläuft fast senkrecht, ist nach vorn leicht konkav gebogen, an ihrer Hinterwand zieht eine longitudinale Leiste (Crista urethralis), welche sich blasenwärts bis zur Uvula vesicae und peniswärts bis zum Samenhügel (*Colliculus seminalis*) fortsetzt. Letzterer trägt auf seiner höchsten Erhebung die schlitzförmigen Öffnungen der *Ductus ejaculatorii* und eine zwischen beiden liegende unpaare Öffnung, welche in den blind endenden *Utriculus prostaticus* führt; außerdem münden zwischen Crista urethralis und der Harnröhrenwand, aber auch auf dem Samenhügel und im Utriculus die *Ductuli prostatici*, das sind die Prostataausführungsgänge. Zur Harnröhre gehören auch die Blasenverschlußmuskeln, das sind der glatte Lissosphincter s. *Sphincter vesicae internus* und der quergestreifte Rhabdosphincter s. *Sphincter vesicae externus*. Ersterer bildet sich aus der Blasenmuskulatur und umfaßt schlingenförmig den Anfangsteil der prostatischen Harnröhre; letzterer entstammt den Dammuskeln und bewirkt durch willkürliche Anspannung einen festen Harnröhrenverschluß. Seine Fasern umspannen auch den distalen Teil der Pars prostatica und die Prostataspitze. *Pars diaphragmatica urethrae:* reicht von der Prostataspitze bis zur Durchtrittsstelle durch das Diaphragma urogenitale (engster und kürzester Harnröhrenabschnitt, 1–1$^1/_2$ cm); Harnröhre ist hier fest fixiert. Außerdem wird sie durch den Tonus des Sphincter vesicae ext. fest zusammengepreßt. *Pars cavernosa urethrae:* reicht von der Durchtrittsstelle der Urethra durch das Diaphragma urogenitale bis zum Orificium urethrae externum (längster Urethralanteil). Sie setzt zunächst die Krümmung der Harnröhre um die Symphyse herum nach aufwärts fort (*Curvatura infrapubica*). Dort ist sie am. Lig. suspensorium penis aufgehängt und macht eine Krümmung mit nach oben gerichteter Konvexität (*Curvatura praepubica*). Von dort hängt das Glied im erschlafften Zustand senkrecht herab (*Pars pendulans*). Den Namen trägt sie von den unpaaren Schwellkörpern (*Corpora cavernosa urethrae*), welche dorsal von der Urethra gelegen sind und sich vorn zur Eichel (*Glans penis*) und hinten zur Zwiebel (*Bulbus urethrae*) vergrößern. Im Bereich der Glans erweitert sich die Urethra zur *Fossa navicularis urethrae*, eine zweite Erweiterung sitzt im hinteren Teil der Pars cavernosa (*Ampulla urethrae*), etwa in der Mitte des Damms gelegen); die Urethra selbst ist von einem dritten *Corpus cavernosum urethrae* umgeben. An der ventralen Wand der Pars cavernosa münden die Ausführungsgänge der Glandulae bulbo-urethrales (Cowperi), ferner zahlreiche kleine Krypten (Lacunae Morgagni) und Drüsen (Glandulae urethrales Littré). Die Corpora cavernosa sind von einer gemeinsamen elastischen Membran (*Fascia penis*) und einzeln von einer derben Fascie (Tunica albuginea) umschlossen; letztere vereinigen sich im Zentrum zu dem derben *Septum penis*.

Weibliche Urethra: wesentlich kürzer als männliche Urethra (2,5–4 cm), verläuft nahezu senkrecht und ist von der Vagina nur durch deren Vorderwand und das *Septum urethro-* bzw. *vesico-vaginale* getrennt. Operationen an der Vaginalvorderwand haben die Nähe der Urethra zu bedenken. Infolge ihrer Kürze und ihres geraden Verlaufs gelingt Katheterismus und Einführen von Instrumenten leicht.

B. Häufigste Eingriffe an der Harnröhre

a) Katheterismus. *Definition:* Einführen eines Katheters durch die Harnröhre in die Blase; häufigster Eingriff in der Diagnostik und Therapie der Harnorgane; verlangt strenge Indikation und peinliche Asepsis (vgl. urologische Diagnostik, S. 1313, und Dringl. Operationen, Abb. 536).

b) Meatotomia externa. *Definition:* Erweiterung der äußeren Harnröhrenmündung durch Spaltung der Harnröhre auf der Frenulumseite in der Mittellinie in einer Länge von 1–1,5 cm mit einer geraden Schere; gespaltene Schleimhaut wird mit einigen Catgutnähten mit den Schnitträndern der Haut auf beiden Seiten vereinigt; *Lokalanästhesie*.

c) Urethrotomia externa (äußerer Harnröhrenschnitt). *Indikation:* Unwegsamkeiten, Entzündungen, Verletzungen und Fremdkörper der Harnröhre.

Formen: am einfachsten *im Bereich der Pars pendulans*, wo die Urethra über einem eingelegten Bougie, Katheter, notfalls dünner Kornzange, genau in der Mittellinie eröffnet wird. Die Sectio in den vom Scrotum bedeckten Harnröhrenabschnitten verlangt Durchtrennung des Scrotalansatzes genau in der Mittellinie, wobei die Hohlräume beider Scrotalhälften geschlossen bleiben. *Sectio perinealis (Boutonière)*, d. h. Eröffnung des perinealen Harnröhrenabschnitts vom Damm aus; häufigste Urethraloperation zur Beseitigung von Verletzungen, Strikturen und Fremdkörperentfernung. *Methode:* Medianer Längsschnitt oder ventralkonvexer Bogenschnitt über dem Perineum. Darstellung des M. bulbocavernosus und des Centrum tendineum (sehnige Vereinigungsstelle des M. transversus perinei superficialis, Sphincter ani ext. und der Mm. bulbo-cavernosi); Vordrängen der Urethra in der Mittellinie mittels einer eingelegten Sonde. Eröffnung der Urethra genau in der Mittellinie auf dem Fasciensaum der konvergierenden Fasern des M. bulbocavernosus. Zur Freilegung der *Pars diaphragmatica* muß das Centrum tendineum mit kleinen, in die Raphe gelegten Querschnitten scharf abgelöst werden; danach erscheint der Bulbus urethrae, von wo aus durch Abschieben des querverlaufenden M. transversus perinei profundus sowie der Prostata, das Rectum nach dorsal abgedrängt werden kann und die Pars prostatica freigelegt wird; sie wird nun auf der eingelegten Sonde oder Katheter in Längsrichtung in erforderlicher Ausdehnung gespalten; bei aseptischen Wundverhältnissen und freier Durchgängigkeit kann sie primär über einem eingelegten Katheter mit Catgutknopfnähten verschlossen werden; anschließend wird der Katheter wieder entfernt. Lockere Weichteilnaht, Gummilaschen oder -rinnendrainage für 24 bis 48 Stunden empfehlenswert; bei gestörter Wundheilung baldigste weite Eröffnung, um folgenschwere Urinphlegmonen zu vermeiden; bei schon vorausgegangener Infektion wird die Harnröhrennaht unterlassen; die Fistel schließt sich nach Abklingen der Wundinfektion meist spontan.

d) Urethrostomie. *Definition:* Anlegung einer vorübergehenden oder dauernden Harnröhrendammfistel zur Urinableitung, meist in der Pars perinealis.

Indikation: angeborene Mißbildung der Harnröhre, bei plastischen Operationen, zur Behandlung von Harnröhrenstrikturen.

Methoden: Temporäre Fistelung (nach *Kirschner*) (s. Abb. 424): zur Umgehung der präparatorischen Freilegung der Urethra wird ein dünner Ureterenkatheter, dessen peripheres Ende zur Verhütung eines unbeabsichtigten Verschwindens mit einem Seidenfaden armiert ist, in die Urethra bzw. Blase vorgeschoben; die Spitze einer schlanken, katheterartig gekrümmten Kornzange faßt das periphere Katheterende und schiebt es weit in die Harnröhre bis an die Stelle, wo am Damm die Fistel angelegt werden soll; hier wird mit der Kornzangenspitze nach außen gedrückt und mit einem Messer auf sie eingeschnitten; der Katheter kann sofort mit Hilfe der Kornzange aus der Dammwunde herausgeleitet und mit dem anhängenden Seidenfaden so weit vorgezogen werden, daß seine Spitze gerade noch in der Blase liegt; die Fadenenden dienen gleichzeitig zur Katheterbefestigung. *Endgültige Dammfistel:* durch Freilegung der Pars diaphragmatica mittels Urethrotomia externa (s. dort); die gespaltene Harnröhrenwand wird durch Knopfnähte mit der

Haut vereinigt; häufigeres Aufbougieren der Fistel ist erforderlich; kommt es trotzdem immer wieder zur Stenose, ist Querdurchtrennung der Harnröhre zentral von der Erkrankungsstelle und Einnähen des zentralen Endes nach vorheriger Mobilisierung in die Haut nötig, evtl. Einlegen eines Ballonkatheters für einige Tage. Nach Entfernung desselben erfolgt Spontanmiktion im Sitzen.

C. Mißbildungen

a) Aplasie der Harnröhre. Als Hemmungsmißbildung nnter Persistieren des Sinus urogenitalis; oft verbunden mit sonstigen Mißbildungen der Genitalien. Harnentleerung durch den Anus.

Therapie: suprapubische Fistel, im 4. bis 5. Lebensjahr plastische Wiederherstellung nach *Denis Browne* (vgl. Abb. 425).

b) Atresie oder partielle Obliteration, dabei evtl. Hypospadie oder Harnverhaltung mit Erweiterung von Harnröhre, Blase, Ureteren und Nieren oder Spontandurchbruch durch Urachus, Bauchdecken, Rectum usw.; u. U. besteht Geburtshindernis, evtl. wegen Harnverhaltung suprapubische Punktion erfordernd, falls nicht Tod der Frucht oder des Kindes erfolgt, sonst Urethro- oder Cystostomie und später Plastik.

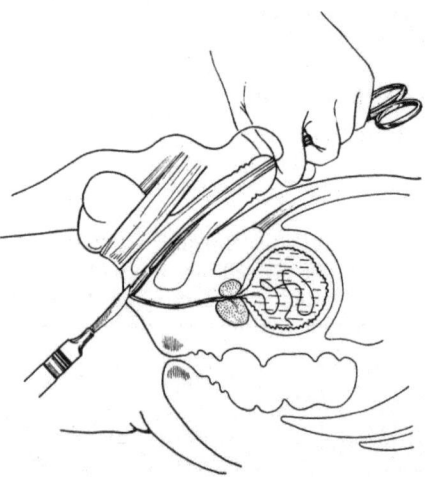

Abb. 424. *Urethrostomie:* 1. Akt: Überwinden einer Striktur durch Einführen eines dünnen Ureterenkatheters. 2. Akt: Einführen einer Kornzange in die Urethra bis kurz vor die Strikturstelle u. perineale Gegenincision auf die Kornzangenspitze; Spaltung der Striktur; Herausleiten des Katheters am Damm

α) Am häufigsten *Atresie als Verklebung oder als häutiger Verschluß der äußeren Harnröhrenmündung;* dabei besteht auch Verklebung von Eichel und Vorhaut. *Therapie:* Meatotomie mit Bildung eines *Roser*schen Läppchens zur Prophylaxe späterer Narbenschrumpfung.

β) *Obliteration der Eichelharnröhre* (sog. „Imperforatio glandis"). *Therapie:* Durchstoßen mit Troikar und Sondieren, jedoch Schrumpfungsgefahr.

δ) *Obliteration im hinteren Teil. Therapie:* Fistelbildung am Damm; im 4. bis 5. Lebensjahr evtl. vordere Tunnelierung und Bougierung.

γ) *Atresie der inneren Harnröhrenmündung. Therapie:* Durchstoßen und Bougierung.

ε) *Totale Obliteration. Therapie:* suprapubische Fistel.

c) Angeborene Verengerung (kongenitale Striktur). α) Am häufigsten, spez. bei gleichzeitiger Phimose *Enge der äußeren Harnröhrenmündung. Therapie:* Meatotomie (bald wegen Gefahr der Harnstauung mit Hydronephrose).

β) Auch häufig *Klappenbildung am hinteren Ende der Fossa navicularis* (*etwa* 12 bis 15 mm von der äußeren Harnröhrenmündung entfernt).

γ) *Klappenverschluß in der Pars prostatica* an der Grenze der Pars bulbosa zur Pars diaphragmatica (Reste der Kloakenmembran); auch im Colliculusbereich gelegen; hindern die Miktion, nicht jedoch die Sondierung. *Folgen:* Dysurie, Balkenblase, Stauungsureter und -hydronephrose. *Therapie:* endourethrale Elektrotomie.

d) Angeborene Erweiterungen in Sackform (Divertikel). *Lokalisation:* stets an der Unterseite; meist dicht hinter der Eichel, doch auch in der Pars prostatica. *Symptome:* Vorwölbung der Penisunterfläche bei Miktion; Harnnachträufeln; Steinbildung, Infektion, Perforation. *Therapie:* Abtragung des Sackes oder bei breitbasigem Divertikel Schaffung einer breiten Verbindung von Harnröhre und Divertikel; perineale Harnableitung. Bei D. der Pars prostatica oft schwierig, ja unmöglich; man versuche endoskopische Erweiterung der Divertikelöffnung, Raffung des Sackes oder Teilresektion mit Anlegung einer breiten Anastomose.

e) Verdoppelung bzw. rudimentäre zweite Harnröhre in Form akzessorischer Gänge: Ductus paraurethrales, spez. *dorsales. Symptome:* angeborene Harnfistel mit blindem Ende oder mit Mündung in Harnröhre oder (selten) in Blase. *Therapie:* totale Exstirpation des Fistelgangs bis zum Ende (ähnlich wie bei Kiemengangfistel!).

f) Fissura urethrae (Harnröhrenspalte). α) **Hypospadie** (*Fissura urethrae inferior s. untere Harnröhrenspalte*). *Definition:* angeborene, mehr oder weniger ausgedehnte Aplasie des vorderen Harnröhrenabschnittes; Urethramündung liegt nicht an der Spitze der Glans, sondern auf der ventralen Seite des Penis, letzterer ist unterentwickelt und dorsal-konvex gekrümmt; Präputialsack fehlt, ist auf der Ventralseite gespalten und hängt schürzenförmig über das Dorsum herab.

Vorkommen: relativ häufig, evtl. familiär gehäuft.

Entwicklungsgeschichte: beim Fetus zieht auf der Ventralseite des Phallus die *Urethralrinne* von der Mündung des Sinus urogenitalis bis zur Basis der Glans penis; sie schließt sich von hinten nach vorn zur männlichen Harnröhre; bei der Hypospadie bleibt der Verschluß unvollständig; besonders der vorderste Abschnitt im Bereich der Glans gehört nicht mehr unmittelbar zur Urethralrinne und bleibt besonders häufig unvollkommen ausgebildet; er kann sich aber auch zu einem röhrenförmigen Blindsack schließen, während die Urethralrinne offen bleibt.

Formen. 1. *Hypospadia glandis:* häufigste Form (etwa 60% der Fälle); Orificium ext. liegt an der Unterseite der Glans in Höhe des Sulcus coronarius oder unmittelbar dahinter; in leichteren Fällen ist nur die Fossa navicularis ventral gespalten; ist außerdem das Präputium vollkommen intakt, so wird die Mißbildung meist nur spät, d. h. gelegentlich eines Zurückschiebens der Vorhaut bemerkt. Bei etwas ausgesprochenerer Anomalie bildet die Fossa navicularis einen Blindsack; die Harnröhre mündet mit einem punktförmigen Orificium am Sulcus coronarius; meist ist keine Gliedverkrümmung vorhanden.

2. *Hypospadia penis:* Urethra mündet auf der Ventralseite des Penisschaftes; Orificium eng oder schlitzförmig; Urethralwand in den distalen Abschnitten besonders dünn; Penisraphe gabelt sich hinter dem Orificium.

3. *Hypospadia peno-scrotalis:* starke Verkürzung und Krümmung des Penisschaftes durch derbe fibröse Stränge, welche zwischen Glans penis und Scrotum ausgespannt sind; Teilung des Scrotums in seinem oberen Drittel in 2 Hälften, zwischen welchen der Penis verborgen liegt („Verge enlisée").

4. *Hypospadia perinealis:* die Spaltung des Scrotums ist hier vollständig (H. vulviformis); beide Hälften können vor der Peniswurzel durch eine Commissur vereinigt sein; dadurch kann der Penis vollkommen zwischen beiden labiformen Scrotalhälften verschwinden; Urethralmündung liegt im perinealen Harnröhrenabschnitt.

Geschlechtsbestimmung: bei schweren Formen der Hypospadie mit gleichzeitigem Kryptorchismus schwierig, Verwechslung der männlichen Hypospadie mit Pseudohermaphroditismus femininus möglich; Entscheidung aus dem äußeren Aspekt allein unmöglich. Erforderlich sind für die exakte Diagnose: 1. *Rectaluntersuchung* (Feststellung eines vorhandenen oder fehlenden Uterus); 2. *Kontrastdarstellung* von Urethra und Blase (bei Pseudohermaphroditismus fem. stellt sich meist auch die hinter der Blase gelegene Vagina dar); 3. *17-Ketosteroid-Nachweis* im Urin (bei Pseudohermaphroditismus fem. stets erhöht); 4. *genetische Geschlechtsbestimmung* (histologische Untersuchung eines excidierten Hautstückchens; evtl. Laparotomie mit Revision des inneren Genitale und Probeexcision aus den Gonaden); 5. *Blutzellmorphologisch.*

Symptome: bei leichteren Formen der H. glandis ungestörte Miktion; sobald jedoch das Orificium ext. im Sulcus coronarius oder weiter hinten am Penisschaft liegt, ist der Urinstrahl nach unten gerichtet und verteilt sich brauseartig. Daher ständige Verunreinigung, Miktion muß in sitzender Stellung verrichtet werden, Urethramündungsstenose erschwert die Miktion; stärkere Peniskrümmung hindert eine Potentia coeundi und generandi aus mechanischen Gründen.

Therapie. Indikation: nur gegeben, wo der Penis stärker gekrümmt ist, d. h. der Urinstrahl aus seiner normalen Richtung abweicht; günstigstes Alter 2.–5. Lebensjahr; Penisaufrichtung erfolge etwa im 2. Lebensjahr, Urethralplastik mehrzeitig im 4. bis 5. Lebensjahr, jedenfalls vor dem Schulalter.

Methoden. a) *Nach Ombrédanne:* für die H. glandis und penis im vorderen Drittel besonders geeignet. Der Eingriff wird in 2 Sitzungen mit etwa 6 Monaten Zwischenraum ausgeführt. Er besteht im Umschneiden eines ventralen U-förmigen Lappens, welcher das Orificium ext. etwa zum Mittelpunkt hat. Dieser wird mobilisiert, nach distal aufgeklappt und die Präputialränder incidiert; durch quere Incision des inneren Vorhautblatts läßt sich das Präputium entfalten und zu einer langen Schürze ausziehen; in diese wird eine Y-förmige Incision unter Schonung der Gefäße gelegt und durch den Y-förmigen Schlitz die Glans penis hindurchgezogen, so daß nun der Lappen den Defekt auf der Ventralseite des Penis völlig deckt. In 2. Sitzung (Ombrédanne II) werden Glans und *Ombrédanne*-Lappen an ihrer Spitze mit feinen Klemmen gefaßt, die seitlichen Lappenränder streifenförmig etwa 3 mm breit excidiert und die inneren Wundränder zur Urethra vereinigt; die äußeren Wundränder zur Deckung darüber verschlossen.

b) *Verfahren nach Grob:* bei schweren (peno-scrotalen und perinealen) Formen zunächst in 1. Sitzung Aufrichtung des Gliedes (nach *Edmunds*, s. unten), um sein unbehindertes Wachstum zu ermöglichen; im 4.–5. Lebensjahr Bildung eines Rundstiellappens aus der Haut des Dorsum penis; Deckung des Defektes durch direkte Naht der äußeren Wundränder oder *Thiersch*-Lappen; dann Versetzen des proximalen Endes des Rundstieles hinter die Urethralmündung und Bildung der Harnröhre bis zum Sulcus coronarius. Der restliche distale Rundstiellappen wird zur Bildung der Harnröhre nach *Ombrédanne II* verwendet. *Prognose:* gute Aufrichtung, anatomisch und funktionell günstige Resultate; gelegentlich Fistelbildung im Nahtgebiet, welche sich meist spontan schließen.

c) *Verfahren nach Denis-Browne* (s. Abbildung 425). *Prinzip:* subcutane Versenkung eines umschnittenen Hautstreifens, welcher von der abnormal mündenden Harnröhre bis zur Glans reicht; der versenkte Epithelstreifen wird *nicht* zu einer Röhre geschlossen, sondern lediglich mit den mobilisierten Hautlappen gedeckt. Das versenkte Epithel („buried skinstrip") wächst von selbst zu einer kalibergerechten Harnröhre aus. Verfahren stellt einen der größten Fortschritte in der Wiederherstellungschirurgie der Harnröhre dar. *Methode.* 1. *Sitzung: Aufrichtungsoperation* nach *Edmunds* im 1.–2. Lebensjahr, d. h. V-förmige Durchtrennung der Haut und Narbenstränge an der Ventralseite des Penis und Längsvernähung nach Excision alles fibrösen Gewebes an der Unterfläche des Penis

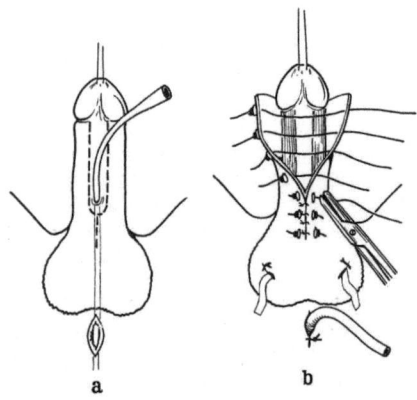

Abb. 425. *Hypospadie*, Operation nach *Denis Browne:* a) Umschneidung des Orificium ext. u. eines Hautstreifens; b) Mobilisation der Penishaut und Versenkung des Hautstreifens durch Bleiplattennahtvereinigung der mobilisierten Penishaut (perineale Harnableitung)

bis auf die Schwellkörper, jedoch unter Schonung der Fascia penis; Fixierung und Streckung des Penis mittels einer in die Glans gelegten Drahtnaht, welche an der Bauchhaut unter leichtem Zug fixiert wird. Der durch Entfernung des Narbengewebes entstehende Defekt kann auch aus dem immer im Überschuß vorhandenen, dorsal entwickelten Präputium gedeckt werden. 2. *Sitzung* (vgl. Abb. 425): (4.–5. Lebensjahr) zunächst Anlegen einer temporären Harnröhrenfistel am Perineum, sodann Umschneidung eines vom Sulcus coronarius bis zur Harnröhrenmündung reichenden medialen Hautstreifens auf der Unterseite des Penis bei Kindern in einer Breite von 0,7–1 cm (bei Erwachsenen 1,4–2 cm). Ausgiebige Mobilisation der Penishaut nach beiden Seiten und proximale Laschendrainage am tiefsten Punkt im Scrotalbereich für 1–2 Tage zur Ableitung des Wundsekrets. Hierauf Vereinigung der Wundränder mit Doppelstopdrahtnähten und Catgutknopfnähten über den versenkten Hautstreifen; stets dorsale Spaltung der Penishaut in ganzer Länge; Befestigung des Penis an der Bauchhaut mittels eines wiederum durch die Glans gelegten Haltedrahtes. *Nachbehandlung und Resultate:* lokale, orale und parenterale Chemotherapie während der ersten Tage, Drahtnahtentfernung nach 10 Tagen; Entfernung des Dammfistelkatheters nach 2–3 Wochen; schließt sich die Dammfistel nicht spontan, so wird sie operativ verschlossen. Verfahren stellt heute die Methode der Wahl dar und hat alle übrigen komplizierteren Verfahren (nach *C. Beck, v. Hacker, Bardenheuer, Rochet, Chocholka-Marion, Bevan* u. a.) völlig verdrängt; Resultate ausgezeichnet; insbesondere sind jene Verfahren, bei welchen freitransplantierte Haut- oder Epidermislappen in den längsdurchbohrten und aufbougierten Penis eingeführt werden, wegen ihrer unweigerlich eintretenden Schrumpfung und Obliteration völlig verlassen.

β) **Epispadie** (*Fissura urethrae superior* s. *obere Harnröhrenspalte*). *Definition:* dorsale Spaltung der Harnröhre.

Vorkommen: sehr viel seltener als Hypospadie (Verhältnis Hypospadie : Epispadie wie 500 : 16), fast stets nur als Teilerscheinung einer Blasenektopie; sowohl beim männlichen als auch weiblichen Geschlecht.

1. Männliche Epispadie. *Entwicklungsgeschichte:* mangelhafte Mesodermisation der Kloakenmembran ist hier auf den dorsalen Abschnitt des Genitalhöckers (*Phallus*) beschränkt; der Durchbruch des Sinus urogenitalis erfolgt vor dem Genitalhöcker, wodurch die Urethralrinne vor die Corpora cavernosa penis zu liegen kommt.

Symptome. Formen: E. glandis und E. penis. Bei E. glandis findet sich Erweiterung des Orificium ext. in dorsaler Richtung, Glans penis intakt, jedoch mit Furchenbildung hinter der Harnröhrenmündung; in ausgesprocheneren Fällen dorsal klaffende Spalte in der Glans, welche bis zum Sulcus coronarius reicht; Präputium dorsal nur minimal entwickelt, ventral schürzenförmig von der Glans herabhängend. Bei E. penis ist die Urethra mehr oder weniger breit dorsal offen; die Rinne geht an der Basis des kurzen Penisschaftes in den trichterförmigen Blasenhals über; stets findet sich eine Hypoplasie des Penisschaftes und eine Symphysenspalte; außerdem Harninkontinenz infolge des nur ventral entwickelten Sphincter vesicae; in senkrechter Körperhaltung ständiges Urinträufeln; in liegender Stellung gewisse Kontinenz.

Therapie. Indikation: bei Urininkontinenz günstigster Operationszeitpunkt im Alter von 2–2½ Jahren; bei Kontinenz im 4.–6. Lebensjahr. *Operationsprinzip:* bei E. glandis Mobilisierung der Urethralschleimhaut unter Bildung eines kleinen Präputialläppchens, welches zusammen mit den Urethralschleimhauträndern zur Bildung einer Harnröhre dient; über der neugebildeten Harnröhrenmündung wird die Glans penis vernäht. Suprapubische oder perineale Harnableitung für 8–10 Tage. Bei E. penis Umschneidung der Urethralrinne und Freilegung des Blasenhalses, Mobilisierung der Urethralschleimhaut von den Corpora cavernosa und Bildung eines Urethralrohres mit Raffung der Blasenhalsmuskulatur; Vereinigung der Corpora cavernosa über der neugebildeten Urethra, Hautnaht, suprapubische Harnableitung für 2–3 Wochen. Einlegen eines Katheters in die neugebildete Harnröhre. *Prognose:* Urinkontinenz stellt sich oft erst 1–2 Jahre nach der Operation ein; Ergebnis ist abhängig von sorgfältigem postoperativem Blasentraining durch Tidal-Drainage und Übung der willkürlichen Unterbrechung der Miktion; tritt keine Kontinenz nach langer Beobachtungszeit ein, bleibt nur die Ureterosigmoideostomie übrig.

2. Weibliche Epispadie. *Entwicklungsgeschichte:* mangelnde Mesodermisation der medianen Partien der Kloakenmembran, jedoch im Gegensatz zum männlichen Geschlecht erfolgt hier der Durchbruch des Sinus urogenitalis immer an normaler Stelle, d. h. hinter dem Genitalhöcker; dieser ist infolgedessen vollständig gespalten.

Symptome: die Epispadie ist hier stets komplett, d. h. die Vorderwand der Urethra fehlt vollständig; eine trichterförmige Einziehung geht direkt in den Blasenhals über; lateral des Trichters liegen die Hälften der gespaltenen Klitoris mit den zugehörigen Präputiumabschnitten, Divergenz der Labia majora nach vorn, Abflachung des Mons veneris; stets Symphysenspalte; bei Anstrengung der Bauchpresse Blasenschleimhautprolaps; mehr oder weniger starke Urininkontinenz.

Therapie. Prinzip (nach *Young*): Umschneidung des Urethraltrichters, Anfrischung der gespaltenen Klitoris, Neubildung der Harnröhre, Vereinigung der Mm. bulbo-cavernosi hinter der neuen Urethra, Naht der Vestibulumschleimhaut und der Klitoris. *Prognose:* meist befriedigende Ergebnisse.

D. Verletzungen

a) Urethralverätzung. *Entstehung:* intraurethrale Injektion desinfizierender Stoffe in unzulässig hoher Konzentration (Sublimat und Silbernitrat), meist aus therapeutischen oder prophylaktischen Gründen nach verdächtigem Coitus ausgeführt.

Symptome: nekrotisierende Entzündung der Schleimhaut, heftige Schmerzen, Priapismus, Harnretention, Ulceration, Strikturen.

Therapie: Borwasserumschläge für 2–4 Tage, Morphin, percutane Blasenpunktion (*Cave!* Katheterismus), Pellidol-Urethral-Stäbchen zur Schleimhautregeneration; im Strikturstadium Bougierung und Verweilkatheter zunehmenden Durchmessers.

b) Urethralverletzung. *Ursachen. Von außen:* Gewalteinwirkung gegen Damm und Becken (Reiten, Radfahren, Stoß, Schlag, *Beckenfraktur*, Stich, Schnitt, Schuß, Pfählung). *Von innen:* durch transurethral eingeführte Instrumente, Katheter, Bougies, Fremdkörper zu masturbatorischen Zwecken.

Formen: Verletzung *von innen* (meist durch falsche Katheterung oder Bougierung); *subcutane* oder geschlossene Urethralverletzung; *offene* Urethralverletzung.

Pathologisch-anatomisch: 1. Interstitielle Ruptur ohne Schleimhautverletzung. 2. Isolierte Ruptur der Mucosa und Submucosa. 3. Ruptur mit völliger Kontinuitätstrennung.

Symptome. Bei Verletzung von innen: plötzliches Nachgeben des durch die Schleimhaut gebildeten Widerstandes bei der Entstehung eines falschen Weges („via falsa", „fausse route"), sobald die Katheterspitze die Schleimhaut durchbohrt; leichte Blutung, wechselnd starker Schmerz, Decollement der Schleimhaut auf mehr oder weniger weite Strecke, Abscedierung, Urinphlegmone, sekundäre Fistelbildung, Pseudodivertikel, Striktur. *Bei subcutaner Verletzung* (meist in Kombination mit Beckenfraktur): die Verletzung wird durch direkte Anspießung durch Knochenfragmente und durch den Zug des Lig. puboprostaticum hervorgerufen. *Folgen:* Blutung aus der Harnröhre, Schmerzen der Verletzungsstelle, fehlende Spontanmiktion trotz starken Harndrangs und gefüllter Blase; Anschwellung des Perineums durch Blutung und u. U. beginnende Urininfiltration bzw. -phlegmone. Letztere breitet sich *extrapelvin* aus, wenn die Verletzung distal vom Diaphragma urogenitale gelegen ist (s. Abb. 426); Infiltration des

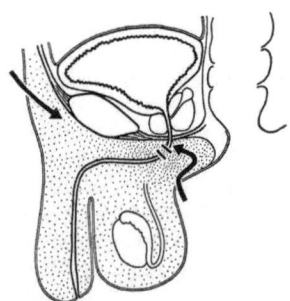
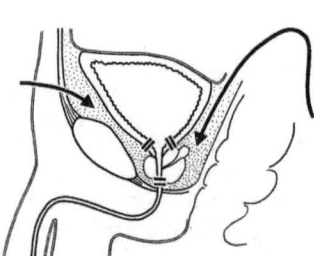

Abb. 426. *Extrapelvine Urinphlegmone* bei Harnröhrenverletzung im Bulbusbereich, Zugangswege zur Eröffnung

Abb. 427. *Intrapelvine Urinphlegmone* bei Verletzungen im Bereich der prostatischen Harnröhre und des Blasenhalses, Zugangswege

Cavum Retzii hingegen bei *intrapelviner* Infiltration, d. h. bei proximal vom Diaphragma urogenitale gelegener Verletzung (vgl. Abb. 424). *Bei offener Urethralverletzung:* Blutung aus der Harnröhre, Harnverhaltung bei gefüllter Blase, Ausfließen von Urin aus der Harnröhrenwunde bei Miktionsversuch.

Diagnose: Cave! bei Verdacht auf Harnröhrenverletzung Katheterismus oder Sondierung wegen Gefahr der Infektion; es ist falsch, den transurethralen Zugang zur Blase mittels Katheterismus erzwingen zu wollen. Am einfachsten und schonendsten *Urethrographie*, welche die Art und Lokalisation der Verletzung am genauesten aufdeckt.

Therapie. 1. Bei *interstitieller und isolierter Mucosaruptur:* konservativ! Bettruhe, Eisblase auf die Dammgegend, bei zunehmender Schwellung und ausbleibender Spontanmiktion *suprapubische Blasenfistel* und Incision der Perinealgegend (*Cave!* Katheterismus).

2. Bei *frischer Verletzung und stärkerer Urininfiltration:* Spontanmiktion erfolgt nur tropfenweise und unter stärksten Schmerzen oder fehlt völlig; Verletzungsstelle muß von perineal aus freigelegt werden (Boutonière). Vorschieben eines Katheters bis zur Verletzungsstelle, perineale Freilegung des Bulbus cavernosus; bei partiellen Einrissen wird der Katheter über die Verletzungsstelle unter Sicht in den proximalen Harnröhrenabschnitt eingeschoben und die Urethra mit einigen feinen Catgutnähten über dem liegenden Katheter verschlossen. Nach Beendigung der Operation Entfernung des Katheters (Dauerkatheter begünstigt Infektion und Nahtinsuffizienz!).

3. Bei *komplettem Urethralabriß:* muß der (oft schwer aufzufindende) proximale Urethrastumpf aufgesucht werden und die Urethra über einem eingelegten Katheter mit Einzelknopfnähten exakt wieder vereinigt werden; ausgiebige Wunddrainage, Katheterentfernung.

4. Bei *unauffindbarem proximalem Stumpf:* Sectio alta und retrograde Katheterisierung bis zur Rißstelle. Naht der Urethra über dem retrograd in den distalen Urethrastumpf hinausgeschobenen Katheter; temporäre suprapubische Harnableitung, Katheterentfernung, Wunddrainage; in späteren Stadien gelegentliche Bougierung und Cortisonapplikation.

5. Bei *völlig zerrissener Urethra*: ist eine zirkuläre Naht unmöglich, versuche man wenigstens einen Teil der Wand wiederherzustellen, denn diese Brücke von Urethralschleimhaut ist zur späteren Wiederherstellung sehr wichtig.

6. Bei *Unmöglichkeit einer Wiedervereinigung*: Situationsnähte zur Defektverkleinerung, evtl. Einnähen des proximalen Urethralstumpfes in die Haut als Perinealfistel, Dauerkatheter, sorgfältige Wunddrainage.

7. Bei *älterer Verletzung und beginnender Urinphlegmone*: perineale Freilegung der Rißstelle, Aufsuchen des proximalen Harnröhrenstumpfes; im Gegensatz zur frischen Harnröhrenverletzung Verzicht auf jede Nahtvereinigung und Dauerkatheter; massive Chemotherapie.

8. Bei *ausgedehnter Urinphlegmone* (vgl. Abb. 426, 427). α) *Extrapelvine Form:* erkennbar an starker Schwellung von Penis und Hoden; Freilegung durch bogenförmigen Schnitt von einem Tuber ischii zum anderen; Einführen eines Katheters unter Sicht in den proximalen Urethrastumpf und Blase; Gegenincisionen in der Leistengegend und Spaltung des infiltrierten Scrotums in der Mittellinie durch einen Schnitt vom Damm bis zur Peniswurzel; später u. U. operative Beseitigung der lippenförmigen Harnröhrenfistel. β) *Intrapelvine Form:* die Infiltration findet vorwiegend im Cavum Retzii und paravesical statt; perineale Freilegung der Harnröhre, Einschieben eines Dauerkatheters unter Sicht ohne Naht der Urethra; Eröffnung des Cavum Retzii und beidseitige Wunddrainage zum Perineum.

9. Bei *offener Urethralruptur:* Urethralriß steht mit der äußeren Wunde in Verbindung; sorgfältige Wundexcision nach den *Friedrich*schen Grundsätzen; bei Fehlen entzündlicher Veränderungen Versuch einer Nahtvereinigung der Urethralstümpfe; bei zerfetzten Wundrändern und älteren Wunden unterlasse man die Nahtvereinigung und beschränke sich auf Dauerkatheter und breite Wunddrainage. Zur Nachbehandlung tägliches Kamillensitzbad; später plastische Wiederherstellung des Harnröhrendefektes.

E. Harnröhrenverengerung (Strictura urethrae)

Definition: das Wesen einer Striktur ist die fehlende Wandelastizität der Urethra, ohne daß damit eine stärkere Lumeneinengung verbunden sein muß. „*Weite Strikturen*" sind solche, bei welchen die Harnröhre nicht stärker eingeengt ist, jedoch durch narbige Umwandlung ihrer Wand infolge hyperplastischer Entzündung ihre Elastizität verloren hat. „*Enge Striktur*" (z. B. *callöse Striktur*) ist eine solche mit tiefgreifender Entzündung, Bindegewebswucherung, sekundärer Narbenschrumpfung, Abknickung und weitgehender Einengung des Urethrallumens durch eine entzündliche Callusgeschwulst, welche nicht selten präceneröser Natur und Grundlage eines späteren Urethralcarcinoms ist. Weite Strikturen führen selten zu einer Störung der Blasen- und Nierenfunktion; enge Strikturen haben stets Rückwirkungen auf Prostata, Blase und Nieren zur Folge.

Ursachen. 1. *Angeborene Strikturen:* selten (höchstens 5%); namentlich vorn am Orificium ext. (spez. bei Phimose oder Hypospadie, selten hinten durch Klappenbildung) (s. S. 1380).

2. *Obturationsstrikturen:* durch Fremdkörper, Steine oder Tumoren.

3. *Kompressionsstrikturen:* durch benachbarte Geschwülste, Hämatome oder Eiteransammlungen.

4. *Spastische Strikturen:* bei Erkrankung oder Operation an Harnröhre, Blase, Prostata, Mastdarm (z. B. Analfissuren, Hämorrhoiden) sowie nach Katheterismus sowie bei Rückenmarkserkrankungen.

5. *Entzündliche Strikturen* bei Gonorrhoe oder Schanker sowie Fremdkörper, Tuberkulose und Lymphogranuloma inguinale. 90% aller Strikturen sind entzündlicher Herkunft. Gonorrhoe (häufigste Ursache der Strikturen; seit erfolgreicher Frühbehandlung der Gonorrhoe im raschen Abnehmen begriffen), stets schleichend, meist ausgedehnt und öfters mehrfach; meist am Übergang der Pars bulbosa und diaphragmatica, aber nie jenseits des Diaphragma urogenitale außer bei Prostatainfekt; manchmal schon im 1. Jahr nach der Infektion, aber in der Regel erst nach mehreren (3—26) Jahren, spez. zur Zeit der Involution der Gewebe sowie (selten) harter Schanker, Diphtherie, Tuberkulose usw.

6. *Organische oder narbige Strikturen* (gewöhnliche!):
a) infolge *Trauma* (meist am Damm und solitär sowie bald auftretend): meist Quetschung durch Fall auf Zaun, Fahrradsattel u. dgl., sonst Schuß-, Stich- oder Schnitt-

wunde, Ruptur, Fremdkörper, Stein, Katheterismus mit falschem Weg usw. sowie Operation (Urethrotomie, Prostatektomie usw.), bei Frauen auch Geburt, meist in der Pars bulbosa, seltener in der Pars prostatica gelegen.

b) infolge *Verätzung:* spez. durch zu scharfe medikamentöse (Sublimat- u. a.) Einspritzungen, z. B. bei Gonorrhoe. Lokalisation in der Pars pendulans.

Symptome. a) *Bei „weiter" Striktur:* Brennen am Striktursitz bei Miktion, Dünnerwerden des Harnstrahls, leichte Drehung desselben; keine Blasen-, Ureter- und Nierenveränderungen.

b) *Bei „enger" Striktur.* 1. Stadium. Harnstrahl wird dünner, verliert an Stärke, terminales Harnnachträufeln (die prästenotisch erweiterte Harnröhre tropft aus!). 2. Stadium (Blasenhypertrophie): verstärkte Schmerzen an der Striktursstelle, sonst wie unter 1. 3. Stadium (Dekompensation): verstärkte Dysurie, Miktion nur unter Bauchpresse, stets Restharn, verzögerter Miktionsbeginn, schließlich nur tropfenweise Miktion, Harnsperre, Ischuria paradoxa.

Folgen: Cystitis, Urämie, Pyelonephritis und Prostataabsceß, Harnröhrendivertikel mit Konkrementbildung, Ulceration, periurethraler Absceß, Cavernitis, Harnfisteln, Urinphlegmone des Cavum Retzii, Damm, Scrotum, Inguinalgegend.

Diagnose und Differentialdiagnose: Anamnese (Gonorrhoe, Harnröhrenverletzung, Verätzung), Beobachtung der *Miktion* (im Stadium I und II Miktionsbeginn nicht oder nur kaum verzögert, Projektionskraft nicht verringert, eher erhöht; im Stadium III Miktionsbeginn verzögert, deutliche Verringerung der Projektionskraft). Unterscheidungsmerkmal gegenüber Prostatatumor ist das *Lebensalter* (Strikturkranke stehen im mittleren Lebensalter, Prostatiker näher dem Senium); *Urethrographie* (Übersicht über Striktursitz, Strikturlänge, Beteiligung der Prostata), *Rectaluntersuchung* (derbe Strikturen verursachen tastbare Callusgeschwülste), Sondierung mit *Knopfbougies* (nach *Schlagintweit*, Instillation von Gleitmittel in die Urethra, Einführen einer Knopfsonde von Charr. 18; bei leichtem Widerstand oder rauher Passage besteht eine weite Striktur); *filiforme Bougierung* (für enge Strikturen, welche mit dem Knopfbougie nicht passierbar sind; Instillation von 10 ccm Öl in die Urethra und Vorschieben von 6–8 filiformen Bougies in die Harnröhre; durch die sich in den Buchten verfangenden Filiformen wird einem einzelnen Bougie der richtige Weg gewiesen). *Sondierung unter Sicht* durch Urethroskop mit Ureterenkatheter; über diesem Einschieben eines geraden Stahlbougies (*May-Heynemann*).

Differentialdiagnose: Prostatahypertrophie (Alter jenseits des 5. Dezenniums, dünner Harnstrahl, verzögerter Miktionsbeginn, Prostata vergrößert, Sulcus interlobaris verstrichen), *Sphincterstarre* (jugendliches und mittleres Alter, dünner Harnstrahl, öfters unterbrochen, verzögerter Miktionsbeginn, Prostata nicht vergrößert, oft derb und atrophisch, fortschreitend sich entwickelnde Dysurie bereits vom jugendlichen Alter ab, Urethra für Katheter glatt passierbar).

Therapie. a) *Unblutig. Indikation:* enge Strikturen, welche Harnretention und fieberhafte Blasen-Nierenbecken-Entzündungen hervorrufen. *Methoden:* langsam und gut, aber niemals mit Gewalt, dilatieren in Form der *allmählichen* oder der *kontinuierlichen* Dehnung. 1. *Allmähliche Dehnung:* Beginn mit einem Bougie, welches die Striktur gerade noch leicht passiert; Bougie 10 Minuten liegenlassen; erneute Bougierung jeden 2. Tag bis Charr. 24–25, dann Erweiterung der Abstände auf 4, später auf 14 Tage bis 4 Monate; Überwachung über mehrere Jahre; jeweils zusätzliche Chemotherapie, u. U. lokale Applikation von Cortisonpräparaten. Verwendet werden stets elastische Seidengespinstbougies für alle Strikturen von weniger als Charr. 16; Metallbougies niemals unter Charr. 16 anwenden! 2. *Kontinuierliche Dehnung:* nach vorausgegangener Bougierung Einlegen eines Kunststoffkatheters für 1–2 Tage, dann Ersatz durch den nächststärkeren Katheter; erwünschte Weite von Charr. 24–26 soll innerhalb 8–10 Tagen erreicht werden; anschließend Verweilkatheter für etwa 3 Wochen zur Formung der Striktur; zusätzliche Chemotherapie und lokale Cortisonapplikation. Tritt auch bei kontinuierlicher Bougierung Fieber auf, so ist suprapubische Harnableitung erforderlich; anschließend nochmaliger Versuch mit kontinuierlicher Dehnung, besser aber operative Strikturbeseitigung. 3. *Filiforme Bougierung:* nur für Fälle von Harnretention mit Gefahr einer Urinphlegmone; Technik wie oben aus diagnostischen Gründen, jedoch mit an das Filiforme angeschraubtem *Lefort*schem Katheter, welcher nach 24 Stunden gewechselt wird. Evtl. auch die filiforme Bougierung nach *Düttmann* mit zentral durchbohrtem, wenig gebogenem Bougie, durch welches ein dünner Ureterkatheter vorgeschoben werden kann; bei Mißlingen der Strikturpassage Blasenentleerung mittels percutaner Punktion.

b) *Blutig. Indikation:* etwa nur bei 10% aller Strikturen erforderlich, und zwar bei *harten Strikturen,* welche sich nicht erweichen lassen (Callusgeschwülste), bei *resistenten Strikturen* (nach Bougierung immer wieder rezidivierend), bei Strikturen, welche auch auf kontinuierliche Dehnung mit Fieber oder Blutung antworten, nicht passierbare Strikturen, lange Verätzungsstrikturen der Pars pendulans.

Methoden. α) *Urethrotomia externa. Prinzip* (nach *Bengt-Johanson*): bei Strikturen der *Pars pendulans* und des *mittleren Drittels der terminalen Urethra* wird in Steinschnittlage die Urethra mit den bedeckenden Weichteilen in der ventralen Mittellinie vom Meatus externus bis 2 cm über die Striktur hinaus mit gerader Schere gespalten und die Schleimhautränder mit den Hauträndern des Penis bzw. Scrotums mit feinen Catgutnähten vernäht, so daß blasenwärts ein Meatus, ähnlich einer Hypospadieöffnung entsteht. Unter Verwendung der Methode von *Denis Browne* (vgl. Abb. 425, subcutane Versenkung eines Epithelstreifens) wird die Harnröhre 3 Monate nach erfolgter Abheilung wiederhergestellt. Bei Strikturen des *mittleren Drittels* der *perinealen Urethra* erfolgt die Spaltung der Urethra in der Mittellinie bis etwa 1 cm distal der Striktur und von dort über Bougies Schritt für Schritt bis proximal und distal der Striktur normale Lumina der Urethra vorliegen; weiteres Vorgehen wie oben. Bei Striktur im *proximalen Drittel der perinealen Urethra* (einschließlich Pars diaphragmatica) muß die Harnröhre auf einer in die Blase eingeführten Sonde eröffnet und die Perinealhaut einschließlich der oberflächlichen Fascie in distaler Richtung entlang der Urethra bis zum Scrotalpol unterminiert werden. Narbig geschrumpftes Gewebe wird völlig entfernt; Deckung der eröffneten Urethra mit einem aus der dorsalen Scrotalhaut entnommenen Brückenlappen, welcher mit der offenen Hinterwand der Urethra vernäht wird; Harnableitung durch perineale Fistel.

β) *Strikturresektion. Indikation:* kurze, derbe Strikturen, bei welchen nach der Resektion eine spannungsfreie Wiedervereinigung der Stümpfe möglich ist. *Partielle Resektion:* nach Excision des Narbengewebes bleibt noch ein schmaler Streifen der Harnröhrenwand stehen, der entstandene längliche Defekt wird quer über einem eingelegten Katheter mittleren Kalibers vernäht; Harnableitung durch präliminar angelegte suprapubische Blasenfistel oder proximale Harnröhrenfistel; Freigabe der Spontanmiktion nach etwa 14 Tagen. *Vollständige Resektion:* mit Mobilisation der Stümpfe und spannungsloser zirkulärer Naht bei nicht allzulangen Strikturen, nach vollständiger Exstirpation allen Narbengewebes, ohne gesundes Urethralgewebe zu entfernen. Entfernung des Katheters nach 2 Tagen; Harnableitung durch suprapubische Blasenfistel oder proximale Harnröhrenfistel; orthograde Katheterisierung nach etwa 3 Wochen, evtl. mit anschließender schrittweiser Dilatation, Freigabe der Spontanmiktion nach etwa 6 Wochen. *Harnröhrenmobilisation und Distension:* dient der spannungslosen Nahtvereinigung der Stümpfe (Hilfsmethode); kommt hauptsächlich für die Mobilisation der distalen Harnröhre in Betracht, um diese an die fest fixierte proximale Harnröhre anzunähern (*Cave!* Verletzung oder zu weitgehende Skeletierung des Corpus cavernosum urethrae bzw. der Corpora cavernosa penis). *Nachteil:* Gliedverkürzung und Verbiegung bei der Erektion, wenn die Mobilisation und Distension zu weit getrieben wurde; Defekte länger als 1½ bis 2 cm können daher auf diese Weise nicht beseitigt werden. Besser ist dann die *Mobilisation des ganzen Penis* (*Eckehorn, Sudeck*), wobei die Penisbasis zirkulär umschnitten, das Scrotum in der Mittellinie bis zum Perineum gespalten, das Lig. suspensorium penis von der Symphyse abgelöst und der ganze Penisschaft nach dorsal verlagert wird, bis eine Vereinigung der Urethralstümpfe möglich wird. Auch unvollständige Wiederherstellung der Harnröhre nach Excision des Narbengewebes, über einer Leitsonde ist möglich und kann bei unterstützender, massiver Chemotherapie zur strikturfreien Wiederherstellung der Harnröhre führen (*Sabadini*).

γ) *Urethrostomia perinealis:* als Dauerzustand, wenn auf keine andere Weise Durchgängigkeit der Harnröhre erzielt wurde.

δ) *Urethrotomia interna:* unter Sicht mit dem Elektrotom.

Prognose: je nach Art, Grad und Dauer, sonst nach Restharn und Infektion; Tod an Urosepsis bis 10%.

F. Urethralfistel

Entstehung:
a) Angeborene vgl. Mißbildungen!
b) Erworbene. 1. Nach *Verletzung:* Schnitt-, Stich-, Schuß- usw. Wunde, Zerreißung durch Quetschung oder Beckenbruch, Fremdkörper, Operation (Prostatektomie, Urethrotomia ext., Mastdarmresektion usw.), bei Frauen auch häufiger bei Geburt. Abschnürung des Penis.

2. Nach *Entzündung:* Urininfiltration, periurethralem Absceß, hinter traumatischer, gonorrhoischer u. a. Striktur (häufig), Lues, Penisgangrän, Tuberkulose von Urethra, *Cowper*schen Drüsen und Prostata.

3. Nach *zerfallenen Neubildungen:* Carcinom und Sarkom von Harnröhre, Prostata, Rectum usw.

Lokalisation: Penis-, Scrotum-, Perineum, Rectum- und Vagina-Urethralfistel.

Symptome und Diagnose: 1. Entleerung von Harn evtl. mit Eiter aus der Fistel während der Miktion (dagegen ständig bei Harnröhrenfistel mit gelähmtem Sphincter oder bei Harnblasenfistel), evtl. deutlich bei mit Methylenblau usw. gefärbtem Harn, bei Rectum- und Vaginalfistel unter Betastung und Besichtigung von Rectum und Vagina; bei Harnröhren-Mastdarmfistel auch selten Kot, häufiger Winde aus der Harnröhre abgehend.

2. Sondierung: meist schwierig, evtl. empfiehlt sich gleichzeitiges Einführen eines Metallbougie in die Harnröhre, wobei beide Instrumente aufeinandertreffen können. Urethrographie.

Differentialdiagnose: Blasenfistel sowie Fistel bei Beckenkaries, Prostataeiterung oder -tuberkulose usw.

Prognose: Spontanheilung selten, am ehesten bei Verletzung.

Therapie. Bei kleinen *aseptischen Fisteln:* Curettage des Fistelgangs, evtl. Elektrokoagulation; jedoch nur erfolgreich, wenn durch vorherige suprapubische Harnableitung alle entzündlichen Erscheinungen zum Abklingen gebracht wurden. Im allgemeinen ist operativer Verschluß erforderlich. Bei *wandständigen Defekten:* Umschneidung eines inneren randständigen Hautlappens, welcher nach innen umgeschlagen und in die Wundränder der Harnröhre eingenäht wird; zur äußeren Deckung gestielter Verschiebelappen aus dem Scrotum. Nahtmaterial: feinste Drahtnähte; zur Nachbehandlung täglich 2–3 malige Harnröhrenspülung mit reizlosen Lösungen (physiologische Kochsalzlösung, Borwasser) (*Cave!* Harnröhrenverweilkatheter). Bei *Urethro-Rectalfisteln:* ist Voraussetzung einer Heilung die präliminare temporäre *Harn- und Kotableitung* sowie völlige Reizlosigkeit der Fistelumgebung (Zeitabstand von der Verletzung durchschnittlich über 1 Jahr).

Methoden. α) *Perineal:* Eindringen zwischen Harnröhre und Mastdarm unter ständiger Fingerkontrolle vom Mastdarm aus, bis eine Trennung der Organe über die Fistel hinaus erfolgt ist; ausgiebige Mobilisation des Rectums nach allen Seiten ist das Entscheidende; mehrschichtiger Verschluß des Rectums ist anzustreben; u. U. Deckung durch Vereinigung beider Levatorschenkel medial vor dem Darm; der Urethraldefekt kann u. U. offengelassen werden, oder er wird nach den Prinzipien der Mobilisation und Distension (s. Strikturbehandlung) verschlossen. Zwischenlagerung eines gestielten Fettlappens zwischen Urethra und Rectum ist empfehlenswert. Tiefe Wundbettdrainage, lockere Situationsnähte, intensive testgerechte Chemotherapie. Nach 2 bis 3 Wochen vorsichtige Sondierung und Dilatation der Urethra mit *Thiemann*-Katheter (Charr. 18–20); Freigabe der Miktion nach 8–10 Wochen; Verschluß des Anus praeter frühestens nach 4—6 Wochen.

β) *Ischiorectal:* gleicher Zugang wie zur ischiorectalen Freilegung der Prostata, der Samenblasen und des Blasenbodens und ebenfalls Trennung von Rectum und Urethra unter Kontrolle eines rectal eingeführten Fingers; Mobilisation des Rectums ist hier weniger weitgehend möglich als auf perinealem Wege, weshalb letzterer Zugang vorzuziehen ist. Bei sehr großen *Urethro-Rectal-Fisteln* muß u. U. Anus praeter und Blasenfistel als Dauerzustand belassen werden.

Bei *Urethro-Vaginal-Fisteln:* ähnlich der vaginalen Blasenfisteloperation Rekonstruktion der Urethra aus der Scheidenwand, wobei der umschnittene und mobilisierte Vaginalhautlappen über einem Katheter zu einem Rohr vernäht und auf diese Weise eine neue Harnröhre aufgebaut wird (nach *Martius*), evtl. auch nach *Marion* (nämlich bei sehr ausgedehntem Substanzdefekt) Bildung eines neuen Harnröhrenkanals in

2 Operationsakten (1. Akt: suprapubische Blasenfistel und Verschluß der normalen Harnröhrenmündung auf vaginalem Wege; außerdem mehrschichtiger Nahtverschluß einer evtl. zusätzlich vorhandenen Blasen-Vaginal-Fistel. 2. Akt: ein stark gebogener Troikart wird unter Fingerkontrolle unterhalb der Symphyse herumgeführt und in die Blase durchgestoßen; die Durchbohrungsstelle liegt etwas vor, d. h. ventral des alten Blasenausgangs; sodann Durchführen einer stark gebogenen Kornzange durch den neugebildeten Kanal auf suprapubischem Wege und Durchziehen eines langen Katheters, auf welchem ein Vaginalschleimhautlappen von der Länge 7 × 3 cm aufgenäht ist; aus ihm bildet sich eine neue dauerhafte Harnröhre). Auch eine Neubildung der weiblichen Harnröhre nach dem Prinzip von *Denis-Browne* (subcutane Verlagerung eines Epithelstreifens) ist möglich, indem ein 8–10 mm breiter, die zentrale Harnröhrenöffnung einbeziehender und bis zur Klitoris reichender Streifen von Vaginalschleimhaut umschnitten wird und über ihm die seitlich mobilisierte Vaginalschleimhaut vereinigt wird.

G. Fremdkörper und Steine (vgl. Abb. 417)

Entstehung. a) In der *Harnblase:* Knochenfragment bei Osteomyelitis und Beckenbruch, Projektil, Parasiten, Nieren-, Harnleiter-, Blasen- und Prostatasteine (spez. bei der engen Harnröhre kleiner Knaben), spez. solcher bis zum 10. Jahr ($33^1/_3$% aller Harnröhrensteine!). b) In der *Harnröhre.* α) *von außen eingeführt:* Nadel, Bleistift, Federkiel, Halm, Kornähre, Fruchtkern usw. (von Onanisten oder Geisteskranken) sowie abgebrochene Katheter und Sondenstücke (vom Arzt), auch Papier-, Wachs-, Glas- u. a. Kugeln (zur Samensperrung zwecks Konzeptionsverhütung beim Coitus). β) *innen entstanden* (spez. in Pars membranacea und in Fossa navicularis oder in Divertikeln sowie hinter der Striktur oder in Urethrafistel): Harnsteine; meist bei kleinen Kindern, selten bei Frauen (in Divertikeln oder um Seidenfaden), aber auch bei Männern nach entzündlicher oder traumatischer Striktur.

Symptome und Diagnose: Brennschmerzen, Veränderung des Harnstrahls, Harnretention durch Sphincterkrampf, schmerzhafte Erektionen, Ausfluß, Blutung, periurethraler Absceß sowie Palpation von außen und vom Rectum bzw. Vagina, Bougieren, Steinsondenuntersuchung, Urethroskopie, Röntgenbild ohne und mit Kontrastfüllung.

Folgen: Urethritis; Urinphlegmone und -fistel; Harnverhaltung mit abscedierender Infektion oder mit Urämie; Einwandern in Blase. Man achte auf gleichzeitige Blasensteine.

Therapie: zu versuchen *forciertes Urinieren* nach einigem Zuhalten der äußeren Harnröhrenmündung oder vorsichtiges *Herausmassieren* unter gleichzeitigem Versperren des Weges zur Blase oder *Herausspülen* mit Wasser oder Öl unter geringem bis mäßigem Druck; sonst: *Extraktion* (mit *Collinscher* Fremdkörperzange, Haken, Curette, Gallenblasenlöffel, Schlinge, Magnet usw.), evtl. nach Meatotomia ext. sowie unter Dilatation und Endoskopie der Harnröhre; abgebrochene Katheterstücke lassen sich auch manchmal herausschaffen durch Aufladen auf eine in die Harnröhre eingeführte Metallsonde entspr. Stärke. *Stecknadeln* nach dem Durchstichverfahren, d. h. Durchstoßen der Spitze der mit dem Kopf blasenwärts gerichteten Nadel in der Mittellinie der Penisunterfläche, Umkehren des Nadelkopfes nach mündungswärts und dort Fassen mit Faßzange usw. oder sonst *Urethrotomia externa;* auch gelegentlich unter Zurückschieben in die Blase, namentlich bei sog. Pfeifenstein, dessen einer Teil in der Harnblase und dessen anderer Teil in der Harnröhre liegt, während der Zwischenabschnitt vom Schließmuskel umklammert ist, mache man die *Cystotomie.* Entfernung von Wachsstöcken (s. S. 1366).

H. Harnröhrenentzündung (Urethritis)

a) Urethritis simplex acuta. *Ursachen:* Coitus während der Menstruation oder bei stärkerem Fluor der Frau oder nach Genuß von Alkoholicis (Biertripper).

Erreger: Mischflora von Kokken und Stäbchen ohne Gonokokken.

Formen: α) mit Inkubationszeit von 8–10 Tagen, schleimigem Ausfluß und geringen Entzündungserscheinungen; β) mit kurzer Inkubationszeit und stark eitrigem Ausfluß und heftigen Entzündungserscheinungen.

Differentialdiagnose: alle anderen Formen der Urethritis, vor allem Gonorrhoe.

Therapie: Sulfonamide, Antibiotika, zusätzlich parenterale Gaben von Echinacin oder Eiweiß; Instillationen mit Thallin. sulf. 1,0 : 100,0, Kaliumpermanganatlösung 1,0 : 5000.

b) Trichomonaden-Urethritis. *Diagnose:* mikroskopische Untersuchung von frischem, körperwarmem Urin.
Therapie: Devegan, Behandlung der Frau.

c) Urethritis herpetiformis (Herpes der Urethralschleimhaut). *Symptome:* vorübergehender eitrig-schleimiger Ausfluß.
Therapie: nulla.

d) Urethritis nach Verätzung (auch Katheterung, bei Fremdkörpern und Steinen).
Therapie: Beseitigung der Ursache und Instillation von Kaliumpermanganat, Thallin sulf., evtl. Chemotherapie.

e) Urethritis simplex chronica. *Ursache:* verschleppte, d. h. unzweckmäßig behandelte U. acuta.
Therapie: Chemotherapie in Kombination mit Echinacin.

f) Urethritis („Typus Waelsch"). *Ursache:* sehr wahrscheinlich ultravisibles Virus, der Lymphogranulomatosis inguinalis nahestehend.
Symptome: leicht eitriger, bakterienfreier, hartnäckiger Ausfluß, welcher jahrelang besteht. Außerdem häufige Beteiligung der männlichen Adnexe.
Therapie: Neostibosan, Aureomycin.

g) Reitersche Krankheit. *Ursache:* Ruhr (ohne Zusammenhang mit Geschlechtsverkehr).
Symptome: Trias von Urethritis, Conjunctivitis, Arthritis, dabei hohe Temperaturen, schleimig-eitriges Harnröhrensekret (Mischflora von Mikroben ohne kausale Bedeutung enthaltend).
Verlauf: meist Abheilung ohne Therapie innerhalb 3 Wochen; Conjunctivitis und Arthritis oft jahrelang bestehenbleibend.
Therapie: Bluttransfusion, Irgapyrin, Aureomycin.

h) Gonorrhoe (vgl. S. 359). *Ursachen:* Infektion mit dem Erreger (Gonococcus, Neisser, 1879) bei Geschlechtsverkehr.
Symptome und Verlauf: Inkubation 2–5 Tage. *1. Stadium:* brennendes Schmerzgefühl in Harnröhre und Glans, Stechen bei Miktion, Rötung der Urethralmündung, geringgradig schleimig-grauer Ausfluß. *2. Stadium:* Dauer 3 Wochen; dicker, gelb-grüner Ausfluß, Schwellung und Hyperämie der Urethralschleimhaut, schmerzhafte Miktion und Erektion, Anschwellung des Penis. *3. Stadium:* Nachlassen der Entzündungserscheinungen, dünnflüssig werdende Sekretion; Sistieren jeder Sekretion gegen Ende der 6. Woche.
Pathologisch-anatomisch: Zerstörung des Harnröhrenepithels, besonders in der Pars membranacea urethrae mit Ausbildung leukoplakieartiger Schleimhautveränderungen, Zerfall und Abstoßung der Epithellage, Erosionen und Geschwüre durch Narbenbildung, gonorrhoische Striktur; Ascension der Infektion in Prostata, Samenblasen, Nebenhoden, Blase und obere Harnwege.
Komplikationen: Prostataabsceß, Ureteritis, Pyelitis, periurethrale Absceßbildung, Cavernitis. Heute nach Einführung der Antibiotika kaum noch zu beobachten; Chemotherapie vermag alle Komplikationen zu unterdrücken.
Therapie: Penicillin! Meist genügt *eine* Injektion von 300000 E; nur 7,1 bzw. 0,9% der Fälle bedürfen einer 2. Injektion bzw. zusätzlich anderer Antibiotika (Streptomycin, Aureomycin); 3 monatige Beobachtung nach Chemotherapie mit 2 Provokationen vor Behandlungsabschluß. *Provokation.* 1. Tag: Gonokokkenvaccine i. v. 2. Tag: Harnröhrenmassage über eingeführtem Ditel-Stift, anschließend Instillation von Lugollösung (3,0 : 10,0 aqu. dest.). Mikroskopische Sekretuntersuchung am 2. und 3. Tag.

J. Geschwülste (vgl. Abb. 422)

Formen:

a) Gutartige. 1. *Papillome bzw. Granulome* und *spitze Condylome* (bei Gonorrhoe oder sonstigem Katarrh, spez. bei Frauen an der äußeren Harnröhrenmündung als sog. „Harnröhrenkarunkel"). 2. *Polypen bzw. Papillome, Fibrome, Myome, Angiome und Adenome* (meist am Colliculus seminalis). 3. *Cysten* der *Cowper*schen Drüsen.

b) Bösartige. 1. *Sarkome* (selten). 2. *Carcinome, primär* selten, anscheinend öfters nach Gonorrhoe, Striktur, Fistel, Polyp usw.; häufiger *sekundär* von Prostata, Blase, Uterus, Corpus cav. penis, Penishaut, Vagina, Vulva usw.); Frauen sind bevorzugt bei Urethracarcinom.

Symptome: Schmerzen, zunehmende Dysurie während der Miktion, Tumorbildung, seröser Ausfluß, Blutung bes. terminal nach Miktion.

Diagnose: Palpation, Bougieren, Spülung, Urethroskopie, Curettement mit mikroskopischer Untersuchung, Probeschnitt, Röntgenbild (Urethrographie).

Differentialdiagnose: callöse Striktur und Carcinom der *Cowper*schen Drüsen sowie Harnröhrenschleimhautvorfall und Polyp.

Therapie: bei gutartigem Tumor Verschorfung bzw. bei der Frau Abtragung mit Curette, elektrischer Schlinge u. dgl.; bei bösartigem Tumor Penisamputation samt Ausräumung der Leistendrüsen; sonst suprapubische Fistel, u. U. Harnröhrenresektion und End-zu-End-Naht nebst suprapubischer oder perinealer Harnableitung.

Prognose: fraglich, Dauerheilung über 5 Jahre selten.

K. Erkrankungen der weiblichen Urethra

a) Karunkel. *Definition:* Sammelbegriff, welcher häufig für pathologisch-anatomisch verschiedene Prozesse (Prolaps, Polyp, Varix, Angiom, Papillom, Carcinom) gebraucht wird.

Ursache: chronisch-entzündliche Reizung, verbunden mit einem Urethralschleimhautprolaps.

Symptome: Auftreibung des Meatus ext., dunkelrote Verfärbung, Schleimhautprolaps, Hyperämie, starke Schmerzen, besonders bei Miktion.

Therapie: bei Malignitätsverdacht zirkuläre Resektion durch Mobilisierung der Harnröhre und Abtragung des veränderten distalen Abschnitts; sonst Excision, Elektrokoagulation, Röntgenbestrahlung zur Verödung; elektrische Stichelung.

b) Urethralprolaps und -polypen. *Therapie:* elektrische Stichelung bei geringgradigen Veränderungen, bei stärkeren Graden Beseitigung durch Abschnürung über einen starren, dickwandigen Katheter (nach 3–10 Tagen stößt sich der abgeschnürte, mumifizierte Prolaps ab; es resultiert ein normaler Meatus ohne Schrumpfungs- oder Einziehungsneigung); Abbinden, Koagulation oder keilförmige Excision bei Polypen.

c) Carcinom. Primär selten. *Diagnose:* histologische Abgrenzung von gutartigen Veränderungen besonders schwierig, u. U. wiederholte Probeexcision.

Therapie: vorwiegend Röntgen- und Radiumbehandlung, weil radikale Excision meist Blaseninkontinenz zur Folge hat.

d) Divertikel. *Symptome:* Behinderung und Schmerzen bei Miktion, cystische Schwellung entsprechend der Lage der Harnröhre, evtl. Konkrementbildung.

Therapie: vaginale Exstirpation des Divertikelsacks.

L. Urinphlegmone (vgl. oben, Abb. 426, 427)

5. Abschnitt: Prostata

Anatomie: sekundäre Geschlechtsdrüse des männlichen Organismus von der Größe und Form einer Eß-Kastanie; besteht aus mehreren Drüsengruppen, nämlich den submukösen, periurethralen Drüsen, sog. „Innendrüse" (bisexuell) und vordere und hintere Drüsengruppe, sog. „Außendrüse" oder „chirurgische Kapsel" (vorwiegend androgen gesteuert). Spitze der Prostata sitzt dem Trigonum urogenitale auf, Basis grenzt an den Blasenboden; Vorderfläche liegt hinter dem unteren Symphysenabschnitt und ist mittels *Lig. pubo-prostaticum* dort befestigt; Hinterfläche grenzt an die Vorderwand des Rectums; Prostata und Rectum sind durch die Lamina visceralis fasciae pelvis miteinander verbunden, lassen sich jedoch stumpf voneinander trennen; Seitenlappen sind durch eine leichte Eindellung voneinander getrennt; Abgrenzung eines *vorderen* und *hinteren Feldes* durch die Mündung der *Duct. ejaculatorii*; hinteres Feld liegt der Samenleiterampulle locker an; vorderes Feld wird von der Pars prostatica urethrae durchbohrt; Duct. ejaculatorii durchbohren das hintere Feld und münden am Colliculus seminalis in die hintere Urethra; vorderes oberes Feld ist dem Blasenhals fest verbunden. Dementsprechend unterscheiden sich 3 Drüsengruppen: 1. *vordere Drüsengruppe* (oberhalb der Duct. ejaculat.), 2. *dorsal-kraniale Drüsengruppe* (hinter der Harnröhre), 3. *dorsal-caudale Drüsengruppe* (hinter- bzw. unterhalb der Duct. ejaculat.); der sog. „Mittel-

lappen" entsteht immer erst sekundär durch Wucherungen. Substrat der sog. *Prostatahypertrophie* ist die dorsal-kraniale Drüsengruppe, d. h. die submukös-periurethralen Drüsen der sog. ,,Innendrüse", welche bisexuell angelegt ist und wahrscheinlich durch Oestrogeneinwirkung zur Adenombildung (Adenom, Adenofibrom, Adenofibromyom) angeregt wird. Die übrigen Drüsengruppen werden durch Androgene aktiviert; Oestrogene bewirken in ihnen Atrophie.

Gefäßversorgung: Aa. vesicales int. caud. und haemorrhoidales med. Die Nerven gehören zum Versorgungsgebiet der Blase (vgl. dort und vegetat. Nervensystem). Die *Venen* bilden rings um die Prostata einen dichten *Plexus venosus vesico-prostaticus*, welcher dorsal in den seitlichen Spalträumen zwischen Prostata und Rectum abfließt und zentral mit dem Plexus Santorini in Verbindung steht; auch innerhalb der Kapsel finden sich mehrere kräftige Venen (starke Blutung bei Incision!). *Lymphversorgung:* Abfluß längs der Duct. deferentes zu Lgd. iliacae, hypogastricae und lumbales. *Muskelversorgung:* enge Beziehung der Prostata mit dem Schließmuskelsystem des Blasenhalses. Der *Lissosphincter* (Musc. sphincter internus urethrae, bestehend aus dem M. anulus urethralis und trigonalis) umgreift die Pars prostatica urethrae schlingenförmig. Der *Rhabdosphincter* (M. sphincter externus urethrae aus dem transversus perinei profundus) ist quergestreift und umgreift die Pars membranacea der Harnröhre sowie den unteren Teil der Prostata. Der Sphincterring umschließt die Harnröhrenmündung eng. Er liegt zwischen Prostatakapsel und Blasenschleimhaut. Bei Adenombildung liegt dieses vorwiegend oberhalb des Sphincterrings, welcher bei der Enucleation nicht, jedoch bei Totalexstirpation in seiner Gesamtheit mitverletzt wird. Das Prostataadenom verändert die Anatomie, je nachdem ob es sich *subvesical* (Anhebung des Blasenbodens) oder *endovesical* (Verlängerung und Ausziehung, auch Abknickung der prostatischen Urethra) entwickelt.

A. Häufigste Eingriffe an der Prostata

1. Freilegung (s. Abb. 428)

a) **Suprapubisch-transvesical** (nach *Freyer*): dabei wird oberhalb der Symphyse durch die vordere Bauchwand eingegangen und die Prostata nach Eröffnung der Blase transvesical erreicht (häufigst gebrauchter Zugangsweg!).

Indikation: Enucleation des endovesical wachsenden Prostataadenoms.

b) **Retropubisch-extravesical** (nach *van Stockum, Millin*): dabei wird zwischen der Symphyse und Blasenvorderwand direkt auf die Prostata außerhalb der Blase eingegangen.

Indikation: Entfernung des subvesical wachsenden Prostataadenoms.

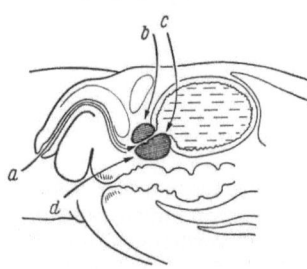

Abb. 428. *Zugangswege zur Prostata:* a Transurethral, b retropubisch, c suprapubisch-transvesical, d perineal-ischiorectal

c) **Perineal** (nach *Zuckerkandl, Wildbolz, Young*): dabei wird von der Mittellinie aus (Quer- oder Bogenschnitt) zwischen Bulbus urethrae und Rectum eingegangen.

Indikation: Entfernung subvesicaler Adenome, Carcinome, Prostatasteine.

d) **Ischio-rectal** (nach *Voelcker*): seitlich der Mittellinie durch das Cavum ischiorectale, nach Durchtrennung des M. levator ani und der Fascien des Diaphragma pelvis Vordringen auf die Hinterfläche der Prostata.

Indikation: Totalexstirpation des noch operablen Prostatacarcinoms.

e) **Perineal-pararectal** (nach *Gil Vernet* und *Heim*): von einem kleinen bogenförmigen Schnitt vor der vorderen Commissur des Anus wird längs der Rectumwand auf die Prostata vorgedrungen (Methode gelingt nur, wenn die Bindegewebstrennschicht zwischen äußerer und innerer Längsmuskelschicht des Rectums genau getroffen wird).

Indikation: Enucleation subvesicaler Adenome, Prostatapunktion.

f) **Transurethral.** Durch Einführung von Sonden oder elektrischen Resektionsinstrumenten in die Urethra.

Indikation: Absceßeröffnung oder Elektroresektion des Prostatacarcinoms auch -adenoms mittels Elektro-Resektoskopen (nach *McCarthie*, 1931).

2. Prostatapunktion

Indikation: Feststellung einer fraglichen Abszedierung bei akuter Prostatitis, Prostataabsceß; ferner zur histologischen Untersuchung bei Carcinom, Tuberkulose u. a. an Stelle einer Probeexcision.

Methode: fingerbreit lateral von der Mittellinie und fingerbreit vor der äußeren Analöffnung wird eine lange Kanüle eingestochen und unter digitaler Kontrolle vom Mastdarm aus bis zur Prostata (4–10 cm tief) vorgeschoben.

3. Prostatatomie

Indikation: akute Abszedierung.

Methoden. a) *Transurethral:* Metallkatheter mit *Mercier*scher Krümmung wird bis zur Blase eingeführt, dann so weit zurückgezogen bis gerade kein Harn mehr abfließt (Katheterspitze liegt dann in der Pars prostatica), sodann Drehung des Katheters um 120–130° nach rechts bzw. links und Durchdrücken der Katheterspitze durch die Harnröhrenwand in die erkrankte Prostatahälfte unter digitaler Kontrolle vom Rectum aus; kommt besonders für gonorrhoische bzw. urethrogen entstandene Abscesse in Betracht; nicht zur generellen Anwendung geeignet, da für tiefgelegene Abscesse die Blutung zu erheblich und die Drainage der Absceßhöhle nicht ausreichend ist.

b) *Perineal* (Zugang der Wahl): kürzester Weg, beste Abflußverhältnisse. Über dem rectal deutlich palpablen peri- oder paraproktitischen Infiltrat wird die Haut para- bzw. präanal incidiert und mit der Kornzange auf den Eiterherd eingedrungen. Bei Abscessen, welche die Prostatakapsel nicht durchbrochen haben, wird die *gedeckte Methode* angewendet, d. h., vom lateralen Zugang wird unter digitaler Kontrolle vom Mastdarm aus eine Kornzange dicht unter dem rechten bzw. linken absteigenden Schambeinast eingeführt und schräg von außen nach medial konvergierend vor dem Mastdarm bis zur Prostata vorgedrungen, Durchstoßen der Prostatakapsel, Weiten des Zugangs durch Spreizen der Kornzange, Drainage, offene Wundbehandlung.

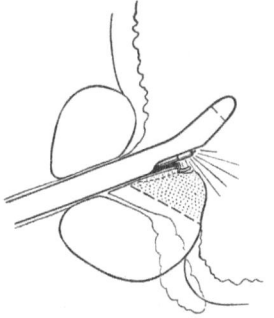

Abb. 429
Elektroresektion der Prostata in anterior-posterior-Richtung

c) *Transrectal:* nach vorausgegangener Probepunktion wird mit spitzer Kornzange unter digitaler Kontrolle oder direkter Sicht nach Sphincterdehnung die Prostata vom Rectum aus an der prominentesten Stelle eröffnet. *Nachteil:* Bildung einer Recto-Urethral-Fistel; trotzdem hat diese Form der Prostatatomie ihre Berechtigung, wenn ein Absceß der Rectalwand unmittelbar anliegt.

d) *Transvesical:* Eröffnung der Blase, Einstellen des Blasenausgangs, unblutige Dilatation desselben oder Spaltung in das Prostatagewebe hinein mit Umschneidung von dessen dorsaler Circumferenz; Empordrängen der Drüse mit dem linken, ins Rectum eingeführten Zeigefinger; Eindrücken der meist morschen Harnröhrenwand der Prostata von blasenwärts her und Ausräumung durch Curettage oder scharfen Löffel (Absceßhöhlen, Konkremente); Herstellung einer einheitlichen Wundhöhle durch Abtragung aller Zwischenwände, abschließend Tamponade zur Blutstillung und suprapubische Harnableitung für 2–3 Tage.

4. Elektroresektion (s. Abb. 429)

Prinzip: Entfernung von Hindernissen im Bereich des Blasenhalses (Sphincterstarre, Prostataadenom, Prostatacarcinom) auf elektrochirurgischem Wege mittels eines transurethral eingeführten Instruments (*McCarthie*, 1931).

Indikation: Sphinctersklerose und inoperable Prostatatumoren bilden eine absolute Indikation.

Prognose: geringeres Operationsrisiko als bei Prostatektomie, daher auch bei schwächeren, älteren Leuten anwendbar und öfters wiederholbar; jedoch durchaus nicht völlig gefahrlos (Mortalität 1–2%); außerdem häufige Spätkomplikationen (Cystitis, Striktur, Inkontinenz). Resektion stellt immer nur ein Palliativverfahren dar, welches meist keine radikale, endgültige Heilung erbringt.

Methoden: 1. *Elektroresektoskope* mit Schlingenbewegung in anterior-posterior-Richtung, d. h. Schlinge bewegt sich vom Blasensphincter gegen den Colliculus seminalis zu (*McCartie-Stern, Wolf-Bitsay, Nesbit, Mauermayer*).

2. *Elektroresektoskope* mit zirkulär-bogenförmiger Schnittführung, d. h., die Schlinge wird von rechts nach links oder umgekehrt bewegt (*Bumpus, Foley, Lichtenberg-Heywalt, Leiter*). Im Prinzip werden bei beiden Verfahren durch jede Schnittbewegung Gewebsstücke in der Länge von 1–3 cm und 2–6 mm Dicke herausgeschnitten. Instrumente mit anterior-posterior-Schnittrichtung werden heute im allgemeinen bevorzugt. Die Elektroresektion führt nach langer Übung und großer Erfahrung zu versagerfreiem Erfolg. Sie vermag aber auch dann die Prostatektomie niemals vollkommen zu ersetzen.

5. Subtotale Prostatektomie

Indikation: chronisch-rezidivierende Abscesse, Absceßdivertikel, Steinerkrankungen der Drüse.

Methode: retropubischer Zugang zur Drüse (s. retropubische Prostatektomie) mit Eröffnung und Ausräumung der Absceßhöhle bzw. Steine.

6. Intrakapsuläre Prostatektomie

Indikation: Ausschälung des periuretthralen, subvesicalen oder endovesicalen Altersadenoms.

Methoden:

a) Suprapubisch-transvesical (s. Abb. 430). 1. *Methode nach Freyer:* Flachlagerung mit Fixierung der Beine in leichter Spreizstellung auf beweglichen Beinschienen, Blasenfüllung mit 200–300 ccm, kleiner unterer Medianschnitt zwischen Nabel und Symphyse oder suprasymphysärer Querschnitt, Freilegung der vorderen Harnblasenwand durch Kranialabschieben der peritonealen Umschlagsfalte, Eröffnung der Blase durch Einstoßen einer Arterienklemme und Spreizung derselben, Einsetzen von Blasenspateln, wodurch eine stumpfe Erweiterung der Blasenöffnung geschieht; Fassen des Harnröhrenkatheters mit einer Klemme; Infiltration der Prostatakapsel mittels Novocain-Suprareninlösung ($^1/_2$%ig); Incision des Vorderrandes des Prostatawulstes oder stumpfes Eindrücken der vorderen Drüsengruppe mit dem Zeigefinger, welcher neben dem Katheter in die prostatische Harnröhre eingeführt wird. *Enucleation* nach Entfernung aller Wundhaken mittels Zeigefinger, welcher unter Sprengung der dünnen Harnröhrenschleimhaut in die Schicht zwischen Prostatakapsel und Adenom eindringt. Enucleationsrichtung von caudal nach kranial („Ausgraben" des Adenoms), nicht (wie meist ausgeführt!) durch zirkuläres Umfahren des Adenoms; evtl. Gegendruck vom Rectum aus mit dem Zeigefinger der anderen Hand oder durch einen Assistenten. Letzte Herauslösung (Durchtrennung der Harnröhrenschleimhaut) erfordert mitunter scharfes Vorgehen; Kontrolle des Wundbetts auf Adenomreste (Rezidivgefahr!); Blutstillung durch temporäre Tamponade. Koagulation spritzender Gefäße, Einlegen eines Steigrohrs, ein- oder zweischichtiger Verschluß der Harnblasenwunde, retrosymphysäre Drainage, Befestigung des transurethralen Katheters, Anschließen von Steigrohr und Katheter an ein Auffanggefäß mit desinfizierender Flüssigkeit; 4mal täglich Spülung mit 20 bis 25 ccm Spülflüssigkeit ohne stärkere Druckanwendung; Entfernung des Steigrohrs am 2.–4. Tag, des Katheters am 7.–10. Tag. *Nachteile:* Operieren im Dunkeln, bei gleichzeitigem rectalen Vorgehen Gefährdung der Asepsis, unsichere Blutstillung.

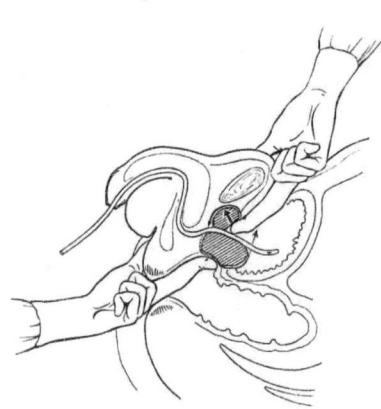

Abb. 430. *Suprapubische Prostatektomie:* Transvesikales Vorgehen, die Prostata wird stumpf mit dem Zeigefinger ausgelöst. (Methode nach *Freyer-Harris-Hryntschak*)

2. *Nach Harris-Hryntschak:* Modifikation des Verfahrens unter 1., gewährleistet zuverlässigere Blutstillung und primären Blasenverschluß und ist daher heute das meistgebrauchte suprapubische Verfahren. *Blutstillung:* nach erfolgreicher Enucleation

genaue Einstellung des Blasenbodens und der Prostataloge mittels Spezialblasenspatel bzw. selbsthaltenden Blasenspreizhaken. Kontrolle der Ureterostien und evtl. Einkerbung der dorsalen Lefze der Prostataloge zwischen beiden Ostien zur Abflachung der Prostataloge. Absteppen der Wundränder mit kleinen Boumerangnadeln und Verkleinerung der Logenöffnung durch zwei ventral gelegte Quernähte, so daß nach Knüpfen derselben nur noch der Katheter in die Blase hineinragt. Im allgemeinen genügen letztere, so daß auf das Absteppen der Wundränder meist verzichtet werden kann. *Blasenverschluß*: zirkuläre Tabaksbeutelnaht mit 5 Stichen; Harnableitung nur durch transurethralen Katheter mit Dauerspülvorrichtung, welcher zwischen dem 2. und 4. Tag je nach Verlauf entfernt wird; Frühaufstehen! am 1. oder 2. Tag nach Operation, evtl. prophylaktische Chemotherapie.

b) **Retropubische Prostatektomie** (nach *Millin*): kurzer unterer Medianschnitt mit Spaltung der Rectusränder in Längsrichtung; Abdrängen der Blase nach kranial, so daß das Cavum Retzii entfaltet wird, Infiltration der Prostatakapsel mit Novocain-Suprareninlösung ($^1/_2$%ig), Umstechung der präkapsulären Venen, Querincision der Prostatakapsel zwischen den lang gelassenen Gefäßumstechungsnähten; Auslösung des Adenoms mit der Schere nach distal und nach beiden Seiten, sodann Luxation mit dem eingeführten Zeigefinger bis zur Prostataspitze; endgültige Luxation mit Hilfe von *Museux*schen Zangen und elektrochirurgische Abtrennung der proximalen Harnröhre am Blasenhals; Einführen des transurethralen Katheters in die Harnblase und darüber dichte Naht der Prostatakapsel; sofortige Ableitung des Blasenkatheters in ein Auffanggerät mit desinfizierender Lösung; 4mal täglich vorsichtige Spülung zur Vermeidung einer Verstopfung des Katheters; Katheterentfernung zwischen 7.–10. Tag; bei Komplikationen zusätzliche Chemotherapie, Frühaufstehen am 1. oder 2. Tag nach der Operation. *Komplikationen:* suprapubische Harnfistel durch *Insuffizienz der Prostatakapselnähte* (nochmalige Harnableitung durch transurethralen Katheter), postoperative *Striktur,* (selten, zu beheben durch kontinuierliche Dilatation mittels Dauerkatheter steigenden Lumens oder durch Elektroresektion der hinteren Blasenhalslippe), *Rezidiv* durch Zurücklassen von Adenomresten (Beseitigung durch Elektroresektion), *Fieber* (Beherrschung durch Chemotherapie), Harn*inkontinenz*, bei guter Technik sehr selten (Vorbeugung durch Abtrennung der Harnröhre möglichst direkt distal vom Adenom), *Neuralgie* des N. obturatorius (Vorbeugung durch schonende Handhabung der tiefen Haken bei Einstellung des Adenoms während der Operation, so daß der Nerv nicht unter Hakendruck gerät; *Therapie:* Novocaininjektionen); postoperative *Harnfisteln*, äußerst selten; *Ostitis pubica* nach 3–4 Wochen auftretend, meist spontan innerhalb 2–3 Monaten ausheilend, wohl hervorgerufen durch Periostverletzung an der Symphyse oder Thrombophlebitis im Bereich des Plexus pudendus (*Therapie:* Kurzwelle, Vitamin D, parasymphysäre Novocaininjektion), postoperative *Epididymitis* (Vorbeugung durch präoperative Vasektomie), *Narbenhernie* (Nachoperation).

c) **Perineale Prostatektomie** (nach *Zuckerkandl, Wildbolz, Albarran*). *Indikation:* Entfernung des Prostataadenoms, auch zur totalen Prostataexstirpation bei Prostatacarcinom. *Methode:* Steinschnittlage mit starker Reklination der Oberschenkel, prärectaler Bogenschnitt von einem Sitzbeinhöcker zum anderen (*Cave!* Äste des N. pudendus zum M. sphincter ext.!); Einführen eines transurethralen Metallkatheters; Freilegen des hinteren Bulbusendes; Zurückdrängen des Rectums durch einen flachen Wundhaken; Durchtrennung des M. recto-urethralis am Bulbus urethrae; Vorluxieren der Prostata mit Hilfe des eingeführten Katheters; Querspaltung der der Prostatakapsel aufliegenden *Denovillier*schen Fascie unter Schonung des M. sphincter ext.; Spaltung der weißlichen, straff gespannten Prostatakapsel durch medianen Längsschnitt möglichst weit blasenwärts; subkapsuläre Ausschälung des Adenoms in der Grenzschicht zwischen Adenom und Prostatakapsel; vorsichtige Ablösung des Adenoms von der prostatischen Harnröhre und vom Blasenboden (*Cave!* Einreißen der Harnröhre); Einführen des *Young*schen Traktors durch die eröffnete prostatische Harnröhre in die Blase, Vorziehen des Adenoms in die Wunde; endgültige Durchtrennung der letzten Verbindungen zwischen Adenom, Harnblase und Samenblase; Nahtvereinigung der prostatischen Harnröhre mit dem Blasenhals; Naht der Prostatakapsel durch vordere Quernaht; Offenlassen des hinteren Kapselanteils zur Sekretableitung; transurethraler Dauerkatheter bis zur völligen Wundheilung (etwa 2–3 Wochen), perineale Wunddrainage für 3–5 Tage, stundenweises Aufstehen am 4.–5. Tag. *Nachteile:* Gefahr der Rectumverletzung, der postoperativen Inkontinenz, der Verletzung des Plexus pudendus, der Impotenz und perinealen Harnfistel. *Vorteile:* geringer postoperativer Schock, exakte Wiederherstellung der Harnwege durch Naht, Möglichkeit der totalen Exstirpation unter direkter Sicht.

d) Perineale laterale Prostatektomie (nach *Wilms*). *Methode:* Hautschnitt parallel dem linken aufsteigenden Schambeinast, Spaltung der oberflächlichen Dammfascie, Beiseiteziehen des M. ischio-cavernosus mit der A. pudenda int.; Vordringen zum Trigonum urogenitale, hinter welchem die vergrößerte Prostata liegt; Durchtrennung des Trigonum mit einer Kornzange und der darunterliegenden Kapsel der linken Prostatahälfte; Enucleation beider Adenomhälften intrakapsulär mit dem Zeigefinger; Tamponade, Blasendrainage durch die Wunde, Dauerkatheter. *Nachteile:* Fehlen jeglicher Übersicht, schwierige Technik. *Vorteile:* Fehlen eines Bauchschnitts, Blasendrainage am tiefsten Punkt.

e) Ischiorectale Prostatektomie (nach *Völker*). *Indikation:* totale Prostataentfernung bei Carcinom, Tuberkulose u. ä.

Methode: Technik nicht einfach; Lagerung in „Bauchreitlage", 2–3 cm rechts neben der Mittellinie gelegener Längsschnitt von der Art. sacroiliaca bis neben den After; Freilegung der Fossa ischiorectalis, Durchtrennung der Fascie des M. levator ani, sodann der visceralen Beckenfascie, welche Prostata und Rectum gemeinsam umgibt; Durchtrennung dieser Fascie und stumpfe Ablösung der Rectumvorderwand von der Prostatahinterwand, bis letztere völlig frei liegt; quere Spaltung der Prostatakapsel bis zur prostatischen Harnröhre, Einführen eines *Young*schen Traktors auf dem Katheter in die Blase, Vorluxieren der Prostata und teils stumpfe, teil scharfe Auslösung des Adenoms aus der Kapsel; Ablösung vom Blasenhals unter Schonung des M. sphincter int. (*Cave!* Eröffnung des Cavum retrovesicale); scharfe Durchtrennung der peripheren Harnröhre so nahe als möglich am Adenom; Einführen des Harnröhrenkatheters in die Blase; Nahtvereinigung von distaler Harnröhre und Blasenhals (letzteres ist nicht unbedingt erforderlich); Verschluß der Prostatakapsel bis auf die Drainagestelle, Situationsnähte, Wunddrainage für 8 Tage, Dauerkatheter für 8–21 Tage; Katheterwechsel nicht vor dem 12.–14. Tage. *Vorteile:* Fehlen eines Bauchschnitts, gute Übersicht, Blasendrainage am tiefsten Punkt. *Nachteile:* lange Wundheilungsdauer (4 Wochen und mehr), langes Tragen des Verweilkatheters, vorübergehende Harnfistelbildung sehr häufig; Verfahren hat wenig Anhänger gefunden.

f) Paraanale Prostatektomie (nach *Gil Vernet* und *Heim*). *Methode:* paraanaler Bogenschnitt 1 Querfinger vor der vorderen Analcommissur in Steinschnittlage bei liegendem Katheter, Vordringen auf die Prostata zwischen äußerer und innerer Längsmuskelschicht des Rectums unter digitaler Kontrolle vom Rectum aus; Freilegung der hinteren Prostatakapsel, Infiltration mit Novocain-Suprareninlösung ($^1/_2$%ig); mediane Längsspaltung der Kapsel und digitale Enucleation des Adenoms; distale Durchtrennung der Urethra innerhalb der Prostataspitze zur Schonung des M. sphincter ext., Auslösung des Adenoms mit *Museux*scher Faßzange, Einführen eines Traktors durch die Pars prostatica urethrae zur weiteren Luxation des Adenoms; Durchtrennung der Urethra dicht am M. sphincter int.; Tamponade und Drainage der Prostatawundhöhle unter Verzicht auf eine Naht der Prostatakapsel, u. U. auch Adaptation der beiden Urethralenden durch Chromcatgutnähte. Verfahren auch zur totalen Prostatektomie mit Entfernung der Samenblasen geeignet.

g) Sacrale bzw. coccygeale Prostatektomie (nach *Thiermann*). *Indikation:* intrakapsuläre Enucleation oder auch Totalexstirpation des Prostataadenoms bei hochgradiger Adipositas des Kranken.

Methode: Bauchhängelage mit Kyphosierung der Lendenwirbelsäule. Schnittführung vom Kreuzbeinende entlang dem Steißbeinrand, nicht ganz bis zur Steißbeinspitze und von dort etwas seitlich der Mittellinie zum After; Steißbeinabmeißelung in schräger Richtung; Einkerben des Lig. sacrotuberosum und des M. levator ani, der caudalwärts verzogen wird; Spaltung der Fascia pelvis visceralis; Abschieben des Rectums von der Prostata, Querincision der Prostatakapsel am Blasenhals. Enucleation und Luxation des Adenoms mit eingeführtem Traktor; Abtrennung der Harnröhre dicht an der Prostataspitze, „Logen-Rückstichnähte" zur Verbindung der hinteren Blasenlücke mit dem unteren Kapsellappen und zur Blutstillung; Dreilochkatheter, Kapselnähte, Wunddrainage, Verweilkatheter für 2–3 Tage, Frühaufstehen! möglichst am 1. Tag p. op.

7. Extrakapsuläre Prostatektomie

Indikation: Radikaloperation des Prostatacarcinoms durch Entfernung der gesamten Prostata mit Samenblase und einem Saum des Blasenhalses.

Prognose: einzige Methode, welche Dauerheilung bei Prostatacarcinom ermöglicht, 5-Jahres-Heilung in 40–55%. *Nachteile:* Harninkontinenz und Impotenz.

Methoden:

a) Totale perineale Prostataexstirpation (nach *Wildbolz*): Vorgehen wie unter 6c), jedoch unter perikapsulärer, teils stumpfer, teils scharfer Auslösung der gesamten Prostata unter Mitnahme der Samenblase und eines Saumes des Blasenhalses (Probeexcision, Schnellschnitt!) und Wiedervereinigung des distalen Urethraendes mit dem Blasenhals durch Einzelcatgutknopfnähte, Dauerkatheter für 10 Tage.

b) Ischio-rectale totale Prostataexstirpation. Vorgehen wie unter 6d) mit dem Unterschied, daß die Prostatakapsel nicht eröffnet und der Tumor samt Samenblasen scharf oder elektrochirurgisch ausgelöst und die Blasenwand zirkulär umschnitten und im Zusammenhang mit dem Tumor entfernt wird.

c) Auch auf **sacralem** (nach *Uebelhör*) oder **retropubischem** (nach *Millin*) Wege ist die Totalexstirpation der Prostata möglich. Radikalster Eingriff zur Beseitigung des Prostatacarcinoms ist die *Cystovesiculo-Prostataexstirpation* (nach *Coffey, Westerborn, Millin*), d. h. zweiaktige Entfernung von Harnblase, Prostata und Samenblasen im Zusammenhang (1. Akt: Ureterosigmoideostomie nach *Coffey I*; 2. Akt: Ausrottung der Harnblase, Prostata und Samenblase auf suprapubischem Wege).

B. Mißbildungen

1. *Totaler oder partieller Defekt: A- oder Hypoplasie* (bei gleichzeitiger entsprechender Mißbildung des Urogenitalapparates).
2. *Akzessorische Drüsen* (aus versprengten Keimen).
3. *Angeborene Cysten:* a) *Retentionscysten* des Sinus prostaticus (sog. ,,Utriculuscysten"). b) *Cysten im Bindegewebe* zwischen Prostata und Rectum aus Überresten der *Müller*schen Gänge (median) bzw. des *Wolff*schen Körpers (lateral). c) *Dermoidcysten.* Daneben gibt es auch *erworbene Cysten* (z. B. *Echinococcuscysten*).

Folgen: Harnverhaltung oder -drang, bei Aplasie evtl. Inkontinenz.

Differentialdiagnose: Prostatatumor, Blasendivertikel usw.

Therapie: bei Harnverhaltung erfolge Katheterisieren unter Nachhelfen des Spontandurchbruchs, Punktion, Wandkoagulation oder nötigenfalls Exstirpation.

C. Verletzungen

a) *Subcutan:* bei Beckenfrakturen (Anspießung, Zug des Lig. pubo-prostaticum).
b) *Offen:* bei Pfählung, Stich, Schuß.

Diagnose: Hämaturie, Wundschmerz, Blutung nach außen, Palpationsbefund.

Therapie: Verweilkatheter, bei starker Blutung Freilegung und Tamponade (letzteres bei allen offenen Verletzungen). Im allgemeinen wie bei Blasen-Harnröhren-Verletzungen (s. dort).

D. Prostatasteine

Entstehung: aus den (schnupftabakfarbenen) *Corpora amylacea* durch deren Inkrustation mit Kalksalzen, spez. bei chronischer Entzündung.

Auftreten einzeln oder häufig multipel; nach dem 40., spez. im 50.–70. Jahr.

Symptome: Schmerzen und evtl. Blutung beim Urinieren, Harndrang, schlechter Harnstrahl bis Harnverhaltung und Inkontinenz; Hämospermie, ständiger Druck im Perinealbereich, Dysurie, rezidivierende Cystitis.

Diagnose: ,,Schneeballknirschen" bei rectaler Palpation. *Röntgenbild:* echte Steine liegen beidseits der Mittellinie im Prostatagewebe selbst, falsche Steine in der Mittellinie entsprechend dem Verlauf der prostatischen Urethra.

Therapie. Indikation: operativ bei Schmerzen, Tenesmen, Miktionsstörung, rezidiver Cystitis.

Methoden: transurethrale Extraktion bei falschen Steinen in der prostatischen Harnröhre; transvesicale Prostatotomie (s. S. 1393) bei echten Steinen.

E. Entzündungen

1. Prostatitis bzw. Prostataabsceß

Formen: akut und chronisch sowie unspezifisch und spezifisch (Gonorrhoe, Tuberkulose).

Entstehung: 1. häufig von der *Urethra* bei Gonorrhoe (hier auch noch nach Jahren!), Tuberkulose, Striktur, Stein usw.; 2. ferner von der *Nachbarschaft* bei eitrigen Entzündungen an Harnblase, Harnröhre, Samenblasen, Darm, Rectum (Hämorrhoiden Fisteln usw.!), Perineum, Becken usw. (auch bei infiziertem Decubitus); 3. nicht selten *metastatisch* bei Allgemeininfektion mit Metastasen (nach Angina, Furunkel, Parotitis usw.; umgekehrt denke man bei jeder unklaren Septikopyämie auch an Prostatitis), Pneumonie, Influenza, Typhus, Rotz, Pocken usw. Begünstigend wirken Erkältung, Anstrengung (Reiten, Radfahren usw.) und Trauma (Katheterisieren, spez. bei Dauerkatheter, Bougierung oder Injektion usw.).

Erreger: Staphylo-, Strepto- und Gonokokken sowie Colibacillen.

Symptome: (ähnlich der Urethritis posterior) Schmerzen (beim Samenerguß und Stuhlgang), Harndrang, Pollakisurie, terminale Miktionsschmerzen, anhaltendes Fieber erst bei Übergreifen auf die ganze Drüse und bei Absceßbildung, Stuhldrang oder -verhaltung, Fäden aus Epithelzellen und Eiterkörperchen, manchmal auch Blut im Harn (Dreigläserprobe mit Harnentleerung in 3 Portionen: 1. Urethralschleim, 2. Blasenharn, 3. Prostatasekret; am besten erkennbar beim Harnlassen absatzweise in 3 verschiedene Gläser) und Sekret bzw. Eiter bei Druck auf die Prostata exprimierbar (sog. „Prostatorrhoe"), Prostata bei Rectalpalpation im ganzen oder an einzelnen Stellen vergrößert, druckempfindlich und elastisch gespannt, evtl. fluktuierend sowie Mastdarmschleimhaut ödematös sicht- und fühlbar, dagegen bei Carcinom höckerig und hart sowie Mastdarmschleimhaut evtl. infiltriert und fixiert, auch normaliter kastaniengroß, zugleich lappig und weich sowie Mastdarmschleimhaut unverändert.

Komplikationen: Abszedierung mit Harnsperre, Durchbruch zur Blase, Urethra, Rectum, periprostatische Phlegmone, paraprostatische Thrombophlebitis. *Chronische Prostatitis:* rezidivierende Blasenhalsentzündung, Druckgefühl im After, ziehender Inguinalschmerz, stechender perinealer Schmerz nach Coitus, sexuelle Abspannung, Ejaculatio praecox, „Prostataneurose"; Sphincterstarre.

Prognose: bei akuter, spez. metastatischer Entzündung ernst (Sepsis!); im übrigen ist Rückgang oder Spontandurchbruch in Harnblase, Harnröhre, Mastdarm oder nach außen möglich; die urethral entstandene Entzündung ist oft chronisch, aber manchmal hartnäckig mit entzündlichen Schüben sowie mit chronischer Sepsis.

Diagnose. Bei *P. acuta:* Dreigläserprobe. Bei *Prostataabsceß:* Prostatapunktion. Bei *P. chronica:* Prostataexprimat, Dreigläserprobe (Leukocyten, Lymphocyten, Prostatagranula), Abnahme der Prostatalipoide geht der Dauer des Krankheitsprozesses parallel; bei fehlendem Prostatasekret Untersuchung des Ejakulats; Endoskopie (unebene Begrenzung der prostatischen Urethra). *Röntgenbild* (Hypotonie und Weitstellung der unteren Ureterabschnitte); Erregernachweis und Testung; Komplementbindungsreaktion bei Verdacht auf Gonorrhoe; Tierversuch aus Ejakulat bei Verdacht auf tuberkulöse Affektion. Urethrographie der hinteren Harnröhre zur Darstellung von paraurethralen Absceßhöhlen usw.

Therapie. a) *Prostatitis acuta:* streng konservativ (Verdauungsregelung, Verbot blähender und gewürzter Speisen sowie von alkohol- und kohlensäurehaltigen Getränken, heiße Sitzbäder, Kurzwellenbestrahlung, testgerechte Chemotherapie, bei Harnsperre Blasenentleerung durch percutane Punktion. *Cave!* Prostatamassage bzw. Expression zur Gewinnung von Prostatasekret; allenfalls perineale Prostatapunktion, wenn bereits Verdacht auf Absceßbildung besteht.

b) *Bei Prostataabsceß:* falls ein solcher gesichert ist, unbedingt operative Eröffnung auf transurethralem, perinealem oder ischiorectalem Wege (s. Abb. 431).

c) *Bei maligner periprostatischer Phlegmone:* (Streptokokkeninfektion), breite Eröffnung des prostatischen und periprostatischen Hohlraums auf transvesicalem oder ischiorectalem Wege mit ausgiebiger Wunddrainage; massive Chemotherapie. Trotzdem ist der diffus-phlegmonöse Prozeß häufig nicht beherrschbar.

d) *Bei Prostatitis chronica:* Beseitigung aller Veränderungen der hinteren Harnröhre, Fokussanierung, Verdauungsregelung, Verbot blähender und gewürzter Speisen sowie alkoholischer Getränke, 2 Wochen nach Herdsanierung Pyriferkur zur allgemeinen Umstimmung; Einsatz massiver Chemotherapie auf der Höhe des 3. Fieberstoßes (evtl. kombiniert mit Echinacin), auch Echinacin mit Penicillin oder Streptomycin als Mischspritze; Injektionen von Plenosol oder Ursica in die Schmerzprojektionsstellen am Damm und Kreuzgegend (auch rhythmische präsacrale Novocaininjektionen, 50 ccm einer 0,25%igen Lösung ohne Adrenalin); heiße Sitzbäder, Ichthyolsuppositorien, Kurzwelle, Vitamin E und Testosteron in kleinen Dosen, abschließend Badekur (Moorbad, Radiumbad).

2. Prostataneurose

a) Hyperästhesie der Prostata (Kongestionsprostatitis Posner) *Ursache:* alle Traumen, welche eine Kongestionierung der Drüse herbeiführen (Auto- und Radfahren, ständige Abkühlungen, langes Sitzen oder Reiten, chronischer Genuß kohlensäurehaltiger, alkoholischer Getränke, chronische Masturbation, gewohnheitsmäßiger Coitus interruptus.

Symptome: Fremdkörpergefühl im Rectum, wechselnder Schmerz in Kreuz-, Damm- und Afterbereich, welche sich nachts verstärken, Nachlassen der Potenz, Ejaculatio praecox.

Therapie: Fokalsanierung, Dämpfung des Erregungszustandes des Plexus prostaticus, Plenosolinjektionen am Damm und Kreuz, heiße Sitzbäder, Kurzwellenbestrahlung, Ichthyolsuppositorien, Vitamin E, Testosteron in kleinen Dosen, präsacrale Novocainblockaden, Moor- und Radiumbad.

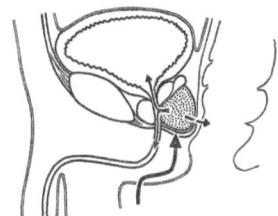

Abb. 431. Ausbreitungswege eines *Prostataabscesses;* ischiorectaler Zugangsweg zur Eröffnung (↑)

b) Hyperästhesie der Pars prostatica urethrae. *Symptome:* starker terminaler Miktionsschmerz, stets Druckgefühl der hinteren Harnröhre, starke Berührungsempfindlichkeit derselben bei Katheterung, häufige Pollutionen, Ejaculatio praecox, starke Gefäßinjektion der Colliculusgegend, Karunkel der hinteren Harnröhre.

Therapie: Elektrokoagulation von Karunkeln, außerdem wie bei Kongestionsprostatitis.

c) Trigonumcystitis der Frau. Entspricht der Prostataneurose beim Mann.
Therapie: analog.

3. Tuberkulose (vgl. Abb. 419)

In 80% der Fälle kombiniert mit einer Urotuberkulose, d. h. mit einer vorausgegangenen oder nachfolgenden spezifischen Erkrankung des uropoetischen Systems, fast stets auch verbunden mit einer Samenblasentuberkulose.

Pathologisch-anatomisch: zunächst Befall nur eines Drüsenlappens, welcher sich in einen grobhöckrigen Knoten unter langsamer Vergrößerung und Verlust der glatten Oberfläche umwandelt; Verkäsung, bei Mischinfektion auch Abszedierung und Durchbruch nach perineal, urethral, vesical oder rectalwärts; Prostata wird von dachsbauartigen Kavernensystemen durchsetzt, welche schließlich zu einer, fast die ganze Prostata einnehmenden Kaverne konfluieren.

Entstehung: meist hämatogen, bei gleichzeitiger Urotuberkulose auch auf canaliculärem Wege.

Symptome: lange Zeit außerordentlich gering, mit zunehmender Absceßbildung bzw. Kavernisierung entstehen Schweregefühl im Damm und After, Hämospermie, Pyospermie, bei Übergreifen auf den Blasenhals Pollakisurie mit terminalem Miktionsschmerz, terminale Hämaturie, Epididymitis (ein- und doppelseitig), Vesiculitis seminalis.

Diagnose: Rectaluntersuchung (höckrige Prostata), *Urethrographie* (nachweisbare Kavernenbildung), *Urinbefund* (Bakterien- und Leukocytenfreiheit spricht gegen eine unspezifische Entzündung), *Prostataexprimat* oder *-ejaculat* (Untersuchung auf Tuberkelbacillen, Tierversuch *Hohn*sche Kultur), Kontrolluntersuchung des ganzen uropoetischen Systems.

Therapie: tuberkulostatisch, u. U. Prostato-Vesiculoektomie auf ischiorectalem Weg (s. totale Prostatektomie). Wird die Radikaloperation unter tuberkulo-statischem Schutz durchgeführt, treten die früher so gefürchteten postoperativen tuberkulösen Harnfisteln wesentlich seltener auf.

Prognose: um so günstiger, je früher die Diagnose gestellt und die tuberkulostatische Behandlung begonnen wird. Ausweitung zur tuberkulösen Allgemeinerkrankung in etwa 30% der Fälle.

4. Lues

Gummen der Prostata im Tertiärstadium, sehr selten.

Symptome: Dysurie, Harndrang, Hämaturie, Hämospermie, Prostatatumor, welcher den Eindruck eines Prostatacarcinoms erwecken kann.

Therapie: antiluisch.

F. Prostatahypertrophie und -atrophie

a) Prostatahypertrophie. *Definition:* Ausgangspunkt der Wucherung ist nicht das eigentliche Prostatagewebe, sondern das zentrale Muskel-Bindegewebs-Material der prostatischen Harnröhre, in welches sekundär das Epithel der submukös gelegenen periurethralen Drüsen einwuchert. Die Prostata selbst wird durch den Wucherungsprozeß atrophisch und zu der dünnen sog. chirurgischen „Prostatakapsel" zusammengedrückt. Die Wucherung betrifft ausschließlich die proximal vom Colliculus gelegenen Drüsenabschnitte, die distal davon liegenden Gebiete werden nicht befallen. Daher spricht man am besten von *Blasenhalsadenom*.

Ätiologie: ist vorwiegend ein hormonales Problem. Dabei spielt die Bisexualität der Prostata eine entscheidende Rolle; normalerweise produziert die Drüse sowohl männliche (caudale Drüsengruppe), als auch weibliche (kranial vom Colliculus gelegene Drüsengruppe) Geschlechtshormone. Im geschlechtsreifen Alter wird die Auswirkung der weiblichen Hormone durch die männlichen unterdrückt; im Alter geht die Bildung der männlichen Hormone zurück, wodurch das genetisch weiblich eingestellte Gewebe einen Wachstumsimpuls erfährt; dies führt zur Wucherung der kranial vom Colliculus gelegenen Abschnitte (Blasenhalsadenom), während die eigentliche Prostata der Atrophie verfällt.

Formen. 1. *Intravesicale Wuchsform:* entweder als ausgedehntes, sich auf den blasennahen Harnröhrenabschnitt erstreckendes Adenom oder als solitärer Knoten, welcher sich kugelventilartig vor die innere Harnröhrenmündung legt (*Uvula vesicae*).

2. *Subvesicale Wuchsform:* dringt in die Gegend des Colliculus seminalis vor, die hintere Harnröhre wird verlängert, aufgerichtet und nach vorn abgewinkelt (*Cave!* Katheterisierung mit zuwenig gebogenem Katheter wegen der Gefahr der Via falsa); vorwiegend seitliche Einengung der Urethra (Säbelscheidenurethra) bei Vergrößerung ihres sagittalen Durchmessers; seltener auch exzentrisches Wachstum mit Vergrößerung des Harnröhrenquerschnitts sowohl im sagittalen als auch vertikalen Durchmesser, so daß die Pars prostatica urethrae eine Vorblase darstellt; auch S-förmige Verdrängung der hinteren Harnröhre durch unregelmäßig vorwachsende Adenomknoten, welche zu bedeutender Miktionserschwerung beitragen.

Histologisch: rein glanduläre Wucherung in etwa 46%, rein fibromyomatöse Wucherung in etwa 3%, gemischt glandulär-fibröse Wucherung in etwa 51%.

Symptome. 1. *Stadium:* prämonitorisches oder Reizstadium; es besteht noch *Kompensation.* Spezielle Kennzeichen sind: *Dysurie* (verzögerter Miktionsbeginn, kraftloser Urinstrahl, längeres Pressen ist erforderlich, bis Urin entleert wird, Naßmachen der Schuhspitzen und Hosenbeine). *Pollakisurie* und *Nykturie* (mehrfaches Aufstehen während der Nacht zum Zweck der Miktion, jedoch keine Polyurie oder Störung der Konzentrationsleistung der Nieren), *Tenesmen* (Kennzeichen einer konzentrischen Blasenmuskelhypertrophie; Blase wird dadurch noch völlig entleert, kein Restharn), *nächtliche Erektionen,* Druckgefühl (nur bei großen Adenomen).

2. *Stadium: inkomplette Harnretention.* Völlige Blasenentleerung nicht mehr möglich *Restharnbildung,* verstärkte Dysurie und Pollakisurie; Zunahme des Restharns meist ziemlich rasch; dies ist auf vorzeitigen Schluß des hypertonen Sphincters zurückzuführen; durch zunehmende Harnrückstauung Nierenschädigung und *Dyspepsia urinaria* (d. h. Magenbeschwerden, Verdauungsstörungen, Obstipation, Nachlassen des Appetits, jedoch noch keine Anorexie, allgemeine Müdigkeit, Arbeitsunlust, Nachlassen der Merkfähigkeit); bei subvesicalem Adenom zusätzlich mechanische Abflußbehinderung durch Hebung des Blasenbodens und unteren Ureterabschnitts, welcher durch das ihn kreuzende V. deferens an seiner Eintrittsstelle in die Blasenwand geknickt wird. Relative Insuffi-

zienz des Ureters, Ureteratonie, Austreibungsstörung durch relative Harnleiterinsuffizienz. Restharnmenge kann ohne stärkere Blasendistention von 100 ccm bis zu mehreren Litern (3–4) betragen.

3. *Stadium: Stadium der zunehmenden Insuffizienz* und *akuten kompletten Harnretention*. Starke bis extreme Blasendistention, Restharnmengen bis zu 4 und mehr Litern, ständiges *Harnträufeln* („Überlaufblase" oder Ischuria paradoxa durch passive Überdehnung des Sphincters infolge der Blasenüberfüllung), *chronische Harnvergiftung*, Abmagerung, Wasserverarmung des Körpers, Bluteindickung, Erhöhung des Reststickstoffs, Gefrierpunktserniedrigung durch Vermehrung der mineralischen Bestandteile, Tod durch Dehydration infolge Überdruckpolyurie (nicht durch Urämie!). Nicht selten stellt sich Totalretention plötzlich ein (*akute komplette Harnsperre*), und zwar im Anschluß an längeres Sitzen, reichlichen Alkohol- (besonders Bier-) Genuß, sexuelle Erregungen, reichliche Mahlzeiten, allgemeine Unterkühlung, Reiten, lange Autofahrten; dabei heftigste Schmerzen durch Blasenkrämpfe, verstärkter Harndrang, gewaltsame Überdehnung mit schwerer, oft irreparabler Schädigung, sofern nicht baldige künstliche Blasenentleerung erfolgt. *Ursache:* möglicherweise Störung des Kalium-Calcium-Quotienten und dadurch bedingte veränderte Ansprechbarkeit des Sphincterapparates infolge erhöhter Reizbarkeit des vegetativen Nervensystems.

Komplikationen: im 2. und 3. Stadium Gefahr der *Blaseninfektion* (Pollakisurie, Pyurie, akute Pyelitis, Pyelonephritis, Urosepsis, septische Kachexie; *Prognose:* sehr ernst), *Blasensteinbildung*, Prostatitis, Prostataabsceß mit bakterieller Allgemeininfektion und ascendierender Pyelonephritis, *Urethritis* (besonders bei häufiger Katheterung oder Verweilkathetern), Epididymitis, *Blutung* (in etwa 90% aller fortgeschrittenen Fälle von Prostatahypertrophie als Spontanblutung infolge Kongestion. *Cave!* Fehldeutung der Blutung bei Prostatahypertrophie als Carcinomblutung!), *Überdehnung*, schwere Infektion, u. U. Ruptur kongenitaler Divertikel im 3. Stadium.

Diagnose: Beobachtung der Miktion (verzögerter Miktionsbeginn, mehrfaches Ansetzen zur Miktion, verminderte Projektionskraft, dünner Strahl, tropfenweiser Urinabgang unter Anwendung eines Hilfsgriffs), *rectale Palpation* (evtl. bimanuelle Untersuchung zur Feststellung der Adenomgröße, seiner Oberfläche und Konsistenz, seiner Beziehung zur Rectumschleimhaut sowie der Wuchsform (sub- oder endovesical; einzelne Verhärtungen, Unverschieblichkeit der Schleimhaut erwecken Carcinomverdacht), *Urinbefund* (Feststellung einer Infektion, evtl. Urintestung), *Katheterung* (zur Restharnbestimmung, Abmessung der Länge der prostatischen Harnröhre, des Blasenfassungsvermögens. *Merke!* nach jeder Katheterung abschließende Instillation eines Chemotherapeuticums), *Ausscheidungs- und Konzentrationsversuch* nach *Volhard* (vgl. Abb. 88) (für Prostatektomie ist eine Differenz des spez. Gewichts von wenigstens 15 und eine 4-Stunden-Menge von 1200 ccm erforderlich, ferner Xanthoprotein im Blut unter 30, Reststickstoff im Blut unter 55 mg-%, Kryoskopiewert des Blutes unter 0,60, Indicanwert im Blut nicht über 0,06 mg-%). *Cystogramm und Endoskopie* (zur Abklärung von Divertikeln, Steinen, Mittellappen), *Abrodilpfütze* nach *Kneise-Schober* (Restharnentleerung, Instillation von 20 ccm Abrodillösung 40%ig, anschließend 100 ccm Luft; Blasensteine und intravesicale Adenome, Mittellappen werden als Aussparung erkennbar).

Therapie. a) *Konservativ. Indikation:* Stadium I, höchstens II, mit geringen Miktionsschmerzen, noch keine Balkenblase und Restharnmengen bis zu höchstens 100 ccm.

Methoden: 1. *Regelung der Lebensweise* (Mäßigkeit im Essen und Trinken, besonders abends, Verbot für Alkoholika und kohlensäurehaltige Getränke, erlaubt verdünnter Rotwein; eiweißarme Kost, nicht gewürzt, salzfreie Kost nicht notwendig; tägliche Stuhlregulierung, jedoch keine Drastika, Vermeidung von Erkältungen und ununterbrochenem längerem Sitzen, Regelung der Harnentleerung bei Tag alle 2–3 Stunden, bei Nacht entsprechend dem Harndrang; Wassertrinken nach Wunsch, jedoch keine ausgesprochenen Trinkkuren, maßvolles Sexualleben gestattet!).

2. *Physikotherapie* (Diathermie, Kurzwellen, Röntgenbestrahlung, Sitz- oder Vollbad).

3. *Medikamentös* (Pyramidon, Codein, Barbitursäurepräparate), bei stark gestörter Nachtruhe Atropin bzw. Belladonna, Magnesiumpräparate, 1 Teelöffel Speisesoda zum frühzeitig eingenommenen Abendessen, ferner innere Desinfizienta, z. B. Urotropin i. v., Farbstoffpräparate, Pyridium; bei Hinzutreten sekundärer Harninfektion Chemotherapie zunächst mit Sulfonamidstößen, in schwereren Fällen testgerechte Antibiotika.

4. *Hormontherapie:* bezweckt Tonisierung der Blasenmuskulatur und dadurch bessere Blasenentleerung; hyperämisierende Wirkung auf die Hoden, dadurch bessere Durchblutung und Zunahme der Hormonbildung in den Hoden; Dekongestion der Prostata, dadurch Verbesserung der Blasenentleerung; Herstellung des hormonalen Gleichgewichts durch direkte Hormonwirkung; Verabreichung einer Kombination von männlichem und weiblichem Hormon bei jüngeren, noch potenten Patienten (Dosierung: wöchentlich 2mal 5 mg Testosteron und 1mal 2,5 mg Cyren B i. m. über 3 Wochen, Wiederholung nach einiger Zeit); bei alten, inoperablen Patienten reine Oestrogenkur (Dosierung: Implantation von 25 mg Cyren A alle 3 Wochen über 2–3 Monate. *Cave!* Herzkrankheiten, hierbei darf die Einzeldosis 10 mg Cyren A nicht überschreiten! Wiederholung alle 14 Tage 3 Monate lang).

5. *Lokale Therapie.* α) *Prostatamassage* (nur anzuwenden, wenn eine Sekretstauung vorliegt und nach probatorischer Massage das unangenehme Schweregefühl an Damm und Rectum verschwindet; die Heftigkeit der Kongestion entscheidet auch über die Intervalle der Massage; prophylaktische Massagen sind nicht empfehlenswert).

β) *Katheterung* bei prostatogener Harnretention geschehe nach *folgenden Richtlinien:* Hochlagerung des Gesäßes mit vorheriger Instillation einiger Kubikzentimeter Glycerin oder Öl in die Urethra; *Thiemann*-Katheter stärkeren Kalibers (Charr. 20–24); bei Mißlingen der Katheterung mit flexiblen Kathetern u. U. auch starre Instrumente (bei intravesicalem Adenom Metallkatheter mit Dittel-Krümmung, bei subvesicalen Adenomen *Mercier*-Katheter), bei Mißlingen der Katheterung percutane Blasenpunktion (späterer Katheterungsversuch ist dann oft erfolgreich); bei chronischer Totalretention suprapubische Stichfistel; außerdem bei chronischer Retention *fraktionierte Entleerung* von jeweils 100–200 ccm, weil plötzliche Entlastung akute Niereninsuffizienz mit vollkommenem Sistieren der Urinausscheidung nach sich ziehen kann; Zeitintervall bis zur völligen Blasenentleerung wenigstens 24 Stunden, u. U. kontinuierliche Entleerung über einen ganz dünnen Ureterkatheter (Charr. 4–5); anschließend 3–4mal tägliche Blasenentleerung; bei Blasentamponade infolge eines Katheterversuches suprapubische Blaseneröffnung, Ausräumung und Spülung mit Stryphnonlösung oder Argentum nitric. (1 : 1000).

γ) *Dauerkatheter:* erforderlich in Fällen, wo einmal tägliche Katheterisierung nicht mehr genügt, starke Pyurie besteht und die Nierenentlastung im Vordergrund steht; wenn möglich Einführen eines Ballonkatheters (Charr. 14–16), wodurch die Penisfixation wegfällt; sonst *Nélaton-* oder *Staehler*-Katheter mit üblicher Penisfixierung.

δ) *Selbstkatheterung:* nur für intelligente Patienten geeignet, welche die Asepsis streng wahren und den Dauerkatheter nicht tolerieren; in solchen Fällen jahrelang täglich 2–4mal möglich.

b) *Operativ. Indikation.* Im *1. Stadium:* konservativ, bei Männern unter 60 Jahren möglichst bereits Radikaloperation.

Im *2. Stadium:* konservativ bis zu einer Restharnbildung von 100 ccm; bei guter Nierenleistung Radikaloperation, bei stärkerer Nierenschädigung zweizeitige Ektomie.

Im *3. Stadium:* konservativ (Dauerkatheter, Hormonbehandlung, Röntgenbestrahlung), suprapubische Blasenfistel (bei Besserung der Nierenleistung evtl. später Resektion und vereinzelt noch Radikaloperation). Bei *akuter Retention:* Katheterung, Calcium i. v., Radikaloperation oder Resektion ratsam. Bei *Dyspepsia urinaria:* suprapubische Fistel, nach Besserung der Nierenleistung evtl. Radikaloperation, Resektion oder Hormonkur. Bei *Blasensteinen:* bei fehlender Infektion und guter Nierenfunktion Steinentfernung und gleichzeitige Radikaloperation; sonst Lithotripsie oder suprapubische Blasenfistelung mit Steinentfernung und zweizeitige Radikaloperation. Bei *kongenitalem Divertikel:* operative Abtragung mit suprapubischer Fistel, Radikaloperation (bzw. Resektion) in späterer Sitzung, sofern einzeitiges Operieren nicht möglich ist. Bei *Adenom mit Absceßbildung:* perineale Prostatektomie mit gleichzeitiger suprapubischer Fistel.

Methoden. 1. *Radikaloperation* (s. S. 1394): bei *intravesicalem Adenom:* suprapubisch-transvesical nach *Freyer* (vgl. Abb. 430) mit Logennaht nach *Harris-Hryntschak*; bei *subvesicalem Adenom:* supra- (retropubisch-) extravesical nach *Millin*. *Komplikationen:* Strikturbildung, Urethralknickung, Fistelbildung, Inkontinenz. Bei supra- oder retropubischer Radikaloperation meist günstiger Einfluß auf die Sexualfunktion ohne Störung der Potentia coeundi; bei perinealer Operation häufig verminderte

Erektionsfähigkeit, gelegentlich völliger Verlust der Sexualfunktion. *Bei allen Operationen Aufhebung der Potentia generandi.*

2. *Transurethrale Resektion* (vgl. Abb. 429), d. h. teilweise Wegnahme des Adenoms auf elektrochirurgischem, transurethralem Wege mittels Resektoskopen (*Wolf-Heywalt, Heynemann* u. a.). *Prognose:* kann auch bei ungünstigeren Nierenfunktionsverhältnissen ausgeführt werden, ist jedoch auch nicht ganz gefahrlos (Pyelonephritis, Urosepsis, Thrombose, Embolie, Spülwasserhämolyse).

3. *Palliativoperationen.* α) *Suprapubische Blasenfistel* (möglichst als Stichfistel) für alle Fälle, bei welchen weder Radikaloperation noch Resektion möglich ist, jedoch Aussicht auf spätere Operabilität besteht; bei völlig inoperablen Patienten ist der Selbstkatheterung der Vorzug zu geben; außerdem stets Hormontherapie und evtl. Röntgenbestrahlung.

β) *Vasektomie:* nur als vorbereitender Eingriff zur Radikaloperation bzw. zur Verhütung einer Epididymitis bei Patienten, welche Dauerkatheter benötigen; therapeutisch allenfalls in Fällen von konzentrischer Blasenmuskelhypertrophie, da sie hier dämpfend auf den Miktionsdrang wirkt.

c) *Therapie der Komplikationen:* nachfolgende Komplikationen können in jedem prä- und postoperativen Stadium beim Prostatakranken auftreten. *Harninfektion* (testgerechte Chemotherapie, wodurch schwere Pyurien, ascendierende Pyelonephritis, periurethrale Abscesse, Epididymitis, Prostatitis mit und ohne Absceßbildung sehr selten geworden sind), *Epididymitis* (Hodensackhochlagerung, feuchtwarme Umschläge, Aussetzen der Katheterbehandlung, regionäre Anästhesie durch Umspritzung des Samenstrangs mit Novo ainlösung (20%ig), tägliche Wiederholung der Injektionen, Jod oder Ichthyolsalbe zur Resorptionsförderung), *Hodenabsceß* (meist ohne Temperatursteigerung entstehend und daher oft übersehen, verlangt massive Chemotherapie, bei nachweislicher Fluktuation Hodenfreilegung, Vasektomie, Epididymektomie, Semikastration), *Prostatitis und Prostataabsceß* (leichte Prostatamassage, Kurzwellentherapie, bei größeren Abscessen perineale Prostatatomie), *Blutungen* (bei kleineren Blutungen Hämostatika, z. B. Calcium, Koagulen, Synkavit, Topostasin, abwechselnde Spülungen mit kaltem und warmem Wasser unter Adrenalinzusatz, 20 Tropfen auf 100 ccm; bei größeren Blutungen Blasenentleerung mit Steinspülungssonde und Absaugen der Gerinnsel, danach Dauerkatheter und zusätzliche Chemotherapie), *Urämie* (je nach Grad der anatomischen Zerstörung oder nur funktionellen Störung der Nierenfunktion irreversibel bzw. reversibel; ferner chronisch-unaufhaltsam bis zum urämischen Endstadium verlaufend oder plötzlich und stürmisch aus scheinbar günstigem Verlauf in tödliche Urämie umschlagend; Haupttherapeutika sind Dauerkatheter und Harndesinfizientien; im übrigen vgl. S. 1321), *Exsiccose* (in erster Linie infolge tubulärer Schädigung und Störung der Wasserrückresorption schon relativ frühzeitig auftretend; von 175 Litern Glomerulusfiltrat müssen innerhalb 24 Stunden 174 Liter rückresorbiert werden, der Rest stellt die tägliche Harnmenge von 1 Liter dar; im präurämischen Stadium werden 2-3 Liter Harn ausgeschieden, d. h. die Rückresorption ist um 1-2 Liter vermindert; dieser fortwährende Wasserverlust, welcher nicht ersetzt werden kann, führt zur Dehydration bzw. Exsiccose; *Therapie* besteht in entsprechender Flüssigkeitszufuhr, keinesfalls darf der Prostatiker eine Beschränkung der Flüssigkeitszufuhr erfahren), *nephrogene Acidose* (bedingt durch Säureretention im Blut; Nachweis durch Senkung der Alkalireserve; hervorgerufen durch Atrophie des Glomerulussystems und Störung der Isohydrie infolge verminderter Ammoniakbildung und herabgesetzter Säureausscheidung, Verlust der Alkalireserve und Anhäufung ausgeschiedener Säuren im Blut verursacht p_H-Verschiebung nach der sauren Seite; Entwicklung der nephrogenen Acidose langsam d. h., sie bleibt lange Zeit kompensiert; wird sie manifest, so ist sie stets ein lebensbedrohliches Ereignis; der Unterschied einer echten prostatischen Urämie und einer nephrogenen Acidose besteht darin, daß erstere ein anatomisch bedingtes Endstadium, letztere eine funktionelle Störung darstellt, welche durch *Alkalizufuhr* meist noch gebessert werden kann. *Exsiccosetherapie:* physiologische Kochsalzlösung 1000 bis 2000 ccm i. v., zusätzlich 20-40 ccm Kochsalzlösung (10%ig i. v.) zur Flüssigkeitsretention, Natriumthiosulfat (10-20%) oder Natrium hypophosphorosum (10-20%ig), 20-60 ccm täglich. *Acidosetherapie:* Natriumbicarbonatlösung i. v. (1,3%ig) oder rectal (5%ig); intestinale bzw. intraperitoneale Dialyse, „künstliche Niere" (s. S. 1322); eiweißfreie Kost, Fruchtsäfte, Obst, Salate, Mehl- und Reisspeisen, Hafersuppen, keine Hülsenfrüchte oder Fleisch; Darmregelung und Herzstimulierung; Diuretika, z. B.

Euphyllin, keine Quecksilberpräparate; Bekämpfung des Brechreizes durch Magenspülungen mit Aqu. chloroformiata, Peremesin forte Supp.

b) Sphincterstarre (Prostataatrophie, „Prostatisme sans prostate"). *Definition:* Abflußbehinderung im Blasenhalsbereich mit der Symptomatik der Prostatahypertrophie, jedoch ohne eine Prostatavergrößerung, häufig sogar bei verkleinerter, atrophischer Prostata. Häufigste Ursache einer Divertikel- und Harnsteinbildung sowie einer Dysurie bei jüngeren Menschen.

Entstehung: Prostataschrumpfung durch chronische Prostatitis; Spermatocystitis mit Befall des Blasenhalses und des Sphincter int., welcher nach anfänglicher, kleinzelliger Infiltration und hyaliner Verquellung narbig verändert, rigide und starr wird. Mitunter auch ohne entzündliche Erscheinungen durch zentralnervös ausgelöste *idiopathische Sphincterhypertonie*, welche schließlich ebenfalls zur sklerotischen Erstarrung des Sphincters führt; häufig kombiniert mit anderen Mißbildungen des Harntrakts (Dysplasie).

Vorkommen: bei männlichen Patienten unter 50 Jahren; in der hyperton-nervösen Form gelegentlich auch beim weiblichen Geschlecht.

Symptome und Diagnose: verzögerte Miktion mit schwachem, manchmal unterbrochenem Strahl; Auftreten des Leidens oft schon von Jugend an, meist jedoch nach nicht ausheilender Prostatitis, Vesiculitis; Restharnbildung ab 2.–3. Dezennium, Totalretention im 4.–5. Dezennium; endoskopisch im Anfangsstadium glatte Übergangsfalte ohne Einkerbung, Trabekelblase infolge chronischer Entleerungsstörung; in späteren Stadien unregelmäßige, gezackte und verzogene Sphincterkonturen („Bild der Tabaksbeutelnaht"); schließlich Hypertrophie der Interureteralfalte, welche an die innere Harnröhrenmündung heranrückt (Barriére nach *Young*); beim Ausbleiben der Barriére-Bildung und Atrophie der Interureteralfalte wird der Schließmuskel trichterförmig in die hintere Harnröhre eingezogen, wodurch die Ureterostien zum Klaffen gebracht werden (vesico-ureteraler Reflux, Ureteritis, Pyelonephritis usw.). Im Endstadium sekundäre Blasenschrumpfung mit starker Harnrückstauung.

Therapie: Sphincterotomie (dorsale und seitliche Excision des Sphincters auf transvesicalem oder transurethralem (Elektroresektion) Wege; Fokussanierung, Chemotherapie; trichterförmige Blasenhalsexcision transvesical (*Marion*); *Nephrostomie* in allen fortgeschrittenen Fällen mit starker Harnrückstauung und sekundärer Blasenschrumpfung.

G. Maligne Geschwülste (vgl. Abb. 422)

1. Sarkom

Vorkommen: im 1. Dezennium und jenseits des 4. Dezenniums.

Symptome: sehr rasches Wachstum, Vergrößerung der Geschwulst u. U. bis Nabelhöhe; starke palpatorische Schmerzhaftigkeit bei fehlender (für das Carcinom charakteristischer) Schmerzhaftigkeit des Plexus lumbalis und sacralis trotz frühzeitigen Einwachsens des Sarkoms in das kleine Becken; frühzeitige Miktions- und Defäkationsbehinderung, Anämie, Ödem, Kachexie, Tod durch Urosepsis.

Diagnose: sehr frühzeitig auftretende lokale Druckempfindlichkeit ermöglicht bei Kindern eine Frühdiagnose; rasches Größenwachstum bei glatter Oberfläche, wechselnde Konsistenz, zapfenförmige Ausläufer zum Perineum; fortschreitende Erweichung (*Cave!* Verwechslung mit Absceß!).

Therapie: machtlos; daher nur Palliativmaßnahmen (suprapubische Blasenfistel, Anus praeternaturalis).

2. Carcinom

Definition: im Gegensatz zur gutartigen Prostatahypertrophie, welche von zentral nach peripher verdrängend wächst, breitet sich das Carcinom von der sog. chirurgischen Kapsel *nach zentral* aus, d. h. es greift im Verlauf der Erkrankung von der hinteren Kapsel auf das Adenom über. Ausgangspunkt ist meist die hintere Kapselwand im Samenblasenbereich, dort, wo die Prostata vom Rectum aus gut palpabel ist. Es kann daher nur von einem Carcinom der Prostata bei gleichzeitig vorhandener oder fehlender Adenombildung gesprochen werden. Eine primäre maligne Entartung der Adenomknoten bei Prostatahypertrophie gibt es nicht.

Vorkommen: als ruhendes Prostatacarcinom bei 30% aller Männer über 40 Jahren (*Walthard*); Durchschnittsalter 65 Jahre, jeder 4.-5. Prostatakranke leidet an einem klinisch nachweisbaren Prostatacarcinom (regelmäßige einmaljährliche Kontrolluntersuchung ab 50. Lebensjahr darum empfehlenswert), Mortalität 0,5%.

Pathologisch-anatomisch: Scirrhus am häufigsten, seltener auch *Adenocarcinom*; ersterer zeigt ausgesprochene Metastasierungsneigung bei nur mäßigem lokalem infiltrativem Wachstum; das Adenocarcinom hingegen zeigt excessives, lokales Wachstum mit Eindringen in das Beckenbindegewebe, Samenblase, Harnblase, Ureteren, Peritoneum („Carcinose prostato-pelvienne") bei nur geringer Neigung zur Fernmetastasierung. Metastasen befallen bevorzugt die Knochen des Beckens und der Wirbelköperspongiosa und zeigen osteoklastisches und osteoplastisches Wachstum (osteoplastisches Prostatacarcinom); jede Knochenmetastase bei älteren Männern ist prostatacarcinomverdächtig.

Symptome: langsames Wachstum, daher symptomarmer Beginn; Miktionsstörungen erst in späteren Stadien; Prostata steinhart vergrößert, höckrig, wulstig, Zapfenbildung nach allen Seiten, Einbeziehung der Rectumschleimhaut, heftigste Schmerzen bei der Defäkation; fortschreitende Dysurie und Harnretention; schmerzhafte Miktion; bei Übergreifen auf die Rectumschleimhaut ziehende Spontanschmerzen in der Dammgegend, heftigste Schmerzen bei Reizung des Plexus lumbo-sacralis (Verbreitungsgebiet des Ischiadicus!); seltener Hämaturie, Kachexie, Urosepsis, Niereninsuffizienz, Exitus.

Diagnose: Urinbeschwerden (meist vor dem 60. Lebensjahr, bei Prostatahypertrophie meist nach diesem Zeitpunkt und erst bei örtlich bereits fortgeschrittenem Prozeß), *metastasenbedingte Beschwerden* (lumbago-ischialgiforme Schmerzausstrahlungen), *Rectaluntersuchung* (einzelne harte Knoten an der hinteren Kapselwand der Prostataoberfläche, seltener brettharte Konsistenz der gesamten Drüse, derbe Verwachsung mit der Schleimhaut und den seitlichen Partien, Periprostatitis); *Cystoskopie* (unregelmäßige, verzogene Pars prostatica, verdickte ödematöse Schleimhaut im Sphincterbereich); *Prostatasekret* (carcinomverdächtige Zellen in dem durch Prostatamassage gewonnenen und nach *Papanicolaou* gefärbten Sekret), *diagnostische Hormongaben* (täglich 3mal 0,05 g Oestrogen und 1mal wöchentlich 10 mg Oestrogen bringt den Lokalbefund und die subjektiven Beschwerden nach 4-6 Wochen deutlich zum Rückgang, während sie bei Prostatahypertrophie bestehenbleiben), *histologische Untersuchung* eines durch Elektroresektion gewonnenen *Gewebsstücks* (Resultat nur selten verwertbar, weil der Prozeß peripher beginnt; bei positivem Ausfall ist meist auch bereits der Palpationsbefund beweisend), *Phosphatasebestimmung* (normalerweise Ausscheidung von täglich 600 mg saurer Phosphatase *im Urin*, welche vorwiegend aus der Prostata stammt; alkalische Phospatase stammt aus Leber und Knochenmark; *im Blutserum* des Erwachsenen werden täglich 2-5 *Bodansky*-Einheiten alkalische Phosphatase und 1 bis 3 B-Einheiten saure Phosphatase je 100 ccm Serum gefunden; nach *King-Armstrong* berechnet finden sich 0,5-2,5 (K.A.) E saure und 5-10 (K.A.) E alkalische Phosphatase; Knochenmetastasen liegen wahrscheinlich vor, wenn die Menge der sauren Phosphatasen 10 E übersteigt; deutliche Erhöhung der sauren Phosphatase im Blut spricht für fortgeschrittenes Carcinomstadium, normale Werte gegen das Vorhandensein eines Carcinoms; *Testosteronzufuhr* bedingt eine deutliche Zunahme, *Oestrogenzufuhr* oder *Kastration* deutlichen Rückgang der sauren Phosphatase; Hauptbedeutung der Phosphatasebestimmung liegt in der Beurteilung der Wirksamkeit einer Hormonbehandlung).

Therapie. a) *Konservativ:* Zufuhr von *Follikelhormon!* Durch Aufhebung des Einflusses androgener Stoffe wird Atrophie der Prostatacarcinomzellen erreicht; durch Kastration oder Zufuhr natürlichen oder synthetischen Oestrogens (Stilboestrol) wird eine hemmende Wirkung auf das gonadotrope Hormon des Hypophysenvorderlappens ausgeübt. *Dosierung:* Implantation von 50-100 mg Cyren-A-Preßlingen alle 4 Wochen für 4 Monate; anschließend Progynon M alle 2 Tage 1 Tablette oder monatliche Implantation von 10 mg fortlaufend (*Cave!* Durchblutungsstörung des Herzens) oder täglich 5 mg Stilboestrol im Anfang, dann Rückgang auf 3-1 mg täglich für die Dauer der noch bleibenden Lebenszeit. Sehr wirksam auch die sog. *gezielte Hormonbehandlung* mit Asta St 52 (*Honvan*); auch kombinierte Behandlung von Follikelhormon mit Kastration, dadurch Lebensverlängerung um 1-4 Jahre. *Wirkung:* stets Verlust von Libido und Potenz; Schmerzhaftigkeit und Größenzunahme der Brustwarzen und der Mamma (vorwiegend nach Cyren!), bei peroraler Anwendung Magen-Darm-Störungen; Verbesserung des Aussehens, Zunahme des Körpergewichts, Abnahme des Restharns,

Verschwinden der Dysurie, Rückgang der Miktionsfrequenz; objektive Verkleinerung des Tumors; Rückgang der Metastasenschmerzen und der Metastasen selbst; in einzelnen Fällen völliges Verschwinden auch histologisch verifizierter Carcinome.

b) *Operativ:* Elektroresektion in Kombination *mit Hormonbehandlung* und *Kastration* (letztere in Form der *plastischen Orchiektomie*, d. h. endotunicale Ausräumung des Hodenparenchyms unter Belassung der Tunica albuginea und des Nebenhodens als Hodenatrappe). Bei gutem Allgemeinbefinden und lokal begrenztem Wachstum *Totalexstirpation* auf perinealem oder ischiorectalem Weg (nur 3–5 % der Fälle); in fortgeschrittenen Fällen u. U. nur suprapubische Blasenfistel; zu versuchen auch doppelseitige *Adrenalektomie*, Elektrokoagulation der Hypophyse, *Hypophysektomie* in Fällen von Prostatacarcinom mit Metastasen, welche durch Hormonbehandlung und Kastration nicht aufhaltbar sind und bei welchen der Urin immer noch androgene Stoffe aufweist.
Prognose: bei rein konservativer und kombinierter Kastrations-Hormonbehandlung durchschnittliche Überlebenszeit 3 Jahre; bei Totalexstirpation mit sorgfältiger Auswahl der Fälle Überlebenszeit bis zu 5 Jahren (Operationsmortalität etwa 5 %); jedoch sind auch Überlebenszeiten bis zu 12 Jahren ohne jede Therapie beobachtet; nach doppelseitiger Adrenalektomie werden massive Nekroseherde in der Prostata gefunden; diese Therapieform ist aber noch im Entwicklungsstadium.

6. Abschnitt: Samenblasen

Anatomie: Lage versteckt hinter Blasenfundus und -hals, vor dem Rectum, oberhalb der Prostata; proximale Enden berühren einander, distale Enden divergieren bis zu einem Abstand von 5–7 cm; obere Hälfte ist locker von Peritoneum überzogen und leicht abschiebbar. Eintritt der *Ureterenden* in die Harnblase dicht vor den oberen Samenblasenenden; *Vas deferens* kreuzt die Ureteren oberhalb der oberen Samenblasenenden, umschlingt den oberen Pol und zieht an der Medialseite der Samenblase abwärts bis zum Eintritt in die Ampulle der Samenblase.

A. Mißbildungen

Verschmelzung zu unpaarigem Organ oder *Fehlen* von Samenblasen bzw. Ausführungsgang.

B. Verletzungen

Vorkommen: z. B. bei Pfählungsverletzung, Beckenbruch, fast stets kombiniert mit Blasenhals- oder Rectumverletzung (s. Blasenverletzungen), Operation (perineale Prostatektomie, Urethrotomie, Rectumamputation usw.). *Folgen:* Samenblasenfistel oder -verödung.

C. Entzündungen

1. *Spermatocystitis*

Entstehung: urethrogen bei Gonorrhoe oder sonstiger Entzündung von Urethra sowie bei Verletzung usw.; oft besteht gleichzeitig Prostatitis (sog. „männliche Adnexitis"); auch *hämatogen*, nicht selten eigentlicher Herd einer chronischen Prostatitis, Orchitis und Epididymitis; daher stets Untersuchung der Samenblasen bei Adnexitis masculina.
Formen: akut und (häufiger) *chronisch.*
Symptome und Diagnose: Fieber sowie Schmerzen beim Wasserlassen und Stuhlgang; Harndrang und terminale Hämaturie; rectal Vergrößerung, teigige Schwellung und Druckempfindlichkeit der Samenblasen, evtl. (spez. bei rectaler Expression) blutiges oder eitriges Sperma („Hämo- oder Pyospermie"), Priapismus, Libidosteigerung, Spermarrhoe, Schmerzausstrahlung in Hoden und Penis.
Differentialdiagnose: Prostatitis zeigt ganz ähnliche Symptomatik, jedoch stehen die Sexualstörungen, (Libidosteigerung, schmerzhafter Coitus, blutiges Ejakulat) nicht so sehr im Vordergrund.
Folgen: 1. Vereiterung mit Phlebitis, Sepsis, Peritonitis oder Mastdarmfistel. 2. Atrophie mit Aspermie (Sterilität!), Cystenbildung, Steinbildung, Ureterkompression mit „falschen Nierenkoliken".

Therapie: vgl. Prostatitis; bei *chronischer Entzündung* oder *Vereiterung:* Punktion und Incision; empfohlen wird auch Spülung mit Antibioticis vom freigelegten und angestochenen Samenleiter (ebenso kann auf diese Weise Kontrastfüllung für Röntgenaufnahme gemacht werden!).

2. Tuberkulose (vgl. Abb. 421)

Entstehung: primär, d. h. hämatogen bei sonstiger Tuberkulose, oder meist *sekundär,* d. h. fortgeleitet bei Urotuberkulose.
Diagnose: Rectalpalpation, evtl. finden sich auch Blutfasern im Sperma; u. U. *Spermatographie,* d. h. Röntgenaufnahme nach Einfüllung von einigen Kubikzentimetern Perabrodil in den an der Hodenwurzel freigelegten Samenstrang, deckt das Vorhandensein von Kavernen auf.
Differentialdiagnose: Prostatacarcinom und -steine; zur Unterscheidung kulturelle Untersuchung des Ejaculats.
Therapie. a) *Konservativ:* tuberkulostatisch, meist nicht ausreichende Wirkung.
b) *Operativ: Vesiculo-* (und Prostato-vesiculo-) *Ektomie* auf *ischiorectalem* Weg (nach *Voelker);* auch der sacrale Zugang erbringt gute Übersicht, nicht jedoch die perineale Freilegung.
Prognose: bei guter tuberkulostatischer Vorbereitung günstigere operative Ergebnisse als früher.

D. Geschwülste

Sarkom und *Carcinom: primär* (selten) oder (häufiger) *sekundär* bei Hoden-, Blasen-, Prostata-, Rectumtumor usw. sowie *Cysten* (sehr selten).
Therapie: evtl. Exstirpation ischiorectal oder sacral.

7. Abschnitt: **Hoden und seine Hüllen, Samenstrang**

Entwicklungsgeschichte: Hoden entstehen aus dem inneren Anteil des *Wolffschen Körpers;* ihre Lage ist primär neben der Urniere in der Lumbalgegend; von dort beginnt ihr *Descensus* am Ende des 4. Fetalmonats; sie folgen dem präformierten Proc. vaginalis peritonei ins Scrotum und erreichen ihre definitive Lage bei der Geburt (Reifezeichen!). Ist dies nicht der Fall, so liegt eine *Lageanomalie* vor (s. unten).

A. Mißbildungen

a) Mediane Längsspaltung des Scrotum infolge Ausbleibens der Vereinigung in der Raphe, namentlich bei Hypospadie (s. da).
b) Anorchie (auch Aplasie, häufiger *Hypoplasie* und sehr selten *Hyperorchie,* d. h. Vorhandensein von 3 oder 4 Hoden): *Vorkommen:* völlige Aplasie sehr selten, gelegentlich in Kombination mit multiplen Mißbildungen (Mongolismus, kongenitale Herzvitien, Hasenscharte, Wolfsrachen); einseitige Anorchie häufiger (bilaterale Anorchie etwa 6 $^0/_{00}$, unilaterale Anorchie etwa 10 $^0/_{00}$); Vas deferens und Epididymis mitunter trotz Anorchie vorhanden und im Scrotum liegend, oft auch völlig fehlend und in einen obliterierten dünnen Strang auslaufend.
Ursache: der angeborenen Anorchie unbekannt; die erworbene Anorchie ist Folge von Kastration, z. B. bei Eunuchen, hier mit oder ohne Penisentfernung („großes bzw. kleines Siegel"); bisweilen nach Trauma, Operation, spezifischen Entzündungen.
Folgen: Gonadenagenesie führt unabhängig vom genetischen Geschlecht immer zur Ausbildung eines weiblichen Genitale; scheinbar rein weibliche Individuen mit „Ovarialagenesie" (*Turner*-Syndrom) sind chromosomal-männlich; Hodenverlust *vor der Pubertät* hat Verkümmerung der Genitalien, der sekundären Geschlechtsmerkmale sowie Verlust der Potentia generandi et coeundi und physische (Fettentwicklung an Hüften, Unterbauch, Brüsten und Hals) sowie psychische (Verlust von Leidenschaft, Mut, Intelligenz) Entwicklungsstörungen zur Folge. *Bei Erwachsenen* sind nach traumatischem oder operativem Hodenverlust die sekundären Ausfallserscheinungen gering; auch

Libido und Potentia coeundi sowie sekundäre Geschlechtsmerkmale bleiben noch jahrelang erhalten.

Therapie: bei *doppelseitiger Anorchie:* Testosteronkur im Alter von 13–15 Jahren zur Entwicklungsförderung der sekundären Geschlechtsmerkmale (Penisvergrößerung, Behaarung, Stimmbruch).

c) Lageanomalien. *Definition. Retentio testis:* a) abdomineller Hoden (*Kryptorchismus* im engeren Sinne); b) caniculärer Hoden (Testis liegt im Leistenkanal); c) Leistenhoden (Hoden vor dem äußeren Leistenring sichtbar und palpabel). *Ektopia testis* (Inguinalkanal wurde in richtiger Weise passiert, danach jedoch eine falsche Richtung eingeschlagen, so daß der Testis perineal, suprapubisch an der Penisbasis oder an der Innenseite des Oberschenkels liegen bleibt). *Flottierender Hoden* (sog. „Pendelhoden) schon bei leisester Scrotalberührung oder unter Kälteeinfluß steigt der normal im Scrotum gelegene Hoden in den Leistenkanal hoch (*retrahierter Hoden*) und nimmt nach gewisser Zeit spontan wieder die normale Lage ein (*Cave!* Verwechslung mit einer Retentio testis!).

Entstehung: Ausdruck eines *lokalen* oder *allgemeinen Entwicklungsrückstandes* (oft gleichzeitig andere Hemmungsmißbildungen, z. B. Frühgeburt, Blasenektopie, Hypospadie, Dystrophia adiposo-genitalis, wobei es sich allerdings meist nicht um eine echte Form, sondern lediglich um eine Pubertätsfettsucht mit Großwuchs und verzögerter Pubertät handelt); vereinzelt auch rein *mechanische Hindernisse* (Hernia vaginalis testis, Totalverschluß am äußeren Leistenring, bindegewebige Barriere am Scrotalansatz), welche den vollständigen Descensus verhindern.

Vorkommen: bei etwa 1–5% aller Knaben; am häufigsten in Form des caniculären und des Leistenhodens; unvollständiger Descensus rechts etwa 50%, links etwa 20%, bilateral etwa 30%; gleichzeitiger angeborener indirekter Leistenbruch etwa 15%.

Symptome und Diagnose: häufig beschwerdefrei, daher Feststellung erst bei Reihenuntersuchungen in Schule oder anläßlich einer Krankheit; gelegentlich ziehende Schmerzen in der Inguinalgegend, kurzdauernde peritoneale Reizerscheinungen durch Kompression des Testis im Leistenkanal; bei doppelseitigem Kryptorchismus geistige Trägheit, kleines unterentwickeltes, leeres oder asymmetrisches (bei einseitigem K.) Scrotum; kleine Vorwölbung vor der Inguinalgegend bei Leistenhoden; durch Ausstreichen des Leistenkanals von kranial nach caudal läßt sich der hoch sitzende Hoden bis zum äußeren Leistenring oder tiefer herabdrücken; der typische Leistenhoden ist allerdings im Leistenkanal oder vor dem äußeren Leistenring ziemlich fest fixiert; Untersuchung auch im Stehen zum Ausschluß einer gleichzeitigen Leistenhernie sowie Feststellung von Größe Konsistenz und Beweglichkeit.

Differentialdiagnose: bilateraler Kryptorchismus (abdominelle Retention), Anorchie; zur Unterscheidung beider Affektionen Choriongonadotropininjektion vor dem 13. Lebensjahr (Anstieg der 17-Ketosteroide im Urin nach der Behandlung spricht für ein Vorhandensein von Hoden), nach der Pubertät ist die Unterscheidung bereits klinisch möglich (bei Kryptorchismus normale Entwicklung der sekundären Geschlechtsmerkmale, bei Anorchie rudimentäre und stark vergrößerte Entwicklung derselben durch Wirkung androgener Nebennierenrindensteroide).

Therapie. Indikation: Rückverlagerung des retinierten Hodens ins Scrotum ist erforderlich wegen: erhöhter Gefahr traumatischer Insulte, Schmerzen, Gefahr maligner Entartung, Schädigung bzw. Versiegen der Spermatogenese infolge der für die Hodenentwicklung ungünstigen Temperaturverhältnisse (Sterilität bei nichtbehandeltem doppelseitigem Kryptorchismus in 90–100%). Nur die Produktion von Testosteron (Funktion der *Leydig*-Zellen) bleibt erhalten.

a) *Konservativ: Hormonbehandlung!* Mit größter Vorsicht! und keinesfalls mit Testosteronen (reine Ersatztherapie, welche zur Atrophie des retinierten und auch des normal descendierten Hodens führt); die meisten retinierten Hoden descendieren im Laufe der Kindheit und Pubertät doch noch spontan; hierum handelt es sich meist bei den sog. „Erfolgen" einer Hormontherapie. Bei Hormonbehandlung vor der Pubertät außerdem häufig starke Nebenwirkungen (Penisvergrößerung, gehäufte Erektionen, vorzeitige Entwicklung der sekundären Geschlechtsmerkmale). Allenfalls zur Operationsvorbereitung (günstigster Zeitpunkt im 12.–13. Lebensjahr) mit *Prolan* 2 mal wöchentlich 1 Injektion i. m., insgesamt 10 Injektionen zur Unterstützung des Descensus und nach vollzogenem Descensus (hormonal oder operativ) Hodenstimulierung durch HVH-Injektionen, insgesamt 100 E. oder Gonatropin 3000 E alle 5 Tage oder 5000 E alle 10 Tage bis zur Gesamtdosis von 10000–20000 E. Hormontherapie ist um so zurückhaltender zu handhaben, je weiter das Kind noch von der Pubertät entfernt ist!

b) *Operativ.* *Indikation:* bei *ektopischen* und *perinealen Hoden* Operation in den ersten Lebensjahren (Schutz vor Trauma); bei *Retentio testis* (kombiniert mit Leistenhernie), Orchidopexie im Kleinkindesalter und im Anschluß an die Herniotomie (Cave! Bruchband wegen Hodenquetschung). Bei *schlechtbeweglichem Hoden* spontaner Descensus wegen mechanischen Hindernisses meist nicht zu erwarten; darum Operation im Alter von 6–8 Jahren, spätestens vor Eintritt der Pubertät; bei *beweglichem Hoden* Abwarten bis zum 10. Lebensjahr; bei *flottierendem oder retrahiertem Hoden* keine Behandlung, da spontaner Decensus eintritt; bei uni- oder bilateralem Kryptorchismus Operation im 6.–8. Lebensjahr, spätestens im 10. Lebensjahr.

Methode. Prinzip: nach einer ausgiebigen Mobilisierung des Testis und Samenstrangs (*Funikulolyse*) wird der Testis an einem möglichst weit caudal gelegenen Punkt fixiert (*Orchidopexie*).

a) *Transscrotale Orchidopexie* (nach *Ombrédanne*): Inguinalschnitt mit Spaltung der Externusaponeurose, Mobilisierung von Hoden und Samenstrang, Durchtrennung des Gubernaculum testis, Incision der Scrotalhaut der gegenüberliegenden Seite und Spaltung des Septum scroti, Verschluß der Septumlücke, wodurch der Hoden fixiert und caudal festgehalten wird, Naht der Scrotalhaut und Pfeilernaht in der Leiste ohne Verlagerung des Samenstrangs; bei gleichzeitiger Hernia vaginalis testis Versorgung des peripheren Bruchsackanteils nach *Bergmann-Winkelmann* (Cave! Verletzung des Gefäßnervenstrangs); bei sehr kurzem Samenstrang u. U. Durchtrennung der Vasa epigastrica, wodurch der Samenstrang stark mobilisiert und noch stärker nach medial-caudal verlagert werden kann.

b) *Vorlagerungsmethoden* (nach *Thorek, Katzenstein, Longard*): der Hoden wird durch eine basale Incision des Scrotums zwischen Haut und Tunica dartos gelagert oder nach außen vor das Scrotum gebracht und evtl. unter einem gestielten Oberschenkelhautlappen eingebettet; das Vorgehen macht eine zweite Sitzung erforderlich, bei welcher der Hoden in das Scrotum reponiert wird; Indikation nur dort gegeben, wo trotz aller Hilfsmaßnahmen die Mobilisation und Verlängerung des Samenleiters nicht ausgiebig genug möglich war. *Nachteile:* Schmerzen während der Wundheilung nach der 1. Sitzung, schwierige Asepsis, häufige Vereiterung der Wunde mit anschließender Hodenatrophie; auch Hodenatrophie durch mangelhafte Hodenernährung, daher nur noch vereinzelt angewendet.

c) Nach *Lieblein, Hahn, Shoemaker:* Mobilisation des Hodens, Durchführung einer Kornzange bis zum tiefsten Punkt und Spaltung sowie Mobilisation der Scrotalhaut über dieser; sodann Eröffnung der Tunica dartos und Vorziehen des Hodens vor die Tunica; anschließend Verkleinerung der Öffnung in der Tunica dartos so weit, daß der Hoden nicht mehr zurückgleiten kann. Naht.

Resultate: Verlagerung ins Scrotum meist möglich, jedoch entspricht die endgültige Hodenlage oft nicht dem Anfangserfolg. *Fertilität:* bei nicht operierter, doppelseitiger Hodenektopie etwa 10%, bei rechtzeitiger Operation 70–80% (*MacCollum, De Marchi*).

d) **Hoden- und Hydatidentorsion** („Orchitis acuta" des Säuglings und Kleinkindes). *Definition:* Drehung des Testis um die Längsachse des Samenstrangs, welche zur Strangulation, Schwellung, Rötung und Schmerzhaftigkeit (sog. „akute Orchitis") führt. Jede akute Orchitis unbekannter Genese im Kindesalter ist eine Hodentorsion.

Entstehung: Achse des Testis steht zur Samenstrangachse schräg, wodurch bei heftiger Cremasterkontraktion ein Drehmoment zustande kommt; vorübergehende Füllung der Samenstranggefäße und einseitige Druckwirkung auf den unteren Pol kommen hinzu.

Vorkommen: von den ersten Lebenstagen bis zum vollendeten 2. Lebensjahr und im Pubertätsalter.

Pathologisch-anatomisch: verschiedene Formen sind unterscheidbar: 1. *Intravaginale oder untere Hodentorsion:* Hoden dreht sich innerhalb der Tunica vaginalis propria um den Samenstrang; ist fast ausnahmslos bei den Torsionen im Säuglings- und Kleinkindesalter der Fall.

2. *Supravaginale oder obere Hodentorsion:* weniger häufig als die intravaginale Form; ältere Kinder bevorzugt; Hoden dreht sich zusammen mit der Tunica vaginalis propria um den Samenstrang.

3. *Torsion der Morgagnischen Hydatide:* die Hydatide (Appendix testis) sitzt im Sulcus zwischen Hoden und Nebenhoden am oberen vorderen Hodenpol (Überrest des kranialen Teils des *Müller*schen Gangs), ist im Gegensatz zur Appendix epididymidis konstant; bei Kindern nicht selten gestielt und zur Stieldrehung neigend. *Folge:* hämorrhagische Infarzierung, blauschwarze Verfärbung, Nekrose.

4. *Torsion kleiner gestielter Cysten:* z. B. Drehung abgeschnürter Teile des Processus vaginalis peritonaei; kann innerhalb der Tunica vaginalis propria oder einer Hydrocele funiculi liegen. *Symptome:* Stauung, Schwellung, Blauverfärbung, bei länger dauernder Torsion um mehr als 180° nach 1–2 Tagen hämorrhagische Infarzierung, Hodenatrophie, Verflüssigungsnekrose bzw. Vereiterung innerhalb der Tunica vaginalis propria mit Durchbruch eines Scrotalabscesses (*Broca's* „akute Hodentuberkulose mit Nekrose"); außerdem Allgemeinerscheinungen (zunehmende Schmerzen im Scrotum, Kollapssyndrom), deutliche palpatorische Hodenvergrößerung, Fieber bis zu 39°, peritoneale Reizsymptome (Erbrechen, Bauchschmerzen, Meteorismus), letztere besonders heftig bei der intravaginalen Form der Hodentorsion, weniger stark bei der supravaginalen Form bzw. Torsion der Hydatide; sehr selten bilateral, und zwar gleichzeitig oder nach kurzem Intervall von einigen Wochen.

Differentialdiagnose: entzündliche Nebenhodenveränderungen (Gonorrhoe, Tuberkulose, Lues, unspezifische Urethritis, z. B. bei länger dauerndem Katheterismus, bei Kindern sehr selten); hingegen kommen mehr in Betracht Orchitis nach Parotitis epidemica und Varicellen; metastatische Eiterungen (nach Typhus, Scarlatina, Sepsis).

Therapie: Operation! sobald stärkere Schwellung, Druckempfindlichkeit des Hodens oder Rötung vorhanden ist. *Methode:* Detorsion des Hodens und Berieselung mit warmer Kochsalzlösung; ist keine sichtbare Erholung festzustellen oder besteht schon nekrotischer Zerfall, so bleibt nur Ligatur des Samenstrangs und Resektion des Hodens mit der Tunica vaginalis propria (*Cave!* Zurücklassung eines nicht sicher erholungsfähigen Hodens).

Prognose: abhängig vom Zeitpunkt des operativen Eingriffs; 1–2 Tage bestehende Hodentorsion führt fast immer zur Semikastration; bei erfolgreicher Detorsion ist zusätzliche Fixation der Tunica vaginalis propria an die Tunica vaginalis communis zur Vermeidung des Rezidivs angezeigt.

B. Verletzungen

1. Scrotum

a) Stumpfe Verletzung durch Stoß, Hufschlag, Tritt, Fall usw.

Folgen: Zurückbleiben eines Blutergusses zwischen Tunica dartos und Tunica vaginalis communis („Haematoma inveteratum scroti") sowie evtl. dessen Vereiterung und Hautnekrose.

Therapie: Bettruhe, Hochlagerung und feuchter Verband mit Bleiwasser u. dgl.; später Suspensorium, heiße Sitzbäder, Wärme, Heißluftdusche, Ichthyolsalbe usw.; evtl. Punktion; *Cave!* Eisblase (Gangrän!) und Stichelung (Infektion!).

b) Scharfe Verletzung: Quetsch-, Riß-, Stich-, Schnitt- und Schußwunden. *Folgen:* Infektion und Hodenvorfall.

Therapie: bei Hodenvorfall *primäre Deckung* durch Reposition und Albugineanaht, evtl. mit Drainage; u. U. Hautplastik (frei oder gestielt aus Bauch- oder Oberschenkelhaut), jedoch regeneriert und epithelisiert die Skrotalhaut auch bei ausgedehnten Defekten erstaunlich rasch.

2. Scheidenhäute: *Hämatoma extra- und intravaginale*

Therapie: evtl. Punktion, nötigenfalls Incision; im übrigen vgl. a)!

3. Hoden, Nebenhoden und Samenstrang

Entstehung. 1. *Subcutan:* Quetschung durch Stoß, Fußtritt, Hufschlag, Fall (auf Sattelknopf oder Fahrradsattel), Prellschuß usw. 2. *Penetrierend:* durch Stich (auch bei Punktion der Hydrocele), Schnitt, Schuß usw.

Symptome: u. a. eigentümlicher Schmerz und Schock.

Komplikationen: Schwiele, Atrophie, Vereiterung, Hodenluxation (unter die Haut von Bauch, Penis, Damm, Leiste und nach der Bauchhöhle), Gangrän (spez. bei Zerreißung oder Durchtrennung sowie bei Torsion des Samenstrangs), Samenkanälchenvorfall mit Granulationswucherung (sog. „Fungus benignus testis"; progredient!).

Therapie: bei *subcutaner* Verletzung wie unter 1. Bei *penetrierender Verletzung* mit Fragmentation des Hodens Versuch einer Wiederherstellung durch lockere Kapselnaht und Drainage des Scrotums für 24 Stunden; völlig abgerissene Teile oder stark ernährungsgestörte Hoden müssen exstirpiert werden. Bei isoliertem Abriß des Vas deferens versuche man die End-zu-End-Naht (evtl. auch erst sekundär!).

C. Entzündungen

1. Scrotum

a) Ekzem. Oft hartnäckig und leicht kompliziert durch Erysipel und Phlegmone; man denke an Diabetes, Ungeziefer, Oxyuren, Reibung, Schweiß u. dgl.

b) Pruritus vgl. After!

c) Emphysem. Gelegentlich bei allgemeinem Emphysem.

d) Ödem. Entweder *allgemein* bei Herz- und Nierenleiden sowie Unter- und Fehlernährung oder *örtlich* bei Varicocelenoperation, Bruchbanddruck und Lymphdrüsenerkrankung sowie überhaupt bei Trauma oder Infektion.

e) Furunkel. Namentlich bei Diabetes.

f) Erysipel. Häufig nach oberflächlicher Hautwunde oder Ekzem; gelegentlich nicht als solches erkannt, da Rötung nicht immer ausgesprochen, wohl aber kenntlich an Fieber und an Fortschreiten; Neigung zu Rezidiv und Elephantiasis sowie Hautnekrose.

g) Phlegmone. *Ursachen:* Penisgeschwür, eitrige Cavernitis, Urininfiltration (nach extrapelviner Verletzung oder Harnröhrenstriktur), Prostataabsceß, Hoden- und Nebenhodeneiterung, Periproktitis usw. *Gefahr* von Gangrän und Sepsis sowie Peritonitis. *Therapie:* frühzeitige ausreichende Chemotherapie, Incisionen nebst Drainage, evtl. später Hautplastik.

h) Elephantiasis. *Entstehung:* häufig und evtl. enorm in den Tropen (Ägypten Indien, China, Barbados und vor allem Samoa) bei Filaria sanguinis, übertragen durch Moskitos; seltener bei uns nach wiederholtem Erysipel und (kombiniert mit Elephantiasis des Penis und der Beine) nach beiderseitiger Leistendrüsenausräumung u. a. *Differentialdiagnose:* Ödem bei Herz- und Nierenleiden usw. *Prophylaxe:* Hautpflege. *Therapie:* Hochlagerung, heiße Bäder, Umschläge und Heißluft, Ichthyolsalbe; Fibrolysin?; evtl. Excision (z. B. in Lyraform) oder Exstirpation.

i) Gangrän. Nach Erysipel, Phlegmone, spez. Harn- und Kotphlegmone usw. sowie bei Infektionskrankheiten (Pocken, Influenza, Typhus, Cholera, Sepsis usw.); begünstigend wirkt Diabetes.

k) Tuberkulose, Syphilis und Aktinomykose sowie Blastomykose.

2. Nebenhoden und Samenstrang

Epididymitis. α) *Epididymitis acuta. Entstehung:* hämatogen (bei Allgemeininfektion), *urethrogen-ascendierend* (bei Entzündung der hinteren Harnröhre oder Samenblase, nach Katheterung, Bougierung, Lithotripsie, direktem Trauma).

Symptome: rasch zunehmende Schmerzen im Scrotum, welche in die Leistengegend und Kreuz-Lenden-Gegend ausstrahlen; Organ diffus-entzündlich geschwollen, Oberfläche höckrig bei starker Vergrößerung; Scrotum gerötet und geschwollen; akuter Beginn mit Fieber, gestörtes Allgemeinbefinden, Hoden unbeteiligt, Samenstrang beteiligt, geschwollen und druckempfindlich.

Folgen: Abszedierung, Perforation, Verödung der Nebenhodengänge; bei doppelseitiger Erkrankung Azoospermie, Impotentia generandi; bei einseitiger Erkrankung Oligozoospermie.

Therapie: Bettruhe, Hochlagerung des Scrotums, feuchte Verbände, Infiltrierung des Samenstrangs mit Novocainlösung (1%ig), Aspirin, Veramon, Antibiotika in Kombination mit Echinacin, kausale Therapie von Prostatitis, Spermatocystitis, Harninfektion (meist durch testgerechte Chemotherapie).

β) *Epididymitis chronica non specifica abscendens. Entstehung:* durch chronische Prostatitis, Spermatocystitis, selten hämatogen.

Symptome: im Anfang diffuse Organschwellung, im späteren Stadium ausschließlicher Befall von Kopf- oder Schwanzteil mit Ausbildung eines feinhöckrigen, sekundär abszedierenden Knotens; Beginn subakut bis schleichend, Fieber fehlt, evtl. subfebrile Temperaturen; Hoden anfangs etwas mitbeteiligt; bei Abszedierung Beteiligung des Scrotums, Fistelbildung.

Vorkommen: bei blassen, schwächlichen Männern im 2.–4. Dezennium.

Diagnose: in Zweifelsfällen Untersuchung von Prostataexprimat und Ejaculat auf Tuberkelbacillen und banale Erreger; *Wassermann*sche Reaktion; Anwesenheit banaler Erreger spricht für unspezifische Entzündung; u. U. Epididymektomie.

Therapie: wie unter α); bei Abszedierung Punktion, Incision, evtl. Resektion, Semikastration.

γ) *Epididymitis chronica non specifica scleroticans.* Entstehung, Vorkommen und Therapie wie unter β).

Symptome: Kopf oder Schwanz mit feinhöckrigen, derben, mäßig druckempfindlichen Knoten durchsetzt; Hoden, Scrotum und Samenstrang unbeteiligt; meist vorgerücktes Stadium von β).

δ) *Epididymitis tuberculosa. Entstehung:* Sekundärerkrankung einer Samenblasen- oder Prostatatuberkulose bzw. Teilerscheinung einer Genitaltuberkulose. Auffälligste spezifische Erkrankung des Genitalapparates, durch welche es meist erst zur Erkennung der schon längere Zeit bestehenden Genitaltuberkulose kommt.

Symptome: schleichender, gelegentlich auch hochakuter Beginn; Allgemeinbefinden wenig gestört, Fieber im allgemeinen fehlend, in späteren Stadien subfebril; bei akutem Beginn völlig der Epididymitis acuta entsprechend; bei primär chronisch-entzündlichem Ablauf Entwicklung höckriger, derber, druckempfindlicher Knoten im Kopf- oder Schwanzteil; bei Abszedierung Übergreifen auf Hoden und Scrotum sowie Samenstrang („tuberkulöser Rosenkranz"!); bei Mitbefall des Hodens Entwicklung einer symptomatischen Hydrocele; Abszeßdurchbruch und Fistelbildung in den seitlichen und dorsalen Abschnitten des Scrotums entsprechend der Lage des Nebenhodens (im Gegensatz zu luischen, vom Testis selbst ausgehenden Fisteln).

Diagnose: Palpation (fehlende oder nur geringe Druckempfindlichkeit zum Unterschied von der unspezifischen Epididymitis), *Rectaluntersuchung* (Infiltration des zugehörigen Prostatalappens oder Samenblase ist auf Tuberkulose verdächtig), *Urethrographie* (Nachweis von Kavernen ist für Tuberkulose beweisend), *Urinbefund* (Bakterien- und Leukocytenfreiheit sprechen gegen unspezifische Entzündung), *Prostataexpressat und Ejaculat* (Untersuchung auf Tuberkelbacillen), *Tierversuch*, *Hohn*sche Kultur, Kontrolle des gesamten uropoetischen Systems.

Therapie: Vorbereitung mit tuberkulostatischer Chemotherapie möglichst für 2 bis 3 Monate; im übrigen *operativ*, d. h. Epididymektomie mit Einnähen des Vas deferens in die Haut und chemotherapeutische Spülungen durch das Vas deferens; bei Mitbefall des Hodens Semikastration; bei älteren Männern zum Schutz des kontralateralen Hodens und Nebenhodens *prophylaktische Vasektomie* (dies jedoch nicht bei jüngeren Männern!); bei beidseitiger Erkrankung Excochleation und Injektion von Tuberkulostaticis in Fisteln und deren Umgebung; regelmäßige Kontrolluntersuchungen des Urins, des Prostataexprimats und Ejaculats zur Kontrolle eines Fortschreitens der Infektion.

Prognose: um so günstiger, je früher die Erkrankung erkannt wird; etwa ein Drittel der Patienten erliegt zu einem späteren Zeitpunkt der tuberkulösen Allgemeinerkrankung.

ε) *Epididymitis luica. Vorkommen:* nur im 2. Stadium der Erkrankung.

Symptome: stets doppelseitig, schleichender (nur sehr selten akuter) Beginn mit ausstrahlenden Schmerzen in die Inguinalgegend; erbsen- bis haselnußgroßes Infiltrat im Kopfteil des Nebenhodens; Hoden, Scrotum und Vas deferens unbeteiligt (Gegensatz zur Epididymitis gummosa im Stadium III, bei welcher der Hoden stets vor dem Nebenhoden ergriffen wird).

Differentialdiagnose: unspezifische Entzündungen (Doppelseitigkeit und fehlende Druckempfindlichkeit läßt spezifische Erkrankung leicht erkennen).

Therapie: antiluisch, streng konservativ.

ζ) *Epididymitis gummosa. Vorkommen:* im Stadium III der Lues, stets nur *einseitig*.

Symptome: Hoden primär befallen, Nebenhoden höckrig, Spontanschmerz und *Druckschmerz fehlt.* Im späteren Stadium Erweichung und Fistelbildung, Samenstrang unbeteiligt.

Therapie: antiluisch, bei totaler Zerstörung Semikastration.

3. Hoden

Orchitis acuta. Entstehung: selten; meist hämatogen bei Infektionskrankheiten (bakterielle Allgemeininfektion, Pneumonie, Typhus, Scharlach, Diphtherie, Pocken, Malaria, Parotitis epidemica)

Symptome: rasch eintretende, außerordentliche Hodenschwellung zu einem prallen, eiförmigen Tumor; äußerst starke Druckempfindlichkeit; Schmerzausstrahlung in Leistengegend und Rücken; fehlende oder mäßige Beteiligung der Scrotalhaut, des Nebenhodens und Samenstrangs, bei jüngeren Männern meist innerhalb 2–3 Wochen abklingend.

Folgen: keine Störung der Spermatogenese, jedoch bei älteren Männern Abszedierung, Hodengangrän, Peritonitis durch Aszension.

Therapie: bei jüngeren Patienten entsprechend Epididymitis acuta; bei Abszedierung oder Hodengangrän (besonders bei älteren Männern) frühzeitige Semikastration; massive Chemotherapie.

D. Hydro-, Hämato-, Spermato- und Varicocele

a) Hydrocele oder Wasserbruch, d. h. seröse Flüssigkeitsansammlung in der Tunica vaginalis propria.

Entstehung: idiopathisch, d. h., Ursache oft unbekannt, bisweilen Trauma (Quetschung, z. B. bei Kunstreitern) sowie sonstige Störungen zwischen Sekretion (vermehrt!) und Resorption (vermindert!); bei kleinen Kindern auch Phimose, spez. bei gleichzeitiger

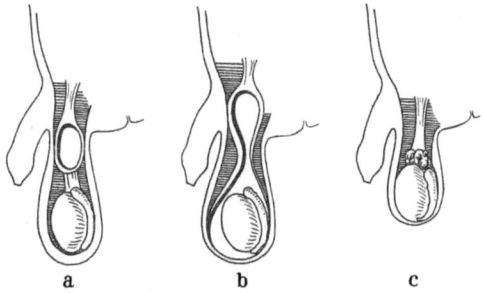

Abb. 432. Hydrocele, Spermatocele. a) H. funiculi spermatici, b) H. bilocularis, c) Spermatocele

Balanitis (dagegen selten bei den beschnittenen Kindern!); *symptomatisch* bei Tumor, Lues und Tuberkulose; schließlich als „Hydrocele purulenta s. Pyocele" bei perforierender Verletzung oder bei nicht aseptischer Punktion der einfachen Hydrocele. Idiopathische Hydrocele oft gewaltige Größe erreichend; symptomatische Hydrocele selten größer werdend.

Unfallzusammenhang ist möglich; Voraussetzung ist aber ein lokales und erhebliches Trauma, und zwar direktes (z. B. Stoß oder Quetschung), dagegen wohl nicht indirektes (z. B. Verheben); auch ist der zeitliche Zusammenhang nachzuweisen: vorherige Gesundheit und im Anschluß an den Unfall baldige Erkrankung mit Schmerz und Schwächeanfall sowie mit großem, evtl. blutigem Erguß, evtl. Hautschädigung oder Bluterguß, auch Arbeitsniederlegung und Arzthinzuziehung.

Vorkommen: häufig, spez. bei Erwachsenen und bei kleinen Kindern im 1.–5. Jahr, hier auch oft angeboren, oft kombiniert mit angeborenem Leistenbruch.

Formen (s. Abb. 432): a) *H. communicans* (Tunica vaginalis steht mit dem Proc. vaginalis peritonaei in Verbindung).

b) *H. bilocularis* (sanduhrartige Form, wobei der obere Teil intra- oder extrainguinal liegt) (vgl. Abb. 429 b).

c) *H. funiculi spermatici* (unvollständig obliterierter Proc. vaginalis, daher Retentionscyste im Verlauf des Samenstrangs) (vgl. Abb. 429 a).

d) *Hämatocele* (Blutbeimengung zur Hydrocelenflüssigkeit, auch reine Blutung in die Tunica vag.).

Lokalisation: meist einseitig, selten doppelseitig.

Symptome: langsam, aber stetig wachsende Geschwulst einer Scrotalhälfte, ei- bis birnenförmig, glatt, prall-elastisch, evtl. fluktuierend, durchsichtig (außer bei verdickter Wand und bei blutigem oder milchigem Inhalt. Untersuchung mit *fest* [!] aufgesetzter

Stethoskopröhre gegen Tageslicht oder gegen elektrische Taschenlampe, am besten in verdunkeltem Zimmer), mit Schenkelschall, nach der Bauchhöhle gut abgegrenzt, nicht reponierbar und bei Husten, Pressen usw. nicht zunehmend (außer bei Hydrocele communicans). Hoden gewöhnlich hinten, und zwar oben oder meist unten versteckt, aber durch den eigentlichen Druckschmerz erkennbar. Inhalt vermehrt (von 25 g bis zu mehreren, meist $^1/_4$–$^3/_4$ Litern); dabei klar, gelblich, neutral, eiweißreich; bisweilen blutig (Hämatocele) oder chylös (Chylocele) oder milchig (Galaktocele); öfters befinden sich im Sack Reiskörperchen gestielt oder frei. Probe nach *Lisbonne-Jeanbreau:* im Spitzglas umgerührt mit Chloroform 1:10 ergibt die Hydrocelenflüssigkeit bei Entzündung (symptomatische H.) mehr oder weniger Gerinnung, dagegen keine bei fehlender Entzündung (genuine H.).

Komplikationen: Gefühl der Schwere, evtl. Arbeitsbehinderung und (durch Aufbrauchen der Penishaut) Störung von Miktion und Coitus; Ekzem; Pyocele; Hämatocele; Wandverdickung; Kombination mit Hernie, Spermatocele usw.

Differentialdiagnose: Hodenentzündung und -tumor (spez. bei symptomatischer Hydrocele) sowie Hernie (meist unregelmäßig geformt, mit Netz- oder Darminhalt, undurchsichtig, evtl. mit tympanitischem Klopfschall, nach der Bauchhöhle sich fortsetzend, dahinein reponierbar und bei Husten, Pressen usw. zunehmend!); *Spermatocele* (Samenretentionscyste).

Prognose: Spontanheilung ist bei kleinen Kindern möglich, sonst dagegen selten.

Therapie. Indikation: bei kleinen Kindern (schlaffe Hydrocelen), operativ nur, wenn gleichzeitig ein Leistenbruch vorliegt; bei jüngeren Männern *operatives* Vorgehen, bei älterem Mann *Punktions- und Injektionsbehandlung* bevorzugt.

Methoden. Punktion: Umgreifen der betreffenden Scrotalhälfte, so daß sich die Haut über der Cyste straff spannt, Anästhesiequaddel an der Einstichstelle, Einstechen einer Kanüle mittlerer Stärke an der Vorderwand der Cyste (Hoden liegen an der Unter- bzw. Innenseite der Hydrocele), restloses Absaugen der Flüssigkeit, komprimierender Suspensionsverband. Alleinige, wiederholte Punktion kann bei Kindern zur Heilung führen, bei Erwachsenen so gut wie niemals.

Verödungstherapie: (Cave! bei symptomatischen H. infolge Nebenhoden- oder Hodenentzündung). Nach Punktionsentleerung Injektion ätzender Lösungen, um durch eine chemisch-aseptische Entzündung eine Verödung der Tunicablätter zu erzielen (Jodtinktur 5%ig, Karbolsäure 1%ig, Kochsalzlösung 10%ig, Sublimat 1%ig, Formalin 1–3%ig; empfehlenswerte Verödungslösung Rp.! Chinin. hydrochlor. 13,0, Urethan 6,5, Aqua dest. ad 100,0, MDS: 3–6 ccm der Lösung in die entleerte Cyste instillieren). Komprimierender Suspensionsverband, feuchte Umschläge bis zum Abklingen der initialen entzündlichen Reaktion und Exsudation; Wiederholung der Injektion nicht vor Ablauf der 2. Woche. Bei entzündlich-symptomatischen H. kausale Therapie des Grundleidens (Tuberkulose, Lues, Epididymitis non specifica).

Operativ. a) Nach *v. Bergmann. Prinzip:* nach Abpunktion am Vorabend am besten in Allgemeinnarkose (Nachblutungsgefahr bei Lokalanästhesie! Freilegung von einem kleinen Leistenschnitt oder Längsschnitt an der Scrotalvorderseite; Isolierung der Cyste, Längsspaltung und Abtragung der Cystenwand mit der Schere rings um den Hoden und Samenstrang, so daß nur ein 1 cm breiter Rand stehenbleibt; fortlaufende Catgutnaht der Cystenwand zur Blutstillung, Drainage des Scrotums am tiefsten Punkt, subcutane Raffnähte, Hautknopfnaht, Suspensions-Kompressions-Verband.

b) Nach *Jaboulay-Winkelmann. Prinzip:* die eröffnete Cystenwand wird nicht abgetragen, sondern umgeschlagen, so daß die Innenseite nach außen zu liegen kommt, und sodann mit der Rückseite des Testis und Samenstrangs vernäht. *Nachteile:* das Zurücklassen der Cystenwand verursacht starke schwielige Verwachsungen, welche zur Drosselung des Samenstrangs und zu Hodenatrophie führen kann sowie Schwierigkeiten bei evtl. späteren Eingriffen an Hoden und Nebenhoden bietet. Günstig ist eine Kombination des *Bergmann*schen Verfahrens mit dem *Winkelmann*schen.

c) *Fensterungsmethoden. Prinzip:* ständige innere Drainage der Hydrocele durch Ausschneiden eines 2–5-Markstückgroßen Defekts aus dem unteren Cystenpol (*Wederhake*) oder kreuzweise Spaltung des unteren Pols mit Einschlagen der Ränder nach innen und Fixierung derselben mit einigen Nähten; auch Einnähen der eröffneten Hydrocele in den Hautschnitt (Marsupialisation). *Nachteil:* Rezidiv, Infektion.

d) *Hydrocele funiculi spermatici:* Freilegung von einem Inguinalschnitt, möglichst Auslösung und Abtragung als Ganzes; mißlingt dies, so ist Spaltung der Cyste, Umkrempelung und Vereinigung ihrer Blätter auf der Rückseite des Samenstrangs in Nachahmung des *Winkelmann*schen Verfahrens erforderlich.

b) Hämatocele, d. h. Haematoma intravaginale s. Haematoma tunicae vaginalis propriae s. Periorchitis haemorrhagica bzw. adhäsiva oder proliferans.

Entstehung: a) bei Hydrocele nach Trauma, Punktion, Injektion oder Radikaloperation; b) sonst nach Trauma (Hufschlag, Quetschung, Zerrung usw.) oder bei älteren Männern auch anscheinend spontan oder im Anschluß an Entzündungen des Urogenitalsystems.

Symptome vgl. Hydrocele; Geschwulst ähnlich wie dort rundlich-oval und derbelastisch, aber meist undurchsichtig und mit derber und verdickter, evtl. verknöcherter oder verkalkter Wandung; Erguß blutig-serös bis dickblutig oder kaffeesatzartig, bisweilen milchig (Liparocele).

Verlauf: chronisch über Jahre.

Komplikationen: Periorchitis adhaesiva bzw. proliferans oder Vereiterung (z. B. bei Punktion).

Diagnose: charakteristisch ist die schubweise Geschwulstzunahme entspr. wiederholten Blutungen.

Differentialdiagnose: Hydrocele, Orchitis chronica, spez. tuberculosa oder luetica und Hodentumor.

Therapie: vgl. Hydrocele; Punktion und Injektionen sind hier nicht zweckmäßig; am besten ist Exstirpation der ganzen veränderten Scheidenhaut, also partiell oder total; evtl., nämlich bei schwerster Wandveränderung nebst Hodenatrophie, empfiehlt sich Hodenexstirpation.

c) Spermatocele (vgl. Abb. 429 c), d. h. Samenretentionscyste, also eine von dem Samenorgan ausgehende Cyste im Hodensack infolge Dilatation von Samenkanälchen bzw. von mit diesen zusammenhängenden Divertikeln.

Vorkommen: meist im geschlechtskräftigen Alter; rechts etwas häufiger als links.

Ursache: unbekannt, bisweilen wohl Trauma (mit Ruptur oder Blutung von Samenkanälchen) oder Entzündung (spez. Gonorrhoe) oder Verstopfung durch eingedicktes Sperma.

Lokalisation: meist am oberen Hodenpol an der Verbindung von Hoden und Nebenhodenkopf in der Gegend der Vasa efferentia sowie an gestielter Hydatide, ungestielter (*Morgagni*scher) Hydatide, Ductuli aberrantes, Paradidymis (*Giraldés* Organ), ferner an Hoden, Nebenhoden oder Samenstrang.

Formen: intra- und extravaginal (letztere sind häufiger und größer).

Symptome: vgl. Hydrocele; Geschwulst rundlich bis birnenförmig, glatt, prall gespannt oder fluktuierend wie jene, aber klein (in der Regel höchstens nuß-, manchmal, nämlich bei extravaginaler Sp., auch orangengroß), etwas schmerzhaft (spez. bei Coitus), zu Hoden oder Nebenhoden gestielt (Stiel der Birne ist unten, dagegen bei Hydrocele oben; Hoden und Nebenhoden bleiben wenigstens vorn und seitlich zugänglich) und evtl. (aber öfters nicht) transparent; Inhalt klar oder trüb-weißlich (wie „Milch oder Seifenwasser"), schwach alkalisch, mit geringem spezifischem Gewicht (1002-1009) und Eiweißgehalt (0,2-0,5%); Punktion ergibt meist, aber nicht immer Spermatozoen.

Komplikation: Hydrocele.

Verlauf: langsam wachsend.

Diagnose: Vorgeschichte (mit Trauma oder Gonorrhoe), Volumwechsel und Beschwerden bei sexueller Erregung, typisch gelegene, meist kleine und mehr oder weniger gestielte Geschwulst und Probepunktion mit typischem Inhalt: meist Spermatozoen, Alkalescenz, geringem spezifischem Gewicht und Eiweißgehalt.

Differentialdiagnose: Hydrocele, spez. H. funiculi spermatici.

Therapie: Exstirpation (evtl. unter Einpflanzung des Ductus deferens in den Hoden), ausnahmsweise, nämlich bei großen intravaginalen Sp. alter Leute, Semikastration; dagegen sind Punktion und Injektion sowie Incision verlassen, auch Resektion oder Umklappung weniger ratsam.

d) Varicocele oder Krampfaderbruch, d. Erweiterung der Venen von Samenstrang (Plexus pampiniformis) und evtl. auch von Hoden, Hodenhaut usw. (analog den Varicen und Hämorrhoiden).

Ursache: erbliche Disposition im Sinne der verminderten Widerstandsfähigkeit der Venenwand (häufig bestehen gleichzeitig Varicen und Hämorrhoiden); begünstigend wirkt Stauung durch Körpergröße, Hernie, Geschwulst, langes Stehen, Stuhlverstopfung und Abflußstörung im Spermatikagebiet; *rasch* und einseitig: links, aber auch rechts entsteht die „symptomatische" Varicocele bei gleichseitigem Nierentumor.

Vorkommen: häufig; spez. im geschlechtskräftigen Alter im 15.–40. Jahr, dagegen fast nie bei Kindern und Greisen.

Lokalisation: ganz überwiegend (etwa 90%) links (linker Hoden steht tiefer, und links mündet die V. spermatica nahezu rechtwinklig in die V. renalis, während sie rechts spitzwinklig in die V. cava mündet), selten (etwa 7,5%) beiderseits und ganz selten (etwa 2,5%) nur rechts (als symptomatische V. bei Nierentumor).

Symptome: Gefühl von Schwere und ziehende, evtl. neuralgische Schmerzen an Hoden und Samenstrang (besonders bei Hitze, langem Stehen, Anstrengung, geschlechtlicher Erregung); Hodensackhälfte verlängert; sicht- und fühlbares Venenkonvolut regenwurm- oder hühnerdarmartig; weich, evtl. bläulich durchschimmernd und durch Ausstreichen und Horizontallage entleerbar, dagegen durch Druck am äußeren Leistenring und bei Stehen sich anfüllend.

Komplikationen: Hodenneuralgie, Hodenatrophie, Thrombophlebitis mit Phlebolithen sowie nässendes und juckendes Scrotalekzem, gelegentlich auch Infektion.

Differentialdiagnose: Netzbruch, Hydrocele communicans, Epididymitis u. dgl.

Prognose: Beschwerden verlieren sich oft von selbst mit der Zeit, sind auch oft nervös; nach Operation nicht immer günstig wegen Rezidivgefahr bei ungenügender Resektion und Gefahr der Hodenatrophie bei zu radikalem Vorgehen.

Therapie. a) *Bei symptomatischer V.:* Behandlung des Grundleidens (z. B. Exstirpation eines Nierentumors).

b) *Bei idiopathischer V.* 1. *Konservativ:* regelmäßiges Tragen eines Suspensoriums, psychische Beruhigung (im Sinne der Aufklärung über die Unbedeutendheit des Leidens).

2. *Percutane Injektion:* bei Vorhandensein einer dicken Vene Injektion von 2 ccm Chinin-Urethan-Lösung (s. Hydrocele) in dieselbe; Suspensorium für 3 Wochen.

3. *Offene Injektion:* Freilegung des Samenstrangs am Tub. pubicum und Injektion von 2 ccm Chinin-Urethan-Lösung.

4. *Operativ:* hohe Unterbindung bzw. Resektion der V. spermatica bei positivem Symptom nach *Ivanissevich* (nach Ausstreichen der V. am Liegenden und Abdrücken am Tub. pubicum füllt sich die V. nach Aufstehen erst bei Loslassen des Fingerdrucks).

Subtotale Resektion des Plexus pampiniformis bei negativem Symptom nach Ivanissevich. Dabei müssen einige nicht erweiterte Venen belassen werden. Bei gleichzeitigem Leistenbruch Herniotomie und Resektion oder Verödung der Venen. Zur Hebung des Hodens werden die peripheren Venenstümpfe an die Fascie des M. obliq. ext. fixiert (*Narath*).

Bei schlaffem und verlängertem Scrotum genügt oft auch die *Scrotumresektion*, d. h. quere Abtragung der überschüssigen distalen Scrotalhaut ohne Eröffnung der Scrotalhöhlen; dadurch Hebung der Hoden und Verbesserung des venösen Rückflusses.

E. Geschwülste

1. Scrotum

a) Benigne. Selten Chondrom, Fibrom, Osteom, Angiom, Lipom; häufiger *Dermoid* (angeboren, als glattrandiger, cystischer Tumor, stets in der Raphe gelegen, lichtundurchlässig), *Atherom* (meist in der Mehrzahl, Bohnengröße erreichend, an der Stelle der Follikelmündung etwas eingezogen, Unverschieblichkeit der bedeckenden Haut, Neigung zu Verkalkung), *Lymphangiom* (mehrkammerige, lichtdurchscheinende, teigig-weiche Geschwulst, Abgrenzung gegen Hydrocele durch die oberflächliche Lage leicht möglich).

Therapie: Excision, Exstirpation.

b) Maligne. *Melanocytoblastom* und *Sarkom* (selten, Abgrenzung von einem Fibrom lokal schwierig, jedoch am raschen Wachstum und frühzeitiger Metastasierung erkennbar). *Carcinom* (typischer Tumor der Scrotalhaut, besonders bei Schornsteinfegern „Schornsteinfegerkrebs", bei Tabakarbeitern, Seidenspinnern, Teer- und Paraffinarbeitern; der chronisch-chemische Reiz bewirkt ursächlich die Krebsentwicklung über eine präceneröse Vorstufe in Form von Hautausschlag, Akne, Psoriasis und Warzenbildung), Latenzzeit 12–14 Jahre, so daß die Geschwulstbildung auch noch nach Sistieren der exogenen Noxen auftreten kann; meldepflichtige Berufskrankheit.

Pathologisch-anatomisch: meist verhornendes Plattenepithelcarcinom mit Tiefenwachstum bis zur Tunica vaginalis communis, Metastasierung in die Inguinaldrüsen.

Prophylaxe und Therapie: Entfernung jeder Scrotalwarze so früh als möglich durch Elektrokoagulation; in fortgeschrittenem Stadium radikale Excision weit im Gesunden mit Ausräumung der Leistendrüsen, Radiumbestrahlung.

2. Hoden und Samenstrang

Häufigkeit: relativ selten, etwa 1,5% aller Organgeschwülste.
Pathologisch-anatomisch
a) Teratome (Abkömmlinge hochdifferenzierter, reifer Zellen).
b) Teratoide (*Embryoide* = Abkömmlinge wenig differenzierter, unreifer Zellen, z. B. Seminom, Chorionepitheliom, Chondrom, Osteom, Myom, Myxom, papilläres Adenocarcinom).

Vorkommen: Teratome enthalten Bestandteile aller 3 Keimblätter (Zwillingsanlage im Hoden); Anlage besteht bereits bei der Geburt (kindliche Hodentumoren sind daher fast ausnahmslos Teratome).

Teratoide erst nach Eintritt der Geschlechtsreife (13.–14. Lebensjahr), am häufigsten zwischen dem 20. und 40. Lebensjahr in Erscheinung tretend. Häufigster teratoider Tumor ist das **Seminom**, wahrscheinlich von den spermiogenen Zellen (Ursamenzellen) ausgehend; außerdem das *Chorionepitheliom* dem fetalen Zottenepithel entstammend; sehr selten die *Zwischenzellgeschwulst* (von den *Leydig*schen Zwischenzellen herrührend) und das *papilläre Adenocarcinom* (entodermaler Teratomanteil hat hier die übrigen Keimblattanteile völlig verdrängt).

Symptome: Entwicklung der Hodentumoren stets innerhalb der Tunica albuginea; erst in Spätstadien Übergreifen auf die Nebenhoden; Abgrenzung von entzündlichen Erkrankungen durch das isolierte Befallensein des Hodens meist relativ leicht; Initialsymptome gering; bei zunehmendem Wachstum Beschwerden durch Zug am Samenstrang, ausstrahlende Schmerzen in die Glutäalgegend, symptomatische Hydrocelenbildung (schmerzhafte Hydrocele mit schleimig-trübem Inhalt). *Echte Teratome:* stets gutartig, selbst wenn sie außerordentliche Größe erreichen, nur in Einzelfällen zu Sarkom oder Carcinom entartend; bei *Seminom* besonders weiche Konsistenz, welche nur von einzelnen härteren Knoten unterbrochen wird; mikroskopisch großer Zellreichtum, bei nur geringem Stroma; auffallend rasches Wachstum mit frühzeitiger Metastasierung in die paraaortalen Drüsen bis zum Diaphragma; bei *Chorionepitheliom* große Ähnlichkeit mit Seminom; makroskopisch zahlreiche Blutpunkte auf der Schnittfläche (Gegensatz zum Seminom), sehr destruierendes Wachstum und frühzeitige hämatogene Metastasierung in Gehirn und Lungen. Bei *rudimentären Teratoiden* (Osteom, Myom) nur bei stärkerem lokalem Wachstum entsprechende Zug- und Druckbeschwerden; Metastasierung äußerst selten.

Diagnose: Palpation, Diaphanie, *Aschheim-Zondeck*sche *Reaktion* im Urin (infolge vermehrter Prolanausscheidung bei Chorionepitheliom stets, bei Seminom manchmal positiv); Negativwerden und -bleiben der präoperativ positiv gewesenen Probe beweist erfolgreiche Radikaloperation; *Hodenbiopsie* (histologische Untersuchung von durch Hodenpunktion gewonnenem Gewebsmaterial), Probeexcision.

Therapie: Semikastration mit anschließender Röntgenbestrahlung des Operationsgebiets und der paraaortalen Drüsen, Cytostatica, Gabe von Androsteronen, besonders bei Seminom.

Prognose: bei echtem Teratom günstig; bei Seminom und Chorionepitheliom ungünstig, Lebenserwartung trotz Operation nicht mehr als etwa 3 Jahre.

Samenstrang. Benigne: Lipom, Fibrom, Fibromyom, Myxom, Neurom, Lymphangiom (*Cave!* Verwechslung mit Hydrocele multilocularis).

Maligne: Sarkom mit verschieden starker Wachstumstendenz (fibroplastisches Sarkom relativ gutartig, wenig metastasierend, diffus wachsende Sarkome absolut bösartig).

Therapie: Resektion mit Semikastration, Röntgennachbestrahlung.

F. Vasektomie, Sterilisierung und Refertilisierung

1. Vasektomie

Definition: Resektion des Vas deferens vor dem äußeren Leistenring.
Indikation: zur *Sterilisierung des Mannes*, zur Prophylaxe einer Infektionsausbreitung von den Harnwegen auf den Nebenhoden und Hoden, z. B. vor Prostatektomie,

bei einseitiger Genitaltuberkulose zur Prophylaxe auf der gesunden Seite, zum Zwecke der Verjüngung des alternden Mannes (umstritten!).

Methode: präpubischer Längsschnitt von 3 cm Länge; Vorziehen des Samenstrangs und Isolierung des medial-dorsal gelegenen Vas deferens; doppelte Unterbindung desselben in 3–4 cm Abstand und Resektion des Zwischenstücks (histologische Untersuchung des Materials aus forensischen Gründen ratsam!). Evtl. Einnähen des abführenden Samenleiterstumpfs in die Haut und Durchspülung der abführenden Samenwege von dort aus mit Chemotherapeuticis u. ä. Zur einfachen prophylaktischen *Vasektomie* (*vor Prostatektomie*) wird häufig der scrotale Zugang benützt; dabei wird der Samenstrang im Bereich der oberen Scrotalwurzel percutan mit einer Tuchklemme fixiert und in Lokalanästhesie von einem minimalen Schnitt (0,5–1,0 cm) das Vas isoliert ligiert und mindestens 1 cm reseziert.

2. Vasotomie

Definition: Punktion des Vas deferens zur Behandlung der Entzündungen der Samenblase; speziell zur Prophylaxe vor jeder größeren Samenblasenoperation; auch zur Kontrastdarstellung von Samenleiter und -blasen.

Methode: in das freigelegte Vas deferens werden durch seitliche Punktion desselben in nicht zu starker Konzentration injiziert: Jodoformglycerin, Silberproteide, Mercurochrom, Röntgenkontrastmittel; Obliteration des Vas deferens und dadurch bedingte Sterilität soll nicht zu befürchten sein.

3. Refertilisierung

Indikation ist nur gegeben, wenn noch funktionstüchtige Spermatozoen erzeugt werden (Nachweis durch Hodenbiopsie); die Regenerationskraft des Vas deferens ist groß; selbst nach ausgedehnten Quetschungen des Vas deferens wurde Wiederherstellung der Durchgängigkeit beobachtet; desgleichen bildet der Testis noch jahrelang nach Verschluß des Samenleiters Samenzellen.

Methode: Darstellung der Stümpfe des Vas deferens, Einführen eines 20 cm langen, dünnen Magnesium- oder Silberdrähtchens in die zentrale Stumpflichtung und Durchstoßen der Wand nach außen 3–4 cm oberhalb der Nahtstelle; gleiches Vorgehen mit dem anderen Drahtende am gegenüberliegenden Samenleiterstumpf, End-zu-End-Anastomose der Samenleiterenden durch feinste perivasale Gefäßnähte; Hineinziehen des peripheren Drahtendes in den Samenleiter, so daß es völlig intravasal liegt; Herausleiten des zentralen Drahtendes aus der Wunde, Fixation auf der Haut; Entfernung des Drahtes am 7.–10. postoperativen Tag. Bei *Obliteration des Nebenhodens* (häufigste Ursache erworbener Aspermie) kommt die Neueinpflanzung des Vas deferens in den Hoden bzw. die Anastomose mit einem nichtobliterierten Nebenhodenanteil (Kopf) in Frage.

Prognose: fraglich; es handelt sich stets nur um einen Versuch; relativ aussichtsreich sind Resektionen und Wiedervereinigung am Vas deferens und die Anastomosenbildung zwischen Vas deferens und Nebenhodenkopf, Erfolgsziffer etwa 30–40%. Neoimplantationen des Vas in den Hoden sind noch weniger aussichtsreich.

4. Artifizielle Insemination

Definition: künstliche Befruchtung der Frau mit frisch gewonnenem Ejaculat eines Samenspenders (möglichst Ehemann).

Indikation: aus ethischen, religiösen und juristischen Gründen nur mit größter Zurückhaltung zu stellen und möglichst auf die innereheliche Samenspende zu beschränken; jedoch sind auch künstliche Befruchtungen durch außereheliche Spender möglich, wenn sich beide Ehepartner einverstanden erklären. Über erfolgreiche künstliche Befruchtungen mit konserviertem Sperma ist berichtet. Voraussetzung ist die Verwendung eines von entzündlichen Veränderungen freien Spermas, welches reichlich gut bewegliche Spermien enthält und den Normsatz pathologischer Spermienformen nicht überschreitet. Bei der Empfängerin ist ein gesundes Genitale und erwiesene Tubendurchgängigkeit erforderlich; zur Begünstigung der Nidation sind unterschwellige Oestrogengaben ratsam.

Methode: Aussicht auf Erfolg besteht nur, wenn die Insemination zur Zeit des Follikelsprungs vorgenommen wird; Ermittlung des Termins durch Messung der Basaltemperatur während zweier Cyclen, Vornahme der artifiziellen Insemination beim nächsten Cyclus 2 Tage vor dem zu erwartenden Follikelsprung; 1–2 ccm des gleichmäßig verrührten Ejaculats werden mittels stumpfer Kanüle oder gekürzten Ureterkatheters in das Cavum uteri injiziert; Wiederholung in 24–28 stündigen Abständen zu dem angegebenen Termin bzw. zur Zeit des nächsten oder übernächsten Follikelsprungs.

Prognose: etwa 20% Erfolge; bei einer Spermiendichte unter 10 Mill./ccm ist eine Befruchtung außerordentlich selten; daher sind Inseminationen mit durch Hodenpunktion gewonnenem Sperma fast stets erfolglos.

8. Abschnitt: Penis

A. Mißbildungen

a) Totaler Defekt (mit Mündung der Harnröhre in den Mastdarm), *rudimentäre Bildung* (evtl. mit Lage des Penis unter Scrotal- oder Bauchhaut), *Doppelbildung, Zweiteilung* und *Längsspaltung, akzessorische Hautgänge, Epithelcysten, epitheliale Vorhautverklebung.*

b) Palmure des Penis (*Virga palmata, Palmenrute*). *Definition:* angeborene Anomalie, wobei der Ansatz der Scrotalhaut nicht an der Radix des Penis, sondern auf seiner ventralen Seite bis zur Schaftmitte, gelegentlich bis zur Glans nach vorn verschoben ist.

Folgen: Behinderung der Erektion durch eine dreieckige Hautfalte, welche sich im Winkel zwischen Penis und Scrotum ausspannt; die mangelhafte Entwicklung des Penis ist nur vorgetäuscht.

Therapie: typische Z-Plastik mit Lappenverschiebung.

c) Phimose ist Vorhautverengerung infolge Mißverhältnisses zwischen Vorhautweite und Eichelumfang, oft verbunden mit totaler und partieller Epithelverklebung bis Verwachsung zwischen Eichel und innerem Vorhautblatt (solche kommt aber öfters auch allein vor, also ohne echte Phimose; bei Neugeborenen ist Epidermis und Vorhautinnenfläche nicht voneinander getrennt, sondern epithelial verlötet, und die Ablösung der Eichel von der Vorhaut erfolgt unter Verhornung, und zwar in der Regel allmählich im Laufe des 1. Jahres, kann aber bis zum 13. Jahr ausbleiben und dann zu Verwachsungen an der Gliedunterseite führen).

Entstehung. 1. *Angeboren:* häufig; auch mehr oder weniger angedeutet bei allen Neugeborenen.

2. *Erworben:* bei Balanitis, Ekzem, Erysipel, spitzen Condylomen, Ulcus molle, Schanker, Gonorrhoe, Diabetikerekzem, Carcinom, Narbe, Elephantiasis, unsachgemäß ausgeführter Dilatation, Operation usw. (Bei erworbener Phimose Erwachsener denke man u. a. an Diabetes und Carcinom!)

Symptome: Vorhaut mehr oder weniger verengt derart, daß sie nicht ganz über die Eichel zurückgestreift werden kann, und zwar zugleich (je nach der Länge des Vorhautsacks) entweder *hypertrophisch* (d. h. rüsselförmig verlängert und verdickt) oder *atrophisch* (d. h. verdünnt und der Glans knapp anliegend).

Folgen: Erschwerung und (spez. bei gleichzeitiger Vorhautentzündung) Unmöglichkeit der Harnentleerung, evtl. mit blasen- oder sackartiger Erweiterung der Vorhaut, Vorhautgangrän oder Präputialsteinen sowie Ausdehnung von Harnröhre, Harnblase, Ureteren und Nierenbecken; bei Kindern auch Entwicklungsstörung, Bettnässen und Onanie, ferner Nabel- und Leistenbruch sowie Mastdarmvorfall, schließlich Blasenstein und Hydrocele; bei Erwachsenen Beschwerden beim Coitus, evtl. mit Impotentia coeundi et generandi sowie Disposition zu Balanitis und Carcinom, Primäraffekt und Ulcus molle, ferner mangelhafte Sauberhaltung und Abhärtung sowie Gefahr von Frenulumriß beim Coitus, schließlich Paraphimose (s. da).

Therapie. 1. *Konservativ* (bei kleinen Kindern mit epithelialer Verklebung und evtl. auch mit leichter Vorhautverengerung zu versuchen): stumpfes, evtl. wiederholtes Lösen der Verklebung mit Knopfsonde od. dgl. und manuelle Reposition durch tägliches Zurückstreifen sowie Einfüllen von Paraff. liquid. oder bei eigentlicher Verengerung ausnahmsweise Dehnung mit spitzer Kornzange oder anatomischer Pinzette, evtl. in Rauschnarkose; anschließend Borsalbe od. dgl. auf die Eicheloberfläche und feuchtwarmer Umschlag um den Penis (*Cave!* brüske Dehnung wegen narbiger Stenose!).

2. *Operativ. Indikation:* keine Anfängeroperation! Nur bei älteren Kindern und Erwachsenen.

α) *Beseitigung der Phimose unter Erhaltung der Vorhaut* (nach *Welsh*): kommt besonders bei atrophischer Phimose in Frage. *Methode:* Lösung der epithelialen Verklebungen und Incision beider Vorhautblätter gleichzeitig durch einen dorsalen und zwei seitliche Schnitte, welche bis zu 0,5 cm an die Kranzfurche herangeführt werden; bei Zurückziehen der Vorhaut entstehen 3 rhombische Wundflächen, welche mit feinen Catgutnähten quer vernäht werden; Zurückschieben der Vorhaut durch die Mutter jeden 3. Tag.

β) *Dorsale Incision:* spez. zur Erweiterung der Paraphimose (s. unten), wo infolge der entzündlichen Veränderungen kompliziertere Methoden nicht möglich und der Schnürring auf einfachste Weise gespalten werden muß; kosmetisches Resultat meist unbefriedigend und Nachoperation erfordernd; Verbesserung des Ergebnisses ist dadurch zu erzielen, daß die Spaltung des inneren Blatts nur bis 0,5 cm an den Sulcus coronarius herangeführt wird oder ein *Roser*sches Läppchen gebildet wird. Besser als eine einzige dorsale Incision sind zwei seitliche, weniger tief reichende Incisionen (*Stühmer*) oder Schnittführung nach *Schloffer* (äußeres und inneres Blatt werden in verschiedener Richtung gespalten und die Wundränder am zurückgezogenen Präputium in querer Richtung vereinigt).

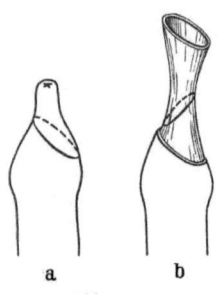

Abb. 433
Phimose: Doppelt-ovaläre Circumcision (nach *Föderl*)

γ) *Resektionsmethoden:* spez. *bei hypertrophischer Phimose* durch *Circumcision und Resektion* des verlängerten Vorhautschlauches (s. Abb. 433). Fassen des Vorhautrüssels an 2 diametralen Stellen mit Klemmen und Durchtrennung des äußeren Blatts durch einen Ovalärschnitt, welcher von dorsal-distal nach ventral-proximal und anschließend am inneren Blatt in entgegengesetzter Richtung geführt wird (*Föderl*); vom inneren Blatt muß mehr als vom äußeren abgetragen werden, um die Präputialenge wirklich zu beseitigen, je schräger die Resektionsschnitte liegen, um so größer wird die Vorhautöffnung; je nach den Verhältnissen kann auch eine Durchtrennung in der gleichen Ebene oder Abtragung des äußeren Blatts durch Zirkelschnitt und des inneren Blatts durch Ovalärschnitt notwendig sein; Einzelcatgutknopfnähte zwischen beiden Resektionsschnitten sollen möglichst auf die Innenseite zu liegen kommen; evtl. Einknöpfen eines zirkulär gelegten Gazestreifens (*Cave!* fortlaufende Naht, da sie stets eine Verengung bedingt).

δ) *Plastische Erweiterung der Präputialöffnung:* spez. *bei atrophischen Phimosen* mit Materialmangel, jedoch auch in Verbindung mit Resektion bei hypertrophischer Phimose. Von den zahlreichen Methoden eignen sich besonders: *Methode nach Drüner* (Spaltung des äußeren Blatts an zwei gegenüberliegenden Stellen; Trennung der beiden Vorhautblätter an der verbindenden Umschlagstelle; Zurückpräparieren der beiden äußeren Vorhautlappen, dann Spaltung des inneren Blatts ebenfalls an zwei gegenüberliegenden Stellen, deren Schnittebene zu den Incisionen des äußeren Blatts senkrecht steht; die Lappen des äußeren Blatts werden nach innen, die des inneren nach außen eingeschlagen bzw. herausgenäht). *Methode nach Loewe-Schütz* (zirkuläre Umschneidung des äußeren Blatts in Höhe der Eichelmitte; Bildung eines dorsal gelegenen Dreiecks mit proximaler Basis; Abpräparieren des äußeren Vorhautblatts nach vorn und Darstellung der Vorhautenge des inneren Blatts; Abtrennung des inneren Blatts in Höhe der stärksten Vorhautenge und kleine dorsale Incision; in die dadurch entstehende Lücke des inneren Blatts wird das dreieckige Läppchen des äußeren Blatts eingefügt und beide Blätter mit Einzelknopfnähten vereinigt). *Methode nach Marcus* (Zurückziehen der Vorhaut, bis der eigentliche Präputialring eingestellt ist, zirkuläre Umschneidung, so daß eine Trennung beider Blätter ohne Substanzverlust zustande kommt. Zurückziehen des äußeren Blatts über den Penisschaft, u. U. unter Erweiterung durch Excision gleichschenkliger Dreiecke auf der dorsalen und volaren Seite; Abtragen des inneren Blatts so tief, daß nur ein 5 mm breiter Saum rings um den Sulcus coronarius stehenbleibt, welcher mit dem äußeren Blatt durch Einzelknopfnähte vereinigt wird.

d) Verkürzung des Frenulum. Häufige, meist angeborene und mit einer Phimose kombinierte Mißbildung, welche beim Coitus zu Einrissen des Frenulum mit stärkeren Schmerzen und Blutungen führt und zum Kohabitationshindernis werden kann; wiederholte Einrisse verstärken die Verkürzung.

Therapie: umgekehrt V-förmige oder bogenförmige Umschneidung des zu kurzen Frenulums, stumpfes Abschieben und Längsvernähung der rautenförmigen Wunde.

e) Paraphimose ist Einklemmung der zu engen Vorhaut hinter dem Eichelkranz.

Entstehung: durch gewaltsames Zurückstreifen der phimotischen Vorhaut hinter die Eichel und Festhalten in der Eichelfurche durch das sekundäre Ödem; meist bei Masturbation oder Coitus.

Symptome: hinter der ödematös geschwollenen Eichel bestehen 2 zirkuläre Wülste aus dem zurückgestreiften inneren und äußeren Vorhautblatt („spanischer Kragen").

Differentialdiagnose: Penisstrangulation (z. B. durch Faden oder Ring s. unten) mit anschließendem Ödem.

Folgen: schließlich partielle Vorhautgangrän, evtl. mit Spontanheilung, aber mit Gefahr von glieddeformierender Narbenschrumpfung.

Therapie: a) *unblutige Reposition:* zu versuchen in intravenöser Kurznarkose, evtl. nach kalten Umschlägen und Kompression der Eichel mit der Hand in der vollen Faust für einige (bis 15) Minuten oder mit Gummibinde zentripetal oder ausnahmsweise Scarifikation durch Vorschieben der Vorhaut über die Eichel mit beiden Händen, evtl. unter Hilfe von Mullschleier oder Zwirnhandschuh, indem die Daumen sich gegen die Eichelspitze anstemmen und die übrigen Finger die Vorhaut vorziehen oder indem die linke Faust mit Daumen und Zeigefinger ringförmig den Penis umfassend ihn langzieht und die ersten 3 Finger der rechten Hand die Eichel durch den Vorhautring durchpressen; sonst b) *blutig,* spez. bei schwerer gangränöser Entzündung, durch Spalten des einschnürenden Vorhautrings von innen oder besser von außen (mit Messer auf Hohlsonde).

Nachbehandlung: bei außenliegender Naht Einbinden eines schmalen Vioformgazestreifens auf die Nahtlinie; bei innenliegender Nahtlinie ohne Verband (kosmetisch günstigeres Resultat); Hochlagerung und Stützung des Penis durch einen Wattekranz von entsprechender Stärke, welcher durch zwei Heftpflasterstreifen auf der Oberschenkelhaut fixiert wird. Zum Urinieren wird der Verbandkranz abgenommen; evtl. ohne jeden Verband bei strengem Einhalten einer konsequenten Seitenlagerung. Gegen übermäßige Ödembildung Injektion von Hyaluronidase in die Vorhautblätter. Keine lokale Salben- oder Puderapplikation; es sei denn bei infolge gangränöser Entzündung sekundär heilender Wundfläche (Paraphimose).

B. Verletzungen

Entstehung. a) *Subcutane:* Quetschung, spez. am *erigierten* Penis durch Stoß, Schlag, Fußtritt, Coitus, Einklemmen zwischen Tür oder Schublade usw.

b) *Offene:* Quetsch-, Riß-, Schuß-, Stich- und Schnittwunde (erstere z. B. durch Reißverschluß der Hose und letztere zufällig durch offen eingestecktes Taschenmesser; sonst bei Geisteskranken oder durch rachsüchtige Frauen; auch bei manchen Völkern in Form der totalen Emaskulation von Kriegsgefangenen, Sektierern (*Skopzen*) und Eunuchen.

Formen: 1. *Umschnürung des Penis.* Ursachen: aus erotischen, abergläubischen oder verbrecherischen Gründen oder zur Verhütung von Bettnässen und Pollutionen sowie von Befruchtung mit Haar, Faden, Band, Draht, Ring, Schlüsselbund, Schraubenmutter, Flaschenhals usw.

Diagnose: meist leicht (außer bei Umschnürung mit dünnem Faden u. dgl., welcher im Ödem verschwinden kann).

Folgen: Weichteilstauung bis -gangrän und Harnröhrenkompression bis -durchschneidung, Fistelbildung, Penisverlust.

Therapie: Durchtrennen des einschnürenden Fremdkörpers mit Schere und Pinzette oder mit Messer auf Hohlsonde, bei metallenen mit Kneifzange, Knochenschere, Feile, Giglisäge, rotierender Diamantscheibe usw., falls das Abstreifen des abschnürenden Fremdkörpers nicht gelingt, auch nicht nach Incisionen am gestauten Gliedschaft oder Gliedauswickelung.

2. *Schindung des Penis,* d. h. Abreißung der Gliedhaut total oder partiell.

Ursachen: Treibriemen, Wagenrad, Tier- (Hunde-, Pferd-, Kamel-) Biß, Schuß, auch Hautdefekte durch Röntgen- und Radiumbestrahlung.

Folgen: Narbenschrumpfung mit Störung der Erektion und Ejaculation.

Therapie: wichtig ist sofortige Hautplastik (sog. „Phalloplastik") mit *Thiersch*schen Läppchen, erhaltener Vorhaut, einfach oder doppelt gestielten Nachbarlappen (von Hodensack, Bauch oder Oberschenkel) oder Wanderlappen; meist, spez. bei größerem Defekt, empfiehlt sich Muffplastik durch Verlagerung des Penis unter die Scrotalhaut; nach erfolgter Einheilung Abtrennung des Brückenlappens und Deckung des Restdefekts mit Scrotalhaut.

3. *Fraktur des Penis*, d. h. subcutane Ruptur der Corpora cavernosa.
Ursache: Quetschung des erigierten Penis (s. da).
Folgen: Narbe mit Penisdeviation oder Erektionsverlust.
Therapie: primäre Freilegung der Rupturstelle und Naht der verletzten Albuginea.

4. *Luxation des Penis*, d. h. subcutane Verlagerung des Penis durch Zurückschlüpfen unter die Scrotal- oder Symphysengegend nach völliger Abreißung der Vorhaut rings von der Eichel.
Ursache: Fußtritt, Überfahrung usw.
Folgen: evtl. Harninfiltration.
Therapie: primäre Reposition, evtl. unter Hautspaltung und Wiederannähen vor der ersten Miktion; in älteren Fällen auch Hautplastik.

5. *Frenulumriß.*
Ursache: Coitus.
Folgen: Blutung.
Therapie: evtl. Umstechung oder Naht, sonst Druckverband.

6. *Partieller und totaler Penisverlust.*
Ursache: Quetschungen, Schnitt- und Schußverletzungen, Gliedabschnürung.
Folgen: primär: schwere Blutung; sekundär: Verlust der Potentia coeundi, sobald ein Drittel oder die Hälfte des Penisschafts verlorengegangen ist.
Therapie. Primärversorgung: Blutstillung durch Umstechung der Schwellkörper unter Mitfassen der Tunica albuginea; bei Verlust von mehr als einem Drittel des Penisschafts: *Penismobilisation,* dorsale Hautspaltung an der Peniswurzel, Abtrennen des Suspensorium penis vom Schambeinbogen, Caudalverlagerung des Scrotums durch Querspaltung des Scrotums am Übergang auf den Penis und Längsvernähung des Schnitts; hierdurch gewinnt der Penisschaft oben und unten an Freiheit, und zwar um so mehr, je breiter die quere bzw. dorsale Incision angelegt wurde. Sorgfältige Gestaltung der Harnröhrenmündung durch Spaltung und Heraussnähen der breit geöffneten Harnröhre an die oberflächliche Haut.

Sekundäroperationen zum Penisersatz: Indikation gegeben bei Verlust des Penisschaftes bis zur Wurzel zwecks Verbesserung der Miktion und u. U. auch zur Ermöglichung des Geschlechtsverkehrs.

Methoden. a) *Nach Bogoras:* Bildung eines Rundstiellappens nach *Filatow* aus der vorderen Bauchwand mit Vorpflanzung eines Stücks Rippenknorpel; Aufpflanzen des Rundstiels auf den angefrischten Penisstumpf; Bildung der Harnröhre. Der plastische Eingriff muß in mehreren Sitzungen durchgeführt werden.

b) *Nach Goodwin-Scott:* hierbei wird vor allem auf Vorverlagerung der Harnröhrenmündung und Verbesserung der Miktion Wert gelegt. Temporäre Harnableitung durch perineale Urethrostomie; Umschneidung des Penisstumpfs und eines medianen Hautstreifens, welcher subcutan verlagert wird und sich zu einer röhrenförmigen Ersatzurethra umformt; nach einigen Wochen Umschneidung eines großen medianen Bezirks, welcher die neugebildete Harnröhre mitenthält; dieser wird nach oben geklappt und auf der Beugeseite vernäht; Vereinigung des Scrotums gelingt ohne Schwierigkeiten; neugebildeter Penisstumpf besitzt nicht ganz die Länge des Scrotums; besteht der Wunsch nach Kohabitationsfähigkeit, so kann nachträglich ein Knorpelstück implantiert und mit den Schwellkörpern in Verbindung gebracht werden.

C. Entzündungen (außer den venerischen)

a) Entzündung von Eichel und Vorhaut (Balanitis bzw. Balano-Posthitis), auch „Eicheltripper" genannt.
Ursachen: Unreinlichkeit (spez. bei Phimose), Coitus bei Fluor, infizierte Wunden (nach Coitus, Masturbation, Beschneidung usw.), Gonorrhoe, weicher und harter Schanker, Carcinom, Diabetes, akute Infektionskrankheiten usw.
Symptome: Schwellung, Rötung, Eiterung, Jucken oder Brennen an der Eichel.
Formen: katarrhalisch, ulcerös, diphtherisch, gangränös.

Komplikationen: Lymphangitis, Phlegmone, Erysipel und Gangrän sowie bei enger Vorhaut entzündliche Phimose.

Differentialdiagnose: syphilitische Papeln.

Therapie: Bäder, Waschungen und Umschläge sowie Ausspritzungen mit milden Antiseptika (Bleiwasser, essigsaure Tonerde, Wasserstoffsuperoxyd, Kal. permangan. usw.); Chemotherapie mit Salben, außerdem bei Phimose Operation und bei venerischen Erkrankungen spezifische Therapie; bei Verdacht auf Tumor ist die phimotische Vorhaut zu spalten; stets ist der Harn auf Zucker zu untersuchen!

b) Lymphangitis, Phlegmone und Erysipel sowie Diphtherie. *Folge:* öfters Abscedierung oder Gangrän.

c) Gangrän. *Ursachen:* Verletzung mit mechanischer, chemischer oder thermischer Schädigung, Umschnürung, Paraphimose, Harninfiltration, Phlegmone und vor allem Erysipel, phagedänischer Schanker, Diphtherie, Fusispirillose und Allgemeinerkrankungen (spez. Diabetes sowie Typhus, Influenza, Sepsis usw.).

Gefahr: Sepsis.

Therapie: Incisionen und Abtragungen, später evtl. Plastik.

d) Elephantiasis. *Ursachen:* (abgesehen von allgemeinen Herz- und Nierenleiden sowie Hungern) anhaltendes oder wiederholtes Trauma, Phimose, Harnröhrenverengerung und -fistel, Balanitis, Lymphangitis, Erysipel, Tuberkulose und Lues sowie Ausräumung der Leistendrüsen; ferner in den Tropen auch Filaria sanguinis; schließlich Röntgen- und Radiumbestrahlung.

Kombination oft mit Hodenelephantiasis (s. da).

Therapie: Excision nebst Hautplastik (Muffplastik aus der Scrotalhaut (s. Penisverletzungen).

e) Tuberkulose in Form von Ulcerationen, spez. am Präputium bei ritueller Beschneidung oder bei Coitus sowie als Haut- und Unterhauttuberkulose oder selten als Lupus.

f) Lues aller Stadien; u. a. Primäraffekt und Gumma an Eichel, Vorhaut, Haut und Schwellkörper sowie *Ulcus molle*.

g) Aktinomykose vereinzelt; durch direkte Kontaktinfektion, auch durch widernatürlichen Coitus, Strohhalm u. dgl.

h) Milzbrand desgl.

i) Cavernitis. 1. *Cavernitis circumscripta* (periurethraler Absceß). *Ursache:* Harnröhrenverletzung, Harnröhrenstriktur, eitrige Follikelentzündung bei Urethritis.

Lokalisation: Corpus cavernosum urethrae.

Symptome: örtliche entzündliche Schwellung und Abscedierung, wobei der Absceß mit der Harnröhre in Verbindung steht und durch fuchsbauartige Verzweigungen und mangelhafte Entleerung keine spontane Ausheilung findet.

Therapie: frühzeitige Incision trotz Gefahr einer späteren Urethralfistel; u. U. sekundärer Verschluß einer solchen.

2. *Cavernitis diffusa.* *Ursache:* Verletzungen, Thrombophlebitis, phlegmonöse Prostatitis, phagedänischer Schanker, Leukämie, Allgemeininfektion mit Metastasen.

Symptome: schwere Allgemeinerscheinungen, Schüttelfrost, hohes Fieber, starkes Ödem der Penishaut, derb-elastische Schwellung des Corpus cavernosum bei geringer Druckempfindlichkeit; schmerzhafter Priapismus.

Therapie: frühzeitige ausgiebige Incision, sonst droht Penisgangrän und pyogene Allgemeininfektion; suprapubische Harnableitung.

3. *Cavernitis chronica:* Endstadium einer umschriebenen oder diffusen Cavernitis mit narbiger Umwandlung des ganzen Schwellkörpers, ausgedehnte Urethralstrikturen.

Therapie: vorsichtige Aufdehnung der Urethra.

k) Induratio penis plastica s. Sklerosis s. Ganglion penis. *Wesen:* Induration ist im Gegensatz zur Cavernitis nicht im Schwellkörper selbst, sondern in der Albuginea, also zwischen Schwellkörper und Haut, in ungünstigen Fällen ins Septum und die Corpora cavernosa eindringend.

Pathologische Anatomie: dorsal gelegene Bindegewebsschwiele mit zellreichen Wucherungsherden; bisweilen Kalk-, Knorpel- oder Knochenbildung (sog. „Penisknochen"; physiologisch bei manchen Tieren: Affen, Hunden, Katzen, Bären, Meerschweinchen usw., dagegen nicht beim Menschen).

Pathogenese: ungeklärt; wichtig erscheint Konstitution und Vererbung, spez. Neigung zu Arthritis, Gewebshypertrophie und -sklerosierung, daher auch häufige Kombination mit *Dupuytren*scher Kontraktur; Trauma im weitesten Sinne (Hämatom,

Kälteeinwirkung, funktionelle Beanspruchung durch extreme Sexualtätigkeit), evtl. Durchblutungsstörung durch lumbale Wirbelsäulenveränderung; Vitamin-E-Mangel; hormonelle Ausfälle.

Vorkommen: selten; meist bei älteren Männern zwischen 40–60 Jahren, aber auch bei älteren, selten bei jüngeren.

Symptome: kleine, circumscripte, allmählich wachsende, derbe Verhärtung am Penis dorsal zwischen Wurzel und Eichel zwischen Haut und Schwellkörper in Knoten-, Strang- oder Plattenform, evtl. mit Kalk-, Knorpel- oder Knocheneinlagerung (Röntgenbild!).

Folgen: bei Erektion Schmerzen und Abknickung (sog. ,,Chorda venerea oder Strabismus penis"), bisweilen auch unvollkommene Gliedfüllung (Erection louche) mit Impotentia coeundi, selten auch Ejaculationsstörung, vereinzelt Blutungen bei Coitus.

Verlauf und Prognose: im allgemeinen chronisch-progressiv und hartnäckig-rezidivierend; bisweilen erfolgt spontaner Stillstand oder nicht ganz selten Rückgang.

Diagnose: höheres Alter, dorsale Lokalisation und Fortbestehen bei Erektion.

Differentialdiagnose: sonstige Verhärtung von Penis, spez. Schwellkörpern, u. a. Gonorrhoe, Tuberkulose, Gumma und Geschwulst sowie Leukämie (vgl. Cavernitis chronica!).

Therapie. 1. *Konservativ: Hyperämisierung* (Heißluft, Sitzbäder, Therapie, Jodkali innerlich, Ichthyol-Quecksilbersalben, Olobinthin, Massage, Elektrolyse, lokale Injektion von Pepsin, Fibrolysin, Kinetin, Eigenblut), *Ausschaltung trophoneurotischer Störungen* (lumbale Grenzstrangblockade, Parasacralanästhesie, lokale Umspritzung mit Novocainlösung $1/_2$%ig), Versuch mit Cortisoninjektion, *Röntgen-* und *Radiumbestrahlung* (besonders bei verkalkten oder verknöcherten Prozessen, wiederholte kleinere Strahlenmengen wirksamer als einmalige hohe Dosis; Bestrahlung erfolgt durch gefensterte, aus Stentsmasse geformte Moulagen; Besserung in etwa 50% der Fälle). *Vitamine und Hormone* (Vitamin-E-Kur von fünfmonatiger Dauer, z. B. täglich 2 bis 4 Tabletten Ephynal oder Evion forte oder Injektion von 2 ccm Depot-Oestromon in 10 tägigem Abstand).

2. *Operativ. Indikation:* bei Versagen aller konservativen Maßnahmen; bei Vorhandensein starker Beschwerden und Behinderung der Potentia coeundi mit erhaltener Erektionsfähigkeit, bei Vorhandensein von Verkalkungen; stets erst bei völlig zum Stillstand gekommenem Prozeß. *Kontraindikation:* Prozesse, welche sich innerhalb der Corpora cavernosa entwickeln und noch nicht scharf begrenzt sind. *Methode:* medialer Längsschnitt am Dorsum penis, Freilegung der Induration in ganzer Ausdehnung, Ablösung von den Schwellkörpern, u. U. mit Excision eines Streifens aus der Tunica albuginea, sorgfältige Naht der Tunica albuginea. *Prognose:* fraglich, es besteht trotz Operation Rezidivgefahr, häufig auch Beeinträchtigung der Erektionsfähigkeit; Erfolg der Strahlentherapie tritt oft erst nach Monaten ein; Fortsetzung der Bestrahlungsbehandlung nach 2 erfolglosen Bestrahlungsserien zwecklos.

D. Geschwülste

1. Condylomata arcuata (spitze Condylome)

Definition: papilläre Excrescenzen, welche der Schleimhaut der Glans penis verschieblich aufsitzen.

Ursache: infektiöse Granulationstumoren, hervorgerufen durch chronischen Reiz, durch Eiterung bei Urethritis, durch zersetzendes Smegma.

Differentialdiagnose: Peniscarcinom; fehlendes Tiefenwachstum und fehlende Schleimhautveränderung sowie histologische Untersuchung schließen einen Irrtum aus.

Therapie: Abkratzen mit dem scharfen Löffel, Verätzung der Tumorbasis mit Resorcin (6%ig) oder besser Elektrokoagulation.

2. Cystische Penisgeschwülste

a) Atherom. *Vorkommen:* multipel, von den Talgdrüsen der Glans und des inneren Präputialblattes ausgehend.

Therapie: Exstirpation.

b) Dermoid. *Vorkommen:* meist angeboren, Lokalisation an der Unterfläche des Penis bzw. in der Raphe des Scrotums.

Therapie: Exstirpation.

c) Adenocysten (Cylinderepithelcysten). *Vorkommen:* stets an der Penisunterfläche gelegene erbs- bis kirschgroße, mit Cylinderepithel ausgekleidete und mit seröser Flüssigkeit gefüllte Hohlräume.

3. Acanthoma callosum

Vorkommen: mächtige Epithelhyperplasie der Glans penis auf entzündlicher Basis.
Therapie: Radiumbestrahlung oder Abtragung.

4. Sarkom

Vorkommen: selten; meist bei Jugendlichen als Melanosarkom der Glans.
Prognose: ungünstig.
Therapie s. Peniscarcinom.

5. Carcinoma penis

Vorkommen: relativ selten (2–5% aller Carcinome); bei älteren Männern (4. bis 7. Dezennium); auffallend selten bei Beschnittenen (Juden, Moslems); auffallend häufig bei Trägern einer Phimose (bis zu 80%).

Pathologisch-anatomisch: präanceröse Veränderungen sind Leukoplakien und Keratosen, gelegentlich auch Narben im Bereich der Glans und des Sulcus coronarius. Häufigste Form ist der *papilläre Krebs*, seltener der sog. *nichtpapilläre Krebstumor* (*Küttner*), welcher ein Medullarkrebs ist; selten auch *Ulcuscarcinom*.

Ätiologie: chronisch-entzündliche Reize (Balanitis und Smegmastauung bei Phimose), Leukoplakie, Keratose.

Symptome: Schmerzen, übelriechender Ausfluß, harter Tumor, welcher sich innerhalb der Schwellkörper des Gliedes ausbreitet, während die Urethra lange frei bleibt; lymphogene Metastasierung in die inguinalen, iliacalen und hypogastrischen, paraaortalen Drüsen; hämatogene Metastasierung selten; Übergreifen des Tumors auf die Scrotalhaut und Bauchdecken, nekrotischer Zerfall der distalen Penisabschnitte mit schweren Hämorrhagien aus den Corpora cavernosa.

Diagnose: Palpation und Probeexcision aus den dorsalen Präputialpartien.

Differentialdiagnose: Condylomata arcuata, Schanker, Gumma, tuberkulöse Ulceration.

Prophylaxe: regelmäßige Reinigung, sorgfältige Hautpflege, frühzeitige Beseitigung einer Phimose durch Circumcision.

Prognose: um so ungünstiger, je jünger der Kranke ist; bei frühzeitiger Operation mit Penisamputation mit und ohne Leistendrüsenausräumung bis zu 60% Fünfjahrsheilungen; bei fortgeschrittenen Stadien entsprechend ungünstiger.

Therapie. α) *Konservativ:* Röntgen- und Radiumbestrahlung nur bei beginnenden, kleinen Prozessen allein ausreichend. Röntgennachbestrahlung bei allen Operierten mit oder ohne Drüsenausräumung ab 2. Woche nach der Operation.

β) *Operativ:* am besten radikal durch einzeitige Penisamputation mit Drüsenausräumung.

Methoden. 1. *Penisamputation:* Abbinden des hochgezogenen Penis an der Basis mit einem dünnen Schlauch zur Blutstillung, zirkulärer Hautschnitt 2–3 cm proximal der Tumorgrenze, Unterbindung der dorsalen Penisgefäße unter Schonung der Harnröhre und ihres Schwellkörpers; Urethradurchtrennung 1–2 cm distal von der Absetzungsebene des Penisschafts; Verschluß der Schwellkörper in frontaler und sagittaler Richtung durch kräftige Catgutnähte; Fixierung der Harnröhre an der Kuppe des Schwellkörperstumpfs; endgültige Blutstillung; Vereinigung der Penishaut über dem Stumpf durch einige Nähte und Überstehenlassen der Urethra über das Hautniveau, stufenweise Amputation. Gesonderte Nahtfixierung der Urethra am Hautrand meist überflüssig.

2. *Penisexstirpation. Prinzip:* radikale Exstirpation des Penis bei fortgeschrittener Zerstörung mit oder ohne gleichzeitige Drüsenausräumung. *Technik:* Steinschnittlage, zirkuläre oder ovaläre Umschneidung des Penis an seiner Basis mit Schnittverlängerung in der Medianlinie bis zum Damm, wodurch das Scrotum in 2 Hälften gespalten wird; Unterbindung der dorsalen Penisgefäße, Ablösung des Lig. suspensorium penis vom

Schambeinbogen; beiderseitige Unterbindung der Vasa pudendales; Abtragung der Schwellkörper von den Schambeinästen; Durchtrennung der perinealen Urethra in Höhe des hinteren Scrotalansatzes und spannungsloses Einnähen des Urethralstumpfs in die Dammwunde; der Harnröhrenstumpf soll das Hautniveau wenigstens 1–2 cm überragen (bei Rückzug unter das Hautniveau kommt es zur Urethralstenose). *Cave!* Anlage der Urethralmündung im Scrotalbereich, weil hierdurch schwere Scrotalekzeme entstehen! Funktionell ist die perineale Urethrostomie mit Harnröhrenmündung in der Mitte zwischen hinterem Scrotalansatz und Anus am günstigsten.

3. *Entmannung. Prinzip:* Penisexstirpation mit zusätzlicher Entfernung des Scrotums und Abtrennung der Samenstränge beiderseits in Höhe des äußeren Leistenrings. *Indikation:* nur äußerst selten, da Carcinome, welche bereits das Scrotum ergriffen haben, desolate, meist nicht mehr operable Spätfälle sind.

4. *Ausräumung der Leistendrüsen:* meist in gleicher Sitzung mit Penisamputation oder -exstirpation. Schnittführung nahezu horizontal, dicht über der Peniswurzel von der Inguinalgegend der einen Seite zur anderen; von der Mitte dieses Schnitts mit Spaltung der Penishaut auf der Dorsalseite bis zur Stelle der zirkulären Penisumschneidung; Zurückpräparieren der Hautlappen und Beginn der Drüsenausräumung von der Leistengegend in descendierender Richtung bis auf den Penis; Spaltung der Fascie des M. obliquus ext., zur Entfernung der tiefergelegenen Drüsen; ausgiebige Wunddrainage, da bei ulcerierendem Carcinom alle regionären Drüsen schwer entzündlich verändert sind. *Prognose:* günstig, sofern die Drüsenausräumung grundsätzlich auch bei sog. *Frühfällen* ausgeführt wird; fraglich bis ungünstig, wenn sie nur bei fortgeschrittenen Fällen mit makroskopisch nachweisbarer lymphogener Metastasierung gebraucht wird. Die „erweiterte Drüsenausräumung" (mit Entfernung der iliacalen und hypogastrischen Lymphgebiete) verbessert die Ergebnisse nicht. Daher ist die postoperative prophylaktische Röntgennachbestrahlung zweckmäßiger, evtl. auch Oestrogenbehandlung, doppelseitige Adrenalektomie, Hypophysektomie nach den Grundsätzen wie bei Prostatacarcinom (s. S. 1406).

VII. Kapitel

Erkrankungen und Verletzungen der Extremitäten (ausschließlich Frakturen und Luxationen)

(vgl. Allg. Chirurgie, S. 160, 187, 307)

1. Abschnitt: Allgemeines

Häufigste Eingriffe an den Extremitäten

1. Arterien

(vgl. Allg. Chir. S. 164ff. u. 197ff.)

α) *Arteriotomie. Indikation:* intraarterielle Infusion und Transfusion, Links-Herzkatheter, Entfernung von Fremdkörpern, Thromben und Emboli.

Methode: typische Freilegung des Gefäßes, Unterfahrung mit 2 Catgutfäden, quere Incision der Gefäßvorderwand, Einführen einer stumpfen Kanüle oder eines präparierten Kunststoffkatheters. Einfache Knotung der Fäden über dem eingeführten Röhrchen; nach Beendigung der Infusion evertierende Gefäßnaht mit feinstem atraumatischem Nahtmaterial; an kleinen peripheren Arterien (A. radialis oder dorsalis pedis) auch einfache Ligatur; bei Verwendung von Catgut wird die Gefäßbahn spontan wieder durchgängig.

β) *Embolektomie. Definition:* Entfernung eines Blutgerinnsels aus dem Arterienrohr durch Arteriotomie.

Indikation: bei sicher nachweisbarem embolischem Gefäßverschluß so *frühzeitig* als möglich; keinesfalls später als 4 Stunden nach dem Verschluß, und wenn die Applikation von gefäßerweiternden und gerinnungshemmenden Mitteln (Eupaverin 2stündlich 1 Ampulle a 2 ccm, bis zu 10 Ampullen täglich; Liquemin unter Prothrombinkontrolle bis zu 40000 E pro die) erfolglos blieb. Man embolektomiere niemals ohne vorausgehenden, exakten arteriographischen Nachweis der Lokalisation des Embolus (klinische Zeichen der Begrenzung der Durchblutungsstörung können täuschen; im allgemeinen sitzt der Embolus etwa 1–2 Handbreiten oberhalb der äußerlich sichtbaren Demarkation).

Methode: ausreichende Gefäßfreilegung, zentrale und periphere Unterfahrung mit Gummibändchen, *quere Eröffnung* der Gefäßvorderwand, Fassen des Embolus mit einer feinen Kornzange; Ausspülen von Embolusresten durch momentanes Freigeben des Blutstromes; auch Aussaugen des Gefäßlumens durch Einführen feinster Gummikatheter, welche an einen kontinuierlichen Saugstrom angeschlossen sind; evertierende fortlaufende Gefäßnaht (vgl. Abb. 70), 5000–10000 E Liquemin intravasal vor endgültigem Zuziehen der Gefäßnaht.

γ) *Vorgehen bei frischer Arterienverletzung. Indikation:* je nach Lokalisation, Ausdehnung und Alter der Wunde verschieden. Bei Verletzung im Bereich der *erlaubten Unterbindungsstellen* (vgl. Abb. 55, 56): am einfachsten *Ligatur*; im Bereich der *verbotenen Ligaturstellen: Gefäßnaht* oder Überbrückung des Defekts durch homoioplastisches *Gefäßkonserventransplantat*; entscheidend ist Zustand und Anpassungsfähigkeit des Umgehungskreislaufs (*Coenen-Lexer*sches Zeichen). *Kontraindikation:* zerfetzte Wunden älter als 4 Stunden mit beginnenden Zeichen der Infektion und schweren Nebenverletzungen an Knochen und Nerven.

Methoden. a) *Ligatur:* einfache oder doppelte Seidenligatur proximal und distal von der Verletzungsstelle.

b) *Gefäßnaht:* nach den Prinzipien der evertierenden Gefäßnaht nach *Gross* (vgl. Abb. 70). Jaboulay, Dorrance u. a.

c) *Gefäßtransplantation:* am zweckmäßigsten Implantation eines konservierten (tiefgekühlten oder gefriergetrockneten) homoioplastischen Gefäßtransplantats entsprechender Länge durch distale und proximale End-zu-End-Anastomose mittels evertierender Gefäßnaht. Evtl. auch Implantation eines autoplastischen Venentransplantats, dessen Einbau, Zuverlässigkeit und Erfolgssicherheit jedoch wesentlich unsicherer als die Verwendung von Gefäßkonserven ist. Implantation von *Kunststoffprothesen* aus Teflon, Dakron und ähnlichem Material wird experimentell und auch am Menschen gelegentlich ausgeführt. Dauerresultate fehlen noch.

d) *Aneurysma:* (vgl. S. 314).

2. Venen

α) *Venennaht:* Technik wie bei Arteriennaht, jedoch noch diffiziler; Prophylaxe mit Antikoagulantien besonders wichtig.

β) *Phlebotomie. Indikation:* Thrombektomie, besonders bei fortschreitender septischer Thrombophlebitis (V. jugularis, V. ilica communis und V. cava cran. oder caud.). *Methode:* herzwärtige Ligatur bzw. Drosselung, Eröffnung der Vene, Ausräumung und Aussaugung des Lumens; bei septischen Prozessen Ligatur und Resektion, bei aseptischer Thrombose u. U. Freigabe des Blutwegs nach Herausnahme des Thrombus und querer, evertierender Gefäßnaht.

γ) *Venae sectio* (vgl. Abb. 540). *Indikation:* Zufuhr von Blut, Infusionslösungen, Medikamenten, Blutentnahme. *Methode:* Freilegung einer oberflächlichen Hautvene, am besten V. mediana cubiti, cephalica, basilica, Fußrückenvene, weniger gern V. saphena (Gefahr einer Thrombophlebitis!). Querer Hautschnitt über der ausgewählten Vene, welche evtl. durch proximalwärts angelegte Staubinde gestaut oder besser sichtbar gemacht wird; periphere Unterbindung der freigelegten Vene, zentrale Anschlingung der Vene, seitliche Eröffnung des Lumens, Einlegen einer Knopfkanüle oder eines Kunststoffkatheters, Knüpfen des zentralen Fadens über der eingelegten Kanüle, Hautnaht; zur Entfernung der Kanüle genügt es, sie mit einem kleinen Ruck durch den zentralen Knoten herauszuziehen.

δ) *Venenpunktion. Indikation:* Blutzufuhr und -entnahme, Injektion und Infusion von Medikamenten und Flüssigkeiten; *häufigster ärztlicher Eingriff! Methode:* Darstellung der Vene durch proximale Stauung der betreffenden Extremität, Ausstreichen der Extremität von peripher nach zentral, Beklopfen der Vene; Hautdesinfektion (Jodtinktur, Hexachlorophen), percutane Punktion mit einer geeigneten Gefäßkanüle (für länger dauernde oder wiederholte Injektionen bevorzugt die Endverschlußkanüle nach *Schubert*).

3. Lymphgefäße (vgl. Abb. 199, 385)

(vgl. Allg. Chir. S. 200, 314)

a) Unspezifische Infektion. α) *Lymphangitis acuta. Indikation: konservativ* in der Mehrzahl der Fälle (Chemotherapie, Röntgenentzündungsbestrahlung, Ruhigstellung, antiphlogistische Maßnahmen); *operativ* nur, wenn eine Abscedierung zustande kommt. *Methode:* Incision des Entzündungsherds durch Längsschnitte mit dem elektrischen Messer, u. U. Gegenincision und Drainage, offene Wundbehandlung.

β) *Lymphadenitis. Indikation: konservativ* bei Lymphadenitis simplex; *operativ* bei Lymphadenitis purulenta und Lymphknotenabsceß. Nachweis vorhandener Abscedierung durch Probepunktion. *Methode: Incision* in Längsrichtung der Gliedmaße (Querincision nur bei Schweißdrüsenabsceß in der Axilla); bei tiefliegenden Abscessen dient die zur Probepunktion eingestochene Kanüle als Wegweiser; *Totalexstirpation* nur bei chronisch-entzündlichen Lymphknotenpaketen mit multiplen Absceßherden.

γ) *Lymphangitis* und *Lymphadenitis chronica. Indikation:* Totalexstirpation, wenn hierdurch die Infektionsquelle ausgeschaltet werden kann. *Methode:* Lappen-, Winkel-

oder T-förmiger Hautschnitt zur breiten Freilegung des Herds und völlige Ausrottung desselben (*Cave!* Läsion von Gefäßen und Nerven).

b) Bei spezifischen Infektionen. *Vorkommen:* meist *Tuberkulose* im Bereich der Axilla, Ellen- und Leistenbeuge, Kniekehle.

Symptome: mit Cutis und Subcutis verbackene Konglomerate, teils einschmelzend, teils zur Fistelung und zum Durchbruch nach außen neigend; bei tiefliegenden Drüsengruppen *Senkungsabscesse* entlang den Muskelsepten, Gefäß- und Nervenbahnen, periadenitische Begleitentzündung, welche das umgebene Fett, Fascie und Gefäßscheiden in die chronisch-entzündliche Verschwielung einbezieht.

Indikation: konservativ in den ersten Stadien (Röntgenbestrahlung, klimatische Behandlung, allgemeine Chemotherapie). *Operativ:* bei Einschmelzung *Punktion* (vgl. Abb. 98) durch möglichst tangentiales Einstechen der Kanüle in den Absceß (Vermeidung späterer Fistelbildung!) und *Injektion eines Tuberkulostatikums.* Auch *Incision* unter Schutz von Tuberkulostaticis; Excochleation mit scharfem Löffel und anschließende Hautnaht zur Vermeidung einer Mischinfektion; *Totalexstirpation* bei ausgedehnten Konglomeraten (meist ausgedehnte und in die Tiefe gehende Eingriffe, welche entsprechende anatomische und chirurgische Kenntnisse voraussetzen).

c) Bei malignen Lymphknotentumoren. *Vorkommen:* vor allem in Axillar- und Inguinalgegend, welche auch von tiefliegenden endothorakalen, intraabdominellen und intrapelvinen Organen her besiedelt werden können.

Indikation: meist als *Probeexcision* zur histologischen Erkennung des Tumors oder in Form der makroskopischen Totalexstirpation, wenn es gleichzeitig gelingt, den Primärtumor zu entfernen (z. B. Mammacarcinom, vgl. dort).

Methode: präparatorische Freilegung der Knoten und Abtragung von peripher nach zentral unter gleichmäßigem Zug nach distal zur Vermeidung einer Verschleppung von Geschwulstzellen ins gesunde Gewebe.

d) Bei Elephantiasis. *Indikation:* nach Klarstellung der Ätiologie (chronisch-rezidivierende Entzündung, postthrombotisches Syndrom, Behinderung des Lymphabflusses durch Narben, Tumoren oder durch Zerstörung der abführenden Lymphbahnen und -knoten) stets zunächst *konservativ* (Hochlagerung, Zinkleimverband, entstauende physikalische Maßnahmen, Antikoagulantien- und Chemotherapie), *operativ* bei postthrombotischem Syndrom (Grenzstrangblockade, Grenzstrangresektion, Venenresektion); in besonders hartnäckigen Fällen durch größere operative Maßnahmen, und zwar *Lymphdrainage* (nach *Handley*, vgl. Abb. 91): Einlegen dicker Seidenfäden in das elephantiastisch veränderte Unterhautzellgewebe. Nach *Draudt:* die Seidenfäden werden nicht nur subcutan, sondern teilweise auch *subfascial* gelegt. Nach *Lanz:* Einlegen langer Fascienstreifen in Knochenbohrlöcher zur Ableitung der Lymphe in die Markhöhle; durch *Fascienfensterung* (nach *Condoleon*, vgl. Abb. 91): Ausschneiden breiter Fascienfenster von 7-8 cm Länge an mehreren Stellen der Extremität, um durch die Fensterung Lymphaustausch zu erzielen. Durch *Totalexstirpation* von Fascie und Unterhautfettgewebe (nach *de Gaetano*): entfernt wird das gesamte entzündlich veränderte Unterhautzellgewebe mit Fascie in mehreren Sitzungen, Kompressionsverband, Drainage durch kleine Hautincisionen.

4. Sehnen
(Vgl. Allg. Chirurgie S. 190, 311)

a) Sehnennaht. *Definition:* Nahtvereinigung ganz oder teilweise durchtrennter Sehnen.

Indikation: besonders nach Verletzung oberflächlich gelegener Sehnen an Hand, Vorderarm, Fuß. *Primär:* bei *offenen* Sehnenverletzungen im Zuge der ersten Wundversorgung; nicht jedoch an den Beugesehnen der Hand im sog. „Niemandsland", (vgl. Abb. 68), (im Bereich der proximalen Fingerphalangen und in Höhe der distalen Metacarpalköpfchen), da hier primäre Nähte schlechte funktionelle Ergebnisse zeitigen. *Sekundär:* wenn wegen starker Verschmutzung auf die primäre Naht verzichtet werden mußte, oder wenn die Primärnaht aus anderen Gründen unmöglich war oder übersehen wurde. Die Schwierigkeit der sekundären Sehnennaht liegt im Auffinden des proximalen, meist weit retrahierten Sehnenstumpfs und im Ausgleich der relativen Sehnenverkürzung. Das Auffinden der retrahierten Sehnenenden gelingt oft nur durch Erweiterung der Hautschnitte in Richtung der Sehnen. Die Schnitte dürfen nicht direkt über der Sehne, sondern nur in gewissem Abstand parallel zu ihr geführt werden. Auch proximal gelegene gesonderte Schnitte können zum Aufsuchen des Sehnenendes erforderlich werden.

Methoden: erfolgversprechend sind nur solche Nähte, welche eine feste Vereinigung und innige Adaptation der Sehnenenden gewährleisten. Bewährt haben sich die Nahtmethoden nach *Friedrich, Wilms* und *Sievers, Kirchmayer, Dreyer* u. a. Heute wird die Technik nach *Bunnell* bevorzugt (vgl. Abb. 68a).

α) *Technik mit versenktem Draht:* mit beidseitig mit gerader Nadel bewehrtem feinem Draht wird die Sehne quer durchstochen und mit mehrmals sich überkreuzenden Stichen bis zur Sehnenschnittfläche geführt. Durch den Sehnenquerschnitt wird in das gegenüberliegende Ende eingegangen und dieses wiederum mit überkreuzenden Schnitten gefaßt und der Draht nach der letzten Durchquerung geknüpft.

β) *Technik mit ,,Pull-out-wire* (vgl. Abb. 68a): besonders geeignet für oberfläche Sehnen, speziell Fingerbeugesehnen. Längs durch das proximale Ende der Sehne wird ein langer feiner Draht in das distale Sehnenende geführt und dort nach 1 oder 2 überkreuzenden Nähten in das proximale Sehnenende zurückgeführt, dieses wird der Länge nach über eine Strecke von 2–3 cm durchstochen und die beiden Drahtenden proximal percutan herausgeführt und über einem Bleiknopf geknüpft. Die Adaption der Schnittfläche wird durch das Ausmaß des Zugs an den Drahtenden gewährleistet. Durch die distale Drahtschlinge wird ein weiteres Drähtchen (,,Pull-out-wire") als Schlinge geführt und distal ebenfalls percutan herausgeleitet. Nach abgeschlossener Sehnenheilung (durchschnittlich 3 Wochen) wird der proximale Draht durchtrennt und mit Hilfe des distal gelegenen ,,Pull-out-wire" aus der Sehne herausgezogen. Es bleibt kein Fremdkörper in der Sehne zurück.

γ) *8er-Naht nach Bunnell:* speziell für Strecksehnen der Hand; distales und proximales Sehnenende wird von einer 8er-förmigen Tour umschlungen und die Enden über die Haut herausgeführt und extracutan verknüpft; Entfernung nach 3–4 Wochen. Bei *schräg durchtrennten Sehnen* werden nach *Bunnell* die adaptierten Sehnenenden mit U-förmigen Schlingen durchsteppt und beide Drahtenden percutan herausgeleitet und präcutan befestigt; die Sehne legt sich in Wellenform; der Draht kann nach der Heilung entfernt werden. Eine Verbesserung der ,,Pull-out-wire"-Technik bietet die Verwendung der Drahtnaht nach *Lengemann*.

b) Sehnenverkürzung und -verlängerung. *Indikation: Verkürzung* wird notwendig, wenn Überlänge einer Sehne zur relativen Muskelinsuffizienz führt; *Sehnenverlängerung*, wenn es durch lang dauernde Ruhigstellung von Gelenken oder Lähmung der Antagonisten zu Muskelkontrakturen gekommen ist.

Methoden: subcutane oder offene Tenotomie, d. h. einfache Sehnendurchschneidung, wobei sich die Sehnenlücke vollständig ohne Naht wieder schließt (z. B. bei Spitzfuß infolge verkürzter Achillessehne). *Z-förmige Durchtrennung* nach *v. Baeyer:* speziell für die Verlängerung der Achillessehne, wobei der laterale Teil der Sehne distal durch kleinen Einstich in die Haut knapp am Calcaneusansatz, sodann der mediale Teil von medial an der musculo-tendinogenen Übergangszone incidiert und darauf der Fuß gewaltsam gestreckt wird; die beiden Sehnenhälften gleiten zwischen den beiden Einkerbungsstellen Z-förmig auseinander; das Verfahren ist auch als offene Methode möglich, wobei eine zusätzliche Naht der Sehnenenden erforderlich wird. Nach *Bunnell:* schräge Durchtrennung mit möglichst langen Schnittflächen und wellenförmiger Durchnähung der schrägen Sehnenflächen mit präcutaner Befestigung, wie bei der einfachen Naht schräg durchtrennter Sehnen.

c) Freie Sehnentransplantation. *Indikation:* zur Sehnenverlängerung und Ersatz zerstörter Sehnenabschnitte; Defektüberbrückung.

Methode: verwendet werden bevorzugt *autoplastische Transplantate* (Sehne des M. palmaris longus, Strecksehnen des 4. und 5. Fingers, oberflächliche Fingerbeugersehnen, Streifen aus Fascia lata); auch homoioplastisches (Sehnenkonserve) und heteroplastisches (Kalb-, Känguruh-Sehne) Material. Zur Befestigung des Transplantats an der Empfängersehne dient die Knopflochtechnik nach *Lange* (das Transplantat wird durch knopflochartige Schlitze im distalen und proximalen Sehnenstumpf hindurchgeführt und dort mit Naht fixiert) oder die *Bunnellsche* Nahttechnik (vgl. Abb. 68a und 443) mit versenkter Drahtnaht oder mit ,,Pull-out-wire".

d) Sehnenverpflanzung. *Definition:* im Gegensatz zur freien Transplantation handelt es sich hier um die Durchtrennung einer Sehne am Ansatz und die Verpflanzung des Sehnenendes auf die Sehne eines gelähmten Muskels oder direkt auf den Knochen; auch die seitliche Abspaltung eines Sehnenteils, welcher als Kraftspender mit einer kraftempfangenden Sehne verbunden wird oder auch das seitliche Aneinandernähen von kraftspendender und kraftempfangender Sehne wird hierunter verstanden.

Indikation: endgültige Lähmung einzelner Muskelgruppen, deren Funktion durch einen entbehrlichen kraftspendenden Muskel ersetzt werden kann. Elektrische Prüfung des Muskels mit Nadelelektroden und Beobachtung der nachfolgenden Kontraktion des für die Sehnenverpflanzung ausgewählten Muskels ist wesentlich. Auch ausreichende Beweglichkeit der betreffenden Gelenke ist unerläßliche Vorbedingung.

Nachbehandlung: alle Eingriffe, welche mit Sehnendurchtrennung oder Sehnennaht einhergehen, erfordern postoperativ eine dreiwöchige Ruhigstellung im Gipsverband in Entspannungsstellung und anschließend vorsichtige, gezielte, fachmännisch kontrollierte Bewegungsübung für mehrere Wochen, möglichst bis zur endgültigen Wiederherstellung der Funktionstüchtigkeit.

5. Nerven

(δ. Allg. Chirurgie S. 194, 319 und Spez. Chirurgie S. 806)

Indikation: Primärnaht bei offenen Verletzungen und im Zuge der primären Wundversorgung. *Sekundäre* Freilegung, evtl. Resektion und Naht bei *geschlossenen Verletzungen* nach einer Wartezeit von 6—8 Monaten, wenn bis dahin keine Rückbildungserscheinungen oder Restitution eingetreten ist (neurologische Kontrolluntersuchungen im Abstand von 4—6 Wochen); auch bei allen sekundär heilenden Wunden mit Nervenverletzung, d. h. frühestens 6 Wochen nach völligem Abschluß der Wundheilung; sekundär auch bei *sensiblen Reizerscheinungen* (ausgehend von Neuromen, Nervenstümpfen, Verletzungs- und Nahtstellen oder durch Narben). Die bis zur sekundären Nervenoperation verstreichende Zeit wird durch aktive und passive Übungsbehandlung und Elektrisieren zur Prophylaxe von Kontraktur und Muskelatrophie ausgefüllt.

Methoden. 1. *Nervennaht* (vgl. Abb. 69): anzustreben ist stets die direkte Nervennaht, welche allen plastischen Methoden eindeutig überlegen ist; ferner ist auf topographisch möglichst exakte Adaption der zusammengehörigen Nervenbündel zu achten; die Naht erfolgt mit feinsten Seideneinzelknopfnähten, welche das Neurilemm fassen; zur Erzielung der direkten Naht bedarf es häufig gewisser Kunstgriffe (Entspannungsstellung der Gelenke, vorsichtige Nervendehnung, Nervenmobilisation und Verlagerung und evtl. auch [nur mit strengster Indikation!] der Verkürzungsosteotomie).

2. *Überbrückung von primär unüberbrückbaren Nervendefekten* kann erfolgen: durch *Interplantation* von Nerven- oder Rückenmarksubstanz (verwendet wird autoplastisches Material aus dem Ramus superficialis nervi radialis, Nervus suralis, Nervus saphenus; homoio- und heteroplastisches konserviertes Material ist demgegenüber wesentlich unterlegen); durch *Tubulisation* (Einpflanzen beider Nervenenden in ein Röhrchen, in der Hoffnung, daß die aussprossenden Fibrillen durch das Röhrchen Anschluß an das periphere Nervenende finden; verwendet werden frei transplantierte Vene, Kalbsarterie, Magnesium- oder Kunststoffröhrchen); durch *Lappenabspaltung* (Abspaltung eines Teiles des zentralen oder peripheren Stumpfs, welcher umgeklappt wird und mit dem gegenüberliegenden Stumpf vereinigt wird); durch *Nervenpfropfung* (Implantation beider Stümpfe des verletzten Nerven in einen gesunden Spendernerven, und zwar als *einfache Pfropfung, Doppelpfropfung* oder *Kreuzung*, wobei es darauf ankommt, Nervenbahnen des gesunden Nerven zu durchtrennen, so daß in sie die Fibrillen einwachsen können; optimal müssen etwa ein Fünftel der Spenderfasern durchtrennt werden; die *direkte Implantation* [direkte Einpflanzung des Nervenstamms in den gelähmten Muskel], spez. in Fällen, bei welchen der Nerv dicht vor dem Muskeleintritt verletzt ist).

3. *Neurolyse. Indikation:* bei Einmauerung des Nerven in Narben, Callus, nach Nervenverletzung oder bei Druck durch verdrängendes Wachstum in der Nachbarschaft. *Formen:* α) *Äußere Neurolyse* (der freigelegte und beidseitig angeschlungene Nerv wird in ganzer Ausdehnung vorsichtig aus dem schnürenden Narben- oder Callusring ausgelöst bzw. werden Tumoren, Aneurysmen u. dgl. in der Nachbarschaft beseitigt). β) *Innere Neurolyse* (nach Aufschwemmen des Nerven mit Kochsalzlösung wird das Neurilemm gespalten und die im Innern des Nerven verlaufenden Narben von den einzelnen Kabeln abgelöst. Cave! Verletzung der intranervalen Anastomosen). *Prognose:* für die Neurolyse meist nicht besser als für die Resektion und Naht; bei ausgedehnten inneren Neurolysen sogar deutlich schlechter, weshalb die innere Neurolyse nur bei sensiblen Reizzuständen gebraucht wird.

4. *Vereisung*, d. h. Besprayen des freigelegten Nerven mit Chloräthyl zur *temporären Ausschaltung* bei angiospastischen Erkrankungen, kontraktem Plattfuß, Spitzfußkontraktur u. a. Die Leitungsunterbrechung geht völlig zurück. Es tritt innerhalb mehrerer Monate völlige Regeneration ein.

5. *Exhairese:* der freigelegte Nerv wird mit einer Klemme gefaßt und langsam auf diese aufgewickelt, so daß er aus seinem Lager gezogen und abgehende Seitenäste abgerissen werden. *Indikation:* Phrenicusexhairese vom Hals aus, N. trigeminus I oder II an den Nervenaustrittsstellen bei Trigeminusneuralgie.

6. *Operation nach Stoffel*, d. h. Ausschaltung einzelner motorischer Bahnen bei gemischten motorisch-sensiblen Nerven, um die Kraft spastischer Muskelgruppen herabzusetzen; genaueste intraoperative elektrische Prüfung der zur übererregten Muskelgruppe ziehenden Nervenbündel und selektive Resektion derselben auf einer Strecke von mehreren Zentimetern ist erforderlich. *Indikation:* spastische Hemiplegie, spastische Kontrakturen, z. B. Adductorenkontraktur des Hüftgelenks, Beugekontraktur des Kniegelenks u. a.

6. Gelenke

a) Punktion. *Indikation:* 1. *Diagnostisch* als *Probepunktion* zur Erkennung der Art eines pathologischen Gelenkinhalts (seröser, sero-fibrinöser, eitriger, jauchiger, blutiger Erguß) durch anschließende mikroskopische, bakteriologische, kulturelle und histologische Untersuchung des Punktats; auch zur röntgenologischen Darstellung des Gelenkinneren durch Auffüllung des Gelenks mit Luft, Sauerstoff und einigen Kubikzentimetern Kontrastmittel (*Pneumoradiographie*).

2. *Therapeutisch* zur Gelenkentlastung, Gelenkspülung und Instillation von testgerechten Chemotherapeuticis; letzteres besonders bei unspezifischen Gelenkempyemen, welche durch das halbkonservative Vorgehen fast stets beherrscht werden können. Breite Eröffnungen, Dauerdrainagen und Amputation wegen Gelenkempyem kommen heute nur noch vereinzelt vor. Allenfalls erforderliche Drainage bei sehr starker Eiterung soll nur kurzfristig mittels durch Punktion eingelegtem Drainagerohr abgeleitet werden (vgl. Abb. 71). *Methode:* strengste Asepsis! Lokalanästhesie, kleine Hautincision, Einstechen der Punktionskanüle oder des Troikarts durch die Gelenkkapsel, Entleerung des Gelenks, u. U. unter leichter manueller Kompression des Gelenks, evtl. Spülung mit Kochsalzlösung und Instillation eines Chemotherapeuticums; Entfernung der Kanüle mit einem kurzen Ruck, Nahtverschluß der Hautincision, Ruhigstellung der Extremität auf Schiene oder im Gipsverband.

b) Arthrostomie. *Definition:* Gelenkeröffnung zum Zwecke der Drainage über längere Zeit.

Indikation: schwerste Gelenkinfektion bei unwirksamer Chemotherapie (Erregerresistenz!); sonst heute nicht mehr im Gebrauch, weil die Aussichten auf Wiederherstellung der Gelenkfunktion nach länger dauernder Drainage äußerst ungünstig sind.

Methode: Gelenkeröffnung an einer Stelle, welche kürzesten Zugang zum Gelenkinnern und günstigste Abflußbedingungen bietet; bei größeren Gelenken Ausschneiden eines kleinen Kapselfensters und Drainage mit Glas- oder Kunststoffröbren, welche nicht bis ins Gelenkinnere vordringen, sondern nur die zwischen Haut und Synovia gelegenen Weichteile auseinanderhalten; evtl. Injektion von *Phenol-Kampfer-Lösung* zur Vermeidung fibrinös-entzündlicher Verklebungen der Kapselwände und dadurch bedingter Gelenkversteifung.

c) Arthrotomie. *Definition:* Gelenkeröffnung zu diagnostischen oder therapeutischen Zwecken.

Indikation. 1. *Diagnostisch:* unklare Gelenkerkrankung, bei welcher die übrigen diagnostischen Verfahren einschließlich Probepunktion keine Klärung erzielt haben (speziell Gelenktuberkulose mit Probepunktion aus der Gelenkkapsel).

2. *Therapeutisch:* Entfernung freier Gelenkkörper, Fremdkörper, Meniscusexstirpation, intraartikuläre Plastiken, Ersatzoperationen, blutige Reposition, Gelenkplastik, Gelenkresektion. *Methode:* Schnittführung so klein wie möglich und so groß wie nötig unter Berücksichtigung der Funktion, der Muskel- und Bandansätze, Nerven und Gefäße; wegen Infektionsgefährdung sei die Gelenkeröffnung so kurzfristig als möglich; Gelenkverschluß durch mehrschichtige Naht, wobei keine Nähte ins Gelenkinnere zu liegen kommen dürfen.

d) Arthrodese (s. Abb. 434). *Definition:* Operation zur Erzielung einer knöchernen Gelenkversteifung. Ziel jeder Arthrodese ist die **schmerzfreie** *Ankylose*.

Indikation: ultima ratio bei schlaffen oder spastischen Lähmungen, schme.zhafter Gelenksteife, unbeeinflußbaren Schlottergelenken, Gelenkfungus; sonst bei anderen Gelenkzerstörungen, bei welchen durch Muskel-, Band- oder Gelenkplastiken keine brauchbare Funktion mehr erreicht werden kann.

Methoden: 1. *Intraartikuläre Arthrodese*, d. h. Erzielung der Ankylose durch Beseitigung des Gelenkspaltes, der Gelenkknorpel und intraartikulären Weichteile; Methode der Wahl bei allen Gelenkerkrankungen, bei welchen eine Aktivierung eines entzündlichen Prozesses nicht mehr befürchtet werden muß; sicherste Form der künstlichen Gelenkversteifung.

α) *Anfrischungs- oder Entknorpelungsarthrodese*, d. h. totale Entknorpelung, u. U. sparsame Anfrischung bzw. Resektion der Knochenenden und Entfernung aller intraartikulären Weichteile, so daß ein breiter Kontakt der Knochenwundflächen erreicht wird. Auch Aufsplitterung und „Knochenzermalmung" der Knochenwundflächen (*Kirschner*) oder schachbrettartige Aufrauhung der Knochenfläche (*Lange*) oder möglichst sorgfältige Ineinanderpassung der angefrischten Gelenkflächen, u. U. zusätzliche Fixation durch Schrauben, *Kirschner*-Drähte oder mit Kantkeilnägeln (*Holle*) (vgl. Abb. 434a).

β) *Verriegelungs- oder Überbrückungsarthrodese*, d. h. Überbrückung eines Gelenkspaltes mit einem periostgedeckten Knochenstück, welches durch Knochenzapfen, Schrauben oder Kantkeilnägel fixiert oder nur eingebohrt wird (vgl. Abb. 434b). Der Span wird der Gelenkumgebung entnommen oder frei transplantiert; Verfahren dient meist nur als zusätzliche Sicherung zu einer Anfrischungsarthrodese.

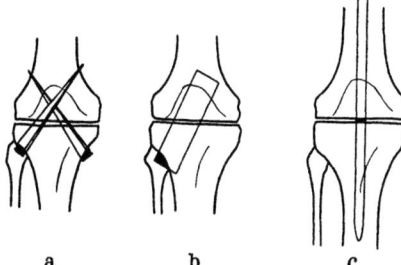

Abb. 434. *Arthrodese:* a) Anfrischungsarthrodese mit Nagelfixation (Kantkeilnagel), b) Anfrischungsarthrodese mit Knochenspanbolzung, c) Arthrodese durch Marknagelung (mit oder ohne Anfrischung)

Alleinige Anwendung ist nur bei Gelenken angezeigt, deren Bewegungsausschlag bereits weitgehend eingeschränkt ist (schwere Arthrosis deformans, posttraumatische Gelenksteife, Restzustand nach Arthritis) sowie in Fällen, bei welchen das Aufflackern ruhender Gelenkprozesse befürchtet werden muß. Hierher gehört auch die Arthrodese durch innere Schienung eines resezierten Gelenks mittels *Küntscher*-Nagels (vgl. Abb. 434c); hierdurch wird gute Fixierung und meist rasch fortschreitende Ankylosierung erzielt.

2. *Extraartikuläre Arthrodese. Definition:* das uneröffnete Gelenk wird von außen her verriegelt, z. B. bei Restzuständen nach chronischer Eiterung, fortgeschrittener Gelenktuberkulose. *Methode:* Gelenkblockierung durch extraartikulär angelagerte Knochenspäne, Kürzung und Verlagerung der das Gelenk überbrückenden Sehnen; Fixierung des Gelenks durch Fascienzügel oder Seidenfäden, welche durch Bohrlöcher der Gelenkenden hindurchgezogen werden. *Prognose:* fraglich, da fast niemals eine völlige Ankylose erreicht wird; daher vorwiegend nur als Zusatzverfahren in Betracht kommend.

e) Arthrorise. *Definition:* Verringerung des Bewegungsumfanges eines Gelenks durch Schaffung einer künstlichen „Anschlagsperre".

Indikation: Schlottergelenke (speziell am Fuß- und Ellenbogengelenk).

Methode: Sperrung des Gelenks durch Knochenspäne, welche extrakapsulär so eingebolzt werden, daß sie den Bewegungsumfang im erforderlichen Ausmaß hemmen.

f) Gelenkresektion. *Definition:* Excision eines ganzen Gelenks oder Gelenkabschnitts unter Mitentfernung der Gelenkflächen (*Bardenheuer, Franz König, v. Langenbeck, Ollier*). Jede Resektion folgt folgenden Grundsätzen: einfache, ausreichende Schnittführung unter Schonung des Bewegungsapparates, Erhaltung der Kontinuität der Muskulatur und ihrer Ansätze im Zusammenhang mit dem Periost; gründliche Entfernung alles krankhaften Gewebes; sorgfältige Nachbehandlung zur Erzielung eines optimalen funktionellen Resultats; es sei denn, die Resektion wird als Arthrodese beendet (s. oben).

Indikation: schwerste Infektionen, welche jeder Form von Chemotherapie widerstehen; umschriebene Formen der Gelenktuberkulose, schmerzhafte Gelenksteifen nach chronischer Entzündung oder posttraumatischer Deformierung; alle Zustände, bei welchen ein schmerzlos teilversteiftes Gelenk relativ besser ist als ein schmerzhaftes, funktionsuntüchtiges Gelenk; eingeschränkte Indikation besteht für Gelenkresektionen bei Kindern (Gefahr der Epiphysenschädigung und schwerer Wachstumsstörung). *Kontraindikation:* fast stets bei malignem Tumor wegen mangelnder Radikalität.

Methoden. α) *Totale extrakapsuläre Resektion:* das uneröffnete Gelenk wird mit der Kapsel in toto entfernt; heute nur noch selten, speziell nur bei kleineren Gelenken im Gebrauch.

β) *Partielle Gelenkresektion,* d. h. Eröffnung des Gelenks, Entfernung aller Gelenkweichteile, des Knorpels und sparsame Anfrischung der Knochen mit Meißel oder Handsäge. Die Freilegungsschnitte werden so gelegt, daß eine Durchtrennung der Muskulatur und Sehnenansätze weitgehend vermieden wird (Längsschnitte, Bogenschnitte). Ist die Ankylose Ziel des Eingriffs, so werden die angefrischten Gelenkenden durch Knochenbolzen, Schrauben, Kantkeilnägel, Marknagelung in festen Kontakt gebracht und fixiert (vgl. Abb. 434). Bei schweren Infektionen werden die Resektionsflächen zunächst durch Extensionsdrähte, welche ober- und unterhalb des Gelenkes hindurchgelegt und in einem Gipsverband befestigt sind, in einem gewissen Abstand voneinander festgehalten; nach Abklingen der Infektion werden die Resektionsflächen aufeinandergestellt, u. U. sogar mit Hilfe der gleichen Extensionsdrähte aufeinandergepreßt.

g) Arthroplastik. *Definition:* plastische Operationen zur Wiederherstellung einer verlorengegangenen Gelenkfunktion (*Helfferich* 1894, *Lexer, Payr, Albee, Murphy*).

Indikation: bevorzugt bei posttraumatischen Gelenksteifen nach Gelenkfrakturen u. dgl., wenn der Bewegungsapparat erhalten und keine stärkere Infektion vorhanden ist; Mindestzeitspanne zwischen klinischer Heilung und Plastik 6–12 Monate. In jedem Falle schwierig, da der Erfolg unsicher ist und eingehende Vorbesprechung mit dem Kranken Vorbedingung ist. Bei rückhaltloser Aufklärung über das Für und Wider nehmen die meisten Kranken von dem Eingriff, welcher stets nur ein Versuch der Funktionsverbesserung sein kann, Abstand.

Methoden: Freilegung des Gelenkes mit übersichtlichen, schonenden Schnitten (die meisten und brauchbarsten Schnittführungen sind von *Lexer* angegeben); Mobilisation des bindegewebig oder knöchern ankylosierten Gelenks; Entfernung aller intraartikulären Weichteile, wie bei Gelenkresektion und Bildung neuer Gelenkflächen, wobei die natürlichen Gelenkformen möglichst genau nachgebildet werden sollen; am Kniegelenk Entfernung der hinteren Abschnitte der Oberschenkelkondylen oder Bildung eines Kippgelenks (nach *Hass*), wobei der Gelenkkopf keilförmig, die Pfanne flach zugerichtet wird, um eine möglichst gute Beugefähigkeit zu erzielen. Auch Überziehen des Gelenkkopfs mit alloplastischen Metallkappen (Vitallium, Tantal) oder Ersatz des Gelenkkopfes durch völlig neuen, alloplastischen Kunststoffkopf (Polyacryl, Plexiglas), welcher in den peripheren Teil eingebolzt wird; oder Interposition von Weichteilen zwischen die angefrischten Knochenenden, wobei nur autoplastisches Material (Fett nach *Lexer*, Fascie nach *Payr*, Muskulatur nach *Kirschner*) verwendet werden darf; das Interpositum kann freitransplantiert oder gestielt dazwischengelagert werden; kurzfristige Gelenkdrainage oder besser völliger Verzicht auf eine solche; Entlastung des Gelenks durch Extensionsverband, Ruhigstellung für 10–12 Tage, sodann aktive Bewegungsübungen, welche nur adäquat zur Schmerzhaftigkeit gesteigert werden dürfen; forcierte passive Bewegungen, welche zu starke Schmerzen hervorrufen, müssen peinlichst vermieden werden (Gefahr des *Sudeck-Syndroms,* welches unweigerlich zur Wiederversteifung des Gelenkes führt).

Prognose: fraglich; weitgehend von der psychischen Einstellung und neurovegetativen Struktur des Patienten abhängig. In Einzelfällen gelang die homoioplastische Transplantation ganzer Gelenke von amputierten Gliedmaßen oder frischen Leichen (*Enderlen, Lexer*).

7. Knochen

a) Osteotomie. *Definition:* operative Durchtrennung eines Knochens (s. Abb. 255).

Indikation: Korrektur von angeborenen oder erworbenen Knochendeformitäten, deren Korrektur zu einer Verbesserung der Statik und Funktion führt (Stellungsänderung ad axim, ad longitudinem, ad peripheriam, ad latus bei Fehlstellungen infolge Fraktur, Knochenerkrankung oder ungünstige Versteifung eines benachbarten Gelenks).

Methoden: Offene Osteotomie, d. h. Freilegung des Knochens an der gewählten Stelle (Abschieben des Periosts nicht erforderlich); Durchtrennung des Knochens mit Meißel oder Motorsäge unter Sicht des Auges. *Subcutane Osteotomie:* Incision von Haut und Weichteilen in Längsrichtung über dem Knochen, so daß gerade ein Meißel auf den

Knochen eingeführt werden kann; Knochendurchtrennung ohne Sicht. *Lineare Osteotomie*: Querdurchtrennung des Knochens mit anschließender Achsenknickung; die entstehende keilförmige Lücke wird durch Callusmassen überbrückt. *Keilförmige Osteotomie*: Herauslösen eines Knochenkeils, dessen Winkel der Achsenkorrektur genau entspricht und der vorher auf Grund des Röntgenbildes genau berechnet wurde; Lückenbildung wird vermieden. *Bogenförmige Osteotomie* (vgl. Abb. 435b): Biegungsstelle des Knochens wird in Form einer halben Zylinderoberfläche durchtrennt, so daß ohne stärkere Verkürzung eine flächenhafte Berührung der Trennungsebenen auch nach der Korrektur bestehenbleibt. *Zermalmende Osteotomie*: Eröffnung des Periostschlauches, Entfernung des deformierten Knochenabschnitts, Zerkleinerung desselben in kleine Scheiben oder in einen „Knochensalat", mit welchem der Periostschlauch wieder aufgefüllt wird; oder in Form einer „*Aufsplitterung*" (nach *Kirschner*) (vgl. Abb. 477), wobei der deformierte Knochenabschnitt mit zahlreichen Meißelschlägen in Längs- und schräger Richtung so lange zertrümmert wird, bis sich die Korrektur ausführen läßt; vollständige Knochendurchtrennung soll möglichst nicht erfolgen; Fixierung der korrigierten Stellung im Gips- oder Drahtextensionsverband. *Verkürzungsosteotomie* (vgl. Abb 435c): durch schräge oder treppenförmige Herausnahme eines Knochenstücks, so daß durch entsprechendes Zusammenschieben der Frakturenden normale Knochenlänge erzielt wird (z. B. nach Verlängerungsheilung einer Fraktur). *Verlängerungsosteotomie* (vgl. Abb. 435a): durch lange, schräge Osteotomie oder Z- bzw. stufenförmige Osteotomie, am besten mittels einer Kreis- oder Vibrationssäge (z. B. bei in Verkürzung verheilten und auf andere Weise nicht ausgleichbaren Frakturen der unteren Extremität); u. U. ist Fixierung der gewonnenen Verlängerung durch kombinierten Drahtextensions-Gipsverband oder Marknagelung erforderlich (*Cave!* Überdehnung von Gefäßen, Nerven und Muskeln durch die Verlängerung!).

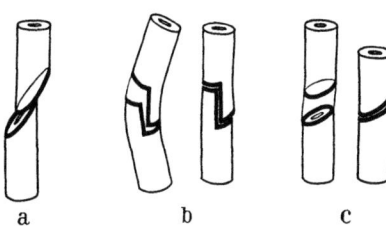

Abb. 435. *Osteotomie:* a) Verlängerungsosteotomie, b) Biegungsosteotomie, c) Verkürzungsosteotomie

b) Knochenresektion. *Definition:* Herausnahme eines größeren Abschnittes aus der Kontinuität eines Knochens.

Indikation: semimaligne Tumoren; lokale chronische Knocheneiterung, Pseudarthrose.

Methode: extraperiostale Durchtrennung des Knochens mit einer Säge (bei Tumoren entsprechend weit ober- bzw. unterhalb des Tumors und evtl. unter Mitnahme tumorinfiltrierter anliegender Weichteile). *Exartikulationsresektion*, d. h. Entfernung eines größeren Abschnitts aus dem Knochenschaft unter Mitnahme der angrenzenden Gelenkfläche. Die entstehenden Knochendefekte werden mittels *Spanverpflanzung* (s. Abschn. Pseudarthrose, S. 1661) oder *Einbolzung* eines entsprechend geformten autoplastischen Transplantats (speziell Fibula zum Ersatz des proximalen Humerus) oder durch Einlagerung benachbarter Gliedmaßenabschnitte (z. B. *Umkipplastik* des Unterschenkels zum Ersatz des Oberschenkels) überbrückt.

Prognose: fraglich; bei semimalignen und spez. bei malignen Tumoren meist nicht ausreichende Radikalität; an belasteten Extremitäten mangelhafte statische Leistungsfähigkeit; daher vorwiegend nur am Arm gebraucht, während am Bein meist die Amputation vorzuziehen ist.

c) Knochentransplantation. α) *Autoplastik*. *Indikation:* zur Defektüberbrückung, zur Callusanregung, zur Pseudarthrosenbeseitigung, zur Arthrodese, zur Plombierung von Knochenhöhlen, für verschiedenste orthopädische Operationen.

Methoden. 1. *Tibiaspanentnahme:* Längsschnitt oder flacher Bogenschnitt über der Vorderseite des Unterschenkels, Markierung der Spanbegrenzung durch Periostincision; Zurückschieben des Periosts nach der Spanmitte, damit dort Periost in Zusammenhang mit dem Span bleibt; Aussägen des Spans mit der Kreis- oder besser mit der Vibrationssäge (beides wesentlich schonender als Durchschlagen des Knochens mit dem Meißel); vorsichtiges Auslösen des Spans, wobei zweckmäßig die vordere mediale Tibiakante erhalten bleiben soll; die Spanentnahme erfolge grundsätzlich erst, wenn das Spanbett fertig zubereitet ist und die Spangröße exakt durch Abmessung bestimmt werden kann;

sorgfältige Blutstillung, Hautnaht, möglichst ohne Drainage, leichter Kompressionsverband, Ruhigstellung im Gipsverband für 2–3 Wochen.

2. *Knochenentnahme aus dem Darmbeinkamm:* bogenförmiger Schnitt parallel dem hinteren Darmbeinkamm, subperiostale Abschiebung der Muskulatur, Festlegung der Spanbegrenzung mit dem Metallmeßband, Aussägen der erforderlichen Knochenspange mit der Vibrationssäge; aus dem Darmbeinkamm können besonders gut auch gebogene und schwieriger geformte Späne (z. B. für Nasen- oder Claviculaersatz u. ä.) entnommen werden.

3. *Entnahme aus der Fibula:* Längsschnitt an der Außenseite des Unterschenkels über der Fibula, Vordringen zwischen den Mm. fibulares oder zwischen M. soleus und Hinterrand des M. fibularis; Unterfahrung mit zwei Knochenhebeln (*Cave!* Verletzung der A. fibularis, welche besonders bei Variationen der A. tibialis post. für die Ernährung des Fußes ausschlaggebend sein kann), Durchtrennung der Fibula mit der Gigli-Säge unter Mitnahme des Periosts; bei Herausnahme der Fibula zusammen mit ihrem Köpfchen ist besonders auf Schonung des N. fibularis zu achten sowie auf völlig aseptische Verhältnisse, da das Tibio-Fibulargelenk mit dem Kniegelenk kommuniziert, d. h. das Kniegelenk in einem Fünftel der Fälle durch den Eingriff eröffnet wird; Erhaltung des distalen Viertels der Fibula aus statischen Gründen zweckmäßig.

β) *Homoioplastik. Definition:* Verwendung homologen konservierten Knochenmaterials, welches bei Operationen (Rippen bei Thorakotomie) oder bei Amputationen, aber auch von frischen Unfällen entnommen und konserviert wird.

Konservierung: durch *chemische* und *physikalische* Konservierungsverfahren, und zwar Aufbewahrung in Methiolatlösung ($1^0/_{00}$) bei Zimmertemperatur oder im Eisschrank; nach 2 Wochen Übertragung in sterile Gefäße und Methiolatlösung (1 : 5000); alle 14 Tage Wechsel der Aufbewahrung mit bakteriologischen Kontrollen; Abspülen der Knochenkonserven mit steriler Kochsalzlösung vor dem Gebrauch. Längste Konservierungsdauer bis zu 100 Tagen, durchschnittliche Aufbewahrungszeit 30 Tage. Bei einem neueren Verfahren wird der Knochen in bactericide Kunstharzmasse (*Palakos*) eingegossen, welche erstarrt und praktisch unbegrenzte Haltbarkeit ermöglichen soll. Für Klinikbedarf findet meist die Konservierung menschlichen Knochens durch *Tiefkühlung* Anwendung; das aseptisch entnommene Knochenmaterial wird längsgespalten, von allem Periost und Mark mechanisch befreit und trocken in Glasflaschen mit eingeschliffenem Deckel im Tiefkühlschrank bei $-72°$ aufbewahrt; Konservierungsdauer wenigstens 6 Monate; diese Zeit soll allerdings nicht überschritten werden (bakteriologische Kontrollen!); bei Möglichkeit einer Infektion empfiehlt sich kurz dauernde Schnellsterilisation bei $134°$.

Indikation: verzögerte Knochenbruchheilung, Pseudarthrosenbehandlung (durch Spananlagerung nach *Phemister*), zur Plombierung großer Knochenhöhlen; in allen Fällen, bei welchen ein evtl. Verlust eines Konservenspanes weniger entscheidend ist als der Verlust eines autoplastischen Spans.

Prognose: weitgehend abhängig von zweckmäßiger, völlig steriler Konservierung und steriler Implantation (kann durch intraoperative, prophylaktische Chemotherapie verbessert werden); die Einheilung erfolgt, wie bei den autoplastischen Spänen, auf dem Weg über das Absterben des Transplantats, welches lediglich als mechanisches Leitwerk und biologischer Reiz für die Knochenneubildung wirkt; die Umbauvorgänge erfolgen deutlich langsamer als bei autoplastischem Material.

d) Eingriffe bei cystischen Knochenerkrankungen. *Indikation:* gutartige Knochencysten (Ostitis fibrosa localisata, Osteodystrophia juvenilis cystica), aseptische Knochennekrosen (Lunatummalacie mit vorwiegend cystischer Osteoporose).

Methoden: subperiostale Freilegung, Trepanation der Cyste und Auskratzung derselben mit scharfem Löffel, anschließend Plombierung mit autoplastischem Knochenmaterial (Späne, Knochenchips); auch Kombination beider Verfahren oder Verwendung homoioplastischen Knochenmaterials (Knochenkonserven). *Knochenresektion* nur in Ausnahmefällen (besonders ausgedehnte Cysten); dann Defektersatz durch Spanplastik.

e) Eingriffe bei akuter und chronischer Osteomyelitis. α) *Osteomyelitis acuta:* konservativ durch massive Chemotherapie, wenn möglich mit testgerechtem Antibioticum (Materialentnahme durch Punktion eines subperiostalen Abscesses); keinesfalls sofortiges radikales Vorgehen, da viele Fälle durch Chemotherapie beherrscht oder zumindest in abortive Formen umgewandelt werden können.

Operativ (vgl. Abb. 99). *Punktion:* bei subperiostalem Absceß, umschriebenem Ödem, Rötung und Druckschmerzhaftigkeit; fast immer gelingt es, hierbei Material zur Erregertestung zu gewinnen (vgl. Abb. 99c); ausreichende Entlastung wird hierdurch aber fast niemals erzielt, da dort, wo subperiostaler Eiter vorhanden, auch Eiter im Markraum sein muß. Daher *Trepanation* der Markhöhle mit Bohrer oder Kronentrepan (vgl. Abb. 99a) und möglichst gezieltes Aufsuchen des Abscesses; Einlegen eines Kunststoffröhrchens in den vereiterten Markraumabschnitt unter völlig aseptischen Kautelen und tägliche lokale Instillation eines testgerechten Chemotherapeuticums (vgl. Abb. 99b); das Röhrchen darf nur 2–5 Tage in situ liegenbleiben (Gefahr der Mischinfektion von außen). Ausgedehnte Eröffnungen der Markhöhle, breite, offene Drainagen, multiple Bohrungen oder gar Diaphysenresektion (vgl. Abb. 99d) sind durch dieses Vorgehen nahezu völlig überflüssig geworden; absolute Ruhigstellung und massive Dosierung des Chemotherapeuticums sind jedoch unerläßliche Adjuvantien.

β) *Osteomyelitis chronica. Indikation:* operativ nur bei Manifestation einer wiederaufflammenden Entzündung (Schmerzen, Schwellung, Rötung, verstärkte Eiterung, rezidivierende Fistelbildung, chronische Fistelung).

Methoden: Sanierung „durch *Sequestrotomie*" (vgl. Abb. 100), d. h. schonende Entfernung eines vorhandenen Sequesters (evtl. nach Lokalisation desselben durch Fisteldarstellung mit Farblösung oder im Röntgenbild durch Injektion von Kontrastmittel), bei kleineren Höhlen ohne Zerstörung des umliegenden Granulationsgewebes; bei größeren Höhlen Ausräumung und Zurichtung der Knochenhöhle, so daß sich die umgebenden Weichteile in dieselbe einlegen. Auch *Plombierung* großer Höhlen *mit gestieltem Muskel* aus der Nachbarschaft (vgl. Abb. 101, 102). Meist bedeutet die Sequestrotomie nur den ersten, die Muskelplombierung der Höhle den entscheidenden Abschnitt bei der Sanierung einer chronischen Osteomyelitis.

8. Amputation und Exarticulation

(vgl. Abb. 547, 548). *Definition: Amputation* ist die Absetzung eines endständigen Glied- oder Organabschnitts. *Exartikulation* ist die Absetzung eines Gliedabschnitts in einem Gelenk.

Indikation. Amputation: aus *vitaler Indikation* bei frischen ausgedehnten Verletzungen, schwersten Infektionen (Gasbrand), bei schweren Ernährungsstörungen (Gangrän, Nekrose), bei malignen Tumoren. Aus *relativer Indikation:* (unter Anlegung strengsten Maßstabes!) Bei völliger Funktionsuntauglichkeit einer Gliedmaße oder wenn eine solche bei einer frischen Verletzung mit Sicherheit vorausgesehen werden kann; dies zu beurteilen, kann sehr schwierig sein, da durch Gewöhnung und Selbstdisziplin selbst in zunächst aussichtslos scheinenden Fällen noch subjektiv ein zufriedenstellender Zustand erreicht werden kann.

Exartikulation: im Schulter- und Hüftgelenk niemals als Methode der Wahl, sondern nur in speziellen Fällen, bei welchen die Ausdehnung des krankhaften Prozesses auf die proximalen großen Gelenke keine andere Möglichkeit läßt (maligne Tumoren, lebensbedrohliche Infektionen, z. B. Gasbrand, völlige Zerstörung der großen Gelenke bei gleichzeitiger Aussichtslosigkeit der Herstellung einer Funktion für die betreffende Extremität); auch an den übrigen großen Gelenken nur in Einzelfällen, da die Weichteildeckung der breit ausladenden Gelenkenden ungünstig und die prothetische Versorgung sehr schwierig ist und der Gelenkknorpel zu Nekrosen und Eiterungen neigt. Häufiger hingegen an Finger- und Zehengelenken (Zermalmungsverletzungen; schwere, vor allem protrahierte Panaritien).

Höhe der Absetzung. 1. Bei *frischen Verletzungen:* nach dem Grundsatz: „*Amputiere so sparsam wie möglich!*"; dies vor allem, wenn eine stärkere Verschmutzung vorhanden und das Ausmaß der Infektion noch nicht beurteilt werden kann. 2. Bei *aseptischen Verhältnissen:* nach den *zur Vert*hschen Schemata (s. Abb. 436a–c). Das Schema zeigt jeweils nur die für den *endgültigen* Prothesensitz und die Gebrauchsfähigkeit *günstigsten Stumpflängen*, nicht jedoch etwa die Orte der Wahl für eine primäre Amputation. 3. Bei *schweren Infektionen:* radikal im Gesunden.

Methoden: amputiert wird im allgemeinen in *Blutleere*; Kontraindikation hierfür besteht bei schweren, insbesondere putriden Infektionen, bei welchen die Blutstillung durch *digitale Kompression* des Hauptgefäßes oder durch dessen präliminare Unterbindung ausgeführt wird. Die *Stellung des Operateurs* ist stets so, daß der amputierte

Gliedmaßenabschnitt (bei Rechtshändern) nach rechts vom Operateur zum Wegfall kommt. Dementsprechend ist auch die Lagerung des Patienten und auch die Abdeckung der Gliedmaße vorzunehmen.

Schnittführung. α) *Zirkelschnitt:* (s. Abb. 437a) als *einzeitiger Zirkelschnitt*, d. h., Haut, Weichteile und Knochen werden in einer Ebene durchtrennt; klassisches Amputationsverfahren, welches sich für die primäre Amputation auch heute noch bewährt (schwer infektionsgefährdete, zerfetzte Weichteil-Knochen-Wunden, spez. im Kriege bei Schußfrakturen); besonders auch wenn es in Form des sog. ,,*Sparschnittes*''

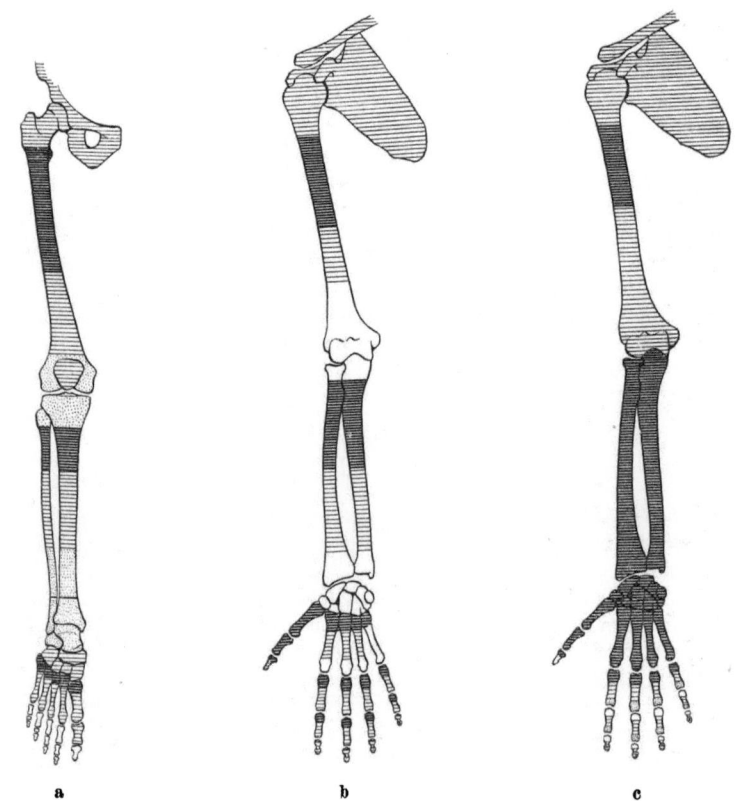

Abb. 436. a) *z. Verthsches Schema (Bein):* dickschraffiert: wichtig; weitschraffiert: minder wichtig; weiß: unwichtig; punktiert: je nach Art der prothetischen Versorgung u. U. hinderlich; b) *z. Verthsches Schema* (Arm-Kopfarbeiter) c) *z. Verthsches Schema* (Arm-Handarbeiter)

(*Wachsmuth*) ausgeführt wird. Unter *Sparschnitt* versteht man die Amputation in Höhe der Wunde und der Fraktur zum Zwecke möglichster Materialsparung bei der primären Amputation. Als *zweizeitiger Zirkelschnitt*, d. h., Haut und Muskulatur werden in der gleichen Ebene, der Knochen in einer proximal davon gelegenen Ebene durchtrennt. Da die spätere Stumpflänge der Knochenlänge entspricht, muß der Weichteilschnitt stets unterhalb der gewünschten Amputationshöhe gelegt werden. Als *dreizeitiger Zirkelschnitt*, d. h., Durchtrennung von Haut, Fett, Muskulatur und Knochen in drei verschiedenen Ebenen, wodurch meist gute Stumpfdeckung erzielt wird (s. Abb. 437b). Das Verfahren stellt bereits den Übergang zu den Lappenschnitten dar. Als *Doppeltürflügelschnitt*, d. h. Aufsetzen von 2 Längsschnitten auf einen Zirkelschnitt, wodurch sich ein ventraler und dorsaler Lappen bildet. Meist nur als Zusatzverfahren im Gebrauch, wenn sich nach erfolgtem Zirkelschnitt die Notwendigkeit dazu ergibt; spez. bei Exartikulationsamputation des Hüft- und Schultergelenks.

β) *Lappenschnitt* (s. Abb. 437c), d. h. Bildung eines größeren vorderen und eines kleineren hinteren Lappens, wobei Haut, Fett und Muskulatur im Zusammenhang gelassen werden oder auch Bildung zweier gleich großer vorderer und hinterer Lappen und Absetzung des Knochens im proximalen Wundpol. Letztgenannter *Doppellappenschnitt* ist heute in Fällen der typischen Amputation unter aseptischen Verhältnissen die Methode der Wahl. *Technik:* Wahl der Lappengröße derart, daß die Lappen den künftigen Knochenstumpf um wenigstens 3–5 cm überragen und unter Berücksichtigung der Tatsache, daß die Länge des Knochenstumpfes die endgültige Stumpflänge bestimmt. Ausführung erfolgt mit Vorliebe in Form des *Durchstichverfahrens,* d. h., mit spitzem Amputationsmesser wird dicht vor bzw. hinter dem Knochen der gesamte Weichteilmantel durchstochen und von dort aus nach peripher und außen durchtrennt. Die *Gefäßversorgung* erfolgt stets unmittelbar nach Durchtrennung der Weichteile und des Knochens durch sorgfältige Durchstechungsligatur jedes einzelnen Gefäßes und doppelte Ligatur der großen Gefäße. Bei der *Nervenversorgung* ist Kürzung um 3–5 cm mit einfachem Scherenschlag angezeigt. Zur Prophylaxe einer Neurombildung kann der Nerv oberhalb der Durchtrennungsstelle gequetscht, verödet, elektrokoaguliert, vereist oder infiltriert (mit Alkohol 90%ig) werden. Die *Knochenversorgung* muß spätere Osteophytenbildung und Ernährungsstörungen (Kronensequester) berücksichtigen. Zur Prophylaxe osteophytärer

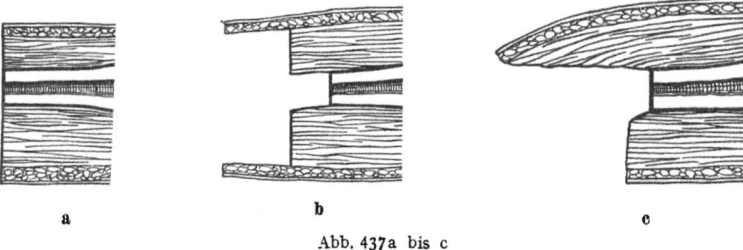

Abb. 437a bis c

Wucherungen empfiehlt sich evtl. osteoplastische Knochenstumpfdeckung mit Knochenperiostdeckel (*Bier*), Knochenbolzung der Markhöhle mit Fibula (*Kirschner*); keinesfalls entferne man das Periost des Knochenstumpfs auf eine zu weite Strecke (Gefahr des Kronensequesters!).

Wundverschluß: bei *aseptischen Verhältnissen* sofortige endgültige Stumpfbildung mit guter Weichteildeckung und *Primärnaht.* Bei *schwerer Wundinfektion offene Wundbehandlung,* u. U. mit anfänglichem Zurücknähen der Hautlappen, so daß die Wunde weit klafft und guter Luftzutritt besteht (speziell bei anaeroben Infektionen); nach Abklingen der anfänglichen Infektion *Trikotschlauch-Zugverband* zur Prophylaxe der Weichteilschrumpfung und allmählichen Stumpfformung zunächst ohne weiteren Eingriff. *Sekundärnaht* sobald die Wunde gereinigt ist und gute Granulationen zeigt. *Verzögerte Naht,* d. h. Nahtverschluß und Drainage, nachdem die Wunde 4–5 Tage unter aseptischem Verband offengehalten wurde und durch Abstriche von der Wundfläche bakteriologische Keimfreiheit oder -armut festgestellt wurde.

9. *Apparate und Prothesen*

Indikation: ist auf unbedingt notwendige Anfertigungen einzuschränken und möglichst durch Methoden zu ersetzen, welche den Patienten vom Tragen eines Apparates unabhängig machen. Zu frühzeitige Verordnung eines Apparates vereitelt u. U. eine volle Ausnutzung der funktionellen Anpassungsvorgänge, welche besonders beim jugendlichen Patienten erstaunlich vollkommen sein können. Besondere Vorsicht bei der Verordnung mechanischer Hilfsmittel ist auch bei Unfallversicherten geboten (Rentenbegehren, Schwierigkeit der Apparatentwöhnung). Zu unterscheiden sind *vorübergehend* anzuwendende *Hilfsapparate* vom *dauernd* zu tragenden *Apparat.*

a) Apparate. *Allgemeines:* das Anmessen eines Apparates erfolge stets durch Arzt und Orthopädiemechaniker gemeinsam; besonders wichtig ist die exakte Bestimmung der *Gelenkachsen* (*Fuß:* Sprunggelenkachse verläuft quer durch das Gelenk in Höhe der äußeren Knöchelspitze; *Kniegelenkachse:* in Höhe des unteren Kniescheibendrittels senkrecht auf der Mitte der Seitenansicht von außen; *Hüftgelenkachse:* in Höhe der Trochanterspitze sowohl für Beuge-, als auch Abduktionsbewegungen; entsprechend liegen die Achsen für die obere Extremität). Zweckmäßig ist Herstellung eines *Gipsmodells,* auf welchem Gelenkpunkte, Seitenlinien u. dgl. eingetragen werden. *Werkstoffe:* möglichst leicht (Leichtmetall, Aluminiumlegierung, Pappel- oder Weidenholz,

Vulkanfiber, modellierbare Kunststoffe). Die unhandlichen Leder-Stahlschienen-Konstruktionen müssen wegen ihrer Nachteile (großes Gewicht, schwere Reinigung, Inkonstanz ausgewalkter Formen, Häufigkeit der Reparaturen, Schwierigkeit der Korrektur von Länge und Weite) heute als überwunden betrachtet werden.

1. *Verlängerungsapparat. Indikation:* speziell bei *Beinverkürzung* (Kontrakturen, Verkürzungsheilung nach Frakturen oder Resektionen, kongenitale Mißbildungen). Der Längenausgleich wird erforderlich, sobald der Längenunterschied beider Beine einen deutlichen Beckenschiefstand mit kompensatorischer Skoliose der Wirbelsäule und zu deutlichem Hinken führt; insbesondere alle Beinverkürzungen über 3 cm.

Methoden: Absatz- oder Schuhsohlenerhöhung ermöglicht Ausgleich der Verkürzung durch Spitzfußstellung bis zu 8 cm. Bei Verkürzungen über 8–10 cm Unterschenkelhülse mit Fußteil; bei Verkürzungen über 15 cm Unterschenkelprothese.

2. *Entlastungsapparat. Indikation:* Entlastung von pathologisch-veränderten Gelenken oder Knochen, um ihnen ihre Stützfunktion abzunehmen und Schmerzfreiheit zu erzielen (z. B. Osteochondrose, Spondylosis und Spondylarthrosis sowie Osteoporose der Wirbelsäule, Arthrosis deformans von Knie-, Hüft- und Fußgelenk, Epiphysenwachstumsstörung, aseptische Knochennekrosen, z. B. Perthes der Hüfte, Osteomalacie, Paget, Rachitis).

Methoden: vollkommene Entlastung nur durch Lagerung im Bett und Extension (z. B. mittels Glissonschlinge am Kopf zur Entlastung der Wirbelsäule; Extensionsgeräte zur Entlastung der Halswirbelsäule bei Cervicalsyndrom); an- und ausziehbare Apparate, welche das Gewicht oberhalb der erkrankten Partie aufnehmen und durch Schienenvermittlung entweder direkt auf dem Boden oder auf einen hierfür geeigneten tieferen Skeletabschnitt übertragen (z. B. Krücken zur Entlastung der unteren Körperhälfte), *Schienenhülsenapparat* zur Entlastung des Beines (Abstützung des Beckens am Sitzbeinknorren mit gut ausgearbeitetem Tubersitz); zur Entlastung von Unterschenkel und Fußgelenk genügt meist der Druckabfang an Tibiaknorren und Tuberositas tibiae; Entlastung der Brust- und Lendenwirbelsäule durch *Hessing-Korsett,* d. h. korsettartiger Apparat, welcher zwischen Becken und Axilla, u. U. auch Kinn- und Hinterhauptsgegend, eingespannt wird; Druckabfang erfolgt vor allem an der Beckenkammlinie deren exakte Modellierung besonders wichtig ist. Auch *Reklinationskorsett (Hohmann)* zur Wirbelsäulenentlastung. Für den Arm durch anschnallbare, unter der Kleidung zu tragende Abduktionsschienen.

3. *Der fixierende oder retinierende Apparat.* Zur Überbrückung und Funktionsausschaltung beweglicher Skeletabschnitte.

Indikation: zur Entschmerzung degenerativ-reparatorischer Gelenkveränderungen (Arthrosis deformans), bei Gelenkkontraktur, mangelhafter Ankylosierung, Schlottergelenk, Pseudarthrose, Wirbelsäulendeformitäten sowie bei Störung der kraftspendenden und bewegungsübertragenden Organe (Parese, Sehnenabriß, chronische Sehnenscheidenerkrankung).

Methode: schnürbare Hülse aus Leder, Celluloid, Fibermasse, Leichtmetall, Gips, welche, nach den Grundsätzen der Frakturbehandlung, wenigstens die beiden benachbarten Gelenke mit einbezieht und vollkommen ruhigstellt. Abweichung von dieser Regel nur dort, wo die Fixierung lediglich aus statischen Gründen erfolgt.

4. *Führungsapparat. Definition:* Einengung schädlicher oder schmerzhafter Bewegungsausschläge eines Gelenks auf Bezirke erlaubter, schmerzfreier Beweglichkeit.

Indikation: habituelle Luxation, Schlottergelenke nicht zu schweren Grades, Genu recurvatum, Fußdeformitäten nach spastischer oder schlaffer Parese, Gonarthritis deformans, schmerzhafte Arthrosis deformans, besonders der großen Gelenke der unteren Extremität.

Methoden: Abduktionsbandagen für das Hüftgelenk (Leibbinde mit Beckengurt, abduzierende Führungsschiene mit sagittalem Hüftscharnier, Oberschenkelhülse, ausklinkbarer Glutäuszug zur Streckung der Hüfte); *Scharnierapparate* zur Vermeidung seitlicher Gelenkausschläge; häufig Kombinationen von Führungs- und Entlastungsapparat (spez. bei Arthrosis deformans).

5. *Apparate zur Übertragung bewegender Kräfte. Definition:* redressierende und *mobilisierende Apparate (Quengel-Apparat)* durch Verwendung elastischer oder starrer Druck- oder Zugkräfte, welche mittels Hülsen auf die Gliedmaßen einwirken.

Indikation: Gelenkkontrakturen, Aufrichtung des Klumpfußes, Ausgleich von X- oder O-Bein, Redression des skoliotischen Rippenbuckels, Redression des Rundrückens

Ersatz gelähmter Muskelpartien, Aufrichtung umgekanteter Füße, degenerative Wirbelsäulenveränderungen mit Cervical- und Lumbalgie.

Methoden: Anbringen von Stahlfedern oder -klingen am Sprunggelenkscharnier zur kräftigen Dorsalflexion des Fußes (bei Spitzfuß), *Schienenhülsenapparat* für das Bein mit vorn angebrachter federnder Schlägerklinge (zur Streckung von Kniekontrakturen); Abduktions- bzw. *Extensionsquengel* der Hüfte (bei Abduktions- oder Beugekontraktur); auf Stahlspangen montierte Druckpelotten (zur Aufrichtung von Klumpfüßen, zum Ausgleich von X- oder O-Beinen, zur Redression des skoliotischen Rippenbuckels, als Geradehalter gegen Rundrücken); *Ersatz ausgefallener Muskelkräfte* durch Apparate mit entsprechend eingebauten Gummizügen, so daß der elastische Dauerzug den gelähmten Agonisten ersetzt und der gesunde Antagonist gebraucht werden kann (speziell zum Ersatz der Peronealmuskulatur, der Wadenmuskeln, des Quadrizeps, der Glutäen, des Sacrospinalis, des Deltamuskels, der Handmuskeln durch Peroneus-, Radialis-, Ulnaris- und andere Schienen). *Elastische Stahlreifen* (z. B. Bruchbänder, federnde Pelottenapparate zur Zurückhaltung von Eingeweidebrüchen oder Abdichtung insuffizienter Leibesöffnungen bei Incontinentia alvi, Anus praeter, Fisteln). Gebrauch *einfacher, starrer Kräfte* (Hebelkraft, Schraubenkraft) spez. zur Bekämpfung der *Kontrakturen der Scharniergelenke* nach dem Dreipelottenprinzip (eine Druckkraft in Gelenkhöhe wirkt gegen die Widerlager zweier gelenkferner Pelotten); *Leibbinden* zur Straffung bzw. Abstützung schlaffer, gelähmter Bauchdecken, Zurückhaltung großer Bauchwandbrüche oder ptotischer Eingeweide; auch bei chronischer Lumbalgie, bei welcher durch Abfangen des Gewichtes der Eingeweide eine Entlastung der Lendenwirbelsäule und dadurch Schmerzlinderung erzielt wird.

b) Prothesen. *Definition:* Ersatz einer verlorengegangenen Extremität oder eines Extremitätenteils durch ein Kunstglied, welches die einfachsten Funktionen (Stand- und Gehfähigkeit, primitive Greiffunktionen) annähernd ersetzt.

Indikation: Berücksichtigung prothesentechnischer Gesichtspunkte bereits bei der Amputation, da nur ein kunstgliedgerechter Stumpf ein beschwerdefreies Prothesentragen ermöglicht (Richtlinien siehe Amputationsschema von *zur Verth*, vgl. Abb. 436 a–c). *Exartikulationsstümpfe* erschweren jede prothetische Versorgung, besonders am Hand-, Knie- und oberen Sprunggelenk; nicht allzulange *Oberschenkelstümpfe* (speziell der sog. „kurze Gritti-Stumpf") sind prothesengünstig; sehr *kurze* Unterschenkelstümpfe mit Verlust der Ansatzstelle des Lig. patellae am Tibiakopf sowie sehr *lange Unterschenkelstümpfe* sind prothesenungünstig; prothesengerecht sind 7—20 cm lange Unterschenkelstümpfe; ferner sind *prothesenungünstig* der lange *Pirogoff*-Stumpf und der *Chopart*-Stumpf, weshalb die Amputationen im *Lisfranc*-Gelenk und im Bereich der Metatarsalia zu bevorzugen sind. Prothesenungünstig sind auch keulenförmige oder stark konische Stümpfe, bei welchen die Knochenspitze aus den Weichteilen herausragt oder solche mit Narben an den Hilfstragflächen (Sitzbeingegend, vordere Tibiakante, Oberschenkeladduktoren).

Stumpfpflege: Prothesenreife wird um so rascher erreicht, je sorgfältigere Stumpfpflege zur *Prophylaxe von Kontrakturstellung* der Stumpfgelenke („Salutierstellung" des Oberschenkelstumpfs, Abduktionsstellung des Oberarmstumpfs, Ab- und Adduktionskontraktur im Hüftgelenk, Beugekontraktur des Kniegelenks) betrieben wird. *Atrophie- und Ödembildung* im Stumpf muß vermieden und frühzeitige systematische Bewegung der Stumpfgelenke und Aufstehen bei Beinamputierten erfolgen. Sorgfältige Stumpfpflege besteht in: richtiger *Stumpflagerung* (kein Kissen unter Oberschenkelstümpfe!, zeitweise Bauchlagerung beinamputierter Patienten); tägliche *Wickelung* des Stumpfes mit elastischer Binde zur Verdrängung des Stumpfödems; *Massage* der Stumpfmuskulatur, des Gesäßes und der Rückenweichteile; *Hautpflege* (Abreiben mit Bürste und kaltem Wasser, Einpudern, bei starkem Schwitzen Eichenrindenwasserbäder oder Einpinseln mit Formalinlösung [4%ig]).

Zeitpunkt der Prothesenbeschaffung:

1. **Behelfsprothese.** *Indikation:* so frühzeitig als möglich zur Gewöhnung des Gebrauchs der definitiven Prothese, zur Beschleunigung der endgültigen Stumpfformung, zur Verkürzung der Krückenzeit, aus psychologischen Gründen.

Methoden: für *Unterschenkelstumpf* aus einfachem Metallgehbügel, entsprechendem Gipsköcher und einfacher Tragevorrichtung. Für *Oberschenkelstumpf* aus Leichtmetallkorb mit angesetzter Holzstelze; wobei der Metallkorb in einen individuell angepaßten Gipsköcher eingebaut werden kann; Länge der Behelfsprothese ist veränderlich. Tragezeit der Behelfsprothese nicht länger als 4–5 Wochen; vielfach wird ganz auf sie verzichtet und sofort die endgültige Prothese angemessen, welche dann allerdings mehrfach korrigiert werden muß.

2. *Endgültige Prothese:* Anmessen der endgültigen Prothese nach abgeschlossener Wundheilung und Tragen einer Behelfsprothese für 4–5 Wochen (*Cave!* Abwarten bis zur abgeschlossenen Stumpfumformung, da erst der Gebrauch der endgültigen Prothese die definitive Stumpfformung ergibt).

α) *Beinprothesen. Oberschenkelprothese:* 1. Lotaufbau, d. h. das vom tiefen Schwerpunkt des Körpers (Mitte Hüftgelenk) gefällte Lot soll, in der Sagittalebene betrachtet, 1–2 cm vor die künstliche Kniegelenkachse fallen; bei kurzem Stumpf, bei Muskelschwächlichen, bei Beinen, die größere Ansprüche an Stehen und Gehen machen, wird die Knieachse noch weiter nach rückwärts verlegt. Das Lot muß *vor* der künstlichen Sprunggelenkachse und *hinter* der Gegend des vorderen Fußballens liegen. Lotlinie in der Frontalebene: Hüftgelenk- Mitte Kniegelenk-Sprunggelenkachse am Übergang vom medialen zum mittleren Drittel. 2. Sicherung des künstlichen Kniegelenks gegen Überstreckung. 3. Parallelität der Knie- und Sprunggelenkachsen. 4. Beweglicher, aber gegen Dorsalflexion sperrbarer Kunstfuß. 5. Sorgfältige Modellierung des oberen Köcherrandes, so daß guter Tubersitz erzielt wird (leichte Adduktionsstellung des Stumpfes beim Abnehmen des Gipsabdruckes!). 6. Riemenaufhängung über Schultern und Rücken nach *Fitwel*, oder mit Saugköcher ohne Riemenaufhängung bei entsprechender Stumpfform (*Saugprothese*); d. h. Oberschenkelstümpfe mit kräftig entwickelter Weichteildeckung können mittels eines Trikotschlauches in den sehr exakt modellierten Köcher hineingezogen werden. Der Trikotschlauch wird durch eine seitliche Öffnung im distalen Femurabschnitt der Prothese herausgezogen und die Öffnung durch einen Schraubverschluß luftdicht abgeschlossen. Die Prothese wird sodann durch den in ihr entstandenen Unterdruck gehalten.

Unterschenkelprothese: 1. Bestimmung der Kniegelenkachse (Lot aus der Kniemitte trifft die Fußfläche im tibialen Drittel oder an der Grenze des tibialen und mittleren Drittels) Außendrehung der Fußachse um 6–8°. 2. Unterschenkelköcher möglichst nur bis unter das Kniegelenk reichend und durch nichtstarre Riemenbandage am Oberschenkel befestigt; Voraussetzung hierfür sind belastungsfähige Hilfstragflächen (Tibiakopf, Tuberositas tibiae, Kniescheibenband). Fehlen letztere, so erfolgt die Befestigung durch eine schnürbare Oberschenkelhülse, welche über ein Kniegelenkscharnier mit dem Kunstbein in Verbindung steht. 3. Richtige Lagerung der Kniegelenkachse. 4. Gut konstruiertes künstliches Sprunggelenk. 5. Bei *Pirogoff*-Stumpf Verschiebung der Fußplatte gegen das Lot nach hinten außen.

β) *Armprothesen.* Für *Kopfarbeiter:* meist in Form *willkürlich beweglicher Prothesen* (nach *Sauerbruch*); als Kraftspender dienen mit Haut ausgekleidete Kanäle in den Vorderarm-, Oberarm-, Schulter- bzw. Rückenmuskeln; durch die Kanäle werden Stifte gelegt, welche mit den Kraftüberträgern der Prothese verbunden werden können.

Vorteil: feinere Fingerarbeiten möglich.

Nachteil: komplizierte Prothese, welche für schwerere Handarbeit nicht in Frage kommt.

Für *Handarbeiter: Arbeitsarm* (d. h. Stumpfhülse mit Düse zur Aufnahme verschiedener auswechselbarer Ansatzstücke, z. B. Klaue, Ring, Haken, Schaukelring). Befestigung des Arbeitsarmes bei langen Vorderarmstümpfen mittels einfacher Riemenbindung (8 er Tour um die Oberarmkondylen); bei Oberarmstümpfen brustfreie Aufhängung durch Gurte, welche über den Rücken zur gesunden Schulter laufen und die Atmung nicht behindern. *Schmuckarm:* aus Walkleder oder Holz, jedenfalls mit beweglichem Daumen, zwischen welchem leichtere Gegenstände eingeklemmt werden können. Bei Vorderarmstümpfen ist die auch für den Arbeitsarm gebrauchte Stumpfhülse benutzbar. Bei Oberarmstumpf ist zusätzlicher Vorderarmersatz, künstlicher Ellenbogen und brustfreie Aufhängung erforderlich.

2. Abschnitt: **Schulter**

Anatomie und Funktion des Schultergürtels und Schultergelenks: das Schultergelenk ist ein Kugelgelenk mit 3 Freiheitsgraden. Das Schulterblatt bildet die Grundplatte des freien Armes. Seine Beweglichkeit in beiden Schlüsselbeingelenken vergrößert die Reichweite des Armes und vermehrt seine Bewegungsformen um ein vielfaches.

Bewegende Kräfte. a) Für das *Sternoclaviculargelenk*: nach *ventral* durch die Pars divergens M. serrati ant.; nach *dorsal* durch die Pars transversa M. trapezii; nach *caudal* durch die Pars ascendens M. trapezii und M. pectoralis min.; nach *kranial* durch den M. levator scapulae und Pars descendens M. trapezii. b) Für das *Schulterblatt*: nach *caudal* durch M. subclavius, pectoralis min., pectoralis maj., serratus ant., trapezius, latissimus dorsi; nach *kranial* durch M. sternocleido-mastoideus, trapezius, levator scapulae, rhomboideus min., rhomboideus maj., serratus ant., pectoralis maj.; nach *ventrolateral* durch M. levator scapulae, serratus ant., pectoralis min., pectoralis maj., serratus ant.; nach *dorsomedial* durch M. trapezius, rhomboideus min., rhomboideus maj., latissimus dorsi. c) Für das *Schultergelenk*: *Elevation* durch M. deltoideus, supraspinatus, subscapularis, pectoralis maj., coracobrachialis bzw. Biceps Caput breve; *Rückführung* durch M. deltoideus, subscapularis, teres min., triceps caput longum, teres maj., latissimus dorsi; *Abduktion* durch M. supraspinatus, deltoideus pars acromialis, infraspinatus, subscapularis, teres min., Biceps caput long.; *Adduktion* durch M. pectoralis maj., latissimus dorsi, triceps caput long., deltoideus, subscapularis, infraspinatus, teres min., coracobrachialis, biceps caput breve; *Innenrotation* durch M. subscapularis, biceps caput long. pectoralis maj., deltoideus, teres maj., latissimus dorsi; *Außenrotation* durch M. infraspinatus, supraspinatus, teres maj., deltoideus, triceps caput long. **Bewegungsumfang:** im Schultergelenk allein: Abduktion bis fast zur Waagrechten, Adduktion bis zu —10°, ventrale Elevation bis zu 105°, dorsale Elevation bis 37°, Innenrotation bis zu 70°, Außenrotation bis zu 40° je nach Stellung des Armes verschieden. Durch Mitbewegung von Schultergürtel und Wirbelsäule ist eine nach allen Richtungen nahezu vollkommene Bewegungsfreiheit möglich. *Untersuchung:* Die wahre Beweglichkeit im Schultergelenk kann nur bei gleichzeitiger Fixierung des Schultergürtels geprüft werden, wobei die Schulterhöhe am besten mit einer Hand von oben heruntergedrückt und festgehalten wird, während die andere Hand den Arm abduziert. Die *Rotation* wird am besten bei rechtwinklig abduziertem und im Ellenbogengelenk rechtwinklig gebeugten Arm geprüft. Der Vorderarm dient dabei sowohl als Hebel wie auch als Zeiger für den Bewegungsausschlag. **Kontrakturen:** am häufigsten und meisten gefürchtet ist die *Adduktionskontraktur* = Ruhesteife, welche sich schon nach kurz dauernder Ruhigstellung in Adduktion (mehrtägiges Tragen einer Armschlinge oder Armtragetuches = ,,Leichentuch des Schultergelenks") einstellt. *Prophylaxe:* Ruhigstellung nur durch Lagerung auf Abduktionsschiene oder auf Kissen in Abduktion oder durch öfters am Tage durchgeführte aktive Bewegungen des Gelenkes. *Innenrotationskontraktur:* bei gleichzeitiger leichter Abduktion und Ventralelevation (eigentliche Entspannungs- oder Schmerzstellung des Schultergelenks) stellt sich Abduktionslagerung ein, wenn die Hand gleichzeitig auf dem Rumpf liegenbleibt. *Prophylaxe:* Lagerung derart, daß die Hand etwa in Höhe des Jugulums oder des Kinnes steht. **Normalhaltung:** Abduktion von 45°, Anteversion von 45°, mittlere Rotation. Versteift das Gelenk in dieser Stellung mit dem Schulterblatt, so kann der Arm trotzdem noch zu den meisten Verrichtungen gebraucht werden (*Gebrauchsstellung*). Bei länger dauernder Ruhigstellung ist darauf zu achten, daß der fixierende Verband (Schienenverband, Gipsverband) das Gelenk in Gebrauchsstellung fixiert (vgl. Abb. 561).

A. Mißbildungen

a) Schlüsselbeindefekt (partiell oder total; meist einseitig; dabei Vorsinken der Schulter und abnorme Adduktionsmöglichkeit).

b) Dysostosis cleido-cranialis. *Wesen:* rudimentäre Entwicklung oder Fehlen beider Schlüsselbeine verbunden mit Schädelveränderung: fortbestehende Fontanellen und Lücken in den Schädelknochen; zugleich oft Spaltbecken, Handwurzelanomalien, Spina bifida, Wolfsrachen usw., also Veränderungen am ganzen Skelet mit Wachstumsveränderung kombiniert mit Neurofibromatosis. *Ursache:* recessiv vererbbare generelle Konstitutionsanomalie aller mesenchymalen Gewebe. *Symptome:* Schlüsselbeine fehlend oder verkümmert und dadurch Schultergürtel außerordentlich beweglich, so daß die Schultern vor dem Brustbein zusammenzubringen sind, also der Patient sich gewissermaßen selbst umarmen kann; dazu Schädel breit mit vorgewölbter Stirn, Wirbelsäulenverkrümmung, Gaumen- und Zahnanomalien, watschelnder Gang, Hüftbehinderung u. a. *Diagnose:* u. a. Röntgenbild. *Therapie:* symptomatisch.

c) Schulterblatthochstand angeboren als ,,*Sprengel*sche Deformität" (*Sprengel* 1891): Schulterblatt steht 1–5 cm höher, evtl. verbunden mit gleichzeitiger Näherung des Schulterblatts an die Wirbelsäule nebst Außendrehung oder mit sekundärer (d. h. durch den geänderten Zug der inserierenden Muskeln bedingter) Gestaltveränderung, spez. mit hakenförmiger Vorwärtskrümmung des oberen Teils („wie die abgebogene Ecke einer Blechtafel"; nicht zu verwechseln mit Schulterblattexostose), auch öfters nebst fibröser oder knöcherner Bildung im M. levator scapulae nach der Wirbelsäule zu, dabei mit dem Schulterblatt fest oder gelenkig verbunden: sog. „anovertebraler Knochen" sowie mit Skoliose, Schiefhals und Gesichtsschädelasymmetrie; häufig bestehen gleichzeitig Muskeldefekt und fast immer Wirbel-, Schlüsselbein- und Rippenveränderungen sowie sonstige Mißbildungen, spez. Versteifung der Hals- und obersten Brustwirbel und evtl. gleichzeitig Wirbelspalte.

Differentialdiagnose: erworbener Schulterblatthochstand bzw. Skoliose sowie Wirbeltuberkulose.

Diagnose: u. a. Röntgenbild.

Prognose: ungünstig. Eventuelle Operation erfolge nicht vor dem 4. (3.–6.) Jahr.

Folgen: Schönheitsfehler und Behinderung des Arms in Elevation über die Horizontale (in etwa 25%).

Vorkommen: meist *ein*-, bisweilen *doppel*seitig, vorwiegend links (hier etwa doppelt so häufig als rechts).

Entstehung: a) *angeborene* Störung der Segmentation der Myo- und Sklerotome C 6 bis Th 4 infolge Unterbrechung der normalen Muskeldifferenzierung im myoblastischen Stadium; erblich. b) *erworben* bei Skoliose, Rachitis, Schulterankylose, Muskelkontraktur der Mm. levator scapulae und rhomboidei, Oberarmamputation, Pleuraempyem, Schiefhals, Rippenexostose, Schulterlähmung u. dgl. (hier im Gegensatz zur angeborenen Form ohne Schulterblatt- und Muskelveränderungen).

Therapie: Indikation: operativ nur in schweren Fällen oder aus kosmetischen Gründen; günstigstes Lebensalter 3.–6. Lebensjahr.

Methoden: bei Verkürzung der kranial ansetzenden Schulterblattmuskulatur wird (nach *Fritz König*) der innere Schulterblattrand der Länge nach abgesägt, dann die mobilisierte Skapula gegenüber dem abgesägten Knochenstreifen nach caudal verschoben und dann wieder mit dem medialen Streifen vereinigt; außerdem Fixierung des unteren Winkels mittels eines gestielten Muskellappens aus dem M. latissimus, welcher durch ein Loch im Knochen durchgezogen und in sich vernäht wird. Andere Verfahren (nach *Wittek, Putti, Schulzebeer*) beruhen auf ähnlichen Prinzipien.

d) Muskeldefekte. Ein- oder doppelseitig, auch mehrfach am Körper, wohl erblich; z. B. an Finger- oder Daumenstrecker sowie an M. pectoralis major (partiell) und minor (total), seltener an M. trapezius, triceps und rhomb.; auch kombiniert mit Flughautbildung zwischen Brust und Oberarm.

e) Humerus varus (*Riedinger* 1900). Kleinheit und Abflachung des oberen Humerusendes infolge Dysplasie bei Kretinismus.

f) Schulterblattkrachen. Folge von Skelettveränderungen oder von Muskeln, Schleimbeuteln und der Gleitlager. Muskelstrang des M. deltoideus oder M. biceps gleitet über Akromion oder Humerus-Großhöcker bzw. -Exostose; vgl. Allg. Chirurgie, Gelenkerkrankungen! *Therapie:* operativ nur bei schweren und schmerzhaften Formen (bei Rundrücken, Skoliose, schweren Myogelosen). *Methoden:* nach *Hohmann* Einkerben des Ansatzes der Mm. levator scapulae und rhomboideus minor am oberen inneren Schulterblattwinkel; evtl. Absägen des Winkels, wenn der Knochen dort exostotisch ausgezogen ist; funktionelle Nachbehandlung.

B. Verletzungen

1. Haut: *Hautabreißung*

(nach Überfahrung, Maschinenverletzung, Schuß u. dgl.) und *Verbrennung;* dabei Gefahr sekundärer Narbenkontraktur, namentlich an Schulter und Ellenbogen, weshalb Verband in entspr. Stellung, evtl. rechtzeitige Hautverpflanzung erforderlich ist.

2. Muskulatur und Sehnen

a) Subcutane Ruptur des Deltamuskels. *Lokalisation:* meist drei Finger breit über der Muskelinsertion. *Ursache:* meist indirekt durch Heben oder Zerren, selten direkt durch Prellung. *Vorkommen:* häufig (bei sog. Distorsio humeri). *Symptome:* Schmerzen, Bluterguß und Muskellücke, spez. bei aktiver Elevation. *Folge:* Behinderung der Elevation.

b) Schnellende Schulter. *Definition:* tast- und sichtbares Überspringen, auch hörbares schnappendes Geräusch im Schulterbereich bei bestimmten Bewegungen (meist Rotation!). *Ursache:* Überspringen der Sehnen des kurzen Bicepskopfes und des M. coracobrachialis über das Tuberkulum majus; auch bei Luxation der langen Bicepssehne aus dem Sulcus intertubercularis, speziell nach Trauma entstehend.
Therapie: meist konservativ; operativ bei lokalisierter Narbe oder kontrahiertem Muskelbündel im M. deltoideus durch Exstirpation desselben; auch Naht der Sehnenscheide und Kapsel bei krankhafter Erweiterung.

c) Riß der Supraspinatussehne. *Vorkommen:* bei Handarbeitern im mittleren Lebensalter. *Ursache:* degenerative Veränderungen im bradytrophen Gewebe des Sehnenansatzes am Tuberculum majus; der endgültige Abriß folgt meist einem plötzlichen Abduktionstrauma bei gleichzeitiger gehaltener Innenrotation („schweres Gewicht in der Hand").
Symptome: Unmöglichkeit völliger Abduktion des Humerus im Schultergelenk (M. deltoideus allein bringt eine solche nicht zustande!), die passive Abduktion hingegen ist nicht eingeschränkt; Kraftlosigkeit der Abduktionsbewegung; Druckschmerz über dem Tuberkulum majus, zur Mitte des Oberarms ausstrahlende Spontanschmerzen, Bewegungsschmerzen bei der mittleren Abduktion (und zwar sobald die Muskelverletzungsstelle das Akromoin passiert); Hochziehen der betroffenen Schulter bei Versuch der Abduktion über 60° hinaus; bei partiellen Einrissen entsprechend maskierte Symptome.
Therapie. α) *Bei komplettem Abriß:* ausnahmslos *operativ*, weil auf anderem Weg keine Wiederherstellung der Funktion erfolgt; Spaltung des M. deltoideus an der Vorderseite, übersichtliche Darstellung der Rißstelle, Fixierung des angefrischten Muskels subperiostal am Tub. majus; bei reinen Querrissen evtl. direkte End-zu-End-Naht oder (nach *Witt*) Durchflechtung des Muskelendes mit einem Seidenfaden, welcher durch Bohrkanäle im Tub. maj. hindurchgeführt und so verknotet wird, daß der Muskelquerschnitt fest an das Tub. maj. hum. fixiert wird.
β) *Bei Längsrissen,* welche meist bei Jugendlichen vorkommen und an der Vereinigungsstelle der Subscapularis- mit der Supraspinatussehne liegen, genügt meist konservative Behandlung. *Operativ* nur bei ausgedehnten Rissen mit Subluxationsstellung des Humeruskopfes. *Methode:* Freilegung der Rißstelle (gelingt meist nur nach teilweiser Abmeißelung des Akromion), Excision der Narbe und Anfrischung der Rißflächen (*Cave!* N. axillaris), Verschluß des V-förmigen Längsrisses mit Sattlernaht; u. U. Abmeißelung des Tub. maj. hum. und Durchziehen der beiden Enden der Naht durch zwei Bohrkanäle, sodann Verknotung der Fadenenden (nach *McLauglin*). *Nachbehandlung:* Abduktionsschiene für 4 Wochen, anschließend aktive Bewegungsübungen; aktive Abduktion erst nach der 6.–8. Woche.

d) Riß der langen Bicepssehne. *Vorkommen:* vorwiegend bei Handschwerarbeitern im mittleren Lebensalter und zwar fast ausschließlich im Bereich des Sulcus bicipitalis, speziell an der intra-extra-articulären Übergangszone.
Ursachen: degenerative Veränderungen in Kombination mit Arthrosis derformans des Schultergelenkes, Periarthritis humero-scapularis, länger dauernde Inaktivität; endgültiger Abriß erfolgt dann oft schon nach Minimaltraumen.
Symptome: monatelange Prodromalerscheinungen in Form von Schulterschmerz, Schultersteife, Schulterreiben; kurzer Schmerzschlag im Augenblick des Abrisses und Hämatom im Bereich des Deltamuskels, Zurückziehung des Muskelbauches in das distale Oberarmdrittel bei Supinationsbewegungen des Vorderarmes oder bei kräftiger Beugung des Ellenbogens; nur geringer Kraftverlust der Beugebewegung.
Therapie: stets *konservativ*; nach länger dauernder gezielter heilgymnastischer Nachbehandlung übernehmen M. brachialis und biceps caput brev. die Funktion. In Ausnahmefällen Fixation des distalen Sehnenendes extraartikulär im Bereich des Sulcus intertubercularis.

e) Periarthritis humero-scapularis („Morbus Duplay"). *Definition:* schmerzhafte Bewegungseinschränkung des Schultergelenkes durch degenerative Veränderungen an den periartikulären Weichteilen, speziell den Sehneninsertionsstellen und Gleitlagern (*Duplay* 1872). Meist als Sammelbegriff für ätiologisch verschiedenartige Einzelerkrankungen gebraucht.
Ätiologie: in mehr als der Hälfte der Fälle nichts anderes als lokale Manifestation eines *spondylogenen Nervenwurzel-Irritationssyndroms* durch relative Wirbellochstenose im Bereich der unteren Halswirbelsäule (C_{IV-VI}) und ätiologisch einem lokalen *Sudeck*-

Syndrom sehr ähnlich (daher auch *Duplay-Sudeck*-Syndrom oder „Schulter-Arm-Syndrom" genannt, wenn sich die reflektorische Dystrophie über die ganze obere Extremität ausdehnt) (vgl. Wirbelsäule, S. 766). *Andere Ursachen:* degenerative Veränderungen der Infraspinatussehne, Arthrosis deformans des Akromioclaviculargelenks sowie des Sulcus intertuberkularis, Schrumpfung der Schleimbeutel und Verlötung der Gleitlager des Schultergelenks nach länger dauernder Ruhigstellung in Adduktion („Ruhesperre, Ruhesteife"), Apophysenerkrankungen, u. U. auch durch periphere Irritamente, allergisch-hyperergische Mechanismen, Intoxikationen in der Peripherie der zugehörigen Segmente, wodurch eine Nervenwurzelschwellung hervorgerufen wird.

Pathologisch-anatomisch: Verschleiß und Auffaserung der Sehnenansätze, speziell der Supra-Spinatussehne, Degeneration von Sehnenfasern mit lokaler Nekrose und u. U. Kalkeinlagerungen; Abnutzungsvorgänge und Verlötung des subakromialen Nebengelenks, Schwellung, Rötung, Aufrauhung, Spaltung, partieller und kompletter Abriß der langen Bicepssehne infolge Arthrosis deformans des Sulcus intertuberkularis u. a. Derartige Veränderungen werden jenseits des 35. Lebensjahres als *physiologische Altersveränderungen* gefunden. Ihre Häufigkeit steht in direkter Beziehung zur Häufigkeit degenerativer Veränderungen der Halswirbelsäule (Osteochondrose, Spondylosis und Spondylarthrosis deformans, cervicaler Bandscheibenprolaps).

Symptome und Diagnose: Bewegungseinschränkung des Schultergelenks, meist mit gleichzeitig und plötzlich auftretenden stechenden Schmerzen, welche nach dem Nacken und Ellbogen (vgl. S. 1468) ausstrahlen). Druck- und Bewegungsschmerz, speziell über dem Tub. maj. hum.; jedoch bei stärkerer Mitbeteiligung des ganzen Nebengelenks auch diffus unter gleichzeitiger Anschwellung des Schultergelenks. Aktive Bewegung ist zwischen 60 und 120°, Elevation schmerzhaft; Elevations- und Abduktionsbewegung kraftlos; besonders schmerzhaft ist die aktive Innenrotation und (meist weniger) die Außenrotation; Unmöglichkeit der Innenrotation („Schürzenbundgriff") spricht mehr für Mitbeteiligung der Innenrotatoren, Einschränkung und Schmerzhaftigkeit der Außenrotation für vorwiegenden Befall des Nebengelenkes. *Röntgenbild* zeigt scharf begrenzte Verkalkungsherde im Bereich der Rotatorenansätze; auch Osteoporose des Tub. maj. hum. Bei *Erkrankung der langen Bicepssehne* ist diese druckschmerzhaft; im Sulcus intertubercularis ist ein feines Reiben fühlbar, bei Supination des im Ellenbogengelenk rechtwinklig gebeugten Vorderarms gegen Widerstand tritt ein scharfer Schmerz im Sulcus intertubercularis auf (*Supinationszeichen*). *Röntgenbild:* deckt eine Arthrosis deformans des Sulcus intertubercularis in Kombination mit einer Arthrosis deformans des ganzen Schultergelenks auf. Die Symptome der einzelnen Teilerscheinungen überschneiden einander meist weitgehend.

Differentialdiagnose: gezielte Anästhesie der Prädilektionsstellen des Verschleißes führt zur schlagartigen Schmerzfreiheit und Bewegungsverbesserung. Cave! Verwechslung mit Fernschmerzen bei Cholelithiasis, Angina pectoris, Pankreatitis.

Prophylaxe (analog der *Sudeck*-Prophylaxe, s. S. 336): 1. *Ausschaltung* aller *irritationserzeugenden Noxen* (Vermeidung aller schmerzerzeugenden Maßnahmen wie Massage, passive Übungen, physikalische Therapie vor Abschluß der vorläufigen Gewebsreparatur durch Callus bei allen Frakturen der oberen Extremität; andererseits auch Vermeidung von Dauerhaltungen, welche die Entwicklung eines spondylogenen Nerven-Irritations-Syndroms begünstigen. Vermeidung aller unnötigen operativen Eingriffe, speziell Extensionsbehandlung der oberen Extremität und aller schnürenden Verbände).

2. *Inaktivitäts- und Stauungsprophylaxe* (Vermeidung jeder unnötig langen Inaktivität durch Beschränkung einer Ruhigstellung des Armes auf das unbedingt nötige Maß (Bewegungsbehandlung der Halswirbelsäule, Bindegewebsmassage der Rückenweichteile, Wirbelsäulenextension, u. U. -manipulation bereits während einer unvermeidlichen Ruhigstellung der oberen Extremität, systematische heilgymnastische Bewegungsübungen der nicht ruhiggestellten Gelenke der verletzten Extremität, Provokation konsensueller Gefäßreaktionen, Hochlagerung und Kompressionsverbände, Thromboseprophylaxe).

Therapie: zunächst unter allen Umständen *konservativ* (Schmerzausschaltung durch gezielte Infiltration der schmerzhaftesten Stellen mit Novocain [1–2 %ig] Röntgen- oder Radiumbestrahlung, Ultraschall); bei Überwiegen des spondylogen-neuroirritativen Kausalfaktors: Massage der Nackenweichteile, Wirbelsäulenextension und -manipulation. Bei Überwiegen einer Arthrosis deformans des Schultergelenks und Sulcus intertubercularis: Cortisoninjektion intraartikulär. Bei Degeneration der Sehnen: kurz dauernde

Fixation des Armes in Entspannungsstellung (Entspannung des M. supraspinatus: starke Abduktion und Außenrotation = Hand an den Hinterkopf; Entspannung der langen Bicepssehne: mittlere Rotation, Abduktion auf 60° und rechtwinklige Beugung im Ellenbogengelenk = Hand 20 cm vor dem Thorax in Höhe des Jugulum; bei komplexer Erkrankung: Entspannung durch Normalhaltung wie bei gewöhnlichem Abduktionsverband, vgl. Abb. 561 a, b). *Cave!* zu lange dauernde Ruhigstellung (im allgemeinen nicht mehr als 5–8 Tage) und zu forciert einsetzende aktive und passive Bewegungsübungen; speziell keine passiv wirkenden Apparate, keine Stabübungen, Keulenschwingen, Dauerzug, keinesfalls Mobilisation in Narkose!

Operativ: durch Blockade des Ggl. stellatum, heute weitgehend verlassen. Bei jeder konservativen Therapie trotzenden Fällen (spez. bei fortgeschrittenen Ruhesperren und Ruhesteifen mit Schleimbeutelverlötung und Kapselschrumpfung) Excision von Adhäsionen, Entfernung von Verkalkungen, Naht von Muskelrissen, Abtragung von Exostosen und u. U. des lateralen Akromionteils.

Prognose: für die p. h. s. aus spondylogen-neuroirritativer Ursache bei zielgerichteter konservativer Therapie je nach Alter des Patienten und Schweregrad der vertebrogenen Veränder ungen lang anhaltende Remissionen; bei intraartikulärer Arthrosis deformans günstige Erfolge der Cortisoninjektion; jedoch ist je nach Stadium der degenerativen Veränderungen mit häufigen Rezidiven zu rechnen. Fraglich bei allen Formen von operativen Eingriffen. *Begutachtung:* nach schweren Traumen (Frakturen, Luxationen, Distorsionen) und unmittelbarem zeitlichem Zusammenhang als „wesentliche Teilursache", bei leichteren Gelegenheitstraumen und fraglichem Zusammenhang höchstens als „vorübergehende Verschlimmerung" eines vorbestehenden Leidens anzuerkennen; meist dürfte nach Ablauf von 2 bis 3 Monaten nach dem Unfallereignis der Zustand erreicht sein, welcher auch vorliegen würde, wenn der Unfall nicht stattgefunden hätte.

f) Kontusion und Distorsion. Zerrung und Verstauchung des Schultergelenks hinterläßt häufig zwei typische Druckpunkte (1. Tub. maj. hum., 2. Sulcus bicipitalis).

Symptome: der Arm kann passiv nur bis zur Horizontalen gehoben werden, von dieser Stelle aus ist Vorwärts- und Seitwärtsheben aktiv frei (Zeichen einer Verletzung der langen Bicepssehne oder der Supraspinatussehne, s. dort).

Prophylaxe und Therapie: bei frischen Verletzungen jüngerer Patienten (unter 30 Jahren) völlige Restitution, wenn *sofort* mit aktiven Übungen der Finger, des Handgelenks, Vorderarmes und Ellenbogens in vollem Umfang begonnen und alle schmerzhaften Bewegungen des Schultergelenks vermieden werden, u. U. Abduktionslagerung in Normalhaltung für 4–5 Tage; dann Beginn aktiver Übungsbehandlung des Schultergelenks. Bei *veralteten Distorsionen* und älteren Patienten stellt sich leicht das Syndrom der Periarthritis humeroscapularis ein (Prophylaxe und Therapie derselben s. oben).

3. Gefäße: A. und V. subclavia und axillaris

a) Frische Verletzung. *Ursachen.* a) *scharfe:* Stich, Schnitt, Hieb, Schuß und Operation (spez. Verletzung der V. axillaris bei Achselhöhlenausräumung). b) *stumpfe:* Quetschung oder Zerrung bei Maschinenverletzung, Oberarm- und Schlüsselbeinbruch, Schulterverrenkung (bei Entstehung oder häufiger bei Einrichtung derselben, spez. in veralteten Fällen), Brisement forcé, Geburt usw.

Symptome und Folgen: Blutung (primär oder sekundär, spez. septisch), Hämatom, Vereiterung, Thrombose, Gangrän, Luftaspiration (an der V. axillaris aber selten, jedoch möglich, dies auch bei Aneurysmaoperation!), Aneurysma (s. u.).

Therapie: bei Verletzung innerhalb der ersten 6–9 Stunden wenn möglich Gefäßnaht durch typische Freilegung des Gefäßes oder Gefäßtransplantation; in älteren Fällen beidseitige Ligatur.

α) *Freilegung der A. subclavia* (nach *Gulecke*): Hautschnitt über dem lateralen Drittpunkt der Clavicula vom Außenrand des Sternocleido bis zur vorderen Achselfalte; Verziehen des Vorderrandes des Deltamuskels nach lateral unten; Ligatur der V. cephalica und Durchtrennung des clavicularen Ursprungs des M. pectoralis maj. von lateral her; Ablösen des M. pectoralis min. am Coracoid, Einkerben des Ansatzes des M. pectoralis maj. am Humerus von oben her, Auseinanderhalten der Muskeln; die Arterie wird zwischen der V. axillaris und dem Plexus brachialis sowohl oberhalb als auch unterhalb der Clavicula gefunden; u. U. temporäre Durchtrennung der Clavicula und Wiedervereinigung nach Versorgung des Gefäßes.

β) *Freilegung der A. axillaris unterhalb der Clavicula:* Anheben der Schulter, Hautschnitt quer zu den Gefäßen einen Finger breit unterhalb der Clavicula, Abtrennen des M. pectoralis maj. von seinem clavicularen Ursprung und Lateralverziehung desselben, Beiseitehalten des M. deltoideus und pectoralis min. nach lateral, Spaltung der tiefen Brustfascie, Auffinden der Arterie zwischen Plexus brachialis und V. axillaris.

γ) *Freilegung der A. axillaris in der Achselgrube:* Hautschnitt von 3 cm Länge entlang dem medialen Rand des M. brachialis, Spaltung der Fascie, Kranialverziehen des N. medianus, Kaudalverziehen der V. axillaris, dazwischen liegt etwas tiefer die A. axillaris. Sie erstreckt sich vom Abgang der A. thoracoacromialis bis zum Abgang der A. subscapularis nach dorsal und der Aa. circumflexa humeri ventralis und dorsalis.

Bei *komprimierendem oder vereitertem Hämatom* Freilegung; bei *Thrombose* Suspension und Wärme usw.

b) Aneurysma der A. axillaris. *Formen:* arteriell oder arteriovenös.

Ursachen: a) *Verletzung*, spez. Schuß (!), Stich, Stoß, Fraktur und Luxation usw.; b) selten und bei älteren Leuten, spez. bei solchen zwischen 40 und 50 Jahren *Arteriosklerose* und *Lues*.

Symptome: Geschwulst mit Pulsieren und Schwirren, welches auf Kompression der A. subclavia verschwindet.

Folgen: 1. Parästhesien sowie Kälte und Ödem des Arms. 2. Luxation der Clavicula am Sternalende nach oben sowie Usur der 1. und 2. Rippe. 3. Ruptur des Aneurysmasacks.

Therapie. Prinzip: Resektion und End-zu-End-Vereinigung unter Entspannung oder Defektüberbrückung durch autoplastisches Venentransplantat oder Homoiotransplantat (Gefäßkonserve), gegebenenfalls ist evtl. auch Aneurysmorrhaphie (nach *Makkas*) oder proximale und distale Ligatur ausreichend.

Technik: präliminare Anschlingung der A. subclavia, temporäre Durchtrennung des Schlüsselbeins zur besseren Übersichtlichkeit, im übrigen typische Freilegung (s. oben), Verfolgen des Gefäßrohrs von peripherwärts bis zum Aneurysmasack und desgleichen zentralwärts; End-zu-End-Naht häufig durch Entlastungsstellung des Armes (Adduktion und Innenrotation) möglich. (*Cave!* Kontraktur des Schultergelenks!)

c) Stauungszustände der V. subclavia und axillaris. *Entstehung: Kompression* der Hauptvene von außen (in der Scalenuslücke; durch Lymphknoten, speziell maligner Art; durch abnorm großen Callus nach Claviculafraktur; durch Halsrippen; durch schrumpfende Narben; durch sog. *Langer*schen Achselbogen, d. h. durch ein oberflächlich gelagertes Muskelbündel zwischen M. latissimus dorsi und pectoralis maj. und Processus coracoideus, durch Tauchkropf); *Thrombose* (infolge Phlebosklerose, entzündliche Veränderungen der Umgebung); durch „*Thrombose par effort*" (hier offenbar durch Gefäßspasmus nach schwerer körperlicher Arbeit als sog. „*Claudicatio venosa intermittens*" oder „Achselvenenstau").

Diagnose und Indikation: in erster Linie durch *Phlebographie*. Deckt diese einen eindeutigen thrombotischen Verschluß auf, so ist operatives Vorgehen angezeigt, fehlt ein solcher, so kommt nur konservatives Vorgehen (Stellatumblockade, Antikoagulantien, gefäßerweiternde Mittel) in Frage.

Prognose: fraglich, da ausgesprochene Rezidivneigung besteht.

4. *Nerven: Plexus cervicalis, brachialis und seine Zweige* (s. Abb. 438)

a) Plexus cervicalis. *Versorgungsgebiet:* Haut des seitlichen Halsdreiecks, paravertebrale Muskeln, Scaleni und Zwerchfell, selten von praktisch-chirurgischer Bedeutung.

b) N. suprascapularis. *Versorgungsgebiet:* aus dem hinteren Bündel des Plexus brachialis stammend, versorgt er nach Durchtritt durch die Incisura scapulae die Mm. supra- und infraspinatus. *Lähmung:* erschwert das Auswärtsrollen, das Vorwärtsheben des Armes und führt zur Atrophie der betreffenden Muskeln. *Vorkommen:* gelegentlich nach Scapulafrakturen.

c) N. thoracicus longus. *Versorgungsgebiet:* M. serratus lateralis. *Lähmung:* Arm kann nur wenig oder nicht über die Horizontale gehoben werden; Flügelstellung der Scapula. *Vorkommen:* als Operationsfolge, speziell nach Radikaloperationen der Mamma; Thoraxkontusion.

d) Plexus brachialis (vgl. S. 610, 813). *Versorgungsgebiet:* Schulter und obere Extremität; enthält mit wenigen Ausnahmen nur gemischte Nerven. *Lähmung:* sog. *obere Plexuslähmung* (,,*Erb*sche Lähmung"), d. h. Ausfall von Deltamuskel, M. biceps, brachialis, brachioradialis mit entsprechendem Verlust der Seitwärts-, Vorwärts- und Rückführung des Arms und der Beugung des Ellbogens. *Untere Plexuslähmung* (,,*Klumpke*sche Lähmung"), d. h. Ausfall der Mm. interossei, Daumen- und Kleinfingermuskulatur mit Verlust der gesamten feinen Fingerbewegung, meist kombiniert mit *Horner*schem Symptomenkomplex infolge Verletzung der Rami communicantes des Halsgrenzstrangs. *Ursachen:* Überdehnung, Zerrung, Druck, Stich, Schuß, häufig kombiniert mit Oberarm- und Schlüsselbeinbruch bei Verkehrsunfällen. Obere und untere Plexuslähmung als sog. *Geburtsverletzung*, speziell bei manueller Armlösung oder Armzug wegen Beckenendlage; als *Narkoselähmung* infolge Drucks einer Schulterstütze oder unsachgemäßer Armlage-

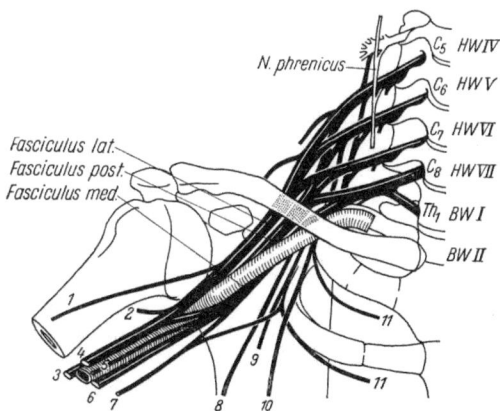

Abb. 438. Topographie des Plexus brachialis (nach von *Lanz-Wachsmuth*). *1* N. musculo-cutaneus, *2* N. axillaris *3* N. radialis, *4* N. medianus, *5* N. cutaneus antebrach. med., *6* N. ulnaris, *7* N. cutaneus brachii med., *8* N. thoracodorsalis, *9* Nn. subscapulares, *10* N. thoracius long., *11* Nn. intercostales

rung (vgl. Abb. 4); Druck bei länger dauerndem Lastentragen, durch Hämatome, Aneurysma, in Fehlstellung verheilter Claviculafraktur, nach Transmissionsverletzung, wenn der Patient am Arm herumgeschleudert wurde.

Diagnose (vgl. S. 813). *Indikation:* operative Freilegung nach Verletzungen, Zerrungen, scharfen Durchtrennungen, evtl. auch bei Halsrippe, Scalenussyndrom u. dgl. *Zeitpunkt* der Operation: unmittelbar nach gesicherter Diagnose und Abheilung begleitender Wunden so frühzeitig als möglich. Je weiter proximal die Verletzung liegt, desto wichtiger ist es, so früh als möglich einzugreifen. *Prognose:* fraglich, meist negatives oder nur partielles Resultat.

Therapie: Freilegung zur Neurolyse und Nervennaht.

Methoden. α) *Freilegung in gesamter Ausdehnung:* Hautschnitt vom Querfortsatz des 4. Halswirbels über den lateralen Drittelpunkt der Clavicula, entlang dem Vorderrand des Deltamuskels bis zur vorderen Achselfalte; temporäre Durchtrennung der Clavicula, Abtrennung des M. subclavius, pectoralis maj. und min. von ihren Ansätzen; man findet den Plexus in gesamter Ausdehnung mit der A. und V. subclavia und axillaris.

β) *Freilegung unterhalb des Schlüsselbeins:* zur Darstellung des infraclaviculär gelegenen Plexusanteils (untere Plexuslähmung) S-förmiger Schnitt von der Clavicula über den Sulcus deltoideus in die Axilla und Verlängerung in den Sulcus bicipitalis; Vordringen zwischen M. pectoralis maj. und deltoideus; Abtrennen des M. pectoralis maj. und min. von ihrem Ansatz am Oberarm bzw. Proc. coracoides, Spaltung der Fascia axillaris, wonach der Axillarplexus bis zur *Mohrenheim*schen Grube freiliegt.

γ) *Freilegung des N. axillaris:* wie zur Freilegung des infraclaviculären Plexusanteils mit Durchtrennung des M. pectoralis maj. und min.; Aufsuchen des hinteren Plexusbündels unter Beseiteziehen der A. axillaris; aus dem hinteren Faszikel tritt der Nerv mit A. und V. circumflexa humeri durch die laterale Achsellücke auf die Rückseite des Oberarms. *Nachbehandlung:* Ruhigstellung im Thorax-Abduktions-Gipsverband bei rechtwinkliger Abduktion der Schulter, 45° Anteversion und mittlerer Rotation für

10 Tage; danach langsamer Beginn mit aktiver Heilgymnastik, Elektrisieren und aktiven Übungsaufträgen, sobald Zeichen einer Restitution nachweisbar werden; bei Ausbleiben der Regeneration kann ein gewisser Gebrauch der Extremität durch Kompensationsbewegungen erlernt werden.

δ) *Ersatzoperationen bei endgültigen Muskellähmungen.* 1. *Flügellähmung der Scapula (Scapula alata). Ursache:* Lähmung des Nervus thoracicus longus; führt zu schwerem funktionellem Ausfall. *Indikation:* frühzeitige Ersatzoperation angezeigt, da eine Nervennaht so gut wie nicht in Betracht kommt. *Symptome:* flügelförmiges Abstehen der Scapula vom Thorax, Fixierung des Schulterblatts unmöglich, Bewegungseinschränkung der oberen Extremität auf eine Abduktion bis zur Horizontalen. *Methode:* nach *Hass* Verpflanzung der M. latissimus dorsi auf die untere Scapulaspitze, durch welche zwei Löcher gebohrt werden; durch das eine (laterale) Loch wird die abgespaltene Hälfte des M. latissimus dorsi hindurchgeführt und in sich vernäht; durch das andere (mediale) Loch wird eine frei transplantierte Fascienschlinge gezogen und um die 9.–10. Rippe herumgeführt, um eine zusätzliche Fixierung der Schulterblattspitze an der Thoraxwand zu erhalten. *Nachbehandlung:* Ruhigstellung im Thorax-Abduktions-Gipsverband in Normalhaltung für 4 Wochen; Beginn aktiver Anspannungen für den M. latissimus dorsi vom 14. Tage an; Anschnallabduktionsschiene für die Übergangszeit und langsame Steigerung der aktiven Bewegungsübungen.

2. *Ersatz des M. trapezius. Entstehung:* Ausfall des N. accessorius speziell durch Operationen im seitlichen Halsbereich (Drüsenausräumung, Schiefhalsoperation). *Symptome:* starke und rasch eintretende Muskelatrophie, Herabsinken des medial-kranialen Schulterblattwinkels nach außen unten („Kipp- oder Schaukelstellung"), Abstehen des inneren Schulterblattrands; die gesamte betroffene Schulter hängt vermehrt nach außen unten; in schweren Fällen Skoliose der unteren Hals- und oberen Brustwirbelsäule nach der geschädigten Schulter; Stauungserscheinung der Extremität, Neuralgie und Parästhesie; Einschränkung der Abduktion auf 50–60°, in günstigen Fällen bis zur Horizontalen, Kraftlosigkeit des Armes. *Indikation:* bei sicherem *Dauerausfall* des Muskels (neurologische Untersuchung!) *operativ*; dies vor allem bei Stauungserscheinungen und Parästhesien, welche sich spontan niemals bessern; Zurückhaltung bei einem Lebensalter über 45 Jahre. *Methoden:* aktiv-funktioneller Ersatz durch Verpflanzung der Mm. rhomboidei nach lateral auf den Schulterblattkörper und des M. levator scapulae auf das Akromioclaviculargelenk (nach *Eden*). *Prognose:* günstig, besonders wenn die zu verpflanzenden Muskeln (Rhomboidei und Levator scapulae) präoperativ einer intensiven Vorbehandlung unterzogen wurden. *Nachbehandlung:* postoperative Fixierung im Thorax-Abduktions-Gipsverband (Normalhaltung) für 4 Wochen, am Ende der 3. Woche aktive Anspannungsübungen auf Gipsschale, Elektrisieren; nach 4 Wochen Lagerung auf Abduktionsschiene, Steigerung der aktiven Übungsaufträge, die jegliche Überdehnung vermeiden muß.

3. *Ersatz des M. deltoideus. Entstehung:* Ausfall des N. axillaris durch Verletzung oder Poliomyelitis. *Symptome:* mangelnde Abduktionsfähigkeit, welche höchstens bis 30–40° gelingt; Kraftlosigkeit des ganzen Armes. *Indikation:* aktiv-funktionelle Ersatzoperationen schwierig und im Erfolg nicht sicher; daher bei *poliomyelitischen Lähmungen* am besten *Arthrodese* des Schultergelenks in Normalhaltung, welche auch nach direkten Traumen und peripheren Lähmungen meist am zweckmäßigsten ist. Von *Ersatzoperationen* kommt die Verpflanzung des M. pectoralis maj. oder des M. latissimus dorsi nebst teres maj. in Betracht. *Methode:* Freilegung des M. pectoralis durch Hautschnitt im Sulcus deltoideopectoralis, Abpräparieren seiner oberen Hälfte von Rippen und Clavicula, Lateralverlagerung des abgelösten Muskelteils, welcher mit einer größeren Portion über den Humeruskopf geführt wird, um dort ein Hypomochlion zu bekommen; subperiostale Fixation des Muskels am Akromion und über dem Akromioclaviculargelenk bei voller Abduktion des Armes. *Oder:* Freilegung des Ansatzes der Mm. latissimus dorsi und teres maj. von einem Hautschnitt parallel zur hinteren Achselbegrenzung, Durchtrennung ihres Ansatzes am Knochenbohrkanal am Tub. maj. hum. und Fixierung beider Sehnen dortselbst; zusätzliche Nähte durch den Deltoideusrest; Armhaltung während der Naht: Abduktion über die Horizontale; diese Haltung muß auch zunächst in der ersten Nachbehandlungsphase (3–4 Wochen) gewahrt werden. *Zum partiellen Ersatz des Deltoideus:* Verpflanzung des mittleren Teils des Trapezius; Hautschnitt am Vorderrand des Trapezius bis zum Sulcus deltoideopectoralis und weiter bis zum Humerushals; Isolierung der mittleren Portion des Trapezius, welche mit dicker Seide

am Ende durchflochten wird; Anlegen eines Knochenbohrlochs am Humerushals und Fixierung der Trapeziusportion dortselbst bei über die Horizontale abduziertem Arm; u. U. Verlängerung des Trapezius durch eine zwischengeschaltete Fascienrolle, welche mit dem distalen Teil des Deltoideus in Verbindung gebracht wird. *Prognose:* bei komplettem Deltoideusausfall bestenfalls befriedigend; bei partiellem Ausfall günstiger; wohl infolge fortschreitender Neurotisation des teilgelähmten Muskelabschnitts.

C. Entzündungen

1. Haut usw.

Schweißdrüsenentzündung bzw. -absceß (Hydrosadenitis bzw. Abscessus sudoriparus *Erreger:* meist Staphylokokken; begünstigend wirken Schwitzen und Kleiderreibung, Änderung des Hautsäuremantels in alkalischer Richtung, regelmäßiges Rasieren der Achselhaare, Unreinlichkeit. *Vorkommen:* recht häufig; bevorzugt ist das jugendliche Alter im 2. und 3. Jahrzehnt; weibliches Geschlecht erkrankt häufiger als männliches; öfters (10–15% und mehr) beiderseits; manchmal übrigens auch an Brustwarzen und am Schamberg, gelegentlich auch bei Säuglingen am ganzen Körper, spez. Hinterkopf, Rücken und Gesäß als *Hydrosadenitis multiplex neonatorum. Symptome:* harte und schmerzhafte, gerötete und heiße Infiltrate, welche meist mehrfach sind und schließlich zusammenfließen zu kleinen Abscessen unter der verdünnten Haut. *Differentialdiagnose:* Furunkel (rundlich mit zentralem Eiterpfropf!) und Lymphadenitis (tiefer und zunächst ohne Hautbeteiligung!). *Prognose:* hartnäckig; Lymphangitis und Lymphadenitis, Thrombophlebitis, Subpectoralphlegmone und Sepsis sind aber ganz selten. *Komplikationen:* Furunkel und Gerstenkörner. *Gefahr* der Propagierung und Rezidivierung. *Therapie.* 1. *Konservativ:* Ruhigstellung in Armabduktion, sauberes Rasieren der Axilla, desinfizierende Verbände mit testgerechten Chemotherapeuticis nach Erregertestung (Gantrisin, Aristamid, Antibiotika), auch Salbenverbände (Ichthyol, Präcipitatsalbe 30%, graue Salbe, Penicillinsalbe); parenterale testgerechte Chemotherapie; Röntgenentzündungsbestrahlung (150–400 r); Reizkörpertherapie (Eigenblutinjektion, Olobinthin), Vaccinetherapie. 2. *Operativ:* bei Versagen der konservativen Therapie, hartnäckigen Rezidiven oder Ausbreitung der Infektion (s. Lymphadenitis, Subpectoralphlegmone) *Methoden:* elektrochirurgische Schlitzung der Abscesse in Richtung der Hautlinien (*quer*) bei Übergreifen auf die axillaren Lymphknoten Ausräumung derselben u. U. mit Excision der gesamten axillaren Haut und plastische Deckung der Axilla (Verschiebelappen aus der Nachbarschaft). *Nachbehandlung:* peinliche Wäschehygiene, Waschung der Axilla nur mit Ölen, keine Seifenwaschung; Arbeitsfähigkeit erst nach zuverlässiger Abheilung.

2. Lymphknoten der Axilla (vgl. Abb. 199)

a) Lymphadenitis acuta und chronica. *Ursache:* Infektionen an Arm (infizierte Wunde, Fremdkörper, Furunkel, Ekzem, Paronychium und Panaritium!) und Brust (Mastitis, Ekzem, Furunkel usw.!). *Folgen:* Absceß, chronisch-eitriger Entzündungstumor, progrediente Phlegmone (spez. subpectoral), Sepsis. *Differentialdiagnose:* Schweißdrüsenabsceß, Subpectoralphlegmone. *Therapie. Konservativ:* bei allen akuten Formen Abduktionsschienenverband des Arms, feuchte Umschläge. *Operativ: Incision* bei umschriebener Einschmelzung; *Ausräumung der axillaren Lymphknoten* bei vollständiger Nekrose und weitgehender Einschmelzung aller oberflächlichen und tiefen Lymphknoten. *Methode:* querverlaufender Hautschnitt durch die Achselhöhle von der Vorderfläche des M. pectoralis bis zum Muskelwulst des M. latissimus dorsi reichend. Wenn möglich, Bildung eines zentral oder dorsal gestielten Hautlappens, welcher eine günstige Hautdeckung des Defekts gewährleistet. Sorgfältiges Auspräparieren der oberflächlichen und tiefen Axillar-, Brachial- und nötigenfalls auch Pectoral- und Subscapularknoten (*Cave!* Verletzung des axillaren Gefäßnervenstrangs sowie des N. thoracicus longus und thoracodorsalis!).

b) Subpectoralphlegmone (vgl. Abb. 210). *Definition:* pyogene Infektion, welche meist auf dem Lymphwege von Infektionen des Daumens und Zeigefingers, Nackenkarbunkel, eitriger Pharyngitis, Angina und Lymphadenitis axillaris bzw. Hydrosadenitis fortgeleitet ist. *Symptome:* meist akuter Verlauf, seltener subakut protrahierter Beginn.

Heftige Spontan- und Druckschmerzen im Bereich des Subpectoralraums und in der *Mohrenheim*schen Grube; Zwangshaltung des Arms in Adduktion, heftiger Bewegungsschmerz. *Differentialdiagnose:* Schultergelenkempyem (Unterrand des Pectoralis major hierbei druckschmerzfrei), Brustwandphlegmone (hierbei entzündliche Infiltration der Haut). *Komplikationen:* bakterielle Allgemeininfektion, fortschreitende Entzündung der die Brustwand perforierenden Äste der Rumpfgefäße in die Pleurahöhle (Pleuritis, Mediastinitis). *Therapie:* Incision am Rande des M. pectoralis maj., breite Eröffnung des Subpectoralraums durch Aufspreizen desselben mit einer Kornzange, evtl. Gegenincision infraclaviculär und bei Ausgang der Subpectoralphlegmone vom Kopf-Hals-Gebiet zweckmäßigerweise präliminare Unterbindung der V. jugularis zur Vermeidung einer septischen Thrombophlebitis.

c) Tuberkulose. Nicht sehr häufig (nur etwa 10% aller oberflächlichen Drüsentuberkulosen). *Entstehung* ist *primär* oder meist *sekundär* bei Hals-, Brust- oder Armtuberkulose, auch bei Lupus, Tuberculosis verrucosa cutis und Leichentuberkel an Hand und Fingern u. a. nach Verletzung, Operation oder Sektion bei Ärzten und Leichendienern, auch bei Schlächtern, Melkern u. a.; bei Knochen- und Gelenktuberkulose selten, wohl aber manchmal bei Lungen- und Pleuratuberkulose, namentlich bei solcher mit Verwachsungen; diagnostisch ist wichtig primärer Tuberkuloseherd und chronischer Verlauf mit Vereiterung, Durchbruch, Geschwür und Fistel; *Differentialdiagnose:* sonstige, spez. chronisch-eitrige und maligne Lymphome einschließlich Leukämie, Lymphadenose und Lymphogranulomatose sowie carcinomatöse und sarkomatöse Lymphdrüsenmetastasen, vgl. Hals!

Therapie: Ruhigstellung und Umschlag, Röntgenbestrahlung und parenterale tuberkulostatische Chemotherapie, evtl. *Punktion* (Instillation von Tuberkulostaticis) oder *Exstirpation* (s. oben) mit radikaler Ausräumung (spez. bei Einschmelzung oder bereits vorhandener Mischinfektion und Fistelung).

3. Knochen

I. *Schlüsselbein*

a) Periostitis, Ostitis und Osteomyelitis. Ziemlich selten (etwa 1—2%), aber von den kurzen und platten Knochen hier am häufigsten und öfters neben anderen Knochen, spez. Femur. *Folgen:* partielle oder totale Nekrose (zugleich aber große Regenerationskraft des Periosts), Eitersenkung, Gefäßarrosion. *Therapie:* bei völliger Zerstörung infolge Osteomyelitis Resektion, auch Exartikulation und Totalexstirpation (nach *Zecène*), indem die Clavicula zunächst in der Mitte durchtrennt und sodann der mediale und schließlich der laterale Anteil exartikuliert wird.

b) Tuberkulose. 0,4% der Tuberkulosen der oberen Extremität. Am ehesten am Sternalrand und im Sternoclaviculargelenk; primär oder meist sekundär bei gleichzeitiger Halsdrüsen- sowie Brustbein-, Schulterblatt- oder Schultergelenktuberkulose; meist frühzeitig durchbrechend mit typischer Fistelung nach außen, selten nach dem vorderen Mediastinum. *Therapie:* allgemein und lokal; evtl. Auskratzung; evtl. frühzeitige Resektion des Sternoclaviculargelenks oder Totalexstirpation (s. o.).

c) Syphilis. Ziemlich häufig, spez. am Sternalende in Form von Auftreibungen „Tophi", später mit Erweichung und Fistelung oder mit mächtiger Knochenneubildung oder mit Spontanfraktur; *Differentialdiagnose:* Sarkom!

d) Ostitis deformans und Ostitis fibrosa cystica. Vgl. S. 342.

e) Unspezifische Arthritis („Tietze-Syndrom"). Degenerativ-entzündliche Veränderung des Sternoclaviculargelenks; vorwiegend vom Gelenkdiskus ausgehend. *Therapie:* konservativ, antiphlogistisch, Ultraschall, Röntgenbestrahlung, Cortison intraartikulär, Ruhigstellung auf Abduktionsschiene (8–10 Tage).

II. *Schulterblatt*

a) Periostitis, Ostitis und Osteomyelitis. Selten (etwa $1/_2$%); evtl. mit Absceßdurchbruch nach Axilla oder seitlicher Brust-Bauch-Wand oder Rücken (am medialen Knochenrande); Aufsuchen der Herde nach dem Röntgenbild, dagegen nur in schweren Fällen subperiostale Totalexstirpation der Scapula mit sorgfältiger Schonung der abzulösenden Muskeln bzw. ihrer Nerven (s. S. 1458).

b) Tuberkulose. *Vorkommen:* 0,4% der Tuberkulose der oberen Extremität; teils primär, teils sekundär bei E. necessitatis oder Muskeltuberkulose; evtl. kalter Absceß in der Ober- oder Unterschlüsselbeingrube oder an Brustwand oder Rücken oder Axilla mit Fistelung oder mit Durchbruch ins Schultergelenk oder mit erschöpfender Eiterung; Röntgenbild mit Kontrastfüllung der Fisteln; *Differentialdiagnose:* Lipom und Bursitis!

4. Unspezifische und spezifische Schultergelenkentzündung (Omarthritis)

a) Omarthritis serosa und serofibrinosa bzw. pannosa. *Ursachen:* Kontusion und Distorsion, akuter und chronischer Rheumatismus, Sepsis, akute Infektionskrankheiten (Scharlach, Diphtherie, Dysenterie, Gonorrhoe, Typhus, Pocken, Pneumonie usw.), als sympathischer Erguß bei Eiterungen in der Nachbarschaft (Osteomyelitis).

Symptome: Schmerzen, Zwangsstellung (in Adduktion, Innenrotation und evtl. leichter Elevation), *Beweglichkeitsbeschränkung* (spez. für Abduktion und Außenrotation; Schulterblatt geht bei allen Bewegungen frühzeitig mit; bei der Untersuchung ist das Schulterblatt exakt zu fixieren!), *Druckempfindlichkeit* und *Gelenkschwellung* (am vorderen und hinteren Rand des Deltamuskels und in Axilla).

Diagnose: **Gelenkpunktion** zur mikroskopischen und kulturellen Untersuchung sowie zur Erregertestung.

Methoden (s. Abb. 439). α) *Von dorsal* (Methode der Wahl): Einstich unterhalb der Basis des Akromion durch den M. deltoideus und infraspinatus in schräger Richtung auf das Coracoid.

β) *Von ventral:* Einstich am Vorderrand des M. deltoideus etwa $1/_2$–1 cm unterhalb des Coracoid in leicht schräger Richtung durch den M. subscapularis in das Gelenk.

γ) *Von lateral:* Einstich seitlich unterhalb des Akromions und Vordringen nach medial und schräg abwärts. Außer der Punktion von dorsal gefährden alle übrigen Punktionsrichtungen die subdeltoidealen Schleimbeutel Keimverschleppung!).

Folgen: evtl. *Ankylose* (in Adduktion, Innenrotation und evtl. leichter Elevation; bedingt durch Kapselschrumpfung mit Verödung der Kapseltaschen, spez. der unteren, und durch Muskelretraktion) oder *Schlottergelenk* mit *Subluxation* (dabei Herabtreten des Oberarmkopfs, Vortreten des Akromions und Lücke zwischen beiden!).

Differentialdiagnose: 1. Sonstige Entzündungen (Tuberkulose usw.). 2. Periartikuläre Prozesse, spez. Periarthritis humeroscapularis.

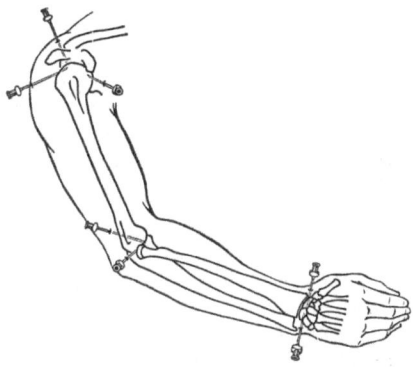

Abb. 439. *Gelenkpunktion:* Typ. Punktionsstellen der Gelenke der oberen Extremität

Therapie: wenn möglich *kausal* (z. B. Butazolidin bei Rheuma); Ruhigstellung auf Abduktionsschiene, feuchter Umschlag und Kompression mit Spica humeri (Kompression ist am Schultergelenk schwer durchführbar!); bei Erguß evtl. Punktion; evtl. Spülung mit 3%iger Carbolsäurelösung; bei Versteifungsneigung Jodtinkturpinselung, Massage und Einreibungen (spez. am Deltamuskel!), Elektrisieren, Bäder (Thermal-, Sand-, Moor-, Schwefel- u. dgl. Bäder), Umschläge, Fangopackungen, Thermophor, Heißluft, Lichtkasten, Diathermie, künstliche Höhensonne, Stauen, Lagerungsverbände in wechselnder Stellung, spez. in Abduktion, Drehmittelstellung und Elevation (*Cave!* längere Adduktion; deshalb nicht längere Zeit und nur mit Vorsicht zu benutzen: Armtragetuch. *Desault*scher und *Velpeau*scher *Verband!*). Frühzeitige heilgymnastische Bewegungstherapie unter Vermeidung aller Schmerzen (vgl. Prophylaxe und Therapie bei Periarthritis humeroscapularis, S. 1446).

b) Omarthritis purulenta (Schultergelenkempyem). *Ursachen:* α) *direkt* bei komplizierten Wunden und Knochenbrüchen, spez. Schußverletzungen;

β) *fortgeleitet* z. B. bei lymphatischem Abszeß, Subpectoralphlegmone und bei akuter Osteomyelitis benachbarter Knochen, spez. des Oberarms (im ganzen selten wegen der geringen Ausdehnung des Kapselschlauchs!);

γ) *metastatisch* bei akuter Allgemeininfektion (Furunkel, Angina, bakterielle Allgemeininfektion, Typhus, Gonorrhoe, Scharlach, Pocken usw.).

Symptome: wie bei a); außerdem hohes Fieber und entzündliche Schwellung, später (durch Knorpelzerstörung) Scharren bei Bewegungen.

Folgen: Allgemeininfektion oder Absceßperforation (am vorderen oder hinteren Deltamuskelrand oder in Axilla, auch weiter an Brust und Rücken); später Ankylose.

Therapie: α) Punktionsbehandlung (s. oben) mit Gelenkentlastung, Instillation testgerechter Antibiotika und Ruhigstellung im Abduktionsgipsverband in der Regel ausreichend.

β) *Incision und Drainage:* bei nicht zu beherrschenden Gelenkempyemen. *Methode:* von *ventral* durch Schnitt über der Mitte des Humeruskopfs an der Vorderseite bis in Höhe des Akromions, Auseinanderdrängen der Fasern des M. deltoideus, Einkerbung der querverlaufenden Fasern des M. subscapularis, Eröffnung der Kapsel unter Sicht. *Von dorsal* Einschnitt von der Spina scapulae nach außen abwärts parallel den Deltoideusfasern, dessen Rand u. U. ein Stück weit abgelöst werden muß, bis der M. infraspinatus und teres min. erscheint. Stumpfe Trennung der beiden Muskeln und Eingehen auf die Kapsel zwischen ihnen. Ventrale und dorsale Incision können kombiniert werden, wodurch eine besonders intensive Spülmöglichkeit des Gelenks erreicht wird.

Prognose: lang dauernde Gelenkdrainagen ziehen immer eine partielle oder komplette Ankylose nach sich, weshalb bei durch Punktionsbehandlung nicht beherrschbaren Gelenkempyemen die *frühzeitige Resektion* vorzuziehen ist (s. S. 1455).

c) Schulterkontraktur und -ankylose. *Ursachen:* a) Intraartikuläre Prozesse: blutige Verletzung, Kontusion, Distorsion, Fraktur, spez. intraartikuläre Luxation, Entzündung (tuberkulöse, eitrige, gonorrhoische, rheumatische usw.), b) Kontraktur, spez. durch längere Ruhigstellung in Verband bzw. Armtragetuch (Kapsel-, Bänder- und Muskelschrumpfung!).

Form: meist in der ungünstigen Adduktionsstellung; daher erfolge evtl. Verband, namentlich bei längerer Ruhigstellung, besser in Normalhaltung (vgl. Abb. 561).

Diagnose · *Cave!* Vortäuschung von Beweglichkeit durch Schulterblattdrehung („Schulterblatt geht mit"); daher Untersuchung unter exakter Fixation des Schultergürtels und des Schulterblatts, evtl. in allgemeiner oder örtlicher Betäubung; charakteristisch für Schultergelenkversteifung ist auch Steilstellung des Schlüsselbeins und Annäherung der Schulter an die Mittellinie beim Versuch des Armhebens sowie im Röntgenbild der Hochstand des Oberarmkopfs gegenüber der Pfanne.

Folge: Behinderung des Armhebens völlig oder über die Horizontale.

Prophylaxe und Therapie. Konservativ: (vgl. oben Normalhaltung des Schultergelenks). *Operativ:* nur bei störender Fehlstellung einer Ankylose durch korrigierende Osteotomie oder Resektion. *Cave!* Versuch einer Arthroplastik, da sich an der Schulter der Bewegungsapparat niemals befriedigend restituiert.

d) Schlotternde Schulter. *Ursachen:* a) *Erguß mit Kapselüberdehnung* oder *Knochendefekt* bei Fraktur, Schuß, Resektion, Arthrosis deformans (?) und vor allem A. neurotica, b) *Muskellähmung* bei spinaler Kinderlähmung oder traumatischer o. a. Lähmung des Plexus brach. oder des N. axillaris, welch letzterer den als Kapselspanner wirkenden Deltamuskel versorgt (sog. „paralytisches Schlottergelenk").

Diagnose: Schulterwölbung fehlt; Akromion springt eckig vor; zwischen Akromion und Oberarmkopf ist eine bis daumenbreite Lücke, welche bei Druck gegen den Arm von unten wieder verschwindet; Arm hängt schlaff herab, kann aktiv nicht gehoben werden und ist passiv abnorm (evtl. „dreschflegelartig") oder gar bis zu Luxationsstellung beweglich.

Prophylaxe: Armstützung durch Pflaster-, Binden oder Tuchverband (z. B. Mitella); sonst Massage und Elektrisieren.

Therapie: evtl. *kausal* (Gelenkpunktion bzw. Neurolyse oder Nervennaht); sonst (außer Muskelpflege durch Massage und Elektrisieren): *Stützapparat* (unbequem!) oder wenn möglich (allerdings betr. Dauerergebnis unsicher) *Muskelersatzoperationen* (siehe S. 1450); sonst auch *Tenodese* oder sicherer, aber nicht vor dem 15. Jahre, *Arthrodese* durch Resektion (s. S. 1455). Bei größerer Defektbildung (Schlottergelenk nach Exarticulationsresektion) *Ersatz des Humeruskopfs durch das proximale Fibuladrittel*, welches in den Schaft eingebolzt wird; ferner durch *Überbrückungsarthrodese* mittels Knochenspänen, welche zwischen Humerusschaft und Akromion bzw. Coracoid eingebaut werden.

e) Gonorrhoe. Bei 2–3% der Gonorrhoefälle, viel seltener als an Knie-, Hand- oder Ellbogengelenk. Ausgangspunkt: Synovialis; Verlauf nicht rein monartikulär, serofibrinös oder eitrig bis phlegmonös; spez. in letzterem Fall mit großer Neigung zur Versteifung. *Therapie:* s. S. 359, 1390.

f) Syphilis. *Osteochondritis luetica* bei Lues congenita, am häufigsten am sternalen Claviculaende, welches durch eine reaktive Periostitis aufgetrieben wird. *Arthritis luetica* im Stadium II (seröser Erguß) und III (gummöse Zerstörung von Kapsel, Knorpel und Knochen).

g) Tuberkulose. *Vorkommen:* ziemlich selten (1,5—6,6%) gegenüber sonstiger Gelenktuberkulose, aber häufigste Form der chronischen Schultergelenkentzündung; häufiger bei Erwachsenen als bei Kindern, spez. bei Männern; zweimal häufiger rechts als links.

Entstehung: synovial oder ossal (Oberarmkopf!).

Formen: a) am häufigsten als sog. „Caries sicca", d. h. trockene Form mit Granulationsherden, welche meist synovial beginnen und schließlich den Knochen zerstören zu einem Strunk mit unregelmäßig-buchtigen Defekten und die Kapsel verschrumpfen, aber selten stärkere Eiterung oder größere Sequester liefern.

b) seltener (spez. bei Kindern) als exsudatreiche Form mit Erguß oder häufiger als Fungus oder als kalter Absceß, evtl. mit eiternden Fisteln (diese meist am Hinterrand des Deltamuskels, ferner am Vorderrand desselben und schließlich in der Axilla).

c) vereinzelt als sog. „Caries carneosa" mit fleischartigen Granulationen, welche den Knochen durchwuchern.

d) relativ häufig am sternalen Schlüsselbeinende durch Übergreifen einer Sternumtuberkulose.

Symptome: zunächst Schwäche und Steifigkeit der Schulter; später neuralgische Schmerzen; Druckempfindlichkeit an Gelenk oder Knochen; Versteifung (meist in Adduktion, Innenrotation und Elevation); selten Erguß; häufig Abflachung der Schulter mit Deltamuskelatrophie und Abweichung des Kopfs nach vorn und unten oder oben; evtl. Subluxation; evtl. Wachstumsstörung bei Jugendlichen; Röntgenbild.

Verlauf: meist sehr chronisch.

Differentialdiagnose: Trauma, Rheuma, Osteomyelitis, Gonorrhoe, Lues, Periarthritis humeroscapularis, Arthrosis deformans und neurotica, Tumor, spez. Sarkom am oberen Humerusende usw.

Prognose: bei Caries sicca öfters Ausheilung, aber fast immer mit Ankylose (meist in ungünstiger Adduction!) und bei Jugendlichen mit Armwachstumsstörung.

Therapie. a) *Konservativ:* allgemein und lokal; Thorax-Abduktionsgipsverband in Normalhaltung (günstigste Versteifungsstellung); parenterale Chemotherapie.

b) *Operativ.* 1. *Punktion* (vgl. Abb. 439): bei der seltenen serösen Form und bei paraartikulärem Knochenherd (z. B. im Tub. maj. hum.) Versuch mit Instillation von Tuberkulostaticis.

2. *Resektion. Indikation:* nur wo eine konservative Behandlung erfolglos blieb oder eine Mischinfektion mit Fistelbildung vorliegt; jedoch stets mit größter Zurückhaltung, da bei ausgedehnten Resektionen das Schlottergelenk unvermeidlich ist und die Gebrauchsfähigkeit des Arms weitgehend eingeschränkt wird. Vorwiegend also nur aus vitaler Indikation, dann aber ausreichend radikal unter völliger Entfernung allen erkrankten Gewebes.

Methode. α) *Resektion von vorn* (nach *v. Langenbeck, Baudens, Ollier*): bogenförmiger Schnitt entlang dem vorderen Deltoideusrand und typische Trennung des Muskels vom M. pectoralis maj.; Abziehen des Deltoideus nach dorsal, Aufsuchen des Sulcus intertubercularis, Schlitzung desselben und Luxation der Sehne aus ihrer Scheide; Verziehen der Sehne nach vorn medial; Abhebeln des Periosts, Auslösen des Gelenkkopfs aus den Muskelansätzen unter möglichster Erhaltung der am Tub. maj. ansetzenden Außenrotatoren; Luxation des Humeruskopfs durch Empordrängen des Arms aus der Wunde und Entfernung des Kopfs je nach Ausdehnung des krankhaften Prozesses, Anfrischung der Pfanne und der subakromialen Knochenfläche und Fixierung der angefrischten Knochenflächen durch Aufhängung am Akromion oder durch Osteosynthese (Knochenbolzung, Nagelung), wobei auf Fixation in Gebrauchsstellung des Schultergelenks zu achten ist. Ruhigstellung im Brust-Arm-Gipsverband für mindestens 3 Monate. Es resultiert eine ossäre oder desmogene Ankylose oder bei Wegnahme des ganzen Kopfs ein Schlottergelenk, dessen Beseitigung späteren Maßnahmen überlassen bleibt (s. oben d)).

β) *Resektion von hinten* (nach *Kocher*): Winkelschnitt auf der Dorsalseite vom Akromioclaviculargelenk bis zur Mitte der Spina scapulae und von dort bis in die Gegend der hinteren Achselfalte; Freilegung der Spina scapulae, Abmeißeln des Akromions von der Spina scapulae und Aufklappen des Acromions nach seitlich vorn; Ablösen des M. trapezius und deltoideus von der Spina und dem Akromion; Eröffnung der Gelenkkapsel in Längsrichtung; Auslösen der langen Bicepssehne aus dem Sulcus intertubercularis und Verziehung nach dorsal; Vorluxieren des Humeruskopfs nach dorsal oben, wodurch er für die Resektion gut zugänglich wird (weiteres Vorgehen wie oben!).

5. Chronische unspezifische und sekundäre Gelenkerkrankungen

a) Arthrosis deformans. *Entstehung:* Aufbrauchkrankheit (ähnlich der Arteriosklerose der Blutgefäße, Linsentrübungen am Auge, Osteochondrose u. a.), oft schon im 3. Lebensjahrzehnt beginnend (vgl. Allg. Chirurgie, S. 327).

Pathologisch-anatomisch: Abschliffe, Auffaserung und völliger Knorpelschwund bei gleichzeitiger zottiger Wucherung der Gelenkkapsel, besonders am Akromioclaviculargelenk, geringergradig am Schultergelenk selbst.

Formen: primär und *sekundär*; erstere genuin; letztere vor allem nach Traumen des Schultergelenks entstehend (Oberarmkopffraktur, Scapulabrüche mit Beteiligung der Gelenkpfanne, Schulterluxation). Pathologisch-anatomisch: gleicht die sekundäre Arthrosis deformans der primären vollkommen.

Symptome: meist doppelseitige Bewegungseinschränkung der Schultergelenke, Schmerzen bei Übergang aus längerer Ruhe in die Bewegung, palpable und hörbare Reibgeräusche (*Cave!* Verwechslung mit extraartikulärem Reiben!).

Röntgenbild: Verschmälerung des Gelenkspalts, feine Ausziehungen am unteren Pfannenrand, stärkste Veränderungen im Acromioclaviculargelenk; im allgemeinen jedoch auch bei schweren klinischen Befunden überraschend geringfügige röntgenologische Veränderungen.

Differentialdiagnose: primär-chronische Polyarthritis, Infektarthritis, Lues, Tuberkulose.

Therapie. Konservativ (vgl. S. 327): solange als mit symptomatischen Maßnahmen befriedigende Remissionen der Beschwerden erzielt werden können.

Operativ. Indikation: bei weitgehend zerstörtem Gelenkknorpel, wodurch hochgradige Funktionsuntüchtigkeit des Gelenks und Dauerschmerzen hervorgerufen sind; insbesondere bei schwerer sekundärer Arthrosis deformans jüngerer Patienten.

Methoden. α) *Arthrodese:* am zweckmäßigsten als *intraartikuläre Arthrodese* mit Anfrischen der Gelenkflächen und der Akromionunterfläche und Einstellung des angefrischten Schultergelenkkopfs in die Pfanne. Eine zusätzliche Fixierung mit Drahtnaht oder Kantkeilnagel in Form der erweiterten intraartikulären Arthrodese (nach *Vulpius*) ist meist im Resultat zuverlässiger. *Merke!* Breiter Kontakt mit dem angefrischten Akromion ist zur raschen Erzielung einer ossären Ankylose unerläßlich! Dauer der Immobilisation 8–10 Wochen. *Extraartikulär:* durch Verkeilung des Akromions in den Humerus, welcher so weit aufgespalten wird, daß er das ebenfalls angefrischte Akromion aufnehmen kann (nach *Gocht* und *Gill*) oder durch Einfügen des durch Osteotomie der distalen Clavicula und der Spina scapulae mobilisierten Akromions in einen Spalt des Humeruskopfs (nach *Watson-Jones*). *Durch Überbrückung mit freien Knochenspänen:* indem ein am unteren Rande der Spina Scapulae entnommener Knochenspan so nach lateral verschoben wird, daß er in einen Spalt des Humeruskopfs zum Zwecke der Verriegelung eingelagert werden kann (nach *Putti*) oder durch Verriegelung mittels eines großen Periostknochenspans aus dem oberen Humerusdrittel, welcher über den Gelenkspalt geschoben und in ein Bett des Akromions eingelegt und dort befestigt wird.

β) *Arthroplastik. Indikation:* nur mit größter Zurückhaltung zu stellen, da die Versteifung des Schultergelenks in günstiger Stellung infolge der Bewegungsfreiheit des Schulterblatts und Schultergürtels fast stets funktionell befriedigendere Resultate erbringt als die Arthroplastik. *Methoden:* prinzipiell besteht die Arthroplastik aus sparsamer Resektion der Gelenkteile und deren anschließender plastischer Deckung mit freitransplantierten Fascien- oder Fettlappen unter peinlicher Schonung des M. deltoideus und auch des gesamten übrigen Bewegungsapparates; auch durch Überziehen des angefrischten Kopfs mit *alloplastischem Material* (Tantal- oder Vitalliumkappe) oder Ersatz des ganzen Kopfs durch eine Prothese aus Plexiglas, welche nach Resektion des Kopfs in den Femurschaft analog der *Judet*schen Hüftgelenkplastik (vgl. S. 1534) eingesetzt wird.

Prognose: fraglich; für die Implantation alloplastischer Metallkappen oder Prothesen auf längere Sicht ausgesprochen unbefriedigend.

b) Arthrosis neuropathica. *Ursache:* Syringomyelie, Tabes dorsalis.

Pathologisch-anatomisch: entweder atrophische oder hypertrophische Veränderungen mit allmählicher Resorption der Gelenkflächen bzw. hypertrophischer Auftreibung der Gelenkenden; Nekrose bzw. Wucherung der Gelenkknorpel, Verdickung der Synovialmembran, paraartikuläre bindegewebige Wucherung und bis in die Weichteile reichende

Verknöcherung; Spontanluxation, sobald die Gelenkzerstörung dies zuläßt; bei Tabes dorsalis besonders hochgradige Schlottergelenkbildung.

Therapie: evtl. Versuch einer Arthrodese, um durch die Versteifung die Schmerzen herabzusetzen.

Prognose: ungünstig; wegen schlechter Heilungstendenz der Knochen- und Weichteilgewebe, so daß häufig keine ossäre Ankylose erreicht werden kann. Daher besser Stützapparat.

6. Schulterschleimbeutel

Anatomie. Mit dem Kapselraum in Verbindung stehen:
1. Bursa subcoracoidea;
2. B. subscapularis;
3. B. intertubercularis (umkleidet die Sehne des langen Bicepskopfs);
4. B. coracobrachialis.

Im subdeltoidealen Gleitspalt liegen:
5. B. subacromialis;
6. B. subdeltoidea.

Ohne Gelenkverbindung sind:
7. B. acromialis subcutanea und weitere 8 stark variable, meist zwischen den Muskelansätzen des M. supraspinatus, infraspinatus, teres min. und maj., latissimus dorsi, pectoralis maj. und min. gelegene Bursae.

Bursitis acuta et chronica. Entstehung: entzündliche und degenerative genuine Erkrankungen der Schleimbeutel sind sehr viel seltener als früher angenommen, können jedoch nach Trauma bei Poly- und Monarthritis gelegentlich vorkommen. Meist jedoch ist die *Bursitis serosa bzw. fibrinosa und calcarea* mit Verlötung des Spaltraums nur eine Begleiterscheinung einer *Periarthritis humeroscapularis* bzw. eines Schulter-Arm-Syndroms. *Therapie. Operativ:* nur, wenn die Veränderungen mit Sicherheit nur eine bestimmte Bursa betreffen. Am meisten ist die *Bursa subacromialis* befallen. *Exstirpation* derselben durch Hautschnitt vom Akromion 4 cm nach abwärts im anterolateralen Anteil des M. deltoideus; stumpfe Teilung der Deltoideusfasern; Auffinden der Bursa zwischen Akromion und Supraspinatussehne dicht am Tub. maj. hum.; Exstirpation der gesamten Bursa; jedenfalls Revision der Supraspinatussehne, welche meist ebenfalls degenerative Veränderungen, u. U. Zustand nach Sehnenab- oder -einriß aufweist; milde Schultermobilisation während der Narkose; Abduktions-Außenrotationslagerung bis zum Abschluß der Wundheilung; zusätzlich Salicylate, Irgapyrin, Röntgenentzündungsbestrahlung.

Tuberkulose: öfters als Reiskörperchenhygrom oder als kalter Absceß; oft gleichzeitig Schultergelenk- oder Knochentuberkulose; *Differentialdiagnose:* Lipom und Sarkom. *Therapie:* Punktion und Jodoformglycerininjektion oder am besten Exstirpation; sonst allgemeine und örtliche Tuberkulosebehandlung, auch Röntgenbestrahlung.

D. Geschwülste

a) Weichteile. α) *Schulter: Atherome, Ganglien, Angiome, Naevi, Fibrome, Verbrennungskeloide, Lipome* (spez. in der Akromialgegend, auch intramuskulär, z. B. im M. biceps oder triceps); evtl. dabei ausstrahlende Schmerzen, Sensibilitätsstörungen, Deltamuskelatrophie und Armschwäche, *Carcinome* (an Haut und Schleimbeuteln), *Sarkome* (spez. am Deltamuskel; prognostisch ungünstig). *Therapie: Exstirpation* bei gutartigen Weichteiltumoren und umschriebenen Haut- oder Schleimbeutelcarcinomen. Bei *Sarkom* kommt fast stets nur die *Exartikulation oder Amputatio interscapulo-thoracalis* in Frage.

Methoden. 1. *Amputations-Exartikulationsverfahren:* zunächst hohe Oberarmamputation mittels Zirkelschnitt und Versorgung des Gefäßnervenbündels, sodann Auslösen des Knochenstumpfs aus seinem Muskelmantel und des Oberarmkopfs aus der Pfanne nach Durchtrennung der Gelenkkapsel (sicheres und vom Ungeübten meist bevorzugtes Verfahren der Exartikulation).

2. *Typische Exartikulation:* Schnittführung vom Akromion bis zum Sulcus deltoideopectoralis; von dort aus ovaläre Umschneidung des Oberarms, bis der Schnitt in Höhe des Sulcus deltoideopectoralis sich mit dem zuerst gelegten Schnitt wieder trifft; Ver-

sorgung der großen Gefäße und Nerven vor Abtragung des Arms durch doppelte Ligatur der Gefäße in der Axilla und Durchtrennung der Stämme des Plexus brachialis; sodann schrittweise Ablösung der Muskulatur und Auslösen des Kopfs aus der Pfanne, Durchtrennung der Schultergelenkkapsel und langen Bicepssehne; die Weichteilmasse des M. deltoideus bleibt größtenteils erhalten und gewährleistet gute Weichteildeckung, sofern sie wegen Tumorinfiltration nicht besser mitentfernt wird.

3. *Exartikulation des Schulterblatts.* *Indikation:* bei malignen Tumoren, welche vom Schulterblatt und seinen umgebenden Weichteilen ausgehen. *Methode:* umfangreicher Eingriff, bei welchem die Scapula durch einen T-förmigen Hautschnitt über die gesamte Länge des vertebralen Scapularandes und einen daraufgesetzten Querschnitt über die Spina scapulae bis zum Akromion freigelegt wird; Ablösung der Mm. trapezius, levator scapulae, rhomboidei, serratus lateralis von ihren Ansätzen an der Scapula und Lateralverziehen des vertebralen Scapularandes; Ablösung des M. deltoideus von seinem spinalen und akromialen Ursprung; Durchtrennung des M. omohyoideus und des Akromioclaviculargelenks sowie des Lig. coracoacromiale; Durchschneidung der Mm. supra- und infraspinatus, teres maj. und min., des Triceps caput. longum, der Schultergelenkkapsel von dorsal und zuletzt des M. subscapularis knapp an seinem Ansatz; der Humeruskopf wird mit einer Drahtnaht an der Clavicula befestigt.

4. *Amputatio interscapulothoracalis.* *Definition:* Entfernung des Arms einschließlich des gesamten Schultergürtels. *Indikation:* maligne Tumoren, welche vom Oberarm oder Schultergelenk auf Weichteile und Knochen der Schulterhöhe bzw. des Schultergürtels übergegriffen haben. *Methode:* Hautschnitt horizontal über Clavicula und Akromion, über den lateralen Scapularand dorsal absteigend, die Axilla nach vorn durchlaufend und längs des Sulcus deltoideopectoralis zu dem Schnitt über der Clavicula zurückkehrend; Durchtrennung der Clavicula knapp distal des Sternoclaviculargelenks; Ablösen der Mm. subscapularis, pectorales maj. und min., Isolierung und Durchtrennung des Gefäßnervenstrangs; Außenrotation des Arms; Durchtrennung der Mm. latissimus dorsi und teres maj. sowie schließlich des Levator scapulae, omohyoideus und serratus lateralis; abschließend wird der durch das Gewicht des nach außen fallenden Schultergürtels angespannte M. trapezius vom vertebralen Scapularand abgelöst.

Prognose: großer Eingriff, zu welchem die Indikation mit Zurückhaltung, bei malignen Tumoren aber auch nicht zu spät gestellt werden darf; Ausführung nur in Krankenhäusern, an welchen alle Möglichkeiten der Schockbekämpfung gegeben sind.

β) *Axilla:* Häm- und Lymphangiome, Lipome, Fibrome, *aberrierte* bzw. *akzessorische Mammae, Lymphdrüsentumoren* (vgl. Halslymphdrüsen); bisweilen *pseudoleukämische* und *leukämische Drüsentumoren*; Lymphogranulomatose; *carcinomatöse* sind meist sekundär, spez. bei Mammacarcinom, dann später oft verbunden mit elephantiastischer Lymph- und Blutstauung des Arms (s. da), *Carcinome* (außer an Lymphdrüsen, welche metastatisch erkranken bei Carcinomen der Brust oder Arme: auch an Haut, spez. auf Narbe, Warze oder Lupus), *Sarkome* (an Haut, Gefäßen, Nerven und Lymphdrüsen).

Therapie: totale Drüsenausräumung, Röntgenbestrahlung bzw. -nachbestrahlung.

b) Knochen. α) *Schlüsselbein: Fibrom, Osteom, Chondrom, Lipom, Cysten, Echinococcuscysten, Strumametastasen, Carcinom* und vor allem, namentlich am sternalen Ende, *Sarkom.*

Therapie: Resektion oder (bei malignem Tumor) Totalexstirpation, Funktionsstörung ist bei Schlüsselbeinfortfall gewöhnlich gering; evtl. erfolge Knochenplastik frei oder gestielt aus der Schultergräte!

β) *Schulterblatt: Fibrom, Osteom, cartilaginäre Exostose, Enchodrom, Osteochondrosarkom, Sarkom* und (metastatisch) *Carcinom.*

Symptome: zunächst nur rheumatische Schmerzen und geringe Beweglichkeitsbehinderung des Arms; später oft großer und tiefliegender, evtl. fluktuierender Tumor in Ober- oder Unterschlüsselbeingrube oder in Axilla oder nach vorn mit Abdrängung und Luxation der Schulter.

Prognose: bei malignem Tumor ungünstig wegen raschen Wachstums und frühzeitiger Metastasen in Lunge, Pleura, Wirbeln usw.

Therapie: Resektion bei gutartigem Tumor (z. B. Exostose) partiell, dagegen bei bösartigem in der Regel total durch Schulterblattexstirpation (s. oben); evtl. (bei Übergreifen auf Schultergelenk oder Arm) Absetzung als Amputatio interscapulothoracalis (s. oben).

3. Abschnitt: **Oberarm**

Anatomie und Funktion: der Aufbau des Oberarms gliedert sich in eine *Regio brachii anterior und post.* In ersterer liegt die Gruppe der Armbeugemuskeln (M. coracobrachialis, M. biceps caput. longum et brevis, M. brachialis). In letzterer die Gruppe der Strecker, bestehend aus M. triceps brachii caput. med., long. und lat.; beide Logen sind durch das *Septum intermusculare med. und lat.* voneinander getrennt. Die Mm. brachialis und Triceps caput. med. hängen fest mit beiden Septa zusammen; sie gewinnen distal Anschluß an die beiden Epikondylen, proximal reichen sie bis zur Tuberositas deltoidea (lateral) und zum Ansatz des M. coracobrachialis (medial). Die Abgrenzung der Beuger- und Streckergruppe des Oberarms ist auch äußerlich durch den *Sulcus bicipitalis medialis und lateralis* deutlich zu erkennen. In der medialen Oberarmfurche verläuft die *A. brachialis*, deren Puls dort deutlich tastbar ist. Die laterale Oberarmfurche ist wesentlich seichter. Der Oberarm ist anatomisch gesehen ein Durchgangsgebiet speziell für Gefäße und Nerven, welche vom Rumpf zu Hand und Fingern ziehen.

Muskulatur an der *Beugeseite: M. biceps brachii.* Ursprung: Caput. longum von der Tub. supraglenoidalis scapulae durch das Schultergelenk ziehend (Canalis intertubercularis). *Caput breve.* Ursprung: gemeinsam mit M. coracobrachialis vom Proc. coracoideus; Ansatz: mit 2 Sehnen, deren stärkere Hauptsehne zur Tuberositas radii und deren schwächere Nebensehne sich oberflächlich als *Lacertus fibrosus* in die Fascia antebrachii aufteilt. *M. coracobrachialis:* Ursprung: gemeinsam mit Caput brevis bicipitis vom Proc. coracoideus. Ansatz: Mitte des Humerus in Verlängerung der Crista tuberculi min. *M. brachialis:* Ursprung: von der distalen ventralen Humerusfläche und den Vorderflächen beider Septa intermuscularia bis zur Ellbogengelenkkapsel. Ansatz: breit an der Tuberositas ulnae. *Nervenversorgung der Beugemuskeln:* N. musculocutaneus, welcher schräg den M. coracobrachialis durchbohrt und mit dem N. medianus anastomosiert. An der *Streckseite: M. triceps brachii:* Ursprung: Caput longum von der Tuberositas infraglenoidalis scapulae, Caput laterale von der Hinterfläche des Humerusschafts, Caput mediale von der Hinterfläche des Humerusschafts distal vom Sulcus N. radialis und Septum intermusculare med.; als sog. „4. Kopf" der M. anconaeus vom Epicondylus lat. hum. Ansatz: über die gemeinsame Tricepssehne am Olecranon. Im Gegensatz zum M. biceps ist er kein „freier Muskel" und kann sich bei Amputationen oder Verletzungen nicht zurückziehen.

Nervenversorgung der Streckmuskeln: regionäre Muskeläste aus dem N. radialis.

Gefäße: A. brachialis (vgl. Abb. 541) mit 4 Astfolgen (A. profunda brachii am weitesten proximal entspringende Begleitarterie des N. radialis, A. collateralis media und radialis sowie die A. collateralis ulnaris sup. und inf.). Chirurgisch bedeutungsvoll ist der variable Ursprung der A. profunda brachii; denn bei sog. „hoher Teilung" muß dies im Falle der Ligatur der A. brachialis oder axillaris berücksichtigt werden. *Nerven: N. musculocutaneus* durchbohrt proximal den M. coracobrachialis und verläuft dann zwischen M. biceps caput brevis und M. brachialis nach distal. *N. medianus:* zieht gemeinsam mit A. brachialis durch den ganzen Oberarm. *N. ulnaris:* verläuft mit der A. collateralis ulnaris sup. zunächst dorsomedial vom Gefäßnervenstrang, dann hinter dem Septum intermusculare med. im M. triceps caput med. zum Sulcus nervi ulnaris am Epicondylus med. humeri. *N. radialis:* verläuft im Bereich des M. triceps durch einen Kanal (begrenzt durch M. triceps caput lat. und hinterem Umfang des Humerusschafts einerseits und Ursprung des M. triceps caput med. andererseits). Er umschlingt das mediale Drittel des Humerusschafts in einem Schraubengang, welcher ihn von proximal-medial nach distal-lateral bringt. Am Ende seiner Spiraltour durchbohrt er das Septum intermusculare lat. und tritt in die Ellenbeuge zwischen M. brachialis und brachioradialis über. Die *Hautversorgung* übernimmt *medial:* der N. cutaneus brachii medialis (Anastomosen mit Nn. intercostobrachiales aus Th II und III!); *lateral:* der N. cutaneus brachii lateralis (aus N. axillaris); *dorsal:* der N. cutaneus brachii post. (aus N. radialis). Außerdem ziehen in der medialen Bicepsfurche der N. cutaneus antebrachii medialis und in der lateralen Oberarmfurche der N. cutaneus antebrachii dorsalis zur Hautversorgung des Vorderarms.

Humerus: im Proximalteil nahezu zylindrischer Knochenschaft, welcher distal in einen dreikantigen Querschnitt übergeht. An der Außenseite liegt die Tub. deltoidea, an der Innenseite das Foramen nutricium, an der Hinterseite der Sulcus N. radialis.

Zugangswege zum Humerus. Von medial: in der medialen Oberarmfurche unter Darstellung des Gefäßnervenbündels und Verziehen desselben nach dorsal; sodann stumpfes Vorgehen zwischen medialem Tricepskopf und M. coracobrachialis bzw. brachialis.
Von lateral: (bester und ungefährlichster Zugangsweg) Eingehen längs des Septum intermusculare laterale unter Auseinanderziehen der Beuger und Strecker kommt man rasch an den Knochen (*Cave!* Verletzung des N. radialis im distalen Drittel!). Distal muß daher der Nerv zwischen M. brachialis und brachioradialis erst in typischer Weise am Septum intermusculare lat. dargestellt werden.

A. Mißbildungen

Formen:
   a) **Amelie** (d. h. Fehlen des Arms ganz oder bis auf einen Stummel).
   b) **Hemimelie** (d. h. Fehlen oder rudimentäre Bildung der *peripheren* Teile des Arms).
   c) **Peromelie** (d. h. mangelhafte Entwicklung des ganzen Arms) bzw. **Phokomelie** zu deutsch „Robbenglied", d. h. rudimentäre Bildung des Ober- und Vorderarms bei mehr oder weniger normal entwickelter Hand, welche ähnlich wie die Flosse einer Robbe am Rumpf hängt).

Fehlen *beider* Arme heißt auch *Abrachius*, Fehlen nur *eines* Arms *Monobrachius* und Verstümmelung des Arms *Perobrachius*.

Zu a–c. Ursachen: entweder primärer (erblicher) Keimfehler (hier findet sich oft ein Stummel mit mehr oder weniger entwickelten Fingern und meist sonstige Mißbildung, z. B. Fibuladefekt, Handstrahldefekt, Ellenbogenankylose o. a.) oder mechanische Behinderung (durch Uterusdruck oder durch amniotische Bänder oder Nabelschnur, evtl. mit „Selbstamputation der Glieder"; hier findet sich oft ein Stummel ohne das Gliedende, welches abgeschnürt ist, z. B. ein kurzer Vorderarmstumpf: sog. „Abschnürungsdefekt"; kolbig oder spitz; manchmal aber besteht nur Schnürfurche oder Nerven-, z. B. Radialislähmung).

Therapie: evtl. Prothese oder Apparat, nötigenfalls nach Kürzung oder Umformung des Gliedrestes zwecks Gebrauchsverbesserung; sonst passende Berufswahl.

   d) **Partieller Riesenwuchs.** *Definition:* Hypertrophie der ganzen Extremität (oft auch nur einzelner oder mehrerer Finger). *Pathologisch-anatomisch:* Verlängerung und Verdickung der Knochen des befallenen Gliedmaßenabschnitts; lymphangiomatöse Durchsetzung der Weichteile (*diffuses Lymphangiom*), an der oberen Extremität meist ohne Naevus flammeus (an der unteren Extremität kombiniert mit weiteren Gefäßanomalien, s. Kap. Oberschenkel). *Symptome:* auffallende Größendifferenz zwischen gesunder und kranker Seite bei Neugeborenen vorhanden und mit zunehmendem Alter immer stärker werdend. *Therapie:* Excision des lymphangiektatischen Gewebes bis auf die Muskelfascie in wiederholten Sitzungen (vgl. Abb. 91). Nach Abschluß des Wachstums Längenausgleich zwischen gesunder und kranker Seite durch Verkürzungsosteotomie am Humerus.

B. Verletzungen

1. Haut usw.

   a) **Quetschung,** evtl. mit ausgedehntem Hämatom, spez. innenseits oder bei tangential fassender Gewalt mit Décollement traumatique. *Therapie:* Ruhigstellung, Kompression und Eisblase; evtl. Punktion; bei Vereiterung Incision und kurzfristige Drainage.

   b) **Wunden,** evtl. (z. B. bei Maschinenverletzung, Tierbiß, Verbrennung und Verätzung usw.) mit großem Hautdefekt. *Therapie:* primäre Wundversorgung oder Wundtoilette und Drainage, evtl. *Thiersch*sche Epidermistransplantation oder Hautlappenplastik gestielt einfach oder brückenförmig (von Schulter oder Brust).

   c) **Plastik.** Haut von der Innenseite des Oberarms ist zart und elastisch, daher gut geeignet als Spenderort für Hauttransplantate zu kosmetischen Zwecken.

2. Muskulatur

   a) **Muskelquetschung,** evtl. mit Blutcyste oder später auch mit Muskelverknöcherung.

   b) **Muskelwunde,** z. B. durch Sense, Hackmesser, Säbel u. dgl. *Therapie:* Muskelnaht mit starkem Catgut in Form von Doppelnähten, evtl. mit Fascienverstärkung.

c) **Muskelbruch,** d. h. Vorfall von Muskulatur durch Aponeurosenlücke bzw. -defekt: z. B. infolge stumpfer oder scharfer Verletzung. *Therapie:* evtl. Fasciennaht bzw. -plastik.

d) **Muskelruptur,** d. h. subcutaner Muskelriß.

Ursache: meist Muskelüberdehnung (s. unten), selten direkte, stumpfe Gewalt (Überfahrung, Quetschung, Verschüttung, Fall usw.); betroffen sind Männer über 40 bis 45 Jahre! Entzündungen oder Traumen (z. B. bei der langen Bicepssehne Arthrosis deformans oder Periarthritis humeroscapularis der Schulter oder Schulterluxation) sowie professionelle Abnutzung (z. B. bei Tafelglasbläsern links oder bei Preßluftbohrern rechts); in letzteren Fällen handelt es sich um eine sog. „pathologische oder Spontanruptur".

Unfallzusammenhang ist nur ausnahmsweise gegeben, dagegen gewöhnlich abzulehnen, nämlich bei sog. pathologischer Ruptur alter und veranlagter Leute, spez. bei bereits bestehender Schultergelenkerkrankung, zumal die Ruptur öfters schon vorbestanden hat und erst bei dem Unfall zufällig entdeckt wird, auch manchmal doppelseitig vorkommt; jedenfalls ist (ähnlich wie bei Leistenbrüchen u. a.) strengste Beurteilung erforderlich, insonderheit ist Voraussetzung: vorherige Gesundheit, geeigneter Unfall, sofortige Erkrankung mit Arbeitsniederlegung und Arzthinzuziehung sowie Schmerz, Blutunterlaufung und Funktionsstörung; für Unfall spricht tiefer Sitz der Ruptur nahe Muskel und dagegen hoher Sitz im Sulcusbereich, da dieser meist Teilerscheinung einer Periarthritis humeroscapularis ist (Untersuchung der HWS!); Funktionsstörung ist auch auf die Dauer überhaupt gering, so daß meist eine Dauerrente von nur 0–15 % in Frage kommt.

Lokalisation: am häufigsten M. biceps, und zwar in der Regel (90 %) dessen langer Kopf bzw. Sehne, selten kurzer Kopf bzw. Sehne oder beide Köpfe bzw. Sehnen oder gemeinsamer Muskelbauch oder vereinzelt (3 %) distale Sehne am Speichenhöckerchen (Sack- oder Gewichtheben, Stemmen, Schaufeln, Kegeln usw.!); weniger häufig M. trapezius und M. deltoideus (Heben oder Zerren!), M. coracobrachialis (Wäsche auswinden!), M. triceps (Werfen oder Fall auf den gebeugten Arm!), M. brachialis (Ellenbogenluxation und -distorsion sowie Fraktur am unteren Humerusende!).

Symptome und Diagnose: Krach, Schmerz, Druckempfindlichkeit, Blutunterlaufung Funktionsstörung (z. B. bei Bicepsruptur: Vorderarmbeugung schwach und langsam, dies spez. in Supinationsstellung: *Hueter*sches Zeichen), Vorspringen und Verlagerung des weich sich anfühlenden Muskelbauchs bei aktiver Bewegung sowie daneben Lücke (z. B. bei Ruptur des langen Bicepskopfs: bei aktiv gebeugtem Ellenbogen Muskelbauch abwärts verschoben und dort abnorm vortretend sowie oberhalb tiefe Lücke bis auf den Knochen; später evtl. Subluxation des Humeruskopfes nach vorn und innen [*Pagenstecher*sches Zeichen] und bei *distalem* Sehnenriß Einschränkung der Beugung und Supination).

Formen: vollständiger und unvollständiger Muskelriß, spez. der langen Bicepssehne (vgl. Kap. Schultergelenk), des Muskelbauchs und der distalen Sehne bzw. des Ansatzes am Radius.

Therapie. Konservativ: Ruhigstellung mit Propulsivbinde und in passender Gliedstellung zur Annäherung der beiden Muskelstümpfe (z. B. bei Bicepsruptur in spitzwinkliger Vorderarmbeugung für 1–3 Wochen, dann bald Wärme und vorsichtig gesteigerte aktive Bewegungsübungen).

Operativ. Indikation: nur selten bei *Rupturen des Muskelbauchs*, wobei konservatives Vorgehen meist zu befriedigenden funktionellen Resultaten führt; geboten jedoch bei dem seltenen *Abriß* der *distalen Bicepssehne* an der Tuberositas radii, da dies einen erheblichen funktionellen Ausfall hervorruft. *Methoden:* Bei totalen Rissen des Muskelbauchs: Muskelnaht und Verstärkung derselben durch Aufsteppen freitransplantierter Fascia lata. *Bei Abriß der distalen Bicepssehne:* Annagelung der Sehne an der Tuberositas radii (nach *Kirschner*); Vereinigung der Sehne mit dem M. brachialis (nach *Schmieden*), wodurch aber die Supinationsfähigkeit nicht wiederhergestellt wird, oder Durchziehen der Sehne durch ein queres Bohrloch am Hals des Radius und Vernähung der Sehne in sich selbst (nach *Platt* und *Thomsen*), oder Befestigung der Sehne an der Tuberositas mittels eines durch beide Vorderarmknochen gezogenen und percutan befestigten Drahtes (nach *Bunnell*); in die proximale Schlinge, welche den Sehnenstumpf durchflicht, wird ein Ausziehdraht nach der „Pull-out-wire-Technik" gelegt und nach der Oberarmstreckseite herausgeleitet; Entfernung des Drahtes nach etwa 3 Wochen (Methode der Wahl!).

e) **Muskelverknöcherung (Myositis ossificans circumscripta).** *Definition:* Ossifikationen in den meist ellenbogengelenknahen (seltener schultergelenknahen) Muskelansätzen und -sehnen (M. brachialis, distale Bicepssehne). *Ursache:* Traumen, welche geeignet sind, ein subperiostales Hämatom und eine Abhebelung bzw. Ablösung des Periosts herbeizuführen (Weichteilquetschung, Luxation, Fraktur; forcierte passive Übungen nach gelenknahen Oberarmfrakturen [z. B. Supracondylica] zur Überwindung einer teilweisen oder kompletten Gelenksteife). *Prophylaxe:* Vermeidung forcierter passiver Bewegungen speziell in der Nachbehandlung von Oberarm- und Ellbogentraumen, Luxationen und Frakturen einerseits; andererseits Vermeidung unnötig lang fortgesetzter Ruhigstellung in Gipsverbänden. *Therapie:* aktive Übungsbehandlung führt allein häufig schon zur Resorption des Hämatoms und der Ossifikationen; zusätzlich evtl. Kurzwellen, Grenzstrangblockade, Hydrocortison.

3. Gefäße: A. brachialis

Vorkommen: häufig, spez. im Kriege

Folgen: Blutung, Nachblutung, Hämatom, Vereiterung, Sepsis, Thrombose, ischämische Muskelkontraktur, Gangrän, Aneurysma arteriale bzw. arteriovenosum.

Therapie: Naht oder sonst doppelte Unterbindung (am Ort der Verletzung; nur ausnahmsweise [spez. bei Gefahr septischer Nachblutung] *oberhalb* der Verletzung, und zwar am besten unterhalb des Abgangs der A. profunda brachii). Bei Abreißung des ganzen Arms (durch Raubtier, Maschine, Mühlwerk, Transmission, Granat-, Minen- und Bombenexplosion), wo oft zunächst Gefäßverschluß durch Intimaaufrollung, Gefäßretraktion und Gefäßsteuerung erfolgt, ist baldigste Ligatur der Gefäße erforderlich wegen Gefahr der Nachblutung

Methode: Freilegung der A. brachialis (vgl. Abb. 541): 2 cm langer Hautschnitt über dem Sulcus bicipitalis medialis bei Abduktion und Supination des Arms; epifascial findet man den N. cutaneus antebrachii med. (schonen!) und die V. basilica, Darstellung des medialen Bicepsrandes, neben welchem der N. medianus erscheint. Unter ihm pulsiert die A. brachialis im Septum intermusculare; sie ist von 2 Venen begleitet. Unterbindung unterhalb des Abganges der A. profunda brachii in der Regel gefahrlos. Bei „hoher Teilung" der A. brachialis (79% in der Axilla über der normalen Medianusgabel, 17% in der proximalen Oberarmhälfte) übernimmt der oberflächliche Stamm nahezu die gesamte Versorgung der distalen Gliedmaßenabschnitte; vor Ligatur ist daher Ausmaß der Ausbildung des tiefen, mit dem N. medianus verlaufenden Stammes zu prüfen.

4. Nerven

Diagnostik: (vgl. S. 610, 814).

a) N. musculo-cutaneus. Selten; am ehesten in Kombination mit einer partiellen Plexusschädigung oder bei scharfer Verletzung (Schnitt, Stich, Schuß, Maschinenverletzung).

Symptome: Lähmung des M. biceps, brachialis und coracobrachialis. *Sensibilitätsstörung* im Bereich des N. cutaneus antebrachii lateralis, d. h. an der Haut der Speichenseite des Vorderarms.

Therapie: α) Bei frischen Verletzungen primäre Nervennaht *Methode: Freilegung*, entspricht der Freilegung der Achselgefäße; durch starkes Beiseiteziehen des M. biceps caput breve und coracobrachialis wird der Nerv zugänglich.

β) Bei *endgültiger Lähmung* kommen die *Ersatzoperationen* für die Beugemuskeln des Oberarms in Frage. 1. *Ersatz durch Pectoralisverpflanzung.* Prinzip: die halbierte Pectoralissehne wird nach proximal mobilisiert und nach distal heruntergeführt und bei rechtwinklig gebeugtem Ellbogengelenk in einem durch den M. biceps gelegten Muskelkanal fixiert. 2. *Ersatz durch Handstreckerversetzung (M. Lange).* Prinzip: Verlagerung des Epicondylus lat. mit seinen Muskelursprüngen nach proximal-volar; dort Fixierung des Epicondylus in einem Bohrloch 5–7 cm oberhalb des Ellenbogengelenks bei Ellenbogenbeugung. Durch die Verlagerung der Handstrecker nach proximal-volar wirken sie als Beuger für das Ellbogengelenk.

b) N. radialis (häufig am Oberarm, dabei zu 70% an der Oberarmmitte und zu je 10% proximal oder distal oder am Vorderarm; entstehend namentlich bei Schußverletzungen, und zwar zu 25% aller Nervenschüsse!).

Ursachen: stumpfe (Wurf: Tricepskontraktion!) und vor allem scharfe Verletzung (Schnitt, Hieb, Stich, Schuß, Glasscherbe, Maschinenverletzung usw.), Fraktur und Luxation, Callus, ferner Fesselung oder *Esmarch*sche Blutleere (daher *Esmarch*-Schlauch hoch oben, d. h. oberhalb der Radialisstelle oder am Vorderarm und statt des Schlauchs besser Gummibinde oder *Perthes*-Apparat!) sowie Krücke und Druck bei Schlaf, Betrunkenheit oder Narkose (durch Herabhängen des Arms über Tischkante oder Stuhllehne, auch als Berufskrankheit bei Metalldrückern u. dgl., schließlich Bleivergiftung und bisweilen, aber selten Infektionskrankheit oder Serumkrankheit.

Symptome: α) *Gefühllosigkeit* an der radialen Streckseite der Hand sowie Daumen (ganz) und Zeige- und halben Mittelfinger (Grundglied).

β) *Lähmung* von M. triceps (M. triceps ist aber nur bei *hoher* Lähmung, z. B. durch Krücke oder Luxation betroffen, was unter Ausschalten der Armschwere, also bei erhobenem oder unterstütztem Arm zu prüfen ist); daher *Unmöglichkeit* der Streckung von Vorderarm (dies aber nur bei *hoher* Lähmung) sowie der Streckung von Hand und von Fingern im Grundgelenk (Streckung im Mittel- und Endgelenk bei Unterstützung des Grundglieds ist dagegen möglich durch Mm. interossei: N. uln.!), Streckung und Abspreizung des Daumens (Daumenabspreizung ist jedoch etwas möglich durch M. abd. pollicis brevis v.: N. medianus!), Supination des Vorderarms in Streckung und Pronation (Supination in Beugung ist dagegen möglich durch M. biceps: N. musculocutaneus!); *Atrophie* der Streckmuskulatur; *Handstellung:* in Beugung und Pronation schlaff herab, Finger im Grundgelenk gebeugt und Daumen gebeugt und adduziert (sog. „Fallhand"); *Kennzeichen:* Hand und Finger sind nicht streckbar (außer Endglieder bei Unterstützung der Fingergrundglieder: N. ulnaris!) sowie Daumen nicht abspreizbar; bei Bleilähmung bleibt meist verschont M. triceps und M. brachioradialis.

Therapie. α) Bei *frischer Verletzung:* anzustreben ist primäre Nervennaht, bei älterer Verletzung *Neurolyse. Methode:* Freilegung am Übergang des *proximalen Drittels* zum Schraubenkanal (Schnittführung wie zur Aufsuchung der A. brachialis; Ventralverziehung der A. brachialis und des N. medianus; *Dorsal*verdrängen des N. ulnaris, des Cutaneus antebrachii medialis und der medialen Begleitvene, *Ventral*verziehung des N. medianus und der A. brachialis; als Leitgebilde, welches zum *Stamm des Radialis* und den einzelnen in den M. triceps eindringenden Muskelästen hinführt, kann die hellglänzende Sehne des M. latissimus dorsi dienen); im *oberen Drittel des Oberarms* (Schnitt zwischen Hinterrand des M. deltoideus und triceps caput longum in Richtung auf den Epicondylus hum. lat. und Eindringen in die Tiefe zwischen lateralem und langem Tricepskopf; der Nerv wird zunächst medial, dann hinter der A. profunda brachii gefunden [*Cave!* Verwechslung mit N. cutaneus antebrachii dorsalis, welcher gemeinsam mit ihm verläuft!]); im *distalen* Oberarmdrittel (Schnittführung zwischen M. brachioradialis und brachialis; nach Spaltung der Fascie und des Septum intermuskulare laterale wird der Nerv gefunden).

β) Bei *endgültiger Lähmung: Ersatzoperation* für den M. triceps durch Verpflanzung des M. latissimus dorsi, welcher nach proximal mobilisiert wird und auf den langen Tricepskopf mit Durchschlupftechnik bei Streckstellung des Arms vernäht wird (*F. Lange*); oder durch Abtrennung des M. brachioradialis vom Epicondylus lat. und Radius und Umklappung auf die Streckseite des Ellbogengelenks (nach *Ober, Barr*); dann seitliche Fixierung des Brachioradialis an den Triceps und subperiostal an das Olecranon, Ulna und die tiefe Unterarmfascie. Die dadurch erzielte Streckbewegung kann den Tricepsausfall befriedigend ersetzen.

c) N. medianus (selten, aber schwerwiegend durch Verlust der Greiffähigkeit).

Ursachen: scharfe und stumpfe Verletzung, spez. Schnitt, Schuß u. dgl., Fraktur, Luxation des Ellenbogens nach hinten sowie progressive Muskelatrophie und Syringomyelie, auch Berufsschädigung bei Melkern, Friseuren, Lithographen, Preßluftwerkzeugarbeitern u. a.

Symptome: α) *Gefühllosigkeit* an der radialen Beugeseite von Vorderarm und Hand sowie Daumen, Zeige-, Mittel- und halbem Ringfinger einschl. Streckseite der Endglieder von Zeige-, Mittel- und Ringfinger; oft auch trophische Störungen: Glanzhaut und hartnäckige Geschwüre der Haut der Finger bei Verletzungen (z. B. durch Verbrennung mit der Zigarre).

β) *Lähmung* von Beugemuskeln des Vorderarms, radialer Lumbrikalmuskeln und z. T. M. flexor digit. prof., Daumenballen (außer M. adductor pollicis brevis), M. flexor pollicis longus, abductor pollicis brevis und opponens, M. pronator teres und quadratus;

daher *Unmöglichkeit* der Beugung der Hand und der Finger im Mittel- und z. T. auch im Endgelenk, Beugung und Opposition des Daumens, Pronation und Radialabduktion der Hand; *Atrophie* von Vorderarmbeugemuskeln und Daumenballen; *Handstellung:* mit gestrecktem und angelegtem Daumen bei zugleich schwachem Daumenballen (sog. „Affenhand"); *Kennzeichen:* Faustschluß ist nicht möglich (Hauptbeuger der Hand und Finger!). Bei Versuch des Faustschlusses beugen sich nur 4. und 5. Finger, während die andern gestreckt bleiben: sog „Schwurhand".

Therapie. α) Bei *frischer Verletzung:* anzustreben ist die primäre Nervennaht; bei älteren Verletzungen evtl. Neurolyse oder Resektion und sekundäre Naht. *Methode. Freilegung:* Vorgehen wie zur Freilegung der A. brachialis (vgl. Abb. 541); der N. medianus liegt ventromedial zur Arterie, also dem Bicepsrand zunächst; im mittleren Drittel überkreuzt er die Arterie; im distalen Oberarmdrittel liegt er dorsomedial zur Arterie (*Cave!* Verwechslung mit N. cutaneus antebrach. med.).

β) Bei *endgültiger Medianuslähmung: Ersatzoperationen:* (s. S. 1497).

d) N. ulnaris. *Ursachen:* scharfe und stumpfe Verletzung (wie oben), langes und häufiges Armaufstützen (Schlosser, Schmiede, Tischler, Telefonisten, Zigarrenarbeiter; Glasbläser, Uhrmacher, Hutmacherinnen, Büglerinnen usw.); Schrägbruch des inneren „Condylus" (auch hier noch spät nach Jahren infolge Dehnung des Nerven bei zunehmendem Cubitus valgus!) sowie progressive Muskelatrophie und Syringomyelie, schließlich Stoffwechselleiden, Intoxikationen und Infektionen (Typhus u. a.), dies aber selten.

Symptome: α) *Gefühllosigkeit* an der ulnaren Beuge- und Streckseite von Hand und Fingern (beugeseits halber Ring- und ganzer Kleinfinger; streckseits halber Mittel- sowie ganzer Ring- und Kleinfinger); dazu trophische Störungen an Haut und Nägeln.

β) *Lähmung* von M. flexor carpi uln., flexor digit. prof., ulnaren Lumbricales, Interossei, Adductor pollicis und Palmaris brevis; daher *Unmöglichkeit* der völligen Flexion und der Ulnarabduktion der Hand, Beugung der Grundphalangen und Streckung der Mittel- und Endphalangen, An- und Abspreizung der Finger, Anspreizung des Daumens, Abspreizung und Opposition des Kleinfingers; *Atrophie* an den dorsalen Intermetacarpalräumen sowie Kleinfinger- und z. T. Daumenballen; *Handstellung:* Finger in den Grundgelenken gestreckt und in den Mittel- und Endgelenken gebeugt (sog. „Klauen- oder Krallenhand"); *Kennzeichen:* Finger können nicht gespreizt werden; besonders auffällig ist Atrophie am Kleinfinger sowie dauernde Adduktionsstellung des Kleinfingers beim Fingerstrecken.

Therapie. α) Bei *frischer Verletzung:* möglichst primäre Nervennaht; bei älteren Verletzungen Neurolyse oder Resektion und sekundäre Naht. *Methode. Freilegung am Oberarm:* Schnittführung längs des dorsalen Randes des M. coracobrachialis und Verlängerung in Richtung auf den Sulcus N. ulnaris am Epicondyl. hum. med.; nach Spaltung von Haut, Subcutis und Fascia brachii trifft man unmittelbar auf den Nerven, welcher in dieser Strecke keinerlei Äste abgibt. Er liegt zunächst dorsomedial im Gefäßnervenbündel, tritt hinter das Septum intermusculare med. und zieht im M. triceps caput med. zum Sulcus N. ulnaris.

β) Bei *endgültiger Ulnarislähmung: Ersatzoperationen:* (s. S. 1497).

C. Entzündungen

1. Haut

a) Erysipel. Teils primär, teils sekundär, nämlich fortgeleitet von Hand sowie von Kopf, Hals oder Rumpf.

b) Phlegmone. α) *Oberflächliche,* d. h. *subcutane:* teils primär, teils fortgeleitet von Hand und Fingern, an der Streckseite auch von Bursa olecrani, an der Beugeseite von Lymphbahnen und -drüsen (Cubitaldrüse) im Sulcus bicipitalis med.

β) *Tiefe,* d. h. *subfasciale:* meist um die Gefäßscheide als druckempfindlicher und bei Armabduktion schmerzhafter Strang an der Innenseite zur Achselhöhle hin; entstehend teils primär, teils fortgeleitet, dies auch von *oberflächlicher* Entzündung, namentlich im Anschluß an Sehnenscheidenphlegmone nach Panaritium sowie gelegentlich bei Sepsis.

c) **Geschwüre bei Lupus, Tuberkulose, Syphilis usw.** vgl. Allg. Chirurgie, Infektionen!

2. Muskulatur

a) **Heiße Abscesse (pyogene).**
b) **Kalte Abscesse (tuberkulöse).**
c) **Syphilis.** Als *Myositis syph.* und als *Gumma* (spez. an *Biceps* und *Triceps*).
d) **Aktinomykose.**
e) **Sporotrichose.**
f) **Echinococcose.**
g) **Muskelverknöcherung (Myositis ossificans traumatica)** (vgl. oben, S. 1462).

Vgl. Allg. Chirurgie, Infektionen! (S. 343 ff.)

3. Knochen

a) **Akute Osteomyelitis.** *Vorkommen:* nicht selten (etwa 10% und häufiger als am Vorderarm. *Lokalisation:* meist in der proximalen Metaphyse. *Folgen:* Fistelbildung (fast immer an der Außenseite), Spontanfraktur, Totalnekrose, Epiphysenlösung (meist oben; dabei evtl. Verschiebung des Humerusschaftes, während der Kopf in der Pfanne bleibt; evtl. mit Wachstumsstörung bis 10 cm), Vereiterung und Versteifung in Schulter- (selten!) und Ellbogengelenk; bisweilen verläuft die Osteomyelitis am Oberarm mit diffuser Knochenauftreibung ohne Eiterung. *Therapie.* α) *Bei hämatogener akuter Form: Trepanation*, gezielte Drainage und Instillation von Chemotherapeuticis (**vgl.** Abb. 99). β) *Bei chronischer Form:* evtl. *Sequestrotomie* (vgl. Abb. 100), Muskelplombe; stets exakte Ruhigstellung.

Säuglings-Osteomyelitis entsteht gelegentlich metastatisch nach Pneumonie, Gastroenteritis, Nabel- oder Hautinfekt, auch Impetigo od. dgl.

Typhus-Osteomyelitis ist selten am Oberarm.

b) **Tuberkulose.** Seltener primär an der Diaphyse (am ehesten hier bei Kindern), sonst häufiger neben Epiphysenherden; *Differentialdiagnose:* chronische Osteomyelitis.

c) **Syphilis** als *Osteochondritis syph.* und als *Gumma* (nicht selten; evtl. mit Spontanfraktur, z. B. bei Kegeln, Fechten, Turnen od. dgl.). *Differentialdiagnose:* Sarkom; zur Diagnose hilft u. a. *Wassermann*sche Reaktion und Röntgenbild!

Durch Osteochondritis syphilitica mit Epiphysenlösung kommt es zur *Parrot*schen Armlähmung. *Therapie:* Verband des Arms in der Schulter in betonter Abduktion und Außenrotation.

4. Gefäße

Thrombose der Venen, spez. V. axillaris bzw. brachialis erfolgt gelegentlich nach Trauma (Zerren oder Heben) (Thrombose par effort) oder nach Entzündung septische Thrombophlebitis, spez. bei Eiterungen der Finger und Hand. Vgl. S. 146, 197 und S. 1447.

D. Geschwülste

a) **Weichteile.** *Hauthörner, Fibromata mollusca, spitze Condylome, Lipom* (subcutan oder intramuskulär), *Keloid, Myxom, Naevi, Hämangiom* (als H. spl. und als cav., letzteres auch in Muskeln sowie als Angioma art. racemosum und als diffuse genuine Phlebektasie und Phlebarteriektasie), *Lymphangiome* (L. spl., cav. und cysticum), *Neurom* (selten als wahre Neurome, häufiger als Fibrome der Nervenscheiden oder als multiple Neurofibrome oder als Sarkome evtl. mit Neuralgien, Parästhesien und Paresen), *Xanthom* (gutartige Riesenzellgeschwulst der Sehnen und Sehnenscheiden). *Carcinom, Sarkom, Melanom. Therapie:* evtl. Exstirpation durch Ausschälung oder Nervenresektion oder Amputation.

b) **Knochen.** *Benigne: Chondrom, Osteochondrom, Osteom, multiple cartilaginäre Exostosen* (an den Metaphysen, und zwar meist an oberer, aber auch an unterer, dabei proximal größer und distal kleiner entspr. dem zeitlich verschiedenen Schwinden der Epiphysenscheibe; evtl. mit Beweglichkeitsstörung, Neuralgie und Wachstumsstörung), *Cysten, Ostitis fibrosa cystica localisata, gutartige Riesenzellgeschwulst* (häufig!), *Echino-*

coccus (neben Becken ist Oberarm bevorzugt unter den Knochen, nämlich zu 15%; evtl. mit Spontanfraktur). *Maligne*. Primär: *osteogenes Sarkom* (sehr bösartig, frühzeitig metastasierend, teils osteolytisch, teils osteoplastisch wachsend [Therapie kommt meist zu spät]); *Ewing-Sarkom* (Rundzellentumor, sehr strahlenempfindlich, frühzeitige Lymphmetastasen und Streuung in andere Knochen, seltener Lungenmetastasen; röntgenologische Erkennung schwierig, daher Probeexcision erforderlich. Kombination von Operation und Röntgentherapie bringt oft jahrelange Heilung); *Myelom* selten, gelegentlich eine primäre Cyste vortäuschend oder als primärer Herd eines Myeloms auftretend (erfolgreiche Chemotherapie).

Therapie: Trepanation und Ausräumung, evtl. mit Ausfüllen der Höhle mit freitransplantiertem Knochenmaterial (bei cystischen, benignen Tumoren), *Amputation, Exartikulation* oder *Amputatio interscapulothoracalis* bei malignen Tumoren. *Technik der Amputation* (vgl. Dringl. Op., Abb. 547, 548, s. S. 1437). *Stumpflänge:* Erhaltung des Deltamuskelansatzes sowie der Innen- und Außenrotatoren ist für die Beweglichkeit des Stumpfes im Schultergelenk erforderlich; kürzere Stümpfe gestatten das Tragen einer beweglichen Prothese nur unter Zuhilfenahme der Muskelkraft des M. pectoralis maj. und Übertragung von dessen Kraft durch eine kineplastische Operation nach *Sauerbruch* (vgl. S. 1437) und *zur Verth*sches Schema (vgl. Abb. 436 a–c). Bei sehr kurzem Knochenstumpf ist Verlängerung durch freie Transplantation eines Knochenspans möglich, sofern sich ein längerer Muskelmantel erhalten ließ (*osteoplastische Stumpfverlängerung*). *Amputation im proximalen Drittel:* Rakett-Schnitt mit dorsalem Deltoideuslappen (*Cave!* Verletzung des N. axillaris, da die Funktion des M. deltoideus nicht verlorengehen soll); möglichst Erhaltung der Tub. hum. maj. et min. mit ihren Muskelansätzen (*Cave!* Infektion des Schultergelenks durch Zurückschlüpfenlassen der langen Bicepssehne bei infizierten Weichteilen); bei Mangel an Weichteilen Deckung des Stumpfendes durch gestielten Lappen von der seitlichen Brustwand. *Amputation im mittleren Drittel:* mehrzeitiger Zirkelschnitt Weichteilschnitt ist mindestens handbreit unterhalb des Knochenschnitts anzulegen, um spannungslose Stumpfdeckung zu erreichen. *Amputation im distalen Drittel:* mehrzeitiger Zirkelschnitt, evtl. Lappenschnitt; Abtragung des Knochens oberhalb der Ausladung der Condylen, da überlange Stümpfe schwer zu versorgen sind.

4. Abschnitt: **Ellbogen**

Anatomie und Funktion: das Ellbogengelenk ist ein Kombinationsgelenk, welches aus drei verschiedenen Gelenkteilen (Articulatio humero-ulnaris, Art. humero radialis und Art. radioulnaris proximalis) besteht; die 3 Gelenke stellen eine *funktionelle Einheit* dar. Die *Gelenkkapsel* umschließt die 3 Gelenke so, daß beide Kondylen und das Olecranon extrakapsulär bleiben, während das Lig. anulare radii und das sich darin drehende Capitulum radii innerhalb der Gelenkhöhle liegen. Entsprechend dem, gegenüber dem Schultergelenk erheblich geringeren, Bewegungsumfang ist der Gelenkinnenraum auch erheblich kleiner und die Weite der Gelenkkapsel geringer. Als „*Schlammfänger*" des Ellbogengelenks gilt der *Recessus sacciformis* zwischen Elle und Speichenköpfchen; er muß bei Resektionen sorgfältig mit entfernt werden. Die *Seitenbänder* (Lig. collaterale uln. und rad.) ziehen als seitliche Verstärkung in der Kapselwand von beiden distalen Epikondylenkanten zum Ellenausschnitt; das *Lig. anulare radii* entspringt vorn und hinten am Rande des Speichenausschnitts der Elle und dient der Sicherung des proximalen Radioulnargelenks. *Muskulatur: vor* der Ellenbeuge der M. brachialis und die Bicepssehne, *radialwärts* der M. brachioradialis und die radiale Extensorengruppe, *dorsal* die Tricepssehne, *ulnar* das Caput des M. pronator teres und die Gruppe der tiefen Beuger. *Topographie: mediale Oberarmstraße* verläuft zwischen Ulnarrand des M. biceps und Pronator teres; sie enthält die Vasa brachialia und den N. medianus. *Laterale Oberarmstraße* verläuft zwischen dem radialen Bicepsrand und dem M. brachioradialis; in ihr liegen der N. radialis und die begleitenden Vasa collat. rad. und ganz oberflächlich der N. cutaneus antebrachii lat. (Endast des N. musculocutaneus). *Untersuchung:* Epikondylen und distal vom radialen Epicondylus das Radiusköpfchen und Olecranon lassen sich ohne Schwierigkeiten tasten; evtl. Feststellung des Radiusköpfchens durch zusätzliche Umwendbewegungen des Vorderarms. Klärung der Skelettverhältnisse ist durch den Nachweis des *Hueterschen Dreiecks* möglich (Epikondylen- und Olecranonspitze liegen bei normalem Gelenk und völliger Streckung in einer Geraden; bei rechtwinkliger Beugung muß ein gleichschenkliges Dreieck entstehen. Veränderungen dieses Dreiecks deuten auf eine Skelettdeformität hin. *Normalhaltung bzw. Gebrauchsstellung des versteiften Ellbogengelenks:* rechtwinklige Beugung und Mitte zwischen Pro- und Supination des Vorderarms; nur in zwingenden Fällen (Fixation einer genähten Olecranonfraktur in vorübergehender Streckstellung, Reposition und Ruhigstellung des Vorderarms in betonter Supination bei proximalen und Ruhigstellung in betonter Pronation bei distalen Vorderarmfrakturen) soll von der Normalhaltung ausnahmsweise und nur kurzfristig abgegangen werden.

A. Mißbildungen

a) Angeborene Flughautbildung.

b) Angeborene Luxation beider Vorderarmknochen (ganz selten) **oder des Speichenköpfchens** (etwas häufiger, und zwar mit Verlagerung nach vorn zum Unterschied gegenüber *traumatischer* Luxation und gegenüber *sekundärer* Luxation bei Ulnadefekt, radioulnarer Synostose oder Exostose); Radius erscheint zu lang, das Köpfchen ist deformiert, das proximale Radioulnargelenk klafft; an die Mißbildung muß bei allen alten Luxationen des Radiusköpfchens gedacht werden, wenn keine gleichzeitige Ulnafraktur oder -pseudoarthrose besteht (Monteggiafraktur!). *Therapie:* Resektion des Radiusköpfchens (vgl. S. 1707).

c) Cubitus valgus oder varus (d. h. Abweichung der Vorderarmachse gegenüber der Oberarmachse radial oder ulnar; ersteres in geringem Grade auch physiologisch wohl infolge der Einwirkung der viel kräftigeren Beugemuskulatur am Vorderarm, und zwar beim Mann weniger (Komplementärwinkel, d. h. Ergänzungswinkel zu 180° beträgt bis zu 1–10°) und beim Weib mehr (bis zu 15–20–25°); hier vielleicht infolge Anlegens der Arme an das *breitere* Becken?; sonst angeboren, auch erblich oder erworben infolge Epiphysenwachstumsstörung durch ungleichmäßige Verknöcherung der unteren Oberarm- oder der oberen Vorderarmepiphysen bei Entzündung oder Fraktur: Cubitus valgus bei Fraktur am Condylus lat. oder Oberarmschaft und Cubitus varus bei Fractura supra- oder intracondylica. *Therapie:* dem Komplementärwinkel entsprechende keilförmige Osteotomie im suprakondylären Humerusabschnitt; bei Cubitus valgus medial, bei Cubitus varus lateral.

d) Überstreckbarkeit im Ellbogengelenk, bedingt durch abnorme Schlaffheit der Gelenkbänder; evtl. dies zugleich an den Fingern.

e) Ellbogenscheibe (Patella cubiti). Sesambein im Triceps infolge abgesonderter Olecranonapophyse; erblich und gewöhnlich beiderseits; *Differentaldiagnose:* Rißbruch am Olecranon mit Pseudoarthrosenbildung und Olecranonsporn oder Fraktur des Olecranonsporns, d. i. Verknöcherung des Tricepsansatzes.

B. Verletzungen

a) Haut, evtl. mit dermatogener Kontraktur. *Dermatogene Kontraktur. Ursache:* meist Verbrennung, Weichteildefekte, Quetschung. *Therapie:* Excision der Narbe bis zur vollen Gelenkstreckung. Defektdeckung durch Rundstiellappen vom Rumpf.

b) Muskulatur, evtl. mit Muskelverknöcherung (Myositis ossificans traumatica), spez. bei Periostknochenabsprengung nach Quetschung, Fraktur und Luxation; hier häufig, spez. an M. brachialis und seltener an M. triceps u. a.); im übrigen vgl. S. 1462. *Myogene Kontraktur. Ursache:* Infektion, Muskelquetschung, lang dauernde Ruhigstellung; meist durch Schrumpfung des M. brachialis bedingt. *Therapie:* bei Versagen konservativer Maßnahmen Freilegen des M. brachialis durch eine große ulnare Incision und Durchtrennung des Brachialisansatzes von ulnar-proximal nach radial-distal.

c) Gefäße. A. cubitalis mit Aneurysma arteriale oder arterio-venosum (zwischen A. cub. und V. mediana); häufiger, spez. früher nach Aderlaß mittels Schneppers, jetzt fast nur noch traumatisch, auch nach Venenpunktion oder -injektion. Venae Sectio in der Ellenbeuge (vgl. Dringliche Operationen, Abb. 540). *Therapie:* Freilegung und Gefäßnaht oder Resektion des Aneurysmas. *Methode:* ulnarseitiger Hautschnitt neben der Bicepssehne, Spaltung von Fascie und Lacertus fibrosus; man findet die Arterie zwischen N. medianus ulnar und Bicepssehne radial.

d) Nerven (vgl. S. 610, 814). 1. *N. radialis:* außer bei Schnitt-, Hieb- und Schußwunden sowie bei Maschinenverletzungen vorkommend vor allem bei Fraktur von Radiusköpfchen und von äußerem Oberarmhöcker sowie bei Luxation.

2. *N. medianus:* spez. bei suprakondylärer, T- und Y-Fraktur sowie bei Luxation.

3. *N. ulnaris:* spez. bei Fraktur von Condylus und Epicondylus med. humeri, ferner bei Luxation und schließlich bei Stoß oder Schlag oder Quetschung am Sulcus ulnaris, auch links bei Telefonisten, Tischlern u. a.

Luxation des N. ulnaris, d. h. Verlagerung desselben aus seiner Rinne am Epicondylus med. humeri; evtl. habituell. *Ursachen:* gewaltsame Armstreckung oder Fall auf den stark gebeugten Ellbogen oder direkte Gewalt (spez. bei starkem Cubitus valgus oder bei flachem Epicondylus med. humeri oder bei gleichzeitigem Abbrechen des Knochenvorsprungs). *Folge:* evtl. Ulnarisneuralgie. *Therapie: Freilegung* der Nerven zur Nervennaht, Neurolyse usw. *Methode.* α) *N. medianus:* längsgestellter Hautschnitt über dem Sulcus bicipitalis ulnaris; Spaltung von Fascie und Lacertus fibrosus, Abdrängen der Beugemuskeln nach ulnar; der Nerv wird ulnar von der A. brachialis gefunden. Er gibt in diesem Bereich Muskeläste zur Fingerbeugemuskulatur ab. β) *N. ulnaris:* leicht bogenförmiger Hautschnitt dorsal des Epicondylus med. über dem Sulcus N. ulnaris; der Nerv wird in der Knochenrinne, in welcher er ungepolstert liegt, ohne Schwierigkeit gefunden. Bei der *Luxation des N. ulnaris* ist seine operative Befestigung durch Nähte oder durch gestielten Fascien-Periostlappen im Bereich des Sulcus erforderlich; umgekehrt ist durch seine Verlagerung aus dem Sulcus auf die Beugeseite seine Befreiung von schädlichem Druck (Callusmassen nach trans- und epikondylären Brüchen möglich) oder es kann hierdurch Länge für eine Nervennaht gewonnen werden. γ) *N. radialis:* Schnittführung in Verlängerung der lateralen Oberarmfurche, in die er von dorsal durch das Septum intermusculare lat. kommend, zwischen dem M. brachioradialis und brachialis eintritt; Auseinanderdrängen dieser beiden Muskeln. Unter diesen liegt der M. ext. carpi rad. brevis, welcher nach radial verzogen wird; er liegt dem M. supinator auf, in welchen der R. profundus des Radialis eintritt; um den Nerv weiter nach distal verfolgen zu können, muß der M. supinator durchtrennt werden (*Cave!* Verletzung des Muskelastes für den Extensor carpi rad. brevis!); im Canalis supinatorius vollzieht der Ramus profundus einen $^3/_4$-Schraubengang nach ventral-radial und umschlingt nach dorsal das obere Speichenende; bei allen Verrenkungen und Frakturen des Speichenköpfchens ist der Ramus profundus besonders gefährdet. Nach seinem Austritt aus dem Canalis supinatorius teilt er sich in seine Endäste für die langen Fingerstreckmuskeln.

e) Ellbogengelenk: Kontusion und Distorsion. *Ursache:* Distorsion meist durch Hyperextension, sofern nicht gar Luxation des Ellbogens nach hinten erfolgt. *Symptome:* (wie hierbei) evtl. Zerreißung der vorderen Kapsel und der Seitenbänder; daher endgradige Streckung schmerzhaft, aber sonst bei langsamer Bewegung Funktionsstörung gering. *Gefahr* der desmogenen Gelenksteife, Myositis ossificans. *Differentialdiagnose:* intraartikuläre Fraktur (stärkere Bewegungsbehinderung und Röntgenbild!). *Therapie:* etwa 8 Tage Ruhigstellung und Eisblase bzw. feuchter Umschlag; später elastische Wicklung sowie Bäder, Diathermie, aktive Bewegungsübungen.

Epicondylitis (*Vulliet* und *Franke* 1909). *Definition:* umschriebene Druckschmerzhaftigkeit am Epicondylus lat. (seltener medialis). *Ätiologie:* in der Mehrzahl der Fälle lokale Manifestation eines cervicalen Nervenwurzel-Irrationssyndroms, daher meist vergesellschaftet mit einer „Periarthritis humeroscapularis" (vgl. S. 1445) bzw. einer Osteochondrose der Halswirbelsäule und oberen Brustwirbelsäule. Ausgelöst und verstärkt werden oft durch Beschwerden oft durch Überanstrengung des Ellbogens (z. B. Tennisspielen), daher „tennis-elbow". *Pathologisch-anatomisch:* degenerative Vorgänge am periostalen Muskelursprung. *Symptome:* dauernde oder zeitweise stechende Schmerzen am Epicondylus; Spontanschmerz bei kräftigem Faustschluß, Wäschewringen u. dgl. *Diagnose:* Schwellung, Druck- und Zerrungsschmerz am Epicondylus (Herabdrücken der in Dorsalflexion aktiv gehaltenen Hand steigert die Schmerzen!). *Röntgenbild* zeigt gelegentlich periostale Auflagerungen. *Differentialdiagnose:* Bursitis M. ext. carpi rad. und dig. comm.; Osteomyelitis, Neuritis. *Therapie:* Ruhigstellung des ganzen Arms in Abduktionslagerung für kurze Zeit; bei spondylogener Ursache Massage der Nacken- und Rückenweichteile, Kurzwellen, evtl. Ultraschall im paravertebralen Bereich der cervicalen Segmente C III–VII und Th I–III, u. U.

Wirbelsäulenextension und -manipulation. Paravertebrale Novocainumspritzung; lokale Infiltration der schmerzhaften Stelle mit Novocainlösung ($^1/_2$–1 %ig), Cortison; Butazolidin, Röntgentiefenbestrahlung. *Operativ:* Einkerben der am Epicondylus lateralis ansetzenden Vorderarmstreckmuskeln (nach *Hohmann*). *Unfallzusammenhang:* bei direktem Trauma selten gegeben; nach längerer Ruhigstellung im Gefolge von Frakturen oder Distorsionen bei gleichzeitiger Symptomatik eines spondylogenen Schulter-Hand-Syndroms als vorübergehende Verschlimmerung anzuerkennen; u. U. auch als Berufskrankheit in Berufen, welche mit einer ständigen Überanstrengung des gebeugten und zugleich supinierten Vorderarms einhergehen (Schuster, Niethammerarbeiter, Preßluftwerkzeugarbeiter, Anstreicher, Schreiner, Kofferträger, Wäscherinnen).

C. Entzündungen

1. Unspezifische und spezifische Ellbogengelenkentzündung (vgl. Schulter)

a) Seröse. *Symptome:* Schmerzen, Zwangshaltung (recht- oder stumpfwinklig und leicht proniert), Beweglichkeitsbeschränkung, Druckempfindlichkeit und Gelenkschwellung (beiderseits neben der Tricepssehne oberhalb des Olecranon und evtl. auch außenseits am Radiusköpfchen).

Diagnose: Röntgenbild, *Probepunktion* (vgl. Abb. 439). α) Infolge der strengen Trennung des vorderen und hinteren Gelenkabschnitts voneinander, ist grundsätzliche Punktion des vorderen *und* hinteren Gelenkabschnitts notwendig. *Punktion von vorn:* Einstich dicht unterhalb des Epicondylus lat. und Vorschieben in den humeroradialen Gelenkspalt dicht oberhalb des Radiusköpfchens, dessen Lokalisation durch Umwendbewegungen des Unterarms geschieht; bei tieferem Eindringen erreicht man auch den humeroulnaren Gelenkanteil. *Von hinten:* Einstich von hinten proximal über der Olecranonspitze in schräger Richtung nach vorn unten; die Nadel gelangt sofort in die Fossa olecrani (*Cave!* Punktionsversuch von medial wegen Schädigung des N. ulnaris!).

Differentialdiagnose: Phlegmone, Lymphadenitis, Bursitis, Rheuma, Gonorrhoe u. a.

Folgen: evtl. Gelenksteife, Ankylose oder Schlottergelenk.

Therapie: vgl. Schultergelenk; besonders ist zu achten im Falle der Versteifung auf beste Gelenkstellung (rechtwinklig und in Rotationsstellung bis zu leichter Pronation, so daß die flache Hand den Mund erreichen kann), sonst auf Beweglichkeit im Sinne von Beugung und Streckung sowie von Pro- und Supination (dazu u. a. redressierende Schiene, Tragen schwerer Gewichte oder Eimer in der Hand, Schlüsseldrehbewegung, Übungen mit Stab, Hantel, Rollenzug u. dgl., auch Hobeln, Sägen, Rudern, Fechten, Schwimmen usw.). (*Cave!* alle forcierten passiven Übungen, solange der entzündliche Prozeß noch besteht!)

b) Eitrige. Am Ellbogen sehr häufig, und zwar entstehend meist *direkt* (penetrierende Verletzung) oder *fortgeleitet* (Osteomyelitis, Phlegmone) oder *metastatisch* (Sepsis, Pneumonie, Typhus usw.).

Therapie: Punktion und *Instillation* testgerechter Chemotherapeutika; die Eiterung wird hierdurch meist beherrscht werden können. *Incision und Drainage:* nur bei Versagen der Punktions- und Spülungstherapie, um die Totalresektion zu vermeiden. *Methoden. Mediale Incision:* direkt über dem medialen Epicondylus von 3 cm oberhalb bis 1 cm unterhalb des Gelenks, Incision der oberflächlichen und tiefen Fascien, Darstellung der Muskelloge zwischen Triceps und Brachialis; Vordringen in diesem Raum bis zur Gelenkkapsel; Eröffnung und kurzfristige Laschendrainage. *Laterale Incision:* von 3 cm oberhalb bis 1 cm unterhalb des lateralen Epicondylus; Darstellung der Muskelloge zwischen Triceps und Extensor carpi rad. long.; von dort Vorgehen auf die Kapsel (*Cave!* Verletzung des N. radialis durch Vorgehen unmittelbar am Knochen, Laschendrainage). *Dorsale Incision:* zwei parallele longitudinale Incisionen auf jeder Seite des Olecranon von 3 cm oberhalb bis 1 cm unterhalb des Gelenkspalts, Längsdurchtrennung der Aponeurose der Tricepssehne (*Cave!* N. ulnaris bei der ulnaren Incision). *Nachbehandlung:* Armgipsverband (vgl. Abb. 562) in rechtwinkliger Haltung des Ellbogengelenks und Mittelstellung des Vorderarms.

Neurotische: spez. bei Syringomyelie, vgl. Allg. Chirurgie, Gelenkerkrankungen!

c) Gichtische. Vgl. Allg. Chirurgie, Gelenkerkrankungen!

d) Gonorrhoische. Selten; mit starken Schmerzen und schwerer Bewegungsbehinderung; sonst vgl. Allg. Chirurgie, Infektionen!

e) Syphilitische. Selten (außer bei hereditärer Lues); als seröse oder gummöse Form, vgl. S. 427.

f) Hämophile. Vgl. S. 331.

g) Tuberkulöse, auch Fungus cubiti genannt. *Vorkommen:* nicht selten (etwa 6,6% aller Knochen- und Gelenktuberkulosen); doppelt so häufig wie Schultergelenktuberkulose; am häufigsten bei Jugendlichen, aber auch nicht selten nach dem 30. bis 40. Jahr; überwiegend beim männlichen Geschlecht; 80% betreffen die ersten vier Jahrzehnte.

Entstehung: seltener synovial ($1/_4$–$1/_2$), meist ossal ($1/_2$–$3/_4$), und zwar ausgehend von Olecranon oder Ulna, dann von den Humeruskondylen, spez. dem Capitulum humeri, am seltensten vom Radiusköpfchen.

Pathologische Anatomie: in der Regel zunächst exsudative, dann käsig-eitrige Form, dabei bald abszedierend und fistelnd; eigentümlich spindelige Auftreibung der Gelenkgegend (Fungus cubiti).

Folgen: Absceßdurchbruch meist beiderseits von der Tricepssehne oder außen am Radiusköpfchen, aber nicht beugeseits; bisweilen in den Muskelinterstitien fortkriechend; später Versteifung in halber Beugung und Einwärtsdrehung; in über 50–$66^2/_3$% erfolgt Absceß- und Fistelbildung.

Verlauf: sehr chronisch.

Prognose: Bakteriostatische Vorbehandlung in Verbindung mit Resektion bringt Heilung in 60%.

Differentialdiagnose: Arthrosis deformans, Arthropathia neurotica, chronischer Rheumatismus, chronische Osteomyelitis, Lues, Gonorrhoe, Osteochondrosis dissecans u. a.

Therapie. Konservativ: Ruhigstellung im Thorax-Abduktions-Gipsverband in Normalhaltung (vgl. Abb. 562) und allgemeine, evtl. auch lokale tuberkulostatische Therapie ist häufig ausreichend; dies besonders bei Kindern. *Operativ.* Indikation: bei schweren destruierenden Prozessen, welche jedoch auf den Gelenkbereich beschränkt bleiben müssen. *Methoden:* Resektion des Ellbogengelenks nach verschiedenen Verfahren, welche sich im wesentlichen nur durch die Schnittführungen zur Eröffnung unterscheiden (Resektion nach *v. Langenbeck, Chassaignac-Ollier, Dollinger-Kocher, Lexer, Hueter, Tiling*). Am zweckmäßigsten ist das *v. Langenbeck*sche Verfahren in der Modifikation nach *Lexer*. Hierzu wird ein bogenförmiger, nach proximal konvexer Schnitt vom äußeren Epicondylus über das distale Ulnadrittel zum medialen Epicondylus geführt, das Olecranon temporär abgemeißelt und im Zusammenhang mit der Tricepssehne belassen; nach Zurückklappen des Olecranon mit einem dorsalen Kapsellappen ist das Gelenk breit eröffnet; Gelenkverwachsungen werden mit dem Meißel durchtrennt und alles krankhafte Knochengewebe mit Säge oder Meißel entfernt, wobei die natürlichen Formen der Gelenkflächen von Olecranon, Radiusköpfchen und Trochlea ungefähr nachgebildet werden. Alles krankhafte und geschädigte Gewebe muß in Wegfall kommen. Sorgfältige Formung der Gelenkenden ist vor allem notwendig, wenn eine *Arthroplastik* zur Wiederherstellung der Beweglichkeit folgen soll (bei Gelenkresektion wegen Tuberkulose wird man hierauf im allgemeinen verzichten und die Ankylose in günstiger Stellung anstreben). Zur Arthroplastik werden die angefrischten Gelenkenden mit frei transplantiertem Fettgewebslappen oder Fascienlappen überzogen. *Nachbehandlung:* in jedem Fall Anlegen eines Thorax-Abduktions-Gipsverbandes in Normalhaltung (u. U. vorherige Fixierung und Adaption der angefrischten Gelenkenden durch Osteosynthese, und zwar durch Nagelung, extraartikuläre Spananlagerung o. ä.).

2. Chronische und sekundäre Gelenkveränderungen

a) Arthrosis deformans. *Formen. Primär:* spez. nach Überanstrengung bei Schwerarbeitern, Arbeitern mit Preßluftwerkzeugen (Anerkennung als Berufskrankheit meist angezeigt! s. S. 1839). *Sekundär:* nach Entzündung und Verletzung, spez. nach Gelenkfrakturen und Luxationen meist als atrophische Arthrose.

Symptome: Schmerz bei Drehbewegung, Kraftlosigkeit von Hand und Arm, Auftreten freier Gelenkkörper, Bewegungsbehinderung, besonders für Beugung und Strekkung, weniger für die Umwendbewegungen; häufige Einklemmungserscheinungen.

Therapie: konservativ (s. S. 327), solange damit Remissionen der Beschwerden zu erzielen sind. *Operativ:* nur in schweren Fällen bei jüngeren Patienten; spez. bei Subluxationsstellung des Radiusköpfchens gegenüber dem Capitulum humeri

Radiusköpfchenresektion und möglichst weitgehende Synoviektomie; evtl. *Arthroplastik* bei im übrigen guterhaltenem Bewegungsapparat des Arms. Evtl. auch typische, jedoch sparsame Resektion zur *Versteifung in Gebrauchsstellung oder Arthrodese* (s. unten, Schlottergelenk).

b) Ellbogenkontraktur und -ankylose. *Ursachen:* intra- und parartikuläre Verletzung, Weichteil- und Gelenkentzündung.

Folgen: Kontraktur des Ellbogengelenks in Flexion oder Extension, häufig kombiniert mit Pronationskontraktur des Vorderarms, seltener mit Supinationskontraktur.

Therapie. α) *Extraartikuläre Kontraktur in Extension:* posterolateraler Längsschnitt und Freilegung der Tricepssehne; Ablösung der Sehne von dem Muskelansatz, so daß ein zungenförmiger Lappen von 12 cm Länge entsteht; quere Durchtrennung der hinteren Kapselanteile, so daß alles geschrumpfte Gewebe durchschnitten bzw. entfernt wird; maximale Beugung des Gelenks und Einstellung in Rechtwinkelstellung, sodann Wiedereinnähen des Sehnen-Muskel-Lappens in den Defekt ohne Spannung. *Nachbehandlung:* Thorax-Abduktions-Gipsverband für 10 Tage, dann Beginn aktiver Übungsbehandlung. β) *Extraartikuläre Kontraktur in Flexion:* Schnittführung lateral neben der Bicepssehne von 6 cm proximal bis 6 cm distal des Gelenks, Durchtrennung der Fascie, Isolierung der Bicepssehne und Z-förmige Durchtrennung derselben. Freilegung und lateralwärtige Verdrängung des N. radialis; longitudinale Incision der Brachialissehne und der vorderen Kapselanteile; Excision der Narbenmassen und ossifizierter Weichteile, u. U. Radiusköpfchenresektion bei schwerer Deformation derselben und Teilresektion der Gelenkflächen, sofern ohne diese Maßnahme eine ausreichende Streckung nicht erzielt werden kann; Drainage für 24–48 Stunden. *Nachbehandlung:* Thoraxabduktionsgips für 10–14 Tage in nicht ganz maximaler Korrekturstellung; danach Beginn mit aktiven Übungsaufträgen. γ) *Extraartikuläre Kontraktur in Pronation. Vorkommen:* besonders nach spastischer Lähmung oder Poliomyelitis; daher ist meist gleichzeitig eine Muskelersatzoperation erforderlich (vgl. Kap. Oberarm). *Methode:* bei isolierter Kontraktur der Pronatoren anterolaterale Incision in Höhe des Ellbogengelenks bis über das proximale Drittel des Vorderarms reichend; Freilegung und Durchtrennung des Ansatzes des M. pronator teres am Radius; Fixierung des Vorderarms in extremer Supination durch Armgipsverband für 3 Wochen. Gelegentlich ist zusätzlich die Durchtrennung des Pronator quadratus notwendig. *Nachbehandlung:* abwechselnd mit aktiven Übungen und redressierenden Supinationsschienen (nach *Funsten* o. a.). δ) *Intraartikuläre Kontraktur in Supination:* meist Folge sekundärer Knochendeformitäten mit Lateralverbiegung des Radius und Dorsalverbiegung der Ulna sowie Adduktionsstellung der Hand. *Methode:* Vorderarmosteotomie und Fixierung in Korrekturstellung. *Prognose:* Fraglich.

c) Schlottergelenk. *Vorkommen:* bei chronischen Ergüssen, schweren Zerreißungen des Bandapparates, nach Gelenkresektion. Es resultiert ein erheblicher Funktionsausfall.

Therapie. Konservativ: Stützapparat mit Sperrvorrichtung bei erhaltener Gebrauchsfähigkeit von Hand und Fingern meist ausreichend. *Operativ.* α) *Arthrodese. Methoden: intraartikulär* durch Einbolzen von Knochenspänen in vorgebohrte Kanäle, welche so gelegt werden, daß sich die Späne X-förmig im Zentrum des Gelenks kreuzen (nach *Brittain*); auch in Form der typischen Gelenkresektion mit Aufeinanderpassen der Gelenkenden (Resultat unsicher!) *Extraartikulär:* durch Anlagerung von Knochenspänen, welche den Gelenkspalt überbrücken, entweder dorsal (nach *Steindler*) oder durch laterale Einlagerung eines breiten Knochenspans zwischen Humerus und Radius (nach *Wittek*). *Prognose:* zuverlässige Versteifung des Ellbogengelenks sehr schwierig; jede Methode ist mit einer beträchtlichen Versagerquote belastet. β) *Arthrorise:* die Fesselungsoperation ist immer dann angezeigt, wenn die Gebrauchsfähigkeit des Arms und der Hand durch die Schlotterbewegungen empfindlich gestört wird (spez. nach Frakturen, rezidivierenden Luxationen, Lähmungen, zu ausgedehnten Resektionen oder Arthroplastik). *Methoden:* Fesselung der Gelenkbeweglichkeit durch straffes Einnähen eines frei transplantierten Fascienblatts an der Beugeseite des Gelenks; besser aber osteoplastische Verfahren, z. B. Abmeißeln des Olecranon mit dem Tricepssehnenansatz und Einbolzung der Spitze des Olecranonfragments in den Humerus am Oberrand der Fossa olecrani (nach *Hallock*) oder Anlagerung kräftiger Knochenspäne beiderseits des Gelenks, welche mit Drahtschlingen an den Epikondylen befestigt werden; zum Ersatz des Proc. coronoideus wird ein kleinerer Span an die Vorderseite der Ulna angelagert; ferner Kürzung der Tricepssehne zur Gelenkfestigung (nach *Lexer*).

d) Freie Gelenkkörper (*Corpora libera, Gelenkmäuse*). *Ursachen:* Osteochondrosis dissecans (spez. am Capitulum humeri), Gelenkchondromatose, Trauma (selten), z. B. Abschälungsfraktur der Eminentia capitata.

Diagnose: singuläre Gelenkmaus spricht für osteochondrotische Ätiologie, mehrere Gelenkmäuse für Chondromatose oder Arthrosis deformans.

Indikation. Konservativ: solange die Gelenkmaus noch nicht abgelöst ist; durch lang dauernde Ruhigstellung kann Einheilung erfolgen. *Operativ:* sobald eine freie Gelenkmaus festgestellt wird, da sonst rasch sekundäre Arthrosis deformans eintritt und irreversible Schadensfolgen zurückbleiben. Entfernung des freien Körpers durch **Arthrotomie** je nach seiner Lokalisation.

Methoden. α) *Vordere mediale Arthrotomie* (nach *Läwen*): Incision über der Mitte der Bicepssehne, Spaltung derselben sowie der darunterliegenden Fasern des M. brachialis, Eröffnung der Gelenkkapsel. Zugang ermöglicht nur beschränkten Einblick in die vordersten Gelenkabschnitte. β) *Vordere radiale oder ulnare Arthrotomie:* Hautschnitt schräg durch die radiale bzw. ulnare Ellenbeuge; für den radialen Zugang wird der M. brachioradialis und N. radialis nach radial, der M. brachialis nach unten gehalten. Für den ulnaren Zugang ist Spaltung des Lacertus fibrosus und Lateralverdrängung des Gefäßnervenstrangs und des M. brachialis sowie Ulnarverdrängung des M. pronator teres erforderlich. Auch diese beiden Zugänge erlauben nur beschränkten Überblick über die betreffenden vorderen Gelenkabschnitte. γ) *Arthrotomie von dorsal:* Incision längs der Tricepssehne und dem Olecranon je nach Lage des Falls radial oder ulnar; infolge der oberflächlich gelegenen Kapsel ist hier die Gelenkhöhle leicht und rasch eröffnet. δ) *Kleine seitliche radiale Arthrotomie:* Incision über dem Epicondylus lat. mit Spaltung der Fascie, Feststellung der Lage des Radiusköpfchens und quere Durchtrennung von Bandapparat und Kapsel, wodurch die Art. humeroradialis eröffnet wird. ε) *Große seitliche radiale Arthrotomie. Indikation:* Zugang zum gesamten vorderen Gelenkabschnitt. *Methode:* Incision an der Lateralseite des Humerus von 5 cm oberhalb des Epicond. lat. über das Capitulum radii bis 5 cm unterhalb des Gelenkspalts; Abmeißelung des Epicondyl. hum. lat. von proximal nach distal, so daß die Extensorenansätze erhalten bleiben; durch leichte Beugung und Adduktion ist das gesamte Gelenk überblickbar; Wiederanheften des Epicondylus durch kleinen Kantkeilnagel, u. U. Erweiterung des Zugangs durch temporäre Abmeißelung der Olecranonspitze und ulnarwärtige Luxation des Triceps-Anconaeus-Lappens, wodurch das gesamte Gelenk ventral und dorsal überschaubar wird. ζ) *Große seitliche ulnare Arthrotomie. Indikation:* keine so unbeschränkte Übersicht wie bei großem radialem Zugang; daher besonders für blutige Reposition von Frakturen im Ulnargelenkabschnitt geeignet. *Methode:* S-förmiger Hautschnitt über dem Epicondylus med., Sicherung des N. ulnaris durch Dorsalverziehung, Ventralverziehung M. pronator teres, Eröffnung des Gelenkkapselansatzes am Condylus med. Die radialen Gelenkabschnitte können von hier aus nicht eingesehen werden. η) *Große Arthrotomie von dorsal* (nach *Lexer*). *Indikation:* Schnittführung ebenso wie die große radiale Arthrotomie, Überblick über das gesamte Gelenk; daher Methode der Wahl in allen Fällen, welche eine vollständige Gelenkaufklappung erfordern (Arthroplastik, Gelenkresektion). *Methode:* proximal gestielte, das Olecranon weit nach distal umgreifende Incision, welche vom inneren bis zum äußeren Epicondylus reicht; temporäre Abmeißelung des Ellenhakens; Ablösen der Seitenbänder von ihrem Ansatz am Humerus, woraufhin das Gelenk in ganzer Ausdehnung klafft; Gelenkverschluß durch sorgfältige Wiedervereinigung der eingekerbten Seitenbänder und zuverlässige Fixierung des Olecranon an der Ulna durch Vierstichknopfnaht oder Kantkeilnagel.

3. Schleimbeutelentzündung

Lokalisation und Entstehung.

a) Bursa olecrani. *Formen: oberflächliche* zwischen Haut und Tricepsansatz über dem Oberarm (häufig erkrankt); *tiefe* zwischen den Fasern der Tricepssehne und der Olecranonspitze (B. sub- und intratendinea); durch Verletzung, chronisches Trauma (spez. bei Bergleuten, Böttchern und Lederappreteuren) sowie durch Gicht, Tuberkulose und Syphilis; chronisch oder akut, evtl. eitrig (dies u. a. auch nicht selten bei infizierten Verletzungen oder Eiterungen in der Nachbarschaft oder an den Fingern).

Therapie: Punktion und Kompressionsverband bei akuten, serösen oder hämorrhagischen Ergüssen. *Exstirpation* von einem radialseitigen Bogenschnitt, der die Bursa halb umkreist.

b) Bursa bicipito-radialis. Die als schmaler Spalt zwischen Bicepssehne und Tuberositas radii eingelagerte Bursa (niemals mit dem Gelenk in Verbindung stehend) kann bei Überbeanspruchung des Arms durch rastlose Pro- und Supinationsbewegung bei gleichzeitiger Bicepsspannung (Gläserschüttler, verkrampftes Klavierspiel u. dgl.) gereizt werden und durch spontane Ergußbildung, Blutung in Schleimbeutelinnere bis zu Kirschgröße anschwellen.

Symptome: Bewegungsbehinderung des Ellbogens, spez. der Pronation, Parästhesien durch Druck auf den N. medianus und interosseus vol.

Therapie: Exstirpation in chronisch-rezidivierenden Fällen von einem Hautschnitt am lateralen Rand der Bicepssehne und Vordringen bis zur Tuberositas radii; dort wird der stark vergrößerte Schleimbeutel in unmittelbarer Beziehung mit dem Ansatz der Bicepssehne gefunden und muß in toto exstirpiert werden (sonst Rezidivgefahr!).

c) Bursae mucosae subcut. epicondyli med. et lat. und andere inkonstante Bursae. Selten, Therapie wie oben.

d) Lymphadenitis. Bei Eiter- sowie bei Lues- oder Tuberkuloseinfektion der Kleinfingerseite kommt es zur Entzündung der Cubitaldrüse (an dem unteren Humerusende innenwärts, 2–3 Querfinger oberhalb des Epicondylus med. humeri *auf* und bisweilen außerdem [auch mit der V. basilica] *unter* der Fascie neben N. medianus und A. und V. cubitalis); im übrigen erkranken bei Hand- und Fingerinfekten, spez. bei solchen an der Speichenseite, meist nicht die Cubital-, sondern die Axillardrüsen.

Therapie: (vgl. S. 1451), Ruhigstellung, feuchte Verbände, Chemotherapie, evtl. Incision und kurzfristige Drainage.

e) Geschwülste. Vgl. Ober- und Vorderarm! Selten sind *Ganglien* beugeseits an der Biceps- oder streckseits an der Tricepsinsertion und *freie Körper bei Gelenkchondromatose* im Ellbogengelenk (s. o.).

Exartikulation im Ellbogengelenk: niemals als Verfahren der Wahl in Betracht kommend, da die weitausladenden Kondylen für jeden Prothesensitz ungeeignet sind und auch sehr kurze Vorderarmreste oft noch überraschend funktionstüchtig werden, wenn die Tuberositas radii erhalten werden kann. Trotzdem kann sie als Notoperation gelegentlich bei malignen Geschwülsten der Hand und des Vorderarmbereichs und bei schweren Zertrümmerungsfrakturen erforderlich werden. *Methode:* großer, dorsaler, proximal gestielter Hautlappen; Gelenkkapseleröffnung radial neben dem Olecranon; dorsale Gelenkeröffnung durch Schnittführung in steter Knochenfühlung mit dem Olecranon; nach völliger Durchtrennung der radialen, dorsalen und ulnaren Weichteile Durchtrennung der beugeseitigen Weichteile mit einem Amputationsmesser; Gefäß- und Nervenversorgung, Stumpfdeckung durch Naht der Beuge- und Streckmuskulatur über den Kondylen und der Trochlea. Ist ein endgültiger Exartikulationsstumpf geplant, so sollten wenigstens die knorpeligen Anteile der Trochlea und des Capitulum humeri beseitigt und die Kondylen gekürzt und verschmälert werden (prothetisch befriedigenderes Resultat!).

5. Abschnitt: **Vorderarm**

Anatomie: mehr noch als der Oberarm ist der Vorderarm eine ausgesprochene Durchgangsgegend (nur einzelne tiefe Muskeln und Muskeläste von Gefäßen und Nerven machen hier eine Ausnahme). Einteilung der *Regio antebrachii:* in eine *vordere* und *hintere Region* sowie die Gruppe der *radialen Strecker. Fascia antebrachii:* hält die Muskelgruppen der 3 Regionen zusammen und wirkt im proximalen Teil nach Aufbau und Funktion als Aponeurose. Größte Stärke, d. h. bandartige Formation, gewinnt sie im Bereich des *Lacertus fibrosus* und des Lig. carpi volare und dorsale. Sie schiebt sich zwischen die Gruppe der Beuger und dorsalen Strecker ein und teilt einen Schlauch für die radialen Strecker ab, welcher sowohl zur volaren als auch dorsalen Region gerechnet werden kann. Letztere Unterteilung ist am geringsten ausgebildet. *Eiterungen* benutzen für ihr Fortschreiten die durch die Zwischenmuskelsepten präformierten Räume (vgl. Abb. 440). I. *Regio antebrachii volaris. Muskulatur. α) Oberflächliche Schicht* besteht aus: 1. M. pronator teres, 2. M. flexor carpi radialis, 3. M. palmaris longus, 4. M. flexor carpi ulnaris, 5. M. flexor digitorum sublimis. β) *Tiefe Schicht* besteht aus: 1. M. flexor digitorum profundus, 2. M. flexor pollicis longus, 3. M. pronator quadratus. *Gefäß-Nervenversorgung:* 1. *Speichenstraße* enthält den Rs. superficialis n. radialis, A. radialis; Leitgebilde ist der Ellenrand des M. brachioradialis, ulnar davon liegt der M. flexor carpi radialis. Im distalsten Abschnitt der Speichenstraße liegt die „Pulsstelle" der A. radialis ulnar neben der Sehne des M. brachio-radialis. 2. *Ellenstraße* enthält den N. ulnaris, A. ulnaris; Leitgebilde ist der Speichenrand des M. flexor carpi ulnaris. Die radiale Begrenzung ist der M. flexor digitorum subl. 3. *Unterarmmittelstraße* enthält den N. medianus, im proximalen Teil die A. mediana, im distalen die A. interossea volaris; Leitgebilde ist die Sehne des M. palmaris longus. 4. *Volare Zwischenknochenstraße* enthält den N. interosseus volaris, die A. interossea volaris, welche auf der Membrana interossea volarseitig, also im tiefsten volaren Unterarmbereich verlaufen, und zwar in der Rinne zwischen M. flexor digit. profundus und poll. longus. Durch Auseinanderdrängen der beiden Muskeln sind die volaren Interossealgefäß-Nervengebilde auffindbar. Ganz distal durchbohrt die Art. interossea vol. die Membran und tritt auf die Dorsalseite über. II. *Regio antebrachii dorsalis. Muskulatur.* α) *Radiale Streckergruppe* besteht aus: 1. M. brachio-radialis, 2. M. extensor carpi rad. longus, 3. M. extensor carpi radialis brevis. β) *Dorsale Streckergruppe* besteht aus: 1. M. extensor digitorum communis, 2. M. extensor digiti quinti proprius, 3. M. extensor carpi ulnaris, 4. M. anconaeus (oberflächliche Schicht), 5. M. supinator, 6. M. abductor pollicis longus, 7. M. extensor pollicis brevis, 8. M. extensor pollicis longus, 9. M. extensor indicis proprius (tiefe Schicht). *Gefäßnervenversorgung:* (vgl. Periphere Nerven, S. 610, 814). Es besteht kein einheitlicher Gefäßnervenstrang. *Rs. profundus n. radialis* verläuft durch den M. supinator schraubig um Speichenköpfchen und -hals; Vasa interossea dors. verbinden sich durch rückläufige Äste mit dem Rete articulare cubiti und einem absteigenden Ast, welcher die tiefen Streckseitenmuskeln versorgt; distal tritt der Rs. perforans der A. interossea volaris durch die Membrana interossea auf die Dorsalseite über. *Knochen:* Ulna am proximalen Ende verstärkt, Radius am distalen Ende verstärkt; Ulna überragt den Radius proximal, die Speiche distal ihren Gegenknochen; beide sind gelenkig durch ein *proximales und distales Radioulnargelenk* verbunden. Bei mangelnder Festigkeit kommt es infolge Überwiegens der Beugemuskeln zu einem nach der Beugeseite und radialwärts offenen Winkel, welcher schließlich zur Einschränkung bzw. Aufhebung der Umwendbewegung des Vorderarms führt. *Freilegung der Ulna:* Hautschnitt über der Hinterkante des Ellenschafts ergibt freien Zugang in jeder Länge. *Freilegung des Radius:* im mittleren Abschnitt Eingehen zwischen radialen und dorsalen Streckern unter radialwärtiger Umgehung des M. abductor pollicis long.; proximal ist der Rs. profundus des N. radialis und distal der Rs. superficialis n. radialis und die Sehne der Daumenstrecker zu schonen. *Normalhaltung* im Falle der Versteifung der Umwendbewegung: Mittelstellung zwischen Pro- und Supination unter leichter Betonung der Pronation, so daß sog. „Schreibhaltung" erzielt wird.

A. Mißbildungen

a) **Fehlen des Vorderarms,** vgl. Oberarm!

b) **Defekt an den Vorderarmknochen.** Ganz selten fehlen beide Knochen, auch sehr selten *Ulna*, dagegen häufiger *Radius*; ganz oder teilweise; manchmal doppelseitig; meist verbunden mit Fehlen der entspr. peripheren Knochen (bei Radiusdefekt fehlen Daumen, 1. Metacarpus, Naviculare und Multangulum mey.) sowie der entspr. Muskeln (Supinatoren, Daumenmuskeln und langer Bicepskopf samt Sulcus intertubercularis): sog. „Strahldefekt".

Symptome: typische Handstellung mit Abweichung nach der Defektseite, evtl. bis zu rechtwinkliger Abbiegung (bei Radiusdefekt sog. „Manus valga" oder „Klumphand", welche aber auch ohne Radiusdefekt vorkommt, nämlich als Keimfehler oder als intrauterine Belastungsdeformität, dann erblich und kombiniert mit sonstigen angeborenen Deformitäten, spez. Klumpfuß, s. da) und mit gebeugter Hand; Radius usw. verkümmert und Ulna verkürzt und verbogen (vgl. Röntgenbild!); zugleich evtl. Fehlen der entspr. Teile von Hand und Fingern sowie Kontraktur der benachbarten Gelenke.

Therapie: frühzeitig, d. h. möglichst von vornherein Geraderichtung durch Schienenhülsenapparat; später (etwa im 3. Jahr) Beseitigung der Klumphand durch Z-förmige Verlängerung der Sehnen des M. flexor carpi radialis und Extensor carpi rad., u. U.

zusätzliche Verkürzungsosteotomie der Ulna. Nach Einstellung der Hand in die Ellenachse Fixierung der Ulna, so daß sie nicht wieder radialwärts abrutscht, und zwar durch Einlagerung eines Tibiaspans zwischen Elle und Kahnbein (nach *Albee*) oder direkte Einbolzung des distalen Ulnaendes in die Handwurzel (nach *Gocht*) oder Durchschlagen eines Marknagels durch das angefrischte Ulnocarpalgelenk. Bei angeborenem *Ulnadefekt* analoges Vorgehen mit Geraderichtung in einem ersten Behandlungsgang und Fixierung durch freies Transplantat oder Abspaltung vom Radius in 2. Sitzung (*Cave!* zu weitgehende Zerstörung der Radiusepiphyse, um das Längenwachstum nicht zu beeinträchtigen). Bei Defekt in Ellenbogennähe Arthrodese.

c) Kongenitale radio-ulnare Synostose oder angeborene Supinationsbehinderung (*Dupuytren* 1830), d. h. Knochenverschmelzung von Elle und Speiche meist am oberen Ende, oft (über 50%) doppelseitig, und evtl., aber nicht immer, symmetrisch, auch erblich und kombiniert mit sonstigen Mißbildungen an Hand (z. B. Syndaktylie) und an anderen Körperteilen; evtl. ist das Speichenköpfchen fehlend, sonst ist es deformiert und nach hinten subluxiert.

Symptome und Folgen: mehr oder weniger ausgeprägte Pronationsstellung des Vorderarms bei Unmöglichkeit der Supination im Ellbogen (welche aber evtl. vorgetäuscht wird durch kompensierende Überdrehbarkeit in der Schulter und im distalen Radioulnargelenk) sowie mehr oder weniger ausgedehnte und ausgesprochene Knochenverschmelzung zwischen beiden Unterarmknochen an deren oberem Teil, d. h. mit gemeinsamer oder getrennter Markhöhle; vgl. Röntgenbild!); gelegentlich ist auch Beugung und Streckung des Ellbogens behindert.

Differentialdiagnose: sonstige *kongenitale* und vor allem *erworbene* Supinationsbehinderung durch Brückencallus, Callus luxurians, Verkürzung des Zwischenknochenbands usw. (spez. bei Vorderarmbrüchen) sowie durch entzündliche Prozesse im Radioulnargelenk, Radiusluxation, rachitische Vorderarmverkrümmung, Radius valgus, Knochendefekt u. dgl. *Prognose:* ungünstig.

Therapie: bei starker Funktionsstörung *operativ*, jedoch unter größter Zurückhaltung. *Methode.* 1. *Sitzung:* Längsresektion der Synostose und Radiusköpfchenresektion, Fascien- oder Muskelzwischenlagerung zwischen Radius und Ulna. 2. *Sitzung:* völlige Ablösung aller Muskelansätze vom Radiusschaft mit Ausnahme des Pronator teres, Abtrennung der Membrana interossea, Rotationsosteotomie des Radius und Einstellung in Supination.

d) Kongenitale Luxation des Speichenköpfchens. *Therapie:* Resektion.

e) Habituelle Luxation des Ellenköpfchens: (s. unten, Ulnaköpfchenresektion).

f) Madelungsche Deformität. *Definition:* hereditäre Deformität des distalen Radiusendes infolge epiphysärer Wachstumsstörung. Es besteht eine volare Abknickung im Bereich der distalen Radiusepiphyse und eine dorsale Subluxation des distalen Ellenendes. Bei sog. „*Typus inversus*" der *Madelung*schen Deformität besteht Umkehr der pathologischen Verhältnisse, d. h. Radiusverkrümmung nach dorsal innen und Subluxation des distalen Ulnaendes nach volar.

Symptome: bei echtem „Madelung" Einschränkung der Dorsalflexion bei vermehrter Volarflexion der Hand; bei „Typus inversus" Einschränkung der Volarflexion.

Diagnose: aus Inspektion und Palpation. Es besteht der Befund einer dorsalen Subluxation des Handgelenks. *Röntgenbild:* deckt die Verbiegung der distalen Radiusepiphyse bei Dorsalluxation des distalen Ellenendes auf.

Therapie: am besten in Form einer Verkürzungsosteotomie der Ulna, bogenförmigen Osteotomie des Radius und Raffung der ulnaren Handgelenkbänder; die Ulna wird mit dem 5. Mittelhandknochen durch einen Fascienstreifen verbunden. Wichtig ist die zusätzliche Durchtrennung des M. pronator quadratus, um volle Supination zu erreichen. Andere Autoren (*Bunnell, Springer, MacLennon, Anton-Reitz, Spiegel*) bevorzugen die keilförmige Osteotomie des Radius und die Resektion des Ulnaköpfchens; das resezierte Ulnaende wird mit einer Sehnenschlinge am M. flexor carpi ulnaris befestigt. *Nachbehandlung:* Armgipsverband in Korrekturstellung für 6 Wochen (Stellungskontrolle spätestens nach 3 Wochen!).

Prognose: günstig.

g) Arthrogryphosis multiplex congenita. *Definition:* kongenitale fibröse Ankylose mehrerer Gelenke, welche die verschiedensten Deformitäten (Klumpfuß, Knie- und Ellbogenkontraktur, Klumphand) hervorruft.

Vorkommen: mitunter nur an den unteren Extremitäten, gelegentlich an allen großen Gelenken.

Prognose: ungünstig.

Therapie. Konservativ: so frühzeitig als möglich beginnend und die Korrektur der Fehlstellungen anstrebend. *Operativ:* in besonders schweren Fällen Korrektur der am schwersten deformierten Gelenke durch *Arthrodese* in günstiger Stellung bzw. *Arthroplastik* zur Wiederherstellung der Beweglichkeit (z. B. am Ellbogen). Günstigstes Operationsalter: kurz vor Beginn der Pubertät.

B. Verletzungen

a) Nerven (vgl. S. 610, 814). *Vorkommen:* am häufigsten durch Stich- und Schnittwunden an der Beugeseite über dem Handgelenk (Suicid!).

Therapie: bei frischer Verletzung *Freilegung* zur Nervennaht; bei älterer Verletzung Neurolyse, evtl. Resektion und sekundäre Naht. *Methoden.* α) *N. medianus im proximalen Abschnitt:* Zugang vom Sulcus ulnaris zwischen oberflächlichen und tiefen Beugern; Eindringen zwischen M. flexor carpi radialis und M. brachio-radialis unter Radialverziehung der A. radialis. N. medianus liegt ulnarwärts davon bis zu seinem Eintritt in den Pronatorschlitz; soll der Nerv weiter nach distal verfolgt werden, muß der M. pronator teres eingekerbt und nach ulnar umgeschlagen werden. Im *distalen Vorderarmabschnitt* radial oder ulnar der Sehne des M. palmaris longus zwischen den Sehnen des M. flexor carpi radialis und flexor digit. subl. β) *N. ulnaris. Proximal:* zwischen M. flexor digit. superficialis und flexor carpi ulnaris in der ulnaren Vorderarmstraße. *Am Handgelenk:* radial neben der Sehne des M. flexor carpi uln. γ) *N. radialis im proximalen Drittel:* zwischen M. extensor carpi radialis brevis und brachioradialis im mittleren Drittel.

b) Gefäße. *Vorkommen:* (s. oben a). *Freilegung der Vorderarmgefäße. A. radialis* im oberen Drittel: Eingehen zwischen M. brachioradialis und pronator teres; die A. radialis und der Ramus superficialis n. radialis werden unter dem ulnaren Rand des Brachioradialis gefunden. *Freilegung im mittleren Drittel:* Eingehen zwischen Sehne des M. flexor carpi radialis und Brachioradialis; subfascial wird die Arterie auf dem radialen Ansatz der Mm. flexor pollicis longus und digitorum communis gefunden. *Freilegung proximal des Handgelenks:* zwischen der deutlich vorspringenden Sehne des M. flexor carpi radialis und dem Knochenrand des Radius; subfascial liegt die Arterie frei auf dem M. pronator quadratus. *Freilegung in der Tabatière:* Incision parallel und ulnar des Metacarpale I zwischen den Sehnen des M. extensor pollicis longus und brevis; subfascial findet sich die Arterie, die V. cephalica und der sensible Handrückenast des N. radialis. *Freilegung der A. ulnaris. In der proximalen Hälfte:* Hautschnitt am Übergang vom oberen zum mittleren Drittel in einer gedachten Linie vom Epicondylus hum. med. zum Os pisiforme; Eingehen zwischen Mm. flexor carpi ulnaris und digitorum sublimis; Radialverziehen der Fingerbeuger; zwischen Mm. flexor digitorum sublimis und profundus erscheint die A. ulnaris; ulnarwärts von ihr liegt der N. ulnaris. *Freilegung in der distalen Hälfte:* Incision am radialen Rand der Sehne des M. flexor carpi ulnaris; subfascial liegt die A. ulnaris zwischen den Mm. flexor carpi ulnaris und digitorum sublimis. Im allgemeinen können die A. radialis oder ulnaris schadlos unterbunden werden, weil im Bereich der Hand ausreichende Anastomosen vorhanden sind; gleichzeitige Unterbindung beider Gefäße führt mit hoher Wahrscheinlichkeit zur Nekrose der Finger.

c) Knochen und Weichteile. *Vorkommen:* sehr häufig durch direkte Verletzung (Maschinenverletzungen, Verkehrsunfälle, Stich, Hieb, Schnitt, Schuß), sehr oft kombiniert mit komplizierten Frakturen (s. dort).

Therapie. 1. *Frische Verletzungen:* möglichst gliederhaltendes Vorgehen. *Amputation* (vgl. Abb. 548) nur bei aussichtsloser Zerstörung beider Vorderarmgefäße, wenigstens von 2 Nerven und beider Vorderarmknochen. *Methode. Stumpflänge:* besonders sparsame Amputation, da für spätere kineplastische Verfahren jeder Zentimeter Stumpflänge eine entscheidende Rolle spielen kann; lediglich die distalen Epiphysen können bereits primär geopfert werden. Günstigste Absetzungsstelle (vgl. Abb. 436): 2–3 Querfinger breit oberhalb des Handgelenkspaltes; erhalten werden sollen die Ansatzstellen der Mm. brachialis, Biceps, Triceps, Pronator teres und Anconaeus, damit die Beuge- und Streckfähigkeit gesichert bleibt; können M. pronator teres und Bicepsansatz erhalten bleiben, so kann der Stumpf proniert und supiniert werden. Amputation durch 2- oder

3 zeitigen Zirkelschnitt oder unter dorsaler und volarer Lappenbildung bzw. durch Ovalärschnitt. Die Weichteile des Zwischenknochenraums werden mit einem zweiseitig schneidenden Zwischenknochenmesser nach *Cathelin* durchschnitten; möglichst gleichzeitige Durchtrennung beider Knochen ohne Periostabschiebung; Nerven- und Gefäßversorgung; bei ganz distalen Amputationen ist es erforderlich, die Sehnenstümpfe mit den gegenüberliegenden Antagonisten zu vereinigen oder sie wenigstens am Periost anzuheften, um einer zu weitgehenden Retraktion vorzubeugen. Die Lappenanlage erfolge so, daß die Narbe nicht direkt auf die Knochenspitze zu liegen kommt.

2. *Folgezustände nach Verletzungen.* α) *Kontrakturen.* **Ischämische Kontraktur** von *Volkmann*). *Definition:* degenerative Schrumpfung der Vorderarmmuskulatur infolge arterieller Mangeldurchblutung. *Ursache:* subfasciale Hämatome, welche die Durchblutung drosseln, direkte Arterienverletzung bei suprakondylärer Humerusfraktur, zu enger Gipsverband. *Therapie:* in frischen Fällen sofortige *Entlastungsoperation* durch Spaltung der tiefen Ellenbeugenfascie, Eröffnung und Ausräumung eines etwa bestehenden Hämatoms mit Unterbindung oder Naht eines blutenden größeren Gefäßes. Bei länger bestehender Kontraktur aber mit noch teilweise erhaltener Muskelfunktion *operative Mobilisation* der in Narbengewebe eingemauerten Muskeln und *Entfesselung* der drei Vorderarmnerven; bei *Endstadien* der Kontraktur entweder Verkürzungsosteotomie beider Vorderarmknochen, z. B. durch Resektion der proximalen Handwurzelreihe und gleichzeitiger Arthrodese durch Spanimplantation (*M. Lange*) oder durch Verlängerung der Fingerbeugemuskulatur mittels Z-förmigen Sehnendurchtrennungen (*Kirschner, Schubert*) oder Ersatz der Beugesehnen durch Extensorsehnen, welche vom Dorsum auf die Beugeseite übertragen werden (*Lexer*) oder Durchschneidung der oberflächlichen und tiefen Beugesehnen an verschiedenen Stellen und Vereinigung der peripheren Enden der tiefen Beuger mit den zentralen Enden der oberflächlichen Beuger; auf diese Weise entsteht ein einziger Beuger, welcher lang genug ist, um die Flexionskontraktur der Hand zu beseitigen (*Epstein*).

Muskuläre sowie spastische Pronationskontraktur. Formen: durch Ausfall der Supinationswirkung des M. biceps resultiert eine myogene Pronationskontraktur. Das gleiche Bild entsteht durch spastische Kontraktur der Mm. pronator teres und quadratus. *Therapie:* bei myogener Insuffizienz des M. biceps Umwandlung des M. pronator teres aus einem Pronator in einen Supinator (nach *Tubby*). *Methode:* Durchtrennung des Ansatzes des Pronator teres am Radius, Herumführen des abgelösten Muskels durch den Zwischenknochenraum nach außen und subperiostale Befestigung an der Radiusvorderfläche. Bei spastischer Kontraktur Durchtrennung der beiden pronierenden Muskeln (M. pronator teres im proximalen Teil und M. pronator quadratus im distalen Teil). (*Cave!* Verletzung des N. ulnaris und der A. interossea communis.) Der M. pronator quadratus wird an seinem Ansatz am Radius abgelöst. Ist auch hierdurch keine Verbesserung der Umwendbewegung möglich, ist eine ,,Rotationsosteotomie" im proximalen Drittel des Radius nötig. *Methode:* Freilegung des M. supinator, Einkerbung desselben. Durchmeißelung des Radiushalses 1—2 cm distal vom Radiusköpfchen (*Cave!* R. prof. n. radialis!). Genügt auch diese Mobilisation nicht, bleibt nur die völlige Mobilisierung des gesamten Radiusschaftes übrig.

β) *Kineplastische Ersatzoperationen.* 1. *Willkürlich bewegbare Hand nach Sauerbruch. Indikation:* Geistes- und Feinarbeiter (Mechaniker, Elektrotechniker, Zeichner), speziell auch kurze Vorderarmstümpfe (außerdem auch alle Oberarmamputierten und -exartikulierten, wobei als Kraftspender die Oberarmmuskulatur bzw. der Pectoralis major verwendet werden). *Kontraindikation:* Handschwerarbeiter und Ohnhänder. *Methode:* wichtig ist *planmäßige, länger dauernde Vorbehandlung* der als Kraftspender in Betracht kommenden Muskelgruppen durch aktive Bewegungsübungen und Widerstandsgymnastik. Durch Bildung von Muskelkanälen, welche mit intakter Epidermis ausgekleidet sind, werden Kraft und Bewegung auf eine Prothese übertragen. Die Kanäle sollen so weit wie möglich sein und so nahe wie möglich an das Stumpfende herangerückt werden. Vor Umschneidung der rechteckigen Hautlappen von den Seitenlängen etwa 4 × 5 cm, müssen diese genau abgemessen und auf der Haut angezeichnet werden. Die Basis des Lappens liegt medial; nach dreiseitiger Umschneidung wird durch intracutane Catgutnähte aus dem Lappen ein Hautschlauch gebildet, sodann mit einem Dilatatorium die Muskulatur zu einem Kanal erweitert; der Hautschlauch wird durch den Kanal unter dem Muskel hindurchgeführt und dieser ohne Spannung mit der Haut vernäht; Deckung der Restwunde mit *Thiersch*-Lappen. Die Technik kann im einzelnen vielfach abgewandelt werden; bei kurzen Vorderarmstümpfen kann u. U. nur ein agonistischer Kanal angelegt werden; die Wirkung des antagonistischen Kanals muß durch Federspannung in der Prothese ersetzt werden (Prothesenherstellung Fa. Dersa, München).

2. *Greifarm nach Krukenberg. Definition:* operative Spaltung des Vorderarmstumpfs und Umgestaltung der voneinander getrennten Vorderarmknochen in ein willkürlich bewegbares, scherenartig bewegliches Greiforgan. Die Bewegungsmöglichkeiten sind: Beugung und Streckung des Radius gegen die Ulna; Abduktion und Adduktion des Radius; Annäherung der Ulna an den fixierten Radius. *Indikation:* alle Ohnhänder erhalten entweder doppelseitigen *Krukenberg*-Greifarm oder einseitigen *Krukenberg*- und kontralateralen *Sauerbruch*-Arm je nach Lebens- und Arbeitsbedingungen des Amputierten; außerdem *Krukenberg*-Greifarm bei schwerarbeitenden Einseitigamputierten. Der *Krukenberg*-Arm kommt nur in Frage, wenn die notwendige Stumpflänge und freie Beweglichkeit des Vorderarmstumpfs erhalten blieb, und zwar auf der Beugeseite mindestens die Hälfte des gesunden Vorderarms. Die für die Plastik wichtigen Muskeln (Mm. brachioradialis, Brachialis, Triceps, Biceps, Supinator und Pronator teres) müssen voll innerviert und funktionstüchtig sein. Bedeutungsvoll ist auch das Verständnis und die aktive Mitarbeit des Verletzten. *Methoden:* α) *nach Kreuz (unter möglichster Erhaltung sämtlicher Muskeln)*: Hautschnitt von der Stumpfspitze auf der Volarseite zwischen Radius und Ulna entlang dem M. flexor carpi radialis zu ulnaren Seite; von dort bogenförmiges Ausbiegen nach radial und Endigung auf der Streckseite in Höhe des Radiusköpfchens; an der Streckseite wird er an der radialen Seite der Ulna bis zur Stumpfspitze geführt; sodann Spaltung des Vorderarms auf der Beugeseite, indem zwischen radialem und ulnarem Teil des M. flexor digitorum subl. in die Tiefe vorgedrungen wird und der N. medianus so hoch wie möglich abgetrennt wird. Auf der dorsalen Seite wird die Membrana interossea am Ansatz des M. pronator teres gespalten (*Cave!* Verletzung der A. interossea).
β) *Methode nach K. H. Bauer und Schwaiger* (unter Opferung aller nichtbenötigten Muskeln): Längsschnitt auf der Beugeseite 6 cm distal vom Ellbogengelenkspalt, Schnittführung über die Stumpfspitze auf die Streckseite und hier längs der ulnaren Kante; Exstirpation der unnötigen Muskeln an der Beugeseite (Mm. palmaris longus, flexor carpi radialis, flexor carpi ulnaris, flexor digit. subl., flexor digit. profundus, flexor pollicis longus); Exstirpation der unnötigen Muskeln auf der Streckseite (Mm. abductor poll. longus, ext. poll. longus und brevis, ext. indicis proprius, ext. digit. communis, ext. carpi ulnaris und radialis) (*Cave!* Verletzung der A. interossea!), schließlich Durchtrennung der Membrana interossea, wodurch sich die Zangenarme bis auf eine Weite von 10 cm öffnen lassen; sorgfältige Schonung des radialen und ulnaren Gefäßnervenstrangs; Hautnaht und Stumpfdeckung von den Stumpfspitzen her; ist spannungslose Deckung nicht möglich, müssen Radius und Ulna gekürzt werden; Ruhigstellung bis zum Abschluß der Wundheilung in halber Spreizstellung der Zangen. *Nachbehandlung:* Beginn nach 2–3 Wochen; speziell betonte Übung der neuen Abduktions- und Adduktionsbewegung des Radius. Aktive Umwendbewegung wird Schritt für Schritt in eine Ab-Adduktionsbewegung größeren Umfangs überführt. *Prognose:* der gefühlbegabte *Krukenberg*-Greifarm ist in dieser Hinsicht allen anderen Armen (auch der *Sauerbruch*-Hand) überlegen. Heftiges Phantomgefühl kann aber oft jahrelang bestehen bleiben und sehr störend werden.

C. Entzündungen

a) **Haut.**
b) **Muskulatur und Sehnen.** } Vgl. Oberarm und Hand!
c) **Knochen.**

d) **Akute Osteomyelitis.** An Radius (meist distal; auch als *Brodie*scher Knochenabsceß sowie bei Typhus und Paratyphus) und Ulna (meist proximal); beides selten. *Folgen:* Vereiterung und Versteifung von Ellbogen- und Handgelenk; evtl. tiefe Phlegmone in den Muskelinterstitien und Kontrakturen der Hand und Finger.

e) **Tuberkulose.** Evtl. mit supinationsbeschränkender Knochenauftreibung, Spontanfraktur oder Gelenkbeteiligung; bei den nicht allzu seltenen Olecranonherden ist zum Schutz des Ellbogengelenks frühzeitige Operation angezeigt; differentialdiagnostisch *Cave!* u. a. Bursitis olecrani chronica; in 75% ist die Epiphyse betroffen, gelegentlich auch bei Jugendlichen die Diaphyse unter dem Bild der endostalen Sklerose nebst Periostitis, wobei Abgrenzung gegen Syphilis und Osteomyelitis schwierig sein kann.

f) Vorderarmphlegmone (s. Abb. 440). *Entstehung:* meist als *progrediente Vorderarmphlegmone* von einer Eiterung des radialen oder ulnaren Sehnenscheidensacks ausgehend. Durch Übergreifen kommt es zur Vereiterung des sog. *Paronaschen Raums,* welcher zwischen M. pronator quadratus dorsal und den Sehnen der Handbeuger ventral gelegen ist. Die tiefe, progrediente Vorderarmphlegmone ist stets lebensbedrohlich und soll so frühzeitig wie möglich operativ eröffnet werden.

Methode: 6 cm lange, radialseitige bzw. ulnarseitige oder u. U. beiderseitige Incision im distalen Vorderarmbereich (vgl. Abb. 440). Spaltung der Fascie antebrachii und Darstellung der Sehne des M. brachioradialis bzw. Flexor carpi ulnaris. Durch Abheben der genannten Muskeln nach volar gelangt man in den *Paronaschen Raum.* Drainage, Ruhigstellung durch dorsale Gipsschiene. Bei Phlegmonen in der Mitte des Vorderarms bzw. im proximalen Drittel wählt man die für die Freilegung der Vorderarmknochen typischen Zugangswege (s. Anatomie, vgl. Abb. 440).

g) Styloiditis radii et ulnae. *Definition:* umschriebene Schmerzhaftigkeit an den Sehnenansätzen des Proc. styl. uln. bzw. radii mit umschriebener Druckschmerzhaftigkeit (speziell über den Sehnenscheiden des M. abductor pollicis long. und Extensor pollicis brevis, welche chronisch entzündlich verändert, geschrumpft und stenosiert sein können, sog. *Tendovaginitis stenosans de Quervain*).

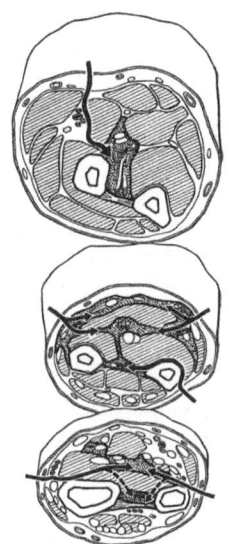

Abb. 440. *Hand- und Vorderarmeiterung.* Ausbreitungsgebiete einer progredienten Vorderarmphlegmone mit typischen Zugangswegen (nach *Wachsmuth* in *Kirschner*-Op.-Lehre X)

Ursachen: Überanstrengung durch schwere Handarbeiten (Wäscherinnen, Hausfrauen, Erdarbeiter) und hier als einfache Insertionsschmerzen aufzufassen. Bei über der Hälfte der Fälle jedoch als *Teilmanifestation eines Schulter-Arm-Syndroms* (vgl. S. 1455) und dann stets mit spondylogener, d. h. neuro-irritativer Ätiologie; daher, im Gegensatz zu den Beschwerden bei handarbeitenden Berufen, besonders bei sitzenden Berufen, welche durch ständige Kyphosierung der Wirbelsäule eine Nerveneinengung an den Nervenaustrittsstellen der Wirbelsäule (speziell in den cervicalen und oberen thorakalen Segmenten) begünstigen (Sekretärinnen, Büroangestellte, Autofahrer, Zahnärzte, Chirurgen).

Diagnose: umschriebene Druckschmerzen an den Insertionsstellen ohne Veränderung der Weichteile, Knochen oder Wirbelsäule sprechen für banale Insertionsschmerzen. Stechende Spontanschmerzen, stärkere kollaterale Entzündung, u. U. Begleitödem des Handgelenkrückens und Handrücken sowie ähnliche Beschwerden am Epicond. hum. lat. und Tub. maj. hum und entsprechende Halswirbelsäulenveränderungen beweisen die spondylogene Natur des Leidens; daher auf jeden Fall Röntgenbilder der Wirbelsäule (Osteochondrose!) und des Handgelenks (Decalcination der radialen Speichenepiphyse bzw. des Capitulum ulnae) anfertigen!

Therapie. Konservativ: in allen Fällen von spondylogener Ursache (s. S. 1456). *Operativ:* bei Versagen jeder konservativen Wirbelsäulen- und lokalen Injektionstherapie und bei eindeutig stenosierender Tendovaginitis. *Methode:* 2 cm lange Incision über dem Griffelfortsatz der Speiche, 1 cm lange Spaltung der verdickten Sehnenscheide und Excision aus derselben. Der Effekt der Incision ist neben der Sehnenscheidenspaltung vor allem auf die Durchtrennung feinster sensibler Elemente der Gelenkinnervation zurückzuführen.

D. Geschwülste
(Siehe S. 1465)

6. Abschnitt: Hand und Finger

Anatomie. Einteilung: I. Handwurzelbeugeseite, II. Hohlhand, III. Handrücken, IV. Handgelenk, V. Finger.

I. Handwurzelbeugeseite. a) *Oberflächliche Schicht:* Endäste der Hautnerven (N. cutaneus antebrachii med. und lat., außerdem Ri. palmares n. mediani et ulnaris). *Lig.*

carpi volare ist eine Verstärkung der Fascia antebrachii in Form eines Ringbandes zur Führung der Muskelsehnen. Die tiefen Fasern des Bandes setzen am Proc. styl. uln. und radial an der Speichenaußenfläche an. *Lig. carpi transversum:* verbindet die Eminentia carpea radialis und ulnaris und schließt den Sulcus carpeus der Handwurzelknochen zum Canalis carpeus.

b) *Tiefe Schicht. Canalis carpeus:* bildet durch eine senkrecht in die Tiefe gehende fibröse Scheide zum Os naviculare und multangulum maj. zwei osteofibröse Kanäle; durch den radialen Kanal zieht die Sehne des M. flexor carpi radialis, durch den größeren ulnaren Kanal die Sehnen aller langen Fingerbeuger und der N. medianus. Durch den Canalis carpeus ziehen oberflächlich: M. flexor radialis, M. flexor digitorum sublimis und unter diesen die Sehnen des M. flexor digitorum prof. und M. flexor pollicis long.; außerdem ziehen unter dem Handwurzelringband die Sehnen des M. abductor pollicis long und M. extensor pollicis brevis und außerhalb des Ringbandes die Sehne des M. palmaris long. und flexor carpi ulnaris. Das proximale Ende der Sehnenscheidensäcke reicht radial bis zu 3 cm, ulnar bis zu 4 cm proximal der Rascetta.

Gefäßnervenstraßen (vgl. S. 814). *Ellenstraße:* A. ulnaris und N. ulnaris legen sich der Sehne des M. flexor carpi ulnaris eng an. Der Nerv bleibt ulnar von der Arterie. *N. medianus:* folgt weiter dem Ellenrand des M. flexor carpi radialis und unter dem Lig. carpi volare und transvers. zur Hohlhand. Im Canalis carpeus liegt er ganz oberflächlich. *A. mediana:* aus der A. interossea volaris begleitet und versorgt den N. medianus. *A. radialis:* verläuft längs des Ellenrandes des M. brachioradialis auf der Vorderfläche des Radius und unter dem Lig. carpi volare.

Volare Zwischenknochenstraße: A. interossea volaris und N. interosseus volaris dringen in den M. pronator quadratus ein; die Arterie durchbohrt die Membrana interossea und anastomosiert mit dem Rete carpi dorsale.

II. Hohlhand. *Palmaraponeurose:* faßt die 3 Gruppen der Hohlhandmuskeln zu drei funktionellen Einheiten zusammen und sondert die Beugesehnen von der Hohlhandmuskulatur; mit oberflächlichen Sehnenbündeln strahlt sie in der M. palmaris longus ein; in die Tiefe sendet die Aponeurose zum Skelett derbe Faserbündel (Retinacula), wodurch sie unverschieblich an das Skelett gefesselt wird.

Gefäßnervenversorgung: (vgl. S. 610) fast ausschließlich im tiefen Hohlhandbereich gelegen, und zwar als bogenförmige Verbindungen zwischen Speichen- und Ellengefäßen (*Arcus volaris superficialis et profundus*). Subfascial liegen die Fingeräste des N. medianus und ulnaris; in der Tiefe der tiefe Muskelast des N. ulnaris.

Muskulatur. a) *Oberflächlich:* M. palmaris brevis. Seine Einstrahlungen in die Palmaraponeurose decken die Gefäße und Nerven der Ellenstraße ab.

b) *Tiefe Schicht.* α) *Daumenballenfach:* enthält die kurzen Daumenmuskeln der Beugeseite (M. abductor pollicis brevis, M. flexor pollicis brevis, M. adductor pollicis, darunter der M. opponens pollicis und die Sehne des M. flexor pollicis longus).

β) *Kleinfingerballen:* enthält die 3 Kleinfingermuskeln (M. abductor und flexor digiti quinti, darunter M. opponens digiti quinti).

γ) *Tiefer Hohlhandbereich:* enthält die Mm. lumbricales zwischen den Sehnen der Fingerbeuger und in einer Schicht mit ihnen. Sie bilden die Unterlage für Fingergefäße und Nerven, welche von dem starken Ramus volaris superficialis der A. ulnaris und dem schwachen Ramus volaris der A. radialis entspringen. *Tiefe Gefäßnervenschicht:* enthält den *Arcus volaris profundus*, von welchem die 4 Aa. metacarpeae volares entspringen; jede A. metacarpea gibt einen Ramus perforans zum Handrücken ab. Der Ramus profundus n. ulnaris versorgt die Muskeln des Kleinfingerballens motorisch sowie den M. adductor pollicis und meist auch den tiefen Kopf des M. flexor pollicis brevis. *Sehnenscheiden:* die Fingersehnenscheiden II, III und IV reichen nur bis zu den Fingergrundgelenken; die Sehnenscheiden des Daumens und Kleinfingers laufen zur Handwurzel weiter und enden proximal in den *radialen* bzw. *ulnaren Sehnenscheidensack*. Die Ausbildung der Sehnenscheiden ist sehr variabel; je nach Art der Verschmelzung zwischen radialem und ulnarem Sehnenscheidensack ist bei Eiterungen die Ausbildung einer V.-Phlegmone möglich bzw. unmöglich. *Freilegung der Sehnenscheiden:* nur in der Handwurzelgegend oder im Handteller, nicht im Bereich des Lig. carpi transversum (vgl. Abb. 452). Zugang zur Sehnenscheide des Daumenbeugers durch einen Schnitt von der Mitte des Daumengrundglieds bis zum Schnittpunkt der Lebenslinie mit der Handmittellinie; Zugang zur Sehnenscheide des Kleinfingers von einem Schnitt in der Verbindungslinie Pisiforme – Kleinfingerellenrand. Zugang zur proximalen Hohlhandhälfte (*Frei-*

legung der Hohlhandbögen): Incision über der Sehne des 4. Fingers; nach Spaltung des subfascialen Fetts trifft man auf den querverlaufenden Arcus volaris und beim Eingehen zwischen Sehne des 3. und 4. Fingers auf den Arcus volaris prof.

III. Handrücken. Oberflächliche Handrückenfascie verstärkt sich zum *Lig. carpi dorsale*, welches wie das Lig. carpi volare ein Führungsapparat für die durchziehenden Sehnen ist. Tiefe Handrückenfascie deckt die Skelettschicht und enthält die tiefen Gefäße. *Haut:* Innervation der Handrückenhaut durch den Rs. dorsalis manus n. ulnaris. Jeder Hautnerv teilt sich in die Nn. digitales communes dorsales, von denen sich im Bereich der Interdigitalfalten je zwei Nn. digitales dorsales proprii abgabeln. *Sehnen:* teilen sich in eine Speichen- und Ellengruppe. In diese beiden Gruppen ordnen sich unter dem Lig. carpi dorsale 12 Streckersehnen. *Reihenfolge der Sehnenfächer und -scheiden:* den 12 durchziehenden Sehnen entsprechen 6 Fächer und 6 Sehnenscheiden. Zur *Speichengruppe* gehören: 1. Fach: die Sehnen des M. abductor pollicis longus und M. extensor pollicis brevis; 2. Fach: die Sehnen der Mm. extensor carpi radialis longus und brevis; 3. Fach: die Sehne des M. extensor pollicis longus (am weitesten medial gelegen). Der *Ellengruppe* gehören an: 4. Fach: 4 Sehnen des M. extensor digitorum communis und Sehne des M. extensor indicis proprius; 5. Fach: Sehne des M. extensor digiti quinti proprius; 6. Fach: Sehne des M. extensor carpi ulnaris. Im Bereich der Mittelhand fächert sich die Ellengruppe zu den 4 ellenseitigen Fingern auf; die Speichengruppe bildet an der Radialseite der Handwurzel die *Fovea radialis (Tabatière)*. *Gefäße:* liegen unter den Sehnen des Handrückens, und zwar sind es meist schwache Äste der A. radialis (Rs. carpeus dorsalis), welche quer über die Handwurzel hinwegzieht und 4 Aa. metacarpeae dorsales abgibt, die sich durch Ri. perforantes mit den volaren Aa. metacarpeae verbinden. Im Bereich der Interdigitalfalten gabeln sich je 2 Aa. digitales dorsales propriae ab. Am stärksten ist die A. metacarpea dorsalis I.

Fovea radialis (Tabatière): ihren Boden bildet das Os naviculare und multangulum majus; volare Begrenzung durch die Sehnen des M. extensor pollicis brevis und abductor pollicis longus; dorsal liegt die Sehne des M. extensor pollicis longus (diese überkreuzt schräg die Sehnen der beiden radialen Handwurzelstrecker). Auf dem Boden der Tabatière liegt die A. radialis unter den radialen Daumensehnen und gibt den Rs. carpeus dorsalis ab. *Rs. superficialis n. radialis:* verläuft über den M. abductor pollicis longus und extensor pollicis brevis hinweg zur speichenseitigen Hälfte des Handrückens.

IV. Handgelenk. 1. *Proximales Handgelenk:* wird gebildet einerseits von der Gelenkfläche der Radiusepiphyse und dem distalen Ellenköpfchen, andererseits vom Os naviculare, Os lunatum, Os triquetrum. Zwischen Ellenköpfchen und Os triquetrum ist der *Discus articularis* eingelagert. Außerdem liegt zwischen Radius und Elle das distale Radioulnargelenk. Das proximale Handgelenk besitzt eine einheitliche Gelenkhöhle und Verbindung zu wenigstens einem oder mehreren Nachbargelenken.

2. *Distales Handgelenk:* besteht aus dem Os multangulum maj., multangulum min., Os capitatum und Os hamatum distal und den drei vorgenannten Handwurzelknochen proximal. Zwischen beiden Handwurzelknochenreihen liegt die *Articulatio intercarpea*. Ihre Gelenkhöhle ist weitverzweigt, doch besteht eine Verbindung zum proximalen Handgelenk nur ausnahmsweise.

3. Das *Handwurzel-Mittelhandgelenk:* besteht aus der distalen Reihe der Handwurzelknochen, welchen die Mittelhandknochen der vier dreigliedrigen Finger mit straffen Amphiarthrosen aufsitzen (Art. carpometacarpea). Die beiden Knochenreihen greifen zickzackförmig ineinander und gestatten nur eine federnde Bewegung.

Funktion. Bewegungsumfang: Dorsalflexion 85°, Volarflexion 85°, Ulnarabduktion 27°, Radialabduktion 27° (jeweils aus der Mittellage gerechnet).
Normalhaltung: Längsachsen des 3. Mittelhandknochens, des Os capitatum und der Vorderarmknochen parallel gerichtet. *Günstigste Versteifungsstellung:* Mittelstellung oder Dorsalflexion von 10° (wichtig für alle ruhigstellenden Verbände!).

V. Finger. *Sehnen und Sehnenscheiden:* die *Beugesehnen* liegen in ganzer Länge und Breite auf dem Fingerskelett auf. Ihr Halteapparat besteht an den Phalangenschäften aus den *Vaginae fibrosae*. Sie sichern den Sehnenzug längs den Phalangen. Im Bereich der Fingergelenke lassen sie etwas mehr Spielraum. *Lig. anulare:* liegt nur über dem Gelenkspalt; *Lig. cruciata* und *obliqua* sind schräge und gekreuzte Faserstreifen proximal und distal des Gelenkspalts. *Sehnenscheiden (Vaginae mucosae)* (vgl. Abb. 446, 448) begleiten einheitlich die Beugesehnen jedes Fingers nicht ganz bis zu den distalen Ansätzen des tiefen Finger- bzw. langen Daumenbeugers an den Endphalangen. Proximal verhalten sie sich verschieden, und zwar gewinnen die Sehnenscheiden von Daumen und Kleinfinger regelmäßig Anschluß an den radialen bzw. ulnaren Sehnenscheidensack. Die Sehnenscheiden II, III und IV enden als dünnwandige Synovialsäcke etwas proximal vom Spalt der Fingergrundgelenke in Höhe der Köpfchen der Mittelhandknochen. Die Eröffnung der Sehnenscheiden erfolgt von lateral und nur im Bereich der Lig. vaginalia (*Cave!* Durchtrennung der Bänder im Gelenkbereich). Oberflächliche Beugesehnen spalten sich im Bereich der Grundphalanx in 2 Schenkel (M. perforatus), welche die tiefen Sehnen (M. perforans) zwischen sich durchtreten lassen und an den Basen der Mittelphalangen ansetzen. Die tiefe Sehne zieht bis zur Endphalanx und setzt an deren Basis breitflächig an. Der breite Ansatz (Vincula tendinum) ermöglicht auch nach partiellen Sehnenabrissen noch eine gewisse Beugefunktion.

Gefäß- und Nervenversorgung: jeder Finger wird durch je 4 an den dorsalen bzw. volaren Seitenkanten verlaufende Gefäß- und Nervenstämme versorgt (Aa. bzw. Nn. digitales dorsales bzw. volares propriae und proprii). Im Bereich der Fingerbeeren bestehen außerordentlich dichte Anastomosen. Einseitige Verletzung eines Gefäßes ist funktionell bedeutungslos; bei beidseitigen Incisionen sind die Hauptstämme zu schonen! Die *Nn. digitales proprii* entstammen den Nn. digitales communes, welche sich im Handbereich aus dem N. radialis, medianus und ulnaris entwickeln (sensible Hautversorgung, vgl. S. 726, Abb. 135). Im Bereich der Grundglieder verlaufen die Nn. proprii zusammen mit den entsprechenden Fingerarterien; am freien Finger teilen sich die Fingernerven auf und werden von den Arterienästen unabhängig. Zur Leitungsanästhesie der Fingernerven müssen alle 4 Nervenstämmchen ausgeschaltet werden (vgl. Abb. 27). *Fingergrundgelenke:* funktionelle Kugelgelenke mit Köpfchen und Pfanne. Köpfchen wird vom distalen Ende des Metacarpale, die Pfanne vom konkaven Gelenkkörper der Basis der Grundphalanx gebildet. *Normalhaltung:* besteht in mittlerer Beugestellung. *Cave!* länger dauernde Ruhigstellung in Streckung oder Überstreckung, da Streckkontrakturen sehr schwer zu beseitigen sind. *Bewegungsumfang:* etwa 110° für die gesamte Beugung und etwa 20° für die Ab- und Adduktionsbewegung; Richtungsänderung des Zeigefingers bis zu 60°.

Interphalangealgelenke: ausgesprochene Scharniergelenke, bestehend aus der Rolle des Phalangenköpfchens und der Basis der nächstfolgenden Phalanx. *Normalhaltung:* mittlere Beugung sämtlicher Gelenke. Versteifung in zu starker Beugestellung behindert das Greifen, in Streckstellung wird die Hand praktisch unbrauchbar. *Bewegungsumfang:* im Endgelenk 65–90°, im Mittelgelenk 110–130°, im Grundgelenk 110–120°. *Bewegende Kräfte:* für das Strecken aller 3 Fingergelenke der M. extensor digitorum communis (zusätzlich für 2. und 5. Finger M. extensor indicis proprius bzw. extensor digiti quinti proprius). Bei Beginn der Streckung auch Einwirkung der Mm. lumbricales und interossei volares und dorsales. *Beugung:* durch M. flexor digitorum sublimis (Mittelgelenk) und profundus (Mittel- und Endgelenk zusammen). Beugung im Fingergrundgelenk wird nur durch die Mm. lumbricales und interossei volares und dorsales möglich. Abduktion und Adduktion durch die 3 Mm. interossei volares (Adduktion gegen den Mittelfinger) und die 4. Mm. interossei dorsales (Abduktion der Finger vom Mittelfinger weg).

Daumen. Gelenke. 1. *Sattelgelenk (Art. carpo-metacarpea poll.):* reinste Form eines Sattelgelenks, wie es sonst nirgends im Körper vorkommt. Der Ort stärkster Beweglichkeit liegt also am Daumen zwischen Handwurzel (Os multangulum maj.) und Mittelhand (Os metacarpale I). In dem Gelenk werden zwei Bewegungsrichtungen ausgeführt, nämlich Abduktion und Adduktion um eine dorsovolargerichtete Achse und Opposition und Reposition um eine radioulnare Achse. *Bewegungsumfang:* für Adduktion und Abduktion 35–40°, für Opposition und Reposition 45–60°.

2. *Daumengrundgelenk (Art. metacarpo-phalangea poll.):* reines Scharniergelenk mit nur einem Freiheitsgrad (Beugung und Streckung). *Bewegungsumfang:* 50–70°.

3. *Daumenendgelenk (Art. interphalangea poll.):* reines Scharniergelenk wie an übrigen Fingerendphalangen. *Muskulatur:* auf das Sattelgelenk wirken ein im Sinne der *Adduktion* die Mm. extensor poll. long., inteross. dors. I, Adductor poll., flex. poll. brev., Opponens poll.; im Sinne der *Abduktion* die Mm. flex. poll. brev., Abd. poll. brev., Abd. poll. long.; im Sinne der *Opposition* die Mm. flex. poll. long., Adductor poll., Flex. poll. brev., Opponens poll.; im Sinne der *Reposition* die Mm. ext. poll. long., ext. poll. brev., abd.

poll. long. Beugung von Grund- und Endgelenk durch M. flex. poll. long. (an der Endphalanx ansetzend) und M. flexor poll. brev. (am Grundglied ansetzend); Streckung durch M. extensor poll. long. (Ansatz an der Basis der Endphalanx) und durch M. extensor poll. brev. (Ansatz an der Dorsalaponeurose und Grundphalanx).

A. Mißbildungen

a) Syndaktilie bzw. Symphalangie, d. h. Verschmelzung von Fingern (meist) bzw. Fingergliedern (seltener).

Ursache: α) *angeboren* als (dominant vererbte) Bildungshemmung infolge Ausbleibens der im 3. Embryonalmonat erfolgenden Trennung der Finger durch Epitheleinsenkung (meist), also endogen, vielleicht aber auch (bisweilen) exogen durch Amnionverwachsung, dann aber nicht symmetrisch, auch bloß die Fingerenden betreffend und mit Schnürfurchen an den übrigen Fingern.

β) *erworben* durch Zusammenwachsen von Fingern nach Verbrennungs-, Tuberkulose- u. dgl. Geschwüren (gelegentlich).

Formen: α) *S. cutanea*, d. h. häutige in Form von Schwimmhautbildung, β) *S. fibrosa*, d. h. bindegewebige, γ) *S. ossea*, d. h. knöcherne, evtl. samt Nagel; vor allem an den Endgliedern; selten; zugleich ist öfters die Strahlzahl vermehrt oder vermindert, und zwar bisweilen bis zur Ausbildung einer kochlöffelartigen Platte: sog. „Löffelhand". Wegen ossärer Verwachsungen stets Röntgenbild anfertigen.

Vorkommen: nicht ganz selten, etwa $1/2\,^0/_{00}$ (häufigste Mißbildung an der Hand!), und zwar am häufigsten in der 1. (häutigen) Form mit proximaler Schwimmhautbildung bei sonst guter Form und Stellung der Finger; öfters ($33^1/_3\%$) kombiniert mit sonstigen Mißbildungen: Handwurzelknochen- sowie Fußknochensynostose [z. B. zwischen Mond- und Dreieckbein; Kopf- und Kleinvieleckbein; Mond- und Kahnbein] oder Brachydaktylie, Stummelbildung, d. i. Perodaktylie sowie Brustwand-, Brustdrüsen- oder Brustmuskeldefekt u. a.; männliches Geschlecht doppelt so häufig als weibliches; linke Hand ist etwas häufiger betroffen als rechte.

Lokalisation: am häufigsten zwischen dem 3. und 4. Finger (also im Gegensatz zur Polydaktylie an den *mittleren* Fingern), aber auch zwischen 4. und 5. Finger, am seltensten zwischen 1. und 2. (hier setzt die embryonale Trennung am frühesten ein!); öfter doppelseitig und evtl. gleichzeitig an den Zehen.

Therapie: genügend weit proximal (mindestens bis zur Grundgelenkgegend oder noch etwas weiter) geführte Trennung der Hautbrücke und Verhütung des (ohne Bildung einer natürlichen Commissur von hier distal vorrückenden) Wiederverwachsens durch Deckung des Commissurwinkels nach *Zeller* mittels dorsalen drei- oder viereckigen und proximal gestielten Hautlappens von einigen (etwa 3) Zentimetern Länge in der Metakarpophalangealgelenkgegend, welcher volar angenäht wird (ähnlich wie bei der Stomatoplastik) und durch Deckung der seitlichen Defekte mittels *Thiersch*scher Epidermistransplantation. Besonders zu achten ist auf Vermeiden jeglicher Spannung und Arterienverletzung. Nachbehandlung mit Schienen- oder Streckverband, später noch für Wochen bis Monate aktive Übungsbehandlung, Greifübungen usw. Bei Syndaktylie *aller* Finger operiert man etappenweise, indem man zunächst nur zwei nicht benachbarte Finger trennt und in einer 2. Sitzung die restlichen angreift. Günstigster Operationstermin: nicht vor 5. Lebensjahr, da die neugebildete Commissur nach distal wächst (evtl. Nachoperation erforderlich!).

b) Polydaktylie, d. h. Überzahl von Fingern, spez. Verdopplung oder Gabelung von Daumen oder Kleinfinger.

Vorkommen: nicht ganz selten (etwa $1/2\,^0/_{00}$); dominant erblich. Häufig in Kombination mit *Laurence-Moon-Biedl-* oder *Ellis-van-Creveld*-Syndromen.

Formen: entweder bloßer Hautanhang oder richtiger (knochenhaltiger) Zwillingsfinger mit mehr oder weniger ausgebildeten Sehnen; bisweilen besteht dabei Anomalie (Verdopplung, Überzahl, rudimentäre Bildung oder Verschmelzung) an den distalen Carpalia; am häufigsten ist 6, seltener Mehrzahl (Hexa- und Heptadaktylie), und zwar Verdopplung am Daumen (Pollex duplex oder Präpollex) oder Kleinfinger (Digitus minimus duplex oder Postminimus), also an den *seitlichen* Fingern (im Gegensatz zur Syndaktylie, wo die *mittleren* bevorzugt sind; Finger 3 und 4 sind wieder häufiger betroffen als 2); öfters symmetrisch an beiden Händen und evtl. auch Füßen. Bisweilen besteht eine sog. verdeckte Syn- und Polydaktylie, wobei zwischen zwei durch Syndaktylie verbundenen Fingern ein überzähliger Strahl eingeschaltet ist, der im Röntgenbild erkennbar wird; Form und Funktion der Hand sind dabei erheblich gestört.

Diagnose: Inspektion und Röntgenbild!

Therapie: Abtragen des überzähligen Fingers (und zwar des am wenigsten funktionsfähigen, zugleich schlechter stehenden und gebauten, meist des lateralen Strahls), dies vor allem auch bei symmetrischer Gabelung; Resektion der Epiphyse und der verbreiterten Konsole der proximalen Phalanx. Verschluß des dabei eröffneten Gelenks. Günstigster Operationstermin: möglichst frühzeitig.

c) Oligodaktylie, d. h. Fehlen von Fingern, spez. der mittleren, so daß nur Daumen und Kleinfinger erhalten sind: sog. „Zangen- oder Spalthand oder Krebsschere"; auch kombiniert mit sonstiger Mißbildung, z. B. an Augenhintergrund und Linse; selten. Bei Daumenaplasie zusätzlich „Klumphand".

Therapie: bei leichteren Formen von Spalthand frühzeitiger Verschluß der Spalte.

Prognose: sehr fraglich.

d) u. e) Überzahl von Fingergliedern (Makro- oder Hyperdaktylie bzw. -phalangie), z. B. dreigliedriger Daumen oder **Minderzahl (Mikro- oder Brachydaktylie bzw. -phalangie).** Beides aber auch möglich durch **abnorme Länge oder Kürze** der Fingerglieder, z. B. „Kolbendaumen" oder Kürze des Mittelglieds nebst Abknickung des Endglieds (Brachymesophalangie); infolge Keimfehlers oder Wachstumsanomalie; in der Regel vererbt.

f) Kongenitale Ankylose bzw. Kontraktur an Hand und Fingern, häufige Beugekontraktur als angeborener krummer Kleinfinger: sog. *Kamptodaktylie* (gewöhnlich beiderseits, erblich; häufiger, nämlich in etwa 0,3 %, spez. beim weiblichen Geschlecht; Fingergrundgelenk ist überstreckt und ohne Hautveränderung: nur ausnahmsweise empfiehlt sich Operation: V-Schnitt und U-Naht unter entspr. Hautverschiebung nebst subcutaner Durchtrennung von Bindegewebszügen und Bändern, u. U. Grundgliedköpfchenresektion, sonst konservative Therapie: Stahlfederschiene); selten *Aplasie von Fingergelenken;* bei *angeborener* Ankylose ist die Haut glatt und straff im Gegensatz zu *erworbener.*

g) Kongenitale Abweichung von Fingergliedern (Klinodaktylie) dorsal, volar oder lateral; auch kombiniert mit Gliedlängenanomalie (vgl. d und e!).

h) Stellungsanomalie der Hand. α) *Angeboren.* αα) *Ohne Strahldefekt;* meist ulnopalmar, d. h. in Flexion und Radialabduktion (als sog. „Manus vara"), dabei Finger meist in Beugung- und Daumen in Opposition und Adduktion aufzufassen als Kontrakturstellung wohl infolge intrauteriner Belastung bei Fruchtwassermangel oder infolge Keimfehlers sog. „Klumphand" (ähnlich wie Klumpfuß und öfters mit diesem kombiniert); erblich meist doppelseitig.

Therapie: Redression, evtl. in Etappen und fixierender Verband in Korrekturstellung, Übungsbehandlung; evtl. Sehnentransplantation; in veralteten Fällen Handwurzelteilresektion (vgl. Klumpfuß!).

ββ) *Mit Strahldefekt:* häufiger Radius, seltener Ulna (vgl. Vorderarm!).

i) Madelungsche Deformität (s. S. 1475).

k) Partieller Riesenwuchs an Hand und Fingern (Makrocheirie und Makrodaktylie).

α) *Angeboren* (als angeborener partieller Riesenwuchs, vgl. S. 333):

1. *wahrer oder einfacher,* d. h. an allen Geweben gleichmäßig, also an Weichteilen oder Knochen zugleich; häufiger im ulnaren Gebiet; Therapie: Glied verkleinern oder absetzen;

2. *falscher oder unproportionierter,* d. h. nur an einzelnen Geweben durch fibrom-, lipom- oder angiomartige, manchmal aber auch den Knochen betreffende Geschwulstbildung; häufig mit Naevus flammeus, besonders an der unteren Extremität, aber auch weiteren Gefäßmißbildungen, z. B. mit Varicen (*Klippel-Trenaunay*) oder mit av-Anastomosen (*Parkes-Weber*) oder mit Angiombildung an Retina und Leptomeninx (*Hippel-Lindau*) oder Glaukom (*Sturge-Weber-Krabbe*). *Therapie:* bei Riesenwuchs einzelner Finger Amputation; am Daumen Teilresektionen; bei schweren Formen Excision des Gewebes bis auf die Fascie, u. U. in mehreren Sitzungen.

β) *Erworben* bei Akromegalie (s. da); fortschreitend von Endphalangen zur Hand und zugleich auch an sonstigen Körperenden (spez. Fuß, Zunge usw.).

l) Windmühlenstellung der Finger (Deviation des doigts en coup de vent), d. h. ellenwärts gerichtete Abbiegung aller 4 Finger in den Grundgelenken, findet sich äußerst selten *angeboren* (wohl erblich; ein- oder doppelseitig, auch kombiniert mit sonstigen Mißbildungen; Therapie: Weichteildurchtrennung an den Fingergrundgelenken), dagegen häufiger *erworben* bei Rheumatismus chron. (Gelenkbehinderung!) und als Berufskrankheit bei Tischlern (Hobel) sowie bei Schneidern und Gärtnern (sog. „Tischlerhand").

m) Spinnenfingrigkeit (Arachnodaktylie oder Dolichostenomelie). Sehr selten; Finger erscheinen auffallend lang und sind dünn mit dürftigen Weichteilen bei gleichzeitig grazilem Knochenbau: sog. „Madonnenhände", evtl. verbunden mit Kontrakturstellung der Finger sowie Schwimmhautbildung (ähnlich Spinnenfüßen); erblich und öfters (50–75%) verbunden mit sonstigen Mißbildungen, spez. Augenmißbildungen: Linsensubluxation und Irisschlottern, Pupillenenge und Hohläugigkeit, evtl. auch fehlende Augenwimpern und blaue Skleren sowie Gaumenspalte, hohem Gaumen, abstehenden Ohren, Ohrdeformität, Kyphoskoliose, Riesenwuchs, Trichterbrust, Gelenkschlaffheit, Muskelschwäche, Plattfüßen u. a. (*Marfan*sches Syndrom 1896).

n) Inkonstante Knochenelemente: vgl. S. 1775.

B. Verletzungen und Kontrakturen

I. Frische Verletzungen

1. *Subkutane oder geschlossene Hand- und Fingerverletzungen*

a) Hand- und Fingerquetschung. *Vorkommen:* bei handarbeitender Bevölkerung häufigst vorkommende Verletzung durch Gewalteinwirkung aller Art.
Symptome: lokaler Druckschmerz, Schwellung, partielle bis komplette Bewegungsbehinderung der Finger.
Diagnose: Inspektion, Palpation, Stauchung und Biegung, Abgrenzung von Fraktur oft schwierig, daher auch unbedingt *Röntgenbild* in 2 Ebenen.
Therapie: konservativ bei leichteren Quetschungen, feuchte Umschläge (*Cave!* bei Gefahr einer Hautnekrose, hierbei nur trockene aseptische Verbände). Ruhigstellung, am besten mit dorsaler Gipsschiene und volarer Fingerschiene (vgl. Abb. 503) in Mittelstellung aller Gelenke; Übungsbehandlung nach Abklingen der Weichteilschwellung.

b) Distorsion von Finger- und Handgelenken. *Vorkommen:* häufig am Daumengrundgelenk und den Mittelgelenken der 4 dreigliedrigen Finger.
Entstehung: Überstreckung oder seitliche Abknickung der Gelenke, welche zur Dehnung (nicht Einriß!) der betroffenen Seitenbänder führt.
Symptome: Schwellung, lokaler Druck- und Bewegungsschmerz, Schmerzen beim seitlichen Abknicken des Fingers bzw. bei Abduktion und Adduktionsbewegungen des Handgelenks. Hier ist auch stets an die Navicularefraktur zu denken, besonders bei eingeschränkter Dorsalflexion und Druckschmerz in der Tabatière. Druckschmerz über dem Os triquetrum ist nicht selten durch schalenförmigen Abriß aus demselben bedingt.
Diagnose: Palpation, Bewegungsanalyse, *Röntgenbild* zum Ausschluß von Frakturen nie unterlassen.
Therapie: 2 Tage feuchte Umschläge, bei leichten Fällen Dachziegel-Heftpflasterverband über das Gelenk, spez. die Fingergelenke; bei Handgelenkdistorsion und stärkeren Beschwerden dorsale Gipsschiene für 10 Tage (bei Knochenbeteiligung für 3 Wochen).

c) Laceration der Fingergelenkbänder. *Vorkommen:* durch seitliche Einknickung der Gelenke oder Überstreckung mit größerer Gewalt. Besonders folgenschwer an den Seitenbändern des Daumengrundgelenks und der Fingermittelgelenke, da dort jede Gelenkstabilität verlorengeht.
Symptome: seitliche Aufklappbarkeit des Gelenks, nicht selten mit kleinen Knochenabrissen, und zwar häufiger volar oder seitlich an den Mittelgelenken und an der Basis des Grundglieds, nur selten zwischen den Köpfchen der Mittelhandknochen.
Diagnose: Feststellung abnormer Gelenklockerung und seitlicher Aufklappbarkeit, *Röntgenbild* speziell durch gehaltene Vergleichsaufnahme mit gesunder Seite deckt das Ausmaß der Zerreißung eindeutig auf.
Therapie: Ruhigstellung in dorsaler Gipsschiene bei Mittelstellung aller Fingergelenke; bei Mitbefall des Daumengrundgelenks Daumeneinschluß bis zum Endglied für 3–6 Wochen je nach Schwere der Zerreißung und Knochenbeteiligung, evtl. operative Fixation mittels Ausziehdraht durch den Knochen.
Prognose: bei knöchernem Bandausriß günstiger als bei reiner Bandruptur, wenn auch knöcherne Wiederanheilung lange Zeit oder gänzlich ausbleiben kann.

2. Offene Hand- und Fingerverletzung

Definition: innerhalb der ersten 12 Stunden wird eine offene Verletzung als *frisch*, nach dieser Zeit als *nicht mehr frisch*, nach Abheilung als *veraltet* bezeichnet.

a) Haut. *Ursachen:* schneidende, stumpfe, zerreißende und quetschende Gewalteinwirkungen (Kreissäge, Zahnradgetriebe, Hammer- und Walzverletzung, Biß und Schuß). 60% aller Hand- und Fingerverletzungen sind offene Verletzungen. Je nach Art der Einwirkung entsteht eine glatte Stich- und Schnittwunde oder eine große Riß-, Platz-Quetschwunde.

Diagnose: genaue Klärung des Zeitpunkts der Verletzungsentstehung und Klärung des Verletzungshergangs, auch Form und Gewalt des verursachenden Gegenstands. Feststellung der Ausdehnung der Verletzung und Vorhandensein von Fremdmaterial in der Wunde sowie weiterer Schädigungen (Verbrennung, Verätzung); bei Einwirkung chemischer Stoffe Feststellung der Art des Materials. Zweckmäßig ist Eintragung des Lokalbefunds in ein Stempelschema, welches die Hohlhandseite und den Handrücken darstellt. Entfernung eines allenfalls schon vorhandenen Notverbands, Feststellung der Durchblutungsverhältnisse, d. h. der Fingerernährung. Feststellung abnormer Deformitäten; Aufforderung zur aktiven Bewegung sämtlicher Arm-, Hand- und Fingergelenke; Prüfung von Beuge- und Streckfunktion der einzelnen Finger (dies auch nach örtlicher Betäubung des Verletzungsgebiets wiederholen, da der Wundschmerz Bewegungsausfälle vortäuschen kann!); Feststellung von Frakturen und Gelenköffnung; Sensibilitätsprüfung mit Eintragung der Ausfälle; abschließend *Röntgenaufnahme in 2 Ebenen!*

Therapie. Konservativ: (65,5% aller offenen Verletzungen). Bei allen kleinen Lappen- oder Schnittwunden, auch Stichwunden, bei welchen die Möglichkeit einer Gelenk- Sehnenscheiden- oder Nervenverletzung so gut wie unmöglich ist, wird abwartend behandelt, u. U. Kappen des Wundrands, damit der Wundkanal nicht so schnell verklebt, im übrigen Jodanstrich, Wundverband mit antibiotischer Salbe, Ruhigstellung (spez. bei Stichwunden in Daumen- und Kleinfingerballen).

Operativ: innerhalb der 6-Stunden-Grenze im Sinne der klassischen *Friedrich*schen Wundversorgung; bei sofort einsetzender prophylaktischer Chemotherapie dürfen die Grundsätze der *Friedrich*schen Primärversorgung auch bis zur 10-Stunden-Grenze ausgedehnt werden. *Vorbereitung:* sorgfältige Hautreinigung, Jodierung der Wundumgebung, i. v.-Narkose oder Leitungsanästhesie an den Fingern, bei schweren Verletzungen Plexusanästhesie (vgl. Abb. 29). Blutleere an Fingern oder Vorderarm, u. U. auch Oberarm mit Gummibinde oder Blutdruckmanschette, welche auf 300 mg Hg aufgeblasen wird. Blutleere darf niemals länger als $1^{1}/_{2}$ Stunden ununterbrochen liegenbleiben! Bei ausgedehnten Rißquetschwunden mit in Frage gestellter Durchblutung von Haut- und Muskelpartien muß wegen möglicherweise eintretender zusätzlicher Schädigung der schlecht durchbluteten Gewebe auf Blutleere verzichtet werden. *Methode:* α) Schnittführungen und Erweiterungsschnitte entsprechend den Handfalten, möglichst in Form von bogen- oder L-förmigen Verlängerungen der Wundenden (Cave! T-Schnitte, Querschnitte, mediane Längsincision an der Fingerbeugeseite [s. Abb. 441] im Bereich von Hand und Fingern!); sparsame, jedoch gründliche Excision verschmutzten und gequetschten Gewebes und aus der Durchblutung ausgeschalteter Muskelstümpfe (periphere Stümpfe). Reinigung verschmutzter Knochen mit Luer oder Meißel; Entfernung und Glättung verschmutzter Kapsel- und Bandteile (s. unten). Blutstillung nach Entfernung der Blutleere; lokale und allgemeine Chemotherapie bei allen Wunden, die älter als 6—8 Stunden sind; bei großen, buchtigen und nicht mehr frischen Wunden Drainage für 24 Stunden; primäre Wundnaht mit rostfreiem Draht, Perlon oder Seide; Ruhigstellung mit dorsaler Gipsschiene, u. U. ergänzt durch volare Fingerschiene in Gebrauchsstellung für Hand und Finger (mit Ausnahme primär versorgter Sehnen- und Nervendurchtrennungen [s. dort]). Beschriftung des Gipsverbands, Tetanusprophylaxe, stationäre Aufnahme aller schweren offenen Handverletzungen. *Nachbehandlung:* stete Durchblutungskontrolle, Registrierung von *Schmerz* (meist durch Durchblutungsstörungen oder entzündliche Komplikationen bedingt), *Anschwellung* (Beseitigung schnürender Verbände, Incision fortschreitender Entzündung u. dgl.), entsprechende *Lagerung* (schräge Elevationsschiene, keilförmige Kissen, Abduktionsschiene); Beginn mit aktiven Bewegungsübungen zunächst der nichtverletzten Gelenke, welche *mehrmals täglich* durchgeführt werden müssen. β) *Wundversorgung bei größerem Hautverlust:* in Form von *gestielter Nahplastik* (Verschiebe- und

Rotationslappen, z. B. am Vorderarm oder Handrücken). Durch *freie Hauttransplantation*: *Vollhaut* nur bei oberflächlichen Wunden im Volarbereich; *Spalthautlappen* je dünner desto sicherer; *Reverdin*, am anspruchslosesten und am besten angehend. Durch *gestielte Fernplastik* (speziell in allen Fällen, bei welchen zur Deckung auch subcutanes Fett übertragen werden muß); besonders geeignet ist die Haut des gegenüberliegenden Ober- und Vorderarms und der Pectoralisgegend; für größere Defekte muß die Bauchhaut herangezogen werden. In Frage kommen plane Lappen, einpolige und zweipolige Rundstiellappen (Cave! Zurücklassung irgendwelcher offener Wundflächen im Bereich des abgelösten Lappens oder seiner Entnahmestelle; deshalb ist dort stets exakte Deckung durch freies Hauttransplantat erforderlich!). Es empfiehlt sich, die Lappen dort anzulegen, wo eine zuverlässige Gefäßversorgung der Haut besteht (vgl. Abb. 59 und S. 150 ff.).

b) Gelenke. *Therapie:* Entfernung verschmutzter Kapsel- und Bänderteile sowie beschädigten Knorpels. Lokale Chemotherapie in eröffnete Gelenke, möglichst Gelenkverschluß bzw. Deckung größerer Defekte durch lokale Verschiebelappen, an kleinen Fingergelenken auch durch freie Hauttransplantationen. Bei Defekten von Gelenkkörpern und stärkerer Zerstörung u. U. primäre Arthrodese, speziell an den Mittelgelenken der dreigliedrigen Finger und am Daumenendgelenk; offene Handgelenkverletzung wird wie jede Gelenkverletzung behandelt.

c) Nerven. *Indikation:* primäre Nervennaht wird immer angestrebt, wenn Wunde und Verletzungsverhältnisse es erlauben; sie ist zu unterlassen, wenn eine Infektion oder allzu ausgedehnte Gewebszerreißungen und -quetschungen eine schwere Infektion bzw. starke Narbenbildung erwarten lassen. Die Naht wird dann sekundär, d. h. nach abgeschlossener Wundheilung, frühestens nach 6 Wochen ausgeführt. *Methode:* (s. Nervennaht, S. 196). Auch die kleinen Fingernerven können erfolgreich genäht werden.

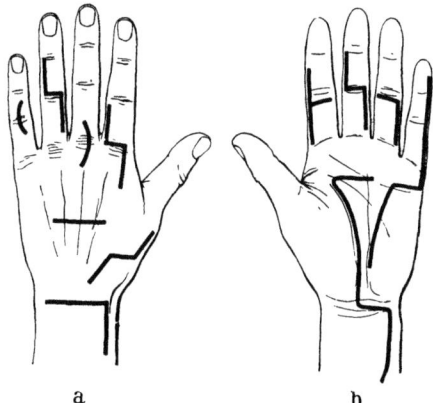

Abb. 441. *Schnittführungen* zur schonenden Freilegung der Sehnen der Hand bzw. zur gefahrlosen Erweiterung von Wunden im Handbereich a) dorsal, b) volar

Prognose. Die *Regenerationszeiten* sind: bei Durchtrennung des *N. medianus* und *ulnaris* in Handgelenkshöhe durchschnittlich 7 Monate, kürzeste Regenerationszeit betrug 3 Monate; sensible Nerven der Hohlhand durchschnittlich 3 Monate 20 Tage (kürzeste Zeit 3 Monate); *N. radialis* 3–5 Monate; *Fingernerven* $1^{1}/_{2}$ Monate; bei verspäteter Naht, insbesondere, wenn sie nach Ablauf eines Jahres erst erfolgt, werden sehr viel längere Zeiten benötigt.

Nachbehandlung: Beginn mit aktiver Übungsbehandlung der benachbarten Gelenke bereits unmittelbar nach Wundheilung; gelähmte Handpartien werden durch elastische Schienen gestützt; schonende passive Übungsbehandlung (Elektrisieren u. dgl. nach 4–6 Wochen).

d) Sehnen. *Formen:* komplette und partielle Durchtrennung.

Indikation: die *primäre Sehnennaht* kommt nur in Frage, wenn eine glatte Durchtrennung ohne stärkere Quetschung des Gewebes, drohender Infektionsgefahr oder gleichzeitigen Knochenbrüchen besteht. Nur wenn eine Primärheilung mit Wahrscheinlichkeit und nur geringe Vernarbung in der Tiefe zu erwarten ist, ist die Primärnaht erlaubt. Bei gleichzeitiger Nervendurchtrennung ist die primäre Nervennaht bevorzugt auszuführen. Nicht indiziert ist die Primärnaht im sog. „Niemandsland" (s. Abb. 68), d. h. im Bereich der Beugesehnenkanäle der Finger, da dort die Heilungsbedingungen durch einwachsendes Narbengewebe aus der Umgebung besonders ungünstig sind. Sehnenverletzungen im Bereiche des „Niemandslandes" bleiben der sekundären Versorgung durch freie Sehnenübertragung vorbehalten. Im „Niemandsland" wird grundsätzlich nur die Profundussehne wiederhergestellt. Nur bei Kindern ist auch die Primärnaht in der kritischen Zone erlaubt und aussichtsreich.

Therapie: Schnittführungen zur Freilegung bzw. Erweiterung (vgl. Abb. 441). Grundsätzlich werden nur gut adaptierte End-zu-End-Nähte funktionell brauchbar. Eine solche kann erreicht werden durch die sog. *Achternaht* (spez. für die Strecksehnen im Finger- und Handrückenbereich geeignet); oder durch *Doppelrechtwinkelnaht* (sog. *hinterstochene Naht,* spez. zur festen Vereinigung von Beuge- und Strecksehnen proximal vom Handgelenk); oder durch versenkte Sehnennaht nach *Bunnell,* spez. bei Durchtrennung der langen Daumenstrecksehne oder Beugesehnen der Hohlhand, die unter stärkerem Zug stehen.

Technik: zur *Achternaht* wird 0,5 cm vom proximalen Wundrand durch die Haut eingestochen, sodann der distale Sehnenstumpf gefaßt, anschließend wieder der proximale, wobei sich der Draht in der Wunde kreuzt. 0,5 cm vom distalen Wundrand entfernt wird wieder ausgestochen; die einzelnen Nähte werden in Abständen von 5 mm zuerst gelegt und abschließend geknüpft; nach 3 Wochen Drahtentfernung. Zur Doppelrechtwinkelnaht werden beide Sehnenenden durch eine Naht gefaßt, welche auf beiden Seiten in aufeinander senkrecht stehenden Richtungen quer durch die Sehnenenden hindurchläuft und nach Zuziehen in Höhe der Durchtrennung geknüpft wird (nicht geeignet für Sehnenabschnitte, welche in engen Kanälen gleiten müssen). Zur *versenkten Sehnennaht nach Bunnell* werden zwei 25 cm lange gedrehte Drähte (evtl. Drahtnaht nach *Lengemann*) beiderseits in eine gerade Nadel eingefädelt und der proximale und distale Sehnenstumpf durchflochten. Zur Durchflechtung wird eine Nadel 1,5 cm vom Sehnenende entfernt quer durch die Sehne gestochen und der Draht bis zur Hälfte durchgezogen, hierauf beide Nadeln von beiden Seiten sich kreuzend schräg durch die Sehne gestochen, was nach peripher fortschreitend noch 1–2 mal wiederholt wird; sodann Ausstechen der Nadel knapp neben der das Sehnenende fassenden Klemme und Abschneiden des von der Klemme gequetschten Sehnenendes; dadurch liegen beide Drahtenden in dem Sehnenquerschnitt; es folgt die Durchflechtung des peripheren Sehnenstumpfes in gleicher Weise, so daß auch hier nach Abschneiden des gequetschten Sehnenendes die Fäden aus der Schnittfläche herauslaufen; die freien Enden beider Drähte werden vom Operateur und Assistent gleichzeitig geknüpft; die Knoten legen sich zwischen die Schnittflächen. Die Naht kann auch mit einem einzigen Faden ausgeführt werden, indem zunächst der eine, anschließend der andere Sehnenstumpf durchflochten wird und der periphere Stumpf unter gleichzeitigem Anspannen der Drähte mit Hilfe einer Pinzette an den zentralen angenähert und die Naht sodann geknüpft wird; zur Versenkung der freien Drahtenden in das Innere der Sehne werden sie gemeinsam in eine Nadel eingefädelt und die Sehne quer durchstochen und die Drähte knapp an der Austrittsstelle abgeschnitten. Die sog. *Ausziehdrahttechnik* („Pull out wire" nach *Bunnell,* vgl. Abb. 68a, 443) wird bei Durchtrennung tiefer Beugesehnen sowie vor allem zur Reinsertion von Sehnen am Knochen des Endglieds verwendet. Hierzu wird in den zur Durchflechtung verwendeten Sehnendraht eine Drahtschlinge so angeschlossen und percutan herausgeleitet, daß sich mit ihr der gesamte Draht nach vollzogener Heilung ausziehen läßt.

Spezielle Sehnenversorgungen. 1. *Im Beugebereich.* α) *Beugesehnendurchtrennung an einem dreigliedrigen Finger. Symptome:* bei Durchtrennung der oberflächlichen und tiefen Beugesehne Ausfall der Beugefunktion im Mittel- und Endgelenk; Grundgelenke bleiben durch die Interossei beugbar. Bei Durchtrennung der oberflächlichen Beugesehne allein kann das Mittelgelenk aktiv noch gebeugt werden, jedoch mit verminderter Kraft; bei der Durchtrennung der tiefen Beugesehne allein kann nur das Endglied aktiv nicht gebeugt werden, während Mittel- und Grundgelenk beugbar bleiben.

Therapie: bei Durchtrennung beider Beugesehnen im Sehnenkanal ist die primäre und sekundäre Naht kontraindiziert, die Sehne muß nach Wundheilung durch eine freie Sehnenverpflanzung wiederhergestellt werden. Bei isolierter Durchtrennung der oberflächlichen Sehne bedarf es keiner Sehnennaht. Ebenso nicht bei isolierter Durchtrennung der tiefen Beugesehne. Bei Durchtrennung am Endglied oder knapp proximal davon kann die primäre Reinsertion (vgl. Abb. 443) durchgeführt werden (*Cave!* Reinsertionen bei Durchtrennungen proximal der Mitte des Mittelglieds, da hierauf meist eine Beugekontraktur des Fingers folgt); *Tenodese* bei leichter Beugung des Endglieds von 160° ist hier vorzuziehen. Dazu wird der periphere Sehnenstumpf mittels Ausziehdraht am Mittelglied verankert und zwar in gleicher Weise wie bei Reinsertion einer Beugesehne am Endglied (s. dort). Der Draht wird an der Streckseite des Mittelglieds percutan herausgeleitet und mit Bleiknopf festgehalten.

β) *Beugesehnendurchtrennung in der Hohlhand:* Aufsuchen der Sehnenstümpfe von entsprechenden Verlängerungsschnitten der Wunde (vgl. Abb. 441), u. U. gelingt dies nur von einem Querschnitt proximal vom Handgelenk aus; tiefe Beuger ziehen sich weniger weit zurück als oberflächliche. Bei glatten Wundverhältnissen *Primärnaht der Sehnen in der Hohlhand* (desgleichen durchtrennte Nerven!) (nicht jedoch im „Niemandsland"); bei Durchtrennung beider Beugesehnen ausschließlich Naht der tiefen Sehne; peripherer Stumpf der oberflächlichen Sehne wird entweder vorgezogen und gekürzt oder bis zum Mittelgelenk der Finger entfernt; dazu wird von seitlicher Schnittführung am Fingergrund- und -mittelglied der Sehnenscheidenkanal eröffnet; die beiden Schenkel der oberflächlichen Sehne knapp proximal des Mittelgelenks abgetrennt und nach Spaltung des Chiasma der Stumpf der oberflächlichen Sehne von der Hohlhand aus entfernt (*Cave!* Abtrennung der oberflächlichen Sehne peripher vom Mittelgelenk wegen Gefahr der Hyperextension); Naht beider Sehnen nur, wenn oberflächliche und tiefe Sehnen in stark verschiedenem Niveau durchtrennt sind (Deckung der Nahtstelle der tiefen Sehne mit dem M. lumbricalis, um eine Verwachsung mit der oberflächlichen Sehne zu vermeiden).

γ) *Durchtrennung der langen Daumenbeugesehne. Symptome:* Ausfall der Endgliedbeugung, u. U. Hyperextensionskontraktur. Bei Durchtrennung der langen Daumenbeugesehne peripher der Grundgliedmitte kann bei glatten Wundverhältnissen die primäre Reinsertion der Sehne am Endglied vorgenommen werden; auch die sekundäre Reinsertion bringt gute Ergebnisse, da der proximale Stumpf in der Regel nur bis zum Grundgelenk zurückschlüpft. Bei Durchtrennung im „Niemandsland" in Höhe des Grundgelenks kommt die direkte Naht niemals in Frage. Man behilft sich durch Entfernung des peripheren Sehnenstumpfs und Z-förmige Verlängerung der Sehne proximal vom Handgelenk; die Sehne kann nun bis zum Endglied vorgezogen und dort reinseriert werden. Bei ungünstigen Wundverhältnissen kommt nur die sekundäre freie Sehnentransplantation in Betracht. Das Transplantat muß vom Endglied des Daumens bis proximal vom Handgelenk reichen. Bei Durchtrennung in der Hohlhand primär versenkte Drahtnaht nach *Bunnel.* Dies auch bei Durchtrennung im Handgelenksbereich.

δ) *Beugesehnendurchtrennung proximal vom Handgelenk:* die meist quere Wunde muß bogenförmig nach proximal und distal erweitert werden. Anordnung der Sehnen im *Canalis carpeus* (s. S. 1479). Bei Durchtrennung proximal vom Handgelenk wird die primäre Nahtvereinigung, wenn irgend möglich, angestrebt, da sich die Sehnenstümpfe so weit zurückziehen, daß eine Sekundärnaht meist unmöglich wird. In den meisten Fällen genügt die alleinige Naht der tiefen Sehnen; dies vor allem, wenn außer den Sehnen auch noch ein oder beide Nerven durchtrennt sind. Zur Verstärkung der Kraft der Fingerbeugung können die proximalen Stümpfe der oberflächlichen Sehne auf die tiefen Beuger oberhalb der Nahtstelle verpflanzt werden. Nur bei Durchtrennung in ungleicher Höhe werden sowohl oberflächliche als auch tiefe Beugesehnen genäht, und zwar bei Vereinigung ohne Spannung mit „hinterstochener Doppelrechtwinkelnaht", bei stärkerer Spannung mit „versenkter Naht" nach *Bunnell. Nachbehandlung:* Ruhigstellung mit dorsaler Gipsschiene in mäßiger Volarbeugung des Handgelenks; Beginn mit vorsichtigen aktiven Übungen nach 3–5 Tagen; zwischenzeitliche Fortsetzung der Fixierung für 3 Wochen.

2. *Im Streckbereich.* α) *Strecksehnendurchtrennung am Daumen. Symptome:* Ausfall der aktiven Streckung des Endglieds. Bei Durchtrennung der langen Daumenstrecksehne nur kraftlose Streckung des Grundglieds möglich; bei Durchtrennung beider Daumenstrecksehnen Ausfall der aktiven Streckung im End- und Grundglied. Bei Durchtrennung der Sehne des M. abductor pollicis Ausfall der aktiven Abduktion dafür Hyperextension des Grundgelenks, Einknicken des Metacarpale I im Sattelgelenk in Adduktion beim Schlüsselgriff.

Methoden: bei frischer Strecksehnendurchtrennung. Aufsuchen der zentralen Stümpfe meist von der Wunde aus möglich; sonst erfolge sie von einem Querschnitt proximal des Handgelenks (Sehne liegt dort ulnar und volar der Sehnen des gemeinsamen Fingerstreckers); Zurückführen des Sehnenstumpfs durch Anschlingen mit dünner Seidennaht und Durchziehen zum Handrücken durch den Sehnenkanal mit dünner Ösensonde. Die zurückgeschlüpften Sehnen des M. abductor poll. und extensor poll. brevis findet man nach Z-förmiger Erweiterung der Wunde und Spaltung des Sehnenkanals in Nähe des Proc. styloid. rad. Bei Durchtrennung der langen Daumenstrecksehne über dem Grundgelenk genügt die Achternaht oder eine versenkte Drahtnaht; bei Durchtrennung proximal davon versenkte Drahtnaht nach *Bunnell.* Stümpfe des kurzen Daumenstreckers werden durch Doppelrechtwinkelnaht vereinigt. Bei Defekt in der langen Daumenstrecksehne oder gedeckten Rissen Überbrückung mit freiem Sehnentransplantat oder Aufpflanzen der Sehne des M. indicis propr. auf den peripheren Stumpf. *Ruhigstellung* mit dorsaler Gipsschiene und Fingerschiene für Daumen bei Abduktion und Streckstellung für 3 Wochen.

β) *Durchtrennung der Streckaponeurose der Finger. Vorkommen:* meist subcutane Verletzung, wobei die Sehne über dem Endgelenk, seltener über dem Mittelgelenk abreißt; Risse über dem Grundgelenk sind äußerst selten.

Entstehung: plötzliche Gewalteinwirkung auf das gebeugte Grundglied des Fingers führt zu Längsriß in der Streckaponeurose; die Strecksehne rutscht dann seitlich über das Grundgelenk des Fingers ab.

Symptome: Streckinsuffizienz des Fingers.

Therapie: bei frischen Rissen Ausziehdrahtnaht oder dünnste Seidenknopfnähte. Bei veralteten Rissen Fixierung und Reposition der Sehne durch eine Fascienschlinge.

Bei gedecktem Riß der Streckaponeurose über dem Mittelgelenk reißt der mittlere Anteil der Streckaponeurose über dem Mittelgelenk. Die gemeinsame Sehne der Lumbricales und Interossei gleitet seitlich ab; die Rolle des Grundglieds schlüpft wie durch ein Knopfloch nach dorsal und wird von beiden seitlichen Zügeln festgehalten.

Symptome: federnde Fixation des Fingers in starker Flexion im Mittelgelenk, Unmöglichkeit aktiver Streckung; beim Versuch der Streckung verstärkt sich die Beugung. Bei passiver Streckung des Mittelgelenks reponieren sich beide Sehnenzügel und der Finger kann nun kurzfristig gestreckt gehalten werden. Bei älteren Fällen geringere Beugung des Mittelgelenks, dafür Überstreckung des Endgelenks durch Anspannung beider seitlichen Zügel.

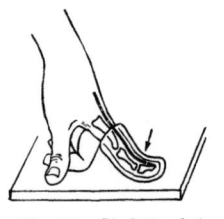

Abb. 442. Gipshülse bei Strecksehnenabriß

Therapie: zunächst konservativ durch Ruhigstellung in dorsaler Gipsschiene und volarer Fingerschiene bei Streckstellung; nach 2–3 Wochen operative Freilegung der langen Strecksehne und Vereinigung der angefrischten Sehnenenden durch Achternaht oder durch quere fortlaufende Drahtnaht, welche percutan herausgeleitet wird. *Ruhigstellung* mit dorsaler Gipsschiene und Fingerschiene für 4 Wochen.

Offene Strecksehnendurchtrennung über dem Mittelgelenk: wird mit Ausziehdrahtnaht oder Achternähten versorgt; Längsdurchtrennungen durch Vereinigung der beiden seitlichen Zügel mit dünnsten Seidenknopfnähten. Bei gleichzeitig bestehendem Haut- und Sehnendefekt ist Sehnennaht unmöglich und Deckung des Defekts mit Reverdinläppchen angezeigt; u. U. primäre Arthrodese des Mittelgelenks. Bei veralteten Defekten der Streckaponeurose über Grundglied oder Mittelgelenk gekreuzte Sehnenplastik (nach *Fowler*) (vgl. unten, S. 1495).

γ) *Subcutaner Abriß der Strecksehne am Endgelenk. Entstehung:* abrupte Beugung der Mittel- und Endphalanx gegen gehaltenen Widerstand.

Diagnose: Röntgenbild zur Entscheidung, ob die Sehne mit oder ohne Knochenbeteiligung ausgerissen ist.

Differentialdiagnose: Überstreckungsbruch des Endglieds mit Ausriß eines größeren Anteils der Endgliedbasis, welche bis zur Hälfte der Gelenkfläche einnehmen kann (die Verrenkungsbrüche entstehen durch Überstreckung).

Therapie. Konservativ: Ruhigstellung durch Gipsverband in Entlastungsstellung nach *Momsen*, d. h. in starker Beugung von Grund- und Mittelgelenk und Überstreckung des Endgelenks (s. Abb. 442). Dauer der Fixation 4–6 Wochen unter wöchentlicher Kontrolle und evtl. Erneuerung. Nach 6 Wochen zunächst noch Lagerung für 14 Tage in Extensionshaltung auf einem Zungenspatel oder einer Fingerschiene; erst dann aktive Beugeübung. *Operativ:* nur bei älteren Verletzungen (nach 6 Tagen); am besten nach etwa 3 Wochen durch ausziehbare Drahtnaht, bei welcher der Draht durch das periphere Ende des zentralen Sehnenstumpfs geflochten, der Länge nach durch den peripheren Sehnenstumpf geleitet und über dem freien Nagelrand geknüpft wird. Bei gleichzeitigem Ausriß des knöchernen Ansatzes und älterer Verletzung (nach 3 Wochen) wird ein ausziehbarer Draht durch die Sehne geflochten, dieser durch einen Bohrkanal durch das Endglied durchgezogen und an der Fingerbeere über dem Bleiknopf geknüpft. *Ruhigstellung* mit dorsaler Gipsschiene und Fingerschiene bei Streckstellung des Fingers für 4–5 Wochen.

δ) *Strecksehnendurchtrennung des 2.–5. Fingers am Handrücken. Symptome:* bei Durchtrennung der Strecksehne peripher der Junctura tendinum Ausfall der aktiven

Streckung des Grundgelenks; bei Durchtrennung proximal davon ist Streckung des Grundgelenks bis 150° meist möglich, ein Ausfall besteht meist nicht, da die Sehne eines benachbarten Fingers kompensiert.

Therapie: bei Fehlen stärkerer Spannung einfache Achternaht; bei Defekt der Strecksehne III und IV Überbrückung mit der Sehne des M. indicis propr. Bei Durchtrennung im Sehnenkanal über dem Handgelenk Spaltung des Kanals im Anschluß an die Naht, um der genähten Sehne genügend Raum zu gewähren. Bei Durchtrennung proximal vom Handgelenk entweder Doppelrechtwinkelnaht oder versenkte Naht nach *Bunnell.* Bei Defekt einer einzelnen Sehne am Handrücken oder Vorderarm Koppelung des zentralen oder peripheren Stumpfs mit einer Nachbarsehne. Bei Defekt mehrerer Sehnen sekundäre Überbrückung durch freies Sehnentransplantat nach primärem plastischem Ersatz des Hautdefekts meist durch gestielten Lappen. *Ruhigstellung* mit dorsaler Gipsschiene und Fingerschiene bei Dorsalflexion im Hand- und Fingergrundgelenk für 3 Wochen.

ε) *Gleichzeitige Beuge- und Strecksehnendurchtrennung:* erfordert primäre Naht der Strecksehnen und sekundäre Versorgung der Beugesehnen (Cave! primäre Naht beider Sehnengruppen in einer Sitzung!).

Nachbehandlung: bei *Strecksehnennähten* dorsale Gipsschiene und Fingerschiene bei Dorsalflexion des Handgelenks in Streckstellung der Finger, bei *Beugesehnennähten* und *freien Sehnenverpflanzungen* Kompressionsverband über ein in die Hohlhand gelegtes Stahlwollepolster oder Gummischwamm mit elastischen Binden und zusätzlicher Fixierung mit dorsaler Gipsschiene in leichter Beugestellung des Handgelenks. 2–3 Tage Bettruhe, Kontrolle des Verbands; Beginn vorsichtiger aktiver Bewegungen bereits nach einigen Tagen, Verbandentfernung nicht vor Ablauf der 3. Woche; Entfernung der Drahtnaht nach 5 Wochen, kräftige aktive Übungen erst nach 4 Wochen mit langsamer Intensitätssteigerung. Dabei ist jedes periphere Gelenk einzeln zu üben und das proximale Gelenk festzuhalten (Übungsbrett nach *Bunnell* erlaubt die Übungen einzelner Gelenke unter Fixierung der zentralen Fingerglieder). Erzielung kräftigen Faustschlusses ist wichtiger als vollständige Streckmöglichkeit. Massage nach Sehnennähten meist schädlich; lauwarme Handbäder vor den Übungen wirken unterstützend.

II. Veraltete Hand-Fingerverletzungen

Diagnose: zunächst Klärung der ehemaligen Verletzungsart, des Hergangs und Zeitpunkts des ehemaligen Unfalls, der Art der ersten und weiterer Behandlungen (primäre Sehnen- und Nervennähte), durchgemachte Infektionen und Nachoperationen, Versuche der Wiederbeweglichmachung durch Quengel, forcierte Redressements, Dauer der Arbeitsunfähigkeit usw., Alter, Allgemeinzustand und Konstitution des Verletzten; bestehende Schmerzen und Feststellung örtlicher Finger- und Handdefekte, Deformitäten und Fehlhaltungen, Atrophie und Muskelschwund. Klärung der Ursache von Deformitäten und Fehlhaltungen (Narben von Haut, Sehnen, Muskeln), deform geheilte Knochenbrüche; übersehene Luxationen; in Fehlstellung ankylosierte Gelenke; Sehnenverletzungen, Lähmungen („Fallhand" bei Radialis-, „Schwurhand" bei Medianus-, „Krallenhand" bei Ulnarislähmung). Vergleichende Umfangmaße beider Extremitäten. Genaue Feststellung trophischer Störungen (durch Narben, durch Nervenverletzung, durch Gefäßverletzung, durch kombinierte Gefäß- und Nervenverletzung). Prüfung der aktiven und passiven Beweglichkeit zur gesunden Seite. Fehlende aktive Beweglichkeit spricht für Nerven-, Muskel- und Sehnenschaden, Hemmung der passiven Beweglichkeit für Gelenkschaden, deform geheilten Knochenbruch, Vernarbung der Antagonisten (Sehnen, Muskulatur, Haut). Prüfung von Sensibilität, Temperaturempfindung; abschließend Röntgenbild zur Feststellung von Knochen- und Gelenkveränderungen.

Indikation: zur Wiederherstellung alter kombinierter Handverletzungen ist kombiniertes Vorgehen indiziert, nämlich 1. bei bestehenden *Narben:* Narbenentspannung durch Korrektur, Excision, Transplantat und evtl. gleichzeitige Nervennaht. 2. Bei *Deformität* infolge abgeheilter Knochenbrüche Korrektur derselben, sofern alle Wunden abgeheilt und Entzündungserscheinungen abgeklungen sind, evtl. vorher Nervennaht. 3. Bei *Ankylose* oder *Schlottergelenken* evtl. operative Gelenkmobilisierung oder Arthrodesen in günstiger Stellung. 4. Bei *Nervenlähmungen* sekundäre Nervennaht oder Ersatzoperation. 5. Bei *Sehnendefekten* und tendinogenen Kontrakturen sekundäre Sehnennaht oder freie Sehnentransplantation, sofern die Hautverhältnisse in Ordnung, das Unterhautzellgewebe gut durchblutet, der Knochengelenk-Apparat funktioniert und Sensibilität und Trophik ausreichend sind.

Therapie:

a) Haut (Narbenkontrakturen). *Indikationen und Therapie:* bei strichförmigen Verkürzungsnarben, bes. an der Fingerbeugeseite Z-Plastik nach *Denonvilliers* (*Cave!* die Zick-Zack-Plastiken nach *Morestin* u. a., da sie meist nur zu einer Verstärkung der Narbenbildung und Kontraktur führen). Bei flächenhaften Narben an Vorderarm, Handrücken und in der 1. Zwischenfingerfalte *gestielte Nahplastik* in Form von *Verschiebe- und Rotationslappen*. Bei oberflächlichen Flächennarben an der Volarseite, sofern günstiger Pflanzboden vorhanden ist, Excision und freie Transplantation von *Vollhaut- oder Dermatomlappen*. Bei tiefen umfangreichen Narben nach kombinierten Handverletzungen oder Infektionen und besonders dort, wo spätere Wiederherstellungseingriffe geplant sind, *gestielte Fernplastik* in Form von gestielten planen Lappen oder *Rundstiellappen*.

b) Fingerstümpfe. *Indikation und Therapie:* stets ist Zurückhaltung bei älteren, vasolabilen Patienten geboten, deren Stümpfe kalt, gefühllos und schmerzhaft sind; Stumpfkorrekturen bringen meist keine Besserung; allenfalls kommt die Transplantation eines a u Gefäß-Nervenbündel gestielten und voll innervierten Hohlhandlappens auf einzelne gefühllose Fingerstümpfe (spez. auf den Daumen) in Frage, um dort die Sensibilität wiederherzustellen. *Operative Stumpfkorrektur* bei ausgesprochen schmerzhaften Narben, schlechtgeformten Knochenstümpfen, tastbaren Neuromen; dabei müssen die Nervenenden wie bei frischer Amputation 1 cm vorgezogen und gekürzt werden.

c) Gelenke. *Indikation und Therapie* (nach *Ender*). 1. *Handgelenk:* bei Ankylose in Fehlstellung, bei zunehmend schmerzhaften Bewegungseinschränkungen, bei Fehlstellungen, die durch Redressements nicht dauerhaft zu beseitigen sind; bei über 1 Jahr alten, operativ nicht mehr reponiblen Verrenkungen oder Verrenkungsbrüchen, bei Fehlstellungen nach ischämischen Kontrakturen, bei ischämischer Kontraktur, bei schlaffen Lähmungen zur Freisetzung von Sehnen und Muskeln, zur Aktivierung der Finger: *Arthrodese* (entweder mit Span oder unter Entfernung der proximalen Carpalreihe und Einfügung des Caput ossis capitati in die Resektionsfläche des Radius). Bei Ankylose des distalen Radioulnargelenks, bei Rotationskontraktur des Vorderarms infolge Brückencallus, bei zunehmend schmerzhafter Bewegungseinschränkung des distalen Radioulnargelenks *Resektion* von etwa 2 cm des *peripheren Ellenendes* (entweder dies allein oder mit gleichzeitiger Handgelenksarthrodese); in besonderen Fällen, wo es nicht auf eine arbeitskräftige Hand ankommt, u. U. auch *Handgelenkplastik*.

2. *Daumensattelgelenk:* bei Bandlockerung nach veraltetem Riß und bei Subluxation eines im übrigen einwandfreien Gelenks *Bandplastik* (d. h. Versetzen des stark gelockerten und vernarbten Seitenbandes nach proximalwärts, so, daß es wieder gestrafft wird und eine seitliche Führung des Gelenks resultiert. Zur Fixierung muß das Mittelhandköpfchen durchbohrt werden und der Bandansatz mit einem dünnen Draht in den Kanal fest hineingezogen werden und auf der Gegenseite percutan fixiert werden, bis er an der neuen Stelle eingeheilt ist). *Ruhigstellung* mittels Vorderarm-Daumengipsverband (vgl. Abb. 501) für 6 Wochen.

Bei Lähmungsschlottergelenk, bei schwerer Arthrose mit zunehmender Schmerzhaftigkeit (z. B. nach deform geheilter *Bennett*scher Fraktur) *Bolzungsarthrodese* in mittlerer Abduktion und Opposition.

Zur Bolzung wird ein 2 cm langer und 3–5 mm starker Knochenspan aus der distalen Ulna entnommen und in den Markraum des Metacarpale I und in das Multangulum majus eingebolzt. *Ruhigstellung* 10 Wochen. Bei schwerer Adduktionskontraktur des Daumens nach Ischämie, traumatischer Zerstörung der Zwischenknochenmuskulatur, schwerer Vernarbung des Zwischenfingerraums *Brückenspanarthrodese*, evtl. nach Ausschneidung der Narbe und gestielte Nah- oder Fernplastik. Zur extraartikulären Überbrückung wird ein 4–5 cm langer frei transplantierter Span aus dem Darmbeinkamm oder Schienbein zwischen Metacarpale I und II eingelagert und so befestigt, daß der Daumen in leichter Abduktion und Opposition fixiert wird. *Ruhigstellung* für 12 Wochen. *Merke!* Mobilisierende Operationen am Sattelgelenk sind meist erfolglos.

3. *Daumengrundgelenk:* bei veralteter Seitenbandlockerung und im übrigen einwandfreiem Gelenk *Seitenbandplastik* (s. oben! Daumensattelgelenk); bei zunehmend schmerzhafter Bewegungseinschränkung infolge Arthrosis, bei Versteifung in Fehlstel-

lung, bei schwerem, durch Bandplastik nicht mehr behebbarem Schlottergelenk *Arthrodese* (quer oder stufenförmig in 20°-Beugung).

4. *Daumenendgelenk:* bei Fehlstellung nach Gelenkfraktur oder nicht eingerichteten Verrenkungen *Gelenkresektion*, meist *Arthrodese* (quer in 20°-Beugung).

5. *Carpometacarpalgelenk II-V:* bei veralteten Luxationen oder Luxationsfrakturen *Arthrodese* nach querer Resektion.

6. *Fingergrundgelenke II-V:* bei ligamentärer Bewegungseinschränkung *Capsulektomie.* Dazu werden die seitlichen Kapselpartien der Grundgelenke freigelegt und sodann beidseitig aus der Kapsel ein genügend großes Fenster herausgeschnitten, bis der Finger im Grundgelenk ohne stärkeren Widerstand gebeugt werden kann. Um für die Basis der Grundphalanx wieder genügend Raum zu schaffen, werden die volaren Kapselansätze vom Gelenkinnern aus proximal soweit als möglich zurückgeschoben (*Cave!* Durchführung der Capsulektomie am radialen Seitenband des Digitus V, wenn mehrere Fingergrundgelenke mobilisiert werden, da es infolge mangelnden seitlichen Halts zur Subluxation aller Fingergrundglieder nach ulnar kommen kann.) *Ruhigstellung* der Fingergrundgelenke in Beugestellung von 90°; Beginn mit aktiven Bewegungsübungen möglichst frühzeitig, evtl. im Handschuh mit Gummizügen. Dauer der Nachbehandlung: etwa 2 Monate.

Bei zunehmender Bewegungseinschränkung oder völliger Versteifung und röntgenologisch nachweisbarer Gelenkveränderung *Gelenkplastik* im Bereich des Fingergrundgelenks II und III (meist nur bei Jugendlichen und nur ungern am Digitus IV und V); zur Plastik eines Fingergrundgelenks wird die proximale Epiphyse pyramidenstumpfförmig und die distale Epiphyse entsprechend muldenförmig zurechtgemeißelt, auch keilförmige Modellierung des proximalen Gelenkkörpers und muldenförmige Zurichtung des distalen Gelenkkörpers nach Art des *Hass*schen Kippgelenks ist möglich. Von den Gelenkkörpern soll so viel Material entfernt werden, daß zwischen ihnen ein Raum von 1,5 cm entsteht; der proximale Knochenstumpf wird mit frei transplantierter Fascia lata überzogen. *Ruhigstellung* auf dorsaler Gips- und Fingerschiene bei Beugung von 50° etwa 14 Tage lang, dann Übungsbehandlung und elastische Quengelung.

Bei älteren Personen und wenn keine andere Möglichkeit zur Mobilisierung oder Erhaltung einer teilweisen Beweglichkeit besteht, *Arthrodese* (quer- oder stufenförmig) mit leichter Fingerverkürzung in Beugestellung von 30–45°.

7. *Fingermittelgelenke:* bei Bandlockerung nach veraltetem Riß *Seitenbandplastik* (selten); bei ligamentärer Bewegungseinschränkung *Capsulektomie;* bei zunehmenden schmerzhaften Bewegungseinschränkungen und röntgenologisch sichtbaren Veränderungen und bei Schlottergelenken *Arthrodese* (quer, evtl. mit Span).

8. *Fingerendgelenke:* bei veralteten Verrenkungen oder starker Krallenstellung *Arthrodese* (quer).

Ein in allen Gelenken steifer dreigliedriger Finger ist meist wertlos und hinderlich und wird am besten im Grundgelenk exartikuliert.

d) Veraltete Nervenverletzungen. *Indikation und Therapie* (nach *Ender*). 1. *Nach Abheilung der Wunden. Totale Parese:*

α) *bei vollständiger Durchtrennung* sekundäre Nervennaht (Kontraindikation, wenn starke Narbenbildung besteht, dann zuerst Narbenexcision; wenn Frakturen nicht abgeheilt sind, so daß Entspannungsstellung nicht eingenommen werden kann; wenn Gelenksteifen bestehen).

β) *bei partieller Durchtrennung* sekundäre partielle Nervennaht.

γ) *bei erhaltener Kontinuität* abwarten, zweimonatliche Untersuchung, Übung, evtl. Schiene.

δ) *bei ungewisser Nervenverletzung* Freilegung des Nerven, evtl. Naht.

Partielle Parese:

α) *bei unvollständiger Durchtrennung* partielle Nervennaht.

β) *bei erhaltener Kontinuität* abwarten, zweimonatliche Untersuchung, evtl. Übung und Schiene.

γ) *bei ungewisser Nervenverletzung* abwarten, zweimonatliche Untersuchung, Übung.

2. *Nervenverletzung bis zum Ende des 1. Jahres. Totale Parese:*

α) *bei vollständiger Durchtrennung* sekundäre Nervennaht, wenn Knochen geheilt, Gelenke passiv beweglich und stärkere Narbenbildung beseitigt sind.

β) *bei unvollständiger Durchtrennung* partielle Nervennaht.

γ) *bei erhaltener Kontinuität,* falls keine Restitution erfolgt ist, Resektion und Naht.

δ) bei *ungewisser Nervenverletzung*, falls *keine Restitutionszeichen* erscheinen, Revision und Naht, falls Restitutionszeichen auftreten, abwarten; Übungen, evtl. Schiene.
Partielle Parese:
α) bei *unvollständiger Durchtrennung* partielle Nervennaht, falls keine Restitutionszeichen aufgetreten sind.

β) bei *erhaltener Kontinuität* Resektion und Naht, wenn wichtige Muskelgruppen gelähmt sind und keine Restitutionszeichen vorliegen.

γ) bei *ungewisser Nervenverletzung* Freilegung, wenn keine Restitutionszeichen vorliegen.

3. *Im 2. und 3. Jahr nach der Verletzung. Totale Parese:*
α) bei *vollständiger Durchtrennung* sekundäre Nervennaht, wenn Narben beseitigt und Gelenke passiv beweglich sind.

β) bei *erhaltener Kontinuität* quere Anfrischung und Nervennaht.

γ) bei *ungewisser Nervenverletzung* Revision, quere Anfrischung und Nervennaht.
Partielle Parese:
α) bei *unvollständiger Durchtrennung* partielle Nervennaht.

β) bei *erhaltener Kontinuität* Neurolyse (auch innere), wenn Lähmungserscheinungen oder Schmerzen zunehmen; quere Resektion und Naht, wenn vorangegangene Neurolyse erfolglos war und wichtige Funktionen ausfallen.

γ) bei *ungewisser Nervenverletzung*, wenn Restitution nicht fortschreitet oder zurückgeht, Freilegen und entweder partielle Nervennaht oder wie bei β).

4. *Später als 3 Jahre nach der Verletzung. Totale Parese:* Naht eines motorischen Nerven kaum mehr erfolgversprechend; kann versucht werden, wenn alle übrigen Bedingungen günstig sind (Narbenverhältnisse, passive Gelenkfunktion, Muskelerregbarkeit); Naht eines sensiblen Nerven später als 6 Jahre nach der Verletzung kaum mehr erfolgversprechend.

Partielle Parese: bei *abnehmenden Restitutionserscheinungen* oder neuralgieformen Schmerzen *Neurolyse*.

e) Veraltete Sehnenverletzungen. *Indikation: günstigster Zeitpunkt* für sekundäre Sehnennaht innerhalb 6—8 Wochen nach der Verletzung. Später als 8 Wochen nach der Verletzung macht die direkte End-zu-End-Naht wegen Retraktion der zentralen Sehnenstümpfe bereits große Schwierigkeiten. *Voraussetzungen:* für sekundäre Wiederherstellung der Kontinuität einer Sehne ist erforderlich: entzündungsfreies Operationsgebiet und völlig abgeheilte Wunde, günstige Narbenverhältnisse, so daß die Naht in lockerem, gut durchblutetem Gewebe liegt; Fehlen stärkerer trophischer Störungen bzw. nach vorausgegangenen Nervennähten teilweise Wiederkehr der Sensibilität; Frakturkonsolidation bei gleichzeitiger Skelettverletzung und passiv freie Beweglichkeit der Gelenke; Funktionstüchtigkeit der Muskulatur, an die ein peripherer Sehnenstumpf angeschlossen werden soll. Prüfung der Dehnungsfähigkeit bzw. einer bestehenden Retraktionskontraktur durch Aufsuchen und Vorziehen des zentralen Sehnenstumpfs. Ist direkte Sehnennaht wegen auftretender Spannung bedenklich, so ist die Kontrakturverkürzung durch Einschalten eines freien autoplastischen Sehnenstücks auszugleichen.

Spezielle Formen. 1. *Veraltete Daumenstrecksehnendurchtrennung:* bei Durchtrennung peripher des Grundgelenks direkte End-zu-End-Vereinigung wie bei frischer Verletzung mittels versenkter Drahtnaht. Bei Durchtrennung knapp proximal des Grundgelenks, wenn möglich ebenfalls direkte Vereinigung mit versenkter Naht; bei bestehendem Sehnendefekt Überbrückung mit kleinem Sehnentransplantat, sofern der proximale Stumpf noch ausreichende Gleitfähigkeit besitzt. Bei Durchtrennung im Handgelenkbereich und bei Ermüdungsrissen (nicht selten nach Radiusfrakturen) ist Entfernung bis zum Vorderarm und Ersatz durch freies Sehnentransplantat erforderlich. Bei stärkster Retraktion des proximalen Sehnenstumpfs auch Anschluß der Sehne des M. indicis propr. an den peripheren Stumpf der langen Daumenstrecksehne.

Technik: Aufsuchen des peripheren Sehnenstumpfs des langen Daumenstreckers und der Sehne des Indicis proprius (verläuft ulnar-volar der Sehne des gemeinsamen Zeigefingerstreckers); Abtrennen derselben 1 cm proximal vom Grundgelenk und End-zu-End-Naht der proximalen Indicis-proprius-Sehne mit dem peripheren Stumpf der langen Daumenstrecksehne. *Ruhigstellung* bei leichter Abduktion, Opposition und Streckstellung des Daumens in dorsaler Gips- und Fingerschiene für den Daumen für 3 Wochen. In ähnlicher Weise kann die Sehne des Abductor poll. durch einen abgespaltenen Zügel von der Sehne des Flexor carpi radialis oder durch die Gesamtsehne des Ext. carpi radialis longus oder brevis ersetzt werden.

2. *Veraltete Strecksehnendurchtrennung am Handrücken:* größere Defekte sind durch freie Transplantation zu überbrücken; Einzeldefekte sind durch Verpflanzung der Sehne des Indicis proprius oder digiti quinti proprius oder durch Kopplung des peripheren und zentralen Stumpfs an die Nachbarsehne zu überbrücken, u. U. Zwischenlagerung epifascialen Gewebes aus der Umgebung der Tricepssehne zwischen Handrückensehne und Mittelhandknochen, um Verwachsungen vorzubeugen.

3. *Veraltete Strecksehnendurchtrennung am End- und Mittelgelenk:* bei normalen Hautverhältnissen Sekundärnaht wie bei frischen subcutanen Sehnenabrissen am Endgelenk. Bei Vernarbung und Sehnendefekt am einfachsten und zweckmäßigsten *Arthrodese*. Bei veralteter querer Durchtrennung über dem Mittelgelenk sparsame Narbenexcision und Sehnennaht in Form der Achternaht. Bei veralteter Längsdurchtrennung mit Knopflochmechanismus Mobilisation der seitlichen Sehnenzügel und Nahtvereinigung über dem Mittelgelenk. Bei veraltetem Strecksehnendefekt über dem Mittelgelenk Sehnenplastik nach *Fowler*.

Technik: bilaterale Incisionen über dem Mittelglied und in Höhe des zugehörigen Mittelhandköpfchens. Einziehen je eines Sehnentransplantats, welches sich an der Streckseite des Mittelgelenks kreuzt und am Ende des Mittelglieds subperiostal oder in Knochenbohrkanal verankert wird; Anschluß der Transplantatenden an die beiderseitigen Interosseusehnen oder an die gespaltene Sublimissehne.

4. *Veraltete Durchtrennung der Streckaponeurose über Grund- und Mittelgliedern der Finger:* bei fehlendem Defekt direkte Vereinigung durch fortlaufende, quere Auszieh-drahtnaht oder Achternaht. Bei ausgedehnterem Defekt *Fowler-Plastik* (s. oben). Bei alleinigem Betroffensein der Strecksehne über dem Grundglied ist der Funktionsausfall gering und Operation meist nicht erforderlich; bei Defekt über dem Mittelglied ist der Streckausfall störend und die Arthrodese des Endgelenks indiziert.

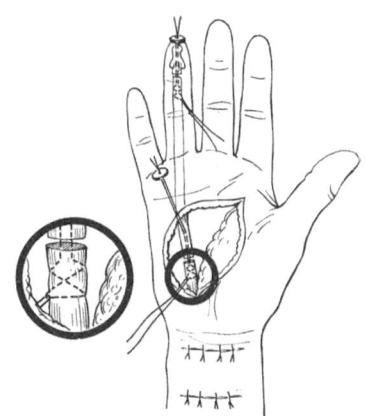

Abb. 443. *Freie Sehnentransplantation.* Nach Sehnenverletzung im sog. Niemandsland darf keine primäre Sehnennaht ausgeführt werden; nach völliger Abheilung der Weichteilwunden und passiver Bewegungsfreiheit sämtlicher Fingergelenke wird ein freies Sehnentransplantat proximal und distal nach der „Ausziehdrahtmethode" an den Sehnenstümpfen befestigt

5. *Veraltete Durchtrennung beider Beugesehnen am Vorderarm:* Naht der tiefen Beugesehnen allein genügt; oberflächliche Sehnenstümpfe werden vorgezogen und gekürzt oder an die tiefen Beuger gekoppelt; u. U. Nervennaht in gleicher Sitzung. Bei mehr als 6 Wochen alter Verletzung Überbrückung durch freie Sehnentransplantate (aus Palmaris longus oder Flexor digitorum sublimis). Bei Defekt im Canalis carpeus völlige Entfernung der Sehnenstümpfe und Einschaltung langer Transplantate von der Hohlhand bis zum Unterarm.

6. *Veraltete Beugesehnendurchtrennung in der Hohlhand:* bis zu 8 Wochen nach der Verletzung meist direkte Vereinigung möglich; bei älteren Verletzungen Überbrückung durch kleines autoplastisches Transplantat; genäht wird nur die tiefe Sehne, der periphere Stumpf der oberflächlichen Sehne ist bis zum Mittelglied zu entfernen; bei ungleich hoher Durchtrennung beider Beugesehnen evtl. auch getrennte Naht beider Beugesehnen.

7. *Veraltete Durchtrennung der langen Daumenbeugesehne in der Hohlhand:* direkte Sekundärnaht oder Z-förmige Verlängerung des proximalen Sehnenstumpfs und dadurch Defektausgleich.

8. *Veraltete Durchtrennung der Beugesehnen im „Niemandsland":* ausnahmslos Überbrückung durch sekundäre freie Sehnenverpflanzung.

Methoden:

a) Freie Sehnenverpflanzung (s. Abb. 443) *Prinzip:* zur Umgehung einer Sehnennaht in den Sehnenkanälen werden der proximale und periphere Sehnenstumpf so weit gekürzt, daß sich ein freies autoplastisches Transplantat in dem Sehnenkanal hin- und herbewegen kann und die proximale und distale Anschlußnaht außerhalb der Enge der Sehnenkanäle zu liegen kommt. Nur dann ist eine adhäsionsfreie Einheilung und Beweglichkeit gewährleistet. Die freie Transplantation ist besonders zum Ersatz der Beugesehnen in der *Hohlhand* (spez. im „Niemandsland") geeignet. *Transplantatentnahme:* am besten aus der Sehne des *Palmaris longus* am Vorderarm (fehlt in 20% der Fälle) oder aus der Sehne eines oder mehrerer *langer Zehenstrecker* für die 2.-4. Zehe am Fußrücken (*Cave!* Entfernung der Strecksehnen der Großzehe und 5. Zehe!), u. U. auch Sehne des *Flexor digitorum sublimis*, welche jedoch meist zu dick ist und daher für Finger mit stärkerer Narbenbildung nicht in Frage kommt. Dicke Transplantate verfallen leichter einer Nekrose als dünne. Die Oberfläche des Transplantats muß völlig glatt sein und mit größter Vorsicht behandelt werden. *Bestimmung der Transplantatlänge:* bei Streckstellung des Handgelenks und mittlerer Beugestellung des betreffenden Fingers oder bei leichter Volarbeugung der Hand, Beugung des Grundgelenks von 90° und Streckung des End- und Mittelgelenks des Fingers; dies muß ohne zu starke Spannung möglich sein. *Befestigung des Transplantats:* am Endglied mit Hilfe eines durch einen Bohrkanal geführten Ausziehdrahts, welcher durch den Fingernagel herausgeleitet und über den freien Nagelrand geknüpft wird. Am proximalen Sehnenstumpf (z. B. an der tiefen Beugesehne) wird das Transplantat in den aufgespaltenen proximalen Sehnenstumpf eingelegt und mit diesem durch U-Nähte vereinigt; auch versenkte Drahtnaht nach *Bunnell* ist möglich; desgleichen sog. *Sehnendurchflechtung* speziell für die Verbindung zweier Sehnenenden ungleicher Dicke geeignet, und zwar wird die dünnere Sehne durch einen oder zwei hintereinandergelegte Schlitze in die dickere eingeflochten und dort vernäht. Dieses Verfahren findet vor allem bei der Sehnentransposition Anwendung.

b) Ersatzoperationen. 1. *Sehnentransposition bei Defekt der Beugemuskulatur und ihrer Sehnen. Indikation:* Verlust sämtlicher Beuger am Vorderarm, so daß eine primäre oder sekundäre Wiederherstellung nicht möglich ist. *Methode:* Ersatz der Daumenbeugung durch die Sehne des M. extensor carpi radialis longus; Ersatz der übrigen Fingerbeuger durch die Sehne des M. extensor carpi ulnaris; zusätzliche Ansatzverlagerung des M. extensor carpi radialis brevis nach ulnar, da sonst die Hand in Radialadduktion gerät; außerdem Arthrodese des Handgelenks in Dorsalflexion von 20° zu dessen Stabilisierung. *Ruhigstellung:* dorsale Gipslage von Zwischenfingerfalten bis zum Ellbogen und Faustverband über einem mit Gaze bedeckten Stahlwolle- oder Gummipolster in der Hohlhand. Leichte Beugestellung des Handgelenks. Dauer der Ruhigstellung 3 Wochen.

2. *Sehnentransposition bei Defekt der Streckmuskulatur und ihrer Sehnen. Indikation:* völliger Verlust der Strecksehnen und Streckmuskulatur besonders für den 2.-4. Finger, z. B. nach Verletzungen durch Walz- oder Dreschmaschinen. *Kraftspender:* M. flexor carpi ulnaris, welcher durch einen subcutanen Tunnel an die Streckseite des Vorderarms und Handgelenks geleitet wird. Sehnendefektüberbrückung durch entsprechend viele freie Sehnentransplantate, welche zwischen den proximalen Sehnenstumpf des Flexor carpi ulnaris und die distalen Fingerstrecksehnen eingeschaltet werden, u. U. auch Ersatz des verlorengegangenen Lig. carpi dorsale durch eine quergelegte freie Sehnentransplantation (Palmarissehne). Voraussetzung ist, daß bei der Primärversorgung bereits ein Plan für die weiteren Sitzungen aufgestellt wurde und der primäre Weichteildefekt durch sofortige entsprechende gestielte Fernplastik, am besten aus der Bauchhaut, gedeckt wurde.

3. *Sehnentransposition nach irreparablen Nervenlähmungen.* α) *Bei Radialislähmung. Klassische Perthes-Operation. Prinzip:* Transposition der Sehnen der Mm. flexor carpi ulnaris auf den Extensor digitorum communis, flexor carpi radialis auf den Abductor pollicis longus und ext. pollicis brevis und des M. palmaris longus auf den ext. pollicis longus. Zusätzliche Tenodese mit Hilfe der peripheren Sehne des extensor carpi radialis brevis, welche durch ein Bohrloch in der distalen Radiusepiphyse hindurchgezogen und in sich vernäht wird und die Hand in einer Dorsalflexion von etwa 20° fesselt. *Technik:* 1. Hautschnitt an der volaren Vorderarmseite vom Handgelenkband nach proximal mehr ulnar gelegen; Freilegung der Ansatzstellen der 3 Handbeuger und Abtrennung derselben. 2. Hautschnitt auf der dorsalen Unterarmseite in gleicher Höhe mehr radial gelegen zur Freilegung der Radiusbasis; Anlegen des Bohrkanals von radial-distal nach ulnar-proximal; Durchziehen der Sehne des Extensor carpi radialis brevis durch das Bohrloch; Einstellen der Hand in einer Dorsalflexion von etwa 20° und Vernähung der Sehne des Ext. carpi radialis brevis in sich selbst; Fixierung des Ext. carpi

rad. long. unter Zug nach proximal an die Sehnenschlinge. Freilegung des Ext. carpi uln., welcher unter Zug nach proximalwärts subperiostal an der Ulna und am Lig. collaterale uln. vernäht wird (zur Vermeidung einer Radialabweichung der Hand!); Freilegung des Abd. poll. long., ext. poll. brev., ext. digit. comm., ext. poll. long.; Überleitung der Sehnen des Flexor carpi rad. und palmaris long. durch einen subcutanen Kanal auf der radialen Seite und des Flexor carpi uln. durch einen ebensolchen auf der ulnaren Seite; bei Hand- und Fingerstreckung und Daumenabspreizung werden der Flexor carpi uln. auf den ext. digit. comm., der Flexor carpi rad. auf den Abductor poll. long. und Ext. poll. brev., der Palmaris long. auf den Ext. poll. long. vernäht (am sichersten mit der Durchschlupf- bzw. Durchflechtungstechnik!). Die Vernähung erfolgt mit Ausnahme der Versorgung des Ext. poll. long. proximal der Sehnenscheiden. *Ruhigstellung:* Armgipsverband in Normalhaltung des Ellbogens und bei Hand- und Fingerstreckung und Daumenabspreizung. Beginn isometrischer Anspannübungen und Elektrisieren am 7. Tag nach Gipsschalung, d. h. 4 Wochen post o. p.; nach weiteren 14 Tagen volare Vorderarmschiene, Fortsetzung der Schienenbehandlung bis zur Beendigung des 3. Monats zur Verhinderung einer Überdehnung.

Teilperthes. Prinzip: wie oben, jedoch wird auf die Tenodese verzichtet, der Palmaris long. nicht verwendet und der Ext. poll. long. mit an den Flex. carpi uln. angehängt. Hier ist besonders lange und sorgfältige Schienen- bzw. Nachbehandlung erforderlich, da erhöhte Überdehnungsgefahr der Spendersehnen besteht.

β) Bei *endgültiger Medianuslähmung*. Es fallen aus: die tiefen Fingerbeugesehnen II und III, der Flex. poll. long. und der M. opponens poll. Wiederhergestellt werden muß: die Oppositionsbewegung des Daumens, die Beugung der Finger II und III. *Methoden. Prinzip:* Freilegung der tiefen Fingerbeugesehnen; Durchtrennung der Sehnenanteile II und III im proximalen Wundwinkel und Vernähung derselben auf die vom Ulnaris versorgten Sehnen IV und V; außerdem Versteifung des Carpometacarpalgelenks I durch Resektion der Gelenkfläche und Einbolzen eines Knochenspans in das Multangulum majus und den Metacarpus, um einen in Opposition fixierten Daumen zu schaffen. Zur Erzielung einer *beweglichen* Wiederherstellung des *Daumens* wird der mobilisierte Extensor pollicis brevis mit dem Flexor carpi ulnaris gekoppelt (nach *Bunnell*) oder die Sehne des Flexor digit. subl. IV unter dem Ansatz des Flexor carpi ulnaris durchgezogen und an der Basis des Daumengrundgliedes fixiert. Bei *partieller Medianuslähmung* mit Erhaltung des Flexor poll. long. kommt es ausschließlich auf einen Opponensersatz an. Dieser kann nach *Steindler* durch Halbierung der Sehne des Flexor poll. long. und Dorsalverlagerung des abgespaltenen Sehnenteils, welcher bis zur Grundgliedbasis auf der Ulnarseite weitergeführt wird und dort subperiostal fixiert wird, erzielt werden; die weit nach ulnarwärts erfolgende Vernähung der Sehne an die Grundgliedbasis schafft eine leicht drehende Bewegung und ausgezeichnete Opposition der Fingerkuppen zwischen Daumen und Zeigefinger.

γ) Bei *endgültiger Ulnarislähmung. Indikation:* zur Ersatzoperation, besonders bei jüngeren Patienten, immer gegeben; denn der funktionelle Ausfall macht die Hand praktisch gebrauchsunfähig. Voraussetzung ist aber gut erhaltene Sensibilität der Finger und aktive Bewegungsfreiheit der Fingergelenke. Unter Umständen vor Ersatzoperationen Gelenkmobilisation, z. B. durch seitliche oval äre Excision aus den Grundgelenkkapseln zur Beseitigung der Überstreckung (nach *Bunnell*) oder schräge Durchtrennung der Lig. collat. an den Mittelgelenken (nach *Schede*). Bestehen zur Zeit des Operationstermins noch stärkere Kontrakturen, so ist jede sehnenplastische Operation illusorisch. *Methode:* wiederhergestellt werden muß: die Beugung in den Grundgelenken (mit Beseitigung der Hyperextensionsstellung) und die Streckung in den Mittel- und Endgelenken. *Prinzip:* Freilegung des Flexor digitorum subl. im Bereich der Grundphalanx und Verpflanzung des medialen und lateralen Teils der Sublimissehne auf die seitlichen Streckaponeurosen im distalen Teil der Grundphalanx (nach *Bunnell*); zum Ersatz des M. adductor poll. Abtragung des M. ext. indicis propr. nahe seinem Ansatz, subcutane Verlagerung auf die Handbeugeseite und Verlängerung durch Zwischenschaltung eines frei transplantierten Sehnenstücks, welches an der Basis der Grundphalanx bei Adduktionsstellung des Daumens fixiert wird (nach *Bunnell*).

δ) Bei *kombinierter Medianus-Ulnaris-Lähmung:* wiederhergestellt werden muß: wenn die Handbeuger erhalten sind, die Funktion der tiefen Fingerbeugesehnen und des langen Daumenbeugers; wenn Hand- und Fingerbeuger total ausgefallen sind, der Ersatz der Hand- und Fingerbeuger durch die intakten Handstrecker („umgekehrte *Perthes*-Plastik").

III. Ersatzoperationen bei Fingerverlust

Indikation: der operative Ersatz eines Daumens oder Kleinfingers bei totalem oder teilweisem Verlust der übrigen Finger sollte immer angestrebt werden, weil das Vorhandensein eines beweglichen Gegengreifers die grundlegende Funktion der Hand darstellt. Prothesen sind nur angezeigt, wo die Chirurgie machtlos ist (z. B. bei Totalverlust der radialen Hand- und Mittelhandhälfte oder bei totalem Verlust des 2.–5. Fingers mit dazugehöriger Mittelhand).

Methoden. **a) Daumenersatz.** In Frage kommt: 1. die *Phalangisation*; 2. die *Fingerauswechslung*; 3. *plastische Neubildung* eines Daumens.

1. Phalangisation

Prinzip: Abspaltung des Metacarpale I von den übrigen Mittelhandknochen und Schaffung eines dazwischen gelegenen tiefen breiten Spalts, wodurch Greiffähigkeit erzielt wird. Die Spaltbildung kann vertieft werden durch gleichzeitige Entfernung des Metacarpale II (nach *Kreuz*) oder durch Verlängerung des Metacarpale I (nach *Hilgenfeldt*). *Indikation:* Daumenverlust, Verlust sämtlicher Finger, Verlust der Finger I–III.

Technik. α) *Spalthandbildung nach Kreuz:* Bildung eines volaren und dorsalen Rotationslappens über dem 1. Zwischenknochenraum; Entfernung des Metacarpale II bis zu seiner Basis vom dorsalen Schnitt; Erhaltung der Basis des Metacarpale unbedingt erforderlich, damit der Greifspalt zwischen Metacarpale I und III genügend weit bleibt; Einkerbung des M. adductor poll. vom radialen peripheren Rand aus in ulnarer Richtung nach zentral (*Cave!* zu tiefe Einkerbung, da hierdurch seine Nervenversorgung leidet!). Nach Einkerbung des Muskels Blutleere ab, exakte Blutstillung und Verschiebung beider Rotationslappen so, daß mit dem dorsalen Lappen das Metacarpale I, mit dem volaren Lappen das Metacarpale III gedeckt wird. *Ruhigstellung* durch dorsale Gipsschiene für 10 Tage.

β) *Verlängerung des Metacarpale I mit Hilfe des Metacarpale II* bei Verlust des 1. und 2. Fingers (nach *Hilgenfeldt*): dorsaler Längsschnitt über dem Metacarpale II, Querschnitt 1 cm unterhalb der Zeigefingerstumpfnarbe, welcher das Köpfchen zu zwei Dritteln umkreist; Fortsetzung des Schnitts in die Hohlhand, so daß eine 1 cm breite, dem Verlauf des Metacarpale II entsprechende Hautbahn entsteht; Darstellung der Aa. digitales vol. comm. im Spalt zwischen Metacarpale II und III, desgleichen der Nerven; Verfolgung der Gefäßnervenstränge nach zentral bis dicht an den oberflächlichen Hohlhandbogen; nach Isolierung von Gefäßen und Nerven Durchtrennung des Metacarpale II mit Motorsäge und Zurichtung nach dem „Nut-Feder"-Prinzip („Feder"länge mindestens 7 mm!); daraufhin Freilegung des Metacarpale I, evtl. unter Excision von Narben über der Stumpfspitze; Darstellung der kurzen Daumenmuskeln, u. U. Anheftung von Resten des Adductor poll. am Metacarpale I; Bildung eines *Zeller*schen Läppchens wie bei der Syndaktylieoperation und Ausfräsen einer scharfkantigen Nut im Metacarpale I; Einpassen des Metacarpale II – Lösung der Blutleere – und Kürzung des Metacarpale II bis auf die Basis; falls die ineinandergepaßten Knochen nicht fest genug haften, feine Drahtumschlingung; evtl. Durchtrennung der Beugesehne, falls sie eine störende Zugwirkung entfaltet. Stellung des aufgesetzten Metacarpus zum Metacarpale I im Winkel von etwa 20–30°; Hautdeckung, Reverdinläppchen auf evtl. bestehenbleibende Hautdefekte. *Ruhigstellung:* dorsale Gipsschiene unter Einschluß des neugebildeten Daumens bis zum Ellbogen für 4 Wochen.

2. Fingerauswechslung
(Nach *Luksch*, 1903, und *Hilgenfeldt*)

Prinzip: Überpflanzung eines dreigliedrigen Fingers (am besten Mittelfinger) auf das Metacarpale I zum Daumenersatz. Der Mittelfinger ist dem Daumen kosmetisch am ähnlichsten; er behält normales Gefühl und gute Durchblutung; er ist beweglich; die Mittelhand wird nicht beschädigt und die Kraft der Hand kaum vermindert.

Technik: Bildung einer volaren Hautbahn über dem Metacarpale III von der Interdigitalfalte II und III aus nach proximal bis zur Mitte der Mittelhand; Darstellung des radialen und ulnaren Gefäßnervenstrangs für den 3. Finger; Ligatur der zum Zeigefinger bzw. 4. Finger ziehenden Gefäße und sorgfältige Schonung des radialen und ulnaren

Gefäßnervenstrangs für den 3. Finger; Trennung der gemeinsamen Hohlhandnerven stumpf möglichst weit nach proximal; Verlängerung des Schnitts vom radialen Fußpunkt der Hautbahn zum Metacarpale I, welches umkreist und subperiostal freigelegt wird; Auslösung des Mittelfingers im Grundgelenk unter Bildung eines entsprechend großen, dorsal gestielten Hautlappens zur Deckung des entstehenden Defekts; Durchtrennung der Strecksehne in Höhe des Grundgelenks; Kürzung des Grundglieds des Mittelfingers, so daß nach der Osteosynthese zwischen Metacarpale I und Mittelfingergrundphalanx die Kuppe des Ersatzdaumens bis zur Mitte des Zeigefingergrundgliedes reicht; Anfrischung des Metacarpale I und der Mittelfingergrundphalanx auf „Nut und Feder" oder auch stufenförmige Vereinigung mit 2 Drahtumschlingungen unter Beachtung einer richtigen Rotation und Oppositionsstellung des neuen Daumens; Sehnenanschluß des verpflanzten Fingers an den Ext. und Flexor poll. longus auf der Streck- bzw. Beugeseite. Ist der Zeigefinger beim Daumenverlust mitverletzt worden und weitgehend geschädigt, so wird dieser als Daumenersatz verwendet.

3. Daumenbildung nach Nikoladoni

Indikation: Fehlen des 1.–3. Fingers ganz und des Metacarpale I–III ganz oder teilweise; Bildung eines Ersatzdaumens aus handeigenem Material ist unmöglich; eine Fernplastik ist erforderlich. *Nikoladoni* (1896) hat in solchen Fällen die Verpflanzung der Großzehe oder (besser!) der Zehe II des kontralateralen Fußes auf die Basis des Metacarpale I empfohlen.

Prognose: funktionelle Ergebnisse wenig zufriedenstellend, da der Ersatz-Daumen gefühllos, kälteempfindlich und leicht verletzlich ist.

4. Daumenbildung aus einem Rundstiellapen mit eingepflanztem Knochenspan

Indikation: wie unter α)!

Technik: Bildung eines Rundstiellappens aus der gleichseitigen Bauchhaut; Abtrennung des lateralen Stiels nach 18–21 Tagen und Aufpflanzung auf den Metacarpalreststumpf; Durchtrennung des medialen Stiels nach weiteren 18–21 Tagen; Einschaltung einer längeren Pause, um sicher ausreichende Blutversorgung und Einheilung des Rundstiellappens zu gewährleisten. Sodann Einpflanzung eines Schienbeinspans von 4–6 cm Länge und 8 mm Dicke, welcher von der Basis aus in den Rundstiel eingeschoben und mit dem Metacarpalrest durch Osteosynthese verbunden wird. *Ruhigstellung:* Gipsverband für 8 Wochen in mittlerer Abduktion und Opposition des neuen Daumens. Bei auftretender Fistelung muß der ganze Span frühzeitig entfernt und Transplantation in einer späteren Sitzung wiederholt werden. Um bereits bei der Transplantation des Rundstiellappens auf den Daumen über einen sicher eingeheilten Knochenspan zu verfügen, kann dieser auch bereits in den Rundstiellappen vorgepflanzt werden, so daß die Haut-Knochen-Einheit bereits in der Bauchwand vorgebildet wird.

b) Ersatzoperationen am Kleinfinger: α) *Drehosteotomie des Kleinfingers. Indikation:* ist der Kleinfinger der einzige erhalten gebliebene Finger, so kann seine Greiffähigkeit durch eine Drehosteotomie an der Basis des Metacarpale V (*Lauenstein,* 1889) verbessert werden.

Technik: Freilegung des Metacarpale V von einem ulnaren Schnitt. Quere Osteotomie an der Basis und Drehung des Metacarpale um 45° im Sinne der Supination; Fixierung des peripheren Teils des Metacarpale V mit 2 gekreuzten Bohrdrähten an die benachbarten Mittelhandknochen. Die Drehung des 5. Fingers wird auch automatisch durch Resektion des Köpfchens des Metacarpale IV erreicht.

β) *Bildung eines Gegengreifers zum Daumen. Indikation:* Verlust der Finger II–V, u. U. auch mit weitgehender Zertrümmerung, aber auch ganz oder teilweise erhaltenem Daumen.

Technik: alles kommt darauf an, bei der Primärversorgung im Kleinfingerbereich genügend widerstandsfähige Hohlhandhaut zu erhalten, so daß aus dieser ein Rundstiel gebildet werden kann; 8 Wochen nach abgeschlossener Wundheilung Einpflanzung eines Schienbeinspans, welcher mit dem Rest des Metacarpale V verbunden wird. Ein so gebildeter Gegengreifer zum Daumen besitzt Gefühl und vermag gut mit dem Daumen zu arbeiten.

C. Entzündungen

1. Phlegmone an Fingern (Panaritium) und Hand einschließlich Sehnenscheidenphlegmone

Definition: Panaritium (von griech. παραρρέω = herumfließen, entsprechend der deutschen Bezeichnung „Umlauf") ist die unspezifische, phlegmonöse Fingereiterung.

Ursache: Wundinfektion mit Eitererregern (spez. Staphylo- oder weniger häufig Streptokokken im Verhältnis von 20:1; gelegentlich zugleich Gonokokken, Rotz-, Tetanus-, Milzbrand- und Diphtheriebacillen, Syphilisspirochäten u. a.) durch (meist kleine, dem Patient überhaupt nicht bekannte) Bagatellverletzungen (Quetschung, Riß, Biß oder Stich sowie seltener Schnitt usw.), spez. bei gewissen Berufen: Ärzten, spez. Chirurgen, Schwestern, Pflegern, Fleischern, Hausfrauen, Köchinnen, Gärtnern, Landwirten, Tischlern, Schlossern, Maurern u. dgl. Dabei erfolgt die Infektion manchmal (auch bei Ärzten gelegentlich) nicht gleichzeitig mit der Wundverletzung, sondern erst später, und zwar u. U. mit wochenlanger Latenz.

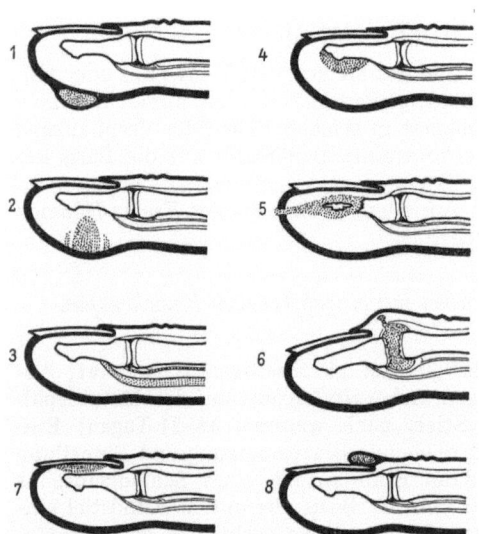

Unfallzusammenhang ist gegeben, sowohl wenn die Verletzung als auch die Infektion einer Gelegenheitswunde durch den Unfall bedingt ist; in letzterer Hinsicht ist Voraussetzung der Nachweis des zeitlichen Zusammenhangs (meist einige wenige Tage, frühestens 1-2 Tage, spätestens 1-4 Wochen); es ist aber bei der Beurteilung eine besonders sorgfältige Prüfung angezeigt, da ja für die Entstehung von Panaritien jederzeit Anlaß gegeben ist, auch außerhalb der Betriebsarbeit; Nachweis von Blutblase, Arbeitsschwiele oder Fremdkörper macht den Unfallzusammenhang überwiegend wahrscheinlich. Fehlt der Nachweis einer Verletzung oder des Infektionsmodus, so kann allenfalls nur die Wahrscheinlichkeit eines Zusammenhangs anerkannt werden.

Abb. 444. Fingereiterungen: 1 Panaritium cutaneum (bulla infecta), 2 P. subcutaneum, 3 P. tendinosum, 4 P. periostale, 5 P. ossale (Sequester), 6 P. articulare, 7 Paronychium subunguale, 8 Paronychium parunguale

Vorkommen: Panaritium ist eine ebenso häufige wie wichtige Krankheit; u. U. wird durch sie Invalidität bedingt. (Bei Hand- und Fingerverletzungen, welche etwa $2/3-3/4$ aller Verletzungen und $5/6$ aller Armverletzungen sowie $1/2-1/3$ aller Unfallverletzungen ausmachen, findet sich in $3\frac{1}{3}-33\frac{1}{3}\%$ ein Dauerschaden; an infizierten Hand- und Fingerverletzungen sterben heute nur noch vereinzelte Fälle); daher ist die frühzeitige und sachgemäße Behandlung von großer Bedeutung. Der Häufigkeit nach erkranken in absteigender Reihenfolge Daumen, Zeige-, Mittel-, Ring- und Kleinfinger; die Finger der rechten Hand sind häufiger betroffen als die der linken, außer bei Ärzten und Fleischern; überhaupt spielt bezüglich der Lokalisation der Beruf eine große Rolle. Besondere Disposition wird geschaffen - abgesehen von der Berührung mit eitrigem Material von Kranken bei Ärzten - durch Diabetes oder durch Syringomyelie, Paresen, *Raynaud*sche Krankheit, Sklerodermie, Lepra und Leukämie, wobei in letzteren Fällen trophische Störungen und Gefühlsherabsetzung von Bedeutung sind.

Symptome und Formen (s. Abb. 444):

a) Panaritium cutaneum. Oberflächliche Eiterblase, gelegentlich verbunden mit Lymphangitis oder Lymphadenitis, sog. „bulla infecta" (vgl. Abb. 444,1); manchmal durch einen stricknadeldicken Gang zusammenhängend mit einem subcutanen Herd als sog. „Kragenknopfpanaritium". Keine stärkeren Allgemeinerscheinungen.

b) Panaritium subcutaneum (vgl. Abb. 444,2). Meist *beugeseits* (hier wegen des dicken, straffen und senkrecht gefaserten bzw. gesepteten Gewebes circumscript, schmerzhaft und leicht nekrotisierend), seltener *streckseits* (hier frühzeitig Verbreitung und gerötete Schwellung; differentialdiagnostisch *Cave!* kollaterales Ödem am Handrücken; dieses findet sich auch oft bei *volarem* Herd!), übrigens bei Arbeitern (spez. Tischlern, Schustern usw.) sowie bei sonstigen Leuten im Anschluß an ungewohnte und anstrengende Tätigkeit, z. B. Rudern, Turnen u. dgl., öfters auch *interdigital* als sog. „*Interdigitalphlegmone*" (entstehend entweder indirekt, nämlich übergreifend von der Nachbarschaft, z. B. Schwielenabsceß, oder direkt, nämlich primär bei entsprechender lokalisierter Verletzung [dabei evtl. übergreifend auf die Streckseite]) sowie *unter Schwielen* (sog. „Schwielen- und Hohlhandabsceß"), evtl. mit Nekrose der Fascia palmaris oder mit Übergang zur tiefen Hohlhandphlegmone oder zur Streckseitenphlegmone durch die Interdigitalnische.

Symptome: klopfender Spontanschmerz, umschriebener Druckschmerz (Palpation mit Knopfsonde), Rötung, Schwellung, Streckseitenödem, welches nicht druckempfindlich ist; Fingerhaltung gestreckt, functio laesa gering; Ausbreitung nach peripher, so daß eine typische bulla infecta an der Beugefalte des distal gelegenen Gelenks entsteht; am Daumenendglied bevorzugt auf der Fingerkuppe, dort ein „Kraterpanaritium" hervorrufend und nicht selten auf den Proc. unguincularis übergreifend.

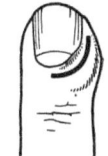

Abb. 445
Paronchychium parunguale, s. proximalis

c) Paronychium s. Paronychia acuta purulenta (s. Abb. 445). *Definition:* Infektion kleinster Einrisse am Nagelwall („Niednagelinfektion").

Entstehung: beim Zurückschieben der Nagelhaut („Maniküreinfektion"), bei Säuglingen auch durch Fingerlutschen und schließlich durch Vereiterung eines subungualen Hämatoms nach Nagelquetschung oder durch Eindringen von Fremdkörpern unter den Nagel, z. B. bei Scheuerfrauen usw.; *Differentialdiagnose:* Syphilis und Tuberkulose. Hier zu erwähnen ist ferner die *chronische* Paronychie, auch die der Hausfrauen und der Zuckerbäcker o. a. Berufe mit die Nagelbetthaut angreifender Beschäftigung.

d) Paronychium subunguale. *Definition:* Abhebung des Nagels durch Eiterbildung unter ihm.

Formen: P. subunguale *proximale* und *distale*, je nachdem, wo die Eiterbildung stattfindet. *P. parunguale,* d. h. der ganze Nagelwall ist ergriffen. Es besteht Gefahr des Übergreifens auf die Vola.

e) Panaritium tendinosum mit Sehnenscheidenphlegmone (vgl. Abb. 444,3). Entstehung ist entweder *direkt* durch infizierte (z. B. Stich-, Schnitt-, Biß-, Riß-, Quetsch-, Maschinen- u. dgl.) Verletzung der Sehnenscheide oder *indirekt*, nämlich *übergreifend* im Verlauf von einigen, meist 2-4 Tagen von subcutaner, ossaler oder artikulärer Eiterung, ganz vereinzelt vielleicht auch metastatisch (am ehesten bei Tripper oder Gelenkrheumatismus). Gegenüber dem P. subcutaneum ist das P. tendinosum, welches übrigens zumeist von jenem ausgeht, ausgezeichnet durch Beschränkung auf die Beugeseite mit Freilassen von Seiten und Rücken des Fingers, Längsverlauf über den entsprechenden Fingerteil oder über den ganzen Finger, Verstreichen der Interdigitalfalten, Endigung an der Endgliedmitte unterhalb der Fingerkuppe.

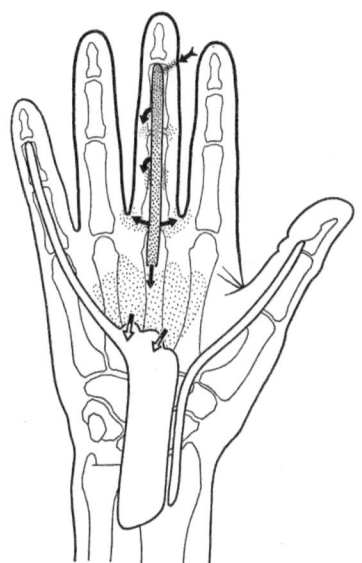

Abb. 446. *Handeiterung: Panaritium tendineum des Fingers II—IV.* Ausbreitung und Entstehung einer sog. „Hohlhandphlegmone"

Druckschmerz über der Beugesehne und Schmerzsteigerung bei passiver Überstreckung bzw. Überbeugung, Unmöglichkeit aktiver Beugung und Zwangshaltung.

Spezielle Formen des P. tendinosum. 1. *Am 2.-4. Finger* (s. Abb. 446). *Entstehung:* direkt oder (meist) indirekt von P. subcutaneum auf lymphogenem Wege von der Basis der Sehnenscheide über das Mesotenonium. Sehne ist sehr infektionsgefährdet und stirbt bei Infektion rasch ab infolge Funktionsverlust des Mesotenoniums. *Verlauf:* da die Sehnenscheiden II-IV in Höhe der Metacarpalköpfchen abgeschlossen sind, macht die Infektion hier halt und bricht schließlich in die Hohlhand ein (Hohlhandphlegmone) (s. Abb. 447 a, b). *Diagnose:* stärkster Druckschmerz (Knopfsondenpalpation) über der Beugesehne, spez. über dem proximalen Ende der Sehnenscheide.

1502 Hand und Finger

2. *Am 1. und 5. Finger* (s. Abb. 448). *Entstehung:* wie oben, hinzukommt die vom 1. auf den 5. Finger und umgekehrt fortgeleitete Infektion, da die Sehnenscheiden im Handgelenkbereich zusammenlagern, u. U. sogar direkt kommunizieren. *Diagnose:* wie oben; jedoch muß stets der radiale und ulnare Sehnenscheidensack mit untersucht werden. *Komplikationen:* Einbruch in Gelenke (erfordert meist Exartikulation), Übergreifen auf den Interdigitalraum und den Thenar, Übergreifen auf den proximalen Sehnenstumpf (Sehnenscheidenfistel, Spontanabstoßung der nekrotischen Sehne, sog. „Fingerwurm", dies auch an Finger II-IV möglich), Einbruch in die oberflächliche und tiefe Hohlhand (erfordert häufig Exartikulation), Übergreifen bzw. Einbruch in den radialen oder ulnaren Sehnenscheidensack, Ausbreitung in den Knochen, strahlenförmige Sehnenscheidenphlegmone aller Finger bei kommunizierenden Sehnenscheiden.

3. *Sehnenscheidensackphlegmone*. *Entstehung:* durch protrahierten Verlauf eines Daumen- oder Kleinfingerpanaritiums, wobei die Kleinfingerphlegmone längere Zeit lokalisiert bleibt, seltener durch direkte Verletzung. *Diagnose:* Druckschmerz über dem befallenen Sehnensack, Schmerzen bei passiven Bewegungen, Schwellung

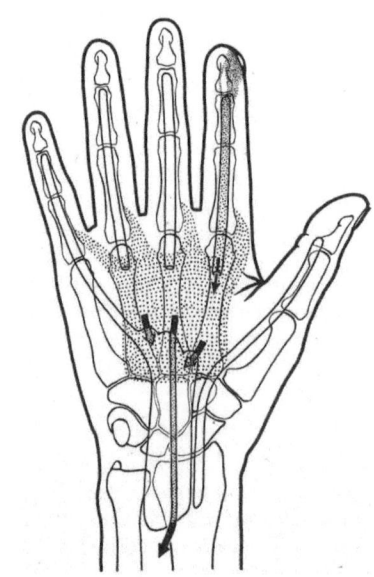

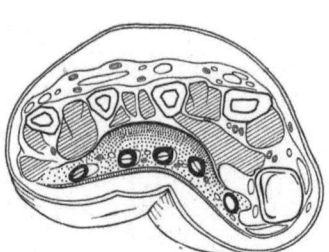

Abb. 447a. Tiefe Hohlhandphlegmone

Abb. 447b. *Handeiterung:* Ausbreitungswege der Hohlhandphlegmone (nach *Wachsmuth* in *Kirschner*-Op.-Lehre X)

(evtl. Fluktuation des Sehnensacks); Hohlhandwölbung bleibt erhalten im Gegensatz zur Hohlhandphlegmone; stärkste Spontanschmerzen. *Komplikationen:* radiale Sehnensackphlegmone neigt zur raschen Ausbreitung einer V-Phlegmone (vgl. Abb. 448) oder zum Übergreifen auf den Vorderarm.

4. *Progrediente Vorderarmphlegmone* (vgl. Abb. 440) *Entstehung:* nicht entlastete Sehnenscheidensackphlegmone dringt in den *Paronaschen Raum* vor und wandert in den Fascienlogen der Vorderarmmuskulatur weiter nach proximal. *Diagnose:* fixiertes Handgelenk, äußerste Druckschmerzhaftigkeit des Vorderarms an der distalen Beugeseite, functio laesa, reduziertes Allgemeinbefinden.

f) Panaritium ossale und periostale (vgl. Abb. 444, 4 u. 5). *Entstehung* entweder *direkt* durch Stich oder meist *indirekt,* nämlich *fortschreitend* von Unterhaut, Sehnenscheide oder Gelenk, dies spez. am Endglied, selten *metastatisch* (z. B. bei Typhus- u. a. Infektion). Betroffen ist meist das End-, dann das Mittel- und am seltensten das Grundglied.

Diagnose: P. ossale ist ausgezeichnet durch starken, spez nächtlichen, auch durch Stoß auslösbaren Tiefenschmerz und durch auf ein Fingerglied beschränkte und hier zirkuläre Schwellung in Form kolbiger Gliedauftreibung und gleichmäßigem Druckschmerz rings um die ganze Circumferenz der Phalanx; infolge Periostinfektion kommt es zur Ernährungsstörung des Knochens und Sequesterbildung (und zwar Randsequester, Totalsequester mit sekundärem P. articulare, Teilsequester mit Erhaltung der Phalangenbasis); Sondierung; Röntgenbild; Sequesterbildung braucht am Finger allerdings bis zur Erkennung im Röntgenbild einige (2-3) Wochen und bis zur Abstoßung gar 4-6 Wochen; später droht Fingerverstümmelung, spez. -verkürzung, wenn nicht für Schienung o. a. Verband gesorgt wird; bei zweckentsprechender Behandlung bildet sich - außer bei totaler Knochenabstoßung - oft, namentlich bei Erhaltenbleiben der proximalen Epiphyse, ein bedeutendes und gutgeformtes Regenerat. Voraussetzung dafür ist, daß keine zu starke Eiterung besteht und genügend Periost erhalten bleibt.

g) Panaritium articulare (vgl. Abb. 444,6) *Entstehung:* entweder *direkt* durch Stich, Schnitt, Biß, Maschinen- oder Schußverletzung, spez. von dorsal her, wo der Gelenkspalt am oberflächlichsten liegt; auch bei komplizierter Fraktur oder Luxation oder *indirekt*, nämlich *fortgeleitet* von Subcutis, Knochen, Sehne oder Nagel, ganz ausnahmsweise *metastatisch*.

Diagnose: spindelförmige Auftreibung, besonders an der Dorsalseite. Stärkster Druckschmerz dorsal über dem Gelenkspalt (in dieser Höhe jedoch auch zirkulär); Zug- und Stauchungsschmerz; in späteren Stadien auch Fistelung mit Synoviaausfluß und Abstoßung von Knorpelsequestern. Fixierte Beugehaltung des Gelenks mit Schmerzsteigerung bei jedem Bewegungsversuch; Gelenkschlottern und Crepitation bei fortgeschrittener Zerstörung, Gelenkpunktion (Erregertest!); *Röntgenbild* (Unschärfe der Gelenkkontur, Destruktion, Sequestrierung, Luxation).

Allgemeine Diagnostik und Indikation. Spontanschmerz: erstes Symptom; Schlaflosigkeit wegen bohrenden Klopfschmerzes, welche während einer ganzen Nacht andauert, ist bereits die unbedingte Indikation zum operativen Vorgehen. *Nachlassen des Schmerzes:* kann ohne Operation eintreten durch Spontanrückbildung (selten!), durch Auftreten von Handrückenödem, durch Einbruch in die Sehnenscheide (hier ist die Besserung nur eine scheinbare, meist kommt es rasch zu verstärkten Beschwerden infolge der Sehnenscheidenentzündung). *Druckschmerz:* zu prüfen durch Palpation mit der *Knopfsonde* oder mit geschlossener Pinzette. *Panaritium subcutaneum* weist nur kleine, umschriebene Schmerzzonen direkt über dem Krankheitsherd auf. *P. tendineum* schmerzt über dem ganzen Verlauf der Sehne, auf der Beugeseite meist bis in Höhe der Mittelhandköpfchen. *P. articulare* schmerzt nur über dem Gelenk, und zwar vorwiegend auf der Dorsalseite. *P. osseum* schmerzt rings um die gesamte Circumferenz einer Phalanx. Festzustellen ist

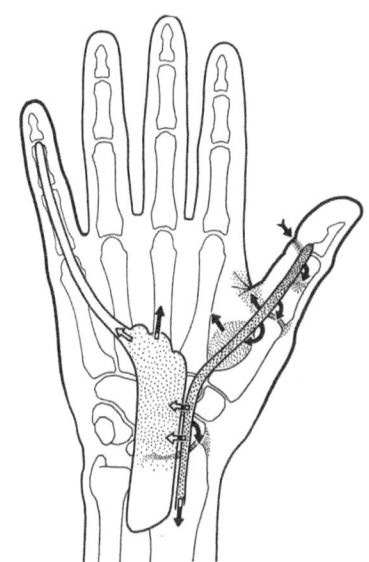

Abb. 448. *Handeiterung: Panaritium tendineum am Finger I und V,* Ausbreitung und Entstehung einer sog. „V-Phlegmone"

außerdem der Ort des stärksten Druckschmerzes. *Fingerhaltung:* bei *P. subcut.* gestreckt; bei *P. tendineum* gebeugt in Entlastungsstellung; passive Bewegungen verursachen Schmerzen. Bei *radialer Sehnenscheidensackphlegmone* stark adduzierter und eingebogener Daumen; bei ulnarer *Sehnenscheidensackphlegmone* Einkrümmung der Finger IV und V. Bei *V-Phlegmone* Krallenstellung aller Finger; *Fieber* fehlt oft, was nicht von einer Incision abhalten darf. Ansteigen des Fiebers spricht für Progredienz der Entzündung (Lymphangitis, Allgemeininfektion); oberflächliche Panaritien können gelegentlich plötzliche Schüttelfröste auslösen; kein tiefes Panaritium verläuft fieberfrei. *Rötung:* bei verarbeiteten Händen oft nicht zu sehen; sonst stets vorhanden; intensivste Rötung fällt meist mit der Zone stärksten Druckschmerzes zusammen. *Schwellung:* stets vorhanden, täuscht jedoch häufig über die Lokalisation der Eiterung hinweg, da sich oft rasch ein Streckseitenödem ausbildet. Vergleich mit der gesunden Seite, besonders zu Beginn der Erkrankung bedeutungsvoll. *Fluktuation:* sehr unsicheres Symptom, da nur bei oberflächlicheren Formen vorhanden; tiefe P. fluktuieren nur undeutlich; fehlende Fluktuation darf keinesfalls zum Aufschub der Operation führen.

Differentialdiagnose: Erysipel (scharf abgegrenzte Rötung, hohes Fieber), *Erysipeloid* (fieberfrei, unscharf begrenzte, blaurot-livide Zone), *Maul und Klauenseuche* (Bläschenkette mit knötchenartigen, blauroten Infiltrationen, Ursache oft Melkerinfektion), *Milzbrand* (Pustula maligna, auch schorfbedeckte Blasen, Ursache meist Infektion beim Abhäuten von Pelztieren), *Rotz* (Pustelbildung mit schwerer Allgemeininfektion), *Lues* (schlecht heilender Primäraffekt mit indolenten Bubonen).

Prognose: Mortalität auf vereinzelte, meist fehlerhaft und unbehandelte Fälle zurückgegangen und statistisch kaum noch ausdrückbar. Bei *Sehnenscheidensackphlegmone* in der vorantibiotischen Ära bis zu 8% Mortalität, heute ebenfalls praktisch keine Mortalität mehr; *Exartikulation* in etwa 2% der Fälle; *Ankylose* in 5–20% (Zahlen sind regionär sehr verschieden; große Kliniken berichten über sehr viel günstigere Ergebnisse, z. B. 0,3–0,6% Exartikulationen); dies beweist, daß nur die frühzeitige, rite ausgeführte chirurgische Therapie die Finger- und Handfunktion retten kann.

Therapie. 1. *Konservativ:* nur erlaubt, wenn ganz im Beginn die klinischen Symptome noch nicht deutlich sind und keine wesentlichen Schmerzen oder Lokalerscheinungen bestehen; dann erfolge Ruhigstellung, Alkoholumschläge, *Bier*sche Stauung, Handbäder. Ein länger dauerndes, abwartendes Verhalten („bis die Entzündung ausgereift ist") ist fehlerhaft, denn der phlegmonöse Prozeß schreitet rasch zerstörend in die Tiefe weiter. Kommt es innerhalb 48 Stunden nicht zum Abklingen der Erscheinungen, so ist die Indikation zur Operation gegeben.

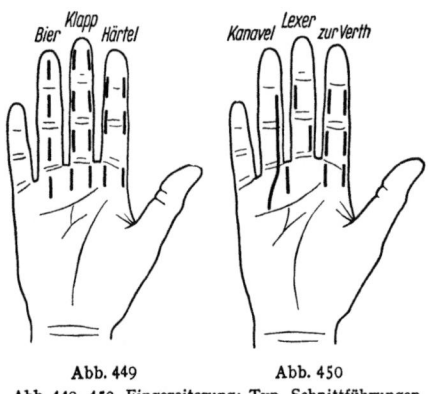

Abb. 449   Abb. 450
Abb. 449, 450. Fingereiterung: Typ. Schnittführungen nach *Bier, Klapp, Haertel* (765) und *Kanavel, Lexer, zur Verth* (766)

Chemotherapie: intrafokale Instillation mit Antibioticis im allgemeinen kontraindiziert. Sie kommt höchstens bei lokal ganz abgegrenzten Prozessen in Betracht. Auch die allgemeine Chemotherapie erbringt meist keine entscheidende Wendung zum Besseren, sie verschleiert jedoch nicht selten die Symptome und verursacht eine Verschleppung der Eiterung. Daher dient die Chemotherapie lediglich zur Unterstützung der chirurgischen Behandlung (*Dosierung:* Sulfonamide 3 Tage lang 6, 5, 4 g; Antibiotika: nur testgerechte Präparate verwenden; keinesfalls länger dauernde antibiotische Prophylaxe oder blinde, ungezielte Therapie; zur Lokalbehandlung am besten Penicillin- oder Breitspektrumantibioticumsalbe besser als einfache Borsalbe). *Röntgenbestrahlung:* als zusätzliche Entzündungsbestrahlung (20–40 r täglich, 3 Tage lang) wirkt sich günstig aus; Konfluenz wird verhindert, Regeneration beschleunigt. Besonders die tiefen Formen des P. articulare und ossale sollten stets bestrahlt werden.

2. *Operativ. Vorbereitung:* Operation nur im Liegen; unter streng aseptischen Kautelen und *niemals ohne Anästhesie!* Am besten intravenöses Kurznarkoticum oder *Leitungsanästhesie* nach *Oberst* für die Prozesse im Bereich der Endphalanx, *Plexusanästhesie* für die Eiterungen der Fingerbasis und Hand. Örtliche Umspritzung oder Vereisung sind niemals ausreichend und werden häufig Ursache der berüchtigten „Stichincisionen", welche meist nur eine Mischinfektion herbeiführen und stets Nachincisionen erfordern.

Blutleere: ist stets erforderlich, und zwar an der Fingerbasis für die Prozesse der Endphalanx, in der Mitte des Vorderarms bei proximal gelegenen Eiterungen. Nur durch Operation in Blutleere ist genaue anatomische Präparation und Schonung der Gefäßnerven-stränge sowie Auffinden und Beurteilung der Sehnenscheiden möglich.

Technik (s. Abb. 449, 450): Incision erfolge am Ort des größten Druckschmerzes in Längsrichtung unter Schonung der Fingerbeugefalten. Die seitlichen volaren Incisionen, u. U. paarig nach *Klapp* oder alternierend nach *Lexer*, sind zu bevorzugen; für das P. der Endphalanx kommt der halbe oder ganze Froschmaulschnitt (s. Abb. 451 a, b) in Betracht. Die Paronychie wird bogenförmig incidiert oder mit Nagelteilresektion (s. Abb. 452) oder Totalentfernung des Nagels behandelt. Das P. tendineum erfordert zunächst die Probefreilegung des proximalen Sehnenscheidenendes am 2.–4. Finger; der Gefäßnervenstrang ist sorgfältig zu schonen und beiseite zu ziehen; breite Hautrandexcision oder grundsätzliche Doppelincisionen und durchzogene Drainagerohre sind meist unnötig, häufig schädlich. Weitere typische Schnittführungen an Fingern, Hand und Vorderarm, welche je nach Lage des Falls angewendet werden sollen (s. Abb. 453). *Cave!* Eröffnung einer gesunden Sehnenscheide oder eines gesunden Gelenks, weil hierdurch aus einem P. subcutaneum leicht ein Tendineum usw. werden kann. Drainage der Incisionen nur mit Gummilasche oder Gummirinne; Situationsnähte erlaubt, sofern der Eiterherd zuverlässig gefunden und ausgeräumt wurde; Penicillinsalbenverbände

(*Cave!* dickes Bepudern und Tamponaden!); konsequente, absolute Ruhigstellung, am besten mit dorsaler Gipsschiene und Fingerschiene, u. U. unter völliger Okklusion des operierten Fingers; der individuell angepaßte Gipsverband ist besser und meist auch rascher hergestellt als jede Form von anwickelbaren Fingerschienen, welche fast niemals ausreichend ruhigstellen; bei progredienten Hand- und Vorderarmphlegmonen Lagerung des ganzen Arms auf Abduktionsschiene.

Spezielle Therapie. 1. Bei *P. cutaneum:* in leichten Fällen abwartend, bei Verschlechterung sofortige laterale Incision, kurzfristige Drainage und Ruhigstellung.

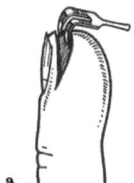
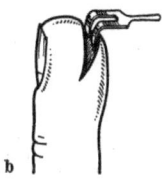
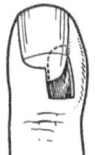

Abb. 451. a) Panaritium im Bereich der Endphalanx; *Froschmaulschnitt richtig!* b) *Froschmaulschnitt falsch!*

Abb. 452. Paronychia parungualis s. prox.; Therapie: Nagelteilresektion

2. Bei *Paronychium:* konservativ, solange akute, eiterfreie Form besteht mit heißen Bädern, Alkoholumschlägen, Ruhigstellung im Okklusionsgipsverband, evtl. graue Salbe auf das Nagelbett; Verbandwechsel erst nach 8 Tagen, sodann bei fehlender Besserung *operativ* (vgl. Abb. 445): Incision des Nagelfalzsaumes; bei geringer Eiteransammlung bogenförmige Incision 2–3 mm vom Nagelsaum entfernt bei tieferer, diffuser Paronychie; bei *proximalem subungualem P.:* Freilegung des Nagelendes und *Teilresektion des Nagels* (vgl. Abb. 452); Bildung eines proximal gestielten Hautlappens, Querresektion

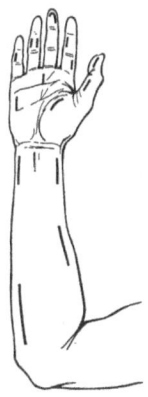
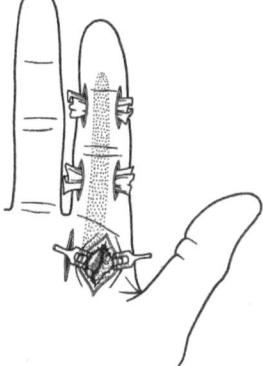

Abb. 453. *Hand- und Fingereiterung:* Typ. Schnittführungen an Vorderarm, Hand und Fingern

Abb. 454. *Panaritium tendineum:* Typische bilaterale Incisionen und Drainage, Revision des proximalen Sehnenscheidenendes!

des proximalen Nagels; distaler Nagelrest wird zurückgelassen; oder *Totalresektion*, sicherstes Verfahren und daher meist bevorzugt. *Cave!* unnötige Verletzungen der Nagelmatrix, da sonst der neue Nagel verkrüppelt nachwächst; Dauer des Nagelwachstums 3–4 Monate.

P. subunguale distale: dreieckige Excision von Nagel und Gewebe mit Auskratzen des Eiterherdes. *Merke!* Bei Übergreifen der Eiterung auf den Knochen genügt diese Excision nicht. *P. parunguale:* da die gesamte Nagelumgebung ergriffen ist und die Gefahr des Übergreifens auf die Volarseite besteht, kommt nur die *Totalextraktion des Nagels* in Frage; Okklusionsgipsverband für 5–8 Tage.

3. Bei *P. subcutaneum:* Incision möglichst frühzeitig, d. h. nach erster, infolge Schmerzen schlaflos verbrachter Nacht. Am *Endglied:* paarige Incisionen oder Froschmaulschnitt, wenn sich die Eiterung mehr an der Fingerkuppe befindet; zur Schonung der Sensibilität ist der Froschmaulschnitt 2–3 mm vom Nagelrand entfernt anzulegen.

Am *Mittel- und Grundglied:* paarige, laterale Incisionen oder alternierende Incisionen, auch Incisionen mit ovalärer Randexcision, Totalexstirpation der Nekrosen; besondere Sorgfalt gelte den Prozessen an der Grundphalanx, weil hier Übergreifen auf die Interdigitalräume droht; in solchem Fall muß der Interdigitalraum durch einen dorsalen und volaren Schnitt eröffnet werden (*Cave!* durchgezogene Drainrohre). *Prognose:* bei rechtzeitiger Incision Heilungsdauer 20–30 Tage; bei protrahiertem Verlauf, speziell bei bereits anincidierten, mischinfizierten Formen 3–4 Monate.

4. Bei *P. tendineum des Fingers II–IV* (s. Abb. 454): probatorische Eröffnung des proximalen Blindsacks in Höhe des Mittelhandköpfchens, spez. wenn dort Druckempfindlichkeit besteht; Revision der Sehne und Feststellung, ob sie noch *lebensfähig* oder bereits *nekrotisch* ist. Bei *Lebensfähigkeit* der Sehne kommt man mit der einfachen Entlastung des proximalen Blindsacks, u. U. mit Gegenincision im Interdigitalraum nach dorsal aus; Penicillinsalbenverband, Bettruhe, Hochlagerung, Okklusivgipsverband. *Nekrose der Sehne:* ist an mattgrauer bis graugrüner Verfärbung und starker Eiterung erkenntlich. Hier ist durchgehende Freilegung durch einen auf der Fingerbeugeseite etwas radialwärts angelegten Schnitt notwendig (vgl. Abb. 450); die Sehne wird belassen, damit die Eiterung vom zurückschnellenden Stumpf nicht proximalwärts verschleppt wird; stößt sich die Sehne ab, so resultiert eine Streckkontraktur; bleibt sie teilweise erhalten, kommt es zur Beugekontraktur. In Kontrakturstellung völlig versteifte Finger werden am besten im Grundgelenk exartikuliert; bei passiv freier Gelenkbeweglichkeit können freie Sehnentransplantationen frühestens 6 Wochen nach abgeschlossener Wundheilung versucht werden. Der Daumen muß in jedem Fall erhalten werden. Niemals darf im akuten Stadium exartikuliert werden, da wiederherstellende Maßnahmen (vgl. Kap. Handverletzungen) doch noch erfolgreich sein können.

5. *P. tendinum des Fingers I und V.* Bei *lebensfähiger Sehne:* alternierende oder paarige seitliche Incisionen am 5. Finger bzw. laterale Incisionen am Daumen (vgl. Abb. 453), evtl. mit Revision der Sehnenscheiden, wobei aber stets mit Fortschreiten der Infektion auf den ulnaren bzw. radialen Sehnenscheidensack gerechnet werden muß.

Bei *nekrotischer Sehne:* durchlaufender Schnitt etwas neben der Mittellinie der Fingerbeugeseite, um ausreichende Sehnenfreilegung zu erzielen; Abwarten der Spontanabstoßung der Sehne; am 5. Finger kommt es meist zur sekundären Exartikulation; der Daumen ist in jedem Fall zu erhalten und durch passive Bewegungsübungen plastikfähig zu machen; bei Versteifung in günstiger Oppositionsstellung bleibt er als Gegengreifer noch brauchbar.

6. Bei *Sehnenscheidensackphlegmone* (vgl. Abb. 453): frühzeitige Eröffnung mit anatomiegerechten Schnitten an der Stelle der stärksten Erscheinungen beginnend und schrittweise von dort erweiternd, bis keine Eiterbildung mehr nachweisbar ist. Bei *lebensfähigen* Sehnen: große Incision über den Sehnenscheidensäcken, welche vor dem Lig. carpi volare Halt machen und evtl. jenseits des Ligaments auf der Radial- bzw. Ulnarseite des Vorderarms fortgesetzt werden. Bei *nekrotischer Sehne:* große Incision in der Para-Medianlinie des 1. bzw. 5. Fingers unter Schonung des Medianusasts für den Opponens und des Ligaments; Sehnen nicht abtragen; lockere Wunddrainage mit Penicillinsalbenstreifen, strenge Ruhigstellung mit dorsaler Gipslongette und evtl. Abduktionsschiene in mittlerer Beugestellung aller Fingergelenke.

7. Bei *V-Phlegmone:* gleichzeitige Incision beider Sehnenscheidensäcke in typischer Weise.

8. Bei *progredienter Vorderarmphlegmone* (vgl. Abb. 440): vitale Indikation! 5–8 cm lange Längsincision, knapp proximal des Proc. styl. rad. bzw. uln. beginnend und weit genug lateral, um die Gefäßnervenbündel nicht zu treffen; Vordringen bis auf den M. pronator quadratus; Eröffnung des *Paronaschen Raumes*; Gummirohrdrainage für 72 Stunden, dann Laschendrainage; bei weiterem Vordringen der Entzündung nach proximalwärts weitere anatomiegerechte Incisionen am Vorderarm (vgl. Abb. 453).

9. Bei *P. osseum:* auf 3 verschiedene Arten:

α) *Ohne Sequestrierung, Gelenk- oder Sehnenbeteiligung:* Weichteilincisionen, evtl. Froschmaulschnitt und genaue Knochenrevision; ist nur eine Rauhigkeit festzustellen, so wird der Knochen unangetastet gelassen (*Cave!* Abtragung oder Abmeißelung); Ruhigstellung, Röntgenbestrahlung, Chemotherapie. β) *Mit Sequestrierung ohne Gelenkbeteiligung:* Freilegung wie üblich, schonende Sequestrotomie und Excochleation der Sequesterhöhle; nach Abtragung der Endphalanx meist gute Regeneration; an Grund- und Mittelphalanx ist Fingerextension erforderlich, wenn die ganze Diaphyse verlorenging; es kommt sonst zu starker Schrumpfung und Verkürzung; die Extension muß liegenbleiben, bis deutliche Knochenregeneration sichtbar wird. γ) *Bei totaler Zerstörung der Phalanx, eines Gelenks oder der Sehnenscheide:* Indikation zur Exartikulation gegeben, und zwar im proximal benachbarten Gelenk unter Bildung eines volaren Lappens und Stehenlassen des Gelenkknorpels (vgl. Abb. 549) (Dringl. Operationen). (*Cave!* Abtragung des Gelenkknorpels, da sonst die Infektion auf Knorpel und Phalanxknochen übergreift; speziell am Daumen ist extrem konservative Indikation geboten.) *Bei Übergreifen auf den Metacarpalknochen* ist dieser bei totaler Zerstörung mitzuentfernen; das Metacarpale I jedoch möglichst zu erhalten; Einbruch ins Handgelenk führt zu langwieriger Eiterung und Versteifung des Gelenks.

10. Bei *P. articulare*. *Konservativ:* bei primärem P. articulare im *1. Stadium* (seröser Erguß mit Bewegungsbehinderung), strenge Ruhigstellung, Gelenkspülung mit Chemotherapeuticis, Röntgenbestrahlung. *Operativ:* im *2.-4. Stadium* (eitriges Exsudat, Knorpeldestruktion, Pandaktylitis), Eröffnung durch zwei laterale Incisionen, welche hier über den Gelenkspalt hinüberreichen; Gelenkspülung, keine Drainage. Bei sehr starker Zerstörung *Resektion der Gelenkenden*, Resektion von zwei seitlichen Incisionen aus mit Aufeinanderstellung der Resektionsflächen. Keine Drainage, langdauernde Ruhigstellung in dorsaler Gipsschiene mit Fingerschiene bis zur Versteifung in günstiger Mittelstellung. Die Resektion ist besonders den Gelenkpanaritien des Daumens vorbehalten. An den übrigen Fingern wird bei schwerer Zerstörung die Exartikulation vorgenommen, und zwar am besten im Grundgelenk.

11. Bei *Ärztepanaritium:* die Lymphangitis und Allgemeinintoxikation stehen im Vordergrund, daher Röntgenbestrahlung, Chemotherapie, Bluttransfusion, evtl. Venenligatur der befallenen Oberarmvenen bei septischer Thrombophlebitis, lokale Wundexcision mit elektrischem Messer (größere und typische Incisionen erst, wenn Eiterung nachweisbar wird), strenge Bettruhe, Hochlagerung, Alkoholverband.

Furunkel
Erysipel
Lymphangitis
Thrombophlebitis
Pyodermie
Ekzem (auch Nagelekzem)
Tuberkulose
Lues
Lepra
Sporotrichose
Milzbrand
Melkerknoten

} Siehe Allg. Chirurgie, Infektionen!

2. Sehnenscheiden-Entzündungen

a) Akute und nicht infektiöse, d. h. reibende, fibrinöse oder trockene Sehnenscheidenentzündung (Tendovaginitis s. Paratenonitis crepitans), Velpeau: *Wesen und pathologische Anatomie:* Entzündung mit fibrinösen Auflagerungen zwischen Sehne und Sehnenscheide (Tendovaginitis) bzw. zwischen Sehne und Fascie (Metadesmitis), auch mit Ödembildung in der Umgebung (Paratenonitis crepitans); gelegentlich mit Hämatombildung (Tendovaginitis serohaemorrhagica).

Ursache: Anstrengung, spez. übermäßige und ungewohnte (z. B. beim Holzhacken, Wäscheauswinden, Scheuern, Rübenziehen, Schneeschaufeln, Schraubendrehen, Zimmern, Drechseln, Anstreichen, Schlossern, Schmieden, Trommeln, Geige- und Klavierspielen, Fechten, Rudern u. dgl.).

Unfallzusammenhang ist anzuerkennen, falls die Erkrankung im Laufe einer Arbeitsschicht entstanden ist.

Lokalisation: Strecksehnen, spez. am Daumen (Abd. poll. longus und Ext. poll. brevis, seltener Ext. digit. comm. und indicis propr.), selten Beugesehnen (z. B. am Daumen bei Paukenschlägern); am Vorderarm ist überhaupt die häufigste Lokalisation dieser Sehnenscheidenentzündung ($^2/_3$), welche sonst noch gelegentlich vorkommt, namentlich am Unterschenkel (s. da).

Symptome: Schmerzen bei Fingerbewegungen und auf Druck, längliche Schwellung und knirschendes, schnurrendes oder knarrendes Reiben an den Strecksehnen, spez. des

M. abductor pollicis longus und M. extensor pollicis brevis schräg von ulnar oben nach radial unten (durch Fibrinauflagerungen analog der trockenen Pleuritis u. a.; am besten fühlbar durch Auflegen der Fingerbeugeflächen an der Vorderarmstreckseite oberhalb des Handgelenks, während der Patient gleichzeitig Daumen und Finger streckt; aber bald, spez. bei geeigneter Therapie verschwindend infolge flüssigen Exsudats oder infolge Resorption oder infolge Verwachsungen).

Diagnose: bei richtiger Untersuchung leicht, aber trotzdem in der Praxis oft nicht gestellt.

Gefahr des Rückfalls bei zu frühzeitiger Wiederaufnahme der Arbeit.

Therapie: Ruhigstellung der Hand oder allein des Daumens für einige (3–8–14) Tage durch Schiene in Streckstellung bis zu den Fingerspitzen (einschl. Finger!) und feuchter oder Alkoholumschlag; später Bäder, Diathermie, Jodtinkturpinselung oder Ichthyol- oder Quecksilbersalbe, Röntgenbestrahlung, Ultraschall, Prednisoloninjektionen.

b) Stenosierende Sehnenscheidenentzündung oder Tendovaginitis stenosans (de Quervain, Kocher 1895). *Vorkommen:* fast nur bei Frauen (Büglerinnen, Wäscherinnen, Stenotypistinnen).

Ursache: chronische Überanstrengungen durch Wäscheauswinden, Waschen, Holzhacken, Maschinenschreiben, Klavierspiel u. ä. Jedoch auch (etwa 50% der Fälle) als lokale Manifestation eines Schulter-Arm-Syndroms (vgl. Periarthritis humeroscapularis, S. 1445, sowie Styloiditis radii. S. 1479) und dann meist spondylogen-neuroirritativer Ätiologie. (*Merke!* In diesen Fällen wird der Zustand nicht als Tendovaginitis stenosans angesprochen, sondern als Styloiditis radii; Anfertigung von Röntgenaufnahmen der Halswirbelsäule niemals unterlassen!).

Pathologisch-anatomisch: Verdickung der gemeinsamen Sehnenscheide des M. extensor pollicis brevis und Abductor pollicis longus; die Verdickung liegt dort, wo die Sehnenscheide über den Proc. styl. rad. zieht. *Symptome:* Umschriebener Druckschmerz über dem Proc. styl. rad. mit in den Daumen und Vorderarm ausstrahlenden Schmerzen, Kraftlosigkeit der Hand, schwerere Gegenstände können nicht mehr festgehalten werden.

Verlauf: chronisch rezidivierend.

Diagnose: lokaler Druckschmerz, leichtes regionales Ödem, evtl. tastbare Verdickung des Sehnenscheidenfaches.

Röntgenologisch: periostitischer Reaktionssaum und umschriebene Decalcination im Bereich des Proc. styl. rad.; Osteochondrose, Spondylosis und Spondylarthrosis deformans der HWS, speziell der Segmente C V–VII mit Einengung der Foramina intervertebralia. Im Falle der spondylogenen Natur des Leidens sind meist auch Druck- bzw. Spontanschmerzen am Epicond. hum. lat. und am Tub. maj. hum. sowie paravertebral im Cervicalbereich feststellbar, auch Bewegungseinschränkung der HWS sowie endgradige Einschränkung der Rotation der Schultergelenke und der Umwendbewegung des Vorderarms.

Therapie: Prednisoloninjektion, Irgapyrin, Ultraschall, kurzfristige Ruhigstellung (*Cave!* zu lange dauernde Inaktivität, da solche Extremitäten sudeckgefährdet sind!); In hartnäckigen Fällen operative Spaltung des Sehnenfachs der Mm. ext. poll. brev. und Abd. poll. long. genau über dem Proc. styl. rad.

c) Schnellender Finger. *Definition:* stenosierende Tendovaginitis ähnlich der *de Quervain*schen Krankheit, jedoch an den Fingerbeugesehnen.

Vorkommen: in zwei Dritteln der Fälle am Daumen, Frauen bevorzugt.

Symptome und Diagnose: wenn das Daumenendgelenk, an den übrigen Fingern das Mittelgelenk, annähernd Rechtwinkelstellung erreicht, wird die Bewegung gebremst und der Finger bleibt in der erreichten Stellung momentan stecken; durch Steigerung der aktiven Beugekraft wird das Hindernis überwunden; beim Streckvorgang spielt sich die gleiche Funktionstörung ab; sobald die Sehne die Sehnenscheidenenge überwunden hat, schnellt der Finger in Streckstellung zurück; in fortgeschrittenen Fällen wird die Streckung meist passiv durch einen Nachbarfinger unterstützt.

Therapie: operativ Freilegung der verengten Sehnenscheide über dem tastbaren Knötchen, meist an der Volarseite des Grundgelenks, Längsincision der Sehnenscheidenverengung; im Bereich der Einengung spindelförmig aufgetriebene und verdickte Sehne kann nun frei im Sehnenfach hin- und herbewegt werden; Offenlassen der Sehnenscheidenincision; ab 3.–5. Tag Wiederaufnahme der aktiven Bewegungen.

d) Dupuytrensche Kontraktur. *Definition:* Schrumpfung der Palmaraponeurose, welche hypertrophiert und verdickt und eine zunehmende Beugekontraktur der Finger (speziell des 4. und 5. Fingers) herbeiführt. Seltener wird der 3. und 2. Finger, fast niemals der Daumen befallen.

Ursache: weitgehend unbekannt; möglicherweise spielen metachor-neuroirritative Faktoren aus spondylogener Ursache eine Rolle.

Vorkommen: bei Männern ab 3.-4. Dezennium; mitunter so hochgradig und doppelseitig, daß schwere Arbeitsbehinderung besteht.

Symptome und Diagnose: derbe Knoten und trichterförmige Hauteinziehungen im Bereich der distalen queren Hohlhandfalte, welche von dort als verdickte Stränge nach proximal bis zum Handgelenk einerseits und andererseits über die Fingergrundgelenke hinweg bis zur Basis der Mittelglieder ziehen; feste Verlötung der Haut mit der hypertrophen Fascie; Verdickung der Epidermis und Fascienwucherung, welche von der Palmaraponeurose aus zwischen die Beugesehnen und Gefäßnervenbündel in die Tiefe bis zu den Mittelhandknochen reicht. Die verdickten Stränge verlaufen meist volar der Gefäßnervenbündel, können diese aber auch völlig umwuchern. In Höhe des Mittelgelenks finden sie sich medial und lateral der Gefäßnervenbündel und setzen an der Basis des Mittelglieds an. In seltenen Fällen auch Einziehung des Fingerendgelenks.

Therapie. Operativ: (alle konservativ-medikamentösen Maßnahmen haben versagt!). Allgemeinnarkose und Blutleere; Schnittführung je nach Lage des Falls (vgl. Abb. 441), keinesfalls T-förmige oder kreuzförmige Incisionen, meist genügt der Horizontalschnitt in der Linea mensalis und vitalis. Grundsätzlich dürfen die Schnitte nicht ineinander übergehen, sondern es muß zwischen ihnen eine mindestens fingerbreite Hautbrücke stehenbleiben. Im Bereich der Finger nur Kantenschnitte oder Z-Schnitt bzw. Zick-Zack-Schnitte und keinesfalls Längsschnitte über der Phalangenmitte. Sorgfältige Excision der narbigen Veränderungen, u. U. bis auf den Knochen, speziell mit exakter Ablösung der narbigen Züge am proximalen Sehnenscheidenende; Darstellung der Mm. lumbricales und der Gefäßnervenbündel. Bei Überdehnung der Streckaponeurose und Schrumpfung der Lumbricalissehnen rutscht das Köpfchen der Grundphalanx zwischen den Seitenzügen wie durch ein Knopfloch nach dorsal und die Basis der Mittelphalanx wird in eine Subluxationsstellung gezogen; in solchen Fällen müssen die Lumbricalissehnen in Höhe der Grundphalanxmitte quer durchtrennt werden; es zeigt sich dann, daß auch bei länger bestehenden Fällen keine arthrogene Kontraktur oder Ankylose vorliegt; die völlige Streckung gelingt erst, wenn das Mittelgelenk überstreckt und die Subluxation unter hörbarem Einschnappen beseitigt wird. Sorgfältige Hautnaht mit vertikalen U-Drahtnähten; kurzfristige Hohlhanddrainage mit Gummilasche; absolute Ruhigstellung mit dorsaler Gipsschiene bis zum Ellbogen, welche die Finger in leichter Beugestellung hält; bei Subluxation des Fingermittelgelenks *Winterstein*-Schiene, welche das Gelenk in richtiger Stellung fixiert für 4 Wochen. Die kleine Metallschiene muß nach Maß des gesunden Fingers angefertigt werden. Erster Verbandwechsel nach 24 Stunden, Schwammgummi oder Stahlwollepolster in der Hohlhand für 10–12 Tage; Beginn mit aktiven Bewegungsübungen nach 10 Tagen, tägliche Handbäder nach 14 Tagen. *Medikamentös:* evtl. Kinetin s. c., Hydrocortison, Vitamin E. Außer aktiven Bewegungsübungen und warmen Handbädern sowie Sandbädern keine forcierten passiven oder aktiven Maßnahmen. Bei Narbenschmerzen: Rp. Coc. muriat. 0,25, Menthol 0,2, Anästhesin 1,0, Lanolin 15,0. Arbeitsunfähigkeit durchschnittlich für 2 Monate.

e) Sehnenscheidentuberkulose. *Vorkommen:* speziell bei Metzgern, Melkern, Landwirten.

Entstehung: wahrscheinlich Impftuberkulose nach Stich- und Schnittverletzungen und nachfolgende häufige Berührung von Fleisch perlsüchtigen Rindviehs.

Lokalisation: ulnarer oder radialer Sehnenscheidensack oder auch von beiden gemeinsam.

Symptome und Diagnose: fluktuierende Schwellung, die durch die Schnürwirkung des Lig. carpi volare Zwerchsackform annimmt. Übergreifen des Prozesses auf benachbarte Knochen und Gelenke, ohne daß es zu einer allgemeinen tuberkulösen Erkrankung kommt; auch fehlen andere Tuberkuloseherde.

Differentialdiagnose: unspezifische, subakute, seröse Bursitis (diese vor allem als Sehnenscheidenhygrom am Handrücken); Sehnenscheidensarkom; Lues (häufig doppelseitig).

Therapie. Konservativ: (zweckmäßig als Vorbereitung der operativen Behandlung), helioklimatische Kur in Verbindung mit Jod, Tuberkulostaticis; ausschließlich konservative Behandlung meist ohne anhaltendes Resultat. *Operativ:* Exstirpation in Allgemeinnarkose und Blutleere nach wenigstens 10tägiger Vorbehandlung mit Tuberkulostaticis und Streptomycinschutz während 14 Tagen (0,5 g Streptomycin täglich). Auslösung des Sehnenscheidensacks von proximal. Kleinfingerbeugesehne ist meist so stark verändert, daß sie mitentfernt werden muß. Das erkrankte Gewebe wird bis in seine feinsten Ausläufer entfernt; evtl. Naht der durchtrennten oberflächlichen Beugesehne des 5. Fingers; Auffüllen der Höhle mit Streptomycinlösung (1 g).

3. Handgelenkentzündungen (vgl. Schulter)

a) Seröse. *Symptome:* Schmerz, Zwangsstellung (leicht gebeugt und ulnar abduziert), Beweglichkeitsbeschränkung, Druckempfindlichkeit und Gelenkschwellung (dorsal beiderseits neben den Extensoren und volar), evtl. mit Durchfluktuieren von volar nach dorsal und umgekehrt, Röntgenbild, Probepunktion (vgl. Abb. **755**) (meist dorso-radial am ulnaren Rand des 2. Metacarpus unterhalb des unteren Radiusendes in der Linie des Resektionsschnittes nach *v. Langenbeck*); später auch Schlottern und Crepitieren.

Ursachen und Therapie: vgl. Schultergelenk; besonders zu achten ist im Falle der Versteifung auf beste Gelenkstellung: Hand etwas dorsal flektiert, aber keinesfalls stark volar wegen Faßkraft; Finger leicht gebeugt! An der Hand am besten Papp-, *Cramer*- oder Gipsschiene bis zu den Metacarpusköpfchen (Finger frei lassen und bewegen!).

b) Eitrige. An Hand und Fingern sehr häufig, und zwar meist *direkt* durch penetrierende Verletzung (Stich, Schnitt, Maschine, Schuß usw.), seltener *fortgeleitet* von Phlegmone bzw. Panaritium oder Osteomyelitis und selten *metastatisch* (Sepsis usw.).

Therapie: frühzeitig Incision oder evtl. **Resektion**.

Methoden. a) *Dorsoradiales Resektionsverfahren* (nach *v. Langenbeck*): Schnitt über dem distalen Speichenende 2–3 Querfinger oberhalb des proximalen Gelenkspaltes bis über die Mitte des 2. Mittelhandknochens in Längsrichtung. Verziehung der Sehne des M. ext. poll. long. nach radial und Spaltung des Lig. carpi dorsale in Längsrichtung; Schonung der Sehne des M. ext. carpi radialis long., subperiostale Freilegung des Handwurzelskeletts durch tangentiale Schnitte; Schonung aller Strecksehnen; starke Volarflexion der Hand und Durchtrennung der Kapsel in querer Richtung und ganzer Ausdehnung; Entfernung der proximalen Handwurzelreihe vom Kahnbein aus. Es resultiert fast stets ein Schlottergelenk, welches selbst durch ausgiebige Raffung der Weichteile keinen genügenden Halt bekommt. Dies gilt vor allem für Resektionen wegen spezifisch tuberkulöser Erkrankung des Handgelenks, bei welcher auch der Weichteilapparat, speziell die Sehnenscheiden mitentfernt werden müssen. Hier ist daher eine spätere Arthrodese (s. unten) unerläßlich.

b) *Dorsoulnares Resektionsverfahren* (nach *Kocher*): Hautschnitt medial etwa 2 Querfinger oberhalb der Ulnarseite des Radiocarpalgelenks leicht bogenförmig bis zum distalen Drittel des 5. Mittelhandknochens; Eingehen zwischen M. ext. carpi uln. und Ext. digiti quinti; Darstellung der Sehne des M. ext. carpi uln. und Durchtrennung des Lig. carpi dorsale; Radialverziehung des M. ext. digit. comm. und digiti quinti proprius nach Spaltung der gemeinsamen Sehnenscheide; Eröffnung der Gelenkkapsel und Ablösung der Weichteile subperiostal vom Knochen. Exstirpation des zwischen Elle und Speiche eingelagerten dreieckigen Discus articularis und Entfernung der Handwurzelknochen.

c) *Arthrodese des Handgelenks. Indikation:* Schlottergelenke nach Handgelenkresektion, bei Lähmungen verschiedenster Art, nach schweren Verletzungen und posttraumatischer Arthrosis deformans, welche mit ständigen Schmerzen einhergeht. *Technik:* entweder als Überbrückungsplastik durch Spanverpflanzung, wobei von dorsalseitigem Schnitt und nach Auseinanderdrängen der Sehnen und Sehnenscheiden der Mm. ext. poll. long. und ext. digit. comm. und Längsspaltung der Kapsel mit ihren Verstärkungsbändern ein Bett für den Knochenspan aus den Handwurzelknochen und dem distalen Abschnitt des Radius herausgemeißelt wird. In dieses Bett wird ein dicker Tibiaspan eingefügt oder auch nach Art einer *Anfrischungsarthrodese* (*Steindler*). Dabei wird eine sparsame Resektion (von dorsoradialem und dorsoulnarem Schnitt aus) mit anschließender Knochennaht vorgenommen.

c) **Chronisch-rheumatische und deformierende.** Erstere (chronisch-rheumatische) ist häufig an den Interphalangeal- und besonders an den Metacarpophalangealgelenken, spez. bei älteren Frauen im Klimakterium; *Gefahr* der Subluxation (meist ulnar und volar), spez. an Hand- und Metacarpophalangealgelenken. Letztere (deformierende) ist ziemlich selten, am ehesten am Daumengrund- und Handgelenk, dagegen selten an den Fingergelenken.

d) **Neurotische.** Bei Tabes und Syringomyelie; dabei rasche Deformierung mit enormer Auftreibung der Gelenkenden und mit paraartikulären Prozessen; Knarren; geringer Erguß; evtl. Schlottergelenk mit Subluxation dorsal oder volar; daneben schmerzlose Rhagaden, Verletzungen, Verbrennungen, Entzündungen usw.; Neigung zu Infektion.

e) **Gichtische.** Hier (nach Fuß und Zehen) recht häufig („Chiragra"); öfters mit Gichtknoten in Gelenken und Sehnenscheiden sowie mit umschriebenen gelblichen Herden in entzündeter Haut; Gefahr von Durchbruch und Vereiterung sowie von Subluxation ulnar und volar in den Metacarpophalangealgelenken.

f) **Gonorrhoische.** Häufig an Hand, spez. beim weiblichen Geschlecht und manchmal auch an Fingern, spez. Daumen; *Gefahr* frühzeitiger Ankylose.

g) **Syphilitische.** Selten ist dabei Erweichung und Fistelung.

h) **Tuberkulose, auch „Fungus manus".** *Vorkommen:* an Hand häufiger, und zwar etwas häufiger als an Schulter und etwas seltener als an Ellbogen (etwa 10% aller Gelenktuberkulosen), gelegentlich auch an den Fingern, spez. Grundgelenk, hier wohl meist sekundär bei Fingerknochentuberkulose; spez. im mittleren und höheren Lebensalter (25—40 Jahre), überwiegend bei Männern, seltener bei Kindern; rechts häufiger als links, angeblich öfters im Anschluß an Trauma.

Entstehung: α) meist *synovial*, und zwar in dieser Form vorkommend bei Kindern und bei älteren Erwachsenen; bei der Handgelenktuberkulose sind in der Regel *mehrere oder alle* Handwurzelgelenke befallen (diese kommunizieren größtenteils untereinander); am ehesten sind isoliert: Radioulnargelenk, Radiocarpalgelenk, Carpometacarpalgelenk 1 und 4 + 5 (Erbsenbeingelenk). β) seltener ausgehend, und zwar spez. bei Kindern von *Knochen* (s. da) und noch seltener von *Sehnenscheiden* (s. da).

Pathologische Anatomie: trockene Form ist selten, häufig *Fungus* oder *kalter Absceß*.

Symptome: vgl. a); zunächst allmähliche Funktionsbehinderung (Faustschluß!) und Erguß mit spindelförmiger, teigiger, blasser Schwellung bei gleichzeitiger Vorderarmatrophie, wobei die Einkerbung zwischen Vorderarm und Hand verschwindet („Froschhand"); später Zwangsstellung (in leichter Beugung), Subluxation (gebeugt und ulnar abduziert), abnorme seitliche Beweglichkeit, Crepitieren, Fisteldurchbruch (meist dorsal neben den Extensoren, sehr selten volar); bei Knochenherd auch Druckempfindlichkeit, Sequestrierung, Röntgenbild.

Differentialdiagnose: Arthritis und Tendovaginitis chronica rheumatica, urica, gonorrhoica, deformans, neurotica usw. sowie Mondbein- und Kahnbeinmalacie.

Prognose: bei Kindern günstig, bei Erwachsenen ungünstig; Funktion leidet meist sehr.

Therapie: im allgemeinen, spez. bei Jugendlichen, *konservativ:* Wickel, Bandage, Gipsschiene o. dgl. (bis zu den Metacarpusköpfchen, also unter Freilassen der Finger; in leichter Dorsalflexion), Solbäder, Stauung oder Heißluft, Sonnen- oder vor allem Röntgenbestrahlung, Punktion und Jodoforminjektion (mit *feiner* Kanüle hier), Tuberkulostatika, Auskratzung usw.; bei Knochenherd und bei älteren Leuten, aber nicht bei Kindern: Resektion (s. oben) (Resultat ist funktionell unbefriedigend wegen zu lang werdender Sehnen oder wegen Einbeziehung derselben in den Krankheitsprozeß) oder ausnahmsweise in schwersten Fällen Amputation; bei Kontraktur vorsichtiges Redressement in Etappen.

4. Knochenentzündungen

a) **Akute Osteomyelitis** an Radius und Ulna, Carpalia, Metacarpalia und Phalangen.

Entstehung und Vorkommen: häufiger nach Verletzung oder Phlegmone (an den Fingern vgl. Panaritium ossale!), selten hämatogen (als akute hämatogene Osteomyelitis), dann meist mehrherdig.

Folgen: Nekrose mit Fistelung (meist dorsal) und Verstümmelung (periostale Knochenneubildung an den Fingern gering!); Epiphysenlösung; Arthritis (eitrig oder bisweilen serös, in welch letzterem Fall Gelenkeröffnung evtl. nicht nötig ist).

Therapie: Incision und später evtl. Sequestrotomie unter Schonung von Gefäßen, Nerven und Sehnen.

b) Tuberkulose. An Radius, Carpalia (spez. Kopfbein), Metacarpusbasen (spez. 2 und 3) und Phalangen; hier als sog. „Spina ventosa" (zu deutsch „Winddorn" wegen der „aufgeblasenen" Fingerform), auch bisweilen als Ostitis cystoides multiplex, vgl. Allg. Chirurgie, Infektionen!

Formen: myelogen und periostal (selten).

Vorkommen: fast nur bei Kindern (namentlich bis zum 5. Jahr), spez. skrofulösen; aber periostal auch gelegentlich bei Erwachsenen.

Entstehung: in der Regel auf dem Blutweg, selten fortgeleitet von Haut- oder Sehnenscheidentuberkulose, auch bei Impftuberkulose.

Lokalisation: öfters an *mehreren* Phalangen oder Metacarpalia.

Pathologische Anatomie: beginnend epiphysär und weiter schreitend auf die ganze Markhöhle („Osteomyelitis tbc.") mit Zerstörung von innen her nebst Auftreibung der Corticalis (evtl. Pergamentknittern!) und mit reaktiver Periostitis ossificans.

Symptome: typische zylinder-, spindel- oder flaschenförmige, schmerzlose, feste oder eindrückbare (evtl. mit Pergamentknittern oder mit Fluktuation verbundene) Knochengeschwulst, Weichteilödem, Fistel (in Markhöhle oder auf rauhen Knochen führend), Röntgenbild.

Folgen: Übergreifen auf Haut, Gefäße, Nerven, Sehnenscheiden und Gelenke (mit Ankylose oder Schlottergelenk) sowie bei der periostalen Form Verstümmelung, spez. Verkürzung der Finger durch Nekrose oder Wachstumsstörung (Spitze des kranken Fingers tritt gegen die der anderen zurück!).

Prognose: günstig.

Differentialdiagnose: Osteomyelitis, Lues und Sarkom.

Therapie: im allgemeinen konservativ mit allgemeiner und örtlicher Behandlung, auch Schiene, Stauen und Röntgenbestrahlung sowie Chemotherapie; evtl. bei stark eiternder Fistel Sequestrotomie und u. U. auch (mit Rücksicht auf die sonst drohende Verstümmelung) schonende Ausräumung der erkrankten Markhöhle mit dem scharfen Löffel samt Sequestern und evtl. anschließend Instillation von Tuberkulostaticis von einem dorsalen Schnitt unter Schonung der Gefäße, Nerven und Sehnen; anschließend Schiene (sonst Verkrümmung!); bei reiner Wunde sofort, sonst später nötigenfalls Knochenersatz autoplastisch durch Abspaltung von Nachbarknochen oder durch freie Transplantation (aus Tibia, Rippe, Darmbeinkamm oder Ulna); ausnahmsweise, spez. bei Erwachsenen Gliedabsetzung, dies namentlich an Fingern.

c) Lues (angeborene oder erworbene): als *Periostitis* (wohl meist übergreifend von den Weichteilen) oder *Ostitis* (ähnlich Sarkom oder Tuberkulose; auch oft mit flaschenförmiger Auftreibung des Knochens wie bei Spina ventosa; Folgen: Nekrose, Gelenkerkrankung, Fistelung und charakteristische Ulceration).

d) Ostitis deformans (*Paget*). Selten an Metacarpen und Phalangen.

D. Nekrose
(vgl. periphere Durchblutungsstörungen, S. 165)

a) Durch Trauma. Quetschung durch Maschinenverletzung od. dgl. oder blutige Verletzung der Hauptgefäße.

b) Durch Druck oder Abschnürung. Zu fester und lang dauernder Verband oder Blutleere.

c) Durch thermische oder chemische Ursachen. α) *Thermische:* Kälte (Erfrierung) und Hitze (Verbrennung) sowie Röntgen- und Radiumstrahlen (Vorsicht mit Radiotherapie bei Behandlung von Warzen, Tuberkulose, Geschwülsten, Kontrakturen usw.).

β) *Chemische:* spez. Carbolsäure; selten Sublimat, Alkohol, essigsaure Tonerde usw. (bei Fingerverband, spez. bei wasserdichtem Abschluß oder bei fester Umwicklung kann 1%ige Carbolsäure bereits nach 24 Stunden Gangrän hervorrufen, bei höherprozentiger Lösung nach noch kürzerer Zeit; dabei besteht meist eine den Arzt und Patienten täuschende Anästhesie; Ursache der Gangrän ist Gefäßschädigung).

Hierher gehört auch die *Tintenstiftnekrose:* Gewebszerfall mit Fortschreiten in die nächste Umgebung, oft mit anschließender Infektion. *Therapie:* baldigste und gründlichste Excision des ganzen verfärbten Gewebes samt Nachbarschaft im Gesunden und samt evtl. abgebrochenen Stiftresten und Ruhigstellung.

d) Durch Thrombose und Embolie. α) *Durch Thrombose:* Arteriosklerose, Syphilis, Aneurysma, Intimaruptur, intravenöse Injektion, Kompression, Eiterung usw. (vgl. Panaritium, spez. Pandaktylitis!); evtl. erwäge Unterbindung der V. axillaris.

β) *Durch Embolie:* Endokarditis usw.; evtl. empfiehlt sich Embolektomie, vgl. S. 186.

e) Durch chronische Gefäßerkrankung. α) *Durch Gefäßerweiterung:* Rankenangiom und genuine diffuse Phlebektasie bzw. Phlebarteriektasie.

β) *Durch Gefäßverengerung:* Arteriosklerose (senil bzw. präsenil; auch bei Diabetes), *Morbus Raynaud* sowie Syphilis. (Arm ist viel seltener betroffen als Bein!)

f) Durch Nervenleiden. α) *Malum perforans* bei zentraler (Tabes, Syringomyelie usw.) oder bei peripherer Nervenaffektion (Verletzungen sensibler Nervenäste, vgl. Oberarm!) an den Greifstellen der Finger, spez. an den einander zugekehrten Flächen von Daumen und Zeigefinger; sonst wie am Fuße (s. da)!

β) *Raynaudsche und (selten) Bürgersche Krankheit sowie sonstige Durchblutungsstörungen.* Vgl. S. 165 ff.

γ) *Ergotismus*, ferner *Lepra* oder *Lupus mutilans* u. a., vgl. Allg. Chirurgie, Infektionen!

δ) *Syringomyelie:* langsam fortschreitende Atrophie einzelner Hand- und Armmuskeln, spez. intermetacarpal („Hummerscherenhand"), evtl. Hyperextensionskontraktur („Predigerhand"), dazu livides Ödem mit rissiger Haut („Flossenhand") nebst Neigung zu Panaritium sowie Arthropathie, auch fibrilläre Muskelzuckungen, Schmerz- und Temperatursinnverlust, Reflexstörungen und trophische Störungen.

ε) *Akroparästhesie:* eingeschlafene und blaue Hände bei älteren Frauen, spez. Waschfrauen.

ζ) *Sklerodermie:* mit verdünnter, glattgespannter und kühler, evtl. nekrotischer Fingerhaut.

η) *Erythromelalgie:* bei Erwachsenen, spez. Männern anfallweise Hautrötung und Hitze sowie Schwellung und Schmerzen (gebessert bei Herabhängen und Wärme) an Händen seltener als an Füßen.

Prophylaxe: Hochlagerung, lockerer Verband, protrahierte heiße Bäder und Heißluft; zu versuchen (zur Beseitigung der venösen Rückstauung an der Fingerkuppe) Schnitt parallel dem Nagelrand bis auf den Knochen und anschließend Saugen (*Noeßke*).

Therapie: kausal; sonst Gliedabnahme nach Abwarten der Demarkation und möglichst auch der (evtl. manchmal progredienten) Infektion. Sonst vgl. S. 175 ff.

g) Aseptische Epiphyseonekrosen. α) Osteonekrosis ossis lunati (*Mondbeintod, Kienböcksche Erkrankung*). *Vorkommen:* im 2.-3. Dezennium, nach Abschluß des Wachstumsalters.

Ursache: Durchblutungsstörung infolge Dauertrauma bei extremer Dorsalflexion der Hand und Überanstrengung (z. B. durch Anpressen von Preßluftwerkzeugen); ungünstige anatomische Verhältnisse (anormale Längendifferenz zwischen Speiche und Elle) wirken begünstigend.

Symptome und Diagnose: an scharf umschriebener Stelle im Bereich des Mondbeines Spontanschmerzen, welche meist nur zeitweise vorhanden sind. Leichte Schwellung auf der Streckseite des Handgelenks; Druckschmerz über dem Mondbein, mitunter auch Stauchungs-, Zerrungs- und endgradiger Bewegungsschmerz (speziell bei Volarflexion), Bewegungseinschränkung. *Röntgenbild:* Strukturveränderung und Deformierung des Mondbeins, welche bis zur völligen Zusammensinterung des Knochens gehen kann.

Unfallzusammenhang: kann bestehen, wenn ein geeignetes Unfallereignis nachgewiesen ist und Brückensymptome bis zum Zeitpunkt der röntgenologischen Erkennbarkeit des Leidens bestanden haben. Auch Anerkennung als Sonderform der Berufskrankheit Nr. 20 bei Arbeiten mit Preßluftwerkzeugen (s. dort), sofern die Arbeit wegen der Beschwerden unterbrochen werden mußte und dadurch das Leiden erkannt wurde. Für die Dauer des Tragens eines Schienenhülsenapparats beträgt die Erwerbsminderung gewöhnlich 25%.

Behandlung: Ausschaltung der schädlichen Einflüsse, vor allen Dingen Ruhigstellung; jedoch nicht zu langfristige Gipsverbandbehandlung und Arbeitsunfähigkeitserklärung, sondern Ruhigstellung und Gipsschiene für 2-3 Wochen; dann Anfertigung eines Schienenhülsenapparats und Wiederaufnahme leichterer Berufsarbeit nach Erhalt des orthopädischen Hilfsmittels. Dieses muß meist jahrelang getragen werden. *Operativ:* in besonders hartnäckigen Fällen palliative Eingriffe (*Beck*sche Bohrung, Anknabbern der Corticalis, Auslöffeln des Knochens und Ausfüllen mit Corticalisbrei [*Schulze*] oder Knochenspänen [*Schneider*]). Neuerdings wird auch Gutes von der Exstirpation und Ersatz des Lunatum durch Implantation einer Kunststoffprothese berichtet. *Methode:* Lunatumexstirpation erfolgt von einem Hautschnitt über der Sehne des M. palmaris long., Medialverziehung des N. medianus und des Sehnenscheidensackes der Fingerbeuger; das Lig. carpi volare wird von proximal her eingekerbt und daraufhin das Lunatum aus seinen Verbindungen gelöst und exstirpiert.

Prognose: sämtliche operativen Maßnahmen sind im Dauer-Erfolg oft wenig befriedigend. Daher größte Zurückhaltung geboten!

β) *Epiphyseonekrose der Fingerbasen* (*Thiemann*sche *Erkrankung*). *Definition:* aseptische Nekrose der Basis der Mittelphalangen sowie der Metacarpalköpfchen II bis IV; oft symmetrisches Vorkommen beiderseits.

Vorkommen: im Pubertätsalter (14.–21. Lebensjahr), auch familiär und kombiniert mit Kurzfingrigkeit; im ganzen selten.

Symptome und Diagnose: Schmerzen bei Bewegungen, Knochenverdickung, Fingerspreizstellung und Bewegungseinschränkung. Lokaler Druckschmerz. *Röntgenbild:* Epiphyse in Form und Bau verändert (Diaphyse verbreitert und unregelmäßig).

Differentialdiagnose: Tuberkulose, Lues.

Prognose: Spontanheilung möglich; meist folgt Arthrosis deformans mit Verbreiterung und Teilversteifung des betreffenden Gelenks.

Therapie: Schonung; Ruhigstellung für 4–6 Wochen.

E. Geschwülste

(Vgl. S. 431 ff.)

a) Weichteile. α) *Warzen* (*Veruccae planae juveniles*). *Vorkommen:* in der Regel im kindlichen und jugendlichen Alter (15 bis 25 Jahre).

Lokalisation: (außer Gesicht) Streckseite von Hand und Fingern; oft multipel; auch als Mutter- und Tochterwarzen; bisweilen übertragbar (Virus?).

Symptome: kleine (linsen- bis erbsengroße), flache, glatte oder borstenpinselartig zerfaserte, hautfarbene oder schwärzlichgrüne Tumoren.

Verlauf: öfters spontan oder bei Behandlung einzelner Gebilde verschwindend.

Therapie: Ätzen (wiederholt und vorsichtig; unter Schutz der umgebenden Haut mittels Salbe oder Paste oder Heftpflaster) mit rauchender Salpetersäure, Chromsäure, Milchsäure, Eisessig, Trichloressigsäure, Carbolsäure usw. oder *Kohlensäureschnee* oder elektrochirurgische Excision (Abkratzen mit scharfem Löffel nicht ausreichend!).

β) *Pigmentnaevi mit oder ohne Behaarung:* manchmal übergehend in Melanoblastome.

γ) *Haemangioma simplex und cavernosum* (auch intramuskulär an Kleinfinger- und vor allem Daumenballen), sowie *Angioma arteriale racemosum* und *genuine diffuse Phlebarteriektasie* bzw. *Phlebektasie.* Vgl. S. 458.

δ) *Teleangiektatisches Granulom* (*Küttner*): gelegentlich auch an der Beuge- (Greif-) Seite der Hand und Finger auf dem Boden vernachlässigter Stich-, Schnitt- o. a. Verletzungen; am besten zu excidieren, wenn Ätzung u. dgl. versagt.

ε) *Fibrome:* an Haut, Palmaraponeurose, Sehnenscheiden, Gelenkkapsel, Periost, Nervenscheiden; gelegentlich finden sich auch an Hand und Unterarm *Hauthörner*.

ζ) *Riesenzellenhaltige fibromatöse Tumoren der Fingerstreckseiten:* im Bereich der Fingermittel- und -endgelenke, selten an Zehen sowie an Händen und Füßen, Unterarm und Unterschenkel usw.; meist bei Jugendlichen; vorwiegend bei weiblichen Personen; streckseits; nicht eben selten; öfters multipel (an mehreren Fingern). *Pathologisch-anatomisch:* (vgl. S. 461); gutartig, aber rückfällig, namentlich bei Zurückbleiben lappiger Ausläufer und manchmal, aber selten, auf den Knochen übergreifend und ihn zerstörend, aber nicht metastasierend; klinisch derb-elastisch, lappig, abgrenzbar und fleckig braunrot-gelblichweiß. *Therapie:* gründliche Ausschälung bei Wachstum oder Störung.

η) *Xanthome bzw. Xanthoblastome:* gelbgefärbte fibromatöse Tumoren an der Gliederstreckseite, namentlich über Gelenken; ausgehend vom Bindegewebe der Gelenkkapsel, -bänder und -zwischenknorpel, Schleimbeutel, Sehnen und Sehnenscheiden, Fascien und

Knochen. *Pathologisch-anatomisch:* vgl. S. 462. *Therapie:* Exstirpation, falls Wachstum oder Störung eintritt.

ϑ) *Lipome:* selten; subcutan am Finger volar und an der Hand volar (Daumenballen) und dorsal, evtl. durchgehend zwischen den Metacarpalräumen oder ausgedehnt bis auf die Finger, aber nicht über das Querband hinaus; bisweilen auch an Sehnenscheiden und Gelenkkapsel; wohl beruhend auf Keimverlagerung; manchmal kombiniert mit Fibrom-, Chondrom-, Osteom- oder Angiombildung.

ι) *Ganglion. Definition:* prallelastische Vorwölbung am Handrücken bzw. an der Dorsalseite der Handwurzel, welche sich in dem Zwischenraum zwischen der Sehne des M. ext. carpi rad. brevis bzw. Ext. poll. long. auf der einen Seite und der Sehne des M. ext. indicis proprius auf der anderen Seite vorwölbt. *Entstehung:* Proliferationscyste mit gallertiger Degeneration des lockeren paraartikulären und paratendinösen Gewebes häufig durch chronische Überbeanspruchung (Klavierspiel, Maschinenschreiben, stereotype Bewegungen bei Bedienung bestimmter Maschinen oder Instrumente usw.) begünstigt. *Vorkommen:* häufig, meist bei weiblichen Jugendlichen im 10.–30. Lebensjahr, rechts häufiger als links. *Pathologisch-anatomisch:* ein- oder mehrkammerige Cyste mit farblosem, gallertigem Inhalt und zarter bindegewebiger Hülle; evtl. im Zusammenhang mit Gelenk oder Sehnenscheide durch kurzen Gewebsstiel, aber ohne direkte Verbindung beider Hohlräume. *Formen:* Ganglion paraarticulare und paratendinosum. *Lokalisation:* meist dorsal, aber auch volar proximal des Handgelenks im Bereich des M. flexor carpi rad. Häufig auch an den Fingerbeugern im Bereich des Grundgelenks, speziell am Ringfinger (*Cave!* Verwechslung mit schnellendem Finger, s. dort). *Symptome und Diagnose:* kleiner (erbsen- bis walnußgroßer), wenig verschieblicher und wenig druckempfindlicher, kugeliger, fluktuierender, meist prallelastisch gespannter (daher fast knochenharter) Tumor typischer Lokalisation. *Verlauf:* chronisch. *Differentialdiagnose:* Sehnenscheidensackhygrom, Exostose, traumatische Epithelcyste. *Therapie.* 1. *Konservativ:* Zerquetschung durch einmaligen festen Hammerschlag auf die Stelle des Ganglions, welches mit einem Holzspatel bedeckt wird (50% Rezidive). Erfolgreicher ist die *Stichelung.* Dabei wird das Ganglion durch Punktion entleert und sein Inhalt durch 1–2 ccm Novocainlösung (2%ig) ersetzt; nach 10 Minuten Durchstechen des Ganglion mit der Injektionsnadel nach allen Richtungen und abschließende Injektion von 1 ccm Varicocidlösung (5%ig); Druckverband; die Injektion führt zu narbiger Schrumpfung und hinterläßt eine kleine nicht störende, kugelförmige Narbe; Arbeitsunfähigkeit tritt nicht ein (30% Rezidive) 2. *Operativ:* Längsschnitt über dem Ganglion; Beseiteziehen der Strecksehnen und Exstirpation des Ganglion einschließlich seines Stiels.

ϰ) *Neurome bzw. Neurinome.*

λ) *Sarkome:* spez. an Haut, hier auch als *Melanosarkom* auf dem Boden von Pigmentnaevi (ungünstig!) oder als *Riesenzellensarkom* (?) an Aponeurose, Gelenkkapsel, Sehnenscheiden und Periost, soweit es sich hier nicht überhaupt um riesenzellenhaltige Granulationswucherungen handelt (s. o.) oder als *Fibrosarkom* an Nerven und Sehnenscheiden.

μ) *Carcinome:* selten an Haut der Hohlhand, hier auch bei Psoriasis, häufiger, aber doch immerhin selten an Haut des Handrückens; spez. auf dem Boden von Warzen, Naevi, Verbrennung, Lupus, Ekzem („Teer- und Paraffinarbeiterkrebs"!), am linken Daumen bei Schustern (Schusterkrebs durch mechanischen und chemischen Dauerreiz: Schusterpech), Röntgenbestrahlung („Röntgencarcinom"; an Fingern und Handrücken, spez. in der Gegend der Metacarpophalangealgelenke auf Grund chronischer Röntgendermatitis neben Hyperkeratosen, Teleangiektasien, Glanzhaut, Nagelveränderungen usw.), Melkergranulom („Melkerkrebs"; zwischen den Fingern auf dem Boden chronischer Granulome mit eingepreßten Haaren vom Kuheuter).

ν) *Atherome:* stets *dorsal;* selten, nicht zu verwechseln mit Lipomen und Fibromen sowie Ganglien und traumatischen Epithelcysten.

ξ) *Traumatische Epithelcysten. Entstehung:* durch traumatische Einsenkung eines vaskularisierten, daher regenerationsfähigen Epidermis-Cutisteils samt Hautanhangsgebilden (Haarbälgen sowie Schweiß- und Talgdrüsen) in die Tiefe (Implantationscyste). *Pathologische Anatomie:* Bindegewebskapsel mit einem Belag von kubischem Epithel und mit grützbreiartigem (u. a. Hornmassen und Cholestearin, aber nie Haare enthaltenden) Brei.

Ursache: Stich, Schnitt, Biß, Quetschung, Steckschuß, Operation usw.

Lokalisation: in der Regel an Hohlhand und Fingerbeugeflächen (also *volar!*), gelegentlich auch andernorts, spez. an Amputationsstümpfen, wo es sogar zur Einpflanzung in die Knochenwunde mit späterer Knochenauftreibung, dann zu Verwechslung mit Enchondrom oder Sarkom kommen kann (Röntgenbild!).

Symptome: erbsen- bis haselnußgroße, rundliche, glatte, prallelastische bis fluktuierende, verschiebliche, subcutane Geschwulst, evtl. mit darüber befindlicher Hautnarbe von einer überstandenen Verletzung oder Operation.

Therapie: Exstirpation durch Ausschälung von einem schonenden Hautschnitt in Lokalanästhesie.

b) Knochen. α) *Enchondrome:* außer an Mittelfuß und Zehen finden sich Enchondrome am häufigsten an Mittelhand und Fingern; knollig und hart; öfters multipel, evtl. „wie die Kugeln einer Rechenmaschine" den Fingern aufsitzend. *Differentialdiagnose:* chronische Osteomyelitis, Tuberkulose und Lues; *Gefahr* der Sarkomentwicklung. *Therapie:* zeitig Entfernung durch Excochleation oder möglichst Exstirpation samt Geschwulstboden, evtl. (spez. bei mechanischer Gebrauchsstörung oder vor allem bei Verdacht auf Malignität bzw. bei Rezidiv) Gliedabnahme oder ausnahmsweise Knochenentfernung mit Ersatz durch frei transplantierten Knochen von Zehe od. dgl.

β) *Osteome,* spez. *multiple cartilaginäre Exostosen;* auch *subunguale Exostose* (vgl. Zehen!).

γ) *Sarkome:* periostale und myelogene (gegenüber Enchodromen rasch wachsend und die Umgebung, spez. Haut, einbeziehend!).

δ) *Heberdensche Knoten (Heberden* 1801): exostosenartige Knochenauftreibungen an den Fingerendgelenken, und zwar teils an dem End-, teils an dem Mittelglied; wohl beruhend auf degenerativer chronischer Arthritis; vorkommend bei chronischem Gelenkrheumatismus, Gicht, Diabetes, Schrumpfniere, Fettsucht usw.; betroffen sind ältere Leute im Involutionsalter; Schmerzen über Jahre; evtl. Röntgenbild; Therapie symptomatisch mit Wärme, Jodtinkturpinselung u. dgl. sowie Antineuralgika, sonst kausal, also wie bei Gicht usw.

ε) *Subunguale Tumoren: Fibrome, Sarkome, Osteochondrome, Hämangiome, Endo-* bzw. *Perithelíome* und *Angiosarkome, neuromyoarterielle Glomustumoren (Masson 1924);* vorkommend an Stellen mit zahlreichen arteriovenösen Anastomosen, daher vorwiegend, nämlich zu 80%, am Fingernagelbett, selten andernorts, nämlich an Fingern und Zehen sowie Handrücken, Vorder- und Oberarm, Ellbogen, Knie, Unterschenkel, Gesäß, Brust, Ohrmuschel usw.; überhaupt selten; im höheren Alter. *Pathologisch-anatomisch:* (vgl. S. 841). Klinisch besteht Tumor bläulichrot durchschimmernd, abgekapselt, langsam wachsend und meist, jedoch nicht immer, mit heftigen, oft bis in den Arm ausstrahlenden, bei Kälte verschlimmerten Schmerzen und Druckempfindlichkeit. *Therapie:* Excision. *Prognose:* gut), *Melanome* (außerordentlich bösartig); auch *Hühneraugen, Warzen* und *Exostosen* (vgl. Zehen!).

7. Abschnitt: Hüfte

Anatomie und Funktion: das Hüftgelenk ist ein Kugelgelenk mit drei Freiheitsgraden. Es besteht aus *Hüftgelenkpfanne, Gelenkkopf* und *Schenkelhals.* Die Pfanne entspricht nahezu einer halbierten Hohlkugel. Bildet sich diese Form nicht aus, und bleibt vor allem das Pfannendach unterentwickelt und die Stellung der Pfanne mehr oder weniger sagittal, so sind die Vorbedingungen für eine Hüftgelenkluxation gegeben. Der *Schenkelkopf* hat ebenfalls eine Kugelform von nahezu idealer Regelmäßigkeit. Er ist zu zwei Dritteln mit Knorpel überzogen. Dieser ist dort am stärksten, wo der Kopf bei Stehen und Gehen dem stärksten Druck ausgesetzt ist. Der *Schenkelhals* steht zum Oberschenkelschaft in einem Winkel von 125° (mittlere Schwankungsbreite 120–133°). Bei gedrungenen Personen ist er kleiner, bei asthenischen größer. Während er beim Neugeborenen noch steil aufgerichtet (150°) ist, beginnt er mit Einsetzen der statischen Belastung abzusinken und mit etwa 15 Jahren die obere Grenze der mittleren Schwankungsbreite (133°) zu erreichen. Mit zunehmendem Alter verkleinert sich der Winkel immer mehr. Die **bewegenden Kräfte** für das Hüftgelenk sind: für die *Flexion* (insgesamt *135°*): die Mm. ileopsoas, Tensor fasciae latae, sartorius, rectus femoris, Glutaeus med., glutaeus min., pectineus, adductor longus, adductor magnus, gracilis, obturator ext., abductor brev., quadratus fem. Für die *Extension* (insgesamt *135°*): die Mm. glutaeus med., glutaeus min., piriformis, triceps coxae, obturator ext., quadratus fem., adductor brevis, adductor magnus, glutaeus max., semimembranaceus, biceps fem., semitendineus, gracilis, tensor fascie latae. Für die *Adduktion* (insgesamt *145°*): die Mm. iliopsoas, glutaeus max., triceps coxae, quadratus fem., obturator ext., pectineus, adductor magnus, adductor brevis, adductor longus, gracilis, semitendineus, semimembranaceus, biceps fem. Für die *Abduktion* (insgesamt *145°*): die Mm. glutaeus med., glutaeus min., glutaeus max., tensor fasciae latae, piriformis, sartorius, rectus fem. Für die *Außenrotation* (insgesamt *100°*): die Mm. iliopsoas, glutaeus med., glutaeus min., glutaeus max., piriformis, triceps coxae, obturator ext., quadratus fem., pectineus, adductor long., adductor brevis, adductor magnus, rectus fem., biceps fem., sartorius, gracilis. Für die *Innenrotation* (insgesamt *100°*): die Mm. glutaeus min., glutaeus med., tensor fasciae latae, rectus fem., adductor magnus, biceps fem., semimembranaceus, gracilis. *Untersuchung:* zur Prüfung der Beugung werden die im Kniegelenk gebeugten Beine zur Brust geführt. Prüfung der Überstreckung nur möglich, wenn der Patient mit dem Gesäß bis an die Tischkante rückt, so daß die Oberschenkel über die Kante herabhängen; normale Überstreckung bis zu 30°. Zur *Ab- und Adduktion* sind die Spinae il. ant. sup. zu markieren und kräftig zu fixieren (evtl. Hilfsperson). *Rotation* wird geprüft, indem das gestreckte Bein kräftig nach ein- und auswärts gerollt wird und die Füße als Hebel und Zeiger dienen. Besser ist die Prüfung in Bauchlage und rechtwinkliger Beugung der Beine in den Knien, wodurch die Unterschenkel als kräftige Hebel und lange Zeiger dienen, welche den Drehungsgrad besonders deutlich anzeigen. Auch die Überstreckbarkeit kann gut in Bauchlage geprüft werden, wobei eine Hilfshand das Gesäß des Kranken auf die Unterlage drückt und die in den Knien gebeugten Beine an den Füßen nach hinten oben angehoben werden. Bestimmung des *Standes des großen Rollhügels:* ist bedeutungsvoll für die Diagnose von Coxa vara und valga, Hüftgelenkluxation, Schenkelhalsfraktur und anderen Prozessen, welche mit Verkürzungen und Deformitäten des Schenkelhals-Kopfbereichs einhergehen. Unter normalen Verhältnissen findet sich die Trochanterspitze an folgenden Punkten.

a) *Nach Roser-Nélaton:* Spitze des großen Rollhügels überschreitet in mäßiger Beugung die Linie Spina iliaca ant. cran. – Tuber ischii nicht.

b) *Nach Shoemaker:* die Verlängerung der Linie Trochanter – Spina ilica ant. cran. über die Spina hinaus trifft die Körpermittellinie kranial des Nabels.

c) *Nach Bryant:* die Senkrechte von der Spina auf die Schaftachse schneidet sie in der Spitze eines gleichschenkligen Dreiecks.

d) *Nach F. Lange:* bei horizontal gestelltem Becken stehen die Spitzen der beiden großen Rollhügel in gleicher Entfernung von der Horizontalen durch die Darmbeinkämme.

Trendelenburgsches Zeichen: bedeutungsvoll zur Feststellung einer Schwäche der Gesäßmuskeln oder des Fehlens des natürlichen Widerlagers gegen den Zug der pelvitrochanteren Muskeln durch Hüftluxation, Schenkelhalsfraktur, Coxa vara u. ä. Ein positives *Trendelenburgsches Zeichen* besteht, wenn das Becken beim Stand auf der kranken Seite nach der gesunden Seite heruntersinkt. Die pelvitrochanteren Muskeln sind dann nicht in der Lage, das Becken über dem Standbein zu fixieren. Ein doppelseitig positives *Trendelenburgsches Zeichen* besteht, wenn das Becken beiderseits nicht auf dem Standbein festgestellt werden kann (z. B. bei doppelseitiger kongenitaler Hüftgelenkluxation). Es kommt dann zum Enten- oder Watschelgang.

Kontrakturstellung des Hüftgelenks: Kontrakturen beginnen stets mit Einschränkung der Überstreckbarkeit und der Rotation. Mit weiterer Zunahme entsteht eine Flexions-, Adduktions- und Außenrotationsstellung. Dies ist die Endstellung nach Entzündungen und chronisch deformierenden Prozessen des Hüftgelenks. Geringgradige *Flexionskontraktur* wird durch Verstärkung der Lendenlordose ausgeglichen. Sie wird dadurch aufgedeckt, daß man in Rückenlage bei im Hüftgelenk gestrecktem Bein mit der Hand infolge der Lordose leicht unter den Rücken greifen kann. Mit Anheben des Beins verschwindet die Lendenlordose. Sobald die Lendenwirbelsäule fest auf der darunter gelegten Hand aufliegt, zeigt der angehobene Oberschenkel den Grad der Beugekontraktur an. Die Adduktionskontraktur wird durch Beckenschrägstand kompensiert. Sie läßt sich aufdecken durch Einstellen der vorderen oberen Darmbeinstacheln in dieselbe Horizontal- und Vertikalebene.

Normalhaltung und Gebrauchsstellung des versteiften Hüftgelenks: geringe Beugung von 170° (höchstens 160°), Abduktion von 10–15° und leichte Außenrotation so, daß Großzehe, Patellamitte und Spina ilica ant. cran. in einer Linie liegen. Versteift ein

Hüftgelenk, so muß es in dieser Stellung fixiert werden, weshalb auch Beckengipsverbände grundsätzlich in dieser Haltung angelegt werden (vgl. Abb. 563). Bei Verkürzung des Beins muß die Abduktion etwas vermehrt werden, um die Längendifferenz der Beine auszugleichen. Auch bei zu erwartender desmogener Ankylosierung ist eine etwas stärkere Abspreizung (bis 20°) angezeigt, da ein desmogen versteiftes Hüftgelenk allmählich immer mehr in Adduktions- und Flexionsstellung gerät.

A. Mißbildungen

1. Angeborene Hüftgelenkverrenkung, Dysplasia coxae luxans (Luxatio coxae congenita)

Definition: angeborene Dysplasie der gesamten Hüftgelenksregion mit pathologischen Beziehungen zwischen Femurkopf und Gelenkpfanne. Die Luxation selbst ist meist nicht angeboren, sondern entwickelt sich erst nach der Geburt infolge der Dysplasie. Sie ist somit nur das wichtigste Begleitsymptom und die Bezeichnung „Luxationshüfte" oder „Dysplasia coxae luxans" treffender als „angeborene Hüftgelenkluxation".

Vorkommen: eine der häufigsten Mißbildungen des Beinskeletts; Frequenz 0,3 bis 3⁰/₀₀ der Gesamtbevölkerung bei starken regionalen Schwankungen; doppelseitige Luxation häufiger als einseitige; Mädchen 5—7 mal häufiger befallen als Knaben; familiäre Belastung mit rezessivem oder unregelmäßig dominantem Erbgang in 25% der Fälle nachweisbar.

Entstehung: die Pathogenese ist noch ungeklärt; sie wird mit der aufrechten Haltung des Menschen in Zusammenhang gebracht (auch mit der Lage des Uterus bei flektiertem, außenrotiertem und antetorquiertem Femur), wahrscheinlicher ist es jedoch, daß es sich um einen primären Entwicklungsrückstand der gesamten Hüftgelenksregion handelt. Mitunter ist die Luxation schon bei der Geburt manifest und dann mit anderen schweren Mißbildungen (Klumpfuß, Knie- und Patellarluxation, Spina bifida, Wolfsrachen) kombiniert (embryonale oder teratologische Hüftluxationen). Häufig ist bei der Geburt nur eine Dysplasie feststellbar, und der Entwicklungsrückstand wird nach der Geburt noch spontan aufgeholt. Bleibt die Korrektur aus, so entwickelt sich eine *Subluxation* oder *typische Luxation*.

Pathologisch-anatomisch: Verminderung der Exkavation des Acetabulum, welche sich nur als seichte Vertiefung darstellt; nach oben zugespitzte Dreieckform des Acetabulum mit einer Gleitrinne am oberen Pfannenrand, an welchem der Femurkopf aus der Pfanne austritt. Deformation des Femurkopfs im Sinne einer Verbreiterung in lateraler Richtung; bei totaler Luxation länglich-ovoide Gestalt und Hypoplasie des Kopfs; verspätetes Auftreten des Knochenkerns der Kopfepiphyse und Kleinerbleiben desselben (normalerweise wird er röntgenologisch bei Mädchen im 5.—6., bei Knaben im 7. Lebensmonat erkennbar, gelegentlich schon von der 10. Lebenswoche an). Regelmäßig besteht eine vermehrte *Antetorsion* von 40—60° und mehr (normal etwa 30°), besonders bei der Subluxation ist die Antetorsion stark vergrößert; bei der totalen Luxation nimmt sie erst mit dem Alter zu; Vergrößerung des collo-diaphysären Winkels im Sinne einer Coxa valga; Erschlaffung der Muskeln der Hüftgelenkregion (pelvitrochantere Muskulatur) und spastische Kontraktion der Adduktoren; Verdickung der Gelenkkapsel, welche sanduhrförmig ausgezogen ist; Verwachsung des medialkranialen Kapselanteils mit der Fossa iliaca ext.; die oberen Partien des Labrum glenoidale werden nach kraniallateral verdrängt; der Limbus ist bei der totalen Luxation pfannenwärts verlagert und hypertrophisch, so daß er den Pfanneneingang teilweise verlegt; außerdem Hypertrophie des Pulvinar, wodurch die Gelenkhöhle ebenfalls abgeflacht wird; starke Ausziehung des Lig. teres; auffallende Verbreiterung des Lig. teres im Kopfanteil; bis zum 6. Lebensjahr verschwindet das Lig. teres infolge Atrophie in der Hälfte der Fälle vollkommen; bei Subluxation mit gelenkgerechter, aber exzentrischer Lage des Kopfs, kommt es so gut wie niemals zur totalen Luxation; der Kopf behält seine abnorme Lage während des ganzen Lebens bei. Infolge statischer Fehlbelastung entstehen stets sekundär degenerative Veränderungen des Gelenks im Sinne einer Arthrosis coxae deformans. Etwa 25% der Coxarthrosen sind auf eine latente Subluxation der Hüfte zurückzuführen.

Symptome und Diagnose. a) *Beim Säugling:* wenig auffallend, daher häufig von Eltern und Arzt übersehen; pathognomonisch ist das sog. „*Ausrenkungsphänomen*" und ein schnappendes Repositionsgeräusch (*Ortolandi*); Reposition bei der Hüftdysplasie gelingt in Flexion, Abduktion und Außenrotation des Oberschenkels leicht über den oberen Pfannenrand. Die Luxation tritt in gleicher Lage bei Innenrotation über den hinteren Pfannenrand wieder ein. Von der 2.–3. Lebenswoche an besteht *Abduktionshemmung* (d. h. bei passiver Flexion des Oberschenkels bis zu 90° in Rückenlage des Kinds und anschließender Abduktion bleibt das Knie normalerweise maximal 4 Querfinger von der Unterlage entfernt. Bei Luxation ist dieser Abstand infolge Anspannung der Adduktoren sehr viel größer). Für Luxation spricht ferner die Stellung des Oberschenkels in *Adduktion und Außenrotation* sowie die *Hautfaltenasymmetrie* bei einseitigen Luxationen (auf der Innenseite der Oberschenkel finden sich bei Säuglingen normal 1–2 Hautfalten); Unterschiede in Zahl und Höhe der Falten sollten eine eingehende Hüftgelenkuntersuchung veranlassen. Symptome des *Trochanterhochstands* (Vorspringen der Trochantergegend, Verbreiterung des Beckens bei doppelseitiger Luxation, Verkürzung der Distanz Crista ilica – Trochanterspitze, Trochanter steht oberhalb der *Roser-Nélaton*schen Linie, *Shoemaker*sche Linie verläuft unterhalb des Nabels, das *Bryant*sche Dreieck zeigt vertikal verkürzten Abstand, scheinbare Verkürzung des befallenen Beins – Messung der Distanz Spina ilica ant. cran. – Malleolus int. und ext.); *Längenunterschied der Beine* wird besonders deutlich, wenn das Kind mit gestreckten Knien aus der Rückenlage aufsitzt oder wenn in Rückenlage Ober- und Unterschenkel passiv rechtwinklig flektiert werden (das Knie der kranken Seite steht tiefer); abnorme Beweglichkeit bei Innen- und Außenrotation infolge Schlaffheit der Gelenkkapsel (normal insgesamt bis zu 100°, bei Luxation insgesamt 150–200°).

b) *Beim stehenden und gehenden Kind:* verspätetes Gehenlernen; bei *unilateraler Luxation* Belastung des relativ verkürzten kranken Beins und Beugung des gesunden Beins im Knie. Bei *bilateraler Luxation* relativ verkürzte Oberschenkel, Verbreiterung des Beckens, starke Lordose der Lendenwirbelsäule mit Kippneigung des Beckens nach vorn; *Trendelenburg*sches *Phänomen* positiv. Gangunsicherheit, Nachziehen des erkrankten Beins, Hinken durch relative Verkürzung des kranken Beins und Insuffizienz der Glutäalmuskulatur; bei unilateraler Luxation neigen sich Schulter und Oberkörper nach der kranken Seite, um das Absinken des Beckens zu kompensieren, bei Belastung des gesunden Beins richtet sich der Körper wieder auf. Bei bilateraler Luxation erfolgt die Neigung des Oberkörpers abwechselnd nach links und rechts (Enten- oder Watschelgang). *Röntgenbild:* Beckenübersichts-Aufnahmen in Mittelstellung (d. h. mit gestreckten Oberschenkeln) und in Abduktion und Innenrotation. Bei *embryonaler Luxation* ist eine tiefe Impression an der Außenseite der Beckenschaufel zu sehen, welche der neugebildeten Pfanne entspricht und vor der das nach oben luxierte proximale Femurende steht. Bei *Präluxation* im frühen Säuglingsalter findet sich nur: 1. Steilgestelltes Pfannendach (normaler Pfannendachwinkel, d. h. Winkel, den das Pfannendach mit der Horizontalen durch die beiden Y-Knorpel bildet, etwa 20–30°; bei Mädchen etwas größer als bei Knaben). Bei Präluxation beträgt er über 40°. 2. Pars acetabuli des Darmbeins, unmittelbar oberhalb des Y-Knorpels ist verbreitert. 3. Das proximale Femurende nach lateral und oben verschoben; das *Putti*sche Zeichen, d. h. eine Vertikale, die bei Mittelstellung den inneren Femurrand tangiert, schneidet normalerweise das Pfannendach in der Mitte, bei der Präluxation lateral davon; Abstand zwischen proximalem Femurende und Horizontaler ist kleiner als normal. *Beim älteren Säugling und Kleinkind* finden sich zusätzlich: 4. Späteres Erscheinen des Epiphysenkerns auf der erkrankten Seite; der Kern bleibt kleiner als normal. 5. Zieht man eine Vertikale durch den äußeren Pfannenrand und eine Horizontale durch die Y-Knorpel, so entstehen 4 Quadranten (nach *Hilgenreiner* muß normalerweise der Epiphysenkern des Femurkopfs im unteren medialen Quadranten stehen); bei Luxation findet er sich im äußeren, unteren oder (häufiger) im äußeren oberen Quadranten. Der Schnittpunkt der Hilfslinien liegt bei der Subluxation häufig innerhalb des Epiphysenkerns. 6. Der mediale Rand des Schenkelhalses bildet mit dem unteren Rand des Os pubis einen gedachten gleichmäßigen Bogen (*Shenton-Menard*sche Linie); sie ist bei der Luxation unterbrochen. 7. Die Synchondrosis ischiopubica erscheint auf der kranken Seite länger und verknöchert (*Gottlieb*). 8. Im Alter von 12 Monaten wird am oberen Pfannenrand eine durch 2 stärker verschattete Streifen begrenzte Delle sichtbar, welche der Gleitrinne des Kopfs entspricht. 9. Bei Aufnahme in Mittelstellung ist der Schenkelhals verkürzt und weist eine starke Valgität auf Sie ist nur scheinbar vorhanden und in Wirklichkeit durch die verstärkte Antetorsion des Schenkelhalses bedingt.

Bestimmung des Antetorsionswinkels: erforderlich in Fällen, bei welchen die vermehrte Antetorsion eine operative Korrektur erfordert, um die Reposition zu sichern. *Methode:* Messung an Hand der Innen- und Außenrotation; Flachlagerung in Rücken- oder Bauchlage auf Durchleuchtungstisch bei rechtwinklig gebeugten Kniegelenken; extreme Innenrotation des Hüftgelenks, bis der Schenkelhals bei der Durchleuchtung in seiner maximalen Länge erscheint. Drehwinkel des Unterschenkels nach außen entspricht der *Antetorsion;* sodann extreme Außenrotation des Hüftgelenks so lange, bis Schenkelhals und -schaft bei der Durchleuchtung eine Gerade bilden; zur Bestimmung der Antetorsion ist der gemessene Drehwinkel von 80° abzuziehen. Auch aus dem Röntgenbild allein kann der Antetorsionswinkel geometrisch bestimmt werden. *Methode:* 1. Aufnahme in Mittelstellung und Extension der Oberschenkel, um die Länge der Schenkelhalsprojektion auf die Frontalebene (Röntgenplatte) zu messen. 2. Aufnahme in mittlerer Abduktion und so weit in Innenrotation, daß der Schenkelhals in die Frontalebene zu liegen kommt, d. h. in ganzer Länge auf der Platte erscheint. Konstruktion eines rechtwinkligen Dreiecks, dessen Kathete der Schenkelhalslänge in der 1. Aufnahme und dessen Hypotenuse derjenigen der 2. Aufnahme entspricht. Der Neigungswinkel des Schenkelhalses zur Frontalebene (Antetorsionswinkel) und die Höhe, in welcher sich der Schenkelkopf über der Frontalebene befindet, kann direkt gemessen werden. Die Ebene, in welcher der Neigungswinkel liegt, wird bei dieser Methode (Umklappmethode) in die Frontalebene umgeklappt; durch Übertragung der gefundenen Höhe auf die transversale Ebene lassen sich die Projektion des Schenkelhalses in dieser Ebene und damit der Antetorsionswinkel genau konstruieren. Konstruktion am besten auf einer Pause des 1. Röntgenbildes vornehmen!

Arthrographie (Levues): wichtigste Untersuchung zur Beurteilung der Dysplasia coxae, da sie allein über Größe, Form und Lage des Femurkopfs, auch wenn er noch völlig knorplig ist, Aufschluß gibt. Injiziert werden durch Punktion von vorn (vgl. Abb. 456) 1–2 ccm Kontrastmittel (Joduron 30%ig, Perabrodil 45%ig) unter Durchleuchtungskontrolle. Im normalen Arthrogramm kommt ein gleichmäßig breiter *Recessus capitis* rings um die Kopfkalotte sowie nach caudal 2 Aussackungen des *Recessus acetabuli,* der *Recessus glenoidalis caud.* und der *Recessus colli* zur Darstellung. Zwischen den Aussackungen sind die Impressionen durch die Ligamente erkennbar. Zwischen Recessus capitis und Recessus colli liegt eine bandförmige kontrastfreie Zone, welche der dem Schenkelhals eng anliegenden *Zona orbicularis* entspricht. Sie wird von 2 schmalen Kontraststreifen begrenzt. Bei *Subluxation* findet man: 1. Deformation der Kopfkalotte im Sinne einer medialen Abflachung; 2. Erweiterung des Recessus acetabuli; 3. Verbreiterung des Recessus capitis in mediaer Richtung schon oberhalb der Y-Fuge; 4. dieser liegt der verbreiterten Kopfkalotte auf, anstatt sie seitlich zu umfassen. Die Spitze steht oberhalb der Verbindungsgeraden zwischen beiden Y-Fugen. Erweiterung des Recessus glenoidalis cran. Bei *Luxation* findet man: 1. Verkleinerung des Femurkopfs mit nach oben zugespitzter, ovoider Form; 2. Ausziehung der Gelenkkapsel mit besonders starker Erweiterung des Recessus capitis und Acetabuli, welche durch einen breiten *Isthmus* verbunden sind; Verbreiterung und Schlängelung des Lig. teres; Interposition des knorpeligen *Limbus* zwischen Kopf und Pfanne (Limbuslage ist wichtigstes Unterscheidungsmerkmal zwischen Subluxation und Luxation!). Auch die sog. marginale Luxation kann nur durch das Arthrogramm absolut sicher geklärt werden.

Indikation: die Art des Vorgehens wird heute in erster Linie aus dem Arthrogramm beurteilt. Vor allem die Form des *Isthmus* entscheidet darüber, ob eine orthopädische Reposition möglich ist, oder operatives Vorgehen erforderlich. Bei langem, schmalem Isthmus, welcher durch hypertrophen Limbus und breites Lig. teres verlegt ist, führt konservativ-orthopädisches Vorgehen nicht zum Erfolg. Repositionsversuche sind von vornherein zu unterlassen. Sie würden nur zur sog. „Pseudoreposition" führen, wobei sich der Limbus und die faltig zusammengedrückte Gelenkkapsel zwischen Kopf und Pfanne einlegen und selbst nach monatelanger Fixation wieder eine Reluxation auftritt. Das befriedigende Gelingen einer Reposition kann daher ebenfalls nur durch die Arthrographie nachgewiesen werden. Aktives Vorgehen ist so frühzeitig als möglich geboten (schon im Säuglingsalter), da sich dann die Reposition meist einfach gestaltet und die Prognose noch günstig ist. Darum ist jedes Kind frühzeitig in dieser Hinsicht genau zu untersuchen. (Die meisten Hüftluxationen werden erst im Gehalter festgestellt.) *Repositionen* müssen schonend erfolgen, da jede größere Gewaltanwendung und Fixation in Zwangshaltung zu Zirkulationsstörungen der Kopfepiphyse und partiellen aseptischen

Nekrosen und Deformationen (sog. „Luxationsperthes") führen können. Manuelle oder operative Reposition und Fixation sind so vorzunehmen, daß die funktionelle Therapie frühzeitig einsetzen kann.

Prognose: günstig, sofern die Behandlung schon im Säuglingsalter durchgeführt wird und keine ausgesprochen schwere embryonale Luxation vorliegt. Im Kleinkindesalter und später ergeben die orthopädischen Repositionen nur dort günstige Resultate, wo im Arthrogramm ein für den Schenkelkopf durchgängiger Isthmus nachweisbar ist (etwa 25% der Fälle). In den übrigen Fällen ist operatives Vorgehen erforderlich und daher die Gesamtprognose ungünstiger, weil schwere anatomische Veränderungen vorliegen und der Eingriff zusätzliche Läsionen setzt. Trotzdem ist die neuerdings wieder aufgekommene aktivere Therapie in schweren Fällen meist anatomisch und funktionell von befriedigendem Resultat gefolgt.

Therapie. a) *Konservativ:* zunächst in jedem Fall *Heftpflasterextension* in zunehmender Abduktion für etwa 3 Wochen; dadurch wird Entspannung der Muskulatur und Erleichterung der nachfolgenden manuellen oder operativen Reposition erreicht. Bei Säuglingen führt die Extensionsbehandlung allein oft zur Spontanreposition und ist daher in diesem Alter das Verfahren der Wahl. Die *orthopädische Reposition* (prinzipiell unter Kontrolle des Arthrogramms) kommt nur in Betracht, wenn im Arthrogramm kein schweres Mißverhältnis zwischen Schenkelkopf und Isthmus sichtbar ist. Dazu Fixierung des Beckens auf der Unterlage und Reposition durch Flexion, Abduktion und gleichzeitigem Zug am Oberschenkel über den hinteren Pfannenrand bei mäßigem Druck auf den Kopf (Kontrolle der Reposition durch sofortiges Arthrogramm!). Sie gelingt bei einseitiger Verrenkung meist bis zum 10., bei doppelseitiger Verrenkung bis zum 7. Lebensjahr. Fixierung in extremen Gelenkhaltungen (Spreizverbände in maximaler Grätschstellung, z. B. *Bauerscher Spreizverband* oder Gipsverbände in starker Flexion – Abduktion, *Lorenzsche Froschstellung, Batchelor*-Gips u. ä.) wegen Gefahr der aseptischen Kopfnekrosen (in mehr als 40%) ist weitgehend verlassen. Dafür nach erfolgreicher orthopädischer Reposition Beckengips in Extension, leichter Abduktion und leichter Innenrotation. Der Gipsverband wird nach 5–6 Wochen durch eine Heftpflasterextension in gleicher Stellung ersetzt und mit leichten Bewegungsübungen begonnen. Belastung nicht vor dem 9. Monat nach der Reposition.

Schienenhülsenapparat (nach *Hessing*) mit Beckenkorb oder Beckengurt bzw. Korsett mit Trochanterbügel und Oberschenkelhülse zur Beinextension und Verhütung des Hochtretens des Schenkelkopfs nur in Fällen mißglückter operativer Therapie, oder wenn die Operation aus anderen Gründen (Nebenkrankheiten) nicht in Betracht kommt.

b) *Operativ.* 1. *Bei frischen Fällen:* heute meist in Form der Arthroplastik nach *Colonna.* Dabei werden sowohl die der Reposition hinderlichen Weichteile entfernt als auch die Pfanne durch Bohrung so weit vertieft, daß eine Retention des Schenkelkopfs garantiert wird. *Technik:* bogenförmiger Hautschnitt nach *Ollier,* welcher den Trochanter distal-konvex umkreist; temporäre Abmeißelung der Trochanterspitze; Eröffnung der erweiterten Gelenkkapsel; Entfernung des elongierten und abgeplatteten Lig. teres sowie des hypertrophischen Pulvinar und des nach innen geschlagenen Limbus; die am Femurhals hängende erweiterte Gelenkkapsel wird über den Femurkopf gezogen und am Femurhals so befestigt, daß der gesamte Femurkopf davon überzogen ist; Ausbohrung der Gelenkpfanne mit einer Fräse so tief, daß der Kopf bequem in der Pfanne Platz findet; Reposition des Kopfes; Fixierung des Trochanter durch Kantkeilnagel; Fascienverschluß durch Knopfnähte; Fixation in Extension, mittlerer Abduktion und Innenrotation des Oberschenkels im Beckengipsverband für 6 Wochen; danach leichte Heftpflasterextension in Abduktion und Beginn der Bewegungstherapie (am besten in *Flohrschütz*scher Hängevorrichtung, in welcher das Kind selbständige Schwingbewegungen ausführt); Gehversuche nach weiteren 6–8 Wochen.

Intertrochantere Derotationsosteotomie (nach *Bernbeck*): ist angezeigt, wenn infolge starker Antetorsion und Valgusstellung des Schenkelhalses nur bei extremer Abduktion und starker Innenrotation ein idealer Gelenkschluß erzielt werden kann, oder wenn eine primäre oder residuelle Luxation vorliegt. *Technik:* nach exakter Bestimmung des Antetorsionswinkels (s. oben) Freilegung des proximalen Femurschafts nach Spaltung der Muskulatur und des Periosts; Bestimmung des Trochanter minor durch Palpation; Eintreiben eines *Schanz*schen Nagels oder einer *van-Hoff*schen Schraube in die distale Partie des Schenkelhalses und einer zweiten Schraube von vorn, etwa 2 cm distal vom Trochanter minor in den Femurschaft; intertrochantere Durchsägung des Femur zwischen beiden Schrauben in einer medial ansteigenden Ebene; Derotation durch Drehung der beiden Schrauben entsprechend dem festgestellten Winkelgrad und der erwünschten Varisierung (Röntgenkontrolle vor Wundverschluß!). Fixierung der Schrauben bzw. Nägel im Gipsverband bzw. mit der *van-Hoff*schen Apparatur. Die Epiphysenfuge des Femurkopfs soll parallel zur Ebene des Pfanneneingangs stehen. Nach 8 Wochen Schraubenentfernung und Beginn mit aktiver Bewegungstherapie.

Therapie der Subluxation: bei Säuglingen und Kleinkindern durch lang dauernde Abduktionsbehandlung mit leichter Heftpflasterextension; evtl. Korrektur der Antetorsion und Valgität des Schenkelhalses durch Derotationsosteotomie.

2. *Bei veralteten Fällen. Pfannendachplastik. Indikation:* entweder zur Ergänzung der unblutigen Reposition oder während einer blutigen Reposition; aber auch bei langsam zunehmender Verschlechterung infolge allmählichen Hochtretens des Schenkelkopfs. *Technik:* durch Vergrößerung des oberen Pfannenrands wird dem Kopf ein Widerlager gegeben und dadurch die Subluxation und Luxation verhütet. In Frage kommt das Einschlagen frei transplantierter Knochenspäne (*Spitzy*) oberhalb des oberen Pfannenrands in das Darmbein oder das Ablösen des oberen Pfannenrands vom Darmbein und Abwinkelung desselben nach unten.

Beseitigung der Antetorsion: in veralteten Fällen muß die typische Derotationsosteotomie (s. vorn) mit der Psoasplastik (nach *Rohlederer*) kombiniert werden. *Technik:* Derotationsosteotomie ähnlich der des Säuglings, welcher 4–6 Wochen eine Psoasplastik vorausgeschickt wurde. Dazu wird der M. iliopsoas an seinem Ansatz am Trochanter minor mit einer kleinen Knochenscheibe abgelöst, sodann das Bein stark innenrotiert und die vorderen Kapselanteile mit mehreren Nähten gerafft. Von einem zweiten Hautschnitt über der Außenseite des Oberschenkels von der Höhe des Trochanter etwa 10 cm nach distal wird die Iliopsoassehne mit ihrem knöchernen Ansatz unter dem M. sartorius und Rectus femoris hindurchgeführt und an die Außenseite des Femurs neu inseriert. Zur Entlastung ist Ruhigstellung in starker Innenrotation für 6–8 Wochen erforderlich.

Abduktionsosteotomie (nach *v. Baeyer-Lorenz* und *M. Lange*): bei veralteter kongenitaler Hüftgelenkverrenkung mit Adduktions-Flexionskontraktur kann das Gangvermögen durch eine subtrochantere Osteotomie verbessert werden (vgl. Abb. 458). Ein dem Korrekturwinkel entsprechender Keil mit Basis an der Außenseite des Oberschenkels wird aus dem subtrochanteren Gebiet entnommen und das Bein in Abduktionsstellung gebracht; anschließend Ruhigstellung im Gipsverband für 12 Wochen.

Tiefe subtrochantere Osteotomie (nach *Schanz*): zur Korrektion der Abduktions-Flexionskontraktur kann die Osteotomie auch im Bereich des oberen Drittels des Femurschafts ausgeführt werden. Vor Durchmeißelung werden *Schanz*sche Knochennägel oder *van Hoff*sche Schrauben ober- und unterhalb der geplanten Osteotomiestelle eingetrieben; mit ihrer Hilfe wird der errechnete Korrekturwinkel eingestellt und fixiert.

2. Coxa vara congenita

Definition: angeborene Varusdeformität des Schenkelhalses im Gegensatz zur Coxa vara adolescentium oder zur Epiphysiolysis capitis femoris.

Vorkommen: gelegentlich familiär, keine Geschlechtsbevorzugung, in einem Drittel der Fälle sind beide Hüften befallen.

Pathogenese: dystrophischer Prozeß in der Mitte des Schenkelhalses mit starker Verzögerung der Ossifikation in dieser Zone; leichtester Grad der kongenitalen Aplasie des Oberschenkels.

Symptome und Diagnose: hinkender Gang, Verzögerung des Gehenlernens bis zum 3.–4. Lebensjahr; Beginn des Hinkens manchmal auch erst im Schulalter; Beinverkürzung und Muskelatrophie, vorspringender und hochstehender Trochanter, positives *Trendelenburg*sches Zeichen, Asymmetrie der Hautfalten und Einschränkung der Abduktion und vollen Streckung. In bilateralen Fällen Watschelgang. *Röntgenbild:* Hochstand der Diaphyse bei tief im unteren Pfannenbereich liegendem Epiphysenkern. Vertikale Aufhellungszone, welche sich nach unten in Form eines umgekehrten V oder Y gabelt; deren Schenkel schließen einen dreieckförmigen Knochenkern ein; mit zunehmendem Alter immer stärker werdende Spitzwinkligkeit des collodiaphysären Winkels, Hypertrophie der Trochantergegend, welche sich über das Niveau des oberen Pfannenrands hinausschiebt; dabei bleibt der Schenkelkopf auf Höhe des Trochanter minor und überragt sogar u. U. den unteren Pfannenrand; in Ausnahmefällen völlige Ablösung des Kopfs vom Hals.

Therapie: Dauerextension bei jüngeren Kindern. Zur Beschleunigung der Konsolidation bei etwas älteren Kindern Schenkelhalsbohrung und Bolzung mit Knochenspänen, bei älteren Kindern evtl. intertrochantere Osteotomie mit Überkorrektur in Valgusstellung. Bei älteren Patienten evtl. *Judet*-Plastik (s. Abb. 457).

3. Schnellende Hüfte

Definition: ruckartiges, schnellendes oder schnappendes Gleiten eines Stranges des Tractus ilio-tibialis oder des Glutaeus maximus über den großen Rollhügel bei Beuge- und Streckbewegungen des Beins im Hüftgelenk.

Ursachen: raumbeengende Prozesse in der Gegend des großen Rollhügels (Vorwölben des großen Rollhügels durch Coxa vara, Cysten, Tumoren, Callus, in Valgität geheilte Fraktur im oberen Schaftdrittel, Fascienfibrom, großer Schleimbeutel, Elastizitätsverlust, abnorme Verschieblichkeit des Sehnenstreifens über dem großen Rollhügel); Veränderungen im M. glutaeus max. (z. B. Muskelriß, narbige Veränderungen); psychogene Störungen.

Symptome und Diagnose: Schmerzen, störendes Geräusch beim Hüftbeugen und -strecken; bei adduziertem Bein fühlt, sieht und hört man den sehnenartigen Strang über den großen Rollhügel gleiten; gelegentlich tastbare Verdickung; bei psychogener Ursache ist das Geräusch nur bei adduziertem Bein auslösbar.

Indikation: kann der Vorgang willkürlich erzeugt werden, so ist er meist harmlos und bedarf keiner Therapie. Die ohne oder gar gegen den Willen des Kranken schnappende Hüfte bedarf der Behandlung wegen der Beschwerden.

Therapie. Operativ: Abtragen von Knochenwülsten, Entfernung von Weichteilgeschwülsten, Querspaltung der Fascie und Naht derselben am Trochanter maj. Bei psychogenem Schnappen lediglich psychische Beeinflussung (Gehenlassen mit leicht gespreizten Beinen).

B. Verletzungen und Kontrakturen

1. Frische Verletzungen

a) Kontusion und Distorsion. *Vorkommen:* häufig durch Sturz auf die Hüftgelenkgegend. Wegen der tiefen Lage des Hüftgelenks jedoch selten längere Schmerzhaftigkeit oder Gebrauchsunfähigkeit hinterlassend.

Symptome und Diagnose: bleibt bei älteren Patienten längere Zeit Schmerz bzw. Bewegungseinschränkung des Hüftgelenks bestehen, so muß stets der Verdacht auf eine Schenkelhalsfraktur (auch eine unvollständige) entstehen und eine systematische Röntgenuntersuchung in beiden Ebenen erfolgen.

Prognose: günstig, sofern schwere Verletzungen, insbesondere Schenkelhalsfrakturen, mit Sicherheit ausgeschlossen und nicht übersehen wurden.

b) Luxation (s. Kap. Frakturen und Luxationen, S. 1727).

c) Gefäße (vgl. Abb. 542 und Abb. 66). *Vorkommen:* am häufigsten Verletzung der großen Beinarterien durch Schuß, schweren Verkehrsunfall mit Femur- oder Beckenfrakturen, Maschinenverletzungen, Überfahrung.

Kollateralkreislauf: die Indikation zur Unterbindung bzw. Gefäßnaht läßt sich letztendlich immer nur durch Prüfung der verschiedenen Kollateralzeichen in einem Fall verbindlich stellen. Ligaturen sind unter allen Umständen *zu vermeiden* an (vgl. Abb. 56): *A. ilica comm.*; *A. poplitea* einschließlich des distalen Drittels der A. femoralis. Ligatur *erlaubt* an: *A. femoralis* distal des Abgangs der A. profunda fem.; A. tibialis ant.; A. tibialis post. Ligatur *bedingt erlaubt* an: A. ilica ext. – A. femoralis innerhalb der Strecke, welche durch den Kollateralkreislauf der Glutäalgefäße und der Aa. circumflexa ilei überbrückt wird.

Freilegungen. α) *A. ilica communis. Indikation:* Verletzung, Embolektomie, Gefäßresektion.

Prognose: Unterbindung des Gefäßes bedeutet fast stets den Verlust der Extremität.
Methode: Schnitt parallel zum Leistenband bis in Höhe der Spina ant. cran. Stumpfes Abschieben des Peritonealsacks nach medial, worauf sich die Arterie medial vom Muskelwulst des Psoas darstellt; vorn wird sie von dem darüberziehenden Ureter gekreuzt, und zwar in Richtung von lateral-kranial nach medial-kaudal.

β) *A. ilica interna. Indikation:* Blutungen aus den Glutäalarterien nach Becken- oder gynäkologischen Operationen, Aneurysmen, Blasentumoren, Tumoren der Glutäal-

und Sacralgegend. *Prognose:* Gefäß kann fast stets ohne Bedenken unterbunden werden, auch bilateral. *Methode:* wie zur Freilegung der A. ilica comm.; die Teilungsstelle ist durch den schräg über sie verlaufenden Ureter gekennzeichnet; dieser muß daher von der Teilungsstelle abgehoben werden (*Cave!* Verletzung der unmittelbar unter der Ilica interna liegenden großen Vene). Auch transperitoneale Freilegung von einer unteren medianen Laparotomie aus ist möglich.

γ) *A. obturatoria. Innerhalb des Beckens:* als Ast der A. ilica int. in gleicher Weise wie diese. *Im Oberschenkelbereich:* Hautschnitt medial der deutlich pulsierenden A. femoralis caudal vom Leistenband senkrecht nach caudal; Spaltung der Fascia lata; Ligatur der querverlaufenden Vasa pudendalia ext.; Abtrennung oder Einkerbung des M. pectineus und Medialverziehen desselben; Spaltung der darunterliegenden Fascie des M. obturator ext.; evtl. Einkerbung des M. obturator ext., um äußere Mündung des Canalis obturatorius selbst übersehen zu können.

δ) *A. femoralis in der Leistenbeuge* (vgl. Abb. 542): Hautschnitt in senkrechter Richtung von der Mitte des Leistenbandes 5 cm nach caudal; Durchtrennung der

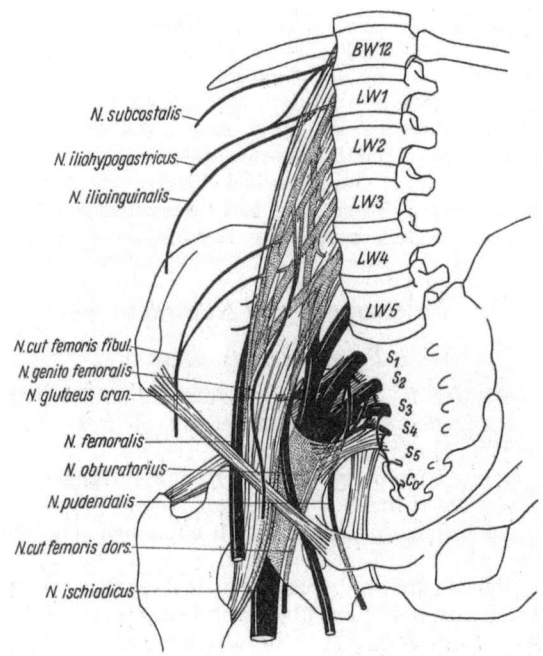

Abb. 455. Plexus lumbo-sacralis (nach *v. Lanz-Wachsmuth*, Prakt. Anatomie)

Fascia lata; Spaltung der Gefäßscheide; die Arterie liegt lateral und etwas vor der Vene. Um die *A. profunda femoris* zu erreichen, wird der Schnitt etwas nach caudal verlängert; 5—6 cm caudal des Leistenbandes liegt ihr Abgang und die beiden A. circumflexae femoris. Lage und Abgang dieser Arterien variieren stark.

d) Nerven (vgl. Periphere Nerven, S. 622, 816). *Plexus lumbosacralis* (s. Abb. 455) (aus L I–V und S I–III): aus ihm stammen sämtliche peripheren Nerven des Beins und des Beckengürtels; zudem sympathische Fasern für die glatte Gefäß- und Hautmuskulatur, sowie für die Schweißdrüsen des Beins; außerdem Rami communicantes aus allen Segmenten zum Grenzstrang.

Indikation: Verletzungen der Nn. femoralis und ischiadicus mit Lähmung der Mm. quadriceps bzw. sämtlicher Beugemuskeln des Oberschenkels sowie aller Muskeln des Unterschenkels und des Fußes.

Freilegungen. α) *N. femoralis:* 5 cm langer Längsschnitt von der Mitte des Leistenbandes nach caudal; Spaltung der Fascia lata; der Nerv wird dicht unterhalb der Fascie lateral von den Vasa femoralia, von denen er durch das Lig. iliopectineum getrennt ist, gefunden. Etwas weiter distal liegt der Nerv medial vom M. sartorius in einer Loge, die vom Innenrand des M. iliopsoas und der A. femoralis gebildet wird. Weiter distal ausgeführte Versuche von Nervennähten sind nicht aussichtsreich.

β) *N. obturatorius. Indikation:* selten zur primären oder sekundären Naht; meist zum Zweck der Nervendurchtrennung zwecks Behandlung einer spastischen Adduktionskontraktur der Hüfte (*Stoffelung*). *Freilegung. Innerhalb des Beckens* (*Selig*sche Operation): Schnittführung wie zur Freilegung der A. ilica comm. und ext., extraperitoneales Vorgehen mit Abschiebung der Blase nach medial; bei Vordringen längs der Schambeinäste in die Tiefe wird der Nerv an seiner Eintrittsstelle in den Canalis obturatorius gefunden. *Außerhalb des Beckens:* 5 cm langer Längsschnitt von der Mitte des Leistenbands nach caudal; Durchtrennung der Fascia lata. Einkerbung des M. pectineus und starke Verziehung des Muskels nach medial; darunter liegt die Fascie des M. obturator ext., welche gespalten wird; der Canalis obturatorius ist nun in der Tiefe zu tasten und der Nerv lateral von den Vasa obturatoria zu finden.

γ) *N. ischiadicus. Indikation:* infolge der Größe des Nerven häufig nach Schuß- und Unfallverletzung. *Versorgungsbereich. Motorisch:* gesamte Beugemuskulatur des Oberschenkels und alle Unterschenkel- und Fußmuskeln. *Sensibel:* Haut des Unterschenkels und Fußes mit Ausnahme eines schmalen Streifens an der medialen Seite des Schienbeins und am inneren Knöchel (N. saphenus). *Freilegung:* N. ischiadicus verläßt das Becken durch das Foramen infrapiriforme und verläuft zwischen großem Rollhügel und Sitzbeinhöcker nach caudal; er ist dabei vom M. gluteus max. überdeckt und liegt auf den Außenrotatoren des Hüftgelenks. Seine Teilung in den N. tibialis und N. fibularis comm. kann bereits im Beckenbereich erfolgen („hohe Teilung" in 15% der Fälle). *Technik:* Ablösen des M. gluteus max. durch Bogenschnitt von seinem Sehnenansatz am Trochanter maj. (*Guleke*) oder Durchtrennung der Sehnenplatte am Darmbein und Abwärtsschlagen des großen Muskellappens (*König*) oder Durchtrennung der Glutaeussehne hinter dem Trochanter maj. und Mobilisation des Muskels nach kranial und caudal (*Iselin*). *Zur Freilegung unterhalb der Gesäßfalte* wird eine Hilfslinie vom Trochanter zum Tuber ossis ischii gezogen und der Hautschnitt am Schnittpunkt des mittleren zum medialen Drittel in 10 cm Länge in Längsachse des Beins gelegt; Verziehung des Unterrands des M. gluteus max. nach kranial und des lateralen Bicepsrands nach medial (*Cave!* N. cutaneus dors.). Der Nerv wird in der Tiefe auf den Mm. adductor minim. und magn. gefunden; nach caudal tritt er unter den langen Bicepskopf.

e) **Hüftgelenk, Freilegungen.** *Indikation:* Gelenkrevision nach komplizierten Unfallverletzungen, Fragmententfernung nach Trümmerbrüchen des Oberschenkelkopfs, Entfernung von Fremdkörpern (Geschosse) und von freien Körpern (außer Entzündungen, Plastiken usw.).

α) *Laterale Arthrotomie* (nach *Lexer*): großer, bogenförmiger Weichteilschnitt von dorsal-caudal der Spina ilica ventralis unter dem Trochanter major herum; Querdurchtrennung des Tractus iliotibialis und Incision des M. gluteus max. in seinem dorsalen Anteil in Faserrichtung; Bildung eines Weichteillappens; temporäre Abmeißelung des Trochanter maj. mit seinen Muskelansätzen (Mm. tensor fascie latae, Glutaeus med. und min.); dadurch wird der Schenkelhals und die Gelenkkapsel zugänglich. Eventuell Einkerben des Limbus des Hüftgelenks, falls der Gelenkkopf luxiert werden muß. Schichtweiser Nahtverschluß von Kapsel und Bandapparat. Fixierung des Trochanter durch Nagel oder Schraube. Ruhigstellung im Beckenhosengipsverband je nach Art des Eingriffs für mindestens 3 Wochen in Normalhaltung (vgl. Abb. 563). Bei frischen Verletzungen mit breiter Aufreißung der Weichteile evtl. Extensionslagerung in Flexion des Hüftgelenks (vgl. Abb. 505). Andere Zugangswege nach *Callahan, Watson-Jones, Smith-Petersen* sind Modifikationen eines vorderen mit einem seitlichen Zugang, wobei die Gesäßmuskulatur mehr oder weniger weit von ihrem Ansatz am Os ileum abgelöst wird. Die breiteste seitliche Eröffnung ist die von *Smith-Petersen*, wobei der Glutaeus medius und minimus nahezu vollständig vom Os ileum abgelöst und das Lig. iliofemorale ausgedehnt durchtrennt wird.

β) *Dorsale Arthrotomie* (nach *Osborne*): Hautschnitt 6 cm unterhalb und lateral der Spina ilica dorsalis cran.; Schnittverlauf nach lateral und distal parallel den Fasern des M. gluteus max. bis zur hinteren Begrenzung des Trochanter maj. Von dort noch 7 cm weiter distal. Spaltung der Fasern des M. gluteus max. in Richtung des Hautschnitts und in die Fascia lata hinein auf eine Strecke von 7 cm entsprechend dem vertikalen Schenkel des Hautschnitts; Innenrotation des Hüftgelenks, Abtrennen der kurzen Rotatoren nahe ihren Ansätzen am Trochanter unter Schonung ihrer Muskelbäuche; Incision der Gelenkkapsel der Länge nach, wodurch der dorsale Anteil des Schenkelhalses und Hinterrand der Gelenkpfanne zugänglich werden.

2. Veraltete Verletzungen

a) Kontrakturen. *Ursachen und Formen.* 1. *Dermatogen:* z. B. nach Hautverbrennung, ausgedehnten Hautdefekten nach Entzündung; meist in Flexion und Adduktion. 2. *Desmogen:* z. B. nach Psoasabsceß, tiefer Lymphknotenvereiterung; gelegentlich auch angeboren, ferner nach langer Bettruhe mit angezogenen Beinen, nach Amputationen mit fehlerhafter Stumpflagerung; meist in Flexion, Abduktion, Innenrotation oder Außenrotation. 3. *Myogen:* (M. psoas) z. B. bei Spondylitis, Appendicitis, Lymphknotenvereiterung. 4. *Neurogen.* α) *Spastisch:* z. B. bei spastischer Nervenerkrankung (Little, Hydrocephalus, evtl. auch Hysterie). β) *Paralytisch:* z. B. nach Poliomyelitis; meist in Flexion, Abduktion und Außenrotation. 5. *Arthrogen:* z. B. nach Hüftgelenkentzündung (Tuberkulose, unspezifische Arthritis, Arthrosis deformans); *Kontraktur* entsteht infolge Schrumpfung von Weichteilen, Fascie, Muskulatur und Kapselbandapparat; *Ankylose* entsteht infolge Veränderungen des Knochens und Gelenkknorpels (z. B. bei Arthrosis deformans, Gelenkrheumatismus, Osteomyelitis, Tuberkulose). Beidseitiges Vorkommen meist bei Arthrosis deformans, seltener bei Tuberkulose. *Folgen:* leichte Funktionsstörung bei relativ guter Stellung (leichte Flexion, Abduktion, mittlere Rotation); in diesen Fällen noch ausgleichbar durch kompensatorische Wirbelsäulendrehung und -biegung (Lordose und Skoliose) sowie durch erhöhte Beweglichkeit im Becken; bei schlechter Stellung (speziell bei doppelseitiger Adduktionskontraktur) schwerwiegend. Erwerbsminderung bei Versteifung in guter Stellung 30%, sonst und bei Arthrosis deformans 50%, bei beidseitiger Hüftgelenkversteifung 80%.

Therapie. 1. *Bei Weichteilkontraktur. Konservativ:* durch Brisement forcé oder vorsichtiges *Redressement* mit Sandsackbelastung, Extensionsverband, Etappengipsverband (*Cave!* bei postinfektiösen Kontrakturen wegen der Gefahr des Wiederaufflammens einer Entzündung!).

Operativ: α) bei Vorwiegen der *Adduktion* Resektion des *N. obturatorius* (s. oben) nach *Selig* intrapelvisch oder nach *Lorenz* von femoral-inguinalem Zugang.

β) Bei *extraartikulärer Ankylose in Flexion und Abduktion:* Verlagerungsoperation (Verlagerung des Darmbeinkamms nach *Campbell*). *Prinzip:* Freilegung des Darmbeinkamms und Abmeißelung der Spina ilica ventralis mit den dort ansetzenden Muskeln (Sartorius, Tensor fasciae latae) und des vorderen Teils der Crista ilei mit ihrem Ansatz für den M. glutaeus med.; Zurückschlagen der Mm. glutaeus med. und minim. und Schaffung einer neuen Rinne im Darmbein zur Aufnahme der Knochenleiste mit ihrem Muskelansatz. In schweren Fällen auch Incision der kontrahierten Hüftgelenkkapsel und Tenotomie des Iliopsoas in Nähe seines Ansatzes am Trochanter minor. *Nachbehandlung:* Immobilisation im Beckengipsverband in Hyperextension und verstärkte Abduktion für 3–4 Wochen; Nachtschienen für die Dauer mehrerer Monate.

γ) Bei *extraartikulärer Ankylose in Adduktion und Innenrotation. Vorkommen:* speziell bei spastischer Paralyse. *Methode:* subcutane oder direkte Tenotomie des Ansatzes der Mm. adductor long. und gracilis am Schambein, evtl. in Kombination mit Resektion des N. obturatorius. Einstellung des Beins in extremer Abduktion; evtl. zusätzliche subtrochantere Osteotomie, sofern die Weichteilkorrektur allein nicht ausreichend ist.

2. *Bei intraartikulärer Ankylose in Flexion oder Adduktion:* subtrochantere Osteotomie (s. Abb. 458) in linearer (*Gant*) Form oder keilförmig (*Whitman*) oder zirkulär (*Brackett*). Meist ergänzt durch eine angelaschte Schiene (nach *Lane* oder *Blount*) zur sicheren Retention der gewonnenen Korrekturstellung.

b) Schlottergelenk. *Vorkommen:* speziell nach Poliomyelitis bei völliger Lähmung der Hüftmuskeln.

Therapie. Konservativ: Stützapparat (schwerfällig).

Operativ: α) Muskelersatzoperationen für die Hüftbeugemuskulatur und für die Glutäen (s. S. 1527).

β) *Arthrodese. Indikation: intra-* und *extraartikuläre Arthrodese* zum Zweck der künstlichen Versteifung bei Schlottergelenk infolge Lähmung der Hüftmuskulatur, schmerzhafter Arthrosis deformans, meist in Form der intraartikulären Versteifung. Größte Zurückhaltung bei Kindern und Jugendlichen; etwas weitere Indikation bei älteren Patienten, bei welchen das Endstadium der Erkrankung erreicht ist. Vorsicht ist stets geboten, da das Sitzvermögen erheblich behindert wird. Doppelseitige Hüftgelenkarthrodese darf niemals ausgeführt werden! *Günstigste Versteifungsstellung:* leichte Abduktion von etwa 175° und leichte Flexion von etwa 160°. *Methoden. Prinzip:* verwendet werden *Anfrischung* der Gelenkflächen mit würfelförmiger Zurichtung des Gelenkkopfes und Ineinanderstauchung von Gelenk und Pfanne oder *Verriegelung* mittels Knochenspan oder *Bolzung* oder *Nagelung* oder eine Kombination dieser Maßnahmen. *Technik:* Freilegung des Schenkelhalses von vorn oder seitlich und extra- oder parartikuläre Einlagerung eines Knochenspans oder transartikuläre Einbolzung eines Knochenwürfels oder Arthrodese durch Transfixation des Hüftgelenks mit dem Dreilamellennagel und einem paraartikulären Knochenbolzen. Auch mit Hilfe eines steil eingeschlagenen Dreilamellennagels und zusätzlicher Einbolzung eines Knochenwürfels (*Ehalt*) oder parartikulärer Knochenspan mit Dreilamellen-Laschen-Nagel zur Erhöhung der Stabilität (*Böhler*) oder zwei übereinandergelegte Dreilamellennägel. Nur bei schon fast aufgehobener Hüftgelenkbeweglichkeit (schmerzhafte Wackelbewegungen) darf eine Arthrodese durch bloßes Einschlagen eines Dreilamellennagels ohne Knochenverpflanzung angestrebt werden. Am gebräuchlichsten ist das *Verfahren nach M. Lange:* Hautschnitt bogenförmig vom vorderen oberen Darmbeinstachel zum Trochantermassiv. Loslösen der Ansätze der kleinen Glutäalmuskeln und des M. vastus fibularis vom Trochanter und Zurückschlagen der Muskeln. Verziehung des M. tensor fasciae latae nach vorn und Freilegung von Schenkelhals und Hüftgelenk; Bildung einer kranial gelegenen Rinne im Schenkelhals und -Kopf, Abmeißeln des Trochantermassivs; Einschlagen des keilförmigen Trochanter in die vorher geschaffene Nute und Transfixation der Hüfte durch einen langen, steilliegenden Dreilamellennagel.

γ) *Arthrorise. Indikation:* selten gegeben, da das Hüftgelenk kein Feld für die Arthrorise ist. Im allgemeinen ist die Arthrodese vorzuziehen, in besonderen Fällen kann eine Arthrorise in Form der Pfannendachplastik (s. kongenitale Hüftluxation, S. 1522) angestrebt werden.

c) Ersatzoperationen bei endgültigen Lähmungen. *Indikation:* nur in ausgesuchten Fällen bei Ausfall einzelner Hüftbeuger oder Hüftstrecker gegeben, da die Sehnenverpflanzungen an der Hüfte meist nur bescheidene Erfolge erbringen.

α) *Ersatz der Hüftbeugemuskulatur. Indikation:* gegeben bei beiderseitigem Ausfall der Mm. iliopsoas. *Technik* (nach *Samter*): Freipräparieren des M. obliquus abdominis ext. mit seinem muskulären und sehnigen Teil bis nahe zur Bauchmittellinie; stumpfe Mobilisation des Muskelsehnenlappens nach cranial und wenn möglich direkte Anheftung des Muskelsehnenlappens auf die Iliopsoassehne möglichst dicht bei ihrem Ansatz am Trochanter minor; u. U. Zwischenschaltung eines gedoppelten Fascienlappens zur Verlängerung des Muskelsehnenlappens; Vernähung bei Flexionsstellung der Hüfte von 150°; Ruhigstellung im Beckengipsverband oder Lagerung auf *Braun*scher Schiene; Beginn mit Anspannübungen nach 8 Tagen. Vorsichtige Überführung in Streckstellung nach Beendigung der 4. postoperativen Woche.

β) *Ersatz des M. glutaeus maximus. Indikation:* der Ersatz des für einen kraftvollen Gehakt unersetzlichen Muskels ist problematisch. Bei seiner Lähmung kommt es fast stets zu einer Flexionskontraktur; ist diese schwerer Art, so müssen die von der Spina ilica ant. cran entspringenden Beugemuskeln und der Tensor fasciae latae verlängert werden, bevor eine Ersatzoperation für den Glutaeus max. Aussicht auf Erfolg bietet. *Technik* (nach *F. Lange*): durch Abspaltung und Verlängerung des Sacrospinalis. Dieser wird in seinem unteren Ansatz freigemacht; daraufhin Freilegung des Trochanter minor und Herunterführen des mit Seide angeschlungenen Sacrospinalis durch einen subcutanen Hautkanal; Anschließen einer Fascienrolle an den Stumpf des Sacrospinalis, welche die Seidenzügel umgibt; Anlegen eines queren Knochenkanals in Höhe des Trochanter minor, durch welchen die Seidenzügel durchgezogen und fest geknotet werden. *Nachteil:* Gefahr der Nekrose des Fascienzügels in Höhe des Darmbeinkamms, über welchen er hinwegzieht. *Prognose:* bestenfalls wird eine gewisse Steigerung der Geh- und Standsicherheit erzielt.

γ) *Ersatz der kleinen Glutäalmuskeln. Indikation:* Ausfall der kleinen Glutäen bedingt schweres Hinken und rasch ermüdenden Gang; daher ist der Ersatz bei isoliertem Ausfall dieser Muskelgruppe notwendig. *Technik:* 1. *Latissimus-dorsi-Plastik* (nach *F. Lange*): Isolierung der mittleren Portion des M. latissimus dorsi. Anschlingen des Muskellappens mit dicken Seidenfäden; Anlegen eines Bohrkanals im dorsalen Trochanter major sowie eines subcutanen Hautkanals vom Trochanter bis zum Latissimus dorsi, welcher nach caudal herabgezogen wird; Einhüllen der Seidenzügel in eine schlauchförmige Fascienrolle und Verankerung der Fäden in den Bohrkanal sowie Aufsteppen der Fascie mit Knopfnähten auf das Trochantermassiv; Fixierung der Hüfte in Abduktion von 150°.

2. *Vastus-externus-Plastik:* bogenförmige Umschneidung des Vastus externus an seinem Ursprung und Mobilisation nach distal; Verbindung des Vastus externus mit einem doppelten Fascienstreifen, welcher schlitzförmig durch den sehnigen Teil des Vastus ext. hindurchgeführt wird; in Abduktionsstellung des Beins werden die Fascienstreifen in Knochenbohrkanälen des Darmbeinkamms verankert; Ruhigstellung des Beins in Abduktion von 150°; Beginn mit Anspannübungen am 8.–10. Tag; Überführung in Mittelstellung nach etwa 6 Wochen. 3. *Erector-trunci-Plastik* (nach *Campbell* und *Sjövall*): die Plastik entspricht der Sacrospinalisplastik zum Ersatz des Glutaeus maximus mit dem Unterschied, daß die Verankerung des Erector trunci an der Außenseite des Trochanter major erfolgt und daß die Überbrückung vom Muskel zum Knochenansatz durch einige kräftige Fascienstreifen durchgeführt wird.

C. Entzündungen

Hüftgelenkentzündung (Coxitis siehe Coxalgie)

1. Unspezifische

a) Leistendrüsenentzündung. *Vorkommen:* häufig (häufigste Leistendrüsenentzündung überhaupt!).

Entstehung: α) *akut* bei Entzündungen der *Genitalien* (spez. bei venerischen, nämlich Schanker und Tripper als sog. „Bubo" sowie bei Eichelerosion und Eicheltripper), *After, Damm und Gesäß* (Hämorrhoiden, Ekzem, Fistel, Furunkel, Periproktitis usw.), *Leisten* (Ekzem, Intertrigo, Furunkel usw.) oder *Beine* (infizierte Zehenwunden, Hühneraugen, eingewachsene Nägel, Schleimbeutel, Hautabschürfungen, wunde Füße, Intertrigo, Ekzem, Furunkel, Unterschenkelgeschwür, Thrombophlebitis, Erysipel, Erfrierung usw.), soweit hier nicht die Schenkeldrüsen erkranken.

β) *Chronisch* bei *Syphilis II* (als sog. „indolenter Bubo") und *Tuberkulose* sowie bei Infektion durch Coitus oder Masturbation.

Folge: Vereiterung mit Absceß.

Differentialdiagnose: eingeklemmter Leisten- oder Schenkelbruch, Lymphogranuloma inguinale, Leistendrüsencarcinom und -sarkom, spezifische Entzündung bei Tuberkulose oder Syphilis, Aktinomykose, Gonorrhoe, Beckeneiterung, Pseudoleukämie u. a.

Therapie. Konservativ: Bettruhe und feuchter Umschlag; später Jodtinkturpinselung, Jod-, Ichthyol- oder graue Salbe und Wärme, auch Diathermie sowie Chemotherapie, Röntgenbestrahlung.

Operativ. α) *Eröffnung des Leistenlymphknotenabscesses:* Längsschnitt über dem fluktuierenden Absceß mit dem elektrischen Messer. Bei Vereiterung der oberflächlichen Knoten genügt die Spaltung des Subcutangewebes; bei Vereiterung der tiefen Lymphknoten muß die Fascia lata breit in Längsrichtung gespalten werden. Dazu zunächst Freilegung der Femoralgefäße und Sicherung derselben vor ungewollter Verletzung; Eingehen mit der Kornzange neben den beiseitegezogenen Gefäßen und Spreizung derselben sowie Drainage mit Gummilasche (*Cave!* Gummirohre wegen Gefäßarrosion); lokale Chemotherapie.

β) *Radikale Ausräumung der entzündlichen Inguinalknoten:* Freilegung der Gefäße und Abpräparieren des entzündlichen Tumors in Richtung von den Gefäßen weg, bis die totale Exstirpation erreicht ist.

γ) *Eröffnung lymphogener, retroperitonealer Phlegmonen und Lymphknotenabscesse:* kann nur durch Aufklappung des ganzen retroperitonealen Raumes ausreichend erzielt werden. Dazu ist ein Flankenschnitt mit Durchtrennung der seitlichen Bauchmuskulatur und der Fascia transversalis sowie Ablösung des Peritonealsacks (wie zur Freilegung des Ureters) erforderlich. Nur bei den umschriebenen Abscessen der Lymphonodi ilici kann die kranial und parallel zum Lig. inguinale geführte Incision ausreichend sein.

b) Hüftschleimbeutelentzündungen. *Lokalisation.* 1. *Bursa iliopectinea:* zwischen Psoassehne und Beckenkamm; nahe N. femoralis und Hüftgelenkkapsel; bisweilen mit dem Hüftgelenk kommunizierend.

2. *Bursa trochanterica subcutanea:* zwischen Großrollhügel und Haut.

Entzündungen

3. *Bursa trochanterica subfascialis:* zwischen Großrollhügel und M. glut. max.

4. *Bursa trochanterica m. glut. med.* und *min.:* zwischen den genannten Muskelansätzen und Großrollhügel außen bzw. innen.

5. *Bursa tendinis m. obtur. int.:* an der Incisura ischiadica.

6. *Bursa m. obtur. int.:* zwischen Sehne des M. obtur. int. und den Mm. gemelli.

7. und 8. *Bursa spinae il. ventralis et dorsalis cran.:* über dem entsprechenden Darmbeinstachel.

9. *Bursa ischiadica m. glutaei max.:* zwischen M. glut. max. und Tuber isch. usw.

Formen und Entstehung:

a) *Akut:* direkt bei penetrierender Verletzung oder *fortgeleitet* bei Weichteil-, Knochen- oder Gelenkerkrankung (z. B. Spondylitis, Beckenabsceß usw.) oder *metastatisch* bei Infektionskrankheiten (Allgemeininfektion, Typhus, Gonorrhoe usw.).

b) *Chronisch:* meist *tuberkulös* (Bursa troch.) u. a., aber auch *rheumatisch* und *chronisch-traumatisch*, z. B. bei Türken- oder Schneidersitz.

Symptome: Schmerz, Schwellung (glatt, prallelastisch bis fluktuierend, gegen Haut und Unterlage verschieblich; evtl. entzündlich), *Zwangsstellung* (meist in Flexion, Abduktion und Außenrotation, seltener in Flexion, Adduktion und Innenrotation; aber in der Regel nicht so ausgesprochen wie bei Coxitis sowie ohne Schmerz bei Gelenkbetastung und -erschütterung), evtl. *Probepunktion* und *Röntgenbild.*

Folgen: Neuralgie (bei Bursa iliopectinea am N. fem., bei Bursa trochanterica subfascialis am N. isch.) und *Vereiterung*, evtl. mit Einbruch ins Hüftgelenk, spez. bei mit diesem kommunizierendem Schleimbeutel (Bursa iliaca) oder mit Phlegmone.

Differentialdiagnose: Coxitis (Gelenk fixiert, evtl. mit Kontraktur!), Knochenerkrankung, kalter Absceß (Psoasabsceß) Schenkelbruch, Echinococcus, Tumor usw.

Therapie: evtl. Punktion, Incision oder am besten Exstirpation.

c) **Coxitis serosa et purulenta.** *Entstehung:* 1. *direkt* bei penetrierender Verletzung; 2. *fortgeleitet* bei Phlegmone und häufig bei Osteomyelitis (ausgehend von Pfanne oder meist von Kopf; spez. bei Jugendlichen, auch häufiger bei Säuglingen als sog. ,,Säuglingsarthritis'' übergreifend von Schenkelkopfherd, vgl. Oberschenkel, Osteomyelitis!) 3. *metastatisch* bei akuten Infektionskrankheiten (z. B. Sepsis, und zwar bei den öfters betroffenen Säuglingen von Nabelinfekt, Mittelohreiterung u. a., Gelenkrheumatismus, Typhus, Scharlach, Masern, Diphtherie, Pocken, Pneumonie).

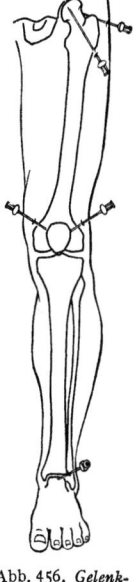

Abb. 456. *Gelenkpunktion* Typ. Punktionsstellen der Gelenke der unteren Extremität

Symptome: Fieber, evtl. mit Schüttelfrösten und sonstigen Allgemeinerscheinungen, *Schmerz*, Flexions-Abduktionshaltung, *Bewegungseinschränkung, Druckempfindlichkeit* und *Schwellung (vorn* auswärts von den Schenkelgefäßen und *hinten* in der Glutäalgegend).

Punktion: (vgl. Abb. 456) (entweder *hinten* über der Spitze des Großrollhügels am gestreckten, angespreizten und leicht einwärts gedrehten Bein in frontaler Richtung oder besser von *vorn* lateral von den Schenkelgefäßen am Sartoriusinnenrand in sagittaler Richtung); *Röntgenbild* (Abstand des Kopfs von der Pfanne und Kapselschatten, später Knochenzerstörung).

Folgen: Eiterdurchbruch mit Fistelung, Senkungsabsceß (in Adduktoren- oder Glutäalgegend), Sepsis, Kontraktur, Ankylose, Spontanluxation (etwa $33^{1}/_{3}\%$, und zwar meist nach hinten und oben), Epiphysenlösung (mit Verkürzung und Außen- bzw Innendrehung des Beins), Rezidiv.

Prognose: bei frühzeitig einsetzender Therapie günstig; gelegentlich Tod durch Allgemeininfektion.

Therapie: Ruhigstellung durch Bettruhe mit Beckengipsverband und allgemeine und lokale Chemotherapie (letztere durch Gelenkpunktion und Spülung mit Chemotherapeuticis). *Operativ:* durch **Arthrotomie** und Drainage: α) am besten *nach dorsal* wegen günstigsten Abflußverhältnissen. *Technik:* Schnittführung entsprechend der Faserrichtung des M. glutaeus max. bis zum Trochanter maj.; Spaltung des Gluteus max. in Faserrichtung und Verziehung des Glut. med. und piriformis; man stößt auf den dorsalen Kapselbereich, welcher längs eröffnet wird. β) *Nach ventral:* nur zusätzlich zur dorsalen Drainage, wenn von vorn nach hinten durchgespült werden muß. *Technik:* Schnitt medial-caudal von der Spina ilica ventralis cran. in der Femurachse nach caudal. Verziehung des M. sartorius nach lateral und des M. rectus nach medial; man stößt unter der Fettschicht auf das Lig. iliofemorale und die Gelenkkapsel, die lateral eröffnet wird.

Beste Gelenkstellung ist Streckung bis leichte Beugung, mäßige Abspreizung und mittlere Drehstellung.

2. Spezifische

a) Coxitis gonorrhoica. Selten, etwa 20 mal seltener als am Kniegelenk, meist im mittleren Alter; teils serös, teils eitrig. Im ersteren Fall evtl. mit Spontanluxation, im letzteren Fall mit rasch eintretender Ankylose bzw. Kontraktur; sehr schmerzhaft mit auffallend geringer Allgemeinstörung (speziell ohne hohes Fieber).

Differentialdiagnose: Coxitis acuta.

b) Coxitis luetica. *Vorkommen:* bei Lues II, III sowie Hereditaria.

c) Lymphogranuloma inguinale tropischer Bubo, Esthiomène, 4. venerische Krankheit, *Nicolas-Durand-Favré*sche Krankheit, *Frei*sche Krankheit). Charakterisiert durch entzündlich-fibröse Wucherung der Leistenlymphknoten infolge Granulombildung durch Virus (vgl. S. 390).

d) Coxitis tuberculosa. *Vorkommen:* häufig (etwa $33^1/_3$ % aller Gelenktuberkulosen); neben Kniegelenktuberkulose häufigste und bei Kindern überhaupt häufigste Gelenktuberkulose, spez. bei Kindern in der Laufzeit vom 3.–18., spez. 5.–12. Jahr, seltener bei Erwachsenen und sehr selten bei Säuglingen, im übrigen 80–90% vor dem 20. und 80% vor dem 15. Jahr und 50% vor dem 10. Jahr; männliches Geschlecht erkrankt etwas häufiger als weibliches (3–4 : 2); rechte und linke Seite erkranken etwa gleich häufig, selten beide Seiten zugleich.

Entstehung: seltener *synovial*, häufiger (spez. bei Kindern) *ossal*, und zwar ausgehend von Pfanne (*Pfannen-* oder *acetabuläre Coxitis*) oder etwas häufiger von Schenkelkopf (*Schenkel-* oder *femorale Coxitis*), seltener von Becken, Schenkelhals, -trochanter oder -schaft (in letzteren Fällen auch öfters Gelenk verschont und Herddurchbruch *extra*artikulär!).

Pathologische Anatomie: meist *fungös*, seltener *serös* oder häufiger *käsig-abscedierend*.

Symptome und Diagnose:

1. *Fieber und Allgemeinsymptome*, z. B. Unbehagen, Ermüdung, Abmagerung, Appetitlosigkeit usw. dazu erhöhte *Blutsenkungsgeschwindigkeit*.

2. *Schmerz:* spontan, bei längerem Gehen, Hüftbewegungen, Druck auf Gelenk (vorn nach außen von den Schenkelgefäßen) oder bei Schlag auf Trochanter, Knie oder Fußsohle; öfters ausstrahlend am Knie innenseits (Zweige des N. obturatorius?); bisweilen nachts mit Aufschreien bei unwillkürlicher Muskelbewegung im Traum.

3. *Freiwilliges Hinken* (zwecks Schonung des Beins durch Schrittverkürzung), Nachschleppen, Auftreten mit der Fußspitze oder Seitstellung; auch Unlust zum Spiel, Verlangen nach Getragenwerden und Unmöglichkeit des Hüpfens auf dem kranken Bein.

4. *Beweglichkeitsbeschränkung bis -aufhebung* in jeglicher Richtung, spez. frühzeitig in Rotation, Abduktion und Hyperextension (durch reflektorische Muskelkontraktion); dabei „geht das Becken mit": sog. „muskuläre Fixation des Gelenks".

5. *Hüftkontraktur* als „Schmerz- oder Zwangsstellung", und zwar meist zunächst in Flexion, Abduktion und Außenrotation nebst scheinbarer Bein*verlängerung* oder aber, spez. später (zwecks Unterstützungsmöglichkeit durch das gesunde Bein) in stärkerer Flexion, Abduktion und Innenrotation nebst scheinbarer Bein*verkürzung*, jedoch verdeckt durch Wirbelsäulenverbiegung (sog. „kompensatorische Lordose", so daß eine mäßige Beugekontraktur leicht übersehen wird; zwecks Ausgleichs der Beugekontraktur; Kreuzbein „steht" und Lendenwirbelsäule ist „hohl, so daß man mit der Faust darunter fahren kann"; Grad der Beugekontraktur läßt sich bestimmen durch Heben des Beins bis zum Ausgleich der Lordose) und durch Beckenneigung (sog. „kompensatorische Beckenhebung bzw. -senkung"; zum Ausgleich der Ab- bzw. Adduktion beim Stehen und Gehen, damit das kranke Bein den Fußboden berühren kann; dadurch scheinbare Verlängerung bzw. Verkürzung des kranken Beins; dessen tatsächliche Länge ergibt sich schon durch Berücksichtigung der Beckenneigung und genauer durch Messung vom oberen vorderen Darmbeinstachel bzw. Trochanter bis zum äußeren oder inneren Knöchel).

6. Eventuell *Gelenkerguß* (am besten vorn nach außen von den Gefäßen feststellbar) sowie evtl. *Absceß- und Fistelbildung*; ausnahmsweise auch *Crepitieren* (aber nur bei *granulationsfreiem* Knorpeldefekt).

7. *Röntgenbild* (zunächst Knochenatrophie, auch Vergrößerung des Schenkelkopfepiphysenkerns; später undeutlich bis unregelmäßig angefressene Knochenumrisse oder Knochenherd, u. U. mit Sequester; schließlich evtl. Knochenzerstörung, Pfannenwanderung, Epiphysenlösung und Gelenkspaltverschmälerung bis -aufhebung).

8. *Probepunktion* (s. Abb. 456).

9. *Tuberkulinreaktion.*

Folgen:

1. *Kontraktur* (s. oben).

2. *Ankylose* (bindegewebige oder seltener knöcherne).

3. *Absceß- und evtl. Fistelbildung:* 50–66²/₃%; meist vorn außen in der Extensorengegend oder vorn innen in der Adductorengegend, seltener am Damm oder Gesäß oder durch die Pfanne ins Becken (rectale bzw. vaginale Untersuchung!) und evtl. weiter in Perineum, Blase, Scheide, Mastdarm oder Retroperitoneum; bei lang dauernder Fistelung dazu evtl. *Amyloiddegeneration* und bei Mischinfektion Allgemeininfektion.

4. *Spontanluxation* (durch Knochenzerstörung oder Kapselausdehnung): meist nach hinten oben in Form der *Pfannenwanderung* mit wirklicher Beinverkürzung von etwa 2–4 cm usw.; bisweilen in Form von *Pfannenbodenperforation*.

5. *Wachstumsstörung* ebenfalls mit wirklicher Beinverkürzung (bei Jugendlichen).

6. *Epiphysenlösung, Spontanfraktur und Verbiegung des Schenkelhalses:* selten.

7. Sog. „*coxalgisches Becken*" mit Atrophie, Neigung, Pfannenbodeneintreibung usw.

Verlauf: chronisch über mehrere (etwa 4 [3–5]) Jahre; in fast 20% besteht Lungentuberkulose.

Stadien: 1. *Prodromi* (Schmerzen, Hinken usw.). 2. *Funktionelle Stellungsanomalien* (und zwar meist Bein zunächst in Abduktion, später in Adduktion). 3. *Anatomische Veränderungen.* 4. *Folgen.*

Prognose: bei Kindern günstig, nach dem 40. Jahr ungünstig, desgl. bei Eiterung. Ausheilung kann erfolgen im Anfangs- oder im späteren Stadium, in letzterem meist mit Ankylose, Kontraktur, Spontanluxation u. a. Folgen (s. oben); Heilung tritt ein in 25 bis 75% je nach Lebensalter und Krankheitszustand; Tod ohne Eiterung in 10–30% und mit Eiterung in 50–66²/₃%; öfters (etwa 10–40%, bei Erwachsenen dagegen bis 66²/₃%), spez. bei Eiterung, erfolgt Tod an Sepsis, Amyloiddegeneration oder sonstiger (Miliar-, Lungen-, Darm-, Hirnhaut-) Tuberkulose. Resektion bringt Heilung in 40–75% mit 90–95% Arbeitsfähigkeit. Ohne Operation bleiben oft zurück: Kontraktur, Ankylose, Verbildung, Verkürzung und Hinken; Fistelbildung besteht in fast 50–66²/₃%.

Differentialdiagnose:

1. *Coxitis acuta und chronica*, z. B. septica, rheumatica, luetica, gonorrhoica und vor allem osteomyelitica (Alter, akuter Beginn, schwere Allgemeinstörung, häufiger Epiphysenlösung und Spontanluxation, Probepunktion, Röntgenbild usw.) sowie Arthrosis deformans und neuropathica (Alter, Geräusche, Abduktionsbeschränkung bei sonst leidlicher Gelenkbeweglichkeit, Röntgenbild usw.!).

2. *Bursitis* (an Bursa iliopectinea oder trochanterica) sowie *periartikuläre Entzündungen* (an Trochanter, Schenkelhals, Sitzbein, Darmbein, Synchondrosis sacroiliaca, Kniegelenk) und *Psoaskontraktur* (bei Appendicitis, Perinephritis, Drüsen- und Beckeneiterung, Spondylitis usw.; hierbei findet sich zwar auch Beugekontraktur und Schwellung in der Hüftgegend, aber sonst freie Hüftgelenkbeweglichkeit!).

3. *Epiphysenlösung und Schenkelhalsfraktur* (Trauma und Röntgenbild!).

4. *Coxa vara* (spez. im kontrakten Stadium; im übrigen Hüftgelenk meist nur in Abduktion beschränkt, sonst frei; Trochanterhochstand, Röntgenbild, nicht erhöhte Blutsenkungsgeschwindigkeit usw.!).

5. *Perthes*sche *Krankheit* (ähnlich wie bei Coxa vara Hüftbewegung wenig, spez. nur in Abduktion behindert, Trochanterhochstand, Röntgenbild, nicht erhöhte Blutsenkungsgeschwindigkeit usw.!).

6. *Luxatio coxae congenita* (Hüftgelenk frei und Kopf an abnormer Stelle, was bei Tuberkulose nur im Falle der Pfannenwanderung statthat; ferner Anamnese, Röntgenbild usw.!).

7. *Hysterie* (Blutsenkungsgeschwindigkeit ist nicht erhöht!).

8. *Ischias, Muskelrheumatismus und Plattfuß.*

9. *Schenkelhalssarkom* u. a.

10. *Psoasabsceß* (auch Zwangsstellung bedingend, aber keine Hüftgelenkbeweglichkeitsaufhebung!).

11. *Arthrosis deformans* (Alter, Geräusch, langsamer und milder Verlauf sowie Röntgenbild!).

Therapie. a) *Konservativ:* klimatische Kur, allgemeine und evtl. lokale Chemotherapie durch Gelenkinstillation; *ruhigstellender* bzw. *entlastender Verband*, und zwar meist zunächst Streckverband für 8–12 Wochen und dann Gipsverband für 1–2 Jahre, später als Gehverband.

1. *Streckverband*, und zwar zwecks Stellungsverbesserung bei Abduktionskontraktur Extension auch am gesunden Bein und Gegenextension an der *kranken* Seite, bei Adduktionskontraktur Gegenextension an der *gesunden* Seite. *Vorteil:* Ruhigstellung und Distraktion sowie zugleich Stellungsverbesserung bei Kontraktur. *Nachteil:* Notwendigkeit der Bettruhe.

2. *Gipsverband*, und zwar zunächst im Bett; später als „Gehverband"; hier solange Schmerz bei Gehen, Schlag gegen die Fußsohle usw. besteht; entlastend, d. h. gut anmodelliert sowie mit Tuberstütze und Gehbügel; schließlich als (evtl. abnehmbare) Gipshose, evtl. nebst beweglichem Knie und feststellbarem Fuß, schließlich Spangen-Lederhülse mit Becken- und Oberschenkelschnüren; angelegt in Extension sowie in leichter Abduktion, fast völliger Streckung und Mitteldrehstellung; bei Kontraktur: mit vorsichtiger Korrektur derselben in Etappenverbänden, evtl. mit vorübergehend eingeschalteter Extension (*Kappeler-Lorenz*).

3. *Schienenhülsenapparat* nach *Hessing* mit Entlastung und evtl. mit Beckenkorb; statt dessen als Notlösung auch modifizierte *Thomas-Schiene* (für später).

b) *Operativ:* bei Absceß *Punktion* und Instillation von Chemotherapeuticis, bei Mischinfektion *Incision* und *Ausmeißelung von Knochenherd* (Röntgenbild!) oder (in der Regel, aber nur als letztes Mittel, spez. bei renitentem Absceß, Fistel, Sequester, Knochenzerstörung, Pfannenwanderung usw., dagegen nicht mehr bei Amyloiddegeneration, Allgemeintuberkulose, Altersschwäche usw., aber auch nicht im Frühstadium synovialer Form und nicht bei Jugendlichen mit noch nicht abgeschlossenem Wachstum) **Hüftgelenkresektion.**

Technik. α) *Von dorsal* (nach *Osborne, Kocher*): Winkel- bzw. Bogenschnitt an der Basis der Hinterfläche des Trochanter maj. beginnend, über die Trochanterspitze nach kranial und dann in Richtung der Fasern des M. glutaeus max. nach medialwärts abbiegend. Spaltung der Fasern des Glutäus max. in Richtung des Hautschnitts; Abtrennung der Sehnen der Mm. piriformis, gemelli, obturator int. vom Trochanter maj.; Zurückschlagen der abgetrennten Muskeln nach medial, wodurch der N. ischiadicus gleichzeitig nach medial zurückgezogen und geschützt wird; man stößt auf die Gelenkkapsel, welche der Länge nach gespalten wird. Durch Drehbewegungen wird der Kopf aus der Pfanne luxiert, der Kopf mit dem Meißel abgetragen und die zerstörten Pfannenanteile entfernt. Daraufhin Einstellen des Kopfs in die angefrischte Pfanne, Fixierung der abgetrennten Muskeln an ihren Ansatzpunkten und Beckengipsverband in Normalhaltung für 10–12 Wochen (vgl. Abb. 563).

β) *Von seitlich* (nach *Ollier*): caudalkonvexer Bogenschnitt, welcher bis einige Zentimeter distal der Trochanterspitze führt; Abmeißeln des Trochanters mit seinen Muskelansätzen; Kranialverziehung der Muskellappen, wodurch der Schenkelhals freigelegt ist; Kapseleröffnung und Einkerbung des Limbus, um Luft in die Pfanne einströmen zu lassen; Durchtrennung des Lig. teres von hinten unten, wozu es durch Adduktion, Flexion und Innenrotation des Oberschenkels dargestellt werden kann. Nach Entfernung des Kopfs und Zurichtung der Gelenkpfanne Wiederanheftung des Trochanter am Femur durch Schraube oder Kantkeilnagel und Ruhigstellung im Beckengips wie oben. *Nachbehandlung:* je nachdem, ob eine Ankylose oder ein bewegliches Gelenk erzielt werden soll, muß absolut immobilisiert bzw. der unmittelbare Kontakt der angefrischten Knochenteile durch eine lang dauernde Extension verhindert werden. Bei schwerer Hüftgelenkeiterung erlaubt nur die Extensionsbehandlung ausreichende Entfaltung und Entleerung des Gelenks. Erst nach abgeschlossener Heilung ist die Beurteilung möglich, ob die Beweglichkeit des verbleibenden Hüftgelenks ausreichend ist oder ob sie durch eine Plastik verbessert oder durch Arthrodese gänzlich aufgehoben werden soll.

Später bei Kontraktur *Redression* (vorsichtig!) oder besser Streckverband für 3 bis 6 Wochen mit allmählicher Korrektur und bei Ankylose in schlechter Stellung *subtrochantere Osteotomie* mit Gips- oder Streckverband in Abduktion und in geringer Beugung sowie in Drehmittelstellung. Bei Schlottergelenk extraartikuläre Arthrodese in günstiger Stellung (s. S. 1607).

3. Chronisch-deformierende und sekundäre

a) Arthrosis deformans (Malum senile coxae). *Vorkommen:* recht häufig; primär meist bei alten Leuten jenseits 40–50 Jahren, spez. Schwerarbeitern und Landleuten, auch als Berufs-, sonst als Aufbrauch- und Alterskrankheit, aber auch früher, hier sekundär, spez. nach Trauma (Schenkelhalsbruch und Hüftluxation sowie Epiphysenlösung), sonst nach Entzündung (Tuberkulose, Syphilis, Osteomyelitis und Rheuma), angeboren, nach *Perthes*scher Krankheit, kongenitaler Dysplasie, spez. Coxa plana und Coxa vara (Coxa valga luxans), inkongruenter Belastung (Knie- und Fußdeformität, z. B. X-Bein oder Plattfuß).

Pathologische Anatomie: atrophische und hypertrophische Veränderungen, spez. Randwucherungen an Kopf und Pfanne. 2 *Formtypen:* 1. Kopf walzenförmig mit über den Schenkelhals gestülpten Rändern. 2. Kopf pilzförmig mit kurzem, plumpem Schenkelhals. Erstere mehr bei Jugendlichen, letztere mehr Produkt eines sekundären Deformierungsprozesses; Zugrundegehen des Lig. teres, partielle Atrophie und Nekrose des Knochens; Cystenbildung am Femurkopf; Knorpelverlust, Sklerosierung, Knochenwucherung, Hypertrophie der Synovialzotten, Verdickung und Verkürzung des Kapselgewebes mit den Randzacken am Gelenkkopf verwachsend (hierdurch vorwiegend die Schmerzen, Bewegungseinschränkung und Kontrakturstellung).

Symptome. 1. *Initialstadium:* Schmerzen nach längerem Gehen, welche meist ins Kniegelenk projiziert werden; Bewegungseinschränkung speziell für die Abduktion und Innenrotation; Entlastungshaltung des Hüftgelenks (leichte Außenrotation), zunehmendes Schonungshinken. *Röntgenbild:* Abflachung und welliger Verlauf der Pfannendachlinie besonders im lateralen Abschnitt mit deutlicher Randsklerose am Pfannendach; Femurkopf und Pfannenboden anfangs noch nicht verändert (initiale Pfannendachimpression nach *Kienböck*), leichte Ausfaserungen am lateralen Pfannendacheck mit Osteophytenbildung. 2. *Im Stadium ausgeprägter Hüftarthrose:* starke Schmerzen, welche jedes längere Gehen verbieten; Beschwerden beim Erheben aus längerem Sitzen; Gefühl der Gelenksteifigkeit; vor allem nach längerer Ruhe. Hinken, schwere Gehstörung; fixierte Adduktionskontraktur mit vermehrter Außenrotation und mehr oder weniger starker Flexionskonstraktur (hierdurch Beinverkürzung und hinkender Gang!); schweres Gehhindernis bei Befall beider Hüftgelenke. Zunehmende Bewegungseinschränkung und Versteifung durch fortschreitende Deformierung und Randwulstbildung; Kreuz-Lenden-Schmerz durch Fehlbelastung und arthrotische Veränderungen der kleinen Gelenke der unteren Lumbalwirbel und des Sacroiliacalgelenks. *Röntgenbild:* Übergreifen des degenerativen Prozesses vom Pfannendachrand auf den übrigen Teil der Pfanne und den Femurkopf, Deformierung des Kopfs; Osteophyten am unteren Pfannenrand, in schweren Fällen Protrusio acetabuli (Gelenkköpfe stehen auffallend tief in der Pfanne, deren Grund besonders dünn erscheint, ja sogar vorgebuchtet sein kann); Abflachung des Schenkelhalses im Sinne der Coxa vara (fast immer beidseitig und wohl Folge einer früheren Rachitis).

Diagnose: Bewegungsprüfung, Röntgenbild (auch in *Lauenstein*scher Lage).

Differentialdiagnose: unspezifische Infektarthritis, Coxitis tuberculosa, Arthrosis neuropathica, Coxa vara, Coxalgie.

Prognose: chronisch-progredient; quoad functionem ungünstig, da jegliche Therapie nur mehr oder minder vorübergehende Remissionen erreicht.

Therapie. 1. *Konservativ: Reizkörperbehandlung* (Injektion von Eiweiß-, Jod-, Schwefelpräparaten, Atophanyl, Ameisensäure). *Badekuren* (Moor-, Schlamm-, Thermal-, Schwefel- und Radiumbäder); *Radiumtrinkkuren, Ichtoterpan* (14 Tage lang 3 mal täglich 1 Pille, dann 4 Wochen 3 mal täglich 2 Pillen), bei endokrin bedingten Formen *Hormo-Ichtoterpan* bzw. reine Hormonkuren, *Testoviron* beim Mann, nichtvirilisierende Sexualhormone bei der Frau; *Sanierung von Fokalherden* (Zähne röntgen, Tonsillen, Nebenhöhlen, Gallenblase, Urogenitalsystem fachärztlich untersuchen und entsprechend behandeln); *Arthigon* i. v. (0,05 ccm langsam steigend mit zweitägigem Intervall auf

0,5 bis maximal 1,0) zur Provokation evtl. *gonorrhoischer* Gelenkveränderungen. Ruft diese Provokation eine Herdreaktion hervor, so ist sie beweisend; Arthigon oder Gonargin kann dann als Heilmittel verwendet werden (tägliche Injektion, welche um je 0,1 ccm vermehrt wird und konsequent fortgeführt werden muß); bei *unspezifischer Infektarthritis* Goldtherapie (Solganal alle 6 Tage eine Injektion, beginnend mit 0,02 bis auf 0,2 maximal ansteigend, insgesamt 10 Injektionen je nach subjektiver Reaktion) und nur unter regelmäßiger Kontrolle von Urin, Blutsenkung und Blutbild!

2. *Lokale konservative Maßnahmen: Hyperämie* (trockene Wärme, Diathermie, feuchte Hitze, Dampfduschen, Heißwasserstrahlduschen, heiße Salzwasserumschläge, Fango- oder Moorpackung [Parafissan]); *Röntgentiefenbestrahlung, Cortison* (z. B. *Scheroson F*) *intraarticulär, Bewegungsbehandlung; Extensionsbehandlung*, speziell mit rhythmisch intermittierender Extension auf mechanisch arbeitenden Extensionstischen; *Unterwassermassage;* Quengelgipsverbände; Etappengipsverbände zur Bekämpfung von Kontrakturstellungen, Entlastungsapparat (nach *Hessing*); Hüftrotationsbandage nach *Hohmann* (verhindert besonders eine stärkere Außenrotation, evtl. mit Kreuzbeinpelotte).

3. *Operativ:* bei Patienten unter 55 Jahren *Arthrodese* (Anfrischungsarthrodese, Verriegelungsarthrodese durch Abmeißeln des Trochanter major und Verschieben desselben in eine neugebildete Nute oberhalb des Pfannenrandes oder schräge intertrochantäre Osteotomie (vgl. S. 1526).

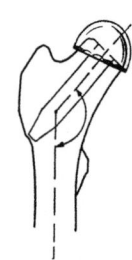

Abb. 457. Alloplastische Hüftkopfplastik nach *Judet*

Arthroplastische Hüftgelenkresektion (Methode der Wahl), speziell mit Gelenkneubildung durch *körpereigenes Material,* und zwar nach *Lexer* durch Überziehen des angefrischten Gelenkkopfs mit frei transplantiertem Fascienfettlappen aus dem Oberschenkel oder nach *Payr* durch Überziehen des Kopfs mit einem breiten Fascienstreifen. *Nachbehandlung:* Beckengipsverband mit Freilassen des Fußes auf der kranken Seite, um dort für 3–4 Wochen eine Extensionsbehandlung zwecks Entlastung des Transplantats ausführen zu können; Beginn mit Anspannübungen nach der 4. Woche; vorsichtige Belastung nach 2–3 Monaten; in einzelnen Fällen auch Gelenkneubildung durch *alloplastisches Material.* Verwendete Materialien: Endoprothesen in Form einfacher Metallkappen aus Tantal oder Vitallium nach *Smith-Petersen, Maatz,* Ossacryl-Endoprothese nach *Judet,* Kopf-Hals-Endoprothese nach *Gosset-Merlé-D'Aubigne* (s. Abb. 457).

Indikation: größte Zurückhaltung geboten, da der große, belastete und ständigen Bewegungen ausgesetzte Fremdkörper nach einiger Zeit unvermeidliche Umgebungsreaktionen, Reizzustände, Versteifung und Nachoperationen hervorruft. Bei Einseitigkeit ist die Arthrodese vorzuziehen; bei Doppelseitigkeit kommt auf der einen Seite die Arthrodese, auf der anderen die Endoprothese in Frage (*Witt*). *Prognose:* Zahl der Mißerfolge etwa 50%, Ermüdungsbrüche an Metall und Kunststoffen, brauchbare Resultate sind nur in Händen auf diesem Gebiet besonders erfahrener Operateure zu erwarten. *Technik* (*Judet*-Plastik): Hautschnitt am lateralen Rand des M. sartorius; Zugang zwischen M. rectus und Tensor fasciae latae; T-förmige Kapseleröffnung; Luxation des Hüftgelenks durch Außenrotation des Beins; Abmeißelung des Kopfs und Abtragung desselben so weit, daß eine möglichst normale Schenkelhalslänge resultiert; Bohren des Kanals für den Prothesenbolzen und Abfräsen des Schenkelhalsstumpfs mit der Hohlfräse; Einschlagen der Prothese, so daß die Spitze des Prothesenstiels durch die Corticalis lateral hindurchgeht; Winkel zwischen Prothese und Oberschenkelschaft soll 135° betragen. *Nachbehandlung:* Ruhigstellung im Beckengipsverband für 3–4 Wochen bei gleichzeitiger Extensionsbehandlung; Beginn mit aktiven Übungen im Bett nach der 4. Woche; Beginn mit Belastung nicht vor 2–3 Monaten.

b) **Arthrosis neuropathica.** *Vorkommen:* bei Tabes, Syringomyelie.

Symptome: im Gegensatz zur Arthrosis deformans schmerzlos bei noch hochgradigerer Deformierung des Gelenks; Gangstörung durch Schlottergelenk, Spontanfraktur und -luxation.

Therapie: fast stets konservativ durch Stützapparat; größte Zurückhaltung mit operativen Maßnahmen (Arthrorise, Arthrodese) wegen schlechter Heilungstendenz infolge trophischer Störung.

c) **Coxalgie.** *Definition:* in den Hüftgelenkbereich projizierte Schmerzen, welche Folge eines sog. *Lumbalsyndroms* sind und von den Hüftgelenkschmerzen der Gelenktuberkulose im Kindes- und Wachstumsalter sowie von Schmerzen der Arthrosis deformans unterschieden sind.

Ursachen: Spondylarthrosis deformans der kleinen Wirbelgelenke (speziell von L IV und L V) infolge einseitiger Beinverkürzung, Beckenschrägstand, statischer Fehlbelastung eines Beins, Degeneration der caudalen lumbalen Bandscheiben, Wirbelfehlbildung (lumbaler Übergangswirbel u. dgl., vgl. Kap. Wirbelsäule), Arthrosis deformans des Sacroiliacalgelenks.

Folgen: Arthrosis deformans der kleinen Wirbelgelenke und des Sacroiliacalgelenks führen zu tiefen Schmerzsensationen, welche ins Hüftgelenk projiziert werden; Verschmälerung der Bandscheiben oder Bandscheibenprolaps ruft Wurzelkompressionssyndrom (speziell an der Wurzel L V) sowie neuroirritative Störungen hervor, welche je nach Lokalisation des Irritamentes in den Hüftgelenkbereich (vermutlich auf dem Weg über die Kapselnerven) oder über den N. ischiadicus in Oberschenkel, Kniegelenkbereich, Unterschenkel und äußeren Malleolus projiziert werden.

Symptome und Diagnose: in der Tiefe des Hüftgelenkbereichs bestehender tiefer Dauerschmerz als Zeichen einer permanenten, neuroirritativen Störung, mitunter akute Verschlimmerung durch plötzlich einschießenden Schmerz, welcher sehr hochgradig sein kann und schockartige Allgemeinerscheinungen sowie völlige Bewegungsunfähigkeit des Rumpfes auslösen kann (Hexenschuß, Lumbago).

Therapie: vgl. Therapie Arthrosis deformans S. 1533 und Kap. Wirbelsäule S. 769.

Unfallzusammenhang: im allgemeinen abzulehnen, da es sich ursächlich um schicksalsmäßig entstehende, auf Degenerationsvorgängen beruhende Veränderungen der Bandscheiben, Wirbelgelenke und des Sacroiliacalgelenks handelt. In speziellen Fällen, d. h. bei Auftreten der Lumbalgie und Coxalgie in unmittelbarem Anschluß an ein schweres Trauma und bei unmittelbarem zeitlichem Zusammenhang zwischen Trauma und Schmerz ist Anerkennung im Sinne einer vorübergehenden Verschlimmerung vertretbar.

D. Nekrose

(Vgl. Kap. Hand und Finger S. 1512)

Aseptische Knochennekrosen. *Definition:* aseptische Knochennekrosen mit bevorzugten Lokalisationen, welche fast nur im Wachstums- und Adoleszentenalter auftreten und nur bestimmte Knochenabschnitte (Epiphyse, Apophyse, kleine Knochen) befallen.

Ursache: Zirkulationsstörung durch Kompression der Markräume infolge dauernder mechanischer Überbeanspruchung der noch nicht voll belastbaren Oberschenkelkopfepiphyse. Die atrophischen und nekrotischen Epiphysenbezirke werden durch Bindegewebe ersetzt, wodurch eine Deformierung des befallenen Knochenabschnitts, im Fall des Hüftgelenks eine Verkürzung und pilzförmige Deformation des proximalen Femurendes, zustande kommt.

1. Osteochondrosis deformans coxae juvenilis

Formen:

(Calvé-Legg-Perthessche Erkrankung der Hüfte, 1910)

Vorkommen: im Alter von 3–12 Jahren, bei Knaben häufiger als bei Mädchen; nicht selten in Kombination mit der kongenitalen Hüftgelenksluxation, speziell im Anschluß an orthopädische Repositionen einer solchen. Gelegentlich nach traumatischer Hüftluxation und nach Schenkelhalsbrüchen (letzteres vorwiegend im Erwachsenenalter).

Symptome: schleichender Beginn mit gelegentlich auftretenden Hüftschmerzen, rasche Ermüdbarkeit beim Gehen, leichtes Hinken, Schmerzprojektion ins Kniegelenk; Inaktivitätsatrophie der Muskulatur infolge Schonung der betroffenen Seite. Bereits frühzeitig beginnende Einschränkung der Abduktion und der Innenrotation.

Diagnose: sorgfältige Bewegungsanalyse des Hüftgelenks, Untersuchung des Gangs und *Röntgenbild:* Abflachung der Kopfkalotte mit zunehmender Strukturverdichtung und Breiterwerden des Gelenkspalts auf der kranken Seite; unregelmäßig fleckige Aufhellungen bzw. Verdichtungszonen in der Nähe der Epiphysenfuge; subchondrale Einbrüche an der Kopfkonvexität; Zusammensinterung der Kopfepiphyse zu einer schmalen, sklerotischen Scheibe; deformierende Veränderungen am Schenkelhals; Verbreiterung der Epiphysenfuge und konvexe Verbiegung derselben nach oben medial.

Pilzförmige Verbreiterung des Schenkelhalses, welcher die Funktion des atrophierenden Kopfs übernimmt; Verbreiterung und Abflachung der Pfanne.

Differentialdiagnose: Coxalgie (bei Kindern selten), Hüftgelenktuberkulose (bei Kindern häufig), Arthrosis deformans (bei älteren Erwachsenen häufig).

Therapie: Entlastung der Epiphyse durch lang dauernde, strenge Liegebehandlung im Bett (1–1$^1/_2$ Jahre); u. U. während der ersten Monate zusätzliche Entlastung der Hüfte durch Heftpflasterextension; schonende passive Bewegungsübungen erst nach Beendigung der Extensionsbehandlung; Beginn mit vorsichtigen Gehübungen (im Gehwagen oder im Schienenhülsenapparat mit Tubersitz) erst, wenn röntgenologisch eine knöcherne Reparation der Kopfepiphyse deutlich wird. Alle Vitamin- und Hormontherapie versagt; operative Eingriffe (Bohrung der Epiphyse, Spickung mit Knochenspänen) verschlechtern meist das Resultat.

2. *Epiphyseolysis capitis femoris adolescentium* (*Epiphysenlösung des Schenkelkopfs*)

Vorkommen: bei Jugendlichen im Alter von 12–18 Jahren, bei Knaben 3–4mal häufiger als bei Mädchen; in 15% der Fälle bilateral, wobei die zweite Seite der ersten im Intervall von einigen Monaten folgt.

Pathogenese: schleichende oder Mikrofrakturen der Spongiosa im Bereich des Schenkelhalses in unmittelbarer Nähe der Epiphysenfuge, Sklerosierung der Knochenbälkchen, Einwucherung von Bindegewebe und Faserknorpel sowie Bildung von Trümmerfeldzonen (Ablagerung amorpher Kalkkörner). Das neugebildete, beschleunigten Proliferationsvorgängen unterworfene Epiphysengewebe ist der vermehrten Druckbelastung nicht gewachsen; es kommt dadurch zum Einbruch der jungen Markhöhlen und zu lokalen Zirkulationsstörungen.

Ätiologie: vermehrte Druckbelastung (daher sind vor allem übergewichtige Kinder mit starkem Fettansatz, Pubertätsfettsucht, aber auch hoch aufgeschossene eunuchoide Typen bevorzugt befallen); endokrine Störungen, insbesondere Dysfunktion der Hypophyse; Trauma, meist nicht primäre, sondern nur sekundär aggravierende Ursache; Unfallzusammenhang daher meist abzulehnen.

Symptome und Diagnose: Schmerzen in der Leistengegend, Coxalgie, Schmerzen im Oberschenkel- und Kniegelenkbereich, besonders nach längerem Gehen und Stehen, rasche Ermüdbarkeit, leichte Gangstörung durch Hinken, welche allmählich zunimmt; schließlich Verkürzung des betreffenden Beins oder plötzliche Verschlimmerung der Schmerzen, Muskelatrophie, abnorme Haltung des befallenen Beins (Außenrotation und Adduktion); Druckschmerzhaftigkeit im *Skarpa*schen Dreieck; Unmöglichkeit, das Bein aktiv von der Unterlage abzuheben; Einschränkung der passiven Beweglichkeit für die Abduktion und Innenrotation; positives *Trendelenburg*sches Phänomen.

Röntgenbild: Abrutsch des Femurkopfs nach unten, innen und dorsal; fleckige Aufhellungen und Verdichtungen in den juxta-epiphysären Knochenpartien des Schenkelhalses; Epiphysenfuge nach pfannenwärts leicht konvex gebogen; Abflachung der Kopfkalotte gegenüber der gesunden Seite; auffallende Verschiebung der Kopfepiphyse in der axialen Aufnahme; schließlich sichelförmige Abflachung des Kopfs, welcher nach unten die mediale Ecke des Schenkelhalses vollkommen überragt und mit dem lateralen Halsteil nicht mehr in Kontakt steht; Bildung kräftiger Callusmassen binnen einiger Wochen zwischen dem abgerutschten Kopf und der medialen Halsseite; Deformierung der proximalen Schenkelhalspartien im Sinne einer Coxa vara; Verkrümmung des Schenkelhalses, welcher verkürzt und verbreitert erscheint.

Differentialdiagnose: Perthes, Coxa vara congenita (letztere ist durch den abnormen Hochstand und die Hypertrophie des Trochanter major unterscheidbar).

Therapie (vgl. S. 735). 1. *In Frühfällen. Konservativ:* solange die Verschiebung der Kopfepiphyse nicht mehr als 3 mm beträgt; strengste Bettruhe, Heftpflasterextension in Abduktion und Innenrotation zur Überwindung des Muskelspasmus und Vermeidung einer Kontraktur für 5–6 Wochen; anschließend Lagerung in Suspensionsvorrichtung (*Flohrschütz*), um Schwenkbewegungen der Hüfte auszuführen; nach erfolgter Konsolidation (nach 6–8 Monaten) vorsichtige Belastung im Laufwagen oder Laufrad; volle Belastung ist erst erlaubt, wenn die fortlaufende Röntgenkontrolle eine zunehmende Verknöcherung der Epiphysenfuge zeigt. Medikamentöse Beeinflussung (Hypophysenpräparate, Testosteron, Vitamin D), meist ohne Einfluß auf die Konsolidation. *Operativ:* Schenkelhals- und -kopfbohrung mit langen Bohrern (Durchmesser 1–2 mm) und Einschlagen schmaler Knochenspäne aus dem Os ileum in die Bohrkanäle (*Spickung*). Dies jedoch frühestens nach 6–8 monatigem, erfolglosem konservativem Therapieversuch.

2. *Bei völligem Epiphysenabrutsch:* Reposition in Narkose durch Zug am Oberschenkel, maximale Abduktion und Innenrotation. Gelingt innerhalb der ersten 6 Wochen nach erfolgtem Abrutsch meist leicht. Nach der Reposition konservative Weiterbehandlung (s. oben) oder *operativ:* Fixierung der reponierten Epiphyse an den Schenkelhals durch Schraubung (nach *Lippmann*) oder mit gewöhnlichem *Smith-Petersen*-Nagel. Beginn mit aktiver Bewegungstherapie in der *Flohrschütz*schen Suspensionslagerung etwa 3 Wochen postoperativ. Bei länger bestehender Dislokation der *Kopfkalotte* und bereits eingetretener Konsolidierung mit entsprechender Kontrakturstellung am besten Osteotomie zur Korrektur (umgekehrt wie bei der Hüftgelenkluxation ist die starke Außenrotation durch Drehung des peripheren Fragments nach innen zu korrigieren und die Fixation in Abduktion von 10–15° vorzunehmen) oder blutige Reposition und Fixierung des Kopfs auf den Schenkelhals durch einen Knochenspan. Letzteres Verfahren gefährdet die Blutversorgung des Kopfs und führt nicht selten zur Nekrose und völligen Resorption des Kopfs.

Prognose: abhängig von frühzeitigem Behandlungsbeginn; günstig, solange sich die Kopfepiphyse noch manuell reponieren läßt; in Fällen mit bereits erfolgter Konsolidation in schlechter Stellung resultiert meist ein chronischer Reizzustand und Schmerzen durch frühzeitig einsetzende Arthrosis deformans.

3. Schenkelkopfnekrose des Erwachsenen

Ursachen: erworbene Hüftgelenkluxation, medianer Schenkelhalsbruch, speziell Nagelung nach medialer Schenkelhalsfraktur (s. S. 1731).

Symptome und Diagnose: s. Arthrosis deformans.

Therapie: Bettruhe, zunächst Extensionsbehandlung in Abduktion und Innenrotation; später entlastender Schienenhülsenapparat; in geeigneten Fällen Arthrodese oder plastische Hüftgelenksresektion.

4. Osteochondrosis dissecans

Nicht selten; vorwiegend bei Männern, speziell nach Trauma (Schenkelhalsbruch, reponierte Hüftluxation).

Folgen: Gelenkmausbildung mit Einklemmungserscheinungen, sekundäre Arthrosis deformans, Resorption.

Therapie: Exstirpation des freien Körpers (*Cave!* Verwechslung im Röntgenbild mit Kapsel- oder Weichteilverkalkungen, Os acetabuli, Chondromatose).

E. Schenkelhalsverbiegungen: Coxa vara und Coxa valga

a) Coxa vara. *Wesen:* Verbiegung des Schenkelhalses im Sinne der Adduktion, d. h. mit verkleinertem collodiaphysärem Winkel (bis recht- oder gar spitzwinklig statt stumpfwinklig [normaliter 125–140, meist 127–128°]).

Vorkommen: häufiger; übrigens schon durch den Bau des Schenkelhalses angelegt, welcher unter der Körperbelastung horizontal gedrückt wird; männliches Geschlecht erkrankt 4 mal so oft als weibliches; Leiden ist doppelt so oft ein- als doppelseitig.

Ursachen. 1. *Essentiell:* als „*statische oder Belastungsdeformität*" in der Pubertät, meist im 12.–18. Jahr („Coxa vara adolescentium"), spez. bei jugendlichen Schwerarbeitern, Müllerburschen oder Landarbeitern („Bauernbein") mit viel Stehen, Schwertragen und Arbeiten in gebückter oder kniender Stellung; öfters kombiniert mit sonstigen Belastungsdeformitäten (Skoliose, X-Bein, Plattfuß usw.); meist bei eunuchoidem Hochwuchs, exsudativer Diathese, Hungerkrankheit u. dgl. und wohl endokrin bedingt, auch bei Dystrophia adiposo-genitalis; erblich (vgl. oben, Epiphyseolysis und Perthes). Wohl meist durch aseptische Knochennekrose im Wachstumsalter bedingt.

2. *Coxa vara congenita:*

3. *Rachitisch. Pathologisch-anatomisch:* wirkliche Coxa vara durch Verbiegung im Bereich des coxalen Femurendes oder Störungen im Sinne einer Coxa vara durch eine O-förmige Verbiegung der Diaphyse (Coxa diaphysaria). *Symptome:* Watschelgang wie bei angeborener Coxa vara; andere Zeichen einer abgelaufenen Rachitis. *Röntgenbild:* Verbiegung des Schenkelhalses und der Diaphyse, stets doppelseitig. *Therapie:* anti-

rachitisch. Bei akuter Rachitis: Bettruhe. *Prognose:* sehr günstig, Varusverbiegung verschwindet mit Abheilen der Grundkrankheit; Restzustände sowie O-förmige Verbiegung der Diaphyse gelegentlich noch bei Erwachsenen feststellbar.

4. *Osteomalacisch:* meist im höheren Alter, sonst wie bei rachitischer.

5. *Atrophisch:* bei Inaktivitäts- oder Altersatrophie.

6. *Entzündlich bzw. malacisch:* bei Osteomyelitis, Tuberkulose, Ostitis fibrosa und cystica, Osteoarthritis juvenilis deformans, Arthrosis deformans (häufiger) und neuropathica, Tumor.

7. *Traumatisch:* häufig bei vollständigem (daher evtl. übersehenem) Schenkelhalsbruch, hier auch noch nachträglich bei zu frühzeitiger Belastung.

Formen: α) Coxa vara *cervicalis,* d. h. in der Schenkelhalsgegend (z. B. statische und traumatische) und β) *trochanterica,* d. h. in der Trochantergegend (z. B. durch Knochenerweichung; also rachitische, osteomalacische, atrophische, entzündliche Form; γ) *C. vara diaphysaria,* d. h. Verbiegung des Femur im Varussinne, wodurch Störungen vom Typ einer C. vara vorgetäuscht werden [z. B. Rachitis, Deformitätsheilung nach Femurschaftfrakturen]). Sonst unterscheidet man *primäre* und *sekundäre* sowie *angeborene, kleinkindliche, schulkindliche* und *Pubertätsformen.*

Symptome:

1. *Schmerzen* von Leiste bis Knie, spez. bei Belastung; bisweilen in Form eines akuten Schmerzstadiums von einiger Dauer mit starker Bewegungseinschränkung und Hinken (vgl. Coxa vara contracta!).

2. *Bewegungsstörung,* spez. betr. Abduktion (dadurch Gang gezwungen steif sowie Spreizen, Bücken, Sitzen, Knien usw. behindert, und in schweren Fällen Knien nur mit gekreuzten Beinen möglich), später auch evtl. betr. Rotation, spez. Innenrotation, dagegen sonst gewöhnlich frei und in Außenrotation vermehrt beweglich; bisweilen plötzlich einsetzend in Form eines akuten Stadiums unter starken Schmerzen mit Kontraktur in Streckung, Auswärtsdrehung und leichter Abspreizung als sog. ,,Coxa vara contracta" (analog dem ,,Pes planus contractus"), beruhend auf reflektorischer Kontraktur und bei zweckentsprechender Therapie (Ruhe) meist rasch zurückgehend.

3. *Beinverkürzung* (gemessen ab Spina il. ant. sup., dagegen nicht ab Trochanterspitze) mit Trochanterhochstand (meist 2–3, bisweilen bis 7 cm über der *Roser-Nélaton*schen Linie) und Vorstehen des Trochanters seitlich sowie mit Skoliose; auch Muskulatur von Gesäß und Oberschenkel geschwächt und tiefe Furche zwischen Gesäßmuskulatur und vorragendem Großrollhügel; zugleich *Trendelenburg*sches Zeichen und Hinken; bei *doppel*seitiger Erkrankung Gang ähnlich wie bei spastischer Spinalparalyse oder bei kongenitaler Hüftluxation, also watschelnd, aber steifer, dazu Bauch und Gesäß vortretend neben vermehrter Lendenlordose.

4. *Röntgenbild* (Schenkelhalsverbiegung); dabei ist die Aufnahme in Drehmittel- sowie in leichter Innen- und in Auswärtsdrehung, am besten im Vergleich mit der ebenso stehenden anderen Seite in Form einer Beckenübersicht ratsam.

Differentialdiagnose: 1. *Luxatio coxae congenita oder acquisita.* 2. *Coxitis, spez. tuberculosa.* 3. *Arthrosis deformans.* 4. *Perthes*sche *Krankheit.* 5. *Fractura colli femoris* (s. da; wichtig für die Unterscheidung ist u. a. Röntgenbild!).

Prognose: ziemlich günstig; nach dem Abklingen des kontrakten Stadiums erfolgt meist allmählich in 1–2 Jahren Nachlassen der Schmerzen und leidliche Gebrauchsmöglichkeit, aber oft Bewegungsstörung und Arthrosis deformans sowie Skoliose.

Therapie. α) *Konservativ:* möglichst *kausal* (z. B. bei Rachitis); sonst Versuch der Herstellung eines normalen collodiaphysären Winkels beim Kleinkind durch *Redressement* mit anschließendem Gipsverband in leichter Abduktion und Innenrotation für etwa 6 Wochen.

Bei Erwachsenen in schweren Fällen β) *Operativ. Prinzip:* Vergrößerung des Schenkelhalswinkels sowie des pelvitrochanteren Abstands zwecks Beseitigung der Insuffizienz der pelvitrochanteren Muskulatur. *Indikation:* nur begrenzt und in sorgfältiger Auswahl zu stellen. Bei Kindern vor dem 4. Lebensjahr ist operatives Vorgehen kontraindiziert, bei Jugendlichen kommt die subtrochantere Osteotomie, bei Erwachsenen die Verlagerung des Trochanter major, evtl. in Kombination mit einer extraartikulären, subtrochanteren Osteotomie in Frage. *Technik:* zur Trochanterverlagerung wird der Trochanter in tangentialer Richtung abgemeißelt, so daß der gesamte knöcherne Ansatz der pelvitrochanteren Muskeln zunächst entfernt und anschließend so weit distal neu angeheftet wird, daß die Muskulatur unter leichter Spannung steht und bei Kontraktion wieder wirksam werden kann. Die **subtrochantere Osteotomie**: wird am besten doppelkeilförmig (nach *M. Lange*) oder kranial-konvex bogenförmig (nach *Brackett*) oder transversallinear (nach *Whitman*) ausgeführt (s. Abb. 458).

b) Coxa valga. *Wesen:* Verbiegung des Schenkelhalses im Sinne einer Abduktion, d. h. mit vergrößertem (gestrecktem) collodiaphysärem Winkel, also mit Steilaufrichtung des Schenkelhalses, so daß Kopf, Hals und Schaft mehr oder weniger gradlinig ineinander übergehen; Schenkelhalswinkel beträgt meist 140° und mehr.

Vorkommen: seltener als Coxa vara und praktisch weniger wichtig.

Lokalisation: ein- oder beiderseits.

Ursachen. 1. *Essentiell:* bei mangelndem Stützgebrauch des Beins; daher z. B. bei frühzeitiger, spez. kindlicher Ober- oder Unterschenkelamputation, Krückengang, X-Bein, andersseitiger Hüftluxation, Gelenktuberkulose, Kinderlähmung, Dystrophia muscularis progressiva, Hydrocephalus usw.

2. *Kongenital:* bei angeborener Subluxation des Hüftgelenks.

3. *Rachitisch:* bei Kindern, welche infolge hochgradige Knochenweichheit nicht zum Gehen gekommen sind; hier oft verbunden mit X-Bein zu dessen Ausgleich.

4. *Osteomalacisch.*

5. *Atrophisch.*

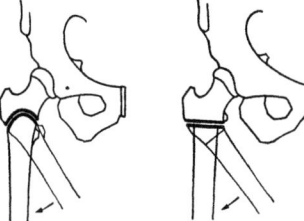

Abb. 458. Subtrochantere Osteotomien zur Korrektur einer Adduktionskontraktur oder -ankylose

6. *Entzündlich:* bei Tuberkulose, Osteomyelitis, Ostitis fibrosa usw.

7. *Traumatisch:* bei Epiphysenlösung oder Schenkelhalsbruch (ausnahmsweise!).

8. *Myo- und neurogen:* bei Adductorenspasmus oder Antagonistenlähmung mit Übergewicht der Adductoren über die trochanteren Muskeln, z. B. bei Kinderlähmung.

Symptome, Diagnose, Prognose und Therapie: vgl. a)! Im besonderen: *Symptome:* Gang- und Bewegungsstörung, Beine stehen in Außenrotation; Innenrotation und Flexion sind behindert.

Diagnose: Beckenmessung mit Trochantertiefstand (Trochanter steht unter der *Roser-Nélaton*schen Linie) und Röntgenbild (zeigt steilen Schenkelhals).

Prognose: im allgemeinen gut; jedoch droht Arthrosis deformans und Coxa valga luxans (spez. bei flacher Pfanne und steil stehendem Becken, s. da), bei paralytischer und spastischer Ursache auch Hüftluxation.

Therapie: möglichst kausal; sonst Schonung, evtl. Bettruhe, später Bäder bzw. Wärme, Massage und Gymnastik; evtl. für mehrere Wochen Gips- oder Streckverband in Adduktion und Innenrotation; u. U. Osteotomie zur Verkleinerung des Schenkelhalswinkels; dazu Beseitigung evtl. Deformität: X-Bein, Knickfuß usw.

c) Coxa valga luxans (*Klapp* 1906, Sonderform der Coxa valga congenita). *Wesen:* Subluxation des Oberschenkelkopfs aufwärts bei gleichzeitig steilem Schenkelhals und flacher Hüftpfanne; es handelt sich dabei um angeborene Mißbildung des Hüftgelenks, welche sich von der angeborenen Hüftverrenkung nur graduell unterscheidet, also eine unvollständige Luxatio coxae congenita darstellt.

Ursache: Entwicklungsstörung der Hüftpfanne bei gleichzeitiger abnormer Beanspruchung.

Vorkommen: häufiger bei weiblichen als bei männlichen Personen.

Symptome: treten spätestens und fast stets während der Pubertät auf; Coxa valga mit auswärtsgedrehtem Bein, Verkürzung, Trochanterhochstand, *Trendelenburg*sches Zeichen, Ausladung des Großrollhügels, Beinschwäche, Watscheln, Schmerzen und Ermüdbarkeit.

Diagnose: Symptome und Röntgenbild (Beckenübersicht mit nach vorn gerichteten Knien).

Prognose: Arthrosis deformans und Versteifung.

Behandlung: Ruhe mit Verband in Adduktion und Innenrotation sowie heilgymnastische Behandlung, später Entlastungsapparat; in schweren Fällen Osteotomie zur Verkleinerung des Schenkelhalswinkels mit oder ohne Pfannendachplastik.

F. Geschwülste

Arten der Geschwülste: vgl. Allg. Chir., Kap. Geschwülste und Kap. Oberschenkel, S. 1546.

Therapie:

1. Ausräumung maligner Lymphknotengeschwülste in der Leistenbeuge

Indikation: häufig gegeben infolge metastatischen Befalls bei Tumoren des Beins, des äußeren Genitale, der Analregion, der vorderen Bauchwand und der Mamma. Am häufigsten zunächst als *Probeexcision* aus diagnostischen Gründen; ferner als radikale Ausräumung sämtlicher Lymphknoten in der Leistenbeuge, sofern diese nach Art des Tumors und Ausdehnung desselben erfolgversprechend ist.

Methode (nach *Most* und *Kotzulla*): Schnittführung quer zum Leistenband und parallel zur A. femoralis mit daraufgesetztem T-Schnitt parallel und oberhalb des Leistenbandes (*Sprengel*). Aufklappen der Lappen in Türflügelform. Darstellung der großen Gefäße und sodann Exstirpation der oberflächlichen Lymphknoten und Unterbindung der oberflächlichen Venen und Arterien. Es folgt die Entfernung der tiefen Lymphknotengruppen, welche nach Darstellung der Gefäße von diesen wegpräpariert werden; bei Mitbefall der iliacalen Knoten Durchtrennung der schrägen vorderen Bauchmuskulatur, Abschieben des Peritonealsacks nach medial-kranial und fortschreitendes Vordringen in den Bereich der A. und V. ilica interna, u. U. bis zur Aortenteilungsstelle. Möglichst elektrochirurgisches Vorgehen (*Cave!* Nähe der großen Gefäße!).

2. Exarticulation im Hüftgelenk

Indikation: nur wenn die radikale Entfernung eines Tumors sie unbedingt verlangt. Die Wahl des Verfahrens hängt davon ab, ob die Ausdehnung des Tumors ein teilweises Belassen der Weichteile oder ihre weitgehende Mitentfernung erfordert. Ist die Belassung eines Muskelstumpfs möglich, so kommt das *Amputations-Exartikulations-Verfahren* (nach *Jordan-Kocher*) in Frage; sind die Weichteile befallen, so wird das *Durchstichverfahren* gewählt; bei ausgedehnten Tumoren die *Exstirpationsmethode* (nach *Beck-Verneuille-Rose*).

Methoden. α) *Amputations-Exartikulations-Verfahren:* Kombination von hoher Amputation mit anschließender Exartikulation des Restknochens; zunächst hohe Absetzung des Oberschenkels durch einzeitigen Zirkelschnitt, u. U. nach vorausgehender Ligatur der A. und V. ilica externa mit Ausräumung der Leistenlymphknoten; sodann ein über den Trochanter nach oben ziehender Schnitt, welcher die laterale Knochenfläche des Femurstumpfs freilegt; Fassen des Knochenstumpfs mit Faßzange und subperiostale Auslösung des Knochenstumpfs und des Hüftgelenks; Vernähung der Beuge- und Streckmuskulatur, um eine zuverlässige Weichteildeckung zu schaffen; kurzfristige Drainage der Wundhöhle.

β) *Durchstichverfahren:* Bildung eines Lappens nach dem Durchstichverfahren; seine Größe und ventrale bzw. dorsale Anlegung richtet sich nach der Lokalisation der Weichteilerkrankung; sofortige Versorgung der großen Gefäße und subperiostale Auslösung des Schenkelhalses und -kopfs nach vorherigem Einkerben des Labrum glenoidale und nach Durchtrennung des Lig. teres; der dorsale Weichteillappen soll groß genug sein, um den ventralen Defekt zu decken.

γ) *Exstirpationsverfahren. Prinzip:* Exstirpation des gesamten Hüftgelenks mit umgebenden Weichteilen wie einen Tumor in toto. Eine ausreichende Weichteildeckung des Defekts ist oft nur durch Lappenbildung aus dem Gesäß und mitunter gar nicht möglich.

3. Hemipelvektomie

(Amputatio sive Exarticulatio interilioabdominalis)

Indikation: nur mit größter Zurückhaltung zu stellen. Stets nur bei ausgedehnten Sarkomen des Beckens oder Oberschenkels, welche auf das Os ileum übergreifen, gegeben; Voraussetzung ist guter Allgemeinzustand des Kranken und fehlende Metastasierung.

Prognose: fraglich, Operationsmortalität etwa 20%.

Methode (nach *Bardenheuer-Ravitch*): Hautschnitt von der *Spina ilica ventralis* zur Symphyse und von der Leistenfalte auf die Gesäßfalte übergreifend; dort bogenförmig die ganze Gefäßbacke umgreifend bis zur Spina ilica dorsalis cran. und längs des Beckenkamms wieder auf die Ventralseite übertretend; präliminare Ligatur der Vasa ilica ext., zunächst *ventrales Vorgehen*, d. h. Auslösung des Lig. inguinale lateral und medial; Durchtrennung des N. femoralis und des M. psoas sowie der Symphyse mit einer *Gigli*-Säge. Auf der *Dorsalseite* Durchtrennung des M. glutaeus max. an seinem medialen Ansatz; Unterbindung der Vasa glutäa cran. und pudend., sowie des M. piriformis und des N. ischiadicus; Ablösung des M. quadratus lumborum von der Beckenschaufel und Durchtrennung des Knochens 2 cm lateral vom Sacroiliacalgelenk mit der *Gigli*-Säge; zuletzt Durchtrennung der Lig. sacrotuberale und sacrospinale; starke Senkung und Abduktion des Beins mit Durchtrennung der letzten sich noch anspannenden Muskeln (Levator ani und ischio-cavernosus); daraufhin trennen sich Beckenhälfte und Bein vom Rumpf; Deckung des Defekts mit dem großen, glutäalen Hautlappen; ausreichende Wunddrainage; Dauerkatheter für 6 Tage.

8. Abschnitt: **Oberschenkel**

Anatomie: **Muskeln:** *die Oberschenkelvorderseite (Regio femoris ventralis)* enthält die Muskeln: M. sartorius (Ursprung von der Spina ilica ventralis; Ansatz an der tibialen Schienbeinfläche unweit der Tuberositas tibiae), *M. quadriceps femoris* besteht aus den 4 Muskeln: *M. rectus fem., M. vastus tib., M. vastus fib., M. vastus intermedius (Ursprung* des M. rectus femoris am Tuberculum ilicum und Dach der Hüftgelenkspfanne, Ursprung des M. vastus tib. längs des Labium tibiale cristae femoris von der Höhe des kleinen Rollhügels bis zum Beginn des distalen Schaftviertels; Ursprung des M. vastus fibularis längs dem Labium fibulare cristae femoris von der Basis des großen Rollhügels bis zur Mitte des Femur; Ursprung des M. vastus intermedius vom ventralen Umfang des Femurschaftes distal der Linea intertrochanterica; gemeinsamer *Ansatz* aller 4 Muskeln zunächst an der Patella, welche in die gemeinsame Endsehne als Sesambein eingeschaltet ist; distal der Patella verbindet das Lig. patellae die Patella mit der Tuberositas tibiae, welche den gemeinsamen Ansatz am Schienbein darstellt. Seitlich von der Patella bilden Sehnenfasern das Retinaculum patellae tibiale et fibulare, welche die Patella und die Endsehne des Quadriceps seitlich sichern), *M. articularis genus* (Ursprung am M. vastus intermedius, Ansatz am proximalen Umfang der Kniegelenkkapsel).

Oberschenkelrückseite (Regio femoralis dorsalis) enthält die Muskeln: *M. semitendineus* (Ursprung tibial und dorsal vom Tuber ossis ischii; Ansatz Pes anserinus superficialis bzw. neben der Tuberositas tibiae distal von der Gracilissehne), *M. semimembranaceus* (Ursprung am Tuber ossis ischii, Ansatz in 3 Zügen am Pes anserinus profundus), *M. biceps femoris* (Ursprung seines Caput longum fibular und dorsal vom Tuber ossis ischii, seines Caput breve von der distalen Hälfte des Labium fibulare cristae femoris).

Adductoren und Septa intermuscularia. Ventrale Adductorenschicht besteht aus: M. pectineus, M. adductor longus (Ursprung vom Schambeinast am Übergang seines Pfannen- in den Symphysenteil, Ansatz im mittleren Drittel der Crista femoris). *Mittlere Adductorenschicht* besteht aus: M. adductor brevis (Ursprung Symphysenteil des Schambeinastes, Ansatz proximal vom M. adductor long. an der Crista femoris). *Dorsale Adductorenschicht* besteht aus: M. adductor minimus (Ursprung Nahtgegend zwischen Scham- und Sitzbeinast, Ansatz an der Crista femoris hinter M. pectineus und Adductor brevis), *M. adductor magnus* (Ursprung Tuber ossis ischii und Pfannenteil des Sitzbeinastes, Ansatz dreifach: 1. an der ganzen Länge der Crista femoris, 2. mit langer, runder Sehne am Epicondylus tibialis femoris, 3. Membrana vasto-adductoria, welche den Kanal für das Gefäßbündel [*Canalis adductorius*] bildet). Die ventrale und dorsale Muskelmasse ist durch eine derbe, sehnige Scheidewand (Septum intermuskulare tibiale et fibulare) voneinander getrennt. In die tibiale Scheidewand ist die Adductorengruppe eingebaut.

Septum intermusculare tibiale: liegt dorsal vom M. adductor magnus und ventral von den Semimuskeln. Im Bereich des Adduktorenschlitzes verbindet sich das Septum mit dem sehnigen Adductorenansatz und Vastusursprung.

Septum intermusculare fibulare: wird ventral durch die Ursprungsfasern des M. vastus fibularis, dorsal durch jene des kurzen Bicepskopfs verstärkt. Die Septa sind im allgemeinen die Leitgebilde für eine schonende und rasche Freilegung des Femurknochens (vgl. Abb. 459).

Gefäße. *A. und V. femoralis:* Verlauf innerhalb einer gemeinsamen Gefäßscheide im wesentlichen entsprechend dem Leitmuskel (M. sartorius) und unter diesem verlaufend. Während des Verlaufs durch den Oberschenkelbereich wandert die Vene nach dorsal ab, so daß sie im Adductorenschlitz praktisch völlig dorsal von der Arterie liegt. Wichtigste *Arterienäste* im Schaftbereich sind: *A. profunda femoris* (Abgang in Höhe der Leistenbeuge nach medial-dorsal und längs der Adductorenplatte nach distal verlaufend), *A. perforans I* (durchbohrt die Adductorenplatte distal vom Ansatz des M. pectineus); *A. perforans II* (schwaches Gefäß) durchbohrt den M. adductor magn. distal vom Ansatz des M. adductor brevis; *A. perforans III* (Endast der Profunda) durchbohrt den M. adductor magnus distal vom Ansatz des M. adductor longus; *A. genus descendens* (Abgang im Canalis adductorius, Verlauf in der Membrana vasto-adductoria und Aufteilung in Ri. articulares, welche an der Bildung des Rete articulare genus teilhaben); *A. saphena* (Rudiment der primitiven A. saphena, welche bei den Anthropomorphen noch ansehnlich, beim Menschen stark rückgebildet ist), nur selten als Endast einer sehr schwachen A. femoralis erhalten, während dann auf der Dorsalseite des Oberschenkels eine stärkere A. ischiadica ausgebildet ist.

Nerven. *N. saphenus:* Verlauf lateral und neben der A. femoralis im Schenkelbereich, verläßt die Arterie im Adductorenschlitz, um nach medial vorn an die Innenseite des Kniegelenks überzutreten. Versorgungsgebiet: Medialseite des Unterschenkels und mediale Knöchelgegend sensibel. *N. femoralis* tritt lateral der A. femoralis direkt unter dem Lig. inguinale durch die Lacuna nervi femoralis in den Oberschenkelbereich ein und ist dort noch zwischen die Muskelmassen des M. ilicus und psoas eingebettet. 2–3 cm distal des Leistenbandes erfolgt seine Aufteilung in 6 und mehr Ri. musculares zum M. quadriceps femoris. Versorgungsbereich: M. quadriceps femoris motorisch, Haut der Oberschenkelvorderseite (Ri. cutanei ventrales) sensibel. *N. ischiadicus:* Verlauf auf der vom Septum intermusculare tib. bedeckten Adductorenplatte nach distal und von der Mitte des Oberschenkels an nach der Mitte der Kniekehle gerichtet; fast im ganzen Verlauf vom Muskelbauch des langen Bicepskopfs bedeckt, beginnt er in der Höhe, in welcher auch die Beugemuskeln zur Kniekehlenraute auseinanderweichen, sich in den N. tibialis und fibularis zu teilen. Versorgungsbereiche: alle Muskeln der Oberschenkelrückseite, alle Muskeln des Unterschenkels und des Fußes motorisch; Haut des gesamten Unterschenkels mit Ausnahme des vom N. saphenus versorgten medialen Streifens und Haut des gesamten Fußes sensibel.

Knochen: Femurschaft meist links etwas länger als rechts, leicht ventralwärts gebogen, mit einem Verdrehungswinkel von 4–20° (durchschnittlich etwa 12°). Krankhafte Veränderungen dieses sog. *Antetorsionswinkels* des Schenkelhalses gegenüber dem Schaft spielen besonders bei der angeborenen Hüftgelenkverrenkung eine Rolle (vgl. S. 1520). Der Schaft besitzt außerordentliche Festigkeit; die Dicke des Knochenmantels beträgt 4–10 mm; die größte Dicke wird im Bereich der Leiste erreicht. **Freilegung:** am leichtesten *von fibular*, wo das Septum intermusculare fib. den Weg auf den Knochen weist. Es wird zwischen M. vastus fib. und caput breve des M. biceps eingegangen. *Von anterolateral* Eingehen zwischen Rectus femoris und Vastus fibularis mit Durchtrennung bzw. stumpfer Teilung des M. vastus intermedius. Von *dorsal* durch einen Längsschnitt entsprechend dem Verlauf des N. ischiadicus mit Eingehen zwischen M. semitendineus und biceps caput longum und Verziehung des N. ischiadicus nach lateral oder medial, je nachdem, welche Abschnitte des Femur freigelegt werden sollen. *Von medial* spez. zur Freilegung des suprakondylären Femurabschnitts (Osteomyelitis, Osteotomie). Bei dem Zugang von medial ist in allen Abschnitten des Oberschenkels auf sorgfältige Darstellung und Sicherung der Arterie zu achten.

A. Mißbildungen

Totaldefekt (Fehlen eines ganzen Beins) bzw. *Phokomelie* (Fehlen von Ober- und Unterschenkel bei Erhaltensein des Fußes; sog. „Robbenglied"), *Tetraperomelie* (Fehlen aller 4 Gliedmaßen bis auf Schulter- und Beckengürtel) und *Sympodie* (Verschmelzung beider Beine: sog. „Sirenenbildung"; meist verbunden mit Störungen an Geschlechtsorganen sowie an Blase und Mastdarm) oder häufiger *Teildefekt*, auch Oberschenkelverkrümmung im Varussinne und *Verkürzung* (allein oder mit Hüftluxation, Schenkelhalsverbiegung oder Schenkelhalsdefekt), *Zersprengung* (in Kopf, Trochanter und unteres Ende isoliert oder letzteres verbunden mit Schienbein), *Fehlen der Kniescheibe* (vgl.

Knie!), *Muskeldefekte, Riesenwuchs eines Beins* u. a. *Ursache und Komplikationen:* vgl. Oberarm! *Therapie:* Schienenhülsenapparat oder Prothese zum Verkürzungsausgleich. *Cave!* operative Maßnahmen bei Oberschenkelverkrümmung, da meist noch ein spontaner Ausgleich erfolgt. Bei Femurdefekt evtl. *Umkippplastik* (s. S. 1548) nebst Apparat mit aktiver Beugefähigkeit des Knies durch Fußdorsalflexion (*Borchgreve*); bei Riesenwuchs eines Beins entspr. Stiefel zum Ausgleich der einseitigen Beinlänge und Fußgröße.

B. Verletzungen

a) Verletzung der Schenkelgefäße (A. und V. femoralis). *Vorkommen:* häufiger durch Schuß, Stich (Fleischermesserstich) usw.

Folgen: evtl. tödliche Blutung; später Aneurysma (s. unten).

Therapie: zunächst *Esmarch*sche Blutleere oder Digitalkompression in der Wunde oder oberhalb (d. h. am Leistenband gegen den horizontalen Schambeinast) (vgl. Abb. 53). In *frischen Fällen* baldige doppelseitige Ligatur in der Wunde oder wenn möglich und speziell in gefährdeten Gefäßabschnitten (vgl. Abb. 56) *Gefäßnaht* (dies aber nur bei sicher aseptischen Verhältnissen); bei ausgedehntem Defekt evtl. auch homoioplastische Transplantation einer Gefäßkonserve. In *veralteten Fällen* und bei aseptisch verheilter Wunde Excision der gesamten Narbe und direkte End-zu-End-Naht des Gefäßes oder bei größerem Defekt Transplantation einer Gefäßkonserve.

Freilegung. A. femoralis im mittleren Oberschenkeldrittel: Freilegungsstelle liegt an der Spitze des aus dem Lig. inguinale, M. sartorius und Adductor magnus gebildeten „*Trigonum Scarpae*"; 5 cm langer Schnitt am medialen Rand des Sartorius; Lateralverziehen dieses Leitmuskels; der Gefäßstrang wird unmittelbar unter dem tiefen Blatt der Fascia lata gefunden (Arterie lateral, Vene medial; *Cave!* Verletzung des N. saphenus, welcher die Arterie lateral begleitet!). Im *Adductorenbereich:* (*Cave!* Ligatur in diesem Abschnitt); 5 cm langer Hautschnitt über dem lateralen Rand des M. sartorius; Medialverziehen der V. saphena magna und des M. sartorius; Spaltung des tiefen Blatts der Fascia lata; Aufsuchen des N. saphenus und der Vasa genu desc.; Eröffnung des Adductorenkanals medial und parallel zu diesen; man stößt zunächst auf die Arterie, unterhalb und medial von ihr auf die V. femoralis.

b) Muskelruptur, Sehnenrisse. *Vorkommen und Lokalisation:* an Adductoren bei Reiten; an Iliopsoas bei Heben, Geburt, Tetanus usw.; an Tensor fasciae latae und Quadriceps bei Hintenüberfallen, Treten, Springen oder Wettlauf usw. (Die Zerreißung des Kniestreckapparats kann erfolgen: entweder im Muskel oder an der Quadricepssehne oder an der Kniescheibe oder am Kniescheibenband oder am Schienbeinhöcker, s. da) und an Unterschenkelbeugern usw.; öfters kommt es zu Rißfraktur; gelegentlich findet sich Spontanruptur bei allgemeiner oder örtlicher Erkrankung, vgl. Allg. Chirurgie!

Therapie: Ruhe in Entlastungsstellung, evtl. Gipsverband oder Schiene für einige (2—3) Wochen (z. B. am Quadriceps mit gebeugter Hüfte und gestrecktem Knie); evtl. Muskelnaht und namentlich später Plastik (mit Seidenzügel oder mit gestieltem bzw. freiem Fascienlappen) oder Muskel-Sehnen-Verpflanzung. Bei *frischem Totalabriß* der Quadricepssehne oder des Lig. patellae primäre Drahtnaht, evtl. mit Z-förmiger Verlängerung der Quadricepssehne bei Spannungsgefahr. *Technik:* versenkte Drahtnaht nach *McLaughlin* mit Verankerung an Patella. Bei *veraltetem Totalabriß* Überbrückung des durch die Muskelretraktion entstandenen Defekts mit frei transplantierter Fascie, welche ∧-förmig auf die Patella gesteppt wird. Sonst elastische Wicklung sowie Wärme, Elektrizität, Massage und Übungen (vgl. S. 1561).

c) Muskelhernie, d. h. Vorfall von Muskelsubstanz aus einem Fascienriß. *Ursache:* penetrierende Verletzung, Quetschung, Durchstechungsfraktur und starke Muskelkontraktion, z. B. an den Adductoren durch Schenkeldruck bei Reitern sowie bei Entnahme eines Fascienstreifens zur Fascientransplantation, wenn bei der Entnahme die Eigenfascie des darunterliegenden Muskels mitverletzt wurde (*Cave!*).

Störungen: in der Regel gering.

Sonst *Therapie:* evtl. Fasciennaht.

d) Myositis ossificans s. u.

e) Verletzung der Nerven (im Bereich von Hüfte und Oberschenkel). Selten durch stumpfe oder scharfe Gewalt, spez. Stich, Schuß usw. sowie durch Injektion (N. ischiadicus an der Gesäßbacke ist evtl. gefährdet!), während die Lähmung von Nerven hier

ganz überwiegend zentral, spez. spinal bedingt ist, und zwar durch Wirbel-, Becken- oder Oberschenkel- sowie Rückenmarkleiden oder durch Infektionskrankheit (Rheuma u. a.).
Therapie: Nervenoperation, sonst Stützapparat, evtl. Ersatzoperationen.

1. *N. femoralis:* Oberschenkel kann nicht gebeugt und Unterschenkel nicht gestreckt werden, nebst Steh- und Gehstörung; dazu, aber nicht immer ausgesprochen, Gefühlsstörung am Unterschenkel und Fuß innen (N. saphenus) sowie am Oberschenkel vorn außen (N. cut. femoris ant.). *Therapie:* Schienenhülsenapparat mit Quadricepszug oder Stahlklinge. In frischen Fällen und bis zu 2 Jahren nach der Verletzung Versuch der Nervennaht. *Freilegung:* (s. S. 1524).

2. *N. ischiadicus:* Fuß hängt in Spitzfußstellung schlaff herab, und Fuß sowie Zehen sind unbeweglich, auch Unterschenkel nicht beugbar; dazu Gefühlsstörung am Unterschenkel außenseits und Fuß sowie trophische Störungen mit Geschwürsbildung an Fußsohlen und Zehen, wobei N. peroneus mehr betroffen ist als N. tibialis (vgl. S. 817). *Therapie:* Schienenhülsenapparat oder orthopädischer Schuh mit Kork- oder Gummischwammeinlage; evtl. Arthrodese. *Freilegung:* (s. S. 1525).

3. *N. glutaeus cranialis et caudalis:* Schwäche des M. glutaeus max. bzw. medius und minimus nebst positivem *Trendelenburg*schem Phänomen; Bein kann in der Hüfte nicht abgespreizt und einwärts gedreht werden sowie Oberschenkelstreckung und Rumpfaufrichtung ist erschwert, dadurch Treppen- und Bergsteigen behindert sowie Gang wackelnd.

4. *N. obturatorius:* Bein kann nicht angespreizt und auswärts gedreht werden; dazu Gefühlsstörung am Oberschenkel innen.

5. *Ersatzoperationen zu 1–4.* α) *Ersatz des Quadriceps. Indikation:* nur gegeben, sofern die Oberschenkelbeugemuskulatur, welche zum Ersatz herangezogen wird, bereits ausreichend gekräftigt ist. Große Zurückhaltung erforderlich, da das Ziel der Operation (kräftige Kniestreckung, zuverlässige Stand- und Gehsicherheit, Unabhängigwerden von einem Stützapparat) nicht leicht zu erreichen ist. *Prinzip:* Verpflanzung des Biceps femoris allein oder kombiniert mit einem der medialen Oberschenkelbeuger auf die Patella bzw. den Quadricepssehnenansatz. *Technik:* Abtragung des Biceps femoris von seinem Ansatz am Fibulaköpfchen und Mobilisierung bis in den muskulären Teil. (*Cave!* Verletzung des N. peroneus und der Muskelgefäße.) Durchflechtung der Bicepssehne mit dickem Seidenfaden; Freilegen des oberen Patellarpols durch einen Bogenschnitt und Bildung eines Periostfascienbrückenlappens am oberen Patellarrand; Verlagerung des Biceps femoris durch einen lateralen Subcutankanal auf die Streckseite und Durchführen des Seidenzügels unter dem Periostfascienbrückenlappen; Verankerung desselben an der Patella bei Streckung des Kniegelenks. Zur zusätzlichen Verpflanzung eines medialen Oberschenkelbeugers werden entweder der Semimembranosus, Semitendinosus oder Gracilis von ihren Ansatzstellen abgetragen, nach proximal mobilisiert und an der Innenseite des oberen Patellarpols in gleicher Weise wie der Biceps fixiert. *Nachbehandlung:* Beckengipsverband in Streckstellung des Kniegelenks; Beginn mit Anspannübungen nach 14 Tagen; Gipsabnahme nach 4 Wochen, Bettübungen bis zur beendigten 6. Woche bei langsam zunehmender Beugung. *Prognose:* bei planvoller Anwendung spez. nach peripheren Lähmungen, direkten Quadricepsverletzungen und nach Poliomyelitis darf eine erhebliche Funktionsverbesserung erwartet werden.

β) *Ersatz der Kniebeugemuskulatur:* nicht ausführbar, da gutes Ersatzmaterial fehlt; bei Ausfall sämtlicher Beugemuskeln mit Ausnahme des Gastrocnemius ist meist noch eine befriedigende Beugefunktion erhalten.

C. Erkrankungen

a) Gefäße. 1. *Aneurysma der Schenkelgefäße. Vorkommen:* häufiger, und zwar 10% aller Aneurysmen und an 3. Stelle nach Aorta und Poplitea.

Ursache: meist Trauma (Schuß, Stich u. a. scharfe sowie stumpfe Verletzung), sonst Arteriosklerose, Syphilis, Rheuma u. a.

Lokalisation: A. femoralis comm. und superficialis sowie A. iliaca ext.

Symptome und Folgen: Geschwulst, Schmerz, Stauung, Gangrän und Blutung.

Formen: A. arteriale und arteriovenosum (25%).

Differentialdiagnose: u. a. Senkungsabsceß, Hernie, Lymphdrüsenaffektion.

Therapie: zu versuchen Kompression (Heilung $66^2/_3$% an A. femoralis superfic.); sonst Ligatur oder Endoaneurysmorrhaphie (nach *Matas*) oder Exstirpation und Defektüberbrückung mit Gefäßkonserventransplantat (vgl. Abb. 96 d).

2. *Varicen, Varix der Vena saphena magna* und *Thrombophlebitis*, spez. *Phlegmasia alba dolens:* vgl. Unterschenkel und Allg. Chirurgie, S. 183!

3. *Lymphangiektasien*, evtl. mit Lymphfistel oder Elephantiasis: vgl. Unterschenkel!

b) Nerven. Neuralgie des N. ischiadicus, Coxalgie, Hüftweh, Lumbalsyndrom: vgl. S. 319, 769 und 1534.

c) Muskeln und Muskelsepten. 1. *Myositis infectiosa*, und zwar *akut* bei Sepsis, Typhus u. a. und *chronisch* bei Tuberkulose, Syphilis u. a.

2. *Myositis ossificans circumscripta:* häufiger in Adductoren, seltener in Mm. pectineus, vastus und gracilis als „Reitknochen" bei Reitern infolge Schenkeldrucks und schließlich vor allem in Quadriceps nach Quetschung durch auffallenden Balken oder Bierfaß (Bierfahrer!) sowie durch Hufschlag usw. Vgl. S. 457.

3. *Pyogene Infektionen. Akut:* Furunkel, Karbunkel, Spritzenabsceß. *Chronisch:* bei Tuberkulose, spez. Spondylitis tbc. und Kniegelenktuberkulose, entstehen sog. *Senkungsabscesse* und wandern auf den tiefen Fascien bzw. Muskelsepten nach caudal bzw. kranial; sie können den ganzen Oberschenkel durchsetzen; bei subperiostalem Absceß und Osteomyelitis, auch Wundinfektion (Schußwunden!) entstehen ähnliche Senkungsabscesse, welche auf den Septa intermuscularia vordringen. *Therapie:* anatomiegerechte Incisionen und Drainage (s. Abb. 459). Am häufigsten wird der Zugang von posterolateral längs dem Septum intermusculare fib. benutzt. Bei tuberkulösem Senkungsabsceß stets nach dem Ausgangspunkt (meistens Wirbelkörper, Hüft- oder Kniegelenk) fahnden (vgl. Abbildung 148).

d) Knochen. 1. α) *Akute hämatogene Osteomyelitis:* (vgl. S. 369). *Vorkommen:* am Oberschenkel häufig und hier mit am häufigsten von allen Knochen; das männliche Geschlecht erkrankt 3mal häufiger als das weibliche; meist (50%) im 10. bis 16. Jahr und überwiegend (95%) vor dem 20. Jahr, auch schon früh (z. B. 10% im 1.–5. Jahr).

Verlauf: α) *akut*, und zwar hier meist mit schweren, evtl. typhusähnlichen Allgemeinerscheinungen; β) *chronisch*, evtl. circumscript und tumor- (sarkom-) ähnlich, spez. am *unteren* Femurende.

Lokalisation: meist an den Metaphysen, und zwar oben (spez. im Schenkelhals) oder unten (hier oft mit Entwicklung nach der Kniekehle, wo die Ausheilung erschwert ist und verschiedene Folgen drohen, s. u.), seltener an der Diaphyse.

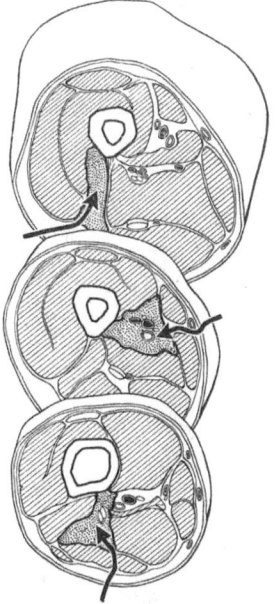

Abb. 459
Oberschenkeleiterung: Ausbreitungswege eines Senkungsabscesses u. typ. Zugangswege zu deren Eröffnung (nach *v. Lanz-Wachsmuth*, Praktische Anatomie)

Differentialdiagnose: allgemeine (Typhus, Pneumonie u. a.) und örtliche Infektion benachbarter Organe (z. B. bei Schenkelhalsherd von Kindern: Coxitis).

Folgen: Arrosionsblutung (spez. aus A. poplitea; evtl. tödlich); häufiger *Spontanfraktur* (5%), *Epiphysenlösung* (unten oder häufiger oben), *Wachstumsstörung* (*Verkürzung* [bis 15 cm] bei Spontanfraktur. Epiphysenlösung und Totalnekrose oder *Verlängerung* bei Entzündungsreiz) und *Verkrümmung* (am Schenkelhals als Coxa vara; am Schaft nach vorn; am unteren Ende nach hinten und innen), *Gelenkbeteiligung* an Hüfte oder Knie (als Vereiterung oder als symptomatischer Erguß; dadurch evtl. Kontraktur, Ankylose, Schlottergelenk oder Arthrosis deformans).

Therapie: frühzeitige gezielte Trepanation der Markhöhle (vgl. Abb. 99) (alleinige Eröffnung des subperiostalen Abscesses nicht ausreichend!), 3–8tägige gezielte Markhöhlendrainage zur lokalen Chemotherapie; Ruhigstellung im Beckengipsverband.

β) *Osteomyelitis chronica:* meist Restzustand einer akuten, hämatogenen oder einer sekundären (z. B. nach komplizierten Frakturen) Osteomyelitis; führt zur *Sequestrierung* und zum Fistelaufbruch nach außen. Auch von Sequestern befreite, größere *Knochenresthöhlen* können eine hartnäckige Eiterung unterhalten.

Diagnose: Röntgenbild, Kontrastdarstellung der Knochenhöhle.

Therapie: Sequestrotomie (s. Abb. 460)! Chronisch rezidivierende Fisteleiterung aus Knochenresthöhle kann nur durch Plombierung mit lebendem Material zuverlässig beseitigt werden. Am besten eignet sich die *gestielte Muskellappenplastik*. Am Oberschenkel wird gern der leicht entbehrliche M. sartorius zu diesem Zweck verwendet (s. Abb. 461); je nach Lokalisation der Knochenhöhle wird er an seinem Ursprung bzw. Ansatz abgelöst bzw. gestielt. Das Muskelmaterial muß spannungsfrei in die vollständig gereinigte und abgemuldete Höhle eingelagert werden; zusätzliche Drainage, lokale und allgemeine Chemotherapie, Ruhigstellung im Beckengipsverband.

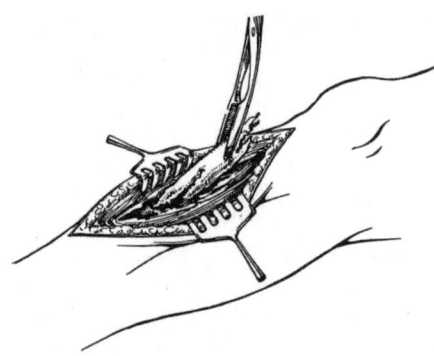

Abb. 460. Sequestrotomie bei Totenlade

2. *Ostitis fibrosa und cystica. Lokalisation*: nahe Epiphyse, spez. oberer (in der Regio subtrochanterica und im Schenkelhals). *Vorkommen*: beginnend im jugendlichen Alter. *Verlauf*: chronisch. *Symptome*: u. a. Knochenschmerzen. *Folgen*: Spontanfraktur und Verkrümmungen, spez. Coxa vara. *Diagnose*: Röntgenbild. *Differentialdiagnose*: Ostitis fibrosa generalisata (Recklinghausen) (vgl. S. 341), Lues, Echinococcus, Geschwulst, spez. Sarkom, chronische Osteomyelitis. *Therapie*: Ausräumung der Höhle und Plombierung mit frei transplantierten Knochenspänen.

3. *Tuberkulose*: in der Diaphyse selten, aber wohl gelegentlich im Trochanter major (primär oder sekundär) vom Schleimbeutel oder von Hüftgelenk und umgekehrt darauf übergreifend; *Differentialdiagnose*: Cyste, Tumor, Osteomyelitis u. a. *Therapie*: Ausräumung bei Trochanterherd, lokale und allgemeine tuberkulostatische Chemotherapie.

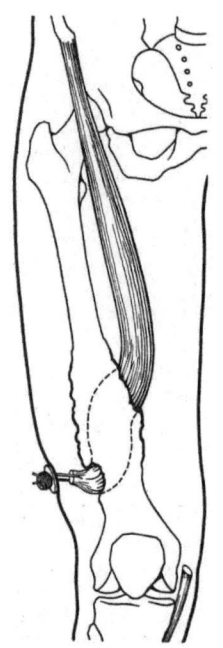

Abb. 461
Chronische Osteomyelitis: Muskelplombe einer chronisch-fistelnden Höhle im Bereich des *Femurschaftes*

4. *Syphilis*: als Gumma, evtl. mit Spontanfraktur (z. B. bei Tanzen, Kegelschieben usw.).

5. *Echinococcus*: in Femur.

6. *Deformitäten. Vorkommen und Ursachen*: am *Schenkelhals* vgl. Coxa vara und valga; am *Schaft* meist mit Winkel nach vorn und außen (bei Rachitis, Osteomyelitis, Ostitis fibrosa, Fraktur usw.); am *unteren Ende* mit Konvexität nach vorn (im Anschluß an Flexionskontraktur nach Knieresektion und -tuberkulose sowie Epiphysenlösung).

Therapie: Stützapparat; evtl. Osteotomie (z. B. zwecks Verlängerung schräg mit Streckverband, u. U. nebst Knochenextension).

7. *Wachstumsverringerung* des Oberschenkels mit Genu valgum, selten varum, entsteht infolge Erkrankung der unteren Femurepiphysenfuge durch Rachitis, selten Chondrodystrophie, vielleicht auch Infektion; selten; öfters beiderseits; vorwiegend bei Mädchen; typisch ist das Röntgenbild.

e) **Schenkeldrüsen.** Schenkeldrüsenentzündung findet sich bei Beininfekten, vgl. Leistendrüsenentzündung (s. S. 1528).

D. Geschwülste

a) **Haut und Unterhautzellgewebe.** *Fibrome, Fibroneurome, Myxome, Lipome, Häm- und Lymphangiome, Atherome, Schweißdrüsenretentionscysten, Dermoide, Hygrome, Carcinome* und *Sarkome* (letztere spez. als Melanosarkome auf Pigmentmälern).

b) **Muskeln.** *Hämangiome* (ein Drittel aller Muskelhämangiome; öfters verbunden mit Fibrom oder Lipom: auftretend vor allem in der Pubertät; oft bestehen Hautgefäßmäler und evtl. im Röntgenbild Phlebolithen), *Fibrome* und vor allem *Sarkome* (häufiger; fast immer in den Adductoren, bisweilen auch in M. vastus int. oder ext.; ausgehend von Fascie oder intramuskulärem Bindegewebe; *Differentialdiagnose*: Gumma, Myositis ossificans usw.) sowie *Echinococcuscysten* (2,5% aller Muskel-E., und zwar meist im Adductorenbereich).

c) Leisten- und Schenkeldrüsen. I. Seltener *primäre: Sarkome.* II. Häufiger *sekundäre:* 1. *Sarkome* (z. B. bei Bein- oder Hodentumor), 2. *Melanome* und 3. vor allem *Carcinome* (z. B. bei Bein-, Hodensack-, Penis-, Vulva-, Anal- und Bauchdeckencarcinom). *Differentialdiagnose:* Bubo, Senkungsabsceß, Aneurysma, retroperitoneale Lymphcyste, eingeklemmter Bruch. *Therapie:* evtl. völlige Ausräumung der Leistendrüsen (nach *Most* und *Kotzulla, Sprengel*) (s. S. 1540).

d) Knochen. α) *Benigne:* 1. *Periostale Fibrome, Lipome und Myxome.*

2. *Osteochondrom* (spez. in der Form der Exostosen an den Muskelansätzen, gelegentlich multipel (s. 3) und mit anderen Skeletdeformitäten.

3. *Cartilaginäre Exostosen:* an den Metaphysen, spez. unterer, manchmal aber auch mehr oder weniger hoch an der Diaphyse, wohin sie mit dem Wachstum gelangen; öfters mit Schleimbeutel darüber, evtl. nebst freien Körpern darin; evtl. Fraktur und später Pseudarthrose; in der Kniekehle evtl. führend zu Aneurysma; bei Beschwerden (spez. infolge Druck auf Nerven und Gefäße) abzumeißeln samt Knochenbett nach schonender Freilegung!

4. *Echinococcuscysten:* 10% aller Knochen-E.; nach Becken, Wirbelsäule, Schädel, Femur u. a.

5. *Ostitis fibrosa* (s. S. 1546).

β) *Maligne.* 1. *Chondroblastom. Vorkommen:* an der kniegelenksnahen Metaphysenseite der Epiphysenlinie, bevorzugt im Pubertätsalter. *Diagnose:* Röntgenbild (cystenartige, unregelmäßig begrenzte Aufhellung im Zentrum des Knochens mit periostaler Reaktion im Gegensatz zum Riesenzellsarkom, bei welchem letztere fehlt); Wachstumstendenz geht in Richtung der Epiphyse und des Schaftes; die Corticalisschale wird nicht abgehoben. *Probeexcision* (deckt meist Zeichen von Semimalignität, evtl. auch echte Malignität auf; auf 2 semimaligne treffen 3 maligne Formen). *Therapie:* Herdausräumung und Röntgenbestrahlung; bei berechtigtem Verdacht auf Malignität *Amputation* (vgl. S. 1437 und Abb. 547). *Prognose:* Überlebenszeit beim malignen Chondroblastom 8–18 Monate.

2. *Chondromatose:* Gelenkchondromatose ist ein neoplastischer Prozeß, welcher von der Synovia ausgeht. Therapie: *Synoviektomie;* bei Rezidiv ist Malignität anzunehmen und *Gelenkresektion* oder *Amputation* angezeigt.

3. *Primäres Chondrosarkom. Vorkommen:* im Bereich der kniegelenknahen Meta- und Epiphyse, vorwiegend zwischen 14. und 21. Lebensjahr. *Symptome:* Fieber, Leukocytose, Leistenlymphknotenschwellung, durchscheinender Weichteilschatten im Röntgenbild, welcher zunächst mit dem Knochen nicht in Verbindung zu stehen scheint; senkrecht zur Knochenlängsachse stehende Spiculae. *Therapie:* frühzeitige *Amputation;* Röntgentiefenbestrahlung meist ohne Erfolg. *Prognose:* 5-Jahres-Überlebenszeit etwa 15%.

4. *Sekundäres Chondrosarkom. Vorkommen:* im 4. Dezennium, meist von Exostosen ausgehend. *Diagnose:* zunehmende rheumatische Beschwerden im Bereich einer Exostose, Röntgenbild (unscharf begrenzter Schatten an der Exostosenspitze). *Therapie:* ausgedehnte frühzeitige *Resektion,* in fortgeschrittenen Fällen *Amputation. Prognose:* besser als beim primären Chondrosarkom, nach Amputation 5 Jahre Überlebenszeit von etwa 45% der Fälle.

5. *Osteogenetisches Sarkom. Vorkommen:* Pubertätszeit. *Ausgangspunkt:* ossifizierendes Bindegewebe der subperiostalen und subcorticalen Metaphysenzonen; speziell am unteren Femur- und oberen Tibiaende. *Symptome:* sehr rascher Verlauf, uncharakteristische Tiefenschmerzen, rasch zunehmende Weichteilschwellung; durchschnittliche Dauer der Symptome bis zur Diagnose etwa 10 Monate. *Diagnose: Röntgenbild* (schattendichte Spiculae, welche vom Periost strahlenförmig in die Umgebung vordringen, starke Sklerosierung des darunterliegenden Knochens, Verdichtung der Markhöhle), befallen sind alle Teile des Knochens (Periost, Corticalis, Markhöhle); Spiculae stehen mehr oder weniger senkrecht zur Knochenoberfläche; genügend *große Probeexcision. Differentialdiagnose:* Myositis ossificans, chronische Osteomyelitis (spez. nichteitrige Osteomyelitis von *Carré*), Ostitis fibrosa; bei letzteren sind meist nicht alle Knochenteile befallen. *Therapie: Amputation;* Resektion, auch Exarticulationsresektion führt fast stets zu Mißerfolgen.

6. *Osteolytisches Sarkom. Vorkommen:* vorwiegend im jugendlichen Alter. *Prädilektionsort:* Schaftmitte und oberes Ende der Markhöhle nahe der Metaphyse. *Patho-*

logisch-anatomisch: Zerstörung des Knochens von innen nach außen ohne Auftreibung oder Verdünnung der Corticalis; diese wird lokal von der Geschwulst durchbrochen; charakteristischer „Periostsporn" am Geschwulstrand; starker Gefäßreichtum; hochgradige Malignität. *Symptome:* gering, häufig ist *Spontanverformung* das erste alarmierende Symptom. *Diagnose:* Röntgenbild (deckt den osteolytischen Herd auf), *Probeexcision* (Abgrenzung von Riesenzelltumor wegen Vorhandensein zahlreicher Riesenzellen oft schwierig). *Therapie:* bei älteren Patienten sofortige Amputation, bei jüngeren Patienten Röntgenvorbestrahlung mit anschließender Amputation und Röntgennachbestrahlung, mehrfache kleine Bluttransfusionen. *Prognose:* bei älteren Patienten und nach Amputation fraglich; bei jüngeren Patienten Heilung bisher nicht beobachtet. 5-Jahres-Überlebenszeit etwa 5%; im ganzen ausgesprochen ungünstig.

7. *Ewing-Sarkom. Vorkommen:* im 1. und 2. Dezennium, spez. am Femur- und Tibiaschaft, von hier in andere Knochen (Schädel, Wirbel, Schultergürtel) metastasierend; niemals primär in den Epiphysen. *Symptome:* Schmerzen, Schwellung und Rötung des befallenen Gliedabschnitts, intermittierendes Fieber. *Diagnose:* Röntgenbild (zwiebelschalenförmige, längsgesplitterte Auflockerung des subperiostalen Raums mit zunehmender Knochenverdickung und Ausdehnung nach der Schaftmitte); *Probeexcision* (kleine eosinophile Rundzellen mit dichtem Kern). *Differentialdiagnose:* nichteitrige Osteomyelitis (nach *Carré*), ausgesprochene Strahlensensibilität, lymphatische Leukämie, Lues, Xanthomatose. Abgrenzungen von diesen Erkrankungen nur durch Röntgenkontrollen des ganzen Skelets, Blutbildkontrollen, *Probeexcision* (deckt die eosinophilen Rundzellen und charakteristischen Makrophagen vom Typ Dorothy-Reed auf). *Therapie:* Röntgenbestrahlung (die Tumorveränderungen müssen hierdurch rasch zurückgehen); nach Erreichen des maximalen Bestrahlungseffekts *hohe Amputation*, u. U. *Exartikulation* (vgl. S. 1540). *Prognose:* bei Kombination von hoher Gliedabsetzung und intensiver Vor- und Nachbestrahlung 5-Jahres-Überlebenszeit von etwa 10%, bei ausschließlicher Bestrahlung wesentlich unter 10%.

8. *Carcinom:* fast ausschließlich Knochenmetastasen von Carcinomen der Mamma, Prostata, Niere, Schilddrüse, Lunge. Bei *Mammacarcinom* hat die Metastase gleichzeitig osteolytisches und osteoblastisches Wachstum. Bei *Prostatacarcinom* zeigt die Metastase vorwiegend osteoblastisches Wachstum mit Obliteration der Markhöhle. *Therapie:* Hormontherapie (Honvan) kombiniert mit Röntgenbestrahlung; bei Spontanfrakturen evtl. Marknagelung.

e) **Spezielle Methoden zur Bildung** *ausreichend* **langer** *und tragfähiger* **Oberschenkelstümpfe.** 1. *Umkippplastik des Unterschenkels (Sauerbruch 1922). Prinzip:* Ersatz des total exartikulierten oder partiell resezierten Femurschafts durch den um etwa 180° gedrehten und oberhalb des Sprunggelenks amputierten Unterschenkel. Der an sich gesunde Unterschenkel bleibt erhalten und dient zur Bildung eines ausreichend langen, prothesenfähigen Oberschenkelstumpfs. *Indikation:* ausgedehnte Teilresektion oder Exartikulation des Femur (nach Resektion von Knochentumoren, chronischer Knocheneiterung), spez. wenn die Resektion so ausgedehnt ist, daß eine plastische Defektüberbrückungsoperation nicht mehr möglich ist. *Technik.* α) Nach *Femurschaftresektion.* 1. Akt: Bildung eines großen Hautmuskellappens an der Vorderseite des Oberschenkels mit der Durchstichmethode; Durchtrennung des Femur im mittleren Drittel und Exartikulation des unteren Femurendes im Kniegelenk (dadurch Entfernung des krankheittragenden Femurabschnitts). 2. Akt: Durchtrennung der Unterschenkelhaut in der Mittellinie bis zum Fußgelenk und Freipräparierung der Tibia von der an ihr ansetzenden Muskulatur nach beiden Seiten; Amputation des Unterschenkels 3 Querfinger oberhalb des Sprunggelenks; Entnahme eines Stücks aus der Fibula, welches in das proximale Femurende eingebolzt wird; Heraufklappn des Unterschenkels und Vereinigung der Tibia mit dem Femur durch Einstauchen des Bolzens in die Tibiamarkhöhle; Nahtvereinigung der Periostlappen über der Bolzungsstelle. 3. Akt: Drainage der großen Weichteilwunde nach medial und lateral, Zurückschlagen der Hautmuskellappen und Nahtvereinigung. β) Nach *Femurexartikulation.* 1. Akt: Hautschnitt vom Darmbeinkamm bis zum Fibulaköpfchen; Ablösung der Femurweichteile; Durchsägen des Femur im oberen Drittel und Exartikulation des distalen Femurteils im Kniegelenk. 2. Akt: nach Auslösen des gesamten Femur Verlängerung des Hautschnitts bis zum äußeren Knöchel; Exartikulation des Unterschenkels im oberen Sprunggelenk; Heraufklappen des Unterschenkels um 180° und Einlagerung der Tibia in die Oberschenkelwunde sowie Einpassen des distalen Unterschenkelstumpfs in die Hüftgelenkpfanne. 3. Akt:

Drainage der Wunde nach medial und lateral. Nahtvereinigung der großen Weichteillappen.

2. *Osteoplastische Amputationen. Prinzip:* Verwendung der Kniescheibe zur Deckung der Markhöhle des Femur nach Oberschenkelamputation oder spez. auch nach Kniegelenkexartikulation (*Gritti*), z. B. in Form des „hohen Gritti", wobei der Femurstumpf ausgiebiger gekürzt wurde; früher gelegentlich angewendet. Auch Verwendung eines breiten Knochenstücks aus dem vorderen (*Ssabanajeff*) oder aus dem hinteren Anteil (*Abrashanow*) des Tibiakopfs zur Abdeckelung der Femurknochenstumpffläche. *Indikation:* die osteoplastischen Amputationsverfahren stammen größtenteils aus der voraseptischen Ära; sie wurden im 1. Weltkrieg häufiger angewandt, haben jedoch durch die Fortschritte des Prothesenbaus (völlige Entlastung der Stumpfspitze und Abstützung an den Weichteilen sowie am Trochanter) und durch die wirkungsvollere Infektionsbekämpfung so weitgehend an Bedeutung verloren, daß sie fast nur noch historisches Interesse besitzen.

9. Abschnitt: Knie

Anatomie und Funktion. **Muskeln:** die Muskeln der Kniekehle umschließen eine rautenförmige Grube; die proximal-fibulare Begrenzung wird gebildet vom sehnigen Teil des M. biceps femoris, die proximal-tibiale Begrenzung bilden die Mm. semimembranaceus, semitendinosus und (am weitesten tibial) M. gracilis. Die distal-fibulare Begrenzung bilden die Mm. plantaris longus und Caput fibulare des Gastrocnemius; die distal-tibiale Begrenzung das Caput tibiale M. gastrocnemii. Der Boden der Kniekehlenraute ist das *Planum popliteum*. Die Verbindungslinie der proximalen Rautenspitze mit der distalen Rautenspitze markiert ungefähr den Verlauf des Gefäßnervenstrangs.

Gefäßnervenstrang: besteht aus *N. fibularis*, welcher sich bereits in Höhe der proximalen Rautenspitze vom N. ischiadicus abzweigt und längs des tibialen Rands des M. biceps femoris in Richtung zum Capitulum fibulae verläuft. Dort tritt er an die Außenseite des Wadenköpfchens, umschlingt dieses und tritt unterhalb des Wadenbeinköpfchens an die Vorder- und Außenseite des Unterschenkels. Er verteilt sich in die Muskeläste für den M. tib. ant. sowie in seine Endäste (*N. fibularis prof. et superficialis*). *N. tibialis, A. poplitea* und *V. poplitae* schließen sich zu einem einheitlichen Gefäßnervenstrang zusammen. In der *ventrotibialen Staffelung* (am oberflächlichsten der Nerv, in der Mitte die Vene und am tiefsten und weitesten tibial die Arterie: daher Merkwort: „NeVA") zieht der Gefäßnervenstrang von der proximalen zur distalen Rautenspitze längs durch die Kniekehlenraute. Er gibt ab im *proximalen Stockwerk:* die Ri. articulares genus tib., A. genus proximalis tib., A. genus proximalis fib.; im *mittleren Stockwerk:* die Aa. surales, A. genus media, N. suralis (letzterer verläuft oberflächlich in der Rinne zwischen beiden Wadenmuskelköpfen und versorgt die Schienbeinseite der Wadenhaut); im *distalen Stockwerk:* A. genus distalis tib., A. genus distalis fib.; außerdem Muskeläste zu den die Kniekehlenraute begrenzenden Muskeln (*Cave!* Unterbindung der A. poplitea im Kniekehlenbereich; denn es folgt mit großer Wahrscheinlichkeit Nekrose des Unterschenkels, vgl. Abb. 56).

Gelenk: im Kniegelenk artikulieren die Condyli femoris und die Condyli tibiae miteinander. Die beiden Gelenkkörper sind völlig inkongruent. Die Krümmungsunterschiede werden durch die Knorpelbeläge und die *Menisci* ausgeglichen. Die Schienbeingelenkfläche ist aus der Mittelachse des Knochens nach hinten verschoben (Retroposition), außerdem ist sie nach hinten distal um etwa 3–7° geneigt (Retroversion). Am geraden Bein trifft die Traglinie die Mitte des Kniegelenks, beide Gelenkhälften sind also gleichmäßig belastet; wird die Schwerlinie nach einer der beiden Seiten verschoben, so erleidet jede Auflagefläche eine pathologische Druckbeanspruchung, deren Größe im umgekehrten Verhältnis zu ihrem Abstand von der Traglinie steht. Der übermäßig belastete Gelenkabschnitt wird vorzeitig abgenützt (Arthrosis deformans). Abweichungen der Gelenkmitte von der Tragmitte (posttraumatische Deformitäten, angeborene Deformitäten) führen zur Überbelastung des Gelenkknorpels und stets zu Spätfolgen, u. U. Rentenansprüchen. *Gelenkkapsel:* das Kniegelenk steckt in der aus Gelenkinnenhaut und Faserschicht bestehenden Kniegelenkkapsel wie in einer Hose, wobei der „Bund" den Femur einheitlich umschließt; das Schienbein wird nur von beiden Hosenbeinen erreicht, die Patella stellt den „Hosenboden" dar. Im einzelnen verläuft die Ansatzlinie am Femur über das ganze distale Schaftfünftel bis -viertel und überschreitet in jedem Fall die Epiphysenfuge nach kranial; seitlich steigt der Innenhautumschlag schräg über die Gelenkrollen ab und läßt die Condylen selbst frei; im hinteren Gelenkbereich entspricht die Ansatzlinie etwa der Epiphysenlinie; am tibialen Condylus folgt sie streng dem Knorpelrand und begleitet diesen entlang dem Meniscusansatz bis zur Fossa intercondylica, welche frei gelassen wird. Am Condylus fibularis tibiae wird ebenfalls die Epiphysenfuge nirgends erreicht und die Ursprungsgebiete des fibularen Meniscus und Kreuzbands frei gelassen. Alle Brüche des Schienbeinkopfs und der Patella führen zur Mitbeteiligung des Gelenks. Subkondyläre Brüche lassen das Gelenk unberührt. Rings um die Kniescheibe setzt die Innenhaut längs des Knorpelrands an.

Sehnen, Bandapparat und Menisci. 1. *Sehnen:* die *Quadricepssehne* zieht mit oberflächlichen Fasern über die Kniescheibe hinweg; eine tiefere stärkere Faserschicht setzt an der Kniescheibenbasis an. Beide Faserschichten setzen sich distal einheitlich in das *Lig. patellae* fort. Der Sehnenüberzug der Kniescheibe ist so stark, daß diese brechen kann, ohne daß eine Dislokation eintritt (sog. subaponeurotische Kniescheibenfraktur). Das *Lig. patellae* ist ein 2–3 cm breiter, bis zu 0,5 cm dicker, parallelfasriger Bandstreifen, welcher die Spitze der Patella mit der Tuberositas tibiae verbindet. Das Band ist so stark, daß es selbst fast niemals reißt. In der Regel wird es aus seiner Verankerung in der Schienbeinrauhigkeit herausgerissen. Die *Retinacula patellae* sind seitlich an der Kniescheibe vorbeiziehende Sehnenzüge bzw. Haltebänder der Kniescheibe, welche die Kniescheibe vor seitlichem Abgleiten bewahren. Außerdem dienen sie als *Reservestreckapparat* des Kniegelenks. *Retinaculum tib.* erhält seine Fasern vom M. vastus tibialis und Rectus femoris; vor dem Ansatz des Lig. collaterale tib. am tibialen Schienbeinknorren. *Retinaculum patellae fib.* erhält seine Fasern vom M. vastus fib. und Rectus femoris; es ist mit dem Sehnenzug des Tractus iliotibialis verwachsen und setzt am Tuberculum tractus iliotibialis des Schienbeins an.

2. *Führungsbänder.* An der *Innenseite.* α) *Lig. collaterale tib.:* Ursprung am Epicondylus femoris tib., Ansatz mit einem langen Schenkel am Margo medialis tibiae, mit einem kurzen Schenkel am Meniscus medialis; das Band ist oberflächlich bedeckt von Faserzügen des Pes anserinus und überdeckt selbst den vorderen Ansatz des M. semimembranaceus. Sämtliche Züge des Bandes sind in Streckstellung und Innendrehung angespannt, nur die hinteren allein bei Beugung und Außendrehung. β) Das Seitenband wird in seiner Wirkung auf die Seitenfestigkeit des Gelenks durch das *Retinaculum patellae tib.* sowie durch die 3 Muskeln des Pes anserinus und den M. semimembranaceus unterstützt. An der *Außenseite.* α) *Lig. collaterale fib.* Ursprung: Epicondylus femoris fib., Ansatz am Fibulaköpfchen; es ist in Streckstellung und Innendrehung angespannt, in Beugestellung und Auswärtsdrehung erschlafft. β) *Lig. popliteum arcuatum:* Verstärkungsband der Kapsel, welches gemeinsam mit dem Retinaculum patellae fib. und mit dem Tractus iliotibialis und M. biceps sowie durch die Kreuzbandwirkung die laterale Seitenfestigkeit des Lig. collaterale fib. unterstützt.

Im Gelenkinneren: Ligamenta cruciata (*Kreuzbänder*). α) *Lig. cruciatum ant.:* Ursprung in der Fossa intercondylica ant. tib., Ansatz an der fibularen Fläche der Fossa intercondylica femoris; die vorderen Züge sind bei Streckung, die hinteren bei Beugung gespannt, sämtliche bei Innendrehung gespannt, bei Außendrehung erschlafft. Das vordere Kreuzband hemmt die Überstreckung sowie das Gleiten des Unterschenkels nach vorn (vordere Schublade) und die übermäßige Abduktion. β) *Lig. cruciatum post.:* Ursprung in der Fossa intercondylica post. tib.; Ansatz an der tibialen Fläche der Fossa intercondylica fem. Die hinteren Züge sind bei Streckung, die vorderen bei Beugung gespannt, sämtliche bei Innendrehung gespannt, nur die hinteren bei Außendrehung; das hintere Kreuzband verhindert die übermäßige Beugung sowie das Schienbeingleiten nach hinten (hintere Schublade) und die übermäßige Abduktion.

3. *Menisci:* bei Beugung und Außendrehung des Kniegelenks verschiebt sich der tibiale Meniscus nach hinten und innen. Der kurze Schenkel des Knieinnenbands verhindert eine Luxation des Meniscus nach dem Gelenkinnern, da er mit dem Meniscus verwachsen und bei Beugung und Außendrehung angespannt wird. Erfolgt Außenrotation und Beugung rasch, mit großer Kraft und in großem Ausmaß oder ist der Meniscus durch Dauerbeanspruchung im Sinne der Beugung und Außendrehung bereits gelockert bzw. aufgefasert (hockende Berufstätigkeit!), so kann er an der Stelle der stärksten Zugspannung in der Nähe der Anheftung des kurzen Seitenbands der Länge nach auseinanderweichen (vgl. Abb. 462). Das gleiche gilt bezüglich des Entstehungs-

mechanismus von Längsrissen für den *fibularen Meniscus* mit dem Unterschied, daß letzterer stärker beweglich und fester gefügt ist als der tibiale, und daher etwa 20 mal seltener reißt als der tibiale Meniscus. Außerdem ist Außendrehung und Beugebewegung des Kniegelenks eine wesentlich häufigere Bewegung als Innendrehung, welche den fibularen Meniscus beansprucht. Häufig gehen die Rißereignisse in mehreren Etappen vor sich, indem durch wiederholte Distorsionen der Riß allmählich immer mehr vergrößert wird. Sehr viel seltener ist eine vordere und hintere Entwurzelung des Meniscus.

Kniescheibe (Patella): platter Knochen mit elliptischer Gelenkfläche, leicht vorgewölbter Vorderfläche und völlig überknorpelter Rückfläche (Gelenkfläche). *Patella bipartita* ist eine Abspaltung am kranialfibularen Patellarand, welche auf Anlage eines isolierten Knochenkerns beruht; Auftreten meist doppelseitig (Vergleichsuntersuchung der anderen Seite!). Die Gelenkfläche der Kniescheibe ist so geformt, daß sie in die Mulde, welche zwischen beiden Femurkondylen besteht, speziell in Beugestellung des Kniegelenks eingepaßt ist. Zwischen Beugung und Streckung legt die Kniescheibe einen Weg von etwa 6 cm zurück. Die Mulde der *Facies patellaris* stellt gleichzeitig die Führungsrinne der Kniescheibenleiste dar. Bei Streckung verschiebt sie sich nach proximalwärts, bei Beugung nach distalwärts in Beziehung zum Oberschenkel. Bei normalen Gelenkverhältnissen ist die Kniescheibe bequem auf und ab sowie hin- und herzuschieben; bei Ansammlung von Gelenkflüssigkeit wird sie von der Facies patellaris abgehoben. Bei Druck auf die Kniescheibe und gleichzeitiger Kompression der Gelenkhöhle „tanzt" die Kniescheibe unter dem untersuchenden Finger auf der Flüssigkeit auf und ab („*tanzende Patella*").

Gelenkfunktion. α) *Streckung*. Streckende Muskeln sind: M. rectus femoris, Mm. vasti, M. tensor fasciae latae. Bewegungsumfang: insgesamt 160° aus 155° Beugung in 5° Überstreckung. β) *Beugung*. Beugende Muskeln sind: M. semimembranaceus, Biceps femoris, Semitendineus, Gracilis, Sartorius, Popliteus und Gastrocnemius. Bewegungsumfang: insgesamt 160° aus 5° Überstreckung in 155° Beugung. γ) *Außenkreiselung*. Außenkreisler sind: Mm. tensor fasciae latae, Biceps femoris, Gastrocnemius cap. tib. Bewegungsumfang: insgesamt 50° aus 10° Innenkreiselung in 40° Außenkreiselung. δ) *Innenkreiselung*. Innenkreisler sind: Mm. semimembranaceus, semitendineus, Gracilis, Sartorius, Popliteus, Gastrocnemius cap. fib. Bewegungsumfang: insgesamt 50° aus 40° Außenkreiselung in 10° Innenkreiselung. *Normalhaltung des Kniegelenks:* eine leichte Beugung von 10–15°. Diese wird daher bei Extensionslagerungen, vorübergehender Ruhigstellung usw. eingenommen. *Günstigste Versteifungsstellung:* ist die völlige Streckung (*Cave!* Rekurvation), wobei das versteifte Bein gegenüber dem Gesunden um 2–3 cm kürzer sein soll.

A. Mißbildungen

Flughautbildung, angeborene Beugekontraktur, angeborenes Genu recurvatum und *angeborene Knieluxation nach vorn* (wohl Belastungsdeformität; öfters kombiniert mit Spina bifida, Hüftverrenkung, Klump- oder Plattfuß; bisweilen doppelseitig. *Therapie:* Reposition oder besser Redression, evtl. nebst Verlängerung des verkürzten Streckapparats), *angeborene Verrenkung der Kniescheibe nach außen* (spez. bei Genu valgum, abnormer Kleinheit der Kniescheibe und Abflachung des äußeren Oberschenkelknorrens; meist doppelseitig (vgl. S. 1566), *Fehlen oder Kleinheit der Kniescheibe: Aplasia oder Hypoplasia patellae* (u. a. bei angeborener Knieverrenkung, Spitz- oder Klumpfuß), *Spaltung der Kniescheibe* (sog. „Fissur oder Doppelung der Kniescheibe: Patella partita, spez. bipartita bzw. multiplex"; nicht ganz selten; quer, längs oder vor allem schräg; in zwei oder mehr (bis 6) Teile; gewöhnlich, freilich nicht immer doppelseitig und dann symmetrisch; Wesen: multizentrische Ossifikation mit Störung der Verknöcherung; häufiger liegen an einer entsprechenden Eindellung im oberen äußeren Quadranten ein oder mehrere isolierte Knochenkerne mit Gesamtform der normalen Kniescheibe; nicht zu verwechseln mit traumatischer Patellafissur).

B. Verletzungen (nebst Meniscusverletzungen) und Kontrakturen

a) Kontusion und Distorsion. *Symptome:* Hämarthros, d. h. blutiger Gelenkerguß mit Gelenkschwellung, Fluktuation oder Schneeballenknirschen und evtl. Tanzen der Patella, ferner Schmerz und Druckempfindlichkeit (bei Kontusion namentlich an

Knochen: Patella, Femur und Tibia, dagegen bei Distorsion an den Seitenbandrißstellen usw.), schließlich Beweglichkeitsbehinderung und evtl. abnorme Beweglichkeit.

Komplikationen: Knorpel- und Knochenabsprengung (Röntgenbild!) außerhalb (z. B. am Condylus int. femoris) oder innerhalb des Gelenks, hier evtl. mit Gelenkmaus sowie Zerreißung an Seiten- und Kreuzbändern, Flügelfalten und Menisken (s. da), auch Blutgefäßverletzung mit Hämatom und später mit Aneurysmabildung.

Folgen: chronischer bzw. rezidivierender Erguß mit Schlotterknie (häufiger, spez. nach unzweckmäßiger Behandlung), Gelenkmausbildung, Ankylose usw.; vereinzelt Tuberkulose oder Vereiterung (letztere spez. bei infizierter Hautabschürfung) sowie Arthrosis deformans und neuropathica.

Differentialdiagnose (vgl. Komplikationen): Fraktur und Luxation sowie Binnenverletzung: Meniscus-, Seiten- oder Kreuzbänderverletzung.

Therapie: zunächst *Ruhigstellung* (durch Bettruhe und *Braun*sche Schiene für mindestens 8 Tage), *Kompression* (durch elastische Binde, evtl. nebst Schwämmen oder Gummikissen oben, innen und außen von der Kniescheibe neben Kniekehlenschiene) und *feucht-austrocknender Umschlag* oder *Eisblase;* bei starkem oder hartnäckigem Erguß evtl. *Punktion* und u. U. *Injektion* von Chemotherapeuticis, spez. bei gleichzeitigen Entzündungserscheinungen; später Bäder, Diathermie, Massage, Bewegungen; am besten erst nach völligem Verschwinden des Ergusses erlaube man Aufstehen mit Beingipshülse (vgl. Abb. 512) oder elastischer Bindeneinwicklung bzw. Elastoplastverband bzw. Kniekappe (sonst droht Schlotterknie!).

b) Gelenk. *Ursachen:* Schnitt, Stich, Hieb, Schuß, Fall auf Nagel oder Glas, Einspießen einer Nadel, Abgleiten einer Schusterahle, Fehlschlag mit Axt oder Sense, Abspringen von Maschinenteilen.

Komplikationen: Verletzung von Knochen, Beugesehnen, Nerven und Gefäßen, spez. von solchen der Kniekehle.

Gefahr der Infektion (spez. bei Schußverletzung durch Granatsplitter); dadurch Gelenkversteifung, Allgemeininfektion.

Diagnose der Gelenkverletzung: abgesehen von Lokalisation und Wundrevision u. a. Synoviaausfluß; Röntgenbild, u. U. mit Kontrastdarstellung usw. – Sondieren verboten! (Oft wird leider die Gelenkverletzung zu spät erkannt, wenn bereits Gelenkinfektion oder gar Allgemeininfektion eingetreten ist.)

Therapie: primäre Wundversorgung, Gelenkrevision, Entfernung von Fremdkörpern, Gelenkspülung mit Chemotherapeuticis, primärer zweischichtiger Nahtverschluß der Kapsel, u. U. Offenlassen der Hautwunde, Ruhigstellung im Beckengipsverband. (*Cave!* Gelenkdrainage!)

Zugangswege zum Kniegelenk (**Arthrotomie**). Gezielte *Eröffnung im Bereich des oberen Recessus:* entweder an der tibialen oder fibularen Seite durch kleinen Längsschnitt oberhalb des oberen Patallarrands; soll die Eröffnung weiter distal erfolgen, so wählt man einen seitlichen fibularen oder tibialen Bogenschnitt parallel zum entsprechenden Patellarrand. *Eröffnung von der Beugeseite. Indikation:* isolierte Freilegung der hinteren Gelenkabschnitte, spez. der Kondylenrollen auf der fibularen oder tibialen Seite, jeweils durch einen Längsschnitt in der Kniekehle etwa 2 cm tibial bzw. fibular von der Mittellinie. Beim Eingehen auf der *fibularen Seite* müssen Bicepssehne und N. fibularis nach fibular, der Gefäßnervenstrang nach tibial auseinandergedrängt werden. Beim *tibialen* Zugang bleibt der Gefäßnervenstrang vom Wadenbeinmuskel bedeckt und wird nicht gefährdet; es wird zwischen den Sehnen der Mm. semitendineus, semimembranaceus und dem teilweise abgelösten Cap. tibiale m. gastrocnemii auf die hintere Gelenkkapsel vorgedrungen. *Seitliche Arthrotomie durch Schrägschnitt* (nach *Schaer*). *Indikation:* Meniskektomie, Osteochondritis dissecans, Revision des tibialen bzw. fibularen Gelenkabschnitts bei Verletzungen u. ä. *Technik:* kurzer Hautschnitt vom tibialen bzw. fibularen unteren Patellarrand senkrecht über den Gelenkspalt in Richtung auf den distalen Ansatz des tibialen bzw. fibularen Kollateralbands; Durchtrennung des Reservestreckapparats, Kapseleröffnung, Abheben der Patella durch *Langenbeck*-Haken; daraufhin gelingt ein ausreichender Überblick über die tibialen bzw. fibularen Gelenkabschnitte; durch entsprechende Rotation des Unterschenkels und Beugung des Kniegelenks können z. B. die Menisken in ganzer Ausdehnung übersehen und exstirpiert werden.

Ausgedehnte Arthrotomien. Indikation: erforderliche Übersicht über das ganze Gelenk zum Zwecke von Kreuzbandplastik, Revision beider Menisken, Kniegelenkresektion, Chondropathia patellae.

α) *Parapatellare vordere Arthrotomie* (nach *Payr*): S-förmiger Hautschnitt längs der tibialen Seite der Patella vom Anfang der Quadricepssehne bis zum Ansatz des Lig. patellae an der Tuberositas tibiae reichend; Haut, Subcutis und Fascie werden in gleicher Schnittrichtung gespalten und der sehnige Anteil des M. vastus tibialis durchtrennt; daraufhin kann die Kapsel in ganzer Ausdehnung eröffnet und u. U. die Patella nach fibular luxiert und somit das ganze Gelenk überblickt werden.

β) *Vordere Aufklappung des Kniegelenks mit Erhaltung des Streckapparats* (nach *Lexer*): Längsschnitt in der Mittellinie über die Vorderseite des Kniegelenks, Abschlagen der Tuberositas tibiae mit dem Ansatz der Patellarsehne. Seitliche Einkerbung des sich anspannenden Bandapparats und der Gelenkkapsel soweit als es der Eingriff erfordert (*Cave!* unnötige Verletzung der Kollateralbänder). Nach Beendigung des Eingriffs Wiederherstellung des Sehnenansatzes an der Tuberositas tibiae durch Annageln des abgeschlagenen Ansatzes an alter Stelle; besonders günstige Verankerung der Tuberositas ist möglich, wenn sie trapezförmig ausgemeißelt wurde (*Kirschner*).

γ) *Vordere Aufklappung des Kniegelenks* (nach *Textor*): klassische Freilegung des Kniegelenks; nimmt auf den Streckapparat keine Rücksicht, sondern durchtrennt das Lig. patellae im Zuge eines bogenförmigen Hautschnitts, welcher vom tibialen Condylus femoris über die Kniegelenkvorderseite zum fibularen Condylus femoris geführt wird. *Indikation:* kommt nur in Frage, wenn die spätere Versteifung des Gelenks das Ziel der Operation ist (Gelenkresektionen nach schweren Gelenkeiterungen, Gelenktuberkulose, schwere Arthrosis deformans). Zugunsten von β (s. oben) heute verlassen.

c) Sehnen- und Bandapparat. 1. *Sehnen.* **Riß und Abriß des Lig. patellae.** *Entstehung:* durch Fall mit stark gebeugtem Knie nach vor- oder rückwärts bei angespanntem Quadriceps.

Symptome: Kniescheibenhochstand, Streckinsuffizienz des Kniegelenks.

Differentialdiagnose: Patellarfraktur.

Therapie: Sehnennaht durch versenkte Drahtnaht nach *McLaughlin* bei Riß innerhalb des sehnigen Anteils (sehr selten!).

Bei Abrißfraktur der Tuberositas tibiae: häufiger.

Therapie: Freilegung der Tuberositas durch einen kleinen Bogenschnitt; bei größeren Ausrissen Fixierung mittels Schraube oder Kantkeilnagel. Bei Abriß direkt an der Tuberositas Fixierung mittels Seidenzügel oder Draht in einem Knochenbohrkanal, welcher quer durch die Tuberositas tibiae gelegt wird.

Pastischer Ersatz des Lig. patellae. Indikation: nur bei veralteten Querrissen des Ligaments, bei welchen schon eine erhebliche Diastase der Rißenden besteht. *Methode:* Überbrückung durch frei transplantierten Lappen aus der Fascia lata, welcher fest mit den angefrischten Enden des Ligaments und seitlich mit dem Reservestreckapparat vernäht wird.

2. *Bandapparat. Vorkommen:* übermäßige Abduktionsknickung und Außenkreiselung des Unterschenkels bei leichter Flexion im Kniegelenk; speziell betroffen ist der *innere Seitenbandapparat* infolge der natürlichen Valgusstellung des Kniegelenks. Am kranialen Ansatz finden häufiger Distorsionen, am tibialen Ansatz häufiger die Zerreißungen statt. Die *Kreuzbänder* reißen häufiger an ihrem tibialen Ansatz (unter Mitnahme eines Knochenstücks) aus, seltener zerreißen sie in ihrem Verlauf. Bei Einrissen am inneren *Seiten*bandapparat liegt der erste Riß gewöhnlich im *tibialen* Abschnitt des *Retinaculum patellae longitudinale;* das eigentliche Lig. collaterale tib. reißt erst durch schubweises Fortschreiten dieses Risses vollständig durch. Bei übermäßiger *Adduktion* kann das *Lig. collaterale fib.* entweder gemeinsam mit der Bicepssehne oder isoliert aus dem Fibulaköpfchen ausreißen.

Symptome und Diagnose. 1. Bei *Zerrung des inneren Seitenbands* und der benachbarten Kapselteile: *schmerzfreies Intervall* von einigen Stunden, *umschriebener Druckschmerz* am proximalen Ansatz des inneren Seitenbands (Meniscusverletzung ist dagegen auf den Gelenkspalt beschränkt!), mitunter *Erguß,* eine anfangs fehlende, nach einigen Stunden deutlicher werdende *Streckhemmung* von 15–20°; eine schmerzbedingte, nach örtlicher Betäubung der Verletzungsstelle wieder schwindende *Kontrakturstellung;* deutlicher *Abduktionsschmerz* bei passiver Valgusknickung; volle Abduktionsfestigkeit in Streckstellung und Überstreckung; keine oder nur geringe Abduktionslockerung in Beugestellung von 150–160°; kein Schubladenphänomen, keine oder nur geringe *Erweiterung des inneren Gelenkspalts* im Röntgenbild bei gehaltener Abduktion.

2. Bei *Zerreißung des inneren Seitenbandapparats*: kein schmerzfreies *Intervall*; deutliche *Schwellung* und starker *Druckschmerz* an der Innenseite der Tuberositas tibiae bis zum Condylus medialis tibiae; kein Erguß; keine Streckhemmung; geringer *Abduktionsschmerz*; nur geringe Abduktionslockerung in Streckstellung oder Überstreckung nach vorheriger Betäubung der Schmerzstelle mit Novocainlösung (1%ig); deutliche Abduktion, Aufklappung des Gelenks in einer Beugestellung von 150–160°. Kein Schubladenphänomen; *deutlich erweiterter innerer Gelenkspalt* im Röntgenbild bei gehaltener Abduktion.

3. Bei *Zerrung oder Ausriß des äußeren Seitenbandapparats aus dem Wadenbeinköpfchen*: Schmerzen in Höhe des Gelenkspalts; mit allmählicher Ausbildung eines *Ganglion* des äußeren Meniscus; Erweiterung des äußeren Gelenkspalts bei der Röntgenaufnahme in gehaltener Adduktion, *umschriebener Druckschmerz* über dem Wadenbeinköpfchen, evtl. mit Knochenknirschen in diesem Bereich.

4. *Zerreißung des inneren Seitenbands mit einem oder beiden Kreuzbändern*: kein schmerzfreies Intervall; Druckempfindlichkeit der ganzen Innen- und Rückseite des Kniegelenks; deutlicher Erguß; keine Streckhemmung; geringer *Abduktionsschmerz*; deutliche *Abduktionsaufklappung* in Beugestellung von 150–160°. *Positives vorderes oder hinteres Schubladenphänomen* oder beide gleichzeitig; *Knochenausriß* am tibialen Ansatz des vorderen oder hinteren Kreuzbands; stets deutlich erweiterter innerer Gelenkspalt bei der Röntgenaufnahme in gehaltener *Abduktion*; erweiterter innerer Gelenkspalt.

Indikation. Konservativ: bei Erstverletzungen, sofern die Symptome stärkerer Aufklappbarkeit des Gelenkspalts oder Schubladenphänomen fehlen. *Operativ:* sobald das Gelenk trotz stärkster Muskelanspannung noch deutlich nach außen oder innen aufklappbar ist; wenn ein ausgesprochenes seitliches Wackelknie besteht; bei Schlottergelenk.

Therapie: 1. Bei *Zerrung des inneren Seitenbands* und gleichzeitig vorhandenem *Gelenkerguß* Bettruhe, Schwammgummi Kompressionsverband um das Kniegelenk; nach Resorption des Ergusses Zinkleimverband von den Zehengrundgelenken bis zur Tuberositas tibiae; Einwicklung des Kniegelenks mit elastischer Binde über einer Filzplatte, in welche ein kreisrundes Loch für die Kniescheibe ausgeschnitten wurde; Lagerung auf *Braun*scher Schiene für 8 Tage; sodann Beginn mit aktiven Anspannübungen; völlige Gebrauchsfähigkeit des Gelenks nach durchschnittlich 3–4 Wochen.

2. *Bei Zerreißung des inneren Seitenbandapparats*. α) *Konservativ:* sofern der Gelenkspalt nicht weiter als 1 cm aufklappbar ist nach Rückgang der Schwellung bzw. des Gelenkergusses *Zinkleimverband* von den Zehengrundgelenken bis zur Tuberositas tibiae, darüber *Beingipshülse* von der Hüftbeuge bis oberhalb der Knöchelgegend (vgl. Abb. 512) in Beugestellung des Kniegelenks von 170° und für die Dauer von 6 Wochen; der Verletzte ist im allgemeinen damit arbeitsfähig. β) *Operativ:* Freilegung des Seitenbandapparats durch einen medialen Längsschnitt (*Cave!* N. saphenus); im Winkel zwischen medialem Rand des Lig. patellae und dem Vorderrand des Retinaculum patellae findet sich das Hämatom und eine Auffaserung des fibrösen Gewebes; Vernähung der Rißstelle durch 2 U-Nähte und Aufsteppen eines Teils der Sartoriussehne in schräger Richtung über die Rißstelle; Doppelung der Fascia subcutanea; Ruhigstellung durch dorsale Gipsschiene von den Zehenspitzen bis zum Tuber ischii für 10 Tage; anschließend Unterschenkelzinkleim und Beingipshülse für 3 Wochen; elastische Bandage des Kniegelenks für 4 Wochen.

3. *Bei veraltetem Seitenbandriß:* Freilegung der Rißstelle wie bei frischen Verletzungen, jedoch tunlich mit Revision des sehr oft mitverletzten Meniscus und des vorderen Kreuzbands. Bei *Riß des gesamten Seitenbandapparats:* Verwendung der Sehne des M. gracilis durch Aufsteppen derselben vom Epicondylus tib. fem. bis zum Condylus med. tibiae mit Einzelknopfnähten und Ablösung der Sehne des M. sartorius von der Tuberositas tibiae und Aufsteppen derselben auf das Retinaculum patellae tib. zur Verstärkung; Doppelung der Fascia subcutanea. Nach *Hauser:* Bildung eines 6,5 cm langen, an der Kniescheibe gestielten fingerbreiten *Streifens aus der Quadricepssehne*, welcher nach unten hinten geschlagen und mit einem Nagel am Tibiakopf befestigt wird; bei schwerer Insuffizienz Bildung eines 2. Streifens aus dem Lig. patellae und Befestigung desselben durch Annageln am Condylus tib. fem. oder Seitenbandersatz durch frei transplantierte Fascie, welche V-förmig auf das geraffte Seitenband aufgesteppt wird. Nach *F. Lange:* mit *Seidenfäden*, welche durch Bohrkanäle im Femurcondylus

und Tibiakopf doppelt geführt und verknotet werden. Nach *M. Lange:* wird zusätzlich zur Seidenfadenplastik ein frei transplantierter Fascienlappen darübergesteppt. Nach *Wachsmuth:* durch einen gerollten Fascienstreifen, welcher durch je einen Bohrkanal im Femurcondylus und Tibiakopf gezogen und dessen Enden in sich vernäht werden. Nach *Payr:* durch Verlagerung des Ansatzes der Sehne des M. semitendineus von dorsal nach ventral auf den Tibiakopf; hier wird der Sehnenansatz subperiostal verankert. Durch die Ventralverlagerung wird bei Kontraktion des Muskels der Gelenkschluß aktiv verstärkt. *Nachbehandlung:* Ruhigstellung in Beugestellung von 150° für 3 Wochen durch dorsale Beingipsschiene; anschließend Unterschenkelzinkleimverband und elastische Einwicklung des Kniegelenks (*Cave!* frühzeitige Überdehnung des neugebildeten Innenbands durch forcierte Streckübungen des Kniegelenks. Am besten wird zunächst nur in „Bergsteigergang", d. h mit niemals vollständiger Kniestreckung gegangen

4. *Bei Zerrung und Zerreißung des äußeren Seitenbandapparats. Konservativ:* sofern die Aufklappung des äußeren Gelenkspalts weniger als 1 cm beträgt mit Beingipshülse und Unterschenkelzinkleim für 6 Wochen. *Operativ:* sofern die Aufklappung des Kniegelenkspalts mehr als 1 cm beträgt und gleichzeitig ein Ausriß des Seitenbands und der Bicepssehne aus ihrer Insertionsstelle bzw. vom Wadenbeinköpfchen besteht. *Technik:* Freilegung des äußeren Seitenbandapparats im Ansatzbereich (*Cave!* N. fibularis); Befestigung des Seitenbands mit U-Nähten am Periost oder eines ausgerissene Knochenstücks (speziell des Wadenbeinköpfchens) mit Drahtnaht an der ursprünglichen Stelle; Ruhigstellung mit dorsaler Gipsschiene für 10 Tage bei Kniegelenkbeugung von 160°; anschließend Beingipshülsenverband für 6 Wochen (vgl. Abb. 512).

5. *Bei Zerreißung des inneren Seitenbands und eines oder beider Kreuzbänder.* Bei *Kreuzbandabriß ohne Knochenausriß im Bereich der Eminentia intercondylica:* Kniegelenkeröffnung durch medialen S-Schnitt nach *Payr,* welcher so weit verlängert wird, daß die Kniescheibe nach außen luxiert werden kann; feine Drahtnaht des zerrissenen Kreuzbands und anschließend Versorgung der Seitenbandverletzung (s. vorn, 2.); Ruhigstellung mit dorsaler Gipslongette in leichter Beugestellung für 10 Tage, anschließend Beingipshülse; Gipsabnahme nach 6 Wochen. *Prognose:* bei frühzeitiger Ausführung gute Dauerresultate. *Bei Kreuzbandverletzung mit Knochenausriß aus der Fossa intercondylica:* im allgemeinen konservativ durch Reposition des Fragments, indem das Kniegelenk stark gestreckt und für 4 Wochen immobilisiert wird. *Operativ:* sofern die Reposition ungenügend ist; Kniegelenkeröffnung durch S-Schnitt nach *Payr* mit Luxation der Kniescheibe nach außen; Anlage von 2 Bohrkanälen, welche von der Tuberositas tibiae aus in das Gelenk gelegt werden und Befestigung des Knochenstücks mit einer Drahtschlinge, welche transcutan herausgeleitet werden kann; abschließend Versorgung des verletzten Seitenbandapparats (s. vorn!) durch Aufsteppen der Sartoriussehne und Doppelung der subcutanen Fascie.

Bei veralteten Seiten- und Kreuzbandverletzungen: operativ nur, sofern ein *ausgesprochenes Schlottergelenk* vorliegt. *Technik:* S-förmiger *Schnitt nach Payr* mit Luxation der Kniescheibe nach außen und Anlage von 3 Bohrkanälen. Kanal I beginnt etwas nach vorn vom Epicondylus fib. fem. und geht nach unten innen an die mediale Fläche des Condylus lateralis und an die femorale Ansatzstelle des vorderen Kreuzbands. Kanal II beginnt 2 cm unterhalb des medialen Gelenkrands der Tibia und etwas nach vorn zum inneren Seitenband und geht zur Fossa intercondylica ant. tib.; Kanal III verläuft am Innenrand des Femur und parallel zum Verlauf des inneren Seitenbands; Durchziehen eines frei transplantierten Fascienstreifens von 20 cm Länge oder auch eines kältesterilisierten Schnittlederbands oder einer Känguruhsehne durch die Bohrkanäle; straffes Anziehen des Streifens bei gleichzeitiger Beugestellung des Kniegelenks von 160° und Befestigung seiner Enden mit Knopfnähten am Periost (nach *Hey-Groves*). Ruhigstellung des Beins für 10 Tage in dorsaler Gipsschiene bei Beugestellung in 160°; anschließend Unterschenkelzinkleimverband mit Beingipshülse für 4 Wochen; anschließend vorsichtige Gelenkmobilisation im Sinne zunehmender Beugung. Verfahren kommt nur bei vollständigem Kreuzbandabriß in Frage.

Ersatz des vorderen Kreuzbands (nach *Lindemann*): unter Verwendung der Gracilissehne; diese wird freigelegt und an ihrem Ansatz durchtrennt und etwa 25 cm nach proximal mobilisiert. Zwischen M. vastus tib. und fem. wird die Sehne an der Rückseite in die Gegend des Planum popliteum geführt; 2. Hautschnitt in der Kniekehle und kleine Incision der hinteren Kapselwand; von dort wird ein an der Gracilissehne befestigter Seidenfaden in den Gelenkraum hinein nach vorn gezogen; 3 cm langer Hautschnitt parallel zum Lig. patellae und von hier aus Anlage eines Bohrkanals zur Gelenkfläche der Tibia; durch diesen Kanal wird der Seidenfaden herausgezogen und die Gracilissehne bei Beugung des Kniegelenks von 160° am Lig. patellae befestigt.

Ersatz des hinteren Kreuzbands (nach *Lindemann*): Freilegung der Gracilissehne wie oben; sie wird zur Innenseite des tibialen Condylus geführt; dort Anlage eines Bohrkanals, welcher bis zum Ursprung des hinteren Kreuzbands verläuft. Durchziehen der Gracilissehne an einem Seidenfaden durch diesen Kanal ins Gelenkinnere; 2. Hautschnitt in der Kniekehle mit Freilegung der hinteren Kapseltasche; von dort aus wird die Gracilissehne nach dorsal gezogen und subperiostal an der Rückseite des Tibiakopfs befestigt.

Ersatz des Kreuzbandes durch den medialen Meniscus (nach *Niederecker*): der an seinem vorderen Ansatz und der Circumferenz abgelöste mediale Meniscus wird durch einen vom Kreuzbandursprung aus in den Femurcondylus gelegten Knochenkanal gezogen und subperiostal befestigt.

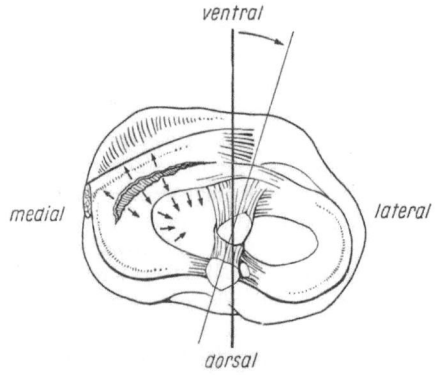

Abb. 462. Entstehungsmechanismus eines *Meniskusrisses* (Längsriß im Vorderhorn des medialen Meniskus durch Außenkreiselungstrauma)

d) Menisken. *Entstehung:* starke Außenrotation des Unterschenkels in Beugestellung des Kniegelenks; der innere Meniscus wird dadurch nach hinten innen verschoben; da der kurze Schenkel des inneren Seitenbands bei gebeugtem und außenrotiertem Unterschenkel stark angespannt wird, erleidet der Meniscus an dieser Stelle gleichzeitig einen Gegenzug nach außen; sobald Zug und Gegenzug die Elastizitätsgrenze des längsgerichteten Meniscusgewebes überschreiten, weicht dieses meist der Länge nach auseinander; der Einriß liegt häufig in der Nähe des inneren Seitenbandsansatzes (s. Abb. 462). Bei Verletzungen des äußeren Meniscus ist der Entstehungsmechanismus umgekehrt.

Symptome. Bei *frischer Verletzung:* plötzlich einsetzendes, rißartiges Schmerzereignis im medialen bzw. lateralen Gelenkspalt, welches meist bei einer plötzlichen Einwärtsdrehung von Rumpf und Oberschenkel bei fixiertem Fuß und gebeugtem sowie abduziertem Kniegelenk einsetzt; es tritt Verrenkungsgefühl und Einklemmungserscheinung auf, d. h., das verletzte Gelenk kann nicht mehr gestreckt werden. Bei *älterer Verletzung:* während des Gehens oder Laufens geht plötzlich der Halt im Kniegelenk verloren; es kommt zu akuten Schmerzanfällen mit deutlichen Einklemmungserscheinungen, d. h. plötzlicher Blockade des Kniegelenks in leichter Beugestellung.

Diagnose. Bei *frischer Verletzung:* unmittelbares Vorangehen eines für eine Meniscusverletzung „geeigneten" Unfallhergangs; Bestehen eines Streckausfalls von wenigen bis etwa 30°; dieser ist federnd fixiert, d. h. läßt sich passiv nicht überwinden (*Merke*! bei Hinterhornabriß kann der Streckausfall fehlen); vermehrte Füllung des vorderen medialen bzw. lateralen Gelenkspalts; lokalisierter Druckschmerz über dem Gelenkspalt; Hyperästhesie an der betroffenen Gelenkseite; hypertonisch gespannter und druckempfindlicher M. vastus medialis und sartorius im kniegelenknahen Abschnitt. Reizerguß und Bluterguß nur bei gleichzeitiger Band- und Kapselzerrung bzw. -zerreißung; die reine Meniscusverletzung geht ohne Erguß und ohne Blutung einher. Bei *älteren Verletzungen:* Nachweis eines früheren „geeigneten" Unfallhergangs; geringer Streckausfall bei Untersuchung des stehenden Patienten mit nach hinten durchgedrücktem Kniegelenken (*Cave*! Verwechslung mit Streckausfall durch Zerrung des inneren Seitenbandapparats); stärker ausgefüllter oder auch auffallend leerer Gelenkspalt auf der betroffenen Seite; Untersuchung der *typischen Druckschmerzen* über dem Gelenkspalt; *Steinmann I* (Zunahme des Spontanschmerzes bei schneller Außen- bzw. Innenrotation des Unterschenkels), *Steinmann II* (Wandern des Druckschmerzpunkts nach dorsal mit zunehmender Beugung), *Bragard* (Zunahme des Druckschmerzes am vorderen Gelenkspalt bei Rotation des Unterschenkels nach der erkrankten Seite und bei mäßig gebeugtem Kniegelenk, da hierdurch der verletzte Meniscus dem palpierenden Finger entgegengedrückt wird), *Durchdrückschmerz* (Schmerzsteigerung bei passiver Überstreckung des Kniegelenks, speziell bei

Abrissen des Hinterhorns), *Böhler* (Schmerzzunahme bei passiver Ad- bzw. Abduktion des Gelenks in allen Beugestellungen), *Payr* (Schmerzzunahme durch wippende Bewegungen nach vorn im Schneidersitz; speziell für inneren Meniscus typisch), *Merke!* (Schmerzzunahme durch mahlende Bewegungen in mäßig gebeugtem, voll belastetem Kniegelenk; in 92% positiv); Hypästhesie im Bereich der Knieinnenseite bzw. -außenseite; Hypotonie und Atrophie des M. vastus medialis (speziell im Stand mit belasteten Beinen und durchgedrückten Knien). Bei *Meniscusverletzung als Berufskrankheit:* speziell bei Angehörigen einer Berufsklasse mit hockender, knieender o. ä. Arbeitsweise („Bergmannsknie", „chronisches Sportknie"). Die Symptomatik setzt in diesen Fällen bei einfachen Bewegungen (Aufrichten aus der Hockstellung, Hinknien, rasche Körperdrehung) auf, d. h., ein bereits durch schwere degenerative Veränderungen vorgeschädigtes Meniscusgewebe wird durch eine endgradige Bewegung zur Dissoziation gebracht.

Indikation: bei *einfacher Verletzung,* d. h., die Verletzung liegt ausschließlich im Faserknorpelgewebe. Es besteht kolbige Verdickung der ein- und abgerissenen Meniscusteile, welche zu Einklemmungen, Ergüssen, Atrophie der Quadricepsmuskulatur und Arthrosis deformans führt. Die Meniscussymptomatologie ist eindeutig; möglichst baldige Operation angezeigt. *Konservatives Vorgehen:* ist nur bei schwerer akuter Einklemmung und für die Dauer von 3 Wochen nach erfolgter Reposition angezeigt (vgl. Therapie!), länger fortgeführte konservative Behandlung oder im Anschluß an konservative Behandlung folgende klinische Besserung ist meist nur vorübergehend und führt in der Regel schon bei geringgradigen Anlässen zum Rezidiv. Üblicherweise wird nur der verletzte Teil des Meniscus entfernt. Eine prinzipelle „totale Ausrottung" ist im allgemeinen nicht empfehlenswert (*Andreesen, Böhler, Saegesser*). Bei unsicherer Diagnose kommt die *Probearthrotomie* in Frage, wenn 1. alle klinischen Untersuchungsmethoden erschöpft sind, ohne zu einem eindeutigen Ergebnis geführt zu haben; 2. wenn die operative Klärung der Diagnose Aussicht auf wirkungsvolle Behandlung gibt; 3. wenn die Probearthrotomie so ausgeführt werden kann, daß sie ohne Verletzung des Streckapparats stattfindet. Probearthrotomie mit negativem Befund hinterläßt nicht selten eine erhöhte Seitenempfindlichkeit!

Therapie. Bei *schwerer akuter Einklemmung:* Reposition des eingeklemmten Meniscus ohne Narkose; das Kniegelenk wird dazu mehrmals in Endstellung gestreckt und gleichzeitig durch kräftigen Zug am Fuß extendiert. Nach erreichter Streckstellung wird der Gelenkspalt durch kräftige Abduktion geöffnet und anschließend der Oberschenkel nach außen gedreht; die geglückte Reposition erkennt der Verletzte an einem kurzen, scharfen Schmerz. *Reposition nach Barnett-Owen:* der Verletzte beugt das Kniegelenk selbsttätig maximal, indem er seinen eigenen Unterschenkel mit den Händen stark an den Oberschenkel drückt; gleichzeitig legt der Arzt den Vorderarm tief in die Kniekehle; auf diese Weise wird die Tibia nach vorn gedrängt und der dislozierte Meniscus schnappt in die Ausgangslage zurück. Anschließend langsame Streckung, Bettruhe für einige Tage, Heftpflasterextension am Unterschenkel (Belastung mit 1 kg); nach Abklingen der Reizerscheinungen Unterschenkelzinkleimverband und elastische Binde am Kniegelenk.

Operative Entfernung des Meniscus: Frühestens nach 3 Wochen. Bei *älterer Meniscusverletzung und abgeklungenem Reizzustand des Kniegelenks:* Allgemeinnarkose, Blutleere, Arthrotomie durch kleinen Schrägschnitt nach *Schaer* (vgl. S. 1552). Nach Eröffnung der Gelenkkapsel Einsetzen eines scharfen Hakens, mit welchem die Kapselanheftungsstelle des Meniskus nach außen gezogen wird; man findet Einrisse am Vorderhorn, Einrisse vom freien Rande her, Abrisse am Hinterhorn, Längsrisse am Hinter- oder Vorderhorn (partieller Korbhenkelriß), totalen Korbhenkelriß (d. h. vollkommene Längsspaltung des Meniscus mit Luxation des abgespaltenen Teils in das Gelenkinnere); Entfernung des verletzten Meniscusteils, wobei besonders die hintere Ansatzstelle sorgfältig abgetragen werden muß; Wundverschluß bei gestrecktem Knie (Cave! Nähte der Synovialmembran), Seidennähte der fibrösen Kapsel und des Reservestreckapparats, Hautklammern; Ruhigstellung durch dorsale Gipslongette oder Gips-U-Lage und Lagerung auf *Braun*scher Schiene, evtl. mit Heftpflastersuspension des Vorderfußes für 12 Tage; sodann Zinkleimverband des Unterschenkels und Filzkappenverband mit elastischer Binde am Kniegelenk, auch Schwammgummi-Kompressionsverband; volle Gebrauchsfähigkeit bei jüngeren Leuten nach 4–5 Wochen, bei älteren nach etwa 8 Wochen.

Prognose: meßbare Herabsetzung der Erwerbsfähigkeit etwa 3%, Rentenempfang bei Patienten unter 40 Jahren etwa 5,5%, über 40 Jahre 7%.

Begutachtung: 1. Unfallereignis einwandfrei und Meniscusverletzung mit oder ohne Operation festgestellt: Übernahme durch die Versicherung. 2. Unfallereignis zweifelhaft und Verletzung nur klinisch festgestellt: Übernahme unter Offenlassen der Pflichtfrage. Unfall zweifelhaft und Verletzung operativ festgestellt: Übernahme, sofern der Befund einen frischen Meniscusriß ergibt, der auf das angeschuldigte Ereignis zeitlich zurückzuführen ist. 3. Unfallereignis fehlt und Meniscusverletzung nur klinisch festgestellt: Ablehnung. Verletzung durch sofortige oder später vorgenommene Operation als ausschließliche Folge des angeschuldigten Vorgangs festgestellt: evtl. freiwillige Übernahme von seiten der Versicherung. 4. Bei vorliegenden Degenerationszeichen muß zwischen Degeneration als Rißfolge und als Folge einer vorbestehenden Schädigung unterschieden werden. In letzterem Falle ist zu prüfen, ob das Ereignis geeignet war, auch einen nicht degenerierten Meniscus zu schädigen.

e) Nerven. 1. *N. tibialis. Vorkommen:* frische Verletzung durch Hieb, Schnitt, Schuß. *Folgen:* Ausfall der Plantarflexion der Zehen und des Fußes sowie der Zehenspreizung; Ausbildung von Krallenstellung der Zehen infolge Lähmung der Mm. interossei; Hakenfußbildung. *Therapie:* bei frischen Verletzungen Versuch der Nervennaht. *Freilegung in der Kniekehle:* mittlerer Längsschnitt zwischen den Kondylen von 6–8 cm Länge; Beiseitedrängen der V. saphena parva; Spaltung der Fascia poplitea; der Nerv wird im Fettgewebe der Kniekehlenraute über der Gefäßscheide gefunden.

2. *N. fibularis. Vorkommen:* wie oben! *Folgen:* Ausfall der aktiven Dorsalflexion des Fußes und der Zehen, Ab- und Adduktion des Fußes; schlaffes Herabhängen des Fußes oder Spitzfußkontraktur; charakteristischer Steppergang oder „Hahnentritt". *Therapie:* Freilegung und Versuch einer Nervennaht bei frischen Verletzungen stets angezeigt. *Freilegung am Wadenbeinköpfchen:* bogenförmiger Hautschnitt dorsal des Capitulum fibulae; Spaltung der Fascie; der Nerv wird ohne Schwierigkeit sehr oberflächlich und medial von der Bicepssehne aufgefunden.

Nachbehandlung: Fixierung in Entspannungsstellung; nämlich des N. tibialis und fibularis vom Oberschenkel in Streckstellung des Kniegelenks. (Ersatzoperationen: für Tibialis- und Fibularislähmung s. S. 1618, 1610).

f) Gefäße. *Vorkommen:* wie oben bei Nerven!
Folgen: komplette Durchtrennung bzw. Ligatur der A. poplitea ist gleichbedeutend mit dem Verlust des Unterschenkels durch Nekrose; außerdem entstehen an dieser Stelle nicht selten Aneurysmen bzw. a. v.-Fisteln; daher ist operative Revision der Verletzungsstelle und seitliche Naht oder End-zu-End-Anastomose oder Transplantation eines homoioplastischen Konserventransplantats angezeigt, sofern die Wundverhältnisse dies gestatten.

Freilegung: bogenförmiger Hautschnitt in der Mittellinie der Kniekehle; Spaltung der Fascia poplitea; stumpfes Auseinanderdrängen des Fettkörpers; man stößt auf den N. tibialis und lateral von diesem auf den N. fibularis; etwas tiefer und weiter nach medial liegt die Gefäßscheide, welche eröffnet wird (Vene liegt oberflächlicher als die Arterie).

g) Veraltete Kniegelenkverletzungen. 1. *Perforierende Verletzung älter als 48 Stunden* (*Gelenkempyem*). *Symptome:* Gelenkwunde klein und reizlos; nicht selten auch bereits Zeichen fortschreitender Infektion (Rötung der Wundränder, Schwellung des Gelenks, Gelenkerguß, trüb-seröse Gelenkflüssigkeit, jedoch nicht eitrig); in späteren Stadien *Gelenkempyem* (dabei ist der Entzündungsprozeß auf das Gelenk beschränkt und das Allgemeinbefinden wenig gestört), in schweren Fällen *Kapselphlegmone* (Schwellung geht über das Gelenk hinaus. Aktive Bewegungen sind unmöglich, passive äußerst schmerzhaft). Bei fortschreitender Kapselphlegmone entstehen *parartikuläre Abscesse* sowie Senkungsabscesse nach dem Ober- und Unterschenkel; alle Zeichen einer pyogenen Allgemeininfektion. *Therapie. Konservativ:* solange die Gelenkwunde klein und keine Zeichen schwerer oder fortschreitender Infektion vorhanden sind; lokale und parenterale Chemotherapie, absolute Ruhigstellung im großen Beckengipsverband. *Operativ:* bei beginnendem oder fortgeschrittenem Gelenkempyem *Gelenkspülung* durch Einlegen eines kurzen Glasrohrs bis knapp in die Gelenkhöhle oder (in schwereren Fällen) ausgiebige Gelenkspülung durch Einstechen eines oder mehrerer Troikarts in das Gelenk und Spülung bzw. Entleerung des Eiters über die Troikartshülsen (Spülflüssigkeit: 2%ige Rivanollösung, physiologische Kochsalzlösung, Penicillin, Streptomycin in 10 ccm physiologischer Kochsalzlösung); bei Verwendung eines Glasröhrchens kann dasselbe 24–48 Stunden liegenbleiben und die Spülung mehrmals täglich wiederholt werden, bis das Exsudat steril bleibt; bei Verwendung von Troikarts werden dieselben nach der

Spülung entfernt und bei erneuter Spülung abermals eingestochen (kann 4—8 mal wiederholt werden) (vgl. Abb. 71). Bei *fortschreitender Kapselphlegmone. Arthrotomie und Drainage:* Eröffnung der Gelenkhöhle von zwei zu beiden Seiten der Quadricepssehne in Höhe des oberen Randes der Kniescheibe gelegten 2—4 cm langen Incisionen und Gegenincision auf der Dorsalseite durch fibulare oder tibiale Arthrotomie (vgl. oben, S. 1552); evtl. zusätzliche Drainage des oberen Recessus von einem kleinen Einschnitt an der Spitze des Recessus. Zur Verbesserung der Abflußverhältnisse nach dorsal auch sog. *Kondylenabmeißelung* (nach *Laewen*). *Technik:* seitliche Längsschnitte über den Kondylen auf der fibularen und tibialen Seite von etwa 4—6 cm Länge; beidseitige Kapseleröffnung; Abtragung der Hinterhörner der Menisken und Abschlagen flacher Kuppen von den Femurkondylen an deren dorsalem Umfang, und zwar so viel, daß ausreichend dicke Glas- oder Kunststoffdrainagen eingelegt werden können. Auch *typische Kniegelenkresektion* (s. S. 1566). Bei parartikulären Abscessen, drohender bakterieller Allgemeininfektion, sehr schlechtem Allgemeinzustand oder nach Resektion, welche zu keiner deutlichen Besserung führt, evtl. *Amputation.*

2. *Kontrakturen und Ankylosen. Ursachen und Formen:* α) Dermatogene, z. B. nach Verletzung, Verbrennung oder syphilitischer Ulceration in der Kniekehle.

β) *Myogene*, z. B. durch Ischämie (bei Blutleerschlauch, zu festem Verband, Unterbindung oder Verletzung der Gefäßstämme) oder durch Inaktivität bzw. nutritive Verkürzung oder durch Narbe.

γ) *Neurogene.* αα) *Spastische*, z. B. bei Hysterie, spastischer Spinalparalyse und sonstigen Rückenmarkleiden (Kompressionsmyelitis usw.). ββ) *Paralytische*, z. B. Beugekontraktur bei Kinderlähmung mit isolierter Streckmuskellähmung.

δ) *Arthrogene*, z. B. bei Verletzung, Eiterung, Gonorrhoe, Rheumatismus, Tuberkulose, Hämophilie usw.; hier erfolgt entweder *Kontraktur* infolge Schrumpfung von Weichteilen, spez. Kapselbandapparat und Muskulatur, oder *Ankylose*, und zwar durch *fibröse* oder *knöcherne* Verwachsung zwischen Kapsel und Knochen oder zwischen Knochen untereinander, spez. frühzeitig und öfters isoliert zwischen Patella und Femur; die arthrogene Kontraktur erfolgt meist in Beugung, ferner zugleich in Außenrotation und Abduktion, seltener in Adduktion, evtl. auch in Subluxation.

Prognose: beste Stellung ist leichte Kniebeugung; schlecht ist stärkere Kniebeugung; bei völliger Kniestreckung empfiehlt sich auf der gesunden Seite Sohlenerhöhung um einige (etwa 2) Zentimeter, um das Gehen zu erleichtern.

Therapie. α) In *frischen* Fällen: zunächst stets konservativ!

1. *Bewegungsübungen* aktiv (Kniebeugen usw.) und passiv (am Bettrand, evtl. mit durch Bleisohle beschwertem Fuß, Tuch- oder Bindenzügel, Galgen, Pendel- und Bergsteigerapparat usw. sowie Sport: Reiten, Radfahren, Schwimmen u. dgl.); dazu Bäder, Umschläge, Moor- und Fangopackungen, Diathermie, vorsichtig steigernde Massage, Fibrolysin usw.

2. *Permanente Extension mit Gewichtsbelastung bzw. Sandsack* bei Beugekontraktur; bei Subluxation nach hinten dazu mit Vertikalzug; am Oberschenkel boden- und am Unterschenkel deckenwärts.

3. *Portative orthopädische Quengelapparate* (Schienen-, Gips-, Schienenhülsenverbände) mit Bindenzügeln, Gummizug, Feder bzw. Schlägerklinge usw.

4. *Gewaltsames Redressement*, evtl. *Brisement forcé* mit nachträglichem Kontentivverband; in Narkose; evtl. in Etappen (Vorsicht, spez. in älteren Fällen; sonst droht Zerreißung von Streckapparat, Kapsel und Bändern, Kniekehlengefäßen und -nerven, Knochenbruch, Fettembolie, Wiederaufflackern von Entzündung!) (Cave! bei allen passiv mobilisierenden Maßnahmen Erzeugung stärkerer Schmerzen wegen Gefahr des Sudecksyndroms, vgl. S. 335).

β) In *alten* Fällen: meist operativ!

1. *Bei dermatogener Kontraktur:* Narbendurchtrennung nebst Hautplastik.

2. *Bei myogener Kontraktur*, und zwar bei *Beugekontraktur:* Durchschneidung oder Verlängerung der Beugesehnen (M. biceps sowie M. semimembr. und semitendin.) offen von einem Schrägschnitt oberhalb der Kniekehle; bei *Streck- (Quadriceps-) Kontraktur* Lösung oder plastische Verlängerung oder Sehnentransplantation (s. u.).

3. *Bei arthrogener Kontraktur bzw. Ankylose: operative Mobilisation des Kniegelenks* **(Arthrolyse).** *Indikation:* schmerzhafte partielle oder komplette Versteifung des Gelenks durch intraartikuläre bindegewebige Verwachsungen mit Schrumpfung der Gelenkkapsel und Verlötung der Patella. *Methoden.* αα) *Nach Hohmann:* beidseitige Längsschnitte von

3–5 cm Länge in etwa 1 Querfinger Abstand vom Patellarrand bis in die fibröse Kapsel, jedoch unter Schonung der Synovia. *Prognose:* nur in leichteren Fällen und im Beginn erfolgversprechend. ββ) *Ausgedehnte Arthrolyse.* 1. Akt: *Payr*scher S-Schnitt an der fibularen Seite der Patella; Umschneidung des Kniescheibenrands und scharfe Auslösung der subpatellaren Verwachsungen.. 2. Akt: Z-förmige Durchtrennung der Quadricepssehne proximal von der Patella; Umschlagen der Patella mit dem distalen Teil des Streckapparats bis nach kaudal; Entfernung der fibrösen Auflagerungen an der Unterfläche der Patella und Glättung der Patellagelenkfläche mit dem scharfen Löffel; evtl. zusätzliche Tapezierung der geglätteten Patella mit einem Fascienfettlappen, welcher mit Einzelnähten fixiert wird. 3. Akt: Wiedervereinigung der verlängerten Quadricepssehne; Vereinigung der Gelenkkapsel, jedoch nur so weit, als dies ohne Spannung möglich ist; Nahtvereinigung der abgetrennten Mm. vasti in Beugestellung von 130° mit der wiederhergestellten Quadricepssehne. γγ) *Nach Albee.* 1. Akt: Freilegung der Patella von einem fibularen und tibialen Längsschnitt; Ablösung breitflächiger Adhäsionen von der Kniescheibenrückfläche mit dem Meißel; Einlagerung eines großen frei transplantierten Fettlappens von der Außenseite des Oberschenkels zwischen Patella und Femur. 3. Akt: Nahtvereinigung der interponierten Fettlappens mit dem subcutanen Fettgewebe und der Fascie. δδ) *Nach Magnusson:* Blutleere; *Payr*scher S-förmiger Schnitt; Entfernung der veränderten Patella sowie freier Körper- oder degenerierter Knorpelabschnitte, sorgfältige Glättung der Gelenkflächen; gesunde Menisken und speziell der Kreuz- und Seitenbandapparat bleiben erhalten. Diese Methode des sog. „joint débridement" ist vor allem Fällen von Arthrosis deformans vorbehalten. *Nachbehandlung:* Schwammgummi-Kompressionsverband und Lagerung auf *Braun*scher Schiene, evtl. mit Gips-U-Longette für 5–8 Tage, sodann Beginn mit isometrischen Anspannübungen; höchstens nach 3 Wochen Beginn mit vorsichtiger Belastung und nach 6 Wochen passive Bewegungsübungen; bei Ausbildung eines sekundären Ergusses ein- oder mehrmalige Abpunktion und Weiterbehandlung mit festem Kompressionsverband. εε) **Arthroplastik.** *Indikation:* sehr eng zu stellen und nur bei arthrogener Kontraktur oder *Ankylose* auf *nichtentzündlicher* Grundlage; Gelenkplastik nach durchgemachter entzündlicher Gelenkerkrankung darf höchstens $^1/_2$ Jahr nach völliger Abheilung des Entzündungsvorgangs erwogen werden; eine spezielle Indikation stellt der ausgesprochene Wunsch des Patienten nach einem beweglichen Kniegelenk oder die gleichzeitige Versteifung anderer Gelenke (gleichseitiges Hüft- oder gegenseitiges Kniegelenk) dar. *Technik:* Kniegelenkeröffnung durch Bogenschnitt mit Erhaltung des Streckapparats und Abmeißelung der Tuberositas tibiae (nach *Lexer*); Trennung des früheren Gelenksspalts durch Meißelschläge (*Cave!* stärkere Verletzung des Seitenbandapparats, speziell der Ansatzpunkte desselben!); plastische Formung der Gelenkflächen durch Absägen oder Abmeißeln. *Einlagerung eines Interpositums* (Fascien- oder Fascienfettlappen) aus der Fascia lata oder von der Außenseite des Oberschenkels; es genügt, nur die Schnittfläche des Femur und der Patella zu tapezieren; das Interpositum kann auch als gestielter Lappen aus dem Tractus entnommen werden; sorgfältige Naht des Bandapparats; Wiederanheftung der Tuberositas tibiae an ihrer Abschlagstelle durch Nagel- oder Periostnähte; kurzfristige Wunddrainage; Ruhigstellung im Drahtzug-Gipsverband (Extension des Unterschenkels bzw. Entlastung des neugebildeten Kniegelenks wird durch einen fest eingegipsten Calcaneusdraht aufrechterhalten); Immobilisation in leichter Beugestellung des Gelenks für etwa 4 Wochen; Beginn mit isometrischen Anspannübungen im Gips vom 6. Tage ab; nach Gipsentfernung zunächst Lagerung auf verstellbarer Beinschiene in verschiedenen Winkelstellungen des Kniegelenks und allmählicher Übergang zu aktiven Bewegungsaufträgen. ζζ) *Plastischer Totalersatz des Kniegelenks:* plastischer Ersatz ganzer Gelenkeinheiten durch homoplastische Gelenke, nur in einzelnen Fällen gelungen (*Lexer, Judet*). Für den allgemeinen Gebrauch ist das Verfahren nicht geeignet; bessere Erfolge können mit halben Gelenkverpflanzungen oder Gelenkkopftransplantationen (Homoioplastik, Autoplastik) erzielt werden.

4. *Extraartikuläre Kniesteifung, spez. Quadricepskontraktur nach längerer Ruhigstellung, fibröse Strecksteife* (nach *Payr*). *Wesen:* Schrumpfung (*Kontraktur*) des Quadriceps, und zwar weniger des zweigelenkigen Rectus als der Vasti, spez. Vastus lat., aber auch med. und intermedius, ferner von Fascie, Kapsel und seitlichen Verstärkungsbändern (Retinaculum med. und lat.) nebst Schwielenbildung perimuskulär, peritendinös und periartikulär sowie Fixierung und Verkleinerung bis Verödung des oberen Recessus (Röntgenbild, evtl. mit Sauerstoffüllung!) und bisweilen fibröse oder knöcherne Anky-

lose der Patella (Fehlen ihrer Beweglichkeit!); bei Fraktur auch Fixation an Callus; bei Schuß, Eiterung, Operation, Brisement forcé auch nach Verwachsung mit Narben usw.

Symptome: Beugehemmung bei Erhaltensein eines kleinen Bewegungsrestes von etwa 20 (10–30)°; sehr schmerzhaft.

Prophylaxe: frühzeitige Bewegungstherapie; Gipsverband nicht zu lange, öfters gewechselt und mit Fenster für Patellabewegungen und Muskelelektrisieren; Ersatz durch Streckverband und dessen Anlegung bei Semiflexion usw.

Differentialdiagnose: Hysterie oder Rentensucht (Beugeversuch in Narkose!).

Therapie: Arthrolyse nach *Hohmann* oder *Albee* (s. vorn), meist aber in Form der *operativen Behandlung der fibrösen Strecksteife* des Kniegelenks (nach *Payr*). 1. Akt: ausgedehnter Hautschnitt an der Ventralseite des Oberschenkels; Schnittbeginn am Übergang vom mittleren zum distalen Oberschenkeldrittel; Schnittverlauf senkrecht nach unten und fibularwärtige bogenförmige Umkreisung der Patella. 2. Akt: nach Durchtrennung der Fascie Isolierung der Quadricepssehne und Trennung des M. rectus femoris von dem M. vastus tibialis bzw. fibularis. 3. Akt: stumpfes Ablösen des M. vastus intermedius von der Unterfläche mit Durchtrennung der dort bestehenden fibrösen Adhäsionen. 4. Akt: scharfe Durchtrennung weiterer Verwachsungen zwischen Vastus intermedius und Femurknochen. 5. Akt: Anheben der Patella mit scharfem Haken und Entfernung von Verklebungen ihrer Unterfläche mit Raspatorium oder scharfem Löffel, evtl., d. h. bei hochgradiger Schrumpfung der Quadricepssehne, Z-förmige Verlängerung derselben, so daß zwei lange, dem M. quadriceps bzw. der Quadricepssehne zugehörige Bänder entstehen. 6. Akt: bei Beugestellung des Knies von 120° wird die Quadricepssehne wieder eingenäht, die Mm. vastus tibialis und fibularis werden an ihrer Einkerbungsstelle nicht vernäht (*Cave!* Hautnaht unter Spannung! Man verzichte lieber auf eine stärkere Beugestellung, als daß eine Ernährungsstörung der Haut riskiert wird); Drainage für 24 Stunden. *Nachbehandlung:* Lagerung in Beugestellung von 120° auf verstellbarer *Kirschner*-Schiene oder Beckengips; Anspannübungen nach 6–8 Tagen; Umlagerungen, passive Bewegungen und aktive Übungsaufträge nicht vor der 2. bis 4. postoperativen Woche, u. U. sind die ersten Bewegungen wegen ihrer großen Schmerzhaftigkeit in Narkose bzw. unter Analgeticis auszuführen.

5. *Paralytische Deformitäten:* z. B. bei spinaler Kinderlähmung resultiert im Falle völliger isolierter Streckmuskellähmung *Beugekontraktur,* sonst infolge Belastung des Beins beim Gehen *Schlotterknie,* spez. *Genu recurvatum.*

Therapie: Stützapparat oder Arthrodese (Technik s. Arthrosis deformans, S. 1471); bei isolierter Streckmuskellähmung evtl. Sehnentransplantation (Sartorius und Tensor fasciae latae oder Beuger, z. B. Biceps auf Quadriceps).

C. Kniegelenkentzündung (Gonitis siehe Gonarthritis)

1. *Schleimbeutelentzündungen und Ganglien*

a) Seröse (Hydrops genu). *Formen:* akut, chronisch und intermittierend (d. h. in mehrtägigen Anfällen alle paar [meist 2] Wochen. Infektarthritis, Infektsynovitis.

Ursachen: scharfe und stumpfe Verletzung (Kontusion, Distorsion, Fraktur und Luxation sowie Binnen-, vor allem Meniscusverletzung des Knies), längere Ruhigstellung, Fokalinfektion (sog. „*Infektarthritis*"), Entzündungen, Gelenkmaus, benachbarte Geschwülste oder Entzündungen (hier als sog. „sympathischer oder symptomatischer Erguß"); in manchen Fällen bleibt die Ursache unbekannt.

Symptome: Gelenkerguß (mit längsovaler Schwellung des Knies, Verstrichensein der Umrisse, spez. oberhalb und beiderseits der Kniescheibe und Wulstbildung, spez. nach oben bis 4 Fingerbreit über die Kniescheibe [entspr. dem oberen Recessus:, evtl. auch in der Kniekehle), *Fluktuation und Tanzen* („*Ballotement*") *der Kniescheibe* (d. h. Niederdrückbarkeit bis klappendes Anschlagen der auf dem Gelenkerguß schwimmenden Kniescheibe gegen die Femurkondylen beim senkrechten Aufdrücken mit den Fingerspitzen und Wiederhochfedern beim Nachlassen, evtl. bei geringem Erguß erst deutlich beim Ausstreichen des oberen Recessus mit der einen Hand von oben; aber evtl. Ballotement ist auch nicht deutlich erkennbar bei sehr prallem Erguß, wohl aber dann Fluktuation), ferner *Schmerz, Spannungsgefühl, Beweglichkeitsbehinderung* und *Muskelschwäche*; Probedurchflutung mit Diathermie (15 Minuten lang) führt zur Steigerung der entzündlichen Erscheinungen, dazu *Probepunktion* (mit chemischer, mikroskopischer, kultureller, tierexperimenteller, serologischer und biologischer Untersuchung), *Röntgenbild.*

Nach der Art des Ergusses unterscheidet man folgende Typen: α) *serös* (z. B. bei manchen Traumen und Entzündungen), β) *serofibrinös* (z. B. bei manchen Entzündungen) und γ) *blutig* (z. B. bei frischem Trauma, Hämophilie und malignem Tumor; dazu tritt der sog. *intermittierende* Kniegelenkerguß [z. B. bei Gelenkmaus oder Meniscusverletzung]).

Folgen: chronischer Erguß mit Schlotterknie und Deviationsstellung (Subluxation nach hinten, X-Bein usw.) sowie Kontraktur und Ankylose (s. S. 1559).

Therapie. Konservativ: bei Infektarthritis Fokussanierung (Zahnextraktion, Tonsillektomie, Appendektomie usw.). Bei Infektsynovitis: Lagerung auf *Braun*scher Schiene, Fußsuspesion, Ichthyolumschläge; bei hartnäckigem Erguß Punktion und Instillation von 20 ccm Natriumbicarbonatlösung (4%), Röntgenbestrahlung, Hydrocortison 0,5 ccm 1 mal wöchentlich auch mehrmals intraarticulär.

Operativ: bei starkem oder hartnäckigem, speziell chronischem Erguß **Punktion**. *Technik: strengste Asepsis!* Haut an der Punktionsstelle muß völlig intakt sein; Rückenlagerung des Patienten, leichte Beugestellung des Kniegelenks durch in die Kniekehle unterlegte Rolle; Hautdesinfektion und Abdeckung wie zu einer aseptischen Operation. Punktionsstellen (vgl. Abb. 71) an der Innen- und Außenseite, etwa in Höhe der 4 „Ecken" der Patella; am besten in Höhe des proximalen Kniescheibenrands auf der fibularen oder tibialen Seite; kleine Hautincision von $1/2$ cm (*Cave!* percutane Punktion wegen Verschleppung von Hautkeimen ins Gelenk!); für diagnostische Punktionen dünne Kanülen, je nach Art des Ergusses Kanülen verschiedener Dicke oder Troikart. Nach der Punktion sorgfältiger Nahtverschluß der Hautincisionen; Kompressionsverband mit Schwammgummi- oder Filzkappe, Lagerung auf *Braun*scher Schiene; evtl. Gipsverband.

Innere Kniegelenkdrainage (nach *Laewen, Chandler*). *Indikation:* Ableitung chronisch rezidivierender, steriler Ergüsse nach Infekt, Unfall oder Operation. *Technik:* kleine parapatellare Arthrotomie, Eingehen mit spitzer Kornzange oder zweischneidigem Skalpell bis zur oberen Umschlagfalte des oberen Recessus, welche durchstoßen wird; Spreizung der Kornzange unter der Oberschenkelmuskulatur; chronische Ergüsse werden hierdurch in die Weichteile drainiert.

Synoviektomie. Indikation: mit größter Zurückhaltung zu stellen, kommt nur für hartnäckig rezidivierende Ergüsse in Frage, welche allen anderen Therapiemaßnahmen trotzen (ferner bei Synovialom, Chondromatose). *Technik:* beidseitiger S-förmiger Schnitt nach *Payr* und Excision der gesamten Synovia, möglichst unter Zurücklassung der Faserschicht der Gelenkkapsel; zur Entfernung der hinteren Synovialtaschen zusätzlicher tibialer und fibularer Schnitt in der Kniebeuge (vgl. S. 1552).

b) Eitrige. *Formen:* Empyem und Kapselphlegmone, vgl. Allg. Chirurgie, S. 201, 373).

c) Kniekehlenabscesse. *Ursachen:* Lymphdrüsenvereiterung nach entzündlichen Prozessen an Zehen und Fuß, Thrombophlebitis in Varix, vereitertes Aneurysma, osteomyelitische Herde im unteren Femur sowie Tuberkulose und Syphilis von Lymphdrüsen, Schleimbeuteln und Knochen.

Therapie: evtl. Incision und Drainage; bei späterer Narbenschrumpfung in der Kniekehle Schiene oder Streckverband, evtl. Hauttransplantation.

2. Unspezifische

a) Präpatellare Schleimbeutel („Bursitis praepatellaris"), und zwar: 1. *Bursa praepatellaris subcutanea*, d. h. zwischen Haut und Fascie.

2. *B. praepatellaris subfascialis*, d. h. zwischen Fascie und Aponeurose.

3. *B. lig. patellae*, d. h. zwischen Aponeurose und Patella; 1, 2 und 3 öfters untereinander kommunizierend, aber nicht mit dem Kniegelenk!

4. *B. infrapatellaris subcutanea*: vor der Tuberositas tibiae.

I. *Bursitis acuta* (*serosa oder purulenta bzw. phlegmonosa*). *Entstehung:* teils *direkt* durch Verletzung, teils vor allem *fortgeleitet* von der Umgebung bei infizierter Hautwunde, Furunkel, Lymphangitis, Phlegmone, Erysipel usw.

Differentialdiagnose: u. a. Kniegelenkeiterung (Schwellung des ganzen Gelenks, Tanzen der Kniescheibe und stärkere Bewegungseinschränkung, spez. der Unterschenkelstreckung sowie entlastende Gelenkmittelstellung!).

Therapie: Bettruhe, Schiene und feucht-austrocknender Umschlag, Ichthyolsalbe od. dgl. sowie Diathermie o. a.; bei Vereiterung Incision und Drainage; bei abgeschlossener Eiterung auch Schleimbeutelexstirpation, evtl. mit Sekundärnaht.

II. *Bursitis chronica* s. *Hydrops* s. *Hygrom.* *Entstehung:* teils als Ausgang akuter Entzündung, teils von vornherein chronisch-traumatisch, spez. infolge Kniens bei Klosterfrauen, Dienstmädchen („Dienstmädchenknie, house-maids-knee"), Scheuerfrauen, Spiegelarbeiterinnen, Parkettlegern usw. oder infolge seröser Umwandlung eines traumatisch entstandenen Blutergusses im Schleimbeutel nach Quetschung od. dgl.

Symptome: cystische Geschwulst vor der Kniescheibe umschrieben halbkugelig, prallelastisch oder fluktuierend, evtl. mit Reiskörperchen, dabei von normaler und *verschieblicher Haut bedeckt.*

Therapie: Aussetzen der Schädigung. Feucht-austrocknende Umschläge oder Jodtinkturpinselung sind oft erfolglos, desgl. Punktion oder Injektion von verödenden Flüssigkeiten, am besten *Exstirpation* in Lokalanästhesie von einem Bogenschnitt oben oder seitlich (aber *nicht unten* wegen der Aufkniefläche!). Anerkennung als Berufskrankheit bei Nachweis entsprechender Tätigkeit gegeben (BK Nr. 24, s. S. 1841).

b) Schleimbeutel der Kniekehle („Kniekehlencysten oder -hygrome"). 1. *Bursa poplitea,* d. h. zwischen M. popliteus und lateraldorsalem Tibiakopfrand; oft mit dem Kniegelenk kommunizierend.

2. *Bursa semimembranacea tib.,* d. h. zwischen M. semimembranosus und medialem Gastrocnemiuskopf; an der *Innenseite* hinter dem medialen Oberschenkel- bzw. Tibiahöcker; nicht selten; häufiger mit dem Kniegelenk kommunizierend.

Bisweilen auch *Bursa gastrocnemio-semimembranacea* bzw. *-bicipitalis,* d. h. zwischen Gastrocnemius und Oberschenkelkondylen.

Bursa bicipitis femoris distalis bzw. *anserina,* d. h. zwischen Biceps bzw. Semitendinosus und gracilis einerseits und Tibia andererseits.

Entstehung. α) *Akut:* selten *primär* nach Trauma, meist *fortgeleitet* von Weichteilen oder Kniegelenk oder schließlich bisweilen *metastatisch* bei Allgemeininfektion.

β) *Chronisch* (*Hydrops* s. *Hygrom*): durch *direktes* (Schlag, Stoß) oder *indirektes* Trauma (Zerrung), z. B. bei Marschieren, Reiten, Turnen usw.; begünstigend wirken anscheinend Infektions- und Stoffwechselkrankheiten, spez. Rheuma und Gicht.

Symptome: Spannung bis Schmerzen, Ermüdbarkeit und Behinderung (bei Kniebeugen, Gehen, Sitzen, Treppensteigen usw.), evtl. Weichteilschwellung, Cyanose, Thrombose, Parästhesien und Neuralgien; ferner cystische Vorwölbung in der Kniekehle an typischer Stelle umschrieben, kugelig, prallelastisch oder fluktuierend, wenig oder gar nicht druckempfindlich, mehr oder weniger breitgestielt nach der Tiefe der Kniekehle und dementsprechend beweglich, evtl. mit dem Gelenk zusammenhängend und dann bei genügender Verbindung beider Hohlräume wechselweise entleerbar, bei gestrecktem Knie deutlich sicht- und bei gebeugtem Knie fühlbar (Muskelentspannung!).

Komplikation: evtl. freie Körper (Röntgenbild!).

Differentialdiagnose: Aneurysma, kalter Absceß, Geschwulst (Lipom, Myxom, Papillom, Endotheliom, Enchondrom, Sarkom), Arthropathia deformans und neuropathica, spez. tabica.

Prognose: hartnäckig und rezidivierend.

Therapie: konservative Behandlung führt so gut wie niemals zu bleibendem Erfolg; daher *operativ:* in Form der *radikalen Exstirpation.* α) *Bursa gastrocnemio-semimembranacea:* 6 cm langer Schnitt über der Sehne des M. semitendineus, Durchtrennung der Fascie und Verziehung der Mm. semimembranaceus und semitendineus nach tibial und des M. gastrocnemius nach fibular; die Bursa wird unter dem tibialen Kopf des M. gastrocnemius gefunden, mit Faßzange gefaßt, stumpf bis zu ihrem Stiel freipräpariert und abgetragen. β) *Bursa poplitea:* 6 cm langer Hautschnitt über der Bicepssehne; Spaltung der Fascie und Verziehung des M. biceps nach fibular, der Mm. gastrocnemius und soleus nach tibial; Isolierung des N. fibularis mit Anschlingung desselben und Sicherung durch Verziehung nach tibial; die Bursa wird unter dem M. biceps gefunden, stumpf freipräpariert und an der Basis abgetragen.

Begutachtung. Unfallzusammenhang: Bursitis entsteht in der Regel aus inneren Ursachen; bei längerem Bestehen geht sie in ein chronisches Stadium über, in welchem es zu Kalkablagerungen kommt. Solche Erscheinungen bedürfen zu ihrer Entstehung einer längeren Zeit, sie können niemals durch einen Unfall herbeigeführt werden. *Berufskrankheit:* BK Nr. 24 („chronische Erkrankungen der Schleimbeutel der Gelenke durch ständigen Druck oder ständige Erschütterungen") trifft nicht zu bei allen Schleimbeutelerkrankungen, deren Entstehung auf die Wirksamkeit von Entzündungserregern zurückgeht. Sie trifft zu bei gewerblichen Vorbedingungen, welche einem chronischen Schleimbeutelreiz und dessen Folgeerscheinungen entsprechen; daher hauptsächlich betroffen Berufsgruppen, die üblicherweise ihre Arbeit kniend verrichten (Bergarbeiter, Plattenleger, Hausangestellte) oder mit aufgestützten Armen arbeiten (Glas- und Steinschleifer, Feinmechaniker) oder mit besonderer Belastung der Schultern beim Tragen von Lasten; ein Dauerdruck ist nicht erforderlich; kurze wiederholte Druckbelastungen der Schleimbeutel oder häufiges Anstoßen, d. h. ständige *Erschütterungen* erfüllen die Voraussetzungen dieser Berufskrankheit (vgl. S. 1841).

c) Ganglien. *Vorkommen:* nicht selten; namentlich bei Männern im jugendlichen bis mittleren Alter; namentlich am äußeren Meniscus (s. unten), sonst auch am Knie vorn am Streckapparat oder außen am Wadenbeinköpfchen oder hinten in der Kniekehle (hier wohl meist ausgehend von der Gelenkkapsel am hinteren Rand des gelockerten Seitenbands bei Wackelknie nach Trauma u. a.).

Therapie: wie bei chronischer Bursitis: Punktion, Injektion oder Exstirpation; evtl. dazu Seitenband-Kapselplastik; im übrigen vgl. Allg. Chirurgie!

d) Meniscusganglien. *Vorkommen:* nicht selten, überwiegend am *äußeren* Meniscus; bevorzugt sind Männer im jugendlichen bis mittleren Alter.

Symptome: erbsen- bis nußgroße, rundliche, knochenharte oder prallelastische, manchmal fluktuierende, druckempfindliche Geschwulst, fest aufsitzend und im Bereich des Gelenkspalts mit verschieblicher Haut, schmerzhaft (namentlich bei gebeugtem Knie) und vortretend (meist bei gestrecktem Knie).

Differentialdiagnose: Exostose u. a. Tumoren (außerhalb des Gelenkspalts!).

Unfallzusammenhang ist – wie bei allen Ganglien – nur ganz ausnahmsweise gegeben, dann auch weniger für Entstehung als für Verschlimmerung.

Therapie: am besten ist die gründliche Exstirpation der übrigens oft breitbasig aufsitzenden und mehrkammerigen, u. U. auch tief hineinreichenden Cystengeschwulst, evtl. (aber nur nötigenfalls) unter Entfernung des ganzen Meniscus lateralis.

3. Spezifische

a) Gonorrhoische: Kniegelenk erkrankt hier häufig (häufigste gonorrhoische Gelenkmetastase), spez. bei Männern, aber nicht selten auch bei Frauen; öfters auch im Anschluß an Trauma: Sturz, Marsch, Tanz, Ritt u. dgl.

Symptome: Beginn stürmisch, mit plötzlichen hohen Temperaturen und dabei wenig gestörtem Allgemeinbefinden; teils serös, teils eitrig bis phlegmonös; im ersteren Fall evtl. mit Subluxation, spez. nach hinten, im letzteren Fall oft mit fibröser oder ossaler Ankylose, spez. an der Kniescheibe; im übrigen sehr schmerzhaft.

Diagnose: Vorgeschichte, bei akuten Formen Gonokokkennachweis im Gelenkpunktat, Urethral- und Vaginalabstrich, „Go-Wassermann".

Prognose: hinsichtlich Gelenkfunktion ungünstig, insofern oft Versteifung eintritt; therapeutisch vgl. S. 359, spez. Stauen, Heißluft und Diathermie, Gelenkspülung mit Penicillin, Gelenkmobilisation, Gelenkplastik.

b) Syphilitische. Bei Lues II und III sowie hereditaria; ähnlich Tuberkulose, aber oft doppelseitig sowie mit schlaffem Erguß und ohne Kapselverdickung und Bewegungsstörung; differentialdiagnostisch wichtig sind u. a. sonstige Luessymptome, Erfolg spezifischer Behandlung und *Wassermann*sche Reaktion in Blut *und Gelenkpunktat*! (In letzterem evtl. früher und stärker!)

c) Bang-Arthritis. *Vorkommen:* bei 2% aller *Bang*-Patienten; in mehr als der Hälfte der Fälle im Kniegelenk.

Symptome: arthritischer Schub, zunächst geringer Gelenkerguß, welcher sich im vorgerückten Stadium stark vermehrt.

Diagnose: Agglutination in Blut *und Gelenkpunktat; Röntgenbild:* verwaschene Bälkchenstruktur, zunehmende Entkalkung; ohne stärkere Destruktion.

Differentialdiagnose: Tuberkulose, Lues, Gonorrhoe.

Therapie: Causyth, Kollargol, Vaccine, Penicillin (täglich 40000 E in 10% physiologischer Kochsalzlösung) intraartikulär. Bei Übergang in eitrige Synovitis massive Gelenkspülungen, evtl. Arthrotomie und Drainage.

d) Tuberkulöse (Gonitis tuberculosa, auch „Fungus genus", „Tumor albus"). *Vorkommen:* häufig, spez. im 1. und 2. Dezennium (hier neben Coxitis häufigste Gelenktuberkulose), aber auch in jedem Lebensalter, selbst in höherem; öfters angeblich im Anschluß an Trauma, auch an geringfügiges; manchmal ging eine andere Krankheit (Masern od. dgl.) voraus.

Unfallzusammenhang: kann nur anerkannt werden, wenn der Manifestationszeitraum zwischen Unfall und Krankheitsentstehung eine Zeitspanne von 6 Monaten nach dem angeschuldigten Ereignis nicht überschreitet; außerdem muß der Unfall einwandfrei erwiesen, von erheblicher Stärke gewesen und durch ihn die erkrankte Stelle selbst betroffen worden sein.

Entstehung: α) *synovial* (wohl meist, namentlich bei Erwachsenen) und β) spez. bei Kindern *ossal* (hier meist von Tibia- oder Femurkondylen, spez. äußeren, seltener von Patella und noch seltener von Wadenbeinköpfchen; Knochenherd ist evtl. erkennbar durch Druckschmerz und vor allem durch Röntgenbild).

Formen und Symptome: α) *Hydrops,* d. h. chronischer Gelenkerguß mit typischer Schwellung, Fluktuation und Tanzen der Patella, evtl. mit Reiskörperchen sowie mit Hauttemperatursteigerung, Beweglichkeitsbeschränkung und Muskelatrophie. Punktat ist trüb mit Fibrinflocken und evtl. Reiskörperchen; Tuberkelbacillennachweis gelingt nur ausnahmsweise im Ausstrichpräparat, wohl aber meist durch Kultur und Tierversuch, daher stets alle 3 Methoden anwenden und den Tierversuch 6 Monate verfolgen.

β) *Fungus,* d. h. Granulationswucherung weich- oder derbelastisch ohne Fluktuation, meist mit Gelenkschwellung von spindeliger Form neben Muskelatrophie und mit blasser, gespannter Haut („Tumor albus"); zugleich meist muskuläre Fixation, später Kontraktur in Beugestellung.

γ) *Absceß:* seltener; erst im 2. Verlaufsjahr.

Folgen: 1. *Kontraktur und Ankylose sowie Spontanluxation* (meist Beugung, Außenrotation und Abduktion, selten Adduktion; später auch Subluxation nach hinten, selten Überstreckung). 2. *Senkungsabsceß, Absceß mit Fistelung* (meist innen und außen, manchmal auch in der Kniekehle). 3. *Wachstumsstörung,* und zwar selten *Verlängerung* (durch Reiz!), dagegen meist *Verkürzung* (durch Epiphysenschädigung oder Inaktivität!) sowie Genu valgum oder varum (durch Schädigung der entsprechenden Epiphyse!).

Verlauf und Prognose: Ausheilung erfolgt unter Chemotherapie in 1—3 Jahren bei rechtzeitigem Beginn der Behandlung und spez. bei seröser oder fungöser Erkrankung, aber meist mit Bewegungsbeschränkung; bei ersterer evtl. ohne Folgen, aber evtl. mit Arthrosis deformans; sonst oft mit Kontraktur und Ankylose; häufig ist Rezidiv, auch noch nach Jahren; Fistelbildung heute nur noch selten; Komplikationen sind im übrigen recht verschieden je nach Lebensalter, Krankheitszustand usw. Resektion bringt 70—90% Heilung, aber weniger bei alten Leuten, wo oft Oberschenkelamputation angezeigt sein kann; auch besteht bei Resektion Gefahr von Wachstumshemmung (daher niemals im Wachstumsalter resezieren!).

Diagnose: u. a. Tuberkulinreaktion und Probepunktion mit Untersuchung des Punktats in Ausstrich, Kultur und Tierversuch, evtl. *Probeexcision* aus der Kapsel sowie *Röntgenbild* (Knochenatrophie, erst Verbreiterung und später Verschmälerung des Gelenkspalts, Weichteilschatten, Gelenkendenzerstörung, Knochenherd oder Sequester, Subluxation der Tibia nach hinten).

Differentialdiagnose: traumatischer Erguß, Gelenkmaus, Meniscusaffektion, subakuter und chronischer Rheumatismus, Gonorrhoe, Arthrosis deformans und neurotica, spez. tabica, Arthritis, Gelenkneurose, Blutergelenk, Syphilis, Epiphysenosteomyelitis, Chondromatose, Geschwülste (spez. Sarkom).

Therapie. α) *Konservativ* (spez. bei Jugendlichen bis zum 15. Jahr und mehr und überhaupt bei seröser oder trocken-granulierender Form): Allgemeinbehandlung und Chemotherapie in jedem Lebensalter (vgl. Allg. Chirurgie), Entlastung und evtl. *Ruhigstellung* durch Bettruhe oder *Streckverband* (spez. bei Subluxation oder bei Kontraktur, s. da!) oder *Gipsverband* (zunächst entlastend mit Gehbügel und Tubersitz; später als Hose) oder *Schienenhülsenapparat* für 2—3 Jahre; ferner *Stauen*, Röntgenbestrahlung und lokale tuberkulostatische Gelenkinjektionen, evtl. -spülungen.

β) *Operativ:* 1. *Schonende Ausräumung* umschriebener Knochenherde bei Jugendlichen, sofern die konservative Behandlung versagt (niemals typische Resektion!). 2. *Intra- oder extraartikuläre Arthrodese* (vgl. S. 1471), dies u. U. auch bei Jugendlichen und speziell bei juxtaepiphysären Knochenläsionen.

3. **Typische Kniegelenkresektion:** möglichst nicht vor dem 20. Lebensjahr. *Methoden:* αα) *Sparsame Resektion* (nach *Westhues*). 1. Akt: *Textor*scher Bogenschnitt mit Durchtrennung des Lig. patellae; Zurückschlagen des Hautlappens nach proximal; Befreiung der Vorderseite des Tibiakopfs von den hier inserierenden Retinacula. 2. Akt: Einschieben eines Knochenelevatoriums unter die Tibia und Durchsägung der Tibia nahe der Gelenkfläche. 3. Akt: Durchtrennung des Femur kurz oberhalb des Gelenkspalts und Herausnahme der etwa 2 cm dicken, den Kniegelenkspalt enthaltenden Knochenscheibe; die resultierende Verkürzung beträgt etwa 3 cm. 4. Akt: Aufeinanderstellen der Knochenflächen und Fixierung mit durchgehendem Marknagel oder kreuzförmig eingeschlagenen Kantkeilnägeln. *Nachteil:* das Verfahren ist nicht rein extraartikulär; in den zurückbleibenden Kapselrecessus kann tuberkulöses Gewebe verbleiben. ββ) *Typische Kniegelenkresektion* (s. Abb. 463). 1. Akt: *Textor*scher Bogenschnitt mit Durchtrennung des Lig. patellae. 2. Akt: Zurückschlagen des breiten Hautweichteillappens nebst Patella nach proximal; Durchtrennung der Kreuzbänder und Incision der Seitenbänder. 3. Akt: Aufklappen des Gelenks durch Einführen einer Faust in die Kniekehle, welche als Hypomochlion für eine übertriebene Beugung des Unterschenkels dient; bogenförmige Resektion beider Gelenkenden mit Säge oder Meißel und Zurichtung der Gelenkflächen, sodaß das konvexe Femurende in den konkaven Tibiastumpf paßt. 5. Akt: Formung und Anfrischung beider Gelenkflächen; Entfernung der Synovialmembran mit Schere und Pinzette; Ausräumung des Articulus tibiofibularis; Aufeinanderstellung beider Gelenkenden und Weichteile. Wunddrainage ab 24–48 Stunden, absolute Ruhigstellung im Gipsverband, evtl. Fixierung der Resektionsflächen durch Nagelung usw. wie zur Arthrodese. *Nachbehandlung:* Beckenliegegips für 12–18 Wochen, anschließend Zinkleimverband des Unterschenkels und Beingipshülse für ein halbes Jahr zur Vermeidung evtl. Beugekontrakturen. 4. *Oberschenkelamputation:* bei Patienten über 60 Jahre; bei Knochenzerstörungen, welche tief in die Femur- oder Tibiakondylen vorgedrungen sind; bei schwerer parartikulärer Absceßbildung.

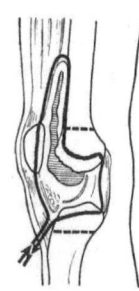

Abb. 463. Typische *Kniegelenkresektion:* (wegfallende Gelenkteile schwarz umrandet)

D. Kniedeformitäten und chronisch-deformierende Erkrankungen

a) X- oder Bäckerbein (Genu valgum). *Definition: Auswärtsstellung (Abduktion)* des Unterschenkels im Knie derart, daß von vorn gesehen die Hüft-Fußgelenk-Linie an der Kniemitte *außen* vorbeigeht und das Bein einen im Knie nach *außen* offenen Winkel bildet.

Entstehung. 1. *Kongenital:* selten; öfters kombiniert mit angeborener Patelluxation.

2. *Traumatisch*, z. B. bei Zerreißung des inneren Seitenbands oder bei schlecht geheilter Fraktur an Femur oder Tibia.

3. *Inflammatorisch* infolge Schädigung der lateralen oder Reizung der medialen Wachstumsfuge bei Tuberkulose, Osteomyelitis, Lues, Arthrosis deformans und neuropathica.

4. *Paralytisch* bei spinaler Kinderlähmung.

5. *Rachitisch:* häufig; bei Kindern zwischen 1.–5. Jahr; meist gleichzeitig an unterer Femur- und oberer Tibiaepiphyse oder nur an einer; oft beiderseits in mehr oder weniger hohem, evtl. verschiedenem Grade; evtl. verbunden mit sonstigen rachitischen Deformitäten: Femurverbiegung nach vorn außen, O-Bein anderseitig, Skoliose, Knickfuß usw.; begünstigend wirkt anscheinend frühzeitiges und langes Stehen, Tragen der Strumpfbänder längs außen, Knickfuß u. dgl.

6. *Statisch:* am häufigsten; im Pubertätsalter, spez. zwischen 13.–18. Jahr bei jungen Leuten mit schwachem Knochenbau, Spätrachitis, Hungerosteopathie, Avitaminose, Inkretstörung, exsudativer Diathese u. dgl. und mit stehendem Beruf als sog. Belastungsdeformität: Bäcker, Schmied, Schlosser, Tischler, Sackträger, Kellner, Laufbursche, Landwirt usw. („Genu valgum staticum s. adolescentium"); zugleich besteht im Beginn oft kompensatorisch Klumpfuß- und später Knickfußstellung.

Pathologisch-anatomisch: Verbiegung kann im Femur oder in der Tibia oder in beiden sitzen; bei rachitischer X-Stellung der Tibia Ausbildung eines typischen, mehrere Zentimeter langen Knochensporns von der Höhe der Verbiegung nach distal; außerdem Dehnung der medialen Gelenkbänder, Kapselreizung, Erguß, Arthrosis deformans; histologische Knochenveränderungen entsprechend der Grundkrankheit (Rachitis u. dgl.).

Symptome und Diagnose. α) *Subjektive:* Schmerz besonders am Knie innen (Band- und Periostreizung!), Beeinträchtigung des Gangs und der Standfestigkeit sowie Ermüdbarkeit beim Stehen und Gehen. β) *Objektive:* 1. Abduktionsstellung meßbar durch Kniebasiswinkel, d. h. Winkel zwischen Femurschaft und -kondylenbasis: normaliter beträgt der Kniebasis-Tibia-Außenwinkel 93° und der Kniebasis-Femur-Außenwinkel 81° sowie beide zusammen 174°; bei beidseitiger X-Beinbildung stoßen die Knie X-förmig zusammen („X-Bein, Kniebohrer") und die Knöchel beider Füße bleiben voneinander entfernt; Deformität verschwindet in der Regel bei Kniebeugung und ist am deutlichsten bei völliger Kniestreckung, und zwar bei genau nach vorn stehenden Kniescheiben (also Füße parallel stehen lassen!), während bei Beinauswärtsdrehen sie verdeckt werden kann. Gang schleudernd zur Vermeidung des Kniescheuerns mit Abduktion und Innenrotation („Einwärtsgehen der Kinder"), später mit Außenrotation. Zugleich besteht oft Überstreckbarkeit, vermehrte Auswärtsrotation und Wackelknie im Sinne des X-Beins um etwa 20–40° sowie Pes valgus oder seltener, namentlich in schweren Fällen, Pes varus; bei einseitigem X-Bein findet sich auch Beckenschiefstand und Skoliose.

Röntgenbild. Obere Bildgrenze: Oberschenkelmitte; untere Bildgrenze: Mitte Unterschenkel. Herstellung einer Röntgenpause, Ausschneiden derselben und Herstellung eines Scherenschnitts von der Stelle der stärksten Konvexität und parallel zu Verbindungslinie der Femurkondylen (Abb. 464a); Verschiebung des Schaftteils der Pause um den Winkel, welcher notwendig ist, um Normalstellung zu erreichen; auf der Pause entsteht ein Keil, dessen Basis genau abgemessen wird und der dem durch evtl. Osteotomie zu entfernenden Knochenkeil entsprechen muß.

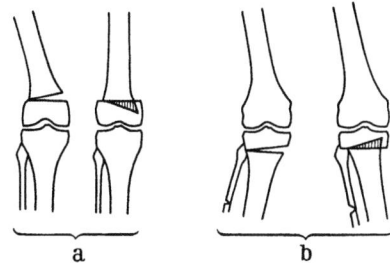

Abb. 464. *Genu valgum:* a) Korrektur durch suprakondyläre Osteotomie, b) durch Osteotomie der Fibula und des Tibiakopfes

Prognose: spontane Heilung ist bei rachitischem X-Bein häufiger, bei statischem nur vereinzelt im Falle des Berufswechsels; meist aber entsteht zunehmende Verschlimmerung mit Schmerzen, Ermüdung und Unsicherheit sowie chronischem Erguß, Schlotterknie und Arthrosis deformans.

Prophylaxe und Therapie: 1. möglichst *kausal*, spez. bei Rachitis, Trauma, Lähmung usw.; sonst Allgemeinkräftigung durch Aufenthalt in Luft und Sonne (kleine Kinder im Kinderwagen, größere auf Wiese, im Sand, am Meeresstrand usw.); nicht zu früh laufen lassen (statt dessen Bauchlage, Kriechen usw.!); Massage; Vermeiden von viel Gehen und vor allem Stehen, spez. gespreizt; evtl. Berufswechsel; Strumpfbänder nicht außen-, sondern innenseits; Einwärtsgehen; viel Türkensitz; nicht knien mit gespreizten Unterschenkeln und auswärts gedrehten Füßen; Schuh mit innen erhöhtem Absatz und Sohle; besser *Randeinlage* zur Verlagerung der Beinschwerlinie nach medial.

2. Bei stärkerer Verbiegung *redressierende Nachtschienen*, welche von den Zehen bis zum Trochanter maj. reichen. Schienenbehandlung ist wegen Gefahr der Lockerung des Kniebandapparats vorsichtig sowie unter Kombination mit Bewegungsübungen und Muskelmassage auszuführen.

3. *Operativ.* α) *Suprakondyläre Osteotomie:* in Fällen, bei welchen die stärkste Achsenabweichung im Bereich des Femur liegt, durch Resektion eines vorher durch Röntgenpause in seiner Größe genau bestimmten V-förmigen Knochenkeils mit nach fibular offenem Winkel aus dem Femur (vgl. Abb. 464a). β) *Infrakondyläre Osteotomie* (vgl. Abb. 464b): in Fällen, bei welchen die stärkste Abweichung unterhalb des Tibiakopfs liegt, durch eine der Röntgenpause entsprechende, keilförmige Osteotomie oder auch durch *pendelförmige Osteotomie* (nach M. Lange) im Bereich des Tibiakopfs; das zentrale Fragment wird vorher durch einen percutan eingeschlagenen Nagel fixiert; die Osteotomien im Bereich des Unterschenkels erfordern zusätzliche Durchtrennung der Fibula im oberen Drittel und evtl. Verlagerung des medialen Seitenbandansatzes nach kranial zur Straffung des gelockerten Bandes. *Nachbehandlung:* Beckengipsverband für 2–3 Monate je nach Lebensalter; zunächst Röntgenkontrolle nach 8 Tagen und evtl. nochmalige Korrektur der Achse; im weiteren Verlauf Stellungskontrolle alle 2 Wochen. Schrittweise Achsenkorrektur ist erforderlich, wenn eine plötzliche Korrektur zu einer Überdehnung und Schädigung des N. fibularis führen würde.

b) O-Bein (Genu varum). *Definition: Einwärtsstellung (Adduktion)* des Unterschenkels im Knie derart, daß von vorn gesehen die Hüft-Fußgelenk-Linie an der Kniemitte *innen* vorbeigeht und das Bein einen im Knie nach *innen* offenen Winkel bildet (Merkwort: „O Varus").

Therapie. Konservativ (vgl. a) *operativ:* Osteotomie am Ober- oder Unterschenkel, in der Regel am Unterschenkel und gegensinnig zu den Osteotomien wegen X-Knie, also mit lateraler Keilbasis (vgl. Abb. 464a, b). Bei Arthrosis deformans und neuropathica empfiehlt sich evtl. Schienenhülsenapparat.

Prophylaxe: bei Rachitis ist längeres Stehen und Gehen sowie Türkensitz zu verbieten; bei Gelenkfraktur empfiehlt sich exakte Reposition; bei Gelenkverletzung oder -entzündung sorge man für genügende Schienung.

c) Überstrecktes Knie (Genu recurvatum). *Definition:* Überstreckung des Unterschenkels im Knie derart, daß von der Seite gesehen das Bein im Knie einen nach *vorn* offenen Winkel bildet.

Ursachen (vgl. a): *angeboren* als Bildungsfehler oder Belastungsdeformität an der Tibia (Tibia recurvata); öfters auch familiär und kombiniert mit sonstigen Deformitäten (Spina bifida, Hüftverrenkung, Klumpfuß).

Formen: angeboren und erworben.

α) *Angeboren. Pathologisch-anatomisch:* proximales Tibiaende nach vorn und lateral luxiert, in schweren Fällen bis vor die Femurkondylen; Deformation der Femurkondylen und der Tibiaepiphyse; straffe Spannung der vorderen Gelenkkapselanteile, Überdehnung der hinteren; Verlängerung des vorderen und Verkürzung des hinteren Kreuzbands; Atrophie oder Fehlen der Patella; Verkürzung des M. quadriceps und iliotibialis. *Pathogenese:* ungeklärt, möglicherweise primäre Dysplasie des M. quadriceps femoris, spez. bei den Formen mit fehlender Patella. *Symptome:* in 40% der Fälle doppelseitig; schwere Hyperextension der Unterschenkel; gleichzeitige Valgusdeformität; passive Beugung gelingt nur bis zur Streckung und endet dort mit federndem Widerstand; Kombination mit anderen angeborenen Mißbildungen (Lippen-Gaumen-Spalten, Herzvitien, Fußdeformitäten, Hüftgelenkluxation). *Therapie. Konservativ:* beginne schon beim Neugeborenen mit Unterschenkelextension und allmählich zunehmender Flexion; Fixierung der erreichten Flexion durch Gipsschiene, welche schrittweise stärker gebeugt wird (*Cave!* alle brüsken Manöver wegen Schädigung der Epiphyse!); bei gleichzeitig vorhandener Luxatio coxae ist die Behandlung der Hüfte erst zu beginnen, wenn das Genu recurvatum behoben ist. *Operativ:* in Fällen, bei welchen die orthopädisch-konservative Reposition wegen der stark retrahierten Quadricepssehne unmöglich ist *Methode:* Verlängerung der Quadricepssehne durch frontale Spaltung evtl. unter Einbeziehung der Patella; Durchtrennung des Tractus iliotibialis; *Capsulotomie* der vorderen Gelenkkapselanteile und Raffung des gleichzeitig überdehnten vorderen Kreuzbands.

β) *Erworbene. Therapie: infrakondyläre Osteotomien* entweder mit Wiederaufrichten des Tibiakopfs (nach *Lexer*); dabei wird die Tuberositas tibiae in der ehemaligen Epiphysenfuge durchgemeißelt und nur die hintere Corticaliswand stehengelassen; in den nach vorn klaffenden Spalt wird ein Knochenkeil eingeschlagen, welcher den aufgerichteten Tibiakopf fixiert. Durch *typische Osteotomie*, d. h. Herausschlagen eines keilförmigen Knochenstücks aus der Tibia mit dorsaler Basis. Bei einem in Rekurvation ankylosierten Kniegelenk wird die Korrektur durch Entnahme eines breiten Knochenkeils mit hinterer Basis proximal und distal des Gelenkspalts entnommen. Bei der typischen infrakondylären Osteotomie muß fast stets eine schräge Osteotomie der Fibula, 2 cm unterhalb des Fibulaköpfchens, hinzugefügt werden.

d) Schnappendes, schnellendes oder federndes Knie, d. h. ruckweise Bewegung im letzten Teil der Bewegung, spez. Streckung des Knies (meist etwa ab Winkel 160°), und zwar beim Gehen, aber nicht bei passiver Streckung und evtl. auch nicht bei aktiver Streckung in Rückenlage. *Ursache* unbekannt, bisweilen angeboren (Tibiasubluxation), sonst erworben, und zwar teils traumatisch, teils pathologisch, z. B. α) *extraartikulär:* Hindernis für die Flexoren (M. semitendinosus und M. biceps) durch Exostose, deform geheilte Fraktur an Femur oder Tibia, Meniscusverletzung usw. oder Flexorenspasmus oder β) meist *intraartikulär:* Binnenverletzung des Kniegelenks, spez. lateraler Meniscus- und vor allem Kreuzbänderriß, Zottenwucherung, Kniekehlencyste oder -ganglion sowie Schlaffheit des Kapselbandapparats.

Folgen: Erguß, Kapselverdickung und Schlottern sowie Muskelschwäche sind oft vorhanden.

Therapie. Konservativ: evtl. Kniehülse oder Kniekappe. *Operativ:* durch Entfernung von Geschwulst, Exostose, Meniscus od. dgl.; bei Kreuzbandriß erfolge Naht oder Plastik (s. S. 1554).

e) Habituelle Patellarluxation (Luxatio patellae). *Definition:* Patella weicht bei jeder Streckbewegung unter einem schnappenden Geräusch nach lateral aus oder verweilt dort in einer permanenten Luxationsstellung.

Pathogenese: angeborene oder erworbene Skeletveränderung (Genu valgum, Abflachung des äußeren Femurkondylus, welche meist mit Genu valgum kombiniert ist). Hinzu kommt eine laterale Zugkomponente bei der Kontraktion des M. quadriceps; seltener rein traumatisch oder durch abnorm verlängertes und gedehntes Lig. patellae; bei Patella alta als Folge einer Ruptur des Lig. patellae, bei Lähmungen der Muskulatur (*Little*).

Formen: **äußere komplette** Luxation (Patella liegt an der Außenseite des lateralen Femurkondylus); *frontale* Luxation (Patella verschiebt sich nach lateral, ohne ihre frontale Stellung zu ändern). *Permanente* Luxation (der äußere Bandapparat hat sich retrahiert und der innere so stark gedehnt, daß die Patella nach jedem Repositionsversuch in die Luxationsstellung zurückweicht). Kombinationen von habitueller und permanenter Luxation (kongenitaler Luxation) mit erworbenen Luxationen. *Vertikale und inverse* Luxation (Patella dreht sich um die Vertikalachse, so daß die knorpelige Seite nach außen gewendet ist); äußerst selten.

Symptome: veränderte Kniegelenkkonfiguration (Patella springt an der Außenseite des lateralen Femurcondylus buckelförmig vor; der Sulcus intercondylicus zeichnet sich deutlich unter der Haut ab), Fixierung des Unterschenkels in Semiflexion; bei Belastung des betroffenen Beins sinkt der Patient zusammen; beim aktiven Extensionsversuch verstärkt sich die Flexion; geringe Schmerzen in Ruhe, starke Schmerzsteigerung bei geringsten Bewegungen. Häufig ein- oder doppelseitig rezidivierend oder habituell; in leichteren Formen läßt sich die Patella leicht reponieren. Bei permanenter Luxation Gangunsicherheit, Sturzgefahr, Nearthrosenbildung über dem lateralen Condylus mit Umbildung der Patella in eine nach außen konvexe Schale.

Therapie. Operativ. Prinzip: Raffung des Bandapparats auf der medialen Seite; Verstärkung des lateralen Bandapparats; in schweren Fällen Verlagerung der Tuberositas tibiae mit dem Ansatz des Lig. patellae an die Medialseite des Tibiakopfs.

Methoden. α) *Eingriffe zur passiven Fesselung* nach *Goebels:* Ausschneiden eines ovalären Lappens aus dem Streckapparat an der Medialseite der Patella, Entlastungsschnitt an der fibularen Seite der Patella; Verschluß des medial gelegten ovalären Defektes durch Einzelnähte, wodurch die Kniescheibe nach tibial verzogen wird. Nach *Krogius:* parapatellarer Bogenschnitt an der Tibialseite der Kniescheibe; Entnahme eines schmalen Streifens am tibialen Patellarrand aus der Strecksehne (*Cave!* Kapseleröffnung); Bildung eines Spalts am fibularen Patellarrand, in welchen der vorher ausgelöste Streifen zur Verstärkung verlagert wird. Nahtverschluß des tibialen Spalts durch Einzelnähte zur Verlagerung der Patella nach tibial. Nach *Klapp:* Entnahme eines 12 cm langen, 3 cm breiten Fascienstreifens aus der Fascia lata, welcher am distalen Ansatzpunkt gestielt bleibt; Verlagerung des freien Endes dieses Streifens subcutan über die Patella nach tibialwärts und Vernähung mit mehreren Einzelnähten an der Patellavorderfläche bzw. am kranialen Ansatz des medialen Kollateralbands.

β) *Eingriffe mit aktiver Muskelwirkung.* Nach *Lexer.* 1. Akt: Freilegung des M. gracilis an der tibialen Seite des Oberschenkels; Abtrennung des Muskelansatzes am Pes anserinus; Freilegung der Kniescheibe durch parapatellaren Bogenschnitt. 2. Akt: Bohrkanal durch die Patella. Durchziehen der freien Sehne des M. gracilis unter dem M. sartorius und durch den Bohrkanal; die verlagerte Sehne wird schlingenförmig in sich vernäht und auf den Kapselapparat fixiert. Bei jeder Streckbewegung wird die Patella aktiv nach tibial-kranialwärts gezogen. Nach *F. Lange:* im Prinzip wie nach *Lexer,* nur daß an Stelle der Gracilissehne ein Seidenzügel zwischen M. gracilis und tibialen Patellarrand eingeschaltet wird.

γ) *Patellektomie. Definition:* Totalexstirpation der Patella. *Indikation:* bei habitueller Patellarluxation, welche schon mehrfach ergebnislos operiert wurde (und anderen schweren chronisch-deformierenden Veränderungen der Patella). *Methoden.* Nach *Boyd:* subaponeurotische Aushülsung der Patella, welche mit der Säge in zwei Längshälften geteilt wurde; der durchtrennte Streckapparat wird direkt durch Nähte wieder vereinigt. Nach *Murphy:* Ausschneidung der Patella mit dem Streckapparat aus ihrer

Kontinuität; Deckung des Defekts durch gestielten Lappen aus dem fibularen Teil der Quadricepssehne und dem M. vastus fibularis; der Lappen wird in das entstandene vordere Gelenkfenster eingeschlagen und rings mit Einzelnähten fixiert.

f) Chondropathia patellae (*Büdinger* 1906). *Definition:* Erweichung, Auffaserung und Ausfransung des Patellarknorpels.

Vorkommen: im Sektionsgut zu 30–50 % der Fälle, jedoch offenbar sehr viel seltener schwerere Symptome hervorrufend.

Symptome: Knieschmerzen, Kapselschwellung, Gelenkerguß, Crepitation, Reiben und Kratzen der Patella bei Kniebewegungen, zunehmende Arthrosis deformans der Knorpelgleitfläche des Femur.

Therapie. Konservativ: alle physikalischen Anwendungen bei Arthrosis deformans, Röntgenbestrahlung. *Operativ:* bei Versagen der konservativen Maßnahmen durch breite Kniegelenkeröffnung mit S-förmigem Schnitt nach *Payr*, Umklappen der Patella, Abkratzen des geschädigten Knorpels bis auf den Knochen (*Laewen*), Tapezierung der Patellarückfläche mit frei transplantiertem Fascienlappen; Patellektomie (s. oben, e).

g) Patella und Fabella dolorosa, Patellarandschmerz bzw. schmerzhafte Fabella).
Symptome: bei Patella dolorosa lokalisierte oder die ganze Patellavorderfläche einnehmende Schmerzen, spez. bei Patienten mit Neigung zu Rheumatismus oder bei dauernder Überbeanspruchung des Streckapparats (Rad-, Skifahren). Starkes Reiben und Knarren, dessen prä- oder retropatellare Lokalisation nicht immer sicher feststellbar ist; wahrscheinlich fibrinöse Entzündung im Patellarabschnitt der Quadricepssehne, ähnlich der Tendovaginitis, daher auch *Peripatellitis crepitans* (*Saegesser*).

Therapie: Fokussuche und -sanierung, lokale Cortisoninjektion.

Bei *Fabella dolorosa:* Schmerzen im Bereich des lateralen Gastrocnemiuskopfs bei passiver Streckung zu-, bei Beugung abnehmend.

Diagnose: typischer Druckschmerz über dem lateralen Gastrocnemiuskopf bei gleichzeitigem Vorhandensein einer Fabella, deren differentialdiagnostische Abgrenzung von Corpus liberum, Knochenabsprengung, inkrustierter Synovialzotte, verkalkter Gelenkkapselstelle, Kalkablagerung in den Weichteilen (spez. in den Bursae gastrocnemii tibialis et fibularis), großem Phlebolith, verkalkter Solitärfinne maßgebend ist; daher Röntgenaufnahmen in verschiedenen Richtungen; Fabella ist ein scharf konturierter, ovalärer Körper, während alle übrigen Schattengebungen in diesem Bereich eine fleckige aufgelockerte Struktur zeigen.

Therapie: lokale Umspritzung mit Cortison, Exstirpation.

h) Osteochondrosis dissecans (Corpus liberum) (vgl. S. 329). *Vorkommen:* bei jüngeren Patienten, meist allmählich entstehend und oft bei einmaligen Ereignissen (Sprung, plötzliches Stoppen aus raschem Lauf, Kniedistorsion) zur völligen Ablösung führend.

Symptome: im Anfangsstadium leichte ziehende, wetterabhängige Gelenkschmerzen; seröser, allmählich chronisch werdender Erguß, seltener akut auftretender Bluterguß (spez. im Frühstadium); plötzliche Einklemmungserscheinungen während des Gehens, zunehmende Überdehnung und Lockerung des Kapsel-Band-Apparats.

Diagnose: charakteristische Einklemmungserscheinungen. *Röntgenbild:* läßt den freien Körper und gelegentlich das „Mausbett" (meist im Bereich der medialen Kondylenrolle) erkennen; völlig knorpelige Gelenkmäuse können röntgenologisch unerkennbar sein.

Therapie. Operativ: bei rezidivierenden Einklemmungen Entfernung des freien Körpers durch kleine, möglichst gezielte Arthrotomie; bei noch nicht vollständig gelöstem freiem Körper vorsichtige Auslöffelung des Herdes und Glättung der Ränder; Ruhigstellung im Beckengips für 10–14 Tage.

Osteopathia patellae (*Sven-Johannsson–Sinding-Larsen*sche Krankheit, Osteochondrosis patellae). *Definition:* Fragmentation der Patella an ihrem unteren Pol im Bereich des Ansatzes des Lig. patellae.

Pathogenese: aseptische Nekrose durch Zug- und Druckwirkung meist in Kombination mit Systemerkrankungen, welche eine allgemeine Schwäche des Bindegewebes und der Stützorgane aufweisen (Schlatter-Osgood, Perthes, Apophysitis calcanei, kongenitale Gelenkkontrakturen).

Symptome: bei Jugendlichen im 1. und 2. Dezennium auftretende Schmerzen und Druckempfindlichkeit am unteren Patellarpol. *Röntgenbild:* kleine Defekte an der Spitze der Patella mit unregelmäßigem Knochenschatten bis zur weitgehenden Fragmentierung der Patella in verschiedenen graduellen Abstufungen.

Therapie: Ruhigstellung für 4–5 Monate.

Differentialdiagnose: Verknöcherungen am unteren Patellapol, Patella tripartita, Chondropathia patellae.

i) Arthrosis deformans (vgl. S. 327). *Entstehung und Formen.* α) *Monoartikulär:* speziell nach Trauma (Kontusion, Distorsion, Meniscus- und Kreuzbandverletzung, Gelenkfraktur) oder bei Fehlbelastung (Plattfuß, Crus varum, Genu valgum, Genu varum). β) *Polyartikulär:* auch symmetrisch, doch beiderseits nicht gleichseitig und in gleichem Schweregrad, links oft früher und stärker als rechts (Stand- und Sprungbein!); hier meist im höheren Alter (4.–5. Dezennium); außerdem ist wie sonst eine primäre und sekundäre Form zu unterscheiden.

Symptome und Diagnose. 1. *Schmerzen:* besonders nach längerer Ruhe (z. B. morgens nach dem Aufstehen, nach Überanstrengung, bei Treppabsteigen); leichte Ermüdbarkeit.

2. *Gelenkerguß* (im Frühstadium lange Zeit fehlend), sog. „trockene Arthrosis"; in fortgeschrittenen Fällen fast stets vorhanden und oft hartnäckig rezidivierend. (Statische oder unspezifische Synovitis.)

3. *Reibendes bis knirschendes Gelenkgeräusch.*

4. *Freie Gelenkkörper* (nur bisweilen).

5. *Knochendeformierung* mit Umfangsvermehrung des Gelenks sowie Genu valgum oder varum.

6. *Bewegungsbehinderung* (anfangs nur endgradig, langsam zunehmend).

7. *Abnorme seitliche Beweglichkeit* (bisweilen und gering!).

8. *Röntgenbild:* dornförmige Zacken am unteren und oberen Kniescheibenpol und an der Eminentia intercondylica, vermehrte Randwülste an der Circumferenz des Tibiakopfs; Defekte, Abplattung, Gelenkspaltverschmälerung.

Therapie. Konservativ: 1. *Eigenblutinjektion* in das Gelenk (*Technik:* Einspritzung von 20 ccm Novocainlösung [2 %ig] in das Gelenk; Entnahme von 20 ccm Blut mit trockener Spritze aus der Armvene und sofortige Injektion des Frischbluts [ohne weitere Zusätze] durch eine lange dünne Nadel in das Gelenk; Wiederholung der Injektion jede Woche, bis die Schmerzen schwinden). 2. *Injektion von Girardscher Lösung* je 0,5 ccm in das Gelenk. Lösung A: Rp. Jodoform 0,35, Äther 1,0, Alc. abs. 9,0. Lösung B: Ac. carbol. 1 %, Rec. parat. 10,0; von Lösung A und B werden je 0,25 ccm in die gleiche Spritze aufgezogen und wöchentlich 1mal instilliert, bis volle Schmerzfreiheit eingetreten ist; außerdem elastische Einwicklung des Kniegelenks über einer Filzplatte). 3. *Hydrocortison intraartikulär* 0,5 ccm (meist länger anhaltende Besserung).

Operativ. 1. *Subcutane Ableitung:* in Form von Durchstich eines dreifach gelegten, 30 cm langen Zwirnsfadens von oberhalb des Gelenkspalts durch den Recessus suprapatellaris; das Fadenende wird so weit nachgezogen, daß es im oberen Recessus liegt; sodann wird das nadelnahe Fadenende subcutan durchgeschnitten und die Stichöffnungen verschlossen; der Faden bewirkt eine einfache subkutane Dauerableitung, welche meist sehr wirkungsvoll ist.

2. Arthrodese (vgl. Abb. 434). *Definition:* künstliche Versteifung des Kniegelenks auf intra- oder extraartikulärem Wege. *Indikation:* schmerzhafte und hartnäckig rezidivierende Reizzustände bei chronisch-deformierenden Gelenkveränderungen (speziell bei Schlottergelenken nach Poliomyelitis, nach schlaffen Lähmungen, bei schwerer monoartikulärer Arthrosis deformans, bei posttraumatischer sekundärer einseitiger Arthrosis deformans. *Methoden.* α) *Intraartikuläre Arthrodese:* zuverlässigste Form der Versteifung des Kniegelenks. *Methoden* (vgl. Abb. 434). 1. Akt: typische, möglichst sparsame Kniegelenkresektion mit genauer Aufeinanderpassung der zugerichteten Knochenflächen. 2. Akt: Möglichst stabile Fixierung der angefrischten Knochenflächen, so daß für die Dauer der Heilung sicherer Kontakt erzielt und Kontrakturen u. dgl. vermieden werden. Die Fixation kann erfolgen: 1. mit Seidenfäden, welche durch Femurkondylen und Tibiakopf gezogen und straff verknotet werden (nach *Gocht*); 2. durch Verriegelung mit Hilfe der Patella, welche an der Ventralseite in ein den Gelenkspalt überbrückendes Bett eingelagert wird; 3. durch riegelförmige Verschiebung des vorderen Anteils des Tibiakopfs samt Tuberositas tibiae mit Ansatz des Lig. patellae und Kranialverlagerung des Fragments, so daß der Gelenkspalt hierdurch überbrückt wird (nach *Kajon*); 4. durch Fixierung mit Hilfe eines frei transplantierten Knochenspans, welcher in schräger Richtung durch das Tibiakopf- und Femurkondylenmassiv durchgetrieben wird oder durch zentrale oder seitliche Anlagerung von einem oder mehreren frei transplantierten Knochenspänen, welche durch Nagelung oder Schraubung im Kondylenbereich bzw. Tibiakopf fixiert werden; 5. oder Fixierung durch zwei über Kreuz vom Tibiakopf aus eingetriebene Kantkeilnägel oder *Kirschner*-Drähte. *β) Extraartikuläre Arthrodese. Prinzip:* Überbrückung des Gelenkspalts durch ein oder zwei extraartikulär angelagerte, frei transplantierte Knochenspäne, welche lateral oder auch ventral angelagert werden. Die Gelenkhöhle wird dabei nicht eröffnet. Eventuell auch Überbrückung des Gelenkspalts durch einen langen Marknagel, welcher in typischer Weise von proximal in den Femur eingeschlagen und durch das Kniegelenk etwa 20 cm weit in die Tibia vorgetrieben wird. Das Vorgehen entspricht hier einer geschlossenen Marknagelung.

k) Arthrosis neuropathica („Charcotsches Gelenk"): *Ursachen:* hämorrhagische Ergüsse bei Tabes oder Syringomyelie.

Differentialdiagnose: Abgrenzung von einem hämophilen Blutergelenk.

Vorkommen: öfters doppelseitig.

Symptome: Symptome des Tabes, speziell der Sensibilitätsstörungen (Nadelstich löst Schmerzen aus, Durchstich der Haut bleibt schmerzlos); Syringomyelie ruft fast nur an der oberen Extremität Gelenkveränderungen hervor; die Tabes ist die häufigste Ursache neuropathischer Kniegelenkveränderungen. Rezidivierende Ergüsse infolge der unkoordinierten und schonungslosen Belastung der empfindungslosen Gelenke; frühzeitige Ausbildung eines Schlottergelenks; schwere äußere Deformität der Kniegelenksform. *Röntgenbild:* weit fortgeschrittene Arthrosis deformans, Randwulstbildung, Gelenkspaltverschmälerung, ausgedehnte hypertrophierende Arthritis, Osteophyten, Mißgestalt der Gelenkformen, Kapselverknöcherung und Verkalkung, Kalkeinlagerung der interperiartikulären Weichteile, freie Körper; atrophierende Arthritis.

Verlauf: im ungünstigsten Fall bis zur völligen Gebrauchsunfähigkeit des Gelenks führend; in günstigen Fällen Spontanausheilung möglich.

Therapie. Konservativ: in den meisten Fällen, da der Verlauf und die Heilungsbedingungen nicht voraussehbar sind. *Operativ:* nur in Einzelfällen bei befriedigendem Allgemeinzustand und isoliertem und rein monoartikulärem Prozeß; in solchen Fällen ist die intraartikuläre Arthrodese angezeigt; Ruhigstellung im Beckengipsverband für mindestens 4 Monate.

l) Hämophilie („Blutergelenk"). *Entstehung:* spontan oder nach Trauma, auch nach geringem.

Symptome und Stadien: I. *Hämarthros* mit Erguß und später evtl. blutiger Hautsugillation, ohne Fieber, ohne Schmerzen und Funktionsstörung. II. *Panarthritis:* ähnlich dem Gelenkfungus mit Schmerzen, Gelenkverdickung und Bewegungseinschränkung. III. *Kontraktur* und evtl. *Ankylose:* (meist in Flexion, Außenrotation und Abduktion); daneben sonstige Anzeichen der Hämophilie.

Diagnose: Anamnese (hämophile Erscheinungen von Jugend auf, gehäuftes Auftreten beim männlichen Teil der Familie, Art der Vererbung durch die Frauen, die selbst nicht Bluterinnen sind), Verlängerung der Gerinnungszeit im blutungsfreien Intervall bei starker Verkürzung der Blutungszeit nach stärkeren hämophilen Blutverlusten.

Differentialdiagnose: unspezifische, hämorrhagische Infektionssynovitis, Blutung bei neuropathischem Kniegelenk, Tuberkulose, Tumor.

Therapie: Bettruhe, Schienenlagerung, Schwammgummi-Kompressionsverband, Hämostyptika, kleine Bluttransfusionen, antihämophile Globulinfraktion (*Cohn*sche Fraktion). *Cave!* Jeden Eingriff, auch Punktionen!

E. Geschwülste der Kniegelenkgegend

a) Haut, Subcutis, Fascie, Muskulatur usw. *Fibrome, Lipome, Myxome, Sarkome.*

b) Schleimbeutel. *Fibrome, Chondrome, Osteome, Myxome und Sarkome.*

c) Gelenkkapsel, spez. Synovia. *Lipome*, ausgehend von Gelenkzotten bzw. subsynovialem Fett; auch als sog. *„Lipoma arborescens"*, d. h. mit baumförmig verzweigter Wucherung in das Gelenk vorspringend. *Differentialdiagnose:* chronischtraumatische Entzündung, Arthrosis deformans, Gelenkkörper oder Tuberkulose!, *Fibrom, Lymph- und Hämangiom, Xanthom, Chondrom, Osteom, Myxom* und *Sarkom*, spez. Synovialom.

d) Knochen. *Cartilaginäre Exostosen* (meist an der unteren Femur- und dann an oberer Tibiaepiphyse, selten an Patella; öfters mit Schleimbeutel, evtl. nebst freien Körpern, evtl. frakturierend bei Trauma), *Chondrom, Osteom, Sarkom* (hier relativ häufig; an Femur oder Tibia, vereinzelt auch an Patella; myelogen oder periostal; evtl. einbrechend ins Kniegelenk; *Differentialdiagnose:* Gonitis, (spez. tuberculosa!) und *Carcinome* (metastatische).

Therapie: Exstirpation durch Excochleation, Abtragung, Synoviektomie; bei malignen Knochentumoren meist *Oberschenkelamputation* nach Röntgenvor- und -nachbestrahlung; in geeigneten Fällen (benigne Tumoren) evtl. *Resektion* und Arthroplastik, auch *Umkippplastik; Exartikulation* nur in Notfällen und niemals als endgültige Maßnahme; bei *bösartigen* Knochentumoren meist *Gliedabsetzung*, ausnahmsweise auch *Resektion*, (vgl. S. 1547).

10. Abschnitt: Unterschenkel

Anatomie. **a) Muskeln.** 1. *Streckmuskeln. M. tibialis ant.:* (Ursprung: von der Facies fibularis tibiae) von der Membrana interossea und Fascia cruris; Ansatz: an der plantaren Fläche des Os cuneiforme I und Metatarsi I; Ansatzsehne schleift auf dem tibialen Mittelfußrand über der Bursa subtendinea mi. tib. ant. *M. extensor digitorum longus:* Ursprung: von der Facies tib. fibulae, von der Crista ant. fibulae und vom Condylus fibularis tibiae; Ansatz: Dorsalaponeurosen der 2.–5. Zehe. *M. fibularis tertius:* Verselbständigung der 5. Sehne des M. extensor digit.; Ansatz: Basis des Metatarsale V (auch IV). *M. extensor hallucis longus:* Ursprung: mittleres Drittel der Membrana interossea und Facies tibialis fibulae; Ansatz: nach Verlauf durch das Mittelfach des Lig. cruciforme an der Dorsalaponeurose der Großzehe.

2. *Wadenbeinmuskeln. M. fibularis longus:* Ursprung: Capitulum und proximales Drittel der Facies fibularis fibulae, Septum intermusculare post. und Fascia cruris. Ansatz: nach gemeinsamem Verlauf mit der Sehne des M. fibularis brevis durch eine knöcherne Gleitrinne hinter dem Wadenbeinknöchel zum Tuberculum ossis metatarsi V, wo sie sich nach plantarwärts umwendet und im Canalis fibularis plantae zum endgültigen Ansatz am tibialen Fußrand verläuft; hier sind die Ansatzpunkte an der Basis des Metatarsale I, Cuneiforme I und Metatarsale II. *M. fibularis brevis:* Ursprung: distale Hälfte der Facies fibularis fibulae und Septum intermusc. ant. Ansatz: nach gemeinsamem Verlauf mit der Sehne des langen Wadenbeinmuskels an der Tuberositas ossis metatarsale V.

3. *Wadenmuskeln.* α) Oberflächliche Schicht: besteht aus dem *M. triceps surae;* dieser wiederum enthält die beiden Köpfe des *M. gastrocnemius,* den *M. soleus* und (falls vorhanden) den *M. plantaris longus. M. gastrocnemius:* Ursprung: mit je einem Kopf vom Condylus tib. und fib. femoris. Ansatz: nach Vereinigung der beiden Köpfe in halber Höhe der Wade mit dem M. soleus Übergang in die gemeinsame Achillessehne. *M. soleus:* Ursprung: Capitulum fibulae, Linea poplitea tibiae und Arcus tendineus mi. solei. Ansatz: nach Vereinigung mit der breiten Endsehne der beiden Mm. gastrocnemii an der Achillessehne bzw. am Tuber calcanei. *M. plantaris longus:* (sehr variabel); Ursprung: proximal oder distal des Caput fibulare Mm. gastrocnemii vom Condylus fibularis femoris und von der Kniegelenkkapsel. Ansatz: durch Auffächerung in den tibialen Rand der Tricepssehne oder in die Kapsel der Sprunggelenke oder am Fersenbein. β) Tiefe Wadenmuskelschicht. *M. flexor digitorum longus:* Ursprung: von der Facies post. tibiae. Ansatz: nach Verlauf im 2. Fach hinter dem tibialen Knöchel und über die Kuppe des Sustentaculum tali zur Planta pedis und dort Ansatz mit 4 Sehnen an den Basen der Endglieder der 2.–5. Zehe. In Höhe der Mittelglieder durchbohren die Sehnen die Schlitze des oberflächlichen Zehenbeugers. *M. tibialis post.:* Ursprung: Membrana interossea und benachbarte Grenzstreifen von Tibia und Fibula. Ansatz: nach Verlauf durch das 1. Führungsfach unter dem Lig. laciniatum zwischen Sustentaculum tali und Tuberositas ossis navicularis schräg zur Fußsohle an die Tub. ossis navicularis; ein fibularer schwächerer Zug zum Os cuneiforme II und III. *M. flexor hallucis long.:* Ursprung: doppelt gefiedert von der Facies posterior fibulae und Membrana interossea. Ansatz: nach Verlauf durch das 4. Fach des Lig. laciniatum zur Fußsohle und an die Basis des Endglieds der großen Zehe; distal vom Sustentaculum kreuzt sie die Sehne des Zehenstreckers, mit welcher starke Sehnenbündel ausgetauscht werden.

b) Gefäße und Nerven. 1. *Vorderer Schienbein-Gefäß-Nervenstrang* enthält die *A. tibialis ant.*, Vv. comitantes und *N. fibularis prof. Verlauf:* stets in tiefer Lage auf der Membrana interossea zwischen den Muskelbäuchen des M. tibialis anterior und M. extensor digit. longus in der oberen Unterschenkelhälfte bzw. M. extensor hallucis longus und Tibiafläche in der unteren Unterschenkelhälfte. Der Gefäßstrang ist bei Brüchen des Schienbeins in der distalen Hälfte gefährdet, da er dort unmittelbar der Facies fibularis tibiae anliegt.

2. *Hinterer Schienbein-Gefäß-Nervenstrang:* setzt sich zusammen aus der *A. tibialis post.*, starken Vv. comitantes und dem *N. tibialis*. (Oberflächlich verläuft in der Rinne der beiden Wadenmuskelköpfe die V. saphena parva zusammen mit dem N. und A. suralis.) *Verlauf:* unmittelbar auf der Fascia cruris profunda in der Kammer der tiefen Wadenmuskeln; die oberflächlichen Wadenmuskeln schützen ihn nach hinten gegen die Haut; die tiefen Wadenmuskeln gegen die Hinterfläche des Schienbeins; Verletzungen dieses Strangs sind darum selten. Knochensplitter u. dgl. verfangen sich meist in dem Muskelzwischenpolster. Nach Teilung der A. poplitea am distalen Rand des M. popliteus in die A. tib. ant. et post. teilt sich die A. tib. post. nach kurzem Verlauf noch einmal durch Abgabe der *A. fibularis* zum Wadenbein und zu den von ihm entspringenden tiefen Muskeln. Der weitere Verlauf der *A. tib. post* entspricht der Verbindungslinie zwischen distaler Spitze der Kniekehlenraute und innerem Knöchel; in der kranialen Hälfte des Unterschenkels liegt sie zwischen M. flexor digit. longus und tibialis post., in der distalen Unterschenkelhälfte zwischen dem M. flexor hallucis long. fibularseitig und den Sehnen des Flexor digit. und des tibialis post. tibialseitig. *N. tibialis* kreuzt im Bereich des Soleusbogens auf die Fibularseite des Gefäßbündels und begleitet dieses bis zum Knöchel. Unterwegs werden Muskeläste für sämtliche tiefen Wadenmuskeln abgegeben.

3. *Wadenbeingefäßbündel:* setzt sich zusammen aus *A. fibularis*, Vv. comitantes, *Ni. fibulares*. Der Nerv ist nicht Begleitnerv (s. unten). *Verlauf:* das Gefäßbündel liegt in der tiefen Wadenmuskelschicht und begleitet die Crista tibialis fibulae, welche es von der Teilungsstelle aus durch Überkreuzung des M. tibialis post. erreicht. In der distalen Unterschenkelhälfte liegen die Gefäße unmittelbar der Membran auf und durchbohren sie am Übergang vom vorletzten zum letzten distalen Unterschenkelfünftel mit einem R. perforans. Im Bereich des fibularen Malleolus erschöpft sich die A. fibularis in einem Gefäßnetz. *Nn. fibulares:* der gemeinsame N. fibularis comm. teilt sich dicht unterhalb des Wadenbeinköpfchens in den N. fibularis profundus und in den N. fibularis superficialis. Letzterer läuft zwischen den kurzen und langen Wadenbeinmuskeln nach distal und durchsetzt etwas oberhalb des Wadenbeinknöchels die Oberflächenfascie, um in Richtung auf den Fußrücken zu laufen. Der N. fibularis prof. vollendet die Schraubung des Hauptstammes um den Hals des Wadenbeinköpfchens, durchsetzt das Septum intermusculare ant. und tritt in die Kammer der Streckmuskeln über. Er versorgt den M. tib. ant. und extensor digit. long. Die Wadenbeinmuskeln werden vom N. fib. superfic. innerviert. Unterhalb des Wadenbeinköpfchens ist der Nerv gegenüber Verletzungen (Wadenbeinköpfchenfraktur) und gegen Druck sehr gefährdet.

c) Knochen und Gelenke. 1. *Schienbeinschaft:* besitzt in den proximalen zwei Dritteln eine regelmäßig dreikantig-prismatische Form, im distalen Drittel runden sich die Kanten ab. Die *Markhöhle* ist in Höhe der Tuberositas tibiae schrägoval, im mittleren Drittel mehr dreikantig, im distalen Drittel am engsten und nahezu kreisrund. Am Übergang vom distalen zum mittleren Drittel besitzt der Schaft den geringsten Querschnitt und bricht daher dort am häufigsten. Das Periost ist an der Facies tibialis von besonders derber Beschaffenheit und leicht ablösbar; daher eignet sich diese Gegend besonders zur Entnahme von Periostlappen; aus der Facies tibiae können große Knochenspäne ohne statische Ausfälle entnommen werden.

2. *Wadenbeinschaft:* besitzt kaum eine Stützfunktion und nimmt am proximalen Sprunggelenk nur gabel-, nicht tragflächenbildend teil. Für Form und Leistung kann der Wadenbeinschaft im mittleren Drittel ohne merkliche Einbuße entbehrt werden. Resektionen der Fibula im mittleren Drittel sind daher ohne Funktionsausfall möglich. Die *Markhöhle* ist eng und auffallend kurz; die Corticalis spröde. Frakturen des Wadenbeinschafts sind darum sehr häufig. Schienbeinfrakturen gehen fast stets mit Wadenbeinfrakturen einher.

3. *Articulatio tibiofibularis:* das Capitulum fibulae trägt an seinem tibialen Umfang eine Gelenkfläche, welche mit einer analogen Gelenkfläche am fibularen Condylus des

Tibiakopfs artikuliert; Größe der Gelenkfläche etwa 2 qcm. Weder die Schleimbeutel noch die Kniegelenkshöhle hängen mit dem Gelenk normalerweise zusammen; eine *Verbindung* besteht jedoch *in etwa 20%* der Fälle. Funktion: Abfederung des Drucks, welcher bei endgradigen Bewegungen des proximalen Sprunggelenks durch den Talus auf den Malleolus fibularis ausgeübt wird. Entfernung des Gelenks, d. h. Wegnahme des Wadenbeinköpfchens, ist funktionell bedeutungslos.

4. *Membrana interossea*: ist in den Knochenrahmen zwischen Tibia und Fibula eingespannt. Die Membran wird vorwiegend durch distal gerichtete Muskelzüge beansprucht und verstärkt sich distal sehr erheblich, um die Syndesmosis tibiofibularis zu sichern. Wadenbeinschaft und Membran stehen zueinander im Spannungsgleichgewicht. Bei Knochenbrüchen zieht die sich entspannende Membran die Bruchenden zusammen. Die Membran dient zahlreichen Unterschenkelmuskeln als Ursprung.

5. *Unterschenkelamputation*: günstigste Stumpflänge entsprechend dem *zur Verth*schen Schema (vgl. Abb. 436a). Alle Stümpfe in der distalen Unterschenkelhälfte sind zu verurteilen (Ausnahme: sog. „hoher Pirogoff", s. S. 1594). Die kräftige Wadenmuskulatur bietet sich zwar zur Polsterung kurzer Stümpfe an, ist jedoch nicht andauernd tragfähig. Zweckmäßigerweise sind Unterschenkelstümpfe durch Wegnahme der Wadenmuskulatur und hohe Kürzung des Fibulastumpfs möglichst konisch zu formen. Speziell die Schienbeinknorren sind als Hilfstrageflächen zu verwenden und Prothesen so anzufertigen, daß die Last möglichst vom Schienbeinkopf abgefangen wird.

6. **Freilegung.** *Tibia:* entlang der medialen Vorderfläche leicht zugänglich, am besten bogenförmiger Hautschnitt mit Schonung der V. saphena magna und des N. saphenus (*Cave!* im distalen Drittel Verletzung der Sehne des M. tibialis ant., welche den Vorderrand der vorderen Tibiakante überschneidet). Die breitflächige Tibiaseite wird wegen ihrer leichten Zugänglichkeit gerne zur Entnahme autoplastischen Knochenmaterials verwendet. *Fibula:* im proximalen Drittel Längsschnitt über dem Septum intermusculare post.; Verziehen der Mm. fibulares nach ventral und des M. soleus nach dorsal. Zwischen beiden Muskelgruppen stößt man auf die Diaphyse des Wadenbeins. Im distalen Drittel Verziehung der Sehne des M. fibularis brevis zur Streckseite und der Vene des M. fibularis longus zur Beugeseite (*Cave!* N. fibularis superficialis, welcher mit dem kurzen Wadenbeinmuskel nach ventral verzogen wird).

A. Mißbildungen

Crus curvatum congenitum. Definition: einseitige, ausnahmsweise auch doppelseitige Verbiegung des Unterschenkels nach hinten und medial (Crus valgum congenitum) oder nach vorn und lateralkonvex (Crus varum congenitum). *Symptome:* Atrophie des befallenen Unterschenkels im distalen Abschnitt, Fuß oft verschmälert und verkürzt; über der Kuppe der Tibiaverkrümmung narbenartige Hauteinziehung, welche nicht bis auf den Knochen führt. Die Veränderungen können bis zur Pseudarthrosenbildung führen. *Differentialdiagnose:* rachitische Verbiegungen. *Pathogenese:* enchondrale Ossifikationsstörung infolge primär gestörter Gefäßversorgung des Unterschenkels, gelegentlich familiär und in Kombination mit Neurofibromatosis Recklinghausen. *Therapie. Konservativ:* Aufrichtung durch vorsichtiges Redressement mit Gipsverbänden und entlastenden Stützapparaten, speziell in Fällen, bei welchen Pseudarthrosenbildung zu befürchten ist (Fälle mit anterolateral-konvexer Krümmung). *Operativ:* bei anterolateralkonvexer Krümmung jedenfalls keine einfache Osteotomie, sondern Implantation eines Knochenperiostspans nach Spaltung des Periosts in der Krümmungszone. Bei dorsomedial-konvexer Krümmung ist die operative Aufrichtung meist erfolgreicher, besonders wenn die quere Osteotomie primär durch ein Knochen-Periost-Transplantat ergänzt wird. Günstigster Operationstermin: vor dem Laufalter. *Prognose:* hängt von Form und Schweregrad der Dysplasie ab, Mißlingen der Konsolidation und Pseudarthrosenbildung sehr häufig, desgleichen Zurückbleiben des Längenwachstums der betreffenden Gliedmaße; bei irreparablen Pseudarthrosen und schwerer Deformierung kommt es nicht selten zur Amputation.

Zirkuläre Einschnürungen (mehr oder weniger tief, evtl. bis auf den Knochen; ohne oder mit Verkümmerung des peripheren Gliedabschnitts; entstanden wohl infolge amniotischer Stränge), führen nicht selten zur Selbstamputation. *Therapie:* zu versuchen ist die Excision des Narbengrabens in mehreren Sitzungen.

Totaler Defekt des Unterschenkels (wohl teils infolge Bildungsfehlers, teils infolge amniotischer Stränge: sog. ,,Selbstamputation"). *Therapie:* bei einseitigem Defekt Prothese und bei doppelseitigem Selbstfahrer.

Totaler oder partieller Defekt einzelner Unterschenkelknochen (ein- oder bisweilen doppelseitig).

a) *Tibia:* seltener, aber schwerwiegender; dabei meist Unterschenkel (Knie) in Flexion (evtl. recht- oder gar spitzwinklig; zugleich evtl. Flughautbildung) und in Adduktion; Fibula nach hinten luxiert und locker mit dem äußeren Femurcondylus artikulierend; Fibula verbogen; Fuß in Spitz-Klumpfuß-Stellung; zugleich besteht Defekt an Zehen, Mittelfuß und Fußwurzel großzehenseits sowie an Kniescheibe, Kreuzbändern und Muskulatur; zugleich Schlotterknie.

b) *Fibula:* häufiger (überhaupt häufigster angeborener Röhrenknochendefekt!); meist einseitig; dabei besteht oft Defekt an Zehen, Mittelfuß und Fußwurzel kleinzehenseits und bisweilen auch an Kniescheibe, Kreuzbändern und äußerem Seitenband; Verbiegung der Tibia am Übergang vom mittleren zum unteren Drittel nach vorn konvex, evtl. mit Hautnarbe (infolge amniotischen Strangs); Fuß in Knick-Plattfuß- sowie Spitzfußstellung (Pes equino valgus) und evtl. sonstige Mißbildungen.

Therapie. Bei totalem Defekt: Amputation und Unterschenkelprothese. *Bei Tibiadefekt:* Ankylosierung der Fibula mit Femur einerseits und Calcaneus-Talus andererseits als Schienbeinersatz. *Fibuladefekt:* Aufrichtung der verkrümmten Tibia durch Keilosteotomie und Korrektur der Valgusstellung des Fußes durch Ankylosierung des distalen Tibiaendes mit dem Calcaneus. Die Spitzfußstellung wird zum Verkürzungsausgleich beibehalten.

v. Volkmannsche Sprunggelenkmißbildung ist angeborener Schiefstand der Sprunggelenkslinie mit Abknickung in Pronation und Abduktion sowie Verschiebung des Fußes nach außen infolge Wachstumsanomalie der Unterschenkelknochen, d. h. Wachstumshemmung oder Verschiebung der Fibula (Fibulateildefekt leichter Form, aber ohne Defekt an Zehen, Mittelfuß und Fußwurzel, also ohne Strahldefekt!); durch die starke Knickfußstellung wird eine Luxation vorgetäuscht; gewöhnlich doppelseitig; sehr selten. *Therapie:* sofort nach der Geburt täglich mehrere Male die Fehlstellung des Fußes mit der Hand korrigieren! Nachtschiene sobald wie möglich, außerdem Schieneneinlage, evtl. mit Verkürzungsausgleich tragen lassen. Im übrigen operativer Ersatz des fehlenden Knochens und Korrektur der schräggestellten Sprunggelenks durch Osteotomie. In leichteren Fällen *Sehnenplastik*, d. h. mediale Verlagerung des Achillessehnenansatzes bzw. Calcaneusosteotomie mit medialer Verschiebung des unteren Fragments.

B. Verletzungen

a) Ruptur von Fascie, Muskeln und Sehnen. *Vorkommen:* spez. an der Wade bzw. Achillessehne (40%; häufigster Muskelriß des Körpers!); gelegentlich auch (z. B. bei Fußballspielern) an den Streckern (z. B. M. tibialis ant.).

Ursache: scharfe (Glas, Sense, Beil usw.) oder *stumpfe* Gewalt (Stoß, Schlag usw.) oder kräftige *Muskelkontraktion* durch forcierte Bewegung, spez. bei angespannter Sehne (Fehltritt oder Sprung, spez. bei Zirkuskünstlern sowie bei Läufern, spez. Skiläufern oder bei Tänzerinnen oder bei Tennisspielern als sog. ,,Tennisbein" usw.); begünstigend wirkt Alter (über 40 Jahre) sowie Arteriosklerose, Fettleibigkeit, Alkoholismus, Diabetes u. a.

Symptome: plötzlicher Schmerz, Bluterguß, Schwellung, Muskellücke und oberhalb Vorwölbung, Funktionsstörung: Fußheben aktiv leidlich, passiv aber übermäßig möglich und Fußsenken kraftlos.

Differentialdiagnose: tiefe Wadenthrombose (hier kommt es nicht zu Bluterguß, welcher sonst nach einigen Tagen sichtbar wird; auch fehlt plötzlicher Schmerz und Funktionsausfall; dafür bestehen Entzündungssymptome!). *Gefahr* des Pes calcaneus traumaticus.

Therapie. Konservativ: bei partiellen Einrissen der Achillessehne durch Ruhigstellung für mehrere Wochen in Beugehaltung des Kniegelenks und Plantarflexion des Fußes. *Operativ:* bei frischer Ruptur Primärnaht, am besten mittels versenkter Draht-U-Nähte. Bei älteren Rupturen mit bereits retrahiertem Sehnenstumpf Sehnennaht nach Sehnenverlängerung durch frontale Abspaltung der beiden Sehnenstümpfe (*Pels-Leusden*). Ruhigstellung für 3 Wochen in Kniebeugung und Plantarflexion des Fußes.

b) **Sehnenluxation.** *Vorkommen:* am häufigsten an den Sehnen der Wadenbeinmuskeln am fibularen Malleolus, selten an Tibialis post.

Entstehung: α) selten *angeboren-habituell;* β) *erworben* durch Zerreißung des Retinaculum, d. h. des die Sehne in ihrer Rinne haltenden Querbandstreifens durch Umkippen des Fußes nach innen und Kontraktion der Wadenbeinmuskulatur beim Abspringen, Anstoßen u. dgl.; auch bei Fraktur und Luxation.

Symptome: Sehne verläuft (statt in ihrer Rinne *hinter* dem Knöchel) *auf* dem Knöchel, also nach *vorn* luxiert als sicht- und fühlbarer Strang; Gang unsicher bis unmöglich.

Therapie. Konservativ: aussichtslos. *Operativ:* Freilegung des ehemaligen Kanals der Fibularissehne; Zurückverlagerung der Sehnen in ihr altes Bett; Fixation derselben dortselbst durch Naht des umgebenden Gleitgewebes und der Sehnenscheide; Sicherung durch zusätzliche Deckung mit einem V-förmig auf die Sehnen vernähten, frei transplantierten Fascienlappen, welcher am Malleolus fibularis und subperiostal am Calcaneus durch Einzelnähte fixiert wird. Nach *Jones* erfolgt die Fixierung durch einen von der Achillessehne abgespaltenen Längsstreifen, welcher durch einen Bohrkanal des fibularen Malleolus gezogen und in sich vernäht wird.

c) **Verletzung und Aneurysma der A. tib. ant.** oder **post.** Letzteres selten; vereinzelt *spontan,* meist *traumatisch* durch Stich, Schuß, Unterschenkelbruch usw.; differentialdiagnostisch *Cave!* tiefen Absceß und Knochensarkom.

Symptome: (evtl. durch die dicke Wadenmuskulatur verdeckt).

Therapie. Bei frischer Verletzung: Freilegung und beidseitige Ligatur; Gefäßnaht unangebracht, da ausreichender Kollateralkreislauf besteht. Bei Verletzung beider Gefäße evtl. Implantation eines homoioplastischen Gefäßkonserventransplantats, sofern der Zustand der Wundverhältnisse dies erlaubt. Letzteres Vorgehen evtl. auch bei kranial gelegenen Aneurysmen der A. tib. post im Wadenbereich; weiter peripher gelegene Aneurysmen werden nur exstirpiert und die Zuflüsse umstochen.

Freilegung. 1. *A. tibialis ant.* Im *proximalen Drittel:* 5 cm langer Schnitt auf einer gedachten Linie von der Mitte zwischen Tuberositas tibiae und Wadenbeinköpfchen zur Mitte zwischen beiden Malleolen; Spaltung der Fascie; Trennung des M. tibialis ant. vom M. extensor digitorum long. und tibialwärtige Verziehung; in der Tiefe auf der Membrana interossea wird das Gefäßnervenbündel (A. tib. ant. und N. fibularis prof.) gefunden. Im *distalen Drittel:* 3–4 cm langer Hautschnitt 3 Querfinger oberhalb des Sprunggelenks ebenfalls auf der oben beschriebenen gedachten Hilfslinie. Leitmuskel: M. tibialis ant.; Eingehen zwischen Sehne des M. tib. ant. und M. ext. hall.; *Cave!* bei der Trennung der beiden Sehnen Verletzung des oberflächlich verlaufenden N. fibularis prof., welcher fibularwärts verzogen wird; die Arterie wird in geringer Tiefe nach fibularseitiger Verziehung der Sehne des Extensor hall. gefunden.

2. *A. tibialis post:* im *Bereich der Wade* 5 cm langer Schnitt am inneren Schienbeinrand vor dem tibialen Muskelrand des Gastrocnemius (*Cave!* V. saphena magna und N. saphenus!); Spaltung der oberflächlichen Fascie, Beiseitehalten des tibialen Gastrocnemiuskopfs und Darstellung des M. soleus, Spaltung des letzteren in Längsrichtung sowie der unter ihm liegenden Fascia cruris prof. Unter der Fascie wird das Gefäßnervenbündel (A. tib. post und N. tib.) gefunden. *Hinter dem inneren Knöchel:* kurzer bogenförmiger Hautschnitt hinter dem inneren Knöchel; Durchtrennung des Lig. laciniatum; hinter den Sehnen des M. tib. post. und Flexor digitorum long. liegt das Gefäßnervenbündel in der Anordnung Arterie vorn, Nerv hinten, dazwischen Vv. comitantes.

d) **Nervenverletzung** (vgl. S. 817). α) N. *fibularis:* (häufiger), namentlich bei Schuß- oder Schnittverletzung sowie bei Druck von Bettdecke, Beinstütze, Schiene oder Gipsverband, aber auch bei chronischer Beschädigung, z. B. bei Feld-, spez. Rüben- und Kartoffelarbeitern sowie bei Dachdeckern, Torfsetzern, Parkettlegern, Asphaltarbeitern, Näherinnen u. dgl.; namentlich bei jugendlichen und weiblichen infolge dauernden Drucks und schließlich artifiziell bei Vereisung des Nerven zur Plattfußbehandlung, hier wenigstens temporär (s. da): Fuß hängt herab, spez. mit dem äußeren Rand, und kann nicht dorsalflektiert (Mm. tib. ant., ext. hall. und digit. longus, peroneus longus und brevis) und nicht abduziert (Mm. peronei) sowie Zehen in der 1. Phalanx nicht gestreckt werden (M. ext. digit. long. und brevis); Gang tappend mit gehobenem Knie, um nicht hängenzubleiben („Hahnentritt oder Steppergang"); später infolge Kontraktur Spitzklumpfuß nebst plantar gebeugten Zehen; ist nur der Ramus superficialis N. peronei betroffen, so ist die Dorsalflexion des Fußes möglich und nur die

Hebung des äußeren Fußrandes verloren; Anästhesie an der Unterschenkelaußenseite und am Fußrücken.

β) *N. tibialis* (seltener): Fuß kann nicht plantarflektiert (Mm. triceps surae, tib. post., flexor hall. und digit. longus) und nicht adduziert bzw. supiniert (M. tib. post.) sowie Zehen nicht gebeugt (M. flexor hall. und digit.) werden; Erheben auf die Fußspitze unmöglich und Vorwärtsschreiten behindert; später Hakenfuß mit gekrümmten Zehen; Anästhesie an Fußsohle und Fußaußenrand.

Therapie: Nervenfreilegung, -naht oder -plastik; sonst Sehnentransplantation; dazu oder sonst Stützapparat (z. B. bei Peroneuslähmung Spitzfußmanschette bzw. -schuh, und zwar je nach der Schwere des Einzelfalls: fester und hoher Schnürschuh mit doppeltem Schnürsenkel oder Gurtbandage oder Schuh mit Stahlfeder hinten und unten; provisorisch hilft ein entspr. Heftpflaster-Binden-Verband oder korrigierender Gipsverband, z. B. Nachtschiene; bei ausgedehnter und irreparabler Lähmung: Arthrodese; sonst vgl. Fußdeformitäten.

e) Ersatzoperationen. α) *Komplette Fibularislähmung: Arthrodese* des Talo-Calcaneal- und des Calcaneo-Cuboid-Gelenks unter keilförmiger Resektion der Gelenkflächen mit lateral gelegener Keilbasis; zur Vermeidung des Hängefußes zusätzliche *Tenodese* durch Freilegen der Extensormuskulatur und Schaffung eines Knochenkanals durch die Tibia; durch diesen wird der Extensor digitorum communis und Hallucis longus hindurchgezogen und bei Fußstellung von 90° in sich selbst vernäht. *Prognose:* bei peripheren Lähmungen sicheres und dauerhaftes Verfahren; bei Poliomyelitis ziemlich wertlos.

β) *Endgültige Lähmung des N. fibularis superficialis.* 1. Akt: Hautschnitt unterhalb des äußeren Knöchels und Arthrodese des Talo-Calcaneal-Gelenks. 2. Akt: Hautschnitt über der Ansatzstelle des M. tibialis ant., welcher abgetragen wird; Durchflechtung des freien Sehnenendes mit dickem Seidenfaden. 3. Akt: kleiner Hautschnitt oberhalb des oberen Sprunggelenks, Spaltung der Sehnenscheide und Herausziehen der frei gemachten Sehne des M. tibialis ant. 4. Akt: kleiner Hautschnitt über dem lateralen Bereich des Fußrückens in Höhe des Cuneiforme III; Anlegen eines Subcutankanals zum Schnitt oberhalb des oberen Sprunggelenks und Herausziehen der Tibialis-ant.-Sehne nach unten und subperiostale Fixierung derselben am Fußrücken bei mittlerer Spannung und Fußstellung von 90°. *Prognose:* sichere Fixierung des Rückfußes und gute Auftrittsstellung; supinatorische Adduktionsstellung des Vorfußes wird vermieden; der verpflanzte M. tibialis ant. wird zu einem kräftigen Pronator.

γ) *Endgültige Lähmung des N. fibularis profundus.* 1. Akt: bogenförmiger Hautschnitt unterhalb des äußeren Knöchels; subtalare Arthrodese; Abtragen des M. fibularis brevis vom gleichen Schnitt aus an seinem Ansatzpunkt und Versorgung mit Seidenzügel. 2. Akt: Hautschnitt 4 Querfinger oberhalb des Malleolus fibularis und Herausziehen des M. fibularis brevis. 3. Akt: Hautschnitt über dem Fußrücken am Cuneiforme II; Schaffung eines Subcutankanals und Herunterziehen des M. fibularis brevis nach distal durch den Subcutankanal; subperiostale Fixierung bei mittlerer Spannung am Periost des Os cuneiforme II. Nach Stabilisierung des Rückfußes wirkt der M. fibularis brevis als aktiver Fußheber. Ist ein besonders starker M. tibialis post. vorhanden, so besteht die Möglichkeit, diesen als aktiven Fußheber ebenfalls auf den Fußrücken zu verpflanzen. *Nachbehandlung:* absolute Immobilisierung im Gipsverband für 12—16 Wochen bei frühzeitig einsetzender elektrisch-gymnastischer Behandlung im Gipsverband.

δ) Bei *endgültiger totaler Ischiadicuslähmung:* aktiv wirkendes Ersatzmaterial steht nicht zur Verfügung. Daher Vorgehen wie bei der kompletten Fibularislähmung (subtalare Arthrodese und Tenodese des Fußstreckers durch Knochenkanal in der Tibia; u. U. zusätzlich Arthrorhise des oberen Sprunggelenks durch Anlegen einer hinteren Anschlagsperre.

ε) *Endgültige Tibialislähmung. Indikation:* häufig ist der Verlust der kraftvollen Plantarflexion und Zehenbeugung infolge Wirkung der plantarflektierenden Fibularissehnen nicht so schwer, als daß eine Ersatzoperation nötig wäre. Die Indikation ist deshalb, und auch weil ein vollwertiger Ersatz nicht möglich ist, sehr vorsichtig zu stellen. *Methode:* bogenförmiger Hautschnitt unterhalb des äußeren Knöchels bis zur Achillessehne; *Arthrodese* des Talo-Calcaneal- und Calcaneo-Cuboid-Gelenks durch Resektion der Gelenkflächen; Abtragung des M. fibularis brevis an seinem Ansatz und Armierung mit Seidenzügel. Verpflanzung des Muskels in die Achillessehne mittels Knopflochtechnik unter mittelstarker Spannung und in Spitzfußstellung. Zusätzlich seitliches Ansteppen des M. fibularis longus an die Achillessehne. *Prognose:* die Kraftübertragung beider Fibularismuskeln ermöglicht eine bedingt-kraftvolle Plantarflexion.

f) Amputationen. 1. *Typische Unterschenkelamputation. Indikation:* schwerste Zertrümmerungen des Fußes und distalen Unterschenkeldrittels durch Unfall oder Schuß, anaerobe Infektion, Nekrose und Gangrän des Fußes bei peripherer Durchblutungsstörung. Im letzteren Fall ist die Unterschenkelamputation nur ausreichend, wenn die arteriellen Gefäße des Unterschenkels bei Amputation spritzen und der Muskelschnitt normale Durchblutung aufweist. Im übrigen ist Unterschenkelamputation nur sinnvoll, wenn die Streckfähigkeit des Kniegelenks erhalten bleibt, d. h. wenn der Stumpf zum mindesten über den Ansatz des Lig. patellae hinausreicht. Bei kürzeren Stümpfen ist die Oberschenkelamputation vorzuziehen. Lange Stümpfe sind zu vermeiden; günstigste Stumpflänge etwa Mitte des Unterschenkels; bei atrophischer Muskulatur einige Zentimeter kürzer. Bei aseptischen Verhältnissen kann die Absetzung sofort am Ort der Wahl, bei schwerer Infektion in Höhe der Fraktur in Form des sog. „Sparschnitts" erfolgen. Erhaltung eines Unterschenkelstumpfs bedeutet meist die Erhaltung von Berufs- und oft sogar von Sportfähigkeit. *Methode:* am besten vorderer Lappenschnitt; schräge Durchtrennung der Tibia, Kürzung der Fibula 3–4 cm oberhalb des Tibiaquerschnitts oder evtl. völlige Auslösung der Fibula; sorgfältige Kürzung der Nerven (N. tibialis und N. fibularis superficialis). Stumpfdeckung mit Hilfe des vorderen Hautlappens. Bei voluminösen Gastrocnemiusköpfen Aushülsung derselben und Abtragung an ihrem Ursprung (*Cave!* Stehenlassen scharfer Tibiavorderkanten wegen Decubitus des darüberliegenden Hautlappens!).

2. *Osteoplastische Unterschenkelamputation. Indikation:* nur bei langen Unterschenkelstümpfen gegeben in Form des sog. „hohen Pirogoff" (nach *Oehlecker*) oder nach dem Verfahren von *Syme* und *Pirogoff* (s. Abb. 465). *Vorteil:* der Amputierte kann sich notfalls auch ohne Prothese durch Belastung des Stumpfs bewegen. Ein *Pirogoff*-Stumpf mit günstiger Stumpflänge ist vorteilhafter als ein Unterschenkelstumpf.

3. *Nachamputationen. Indikation:* ungünstige Hautverhältnisse über der Unterschenkelstumpfspitze mit hartnäckiger Ulceration, Neurom-, Kronensequester- und Fistelbildung. Bei zu langem Stumpf durch Freilegung und Kürzung der Tibia und Abtragung der Fibula in entsprechend höherem Niveau. Durch *ausschließliche Weichteilkorrektur,* sofern der Knochenstumpf nicht mehr gekürzt werden darf, und zwar als *Türflügelplastik* mit Umschneidung des Ulcus und Anlegen eines Querschnitts 3 Querfinger proximal des excidierten Ulcus; Verbindung des Querschnitts mit dem Ulcus durch einen Längsschnitt; der entstandene Lappen wird in den Defekt hineingeschlagen und durch Einzelnähte befestigt. In Form der *Rosettenplastik:* das Ulcus wird umschnitten und der hier entstandene Defekt durch Verschiebung zweier einander gegenüberliegender gestielter Lappen überbrückt. Bei Weichteilmaterialmangel in Form eines Rundstiel-Wanderlappens oder eines ansteigenden Lappens vom gesunden Bein oder mittels eines *Visierlappens* von der Beugeseite. Bei *Kindern* wird Unterschenkelnachamputation häufig erforderlich wegen des raschen Knochenwachstums. Hierdurch wird der Stumpf kegelförmig umgestaltet und der Knochen bohrt sich allmählich durch die Haut. *Therapie:* Epiphysiodese (nach *Phemister* oder *Blount*). Es werden 3 U-förmige Stahlklammern proximal und distal der Epiphysenfuge tibial- und fibularseitig in den Tibiakopf eingeschlagen. Die zur Klammerung verwendeten Klammern bestehen aus 2,4 mm dickem rostfreiem Stahldraht (Länge 19 mm, Länge des Querstücks 15–22 mm).

4. *Unterschenkelstumpfkontraktur:* Z-förmige Verlängerung der Sehnen der Kniebeuger, Capsulotomie der hinteren Kniegelenkskapseltaschen oder radikaler durch *suprakondyläre Osteotomie* am Oberschenkel; außer der typischen Osteotomie an der Tibiaseite des Oberschenkels wird in den Unterschenkelstumpf ein *Schanz*scher Knochennagel eingeschlagen, mit welchem die korrigierte Stellung im Gipsverband für etwa 4 Wochen festgehalten wird.

C. Entzündungen

1. Weichteile

a) Pyogene und anaerobe Infektionen. α) *Oberflächliche,* z. B. bei Hautabschürfung, Kratzeffekt, Quetschwunde, Zehenverletzung, Nagelrandentzündung usw. β) *Tiefe,* z. B. nach Fußeiterung (entlang Sehnenscheiden oder Lymphbahnen), Gasbrand, Thrombophlebitis, komplizierter Fraktur, Stich, Schuß usw.

Ausbreitung: tiefe Unterschenkelinfektionen breiten sich in den drei osteofibrösen Kammern rings um die beiden Knochen des Unterschenkels sowie in der großen Kammer des Wadenmuskels aus. Erst im späten Stadium durchbrechen sie die Kammerwand. Frühzeitige Eröffnung der befallenen Kammer ist daher notwendig. Die Fesselung der Wadenmuskeln in den unnachgiebigen Kammerwänden begünstigt bei Ödembildung die Mangeldurchblutung des Muskels und daher die anaerobe Infektion.

Therapie: anatomiegerechte Eröffnung der befallenen Bindegewebskammer, evtl. mit Gegenincision.

b) Thrombophlebitis. Namentlich bei Varicen (vgl. S. 183).

Ursache: Infektion von der Nachbarschaft oder Ferne (Furunkel, Ekzem, Intertrigo, Geschwür usw.).

Symptome: Schwellung, Schmerz, Hitze und Röte sowie derbe und schmerzhafte Venenstränge; dazu Fieber usw.

Komplikationen: Thromboembolie, Vereiterung und Ödem sowie Hauternährungsstörung.

Differentialdiagnose: Haut-, Knochen- u. dgl. Entzündung und Muskelruptur.

Prophylaxe: Varicenbehandlung.

Therapie: konservativ (vgl. Varicen!); bei Abscedierung Incision.

c) Phlebitis migrans, d. h. Auftreten entzündlicher Knoten in Subcutanvenen an verschiedenen Körperstellen über Monate bis Jahre bei fokaler, auch oraler Infektion: Zahngranulom u. dgl.

Therapie: Fokussanierung, alle Maßnahmen zur Therapie einer pyogenen Allgemeininfektion (s. dort).

d) Chronische Erfrierung. An Unterschenkeln oberhalb der Knöchel und evtl. auch an Oberschenkeln bei Frauen mit kurzer und leichter Kleidung (kurzer Rock und dünne Strümpfe!) in Form eines blauroten Erythems (vgl. S. 203).

e) Erythema induratum Bazin. Tuberkulöse Erkrankung des Unterhautzellgewebes und der Haut, namentlich bei jungen Mädchen an der Streckseite, auch an der Wade der Unterschenkel in Form derber Knoten mit blauroter und harter (wie gefrorener Speck sich anfühlender) Haut, evtl. erweichend und durchbrechend unter Fistel- und Geschwürsbildung.

Differentialdiagnose: Erythema nodosum, Erythrocyanosis, Syphilis u. a.

Therapie: Jod-, Ichthyol- oder Schwefelsalbe und Höhensonnen- oder Röntgenbestrahlung neben Allgemeinbehandlung, durchblutungsfördernde physikalische und medikamentöse Maßnahmen.

f) Erythema nodosum. *Wesen:* entzündlich-hämorrhagisches Infiltrat der Subcutis.

Lokalisation: zumeist am Unter-, selten Oberschenkel u. a., und zwar streckseits.

Vorkommen: meist bei jungen Mädchen und Frauen, seltener Männern (85:15), manchmal auch bei Kindern unter 10 Jahren.

Ursache ist wohl allergische Reaktion bei Infektionen und Intoxikationen, spez. bei Polyarthritis rheumatica oder Tuberkulose.

Symptome: schmerzhafte und erst hell-, dann dunkelrote Knötchen; erbsen- bis handtellergroß; solitär oder multipel; dazu evtl. Fieber, Kopf- und Gliederschmerzen, Blutkörperchensenkungsbeschleunigung und (mäßige) Hyperleukocytose.

Differentialdiagnose: Erythema induratum und Erythema exsudativum multiforme sowie sonstiges (bakterielles, toxisches oder medikamentöses) Erythem.

Verlauf: Tage bis Wochen, meist 3—4 Wochen.

Therapie: Bettruhe und Salicyl-, Pyramidonpräparate, Fokussanierung, Irgapyrin, Cortison, Antihistaminika.

g) Dickhaut an den Unterschenkeln junger Mädchen (Erythrocyanosis crurum puellarum (*Klingmüller,* auch „Säulenbeine" genannt). *Wesen:* es handelt sich nicht um Lymphstauung, sondern um Veränderung von Haut- und Unterhautzellgewebe mit derber (polsterartiger) Verdickung und blauroter Hautverfärbung verbunden mit Lichen pilaris an den Unterschenkeln von den Knöcheln aufwärts bis zur Wade und evtl. auch oberhalb der Knie an den Oberschenkeln; dazu manchmal Jucken und Schmerzen.

Vorkommen: bei jungen Mädchen mit bestimmtem (rustikanem oder lymphatischem?) Typ an den Beinen, bisweilen auch an Armen und Brüsten.

Ursache: Konstitution (endokrine Störung) verbunden mit chronischer Kälteschädigung bei kurzem Rock und dünnen (Flor-) Strümpfen, daher meist am Unterschenkel von oberhalb der Knöchel bis unterhalb der Knie, aber evtl. auch am Oberschenkel.

Therapie. α) *Allgemein:* Hormone, Cortison, Thyreoidin, Progynon, auch Eisen-Arsen-Präparate. β) *Örtlich:* Wechselbäder, Diathermie, Licht- und Heißbäder, Bestrahlungen mit Hexamikronlampe oder Röntgenröhre, Massage u. dgl., synkardiale Massage; dazu passende Bekleidung.

2. Knochen

a) Osteomyelitis (vgl. S. 369). *Vorkommen:* an Tibia mit am häufigsten (40%) und an Fibula am seltensten ($3^1/_3$%) von den langen Röhrenknochen.

Formen: α) *akut,* β) *subakut* (Brodie-Absceß, spez. im Tibiakopf oder in distaler Tibiaepiphyse), γ) *chronisch,* evtl. *rezidivierend.*

Komplikationen: 1. Eiterdurchbruch nach außen (Totenladenbildung; meist vorn, bisweilen auch an der Wade). 2. *Entzündung von Knie- oder Fußgelenk oder beiden* (teils serös, teils eitrig; in letzterem Fall später mit Beweglichkeitsbeschränkung). 3. *Epiphysenlösung.* 4. *Wachstumsstörung,* und zwar Verkürzung oder seltener (durch Reiz) Verlängerung, spez. an der Tibia, evtl. mit Klumpfuß- oder Plattfußstellung und an der Fibula umgekehrt, aber viel geringgradiger.

Therapie. α) *Bei akuter hämatogener Osteomyelitis:* gezielte Eröffnung des Herdes durch Trepanation (vgl. Abb. 99). β) *Bei chronisch fistelnder Osteomyelitis:* Ausmulden der Höhle und evtl. Plombierung mit Cutislappen oder Einlegen eines gestielten Muskels (vgl. Abb. 101).

b) Tuberkulose. *Vorkommen:* meist in den Epiphysen, spez. im Tibiakopf, selten in der Diaphyse (hier entweder *fortgeleitet* von Epiphyse oder Gelenk oder selten *primär,* dies spez. bei Kindern mit multiplen tuberkulösen Herden).

Folge: evtl. Knie- oder Fußgelenktuberkulose.

Differentialdiagnose: subakute und chronische Osteomyelitis.

Therapie: Ausräumung, lokale und parenterale tuberkulostatische Chemotherapie.

c) Syphilis. *Entstehung:* α) angeboren als *Periostitis ossificans* und vor allem als *Osteochondritis syph.*; spez. in der oberen Tibiaepiphyse mit Verkürzung oder meist Verlängerung, Kniebeugekontraktur, Genu valgum, Plattfuß und Knochenauflagerungen (oft diffus, auch beiderseitig; zugleich Neigung zur Tibiaverkrümmung mit Konvexität nach vorn: sog. „Syphilitische Säbelscheidenform des Beins oder Ostitis deformans syph. der Unterschenkelknochen"); β) *erworben* als *Periostitis* und *Ostitis.*

Vorkommen: häufig an Tibia, spez. Vorderfläche (Lieblingssitz), aber auch an Fibula.

Symptome: lang dauernde und dumpf bohrende, spez. nachts exazerbierende Knochenschmerzen („Dolores osteocupi nocturni") sowie sicht- und fühlbare Knochenauftreibungen flach bis halbkugelig, derb bis halbweich oder pseudofluktuierend, mit unebenem Knochenwall ringsum und mit der Haut verwachsen, evtl. durchbrechend zu scharfrandigen und speckig belegten Geschwüren, welche charakteristische Narben hinterlassen; evtl. gummöse Herde im Knochen (Röntgenbild!).

Folgen: evtl. Spontanfraktur oder Wachstumsstörung, spez. Verlängerung.

Diagnose: sonstige Luessymptome (bei angeborener Lues besteht *Hutchinson*sche Trias: Keratitis parenchymatosa, halbmondförmige Schneidezähne und Taubheit; bei erworbener Lues bestehen Narben an Genitalien, Schädelverdickung, Sattelnase usw.), *Wassermann*sche Reaktion, Erfolg einer antisyphilitischen Kur [Jodkali u. a.]).

Differentialdiagnose: subakute und chronische Osteomyelitis, Knochenabsceß, Tuberkulose, Cyste und Geschwulst, spez. Sarkom.

Therapie: antiluisch; evtl. Sequestrotomie; bei bleibender Verbiegung später evtl. Osteotomie.

d) Knochencyste. Evtl. mit Spontanfraktur, aber selten mit Verbiegung (Schienung durch Fibula!).

e) Echinococcus, evtl. mit Spontanfraktur.

D. Verkrümmungen (Kurvaturen) und Überlastungsschäden des Unterschenkels

a) Crus varum. *Definition:* O-förmige Verbiegung der Unterschenkel allein, gewissermaßen Abarten des viel selteneren O-Beins.

Ursache: Rachitis.

Pathologische Anatomie: Scheitel der Verbiegung sitzt an der Grenze zwischen mittlerem und unterem Drittel. Zur der O-Verbiegung kommt häufig noch eine Verbiegung des Schienbeins nach vorn, eine Säbelscheidenkomponente und eine Torsion des peripheren Abschnitts nach innen.

Symptome: O-Deformität der Unterschenkelknochen allein; Schmerzen in den benachbarten Gelenken. Vorkommen stets doppelseitig; die Verbiegung liegt in der Mitte und unteren Hälfte des Unterschenkels; mitunter besteht auch eine solche nach vorn. Peripher vom Krümmungsscheitel sind Schien- und Wadenbein nach innen verdreht; gleichzeitig Plattfuß; Kniegelenkveränderungen wie beim Genu varum; andere Zeichen einer Rachitis. *Röntgenbild:* Verbiegung und Zeichen einer Rachitis.

Prophylaxe und Therapie. Konservativ: passive Redressementsübungen, indem zwischen Kniegelenk und Sprunggelenk Kissen gelegt werden und ein korrigierender Gurt über den Scheitel der Verbiegung gelegt wird. Dieser wird mit allmählich zunehmendem Zug angezogen und die Dauer der Zugeinwirkung allmählich gesteigert. Zur Korrektur eines O-Beins wird der korrigierende Gurt um die Kniegelenke gelegt und im Bereich der Füße dieselbe Anordnung getroffen wie bei Crus varum. *Operativ. Pendelförmige O-Bein-Osteotomie:* beginnt mit Osteotomie der Fibula handbreit unter dem Fibulaköpfchen; Freilegung der Tuberositas durch einen bogenförmigen Schnitt; Spaltung des Periosts; die Tibia wird seitlich von dem geschonten Ansatz des Lig. patellae ⌒-förmig durchtrennt; die hintere Corticaliswand bleibt stehen; ebenso bleibt vorn eine kleine Knochenbrücke mit Bandansatz erhalten; abschließend Entfernung eines kleinen keilförmigen Knochenstücks lateral von den zentralen Fragmenten. Nach ausgeführter Korrektur Ineinanderstauchung der Bruchenden. Ruhigstellung im Beckengipsverband für 6 Wochen, anschließend Gehgipsverband für 2 Monate.

b) Tibia recurvata. *Definition:* Verbiegung des Schienbeins nach hinten (meist im oberen Abschnitt unterhalb des Schienbeinkopfs).

Ursachen: angeboren, Erweichungsprozesse (Rachitis, endokrine Störung, lokale Entzündung, Ostitis fibrosa), Trauma, statisch-dynamische Abweichungen (Beugekontraktur in der Hüfte oder im Kniegelenk).

Symptome und Diagnose: Schwäche, Standunsicherheit; Verbiegung unterhalb des Kniegelenks nach hinten; in seitlicher Ansicht „Säbelbein"; Vorspringen der Patella und Oberschenkelkondylen bei gebeugtem Knie; bei gestrecktem Knie Hohlraum unter der Kondylengegend. *Röntgenbild:* mehr oder weniger starke Verbiegung der Tibia nach hinten.

Differentialdiagnose: Genu recurvatum. (Unterscheidung nur im Röntgenbild möglich.)

Prophylaxe und Therapie. Konservativ: Rachitiker nicht länger gehen oder stehen lassen! Bei endokriner Störung Hormontherapie, bei Schmerz Ruhe! Nach Trauma genaue Reposition der Knochenenden (spez. bei Tibiakopffrakturen!). Verhütung von Hüft- und Kniebeugekontrakturen. *Operativ:* Osteotomie (vgl. S. 1568).

c) Dauerbelastungsschaden („schleichende Fraktur", auch „Marschperiostitis" der Tibia). Mit Periostauftreibung in Knotenform, meist tibialseitig am Übergang vom Tibiakopf in den Tibiaschaft, d. h. dort, wo der spongiöse, elastische Knochen der Tibiakondylen in den anderselastischen Schaft übergeht; Weichteilödem, Schmerzen und Druckempfindlichkeit.

Ursache: Materialermüdung durch dauerndes indirektes Biegungstrauma durch Überanstrengung bei Marsch, Sport, Gymnastik od. dgl., namentlich bei Plattfüßen, unelastischem Schuhwerk und hartem Boden. *Röntgenbild: Loose*rsche Umbauzone.

Therapie: Schonung, Bettruhe und Umschläge, auch Diathermie, evtl. elastischer Klebeverband, Fußeinlage bei statischen Ursachen (Crus varum oder valgum).

Begutachtung: evtl. Anerkennung als Berufskrankheit (Nr. 25 der Liste, s. dort) zu erwägen.

d) Schlattersche Krankheit (*Schlatter-Osgood* 1903/04). *Definition:* aseptische Nekrose der Tuberositas tibiae.

Vorkommen: bei sporttreibenden Schulkindern (Fußball) meist nach dem 10. Lebensjahr.

Symptome: lokale Druckempfindlichkeit, derbe Schwellung, Überwärmung der Haut, Schmerzen bei Springen und Treppensteigen.

Diagnose: Symptome und *Röntgenbild* zeigen Abhebung, Unterteilung und unregelmäßige Verkalkung der schnabelförmigen Apophyse der Tuberositas tibiae (Deutung oft schwierig, da die Apophyse normalerweise Unregelmäßigkeiten aufweist).

Therapie: Schonung, feuchte Umschläge, evtl. Ruhigstellung im Zinkleim-Beingipshülsenverband für 2—3 Wochen (*Cave!* jegliche operative Maßnahme!).

e) Osteochondrosis deformans tibiae (*Blount*sche Krankheit). *Definition:* aseptische Nekrose des medialen Tibiakondylus.

Symptome und Diagnose: medialer Tibiakondylus erscheint zusammengedrückt, er springt schnabelartig vor, die Gelenkfläche fällt schräg in medialer Richtung ab, unregelmäßige Aufsplitterung der medialen Epiphysenfugenabschnitte und kompensatorische Vergrößerung des inneren Femurkondylus.

Vorkommen: bei Crus varum congenitum; bei älteren Kindern, bei welchen hierdurch ausgesprochene O-Beine entstehen.

Therapie: zunächst konservativ-orthopädische Korrektur durch Schienenverbände; später operativ durch Osteotomie.

E. Varicosis (Krampfadern) und Ulcus cruris
(Vgl. Allg. Chirurgie, S. 183)

F. Geschwülste

a) Weichteile. *Fibrome, Lipome, Häm- und Lymphangiome, Neurofibrome, Carcinome* (an der Haut; öfters im Anschluß an variköses, syphilitisches oder tuberkulöses Unterschenkelgeschwür, Ekzem, Lupus, Osteomyelitisfistel usw.; warzen- oder kraterförmig; evtl. mit komedonenartigen Pfröpfen und mit wallartig erhabenen und harten Rändern sowie fortschreitend wachsend und zerfallend, dabei aber im allgemeinen langsam verlaufend und spät metastasierend [wohl infolge des durch die voraufgegangenen Prozesse bedingten Blut- und Lymphbahnabschlusses; differentialdiagnostisch cave üppige Granulationen bei einfachem Ulcus]; Probeexcision!), *Sarkome* (an der Haut auch als Melanosarkom auf dem Boden von Pigmentmälern sowie sonst an Fascie, Sehnenscheiden usw.).

b) Knochen. *Exostosen* (selten an Fibula-, häufiger an Tibiametaphysen, spez. oberer; evtl. störend durch Größe oder Nervendruck; dann abzumeißeln), *Enchondrome, Fibrome, Sarkome* (häufig, spez. an oberer Tibiaepiphyse; myelogen oder periostal; erstere öfters auch als umschriebene und langsam wachsende, braunrote sog. ,,Riesenzellensarkome" oder als pulsierende sog. ,,Knochenaneurysmen". *Differentialdiagnose:* Ostitis fibrosa, chronische Osteomyelitis, Syphilis, Tuberkulose), *Carcinome* (metastatisch, u. a. bei Mammacarcinom; sonst auch sekundär bei Osteomyelitisfistel od. dgl.) sowie *Metastasen von maligner Struma, Hypernephrom* usw. und Chinowacus.

Therapie: bei gutartigem Tumor *Exstirpation*, u. U. auch bei den gutartigen sog. ,,myelogenen" Riesenzellensarkomen der Weichteile und Knochen in Form der *Auskratzung*; bei bösartigem Tumor Oberschenkelamputation.

11. Abschnitt: Fuß und Zehen

Anatomie und Funktion:

Knochen und Gelenke. Fußskelet besteht aus 26 Knochen (ohne Sesambeine), welche gelenkig miteinander in Beziehung stehen und durch Bänder zusammengehalten werden. Dorsal liegt der *Calcaneus* (schräg von hinten unten nach vorn oben gerichtet), auf ihm liegt der *Talus*. Nach vorn schließen sich an den Calcaneus das *Cuboid*, an den Talus das *Naviculare* an. Das Cuboid ist distal mit dem *Metatarsale IV und V*, das Naviculare mit den nebeneinanderliegenden *Cuneiformia I–III* verbunden. Calcaneus, Talus, Cuboid, Naviculare und Cuneiformia bilden die Fußwurzel. An sie schließen nach vorn die *Metatarsalia* an und an diese wiederum die *Phalangen* (Großzehe mit 2 Gliedern, übrige Zehen mit 3 Gliedern). Durch die Anordnung der einzelnen Fußknochen entsteht ein tibiales und fibulares Längsgewölbe und ein Quergewölbe des Fußes. Den *inneren Fußbogen* bilden: Calcaneus, Talus, Naviculare, Cuneiforme I und Metatarsale I. Den *äußeren Fußbogen* bilden: Calcaneus, Cuboid und Metatarsale V. Die Stellung des Calcaneus ist maßgebend für die Höhe der Fußbögen. Der *Tragbogen* des Fußes wird gebildet aus dem rückwärts gelegenen Talus und Calcaneus und den fest mit ihnen verbundenen Cuboid und Metatarsale IV und V. Der *Stützstrahl* besteht aus Naviculare und Cuneiformia sowie dem Metatarsale I und II. Die Metatarsalia I–V sind untereinander zu dem Quergewölbe verbunden. Die wichtigsten *Gelenkverbindungen* sind: 1. *das obere Sprung-*

gelenk zwischen Tibia, Fibula und Taluskopf; 2. *das untere Sprunggelenk* mit einem *vorderen Abschnitt* zwischen Taluskopf, Naviculare und Calcaneus und einem *hinteren Abschnitt* zwischen Talus und Calcaneus, das *quere Tarsalgelenk (Chopartsches Gelenk)* zwischen Calcaneus und Talus hinten und Naviculare und Cuboid vorn.

3. Das *Tarsometatarsalgelenk (Lisfrancsches Gelenk)* zwischen Cuboid und Cuneiformia hinten und sämtlichen Metatarsalia vorn. Auch die Fußwurzelknochen bilden eine Querwölbung, die von der Außenseite des Fußes mit dem Cuboid aufsteigt, im Cuneiforme II ihren höchsten Punkt erreicht und im Cuneiforme I wieder nach medial absinkt. An den bogenförmigen Aufbau der Tarsalien schließen sich nach vorn zu die Metatarsalia in einem zur Längsachse des Fußes quergestellten Bogen an, welcher nach vorn zu, d. h. mit der fächerartigen Aufteilung der Metatarsalia, immer flacher wird.

Ligamente. Zwischen Tibia und Talus nach vorn und hinten sowie zum Calcaneus und Naviculare das *Lig. deltoideum*; zwischen Tibia und Fibula das *Lig. tibio-fibulare ant. und post.*; zwischen Fibula und Talus das *Lig. fibulo-talare ant.*; zwischen Fibulaspitze und Calcaneus das *Lig. fibulo-calcaneare*. Zwischen Calcaneus einerseits und Cuboid und Naviculare andererseits des *Lig. bipartitum*. Zwischen den einzelnen Fußwurzelknochen die *Ligamenta tarsi dorsalia und plantaria*; die Supinationsbewegung im unteren Sprunggelenk wird durch die Ligg. fibulo-calcaneare, Talo-calcaneare fib. und Talo-calcaneare interosseum gehemmt. Die Pronationsbewegung im unteren Sprunggelenk wird durch das Lig. deltoideum und Talo-calcaneare tib. und fibulare gehemmt. Die wichtigste Unterstützung von plantar her bildet das sog. „*Pfannenband*" (*Lig. calcaneo-naviculare plantare*), welches sehr stark gebaut ist und den Talus vor dem Absinken nach plantarwärts schützt. Unterstützend wird die Fußwölbung aufrecht erhalten durch das lange Sohlenband (*Lig. plantare longum*), welches vom Tuber calcanei zum Köpfchen des Metatarsale I zieht und durch das *Lig. calcaneo-cuboideum plantare*, welches den äußeren Längsbogen in seiner Lage erhält. Schließlich stellt die *Plantaraponeurose* eine wichtige Strebe für die Aufrechterhaltung des inneren und äußeren Längsbogens dar.

Muskeln. 1. *Kurze Fußmuskeln* liegen mit Ausnahme der Mm. extensor hallucis et digitorum brevis alle in der Fußsohle. *Tibialwärts* umschließen das Metatarsale I die Muskeln des Großzehenballens (*M. flexor hallucis brevis, Abductor und Adductor hallucis*); *Funktion:* Abduktion, Flexion und Adduktion der Großzehe, außerdem Stützer, Spanner und Erhalter des Fußgewölbes. *Fibularwärts* gruppieren sich um das Metatarsale V die Muskeln des Kleinzehenballens (Abductor, Flexor und Opponens digiti V). Zwischen der tibialen und fibularen Zehenballengruppe liegen die wichtigen *mittleren Fußmuskeln*, nämlich direkt unter der Plantaraponeurose der *M. flexor digitorum brevis* (Ursprung: Calcaneus und Plantaraponeurose, Ansatz: Mittelphalanx der Zehen; die Sehnen spalten sich dort, um die Sehne des Flexor digitorum longus hindurchzulassen, welche an den Endphalangen der Zehen ansetzt und diese plantarwärts beugt). *Mm. lumbricales* (Ursprung: Sehnen des Flexor digitorum longus, und zwar Lumbricalis I einköpfig, alle übrigen zweiköpfig; Ansatz: am medialen Rand der Grundphalanx der Zehe II–V; *Funktion:* Beugung der Zehen im Grundgelenk und Adduktion der Zehen). *M. quadratus plantae* (Ursprung: Calcaneus, Ansatz: Flexor digitorum longus; *Funktion:* Verstärkung der Zehenbeugung). *Mm. interossei plantares et dorsales* (am tiefsten in der Fußsohle gelegen die plantaren Interossei, 3 an der Zahl. Ursprung: einköpfig an der Basis und plantaren Fläche des Metatarsale III–V und am Lig. plantare longum. Ansatz: an der Medialseite der Basis des Grundgelenks der Zehe III–V und an den Ligg. accessoria plantaria; *Funktion:* Beugung der Grundglieder der Zehen III–V und Adduktion zur 2. Zehe hin). *Interossei dorsales* entspringen zweiköpfig von den einander zugekehrten Seitenflächen der Metatarsalia und vom Lig. plantare longum. Sie liegen völlig zwischen den Metatarsalia (Ansatz: Basis des Grundgliedes der Zehe II–IV und an den Lig. accessoria plantaria. *Funktion:* Beugung der Grundglieder und Abduktion der Zehen). Überzogen und zusammengehalten wird die Sohlenmuskulatur durch die *Plantaraponeurose* (Ursprung: Tuber calcanei; Ansatz: mit fünf nach vorn laufenden Zipfeln an den basalen Platten der Metatarso-Phalangeal-Gelenke und den Ligg. vaginalia der Zehen; *Funktion:* Ansatz kurzer Fußmuskeln und Stützung des Längs- und Quergewölbes, außerdem Befestigung der Sohlenhaut an die Skeletteile, indem sie Ausläufer an die Sehnenscheiden und das Periost in Form eines fächerartigen Faserflechtwerks (Lig. natatorium) entsendet). *M. extensor hallucis* und *extensor digitorum brevis* (beide an der Dorsalseite des Fußes gelegen), kommen von lateral her (Ursprung: obere Fläche des Calcaneus; Ansatz: medial an den Zehen; *Funktion:* Dorsalflexion und Abduktion der Zehen).

2. *Lange Fußmuskeln:* bewegen den Fuß im Sinne der Dorsal- und Plantarflexion, der Supination und Pronation, der Abduktion und Adduktion. Es handelt sich um *8 Plantarflektoren* (Gastrocnemii, Soleus, Fibulares, Tibialis post., Flexor hall. und Flexor digitorum longus) und *3 Dorsalflektoren* (Tibialis ant., Extensor hallucis., Extensor digitorum longus). Ursprung: sämtliche im Bereich des Ober- bzw. Unterschenkels, vgl. dort. Ansatz: *Triceps surae* über die Achillessehne am Tuber calcanei. *M. fibularis long.* am inneren Fußrand im Bereich des Cuneiforme I und Basis des Metatarsale I; *Fibularis brevis* („eigentlicher Plattfußmuskel") an der Tuberositas metatarsalis V; *M. tibialis post.* umschlingt den inneren Fußrand quer durch die Fußsohle verlaufend in die Gegend der Basis der Metatarsalia I–IV (stärkster Antagonist gegen die pronierende Wirkung der Fibulares); *Flexor hallucis longus und digitorum longus* zum Endglied der Großzehe bzw. der Zehen II–V; *M. tibialis ant.* am Cuneiforme I und Metatarsale I; *M. extensor digit. longus* und *Extensor hall. longus* von dorsal-lateral kommend, an den Endphalangen der Zehen II–V bzw. der Großzehe.

Bewegende Kräfte *der Sprunggelenke. Plantarflexion: M. gastrocnemius* und *soleus,* M. flexor digit. longus, Tibialis post., Fibularis longus, Fibularis brevis, Flexor hallucis long.; *Dorsalflexion: M. tibialis ant.,* M. extensor hallucis long., Extensor digitorum long., Fibularis tertius; *Pronation: M. fibularis longus* und *brevis,* M. extensor digit. longus, Fibularis tertius, Extensor hallucis long., Tibialis ant.; *Supination: M. gastrocnemius,* M. soleus, *M. tibialis post.,* Flexor digit. longus, Tibialis ant., Flexor hallucis long., Extensor hallucis long. Die Bewegungen gehen im oberen Sprunggelenk (Art. talocuralis) und im unteren Sprunggelenk (Art. talo-calcaneare und Talo-calcaneo-naviculare) stets gleichzeitig und einheitlich vor sich. Der mediale Sohlenstützpunkt beim Stehen liegt im Capitulum metatarsalis I und außerdem über dem Tuber calcanei. Die übrigen Metatarsalköpfchen werden von II–V abnehmend immer schwächer belastet. Beim Plattfuß wandert der größte Druck vom Metatarsale I nach der Mitte des Vorfußes; beim Ballenhohlfuß ist der 5. Strahl am stärksten belastet; beim Lähmungsklumpfuß die Tuberositas metatarsalis V. Die Belastungsbedingungen schwanken sehr, je nach Art und Unebenheiten der Unterlage. Krankhafte Fußverläge sind am besten aus dem Druckbild des belasteten Fußes (nach *Graepner*) erkennbar. *Beim Gehen* beginnt die Anlegung des Fußes an den Boden in der Reihenfolge: Fersenaußenrand – ganze Ferse – lateraler Fußrand – Vorfuß mit Maximum am Capitulum metatarsale I – Großzehe – übrige Zehen. Die Zehen dienen dem aktiven Zehenstand sowie der Entlastung der Metatarsalköpfchen, dem Festkrallen am Boden, der Verbreiterung der Unterstützungsfläche, der Verkürzung des Fußes unter Spannung.

Sehnen- und Sehnenscheiden. 1. *Am Fußrücken. Vagina tendinis mi. tibialis ant.:* liegt hauptsächlich proximal der Knöchelbeuge im Verlauf des M. tib. ant. unter dem Lig. transversum cruris und Lig. cruciforme; distalwärts reicht sie nur bis in Höhe des Malleolus fib. Sie stellt das am weitesten tibial gelegene Sehnenfach dar und ist weiträumig, so daß eine zweite Sehne gegebenenfalls zusätzlich durch sie hindurchgezogen werden kann. *Vagina tendinis mi. extensor hall. long.:* beginnt proximal in Höhe der Malleolen und erstreckt sich distal bis zur Basis des Metatarsale I (mittleres Sehnenscheidenfach in der Knöchelbeuge). *Vagina tendinum mi. ext. digit. long.:* (am weitesten fibularwärts gelegenes Sehnenfach); kürzeste der drei streckseitigen Sehnenscheiden; erstreckt sich von knapp proximalwärts vom Lig. cruciforme bis knapp distalwärts vom Lig. cruciforme.

2. *Auf der Fußsohle: Vagina tendinis Mm. flexor hallucis longi und flexor digitorum longi* setzt sich aus dem Knöchelkanal bis an ihren Kreuzungspunkt unterhalb des Naviculare fort. *Vagina Mm. tibialis post.:* endet regelmäßig auf dem Lig. calcaneo-naviculare plantare, d. h. in der Knöchelgegend. *Vagina tendinum Mm. fibularium comm.:* endet unterhalb des äußeren Knöchels. Der M. fibularis longus besitzt im Zuge seines schrägen plantaren Verlaufs eine Vagina tendinis Mi. fibularis long. plantaris. Diese kleidet den ganzen Führungskanal aus und erstreckt sich bis an den Sehnenansatz am Cuneiforme I und Metatarsale I.

Gefäße und Nerven. 1. *Fußrücken:* Gefäßnervenstrang besteht aus der Fortsetzung der Vasa tibialia ant. und dem *N. fibularis prof.* Am Übertritt zum Fußrücken wechseln die Gefäße ihren Namen in *A. und V. dorsalis pedis.* Der Nerv übernimmt die Versorgung der Fußrückenhaut und der kurzen Fußrückenmuskeln. Von der A. dorsalis pedis teilen sich 3 Äste zum fibularen Fußrand und ein größerer Ast zum tibialen Fußrand (Arteriae tarseae fibularis et tibialis). Fibulare Verzweigungen anastomosieren mit der *A. arcuata*, dem Endast der Art. dorsalis pedis. Von der A. arcuata ziehen *Aa. metatarseae dorsales* in den Interdigitalräumen zu den Zehen und verteilen sich in *Aa. digita lesdorsales propriae*. Der N. fibularis prof. verteilt sich in Rami musculares zu den kurzen Fußrückenmuskeln und versorgt Sprung- und Fußwurzelgelenke.

2. *Fußsohle.* α) *Oberflächlich:* Ramus superficialis Aae. plantaris tibialis läuft gemeinsam mit dem N. digitalis plantaris proprius längs des tibialen Randes der Plantaraponeurose bis zur Großzehenspitze. Die Ri. cutanei Aae. und Ni. digitales plantares communes durchbohren die Plantaraponeurose in Höhe der Capitula metatarsalia und versorgen als Aa. und Ni. digitales plantares propr. die Zehen. Auf der fibularen Seite treten sie bereits in Höhe der Tuberositas metatarsalis V am Innenrand der Kleinzehenballenmuskeln an die Oberfläche.

β) *Tiefe Schicht:* Aa. plantaris tibialis et fibularis (aus der A. tibialis post.) und Ni. plantaris tib. et fib. (aus N. tibialis post.) treten vom Malleolus tib. kommend am Innenrand des M. abductor hallucis in die Fußsohle ein. Der tibiale Gefäßnervenstrang versorgt die Großzehenballenmuskulatur und Mm. lumbricales sowie Zehen I–IV. Der fibulare Gefäßnervenstrang versorgt die Kleinzehenballenmuskulatur, die Zehe V und die fibulare Seite der Zehe IV. Beide Gefäßnervenstränge werden durch den M. flexor digitorum brevis im Mittelfußbereich auseinandergedrängt und treten zwischen diesem bzw. dem M. abductor hallucis auf der tibialen Seite und dem M. abductor digiti V auf der fibularen Seite an die Oberfläche. Der tiefe Fußsohlenbogen der Arterie (Arcus plantaris) wird vorwiegend von der A. plantaris fibularis gebildet. Von ihr ziehen die A. metatarseae plantares zu den Zehen und teilen sich in Höhe der Grundphalangen in die A. digitales plantares propriae.

A. Mißbildungen

Außer den angeborenen Kontrakturen bzw. Deformitäten (vgl. E!)

1. *Syndaktylie*, d. h. Verschmelzung von Zehen und evtl. auch von Mittelfuß und Fußwurzel; meist (wie an den Fingern) an den *mittleren*; aber (im Gegensatz zu den Fingern) hier gewöhnlich ohne Operation zu belassen, da funktionell und kosmetisch bedeutungslos.

2. *Polydaktylie*, d. h. Überzahl der Zehen; (wie an der Hand) meist an der Außen- oder Innenseite, selten in der Mitte; am häufigsten an jedem Fuß 6, dann 7–9, selten bis 11; öfters kombiniert mit Syndaktylie sowie zugleich beiderseits oder zugleich auch an den Händen.

3. *Oligodaktylie*, d. h. Fehlen von Zehen.

4. *Makrodaktylie*, d. h. Zehenvergrößerung durch Überzahl von Phalangen (z. B. Großzehe mit drei Gliedern).

5. *Mikrodaktylie*, d. h. Zehenverkleinerung durch Minderzahl oder durch Verkürzung von Phalangen bzw. Metatarsen; ein- oder beiderseitig.

6. *Ektrodaktylie*, d. h. Fehlen von ganzen Zehen- und Fußabschnitten: Zehen, Mittelfuß, Fußwurzel, Unter- und Oberschenkel: Peropus, evtl. verbunden mit entsprechender Handdeformität: Perochirus bzw. Perodaktylus (Peromelus); auch in Form des bis in die Fußwurzel „hummerscherenartig" gespaltenen Fußes (sog. „Spaltfuß"), wobei gewöhnlich ein oder mehrere Mittelfußknochen samt Zehen fehlen; auch kombiniert mit Mißbildung an Augenhintergrund und Linse sowie Hand; erblich und familiär.

7. *Klinodaktylie*, d. h. Abweichung nach der Seite, z. B. am 1. Metatarsus medialwärts (sog. „Metatarsus adductus oder varus").

8. *Partieller Riesenwuchs.* a) *Angeboren:*

α) *Wahrer*, d. h. *alle* Gewebe (Knochen und Weichteile) *gleichmäßig* betreffend, z. B. an Zehen, vor allem 2. und 3., auch kombiniert mit Syndaktylie (vgl. 1.); auch bezeichnet als sog. „angeborener partieller Riesenwuchs" vgl. Allg. Chirurgie, S. 333 und Kap. Hand, S. 1484!

β) *Falscher*, d. h. *einzelne* Gewebe *besonders* betreffend, z. B. Fettgewebe an Zehen und Vorderfuß.

b) *Erworben:* bei Akromegalie (s. da).

Therapie: bei Funktionsstörung Excision oder Resektion oder Gliedabsetzung; bei falschem Riesenwuchs evtl. Geschwulstexstirpation.

B. Verletzungen

a) Fußverstauchung (Distorsio pedis). *Vorkommen:* sehr häufig, auch gewohnheitsmäßig bei Bandlockerung.

Entstehung: Umkippen des Fußes beim Auftreten auf eine Kante oder beim Einklemmen in Loch, Wagenfurche usw., und zwar häufig bei forcierter Adduktion, seltener Abduktion (hier erfolgt eher Knöchelbruch als Zerreißung des starken inneren Bandapparats!); begünstigend wirkt Fußdeformität (Knickfuß usw.) und ungeeignetes Schuhwerk (Halb- und Stöckelschuhe).

Symptome: Gelenkschwellung und -bluterguß sowie Schmerzen spontan, spez. in der prämalleolären Grube; bei Auftreten bzw. Fußbewegungen (und zwar bei forcierter Supination und Pronation, aber weniger bei Beugung und Streckung) und auf Druck (im Gelenkspalt vor den Knöcheln und an den Bandansatzstellen, dagegen nicht im Bereich der Knöchel und Fußwurzelknochen).

Zerreißung kann eintreten: 1. an den „Gabelbändern" (Lig. tibio-fibulare ant. et post.); 2. an den Seitenbändern (Lig. deltoideum auf der tibialen Seite, Lig. fibulo-talare und -calcaneare auf der fibularen Seite); 3. seltener; an kurzen Bandverbindungen (z. B. Lig. bifurcatum); sämtliche gehen evtl. mit Knochenausrissen einher, u. U. auch Aussprengung eines hinteren „*Volkmann*schen Dreiecks"; bei „Subluxatio supinatoria" kann der Talus ganz aus der Gelenkgabel herausgekippt werden; auch Luxation der Fibularissehnen kommt gleichzeitig vor (vgl. S. 1577).

Diagnose: Röntgenbild in gehaltener Adduktion und Supination; es kommt die pathologische „Kippstellung" des Talus zur Darstellung.

Therapie. Konservativ: Wegmassieren des Hämatoms und Anlegen eines Zinkleimverbands (in leichteren Fällen), eines Segeltuch-Heftpflasterverbands in schweren Fällen; evtl. mit Filz-Lochkappe zur Kompression der prä- und retromalleolären Gruben (Dauer 8—14 Tage); ungepolsterter Unterschenkel-Gehgipsverband für 4—10 Wochen bei deutlichen Bandzerreißungen. *Operativ:* nur bei chronisch-rezidivierender Subluxation.

Ersatz des *Lig. fibulo-calcaneare:* 1. (nach *Nilsonne*). Durchtrennung der Sehne des M. fibularis brevis in Höhe des Mall. fibularis und Fixierung des distalen Teiles an der Fibula; 2. (nach *Katzenstein* und *Löffler*): Bildung eines neuen Bandes aus frei verpflanztem Periost oder mit gestieltem Periostlappen von der Tibia.

Ersatz des *Lig. fibulo-talare ant.:* (nach *Hohmann*) durch Seidenzügel, welcher vom Ansatz am Talus durch einen Bohrkanal des Fibulaendes hindurchgeführt und verknüpft wird.

Ersatz des *Lig. tibio-talare ant.:* (nach *Hohmann*) durch Seidenzügel vom Bandansatz durch einen Bohrkanal im Tibiaepicondylus.

b) Fibularissehnenluxation: angeboren oder meist erworben (traumatisch); *Therapie:* Segeltuch-Pflasterverband, evtl. Operation: Nahtfixation mit Verstärkung durch freitransplantierten Fascien- oder gestielten (heruntergeklappten) Periostknochenlappen oder abgespaltenen Lappen von der Achillessehne vgl. S. 1577.

c) Muskel- und Sehnenruptur: z. B. an M. fibularis longus oder brevis (hier als Rißbruch der Tuberositas ossis metatarsi 5 s. da), M. plantaris oder M. extensor digitorum (vgl. Fingerstrecksehnenriß!), versenkte Sehnendrahtnaht. Betr. Achillessehnenriß vgl. S. 1576.

d) Frische Verletzungen an Fuß und Zehen: vgl. S. 1585! (Wegen der hier drohenden Gefahr von Infektion mit Eiter- sowie Tetanus- und Gasbranderregern empfiehlt sich recht sorgfältige Wundversorgung nebst offener Wundbehandlung und guter Ruhigstellung durch Bettruhe und Schiene, gegebenenfalls auch Wundstarrkrampf- und Gasbrandschutzimpfung sowie Chemotherapie!).

e) Gefäße und Nerven. *Freilegung: A. tibialis post.* und *N. tibialis* am inneren Knöchel: bogenförmiger Schnitt hinter dem inneren Knöchel; Durchtrennung des Lig. laciniatum; man stößt auf das Gefäßnervenbündel hinter den Sehnen des M. tib. post. und flexor digit. longus. Am weitesten vorn der N. plantaris tib., A. tibialis post. zwischen 2 Begleitvenen, N. tibialis am weitesten dorsal.

A. dorsalis pedis: (Hilfslinie von der Mitte zwischen beiden Knöcheln zum 1. Metatarsalraum!); Hautschnitt parallel und fibularwärts zur Sehne des M. extensor hall. long.; Spaltung der Fascie; Verziehung des Muskelbauches (M. ext. hall. brevis) nach fibular; Eröffnung der Gefäßscheide.

f) Haut. *Decubitusnarben und -ulcera* am Calcaneus: *Vorkommen:* Gipsverbände, lange Bettlägerigkeit, Kachexie, Deckendruck, trophische Störungen spez. bei Lähmungen. *Therapie:* sofortige Fensterung von Gipsverbänden bzw. Einlegen von Lochfilzkappen, Halbschalen von Orangen oder Grapefruits in den Gipsverband. Hohllegen von Calcaneusnarben im Schuh durch Einsetzen von Schaumgummipolster usw.

g) Knochen und Gelenke. (*Überlastungsschäden und schleichende Fraktur*): α) *Überlastungsschäden:* an beiden Seiten der Talusrolle periostale Auszackungen, evtl. freie Körper im Sinne der Osteochondrosis dissecans; extraartikuläre Zackenbildung vorndorsal am Talus durch Anschlag des Fußes bei Dorsalflexion (Springer, Sprinter).

β) *Schleichende Frakturen:* Trümmerzonenbildung durch einseitige Dauerbeanspruchung im Sinne der Materialermüdung an den Schäften der Metatarsalia II–IV; hinter der Calcaneusmitte. *Therapie:* Schonung für 2–3 Monate.

C. Entzündungen

1. Äußere Bedeckungen

I. *Unspezifische:*

a) Furunkel und Karbunkel: selten und nur an Fuß- und Zehen*rücken*.

b) Interdigitalgeschwür (zwischen den Zehen) durch Intertrigo (vgl. intertriginöses Ekzem!) oder durch sog. „inneres" Hühnerauge (s. u.), spez. bei unzweckmäßigem Strumpf- und Schuhwerk oder bei Schweißfuß; *Differentialdiagnose:* Mykose (sehr häufig!!), Ulcus molle, Syphilispapel und Carcinom.

c) Phlegmone, Lymphangitis und **Erysipel** (vgl. Unterschenkel!). Eiterung kann sein:

α) *subepidermal* (als sog. „Eiterblase" bei infizierter Wunde durch Scheuerung oder Druck, spez. bei Fuß- und Zehendeformität, z. B. bei Hallux valgus, Hammerzehe u. dgl.).

β) *subcutan* (z. B. sekundär bei oberflächlicher und primär bei tiefreichender Verletzung oder übergreifend von subepidermaler Eiterung vgl. a!).

γ) *subfascial*, sog. „*Kragenknopfabsceß*".

Komplikationen: Übergreifen der Eiterung auf Knochen, Gelenk und Sehnen sowie Septicopyämie.

Therapie: Incision unter Schonung der Gefäße, Nerven und Sehnen (daher längs!) und der Fußauftrittfläche (daher am inneren oder äußeren Fußrand oder in der Fußhöhlung!), bei Kragenknopfabsceß genügt die tangentiale Eröffnung nicht; Freilegung des tiefen Abscesses durch Spaltung der Plantaraponeurose ist erforderlich.

d) Frostbeulen: vgl. S. 203.

e) Schwielenbildung (Tyloma s. Tylosis) oder Callositas sowie *umschrieben* (mit einem zentral und vertikal in die Tiefe ragenden Zapfen oder Kegel) als *Hühnerauge oder Leichdorn* (*Clavus*, zu deutsch „Nagel").

Wesen: Hypertrophie der Stachelschicht und Papillaren. *Schwiele* ist flächenhaft ausgedehnt; bei *Clavus* nimmt nur die Hornschicht in die Tiefe gehend zu („Dorn" des Clavus).

Lokalisation: als Schwiele, spez. an den Fußstützpunkten: Ferse sowie Groß- und Kleinzehenballen; als Hühnerauge, spez. über Knochenvorsprüngen am Metatarsusköpfchen von Groß- und Kleinzehe, Kleinzehe außen, zwischen den Zehen (durch Druck benachbarter Knochen als sog. „inneres" Hühnerauge, namentlich zwischen 4. und 5. Zehe durch Druck des Grundglieds 4), schließlich bei Hallux valgus oben-außen und bei Hammerzehe dorsal, soweit es sich hier nicht um Schleimbeutelbildung oder Frostbeule handelt.

Ursache: Zehendeformität und unpassendes Schuhwerk; häufig besteht Platt- oder Hohlfuß, Hallux valgus, Hammerzehe oder dgl.

Differentialdiagnose: Warzen der Fußsohle, spez. an Aufstützpunkten.

Komplikationen: 1. Infektion mit Tetanus, Eiterung bis Sepsis sowie diabetische Gangrän. 2. Schleimbeutelbildung unter dem Hühnerauge mit Gefahr von Entzündung und Durchbruch nach außen oder in Sehnenscheide, Periostitis, Knochen, Gelenk usw.

Symptome: heftiger Schmerz, „wie durch einen eingeschlagenen Nagel" (Druck des Dorns auf die Papillarnerven!).

Therapie (möglichst kausal): passendes Schuhwerk. Hühneraugen- (Filz-) Ring. Erweichen (Keratolyse) durch heißes Bad mit 1–2 Eßlöffel Pottasche oder durch Salicylsäure als $33^1/_3\%$ bis 50% Salicylsäure-Guttaperchapflaster („Hühneraugenpflaster") oder als 10% Salicylsäure-Kollodium (Rp. Salicylsäure 1, Milchsäure 1, Kollodium 8; zweimal täglich aufzupinseln), Verband bleibt 5–8 Tage liegen; evtl. wiederholte Applikation; dann Abtragen mit Messer oder Rasierhobel. Evtl. in Lokalanästhesie aseptisches Ausschneiden der Hornschicht samt zentralem, konisch in die Tiefe eindringendem Kern nebst Verätzen blutender Gefäße durch Höllensteinstift („Hühneraugenoperation"). Bei Fuß- und Zehendeformität und hartnäckigem Recidiv des Clavus evtl. operative Korrektur von Hammerzehe usw.; auch Röntgenbestrahlung der Clavi mit weicher Röhre 2 Minuten lang.

f) Fasciitis der Fußsohle. *Wesen und Ursache:* schmerzhafte Knoten in der Fußsohlenfascie nach scharfer Verletzung oder Einriß bei Quetschung, Fraktur oder Luxation sowie bisweilen nach Infektionskrankheiten (Masern, Pneumonie, Influenza usw.) und bei Gicht u. dgl., auch spontan auftretend entspr. der *Dupuytren*schen Kontraktur in der Hohlhand und mit ihr kombiniert.

Differentialdiagnose: Geschwülste (Lipome, Neurome, Endotheliome, Sarkome) sowie Fettgewebshyperplasie, Gicht und Neuralgie.

Folge: evtl. Zehenbeugekontraktur (Krallenstellung).

Therapie: Moorbäder, hyperämisierende Maßnahmen, Massage, Aspirin; in extremen Fällen Excision der Fascie ähnlich der *Dupuytren*schen Kontraktur.

g) Warzen an der Fußsohle. *Vorkommen:* am Vorfuß in der Gegend der Metatarsalköpfchen, an der Ferse oder Vorderseite gekrümmter Zehen; besonders bei Kindern; weibliches Geschlecht überwiegt.

Pathologisch-anatomisch: Wucherung und Zerklüftung der obersten Spitzen der Hautpapillen, welche infolge mangelhafter Ernährung verhornen; daher siebartig durchlöchertes Aussehen.

Differentialdiagnose: Schwielen, Clavi.

Therapie: Hohllegen durch entsprechende Einlage; Radiumbehandlung (5–10 mg je ccm, Expositionszeit 1–$2\frac{1}{2}$ Stunden, Abdeckung mit Blei), orthopädische Behandlung mit Hebung des Quergewölbes und Vermeiden des Zehengangs durch Schuhwerk mit normal hohen Absätzen; Auskratzen mit scharfem Löffel und Nachätzen mit rauchender Salpetersäure oder Höllensteinlösung (8–14 Tage lang tägliches Betupfen mit immer tieferem Vordringen in das Warzengewebe). Evtl. operative Radikalexstirpation kombiniert mit Herstellung normaler Fußbelastung durch orthopädische Maßnahmen.

h) Schweißfuß. *Ursache:* Plattfuß, Varicosis, konstitutionelle Schwäche des Stützgewebes, vasomotorische Störungen (Vagotoniker).

Therapie: Behandlung des Plattfußes durch entlastende Fußeinlage, Kräftigung der Fuß- und Beinmuskulatur durch Gymnastik und Massage; *Hautbehandlung* (tägliche Waschungen mit kühlem Wasser und täglich 2–3 maliger Strumpfwechsel). Penetranter Geruch stammt von der Zersetzung organischer Säuren (Essigsäure, Fettsäure und Eiweißbestandteile); Einreibungen der Sohlenhaut und Interdigitalfalten mit Salicylspiritus (1%ig), Puderung des Fußes und der Sockeninnenseite mit Formalin-Vasenolpuder, Waschungen mit Kamillosan, Einreibungen mit Hidromilkuderm, Simanit-Salbe; in schwereren Fällen Puderung mit Talkum + pulverisierter Borsäure oder Weinsteinsäure, Sannoform; in schwersten Fällen Pinselung mit Formalinlösung (10–40%ig); Abhärtung der Sohlenhaut durch Barfußgehen. Bei *Stinkfuß* (Bronchidrosis pedis) zweimal tägliches Einpinseln mit Jodtinktur (3–7%ig) 8–14 Tage lang bis zur Jodschälung oder Resorcin-Salicyl-Spiritus (2–3%ig), anschließend Benzinsäuberung (keine Seifenwaschung!) und Einreiben mit indifferenten Salben.

i) Frostbeulen (Perniones). *Vorkommen:* an Stellen, wo fettarme Haut vorspringende Knochen direkt überzieht (Großzehenballen, Ballen des 5. Mittelfußköpfchens, Zehenstreckseite, Tuber calcanei).

Ursachen: lokale Erfrierung 1.–2. Grades, zu welchen blutarme, pastöse, muskelschwache Jugendliche besonders neigen. Begünstigend wirken enges Schuhwerk, enge Strümpfe.

Pathologisch-anatomisch: Transudation von Serum in die umgebenden Gewebe und entzündliche Verdickung von Cutis und Subcutis, Blasenbildung, Ulceration.

Prophylaxe und Therapie: Fußbäder, Streichmassage der Unterschenkel und Fußweichteile, konsequente Bein- und Fußgymnastik zur Zirkulationsverbesserung; warme Bäder mit Eichenrinden- oder Essigzusatz, Alkoholumschläge, tägliches Pinseln mit *Lugol*scher Lösung oder Ichthyol, Pernionin, Diathermie, Einpinseln mit heißem Tischlerleim und Bedecken mit Mullkompresse, Zinkleimverband, Röntgenbestrahlung (harte Therapieröhre 0,5 Al-Filter $^1/_3$–$^1/_2$ Erythemdosis); bei Rhagaden oder torpiden Geschwüren Ätzung mit Argentum nitricum, Perubalsam, Vereisung mit Chloräthylspray.

k) Malum perforans pedis. *Definition:* chronische Geschwürsbildung an der Fußsohle, spez. an Ferse, unter dem Mittelfußköpfchen I und V, Zehenballen.

Vorkommen: bei Männern im 4. und 5. Decennium.

Ursachen: nach Neuritis infolge Erfrierung, Verbrennung, Kontusionen, direkten Nervenverletzungen mit nachfolgender Anästhesie an der Fußsohle, Tabes, Syringomyelie, Spina bifida occulta, Wirbelfrakturen, Läsionen der hinteren Sacralmarkwurzeln, Lues, Alkoholabusus.

Pathologisch-anatomisch: allmähliche Verdünnung der Hornschicht im Bereich einer Schwiele, darunter liegende Sekretverhaltung, kreisrunde Ulceration mit hornigen, wallartig verdickten und zerklüfteten Rändern und blaß-granulierendem Geschwürsgrund, schmerzlos, langsam progredient, dann schließlich zur Knochen- und Gelenkzerstörung führend, hartnäckig rezidivierend.

Prophylaxe und Therapie: entlastende Einlagen bei Druckschwielenbildung, Alkoholverbot, innerlich Jod-Kali; Abtragung und Exkochleation der wallartigen Hautränder, Excision von Nekrosen, Sequestrotomie; stumpfe Dehnung der Nerven des zuständigen Versorgungsbereichs (N. tibialis, N. plantaris tib. et fib., N. fibularis superficialis, N. cut. dors. pedis), Neuromexstirpation, periarterielle und lumbale Grenzstrangresektion; Röntgentiefenbestrahlung; evtl. Abmeißelung von Exostosen, wenn sie einen chronischen Druck bzw. eine lokale Mangeldurchblutung der darüberliegenden Haut hervorrufen, wenn also das Malum perforans als Decubitus aufzufassen ist.

II. Spezifische:

a) Tuberkulose der Haut sowie Lupus: manchmal kombiniert mit tuberkulöser Lymphangitis und Lymphadenitis sowie Nagelerkrankung; evtl. durchgreifend bis auf Fascie, Periost, Knochen und Gelenke; vereinzelt mit Abstoßung von Zehen oder deren Gliedern (sog. „Lupus mutilans") oder mit narbiger Zehenkontraktur oder mit Elephantiasis.

b) Syphilis: *Papel* zwischen den Zehen (durch Fingerübertragung!), *Psoriasis plantaris syphilitica* und *Gumma* in Form flacher Infiltrate oder Geschwüre; auch *Nagelerkrankung: Onychia maligna* (s. u.).

c) Aktinomykose: z. B. an der Fußsohle bei Barfußgehen über Stoppelfelder; sonst vgl. S. 404.

d) Lepra, auch als „Lepra mutilans": vgl. S. 408.

e) Madurafuß: vgl. S. 406.

2. Nägel

a) Onychia bzw. Paronychia acuta. *Vorkommen:* bei infizierter Schrunde, Einriß des zu starken Nagelwalls („Neid- oder Nietnagel") oder Verletzung (vgl. Panaritium!) sowie *Onychia chronica und maligna:* bei infizierter Verletzung sowie bei Tuberkulose oder Syphilis.

Therapie: Incision und evtl. Nagelextraktion; bei Tuberkulose und Syphilis Exkochleation und Jodoformpulver usw.

b) Krallennagel (Onychogryphosis). *Wesen:* Hypertrophie der Nagelsubstanz mit Verdickung und Verkrümmung; evtl. „krallen- oder widderhornartig".

Vorkommen: namentlich bei älteren Frauen mit Knicksenk-Spreizfuß; meist betroffen ist die Großzehe.

Ursachen: Anlage, spez. Platt-Spreizfuß mit Zehenverkrümmung neben Stiefeldruck oder Trauma sowie lokale (Ekzem, Psoriasis, Ichthyosis, Erfrierung, Verätzung usw.) und allgemeine Erkrankungen (Typhus, Syphilis, Zirkulationsstörungen, Tabes, Diabetes, Arsen- oder Bleivergiftung usw.).

Therapie: möglichst kausal, spez. passende Fußpflege und -bekleidung sowie Nagelpflege und -beschneidung; sonst zunächst Aufweichen in Sodabad oder mit heißer 30%iger Kalilauge, dann Abfeilen, Abschaben oder Abschneiden der hypertrophischen Masse und Bedecken mit Salicyl- oder Quecksilberpflaster; evtl. Nagelentfernung mit Nachbehandlung durch Salbe, später Bienenwachs; ausnahmsweise, nämlich bei Rückfallneigung, erfolge auch Entfernung der Nagelmatrix und Deckung des Nagelbetts mit seitlichen Hautlappen.

c) **Eingewachsener Nagel (Unguis incarnatus).** *Definition:* seitliche Einbiegung des Nagelrands in den Nagelfalz; zugleich infizierte Weichteilwunde bzw. Granulom nahe dem freien Nagelrand (Paronychie) durch Druck des Seitenrands der Nagelplatte auf den seitlichen Nagelfalz.

Vorkommen sehr häufig, namentlich bei jungen Leuten mit Senkfuß.

Lokalisation: überwiegend an der Großzehe, und zwar meist außen, seltener innen oder beidrandig; öfters beiderseits.

Ursache: chronischer Druck auf den Nagel, der durch ihn einen Gegendruck findet; spez. Platt-Spreizfuß; Hallux valgus sowie unpassendes (zu enges oder zu kurzes) Schuhwerk und unrichtiges Nägelbeschneiden; begünstigend wirkt breite Zehe, beweglicher Nagel und konvexe Krümmung desselben sowie Platt-Spreizfuß; auslösendes Moment ist oft Tanzen, Marsch usw.

Prophylaxe: vernünftiges (genügend breites und langes) Schuhwerk und zweckmäßiges Nägelbeschneiden (die seitlichen Kanten des vorderen Nagelrands sollen etwas über die Weichteile vorstehen; daher Nägel, spez. an Großzehe nicht zu kurz und nicht konvex zurückschneiden, sondern quer oder konkav schneiden!).

Therapie. Bei *leistenförmiger, überhängender Verdickung des seitlichen Nagelfalzes ohne entzündliche Veränderungen:* genügend breites Schuhwerk, Korrektur eines vorhandenen Plattfußes, Nachwachsenlassen des Nagels, welcher nur in querer Richtung gekürzt wird; Ausschaben einer Längsrinne in Nagelmitte mit einem Objektträger; Abschieben des seitlichen Nagelfalzes mit Wattestäbchen, welches mit Formalinspiritus (5%ig) getränkt wird. Nächtlicher Alkoholdunstverband (60%ig). *Bei warzig-höckriger Verdickung des Nagelfalzes mit entzündlichen Veränderungen:* α) Beseitigung der Entzündungserscheinungen durch Bettruhe, Einschieben von Wattebäuschchen unter den Nagelfalz, um Sekretabfluß zu erreichen; täglich einstündiges, heißes Schmierseifenfußbad, nächtlicher Penicillin-Sulfonamid-Puderverband. β) *Operativ:* nach Abklingen der Entzündungserscheinungen in Lokalanästhesie nach *Oberst* und Blutleere Abtragung der Granulationen mit scharfem Löffel, Jodierung, Längsspaltung des Nagels im äußeren Drittel und Entfernung des abgespaltenen Nagelteils; Bildung eines kleinen Hautlappens durch daraufgesetzten Querschnitt und keilförmige Excision der zugehörigen Nagelwurzel bis auf den Knochen (Cave! Stehenlassen von Matrixresten, da sie unweigerlich zum Rezidiv führen); Wiedervereinigung des Querläppchens mit Zwirnnähten; Bettruhe für 4–6 Tage. Nach *Voelcker:* Schienung der Nagelkante mit kleinem Silberblechschienchen, welches mit kleiner Zange an der Nagelkante angekniffen wird; durch Wegfallen des chronischen Reizes, unterstützt durch tägliche Fußbäder, bildet sich eine feste Hautfläche unter dem Schienchen. *Totale Verödung des Nagelbetts:* Entfernung des ganzen Nagels durch Längsspaltung in der Mitte und Auslösung der Nagelhälften; Bildung zweier Hautlappen aus dem seitlich stehenbleibenden Hautmaterial und mediale Vereinigung der Lappen über dem ehemaligen Nagelbett (nach *Haegler*). Nach *Eichelbaum:* wird die Deckung durch Mobilisation eines dorsalen Brückenlappens ermöglicht, welcher über das Nagelbett gezogen und mit Weichteilkuppe und seitlichen Haurändern vereinigt wird.

d) **Subunguale Exostose.** *Definition:* Exostosenbildung im Bereich der Endphalanx führt durch Druck auf den darüberliegenden Nagel zu sehr schmerzhaften Druckerscheinungen.

Vorkommen: spez. an der Großzehe und 5. Zehe.

Symptome: Druckschmerz, welcher bei Druck auf die entsprechende Nagelstelle erheblich zunimmt, Entzündungserscheinungen, Nagelabhebung, Ulceration, Granulationen und Fistelbildung.

Differentialdiagnose: Papillom, Fibrom, Angiom, Sarkom.

Therapie: Abmeißeln der Exostose von einem seitlichen dorsalen Schnitt unter Erhaltung des Nagels oder nach Spaltung und Entfernung des Nagels.

3. Sehnen und Sehnenscheiden: Sehnen- und Sehnenscheidenentzündung (Tendinitis und Tendovaginitis, siehe Peritendinitis)

Formen: akut und chronisch, auch stenosierend (ähnlich Tendovaginitis stenosans).

Ursachen: Verletzung, Überanstrengung, Druck, Marsch, Rheumatismus, Gonorrhoe, Tuberkulose, spez. bei pes valgus oder Hohlfuß.

Lokalisation: Fibularis longus-, Tibialis ant.-, Extens. digit. longus-Sehne (vgl. vorn Anatomie).

Symptome: spindelige und der Sehnenscheide in Form und Lage entsprechende, schmerzhafte und druckempfindliche, bisweilen knarrende oder knirschende Anschwellung nebst Gebrauchsstörung.

Differentialdiagnose: Ruptur und Verknöcherung der Sehne sowie Knochenhaut- oder Schleimbeutelentzündung, Ganglion, Angiom, Lipom u. a.

Therapie: Einreibungen mit Unguentum cinereum; Ruhigstellung durch Heftpflasterverband bis zur Mitte der Wade zur weitgehenden Einschränkung der Fußbewegungen; nächtlicher *Prießnitz*scher Umschlag über dem Heftpflasterverband; bei Fußdeformität entsprechende korrigierende Einlage; bei stenosierender Tendovaginitis Sehnenscheidenspaltung. *Achillotendinitis:* spez. Form einer chronisch-entzündlichen Reizung des gesamten Peritenons der Achillessehne, in schweren Fällen auch der Sehne selbst, hervorgerufen durch einmalige größere Anstrengungen (Märsche, Bergsteigen, Skifahren, Schlittschuhlaufen, Tanzen, Springen) von Untrainierten oder durch chronische Überlastung (Langstreckenläufer). Die Veränderungen sind vorwiegend degenerativer Art und führen zur besenartigen Aufsplitterung der Sehne, die bis zur Ruptur führen können (vgl. S. 1576). Auch *Verknöcherungen* der Achillessehne nach wiederholten kleinen oder einmaligen stärkeren Traumen kommen vor.

Therapie: bei Schmerzen operative Entfernung.

4. Schleimbeutel: Schleimbeutelentzündung (*Bursitis achillea, Haglunds Exostose*)

Formen: Bursitis der *Bursa tendinis mi. triceps* zwischen der oberen glatten Hinterfläche des Tuber calcanei und dem Sehnenansatz oder Bursitis der *Bursa subcutanea calcanearis* zwischen Subcutis und dorsalem Umfang der Achillessehne oberhalb ihres Ansatzbereichs (eigentliche „Bursitis achillea"); auch Übergangsformen zwischen beiden.

Ursache: bei spitz- und scharfkantig zulaufender Form der oberen Ecke des Fersenbeins gerät das Gewebe unter einen chronischen Druckreiz zwischen Calcaneusspitze und Schuhrand (spez. mit dem querverlaufenden Oberrand von Halbschuhen).

Therapie. Konservativ: individuell angepaßte Schuhform, welche auf die Fersenform Rücksicht nimmt; Hohllegen des oberen Fersenbeinabschnitts durch Einfügen von Wildleder- und Filzstreifen, Vermeiden hoher Absätze. *Operativ:* Abtragung der oberen spitzen Ecke des Fersenbeins und Abrundung desselben; dazu ist Abheben der Achillessehne vom Calcaneus nötig und Abschlagen des Vorsprungs bei starker Plantarflexion; Gipsverband für 14 Tage, anschließend Heftpflaster-Stützverband für 2–3 Wochen. Entfernung der Bursae allein führt stets zum Rezidiv.

5. Knochen und Gelenke, speziell Talo-Crural-Gelenk

I. Unspezifische Infektionen:

a) Seröse. *Ursachen:* scharfe und stumpfe Verletzung (Kontusion, Distorsion, Fraktur und Luxation), längere Ruhigstellung, Rheumatismus, Gonorrhoe usw.

Symptome: Gelenkerguß mit Vorwölbung vorn (zu beiden Seiten der Strecksehnen) und evtl. (aber meist geringer und später) auch hinten (zu beiden Seiten der Achillessehne), *Schmerz* (spontan, bei Bewegungen oder Auftreten und auf Druck), *Beweglichkeitsbeschränkung* und *pathognomonische Stellung* in leichter Plantarflexion, *Probepunktion*, *Röntgenbild*.

Therapie: Bettruhe, *Braun*sche Schiene und Umschlag bzw. Jod- oder Ichthyolsalbe; später Bäder bzw. Heißluft und Diathermie, Massage und Übungen sowie zum Aufstehen fixierender Verband (elastischer Binden- und in schweren Fällen Schusterspan-Stärkebinden- oder Gipsverband). Beste Gelenkstellung ist rechtwinkelige Beugung und leichte Supination.

Punktion des Sprunggelenks (vgl. Abb. 456). *Technik:* Punktion ist möglich von vorn-fibular oder von vorn-tibial oder von hinten-fibular. Am günstigsten ist die Punktion von schräg vorn-fibular. Einstich in der prämaleolaren Grube zwischen Strecksehnen und Knöchel, etwa fingerbreit oberhalb der Knöchelspitze und Vorführen der Kanüle schräg nach unten und zur gegenüberliegenden Seite. Zur Punktion von hinten-fibular wird 1 Querfingerbreit hinter der Fibula und 2 Querfinger oberhalb der Malleolenspitze sagittal nach vorn eingestochen.

b) Eitrige. *Formen:* α) Gelenk: Empyem und Kapselphlegmone (vgl. S. 368) und β) Knochen: Osteomyelitis an Fußwurzel, spez. Calcaneus, Talus, Metatarsus I u. a. (vgl. S. 373).

Ursachen: α) direkt bei penetrierender Verletzung durch Stich oder Schuß sowie bei komplizierter Fraktur oder Luxation.

β) *fortgeleitet* bei infizierter Hautwunde, Phlegmone, Erysipel, Furunkel, Osteomyelitis (an Tibia, Calcaneus und anderen Fußwurzelknochen, Metatarsi, Zehen); an Zehen auch von Hühnerauge, Hallux valgus, Hammerzehe und Malum perforans.

γ) *metastatisch* bei Gelenkrheumatismus, Septicopyämie usw.

Symptome: allgemeine (Fieber usw.) und lokale Entzündungssymptome; sonst vgl. a)!

Differentialdiagnose: Tuberkulose u. a.

Folgen: 1. Durchbruch des Eiters mit Fistelung an den genannten vier Stellen der Gelenkvorwölbung (meist vorn beiderseits der Strecksehnen, seltener hinten beiderseits der Achillessehne) bzw. Durchbruch in benachbarte Gelenke oder Sehnenscheiden. 2. Kontraktur und Ankylose.

Therapie: konservativ: vgl. a); *operativ:*

1. *Punktion* und evtl. *Injektion* von Chemotherapeuticis.

2. **Arthrotomie** *und Drainage.* α) *Kleine Arthrotomie des oberen Sprunggelenks* (nach *Payr*): *von vorn-fibular:* Hautschnitt am Vorderrand des äußeren Knöchels; Durchtrennung des Lig. cruciforme; Medialverziehung der Strecksehnen, Eröffnung der Gelenkkapsel durch kleinen Schnitt. *Von vorn-tibial:* Hautschnitt daumenbreit vor dem inneren Knöchel; Durchtrennung des Lig. cruciforme; Latero-dorsal-Verziehung der Strecksehnen; Eröffnung des oberen Sprunggelenks durch kleinen Einschnitt. *Große Arthrotomie von dorsal* (nach *Payr*): Längsschnitt über der Tibialseite der distalen Achillessehne, welcher über dem Sehnenansatz nach fibular umbiegt; temporäre Durchtrennung der Achillessehne; Einkerbung des Lig. fibulo-calcaneare post.; nach Beiseitepräparieren dicken Fettgewebes stößt man auf die dorsalen Kapselabschnitte, welche quer incidiert werden; auf diese Weise wird breiter Zugang bzw. Sekretabfluß nach dorsal geschaffen.

β) *Kleine Arthrotomie des unteren Sprunggelenks* (nach *Payr*): Zugang von dorsal, ähnlich wie zur dorsalen Eröffnung des oberen Sprunggelenks; Durchtrennung des Lig. fibulo-calcaneare post.; Medialverziehung der Achillessehne; Vordringen auf das Lig. talo-calcaneare post. und Durchtrennung; entlang der Oberfläche des Calcaneus Vordringen zur Kapsel des unteren Sprunggelenks und queres Einschneiden derselben bei starker Dorsalflexion des Fußes.

γ) *Radikale Arthrotomie der großen und kleinen Fußgelenke* (nach *Kirschner-Klapp; Obalinski*): *Indikation:* zur Ausräumung unspezifisch-entzündlich erkrankter Gelenke; infolge der verbesserten Infektionsbekämpfung durch Antibioticis heute kaum noch in Gebrauch. *Technik:* Hautschnitt von oberhalb des Malleolus fib. bis zur Außenkante der Fußsohle und zur Tuberositas metatarsalis V, von dort parallel der *Lisfranc*schen Gelenklinie zur inneren Fußkante und von dort zum Malleolus tib.; Ligatur der A. dorsalis pedis; queres Einsägen der Basis der Metatarsalia und der Tarso-Metatarsal-Gelenke so weit, daß diese transversal halbiert werden; Fortführen des Sägeschnitts bis zur Spitze beider Knöchel; Auseinanderziehen des in der Transversalebene gespaltenen Fußes und Durchtrennung des Talus mit einem Meißelschlag, so daß auch das Sprunggelenk eröffnet wird; evtl. Einlegen mehrerer Laschen und Röhrendrainagen; sodann Zurückschlagen des Hautlappens und Kürzung der vorspringenden Metatarsalia.

c) Resektion der Sprunggelenke. α) *Oberes Sprunggelenk* (nach *Kocher*): *Technik:* 1. Akt: bogenförmiger Hautschnitt um den fibularen Malleolus; Darstellung und Anschlingung der Fibularissehnen; temporäre Durchtrennung der mit Haltefäden angeschlungenen Fibularissehnen. 2. Akt: Durchtrennung der Ansatzpunkte der Bänder am Talus und Calcaneus; Ablösung der Kapsel an ihrer vorderen und hinteren Anheftungsstelle an der Tibia; Luxation des Fußes im Talo-Crural-Gelenk nach tibialwärts; Zugang ergibt einen uneingeschränkten Überblick über das Gelenk, evtl. sparsame Abmeißelung zerstörter Knorpelpartien oder der gesamten knorpeligen Gelenkflächen.

β) *Oberes Sprunggelenk* (nach *Fritz König*): 1. Akt: bogenförmiger Hautschnitt über dem inneren Knöchel; Durchtrennung des Periosts bis auf die Tibia; schräge Osteotomie der Tibia mit breitem Flachmeißel bis zur Eröffnung der Art. talo-cruralis. 2. Akt: Fortsetzung des Schnitts durch die Gelenkkapsel nach abwärts bis unter die Malleolenspitze (*Cave!* Verletzung der Sehne des M. tib. post.); Zurückklappen des Knochen-Weichteillappens nach unten; durch starke Pronation des Fußes wird guter Einblick ins obere Sprunggelenk möglich.

γ) *Resektion der Gelenke in der Chopartschen Linie:* s. unten, Arthrodesen der Fußgelenke, S. 1596!

δ) *Resektion der Gelenke in der Lisfrancschen Linie:* tibial- und fibularseitiger Längsschnitt an beiden Fußkanten; Ablösung der Weichteile des Fußrückens vom Knochen und queres Herausmeißeln des zu entfernenden Stücks aus dem Tarsus und Metatarsus. Nach *Delbet* kann die Resektion auch von einem Querschnitt über den Fußrücken ausgeführt werden, durch welchen sämtliche Weichteile nebst Sehnen bis auf den Knochen durchtrennt werden; Darstellung der *Lisfrancs*chen Gelenklinie und völliges Herunterklappen des Metatarsus bei zunehmender Plantarflexion des Vorfußes; nun ist die Resektion der distalen Gelenkflächen der Fußwurzel und der proximalen Gelenkfläche der Metatarsalia möglich; die Sehnen heilen in dem Narbengebiet wieder an; anatomiegerechte Wiedervereinigung der Sehnen zwecks Wiedererlangung partieller Beweglichkeit ist anzustreben.

ε) *Resektion des unteren Sprunggelenks:* s. S. 1596.

d) Amputation und Exartikulation im Fußbereich. *Indikation:* Amputationen und Exartikulationen im Bereich der Fußwurzel haben an Bedeutung stark eingebüßt, seit-

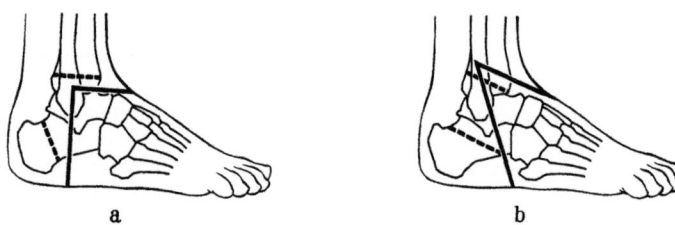

Abb. 465. *Amputation im Bereich des Fußes:* a) Klassische Schnittführung nach *Pirogoff*, b) Modifizierte Schnittführung nach *Guenther*

dem eine verbesserte Prothesentechnik ein funktionell leistungsfähiges, beschwerdefreies Tragen von Unterschenkelprothesen möglich gemacht hat. Die Erhaltung von funktionell nicht vollwertigen Teilen des Fußes ist darum nicht empfehlenswert, vielmehr der gute Unterschenkelstumpf vorzuziehen. Andererseits soll der Rückfuß erhalten werden, wenn nur die distalen Fußteile abgesetzt werden müssen oder, wenn es möglich ist, eine tragfähige osteoplastische Amputation (z. B. „kurzer Pirogoff") auszuführen. Der gutgedeckte „kurze Pirogoff" macht, wenn er schmerzfrei und belastungsfähig ist, den Kranken von der Prothese unabhängiger. Bei allen Amputationen und Exartikulationen am Fuß ist die Schnittführung so zu legen, daß spätere Narben nicht auf die Fußsohle zu liegen kommen. Als Stumpfdeckung ist am besten die derbe Fußsohlenhaut zu verwenden.

Methoden. 1. *Osteoplastische Amputation* (nach *Pirogoff*): (s. Abb. 465!) α) *Klassischer Pirogoff:* der Fuß wird knapp über dem Talo-Crural-Gelenk abgesetzt; der rückwärtige Teil des Fersenbeins quer durchtrennt und mit diesem der Tibiastumpf gedeckt. Beim sog. „kurzen Pirogoff" erfolgt die Absetzung der Unterschenkelknochen 3–4 cm proximal der Malleolen. Der quer durchtrennte rückwärtige Anteil des Fersenbeins wird mit der ebenfalls quer durchtrennten Tibiaepiphyse verbunden. Hierdurch wird die Sicherheit der knöchernen Heilung vergrößert und eine durch Aufrichtung des Calcaneus evtl. verursachte hinderliche Überlänge des Stumpfes vermieden. Die durch die Originalverfahren gewonnene Auftrittsfläche entspricht aber nicht der normalen Belastungsfläche des Calcaneus.

β) *Modifikation nach Pirogoff-Günther:* die Sägeflächen durch Tibia und Calcaneus werden nicht horizontal, sondern im gleichen Winkel schräg von vorn-unten nach hinten-oben geführt (günstigstes Verfahren, da hierdurch eine nahezu normale Auftrittsfläche erhalten bleibt). *Technik:* 1. Akt: Steigbügelschnitt von den Malleolen schräg nach vorn zur *Chopart*schen Gelenklinie; Plantarflexion des Fußes und Durchtrennung der Gelenkkapsel; Unterbindung der Gefäße; Gelenköffnung in den vorderen Anteilen. 2. Akt: Durchtrennung der Seitenbänder des Fußes und Luxation im Talo-Crural-Gelenk (*Cave!* Verletzung der A. tibialis post.!); schräge Durchsägung des Calcaneus hinter dem Gelenk; Durchsägung der Tibiaepiphyse im gleichen Winkel, wie am Calcaneus. 3. Akt: Glättung der resezierten Knochenflächen und Aufeinanderpassung der Sägefläche des Calcaneus auf die Sägefläche der Tibia; Naht der Weichteile, evtl. Fixation des Calcaneussegments mit Nagel an der Tibia.

2. *Osteoplastische Tarsalresektion* (nach *Wladimiroff-v. Mikulicz*). *Indikation:* zerstörende Prozesse an der Ferse, bei welchen die Erhaltung des Vorfußes erwünscht und eine Amputation vom Patienten abgelehnt wird.

Prinzip: Durchtrennung der distalen Tibia und Fibula dicht oberhalb der Malleolen sowie des Naviculare und des Cuboid etwa in der Mitte, so daß deren proximale Anteile stehenbleiben. Die Sägeflächen von Naviculare und Cuboid werden auf diejenigen der Tibia und Fibula adaptiert. Der senkrecht gestellte Vorfuß verhindert eine Beinverkürzung; die rechtwinklig dorsal flektierten Zehen bilden eine relativ günstige Auftrittfläche und ermöglichen eine Abrollung über die Zehen; Tragen eines orthopädischen Schuhs ist erforderlich.

3. *Amputation des Vorfußes* (nach *Chopart, Enucleatio pedis in tarso*). *Definition:* Absetzung des Fußes im Talo-Navicular- und Calcaneo-Cuboid-Gelenk („Chopartsches Gelenk").

Indikation: in klassischer Form wegen der zahlreichen Nachteile des Chopart-Stumpfes (Spitzfußstellung von Talus und Calcaneus und Valgusstellung durch Abdrängen des Calcaneus in Pronation) nur höchst selten noch ausgeführt. In Frage kommen allenfalls die Modifikationen des Verfahrens. *Technik:* 1. Akt: Bildung eines großen Fußsohlenlappens sowie eines kurzen dorsalen Lappens in Höhe der Sprunggelenklinie; Spaltung des Lig. talo-naviculare dors. und der Gelenkkapsel; Plantarflexion des Vorfußes und Eingehen in das Calcaneo-Cuboid-Gelenk am proximalen Rand des Naviculare. 2. Akt: Ablösen des Pfannenbands und des Lig. calcaneo-cuboideum plant. vom Cuboid bzw. Naviculare; Bildung eines möglichst großen plantaren Lappens mit einem Amputationsmesser, welches zwischen Weichteilen und Mittelfußknochen vorgeschoben wird; der plantare Lappen soll distal wenigstens bis zu den Köpfchen der Mittelfußknochen reichen. Er wird nach oben geschlagen und mit Einzelnähten befestigt. Verbessernde Modifikationen versuchen vor allen Dingen eine Fixierung des oberen Sprunggelenks durch Arthrodese (*Helferich*) oder eine osteoplastische Stumpfdeckung, z. B. durch transversale Resektion des Talo-Calcaneal-Gelenks (nach *Hilgenfeldt*) zu erzielen.

4. *Amputation des Mittelfußes* (Exarticulatio metatarsea, nach *Lisfranc*). *Definition:* Absetzung des Mittelfußes in der tarso-metatarsalen Gelenklinie. *Technik:* 1. Akt: bogenförmiger Hautschnitt am Fußrücken etwas distal von der *Lisfranc*schen Gelenklinie; Durchtrennung der dorsalen Weichteile bis auf den Knochen. 2. Akt: Plantarflexion des Vorfußes. Eröffnung der Tarso-Metatarsal-Gelenke; Durchtrennung der seitlichen Kapseln und Bänder; Aufklappung der Gelenke und Durchtrennung der plantaren Kapselanteile; Ablösung der plantaren Weichteile von den Metatarsalia, so daß das Amputationsmesser eingeführt werden kann; dies wird bis zu den Köpfchen der Mittelfußknochen durchgezogen und dort die Haut durchtrennt. Auf diese Weise wird ein plantarer Lappen gebildet, mit welchem die freiliegende vordere Fußwurzelreihe gedeckt wird.

5. *Amputation des Vorfußes* (nach *Sharp-Jäger*). *Definition:* Absetzung des Fußes am Übergang vom proximalen zum mittleren Drittel der Metatarsalia. *Vorteile:* außer den Zehenmuskeln bleiben alle Muskelansätze erhalten, welche für die Statik des Fußes erforderlich sind. *Technik:* 1. Akt: großer, plantarer Weichteillappen von den Interdigitalfalten bis zu den Basen der Metatarsalia reichend. 2. Akt: quere Durchsägung der Metatarsalia; Durchtrennung der dorsalen Weichteile und Ligatur der Gefäße. 3. Akt: Hochklappen des plantaren Weichteillappens, welcher mit dem dorsalen Wundrand vereinigt wird.

6. *Exartikulation einzelner Zehen*. *Indikation:* partielle Amputationen und Exartikulationen sind an den Zehen nicht ratsam. Am besten wird im Metatarso-Phalangeal-Gelenk exartikuliert. *Technik:* in gleicher Weise wie an den Fingern durch ovalären Schrägschnitt von proximal oben nach distal unten für die Interphalangealgelenke; mit dorsalem Längsschnitt und anschließendem Rakettschnitt für die Zehengrundgelenke. Für die beiden äußeren Zehen soll der Längsschnitt nach dorsal gelegt werden, damit die Narbe nicht unter seitlichen Schuhdruck gerät.

II. *Chronisch-deformierende Gelenkveränderungen:*

a) Chronisch-rheumatische: spez. im Talo-Crural-Gelenk und in den Zehengelenken.

b) Chronisch-deformierende (Arthrosis deformans). *Lokalisation und Ursachen:* öfters im Talo-Crural-Gelenk nach Gelenkverletzung (Kontusion, Distorsion, Fraktur und Luxation), bei Älteren auch spontan als sog. Alters- oder Aufbrauchkrankheit; sonst auch bei Entzündung (gonorrhoischer) oder bei Deformitäten von Fuß und Zehen (Pes planovalgus bzw. transverso-planus, Hallux valgus usw.), dann namentlich im Großzehengrundgelenk.

Symptome: 1. Schmerzen. 2. Gelenkerguß. 3. Reiben. 4. Freie Gelenkkörper. 5. Knochendeformierung (spez. Sprunggelenk verdickt mit verbreiterter Malleolengabel und erniedrigtem Talus). 6. Beweglichkeitsbeschränkung. 7. Röntgenbild.

Therapie: u. a. Stützapparat; *Arthrodese,* in extremen Fällen Amputation.

Arthrodese der Fußgelenke. *Indikation:* fortgeschrittene und schmerzhafte Arthrosis deformans, komplette oder teilweise Lähmung der Unterschenkel- und Fußmuskulatur, Schlottergelenk nach chronisch-entzündlichen Reizzuständen der Fußgelenke, schwere Fußdeformitäten (s. S. 1604). Günstigste Versteifungsstellung: leichter Spitzfuß von 5–10°. Fußwurzel und Unterschenkel sollen zu einer anatomisch-funktionellen Einheit gebracht werden, was nur durch Ankylosierung möglichst vieler Gelenke der Fußwurzel möglich wird (*Codivilla*). Relativ leicht gelingt die Arthrodese des unteren Sprunggelenks. Schwierig ist die zuverlässige Ankylosierung des Talo-Crural-Gelenks. Voraussetzung jeder Arthrodese an den Fußgelenken ist, daß bestehende Deformitäten vor der Operation oder durch diese ausgeglichen werden. Folgende Versteifungsmöglichkeiten bestehen: 1. *Versteifung im Tibio-Talar-Gelenk.* 2. *Versteifung im Subtalargelenk.* 3. Versteifung in der *Chopart*schen Gelenklinie. 4. Versteifung im oberen und unteren Sprunggelenk. 5. Versteifung im unteren Sprunggelenk und in der *Chopart*schen Gelenklinie. 6. Versteifung im oberen und unteren Sprunggelenk und in der *Chopart*schen Gelenklinie. 7. Versteifung im oberen und unteren Sprunggelenk sowie in der *Chopart*schen und *Lisfranc*schen Gelenklinie.

Methoden. 1. *Arthrodese durch Anfrischung und Resektion.* α) *Arthrodese des oberen Sprunggelenks* (nach *M. Lange*): 1. Akt: längsgerichteter Hautschnitt vor dem äußeren Knöchel; Verziehung der Extensorsehnen nach medial. 2. Akt: Eröffnung des oberen Sprunggelenks durch einen Längsschnitt, Bildung eines an der Tibia gestielten Lappens aus der Gelenkkapsel und dem Periost des Talushalses. 3. Akt: viereckige Modellierung der Gelenkfläche des Talus mit dem Meißel und giebelartige Negativbildung der Gelenkfläche der Tibia zur Aufnahme des zugemeißelten Talus; exakte Ineinanderfügung beider Knochen und Einstellung so, daß ein leichter Spitzfuß resultiert; Zurückschlagen und feste Vernähung des Periost-Kapsellappens, evtl. zusätzliches Eintreiben eines Knochenspans vom inneren Tibiaende über den Gelenkspalt in den Talus.

Nachbehandlung: Liegegips für 4 Wochen; anschließend für 3–4 Monate Gehgips; bei Jugendlichen Stützapparat für 1 Jahr.

β) *Subtalare Arthrodese* (nach *M. Lange*): 1. Akt: S-förmig gebogener Hautschnitt unterhalb des äußeren Knöchels, Freilegung der Fibularissehnen; Dorsalverziehung derselben und Eröffnung des Talo-Calcaneal-Gelenks. 2. Akt: Eröffnung des Calcaneo-Cuboid-Gelenks. 3. Akt: Abtragung der Gelenkflächen von Calcaneus und Cuboid mit einem breiten Meißel; Aufrauhung der Knochenflächen durch Meißelschläge, so daß mit Sicherheit eine knöcherne Verbindung des Calcaneo-Cuboid-Gelenks entsteht; Einstellung des Vorfußes in leichter Abduktionsstellung.

Nachbehandlung: Immobilisation im Gipsverband für 3 Wochen, anschließend Gehgips für 3 Monate.

γ) *Arthrodese des unteren Sprunggelenks durch Ausschaltung der hinteren Kammer des Gelenks* (nach *Hohmann*): Entnahme eines Knochenkeils mit lateraler Basis aus Talus und Calcaneus. Die Höhe des Keils wird so gewählt, daß eine evtl. vorhandene Valgusstellung ausgeglichen wird. Bei vorhandener Varusdeformität des Calcaneus wird tibialseitig zwischen die angefrischten Gelenkflächen von Talus und Calcaneus ein Knochenkeil zwischengelagert, durch welchen die Varusstellung beseitigt wird.

δ) *Arthrodese des oberen und unteren Sprunggelenks* (nach *Samter*): 1. Akt: dorsaler Längsschnitt über der Achillessehne; quere, temporäre Durchtrennung der Achillessehne; Aufklappen des Gelenks bei Dorsalflexion des Fußes. 2. Akt: Entknorpelung der Knochenfläche, der Talusrolle und der Tibia. 3. Akt: Beilegung und Anfrischung des Talo-Calcaneal-Gelenks und Einstellung der angefrischten Gelenke. 4. Akt: Naht der Achillessehne, Hautnaht.

ε) *Arthrodese der Sprunggelenke durch völlige Entknorpelung des Talus* (nach *Lorthior*): 1. Akt: Freilegung des Talus von einem bogenförmigen Schnitt rings um den fibularen Malleolus, welcher am Unterschenkel etwa 10 cm nach proximal reicht. 2. Akt: allseitige Befreiung des Talus von seinem Knorpelüberzug, Entknorpelung der Gelenkflächen von Tibia, Fibula, Calcaneus und Naviculare; nach Anfrischung aller den Talus berührenden Gelenke wird der Talus zurückverlagert und die Gelenke werden wieder eingestellt.

ζ) *Arthrodese des oberen und unteren Sprunggelenks nebst Chopartschem Gelenk* (nach *Straub*): 1. Akt: ausgedehnter Hautschnitt hinter dem Malleolus fibularis beginnend, diesen bogenförmig umkreisend und bis auf den Fußrücken ziehend. 2. Akt: Entknorpelung beider Sprunggelenke sowie des Calcaneo-Cuboid-Gelenks und des Gelenks zwischen Naviculare und den 3 Cuneiformia; zusätzliches Eintreiben eines keilförmigen Teils des Taluskopfs in einen sagittal angelegten Spalt des Taluskörpers.

η) *Triple-Arthrodese* (nach *Ryerson*): 1. Akt: bogenförmiger Hautschnitt vor dem äußeren Knöchel beginnend und bis zum distalen Rand des Cuboids reichend. 2. Akt: Ablösung der Zehenstrecker vom Calcaneus und der Weichteile von der Oberfläche des Fußes und Medialverziehung derselben. 3. Akt: Abtragung eines größeren Teils des Taluskopfs und Entknorpelung des Calcaneo-Cuboid-Gelenks sowie teilweise Abtragung des Kahnbeins. 4. Akt: Entknorpelung der Gelenkflächen der 3 Cuneiformia. 5. Akt: Abtragung der Weichteile vom Talushals und Calcaneus vom gleichen Hautschnitt aus; Eröffnung des Talo-Calcanear-Gelenks und Entfernung des Knorpels aus beiden Gelenkflächen nebst einer Knochenscheibe. 6. Akt: Rückwärtsverlagerung des Fußes und Einstellung der Gelenkflächen.

2. *Arthrodesen durch Knochenbolzung und Spanverpflanzung.* α) Nach *Lexer:* Eintreiben eines Knochenbolzens von einem Schnitt an der Fußsohle im vordersten Abschnitt der Ferse; mit einer Bohrfräse wird von dort ein Kanal durch den Calcaneus und Talus bis in die Gelenkfläche der Tibia gebohrt und ein kräftiger Knochenbolzen hineingeschlagen.

β) *Bolzungsarthrodese nach Lexer-Rehn:* 1. Akt: senkrechter Hautschnitt über dem inneren Knöchel; Eröffnung des Talo-Crural-Gelenks durch Abschlagen des Malleolus tibialis mit breitem Hohlmeißel. 2. Akt: Zurückhalten des nach unten geklappten Malleolus tibialis; Entknorpelung des Talo-Cruralgelenks. 3. Akt: Eintreiben eines Knochenspans in einen Bohrkanal, welcher vom Malleolus tibialis durch Talus und Calcaneus gelegt wurde; Fixation des temporär abgemeißelten Malleolus tib. durch Periostnähte.

γ) *Arthrodese nach Hatt:* 1. Akt: Hautschnitt an der vorderen Tibiakante vom medialen Knöchel bis zum Talus; Eröffnung des oberen Sprunggelenks. 2. Akt: Entknorpelung der Gelenkflächen des Talo-Crural-Gelenks, wobei Knochen- und Knorpelspäne im Gelenk belassen werden. 3. Akt: Spanentnahme aus der vorderen Tibiakante von einem zweiten, höher gelegenen Schnitt aus. 3. Akt: Eintreibung des Spans von der Entnahmestelle aus in den Markraum, so daß er durch das distale Tibiaende bis in den Talus gelangt.

3. *Arthrodese durch intrakapsuläre Anlagerung.* α) *Arthrodese des oberen und unteren Sprunggelenks* (nach *Ehalt*): 1. Akt: ausgedehnter, leicht bogenförmig verlaufender Längsschnitt über dem inneren Knöchel; Abmeißelung eines Spans von der inneren Schienbeinkante und Bildung eines tibialwärts gelegenen Betts im Talus und Calcaneus. 2. Akt: Einfügen des losgelösten Tibiaspans in das vorbereitete Bett, so daß er beide Sprunggelenke auf der Tibialseite überbrückt.

β) Nach *Schepelmann:* 1. Akt: ausgedehnte Längsschnitte über dem fibularen und tibialen Malleolus; Ausmeißeln zweier Knochenspäne von 6 cm Länge aus dem distalen Ende der Tibia und Fibula. 2. Akt: Bildung eines Betts im Talus und Calcaneus und Verschiebung der Späne nach distal, so wie in ihr neues Bett eingepreßt werden; Vernähung des Spanperiosts mit dem Periost der Umgebung.

4. *Arthrodese durch extraarticuläre Spananlagerung.* α) *Arthrodese nach Sokolinsky:* 1. Akt: 2 Hautschnitte kranial und distal des Sprunggelenks in der Mittellinie der Streckseite; subcutane Verbindung beider Schnitte miteinander. 2. Akt: Einführen eines Tibiaspans oder Rippenstücks in den Kanal und Einbolzung seiner Enden in die Tibiavorderfläche und in den Talus bzw. in das Naviculare (letzteres sofern beide Sprunggelenke versteift werden sollen).

β) *Arthrodese nach Brschowski:* Entnahme von 2 Transplantaten aus der 8. bzw. 9. Rippe. Einbolzung des 1. Spans oben in die Schienbeinkante, unten in den Talus auf der Vorderseite. Der 2. Span wird in die Hinterfläche von Tibia und Talus eingeschlagen.

5. *Arthrodesen durch Aufsplitterung.* α) *Aufsplitterungsarthrodese nach Coenen:* Längsschnitt über der Achillessehne, Z-förmige temporäre Durchtrennung der Sehne. Aufsplitterung der Gelenkflächen der Tibia, der Malleolen, des Talus und Calcaneus. Die entstehende „plastische Knochenmasse" führt zur Versteifung beider Gelenke.

β) *Nach Bouvier:* *Kocher*scher Hautschnitt; Entknorpelung des Talo-Crural-Gelenks; Aufsplitterung der gesamten Fußwurzelknochen durch drei parallel laufende, übereinanderliegende Meißelschläge; Spaltung des Malleolus externus von unten her und Abbiegung des gelenknahen Teils gegen den Talus.

γ) *Nach Pitzen:* Herausschlagen eines wallnußgroßen Stücks aus dem unteren Tibiaende und der Talusrolle und Zerteilung desselben in kleine Splitter; der gewonnene Knochenbrei wird fest in den entstandenen Defekt gedrückt, die Wunden verschlossen und im Gipsverband für 3 Monate ruhiggestellt.

6. *Arthrodese durch Drehosteotomie. Nach Hoffmann-Kuhnt:* Eröffnung des Sprunggelenks von vorn; Herausmeißeln eines diagonal gestellten Würfels aus der Tibia und dem Talus mit Einschluß des oberen Sprunggelenks; Drehung dieses Würfels um 90° und Einfügen desselben in das alte Bett, so daß das Gelenk aus seiner horizontalen Lage in die Vertikale gebracht wird.

c) **Neuropathische,** sog. „Osteoarthropathia tabica usw. oder *Charcot*sches Gelenk" (vgl. Knie, S. 1472).

Ursachen: Tabes, Syringomyelie, Paralyse usw.

Lokalisation: spez. Talo-Crural- sowie Metatarso-Phalangeal-Gelenk.

Symptome: öfters freie Gelenkkörper und Fußdeformität (häufiger Pes valgus bzw. transverso-planus, seltener Pes varus, equinus, excavatus).

Differentialdiagnose: Plattfuß und Tuberkulose.

Therapie: Stützapparat; bei Eiterung Incision und Drainage; evtl. Arthrodese (s. oben).

d) **Osteochondrosis dissecans im Sprunggelenk.** *Vorkommen:* im oberen Sprunggelenk selten, im unteren Sprunggelenk bisher nur vereinzelte Fälle bekannt.

Lokalisation: meist an der Gelenkfläche der Talusrolle lateral oder medial, seltener im Talushals.

Entstehung: Trauma, lokale Überlastung durch Deformitäten des Unterschenkels oder Fußes.

Therapie: bei Jugendlichen häufig Spontanheilung unter Fixierung und Entlastung. Bei Erwachsenen Entfernung durch Arthrotomie mit Zugang je nach Lokalisation des freien Körpers. Bei vorderer Lokalisation vordere tibiale oder fibulare Arthrotomie. Bei hinterer Lokalisation sind größere Arthrotomien, z. B. nach *Fritz König* (s. oben), mit temporärer Abmeißelung des unteren Anteils des medialen Knöchels notwendig.

e) **Chondromatose.** *Vorkommen:* am Sprunggelenk selten (vgl. Knie, S. 1562).

Therapie: Teilresektion der verdickten, stark hyperämischen Gelenkkapsel mit möglichst sämtlichen freien Körpern; da eine totale Kapselexstirpation am Fußgelenk nicht möglich ist, besteht Rezidivgefahr.

III. Spezifische Infektionen:

1. *Gonorrhoische:* häufiger; spez. im Talo-Crural-Gelenk sowie bisweilen im Großzehengrundgelenk (hier nicht zu verwechseln mit Gicht!); teils serös teils eitrig bis phlegmonös; in letzterem Fall oft mit Ankylose; oft sind auch die Sehnenscheiden beteiligt; therapeutisch vgl. 1., spez. Stauen, Arthigon usw.

2. *Syphilitische:* selten im Sprunggelenk usw.; öfters doppelseitig; am häufigsten als Dactylitis syph.; *Differentialdiagnose:* Tuberkulose und Arthrosis deformans (Röntgenbild, *Wassermann*sche Reaktion, Heileffekt usw.).

3. *Gicht (Arthritis urica s. Podagra). Wesen, Ursache* und *Therapie:* vgl. Allg. Chirurgie, S. 330!

Lokalisation: Zehengelenke, spez. Großzehengrundgelenk (Lieblingssitz!).

Formen: akut und chronisch.

Symptome: α) *akuter Gichtanfall* (meist nach Alkoholexzeß, Verdauungsstörung, Erkältung oder Trauma; spez. zur Nachtzeit auftretend und mehrere Tage anhaltend): Schwellung, Rötung, Hitze und Schmerz ähnlich einer phlegmonösen Entzündung, aber ohne Lymphangitis oder -adenitis sowie ohne schwere Allgemeinerscheinungen, spez. Fieber.

β) Chronische Gelenkgicht (nach wiederholten Anfällen): Gelenkverdickung mit Gichtknoten (Tophi) in Form harter, kreideähnlicher Knoten in Gelenkumgebung, Sehnenscheiden und Subcutis; bisweilen weißlich-durchschimmernd und durchbrechend.

Komplikationen: Vereiterung und Fistelung („Gichtabscesse und -ulcera") sowie Arthrosis deformans, Versteifung und Deformität bzw. Stellungsanomalie.

Diagnose: Alter, Konstitution, Lebensweise, Symptome und sonstige Gichtzeichen (an Haut, Nase, Ohren, Lidern usw. sowie Eingeweiden), Röntgenbild.

Differentialdiagnose: Trauma, Tuberkulose, Gonorrhoe, Rheumatismus, pyogene Infektion, Arthrosis deformans.

Therapie. α) *im Anfall:* Bettruhe, Hochlagerung, Watteeinpackung oder Prießnitz- bzw. Alkoholumschlag, Eisblase oder (Ichthyol-) Salbenverband; ferner Diät, Abführen, Trinkkur und Schwitzen sowie Colchicin, Atophan; β) sonst bei lästigen oder vereiterten Tophi evtl. Excision oder Exkochleation oder Resektion oder Absetzung schwer zerstörter Zehen alter Leute; dagegen ist bei akutem Gichtanfall Incision kontraindiziert.

4. *Tuberkulose, auch „Fungus pedis". Vorkommen:* häufig, aber seltener als in Hüfte und Knie; spez. im 1. und 2. Dezennium, aber auch gelegentlich bei älteren Leuten; öfters angeblich auftretend im Anschluß an Trauma (Distorsion usw.).

Lokalisation: am häufigsten Talo-Crural- dann Talo-Tarsal-, seltener andere Tarsal- sowie Metatarsal- und Phalangealgelenke; meist mehrere Gelenke gleichzeitig. *Reine Knochenherde* sind selten, am ehesten an Calcaneus (Ostitis tbc. calcanei, beim Kleinkind zentral, bei Jugendlichen dorsal, beim Erwachsenen total), Mittelfußknochen, spez. 1. und Zehen (vgl. Spina ventosa!), seltener an Unterschenkelknochen, Sprungbein, Würfelbein, Kahnbein, 1. Keilbein usw.

Entstehung: Fußgelenke erkranken *synovial* oder (häufiger, spez. bei Kindern) *ossal*; und zwar in letzterem Falle *Talo-Crural-Gelenk* („Tumor albus" des oberen Sprunggelenks) meist von Talus, seltener von Unterschenkelknochen, *Talo-Tarsal-Gelenk* von Calcaneus, Würfelbein usw., *Lisfrancsches Gelenk* von Keil- und Mittelfußbeinen.

Pathologische Anatomie: Hydrops evtl. mit Reiskörperchen oder häufiger Fungus oder Abszeß.

Symptome: 1. *Beschwerden* allmählich beginnend mit Ermüdung, Hinken, Schmerzen bei Stehen und Gehen sowie auf Druck.

2. *Gelenkschwellung* von typischer Form, z. B. α) am *oberen Sprung- oder Fuß- oder Talo-Crural-Gelenk* „sattelförmig" oberhalb der Knöchel; β) am *unteren Sprung- oder Fuß- oder Talo-Tarsal-,* spez. *Chopartschen Gelenk* „spindelförmig" vorn *unterhalb* der Knöchel bis über den Fußrücken und hinten zu beiden Seiten des Achillessehnenansatzes, evtl. „spornförmig" um den Calcaneus.

3. *Pathognomonische Stellung,* z. B. a) am *oberen Sprunggelenk* in leichter Plantarflexion; b) am *unteren Sprunggelenk:* α) an *Articulatio talo-calcanea* in Supination, β) an *Articulatio talo-navic.* in Pronation. (Plattfußstellung bei Tuberkulose darf nicht mit idiopathischem, spez. kontraktem Plattfuß verwechselt werden!)

4. *Beweglichkeitsbeschränkung.*

5. *Röntgenbild* (starke und diffuse Knochenatrophie mit Verschwinden der Bälkchenzeichnung und mit Trübung der Knochenstruktur sowie evtl. isolierte [helle] Knochenherde, Sequester und Eiterschatten).

6. *Probepunktion* mit entspr. Untersuchung des Punktats.

Folgen: 1. *Vereiterung mit Durchbruch* nach außen (vorn beiderseits von den Strecksehnen, hinten beiderseits von der Achillessehne oder entfernt vom Herd) oder nach innen (in Sehnenscheiden). 2. *Wachstumshemmung.* 3. *Fußdeformität,* spez. Platt-, Spitz- oder Klumpfuß.

Diagnose: Schwellung, Kapselverdickung, Stellung, Bewegungsbeschränkung, Röntgenbild; evtl. Punktion, Kultur, Tierversuch aus Punktat.

Differentialdiagnose: traumatische Affektion (Distorsion usw.), Plattfuß, spez. entzündlicher, chronischer Rheumatismus, Syphilis, Gonorrhoe, Arthropathia deformans bzw. neuropathica, Knochenhaut-, Schleimbeutel- oder Sehnenentzündung, Osteomyelitis, Kahnbeinerkrankung, Apophysitis calcanei, Geschwülste.

Prognose: bei Kindern günstig, bei Erwachsenen ungünstig, spez. bei Vereiterung (Mortalität etwa 10%). Resektion bringt Heilung in 50—66$^2/_3$% bei rechtzeitiger Operation, hat aber in etwa 50% Mißerfolg und in 33$^1/_3$% Rezidiv.

Therapie: a) *Bei Kindern:* fast immer nur *konservativ* durch Immobilisierung im rechten Winkel oder in leichter Calcaneus- und Varusstellung; allgemeine klimatische und chemotherapeutische Tuberkulosebehandlung (vgl. Allg. Chirurgie, S. 409). Nur ausnahmsweise (in schwersten Fällen mit anhaltender Fistelung) *operativ,* meist am wirkungsvollsten durch Entfernung des Talus.

b) *Bei Erwachsenen:* nach erfolgloser Allgemein- und orthopädischer Behandlung *operativ:* α) *Entfernung einzelner befallener Fußwurzelknochen* (meist Talus). *Technik: Talusexstirpation:* 1. Akt: Längsschnitt vorn lateral vor dem fibularen Knöchel beginnend und oberhalb des Fußgelenks an der Vorderfläche der Fibula bis zur Tuberositas Metatarsalis V ziehend; der Schnitt dringt sofort in das Fußgelenk ein, so daß Taluskopf und -rolle freigelegt werden. 2. Akt: Abtrennen der Gelenkkapsel vom Talushals nach beiden Seiten und Durchtrennung des Lig. interosseum; Ablösung der Gelenkkapsel längs des Vorderrandes von Tibia und Fibula und Durchschneidung des Lig. talo-fibulare ant. und post. am vorderen und hinteren Ende der Talusrolle; Durchtrennung der Band- und Kapselverbindungen mit dem Calcaneus. 3. Akt: forcierte Abduktionsstellung mit Anhebung des Talus so weit, daß kein Elevatorium unter ihm eingeführt und Band- und Kapselansätze auch auf der tibialen Seite abgetrennt werden können. *Calcaneusexstirpation:* wegen der hochgradigen Funktionsminderung, welche nur durch komplizierte orthopädische Hilfsmittel ausgleichbar ist, ist die Indikation hierzu sehr eng zu stellen. *Technik:* 1. Akt: Hautschnitt auf der tibialen Seite dicht neben und entlang der Achillessehne bis zum unteren-hinteren Ende des Tuber calcanei; zusätzlicher zweiter Schnitt, welcher bogenförmig die Ferse umläuft und lateral bis zur Tuberositas metatarsalis V führt. 2. Akt: temporäre Durchtrennung der Achillessehne, der Gelenkkapsel und des Lig. calcaneo-fibulare; Durchschneidung des Lig. interosseum im Sinus tarsi. 3. Akt: Medialverziehung der Fersenkappe und Luxation der Sehne des M. tibialis post. unter dem Sustentaculum; Sicherung der Sehne. 4. Akt: Durchtrennung des Lig. calcaneonaviculare und der Verbindungen zum Talus. Danach kann der Calcaneus leicht herausgenommen werden.

β) *Sprung- bzw. Fußgelenkresektion* (s. oben, S. 1593). *Prognose:* falls nicht zu spät und genügend radikal ausgeführt, günstige Ergebnisse.

γ) *Amputation* spez. bei alten Patienten mit hoffnungsloser Zerstörung der gesamten Fußgelenke oder allgemeiner schwerer Tuberkulose.

Fußbrand (*Spontannekrose oder -gangrän*): (vgl. S. 165 ff.).

D. Fußschmerzen und Wachstumsstörungen

1. *Metatarsalgie* (*Mortonsche Neuralgie, Fußgeschwulst, Deutschländersche Erkrankung*)

a) Metatarsalgie bei Fußdeformitäten. *Vorkommen:* spez. bei Spreizfuß, Pes transverso-planus, Hallux valgus und Digitus varus V.

Ursachen: Einsinken des vorderen Fußquergewölbes, so daß die Metatarsalköpfchen sämtliche in einer Ebene liegen oder normalerweise unbelastete Metatarsalköpfchen zum Belastungsschwerpunkt werden.

Symptome und Diagnose: Schmerzen an der Sohlenseite des Vorfußes, welcher verbreitert und abgeflacht sowie in hochgradigen Fällen in Gegend der Metatarsalköpfchen nach sohlenwärts vorgewölbt ist; druckschmerzhafte Schwielen und Clavi über den sohlenwärts vorspringenden Metatarsalköpfchen II–IV; Kontrakturstellung der Zehen in Krallenstellung mit Hyperextension der Grundphalanx und Beugekontraktur der Endphalanx; aktive oder passive Plantarbeugung ist unmöglich infolge Schrumpfung der dorsal-lateralen Kapselteile. Die Zehen stehen in der Luft, die Mittelfußköpfchen haben die ganze Last bei der Abwicklung des Fußes zu tragen; *Lockerung des 4. Metatarsale* (*Hohmann*) mit Schmerz an der lateralen Seite des Fußrückens beim Gehen. Schmerz im Metatarso-Cuboid-Gelenk bei passiven Bewegungen des Metatarsale IV; gelegentlich auch ebensolche Schmerzen zwischen den Gelenkverbindungen Metatarsale II und III und Cuneiformia (spez. bei Plattfüßen).

b) Mortonsche Neuralgie, 1876. *Ursache:* Lateral-Abduktion des Vorfußes bei Belastung; der nach außen abgedrängte Vorfuß erfährt beim Abwickeln eine dorsale Aufbiegung der beiden lateralen Metatarsalia; diese werden dabei gegeneinander in plantardorsaler Richtung verschoben, wodurch die Intermetatarsalnerven gereizt bzw. die Gelenkkapseln der Zehengrundgelenke gedehnt werden.

Symptome: plötzliche, nach längerem Gehen, Spielen, Tanzen oder auch in Ruhe auftretende Schmerzanfälle am Metatarsalköpfchen IV (seltener III); der intensive Schmerzcharakter zwingt dazu, den Schuh auszuziehen und den Fuß zu massieren.

Diagnose: Verschiebung des Metatarsalköpfchen IV gegen das III in Richtung von dorsal nach plantar führt zur Auslösung des charakteristischen, elektrisierenden Schmerzes.

Therapie: Detorsionseinlage nach *Hohmann* (Cave! operative Maßnahmen, z. B. Metatarsalköpfchenresektion!).

c) Fußgeschwulst. α) *Jansensche Erkrankung:* (vgl. schleichende Fraktur, Überlastungsschäden, S. 1631). *Vorkommen:* bei jungen Soldaten nach längeren Märschen, bei männlichen Jugendlichen nach vorausgegangener ein- oder mehrmaliger Überanstrengung des Fußes durch Marsch, Sport, Lastentragen u. dgl.

Symptome: Fußrückenschwellung im linken Fußbereich bis auf die Zehen übergreifend, Druckschmerz im Gebiet der Schwellung, Gehbeschwerden, Periostverdickung der Metatarsalia (spez. II und III), Fußinsuffizienz, Plattfußerscheinungen, Krampfzustände der Interossei (letzteres spez. Initialsymptom).

Ursache: Krampf der Interossei führt durch deren Zug an den Ansatzstellen zur Reizung des Periosts, Zirkulationsstörung, Ödem, schließlich zur Knochenresorptionszone (schleichende Fraktur).

β) *Deutschländersche Erkrankung, 1921. Vorkommen:* vorwiegend bei Männern im mittleren Lebensalter.

Ursache: evtl. blande, bakterielle Infektion der Markhöhle auf dem Wege über die A. nutritia, welche zu subakuter Ostitis und Periostitis führt. Auch mechanisch-statische Momente (Überlastungsschaden, Marschfraktur) sollen eine Rolle spielen; dies besonders bei gleichzeitigem Spreizfuß mit vermehrter Druckbelastung der mittleren Metatarsalköpfchen und bei chronisch deformierender Arthrosis def. des Großzehen-Grundgelenks, welches versteift und zur Überbeanspruchung der mittleren Metatarsalköpfchen beiträgt.

Symptome und Diagnose: örtlich umschriebene Schmerzen an der Grenze zwischen mittlerem und distalem Drittel des Metatarsale II und III; Schmerzen sind auch durch Widerstandsbewegungen der zugehörigen Zehen auszulösen; bei Bewegung anderer Zehen bleiben die Beschwerden aus. *Röntgenbild:* 4 Wochen nach Schmerzbeginn schräge Verdichtungszone in den Metatarsalia II und III ähnlich der Frakturlinie eines Schrägbruchs; nach weiteren 5 Wochen periostale Anlagerung, welche callusartig den gesamten Diaphysenschaft umgibt; dieser schwindet im 5. Monat der Erkrankung wieder weitgehend.

Therapie zu 1.-3. Konservativ: Ausgleich von Fußfehlformen (Hebung der mittleren Metatarsalia durch entsprechende Fußeinlage, warme Fußbäder, feuchte Umschläge, quere Vorderfußbandage mit Sattelfilzeinlage zur Hebung des mittleren Vorfußes), aktive und passive Übungen zur Besserung der Greiffähigkeit der Zehen, Massage zur Kräftigung der atrophischen Interossei und Lumbricales, Phosphor- oder Strontiumgaben bei Knochenerkrankungen.

Operativ: Seidenfadenplastik (nach *Hohmann*) durch schräg-überkreuzte Verspannung zwischen Metatarsale I und V bzw. Tuber laterale des Proc. post. calcanei und Talo-Navicularigelenk auf der Fußsohlenseite. *Verkürzung der mittleren Fußstrahlen* (nach *Mau*) durch Basisresektion der drei mittleren Metatarsalia, welche eine dorsale Hebung der Metatarsalköpfchen herbeiführt.

2. Fersenschmerz (Tarsalgie)

a) Der untere Fersensporn. *Vorkommen:* in 9% aller Füße, vorwiegend bei Männern zwischen 2. und 6. Dezennium, Berufe mit dauerndem Stehen bevorzugt.

Pathologisch-anatomisch: hügelig-flache oder auch scharf und spitz ausgezogene Exostose im Bereich des Tuberculum mediale des Tuber calcanei, d. h. am Ursprung der Mm. abductor digit. V, Flexor digit. comm. und der Plantaraponeurose; seltener auch vor dem Tuber am Ansatz des Lig. calcaneo-cuboideum plantare (Ligamentsporn). Periostveränderungen und Entzündungserscheinungen der dort gelegenen Bursa subcalcanea; nicht selten gleichzeitig andere Spornbildungen im Bereich von Muskeln,

Sehnen und Fascienursprüngen (Olecranon); auch kombiniert mit ein- oder mehrfachen inkonstanten Fußwurzelknochen (Os trigonum, Os peroneum).

Ursache: chronisch-traumatischer Reiz bei übermäßiger Fußbelastung, langes Stehen, verbunden mit Körperschwere, dauernder Zug am Tuberculum mediale bei Knick- oder Plattfuß.

Ursache der Beschwerden: Periostveränderungen, Bursitis, Neuritis der dort vorbeiziehenden Nerven, Trauma kann gelegentlich ursächlich bedeutungsvoll sein.

Symptome und Diagnose: Schmerzen beim Auftreten in der Fersenmitte, speziell morgens nach dem Aufstehen und bei Belasten des unbeschuhten Fußes; Schmerzsteigerung im Laufe des Tages, so daß schließlich die gesamte Ferse brennt. Umschriebener Druckschmerz eines etwa markstückgroßen Areals in der Fersenmitte oder etwas medial von dieser; außerdem Druckempfindlichkeit der medialen Calcaneusseite in seiner unteren Hälfte. *Röntgenbild:* von der Unterseite des Tuber calcanei ausgehende, spitze, nach vorn gerichtete Knochenzacke, welche mehr medial oder lateral gelegen ist; periostitische Säume an der hinteren unteren Begrenzung des Tuber calcanei.

Therapie. Konservativ: Hohllegen der Ferse durch Einlage; heiße–kühle Wechsel-Fußbäder, nächtliche Prießnitzumschläge. *Operativ:* nur in Fällen, bei welchen alle konservativen Maßnahmen erfolglos blieben. Durch Hufeisenschnitt, welcher die Fersenkappe ablöst, wird der Sporn freigelegt und mitsamt evtl. vorhandenem Schleimbeutel mit Flachmeißel entfernt. Anschließend ist längere Zeit Hohllegen durch Einlage erforderlich. *Subcutane Tenotomie* (nach *Spitzy*): von kleiner, hinter der Umbiegungsstelle der A. tib. post. gelegener Incision wird ein Tenotom bis zum äußeren Fußrand eingeführt und mit sägenden Schnitten die Plantarfascie und das unter ihr liegende Muskelgewebe durchschnitten, d. h. der Calcaneussporn von dem chronischen Zug der an ihm ansetzenden Muskeln befreit. *Nachbehandlung:* Ruhigstellung im Gipsverband für 14 Tage. Aufstehen und Belastung nach 3 Wochen (keine Einlagen!).

b) Hinterer Fersensporn. *Symptome und Diagnose:* Schmerzen über dem Achillessehnenansatz durch eine hintere, spitze, nach oben gerichtete Exostose vor dem Achillessehnenansatz; stark druckempfindliche Verdickung am Achillessehnenansatz; Zunahme des Schmerzes bei passiver Dorsalflexion des Fußes; Röntgenbild.

Therapie: Hohllegen der Ferse durch Fersenkappe, evtl. Abmeißelung.

c) Apophysitis calcanei (*Haglund*sche Erkrankung, 1907). *Definition:* Ossifikationsstörung der Calcaneusapophyse mit Mehrfachteilung derselben und Schmerzen beim Gehen.

Ursachen: Knochenkernstörung entspr. der *Köhler*schen, *Perthes*schen oder *Schlatter*schen Erkrankung (keine echte Entzündung); Pes valgus bei Kindern, abnormer Muskelzug durch die Wadenmuskulatur bzw. plantare Fußmuskulatur; lokal findet sich Knorpelzertrümmerung und fibröse Umwandlung des Marks, gesteigerter Knochenumbau im Apophysenbereich.

Therapie: Ausgleich der Valgität des Calcaneus durch Supination des Rückfußes, wodurch sowohl die Waden-, als auch plantare Fußmuskulatur entspannt wird.

3. Apophysitis der Tuberositas metatarsalis V (Iselin)

Vorkommen: im Wachstumsalter zwischen 12. und 15. Lebensjahr.

Symptome und Diagnose: Druckempfindlichkeit und Anschwellung im Bereich der Tuberositas. *Röntgenbild:* fehlende Verschmelzung zwischen Apophyse und Metatarsale.

Therapie: zirkulärer Heftpflaster-Streifenverband über die Tuberositas und stützende Einlage.

4. Epiphysitis der proximalen Metatarsalepiphysen (Burman)

Verlangsamte oder fehlende Ossifikation oder Pseudoepiphysenbildung im Bereich der basalen Epiphysen der Metatarsalia II–V. Hierauf sind viele sog. „Plattfußbeschwerden" im Wachstumsalter zurückzuführen.

5. Epiphysitis der proximalen Zehengrundgelenke (Thiemannsche Erkrankung)

Epiphysenwachstumsstörungen an der Grundphalanx der großen Zehe, gelegentlich auch an der Basis der Mittelphalanx der 2. Zehe, analog den Störungen an den basalen

Epiphysen der Finger II–IV. Auftreten familiär gehäuft, speziell zwischen 12.–17. Lebensjahr. Es erfolgt meist Spontanheilung mit Abschluß des Wachstums.
Therapie: evtl. entlastende Einlagen.

6. *Koehlersche Krankheit am Kahnbein des Fußes bei Kindern:* sog. *Koehler I* (*Koehler 1908*)

Wesen und Entstehung: Ossifikationsstörung im Wachstumsalter. Begünstigend wirken anscheinend öftere Traumen (z. B. Sprung auf die Fußspitze treppab); dagegen handelt es sich nur ganz ausnahmsweise um eigentliche Kompressionsfraktur.

Vorkommen: ziemlich selten; nur im betreffenden Wachstumsalter, und zwar im frühen Kindesalter zwischen 3–12, meist 5–9 Jahren (Kahnbein verknöchert im 3.–5. Jahr, und zwar am spätesten von allen Fußwurzelknochen!); bei Knaben zwei- bis dreimal häufiger als bei Mädchen; einseitig oder (bisweilen) doppelseitig; auch familiär und evtl. neben anderen Nekrosen.

Symptome: Schmerzen an der Fußinnenseite beim Gehen, ferner Hinken oder doch Auftreten vorwiegend mit dem *äußeren* Fußrand und schließlich Weichteilschwellung, Knochenverdickung und Druckempfindlichkeit in der Kahnbeingegend; zugleich Muskelatrophie des kranken Beines und Kontraktur im *Chopart*schen Gelenk.

Röntgenbild (charakteristisch!): Kahnbeinschatten verkleinert, biskuitförmig-bikonkav verschmälert und verdichtet, und zwar unregelmäßig und strukturlos; evtl. in mehrere Stücke zerteilt.

Diagnose: Anamnese und Alter sowie Symptome und Röntgenbild.

Differentialdiagnose: Osteomyelitis, Tuberkulose, Blastomykose, Trauma (Fraktur und Kontusion).

Prognose: gut; Heilung erfolgt klinisch meist in Wochen oder Monaten oder Jahren derart, daß nach einigen (2–3–4) Jahren auch das Röntgenbild völlige Wiederherstellung aufweist; dagegen kommt es bei unzweckmäßiger Behandlung bzw. ungenügender Schonung zu bleibender Deformität und Behinderung sowie Plattfuß, auch Arthrosis deformans.

Therapie (konservativ; Operation ist kontraindiziert): *allgemein:* Ernährung, Luft, Sonne, Salzbäder und *lokal:* zunächst Bettruhe und Umschläge, später Schonung sowie Bäder, Diathermie, Massage, langsam gesteigerte aktive Übungen, elastische Wickelung oder Stützverband: Elastoplastverband für einige Wochen bis Monate; evtl., aber wohl nur ausnahmsweise Plattfußeinlage mit entspr. Schuh.

7. *Koehlersche Krankheit am (zweiten o. a.) Mittelfußköpfchen:* sog. *Koehler II* (*Koehler 1915 bzw. 1920*)

Wesen und Entstehung: aseptische Knochennekrose in der Epiphyse zur betreffenden Wachstumszeit (s. u.); begünstigend wirken wiederholte Mehrbelastung des Metatarsalköpfchens III beim muskel- und bänderschwachen Fuß von Jugendlichen; Ernährungsstörung durch Kompression der über die Seitenbänder eintretenden Arterien; dies speziell, wenn nur eine versorgende Arterie vorhanden ist.

Unfallzusammenhang ist abzulehnen, jedenfalls wenn keine eindeutige Anamnese vorliegt.

Vorkommen: nicht ganz selten; vorwiegend bei Jugendlichen, spez. weiblichen (80%) im Alter von 10–20, meist 13–20 Jahren (Wachstumsalter!), selten später.

Lokalisation: in der Regel 2. und evtl. auch andere, spez. 3. und 4. Mittelfußköpfchen; bisweilen beiderseits, aber dies nur selten, in $66^2/_3\%$ rechts.

Symptome: Schmerzen (bei Belastung sowie Stauchung und Bewegung, spez. Beugung, auch Treppensteigen), Schwellung (am Fußrücken) und Druckempfindlichkeit (dorsal und volar und dorsovolar am erkrankten, meist 2. Mittelfußköpfchen) sowie Hinken, Stauchungsschmerz, Knochenverdickung, evtl. Knarren, dies namentlich bei sekundärer Arthrosis deformans.

Röntgenbild (charakteristisch): Entsprechendes, meist 2. Mittelfußköpfchen ist am Metatarsophalangealgelenk unregelmäßig in Bau und Form, nämlich abgeflacht quereben oder S-förmig und konsolenartig verbreitert; spez. mit fleckweisen Verdichtungen und Aufhellungen in der Köpfchenspongiosa, evtl. Kopfkappe in mehrere Stücke zerteilt und unter Knorpelabhebungen; zugleich Gelenkspalt verbreitert, und zwar unregelmäßig und Metatarsusdiaphyse plump und kurz ohne Hals sowie mit verdickter Corticalis und Periostschicht; evtl. später Randwucherungen und -aussparungen an der Gelenkfläche von Metatarsus und evtl. auch von Grundglied nach Art der Arthrosis deformans.

Diagnose: u. a. Röntgenbild (von oben und evtl. auch seitlich bzw. schräg, und zwar am besten beiderseits in Form eines Übersichtsbildes).

Differentialdiagnose: Fußgeschwulst, Metatarsalgie (s. oben), schleichende Fraktur, Morbus Burman; Platt- und Spreizfuß.

Prognose: Gefahr von Knochendeformierung und Arthrosis deformans.

Therapie. Konservativ: Bettruhe und Umschläge bzw. Quecksilber-Jod- oder Ichthyolsalbe, später Bäder bzw. Wärme und Massage sowie stützender Querverband des Vorfußes mit elastischer Wicklung nach Gipsabguß zur Entlastung des Vorfußes und Stützung des Quergewölbes.

Operativ: „Backenresektion" (nach *Brandes*), d. h. Abtragung der Seitenteile des erkrankten Mittelfußköpfchens und Zehengrundteils mit anschließendem Gipsverband für 14 Tage; später elastischem Verband und Spreizfußeinlage; weniger ratsam ist Mittelfußköpfchenresektion.

8. Überzählige Fußwurzelknochen (vgl. S. 1775)
(inkonstante Knochenelemente)

α) *Os trigonum. Häufigkeit:* 7–8 %. *Lokalisation:* hinter dem Proc. post. tali, mit diedem durch Koaleszenz verbunden. *Symptome:* Abtrennung der Koaleszenz durch Trauma möglich (*Shepherd*sche Fraktur); Dilokation, Gehbeschwerden. *Therapie:* Exstirpation.

β) *Calcaneus secundarius. Häufigkeit:* 2 %. *Lokalisation:* am vorderen Rand des Proc. ant. calcanei, mit diesem durch Koaleszenz verbunden und mit Talus und Cuboid articulierend. *Symptome:* Gehbeschwerden durch Verlagerung; Ursache einer Coalitio calcaneo-navicularis. *Therapie:* Exstirpation bzw. Durchtrennung der Coalitio.

γ) *Os sustentaculi calcanei. Häufigkeit:* unter 1 %. *Lokalisation:* am hinteren oberen Eck des Sustentaculum; koalesziert mit Collum tali. *Symptome:* Einschränkung der Supination.

δ) *Os tibiale externum: Häufigkeit:* bei Frauen 15 %, bei Männern 8,3 %, bei Negern 50 %. *Lokalisation:* an der Tub. navicularis, mit dieser coalescierend oder synostoriert. *Symptome:* bei hackenförmiger Vergrößerung („Naviculare cornutum") Druckschmerzen, Bänderlockerung im Talo-Navicular-Gelenk. *Therapie:* Korrektur eines Knickfußes, bei hartnäckigen Beschwerden Exstirpation durch Abmeißelung des Tibiale ext. nebst vorspringender Tub. Navicularis.

ε) *Os supranaviculare:* selten. *Lokalisation:* in der dorsalen Mulde zwischen Naviculare und Talus; Verwechslung mit Absprengung durch Fraktur möglich.

ζ) *Os subtibiale. Häufigkeit:* 10–12 %, zweimal häufiger bei männlichen Geschlecht. Unterscheidung von Knochenabriß oft erforderlich; glatte Begrenzung spricht für Os subtibiale.

η) *Os peroneum. Häufigkeit:* 8–9 %, oft mehrgeteilt, praktisch bedeutungslos. *Lokalisation:* auf dem postero-lateralen Ende der Eminentia obliqua cuboidei, in Beziehung zur Sehne des M. fibularis longus.

ϑ) *Os Vesalianum:* wahrscheinlich kein selbständiges Element, sondern als persistierende Apophyse der Tub. metatarsalis V aufzufassen. Verwechslung mit Fraktur der Basis Metatarsale V möglich. Ablösung bei Supinations-Spitzfußdistorsion möglich. *Therapie:* Exstirpation bei Beschwerden.

ι) *Os intermetatarseum. Häufigkeit:* 1,2 %. *Lokalisation:* Fortsatz des Cuneiforme I in den 1. Intermetatarsalraum. *Therapie:* bei Beschwerden Einlage, evtl. Exstirpation.

κ) *Cuboides Secundarium:* selten, Fortsatz des Cuboids, mit Naviculare synostostierend.

λ) Ferner Zweiteilung des Cuneiforme I (0,3 %); Apophysen unterhalb der Tibia- und Fibulaepiphyse.

E. Deformitäten an Fuß und Zehen

1. Fußdeformitäten

a) Klumpfuß (Pes equino-varus adductus), auch „Teufelsfuß" genannt. *Definition:* Fuß steht fixiert in Supination, zugleich mehr oder weniger in Plantarflexion und zugleich in Adduktion des Vorfußes (Pes equinovarus excavatus); auch besteht Inversion mit stärkerer Fußwölbung.

Vorkommen: sehr häufig (fast 1–2⁰/₀₀), zugleich etwa 10% aller angeborenen Deformitäten und fast 90% aller angeborenen Fußdeformitäten; Erblichkeit besteht in 10% der Fälle; manchmal findet sich Kombination mit anderen Mißbildungen sowie Krüppelpsychose; bekannte Patienten waren z. B. Lord *Byron, Talleyrand;* männliches Geschlecht bevorzugt.

Entstehung: I. *Angeboren* am häufigsten (etwa 75% und mehr); neben der Hüftverrenkung häufigste *angeborene* Deformität und weitaus häufigste angeborene Fußdeformität sowie nach Plattfuß häufigste Fußdeformität überhaupt; zweimal häufiger bei Knaben als bei Mädchen, während bei diesen die angeborene Hüftverrenkung viel häufiger ist (nach der Geburt soll allerdings das Geschlechtsverhältnis gleich sein und erst später unterschiedlich werden infolge erhöhter Frühsterblichkeit der weiblichen Kleinkinder!); etwas häufiger *doppel-* als *einseitig. Ursache* ist wahrscheinlich teils *endogen,* und zwar meist *Hemmungsmißbildung* (z. B. bisweilen bei gleichzeitigem Fehlen von Tibia oder von medialen Fußwurzelknochen; öfters vererbt bzw. familiär; manchmal [etwa 5–10%] kombiniert mit sonstigen, oft keimbedingten Mißbildungen, z. B. Hüftluxation, Hodenretention, Klumphand, Hydrocephalus, Spina bifida, Lippen- und Gaumenspalte, Syndaktylie usw.), teils, aber seltener *exogen,* und zwar als *intrauterine Belastungsdeformität* (bei Fruchtwassermangel, Uterustumor oder -abnormität, Zwillingsschwangerschaft oder bei Amnion- oder Nabelschnurumschnürung, worauf Abschnürung an sonstigen Gliedern oder Druckmarken, d. h. narbenartige und atrophische, dabei nur aus Epidermis ohne Hautpapillen, Schweiß- und Talgdrüsen bestehende Hautstellen hinweisen, ebenso wie sonstige Haltungsdeformitäten, z. B. Hüftgelenkverrenkung und Klumphände oder anderseitiger Plattfuß: sog. kombinierte Mißbildung), neurologische Störungen bei cerebralen Mißbildungen, Spina bifida; Begleiterscheinung angeborener Gelenkversteifung (Arthrogryphosis).

Pathologisch-anatomisch: abnorme Supinations- und Spitzfußstellung des Rückfußes bei Plantarflexion des Talus, welcher nach medial gekippt und subluxiert ist; Spitzfußstellung des Calcaneus, so daß die Ferse hochgezogen erscheint; Unterentwicklung der Facies anterior navicularis tali und Verlagerung des Naviculare um 90° nach medial an den Talushals; abnorme Supinationsstellung des Cuboid, dessen lateraler Rand zum tiefsten Punkt der Fußsohle wird; *intertarsale Luxation* im Chopartgelenk; Quertorsion der distalen Tibia nach innen; Wadenatrophie bereits bei der Geburt, Verkürzung der Achillessehne und Verschiebung ihrer Ansatzstelle am Calcaneus nach medial; starke Hypertrophie des M. tibialis post. bei abnormer Schwäche der Fibularismuskeln; Ossifikationsstörung einzelner Fußwurzelknochen. Winkel zwischen Längsachse des Talus und Längsachse der Tibia ist beim Klumpfuß größer als 90° (beim Normalen kleiner als 90°); die Kontrolle des Winkels während der Behandlung gibt Aufschluß über das Ergebnis des Redressements.

II. *Erworben* (im Gegensatz zur *angeborenen* Form): seltener (etwa 25%), und zwar hier am häufigsten (etwa 75%) paralytisch; übrigens meist nur einseitig und auch bei beiden Geschlechtern ziemlich gleich häufig.

1. *Cicatriciell:* bei Narben der Wade oder Fußsohle nach Verletzung, Verbrennung oder Geschwür der Haut *(dermatogen)* oder nach Verletzung, Rheumatismus, Syphilis, Ischämie der Waden- oder Fibularmuskeln *(myogen)*.

2. *Entzündlich* (als *Gewohnheitskontraktur*): reflektorisch bei schmerzhaften Affektionen an Wade, Fußsohle, *Chopart*schem oder Sprunggelenk: Rheumatismus, pyogene Infektion, Gonorrhoe, Tuberkulose, Arthropathia tabica usw. (*arthrogen*).

3. *Spastisch:* bei spastischer Paralyse, Hemi- und Diplegie, Kompressionsmyelitis, Syringomyelie und multipler Sklerose sowie Hysterie usw.

4. *Paralytisch:* häufig bei Poliomyelitis (häufigste Form des *erworbenen* Klumpfußes; sofort kenntlich an der Gliedverkümmerung, Muskelatrophie und Hautkälte und -cyanose; anfangs ausgedehnt, aber bald bis auf einen mehr oder weniger großen Teil zurückgehend; meist kombiniert mit Spitzfuß als sog. „Pes equino-varus paralyticus") sowie bei Spina bifida (hier erfolgt die Entwicklung meist um das 8.–10. Jahr mit proniertem Vorfuß, ähnlich Hohlfuß), progressiver Muskelatrophie, Tabes, Ischiadicus- oder Peroneusverletzung, spez. -schuß u. a.

5. *Traumatisch:* bei schlecht geheiltem Knöchel- oder Fußwurzelbruch sowie bei Luxation des Talocrural- oder Talotarsalgelenks oder des Talus allein.

6. *Statisch:* bei X-Bein oder Unterschenkelverkrümmung infolge Fraktur, Rachitis, Osteomyelitis usw. mit vermehrtem Tibia- oder vermindertem Fibulawachstum sowie

bei Fußformfehlern nach Verletzung (Schuß usw.), Operation (Resektion usw.) oder Entzündung (Osteomyelitis, Tuberkulose usw.), also kompensatorisch.

Symptome: Fuß steht supiniert derart, daß die Fußsohle einwärts oder gar aufwärts sieht und der Patient auf dem äußeren Fußrand oder gar auf dem Fußrücken steht und geht; zugleich Fußspitze gesenkt und einwärts gedreht, Fersenhöcker dem äußeren Knöchel genähert, äußerer Knöchel nach unten und rückwärts vortretend, innerer Knöchel zurücktretend, Fuß scheinbar verkürzt und in sich zusammengeknickt, Oberschenkel auswärts- und Unterschenkel einwärtsrotiert, Wadenmuskulatur atrophisch („Streichholzbein"), Fuß hängend (wie ein „Klumpen" am Bein), Gang nicht mit abrollendem, sondern mit „stelzartig" aufgesetztem Fuß, zugleich hinkend, auch manchmal schmerzhaft und unelastisch, auch mit Rumpfrückwärtsbeugung.

Beim *erworbenen,* spez. *paralytischen Klumpfuß* sind die Veränderungen oft geringer, spez. Fersenhöcker dem äußeren Knöchel weniger genähert und der Fuß weniger abgeknickt, dafür mehr plantarflektiert und Unterschenkel mehr verkürzt, atrophisch und kühl-cyanotisch.

Formen. α) *Stummelform:* kurzer und breiter Vorfuß und hochstehendes, schlecht entwickeltes Fersenbein; dabei Spitzfuß. β) *Schlankform:* langer und schlanker Vorfuß und verhältnismäßig gut entwickeltes Fersenbein; Fuß in Supination und Adduktion.

Komplikationen: Schwielen, Schleimbeutel, Decubitus und Entzündung an der Auftrittsfläche, z. B. am äußeren Fußrand bzw. Fußrücken über dem Würfelbein sowie in schweren Fällen Arthrosis deformans an Knie- und Fußgelenken, auch Schlotterknie.

Prognose: verschieden je nach Ursache, Grad und Dauer des Zustandes sowie Ein- oder Doppelseitigkeit und Alter des Patienten. Aussicht ist um so besser, je früher die Behandlung beginnt, spez. beim angeborenen Klumpfuß, welcher sich bei frühzeitiger und sachgemäßer Behandlung, dann übrigens auch konservativ bis zur Norm oder jedenfalls bis zur Funktionsfähigkeit korrigieren läßt, freilich zu Rückfall neigt; ohne Behandlung bleibt der Klumpfüßige ein Krüppel mit den genannten Komplikationen.

Therapie: a) in der Regel *unblutig* (am besten sofort, also bereits in den ersten Lebenstagen beginnend; bereits am Ende der 2. Woche ist eine vollständige Korrektur nicht mehr möglich; die konservative Therapie wird aber auch noch später im Kindes- und selbst im Adoleszentenalter mit Erfolg angewandt; sie ist also die Methode der Wahl, führt aber nicht immer zu Erfolg, z. B. bei rebellierendem Klumpfuß!).

I. *Sofort nach der Geburt:* täglich seitens der Mutter bzw. Pflegerin unter Aufsicht des Arztes mehr- (mindestens 2–3-) mals und einige (5–10) Minuten lang *schonendes manuelles Redressement:* zunächst Abduktion, dann Pronation und schließlich Dorsalflexion (*Cave!* supramalleoläre Fraktur; daher Unterschenkel in der Knöchelgegend fest umfassen!) und anschließend, am besten schon ab 2.–3. Woche *Fixation in Überkorrektur mit Verband* (Ferse ist mitzunehmen und zu achten auf Decubitus und Gangrän unter ständiger Revision der Zehen usw.!), und zwar:

1. *Streifenverband:* Flanellbinde, Heftpflaster bzw. Elastoplast z. B. nach *v. Finck-v. Oettingen:* nach 2-8 Tagen zu erneuern! (Empfehlenswert sind 6–8 cm breite Klebestreifen und darunter Blaugazelage; nach Bedarf ist der Verband zu erneuern und dazwischen die Haut zu pflegen durch Puder und Salbe bzw. Paste; auch sind mehrmals täglich redressierende Bewegungen einzuschalten; ratsam ist für die Fußsohle ein Pappdeckel.)

2. *Zirkulärer Gipsverband* oder namentlich anfangs abnehmbarer Gips- bzw. Cellonaschienenverband: später, und zwar meist ab 3. Monat, aber auch schon früher und alle 2–6 Wochen zu erneuern bis zum Ablauf des 1. Jahres, mindestens aber $^1/_4$ Jahr unter fortschreitender Umformung bis zur Überkorrektur in Valgus-Calcaneus-Stellung; bei kleinen Kindern bewährt sich das Hochhängen des eingegipsten Beins an Galgen oder Reifen, um die Harnbenetzung des Verbandes zu vermeiden.

3. *Redressionsschienen:* zur Frühreposition und Fixation der Korrekturstellung verwendet man Redressionsschienen (*St.-Germain-*Schiene, d. h. Fußplatte mit seitlich abstehender Unterschenkelstrebe oder Nachtschiene nach *Browne*); besonders bewährt ist die modifizierte *Browne*sche Schiene nach *Grob;* dabei werden nach erfolgter manueller Reposition bei bilateralen Formen die Füße auf Metallplatten, die mit Filzstreifen zur Überhöhung des äußeren Fußrandes belegt sind, mit Heftpflaster fixiert; die Metallplatten werden auf einer verstellbaren Querstange festgeschraubt; durch Drehen der Sohlenplatten nach außen und Abwinkelung der Querstange wird nach kurzer Zeit eine Überkorrektur in Pronation und Valgus-Calcaneus-Stellung erzielt. Fixation auf der

Platte anfänglich alle 8 Tage, später Erneuerung alle 14 Tage (Hautschutz gegenüber Heftpflasterreiz durch Anstrich mit Tinctura benzoica); bei einseitigem Klumpfuß wird die gesunde Seite in einem Gipsstiefel in Mittelstellung fixiert und auf der Platte festgebunden, damit der gesunde Fuß vor der valgisierenden Wirkung der Schiene geschützt bleibt. Durch zunehmende Abwinkelung der Querstange wird die Spitzfußstellung mehr und mehr behoben und der Fuß in Dorsalflexion gebracht. Fortsetzung dieser Behandlung bis zum 6.–8. Lebensmonat. Nach dieser Zeit tagsüber Tragen gut passender verkehrter (links und rechts vertauschter) Schuhe, nachts *Browne*sche Schiene oder korrigierende Gipsschiene. Im Beginn des Gehalters Erhöhung der Schuhsohlenaußenkante um $^1/_2$ cm und angepaßte Schuheinlage; weiterhin Nachtschiene. Fortsetzung dieser Behandlung für 5–6 Jahre und evtl. noch länger. Bei gutem orthopädischem Resultat muß der Calcaneus tief stehen, die Adduktion des Vorfußes behoben und das Fußgewölbe erhalten sein. Erfolgte die Korrektur des Spitzfußes nur in den mittleren Fußgelenken statt in dem Sprunggelenk, so resultiert eine nach unten konvexe, funktionell schlechte Fußsohle („Walzenfuß").

II. *Bei älteren Kindern:* ab 3.–6. Monat, auch bei Adoleszenten, ist nur mehr *operative Behandlung* erfolgreich. Die häufigsten residuellen Fußdeformitäten bei rebellierenden Klumpfüßen oder bei nicht ausreichender orthopädischer Behandlung sind: *Calcaneushochstand* (Equinismus von Talus und Calcaneus), *Adduktion* des Vorfußes (Metatarsus varus) und *Innentorsion der Tibia* (normalerweise steht die Querachse durch das Tibiotarsalgelenk in einem nach außen offenen Winkel von etwa 8° zur Kniegelenkquerachse; beim Klumpfuß liegen beide Achsen in der gleichen Frontalebene oder bilden einen nach innen offenen Winkel). Korrektur der Restdeformitäten erfolgt *operativ* durch:

1. *Verlängerung der Achillessehne* und *hintere Arthrotomie* des Sprunggelenks. *Prinzip:* Verlängerung der stark retrahierten Achillessehne durch eine Tenotomie in der frontalen und sagittalen Ebene (Z-Tenotomie nach *Vulpius*); gleichzeitig quere Durchtrennung der hinteren Sprunggelenkkapsel; hierdurch läßt sich der Spitzfuß ohne Gewalt beheben; die Überkorrekturstellung wird für 6–8 Wochen im Gips festgehalten.

2. *Operation nach Steindler:* Durchtrennung der Plantaraponeurose von ihrem Ansatz am Calcaneus zur Beseitigung der residuellen Adduktion des Vorfußes, evtl. zusätzliche Durchtrennung der Sehnen des M. adductor hallucis long. und brevis an ihren distalen Ansätzen; nach dem Eingriff Überkorrektur und Fixierung im Gips für 6–8 Wochen.

3. *Knochenoperationen:* bei schweren Klumpfußformen ist die Korrektur nur durch Eingriffe am Knochen möglich; diese sollen nicht vor dem 7. Lebensjahr durchgeführt werden (sonst Wachstumsbeeinträchtigung des Fußes). *Prinzip:* selektive Keilosteotomie aus dem Cuboid und Talushals (nach *Scherb*); bei starker Innentorsion – Rotationsosteotomie.

III. *Bei Jugendlichen und Erwachsenen. Indikation:* manuelles Redressement nicht mehr genügend. Derbere Methoden mit Osteoclast (nach *Lorenz, Schultze*) oder Umpressung mit Zange (nach *Phelps*) und anschließend Fixierung im Gipsverband für 3 bis 9 Monate und Nachbehandlung mit Nachtschienen, Klumpfußschuhe können versucht werden. Versagen diese Maßnahmen, so kommt nur operatives Vorgehen in Betracht, zumal operative Eingriffe im allgemeinen schonender sind als die durch starke stumpfe Gewalt verursachte Verletzung von Weichteilen, Knochen und Gelenken. Zur Wiederherstellung der Form und Stellung des Fußes dienen Eingriffe am Skelet; zur Verbesserung der Funktion (spez. beim paralytischen Klumpfuß) – Operationen an den Sehnen; bei Sehnen- und Bandverkürzung – Sehnenverlängerung.

Methoden. α) *Nach Phelps. Prinzip:* Durchtrennung aller die Pronation und Abduktion hindernden Weichteile. Querschnitt über dem Talo-Navicular-Gelenk oder Längsschnitt vom inneren Knöchel bis zur Innenseite des Taluskopfs; Durchtrennung von M. tibialis ant., Plantaraponeurose, Mm. abductor und flexor hallucis brevis, M. hallucis longus, M. tibialis post. und des Lig. deltoides; Eröffnung des Talo-Navicular-Gelenks und Durchtrennung aller sich anspannenden Gelenkbänder. *Nachteil:* große Wunde, welche nur durch Sekundärheilung geschlossen werden kann und daher starke Narbenretraktion, u. U. Rezidiv durch Narbenzug zur Folge hat.

β) *Nach Wullstein.* 1. Akt: bogenförmiger Hautschnitt an der inneren Fußkante. 2. Akt: Durchtrennung der Mm. abductor hallucis und tibialis post. kurz vor ihrem Ansatz am Calcaneus; Ablösung des M. tibialis ant. mit einem Knochenscheibchen von seinem Ansatz. 3. Akt: Verschluß der 1. Hautwunde und Anlegen eines weiteren Schnittes an der Vorderseite des Unterschenkels über den Extensorsehnen. 4. Akt: Redression des Fußes; Freilegen des M. tibialis post. und Durchziehen desselben durch eine Lücke im Lig. interosseum von dorsal auf den Fußrücken. 5. Akt: weiterer Längsschnitt über dem Metatarsale V; Verlagerung des M. tibialis post. nach distal in den Bereich des Metatarsale V und Vernähung dort subperiostal; Verschluß der Hautwunde am Unterschenkel. 6. Akt: Freilegung des Ansatzes des M. fibularis brevis und Ablösen des M. abductor digiti V vom Grundgelenk der Kleinzehe; die mit dünner Knochenscheibe vom Metatarsale V abgetrennte Sehne des M. fibularis brevis wird auf den Ansatz des M. abductor digiti V aufgenäht. *Prognose:* günstig.

γ) *Exstirpation von Tarsalknochen:* z. B. *Talusexstirpation* (s. S. 1600) oder Entfernung von *Talus, Cuboid und Cuneiformia*, u. U. auch vordere Anteile des Calcaneus bis zu zwei Dritteln, sofern dies zur Modellierbarkeit notwendig ist (*Champonière*) oder *Entfernung von Knochenkernen* aus den Tarsalknochen (nach *Ogston*) zur Behandlung rebellischer Klumpfüße bei Kindern bis zu höchstens 8 Jahren. Durch Entfernung der Knochenkerne werden die Fußwurzelknochen weich und biegsam wie eine „ausgequetschte Zitrone" und stellen der Redression keinen Widerstand entgegen. *Prognose:* Entfernung ganzer Fußwurzelknochen nur in speziellen Fällen empfehlenswert. Nach Knochenkernentfernung kann schon nach etwa 8 Wochen in festem Schuhwerk Gehfähigkeit erreicht werden.

δ) *Keilosteotomien und Resektionen der Tarsalknochen und Gelenke. Prinzip:* durch Keilentnahme aus der Einheit der Fußwurzel soll der Klumpfuß in normale Form gebracht werden. *Nach Hohmann:* Durchschneidung der hinteren Kapselanteile und Bänder des oberen und unteren Sprunggelenks, Herunterholen des Calcaneus mit einem scharfen Haken; sodann Freilegung des unteren Sprunggelenks und Ausschlagen eines schmalen Keils mit lateraler Basis; dadurch wird eine subtalare Arthrodese des unteren Sprunggelenks ausgeführt und eine Korrektur der Supinationsstellung des Calcaneus erzielt; zur Beseitigung der Adduktion des Vorfußes zusätzliche vertikale Keilosteotomie aus dem lateralen Fußrand (vorderer Calcaneus und Cuboid, wobei die Keilbasis nach lateralplantar liegen muß); u. U. Durchtrennung der Sehne des M. tibialis post und der angespannten Weichteile sowie Verlängerung des M. abductor hallucis und der Plantarfascie; Immobilisation im Gips bis zu 3 Monaten. *Nach Campbell.* 1. Akt: Hautschnitt parallel zum Unterrand des Calcaneus; subcutane Durchtrennung der kurzen Zehenbeuger; Entnahme eines Knochenkeils mit lateraler Basis, welcher die gesamte *Chopart*sche Gelenklinie einschließt, also Teile des vorderen Calcaneus und Talus sowie des hinteren Cuboid und Naviculare entfernt. 2. Akt: Darstellung des Tal-Calcaneal-Gelenks und Entfernung eines horizontalen Keils mit lateraler Basis aus diesem Gelenk; Korrektur der Varusstellung. *Nach Lexer.* 1. Akt: bogenförmiger dorsaler Hautschnitt von oberhalb des äußeren bis oberhalb des inneren Knöchels und nach vorn bis in Höhe der Basis der Metatarsalia reichend. 2. Akt: Hochschlagen des Weichteillappens einschließlich der durchtrennten Strecksehnen; Resektion eines 3 cm langen Stücks aus der distalen Fibula. 3. Akt: Ausmeißeln eines halbmondförmigen Keils aus dem Talushals mit breitem Hohlmeißel. 4. Akt: Entnahme eines Knochenkeils aus dem Cuboid von lateralwärts und Redression des Fußes, nachdem auch der Malleolus medialis vertikal osteotomiert wurde. Die Pronation wird durch die malleolenbruchähnlichen Osteotomien erzielt; u. U. Verlängerung der Sehne des M. tibialis post.

ε) *Resektion an den Mittelfußknochen. Nach Gaugele:* Freilegung des äußeren Fußrandes 1 cm oberhalb der Sohlenfläche; Entfernung der Basis des Metatarsale V und Anfrischung der distalen Gelenkfläche des Cuboid; hierdurch wird Korrektur der Adduktion möglich.

ζ) *Eingriffe beim paralytischen Klumpfuß. Prinzip:* paralytischer Klumpfuß entsteht durch Lähmung der Mm. fibulares und des M. extensor digitorum long. (gelegentlich auch nur Ausfall einzelner dieser Muskeln); durch Verpflanzung von gesunden Unterschenkelmuskeln auf die gelähmte Muskulatur kann der Ausfall behoben werden. Die Art der Muskelverpflanzung richtet sich daher nach Art und Schweregrad der Lähmungen. *Nach Vulpius:* der M. extensor hallucis longus wird in Höhe des Ansatzes des M. tibialis anterior durchtrennt und mit diesem vereinigt; im M. extensor digitorum longus wird distal für den M. extensor hallucis longus und proximal für den M. tibialis anterior ein Knopfloch gebildet, die Sehnenenden hineingezogen und vernäht. *Nach F. Lange:* in den M. extensor hallucis longus werden seidene Fäden eingeflochten und diese am Cuboid fest fixiert. *Nach Codivilla:* Ersatz des M. extensor digitorum longus erfolgt durch den M. extensor hallucis longus oder tibialis ant., welcher in Höhe der Basis metatarsalis V auf die dort hinziehende Extensorsehne fixiert wird. *Nach Forni und Giordani:* Verpflanzung der Sehne des M. tibialis ant. auf die Basis metatarsalis III oder V sowie des M. tibialis anterior auf die Basis metatarsalis IV; Tenodese der Fibularissehnen im Malleolus fibularis und Verlängerung der Achillessehne sowie zusätzliche Keilosteotomie aus der *Chopart*schen Gelenklinie und subtalare Arthrodese. *Nach Bauer:* bei kindlichem paralytischem Klumpfuß Entnahme eines kräftigen Knochenspans aus der medialen Knöchelgegend und Verschiebung desselben nach distal, wodurch der Tarsus in günstiger Stellung gehalten wird. *Nach Garceau:* nach Freilegung des M. tibialis ant. subcutane Verlagerung auf den lateralen Fußrand und Vernähung in sich selbst, nachdem die Sehne durch ein Bohrloch im proximalen Ende des Metatarsale V gezogen wurde.

b) Spitz- oder Pferdefuß (Pes equinus). *Definition:* Fuß steht fixiert in Plantarflexion, oft zugleich in Supination (Spitzklumpfuß, Pes equinovarus), selten in Pronation (Spitzknickfuß, Pes equinovalgus), vereinzelt in Hohlfußstellung (Spitzhohlfuß, Pes equinocavus).

Vorkommen: recht häufig, aber seltener als Klumpfuß; überwiegend einseitig und selten (10%) doppelseitig, letzteres am ehesten bei *Little*scher Krankheit und bei Kompressionsmyelitis.

Entstehung. I. *Angeboren:* selten (wohl als intrauterine Belastungsdeformität). Stehenbleiben des Fußes in seiner ursprünglichen gestreckten Lage; Zwangshaltung in utero.

II. *Erworben.* 1. *Paralytisch:* weitaus häufigste Form, und zwar selten bei Nervenverletzung oder -erkrankung, dagegen häufig (etwa 80%) bei Poliomyelitis, und zwar hier sowohl bei Extensorenlähmung als auch bei völliger Lähmung (Fußschwere und Bettdeckendruck!); oft besteht zugleich Spitzklumpfuß, selten (und zwar bei isolierter Lähmung des Tibialis ant. infolge Zugs des Ext. digit. und der Peronei!) Spitzplattfuß, schließlich bisweilen (durch Antagonistenwirkung, Schwere und Gang!) Spitzhohlfuß; Zehen dorsalflektiert oder subluxiert (Zehenstreckerwirkung und Gang!), seltener (bei Extensorenlähmung!) plantarflektiert.

2. *Spastisch:* bei *Little*scher Krankheit, Hemiplegie.

3. *Cicatriciell:* bei Hautnarbe der Wade nach Geschwür, Verbrennung usw. (*dermatogen*) oder bei Verletzung oder Entzündung der Wadenmuskulatur (*myogen*).

4. Als *Gewohnheitskontraktur:* bei Bettlägerigen (Schwere und Bettendruck!) sowie bei fehlerhaft angelegtem Verband und bei hohem Absatz.

5. *Kompensatorisch:* bei Beinverkürzung nach Ober- oder Unterschenkelfraktur, Hüft- oder Kniegelenkresektion, Hüft- oder Kniebeugekontraktur usw. („Zehengänger").

6. *Traumatisch:* bei schlecht geheilter Knöchel- oder Fußwurzelfraktur.

7. *Arthrogen:* bei Entzündung des Talo-crural-Gelenks (Tuberkulose, Gonorrhoe, Arthritis deformans).

Symptome: Fuß plantarflektiert derart, daß der Patient mit Fußspitze oder gar mit Fußrücken auftritt; zugleich Fuß verkürzt, Fußgewölbe vertieft und Plantarfascie vorspringend (Hohlfuß), Dorsalflexion mehr oder weniger unmöglich, meist nicht bis zum rechten Winkel ausführbar; Wadenmuskulatur atrophisch (spez. bei *paralytischem* Spitzfuß); Gang entweder hüpfend mit gehobenem Becken, gebeugtem Knie und nach außen geworfenem Bein (bei Beinverlängerung) oder hinkend (bei Beinverkürzung, z. B. bei paralytischem Spitzfuß), bei doppelseitigem hochgradigem Spitzfuß nur mit Krücken.

Zugleich Blasen, Schwielen, Schleimbeutel und Entzündung an der Auftrittsfläche, z. B. an Metatarso-Phalangeal-Gelenken oder Metatarsusköpfchen.

Prophylaxe: Fußstütze bzw. Nachtschiene, Reifenbahre und evtl. Spitzfußbandage, Bindenzügel od. dgl. bei langem Krankenlager, spez. bei solchem infolge peripherer (Peroneus-) oder zentraler Nerven- (Rückenmark-) Lähmung; bei Beinverkürzung Sohlenerhöhung, falls nicht der Spitzfuß dem Ausgleich der Verkürzung dienen soll.

Therapie. Konservativ: bei intaktem Skelet langsame *Dehnung* der verkürzten Weichteile durch dorsalflektierenden Gewichtszug, welcher durch eine Schlaufe auf den Vorfuß übertragen wird. *Quengelverband* beim liegenden Patienten, *Lochgips* beim Aufstehpatienten; im Lochgips ist die Fußsohle bis auf eine Vorfußbrücke ausgeschnitten. Beim Stehen und Gehen wird die Ferse durch das Körpergewicht herabgedrückt; die tagsüber erreichte Korrektur wird während der Nacht dadurch erhalten, daß eine Knöchelbandage fest angezogen und über den außen liegenden Lochgips verknotet wird. (*Cave*! gewaltsames Umformen oder verfrühte Tenotomie!). *Nachtschiene*; Tragen eines „Peroneusschuhes" mit eingebauter *Bayer*-Feder hinten am Schuh, damit das

Fallen der Fußspitze tagsüber verhindert wird; Unterschenkelapparat. *Operativ. Indikation:* bei schwereren Fehlformen, welche mit konservativ-orthopädischen Maßnahmen nicht ausgeglichen werden können und welche das Gehen stark erschweren (spez. doppelseitiger stärkerer Spitzfuß).

Methoden. α) *Bei knöchern ankylosiertem Spitzfuß:* nach *M. Lange* V-förmige Osteotomie im distalen Tibiaabschnitt; Herausnahme eines Keils aus dem vorderen Osteotomieschnitt; Z-förmige Verlängerung der Achillessehne und anschließend Ausgleich der Fehlstellung.

β) *Bei spastischem Spitzfuß: Stoffelung* des N. tibialis, indem aus der Hälfte seiner Muskeläste 5–7 cm lange Abschnitte entfernt werden oder nach *Schanz* Stichelung des N. tibialis mit dünnem Thermokauter in verschiedenen Richtungen, wodurch eine schlaffe Lähmung gesetzt wird, ohne daß ein vollständiger sensibler Ausfall entsteht. *Prognose:* Dauererfolge bei Stoffelung fraglich; bei *Schanz*schem Verfahren besser und gegenüber Rezidiven zuverlässiger.

γ) *Bei Lähmungsspitzfuß.* 1. *Eingriffe an den Weichteilen. Nach F. Lange.* Bei Lähmung des M. tibialis ant.: Einsetzen einer Seidensehne vom M. extensor digitorum longus an den inneren Fußrand und Fixierung am Os cuneiforme I. Bei Lähmung des M. extensor digitorum longus: Einsetzen einer Seidensehne vom M. tibialis ant. an den lateralen Fußrand und Fixierung am Cuboid. Bei Lähmung des M. extensor digitorum long.: Verpflanzung der Sehne des M. extensor hallucis longus auf das Cuboid und Tenodese des distalen Sehnenstumpfs des M. extensor hallucis longus am Cuneiforme I. Bei Lähmung der Mm. tibialis ant. und extensor digitorum long.: Verpflanzung der Sehne des M. flexor digitorum long. auf das Cuboid oder des M. flexor hallucis long. auf das Cuboid; zusätzliche Tenodese des distalen Sehnenstumpfs an der Basis metatarsalis I zur Vermeidung einer Klauenstellung der großen Zehe oder Verpflanzung der Sehne des M. fibularis longus auf das Cuneiforme I. *Nach Hass:* Abspaltung eines Teils der Achillessehne auf der Fibular- und Tibialseite und Verpflanzung derselben auf das Cuboid bzw. das Naviculare; Z-förmige Verlängerung des verbleibenden Teils der Achillessehne.

2. *Eingriffe am Knochen:* entweder *Arthrorisen* mit Schaffung einer hinteren Anschlagsperre oder *Arthrodese. Nach Lambrinudi:* Tripelarthrodese mit teilweiser Entfernung des Taluskopfs und -halses sowie des hinteren Abschnitts des Naviculare und Entfernung des Calcaneo-Cuboid-Gelenks; der von fibularwärts entnommene Knochenkeil aus Taluskörper und -hals muß so groß sein, daß die Calcaneusoberfläche wieder in die Horizontalebene zurückgeführt werden kann. *Nach Böhme:* Λ-förmige Durchmeißelung des Taluskörpers, so daß der Taluskopf abgetrennt und das Talo-Calcanear-Gelenk entfernt wird; der Taluskopf wird um 180° gedreht und in das Os naviculare eingefügt, wodurch eine vordere Anschlagsperre gebildet wird, evtl. zusätzlich hintere Anschlagsperre.

c) Platt- oder Senkfuß bzw. Flachfuß bzw. X- oder Knickfuß (Pes planus bzw. valgus s. abductus bzw. planovalgus), oft kombiniert mit Spreizfuß als *Platt-Spreizfuß (Pes transverso-planus).*

Definition: Fuß steht fixiert in Pronation und ist oft gleichzeitig abgeplattet; im einzelnen wird unterschieden: α) allein Pronation, aber erhaltene Fußwölbung: *X- oder Knickfuß (Pes valgus s. abductus),* z. B. bei schlecht geheiltem Knöchelbruch. β) Allein Abflachung der Fußwölbung, aber keine oder geringe Pronation: *Flachfuß (Pes planus),* z. B. bei Juden und Negern, soweit hier nicht, ebenso wie bei kleinen Kindern, die stärkere Fettfüllung der Fußsohle für deren Flachform zu beschuldigen ist (Spur entflohener Negersklaven!). γ) Gleichzeitig Abflachung des Fußgewölbes und Pronation: gewöhnlicher *Platt- oder Senkfuß (Pes planovalgus)* meist, spez. als statische Deformität. δ) Gleichzeitig Senkung des Vorder- oder Quergewölbes: *Plattspreizfuß (Pes transverso-planus).* ε) Pronation des Rückfußes, Lateralverlagerung des Calcaneus, Abduktion des Vorfußes, Abknickung der Fußlängsachse nach fibular, Konvexität der Fußsohle („Schaukelfuß"); spez. bei angeborenem Knick-Plattfuß. ζ) *Kompletter Pes planovalgus:* Calcaneus völlig nach vorn gesenkt; der hintere Fortsatz ragt nach oben; vorderer Calcaneusfortsatz ist Hauptstützpunkt, Cuboid tiefster Punkt der Fußsohle geworden; Talus einwärtsgedreht und nach abwärts gewandert; Vorfuß nach aufwärts gebogen und supiniert gegenüber dem pronierten Rückfuß; keilförmige Deformierung des Naviculare und Dorsalverschiebung desselben, so daß es auf dem Talushals reitet; Verschiebung des Cuneiforme I nach dorsal; Naviculare ist tiefster Punkt des medialen Längsbogens; Dorsalverschiebung der Metatarsalköpfchen, so daß sie nicht mehr vordere Fußstützpunkte sind. Speziell bei Erwachsenen mit stehenden Berufen.

Vorkommen: außerordentlich häufig; häufigste, übrigens oft verkannte Deformität neben Skoliose! Von den verschiedenen Formen ist bei weitem am häufigsten der statische Plattfuß, welcher in den Ländern der Zivilisation infolge von Beschaffenheit von Boden und Beschuhung sowie Lebensweise usw. heutzutage außerordentlich verbreitet ist (etwa 90%); es folgt traumatischer (5%), paralytischer (3%), spastischer (1%) und angeborener (1%).

Entstehung. I. *Angeboren:* selten; Vitium primae formationis, wobei die embryonale Plantarrichtung des Calcaneus und Talushalses partiell bestehenbleibt; oder vereinzelt bei Knochen- (partieller oder totaler Fibuladefekt) oder Muskelanomalie (Verlagerung des Ansatzes des M. tib. ant.); charakteristisch ist die Steilstellung des Talus, Hakenstellung des Rückfußes, Aufbiegung des Vorfußes (Cave! Verwechslung mit dem platten Fuß des Kleinkinds, welcher völlig harmlos ist!) (Röntgenbild!).

II. *Erworben.* 1. *Spastisch:* bei spastischer Spinalparalyse usw.

2. *Paralytisch:* bei Kinderlähmung usw., und zwar sowohl bei *totaler*, falls der Patient geht (sonst Spitzfuß, s. da!), als auch besonders bei der häufigeren *Lähmung der Plantarflexoren und Supinatoren* (Mm. gastrocnem., tib. ant. und post.) sowie bei Durchtrennung von Sehnen (z. B. M. tibialis post.).

3. *Rachitisch:* beginnend im 2.–3. Jahr oder auch noch später bei bleibendem O-Bein und Verbiegung der Tibia nach vorn, wodurch der Talushals nach abwärts gedrückt wird; sonst durch Muskelschwäche, Bandlockerung und Knochenveränderungen.

4. *Traumatisch* („Pes valgus traumaticus"): bei schlecht geheilter Luxation oder Fraktur, spez. Abduktionsknöchelbruch, aber auch bei sonstigen Knöchel- oder Fußwurzel-, spez. Fersenbeinbruch und bei schwerer Fußverstauchung mit Kapsel-Band-Sehnenzerreißung sowie bei Knochendefekt am äußeren Knöchel oder an äußerer Fußwurzel infolge komplizierter Fraktur, Osteomyelitis, Tuberkulose usw.

5. *Statisch. Verhalten des Fußskelets:* „Belastungsdeformität", welche meist schon mit dem lockeren Knickfuß des Kleinkinds beginnt und allmählich bis zur Ausbildung des kompletten Pes planovalgus fortschreitet. Verschiebungen einzelner Fußwurzelknochen ziehen unweigerlich Verschiebungen anderer, d. h. eine Gefügestörung der gesamten Fußeinheit, nach sich. Zunehmendes *Körpergewicht* und *Dauerbelastungen* wirken vor allem auf den Talus ein, unter welchem sich der schräg liegende Calcaneus immer mehr nach lateral verschiebt. Der Talus drückt auf das Sustentaculum tali, wodurch der Calcaneus mehr und mehr nach lateral und im vorderen Abschnitt auch nach plantar ausweicht; hierdurch kommt eine *Senkung des Taluskopfs* zustande. Mit dem Calcaneus wird das *Cuboid proniert* und plantarwärts gezogen. Der absinkende Taluskopf schiebt Calcaneus und Naviculare auseinander und dehnt den medialen Schenkel des Lig. deltoideum, welches von der Tibia zum Naviculare zieht. Außerdem zieht der pronierte und plantar flektierte Calcaneus mit seiner Ab- und Seitwärtsbewegung das an ihn gefesselte *Naviculare* mit sich, so daß sich dieses *senkt, lateral verschiebt und proniert.* Der Gegendruck des Bodens drängt den Vorfuß nach dorsalwärts und bringt den *medialen Fußstrahl* in *relative Supination* gegenüber dem pronierten, plantarflektierten Rückfuß. Der Torsion des Rückfußes folgt die Detorsion des Vorfußes, die *dorsalsupinatorische Aufbiegung des 1. Strahls* geht hauptsächlich im Talo-Navicular-Gelenk vor sich. Die pronatorische Drehung von hinten und die supinatorische Gegendrehung von vorn trifft sich im Naviculare, wodurch eine Mittelstellung des Naviculare zwischen Außen- und Innendrehung resultiert. Schließlich tritt das Naviculare an die laterale Seite des Talushalses und wird zum tiefsten Punkt des medialen Längsgewölbes und zum Fixpunkt für die Aufbiegung des Vorfußes. Endgültig resultieren: *Valgität und Senkung des Fersenbeins, Medialplantarverschiebung und -verbiegung des Talus, Senkung und Pronation des Cuboid, Senkung und Lateralverschiebung des Naviculare, Aufbiegung des 1. Strahls* in dorsalsupinatorischer Richtung gegenüber dem Rückfuß; *Einsinken des* inneren und äußeren *Längsgewölbes*, Aufbiegung des tarsalen Quergewölbes, Einsinken des metatarsalen Quergewölbes und *Abduktion* des Vorfußes gegenüber dem Rückfuß.

Verhalten der Muskeln. M. flexor hallucis longus: verliert durch Aufbiegung des 1. Strahls an Kraft und atrophiert. *Fibularismuskeln: Fibularis brevis* ist starker Pronator des Rückfußes und Abductor des Vorfußes, also ausgesprochener „Plattfußmuskel". Er erhält beim Plattfußprozeß allmählich das Übergewicht. *M. fibularis longus* wirkt auf den Vorfuß und untergurtet gemeinsam mit dem *M. tibialis posticus* die vordere Fußwurzel, wirkt verschmälernd und zusammenziehend auf den Mittelfuß. *M. triceps surae:* wirkt gewölbeabflachend durch Hochziehen des Tuber calcanei und als Pronator des Rückfußes, je mehr das Fersenbein nach lateral verschoben wird. Er erfährt eine Verkürzung und hindert die Aufrichtung des Fußes, weshalb er gedehnt und verlängert, niemals aber ausgeschaltet werden darf. *M. tibialis anticus:* Supinator und Heber des inneren Fußrandes ist beim Plattfuß zu kräftigen, jedoch unter Vermeidung der supinatorischen Hebung des Vorfußes. *M. extensor hall. longus:* wirkt vor allem auf die große Zehe, und zwar bei einmal eingetretener Hallux-valgus-Stellung im Sinne der Begünstigung dieser Fehlstellung und Behinderung für eine Geraderichtung. Beim Hohlfuß wirkt er überstreckend auf die Großzehengrundphalanx. Er begünstigt die Dorsalaufbiegung des 1. Strahls. *M. extensor digit. comm. long.:* verstärkt bei Valguslage des Fußes die Abduktion des Vorfußes und vermehrt die pronierenden Kräfte des Fußes. Je mehr sich der Fuß im Sinne des Knickplattfußes verändert, um so mehr tritt ein Übergewicht der Pronatoren zutage. *Kleine Fußsohlenmuskeln:* unterliegen der Atrophie und fettigen Degeneration und werden plattgedrückt „wie Sardinen in der Büchse". *Plantaraponeurose:* verliert mit Einsinken des Fußbogens an Spannung und wird überdehnt. Der statische Plattfuß tritt besonders in den „Übergangsaltern" auf (im Kindesalter beim Laufenlernen, im Pubertätsalter beim Übertritt von Schule in Beruf, im Mannesalter bei zunehmendem Körpergewicht, abnehmender Gewebskraft und zunehmender Schwerarbeit im Stehen und Gehen, also im sog. „Schwabenalter"; im Greisenalter im Zuge der allgemeinen Atrophie).

Unfallzusammenhang ist möglich im Sinne der Entstehung und Verschlimmerung, und zwar entweder direkt durch Verletzung von Knochen, Gelenken, Bändern, Sehnen und Muskeln oder indirekt durch Überlastung infolge fehlerhaft verheilten Knochenbruchs, Beschädigung bzw. Verlusts oder Verkürzung des anderen Beins oder infolge langen und schwächenden Krankenlagers; *beiderseitiger* Plattfuß spricht gegen Unfallfolge; eher ist Verschlimmerung eines bestehenden Plattfußes durch Unfälle obengenannter Art möglich.

Symptome: verminderte Leistungsfähigkeit; Umknicken, *Schmerzen bei Belastung* (Cave! Verwechslung mit „Rheumatismus"), *Steifheitsgefühl,* sobald die Beweglichkeit des Fußes nachläßt; *Fußschwellung;* vermehrtes *Schieftreten* der Schuhe außen oder innen, *Durchwetzen* des Oberleders in der Gegend der inneren Knöchel, Fußschweiß. Beschwerden treten bei der Belastung auf oder verstärken sich dabei, in Ruhe lassen sie nach oder verschwinden völlig. *Prädilektionsorte der Schmerzen* sind: Längsgewölbe, Fußrücken, Knöchelgegend, Innenseite des Fersenbeins, Mittelfuß. Sie sind verursacht durch Überdehnung und Zerrung der Weichteile, durch Druck der Knochen gegeneinander. Häufig sind „Fernschmerzen" im Unterschenkel, Knie, Oberschenkel, Hüfte und Kreuz-Lenden-Gegend, kombiniert mit Fußschmerzen oder auch allein, vorhanden. Viele Plattfüße sind beschwerdefrei. Umgekehrt sind bei „insufficiencia pedis" typische Plattfußschmerzen vorhanden, obwohl die Form und Stellung der Füße gut ist. („Nicht das Plattfüßigsein, sondern das Plattfüßigwerden macht Beschwerden", *Hoffa.*)

Diagnose: Anlegen einer *Spica pedis* mit Heftpflaster oder Elastoplastbinde, welche den Fuß richtig formt und gut stützt, führt zur Verringerung oder Beseitigung der Beschwerden. Ist dies der Fall, so ist die Diagnose „Plattfußbeschwerden" einwandfrei gesichert. *Fußabdrücke* (mittels Farbe auf einem Platt Papier) sind für die Deutung der Beschwerden von untergeordnetem Wert. Charakteristischer *Plattfußgang* (mit auswärts gerichteten Fußspitzen, unelastisch, leicht stampfend und etwas schaukelnd). *Skeletveränderungen* (s. oben unter Entstehung!); *Druckschmerzen* (innen unten am Fersenbein, in der Knöchelgegend, am *Chopart*schen Gelenk, im Bereich der überanstrengten Beinmuskeln, welche mit Muskelhärten durchsetzt sind); Einschränkung der Supination oder völlige Aufhebung derselben, Ausfälle der Sprunggelenkbeweglichkeit. *Schließlich völlige Versteifung des Plattfußes durch: Muskelkrampf* (Pronatoren und Zehenstrecker verkrampfen sich, um das schmerzhafte *Chopart*sche Gelenk ruhigzustellen); Fußrücken und äußere Knöchelgegend fühlen sich warm an, schwellen an und sind druckschmerzhaft („*entzündlich-kontrakter Plattfuß*"); eine eigentliche Entzündung liegt nicht vor, weshalb die Bezeichnung *muskulär fixierter Plattfuß* besser ist. Verkürzung der Bänder und Muskeln auf der Außenseite des Fußes und Unterschenkels (*ligamentär fixierter Plattfuß*). Knochen- und Gelenkveränderungen bei größeren Kindern und Erwachsenen (*ossär fixierter Plattfuß*).

Differentialdiagnose: Unterscheidung einer ligamentären, muskulären oder ossären Kontraktur durch Röntgenbild. Differentialdiagnostisch kommen außerdem in Frage:
1. *Spastische und paralytische Lähmungen* an Fuß- und Unterschenkelmuskulatur.
2. *Multiple Sklerose* (kann im Beginn Fuß- und Beinbeschwerden machen; genaue neurologische Untersuchung schafft Klarheit). 3. *Chronische Entzündung* der Schleimbeutel und Sehnenscheiden (zu erkennen an Lokalisation und entsprechender Formveränderung). 4. *Periphere Durchblutungsstörungen* (s. dort). 5. *Diabetes:* verursacht sensible Störungen, für die, ohne Urinuntersuchung, ein zufällig vorhandener Spreiz- oder Plattfuß verantwortlich gemacht wird. 6. *Chronische Entzündung* (Tuberkulose, chronischer Gelenkrheumatismus, Gonorrhoe, Lues); *Sudeck*sches Syndrom, Coalitio calcaneonavicularis (Spezialaufnahme von Naviculare und Calcaneus).

Prophylaxe. 1. *Bei Gesunden: Kleinkinder* nicht zum Stehen und Gehen zwingen (Kind beginnt von selbst zu gehen, sobald es sich kräftig genug fühlt!); Kinder nicht bis zur Ermüdung stehen und gehen lassen! Jede Überanstrengung rächt sich an der Leistungsfähigkeit der Füße. Gehen und Stehen mit auswärts gedrehten Fußspitzen bekämpfen! Gang mit *geradeaus gerichteten Fußspitzen* anstreben! (Auswärtsdrehen der Fußspitzen, z. B. bei militärischer Grundstellung, flacht das Längsgewölbe ab; Einwärtsdrehung der Fußspitzen hebt dies.) Kinder möglichst viel *barfuß laufen* lassen, und zwar auf Böden, welche einen Reiz auf das Fußgewölbe ausüben (taufrisches Gras, runder Kies). Kindern möglichst spät feste Schuhe geben, weil jeder Schuh bereits die Entwicklung eines Plattfußes durch Schwächung der Fuß- und Unterschenkelmuskulatur fördert. *Tägliche Fußübungen*, welche in jede Spiel-, Turn- oder Sportstunde von Jugendlichen eingebaut werden sollen. *Brauchbare Übungen* sind: a) Füße stehen parallel nebeneinander (Heben und Senken des Fußinnenrandes, wobei der Großzehenballen am Boden bleibt; Heben und Senken der Fußspitze). b) Fußspitzen stehen zusammen, Fersen auseinander – langsames Heben und Senken der Fersen – Gewicht auf Groß- und Kleinzehenballen gleichmäßig verteilen und Zehen fest an den Boden pressen. c) Auf den einwärts gestellten Fußspitzen 100 Schritte gehen (= Hahnentritt). d) Seilspringen. e) Zehenkrallen, indem mit den Zehen kleine Gegenstände (Bällchen, Bleistifte, Tupfer) gefaßt und aufgehoben werden oder ein auf dem Boden liegendes beschwertes Handtuch mit den Zehen zusammengerafft wird.

Massage der Fuß- und Beinmuskeln 2–3mal wöchentlich. Geeignete *Bodengestaltung* an Arbeitsplätzen (Holzroste, Strohmatte, Teppich); *Einschränkung der Steharbeit* soweit als möglich und speziell für Jugendliche. In der *Schwangerschaft* täglich gewissenhafte Übungen zur Kräftigung der Fuß- und Unterschenkelmuskulatur, Einlagen beim Auftreten von Beschwerden.

2. *Bei Kranken.* Bei *rachitischen* Kindern: Fußbelastung erst erlaubt, wenn die Knochen tragfähig geworden sind. Beim *Astheniker:* Kräftigung der Fußmuskulatur durch entsprechende Maßnahmen, welche hier den gesamten Haltungsverfall des Stützapparats betreffen. *Nach Krankenlager:* Füße nie ohne geeignete Vorbereitung belasten lassen (Bettübungen, Massage, Einlagen, Spica pedis mit Elastoplast). Bei *Fettleibigkeit:* Abmagerungskur, Übungen, Fußstütze. In allen Fällen Fußhygiene und Nagelpflege!

Therapie. Prinzip: Behandlungsziel bei Kindern und Jugendlichen ist Heilung, bei Erwachsenen wenigstens Schmerzfreiheit; der deformierte Fuß des Heranwachsenden muß energischer behandelt werden als beim Erwachsenen. Keinesfalls verlangen Plattfußbeschwerden stets sogleich die Verordnung einer Einlage, denn sie ist keineswegs immer notwendig und genügt allein nur selten. Operative Behandlung ist stets nur den schweren Deformitäten und solchen Fällen vorbehalten, in welchen durch ein bewährtes Operationsverfahren mit größter Wahrscheinlichkeit eine entscheidende Besserung erreicht werden kann.

Konservativ. α) *Plattfuß der Neugeborenen, Kleinkinder und Jugendlichen:* bei angeborenem Plattfuß Sofortbehandlung durch regelmäßige Umformung des Fußes mit der Hand bei jedem Trockenlegen des Neugeborenen, später korrigierende Schienen oder Gipsverbände. Große Rezidivgefahr, deswegen langfristige Fortsetzung der Behandlung mit Übungen, Einlagen und Nachtschiene. Bei *erworbenem Plattfuß* der Kinder und Jugendlichen: *Bekämpfung der Ursache durch Muskelpflege:* aktive Übungen (s. vorn, Prophylaxe), Massage, Wärme, sog. *aktive Einlage* (Spitzy); dabei wird durch eine Halbkugel, welche unter dem Naviculare durch eine einfache Ledereinlagesohle fixiert wird, eine aktive Anspannung der Gewölbeheber erzwungen, indem die Kugel Druckbeschwerden verursacht, welchen das Kind durch eine ausweichende Bewegung (Anspannung der

Gewölbeheber) aktiv zu entgehen sucht; im Laufe der Zeit Einlegen immer größerer Kugel bei genauer Kontrolle der dem Kugeldruck ausgesetzten Fußsohlenhaut zur Vermeidung von Hautschädigungen; Aktiveinlagen werden täglich nur wenige Stunden vertragen. Individuell eingearbeitete *Fußeinlagen nach Maß* mit festem Außenrand, um das Abrutschen des Fußes von der schiefen Ebene der Einlage zu verhindern; in schweren Fällen Einlagen, welche mit einer Unterschenkelschiene fest verbunden sind. Unter Umständen nächtliche Korrektur bzw. Überkorrektur des Fußes durch *Nachtschienen*; Injektion *sklerosierender Mittel* auf der tibialen unteren Seite des inneren Knöchels, dem Talus, Naviculare und Cuneiforme I mit anschließendem Gipsverband des korrigierten Fußes für 4–8 Wochen. Bei schmerzhaftem Plattfuß Jugendlicher und bereits nachweisbaren arthrotischen Veränderungen rechtzeitiger Berufswechsel und vorwiegend sitzende Beschäftigung.

β) *Plattfuß der Erwachsenen:* Heilung ist nur noch selten zu erreichen; man begnügt sich damit, den Patienten beschwerdefrei und voll arbeitsfähig zu machen; hierzu genügen *Fußeinlagen* und *tägliche Fußübungen*. Man beginne mit fabrikmäßig hergestellten Einlagen, welche so stark sein müssen, daß sie das Körpergewicht sicher tragen. Sind solche Einlagen wirkungslos, werden *Einlagen nach Maß* (Gipsabguß) nötig; bei Zirkulationsstörung, Schwellung und schmerzhaften Muskelhärten im Unterschenkel Hochlagerung, feuchte Verbände, Taulaufen, Wechselbäder, Massage, Druckverbände; Muskelhärten verschwinden meist bei Tragen einer richtig korrigierenden Einlage.

γ) *Kontraktur und fixierter Plattfuß.* 1. *Muskulär fixierter Plattfuß (ohne anatomische Veränderungen):* absolute Bettruhe, feuchte Verbände, Wärme, Injektion von Novocain in das Talo-Navicular-Gelenk und in die Mm. fibulares; Fokussuche bzw. -sanierung bei entzündlichen Erscheinungen, bei erhöhter BSR; nach Beseitigung der Kontraktur individuelle Fußeinlagen nach Maß (mit festem Außenrand).

2. *Ligamentär fixierter Plattfuß:* absolute Bettruhe, feuchte Verbände, Wechselbäder, Massage; Dehnung der geschrumpften Weichteile durch Schienen oder Tragen eines Lochgipses (evtl. in Narkose); Rezidivverhütung durch Muskelpflege, Fußeinlagen nach Maß, Nachtschienen, operative Maßnahmen erst, wenn keine Besserung erzielt wurde und einwandfrei feststeht, daß keine Gelenkentzündung vorliegt.

3. *Ossär fixierter Plattfuß:* absolute Bettruhe für einige Tage, Wärme, individuelle Fußeinlage, operative Korrektur (s. unten).

Prognose: gut bei Kindern und Jugendlichen; bei Erwachsenen gelingt es nur selten, eine normale Fußform wiederherzustellen; stets läßt sich aber auch der Plattfuß des Erwachsenen schmerzfrei machen.

Operativ. Indikation: entscheidend für die Operationsindikation sind die Schmerzen und die herabgesetzte Gebrauchsfähigkeit des Fußes, nicht der Grad der Plattfußbildung und die Entstehungsursache (angeborener, erworbener, rachitischer oder paralytischer Plattfuß). Am häufigsten ist die Indikation *beim spastischen* und beim *ossär fixierten Plattfuß* gegeben. Vor jeder Operation müssen chronische Reizzustände beseitigt sein und genau festgestellt werden, welche Veränderungen an Knochen, Gelenken, Bändern und Sehnen vorliegen; hiernach muß die Auswahl des geeignetsten Verfahrens erfolgen (*Cave!* schematische Anwendung eines einzigen Routineverfahrens für alle Plattfußformen).

a) *Eingriffe an den Sehnen.* 1. *Nach Nicoladoni. Prinzip:* temporäre Durchtrennung der Achillessehne, wodurch sich die Fußsohlenmuskulatur wieder zusammenziehen und die Fußwölbung neugebildet werden kann; hat dies stattgefunden, so erfolgt die Wiedervereinigung der Achillessehne durch Naht. *Nachteile:* bei Bestehenbleiben der Längeninsuffizienz der Achillessehne folgt mit Sicherheit eine extreme Hakenfußstellung. Das Verfahren ist daher verlassen und hat nur noch historisches Interesse.

2. *Nach Niederecker. Prinzip:* Freilegung des Naviculare und der Sehne des M. tibialis anterior von 2 getrennten Hautschnitten an der Fußinnenseite über den betreffenden Gebilden. Abtrennen der Sehne des M. tibialis anterior und Durchflechtung derselben mit starkem Seidenfaden; Tunnelierung des Os naviculare mit dem Meißel und Durchziehen der Tibialis-ant.-Sehne mit den Seidenfäden durch den Tunnel, sodann Vernähung der Sehne mit dem Kapselbandapparat. In schwereren Fällen zusätzliche Entnahme eines Knochenkeils mit tibioplantarer Basis aus dem Naviculare. Adaptation der angefrischten Knochenflächen und Fixierung derselben aufeinander mit einer Drahtnaht. *Prognose:* sehr günstig, spez. in Fällen, in welchen ein ungewöhnlicher Ansatz des M.

tibialis anterior und fibularis tertius besteht, so daß diese Muskeln anstatt einer fuß-
wölbungserhaltenden, eine fußwölbungszerstörende Wirkung entfalten.

3. *Nach Breitenfelder.* 1. Akt: Freilegung des M. tibialis anterior und Ausmeißeln
einer schmalen konkaven Rinne aus dem medialen Rand des Os naviculare; ein Knochenspan wird dabei gleichsam als Dach der Rinne nach oben gehebelt und im Zusammenhang
mit dem Naviculare gelassen. 2. Akt: Fußkorrektur in Supination und Spitzfußstellung
und Einlagerung der Sehne des M. tibialis anterior in die Navicularrinne. Anschließend
Zurückschlagen des Knochenstückchens und Fixierung durch Periostnähte. *Prognose:*
günstig, spez. bei Plattfüßen Jugendlicher zwischen 11. und 13. Lebensjahr.

4. *Nach Hohmann.* 1. Akt: bogenförmiger Hautschnitt über dem tibialen Knöchel
bis zum Talo-Navicular-Gelenk. 2. Akt: Einlegen von 2 Seidenfäden, welche an der
vorderen tibialseitigen Circumferenz der distalen Tibia in Bohrkanälen verankert werden
und von dort mit dem Sustentaculum bzw. dem Ansatzpunkt des M. tibialis anterior
verbunden und nach Fußkorrektur unter kräftiger Anspannung der Fäden geknüpft
werden. Anschließend Immobilisierung für 6 Wochen im Gipsverband bei Supinationsstellung; Nachbehandlung mit Einlagen und Heftpflasterverbänden. *Prognose:* günstig
bei schlaffem, bänderschwachem Pes valgus und Pes planovalgus.

5. *Nach Löffler.* 1. Akt: bogenförmiger Hautschnitt vor dem tibialen Malleolus.
2. Akt: Freilegung der tibialseitigen Tibiafläche und Auslösen eines langen Periostlappens
von dort; dieser bleibt am inneren Knöchel gestielt und wird nach distal umgeschlagen
und am Talus und Calcaneus in starker Supinationsstellung fest vernäht. *Prognose:*
fraglich und nur für leichtere Fälle des schlaffen Pes valgus in Frage kommend.

b) *Eingriffe an den Knochen.* 1. *Nach Trendelenburg:* Plattfußkorrektur durch Unter-
schenkelosteotomie knapp proximal vom Talo-Crural-Gelenk, so daß die Körperschwer-
linie, welche nach medial abgewichen ist, wieder in die Mitte der Fußsohle gebracht
wird. *Prognose:* bei sekundärem Plattfuß nach in Valgusdeformität geheilten Unterschenkelbrüchen günstig; bei Plattfüßen aus anderer Genese ist die Indikation nicht
gegeben, weil der Fuß in sich nicht korrigiert wird und das Ergebnis fraglich bleibt.

2. *Nach Gleich. Prinzip:* Aufrichtung des Calcaneus durch Osteotomie. 1. Akt:
Osteotomie des Calcaneus in schräg von hinten oben nach vorn unten verlaufender
Richtung. 2. Akt: Verlagerung des Calcaneus in Richtung des Osteotomieschnitts nach
distal (oder noch wirkungsvoller), Entnahme eines Keils mit plantarer Basis aus dem
Calcaneus. 3. Akt: Adaptation der Calcaneusschnittfläche, wodurch der Calcaneus aufgerichtet wird. *Prognose:* fraglich, weil außer der Calcaneusaufrichtung keine Korrektur
der Fußwurzel erfolgt, insbesondere die Steilstellung des Talus und supinatorische Auf-
drehung des Vorfußes nicht beseitigt wird.

3. *Nach Miller.* 1. Akt: Hautschnitte an der medialen Seite des Malleolus tibialis bis
zur Basis metatarsalis I sowie über die Tibiaseite der Achillessehne, auch fibularseitig
über dem Cuboid. 2. Akt: Darstellung des Ansatzes des M. tibialis posterior und Abtrennung desselben sowie Z-förmige Verlängerung der Achillessehne. 3. Akt: Entknorpelung der Gelenkflächen zwischen Taluskopf und Naviculare, zwischen Naviculare
und Cuneiforme I sowie zwischen Cuneiforme I und Basis des Metatarsale I. 4. Akt:
(nach *Campbell*) zusätzliche sparsame Keilresektion zwischen Kahnbein – Keilbeingelenk;
fibularseitige Osteotomie des Cuboid, Redression des Fußes, spez. des Vorfußes in
Adduktion und Rotation; sodann Verlagerung des Ansatzes des M. tibialis post. nach
vorn auf die Basis metatarsalis I. *Prognose:* vollkommene Korrektur der Längsfuß-
wölbung auch bei extremem Plattfuß fast stets möglich.

4. *Nach M. Lange. Prinzip:* subtalare Arthrodese des hinteren unteren Sprunggelenks,
Rückverlagerung des Ansatzes des M. fibularis brevis auf die Basis metatarsalis V und
bogenförmige Keilosteotomie aus dem Talushals mit tibialseitiger Basis und Einsetzen
des Keils an der Fibularseite zwischen Calcaneus und Talus. Der Eingriff bezweckt die
Schaffung einer festen hinteren Auftrittsfläche und Unterstützungsfläche für den Fuß,
den Ausgleich der Valgus- und Varusstellung, die Beseitigung arthrotischer Veränderungen des Talo-Calcanear-Gelenks und die Beseitigung der Abduktion des Vorfußes.
1. Akt: Hautschnitt an der Fibularseite vom äußeren Knöchel bis zur Basis metatarsalis V. 2. Akt: Durchtrennung der Sehne des M. fibularis longus und Ablösen des Ansatzes des M. fibularis brevis; Entknorpelung des unteren Sprunggelenks, evtl. Entnahme
eines schmalen Keils aus diesem Gelenk; Wiedervereinigung der Sehne des M. fibularis
longus und Rückverlagerung des Ansatzes des M. fibularis brevis auf die Basis metatarsalis V. 3. Akt: Hautschnitt an der Medialseite über dem Verlauf des M. tibialis

posterior; Freilegung des Talo-Calcanear-Gelenks unter sorgfältiger Schonung der Sehne des M. tibialis posterior, welche nach dorsal verzogen wird. Anfrischung des unteren Sprunggelenks und Entnahme eines Keils mit tibialseitiger Basis bei stärkerer Valgusstellung des Calcaneus. Dieser kann an der Außenseite zwischen Calcaneus und Talus zur Korrektur der Valgität eingetrieben werden. 4. Akt: bogenförmige Keilosteotomie aus dem Talushals bei weit vorspringendem Taluskopf und vermehrter Abduktion des Vorfußes. Nun gelingt die Fußkorrektur im vollen Umfang; Anlegen eines Gipsverbands für 2 Wochen bei Mittelstellung des Calcaneus, leichter Vorfußsupination und -adduktion und Zurückdrehung des Metacarpale I; nach weiteren 14 Tagen Gehgips in gleicher Stellung für 1 Monat, anschließend Schieneneinlage für $1/2$–1 Jahr. *Prognose:* günstig, vor allem für den fixierten Plattfuß im 3. Dezennium.

5. *Nach Hoffmann-Kuhnt. Prinzip:* ein aus dem Talo-Navicular-Gelenk auf der Tibiaseite entnommener Keil mit tibioplantarer Basis wird von hinten in das Talo-Calcanear-Gelenk eingetrieben und dadurch eine steilere Stellung des Calcaneus sowie eine Flacherstellung des Talus erzielt.

6. *Nach Perthes* (unter Schonung der Gelenke!). 1. Akt: Entnahme eines Keils mit plantarer Basis aus dem Os naviculare. 2. Akt: temporäre Z-förmige Durchtrennung der Fibularissehnen und Osteotomie des Calcaneus parallel dem Calcaneo-Cuboid-Gelenk von fibularseitig. 3. Akt: Einfügen des dem Naviculare entnommenen Keils in den Calcaneus und Wiedervereinigung der Z-förmig verlängerten Fibularissehnen. Die Steilstellung des Talus, die Lateralabweichung des Calcaneus und die Vorfußabduktion werden hierdurch korrigiert und alle Gelenke weitgehend geschont. Unterschenkelgips für 4 Wochen, anschließend übliche Nachbehandlung. *Prognose:* etwa 60% Beschwerdefreiheit, etwa 30% Besserung, 12,5% nicht gebessert.

7. *Nach Lexer.* 1. Akt: Hautschnitt über dem tibialen Malleolus bis zur Basis metatarsalis I. 2. Akt: Abschlagen des tibialen Malleolus von oben her und Umklappen nach unten; Entnahme einer Knochenscheibe vom distalen Tibiaende. 3. Akt: Entnahme eines halbmondförmigen Knochenkeils aus dem Talushals und aus dem Naviculare, beide mit tibialseitiger Basis. 4. Akt: Korrektur der Plattfußdeformität, wodurch sich die Schnittflächen am Talushals und Naviculare berühren; feste Nahtvereinigung des tibialen Knöchels, welcher nach vorn verlagert wird und mit Klammer- oder Kantkeilnagel an der Tibia fixiert wird. 5. Akt: Freilegung des Calcaneus durch froschmaulartigen Schnitt über die Ferse und Einbolzung des dem tibialen Knöchel entnommenen Keils in einen Spalt des Calcaneus zur Aufrichtung des Fersenbeins. Gipsverband für 3 Wochen, anschließend Massage, Bewegungsübungen, Fußeinlagen.

c) *Eingriffe bei paralytischem Knickplattfuß. Prinzip:* paralytischer Knickplattfuß entsteht durch Lähmung der Mm. tibialis ant. und post. sowie der kurzen Fußsohlenmuskulatur, evtl. auch der Fibularmuskeln (spez. des M. fibularis long). Diese gelähmten Muskeln, spez. der Mm. tib. ant. und post., sind durch solche zu ersetzen, welche gewölbehebend und supinatorisch wirken. Es ist günstig, pronierende Muskeln zur Verpflanzung zu verwenden. Zum Ersatz eignen sich die M. fibularis brevis und tertius für den M. tib. ant. und die Mm. hallucis longus und Extensor digitorum longus sowie der M. triceps surae für den M. tibialis post. *Cave!* Überkorrektur, da eine übertriebene Varusstellung noch ungünstiger sein kann, als eine Valgusstellung. *Methoden.* 1. *Nach Hass:* Verpflanzung der Sehne des M. fibularis auf das Naviculare bei starker Supination des Fußes. Überkorrigierender Gipsverband für 8 Wochen.

2. *Nach Hohmann:* vorausgehende Kontrakturbeseitigung mittels Verlängerung der Achillessehne durch Tenotomie (Aufrichtung des Calcaneus); Durchtrennung der lateralen Knochenbänder zum Ausgleich der Pronationskontraktur; Keilosteotomie aus dem Talo-Navicular-Gelenk, sofern durch die übrigen Maßnahmen ein manuelles Redressement noch nicht möglich wurde. Nach Beseitigung der Deformitäten Ersatz des M. tibialis ant. durch den M. extensor digitorum longus und Fixierung der peripheren Sehnenenden des M. extensor digitorum longus an die Muskelbäuche des M. extensor digitorum brevis, um ein Absinken der Zehen zu verhindern. Bei Lähmung des M. tibialis posterior: Verbindung seiner Sehne mit der des M. flexor digitorum longus. Bei schwerer Kontraktur stets zusätzliche subtalare Arthrodese (s. S. 1596).

3. *Nach Vulpius* (spez. für Lähmungen der Mm. tibialis ant. und post. bei guter Funktion des M. extensor digit. long.). *Prinzip:* Abspaltung der Sehnen des M. extensor digitorum long. für die Zehe II—IV in der musculotendinogenen Übergangszone und Fixierung dieser proximalen Sehnenstümpfe an die Sehne des M. tibialis ant. Die peripheren

Sehnenstümpfe werden an den intakten Muskelanteil unter geringer Spannung fixiert; zusätzlich Verpflanzung der Sehne des M. extensor hallucis auf den M. tibialis ant. weiter proximal durch Knopflochmethode. Anhängen des peripheren Endes des M. extensor hallucis longus an den stehengebliebenen Teil des M. extensor digitorum longus. Zum Ersatz des gelähmten M. tibialis post. wird die Sehne des M. fibularis longus am äußeren Knöchel abgeschnitten und nach proximal mobilisiert; das periphere Ende bleibt unversorgt; knapp hinter der Fibula wird zwischen Tibia und M. triceps surae ein Kanal schräg nach oben lateral gebohrt und die abgetrennte Fibularis-longus-Sehne nach medial geleitet und dort mit Knopflochmethode auf die Sehne des M. tibialis posterior bei starker Supination des Fußes fixiert.

4. *Nach F. Lange:* Verpflanzung des M. fibularis longus auf die Innenfläche des Calcaneus und Seidenzügelverspannung vom M. extensor digitorum longus zum inneren Fußrand. Bei isolierter Lähmung des M. tibialis post. und bei Kraftlosigkeit der Fibularmuskeln wird eine Seidensehne vom M. gastrocnemius zur Innenfläche des Calcaneus gelegt.

5. *Nach Wilhelm:* bei Lähmung der Tibialmuskeln wird die Sehne des M. fibularis brevis von einem fibularseitigen Bogenschnitt aus freigelegt und außerdem die Sehne des M. tibialis post. von einem tibialen Bogenschnitt her hinter dem tibialen Knöchel isoliert. Herumführen der Fibularis-brevis-Sehne nach tibial und Fixierung dieser Sehne am Kahnbein bei starker Supinationsstellung des Fußes. Die freigelegte Sehne des Tibialis post. wird in eine Knochenrinne am inneren Knöchel eingelagert und außerdem ein Teil der Sehne des M. extensor digit. longus abgespalten und als Kraftspender auf die Sehne des M. tibialis ant. fixiert.

d) Spreizfuß (Pes transversoplanus). *Definition:* Verbreiterung des Vorfußes, spez. weichen die beiden äußeren Strahlen nach tibial- bzw. fibularwärts ab, meist kombiniert mit Plattfuß.

Pathologisch-anatomisch: vordere Fußstützpunkte sind Groß- und Kleinzehenballen nicht mehr allein, sondern die Köpfchen der mittleren Metatarsalia senken sich in das Niveau der Köpfchen Metatarsalis I und V, ja sogar auch tiefer, so daß vorwiegend die Köpfchen der Metatarsalia II–IV belastet werden.

Symptome und Diagnose: Schmerzen im Bereich der Köpfchen der mittleren Metatarsalia, vorwiegend auf der Sohlenseite und beim Abwickeln des Fußes oder beim Auftreten auf umschriebene Unebenheiten (Metatarsalgie bei Spreizfuß, s. S. 1600). Die Längsfalten der Fußsohlenhaut unter dem mittleren Fußsohlenknochen verschwinden, der Mittelfuß ist nach plantar vorgewölbt und trägt eine *druckschmerzhafte Mittelschwiele*; die Gegend der Köpfchen der mittleren Mittelfußknochen erscheint bei Betrachtung von oben her eingesunken, an Stelle der Mittelschwiele gelegentlich auch umschriebene Clavusbildung; Krallenstellung der Zehen; Schwellung des Fußrückens, besonders nach Märschen oder langem Stehen (Fußgeschwulst, s. S. 1601). Ursachen der Beschwerden sind Zirkulationsstörungen infolge Verkrampfung der Interossei, Periostitis durch Zerrung an den Ansatzstellen der Interossealmuskulatur, Ermüdungsbrüche eines oder mehrerer Mittelfußknochen, gewöhnlich des 2. und 3. *Röntgenbild:* zeigt Vergrößerung der Zwischenräume zwischen den auseinandergespreizten Mittelfußknochen, wobei stets der Raum zwischen I und II sowie zwischen IV und V besonders verbreitert ist; periostale Auflagerung an den mittleren Mittelfußknochen, Infraktion, Frakturlinie oder Callus.

Differentialdiagnose: Köhler-II-Erkrankung, *Deutschländer*sche Erkrankung, Tuberkulose der Zehengrundgelenke oder Metatarsalia, chronische Osteomyelitis, Lues der Metatarsalia, Frakturen nach Trauma, schleichende Fraktur. Abgrenzung der einzelnen Krankheitsbilder voneinander durch genaue Anamnese, Röntgenbild, serologische Untersuchungen.

Therapie. Konservativ: Einlage mit *Korrektur des Quergewölbs*, vorfußverschmälernde Querbandage; Soforthilfe auf Märschen u. dgl. durch Zusammenhalt des Vorfußes mit zirkulär gelegten Heftpflasterstreifen oder Elastoplastbinden; Zehenübungen, bei Kombination mit Plattfuß auch Plattfußübungen (s. S. 1613); Bettruhe, Wärme, feuchte Verbände, Kompressionsverband für 2–3 Wochen; bei Infraktion oder Fraktur Ruhigstellung im Gipsverband.

Operativ. Indikation: kommt nur in besonders schweren Einzelfällen in Betracht; spez. in Kombination mit schwerem Platt- oder Hohlfuß und Hallux valgus, welche der operativen Korrektur bedürfen.

α) *Eingriffe an den Weichteilen:* bei Spreizfuß, welcher besonders durch Überdehnung des Bandapparats bedingt ist. *Technik. Nach Goebells:* zunächst Korrektur des fast stets gleichzeitig vorhandenen Hallux valgus mit Abtragung des medial am Köpfchen des Metatarsale I gelegenen Clavus und des darunterliegenden Schleimbeutels. Arthroplastik des Großzehengrundgelenks durch Einlagerung eines frei transplantierten Fettlappens vom Oberschenkel; Anlegen eines Bohrkanals durch das periphere Ende des Metatarsale I und Durchziehen eines vom Oberschenkel entnommenen frei transplantierten Fascienstreifens, welcher fest am Metatarsale I vernäht wird. Bohrung eines plantarseitigen subcutanen Tunnels in Richtung zum Köpfchen des Metatarsale V, dort Anlegen eines kleinen Knochenbohrkanals mit dem Öhrmeißel durch das Köpfchen des Metatarsale V. Durchführen des Fascienstreifens durch den Weichteilkanal und durch den Knochenkanal im Metatarsale V und Vernähung desselben mit dem Periost unter so starker Spannung, daß der gesamte Mittelfuß deutlich zusammengehalten wird. *Nach M. Lange:* von 2 Längsschnitten über dem Metatarsale II und IV werden die langen Zehenstrecker in Höhe der Metatarsalgelenke durchtrennt, ihre proximalen Enden durch Bohrlöcher an den Köpfchen der Metatarsalia befestigt und die distalen Zehenstrecker II–IV mit Seidenfäden proximal der Durchtrennungsstelle an den zentralen Stümpfen befestigt. Die Metatarsalia II–IV werden dadurch gehoben und die Krallenstellung der Zehen beseitigt. Gipsverband mit Korrektur des Quergewölbes für 4 Wochen.

β) *Eingriffe an den Knochen. Technik. Nach Hohmann:* speziell bei Spreizfuß mit Varusstellung der Kleinzehe. Schnitt entlang der äußeren Fußkante über dem Köpfchen Metatarsale V und Querdurchtrennung des Metatarsale V proximal vom Köpfchen; Geraderichtung der Kleinzehe und Adaptation an den 4. Strahl; Verkürzung der lateralen Weichteile, Kapsel und Bänder sowie des M. abductor digiti V durch Raffung nach *Mau* und *Imhäuser* (spez. zur Beseitigung des *kontrakten Spreizfußes*): 3–4 cm langer Längsschnitt über der Mitte des Fußrückens in Gegend der Basis metatarsalis IV (*Cave!* Verletzung der A. dorsalis pedis!); Verziehung der langen Sehnenbeuger nach beiden Seiten, Freilegung der Basis der Metatarsalia II und III und Durchführung einer Verkürzungsosteotomie an beiden Metatarsalia, evtl. auch am Metatarsale IV. Die Länge der Resektion betrage 0,5–1,0 cm, wobei eine Zersplitterung peinlich vermieden werden muß. Hingegen sind möglichst glatte Meißelflächen erforderlich, damit die Knochenenden gut aufeinanderpassen; die resezierten Enden werden mit feiner Drahtschlinge zusammengehalten. Die Überstreckung der Zehen läßt sich durch Redressement beseitigen, andernfalls muß eine spätere Hammerzehenoperation hinzugefügt werden. Gepolsterter Liegegips für 8–10 Tage, anschließend ungepolsterter Gehgips für 3–4 Wochen. *Nach M. Lange:* Freilegung der Strecksehnen der Metatarsalia II–IV und Z-förmige Verlängerung derselben; außerdem Resektion der Köpfchen der überlangen Metatarsalia. Korrigierender Fußgips für 2–3 Wochen. Anschließend konsequente monatelange Durchführung von Fußübungen und Spreizfußeinlage mit orthopädischem Schuh.

e) **Hackenfuß (Pes calcaneus).** *Definition:* Gegenstück des Spitzfußes; Fuß ist in mehr oder weniger starker Dorsalflexion erstarrt. Bei *Hackenhohlfuß* (Pes calcaneus excavatus oder Chinesinnenfuß) sind Vor- und Rückfuß im Sinne extremer Dorsalflexion so stark gegeneinander abgeknickt, daß das Fersenbein nahezu senkrecht steht und die Rückfläche der Ferse die Auftrittsfläche darstellt. Meist kombiniert mit Pes valgus.

Ursachen: Vitium primae formationis, Schwäche oder Lähmung der Wadenmuskeln, Verletzungen, Trauma. Pes calcaneus excavatus entsteht meist durch kompletten Ausfall des Biceps surae und durch poliomyelitische Lähmung.

Pathologisch-anatomisch: Weichteilverkürzung auf der Streckseite, Weichteilverlängerung auf der Beugeseite; Knochen- und Gelenkveränderungen fehlen beim einfachen Hackenfuß. Beim Hackenhohlfuß sind die Fußsohlenmuskeln auffallend kräftig und verkürzt; im Bereich der Fußwurzelknochen bestehen arthrotische Veränderungen. Das Fersenbein steht fast senkrecht nach oben.

Symptome und Diagnose: Hinken, Leistungsminderung, selten Schmerzen. Der in Dorsalflexion stehende Fuß wird fast ausschließlich auf der nach unten gedrehten Ferse belastet. Knie- und Hüftgelenk werden beim Gehen leicht gebeugt; Plantarflexion über den rechten Winkel hinaus ist nicht möglich. Fersenbein steht in Valgus-, seltener in Varusstellung. Längsgewölbe häufig, trotz Steilstellung des Calcaneus abgeflacht; bei schwerem Hackenhohlfuß starkes Hinken, Unterschenkelatrophie, Wadenwölbung und Fersenvorsprung fehlen; stampfender Gang mit Auftrittsfläche auf den hinteren Teil der Ferse, welche durch Schleimbeutel, periostale Auflagerung und Schwielenbildung verdickt ist; Plantarflexion des Vorfußes bei poliomyelitischer Lähmung meist durch völlige Funktionsuntüchtigkeit des Triceps surae; bei gleichzeitig vorhandenem Knickfuß auch Parese des M. tibialis post.; Zehenstand unmöglich, hingegen ist abnorm starke Dorsalflexion möglich. (Dies spez. bei angeborenem Hackenfuß, bei welchem sich das Dorsum pedis u. U. an die Schienbeinvorderfläche anlegen läßt.) *Röntgenbild* zeigt in schweren Fällen steilgestelltes, in hochgradigen Fällen senkrecht stehendes Fersenbein und hochgestellte Metatarsalia; Sprungbein in Dorsalflexion. Bei hochgradiger Deformität liegt der Talus waagerecht; Schienbein nach vorn auf die Talusrolle gedrückt; Längsachse von Schien- und Fersenbein verlaufen in schweren Fällen parallel; funktionell sind Fuß und Unterschenkel einer Stelze gleich.

Prophylaxe: Einstellung des Fußes in Spitzfußstellung bei allen Schädigungen der Wadenmuskulatur (auch bei Verletzungen, welche zu Hackenfuß führen können, z. B. Verbrennungsnarben auf dem Fußrücken). *Cave!* vorzeitiges Freigeben des Fußes nach Durchtrennung der Achillessehne, statt dessen Beibehaltung der Spitzfußstellung bis zur völligen Heilung. Dies besonders auch bei Lähmung des Triceps surae durch ununterbrochenes Tragen eines Apparats bei Tag und einer Nachtschiene.

Therapie. Konservativ: bei angeborenem Hackenfuß sofort nach der Geburt beginnendes tägliches manuelles Redressement; in schwereren Fällen und bei gleichzeitigem Knickfuß Fixation des Füßchens in korrigierender Schiene. Bei erworbenem Hackenfuß: in leichten Fällen Übungen. Umformen des Fußes gelingt bei Jugendlichen meist noch unblutig. In schwereren Fällen, spez. bei Lähmungen, operativ.

Operativ. Prinzip: die Steilstellung des Calcaneus soll rückgängig gemacht werden. Hierzu ist in jedem Fall von länger bestehendem Hackenfuß eine Durchtrennung der stark verkürzten plantaren Weichteile erforderlich.

a) *Eingriffe an den Weichteilen.* 1. *Nach Nicoladoni* (1882, NB! erste nachweislich ausgeführte Sehnenverpflanzung): Durchtrennung der Sehnen der Mm. fibularis brevis und longus im Bereich des fibularen Malleolus und fibularseitige Anheftung der zentralen Sehnenstümpfe an die Achillessehne zur Verstärkung derselben bzw. als Ersatz des gelähmten Triceps surae. *Prognose:* fraglich, da die Fibularmuskeln für einen vollwertigen Ersatz des Triceps surae zu schwach sind und zerdehnt werden.

2. *Nach v. Dittrich:* Abtrennen der Sehne des M. flexor hallucis longus auf der Tibialseite hinter dem tibialen Malleolus und der Sehne des M. fibularis longus auf der fibularen Seite und Anheftung der zentralen Stümpfe knapp oberhalb des Ansatzes der Achillessehne auf der tibialen bzw. fibularen Seite. *Prognose:* vollwertiger Ersatz des Triceps surae wird meist nicht erreicht.

3. *Nach Nilsonne:* 15—20 cm langer Hautschnitt über der Achillessehne; Kürzung der Achillessehne durch Raffnaht nach *Lange*, so daß leichter Spitzfuß entsteht; Freilegung der Sehnen des M. fibularis longus und brevis auf der Fibularseite und des M. flexor hallucis longus, flexor digitorum longus und M. tibialis posterior auf der Tibialseite hinter dem Malleolus. Die Sehnen der genannten Muskeln werden nicht durchtrennt, sondern nach hinten unten gezogen und auf der tibialen bzw. fibularen Seite mit der Achillessehne knapp oberhalb ihres Ansatzes fest vereinigt. Gipsverband in starker Spitzfußstellung für 3—4 Wochen. *Prognose:* sehr günstig bei jugendlichen Hackenfüßen im 5.—15. Lebensjahr; bei Erwachsenen und in schweren Fällen brauchbare Ergebnisse meist nur mit zusätzlicher subtalarer Arthrodese.

4. *Nach Hass:* hierbei kommt es besonders darauf an, in Fällen leichterer Hackenfüße die gleichzeitige Valgus- bzw. Varusstellung zu korrigieren. Bei *Valgusstellung* wird die abgetrennte Sehne des M. fibularis brevis nach tibialwärts vor der Achillessehne durchgezogen und tibialseitig neben dem Ansatz der Achillessehne fixiert. Bei leichtem *Hackenfuß mit Varusstellung* wird die Sehne des M. tibialis post. abgetrennt und vor der Achillessehne nach fibularwärts verlagert und fibularseitig neben dem Ansatz der Achillessehne fest fixiert.

5. *Nach F. Lange:* Raffung der Achillessehne durch Raffnähte und zusätzliche Stärkung durch Zufuhr gesunden Muskelmaterials (z. B. M. fibularis longus bei Teilparese des M. gastrocnemius, des M. flexor hallucis longus und Flexor digitorum longus mittels kraftübertragender Seidensehnen) vom unteren Unterschenkeldrittel der genannten Muskeln an den Achillessehnenansatz. Bei völliger Lähmung des M. gastrocnemius außerdem zusätzliche Sicherung der Spitzfußstellung durch einen Seidenfaden, welcher durch zwei quergelegte Bohrkanäle des Calcaneus in die Höhe des Achillessehnen-

ansatzes und von dort zur hinteren Tibia proximal des tibialen Malleolus geführt und dort in 2 weiteren Bohrlöchern verankert wird.

6. *Nach Spitzy:* das Verfahren entspricht im wesentlichen dem *Nilsonne*schen Verfahren der Anheftung der Fibularmuskeln und der tibialwärts gelegenen Muskeln ohne Durchtrennung derselben an den Achillessehnenansatz mit dem Unterschied, daß die Achillessehne in der musculotendinogenen Übergangszone durchtrennt und mit Hilfe des peripheren Achillessehnenstumpfs eine Tenodese zur Fixierung des möglichst stark nach hinten oben gezogenen Calcaneus ausgeführt wird. Die Tenodese stellt eine sehr wirkungsvolle Hilfsmaßnahme in der Korrektur des Hackenfußes dar. Als alleinige Maßnahme ist sie jedoch nicht ausreichend.

b) *Eingriffe an den Knochen.* 1. *Nach Campbell:* „Triple-Arthrodese" mit Keilentnahme aus dem *Chopart*schen und dem Talo-Calcaneal-Gelenk mit präliminarer Durchtrennung der Fußsohlenweichteile. Das Calcaneo-Cuboid-, das Talo-Navicular- und das Talo-Calcanear-Gelenk werden, wie bei jeder Triple-Arthrodese üblich, dargestellt und mit dem Meißel ein Knochenkeil aus dem Talo-Navicular- und Calcaneo-Cuboid-Gelenk entfernt. Der Keil muß so groß sein, daß die nach der vorhergegangenen Korrektur durch Weichteildurchtrennung an der Fußsohle zurückgebliebene Hohlfußdeformität völlig ausgeglichen wird. Der Vorfuß wird in Dorsalflexion gedrängt, die angefrischten Knochenflächen aneinandergebracht und eine keilförmige Resektion des Talo-Calcanear-Gelenks mit der Basis nach hinten ausgeführt; damit werden Steilstellung des Calcaneus sowie Hohlfußdeformität korrigiert. Gipsverband in Spitzfußstellung und leichter Kniebeugung und guter Ausmodellierung des Fußgewölbes.

2. *Nach Hoffa-Vulpius:* Verlagerung des distalen Anteils des Calcaneus nach hinten oben, um die Steilstellung des Calcaneus zu beseitigen und für die Achillessehne einen längeren Hebelarm als Ansatz zu schaffen. Meist zusätzliche Sehnenverpflanzung zur Kräftigung der Achillessehne durch die tibialseitig und fibularseitig hinter dem Knöchel durchziehenden Muskeln. Durch diese Sehnenüberpflanzung wird so viel Spannung erzielt, daß der abgemeißelte Knochen von selbst an der richtigen Stelle bleibt und nicht durch besondere Naht oder Nagelung fixiert werden muß.

3. *Nach Putti. Prinzip:* Beseitigung der übermäßigen Dorsalflexion des Fußes durch Hebung der gesamten oberen vorderen Gelenkfläche des Talus mittels eines Knochenspans. Dazu Hautschnitt vom inneren Knöchel entlang der Innenseite des Fußrückens; Beiseiteschieben der Sehnen des M. tibialis ant. und der Extensoren; Freilegung des Talushalses bis zum Ansatz der Kapsel des oberen Sprunggelenks und Abschiebung desselben nach oben; Einschlagen unterhalb der Gelenkfläche mit einem Meißel bis zu 1,5 cm Tiefe und Hebung des vorderen Teils der Gelenkfläche; Einlagerung von Knochenstückchen bzw. eines Tibiaspans, welcher von vorn her in den Talus eingetrieben wird.

f) Hohlfuß (Pes cavus s. excavatus s. arcuatus). *Definition:* Charakteristikum des Hohlfußes ist ein zu hohes Längsgewölbe und zu hoher Spann. Springt nur das Köpfchen des Metatarsale I beim unbelasteten Fuß stark nach plantarwärts vor und ist dadurch der innere Fußlängsbogen erhöht, so spricht man vom *Ballenhohlfuß.*

Ursachen: Störung des Gleichgewichts der Fuß- und Unterschenkelmuskeln infolge:
1. Myelodysplasie (Spina bifida occulta, Syringomyelie, *Friedreich*sche Ataxie);
2. neurale Form der Muskeldystrophie; 3. schlaffe Lähmung (meist nach Poliomyelitis);
4. spastische Lähmung (meist nach *Little*scher Erkrankung); 5. angeborene oder erworbene Deformität.

Pathologisch-anatomisch: mäßige Steilstellung des Fersenbeins, stärkere Steilstellung der Metatarsalia und der kleinen Fußwurzelknochen distal vom *Chopart*schen Gelenk.

Symptome: Umknicken, rasches Schieftreten der Schuhe, Schmerzen an den verhornten Stellen beim Tragen von Schuhen; Schmerzen im Vorfußbereich bei Belastung (spez. beim Gehen auf hartem Boden und beim Bergaufgehen und Treppensteigen). Fabrikschuhe können nicht getragen werden, weil der Spann zu hoch ist und das Dorsum der Krallenzehen drückt.

Diagnose: Ballenhohlfuß ist das Spiegelbild des Plattfußes. Längsgewölbe ist zu hoch, weil der Vorfuß, insbesondere sein medialer Anteil, im *Chopart*schen Gelenk plantarwärts abgeknickt ist. Vorfuß steht in Adduktion und Pronation, Ferse in Varusstellung; Fuß erscheint verkürzt; an der starken Abknickung des tibialen Vorfußabschnitts ist hauptsächlich das Metatarsale I beteiligt; zusätzliche Krallen- oder Klauenstellung der Zehen (Klauenhohlfuß); über den Mittelgelenken und auf den Kuppen der Krallenzehen sitzen Clavi. Beim Versuch, das Längsgewölbe passiv abzuflachen oder bei Dorsalflexion spannt sich die Plantaraponeurose deutlich an und springt in schweren Fällen in Form harter Stränge hervor. Einschränkung der Dorsalflexion; schmerzhafte Hornschwielen unter dem Mittelfußköpfchen und Clavi über den Zehen sind besonders umfangreich und tiefgehend; unter den Schwielen und Clavi sitzen Schleimbeutel. *Röntgenbild:* im seitlichen Röntgenbild kreuzt das Metatarsale I das Metatarsale V in einem Winkel bis zu 90°, Großzehenballen steht weiter plantarwärts als der Kleinzehenballen; Vorfuß verbreitert.

Prophylaxe: tägliches manuelles Redressement oder passive Übungen mit Gewicht oder korrigierendem Apparat (Nachtschiene!).

Therapie: Konservativ: Einlage mit Entlastung der schmerzhaften Stellen an der vorderen Auftrittsfläche, Absatzerhöhung zum Ausgleich der eingeschränkten Dorsalflexion; Nachtschiene, in welcher gleichzeitig die Klauenzehenstellung korrigiert wird; täglich passiv-dorsalflektierende Übungen. In schweren Fällen *unblutige Umformung* im Lochgips oder in Narkose, evtl. mit Durchschneidung oder Excision der Plantaraponeurose.

Operativ. Indikation: bei leichteren und mittelschweren Graden des Hohlfußes und spez. bei Kindern so gut wie niemals gegeben; hingegen kommt die operative Korrektur bei stark eingeschränkter Dorsalflexion, schwerfälligem Gang, leichtem Umknicken und starken Schmerzen in den Vorfußballen, welche längeres Stehen und Gehen unmöglich machen, in Betracht. Entscheidend sind die subjektiven Beschwerden des Kranken.

Methoden. a) *Eingriffe an den Sehnen.* 1. *Nach Schulze-Gocht. Prinzip:* die den Vorfuß pronierende, die Ferse supinierende Wirkung des M. fibularis longus wird dadurch ausgeschaltet, daß die Sehne dieses Muskels fibularseitig am Fuß durchtrennt und mit der Sehne des M. fibularis brevis verbunden wird. Die Durchtrennung kann an der Umbiegungsstelle der Sehne am Cuboid oder weiter rückwärts in Höhe des fibularen Malleolus vorgenommen werden. In schweren Fällen ist eine zusätzliche subcutane Fasciotomie der Fußsohlenweichteile notwendig.

2. *Nach Hoffmann-Kuhnt.* 1. Akt: Entnahme eines Keils aus der hinteren Kammer des unteren Sprunggelenks mit rückwärtiger Basis und eines weiteren Keils aus dem Os naviculare mit dorsaler Basis; Durchtrennung der Sehne des M. tibialis ant. an ihrem Ansatz. 2. Akt: Ausgleich der Hohlfußdeformität nach der Keilentnahme und Verlagerung der Sehne des M. tibialis ant. auf die Basis ossis metatarsalis I.

3. *Nach Sherman-Campbell:* die Sehnen des M. extensor digitorum long. und hallucis longus werden möglichst weit peripher von am Fußrücken angelegten Längsschnitten durchtrennt. Die Grundgelenke der Zehen II—V werden eröffnet und die Beugesehne von dorsal her mit einem Tenotom durchschnitten; das Phalangealgelenk der großen Zehe wird zur Ankylosierung reseziert. Ankylose soll in gestreckter Stellung eintreten. Hindurchziehen der proximalen Sehnenenden durch Bohrkanäle in sämtlichen Metatarsalköpfchen und Vernähung in sich selbst. Abschließend Fixieren des Fußes auf eine metallene Sohlenplatte und Kompression der Metatarsalköpfchen durch eine quer darübergelegte Watterolle; nach Wundheilung und Fadenentfernung Gipsverband für 3—6 Wochen in Überkorrektur. Zum Gehen während der ersten Monate orthopädisches Schuhwerk, wobei quer über die Fußsohle in Höhe der Metatarsalköpfchen ein kleiner Stollen angebracht und der Absatz entfernt ist; in solchem Schuh wird der Fuß bei Belastung in mäßige Dorsalflexion gedrückt. Ganz ähnlich ist das Vorgehen von *Lange:* jedoch mit dem Unterschied, daß die Beugesehnen nicht durchtrennt, die Zehengrundgelenke nicht eröffnet und die peripheren Stümpfe der Strecksehnen mittels dünner Seidenfäden an den proximalen Sehnenschlingen aufgehängt werden.

b) *Durchtrennung der Fußsohlenweichteile (Fasciotomie).* α) *Subcutane Fasciotomie* (*M. Lange*): mittels eines von tibialseitig eingeführten Tenotoms werden die Sohlenweichteile (Plantaraponeurose, M. flexor hallucis brevis und Quadratus plantae) möglichst vollständig von ihrem Ansatz am Calcaneus abgelöst. Die Operation wird meist nur in Verbindung mit anderen Korrekturoperationen ausgeführt.

β) *Offene Durchtrennung der Sohlenweichteile* (nach *Spitzy*): Freilegung des Calcaneus durch froschmaulförmig die Ferse umkreisenden Hautschnitt und Ablösung des M. flexor hallucis brevis und quadratus plantae vom Calcaneus unter Sicht (*Cave!* Verletzung der Art. tibialis post. und Sehne des M. fibularis long.); zusätzlich Durchtrennung des Lig. plantare longum, woraufhin der Fuß redressiert werden kann und durch Horizontalstellung des Calcaneus eine Verlängerung bis zu 3 cm erzielt wird.

γ) *Nach Gaugele:* Hautschnitt wird etwas tiefer um die Ferse herumgeführt und die Aponeurose samt allen Muskeln vom Tuber calcanei abgetrennt, evtl. zusätzliche Durchtrennung des Lig. calcaneonaviculare plantare und calcaneocuboideum plantare, woraufhin jeglicher Widerstand aufhört und das vorher meist ganz unnachgiebige Fußgewölbe zusammenkracht. *Prognose:* Durchtrennung der plantaren Bänder kann folgenschwer sein, weil dem Talus ein Teil seiner Tragfläche geraubt wird und eine tragfähige Heilung des Bandapparats unwahrscheinlich ist.

δ) *Nach Campbell, Lexer und Steindler:* werden die Fußsohlenweichteile von fibularseitig nur so weit freigelegt, als dies zu ihrer schonenden Ablösung vom Calcaneus unbedingt notwendig ist. Die Abtrennung des M. flexor digitorum brevis und Abductor hallucis wird in Form eines periostschonenden Abschabens vorgenommen und Bedacht genommen, daß keine Knochenteile an den Muskelansätzen verbleiben (Gefahr, daß sich hieraus störende Weichteilverknöcherungen bilden!). Nach *Steindler* wird die freipräparierte Plantaraponeurose nur kreuzweise incidiert und die kurze Fußmuskulatur einschließlich des M. abductor digiti V vom Calcaneus abgelöst. Die Durchtrennung wird bis zu den Verbindungen des Calcaneus mit dem Cuboid fortgesetzt und das Lig. plantare longum durchtrennt (*Cave!* bei allen Eingriffen dieser Art die plantaren Gefäßnervenstränge!). Sie lassen sich zuverlässig schonen, wenn die Abtrennungen unmittelbar am Knochen ausgeführt werden.

c) *Eingriffe an den Knochen.* 1. *Nach Cole:* aus Naviculare und Cuboid wird ein Keil mit Basis nach oben entnommen und die Fehlstellung dadurch korrigiert. Der gleiche Keil wird nach *Scalone* um 180° gedreht von unten her in die entstandene Osteotomielücke eingetrieben, wodurch die Korrektur noch intensiver wird.

2. *Nach Lexer:* wird der Keil nicht aus dem Tarsus, sondern aus der Basis sämtlicher Metatarsalknochen entfernt und dadurch der Hohlfuß in der Gegend des *Lisfranc*schen Gelenks, der Stelle der stärksten Beschwerden, beseitigt. Die Basislänge der dorsalwärts gerichteten Keile nimmt vom Metatarsale V bis zum Metatarsale I gleichmäßig ab. Bei ausgedehnter Supination des Calcaneus wird zusätzlich eine knöchelbruchähnliche Osteotomie mit subperiostaler Resektion der Fibula von der Osteotomiestelle aus oder eine subtalare Arthrodese hinzugefügt. Das Vorgehen der Resektion der Basen der Metatarsalia kann unter etwas mehr nach tibialwärts gerichteter Keilbasis auch zur operativen Korrektur des Pes adductus Verwendung finden (s. folgender Abschnitt).

g) Pes adductus (Metatarsus varus congenitus). *Definition:* der Fuß steht in Adduktion, Rückfuß in Valgusstellung; im Vorfußbereich besteht gleichsam ein Klumpfuß, während die Fußwurzel in Plattfußstellung steht.

Ursache: Vitium primae formationis.

Symptome: Einwärtsstellen der Fußspitze, mediale Abspreizung der Großzehe, Schwierigkeiten beim Schuhkauf, Schieftreten der Schuhe, selten Schmerzen in der Gegend des vermehrt vorspringenden Cuboids. Längsgewölbe ist abgeflacht. Großzehe steht in Varusstellung, Ferse in Valgusstellung.

Röntgenbild: Adduktion der Metatarsalia und Verbiegung der Metatarsalia nach lateral.

Therapie. Konservativ: in leichten Fällen Einlage, Nachtschiene. In schweren Fällen operativ durch unblutige Umformung in Narkose beim Säugling und Kleinkind, anschließend Gipsverband, Nachtschiene und Einlage; bei Jugendlichen und Erwachsenen Keilosteotomie aus dem lateralen Tarsus in Höhe des Cuboid oder aus den Basen der Metatarsalia mit nach fibularwärts gerichteter Keilbasis (vgl. oben, Hohlfuß, Operation nach *Lexer*).

2. Zehendeformitäten

a) Hallux valgus und varus (X- und O-Großzehe). *Definition:* Abknickung der Großzehe im Grund- (Metatarsophalangeal-) Gelenk nach außen von der Körpermittellinie, also kleinzehenwärts (Abduktionskontraktur oder Hallux valgus) oder selten umgekehrt (Adduktionskontraktur oder Hallux varus); gleichzeitig Großzehe gegenüber Metatarsusköpfchen kleinzehenwärts subluxiert, Streck- und Beugesehne sowie Sesambeine ebenso seitlich, nämlich einwärts abgewichen und verkürzt; 1. Metatarsus adduziert; Metatarsusköpfchen unregelmäßig („exostosenartig") verdickt und vorspringend; Großzehe unter oder seltener über die benachbarten Zehen gelagert oder diese abdrängend; die Schiefstellung beträgt 20–90°. Röntgenbild zeigt Achsenknickung und evtl. Subluxation, evtl. Luxation der Großzehe sowie unregelmäßige Verdickung und Umformung mit Randzacken am 1. Mittelfußköpfchen.

Vorkommen: Hallux valgus ist sehr häufig, und zwar in mehr oder weniger starkem Grad bei etwa 25 (5–33$^1/_3$) % aller Erwachsenen, spez. Frauen. (Geschlechtsverhältnis beträgt 3–5 : 1), namentlich bei Plattfuß bzw. Spreizfuß; *Hallux varus* selten; und zwar fast nur bei Klumpfuß oder Polydaktylie, also gewöhnlich angeboren sowie bei Spreizfuß und Metatarsus adductus.

Entstehung. I. *Angeboren:* seltener (*Hallux valgus congenitus*, angeborene Valgusstellung des Großzehengrund- oder -endglieds, evtl. kombiniert mit sonstigen Mißbildungen. *Therapie:* evtl. Keilresektion am Grundglied oder künstliche Syndaktylie. *Hallux varus congenitus*, angeborene Varusstellung der Großzehe infolge überzähliger Knochenbildung im Sinne der Polydaktylie).

II. *Erworben:* durch schlechtes (spitzes und hochabsatziges) Schuhwerk, namentlich bei Plattfuß bzw. Platt-Spreizfuß als sog. ,,vestimentäre" oder gewöhnlich als ,,Belastungsdeformität", bisweilen auch bei Nervenleiden oder Fußbruch; dabei scheint eine gewisse Veranlagung von Bedeutung zu sein, häufig beidseitig.

Komplikationen: Frostbeule (im Volk wird das ganze Leiden überhaupt ,,Frostballen" genannt), Schwiele, Schleimbeutel, Ulceration, Vereiterung, Gelenkinfektion (in mindestens etwa 10% kommuniziert nach *Payr* Schleimbeutel mit Gelenk!), Periostitis, Arthrosis deformans im Großzehengrundgelenk, Hammer- oder Krallenzehenstellung, eingewachsener Nagel, Platt-Spreizfuß, an der 5. Zehe Einwärtsstellung und an der 2. Hammerzehe, Gelenkkapsel- und Sehnenreizung usw. Manchmal kommt es (nach unpassendem Schuh oder nach Marsch) zu Reizzustand im Grundgelenk (H. v. inflammatus) oder zu kontraktem Stadium (H. v. contractus s. rigidus).

Prophylaxe: gutes (passendes) Strumpf- und Schuhwerk mit breitem Vorderteil und mit nicht zu hohem Absatz, evtl. Platt-Spreizfußeinlage; sonst Bäder, Massage und Gymnastik.

Therapie. Konservativ: bei *jungen Patienten* korrigierende Nachtschiene, tagsüber Einlage, welche das Quergewölbe hebt, Fuß- und Zehenübungen; Tragen von Schuhformen, welche den Zehen möglichst viel Bewegungsfreiheit lassen (*Cave!* Schuhe und Strümpfe, welche die Zehen durch ihre spitze Form zusammendrücken!). Eine zwischen die Großzehe und 2. Zehe eingelegte Gummipelotte erfüllt ihren Zweck meist nicht, indem sie, statt die Großzehe geradezustellen, die übrigen 4 Zehen nach lateral verschiebt. Bei *älteren Patienten* mit schmerzhaftem Großzehenballen und hochgradigem H. v. Entlastung des Großzehenballens durch einen hinter ihm angebrachten halbmondförmigen Filzring, Hebung des Quergewölbes durch Filzpelotte und Verschmälerung des Vorfußes durch Querbandage, auf welcher die beiden Filzstücke fixiert werden; bei entzündlichen Erscheinungen Ruhigstellung, feuchte Verbände, Chemotherapie.

Operativ: durch die verschiedenen Operationsverfahren wird die Korrektur der Fehlstellung (Adduktion des Metatarsale I und Außenkreiselung desselben, starke Abduktion der Großzehe und Lateralverschiebung der Sehne des M. extensor hallucis longus, Subluxation des Köpfchens Metatarsale I und Verlagerung des Sesambeins I in den fibularseitigen Interdigitalraum) möglich. Die operative Korrektur kommt für die schweren, schmerzhaften und entzündlichen Formen bei Patienten unter 50 Jahren in Betracht. Die chronische Entzündung des stets über der Exostose liegenden Schleimbeutels sowie die mangelhafte Ernährung der Haut über der Exostose sind bei allen Eingriffen zu berücksichtigen (*Cave!* einschneidende und abschnürende Nähte, fortlaufende Nähte!).

Methoden. a) *Eingriffe an Muskeln und Sehnen.* 1. *Nach Scherb:* Freilegung der medialen Seite des Großzehengrundgelenks durch einen Bogenschnitt vom Interphalangealgelenk bis zum Os cuneiforme I; Ablösung des M. abductor hallucis von seinem Ansatz. Tibialwärtige Luxation der Sehnen der Mm. flexor hallucis longus und extensor hallucis longus, bis sie sich etwa an der Grenze des 1. und 2. Drittels des Metatarsale I zur Berührung bringen lassen; Herumschlingen des abgelösten M. abductor hallucis long. um die beiden langen Sehnen und Fixierung an der medialen Gelenkkapsel nach ausgiebiger Stellungsverbesserung der Großzehe.

2. *Nach Schede:* S-förmiger Hautschnitt von der seitlichen Mitte des Metatarsale I über den Rücken in die 1. Interdigitalfalte und Eröffnung des Grundgelenks an dieser Stelle; Eingehen mit einem Tenotom in die lateralen Kapselanteile und Durchtrennung des M. abductor hallucis; Ablösen des lateralen Kopfs des M. flexor brevis vom lateralen Sesambein; Redression der Zehe und Raffung der tibialen Seite der überdehnten Kapsel und der Sehne des M. abductor hallucis durch feste Seidennähte.

3. *Nach Balogh:* Weichteilschnitt am inneren Sohlenrand hinter der Exostose und bis auf den Fußrücken zur Sehne des M. extensor hallucis long.; Abmeißeln der Exostose, welche mit einem Weichteillappen mit distaler Basis in Verbindung bleibt; Ablösen der Mm. abductor und flexor hallucis brevis von ihrem Ansatz und Herumführen derselben unter dem M. abductor auf die mediale Seite des gewaltsam adduzierten Metatarsale I und subperiostale Vernähung proximal vom Capitulum metatarsalis I; Ablösen der Sehne des M. abductor und Vernähung mit der in die Wunde hineingezogenen Sehne des M. extensor hallucis longus; Abmeißeln der Exostose und Entfernung des Schleimbeutels.

Prognose: Sehnenoperationen führen beim H. v. meist nicht zum Ziel; kombinierte Eingriffe an Sehnen, Kapseln und Knochen werden darum bevorzugt.

b) *Eingriffe an Sehnen und Gelenkkapsel.* 1. *Nach Wymer:* Entfernung von Schleimbeutel und Exostose von einem dorsalen Längsschnitt aus; Verlängerung der Sehne des M. extensor hallucis long. Redression der Großzehe und Quervernähung des Längsschnitts durch Kapsel und Seitenband.

2. *Nach Herzberg:* Abmeißelung des oberflächlichen Teils der Exostose, die an einem distal gestielten Lappen hängenbleibt, sodann Fortnahme der restlichen Exostose, ohne das Gelenk zu sehr zu verschmälern; Einschlagen einer Rinne in die Tibialseite des Metatarsale I, in welche der Knochen-Periost-Lappen der Exostose unter Spannung eingehakt und verankert werden kann.

3. *Nach Rath:* Dorsalschnitt über der Großzehe; Eröffnung des Metatarso-Phalangeal-Gelenks; Ablösen der Sehne des M. extensor hallucis long. von ihrem Ansatz; Entfernung eines Stücks aus der fibularen Gelenkkapsel und der Sesambeine; Durchtrennung der Sehne des M. flexor hallucis long. ebenfalls an ihrem Ansatz; Abtragung der Exostose des Schleimbeutels und Zurichtung der Gelenkfläche ohne ausgedehntere Knorpelverletzung; Redression der Großzehe und Fixierung der Sehne des M. flexor hallucis long. seitlich am Periost der Grundphalanx sowie der Sehne des M. extensor hallucis long. ebenfalls an der Grundphalanx, jedoch etwas mehr dorsalwärts.

c) *Eingriffe an Sehnen und Knochen.* 1. *Nach Lexer:* Abtragung der Exostose und Gelenkfläche des Metatarsalköpfchens I und Einlagerung eines frei transplantierten Fettlappens im Sinne einer Arthroplastik des Großzehengrundgelenks; Ablösung des Ansatzes der Sehne des M. extensor hallucis longus und Fixierung auf der Tibialseite der Grundphalanx; Umschlingen des Os metatarsale I und II mit einer Fascienschlinge, welche in sich vernäht wird und das Metatarsale I dem Metatarsale II annähert.

2. *Nach Brandes:* Hautschnitt an der tibialseitigen Fußkante dorsal von der Exostose; bogenförmige Excision der Schwiele und des Schleimbeutels; Eröffnung des Großzehengrundgelenks und Abmeißelung der Exostose; Resektion der Basis der Grundphalanx in 1–1,5 cm Länge; Korrektur der Fehlstellung und Deckung des entstandenen Defekts durch Weichteile, welche vorwiegend dem Ansatz des M. abductor hallucis entstammen. Verband in leichter Plantarflexion der Großzehe und Fixierung der ganzen Fußsohle und Zehen mit gut angepaßter ungepolsterter Gipsschiene für 14 Tage; Zinkleimverband für die Dauer bis zur Fertigstellung einer Spreiz- oder Senkfußeinlage.

3. *Nach Hohmann:* Abtrennung des M. abductor hallucis von seinem Ansatz; Entnahme eines Knochenkeils oder trapezförmigen Knochenstücks mit lateraler Basis aus dem Köpfchen des Metatarsale I; Ausgleich der Valgität des Metatarsale I; evtl. Abmeißelung der Exostose und Vernähung der Weichteile. *Prognose:* Verfahren von *Hohmann* und *Brandes* heute am meisten bevorzugt. Größte praktische Bedeutung besitzt das Verfahren von Brandes, da es auch in schwersten Fällen und mit hochgradiger arthrotischer Veränderung meist erfolgreich ist. Die *Hohmann*sche Operation ist vor allem für Fälle mit noch nicht stärker verändertem Großzehengrundgelenk geeignet.

4. *Nach Ludloff:* Abmeißelung der Exostose, Ablösung des Periosts vom Schaft des Metatarsale I; Osteotomie schräg frontal von proximal oben nach distal unten durch das Metatarsale I; Reposition und anschließend Nahtverschluß des Periostmantels. Ruhigstellung des Fußes im ungepolsterten Gips und Einlegen eines Polsterkeils zwischen die 1. und 2. Zehe und in die innere Fußwölbung. Absolute Ruhigstellung für 6–8 Wochen Beginn mit Belastung erst, wenn klinisch und röntgenologisch absolut sichere Konsolidation der Osteotomie erreicht ist.

b) **Digitus V. varus.** *Definition:* Abknickung der Kleinzehe großzehenwärts, nämlich ein- und aufwärts; Gegenstück des Hallux valgus am Kleinzehenballen.

Entstehung: bisweilen angeboren oder häufiger durch enges und spitzes Schuhwerk bei gleichzeitigem Platt-Spreizfuß.

Folgen: Schwiele, Hühnerauge (außen und innen), Schleimbeutel.

Therapie: Grundgliedresektion (ähnlich wie bei Hallux valgus), evtl. nebst seitlicher Abmeißelung des Knochenvorsprungs am 5. Metatarsusköpfchen nach Art des Verfahrens von *Brandes* bei H. valgus.

c) Hammerzehe (Digitus malleus). *Definition:* Flexionskontraktur der Zehe, und zwar meist Grundphalanx und Mittelphalanx plantar und Endphalanx entweder plantar oder dorsal oder in Fortsetzung der Mittelphalanx. Die ganze Zehe oder ein Teil von ihr ist gegenüber ihrem zentralen Abschnitt abgebogen. Speziell an der Großzehe sitzt diese am Metatarsale I wie ein Hammer an seinem Stiel.

Vorkommen: selten, meist an 2. Zehe (am längsten sowie evtl. durch Großzehe, spez. bei Hallux valgus verdrängt!).

Entstehung: I. *Angeboren* (selten; an einzelnen, spez. 2. oder an allen Zehen), dann vererbt und gewöhnlich symmetrisch beiderseits.

II. *Erworben* (viel häufiger!): bei schlechtem (kurzem und hochabsatzigem) Schuh verbunden mit Hallux valgus bei Hammerzehenplattfuß, bisweilen bei dorsaler Hautnarbe nach Verletzung oder Verbrennung oder bei Gelenkentzündung sowie bei Lähmung (Kinderlähmung, Hemiplegie, Tabes, Syringomyelie, Spina bifida, Rückenmarkverletzung usw.). Ursache ist Kapsel- und Seitenbänderschrumpfung und Plantarverlagerung der Seitenbänder infolge Fußdeformität, Dauerhaltung, Narben, Entzündungen.

Komplikationen: Frostbeule, Clavus, Schleimbeutel, Ulceration, Vereiterung (am 1. Interphalangealgelenk).

Therapie. Konservativ: bei nicht kontrakten Krallenzehen Nachtschienchen und täglich passives manuelles Redressement.

Operativ. Indikation: fast immer erforderlich, wenn die Deformität weiter fortgeschritten ist. Wenn irgend möglich, ist die Geraderichtung der Zehe durch Eingriffe an Weichteilen, Sehnen oder Knochen anzustreben und die Amputation bzw. Exartikulation zu vermeiden, weil die Zehen für die Fußfunktion beim Gehen von größter Wichtigkeit sind.

α) *Eingriffe an den Weichteilen.* 1. *Offene Durchtrennung der plantaren Weichteile* (nach *Petersen*): Durchtrennung der Haut an der Beugeseite über dem 1. Interphalangealgelenk; Durchtrennung der Beugesehne und der Gelenkkapsel, bis die Zehe völlig gerade gerichtet werden kann. Die Gelenkknorpel liegen dadurch frei, die Hautwunde klafft 2 cm weit; Sekundärheilung im korrigierenden Gipsverband innerhalb 3 Wochen.

2. *Subcutane Tenotomie* (nach *Spitzy*): subcutane Durchtrennung der Beugesehne im proximalen Phalangealgelenk; subcutane Durchtrennung der Strecksehne über dem Metatarso-Phalangealgelenk; Querdurchtrennung der verkürzten Kapsel; Redressement der Zehe mit einem steifen Filzschienchen für 14 Tage.

3. *Durchtrennung der Seitenbänder* (nach *Payr-Schläpfer*): schraubenförmiger Hautschnitt an der Beugeseite der Zehe; Durchtrennung der Lig. collateralia, welche kontrahiert sind und nach plantarwärts verschoben sind; Durchtrennung der kontrakten Gelenkkapsel. Verschluß der Haut mit einer einzigen Naht; Fixierung der Zehe auf steifem Filzschienchen für 8 Tage. *Prognose:* bei Hammerzehen mit noch wenig deformierten Gelenken oder sekundär schwer kontrahierten Beugesehnen genügt dieses Verfahren fast stets.

β) *Eingriffe an den Knochen.* 1. *Resektion der Basis der Grundphalangen* (nach *Gocht*): querer Bogenschnitt über der Mitte der Grundphalangen an der Plantarseite; Medialverziehung der Beugesehnen; Ablösung des Periosts von den Diaphysen der Grundphalangen; Durchtrennung der Phalange mit einer Knochenschere und Resektion des proximalen Abschnitts der Grundphalanx mitsamt der Gelenkfläche der Basis der Grundphalanx; Ausgleich der Hammerzehenstellung; gelingt diese noch nicht zufriedenstellend, so muß der Diaphysenrest der Grundphalanx noch weiter nach distal reseziert werden, bis die Zehe völlig gerade gerichtet werden kann; Ruhigstellung der korrigierten Zehe auf Filzschienchen mit Stärkebindenverband für 10 Tage.

2. *Resektion der Grundphalanxköpfchen und Verkürzung der Strecksehne* (nach *Hohmann*): Freilegung der Grundphalanxköpfchens von einem dorsalen Längsschnitt und Resektion des Köpfchens; Entknorpelung der basalen Gelenkfläche der mittleren Phalanx; Raffung der längsgespaltenen Strecksehnen; Hautnaht nach Exstirpation überschüssigen Hautmaterials. Die Korrekturstellung der Zehe wird vorwiegend durch die

Raffnaht der Strecksehne aufrechterhalten (*Cave!* spätere Hyperextension durch zu starkes Anziehen des Fadens!).

3. *Resektion und Arthrodese des proximalen Interphalangealgelenks* (nach *Campbell*): Längsschnitt über dem proximalen Interphalangealgelenk; Verziehung der Extensorsehne, Darstellung des Gelenks und Abtragung der Basis der Mittelphalanx und des Köpfchens der Grundphalanx. Die Resektion muß so ausgedehnt sein, daß die Deformität sicher korrigiert werden kann und eine Adaptation der Knochenschnittflächen möglich wird; Fixierung der beiden Diaphysen durch Einbohren eines *Kirschner*-Drahts wie bei einer Marknagelung (Iselin); der Draht steht durch die Endphalanx und die Zehenspitze percutan hervor und wird mit Kollodium überzogen; Fixierung der Sehne mit Heftpflaster an einer Nachbarsehne und Ruhigstellung des Fußes für 4 Wochen; danach Drahtentfernung und vorsichtiger Beginn mit Belastung.

4. *Osteoplastisches Verfahren* (nach *Young*): Freilegen des proximalen Interphalangealgelenks und Resektion des Köpfchens der Grundphalanx; Umformung des distalen Grundphalanxendes zu einem Conus, Ausfräsen einer Höhlung in der Basis der Mittelphalanx, welche das konisch umgeformte Ende der Grundphalanx aufnimmt; Adaptation bzw. Ineinanderbolzung der beiden Knochenenden. Umpflanzung des Interphalangealgelenks (nach *Nieny-Heller*). Dabei wird die Grundphalanx dicht vor ihrem Köpfchen schräg osteotomiert und das in Beugestellung kontrahierte Köpfchen belassen. In das Dorsum des Köpfchens wird ein Bohrloch gebohrt und das zugespitzte Grundphalanxfragment bei gestreckter Zehe in das Bohrloch eingepreßt; Raffnaht der Strecksehne, welche evtl. primär-temporär durchtrennt worden war. Ruhigstellung für 2 Wochen, wonach keine Verschiebungen mehr zu befürchten sind; Beginn der Gehübungen nach 3 Wochen.

d) Klauen- oder Krallenzehe (Digitus spez. hallux flexus). *Definition:* krallenförmige Verbildung der Zehe, welche im Grundgelenk überstreckt und im Mittel- und Endgelenk stark gebeugt ist; meist sind mehrere oder alle Zehen krallenförmig verbildet, so daß der ganze Vorfuß an eine Klaue (Klauenzehen) erinnert.

Ursache: Hohlfuß (*Klauenhohlfuß*) oder Plattfuß (*Krallenzehenplattfuß*); die wesentliche Ursache liegt in einer echten oder relativen Verkürzung der Zehenstrecksehnen; auch bei Lähmungen mit Störung des Muskelgleichgewichts (Poliomyelitis, Myelodysplasie, Syringomyelie, Tabes); *Dauerhaltung* (z. B. durch Deckendruck beim bettlägerigen Kranken) oder durch unpassendes Schuhwerk (schuhgefesselte Zehen); Narben, Vitium primae formationis.

Pathologisch-anatomisch: Subluxation und Luxation der Gelenke; die Basis der Grundphalanx kann auf der dorsalen Fläche des Köpfchens des zugehörigen Metatarsale aufsitzen; Abbau des Gelenkknorpels an den nichtbelasteten Stellen; pannusartige Wucherungen der Gelenkinnenhaut; Kapselschrumpfung auf der konkaven Gelenkseite; Verlagerung und Schrumpfung der Seitenbänder und Sehnen der Mm. interossei, Inaktivitätsatrophie; schmerzhafte Verhornung an den Stellen, welche dem Schuhdruck besonders ausgesetzt sind; entzündliche Schleimbeutel unter den Hornschwielen.

Symptome: Schmerzen an den gekrümmten Zehen und im Vorfuß oder an den Stellen des Schuhdrucks, so daß häufig nur abnorm weites Schuhwerk vertragen wird.

Diagnose: Überstreckung einer oder aller Zehen im Grundgelenk und maximale Beugung in den peripheren Gelenken; ist nur eine Zehe betroffen (fast stets die 2.), so handelt es sich um angeborene Ursache (vgl. Hammerzehe). Gelegentlich legt sich die Klauenzehe II über die Großzehe, welche nicht selten in Hallux-valgus-Stellung steht; Verkrümmung der mittleren Zehe als Folge eines Spreizfußes, Knick-Senkfuß und querer Plattfuß; tiefgreifende Clavi über dem Dorsum des Mittelgelenks und auf der Spitze der verkrümmten Zehe. *Röntgenbild:* läßt die Subluxationen und Gelenkdeformierungen erkennen.

Therapie. Konservativ: bei nicht kontrakten Krallenzehen Nachtschienchen und tägliches manuelles Redressement.

Operativ (vgl. Hammerzehe). 1. *Nach Campbell:* Längsschnitt zwischen dem Metatarsale II und III. Schnitt beginnt distal in Höhe der Zehengrundgelenke; Medialverziehen der Haut und schräge oder Z-förmige Durchtrennung der langen Strecksehne; Darstellung der Kapsel des Grundgelenks und dorsale Kapselexcision; überkorrigierende Plantarflexion. Der gleiche Eingriff kann an den Zehen II—V vorgenommen werden; die Strecksehnen werden nicht wieder genäht; ihre Annäherung genügt, um eine Wiedervereinigung zu ermöglichen.

2. *Nach Hoffmann:* Resektion der Metatarsalköpfchen, u. U. sämtlicher Metatarsalköpfchen II–V nebst Verlängerung der Strecksehnen und Excision der dorsalen Kapselanteile; Beseitigung der Beugekontraktur der Interphalangealgelenke durch subcutane Tenotomie der Beugesehnen mit darauffolgender gewaltsamer Streckung der Gelenke; u. U. querer Dorsalschnitt über die Interphalangealgelenke und Resektion der Basis der Mittelphalanx oder des Köpfchens der proximalen Phalanx. *Prognose:* Verfahren kommt nur in Fällen mit schweren arthrotischen Gelenkveränderungen in Frage.

3. *Klauendeformität der Großzehe* (nach *Jones*): Hautschnitt über dem Dorsum der Großzehe; Durchtrennung der Sehnen des M. extensor hallucis long.; Resektion im Endgelenk. 2. Akt: Anlegen eines Bohrkanals im Köpfchen von Metatarsale I von außen oben nach innen unten; Durchziehen des freien Sehnenendes des M. extensor hallucis longus durch diesen Kanal und In-sich-Vernähung bei Dorsalflexion des Fußes. *Nach O'Donoghue* und *Stauffer* wird ein *Kirschner*-Draht in Längsrichtung von der Zehenspitze durch den Knochen der Endphalanx und das entknorpelte Endgelenk weit in die Grundphalanx eingebohrt, knapp außerhalb der Haut abgezwickt und liegengelassen, bis die endgültige Ankylose gesichert ist. *Nach Wagner:* Freilegung der Sehne des M. extensor hallucis longus; möglichst distale Durchtrennung dieser Sehne; Teilarthrodese des Zehengelenks; Anlegen eines Bohrlochs $1/_2$ cm proximal von der Gelenkfläche des Metatarsalköpfchens I und Durchziehen der Extensor-Hallucis-Sehne durch dieses Bohrloch; die Sehne wird unter starker Dorsalflexion des Fußes in sich vernäht. Freilegung der Strecksehne der 5. Zehe. Distale Durchtrennung derselben und Herausführen der Sehne knapp unterhalb des Lig. cruciforme; von dort wird sie subcutan zum Schnitt über das Metatarsale I herausgeleitet und dorsal auf der Grundphalanx der 1. Zehe fixiert. *Nach Dickson* und *Diveley.* 1. Akt: durch kleinen Schnitt an der Innenseite der Großzehe wird das Interphalangealgelenk freigelegt und reseziert; der kurze distale Stumpf der Extensorsehne wird an die Weichteile der Dorsalseite der Grundphalanx im Sinne einer Tenodese angenäht. 2. Akt: Freilegung und Anspannung der Sehne des M. flexor hallucis longus und M. extensor hallucis longus. Die Extensorsehne wird isoliert und proximal vom Interphalangealgelenk durchtrennt; durch einen Weichteiltunnel wird die Extensorsehne zur Plantarseite gezogen und hier unter starker Spannung an der Flexorsehne befestigt. Redression des Zehengrundgelenks und Fixierung im Gipsverband mittels Metallschiene in Streckstellung des Zehengelenks für 8–10 Tage; anschließend Anspann- und Bewegungsübungen, um die verpflanzten Muskeln zu kräftigen. Beginn mit Belastung von der 3. Woche an.

e) **Hallux rigidus.** *Wesen:* schmerzhafte Versteifung des Großzehengrundgelenks.

Ursache: Knicksenkspreizfuß mit sekundärer Arthrosis deformans, namentlich im Anschluß an Überbelastung oder Trauma, sonst auch durch Gelenkreizung bei Hallux valgus.

Vorkommen: öfters; auch doppelseitig; meist bei Erwachsenen, Beginn meist schon bei Kindern im 9.–13. Jahr (Arthrosis juvenilis).

Symptome: Großzehengrundgelenk versteift in Streckung bzw. Überstreckung, dazu Druck- und Bewegungsschmerz bei längerem Gehen sowie bei Treppensteigen und Bergaufwärtsgehen; Zehenstand und Tragen eines hohen Absatzes unmöglich; Röntgenbild zeigt Mittelfußköpfchen mit rosendornartigen Zacken und Grundgliedbasis becherartig vertieft und erweitert, zugleich Gelenkspalt verengt, evtl. Subluxation; dazu Arthrosis deformans (Geräusche und Röntgenbild!) und Exostose am 1. Mittelfußköpfchen.

Differentialdiagnose: Hallux valgus und Arthrosis deformans, tabica, urica u. a., *Koehler*sche und *Ribbing*sche Krankheit.

Therapie. Konservativ: Wärme, passive Dorsalflexion; Einlage mit Verlängerungsstück unter der Großzehe, wodurch das Grundgelenk entlastet wird; Nachtschiene zur Fixierung der Großzehe in maximaler Dorsalflexion; Schuhe mit niedrigem Absatz und weichem Oberleder; bei stärkeren Gelenkveränderungen Erhöhung der Schuhsohle unter dem Mittelfußköpfchen (sog. vorderer Absatz, so daß die Sohle Tintenlöscherform bekommt zur Erleichterung der Fußabwicklung); (Nachtschienchen).

Operativ. Indikation: nur bei erheblicher Beeinträchtigung der Abwicklung des Fußes durch starke Schmerzen. Bei schweren chronisch-arthrotischen Gelenkveränderungen kann nur die operative Korrektur eine Besserung erbringen.

Methode. 1. *Nach Campbell:* medialer Hautschnitt über dem Metatarsalgelenk I, U-förmige Umschneidung der subcutanen Weichteile, Luxierung des Gelenks und Umformung der Basis der Grundphalanx und des Metatarsalköpfchens I zu einer konkaven bzw. konvexen Fläche; Zwischenlagerung des U-förmigen Weichteillappens zwischen die Knochenflächen und Fixierung des Lappens an der lateralen Gelenkkapsel. Fehlt Material für einen gestielten Lappen, so kann ein freies Transplantat nach Art der Arthroplastik zwischengelagert werden.

2. *Nach Hohmann:* unter Schonung der Äste des N. plantaris digitorum comm. wird die Sehnenscheide des M. flexor hallucis long. zwischen beiden Sesambeinen gespalten; Durchtrennung der Endsehnen des M. flexor hallucis brevis distal von den Sesambeinen; genügt diese Sehnendurchtrennung zur Erreichung ausreichender Dorsalflexion nicht, so müssen die plantaren Kapselanteile quer durchtrennt werden. In schwereren Fällen genügt diese Methode nicht; *Hohmann* übt dann die Resektion des proximalen Teils des Grundglieds.

f) Digitus quintus superductus. *Definition:* die 5. Zehe wird in Adduktion über die 4. Zehe darübergeschoben.

Ursachen: angeborene Fehlstellung, Fußdeformitäten, Schuhdruck.

Therapie: konservativ durch redressierende Verbände und entsprechendes Schuhwerk. Bei schweren Fehlformen, chronisch-entzündlichen Druckstellen und anhaltenden Narbenbeschwerden *operativ* (nach *Hohmann*): quere Osteotomie am Hals des Metatarsale V wie bei der Spreizfußoperation. 2. Akt: Verlängerung der Strecksehne der 5. Zehe und Annähen der Sehne des M. abductor digiti quinti unter Raffung und Anspannung seitlich außen an der Grundphalanx der Zehe. *Cave!* Amputation. Nach *Niederecker:* wird auf Osteotomie und Z-förmige Verlängerung des langen Zehenstreckers verzichtet; vielmehr die lange Strecksehne hinter ihrem Ansatz durchtrennt und knapp hinter dem Köpfchen des Metatarsale V nach medial gezogen; der distale Stumpf der langen Strecksehne wird mit der Sehne des abgelösten M. abductor digiti quinti vernäht und dadurch die Zehe nach fibularwärts gezogen.

g) Exostosen am Fußrücken. Meist über dem 1. Keilbein und 1. Mittelfußknochen dorsal bei fehlerhafter Fußbildung, spez. Knicksenkspreizfuß infolge fehlerhafter Mehrbelastung der oberen Anteile dieses Gelenks; oft verbunden mit Schwiele und Schleimbeutelhygrom; wohl entstehend durch Schuhdruck oder -scheuern, namentlich bei hochabsatzigem sowie Spangenschuh: sog. „Spangen- oder Holzschuhhöcker", auch bei Spitzentänzerinnen.

Therapie: falls passender Schuh nicht genügt, Filzringentlastung oder ausnahmsweise Operation: Abtragung (Gefahr von Rezidiv bzw. empfindlicher Narbe!).

F. Geschwülste

1. Gutartige

a) Fibrome.

b) Myxome.

c) Neurome bzw. Neurinome.

d) Lipome (bisweilen vom Fußrücken zwischen Zehen bzw. Mittelfußknochen nach der Fußsohle vordringend sowie in der Knöchelgegend).

e) Hämangiome: H. simplex, cavernosum und racemosum sowie genuine diffuse Phlebarteriektasie bzw. Phlebektasie. Vgl. Allg. Chirurgie, S. 458.

f) Chondrome (nicht selten; öfters multipel; am häufigsten an Phalangen, seltener an Metatarsus, selten an Tarsus).

g) Osteome (spez. an der Ferse vom Calcaneus ausgehend) sowie *Exostosen* (auch bei Hohlfuß; evtl. verbunden mit Ganglion. *Therapie:* Abtragung der Knochenwucherung samt Schleimbeutelexstirpation nebst anschließender Verschorfung; sonst Behandlung des Platt- bzw. Hohlfußes).

h) Subunguale Exostosen (Dupuytren). Vgl. S. 1591.

i) Traumatische Epithelcysten. Vgl. Allg. Chirurgie, S. 503.

k) Warzen. Vgl. S. 1589.

l) Ganglien (nicht selten, aber viel weniger häufig als an der Hand; öfters [10%] doppelseitig; begünstigend wirkt anscheinend Fußdeformität, spez. Knicksenkfuß; meist am Fußrücken und in der Gegend der Strecker- und Peroneussehnen sowie der Achillessehne oder der Fußwurzelgelenke, spez. in der Würfelbeingegend; *Differentialdiagnose:* Sehnenscheidenhygrom und Schleimbeutelhygrom sowie Osteophytenwucherungen. *Therapie:* Zerklopfen, Punktion, Injektion, Discision oder Resektion unsicher, daher am besten Exstirpation gründlich in Lokalanästhesie unter strengster Asepsis, vgl. Hand, S. 1515).

m) Aneurysmen (selten; an Fußrücken oder Fußsohle; differentialdiagnostisch *Cave! Absceß!*).

n) Teleangiektatische Granulome }
o) Xanthome bzw. Xanthoblastome } vgl. Hand, S. 1514.

2. Bösartige

a) Sarkome (an Haut [spez. auf Warzen und Mälern, auch auf Pigmentmälern als ziemlich häufiges und bösartiges Melanosarkom], Fascien, Gelenkkapseln, Bändern, Sehnenscheiden und Knochen [spez. Calcaneus und Zehen, hier auch subungual]).

b) Carcinome (spez. in alten Narben nach Verletzung, Verbrennung, Erfrierung und Lupus, ferner in Klumpfußschwielen, Hühneraugen, Warzen und Mälern; namentlich an der Fußsohle).

Therapie: Resektion, Exartikulation, Amputation (Technik vgl. S. 1593/94).

MIX
Papier aus verantwortungsvollen Quellen
Paper from responsible sources
FSC® C105338

If you have any concerns about our products,
you can contact us on
ProductSafety@springernature.com

In case Publisher is established outside the EU,
the EU authorized representative is:
**Springer Nature Customer Service Center GmbH
Europaplatz 3, 69115 Heidelberg, Germany**

Printed by Libri Plureos GmbH
in Hamburg, Germany

GRUNDRISS DER GESAMTEN CHIRURGIE

VON

FRITZ HOLLE

APL. PROFESSOR DER CHIRURGIE
OBERARZT DER CHIRURGISCHEN UNIVERSITÄTSKLINIK WÜRZBURG

UNTER MITARBEIT VON

H. P. JENSEN

PRIVATDOZENT DER CHIRURGIE, INSBESONDERE NEUROCHIRURGIE
ASSISTENT DER NEUROCHIRURGISCHEN ABTEILUNG
DER CHIRURGISCHEN UNIVERSITÄTSKLINIK WÜRZBURG

SIEBENTE, VÖLLIG NEU BEARBEITETE AUFLAGE DES
»GRUNDRISS DER GESAMTEN CHIRURGIE«
TASCHENBUCH FÜR STUDIERENDE UND ÄRZTE

VON

E. SONNTAG

MIT 652 ABBILDUNGEN

ZWEITER TEIL

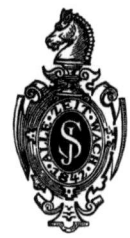

SPRINGER-VERLAG BERLIN HEIDELBERG GMBH
1960

ISBN 978-3-642-48464-3 ISBN 978-3-642-86908-2 (eBook)
DOI 10.1007/978-3-642-86908-2

Alle Rechte, insbesondere das der Übersetzung in fremde Sprachen, vorbehalten

Ohne ausdrückliche Genehmigung des Verlages ist es auch nicht gestattet, dieses Buch oder Teile daraus auf photomechanischem Wege (Photokopie, Mikrokopie) zu vervielfältigen

© Springer-Verlag Berlin Heidelberg 1937, 1942, 1949 and 1960
Ursprünglich erschienen bei Springer-Verlag OHG / Berlin • Göttingen • Heidelberg 1960
Softcover reprint of the hardcover 7th edition 1960

Die Wiedergabe von Gebrauchsnamen, Handelsnamen, Warenbezeichnungen usw. in diesem Werk berechtigt auch ohne besondere Kennzeichnung nicht zu der Annahme, daß solche Namen im Sinn der Warenzeichen- und Markenschutz-Gesetzgebung als frei zu betrachten wären und daher von jedermann benutzt werden dürften

Inhaltsverzeichnis

ZWEITER BANDTEIL
(S. 921–1957)

III. Kapitel

Mund, Rachen, Hals, Kehlkopf, Trachea

	Seite
1. Abschnitt: **Zunge und Mundhöhle**	921
A. Mißbildungen	922
B. Verletzungen	922
C. Entzündungen	922
D. Geschwülste	924
2. Abschnitt: **Rachen**	927
A. Mißbildungen	927
B. Verletzungen	927
C. Fremdkörper	928
D. Entzündungen	928
E. Stenose	931
F. Geschwülste	931
3. Abschnitt: **Hals**	933
A. Mißbildungen	933
B. Schiefhals (Caput obstipum s. Torticollis)	936
C. Verletzungen	937
1. Verbrennungen	937
2. Stumpfe Verletzungen	937
3. Hieb-, Stich-, Schnitt- und Schußwunden	938
D. Entzündungen	940
1. Akute	940
2. Chronische	942
E. Geschwülste	943
4. Abschnitt: **Schilddrüse und Nebenschilddrüsen**	945
A. Mißbildungen	946
B. Verletzungen	946
C. Entzündungen der Schilddrüse, spez. der kropfigen (Thyreoiditis, spez. Strumitis)	946
D. Kropf (Struma)	947
E. Hyper- und Hypothyreose	954

	Seite
1. Hyperthyreose	954
2. Hypo- bzw. Athyreose	957
F. Geschwülste, spez. bösartige: sog. Struma maligna (auch Schilddrüsenkrebs)	958
I. Epitheliale Geschwülste	959
II. Bindegewebegeschwülste	959
III. Mischgeschwülste	959
IV. Metastatische Tumoren in der Schilddrüse	959
G. Nebenschilddrüsen	960
1. Tetanie	961
2. Hyperparathyreoidismus	961
5. Abschnitt: **Kehlkopf und Luftröhre**	962
A. Endoskopische Diagnostik und Eingriffe	962
B. Tracheotomie	964
C. Mißbildungen	965
D. Verletzungen	966
E. Larynx- und Trachealstenosen	966
F. Larynx- und Trachealfisteln	967
G. Fremdkörper	967
H. Entzündungen	968
1. Diphtherie	968
2. Glottis- oder besser Kehlkopfödem (Oedema laryngis)	968
3. Knorpelhaut-Knorpelentzündung (Perichondritis laryngea)	969
4. Spezifische Entzündung	969
J. Stimmbandlähmung und Laryngospasmus	970
1. Stimmbandlähmung	970
2. Laryngospasmus (Stimmritzenkrampf)	971
K. Geschwülste	971
1. Gutartige	971
2. Bösartige	972

IV. Kapitel

Thorax

	Seite
1. Abschnitt: **Thymus**	975
A. Mißbildungen	975
B. Entzündungen	975
C. Geschwülste	976
D. Thymushyperplasie	977
2. Abschnitt: **Mamma**	977
A. Mißbildungen	978

	Seite
B. Entzündungen	979
1. Brustwarze und -warzenhof	979
2. Brustdrüse	979
C. Geschwülste	981
1. Brustwarze und -warzenhof sowie Brustdrüsenausführungsgänge; Atherome, Fi-	

	Seite
rome, Papillome, Adenome, Myome, Hämangiome, Sarkome, Melanome und Carcinome	981
2. Brustdrüse	982

3. Abschnitt: Brustwand 988
  A. Formfehler (Deformitäten) 988
    1. Angeborene Thoraxdeformitäten (sog. Mißbildungen) .. 988
    2. Erworbene Thoraxdeformitäten 990
  B. Verletzungen 991
    1. Stumpfe oder subcutane Verletzungen 991
    2. Hämatothorax 991
    3. Penetrierende Verletzungen . 992
    4. Scharfe oder percutane (aber nicht penetrierende) Verletzungen 992
  C. Entzündungen 992
    1. Weichteile 992
    2. Knochen 993
  D. Geschwülste 994
    1. Entozoen 994
    2. Gutartige 995
    3. Bösartige 995
  E. Zwischenrippennervenschmerz (Intercostalneuralgie) 996

4. Abschnitt: Rippenfell 996
  A. Pneumothorax 996
    1. Geschlossener Pneumothorax 996
    2. Offener Pneumothorax 997
  B. Entzündungen: Rippenfellentzündung (Pleuritis), Empyem, Tuberkulose ...
    1. Pleuritis serosa, s. Serothorax 999
    2. Pleuritis purulenta, s. Pyothorax, s. Empyema pleurae 1000
  Technik der einzelnen Kollapsmethoden 1006
    1. Innere Kollapsverfahren ... 1006
    2. Äußere Kollapsverfahren (Thorakoplastiken) 1009
  C. Geschwülste 1011
    1. Gutartige 1011
    2. Bösartige 1011

5. Abschnitt: Lungen 1012
  A. Mißbildungen 1021
  B. Verletzungen 1022
  C. Entzündungen 1023
    1. Lungenabsceß 1023
    2. Lungengangrän 1025
    3. Bronchiektasien 1025
    4. Lungenemphysem 1027
    5. Lungentuberkulose 1027
    6. Pilzerkrankungen 1029
    7. Echinococcus 1033
    8. Morbus Boeck (Lymphogranuloma benignum, Boeck-Besnier-Schaumann) 1034
    9. Syphilis 1035
  D. Geschwülste 1035
    I. Benigne Geschwülste 1035
      1. Epitheliale 1035
      2. Mesenchymale 1036
    II. Maligne Geschwülste 1036
      1. Epitheliale 1036
      2. Mesenchymale Geschwülste. 1044
    3. Sekundäre, bösartige Geschwülste 1045
  E. Lungen- oder Bronchusfisteln 1046

6. Abschnitt: Mediastinum 1047
  A. Verletzungen 1047
  B. Entzündung (Mediastinitis) 1048
    1. Akute (eitrige) Entzündung 1048
    2. Chronische Entzündung, Tuberkulose, Syphilis und Aktinomykose 1049
  C. Geschwülste 1049
    I. Echte Tumoren 1050
      1. Mesoblasttumoren 1050
      2. Ektoblasttumoren 1050
      3. Endoblasttumoren 1050
      4. Mischgeschwülste 1050
    II. Pseudotumoren 1050
      1. Teratom, Dermoid 1050
      2. Thymom 1051
      3. Bronchogene Cysten 1051
      4. Enterogene und gastrogene Cysten 1052
      5. Gutartige mesenchymale Tumoren 1052
      6. Ganglioneurom 1052
      7. Neurinom, Neurofibrom.... 1053
      8. Neuroblastoma sympathicum 1053
      9. Struma mediastinalis 1053
  D. Ductus thoracicus 1053

7. Abschnitt: Herzbeutel, Herz und große Blutgefäße 1054
  A. Entwicklungsgeschichte, Anatomie und Physiologie, allgemeine Diagnostik, Herzstillstand 1054
    I. Entwicklungsgeschichte 1054
      1. Fötaler Kreislauf 1054
      2. Typische Entwicklungsfehler 1054
    II. Anatomie und Physiologie..... 1055
    III. Diagnostik 1058
      1. Anamnese 1058
      2. Klinische Untersuchung ... 1058
      3. Anästhesie 1064
  B. Herzbeutel 1065
    1. Herztamponade 1065
    2. Entzündungen 1065
    3. Herzbeutelgeschwülste 1067
  C. Verletzungen 1068
    1. Commotio cordis 1068
    2. Stumpfe Herzverletzung ... 1068
    3. Scharfe Verletzungen 1069
  D. Erworbene Herzfehler 1070
    1 Mitralstenose 1070
    2. Mitralinsuffizienz 1077
    3. Aortenstenose 1078
    4. Aorteninsuffizienz 1079
  E. Angeborene Herz- und Gefäßmißbildungen 1079
    I. Fehler ohne Shunt (acyanotisch) 1079
      1. Lageanomalien 1079
      2. Isolierte Klappenfehler 1080
      3. Anomalien des Aortenbogens 1081
    II. Fehler mit Links-Rechts-Shunt (acyanotisch) 1085
      1. Ductus Botalli apertus (persistens) 1085
      2. Vorhofseptumdefekt und Lutembacher-Syndrom 1087
      3. Ventrikelseptumdefekt..... 1091
      4. Transposition von Lungenvenen 1092
    III. Fehler mit Rechts-Links-Shunt (cyanotisch!) 1092

	Seite		Seite

1. Ventrikelseptumdefekt mit Rotationsstörung des Gefäßstammes 1092
2. Fehler mit Stenose oder Atresie der Klappen des rechten Herzens und mit Vorhofseptumdefekt 1098

F. Eingriffe zur Durchblutungsverbesserung des Herzens 1100
G. Geschwülste des Herzens 1101
H. Eingriffe an den großen Gefäßen..... 1102
  1. Embolie der A. pulmonalis (sog. Lungenembolie) 1102
  2. Ligatur der V. cava inferior 1102
  3. Aneurysma und Obliteration der Aorta 1103
  4. Gefäßkonservierung 1106

8. Abschnitt: **Ösophagus** 1107
A. Mißbildungen 1109
  1. Ösophagusatresie........... 1109
  2. Kongenitale Ösophagusstenose 1110
  3. Kongenitaler Megaösophagus................. 1111
B. Verletzungen 1111
C. Fremdkörper 1112
D. Entzündung (Oesophagitis) und Geschwür (Ulcus oesophagi) sowie Verätzung 1112
  1. Entzündung (Oesophagitis) 1112
  2. Geschwür (Ulcus oesophagi) 1114
E. Verengerungen (Stenosen bzw. Strikturen) 1114
  1. Wandstenosen oder echte Stenosen, spez. Strikturen (Wanderkrankung!) 1114
  2. Obturationsstenosen (Lumenverlegung!)........ 1114
  3. Kompressionsstenosen (Druck von außen) 1114
F. Erweiterungen (Ektasie und Divertikel) sowie Kardiospasmus 1117
G. Geschwülste 1121
  1. Gutartige 1121
  2. Bösartige 1121
H. Ösophagusvaricen 1125

V. Kapitel

Abdomen

1. Abschnitt: **Bauchdecken** 1128
A. Mißbildungen 1128
  1. Bauchwand 1128
  2. Nabel 1128
B. Verletzungen 1130
C. Entzündungen 1131
D. Geschwülste 1132

2. Abschnitt: **Peritoneum** 1133
A. Verletzungen 1133
B. Entzündungen: Bauchfellentzündung (Peritonitis) 1136
  1. Akute Bauchfellentzündung (Peritonitis acuta).......... 1136
  2. Lokale oder abgesackte Bauchfellentzündung (Peritonitis circumscripta) 1139
  3. Pneumokokkenperitonitis .. 1141
  4. Polyserositis s. Peritonitis chronica exsudativa 1142
  5. Bauchfelltuberkulose (Peritonitis tbc) 1142
  6. Bauchfellaktinomykose 1144
C. Geschwülste 1144
D. Bauchwassersucht (Ascites) 1146
E. Laparotomie 1148
  I. Vorbereitende Maßnahmen 1148
    1. Wasser-Salz-Eiweiß- und Lipoidhaushalt 1148
    2. Herz- und Kreislauf 1148
    3. Thrombose und Embolie .. 1148
    4. Lagerung, Anästhesie und Spezielles 1148
    5. Maßnahmen bei Stoffwechselstörungen 1148
    6. Maßnahmen zur prophylaktischen Darmentkeimung vor Laparotomien 1148
    7. Maßnahmen zur Infektionsprophylaxe bei Laparotomien 1149
  II. Methoden 1149
    1. Allgemeines 1149
    2. Spezielles: Bauchschnitte . 1150
  III. Nachbehandlung 1152
    1. Ernährung 1152
    2. Maßnahmen zur Wiederherstellung der Magen-Darm-Tätigkeit 1153
    3. Kaliumdefizit 1154
    4. Bettgymnastik, Frühaufstehen 1154
    5. Schmerz 1154
    6. Durst 1155
    7. Erbrechen 1155
    8. Schlucken............... 1155
    9. Blasenschwäche........... 1155
    10. Enterocolitis acuta postoperativa (pseudomembranacea) 1155
    11. Postoperatives Aufplatzen der Bauchwunde 1156
    12. Relaparotomie 1156
    13. Bauchdeckeninfektion 1156
    14. Entzündlicher Bauchdecken- (Schloffer) und Netztumor (Braun) 1156
    15. Fadeneiterung 1156
    16. Magen-, Darm-, Gallen- und Pankreasfistel 1156
    17. Maßnahmen bei Dumping-Syndrom 1156
    18. Laparoskopie 1157
    19. Pneumoperitoneum 1157
    20. Fremdkörper in der Bauchhöhle................. 1157
    21. Dauerresultate........... 1158

3. Abschnitt: **Diaphrama (Zwerchfell)**..... 1158
A. Mißbildungen 1159
  1. Kongenitale Defektbildung und Aplasie (Relaxatio diaphragmatica) 1159
  2. Kongenitale Zwerchfellbrüche (Herniae diaphragmaticae) 1160
B. Verletzungen 1163

	Seite
4. Abschnitt: **Magen und Duodenum**	1164
A. Anatomie	1164
B. Häufigste Eingriffe an Magen-Duodenum-Jejunum	1166
1. Allgemeines	1166
2. Durchtrennung	1166
3. Nähte	1166
4. Enteroanastomose	1167
5. Gastrotomie	1167
6. Gastrostomie	1168
7. Gastroenterostomie	1169
8. Beseitigung einer Gastroenterostomie (Degastroenterostomie)	1169
9. Pyloroplastik (n. Heinecke-v. Miculicz)	1169
10. Magenresektion (Typische Verfahren und Indikation)	1169
C. Mißbildungen	1177
1. Angeborene hypertrophische Pylorusstenose	1177
2. Stenose, Atresie und Defektbildung	1178
3. Divertikel	1178
D. Verletzungen und Verätzungen	1178
E. Fremdkörper	1179
F. Magenfistel	1180
G. Motorische Störungen, Form- und Lageveränderungen des Magens	1180
H. Entzündungen	1182
J. Ulcus ventriculi et duodeni (Magen-Zwölffingerdarmgeschwür)	1183
K. Geschwülste	1190
1. Benigne	1190
2. Maligne	1190
5. Abschnitt: **Dünn- und Dickdarm**	1194
A. Anatomie und Physiologie	1194
B. Allgemeine Eingriffe am Darm	1195
1. Enterotomie	1195
2. Enterostomie	1196
3. Enteroanastomose	1200
4. Darmresektion	1200
C. Mißbildungen	1201
1. Lageanomalien des Darmtraktes	1201
2. Angeborene Darmatresien und -stenosen	1203
3. Duplikaturen des Verdauungstraktes	1205
4. Meckelsche Divertikel	1206
5. Megacolon congenitum (Hirschsprungsche Krankheit „aganglionäres" Megacolon)	1206
6. Chilaiditi-Syndrom	1207
D. Verletzungen	1208
E. Ileus (Darmverschluß)	1209
F. Entzündungen	1214
1. Akute	1214
2. Chronische	1219
G. Fisteln	1221
H. Geschwülste	1221
1. Benigne	1221
2. Polyposis	1222
3. Maligne	1223
6. Abschnitt: **Rectum und Anus**	1227
A. Mißbildungen	1228
Mastdarm- bzw. Afterverschluß (Atresia recti bzw. ani)	1228
B. Fremdkörper	1230
C. Verletzungen	1230
D. Entzündungen	1231
1. Am Anus	1231
2. Am Rectum	1232
E. After- oder Mastdarmfistel (Fistula ani und recti)	1234
F. Verengerung (Strictura)	1235
1. Afterverengerung (Strictura ani)	1235
2. Mastdarm-Verengerung (Strictura recti)	1236
G. Hämorrhoiden (zu deutsch: Blutfluß, tatsächlich Blutadererweiterung evtl. mit Blutabgang	1236
H. Vorfall (Prolapsus)	1239
J. Geschwülste	1241
1. Benigne	1241
2. Maligne	1241
7. Abschnitt: **Leber**	1248
A. Häufigste Eingriffe an der Leber	1249
1. Freilegung	1249
2. Blutstillung	1250
3. Lebernaht	1250
4. Laparoskopie und Leberpunktion (nach Kalk)	1251
5. Leberresektion	1251
6. Hepatoenterostomie	1252
7. Hepatostomie	1252
8. Leber-Gallen-Fistel	1253
B. Mißbildungen	1253
1. Schnürlappen	1253
2. Akzessorischer Leberlappen	1253
3. Omphalocele	1253
4. Zwerchfellhernie mit Leberkuppelprolaps	1253
C. Verletzungen	1253
D. Entzündungen	1255
1. Cholangitis diffusa und Leberphlegmone	1255
2. Leberabszeß	1255
E. Portale Hypertension (Lebercirrhose)	1257
F. Parasiten	1258
G. Geschwülste	1259
1. Benigne	1259
2. Maligne	1260
8. Abschnitt: **Gallenblase und Gallenwege**	1262
A. Mißbildungen	1262
1. Kongenitale Gallengangsatresie	1262
2. Idiopathische Choledochuscyste	1263
B. Häufigste Operationen an der Gallenblase und den Gallenwegen	1264
1. Gallenblase	1264
2. Gallenwege	1265
3. Gallenwegsanastomosen mit dem Magen-Darm-Kanal	1267
4. Beseitigung postoperativer Gallenfisteln	1267
5. Beseitigung umschriebener Stenosen oder Defekte der Gallenwege	1268
6. Einpflanzung kurzer Choledochus- bzw. Hepaticusreste in das Duodenum (Voelcker)	1268
7. Anastomosen zwischen intrahepatischen Gallengängen und dem Magen-Darm-Kanal	1268
8. Nachbehandlung nach Operationen an der Gallenblase und den Gallenwegen	1269

	Seite		Seite
C. Verletzungen	1269	1. Cysten und Neubildungen	1286
D. Entzündungen	1269	2. Splenomegalien und Störungen der Milztätigkeit	1288
E. Gallensteine (Cholelithiasis)	1270	G. Wandermilz	1287
F. Geschwülste	1274		
G. Parasitäre Gallenwegserkrankungen	1275	11. Abschnitt: **Hernien**	1289
		A. Allgemeines	1289
9. Abschnitt: **Pankreas**	1275	B. Spezielles	1297
A. Mißbildungen	1276	1. Leistenbruch (Hernia inguinalis), d.h. Bruch in der Leiste, und zwar oberhalb des Leistenbandes	1297
B. Verletzungen	1276	2. Schenkelbruch (Hernia femoralis)	1301
C. Fisteln	1277	3. Bruch des eirunden Lochs (Hernia obturatoria)	1303
D. Pankreassteine	1277	4. Lendenbruch (Hernia lumbalis)	1303
E. Entzündungen	1277	5. Hüftausschnittbruch (Hernia ischiadica)	1303
1. Akute Pankreasnekrose (Pankreatitis haemorrhagica acuta)	1277	6. Beckenboden- oder Mittelfleischbruch (Hernia perinealis s. ischiorectalis, auch H. vaginalis und rectalis sowie sacralis)	1304
2. Akute Pankreatitis	1278	7. Nabelbruch (Hernia umbilicalis)	1304
3. Chronische Pankreatitis	1274	8. Bauchbruch (Hernia ventralis)	1305
F. Pankreascysten	1280	9. Zwerchfellbrüche	1306
G. Geschwülste	1281		

10. Abschnitt: **Milz** 1283
  A. Mißbildungen 1283
  B. Häufigste Eingriffe an der Milz 1283
  C. Verletzungen 1284
  D. Milzabsceß 1285
  E. Chronische (spezifische) Infektionen: Tuberkulose, Syphilis, Aktinomykose, Lymphogranulomatose, Lepra 1286
  F. Geschwülste 1286

VI. Kapitel

Becken und Urogenitalsystem

1. Abschnitt: **Becken**	1307	D. Verletzungen	1335
A. Verletzungen	1307	E. Wanderniere bzw. Nierensenkung (Ren mobilis bzw. Nephroptose)	1336
B. Entzündungen	1307	F. Nieren- und Uretersteine (Urolithiasis)	1337
1. Weichteile	1307	G. Entzündungen	1341
2. Knochen und Gelenke	1308	I. Unspezifische	1341
C. Geschwülste	1309	1. Primäre Entzündungen der oberen Harnwege	1341
D. Angeborene Kreuzsteißbeingeschwülste, spez. Dermoidcysten (Sacraltumoren bzw. Sacrococcygealtumoren)	1310	2. Primäre Entzündungen des Nierenparenchyms	1344
E. Coccygodynie	1310	3. Entzündliche Erkrankungen der Nierenhüllen	1345
2. Abschnitt: **Niere, Nebenniere und Harnleiter**	1311	4. Nicht eitrige, doppelseitige Nierenerkrankungen	1346
Anatomie und Entwicklungsgeschichte	1311	II. Spezifische	1347
1. Nieren	1311	1. Urotuberkulose	1347
2. Nebennieren	1311	2. Lues	1348
3. Ureter	1312	H. Sackniere (Uro- s. Hydronephrose)	1349
A. Allgemeine urologische Diagnostik und Therapie	1312	J. Geschwülste	1351
1. Schema eines urologischen Untersuchungsganges	1312	1. Benigne	1351
2. Katheterismus	1313	2. Maligne	1351
3. Verweilkatheter	1314	3. Geschwülste der Nierenkapsel	1352
4. Blasenspülung	1314	4. Geschwülste des Nierenbeckens und Ureters	1354
5. Cystoskopie	1315	5. Pseudotumoren	1353
6. Röntgendiagnostik	1316	K. Nebenniere	1353
7. Harn und seine Bestandteile	1317	1. Nebenniereninsuffizienz	1353
8. Harnentleerung und Entleerungsstörung	1318	2. Hyperfunktion der Nebennierenrinde und Nebennierenrindengeschwülste	1354
9. Nierenfunktion	1321	3. Hyperfunktion des Nebennierenmarks	1355
10. Niereninsuffizienz, Urämie, Anurie	1321	3. Abschnitt: **Harnblase**	1356
B. Häufigste Eingriffe an Niere, Nebenniere und Harnleiter	1324	A. Anatomie	1356
1. Niere	1324	B. Häufigste Eingriffe an der Harnblase	1356
2. Ureter	1327	1. Punktion	1356
3. Nebenniere	1331	2. Freilegung	1357
C. Mißbildungen	1332		

	Seite		Seite
3. Blasenfisteln	1357	2. Prostataneurose	1399
4. Extraperitonisierung der Blase	1358	3. Tuberkulose	1399
5. Blasenresektion	1358	4. Lues	1400
6. Cystektomie	1359	F. Prostatahypertrophie und -atrophie	1400
7. Blasenersatz	1359	G. Maligne Geschwülste	1404
8. Transurethrale Operationen	1360	1. Sarkom	1404
C. Mißbildungen	1361	2. Carcinom	1404
D. Verletzungen	1363	6. Abschnitt: **Samenblasen**	1406
E. Blasenfistel	1364	A. Mißbildungen	1406
1. Äußere Fistel	1364	B. Verletzungen	1406
2. Innere Fistel	1365	C. Entzündungen	1406
F. Fremdkörper	1366	1. Spermatocystitis	1406
G. Entzündungen	1366	2. Tuberkulose	1407
1. Unspezifische	1369	D. Geschwülste	1407
2. Spezifische	1369	7. Abschnitt: **Hoden und seine Hüllen, Samenstrang**	1407
H. Blasensteine	1370	A. Mißbildungen	1407
J. Geschwülste	1372	B. Verletzungen	1410
K. Harnblasenbruch bzw. -prolaps (Cystocele)	1373	1. Scrotum	1410
L. Funktionelle Blasenstörungen (Blasenlähmung)	1374	2. Scheidenhäute: Hämatoma extra- und intravaginale	1410
4. Abschnitt: **Urethra**	1376	3. Hoden, Nebenhoden und Samenstrang	1410
A. Anatomie	1376	C. Entzündungen	1411
B. Häufigste Eingriffe an der Harnröhre	1379	1. Scrotum	1411
C. Mißbildungen	1380	2. Nebenhoden und Samenstrang	1411
D. Verletzungen	1383	3. Hoden	1413
E. Harnröhrenverengerung (Strictura urethrae)	1385	D. Hydro-, Hämato-, Spermato- und Varicocele	1413
F. Urethralfistel	1388	E. Geschwülste	1416
G. Fremdkörper und Steine	1389	1. Scrotum	1416
H. Harnröhrenentzündung (Urethritis)	1389	2. Hoden und Samenstrang	1417
J. Geschwülste	1390	F. Vasektomie, Sterilisierung und Refertilisierung	1417
K. Erkrankungen der weiblichen Urethra	1391	1. Vasektomie	1417
L. Urinphlegmone	1391	2. Vasotomie	1418
5. Abschnitt: **Prostata**	1391	3. Refertilisierung	1418
A. Häufigste Eingriffe an der Prostata	1392	4. Artefizielle Insemination	1418
1. Freilegung	1392	8. Abschnitt: **Penis**	1419
2. Prostatapunktion	1393	A. Mißbildungen	1419
3. Prostatatomie	1393	B. Verletzungen	1421
4. Elektroresektion	1393	C. Entzündungen (außer den venerischen)	1422
5. Subtotale Prostatektomie	1394	D. Geschwülste	1424
6. Intrakapsuläre Prostatektomie	1394	1. Condylomata arcuata (spitze Condylome)	1424
7. Extrakapsuläre Prostatektomie	1397	2. Cystische Penisgeschwülste	1424
B. Mißbildungen	1397	3. Acanthoma callosum	1425
C. Verletzungen	1397	4. Sarkom	1425
D. Prostatasteine	1397	5. Carcinoma penis	1425
E. Entzündungen	1398		
1. Prostatitis bzw. Prostataabsceß	1398		

VII. Kapitel

Erkrankungen und Verletzungen der Extremitäten
(ausschließlich Frakturen und Luxationen)

1. Abschnitt: **Allgemeines**	1427	2. Abschnitt: **Schulter**	1442
Häufigste Eingriffe an den Extremitäten	1427	A. Mißbildungen	1443
1. Arterien	1427	B. Verletzungen	1444
2. Venen	1428	1. Haut: Hautabreißung	1444
3. Lymphgefäße	1428	2. Muskulatur und Sehnen	1444
4. Sehnen	1429	3. Gefäße: A. und V. subclavia und axillaris	1447
5. Nerven	1431	4. Nerven: Plexus cervicalis, brachialis und seine Zweige	1448
6. Gelenke	1432	C. Entzündungen	1451
7. Knochen	1434	1. Haut usw.	1451
8. Amputation und Exarticulation	1437	2. Lymphknoten der Axilla	1451
9. Apparate und Prothesen	1439		

	Seite		Seite
3. Knochen	1452	B. Verletzungen und Kontrakturen	1523
4. Unspezifische und spezifische Schultergelenkentzündung (Omarthritis)	1453	1. Frische Verletzungen	1523
		2. Veraltete Verletzungen	1526
		C. Entzündungen	1528
5. Chronische unspezifische und sekundäre Gelenkerkrankungen	1456	Hüftgelenkentzündung (Coxitis siehe Coxalgie)	1528
		1. Unspezifische	1528
6. Schulterschleimbeutel	1457	2. Spezifische	1530
D. Geschwülste	1457	3. Chronisch-deformierende und sekundäre	1533
3. Abschnitt: **Oberarm**	1459	D. Nekrose	1535
A. Mißbildungen	1460	1. Osteochondrosis deformans coxae juvenilis	1535
B. Verletzungen	1460	2. Epiphyseolysis capitis femoris adolescentium (Epiphysenlösung des Schenkelkopfs)	1536
1. Haut usw.	1460		
2. Muskulatur	1460		
3. Gefäße (A. brachialis)	1462		
4. Nerven	1462	3. Schenkelkopfnekrose des Erwachsenen	1537
C. Entzündungen	1464		
1. Haut	1464	4. Osteochondrosis dissecans	1537
2. Muskulatur	1465	E. Schenkelhalsverbiegungen: Coxa vara und Coxa valga	1537
3. Knochen	1465		
4. Gefäße	1465	F. Geschwülste	1540
D. Geschwülste	1465	1. Ausräumung maligner Lymphknotengeschwülste in der Leistenbeuge	1540
4. Abschnitt: **Ellbogen**	1466		
A. Mißbildungen	1467		
B. Verletzungen	1467	2. Exarticulation im Hüftgelenk	1540
C. Entzündungen	1469		
1. Unspezifische und spezifische Ellbogengelenkentzündung	1449	3. Hemipelvektomie	1540
		8. Abschnitt: **Oberschenkel**	1541
2. Chronische und sekundäre Gelenkveränderungen	1470	A. Mißbildungen	1542
		B. Verletzungen	1543
3. Schleimbeutelentzündung	1472	C. Erkrankungen	1544
5. Abschnitt: **Vorderarm**	1473	D. Geschwülste	1546
A. Mißbildungen	1474	9. Abschnitt: **Knie**	1549
B. Verletzungen	1476	A. Mißbildungen	1551
C. Entzündungen	1478	B. Verletzungen (nebst Meniscusverletzungen) und Kontrakturen	1551
D. Geschwülste	1479		
6. Abschnitt: **Hand und Finger**	1479	C. Kniegelenkentzündung (Gonitis siehe Gonarthritis)	1561
A. Mißbildungen	1483		
B. Verletzungen und Kontrakturen	1485	1. Schleimbeutelentzündungen und Ganglien	1561
I. Frische Verletzungen	1485		
1. Subkutane oder geschlossene Hand- und Fingerverletzungen	1485	2. Unspezifische	1562
		3. Spezifische	1564
2. Offene Hand- und Fingerverletzungen	1486	D. Kniedeformitäten und chronisch-deformierende Erkrankungen	1566
II. Veraltete Hand-Fingerverletzungen	1491	E. Geschwülste der Kniegelenkgegend	1572
III. Ersatzoperationen bei Fingerverlust	1498	10. Abschnitt: **Unterschenkel**	1573
		A. Mißbildungen	1575
1. Phalangisation	1498	B Verletzungen	1576
2. Fingerauswechslung	1498	C. Entzündungen	1579
3. Daumenbildung nach Nikoladoni	1499	1. Weichteile	1579
		2. Knochen	1581
C. Entzündungen	1500	D. Verkrümmungen (Kurvaturen) und Überlastungsschäden des Unterschenkels	1581
1. Phlegmone an Fingern (Panaritium) und Hand einschließlich Sehnenscheidenphlegmone	1500		
		E. Varicosis (Krampfadern) und Ulcus cruris	1583
2. Sehnenscheidenentzündungen	1507	F. Geschwülste	1583
3. Handgelenkentzündungen	1510	11. Abschnitt: **Fuß und Zehen**	1583
4. Knochenentzündungen	1511	A. Mißbildungen	1586
D. Nekrose	1512	B. Verletzungen	1587
E. Geschwülste	1514	C. Entzündungen	1588
7. Abschnitt: **Hüfte**	1516	1. Äußere Bedeckungen	1588
A. Mißbildungen	1518	2. Nägel	1590
1. Angeborene Hüftgelenkverrenkung, Dysplasia coxae luxans (Luxatio coxae congenita)	1518	3. Sehnen und Sehnenscheiden: Sehnen- und Sehnenscheidenentzündung (Tendinitis und Tendovaginitis, siehe Peritendinitis)	1591
2. Coxa vara congenita	1522		
3. Schnellende Hüfte	1523	4. Schleimbeutel: Schleimbeutelentzündung (Bursitis achillea, Haglunds Exostose)	1592

5. Knochen und Gelenke, speziell Talo-Crural-Gelenk....	1592
D. Fußschmerzen und Wachstumsstörungen (aseptische Nekrosen, Apophysitis, · accessorische Fußwurzelknochen)	1600
1. Metatarsalgie (Mortonsche Neuralgie, Fußgeschwulst, Deutschländersche Erkrankung)	1600
2. Fersenschmerz (Tarsalgie)..	1601
3. Apophysitis der Tuberositas metatarsalis V (Iselin)	1602
4. Epiphysitis der proximalen Metatarsalepiphysen (Burman)	1602
5. Epiphysitis der proximalen Zehengrundgelenke (Thiemannsche Erkrankung)	1602
6. Koehlersche Krankheit am Kahnbein des Fußes bei Kindern: sog. Koehler I (Koehler 1908)	1603
7. Koehlersche Krankheit am (zweiten o. a.) Mittelfußköpfchen: sog. Koehler II (Koehler 1915 bzw. 1920)........	1603
8. Überzählige Fußwurzelknochen	1604
E. Deformitäten an Fuß und Zehen.....	1604
1. Fußdeformitäten	1604
2. Zehendeformitäten	1622
F. Geschwülste	1628
1. Gutartige	1628
2. Bösartige	1629

VIII. Kapitel

Frakturen und Luxationen

1. Abschnitt: **Allgemeiner Teil**	1630
A. Frakturen	1630
I. Formen und Einteilung	1631
II. Symptome	1635
III. Untersuchungsgang und Diagnose......................	1637
IV. Heilungsvorgang und -dauer...	1640
V. Komplikationen	1643
VI. Therapie	1647
B. Kontusionen, Distorsionen und Luxationen der Gelenke	1663
1. Quetschung (Kontusion) ..	1663
2. Verstauchung (Distorsion)..	1663
3. Verrenkung (Luxation)	1664
2. Abschnitt: **Spezielle Frakturenlehre**.....	1668
1. Schädelbrüche............	1668
2. Wirbelbrüche	1668
3. Gesichtsschädel- und Kieferbrüche...................	1668
4. Brüche an Hals, Zungenbein, Kehlkopf und Luftröhre	1668
5. Brustbeinbrüche (Fr. sterni)	1668
6. Rippenbrüche und -verrenkungen	1668
7. Schlüsselbeinbrüche und -verrenkungen	1670
8. Schulterblattbrüche (Fr. scapulae).............	1674
9. Schulterverrenkungen (Lux. humeri)	1675
10. Oberarmbrüche (Fr. humeri)	1684
11. Ellbogenverrenkungen (Lux. cubiti)	1699
12. Vorderarmbrüche	1702
13. Luxationen (Distorsionen) an Hand und Fingern......	1714
14. Brüche an Hand und Fingern	1718
15. Beckenbrüche und -verrenkungen	1723
16. Hüft- (Oberschenkel-) Verrenkungen und Verrenkungsbrüche (Lux. coxae sive femoris)	1727
17. Oberschenkelbrüche (Fr. femoris)	1730
18. Brüche und Verrenkungen der Kniescheibe...........	1746
19. Meniscusschaden, Seiten- und Kreuzbandschaden ...	1751
20. Knie- oder Schienbeinverrenkungen (Lux. genus s. tibiae)	1751
21. Unterschenkelbrüche	1753
22. Fuß und Zehenbrüche	1766

Dritter Teil

I. Kapitel

Dringliche Operationen

I. Schädel....................	1778
Trepanation	1778
II. Hals.......................	1778
Tracheotomie	1778
III. Thorax	1779
Thorakotomie	1779
Notthorakotomie............	1779
Herzstillstand –Herzmassage ..	1779
Lungenembolie	1780
Rippenresektion – Thorakotomie	1780
Notversorgung des offenen Pneumothorax	1781
IV. Abdomen	1781
Laparotomie	1781
Appendektomie	1782
Katheterismus	1782
Blasenpunktion	1783
Urethrotomia externa	1783
Sectio alta	1783
V. Extremitäten	1784
Venae sectio	1784

	Seite		Seite
Freilegung der A. brachialis	1784	Gelenkpunktionen an der unteren Extremität	1785
Freilegung der A. ilica externa und A. femoralis in der Leistenbeuge	1785	Sehnennaht	1786
		Schnittführungen an der Hand	1786
		Oberschenkelamputation	1786
Gelenkpunktionen an der oberen Extremität	1785	Vorderarmamputation	1787
		Fingerexarticulation	1787

II. Kapitel

Verbandlehre

A. Bindenverbände (Fasciae)	1788	D. Klebeverbände	1800
1. Allgemeines	1788	E. Lagerungsverbände	1802
2. Grundtouren oder -gänge	1790	F. Kontentivverbände (Schienenverbände, Gipsverbände)	1803
3. Typische Bindenverbände	1791		
B. Trikotschlauchverbände	1795	G. Streckverbände	1817
1. Stülpa-Verbände	1796	H. Elastische und Kompressionsverbände	1823
2. Tubegauze-Verbände	1798	1. Elastische Einwicklung der Extremitäten und des Leibes	1823
C. Tuchverbände	1798		
1. Allgemeines	1798	2. Gelenkkompressionsverband	1824
2. Typische Tuchverbände	1799	3. Druckverband	1825

III. Kapitel

Unfall- und Rentenbegutachtung

1. Grundbegriffe	1826	Bewertungssätze im Versorgungswesen	1856
2. Unfallversicherung	1833		
3. Rententabelle	1855		

Sachverzeichnis 1876

Inhalt des 1. Bandteiles
(S. 1-919)

Erster Teil: **Allgemeine Chirurgie**

Zweiter Teil: **Spezielle Chirurgie**

I. Kapitel: Gehirnschädel, Gehirn und Rückenmark, Wirbelsäule, periphere Nerven und vegetatives Nervensystem.

II. Kapitel: Gesicht

VIII. Kapitel

Frakturen und Luxationen

1. Abschnitt: Allgemeiner Teil

A. Frakturen

Definition

Als Verletzungen der Knochen kommen vor: a) *Knochenquetschungen* bzw. *-erschütterungen (Kontusionen)*; dabei *subperiostales Hämatom* (am Kopf Neugeborener als *Kopfblutgeschwulst: Cephalhämatom*, sonst auch nach Knochenhautquetschung z. B. an Ulnakante, Tibiafläche und Knöcheln) sowie *Knochenblutungen* im Mark (hier bisweilen gefolgt von Fettembolie sowie von Osteomyelitis, Tuberkulose, Sarkom usw.) oder in der Spongiosa (hier evtl. übergehend in sklerosierende oder rarefizierende Ostitis sowie im Periost (sog. traumatische Periostitis, spez. an Tibia vgl. Spez. Chirurgie, Unterschenkel!) und b) *Knochenbrüche (Frakturen)*, d. h. Trennungen des Knochenzusammenhangs.

Statistisches

Frakturen sind *häufige* Verletzungen (etwa ein Siebentel oder über 15% aller Verletzungen). Die Häufigkeit richtet sich nach der Verletzungs*möglichkeit*; daher sind Knochenbrüche am häufigsten bei *Männern* im *mittleren Lebensalter*. Verhältnismäßig häufig sind Frakturen auch bei *Greisen* (infolge Knochenbrüchigkeit durch exzentrische Atrophie: „Alte Leute, morsche Knochen"; dies namentlich an bestimmten Stellen, z. B. am Schenkelhals, Oberarmhals und Speichenende. Seltener betroffen sind *Kinder*, deren Knochen recht elastisch sind (hier aber häufiger zur Zeit des Laufenlernens [3.–6. Jahr] und der Pubertät; in letztgenannter Zeit erfolgt statt Fraktur öfters Epiphysentrennung oder auch manchmal Luxation, soweit nicht Infraktion, Fissur oder subperiostale Fraktur eintritt; im Spielalter sind Knaben dreimal häufiger betroffen als Mädchen). Bisweilen werden Knochenbrüche auch bei *Neugeborenen* beobachtet (s. u.). Die Häufigkeitskurve steigt vom 1.–4. Jahrzehnt, erreicht dann den Höhepunkt und fällt allmählich wieder. Im Alter überwiegen die Frauen gegen die Männer (wohl infolge relativer Überzahl!).

Betroffen sind meistens die Gliedmaßen (75%), besonders die *oberen* (in über der Hälfte aller Frakturen und zweimal häufiger als die *unteren*). Am häufigsten bricht Vorderarm (20–25%), dann Unterschenkel (20%), Schlüsselbein und Rippen (je 10 bis 15%), ferner Oberarm (7–10%) und Oberschenkel (6%), schließlich Hand (10–12%) und Fuß (2,5–5%) sowie Gesicht (2–2,5%), Schädel (1–5%), Kniescheibe (1–1,5%), Schulterblatt, Wirbelsäule und Becken (je 1–4%), Brustbein (0,1–0,2%) usw. Brüche von Speiche, Knöcheln und Schlüsselbein betragen etwa 50% aller Knochenbrüche. *Kinder* brechen sich am häufigsten Schlüsselbein (25%), Oberschenkel (20–25%), Unterschenkel (15%), Ober- und Vorderarm (je 10%) usw. und *Greise* Schenkelhals, Oberarmhals und Speichenende.

I. Formen und Einteilung

Man unterscheidet:

a) Nach dem Angriffspunkt der Gewalt: 1. *direkte Brüche*, d. h. solche an der Stelle der einwirkenden Gewalt, z. B. bei Schlag (Parierfraktur der Ulna infolge Stockschlags auf den zum Schutz des Kopfs rechtwinklig erhobenen Vorderarm), Stoß, Schuß, Auffallen, Überfahrung u. dgl.; sie sind oft besonders schwer (evtl. mit Splitterung oder Zermalmung) und oft kompliziert (d. h. mit Hautverletzung).

2. *Indirekte Brüche*, d. h. solche entfernt von der Stelle der einwirkenden Gewalt (z. B. Bruch von Schlüsselbein, Ober- oder Vorderarm bei Fall auf die Hand; Bruch von Schädel, Wirbelsäule, Becken, Schenkelhals, Oberschenkel oder Knöchel bei Fall auf die Füße); auch bei Elektroschockbehandlung von Nervenleiden oder bei Tetanus (an Wirbeln, Schultergürtel, Gliedmaßen u. a., ebenso wie Unterkiefer- u. a. Verrenkungen); indirekte Brüche sind recht selten kompliziert, dann meist als „Durchspießungsfraktur" (z. B. Flötenschnabelbruch am Unterschenkel).

Hierher gehören auch die *Rißbrüche* (s. u.).

Sog. „*schleichende*, auch Überlastungs- oder Ermüdungs*brüche*", vgl. S. 1582, finden sich bei verhältnismäßig geringer oder doch gering erscheinender, aber regelmäßig wiederholter Gewalteinwirkung, und zwar auch bei gesunden und jugendlichen Personen, namentlich als Sport-, auch als Arbeits- oder Militärdienstverletzung, anscheinend namentlich bei asthenischem Habitus an Stellen von Überlastung infolge statischer Fehlbelastung (Materialermüdung) oder Hunger, namentlich bei Arbeitsentwöhnung auf dem Boden von Umbauzonen infolge biologischer Reaktion des minderwertigen Knochens auf Daueranstrengung seitens der tätigen Muskulatur u. a. Epiphyseonekrosen (vgl. S. 1513, 1603).

Angeborene Brüche können entstanden sein:

a) *vor der Geburt*, d. h. *intrauterin:* bei Verletzung des mütterlichen Unterleibs: häufiger *stumpf* (Tritt, Fall), seltener *penetrierend* (Schuß, Stich mit Heugabel, Schnitt mit Sense u. a.); meist am Unterschenkel im unteren Drittel mit nach hinten offenem Winkel (Zug der Wadenmuskulatur) und mit anschließender Fußmißbildung; intrauterine Frakturen sind öfters nicht traumatisch: sog. „*spontane Frakturen*" (s. u.);

b) *während der Geburt*, d. h. *intra partum:* α) meist durch *geburtshilfliche*, und zwar manuelle oder instrumentelle *Maßnahmen seitens des Arztes* (sog. artefizielle Geburtsfrakturen): an Extremitäten bei Wendung oder Armlösen und am Kopf durch Zange; β) seltener durch den *spontanen Geburtsakt* (sog. *automatische* Geburtsfrakturen): sei es durch Anomalie von seiten der Mutter (enges Becken) sei es durch solche von seiten des Kindes (Wasserkopf, abnorme Lage usw.), abgesehen von Spontanfrakturen bei Osteogenesis imperfecta u. a. Knochenerkrankung; meist betroffen sind Oberarm und Oberschenkel.

b) Nach dem Entstehungsmechanismus: Für die Entstehung des Knochenbruchs ist maßgebend außer der Elastizität (u. a. groß in der Jugend und gering im Alter, wo der Knochen durch besonders großen Reichtum an anorganischer Substanz spröde ist) die *Knochenfestigkeit*, d. h. die mechanische Leistungsfähigkeit des Knochens. Der Knochen bricht, wenn seine Festigkeit überwunden ist. Man unterscheidet: *Zug-, Druck-, Schub-, Strebe-, Biegungs-* und *Drehungsfestigkeit*. Die Festigkeit der *einzelnen* Knochen ist sehr verschieden und bei *demselben* Knochen wiederum verschieden je nach der Stelle; sie hängt ab von Menge und Anordnung der Knochensubstanz (Architektur!), Verteilung kompakter und spongiöser Masse, Dicke, Länge (Hebelarm!), Form und Funktion des Knochens (Schlüsselbein und Schenkelhals!), Schutz durch Bänder- und Muskellagen, Individuum, Lebensalter (s. oben), Geschlecht.

Man unterscheidet folgende Brüche, welche bezüglich Stelle, Form und Verschiebung einen gewissen Typus erkennen lassen:

1. *Drehungs- (Torsions-) Bruch:* entweder durch Drehung des Glieds bei feststehendem Körper (z. B. Oberarm durch Treibriemen) oder häufiger durch Drehung des Körpers bei fixiertem Glied (z. B. Ober- oder Unterschenkel bei in Rinne festgeklemmtem Fuß); gewöhnlich in Spiral- oder (besser gesagt) Schraubenform, und zwar entweder rechts oder links gedreht, wobei die Schraubenwindung immer gleichsinnig zur Drehungsrichtung verläuft; evtl. mit Ausbrechen eines rautenförmigen Stücks.

2. *Biegungsbruch* (ähnlich wie ein Stab über dem Knie gebrochen wird; an der Leiche herstellbar durch Biegen über Tischkante): zunächst bricht die konvexe Seite ein; typisch ist die Aussprengung eines Keils mit Basis an der konkaven Seite (erkennbar je

bei Infraktion, Quer-, Schräg- und Stückbruch). Neben vollständigen Brüchen entstehen durch Biegung auch Fissuren und Infraktionen sowie Abknickungen ohne Kontinuitätstrennung, z. B. sog. ,,Grünholzfraktur" bei Jugendlichen.

3. *Abscherungsbruch*, z. B. bei Knöchelbruch (an der Leiche herstellbar mit Osteoclast). Die meisten glatten Querbrüche der Diaphysen sind Abscherungsbrüche.

4. *Quetschungs- oder Stauchungs- (Kompressions-) Bruch*, z. B. durch Fall an Wirbelkörper, Schenkelhals, Oberarm, Tibiakopf, Fersenbein usw.; dabei erfolgt evtl. Einkeilung ,,Gomphosis" (Fractura impacta s. cum implantatione), wobei an den langen Röhrenknochen der schmale und kompakte Diaphysenschaft in das breite und spongiöse Epiphysenende eingepreßt wird (z. B. Kompressionsbruch des Schienbeinkopfs); bei jugendlichen Knochen findet sich als besondere Form des Stauchungsbruchs: sog. ,,Wulst- oder Faltungsbruch", d. h. Querbruch mit wulstartig aufgeworfener Corticalis infolge Plastizität des jugendlichen Knochens (z. B. am unteren Radius- oder am oberen Humerusende); bei Fersenbein- und Wirbelkörper erfolgt oft schräge Abschiebung.

5. *Rißbruch* durch Zug von Bändern bei Distorsionen oder von Muskeln bzw. Sehnen bei plötzlichen heftigen Kontraktionen, auch konvulsiven (Epilepsie, Eklampsie und Tetanus sowie Starkstromverletzung und Krampfbehandlung der Schizophrenie u. a. mittels Cardiazol, Coramin, Elektroschock), wobei außer Zug auch Drehung u. dgl. eine Rolle spielen (z. B. bei typischem Radius- und Knöchelbruch), ferner an *Patella* und *Olecranon*, Tuberositas tibiae, Trochanter maj. und min., Tuber calc., Capitulum fibulae, Schlüsselbein und Oberarm (bei Lufthieb oder Wurf), Oberschenkel (bei Fußtritt oder Umdrehung), Oberarm und Oberarmhöckern, Kronenfortsatz von Unterkiefer und Elle, Brustbein (bei Wehen), Rippen (bei Hustenstoß), Wirbeln (bei Kopf- bzw. Rumpfstrecken) sowie Wirbeldorn- und -querfortsätzen usw.; die häufigsten Rißbrüche betreffen die Sehnenansatzstellen an Apo- und Epiphysen; aber auch an den Diaphysen der Gliedmaßen finden sich Rißbrüche; besonders häufig handelt es sich um pathologische Frakturen (s. da).

6. *Zertrümmerungs- (Komminutiv-) Bruch* durch Maschinenverletzung, Überfahrung, Quetschung, Schuß u. dgl. Bei den *Schußverletzungen* entstehen außer den Streifschüssen und den (matt auftretenden) Prell- und Steckschüssen je nach der Geschoßkraft (Entfernung!) alle Übergänge zwischen Lochschuß, Schmetterlingsbruch und völliger Zersplitterung; für das moderne Gewehrgeschoß typisch ist die *Sprengwirkung* infolge *dynamischen* Momentes bei *naher* Entfernung, und zwar bei *spongiösen* Knochen bis etwa 500 m und bei den langen Röhrenknochen*diaphysen* bis etwa 1000–1500 m. Schußbrüche finden sich bei etwa 25 % aller Schußverletzungen der Gliedmaßen, deren Schußverletzungen wiederum fast zwei Drittel aller Kriegsschußverletzungen betragen; sie sind meist kompliziert und oft infiziert, dies namentlich bei Minen-, Bomben- und Granatsplittern.

c) Nach der Bruchform und dem Knochenzusammenhang. a) *Unvollständige Brüche (Fracturae incompletae s. imperfectae)*, und zwar:

1. *Einknickung (Infraktion)* an den platten Knochen, z. B. am Schädel, auch als *Eindruck (Im-* oder *Depression)*; an den spongiösen Knochen, spez. am Wirbelkörper und Fersenbein, als *Zusammenquetschung (Kompression)*. Einknickung findet sich besonders an kindlichen (spez. rachitischen) Röhrenknochen, dagegen selten bei Erwachsenen an Rippen, Brust- und Schlüsselbein sowie bei Greisen an Schenkelhals; oft besteht dabei nur winklige Knickung als einzige Dislokationsform; schließlich kann auch diese fehlen. Periost ist an der Knickstelle entweder erhalten oder zerrissen; den Zusammenhang erhält jedenfalls die an der entgegengesetzten Seite nur verbogene, aber nicht durchgebrochene Corticalis (typisch für sog. ,,Grünholzfraktur" Jugendlicher).

2. *Sprung- oder Spaltbruch (Fissur)* ,,ähnlich wie ein Sprung in Porzellan; im Gegensatz zu der Einknickung an den weichen Kinderknochen selten, häufiger an den spröden Knochen Erwachsener; oft von vollständigen Frakturen ausstrahlend, oft aber auch selbständig; häufig ohne Symptome außer Schwellung und Schmerz, aber im Röntgenbild evtl. erkennbar; vorkommend am Schädel sowie an den Röhrenknochen bei Schuß- und Torsionsbruch; evtl. bis in ein Gelenk hineinreichend (dabei Gelenkerguß, später evtl. -versteifung!).

3. *Subperiostaler Bruch*, d. h. Bruch des Knochens mit Erhaltung des Periostschlauchs; nur bei Kindern und Jugendlichen, bei welchen das *Periost dick, saftreich und locker umliegend, zugleich sehr elastisch ist* (sog. ,,Grünholzbruch"), z. B. am Vorderarm, hier auch als ,,Wulstbruch".

Bei den *unvollständigen Brüchen* fehlen oft die typischen Fraktursymptome (abnorme Beweglichkeit, Crepitation, Dislokation), sind aber evtl. (z. B. Dislokation) angedeutet und durch Abbiegen oder Stauchen künstlich hervorzurufen; wichtig sind Schwellung, Bluterguß, Druck- und Stauchungsschmerz sowie Röntgenbild. Gefahr der völligen Fraktur! Reposition meist unnötig (außer bei Abknickung!) und Retention einfach; sonst ist die Behandlung wie bei den vollständigen Frakturen.

4. *Ermüdungsbrüche:* vgl. S. 1635.

b) *Vollständige Brüche (Fracturae completae).*

1. *Querbruch*, evtl. gezahnt mit feineren oder groben Zacken, wodurch eine Verschiebung verhütet, aber auch die Reposition verhindert werden kann. Entstehung durch Abscherung.

2. *Schrägbruch*, besonders bemerkenswert als „Flötenschnabelbruch" an der Tibia. Entstehung durch Biegung.

3. *Spiral- oder (besser gesagt) Schraubenbruch*, Entstehung durch Torsion der langen Röhrenknochen (Tibia, Femur, Humerus u. a.); häufig; bisweilen bis ins benachbarte Gelenk sich fortsetzend, was bei kompliziertem Bruch besonders bedeutungsvoll werden kann wegen Infektionsmöglichkeit.

4. *Längsbruch:* an den langen Röhrenknochen im ganzen selten; Entstehung durch Längsstauchung, u. a. auch bei Schuß; am ehesten an den kurzen Knochen von Hand und Fuß; evtl. bis ins Gelenk (Gelenkbluterguß!); evtl. besteht dabei „klappende" Crepitation.

5. *Mehrfacher Bruch eines Knochens an einer Stelle:* T- und Y-Bruch an der unteren Epiphyse von Humerus, Femur, Tibia u. a. Entstehung durch Stauchung.

6. *Stückbruch,* z. B. kleines Randstück bei Rißbruch, Keil bei Biegungsbruch, Rhombus bei Torsionsbruch. Entstehung durch Einwirkung umschriebener starker Gewalt (Überfahrung).

7. *Splitterbruch (Zertrümmerungs- und Komminutivbruch)* mit Zerteilung in mehrere Splitter oder mit völliger Zermalmung; entstehend meist infolge starker *direkter* Gewalt (z. B. Überfahrung, Auffallen, Hufschlag, Nahschuß u. a.), aber auch infolge *indirekter* Gewalt (z. B. Fall).

8. *Trennung eines Knochens an mehreren (zwei, selten drei oder mehr) Stellen* (sog. „Mehrfachfraktur"): selten, z. B. an den langen Röhrenknochen, Rippen, Unterkiefer; meist entstehend durch Überfahrung, Auffallen u. dgl.

9. *Gleichzeitiger Bruch an mehreren Knochen desselben Körperteils:* z. B. an Vorderarm, Unterschenkel, Mittelhand, Mittelfuß, Rippen; entweder in gleicher oder in verschiedener Höhe; Prognose ungünstig durch Gefahr von stärkerer Deformität und von Synostose.

10. *Gleichzeitiger Bruch von Knochen mehrerer Körperteile:* meist durch große Gewalt: z. B. Überfahrung, Maschinengewalt, Verschüttung, Sturz; oft mit schweren inneren Verletzungen verbunden; Prognose evtl. ungünstig quoad vitam (innere und Nebenverletzungen!) und quoad sanationem (Reposition und Retention erschwert!).

Hier anzufügen ist der *symmetrische Bruch beider Körperseiten* z. B. durch Fall auf beide Hände an beiden Kahnbeinen, Speichen oder Vorderarmknochen, durch Sturz auf beide Hacken an beiden Fersenbeinen u. dgl.

d) Nach dem Verhalten der Hautbedeckung. 1. *Unkomplizierter (geschlossener Bruch):* dabei ist die Haut über dem gebrochenen Knochen unverletzt; die Aussichten für eine komplikationsfreie Heilung sind viel günstiger als beim komplizierten Bruch.

2. *Komplizierter (offener Bruch):* die Haut ist über der Frakturstelle beschädigt oder durchtrennt; die Heilungsaussichten sind sehr viel ungünstiger als beim unkomplizierten Bruch, da die Gefahr der Infektion der Frakturstelle besteht. In der vorantiseptischen Ära ist die Hälfte aller Verletzten mit offenen Knochenbrüchen gestorben. Die Gliedmaßen-Verlustrate nach offenen Knochenbrüchen ist auch heute noch hoch. Die Prognose ist abhängig von der Schwere der Knochenzertrümmerung und der Größe der Weichteilwunde bzw. deren primärer oder sekundärer Verunreinigung.

Vorkommen: etwa 20%, besonders an den Gliedmaßen, und zwar um so häufiger, je peripherer der betroffene Körperteil gelegen ist (am häufigsten Finger und Zehen 75%, Mittelhand und -fuß 50%, Unterschenkel 15%, Oberarm 10%, Oberschenkel und Oberarm 7%).

Ursache: von *außen* durch äußere Gewalt, z. B. Quetschung, Überfahrung, Verkehrsunfall, Maschinengewalt, Explosion, Tierbiß, Schuß; von *innen* infolge Durchspießung der Bruchstücke eines indirekten Bruchs durch die Weichteile (sog. ,,Durchspießungsfraktur"), und zwar entweder *sofort* bei der Verletzung oder später durch Reposition, Transport, Delirium, Narkoseexcitation, Operation.

Prognose: abhängig von der Wundgröße und dem Verunreinigungsgrad der Wunde; bei Eiterung ist die Heilungsdauer im allgemeinen dreimal länger als normal.

Komplikationen: Nekrose mit Sequesterbildung, Pseudarthrose und verzögerte Callusbildung, Wundinfektion, Gasbrand und Tetanus, bakterielle Allgemeininfektion, Gefäßarrosion und septische Nachblutung, Gliedmaßenverlust, Exitus.

Mortalität: Gesamtmortalität schwerer komplizierter Zertrümmerungsbrüche der Gliedmaßen 8–15%, Oberschenkelschußbrüche bis 20%, Amputationsfolge etwa 10% (teils primär, teils sekundär) (je 0–5%). Im Gesamtdurchschnitt kommen etwa 95% von Verletzten mit komplizierten Frakturen mit Leben und Gliedmaße davon. Bei frühzeitig einsetzender (d. h. innerhalb der 6-Stunden-Grenze stattfindender) schulgerechter Wundversorgung und prophylaktischer Infektionsbekämpfung mit Chemotherapeuticis kann dieser Prozentsatz noch verbessert werden.

e) Nach dem Alter des Verletzten. Kalkgehalt, Festigkeit und Elastizität der Knochen wechselt in den verschiedenen Lebensaltern. Der stärkste Kalkgehalt besteht im mittleren Lebensalter; die Knochen Jugendlicher und von Greisen sind kalkärmer; jugendliche Knochen besitzen ein dickes Periost und tragen Epiphysenfugen. Es kommt daher an den Gelenkenden häufiger zur Lösung der Epiphyse als zu Frakturen; das dicke Periost läßt Biegungs- und Stauchungsbrüche ohne stärkere Verschiebung oder Periostzerreißung zu (subperiostale Fraktur, Grünholzfraktur); bei älteren Patienten führt die geringe Elastizität und der herabgesetzte Kalkgehalt häufig zu Knochenbrüchen durch sehr geringe Gewalteinwirkung.

1. *Epiphysenbruch* oder *traumatische Epiphysenlösung* (Divulsio epiphysium): Abtrennung eines Röhrenknochens an der Knorpelfuge zwischen Epi- und Diaphyse, und zwar bei Jugendlichen vor allem um das 16. und 17. Lebensjahr.

Vorkommen: meist Femur, Humerus, Tibia cranial und caudal, Radius distal.

Formen: vollständige und unvollständige; ferner *einfache* (dabei ist die Epiphyse nur mit dem Intermediärknorpel abgelöst; selten, vorwiegend in den ersten Lebensjahren) und *kombinierte* (mit Bruch der Diaphyse an der Grenze zur Epiphyse; häufiger, und im späteren Kindesalter!).

Entstehung: direkt durch starke Gewalt oder (häufiger) indirekt durch forcierte Bewegungen im benachbarten Gelenk (führt bei Erwachsenen meist zu einer Luxation, da die Epiphyse nicht mehr verschieblich ist).

Diagnose: weiche Crepitation, Röntgenbild!

Prognose: bei nicht sorgfältiger Reposition und Retention, welche unblutig meist leicht und gut gelingt, droht Deformität und Wachstumsstörung.

2. *Apophysenbruch. Vorkommen:* Trochanter maj. und min., proc. post. calcanei, Tuberositas tibiae; meist durch Muskelzug hervorgerufen, weshalb die Dislokation in Form einer Diastase erfolgt.

Therapie: Verband in geeigneter Gelenkstellung, welche eine Annäherung der Fragmente erlaubt; evtl. Operation.

3. *Spontane Epiphysenlösung* (*Epiphyseolysis*). *Definition:* eine ohne Gewalt eintretende Kontinuitätstrennung des Knochens in der Epiphysenfuge bei Jugendlichen, z. B. Epiphyseolysis coxae adolescentium (vgl. S. 1536).

4. *Spontanverformung und pathologische Frakturen. Definition: pathologische Frakturen* liegen vor, wenn krankhaft veränderte Knochen durch *geringfügige* Gewalteinwirkung brechen (z. B. bei Morbus Paget, Osteomyelitis, Tabes, Syringomyelie). *Spontanfrakturen* sind solche, bei welchen der Bruch *ohne* Gewalteinwirkung (z. B. bei einfachem Umdrehen im Bett) an krankhaft veränderten Knochen (Knochencyste, Tumormetastase) erfolgt. Zur klareren Definition und Abgrenzung von echten Frakturen wurde von *Witt* der Begriff der *traumatischen* und *atraumatischen Spontanverformung* geprägt.

Ursachen: abnorme *Knochenbrüchigkeit:* Osteopsathyrosis. *Knochenatrophie:* (senile und präsenile Osteoporose), juvenil-familiäre (Osteogenesis imperfecta), Inaktivitätsatrophie (infolge Entzündung oder Lähmung), neurogene Knochenatrophie (periphere Lähmungen nach Erkrankungen oder Verletzungen des Rückenmarks, Tabes, Paralyse, Syringomyelie). *Knochenerkrankungen:* (Rachitis, Osteomalacie, Osteomyelitis, Tuberkulose, Lues III, Echinococcus, Knochencysten, z. B. Osteodystrophia fibrosa cystica, primäre und sekundäre maligne Tumoren, spez. Metastasen von Mamma-, Prostata-,

Schilddrüsen-, Uterus-, Lebercarcinom; seltener benigne Tumoren, z. B. Enchondrom, Myxom).

Prognose: bei malignen Geschwülsten, spez. bei fortgeschrittener Metastasierung, infaust; jedoch ist sogar hier noch Konsolidation und Belastungsfähigkeit möglich.

f) Nach dem Zustand der Knochen. 1. *Traumatische Brüche:* d. h. der gesunde Knochen bricht nach entsprechender Gewalteinwirkung.

2. *Ermüdungsbrüche:* d. h., an Stellen einer ungewohnten Dauerbeanspruchung kommt es zur Materialermüdung und Bildung von Umbauzonen (*Looser*) oder vollständigen Frakturen.

3. *Spontanverformung:* (*Pathologische Knochenbrüche und Spontanbrüche*): d. h., der krankhaft veränderte Knochen bricht infolge geringfügiger bzw. ohne nennenswerte Gewalteinwirkung.

II. Symptome

Die *Symptome des frischen Knochenbruchs* sind:

a) Sichere: (*abnorme Beweglichkeit, Crepitation, Deformität;* sie sind die *wesentlichen* Zeichen „Signa sensualia s. essentialia"; oft genügt *eins* davon zur Diagnose).

b) Unsichere: *Weichteilschwellung* (Hämatom), *Bruchschmerz* und *Funktionsstörung*; letztere sind wichtig bei Fehlen der sicheren Zeichen, (z. B. am unvollständigen Bruch).

1. *Abnorme Beweglichkeit* (zuverlässigstes Fraktursymptom!): Nachweismanöver: unter Anfassen der Bruchstücke nahe der Bruchstelle bei guter Fixation versuche man Verschieben beider Bruchstücke in entgegengesetzter Richtung oder, bei Fixation des zentralen, alleiniges Bewegen des peripheren Bruchstücks bzw. Körperteils (im Sinne der winkligen, seitlichen und rotierenden Verschiebung; dabei achten auf das Mitgehen zentralgelegener Knochenpunkte, z. B. Humerus- oder Femurkopf!); bisweilen (z. B. am unteren Bruchstück des Wadenbeins) besteht auch *Schaukelbewegung* „*Mouvement de bascule*" (d. h. durch Fingerdruck auf das eine Ende des Fragments wird das andere zum Vortreten gebracht); schließlich an Kopf, Gesicht und Rumpf ist auch ratsam Untersuchung durch beiderseitigen Fingerdruck.

Cave! Verwechslung durch Nebenbewegungen der darüberliegenden Weichteile oder in benachbartem Gelenk!

Die abnorme Beweglichkeit *fehlt oder ist doch nur gering:* a) bei gewissen *vollständigen* Brüchen entweder mit *Einkeilung* (z. B. bei eingekeiltem Schenkelhalsbruch) oder mit *Verzahnung* (Querbruch); b) bei vielen *unvollständigen* Brüchen (Fissur, Infraktion); c) bei *isoliertem* Bruch eines Knochens von zweiknochigem Glied (z. B. bei isolierter Fibulafraktur); d) bei gewissen Brüchen *kurzer* Knochen u. a. (wo die Bruchstücke schlecht zu fassen sind).

2. *Knochenreiben oder -krachen* (*Crepitation*), d. h. ein reibendes, knarrendes oder krachendes, bisweilen klappendes Geräusch wie beim Reiben von Hartholz, Kieselsteinen, bei schweren Splitterbrüchen besteht das Gefühl des „Sacks voller Nüsse", bei Knorpelbrüchen mehr weich; zu fühlen und mitunter auch zu hören, evtl. (z. B. an den Rippen) mit dem Hörrohr; vom Anfänger als Fraktursymptom meist überschätzt; besonders wichtig bei Gelenkbrüchen; andererseits oft entbehrlich und unrätlich (Schmerzen und Nebenverletzungen!).

Nachweismanöver wie bei 1.; evtl. müssen die Bruchflächen durch Zug oder Druck erst an- bzw. gegeneinander gebracht werden.

Cave! Verwechslung mit Blutgerinnsel (Schneeballenknirschen!) und Hautemphysem (Knistern; auch kann hier erzeugt werden die Crepitation durch *Druck*!), Peritonitis, Pleuritis und Perikarditis, Sehnen-, Schleimbeutel- und deformierende u. a. Gelenkentzündung (Reiben bis Knarren!), Caries (Sandsteinreiben!).

Crepitation *fehlt:* a) bei fehlender abnormer Beweglichkeit (s. oben unter 1.); b) bei fehlender Berührung der Bruchflächen, sei es infolge starker Dislokation (spez. Diastase), sei es infolge Interposition.

3. *Verlagerung oder Verschiebung: Deformität* (infolge *Dislokation* der Fragmente, welche ihrerseits zu einer Gestaltsveränderung des betr. Körperteils führt; diese Frage, ob bei einem Bruch Dislokation eingetreten ist oder nicht, ist von Wichtigkeit für Prognose und Therapie).

Nachweis durch Besichtigung, Betastung, Messung, Röntgenbild. Deformität ist evtl. *verdeckt* durch Weichteilschwellung. Sie *fehlt* evtl., und zwar: a) bei *unvollständigen* Brüchen (und zwar stets bei Fissur, manchmal auch bei Infraktion und subperiostalem

Bruch); b) bei *vollständigen* Brüchen mit Verzahnung, Schienung durch den intakt gebliebenen zweiten Knochen des betr. Glieds, Erhaltung des Reservebandapparats (z. B. bei gewissem Patella- und Olecranonbruch). Oft genügt ein Blick und die Diagnose ist gegeben.

Ursachen der Dislokation: a) *primär* die einwirkende Gewalt, z. B. beim typischen Radiusbruch sowie bei allen eingekeilten Brüchen; b) *sekundär*: 1. eine *neue* äußere Einwirkung, z. B. Aufstehen, Gehen, Sichaufstützen, Lagern, Transport usw.; namentlich bei ungeeignetem Einrichten oder bei ungeeignetem Verband; 2. die *Schwere des Glieds* z. B. an Schlüsselbein, Unterkiefer, Bein (Außenrotation!); 3. *Muskelzug* infolge Retraktion der gereizten Muskulatur; wichtigste Ursache bei den Diaphysenbrüchen (spez.

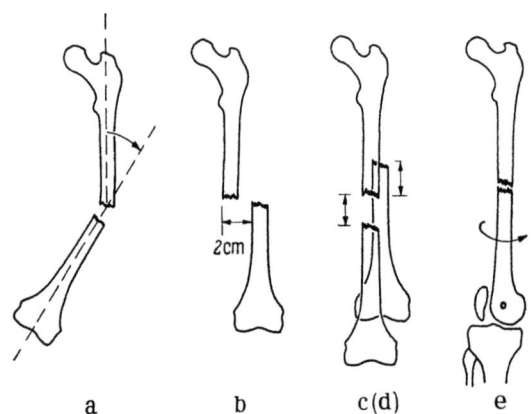

Abb. 466a—e. Die 5 typ. *Dislokationsmöglichkeiten einer Fraktur:* a) Dislocatio ad axim (Achsenknickung), b) Dislocatio ad latus, c) (d) Dislocatio ad longitudinem: Cum contractione (Verkürzung) (c) cum distractione (Verlängerung (d), e) Dislocatio ad peripheriam (Achsenverdrehung des distalen gegen das proximale Fragment)

bezüglich Verkürzung!), ferner an Schlüsselbein und Unterkiefer (seitliche und winklige Verschiebung!) sowie an Patella und Olecranon (Diastase!).

Man unterscheidet folgende *Hauptformen* der Dislokation, von denen evtl. gleichzeitig *mehrere oder alle* vorhanden sind (z. B. bei Oberschenkelbruch Bein verkürzt, geknickt, seitlich versetzt und verdreht):

α) *Achsenverlagerung oder Dislocatio ad axim* (s. Abb. 466): *winklige Verschiebung oder Abknickung*, meist stumpf-, evtl. recht- bis spitzwinklig; rein, spez. bei Infraktionen, sonst meist kombiniert mit der folgenden Dislokation.

β) *Seitenverlagerung oder Dislocatio ad latus: seitliche Verschiebung oder treppenstufen-, gabel-, bajonett- u. dgl. förmige Versetzung* (Längsachse konstruieren!).

γ) *Drehverlagerung oder Dislocatio ad peripheriam: Verdrehung* (Rotation), und zwar um die *Längs*achse; entweder beider oder (meist!) nur des peripheren Bruchstücks (z. B. bei Oberschenkel- oder Schenkelhalsbruch erfolgt Außenrotation des Beins durch dessen Schwere und durch Muskelzug derart, daß Kniescheibe und Fußspitze nach außen zeigen).

δ) *Längsverlagerung oder Dislocatio ad longitudinem: Längsverschiebung;* nachweisbar durch Besichtigung (Vergleich mit der gleichgelagerten gesunden Extremität oder gewisser Knochenpunktlinien (z. B. an der Hüfte Verbindungslinie von oberem vorderem Darmbeinstachel, großem Rollhügel und Sitzhöcker [„*Roser-Nélaton*sche Linie"], am Ellbogen Verbindungslinie beider Humerusepicondylen und Olecranonspitze) sowie durch Messung (mit Meßband, evtl. mit Tasterzirkel); dabei ist gleichzeitig festzustellen, ob die Längsverlagerung eine tatsächliche oder scheinbare ist sowie auf welchen Abschnitt des Körperteils die Verkürzung entfällt.

Man unterscheidet bei der Dislocatio ad longitudinem weiter:

αα) Disl. ad. long. cum *contractione s. abbreviatione: Übereinanderschieben* oder *Verkürzung;* oft bei Diaphysenbrüchen, spez. am Oberschenkel (hier bis 10–15 cm und mehr infolge Zugs der sich retrahierenden Muskeln); dagegen ist sie gering bei *eingekeilten* Brüchen (s. da).

ββ) Disl. ad long. cum *distractione s. elongatione: Auseinanderweichen* oder *Verlängerung;* dadurch evtl. sicht- und fühlbarer Spalt zwischen den Bruchstücken: „Diastase", typisch bei Ansatz von kräftigen Bändern oder Sehnen (z. B. an Patella und Olecranon) sowie bei allen Rißbrüchen, dagegen selten bei den Diaphysenbrüchen (z. B. am Oberarm vereinzelt durch die Schwere; sonst künstlich bei der Knochendrahtextension mit zu viel Gewicht als Überkorrektur).

Einkeilung („Gomphosis") oder *Disl. ad. long. cum impressione*, d. h. Verkürzung mit Ineinandertreiben der Fragmente infolge Kompressionsbruchs, also durch äußere Gewalt, z. B. am unteren Radius- und oberen Humerusende, Schenkelhals, Tibiakopf, Calcaneus, Wirbelkörper, auch als Eindruck (Depression) an Schädel und Gesicht; Diagnose evtl. durch mehr oder weniger deutliche Deformität (Verkürzung, Abknickung, Verbreiterung und Verdrehung); dagegen fehlen hierbei meist abnorme Beweglichkeit und Knochenreiben.

„Reiten" der Fragmente ist Kombination von seitlicher und winkliger Verschiebung mit Verkürzung (z. B. am Schlüsselbein, Oberschenkel u. a.), wobei Schwere und Muskelzug eine Rolle spielen.

Drehung eines Fragments um die Querachse (z. B. am Humeruskopf) infolge Muskelzugs.

Regellose Verlagerung der Fragmente (bei Splitter-, spez. Schuß*bruch*); evtl. auch Heraussprengen eines Fragments durch die durchgestoßene Haut oder in benachbarte Organe (z. B. Rippen in Lungen) infolge äußerer Gewalt.

Die Art der Deformität ist bei der Befundung möglichst exakt anzugeben, d. h. Achsenknickung und Verdrehung in Winkelgraden, Verkürzung oder Verlängerung in Zentimetern.

4. *Erscheinungen von seiten der Weichteile*: Ödem infolge reaktiver Gewebsinfiltration („traumatische Reizung bzw. Entzündung") und *Bluterguß* (sog. Frakturhämatom), welcher allerdings meist erst nach einigen Tagen an der typischen blaugrüngelblichen Verfärbung äußerlich sichtbar wird; bei *Gelenk*brüchen besteht zugleich Gelenkerguß. Die Weichteilschwellung ist meist bedeutend, evtl. gewaltig mit Blasenbildung der Haut (sog. „Brandblasen"); dabei im Gegensatz zur Kontusion und Distorsion *weit ausgedehnt und annähernd zirkulär*. (Je stärker und je ausgedehnter Schwellung und Bluterguß sind, um so wahrscheinlicher ist im allgemeinen Knochenbruch!) Bei frischem Knochenbruch ist die Lokalisation der dann noch beschränkten Schwellung ein wichtiges diagnostisches Hilfsmittel; später ist das Bild durch die Ausbreitung der Schwellung verwischt. Bei tief gelegenem Bruch (z. B. bei Oberarm- und vor allem bei Schenkelhalsbruch) ist Schwellung nebst Blutunterlaufung, auch wenn sie abseits von der Bruchstelle erscheint, ganz besonders von diagnostischer Bedeutung.

5. *Bruchschmerz*, und zwar nachweisbar α) *direkt* als *Druckschmerz* (umschrieben an der Bruchstelle; nachzuweisen durch Entlangfahren mit dem Finger) spez. wichtig zur Lokalisation von Fissuren des Schädeldachs oder β) *indirekt* als sog. „Fernschmerz"; dazu gehört der *Stauchungs-* oder *Stoßschmerz* (bei Zusammenpressen des Knochens in der Längsachse; besonders wichtig bei *unvollständigem*, spez. subperiostalem und bei *eingekeiltem* Bruch, z. B. an Calcaneus, Tibia oder Femur durch Schlag gegen die Fußsohle, ferner an Radius, Wirbelsäule u. a.) bzw. *Zugschmerz* (bei Zug in der Längsachse des Glieds; z. B. bei Mittelhand und Mittelfuß wichtig) und *Bewegungsschmerz* (beim Rippenbruch durch seitliches Zusammenpressen des Brustkorbs; bei Extremitätenbrüchen durch Gliedbewegungen; *Cave!* Bewegungen im evtl. verletzten Gelenk!). Druckschmerz besteht auch bei Kontusion, aber hier in der Regel weniger umschrieben, im übrigen lokalisiert an der Quetschungsstelle. Schmerz fehlt evtl. bei Delirium, Tabes u. dgl. sowie bei gewissen unvollständigen Brüchen (z. B. Fissuren) und bei Brüchen, welche nicht in der Druckachse liegen (z. B. bei Apophysenbrüchen).

6. *Funktionsstörung* (*Functio laesa*): ausgesprochen bei vollständigen und nicht eingekeilten Brüchen der langen Röhrenknochen, spez. an Oberarm und Oberschenkel, dagegen fehlend bei *unvollständigem* Bruch (z. B. subperiostalem) sowie bei Bruch von Patella und Olecranon mit *Erhaltung des Reservestreckapparats*, zumal wenn durch entsprechende Lagerung die Schwere des Glieds ausgeschaltet wird, ferner bei eingekeiltem Bruch (z. B. bei eingekeiltem Schenkelhalsbruch) und bei *isoliertem Bruch eines Knochens* eines zweiknochigen Glieds (z. B. Fibula-, Ulna-, Metacarpusbruch); sie ist andererseits evtl. aber auch vorhanden bei Kontusion und Luxation.

III. Untersuchungsgang und Diagnose

A) Bei Verletztem ohne Bewußtseinsstörung. a) *Anamnese*: eingehende Befragung über *Unfallhergang, lokalen Schmerz* und die Art der *Funktionsstörung*. Prüfung und Protokollierung des Allgemein- und Ernährungszustands, des Kreislaufverhaltens und der Reflexe.

b) *Inspektion*: Feststellung vorhandener Hautveränderungen, von Wundart, -größe und Verunreinigungsgrad sowie auffälligen Deformitäten und Farbabweichungen der

Haut. Dazu sind die Gliedmaßen symmetrisch nebeneinander zu legen und der Verletzte von allen Seiten her zu betrachten. Durch die Aufforderung, den Versuch zu machen, die verletzte Gliedmaße anzuheben, können *abnorme Beweglichkeit* und mitunter *Crepitation* gesehen bzw. gehört werden. Es folgt die systematische Prüfung der aktiven Gelenkbeweglichkeit von Fingern und Zehen beginnend und bis zum Rumpf ansteigend. Folgende *Einzeluntersuchungen* sind erforderlich:

Prüfung der Arme: 1. Oppositionsbewegung der Daumen bei auswärts gedrehten Vorderarmen.

2. Streckung und Spreizung der Finger beider Hände bei auswärts gedrehten Vorderarmen.

3. Streckung, Spreizung und Beugung sämtlicher Finger bei einwärts gedrehten Vorderarmen.

4. Dorsal- und Volarflexion beider Handgelenke bei Mittelstellung beider Vorderarme.

5. Radial- bzw. Ulnarabduktion beider Handgelenke bei einwärts gedrehten Vorderarmen.

6. Maximale Supination und Pronation bei rechtwinklig gebeugtem Ellbogengelenk (Oberarme und Ellbogenbereich seitlich an den Rumpf anlegen lassen!).

7. Maximale Streckung und Beugung beider Ellbogengelenke.

8. Maximale Elevation, Abduktion, Außenrotation (beide Hände in den Nacken legen lassen!, sog. ,,Nackengriff'') und maximale Innenrotation (beide Hände auf den Rücken legen lassen!, sog. ,,Schürzengriff'').

Prüfung der Beine: 1. Maximale Streckung und Beugung der Zehen beider Füße.

2. Maximale Pronation und Supination beider Füße (Fußkreisen).

3. Maximale Dorsal- und Plantarflexion beider Füße.

4. Abheben beider, im Kniegelenk gestreckten, Beine von der Unterlage.

5. Maximale Streckung und Beugung beider Kniegelenke.

6. Maximale Innen- u. Außenkreiselung beider Unterschenkel bei gebeugtem Kniegelenk.

7. Maximale Streckung, Beugung, Adduktion und Abduktion beider Hüftgelenke, außerdem Innen- und Außenrotation beider Hüftgelenke bei gestrecktem und rechtwinklig gebeugtem Hüftgelenk.

Protokollierung der festgestellten Bewegungsumfänge in Winkelgraden und im Vergleich zu den Bewegungsumfängen auf der gesunden Seite; am einfachsten und übersichtlichsten auf vorgedruckten Protokollen.

c) *Palpation:* erst nach völlig abgeschlossener Inspektion darf der Verletzte berührt werden! Man prüfe: Hauttemperatur, Stauchungs- und Zugschmerz, Biegungs- und Drehschmerz sowie den örtlichen Druckschmerz. Zur Prüfung des letzteren gehe man konzentrisch auf die am stärksten formveränderte und schmerzhafte Zone zu. Die *abnorme Beweglichkeit* wird durch vorsichtiges Anheben der Gliedmaße geprüft. Dabei kann gleichzeitig häufig das *Knochenreiben (Crepitation)* gehört und getastet werden. Sicher nachweisbares Knochenreiben ist ein untrügliches Zeichen für das Vorliegen eines Knochenbruchs (*Cave!* Verwechslung mit Reiben bei Sehnenscheidenentzündung, bei Gelenkarthrose sowie mit Knistern eines Hautemphysems!). Prüfung der Festigkeit des Bandapparats, Abtasten der Schädelkalotte mit den beiderseits angelegten Spitzen sämtlicher Finger (hierdurch kann oft eine vorhandene Impression oder Fissur auch ohne Röntgenaufnahme bereits diagnostiziert werden). Beidseitige Palpation und evtl. Kompression des Thorax' deckt Rippenverletzung bzw. ein Hautemphysem auf. Die Palpation des Abdomens ergibt bei Vorliegen einer Eröffnung des Magen-Darm-Kanals oder der Blase eine bretthartige, bei Blutungen eine geringere Abwehrspannung und über der Verletzungsstelle einen umschriebenen Druckschmerz.

d) *Perkussion:* des Schädels, des Brustkorbs und des Bauchs zur Feststellung abnormer Schallphänomene (hell-tympanitisch bei Pneumothorax oder bei Gasaustritt in die Bauchhöhle, Dämpfung bei Hämatothorax oder Blutaustritt in die Bauchhöhle, Schepperton bei Schädelbruch).

e) *Auskultation:* des Thorax und Abdomens ergibt abgeschwächtes Atemgeräusch bei Hämato- oder Pneumothorax, fehlende Peristaltik bei intraperitonealen Verletzungen.

B) Bei Schwerverletzten und Bewußtlosen. a) *Anamnese:* ist nur aufzunehmen, wenn keine direkte Lebensgefahr besteht. Sie unterrichte über: die Personalien (bei Bewußtlosen von Begleitpersonen zu erfragen), über Unfallhergang und über unmittelbare Unfallfolgen (sofortige Funktionsstörung, starke Blutung, Knochenkrachen, Verbiegung der Gliedmaße, Schmerz, Bewußtseinsstörung) sowie über den Zeitpunkt des Unfallereignisses (*wichtig!!!* wegen Indikation bzw. Kontraindikation zu einer primären Wundversorgung [*6-Stunden-Grenze!*]). Ist die 6-Stunden-Grenze zum Zeitpunkt der Erstuntersuchung bereits nahe herangerückt oder bereits kurz überschritten, beginne man sofort mit Infektionsprophylaxe durch parenterale Gabe von Chemotherapeuticis.

b) *Inspektion.* Man achte auf: Allgemeinzustand, Bewußtseinslage, ruhiges oder unruhiges Verhalten, Krämpfe, Zuckungen, Frösteln oder Schüttelfrost, Blutung; Kleiderverschmutzung mit Blut, Erbrochenem, Stuhl, Harn; Verhalten der Haut (blaß, gerötet, schwitzend, trocken); Atmung (schwer, behindert, langsam, schnell); Deformität von Gliedmaßen (Verbiegung, Verdrehung, Verkürzung); abnorme Beweglichkeit bei Spontanbewegungen, auffällige Hautverfärbungen (blaß, cyanotisch) an einzelnen Gliedmaßenabschnitten. Vorliegen eines Schock-Kollapssyndroms (Blässe, rascher, unregelmäßiger und kaum tastbarer Puls, Schweißaustritt und Frösteln); Blutdruck und Herzfrequenz werden sofort protokolliert (am besten in diagrammatischer Form!; Vordrucke!!) und laufend geprüft. Erst jetzt folgen die teilweise oder vollständige Entkleidung in einem warmen Raum; genauere Inspektion von Wunden, Hautabschürfung, Quetschung, Schwellung und Deformität; dazu muß der Verletzte auch auf die Seite und den Bauch gedreht werden, um Verletzungen am Rücken (spez. Wirbelsäule) zu erkennen. Rasches systematisches Vorgehen ist erforderlich (spez. bei Kreislaufversagen), da der Verletzte jederzeit in einen dekompensierten und dann nur noch schwer behebbaren Schock-Kollapszustand geraten kann. Nach der Inspektion wird der Schwerverletzte zur weiteren Schock-Kollapsbekämpfung (vgl. S. 233) in ein angewärmtes Bett gebracht und die weiteren Untersuchungsmaßnahmen dort fortgesetzt (*Cave!* längeres Liegenlassen des Schwerverletzten auf Krankenbahren, Transporteuren oder Operationstischen in mangelhaft bekleidetem Zustand (Auskühlung unterstützt den Schockzustand!). Jede Untersuchung eines Verletzten einschließlich Röntgenuntersuchung nimmt Zeit in Anspruch, welche gleichzeitig zur Schockbekämpfung ausgenützt werden kann. Daher setze man die lokale Untersuchung und Röntgenuntersuchung erst fort, nachdem der Patient ins Bett gebracht und die Schockbekämpfung (Infusions-Transfusionstherapie usw.) eingeleitet ist.

c) *Palpation:* Abtastung aller verletzungsverdächtigen Stellen am Kopf und Hals beginnend und den gesamten Körper systematisch durchgehend (*Cave!* allzu großen Zeitverlust durch übertrieben systematische Untersuchung des gesamten Körpers, wenn ein eindeutiger Lokalbefund vorliegt). Niemals verzichte man auf die Untersuchung des Brustkorbs auf Druckschmerz, Crepitation und Hautemphysem; des Bauches auf abnorme Abwehrspannung; des Harns (spez. bei stumpfen Bauchtraumen und Beckenverletzungen) auf pathologische Bestandteile, Füllungszustand der Harnblase und Durchgängigkeit der Harnröhre. Rectaluntersuchung nicht vergessen!

C) **Nervenverletzung:** ist als Nebenverletzung von Frakturen sehr häufig. Deshalb versäume man niemals eine orientierende klinische Untersuchung über die typischen motorischen und sensiblen Nervenausfälle (s. S. 548ff., 807ff.).

Merke! Diese Untersuchungen (A–C) können zwecks Zeitgewinn bereits auf dem Transport erfolgen, sofern gut ausgerüstete Krankenwagen zur Verfügung stehen. Vor allem sollte die Schockbekämpfung sofort eingeleitet werden, damit der Verletzte bereits in operationsreifem Zustand am Ort der endgültigen Versorgung eintrifft. Ein unnötiger und fast stets unzweckmäßiger Aufwand ist es, mit voll ausgerüstetem Operationswagen zur Unfallstelle zu fahren, weil innerhalb der ersten Stunde, d. h. im Schock-Kollapszustand doch nicht operiert werden kann. Es ist zweckmäßiger, *Transport und Schockbekämpfung* zu vereinen und die operative Versorgung stationär in einem dafür eingerichteten Krankenhaus zu vollziehen. *Der Verletzte muß zum Operationssaal, nicht der Operationssaal zum Verletzten gebracht werden!* Die Organisation eines erstklassigen Transportwesens (*geräumige* Krankenwagen mit Ausstattung, geeignet zur Schockbekämpfung und Infektionsprophylaxe, Hubschrauber, Spezialflugzeuge) ist hier die Hauptsache. Oberster Grundsatz muß sein, den Verletzten innerhalb der 6-Stundengrenze in die endgültige Versorgung zu bringen!

D) **Röntgenverfahren:** es dient weniger der Diagnose als der Indikation, Therapie und Begutachtung. Das Festhalten des Erstbefundes und des Erstergebnisses der Reposition sowie des weiteren Heilverlaufs durch erstmalige bzw. fortlaufende Röntgenaufnahmen ist darum unerläßliche Voraussetzung jeder Knochenbruchbehandlung.

a) *Durchleuchtung:* als alleiniges Röntgenverfahren niemals ausreichend, da Feinheiten übersehen werden und Fehldiagnosen leicht vorkommen. Auch fehlt das wichtigste Dokument für spätere Untersuchungen, abgesehen von der Gefahr der Strahlenschädigung des Untersuchers. Sie ist daher nur für einzelne, schwierige Repositionsmanöver zur Einsparung von Röntgenaufnahmen zweckmäßig. Weitgehenden Strahlenschutz bietet die Verwendung einer *Bildverstärkerröhre*, deren Gebrauch für alle Ärzte dringend empfohlen wird, welche ständig mit Frakturbehandlung zu tun haben.

b) *Röntgenaufnahme. Technik:* vorausgehende Lokalanästhesie bei schwierigen Brüchen, welche mehrere Umlagerungen während des Röntgenverfahrens erfordern. Genaues Einstellen der Bruchstelle in die Filmmitte. Genaues Einstellen des zentralen oder des längeren Bruchstücks in die Filmachse; genaues Einstellen des Zentralstrahls auf die Mitte des Bruchspalts bzw. des Gelenkspalts bei Gelenkbrüchen. Anfertigung je einer Aufnahme in beiden Hauptebenen (1. Aufnahme genau von vorn, 2. Aufnahme genau von der Seite). Verwendung eines Filmformats, auf welchem wenigstens ein Nachbargelenk zur Darstellung kommt. Einstellen der ap-Aufnahme auf die linke und der axialen oder seitlichen Aufnahme auf die rechte Filmseite. Auflegen eines Metallbuchstabens (R = rechts oder L = links) zur Bezeichnung der Körperseite. Zusätzliche Schrägaufnahmen zur Ergänzung der frontalen und sagittalen Aufnahme. Evtl. Vergleichsaufnahmen von der anderen Körperseite (spez. bei Kindern und Jugendlichen mit Gelenkbrüchen). Evtl. stereoskopische Aufnahmen, jedoch auch diese unbedingt in beiden Ebenen, evtl. sog. *gehaltene Aufnahmen* spez. zum Nachweis von Bänderlockerung oder Zerreißung, z. B. im Sprung- und Kniegelenk. *Zahlenmäßig* sind notwendig: je 2 Aufnahmen vor der Reposition und sofort nach der Reposition und nach dem Anlegen des retinierenden Verbands; Kontrollaufnahmen nach 2-8 Tagen bei allen Brüchen, welche zu späteren Verschiebungen auch in gutsitzenden Gipsverbänden neigen; Kontrollaufnahmen in Abständen von 1-3 Wochen während der Frakturheilung sowie nach jedem Wechsel bzw. der endgültigen Entfernung des retinierenden Verbands; außerdem bei der endgültigen Entlassung und zu Begutachtungszwecken. *Filmbeschriftung.* Sie enthalte: Name und Vorname, Alter, Angabe der verletzten Körperseite, Datum der Aufnahme (Tag, Monat, Jahr), Protokoll-Nummer, Name der Anstalt und evtl. des behandelnden Arztes. Zweckmäßigerweise wird der Lichtstempel von *Akerlundt* verwendet, um die zeitraubende Handbeschriftung zu vermeiden.

Röntgenbefundung von langen Röhrenknochen: erfolgt am besten nach dem Schema von *Ehalt:* 1. Frisch, alt, 2. geschlossen, offen, 3. Bruchform (Biegungsbruch, Torsionsbruch, Querbruch, Trümmerbruch), 4. Seite (rechts, links), 5. Knochen (Oberschenkel, Oberarm, Tibia, Fibula usw.), 6. Frakturlokalisation (Schaftmitte, Grenze vom mittleren zum distalen Drittel, distales Ende usw.), 7. evtl. Biegungskeil oder Drehkeil (z. B. mit Ausbruch eines langen medialen Biegungskeils), 8. Achsenknickung *mit exakter Angabe des Winkels* (gemessen wird stets der Supplementärwinkel, d. h. der Winkel, um welchen das distale Bruchstück aus seiner Richtung abweicht, z. B. Valgus 10°, Rekurvation 15°), 9. Seitenverschiebung des distalen Bruchstücks (Parallelverschiebung des distalen Fragments um halbe Schaftbreite, Corticalisbreite usw.), Seitenverschiebung und Achsknickung werden sowohl von der a. p.- als auch von der seitlichen Aufnahme angegeben (z. B. mit Verschiebung um Schaftbreite nach medial und um Corticalisbreite nach hinten oder Varus 10°, Antekurvation 20°), 10. Richtung der Seitenverschiebung (z. B. nach medial, lateral, ventral, dorsal), 11. Verkürzung oder Verlängerung, 12. Besonderheiten (z. B. in das Gelenk reichende Bruchlinien, Splitterung, Subluxation usw.), 13. Kalkgehalt (z. B. normal, wenig oder stark vermindert), 14. Callusbildung (gering, stark, übermäßig stark).

Sämtliche möglichen *5 Verschiebungen* sollten im Röntgenbild zu erkennen versucht werden und im Befund niedergelegt werden. Die Beurteilung der dislocatio ad peripheriam im Röntgenbild fällt allerdings häufig schwer. Zur Bestimmung des Winkels der Achsknickung wird ein durchsichtiges Lineal mit Zentimetermaßstab und eingezeichnetem Winkelmesser verwendet. Der Röntgenbefund wird in doppelter Ausfertigung niedergeschrieben. Die 1. Ausfertigung wird archiviert; die 2. Ausfertigung am besten auf die die zugehörigen Filme enthaltenden Papiertüten aufgeklebt. Zusammengehörige Serien von Röntgenaufnahmen werden entweder fortlaufend numeriert oder noch besser mit kurzem Klebestreifen zeitlich geordnet aneinandergeheftet, so daß sie mit einem Griff geordnet entfaltet werden können.

IV. Heilungsvorgang und -dauer

a) **Heilungsvorgang** (s. Abb. 467). 1. *Histologisch. I. Stadium: Heilung durch Granulationsgewebe:* in das teils flüssige, teils geronnene Frakturhämatom wächst rasch lockeres Bindegewebe vom Typ eines *Granulationsgewebes*, bestehend aus dilatierten Capillaren und

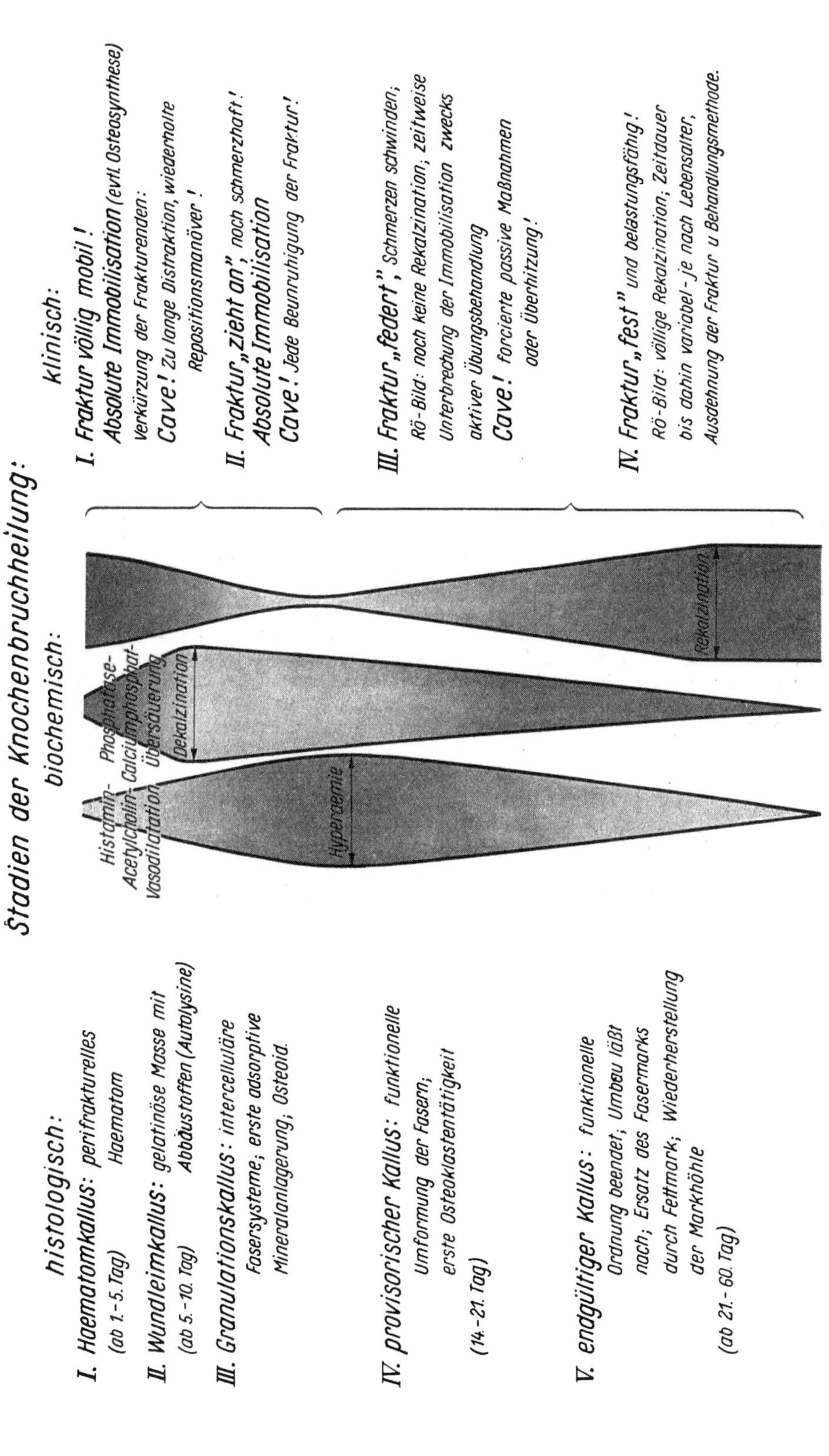

Stadien der Knochenbruchheilung:

klinisch:

I. Fraktur völlig mobil!
Absolute Immobilisation (evtl. Osteosynthese)
Cave! Zu lange Distraktion, wiederholte Repositionsmanöver!

II. Fraktur „zieht an", noch schmerzhaft!
Absolute Immobilisation
Cave! Jede Beunruhigung der Fraktur!

III. Fraktur „federt", Schmerzen schwinden;
Rö-Bild: noch keine Rekalzination, zeitweise Unterbrechung der Immobilisation zwecks aktiver Übungsbehandlung
Cave! forcierte passive Maßnahmen oder Überhitzung!

IV. Fraktur „fest" und belastungsfähig!
Rö-Bild: völlige Rekalzination, Zeitdauer bis dahin variabel - je nach Lebensalter, Ausdehnung der Fraktur u. Behandlungsmethode.

biochemisch:

Histamin-Acetylcholin-Vasodilatation
Phosphatase-Calciumphosphat-Übersäuerung
Dekalzination
Hyperaemie
Rekalzination

Abb. 467

histologisch:

I. Haematomkallus: perifrakturelles Haematom
(ab 1.-5. Tag)

II. Wundleimkallus: gelatinöse Masse mit Abbaustoffen (Autolysine)
(ab 5.-10. Tag)

III. Granulationskallus: intercelluläre Fasersysteme; erste adsorptive Mineralanlagerung; Osteoid.

IV. provisorischer Kallus: funktionelle Umformung der Fasern; erste Osteoklastentätigkeit
(14.-21. Tag)

V. endgültiger Kallus: funktionelle Ordnung beendet; Umbau läßt nach; Ersatz des Fasermarks durch Fettmark, Wiederherstellung der Markhöhle
(ab 21.-60. Tag)

Fibroblasten ein. Das Granulationsgewebe geht von beiden Frakturenden aus und gewinnt rasch Anschluß, sofern die Fragmente zuverlässig und anhaltend derart ruhiggestellt sind, daß die Bruchflächen miteinander in Kontakt stehen (*Cave!* Übertriebene Druckosteosynthese oder Distraktion wegen gestörter Durchblutung der Fragmentenden).

II. Stadium: Bildung von primärem Callus: der Primärcallus (1. Stadium der Callusbildung) wird vom Endost gebildet, indem hypertrophische Knorpelzellbalken in die Markhöhle vorwachsen. Ein ähnlicher Vorgang spielt sich subperiostal ab. Das ursprünglich zwischen die Bruchstücke einwachsende Granulationsgewebe wird durch die unregelmäßig angeordneten Knorpelzellbalken ersetzt; in letzteren erscheinen allmählich an Menge zunehmende Knochenzellen. Bis zur 6. Woche überwiegen die knorpeligen Bestandteile. Die Osteoblastentätigkeit gewinnt dann für weitere 3-4 Wochen das Übergewicht. In der 10. Woche geht die anfängliche Hyperämie und Capillardilatation zurück; unter zunehmender Kalkeinlagerung bildet sich ein überschüssiger, formloser, tumorartiger Callus (Primärcallus), dessen Erscheinen den Abschluß des II. Heilungsstadiums anzeigt.

III. Stadium: Konsolidation durch endgültige Knochenbildung: durch strukturelle Neuordnung wird der unregelmäßig angeordnete Primärcallus durch lamelläre Knochenbälkchen ersetzt, welche sich entsprechend der funktionellen Beanspruchung ordnen. Es folgt die Resorption des periostalen Callus und Wiederherstellung der ursprünglichen Knochenkontur. Auch die vorübergehend verschlossene Markhöhle stellt sich wieder her und füllt sich mit Fett und Knochenmarkzellen. Die endgültige Knochenbildung beginnt je nach Dicke und Art des Knochens in der 3.-10. Woche und ist im Durchschnitt nach Ablauf eines Jahres abgeschlossen. Der Sitz der Fraktur kann nach einwandfreier Heilung nicht mehr sicher bestimmt werden.

2. *Klinisch:* verläuft die Heilung ebenfalls in 3 Stadien.

I. Stadium: die Fragmente sind noch frei beweglich; das sehr empfindliche Granulationsgewebe muß vor jeder Traumatisierung (wiederholte Repositionsmanöver) und vor allem vor einer Dislocatio ad longitudinem cum distractione („Überziehen der Fraktur" durch Extensionsverbände) geschützt werden.

II. Stadium: durch Einwachsen der Knorpel- und Knochenzellen gewinnt die Fraktur zunehmend an Stabilität (die Fraktur „zieht an"). Am Ende des II. Stadiums ist weitgehende Festigkeit erreicht (*klinische Heilung*). Die Frakturstelle ist schmerzlos und nicht mehr federnd-elastisch. Die idealsten Heilungsbedingungen werden durch konservative, anatomisch möglichst einwandfreie Reposition und ununterbrochene Ruhigstellung bis wenigstens zum Abschluß des II. Stadiums geschaffen.

III. Stadium: klinische Heilung ist noch nicht gleichbedeutend mit völligem Heilungsabschluß; denn die Recalcifizierung und der Rückgang der Hyperämie sind noch nicht abgeschlossen (vgl. Abb. 467). Voreilige Überlastung der Fraktur durch aktive und passive Inanspruchnahme kann u. U. auch jetzt noch erneut Resorptions- und Decalcifizierungsvorgänge in Gang setzen. *Endgültige Konsolidation* besteht erst, wenn der Knochen klinisch fest und röntgenologisch voll recalcifiziert ist.

3. *Physiologisch-chemisch:* der spezifische Vorgang der Knochenheilung besteht in der Ablagerung von Calciumsalzen in den sich neu bildenden Geweben. Im Frakturhämatom findet sich hohe Konzentration von *Calcium und Phosphor*. Die beiden Elemente werden durch Decalcifizierung der Frakturenden frei gemacht und treten in das Frakturhämatom über. Die Decalcifizierung ist eine Folge der reaktiven Hyperämie; diese entsteht ihrerseits durch Vasodilatation infolge Freisetzung von *Histamin* und *Acetylcholin* in den verletzten Geweben. Recalcifizierung wird erst möglich, wenn die Hyperämie abklingt. Das Knochenenzym *Phosphatase* wird durch die Proliferation der Knorpelzellen und Osteoblasten hergestellt und erreicht im Frakturhämatom eine Konzentration, welche das 6-8fache des Normalen beträgt. Die Phosphatase setzt durch Hydrolyse der organischen gebundenen Phosphorsäuren Phosphate frei und verursacht eine Übersättigung der Frakturstelle mit *Calciumphosphat*. Die Tätigkeit der *Phosphatase* dauert etwa 10 Wochen, d. h. so lange, als das aktive Wachstum der Knorpelzellen und Osteoblasten andauert. Die biochemischen Vorgänge sind begleitet von einer anfänglichen (2-3 Wochen dauernden) Übersäuerung der Frakturgegend. Sie ist eine Folge der Mobilisation, Konzentration und Ablagerung von Calcium und Phosphorsalzen, welche für den Heilungsprozeß benötigt werden. Alle Versuche, den Blutcalciumspiegel durch medikamentöse Zufuhr von Kalk- und Phosphorpräparaten durch Vitamine oder Hormone

oder auch durch deren lokale Einbringung in die Frakturstelle zu beschleunigen, sind fehlgeschlagen. Die *einzig wirkungsvolle Maßnahme* zur günstigen Beeinflussung der Frakturheilung besteht darin, alles zu unterlassen, wodurch das Stadium der Decalcifizierung verlängert werden könnte. Die Decalcifizierung ist im Anfangsstadium ein wesentlicher Teil der Heilphase; sie kann jedoch zur Ursache einer gestörten Heilung werden, wenn sie über Gebühr verlängert wird.

4. *Pathologisch-anatomisch:* jede Knochenverletzung (auch Kontusion) verursacht eine lokale Decalcifizierung infolge Hyperämie. Der initiale Decalcifizierungsvorgang ruft eine Resorption der Bruchenden von 0,5–5 mm Länge hervor. Je mangelhafter die Retention ist, desto ausgedehnter wird die Decalcifizierung und Resorption der Bruchenden (*Cave!* sämtliche übermäßig gewaltsamen und vor allen Dingen wiederholten Repositionsmanöver!). Dies gilt in erhöhtem Maße für infizierte Frakturen, bei welchen die reaktive Frakturhyperämie nicht zum Abklingen kommt, sondern durch eine entzündliche Hyperämie längere Zeit verstärkt wird. Darum ist hier eine spezielle Infektionsbekämpfung erforderlich. Erst mit Abklingen der Infektion und der Hyperämie kann die Recalcifizierung wieder einsetzen. Solange deutliche Entzündungshyperämie besteht, muß die Infektionsbekämpfung und absolute Immobilisation fortgeführt werden (vgl. S. 335). Die Callusbildung wird im allgemeinen um so mächtiger, je stärker die Dislokation und die Entzündung ist (daher stark bei infizierten Zertrümmerungsbrüchen mit ausgedehnter Periostzerreißung; gering bei kurzen und platten Knochen [z. B. am Schädel] sowie bei unvollständigen Brüchen).

5. *Durchblutungsverhältnisse:* gestörte Durchblutung eines oder gar beider Bruchstücke führt zur Verzögerung, u. U. zum völligen Ausbleiben der Heilungsvorgänge; denn die Geschwindigkeit der Heilungsvorgänge ist weitgehend von einer ungestörten Durchblutung abhängig. Knochenabschnitte mit guter Durchblutung (Epiphysen, Metaphysen und spongiöse Knochen) heilen daher rascher als Knochenregionen mit geringer oder gestörter Durchblutung. Knochenabschnitte, welche vorwiegend auf die Ernährung durch die Vasa nutritia angewiesen sind (Diaphysen der langen Röhrenknochen) können nach traumatischer Zerstörung der Vasa nutritia nur sehr langsam heilen. Geht die Durchblutung in einem Knochenabschnitt vollkommen verloren, so kommt es zur *avasculären Nekrose* und Sequestration des betreffenden Fragments.

b) Heilungsdauer. Für die Heilungsdauer bis zur sicheren Konsolidation gelten folgende Durchschnittszeitwerte:

1. *Durchschnittswert ist im allgemeinen 60 Tage;* jedoch richtet sich die Heilungsdauer nach der *Dicke des Knochens,* z. B. Oberschenkelbruch braucht etwa viermal so lange (8–12–16 Wochen) als Fingerbruch (2–3–4 Wochen); im besonderen ist der Durchschnittswert für die Konsolidation bei den einzelnen Knochen folgender: Finger und Zehen 2–3–4, Mittelhand und Mittelfuß sowie Rippen 3–4(–5), Schlüsselbein 3–4–5, Vorderarm 6–10 bzw. Speichenende sowie Speichenköpfchen und Ellenhakenfortsatz 3–4, Oberarm 4–8 bzw. am oberen und am unteren Ende 4–6, Unterschenkel 8–12, Oberschenkel 8–12, Schenkelhals 10–20, Wirbel 8–12, Becken 6–8, Kniescheibe 4–10, Kahnbein 6–12 Wochen.

2. *Kindliche* Knochen heilen schneller (geringere Knochendicke und vor allem größere Heilungstendenz!), im allgemeinen dreimal so schnell und durchschnittlich in 2–3 Wochen (außer bei Rachitis, wo die Heilung verzögert sein kann), und umgekehrt ist bei Greisen die Heilungsdauer der Knochenbrüche verlängert.

3. *Komplikationen:* verlängern die Heilungsdauer, und zwar spez. *Infektion* und *Pseudarthrosen.* Sofort einsetzende Infektionsbekämpfung ist darum auch eine der wichtigsten prophylaktischen Maßnahmen gegen heilungsverlängernde oder -verhindernde Komplikationen. *Ergebnisse* nach offenen Extremitätenfrakturen: *Billroth* (1860): an Allgemeininfektion gestorben 39%, Amputation 45%, mit Leben und Gliedmaße davongekommen 15,9%. *Böhler* (1930–1934): an Allgemeininfektion gestorben 0,6%, Amputationen 6,6%, mit Leben und Gliedmaße davongekommen 91,6%.

Schwer infizierte Knochenbrüche: (*Böhler* 1916–1918) Amputationen 0,66%, gestorben 3,8%.

V. Komplikationen

Komplikationen des Knochenbruchs treten auf — abgesehen von einer gleichzeitigen Hautverletzung, als a) accidentelle Störungen, b) Nebenverletzungen und c) fehlerhafte Callusbildung.

a) Accidentelle Störungen. 1. *Wundinfektionen*, und zwar:

I. *lokale* oder *progrediente Phlegmone:* meist bei komplizierten Frakturen, auch bei solchen mit *kleiner* Wunde; selten bei *subcutanen* Frakturen (hier metastatisch infolge latenter oder manifester Allgemeininfektion, z. B. nach Angina); bei Beckenbrüchen mit Verletzung der Harn- bzw. Darmwege als *Urin-* bzw. *Kotphlegmone.* Ihre Behandlung steht zunächst im Vordergrund! (Cave! transurethralen Dauerkatheter bei Beckenbrüchen mit Urethralverletzung wegen Gefahr der Beckenosteomyelitis). Stets droht bakterielle Allgemeininfektion. *Therapie:* Incision: Chemotherapie bei unaufhaltsamem septischem Verlauf Gliedabsetzung vgl. oben, Heilungsdauer).

II. *Gasphlegmone* bzw. *malignes Ödem. Differentialdiagnose:* Bluterguß, Luftaspiration, Luftemphysem, Fäulnisgas. *Prognose:* schlecht. *Prophylaxe und Therapie:* wie bei I, aber radikal; dazu Gasbrandserum und Chemotherapie, vgl. S. 382.

III. *Tetanus,* zumal bei Erdverschmutzung, besonders im Kriege. *Prophylaxe:* Wundversorgung und Serum. *Prognose* des ausgebrochenen Tetanus: schlecht. *Therapie:* kombinierte Serum-, Wund- und Chemotherapie, vgl. S. 392.

2. *Delirium tremens:* bei Gewohnheits-, vor allem Schnapstrinkern. *Prognose:* quoad vitam dubiös, quoad sanationem ungünstig wegen des unzweckmäßigen Verhaltens. Vgl. S. 269.

3. *Hypostatische Pneumonie:* bei alten Leuten, welche länger liegen, z. B. nach Schenkelhalsbruch (s. da). *Therapie:* Aufsetzen, bald Gehverband, u. U. Marknagelung; sonst Atemgymnastik, Inhalieren, Expectorantia, Herzanregung usw., vgl. S. 33.

4. *Decubitus:* bei alten Leuten, welche länger liegen, an den Aufliegestellen (Kreuzbein, Trochanteren, Fersen usw.) sowie bei drückendem Verband. *Therapie:* Hautpflege und Lagerung (vgl. Wirbelbruch!), ferner gutgepolsterter Verband; sonst wie bei 3., vgl. S. 163.

5. *Emphysem:* bei Frakturen mit gleichzeitiger Eröffnung benachbarter lufthaltiger Organe oder Höhlen, z. B. bei Brüchen der Rippen (Lungen), Kehlkopf und Luftröhre (Luftwege), Gesichtsknochen (Nasen-Rachen-Raum bzw. Nebenhöhlen). *Differentialdiagnose:* Gasbrand (bei komplizierten, spez. Schußfrakturen). *Prognose:* günstig; nur selten Tod durch fortschreitendes Mediastinalemphysem oder Spannungspneumothorax (vgl. S. 1077).

6. *Fettembolie:* größtenteils aus dem zertrümmerten Knochenmark der Bruchstelle bzw. aus den erschütterten Knochen; es erfolgt klinisch entweder Lungen- oder Hirnembolie; ziemlich häufig bzw. regelmäßig, aber selten (spez. bei multiplen!) verhängnisvoll; entweder primär oder sekundär (durch Transport oder Manipulieren); entstehend meist in den ersten 4 Tagen, seltener in der 2. Hälfte der 1. Woche und selten sofort; sie findet sich namentlich bei Verletzung markreicher und großer, spez. mehrerer Knochen (Ober- und Unterschenkel, Wirbelkörper, Becken u. a.) sowie im mittleren Alter (20.–50. Jahr), dagegen selten bei Jugendlichen und bei Greisen. *Differentialdiagnose:* Thromboembolie und Schock-Kollapssyndrom. *Prophylaxe:* schonender Transport und schonende Reposition sowie feststellender Verband. *Therapie:* (vgl. S. 266).

7. *Thrombo-Embolie* (vgl. auch b, α); sonst vgl. S. 253 ff.

8. *Schock:* bei schwerer Verletzung, spez. Überfahrung; Einzelheiten vgl. S. 228.

9. *Durchblutungsschäden.* α) *Akute:* Ursache: Druck eines verschobenen Fragments auf eine Hauptarterie (z. B. im Ellbogen- oder Kniegelenkbereich), wenn dieser nicht sofort durch die Reposition behoben wird oder (häufiger!), wenn ein Verband zu stramm angelegt und nicht rechtzeitig gespalten oder geöffnet wurde. *Folgen: Dystrophie der Gliedmaße* mit Muskelschwund und Entkalkung des Knochens infolge Mangeldurchblutung; *ischämische Kontraktur* (spez. ischämische Vorderarmkontraktur nach *Volkmann,* vgl. S. 1477); *Gangrän* und *Nekrose* der Gliedmaße. *Diagnose:* Schwellung, Blauverfärbung, Gefühllosigkeit von Fingern und der Zehen. Zunehmende, auch mit stärksten Analgeticis nicht stillbare Schmerzen.

β) *Chronische:* Ursache: einschnürende Verbände, Anwendung eines *übermäßig starken Dauerzugs*; letzterer verursacht einen Reizzustand, welcher zu Gefäßspasmen und damit zu chronischen Durchblutungs- und Ernährungsstörungen führt. *Folgen:* verzögerte Callusbildung; Bildung eines eburnisierten, mechanisch-minderwertigen Callus, Refraktur, Pseudarthrose, vasomotorisch-bedingte Gliedmaßendystrophie im Sinne eines Sudeck-Syndroms.

γ) *Lokale*: z. B. bei intraartikulären Brüchen mit Aus- oder Absprengung einzelner Bruchstücke. *Folgen*: *avaskuläre Nekrose* des aus der Ernährung ausgeschalteten Fragments (z. B. Femurkopf, zentrales Fragment des Os naviculare der Hand; Taluskopf). *Diagnose*: auffallende Kalkdichte des Fragments und Formveränderung bei Kalkarmut der Umgebung. *Prophylaxe*: sofortige Reposition und ununterbrochene Ruhigstellung.

b) Nebenverletzungen an Weichteilgebilden, und zwar an *inneren Organen*, wobei sie evtl. das Krankheitsbild beherrschen (z. B. Hirn und Rückenmark bei Schädel- und Wirbelbruch, Lunge bei Rippenbruch, Harnröhre oder Harnblase bei Beckenbruch), an den Extremitäten häufiger *Blutgefäß-* und *Nervenstämme*; teils *primär*, und zwar entweder *direkt* durch die frakturierende Gewalt (z. B. Schuß) oder seltener *indirekt* durch den Bruchrand oder dislozierte Splitter, teils *sekundär* durch nachträglich (bei Reposition, Transport) verschobene Splitter, teils *tertiär* durch den Callus. Bei jeder Fraktur achte man auf Nebenverletzungen an Gefäßen, Nerven und Muskeln bzw. Sehnen, untersuche daher u. a. Puls sowie Gefühls- und Bewegungsvermögen an Hand und Fuß.

α) *Gefäßverletzungen* (außer bei Schußbrüchen selten, am ehesten A. cubitalis bei Ellenbogenbrüchen, A. poplitea bei suprakondylärem Oberschenkelbruch, A. tibialis post. bei Unterschenkelbruch und A. meningea media bei Schädelbruch) sind: vollständige oder teilweise Zerreißung, Kontusion mit Intimaruptur und anschließender Thrombose, Kompression; primär oder sekundär, letzteres z. B. durch disloziertes Fragment, Knochensequester, komprimierenden Verband. *Folgen*: Blutung (sekundär auch als Arrosionsblutung bei Eiterung), Hämatom bzw. Blutextravasat (Gefahr der Vereiterung!), traumatisches Aneurysma (selten; häufiger bei Schußbrüchen!), ischämische Kontraktur oder Gangrän (infolge Intimaruptur, Zerreißung, Kompression oder Aneurysma; meist an Poplitea, Brachialis, Femoralis, Tibialis und Axillaris); bei Venenthrombose bestehen häufig hartnäckiges Gliedmaßenödem und Venenerweiterungen, spez. am Unterschenkel; bisweilen (namentlich bei alten Leuten mit geschwächtem Herzen und bei Frauen mit Krampfadern, und zwar vorwiegend nach Beinbrüchen) erfolgt Lungenembolie (selten in der 1., meist nach 2—4 Wochen, oft nach passiven Bewegungen, Reposition, Verbandwechsel, Aufrichten, Aufstehen u. dgl.; daher ist in solchen Fällen auf Ödem und thrombosierten Venenstrang zu achten!). *Therapie*: bei frischen Verletzungen: Freilegung, Gefäßnaht oder freie Transplantation einer homoioplastischen Gefäßkonserve. Bei älteren Verletzungen: meist nur noch konservative durchblutungsfördernde Maßnahmen möglich.

β) *Nervenverletzungen* sind außer an Schädel und Rückgrat besonders häufig an der *oberen* Extremität, namentlich am N. rad. bei Oberarmbruch in dessen mittlerem oder unterem Drittel, *Plexus brach.* bei Schlüsselbein- oder Oberarmbruch, *N. peroneus* bei Wadenbeinbruch, *N. alveolaris inferior* bei Unterkieferbruch, *N. ulnaris* und *N. medianus* bei Ellenbogen- und Vorderarmbruch u. a. Es kommen vor: *vollständige* oder *teilweise Zerreißung, Kontusion* (bei Schußbruch auch als Fernwirkung), *Anspießung, Einklemmung* (zwischen Bruchstücke), *Kompression* (durch primär oder sekundär dislozierte Bruchstücke oder durch Callus; letzteres nach etwa 4—8 Wochen und meist am N. radialis, ferner am Plexus brach., N. ulnaris, N. peroneus usw.). *Folgen, Diagnose und Therapie*: (vgl. S. 809).

γ) *Gelenkverletzungen* bei gelenknahen Brüchen, z. B. Oberarmknochen, Schienbeinkopf, Knöcheln u. a.

Über *gleichzeitige Luxation*, z. B. im Fuß-, Finger-, Ellbogen- und Schultergelenk, vgl. Luxation dieser Gelenke!

Luxationsfrakturen sind Frakturen in der Gelenkgegend mit Verschiebung nach Art der Luxation (vgl. Wirbel-, Unterkiefer-, Speichenköpfchen- und Knöchelbrüche!).

c) Fehlerhafte Callusbildung. 1. *Übermäßige Callusbildung* (*Callus luxurians*): besonders bei starker Dislokation oder Splitterung, sofern keine gestörte Durchblutung besteht. *Vorkommen*: besonders paraartikulär (z. B. an Hüfte, Schulter, Ellbogen); ferner an der Diaphyse (hier bei zweiknochigen Gliedern auch in Form des „Brückencallus") schließlich in Gelenkkapsel, Band- und Sehnenansätzen. *Folgen*: Gelenkbehinderung (durch dislozierte Fragmente bzw. Splitter oder durch extraartikuläre Synostose in der Gelenknachbarschaft oder durch Ankylose bei Gelenkbruch), ferner Behinderung der Funktion (z. B. der Supination des Vorderarms), schließlich Nebenwirkungen im

Sinne der Kompression auf Blutgefäß- (Thrombose!) oder Nervenstämme (Lähmung: z. B. auf N. radialis bei Oberarmbruch). *Therapie:* evtl. operativ, spez. Nervenfreilegung bei Umwachsung der Nerven.

2. *Geschwülste des Callus:* Enchondrome, Osteome, Sarkome, Cysten sowie Erkrankungen: Tuberkulose, Syphilis usw. (ganz selten!).

3. *Wiedererweichung bzw. Schwund des Callus:* bei *allgemeinen* Krankheiten (Typhus, Tabes u. a.) oder bei *örtlichen* Affektionen (Nekrose, spez. bei zu frühzeitig erfolgender Entfernung der Ruhigstellung und ungünstiger statischer Beanspruchung des jungen Callus), ferner aber auch als sog. „traumatische Osteomalacie" an gewissen schlecht ernährten und ungünstigen Belastungskräften ausgesetzten Knochenabschnitten, spez. spongiösen Knochenteilen, z. B. an Mond- und Kahnbein, Oberschenkel, Schenkelhals (hier als sog. „Coxa vara traumatica"), Wirbelkörper (sog. „Spondylitis traumatica"?) in Form des noch spät einsetzenden Nachgebens (Zusammensinterns") und der Spontanverformung.

4. *Wiederzerbrechen des Callus (Re- und Rezidivfraktur): Refraktur* ist ein Wiederbruch an der Stelle des alten Bruchs durch neues Trauma nach sog. „klinischer Heilung", aber noch nicht erfolgter endgültiger Heilung, namentlich in der ersten Zeit des noch frischen Callus, also in den ersten Wochen bis Monaten; vorkommend besonders am Vorderarm bei Bruch beider Knochen in gleicher Höhe von Kindern und Jugendlichen, ferner am Ober- und Unterschenkel durch ungenügende oder allzukurze Ruhigstellung sowie durch zu frühzeitige Belastung bzw. ungeschickte Bewegung, namentlich bei starker Dislokation der Bruchstücke sowie an der Kniescheibe. *Rezidivfraktur* ist ein neuer Bruch des früher gebrochenen Knochens an anderer Stelle als an der alten Bruchstelle, wohl infolge Knochenatrophie des lange außer Funktion gesetzten Körperglieds, sonst auch durch entsprechendes Trauma (wie bei sonstigen Brüchen).

In den Fällen 3 und 4 ist daher Gehen ohne Stützverband nicht zu früh zu erlauben (überhaupt nicht bei Knöchelbrüchen vor 5, bei Unterschenkelbrüchen vor 8–10, bei Oberschenkelbrüchen vor 10–12, bei Schenkelhalsbrüchen vor 12 Wochen).

5. *Fractura non sanata (verzögerte Callusbildung und Pseudarthrose). Definition:* eine mangelhafte Frakturheilung tritt in den Stadien der *langsamen Heilung,* der *verzögerten Heilung* und der *Nichtheilung* (endgültige *Pseudarthrosenbildung*) auf. Innerhalb der Pseudarthrosen wird die *schlotternde Pseudarthrose,* die kurze und straffe oder die lange und schlaffe *fibröse Vereinigung* und die Bildung eines *neuen Gelenks (Nearthrose)* unterschieden. Bei größeren Knochendefekten (z. B. nach Defektbrüchen, Schußbrüchen u. dgl.) spricht man von *Defektpseudarthrose.*

Pathologisch-anatomisch. 1. *Langsame Heilung:* die Frakturlinie bleibt über mehrere Wochen hin klar sichtbar, wie bei einer frischen Fraktur; jedoch besteht keine klaffende Diastase zwischen den Fragmenten und auch keine abnorme Decalcifizierung oder Sklerose. „Langsame Heilung" liegt vor, wenn diese Zeichen noch nach 4–6 Wochen bestehen. *Ursache:* ungünstige Frakturform, mangelhafte Blutversorgung, Alter und Konstitution des Patienten. Zuverlässige Konsolidation ist durchaus noch möglich.

2. *Verzögerte Heilung:* liegt vor, wenn nach mehreren Wochen eine so starke Decalcifizierung der Knochen der Frakturenden besteht, daß sich der Frakturspalt zu einer klaffenden Diastase mit unscharfer Randzone erweitert hat. *Ursache:* überschießende, reaktive Hyperämie infolge wiederholter Beunruhigung der Fraktur während der initialen Heilungsphase, zu lange fortgesetzte Distraktion. Auch hier ist noch eine zuverlässige Konsolidation möglich, wenn die absolute Ruhigstellung unverdrossen über Wochen und Monate fortgesetzt wird.

3. *Nichtheilung (Pseudarthrose):* der weite Spalt, welcher bei verzögerter Heilung besteht, ist teilweise ausgefüllt; die Umformung des Granulationsgewebes zu einem Primärcallus ist entgleist in Richtung der Ausbildung einer fibrösen Narbe. Der ehemalige Frakturspalt ist ausgefüllt von narbigen Massen, welche entweder kurz und straff oder lang und schlaff sein können; je nachdem besteht eine *schlotternde* oder *straffe Pseudarthrose.* Auf dem Röntgenbild ist die abgeschlossene, endgültige Pseudarthrose an den „abgeschliffenen Frakturenden" und der gedeckten Markhöhle zu erkennen. *Eine Heilung auf konservativem Wege ist unmöglich!* Die Behandlung (s. S. 1661) muß bestrebt sein, Verhältnisse zu schaffen, welche einer frischen Fraktur möglichst ähnlich sind.

Ätiologie: 1. *Mangelhafte Blutversorgung:* eines der Bruchstücke kann eine verzögerte Heilung der Fraktur herbeiführen (z. B. Schenkelkopfnekrose nach Schenkelhalsbruch, avasculäre Nekrose des proximalen Kahnbeinbruchstücks der Hand, des Talushalses und gewisser Frakturen der langen Röhrenknochen).

2. *Übertriebene Extensionsbehandlung:* Drahtextensionsbehandlung ohne gleichzeitige Ruhigstellung im Gipsverband birgt die Gefahr des „Überziehens" der Fraktur in sich. Übertriebene Extension führt zur Drosselung der Durchblutung infolge konzentrischer Dauerspannung des Weichteilmantels und zu ausbleibender Recalcifizierung. Der schädliche Effekt wirkt sich vor allem in Knochenabschnitten mit an sich schon ungünstigen Blutversorgungsverhältnissen (z. B. mittleres Drittel der Tibia) aus. Aus diesen Gründen ist Extensionsbehandlung als Dauermaßnahme und außerdem jede Hyperextension dringend zu vermeiden.

3. *Unzulängliche Ruhigstellung:* zum sicheren Schutz der initialen Heilungsvorgänge ist absolute Ruhigstellung durch genügend große Stützverbände und ununterbrochene Ruhigstellung bis zur sicheren Konsolidation notwendig. Als Faustregeln können gelten:
Die der Fraktur benachbarten Gelenke müssen unbedingt in die Verbandanordnung mit einbezogen sein (vgl. Abb. 561, 562, 563, 565). Die Ruhigstellung muß ohne Unterbrechung fortgesetzt werden bis klinisch und röntgenologisch völlige Konsolidation erreicht ist. Auch beim Wechsel der Verbandanordnung ist jede Beanspruchung der Frakturstelle zu vermeiden; denn jegliche Beunruhigung hindert den Reparationsvorgang. Sichere Zeitgrenzen für eine zuverlässige Heilung lassen sich nicht angeben. Die erfahrungsgemäß erforderlichen Heilungszeiten für die einzelnen Frakturformen (s. oben!), sind daher nur ungefähre Anhaltspunkte. Im Einzelfall können sehr viel kürzere und (öfters) viel längere Fristen erforderlich werden. Verfrühte Abnahme des Stützverbands oder Verkleinerung der Stützverbände kann ein Rezidiv der reaktiven Hyperämie hervorrufen und einen bereits calcifizierten Callus wieder zur Decalcifizierung und Resorption bringen. Besonderes Augenmerk ist auf die Ausschaltung der Rotations- und Abscherungsbewegungen im Stützverband zu richten. Rotationskräften besonders unterworfene Knochenabschnitte sind Vorderarm, Tibiaschaft, Kahnbein, Schenkelhals; ferner mit Osteosynthese behandelte Frakturen, bei welchen im Vertrauen auf die Wirksamkeit der stabilen Osteosynthese eine äußere Schienung durch genügend großen Gipsverband unterlassen wurde. Andererseits müssen alle nicht im Stützverband immobilisierten Gelenke so frühzeitig als möglich funktionell gebraucht werden. Es ist eines der größten Probleme der Frakturbehandlung gleichzeitig absolute Immobilisierung der Fraktur und aktive Bewegungstherapie des Gesamtkörpers zu verwirklichen.

4. *Infektion:* schwerere Infektion führt lediglich zur verzögerten Heilung, nicht jedoch zur Nichtheilung. Diese ist vielmehr die Folge einer mangelhaften Ruhigstellung, welche möglicherweise aus Gründen der Infektionsbekämpfung verabsäumt oder nicht ausreichend möglich war. Infizierte Knochenbrüche bedürfen daher einer besonders langen ununterbrochenen Ruhigstellung. Die Verbandsanordnung ist deshalb so zu wählen, daß die Forderungen einer absoluten Ruhigstellung bei genügender Drainage und Zugänglichkeit der Wunde *gleichzeitig* erfüllt werden. Längere Zeit bestehende Röhrenfisteln sind das Zeichen für eine *Sequestrierung.* Sequester im Bereich einer infizierten Fraktur sollen *frühzeitig* entfernt werden, weil sie eine entzündliche Hyperämie und Decalcifizierung unterhalten. Lediglich ausgedehnte Totalsequester ganzer Schaftabschnitte machen hier eine Ausnahme. Sie müssen bis zur Ausbildung einer tragfähigen Callusbrücke (Totenladenbildung) belassen werden.

5. *Weichteilzwischenlagerung (Interposition):* Einklemmung von Muskel, Fascie oder Sehnen und Nerven in den Frakturspalt hindert die Ausbildung eines kontinuierlichen Frakturhämatoms und damit das Zustandekommen eines ossifizierbaren Mediums zwischen den Fragmenten. Heilung kann erst nach operativer Entfernung des störenden Interpositums erfolgen (vgl. unten! Reposition).

VI. Therapie

Oberster Grundsatz ist die Erhaltung des Lebens, sodann die Erhaltung des verletzten Körperteils und schließlich die Wiederherstellung möglichst vollständiger Funktion.

Jeder Arzt muß Knochenbrüche erkennen und zweckentsprechend behandeln können: krumme und versteifte Glieder sind eine schlechte Empfehlung für den Arzt, und der Schaden für Patient und Allgemeinheit (Kranken-, Unfall- und Invalidenversicherung!)

kann bei unrichtiger Behandlung bedeutend sein (zwei Drittel aller Unfallrenten betreffen Frakturen!). Die Zunahme der Verkehrsverletzten und Unfalltoten (z. B. von 1950–1954 in der Bundesrepublik für die Verletzten um 105%, für die Toten um 83%) und die Zahl der vermeidbaren Behandlungsfolgen sind so alarmierend, daß sich für schwerere Fälle die sofortige Facharztüberweisung bzw. Aufnahme in spez. *Unfallstationen* empfiehlt. Letztere sollen den großen Kliniken oder Schwerpunkt-Krankenhäusern angegliedert sein.

Die völlige, räumliche und fachliche Abtrennung der Unfallheilkunde von der Chirurgie ist im allgemeinen nicht gutzuheißen, weil etwa 15–20% der schweren Unfälle die Zuziehung eines oder mehrerer chirurgischer Spezialärzte (Neuro-Bauch-Thorax-Kieferchirurg, Urologe, HNO-Kiefer- oder Augenfacharzt) bzw. die gleichzeitige Behandlung durch einen oder mehrere von ihnen erforderlich machen. Am zweckmäßigsten ist die räumlich und fachlich enge Zusammenarbeit der chirurgischen Teilgebiete, am besten durch Zusammenschluß in einem Schwerpunkt-Krankenhaus bei weitgehender Selbständigkeit der einzelnen Fachvertreter. Für bestimmte Frakturen schreiben die Versicherungsträger (Berufsgenossenschaften) das sog. *„Durchgangsarztverfahren"* vor. Es besteht darin, daß alle Verletzten so rasch wie möglich einen bestimmten Facharzt für Chirurgie aufzusuchen haben, welcher entscheidet, ob die Behandlung durch einen praktischen Arzt oder einen Facharzt durchgeführt werden soll. 70–75% der leichter Verletzten sollen dabei in Behandlung des praktischen Arztes bleiben. Für den praktischen Arzt läßt sich im allgemeinen, wenigstens für die typischen Frakturen ein schematischer Behandlungsvorschlag aufstellen; dagegen sind die atypischen Frakturen als solche zu erkennen und besonders zu behandeln.

Die Aufgaben der Therapie sind zweifache: 1. *anatomische* Heilung, d. h. in bestmöglicher Stellung und 2. *funktionelle* Heilung, d. h. mit bester Gebrauchsfähigkeit. Erstere wird im wesentlichen erreicht durch *Reposition* (genauestens unter Röntgenkontrolle und baldmöglichst, dies wegen der bald einsetzenden und sich immer mehr steigernden Muskelretraktion) und *Retention* mit immobilisierenden (Lagerungs-, Schienen-, Gips- oder Streck-) Verbänden in Form zuverlässiger Ruhigstellung bei richtiger Stellung wiederum unter Röntgenkontrolle, letztere durch die *aktive Übungsbehandlung*, welche sich vor allem gegen Muskelschwäche und Gelenksteifigkeit wendet. In letzterer Hinsicht am weitesten geht unter Verwerfen aller oder doch jeder längeren Ruhigstellung die *Übungs-* oder *französische Methode* (Lucas-Championnière: „Bewegung ist Leben"). Heutzutage ist ein Mittelweg üblich, wobei man eine gute *anatomische* Heilung durch entspr. Verband und daneben durch aktives Übenlassen (aber nicht erst nachher, sondern – unter häufigerem Wechseln des Gips- oder Schienenverbands oder im Streckverband – von vornherein) auch eine gute *funktionelle* Heilung erstrebt. Jedenfalls ist die früher einmal beliebte Methode, einen Knochenbruch bis zur völligen Konsolidation im fixierenden Verband zu belassen, ohne die frei bleibenden Gliedmaßenabschnitte aktiv bewegen zu lassen, heutzutage aufgegeben, ja als fehlerhaft anzusehen. Bei manchen Brüchen, namentlich bei solchen alter Leute, steht die funktionelle Therapie von vornherein im Vordergrund. Dagegen braucht man bei jugendlichen, spez. kindlichen Patienten nicht allzu ängstlich mit der Ruhigstellung zu sein, muß aber auch bei manchen Gelenkbrüchen (z. B. am Ellenbogen) vor allzufrüher und allzu intensiver Übungsbehandlung meist warnen. Jedenfalls soll man bei der Ruhigstellung nur die benachbarten Gelenke fixieren, und diese auch in Normalhaltung und nicht unnötig lange. Manche Brüche, insonderheit unvollständige (Fissuren), aber auch gewisse vollständige Brüche, namentlich solche mit Einkeilung (Wirbelbrüche und Beckenbrüche), lassen sich rein *funktionell* behandeln unter völligem Verzicht auf die absolute Ruhigstellung im Verband.

Die Behandlung setzt sich demnach zusammen aus 1. *Reposition*, 2. *Retention* und 3. *Übungsbehandlung*.

a) Reposition (Brucheinrichtung). *Grundsätze: 1. Ausschalten des Muskelkrampfs durch Beseitigung der Schmerzen* (am einfachsten durch örtliche oder Leitungsanästhesie, in schwierigen Fällen durch Allgemeinnarkose)!

2. Ausschalten übermäßiger Muskelspannung durch Lagerung der verletzten Gliedmaße in Mittelstellung ihrer sämtlichen Gelenke!

3. Einstellen des peripheren Bruchstücks in jene Richtung, in welche das zentrale Bruchstück zeigt! Bei Mittelstellung der Gelenke sind Strecker und Beuger gleichmäßig entspannt; der Ausgleich einer *Längsverschiebung* gelingt daher in Mittelstellung durch verhältnismäßig geringen Kraftaufwand. *Beispiele:* bei Adduktionsbruch des Collum humeri ist das proximale Fragment bis zu 90° abduziert und bis zu 90° außenrotiert, ferner 30–60° antevertiert. Zur Reposition ist es daher erforderlich, den ganzen Arm in diese Stellung zu bringen. Bei der *suprakondylären Extensionsfraktur* des Oberarms steht das periphere Bruchstück in Beugung und Varusstellung. Die Dislokation kommt durch die Anspannung der Pronatorengruppe des Vorderarms zustande. Zur Reposition ist Beugung des Ellenbogengelenks im rechten Winkel und starke Pronation des Vorderarms notwendig. Hierdurch werden die Muskeln entspannt, die Bruchstücke eingerichtet und Gefäße und Nerven aus ihrer Drosselung bzw. Überdehnung befreit, so daß Durchblutungsstörungen und ischämische Muskelkontrakturen vermieden werden.

4. *Entsprechend starker Zug und Gegenzug!* α) *Einmaliger Zug:* durch Hand-, Flaschenzug oder Schraube wird ein langsamer, stetiger und kräftiger Zug auf das periphere Bruchstück ausgeübt. Um die Stetigkeit des Zugs zu gewährleisten, ist es zweckmäßig, den *Zug direkt am Knochen* mit Hilfe eines Extensionsdrahts, eines Knochennagels oder einer Schraube angreifen zu lassen; denn der Zug muß nach gelungener Einrichtung so lange anhalten, bis die retinierende Verbandanordnung angelegt und diese die Aufrechterhaltung der Zugwirkung sicher übernehmen kann.

β) *Dauerzug:* (besonders geeignet für die Behandlung von Ober- und Unterschenkelbrüchen). Durch ihn wird nicht nur der Verkürzungsausgleich erreicht, sondern er wird so lange aufrecht erhalten, bis die Bruchstücke so fest miteinander verwachsen sind, daß ein seitliches Abgleiten nicht mehr möglich ist. Der Reposition durch Zug und Gegenzug kann die *Zwischenlagerung von Weichteilen* entgegenstehen. Sie ist sehr viel seltener, als häufig angenommen wird. Wenn das Repositionsmanöver richtig und nach anatomischen Gesichtspunkten erfolgt, schlüpfen die Bruchstücke meist durch die Weichteillücken, welche sie gebohrt haben, zurück und die Muskelzwischenlagerung wird durch das Repositionsmanöver beseitigt. *Seitenverschiebungen* verschwinden nach dem Verkürzungsausgleich häufig von selbst (spez. bei Schaftbrüchen), weil sich der elastische Muskelmantel um die Bruchstücke legt und sie nach Ausgleich der Verkürzung in die richtige Lage bringt. Ein zu starker Dauerzug kann diesem Vorgang entgegenstehen und sollte daher vermieden werden. Bei Querbrüchen mit langen Bruchzacken gelingt der Ausgleich einer Seitenverschiebung nur durch *Verstärkung der Achsenknickung.* Mit einfachem Längszug ist hierbei infolge der hemmenden Kraft von Muskeln, Nerven und Gefäßen häufig keine Reposition zu erzielen. Die Einrichtung gelingt in einfacher und schonender Weise, wenn das periphere Bruchstück zum rechten Winkel abgeknickt und dann so weit nach distal verschoben wird, bis sich beide dorsalen Bruchkanten berühren. Wird jetzt das periphere Bruchstück volar geknickt, so legen sich die Bruchflächen genau aneinander. Verschiebungen bis zu voller Schaftbreite sind im Bereich des Oberschenkels und Oberarms in der Regel funktionell und kosmetisch belanglos, wenn keine Achsenknickung, keine Dislocatio ad peripheriam und keine Dislocatio ad longitudinem bestehenbleibt. Es ist daher u. U. besser, solche Verschiebungen bestehenzulassen, als daß eine übermäßig gewaltsame Reposition erzwungen wird.

Zeitpunkt der Reposition: die *sofortige Einrichtung* ist das einfachste und beste. Sie ist jedoch nur dann zweckmäßig, wenn im Anschluß an die Reposition sofort ein zuverlässig retinierender Verband angelegt werden kann. Dringend notwendig ist die *sofortige Einrichtung* bei geschlossenen Brüchen mit starker Dislokation, bei welchen ein Bruchstück die Haut zu durchbohren droht; ferner bei Druck eines Bruchstücks auf den Nerven-Gefäßstrang und bei Brüchen spongiöser Knochen (Fersenbein, Wirbelkörper, Gelenkenden der langen Röhrenknochen). Bei gewöhnlichen Brüchen ohne derart drohende Gefahren genügt es, notfalls zunächst nur die gröbsten Deformitäten auszugleichen und unter leichtem Zug einen provisorischen Schienenverband zum Transport und zur vorläufigen Lagerung anzulegen. Dies gilt besonders auch für Schußbrüche. Bei *komplizierten Brüchen* ist die sofortige Reposition nur erlaubt, wenn gleichzeitig eine komplette Primärversorgung der Wunde (möglichst innerhalb der ersten 6 Stunden) ausgeführt und der Bruch reponiert und retiniert werden kann.

5. *Erzeugen einer entsprechenden Verkürzung* ist eine der wichtigsten Aufgaben der Knochenbruchbehandlung. Durch reaktive Hyperämie und Decalcifizierung wird von jedem Bruchende ein Stück von 1–3 mm Länge resorbiert. Die Fragmente müssen daher Gelegenheit haben, zusammenzurücken. Die Reposition muß also bestrebt sein, bei jedem Knochenbruch gleichzeitig eine Verkürzung von 1–10 mm zu erzielen und jede Verlängerung peinlich zu vermeiden. Die gefährlichste von allen Verschiebungen ist die

Dislocatio ad longitudinem cum distractione. Übermäßig starker und zu lange fortgesetzter Dauerzug ist der Frakturheilung hinderlich. Jede Verlängerung, welche zum Zwecke der Reposition erzeugt wurde (spez. zum Ausgleich von Seitenverschiebungen), muß sofort beseitigt werden, sobald die Reposition gelungen ist. Drahtextensionsverbände Tennisschlägerverband, Transfixationsverbände oder Osteosynthesen, welche das spontane Zusammenrücken der Bruchstücke verhindern, sind daher schädlich; denn sie verhindern das Zusammenrücken der Bruchstücke und verursachen chronische Durchblutungs- und Ernährungsstörungen infolge Gefäßspasmen, deren Folge eine *Dystrophie der gesamten Gliedmaße* ist. Weitere schädliche Folgen einer Distraktion sind: verzögerte Callusbildung, Refraktur, Pseudarthrose, Sudeck-Syndrom (s. dort), Nervenlähmung, Begünstigung von pyogenen Infektionen (Senkungsabscesse) und Sequestration.

b) Retention (Frakturverband). Die exakte Reposition einer Fraktur ist nur dann zweckvoll, wenn im sofortigen Anschluß daran eine zuverlässige Retention der eingerichteten Bruchstücke durch eine zweckmäßige Verbandanordnung (*Retentionsverband*) angeschlossen werden kann. Die Forderung ist oftmals schwierig zu erfüllen, weil der dauernde Muskelzug und die Schwerkraft, besonders bei Schräg- und Splitterbrüchen, nach der Reposition häufig Neuverschiebungen verursachen. Zweckmäßige Retention ist möglich durch:

1. *Provisorische Verbände* (spez. zum Transport oder zur vorläufigen Ruhigstellung) mittels Schienen aus Holz, Pappe oder Metall (vgl. S. 1804).

2. *Gipsverband:* er ist für alle Brüche, welche nicht besonders zur Verschiebung neigen in Form des sog. „ungepolsterten Gipsverbands" die beste und billigste Stützverbandanordnung. *Vorteile:* ziemlich zuverlässige Retention; absolute Ruhigstellung, sofern der Verband genügend ausgedehnt ist; Schmerzfreiheit infolge Immobilisation der Fraktur; sicherste Infektionsprophylaxe. *Nachteile:* Druckstellen, sofern der Verband flüchtig und technisch unrichtig angelegt wurde; ischämische Störungen des Blutumlaufs durch Einschnüren oder Kompression eines sich im Gewebe ausdehnenden Blutergusses. *Sofortige Spaltung* des erhärteten Verbands der Länge nach kann der Gefahr der Durchblutungsstörung am besten vorbeugen. *Indikation* für sofortige Retention im Gipsverband ist gegeben bei reponierten Brüchen des Mittelfußes, Fußwurzel, Malleolen, Querbrüchen des Unterschenkels, Schenkelhalsbrüchen, Vorderarm-, Ellenbogengelenks- und Oberarmbrüchen, Wirbelbrüchen. Für Unterschenkelbrüche, manche Oberschenkel- und Fersenbeinbrüche ist der Gipsverband nur nach vorausgegangener Dauerzugbehandlung angezeigt.

Abb. 468a u. b. *Drahtextension:* Übliche Drahtbohrstellen am Bein (a) (dick: gebräuchlichste Drahtbohrstellen, dünn: wenig gebräuchliche Drahtbohrstellen, Doppelkontur: atypische Drahtbohrstellen). Übliche Drahtbohrstellen am Arm (b)

3. *Dauerzugverbände. Indikation:* Brüche, welche zu starker Verschiebung infolge kräftiger Muskelwirkung neigen, z. B. Oberschenkelschräg- oder Splitterfrakturen, Unterschenkelschrägfrakturen, Vorderarm- und Oberarmfrakturen, welche durch einmaligen Zug nicht befriedigend reponiert werden können. *Formen:* in der Regel mit

direkt am Knochen angreifendem Zug mittels Nägeln oder Knochendrähten (s. Abb. 468). Die gebräuchlichsten Stellen für das Anlegen einer Drahtextension zeigt Abb. 469 spez. in Form des Drahtextensionsverbands nach *Kirschner*. Seltener als Heftpflaster- oder Trikotschlauchzug (Tubegauze, Stülpa) mit auf der Haut angreifender Zugwirkung. Bei allen direkt am Knochen angreifenden Zugverbänden ist darauf zu achten, daß der Zug nicht zu stark ist, damit es nicht zum länger dauernden Auseinanderweichen der Bruchstücke kommen kann.

4. *Kombinierter Dauerextensions-Gipsverband*. *Prinzip:* ein zur Reposition verwendeter, mittels Knochennagel oder Drahtextensionsbügel direkt am Knochen angreifender Zug wird dadurch aufrecht erhalten, daß bei noch einwirkendem Zug ein Gipsverband angelegt wird, in welchem der Nagel oder Drahtextensionsbügel fest eingebaut wird. *Indikation:* schwere Trümmerbrüche am unteren und oberen Schienbeinende, Oberschenkelzertrümmerungsbrüche, schwere Vorderarmbrüche.

5. *Transfixationsgipsverband*. *Prinzip:* je ein durch das distale und proximale Fragment gelegter Knochennagel oder Extensionsdraht mit Bügel, mit welchem die Reposition (evtl. im Schraubenzugapparat nach *Böhler*) hergestellt wurde, werden bei noch einwirkendem Dauerzug in einen Gipsverband eingebaut und liegengelassen. Auf diese Weise werden die Bruchstücke in indirekte Verbindung mit dem Gipsverband gebracht, wodurch eine Dislokation unmöglich gemacht wird. *Indikation:* nur mit größter Zurückhaltung zu stellen, da die Technik der Verbandanordnung schwierig ist und auf jeden Fall ein Auseinanderweichen der Bruchstücke sorgfältig vermieden werden muß. In Frage kommen Transfixationsverbände bei allerschwersten Trümmer- und Verrenkungsbrüchen im Fußbereich, am Handgelenk und Vorderarm (vgl. Abb. 492).

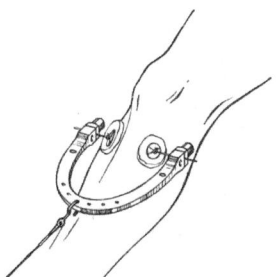

Abb. 469. *Drahtextension* nach *Kirschner*. Die Draht- u. Bügelanordnung in situ an der Tuberositas tibiae. Wichtig ist gute Drahtspannung und Fixierung gegen seitliches Verrutschen im Bohrkanal

6. *Osteosynthese*. *Prinzip:* operative Freilegung der Bruchstücke und Reposition derselben. Das Ergebnis der Reposition wird durch direkte Aneinanderheftung der Bruchstücke mit Metallplatten, Schrauben, Drahtdurchführungen und -umschlingungen, Knochenbolzung u. dgl. gesichert (vgl. unten f, operative Knochenbruchbehandlung).

Dauer der Ruhigstellung: (vgl. S. 1643). Der allgemeine Grundsatz hierfür lautet: eine reponierte Fraktur muß ununterbrochen in guter Stellung retiniert werden, bis sie klinisch und röntgenologisch konsolidiert ist. Die für die verschiedenen Brucharten angegebenen Zeiten für die Heilung stellen nur durchschnittliche Anhaltspunkte dar. Im Einzelfall müssen sie je nach dem Fortschritt der Heilung (laufende Röntgenkontrollen) variiert werden. Im allgemeinen wird die Heilungsdauer zu kurz angegeben und infolge davon die Ruhigstellung oft zu früh (oft auch aus Nachgiebigkeit gegenüber dem auf Verbandentfernung drängenden Patienten!) aufgegeben.

c) **Bewegungs- und Übungsbehandlung.** Der *aktiven Bewegungstherapie* der reponierten und retinierten Frakturen kommt größte Bedeutung zu, weil nur durch sie den unvermeidlichen, schädlichen Nebenerscheinungen einer länger dauernden Ruhigstellung (Zirkulationsstörung, Muskelschwund, Inaktivitätsatrophie von Knochen, Weichteilen und Gelenken) einigermaßen kompensatorisch entgegengewirkt werden kann. *Übungs- und Bewegungsbehandlung* bedeutet die ununterbrochene Fortführung einer vollkommenen Ruhigstellung gut reponierter Bruchstücke bei *gleichzeitiger* aktiver Bewegung aller nicht fixierten Gelenke und des ganzen Körpers *unter Vermeidung jeglicher Schmerzen*. Schmerzen zeigen eine nervös-zentripetale Irritation an. Sie werden am besten durch ununterbrochene Ruhigstellung im zweckmäßigen Stützverband beseitigt. Der *passiven Hyperämie* oder beginnenden *Ischämie* wird am zweckmäßigsten durch aktive Bewegungen der nicht im Verband ruhiggestellten Körperabschnitte begegnet. Hierdurch wird *aktive Hyperämie* erzeugt und den Veränderungen durch Inaktivität vorgebeugt. Zwischenzeitlich kann die arterielle Durchblutung durch entsprechende Hochlagerung auf Schienen (*Braunsche* Schiene, *Kirschner*-Schiene, Abduktionsschiene) unterstützt werden.

Keine Übung darf Schmerzen verursachen (Böhler)! Die Übungen müssen von geschulten Krankengymnasten (tinnen) angeleitet und kontrolliert werden. Kaum ein Verletzter übt spontan! Den aktiven Übungen werden *isometrische Anspannübungen* zur Kräftigung der Muskulatur und *aktive Übungsaufträge gegen steigenden Widerstand* vorausgeschickt. Im einzelnen werden von aktiven Übungen ausgeführt: bei *Schlüsselbeinfrakturen:* Bewegungen sämtlicher Gelenke beider Arme, von den Fingern beginnend und bei der Schulter aufhörend. Ferner Übungen am waagerechten Rollenzug, welcher auch mit dem verletzten Arm betätigt wird. Nach entsprechender Kräftigung des Arms treten Übungen am *senkrechten Rollenzug* hinzu.

Bei *Schenkelhalsbrüchen:* Bewegungen der Zehen und Sprunggelenke bereits vor der Operation. Nach der Operation Lagerung des Beins auf einer verstellbaren Beinschiene und Beginn mit aktiven Übungen im Sinne der Kniebeuge und der Innen- und Außenrotation der Hüftgelenke. Im Laufe der zweiten postoperativen Woche sind auf diese Weise alle Gelenke aktiv beweglich.

Bei *Oberschenkelbrüchen: im Drahtextensionsverband* Bewegungen des Fußes im Sprunggelenk und des Hüftgelenks durch Aufsetzen und Flachliegen. Nach 3–4 Wochen Kniegelenkbewegungen bis zu einem Beugewinkel von 90°, zunächst passiv mit Hilfe eines Rollenzugs, später selbsttätig. Ganz besondere Bedeutung kommt den *Quadrizepsübungen*, d. h. aktiven Anspannungsübungen im Sinne der Kniestreckung, zu. Bei marknagelten Oberschenkelfrakturen können die aktiven Übungen meist unverzüglich begonnen werden und gewöhnlich schon nach einer Woche alle Gelenke selbsttätig bewegt werden. Zur Übung des gesunden Beins dient ein sog. „Bergsteigeapparat" (nach *Ansinn*). Bei Oberschenkelbrüchen in *Gips- und Schienenverbänden* beugt kräftige Anspannübung des Quadrizeps einer Kniegelenksteife vor.

Bei *Unterschenkelbrüchen:* im Extensionsverband werden besonders die Zehen vom ersten Tag an aktiv bewegt.

Bei *Knöchelbrüchen:* möglichst frühzeitiges Anlegen (nach Abklingen der Schwellung) eines *Gehgipsverbands*, in welchem der Verletzte schon nach den ersten Tagen schmerzfrei belasten kann.

Bei *Fingerbrüchen:* aktive Bewegungen aller nichtverletzten Finger vom 1. Tage an im vollen Umfange. Die nichtverletzten Finger dürfen daher nicht in die retinierende Verbandsanordnung mit einbezogen werden; gleichzeitig Bewegungen des Vorderarms, Ellbogengelenks und Schultergelenks.

Bei *Brüchen der Mittelhand, der Handwurzel und des unteren Vorderarmendes:* retinierender Verband von den Zwischenfingerfalten bis zum Ellbogen bei Mittelstellung des Handgelenks und des Vorderarms und aktive Bewegungen von Fingern, Ellbogengelenk und Schultergelenk vom ersten Tage an. Spez. auch Faustschlußübungen durch Zusammenpressen eines Gummischwamms oder Gummiballs mit der verletzten Hand.

Bei *Brüchen des Vorderarms, Ellbogens und peripheren Oberarmendes:* retinierender Verband von den Zwischenfingerfalten bis zum oberen Oberarmdrittel bei gleichzeitiger Mittelstellung des Vorderarms; Fingerübungen, Rotationsübungen des Schultergelenks; nach Freigabe des Ellbogengelenks Pro- und Supinationsübungen evtl. im Pro-Supinationszugapparat. (*Cave!* Überanstrengung!)

Bei *Oberarmbrüchen im unteren und mittleren Drittel und für die isolierten Speichenschaftbrüche:* Ruhigstellung in leichter Supination für die Brüche im oberen Drittel des Vorderarms und in leichter Pronation bei den Brüchen des unteren Oberarmendes. Bewegungen aller frei gelassenen Gelenke vom ersten Tage an. Spez. intensive Rotationsübungen des Schultergelenks.

Bei *Brüchen des zentralen Endes des Oberarms:* retinierender Thoraxabduktionsschienen- oder Gipsverband mit Freilassung der ganzen Hand oder wenigstens der Finger bis zu den Zwischenfingerfalten. Aktive Bewegungen der frei gelassenen Hand und Finger sowie des gesamten Rumpfs und des gesunden Arms und Schultergelenks. Bei geringer Verschiebung und bei alten Leuten *Desault*scher Verband für 8 Tage, in welchem Finger- und Handgelenke in vollem Umfang gestreckt und gebeugt und der Vorderarm gedreht werden kann. Nach Abnahme des *Desault*schen Verbands Übungen am waagerechten und nach weiteren 8 Tagen am senkrechten Rollenzug.

Bei *Wirbelbrüchen:* retinierender Gipsmiederverband und planmäßige aktive Übungen von Armen und Beinen vom 2. Tage an. Kniebeugeübungen, Rumpfstreckung und Beugung, Gewichttragen auf dem Kopf, hängende Übungen an den Ringen (dies gilt selbstredend nur für Wirbelverletzte ohne Lähmung).

d) Massage, passive Bewegungen, Hitzeanwendung und Medikomechanik: Werden bei jeder folgerichtig durchgeführten aktiven Übungsbehandlung, welche der Retentionsbehandlung parallel geht, entbehrlich. In vielen Fällen sind sie geradezu schädlich, da sie Schmerzen verursachen und die aktive Durchblutung und damit die Heilungsvorgänge behindern. Besonders zu warnen ist vor allen rein passiv arbeitenden Apparaten (*Zander*-Apparate) und vor übertriebener Muskelmassage.

e) Behandlungsgrundsätze für komplizierte Frakturen. 1. *Frischer offener Knochenbruch:* der Behandlungsgang besteht in: Schockbekämpfung, Prüfung der Gefäß- und Nervenversorgung, Schmerzbetäubung durch Lokalanästhesie oder Allgemeinnarkose, Röntgenaufnahme in 2 Ebenen, primäre Wundausschneidung (innerhalb der 6–8-Stunden-Grenze; ist diese erreicht oder gerade überschritten, prophylaktische Chemotherapie), bei großen Weichteilwunden Einlegen von Drainagen. In ganz frischen Fällen und makroskopisch voll geglückter primärer Wundversorgung möglichst anatomisch exakte Wiedervereinigung der einzelnen zerstörten Gebilde (Muskulatur, Sehnen, Nerven und evtl. auch Gefäße, Haut), jedoch *primäre Osteosynthese* nur in Ausnahmefällen d. h. bei sehr günstigen Wundverhältnissen, sorgfältige Wiederherstellung des Integuments durch Hautnaht, exakte Reposition der Bruchstücke und vollkommene, nie unterbrochene *Ruhigstellung*, am besten im Gipsverband mit Fensterung über den Wunden (die Fenster zunächst möglichst klein halten); Röntgenkontrollaufnahmen nach der Reposition und im Gipsverband; sofortiges Spalten ungepolsterter „Gipsverbände"; aseptische Wundverbände; lokale und parenterale Chemotherapie, welche je nach dem Verlauf früher oder später (im allgemeinen so früh als möglich) abgesetzt wird; Hochlagerung des verletzten Beins zur Durchblutungsförderung, Gipstrocknung, aktive Übungen aller nicht fixierten Gelenke des ganzen Körpers.

2. *Bei älteren und bereits deutlich infizierten Knochenbrüchen* (älter als 6–9 Stunden): Röntgenaufnahmen in 2 Ebenen bei liegender Verbandanordnung und Einlegen von Drainagerohren nach dem tiefsten Punkt (Cave! jegliche Form von Wundnähten); lediglich die Entfernung von freiliegendem, abgestorbenem Gewebe und von Fremdkörpern, d. h. Wundtoilette, ist erlaubt; breite Incision und Gegenincision bei Abscedierung; evtl. Amputation bei Gangrän, bakterieller und toxischer Allgemeininfektion und anaeroben Infektionen. Sofortiger Beginn mit lokaler und allgemeiner Chemotherapie mit massiver Dosierung; bei schweren Infektionen keine Repositionsmanöver, bei leichteren Infektionen schonende Reposition im Dauerzugverband, welcher direkt am Knochen, jedoch möglichst weit ab von der infizierten Wunde angreifen soll (Cave! Verwendung von Heftpflaster- oder anderen an der Haut angreifenden Zugverbänden); möglichst absolute und ununterbrochene Ruhigstellung im gefensterten oder geschlossenen Gipsverband (seltener im Dauerzugverband); länger dauernde Hochlagerung der verletzten Gliedmaße ist wegen der Gefahr von Eitersenkungen zu vermeiden und Flachlagerung daher vorzuziehen; in späteren Stadien, d. h. nach fortgeschrittener Bruchheilung, schonende Sequestrotomie, sofern von Sequestern eine Eiterung oder Fistelung unterhalten wird.

3. *Besonderheiten bei Gliedmaßen-Schußbrüchen:* jeder Schußbruch stellt eine spez. Form eines besonders infektionsgefährdeten Knochenbruchs dar. Während Schußbrüche durch *Infanteriedurchschuß* als einfache, frische oder ältere, komplizierte Knochenbrüche aufgefaßt werden dürfen, besteht bei Schußfrakturen durch *Granatsplitter oder Explosivgeschosse* mit starker Weichteil- und Knochenzertrümmerung stets erhöhte Infektionsgefahr spez. durch Anaerobier. Schwierige und lang dauernde Repositionsmanöver sind zu unterlassen. Allenfalls ist *schonende Reposition* im Dauerzugverband erlaubt, jede Form der frühzeitigen Osteosynthese verboten! Das Schwergewicht der Therapie liegt jedoch weniger in einer exakten Reposition als in einer sofort einsetzenden, möglichst *absoluten Immobilisierung* im Gipsverband, auch Drahtzug-Gipsverband mit Fensterung über evtl. vorhandenen Wunden und Eiterableitung durch Drainage am tiefsten Punkt bei allen älteren, bereits deutlich infizierten Schußbrüchen. *Wundversorgung:* bei glatten Infanteriedurchschüssen zu unterlassen; aseptischer Verband. *Bei Steckschüssen:* ist die Geschoßentfernung nur angezeigt, wenn sie ohne breitere Freilegung möglich ist. Tiefliegende Steckgeschosse werden belassen; sie heilen fast stets glatt ein oder können bei lokaler Abszeßbildung im Zuge einer gezielten Abszeßincision entfernt werden. *Große und zerklüftete Weichteilwunden:* primäre Wundausschneidung ist anzustreben; primäre Wundnaht jedoch äußerst riskant und darum besser zu unterlassen. Allenfalls ist eine Verkleinerung der Weichteilwunde durch einige Situationsnähte bei gleichzeitigem Einlegen einer Drainage erlaubt. *Ältere und bereits deutlich infizierte Weichteilwunden:* es wird lediglich eine *Wundtoilette* ausgeführt und für sorgfältige Drainage gesorgt.

Chemotherapie: in jedem Fall von Schußfrakturen zusätzliche, massive, lokale und allgemeine Chemotherapie.

f) Operative Knochenbruchbehandlung (Osteosynthese): I. Allgemeines: die operative Reposition von frischen und älteren Frakturen ist kein dringlicher Eingriff und darf deshalb nie im Schockzustand und meist nicht primär ausgeführt werden. Auch für die Osteosynthese gilt, daß sie in einer Art und Weise ausgeführt werden muß, welche den Bruchstücken Gelegenheit gibt, zusammenzurücken, so daß eine Verkürzung von 1–10 mm möglich wird. Unter keinen Umständen darf durch die Osteosynthese eine Verlängerung des Knochens über längere Zeit aufrecht erhalten werden. Außerdem ist stets zu beachten, daß auch der Knochen ein durchblutetes Organ ist und daß eine dauernde Störung der Durchblutung zu einer avaskuläre Nekrose des betreffenden Knochenabschnitts führen kann. Daher sind Osteosyntheseverfahren, welche die Fragmente unter übermäßigem Druck zusammenpressen, einer komplikationslosen Bruchheilung eher hinderlich als förderlich (z. B. Drahtumschlingungen, welche die Knochenbruchflächen mit übergroßer Kraft aufeinanderdrücken und die in der Drahtschlinge gefaßten Knochenabschnitte infolge der Dauerpreßwirkung zum Absterben bringen). Der früher allerorts vertretene Standpunkt, daß jede Osteosynthese bereits am Ende der Operation eine absolut sichere Stabilität (stabile Osteosynthese) gewährleisten müsse, ist heutzutage zugunsten der sog. *dynamischen Osteosynthese* verlassen worden. Dynamische Osteosynthese bedeutet Fixierung der Knochenbruchstücke in solcher Weise, daß die Fraktur einerseits durch eingebrachte Fremdkörper möglichst zuverlässig reponiert und retiniert wird und andererseits die Heilungsvorgänge durch ungestörte Durchblutung und durch die Einwirkung funktioneller Reize (Stauchung, Belastung, Ausnutzung der Muskelzugwirkung) begünstigt werden. Von den vielen Verfahren der Osteosynthese erfüllt die Fixierung durch *Rushpin* diese Forderungen am ehesten. Wegen der vielfachen Gefahren, welche der Bruchheilung durch jede Osteosynthese drohen, ist die Indikation nicht schematisch zu stellen, sondern jedem einzelnen Falle anzupassen. Im Ganzen gesehen, wird die Indikation jedoch heute weiter gestellt, als noch vor 1 oder 2 Jahrzehnten.

Indikation und Kontraindikation (spez. zur Osteosynthese frischer, geschlossener Knochenbrüche).

a) *Brüche, bei welchen die Reposition und Retention nur auf operativem Wege möglich ist:* hierzu gehören: α) *Abrißbrüche mit Diastase:* Olecranon (mit Drahtnaht oder Nagel); Patella (mit Seide oder Drahtnaht); Ausriß aus der Tuberositas tibiae (mit Nagel oder Schraube); Fibulaköpfchen (mit Drahtnaht); Fersenbeinhöcker (mit Drahtnaht oder Nagel).

β) *Brüche mit Zwischenlagerung von Weichteilen oder Knochenbruchstücken,* z. B. Malleolenfrakturen (mit Seide, Draht, Nagel oder Klammerung).

γ) *Gelenkbrüche mit Umkippung oder völliger Dislokation der Bruchstücke:* Oberarmkopf (in Ausnahmefällen Nagelung) Capitulum humeri (Exstirpation), Epicondylus humeri lat. (mit Nagel, Draht oder Schraube), Capitulum radii (häufig Resektion, auch Nagelung), Condylus femoris (mit Nagel oder Schraube), Impressionsbrüche des Schienbeinkopfs (mit Knochenspan), Spaltbrüche des Schienbeinkopfs (mit Nagel), manche Knöchelbrüche (mit Schraube oder Draht), manche Fersenbeinbrüche (mit Knochenspan).

δ) *Manche Querbrüche der Metacarpalia und -tarsalia:* mit Verschiebung um volle Schaftbreite und Verkürzung (blutige Reposition ohne Knochennaht, evtl. Marknagelung).

ε) *Irreponible Luxationen:* Ellbogenverrenkung mit Abriß und Interposition des Epicond. med; Daumengrundgelenk mit Einklemmung der Sesambeine; Hüftgelenk mit Abbruch des hinteren Pfannenrands und Verlagerung ins Gelenk; Kniegelenkbruch mit Abriß und Zwischenlagerung der Gelenkkapsel; vollständige Verrenkung des Talus oder des Taluskörpers allein und Verrenkungen des Fußes unter dem Talus nach außen. Bei den Luxationen ist gewöhnlich nur die Einklemmung zu lösen, Nähte sind in der Regel nicht notwendig.

ζ) *Luxationsfrakturen der Wirbelsäule* mit Verhakung der Gelenkfortsätze und Kompressionsmyelitis, wenn die unblutige Reposition nicht gelingt.

η) *Impressionsfrakturen der Schädelkalotte.*

b) *Brüche, bei welchen Heilung und Funktion auf operativem Wege rascher und sicherer erzielt werden kann,* als auf konservativem Wege: α) *Mediale, nicht eingekeilte Adduktionsbrüche des Schenkelhalses* (extraartikuläre Nagelung nach *Sven Johannsen*).

β) Die meisten *Querbrüche des Oberschenkelschafts* (Marknagelung nach *Küntscher* oder *Rushpinnung*).

γ) Brüche des *vorderen oder hinteren Volkmannschen Dreiecks* an der distalen Tibiaepiphyse mit Luxation des Fußes nach vorn oder hinten (Nagel oder Schraube).

c) *Brüche, bei welchen die Reposition und Retention mitunter Schwierigkeiten bereitet:* z. B. manche Unterschenkel- und Vorderarmbrüche.

d) *Brüche, bei welchen die operative Reposition meist schadet* (Kontraindikation zur Osteosynthese):

α) *Alle Brüche bei Kindern*, mit Ausnahme des Condylus hum. lat.

β) Schulterblatt- und die meisten Schlüsselbeinbrüche.

γ) Kahnbeinbrüche der Hand.

δ) Fingerschaftbrüche.

ε) Gewöhnliche Beckenbrüche.

ζ) Eingekeilte Abduktionsbrüche des Schenkelhalses.

η) Abrißbrüche des Kahnbeinhöckers des Fußes.

ϑ) Abrißbrüche der Basis metatarsalis V.

Gefahren der Osteosynthese: 1. *Schwere Komplikationen durch Operieren im Operationsschock.* Da die *Osteosynthese niemals ein dringlicher Eingriff* ist, soll sie nicht im primären Schockzustand ausgeführt werden, spez. nicht bei Brüchen des Oberschenkels, bei Doppel- und Mehrfachfrakturen. Eine Osteosynthese ist frühestens nach völliger Stabilisierung der Kreislaufverhältnisse erlaubt und dann nur bei den obengenannten Indikationen (a–c) zu erwägen.

2. *Schädigungen durch mangelhafte Technik:* sind sehr häufig durch Fehlen des notwendigen Instrumentariums, durch unzulängliches Material oder unzweckmäßige Anwendung des Instrumentariums hervorgerufen. Operative Knochenbruchbehandlung erfordert spez. Verständnis für Mechanik und Statik sowie laufende Überholung bzw. Ergänzung der Instrumente. Im besonderen ist vor jeder Osteosynthese die Vollständigkeit und Eignung des Instrumentariums für den geplanten Eingriff zu prüfen und vorzubereiten.

3. *Schädigung durch Infektion:* besonders große Infektionsgefahr besteht bei Knochenbrüchen mit schwerer Weichteilschädigung und bei den meisten offenen Brüchen. In solchen Fällen ist es daher besser, auf eine operative Freilegung der Fraktur und auf das Einbringen von Fremdkörpern zu verzichten. Auch bei geschlossenen Brüchen kann die Anwesenheit großer Fremdkörper, vor allem wenn gleichzeitig schlecht durchblutete oder stark geschädigte Weichteile vorliegen, die Ansiedlung von pathogenen Keimen fördern und eine Infektion hervorgerufen werden. Blutige Knochenbruchbehandlung sollte daher nur bei absolut zuverlässiger Asepsis und von Chirurgen mit spez. Erfahrung auf diesem Gebiet betrieben werden. Bei veralteten und schlecht geheilten Brüchen sowie bei Pseudarthrosen nach geschlossenen Brüchen ist die Infektionsgefahr geringer, weil die Weichteilzerreißungen geheilt, die Durchblutung wieder normalisiert und die Gefahr einer wiederaufflackernden Infektion gering ist, sofern der Zeitpunkt der Operation nicht zu frühzeitig gewählt wird (nicht vor 3–4 Monaten).

4. *Schädigung durch chemische und elektrolytische Fremdkörperwirkung:* metallische Fremdkörper werden im Körper schlecht vertragen, wenn sie oxydierbar sind und deshalb rosten. Sie führen zu einer *rarefizierenden Ostitis* in ihrer Umgebung. Der sich lockernde Fremdkörper ruft Fistelbildung und Spätinfektion hervor, welche erst zum Stillstand kommt, wenn der Fremdkörper wieder entfernt wurde. Seit der Verwendung korrosionsfreier Stahlarten (*V 2 A-Stahl* von Krupp oder *AS 2- und AS 4-Stahl* von Böhler mit einem Chromgehalt von 18% und Nickelgehalt von 8%, evtl. mit Molybdänzusatz) sind die Fremdkörperreaktionen wesentlich geringer geworden. Ursache der Unverträglichkeit ist eine *elektrolytische Reaktion* zwischen dem eingeführten Metall und den organischen Säuren der Gewebssäfte. Besonders stark ist die elektrolytische Reaktion, wenn zwei verschiedenartige Metalle gleichzeitig nebeneinander in den Körper eingebracht werden, selbst wenn jedes Metall für sich gut verträglich ist. Auch die Form und der zuverlässige Sitz von Platten, Nägeln und Schrauben sowie ihre Stärke und Härte sind bedeutungsvoll. Plexiglas ist gut verträglich. Jedes in der Knochenchirurgie verwendete Material soll *amagnetisch* sein. *Plexiglas und Vitallium* sind die bestverträglichen Materialien, welche in der operativen Knochenbruchbehandlung derzeit Verwendung finden.

5. *Gefahr der verzögerten Callusbildung und Pseudarthrose:* die Callusbildung wird in der Regel durch eine Osteosynthese verzögert. Pseudarthrosen sind daher nach der Osteosynthese häufiger als nach konservativem Vorgehen. Die Ursachen dafür sind:

α) Die mechanische Entfernung des Frakturhämatoms, welches normalerweise den Aufbau des Callus einleitet.

β) Die Verhinderung des Zusammenrückens der Bruchstücke durch Platten und Schrauben oder durch Drahtumschlingungen. Hierdurch wird das Eintreten einer entsprechenden Verkürzung verhindert.

γ) Mangelhafte Technik, z. B. durch Verwendung zu kurzer Schrauben, Platten, Nägel, zu schwacher Drähte oder anderen ungeeigneten Instrumentariums.

δ) Abschnürung des Knochens durch zirkuläre, mit übergroßer Gewalt angelegte Bänder oder Drahtumschlingungen an den für eine Durchblutungsstörung besonders empfindlichen Stellen, z. B. im peripheren Viertel der Tibia und der Ulna.

ε) Infektion und vermehrte Resorption der Bruchenden und Defektbildung durch Abstoßung von Sequestern.

ζ) Chemische und elektrolytische Vorgänge bei Verwendung nicht korrosionsfreien Materials.

Zeitpunkt der Operation: innerhalb der ersten Stunden nach der Verletzung, wenn kein schwerer Shockzustand, keine zu starke Weichteilzertrümmerung mit Bluterguß, d. h. keine nennenswerte Weichteilschwellung aufgetreten ist. Sind diese Symptome vorhanden, warte man bis zum 5.–10. Tag ab, d. h. bis die Schwellung abgeklungen und Hautabschürfungen bzw. kleinere Wunden trocken überhäutet sind.

II. Häufigste Verfahren der Osteosynthese. a) Bei frischen Frakturen:

α) *Blutige Reposition. Definition:* sparsame Freilegung der Frakturstelle und Aufeinanderstellen der Frakturenden ohne weitere Fixierung durch einen Fremdkörper. Die Retention wird durch die Zug- bzw. Druckwirkung des Weichteilmantels und durch zusätzliche äußere Schienung, am besten mit Hilfe eines ungepolsterten Gipsverbands gesichert. *Indikation* (s. vorn): nur dort gegeben, wo die Frakturform eine gewisse Verzahnung der Fragmente ermöglicht. Brüche mit glatten oder schrägen Frakturlinien mit ihrer Neigung abzurutschen, scheiden daher von vornherein aus. *Technik:* ausreichend langer Hautschnitt über der Frakturstelle, jedoch unter Berücksichtigung der anatomischen Gegebenheiten, d. h. der Zugangsweg soll möglichst gewebsschonend sein und die Tangierung wichtiger Gebilde (spez. Gefäßnervenbündel) vermeiden. Der primäre Wundverschluß nach der Operation ist anzustreben; evtl. Laschendrainage für 24 Stunden.

β) *Drahtnaht und Drahtumschlingung. Definition:* bei der *Drahtnaht* werden die Fragmente durchbohrt und ein Knochendraht durch sie hindurchgezogen. *Indikation:* zur Adaptation der Fragmente bei Abrißfrakturen (Patellar- und Olecranonfraktur); an den langen Röhrenknochen gibt die Drahtnaht keinen genügenden Halt, allenfalls in Form der anderthalbfachen Umschlingungsnaht mit Durchbohrung des Knochens und einmaligem Durchführen des Drahtes durch das Bohrloch (z. B. zur Spanfixierung bei Spanplastiken). *Drahtumschlingung: Definition:* zirkuläres Herumführen einer oder mehrerer Drahtschlingen um den Knochen und Zudrehen der Drahtenden unter so starker Spannung, daß sich der Draht eng an den Knochen anlegt. *Indikation:* Schräg- und Schrauben- oder Drehbrüche der langen Röhrenknochen mit stufenförmiger Anfrischung. *Technik:* Freilegen der Frakturstelle, Reposition der Bruchenden und genaue Adaptation der Fragmente mit Hilfe einer kräftig und elastisch fassenden Knochenzange (nach *Lane*); Herumführen eines oder mehrerer Drähte mit einer Unterführungsnadel dicht um den Knochen (*Cave!* Mitfassen von Gefäßen oder Nerven); Fassen beider Drahtenden mit den Händen und Zusammendrehen beider Drähte unter möglichst großer Anspannung; Abschneiden der Drahtenden und Einbiegen des Drahtstumpfs. Zur Erzielung starker Drahtspannung und absolut festen Sitzes des Drahts können verschiedene Drahtspanninstrumente (nach *Kirschner, König, Leemann*) verwendet werden. Die Instrumente besitzen den Vorteil, einen absolut festen Drahtsitz zu erzielen. Bei Übertreibung der Spannungsfixation (z. B. mit dem Falzspanner (s. Abb. 470) nach *Leemann*, mit welchem Kräfte bis zu 120 kg erzeugt werden können), besteht die Gefahr, daß durch überstarke Preßwirkung eine avaskuläre Nekrose des in der Drahtschlinge gefaßten Fragments entsteht. Daher darf niemals zu starker Druck ausgeübt werden!

γ) *Knochennagel und Knochenschraube. Definition:* Fixierung von Abrißfrakturen oder kleineren abgesprengten Fragmenten (Tubercula, Trochanteren, Condylen, Muskel-

Knochenansatzpunkte) mit Hilfe versenkter Knochennägel oder -schrauben. *Technik:* die Osteosynthese wird nur wirksam, wenn der verwendete Nagel oder die Schraube zuverlässig im Knochen sitzen und wenn sie die Adaptation des Fragments über längere Zeit aufrechterhalten und keinerlei Verschiebung des Fragments zulassen. Ein Nagel, welcher diese Forderungen erfüllt, ist z. B. der *Kantkeilnagel* (*Holle*) (vgl. Abb. 434a). Er hat folgende Form: 1. langen, keilförmigen Schaft, 2. kleinen Keilwinkel und dadurch große Keilhemmung, 3. kantigen (3-Kant- oder 4-Kantquerschnitt) Schaft, keinen überstehenden Kopf, durch welchen das Eindringen behindert wird. Nägel mit runden Schäften und ausladenden Köpfen sind wegen ihres geringen Halts im Knochen unzuverlässig. Auch *Schrauben* haften fester im Knochen als Rundschaftnägel. Besonders zuverlässig haften Schrauben mit Gegenmutter und Beilagscheibe, durch welche auch mehrere Fragmente, u U. noch ausreichend zusammengehalten werden können (z. B. Tibiakopffrakturen mit mehreren Bruchstükken).

δ) *Lanesche Platte* (s. Abb. 471). *Definition:* Metallschiene mit Falzrand und Längsschlitzen verschiedener Länge. Die Platte wird dies- und jenseits der Fraktur mit 4 bis 6 Schrauben am Knochen fixiert und dient der Schienung des frakturierten Knochens sowie einer sicheren Retention der reponierten Fraktur. (*Cave!* Verwendung von Platten mit einfacher Durchbohrung an Stelle von Schlitzen!) Nur bei Verwendung schlitztragender Platten ist es möglich, daß sich die Frakturenden im Laufe des Heilungsvorgangs ausreichend einander annähern, d. h. verkürzen können. Bei Verwendung von einfach durchbohrten Platten tritt Sperrwirkung auf, wodurch die Gefahr der verzögerten Bruchheilung bzw. Pseudarthrose stark erhöht wird. *Indikation:* glatte Querbrüche der Diaphysen, spez. der Tibia und des distalen Oberschenkelviertels. *Technik:* möglichst anatomische Reposition der Fragmente und feste Fixierung der Schiene durch 4 bis 6 Schrauben, von welchen keine in den Bruchspalt zu liegen kommen darf; das Periost bleibt möglichst erhalten und wird keinesfalls unnötig weit abgeschoben. Lockerung der Schrauben tritt im allgemeinen nach etwa 6 Wochen auf. Zu dieser Zeit kann die Platte, welche ihren Dienst als Knochenschiene bereits erfüllt hat, unbedenklich entfernt werden. Längeres Liegenlassen der Schiene ist nicht ratsam.

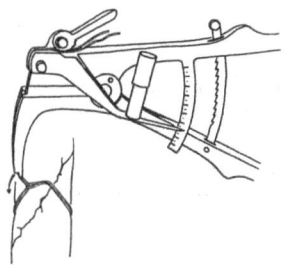

Abb. 470. *Osteosynthese:* Drahtumschlingung mit Falzspanner

ε) **Marknagelung nach Küntscher** (vgl. Abb. 473, 474). *Definition:* innere Schienung des Knochens durch Einschlagen eines langen schienenförmigen Stahlnagels mit V-förmigem Querschnitt in die Markhöhle, wodurch bei richtiger Indikation und guter Technik eine „stabile Osteosynthese" ermöglicht und eine frühzeitige Aufnahme aktiver Bewegungs- und Übungstherapie einsetzen kann. *Indikation* (s. Abb. 472): Quer- und Schrägbrüche im mittleren Drittel der langen Röhrenknochen. (Für gelenknahe Frakturen und Zertrümmerungsbrüche sowie für Frakturen kurzer Knochen wird die Marknagelung besser in Form der Nagelung mit *Rush-pin* angewendet.) Ferner bevorzugt bei geschlossenen Frakturen; nur mit größter Vorsicht bei offenen Frakturen; dabei keinesfalls, wenn Zeichen schwererer Wundinfektion vorliegen. Ebenso ist bei Schußbrüchen die primäre Marknagelung nur selten erlaubt. Zur *Arthrodese* (vgl. Abb. 434c) nur, wenn eine Anfrischungs- oder Bolzungsarthrodese mit Knochenspan nicht möglich ist. Der Nagel wird dann von der typischen Einschlagstelle aus vorgetrieben und durch das anliegende Gelenk geschlagen. *Technik:*

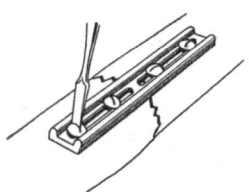

Abb. 471. *Osteosynthese:* Lanesche Platte. Die Platte muß mit Schlitzen (nicht Löchern) versehen sein, damit die Bruchenden aneinanderrücken können (Modifikation nach *Eggers*)

αα) *Geschlossene Marknagelung* (s. Abb. 473): hierbei ist die Lagerung und das Gelingen einer unblutigen Reposition mit Hilfe besonderer Extensionstische oder -geräte (z. B. nach *Böhler, Wittmoser* u. a.) Voraussetzung. Sodann wird die *typische Einschlagstelle* von einem kleinen Schnitt aus freigelegt und die Markhöhle durch Aufmeißelung eröffnet; anschließend Einbohren eines Führungsspießes in die Markhöhle, dessen sichere Lage in der Markhöhle des proximalen und peripheren Bruchstücks durch fortlaufende Durchleuchtungskontrollen (nur mit Bildverstärkerröhre!) kontrolliert wird.

Ist dies der Fall, so wird der Nagel über dem Führungsspieß mit kräftigen, zügigen Schlägen eingeschlagen und so weit in das jenseitige Bruchstück vorgetrieben, bis die Stabilität des Knochens wieder voll hergestellt ist (Cave! Überschreiten der Epiphysenlinie mit der Nagelspitze [spez. bei Frakturen Jugendlicher]).

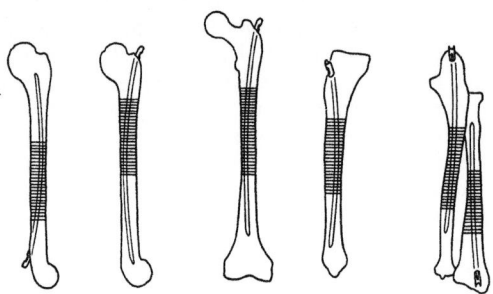

Abb. 472. *Osteosynthese:* Indikation zur *Küntscher*-Nagelung, bezogen auf die Frakturlokalisation (außerhalb der Schraffur gelegene Frakturen sind für die *Küntscher*-Nagelung weniger geeignet)

ββ) *Offene Marknagelung* (s. Abbildung 474): bei Repositionshindernissen oder veralteten Frakturen wird die Bruchstelle freigelegt und der Führungsspieß zunächst retrograd in jenes Fragment eingeführt, welches die beabsichtigte Nageleinschlagstelle trägt. Nach Erscheinen des Führungsspießes unter der Haut der Einschlagstelle wird diese mit kleiner Incision eröffnet und nunmehr der Nagel über dem Führungsspieß eingeschlagen, bis er in der Frakturstelle erscheint; sodann Reposition der Fraktur und weiteres Vortreiben des Nagels unter Sicht in das jenseitige

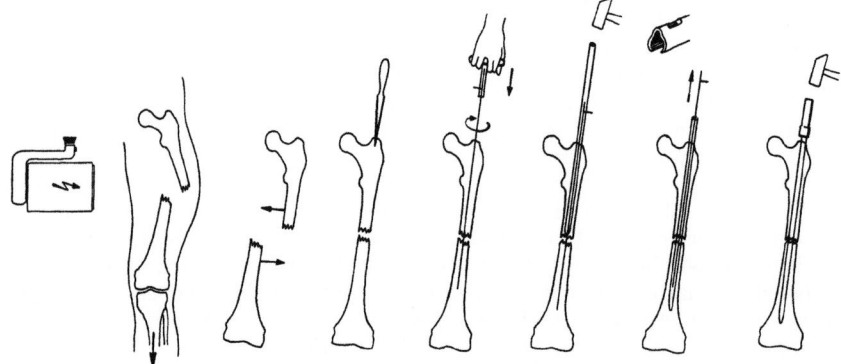

Abb. 473. *Osteosynthese:* Technik der geschlossenen Marknagelung nach *Küntscher* (d. h. ohne Freilegung der Frakturstelle unter Röntgenkontrolle, nach *Böhler*)

Fragment, bis völlige Stabilität der Fraktur erreicht ist. Nach offener Marknagelung ist das Anlegen eines ungepolsterten Gipsverbands für 3–4 Wochen zweckmäßig (Infektionsprophylaxe).

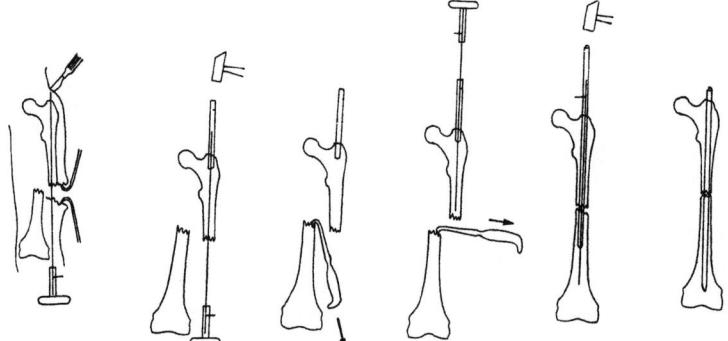

Abb. 474. *Osteosynthese:* Technik der offenen Marknagelung nach *Küntscher*, d. h. mit Freilegung der Frakturstelle, evtl. ohne Röntgenkontrolle (nach *Böhler*)

Zeitpunkt der Nagelentfernung: hängt vom Verlauf der Frakturheilung und etwa auftretenden Heilungsstörungen ab. Im allgemeinen erfolge die Nagelentfernung nach etwa 3 Monaten; zum Ausziehen wird ein spez. Ausziehhaken in die Rinne des Nagels eingeführt und bis an die Nagelspitze vorgeführt, dort um 90° gedreht, so daß die Nagelspitze mit dem Haken des Ausziehgeräts gefaßt wird; nun wird der Nagel mit Hilfe des Ausziehhakens, auf welchen ein Rückschlaghammer einwirkt, gleichsam aus der Markhöhle herausgehoben.

ζ) **Rush-Pinnung** (vgl. Abb. 475). *Definition:* Prinzip der inneren Schienung mittels eines Marknagels, welcher im Gegensatz zum *Küntscher*-Nagel nicht rinnenförmig, sondern drehrund und schräg zugespitzt ist. Der entscheidende Unterschied ist ferner, daß der *Rush*-Nagel so stark elastisch ist, daß er auch Biegungen und Engen der Markhöhle überwinden bzw. sich ihnen anpassen kann. Das Prinzip der *intramedullären Pinnung*, im Gegensatz zur *Küntscher*-Nagelung besteht also darin, daß sich der *Rush*-Pin in der Markhöhle an mehreren Stellen verklemmt (*Dreipunktedruck*) und hierdurch den Knochen sowohl direkt fixiert als auch gleichzeitig passiv den Muskelkräften der Extremität Widerstand leistet. Die intramedulläre Fixation kann so gelenkt werden, daß sie den spezifischen dynamischen Kräften der Extremität entgegenwirkt oder daß sie ständig eigene dynamische Kräfte zur Einwirkung bringt. In eine *gerade Markhöhle* muß ein leicht *gebogener Pin* eingeschlagen werden, welcher wenigstens an 3 Punkten einen Auflagedruck erzeugt. In einem *gebogenen Knochen* muß ein *gerader Pin* verwendet werden, um ebenfalls genügend Auflagedruckpunkte zu schaffen. Außerdem muß der Pin so gebogen werden, daß er den durch Muskelzug hervorgerufenen Achsenknickungen und Verdrehungen wirksam begegnen kann. Für eine dynamische Fixation muß der Pin folgende Eigenschaften besitzen: Festigkeit, begrenzte Biegsamkeit und ganz bestimmte Elastizität. Dynamische Kräfte können durch einen geraden Pin in einem gebogenen oder durch einen gebogenen Pin in einem geraden Knochen erzeugt werden. Knochenfragmente zahlreicher

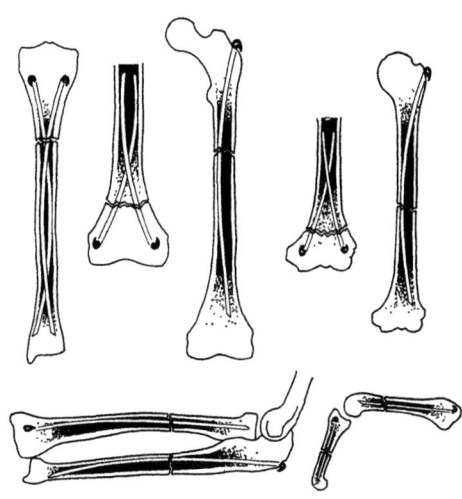

Abb. 475. *Osteosynthese:* Indikationen zur Rushpinnung (im Gegensatz zur *Küntscher*-Nagelung eignet sich die Rushpinnung auch für viele gelenknahe Frakturen)

Knochenabschnitte neigen zu Achsenknickung während der Heilungsperiode, weil die Muskulatur dauernde dynamische Kräfte einwirken läßt. Diese können durch wohlüberlegte Anwendung gerader oder gebogener Pins nutzbar gemacht werden. Sachgemäße Anwendung des *Rush*-Pins ist daher nur möglich, wenn klare Vorstellungen über die Form des betreffenden Knochens und die Richtung der auf die Fragmente einwirkenden Muskelkräfte bestehen. Falsche Anwendung des Pins kann zur Distraktion und Pseudarthrose führen. Richtige Verwendung des Pins gewährleistet zuverlässige Fixation mit Kompression und fördert die Callusbildung.

Indikation:

a) *Allgemeine. Kinder:* nur selten, wenn bei Fehlstellung nichts anderes als eine operative Korrektur in Frage kommt. *Erwachsene:* meist routinemäßig bei den meisten Frakturen. *Frische offene Frakturen:* bei nicht zu hohem Verschmutzungsgrad routinemäßig mit sofort angeschlossener Wundversorgung. Bei leichteren Infektionen kann primäre Pinnung riskiert werden. Gesplitterte, lange Schräg- oder Spiralbrüche: mit Drahtumschlingungen kombiniert. *Verzögerte Knochenbruchheilung:* zur Korrektur einer gleichzeitig bestehenden Achsenknickung, weil hierdurch die Bruchheilung begünstigt wird. Außerdem werden durch die Pinnung Druckkräfte an den Frakturenden erzeugt. *Pseudarthrose:* zusätzlich zur Spanplastik oder Spananlagerung, um eine stabile Fixation zu erzielen. *Fractura male sanata:* auch in Gelenknähe.

b) *Spezielle* (s. Abb. 475). *Untere Extremität.* 1. *Obere drei Viertel des Femurschafts:* halboffen, routinemäßig; ein einzelner Pin wird vom Trochanter nach caudal eingetrieben (Cave! bei Brüchen der Trochantergegend!).

2. *Unteres Viertel des Femurschafts:* routinemäßig; gewöhnlich in geschlossenem Verfahren; 2 Pins von den Condylen nach kranial eintreiben!

3. *Oberes Tibiadrittel:* meist geschlossen, fast routinemäßig; 2 Pins von den Condylen nach caudal eintreiben.

4. *Tibiamitte:* einzelnen gebogenen Pin etwas oberhalb der Tuberositas nach caudal eintreiben; geschlossen oder halboffen.

5. *Unteres Tibiadrittel:* zwei lange Pins von den Condylen nach caudal eintreiben oder ein einzelner Pin wie für die Schaftmitte.

6. *Innerer Knöchel:* 1 oder 2 Pins; offene Reposition.

7. *Distales Fibulaende:* nur gelegentlich indiziert; einzelner Pin vom äußeren Knöchel nach proximal oder schräg durch die Fibula in das untere Tibiaende eintreiben.

Obere Extremität. 1. *Schlüsselbein:* Pinnung wünschenswert beim Erwachsenen, besonders des männlichen Geschlechts.

2. *Subkapitale Humerusfraktur:* meist routinemäßig, besonders bei alten Leuten; Pinnung gewöhnlich im geschlossenen Verfahren. Nicht bei Collumfraktur!

3. *Humerusschaft:* routinemäßig bei Erwachsenen im halboffenen Verfahren.

4. *Humeruscondylen:* sofern die Fehlstellung chirurgisches Eingreifen rechtfertigt (offen). *Olecranon:* 1–2 Pins routinemäßig im offenen Verfahren.

5. *Radius- und Ulnaschaft:* bei Erwachsenen meist routinemäßig; offene oder halboffene Reposition. Bestes Verfahren bei Frakturen beider Vorderarmknochen und bei Monteggiafraktur (s. S. 1713).

6. *Typische Radiusfraktur:* evtl. bei Erwachsenen, insbesondere bei alten Patienten, geschlossen, sofortige Wiederaufnahme der Funktion; von distal.

7. *Mittelhandknochen und Finger bei Erwachsenen:* sobald eine Fehlstellung es erfordert; gewöhnlich geschlossenes Verfahren; ganz besonders indiziert sind offene Fingerfrakturen.

Technik: zur Pinnung sind mehrere Sätze (4 Bündel) von Nägeln verschiedener Länge und Stärke erforderlich, außerdem Drahtführungsinstrument, Ein- und Ausschlaggeräte, Reibahlen, Schränkeisen. Nach sparsamer Freilegung der Einschlagöffnung wird mit der Reibahle die Einschlagöffnung im Knochen vorgebohrt. Um richtige dynamische Kräfte zur Entfaltung zu bringen, sollte dem Pin bei Schaftbrüchen der langen Röhrenknochen mit dem Schränkeisen eine leichte Krümmung verliehen werden; die Konvexität der Krümmung zeige stets von der Spitze und vom Haken weg! Der Winkel zwischen Pin und Knochenachse (Einschlagwinkel), sollte kleiner als 40° sein. Je spitzer der Winkel, desto leichter läßt sich der Pin eintreiben. *Beim Einschlagen* dreht sich der Pin um seine Achse, um Krümmungen oder Hindernisse zu überwinden; nimmt er den richtigen Weg, so lasse man ihn sich selbst führen. Treten Hindernisse auf (Aufsitzen auf der Corticalis der Bruchfläche), so läßt er sich durch Drehung des Pinschafts mit einer Flachzange oder mit Hilfe des Ein- und Ausschlaginstruments in die gewünschte Richtung führen; die *Reposition* kann *geschlossen* mit Hilfe von Einspanngeräten oder *halboffen* vorgenommen werden, d. h., über der Frakturstelle wird eine kleine Incision angelegt, in welche gerade eben der Zeigefinger der linken Hand eingeführt und bis auf die Frakturstelle vorgeführt werden kann. Mit Hilfe des Fingerzugs bzw. -drucks wird die Fraktur reponiert und der Pin durch einen Assistenten über die Bruchlinie hinaus in das jenseitige Fragment eingetrieben. Halboffene Reposition schützt vor Nervenverletzung. Die Infektionsgefahr ist bei richtiger Ausführung gering; zusätzliche Chemotherapie zweckmäßig. Bei Schaftbrüchen der langen Röhrenknochen und am Schlüsselbeins ist sie die Methode der Wahl. *Offene Reposition:* an sich selten indiziert; jedoch gelegentlich unvermeidlich am Schaft der Vorderarmknochen, am Schlüsselbein, Ellbogenbereich und innerem Knöchel. Routinemäßig wird die *geschlossene Reposition* angewendet, mit welcher die Frakturen des oberen Humerusschaftviertels, die typische Radius- und Mittelhandfraktur, Frakturen des distalen Femurviertels und des kranialen Tibiadrittels gewöhnlich ohne jede Incision erfolgreich gepinnt werden können. *Pin-Entfernung:* der Pin ist am Ende mit einem stark gebogenen Haken versehen. In diesen paßt eine elliptische Auskehlung des *Ausschlaginstruments*, welches genau wie ein Hohlmeißel benutzt werden kann. Es wird unter den Haken geschoben und mit Hammerschlägen das Pinende vom Knochen frei gemacht, bis es mit einer Faßzange gefaßt werden kann. Die endgültige Entfernung erfolgt durch Herausdrehen des mit einer Flachzange gefaßten Pins. *Prognose:* infolge der vielfachen Anwendungsmöglichkeiten besteht die Gefahr einer kritiklosen Anwendung der *Rush*-Pinnung. Es sei daher hervorgehoben, daß sich die Grundsätze der operativen Knochenbruchbehandlung (vgl. S. 1654) durch die Pinnung nicht geändert haben. Insbesondere sollte der Anfänger und Ungeübte mit der Indikation zur *Rush*-Pinnung Vorsicht walten lassen.

η) *Schenkelhalsnagelung. Definition:* Marknagelung des Femurhalses mit Hilfe eines Dreilamellennagels (s. S. 1733).

b) Eingriffe bei Pseudarthrosen. α) *Resektion und Anfrischung der Bruchenden* (*White*, 1760). *Indikation:* mit straffer Pseudarthrose verheilte Brüche des Olecranon und der Patella; nicht jedoch bei Schaftbrüchen mit harter Compacta, weil es hierbei nach der queren Anfrischung regelmäßig zum Rezidiv kommt. *Technik:* Entfernung der Weichteilnarben, Aufmeißeln der Markhöhlen und Anfrischung der Bruchenden, hierauf Adaptation der angefrischten Bruchstücke durch Naht des Streckapparats (spez. bei Olecranon- und Patellarfraktur). Bei Schaftbrüchen kommt die Methode allenfalls in Form der *stufenförmigen Anfrischung* der Bruchenden und Nahtvereinigung derselben in Frage. Hierzu werden die Markräume beiderseits 1,5–2 cm weit eröffnet und so viel von ihnen stehengelassen, daß sie weit genug überlappen. Sie werden zweimal durchbohrt und mit frostfreien Drähten, welche $1^{1}/_{2}$ fach herumgeschlungen werden, befestigt. Mit einfacher Drahtumschlingung ohne Durchbohrung besteht Abrutschgefahr.

β) *Spantransplantation* (s. Abb. 476) (*Nußbaum* 1860, *Lexer, Albee*). *Prinzip:* Resektion des Pseudarthrosengewebes sparsam aber radikal und Überbrückung des Defektes durch An- oder Einlagerung eines freitransplantierten auto- oder homoplastischen Knochenspanes. *Indikation:* Pseudarthrosen der langen Röhrenknochen, bei welchen einfachere Eingriffe versagt haben. Nach geschlossenen oder aseptisch geheilten offenen Brüchen kann die Operation jederzeit erfolgen; nach infizierten Brüchen kann frühestens nach 3–4 Monaten unter gleichzeitigem chemotherapeutischem Schutz operiert werden.

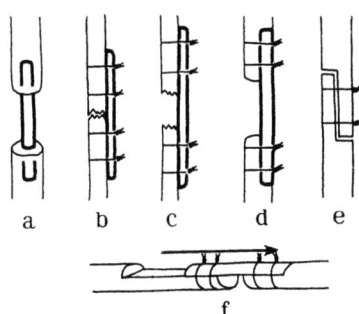

Abb. 476. *Osteosynthese durch Spanverpflanzung* (speziell bei Pseudarthrosen): a) Spanbolzung, b) Spanverpflanzung, c) Spanpflanzung zur Defektüberbrückung, d) Spaneinlagerung zur Defektüberbrückung, e) stufenförmige Anfrischung (ergibt Verkürzung!), f) Spanverriegelung

Vorbedingung sind aseptische Haut- bzw. Narbenverhältnisse. *Technik:* es kann in einer oder in 2 Sitzungen operiert werden. Die Operation in 2 Sitzungen ist erforderlich, wenn die Hautverhältnisse so ungünstig sind, daß eine zuverlässige primäre Hautdeckung nicht möglich ist. In diesem Fall werden in der *ersten Sitzung* gute Hautverhältnisse (Narbenexcision und Deckung mit *Thiersch*-Lappen, Vollhautlappen oder gestielten Hautlappen) geschaffen. In der *zweiten Sitzung* folgt die Freilegung der Pseudarthrose; vorsichtige Ablösung des Periosts rings um den Knochen; Entfernung des narbigen Pseudarthrosengewebes und Anfrischung der sklerosierten Frakturenden; seitliche Anfrischung beider Bruchenden in einer Länge von je 4–8 cm. In die rinnenförmige Anfrischungsstelle wird ein Tibiaspan passender Länge und Breite (Entnahme evtl. auch aus dem Darmbeinkamm) eingefügt. Die Befestigung des Spans im neuen Spanbett erfolgt durch mehrfache *Drahtumschlingungen* (vgl. Abb. 476) oder durch $1^{1}/_{2}$ fache Drahtumschlingung, wobei

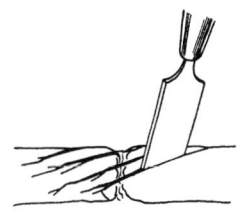

Abb. 477. Knochenaufsplitterung (nach *Kirschner*)

die Drähte durch Bohrlöcher in jedem angefrischten Bruchstück hindurchgeführt werden. Darüber Naht des Periosts, der Fascie und Haut; Liegegipsverband bis zum Abschluß der Wundheilung, anschließend Gipswechsel und Anlegen eines ungepolsterten Gipsverbands. Bei Pseudarthrosen in Nähe der Gelenkenden wird das eine Spanende in die Spongiosa *eingebolzt* und das andere am seitlich angefrischten Schaft *außen fixiert*. Zur Überbrückung von Defektpseudarthrosen müssen besonders starke Knochenspäne verwendet werden. Sie können aus der Umgebung entnommen werden und als *Verriegelung* über den Defekt geschoben werden (vgl. Abb. 476f). Bei Schienbeinpseudarthrosen ist vor jeder Spantransplantation das Wadenbein zu durchtrennen, um jede Sperrwirkung aufzuheben.

γ) *Knochenaufsplitterung* (*Kirschner*, 1923) (s. Abb. 476). *Prinzip:* Aufspalten des pseudarthrosetragenden Knochenabschnitts in der Längsrichtung mitsamt der Pseudarthrose. In der Modifikation von *K. H. Bauer* wird das pseudarthrotische Zwischengewebe excidiert und nach der Aufsplitterung eine Splitterverriegelung vorgenommen. In besonders ungünstigen Fällen wird autoplastische, freie Transplantation von Knochenspänen zusätzlich hinzugefügt. *Indikation:* Pseudarthrosen langer Röhrenknochen, bei welchen die radikale Maßnahme einer Spanverpflanzung noch nicht für erforderlich erachtet wird.

δ) *Knochenbohrung* (*Beck*, 1929; erstmals *Dieffenbach*, 1846) (s. Abb. 478). *Prinzip:* fächerförmige Durchbohrung des gesamten Pseudarthrosengebiets auf percutanem Wege oder nach Freilegung der Pseudarthrose mit genügend dicken Bohrdrähten oder Knochenbohrern. *Indikation:* quere und schwere Kontaktpseudarthrosen; jedoch nicht bei Knochendefekten oder starker Seitenverschiebung der Fragmente. *Technik:* percutanes Eingehen auf die Pseudarthrosenstelle (bei ungünstigen Hautverhältnissen, evtl. auch Freilegen der Frakturstelle) und Vorstoßen des Bohrers an je 2–3 Stellen 2–4 cm zentral und peripher des Pseudarthrosenspalts bis auf den Knochen; bei kleineren Knochen Bohren von 15–20, bei größeren Knochen 30–40 Bohrlöchern in verschiedenen Richtungen. (*Cave!* zu starke Erhitzung des Bohrers, weil es damit zur Verbrennung der Haut und Hitzeschädigung des Knochens und zur Infektion kommt; bei Pseudarthrosen des Schienbeins auf jeden Fall präliminare Resektion der Fibula; Anlegen eines ungepolsterten Gipsverbands am Arm für 6–8, am Bein für 10–12 Wochen.) *Prognose:* in vielen Fällen ist das Verfahren vollkommen ausreichend und liefert günstige Ergebnisse.

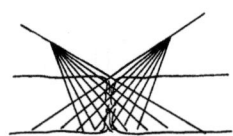

Abb. 478. Fächerförmige Bohrung der Pseudarthrose mit Knochenbohrer (nach *Beck*)

ε) *Knochenmarktransplantation* in den angefrischten Bruchspalt (*Matti*, 1929). *Prinzip:* Freilegung des Pseudarthrosenspalts, Entfernung des zwischengelagerten Bindegewebes, Aufmeißeln der Markhöhle und Anfrischung beider Bruchenden mit Stehenlassen der Corticalishinterwand; Ausfüllen der Lücke mit Spongiosa und Mark, welche aus der Trochantergegend, dem Beckenkamm oder aus einer Knochenbank entnommen wird. *Prognose:* nicht so sicher wie die Spanverpflanzungs- und Spananlagerungsoperation.

ζ) *Ansägen der Bruchenden in der Längsrichtung* nach *Brandes* (1939). *Prinzip:* Entfernung alles Pseudarthrosengewebes und vollständige Freilegung der Bruchenden, welche aus der Wunde herausluxiert und der Länge nach angesägt werden müssen. *Prognose:* Verfahren ist viel eingreifender als die Aufsplitterung nach *Kirschner* und liefert keine wesentlich besseren Ergebnisse.

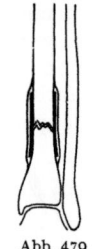

Abb. 479
Pseudarthrosenoperation: subperiostale Spananlagerung nach *Phemister*

η) *Offene und geschlossene Marknagelung* (nach *Küntscher*, 1940). *Prinzip:* Anfrischung der Pseudarthrose und offene Marknagelung in typischer Weise (vgl. Abb. 474), u. U. mit Drahtumschlingung zur Retention stärkerer Seitenverschiebung. Bei verschiebungsfrei stehender Pseudarthrose ist nicht selten die geschlossene Marknagelung möglich. Verkürzungen und Achsenknickungen müssen vor der Operation restlos beseitigt werden (Durchbrechen straffer Verbindungen durch unblutiges Biegen über einem Keil oder mit dem *Phelps-Gocht*schen Apparat); anschließend Nagel- oder Drahtextension für einige Tage, bis Verkürzung und Achsenknickung sicher beseitigt ist. *Indikation:* spez. Pseudarthrosen des Oberschenkels und des Oberarmknochens. An den übrigen Knochen ist der Marknagel nur bedingt empfehlenswert, weil er u. U. die Callusbildung verzögern kann.

ϑ) *Spanverpflanzung* nach *Phemister* (1948). *Prinzip* (s. Abb. 479): subperiostale Einlagerung zweier Späne (auch Konservenspan) zu beiden Seiten der Pseudarthrose, wobei die Pseudarthrose selbst, im Gegensatz zu allen früheren Verfahren, unangetastet bleibt. *Indikation:* praktisch für sämtliche Knochenabschnitte brauchbar. Gelegentlich auch zur Behandlung der verzögerten Bruchheilung. *Technik:* Freilegung der Pseudarthrose, ohne diese selbst anzugehen; Spaltung des Periosts oder des bindegewebigen Mantels über der Pseudarthrose der Länge nach und Bildung taschenförmiger Retinacula beiderseits der Pseudarthrose; Einlagerung zweier 4–5 mm dicker Knochenspäne (am besten autoplastische, jedoch auch homoioplastische) auf der Innen- und Außenseite der Pseudarthrose und Einschieben der Späne in Längsrichtung in die vorbereiteten subperiostalen Spanbetten; inniger Kontakt der Späne mit dem Knochen ist erforderlich; Periostschlauch und Weichteile werden straff über dem Transplantat vernäht, um den Span in fixierter Stellung halten zu können. Entscheidend ist, daß der Span weit genug unter gesundes Periost zu liegen kommt. Anschließend Immobilisation im ungepolsterten Gipsverband. *Prognose:* sehr günstig; Mißerfolge etwa 4%.

ι) *Rush-Pinnung* (1936): eignet sich auch für die Pseudarthrosenbehandlung. Die Pseudarthrose braucht dabei im allgemeinen nicht angefrischt zu werden (vgl. vorn, b, a).

ϰ) *Anfrischung beider Bruchenden und Zusammenpressen* derselben mit zwei ober- und unterhalb der Pseudarthrose quer durchgebohrten Drähten bei fistelnden Pseudarthrosen (nach *Greifensteiner*, 1947). *Prinzip:* bei älteren fistelnden Pseudarthrosen wird die Pseudarthrose freigelegt; Sequester entfernt; beide Bruchstücke quer oder V-förmig angefrischt und 1 cm ober- und unterhalb der Bruchenden je ein Extensionsdraht quer durch Haut, Weichteile und Bruchstücke gebohrt, die Bruchstücke genau aufeinandergestellt und beide Drähte *zusammen in einen* Extensionsbügel eingespannt und kräftig angespannt. Dadurch werden beide Bruchstücke aufeinandergepreßt. Fixierung der Extremität und der ganzen Anordnung im Gipsverband. *Prognose:* von *Greifensteiner* wurden 150 Pseudarthrosen auf diese Weise mit gutem Erfolg behandelt.

c) Weiterbehandlung klinisch geheilter Knochenbrüche. Wenn die in den Grundsätzen angeführten Forderungen: gute Reposition, zuverlässige Retention und gleichzeitiges Übenlassen der im Stützverband nicht ruhiggestellten Gelenke planmäßig durchgeführt werden, sind schwerere Dauerstörungen meist vermeidbar. Jede Polypragmasie ist zu vermeiden, insbesondere alle Maßnahmen, welche Schmerzen auslösen und eine normale Durchblutung stören. Aktive funktionelle Bewegungsübungen sind allen passiven in jeder Beziehung überlegen. *Keine Übung darf Schmerzen verursachen (Böhler)!* Außerdem kommen zur Anwendung: *Heißluft* zur Verbesserung der Durchblutung. Jede Überhitzung ist schädlich. Die Heißluftbehandlung darf daher nicht länger als 15 Minuten täglich dauern. *Heiße Bäder und Packungen:* zur Durchblutungsverbesserung, im allgemeinen jedoch selten erforderlich und nur für kurze Zeit, weil sie Schwellung und Bewegungsstörung hervorrufen können. *Kalte Bäder und Eispackungen:* Bei über die Norm andauernder Mehrdurchblutung und Gefahr des Sudecksyndroms (s. S. 335). *Synkardiale Massage:* Bei Minderdurchblutung, venöser Stauung und Lymphoedem. *Rollenzüge:* mit welchen dosierbare Gewichte aktiv bewegt werden, sind die einzigen erlaubten, teilweise passiv wirkenden Apparate. *Unterwassermassage und aktive Übungen im Schwimmbecken:* sind sehr förderliche Maßnahmen zur Behandlung von Versteifungen, Bewegungseinschränkungen und Gelenkschmerzen, wobei die *Unterwassermassage* vorwiegend durchblutungsfördernd, das aktive Bewegen aller Gliedmaßen und des gesamten Körpers im *Schwimmbecken*, infolge der weitgehenden Entlastung aller Gelenke besonders günstig im Sinne einer raschen Wiederherstellung der aktiven Gelenkbeweglichkeit und Normdurchblutung wirkt. Jegliche kräftige Handmassage und alle gewaltsamen passiven Bewegungen sind zu unterlassen!

B. Kontusionen, Distorsionen und Luxationen der Gelenke

Subcutane Verletzungen der Gelenke können sein: *Kontusion, Distorsion* und *Luxation.*

1. Quetschung (Kontusion)

Definition: Gelenkschädigung durch direkte, äußere Gewalt ohne Bänderschaden, Luxation oder Fraktur.

Entstehung: meist *direkt* durch stumpfe Gewalt (z. B. Schlag, Stoß, Fall) oder bisweilen *indirekt* durch Gegenstoß an den Gelenkenden (z. B. bei Sturz).

Symptome: Gelenkbluterguß (Hämarthros) und lokaler Befund äußerlich an der Kontusionsstelle (Druckempfindlichkeit, Blutunterlaufung und evtl. Quetschwunde).

Komplikationen: Weichteilquetschung und evtl. -wunde; an den Knorpeln und Knochen: Frakturen, Fissuren und Spongiosazertrümmerungen bzw. Epiphysenlösung; evtl. chronischer Erguß mit Schlottergelenk, Versteifung, Arthrosis deformans, Vereiterung (subcutan oder von Wunde aus), vielleicht auch Tuberkulose u. a.

Prognose: im allgemeinen gut, insofern in der Regel bald völlige Heilung erfolgt.

Therapie: Ruhigstellung durch Schiene, Kompression und kalter Umschlag bzw. Eisblase, evtl., nämlich bei starkem und anhaltendem serösem oder blutigem Gelenkerguß, Gelenkpunktion, Schwammgummikompressionsverband; am Bein (Kniegelenk) Zinkleim-Gipshülse für 12 Tage, dann nur Zinkleim und aktive Bewegungsübungen. (*Cave!* Massage und passive Bewegungsübungen!)

2. Verstauchung (Distorsion)

s. Gelenkzerrung (Commotio s. Distorsion) (Vgl. S. 1553).

Definition: Verstauchung ist Gelenkschädigung durch Aufeinanderstauchen der Gelenkenden. *Gelenkzerrung* ist Gelenkschädigung durch indirekte Gewalteinwirkung im Sinne übertriebener Beugung, Streckung oder Torsion (daher Dis-torsion).

Vorkommen (nach der Häufigkeit geordnet): Fuß, Hand, Schulter, Ellbogen, Finger, Knie, Hüfte usw.

Entstehung: durch gewaltsame übermäßige Bewegung, z. B. häufig am *Fuß* durch Umkippen, an der *Hand* durch Fall auf die gebeugte oder gestreckte Hand, am *Knie* durch Adduktion oder Rotation des Unterschenkels (Meniscusbeteiligung!); selten an Gelenken mit freier Beweglichkeit wie Schulter und Hüfte (hier eher Luxation!).

Symptome: Gelenkerguß, Beweglichkeitsbehinderung und evtl. abnorme Beweglichkeit sowie Bluterguß und Schmerz (spontan, bei Bewegung und auf Druck am Gelenkspalt sowie an den Kapsel- und Bandansatzstellen, z. B. am Kniegelenkspalt, Lig. deltoides usw.); in der Regel keine Weichteilverletzungen (im Gegensatz zur Kontusion).

Komplikationen: häufig mit partieller Kapsel- und Bänderzerreißung sowie öfters Gelenkbluterguß. Evtl. Verschiebung der Gelenkzwischenknorpel (z. B. Kniemenisceen), Interposition von Kapsel, Muskeln oder Sehnen, Knochenabrisse und -brüche (z. B. Schulterblatt, Oberarm, Speichenköpfchen, Ellbogenfortsatz, Kniescheibe, Schienbeinkopf, Knöchel und Fußwurzel: Röntgenbild!), Knorpelabsprengungen (z. B. am Lig. cruc. genus); freie Gelenkkörper (sog. „Gelenkmäuse"; oft erst allmählich völlig abgelöst im Sinne der Osteochondrosis dissecans; evtl. Einklemmungs- und Reizerscheinungen); abnorme Gelenkbeweglichkeit (z. B. am Knie seitlich) und fehlerhafte Stellung (z. B. Genu varum und valgum); Versteifung, spez. im Schultergelenk; Sudecksyndrom; manchmal Arthrosis deformans, auch noch nach Jahren; vereinzelt Tuberkulose oder Vereiterung.

Diagnose: u. a. Röntgenbild (spez. sog. „gehaltene Aufnahmen" zum Nachweis von Bandverletzungen).

Differentialdiagnose: Kontusion, Fraktur und Luxation sowie Binnenverletzung, auch Rheuma, Tuberkulose und unspezifische Knochennekrose (Lunatummalacie!).

Prognose: im allgemeinen günstig, wenn auch manchmal noch lange Zeit Beschwerden zurückbleiben und manchmal Komplikationen bestehen oder folgen (s. oben).

Therapie: bei Interposition, Meniscusverschiebung und freien Gelenkkörpern operativ; sonst wie bei 1. (nach genügender Ruhigstellung mit Schienen- oder Gipsverband für einige, meist 2–3–4 Wochen folgt bei Gelenkkapsellockerung, spez. an Knie und Fuß, später elastische Wicklung bzw. Zinkleim- oder Elastoplastverband, dieser auch von vornherein zur ambulanten Behandlung und zum Transport, z. B. bei Sportverletzung; am Fuß, u. U. Plattfußeinlage; bei Erguß, spez. bei hartnäckigem oder großem, erfolge frühzeitig und evtl. wiederholt Punktion und bei Bandzerreißung evtl. Naht oder Plastik, und zwar gestielt oder frei mit Fascien- oder Cutisstreifen). Im übrigen vgl. vorn, Gliedmaßen (Fuß, Hand usw.)!

3. Verrenkung (Luxation)

Definition: Verrenkung ist eine plötzliche, durch indirekte Gewalteinwirkung entstandene teilweise oder vollständige Verlagerung der Gelenkenden aus ihrer natürlichen Lage.

Benennung: stets nach dem *peripheren* Skeletteil, an welchem übrigens meist die zur Verrenkung führende Kraft angreift (ausgenommen Wirbel, hier nach dem oberen) und nach der *Richtung, welche der periphere Skeletteil nimmt:* z. B. Lux. humeri subcoracoidea oder Lux. femoris ischiadica; Benennung entspricht dabei jedoch nicht immer dem tatsächlichen Vorgang: z. B. bei Vorderarmluxation nach hinten tritt tatsächlich der Humerus nach vorn. Gelegentlich kommt es zu *Doppel*verrenkung (z. B. zugleich am medialen und lateralen Ende des Schlüsselbeins) oder zu *beidseitigen* Verrenkungen (z.B. an beiden Schlüsselbeinen) oder zu *mehrfachen* Verrenkungen *verschiedener* Körperteile.

Vorkommen: $1/7$–$1/10$ so häufig wie Frakturen, und zwar bei Sport verhältnismäßig häufiger; meist bei Männern (außer am Kiefergelenk) im mittleren (knochenkräftigen) Lebensalter, bei Kindern unter 10 Jahren und bei Greisen sehr selten außer am Ellenbogengelenk, wo das 1. und 2. Jahrzehnt bevorzugt ist; bei Kindern erfolgt statt Luxation oft Epiphysenlösung, bei Greisen Fraktur; sehr selten ist auch eine Verrenkung unter der Geburt. Links sind die Luxationen etwas häufiger als rechts. Am häufigsten sind diejenigen Gelenke verrenkt, welche bei größter Beweglichkeit die größte Bewegungshemmung haben, z. B. Schulter (fast 50%). Unter 100 Fällen kommen auf die obere Extremität 90, auf die untere 7, auf den Stamm 3. Von den *einzelnen* Gelenken luxieren der Häufigkeit nach: Schulter (45–50%, bei Kindern im 1. und 2. Jahrzehnt aber nur 2%; meist subcorac., seltener axillar, post. usw.), Ellbogen 20–25%, aber bei Kindern im 1. Jahrzehnt 70% (meist post., selten ant. oder lat. sowie Radius oder Ulna allein), Finger 10%, Schlüsselbein 5–7,5% (meist akromial, seltener sternal), Hüfte 5–7,5% (meist iliacal., seltener pub., obt. oder isch.), Fuß 5–7,5% (meist talocrural, seltener talo-tarsal sowie Talus allein oder tarsal und metatarsal), Hand (einschließlich Carpalia, spez. Lunatum) 1–5%, Unterkiefer 2,5–7,5%, Kniescheibe 1%, Knie 1,5% (meist ant., seltener lat. und post.), Wirbel 1–5% (meist Hals-, dann Lenden- und selten Brustwirbel oder Kopf), Zehen 1–2%.

Entstehung und *Einteilung:* Man unterscheidet einmal α) (nach der Form) *vollständige* und *unvollständige Luxationen* (letztere auch „Subluxationen" genannt; vorkommend vor allem an Ellbogen, Knie und Fuß, dagegen nicht an Schulter und Hüfte), je nachdem, ob sich die gelenkbildenden Knochen mit ihren Gelenkflächen gar nicht oder noch teilweise berühren; dann β) (nach der Entstehung) *angeborene* und *erworbene*, letztere wiederum als *traumatische* und *spontane Luxationen* (letztere heißen auch pathologische und sind bedingt durch einen pathologischen Prozeß an Weichteilen, Knochen oder Gelenk).

a) Traumatische Luxationen. I. Selten *direkte:* durch Schlag, Stoß, Fall usw., indem der betr. Gelenkteil durch die Gewalt fortgestoßen wird (z. B. Schulterkopf durch Stoß von vorn oder von hinten her), und zwar meist durch eine starke Gewalt, auch öfters kompliziert.

II. Meist *indirekte*, und zwar:

1. Meist *passive* (unter Hebelwirkung) durch abnorme Bewegung des Glieds über das endgradige Bewegungsausmaß hinaus, wobei die einwirkende Gewalt an der Gelenkhemmungsvorrichtung (Knochenvorsprung, Gelenkpfannenrand, Kapsel oder Bänder) ein Hypomochlion findet und, während sie selbst am langen Hebelarm angreift, den Gelenkkopf am kurzen Hebelarm hinausdrängt unter Zerreißung der Gelenkkapsel (diese zerreißt aber fast nie bei Kieferluxation!) nach maximaler Dehnung derselben, und zwar meist an einer typischen, gemeiniglich an der schwächsten Stelle; die endgültige Stellung in der jeweiligen Luxationsform, welche Gesetzmäßigkeit zeigt („pathognomonische Luxationsstellung") entsteht weiterhin entspr. der Richtung der gewaltsamen Bewegung und außerdem infolge sekundärer Verschiebung entspr. der Gliedschwere und der elastischen Spannung der Weichteile (Muskeln und Bänder).

2. Selten *aktive*, also durch Muskelaktion, sei es durch plötzlichen Ruck, sei es durch stetigen Zug, z. B. öfters an der *Schulter* beim Greifen nach oben, beim Herabholen oder beim Stein-, Scheiben-, Handgranaten- oder Ballwurf, Peitschenknallen, Lufthieb u. dgl., am *Kiefer* beim Gähnen; vor allem aber bei Krampfanfällen durch Epilepsie, Eklampsie, Tetanus, Hysterie usw. sowie Krampfbehandlung der Schizophrenie mit Coramin oder dgl., Starkstrom (allerdings ist hier die Luxation evtl. erst sekundär und passiv nach vorausgegangenem Fall); besonders leicht erfolgt die Luxation natürlich als *pathologische* Luxation oder als *habituelle* Luxation.

Sport ist recht häufig bei der Entstehung der Luxationen verantwortlich, z. B. Fußball an Schulter und Ellbogen, Handball an Fingern, Skilaufen an Schulter, Ellbogen, Daumen, Finger usw.; auch kommen in Frage Boxen, Reiten, Schlittschuhlaufen u. a. Im übrigen handelt es sich heutzutage oft um *Verkehr* (Auto, Kraftrad u. a.) oder *Betrieb* (Maschinengewalt u. a.).

b) Spontane oder pathologische Luxationen: oft unvollständige („Subluxationen"); vorkommend an allen Gelenken, spez. am Hüftgelenk.

1. *Bei Gelenkentzündung* (z. B. bei Tuberkulose oder Empyem erfolgt Subluxation im Knie nach hinten) entweder durch Kapseldehnung infolge starken und hartnäckigen Ergusses („Distentionsluxation") oder durch Zerstörung der Knochenenden und Kapsel („Destruktionsluxation").

2. *Bei Kapseldehnung*; auch infolge abnormer Belastung am Vorderarm und Unterschenkel bei Defekt oder Verkürzung des Nachbarknochens (z. B. an Ulna sowie an Fibulaköpfchen); bei lang dauernder Ruhigstellung in endgradiger Gelenkhaltung (z. B. Kniegelenk in Streckstellung).

3. *Bei Lähmung* der Gesamtheit der Muskulatur (hier wirken Kapselerschlaffung und Gliedschwere!) oder eines Teils derselben (hier wirken Antagonisten!) als sog. „Paralytische Luxation".

c) **Angeborene Luxationen:** meist am Hüftgelenk ein- oder doppelseitig, und zwar vorwiegend bei Mädchen; selten an anderen Gelenken. Ursache ist noch nicht völlig geklärt, wahrscheinlich besteht Fehlbildung (vgl. S. 1518).

Symptome. α) *Sichere:*

1. *Atypische Gelenkkonfiguration:* bei den einzelnen Gelenken verschieden, aber hier jedesmal typisch, insonderheit: Veränderung der Gelenkumrisse („Luftfigur"), atypische Gliedstellung mit veränderter Achsenrichtung sowie Verlängerung oder Verkürzung (je nach Stand des Gelenkkopfs), Beugung oder Streckung, An- oder Abspreizung, Einwärts- oder Auswärtsdrehung.

2. *Federnde Fixation,* d. h. ständige Rückkehr in eine bestimmte Stellung bei geringem passivem Stellungsausgleich durch Zug oder Druck, bedingt durch Weichteilspannung, außer bei starker Bandzerreißung.

3. *Leersein der Pfanne:* d. h., der Gelenkkopf fehlt am richtigen Ort und ist dafür am falschen Ort vorhanden. Anfänglich ist die leere Pfanne leicht, später infolge Erguß und Schwellung oft schwer zu tasten.

β) *Unsichere:* (wie bei Fraktur) *Funktionsstörung, Weichteilschwellung, Bluterguß* und *Schmerz.*

Komplikationen. Hautwunde: sog. „*komplizierte* oder *offene Luxation*" (selten; entweder von außen infolge der Gewalteinwirkung oder vereinzelt von innen infolge Zerreißung; z. B. Ellbogen, Knie, Fuß bzw. Talus, Zehen und Finger); *Knochenbruch:* zusätzlich, sog. Luxationsfraktur (öfters: etwa 10%; z. B. bei Schulter-, Ellenbogen-, Finger- und Fußluxation), ferner *Nebenverletzungen* an *Muskeln* und *Sehnen* (evtl. folgt Starre, Abmagerung und Verkürzung des Bewegungsapparats), *Blutgefäßen* (selten z. B. an Schulter, Ellbogen und Knie, und zwar bei letzteren beiden bei *vorderer* Luxation, auch bei veralteter Luxation, und schließlich bei *gewaltsamer* Einrichtung), *Nerven* (gelegentlich; z. B. Plexus brach. oder N. axillaris bei Lux. humeri) sowie an *inneren Organen* (z. B. Rückenmarkläsion bei Wirbel- und Bauchorganverletzung bei Beckenluxation); später auch *Myositis ossificans* (meist bei Ellbogen-, selten bei Schulter- oder Hüftluxation) und *Arthrosis deformans* (auch noch nach Jahren).

Diagnose: meist leicht durch Anamnese, Besichtigung und Betastung und Feststellung der Luxationssymptome, manchmal aber schwierig, namentlich bei starker Schwellung oder kräftiger Muskulatur sowie bei gleichzeitiger Fraktur. Gegenüber Fraktur ist sonst wichtig: *federnde Fixation,* atypische Gelenkfiguration, Leersein der Pfanne einerseits, andererseits klassische Fraktursymptome: abnorme Beweglichkeit, Crepitation und Dislokation; bei *gleichzeitiger* Fraktur besteht zwar keine federnde Fixation, vielmehr abnorme Beweglichkeit, diese aber ohne Mitgehen des luxierten Gelenkendes sowie evtl. Crepitation, Röntgenbild (stets vor und nochmals nach der Reposition, evtl. mit Vergleich der gesunden Seite oder stereoskopisch; auch wichtig zur Erkennung gleichzeitiger Fraktur!).

Differentialdiagnose: Distorsion, Kontusion und Fraktur, spez. gelenknahe, namentlich eingekeilte.

Therapie: 1. R*e*position (*Einrenkung*), deren Gelingen kenntlich ist an fühl- und hörbarem Einschnappen, Wiederkehr richtiger Gelenkfiguration und Gelenkbeweglichkeit bzw. Funktion sowie Röntgenbild (vorher und jedenfalls nachher nötig, und zwar dies zur Kontrolle der gelungenen Reposition und zur Erkennung evtl. Knochenverletzung).

Regeln: α) möglichst bald, am besten sofort, spätestens in den ersten 12–(24) Stunden; β) unter Muskelentspannung; daher in Narkose, auch Evipannarkose (letztere ist auch bei nicht leerem Magen brauchbar!), oft auch in Rausch, gelegentlich in Lumbal-, Lokal- (an den Gelenkenden oder unter Gelenkfüllung) oder (an der oberen Extremität) Leitungs- (Plexus-) Anästhesie; in ganz frischen Fällen nicht immer nötig, namentlich nicht bei raschem und plötzlichem Vorgehen mit Überraschen des Verletzten; manchmal genügt Vorgabe von Alkohol oder Morphium oder dgl.; γ) schonend: „non vi, sed arte!" (man sei bei der Reposition so schonend wie möglich; sonst droht Verletzung von Knochen, Gefäßen, Nerven, Muskeln und Gelenk, auch Fraktur, Nekrose, Lähmung, Myositis ossificans und Arthrosis deformans sowie habituelle Luxation). Das *Repositionsmanöver* ist bei jeder Luxation ein besonderes; im allgemeinen gilt aber: Die Anatomie der Luxation bestimmt in erster Linie unser heutiges Handeln („Physiologische" Einrenkung nach *Roser*); *Technik:* zunächst *Zug* zwecks Beseitigung der sekundären Verschiebung, dann *Hebelmanöver unter Zurückführen auf demselben, aber umgekehrten Weg,* auf welchem der Knochen das Gelenk verlassen hat (wiederum möglichst unter Benutzung eines Hypomochlion); in vielen Fällen führt aber eine einfachere Methode auch zum Ziel, z. B. Zug in Richtung des luxierten Teils nebst Druck auf den verschobenen Knochen. Evtl. ist Operation: blutige Einrichtung notwendig; vgl. irreponible Luxation! Bei komplizierter Luxation erfolge Wundversorgung, auch Wundrevision, evtl. Resektion des vorstehenden beschmutzten und verletzten Gelenkteils.

2. *Retention (Verband)*: höchstens 3—8 Tage (ausnahmsweise, nämlich bei Bandzerreißung und bei großen Gelenken 2—3 Wochen und mehr, z. B. am Kniegelenk 4 bis 12 Wochen) Ruhigstellung in Normalhaltung (vgl. S. 1551).

3. *Aktive Übungsbehandlung:* wie bei Frakturen müssen alle vom Stützverband frei bleibenden Gelenke in vollem Umfang und ohne Schmerzauslösung aktiv bewegt werden, um Störungen der Durchblutung, Schwund der Muskeln und des Kalkgehalts sowie Bewegungsstörungen der Gelenke zu vermeiden.

Prognose: ist im allgemeinen günstig; es droht aber gelegentlich irreponible, veraltete und habituelle Luxation sowie Komplikation (s. oben), vor allem Gelenkerguß, Schlottern, Arthrosis deformans oder Gelenkversteifung, bei komplizierter Luxation auch Wundinfektion.

Spezielle Formen. 1. *Irreponible Luxation. Ursache:* Kleinheit bzw. Schrumpfung des Kapselrisses, Interposition (z. B. Sehne bei Lux. pollicis, Kapseln und Muskeln bei Lux. humeri) oder gleichzeitige Fraktur.

Therapie: falls Reposition durch besondere Manöver mißlingt, Operation: blutige Reposition.

2. *Veraltete (obsolete oder inveterierte) Luxation.* Allmählich tritt bei sich selbst überlassener Luxation Nachlassen der Schmerzen sowie geringe aktive und passive Beweglichkeit und sekundäre Veränderung im Sinne der Arthrosis deformans, spez. mit Ausfüllung der Gelenkpfanne und Umformung des Kopfs, evtl. Nearthrose ein. Längeres Bestehenlassen einer Luxation ist ein Kunstfehler im Hinblick auf die evtl. Schädigungen z. B. an Gefäßen und Nerven sowie auf die nach einigen Wochen eintretende Unmöglichkeit unblutiger Reposition. In den ersten Wochen kann noch die *unblutige* Reposition gelingen unter gewaltsamer Dehnung der verkürzten Muskulatur, Lösung der Verwachsungen mittels kräftiger und ausgiebiger pendelnder Bewegungen bei zentraler Fixation; später (je eher, desto besser!) erfolge blutige Einrichtung durch *Operation:* Arthrotomie, schonende Gelenksäuberung, evtl. Kopfresektion oder Arthroplastik, evtl. mit Neuformung der Gelenkenden und mit Interposition zwischen dieselben, spez. bei jüngeren Leuten, während man bei älteren evtl. die Naturheilung im Sinne einer Nearthrose zuläßt und durch frühzeitige Bewegungen befördert.

3. *Habituelle Luxation. Definition:* häufig wiederholtes Auftreten der Luxation, auch bei unbedeutender (direkter oder indirekter) Gewalt (z. B. an Schulter bei Pferdehaltern, welchen der Arm hochgezogen wird, beim Kleidunganziehen, Niesen, im Schlaf durch Herausfallen des Gelenkkopfes aus der Pfanne infolge der Muskelerschlaffung); in der Regel ist erstmals die Luxation eine traumatische, und auf diese ist auch das Leiden zurückzuführen, während die späteren Luxationen eines besonderen Traumas im Sinne des Unfalls nicht bedürfen, so daß der Unfallzusammenhang im allgemeinen nur für den 1. Unfall anerkannt werden kann. Abzutrennen ist die *rezidivierende Luxation*, d. h. wiederholt auf Grund einer neuen Gewalt bei wieder völlig verheiltem Gelenk. *Pathologische Reluxationen* beobachtet man bei Arthropathia neurotica: Tabes, Syringomyelie usw. *Habituelle Subluxationen* kommen vor an Kiefer, Hand, Fingern, Schulter, Hüfte, Knie und Kniescheibe. Über *Gelenkschnappen* und *Gelenkschlottern*, bei welchen Leiden es weder zu Luxation noch zu Subluxation kommt, s. da!

Ursache: zu weite und zu schlaffe Kapsel (nach Gelenkerguß oder nach Kapselzerreißung bei früherer Luxation), vielleicht auch Fraktur eines hemmenden Knochenvorsprungs bzw. Pfannenrands oder Zerreißung von Muskel bzw. Sehne.

Therapie: längere Ruhigstellung; Alkohol- oder Jodtinkturinjektionen in die Kapsel; am besten Operation (Kapselraffung, -excision oder -doppelung, freie Fascientransplantation, gestielte Muskellappenplastik, Spanverpflanzung zur Schaffung eines kräftigeren Pfannenrands (Pfannendachplastik bei Hüftpfannenrand-Spanplastik nach *Eden* bei Schulterluxation; nur ausnahmsweise Arthrodese oder Gelenkresektion); sonst, nämlich wenn man nicht operieren will oder kann (z. B. bei alten Leuten): Bandage mit Hemmungsvorrichtung, welche aber lästig und störend ist, daher meist nicht getragen wird.

Vorkommen: am häufigsten an der Schulter und Hüfte (s. dort!).

2. Abschnitt: Spezielle Frakturenlehre

1. Schädelbrüche (s. S. 518 ff.).
2. Wirbelbrüche (s. S. 792 ff.).
3. Gesichtsschädel- und Kieferbrüche (s. S. 887 ff.).

4. Brüche an Hals, Zungenbein, Kehlkopf und Luftröhre

Vorkommen: selten, besonders bei *älteren* Leuten (Kehlkopfverknöcherung!); öfters miteinander oder mit Brüchen am Brustkorb kombiniert, gelegentlich auch mit Subluxation oder Luxation an Kehlkopfknorpeln.

Entstehung: meist *direkt* (z. B. durch Faustschlag, Tritt, Hufschlag, Auffallen auf scharfe Kante, Auffahren auf nach hinten aus Fahrzeugen hervorstehende Balken, Stangen u. dgl., Erhängen, Schuß, Hieb, Schnitt; letzteres z. B. bei Selbstmördern, und zwar bei Rechtshändern meist schräg von links-oben nach rechts-unten); seltener *indirekt* (z. B. beim Erwürgen); bisweilen durch *Muskelzug* (z. B. Zungenbein und Luftröhre beim Kopfhintenüberbiegen, Luftröhre bei Tetanus und Preßwehen).

Komplikationen: Schmerz und Funktionsstörung bei Kopfdrehbewegungen, Husten, Sprechen, Schlingen (namentlich beim Zungenbeinbruch: sog. ,,Dysphagia *Valsalvae*"); evtl. Heiserkeit oder Stimmlosigkeit; Hustenreiz; Blutauswurf; Hautemphysem; Mediastinalemphysem, Atemnot bis zur Erstickung; Verletzung von Stimmbändern, Speiseröhre, Gefäßen und Nerven.

Prognose fraglich; Gefahr von Schock und von Verblutung sowie von Erstickung (evtl. plötzlicher durch Blutaspiration, Dislokation, lokales Ödem, Mediastinalemphysem) und von Infektion mit Nekrose, Phlegmone, Gefäßarrosion, Glottisödem; bei Zungenbeinbruch droht auch (infolge Schluckstörung) manchmal Schluckpneumonie; es können zurückbleiben: Schling-, Atem- und Stimmstörungen sowie Kehlkopfstenose; Mortalität beträgt etwa 70%.

Diagnose: Besichtigung und Betastung von außen und innen, Hautsugillation, Deformität, Beschwerden und Komplikationen, dazu Röntgenbild; evtl. Laryngoskopie.

Therapie: Verbot von Kopfbewegungen, Sprechen und Nahrungsaufnahme, evtl. Kopffixation; flüssige Kost, evtl. durch Schlundsonde; nach Bedarf (u. a. zur Hustenbeschränkung) Morphium, zumal bei Emphysem. Bei eintretender, evtl. auch schon bei vorhandener oder möglicher Atemstörung, namentlich vor Transport im Kriege: *Tracheotomie*, und zwar frühzeitige (da jederzeit, evtl. plötzlich Erstickung erfolgen kann!); bei Wunde mache man Wundversorgung, bei Tracheaverletzung: sorgfältige Drahtnaht, Wunddrainage und stets Tracheotomie aus prophylaktischen (Stenose, Insuffizienz) und therapeutischen (Bronchialtoilette, Sauerstoffbeatmung) Gründen (s. S. 964, 966). Stets ist Krankenhausaufnahme erforderlich.

5. Brustbeinbrüche (Fr. sterni)

Vorkommen: sehr selten (mit an letzter Stelle); fast nie vor dem 20. Jahr.

Entstehung: a) *direkt* durch Stoß, Schlag, Fall, Pufferquetschung, Deichselstoß, Autosteuerraddruck, Schuß u. dgl. (meist kombiniert mit Verletzung der Brustbinnenorgane: Lungen usw.) und b) *indirekt* durch Körperüberstreckung oder -überbeugung, evtl. mit Aufschlagen des Kinns auf der Brust, c) bisweilen durch *Muskelzug* (Rißbruch, quer) durch Überstreckung beim Heben, Kreißen oder durch Bauchmuskelkontraktion beim Heben, Erbrechen, Turnen u. dgl.

Formen: meist *quer*, und zwar am häufigsten zwischen Handgriff und Körper (hier besteht Synchondrosis bzw. Synostosis!), ferner am 2.–4. Rippenknorpel, selten zwischen Körper und Schwertfortsatz (Halbgelenk!), manchmal, aber selten auch am Schwertfortsatzursprung (Schwertfortsatz ist übrigens meist auch normaliter mehr oder weniger beweglich!); seltener *schräg*; ganz selten *längs* (differentialdiagnostisch Cave! mittlere Längsspalte bei ,,Fissura sterni congenita"!); bei Schuß auch *Loch-* und *Splitterbrüche*; öfters kombiniert mit Schlüsselbein-, Schulterblatt-, Rippen- oder Wirbelbruch.

Symptome und Folgen: treppenförmige Dislokation sichtbar (besonders seitlich) und fühlbar; meist besteht Abweichung des kaudalen Fragments nach kranio-ventral, selten (zwischen Handgriff und Körper) auch nach kranio-dorsal; bei Schwertfortsatzbruch mit Dislokation nach dorsal entsteht evtl. anhaltender Schmerz und Erbrechen, sonst

Schmerz auf Druck und bei Rumpfstreckung (daher im Liegen, aber nicht im Sitzen) sowie Haltung vornübergeneigt; evtl. Verletzung von Lungen und Rippenfell (Atembeschwerden, Emphysem, Blutspucken, Hämato- und Pneumothorax) oder von Herz (Commotio cordis) und Herzbeutel sowie von A. mamm. int. Bei kompliziertem Bruch droht evtl. Mediastinalabsceß. Achte auf sonstige Frakturen (s. oben).

Therapie: Ruhiglagerung mit Reklination (s. Abb. 480), evtl., vor allem bei gleichzeitiger Wirbelfraktur, Reposition im *dorsalen Durchhang* und Gipsmieder in Reklination. Gelegentlich auch operative Reposition durch direkten Zug am caudalen Fragment nach vorn mittels Draht oder Knochenchraube, welche an einem Bügel vor dem Thorax fixiert wird.

6. Rippenbrüche und -verrenkungen

a) Rippenbrüche (Fr. costarum). *Vorkommen:* häufig (mit an zweiter Stelle; 15%), namentlich bei alten Leuten und Geisteskranken, dagegen selten (wegen des elastischen Brustkorbs) bei Kindern (außer rachitischen); meist an den *mittleren* Rippen, spez. 5.–7. (4.–8.), dann an den *unteren* (ausweichend!), selten an den oberen (geschützt!), gelegentlich auch (und zwar meist neben anderen Rippen, aber auch vereinzelt isoliert und dann meist übersehen) an der 1. Rippe, hier auch durch Muskelzug und durch Ermüdung; am häufigsten erfolgt der Bruch *seitlich,* spez. am Rippenwinkel in der vorderen bis hinteren Achsellinie.

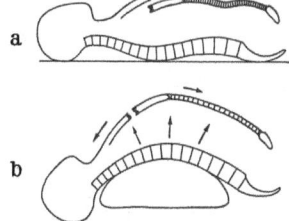

Abb. 480. *Sternumfraktur:* a) vor Reposition, b) nach Reposition durch Reklinationslagerung (die Reposition erfolgt durch Extension der BWS und Anspannung der geraden Bauchmuskulatur)

Entstehung: α) *direkt* durch Schlag, Stoß (z. B. mit Wagendeichsel, Stock- oder Schirmgriff), Fall auf Kante, Kaffeeflasche, Gasmaske usw. oder β) *indirekt* durch quere Kompression des Thorax in sagittalem, frontalem oder schrägem Durchmesser (z. B. durch Überfahrung, Pufferverletzung, Ringen usw.), γ) bisweilen durch *Muskelzug,* und zwar meist links unten beim Husten (Keuchhusten, Bronchitis, Lungenemphysem, sog. „Hustenfraktur"!), Niesen, Heben, Schaufeln, Werfen, Erbrechen, Kreißen usw., überhaupt gern in der Schwangerschaft (Zwerchfellhochstand), und zwar meist an der Knorpel-Knochengrenze, auch bei Jugendlichen oder „*spontan*" bei pathologischer Prädisposition (z. B. bei Geisteskranken, Tumormetastasen usw.), an der 1. Rippe beim Anheben (M. scalenus) und an der 2. und 3. Rippe neben dem Brustbein rechts, seltener links als Ermüdungsbruch.

Formen. α) *Unvollständige: subperiostale, (Randlängs-) Fissuren, Infraktionen* und β) *vollständige* Brüche: meist *quer,* auch *schräg* oder *spiralig;* evtl. (z. B. bei Überfahrung) *mehrfach,* an *mehreren* Rippen (oft, auch in einer Linie übereinander als sog. „Serienbruch") oder *doppelseitig;* nicht allzuselten sind auch *Rippenknorpelbrüche,* namentlich bei alten Leuten (Verknöcherung!).

Symptome: Schmerz *spontan,* öfters aber erst nach einigen Tagen heftig beim Atmen (daher oberflächliche und einseitig schonende Atmung!) sowie beim Husten, Niesen und Rumpfbewegen, ferner *Druckschmerz (direkter Schmerz* bei Fingerdarüberfahren und *indirekter Schmerz* bei querer Kompression des Thorax, und zwar gewöhnlich bei solcher von vorn nach hinten, da die Rippenbrüche meist seitlich gelegen sind), evtl. *Crepitation* (mit Ohr oder Hörrohr und- mit aufgelegter Hand bzw. Finger fühlbar), *abnorme Beweglichkeit* und *Dislokation,* schließlich *Röntgenbild.*

Komplikationen (bei undeutlichen klassischen Fraktursymptomen auch diagnostisch wichtig!): Verletzung von Lungen und Pleura (Atembeschwerden, Blutspucken, Hautemphysem [öfters: etwa 15%] und Mediastinalemphysem [selten], Hämato- und Pneumothorax, auch Spannungspneumothorax); bei Brüchen der 3.–7. Rippe links von Herz und Herzbeutel; bei Brüchen der unteren Rippen (selten) von Zwerchfell sowie Bauchorganen: Leber, Milz, Nieren, Magen-Darm-Kanal, außerdem Verletzungen von A. intercost., N. intercost. (mit Neuralgie); bei „Fenster- oder Stückbruch", d. h. doppeltem Bruch mehrerer zusammenhängender Rippen mit Ausbruch eines größeren Brustkorbstücks droht Mediastinalflattern; selten (z. B. bei Schuß) Hautwunde, dadurch Gefahr der Infektion mit Phlegmone, Osteomyelitis, Sepsis usw. und evtl. des Pleuraempyems. Bisweilen, namentlich bei alten Leuten mit chronischer Bronchitis, droht Pneumonie (mangelhafte Durchatmung und Expektoration!) sowie vielleicht Lungen- und Rippenfelltuberkulose(?).

Prognose: gewöhnlich erfolgt knöcherne Heilung in 3–4 Wochen mit mäßigem Callus, so daß also Dauerrente nicht nötig ist; selten ist Synostose, Pseudarthrose oder Nearthrose, gelegentlich Intercostalneuralgie, vereinzelt vielleicht Geschwulst (Enchondrom, Sarkom); alte Leute mit chronischer Bronchitis sind bedroht durch die Gefahr von Pneumonie.

Therapie: Brustkorbruhigstellung etwa 8–14 Tage lang durch breites Cingulum aus Heftpflaster, welches bei schweren Frakturen zirkulär um den Thorax gelegt wird; bei Frakturen der oberen Rippen zusätzlich ein Streifen über die kranke Schulter; bei Fissuren genügen von unten nach oben dachziegelförmig sich deckende Heftpflaster-(durchlocht!) oder besser Elastoplaststreifen (angelegt in Exspirationsstellung; meist nicht zirkulär, sondern nur auf der verletzten Brustseite handbreit je Brustbein und Wirbelsäule überschreitend unter Freilassen der Brustwarze, dazu Armtragetuch; Aufsetzen, Atemübungen, Wärme (Heizkissen, Diathermie), Expectorantia sowie Transpulmin. Bei Bluthusten Bettruhe und Eisbeutel. Evtl. operative Entfernung bei störendem Callus, oder Thorakotomie bei hartnäckigem Hämatothorax, Spannungspneumothorax, bedrohlichem Haut- bzw. Medialstinalemphysem, Lungenverletzung, Pleuraempyem, Bauchverletzung, Fensterbruch (s. da). Bei bleibender Intercostalneuralgie Injektion oder Neurolyse oder (sicherer!) Exhairese.

b) Rippenverrenkungen: sehr selten, am ehesten im Costo-Sternal-Gelenk (mit Dislokation auf das Sternum), seltener im Costo-Vertebral-Gelenk (meist nur bei Fraktur und Luxation der Wirbel) oder an den Rippenknorpeln untereinander (unter oder über die nächst oberen).

7. *Schlüsselbeinbrüche und -verrenkungen* (s. Abb. 481)

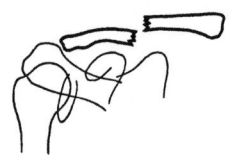

Abb. 481. *Claviculafraktur:* Typische Dislokation

a) Schlüsselbeinbrüche (Fr. claviculae). *Vorkommen:* häufig (mit an zweiter bis dritter Stelle; 10–15%), besonders bei Kindern unter 5 Jahren (25% aller kindlichen Brüche!), auch intrauterin und intra partum, aber auch häufig bei Erwachsenen (hier allerdings häufig statt dessen Schulterluxation oder Oberarmbruch); meist im mittleren Drittel, und zwar hier wiederum entweder an dessen Grenze zum inneren oder (häufiger) zum äußeren Drittel.

Entstehung: α) meist *indirekt* durch Fall auf Schulter oder Hand, z. B. vom Pferd bei Kavalleristen und Rennreitern (als Biegungsbruch im mittleren Drittel bzw. an der Grenze von mittlerem und äußerem oder auch von mittlerem und innerem Drittel), β) seltener *direkt* durch Schlag, Stoß, Schuß usw. (an jeder Stelle), γ) bisweilen durch *Muskelzug*, z. B. bei Lufthieb mit der Peitsche, Schläger, Wurf, Heben (im mittleren oder inneren Drittel).

Formen und Symptome: α) *Unvollständige Brüche*, vor allem Infraktionen oder subperiostale Frakturen (besonders bei Kindern: entstehend durch Fall auf Schulter oder Hand, z. B. vom Tisch oder aus dem Wagen; Symptome: Funktionsstörung [gering], Schmerz [beim Armhochziehen sowie beim An- und Auskleiden und auf Druck] und evtl. winklige Knickung, später Sugillation und schließlich Callus; gute Prognose).

β) *Vollständige Brüche*. 1. *Im mittleren Drittel:* am häufigsten (typischer Schlüsselbeinbruch). *Entstehung:* meist *indirekt* als Biegungsbruch an der schwächsten Stelle am Übergang vom mittleren zum äußeren Drittel, und zwar gewöhnlich schräg von vorn-unten-außen nach hinten-oben-innen, seltener quer. *Dislokation* fehlend oder gering nur bei subperiostalem Bruch der Kinder, sonst meist stark in typischer Form (vgl. Abb. 481): Dislocatio ad latus, ad longitudinem c. contractione und ad axim, wobei die Bruchstücke aufeinander „reiten" (akromiales Fragment nach unten durch M. delt. und Armschwere: sternales nach oben durch M. sterno-cleido-mast., außerdem Verkürzung [bis 2½ cm] und Schulter-Innenrotation durch Adductoren und Innenrotatoren bei Aufhebung des Strebepfeilers zwischen Brust und Arm); Deformität ist gut sicht-, fühl- und meßbar; Schlüsselbein (Schulterbreite) verkürzt und Akromion daher der Mittellinie genähert; Arm einwärtsrotiert und herabgesunken, dadurch scheinbar verlängert; gewöhnlich Kopf nach der kranken Seite geneigt (zwecks Entspannung des Kopfnickers) und kranker Arm durch den gesunden gestützt sowie gebrauchsbeschränkt, spez. im Hochheben; schließlich abnorme Beweglichkeit, Crepitation, Schwellung, Druckschmerz usw. sowie Röntgenbild (von vorn oder von hinten).

2. *Im äußeren (akromialen) Drittel:* häufiger; meist direkt durch Fall, Schlag, Stoß usw.; Dislokation (falls außerhalb des Lig. coraco-clav. oder mit dessen Zerreißung):

Aufrichtung des äußeren Fragments (durch M. trapezius) und Schulterblattdrehung; *Differentialdiagnose:* Lux. acromio-clavicularis (keine Verkürzung, auffallende Treppenbildung, geringere und anderslokalisierte Druckempfindlichkeit, Röntgenbild!) und im Röntgenbild persistierende Clavicula-Apophyse (Os acromiale); auch Osteolyse des sterno-akromialen Claviculaendes nach Traumen.

3. *Im innern (sternalen)* Drittel: sehr selten; bisweilen durch Muskelzug; Dislokation meist fehlend; *Differentialdiagnose:* Lux. sterno-clavicularis.

Traumatische Epiphysentrennung nur am *sternalen* Ende.

Prognose: trotz Therapie bleibt fast stets eine mehr oder weniger starke Deformität zurück, aber selten mit Behinderung (beim Lastentragen auf der Schulter durch disloziertes Fragment oder Callus luxurians, sonst jedoch ohne Funktionsstörung); selten (aber stets darauf untersuchen!) entsteht Schädigung von Plexus, A. oder V. brach. sowie von Lungen und Pleura (sofort oder später durch Callus); Pseudarthrose selten; Konsolidation erfolgt in etwa 2–4–6, und zwar bei Jugendlichen meist in 3 und bei Erwachsenen in 4–6 Wochen. Behandlungsdauer ist im ganzen durchschnittlich 45 Tage.

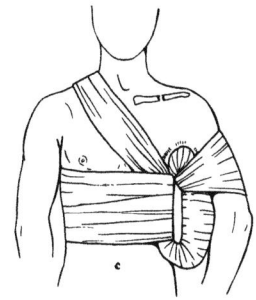

Abb. 482. *Claviculafraktur:* Nach Reposition mit Schlüsselbeinschiene nach *Schuppler* (nach *Saegesser*)

Therapie. a) *Konservativ.* 1. *Reposition:* Lokalanästhesie mit 20% Novocainlösung (2%ig) in den Frakturspalt. Einlegen der Faust in die Achselhöhle der gebrochenen Seite und Ausgleich der Dislokation durch Heraushebeln des Schultergürtels mit der anderen Hand nach oben und hinten. Die Verkürzung und Seitenverschiebung verschwindet, wenn man den Ellbogen über das Hypomochlion der eingelegten Faust gegen den Brustkorb anpreßt und somit den Schultergürtel abhebelt. Korrektur der Verkürzung und Achsenknickung genügt im allgemeinen; bestehenbleibende Seitenverschiebung hinterläßt in der Regel keine Störungen. 2. *Retention.* α) Mit *Schlüsselbeinschiene* (nach *Schuppler*) (s. Abb. 482): eine 50 cm lange, 10 cm breite, gut gepolsterte *Kramer*-Schiene wird über einer dicken Gazerolle zusammengebogen, fest mit 3 Polstern vernäht und an Stelle der, als Hypomochlion gebrauchten, Faust möglichst hoch in die Achselhöhle hinaufgeschoben und dort mit Stärkebindentouren befestigt, welche *zirkulär* um den Thorax, *scapulierartig* um die gesunde Schulter und um den Oberarm der kranken Seite geführt werden. Nach 3 Wochen kann der Verband entfernt werden. Nach weiteren 3 Wochen wird durchschnittlich volle Arbeitsfähigkeit wieder erreicht. Bei etwa 10% der Verletzten bleibt nach Abschluß der Behandlung noch eine Erwerbseinschränkung von 10–30% bestehen; dies vor allem, wenn zu lange

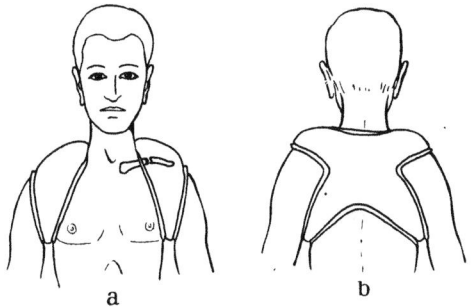

Abb. 483
Claviculafraktur] Gipsverband in Achtertouren über Schaumgummipolsterung bei Claviculafraktur Jugendlicher

Zeit ruhiggestellt wurde, wenn die Schiene nicht genau angelegt wurde und die Polsterung auf der Schiene nicht gut fixiert ist. Bei gutem Sitz können rechtzeitig alle Gelenke des Arms frei bewegt werden. Aktive Übungsbehandlung mit den frei bleibenden Gelenken muß sofort beginnen. Es ist dadurch möglich, bereits in der 2. Woche auch das Schultergelenk zu bewegen. Nachbehandlung ist dann nicht erforderlich. Röntgenkontrollaufnahmen direkt nach Anlegen des Verbands und in achttägigen Abständen sowie laufende Kontrolle guten Sitzes der Schiene sind Voraussetzung für günstiges Behandlungsresultat.

β) *Achter- oder Rucksackverband* (vgl. Abb. 483): spez. geeignet für kindliche Schlüsselbeinbrüche. Bei Brüchen ohne Verschiebung kann eine einfache Stella dorsi aus Trikotschlauch angelegt werden, welche in beiden Achselhöhlen mit Watte gepolstert wird (evtl. auch nach der „Stülpa"-Technik, vgl. S. 1796). Bei älteren Kindern genügt der einfache Trikotschlauchverband nicht. Bei diesen ist Verstärkung durch Gipstouren erforderlich (s. Abb. 483). Der Patient sitzt dazu auf einem Stuhl; ein gerolltes Badetuch wird in die Kreuzgegend gelegt und das Becken mit einer Binde über beide Oberschenkel fest an den Stuhl gebunden. Die Schultern werden darauf nach oben und hinten gehalten, ein Filz- oder Schaumgummistreifen in Achterform um beide Schultern und durch beide Achselhöhlen gelegt und am Rücken zusammengenäht. Über die Polsterstreifen werden einige Touren von Gipsbinden angewickelt, welche in beiden Achselhöhlen zu runden Wülsten modelliert werden, damit dort keine Druckerscheinungen auftreten. Außerdem ist fester Druck zwischen beiden Schulterblättern notwendig, da hierdurch das Gewicht der Arme getragen wird und die Abhebelung des Schultergürtels nach oben und hinten bewerkstelligt wird. In schweren Fällen kann der Verband bis zu 4 Wochen störungsfrei getragen werden. Nicht bewährt hat sich der Rucksackverband und auch der *Sayre*sche Heftpflasterverband beim Erwachsenen für Brüche mit stärkerer Dislokation.

γ) *Desaultscher Verband* (vgl. S. 555 a–c): kommt nur als Transportverband oder zur Retention von Brüchen am distalen Ende des Schlüsselbeins bei Patienten unter dem 30. Lebensjahr in Frage.

δ) *Ohne Retentionsverband:* bei den meisten Brüchen ohne starke Verschiebung ist es das Zweckmäßigste, überhaupt keinen Verband anzulegen. Es genügt, den Arm für 2–4 Tage in einer Schlinge tragen zu lassen und ihn für die Nacht nach Einlegen eines zusammengefalteten Handtuchs in die Achselhöhle mit einer Binde oder Tuchverband am Brustkorb zu befestigen. Diese Binde darf nicht zu fest angezogen werden. Es wird sofort mit aktiver Übungsbehandlung der Finger, Handgelenke, Vorderarm und Ellbogen im vollen Umfang begonnen; die Schulterbewegungen werden in der ersten Woche mit einem, mittels der anderen Hand geführten Stock unterstützt; nach einer Woche pflegt das Schultergelenk frei zu sein. Übungen am Rollenzug beginnen nach einer Woche. Die meisten Verletzten sind nach 4–8 Wochen arbeitsfähig.

b) *Operativ. Indikation:* strenggenommen ist eine Anzeige zur operativen Behandlung nur bei Druck der Fragmente auf Nerven und Gefäße gegeben. Will man aber eine deformitätsfreie Heilung und sofortige Bewegungsmöglichkeit erzielen, so ist die operative Behandlung bei den meisten Adoleszenten und Erwachsenen indiziert.

Technik. α) *Frische Frakturen:* verwendet werden Drahtnähte, Platten mit Schrauben, Markdrähte und Marknägel (spez. „Rush-Pin"). *Rush-Pinnung:* Lagerung auf dem Rücken; Sandsack zwischen die Schulterblätter, um die verletzte Schulter anzuheben; schräge Incision von 5 cm Länge direkt über der Fraktur; subperiostale Freilegung der Frakturenden auf möglichst kurze Strecke; Einsetzen der Reibahle in das proximale Fragment und Vordringen nach proximal, so daß die Spitze 3–4 cm medial von der Frakturlinie an der Vorderfläche des Schlüsselbeins erscheint; Incision über der Spitze des Instruments und Einführen eines Pin von 2,3–3,1 mm Durchmesser und 8 cm Länge. Anschließend Bohren des Kanals im peripheren Bruchstück (mindestens 5 cm lang und soweit, daß das Instrument aus der hinteren Krümmung des Knochens sicher herausragt); Einstellen der Fraktur und der Spitze des Pin in die Öffnung des lateralen Fragments; anschließend völliges Einschlagen des Pin. Gewöhnlich wird die Fixation völlig stabil. Einführen des Pin vom akromialen Ende her nur aus besonderer Indikation (Frakturen im distalen Viertel). Äußere Ruhigstellung ist nicht notwendig; volle aktive Funktion soll sofort begonnen werden.

β) *Schlüsselbeinpseudarthrose:* mit einfacher *Drahtnaht*, welche beide Fragmente faßt und durch 1½fache Umschlingung festhält. Sicherer ist die *Spanverpflanzung* (spez. bei queren Pseudarthrosen). Hierbei wird nach stufenförmiger Anfrischung der Bruchstücke ein 8–10 cm langer Knochenspan aus dem Schienbein oder aus der Knochenbank eingepflanzt und mit mehreren zirkulären Drahtumschlingungen fixiert. Auch bei der Pseudarthrose kommt u. U. die *Marknagelung* mit *Rush*-Pin in Frage. *Resultate:* durchschnittliche konservative Behandlungsdauer 45 Tage (*Böhler*). Rentenfreiheit tritt durchschnittlich nach 1–2 Jahren ein. Die Ergebnisse der operativen Behandlung lassen sich noch nicht genau überblicken; jedoch dürfte auch durch die Nagelung das Resultat nicht wesentlich verbessert werden können.

b) Schlüsselbeinverrenkungen (Lux. claviculae): selten (feste Bandverbindungen; eher erfolgt Bruch!; aber immerhin etwa 5% aller Verrenkungen ausmachend); bisweilen entstehend und dann verbunden mit anderweitigen Verletzungen, spez. Rippenbrüchen, durch schwere Thoraxkompression; häufiger (75–80%) akromial, seltener (20–25%) sternal, selten doppelt oder beiderseits.

I. Am *akromialen* Ende [**Lux. acromio-clavicularis** (s. Abb. 484), eigentlich, d. h. nach der sonst üblichen Benennungsweise zu bezeichnen als Schulterblattverrenkung, auch bezeichnet als Schultereckverrenkung!]: häufiger!

1. Nach *oben* (*Lux. supraacromialis*): häufiger! *Entstehung* meist durch Verdrängen des Akromion nach unten und hinten, z. B. bei Fall auf die Schulter mit abgespreiztem Arm oder beim Auftreffen von Lasten. *Formen:* unvollständig und vollständig (je nachdem nur das Lig. acromio-clav. oder zugleich auch das Lig. coraco-clav. zerreißt); ferner nach innen und nach außen. *Symptome:* Schlüsselbeinende steht mehr oder weniger ($^1/_2$–5 cm) hoch über Akromion mit treppenförmigem Absatz über der gewöhnlichen (erhaltenen) Schulterwölbung (deutlich am stehenden oder sitzenden, dagegen wenig am liegenden Patienten; deutlicher werdend bei Vorwärtsnehmen der Schultern unter Einwärtsdrehen der Oberarme und Strecken der Halswirbelsäule); dabei läßt es sich leicht reponieren, federt aber ebenso leicht wieder zurück. *Diagnose:* u. a. Röntgenbild. *Differentialdiagnose:* Schlüsselbeinbruch am akromialen Ende (Schlüsselbein verkürzt, weniger disloziert und an der Bruchstelle druckempfindlich!) und Akromionbruch (Druckschmerz weiter außen, Crepitation!) sowie Schulterverrenkung (s. da). *Prognose:* Reluxation; dabei Lastentragen behindert, dadurch 0–15% Dauerschaden (je nach Behinderung bei Lastentragen u.dgl.); in etwa $66^2/_3$% kommt es nachträglich zu Verknöcherung der coraco-clavicularen Bänder und evtl. auch des M. subclavius.

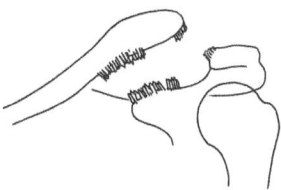

Abb. 484. *Luxatio acromio-clavicularis*, typische Dislokation nach außen

Therapie. a) *Konservativ.* α) *Mit der Schlüsselbeinschiene:* wie zur Behandlung des Schlüsselbeinbruchs (s. oben) Dauer der Ruhigstellung je nach Schwere der Verletzung 5–6 Wochen spez. bei Luxation nach innen.

β) *Mit Abduktionsschiene und Gips:* Behandlung und Überwachung ist auf der Abduktionsschiene leichter als auf der Schlüsselbeinschiene. Im Gegensatz zu den Oberarmbrüchen muß der Oberarm in der Frontalebene stehen; die Schiene wird in einem Winkel von 60° eingestellt und der Oberarm mit Gipsbinde auf der Schiene befestigt; Vorderarm und Hand bleiben frei, damit die aktive Übungsbehandlung von Fingern, Handgelenk und Ellbogen vom ersten Tage an im vollen Umfang einsetzen kann. Die Schiene wird mit Gipstouren um den Thorax fixiert. Die Schulterhöhe selbst wird frei gelassen und über diese ein gepolsterter Traggurt gelegt, welcher am Gipsschienenverband fest verankert wird. Durch das Gewicht des Verbands drückt der Traggurt auf das akromiale Ende der Clavicula und hält dieses in reponierter Stellung spez. bei Luxation nach außen.

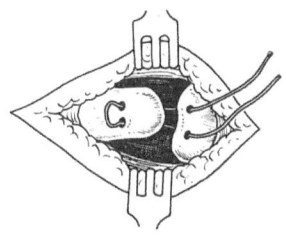

Abb. 485. *Luxatio acromio-clavicularis:* U-förmige Drahtnaht (einfachstes und zuverlässigstes Behandlungsverfahren)

γ) *Mit der Achterschlinge* (Trikotschlauchbinde, s. S. 1796): Anlegen des Verbands wie bei Schlüsselbeinfraktur (s. oben). Dauer der Ruhigstellung 4–6 Wochen.

δ) *Mit dem Heftpflasterverband:* der Verletzte sitzt auf frei stehendem Stuhl ohne Lehne. Nach Einrichten der Verrenkung durch Anheben des Ellbogens und Niederdrücken des Schlüsselbeins wird ein Heftpflasterstreifen von 120 cm Länge von der Vorder- und Hinterseite des Ellbogens und Oberarms zur Mitte des Schlüsselbeins geführt. Dort werden die Streifen unter kräftigem Zug gekreuzt und der vordere bis zur Mitte des Rückens nach hinten und der hintere bis zur Mitte der Brust nach vorn geführt. Die Kreuzungsstelle soll nahe dem Ansatz des Halses liegen, damit das äußere Ende des Schlüsselbeins und das Gelenk für Besichtigung und Betastung frei bleiben; 2 oder 3 weitere Heftpflasterstreifen können in der gleichen Weise darübergelegt werden. Finger, Handgelenk und Vorderarm werden vom ersten Tag an im vollen Umfang aktiv bewegt. Verbandwechsel in der Regel alle 5–10 Tage notwendig.

b) *Operativ:* Bei frischen Verrenkungen meist nicht notwendig, weil die konservative Behandlung ausreichend ist. Bei älteren Verrenkungen ist die Indikation gegeben, weil das Bestehenlassen der Luxation im Laufe der Zeit steigende Beschwerden (infolge Arthrosis deformans) hervorruft. Am besten verwendet man die Fixierung der beiden Gelenkteile durch eine *U-förmige Drahtnaht* (s. Abb. 485). Auch *Rush*-Pinnung kommt in Frage, ist jedoch nur bei der unvollständigen Luxation erfolgreich. Bei der vollständigen Luxation wirkt das Akromion wie eine schiefe Ebene, welche die Clavicula nach aufwärts schiebt; dadurch wird der Pin in seinen Verankerungsstellen sehr rasch gelockert.

2. *Nach unten* (*Lux. infraacromialis*, evtl. gar *subcoracoidea*): sehr selten!

3. *Nach hinten* (*Lux. supraspinata*): ganz selten! Therapie: wie oben!

II. Am *sternalen* Ende **(Lux. sterno-clavicularis)**: seltener! *Vorkommen:* Verhältnis zur Lux. acromio-clavicularis wie 1:5.

1. Nach *vorn* (*Lux. praesternalis*): häufiger! *Entstehung:* α) meist *direkt* durch Verschiebung der Schulter nach hinten (durch Überfahren, Auffallen, Stoß oder Schlag bei fixiertem Rücken); β) seltener *indirekt* (durch Fall auf die Hand); γ) bisweilen durch Muskelzug (beim Werfen). *Symptome:* Schlüsselbeinköpfchen samt Kopfnickeransatz vor dem Sternum (bei Schulterbewegungen mitgehend!); Schulterbreite von Akromion bis Brustbeinmitte verkürzt, dagegen nicht das Schlüsselbein selbst; dazu Röntgenbild. *Differentialdiagnose:* Schlüsselbeinfraktur am sternalen Ende (Schlüsselbein verkürzt!) sowie Entzündung, Tumor oder Gumma des Schlüsselbeins und Entzündung des Schlüssel-Brustbein-Gelenks. *Therapie: Reposition* durch Druck unter Zug der Schulter nach hinten und außen, durch Hebelung über die in die Axilla eingelegte Faust. *Retention* durch *zwei Schlüsselbeinschienen;* bei veralteten Fällen operativ mittels Fascienstreifen oder Seidenfaden, welche durch zwei schräge Bohrkanäle durch Schlüssel- und Brustbein gezogen und straff angezogen verknüpft werden; darüber Naht der zerrissenen Bänder.

2. Nach *oben* (*Lux. suprasternalis*): sehr selten; durch Druck der Schulter abwärts; Schlüsselbeinköpfchen im Jugulum; evtl. dadurch Druck auf Kehlkopf und Trachea (Atemnot) oder N. vagus (Stimmstörung).

3. Nach *hinten* (*Lux. retrosternalis*): selten, aber evtl. verhängnisvoll! *Entstehung:* α) *direkt* durch Druck auf Schlüsselbeinköpfchen nach hinten (z. B. bei Wagendeichselstoß) oder β) *indirekt* durch Verschiebung der Schulter nach vorn (z. B. bei Quetschung zwischen Wagen und Wand, Überfahrung, Ringen u. dgl.). *Symptome:* Schlüsselbeinköpfchen samt Kopfnickeransatz ist zurück, Schulter nach unten, innen und vorn getreten; Schlüsselbein erscheint verkürzt. *Komplikationen* (selten und meist durch Adaptation gemildert!): Druck auf A. carotis comm. (Ohnmacht, Ohrensausen), A. subclav. (fehlender Radialpuls), V. jug. comm., anonym., subclav. (Zirkulationsstörungen), Ductus thor., N. phren., N. vagus bzw. recurrens (Stimmstörung), Ösophagus (Dysphagie), Trachea (Atemnot, evtl. Cyanose). *Therapie: Reposition unblutig* durch Zug an der Schulter nach hinten und außen, evtl. (bei starker Verschiebung oder bei Interposition) *blutig* (durch Anziehen mit Knochenhaken von kleinem Schnitt) und Fixation durch je 2 Knochenbohrkanäle, durch welche Seiden- oder Fascienzügel hindurchgezogen und in sich vereinigt werden; evtl. Verbindung mit der I. Rippe; Ruhigstellung mit 2 Schlüsselbeinschienen.

Nach *unten* wird eine Abweichung durch die 1. Rippe verhütet.

III. *Doppelverrenkung,* d. h. an beiden Enden zugleich (*Lux. claviculae duplex s. totalis*): selten; meist zugleich am sternalen Ende nach vorn-oben und am akromialen nach hinten-oben, also suprasternalis + supraacromialis; *Entstehung* durch Zusammenpressen der Schultern (z. B. bei Überfahrung), wobei das Schlüsselbein aus seinen beiden Gelenkverbindungen springt „wie Kirschkern aus der mit den Fingern zusammengedrückten Kirsche".

IV. *Verrenkung beider Schlüsselbeine* (*Lux. claviculae utriusque*), z. B. im Sternoclaviculargelenk nach hinten: sehr selten!

Prognose: unvollständige Luxationen: Arbeitsunfähigkeit 28 Tage; vollständige Luxationen: 50 Tage; bei operativem Vorgehen ungefähr doppelt so lange Behandlungsdauer und Arbeitsunfähigkeit. Bei 25 % der Fälle mit vollständiger Luxation bleibt eine zeitlich beschränkte Erwerbsminderung von 10–15 % bestehen.

8. *Schulterblattbrüche* (*Fr. scapulae*) (s. Abb. 486)

Typische Bruchformen. Häufigkeit: etwa 1 % aller Frakturen.

I. *Körper:* seltener (35 %).

1. *Mittelstück:* Querbruch (mit Übereinanderschiebung der Fragmente), Längsbruch (selten; evtl. besteht Dislokation des medialen Teils nach oben und innen durch Wirkung des M. levator scapulae und der Mm. rhomboidei und des lateralen Teils mit dem Arm nach unten durch die Schwere), Splitterbruch, Fissuren.

2. *Unterer Winkel:* Dislokation nach vorn-außen-oben durch M. serr. und M. teres maj.; differentialdiagnostisch *Cave!* Knochenkern bei Jugendlichen im Röntgenbild!
3. *Oberer Winkel:* Dislokation nach innen und oben durch M. levator scap.
4. *Schultergräte:* quer oder längs.

Entstehung: gewöhnlich *direkt* (durch Überfahrung, Pufferquetschung, Auffallen, Schuß), am oberen und unteren Winkel auch durch *Muskelzug*. *Symptome:* Schmerz und Funktionsstörung bei Armbewegungen; zur palpatorischen Untersuchung Schulterblatt zugänglich machen durch Abduzieren und Rückwärtsnehmen der Arme; auch empfiehlt sich Palpation des äußeren Rands von der Achselhöhle; manchmal besteht eine typisch gelegene und geformte Schwellung durch den Bluterguß. *Diagnose:* u. a. Röntgenbild. *Prognose:* Schmerzen und Exostose bei Lastentragen; bei Schußbruch Nebenverletzungen, besonders der Lunge, evtl. Splitter darin; bei Infektion langwierige Eiterung zwischen den kulissenartig sich deckenden Muskeln. *Therapie:* (s. u.).

II. *Hals,* und zwar Collum chirurgicum (umfassend Gelenkfortsatz mit Cavitas glenoidalis, Proc. corac., Collum anatom., Tuberc. supra- und infraglen.). *Vorkommen:* ziemlich häufig (15%) und praktisch wichtig. *Entstehung* meist durch Fall auf die Schulter (vom Pferd, aus dem Wagen, auf der Treppe). *Symptome:* peripheres Fragment disloziert nach unten-innen-vorn durch Armmuskulatur; Akromion springt vor, darunter Vertiefung; Schulterwölbung abgeflacht; Arm scheinbar verlängert; Oberarmkopf herabgesunken und leicht reponierbar, aber wieder sofort nach Loslassen zurücksinkend, evtl. unter Crepitieren; Röntgenbild! *Differentialdiagnose: Schulterdistorsion* (keinerlei Veränderung der Konfiguration), *Luxatio humeri subcorac.* (ähnlicher Anblick, aber federnde Fixation und Deformität stärker und nicht ausgleichbar!), *Luxatio acromio-clavicularis* (Schlüsselbeinende steht hoch mit treppenförmigem Absatz über der erhaltenen Schulterwölbung; Deformität ist ausgleichbar durch Druck, aber bei dessen Nachlassen wiederkehrend!) und *Fractura humeri* (Kopf geht nicht mit bei Armbewegungen und ist druckempfindlich). *Prognose:* evtl. Pseudarthrose; auch Lähmung des N. axill. *Therapie:* (s. u.).

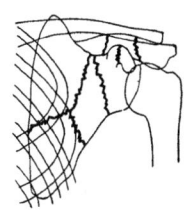

Abb. 486. *Scapulafrakturen:* typische Bruchlinien

III. *Akromion:* häufiger (25%), bei Jugendlichen auch als Epiphysentrennung; entstehend meist *direkt* (durch Stoß oder Schlag), selten *indirekt* (durch Fall auf den Ellbogen), bisweilen durch *Muskelzug* (beim Armheben); evtl. bleibt Pseudarthrose; häufiger besteht längere Gebrauchsstörung mit Schmerzen.

IV. *Proc. coracoideus:* selten (5%) isoliert, meist bei Oberarmluxation, bei Fraktur und Luxation des Schlüsselbeins oder bei Akromionfraktur; entstehend *direkt* und *öfters* durch *Muskelzug* (z. B. beim Schleudern des gestreckten Arms, Werfen, Wäscheauswinden); Schmerzen auf Druck (aber in mäßigem Grad hier auch normaliter) und bei Außenrotation sowie bei Beugung des supinierten Vorderarms und bei Hebung des Arms nach vorn-innen; evtl. Dislokation nach unten und innen durch Mm. biceps (Caput breve), coracobrach. und pect. min. im Falle gleichzeitiger Bandzerreißung; oft bleibt Pseudarthrose. *Therapie:* Ruhigstellung des Arms mit Flexion und Pronation des Vorderarms; evtl. Operation (bei Dislokation).

V. *Pfannenrandabsprengungen:* häufiger (20%) bei Schulterluxation; oft fälschlicherweise unter der Diagnose Kontusion oder Distorsion übersehen; erkennbar durch Crepitation bei der Reposition und durch Röntgenbild.

Therapie: Brüche des Körpers, der Gräte und des Coracoids mit und ohne Dislokation und Brüche des *Collums* und *Akromions* ohne Dislokation: Armschlinge für 3 Wochen mit sofortigen aktiven Übungen spez. im Sinne der Abduktion des Schultergelenks. Brüche des *Collums* mit starker Verschiebung: Abduktionsschiene im Winkel von 90° für 4 Wochen. Brüche des *Akromions* mit starker Verschiebung: Schlüsselbeinschiene für 4 Wochen und aktive Übungen.

9. Schulterverrenkung (Lux. humeri)

Vorkommen: allerhäufigste Luxation (etwa 45–50% und mehr, also ungefähr so häufig wie die aller anderen Gelenke zusammen; exponierte Lage, langer Hebelarm, Gelenk von großer Beweglichkeit bei weiter Gelenkkapsel mit starker Bewegungshemmung, Mißverhältnis zwischen großem Kopf und kleiner Pfanne!); rechts häufiger als links; vereinzelt beiderseits; meist im mittleren Lebensalter zwischen 20 und 50 Jahren und bei Männern 4–5mal mehr als bei Frauen, dagegen bei Kindern erfolgt statt dessen meist Epiphysenlösung oder Schlüsselbeinbruch oder Ellbogenverrenkung, während Schulterverrenkungen im 1. und 2. Jahrzehnt nur 2% aller Verrenkungen ausmachen, bei Greisen Bruch des spröden Oberarmknochens am chir. Hals, evtl. mit dessen Kopf-Verrenkung.

Formen. I. *Nach vorn* (s. Abb. 487): Lux. praeglenoidalis; häufig (etwa 30–80%; in den verschiedenen Lebensaltern verschieden häufig)!

1. *Lux. subcoracoidea:* am häufigsten (gewöhnliche Schulterluxation!), oft mit Abriß des Tub. maj. hum.

2. *Lux. subclavicularis:* selten, nur bei starker Kapselzerreißung!

3. *Lux. axillaris:* ab und zu, und zwar bei Hyperabduktion vorkommend, wenn nämlich der Kopf unter der Gelenkpfanne stehenbleibt; 20–50%; stets mit Abriß des Tub. maj. hum.

Ferner als Abart der vorderen bzw. vorderen-unteren Luxation: *Lux. erecta* (Arm hoch gehoben) und *Lux. horizontalis* (Arm horizontal): beide sehr selten (kaum 1%); entstehend bei Emporhalten des Arms gelegentlich des Unfalls; Arm bleibt dabei in der Stellung, welche er im Augenblick der Kapselzerreißung einnahm, infolge Fixation durch die Muskulatur stehen!

II. Nach *hinten:* Lux. retroglenoidalis; selten: 1–10% (hinten ist der Pfannenrand hoch und die Kapselwand kräftig!); manchmal direkt durch Schlag oder Stoß von vorn nach hinten und manchmal durch Starkstromverletzung, Tetanus, Krampfbehandlung usw.

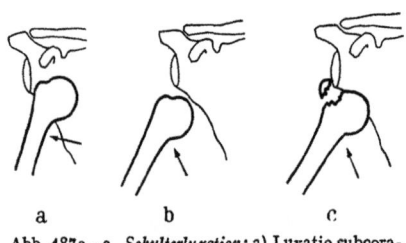

Abb. 487a—c. *Schulterluxation:* a) Luxatio subcoracoidea, b) Luxatio axillaris, c) Luxatio axillaris mit Abrißfraktur des Tub. maj. hum

1. *Lux. subacromialis:* durch Stoß oder Schlag von vorn; Kopf steht unter der Wurzel des Akromion.

2. *Lux. infraspinata:* bei starker Armbeugestellung, z. B. durch Fall auf den vorgestreckten Ellbogen; selten: etwa 2%; Kopf steht in der Untergrätengrube.

III. Nach *unten:* Lux. infraglenoidalis (s. I., 3).

IV. Nach *oben:* Lux. supracoracoidea; sehr selten; meist durch Stoß gegen den Ellenbogen von unten; evtl. mit Abbruch des Proc. corac., überhaupt nur möglich bei Sprengung des Schulterdachs.

Entstehung: α) meist *indirekt* durch Fall auf die vorgestreckte Hand oder Ellbogen bei erhobenem und abduziertem Arm (dabei evtl. als Lux. erecta oder horicontalis bei stark erhobenem Arm, z. B. bei Fall durch Leitersprossen, Treppe herab mit Festhalten oben am Geländer, Hochreißen von steigendem Pferd u. dgl.), β) seltener *direkt* durch Schlag, Stoß, Fall auf die Schulter von hinten-außen, γ) bisweilen durch *Muskelzug* beim Werfen, Lufthieb, Tennisspielen, Ohrfeigegeben, Greifen nach oben; auch bei Konvulsionen infolge Eklampsie, Epilepsie, Krampfbehandlung und Tetanus (hierbei aber oft erst sekundär durch den Fall, also dann *indirekt!*) sowie durch Starkstromverletzung, δ) vereinzelt *angeboren.*

Symptome (am deutlichsten bei veralteter Luxation, dagegen bei frischer evtl. durch Weichteilschwellung etwas verdeckt): Kopf und Rumpf gegen die kranke Seite geneigt und kranker Arm am gebeugten Vorderarm mit der gesunden Hand ängstlich unterstützt; Schulterwölbung fehlt; Akromion vorspringend, darunter am Deltoideusansatz äußere Kontur der Schulter geknickt in einem nach außen offenen Winkel (desgl., aber noch ausgesprochener, bei Lux. axillaris); Oberarm (vom Akromion zum äußeren Oberarmhöcker) scheinbar verlängert (nur bei der ganz seltenen *Lux. supra*-coracoidea verkürzt) und abduziert; Oberarmachse führt statt zur Gelenkpfanne an dieser einwärts vorbei zum Proc. coracoideus (bzw. zur Schlüsselbeinmitte bei Lux. subclavicularis oder nach außen und hinten bei Lux. retroglenoidalis); Oberarmkopf fehlt an normaler Stelle (unter dem Akromion, wobei die Pfanne leer ist) und steht an abnormer Stelle (tastbar von der *Mohrenheim*schen Grube und von der Achselhöhle aus, besonders gut fühlbar bei Drehbewegungen), und zwar gewöhnlich unter dem Proc. corac. bzw. unter der Schlüsselbeinmitte bei Lux. subclavicularis oder in der Achselhöhle (dann also tiefer als bei der Lux. subcorac.) bei Lux. axillaris; federnde Fixation bei nur geringer Beweglichkeit vor- und rückwärts sowie seitlich, dies namentlich bei ausgedehntem Kapselriß; Röntgenbild.

Bei der seltenen Luxation *nach hinten* steht der Oberarmkopf hinten, und zwar unter Akromion oder Schultergräte; Oberarmachse führt (statt in die Gelenkpfanne) nach hinten und oben; Arm ist einwärts gedreht; Pfanne leer; dazu Röntgenbild.

Diagnose: u. a. Röntgenbild von vorn und von der Seite, auch Gelenkpfanne en face bei Schulterdrehung um 45° gegen den Röntgenschirm. (In der Praxis wird erfahrungsgemäß auch die typische und erst recht die atypische, z. B. die Luxation nach hinten, häufiger übersehen; daher empfiehlt sich bei Schulterverletzungen Röntgenuntersuchung, zumal deren Unterlassung zu zivil- und strafrechtlicher Anklage des Arztes führen kann und deren Ausführung gleichzeitige Knochenverletzungen aufdeckt); dazu kommen noch folgende Untersuchungsmethoden: 1. Umfangmessung durch Achselhöhle und über Schulterhöhe ergibt auf der verrenkten Seite Mehrumfang (*Callewey*). 2. Eine gerade Linie berührt normaliter Schultergrätenende und äußeren Oberarmhöcker (*Hamilton*). 3. Beim Auflegen der verletzten Hand auf die andere Schulter kann der Ellenbogen normaliter leicht an die Brust angelegt werden, dagegen bei Schulterverrenkung nicht (*Dugas*).

Differentialdiagnose: 1. *Lux. acromio-clavicularis* (Vorsprung und darunter Einbuchtung zwar hierbei auch vorhanden, aber höher oben und weniger ausgeprägt, darunter die erhaltene Schulterwölbung; Schultergelenk selbst frei).

2. *Fract. colli scapulae* (Oberarmkopf zwar etwas herabgesunken, aber nicht an abnormer Stelle; Deformität ausgleichbar; Schultergelenk frei beweglich; dagegen Frakturssymptome).

3. *Fract. colli chir. humeri* (Einbuchtung tiefer; Schulterwölbung erhalten; *Verkürzung* des Oberarms; Schultergelenk frei; keine federnde Fixation; Deformität [außer bei Einkeilung] ausgleichbar; daneben Frakturssymptome).

4. *Deltamuskellähmung* (Deltamuskel schlaff und schwach sowie Arm herabgesunken; dagegen keine federnde Fixation).

Komplikationen (darauf stets *vor* und *nach* Reposition untersuchen; evtl. wichtig für Reposition und für Gefahr habitueller Luxation!): Frakturen am Oberarm bzw. am Collum anat. bzw. chir. (etwa 2%) und vor allem Tuberc. maj. (häufiger, nämlich in 10–50%!), Tuberc. min. (selten: etwa 2%; durch Zug des M. subscap.), Gelenkpfanne (seltener: etwa 2%; vornehmlich vorn und unten!), Akromion und Proc. corac. (selten); ferner (bei der Verrenkung und noch häufiger bei der Einrichtung!) Verletzung (Zerrung, Druck, Zerreißung; auch bei Repositionsmanöver) des Plexus brach. bzw. einzelner Zweige oder vor allem des N. axillaris (Deltoideuslähmung!), auch des N. circum flexor humeri (man prüfe auch das Gefühl, wenn möglich auch das elektrische Verhalten der Nerven!) und vereinzelt auch Ein- oder Abriß der A. brachialis (an starkem Hämatom u. Pulslosigkeit des Arms zu erkennen, evtl. Arteriographie!); selten Hautwunde (sog. „komplizierte Luxation") und öfters Verletzung der Muskulatur, spez. Abriß der Supraspinatussehne (umschriebenes Hämatom).

Therapie: Reposition. Allgemeine Regeln: 1. *möglichst bald* (sonst veraltete Luxation mit Nearthrose oder Ankylose sowie mit Ödem, Parästhesien, Neuralgien und Lähmungen); 2. in *genügender Muskelerschlaffung:* zu versuchen ohne Narkose, evtl. mit Überraschen des Patienten oder besser mit Lokalanästhesie 10–20 ccm Novocainlösung (2%) ins Gelenk selbst von hinten, bei Lux. subcoracoidea zusätzlich 10 ccm an die Gelenkvorderseite; 3. unter *sorgfältiger Fixation* der Schulter und des Schulterblatts durch Assistenten mittels Händen oder Handtüchern; 4. *vorsichtig:* d. h. nicht roh, sondern im Schneckentempo, aber mit nötiger Kraft (sonst Gefahr von Verletzung der Knochen, Nerven und bei alten Leuten auch rigider Gefäße, namentlich bei veralteter Luxation oder bei gleichzeitiger Oberarmfraktur!).

Repositionsmanöver: oft genügt einfacher Zug am Arm bei gleichzeitigem Druck auf den Oberarmkopf von der Achsel her; sonst:

1. *Hebelmethode* (*Hippokrates–Cooper*): durch Zug in Abduktion von 45–90°, später in Adduktion übergehend. Dabei wird die Ferse des unbeschuhten Fußes des Arztes in die Axilla geschoben und als Hypomochlion benützt. Während des Empordrängens des Femurkopfs muß der Arm leicht außenrotiert werden. (Günstigstes Verfahren für die meisten vorderen und unteren Luxationen!)

2. *Rotationsmethode* (*Kocher*, oder desgl. durch Rotation ohne Elevation: *Schinzinger*) durch folgende vier Bewegungen:

α) Adduktion bis an die Brust mit Rückführung des Ellbogens;

β) Auswärtsrotation des im Ellbogen rechtwinklig gebeugten und adduzierten Arms bis zur frontalen Ebene (dabei besondere Vorsicht wegen Gefahr der Oberarmfraktur!);

γ) Vorführung des adduzierten und außenrotierten Oberarms vor die Brust. Evtl. noch dazu Elevation in der Sagittalebene nach vorn bis fast zur Horizontalen;

δ) Einwärtsrotation.

Alle Bewegungen werden langsam gesteigert, aber ohne Gewalt und ohne Ruck (sonst evtl. Fraktur); Arzt sitzt am besten neben dem Patienten und faßt mit seinen beiden Händen Ellbogen und Hand; gleichzeitig muß am Arm gezogen werden; die *Kocher*sche Methode ist nicht anwendbar bei Luxatio axillaris oder bei Luxatio retroglenoidalis, also vorwiegend nur bei Lux. praeglenoidalis.

3. *Selbsteinrichtung* (*Iselin*): der auf einem Stuhl sitzende Patient hält sich mit der Hand des im Ellbogen rechtwinklig gebeugten und an den Körper angelegten, am besten auch mit der gesunden Hand angedrückten Arms an einem Tischbein fest und dreht sich mit seinem ganzen Körper ruckweise von dem verrenkten Arm nach außen ab. (Wirkung ist ähnlich wie bei 2.!; nicht bei unteren Luxationen.)

4. *Extensions- oder Elevationsmethode* (*Mothe*), d. h. durch Extension am abduzierten oder am vertikal erhobenen Arm: Arzt, auf Stuhl oder Tisch hinter dem Patienten stehend und den Arm oberhalb des Ellbogens fassend, bringt den Arm des Patienten nach oben bis zur Verlängerung der Körperachse unter Zug (wie um den Patienten am Arm hochzuheben), während ein Assistent von der Achsel den Kopf gegen die Pfanne schiebt und ein anderer durch Hand oder Handtücher oder der Arzt selbst durch Aufsetzen des Fußes die kranke Schulter fixiert und zugleich von der Achselhöhle her den Oberarmkopf nach der Pfanne dirigiert, während der Arzt mit beiden Händen am verrenkten Oberarm oberhalb des Handgelenks umgreifend hochzieht, evtl. ihn seitlich oder drehend bewegend (*Hippokrates*). *Spitzy* empfiehlt, daß der Operateur mit dem Fuß in eine um den Arm des Patienten gelegte Schlinge tritt, und *Ewald*, daß er den Arm des Patienten sich um den eigenen Hals schlingt und den Patienten daran hochhebt.

5. *Adduktionsmethode* (*Riedel*): durch raschen Längszug schräg nach der gesunden Beckenseite evtl. mit Überraschung des Patienten, indem man dessen Hand wie zur Begrüßung ergreift und in demselben Augenblick die Reposition anschließt (gefährlich!).

6. *Einrichtung über einer Stuhllehne* (*Arlt*): man lasse den verrenkten Arm über eine gepolsterte Stuhllehne hängen und ziehe vorsichtig am gebeugten Vorderarm, bis die Reposition gelingt.

Retention: *Desault*scher Verband für 3 Tage (bei Abriß des Tuberculum für 4 Wochen); nach 3 Tagen Beginn mit aktiven Übungen für die Abduktion. Kann nach 8–10 Tagen aktiv nicht bis zur Horizontalen abduziert werden, muß eine Abduktionsschiene angelegt werden, um eine Adduktionskontraktur zu verhüten. Eine Abduktionsschiene kann auch von vornherein angelegt werden bei Abriß des Tub. maj., bei Supraspinatusriß und bei Axillarislähmung. Nach der Einrichtung und vor der Reposition ist die Prüfung der Supraspinatussehne und des N. axillaris sowie Röntgenaufnahmen in 2 Ebenen erforderlich.

Bei *irreponibler* Luxation (Ursachen: Kleinheit bzw. Schrumpfung und Verwachsung des Kapselrisses; Interposition von Kapselteilen, Muskulatur oder Bicepssehne; gleichzeitige Oberarm-, Höcker- oder Pfannenrandfraktur sowie Luxatio infraspinata) erwäge man blutige Reposition durch Arthrotomie, evtl. unter Durchtrennung der Sehne des M. subscap. oder ausnahmsweise, spez. bei Nervenkompression, Anfrischungsarthrodese.

Bei *gleichzeitiger Fraktur:* Reposition versuchen, und zwar am besten durch einfache Impulsion des Kopfs bei kräftigem Zug am hocherhobenen Arm bzw. bei Rollengewichtzug am senkrecht erhobenen Arm in Seitenlage (*Hofmeister*) oder durch Eindrücken des Kopfs nach der Achselhöhle, während ein Gehilfe am gebeugten Vorderarm bei Abspreizung von 80° anzieht und ein anderer Gehilfe mit beiden Daumen oder Fäusten das Schulterblatt bis zur Wirbelsäule drückt; andernfalls ist angezeigt Operation: dies spez. bei Abriß des Tub. maj., welches trotz Schienenlagerung in Abduktion und Außenrotation sich nicht anlegt. Am besten erfolgt dann Freilegung durch Längsschnitt über der vorderen-oberen Akromionecke und Fixation des Tuberculum mit einem Nagel. Arbeitsunfähigkeit etwa 75 Tage, Behandlungsdauer 114 Tage. Da stets der Sulcus intertubercularis mitverletzt ist, muß mit einer Einschränkung der Gleitfähigkeit der langen Bicepssehne gerechnet werden. Eine operative Reposition frischer Lux. ist im übrigen fast niemals angezeigt. In Verbindung mit subtuberkulären Brüchen kann sie erforderlich werden (s. u.).

Bei *veralteter Luxation:* Reposition versuchen, spez. nach der *Hippokrates-Cooper*schen Methode (ohne Gewalt, da sonst Fraktur oder Plexusschädigung oder Gefäßzerreißung droht; mit gründlicher Mobilisation durch pendelnde Bewegungen, um den Kopf frei zu machen und die Muskulatur zu dehnen; bei gleichzeitiger guter Fixation der Schulter durch zusammengelegte Tücher und unter Schaffen eines Hypomochlion in der Achsel mit der Ferse in Vollnarkose; sonst (nach 3 Monaten ist eine *unblutige* Reposition wenig aussichtsvoll!) Arthrotomie mit Durchtrennung der Verwachsungen und Verkürzungen und Aufhängung des reparierten Kopfes an einem aus der Kapsel gebildeten Zügel, welcher durch ein Bohrloch im Akromion geführt wird. (M. subscap.!; nach *Dollinger-Cubbins*). Der Bewegungsumfang bleibt trotzdem meist sehr eingeschränkt (Abduktion $>80°$, Elevation $>70°$, Rotation $>20°$), ein Ergebnis, das meist auch nach konservativem Vorgehen erreicht werden kann.

Resultate. Einfache Luxationen: durchschnittliche Behandlungsdauer und Arbeitsunfähigkeit 5 Wochen. 90% können hiernach in vollem Umfang arbeiten; bei 10% bleibt vorübergehende Erwerbsminderung von 10–25%. *Komplizierte Luxationen* (Abriß des Tub. maj., Abriß der Bicepssehne, Fraktur des Collum chir., Plexusschädigung, Axillarislähmung): mittlere Behandlungsdauer und Arbeitsunfähigkeit 3–4 Monate. Etwa 50% sind nach Behandlungsabschluß nur teilweise erwerbsfähig.

Habituelle Schulterluxation. *Definition:* gehäuftes Auftreten der Luxation (bis zu 100mal und mehr), und zwar schon bei geringer Gewalteinwirkung bzw. bei endgradigen Bewegungen des Gelenks (Frisieren, Kleider anziehen, Armstrecken, Nießen; u. U. auch bereits durch die Erschlaffung der Muskulatur im Schlaf).

Formen. Angeboren: durch Veränderungen des Oberarmkopfs sowie durch Erweiterung der vorderen-medialen Kapseltasche u. U. bis in die *Bursa subscapularis,* wenn diese mit dem Gelenk in breiter Verbindung steht. *Posttraumatisch:* wenn es bei einem Trauma zu einem Abriß des vorderen Pfannenrands und zur Ablösung des Periosts von der Schulterblatt-Vorderfläche kommt. *Spontanluxation:* bei Nervenerkrankungen (Tabes, Syringomyelie, Lähmung der Schultermuskulatur), wobei der muskuläre Halt des Gelenks verloren geht. *Rückfällige Luxation,* d. h. sofort oder bald nach der Reposition einer traumatischen Schulterluxation durch ungeeignete Bewegungen bzw. ungünstige Retention, z. B. in Abduktion und Außenrotation. *Willkürliche Luxation:* kann bei erweitertem antero-medialem Recessus durch bestimmte Innervationskunst, z. B. isolierte Anspannung des M. pectoralis major, erzeugt werden.

Ätiologie: 1. der Oberarmkopf kann das Gelenk nur verlassen, wenn eine *extraartikuläre, vordere-mediale Kapseltasche* vorhanden ist. Entweder schafft sich der Oberarmkopf diese Tasche selbst, indem er die Kapsel an ihrer schwächsten Stelle am vorderen Anheftungsrande zusammen mit dem Periost ablöst (hin und wider unter Mitnahme des vorderen Pfannenrands) und eine subperiostal gelegene, subscapuläre, subcoracoidale Tasche herstellt oder er löst die Kapsel vom unteren Rande ab, wobei eine *axilläre Tasche* entsteht. In beiden Fällen handelt es sich um eine posttraumatische habituelle Luxation. Die Kapsel bleibt mit dem Periost in Verbindung, das Periost wird gleichzeitig vom Knochen abgeschält; der Oberarmkopf liegt unmittelbar auf der Vorderfläche des Schulterblattknochens. Häufig ist die Tasche bereits *vor* dem Unfall vorhanden. Es handelt sich dabei um eine Ausstülpung der Gelenkkapsel, um einen abnorm großen *Recessus axillaris* bei der axillären Luxation oder um eine mit der Gelenkhöhle in breiter Verbindung stehenden *Bursa subscapularis* bei der subcoracoidalen Luxation. In beiden Fällen bleibt die Kapsel unverletzt und das Periost wird nicht abgeschält. Der Oberarmkopf liegt dem Knochen nicht unmittelbar auf, sondern wird von diesem durch das *Stratum synoviale* getrennt. Wenn bereits *vor* dem Unfall eine Tasche vorhanden war, fehlt häufig bei der ersten Verrenkung ein wirkliches Unfallereignis. In anderen Fällen wird die vorbestehende Tasche schubweise erweitert, indem es zunächst zu einer Subluxation kommt, wobei der Kopf auf dem Pfannenrand reitet; erst infolge einer 3., 4. oder weiteren Subluxation geht er in die vollständige Luxation über. Die Subluxation kann vom Patienten selber noch behoben werden; bei der ersten vollständigen Luxation begibt er sich dagegen in Behandlung.

2. Durch unfallbedingte *Zerreißung* im Bereich *der Außenrotatoren* (z. B. Abriß des Tuberculum maj. mitsamt der Supra- und Infraspinatus-Sehne oder Durchriß der Sehnen) wird das Gleichgewicht der Zugwirkung zwischen Innen- und Außenrotatoren gestört.

Die gleichmäßige Fesselung des Oberarmkopfs durch die Zugkräfte der Innen- und Außenrotatoren wird dadurch gestört; die Innenrotatoren überwiegen und führen die Luxation herbei. Die Kapsel selbst ist dabei ohne Bedeutung. Es können jedoch auch Verletzungen im Bereich der Innenrotatoren eintreten (Abriß oder Zerreißung der Subscapularissehne).

3. Die *unmittelbare Ursache* jeder Luxation ist die abnorm starke *Zugwirkung des M. pectoralis maj.*, welcher der eigentliche „*Luxator*" ist. Nur ausnahmsweise wirkt eine Stoßwirkung in der Längsachse des Oberarms gegen das Schultergelenk gerichtet mit. In beiden Fällen ist der Oberarm über die Schulterhöhe abgespreizt, und der M. pectoralis maj. steht unter starker Zugwirkung, während die Ansatzstellen der Rotatoren exzentrisch nach oben verlagert sind. Mit der Verschiebung der Ansatzstellen nach kranial geht gleichzeitig die Schlingenwirkung auf den Oberarmkopf in eine Zugwirkung in Richtung des M. pectoralis maj. über. Bei einer genügend starken Zugwirkung kommt es zur Luxation. Diese besonderen anatomischen Verhältnisse sind zu berücksichtigen und im einzelnen Falle zu klären (evtl. durch *Arthrogramm*), wenn eine kausale operative Therapie Aussicht auf Erfolg haben soll.

Prophylaxe: genügend lange Ruhigstellung nach traumatischen Luxationen in Adduktion und Innenrotation, und zwar je nach Alter verschieden. Bei Jugendlichen 2–3 Wochen; bei Erwachsenen 2–8 Tage.

Indikation: konservatives Vorgehen ist nur bei allgemeiner Gegenindikation gegen eine Operation in Betracht zu ziehen. Orthopädische Stützapparate und konservative Behandlungsmaßnahmen (Injektionstherapie u. dgl.) führen zu keinem eindeutigen Erfolg. Die ständige Unsicherheit im Erwerbsleben verlangt operative Behandlung, dies um so mehr, als es sich meist um kräftige junge Leute handelt, welche auf körperliche Leistungsfähigkeit angewiesen sind. Die Wahl des Operationsverfahrens richtet sich danach, welche Veränderungen vorliegen (s. oben). Es ist dasjenige Verfahren zu wählen, welches kausal wirkt und möglichst regelrechte Verhältnisse wiederherstellt.

Therapie. a) *Kapselverengerung:* einfache Kapselnaht, Faltung und Raffung der Kapsel, u. U. Verstärkung der Kapsel durch Aufsteppen von Muskeln oder Fascie (*W. Müller, Seidel, Payr*) sowie die Wiederanheftung der abgerissenen Innen- oder Außenrotatoren sind allein meist nicht auf die Dauer erfolgreich. Die Kapselverengerung wird daher nur noch zur Unterstützung anderer kausal wirksamerer Operationen verwendet.

b) *Fesselung des Kopfs durch Umschlingung, Bandbildung und Aufhängung.* α) *Verfahren nach Clairmont-Ehrlich. Prinzip:* Durchziehen eines dorsalen Deltamuskellappens durch die laterale Achsellücke und Fixierung des Lappens zwischen der vorderen und lateralen Portion des Deltamuskels (erstes Aufhängeverfahren, nach dessen Vorbild die meisten derartigen Eingriffe ausgebaut wurden). *Technik:* Hautschnitt am hinteren Rand des M. deltoideus; Abspaltung eines zweifingerbreiten Muskelstreifens von der dorsalen Portion des M. deltoideus; Ablösen des sehnigen Ansatzes des M. triceps vom Knochen, um die laterale Achsellücke für den Muskellappen durchgängig zu machen; Durchtrennung der noch hinderlichen Fasern des M. teres maj., Hindurchziehen des Muskellappens durch die laterale Achsellücke und Befestigung desselben zwischen der vorderen und seitlichen Portion des vorderen Deltamuskelabschnitts mit Einzelknopfnähten. Zur Schonung des Deltamuskels in seinen vorderen Anteilen wird er besser unter Erhaltung der Nerven- und Gefäßversorgung von seinem acromio-clavicularen Ansatz abgelöst und unter Sicht von der Unterfläche her mit einer Kornzange durchbohrt und an der Oberfläche des M. deltoideus befestigt.

β) *Verfahren nach Schütze. Prinzip:* Bildung einer axillaren Verstärkung durch einen gestielten Lappen aus dem M. pectoralis major; spez. geeignet für die axilläre Luxation mit Veränderungen am vorderen, unteren Pfannenrand. *Technik:* 1. Akt: Abtrennen der oberen Portion des M. pectoralis maj. von seinem Ansatz am Oberarm. 2. Akt: Bildung eines Kanals von dorsal her durch die laterale Achsellücke unter dem Schultergelenk hindurch und Durchführen des Muskellappens nach dorsal. 3. Akt: Nahtfixation des unter der Gelenkkapsel von ventral nach dorsal hindurchgeführten Muskellappens an den dorsalen Schultergelenkkapsel-Partien.

γ) *Verfahren nach Finsterer. Prinzip:* Bildung eines Muskellappens aus den vorderen Teilen der Mm. coracobrachialis und Biceps brevis, welche am Proc. coracoideus gestielt bleiben (*Cave!* Eintritt des N. musculo-cutaneus in den Restmuskel!); Durchflechtung des Sehnenmuskellappens mit starkem Seidenfaden, so daß er einem erheblichen Zug widerstehen kann; Freilegung des dorsalen Rands des M. deltoideus bei stark abduziertem Arm und Trennung der Mm. triceps und deltoideus; nach Freilegung der beiden lateralen Tricepsköpfe und des M. infraspinam wird zwischen beide Tricepsköpfe eingedrungen und der Sehnenmuskellappen mit einer Kornzange durch die laterale Achsellücke von vorn nach hinten hindurchgezogen. Der Lappen wird unmittelbar am Ansatz des langen Tricepskopfs an der Gelenkpfanne fixiert, wobei der Arm bis zum rechten Winkel abduziert sein muß; abschließend Nahtfixation des Lappens an den Mm. infraspinam und deltoideus.

δ) *Verfahren nach Bankart. Prinzip:* Fesselung des Oberarmkopfs durch eine Fascienschlinge an die Gelenkpfanne der Scapula. *Technik:* typische Freilegung des Schultergelenks von vorn; Eingehen zwischen freiem Rand der Mm. deltoideus und pectoralis min.; Freilegung der Gelenkkapsel mit dem vorderen Limbus; Anlegen von 2 Bohrkanälen, von welchen der erste tangential durch den Humerus, der zweite durch das Collum scapulae geht. Durchziehen eines 25 cm langen, frei transplantierten Fascienstreifens, welcher schließlich noch durch ein drittes Bohrloch im Proc. coracoideus hindurchgeführt und in sich vernäht wird. Ruhigstellung für 4 Wochen.

ε) *Verfahren nach Oudard. Prinzip:* Fesselung des Oberarmkopfs durch einen gestielten Muskelsehnenlappen aus dem kurzen Bicepskopf. Der dort entnommene, am Coracoid gestielte Lappen wird durch einen Bohrkanal, welcher etwa in Höhe der Tubercula durch den Humeruskopf gelegt wird, hindurchgezogen und am Akromion durch Naht fixiert.

c) *Fesselung des Kopfs durch Bandbildung mit gestielten Sehnen.* α) *Intraartikuläre Verfahren* (*Pürckhauer, Nicola, Heymanowitsch*): Hindurchführen der im Sulcus intertubercularis durchtrennten langen Bicepssehne mit ihrem zentralen Ende durch einen Kanal, der durch den Knochen von der überknorpelten Kopffläche bis zum Sulcus gebohrt wird; Hindurchziehen der Sehne durch den Bohrkanal und Vereinigung der beiden Sehnenenden in sich (Schaffung eines künstlichen Lig. teres, *Pürckhauer*) oder Anlegen eines Knochenkanals 1 cm oberhalb des Ansatzes des M. pectoralis maj. durch den Gelenkkopf und Durchziehen des proximalen Endes der vorher durchtrennten Bicepssehne durch den Kanal; bei leicht winkliger Abduktion wird sie mit dem distalen Ende und gleichzeitig mit den Rändern des Sulcus durch Naht vereinigt (*Nicola*) oder die lange Bicepssehne wird durch einen Bohrkanal durch den Humeruskopf im Bereich des Tuberculum majus hindurchgezogen und am Akromion befestigt (2. Verfahren von *Heymanowitsch*).

β) *Extraartikuläre Verfahren. Verfahren nach Rupp. Prinzip:* Fesselung des Schultergelenks durch Vernähen der langen Bicepssehne mit den Rändern des Sulcus intertubercularis (einfachstes Verfahren zur Behebung einer habituellen Schulterluxation, jedoch nur selten im Erfolg ausreichend). *Verfahren nach Wahl. Prinzip:* extraartikuläre Fesselung des Kopfs unter Verwendung der langen Bicepssehne, welche 2—3 Querfinger unterhalb des Tuberculum maj. durchtrennt wird; das distale Sehnenende wird in den Rändern des Sulcus intertubercularis durch Naht fest verankert (analog dem *Rupp*schen Verfahren); das proximale Sehnenende wird mit Hilfe von Haltefäden durch einen Kanal im Tuberculum maj. durchgezogen, nach kranial umgeschlagen und am Periost des Tuberculum befestigt. Ruhigstellung des Arms im Abduktionsgipsverband für 3 Wochen.

d) *Fesselung des Kopfs durch Bandbildung oder Aufhängung mit frei transplantierten Sehnen oder Fascien.* α) *Verfahren nach Kirschner. Prinzip:* Herumführen eines fingerbreiten, frei transplantierten Fascienbands durch die laterale Achsellücke und über das Akromion nach subcutaner Durchbohrung des vorderen und hinteren Deltoideusanteils; Vereinigung beider Enden in sich unter starkem Zug durch Naht, womit das ganze Band extrakapsulär angelegt wird. *Prognose:* zahlreiche Rezidive; daher nicht empfehlenswert.

β) *Verfahren von Löffler. Prinzip:* Fesselung des Kopfs durch ein frei transplantiertes Fascienband, welches durch einen Bohrkanal in Höhe der Tubercula durch den Oberarmkopf und durch einen weiteren Bohrkanal im Akromion geführt und daraufhin in sich selbst sowie neben den Bohrkanälen unter starkem Zug fixiert wird. Der Bohrkanal im Akromion wird dabei vertikal angelegt.

γ) *Verfahren nach Schmieden. Prinzip:* extraartikuläre Fesselung des Schultergelenks mit einem durch einen Bohrkanal im Oberarmkopf quer hindurchgezogenen Fascienstreifen, welcher dann überkreuzt und am Akromion und am akromialen Claviculaende fest vernäht wird.

δ) *Verfahren nach Henderson. Prinzip:* 2 Bohrkanäle werden in horizontaler Richtung durch den Oberarmkopf in Höhe der Tubercula bzw. durch das Akromion gelegt und durch diese die frei transplantierte Sehne des M. peroneus longus gezogen und in sich fest vernäht. *Prognose:* 90% gute Erfolge.

e) *Verfahren zur muskulären Verstärkung des vorderen Gelenkabschnitts.* α) *Verfahren nach Hohmann. Prinzip:* Kombination der Kapselraffung mit Anspannung des M. subscapularis und der extraartikulären Fixation nach *Rupp.* Zusätzlich wird eine Kapselverstärkung durch Aufsteppen des kurzen Bicepskopfs auf die Vorderseite der Gelenkkapsel erreicht. *Technik:* 1. Akt: Hautschnitt am Vorderrand des Deltamuskels; Medialverziehen des M. pectoralis maj.; 2. Akt: Abtrennen des kurzen Bicepskopfs vom Coracoid, Anschlingen desselben und Nachuntenklappen desselben; 3. Akt: Anlegen von Raffnähten durch den vorderen Kapselanteil und den darüberliegenden M. subscapularis unter Mitfassen der Sehne des langen Bicepskopfs; 4. Akt: Anziehen der Raffnähte, so daß die gesamten vorderen Kapselanteile zusammengezogen werden, außerdem wird der kurze Bicepskopf wieder nach oben geschlagen und unter straffem Zug an der Vorderseite der Gelenkkapsel angesteppt. Thoraxabduktions-Gipsverband bei 45° Abduktion und starker Innenrotation für 6–8 Wochen. *Prognose:* Rezidive selten.

β) **Verfahren nach Putti-Platt.** *Prinzip:* Kombination einer Kapselraffung und Kapselverstärkung durch die abgelöste und nach lateral verlagerte Subscapularissehne mit einer Wiederanheftung des abgerissenen Labrum glenoidale. Die Operation ist daher spez. für Luxationen mit Zerreißung der Innenrotatoren und Absprengung des vorderen und unteren Pfannenrands geeignet. *Technik:* 1. Akt: M. coraco-brachialis und Kopf des Biceps brevis werden am Coracoid, der M. subscapularis an seinem Ansatz abgetrennt; Eröffnung des Schultergelenks ventral durch einen Querschnitt in der Kapselwand. 2. Akt: Anheftung des Labrum articulare an den lateralen Rand des Kapselschnitts zur Raffung der Gelenkkapsel und zur Fixierung des Labrum. 3. Akt: Versetzen des Ansatzes des M. subscapularis nach lateral, u. U. bis über den Sulcus intertubercularis hinaus, so daß der neue Ansatz in den Bereich des Tuberculum majus zu liegen kommt. Der abgetrennte kurze Bicepskopf wird zusammen mit dem M. coraco-brachialis an seinem Ansatz am Coracoid wieder fixiert. Ruhigstellung des Arms für 3–4 Wochen im *Velpeau*schen Binden- oder Gipsverband. *Prognose:* heute in Amerika übliche Standardoperation für die vorderen und unteren Luxationen; etwa 84% Heilungen; eine dauernde Außenrotationseinschränkung des Arms bleibt bestehen.

f) *Fesselung des Kopfs durch Vertiefen der Pfanne oder Erhöhung des Pfannenrands.* α) *Verfahren nach Hildebrand. Prinzip:* Freilegen der Gelenkkapsel durch stumpfes Auseinanderdrängen der Muskelbündel des M. deltoideus und Längsspaltung der Kapsel in Hautschnittrichtung. Besteht eine Abschrägung des vorderen Pfannenrands auf Grund eines dort stattgehabten Abrisses, so erfolgt die Vertiefung der Pfanne durch Auskratzen derselben mit großem scharfen Löffel; zugleich wird der hintere Pfannenrand abgeflacht. Hierdurch entsteht eine vorstehende Leiste im Bereich des vorderen Pfannenrands. Zur Kapselverkleinerung zusätzliche Tamponade der erweiterten Kapsel. Das Verfahren findet heute keine Anwendung mehr.

β) **Verfahren nach Eden-Hybinette.** *Prinzip:* Bildung einer Periosttasche, welche vom vorderen Pfannenrand unter dem M. subscapularis sich an der Schulterblattvorderfläche etwa 3–5 cm weit erstreckt. Nach dem Originalverfahren wird der Span mehrfach auf der periostfernen Seite eingekerbt und geknickt, so daß er sich der Biegung des vorderen Pfannenrands anlegt. Er wird in *vertikaler Richtung* eingelegt. Die Spananlagerung erfolgt jedoch meist nach einer modifizierten Technik, z. B. nach *Brun* wird der Knochenspan horizontal und extraartikulär in eine Subscapularisloge so eingelegt, daß sein freies Ende den vorderen Pfannenrand um 1–2 cm überragt. Nach *Henschen* wird ein Spongiosaspan auf den vorderen Pfannenrand aufgelegt. Nach *Lange* und *Saegesser* erfolgt die Implantation eines Beckenkammspans intraossär in das Collum scapulae, nachdem dort ein entsprechendes Spanbett eingemeißelt wurde. Die völlige Rekonstruktion anatomischer Gelenkverhältnisse wird durch Wiederanheftung des abgerissenen vorderen Pfannenrands und evtl. durch Verlagerung der Subscapularissehne nach lateral bis auf das Tuberculum majus angestrebt. Wurden außer dem Subscapularis noch andere Muskelansätze abgetrennt (M. coracobrachialis und Biceps brevis), so erfolgt deren Wiederanheftung so, daß hierdurch gleichzeitig eine Abstützung des Schultergelenkkopfs nach vorn erzeugt wird. *Technik der Edenschen Operation:* 1. Akt: Hautschnitt von der Mitte der Clavicula längs des Vorderrands des M. deltoideus bis fast zur vorderen Achselfalte. 2. Akt: Lateralverziehung des Deltamuskels und Einkerbung des M. pectoralis maj. von kranial her. 3. Akt: Eröffnung der Gelenkkapsel durch einen Vertikalschnitt und Schaffung eines subperiostalen Kanals am vorderen Pfannenrand. 4. Akt: evtl. Erweiterung des Kanals am vorderen Pfannenrand mit einem Meißel und Einfügen des Tibiaspans in den hergerichteten Periostkanal. 5. Akt: Raffnaht des eingekerbten M. subscapularis über dem eingelagerten Span, wodurch die vorderen Kapselanteile gestrafft werden. Das Verfahren kann auch rein extrakapsulär durchgeführt werden (nach *Brun*), wobei allerdings keine subperiostale, sondern nur eine subscapuläre Tasche gebildet wird. Ist diese, wie das bei der Schulterluxation häufig der Fall ist, ohnehin schon sehr ausgeweitet, so ist das extraartikuläre Vorgehen nicht ausreichend, da der implantierte Span in der erweiterten Kapsel keinen genügenden Halt findet. Das extraartikuläre Vorgehen kommt daher nur für Fälle ohne breitere Kommunikation einer Bursa subscapularis mit der Gelenkhöhle in Betracht, wenn Rezidive vermieden werden sollen. Postoperativ Ruhigstellung für 8 Tage in Adduktion und Innenrotation. Anschließend Lagerung auf Abduktionsschiene für 4–6 Wochen mit allmählich zunehmend sich vergrößernder Abduktion.

γ) *Verfahren nach Noesske:* 1. Akt: Längsschnitt über dem Sulcus deltoideo-pectoralis, Lateralverziehen des Deltamuskels, temporäre, treppenförmige Durchtrennung des M. coraco-brachialis und Ablösung des Ansatzes des M. subscapularis; Freilegung der Kapselvorderwand und Eintreibung eines Knochenspans in das Collum scapulae. Je nach Art der Luxation wird der Span mehr vorn-oben (bei vorderer Luxation) oder vorn-unten (bei axillärer Luxation) eingetrieben. 2. Akt: die durchtrennten Muskeln (Mm. subscapularis, coraco-brachialis und evtl. Biceps brevis) werden über dem eingeschlagenen Span wieder vernäht, wobei eine stark ausgedehnte Subscapularissehne, u. U. gekürzt und dadurch gestrafft werden kann.

γ) *Verfahren nach Saegesser:* 1. Akt: Hautschnitt im Sulcus deltoideo-pectoralis, und zwar vom Schlüsselbein bis 2 Querfinger unterhalb der Axillarfalte. 2. Akt: Auseinanderdrängen des M. pectoralis maj. und deltoideus mit Lateralverziehung des letzteren (manchmal muß der medial-obere Rand des M. deltoideus eingekerbt werden, um den Proc. coracoideus freizulegen). 3. Akt: temporäre Abmeißlung des Proc. coracoideus mitsamt den dort inserierenden Muskeln. 4. Akt: Nachuntenschlagen des abgetrennten Proc. coracoideus mit den Muskelansätzen und Freilegung der Subscapularissehne. 5. Akt: vertikale Durchtrennung der von der Gelenkkapsel abgelösten Subscapularissehne (dabei wird u. U. die vordere Gelenkkapsel miteröffnet). 6. Akt: Längsdurchtrennung der vorderen Kapselwand. 7. Akt: nach Eröffnung des Gelenks wird die mediale Kalotte des Oberarmkopfs, der Gelenkspalt und der vordere Pfannenrand sowie die vordere subscapuläre Kapseltasche sichtbar. 8. Akt: Eintreiben eines Meißels in das Collum scapulae und Abhebelung einer Knochenlamelle nach vorn sowie Eintreibung eines Knochenspans in den neugeschaffenen Spalt, und zwar so tief, daß der Span den vorderen Pfannenrand 1–1½ cm überragt. Vor Eintreiben des Spans werden 3 Bohrlöcher in den vorderen Pfannenrand zur Aufnahme der Verschlußnähte der subscapulären Tasche gelegt. 9. Akt: nach Einbolzung des Knochenspans oder mehrerer Späne erfolgt Nahtverschluß der subscapulären Tasche durch 3 Nähte, durch welche gleichzeitig eine Raffung der vorderen Kapselanteile erfolgt. 10. Akt: Verschluß des Kapselfensters durch Knopfnähte (letztere Naht muß unterbleiben, wenn sich die Kapsel von der Subscapularisrückseite nicht in einzelnen trennen ließ). 11. Akt: Raffung der Subscapularissehne dadurch, daß sie lateral von der langen Bicepssehne am Periost des Tuberculum maj. befestigt wird. Auf diese Weise wird die vordere Rotatorenschlinge verkürzt. Es resultiert allerdings eine verstärkte Innenrotation des Schultergelenks. 12. Akt: Befestigung des Proc. coracoideus an seiner ursprünglichen Stelle. Ruhigstellung des Arms in stärkster Innenrotation für 3 Wochen; der Vorderarm liegt dabei auf dem Rücken. Die Fixation erfolgt durch Stärkebinden unter sorgfältiger Polsterung des Ellenbogens. Röntgenkontrolle: sofort nach Trockenwerden des Verbands und nach 8 Tagen, um die Stellung des Humeruskopfs zu prüfen. Beginn mit Lagerungs- und Anspannübungen am Ende der 3. Woche.

ε) *Verfahren nach Oudard. Prinzip:* der M. subscapularis wird an seinem Ansatz längsdurchtrennt und das Coracoid mit einer *Gigli*-Säge abgesägt. Aus der Ansatzsehne des M. subscapularis wird soviel Material entfernt, daß seine Wiedervereinigung bei

Innenrotation des Oberarmkopfs eben möglich ist. Zwischen Spitze des Coracoids und seinem Restteil wird ein Tibiaspan eingefügt. *Prognose:* funktionelles Ergebnis gut, auch wenn das Transplantat nicht stets sicher einheilt.

10. Oberarmbrüche (Fr. humeri)

häufig (10%), besonders bei Kindern und alten Leuten.

Man unterscheidet Brüche a) am oberen Ende (35%), b) am Schaft (50%) und c) am unteren Ende (15%).

a) Brüche am oberen Humerusende. 1. *Fractura capitis,* d. h. im Bereich der überknorpelten Gelenkfläche; selten!

2. *Fraktur am Collum anatom.:* viel (etwa 20mal) seltener als am Collum chirurg.! *Entstehung* meist durch Fall auf Schulter bei älteren Leuten. *Formen:* α) entweder *rein intraartikulär:* mit kleinem und evtl. nicht genügend ernährtem Fragment (*Kalottenfraktur!*) dabei evtl. Umdrehung des oberen Fragments um die Querachse, so daß es nach axillär verrenkt wird oder β) *nahe den Tubercula;* dabei evtl. Einkeilung oder Dislokation des unteren Fragments durch Mm. delt. und pect. maj. nach oben und innen, dadurch Dislokation des Kopfs nach außen (*Malgaignes* Dislokation) oder bei gleichzeitigem Abriß des Tub. maj. Luxation der Kopfkalotte nach axillär und des Tuberculum nach lateral oben. (*Dreifragmentbruch!*) Symptome sind im wesentlichen die einer intraartikulären Verletzung nebst Schwellung, Bluterguß, Druckschmerz, Bewegungsbehinderung und Crepitation; dazu Röntgenbild von vorn und von der Seite, d. h. Achselhöhle (Einkeilung, Dislokation!). *Prognose:*

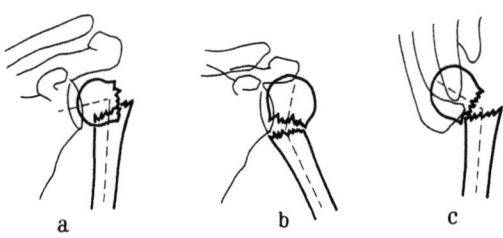

Abb. 488a—c. *Humeruskopffraktur (typ. Collumfraktur):* a) Adduktionsfraktur, b) Abduktionsfraktur, c) typ. Antekurvationsdislokation von a) u. b) im axialen Strahlengang

Gefahr der Ankylose oder Teilversteifung, bei intrakapsulärer Fraktur evtl. Fragmentdrehung und axilläre Luxation, auch avasculäre Kopfnekrose. *Therapie:* s. u.

3. *Fractura pertubercularis,* d. h. schräg durch die Tubercula unterhalb des anatomischen Halses: ähnlich wie 2.; entstehend durch Adduktion oder seltener durch Abduktion; evtl. ist der Bruch eingekeilt.

4. *Isolierte Fraktur des Tuberculum majus und minus. Vorkommen:* Fraktur des Tuberc. maj. häufiger und die des Tuberc. min. selten. *Entstehung:* meist *direkt* durch Fall; ferner sehr häufig bei Luxation bzw. bei deren Reposition; schließlich bisweilen durch *Muskelzug:* am Tuberc. maj. durch die Auswärtsroller (z. B. beim Schleudern), am Tuberc. min. und vorderen Rand des Labrum glenoidale durch M. subscap. (z. B. gelegentlich der Schulterluxation). *Symptome:* umschriebene Druckempfindlichkeit, Crepitation und Funktionsstörung; Dislokation am Tuberc. maj. durch die Auswärtsroller nach oben, außen und hinten, dagegen Oberarmschaft nach innen, Auswärtsrotation behindert; am Tuberc. min. Dislokation durch M. subscap. nach innen, Einwärtsrotation (Hand auf den Rücken legen oder in die Hosentaschen greifen!) behindert; Röntgenbild! *Komplikation:* bei Fraktur des Tuberc. min. entsteht öfters Axillarislähmung, spez. bei gleichzeitiger Luxation. *Therapie:* s. u.

5. **Fractura colli chirurg. (Collumfraktur!)** (s. Abb. 488): häufigste Fraktur am oberen Humerusende, spez. bei alten Leuten, aber auch häufig bei Sportsleuten, Turnern, Reitern, Skiläufern od. dgl.! *Entstehung:* meist durch Fall oder Schlag auf Schulter, Hand oder Ellbogen, bisweilen durch *Muskelzug* (Hieb, Wurf), auch als Spontanfraktur bei Carcinom, Osteodystrophia cystica fibrosa u. a. sowie bei Schulterverrenkung (gelegentlich ihrer Entstehung oder Einrichtung). *Symptome:* Dislokation des Oberarmschafts meist in *Abduktion,* selten in *Adduktion* (Ursachen der Dislokation: Gewalt und Muskelzug, und zwar am unteren Fragment durch M. delt. nach oben und durch Mm. pect. maj., latiss. dorsi und teres maj. nach innen vorn!); dabei Schulterwölbung erhalten, erst darunter Einbuchtung; Achse geht einwärts am Gelenk vorbei, Oberarm verkürzt um einige (bis 4) Zentimeter; Vorsprung unter dem Proc. corac. durch das obere Ende des unteren Fragments (nach vorn und innen, evtl. die Haut grübchenförmig einziehend oder gar perforierend); Oberarmkopf geht bei Armbewegungen nicht mit (außer bei Einkeilung!); Röntgenbild

von vorn und von der Seite (wichtig ist u. a. Feststellung von Einkeilung und Dislokation!). Bezüglich der Therapie unterscheidet man daher: 1. *eingekeilte Brüche* ohne Achsknickung, 2. *Abduktionsbrüche* (häufig), 3. *Adduktionsbrüche* (selten) (vgl. Abb. 488). *Differentialdiagnose:* Schulterdistorsion, -kontusion und -luxation sowie Schulterblatthalsfraktur (besonders schwierig bei Kombination mit Luxation und bei Einkeilung, bei welcher abnorme Beweglichkeit und Crepitation sowie stärkere Verkürzung fehlen, aber direkter und Achsendruckschmerz vorhanden sind). *Prognose:* Schulterversteifung sowie Schädigung von Gefäßen und Nerven, spez. von N. axillaris und N. thoracicus longus. *Therapie:* s. u.

6. *Epiphysenfraktur:* häufig (fast 50% aller Epiphysenfrakturen!) bei Jugendlichen bis zum 20. Jahr; entstehend meist durch Fall auf Schulter, Ellenbogen oder Hand (statt der Schulterluxation der Erwachsenen!), auch bei Neugeborenen mit sog. „Pseudoparalyse" des Arms intra partum durch Armlösen; der abgebrochene Kopf steht in der Pfanne um seine sagittale Achse gedreht durch den M. supraspinatus, so daß die obere Bruchfläche schräg aufwärts und etwas nach hinten sieht, und die untere Bruchfläche steht infolge des schlaff am Körper herabhängenden Arms tiefer, dabei nach oben gerichtet; Gefahr der Wachstumsstörung, spez. Verkürzung.

Therapie der Oberarmbrüche am proximalen Humerusende. 1. Konservativ: vor Therapiebeginn wird stets sofort eine *Röntgenaufnahme in ap- und axillärem Strahlengang* angefertigt. Um ausreichende axilläre Aufnahmen zu erhalten, muß die Fraktur zunächst schmerzlos gemacht werden (dazu Injektion von 20 ccm Novocainlösung [2%ig] mit dünner langer Nadel direkt von vorn in die Bruchstelle). Die Aufnahmen zeigen entweder einen in guter Stellung *eingekeilten Bruch* oder einen *Adduktions- oder Abduktionsbruch;* sehr selten eine *axilläre Verrenkung* des abgebrochenen Kopfs. Bei sämtlichen Bruchformen weist die axilläre Aufnahme meist eine nach *hinten offene Achsenknickung* auf (vgl. Abb. 488).

a) *Bei eingekeiltem subtuberkulärem Bruch ohne Dislokation. Reposition:* unterbleibt bei fehlender Dislokation; bei älteren Patienten und schlechtem Allgemeinzustand unterbleibt die Reposition ebenfalls, sofern die Dislokation nicht mehr als 30° beträgt. Ist die Dislokation größer, so soll in Lokalanästhesie eingerichtet werden. *Retention:* breites und gut genähtes, gepudertes Wattekissen wird mit Heftpflasterstreifen in der Achselhöhle befestigt und der Arm darüber am Thorax in Adduktion fixiert (Mitella oder *Desault*scher Verband für 10 Tage). Anschließend Beginn mit aktiver Übungsbehandlung.

b) *Bei Adduktionsbruch. Reposition:* nach Lokalanästhesie der Frakturstelle wird der Arm bis auf 90° abduziert und dadurch die Adduktionsknickung beseitigt; anschließend Anteversion bis auf 30—40° zum Ausgleich der nach hinten offenen Knickung; und Drehung des rechtwinklig gebeugten Vorderarms bis in die Sagittalebene zum Ausgleich der Innenrotation; abschließend Zug am rechtwinklig gebeugten Vorderarm in Richtung der Oberarmachse zum Verkürzungsausgleich, wobei der Gegenzug mittels eines um den Thorax gelegten Handtuchs ausgeübt wird. Zug und Gegenzug bleiben so lange aufrecht erhalten, bis eine sicher wirkende Verbandanordnung zur Retention angebracht ist. *Retention.* α) Im *Desault*schen Verband: ebenso wie bei eingekeilten Frakturen am proximalen Oberarmende können auch viele verschobene Brüche nach der Reposition im *Desault*schen Verband retiniert werden. Das Achselpolster darf nur 0,5 cm dick sein, um eine Varusdeformität zu vermeiden. *Dauer der Ruhigstellung:* beträgt bei erfolgreich eingerichteten Brüchen 2 Wochen. *Aktive Übungsbehandlung:* beginnt vom ersten Tage an in vollem Umfang mit Fingern, Handgelenken und Vorderarm. Nach Entfernung des Desault zunehmende aktive Übungen am Rollenzug 3mal täglich mit langsamer Steigerung des Gewichts und der Anzahl der täglichen Übungen bis auf 15—20 pro die. Zusätzlich lokale Wärmeanwendung (Heißluft, warme Bäder; *Cave!* Überhitzung); nach 4 Wochen zusätzlich Übungen am senkrechten Rollenzug und Stabübungen des Arms sowie Emporklettern an der Wand, Schwimmen. *Prognose:* 4—5 Wochen nach der Verletzung wird ein Bewegungsumfang bis zu zwei Drittel des Normalen erreicht.

β) Mit *Abduktionsschiene und Heftpflasterzug:* nur wenn sich die eingerichteten Bruchstücke im *Desault*schen Verband bei der Kontrolle als stärker verschoben erweisen. Die (am besten verstellbare!) Schiene wird möglichst tief in die Achselhöhle hinaufgeschoben und mit drei 80 cm langen und 12 cm breiten, genähten Filzpolsterstreifen, von welchen 2 um den Thorax und einer über die gesunde Schulter zieht, angelegt und mit darübergelegten Stärkebinden fixiert. Für die Extension werden 80 cm lange, 6 cm breite, gelochte Heftpflasterstreifen verwendet, deren Enden auf 20 cm Länge dreigeteilt werden. In die

Mitte des Pflasterstreifens kommt ein durchlochtes Extensionsbrettchen, an welchem der Zug angreift. Unter Aufrechterhaltung des manuellen Zugs wird der Heftpflasterstreifen an der Vorder- und Rückseite des Oberarms befestigt und durch schräge (nicht zirkuläre!) Züge fixiert. Die Zugschnur wird über eine kleine Rolle geführt und an einer mit der Abduktionsschiene in Verbindung stehenden Spiralfeder befestigt. Ergänzung des Verbands durch Gipsschiene, welche vom Halsansatz über die Schulter bis zum Ellbogen reicht und in der Schultergegend mit einigen locker gelegten zirkulären Gipsbindentouren befestigt und gut anmodelliert wird. Abschließend Stellungskontrolle durch vordere und axilläre Röntgenaufnahme. *Dauer der Ruhigstellung:* 4 Wochen; bei gleichzeitiger aktiver Übungsbehandlung an Vorderarm und Hand. Entfernung der Abduktionsschiene erst, wenn der Patient den Ellbogen aktiv bis auf Scheitelhöhe anheben kann. *Dauer der Arbeitsunfähigkeit:* durchschnittlich 3 Monate (Cave! Retention mit Abduktionsschiene bei schlechtem Allgemeinzustand, hohem Alter, Lungen-, Herz- und Gefäßerkrankungen, Brustkorbverletzung und ungünstigen sozialen Lebensverhältnissen des Verletzten).

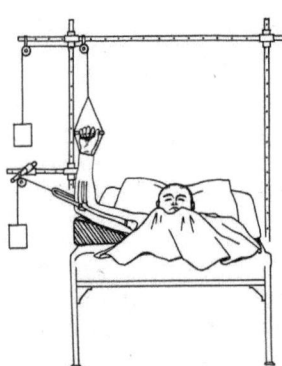

Abb. 489. *Humerusfraktur* (Collum und proximaler Schaft); Olecranondrahtextension bei renitenter Collumfraktur (nach geglückter Reposition im Dauerzug für 6—8 Tage, Retention im Gipsverband)

γ) *Mit Drahtextensionsbehandlung im Bett* (s. Abb. 489): nur in seltenen Ausnahmefällen (spez. bei schweren Nebenverletzungen), bei welchen sich die Bruchstücke mit Hilfe der *Desault*schen Verbandanordnung nicht in guter Stellung halten und sich eine Abduktionsschiene wegen der Nebenverletzungen verbietet. Die Drahtextension greift an der Ulna 3 cm distal vom Olecranon an. Der Oberarm wird in einer Abduktion von 45–60° und Anteversion von 45–90° sowie mittlerer Rotation aufgehängt, d. h. nach dem zentralen Fragment gerichtet und mit Gewicht von 2–4 kg extendiert. Der Vorderarm wird in einer breiten Schlinge aufgehängt; die richtige Rotationsstellung im Schultergelenk ist erreicht, wenn die Faust etwa in Höhe des Mundes steht und der Daumen und gegen den Mund zeigt. Bei Adduktionsbrüchen ist u. U. Abduktion bis zu 90° erforderlich. Gleichzeitig erfolge aktive Übungsbehandlung der Hand, Handgelenke und des Vorderarms. *Dauer der Ruhigstellung:* 1–2 Wochen. Anschließend *Desault*scher Verband für 1–2 Wochen oder in Fällen, welche noch längere absolute Ruhigstellung erfordern, großer Brust-Arm-Gipsverband.

δ) *Mit großem Brust-Arm-Gipsverband* (vgl. Abb. 561): fast stets nur bei komplizierten Frakturen erforderlich, so gut wie niemals bei unkomplizierten Brüchen. Der Brust-Arm-Gipsverband muß in Form des großen Brust-Arm-Gipsverband und ungepolstert angelegt werden, wobei die Haltung im Schultergelenk der jeweiligen Bruchform angepaßt sein muß; nur bei schweren Infektionen mit Versteifungsgefahr des Schultergelenks ist er von vornherein in „Normalhaltung" der günstigsten Gebrauchshaltung anzulegen. Bei Verwendung zu kleiner Brust-Arm-Verbände (vgl. Abb. 561 b) kommt es zur Distraktion der Fragmente mit Störung der Durchblutung und Callusbildung.

c) *Bei Abduktionsbruch. Reposition:* α) Sind nur *2 Fragmente* (Kopf- und Humerusschaftfragment) vorhanden, so wird der Abduktionsbruch zunächst in einen Adduktionsbruch umgewandelt. Der gegenseitige Oberarm des Arztes wird dazu von vorn in die Achselhöhle des frakturierten Arms eingelegt, mit der anderen Hand der Ellbogen erfaßt und dieser unter starkem Gegendruck von der Achselhöhle her solange körperwärts gedrückt, bis er auf Nabelhöhe steht. Das proximale Bruchstück geht dann aus der ursprünglichen Abduktions- in die Adduktionsstellung über.

β) Wird ein *„Drei- oder Mehr-Fragment"-Bruch* festgestellt (bestehend aus Kopf-, Humerusschaft- und Tuberculummassivfragmenten), z. B. nach Fraktur im Collum anatomicum), so ist die Umwandlung in einen Adduktionsbruch und Lagerung auf Abduktionsschiene zwecklos, weil das Humerusschaftfragment stets in die Abduktionsstellung zurückrutscht. Die Behandlung besteht hier in Armschlinge, welche für 10 Tage durch Elastoplastzüge verstärkt wird. Der nach außen offene Fragmentwinkel verschwindet regelmäßig, wenn der Oberarm in senkrechter Stellung dem Oberkörper anliegt. Die übrigen Abduktionsbrüche werden nach ihrer Umwandlung in Adduktionsbrüche wie solche behandelt (s. oben).

d) *Bei subtuberkulärer Luxationsfraktur. Reposition:* gewöhnliche Repositionsversuche versagen stets. Wenn eine scheinbar unkomplizierte axilläre Verrenkung nicht reponierbar ist, sollte stets an das Vorhandensein einer zusätzlichen Fraktur im Collum anatomicum oder chirurgicum gedacht werden!

α) *Mit Schraubenzugapparat nach Böhler:* gelingt die Reposition sehr häufig, der Apparat wird angelegt, sobald der Verletzte tief schläft; es wird während 5 Minuten mit 10 kg Zug extendiert und anschließend das verrenkte Kopffragment mit der Faust oder Ferse von axillär her in das Gelenk zurückgedrückt. Retention wie oben.

β) *Mit Draht-Dauerextension:* falls kein Schraubenapparat zur Verfügung steht. Die Extension wird in gleicher Weise angebracht wie bei der Collumfraktur (vgl. Abb. 489). Nach 24–48stündiger Extension folgt die Reposition des verrenkten Kopffragments in tiefer Narkose. Weitere Retention wie oben (Adduktionsbrüche).

γ) *Mit Abduktionsschiene oder großem Brust-Arm-Gipsverband:* wenn es sich um die Luxation eines im anatomischen Hals gebrochenen Kopffragments handelt, spez. bei älteren Patienten mit seniler Osteoporose, versagen häufig alle Extensionsmanöver. Man beschränkt sich in solchen Fällen besser darauf, den Arm für 4–5 Wochen auf eine Abduktionsschiene oder in einen großen Brust-Arm-Gipsverband zu legen und von vornherein eine stärkere Bewegungseinschränkung in Kauf zu nehmen. Bleibt schmerzhafte Gelenksteife bestehen, so muß u. U. später eine Schultergelenkarthrodese ausgeführt werden.

e) *Bei Frakturen der Tubercula.* α) *Frakturen des Tuberculum majus ohne Verschiebung. Reposition:* keine. *Retention:* Armschlinge für einige Tage und Beginn aktiver Bewegungsübungen des Handgelenks, Vorderarms und Ellbogens im vollen Umfang. Ab 3.–4. Woche auch aktive Bewegungen im Schultergelenk mit gleichzeitigen Übungen am waagerechten und senkrechten Rollenzug.

β) *Brüche des Tuberculum majus mit Verschiebung. Reposition:* durch Abduktion des Armes bis auf 90° und betonter Außenrotation; der gesamte Kopf wird dadurch dem verschobenen Bruchstück entgegengeführt; das Fragment legt sich dann an seine richtige Stelle. *Retention:* Lagerung des Arms auf eine Abduktionsschiene von 90° bei betonter Außenrotation, evtl. auch großer Brust-Arm-Gipsverband in dieser Haltung für 8–14 Tage. Bei Lagerung auf Abduktionsschiene Beginn mit aktiver Übungsbehandlung von Hand, Handgelenk, Vorderarm und Ellbogen vom ersten Tage an selbsttätig in vollem Umfang; von der 2. Woche auch Abduktionsübungen und Bestätigung des senkrechten Rollenzugs. In Einzelfällen *operativ* durch Nagelung mit Kantkeilnagel.

γ) *Frakturen des Tuberculum minus. Reposition:* keine. *Retention:* Armschlinge, evtl. mit betonter Innenrotation des Schultergelenks, indem der Vorderarm auf den Rücken gelegt wird. Beginn mit aktiver Übungsbehandlung ab Ende der 1. Woche.

f) *Bei Epiphysenlösungen. Reposition:* besonders bei Epiphysenlösungen mit starker Verschiebung ist große Kraft erforderlich um Verkürzung, Achsenknickung und Seitenverschiebung auszugleichen. Der Patient wird in Narkose auf den Boden gelegt und der nach medial vorn verschobene Schaft über die kranial ventral als Widerhalt aufgesetzte Ferse eingerichtet. *Retention:* Desaultscher Verband für eine Woche mit sofortiger aktiver Übungsbehandlung der Hand, des Handgelenks und des Vorderarms; ab Beginn der 2. Woche langsam gesteigerte Rollenzugübungen wie üblich.

2. Operativ. a) *Bei subtuberkulären Frakturen:* renitente Frakturen im Collum chirurgicum kommen für die *Rush-Pinnung* in Frage. Die *Marknagelung nach Küntscher* eignet sich für derart weit proximal gelegene Brüche im allgemeinen nicht. *Geschlossene Pinnung:* ist bei älteren Patienten oft indiziert, kann jedoch große technische Schwierigkeiten bereiten. Dislokation: das proximale Fragment wird durch den M. supraspinatus nach außen gezogen; der M. pectoralis maj. zieht das Schaftfragment nach medial. Technik: Reposition der Fraktur in üblicher Weise, je nachdem, ob eine Abduktions- oder Adduktionsfraktur vorliegt (s. oben); Einführung eines Pin von 3,1–4,7 mm Durchmesser von dem durch kleinen Schnitt freigelegten Tuberculum majus aus. Die Richtung des Pin muß in Längsachse des oberen Fragmentes verlaufen, um Abknickungen zu vermeiden; außerdem ist die kufenförmige Spitzenabschrägung auf die gegenüberliegende Schaftcorticalis zu richten, so daß der Pin distal in den Schaft hineingelenkt wird. Der Pin erzeugt innerhalb des Knochens einen Drei-Punkte-Druck und vermag dem Muskelzug zu widerstehen. Keine äußere Ruhigstellung; sofortiger Beginn mit aktiver Übungsbehandlung im Bett und Übungen am Rollenzug. *Halboffene Pinnung:* (nur für sicher extraartikulär gelegene Frakturen geeignet!). *Technik:* kleine Incision am distalen vorderen

Rand des M. deltoideus, so daß zum Zweck der Reposition der Zeigefinger eingeführt und im Frakturbereich um den Knochen herumgelegt werden kann; häufig genügt auch das Fassen mit einem einzinkigen Knochenhaken, um eine Reposition zu erreichen. Der Pin wird hierauf von einer weiteren kleinen Incision über dem Tuberculum maj. in typischer Weise eingeführt und bei durch Finger- oder Hakenzug gehaltener Reposition eingeschlagen. Keine weitere Ruhigstellung; sofortiger Beginn mit aktiver Übungsbehandlung. Bei kurzen Kopffragmenten, z. B. nach Fraktur im Collum anatomicum kann u. U. ein *kurzer Spreiznagel* nach Art der Schenkelhalsnagelung Verwendung finden. Breitere Erfahrungen mit diesem Verfahren fehlen noch.

b) *Bei subtuberkulärer Luxationsfraktur:* falls mit Schraubenzugapparat oder Dauerextension keine Reposition erzielt wurde, Arthrotomie des Schultergelenks von vorn und Reposition der Bruchstücke unter gleichzeitigem Druck von der Achselhöhle her sowie Retention mit 2—3 Nägeln.

c) *Bei axillärer Luxationsfraktur im Collum anatomicum:* Arthrotomie und Exstirpation des Kopfs, sofern er Druckerscheinungen auf den Gefäßnervenstrang ausübt.

d) *Bei Frakturen des Tuberculum majus:* Freilegung des Fragments durch einen Längsschnitt über der vorderen oberen Acromionecke, sofern es sehr stark nach oben hinten verschoben ist und Fixation an richtiger Stelle mittels eines Kantkeilnagels.

e) *Bei Epiphysenlösungen:* in Form der Verschraubung oder Nagelung, falls die Einrichtung auf unblutigem Wege nicht gelingt (*Cave!* Epiphyseonekrose).

Prognose: nach *Frakturen der Tubercula* beträgt die Arbeitsunfähigkeit im Mittel 73 Tage, die Behandlungsdauer 114 Tage. Der *Bruch des Tuberculum majus* führt regelmäßig zu einer Mitverletzung des Sulcus intertubercularis mit traumatischer Entzündung der Vagina vaginorum und damit zu einer Einschränkung der Gleitfähigkeit der langen Bicepssehne. *Bei subtuberkulärer Humerusfraktur:* durchschnittliche Arbeitsunfähigkeit 3 Monate; durchschnittliche Behandlungsdauer 4 Monate, annähernd die Hälfte der Verletzten ist beim Abschluß der Behandlung noch teilweise erwerbsunfähig.

b) Brüche am Humerusschaft. *Vorkommen:* häufig (etwa 50% der Oberarmbrüche).

Entstehung: α) meist *direkt* (durch Stoß, Schlag, Fall, Maschinenverletzung [oft schwer mit großer Weichteilverletzung; dabei z. B. bei Transmissionsriemenverletzung evtl. Blutungsstillstand durch Intimaaufrollung, aber mit Gefahr der Nachblutung], Schuß [Oberarmschußbrüche sind die häufigsten, nämlich $33^1/_3\%$ aller Röhrenknochenschußbrüche im Krieg; oft handelt es sich um Splitterbruch; nicht selten kommt es zu Pseudarthrose, häufiger auch zu Gefäß- und vor allem Nervenverletzung, spez.: 25% am N. radialis, wobei aber $^1/_3$—$^1/_2$ der Fälle spontan heilen]); β) *seltener indirekt* (durch Fall auf Ellbogen oder Hand); γ) häufiger auch *durch Muskelzug* (z. B. bei Peitschenhieb, Faustschlag ins Leere, Werfen von Stein, Diskus oder Handgranate u. dgl.), und zwar unterhalb des Deltoideusansatzes, weiter auch als *Fraktur in utero* und *intra partum* (beim Armlösen; hier quer in der Schaftmitte oder oberhalb, und schließlich häufiger auch als *Spontanfraktur* infolge Rachitis, seniler Atrophie, Osteomyelitis, Ostitis fibr. cyst., Echinokokkose, Gumma, Carcinom und Sarkom, Tabes, Paralyse und Syringomyelie.

Formen: Infraktionen (rachitische) und *subperiostale Brüche* bei Kindern, sonst meist *Spiralbrüche* (indirekt), ferner *Querbrüche* (meist direkt; evtl. gezahnt und verhakt), *Schrägbrüche* (indirekt), *Splitterbrüche* (durch Überfahrung, Schuß usw.).

Symptome: gewöhnlich in klassischer Form; Crepitation fehlt jedoch bei Interposition. *Dislokation. Brüche im oberen Drittel* (oberhalb des Deltoideusansatzes): der M. deltoideus zieht das distale Fragment nach außen; der M. pectoralis zieht das proximale Fragment nach innen und hinten (Valgus-Rekurvationsdeformität). *Brüche im mittleren Drittel* (unterhalb des Deltoideusansatzes): der M. deltoideus zieht das proximale Fragment nach außen, der M. pectoralis das distale Fragment nach innen; gleichzeitig tritt durch Zug des M. triceps eine starke Verkürzung ein (Varus-Antekurvationsdeformität). *Brüche im mittleren Drittel:* infolge starker Zugwirkung des M. triceps steht die Antekurvationsdeformität im Vordergrund. *Brüche im distalen Drittel:* das distale Fragment wird durch den Zug des M. brachialis und der Vorderarmflexoren nach vorn geknickt und durch Zug des M. pronator teres in Varusstellung gezogen. Neben Feststellung der Fraktursymptome wird der Puls der A. radialis sowie die Beweglichkeit beider Arme, von den Fingerspitzen beginnend und bis zur Schulter ansteigend, geprüft; außerdem ist bereits bei der Erstuntersuchung auf motorische Ausfälle (N. radialis!) zu achten (Sensibilitätsprüfung nicht vergessen!).

Prognose: 1. *Deforme Heilung,* z. B. Winkelbildung (im ganzen aber im Gegensatz zur unteren Extremität weniger verhängnisvoll für die Funktion!).

2. *Pseudarthrose* häufig: etwa 15% und mehr; neben Unterschenkel und Vorderarm hier am häufigsten (und zwar bis $33^1/_3$% aller Pseudarthrosen) infolge Muskelinterposition, ungenügender Immobilisation, übermäßiger Distraktion, Knochennekrose u. dgl.; Dauerschaden ist bei Humeruspseudarthrose erheblich (bis 50%) und bei gleichzeitiger Radialislähmung bedeutend (bis 75% Rente).

3. *Gelenk- (Schulter- und Ellenbogen-) Versteifung. Prophylaxe:* frühzeitige aktive Übungsbehandlung, d. h. Wahl eines Retentionsverfahrens, welches diese zuläßt.

4. *Nebenverletzungen:* α) *Gefäße:* A. brach. durch Gewalt (Überfahrung, Schuß) oder durch Bruchstücke bzw. Splitter. β) *Nerven:* N. *radialis* (häufig: etwa 5–15%; namentlich bei Bruch im mittleren und unteren Drittel, an deren Grenze sich der Nerv spiralig um den Knochen windet; selten bei Brüchen im oberen Drittel), auch manchmal, aber selten, *N. uln.* oder *N. med.*; *Entstehung:* entweder *primär* bei der Verletzung durch die Gewalt oder durch Knochensplitter oder *intermediär* bzw. *sekundär* durch dislozierte Knochenstücke oder *sekundär* bzw. *tertiär* durch unzweckmäßige Repositionsmanöver und durch Callus. *Symptome:* der Radialislähmung (vgl. S. 814 und Spez. Chir. Oberarm).

Therapie. a) *Konservativ.* 1. *Reposition:* Injektion von 20 ccm Novocainlösung (2%ig) in die Bruchstelle. Anschließend einfache senkrechte Hängelage im Sitzen, woraufhin meist Achsenknickungen von selbst verschwinden. Zug und Gegenzug am rechtwinklig gebeugten Vorderarm fast stets nur bei Querbrüchen erforderlich; seitliche Verschiebungen bis zu voller Schaftbreite hinterlassen weder funktionelle, noch kosmetische Störungen, eine Verkürzung von 0,5–1 cm ist belanglos, in vielen Fällen sogar erwünscht. Querbrüche müssen daher nicht anatomisch ideal reponiert werden, sondern in erster Linie hinsichtlich der Achse, Verdrehung und Verlängerung richtiggestellt werden.

2. *Retention.* α) *Bei Kleinkindern:* seitlicher Horizontalzug für 8 Tage mit Heftpflasterextension oder der *Stülpa*-Technik (*Cave!* Drahtextension!). Der Oberarm liegt auf der Unterlage auf und wird in 60° Abduktion mit geringem Gewicht extendiert; der Vorderarm steht perpendikulär nach oben und wird durch leichtbelasteten Rollenzug in dieser Stellung gehalten; Haltung des Ellbogens beträgt 90°. Sobald sich weicher Callus gebildet hat (8 Tage), wird der Zug entfernt und der Arm mit einem Adduktionsverband (*Desault*) versorgt, dazu 2–3mal täglich eingelegte aktive Übungsbehandlung; für ambulante Kinder *Hängegips,* d. h. leichter Oberarmgips, welcher mit einer Schlinge um den Hals aufgehängt wird. Nach verschobenen Humerusschaftfrakturen kommt es zu etwa 1 cm Mehrwachstum, weshalb eine Verkürzung erwünscht ist; bis zu 2 cm Verkürzung und 15° Abwinkelung können daher ruhig belassen werden. *Dauer der Ruhigstellung:* höchstens 4 Wochen bei regelmäßig, d. h. täglich eingelegter aktiver Übungsbehandlung (*Cave!* Brust-Arm-Gipsverband in Abduktion oder operatives Vorgehen!). Komplikationen treten im Kindesalter fast nie auf, Pseudarthrosen sind so gut wie unbekannt.

β) *Mit der U-Schiene* (spica humeri ascendens aus Gipslage) (nach *Böhler*). *Indikation:* bewährtes Verfahren für die Oberarmbrüche im mittleren Drittel bei Erwachsenen. *Technik:* Polsterung der Ulnakante, Schulterhöhe, Achselhöhe der verletzten Seite sowie der gesunden Seite und Anlegen einer U-förmigen Gipslongette von der Achselhöhle der verletzten Seite über den Ellbogen bis auf die Schulter; Befestigung mit einer Binde, welche um den Oberarm und als Spica humeri ascendens um die Schulter herumgeht; Verstärkung des Verbands mit 1–2 zirkulären Gipsbinden; der Vorderarm ruht in einer Schlinge und wird, ebenso wie die Hand, weitgehend freigelassen. Die zirkuläre Befestigung und Verstärkung Verbands wird am besten in 2. Sitzung nach 12–24 Stunden ausgeführt, wenn sie eine zuverlässig retinierende Wirkung bewiesen hat und keine Durchblutungsstörungen aufgetreten sind (Beschriftung des Verbands! Röntgenkontrolle! sofort nach Verbandanlegen und nach einer Woche, weitere Kontrollen alle 8 Tage, wobei besonders auf die Entstehung einer *Frakturdiastase* zu achten ist). *Dauer der Ruhigstellung:* Torsionsfrakturen 4–6 Wochen, Biegungs-, Stück- und Trümmerfrakturen 6–8 Wochen. *Aktive Übungsbehandlung:* vom 1. Tage an für Finger, Handgelenke und Vorderarm im vollen Umfang; im Schultergelenk nur soweit dies die Verbandanordnung zuläßt und keine Schmerzen auftreten. Nach Entfernung des Gipses Übungen am waagerechten und senkrechten Rollenzug; Ellbogen- und Schultergelenk sind daraufhin 10–12 Wochen nach der Verletzung aktiv frei beweglich.

γ) *Mit Abduktions-Extensionsschiene:* nach Reposition Befestigung einer gut gepolsterten, verstellbaren Abduktionsschiene durch scapulierförmiges Tragepolster um die gesunde Schulter und durch 2 Polster um den Thorax. Die Abduktion beträgt für Frakturen im oberen Drittel etwa 45°, für Frakturen im mittleren und unteren Drittel bis zu 90° (zu starke Abduktion für Frakturen im oberen Drittel führt zur Valgusdeformitätsheilung; zu geringe Abduktion für Frakturen im peripheren Humerusteil führt zur Distraktion infolge Gewicht des Arms). Die mit Polstern befestigte Abduktionsschiene wird mit Stärkebinden fixiert und daraufhin der reponierte Arm unter Aufrechterhaltung des Zuges auf die Schiene gelagert und der Heftpflasterzug am Oberam fixiert; einige zirkuläre Gipstouren um den Oberarm sichern die Ruhigstellung; bei Brüchen der proximalen Hälfte reicht der Gips vom Halsansatz bis zur Ellenbeuge; bei Brüchen im distalen Oberarmdrittel muß der Ellbogen mit ruhiggestellt werden. Heftpflasterzug reicht fast stets aus (Cave! länger dauernde Drahtextension bei Querbrüchen im Bereich der Schaftmitte wegen Überziehung und Pseudarthrosengefahr). *Dauer der Ruhigstellung:* mit Gips- und Zugvorrichtung 6—8 Wochen. Die Abduktionsschiene wird erst entfernt, wenn der Ellbogen aktiv auf Scheitelhöhe gebracht werden kann; dies dauert in der Regel weitere 2—3 Wochen. Aktive Übungsbehandlung: wie unter β.

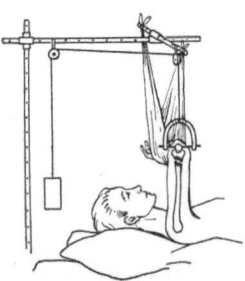

Abb. 490. Vertikale Extensionslagerung des Arms (nach *Baumann*); spez. für Frakturen im mittleren und distalen Abschnitt. (Bei Suprakondylärer Fraktur mit betonter Pronation des Vorderarms)

δ) *Mit Drahtextension im Bett* (s. Abb. 490): für schlechtstehende Oberarmschaftfrakturen im mittleren und distalen Drittel, spez. für offene Frakturen oder bei schweren anderen Verletzungen, insbesondere solchen des Thorax und des Abdomens, welche absolute Bettruhe unvermeidlich machen. Auch für Schußfrakturen in der 1. Behandlungsphase, in welcher die Infektionsbekämpfung im Vordergrund steht. *Technik:* *Kirschner*-Draht distal von der Epiphysenfuge des Olecranons (dies spez. bei Jugendlichen!) und vertikale Extension des Oberarms durch entsprechende Anordnung des Rollenzugs (Cave! zu starke Belastung wegen Distraktionsgefahr; 1—2 kg je nach Alter des Verletzten genügen meist vollkommen). Leichte Längsextension des Vorderarms durch Heftpflasterzug oder mittels *Stülpa*-Technik und Lagerung des Vorderarms in einer Hängematte. Bei Frakturen im distalen Oberarmviertel ist dabei auf Pronationsstellung des Vorderarms zu achten. *Dauer der Ruhigstellung:* möglichst nicht länger als 2—8 Tage. Bei längerer Anwendung der Extensionsbehandlung ist der Extensionsbügel in einen leichten Gipsverband einzubeziehen. Baldiger Übergang zur Abduktionsschiene mit oder ohne Extension oder zum Brust-Arm-Gipsverband ist anzustreben.

ε) *Im Brust-Arm-Gipsverband* (vgl. Abb. 561). *Indikation:* für geschlossene Frakturen, welche bereits im fortgeschrittenen Stadium der Heilung sind; für ältere, komplizierte Frakturen, bei welchen noch absolute Immobilisation und außerdem laufende Wundbehandlung benötigt wird. Ungünstig für die Behandlung frischer Frakturen, besonders, wenn er unrichtig angelegt wird (z. B. im Liegen in Narkose!) oder nicht genügend ausgedehnt ist. Außerdem verhindert er jede Form einer gleichzeitigen aktiven Übungsbehandlung, so daß er nur für die Fälle in Frage kommt, bei welchen die absolute Immobilisation allen anderen Gesichtspunkten vorangestellt werden muß. Spez. bei schwerer Infektion *Ausdehnung des Verbands:* um ausreichende Ruhigstellung zu gewährleisten, muß der gesamte Thorax einschließlich der gesunden Schulter in den Gips einbezogen werden und eine sichere Abstützung auf beiden Beckenkämmen erzielt werden (Fettleibige und spez. ältere Frauen scheiden daher für die Anwendung eines gutsitzenden Brust-Arm-Gipsverbandes meist von vornherein aus). Die Abduktion im Schultergelenk muß, je nach Lokalisation der Fraktur, variiert werden. Sie schwankt zwischen 45—120° Abduktion. Die günstigste Retentionshaltung kann nur durch Röntgenkontrolle während der Reposition festgestellt werden. Bei drohender Versteifung der benachbarten Gelenke (spez. des Schultergelenks durch Infektion) kommt nur die Fixation in Normalhaltung (vgl. Abb. 561 a, b) in Betracht, d. h. in Abduktion von 45°, Anteversion von 45°, mittlerer Rotation. Alle extremen Gelenkstellungen sind dann zu vermeiden. Im allgemeinen müssen schultergelenknahe Frakturen wenig, distale Humerusschaftfrakturen stark abduziert werden; eine Anteversion von etwa 45° ist stets erforderlich. Besonders zu beachten ist außerdem die richtige Rotationsstellung (Faust mindestens in Höhe des Jugulums) (Cave! zu starke Innenrotation und überhaupt zu schematische Anwendung des Verbands, d. h die Haltung muß jedem einzelnen Fall angepaßt sein). Die vielfach verbreitete Meinung, daß eine hinsichtlich Ausdehnung und Haltung standardisierte Technik des Thoraxabduktionsgipsverbandes allen Erfordernissen gerecht würde, ist irrig!!

b) *Operativ*. *Allgemeines:* in Frage kommen besonders die Marknagelung nach *Küntscher* oder die *Rush-Pinnung*. Die Gefahren der Osteosynthese sind allerdings nicht unbeträchtlich, weil bei bestehender Infektion ihre Verschleppung droht und außerdem das notwendige Zusammenrücken der Fragmente verhindert werden kann. Am geeignetsten sind Drehbrüche für die Marknagelung. Bei Querbrüchen muß eine gleichzeitige Spananlagerung erwogen werden.

α) *Küntscher-Nagelung bei frischen, geschlossenen Oberarmschaftfrakturen. Indikation:* (vgl.Abb. 472) die Marknagelung ist kein dringlicher Eingriff; bei starker Schwellung oder geschädigter Haut genügt zunächst Lagerung auf Abduktionsschiene oder in U-Gipsschiene für 8 Tage. Nagelung am Ende der 1. Woche, sofern die übrigen Voraussetzungen für eine solche gegeben sind. *Sehr gut geeignet* sind Querbrüche des mittleren Drittels; *gut geeignet* Querbrüche an der Grenze vom mittleren zum unteren Drittel und Drehbrüche im mittleren und oberen Drittel. *Ungeeignet* sind Brüche, welche nahe dem Ellbogengelenk lokalisiert sind. *Anästhesie und Reposition: zweckmäßig in Plexusanästhesie* am sitzenden Patienten unter Verwendung des Schraubenzugapparats (*Böhler*). Der Arm wird eingespannt, sobald volle Anästhesie eingetreten ist. Der Arm ist 80° vom Körper abduziert, Ellbogen rechtwinklig gebeugt, Vorderarm bei Brüchen oberhalb der Oberarmmitte in Mittelstellung, bei Brüchen unterhalb der Mitte etwas stärker proniert. Vor Beginn der Operation erfolgt einwandfreie Reposition der Fragmente unter Röntgenkontrolle (am besten mit Bildverstärkerröhre, sonst mit 2 Röntgenapparaten in beiden Ebenen). *Technik:* in Form der *geschlossenen Marknagelung* im Schraubenzugapparat nur für die Fälle, welche von distal genagelt werden sollen. Bei Nagelung von proximal (Frakturen im mittleren und unteren Drittel) ist der Schraubenzugapparat wegen der Lage der Einschlagstelle am Tuberculum majus weniger geeignet. Infolge des geringen Muskelmantels am Arm und der leichten Reponierbarkeit der Frakturen kann hier sehr gut auch in Vollnarkose bei manueller Reposition, evtl. nach dem halboffenen Verfahren, genagelt werden. Zur *Nagelung von distal* wird 5—6 cm oberhalb der Ellbogenspitze ein 3 cm großer Längsschnitt angelegt und dieser sofort bis auf den Knochen vertieft. Anschließende Eröffnung der Markhöhle mit einer 6-mm-Kugelfräse und Erweiterung des Bohrlochs mit einem Bohrpfriem. Anschließend Einführung eines Meßspießes zur Bestimmung der Markraumlänge. Der Spieß wird bis in den Oberarmkopf, d. h. in 1—2 cm Entfernung vom Gelenkknorpel vorgeführt. Es folgen Röntgenaufnahmen (den ganzen Humerusknochen umfassend!); auf dem Röntgenbild wird der Abstand Gelenkrand des Humeruskopfs — Nageleinschlagstelle gemessen und hiervon 3 cm abgezogen. Die auf diese Weise bestimmte Länge entspricht der erforderlichen Nagellänge. Hierauf Einschlagen des Nagels unter fortlaufender Durchleuchtungskontrolle, spez. beim Passieren der Bruchstelle. Die Nagelspitze muß 1,5 cm von der Gelenkfläche des Humeruskopfs entfernt bleiben und 1,5 cm aus der Einschlagstelle herausragen. Sofortige Hautnaht und Röntgenkontrolle, evtl. mit nachfolgender Korrektur einer Achsknickung bzw. einer Diastase (Ausgleich durch entsprechende Biegung bzw. durch Stauchung der Fragmente durch einige Faustschläge gegen die Ellbogenunterseite). Bei guter Nagellage, d. h. bei stabiler Fixation der Frakturstelle, ist eine zusätzliche Schienung nicht erforderlich. Sind die Bruchstücke noch verschieblich, wird eine U-Gipsschiene oder ein zirkulärer Armgips von der Schulter bis zu den Fingerspitzen angelegt und letzterer sofort gespalten; Lagerung des Arms auf einer Abduktionsschiene; nach 3 Wochen Entfernung des Vorderarm-Hand-Teils, nach 5 Wochen Entfernung des Oberarmteils. Bei gut fixiertem Bruch Beginn mit aktiver *Übungsbehandlung* vom 3. Tage an täglich in sämtlichen Gelenken des Arms, mit Ausnahme von Streck- und Beugeübungen des Ellbogengelenks; Versteifungsgefahr tritt nicht ein, wenn der Arm im Schultergelenk täglich mehrmals über die Horizontale gehoben wird. *Dauer der Arbeitsunfähigkeit:* 2—3 Monate. *Zeitpunkt der Nagelentfernung:* nach 4 bis 6 Monaten bei guter Konsolidation der Bruchstelle. Bei verzögerter Konsolidation oder Pseudarthrosegefahr entsprechend länger. Ist die Fraktur infolge der Bruchform von vornherein pseudarthrosegefährdet, so ist es zweckmäßig, einen Tibiaspyn über die Bruchstelle nach *Lexer* mit Drahtumschlingungen zu fixieren oder nach *Phemister* nur subperiostal anzulagern. Die Marknagelung nach *Küntscher* schaltet die muskelbedingte Längskompression des Frakturgebiets und damit dessen Verkürzungsmöglichkeit aus, weshalb sie in einem Teil der Fälle zu einer verzögerten Heilung oder Pseudarthrosenbildung Anlaß gibt. Durch Anwendung der *Rush*-Pinnung wird diese Gefahr erheblich herabgesetzt.

β) *Rush-Pinnung des frischen, geschlossenen Oberarmschaftbruchs. Indikation:* mit wenigen Ausnahmen für frische Frakturen des gesamten Humerusschafts gegeben. Ganz besonders deshalb, weil die heilungsstörenden Faktoren der Distraktion, Achsknickung und Torsion (spez. für die Frakturen im Bereich der Deltoideusinsertion) durch die Pinnung am zuverlässigsten ausgeschaltet werden können. Auch kann meist eine äußere Fixation wegbleiben, wodurch die Folgen einer Immobilisation der Schulter (Atrophie des Deltamuskels und periartikuläre Schultersteife) wegfallen. *Reposition:* halboffene Methode ist die Regel; geschlossene Methode gelingt seltener. Man verwende einen Pin von 7,4 mm, gelegentlich auch von 6,3 mm Durchmesser (gerade oder leicht gekrümmt); Einschlagpunkt ist die obere laterale Fläche des Tuberculum majus (vgl. Abb. 475). *Technik. Schaftfraktur oberhalb des Deltoideusansatzes:* meist gute Heilung bei Frakturen dieser Höhe, weil der Pin dem Zug des M. pectoralis maj. sowie dem Zug des M. deltoideus entgegenwirkt. Die Lateraldislokation des unteren Fragments durch den Deltoideus und die Medialdislokation des proximalen Fragments durch den Pectoralis major wird durch den Pin ausgeglichen. Eine Rotationsverschiebung wird vermieden, wenn ein gebogener Pin verwendet wird, dessen Spitze in den lateralen Condylus gelegt wird. *Guter Drei-Punkte-Druck* wird nur erzielt, wenn das proximale Fragment lang genug ist. *Einführung des Pin* erfolgt gewöhnlich im halboffenen Verfahren; Incision über der Fraktur am Vorderrand des Deltoideus und Erweiterung der Öffnung, so daß der untersuchende Finger die Frakturreposition ausführen und kontrollieren kann; kleine Incision über dem Tuberculum maj.; Durchstoßung der Muskelfasern des M. deltoideus mit der Reibahle und zunächst vertikale Durchbohrung der Corticalis des Tuberculum; daraufhin Änderung der Richtung des Instruments, so daß im weiteren entsprechend der Längsachse des Knochens vorgegangen werden kann. Vortreiben des Pin bis zur Frakturstelle und Kontrolle der Reposition durch den palpierenden Finger; endgültige Reposition unter Fingerkontrolle und völliges Eintreiben des Pin. Bei Verwendung eines gebogenen Pin muß dessen Spitze sorgfältig in den äußeren Condylus eingetrieben werden, und zwar derart, daß eine Achsknickung vermieden wird. Bei unregelmäßiger Frakturfläche ist eine Rotationsverschiebung nicht zu befürchten und äußere Ruhigstellung nicht notwendig. Im Zweifelsfalle gebe man für 8 Tage ein Armtragetuch oder eine U-Gipsschiene. *Schaftfrakturen unterhalb des Deltoideusansatzes:* neigen besonders zur verzögerter Frakturheilung und Pseudarthrose, weil der M. deltoideus das proximale Fragment stark nach außen disloziert. Fast stets handelt es sich um Schrägfrakturen. Verläuft die Frakturlinie von außen oben nach medial innen, so vermag der eingeführte Pin die Zugwirkung des M. deltoideus auf die Frakturflächen so günstig auszunutzen, daß die Frakturflächen aufeinandergepreßt werden. Gute Fixation wird stets erzielt, die Heilung ist störungsfrei. Bei Frakturverlauf von innen oben nach außen unten läßt sich die lateraldislozierende Wirkung des M. deltoideus sehr viel schwerer ausschalten. Nur die richtige Anwendung eines gebogenen Pin wird dieser Situation gerecht. Gute Fixation und Kompression und damit Schluß der Frakturlinie wird nur erreicht, wenn ein gebogener Pin fest ins distale Fragment eingetrieben wird (jeder gerade Pin würde das Fragment abwinkeln!). Der gebogene Pin stabilisiert durch Drei-Punkte-Druck sowohl das proximale Fragment als auch das distale Fragment, wenn die Spitze lateral an der Corticalis aufsetzt oder in den äußeren Condylus eingetrieben wird. *Schaftfrakturen im distalen Schaftabschnitt:* auch bei diesen Frakturen wird gute Fixation erzielt, wenn ein gerader Pin weit genug ins distale Fragment vorgetrieben wird (*Cave!* zu langer Pin, da dieser eine Distraktion begünstigt); besser ist ein gebogener Pin, dessen Spitze sorgfältig und soweit als möglich in den äußeren Condylus eingetrieben wird.

γ) *Bei frischer, offener Oberarmfraktur:* kommt die Marknagelung (am besten *Rush-Pinnung*) nur in Frage, wenn die Wunde nicht älter als 6–8 Stunden ist und entzündliche Veränderungen fehlen; ist dies der Fall, so kann die *Rush-Pinnung* (evtl. auch Marknagelung nach *Küntscher*) primär durchgeführt werden. Wunddrainage für 24–48 Stunden; Chemotherapie; Lagerung auf Abduktionsschiene, evtl. mit zusätzlichem Armgipsverband von der Schulter bis zu den Fingergrundgelenken. Erscheint die Marknagelung wegen des Infektionsgrades der Wunde und wegen der Frakturform zu riskant, so ist mit Eingriff bis zur sicheren Wundheilung (maximal 2–3 Wochen) zu warten.

δ) *Bei offner, infizierter Oberarmschaftfraktur:* (*Cave!* jede Marknagelung); konservatives Vorgehen ist vorzuziehen. *Bei veralteter, schlecht stehender Oberarmschaftfraktur:*

ist die *Rush*-Pinnung zu erwägen, sofern der Allgemeinzustand und Lokalbefund eine Nagelung überhaupt zulassen. *Kontraindikation:* schlechter Allgemeinzustand, Alter des Patienten über 60 Jahre, starke Fisteleiterung oder schwere entzündliche Hautveränderungen (Fisteln müssen wenigstens 6 Monate völlig abgeheilt sein), ausgedehnte, auf dem Knochen adhärente Weichteilnarben, Obliteration der Markhöhle über eine längere Strecke, schwerere Veränderungen des Knochens und Funktionsstörungen der Gelenke. *Technik:* bei Verkürzung von mehr als 3 cm muß zunächst der Verkürzungsausgleich durch Refraktur und anschließende Drahtextensionsbehandlung mittels Olecranondraht (vgl. Abb. 489 u. 490) beseitigt werden. Durch Erhöhung des Zuggewichts um etwa 250 g jeden 2. Tag bis zum völligen Verkürzungsausgleich, gelingt dieser in der Regel nach 10–14 Tagen. Die Nagelung kann nur nach der offenen Methode ausgeführt werden, weil die Frakturstelle selbst freigelegt und die Markhöhle entsprechend angefrischt werden muß. Im übrigen folgt das Vorgehen der allgemeinen Technik der *Rush*-Pinnung bzw. der Marknagelung nach *Küntscher*. *Ruhigstellung:* wegen der drohenden Infektionsgefahr ist stets eine äußere Fixation durch U-Gipsschiene oder großen Brust-Arm-Gipsverband erforderlich.

ε) *Bei Oberarmschaftpseudarthrose:* Rush-Pinnung oder Marknagelung nach *Küntscher*, wenn der Allgemeinzustand gut ist, entzündliche Veränderungen fehlen und der Humerus keine stärkere Entkalkung zeigt. *Offene Methode:* ist die Regel, da die Bruchenden freigelegt, angefrischt und die Markhöhle nach oben und unten mit dem Pfriem eröffnet werden muß. Der Nagel wird unter Leitung des Auges über die Frakturstelle hinweg in das proximale Fragment eingeleitet. Zusätzliche Spanplastik ist geboten, weil die Marknagelung allein fast stets versagt. *Ruhigstellung:* großer Brust-Arm-Gipsverband für 3 Wochen, anschließend kleinere Verbandsanordnung und Übergang zu gleichzeitiger aktiver Übungsbehandlung aller freigebliebenen Gelenke.

Prognose: die durchschnittliche *Arbeitsunfähigkeit* nach Oberarmschaftfrakturen ohne Berücksichtigung der Behandlungsmethoden beträgt etwa 5–6 Monate. *Behandlungsdauer:* 6–7 Monate. Rund 50% der Patienten sind nach Behandlungsabschluß zunächst nur beschränkt arbeitsfähig.

c) Brüche am distalen Humerusende. *Formen und Einteilung:*
Supracondylica:
1. suprakondyläre Extensionsfraktur (vorwiegend bei Kindern);
2. suprakondyläre Flexionsfraktur (vorwiegend bei Erwachsenen);
3. diakondyläre Fraktur direkt proximal der Trochlea;
4. intraartikuläre T- und Y-Fraktur durch Längsstauchung und Flexion;
5. Fraktur des Condylus medialis;
6. Fraktur des Condylus lateralis;
7. Fraktur des Epicondylus medialis oder lateralis;
8. Fraktur des Capitulum humeri;
9. Fraktur des Capitulum humeri mit partiellem oder komplettem Abbruch der Trochlea.

Häufigkeit: suprakondyläre Frakturen 60% (aller Ellbogenfrakturen), Fraktur des Condylus lateralis 18,5%, Fraktur des Epicondylus medialis 8%, T- und Y-Frakturen und Splitterfrakturen etwa 25% bei Erwachsenen, bei Kindern sehr selten.

Ätiologie: Frakturen am distalen Humerusende entstehen entweder durch übermäßige Streckung (Extensionsfraktur) oder durch übermäßige Beugung (Flexionsfraktur). Die *Extensionsfraktur* ist die gewöhnliche Bruchform bei Kindern und Jugendlichen; bei Erwachsenen ist sie selten; bei diesen entsteht meist eine Ellbogenluxation nach hinten. Häufig ist hingegen bei Erwachsenen die *Flexionsfraktur*. Sie entsteht durch Auffallen auf den stark gebeugten Ellbogen. T- und Y-förmige Frakturen entstehen ebenfalls durch direktes Auffallen auf den gebeugten Ellbogen; das periphere Fragment wird durch die Keilwirkung der Führungsleiste der Incisura semilunaris ulnae von vorn nach hinten gespalten. *Diakondyläre Frakturen* entstehen meist nur bei Kindern oder an den kalkarmen Knochen alter Patienten. *Fraktur des Epicondylus med.:* meist durch indirekte Gewalteinwirkung, z. B. bei Sturz auf die ausgestreckte Hand. Bei Kindern erzeugt der Sturz auf den ausgestreckten Arm *verschiedene Epiphysenlösungen*. Am häufigsten ist die Abrißfraktur des Epicondylus med. mit und ohne Luxation des Ellbogens; der Epicondylus bleibt mitunter im Gelenk liegen. Die Fraktur des *Capitulum humeri* entsteht leicht bei Überstreckbarkeit im Ellbogengelenk und starkem Cubitus valgus. Bei Sturz auf die Innenseite des gebeugten Ellenbogens kann das Capitulum humeri mit einem kleinen oder größeren Teil der Trochlea abgeschert werden. Sturz auf den gebeugten Ellbogen kann bei Erwachsenen auch Fraktur des Olecranon oder Y- oder T-förmige Fraktur hervorrufen. *Fraktur der Kondylen* entsteht gewöhnlich durch Abscherung.

Dislokation. 1. *Extensionsfraktur* (s. Abb. 491a): die Bruchlinien verlaufen von der Streckseite proximal zur Beugeseite distal; das distale Fragment steht hinter dem zentralen und ist gegenüber dem zentralen nach innen verdreht. Zwischen beiden Fragmenten besteht ein nach hinten und innen offener Winkel. Bei starker Dislokation können die Gefäße und der N. medianus zwischen der distalen Kante des zentralen Fragments und dem Proc. coronoideus uln. eingeklemmt werden; außerdem reitet der N. radialis auf der scharfen ventralen Kante des distalen Fragments; alle Pronatoren, welche zugleich Flexoren sind, ziehen das distale Fragment in Beugestellung. Außerdem zieht der M. triceps das distale Fragment nach dorsal und zentral und vergrößert dadurch den Antekurvationswinkel. Bei starker Dislokation kann das zentrale Fragment die Haut an der Beugeseite durchspießen.

2. *Flexionsfraktur* (s. Abb. 491b): die Bruchflächen verlaufen schräg von der Beugeseite proximal zur Streckseite distal; das distale Fragment steht vor dem zentralen. Das distale Fragment ist gegenüber dem zentralen nach innen verdreht; es besteht ein nach vorn und innen offener Winkel; die scharfe distale Kante des zentralen Fragments durchbohrt häufig die Tricepssehne und Haut, so daß eine komplizierte Fraktur resultieren kann. Nerven und Gefäße sind bei der Flexionsfraktur weniger gefährdet.

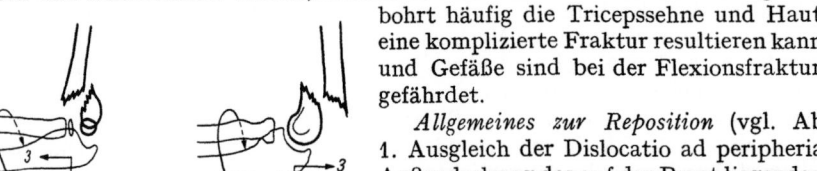

Abb. 491a u. b. *Suprakondyläre Humerusfraktur:* a Extensionstyp, b Flexionstyp (Repositionsmanöver *1, 2, 3*)

Allgemeines zur Reposition (vgl. Abb. 491):
1. Ausgleich der Dislocatio ad peripheriam durch Außendrehung des auf der Brust liegenden Vorderarms bei rechtwinklig gebeugtem Ellbogen bis in die Sagittalebene. 2. Beseitigung der Achsknickung, d. h. des nach innen offenen Winkels durch Pronation des Vorderarms. 3. Verkürzungsausgleich durch Längszug. 4. Ausgleich der Seitenverschiebung nach hinten oder vorn mit dem nach hinten bzw. vorn offenen Winkel, indem bei Extensionsfraktur der Vorderarm nach vorn, bei Flexionsfraktur nach hinten verschoben wird. 5. Ausgleich noch bestehender Seitenverschiebung durch entsprechenden Druck nach innen oder außen. Der Ausgleich der Varusstellung gelingt nur, wenn während der Reposition der Vorderarm in vollem Ausmaß *proniert* wird. Die *Pronation* dient jedoch nur zur Reposition; die Retention muß hingegen in Mittelstellung zwischen Pronation und Supination durchgeführt werden. Durch die Entspannung der Pronatoren und Flexoren des Ellbogengelenks wird sowohl die Varusstellung als auch die Flexionsstellung beseitigt. Wird die starke Pronation jedoch auch im Retentionsverband eingehalten, so knickt die mit dem Oberarm gegenüber Drehung verbundene Elle das distale Fragment aus der ursprünglichen Varus- in Valgusstellung.

Komplikationen: α) *Ischämische Muskelkontraktur* (vgl. S. 1477) kommt spez. bei suprakondylären Frakturen durch schlechte Reposition der Fragmente sowie durch Anlegen von Verbänden bei Supination des Vorderarms und bei spitzwinkliger Beugung des Ellbogengelenks sowie durch Schnürwirkung unsachgemäß angelegter Gipsverbände zustande. *Prophylaxe:* sorgfältige Palpation des Radialispulses bei der primären Untersuchung und sofortige Reposition, sofern eine arterielle Durchblutungsstörung festgestellt wird. Wird mit der Reposition zu lange gewartet, so kommt es zu Spasmen und Gefäßthrombosierung. Festhalten der Bruchstücke in ungepolstertem Gipsverband, welcher *sofort* bis auf den letzten Faden gespalten werden muß (*Cave!* Retention in spitzwinkliger Beugung des Ellbogens); Hochlagerung des Arms; bei veralteten Fällen, mit bereits bestehender Schwellung, Blasenbildung der Haut und starker Schmerzhaftigkeit ist die *schonende Reposition durch Dauerextension* mittels Olecranondraht jeder festen Verbandanordnung vorzuziehen. Die Fragmente richten sich im Dauerzug von selbst ein; Durchblutung und Abfluß der gestauten Lymphbahnen wird auf diese Weise am raschesten wieder frei. *Therapie: Quengelverband,* welcher mit kleinen Gummizügen an jedem einzelnen Finger angreift und eine schonende passive Dehnung der beugeseitigen Vorderarmweichteile und dadurch Fingerstreckung herbeiführt; der Zug darf niemals Schmerzen auslösen (*Cave!* gewaltsame Streckung der Finger in Narkose). Aktive Übungsbehandlung, d. h. Übungsaufträge im Sinne eines aktiven Zuges gegen den Widerstand des Gummizugs. Zweimal täglich wird der Fingerschlaufenzug für je 2 Stunden entfernt, um die Finger aktiv und passiv ganz beugen zu können (Greifübungen mit weichem Gummiball oder Gummischwamm während dieser Zeit). *Dauer der Quengelbehandlung:* 2–6 Monate; nach dieser Zeit sind keine weiteren Fortschritte mehr zu erwarten. *Operativ:* das Ergebnis der Quengelmethode kann durch Kürzung der Vorderarmknochen oder Entfernung der Handwurzelknochen mit Arthrodese zwischen Radius und Metacarpalia verbessert werden. Bei Strecksteife der Fingergrundgelenke evtl. *Capsulektomie* (vgl. S. 1493).

β) Pseudarthrose: spez. nach zu lang dauerndem Olecranondrahtzug mit zu schweren Gewichten oder zu starken Federn. Die Pseudarthrose im distalen Humerusende wird am besten mit einem U-förmigen Schnitt mit Durchtrennung des Olecranons freigelegt und mit Spananlagerung versorgt.

γ) Parese des N. medianus und ulnaris. Vorkommen: Medianuslähmung hauptsächlich bei suprakondylärer Extensionsfraktur, wenn der Nerv über die scharfe distale Kante des zentralen Bruchstücks gespannt wird. *Ulnarislähmung* spez. bei Brüchen des Epicond. med. oder bei T- und Y-förmiger Fraktur nach einigen Wochen, wenn energische fremdtätige Bewegungen gemacht wurden. Bei Brüchen des Condyl. lat. mit starker Verschiebung und Valgusstellung kann Ulnarislähmung durch Überdehnung noch nach 10–20 Jahren auftreten. *Therapie:* (vgl. S. 815, 1468 und 1476). *Prophylaxe:* sicherste und wirkungsvollste Prophylaxe ist die sofortige einwandfreie Reposition.

Spezielle Therapie. **a) Suprakondyläre Extensionsfraktur:** typische Fraktur des Klein- und Schulkinds. Wird die Fraktur nicht sofort reponiert, so kann eine ischämische Kontraktur, Lähmung von N. medianus und ulnaris, und sogar Nekrose oder Gangrän von Hand und Vorderarm infolge anhaltender Drosselung oder Zerreißung der A. brachialis entstehen. Stets ist stationäre Behandlung erforderlich. Bei ungenügender Reposition resultiert ein Cubitus varus und eine Flexionsbehinderung.

Reposition und Retention. 1. Konservativ. α) *Manuelle Reposition:* Allgemeinnarkose; Aufrichten des Oberteils des Tisches in die Vertikale sobald das Kind schläft und Befestigen des Oberkörpers mit Binden an der Tischplatte; rechtwinklige Abduktion des Oberarms und Befestigung des Arms über Haltegurt und Seil an einem Wandhaken. Vorsichtiger Zug an dem leicht pronierten Vorderarm in Richtung der Oberarmachse (vgl. Abb. 491a); langsame Steigerung der Zugkraft und Eindrehen des Vorderarms in volle Pronation. Auf diese Weise wird der Zug des M. pronator teres ausgeschaltet und die Varusstellung des distalen Fragments beseitigt; weitere Stellungsverbesserung durch direkten Druck auf die Bruchstücke; abschließend Zug am Vorderarm nach handwärts. Unter Aufrechterhaltung des Zuges Anlegen einer Gipsschiene von der Schulter bis zu den Fingergrundgelenken und Fixierung mit einigen Mull- oder Stärkebinden. Nach Erhärten des Verbandes sofortige Spaltung desselben bis auf die Haut und Bedeckung mit Eisblasen, welche alle 4 Stunden gewechselt werden. Überprüfung der Blutzirkulation regelmäßig während der folgenden Stunden. Bei Verschwinden des Radialispulses sofortige Eröffnung des Gipsverbandes. Läßt sich auch hierauf kein Puls feststellen, so ist operative Eröffnung der Fossa cubiti durch Längsschnitt mit Spaltung der oberflächlichen Fascie und Ausräumung der Blutgerinnsel erforderlich; der Gipsverband bleibt liegen; bei rechtzeitiger Durchführung dieser Maßnahme können ischämische Lähmungen und Kontrakturen verhindert werden. *Röntgenkontrolle:* sofort nach Reposition und nach 8 Tagen; hat sich die Fraktur in dieser Zeit nochmals verschoben, so wird erneut in der gleichen Weise reponiert; die Gefahr weiterer Dislokationen ist von diesem Zeitpunkt an gering. *Dauer der Ruhigstellung:* 4 Wochen. Zusätzlich können 3–500 V-R-Einheiten *Hyaluronidase* in das Hämatom des angeschwollenen Ellbogens injiziert werden. Die schnellere Verteilung der extrazellulären Flüssigkeit (Spreading-Effekt) beschleunigt die Normalisierung der Gewebe und verringert die fibröse Reaktion und dadurch die Möglichkeit einer *Volkmann*schen Kontraktur; hierdurch werden die Aussichten, eine suprakondyläre Fraktur primär reponieren und retinieren zu können, sehr erhöht, selbst wenn eine starke Schwellung vorhanden ist.

β) Extensionsbehandlung mit Olecranondraht. Indikation: für kindliche suprakondyläre Oberarmbrüche mit starker Dislokation und Schwellung. *Technik:* Anlegen eines Extensionsdrahtes 3 cm peripher von der Spitze des Olecranon durch die dorsale Kante der Ulna; Ansetzen eines kleinen Extensionsbügels und Aufhängung des Arms entweder mit Horizontalstellung des Oberarms und Vertikalaufhängung des Vorderarms und der Hand (nach

Dunlop) oder in Vertikalstellung des Oberarms und Horizontalstellung des Vorderarms, welcher bei suprakondylären Frakturen so weit proniert sein muß, daß die Handfläche fast zur Decke zeigt (vgl. Abb. 490) (nach *Baumann* und *Zeno*). Vertikal- bzw. Horizontalzüge oberhalb des Ellbogens können hinzugefügt werden. Im allgemeinen richten sich die Bruchstücke jedoch auch ohne diese Maßnahme unter der Dauerextensionswirkung von selbst ein. Der Vorderarm wird in einer Schlinge aufgehängt und kann gegen leichten Rollenzug aktiv bewegt werden. *Dauer der Extension*: nur einige Tage bis die Schwellung verschwunden und Gefäße und Nerven sicher von jedem Druck befreit sind. Sodann Anlegen einer dorsalen Gipsschiene bei Mittelstellung des Vorderarms zwischen Pro- und Supination von der Schulter bis zu den Zwischenfingerfalten. Zu beiden Seiten des Ellbogens wird die Gipslage eingeschnitten und der Extensionsdraht in den Gips einbezogen. Sofortige Spaltung des Gipses auf der Beugeseite und Umformung zu einer Gipsschiene welche mit elastischer Binde am Arm fixiert wird. Der Drahtzug wird mit leichtem Gewicht noch für einige Zeit belassen. Er verhindert neuerliche Verkürzung; die Gipsschiene verhindert Seitenverschiebung und die Lagerung in Mittelstellung des Schultergelenks jede Verdrehung (*Cave!* spitzwinklige Beugung im Ellbogengelenk da hierdurch ischämische Störungen auftreten können!). *Dauer des Drahtzuggipsverbandes*: bis zum Abklingen jeglicher Schwellungserscheinungen, meist etwa 1 Woche, anschließend Ergänzung des Gipses durch zirkuläre Gipsbinden; Drahtentfernung und Aufnahme aktiver Übungsbehandlung wie beim Erwachsenen. *Gesamtdauer der Ruhigstellung*: 4–6 Wochen. Normale Beweglichkeit tritt im allgemeinen nach 1–4 Monaten ein. Alle passiven Bewegungsübungen, Hitzeanwendung und Massage erübrigt sich, da sie meist schädlich ist.

2. *Operativ*. *Indikation*: bei Mißlingen mehrfacher Repositionsversuche am Ende der 1. Woche, welche unter sorgfältiger Überwachung der Zirkulationsverhältnisse zugebracht wurde, gegeben.

α) *Nagel- oder Drahtosteosynthese*: Freilegung der Fraktur durch Zugang von dorsal, welcher den besten Einblick gewährt und am wenigsten Gefahr zusätzlicher Nerven- und Gefäßverletzung birgt. *Lagerung*: Rückenlage; der rechtwinklig gebeugte Vorderarm hängt über die Tischkante senkrecht nach unten; Längsschnitt vom distalen Drittel des Oberarms genau über der Mitte der Dorsalseite und über die Olecranonspitze bis zum proximalen Viertel des Vorderarms; Darstellung des Ansatzes der Tricepssehne und temporäre Abmeißelung des Olecranon, welches zusammen mit der Tricepssehne nach oben geschlagen wird; Einsetzen stumpfer Haken zur übersichtlichen Darstellung des kondylären und suprakondylären Frakturgebietes; Nagelung oder Verschraubung in der am zweckmäßigsten erscheinenden Weise; Fixation des Olecranon-Knochen-Periost-Lappens mitsamt der Tricepssehne mit Nagel oder Schraube an seinem ursprünglichen Bett.

β) *Rush-Pinnung*. *Indikation*: Bei Kindern im allgemeinen nicht gegeben, weil die Kondylen nicht gut ausgebildet, die Gefahr der Epiphysenschädigung groß sind und die technische Schwierigkeit der intramedullären Pinnung dadurch sehr große sind. Kurze Drähte oder gerade Nägel ergeben eine bessere Fixation und schaden weniger. Bei Erwachsenen allenfalls 2 Pins (s. unten)

b) **Suprakondyläre Flexionsfraktur:** *häufigste suprakondyläre Frakturform bei Erwachsenen*.

Reposition und Retention. 1. *Konservativ*: manuelle *Einrichtung* und *Ruhigstellung* werden in der gleichen Weise vorgenommen wie bei der Extensionfraktur mit der Ausnahme, daß der Vorderarm nicht handwärts, sondern ellbogenwärts gezogen wird (s. Abb. 491b), weil das distale Bruchstück ursprünglich nach handwärts verschoben ist. Der Arm wird auf Abduktionsschiene gelagert und mit Eisblasen bedeckt. *Dauer der Ruhigstellung*: 5 Wochen. Frühzeitige aktive Bewegungsübungen wie üblich. Bei Patienten mit schweren Nebenverletzungen oder bei schweren Frakturen mit starker Schwellung kommt auch die Dauerzugbehandlung mit Olecranondraht im Bett (vgl. Abb. 490) in Frage. Der Drahtextensionsverband kann durch einen Gipslongettenverband von der Schulter bis zu den Zwischenfingerfalten ergänzt werden. *Dauer der Extensionsbehandlung*: in der Regel nicht länger als 1 Woche.

2. *Operativ*: mit Nagelung oder Verschraubung oder (am besten) in Form der *Rush-Pinnung*. *Technik*: dorsale Längsincision über das Ellbogengelenk wie bei Extensionsfraktur (s. oben). Darstellung der Tricepssehne, welche Λ-förmig aus ihrem Übergang in die Tricepsmuskulatur ausgelöst und als Lappen nach distal geklappt

wird; Präparation des N. ulnaris, welcher mit Gummizügel unterfahren und beiseitegehalten wird. Durch Schnitterweiterung nach distal und lateral durch die fibrösen Kapselanteile wird ausgiebige Darstellung der gesamten Kondylenhinterfläche möglich. (*Cave!* Verletzung des N. radialis im oberen Winkel der Incision!) *Reposition* der Fraktur im offenen Verfahren, d. h. manuelle Fixation der Fragmente in richtiger Lage. Durchmesser der gebräuchlichen Pins 2,3 mm (beim Kind) bis 3,1 mm (beim Erwachsenen); es werden 2 Pins benötigt, von welchen der eine vom lateralen, der zweite vom medialen Kondylus aus eingetrieben wird. In beide Epicondyli wird mit der Reibahle eine Einschlagöffnung vorgebohrt und das Instrument in eine solche Richtung geführt, daß beide Bohrkanäle in einem Punkt etwas oberhalb der Frakturlinie im Schaft zusammenlaufen. Zunächst sind während des Einschlagens die Pins gerade; sobald sie mit der schlittenförmigen Spitzenabschrägung auf die gegenüberliegende Corticalis auftreffen, werden sie nach oben in die Markhöhle des Schaftes abgebogen; von diesem Augenblick an müssen die Pinenden mit dem Schränkeisen leicht gebogen werden, damit sie sich der Form des distalen Humerusendes anpassen und um ein Einwandern der Pinenden in den Knochen zu verhüten. Die Pinenden sollen etwas herausragen, jedoch die Kapsel nicht berühren. Ist stabile Fixation gelungen, so ist nur kurzfristige Lagerung in Armschlinge, evtl. auf Abduktionsschiene erforderlich; aktive Übungsbehandlung kann bereits in den ersten Tagen aufgenommen werden.

c) *T- und Y-förmige Fraktur. Reposition und Retention.* 1. *Konservativ:* die Frakturen entsprechen einer Flexionsfraktur und werden wie jene eingerichtet. Wegen der leichten Verschieblichkeit der Bruchstücke wird nach der Einrichtung ein 1,5 mm dicker, rostfreier Draht quer durch beide Kondylen gelegt und anschließend ein Armgips angelegt, in welchen die Drahtenden einbezogen werden; Sicherung der Drahtenden durch Stellschrauben. *Dauer der Ruhigstellung:* 6 Wochen.

2. *Operativ: durch Nagelung, Verschraubung oder Rush-Pinnung. Technik:* Freilegung durch dorsale Incision; manuelle Reposition. Das Fragment des Condylus lateralis ist gewöhnlich das größte und wird zuerst angegangen. Das Fragment des Condylus medialis ist häufig lang und schmal und kann beträchtliche Schwierigkeiten bereiten. Nach der manuellen Reposition der Fragmente und Transfixation mit den Pins wie bei der suprakondylären Fraktur (s. oben) sollten, sobald die Pinspitzen in den Schaft eingedrungen sind, beide Pins zugleich vorgetrieben werden, um eine Dislokation der reponierten Fragmente zu vermeiden. Es wird zunächst der Pin gerade eingeschlagen, bis seine Spitze die gegenüberliegende Corticalis berührt. Erst dann erfolgt die Biegung der Pinenden. Die Einschlagrichtung ist steiler als bei der suprakondylären Fraktur. Unter Umständen müssen einige zentrale Splitter vor dem endgültigen Eintreiben der Pins entfernt werden (*Cave!* Setzen eines Defekts in den Gelenkflächen!). *Ruhigstellung:* Armgipsverband für etwa 3 Wochen, d. h. so lange, bis im Röntgenbild gute Callusbildung sichtbar wird.

d) *Fraktur des Condylus lateralis oder medialis.* 1. *Konservativ:* durch manuelle Reposition. Mißlingt die genaue Reposition, so entsteht ein Cubitus varus oder valgus und entsprechender Bewegungsausfall.

2. *Operativ:* erforderlich, wenn eine befriedigende unblutige Reposition nicht erzielt wurde, und zwar auch bei Kindern, da der Condylus lat. die für das Wachstum verantwortliche Epiphyse enthält.

α) *Nagelung:* Freilegung des abgebrochenen Condylus von einem Längsschnitt; manuelle Reposition und Befestigung mit einem geraden Nagel. *Ruhigstellung:* durch Armgipsverband für 4 Wochen.

β) *Rush-Pinnung:* bei Fraktur des *Condylus lateralis* seitliche Incision, scharfes Vordringen bis auf die laterale Humeruskante und Abschieben der Weichteile von den vorderen und hinteren Knochenpartien; Anlage der Einschlagöffnung für einen Pin von 1,3 mm Durchmesser mit der Reibahle und Vorbohren eines steilgestellten Bohrkanals bis in den Schaft hinein; daraufhin Eintreiben eines Pin so, daß die Spitzenabschrägung auf der gegenüberliegenden Schaftcorticalis entlanggleitet und nach oben in den Markkanal hinein abgebogen wird. Sobald nur noch 3—4 cm herausstehen, erfolgt die Anpassung des Pins durch Biegung mit dem Schränkeisen an die natürliche Knochenkrümmung. Hierdurch wird die Abknickung und Distraktion des Fragments verhindert. Leicht federnder Druck des Pin ist erforderlich, um die Frakturflächen aufeinanderzupressen. Das Pinende soll ein wenig herausragen, jedoch nur so weit, daß die Kapsel über dem Pinende vernäht werden kann. Bei Fraktur des *Condylus medialis* erfolgt die Freilegung durch mediale Incision (*Cave!* N. ulnaris). Der Knochen am inneren Condylus besitzt eine stärkere Krümmung als am äußeren. Die Transfixation des Condylus medialis ist daher technisch schwieriger als die des äußeren. Das Pinende muß hier stärker gebogen werden als beim Condylus lat. Im übrigen entspricht das Vorgehen dem bei Condylus lat.

e) *Fraktur des Epicondylus medialis und lateralis.* 1. *Konservativ:* falls der Epicondylus med. nicht in das Gelenk verlagert ist, genügt ein Armgipsverband von der Schulter bis zu den Fingergrundgelenken bei Mittelstellung des Vorderarms und der Hand. Dauer der Ruhigstellung: 3 Wochen. Anschließend aktive Übungsbehandlung; gute Beweglichkeit stellt sich im Verlauf von 2–3 Monaten wieder her. Komplette Reposition des Epicondylus med. nicht erforderlich, da dieser nur eine fürs Wachstum belanglose Apophyse ist.

2. *Operativ:* bei Fraktur des Epicondylus lat. wird diese am besten von vornherein blutig durch Nagelung reponiert (s. oben). Das Fragment des Epicondylus med. wird am besten von einem inneren Längsschnitt aus entfernt, sobald es in das Gelenk verlagert ist. *Ruhigstellung:* wie oben. Selbst bei Kindern, spez. bei Knaben, ist die blutige Reposition die Methode der Wahl, insbesondere, wenn Symptome einer Ulnarisverletzung bestehen oder eine vorübergehende Luxation des Ellbogens das Fragment in das Gelenk eingeklemmt hat. Ist frühzeitige Operation innerhalb der ersten Tage möglich, so erfolge bei Kindern die Nagelfixation; kann die Operation erst nach 2 Wochen und später ausgeführt werden, so ist die Exstirpation vorzuziehen; der Verlust der Apophyse (Epicondyl. med.) hat keinen Einfluß auf die künftige Entwicklung des Ellbogens bei Kindern. Epicondyl. lat. hingegen darf nicht exstirpiert werden.

f) *Diakondyläre Fraktur:* geht gewöhnlich ohne Dislokation einher. Bei Kindern kommt es in der Regel zu einer Rekurvation; Reposition gelingt leicht durch Streckung. *Ruhigstellung:* Gipsverband in Mittelstellung aller Gelenke für 3–4 Wochen, bei Kindern auch Gipsverband in Streckstellung des Ellbogens.

g) *Fraktur des Capitulum humeri. Reposition und Retention.* 1. *Konservativ:* Lokalanästhesie; sodann Überstreckung des Ellbogens und Ausführung einer extremen Adduktions- oder Varusstellung. Dadurch werden die lateralen Gelenkanteile aufgeklappt, und das Capitulum kann bei frischen Fällen durch Fingerdruck reponiert werden; anschließend vorsichtige Beugung bis zum rechten Winkel. Zeigt die Röntgenaufnahme eine gelungene Reposition an, so folgt Ruhigstellung im Armgipsverband; u. U. auch Gipsverband in Streckstellung, sofern das Bruchstück bei Flexion des Ellbogens wieder disloziert. *Dauer der Ruhigstellung:* 4 Wochen.

2. *Operativ:* sofern auf unblutigem Wege die Reposition mißlingt, Freilegung des Fragments durch laterale Arthrotomie. Die manuelle exakte Reposition des Bruchstücks in sein Bett gelingt dann meist; die Retention ist jedoch schwierig (*Cave!* Fixation mit Fremdkörpern, allenfalls kann ein kleiner Knochenbolzen verwendet werden). *Ruhigstellung:* Armgipsverband in Mittelstellung aller Gelenke für 4 Wochen. Mißlingt die Retention des abgebrochenen Fragments, so ist seine Exstirpation die Methode der Wahl, da auch geringfügige Verschiebungen beträchtliche Bewegungsstörungen zur Folge haben. *Ruhigstellung:* Armgipsverband für 2 Wochen. Aktive Übungsbehandlung aller vom Verband freien Gelenke muß vom 1. Tage an in vollem Umfang einsetzen. Nach Entfernung des Gipsverbandes folgen Übungsaufträge am Rollenzug.

Prognose: die *suprakondyläre Humerusfraktur* des Erwachsenen beansprucht eine *Behandlungszeit* von 3 Monaten, *Arbeitsunfähigkeit* von $2^1/_2$ Monaten; etwa 40% der Verletzten sind nach Behandlungsabschluß noch teilweise arbeitsunfähig. Bei *Extensionsfraktur Jugendlicher* wird in der Regel normale Beweglichkeit und volle Kraft erzielt. *Y- und T-Brüche* Erwachsener hinterlassen in etwa 30% der Fälle geringgradige bis mittlere Einschränkungen der Beweglichkeit. Die nicht selten auftretende *Myositis ossificans* rührt von ausgedehnten Periostzerreißungen her und verschwindet stets bei Jugendlichen ohne Behandlung. Bestehenbleibende starke Fehlstellungen nach suprakondylären Frakturen können eine Korrekturosteotomie erforderlich machen (Operationserfolge frühestens 1 Jahr nach der Fraktur). Die *Fraktur des Condylus lat.* heilt nach sofortiger blutiger Reposition im allgemeinen gut. Auch nach 4 Monaten ist blutige Reposition gewöhnlich noch erfolgreich. Wird der Bruch primär nicht reponiert, so tritt mit Sicherheit eine Pseudarthrose auf. Bleibt die Fraktur des Condylus lat. bei Kindern ohne Behandlung, so ist ein schmerzhafter, schwacher, im Valgussinne deformierter Ellbogen das Endergebnis.

11. Ellbogenverrenkungen (Lux. cubiti)

Ziemlich häufig (etwa 15–20%); nächst der Schulterverrenkung die häufigste Luxation, besonders bei Kindern und Jugendlichen im 1. und 2. Dezennium (5.–20. Jahr), spez. bei weiblichen (Überstreckbarkeit!); bei ganz kleinen Kindern erfolgt statt dessen Epiphysenlösung und bei Erwachsenen Schulterverrenkung; bisweilen besteht gleichzeitig Fraktur.

Formen. 1. *Reine Luxationen*: nach dorsal und radial (etwa 50%), *nur nach dorsal* (etwa 25%); *nur nach radial* (etwa 25%); *nach ventral* (selten); *nach ventral und dorsal* (Lux. antebrachii divergens, sehr selten). Luxationen *eines* der beiden *Vorderarmknochen allein* (selten).

2. *Luxationen mit Knochenabrissen:* Luxation mit Abriß des Epicond. hum. med.; Luxation mit Abrissen der Bandansätze und Olecranonspitze; Luxation mit Fraktur des Radiusköpfchens; Luxation mit Abscherung des Proc. coronoideus ulnae; Luxation mit Fraktur des Radiusköpfchens und des Proc. coronoideus ulnae.

3. *Luxationsfrakturen* (s. u., Vorderarmfrakturen). Fraktur der Elle am proximalen Ende mit Luxation des Vorderarms nach ventral; Fraktur der Elle am proximalen Ende und Fraktur des Radiusköpfchens mit Luxation des Vorderarms nach ventral oder dorsal; Fraktur der Elle im proximalen oder mittleren Drittel mit Luxation des Radiusköpfchens nach ventral oder dorsal („Monteggia-Fraktur").

4. *Pathologische Luxationen* (spez. bei Tabes und Syringomyelie).

a) Luxation beider Vorderarmknochen (Lux. antebrachii). Bei weitem häufiger!

α) **Nach hinten (Lux. antebrachii post.):** häufigste (gewöhnliche) Luxation im Ellbogen! *Entstehung:* selten *direkt* durch Huf- oder Faustschlag, meist *indirekt* durch Fall auf die vorgestreckte Hand bei gestrecktem Ellbogen; dabei stemmt sich das Olecranon an die hintere Trochleagrube (Fossa olecrani); es entsteht bei weiterer Gewalteinwirkung daselbst ein Hypomochlion, über welches das Humerusende nach vorn abgehebelt wird, und dieses tritt durch einen vorderen Kapselriß hindurch und nach vorn unten.

Formen: vollständige (meist!) oder unvollständige Luxation, je nachdem der Proc. coron. in der hinteren Trochleagrube steht oder mit der Spitze sich an der unteren Trochleafläche anstemmt.

Symptome: (mehr oder weniger ausgesprochen) federnde Fixation in einem Winkel von 110–130°, und zwar hinsichtlich völliger Beugung bei leichter (stumpfwinkliger) Beugung und Supination bzw. Mittelstellung; Olecranon und Radiusköpfchen sowie Tricepssehnenansatz stehen nach hinten vor („fersenartiges" Vorspringen des Olecranon); Oberarm in einer hinten eingesunkenen Linie; Olecranon *oberhalb* der Epikondylenlinie (statt in derselben: „Ω-förmige" Stellung der 3 fixen Punkte) und nach hinten zurück (statt in vertikaler Ebene darunter); Radiusköpfchen weiter nach hinten und unten vom äußeren Epikondylus; Kubitalfalte nach unten verschoben; darüber das walzenförmige Humerusende, evtl., aber sehr selten, durchgespießt; seitliche Oberarmachse trifft die Vorderarmachse nicht an ihrem hintersten Ende, sondern mehr distal; Ober- und Vorderarm erscheint verkürzt, bei unvollständiger Luxation aber etwas verlängert. Röntgenkontrolle zur Sicherung der Diagnose und Feststellung von Knochenverletzungen.

Komplikationen. Gleichzeitige Verletzung von *Knochen*: Fraktur (evtl. dadurch später Ankylose) von Proc. coron. (dabei auffallend leichte Reposition, aber auch Reluxation!), Radiusköpfchen, Olecranon, Trochlea, Kondylen und Epikondylen, spez. innerem (dies namentlich bei Kindern zwischen 10 und 14 Jahren) sowie Zerreißung der *Haut* (Gefahr der Gelenkvereiterung!). *Muskeln:* Zerreißung der vorderen Kapselanteile und des M. brachialis, deshalb ziemlich häufig Myositis ossificans infolge starken Luxationstraumas oder gewaltsamer Reposition oder forcierter Massage und passiver Bewegungsbehandlung. *Bänder:* (fast immer finden sich später Bandverknöcherungen!). *Gefäße:* A. cub. und *Nerven:* N. rad., N. uln. (dabei evtl. Verlagerung aus seiner Rinne nach hinten) und N. med. Sehr starke Schmerzen sind durch Druck der nach vorn in die Ellenbeuge getretenen Trochlea auf A. cubitalis und N. medianus bedingt (sofortige Reposition!). Bisweilen (nach 5–6 Wochen und mehr) besteht *veraltete L.* Sehr selten, aber doch gelegentlich, erfolgt *habituelle Luxation*.

Differentialdiagnose: suprakondylärer Humerusbruch bzw. Epiphysentrennung (s. oben).

Therapie: Reposition, und zwar baldigste und schonende; meist in Narkose oder in Lokal- bzw. Plexusanästhesie; in veralteten Fällen erst versuchsweise unblutig, sonst auch nötigenfalls blutig, evtl. mit Ellbogenmobilisation. Repositionsmanöver (s. u.).

1. Bei frischen Fällen genügt oft einfacher Zug am leicht (in Winkel von etwa 125°) gebeugten Vorderarm, während der Oberarm durch einen Gehilfen fixiert ist (Vorteil schonender Reposition, damit Vermeidung von Nebenverletzungen, spez. der nachträglichen Myositis ossificans). Beste Methode, stets versuchen!

2. *Distraktionsmethode (v. Dumreicher)*: am proximalen Ende des rechtwinklig gebeugten Vorderarms wird von Assistenten in Verlängerung der Oberarmachse gezogen und durch die Achsel gegengezogen, dann nach Herabgleiten des Proc. coron. vom Operateur schnell gestreckt und schließlich gebeugt. *Ewald* drückt bei gebeugtem Ellbogen am senkrecht herabhängenden Vorderarm mit beiden Daumen auf das Olecranon, während die Finger beider Hände Ellenbeuge und Trochlea umfassen. *Lejars* drückt mit beiden Daumen das Olecranon von hinten nach vorn, während ein Assistent am Vorderarm zieht.

3. *Physiologische* oder *Hyperextensionsmethode (Roser)*, wobei aber Muskel-, Gefäß- und Nervenschädigung beobachtet ist, infolge gewaltsamer und übermäßiger Ellbogenstreckung (daher besser zu vermeiden!), besteht aus folgenden Akten:

αα) *Überstreckung* (Operateur legt den kranken Arm *supiniert* auf das Knie seines auf einen Schemel gestellten Beins und überstreckt bis zum hinten offenen Winkel; dadurch wird der Proc. coron. flottgemacht, d. h. von der hinteren Gelenkgrube entfernt und so aus seiner Verhakung gelöst; aber Gefahr der Myositis ossificans!).

ββ) *Zug am Vorderarm nach vorn* (die rechte Hand des Operateurs zieht am Handgelenk, dieses umfassend und die linke umfaßt die Ellbogengegend von der Seite, Daumen vorn auf das untere Humerusende, die übrigen Finger hinten auf das Radiusköpfchen und Olecranon, darauf drückend; dadurch wird die Gelenkfläche des Vorderarms der des Humerus gegenübergestellt).

γγ) *Rasche Beugung.*

4. *Forcierte Beugungsmethode* (älteste Methode): in den gebeugten Arm des Patienten wird Vorderarm oder Ferse eingesetzt und dann am Vorderarm gezogen und gebeugt. Hierdurch kann der M. triceps eingerissen werden (daher besser zu vermeiden!).

Weiterbehandlung: 1. *Röntgenkontrolle*: sofort nach der Reposition im a-p und seitlichen Strahlengang, um gelenkgerechte Stellung zu beweisen und zu prüfen, ob abgerissene Fragmente wieder angelegt sind.

Retention: im Gipsverband (ungepolstert) von den Mittelhandköpfchen bis zur Schulter in Mittelstellung aller Gelenke (Ellbogen rechtwinklig!) (vgl. Abb. 562a).

2. *Röntgenkontrolle*: nach Anlegen des Gipsverbands, und zwar genau a-p und seitlich. Bei der a-p-Aufnahme müssen Vorder- und Oberarmachse genau im Winkel von 45° zur Platte stehen, um das Gelenk gut darzustellen.

3. *Röntgenkontrolle*: im Gipsverband nach 8 Tagen, um Reluxation bzw. neuerlich eingetretene Fragmentverschiebungen ausschließen zu können. Nach Entfernung des Gipsverbands 4. *Röntgenkontrolle*, um beginnende Myositis oder Bandverknöcherung erkennen zu können.

β) **Nach vorn (Lux. antebrachii ant.):** selten; meist nur bei gleichzeitiger Fraktur des Olecranon; vollständig oder unvollständig, je nachdem der Olecranonhöcker an der Vorderfläche der Trochlea herabgeglitten oder an der Trochlea angestemmt stehengeblieben ist.

Entstehung: meist Fall auf den gebeugten Ellbogen.

Symptome sinnfällig: Fehlen der Olecranonprominenz streckseits und Vortreten der Vorderarmknochenenden beugeseits; dabei Arm verkürzt und spitzwinklig gebeugt oder verlängert und fast gestreckt sowie Gelenkdurchmesser von vorn nach hinten vergrößert oder verkleinert.

Reposition durch Zug und direkten Druck; bei gleichzeitigem Olecranonbruch Verband in Streckstellung. *Gefahr* der Gefäßschädigung.

γ) *Nach der Seite (Lux. antebrachii lat. bzw. postero-lat.)*: ziemlich selten; auch nicht ohne Bandzerreißung, und zwar nach außen (meist!) oder nach innen (selten!), dabei zugleich nach hinten, bisweilen bei der vollständigen Luxation auch verdreht um 90–180° („Umdrehungsluxation"); oft verbunden mit Fraktur des gegenseitigen (also meist des *inneren*) Epicondylus, gelegentlich des Speichenköpfchens oder der Trochlea;

gefährdet sind N. radialis und ulnaris sowie A. cub.; häufiger unvollständig, namentlich bei Kindern.

Symptome: αα) *bei unvollständiger Luxation* wird die Verletzung nicht selten übersehen, zumal wegen des gleichzeitigen Gelenkergusses und Weichteilschwellung; zu beachten ist die Verschiebung der Gelenkfläche nach innen oder außen, spez. unter Berücksichtigung der 3 fixen Punkte sowie Röntgenbild in zwei zueinander senkrechten Ebenen; ββ) *bei vollständiger Luxation* sind die Symptome auffallend (bisweilen derart, als hätte man um den skeletierten Arm die Haut gelegt): Radiusköpfchen vorspringend und seitlicher Gelenkdurchmesser vergrößert sowie Ellbogen im stumpfen Winkel.

Reposition erfolgt in der Regel leicht durch Zug und seitlichen Druck, evtl. blutig mit Beseitigung des Hindernisses bzw. des Epicondylus med.

δ) *Nach zwei verschiedenen Richtungen* (*Lux. antebrachii divergens*): gewöhnlich Radius nach vorn und Olecranon nach hinten, seltener Radius nach außen und Ulna nach hinten oder Radius nach innen und Ulna nach hinten oder Radius nach außen und Ulna nach innen; dabei Zerreißung des Zwischenknochenbands und des Lig. anulare; sehr selten!

Weiterbehandlung (wie oben): dazu *aktive Übungsbehandlung* der Finger und des Schultergelenks vom 1. Tage an aktiv im vollen Umfang. 3mal täglich Übungen am waagerechten und senkrechten Rollenzug mit steigenden Gewichten. *Dauer der Ruhigstellung:* 3 Wochen (*Cave!* Passive Maßnahmen, Überhitzung).

Resultate: völlige Bewegungsfreiheit 70%, Einschränkung der Beweglichkeit 30%. *Arbeitsunfähigkeit:* bei Luxation nach dorsal zwischen 8,5–108,5 Tage; bei Luxation nach dorsal-radial zwischen 20–63,5 Tage. *Behandlungsdauer:* bei Luxation nach dorsal 8–167 Tage; bei Luxation nach dorsal-radial 28–81 Tage. Röntgenologisch feststellbare Kapsel-, Bänder- und Muskelverkalkungen in etwa 20% (Erwerbsfähigkeit hierdurch nicht merklich beeinträchtigt). Massage und passive Bewegungsübungen führen zu einer durchschnittlichen Verlängerung der Behandlungsdauer um etwa 50%.

Operative Behandlung. α) *Bei frischer Luxation:* allenfalls bei ungünstig gelegenem Interpositum erforderlich; in den allermeisten Fällen nicht indiziert.

β) *Bei veralteter Luxation. Indikation:* bis zur abgelaufenen 3. Woche nicht reponierte Ellbogenluxation muß als veraltet gelten und u. U. operativ reponiert werden. Funktionelle Ergebnisse meist sehr viel schlechter als primär reponierte Fälle. *Technik.* 1. Akt: radialer Längsschnitt über dem Epicondylus lat. 2. Akt: temporäre Abmeißelung des Epicondylus hum. lat. 3. Akt: Aufhalten des Gelenks durch Abknickung der Armachse im Varussinne; Entfernung von Verwachsungssträngen aus dem Gelenkinneren. 4. Akt: u. U. völlige Aufklappung des Gelenks und Säuberung desselben von allen Auflagerungen auf den Gelenkflächen. Anschließend Reposition des Gelenks, evtl. Querdurchtrennung des geschrumpften M. brachialis, wenn dieser die Reposition verhindert (*Cave!* jegliches brüske Vorgehen im Bereich des M. brachialis, wegen seiner Neigung zu Myositis ossificans).

γ) *Bei habitueller Ellbogenluxation. Prinzip:* Verstärkung der Kapsel und des Bandapparats durch Fascienstreifen oder Fascien- bzw. Cutislappen. *Methoden.* 1. *Nach Knoflach-Ranzi. Prinzip:* um das Ellbogengelenk wird in einer Achtertour ein frei transplantierter Fascienstreifen herumgeschlungen; die Kollateralbänder werden durch zwei weitere, seitlich angebrachte Fascienstreifen verstärkt. 2. *Nach Rehn. Prinzip:* Verstärkung der vorderen Anteile der Kapsel des Ellbogengelenks durch frei transplantierten Cutis-Subcutis-Lappen, welcher unter leichter Spannung auf die vordere Gelenkfläche aufgesteppt wird. 3. *Nach Hohmann. Prinzip:* Seidenfadenplastik; der Seidenfaden wird durch ein queres Bohrloch im Proc. coronoideus gelegt und seine beiden Enden mehrfach durch den M. brachialis durchgeflochten und unter Spannung miteinander verknotet; hierdurch wird der M. brachialis gespannt. Die Luxation nach dorsal und eine Streckung des Ellbogens über 90–110° hinaus wird verhindert; volle Beweglichkeit stellt sich im Laufe einer 2–3 monatigen aktiven Übungsbehandlung wieder her.

b) Luxation eines Vorderarmknochens. Selten, dabei Radius viel häufiger als Ulna!

α) **Radiusköpfchen:** nicht eben selten; angeboren und erworben; am ehesten bei Kindern; bei diesen unter das Lig. anulare („nurse-maid-elbow"), da in diesem Alter (2–6 Jahre) das Radiusköpfchen nicht größer ist als der Schaft. Das Köpfchen schlüpft dann durch einen Zug oder Ruck am ausgestreckten Arm (brüskes Hochziehen des ganzen Kindes an einem Arm) aus dem Ringband heraus; auch mit Zerreißung des Lig. anulare bei Stoß, Fall auf die Hand oder forcierter Seitenbewegung; am verschobenen

Radiusköpfchen meist erkennbare, in praxi aber häufig übersehene Verletzung; öfters erfolgt gleichzeitige Fraktur von Ulna (Monteggiafraktur, s. u.), Proc. coron., Radiusköpfchen, Epicondylus und Condylus lat., Zerreißung des M. brach., bei Luxation nach vorn Zerrung des mit seiner Teilungsstelle hier darüberziehenden N. rad., Band- und Kapselinterposition.

Formen: 1. *nach hinten,* d. h. neben Olecranon: sehr selten, dabei meist Fraktur von Ulna bzw. Proc. coronoideus oder von Humeruskondylen.

2. *Nach vorn,* d. h. auf das Humerusköpfchen: häufiger, auch unvollständig, z. B. bei Kindern durch Hochziehen an der pronierten Hand; Beugung gelingt nur bis zum rechten Winkel, weil das Radiusköpfchen vor dem Humerus steht.

3. *Nach außen* bzw. *vorn,* d. h. neben den Epicondyl. lat.: sehr selten rein, häufiger bei gleichzeitiger Fraktur der Ulna im oberen Drittel durch direkte Gewalt auf die Ulna (Parierfraktur der Ulna, Monteggiafraktur) oder durch Fall auf die Hand; die gleichzeitige Verrenkung des Speichenköpfchens bei Ellenschaftbrüchen wird gern übersehen, daher soll man das Röntgenbild anfertigen in genügender Ausdehnung, einschließlich Ellbogen und in verschiedenen Ebenen, evtl. auch stereoskopisch: vgl. S. 1640.

Therapie. Bei der *Subluxation des Köpfchens von Kleinkindern: Reposition* des in halber Beugung und Pronation gehaltenen Vorderarms durch heftiges, schnelles Supinieren, danach freie Beweglichkeit und Schmerzfreiheit; Ruhigstellung in Armschlinge für 8 Tage. Eine *Retention* der isolierten kompletten Radiusköpfchenluxation auf konservativem Wege ist so gut wie unmöglich; daher ist *operatives* Vorgehen erforderlich, und zwar entweder durch *Resektion* des Köpfchens oder durch Reposition mit *Ringbandplastik*.

Methoden. 1. *Radiusköpfchenresektion. Indikation:* keineswegs leicht zu nehmen, da die Verkürzung des Radius zu einem Cubitus valgus und zu Radialabduktion der Hand mit Verlagerung des distalen Radioulnargelenks und Beschwerden durch Arthrosis deformans desselben resultiert. Bei Kindern und Jugendlichen daher nur, wenn starke Störungen der Pro- und Supination vorliegen. Geeignet sind eigentlich nur Fälle von veralteter, irreponibler Luxation mit starker, schmerzhafter Bewegungsstörung und fortgeschrittener Deformation des Köpfchens. *Technik:* radiale seitliche Arthrotomie mit Schonung des R. prof. N. radialis durch seitliche Verziehung des Nerven; Eröffnung der Kapsel im Halsteil des Radiusköpfchens nicht zu weit nach distal (Cave! N. radialis). Köpfchenresektion durch quere Abmeißelung oder Absägung mit *Gigli*-Säge.

2. *Ringbandplastik. Nach Nissen:* der vorderen Kapselwand wird ein längsgestellter, distal gestielter Streifen entnommen und um 90° nach ulnar gedreht und dort fest vernäht, so daß eine Nachbildung des Lig. anulare zustande kommt. Die Kapsel wird durch Vernähung der entstandenen Lücke gerafft. *Nach Müller:* das luxierte Radiusköpfchen wird temporär durch einen um den Hals des Köpfchens geschlungenen, durch die Haut nach dorsal gezogenen und dort über einem Spatel verknoteten Seidenfaden fixiert. *Nach Hohmann:* Entnahme eines distal gestielten, der Tricepssehne entnommenen, etwa 5 cm langen Fascienstreifens, welcher nach distal geführt und von dorsal um den Hals des Radiusköpfchens herumgeführt und an der Ulna fest fixiert wird. Gelingt es, das Fascienband straff zu fixieren, so werden befriedigende Ergebnisse erzielt.

Merke: bei gleichzeitiger Fraktur der Ulna (s. u.) kann eine anhaltende Reposition nur durch eine stabile Osteosynthese der Ulna erzielt werden. Meist genügt diese bereits, um auch das Radiusköpfchen wieder in gelenkgerechter Stellung zu halten. Eingriffe am Radiusköpfchen selbst erübrigen sich in solchen Fällen.

β) *Ulna:* fast ausschließlich nach hinten bzw. hinten innen; selten; Radius nimmt etwas an der Verlagerung teil, falls nicht das Zwischenknochenband stark verletzt ist.

Symptome und Therapie: vgl. Luxation beider Vorderarmknochen nach hinten, aber unter Verkürzung der Ulnarseite mit Varusstellung sowie unter Freibleiben von Pro- und Supination.

Am distalen Radio-Ulnar-Gelenk findet sich gelegentlich *Luxation oder Subluxation des Ellenköpfchens,* auch *habituelle,* dabei *federnde* oder *nicht federnde,* u. U. kombiniert mit Fraktur des Radiusschaftes (sog. „*Galeazzi-Fraktur*").

Therapie: (s. S. 1714).

12. Vorderarmbrüche

Häufigster Bruch (20%), und zwar meist am *unteren* Radiusende oder häufiger auch an *beiden* Vorderarmknochen. Die Brüche am *oberen* Ende, und zwar die von Radius an Köpfchen und Hals sowie die von Ulna an Haken- und Kronenfortsatz sind oft *intraartikulär*.

a) Brüche beider Vorderarmknochen (Fr. antebrachii).

Vorkommen: häufig; meist im *mittleren*, dann im *unteren* (hier auch als Epiphysentrennung), am seltensten im *oberen* Drittel (geschützt liegend; häufiger ist hier Bruch nur eines Knochens durch direkte Gewalt, z. B. durch Schuß!); Radius bricht meist etwas höher als Ulna.

Entstehung und Formen: direkt (durch Schlag, Überfahrung usw.; oft; dann gewöhnlich in gleicher Höhe; öfters auch kompliziert) und *indirekt* (durch Fall auf die Hand, bei Chauffeuren auch durch Zurückschlagen der Kurbel beim Motorandrehen: sog. „Kurbelfraktur"; meist im unteren Drittel als Querbruch; seltener schräg oder schraubenförmig; sonst oft Ulna höher oben als Radius; bei Kindern oft als subperiostaler Bruch oder [namentlich bei rachitischen] als Infraktion beider oder eines Knochens ohne oder mit winkliger Dislokation); *stabile* Vorderarmbrüche (meist Querbrüche), *unstabile* Vorderarmbrüche (meist Schräg-, Biegungs-, Trümmer- oder Stückbrüche); Vorderarmschußbrüche sind etwa 20–25 % aller Röhrenknochenschußbrüche und öfters gefolgt von Infektion mit Eiter- sowie Tetanus- und Gasbranderregern sowie von Pseudarthrose oder Brückencallus und in etwa 15 % verbunden mit Verletzung von Nerven (N. radialis 60 %, N. ulnaris 30 % und N. medianus 10 %), welche in fast einem Drittel der Fälle spontan heilen.

Symptome: u. a. *Dislokation:* Winkelbildung (oft deutlicher werdend beim Freihinaushalten des Arms; meist dorsal-, seltener volarwärts offenen Winkel bildend; beim subperiostalen Bruch und bei Infraktion der Kinder ist die Winkelbildung oft das einzige charakteristische Fraktursymptom!), seitliche Absetzung und Verkürzung (besonders bei Bruch beider Vorderarmknochen in gleicher Höhe; fehlend bei stabilen Querbrüchen und bei unvollständigen, z. B. bei subperiostalen Brüchen und Infraktionen); Ursachen der Dislokation sind Gewalt, Gliedschwere und Muskelzug; letzterer im Vergleich zu ersteren ziemlich wenig bedeutungsvoll; es erfolgt bei Muskelwirkung:

a) *oberhalb des M. pronator teres:* Pronation des unteren Fragments durch M. pron. quadr. sowie Supination des oberen durch die Supinatoren: M. biceps und M. sup. ohne Gegenwirkung des M. pronator teres;

b) *unterhalb des M. pron. teres:* Pronation des unteren Fragments ebenfalls durch M. pron. quadr. sowie Mittelstellung des oberen durch antagonistische Wirkung der Pro- und Supinatoren;

c) *im distalen Vorderarmdrittel:* Dorsal-, Radial- und Supinationsstellung des unteren Fragments durch M. brachio-radialis sowie Pronation des oberen durch die Pronatoren.

Komplikationen: 1. *Weichteil- (Muskel-) Interposition* (evtl. äußerlich erkennbar an Hauteinziehung). 2. *Komplizierte Fraktur* (Gefahr von Armverlust durch Gangrän oder anaerobe Infektion) meist bei Maschinen-, Schuß- o. a. direkter Verletzung, aber auch bei indirekter Fraktur infolge Durchstechung (z. B. im unteren Drittel bei Fall auf die Hand). 3. *Versteifung von Hand- und Fingergelenken ischämische Kontraktur* durch Gefäß-Nerven-Verletzung oder zu enge zirkuläre Verbände. 4. *Supinationsbehinderung*, und zwar durch *Brückencallus (Synostose)*, d. h. knöcherne Vereinigung der nebeneinanderliegenden Bruchstellen der beiden Vorderarmknochen, *Nearthrose*, d. h. Entstehung eines künstlichen Gelenks zwischen den zapfenförmigen Callusvorsprüngen beider Knochen, *Callus luxurians, Verkürzung des Zwischenknochenbands* (dadurch Verlust von dessen Exkursionsfähigkeit; häufigste Ursache der Supinationsbehinderung!), *winklige Deformität, Verwachsung zerrissener Muskeln* bzw. *Sehnen*. 5. *Pseudarthrose*, evtl. dabei Funktionsschädigung (Hin- und Herpendeln der Hand); Ursachen der Pseudarthrose: Interposition, evtl. auch zu frühzeitige und ungeeignete Bewegungen spez. vor allem Sperrwirkung des Nachbarknochens sowie Verbiegung, Zwischenknochenbandverknöcherung und Brückencallus; häufiger (an 4. Stelle aller Pseudarthrosen), spez. an der Elle auch bei Speichenköpfchenverrenkung. 6. *Deformität*. 7. *Myositis ossificans*. 8. *Rezidivfraktur*, namentlich bei Jugendlichen mit Bruch beider Knochen in gleicher Höhe.

Therapie. 1. *Bei Kindern und Jugendlichen. Grünholzfrakturen des distalen Vorderarmdrittels:* bleiben unreponiert, wenn die Achsknickung nicht mehr als 30° beträgt. Die modellierende Kraft des Wachstums bringt die Achsknickung innerhalb mehrerer Monate zum Verschwinden. Bei stärkerer Achsknickung erfolgt einfache manuelle Reposition und Retention im Armgipsverband. *Unstabile, verschobene Fraktur im distalen Vorderarmdrittel: Reposition* oft schwierig. *Technik:* Zug mit beiden Händen an der Hand des Patienten und Gegenzug am Oberarm des Patienten bei rechtwinklig gebeugtem Ellbogengelenk; der Daumen der einen Hand des Operators liegt über der Dorsalseite des distalen Bruchstücks, der Daumen der anderen Hand etwas proximal der Fraktur; anschließend Volarknickung des distalen Vorderarms unter beiden Daumen um 90° bei gleichzeitig einwirkendem starkem Zug. Während des Zugs rutscht der proximal liegende Daumen nach distal und übt einen festen Druck auf das distale Radiusfragment aus, wobei gleichzeitig die andere Hand des Operateurs die Achsenknickung wieder ausgleicht. Gewöhnlich können beide Knochen gleichzeitig reponiert werden. Bleiben 2 bis 3 Repositionsversuche erfolglos, so wird durch Dauerextension (*Tennisschlägerverband*) reponiert und 2–3 Wochen durch diese Verbandanordnung retiniert. (*Merke!* im Gegensatz zum Erwachsenen, bei welchem der Tennisschlägerverband binnen kürzester Zeit zur Fingerversteifung führt, ist dies beim Kind und Jugendlichen nicht der Fall, weshalb die Fingerextension mittels Tennisschlägerverband beim Erwachsenen verboten, beim Jugendlichen erlaubt ist.) *Fraktur am distalen Vorderarmende:* Reposition in voller Pronation und Ruhigstellung im Armgipsverband von den Metacarpalköpfchen bis zur Mitte des Oberarms bei Rechtwinkelstellung des Ellbogengelenks und Mittelstellung des Handgelenks. *Fraktur im mittleren Vorderarmdrittel: Reposition* wie oben, jedoch bei mittlerer Rotation des Vorderarms. Stärkere Achsenknickungen sollten (außer bei Kleinkindern) nicht belassen werden. *Grünholzbrüche* im mittleren Drittel werden durch einen schnellen kräftigen Ruck ganz durchgebrochen (in frischen Fällen ohne Narkose); ist die Fraktur mit hörbarem Knacks durchgebrochen, so bleiben die Fragmente in guter Position stehen, wenn der Vorderarm an den Fingern in leichter Extension gehalten und sofort ein Gips von den Metacarpalköpfchen bis zur Mitte des Oberarms angelegt wird (Ellbogen rechtwinklig, Vorderarm in Mittelstellung). *Retention* der Fraktur im mittleren Drittel: meist genügt einfacher Armgips wie oben; bei unbefriedigender Stellung Fingerextension (Tennisschlägerverband). *Unstabile Frakturen im proximalen Drittel: Reposition* durch Supination des Vorderarms. *Retention:* im Armgipsverband bei leichter Supinationsstellung; Verkürzung ist akzeptabel; Achsenstellung muß jedoch gut sein; bei Neigung zu Abrutschen der Fraktur Fingerextension (Tennisschlägerverband wie bei den Frakturen im mittleren Drittel). *Refraktur beider Vorderarmknochen:* (häufiger als allgemein angenommen) tritt gewöhnlich innerhalb der ersten 6 Monate nach der Erstverletzung auf; meist infolge Wiederholung des gleichen Traumas wie bei der Erstverletzung; Reposition und Retention wie bei Erstfrakturen.

Cave! alle Formen der blutigen Knochenbruchbehandlung bei Kindern und Jugendlichen, da es stets auf konservativem Wege gelingt, ideal oder befriedigend zu reponieren und retinieren. Die einzigen bekannt gewordenen Pseudarthrosen bei Kindern sind durch operative Behandlung entstanden!

2. *Bei stabilen Vorderarmschaftbrüchen Erwachsener. Reposition:* bei Frakturen im proximalen Drittel am sitzenden Patienten. Bei Frakturen im mittleren und distalen Drittel am liegenden Patienten; fixierter Gegenzug am distalen Drittel des Oberarms durch einen dort herumgeführten auseinandergespreizten Gurt, welcher an der Wand befestigt und am Arm gepolstert ist; beweglicher Zug am Daumen und 2.–4. Finger, welche mit Mastisol bestrichen und mit einer Mullbinde umwickelt sind (5. Finger bleibt frei); daraufhin langsamer, kräftiger Zug am Daumen mit der einen Hand, am 2.–4. Finger mit der anderen Hand. Der daumenseitige Zug muß stärker sein als der an den übrigen Fingern. Bei Brüchen im proximalen Drittel Haltung der Hand in mittlerer bis leichter Supinationsstellung (niemals volle Supination!); bei Brüchen im mittleren und distalen Drittel Mittelstellung mit etwas betonter Pronation (niemals völlige Pronation!). Frakturen im proximalen Drittel werden außerdem bei extrem auswärts rotiertem Schultergelenk reponiert, weil die ulnar offene Achsknickung der Elle auf diese Weise am leichtesten zu beseitigen ist. Nach gelungenem Verkürzungsausgleich werden beide Daumen und Zeigefinger von der Streck- und Beugeseite her kräftig in den Zwischenknochenraum eingedrückt und die Seitenverschiebung der Fragmente dadurch beseitigt; Unterstützung der Reposition durch leichte Drehbewegungen, u. U. durch winklige Abknickung des peripheren Vorderarmabschnitts gegen den proximalen. Bei Brüchen distal von der Vorderarmmitte kann am liegenden Patienten bei völlig innenrotiertem Schultergelenk reponiert werden. *Röntgenkontrolle:* bei schweren Brüchen mehrfache Durchleuchtungskontrolle (Bildverstärker) oder Röntgenaufnahmen in 2 Ebenen bei gehaltenem Zug.

Retention. Brüche im proximalen Vorderarmdrittel: Armgipsverband bei Rechtwinkelstellung des Ellbogengelenks und betonter (jedoch nicht maximaler!) Supination. *Brüche im mittleren und distalen Vorderarmdrittel:* Armgipsverband in Mittelstellung

(Cave! länger dauernde Fixation in extremer Pronation); Handgelenk in Mittelstellung zwischen Volar- und Dorsalflexion und leichter Ulnarabduktion, Daumen in mittlerer Opposition, Metacarpale I in der Speichenachse. *Röntgenkontrolle:* sofort nach Erhärten des Gipsverbands. Außerdem sofortige Längsspaltung des Verbands für die ersten 8 Tage, sodann Anlegen eines geschlossenen Gipsverbands. *Dauer der Ruhigstellung:* Querbrüche von Ulna und Radius im mittleren Drittel 8–15 Wochen; Querbrüche im distalen und proximalen Vorderarmdrittel etwa 6 Wochen. *Aktive Übungsbehandlung:* vom 1. Tag an aktive Übungen aller vom Gips frei gebliebenen Gelenke; Gruppengymnastik. Nach Gipsentfernung Fortführung der aktiven Übungsbehandlung aller Gelenke. Übungen am Rollenzug. Beginn mit leichter Arbeit.

3. *Unstabile Vorderarmschaftbrüche Erwachsener.* α) *Mit Heftpflasterzug und Armgipsverband. Reposition:* wie oben. *Retention:* Anlegen des Heftpflasters; unter fortwirkendem Längszug werden je 3 Heftpflasterstreifen an der Streck- und Beugeseite des Vorderarms faltenlos angelegt. Ein Spreizbrettchen hält die Heftpflasterstreifen 2 cm vor der Spitze des Mittelfingers so weit auseinander, daß Fingerstreckung und -beugung nicht behindert wird. Die Außenseite der 6 Heftpflasterstreifen wird mit Klebemittel bestrichen und darüber eine Mullbinde faltenlos angelegt. Darüber wird ein Armgipsverband von den Metacarpalköpfchen bis zur Mitte des Oberarms angelegt und am distalen Ende ein Spannbügel eingebaut, welcher so weit nach distal über das Spannbrettchen hinausreicht, daß eine Spannschnur nebst Quengelhebel dazwischengefügt werden kann. Durch entsprechende Quengelung über die Spannschnur kann ein dauernder leichter Extensionszug ausgeübt werden und das Abrutschen der Bruchstücke verhindert werden. Tägliche Kontrolle des Heftpflasterzugs und evtl. Nachspannung ist erforderlich. *Dauer der Ruhigstellung:* Heftpflasterextension etwa 6 Wochen, Gipsverband insgesamt etwa 10 Wochen, anschließend evtl. neuer ungepolsterter Gipsverband für weitere 4–6 Wochen.

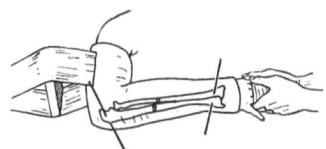

Abb. 492. *Fraktur beider Vorderarmknochen:* Transfixations-Drahtgipsverband nach *Boehler* (das Maß der Supinations- bzw. Pronationsstellung richtet sich nach der Lage der Frakturstelle)

β) *Mit Doppeldrahtgipsverband (Transfixationsgipsverband):* spez. für Trümmer- und Stückbrüche geeignet (s. Abb. 492). *Technik:* Plexusanästhesie – Röntgenkontrolle – *Reposition* – Röntgenkontrolle – Durchbohren der Drähte (je ein Extensionsdraht wird 2–3 Querfinger distal von der Olecranonspitze durch die dorsale Ulnakante bzw. 2 Querfinger proximal vom Handgelenk oder bei Brüchen in der Nähe des Handgelenks knapp peripher von der Basis des 2.–5. Metacarpale durchgebohrt. *Cave!* Verletzung des peripheren Radioulnargelenks durch den Draht!). *Retention:* dorsale Gipslage von den Metacarpalköpfchen bis zur Mitte des Oberarms und volare Gipslage vom Handgelenk bis zum Ellbogen und Einbeziehen der Transfixationsdrähte durch Einschneiden der Gipsschiene an den Drahtstellen (exaktes Anmodellieren des Gipses rings um die Drähte); Verstärkung des Gipses an jeder Drahtstelle durch kleinere eingeschnittene Gipsstücke, so daß die Drähte im Gips festen Halt bekommen; Aufsetzen von Stellschrauben auf die Drähte in solchem Abstand vom Gips, daß sie sich durch den Muskelzug etwas biegen und die Bruchstücke Gelegenheit haben, sich etwas einander anzunähern. *Dauer der Ruhigstellung:* 8 Wochen; danach Entfernung von Gipsverband und Drähten (bei Drahtinfektion früher); bei schweren Brüchen neuer Gipsverband ohne Drähte für weitere 4–6 Wochen; bei verzögerter Callusbildung nach weiteren 8–10 Wochen Osteosynthese.

γ) *Osteosynthese. Stufenförmige Anfrischung und Drahtumschlingung:* spez. für Querbrüche geeignet. Die Länge der Stufen betrage wenigstens 2 cm; die genau aneinandergelegten Fragmente müssen 2mal durchbohrt und mit $1^{1}/_{2}$fach herumgeschlungenen Drähten vereinigt werden; Entfernung der Drähte voneinander mindestens 1 cm; Abstand der Drahtschlingen von den Bruchenden nicht mehr als 5 mm. *Spantransplantation:* bei Querbrüchen, welche eine Kürzung nicht zulassen in Form der seitlichen Anlagerung mit Drahtumschlingung. *Lanesche Schienen:* am besten in Form der geschlitzten Gleitschienen; sie müssen so lang gewählt werden, daß in jedes Bruchstück mindestens 2 Schrauben eingebohrt werden können. *Rush-Pinnung:* gelingt fast stets nur durch Anwendung der halboffenen Methode. Beide Frakturen werden durch geeignete kleine Schnitte zur Orientierung freigelegt. Pindurchmesser: 3,1 mm (bei engen Markkanälen auch 2,3 mm, womit jedoch keine stabile Fixation erreicht und zusätzliche Gipsschienung erforderlich wird). Pinlänge: fast ebenso lang wie der betreffende Knochen. *Vorderarm-*

schaftfrakturen im proximalen Drittel: Einführen des Ulnapins vom Olecranon bis zur Frakturstelle, sodann des Radiuspins vom Griffelfortsatz bis zur Frakturlinie; zunächst Reposition des Radius und Vortreiben des Pins 3 cm weit ins proximale Fragment (evtl. gelingt die Reposition nur bei starker Supination). Anschließend Reposition der Ulnafraktur und Vortreiben des Pins 3 cm über die Frakturlinie ins distale Fragment; es folgen noch erforderliche Korrekturen der Reposition, vorwiegend durch Rotationsbewegung und vollständiges Eintreiben des Pins (*Cave!* Fixation einer Dislocatio ad peripheriam des distalen Fragments gegen das proximale, weil hierdurch die Rotation des Vorderarms verlorengehen kann). *Vorderarmschaftfrakturen im distalen Drittel:* beide Pins werden von distal her eingeführt und nach proximal bis zur Frakturstelle vorgeschlagen. Zunächst Reposition des Radius und Vortreiben des Radiuspins 3 cm weit ins proximale Fragment; sodann Reposition der Ulna und Vortreiben des Ulnapins etwa 3 cm weit ins proximale Fragment; endgültige Repositionskorrektur und völliges Eintreiben des Pins. Zusätzliche äußere Gipsschiene, falls keine stabile Fixation erreicht wird. Frühzeitige Mobilisation und aktive Übungsbehandlung.

4. *Frische offene Vorderarmschaftbrüche. Amputation:* falls kein peripherer Puls zu tasten, die Hand blau und gefühllos ist und mit Sicherheit eine völlige Zerstörung der Gefäßnervenbündel vorliegt. Die *Erhaltung des Arms* sollte versucht werden, sofern sich der Gefäßnervenstrang als intakt erweist. Primäre Wundversorgung und Verwandlung des komplizierten Knochenbruchs in einen geschlossenen wie üblich sowie anschließende Reposition wie bei unkomplizierten Frakturen. Für stabile Brüche Retention im Oberarmgips; für unstabile Retention im Transfixationsgipsverband. Eventuell sekundäre Osteosynthese durch stufenförmige Anfrischung und Drahtumschlingung oder *Rush-Pinnung*. Primäre Osteosynthese allerdings nur in Ausnahmefällen empfehlenswert. Aktive Übungsbehandlung so frühzeitig als dies die Wundverhältnisse zulassen. *Ältere*, bereits deutlich *infizierte Vorderarmschaftbrüche:* erfordern Wundtoilette und Drainage sowie absolute Ruhigstellung im Oberarmgips oder großen Brust-Arm-Gipsverband (*Cave!* Einlegen von Gummidrainagen in den Zwischenknochenraum wegen Gefahr der Arrosionsblutung!).

5. *Pseudarthrose beider Vorderarmknochen. Zeitpunkt der Operation:* nach infizierter Fraktur frühestens 6 Monate nach abgeschlossener Wundheilung. *Technik:* Freilegung der Bruchstellen unter Chemotherapie von der Streckseite her; Anfrischung der alten Bruchstellen; Eröffnung der Markhöhlen und Vereinigung der Fragmente durch *Rush-Pinnung* (s. oben); zusätzliche Überbrückung der Frakturstelle mit *Tibiaspänen*, evtl. in Form der Spananlagerung nach *Phemister. Retention:* durch Armgipsverband für 3 Monate, massive Chemotherapie während der ersten 8–10 Tage. *Resultate: Bei geschlossenen Frakturen beider Vorderarmknochen:* Behandlungsdauer etwa 88 Tage, Arbeitsunfähigkeit etwa 72 Tage.

b) Verrenkungsbrüche des Ellbogens nach vorn mit Fraktur beider Vorderarmknochen. *Vorkommen:* seltener, am häufigsten durch Schußeinwirkung.

Entstehung und Formen: durch Sturz auf den gebeugten Ellbogen, wenn die Unterstützungsfläche am Vorderarm knapp vor dem Ellbogengelenk aufhört. Die Elle bricht distal vom Gelenk, der Oberarm fährt mit dem abgebrochenen Olecranon am Vorderarm nach dorsal vorbei und reißt dabei ein Stück vom Speichenköpfchen mit ab. Auch direkter Schlag gegen den Ellbogen kann diese Bruchform hervorrufen. Das zentrale Bruchstück bleibt an seiner Stelle; das periphere mitsamt Radius wird nach vorn oder hinten verschoben.

Nebenverletzung: Zerrung von N. ulnaris und radialis; Abquetschung oder Zerreißung der A. cubitalis.

Reposition: wie bei Oberarmbruch am distalen Ende, am besten im Schraubenzugapparat bei mäßiger Supination des Vorderarms und Zug mit 1–3 kg, Anlegen eines Armgipsverbands von den Metacarpalköpfchen bis zur Mitte des Oberarms.

Dauer der Ruhigstellung: etwa 6 Wochen. Anschließend neuer Gipsverband gleicher Ausdehnung für weitere 4–6 Wochen.

Bei veralteten oder renitenten Verrenkungsbrüchen nach vorn: Extensionslagerung ohne Drahtzug (wegen der Nähe der Bruchstelle) durch Anbringen von gepolstertem Zuggurt nahe dem Ellbogen und Belastung mit 2–4 kg. Die Luxation ist nach 1–2 Tagen behoben; anschließend ungepolsterter Armgipsverband. Die Reposition durch Dauerzug für wenige Tage eignet sich auch für frische Verrenkungsbrüche dieser Art.

Wringerverletzung: spez. bei Kindern. *Entstehung:* das Kind steckt seine Finger zwischen die laufenden Rollen einer Waschmaschine oder Mangel. Der Arm wird in die Maschine gezogen und frakturiert sowie gequetscht. Ähnliche Verletzungen kommen bei Arbeitern an Papiermaschinen od. dgl. vor.

Pathologische Anatomie: der Arm gleicht einem Knochen-Muskel-Präparat, das in einen Rollappen eingewickelt ist; Gefäßspasmus, ischämische Nekrose innerhalb 24 Stunden.

Therapie: aseptische Reinigung; Röntgenkontrolle; primäre Wundversorgung-aseptische Verbände, evtl. mit lokalen Chemotherapeuticis; elastischer Druckverband, um weiteren Ödemaustritt zu vermeiden; Fingerspitzen bleiben zur Durchblutungskontrolle frei; bei Vorliegen einer Fraktur Reposition und zusätzlicher Gipsschienen; verband; Hochlagerung des Arms, Eisbeutel. Keinesfalls primäre Osteosynthese.

c) Brüche eines Vorderarmknochens. I. Radius. 1. *Kopf und Hals. Vorkommen:* nicht gerade häufig (geschützte Lage!), immerhin etwa 1% bei Erwachsenen, 4,5% bei Kindern; nicht selten isoliert, manchmal kombiniert mit anderen Brüchen dieser Gegend und mit Ellbogenluxation; sehr selten auch als Epiphysentrennung.

Entstehung und Formen: **direkt** oder vor allem **indirekt** (durch Fall auf Hand bei gestrecktem Ellbogen); bei *Kindern* entsteht dann Querbruch des Radiushalses mit Seitenverschiebung und Radialknickung; bei *Erwachsenen* wird öfters längs ein Einbruch gesetzt oder ein Randstück des Radiusköpfchens durch das Humerusköpfchen abgequetscht: sog. „Meißelfraktur".

Diagnose: oft nicht leicht; öfters fälschlich aufgefaßt als Gelenkkontusion bzw. -distorsion (spez. bei Bruch des Köpfchens mit intraartikulärem Gelenkerguß!) oder als Luxation bzw. Subluxation des Radiusköpfchens (Radiusköpfchen geht im Falle eines völligen Bruchs bei Pro- und Supinationsbewegungen nicht mit).

Symptome: außerdem Schwellung an der Radiusseite, Funktionsstörung, spez. Behinderung der Supination, Schmerz direkt als Druckschmerz (auch an der Ulnarseite durch Bänderzerrung dort!) und indirekt als Stauchungs- und Bewegungs- (Rotations-) schmerz, Crepitation, Röntgenbild in zwei Richtungen (bei Kindern *Cave!* Knochenkern, erkennbar bei Vergleich mit der gesunden Seite!).

Prognose: evtl. Verletzung des N. rad., spez. des tiefen Astes und Gelenkbehinderung durch das dislozierte Fragment oder später Arthrosis deformans; bei Abbruch des Speichenköpfchens wird dieses öfters (etwa 10%) verlagert.

Therapie. α) *Konservativ. Kinder:* bei unvollständiger Fraktur mit geringer Achsknickung keine Reposition – Armschlinge für 8–12 Tage. Bei geringer Verschiebung und Achsenknickung von 60° *manuelle Reposition:* durch gehaltene Varusstellung des Ellbogens wird der äußere Gelenkspalt aufgeklappt und das Radiusköpfchen mit dem Daumen reponiert; Ruhigstellung im Hängegips bei Rechtwinkelstellung des Ellbogens für 2 Wochen. *Prognose:* bei Bestehenbleiben einer Achsenknickung von weniger als 45° bleibt meist nur eine geringe Einschränkung der Supination bestehen, welche funktionell nicht störend ist (*Cave!* Radiusköpfchenresektion wegen der im Laufe mehrerer Jahre entstehenden Cubitus-Valgus-Stellung mit Radialabweichung der Hand und Vorderarmverkürzung)! *Erwachsene:* bei Meißelfrakturen, geringfügigen Absprengungen und Halsbrüchen ohne Verschiebung: Armgipsverband in Mittelstellung aller Gelenke für 3 Wochen. Bei Luxationsfraktur des Köpfchens mit Dislokation evtl. *Repositionsversuch* wie oben bei der kindlichen Köpfchenfraktur.

β) *Operativ. Kinder:* blutige *Reposition,* wenn das Köpfchen um 90° abgewinkelt und so verschoben ist, daß die Bruchfläche gegen den Schaft liegt (*Cave!* Metallfixierung). *Köpfchenresektion* nur bei dauernder Behinderung der radiohumeralen Beweglichkeit und erst, wenn das Kind fast erwachsen ist. *Erwachsene: Köpfchenresektion,* wenn mehr als ein Drittel des Speichenköpfchens abgebrochen oder das ganze Köpfchen zertrümmert ist. *Technik:* kleine radiale Arthrotomie (*Cave!* N. radialis), Sicherung des N. radialis und Querresektion des Speichenköpfchens; Ruhigstellung im Armgipsverband bei Ulnarabduktion im Handgelenk und Rechtwinkelstellung des Ellbogengelenks und Mittelstellung des Vorderarms. Dauer der Ruhigstellung: 2 Wochen. Weiterbehandlung wie bei Ellbogenverrenkung. *Prognose:* in der Regel bleiben Bewegungsstörungen im Ellbogengelenk und im distalen Radioulnargelenk zurück, weil der Radius nach proximal rückt.

Rush-Pinnung: spez. für Fälle, bei welchen der Zug des M. biceps auf das periphere Radiusfragment eine starke Dislokation in Richtung auf die Ellbeuge hervorruft. *Technik:* hinterer seitlicher Schnitt (*Cave!* Rs. prof. n. radialis im unteren Schnittwinkel!) und Transfixation des Radiusköpfchens mit einem durch den äußeren Condylus des Humerus transartikulär durch das Radiusköpfchen in den Radiusschaft vorgetriebenen Pin. Durchmesser des Pin: 2,3 mm. Länge des Pin: genügend, um weit genug in die Markhöhle des Radiusschaftes hineinzureichen. Eintreiben der Reibahle durch den Condyl. ext. hum. und axial durch das Radiusköpfchen in den Radiusschaft. Pinende bleibt soweit außerhalb des Knochens, daß es gerade unter der Haut liegt und sehr einfach entfernt werden kann. Ruhigstellung: im Armgipsverband für 4 Wochen, dann Pinentfernung. *Prognose:* bei glattem Gelingen der Operation resultiert kein ersichtlicher Schaden für das Ellbogengelenk. Trotzdem ist die Indikation nur mit Vorbehalt zu stellen. *Weiterbehandlung:* in allen Fällen ist physikalische Therapie kontraindiziert und nur eine sorgfältig dosierte aktive Übungsbehandlung erlaubt. Das Auftreten einer traumatischen Myositis ossificans ist sonst unvermeidlich.

2. **Schaft.** *Vorkommen:* seltener (im Gegensatz zum Ulnaschaft), fast stets mit Sprengung des distalen Radio-Ulnargelenks, evtl. kombiniert mit Verrenkung des distalen Ulnaköpfchens (sog. „Galeazzifraktur").

Symptome. Typische Dislokationen: bei Bruch im proximalen Drittel Supinationsstellung des zentralen Fragments; bei Brüchen peripher vom Ansatz des Pronator teres Mittelstellung des zentralen Fragments. Das periphere Fragment mit der gesamten Hand steht *immer in* starker *Pronation.* Außerdem ist es in Richtung auf die Elle und entweder nach dorsal- oder volar disloziert und im distalen Radioulnargelenk zurückgezogen.

Therapie: Lokalanästhesie – Anlegen des Gegenzugs am rechtwinklig abgespreizten Oberarm; *Reposition* durch Einstellung des Vorderarms in *Supination* und entsprechend starken Längszug, der besonders am Daumen angreift. Bei Volarverschiebung des peripheren Fragments um volle Schaftbreite muß es gegen den Zwischenknochenraum verschoben und durch Fingerdruck nach dorsal gebracht werden, während das zentrale Fragment nach volar gedrückt wird; Röntgenkontrolle! – ungepolsterter Armgipsverband bei mäßiger Supination des Vorderarms, wenn eine volare Dislokation des peripheren Fragments vorlag; in Mittelstellung, wenn eine dorsale Dislokation des peripheren Fragments vorlag; starke Ulnarabduktion des Handgelenks und Einbeziehen des Daumengrundgelenks in den Gips, am sichersten mit Daumendaunextension. *Transfixationsgipsverband:* bei Schräg- oder Splitterbrüchen mit Neigung zu rezidivierender Dislokation. Dauer der Ruhigstellung: Erster Gips 8 Wochen; Zweiter Gips (falls die Fraktur noch federt) 3–4 Wochen. *Rush-Pinnung:* Einführung des Pin vom distalen Radiusende her und Vortreiben bis zur Frakturstelle, bevor die Reposition stattfindet. Zu bevorzugen ist das *halboffene Verfahren,* wobei von einer über der Fraktur gelegten kleinen Incision die Fragmente reponiert und bei gehaltener Reposition der Pin über die Fraktur wenigstens 3 cm ins proximale Fragment vorgetrieben wird. Pinende soll herausragen, um leicht entfernt werden zu können. *Prognose:* meist stabile Fixation, so daß Ruhigstellung nicht erforderlich und aktive Übungen sofort begonnen werden können. Dadurch gute Heilung und Funktion in kürzester Zeit.

Resultate: Behandlungsdauer bei Frakturen im proximalen Drittel etwa 78 Tage. *Arbeitsunfähigkeit:* 54 Tage. *Bei Frakturen im mittleren Drittel:* Behandlungsdauer 27 Tage, Arbeitsunfähigkeit 114 Tage.

3. *Distales Ende,* spez. als **typischer Radiusbruch (Fr. radii in loco typico s. classico, „Fractura Collesi"),** d. h. Radiusbruch 1–3 cm oberhalb der Gelenklinie mit typischer Verschiebung des distalen Fragments dorsal und radial, entstanden durch Fall auf die Volarfläche der dorsalflektierten Hand (als kombinierter Riß- und Abknickungsbruch), öfters aber auch mit umgekehrter Dislokation (s. u.).

Vorkommen und Prognose: häufig (10% und mehr) und praktisch wichtig (besonders in der Unfallpraxis: Gebrauch der Hand! Bisweilen, spez. bei älteren Leuten droht Versteifung und später Arthrosis deformans; sonst ist die Prognose gut, wenn die Reposition und Retention sachgemäß erfolgt und sofortige aktive Übungsbehandlung einsetzt).

Entstehung: a) selten *direkt,* b) meist *indirekt* durch Fall auf die Hand, und zwar: α) meist auf die *Volar*fläche bei *Dorsal*flexion mit Verschiebung des distalen Fragments *dorsal*wärts als kombinierter Riß- (durch Lig. volare) und Abknickungsbruch (durch die obere Karpalreihe!), β) seltener auf die *Dorsal*fläche bei *Volar*flexion mit Verschiebung *volar*wärts. Oft sind ältere Leute betroffen. Bruch erfolgt sonst öfters beim Turnen, und bei Bergleuten durch Rückstoß des Wagens beim Schieben ebenso wie Handwurzelbruch bzw. -verrenkung oder Handverstauchung statt dessen dabei vorkommt.

Formen: stark vom Altersfaktor abhängig, und zwar bis zum 12. Lebensjahr vorwiegend *Epiphysenlösung*; vom 12.-15. Jahr *Metaphysenbruch* (vorwiegend als Längsstauchungsbruch mit Wulstbildung), ab 15. Lebensjahr *paraepiphysärer Bruch* (sog. *typischer Radiusbruch*) mit 4 charakteristischen Dislokationen; seltener auch vollständiger Querbruch mit Verschiebung des distalen Fragments nach dorsal-radial in Supination und ellbogenwärtiger Verschiebung; außerdem Beteiligung des Proc. styl. uln. in 47,3%, des Ulnaköpfchens in 1,5%, komplizierte Fraktur in etwa 1,5⁰/₀₀.

Symptome: Dislokation im allgemeinen typisch, aber im einzelnen sehr verschieden: von einfacher Fissur ohne Dislokation (etwa 5%) bis zu schwerster Deformität! Bei fehlender Dislokation (namentlich bei Fissur, subperiostalem Bruch oder Einkeilung sowie öfters bei Epiphysenlösung) besteht nur Bruchschmerz auf Druck und Stauchung, Schwellung, evtl. Winkel- oder Treppenbildung (meist volar). Bei *typischer Dislokation* (s. Abb. 493): a) von *vorn* gesehen: Hand radialwärts verschoben derart, daß die Vorderarmachse nicht den Mittelfinger trifft, sondern ulnarwärts vorbeigeht, meist durch den 4. Finger: „bajonettförmige Knickung", b) von *der Seite* gesehen: Epiphysenstück aufwärts verschoben (durch die Gewalt!) derart, daß die Vorderarmachse nicht gerade über das Handgelenk zieht, sondern abgesetzt: „à la fourchette", d. h. nach der Form einer französischen Tischgabel; außerdem Vorwölbung dorsal knapp oberhalb des Handgelenks und volar weiter abwärts; Hand- und Fingerbewegungen

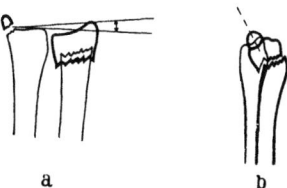

Abb. 493a u. b. *Typ. Radiusfraktur:*
a) Dislokation im a-p-Strahlengang,
b) Dislokation im seitlichen Strahlengang

beschränkt; evtl. Vorderarm gestützt gehalten; evtl. auch (außer bei Einkeilung) abnorme Beweglichkeit und Crepitation sowie stets umschriebener Druckschmerz. Bei *umgekehrter Dislokation* (in 8—10% der Fälle ist das epiphysäre Fragment nicht nach dorsal, sondern nach volar disloziert).

Differentialdiagnose: Contusio und *Distorsio manus* (namentlich gegenüber Fissur, Infraktion und Einkeilung; dabei Schmerz in der Gelenklinie statt weiter proximal!), *dorsale Handluxation im Radiocarpal- oder im Carpo-Metacarpalgelenk* (sehr selten; dabei durch Besichtigung und Betastung sowie Messung leicht unterscheidbar, s. da!). *Im Zweifelsfall soll man statt Distorsion lieber Fraktur annehmen! Röntgenbild!*

Komplikationen: sonstige Fraktur, und zwar der *Ulna* (häufig, und zwar in etwa 50 (25—75)% Abriß des Proc. styloideus, selten Schaft etwas oberhalb analog der Fibulafraktur „fracture de *Dupuytren* en membre supérieure") und der *Handwurzelknochen:* Os navic., capitat., triquetr., hamat., lunat. sowie *Luxation des Os lun., Zerreißung der volaren und dorsalen Sehnenscheiden* (M. ext. poll. long.!), *Zerrung der Sehne* des M. ext. carpi rad. (Schmerz an der Basis des

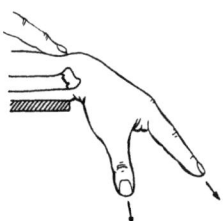

Abb. 494. *Radiusfraktur:*
Reposition

Metacarpale II!), *Ganglionbildung, Beteiligung des distalen Radioulnargelenks und des Discus articularis, Verletzung der A. rad.* oder des *N. med.* (selten!) sowie des *N. rad. R. superfic.* (sensibel) oder der *Interossalzweige der 3 Armnervenstämme* (häufiger!), *Deformität,* evtl. dadurch Funktionsstörung (bei schlechter Reposition bzw. Retention!), *Blutumlaufstörung* bzw. *Ödem sowie Gelenksteifigkeit der Hand und Finger,* evtl. später *Spontanruptur der langen Daumenstreckersehne* und *Arthrosis deformans* namentlich bei älteren Leuten, spez. bei empfindlichen alten Frauen (begünstigt durch lange Ruhigstellung oder festen Verband), durch letzteren auch *ischämische Kontraktur,* schließlich *Pseudarthrose* (sehr selten!) sowie *Wachstumsstörung* (bei Epiphysentrennung Jugendlicher).

Therapie: wichtig ist exakte Reposition, guter Verband und frühzeitige aktive Übungsbehandlung!

1. *Reposition* (s. Abb. 494): exakt und bei starker Dislokation gründlich; in Evipan-Kurznarkose oder in Lokal- oder Plexusanästhesie; evtl. wiederholt. α) *Konservativ:* Auflegen des rechtwinklig gebeugten Arms auf einen Tisch, so daß das Handgelenk etwa mit der Tischkante abschneidet (vgl. Abb. 494); Gegenzug am Oberarm durch breiten, zu Häupten des liegenden Patienten fest fixierten Gurt; Bestreichen der Hand mit Mastisol und Umwicklung von Daumen, Zeige-, Mittel- und Ringfinger mit Mullbinde; Erfassen der umwickelten Finger (5. Finger bleibt frei!) mit der einen Hand und des Daumens mit

der anderen Hand; Ausübung eines gleichmäßigen Zugs während 5 Minuten, wobei der Daumenzug mit der Richtung der Vorderarmachse übereinstimmen soll. Nach Ausgleich der Verkürzung wird die Hand über die Tischkante oder ein untergelegtes Bänkchen in starke Volarflexion und betonte Ulnarabduktion gebracht (*Cave!* gleichzeitige Pronation wegen Verdrehung der Fragmente mit Vorspringen des Ellenköpfchens und Störung der Supination!). Die Reposition kann bei alten Patienten unterbleiben, wenn die dorsal offene Winkelknickung 15° nicht übersteigt. Die geschlossene Fraktur wird sofort reponiert; bei komplizierter Fraktur wird nach der Wundversorgung sofort reponiert. Ein Aufschieben der Reposition wegen stärkstem Ödem, Hämatom u. dgl. kann gelegentlich für 1-2 Tage notwendig sein. Bei Brüchen mit *ulnarer Abknickung* wird die Ulnarabduktion unterlassen und in Mittelstellung bzw. leichter Radialadduktion gezogen. *Bei Brüchen mit volarer Knickung* oder *Abscherung der volaren Gelenksfläche* wird das periphere Fragment nach entsprechendem Längszug durch dorsale Beugung reponiert.

β) *Operativ:* spez. bei älteren Patienten mit rezidivierender Dislokation erfolgt die Reposition am besten unter Röntgenkontrolle (*Bildverstärkerröhre!*); anschließend folgt Fixation durch einen 5 cm langen Knochennagel, welcher percutan von der seitlichen Kante des Proc. styl rad. schräg nach proximal in die Radiusmetaphyse eingetrieben wird. Stärkere Entkalkung der dem Handgelenk benachbarten Knochen ist dabei unvermeidlich. *Rush-Pinnung. Indikation:* ältere Patienten vertragen die Pinnung besser als jüngere und erreichen rascher ihre Funktion wieder. Patienten der mittleren Altersgruppen machen meist nur langsame Fortschritte nach der Osteosynthese. Gute Resultate sind nur bei einwandfreier Beherrschung der Technik zu erwarten und wenn eine aktive Übungsbehandlung bereits innerhalb der 1. Woche nach der Operation einsetzen kann. *Technik:* Retention der typischen Radiusfraktur erfordert Drei-Punkte-Druck, durch welchen das paraepiphysäre Fragment auf die Ulna zu gedrückt wird. Die entgegengerichtete Kraft der Ulna ergibt zusätzliche Stabilität. Die anatomischen Verhältnisse werden also dadurch wiederhergestellt, daß das Griffelende der Elle fest in die radiale Gelenkfläche des distalen Radioulnargelenks gepreßt wird. Um wirkungsvolle exakte Reposition zu erzielen, muß speziell die Einschlagöffnung im peripheren Fragment richtig gewählt sein, und zwar bei typischer Radiusfraktur mit dorsaler Dislokation muß der Pin etwas dorsal in das distale Fragment eingeführt werden, um das Wiederauftreten der Dislokation zu verhüten. Bei Radiusfraktur mit volarer Dislokation (*umgekehrte Radiusfraktur*) muß die Einschlagöffnung mehr auf der volaren Seite angelegt werden, um der Dislokation entgegenzuwirken. Pindurchmesser: 2,3 mm. Pinlänge: 15-18 cm. Nach Frakturreposition und fortwirkendem Längszug an Zeige- und Mittelfinger bei mittlerer Handgelenkstellung Anlegen einer 6 mm langen Incision über der Spitze des Griffelfortsatzes, d. h. in der Mitte zwischen den Sehnen des M. abductor und Extensor pollicis; daraufhin Durchbohren der Corticalis in vertikaler Richtung und allmählicher Übergang in die Längsachse des Radius; Einführen des Pin so, daß die abgeschrägte Spitze auf der gegenüberliegenden Corticalis gleitet und aufwärts in die Markhöhle rutscht. Röntgenkontrolle bevor der Pin eingetrieben ist. Retention im Gipsverband ist nur in etwa 20-25% der Fälle nötig. *Splitterfrakturen* des distalen Radiusendes können ebenfalls erfolgreich gepinnt werden, wenn das Griffelfragment groß genug ist, um einen sicheren Halt für den Pin zu gewährleisten. Die vom Pin auf das Fragment ausgeübten dynamischen Kräfte pressen die Fragmente zusammen und führen zur guten anatomischen Reposition.

2. *Retention:* nach gelungener *konservativer Reposition* wird unter fortwirkendem Längszug bei rechtwinklig gebeugtem Ellbogen in Mittelstellung des Vorderarms zwischen Pro- und Supination, bei leichter Volarflexion des Handgelenks und Ulnarabduktion, welche so stark ist, daß der Daumen in der Radiusachse steht sowie bei mittlerer Opposition des Daumens eine dorsale Gipsschiene von den Zwischenfingerfalten bis zur Mitte des Oberarms angelegt und genau anmodelliert. Das Radiocarpalgelenk soll in leichter Volarflexion fixiert werden, das Carpo-Metacarpal-Gelenk soweit gestreckt sein, daß die Metacarpalia und Finger in der Achsenrichtung des Vorderarms stehen. Das dorsale Abweichen des peripheren Fragments wird durch die Volarflexion im Radiocarpalgelenk verhindert. Die gleichzeitige Dorsalflexion im Carpo-Metacarpal-Gelenk soll Bewegungsstörungen der Finger vermeiden. Der Längszug an den Fingern darf erst nachlassen, wenn der Gipsverband völlig erhärtet und durch Umwickeln zirkulärer Touren zu einem vollständigen Armgipsverband (s. Abb. 495) vervollständigt wurde. Da die Beugung des Radiocarpalgelenks und gegensinnige Streckung des Carpo-Metacarpal-Gelenks oft und spez. Anfängern Schwierigkeiten bereitet kann auch die einfache Re-

positionshaltung in leichter Volarflexion und Ulnarabduktion zunächst im Gipsverband für 8–10 Tage beibehalten werden. Am 10. Tag erfolgt Röntgenkontrolle und Anlegen eines Vorderarmgipsverbands oder einer dorsalen ungepolsterten Gipsschiene vom Ellbogen bis zu den Zwischenfingerfalten. Ein solcher Gipswechsel ist außerdem bei allen Brüchen mit anfänglich bestehender starker Weichteilschwellung, welche nach Ende der 1. Woche verschwindet, erforderlich. Wird er unterlassen, so kommt es im Verlauf der 2. Woche häufig zum Rezidiv der Dislokation. Zum *Gipswechsel* wird der Arm wie bei der primären Reposition in den Gegenzuggurt eingehängt und unter Ausübung leichten Zugs der 1. Gips entfernt, die Röntgenkontrolle ausgeführt und die neue Gipsschiene von den Zwischenfingerfalten bis zum Ellbogengelenk angelegt. Darüber Ergänzung des Verbands zum zirkulären Gipsverband. Eine *Nachreposition* wird erforderlich, wenn die Röntgenkontrolle nach 2 Wochen Achsknickungen von mehr als 15° zeigt (Cave! gewaltsame Einrichtungsversuche, weil sie die spätere Beweglichkeit ungünstiger beeinflussen, als wenn unbeträchtliche Achsenknickungen bestehenbleiben!).

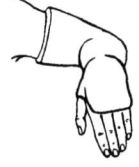

Nach Nagelosteosynthese oder *Rush*-Pinnung muß in etwa einem Viertel der Fälle ein Gipsverband angelegt werden. Dauer der Ruhigstellung: 4–6 Wochen, während welcher der Arm in der Armschlinge getragen wird, bei gleichzeitiger planmäßiger aktiver Übungsbehandlung.

Abb. 495. *Radiusfraktur:* Retention im Gipsverband bei leichter Flexion u. Ulnarabduktion der Hand (dieser Verband darf nur 8–10 Tage liegenbleiben)

3. *Aktive Übungsbehandlung:* Fingerbewegungen vom ersten Augenblick nach Festwerden des Verbands. Schultergelenkübungen während der ersten 8–10 Tage (für die Dauer des Oberarmgipsverbands); Übungen am Rollenzug vom 3.–4. Tag ab; nach 1. Gipswechsel Übungen der Pronation und Supination sowie der feineren Fingerbewegungen. Jüngere Patienten sollen nach 2–3 Wochen mit leichten Handarbeiten beginnen (Cave! Massage und passive Bewegungsübungen!). Nach Entfernung des Gipsverbands täglich warme Handbäder bis zu 10 Minuten und Fortsetzung der aktiven Bewegungsübungen, sowie Übergang zu aktiver Handarbeit, wodurch die letzten Bewegungsausfälle meist rasch beseitigt werden.

Prognose: Arbeitsunfähigkeit etwa 54 Tage, Behandlungsdauer 70 Tage; eine geschlossene Radiusfraktur in loco typico sollte schadenfrei zur Ausheilung kommen. Sekundäre arthrotische Veränderungen sind jedoch nicht immer vermeidbar. Bei frühzeitiger Aufnahme der aktiven Bewegungsübungen des ganzen Arms und der Finger können sie jedoch auf ein Mindestmaß herabgesetzt werden. Alle Verbände oder Schienenanordnungen (z. B. *Schede-Schiene*, welche die Hand und das Handgelenk in extremen oder endgradigen Haltungen fixieren), führen zu schweren, oft bleibenden Bewegungsstörungen, wenn die Verbandanordnungen länger als 8–10 Tage belassen werden. Daher ist Umgipsen und Retention in günstiger Gelenkhaltung spätestens nach dem 10. Tag unerläßlich! Bei gleichzeitiger Luxation des distalen Ulnaendes nach dorsal als Folge einer Schädigung des Wachstums der

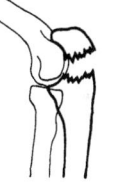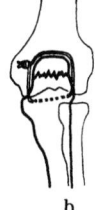

a b

Abb. 496a u. b. *Olecranonfraktur:* a) typ. Dislokation, b) Retention durch zirkuläre Drahtnaht

distalen Radiusepiphyse kommt es zur Bandlockerung und Herabsetzung der rohen Kraft, so daß Handschwerarbeiter nicht mehr voll arbeitsfähig sind. *Dauerrenten* von 10–25% in etwa 10% der Fälle (meist als vermeidbare Behandlungsfolge, Böhler).

II. Ulna. 1. *Hakenfortsatz (Olecranon). Entstehung:* α) meist *direkt* (z. B. durch Fall oder Schlag auf den gebeugten Ellbogen), β) selten *indirekt* (durch Hyperextension bei Fall auf die Hand, indem die Olecranonspitze sich an die Humerushinterfläche anstemmt), γ) bisweilen durch *Muskelzug* (M. triceps, z. B. bei Werfen oder bei Lufthieb mit Säbel od. dgl.).

Formen: meist Querbruch in der Mitte (s. Abb. 496a, b), selten an der Spitze oder an der Basis; auch Splitterbruch: öfters kompliziert (oberflächliche Lage; dabei Gefahr der Vereiterung und der Knochennekrose!); manchmal kombiniert mit Ellbogenluxation oder mit Bruch des Proc. coron. u. a.

Symptome: evtl. typische Dislokation: Dislocatio ad longitudinem cum distractione (vgl. Patellafraktur!), d. h. sicht- und fühlbare Diastase (Delle!), bedingt durch Zug des M. triceps, namentlich deutlich bei gebeugtem Ellbogen, aber fehlend bei Erhaltung des Periosts und der seitlichen Sehnenfasern; zugleich, aber nicht in letzterem Fall,

Streckinsuffizienz, d. h. aktive Streckung unmöglich (zur Prüfung halte man den Arm mit Rückseite nach oben; dagegen ist am herabhängenden Arm Streckung vortäuschbar durch das Herabfallen des Vorderarms infolge der Gliedschwere!); schließlich Hämarthros.

Differentialdiagnose: im Röntgenbild *Cave!* die hier bruchlinienähnliche Epiphysenlinie bei Jugendlichen und Sesambein am Tricepsansatz. *Gefahr* der Pseudarthrose (vgl. Patellafraktur!).

Therapie. α) *Konservativ:* bei *Kindern* und Frakturen ohne Diastase der Fragmente genügt eine Armschlinge bzw. für Erwachsene ein zirkulärer Armgipsverband in Rechtwinkelstellung des Ellbogengelenks, Mittelstellung des Vorderarms und leichter Dorsalflexion der Hand. Dauer der Ruhigstellung: 3 Wochen.

β) *Operativ:* Plexusanästhesie oder Allgemeinbetäubung; Zeitpunkt der Operation: entweder innerhalb der ersten Stunden oder nach 5–10 Tagen. Bis zur Operation Armschlinge und aktive Bewegungsübungen für Finger, Handgelenke und Schulter (*Cave!* Gips). *Technik:* dorsaler Längsschnitt oder Bogenschnitt über dem Olecranon. Entfernung von Koagula und Fragmenten aus dem Gelenk; Durchbohrung des peripheren Fragments 2 cm distal der Bruchstelle und Durchziehen eines rostfreien Drahts, welcher subperiostal um das Olecranon herumgeführt oder bei großem Olecranonfragment ebenfalls durch einen Bohrkanal in dem Fragment hindurchgeführt wird (vgl. Abb. 496b); genaue Adaptation des Olecranons mit starkem Einzinkerhaken und Zudrehen des Drahts mit Drahtspanner; Röntgenkontrolle! – Bei guter Stellung in der seitlichen Aufnahme: Periost- und Hautnaht; bei nicht exakter Adaptation Fixation des Ellbogens im Winkel von 130°. Die Drahtnaht kann auch achterförmig angelegt werden, wobei sich der Draht über der Olecranonspitze kreuzt (nach *Campbell*). Sie hält kleine Fragmente besser als die einfache Cerclage. Auch *doppelte Drahtnaht* mit 2 parallel durch längsgestellte Bohrlöcher gelegte Drähte findet Verwendung oder Nagelung mit Kantkeilnagel.

Rush-Pinnung: mit einzelnem durch das Olecranonfragment in den Ulnaschaft vorgetriebenem Pin ist die Fixation meist nicht stabil; eine zusätzliche 8er-Drahtnaht meist erforderlich. Hingegen wird mit *doppeltem Pin* meist eine stabile Fixation erreicht. Äußere Schienung ist dann überflüssig. Dauer der Ruhigstellung: Armgipsverband in Rechtwinkel- oder halber Beugestellung für 2 Wochen; bei zuverlässiger Doppelpinnung keine äußere Fixation. *Aktive Übungsbehandlung:* im Gipsverband sofort mit allen freibleibenden Gelenken. Nach Doppelpinnung sofort auch im Ellbogengelenk (keine passive Massage und Bewegung). *Resultate: Arbeitsunfähigkeit:* etwa 60 Tage. *Behandlungsdauer:* etwa 80 Tage. Unkomplizierte Brüche ohne Fragmentverschiebung: freie Beweglichkeit und volle Kraft fast stets. *Frakturen mit Dislokation:* Streckdefizit von weniger als 20° in 50–80% der Nichtoperierten, bzw. in 60–85% der Operierten.

2. *Kronenfortsatz (Proc. coronoideus):* isoliert selten, häufiger bei Ellbogenluxation (dann erfolgt hier auffallend leichte Reposition, aber ebenso leichte Reluxation!) oder bei Fraktur des Olecranon und des Radiusköpfchens, auch durch *Muskelzug* (M. brach.). Dislokation gering und nur vorhanden bei Bruch an der Basis und bei Zerreißung von Bandmassen und Muskelansatz an der Tuberositas radii; Schmerz bei aktiver Beugung des pronierten Vorderarms und umschriebener Druckschmerz in der Ellbeuge; Beugungsbehinderung; evtl. Crepitation; später evtl. tastbarer Callus; Röntgenbild.

Therapie. α) *Konservativ:* Methode der Wahl und fast stets besser als operatives Vorgehen (Gefahr der Myositis ossificans); Armgipsverband in Mittelstellung aller Gelenke für 3 Wochen; aktive Übungsbehandlung; das Fragment heilt meist bindegewebig an.

β) *Operativ:* nur, wenn eine Abscherung an der Basis erfolgte und auf Grund dessen ein Habituellwerden der Luxation nach dorsal droht; dann Osteosynthese durch Drahtumschlingung, Nagelung oder Verschraubung.

3. *Schaft (Diaphyse). Entstehung:* a) meist *direkt* (durch Schlag als „Parierfraktur der Ulna" bei zum Schutz des Kopfes rechtwinklig erhobenem Arm oder durch Auffallen auf eine Kante, Hufschlag, Boxen, Jiu-Jitsu usw.), b) selten *indirekt* (durch Fall auf die Hand oder durch Torsion, z. B. beim Auswinden der Wäsche oder beim Schaufeln).

Symptome: Schwellung, Bluterguß, abnorme Beweglichkeit, Crepitation und Dislokation, spez. evtl. winklige Knickung, aber keine Verkürzung (Radius wirkt als Schiene!).

Diagnose: wegen der oberflächlichen Lage des Ulnaschafts leicht; doch wird erfahrungsgemäß der Ellenschaftbruch öfters übersehen und manchmal erst beim Auftreten des Callus bemerkt.

Komplikation mit Hautwunde und Pseudarthrose ist häufig.

Prognose und Therapie. α) *Konservativ:* Armgipsverband wie bei Frakturen beider Vorderarmknochen (s. oben). Dauer der Ruhigstellung: bei Frakturen ohne Dislokation 6 Wochen, mit Dislokation 7—8 Wochen.

β) *Operativ:* Fixierung mit *Lane*scher Platte (Gleitschiene nach *Eggers*, vgl. Abb. 471), zusätzlicher Armgipsverband für 3 Wochen, dann Entfernung der Platte. *Rush-Pinnung. Indikation und Technik:* im proximalen und distalen Ulnaabschnitt verschieden, weil der proximale Teil des Knochens eine S-förmige Biegung zeigt, während der distale Abschnitt verhältnismäßig gerade ist. Bei Frakturen im distalen Bereich ist daher eine stabile Fixation schwierig und eine zusätzliche äußere Schienung erforderlich. Bei unstabiler Fixation besteht Neigung zu Callus luxurians, verzögerter Bruchheilung, Pseudarthrose und Brückencallus. *Proximaler Ulnaabschnitt:* Pindurchmesser 3,1 mm. Einführungsstelle: seitlich vom Olecranon wird ein leicht gebogener Pin eingeführt. Die Biegung muß so stark sein, daß Drei-Punkte-Druck erreicht wird; liegt die Pinspitze in Höhe der Fraktur, so wird der Pin gedreht, damit sich seine Spitze dem dislozierten distalen Fragment zuwendet; anschließend exakte Reposition, evtl. im halboffenen Verfahren, und Eintreiben des Pin, so daß die Spitze nach dorsal ins distale Fragment eindringt; Einschlagen des Pin bis der Haken die Corticalis des Olecranon fest umfaßt; bei verzögerter Bruchheilung oder Pinnung einer Pseudarthrose zusätzliche Spananlagerung nach *Phemister*. *Distaler*

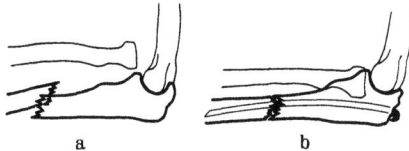

Abb. 497a u. b. *Ulnafraktur mit Luxation des Capitulum radii (Monteggia-Fraktur):* a) Extensionstyp, b) Retention durch *Rush*-Pinnung

Ulnaabschnitt: stabile Fixation ist weitaus schwieriger als im proximalen Abschnitt, da sich das röhrenförmige distale Ende nur schwer retinieren läßt. *Technik:* Eintreibung des Pin von ulnar knapp proximal des Ellenköpfchens. Schräges Vortreiben des leicht gebogenen Pin bis zur Fraktur, exakte Reposition derselben (evtl. im halboffenen Verfahren) und vollständiges Einschlagen während exakt gehaltener Reposition. Nur bei diesem Vorgehen wird Drei-Punkte-Druck im distalen Fragment und dessen zuverlässige Retention erzielt. Zusätzlich Armgipsverband, um Dreh- und Abscherkräfte zu vermeiden. Dauer der Ruhigstellung: 3 Wochen; bei verzögerter Bruchheilung sekundäre Anlagerung von Knochenspänen.

Resultate. Behandlungsdauer: bei Fraktur im proximalen Abschnitt etwa 112 Tage. Arbeitsunfähigkeit: etwa 86 Tage; im distalen Abschnitt 80 bzw. 67 Tage.

4. *Bruch im oberen und mittleren Drittel* der Ulna mit Luxation des Radiusköpfchens nach vorn (Extensionstyp) oder hinten (Flexionstyp): „*Monteggia-Fraktur*" (s. Abb. 497a, analog dem Bruch der Tibia mit Luxation des Wadenbeinköpfchens); typische Verletzung durch direkte Gewalt wie bei 3, also bei Parierfraktur der Ulna (*Monteggia*, 1814).

Formen: meist komplizierte Fraktur; entweder bricht die Ulna im Gelenkteil und das distale Fragment tritt mitsamt dem Radius nach ellenbeugenwärts (*Extensionstyp*) (das proximale Ulnafragment bleibt im Gegensatz zur gewöhnlichen Olecranonfraktur in seiner ursprünglichen Lage) oder die Ulna bricht im proximalen Drittel, und das Radiusköpfchen wird nach radial-dorsalwärts herausgehebelt (*Flexionsty*, seltener); da die Radiusköpfchenluxation u. a. auch durch Ein- oder Abriß des Lig. anulare bedingt ist, ist seine Retention schwierig und dies das eigentliche Problem dieser Bruchform.

Diagnose: Röntgenaufnahmen genau in beiden Ebenen (spez. ganz exakt im seitlichen Strahlengang), damit die Radiusköpfchenluxation nicht übersehen wird. Klinisch ist auf die typische Achsenknickung der Elle und das vorspringende Radiusköpfchen zu achten.

Therapie. α) *Konservativ:* Allgemeinbetäubung – Rückenlage des Patienten mit rechtwinklig abgespreiztem Oberarm und rechtwinklig gebeugtem Ellbogengelenk; fixierter Gegenzug am Oberarm und kräftiger Längszug an den Fingern I—IV; Reposition des Speichenköpfchens durch Daumendruck nach dorsal bzw. ventral. *Retention:* bei gehaltenem Zug Anlegen einer Gipslage an der Streckseite von der Schulter bis zu den Fingergrundgelenken. Anwickeln derselben mit Mullbinde und Anlegen einer 2. Gipslage an der Beugeseite von der Schulter bis zum Handgelenk, bei *Extensionstyp* wird in *Flexion* des Ellbogengelenks, bei *Flexionstyp* in *Extension* retiniert!! Vervollständigung des Verbands zum Armgipsverband durch zirkuläre Gipstouren und sofortige Spaltung des Gipses an der radialen Seite in ganzer Länge.

β) *Operativ. Indikation:* häufig gegeben, da das proximale Ulnafragment immer wieder nach vorn in Beugestellung disloziert und das Radiusköpfchen reluxiert. Zuverlässige Retention ist in solchen Fällen nur von einer stabilen Osteosynthese der Ulna zu erwarten. Am einfachsten erfolgt diese durch *Rush-Pinnung* von seitlich neben der Ulnaspitze und Vortreiben in das distale Fragment bei gehaltener Reposition der Fraktur (am besten im halboffenen Verfahren) (s. Abb. 497 b). *Technik:* s. oben bei Ulnaschaftfraktur.

Bei *veralteter Monteggia-Fraktur:* d. h. länger als 2–3 Wochen bestehenden Brüchen dieser Art ist stets operatives Vorgehen erforderlich. Konservative Reposition und Retention gelingt so gut wie niemals. *Technik:* Extensionsdraht schräg durch das distale Radiusende und Einspannen des Arms im Schraubenzugapparat (nach *Böhler*); allmähliche Reposition des Radiusköpfchens durch vorsichtig gesteigerten Zug im Apparat (*Merke!* die Luxation nach ventral oder dorsal wird durch die Zugwirkung allein nicht ausreichend beseitigt!); deshalb operative Freilegung des Radiusköpfchens von radialseitigem Schnitt unter Schonung des N. radialis; Säuberung des proximalen Radioulnargelenks von Narbengewebe und Reposition des Radiusköpfchens; anschließend kleine Freilegung der Ulnabruchstelle und *Rush*-Pinnung der Ulna im halboffenen Verfahren in typischer Weise. Findet sich ein Biegungskeil vor (häufig!), ist zusätzliche primär ausgeführte Überbrückung der Frakturstelle mit Tibiaspan bereits bei der Erstversorgung zweckmäßig. Wird ein Biegungskeil bei der Erstversorgung (spez. bei operativer Wundversorgung) entfernt oder nachträglich als Sequester abgestoßen, so entsteht eine *Defektpseudarthrose.* In solchem Fall erfolge zunächst Einrichtung des Radiusköpfchens durch blutige Reposition und anschließend Beseitigung der Defektpseudarthrose durch eine Knochenspanbrücke, welche in die stufenförmig angefrischten Ulnafragmente so eingepreßt wird, daß vollständiger Verkürzungsausgleich erreicht wird; Befestigung des Spans durch $1^1/_2$fache Drahtumschlingung. Die Stufen in den Ulnafragmenten sollen wenigstens 4 cm lang sein. *Ruhigstellung: Armgipsverband* von der Schulter bis zu den Fingergrundgelenken in Mittelstellung der Gelenke und Spaltung desselben an der Streckseite oder über der ulnaren Kante; wöchentliche Röntgenkontrolle unter spezieller Beachtung des Radiusköpfchens. Dauer der Ruhigstellung: bei typischen Fällen und normalem Verlauf etwa 8 Wochen. Bei komplizierten Frakturen oder nach Spanplastik etwa 3 Monate mit Röntgenkontrollen in 14 tägigem Abstand.

5. *Griffelfortsatz* (*Proc. styloideus*): allein nicht ganz selten (direkt oder indirekt, nämlich als Rißbruch, aber oft verkannt, nämlich im frischen Zustand bei der „Handverstauchung" übersehen und in späterem Zustand als Variante des Proc. styl. ulnae aufgefaßt) und noch häufiger bei dem typischen Radiusbruch (s. da) sowie bei Handverstauchung, Radiusepiphysenlösung oder -wulstbruch, Kahnbeinbruch, Mondbeinbruch und -verrenkung u. a. Meist erfolgt keine knöcherne, sondern nur eine fibröse Vereinigung (kein Periost, nur gefäßloses Seitenband!). Differentialdiagnostisch *Cave!* Apophysenpersistenz.

6. *Epiphysentrennung am unteren Ellenende:* bei Jugendlichen, evtl. verbunden mit nachfolgender Wachstumshemmung.

13. Luxationen (Distorsionen) an Hand und Fingern

a) Distales Radioulnargelenk. *Vorkommen:* bei Kindern außerordentlich selten, bei Erwachsenen häufiger, meist im Zuge von Verletzungen des Handgelenks, typischer Radiusfraktur im Epiphysenbereich, meist bei isolierter Radiusschaftfraktur im distalen Drittel; Distorsionen und Luxationen im distalen Radioulnargelenk führen stets zu mehr oder weniger starker Zerreißung des faserknorpligen, dreieckigen Diskus, welcher von der Incisura ulnaris radii bis an die Wurzel des Proc. styloides uln. reicht und als Stoßdämpfer funktioniert.

Folgen: Zerreißungen der Diskusplatte und der mit dem Diskus in Verbindung stehenden Bänder hinterlassen arthrotische Veränderungen der Articulatio radio-ulnaris, Einschränkung der rohen Kraft, Bewegungseinschränkung, und bei völliger Zerreißung der Bandverbindungen *Luxation des Ulnaköpfchens,* und zwar nach ulnar-dorsal. Seltener sind reine Luxationen des Radius gegenüber der Ulna, und zwar nach dorsal oder (seltener!) nach volar; Luxation des ganzen Radius im proximalen und distalen Radioulnargelenk: sehr selten.

Therapie. α) *Konservativ: Reposition* des Köpfchens durch Druck von dorsal und Gegendruck am Os pisiforme gelingt meist leicht, jedoch tritt regelmäßig Reluxation auf. Es resultiert eine allmählich zunehmende, radial-proximalwärtige Verschiebung der Hand mit Einschränkung der Pro- und Supination und Arthrosis deformans nebst entsprechenden Beschwerden. Tragen eines „*Kraftbands*" bringt Erleichterung der Beschwerden. *Frische Distorsionen:* absolute Ruhigstellung mit dorsaler Gipsschiene, evtl. Armgipsverband für 3 Wochen bei gleichzeitiger aktiver Übungsbehandlung. *Luxation des Radius gegenüber der Ulna: Reposition* unter kräftigem Längszug mit betonter Supination bei Luxation nach volar und mit betonter Pronation bei Luxation nach dorsal; Röntgenkontrolle! – Oberarmgipsverband für 3–4 Wochen in Mittelstellung des Vorderarms; kommt es bei volaren Luxationen zur Reluxation, muß der Armgipsverband in Supination angelegt werden.

β) *Operativ:* wenig aussichtsreich, daher nur mit größter Zurückhaltung. *Prinzip:* Fixation der beiden Vorderarmknochen am distalen Ende gegeneinander mit Hilfe eines Fascienstreifens (*Bognar*) oder Naht des dorsalen radio-ulnaren Bandapparats und der ulnaren Kollateralbänder. *Sehnenfixation* des distalen Ellenendes am Radius (mit Hilfe des M. ext. carp. uln., dessen radiale Hälfte durch einen in den Radius gebohrten Knochenkanal gezogen und in sich selbst vernäht wird, nach *Dschanelidze*), oder mittels M. palmaris long., welcher Z-förmig verlängert und um die Außenseite der Ulna herumgeführt und dorsal am Radius vernäht wird (nach *Hohmann*) oder mittels *Ulnaköpfchenresektion*, wobei das stehenbleibende Ulnaende durch Periost- oder Fasciennaht an der Sehne des M. flexor carpi uln. fixiert wird; trotzdem ist mehr oder weniger starke Handgelenkdeformität die unweigerliche Folge (*Cave!* Köpfchenresektion bei Kindern und Jugendlichen!).

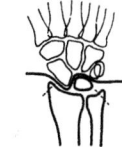

Abb. 498. Radiokarpalluxation: Perilunäre Luxation

Resultate: Behandlungsdauer nach Handgelenkdistorsion etwa 3 Wochen; Invalidität in 0,5%.

b) Radio-Karpalgelenk (Lux. radio-carpea). *Definition:* Luxation der Hand gegenüber dem Vorderarm in der proximalen Handwurzelgelenklinie.

Vorkommen: selten (starker Sehnen- und Bandapparat: Lig. carpi dors. und spez. volare; bei der angeblich früher häufigeren Verletzung handelte es sich wohl meist um typischen Radiusbruch bzw. Epiphysenlösung, manchmal auch um die sog. perilunäre Luxation des Carpus oder Luxation einzelner Carpalia), vgl. Abb. 498.

Formen: dorsal und (seltener) volar. *Symptome* sinnfällig: dorsal bzw. volar treppenförmiges Vorspringen der bogenförmigen Karpalreihe und der beiden Vorderarmknochen mit ihren Griffelfortsätzen (beide Vorwölbungen *steiler* und *distaler* als bei dem typischen Radiusbruch!); Handgelenkdurchmesser von vorn nach hinten auf das Doppelte vergrößert; Entfernung von Mittelfingerspitze bis Olecranon geringer, dagegen von Griffelfortsatz bis Olecranon sowie Handlänge selbst unverändert. *Reposition* unter Zug und Gegenzug gelingt stets leicht; Armgipsverband wie bei Radiusfraktur, jedoch in Mittelstellung des Handgelenks für mindestens 4 Wochen; aktive Übungsbehandlung aller nicht ruhiggestellten Gelenke!

c) Interkarpalgelenk (*Luxatio intercarpea*). *Definition:* Luxation der Hand in der interkarpalen Gelenkslinie; selten; *Therapie:* wie b).

d) Karpo-Metakarpalgelenk (Lux. carpo-metacarpea): alle, mehrere oder nur eins; recht selten; am Daumen etwas häufiger, hier volar, dorsal oder radial, auch unvollständig (häufiger!), auch habituell; sonst volar und dorsal sowie divergierend; öfters kombiniert mit Knochenabbrüchen; am Daumen differentialdiagnostisch, *Cave!* Distorsion und *Bennett*sche Fraktur; *Therapie:* Reposition und Gipsverband wie b), bei betonter Extension und Abduktion, evtl. Kapsel-, Band- oder Knochennaht.

e) Lunatumluxation und perilunäre Luxationsfrakturen. *Vorkommen:* ziemlich häufig. *Entstehung.* α) *Lunatumluxation:* durch Fall auf die dorsal-flektierte Hand reißen die volaren Bandverbindungen zwischen Lunatum, Naviculare und Capitatum; eine reine Luxation selten; meist luxiert das perilunäre Handskelett nach dorsal; das Lunatum wird nach volar verrenkt und das Capitatum nimmt seine Stelle ein. Häufig reißen gleichzeitig die Proc. styl. rad. et uln. ab (s. Abb. 498).

β) *Perilunäre Luxationen und Luxationsfrakturen* (s. Abb. 499): Entstehungsmechanismus wie unter α), jedoch meist durch noch stärkeres Trauma, nicht selten auch kompliziert.

Formen. 1. *Perinaviculo-lunäre Luxation* (s. Abb. 499a) dabei bleiben Lunatum und Naviculare am Radius hängen. 2. *Peritriquetro-lunäre Luxation* (s. Abb. 499c) dabei bleiben Lunatum und Triquetrum im Zusammenhang mit Radius und Ulna. 3. *Transnaviculo-lunäre Luxationsfraktur (de Quervain)* (s. Abb. 499b) dabei bleiben Lunatum und der proximale Teil des frakturierten Naviculare am Radius hängen.

Symptome und Diagnose: Palpation des dislozierten Lunatum in der Mitte der volaren Handgelenks-Beugefalte. Konkavität an der Volarseite des Handgelenks fehlt; Finger stehen in mittlerer Beugestellung; Beweglichkeit des Handgelenks stark eingeschränkt; volare Handgelenkgegend auf Druck sehr schmerzhaft; Handgelenk verschwollen. *Röntgenbild* (s. Abbildung 500a–d): in der a. p.-Aufnahme erscheint das Lunatum dreieckig (normal trapezförmig); in der seitlichen Aufnahme hat die Konkavität des Lunatum das Capitatum verlassen und ist nach volar um 90–180° herausgedreht.

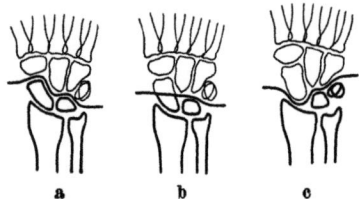

Abb. 499a—c. *Interkarpale Luxationsfraktur:* a) Perinaviculo-lunäre Luxation, b) Transnaviculo-lunäre Luxationsfraktur (*de Quervain*), c) Peritriquetro-lunäre Luxation

Komplikationen: Schädigung des N. medianus durch Druck des Lunatum (häufig); Schädigung des N. ulnaris (selten); Versteifung und schwere Arthrosis deformans bei verspäteter oder unterbliebener Reposition; eine Lunatummalacie ist selbst bei kompletter Herauslösung des Lunatum aus den Bandverbindungen im allgemeinen nicht zu befürchten; seine Entfernung daher kontraindiziert. *Sudecksche Knochendystrophie*, spez.wenn nicht ausreichend lange ruhiggestellt, sondern zu frühzeitig massiert, passiv bewegt und überhitzt wurde.

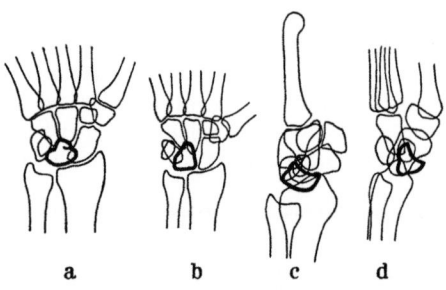

Abb. 500 a—d. *Lunatumluxation:* a) Röntgenbild der normalen Handwurzel (a-p-Strahlengang), b) Os lunatum luxiert (a-p-Strahlengang), c) Normale Handwurzel (seitlicher Strahlengang), d) Os lunatum luxiert (seitlicher Strahlengang)

Therapie. α) *Konservativ:* in allen Fällen zu versuchen, gelingt jedoch nur innerhalb der ersten 3 Wochen. *Reposition:* in Allgemeinnarkose fixierter Gegenzug am rechtwinklig abgespreizten Oberarm; bei geringer Bandzerreißung ist großer Kraftaufwand (evtl. Schraubenzugapparat), bei starker Bandzerreißung nur manueller Zug und Gegenzug erforderlich, 10minutiger aktiver Zug an Hand und Fingern I–IV; bei gehaltenem Zug wird von volar her auf das Mondbein, von dorsal her auf das Capitatum gedrückt; Röntgenkontrolle! — bei gelenkgerechter Stellung Anlegen einer dorsalen Gipsschiene vom Ellbogen bis zu den Fingergrundgelenken für 3 Wochen; bei gleichzeitigen stärkeren Bandzerreißungen oder Navicularefraktur Einbeziehen des Daumengrundgelenks in den Gipsverband bei mittlerer Oppositionsstellung des Daumens (vgl. Abb. 501). Dauer der Ruhigstellung: 12 Wochen. Aktive Übungsbehandlung aller nicht ruhiggestellten Gelenke wie bei gewöhnlichen Radiusfrakturen. *Reposition im Schraubenzugapparat:* spez. für renitente Lunatumluxation; während si h die Luxationsfrakturen mit ihrer starken Bandbeteiligung meist manuell reponieren lassen. *Technik:* die Finger I–IV werden mit Mädchenfängern gefaßt und der im Ellbogen rechtwinklig gebeugte Arm in den Apparat eingespannt. Bei Supinationsluxation des Lunatum ist außer dem Längszug die Hand in Supinationsstellung zu bringen. An Stelle der Fingerfixation mit Mädchenfängern kann Zug und Gegenzug im Schraubenzugapparat besonders wirkungsvoll gestaltet werden, indem ein Extensionsdraht durch das Olecranon, ein zweiter durch die Basis des Mittelhandknochens II–V geführt wird; hierdurch kann besonders starker Zug ausgeübt werden. Bei besonders schwierigen Luxationen des Lunatum und Naviculare wird das Handgelenk nur dadurch genügend weit distrahiert, um die luxierten Knochen in gelenkgerechte Stellung zu bringen. Retention und Dauer der Ruhigstellung im Gipsverband wie oben.

β) Operativ: spez. für veraltete perilunäre Luxationen und Luxationsfrakturen. *Indikation:* bei allen Luxationsfrakturen gegeben, welche älter als 3 Wochen sind. *Technik:* Allgemeinnarkose, Blutleere; Darstellung der Sehne des M. palmaris long., Eingehen in die Tiefe an dessen ulnarer Kante durch den M. flexor digit. superfic. und Darstellung des N. medianus und des luxierten Lunatum unter diesem. Sichern des Nerven durch Beiseiteziehen und Fassen des Lunatum an einer knorpelfreien Stelle mit Einzinkerhaken; allseitiges Säubern des Lunatum von Narbengewebe und Gelenkpannus. Bei gehaltenem Zug an der Hand Reposition des Lunatum durch kräftigen Daumendruck, u. U. Zurückhebeln mit schmalem Elevatorium unter den Kopf des Capitatum, welches nach distalwärts abgedrängt werden muß. Evtl. Reposition im Schraubenzugapparat, wenn bereits eine weitgehend kontrakte Luxation vorliegt. Nach gelungener Reposition Wundverschluß und Armgipsverband, welcher den ersten Mittelhandknochen und die Daumengrundphalanx mitumfaßt. Dauer der Ruhigstellung: bei einfacher Lunatumluxation 3 Wochen; bei veralteten Luxationsfrakturen 12—24 Wochen; aktive Übungsbehandlung aller nicht ruhiggestellten Gelenke sofort nach Abklingen des Wundschmerzes. (*Merke!* Exstirpation des Lunatum nur bei veralteten Luxationen, wenn Störungen von seiten des N. medianus vorliegen. Die Handgelenkfunktion wird aber dadurch nicht gebessert!)

Resultate. Reine Lunatumluxation: freie Beweglichkeit etwa 30%, geringe Bewegungseinschränkung etwa 50%, starke Bewegungseinschränkung 10—15%. Veraltete, reine Lunatumluxation: freie Beweglichkeit etwa 25%, geringe Bewegungseinschränkung etwa 25%, starke Bewegungseinschränkung etwa 50%. Frische Luxationsfraktur: freie Beweglichkeit 0%, geringe Bewegungseinschränkung 60%, starke Bewegungseinschränkung 20%. Veraltete Luxationsfraktur: freie Beweglichkeit 0%, geringe Bewegungseinschränkung 45%, starke Bewegungseinschränkung 55%. Nervenstörungen vorwiegend bei veralteten Fällen und spez. bei den nicht-reponierten, bei welchen die Lähmung meist bestehenbleibt. Lähmungen bei frischen Luxationsfrakturen gehen in der Regel nach der Reposition zurück. Pseudarthrosen: Kahnbeinpseudarthrose nach trans-navicularer Luxationsfraktur in etwa ein Siebentel der Fälle; bei veralteten Luxationsfrakturen dieser Art sehr viel häufiger, weshalb bei operativ-reponierten Luxationsfrakturen nach 3—4 Wochen eine Spanverpflanzung in das frakturierte Naviculare zu empfehlen ist.

Arbeitsunfähigkeit: bei reiner Lunatumluxation 27—86 Tage; bei transnaviculo-lunärer und selteneren Typen der Luxationsfraktur 129—526 Tage; Behandlungsdauer zwischen 157—316 Tagen.

f) Navicularelu xation. *Vorkommen:* äußerst selten; meist durch direktes Trauma. *Therapie:* Reposition unter Zug und Gegenzug bei geringem Druck auf den dislozierten Knochen gelingt leicht; Ruhigstellung im Gipsverband wie für Navicularefraktur (vgl. Abb. 501) für die Dauer von 3 Wochen. *Prognose:* günstig, avasculäre Nekrose ist nicht zu befürchten.

g) Metakarpo-Phalangealgelenk: häufiger (in etwa 5% aller Verrenkungen) am *Daumen* (freie Stellung!), hier *dorsal* (gewöhnlich!), *volar* oder *seitlich* (letztere beiden ganz selten!); selten an den übrigen *Fingern*, am ehesten am zweiten und fünften (allerdings hier oft wohl von dem Patienten selbst reponiert), hier *dorsal* (meist!) oder *volar*; manchmal infolge Interposition bzw. Knopflochmechanismus irreponibel, dann blutig einzurichten; bei isolierter volarer Luxation des 5. Mittelhandknochens droht Ulnarisschädigung.

1. *Luxation des Metacarpale I* (Daumenluxation): selten; *Entstehung:* Sturz auf den adduzierten, opponierten Daumen. *Symptome:* Dislokation der Basis des Metakarpale I nach radial-dorsal und zentralwärts gegen das Handgelenk; Verkürzung des I. Strahls; Dislokation nach volar in Abduktion und Supination oder Pronation sehr selten.

Therapie. α) *Konservativ:* bis zum 8. Tag *Reposition* möglich. *Technik:* (nach *Farabeuf*) 1. Akt: maximale Abduktion und Distalverschieben der Basis der Grundphalanx über das Metakarpalköpfchen hinweg (mittels Daumendruck!). 2. Akt: Zug in der Längsachse und Beugung des Daumens im Grundgelenk; gleichzeitige Verschiebung über das Metakarpalköpfchen nach volar. *Retention:* im handschuhförmigen Gips in mittlerer Beugung und Opposition des Daumens (frei bleibende Daumen- und Zeigefingerspitzen müssen sich leicht berühren können). Dauer der Ruhigstellung: 3 Wochen.

β) Operativ: bei älteren Luxationen gelingt die unblutige Reposition nicht mehr, weil sich die beugeseitigen Sehnen, Bänder und Kapselteile knopflochartig über das Metakarpalköpfchen I legen. Ab 8. Tag nach der Luxation muß das Gelenk von kleiner dorsaler Incision freigelegt und mit Raspatorium volarwärts gehebelt werden. Volare Gipsschiene mit maximaler Flexion des Endglieds für 2 Wochen.

2. *Luxation der Karpo-Metakarpalgelenke II–V. Vorkommen:* häufiger als die des I. *Formen:* meist nach dorsal, seltener volar; einzeln nur am V., meist II–III, auch alle 4 gleichzeitig. *Therapie: Reposition* durch Zug und Gegenzug; *Retention:* mit dorsaler Gipsschiene in Mittelstellung; für 4 Wochen. *Operativ:* in veralteten Fällen mit gestörtem Faustschluß. Von der vorstehenden Basis des Metakarpale wird so viel abgetragen, daß die Reposition gelingt; dann Osteosynthese und dorsale Gipsschiene für 8 Wochen.

h) Interphalangealgelenk: nicht ganz selten, oftmals wahrscheinlich vom Patienten selbst bzw. Sanitäter eingerichtet; dorsal (meist!), volar oder seitlich (radial oder ulnar); außerdem kombiniert: volar-innen oder dorsal-außen (bei Erhaltung eines Teils des seitlichen Bandapparats); evtl. zugleich an mehreren Fingern und manchmal im Mittel- und Endgelenk zugleich bzw. nacheinander durch Fortwirken der Gewalt bei dem gleichen Unfall; für Skeletonsport charakteristisch ist die Verrenkung am Kleinfinger-Endglied; sonst sind befallen in absteigender Reihenfolge: End-, Mittel- und Grundgelenk bzw. V., IV., III. und II. Finger, am Daumen häufiger Grundgelenk.

Differentialdiagnose: Bruch des nächst höheren Knochens (Metacarpus bzw. der nächst höheren Phalanx).

Therapie. Bei Distorsion der Interphalangealgelenke: Fixierung des verletzten Fingers durch Heftpflasterstreifen am Nachbarfinger für 4–6 Wochen. Bei schwerer Distorsion des Daumengrundgelenks handschuhförmiger Gips für 3 Wochen bei Oppositionsstellung des Daumens und Freilassen der Daumenfingerbeere, damit die Zangenfunktion der Hand erhalten bleibt. *Bei Dorsalluxation der Daumengrundphalanx. Reposition:* durch Einstellen senkrecht zum Metakarpale, dann Parallelverschiebung nach vorn und sofortige Flexion (manchmal zusätzliche Torsionsbewegung). *Bei dorsaler Luxation im Mittel- und Endgelenk:* Einrichtung durch Längszug und rasche Flexion gelingt ohne weiteres. Das Gelenk muß nach der Reposition frei beweglich sein. *Operativ:* spez. zur Reposition irreponibler Luxationen der Grundgelenke; dorsaler Längsschnitt zur Freilegung des direkt unter der Haut gelegenen Metakarpalköpfchens und Befreiung desselben aus dem durch Muskeln, Sehnen und Kapselteile gebildeten knopflochartigen Schlitz; hierauf Reposition und (lediglich) Hautnaht. (Cave! Kapselnähte bei geschlossenen und offenen Luxationen der Interphalangealgelenke, um Schrumpfungskontrakturen zu vermeiden.) *Retention:* bei geschlossenen Luxationen der Mittel- und Endgelenke und seitlicher Gelenkfestigkeit, lediglich Heftpflasterstreifen in 3–4 Lagen um das Gelenk bei leichter Beugestellung für 2–3 Wochen. Bei starken seitlichen Wackelbewegungen (Seitenbänder zerrissen!) Cellonahülse für 4–6 Wochen. *Bei Luxation der Grundgelenke:* volare Fingerschiene für 3 Wochen bzw. handschuhförmiger Gips bei Verrenkung des Daumengrundgelenks. *Nach komplizierten Luxationen:* dorsale Gipsschiene und Fingerschiene (bei dorsaler Wunde volar, bei volarer Wunde dorsal) für 3 Wochen bzw. bis Abschluß der Wundheilung.

Aktive Übungsbehandlung: vom ersten Tage an für sämtliche nicht ruhiggestellten Gelenke der Hand und des ganzen Arms.

Resultate: Behandlungsdauer bei Fingerluxation 40 Tage, bei Fingerdistorsion 22 Tage. *Prognose:* günstig. Versteifungen nur in Einzelfällen.

14. Brüche an Hand und Fingern

a) Handwurzel (Carpus). 1. *Lunatumfraktur. Vorkommen:* frische Fraktur des Lunatumkörpers äußerst selten; Abrisse des Lunatumvorder- und -hinterhorns etwas häufiger. Davon häufiger am Hinterhorn als am Vorderhorn (Cave! Verwechslung mit Abriß und Abscherung von der Hinterwand des Os triquetrum). *Therapie:* ungepolsterte dorsale Gipsschiene von den Zwischenfingerfalten bis zum Ellbogengelenk bei Mittelstellung des Handgelenks für 3 Wochen und gleichzeitiger aktiver Übungsbehandlung aller übrigen Gelenke.

2. **Navicularefraktur.** *Vorkommen:* sehr häufig, manchmal die Frequenz der typischen Radiusfraktur überflügelnd. *Entstehung:* Sturz auf die gestreckte Hand oder maximale Dorsalflexion des Handgelenks aus anderer Ursache (z. B. bei Kurbelrückschlag). *Pathogenese und Bruchformen:* das Os naviculare erhält seine Ernährung durch 2 Gefäße, von welchen das eine in der Mitte der Streckseite, das andere von der Tuberositas her

in den Knochen eindringt; im proximalen Drittel finden sich nur bei 30% der Fälle Gefäße. Wegen der schlechten Gefäßversorgung, welche von distal nach proximal erfolgt, besteht die Gefahr der avasculären Nekrose des proximalen Fragments bei allen Querbrüchen des Knochens. Nur bei extrakapsulären Brüchen an der Tuberositas erfolgt rasche Heilung. Drei typische Bruchformen werden unterschieden.

α) Bruch der Tuberositas an der Grenze vom mittleren zum distalen Drittel (50% der Fälle). Beide Fragmente sind gut mit Blut versorgt. Es entsteht meist keine Pseudarthrose.

β) Bruch im proximalen Drittel: weil das proximale Fragment vollständig von der Gefäßversorgung abgeschaltet ist, kommt es leicht zur Pseudarthrose bzw. zur avasculären Nekrose des proximalen Fragments, wenn der Bruch nicht lange genug absolut immobilisiert wird.

γ) Bruch durch die Mitte des Naviculare: das versorgende Hauptgefäß kann gleichzeitig zerreißen; das proximale Fragment verfällt der avasculären Nekrose, wenn die Fraktur nicht lange genug ruhiggestellt wird.

Symptome und Diagnose: geringgradige, jedoch schmerzhafte Bewegungsstörung des Handgelenks; Druck-, Stauchungs- und Hyperextensionsschmerz in der Gegend der Tabatière. *Röntgenbild:* gewöhnliche dorso-volare und seitliche Aufnahme bringt den anfänglich haarfeinen Bruchspalt nicht genügend zur Darstellung. Die dorsovolare Aufnahme muß daher bei halbem Faustschluß und genau eingestelltem Zentralstrahl angefertigt werden, so daß der Bruchspalt voll getroffen wird. Außerdem Aufnahme in schrägem Strahlengang, d. h. bei leicht gebeugten Fingern und Supinationsdrehung von 45°; am besten 4 Röntgenaufnahmen (1. rein dorsovolar bei Mittelstellung des Handgelenks, 2. rein seitlich, 3. rein dorso-volar bei leichter Dorsalflexion des Handgelenks, 4. Schrägaufnahme bei halber Supinationsdrehung (*Merke!* Lupenbetrachtung der Röntgenbilder zur Erkennung feinster Fissuren).

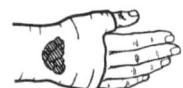

Abb. 501. Bei *Navicularefraktur:* Vorderarmriß bis zu den Mittelhandköpfchen unter Einbeziehung der Daumengrundphalanx

Therapie. 1. *Bei frischer Navicularefraktur:* Frühzeitige absolute Immobilisation führt so gut wie immer zur Ausheilung! (*Böhler*). Bei *Verdacht auf Navicularefraktur* dorsale Gipsschiene von der Zwischenfingerfalte bis zum Ellbogen mit Einschluß des Metakarpale I; Gipsabnahme nach 14 Tagen und erneute Röntgenkontrolle; ist eine Fraktur vorhanden, so ist zu diesem Zeitpunkt der Bruchspalt gut erkennbar. In solchen Fällen neuer Gips für 4–6 Wochen. Bei *eindeutiger Navicularefraktur:* dorsale ungepolsterte Gipsschiene von den Zwischenfingerfalten bis zum Ellbogen unter Einschluß des Metakarpale I und des Daumengrundglieds bei Mittelstellung des Handgelenks, evtl. leichte Radialabduktion und Dorsalflexion, um die Fragmente aufeinander zu stauchen (s. Abb. 501). Dauer der Ruhigstellung: bei Brüchen der Tuberositas 3 Wochen; bei Brüchen im mittleren und peripheren Drittel mindestens 6 Wochen; bei Brüchen im proximalen Drittel und bei Brüchen mit einem Biegungskeil mindestens 10 Wochen. Ist nach 10–12 Wochen noch keine Konsolidation, muß weiter und maximal bis zur 18.–20. Woche ruhiggestellt werden. Gleichzeitig regelmäßige aktive Übungsbehandlung aller nicht ruhiggestellten Gelenke. (*Cave!* Sämtliche, die Fingergelenke für derart lange Zeit absolut immobilisierenden Verbandanordnungen, wegen Gefahr der Streckkontraktur der Fingergrundgelenke; Gipsverbände, welche die Finger in Streckstellung absolut immobilisieren [z. B. nach *Rehbein*], kommen nur für die Behandlung von Naviculare- und Karpalfrakturen von Kindern und Jugendlichen, nicht aber für solche bei Erwachsenen in Frage).

2. *Bei traumatischer Höhlenbildung nach Navicularefraktur:* häufig treten rückbildungsfähige oder bleibende Ernährungsstörungen auf, spez. wenn die Navicularefraktur nicht mindestens 6 Wochen absolut immobilisiert wird. Es kommt dann nach 3–6 Wochen zur Verbreiterung des Bruchspalts und zu einer zentralen Höhlenbildung („Siegelringform" im Röntgenbild). Ohne Behandlung kommt es aus diesem Zustand unweigerlich zur Pseudarthrose.

α) *Konservativ:* traumatische Höhlenbildung nach Navicularefraktur kann noch zur Ausheilung gebracht werden durch absolute Immobilisation im typischen Gipsverband unter Einschluß des Metakarpale I und Daumengrundglieds für 3–8 Monate; zwischenzeitlich Verbandwechsel nach den ersten 12 Wochen, dann nach je 6 Wochen mit Röntgenkontrolle zur Überprüfung des Heilverlaufs. *Prognose:* bei konsequenter Ruhigstellung wird knöcherne Konsolidation erzielt und gute Beweglichkeit des Handgelenks trotz lang dauernder Ruhigstellung.

β) *Operativ*: *Spanbolzung*, wenn nach 12 Wochen noch keine Verschmälerung des Bruchspalts feststellbar ist. *Percutane Vereinigung mit einem Kirschner-Draht* oder *Verschraubung* nach *Geißendörfer* führt bei richtiger Ausführung häufig noch zum Ziel. *Technik*: unter Röntgendurchleuchtungskontrolle (Bildverstärkerröhre!) wird der Draht bei maximaler Ulnarabduktion und starker Volarflexion der Hand in das Naviculare gelegt; Einstichstelle liegt ziemlich genau in der Mitte der Dorsalseite des Handgelenks; sobald richtige Drahtlage erreicht ist, wird der überstehende Teil dicht über dem Hautniveau abgeknipst, der liegende Draht aseptisch abgedeckt und Vorderarmgips unter Einbeziehung des Metakarpale I und Daumengrundgelenks angelegt. Dauer der Ruhigstellung: 3 Wochen; besteht zu diesem Zeitpunkt noch ein deutlicher Bruchspalt, weitere Ruhigstellung für 2–3 Wochen; Drahtentfernung ambulant.

3. *Bei Navicularepseudarthrose*. α) *Konservativ*: weitere Fortführung der absoluten Ruhigstellung ist zwecklos; Heilung wird auf konservativem Wege niemals mehr erreicht. Tragen eines sog. „Kraftbands" aus Leder wird als erleichternd empfunden.

β) *Operativ*. *Becksche Bohrung*: nur bei schmalem Bruchspalt, guter Ernährung beider Fragmente und fehlender Arthrosis deformans erfolgreich; bei glatt geschliffenen Pseudarthrosen stets erfolglos. *Technik*: Durchmesser des Bohrers 2 mm, Bohrerlänge 6–8 cm; knapp proximal von der Basis des Metakarpale I wird das Naviculare an umschriebener Stelle freigelegt und von distal mit geringen Richtungsänderungen 6–8mal durchbohrt (Röntgendurchleuchtungskontrolle unerläßlich, um Anbohrung benachbarter Gelenke zu vermeiden); Ruhigstellung im Gipsverband wie oben für 8–16 Wochen. *Bolzung mit Knochenspan*: mit oder ohne Freilegung der Bruchstücke wird in einen vorgebohrten Kanal von 6–7 mm Durchmesser ein Knochenspänchen aus dem Darmbeinkamm oder ein homoioplastischer Konservenspan so eingeführt, daß er beide Fragmente sicher faßt; bestehenbleibende Höhlen werden mit kleinen Spänen zusätzlich fest plombiert. Ruhigstellung: im typischen Gipsverband (wie oben), welcher sofort gespalten wird; nach 8–10 Tagen Anlegen eines endgültigen Gipsverbands von den Zwischenfingerfalten bis zur Ellenbeuge unter Einbeziehung des Daumengrund- und -mittelglieds für 4 Monate.

4. *Bei Navicularenekrose*: eine konservative Behandlung ist erfolglos, sobald kleinere oder größere Cysten in beiden Bruchstücken auftreten und auch die übrigen Handwurzelknochen von der Ernährungsstörung befallen werden. Sobald beide Bruchstücke eindeutig von Cysten durchsetzt sind, bleibt nur die *Exstirpation des ganzen Naviculare* übrig, evtl. Ausfüllen der entstehenden Höhle mit einer Kunststoffprothese entsprechender Größe und Form. Ruhigstellung im typischen Gipsverband für 2–3 Wochen.

5. *Bei Arthrosis deformans des Karpalgelenks nach Navicularefraktur*. α) *Konservativ* durch Stützapparat, welcher die Hohlhand so weit frei läßt, daß Faustschluß möglich ist (Cave! jegliche Massage und passive Bewegungen!).

β) *Operativ*: bei zunehmenden Schmerzen und abnehmender Beweglichkeit *Handgelenkarthrodese* (vgl. S. 1510). *Resultate*: knöcherne Heilung 61–95,5%; jedoch in etwa der Hälfte der Fälle mit Bewegungseinschränkung und Arthrosis deformans im Radio-Karpalgelenk in 1–24% der Fälle durchschnittliche Behandlungszeit: 65,4–86 Tage; Rentenempfänger: 0,5–24%, durchschnittlich etwa 10%; nach percutaner Drahtung wird knöcherne Konsolidation durchschnittlich nach 4–6 Wochen erreicht. Ausschlaggebend für knöcherne Konsolidation ist weniger die Frage der Gefäßverletzung, als die genügend lange absolute Immobilisation, welche allerdings mit alleiniger Gipsbehandlung nicht immer erreichbar ist.

3. *Frakturen der übrigen Carpalia*: ziemlich häufig, und zwar Abrisse des Lunatumhinter- und Vorderhorns, Brüche und Abrisse des Os triquetrum und pisiforme, Frakturen des Multangulum majus und minus, des Capitatum, des Hamatumkörpers und des Hakenfortsatzes des Hamatum. *Therapie*: Vorderarm-Gipsverband bis zu den Metakarpalköpfchen ohne Einschluß des Daumengrundglieds. Dauer der Ruhigstellung bei kleineren Abrissen 3 Wochen, bei Frakturen der größeren Knochenkörper 6 Wochen. Aktive Übungsbehandlung wie üblich.

b) Mittelhand (Metacarpus). *Vorkommen*: häufiger ($2^{1}/_{2}$–5% aller Brüche), vor allem an Metakarpale I und V (exponiert!).

Entstehung: *direkt* (z. B. durch Aufschlagen mit dem Handrücken auf einen kantigen Gegenstand, besonders am Metakarpale V) oder *indirekt* (z. B. durch Fall oder Stoß auf die Spitze des überstreckten Fingers, z. B. bei Handball, Schneeschuhlaufen usw., oder auf Mittelhandköpfchen bei gebeugtem Finger oder durch Abknickung beim Ringen, Boxen usw.).

Bruchformen: quer, schräg (oft langgestreckt) oder spiralig; am Daumen bisweilen ($33^1/_3\%$ aller Mittelhandbrüche) als **Bennettsche Fraktur**, d. h. Schrägbruch der volaren Hälfte der 1. Metacarpusbasis, also der proximalen Gelenkfläche (Gelenkbeteiligung!), wobei der Schaft des Mittelhandknochens dorsal, proximal und radial tritt, so daß der Eindruck einer dorsalen Subluxation bzw. Luxation erweckt wird: (*Bennett*, 1881), bei *Biegungsbruch der Basis des Metakarpale I* verschiebt sich das distale Fragment ähnlich wie bei der *Bennett*schen Fraktur; das Gelenk ist jedoch nicht beteiligt; die Behandlung die gleiche; bei Kindern erfolgt auch Epiphysentrennung (am Daumen an der Basis, an den übrigen Fingern am Köpfchen).

Symptome: Bruchschmerz, und zwar nicht nur auf Druck (wie bei einfacher Quetschung), sondern auch auf Zug und auf Stauchung; Röntgenbild; evtl. abnorme Beweglichkeit und Crepitation (nachweisbar durch festes Umfassen und ruckartige Hebelbewegungen mittels Daumens und Mittelfingers); Dislokation meist gering, evtl. Fingerverkürzung, Winkelbildung und seitliche Verschiebung durch Zug der M. abductor poll. brev., bei Bruch in der Nähe des Köpfchens dieses in der Vola, proximales Bruchstück auf dem Dorsum vorspringend (*Cave!* Lux. phalangis I!); evtl. tritt beim Faustschluß der betr. Knöchel am Handrücken aus der Reihe zurück, falls Verschiebung des Bruchs im Sinne der Verkürzung vorliegt.

Therapie. α) *Luxationsfraktur mit ulnarem Kantenabbruch der Basis des Metakarpale I (Bennettsche Fraktur):* Lokalanästhesie der Bruchstelle, unter Zug und Gegenzug wird der verschobene Schaftteil an der Bruchstelle in normale Lage zurückgebracht. *Retention:* durch dorsale Gipsschiene vom Ellbogen bis zu den Fingergrundgelenken unter völligem Einschluß des Daumengrundglieds; zusätzliche Gipseindellung mit dem Daumen an der Basis der Streckseite, damit das Metakarpale I nicht reluxiert und außerdem Extension an der Daumenendphalanx mittels feinem rostfreiem Draht oder Heftpflasterzug in Extension und Abduktionsstellung des Daumens und leichter Oppositionsstellung *nach Iselin:* mit percutaner Durchbohrung des Metacarpus I und II nach erfolgter Reposition und Retention mittels des Percutandrahtes, der im Gipsverband fixiert wird. Dauer der Ruhigstellung: 4—6 Wochen. Aktive Übungsbehandlung sämtlicher frei bleibenden Gelenke. *Bei älteren Brüchen* Excision eines keilförmigen Stücks aus der Dorsalseite der Basis Metakarpale I, um die Abduktion wieder möglich zu machen. *Bei schmerzhaften Arthrosen:* Arthrodese.

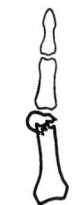

Abb. 502 *Phalangenfraktur:* Typische Dislokation bei Fraktur der Fingergrundphalanx

β) *Fraktur der Basis des Metakarpale I. Dislokation:* des distalen Fragments, ähnlich wie bei der *Bennett*schen Bruchform nach außen und proximal. Das gleiche gilt für die Schaftbrüche des Metakarpale I. *Therapie:* wie bei *Bennett*scher Fraktur (s. oben).

γ) *Fraktur des Metakarpale II—IV. Dislokation:* Querbruch in Schaftmitte, Drehbruch in Schaftmitte. Brüche im Halsteil des Metakarpale, wobei die Gelenkköpfchen meist in einem nach volar und radial offenen Winkel zum Schaftfragment stehen (s. Abb. 502). *Reposition.* 1. *Konservativ:* bei Achsenknickung ohne Seitendislokation möglichst starke Dorsalflexion der verletzten Hand und Druck mit dem Zeigefinger auf die Bruchstelle von dorsal her. Mit Kleinfingerballen der anderen Hand wird auf die Köpfchen der gebrochenen Mittelhandknochen gedrückt und diese nach dorsal gebogen. Stets kommt es darauf an, die peripheren Fragmente nach dorsalwärts, d. h. wieder geradezubiegen. Bei Seitenverschiebung mit Verkürzung: durch fixierten Gegenzug am Oberarm und Zug an den entsprechenden Fingern mittels angeklebter Binde, Kompresse oder Mädchenfänger, zunächst Verkürzungsausgleich, dann Beseitigung der Seitenverschiebung durch seitlichen Druck und Gegendruck; schließlich Korrektur der Achsenknickung wie oben. 2. *Operativ:* sobald die Reposition durch Zug und Druck nicht gelingt, Freilegung der Fragmente von dorsalem Schnitt und Aufeinanderstellung der Bruchstücke; bei Querbrüchen lediglich blutige Reposition, bei Schrägbrüchen Osteosynthese durch Drahtumschlingung oder Drahtnaht; bei Bruch sämtlicher Metacarpalia mit Seitenverschiebung stets Osteosynthese des Metakarpale II und V.

Rush-Pinnung: spez. für die Frakturen des Metakarpale II und V geeignet. *Technik:* Pindurchmesser 2,3 mm; Pinlänge: genau der Knochenlänge entsprechend. Offenes oder geschlossenes Verfahren; leichte Biegung des Pin mit dem Schränkeisen vor der Einführung; die Pinnung erfolgt von der Basis des Metakarpale aus. Kleine dorsale Stichincision über der Basis des Metakarpale; Anlegen einer Einschlagöffnung mit der Reibahle in Richtung der Längsachse des Knochens; Einführung des Pin und Vortreibung bis zur Frakturlinie – exakte Reposition – und völliges Einschlagen des Pin, bis seine Spitze fest im distalen Fragment sitzt. *Prognose:* bei richtiger Pinnung gut; fast stets ist sofortige aktive Bewegungsübung möglich.

Retention: bei Brüchen ohne Verschiebung Anlegen eines Vorderarmgipses in neutraler Stellung des Handgelenks für 3 Wochen (*Cave!* Dorsalflexion im Handgelenk!). Bei Brüchen mit Verschiebung durch dorsale Gipsschiene, welche über der Bruchstelle sorgfältig angedrückt wird und bei Dorsalflexion im Handgelenk von 15–20°. Zusätzlich wird volar eine Fingerschiene angelegt, welche den bzw. die betreffenden Finger im Grundgelenk in einer Flexion von 40–50°, im Mittelgelenk in Flexion von 90° und im Endgelenk von 10–15° hält (s. Abb. 503). Das Ende der Fingerschiene ist mit dem Hohlhandteil derselben durch einen feinen Draht oder Schnur verbunden, damit sie nicht in Streckung aufgebogen werden kann; der betroffene Finger wird mit einem über das Endgelenk gelegten Heftpflasterstreifen an der Fingerschiene befestigt (*Cave!* Extensionsdrähte durch die Fingerkuppe u. dgl. wegen Drahtinfektion, Fingereiterung, verzögerter Callusbildung durch übermäßige Extension, Überstreckung der Fingergrundgelenke, Pseudarthrose, Bewegungseinschränkung der Finger). Dauer der Ruhigstellung: bei Brüchen ohne Verschiebung 3 Wochen, bei Brüchen mit leichter Verschiebung 4 Wochen, bei Brüchen mit starker Verschiebung 4–6 Wochen. Häufig ist Gipswechsel nach der ersten Woche, d. h. nach Rückgang der Hohlhandschwellung, erforderlich; der Ersatzgips wird jeweils in der gleichen Weise angelegt wie der erste.

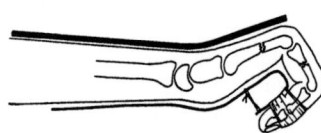

Abb. 503. *Metacarpal- und Phalangealfraktur:* Retention mit dorsaler Gips- und volarer Fingerschiene in Flexion sämtlicher Interphalangealgelenke (nach *Böhler*)

δ) *Fraktur des Metakarpale V. Reposition:* in gleicher Weise wie für die Brüche des Metakarpale II–IV, d. h. durch Druck auf das Köpfchen von der Volarseite her. *Retention:* für Brüche an der Basis: einfache dorsale Schiene bei Mittelstellung des Handgelenks und volare Fingerschiene. Für reponierte Querbrüche des Schafts und Brüche des Köpfchens: ulnare Gipsschiene, welche das Metakarpale V sowie Grund- und Mittelphalanx des Fingers V auch an der Volarseite umfaßt (Handschuhgips für den 5. Finger). Das Handgelenk wird dabei in Dorsalflexion von 20–30°, das Grundgelenk in Flexion von 45–60°, das Mittelgelenk von 50–70°, das Endgelenk von 10–20° fixiert; die Spitze des Fingers V zeigt auf das Lunatum. (*Merke!* Fingernagel muß zur Durchblutungskontrolle frei bleiben!) Finger I–IV bleiben völlig frei für die aktive Bewegungsübung.

c) Fingerglieder (Phalanges). *Vorkommen:* häufiger; es sind betroffen in absteigender Reihenfolge: Grund-, End- und Mittelglied bzw. Finger I, II, III, IV und V.

Entstehung: meist *direkt* (durch quetschende Gewalt bei Maschinen, Stanze, Presse usw.; oft kompliziert) oder *indirekt* (durch längswirkende Gewalt, spez. Fall oder Stoß gegen das Fingerende, z. B. bei Handball); am Nagelglied auch durch *Zug* der Beugeoder (häufiger) der Strecksehne: *Busch*sche Fraktur; vgl. Spez. Chirurgie, Fingersehnenruptur!

Formen: quer, schräg, längs, spiralig oder gesplittert.

Symptome: Schwellung, Bluterguß, Schmerz lokal auf Druck und auf Stauchung bzw. Zug, Dislokation (infolge Zug der Mm. lumbricales und interossei meist nach dorsal – offene Knickung!), abnorme Beweglichkeit, Crepitation, Röntgenbild (von oben und seitlich. Callus ist erst spät erkennbar, überhaupt gering!).

Komplikationen: oft (etwa 90%) Wunde und manchmal Gelenkbruch.

Prognose: Verschiebung des Bruchstücks und Gelenkbeteiligung (mit nachfolgender Versteifung), wodurch der Faustschluß leidet.

Therapie. α) *Fraktur der Daumengrundphalanx. Reposition:* wie üblich durch fixierten Gegenzug am Oberarm und aktiven Längszug am betroffenen Finger mit Ausgleich der Achsenknickung; Röntgenkontrolle! – *Retention:* mit dorsaler Gipsschiene, welche auch den Daumen umfaßt und bis zur Mitte des Endglieds reicht. Haltung des Gipses im übrigen wie bei *Bennett*-Fraktur. Bei Brüchen mit Verschiebung besser Anlegung einer dorsalen Gipsschiene mit volarer Drahtfingerschiene, womit das Handgelenk in Dorsalflexion von 15–25°, der Daumen in leichter Beugestellung gehalten wird; das

Daumenendglied ist mit Heftpflaster an der Fingerschiene befestigt. Dauer der Ruhigstellung: bei Brüchen ohne Verschiebung 3 Wochen, mit Verschiebung 4 Wochen.

β) *Fraktur der Grundphalanx II–V*. *Reposition:* durch fixierten Gegenzug und aktiven Längszug und entsprechende Flexion. *Retention:* mit dorsaler Gipsschiene für das Handgelenk und Drahtfingerschiene und Fixierung des Fingers auf der Drahtschiene mit Heftpflasterstreifen, welcher um das Endgelenk herumgelegt wird (*Cave!* Fixierung des Fingers in Streckstellung und anschließendes Abbiegen der Fingerschiene, da hierdurch ein zu starker Zug erzeugt und das Heftpflaster rasch locker wird) (vgl. Abb. 503). Das Ende der Fingerschiene wird so stark abgebogen, daß der Verband durch jeden Ärmel hindurchgeschoben werden kann und außerdem wird es mit weichem Draht oder Schnur mit der Hohlhand verbunden, damit es nicht absichtlich oder unabsichtlich in Streckstellung aufgebogen werden kann. Röntgenkontrollen in achttägigen Abständen und evtl. Nachreposition bzw. Abänderung und Erneuerung der Verbandanordnung (*Cave!* Drahtzüge durch die Fingerkuppe, Tennisschläger-artige Verbandanordnungen, jede länger dauernde Fixation des Fingers in Streckstellung der Grund- und Mittelgelenke!). Aktive Übungsbehandlung aller von der Verbandanordnung frei bleibenden Finger.

γ) *Fraktur der Mittelphalanx*. *Reposition:* wie oben. *Retention:* mit dorsaler Gipsschiene für das Handgelenk und volarer Drahtfingerschiene in gleicher Stellung wie bei den Brüchen der Grundphalanx (s. oben).

δ) *Fraktur der Endphalanx*. *Reposition:* meist leicht durch Kompression oder leichte Biegung. *Retention:* des leicht gebeugten Fingers durch eine in ganzer Länge aufgelegte volare Gipsschiene, welche mit einem Stoffingerling überzogen wird. Dauer der Ruhigstellung 2 Wochen. Anschließend Fixation des Mittel- und Endglieds für 4 Wochen mit Heftpflasterstreifen am Nachbarfinger. Bei gleichzeitigem Abriß der Strecksehne an der Basis der Endphalanx: durch Zellonagipshülle, welche bis an die Zwischenfingerfalten heranreicht und welche während des Erhärtens von dorsalwärts her etwas eingedellt wurde, so daß die Strecksehne durch Hyperextension der Endphalanx entlastet wird (vgl. Abb. 442). Dauer der Ruhigstellung 5 Wochen bei Überstreckung des Endgelenks und leichter Beugung des Mittelgelenks.

ε) *Fingergelenkfraktur*. *Reposition und Retention:* ist meist in der für die Fingergrund- und -mittelphalanx beschriebenen Art möglich; ist dies nicht der Fall, so wird bei stark verschobenen Gelenkfrakturen eine *gedeckte Transfixation* oder offene Osteosynthese mittels feiner Drahtumschlingung oder Drahtnaht ausgeführt. (*Cave!* Drahtzug auf Fingerschiene, wegen Gefahr der Distraktion.) Dauer der Ruhigstellung: für alle Gelenkfrakturen 4 Wochen.

ζ) *Frische komplizierte Fingerbrüche* und Versorgung von Weichteildefekten an Hand und Fingern (vgl. S. 1485 ff.).

η) *Fraktur der Daumensesambeine*. *Vorkommen:* echte Frakturen selten. *Entstehung:* als Abrißfraktur durch Hyperextension des Daumens oder durch direktes Trauma. *Diagnose:* aus Unfallhergang, Nachweis äußerer Verletzungsfolgen im Bereich des Sesambeins und *Röntgenbild:* dies ist nur beweisend, wenn die Bruchstücke deutlich klaffen; differentialdiagnostische Abgrenzung vom mehrgeteilten Sesambein stets schwierig. *Therapie:* Ruhigstellung im handschuhförmigen Gips unter Einbeziehung des Metakarpale I und der Daumengrundphalanx für 3 Wochen.

15. Beckenbrüche und -verrenkungen

a) Beckenbrüche (Fr. pelvis). *Vorkommen:* nicht selten bei Verkehrsunfall (1–2% aller Brüche), überhaupt nur infolge bedeutender Gewalt, z. B. Sturz von Leiter, Dach, Pferd, Rodelschlitten usw., Verschüttung, Überfahrung, Schuß; bei Kindern überhaupt selten, da hier der elastische Beckenring nachgibt und häufiger innere Verletzungen erfolgen. Von den einzelnen Beckenknochen werden betroffen in absteigender Häufigkeit: Scham-, Darm-, Sitz-, Kreuz- und Steißbein.

Formen und Entstehung: man unterscheidet im allgemeinen: I. *Beckenrand*- und II. *Beckenring*brüche; III. Hüftpfannenbrüche (s. Abb. 504 a–c).

I. *Beckenrandbrüche* (vgl. Abb. 504a), d. h. Abbrechen einzelner Teile des Beckens; meist *direkt* (z. B. durch Hufschlag, Auffallen von Lasten).

1. *Abriß der spina ilica ventr. cran:* durch Zugwirkung des M. sartorius: einige Tage Bettruhe genügen; Verband nicht notwendig.

2. *Darmbeinschaufel:* meist direkt, z. B. durch Hufschlag nahe der Linea arcuata oder Absprengung des Darmbeinkamms, auch als Rißbruch (durch M. glut. max. und med. mit Verschiebung der Bruchstücke durch jene nach außen und durch die Bauchmuskeln nach oben) oder Querbruch (*Duverney-Thieme*; wobei im Falle des Querbruchs unterhalb der Spina iliaca ventr. cran. Verschiebung beider Bruchstücke mit Emporrücken der Spina il. ventr. cran. erfolgt; dadurch scheinbare Beinverlängerung, d. h. vergrößerte Distanz Spina–Malleolus bei gleichbleibender Distanz Trochanter–Malleolus) oder Kompressionsbruch (hinten-oben) oder Rißbruch der Spina il. ant. sup. (durch M. tensor fasciae latae und M. sartorius nach unten-vorn) und (z. B. bei Skisprung) Rißbruch der Spina inf. (durch M. rectus fem. und Lig. Bertini nach unten-hinten). *Therapie:* ohne Dislokation: 3 Wochen Bettruhe, kein Verband; aktive Übungsbehandlung mit Dislokation nach außen-unten; Abduktionslagerung beider Beine auf 2 *Braun*sche Schienen; Extension mit je 1 kg an beiden Unterschenkeln mittels Heftpflaster- oder „Stülpa"-Zug (vgl. Abb. 558); Hochstellen des Bettendes auf 20 cm; nach 3 Wochen Entfernung des Zugs und aktive Übungsbehandlung; Aufstehen, sobald keine Schmerzen mehr bestehen.

3. *Sitzbein:* im ganzen oder (beim Schnellaufen, Fußballspielen, in den Sattel schwingen u. dgl.) als isolierter Querbruch im Sitzbeinkörper oder als Abriß oder Absprengung des Tuber ischii, hier bei Jugendlichen auch als Apophysenlösung (mit Verlagerung ab-

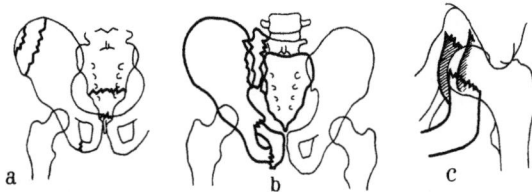

Abb. 504a—c. *Beckenfraktur:* a) Einfache Beckenfrakturen, b) mit Luxation des Sakroiliakalgelenkes (Beckenverrenkungsfraktur nach Malgaigne, auch doppelseitig), c) Hüftpfannenfraktur (zentrale Luxationsfraktur des Femurkopfs)

wärts durch Unterschenkelbeuger: Mm. biceps fem., semimembr. und semitendin.). *Diagnose:* Röntgenaufnahme. *Therapie:* Bettruhe mit Lagerung des Beins in Hüftstreckstellung für 2–3 Wochen; aktive Übungen.

4. *Kreuzbein: direkt* (z. B. durch Hufschlag oder durch Fall auf das Gesäß; meist quer, oft in Höhe der dritten Sakrallöcher; auch am 4., selten 5. Kreuzbeinwirbel; mit winkliger Knickung oder mit Verlagerung nach dem Beckeninneren, dadurch evtl. Mastdarmquetschung und bisweilen auch Läsion der die Kreuzbeinlöcher verlassenden Nervenwurzeln!) oder *indirekt* (vertikal durch die Seitenmasse des Kreuzbeins). *Therapie:* bei Dislokation nach mastdarmwärts: Lokalanästhesie der Bruchstelle und *Reposition* durch Zeigefingerdruck vom Mastdarm aus nach dorsal; 3 Wochen Bettruhe; keine weitere Behandlung.

5. *Steißbein. Vorkommen:* ziemlich selten. *Prognose:* nicht selten bleiben länger dauernde Störungen zurück. *Therapie:* Seitenlage im Bett für einige Tage, sofern beim Sitzen oder in Rückenlage starke Beschwerden bestehen; Stuhlregelung (*Cave!* lokale operative Maßnahmen, z. B. Steißbeinresektion, da auch nach der Steißbeinresektion oft noch in der gleichen Weise Beschwerden angegeben werden). *Differentialdiagnose:* Coccygodynie (s. S. 1310).

II. *Beckenringbrüche* (*Rose*) (vgl. Abb. 504b). *Definition:* Brüche mit Sprengung des aus den einzelnen Beckenknochen gebildeten (übrigens sehr widerstandsfähigen und elastischen) Rings.

Formen. Vorderer Beckenringbruch: d. h. Fraktur im horizontalen oder absteigenden Schambeinast oder in beiden zugleich. *Vorderer und hinterer Beckenringbruch* (doppelter Vertikalbruch nach *Malgaigne*): Bruch des Schambeins im horizontalen und absteigenden Ast mit kreuzbeinwärtiger Verschiebung der Fragmente. Außerdem Bruch der Darmbeinschaufel in ihrem hinteren Drittel; das mediale Fragment bleibt am Kreuzbein hängen, das laterale Fragment wird mitsamt dem Bein nach außen-oben um etwa 3 cm verschoben oder der Bruch im hinteren Ring geht durch das Kreuzbein; das äußere Kreuzbeinfragment mitsamt der Art. sacro-iliaca, dem Darmbein und Femur steigt dann nach außen-oben in die Höhe; gleichzeitig ist der 5.–4. Querfortsatz des Lendenwirbels mit abgeschert (vgl. Abb. 504b).

Diagnose: Inspektion (von vorn nach hinten und umgekehrt); zu achten ist auf Vorhandensein eines „*Trendelenburgschen Phänomens*", Zugschmerz und Druckschmerz durch Zug an beiden Darmbeinschaufeln bzw. Kompression der Darmbeinschaufeln von beiden Seiten her; *Messung:* der scheinbaren Beinverlängerung oder -verkürzung, und zwar nicht nur vom vorderen oberen Darmbeinstachel, sondern auch vom Dornfortsatz des BWK 12 aus. *Katheterisierung:* Feststellung freier oder gestörter Passage der Urethra, Vorhandensein von Blutkoageln, Blutaustritt aus der Harnröhre; Hämatom im Perineal- und Symphysenbereich. *Rectaluntersuchung:* Feststellung von Mastdarmverletzung, Vorhandensein von Blutkoageln im Mastdarm, palpable Mastdarmverletzung, palpable Dislokation von Fragmenten nach mastdarmwärts. *Vaginale Untersuchung:* Feststellung von Blutkoageln, direkte Verletzungen oder Fragmentdislokation, Symphysenstand.

Komplikationen: sekundäre Arthrosis deformans der Sacroiliacal- und Hüftgelenke; *Beckendeformität* (dadurch bei Frauen evtl. Geburtshindernis); *Verletzung der großen Beckengefäße; Verletzung von Nerven aus dem Plexus lumbo-sacralis* (Lähmung oder hartnäckige Neuralgie!); spez. aber *Verletzung der Urethra, Harnblase, Rectum* und *Vagina.*

Prognose: vollständige Arbeitsunfähigkeit bei unkomplizierter Beckenfraktur durchschnittlich 4 Monate; bei Nebenverletzungen wesentlich höher, z. B. bei Urethral-, Harnblasen- und Rectumverletzung bis zu $33^1/_3\%$ (letzteres spez. wenn eine Beckenosteomyelitis entsteht, diese sehr gefährlich, nicht selten tödlich). Auch bei Heilung bleiben häufig Beeinträchtigungen der Hüftgelenkbeweglichkeit oder des Standvermögens sowie Neuralgie zurück, so daß Übergangs- und Dauerrenten bis zu 50 % erforderlich sein können.

Therapie. 1. *Vorderer Beckenringbruch:* der horizontale Schambeinast kann zum Einreißen der Harnblase, der absteigende Schambeinast zur Zerreißung von Blasenhals oder Harnröhre führen. Die Therapie hat daher das Hauptaugenmerk auf die Vermeidung einer Urininfiltration mit nachfolgender Frakturosteomyelitis und bakterieller Allgemeininfektion zu richten (vgl. Harnblasen- und Harnröhrenverletzung, S. 1363, 1383). Verletzung der Harnröhrenschleimhaut liegt vor, wenn Spontanentleerung des Urins mit etwas Blutbeimengung besteht. *Harnröhrenzerreißung* liegt vor, wenn sich trotz starken Harndrangs nur Blut entleert und eine gefüllte Blase tastbar ist. *Blasenhalsabriß* oder *-einriß* liegt vor, wenn kein Urin entleert wird, wenn die Blasengeschwulst fehlt, wenn der Katheter nicht oder nur mit Mühe in die Blase gelangt und durch den Katheter kein Urin, sondern nur wenig Blut oder gar nichts entleert wird.

Bei ausgedehnter Blasenhals- oder Urethralverletzung erfolgt zunächst deren Versorgung (vgl. S. 1363ff.) sowie Urinableitung nach außen durch *suprapubische Blasenfistel* (Cave! Einlegen eines transurethralen Dauerkatheters, weil dieser den Urin durch die Verletzungsstelle in die Knochenbruchstelle leitet), d. h., es handelt sich um einen nach dem Harnsystem hin *offenen Knochenbruch.* Ein Dauerkatheter würde die Blase nur ungenügend trockenlegen; eine Urinphlegmone und anschließende Frakturosteomyelitis, welche häufig zum letalen Ausgang führt, würde die Folge sein. *Reposition:* bei ungestörter Urinentleerung oder nach Versorgung des verletzten Harnorgans werden die Fragmente durch gleichzeitigen Druck von außen und vom Rectum bzw. von der Vagina aus hinlänglich zurechtgerückt (Cave! jeden zeitraubenden Versuch einer anatomisch exakten Reposition, weil sie nicht notwendig ist). *Retention:* Brettunterlage zwischen Ober- und Untermatratze in der Größe der Matratze; Lagerung des Verletzten auf verstellbarer *Kirschner*-Schiene und Extension am Unterschenkel mit Heftpflaster- oder „Stülpa"-Zugverband und Belastung mit 5 kg; Hochstellen des unteren Bettendes auf 30 cm; Dauer der Extensionsbehandlung: 3 Wochen. Aufstehen, sobald das Bein aktiv von der Unterlage abgehoben werden kann.

2. *Doppelter* (d. h. *vorderer und hinterer*) *Beckenringbruch:* außer Harnblase und Urethra können auch Niere, Ureter (seltener) und wenn gleichzeitig das Steißbein gebrochen und das untere Fragment nach vorn verschoben wird, auch der Mastdarm verletzt sein; auch Mitverletzung des übrigen Darms oder eines Parenchymorgans der Bauchhöhle ist nicht selten. Vor der Frakturversorgung müssen sämtliche Neben- bzw. Hauptverletzungen der Bauchhöhlen- und Beckenorgane geklärt und diese entsprechend versorgt worden sein (vgl. stumpfes Bauchtrauma, S. 1133). *Reposition und Retention:* durch Dauerzugbehandlung mittels Drahtextension an der Tuberositas tibiae und

Lagerung des Beins der betroffenen Beckenseite auf Braunscher Schiene und des Patienten auf harter Unterlage (Brett zwischen Ober- und Untermatratze in gesamter Matratzengröße); im übrigen typische Extensionslagerung des Beins und Fußes (vgl. Abb. 510) und Belastung des Tibiadrahts mit ein Siebentel des Körpergewichts (Hochstellen des Bettendes auf 30 cm).

3. *Symphysenruptur bei Beckenringbruch:* bei deutlichem Klaffen der Symphyse Anlegen einer Handtuchschwebe (nach *Rauchfuß*), welche möglichst breit unter dem Gesäß hindurchgeführt wird und beidseits über einen Rollenzug am Galgen mit Gewichten je nach Körpergewicht belastet wird, und zwar so stark, daß das Gesäß eben von der Unterlage abgehoben wird; bleibt nach 2 Tagen Schwebelagerung noch eine deutliche Symphysendiastase bestehen, so werden die Züge überkreuz geführt, wodurch eine stärkere seitliche Kompression des Beckens und vermehrte Einwärtsdrehung im Sacroiliacalgelenk erreicht wird. Erste Röntgenkontrolle 24 Stunden nach Anlegen der Schwebelagerung; evtl. Erhöhung des Tibiazugs auf 10 kg und mehr, wenn weitere Kontrollen immer noch eine Dislokation aufdecken; sobald die Dislokation beseitigt ist, wird die Verbandanordnung belassen und weitere Kontrollaufnahmen in 14 tägigem Abstand angefertigt; gleichzeitig aktive Übungsbehandlung aller Beingelenke und der Wirbelsäule; Übergang vom Drahtextensionsverband zum Heftpflasterzugverband am Ober- und Unterschenkel nach etwa 4 Wochen und Fortsetzung der Zugbehandlung für weitere 6 Wochen; Aufstehen mit Unterschenkel-Zinkleimverband, sobald die Beine aktiv von der Unterlage abgehoben werden können.

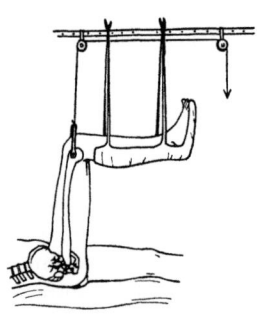

Abb. 505. *Hüftgelenkfraktur:* Vertikalsuspension bei schwerem Hüftpfannenbruch, u. U. auch doppelseitig, speziell bei komplizierten Beckenfrakturen

3. *Hüftpfannenbruch* (vgl. Abb. 504 c). *Definition:* der Pfannenboden wird mitsamt dem Oberschenkelkopf ins Beckeninnere hineingedrückt (zentrale Luxation des Hüftgelenks). *Vorkommen:* nicht gerade selten. *Entstehung:* direkt: durch schweren Sturz seitlich auf den Hüftgelenkbereich; indirekt: durch Längsstauchung des Femur bei leichter Abduktion, spez. beim Aufprellen auf ein Hindernis in sitzender Haltung (Motorrad- und Kraftfahrzeugunfall).

Therapie: bei fehlender Dislokation oder isoliertem Abriß des oberen Pfannenrands typische Drahtextension an der Tuberositas tibiae und Lagerung auf verstellbarer Beinschiene (vgl. Abb. 510); Belastung mit 5 kg. Dauer der Drahtextensionsbehandlung: 4 Wochen; Aufstehen, sobald das Bein aktiv von der Unterlage abgehoben werden kann. Bei *Pfannenbruch mit zentraler Hüftgelenkluxation* muß der Oberschenkelkopf aus dem Becken herausgezogen werden; der imprimierte Pfannenboden folgt dabei dem Femurkopf und legt sich meist wieder in günstiger Stellung zurecht. *Reposition und Retention:* in gleicher Weise wie bei doppeltem Beckenringbruch mit typischem Tuberositasdrahtzugverband (vgl. Abb. 510) und Belastung mit ein Fünftel des Körpergewichts. Reduzierung des Zuggewichts sobald die Dislokation beseitigt ist; fortlaufende Röntgenkontrollen, Dauer der Drahtzugbehandlung 3 Wochen, dann Übergang auf Heftpflaster- bzw. „Stülpa"-Zug am Ober- und Unterschenkel mit Verteilung des Gewichts auf 2 Zugschnüre für 3 Monate (*Cave!* frühzeitigeres Absetzen der Zugbehandlung, weil leicht ein Rezidiv der Dislokation auftritt). An Stelle der Zugbehandlung in Semiflexions-Schienenlagerung kann auch die *vertikale Zugbehandlung* während der ersten 3–4 Wochen ausgeführt werden (s. Abb. 505). Sie eignet sich spez. für komplizierte Beckenringbrüche mit Hüftgelenkbeteiligung (Schußfrakturen!). *Technik: Kirschner*-Drahtextension oder *Steinmann*-Nägel durch beide suprakondylären Femurabschnitte und Vertikalzug an diesem. Hüftgelenk und Kniegelenk befinden sich in Rechtwinkelstellung. Die Unterschenkel werden in Gips-L-Lagen gelagert, die Füße durch leicht belasteten Fußzug in Rechtwinkelstellung gehalten. Außer günstiger Repositionswirkung erleichtert diese Lage auch die Pflege und Sauberhaltung des Patienten (*Cave!* Retention von mehr als 3–4 Wochen in dieser Haltung, da zu diesem Zeitpunkt die Kontrakturgefahr beginnt).

b) Sog. Beckenverrenkung. *Definition:* Trennung der Beckenknochen mit Verschiebung im Bereich der Beckenfugen: Schambeinfuge (Symphysis ossium pubis) und Kreuzbein-Darmbeinfuge (Synchondrosis bzw. Articulatio sacro-iliaca) ein- oder beidseits oder in allen drei Beckenverbindungen, häufiger *Lockerung* oder *Klaffen* dieser mit senkrechter oder sagittaler Verschiebung; selten reine Luxation, meist kombiniert mit Beckenringbruch.

Therapie: wie bei doppeltem Beckenringbruch. Dauer der Ruhigstellung: 3 Monate. Evtl. *operativ*, wenn nach 10–14 Tagen noch ein stärkeres Klaffen des Symphysenspalts vorliegt, mittels Drahtnaht der Symphyse; Chemotherapie.

16. Hüft- (Oberschenkel-) Verrenkungen und Verrenkungsbrüche (Lux. coxae sive femoris)

Vorkommen und Häufigkeit: hauptsächlich bei Männern (90%) zwischen dem 20. und 60. Lebensjahr. Bei Kindern kommt es nach ähnlichen Gewalteinwirkungen in der Regel zur Epiphyseolyse; bei älteren Patienten mit kalkarmen Knochen zu Frakturen des Schenkelhalses oder des Trochantermassivs.

Entstehung. 1. *Durch Hebelwirkung und Drehung:* Einwirkung großer Gewalt am Oberschenkelschaft, z. B. bei Verschüttung, Sturz aus beträchtlicher Höhe, Motorrad- und Skifahren mit großer Geschwindigkeit, Überfahrung. Durch *übermäßige Adduktion, Flexion* und *Innenrotation* entstehen *hintere*, durch übermäßige *Abduktion* und *Außenrotation vordere*, reine Hüftluxationen, evtl. mit Ausrissen der knöchernen Bandansätze.

2. *Durch Stoßwirkung,* z. B. bei Autounfällen (Knie und Unterschenkel stoßen am Armaturenbrett an, während sich das Becken mit dem Oberkörper noch mit der alten Geschwindigkeit vorwärtsbewegt); die dorsal-kraniale Begrenzung der Hüftgelenkpfanne wird dabei durch den Oberschenkelkopf abgeschert; besonders groß ist der abgescherte, dorsal-kraniale Knochenkeil, wenn die Hüfte gestreckt (zurückgelehnter Oberkörper) und das Hüftgelenk abduziert war.

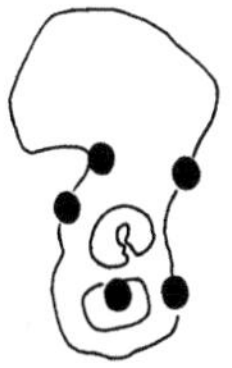

3. *Durch Stoß- und Hebelwirkung:* entstehen Verrenkungsbrüche mit kalottenförmiger Abscherung des Femurkopfs, wenn zuerst ein Stoß vom Trochanter her in Richtung des Schenkelhalses erfolgt und die Hüftpfanne sprengt und anschließend der Femurkopf durch Hebelwirkung aus der Hüftpfanne herausgehebelt wird.

Abb. 506. *Hüftgelenkluxation:* Verschiedene Stellungen des Femurkopfs bei typ. Hüftluxationsformen

4. *Durch Hebel- oder Stoßwirkung und weiterwirkender Gewalt nach erfolgter Verrenkung:* kommt es zusätzlich zur Luxation, zur Epiphysenlösung des Femurkopfs oder zur Schenkelhalsfraktur oder Femurschaftfraktur.

Formen und Einteilung. 1. *Nach der Lage des Femurkopfs* (s. Abb. 506):

a) *Hintere Hüftluxation.* α) *Obere hintere Luxation (Luxatio iliaca):* Bein in Innenrotation, Flexion und Adduktion so weit, daß das Knie der verrenkten Seite neben dem Oberschenkel der gesunden Seite liegt. *Röntgenbild:* Femurkopf dorsal, kranial und lateral von der Hüftgelenkspfanne, Troch. min. wegen der Innenrotation nicht zu sehen.

β) *Hintere-untere Hüftverrenkung (Luxatio ischiadica):* starke Innenrotation, starke Flexion und starke Adduktion so weit, daß das Knie der verrenkten Seite auf dem Oberschenkel der gesunden Seite liegt. *Röntgenbild:* Schenkelkopf dorsal, caudal und lateral von der Hüftgelenkspfanne, Troch. min. nicht zu sehen infolge starker Innenrotation, Schenkelhals in scheinbarer Coxa-vara-Stellung.

b) *Vordere Hüftverrenkung.* α) *Obere-äußere Hüftverrenkung (Lux. pubica oder iliopectinea):* Außenrotation von 90°, Extension, Abduktion von 15°; Femurkopf als Vorwölbung in der Leistengegend zu sehen und zu tasten. *Röntgenbild:* Femurkopf caudal, lateral und ventral von der Hüftgelenkspfanne; Troch. min. in ganzer Ausdehnung zu sehen, Troch. maj. verschwindet hinter dem Schenkelkopf in der Hüftgelenkpfanne.

β) *Untere innere Hüftverrenkung (Lux. obturatoria):* Außenrotation von 40°, Flexion 40°, Abduktion 50°. *Röntgenbild:* Femurkopf ventral, caudal und medial von der Hüftgelenkspfanne vor dem For. obturatum; Troch. min. in ganzer Ausdehnung sichtbar.

c) *Gleichzeitige Verrenkung beider Hüftgelenke:* Luxation beider Hüftgelenke nach der gleichen oder nach verschiedenen Richtungen; sehr selten.

2. *Nach den Nebenverletzungen im Bereich des Hüftgelenks:* eine solche Einteilung ist besonders für die Prognose wichtig (Böhler):

A. *Reine Hüftverrenkungen* (54,4%):

Gruppe I: Reine Hüftverrenkungen ohne Knochenverletzung:
      a) reine hintere-obere HV (Lux. iliaca) 30,38%;
      b) reine hintere-untere HV (Lux. ischiadica) 11,39%;

c) reine vordere-äußere HV (Lux. pubica oder iliopectinea) 1,27%;
d) reine vordere-untere-innere HV (Lux. obturatoria) 11,39%.

B. *Hüftverrenkung mit Brüchen* (HVB) *im Bereich der Hüftpfanne ohne zentrale Verrenkung* (35,4%):

Gruppe II: Hintere HVB mit Ausrissen von knöchernen Kapselansätzen (8,86%).
Gruppe III: Hintere obere HVB mit Abscherung des dorsalen Pfannenrands (12,65%).
Gruppe IV: Hintere obere HVB mit Abscherung eines oder mehrerer Knochenkeile aus dem dorsal-kranialen Pfannendach (10,13%).
Gruppe V: Hintere HVB mit Bruch des Pfannenbodens ohne oder mit Verschiebung desselben (3,8%).

C. *Hüftverrenkung mit Brüchen im Bereich des Oberschenkels* (10,13%):

Gruppe   VI: HVB mit Abbruch einer Kopfkalotte (3,8%).
Gruppe VII: HVB mit Epiphysenlösung des Femurkopfs (bei Jugendlichen).
Gruppe VIII: HVB mit Bruch des Schenkelhalses (5,06%).
Gruppe   IX: HVB mit Bruch des gleichseitigen Femurschafts (1,27%).

D. *Komplizierte Hüftverrenkungen:* sehr selten, meist infolge schwerer Nebenverletzungen tödlich.

Pathologisch-anatomisch. Verletzungen der Kapsel und Bänder: Luxation nur möglich bei gleichzeitigem Abriß des Lig. teres mit Ausriß eines entsprechenden Fragments aus dem Femurkopf; Luxation erfolgt vorn-medial vom Lig. Bertini (bleibt in der Regel erhalten!) oder an den schwachen Stellen der Kapselhinterwand bei Abflachung des Pfannenrands. *Verletzungen der Muskeln:* spez. Zerreißung der kurzen Rotatoren (M. quadratus fem., gemelli) und Vorwölbung der Glutäen bei hinteren Verrenkungen; Zerreißungen der Adduktoren bei vorderen Verrenkungen (Mm. pectineus, adductor brevis et minimus, iliopsoas); die hinteren Rotatoren bleiben bei der vorderen Luxation unverletzt. *Verletzungen der Hüftgelenkspfanne:* umschriebene Ausrisse der knöchernen Bandansätze am kranialen oder caudalen Pfannenrand (bei Gruppe II); Abscherung des dorsalen Pfannenrands (Gruppe III); Aussprengung großer dorsaler Knochenkeile aus dem Pfannendachmassiv mit schwerer Kopfnekrose und sekundärer Arthrosis def. (Gruppe IV); Sprengung des Pfannenbodens mit Verschiebung der Fragmente (Gruppe V). *Verletzungen des Schenkelkopfs und -halses:* Sprünge und Einrisse des Gelenkknorpels (bei Gruppe III und IV) werden zur Ursache sekundärer Arthrosis def.; Spongiosaeinbrüche im kranialen Teil des Femurkopfs infolge Kompression während des Unfalls und Dekompression nach Aufhören der Gewalteinwirkung (*J. Böhler*); Abscherung eines mehr oder weniger großen kalottenförmigen Stücks vom Femurkopf oder Ablösung des gesamten Schenkelkopfs in der Epiphysenfuge (spez. bei Jugendlichen bis zu 16 Jahren); Bruch des Schenkelhalses und Oberschenkelschafts bei Erwachsenen. *Nervenverletzungen:* (Lähmung des N. ischiadicus und Peroneus, spez. bei hinteren Verrenkungsbrüchen, welche verspätet reponiert werden); Störungen des N. femoralis nur bei vorderen-äußeren Verrenkungen. *Gefäßverletzungen:* Zerreißung der A. femoralis bei komplizierten vorderen-äußeren Verrenkungen; Kompression der Arterie auch bei unkomplizierten, vorderen-äußeren Verrenkungen.

Folgen. a) *Frühfolgen:* (Tod, Amputation oder Exartikulation, Gefäßschäden); b) *Spätfolgen* (Myositis ossificans, Schenkelkopfnekrose, Arthrosis deformans, Schmerzen und Bewegungsstörungen).

Symptome und Diagnose: lokale Schmerzhaftigkeit, federnde Fixation in einer der beschriebenen pathologischen Stellungen (*hintere Verrenkung* = Adduktion, Innenrotation, Flexion; *vordere-untere Luxation* = Abduktion, Außenrotation, Flexion; *vordere-äußere Luxation* = starke Außenrotation, sicht- und tastbarer Humeruskopf in der Inguinalgegend, mitunter Durchblutungsstörung des betreffenden Beins durch Drosselung der A. femoralis und Sensibilitätsstörung durch Irritation des N. femoralis); stets Prüfung der Fußpulse!, bei den meisten Verrenkungsbrüchen und bei Zerreißung des Lig. Bertini fehlt die federnde Fixation. *Röntgenbild:* 1. Beckenübersichtsaufnahme zum Vergleich beider Hüftgelenke und zur Erkennung eines Hoch- oder Tiefstands des Femurkopfs (*Cave!* Übersehen der Luxation, wenn der Kopf genau vor oder hinter der Pfanne liegt!). 2. Seitlich: am besten nach Art der *Lauenstein*schen Aufnahmen wie bei der Operation des Schenkelhalsbruchs. 3. Schräg: bei Drehung des Verletzten auf die gesunde Seite, so daß der Rücken mit dem Röntgentisch einen Winkel von 45° bildet (spez. zur Erkennung von Verrenkungsbrüchen mit Ausbruch eines dorsal-kranialen Pfannendachkeils). 4. Stereoskopisch: in Zweifelsfällen.

Therapie. Reposition: 1. *Für hintere und vordere-untere-innere reine Hüftverrenkung:* Lagerung des Verletzten auf einem auf dem Boden gelegten Brett (notfalls Bügelbrett) und Fixation des Beckens mit einem Gurt am Brett. Rechtwinklige Beugung des verrenkten Hüftgelenks und Kniegelenks; Herumschlingen eines zusammengefalteten Leintuchs um den verrenkten Oberschenkel oberhalb des Kniegelenks; der Arzt kniet neben dem Verletzten, hängt sich die Schlinge, möglichst kurz gehalten, um den Nacken und schiebt bei Verrenkung der rechten Hüfte das rechte Knie, bei Verrenkung der linken das linke Knie in die Kniekehle des Verletzten; Allgemeinnarkose (Chloräthylrausch, intravenöse Kurznarkose); bei Eintritt von Schmerzfreiheit und Muskelentspannung langsamer und kräftiger Zug mittels der Nackenschlinge am Oberschenkel nach vorn und gleichzeitiger Hebeldruck durch Beugung des Kniegelenks des Verletzten über das als Hypomochlion eingeschobene Knie des Arztes. Der Kopf springt unter hörbarem Geräusch in die Pfanne zurück; das federnd-fixiert gewesene Gelenk kann nach allen Richtungen wieder frei bewegt werden.

2. *Bei vorderen-äußeren Hüftverrenkungen* (Luxatio pubica oder iliopectinea): Reposition wie oben, jedoch muß die vordere-äußere Verrenkung zunächst in eine Lux. obturatoria verwandelt werden. Dies geschieht, indem das Bein gebeugt, nach innen rotiert und abduziert wird; danach Vorgehen wie unter 1. *oder* nur durch Längszug am verrenkten Bein nach caudal-außen, wobei gleichzeitig mit dem unbeschuhten Fuß die Symphyse kräftig nach oben gedrückt wird; zusätzlich ist Zug durch einen Handtuchzügel im oberen Oberschenkeldrittel stark nach außen erforderlich.

3. *Nach Stimson-Deshanelidze:* Bauchlage des Patienten auf einem gepolsterten Tisch; das verletzte Bein hängt über dem Tischrand herab und ist im Hüftgelenk rechtwinklig gebeugt; die Reposition erfolgt durch das Gewicht des hängenden Beines manchmal von selbst; sonst wird das Knie des verletzten Beins rechtwinklig gebeugt und auf das obere Unterschenkeldrittel so lange ein Druck nach unten ausgeübt, bis das Gelenk einspringt (Verfahren gelingt u. U. auch ohne Narkose). Nach der Reposition: Beckenübersichtsaufnahme und Lagerung im Bett auf einem unter das Kniegelenk geschobenen Kissen; Extensionsverband oder Gipsverband überflüssig; nach 2-3 Tagen Beginn mit aktiven Bewegungsübungen; nach 3-10 Tagen Beginn mit Aufstehen, sofern dabei keine Schmerzen vorhanden sind. Frühzeitige Bewegung und vorsichtig-zunehmende Belastung beste Prophylaxe gegen Schenkelkopfnekrose. Dauer der Behandlung durchschnittlich 50 bis 60 Tage.

4. *Bei veralteten Hüftverrenkungen.* 1. *Konservativ:* gelingt die Reposition in der Regel nur innerhalb der ersten 4 Wochen; im 2. Monat kann unblutige Reposition noch versucht werden, wenn eine Drahtextensionsbehandlung vorausgeschickt wurde, durch welche der Femurkopf bis in Pfannenhöhe heruntergezogen wurde. Bei Hüftverrenkungen älter als 2 Monate sehe man von der unblutigen Reposition ab (Gefahr der Schenkelkopf- oder -hals- oder Femurschaftfraktur). 2. *Operativ:* die wegen zunehmender Kontrakturen stark herabgesetzte Gebrauchsfähigkeit des Beins nach veralteter Hüftverrenkung kann gebessert werden:

α) *Durch pertrochantere, gedeckte Osteotomie* knapp zentral vom Troch. min.;

β) *durch pertrochantere, offene Osteotomie mit Laschennagel* (vgl. Frakturen der Trochantergegend, S. 1736);

γ) *durch Arthrodese:* am besten in Form der Anfrischungsarthrodese mit zusätzlicher Fixation mittels zweier langer Dreilamellennägel, welche nebeneinander steil nach oben durch Trochanter-, Schenkelhals hindurch und möglichst weit lateral in das Pfannendach eingeschlagen werden;

δ) *durch Arthroplastik:* spez. bei Schenkelkopfnekrose nach Hüftverrenkung durch Ersatz des zerstörten Femurkopfs durch Plexiglaskopf nach *Judet* oder Einlagerung von Metallcups nach *Smith-Petersen* (vgl. S. 1534, 1735).

5. *Bei HV mit Ausrissen der knöchernen Bandansätze. Reposition* und *Weiterbehandlung:* wie bei reiner Hüftverrenkung; *Prognose:* gut.

6. *Bei HV mit Abscherung des dorsalen Pfannenrands. Reposition:* wie bei reiner Hüftverrenkung, jedoch muß bei weit kranialwärts verschobenem Femur zunächst ein Zug in der Körperlängsachse ausgeübt werden, damit der Femurkopf in Pfannenhöhe heruntergebracht worden ist, bevor die typischen Repositionsmanöver einsetzen. *Komplikationen:* Gefahr der Reluxation, wenn die Reposition nicht stabil ist; Gefahr der *Interposition* eines abgescherten Fragments vom dorsalen Pfannenrand. In solchen Fällen operative Freilegung und Entfernung kleiner eingeklemmter Fragmente bzw. Annage-

lung oder Anschraubung großer Fragmente. Zeitpunkt dieser Operation: am 1. bzw. nach dem 21. Tage. Bei Operation während der ersten 3 Wochen entsteht Myositis ossificans mit starker Bewegungsstörung. Lagerung bei nicht oder fraglich-stabiler HV mit Pfannenrandbruch im Oberschenkel-Drahtzugverband für 7–8 Wochen. *Prognose:* gut, wenn die Verrenkung sofort erkannt und in dieser Weise behandelt wird.

7. *HV mit Abscherung eines großen dorsal-kranialen Knochenkeils aus dem Pfannendach. Reposition:* wie bei reiner hinterer HV. *Retention:* im Oberschenkel-Drahtzugverband (Zuggewicht $1/_6$–$1/_7$ des Körpergewichts) oder im großen Thorax-Becken-Gipsverband bei leichter Hyperextension, mittlerer Abduktion und Rotation oder, falls sich das ausgesprengte dorso-kraniale Fragment nicht gut anlegt, operativ am 1. bzw. nach dem 21. Tag mit Annagelung oder Anschraubung des Fragments und Fortsetzung der Dauerzugbehandlung bis zum Ende der 12. Woche. *Prognose:* bei Reposition am 1. Tag günstig; bei verspäteter Reposition häufig Lähmung, Myositis ossificans, Kopfnekrose, Arthrosis def.

8. *Bei HV mit Abbruch einer Kopfkalotte:* das Fragment bleibt nach der Reposition meist außerhalb des Gelenks liegen; seine Reposition oder evtl. Exstirpation auf operativem Wege ist zu erwägen. Später wird wegen starker Beschwerden meist Arthrodese oder Arthroplastik erforderlich.

9. *Bei HV mit Epiphyseolyse des Femurkopfs:* möglichst unblutige, evtl. auch blutige Reposition, u. U. mit Fixierung durch Dreilamellennagel (Cave! voreilige Kopfexstirpation oder Arthroplastik, spez. bei Jugendlichen).

10. *Bei HV mit Schenkelhalsfraktur:* blutige Reposition und Fixation des Kopfs mit einem Dreilamellennagel. Ruhigstellung für 3–6 Monate (Cave! Kopfexstirpation oder Arthroplastik mit alloplastischen Prothesen, spez. bei jüngeren Patienten); allenfalls kombinierte intra-extraartikuläre Arthrodese (vgl. S. 1526).

11. *Bei HV mit Femurschaftfraktur: Merke*! die Röntgenuntersuchung eines Oberschenkelschaftbruchs soll stets das Hüftgelenk einbeziehen, da nicht selten die gleichzeitig mit der Femurfraktur bestehende HV übersehen wird. *Reposition:* gelingt meist mit typischem Vorgehen, ohne daß an der Femurfraktur Schaden angerichtet wird. Bei Mißlingen des typischen Verfahrens kann ein Extensionsdraht durch das periphere Ende des zentralen Fragments gebohrt und über den daran angebrachten Extensionsbügel der für die typische Einrenkung erforderliche Zug ausgeübt werden. *Operativ:* Freilegung der Frakturstelle; Durchbohrung des zentralen Fragments mit einem Extensionsdraht und Einrichtung der Hüftverrenkung in typischer Weise (oder in einem Extensionstisch); nach Entfernung des Extensionsdrahts Marknagelung des Femurschafts im offenen Verfahren (vgl. Abb. 474), bei gleichzeitigem Ausbruch eines dorso-kranialen Knochenkeils aus der Hüftpfanne kann dieser nach der Oberschenkelmarknagelung ebenfalls freigelegt und angenagelt oder -geschraubt werden. Weiterbehandlung wie bei reiner Hüftverrenkung bzw. Oberschenkelfraktur.

Resultate. *Mortalität:* 7,9 % (meist infolge schwerer Nebenverletzungen). *Amputation:* etwa 1 %. *Lähmungen:* 8,9 %. Davon betreffen die meisten den N. ischiadicus und peroneus. *Myositis ossificans:* 9,2 %. *Femurkopfnekrose:* etwa 12 %. *Funktionelles Ergebnis:* sehr gut, 60 %; für die Spätschäden ist der Zeitpunkt der Reposition der ausschlaggebende Faktor. *Renten:* bei reiner HV ohne Nebenverletzung 86,7 % rentenfrei; bei reiner HV mit Nebenverletzung meist Dauerrente von 20–40 %, bei HV-Brüchen ohne Nebenverletzung meist Dauerrente von 20–60 %, bei HV-Brüchen mit Nebenverletzung meist Dauerrente zwischen 10–85 %. Durchschnittliche Dauerrente nach HV aller Art: 20 bis 70 %.

17. Oberschenkelbrüche (Fr. femoris)

Häufig, besonders häufig als Schenkelhalsbruch bei alten Leuten, dann auch häufiger als Schaftbruch bei Kindern und Männern mittleren Alters. Man unterscheidet:
    a) Intraartikuläre Abduktions- oder Valgusbrüche.
    b) Intraartikuläre Adduktions- oder Varusbrüche.
    c) Epiphysenlösung des Femurkopfs.
    d) Extraartikuläre Brüche durch die Trochantergegend.
    e) Isolierte Brüche des Trochanter maj.
    f) Isolierte Epiphysenlösungen des Trochanter min.
    g) Femurschaftbrüche im proximalen Drittel.

h) Femurschaftbrüche im mittleren Drittel.
i) Femurschaftbrüche im distalen Drittel.
k) Komplizierter Femurschaftbruch.
l) Veralteter, schlecht-stehender Femurschaftbruch.
m) Femurschaftpseudarthrose.
n) Femurschußbrüche.
o) Epiphysenlösung der distalen Femurepiphyse.
p) Brüche beider Condylen.
q) Brüche eines Condylus.

a) und b) Schenkelhalsbrüche (Fr. colli femoris) (s. Abb. 507 a–d). *Vorkommen:* häufig (etwa 10% aller Frakturen), und zwar in erster Linie bei *älteren* Leuten (vom 50. Jahr an), besonders bei Frauen, und zwar mit zunehmendem Alter mehr als Männer (Frauen erkranken 5–10mal häufiger als Männer); 6., 7. und 8. Jahrzehnt sind bevorzugt, über 50% der Patienten sind über 60 Jahre alt; bei Greisen (vom 70. Jahr an) überhaupt häufigster Bruch (vermehrte Knochenbrüchigkeit infolge seniler Osteoporose!); sonst selten, aber doch gelegentlich bei Erwachsenen und vor allem bei Jugendlichen, namentlich als Epiphysenlösung (s. u.), sonst bei ihnen meist als Infraktion des Schenkelhalses nahe dessen Basis mit geringer Verschiebung; als pathologische Fraktur bei Metastasen.

Entstehung: meist *indirekt* durch Fall auf den großen Rollhügel als *Kompressionsbruch* durch Wirkung in der Längsachse des *Schenkelhalses* (meist *lateral*, seltener *medial*; oft mit Einkeilung!); seltener durch Fall auf Knie oder Fuß (z. B. beim Abgleiten von Treppenstufe oder Fußsteig) bei gestrecktem Bein *als Biegungsbruch* durch Wirkung der Gewalt in der Längsachse des *Oberschenkels selbst*; bisweilen als *Rißbruch durch Muskelzug* bei forcierter Hüftbewegung, z. B. beim Lastenheben, oder durch Zug des Y-Bands, z. B. beim Rumpfrückwärtswerfen gegen Fall durch Ausgleiten (dann *extrakapsulär!*); auch als Ermüdungsbruch nach starker Marsch- oder sonstiger Sportleistung; oder ohne jedes Trauma, bei pathologischer Fraktur.

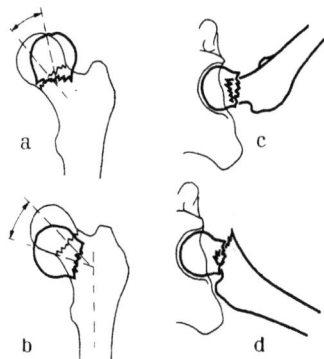

Abb. 507 a—d. *Schenkelhalsfraktur:*
a) Abduktionsfraktur (a-p-Strahlengang),
b) Adduktionsfraktur (a-p-Strahlengang),
c) Abduktionsfraktur (axialer Strahlengang),
d) Adduktionsfraktur (axialer Strahlengang)

Formen und Dislokationen: intrakapsuläre (oder sog. „mediale und intermediäre") *Schenkelhalsfraktur* (meist Adduktions- oder Varusfrakturen) sind im zentralen und mittleren Abschnitt des Schenkelhalses gelegen. Quoad sanationem unterscheiden sie sich vor allem durch den Winkel, welchen der Bruchspalt mit der Beckenhorizontalen bildet. Dieser kann zwischen 30—70° variieren. Je querer der Bruchspalt zur Schenkelhalsachse verläuft, desto günstiger sind die Aussichten für glatte Frakturheilung, weil die Fraktur dann unter günstigen Druckverhältnissen steht (*Pauwels*); je schräger der Bruchspalt durch den Schenkelhals verläuft, d. h. je mehr sich der Verlauf des Bruchspalts der Körperlängsachse nähert, desto ungünstiger sind die Heilungsaussichten, weil die Fraktur ständig unter Einwirkung von Abscherkräften, welche in der Längsrichtung wirken, steht. (*Merke! Brüche im lateralen, extrakapsulären Halsabschnitt* oder bereits durch die Trochantergegend hindurchziehende Frakturen dürfen nicht mehr zu den Schenkelhalsbrüchen im engeren Sinne gerechnet werden, weil sie ganz andere Heilungsaussichten haben und auch eine andere Behandlung erfordern!)

1. *Abduktions- oder Valgusbruch* (vgl. Abb. 507a, c): es besteht eine Coxa valga ohne Außenrotation des Beins; der Schenkelhalswinkel ist *größer* als 126°; der Kopf steht in Abduktionsstellung. In der axialen Ebene bilden Kopf und Schenkelhals einen nach vorn offenen Winkel, d. h.; der Antetorsionswinkel des Schenkelhalses ist aufgehoben. Die Fraktur ist meist *fest eingekeilt*. Häufigkeit: etwa 10%.

2. *Adduktions- oder Varusbruch* (vgl. Abb. 507b, d): es besteht Coxa vara mit Außenrotation des Beins; der Schenkelhalswinkel ist *kleiner* als 126°; Kopf steht in Adduktionsstellung, Femurschaft ist nach kranial verschoben (Trochanterhochstand); in der axialen Ebene stehen Kopf und Schenkelhals in einem nach hinten offenen Winkel zueinander, d. h. der Antetorsionswinkel ist verstärkt; der Bruch ist *nicht eingekeilt*; er kommt vorwiegend bei älteren Leuten vor. Häufigkeit: etwa 90%.

Folgen: Kopfnekrose (in etwa 20–30% der Fälle), *Pseudarthrose*; beide sekundären Veränderungen gehen mit Flexions-, Adduktions- und Außenrotationskontraktur des Hüftgelenks einher; Gang daher hinkend und schmerzhaft.

Symptome und Diagnose: bei jedem Trauma des Hüftgelenksbereichs, welches Beschwerden hinterläßt, denke man (spez. bei älteren Patienten!) an das Vorliegen einer Schenkelhalsfraktur. Bei *Adduktionsbrüchen* findet man: Außenrotation des ganzen Beins von 45–60° (bei pertrochanteren Brüchen in der Regel bis zu 90°). Unvermögen, das gestreckte Bein von der Unterlage abzuheben; aktive Beugung im Hüft- und Kniegelenk gelegentlich möglich, wenn die Ferse dabei auf der Unterlage aufgesetzt bleibt. Verkürzung von 1–3 cm; Stauchungsschmerz von der Fußsohle und vom Trochanter her. Zugschmerz vom Fuß her. Örtlicher Druckschmerz und Rotationsschmerz, vor allem bei rechtwinkliger Beugung im Hüftgelenk. Bei *Abduktionsbrüchen* findet man: keine Außendrehung des Beins, das gestreckte Bein kann meist von der Unterlage noch abgehoben werden, keine Verkürzung. Im übrigen sind alle Symptome wie bei den Adduktionsbrüchen vorhanden. Schwellung und Hämatom sowie Crepitation und abnorme Beweglichkeit sind bei den Schenkelhalsbrüchen meist nicht nachweisbar. *Röntgenbild:* vorher intraartikuläre Lokalanästhesie! – mindestens 3 Röntgenaufnahmen: 1. in der pathologischen Haltung bei Außenrotation, 2. bei Innenrotation, 3. in Steinschnittlage (ergibt besonders guten Vergleich mit der gesunden Seite), evtl. 4. Beckenübersichtsbild von vorn.

Therapie. 1. **Abduktionsbruch:** Heilung wird fast stets auf konservativem Wege erzielt.

α) *Bei gutem Allgemeinzustand:* Lagerungsbehandlung auf verstellbarer Beinschiene mit Suspension des Fußes für 2–3 Tage; dann Unterschenkel-Zinkleimverband und *Gipshosenverband*. Die Gipshose umfaßt einen kleinen Beckenring und reicht am kranken Bein bis dicht oberhalb des Kniegelenks. Der Verband muß in der Gesäßfalte und über dem Tuber ischii besonders sorgfältig anmodelliert sein. Er wird mit Hosenträgern gehalten; der Verletzte soll in ihm für die Dauer von 2 Monaten umhergehen.

β) *Bei älteren Patienten in schlechtem Allgemeinzustand:* Lagerungsbehandlung auf verstellbarer Beinschiene mit Fußsuspension für die Dauer von 3–4 Wochen; aktive Übungsbehandlung im Bett; anschließend Unterschenkel-Zinkleimverband und Beginn mit Aufstehen.

Cave! Anlegen eines großen Brust-Becken-Bein-Gipsverbands oder einer Dauerextension am Oberschenkel oder Osteosynthese durch Nagelung, weil durch diese Maßnahmen die Einkeilung gelöst und aus einer an sich günstigen Bruchform eine ungünstige, nämlich ein nicht eingekeilter Adduktionsbruch gemacht werden kann.

Prognose: die Bruchflächen stehen annähernd horizontal aufeinander und heilen durch die Druckwirkung am raschesten, wenn auf alle Repositionsmanöver verzichtet wird.

2. **Adduktionsbruch:** der Bruch ist nicht eingekeilt, die Heilungsaussichten sind ungünstig; es drohen Pseudarthrose und Kopfnekrose; die Heilungsdauer beträgt durchschnittlich 6 Monate.

α) **Konservativ.** 1. *Dauerextension:* spez. für ältere Patienten in schlechtem Allgemeinzustand oder bei Patienten, welche bereits vor dem Unfall bettlägerig waren. *Technik:* Semiflexionslagerung des Beins auf verstellbare Beinschiene, Brettunterlage unter die Matratze, Nagelzug an der Tuberositas tibiae (*Kirschner*-Draht, *Böhler*- oder *Steinmann*-Nagel), Fußsuspension wie üblich (vgl. Abb. 510); Zuggewicht ein Zehntel des Körpergewichts und evtl. Gewichtsvermehrung, wenn die erste Röntgenkontrolle (nach 2 Tagen) erkennen läßt, daß die Zugwirkung noch nicht ausreichend ist; Hochstellen des Bettendes auf 30 cm. Abduktionslagerung beider Beine in einem Winkel von 45° durch dazwischengelegte Spreukissen, damit sich das gesunde nicht parallel dem verletzten Bein legen kann. Die Fragmente stellen sich sonst in Adduktionsstellung, und es resultiert eine Coxa vara. Nach Ausgleich der Verkürzung (nach etwa 4–5 Stunden) Innenrotation des Beins durch Hochhängen des äußeren Nagelendes an einem Bettgalgen. Dauer der Drahtextensionsbehandlung: 4 Wochen. Anschließend Ersatz des Nagelzugs durch einen Doppelzug am Ober- und Unterschenkel mit Heftpflaster oder nach der Stülpa-Technik. Die Auswechslung der Gewichte, bzw. die Nagelentfernung, muß schrittweise geschehen, so daß das Bein während des Verbandwechsels nicht zeitweilig ohne Zugwirkung liegenbleibt. Dauer der Heftpflasterextensionsbehandlung 6 Monate, d. h. bis zur knöchernen Konsolidation. Zwischenzeitlich intensive aktive Übungsbehandlung. Beginn mit Aufstehen und Gehübungen im Gehwagen oder mit 2 Stöcken, frühestens nach Ablauf dieser Zeit. Bei rezidivierender Dislokation: extraartikuläre Nagelung, sobald sich der Allgemeinzustand gebessert hat. Handelt es sich um decrepide Greise, so muß auf knöcherne Heilung verzichtet werden. Der Patient muß sich damit begnügen, im Lehnstuhl zu sitzen oder mit Hilfe von Gehbänkchen etwas umherzugehen.

2. *Brust-, Becken-, Bein-Gipsverband* (nach *Whitman*), spez. für an sich gesunde, kräftige, nicht adipöse, jüngere Patienten, bei welchen eine Nagelung aus anderen Gründen nicht in Frage kommt. *Technik:* intraartikuläre Lokalanästhesie (20 ccm Novocainlösung 2%ig), anschließend Lagerung auf Extensions-Gipstisch oder einer entsprechenden Improvisation. *Reposition:* durch Längszug, Innenrotation und Abduktion. (*Merke!* Am gesunden Bein müssen die gleichen Bewegungen mitausgeführt werden, damit das Becken nicht ausweicht!) *Röntgenkontrolle!*, sobald die Reposition geglückt zu sein scheint (1. Aufnahme a. p.; 2. Aufnahme seitlich, wozu der Apparat zwischen den gespreizten Beinen steht und die Kasette oberhalb des Darmbeinkamms möglichst tief in die Flanke und parallel zum Schenkelhals eingedrückt wird); Stauchung des Schenkelhalses durch einige kräftige Faustschläge gegen den Trochanter, sofern die Röntgenaufnahme gute Stellung zeigt. Anschließend Anlegen des *Gipsverbands*, wobei an der Frakturstellung nichts mehr geändert werden darf. Ausdehnung des Gipsverbands: von handbreit oberhalb der Mamillen unter Einbeziehung des ganzen Beckens und kranken Beins bis über die Fußspitzen. Der Gips wird über der Magengrube gefenstert; er muß besonders über dem Trochantermassiv und Tuber ischii sorgfältig anmodelliert sein und die Repositionsstellung (Abduktion und Innenrotation) zuverlässig aufrecht erhalten. (Im übrigen vgl. S. 1813.) Sorgfältige Kontrolle der Blutzirkulation des Beins während der folgenden 48 Stunden!; treten Zeichen einer Zirkulationsstörung auf, ist der Gipsverband sofort in ganzer Ausdehnung bis auf die Haut zu spalten. Dauer der Ruhigstellung: 6 Monate; frühzeitiges Aufstehen nach Erhärten des Gipses und Umhergehen mit Gehbänkchen ist anzustreben.

Resultate der konservativen Behandlung: Mortalität 6%; gut 54%, befriedigend 18% schlecht 25%. *Bei Patienten über 60 Jahren:* primäre Mortalität: 28%, knöcherne Heilung 30%; bei Patienten unter 60 Jahren: primäre Mortalität 9%, knöcherne Heilung 52%.

β) **Operativ.** *Indikation:* bei gutem Allgemeinzustand ist bei Erwachsenen jeden Lebensalters *extraartikuläre Nagelung* mit dem Dreilamellennagel (*Smith-Petersen*) die beste Methode; erfolgreiche Nagelung ermöglicht Aufstehen nach 14 Tagen ohne festen Verband, und stockfreies Gehen nach 2-3 Monaten. *Kontraindikation:* Tabes, schwerer Diabetes, Schenkelkopfnekrose; starke Adipositas ist keine Gegenanzeige, sofern der Patient sonst gesund ist. *Technik: zunächst Draht- oder Nagelzugverband* für 3 Tage mit Beinlagerung auf verstellbarer Beinschiene und Fußsuspension; Zuggewicht ein Siebentel des Körpergewichts, Hochstellen des Bettendes auf 40 cm. Zeitpunkt der Nagelung: nach 3 Tagen bzw. nach Besserung des Allgemeinzustands. Lagerung des Patienten auf Extensionstisch; Spreizen der Beine bis auf einen Fersenabstand von 70 cm; Längszug und Innenrotation beider Beine um 45°. (*Merke!* Das Becken muß genau horizontal stehen!) Bestimmung der Schenkelhalsachse mit dem *Drahtnetz von Jeschke* (oder einem der zahlreichen Zielgeräte). Auf dem Drahtnetz wird ein verschiebbarer dicker Draht angebracht und das Netz mit Heftpflaster über der Leistengegend so befestigt, daß die innere untere Ecke des Netzes auf die Symphysenmitte zu liegen kommt; Einstellen des verschiebbaren Drahts so, daß er sich mit der Verbindungslinie Trochanter–Kopfmitte deckt; Röntgenkontrollen! – je eine Aufnahme im vorderen und seitlichen Strahlengang; für die seitliche Aufnahme wird der Apparat zwischen die beiden gespreizten Beine gestellt und die Filmkassette oberhalb des Darmbeinkamms möglichst tief und parallel zum Verlauf des Schenkelhalses in die Flanke eingedrückt. Korrektur des Führungsdrahts auf dem Netz entsprechend dem Resultat der Röntgenaufnahmen. (*Merke!* Auf der seitlichen Aufnahme muß der Kopf zur Darstellung kommen; denn die Nagelung darf erst vorgenommen werden, wenn bewiesen ist, daß die nach hinten offene Knickung völlig ausgeglichen ist; der Nagel geht sonst neben dem Kopf vorbei, oder die Nagelspitze kippt und rotiert den Kopf.) Anschließend Freilegung der Nageleinschlagstelle am Übergang des Trochantermassivs in den Femurschaft durch 4–5 cm langen Querschnitt, welcher bis aufs Periost reicht. Vor Einbohren des Führungsdrahts (2,2 mm dick), wird mit einem Zirkel der Abstand: äußerer Trochanterrand–Schenkelkopfmitte abgemessen und auf den Führungsdraht übertragen; das Ende der abgemessenen Distanz wird durch einen auf den Draht aufgeschobenen Korken oder Heftpflasterstreifen (steril!) markiert, damit der Draht nicht zu tief eingebohrt wird. Sodann Einbohren des Drahts bis zur Marke unter Röntgendurchleuchtungskontrolle (Bildverstärkerröhre!) oder vordere und axiale Aufnahme. Der Draht liegt richtig, wenn er in der a. p.-Aufnahme 1–3 mm distal von der Kopfmitte und im axialen Bild im mittleren oder hinteren (nicht aber im vorderen) Quadranten liegt (s. Abb. 508); bei mangelhafter Lage des Führungsdrahts wird ein zweiter Draht in korrigierter Richtung neben den ersten Draht eingelegt; solche Versuche werden wiederholt, bis ein Draht möglichst ideal liegt. Es folgt die Bestimmung der Nagellänge (Strecke vom äußeren Rand des Bohrkanals im Oberschenkelknochen bis zum Kopfende weniger 2–2,5 cm ergibt die erforderliche Nagellänge); daraufhin Einschlagen des Dreilamellennagels über dem Führungsdraht in den Knochen (Cave! Mitnahme des Drahts in die Tiefe durch Verklemmung desselben im Nagelkanal). Röntgenaufnahme! – sobald der Nagelkopf nur noch 2–3 cm über den Knochen herausragt. Bei richtiger Lage folgt die Lockerung des Längszugs, Entfernung des Führungsdrahts und endgültige Nagelversenkung mit dem Vorschlageisen. Schichtweiser Wundverschluß; Lagerung des Beins mit verstellbarer Beinschiene mit Vorfußsuspension, Hochstellen des Bettendes, Chemotherapie, Dauer der Bettruhe: 2 Wochen.

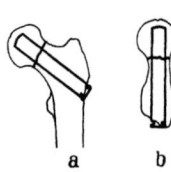

Abb. 508a u. b. *Schenkelhalsfraktur:* Lage des Dreilamellennagels nach Nagelung einer medialen Schenkelhalsfraktur, a) Richtige Lage des Nagels im a-p-Strahlengang, b) im axialen Strahlengang

Dann Unterschenkel-Zinkleimverband und Aufstehen mit doppelseitiger Stockhilfe. *Weiterer Verlauf und Komplikationen:* Kontrolle des Heilverlaufs durch Röntgenaufnahme im ersten Halbjahr alle 2 Monate, im zweiten Halbjahr alle 3 Monate; bei normalem Verlauf Nagelentfernung nach 1 bis 2 Jahren. Einige Zeit nach der Nagelung auftretende Schmerzen in der Hüftgelenksgegend zeigen das Zustandekommen einer Komplikation. Solche sind: α) *Arrosion oder Nagelbruch.* Ursache: schlechtes Nagelmaterial, ungünstige Nagellage, spez., wenn der Nagel zu flach eingeschlagen wurde. *Therapie:* Nagelentfernung, Excochleation des Knochenkanals, großer Beckengips, sofern die Nagelung noch nicht 6 Monate zurückliegt oder im Röntgenbild noch keine sichere Konsolidierung feststellbar ist. β) *Nagelwanderung:* d. h., der Nagel ist in die Pfanne oder sogar in das Becken eingedrungen oder nach außen gewandert oder der Kopf hat sich vom Nagel gelöst. *Ursache:* ungünstige Nagellage, mangelhafte Stauchung der Fragmente. *Therapie:* Nagelentfernung und Gipsverband oder evtl. erneute Nagelung mit einwandfreier Nagellage.

γ) *Ernährungsstörung und Nekrose des Schenkelkopfs:* Metallschädigung durch schlechtes Material; intraartikuläre Lage des Nagels; Valgusstellung des Femurkopfs. *Therapie:* bei eindeutiger Nagelverschiebung Entfernung desselben, erneute Reposition und Nagelung in einwandfreier Weise; besteht bereits deutliche Femurkopfnekrose, so wird nach der zweiten Nagelung eine Gipshose mit Beinentlastungsbügel (nach Art der *Thomas*-Schiene) angelegt, welche bis zur Wiederkehr normalen Kalkgehalts des Kopfs getragen werden muß (u. U. bis zu 6 Monaten).

3. *Schenkelhalspseudarthrose.* α) *Extraartikuläre Nagelung:* wie bei frischer Adduktionsfraktur, jedoch nur bei gutem Allgemeinzustand, guter Bewegungsfähigkeit des Verletzten, und wenn keine Tabes, kein schwerer Diabetes und keine Schenkelkopfnekrose nachweisbar sind.

β) *Umlagerungsosteotomie nach Pauwels. Prinzip:* in das Trochantermassiv wird von oben her ein *Steinmann*-Nagel tief eingeschlagen, daraufhin subtrochanter eine Keilosteotomie mit lateralgelegener Keilbasis ausgeführt; mit Hilfe eines ins Trochantermassiv eingeschlagenen *Steinmann*-Nagels wird das Trochantermassiv in die Waagerechte umgelagert, so daß die auf den Schenkelhals einwirkenden Schubkräfte nunmehr in Druckkräfte umgewandelt werden, welche die Callusbildung anregen.

γ) *Offene subtrochantere Keilosteotomie mit Laschennagel. Prinzip:* Lagerung des Patienten im Extensionstisch wie zur Schenkelhalsnagelung und Einschlagen eines Dreilamellennagels wie bei einem frischen Schenkelhalsbruch; caudal vom Nagel Keilosteotomie mit lateraler Keilbasis in einer einem vorher angefertigten Röntgenbild entsprechenden Größe. Einschlagen von 2 *Steinmann*-Nägeln in das Trochantermassiv und Umlagerung des zentralen Fragments im Sinne der Adduktion, bis der Osteotomiespalt nicht mehr klafft; daraufhin Fixierung der durch die Osteotomie gewonnenen Stellung mittels Lasche, welche auf den Dreilamellennagel aufgeschraubt und am Oberschenkel mit Schrauben fixiert wird. Dauer der Bettruhe: 3 Wochen. Anschließend Aufstehen ohne Gipsverband.

δ) *Exstirpation des Femurkopfs und Einstellen des Schenkelhalses in die Hüftgelenkspfanne* (nach *Whitman, Colonna, Anschütz, Albee*). *Prinzip:* temporäre Abmeißlung des Trochanter und Exstirpation des Femurkopfs; Einstellen des Schenkelhalses in die Pfanne in Abduktionsstellung und Distalverlagerung des Trochanter am Femur, evtl. zusätzliche Transfixation mit 1 oder 2 Dreilamellennägeln, welche durch die Hüftgelenkspfanne möglichst steil und hoch in das Os ileum eingetrieben werden (Transfixationsarthrodese).

ε) *Arthroplastik oder Arthrodese:* bei Schenkelkopfnekrose mit Verschmälerung des Kopfrestes auf weniger als 30 mm bei gleichzeitiger Schenkelhalspseudarthrose muß der Kopf entfernt werden. Bei gut abgedeckter Pseudarthrose genügt u. U. die Einstellung des Femurhalsstumpfs in die Hüftgelenkpfanne (s. oben), um eine gewisse Bewegungsfreiheit zu erhalten. In besonderen Fällen kann der Ersatz des Kopfs durch eine *Acrylprothese* (*Judet-Plastik*) (vgl. Abb. 457) in Frage kommen. Die Ergebnisse mit diesem alloplastischen Verfahren sind allerdings nicht ermutigend, so daß zweckmäßiger eine intra- oder extraartikuläre Arthrodese (vgl. S. 1526) durchgeführt wird.

Resultate: Gesamtbehandlungsdauer nach Schenkelhalsfrakturen: etwa 300 Tage. Arbeitsunfähigkeit: 275 Tage, Invalidität etwa 74%.

4. *Schenkelhalsbruch beim Jugendlichen:* nur selten besteht eine Verschiebung. *Therapie:* Tuberositas-Drahtzugbehandlung für etwa 2–3 Monate (*Cave!* alle operativen Maßnahmen!).

c) **Epiphysenlösung des Femurkopfs** (vgl. S. 1536). *Vorkommen:* bei Knaben zwischen 10. und 16. Lebensjahr, bei Mädchen sehr selten. Vorwiegend linksseitig, in 15–30% beidseitig.

Ursache: Traumen sind meist nur Teilursache (z. B. Ausrutschen, Lastentragen, Schieben eines Wagens, gewöhnliches Gehen). Hauptursache sind Störungen der inneren Sekretion (Dystrophia adiposo-genitalis, adreno-genitales Syndrom). Die Epiphyseolyse bahnt sich meist schon Wochen und Monate vor dem angeschuldigten kleinen Unfall durch leichte Beschwerden an.

Symptome und Diagnose: Schmerzen in der Hüfte, welche häufig in das Kniegelenk projiziert werden; stärkeres Hinken nach relativ geringfügigem Unfall; Drehschmerz und Einschränkung der Innenrotation. In fortgeschrittenen Fällen liegt das Bein in Außenrotation, Flexion und Abduktion. In Spätfällen Adduktionskontraktur.

Differentialdiagnose: Coxitis tbc. und non specifica. *Röntgenbild:* erst von vorn bei Auswärts- und Einwärtsdrehung, zweitens seitlich (mit Vergleich der gesunden Seite); die seitlichen Aufnahmen am besten in Steinschnittlage. Die Verschiebung der Kopfkappe ist vor allem im seitlichen Bild zu erkennen. Die Kopfkalotte steht dann in einem Winkel von 90° auf dem Schenkelhals verschoben; bei dorsalem Abrutsch wird dieser Winkel kleiner (z. B. 15–40°); es besteht eine Coxa antecurvata et vara.

Therapie: (für die unfallunabhängige, spontan entstehende Epiphyseolyse s. S. 1536). Bei plötzlicher, scheinbar unfallbedingter vollständiger Lösung von Femurkopf und Metaphyse ist zu unterscheiden, ob eine frühzeitige Behandlung bei noch minimalen Veränderungen des Halses oder eine verspätete Behandlung bei schon bestehender Deformierung des Halses zur Anwendung kommen muß.

α) *Frühzeitige Behandlung bei minimalen Halsveränderungen:* bei frischer Epiphyseolyse: geschlossene Reposition und Nagelung mit dem Dreilamellennagel oder mit drei je 3 mm starken Nägeln. Die Gefahr einer Störung der Blutversorgung ist mit den dünnen Nägeln geringer als mit Dreilamellennagel. Bei Epiphyseolyse bis zu 4 Wochen alt: operative Reposition mit Keilresektion des oberen Halsteils, vorsichtiger Kürettage der Epiphysenfläche des Kopfs und genauer Reposition in die normale Lage, evtl. Fixierung des reponierten Kopfs durch Nagelung.

β) *Bei verspäteter Behandlung und bereits bestehender Halsdeformierung:* bei schon länger bestehenden Fällen mit guter Beweglichkeit: Keilresektion des Halses, offene Reposition und Fixierung durch Nagelung.

γ) *In veralteten Fällen mit nur noch 30° Hüftgelenkbeweglichkeit:* einseitig – Arthrodese; beidseitig – Gelenkplastik, Umlagerungsosteotomie oder Endoprothese oder andere palliative Operation an einer oder beiden Hüften; bei männlichen Patienten ist die Arthrodese auf einer Seite wünschenswert. *Ruhigstellung:* nach den Operationen jeweils großer Brust-Becken-Bein-Gipsverband in starker Abduktion und Innenrotation für 4 Monate. Nach Gipsabnahme vorsichtige aktive Übungsbehandlung im Bett für 4 bis 5 Wochen, mit allmählich gesteigerter Übungsdauer. Entfernung von Drähten oder Nägeln erst, wenn die Wachstumsfuge geschlossen ist.

d) **Extraartikuläre Brüche durch die Trochantergegend.** *Entstehung:* übermäßig starke Auswärtsdrehung des Beins, indem sich der Körper von dem am Boden fixierten Bein wegdreht oder durch Sturz auf die Hüfte mit gleichzeitiger Drehung des Körpers zur gesunden Seite. Seltener Drehung des Körpers zur verletzten Seite.

Formen: 1. *Der Schenkelhals-Basisbruch* ist ein Adduktionsbruch am distalen Schenkelhalsende mit mehr-weniger starker Verschiebung im Sinne einer Coxa vara und Außenrotation des Beins. In der axialen Ebene stehen die Bruchstücke in einem nach hinten offenen Winkel zueinander.

2. *Der pertrochantere Bruch* ist ein Drehbruch mitten durch das Trochantermassiv; das Bein liegt in Adduktion und starker Außenrotation; die Fragmente stehen in der axialen Ebene in einem nach hinten offenen Winkel zueinander.

3. *Der Dreiecksbruch:* ist die häufigste Form des Trochanterbruchs. Die dreieckige Basis des Schenkelhalses ist in das Trochantermassiv eingestaucht, das Bein ist stark außenrotiert und abduziert, gleichzeitig besteht deutliche Coxa vara; die Bruchstücke stehen in der axialen Ebene in einem nach hinten offenen Winkel zueinander.

4. *Der Abduktionsbruch:* die Bruchfläche verläuft in der Schenkelhalsbasis. Oft ist der Trochanter minor mit abgebrochen; Kopffragment steht in Abduktion; die Spina-Malleolen-Distanz ist verkürzt, das Bein aber nicht nach auswärts gedreht. Die Bruchstücke stehen in der axialen Ebene in einem nach *vorn* offenen Winkel zueinander.

Therapie. α) *Konservativ:* in allen Fällen zunächst Tuberositas-Drahtzugbehandlung mit Lagerung des Beins auf verstellbarer Beinschiene, Belastung mit ein Siebentel des Körpergewichts; außerdem Fußsuspension. Bei den Bruchformen 1—3 (Adduktionsbrüche) wird das Bein in Abduktion gelagert; bei Bruchform 4 (Abduktionsbruch) wird das Bein in Adduktionsstellung gebracht, und zwar jeweils so weit, daß die Fragmente in einem normalen Schenkelhalswinkel von 126° verheilen können.

β) *Operativ: extraartikuläre Nagelung*, wie bei medialem Schenkelhalsbruch, für die Brüche 1 und 4. Mit *Laschennagel* (nach *McLaughlin*) für die Bruchformen 2 und 3. Der Laschennagel nach *McLaughlin* ist ein Dreilamellennagel, an dessen Ende eine verstellbare und gelenkig mit dem Nagel verbundene Lasche derart angebracht ist, daß der beim Verletzten wirklich vorhandene Winkel jeweils eingestellt werden kann. Das Schaftstück wird mit Schrauben, welche beide Corticales des Femurschafts fassen, befestigt und hält in Verbindung mit dem Dreilamellennagel den gewünschten Schenkelhalswinkel sicher aufrecht. Das Verfahren ist auch bei lateralen Schenkelhalsbrüchen und subtrochanteren Frakturen sowie pathologischen Frakturen an dieser Stelle (Paget, Carcinommetastase) brauchbar. *Prognose:* konservative Behandlung mit Drahtextension führt fast immer zum Ziel, so daß die technisch nicht ganz einfache Laschennagelung keinesfalls prinzipiell angewandt werden sollte. *Resultate:* Behandlungsdauer etwa 237 Tage (davon 98 Tage stationär, 139 Tage ambulant; *Arbeitsunfähigkeit:* 220 Tage; *Teilrente:* nach Abschluß der Behandlung 76%.

e) **Isolierte Brüche des Trochanter major.** *Entstehung:* direkte Gewalteinwirkung, Fall auf die Hüfte, Schlag gegen die Hüfte, selten durch Zug der pelvitrochanteren Muskulatur.

Formen: meist Splitterbrüche, seltener Abriß des gesamten Massivs; *Dislokation:* in der Regel etwas nach kranial-medial.

Therapie. Konservativ: durch Lagerung des Beins auf verstellbarer Beinschiene für 8—14 Tage. Größere Gipsverbände (Brust-Becken-Bein-Gipsverband mit Abduktion und Innenrotation wie bei Schenkelhalsbruch) oder operative Fixierung durch Nagelung oder Verschraubung ist meist überflüssig.

Prognose: Arbeitsfähigkeit wird nach wenigen Wochen erreicht.

f) **Isolierte Brüche und Epiphysenlösungen des Troch. minor.** *Vorkommen:* als isolierte Fraktur sehr selten, häufiger als Begleiterscheinung pertrochanterer Brüche. Epiphysenlösung öfters bei Jugendlichen, spez. bei leichtathletischen Übungen (Hochsprung oder andere Körperübungen, bei welchen plötzliche, unerwartete Drehungen ausgeführt werden).

Symptome: aktive Hüftbeugung, spez. im Sitzen unmöglich.

Therapie: wie unter e) (*Cave!* operative Maßnahmen zur Metallfixierung des Troch. min.).

g) und h) Femurschaftbrüche im proximalen und mittleren Drittel. *Entstehung:* durch große Gewalteinwirkung (kräftige Drehung bei Skisturz, Sturz aus größerer Höhe, Auffallen eines schweren Gegenstands, Verschüttung, Überfahrung).

Formen und Dislokation: Drehbrüche mit großen Drehkeilen (seltener ohne Drehkeil), Schrägbrüche durch Biegung mit und ohne Biegungskeil, quere Abscherungsbrüche, Stückbrüche, Zertrümmerungsbrüche. Dislokation bei Brüchen im proximalen Drittel: Varusstellung mit medial offenem Winkel und Antekurvation mit dorsal offenem Winkel; beide Bruchstücke außenrotiert. Bei Brüchen im mittleren Drittel: Varusstellung mit medial offenem Winkel und Rekurvation mit ventral offenem Winkel; außerdem Verkürzung.

Schaftbrüche bei Kindern: entstehen meist schon bei der Geburt (Extraktion am Bein bei Steißlage usw.); dabei entstehen meist Querbrüche; bei größeren Kindern am häufigsten Drehbrüche in sämtlichen Abschnitten des Femurschafts.

Symptome und Diagnose: alle sicheren und unsicheren Symptome eines Knochenbruchs sind vorhanden (spez. starke Achsenknickung und abnorme Beweglichkeit sowie Functio laesa). Bei Kindern gelegentlich schwierig, weil Crepitation stets fehlt und abnorme Beweglichkeit durch das angeschwollene Weichteilpolster oft nicht sicher feststellbar ist; leugnet die Mutter obendrein ein Unfallereignis, so kann der Bruch übersehen oder mit akuter Osteomyelitis u. ä. verwechselt werden. (*Röntgenbild: Merke!* Stets bei ausreichender Betäubung anfertigen!) Zeigen genauen Sitz und Form des Bruchs; bei Säuglingen und Kleinkindern kann die Fraktur oft nur durch das Röntgenbild aufgedeckt werden.

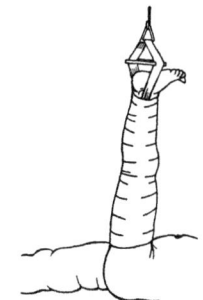

Abb. 509. Vertikalextension bei kindlicher Femurschaftfraktur

i) Femurschaftbrüche im distalen Drittel. *Definition:* alle Femurfrakturen der Diaphyse bis 15 cm kranial vom Kniegelenk; die in Nähe der Metaphyse gelegenen Frakturen werden als *suprakondyläre Femurfrakturen* wegen der bei ihnen bestehenden Behandlungsschwierigkeiten besonders bezeichnet.

Entstehung: durch Verkehrsunfälle, Sturz auf die Füße oder auf die Knie, Auffallen schwerer Gegenstände auf das distale Oberschenkeldrittel, Verschüttung u. a.

Formen und Dislokation: Querbrüche und Schrägbrüche (häufig), Drehbrüche, Splitterbrüche. *Dislokation:* durch Zugwirkung des M. gastrocnemius auf das periphere Bruchstück tritt eine Rekurvation mit ventral offenem Winkel ein. Antekurvation mit dorsal offenem Winkel selten (nur bei kalkarmen Knochen infolge von Poliomyelitis, Tuberkulose, Marasmus).

Symptome und Diagnose: Fraktursymptome wie oben; spez. ist auf Form- und Farbunterschied, Puls, aktive Beweglichkeit und Sensibilität zu achten, weil der Gefäßnervenstrang im suprakondylären Bereich komprimiert oder zerrissen sein kann. *Röntgenbild:* zeigt in der a. p.-Aufnahme Varus- oder Valgusstellung, je nachdem wie das Bein gelagert wurde.

Therapie der Femurschaftbrüche: a) Konservativ. I. *Bei Säugling und Kleinkind:* es besteht auffallend gute Heilungstendenz, alle komplizierten Extensionsmaßnahmen oder blutige Repositionen sind überflüssig, ja sogar schädlich. Es genügt die Reposition nach der Länge und Achse. Bestehenbleibende Seitenverschiebungen (selbst von Schaftbreite) werden durch Heilungs- und Wachstumsvorgänge völlig ausgeglichen. *Vertikalextension* (nach *Schede*): für Kinder unter 4 Jahren mit Heftpflaster-, Zinkleim- oder „Stülpa"-Zug am ganzen Bein bei gestrecktem Kniegelenk senkrecht nach oben (s. Abb. 509) mit darübergelegter zirkulärer Gipsbinde, damit der Verband nicht abrutscht; Anhängen so vieler Gewichte, daß die Gesäßhälfte der verletzten Seite frei schwebt. Evtl. zusätzliche Aufhängung des gesunden Beins in gleicher Weise, um Beckenschiefstand und dadurch bedingte Rotation in der Fraktur zu verhindern. Dauer der Extension: 2–3 Wochen. *Drahtextensionsbehandlung:* für größere Kinder mittels Tuberositasdrahtextension wie für Erwachsene. Dauer der Extensionsbehandlung 4–5 Wochen.

Gipsverband: Anlegen einer Gipshose bei rechtwinkliger Beugung der Hüft- und Kniegelenke für Säuglinge und Kleinkinder (d. h. in Sitzhaltung). Die Kinder können in diesem Verband bequem sitzen und liegen, sie können leicht gepflegt und gestillt werden (*Merke!* Spaltung des Gipsverbands auf der verletzten Seite sofort bis auf den letzten

Faden!); Anlegen einer neuen Gipshose in gleicher Weise nach völliger Abschwellung des Beins. Auch *suprakondyläre Frakturen des Kleinkinds* können in der *Gipshose* oder mit der *Russelschen Extension* behandelt werden. Letztere ist eine Heftpflasterextension am Unterschenkel über untergelegte Kissen oder Polster, durch welche eine mehr oder weniger starke Hüft- bzw. Kniegelenksflexion erzeugt wird. Durch einen zusätzlichen Zug über eine Knieschlinge nach ventral-caudal bzw. -kranial wird die Zugwirkung auf den Oberschenkel gesteigert bzw. modifiziert (Vorteil: keine Drahtextension!, daher spez. für Kinder geeignet!).

II. *Fraktur im proximalen Drittel. Reposition: durch manuelle einmalige Reposition*, meist jedoch durch *Dauer-Drahtextension* mit entsprechenden Gewichten und Lagerung des gebrochenen Beins auf verstellbarer Beinschiene (s. Abb. 510). Es kommt darauf an, die Verkürzung bis auf mindestens 1 cm, die Seitenverschiebung wenigstens bis zur seitlichen Berührung der Fragmente und Achsenknickung und Verdrehung vollständig zu beseitigen. *Technik:* Lokalanästhesie der Frakturstelle und der Tuberositas tibiae; Anlegen eines *Kirschner*-Drahts oder *Steinmann*-Nagels hinter der Tuberositas tibiae; Lagerung des Beins auf verstellbarer Beinschiene, welche in Abduktion von 30° und leichter Außenrotation eingestellt wird. Hochstellen des Bettendes auf 40 cm; Fußkistchen zum Abstützen des gesunden Fußes; Bettgalgen, damit sich der Patient hochziehen kann. Zuggewicht etwa ein Siebentel des Körpergewichts, bei decrepiden Patienten entsprechend weniger. Nach 3 Tagen vordere und seitliche *Röntgenkontrolle* und entsprechende Korrektur noch bestehender Fehlstellungen; z B. bei Varusstellung vermehrte Abduktion bis zu 10°, bei Valgusstellung entsprechende Adduktion; bei nach hinten offenem Winkel Unterlegen eines Polsters unter Kniekehle und distales Bruchstück und Gegendruck auf die Bruchstelle von der Streckseite, indem dort ein handgroßes Filz- oder Schaumgummistück quer über die Bruchstelle geklebt und unter starkem Zug eine elastische Binde um Oberschenkel und Schiene gewickelt wird; gleichzeitig Anhebung des Zugpunkts um 4–5 cm. Das proximale Ende des distalen Bruchstücks wird auf diese Weise nach dorsal gesenkt; bei Überziehung der Bruchstücke (gefährlichste Dislokation!), Herabsetzung des Zuggewichts, so daß eine leichte Verkürzung zustande kommt. „Gute" Stellung ist erreicht, sobald die Achsenknickungen nicht mehr als 10° betragen, eine leichte Verkürzung von nicht mehr als 1 cm besteht, die parallele Seitenverschiebung halbe Knochenschaftbreite nicht übersteigt. In dieser Stellung wird der Bruch unter 14 tägiger Röntgenkontrolle und dementsprechende feine Nachkorrekturen belassen. (*Cave!* häufige und planlose Änderung der Extensionsanordnung!) In der 4. Woche Umsetzen der Drahtextension auf den Oberschenkel (suprakondyläre Draht- oder Nagelextension) mit Reduktion des Zuggewichts um etwa 1 kg. Dauer der Ruhigstellung: 8–10 Wochen; bei schwierigen Brüchen, welche häufigere Korrekturen erfordern, 12–16 Wochen und gelegentlich länger. Zuggewichte dürfen erst entfernt werden, wenn im Röntgenbild gute Callusbildung und klinisch bereits Konsolidation eingetreten ist. Beginn mit Belastung erst, wenn das Bein aktiv von der Unterlage abgehoben und keine Druck- oder Biegungsempfindlichkeit mehr besteht. (*Merke!* Messung beider Beinlängen, des Gliedumfangs und der Gelenkbeweglichkeit nach Festwerden des Bruchs und Beendigung der Extensionsbehandlung sowie während der Weiterbehandlung bis zur endgültigen Entlassung.) *Weiterbehandlung:* Unterschenkel-Zinkleimverband und elastische Wicklung des Kniegelenks und des Oberschenkels für die erste Zeit des Aufstehens und für die Dauer von 2–4 Wochen (bei Jüngeren), bis zu 4 Monaten (bei älteren Patienten); zusätzlich Heißluft täglich 10–15 Minuten (*Cave!* Überhitzung, Massage und passive Bewegungsübungen), hingegen Diathermie und Kurzwelle. Behandlung der Strecksteife des Kniegelenks (vgl. S. 1560). *Prognose:* bei Jugendlichen Wiederkehren normaler Kraft und Beweglichkeit 3–4 Wochen nach Festwerden des Bruchs. Bei Älteren durchschnittlich um so später, je älter der Verletzte ist, je größer die ursprüngliche Dislokation war und je

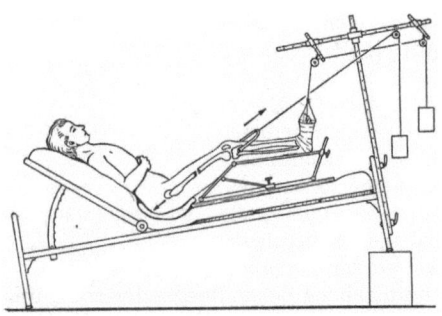

Abb. 510. Tuberositasdrahtextensionsverband bei Femurschaftbruch und richtige Lagerung (verstellbare Beinschiene, Lochstabextensionsgerät nach *Braun-Melsungen*)

länger es gedauert hat, bis der Bruch fest wurde bzw. eine wie vielgeschäftige Nachbehandlung ausgeführt wurde; neben planmäßigen aktiven Übungen und leichtem Sport ist frühzeitiger Beginn mit leichter Arbeit fast stets möglich und empfehlenswert.

β) *Retention im Gipsverband* (vgl. Abb. 563). Indikation: gegeben für Schaftfrakturen, bei welchen mit manueller Reposition eine gute Frakturstellung erzielt werden kann; außerdem für Transportzwecke und Hausbehandlung, für welche eine Dauerextensionsbehandlung nicht in Frage kommt. *Technik:* Lagerung des Patienten auf Extensionsgipstisch; Frakturreposition unter Durchleuchtungskontrolle (Bildverstärkerröhre!), gelingt Verkürzungsausgleich bis auf 0,5–1 cm und Beseitigung von Achsenknickung und Verdrehung sowie der Seitenverschiebung bis auf halbe Schaftbreite, dann Anlegen eines großen Brust-Becken-Bein-Gipsverbands unter Einbeziehung des gesunden Beins bis zum Kniegelenk, und zwar bei Brüchen im proximalen Drittel mit starker Abduktion und bei Brüchen distal von der Mitte ohne oder bei nur geringer Abduktion; für Liegegips zweckmäßig bei leichter Hüft- und Kniegelenksbeugung. Bei Einbeziehung des gesunden Beins genügt es, den Thoraxabschnitt bis zum Rippenbogen oder bis in Höhe der Mamillen hochzuführen; das für den Patienten sehr lästige zirkuläre Eingipsen des Thorax kann dadurch meist vermieden werden! Auch kann nur durch Einbeziehung des gesunden Beins die notwendige Abduktion sicher aufrechterhalten werden bzw. die Varusstellung der Fraktur ausgeglichen werden. Erste Röntgenkontrolle: während der Reposition. Zweite Röntgenkontrolle: nach Anlegen und Erhärten des Gipsverbands. Ein bei frischen Frakturen angelegter Gipsverband ist sofort der ganzen Länge nach vollständig zu spalten; bei älteren Frakturen (nach dem 3. Tag) ist das Spalten meist nicht notwendig. Ein gespaltener Gipsverband muß nach 10–14 Tagen durch neuen Gipsverband ersetzt werden. *Dauer der Ruhigstellung:* 8–12 Wochen. *Weitere Röntgenkontrollen:* laufende Kontrolle alle 14 Tage.

b) Operativ: 1. *Zirkuläre Drahtumschlingung* für Schräg- und Drehbrüche, welche sich konservativ (Weichteilinterposition!) nicht befriedigend reponieren lassen.

2. *Lanesche Platte:* kann für glatte Querbrüche, bei jüngeren Patienten mit guter Heilungstendenz, in Form der Gleitschiene (nach *Eggers*, vgl. Abb. 471) Verwendung finden und muß spätestens nach „Anziehen" der Fraktur (in 3–4 Wochen) entfernt werden. Abschließende Behandlung im Heftpflasterzug oder Brust-Becken-Ring-Gehgipsverband.

3. **Küntscher-Nagelung.** *Indikation:* gegeben bei: gutem Allgemeinzustand (Marknagelung ist kein dringlicher Eingriff!), guten Hautverhältnissen und geringer oder bereits abgeklungener Weichteilschwellung (bei starker Weichteilschwellung zunächst Drahtextensionsbehandlung bis zur Herstellung günstiger Haut- und Weichteilverhältnisse), wenn keine anderweitigen entzündlichen Prozesse am Körper vorhanden sind. Lokale Bedingungen (vgl. Abb. 472): *sehr gut geeignet:* alle Quer- und kurzen Schrägbrüche im proximalen Drittel und bis zur Mitte des Femurschafts; *gut geeignet:* alle Quer- und kurzen Schrägbrüche von der Mitte nach distal bis 6 cm oberhalb des Kniegelenkspalts; *ungeeignet:* alle Brüche, die weniger als 6 cm vom Kniegelenkspalt entfernt sind, sowie alle Drehbrüche mit langem Drehkeil.

Technik. Wahl des Nagels: Längenabmessung des Nagels am gesunden Bein, an welchem bei rechtwinklig gebeugtem Hüft- und Kniegelenk der Abstand: Trochanterspitze–äußerer Kniegelenkspalt festgestellt wird. Der abgemessene Wert entspricht genau der Nagellänge. Bestimmung der Markraumweite: an Hand einer 40 cm langen Röntgenaufnahme des Femurschafts, wobei (bei Fokusabstand von 80 cm) 2 cm, bei stark gekrümmten Knochen 4 cm vom erhaltenen Wert abgezogen werden. *Instrumentarium:* der Oberschenkel-Nagelsatz enthält Nägel von 30, 34, 36, 38, 40, 42 cm Länge und 8, 9, 10, 12, 14, 16 mm Durchmesser für Erwachsene und Nägel von 24–32 cm Länge und 6–7 mm Durchmesser für Kinder. Von den Führungsspießen sind 3 Längen erforderlich: 64 und 44 cm für Erwachsene und 33 cm für Kinder, bei 3, 4 und 5 mm Durchmesser. Vor der Nagelung ist zu prüfen, ob Führungsspieß und Marknagel genau ineinanderpassen! *Lagerung:* in Lokalanästhesie oder Spinalanästhesie oder Allgemeinbetäubung reine Seitenlagerung auf die gesunde Seite auf einem Extensionstisch bei beiderseits gestreckten Kniegelenken und starker Beugung der gesunden Hüfte und weniger starker Beugung der kranken Hüfte. Der Fuß wird an der Fußplatte mit Binden sicher fixiert; bei offener Nagelung ist besonders darauf zu achten, daß die Fußhalterung ohne Schwierigkeit entfernt werden kann. Zwei Röntgenapparate (einer an der Streckseite, der andere an der Innenseite des Oberschenkels); bei Verwendung einer

Bildverstärkerröhre ist diese so aufzustellen, daß sie ohne Veränderung des Stativs in den a. p.- und seitlichen Strahlengang geschwenkt werden kann.

Methoden. α) *Geschlossene Marknagelung* (vgl. Abb. 473): spez. geeignet für frische, unkomplizierte Querbrüche des Oberschenkels im oberen und mittleren Drittel mit Varus- und Seitenverschiebung sowie Verkürzung. Der Ausgleich der Varusstellung und Verkürzung gelingt durch den Längszug meist leicht, Seitenverschiebung wird durch Seitenzüge beseitigt. Nach der genauen Reposition Freilegung des Trochanter maj. und Anbohrung mit einem Pfriem; Einführung des Führungsspießes mit Handgriff in das mittels Pfriem vorgebohrte Loch; Einschlagen des Marknagels über dem Führungsspieß, sobald das Röntgenbild eine gute Lage des Führungsspießes anzeigt; Herausziehen des Führungsspießes sobald der Nagelkopf in die Nähe der Haut gelangt ist; weiteres Vorschlagen des Marknagels mit Vorschlageisen und Längsstauchung der Fragmente, sobald das Nagelende 2 cm vom Troch. maj. entfernt, d. h. endgültige Nagellage erreicht ist. Vor dem endgültigen Eintreiben des Nagels ist die Extension herabzusetzen bzw. zu beseitigen und zu prüfen, ob eine stabile Osteosynthese erreicht wird und ob die Drehstellung des Beins richtig ist. Letztere läßt sich durch rechtwinklige Beugung der Unterschenkel und Beugung der Hüftgelenke und möglichst starke Innenrotation beider Unterschenkel sofort feststellen. Sofortige Beseitigung einer Verdrehung ist unbedingt erforderlich, da sie sich später nur noch durch Osteotomie korrigieren läßt. *Komplikationen:* Nagel läßt sich ohne eigentlichen Widerstand eintreiben: der Nageldurchmesser ist zu klein, er muß sofort durch einen dickeren ersetzt werden. Nagel läßt sich nur unter äußerstem Widerstand eintreiben: sein Querschnitt ist zu groß, er muß sofort durch einen dünneren ersetzt werden. Nagel sitzt auf der Compacta des distalen Bruchstücks auf: die Reposition ist nicht genügend und muß verbessert werden. Nagel dringt in die Compacta des proximalen Fragments ein: der Führungsspieß liegt nicht richtig in der Markhöhle; er muß neu eingeführt werden.

δ) *Offene Marknagelung* (vgl. Abb. 474): spez. geeignet für frische komplizierte Frakturen mit günstiger Bruchform und Bruchlokalisation; aber auch für alle Fälle, bei welchen die unblutigen Repositionsmanöver nicht zu einer befriedigenden Reposition führten. *Nachteile:* Infektionsgefahr, verzögerte Bruchheilung, Pseudarthrose. *Technik:* der Führungsspieß wird nach entsprechender Wundausschneidung bzw. Freilegung der Fragmente von distal her in das proximale Fragment eingeführt und durch den Trochanter major nach oben vorgestoßen. Wenn er die Haut vorwölbt, wird dort ein 2–3 cm langer Schnitt angelegt und ein kurzer Marknagel über den Führungsspieß von kranial her in den Trochanter major 1–2 cm tief eingeschlagen; daraufhin Entfernung des Führungsspießes und Reposition der Fraktur mit einzinkigem Knochenhaken. Ein neuer Führungsspieß wird nun von kranial her durch den kurzen Marknagel eingeführt und über die Fraktur hinweg in das distale Fragment vorgeführt; Entfernung des kurzen Nagels; über dem liegenden Führungsspieß wird nun der Marknagel richtiger Länge mit dem Hammer eingeschlagen, bis er weit genug im distalen Fragment sitzt und am Troch. maj. nur noch 2–3 cm weit herausragt. Die Bruchstücke werden durch Schläge auf das rechtwinklig gebeugte Knie zusammengestaucht und evtl. mit einer Drahtnaht der Bruchstelle gegen Verdrehung gesichert. Abschließend schichtweise Wundnaht und kurzfristige Laschen- oder Röhrchendrainage, je nachdem, ob eine aseptische Freilegung oder eine primäre Wundausschneidung wegen komplizierter Fraktur vorausgegangen war.

Weiterbehandlung: α) Querbrüche und kurze Schrägbrüche oberhalb der Mitte: Lagerung auf verstellbarer Beinschiene und Fußsuspension, um eine Rotation des distalen Fragments zu vermeiden.

β) Querbrüche und kurze Schrägbrüche unterhalb der Mitte: wie oben, jedoch für mindestens 4 Wochen.

γ) Subtrochantere Brüche: Tuberositasdrahtextension für 3 Wochen mit Zuggewicht von 5 kg. Anschließend Ober- und Unterschenkelheftpflaster mit Zuggewicht von je 2,5 kg für weitere 3 Wochen; nach Ablauf der 3. Woche aktive Bewegungsübungen des Kniegelenks (*Cave!* Unterlassen des Streckverbands, da es hierdurch nachträglich zu einer Coxa vara kommt).

δ) Stück- und Querbrüche unterhalb der Mitte, wie unter 3.!

ε) Drehbrüche im oberen Drittel mit Drehkeil: wie unter 3., sofern nicht von vornherein nur mit Drahtzug oder Gipsverband behandelt wurde.

Beginn mit Belastung: nicht vor Ablauf der 10. Woche, und dann nur sehr vorsichtig beginnend. Zwischenzeitlich aktive Übungsbehandlung im Bett und Kontrolle der

Nagel- und Bruchverhältnisse durch Röntgenkontrollaufnahmen in 8–14 tägigem Abstand (*Cave!* frühzeitigere Belastung, spez. innerhalb der ersten Wochen, da es zur Verbiegung des Nagels und zur Nagelfraktur kommen kann). *Nagelentfernung* bei normalem Verlauf frühestens nach 6 Monaten. Eine frühzeitigere Nagelentfernung kommt in Frage, wenn: 1. die Bruchstücke sich verschoben haben und eine Achsknickung oder Längsverdrehung eingetreten ist, 2. der Nagel einen starken Knick aufweist, 3. der Nagel wandert oder in das benachbarte Gelenk einzubrechen droht, 4. der Nagel gebrochen ist. *Nagelbruch:* ist wahrscheinlich, wenn der Patient über zunehmende Schmerzen an der Bruchstelle klagt und sich der Oberschenkel verbiegt (sofortige Röntgenkontrolle!). Die Höhe der Nagelbruchstelle stimmt nicht immer mit der Höhe der Knochenbruchstelle überein. *Therapie:* Nagelentfernung! Zunächst wird das proximale Stück ausgezogen und die Knickung der Bruchstelle ausgeglichen; sodann Einführen eines 75 cm langen Nagelfängers in die Nagelrinne, welcher um 120° gedreht wird, sobald er am unteren Ende aus dem Nagel ausgetreten ist. Er faßt dann den Nagel, welcher durch Rückschlag am Ausziehhaken herausgezogen werden kann. Abschließend Einschlagen eines neuen Marknagels.

4. Rush-Pinnung (vgl. Abb. 475). α) *Subtrochantere Fraktur. Indikation:* bei älteren oder decrepiden Patienten ist der Dreilamellen-Laschennagel günstiger. Der *Rush*-Pin kommt nur für jugendliche und kräftige Erwachsene in Betracht, bei welchen die Spongiosa der Trochantergegend für eine stabile Fixation des proximalen Fragments fest genug ist. Diese ist aber ausschlaggebend für jede erfolgreiche Verwendung eines gebogenen Pin am Femur. *Technik:* dislozierende Kräfte: Flexion des proximalen Fragments durch M. iliopsoas; Abduktion und Außenrotation des proximalen Fragments durch die pelvitrochanteren Muskeln; Adduktion des distalen Fragments durch die Adduktoren; Lagerung auf Extensionstisch mit leichter Extension. *Reposition und Pinnung:* Freilegung des Trochanter und der Fraktur durch lateralen Längsschnitt. Anlegen der Einschlagöffnung mit der Reibahle (6,3 mm Durchmesser) durch retrogrades Eingehen ins proximale Fragment parallel zur lateralen Corticalis; Einsetzen des Pin von kranial und Vorschlagen bis zur Frakturlinie. Gehaltene Reposition durch Lateralverziehung des distalen Fragments und rasches Eintreiben des Pin sobald die Reposition gelungen ist. Die Pinspitze muß weit bis in den lateralen Femurcondylus reichen; das Pinende muß mit einem langen Ankerhaken versehen sein, welcher unter die Insertion der Glutäalsehne zu liegen kommt und etwas in die äußere Corticalis eingelassen wird, um Achsknickung und Rotation des Pin nach hinten zu vermeiden.

β) *Oberes Femurdrittel. Dislozierende Kräfte:* Beugung des proximalen Fragments durch M. iliopsoas; Abduktion und Außenrotation durch Hüftrotatoren, infolgedessen starke Neigung der Fraktur in antero-laterale Achsenknickung zu dislozieren. *Technik:* wie bei Fraktur in Schaftmitte (s. u.), jedoch ist das proximale Fragment rebellischer. Ein gebogener Pin kann diesen Kräften entgegenwirken und stabile Fixation durch Dreipunktedruck gewährleisten. Geschlossene Methode ist möglich; halboffene Reposition ist die Regel. *Reposition und Pinnung:* Längsincision dorsalwärts vom Trochanter. Einführungsstelle der Reibahle etwas dorsal vom Trochanter major und Einschlagen des Pin bis zur Frakturlinie; er kann nun dazu benutzt werden, das proximale Fragment in die richtige Stellung zu drücken; Reposition der Fraktur durch den ventral gerichteten Zug auf das distale Fragment (halboffenes Verfahren). Bei geglückter Reposition Eintreiben des Pin durch einen Assistenten, während der Operateur mit der rechten Hand die Reposition der Frakturstelle aufrecht erhält und mit der linken Hand das proximale Fragment steuert.

γ) *Fraktur in Schaftmitte:* ist am leichtesten zu pinnen und daher am besten geeignet. *Technik:* Lagerung auf Extensionstisch in einfacher Rückenlagerung, Hüfte in mittlerer Rotation, adduziert, mäßige Extension. Halboffene Reposition ist die Regel; dazu antero-laterale, 15 cm lange Incision; Eindringen zwischen Rectus femoris und Vastus lateralis bis auf die Aponeurose des Vastus intermedius, welche durchstoßen und durch Spreizung gerade so weit eröffnet wird, daß das Frakturhämatom abgelassen und zwei palpierende Finger eingeführt werden können. Reposition und Pinnung: Orientierung über die Situation an der Frakturstelle (*Merke!* eigentliche Repositionszeit so kurz als möglich halten, weil die Oberschenkelmuskulatur so kräftig ist, daß die Reposition nicht lange aufrechterhalten werden kann). Kurzer Längsschnitt über dem Trochantermassiv und Vortreiben des Pin bis zur Frakturlinie, dann rasches, exaktes Repositionsmanöver und Eintreiben des Pin in das distale Fragment. Der Pin muß bis weit in den lateralen

Condylus hineinreichen. (*Merke!* Stellungskorrekturen lassen sich nur so lange ausführen, als der Pin nicht weiter als 3–4 cm ins distale Fragment eingedrungen ist.)

δ) *Fraktur am Übergang vom mittleren zum distalen Drittel. Dislozierende Kräfte:* Zug des M. gastrocnemius disloziert das proximale Fragment nach dorsal, ähnlich wie bei suprakondylärer Fraktur (s. u.), wenn auch weniger ausgeprägt. Retention ist schwierig, da starke Biegungskräfte auf die Frakturstelle einwirken; daher häufig langsame Heilung, verzögerte Bruchheilung. Pseudarthrose. Durchschnittliche Heilungsdauer 4 bis 8 Monate. *Technik: Reposition* der Fraktur im halboffenen Verfahren wie für die Frakturen in Schaftmitte; ein einzelner, von kranial nach caudal eingetriebener Pin ist jedoch meist nicht ausreichend, deshalb zusätzlich zu einem kranio-caudalen Pin (6,3 mm Durchmesser) ein zweiter Pin, welcher in caudo-kranialer Richtung vom medialen Condylus nach aufwärts eingetrieben wird (4,7 mm Durchmesser). Das Eintreiben des ersteren geschieht wie bei Frakturen in Schaftmitte. Der Einschlagpunkt für den caudo-kranialen Pin liegt 2,5 cm zentral von der Condylengelenkfläche. Diese wird freigelegt, ohne die Seitenbänder zu beschädigen; Vorbohren der Reibahle ungefähr in Richtung der Schaftachse und Einschlagen des Pin, welcher ungefähr bis zur Schaftmitte nach kranial hinaufreichen soll. Äußere Fixation selten notwendig.

ε) *Suprakondyläre Fraktur:* dislozierende Kräfte, wie unter δ), jedoch sehr viel intensiver. *Reposition und Pinnung:* meist im geschlossenen Verfahren durchführbar, wenn das Kniegelenk in rechtwinklige Stellung gebracht und dadurch der Gastrocnemiuszug abgeschwächt wird. Die Condylen werden von dorsal her nach ventral gedrückt und gleichzeitig am Fuß gezogen. Es werden 2 Pins benutzt (4,7 mm Durchmesser, 22 bis 30 cm Länge), welche von der lateralen bzw. medialen Fläche beider Condylen 2,5 cm proximal von der Gelenkfläche eingetrieben werden. Die Pins werden zunächst gerade und außerdem gleichzeitig von beiderseits vorgeschlagen, so daß sie sich etwa 10 cm oberhalb der Einschlagstelle kreuzen; erst dann wird die Spannung der Pinenden durch Biegung mit dem Schränkeisen herabgesetzt, um ihr Einschneiden in den Knochen zu vermeiden. Die Pins biegen „um die Ecke" und wandern in den Markkanal hinauf; beide Pins wirken als Antagonisten und erzeugen Stabilität durch doppelten Dreipunktedruck

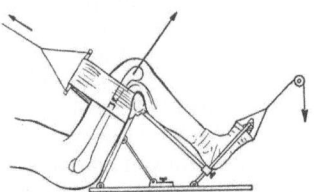

Abb. 511. Extensionsanordnung bei Femurschaftfraktur im distalen Drittel (Kondylendrahtextension u. rechtwinkliger Zug nach ventral; Kniebeugung übertrieben gezeichnet!)

(*Cave!* zu lange Pins, welche sich in der engen Markhöhle verklemmen oder die proximale Corticalis splittern; zu kurze Pins, weil sie rückwärts herauswandern können; Einwanderung der Pins in den Knochen, wenn ihre Spannung mit dem Schränkeisen nicht vermindert wird). *Äußere Schienung:* meist unnötig, jedoch bei Splitterfrakturen oder älteren Patienten zweckmäßig. *Weiterbehandlung:* im großen und ganzen wie bei *Küntscher*-Nagelung (s. oben).

III. *Femurschaftfraktur im mittleren Drittel. Formen:* am häufigsten kurzer Biegungs- oder Abscherungsbruch. Seltener langer Torsionsbruch. *Entstehung:* bei direkter Gewalteinwirkung (Sturz vom Motorrad), Abscherungsbruch mit Dislokation des distalen Fragments nach innen, außerdem Varusstellung; in der seitlichen Ebene besteht ein nach vorn offener Winkel zum oberen Bruchstück. Indirekte Gewalteinwirkung: führt zu einem Torsionsbruch; bei ihm besteht regelmäßig eine Verkürzung.

Therapie: s. oben!

IV. *Femurfraktur im distalen Drittel. Dislokationen:* bei Fraktur im distalen Drittel Valgusstellung des peripheren Fragments, leichte Dorsalverschiebung des peripheren Fragments mit nach vorn offenem Winkel. Bei suprakondylärer Fraktur deutlichere Varusstellung des distalen Fragments und stärkere Dorsaldislokation sowie Beugung des distalen Fragments nach kniekehlenwärts; verstärkter nach vorn offener Winkel.

a) *Konservativ.* α) *Mit Nagel- oder Drahtextension:* in gleicher Art wie bei den Brüchen des proximalen und mittleren Drittels, jedoch müssen Bruchstelle und Kniewinkel der Schiene auf gleiche Höhe gebracht werden und die Richtung des Tibiadrahtzugs stark nach fußwärts gesenkt werden (s. Abb. 511); bei Verwendung verstellbarer Beinschienen kann der Unterschenkelteil etwas gesenkt werden, so daß eine Kniebeugung von 110° resultiert. Stärkere Beugung (z. B. bis auf 90°) ist nicht zweckmäßig. In Höhe der Bruchstelle wird ein nach ventral wirkender Gegenzug angebracht, welcher das distale Bruchstück in die normale Streckstellung kippt. Zuggewicht ein Siebentel des Körpergewichts, Hochstellen des Bettendes, Abstützung des gesunden Fußes, Galgen usw. wie üblich. Röntgenkontrolle am 3. Tag; bei noch bestehender Varusstellung zusätzlicher Seitenzug proximal von der Bruchstelle mittels gepolstertem Trikotschlauch. Wechsel der Drahtextensionsstelle von der Tuberositas tibiae auf die distale Femurmetaphyse am Ende der 4. Woche, um eine Überdehnung der Kniegelenksbänder zu verhindern. Zuggewicht dort ein Achtel des Körpergewichts (Entfernung des Tuberositasdrahts). Dauer der Extensionsbehandlung 8–12 Wochen. Entfernung der Zugvorrichtung erst sobald das Bein aktiv von der Unterlage abgehoben werden kann; vorsichtige Aufstehversuche mit Unterschenkel-Zinkleimverband und elastischer Kniewicklung nicht vor der 10. Woche.

β) Mit Transfixationsgipsverband. Prinzip: Durchbohrung des zentralen Endes des peripheren Fragments mit *Kirschner*-Draht und Ansetzen eines Spannbügels, mit dessen Hilfe das periphere Fragment nach ventral gezogen und in richtiger Stellung retiniert wird. Durch Einbeziehen des Spannbügels in einen großen Beckenhosen-Gipsverband, welcher bis in Höhe der 5. Rippe reicht, wird die Retention aufrechterhalten. Dauer der Ruhigstellung 6–8 Wochen. Aktive Übungsbehandlung, soweit dies die Ausdehnung des Gipsverbands zuläßt.

b) *Operativ.* α) *Mit Lanescher Platte* oder *kräftigem Spantransplantat:* Platte oder Span müssen dorsal angelagert werden und vom Planum popliteum des distalen Fragments weit genug über die Frakturstelle auf das proximale Fragment hinaufreichen und in beiden Fragmenten durch wenigstens 2 Schrauben bzw. Drahtumschlingungen fixiert werden. Die technisch leichtere seitliche Anlagerung von *Lane*schen Platten u. dgl. genügt fast niemals, um die Dorsaldislokation des distalen Fragments zuverlässig zu verhindern.

β) Rush-Pinnung: in Form der Doppelpinnung (s. S. 1742). Dauer der Ruhigstellung: in einfachen Fällen Lagerung auf verstellbarer Beinschiene oder Polster für 3–4 Wochen, in schweren Fällen (Spantransplantation) Beckengipsverband 8–12 Wochen. Nach *Rush*-Pinnung Kissenlagerung für 3–4 Wochen und sofort einsetzende aktive Übungsbehandlung; bei schwierigeren Frakturen und älteren Patienten Gipsverband für 8–10 Wochen.

k) Frischer komplizierter Femurschaftbruch. *Entstehung:* Verkehrsunfall, Maschinenverletzung, schwere Stürze, spez. aus größerer Höhe.

Therapie: entspr. den Behandlungsgrundsätzen für komplizierte Frakturen (s. S. 1653). Operative Wundversorgung steht an erster Stelle, wobei sowohl die gesamte Weichteilwunde, als auch die Knochenbruchenden angefrischt werden müssen. Primäre Wundnaht, wenn die Verletzung nicht älter als 6 Stunden ist, wenn entzündliche Erscheinungen fehlen und eine gründliche Wundausschneidung möglich war. In jedem Fall Wunddrainage und Infektionsprophylaxe durch zusätzliche Chemotherapie. *Reposition:* folgt erst in zweiter Linie; eine exakte Reposition muß nicht unbedingt erzwungen werden. *Retention:* möglichst durch absolute Immobilisierung im Gipsverband, da nur dann mit störungsfreiem Wundverlauf gerechnet werden kann.

Methoden. α) *Sofortige Amputation:* bei *Zeichen von Gangrän*, infolge fortschreitender Infektion; bei schwerer arterieller Durchblutungsstörung infolge Verletzung der Arterien, spez., wenn der Versuch, die verletzte A. femoralis durch Gefäßnaht zu vereinigen, mißlungen ist. Bei anaerober Infektion (spez. bei Zeichen fortschreitenden Gasbrands), möglichst hoch am Oberschenkel und unter vollständigem Offenlassen der Wunde (Gasbrandserum, massive Chemotherapie, Schockprophylaxe) bei Zerreißung sämtlicher Nerven oder so großem Weichteildefekt, daß eine spätere Wiederkehr einer ausreichenden Funktion nicht mehr zu erwarten ist.

β) Drahtextension und anschließender Gipsverband: bei Verletzung nicht älter als 6 Stunden und fehlenden entzündlichen Veränderungen bei guter Durchblutung und erhaltener Sensibilität: primäre Wundversorgung nach *Friedrich*, einschließlich Knochenanfrischung und Entfernung von Knochensplittern, welche vollständig vom Periost abgelöst sind (*Cave!* jede zu weitgehende Entsplitterung!), primäre Hautnaht und Drainage (dies nicht, sondern Offenlassen der Wunde, wenn die Verletzung älter als 6 Stunden ist und deutliche Zeichen beginnender Infektion bestehen); Chemotherapie; Lagerung des Beins auf verstellbarer Beinschiene, Tuberositasdrahtzug und Belastung mit Zuggewicht von ein Siebentel des Körpergewichts, Fußsuspension und Hochstellen des Bettendes wie üblich. Fehlen nach 48 Stunden entzündliche Veränderungen, so werden die Drainagen entfernt, die Drahtzugbehandlung kann bis zur sicheren Bruch heilung, evtl. bis zur 16. Woche fortgesetzt werden. Sofern Zeichen einer in Gang kommenden Infektion feststellbar sind, wird sofort von der Extensionsbehandlung zur absoluten Ruhigstellung im großen Beckengipsverband, welcher bis zu den Achselhöhlen reicht, übergegangen (Gipsfensterung über dem Wundgebiet!), und dieser bis zum Abklingen jeglicher Wundinfektion belassen. Nach Abklingen der Wundinfektion ist es besser, den Gipsverband vorsichtig zu entfernen und wieder zur Extensionsbehandlung (diesmal mit suprakondylärem Drahtzug) überzugehen, damit aktive Übungsbehandlung im Bett begonnen werden kann. Sobald das Bein aktiv von der Schiene abgehoben werden kann, sind vorsichtige Aufstehversuche mit Unterschenkel-Zinkleimverband und Gehbänkchen erlaubt.

γ) Küntscher-Nagelung oder Rush-Pinnung: nur, wenn der Allgemeinzustand gut ist, die Wunde nicht älter als 6 Stunden, entzündliche Veränderungen fehlen, der Bruch unterhalb des Trochantergebiets liegt, bei Drehbrüchen in der oberen Hälfte kein größerer Drehkeil vorhanden ist. Für Brüche, welche mindestens 6 cm vom Kniegelenkspalt entfernt sind, kommt der *Küntscher*-Nagel, für suprakondyläre Brüche die *Rush*-Pinnung in Frage (s. S. 1742). *Weiterbehandlung:* bei stabiler Fixierung durch die Nägel lediglich Lagerung auf verstellbarer Beinschiene und Fußsuspension; bei Trümmerbruch mit fraglicher Stabilität Tuberositasdrahtzug mit Zuggewicht von 5 kg für 3 Wochen, anschließend Heftpflasterzug, Chemotherapie. Beginn des Aufstehens: in einfachen Fällen nach 4—6 Wochen; bei Trümmerbrüchen nach 4 Monaten und länger.

l) Veralteter, schlechtstehender Femurschaftbruch. *Definition:* ein veralteter, schlechtstehender Femurschaftbruch liegt vor, wenn die Beinverkürzung mehr als 3 cm und die Achsenknickung oder -verdrehung mehr als 15° beträgt. Bei solchem Zustand hinkt der Patient, und es stellt sich später eine Arthrosis deformans des Knie- und Hüftgelenks sowie eine Spondylarthrosis deformans der Wirbelsäule ein. Der Zustand erheischt eine Korrektur. Parallelverschiebungen, welche halbe Schaftbreite nicht überschreiten, sind hingegen ohne Bedeutung, wenn Achsenknickung und Verkürzung fehlen.

Therapie. α) Einfache Drahtextension: bei Frakturen innerhalb der ersten 6 Wochen genügt Tuberositas-Drahtzugbehandlung in Verbindung mit Seitenzügen und Pelottendruck auf die Bruchstelle, um die Frakturen noch ausreichend zu korrigieren (*Cave!* voreilige operative Maßnahmen!).

β) Osteoklasie und Drahtextension: bei deformgeheilten Frakturen zwischen der 6. Woche und dem 5. Monat muß der junge Callus über einem Holzkeil oder mit dem Osteoklasten (nach *Phelps-Gocht* oder *Schultze*) gebrochen werden. Anschließend Tuberositas- oder (besser) suprakondyläre Drahtextension mit Zuggewicht von ein Siebentel des Körpergewichts und Gewichtserhöhung, solange noch eine Verkürzung besteht. Achsenknickung und Verkürzung können dadurch ausgeglichen werden; Seitenverschiebungen bleiben meist bestehen (belanglos).

γ) Osteotomie und Drahtextension: bei Brüchen älter als 5 Monate ist operative Freilegung und schräge Durchmeißelung erforderlich (*Cave!* quere Durchmeißelung oder sofort erzwungener kompletter Verkürzungsausgleich und Osteosynthese wegen Gefahr der Pseudarthrose bzw. Schädigung von Muskeln, Sehnen, Bändern und Nerven wegen zu starken, plötzlich einsetzenden Zugs). Vielmehr Tuberositasdrahtzug oder suprakondyläre Extension mit Zuggewicht von zunächst ein Siebentel Körpergewicht, welches bei bestehenbleibender Verkürzung allmählich gesteigert werden kann. Dauer der Extension: bis zur knöchernen Konsolidation, d. i. in der Regel 8—12 Wochen (*Cave!* jeden übertrieben starken Zug wegen Distraktion und Pseudarthrosengefahr). Nach erreichtem Verkürzungsausgleich kann auch ein großer Beckengipsverband angelegt werden.

δ) Küntscher-Nagelung. Indikation: Verkürzungen von mehr als 4 cm, Achsenknickungen von mehr als 15—20°. *Kontraindikation:* schlechter Allgemeinzustand, Lebensalter über 40 Jahre, bestehende Fisteleiterung oder Fisteleiterung sistiert noch nicht länger als 3—6 Monate; entzündliche Hautveränderungen; ausgedehnte, mit dem Knochen verwachsene Narben, Obliteration der Markhöhle auf längere Strecke; starke Schädigung von Knochen und Gelenken. *Methode:* offene Marknagelung, jedoch muß bei Verkürzungen von mehr als 4 cm in einer ersten Sitzung eine schräge Osteotomie ausgeführt und die Verkürzung durch Tuberositas-Drahtextensionsbehandlung innerhalb 2—8 Tagen beseitigt werden. Die anschließende Marknagelung folgt den Grundsätzen der offenen Marknagelung; nur ist darauf zu achten, daß die Bruchflächen so bearbeitet werden, daß beide achsengerecht aufeinanderpassen. Bei klaffendem Bruchspalt sind die Bruchstücke durch Stauchung in der Längsachse in Kontakt zu bringen; bei Neigung, sich gegeneinander zu verdrehen, ist zusätzliche Drahtnaht erforderlich. Wunddrainage für 36 Stunden, Lagerung des Beins auf verstellbarer Beinschiene, Chemotherapie; bei einwandfreier Wundheilung frühzeitiger Beginn mit aktiver Übungsbehandlung; Aufstehen in der 5.–6. Woche nach der Operation bei ungestörtem Heilverlauf.

In geeigneten Fällen auch *Rush-Pinnung*.

m) Femurschaftpseudarthrose. *Entstehung:* Distraktion durch übermäßige Extensionsbehandlung, zu weitgehende Entsplitterung offener Frakturen, anhaltende Eiterung mit Sequestrierung, spez. nach Stückbrüchen.

Therapie. α) *Konservativ:* orthopädischer Stützapparat.

β) *Operativ:* Spananlagerung (nach *Phemister*) (vgl. Abb. 479); *Pseudarthrosenresektion* mit Entfernung des Narbengewebes und treppenförmige Anfrischung beider Frakturenden sowie Spaneinlagerung mittels $1^1/_2$facher Umschlingung mit zwei starken Drähten, die durch Bohrlöcher geführt werden; Ruhigstellung im großen Beckengipsverband. Dauer der Ruhigstellung: 10–12 Wochen. Durch Marknagelung nach der offenen Methode (Kontraindikationen wie oben unter l) Wunddrainage, Lagerung auf verstellbarer Beinschiene, evtl. großer Beckengipsverband für 5–6 Wochen.

Resultate der Femurschaftbrüche:

Geschlossene Femurschaftbrüche: durchschnittliche Behandlungszeit: 240–390 Tage, Dauerrente: 10,2–22,6%. Arbeitsunfähigkeit: 62–181 Tage. *Frische, komplizierte Femurschaftbrüche:* Arbeitsunfähigkeit: 46–342 Tage. Einschränkung der Kniegelenkbeweglichkeit: etwa 30%; Pseudarthrose: etwa 10%. *Suprakondyläre Femurschaftfraktur:* Arbeitsunfähigkeit: 123–334 Tage. *Marknagelung bei geschlossenen Femurschaftbrüchen:* Behandlungsdauer: 167–191 Tage; freie Kniegelenkbeweglichkeit: 50–70%.

n) Femurschußbrüche. *Häufigkeit:* 18,6–23,4% der Schußbrüche langer Röhrenknochen. Davon 22,5% am oberen Femurende ohne Gelenkbeteiligung, 43% im Schaft, 22,8% am unteren Femurende ohne Gelenkbeteiligung. *Nebenverletzungen:* der Beinnerven 66%, septische Nachblutungen 3%. *Weichteilwunden:* 21,3% punktförmige Durchschüsse, 37% mittelgroße, 6,1% ungleichförmige, 17% ausgedehnte Durchschußwunden, 18,4% Steckschüsse.

Therapie. 1. *Notversorgung:* Schockbekämpfung, Schmerzbetäubung, Wärmezufuhr, vorläufige Blutstillung, Tetanusserum, Chemotherapie, Transportverband (Fixierung am gesunden Bein mit Verbandtüchern und seitliches Anwickeln von *Kramer*-Schienen, welche vom Fuß bis hoch am Thorax hinaufreichen, Feldtransport- oder *Thomas*-Schiene; *Cave!* Volkmann-Schiene u. dgl. wegen nicht ausreichender Ruhigstellung).

2. *Vorläufige Versorgung:* Wärmezufuhr, Schockbekämpfung (Infusion, Transfusion, Blutersatz). Primäre Wundausschneidung (möglichst nach den *Friedrich*schen Regeln); primäre Naht jedoch nur, wenn die Wundausschneidung allen Anforderungen genügt hat und die Wunde sicher nicht älter als 6 Stunden ist. Sonst höchstens Situationsnähte und grundsätzliche Wunddrainage. Breite Incisionen bei bereits in Gang gekommener Infektion. *Amputation:* bei eindeutigem Gasbrand oder nicht zu behebender arterieller Durchblutungsstörung des Beins (*Cave!* Naht des Amputationsstumpfs!). *Infektionsprophylaxe und Schmerzstillung:* durch Chemotherapie und ununterbrochene Ruhigstellung, am besten im großen Beckengipsverband, welcher von den Achselhöhlen bis über die Zehen des verletzten Beins und am gesunden Bein bis zum Kniegelenk reicht. Dieser ist zugleich der beste Transportverband. Exakte Reposition der Fraktur rückt bei der vorläufigen Versorgung zunächst in den Hintergrund.

3. *Endgültige Versorgung:* Weiterbehandlung im *Gips-* oder *Extensionsverband*. Aseptische Femurschaft-Schußbrüche werden am besten im großen Beckengipsverband weiterbehandelt. Sie sind durchschnittlich nach 5–9 Wochen konsolidiert. Die meisten Femurschaftschußbrüche sind schwer infiziert. Die richtige Behandlung der Infektion daher oberstes Gebot der endgültigen Versorgung. Am wichtigsten ist deshalb die ausgiebige Eröffnung jedes Eiterherds und die vollkommene, nie unterbrochene Ruhigstellung, welche für die Dauer noch bestehender Infektion am besten im großen Beckengipsverband stattfindet; zusätzlich testgerechte Chemotherapie. *Reposition:* tritt gegenüber der Infektionsbekämpfung in den Hintergrund. Sie erfolgt allenfalls nach zuverlässig beherrschter Infektion durch Übergang von der Gipsbehandlung zur Drahtextensionsbehandlung, in welcher durch vorsichtige Zugeinwirkung der Ausgleich von Achsenknickungen und Verkürzung innerhalb der ersten 6–8 Wochen noch gelingen

kann. Bei geringsten Anzeichen des Wiederaufflackerns einer Infektion muß sofort wieder im großen Beckengipsverband absolut immobilisiert werden. *Aktive Übungsbehandlung*: während des Bestehens schwererer Infektionen nicht möglich. Anzustreben ist wenigstens Üben der Zehen- und Sprunggelenke, Arm- und Atemübungen vom ersten Tage an, aktive Anspannübungen des Quadriceps (auch im Gipsverband), nach Abfieberung desgleichen Übungen des gesunden Beins mit dem Bergsteigeapparat, aktive Übungen des Hüft- und Kniegelenks nicht vor zuverlässiger Konsolidation der Fraktur. *Dauer der Ruhigstellung*: für aseptische Splitterbrüche 5–10 Wochen, für infizierte Brüche 17–20 Wochen, in seltenen Fällen 1 Jahr und mehr. Behandlung von Pseudarthrosen und deformgeheilten Oberschenkel-Schußfrakturen wie oben unter l) und m).

o) Epiphysenlösung der distalen Femurepiphyse. *Vorkommen:* im Pubertätsalter vorwiegend bei Knaben. *Bruchform und Dislokation:* die Epiphyse rutscht mitsamt einem charakteristischen Biegungskeil und dem gesamten Unterschenkel nach vorn-kranial, ist also in der seitlichen Röntgenaufnahme vor die Diaphyse gerückt und um 90° gekippt. Das spitze Diaphysenfragment ragt in die Poplitealgegend hinein und kann Drosselung und direkte Verletzung der A. poplitea hervorrufen (*Cave!* Fixierung des Beins mit gestrecktem Kniegelenk, solange der Bruch noch nicht eingerichtet ist, weil durch die hintere Diaphysenkante die A. poplitea noch vollkommen abgequetscht werden kann).

Therapie: sofortige *Reposition:* gelingt nur in *Bauchlage* bei stärkster Beugung des Unterschenkels im Kniegelenk. Einrichtungsversuche durch Dauerzug und in halber Beugung mißlingen!

Ruhigstellung: Beckengips in Mittelstellung des Hüftgelenks und leichter Beugung des Kniegelenks. Dauer der Ruhigstellung 6 Wochen. Beginn mit Aufstehen im Gipsverband nach 3 Wochen.

p) Brüche eines oder beider Condylen. 1. *Fraktur des inneren oder äußeren Condylus.* *Formen und Dislokation:* bei Fraktur des inneren Condylus tritt eine Kippstellung des Fragments nach innen, bei Fraktur des äußeren Condylus eine Kippstellung nach außen auf (durch Zug der dort ansetzenden Seitenbänder).

Therapie. Reposition: bei frischen Brüchen ohne weiteres dadurch möglich, daß der Unterschenkel in entgegengesetzter Richtung genau seitwärts gezogen wird. Zeigt die Röntgenkontrolle befriedigende Reposition, so kann percutane Nagelfixation mit einem 12 cm langen Nagel erfolgen (auch transkondyläre Fixation mit Schraube und Gegenmutter von *Andreesen*). *Ruhigstellung:* durch kleinen Beckengipsverband für 2 Wochen. Anschließend Zinkleim-Beingipshülse für die Dauer von 2 Monaten; jedoch kann mit der Gipshülse bereits aufgestanden und vorsichtig belastet werden. Nagelentfernung: nach zuverlässiger Fraktur Konsolidation.

2. *Bikondylärer Y- oder T-Bruch. Form und Dislokation:* es handelt sich um einen suprakondylären Schaftbruch und einen Spaltbruch des Kondylenmassivs, wobei die auseinandergesprengten Kondylen mehr oder weniger weit klaffen.

Therapie: wie bei suprakondylärem Oberschenkelbruch mit Tuberositas. Drahtextension für 4 Wochen und anschließender suprakondylärer Drahtextension oder Transfixationsgipsverband durch das distale Ende des proximalen Femurfragments für 6 bis 8 Wochen. Außerdem fester Kompressionsverband des gesamten Kniegelenks, spez. oberhalb des Kniegelenkspalts, um ein Auseinanderkippen der Fragmente nach innen bzw. nach außen zu vermeiden. Großer Kniegelenksbluterguß muß durch Punktion entleert werden; u. U. auch gekreuzte Nagelfixation (*Rush-Pin*, vgl. S. 1742 ε).

18. Brüche und Verrenkungen der Kniescheibe

a) Brüche der Kniescheibe (Fr. patellae). *Vorkommen:* ziemlich häufig (exponierte Lage!), über 1% aller Brüche; auch praktisch wichtig wegen der Gefahr beträchtlicher Erwerbsbeschränkung.

Entstehung. 1. *Direkt:* durch Auffallen mit der Kniescheibe auf steinigen Boden, Bordkante, Eisenschwelle u. dgl., ferner durch Hufschlag, Schuß (meist Stern- oder Splitter-, auch Querbruch; selten kompliziert; oft unvollständig oder doch ohne Zerreißung des Reservestreckapparats, aber nicht selten kombiniert mit indirektem Bruch als Stoß-Riß-Bruch!). 2. *Indirekt* häufiger (Querbruch; als Rißbruch und evtl. auch Biegungsbruch beim Rückwärtsfallen durch Muskelzug des beim Stolpern in unwillkürlicher Abwehrbewegung kontrahierten M. quadriceps, in dessen Sehne die Kniescheibe sozusagen als Sesambein eingewebt ist, während Kniescheibenband oder Tuberositas tibiae selten und noch seltener die Quadricepssehne reißt; häufig vollständig, und zwar mit Zerreißung des Reservestreckapparats).

Formen: meist (80%) *Querbruch*, und zwar meist in der unteren Hälfte am Übergang von Körper und Spitze oder in der Mitte, selten höher oben an der Basis oder tiefer unten an der nicht überknorpelten Spitze, bisweilen in mehreren Transversalbrüchen untereinander (auch als Folge von Refraktur), öfters auch (bei direkter Gewalt) *Stern- oder Splitterbruch* oder *Fissuren*, selten (z. B. durch Hieb, Schlag od. dgl.) *Längsbruch* (direkt, günstig!), *Frontalbruch* (sog. ,,Austernschalenbruch"), *Abscherungsbruch* usw. Gewöhnlich handelt es sich um einen Gelenkbruch – außer bei gewissen Fissuren und Randabscherungen. In 1% wird *doppelseitiger* Bruch beobachtet. Selten sind patholog. Fraktur oder Spontanverformung bei Tabes oder progressiver Muskelatrophie sowie bei Geschwulst oder Entzündung.

Symptome: Druckschmerz; Funktionsstörung: Gehen ist unmöglich, spez. Vorsetzen des Beins, höchstens Nachschleppen oder Rückwärtstreten mit stark durchgedrücktem Bein, desgl. unmöglich Heben des gestreckten Beins oder aktive Streckung: sog. ,,Streckschwäche oder -lahmheit", dagegen ist möglich *passives* Strecken des Beins im Knie; bei Erhaltung des Reservestreckapparats (namentlich bei direktem Bruch vorhanden!) ist jedoch meist (außer bei empfindlichen Leuten) einiges Gehen sowie aktive Streckung in *Seitenlage* des Beins möglich (dabei Ausschaltung der Gliedschwere; *die Unterscheidung in Brüche mit und ohne Streckvermögen durch die Untersuchung in Seitenlage ist praktisch, und zwar prognostisch und therapeutisch, höchst wichtig!*); *Weichteilschwellung und Gelenkerguß* (Gelenkbruch: Kniescheibe begrenzt mit dem größten Teil ihrer Hinterfläche das Gelenk!), dabei evtl. (bei Platzen des oberen Gelenkrezessus) Verteilung des Blutergusses unter dem Kniestreckmuskel weit hinauf am Oberschenkel; *abnorme Beweglichkeit; Crepitation* (fehlt meist, vorhanden nur bei genügender Annäherung der Fragmente, daher evtl. Untersuchung mit Zusammenschieben derselben!); *Deformität*, und zwar Diastase der Fragmente (d. h. Klaffen der Bruchstücke durch Retraktion des M. quadriceps und durch Gelenkerguß bis 10 cm und mehr; erkennbar durch Besichtigung von vorn und von der Seite und durch Betastung, besonders stark bei Kniebeugen; evtl. läßt sich der Finger zwischenlegen; Dislokation fehlt bei genügender Erhaltung des Reservestreckapparats: in der Mitte Aponeurose des Streckmuskels bzw. Sehne und vor allem seitlicher Bandapparat durch fibröse Faserzüge innen vom M. vastus int. und außen von der Fascia lata zur Tibia), evtl. auch seitliche Verschiebung und Kantenstellung; *Röntgenbild* (besonders wichtig bei subaponeurotischen Brüchen und bei Fissuren; das seitliche Bild in Kniebeugung ergibt Aufschluß über den Grad der Diastase bei Querbrüchen; manchmal ist neben dem Bild von vorn und von der Seite auch ein axiales ratsam).

Diagnose: Vorgeschichte, Besichtigung und Betastung sowie Röntgenbild; übersehen werden öfters Fissuren und veraltete Brüche.

Differentialdiagnose: im Röntgenbild Patella bipartita (meist lokalisiert oben außen, zugleich bogenförmig und mit regelmäßiger Spaltlinie, dabei in der Regel doppelseitig; Fraktursymptome fehlen!).

Prognose: prognostisch und therapeutisch wichtig ist die Unterscheidung der Kniescheibenbrüche in a) *unvollständige* bzw. solche ohne Zerreißung des Reservestreckapparats, damit *ohne* Diastase (gewöhnlich sind es *direkte* Brüche, und zwar meist nur Sprünge) und b) *vollständige* mit mehr oder weniger völliger Zerreißung des Reservestreckapparats, daher mit Diastase (gewöhnlich sind es *indirekte* Brüche); letztere sind feststellbar durch röntgenologische und klinische Untersuchung: Diastase der Fragmente (besonders bei Kniebeugen) und Unmöglichkeit aktiver Streckung des Unterschenkels, auch nicht in Seitenlage. *Knöcherne Heilung* erfolgt spontan nur bei unvollständigen Brüchen und bei Brüchen mit Erhaltung des Reservestreckapparats, dagegen nicht bei Diastase. Ursachen der Diastase sind: Zerreißung des Reservestreckapparats, Retraktion des Kniestreckmuskels, Gelenkerguß, Interposition von ,,ponyfrisurartig" herabhängenden Fasern des sehnigen Überzugs, Kantenstellung bzw. Umkehrung der Fragmente. Auch bei *fibröser* Heilung kann immerhin ein leidliches funktionelles Resultat eintreten, vorausgesetzt, daß der noch erhalten gebliebene Teil des Reservestreckapparats funktioniert und Kniestreckmuskel bzw. Kniescheibenband genügend schrumpfen sowie die Pseudarthrose straff, die Kniescheibe gleitend und der Quadriceps kräftig ist; jedoch bleibt die Tragfähigkeit des Beins mangelhaft und das Gehen nur mit Stock und unter Schleuderbewegung möglich, wobei Auf- und Abwärtssteigen beeinträchtigt und mit dem verletzten Bein voran überhaupt unmöglich ist (was für Büroarbeiter einen geringeren, für Schwerarbeiter aber einen größeren Schaden bedingt).

Sonstige *Komplikationen: Streckmuskelatrophie und -retraktion, Verwachsung des oberen Fragments mit Femurvorderfläche, Gelenkerschlaffung, Gelenkversteifung und Arthrosis deformans* (Prophylaxe: genaue Reposition und Retention der Bruchstücke bei Brüchen mit Diastase, exakte Naht des Streckapparats, entsprechend lange Ruhigstellung, aktive Übungsbehandlung [*Cave!* passive Bewegungen]).

Therapie: (allgemeine Aufgaben der Behandlung sind: Bekämpfen von Diastase, Gelenkerguß, Muskelatrophie und Gelenkbehinderung!).

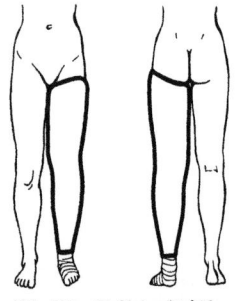

Abb. 512. *Zinkleimgipshülse* zur Ruhigstellung des Kniegelenkes; zuerst Anlegen eines Unterschenkelzinkleimverbandes von den Zehen bis zum Kniegelenk. Darüber zirkulärer Gips von dicht oberhalb der Malleolen bis zum Tuber ossis ischii

a) *Konservativ bei fehlender Diastase und erhaltener Streckfähigkeit* (Streckapparat nicht gerissen!) sowie bei schlechtem Allgemeinzustand oder bei ungünstigen örtlichen Verhältnissen, spez. bei gefährdeter Asepsis: gegen *Gelenkerguß*, welcher die Fragmente voneinander entfernt und evtl. kantet, empfiehlt sich Streckschiene, Kompression, Eis, Massage; bei starkem und hartnäckigem Erguß baldigst Punktion mit (genügend starker) Kanüle. Sodann bei evtl. Diastase nach Adaptation der Fragmente *Retention* durch hochgestellte Beinschiene (Hüfte gebeugt und Knie gestreckt zwecks Quadricepsentspannung!), nach Abschwellung des Gelenks (4—5 Tage) Anlegen einer *Zinkleimgipshülse* (s. Abb. 512). Diese für viele traumatische Schäden des Kniegelenks sehr nützliche Verbandanordnung besteht aus einem Unterschenkelzinkleimverband, über welchen eine von den Malleolen bis zum Tuber ischii reichende Gipshülse gelegt wird. *Dauer der Ruhigstellung:* 5 Wochen. Aktive Übungsbehandlung, spez. täglich zunehmende Gehleistung.

b) *Operativ: bei bestehender Diastase und aufgehobener Streckfähigkeit* (Streckapparat gerissen!): Voraussetzung des therapeutischen Erfolgs ist hier die *Vereinigung der Fragmente*; mit Sicherheit gewährt dies nur die *blutige Behandlung:* die *Operation ist daher das Normalverfahren*; *Kniescheibennaht*; angezeigt bei allen frischen Brüchen mit Diastase sowie bei alten Brüchen mit fehlender Vereinigung und mit schlechter Funktion; dagegen *nicht angezeigt* bei fehlender Diastase (daher gewöhnlich nicht bei *direktem* Bruch oder bei Diastase mit *fester* bindegewebiger Pseudarthrose) sowie bei gefährdeter Asepsis oder bei schlechtem Allgemeinbefinden (hier oder bei veraltetem Bruch empfiehlt sich Zinkleimgipshülse oder Schienenhülsenapparat mit Quadricepsgurt, evtl. Arthrodese!); nicht genähte Fälle von Diastase haben geringere Leistungsfähigkeit und doppelte Heilungsdauer (Unfallversicherung!).

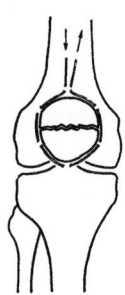

Abb. 513. *Patellarfraktur:* Retention durch zirkuläre Drahtnaht („Cerclage")

Technik. α) *Bei Querbrüchen mit Diastase:* Knochennaht nach *Payr*. Freilegung der Patella von einem bogenförmigen, medial gelegenen Schnitt, Anfrischung der Bruchenden. Entfernung der „Ponyfransen". Anlegen von 4 vertikal gestellten, einander genau gegenüberliegenden Bohrkanälen und Durchziehen von 2 Drahtnähten, von denen jede einzeln zusammengedreht wird. Die Fragmente müssen ohne Stufenbildung aufeinanderpassen (*Cave!* Beschädigung der überknorpelten Patellarückfläche). Abschließend Naht des seitlichen Streckapparats durch kräftige U-Seidennähte. Die Adaptation kann auch durch eine einzige Drahtnaht erfolgen. Die Bohrkanäle werden dann vertikal durch beide Fragmente gelegt. Nach genauer Adaptation der Fragmente wird der Draht gespannt und zusammengedreht. Die Adaptation ist bei diesem Verfahren unsicherer, da die Fragmente leichter nach innen kippen.

β) *Bei dislozierter Sternfraktur* (s. Abb. 513). *Cerclage:* die Patella wird freigelegt wie oben und schrittweise mit einer Ahle umstochen und mit dieser der Draht nachgezogen. 6 Durchstiche genügen im allgemeinen, um gute Adaptation zu gewährleisten (*Cave!* intraartikuläre Lage des Drahtes an einer oder mehreren Durchstichstellen wegen Gefahr der Arthrosis deformans). *Ruhigstellung:* in Zinkleimgipshülse für 4 Wochen; aktive Übungsbehandlung und täglich reichlich Umhergehen. Nach Enfernen der Gipshülse Unterschenkelzinkleimverband und elastische Wickelung des Kniegelenks für weitere 14 Tage.

γ) *Bei veralteten Brüchen und Diastase von mehr als 6 cm:* Die unmittelbare Vereinigung der Bruchstücke mißlingt. Es muß zunächst durch tägliches, über mehrere Wochen fortgesetztes Heruntermassieren des proximalen Fragments die Diastase auf wenigstens 4 cm verkleinert werden. Direkte Nahtvereinigung ist dann möglich. Führt die Massagebehandlung nicht zum Erfolg, so wird die Quadricepssehne in einer Ausdehnung von 10 cm frontal gespalten und der eine Schenkel kranial, der andere caudal durchtrennt, Verwachsungen im Recessus suprapatellaris gelöst, Bruchflächen angefrischt und beide Bruchstücke mit einer U-Naht oder Cerclage vereinigt und die beiden Sehnenschenkel mit Knopfnähten ohne stärkere Spannung vernäht.

δ) *Bei komplizierter Patellarfraktur:* primäre Drahtnaht der Patella nur, wenn die Wunde nicht älter als 6 Stunden und eine zuverlässige primäre Wundausschneidung möglich war. Bei stärkerer Verschmutzung ist es besser, auf die primäre Nahtvereinigung zu verzichten und auch keine tiefen Nähte im eingerissenen Streckapparat zu versenken. Nach Durchführung der primären Wundausschneidung (evtl. mit Entfernung einzelner Bruchstücke mit sehr starker Zertrümmerung der Kniescheibe oder mit totaler Patellektomie bei sehr starker Zertrümmerung) wird lediglich die Haut mit einigen Nähten versorgt. *Ruhigstellung:* im Beingipsverband bei 170° Beugung im Kniegelenk und Lagerung auf verstellbarer Beinschiene; massive Chemotherapie. Nach sicherer Wundheilung (frühestens nach 4 Wochen) folgt die Knochennaht oder Cerclage in typischer Weise.

Resultate. *Behandlungsdauer:* bei offenen Brüchen konservativ 164 Tage, operativ 152 Tage. Bei unkomplizierten Brüchen: konservativ 80 Tage, operativ 202 Tage. *Teilrente:* nach Abschluß der Behandlung: konservativ behandelt 7%, operativ behandelt 76%. Dabei ist zu berücksichtigen, daß sich die konservative Behandlung auf Fälle ohne stärkere Diastase und ohne Zerreißung des Streckapparats erstreckt, während die operative Behandlung den Fällen mit Diastase und Zerreißung des Streckapparats vorbehalten blieb. *Knöcherne Heilung.* Bei unkomplizierten Brüchen: konservativ 96,6%, operativ 81,5%. Pseudarthrosen: konservativ 3,4%, operativ 4,3%. Bei komplizierten Brüchen: knöcherne Heilung 72,7%, Pseudarthrose 18,2%. *Arthrosis deformans.* Bei konservativer Behandlung: keine Arthrosis 87,1%, leichte Arthrosis 11,3%, schwere Arthrosis 1,55%. Bei operativer Behandlung: keine Arthrosis 45,95%, leichte Arthrosis 44,59%, schwere Arthrosis 9,5%. Totalexstirpation: keine Arthrosis 50%, leichte Arthrosis 33$^{1}/_{3}$%, schwere Arthrosis 16,6%. Bei komplizierten Frakturen: keine Arthrosis 68,2%, leichte Arthrosis 31,8%.

b) Verrenkungen der Kniescheibe (Lux. patellae). Selten; am häufigsten (etwa $^{1}/_{2}$–2% aller Luxationen) nach *außen* (gewöhnliche Patellaluxation!), sonst, nämlich nach *innen* oder *mit Verdrehung* sehr selten.

A. *Luxation mit Verschiebung lateral (sog. laterale Luxation).* **a) Nach außen:** am häufigsten (äußerer Condylus ist flacher als innerer und Kniescheibe liegt mehr über dem *äußeren* Condylus und wird nach Luxation durch Lig. int. und durch die vom äußeren Condylus abgerutschte Quadricepssehne festgehalten!).

Formen: vollständig oder unvollständig.

Entstehung: meist *direkt* durch seitlichen Stoß, Schlag, Fall usw. gegen den Innenrand der Kniescheibe, und zwar bei gebeugtem Knie (z. B. das Knie des Reiters beim Vorbeireiten an einem Gegenstand) oder *indirekt* durch Kontraktion des Quadriceps (z. B. beim ungeschickten Aufspringen oder Drehen oder Fall, auch angeboren angelegt, aber meist erst später, spez. nach Trauma, eintretend, dabei aber offenbar konstitutionell, auch familiär und doppelseitig vorkommend, sonst aber manchmal auch pathologisch bei Gelenkhydrops, Tabes, Fraktur u. a.); begünstigend wirkt Kleinheit der Kniescheibe, Abflachung des äußeren Femurcondylus, X-Bein, Muskelschwäche des M. vastus med. mit angeborener Torsion des distalen Femurabschnitts nach außen, oder Gelenkerguß bzw. Kapselschlaffheit; oft ist ein Zusammenhang zwischen angeborener und erworbener Patellaluxation wahrscheinlich, dies namentlich bei der *habituellen* Luxation.

Symptome: Gelenkrinne leer und Kniescheibe außen vorspringend mit verfolgbarer Quadricepssehne aufwärts und Kniescheibenband abwärts; Knie leicht gebeugt in X-Bein-Stellung und in der Bewegung behindert; Unterschenkel außenrotiert; meist Kniegelenkerguß.

Therapie. 1. *Konservativ.* α) Reposition durch direkten Druck mit beiden Händen von der Seite bei Quadricepserschlaffung. Dazu wird das gestreckte Bein am einfachsten auf die Schulter des Arztes gelegt; evtl. zuvor Gelenkpunktion.

β) *Retention:* Zinkleimgipshülse (vgl. Abb. 512) in Streckstellung für 4 Wochen. *Weiterbehandlung:* Unterschenkelzinkleim für 2—3 Wochen, elastische Kniebandage, aktive Übungsbehandlung.

Prognose: habituelle Luxation (namentlich bei X-Bein und bei Kapselerschlaffung infolge chronischen Gelenkergusses sowie bei Kinderlähmung, Femurkondylenosteomyelitis u. dgl.; auch angeboren [wohl durch intrauterinen Druck]; vollständig oder unvollständig; dauernd oder intermittierend [letzteres z. B. beim Springen, Tanzen]). *Folgen* der habituellen Patellaluxation sind u. a.: Schlottergelenk und Arthrosis deformans sowie Muskelschwäche.

2. *Operativ. Indikation:* bei angeborener habitueller und bei erworbener rezidivierender Patellarluxation kommen entweder *passive Fesselungsoperationen* oder die Verwendung *aktiven Muskelzugs* in Betracht. Bei den angeborenen Formen mit Patellarhochstand ist passive Fesselung im allgemeinen ausreichend; bei den erworbenen Formen die Kombination beider Operationstypen notwendig. Liegt die Ursache in einem angeborenen oder posttraumatischen hochgradigen Genu valgum, so kommt nur eine *suprakondyläre Osteotomie* (evtl. mit Verlagerung des Ansatzes der Patellarsehne nach tibialwärts) in Frage.

Methoden zur Beseitigung der Luxation nach lateral. α) *Nach Goebells. Prinzip:* Ausschneiden eines großen ovalären Lappens aus dem tibialseitigen Streckapparat und Entlastungslängsschnitt im Streckapparat an der fibularen Seite. Verschluß des ovalären Defekts durch kräftige Einzel-U-Nähte, wodurch die Kniescheibe nach tibial verzogen wird. Der fibularseitige Entlastungsschnitt bleibt unversorgt.

β) *Nach Ali Krogius. Prinzip:* parapatellarer Bogenschnitt an der tibialen Seite der Patella; Excision eines schmalen Streifens aus dem tibialen Streckapparat; dieser bleibt kranial gestielt und wird in einen fibularseitig angelegten Entlastungsschnitt verlagert; abschließend Verschluß des tibialseitigen Defekts im Streckapparat durch kräftige Einzelnähte.

γ) *Fascienplastik nach Klapp:* Entnahme eines 12 cm langen und 3 cm breiten Streifens aus der Fascia lata, welcher distal gestielt bleibt. Das freie Ende des Streifens wird subcutan nach tibialwärts über die Vorderseite der Patella geschoben und von 2 bis 3 kleinen Incisionen aus jeweils mit dem Bandapparat fest vernäht.

δ) *Aktiv wirkende Muskelzugplastik nach Lexer. Prinzip:* die Sehne des M. gracilis oder semitendineus wird durch ein Bohrloch im tibiokranialen Kniescheibenrand hindurchgeführt und in sich vernäht. Bei jeder Streckbewegung des Kniegelenks wirkt der aktive Muskelzug im Sinne einer Reposition nach innen-oben. *Nach F. Lange* kann an Stelle der Muskelverlagerung ein kräftiger Seidenzügel durch den Bohrkanal am inneren oberen Patellarrand geführt und dieser durch mehrere Durchstechungen im M. gracilis verankert werden. Auch Cutis- und Fascienstreifen können zur Fesselung verwendet werden.

ε) *Patellektomie* (nach *Murphy* oder *Boyd*). *Indikation:* Fälle von habitueller Patellarluxation, welche bereits mehrfach ergebnislos operiert wurden, und bei welchen eine chronische Arthrosis der Patellargelenkfläche besteht. Nach *Boyd* wird die Patella von einem fibularkonvexen Längsschnitt freigelegt und mit einer Säge in 2 Längshälften geteilt; jede Hälfte wird subaponeurotisch ausgelöst und der Streckapparat direkt durch Nähte in der Mittellinie wieder vereinigt. Nach *Murphy* wird die Patella zirkulär aus dem Streckapparat herausgeschnitten und der Defekt durch Abspaltung eines fibularen Teils der Quadricepssehne und des M. vastus fibularis gedeckt, indem der peripher gestielte Lappen in das Gelenkfenster umgeschlagen und mit Einzelnähten fixiert wird. Die Entnahmestelle des gestielten Lappens wird mit Raffnähten verschlossen (*Merke!* besonders wichtig ist die feste Fixierung des gestielten Lappens an der Tibialseite des Gelenkfensters; denn nur dadurch wird der tibialseitige Streckapparat wieder ausreichend hergestellt).

ζ) *Bei horizontaler Patellarluxation:* ist die Rectussehne oder Patellarsehne gerissen. Deshalb ist zuverlässige Naht des Streckapparats erforderlich. Bei starker Zerreißung muß ein plastischer Ersatz des Kniescheibenbands dadurch erfolgen, daß die Stümpfe des Ligaments horizontal nach oben und unten abgespalten und in den Defekt ein frei transplantierter Lappen aus Fascia lata eingelagert und allseitig fixiert wird. Abschließend erfolgt die Naht der Stümpfe des Kniescheibenbands auf das Fascientransplantat.

Ruhigstellung: bei allen Verfahren Zinkleimgipshülse für 4 Wochen in Streckstellung des Kniegelenks, aktive Übungsbehandlung und Weiterbehandlung wie bei Kniescheibenfrakturen.

Sonstige Luxationen sind ganz selten, nämlich:

b) Nach innen (innerer Condylus ist steil, daher Luxation nach innen selten!).

B. *Luxation mit Verdrehung (Torsion):* selten (etwa ein Sechstel aller Kniescheibenverrenkungen); entstehend direkt (Stoß) oder indirekt (Verdrehung) oder durch Muskelzug.

a) *Vertikal:*

1. *nach innen*
2. *nach außen*

sog. *vertikale Luxation* oder Kantenstellung. *Symptome* sinnfällig: statt Kniewölbung ist Kniescheibenkante vorspringend sowie Kniescheibenrand vorn und Gelenkfläche seitlich, und zwar außen oder innen; zugleich Sehne nach innen oder außen konvex. *Reposition* durch vorsichtige Umdrehung mit beiden Händen am erhobenen, also in der Hüfte gebeugten und im Knie gestreckten Bein, evtl. blutig;

3. *völlig umgedreht:* sog. *Inversion,* d. h. um 180°, so daß die Gelenkfläche mit der an ihr befindlichen medianen Leiste nach außen sieht; im übrigen bestehen die *Symptome* einer unvollständigen seitlichen Luxation. *Diagnose* nicht leicht. *Therapie:* meist blutige Reposition, evtl. Exstirpation.

b) *Horizontal:*

1. *nach oben* oder häufiger
2. *nach unten*

sog. *horizontale Luxation* (evtl. Einkeilungsluxation, falls Kniescheibe zwischen Femur- und Tibiagelenkfläche eingekeilt wird); Kniescheibe springt evtl. nach vorn mit einer Kante; *Reposition* ist meist nur blutig möglich.

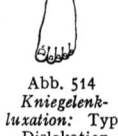

Abb. 514
Kniegelenkluxation: Typ. Dislokation

Weiterbehandlung: wie oben.

19. *Meniscusschaden, Seiten- und Kreuzbandschaden:*
(s. S. 1553, 1556)

20. *Knie- oder Schienbeinverrenkungen (Lux. genus s. tibiae)*

Vorkommen: sehr selten (starker Bandapparat, breite Gelenkflächen und geringe Knochenhemmung!); etwa 1% aller Luxationen.

Entstehung: nur bei bedeutender Gewalt, und zwar entweder *direkt* (z. B. durch Stoß) oder *indirekt* (durch Umknicken, Sturz, Maschinenverletzung); evtl. *kompliziert*; vereinzelt *angeboren* in Form der völligen Verrenkung oder bloß der Überstreckung („Genu recurvatum congenitum").

Formen: vollständig oder unvollständig.

Einteilung:

nach *vorn: Lux. ant.* (am häufigsten!),
nach *hinten: Lux. post.*,
seitlich, und zwar *außen oder* noch seltener *innen: Lux. lat.,*
rotiert: Rotationsluxation.

} (sehr selten und öfters kombiniert); am häufigsten nach vorn und außen (s. Abb. 514)

Symptome (sinnfällig und imposant!): Femurkondylen und Unterschenkelknochen sowie Patella mit Sehne in abnormer Lage deutlich sicht- und fühlbar; außerdem veränderter Gelenkdurchmesser.

Komplikationen: meist zugleich Zerreißung von Kapsel, Kreuz- und Seitenbändern (*Stieda*scher Schatten) und Kniescheibenband, evtl. mit zurückbleibendem Schlottergelenk; bei seitlichen Luxationen legen sich die Sehnen der „Semimuskeln" in die Fossa intercondylica, weshalb die Reposition in Streckstellung nicht gelingt; evtl., aber seltener. Frakturen an Femur, Tibia oder Fibula, namentlich in Form von Randbrüchen an den Gelenkenden, auch in der Zwischenhöckergegend und Lösung der Gelenkverbindung zwischen Tibia und Fibula; schließlich Verletzung der *Haut* (sog. „komplizierte Luxation"), *Muskulatur* (Myositis ossificans), *Poplitealgefäße* etwa 50% (Zerreißung, Intimaruptur, Kompression oder Thrombose; evtl. dadurch Gangrän) und *Nerven*, spez. N. peroneus etwa 30% (durch Gewalt oder dislozierte Knochenteile), beide namentlich bei Verrenkung nach vorn; später droht Arthrosis deformans und Schlottergelenk; auch habituelle Luxation kommt vor.

Differentialdiagnose: Kondylenfraktur und Epiphysenlösung.

Prognose: Mortalität ist erheblich (etwa 10%, meist infolge Nebenverletzungen).

Therapie. 1. *Konservativ* (s. Abb. 515): Allgemeinbetäubung! – da schonende *Reposition* nur bei völlig entspannter Muskulatur durchgeführt werden kann. *Nach Cotelle:* wird das Kniegelenk über die Schulter einer Hilfsperson gehängt und diese als Hypomochlion für die Reposition verwendet. Durch Zug am Unterschenkel bei rechtwinklig gebeugtem Kniegelenk und entsprechende Hebelwirkung sowie Verdrehung gelingt die Reposition meist leicht (*Cave!* Repositionsversuche mittels Längszug bei gestrecktem Kniegelenk, weil sich die Sehnen der Anserinusmuskulatur in die Fossa intercond. hineinlegen und die Reposition verhindern; außerdem können durch Überstreckung Gefäße und Nerven geschädigt werden). Nach der Reposition ist die periphere Durchblutung sowie die seitliche Kniegelenkfestigkeit und das Schubladenphänomen zu prüfen.

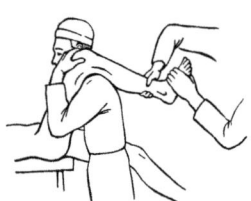

Abb. 515. *Kniegelenkluxation:* Repositionsmanöver

2. *Operativ:* ist erforderlich bei *irreponibler Luxation* und stets bei hinteren äußeren Teilverrenkungen. Ursache für die Unmöglichkeit der Reposition sind extra- und intraartikuläre Hindernisse (z. B. Sehnen des Pes anserinus in der Fossa intercond., Einriß des inneren Seitenbands und der ganzen Gelenkkapsel, welche in das Gelenk hineinverlagert wird; bei hinterer äußerer Luxation Durchbohrung des Vastus med. durch den medialen Oberschenkelcondylus, welcher durch den knopflochartigen Mechanismus festgehalten wird, evtl. auch Meniscuseinklemmung). *Technik:* Gelenkeröffnung an der Medialseite durch Schräg- oder Längsschnitt. Die abgelöste Gelenkkapsel mit Teilen des Vastus med. ist als Interpositum in das Gelenk hineinverlagert und liegt kappenförmig auf dem Condylus med.; Heraushebeln der interponierten Kapsel- und Muskelteile, woraufhin die Reposition meist leicht gelingt. Zurückverlagerung der Kapsel mit dem inneren Seitenband und möglichst anatomisch exakte Wiedervereinigung an ihren Abrißstellen. Bei *Gefäßzerreißung:* wenn auch nach der Reposition kein peripherer Puls wiederkehrt und die Zeichen der Ischämie bestehenbleiben, sofortige Freilegung der Poplitealgefäße (vorherige Arteriographie zur Lokalisation der Verletzungsstelle!) und Versuch einer Gefäßnaht bzw. Gefäßresektion und Implantation einer Arterie aus der Gefäßbank. Bei Thrombose *Thrombektomie.* Bleibt hiernach die arterielle Durchblutungsstörung bestehen, kommt es fast stets zur Unter- oder Oberschenkel*amputation.* Bei *komplizierter Kniegelenkluxation:* (häufig nach Motorrad- und Autounfällen) besteht meist gleichzeitige Fraktur der Patella, des Tibiakopfs oder Femurcondylus. Versuch einer möglichst exakten primären Wundversorgung mit Nerven-, Meniscus-, Kapsel- und Hautnaht, jedoch ohne primäre Nahtvereinigung einer Patellarfraktur; lediglich stärker verschobene Fragmente des Schienbeinkopfs oder der Femurkondylen werden angenagelt oder geschraubt. Kurzfristige subcutane Drainage (*Cave!* Gelenkdrainage). Chemotherapie. *Retention:* Zinkleimgipshülse in leichter Beugestellung des Kniegelenks (170°), welche sofort in ganzer Länge gespalten wird. Hochlagerung des Beins auf schiefer Ebene. Nach Abschwellung des Gelenks (8–10 Tage) neue Zinkleimgipshülse, welche nicht mehr gespalten wird, für die Dauer von 16 Wochen. Dazu reichlich aktive Übungsbehandlung und zunehmende Gehleistung, sobald Schmerzfreiheit eingetreten ist (möglichst frühzeitig). Nach Versorgung komplizierter Luxationen ist es zweckmäßig, für die erste Wundheilungsphase einen großen Beckengipsverband anzulegen. Nach Abheilung der Wunden folgt auch hier die Ruhigstellung in der Zinkleimgipshülse. *Weiterbehandlung:* Unterschenkelzinkleimverband und elastischer Kompressionsverband für das Kniegelenk bei gleichzeitigen aktiven Kniebeuge- und Streckübungen sowie Übungen am Bergsteigeapparat.

Resultate: Amputation etwa 10%, störende Bewegungseinschränkung etwa 10%, leichtere Bewegungseinschränkung etwa 50%; entsprechend dem schwereren Verletzungsmodus bei den Fällen, welche operative Behandlung erfordern, ist bei diesen auch die resultierende Bewegungsstörung meist erheblicher als bei konservativ behandelten.

21. Unterschenkelbrüche

a) Brüche der Eminentia intercondylica. *Entstehung:* durch Überstreckung des Kniegelenks bei direkt von vorn einwirkender Gewalt; infolge übermäßiger Anspannung des vorderen Kreuzbands wird der knöcherne Ansatz aus dem Schienbeinkopf ausgerissen. Bei direkt von vorn einwirkender Gewalt auf das rechtwinklig gebeugte Knie kommt es zur übermäßigen Anspannung des hinteren Kreuzbands. Infolgedessen wird der hintere knöcherne Ansatz aus dem Schienbeinkopf ausgerissen.

Symptome und Diagnose: starke Gelenkschwellung, praller Hämarthros, Streckhemmung zwischen 150–170°; starke Beugebehinderung. *Röntgenbild:* genau von vorn und seitlich (*Cave!* Verdrehung der seitlichen Aufnahme).

Therapie. 1. *Konservativ:* bei frischen Ausrißbrüchen zunächst Entleerung des Blutergusses, dann langsame Streckung des Gelenks bis auf 180°. *Retention:* in Zinkleimgipshülse (vgl. Abb. 512) bei Streckstellung von 180°. Röntgenaufnahme zur Kontrolle, ob keine Überstreckung oder leichte Beugung besteht und ob das Fragment im Gipsverband gut reponiert bleibt. Sofortige Spaltung des Verbands; Lagerung mit Gipshülse auf schiefer Ebene oder Polster, Vorfußsuspension. Gipswechsel nach 6–8 Tagen, sobald die Weichteilschwellung abgeklungen ist und Anlegen einer neuen Zinkleimgipshülse, welche nicht mehr gespalten wird. Dauer der Ruhigstellung: 6 Wochen. Beginn mit aktiven Übungen und Herumgehen, sobald der Gips erhärtet ist. Weiterbehandlung: mit Unterschenkelzinkleim und elastischer Wickelung des Kniegelenks sowie aktiven Übungsaufträgen ohne Überlastung. *Resultate:* freie Gelenkbeweglichkeit im allgemeinen nach 4–8 Wochen bei voller Standfestigkeit.

2. *Operativ:* bei älteren Brüchen der Eminentia intercondyl. (älter als 10 Tage!); die konservative Reposition gelingt meist nicht mehr. Deshalb Arthrotomie mit Schräg- oder Längsschnitt an der medialen Gelenkseite und Reposition des Fragments durch Einpressen desselben in sein Bett durch kräftigen Druck mit einem Elevatorium. Hält das Fragment dort nicht ohne spezielle Fixierung, so wird es mit einem U-förmigen Draht (1 mm stark) gefaßt, und die beiden Drahtenden werden durch Bohrlöcher an die Vorderseite des Schienbeins in Höhe der Tuberositas herausgezogen und beide Drahtenden vor der Tuberositas zusammengedreht. Wirkungsvolle Reposition wird daran erkennbar, daß die vordere Schublade nicht mehr besteht. Bei Ausrissen des hinteren Kreuzbandansatzes mit starker Fragmentdislokation und Einschränkung der Beugefähigkeit erfolgt die Freilegung des Gelenks von hinten durch großen medialen Längsschnitt und Fixation mit U-förmiger Drahtschlinge, welche an die Vorderseite des Schienbeins herausgeleitet und dort zusammengedreht wird. Retention und Weiterbehandlung wie oben.

b) Epiphysenlösungen und Ausrisse der Tuberositas tibiae. *Entstehung:* Sturz auf das gebeugte Knie bei Sprung aus der Höhe und vor allem bei verfehlten Sprüngen, bei welchen das Knie plötzlich unerwartet einknickt und der M. quadriceps noch maximal gespannt ist.

Symptome und Diagnose: Unfähigkeit der aktiven Kniegelenkstreckung; starke Schwellung und Druckschmerz im Bereich der Tuberositas; das dislozierte Fragment ist palpabel; außerdem ist die Diastase im Streckapparat tastbar. *Röntgenbild.*

Therapie. 1. *Konservativ:* bei geringer Dislokation Anlegen einer Zinkleimgipshülse für 6 Wochen.

2. *Operativ:* bei stärkerer Diastase Freilegung des Fragments und Nahtvereinigung mit dem Periost der Umgebung bei kleinen Fragmenten; bei größeren Fragmenten Annagelung oder Verschraubung. Zinkleimgipshülse nach Abschwellen des Kniegelenks (am 8.–10. Tag) für 6 Wochen.

c) Tibiakopffraktur. *Bruchformen und Dislokation. Bikondyläre Fraktur:* (s. Abb. 516a) es handelt sich um einen Stauchungsbruch; beide Kondylen sind vom Schienbeinschaft abgebrochen. Die rein diakondylären Frakturen sind manchmal eingekeilt, die infrakondylären hingegen immer beweglich; im a-p-Röntgenbild erscheinen sie als Y- oder T-Frakturen mit mehr oder weniger starker Gegeneinanderkippung der Kondylen. Im Seitenbild besteht Rekurvation oder Antekurvationsstellung; bei diakondylären Frakturen mit Rekurvation außerdem meist Subluxation nach dorsal und bei jenen mit Antekurvation eine Subluxation nach ventral. Infrakondyläre Frakturen sind nicht subluxiert. *Laterale Depressionsfraktur:* die Gelenkfläche ist erhalten, die Spongiosa des lateralen Kondylenmassivs insgesamt ineinandergestaucht; der ganze laterale Condylus ist komprimiert abgesunken und steht in Varusstellung. *Mediale Kompressionsfraktur:* seltener als die laterale. Gewöhnlich bestehen nur Fissuren oder geringe Impressionen (dellenförmige Impressionsfraktur). *Spalt- oder Impressionsfraktur:* der laterale (häufig) oder mediale (seltener) Condylus ist wie mit der Axt der Länge nach abgespalten und nach lateral bzw. medial disloziert und abgesunken; in reiner Form ziemlich selten, meist ist der mittlere und hintere Anteil der Gelenkfläche 1–3 cm tief zwischen die Hauptfragmente hineingestaucht und auch der abgerissene Meniscus zwischen diese interponiert (s. Abb. 516b). Der mediale Anteil der lateralen Gelenkfläche ist abgekippt.

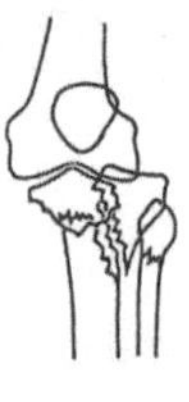

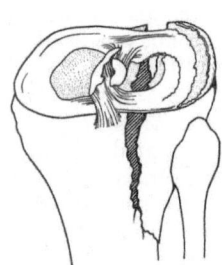

Abb. 516a Bikondyläre Tibiakopffraktur: Meist konservatives Vorgehen indiziert!

Entstehung. Bikondyläre Fraktur: Sturz aus großer Höhe. Auffallen eines schweren Gegenstands von vorn auf das gestreckte Knie oder Anfahren des gestreckten Knies von vorn (z. B. durch Stoßstange des Autos), schwerer Sturz auf das leicht gebeugte Knie (hierbei wird der dorsale Teil des Schienbeinkopfs abgeschert (hinterer Abscherungsbruch). *Laterale Depressionsfraktur:* durch Stauchung und Drehung (Tractus iliotibialis zieht das Fragment in Varusstellung). *Mediale Depressionsfraktur:* vermehrte Beanspruchung bzw. Abknickung des Kniegelenks im Varussinne. *Spaltfraktur:* durch Längsstauchung und Valgusknickung bei gebeugtem Kniegelenk (laterale Spaltfraktur) meist mit gleichzeitiger Überdehnung oder Einriß des medialen Seitenbands, wodurch der Tibiakopf nach lateral subluxiert. Bei leichter Beugung wird ein schmaler, bei stärkerer Beugung ein breiterer Rand abgespalten. *Nebenverletzungen:* Zerreißung der A. poplitea (selten), Verletzung des N. peroneus (selten); bei Nervendehnung kehrt die Funktion meist bald wieder. Seitenbandrisse (des medialen Seitenbands) bei unikondylären Spaltbrüchen. Meniscusverletzung: Bei unikondylären (meist lateralen) Spaltbrüchen mit starker lateraler Fragmentdislokation. Kreuzbandrisse, Zerreißung der Patellarsehne und Abbrüche der Kniescheibenspitze, spez. bei Traversenverletzungen.

Abb. 516b. *Tibiakopffraktur:* Entstehungsmechanismus des Meniscusabrisses, welcher bei den meisten Tibiakopffrakturen, speziell bei Spaltbrüchen zu finden ist; wegen Interposition des Meniscus in den Bruchspalt meist operatives Vorgehen indiziert

Symptome und Diagnose: Valgus- oder (seltener) Varusstellung des Unterschenkels; abnorme Beweglichkeit, wenn die Fragmente verschoben sind. Deutliche Crepitation, spez. bei bikondylären Brüchen; Schmerzen, starker Kniegelenkerguß, Unfähigkeit der Belastung. *Röntgenbild:* die richtige Deutung des Schweregrads der Achsenknickung, spez. bei Varusknickung, aber auch der Ante- und Rekurvation, ist besonders wichtig.

Therapie. 1. *Konservativ:* α) Bei diakondylärer Fraktur (vgl. Abb. 516a) Lokalanästhesie in die Frakturstelle sowie für Fersenbeindraht; Anlegen eines *Kirschner*-Drahts oder *Steinmann*-Nagels durch den Fersenbeinhöcker, und Lagerung auf dem Extensionstisch oder im Schraubenzugapparat für das Bein nach *Böhler* (s. Abb. 517a); Aufhängen des Beins in Kniegelenkhöhe mit gefettetem Bindenzügel; langsam zunehmende Beinextension bis auf ein Zuggewicht von 15–20 kg (Federwaage); dadurch erfolgt die Befreiung des Schienbeinschafts aus seiner Interpositionslage zwischen den beiden gebrochenen Kondylen; Kompression der Kondylen durch manuellen Druck oder mit Hilfe eines Kompressionsapparats und Anlegen eines Drahtextensions-Beingipsverbands (s. Abb. 517b); Röntgenkontrollaufnahme! – ergibt diese gute Stellung, so wird der Haltezügel für das Kniegelenk aus dem Gipsverband herausgezogen und das gegipste Bein zwischen Sandsäcke gelagert;

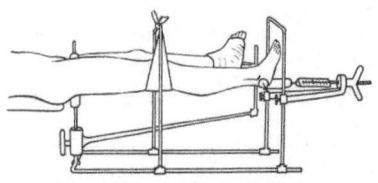

Abb. 517a. Bi- und diakondyläre *Tibiakopffraktur*: Reposition im Schraubenzugapparat nach *Böhler*, anschließend Gipsverband

Hochstellen des Bettendes auf 30 cm, Spaltung des Gipsverbands der Länge nach bis auf die Haut. *Dauer der Ruhigstellung:* erster Gipsverband 3 Wochen, und Anlegen eines zweiten Gipsverbands gleicher Art, welcher mit Zuggewicht von 5 kg belastet wird für weitere 3 Wochen. Dann Zinkleim-Gipshülse für 5 Wochen. In der Zinkleim-Gipshülse Beginn mit Aufstehen und Umhergehen bei täglich gesteigerter Gehleistung.

β) *Mediale Depressionsfraktur. Reposition:* durch starke Abduktion des Unterschenkels über das Knie des Arztes, welches an der *Außenseite* des verletzten Kniegelenks angelegt wird. Ist das Seitenband nicht zerrissen, so wird das Fragment dadurch nach kranial reponiert. Röntgenkontrolle! — Ergibt diese eine gute Stellung, so wird ein Beingipsverband bei völliger Streckstellung des Kniegelenks angelegt (Cave! Überstreckung, Ab- oder Adduktion); Spaltung des Verbands der Länge nach bis auf die Haut. *Dauer der Ruhigstellung:* 2 Wochen, anschließend Gipshülse für 2 Wochen; dann Zinkleim-Gipshülse für 6 Wochen. Beginn mit Aufstehen und Umhergehen in der Zinkleim-Gipshülse. Abschließend Unterschenkel-Zinkleimverband, bis reguläre Durchblutungsverhältnisse vorliegen.

γ) *Laterale Depressionsfraktur. Reposition:* durch Adduktion des Unterschenkels über das an der *Innenseite* angelegte Knie des Arztes. *Retention:* wie oben.

2. *Operativ: Merke!* Diakondyläre oder Zertrümmerungsfraktur mit mehr als 3 Fragmenten (vgl. Abb. 516a) eignet sich nicht zur operativen Behandlung, da die Retention durch Osteosynthese unsicher ist und eine unverhältnismäßig lange, absolute Immobilisierung erforderlich wird. Diese wirkt sich auf die spätere Funktion ungünstig aus. Gleichzeitige Meniscusverletzung ist sehr häufig, weshalb stets an sie gedacht werden sollte.

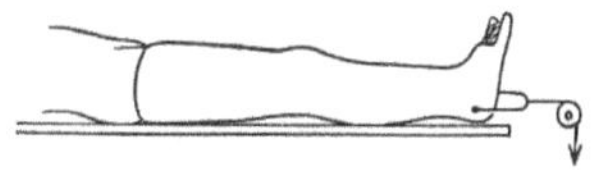

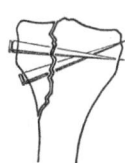
Abb. 517b. *Tibiakopffraktur:* Retention eines im Schraubenzugapparat reponierten Tibiakopfbruchs unter Belassung der Calcaneusextension

Diakondyläre Fraktur. Reposition: wie oben; ergibt die Röntgenkontrolle eine gute Stellung, so kann eine Schraube mit Gegenmutter quer durch beide Kondylen (*Andreesen*-Schraube) zur Kompression der Fragmente angewendet werden. *Spaltfraktur* (vgl. Abb. 516b): besteht bei lateraler Spaltfraktur eine starke Dislokation nach außen, welche konservativ nicht reponibel ist, so liegt meist ein Meniscusabriß vor; der Meniscus ist in den Bruchspalt verlagert und verhindert die Reposition. Daher ist Arthrotomie wie zur Meniskektomie und die Exstirpation des abgerissenen Meniscus sowie die Nagelfixation des Fragments zweckmäßig. Zur Nagelung eignen sich besonders Kantkeilnägel (s. Abb. 518). An Stelle der endgültigen Nagelfixation kann das Fragment auch percutan mit einem *Steinmann*-Nagel gefaßt und nach oben gehebelt werden. Die Reposition gelingt dann allerdings nur befriedigend, wenn keine Interposition eines zermalmten Meniscus vorliegt.

Dellenförmige Impressionsfraktur in Kondylenmitte: gelingt die konservative Hebung der eingedrückten Deckplatte des Tibiacondylus weder durch stärkste Abduktion (bzw. Adduktion), so ist Freilegung des Condylus durch 4 cm langen, seitlichen Längsschnitt und Hochbolzen der imprimierten Corticalis mit Hilfe eines Schlagbolzens zweckmäßig. Mit einfacher Nagelung ist bei der dellenförmigen Impression nichts zu erreichen. Um ein erneutes Zusammensintern der Konsole zu vermeiden, wird sie mit Knochenbolzen oder -spänen aus der Tibia unterfüttert. *Retention:* bei den operativ behandelten Fällen ebenso wie bei den konservativen (s. oben).

Abb. 518. *Tibiakopffraktur:* Retention eines Tibiakopf-Spaltbruchs durch Nagelung (Kantkeilnägel)

Bei veralteten, in ungünstiger Stellung geheilten Tibiakopffrakturen: kommt die operative Reposition und Unterfütterung mit einem entsprechend großen Knochenspan aus der Tibia, Darmbein oder der Knochenbank; ferner die *Osteotomie* und Unterfütterung mit einem Knochenkeil oder die *Arthrodese* des Kniegelenks in schwersten Fällen bei völliger Zerstörung der Gelenkfläche in Betracht; letztere am besten in Form der Kompressionsarthrodese (nach *Greifensteiner*). Bei Bestehenbleiben eindeutiger Meniscussymptome: Arthrotomie und Meniskektomie evtl. mit Osteotomie und Knochenkorrektur.

Resultate: Mortalität: 1,3% (meist Infektion, Fettembolie, Thromboembolie). Amputation: 0,98%, Achsenknickungen: etwa 20%. Bänderlockerung: etwa 30%. Bewegungseinschränkung: etwa 25%. Sekundäre Arthrosis deformans: etwa 30%. Meniscusverletzung: etwa 40%. Rente: in etwa 58% der Fälle eine durchschnittliche Rente von $33^1/_3$%. Behandlungsdauer: 221 Tage, Arbeitsunfähigkeit: 179 Tage.

d) **Fibula.** 1. *Fibulaköpfchenluxation. Vorkommen:* in Verbindung mit Brüchen des Schienbeinkopfs häufig, isolierte Luxation sehr selten. *Entstehung:* durch unkoordinierte Drehung. *Symptome:* sichtbare Dislokation des Fibulaköpfchens nach außen-hinten; lokaler Druckschmerz.

Therapie: Lokalanästhesie – *Reposition:* durch Druck auf das Köpfchen gelingt leicht. *Retention:* mit Zinkleim-Gipshülse für 4 Wochen.

2. *Abrißfraktur des Fibulaköpfchens. Entstehung:* selten; durch plötzliche starke Adduktion des Oberschenkels bei fixiertem Unterschenkel (Skiverletzung) oder, wenn eine Gewalt das gestreckte Kniegelenk bei fixiertem Unterschenkel an der Innenseite direkt trifft (dann meist in Kombination mit einem Abscherungsbruch des Condyl. tib. oder fib. tibiae).

Formen und Dislokation: durch das dort inserierende, laterale Kollateralband, und die Bicepssehne kommt es zum Ausriß des obersten Teils des Fibulaköpfchens und zu einer mehr oder weniger starken Dislokation des Fragments nach kranial; dabei gleichzeitig mehr oder weniger weitgehender Kapsel- und Weichteilriß an der Außenseite. Daneben häufig Peroneuslähmung durch Zerrung, Überdehnung und Zerreißung des Nerven; nur selten Zerreißung des Seitenbands in seinem Verlauf.

Symptome und Diagnose: Schwellung, Hämatom, Seitenlockerung des Kniegelenks im Sinne verstärkter Adduktion, Functio laesa beim Gehen infolge Adduktionsknickung des Kniegelenks. Tastbares bewegliches Fragment an der Außenseite des Kniegelenks mitunter bis in die Höhe des Gelenksspalts disloziert. Funktions- und Sensibilitätsprüfung des N. peroneus! *Röntgenbild:* a. p.-Aufnahme in gehaltener Adduktion des Kniegelenks läßt das Ausmaß der Aufklappbarkeit des Gelenkspalts erkennen.

Therapie: nur operativ; eine konservative Reposition und Retention ist nicht möglich. Ohne operative Fixierung des Fragments an seiner Ansatzstelle bleibt eine starke Seitenlockerung des Gelenks bestehen. *Technik:* Freilegung durch einen von hinten-oben nach vorn-unten ziehenden S-förmigen Schnitt (*Cave!* N. peroneus); Reposition des Fragments durch Herabziehen mit starkem einzinkigem Knochenhaken, evtl. in starker Beugestellung des Kniegelenks. Fixation des Fragments am Fibulaköpfchen durch Nagelung oder durch Drahtschlinge, welche durch Bohrlöcher des Knochens hindurchgeführt wird; Revision des N. peroneus (evtl. Nervennaht). *Ruhigstellung:* Gipshülse für 8 Tage (sofort spalten!); nach dieser Zeit Übergang zu Zinkleim-Gipshülse (bei Peroneuslähmung Einbeziehung des Fußes in den Gipsverband). Dauer der Ruhigstellung 6 Wochen.

Resultate: Arbeitsunfähigkeit: 22–103 Tage. Behandlungsdauer: 16–92 Tage. Erholung des Nerven im allgemeinen innerhalb 1–6 Monaten.

3. *Fibulaschaftfraktur. Entstehung:* stets durch direkte Gewalt; Wadenbeinbrüche in Kombination mit Knöchelbrüchen und Sprunggelenksverletzungen sind häufige Begleiterscheinungen der Malleolenfraktur (s. dort).

Therapie. Konservativ: Zinkleim-Gipshülse für 4 Wochen. Anschließend evtl. noch Unterschenkel-Zinkleimverband für 3 Wochen.

Resultate: Arbeitsunfähigkeit: 59 Tage; Behandlungsdauer: 67 Tage. Fast stets rentenfreie Ausheilung.

e) **Unkomplizierte Unterschenkel-Schaftfrakturen.** 1. *Unterschenkel-Schaftfraktur bei Kindern und Jugendlichen. Entstehung und Formen:* bei Kleinkindern meist Torsionsbruch der Tibia ohne Fibulafraktur; bei älteren Kindern (5–10 Jahre) meist einfache Querfraktur durch direktes Trauma; bei Adoleszenten durch Sporteinwirkung (Skifahren) Splitterbrüche des mittleren Drittels mit ausgebrochenem Biegungskeil und starke Dislokation.

Therapie. Merke: geschlossene Reposition und einfache Retention im Gipsverband sind die Methode der Wahl; operative Reposition während der Wachstumsphase ist fehl am Platz. *Torsionsfraktur des Kleinkinds:* Oberschenkelgips von den Zehen bis zur Mitte des Oberschenkels bei leicht gebeugtem Knie für die Dauer von 3 Wochen, bei älteren Kindern für 4–5 Wochen. *Fraktur beider Unterschenkelknochen. Reposition:* manuell in Narkose; es ist lediglich eine Korrektur der Achsenknickung, Verdrehung und Verkürzung erforderlich; Verkürzung bis zu 1 cm und Seitenverschiebung bis zu halber Schaftbreite sind akzeptabel. *Retention:* Oberschenkelgips in halber Beugestellung des Kniegelenks für 4–6 Wochen. *Drahtextensionsbehandlung:* nur bei stark dislozierten, komplizierten Unterschenkelfrakturen (Verkehrsverletzungen), wenn primäre manuelle Reposition nicht gelingt oder zu riskant erscheint und sorgfältige Überwachung der Wundverhältnisse das wichtigste Gebot ist. *Operativ:* nur bei Jugendlichen nach abgeschlossenem Knochenwachstum und nur bei komplizierter Torsionsfraktur mit Biegungskeil und starker Dislokation (Ski-, Verkehrs-, Fußballunfälle). Die blutige Reposition soll innerhalb der ersten Stunden oder (falls dies nicht möglich war) nach 8–10 Tagen ausgeführt werden, nachdem das Bein hochgelagert und im Bein-Gipsschienenverband ruhiggestellt war (Eisbeutel!). *Cave!* Operative Reposition geschlossener Unterschenkelfrakturen bei Kindern!

2. *Tibiaschaftfraktur. Entstehung:* durch direkte Gewalt, welche nicht so stark ist, daß beide Knochen brechen; indirekt durch Drehung, letzteres besonders häufig bei Kindern.

Formen und Dislokation: durch direkte Gewalt meist Querbrüche im oberen und mittleren Drittel; durch indirekte Gewalt Torsionsbrüche im distalen Drittel. Bei Querbrüchen mitunter keine oder nur geringe Dislokation; gelegentlich Verschiebung um Schaftbreite und Verkürzung; dies jedoch nur, wenn die Fragmente im distalen und proximalen Tibio-Fibular-Gelenk subluxieren. Meist Luxation des Fibulaköpfchens nach kranial, wodurch gelegentlich Peroneuslähmung entsteht.

Therapie. Tibiafraktur ohne Dislokation: Oberschenkel-Gehgipsverband mit Gehbügel für 8 Wochen. Anschließend Unterschenkel-Zinkleimverband bis normale Zirkulationsverhältnisse wiederhergestellt sind. *Tibiafraktur mit Dislokation. Reposition:* im Extensionstisch oder Schraubenzugapparat, um Verkürzung und Luxation im proximalen Tibio-Fibular-Gelenk zu beseitigen (Bildverstärkerkontrolle!); anschließend Unterschenkel-Gipsverband (sofortige Spaltung!) unter Belassung des Calcaneusdrahts oder -nagels zur zuverlässigen *Retention* für 14 Tage. Dann Gipswechsel und Anlegen eines Oberschenkel-Gehgipsverbands mit Gehbügel für etwa 8–10 Wochen und Übergang zu Unterschenkel-Zinkleimverband, wenn hiernach das Röntgenbild gute Callusbildung zeigt. *Merke!* Die zeitlichen Resultate der konservativen Gips-Extensionsbehandlung sind erheblich besser als die operativen Erfolge. *Operativ:* nur wenn es im konservativen Verfahren nicht gelingt, die Achsenknickung zu beseitigen und Seitenverschiebungen wenigstens bis auf halbe Schaftbreite zu korrigieren. Dann ist *Osteotomie* oder *Osteoklase* der Fibula erforderlich, u. U. bei sehr renitenten Frakturen zusätzliche primäre Spananlagerung nach *Phemister.* Letzteres ist besonders bei Tibiaschaftfraktur ohne Verkürzung zu erwägen, weil infolge Sperrwirkung der Fibula an den Bruchenden die notwendige Verkürzung nicht eintreten kann. *Dauer der Ruhigstellung:* bei Querbrüchen mit lange Zeit nachweisbarem, breitem Bruchspalt 10–12 Wochen. Knöcherne Konsolidation benötigt oft 8–12 Monate. (*Cave!* voreilige operative Maßnahmen im Sinne von Pseudarthrosenoperationen.)

3. *Unkomplizierte Fraktur beider Unterschenkelknochen. Entstehung: indirekt:* (häufiger) als Außenrotationsfraktur, wenn sich der Körper vom fixierten Fuß wegdreht oder als Innenrotationsfraktur, wenn er sich zum fixierten Fuß hindreht; *direkt:* durch Auffallen eines schweren Gegenstands (Überfahrung), Anspringen eines Mitspielers beim Fußballsport u. a.

Formen und Dislokation: Torsionsfraktur mit langen schrägen Bruchflächen, vorwiegend an der Grenze vom mittleren zum distalen Drittel mit gleichzeitiger Fibulafraktur im proximalen Drittel. Dabei typische Dislokation des proximalen Fragments nach vorn-innen-unten, des distalen Fragments nach hinten-oben-außen. *Biegungsfraktur:* bevorzugt im mittleren Drittel. *Quer-, Stück- und Splitterfraktur:* als Folge direkter Gewalt an der Stelle der Gewalteinwirkung.

Symptome und Diagnose: einfach, weil die sicheren Frakturzeichen stets vorhanden sind. *Röntgenbild:* häufige Nebenverletzungen: Druck oder Zerreißung der Aa. tibiales; Lähmung des N. peroneus bei gleichzeitiger Fibulaköpfchenluxation. Sprunggelenksverletzung: gleichzeitiger Knöchelbruch und Gelenkfraktur in 14% der Drehbrüche, in 7% der Biegungsbrüche. *Folgen:* Tod durch Embolie, Pneumonie, anaerobe Infektion. Pyogene Infektion besonders häufig nach operativer Behandlung, ebenso Pseudarthrosenbildung. Außerdem Deformitätsheilung durch Verkürzung, Achsenknickung, Verdrehung, Einschränkung der Sprunggelenkbeweglichkeit, Muskelatrophie, Sudeck-Syndrom; sekundäre Arthrosis deformans der benachbarten Gelenke.

Therapie: Merke! Jede Unterschenkelfraktur führt zu sekundären statischen Beschwerden, wenn eine Deformitätsheilung mit Achsenknickung von mehr als 10° eintritt. Parallelverschiebungen der Bruchstücke, wenn diese die halbe Schaftbreite nicht übersteigen, sind akzeptabel. Erfolgt die Behandlung von Brüchen mit schrägem Frakturverlauf ausschließlich im Gipsverband ohne gleichzeitige Extension, so kommt es auch bei primär guter Reposition immer wieder zum Abrutsch der Fragmente. Bei Tibiafrakturen in der oberen Hälfte muß der Gips bis zur Oberschenkelmitte hinaufreichen; bei Frakturen unterhalb der Tibiamitte genügt ein Unterschenkelgips.

a) *Konservativ*. 1. *Im Dauerzug-Gipsverband:* bei Querfraktur mit nur geringer Dislokation kann allenfalls auf Draht- oder Nagelzug an der Ferse verzichtet werden und nur im Beingipsverband (für Frakturen oberhalb der Tibiamitte) oder nur im Unterschenkel-Gipsverband (für Frakturen unterhalb der Unterschenkelmitte) retiniert und das Bein auf verstellbarer Beinschiene gelagert werden. Nach 3 Tagen Beingehgipsverband mit Gehbügel. *Bei Dreh-, Biegungs-, Stück- oder Splitterfraktur:* ist kombinierte Drahtzug-Gipsbehandlung erforderlich (s. Abb. 519). *Reposition:* im Extensionstisch oder Schraubenzugapparat wird die Fraktur mit Hilfe eines Calcaneusdraht- oder Nagelzugs reponiert (Zuggewicht nicht über 15 kg!). Bei guter Stellung Anlegen eines Beingipsverbands (bis zur Mitte des Oberschenkels für Frakturen oberhalb der Unterschenkelmitte), eines Unterschenkel-Gipsverbands (für Frakturen unterhalb der Unterschenkelmitte) (vgl. Abb. 565); während des Erhärtens des Gipsverbands wird die Fraktur in Repositionsstellung gedrückt bzw. gehalten; nach Erhärten des Gipsverbands sofortige Spaltung desselben in ganzer Länge. Lagerung des Beins auf verstellbarer Beinschiene und Belastung des Extensionsbügels bei kurzer Drehfraktur mit 3 kg, bei langer Drehfraktur oder bei sehr muskelkräftigen Patienten mit 5 kg Zuggewicht. Röntgenkontrollen in 8 tägigen Abständen; bei eingetretenem Rezidiv der Dislokation erneute Reposition im Schraubenzugverband und Fixierung im Drahtzug-Beingipsverband. Dauer der Ruhigstellung: bei glattem Heilverlauf 3 Wochen, bei ursprünglich starker Dislokation oder nach Repositionen 4–5 Wochen. *Weiterbehandlung:* im Oberschenkel-Gehgipsverband (für Frakturen oberhalb der Unterschenkelmitte), im Unterschenkel-Gehgipsverband (für Frakturen unterhalb der Unterschenkelmitte). Dauer der Ruhigstellung: bei Fraktur mit geringer Dislokation 8 Wochen, bei Fraktur mit starker Dislokation 10–12 Wochen.

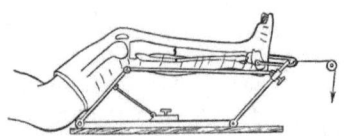

Abb. 519. *Unterschenkelfraktur:* Kombinierte Drahtzug-Gipsverbandbehandlung mit Lagerung auf verstellbarer Beinschiene

Komplikationen: verzögerte Bruchheilung liegt vor, wenn 8–12 Wochen nach dem Unfall im Röntgenbild noch keine Callusbildung zu sehen ist; klinische Konsolidation kann bereits eingetreten sein, oder die Bruchstelle kann noch „federn". Liegt klinische Heilung vor, so besteht die Weiterbehandlung in Unterschenkel-Zinkleimverbänden für 6 Wochen bis 6 Monate. Federt die Bruchstelle noch deutlich und ist sie noch druckempfindlich und lokal überwärmt, muß nochmalige Ruhigstellung im Unterschenkel-Gehgipsverband erfolgen. Die Gehgipsbehandlung darf erst aufgegeben werden, wenn die Markhöhlen eindeutig verschlossen sind und eine einwandfreie Pseudarthrose vorliegt, Ist letzteres der Fall, so führen nur die operativen Maßnahmen zur Behandlung der Pseudarthrose (s. u.) zum Ziel.

2. *Mit Transfixationsgipsverband (Doppeldraht-Gipsverband):* für Frakturen, bei welchen erhöhte Abrutschgefahr besteht. *Technik: Lagerung und Reposition* im Extensionstisch oder Schraubenzugapparat, und Anlegen eines zweiten Nagels oder Drahts durch die Tub. tibiae nach erfolgter Reposition (Cave! Distraktion der Fraktur, es muß eine Verkürzung von mindestens 3–5 mm bestehenbleiben!). *Retention:* im Oberschenkel-Gipsverband, in welchem der Calcaneus- und Tuberositasdraht fest eingebaut werden, so daß der Gipsverband die Transfixation aufrecht erhält. Dauer der Ruhigstellung: 5 Wochen, anschließend Entfernung der Nägel oder Drähte, und Anlegen eines Oberschenkel-Gehgipsverbands und Weiterbehandlung wie oben. *Prognose:* gegenüber der Zug-Gipsverbandbehandlung bestehen keine nennenswerten Vorteile; hingegen der Nachteil einer länger dauernden absoluten Liegezeit, der möglichen Distraktion mit verzögerter Bruchheilung und Infektion der Nagelstellen.

b) *Operativ: Merke!* Grundsätzlich nur in Fällen, bei welchen konservatives Vorgehen offensichtlich nicht zum Ziel führen kann.

1. *Drahtumschlingung:* für schräge Biegungs- oder Torsionsbrüche, durch ein oder mehrere Drahtschlingen oder Metallbänder (nach *Putti, Parham*); (Cave! zu festes Anziehen der Drahtschlingen, z. B. durch Verwendung eines Falzspanners, vgl. Abb. 470, da infolge zu starker Preßwirkung eine Nekrose der gefaßten Knochenabschnitte eintreten kann). Die Drahtschlingen sollen daher „locker" angelegt werden, so daß die Verkürzung der Fragmente ermöglicht wird und trotzdem eine Seitenverschiebung verhindert wird. Ruhigstellung: im Beingipsverband wie oben!

2. *Lanesche Platte:* spez. bei Querbrüchen. Das Verfahren ist erfolgreich, wenn die Platte in Form der geschlitzten Schiene (nach *Eggers*), vgl. Abb. 471, verwendet wird,

so daß die Fragmente Gelegenheit haben, zusammenzurücken und wenn die Platte nicht länger als bis zum Abschluß der zweiten Phase der Bruchheilung (2–3 Wochen) belassen wird. Anschließend Beingehgipsverband wie oben.

3. *Gedeckte Markdrahtung* (nach *Böhler*). *Indikation:* Querbrüche und Schrägbrüche, welche um volle Schaftbreite verschoben und verkürzt sind und welche immer wieder dislozieren. *Technik:* ein oder mehrere *Kirschner*-Drähte (2 mm stark) (Bündeldrahtung n. *Hackethal*) werden in den Markraum eingeführt. Sie sichern vor zu starker seitlicher Verschiebung und geben gewisse Stabilität gegen das Auftreten von Achsenknickungen. Im Gegensatz zur Marknagelung bieten sie die Möglichkeit, daß die Bruchenden zusammenrücken können, daß keine Längsdiastase entsteht und sich die Fraktur noch fein einstellen kann. Je nach Lokalisation der Fraktur werden die Drähte von proximal bzw. distal vom medialen Knöchel aus eingebohrt. Es handelt sich um eine Vorstufe der *Rush*-Pinnung (s. u.). Ruhigstellung: für 10–12 Tage im Calcaneusdrahtzug (Zuggewicht 1–2 kg). Anschließend Oberschenkel-Gehgipsverband wie oben. Dauer der Ruhigstellung: im Gipsverband 12 Wochen. Weiterbehandlung: mit Unterschenkel-Zinkleimverband.

4. *Marknagelung nach Küntscher:* Merke! Kann oft sehr schwierig und im Erfolg unsicher sein. Die Methode ist komplikationsreich! Wegen der verschiedenen Weite der Markhöhle verklemmt sich der Nagel leicht in derselben; sitzt er zu bündig, so verhindert er das Aneinanderrücken der Fragmente und die Feineinstellung der Fraktur; verzögerte Heilung oder Pseudarthrose ist die Folge. *Indikation: geeignet* sind Quer-, Schräg- und Drehbrüche im mittleren Drittel (vgl. Abb. 472). Bei Bruch im mittleren Drittel wird besser ein *Doppelnagel* verwendet, wenn ein Dreh- oder Biegungskeil fehlt. Bei vorderem Biegungskeil ist ein *Doppelnagel* mit schiefer Ebene, bei hinterem Biegungskeil ein *Drehspreiznagel*, bei Brüchen im distalen Drittel ein *Doppelnagel mit schiefer Ebene* in Verwendung. *Ungeeignet* sind für den Normalnagel Schräg- und Drehbrüche im unteren Drittel und Brüche im mittleren Drittel mit ausgesprengtem Biegungskeil; ferner alle Brüche im oberen Drittel und Brüche, die weniger als 6 cm vom oberen Sprunggelenk entfernt sind. *Technik:* Wahl des Nagels und Bestimmung der Nagellänge (vgl. Abschn. Marknagelung am Oberschenkel, S. 1739). Zunächst wird der Durchmesser beider Nägel addiert und auf dem Röntgenbild die Markhöhlenweite aufgesucht, welche diesem Wert entspricht. *Lagerung:* im Schraubenzugapparat oder Extensionstisch und Reposition, bis die Bruchstücke in allen Richtungen vollkommen achsengerecht stehen (Röntgendurchleuchtungskontrolle mit Bildverstärker!). Nach geglückter Reposition kleiner Längsschnitt an der Innenseite der Tuberositas tibiae, welcher bis auf den Knochen geführt wird; Einbohren eines gebogenen Pfriems möglichst parallel zum Unterschenkel in die Markhöhle (*Cave!* Anbohrung der Hinterwandcorticalis!). Liegt der Bruch in der distalen Hälfte des Unterschenkels, wird ein stumpfer Führungsspieß eingeführt und bis nahe an das Sprunggelenk herangeschoben. Zur Längenbestimmung des Marknagels sind jetzt 2 Röntgenaufnahmen von 40 cm notwendig, wobei der Zentralstrahl auf die Spitze des Führungsspießes gerichtet wird. Vom Abstand Hautwunde–Sprunggelenk werden 2 cm abgezogen, weil der Nagel nur bis 1 cm an die Gelenkfläche heranreichen darf und weil er an der Einschlagstelle 1 cm von der Haut bedeckt sein muß. Es folgt das Eintreiben des Nagels, wobei der einfache Doppelnagel meist keine Schwierigkeit bietet. Mehr Mühe macht das Einführen des Doppelnagels mit schiefer Ebene bei Brüchen im distalen Drittel. Um zu verhindern, daß sich die Nägel verklemmen, werden beide gleichzeitig eingeschlagen, wozu ein besonderer Schlagaufsatz verwendet wird. Sobald die Spitze des Außennagels die Frakturstelle erreicht hat, wird dieser über die Bruchstelle hinweg in den Markraum des distalen Bruchstücks geschlagen, bis die Spitze etwa 2 cm vom Sprunggelenk entfernt ist; anschließend Einschlagen des Innennagels (fortlaufende Röntgenkontrolle des Wegs, welchen der Innennagel nimmt). Will die Nagelspitze aus der Frakturstelle austreten, so muß das distale Fragment entsprechend seitlich verschoben werden, damit die Nagelspitze die Bruchstelle überschreiten kann. Bei *Quer- oder kurzen Schrägbrüchen* im distalen Drittel wird der *Drehspreiznagel* verwendet. Zunächst wird der Innennagel eingeführt, und zwar so, daß die Nagelspitze gegen die Schienbeinkante sieht; sobald diese den distalen Markraum erreicht hat, wird der Nagel mit einem Schraubenzieher um 180° gedreht und anschließend soweit in die Spongiosa des distalen Fragments eingeschlagen, daß die Spitze nur noch 1 cm vom Sprunggelenk entfernt ist. Damit er beim Einschlagen des zweiten Nagels nicht in das Gelenk eindringt, muß er mit einem starken Draht an einem außen gelegenen Fixpunkt befestigt werden; anschließend Einführung des Außennagels. Nach Einschlagen beider

Nägel Röntgenkontrollaufnahme (40 cm lang), um Lage der Nägel und Stellung der Bruchstücke sicher beurteilen zu können. Bei Achsenknickung (meist Rekurvation) ist Korrektur durch Biegung über einem gepolsterten Holzkeil möglich; bei Klaffen der Bruchstücke Stauchung durch einige Schläge von der Fußsohle her (Cave! Vorgehen im offenen Verfahren, weil dadurch auf den Vorteil der geschlossenen Nagelung verzichtet wird; es ist dann besser, die Nagelung aufzugeben und die einfache Zug-Gipsbehandlung weiterzuführen). *Ruhigstellung:* ist stabile Osteosynthese erreicht worden, genügt einfache Lagerung auf verstellbarer Beinschiene und Fußsuspension; bei unstabiler Osteosynthese zusätzlicher Beingipsverband, welcher sofort gespalten wird. Dauer der Ruhigstellung: bei Querbrüchen 8 Tage; bei Schräg- oder Drehbrüchen 3 Wochen. Völlige Bettruhe; anschließend Aufstehen mit Gehgipsverband. Weiterbehandlung: Röntgenkontrollen in 14tägigen Abständen und Fortsetzen der Gehgipsbehandlung für 6–8 Wochen; ist nach 6 Wochen noch keine Callusbildung festzustellen, zusätzliche Fibularesektion von 2 cm Länge. Nagelentfernung frühestens nach 6 Monaten.

5. *Rush-Pinnung.* In *Schaftmitte* (isolierte Tibiafraktur): *dislozierende Kräfe:* Gastrocnemius- und Soleusmuskulatur ziehen die Tibia in Antekurvation. Diese Kräfte müssen durch einen mit Rekurvationsbiegung eingelegten Pin aufgehoben werden. *Technik:* Bei Kniebeugung von 90° 2 cm lange Stichincision oberhalb-medial der Tuberositas tibiae, Erweitern der Einschlagöffnung mit der Reibahle und Einsetzen des Pin (4,7–6,3 mm Durchmesser) mit nach vorn gerichtetem Haken. Vorschlagen des Pin bis zur Frakturstelle, dann exakte Reposition mit Durchleuchtungskontrolle (Bildverstärkerröhre) oder evtl. halboffenes Verfahren durch Eingehen medial von der Tibia durch eine 3,5 cm lange Incision. Bei gehaltener Reposition wird der Pin rasch in das distale Fragment eingetrieben. Weicht der Frakturspalt beim Einschlagen auseinander, so bedeutet dies, daß die Pinspitze durch die Frakturstelle ausgetreten ist oder in die Corticalis des peripheren Fragments eindringt (in solchem Fall Zurückziehen des Pin und Rotation um 90–180°, daraufhin Wiedereinschlagen). Prüfung der Extremität auf Stabilität. Ist solche vorhanden, so genügt einfache Lagerung auf Schiene oder Polster und sofortiger Beginn mit aktiver Übungsbehandlung. Bei nicht ausreichender Stabilität Oberschenkelgipsverband für 2 Wochen, welcher anschließend durch elastischen Verband und abnehmbare Gipsschienen ersetzt wird. *Tibiaschaftfraktur im proximalen Drittel:* wie bei der suprakondylären Femurschaftfraktur sind 2 Pins erforderlich, um von beiden Seiten her Dreipunktedruck zu erzeugen. *Technik:* Lagerung im Extensionstisch bei Kniebeugung von 35–45° und starker Extension am Fuß. 2 cm lange, seitliche Stichincision über dem medialen und lateralen Tibiacondylus. Anlegen der Einschlagöffnung mit der Reibahle, indem ein Punkt anvisiert wird, der etwa 12 cm distal vom Kniegelenk auf der Tibiakante liegt. Eintreiben eines geraden Pin (Pinlänge 22–25 cm, Durchmesser 7,4 mm) und gleiches Vorgehen am anderen Condylus. Der Pinhaken zeigt immer nach seitlich. Die beiden Pins werden am besten gleichzeitig eingetrieben. Meist gelingt das Eintreiben im geschlossenen Verfahren. Läuft die Pinspitze immer wieder aus der Frakturlinie heraus, so ist Änderung der Richtung des Einschlagkanals, u. U. Reposition im halboffenen Verfahren erforderlich. Das Vorgehen mit dem Doppelpin kann auch für Schaftfrakturen in der Mitte, spez. für Splitterfrakturen mit Biegungskeilen und bei besonders weiter Markhöhle in Betracht kommen. Halboffenes Verfahren ist dabei immer erforderlich, außerdem u. U. zusätzliche Drahtumschlingungen zur Fixierung von Biegungskeilen (Cave! Entfernung von Biegungskeilen und Verwendung von zu kurzen Pins). *Schaftfraktur im distalen Drittel: Merke!* Dies sind besonders schwierige Frakturen. Sie erfordern stets Doppelpinnung. *Technik:* wie bei Doppelpinnung der Frakturen im proximalen Drittel, jedoch kann auch ein vom lateralen Tibiacondylus aus eingeschlagener Pin mit einem von vorn-oberhalb medial des Sprunggelenks (Cave! Malleolus med.) nach proximal eingetriebenen Pin kombiniert werden. Auch die Fibula kann von distal mit einem dünnen Pin (3,1 mm Durchmesser) versorgt werden. Offene Reposition ist hierzu meist erforderlich. *Ruhigstellung:* da in diesem Knochenabschnitt mit sehr langsamer Heilung zu rechnen ist (ungünstige Gefäßversorgung!), ist in jedem Fall ein Beingipsverband für 3–4 Wochen zweckmäßig; anschließend Übergang zu Ober- bzw. Unterschenkel-Gehgipsverband.

Resultate. Behandlungsdauer: etwa 140 Tage (konservative Behandlung), etwa 170 Tage (operative Behandlung. *Mortalität:* 1,33 % (meist infolge schwerer Nebenverletzung und infolge Lungenembolie, Pneumonie). *Amputation:* 0,17 %. *Nagelinfektion:* etwa 2,5 % (bei Draht-Zug-Gipsverband), 15,63 % (bei Transfixationsgipsverband),

7,5% (bei Marknagelung). *Pseudarthrose:* etwa 0,2%. *Verzögerte Callusbildung:* 3,8%. *Deformitätsheilung:* etwa 0,3% (Achsenknickung von 10–15°). *Bewegungseinschränkung:* der Zehen 4,24% (bei konservativer Behandlung), 18,2% (nach Marknagelung); des unteren Sprunggelenks: 14% (nach konservativer Behandlung), 33,3% (nach Marknagelung); des oberen Sprunggelenks etwa 9,2% (nach konservativer Behandlung), etwa 12% (nach Marknagelung); des Kniegelenks: etwa 5,2% (nach konservativer Behandlung). *Arthrosis deformans:* Sprunggelenk 20,5%, Kniegelenk 0,7%. *Gehstörung:* etwa 15%. *Berufswechsel:* etwa 2,4%. *Rente:* Dauerrente etwa 10% (davon sind etwa 62% zum Zeitpunkt des Unfalls älter als 50 Jahre). Merke! Die Erwartung, daß durch Osteosynthesen eine Verkürzung der Behandlungsdauer, der Arbeitsunfähigkeit und eine Verminderung der Renten herbeigeführt werden können, hat sich nicht erfüllt. Es bleibt abzuwarten, ob durch Rushpinnung und andere moderne Verfahren die Ergebnisse verbessert werden können.

f) Komplizierte Unterschenkelschaftfraktur. *Häufigkeit:* häufigste komplizierte Fraktur der langen Röhrenknochen (68% der komplizierten Gliedmaßenfraktur); 41% betreffen beide Unterschenkelknochen, 16% die Tibia allein.

Entstehung: meist durch direkte, seltener durch indirekte Gewalteinwirkung (Überfahrung, Verkehrsunfälle).

Formen, Dislokation und Lokalisation: Biegungsfrakturen (90%), seltener Torsionsfrakturen (10%); bevorzugt ist das mittlere Drittel des Unterschenkels; die Wunde liegt in 90% der Fälle vorn-medial. Drehbrüche vorwiegend an der Grenze des mittleren zum distalen Drittel (dort durchbohrt die scharfe Spitze des zentralen Fragments häufig die Haut). Die Torsionsfrakturen sind günstiger als die Biegungsfrakturen, weil die Wunde meist klein und der Knochen nicht stärker verschmutzt ist. Bei den Biegungsbrüchen durch direkte Gewalt ist die Wunde meist groß und stark verschmutzt.

Folgen. Frühfolgen: (Tod, Amputation, fortschreitende Infektion, Hautnekrose, Durchblutungsstörungen, Nervenstörung); *Spätfolgen:* (Achsenknickung, Verkürzung, Verdrehung, verzögerte Callusbildung und Pseudarthrose, Fistelbildung und Sequester, Ulceration, Sudeck-Syndrom, Arthrosis deformans, Schmerzen und Bewegungsstörung).

Symptome und Diagnose: alle sicheren Frakturssymptome sind vorhanden, die Erkennung ist daher einfach. Wichtig ist Feststellung des Grads des Schocks, der Art und Größe der Wunde sowie der Durchblutungsverhältnisse. Die Zukunft der Gliedmaße hängt in erster Linie von der Größe und dem Verschmutzungsgrad der Wunde, von den Durchblutungs- und Innervationsverhältnissen ab.

Therapie: richtet sich nach den Grundsätzen der Versorgung frischer, komplizierter Frakturen (vgl. S. 1653). Bei der Wundversorgung ist spez. darauf zu achten, daß spannungsfreie Hautdeckung erzielt wird, außerdem ausreichende Drainage. Der Wundversorgung folgt die *Reposition* mit Calcaneusdrahtextension (im Extensionstisch oder Schraubenzugapparat mit Zuggewicht von höchstens 8 kg); ist nahezu Achsengerechtstand und nahezu vollständiger Verkürzungsausgleich erreicht, wird ein ungepolsterter Oberschenkelgipsverband angelegt (sofortige Spaltung desselben bis auf die Haut) und der Extensionsbügel mit etwa 3 kg belastet (vgl. Abb. 519). Sorgfältige Kontrolle der Blutzirkulation im Laufe der folgenden 5–6 Tage (stellt sich die Zirkulation in dieser Zeit nicht her, so muß amputiert werden). Bei regelrechten Zirkulationsverhältnissen Entfernung der Drainagen nach 48 Stunden, Gipswechsel nach 4–5 Wochen und Anlegen eines Oberschenkel-Gehgipsverbands, mit welchem Aufstehen erlaubt wird, sobald die entzündliche Reaktion ganz abgeklungen ist. *Amputation:* bei ischämischer Durchblutungsstörung oder Gangrän an der Grenze vom mittleren zum distalen Drittel des Oberschenkels. Bei rasch fortschreitendem Gasbrand am Oberschenkel so hoch als möglich; massive lokale und parenterale Chemotherapie. *Osteosynthese:* hat in allen ihren Formen (spez. Marknagelung, *Rush*-Pinnung, *Lane*sche Platten usw.) wenig gute Resultate erbracht. Wegen der ungünstigen Durchblutungsverhältnisse (spez. bei älteren Patienten), der mangelhaften Hautdeckung und der schwierigen statischen Verhältnisse des Unterschenkels ist die primäre Osteosynthese problematisch und riskant. Sie ist allenfalls bei jüngeren Patienten, in ganz frischen Fällen, bei nicht stark verschmutzter Wunde und nur bei ausgesprochen „nagelgeeigneten" Bruchformen zu erwägen (Technik s. oben unter e).

Resultate: Mortalität: etwa 5% (in der Mehrzahl infolge von Nebenverletzungen); Amputation: etwa 9% (davon primär 6,2%, sekunär 2,8%). *Behandlungsdauer:* konservativ: 229 Tage; primäre Osteosynthese: 303 Tage; Marknagelung: 374 Tage. *Konsolidationszeit:* konservativ: 121 Tage; primäre Osteosynthese: 194 Tage. *Pseud-*

arthrose: ohne Marknagelung; 0,76%, mit Marknagelung 2,3%. *Rente:* Dauerrente etwa 28% (etwa 27% der Dauerrentner sind zur Zeit des Unfalls über 50 Jahre alt).

g) Supramalleoläre Unterschenkelschaftfraktur. *Entstehung:* meist indirekt durch Sturz aus größerer Höhe, seltener direkt durch Auffallen eines schweren Gegenstands oberhalb des Sprunggelenks.

Formen und Dislokation: in der Regel Biegungsfrakturen mit entsprechenden Biegungskeilen. Dislokation meist in Valgusstellung und Rekurvation (auch Antekurvation je nach der Richtung der einwirkenden brechenden Gewalt); Seitendislokation bis zu voller Schaftbreite ist nicht selten.

Therapie. a) *Konservativ:* im Calcaneusdraht-Nagelzug-Gipsverband wie bei den übrigen Unterschenkelschaftfrakturen (s. oben), bei starker Dislokation *Reposition* im Schraubenzugapparat (*Cave!* Gebrauch des Schraubenzugapparats bei infizierten supramalleolären Frakturen).

b) *Operativ:* durch blutige Reposition und anschließende Drahtzug-Gipsbehandlung wie oben. In einzelnen, besonders „nagelgeeigneten" Fällen auch *Rush*-Pinnung, (siehe S. 1760); jedoch Indikation und Technik hier besonders schwierig, weshalb Zurückhaltung geboten ist.

h) Veraltete und deform verheilte Unterschenkelfraktur. *Definition:* von veralteter Deformitätsheilung spricht man, wenn die Fraktur in einer Verkürzung von mehr als 3 cm und einer Achsenknickung oder Torsion von mehr als 15° verheilt ist. Parallelverschiebungen sind hingegen akzeptabel. Der Verletzte hinkt. Es kommt zu sekundärer Arthrosis deformans. Operative Korrektur erforderlich.

Therapie. 1. *Osteotomie:* bei Deformitätsheilung einer *gelenknahen* Fraktur (meist Valgusdeformität) durch *quere Osteotomie.* Bei Deformitätsheilung im Schaftbereich durch *schräge, keilförmige* Osteotomie (meist Varusdeformität). Die Basishöhe des zu entfernenden Knochenkeils wird präoperativ an einer Röntgenpause bestimmt. Bei der Osteotomie ist zunächst die Fibula in schräger Richtung zu durchtrennen. Anschließend wird der Knochenkeil entsprechend der vorher bestimmten Keilgröße ausgesägt. Die Corticalis auf der Seite der Keilspitze wird nicht scharf durchtrennt, sondern allenfalls bei der Achsenkorrektur frakturiert. Die quere Osteotomie verlangt keine direkte Fixation. Bei der schrägen Osteotomie sind zur Retention 1–2 Drahtumschlingungen erforderlich. *Ruhigstellung:* im Beingipsverband bis zur Mitte des Oberschenkels (sofortige Spaltung der Länge nach!); Lagerung auf verstellbarer Beinschiene, Fußsuspension. Übergang zu Gehgipsverband nach querer Osteotomie nach 2 Wochen, nach schräger Osteotomie nach 4 Wochen. Dauer der Ruhigstellung: 8–10 Wochen. Unterschenkel-Zinkleimverband bis normale Durchblutungsverhältnisse wiederhergestellt sind.

2. *Offene Marknagelung nach Küntscher. Indikation:* (vgl. Abschn. Veraltete Oberschenkelfraktur, S. 1744). *Technik:* bei Verkürzung von weniger als 2 cm und Fraktur nicht älter als 6 Monaten *Osteoklasie* über gepolstertem Holzkeil oder mit dem *Phelps-Gocht*-Apparat und anschließende Reposition; bei stärkeren Deformitäten zusätzliche Calcaneusdrahtextension (Zuggewicht 5 kg) und Lagerung des Beins auf verstellbarer Beinschiene für einige Tage, bis Kürzung und Achsenknickungen ausgeglichen sind. Anschließend *Küntscher*-Nagelung nach dem offenen Verfahren (s. S. 1658).

i) Unterschenkelpseudarthrose. *Ursache:* Distraktion durch zu starke Extensionsbehandlung, zu weitgehende Entsplitterung bei komplizierter Fraktur, zu kurzfristige Ruhigstellung, nicht ausreichende Bruchreposition. Besonders gefährdet sind Frakturen von der Tibiamitte nach distal wegen ungünstiger Gefäßversorgung in diesem Tibiaabschnitt. Am häufigsten werden befallen Männer zwischen 3. und 4. Jahrzehnt.

Indikation: nach der 8. Woche noch deutlich nachweisbarer Frakturspalt (verzögerte Bruchheilung, Abdeckelung der Markhöhle durch corticalisähnliche Knochenverdickung an der Frakturstelle (voll ausgebildete Pseudarthrose). In solchen Fällen ist ein operativer Eingriff zur Beseitigung der Pseudarthrose erforderlich. Zeitpunkt der Operation: 10.–12. Woche; zu langes Zuwarten wird mit Immobilisationsschäden bezahlt, außerdem besteht niemals Sicherheit, daß durch länger anhaltende Ruhigstellung noch knöcherne Konsolidation erzielt wird.

Methoden (vgl. S. 1661): Spananlagerung nach *Phemister, Beck*sche Bohrung, Spongiosaeinpflanzung nach *Matti,* treppenförmige Anfrischung und Drahtfixation nach *Böhler,* Pseudarthrosenoperation durch Spanverriegelung nach *Lexer,* offene Marknagelung nach *Küntscher, Rush*-Pinnung. *Ruhigstellung:* nach Pseudarthrosenoperationen 4–6 Wochen im Beinliegegipsverband bis zur Mitte des Oberschenkels; anschließend Oberschenkel-Gehgipsverband für weitere 6–8 Wochen (Beginn mit Aufstehen), und weitere Ruhigstellung im Unterschenkel-Gehgipsverband, bis klinisch und röntgenologisch sichere Konsolidation erzielt ist. *Merke!* Besonders wichtig ist hier fortgehende aktive Übungsbehandlung (Gipsträgergymnastik), um normale Durchblutungsverhältnisse möglichst rasch wiederherzustellen. Nach geglückter Marknagelung können aktive Bewegungen im Kniegelenk meist in der 5. Woche nach der Operation schon begonnen werden.

Prognose: Spananlagerung nach *Phemister* und Gebrauch von Konservenspänen bringt in etwa 70–80% der Fälle Erfolg. Die Spanverriegelung nach *Lexer* ist aber auch heute noch in der Erfolgssicherheit unübertroffen. Die *Beck*sche Bohrung ist nur zur Behandlung verzögerter Bruchheilung sinnvoll; eine voll ausgebildete Pseudarthrose kann damit nicht mehr zuverlässig beseitigt werden. Die treppenförmige Anfrischung und Drahtfixation nach *Böhler* besitzt den Nachteil einer nicht unerheblichen Knochenverkürzung.

k) Epiphysenlösung am distalen Tibiaende. *Vorkommen:* bei Kindern und Jugendlichen bis zum Abschluß des Wachstumsalters.

Entstehung: direkt, selten; bei direktem Trauma entsteht meist *quere Grünholzfraktur* etwas proximal der Epiphyse. Indirekt, durch starke Drehung des Unterschenkels um die Längsachse bei fixiertem Fuß.

Formen und Dislokation: Verschiebung der abgelösten Epiphyse nach medial (meist unter gleichzeitigem Abbruch des lateralen Malleolus); Verschiebung der abgelösten Epiphyse nach außen unter gleichzeitiger Biegungsfraktur der Fibula, 7–9 cm oberhalb des lateralen Malleolus (schwächste Stelle der Fibula). Verschiebung der Epiphyse nach vorn oder hinten mit gleichzeitiger Absprengung eines lateralen Tibiakeils.

Therapie. Konservativ: Bauchlage des Patienten, und zwar so, daß die Höhe der Epiphyse mit dem freien Tischrand übereinstimmt; dann *Reposition* durch Schub, Zug, Adduktion oder Abduktion der Ferse. *Reposition* gelingt leicht, wenn sie so frühzeitig als möglich gemacht wird. Bei *Epiphysenfraktur*, welche älter

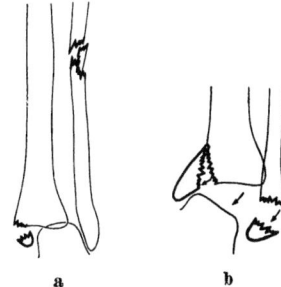

Abb. 520 a u. b. *Malleolenfraktur:* a) Pronationstyp, b) Supinationstyp

als 14 Tage ist, keine Repositionsversuche!; denn geschlossene Reposition ist nicht mehr möglich, blutige Reposition nicht gerechtfertigt. *Ruhigstellung:* Beingipsverband bis zur Mitte des Oberschenkels bei gebeugtem Knie für 4 Wochen beim Kleinkind, für 6 Wochen bei älteren Kindern. *Merke!* Sorgfältige Nachuntersuchung des Längenwachstums der Beine durch direkte Messung oder durch Subtrahieren der Größe im Sitzen und Stehen. Bei resultierenden stärkeren Fehlstellungen sind Korrekturoperationen erforderlich, bevor sekundäre Veränderungen zustande gekommen sind. Bei verschobener Fraktur ist ein Mehrwachstum von etwa 1 cm die Regel. *Cave!* primäre operative Maßnahmen.

l) Malleolarfraktur. *Entstehung: indirekt:* durch Stauchung, Biegung, Drehung und Zug an den Gelenkbändern, wenn die Bewegungen bei Ausrutschen oder Stürzen das endgradige Bewegungsausmaß überschreiten. *Direkt:* durch Auffallen schwerer Gegenstände knapp oberhalb des Sprunggelenks (ziemlich selten).

Formen und Dislokation: außer der Richtung der einwirkenden direkten oder indirekten Gewalt ist Bruchform und Dislokation auch von der Stellung des Fußes während des Unfallhergangs (Dorsal- oder Plantarflexion, Pro- oder Supination, Eversion oder Inversion) abhängig. Man unterscheidet:

1. *Malleolarfraktur ohne Talusluxation:* d. h., der mediale oder laterale Malleolus oder beide sind frakturiert; der Talus sitzt genau in der Malleolengabel; Gelenkspalt überall gleich breit.

2. *Pronationsfraktur mit Luxation des Talus nach fibular* (s. Abb. 520a): (häufigster Knöchelbruch), d. h., durch übermäßige Pronation reißt der mediale Malleolus ab, während der laterale durch übermäßige Biegung bricht. Der Talus ist mitsamt dem Fuß nach fibular subluxiert; Gelenkspalt auf der Medialseite verbreitert.

3. *Supinationsfraktur mit Luxation des Talus nach medial:* d. h., durch übermäßige Supination reißt der fibulare Malleolus ab; der Talus wird nach medial luxiert und schert den medialen Malleolus ab (s. Abb. 520 b).

4. *Luxationsfraktur nach dorsal:* d. h., *durch übermäßige Plantarflexion* bei gleichzeitiger *Pronation* wird die hintere Tibiakante abgesprengt (hinteres *Volkmann*sches Dreieck) und der mediale Malleolus abgerissen; die Ferse ragt weit nach dorsal heraus.

5. *Luxationsfraktur nach ventral:* d. h., durch übermäßige *Dorsalflexion* bei gleichzeitiger *Supination* wird die vordere Tibiakante ausgesprengt (vorderes *Volkmann*sches Dreieck) und der fibulare Malleolus abgerissen sowie der mediale abgeschert. Andere Einteilungen (z. B. die von *Lauge-Hansen* unterscheiden innerhalb der genannten Frakturtypen noch einzelne Schweregrade) folgen im übrigen ebenfalls den genannten Grundtypen.

Symptome und Diagnose: ausgiebige Erhebung der Anamnese (Rekonstruktion des Unfallmechanismus), allgemeine und lokale Untersuchung (Sprunggelenkschwellung, Hautverfärbung, Deformität in Sprunggelenksgegend, Prüfung von Puls und Reflexen sowie der Beweglichkeit); Palpation zur Feststellung sicherer Frakturzeichen (vorsichtig!) mit Untersuchung der Festigkeit des Sprunggelenks und Prüfung auf knöchernen Anschlag. *Röntgenbild:* muß bei Malleolenfrakturen besonders exakt sein, weil es bei dieser Luxationsfraktur um Millimeter geht. Es werden 3 Aufnahmen angefertigt:

1. a. p.-Aufnahme mit Auswärtsdrehung des Fußes um 10° zur Darstellung des inneren Gelenkspalts.

2. a. p.-Aufnahme mit Einwärtsdrehung des Fußes um 10° zur Darstellung des äußeren Gelenkspalts.

3. Genaue seitliche Aufnahme.

Therapie: Merke! Behandlungsziel ist die volle Wiederherstellung des Gelenkzusammenhangs; bleibt dieser aus, so resultiert ein schmerzhaftes Sprunggelenk. Selbst Diastasen von 1 mm zwischen innerem und äußerem Malleolus und Talusrolle sind nicht akzeptabel. Die Reposition gelingt um so leichter, je frühzeitiger sie vorgenommen wird. Die Reposition erfolgt stets bei rechtwinklig gebeugtem Kniegelenk (Entspannung des M. gastrocnemius). Malleolarfrakturen werden oft zu kurzfristig ruhiggestellt. Die Folge ist erneute Dislokation des Talus mit schweren Gehstörungen.

1. *Bei Kindern:* es besteht meist keine Dislokation; auf der fibularen Seite kann die Epiphyse mitbeteiligt sein (oft erst auf Röntgenkontrollen nach dem 10. Tag an der subperiostalen Reaktion erkennbar!). *Reposition:* meist nicht erforderlich. *Retention:* im ungepolsterten Unterschenkel-Gehgips für 3—4 Wochen (*Cave!* operative Maßnahmen; Pseudarthrosen kommen nicht vor).

2. *Malleolarfraktur ohne Talusluxation. Reposition:* Lokalanästhesie in das obere Sprunggelenk und die Frakturspalte am medialen und lateralen Malleolus. Besteht keinerlei Talusluxation oder -subluxation, so genügt die sofortige Retention im Unterschenkelgipsverband, wobei die Ferse in Mittelstellung gehalten wird und der Vorfuß in mäßige Adduktion und Pronationsstellung gebracht wird. Außerdem leichte Plantarflexion des ganzen Fußes.

3. *Bei Pronations- oder Supinationsfraktur mit Talusluxation* nach fibular oder medial: gelingt die *manuelle Reposition* meist leicht, sofern die Fraktur sofort reponiert wird. Dazu wird der Unterschenkel mit der einen Hand um die Fessel gefaßt, die andere Hand ergreift die Ferse und drückt bei der Luxation nach fibular kräftig nach medial, bei der Luxation nach medial kräftig nach fibularwärts. *Retention:* erfolgt bei gehaltener Reposition durch Anlegen einer hinteren Gipsschiene für den ganzen Unterschenkel bis über die Fußspitze und Ergänzung des Gipsverbands zum Unterschenkelgips, sobald die Röntgenkontrollaufnahme gelungene Reposition zeigt. Mißlingt die manuelle Reposition (meist infolge Abbruchs des Malleolus in Höhe des Sprunggelenks), so erfolge Einspannen im Schraubenzugapparat mit Calcaneusextensionsbügel und Zug während 3 Minuten mit 15—20 kg; der verhakte Malleolus löst sich, und die manuelle Reposition gelingt nunmehr meist leicht; *Retention:* erfolgt wie oben durch Unterschenkelgipsverband. *Merke!* Der Calcaneusdraht bleibt liegen, bis die erste Gipslage erhärtet ist. Anschließend Ergänzung des Gipsverbands und Lagerung des Beins auf verstellbarer Beinschiene. Vorfußsuspension. Nach 10 Tagen Gipswechsel und Anlegen eines Unterschenkel-Gehgipsverbands mit Gehbügel (Röntgenkontrollen alle 2 Wochen). Dauer der Ruhigstellung: *im Gehgips* (ursprünglich keine Verschiebung): 6 Wochen; (ursprünglich 2—3 mm-Verschiebung): 8 Wochen; (5—10 mm-Verschiebung): 10—12 Wochen; (mehr als 10 mm-Verschiebung): 16 Wochen. *Weiterbehandlung:* nach Entfernung des Gehgipsverbands Gipsabdruck und Herstellung einer Ledereinlage; außerdem Zink-

leimverband und Wechsel desselben alle 3 Wochen, bis normale Zirkulationsverhältnisse wiederhergestellt sind und beim Gehen und Stehen keine Beschwerden mehr bestehen.

4. *Bei Luxationsfraktur nach dorsal oder ventral: manuelle Reposition* gelingt fast stets, wenn sofort eingerichtet wird. Nur ausnahmsweise ist Lockerung der Fragmente im Schraubenzugapparat erforderlich. Zur Reposition ist bei der Luxationsfraktur nach dorsal das hintere Tibiafragment (hinteres *Volkmann*sches Dreieck) nach caudal zu ziehen, wozu der Fuß vorübergehend in stärkste Dorsalflexion gebracht werden muß. Bei der Luxationsfraktur nach ventral ist umgekehrt stärkste Plantarflexion erforderlich. Im übrigen folgt die manuelle Reposition dem oben besprochenen Vorgehen. *Retention:* im Unterschenkelgipsverband für 10 Tage, dann Unterschenkel-Gehgipsverband für 6 Wochen; anschließend Unterschenkel-Zinkleim und Fußeinlage.

Operativ: nur erforderlich, wenn unüberwindliche *Repositionshindernisse* bestehen. Solche sind: Zwischenlagerung eines Fascienperioststreifens in den Frakturspalt, oder Zwischenlagerung kleiner Knochen- und Knorpelstückchen an der Dorsalseite der Tibia oder am fibularen Malleolus. Zwischenlagerung der Sehne des M. tib. post. zwischen medialem Malleolus und Tibia oder zwischen fibularem Malleolus und Fibula. Verschiebung des proximalen Fibulafragments hinter die Tibia und Verhakung dortselbst oder Drehung und Kippung des inneren oder äußeren Malleolus. In solchen Fällen ist operative Freilegung und Annagelung oder Anschraubung des hinteren oder vorderen *Volkmann*schen Dreiecks erforderlich. Bei den Malleolen genügt meist die Beseitigung des Interpositums und die blutige Reposition; eine Metallfixation ist hier nicht notwendig (*Cave!* operative Behandlung der frischen Gabelsprengung).

5. *Komplizierte und infizierte Malleolarfraktur:* primäre Wundversorgung mit Wundnaht bei allen Verletzungen unterhalb der 6-Stunden-Grenze, ohne Wundnaht bei älteren und bereits deutlich infizierten Verletzungen; *Frakturreposition* und *Retention* im Oberschenkelgipsverband bei Kniebeugestellung von 140° (sofortige Spaltung bis auf die Haut), massive Chemotherapie. Dauer der Ruhigstellung: Liegegips bis zur vollständigen Wundheilung; Oberschenkel-Gehgipsverband für etwa 3 Monate.

6. *Veraltete, deform verheilte Malleolarfraktur.* a) *Paraartikuläre Verkalkungen:* entstehen zwischen dem 20. Tag bis 4. Monat nach dem Unfall. *Lokalisation:* unter dem Malleolus tib. et fib., über dem Margo post. et ant. tib. und unter der Spitze des Malleolus tib. und dem distalen Tibiaende. Es handelt sich um Verkalkungen, welche auf dem Boden von Periosteinrissen und Zerreißung der Ligamente entstehen. Das Heilergebnis wird durch die Verkalkungen nicht in meßbarem Grade beeinflußt.

b) *Pseudarthrose. Vorkommen:* spez. bei bimalleolären Frakturformen am medialen Malleolus, weil sich hier häufig ein Fascienperioststreifen in den Frakturspalt einlegt. Frühzeitige Operation ist dann erforderlich, und zwar am besten durch Anfrischung der Pseudarthrose und Spanverriegelung, evtl. auch Nagelung oder Verschraubung. *Subluxation des Talus nach der Seite:* bleiben solche (auch geringfügige Seitenverschiebungen) des Talus bestehen, so resultiert eine sekundäre Arthrosis deformans mit dauernder Schmerzhaftigkeit des Sprunggelenks. Bei frischeren Verletzungen (nicht älter als 3 Monate) gelingt die Redression mit einem Osteoklasten (nach *Schultze* oder *Phelps-Gocht*) und anschließende Ruhigstellung im ungepolsterten Unterschenkelgipsverband (sofort spalten!). Bei älterer Fraktur (älter als 3 Monate) ist *blutiges Vorgehen* erforderlich.

Methoden. α) *Bei schlecht verheilter Pronationsfraktur:* Freilegung und Durchtrennung des medialen und fibularen Malleolus an seiner früheren Frakturstelle und Lockerung des oberen Sprunggelenks, so daß der Fuß in diesem gut hin- und hergeschoben werden kann; Wundverschluß; anschließend manuelle Frakturreposition und Anlegen eines Unterschenkelgipsverbands, bei Mittelstellung der Ferse, Abduktion und Pronation des Vorfußes und Plantarflexion des ganzen Fußes um 10°, sobald die Röntgenkontrollaufnahme gute Stellung ergibt. Gipswechsel nach 2 Wochen, anschließend Unterschenkelgehgips für 10 Wochen. Führt die manuelle Reposition nicht zum Ziel, so muß sie mit dem Apparat von *Phelps-Gocht* erzwungen werden. Im übrigen Vorgehen wie oben!

β) *Bei schlecht verheilter Supinationsfraktur:* keilförmige Korrektur*osteotomie* aus dem fibularen Malleolus. Die Keilgröße ist vorher aus einer Röntgenpause genau zu bestimmen, jedoch muß zusätzlich auch der mediale Malleolus in der alten Frakturstelle durchgemeißelt werden. Hierauf gelingt die Reposition in der Regel ohne Mühe. Ruhigstellung und Weiterbehandlung wie oben! *Prognose:* nicht selten entsteht knöcherne Ankylose.

γ) Schlecht verheilte hintere Luxationsfraktur: die blutige Reposition gelingt nur in den ersten Monaten nach der Verletzung. Außerdem wird bei Patienten über dem 50. Lebensjahr meist trotz guter operativer Reposition keine befriedigende Beweglichkeit mehr erreicht (in solchen Fällen ist daher die Sprunggelenksarthrodese vorzuziehen). Zur Reposition der Luxationsfraktur nach dorsal muß der fibulare Malleolus durchtrennt werden; außerdem eine Z-förmige Durchtrennung der Achillessehne erfolgen und das abgesprengte, nach kranial verlagerte, dorsale *Volkmann*sche Dreieck sauber dargestellt und mit dem Meißel gelöst werden; Befestigung des Tibiakeils in seiner ursprünglichen Lage mit Schrauben oder Nägeln. Ruhigstellung und Weiterbehandlung wie oben!

Resultate. Behandlungsdauer: Malleolus internus: 82–87 Tage; Pronationsfraktur: 139 Tage; Malleolus fibularis: 71–80 Tage, Supinationsfraktur: 112 Tage; Bimalleolarfraktur: 135 Tage. *Arbeitsunfähigkeit:* zwischen 52–119 Tagen. *Rente:* Teilrente in etwa 13% der Fälle.

22. Fuß- und Zehenbrüche

a) Distorsion und Luxation des Sprunggelenks. 1. *Distorsion. Entstehung:* stets *indirekt* durch drehende Gewalteinwirkung, welche entweder zur Dehnung der Bänder (Distorsion) oder bei starker Gewalt zum Abriß der Bänder an ihren Knochenansatzpunkten (Laceration) führt.

Formen: α) Distorsion im distalen Tibio-Fibular-Gelenk durch Einwärtsrotation des Körpers und Eversion des Fußes: Die tibio-fibularen Bandverbindungen werden gesprengt und das obere Sprunggelenk durch Dehnung oder Zerreißung der Bänder zwischen medialem Malleolus und Talus gelockert.

β) Distorsion im distalen Tibio-Fibular-Gelenk durch Außenrotation des Körpers und Inversion des Fußes: führt ebenfalls zur Dehnung oder Zerreißung der vorderen Bandverbindungen zwischen Tibia und Fibula (dort auch stärkster Druckschmerz!).

γ) Distorsion im oberen Sprunggelenk durch Supination und Inversion des Fußes: Durch Umkippen des Fußes über den äußeren Rand und gleichzeitige Einwärtsdrehung entsteht Distorsion oder Laceration der Gelenkbänder an der fibularen Seite (sehr häufig!).

δ) Distorsion im oberen Sprunggelenk durch Eversion des Fußes: Die Zerrung erfolgt zwischen Talus und Naviculare, u. U. mit Abriß der Tuberositas ossis navicularis.

Symptome und Diagnose: plötzlicher Schmerz im Bereich des stärksten Bandschadens, Gangbehinderung, Schwellung und Hämatom; lokale Druckempfindlichkeit, abnorme Verschieblichkeit des Talus und der Sprunggelenkgabel von medial nach fibular (deutlicher Anschlag am inneren Knöchel!) bei allen Bandzerreißungen zwischen Tibia und Fibula. Bei Distorsion durch Supinations-Inversions-Drehung kann im Initialstadium das obere Sprunggelenk auf der Innenseite aufgeklappt werden und mitunter von dorsal nach ventral verschoben werden (schmerzhafter Muskelkrampf verhindert diese Bewegungen bereits nach kurzer Zeit!). Zur Feststellung einer abnormen Beweglichkeit in verschiedenen Gelenkabschnitten ist daher Lokalanästhesie der schmerzhaften Gelenkabschnitte erforderlich. *Röntgenbild:* in „gehaltener" Stellung, um abnorme Aufklappbarkeit einzelner Gelenkabschnitte nachweisen zu können.

Therapie: bei leichten *Distorsionen* Zinkleimverband für 1–3 Wochen. Bei *Bänderzerreißung* oder starker *Bandlockerung* ungepolsterter Gehgipsverband in Normalhaltung (d. h. leichte Supination des Calcaneus, leichte Pronation und Adduktion des Vorfußes und Plantarflexion von 5–10° im oberen Sprunggelenk). Dauer der Ruhigstellung: 4–10 Wochen, je nach Schwere der Verletzung. Weiterbehandlung und aktive Übungsbehandlung wie bei Knöchelbrüchen (*Cave!* feuchte Umschläge, Massage und passive Bewegungsübungen an Stelle genügend langer Ruhigstellung, weil dadurch eine defektfreie Ausheilung verhindert wird).

2. *Luxation des oberen Sprunggelenks. Entstehung:* durch maximale Plantar- oder Dorsalflexion kommt es zur Luxation nach dorsal oder ventral. Luxationen nach der Seite gehen immer mit einer Fraktur des tibialen oder fibularen Malleolus einher (vgl. Abschn. Knöchelbrüche) und sind daher nicht hierher zu rechnen.

Formen. Luxation nach dorsal: erfolgt durch rasche *maximale Plantarflexion* unter leichtem Längszug. Es kommt zum Einriß der Kapsel in den vorderen Abschnitten und zur Luxation des Talus nach hinten über die dorsale untere Tibiakante (Impression dortselbst und Abscherung des Proc. post. tali). Abriß des Lig. deltoideum an seinem Ansatz am Malleolus med. Vorspringen der Ferse und der Achillessehne an der Dorsalseite des

Unterschenkels bzw. des Fußes und federnde Fixation des Fußes in dieser Stellung. Verkürzung des Vorfußes und maximale Plantarflexion der Zehen. Drosselung der Durchblutung infolge Überdehnung des Gefäß-Nerven-Strangs (Sensibilitätsstörungen im Bereich der Nn. plantares). *Luxation nach ventral:* erfolgt durch rasche *maximale Dorsalflexion* unter Zug; infolge eines hinteren Kapselrisses springt der Talus über die vordere Tibiakante nach ventral heraus und imprimiert diese; die Spitze des Malleolus medialis ist abgeschert; Vorfußverlängerung, Abplattung des Reliefs im Bereich der Achillessehne; federnde Fixation des Fußes; Plantarflexion der Zehen; Durchblutungs- und Sensibilitätsstörung infolge Spannung des Gefäßnervenbündels.

Differentialdiagnose: federnde Fixation und Störungen der Durchblutung und Sensibilität bestehen bei gewöhnlichen Luxationsfrakturen der Sprunggelenke nicht.

Therapie. Reposition: so frühzeitig als möglich! In Lokalanästhesie! – bei recht- bis zu spitzwinkliger Beugung des Kniegelenks und Plantarflexion des Fußes, evtl. auch Beugung des Hüftgelenks, wird die Ferse und der Vorfuß gefaßt und nach caudal gezogen, als ob man dem Verletzten einen Stiefel ausziehen wollte. Je nach Art der Verletzung wird gleichzeitig nach ventral oder dorsal geschoben, bis das Gelenk mit hörbarem Knacks einspringt. Durchblutung, Sensibilität, Zehen- und Sprunggelenkbeweglichkeit kehren sofort wieder. Ruhigstellung: Beinliegegips für 8 Tage; anschließend Unterschenkelgehgips für 9 Wochen; bei komplizierten Luxationen entsprechend länger.

3. *Supinationsluxation des Talus. Vorkommen:* eine der häufigsten Verletzungen der unteren Extremität (im Gegensatz zu den Supinations-Adduktions-Frakturen der Knöchel); es handelt sich um eine Teilluxation des Talus im Sinne der Supination. Am häufigsten zwischen 25. und 35. Lebensjahr.

Entstehung: durch Außendrehung des Körpers bei fest stehendem Fuß, wodurch eine Adduktion und Inversion des Vorfußes und Supination des gesamten Fußes entsteht. Die Bänder an der Außenseite des Fußes und die Peronealmuskeln haben das Drehmoment abzufangen und können durch den Verletzungsmechanismus (Abrutschen von einem Randstein oder einer Stufe, Umknicken beim Fußball, Eislauf, Skifahren) zu einer starken Distorsion oder Laceration des Kapsel-Band-Apparats an der Sprunggelenkaußenseite führen.

Symptome und Diagnose: heftiger Bewegungs- und Druckschmerz am fibularen Malleolus; Schwellung des Sprunggelenks an der Außenseite, Hämatom dortselbst (und zwar unter und vor dem fibularen Malleolus und längs des äußeren Fußrands); eine Supinationsluxation besteht mit größter Wahrscheinlichkeit, wenn das Druckschmerzmaximum zwischen fibularer Malleolenspitze und Calcaneus, d. h. hinter dem Malleolus fibularis, gefunden wird. Sicheres klinisches Symptom ist der Anschlag des Talus am distalen Tibiaende bei versuchter Supination und Pronation (spez. bei veralteten Fällen leicht feststellbar!). *Röntgenbild:* „gehaltene" a. p.-Aufnahmen beider oberer Sprunggelenke, und zwar bei möglichst starker Inversion und Supination. Der Grad der Aufklappbarkeit des Gelenks kann an der Größe des Abstands der äußeren oberen Taluskante vom äußeren unteren Tibiaende in Millimetern abgemessen werden. Bei Abriß der fibularen Malleolusspitze kann die Aufklappbarkeit bis zu 70° betragen.

Therapie. Reposition: nicht erforderlich. *Retention:* Unterschenkelliegegips für 4 bis 8 Tage, anschließend Unterschenkelgehgips für 5–14 Wochen (Cave! Fixierung des Gelenks in Supination, weil die Rißstellen des Kapsel-Band-Apparats dadurch zum Klaffen gebracht werden). Dauer der Ruhigstellung: 6–14 Wochen, je nach Grad der Aufklappbarkeit des Gelenks. Anschließend Unterschenkel-Zinkleimverband für 2–4 Wochen. Bei veralteter Supinationsluxation wird Festigung des Gelenks auch durch noch so lange Ruhigstellung nicht mehr erzielt. Bei entsprechend starken Beschwerden sind operative Maßnahmen (Bandplastik, Sehnenverpflanzung u. dgl.) erforderlich.

Resultate: einwandfreie Heilung: 64–86%; Heilung mit Bänderlockerung und Beschwerden etwa 15–35%.

b) Talusfraktur. *Einteilung:* Fraktur des hinteren Fortsatzes, des Talushalses, des Taluskopfes, des fibularen Fortsatzes, des Taluskörpers.

Entstehung: durch Stauchung, Biegung oder Abscherung infolge eines Sturzes, Verschüttung, oft in Verbindung mit Luxationen der Nachbarknochen und -gelenke.

Formen und Dislokation: Fraktur des hinteren Fortsatzes: am häufigsten in Verbindung mit Frakturen des Calcaneus, wenn bei Abscherung des Fersenbeinhöckers der hintere Talusfortsatz von ihm abgeschert wird. Dislokation: kranial-offener Winkel zwischen Taluskörper und hinterem Fortsatz; plantar-offener Winkel bei Luxation des Fußes im oberen Sprunggelenk nach dorsal oder bei ,,Luxatio pedis sub talo" (Cave! Verwechslung mit Os trigonum, welches eine allseitig glatte Oberfläche besitzt). Fraktur des Talushalses: durch Sturz, Verschüttung, Anfahren gegen ein Hindernis mit großer Geschwindigkeit bei starker Dorsalbeugung im oberen Sprunggelenk (Pedaltreten während eines Autounfalls); die vordere Kante des distalen Tibiaendes wird gegen den Talushals gedrückt und schält ihn ab. Fraktur des Taluskopfs: als Impressions- und Abscherungsfraktur, z. B. bei Luxatio pedis sub talo. Fraktur des fibularen Fortsatzes: durch senkrechten Sturz bei Pronation des Fußes, meist in Verbindung mit Calcaneusfraktur und bei Luxatio pedis sub talo nach lateral. Niemals als isolierte Fraktur. Fraktur des Taluskörpers: durch senkrechten Fall mit Zusammenstauchung des Taluskörpers (selten); Frakturen in der Sagittalebene nur in Verbindung mit Supinationsfrakturen eines oder beider Malleolen oder mit Supinations-Eversions-Fraktur, wobei das hintere Drittel der Talusrolle durch starke Plantarflexion abgeschert werden kann. Der Bruchspalt im Talushals verläuft meist schräg von vorn aus nach hinten innen, längs der Rinne an der Unterfläche des Talushalses.

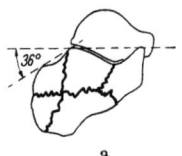

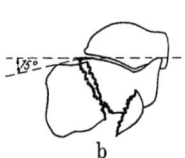

Abb. 521a u. b. *Calcaneusfraktur:* a) Fissuren ohne Dislokation (Der Tubergelenkwinkel ist normal = 36°), b) Fraktur des Calcaneuskörpers ohne Beteiligung der Art. talo-calcanea (Tubergelenkwinkel kleiner als 36°)

Therapie. Fraktur des hinteren Fortsatzes (Proc. post. tali): Unterschenkelgehgips für 3 Wochen; anschließend Ruhigstellung mit Unterschenkel-Zinkleimverband, bis normale Zirkulationsverhältnisse und beschwerdefreier Gang wiederhergestellt sind. *Bei Talusfraktur mit Luxation des Fußes nach ventral. Reposition:* möglichst frühzeitig, Fersenbeindraht- oder Nagelzug mit Einspannung im Schraubenzugapparat und Zug in der Unterschenkelachse mit 15–20 kg; anschließend Befestigung des Unterschenkels mit einer gut gepolsterten Schlinge nach vorn oben und Zug mit 15 kg nach schräg unten; bei gleichzeitiger starker Volarflexion des Fußes rutscht dieser nach dorsal in gelenkgerechte Stellung. Röntgenkontrollaufnahme! – Nach gelungener Reposition folgt nach Verkleinerung des Zuggewichts auf 10 kg die *Retention* durch Unterschenkelgehgipsverband bei stärkster Plantarflexion des Fußes (sofortige Spaltung des Verbands bis auf die Haut), Eisbeutelauflage, Gipswechsel nach 8 Tagen und Anlegen eines Unterschenkel-Gehgipsverbands bei Belassung der starken Spitzfußstellung. Zweiter Gipswechsel nach 3 Wochen und allmählicher Ausgleich der Spitzfußstellung von Verbandwechsel zu Verbandwechsel. Dauer der Ruhigstellung 12–14 Wochen; abschließend Unterschenkel-Zinkleimverband. *Bei Talusfraktur mit Luxation des Taluskörpers nach dorsal:* Längszug im Schraubenzugapparat und gleichzeitig stärkste Dorsalflexion des Fußes; der nach hinten verrenkte Taluskörper wird wieder in das Gelenk nach vorn zurückgedrückt. Unter Umständen operative Reposition durch Freilegung des Fragments von einem Längsschnitt am Innenrand der Achillessehne und nach Z-förmiger Durchtrennung der Sehne in frontaler Ebene; nach Reposition des Fragments mit Fingerdruck oder Elevatorium Anlegen eines Unterschenkelgipsverbands für 8–10 Tage (sofortige Spaltung bis auf die Haut), Hochlagerung des Beins, Vorfußsuspension; Zuggewicht von 6 kg, Eisbeutelauflage. Nach 6 Tagen Entfernung der Extension und Unterschenkel-Gehgipsverband bei leichter Plantarflexion des Fußes. Dauer der Ruhigstellung: 12–14 Wochen; abschließend Unterschenkel-Zinkleimverband.

Resultate: mittlere Behandlungsdauer: 94 Tage. Arbeitsunfähigkeit: 81 Tage.

c) Calcaneusfraktur. *Bruchformen und Entstehung:* (s. Abb. 521)

1. *Isolierte Fraktur des Proc. ant. calcanei:* Entstehung: Abscherung durch plötzliche übermäßige Plantar- oder Dorsalflexion im *Chopart*schen Gelenk (Ausgleiten, Hängenbleiben oder Stolpern beim Treppauf- oder -abgehen). Der schnabelförmige Fortsatz an der Medialseite der Dorsalkante des Proc. ant. wird dabei abgebrochen. Häufig auch bei Skistürzen infolge Bindungen, welche den Fuß fest mit dem Ski verbinden und die Ferse nicht mehr abheben lassen. Das Fragment wird nach medial oder lateral verlagert.

2. *Ausrißfraktur der Spina tuberis calcanei:* sehr selten; durch Sturz auf die Ferse bei Pronation und Dorsalflexion des Fußes. Dislokation des Fragments nach kranialwärts, seltener nach zehenwärts, durch Zug der plantaren Muskeln.

3. *Die Entenschnabelfraktur:* ist ein Abbruch am hinteren oberen Ende des Tuber calcanei oberhalb des Achillessehnenansatzes. Häufigkeit: etwa 0,5%. Die Fraktur liegt kranial vom Achillessehnenansatz und kann daher nicht einfach durch Zug der Achillessehne nach kranial zustande kommen. Sie entsteht vielmehr durch direkte Gewalt von hinten oder von der Seite, wodurch zunächst ein querer Riß der Corticalis erfolgt. Durch nachfolgenden Zug der Achillessehne kommt es zur Dislokation des Fragments nach kranialwärts. Außerdem wird es durch Druck der Achillessehne hochgekippt. Die ventrale Spitze kann bis zur Mitte der Bruchfläche nach dorsalwärts rutschen und dort fest verkeilt sein. *Vorkommen:* meist nur bei älteren Patienten.

4. *Fraktur des Proc. medialis tuberis calcanei:* durch Sturz auf die Ferse bei Pronation und Dorsalflexion des Fußes. Die Dislokation erfolgt nach medial- und zehenwärts. *Vorkommen:* sehr selten, im mittleren Lebensalter.

5. *Die einfache frontale Fraktur des Proc. post.:* Entstehung wie bei Entenschnabelfraktur (s. oben) mit dem Unterschied, daß die Knochenfissur durch die quere Leiste des Tuber calcanei geht oder noch weiter caudal erfolgt und das gesamte Fragment durch den Zug der Achillessehne nach kranialwärts verlagert wird. Die scharfe Bruchkante liegt direkt unter der Haut und ist dort leicht zu sehen und zu tasten. Bei längerem Bestehenbleiben der Fraktur kommt es zur Hautnekrose.

6. *Fraktur des Sustentaculum tali:* Häufigkeit: etwa 4%. Entstehung: durch Sturz auf den supinierten Fuß.

7. *Calcaneusfissur ohne Dislokation:* es handelt sich um intraartikuläre Frakturen des Calcaneuskörpers, welche meist durch senkrechten Sturz bei gestreckten Kniegelenken und häufig bei Pronationsstellung des Fußes entstehen; nicht selten auch durch plötzliches Hochgehen der Unterlage (z. B. durch Unterdeck-Explosionen auf Kriegsschiffen, im Landkrieg in Panzern, welche auf Minen auflaufen); seltener bei Röhrenexplosionen oder starkem Rückstoß des Kickstarters von Motorrädern. Gelegentlich auch durch Fall schwerer Lasten auf den Oberschenkel bei gebeugtem Knie. Bei derartigem senkrechtem Sturz von oben oder bei senkrecht einwirkender Gewalt von unten nach oben pflanzt sich die Gewalt über die Tibia auf den Talus fort, welcher mit seinem fibularen, keilförmigen Anteil in den Calcaneus hineingestaucht wird. Je nach Schwere der Gewalteinwirkung entstehen mannigfache Bruchformen, welche von einfachen Fissuren ohne Dislokation bis zur Zertrümmerung des Fersenbeins, u. U. auch des Talus, gehen können (vgl. Abb. 521).

8. *Fraktur des Calcaneuskörpers ohne Dislokation zwischen Calcaneus und Talus:* Häufigkeit: etwa 25%. Die Fragmente bilden einen nach oben offenen Winkel. Der Tubergelenkwinkel ist auf 10–20° (normal 36°) verkleinert. Calcaneus ist dorsal verbreitert, in der Höhe nicht verkürzt. Die Gelenkflächen zwischen Talus und Calcaneus sind nicht verschoben; der Sinus tarsi normal breit. Das Tuber ist um die quere Achse gedreht und nach kranial disloziert. Die Längsachse des Calcaneus ist verkürzt, die quere Achse verbreitert.

9. *Fraktur des Calcaneuskörpers mit Luxation der Tragplatte nach sohlenwärts* (schiffförmige Deformierung): Häufigkeit: etwa 30%. Entstehung wie unter 7. (vgl. Abb. 521) Ein Stück der Lateralseite der Tragplatte ist in die Tiefe gepreßt und gegenüber dem Talus luxiert. Die laterale Wand des Calcaneus ist abgesprengt und die quere Achse dadurch verbreitert, die Längsachse verkürzt. Es finden sich 5 Fragmente, welche mehr oder weniger stark disloziert sind:

α) *Distales Mittelstück:* ist im Vorderteil angehoben und im hinteren Teil sohlenwärts disloziert.

β) *Proximales Mittelstück* (sog. Tragplatte): ist mit dem größten Teil der Sprunggelenkfläche sohlenwärts luxiert, mit Ausnahme des medialen Gelenkrands, welcher am Sustentaculum hängenbleibt.

γ) *Inneres Sagittalfragment* (mit Sustentaculum): ist nur nach seitwärts innen, nicht nach plantarwärts disloziert.

δ) *Äußeres Sagittalfragment:* ist nur nach außen, nicht auch nach plantarwärts disloziert.

ε) *Tuber-calcanei:* ist um die quere Achse kniewärts verschoben.

10. *Fraktur des Calcaneuskörpers mit Luxation der Tragplatte sohlenwärts und des Proc. ant. nach dorsal:* der äußere Anteil der hinteren, unteren Sprunggelenkfläche, die Tragplatte für das Sprungbein, ist sohlenwärts luxiert. Der mediale Anteil (mit Sustentaculum) ist nicht disloziert. Das distale Mittelstück zeigt einen Sprung. Der Taluskopf

ist nach oben luxiert, der Fuß im *Chopart*schen Gelenk sohlenwärts subluxiert; der Tuber-Gelenk-Winkel kleiner als 0°.

11. *Fraktur des Calcaneuskörpers mit Dislokation der Tragplatte nach sohlenwärts, Luxation des Proc. ant. nach fußrückenwärts und Zertrümmerung des Proc. ant. calcanei* (distales Mittelstück): Dislokation wie unter 9., jedoch mit Zertrümmerung des distalen Mittelstücks und Dislokation der einzelnen Fragmente.

12. *Calcaneusfraktur mit Luxation der gesamten Tragplatte nach sohlenwärts:* das Tuber calcanei ist gebrochen und die gesamte hintere untere Sprunggelenkfläche und Tragplatte gegenüber dem Talus luxiert; Sinus tarsi stark verbreitert.

13. *Calcaneusfraktur mit abnormer Steilstellung des Tuber:* das frakturierte Tuber calcanei steht nicht in verstärkter Plantarstellung wie bei den vorausgehenden Bruchformen, sondern in abnormer Steilstellung. Die Tragplatte für den Talus ist sohlenwärts luxiert, das distale Mittelstück vorn gehoben, hinten gesenkt.

Symptome und Diagnose: Patient kann weder gehen, noch stehen; umschriebene Druckschmerzhaftigkeit der Ferse, welche in der Höhe verkürzt und im Querdurchmesser verbreitert ist. (*Merke!* Kontrolluntersuchung der anderen Ferse, um dort keine Fraktur zu übersehen, außerdem Untersuchung der gesamten Wirbelsäule wegen evtl. Vorhandenseins eines Wirbelbruchs!)

Röntgenbild: α) seitliche Aufnahme der verletzten Ferse, Platte an der Lateralseite aufliegend; Zentralstrahl 1 cm unterhalb des medialen Malleolus.

β) Schräge, plantar-dorsale Aufnahme des verletzten Fußes.

γ) und δ) Entsprechende Aufnahmen des gesunden Fußes.

Merke! Einzeichnung des sog. *Tuber-Gelenk-Winkels* (*Böhler*), welcher dadurch festgestellt wird, daß auf der seitlichen Aufnahme eine erste Linie vom höchsten Punkt der vorderen oberen Gelenkkante mit dem höchsten Punkt der hinteren Gelenkfläche des Fersenbeins gezogen wird und eine zweite Linie, welche entlang der oberen Fläche des Tuber-calcanei zieht. Zwischen beiden Geraden besteht normalerweise ein Winkel von 20–40°, im Durchschnitt 36°. Bei einem Fersenbeinbruch verkleinert sich dieser Winkel oder er verschwindet ganz oder wird sogar negativ.

Folgen: Arthrosis deformans im hinteren unteren (sog. subtalaren) Sprunggelenk; traumatischer Plattfuß. Der Unterschied des letzteren vom gewöhnlichen Plattfuß besteht darin, daß hier der Taluskörper in den zertrümmerten Calcaneus hineingestaucht und der Taluskopf so weit gehoben wird, daß er u. U. die Gelenkverbindung mit dem Naviculare sprengt (Teilverrenkung des *Chopart*schen Gelenks).

Therapie: für die Bruchformen 1–5 ist *keine Reposition* erforderlich. Es genügt Retention in gut anmodelliertem Unterschenkel-Gehgipsverband für 3–6 Wochen; anschließend Unterschenkel-Zinkleimverband bis Durchblutung und Funktion wiederhergestellt sind. Für die Bruchformen 6–13 ist *Reposition* erforderlich, damit die normale Plantarwölbung des Calcaneus und damit das Längsgewölbe des Fußes wiederhergestellt wird. *Prinzip der Reposition:* Zug in der Längsachse des normalen Calcaneus zur Beseitigung von Achsenknickung und Verkürzung; Kompression des Calcaneus von beiden Seiten zur Beseitigung der Verbreiterung.

Therapie zu 5.: bei starker Dislokation genügt konservatives Vorgehen nicht. Das Fragment muß von einem seitlichen Hackenschnitt freigelegt und durch Verschraubung oder Annagelung in der ursprünglichen Lage fixiert werden. Ruhigstellung: im Unterschenkelgipsverband bei Plantarflexion des Fußes für 2–3 Wochen, anschließend Übergang zu Unterschenkel-Gehgipsverband in Normalhaltung.

Therapie zu 6.: Reposition: Lagerung des Beins auf der Beinstütze eines Schraubenzugapparats bei rechtwinklig gebeugtem Kniegelenk und seitliche Kompression des Calcaneus mit Fersenzwinge nach *Böhler*. Dabei kommt die gerade Pelotte an die Lateralseite des Fußes, die konvexe Pelotte an die Medialseite unterhalb des Sustentaculum zu liegen. Die Kompression wird bis zu einem Pelottenabstand von 35 mm kurzfristig ausgeführt und daraufhin die Zwinge sofort wieder entfernt. *Retention:* im ungepolsterten Gehgipsverband, in welchem nach Erhärten sofort belastet und aktiv geübt werden soll. Dauer der Ruhigstellung: 6 Wochen, anschließend Unterschenkel-Zinkleim, bis normale Funktion und Durchblutung wiederhergestellt sind.

Therapie zu 7.: meist *keine Reposition*; Unterschenkel-Gehgipsverband für 6 Wochen ist ausreichend.

Therapie zu 8.: Prinzip: die Plantarwölbung des Calcaneus muß wiederhergestellt werden, damit kein traumatischer Plattfuß entsteht. 4 Dislokationen sind zu beseitigen.

α) Die Dislokation des Tuber nach kranial;
β) die nach innen offene Knickstellung des Calcaneus;
γ) die Verkürzung des Calcaneus in der Längsachse;
δ) die Verbreiterung des Calcaneus in der Querachse.

Dislokationen α) bis δ) werden durch Längszug zunächst in der Calcaneus-, sodann in der Unterschenkelachse beseitigt; die Dislokation δ) wird mit der Fersenbeinzwinge beseitigt.

Technik: Einschlagen eines 4 mm starken *Steinmann*-Nagels (auch starker *Kirschner*-Draht) durch die hintere obere Ecke des Fersenbeinhöckers, 1 Querfinger ventral von der Ansatzstelle der Achillessehne. (*Merke!* Die Nagelstelle zur Reposition der Calcaneusfraktur liegt wesentlich oberhalb der normalen Nagelbohrstelle für Drahtextensionsbehandlung [s. Abb. 522].) Lagerung des Unterschenkels im Schraubenzugapparat bei stark gebeugtem Kniegelenk und Aufhängung des Unterschenkels oberhalb der Fessel mittels eines gepolsterten Bindenzügels am Querbügel des Schraubenzugapparats. Zunächst Extension in der Calcaneusachse, wozu die Zugrichtung so stark als möglich gesenkt wird und mit Zuggewichten bis zu 20 kg gezogen wird. Außerdem starke Plantarflexion des Vorfußes bei gleichzeitiger Pronation. Kurzfristiges Verweilen in dieser Zugrichtung, dann Einstellen des Zugs in die Unterschenkelachse und nochmaliger Zug mit Zuggewichten bis 20 kg. Der Tuber-Gelenk-Winkel wird durch die beiden Manöver wiederhergestellt. Bei noch einwirkendem Längszug wird außerdem die Fersenbeinzwinge angelegt, und zwar die konvexe Pelotte an die Medialseite, die gerade Pelotte an die Außenseite; Zusammendrehen der Pelotten bis auf 35 mm und sofortiges Wiederöffnen der Zwinge. Der Längszug bleibt für die Dauer des Anlegens des Gipsverbands bestehen. *Retention:* nach *Röntgenkontrollaufnahme*, auf welcher die Wiederherstellung des Tuber-Gelenk-Winkels kontrolliert werden muß, wird eine ventrale Gipslongette von der Tuberositas tibiae bis zu den Zehengrundgelenken angelegt und mit Mullbinde fixiert. Nach Erhärtung des Gipses Ersatz der Mullbinde durch elastische Binde. Vorderfußsuspension mit breiten Heftpflasterstreifen, Eisblase an der Innen- und Außenseite der Ferse. Calcaneusdrahtextension wird belassen; Lagerung des Beins auf verstellbarer Beinschiene, Hochstellen des Bettendes, Zuggewicht 5 kg. Dauer der Drahtzug-Gipsverbandbehandlung 6 Wochen, wobei der Gipsverband nach etwa 8 Tagen zu einem Unterschenkelliegegips ergänzt wird. Fersengegend bleibt frei, so daß die Calcaneusdrahtextension weiterwirken kann (s. Abb. 523); nach 6 Wochen Unterschenkel-Gehgipsverband für weitere 6 Wochen und abschließende Behandlung mit Zinkleimverband, bis Funktion und Durchblutung des Fußes normalisiert sind.

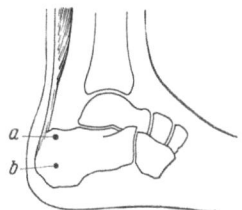

Abb. 522. *Calcaneusfraktur:* a) Draht- oder Nagelbohrstelle zur Aufrichtung von Frakturen des Calcaneuskörpers, b) Normale Drahtextensionsstelle

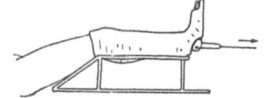

Abb. 523. *Calcaneusfraktur:* Retention durch Drahtzug-Gipsverband mit Freilassung der Ferse (Fersenlochgips!)

Therapie zu 9.–11.: grundsätzlich gleiches Vorgehen wie unter 8., jedoch mit zusätzlicher Anwendung des *Phelps-Gocht*schen Apparats an Stelle der Fersenzwinge, um mit diesem die Tragplatte wieder nach kranial zu reponieren. Der Apparat wird so angelegt, daß der Druckstab von plantar her gegen den Calcaneuskörper wirkt und die oberen Stäbe in Höhe der Fessel ventral und dorsal liegen. (*Merke!* Ausreichende Polsterung durch 3 Filzstücke oder Schaumgummi, und Verbindung der beiden Gegenhaltbacken durch Draht, damit sie nicht abrutschen!) Durch die Einwirkung des Druckstabs von caudal nach kranial wird die plantarwärts verschobene Tragplatte nach taluswärts emporgedrängt. Nach Entfernung des *Phelps-Gocht*schen Apparats Kontrollaufnahmen und Wiederansetzen des Calcaneuszugs in der Unterschenkelachse und *Retention* wie unter 8.

Therapie zu 12.: *Reposition:* mit dem *Phelps-Gocht*, Weiterbehandlung im Dauerzug mit Nageldurchführungsstelle in der hinteren oberen Calcaneusecke, Zuggewicht 5 kg. Dauer der Extensionsbehandlung: 6 Wochen. Anschließend Unterschenkel-Gehgipsverband für 6 Wochen.

Therapie zu 13.: *Prinzip:* die abnorme Steilstellung des Fersenbeinhöckers muß durch Hebung desselben nach kniekehlenwärts beseitigt werden. Dazu Einschlagen eines *Steinmann*-Nagels genau in der Längsachse des Tuber von der Fersenspitze aus; anschließend Reposition der Tragplatte mit dem *Phelps-Gocht*schen Apparat und Beseitigung der Steilstellung durch Hebelung des Fersennagels nach kniekehlenwärts. *Röntgenkontrollaufnahme!* – *Retention:* ist die Reposition geglückt, sofortiges Anlegen eines ungepolsterten Unterschenkelgipsverbands bei liegendem Nagel. Dauer der Ruhigstellung 10 Tage; anschließend Unterschenkel-Gehgipsverband für 5 Wochen; nach weiteren 6 Wochen Entfernung von Gipsverband und Nagel, und Weiterbehandlung mit Unterschenkel-Zinkleim bis zur Normalisierung von Funktion und Durchblutung.

Resultate: Behandlungsdauer bei isolierter Calcaneusfraktur: 111 Tage; *Arbeitsunfähigkeit:* 103 Tage; *Rente:* bei 60% aller Verletzten zwischen 10–66%. Bei 20% der Verletzten kommt es nicht zur Dauerrente.

d) Luxation und Luxationsfraktur im Chopartschen Gelenk. *Entstehung:* Sturz aus größerer Höhe auf die Vorder-Außenseite des Fußes. Der Fuß wird im *Chopart*schen Gelenk nach innen-oben luxiert.

Formen und Dislokation. a) *Partielle Luxation:* betroffen sind die Bänder an der Außenseite, welche mehr oder weniger weit zerrissen werden, so daß das *Chopart*sche Gelenk nach außen aufklappbar wird. Zusätzlich kann es zur Fraktur der Außenwand des Cuboid und zum Abscherbruch der Tuberositas ossis navicularis kommen. Der Vorfuß ist nach innen-oben (meist nur wenige Millimeter) disloziert.

b) *Komplette Luxation:* sie geht stets außer der Bänderzerreißung an der Außenseite mit einer Zertrümmerung des Cuboid und einem Abbruch der lateralen Anteile des Os naviculare einher; außerdem kommt es zu einem plantaren Abriß von der Basis des Metatarsale V. Der Vorderfuß ist nach hinten luxiert; mitunter zusätzliche Fraktur in den vorderen Abschnitten des Calcaneus.

Therapie. a) Bei *partieller Luxation:* Reposition durch Abbiegen des Fußes über einen Holzkeil oder die Tischkante nach unten-innen. *Retention:* durch dorsale Gipslage von der Kniekehle bis zu den Zehenspitzen bei Abduktion des Vorfußes. Übergang zum ungepolsterten Gehgipsverband, sobald der Fuß abgeschwollen ist. Dauer der Ruhigstellung: 6 Wochen; anschließend Unterschenkel-Zinkleimverbände bei jüngeren Patienten für 3, bei älteren Patienten für 6 Monate. (*Cave!* zu kurzfristige Ruhigstellung, wegen der Gefahr eines traumatischen Plattfußes!)

b) Bei *kompletter Luxation:* gelingt die Reposition nur durch starken Zug am Metatarsus und sicheren Gegenzug am Calcaneus. *Technik:* Anlegen eines *Steinmann*-Nagels oder dicken *Kirschner*-Drahts durch den Calcaneus und eines zweiten Nagels oder Drahts durch die Basis der Metatarsalia; Einspannen des Beins in den Schraubenzugapparat und starke Abbiegung des Vorderfußes nach unten-außen. *Röntgenkontrollaufnahme!* – Zeigt diese ein gutes Repositionsergebnis, so wird sofort ein ungepolsterter Gipsverband von der Tuberositas tibiae bis zu den Zehenspitzen in Plantarflexion und Pronation des Vorfußes angelegt. Die Nägel oder Drähte werden nach Art des Transfixationsgipsverbands in den Gips einbezogen und der Verband sofort in ganzer Länge bis auf die Haut gespalten. Lagerung des Beins auf verstellbarer Beinschiene. Dauer der Ruhigstellung: 6 Wochen, sodann Gipswechsel und Anlegen eines Unterschenkelgipsverbands für weitere 6 Wochen. Während des Gipswechsels wird ein Gipsabdruck für eine Schuheinlage abgenommen, welche die Ferse in Mittelstellung und den Vorfuß in mäßiger Pronation hält. Weiterbehandlung: mit Unterschenkel-Zinkleimverband so lange, bis normale Funktion und Durchblutung erreicht ist. (*Cave!* kürzere Ruhigstellung als 12 Wochen, wegen Gefahr eines traumatischen Plattfußes!)

e) Navicularefraktur. *Entstehung:* durch Sturz oder Sprung auf den plantarwärts gebeugten Fuß.

Formen und Dislokationen: durch starke Plantarflexion reißen die Ligamente am Dorsum des Fußes ein; das Naviculare luxiert mit seinem dorsal-medialen Teil aus dem Gelenk. Nach der Luxation folgt eine starke Dorsalflexion, durch welche der plantarlaterale Teil des Naviculare zwischen Taluskopf und Cuneiformia eingeklemmt und zertrümmert wird.

α) *Fraktur der Tuberositas ossis navicularis:* (in der Regel kombiniert mit einer Luxation im *Chopart*schen Gelenk, s. oben! [*Cave!* Verwechslung mit einem Os tibiale ext.; vgl. accessorische Fußwurzelknochen, S. 1776]).

β) *Luxationsfraktur des Naviculare:* d. h. komplette Luxation des Os naviculare, welches in seinem dorsal-medialen Teil herausspringt, nachdem der Fuß übermäßig plantarflektiert wurde; die Fußrückenbänder reißen dabei ein. Durch eine anschließende starke Dorsalflexion wird der nicht verrenkte plantar-äußere Teil komprimiert und zertrümmert.

Therapie. Reposition: des dorsal verrenkten, dorsal-medialen Fragments gelingt nur, wenn der Fuß in der Längsachse wirkungsvoll auseinandergezogen wird. *Technik:* Anlegen eines *Steinmann*-Nagels oder *Kirschner*-Drahts durch die Calcaneusmitte und eines zweiten Nagels oder Drahts durch die Basis der Metatarsalia; sodann Einspannen des Fußes zwischen beiden Nägeln oder Drähten in den Schraubenzugapparat für den Arm. Durch Extension wird der Abstand zwischen Talus und Cuneiformia vergrößert, und das verrenkte dorsal-mediale Fragment kann durch Daumendruck in das ursprüngliche Lager zurückgedrückt werden. *Röntgenkontrollaufnahme!* – Ergibt diese in beiden Ebenen gute Stellung, so wird ein ungepolsterter Unterschenkelgipsverband bei fortwirkender Extension angelegt und sofort bis auf die Haut gespalten. Nägel oder Drähte werden in den Gipsverband einbezogen; Lagerung des Beins auf verstellbarer Schiene. Vorfußsuspension am Sohlenteil des Gipses. Dauer der Ruhigstellung: 8 Wochen mit Nageltransfixation; anschließend Unterschenkel-Gehgipsverband für 4 Wochen; Weiterbehandlung in Unterschenkel-Zinkleimverband. *Merke!* Regelmäßige Röntgenkontrolle alle 2 Wochen.

f) Cuboid- und Cuneiforme-Frakturen. *Entstehung:* durch direkte Gewalt (Auffallen schwerer Gegenstände, Überfahrung); seltener indirekt durch Sprung oder heftige Drehung nach innen oder außen.

Symptome und Diagnose: neben den lokalen sicht- und tastbaren Veränderungen ist am wichtigsten das *Röntgenbild!* Wegen der starken Überschneidungen der Konturflächen von Naviculare, Cuboid und Cuneiformia bei der a. p.-Aufnahme, können Frakturlinien leicht übersehen werden. *Merke!* Zur Vermeidung von Überschneidungen muß der Zentralstrahl 30° vor und 30° lateral von der Vertikalen liegen, d. h. in einer schräg von vorn außen, senkrecht auf die Oberfläche der kurzen Fußwurzelknochen auffallenden Geraden verlaufen.

Formen und Dislokation: gering, stärkere Dislokation fehlt meist.

Therapie: infolge der geringen Dislokation kann auf gewaltsame Reposition meist verzichtet werden und *sofortige Retention* mittels dorsaler Gipslage vom Kniegelenk bis zu den Zehenspitzen erfolgen, welche die Ferse in Mittelstellung, den Vorfuß in leichter Pronation hält. Dauer der Ruhigstellung: 6 Wochen. Anschließend Unterschenkel-Zinkleimverband bis zur Normalisierung von Funktion und Durchblutung, evtl. Fußeinlage!

g) Luxation im Lisfrancschen Gelenk. *Entstehung:* durch Sturz auf unebenem Boden oder durch Überfahrung.

Formen und Dislokation: mannigfaltig.

α) *Luxation aller Metatarsalia:* nach lateral-dorsal (am häufigsten).

β) *Divergierende Luxation:* d. h. Luxation des Metatarsale I nach medial-caudal, der übrigen 4 nach lateral-kranial (selten).

γ) *Luxation des Metatarsale II–V:* nach lateral-kranial, während das Metatarsale I an Ort und Stelle bleibt.

δ) *Luxation des Metatarsale I oder V:* das Metatarsale I ist medial oder medial-caudal disloziert; das Metatarsale V in der Regel nach sohlenwärts disloziert.

Symptome und Diagnose: Formveränderung des Fußrückens durch Hervordrängen der verrenkten Basis des Metatarsale. Die rosenkranzartig vorgewölbte Knochenreihe ist nur anfänglich zu sehen und zu tasten. Nach eintretender Schwellung verschwindet sie. Bei Luxation sämtlicher Metatarsalia ist der Fuß verkürzt und verbreitert. *Röntgenbild:* a. p.- und seitlich sowie *Schrägaufnahmen.*

Therapie. Reposition: bei Luxation sämtlicher 5 Metatarsalia reponiert man durch starke Plantarflexion über einem gepolsterten Holzkeil oder der Tischkante. Gelingt dies nicht, so wird eine Vorfußextension dadurch ausgeübt, daß sämtliche 5 Zehen mit Mädchenfängern oder Bindenschlingen gefaßt und der ganze Fuß daran aufgehängt wird; Gegenzug erfolgt durch 50 cm langen Bindenzügel, welcher dicht oberhalb des Sprunggelenks angelegt und mit einem Gewicht von etwa 5 kg belastet wird. Hierdurch streckt sich der Fuß in die Länge und die dislozierten Knochen können durch kräftigen Druck in richtige Lage reponiert werden. *Röntgenkontrollaufnahme!* – oder Kontrolldurchleuchtung mit Bildverstärkerröhre zur Kontrolle der Reposition. Ist diese gelungen, werden gekreuzte *Kirschner*-Drähte durch das *Lisfranc*sche Gelenk gelegt, da die Luxation nach der Reposition unstabil bleibt. Unter Umständen genügt auch ein *Steinmann*-

Nagel oder *Kirschner*-Draht durch die Fersenmitte als Gegenzug und Zug an sämtlichen Zehen mit Hilfe von Mädchenfängern oder Bindenzügeln zur Reposition. *Retention:* durch sofort anmodellierten Unterschenkel-Liegegipsverband unter Einbeziehen der gekreuzten Drähte oder des Calcaneusdrahts bei zunächst (d. h. bis zum Erhärten des Gipses) weiterwirkender Zehenextension. *Dauer der Ruhigstellung:* 6 Wochen; anschließend Nagelentfernung und Unterschenkelgehgips für 3 Wochen; abschließende Weiterbehandlung mit Unterschenkel-Zinkleimverband bis zur Normalisierung von Funktion und Durchblutung.

h) Distorsion der Tarsal- und Metatarsalgelenke. *Entstehung:* häufig durch direkte und indirekte Gewalt, bei leichten Traumen nur in Form von Bänderdehnung. Bei schweren Zerrungen mit Bandzerreißung und häufig mit kleinen Ausrissen an den Bandansätzen.

Therapie: bei leichten Beschwerden genügt Unterschenkel-Zinkleimverband für 2 bis 3 Wochen. Bei starken Schmerzen in Ruhelage und bei Belastung: Unterschenkel-Gehgipsverband für 3–5 Wochen. (*Cave!* polypragmatische Nachbehandlung wegen Auslösung von Schmerzen und Reizreflexen, welche zum Sudeck-Syndrom führen können.)

i) Metatarsalfraktur. *Entstehung:* durch direkte Gewalt (Auffallen schwerer Gegenstände, Überfahrung, Quetschung); häufig kompliziert; auch indirekt durch Aufspringen auf Bodenunebenheit oder nach längeren anstrengenden Märschen (sog. Marschfraktur, vgl. S. 1601).

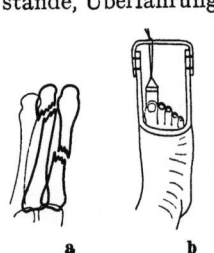

Abb. 524 a u. b. *Metatarsalfraktur:* a) Typische Dislokation, b) Extensionsbehandlung durch Zehenendgliedextension

Formen und Dislokation: bei direkter Gewalt können alle 5 Metatarsalia brechen, bei indirekter meist der zweite und dritte im Schaftteil (s. Abb. 524 a, b) oder der fünfte an der Basis. Indirekte Brüche des Metatarsale II und III gewöhnlich ohne Dislokation, Abrißbrüche an der Basis des Metatarsale V häufig mit klaffendem Bruchspalt.

Therapie: Merke! Bei Metatarsalfraktur mit Dislokation geht das Längs- und Quergewölbe des Fußes verloren; wird die Fraktur nicht genau reponiert und 8 Wochen retiniert, so ist eine dauernde Funktionsstörung die Folge. Bei Abrißbruch an der Basis des Metatarsale V verbreitert sich der Bruchspalt in den ersten Wochen und konsolidiert oft erst nach 10–12 Monaten.

a) *Bei Metatarsalfraktur ohne Dislokation. Retention:* durch ungepolsterten Unterschenkel-Liegegipsverband mit sorgfältiger Modellierung des Längs- und Quergewölbes; nach Abschwellen des Fußes (6–8 Tage) Gipswechsel und Anlegen eines Unterschenkel-Gehgipsverbands. Dauer der Ruhigstellung: für Metatarsalfraktur I 6 Wochen, für solche von II und III 5 Wochen; Weiterbehandlung im Unterschenkel-Zinkleimverband bis zur Normalisierung der Funktion und Durchblutung.

b) *Bei Metatarsalfraktur mit Dislokation* (vgl. Abb. 524a). *Reposition:* ist unbedingt erforderlich, weil sonst dauernde schwere Funktionsstörungen resultieren. *Technik:* Reposition mit Mädchenfängern oder Bindenzügeln: welche an den einzelnen Zehen befestigt werden, so daß der gesamte Fuß an ihnen in die Länge gezogen werden kann. Zur Reposition wird der Fuß mit Hilfe der Zehenextensionen an einer Querstange aufgehängt und oberhalb des Sprunggelenks über einen dort herumgelegten Bindenzügel mit etwa 5 kg belastet. Es folgt die manuelle Reposition mit Wegdrücken der Fußrückenschwellung und kräftigem Druck von dorsal und plantar, bis keine Stufe mehr tastbar ist; *Röntgenkontrollaufnahme!* – Ist gute Reposition geglückt, so kann diese durch zwei bis drei überkreuz durchgebohrte *Kirschner*-Drähte unter Röntgenkontrolle (Bildverstärkerröhre!) fixiert werden. Die Drähte müssen die zentralen und peripheren Fragmente der Metatarsalia erfassen. Reposition mit Zehenkuppendraht: gelingt die Reposition mit Mädchenfängern oder Bindenzügeln nicht, so werden zugespitzte sterile, 0,5 mm starke V$_2$A-Drähte mit Nadelhalter durch die desinfizierten Zehenkuppen geführt und zusammengedreht, nachdem kleine, an beiden Enden gelochte Brettchen zur Spreizung der Drähte dazwischen geschoben wurden. Die Drähte werden auf einem Rundstab zusammengefaßt, so daß durch sie mit der Hand ein starker Längszug auf den Vorfuß ausgeübt werden kann. *Retention:* bei liegenden Zehenkuppendrähten oder durchgebohrten, gekreuzten *Kirschner*-Drähten wird ein Unterschenkelliegegips für 8–10 Tage angelegt und dieser danach gegen einen Unterschenkelgehgips ausgewechselt. Dauer der Ruhigstellung: 8–10 Wochen. Bei Verwendung des Zehenkuppendrahts bleibt der Drahtzug-Gipsverband etwa 4 Wochen liegen (vgl. Abb. 524b); anschließend werden die Zehenkuppendrähte entfernt und ein Unterschenkelgehgips für weitere 4—6 Wochen angelegt. Weiterbehandlung: wie bei Malleolenfraktur u. a.

Operativ: bei Querbrüchen mit Dislokation um volle Schaftbreite und Verkürzung gelingt die Reposition mit Zehenkuppen-Drahtextension häufig nicht; die Fraktur wird freigelegt und durch blutige Reposition aufeinandergestellt. Für Querbrüche mehrerer Metatarsalia eignet sich die *Rush-Pinnung.* Der Pin wird von proximal nach distal, u. U. im halboffenen Verfahren eingeschlagen, Vorgehen wie bei Metakarpalfrakturen (s. dort). *Retention:* im Unterschenkel-Gehgipsverband für 8—10 Wochen; anschließend Unterschenkel-Zinkleimverband und Verordnung einer gutsitzenden Schuheinlage.

Resultate: Behandlungsdauer nach Metatarsalfraktur 53 Tage, Arbeitsunfähigkeit: 46 Tage, Zurückbleiben einer meßbaren E. M. in 7 % der Fälle (statische Beschwerden, schmerzhafter Callus, *Sudeck*sche Dystrophie, Versteifung im *Lisfranc*-Gelenk).

k) Distorsion und Luxation der Zehengelenke. *Vorkommen:* am häufigsten am Endgelenk der Großzehe; komplizierte Luxation meist in den Grundgelenken; nicht selten auch gleichzeitige Luxation mehrerer Zehengelenke.

Therapie. Reposition: meist leicht durch raschen Zug und Druck; bei komplizierter Luxation nach entsprechender Wundversorgung. *Retention:* bei Luxation der Mittel- und Endglieder durch Heftpflasterstreifenverband. Bei Luxation der Grundgelenke Unterschenkelgehgips für 3 Wochen. *Merke!* Spez. die Distorsion des Großzehengrundgelenks hinterläßt langdauernde Schmerzzustände, wenn nicht ausreichend lange ruhiggestellt wird.

l) Zehenfraktur. *Entstehung:* durch Auffallen schwerer Gegenstände oder durch Überfahrung. Häufig kompliziert bei Schwerarbeitern.

Formen und Dislokation: bei Frakturen des Großzehengrundglieds unterscheidet man: subtrochleare Fraktur ohne Dislokation; subtrochleare Fraktur mit typischer Dislokation (dorsal offener Winkel, Seitenverschiebung und Verdrehung der Fragmente); Schaftbrüche ohne Dislokation und mit Seitenverschiebung (auf volle Schaftbreite und Verkürzung). Basisfraktur; Sonderformen (z. B. Bruch eines Condylus mit dorsaler Kippung desselben, Luxation und Fraktur, Epiphysenfraktur). Die meisten Frakturen gehen ohne Dislokation einher. Der häufig vorhandene offene Winkel entsteht durch Zug des M. extensor hallucis long., welcher das periphere Fragment dorsalwärts kippt, während das zentrale Fragment durch die an der Basis der Grundphalanx ansetzenden Muskeln (M. abductor hall. und flexor hall. brev.) in Plantarflexion gehalten werden.

Therapie. Bei geschlossener Fraktur der Zehenmittel- oder Endphalanx II—V: Fixation der verletzten Zehen mit zirkulären Heftpflasterstreifen an der benachbarten gesunden Zehe. *Bei geschlossener Fraktur der Großzehenendphalanx:* Entleerung des subungualen Hämatoms durch Punktion und zirkuläre Umwicklung der ganzen Zehe mit mehrfachen Heftpflasterstreifen. *Bei Fraktur der Großzehengrundphalanx. Reposition:* durch starken Längszug in Plantarflexion und *Retention* nach geglückter Reposition durch plantarseitig angelegte Gipsschiene, welche die Zehe in Plantarflexion festhält; darüber Unterschenkel-Gehgipsverband für 4 Wochen. *Bei komplizierter Zehenfraktur:* primäre Wundversorgung und Unterschenkelgipsverband mit Lagerung auf verstellbarer Beinschiene bis zur abgeschlossenen Wundheilung. *Bei komplizierter Fraktur der Zehen II—V mit starker Hautschädigung:* sofortige Amputation. *Resultate:* Behandlungsdauer: 43 Tage.

Skeletvarietäten an Hand und Fuß:
I. Hand.

1. *Sesambeine (Ossa sesamoidea).* Evtl. normaliter zwei- oder mehrfach geteilt; aber auch mit Bruch (dann mit zackiger Bruchfläche und meist neben sonstigen Frakturen); konstant am Daumengrundgelenk, dann weniger häufig an 5, 2, 3 und allen Grundgelenken, auch gelegentlich an Daumen- und Zeigefingerendgelenk.

2. *Inkonstante oder accessorische Skelettstücke der Hand (sog. überzählige Handwurzelknochen: ,,Carpalia").* Im Röntgenbild droht Verwechslung mit Fraktur, aber im Gegensatz zu solcher fehlt Trauma, Schmerz oder sonstiges Fraktursymptom, auch später Callus, außerdem besteht gewöhnlich regelmäßige Form und Begrenzung, manchmal allerdings Randzackenbildung; meist, aber nicht immer doppelseitig und dann auch nicht immer symmetrisch; evtl. zwei- oder mehrfach geteilt; im Röntgenbild erkennbar ab 13. bis 16. Jahr, aber nicht immer, spez. auf einer Seite nur knorplig angelegt.

Os trapezoideum (an Metacarpusbasis und Großvieleckbein zeigefingerwärts).
Os centrale (zwischen Kahn-, Kopf- und Großvieleckbein).
Os triangulare (zwischen Ellengriffelfortsatz, Speiche und Dreieckbein)?
Os ulnare externum (distal vom Erbsenbein).
Os pisiforme secundarium (proximal von Erbsenbein).
Os styloideum (am Griffelfortsatz).
Os supranaviculare (über dem Kahnbein).
Os hypolunatum (unter dem Mondbein).

3. *Sonstige Skeletanomalien der Hand:*
1. *Compacta-Inseln.*
2. *Teilung oder Verschmelzung von Handknochen*, auch Os naviculare bipartitum.
3. *Synostose von Handwurzelknochen:* 2, seltener 3 und mehr benachbarte.

II. *Fuß* (vgl. S. 1604).

1. *Sesambeine (Ossa sesamoidea). Auftreten:* im schulpflichtigen Alter, und zwar bei Mädchen etwas früher als bei Knaben, meist im 7.–12. Jahr. Evtl. (7,5–33^1/$_3$%) normaliter zwei- oder mehrfach geteilt; aber auch frakturiert (dann mit zackiger Bruchfläche und meist direkt neben sonstigen Frakturen, z. B. am Metatarsus I; die Sesambeine, namentlich gebrochene mit nachfolgender Callusbildung oder Verschiebung am Großzehengrundgelenk können hartnäckige Beschwerden hinterlassen, so daß Gehen („wie auf einer Erbse") beschwerlich ist, was namentlich eintritt bei Frauen und Mädchen mit entspr. Beruf (Hausfrauen, Dienstmädchen, Krankenschwestern, Tänzerinnen usw.), spez. bei Schuh mit dünner Sohle und mit hohem Absatz, und zu Exstirpation der Bruchstücke oder der ganzen Sesambeine Anlaß gebend); stets plantar; meist beiderseits vorhanden; evtl. auf beiden Seiten verschieden; an den Metatarsalköpfchen; meist zwei an Metatarsus I, ferner eins bis zwei an V und II, seltener an I und II, evtl. auch noch an der Basis der letzten Phalanx vorhanden.

2. *Inkonstante oder accessorische Skelettstücke des Fußes* (sog. *überzählige Fußwurzelknochen:* „*Tarsalia*"). Im Röntgenbild evtl. verwechselt mit Knochenbruch (aber im Gegensatz zu diesem findet sich dabei kein Trauma, kein Schmerz oder sonstige Frakturzeichen, später kein Callus; außerdem gewöhnlich regelmäßige Form und Begrenzung, manchmal allerdings mit Randzacken; meist, aber nicht immer doppelseitig, wenn auch nicht immer symmetrisch [je nach dem Kalkgehalt!]; evtl. zwei- und mehrfach geteilt!); gelegentlich bestehen klinische Beschwerden, aber gewöhnlich nur vorübergehend, daher ist Exstirpation nur ganz ausnahmsweise gegeben; erblich; es handelt sich wohl um atavistische Bildungen; es kommen vor allem häufiger, nämlich in einigen Prozent, im übrigen verschieden vor (evtl. verwechselt mit Bruch des nachstehend bezeichneten benachbarten Knochens):

Os trigonum s. intermedium cruris (hinter dem Proc. post. tali; früher fälschlich bezeichnet als *Shepherd*sche Fraktur): nicht zu verwechseln mit Apophyse oder Fraktur des hinteren Sprungbeinfortsatzes; häufig (etwa 8%); auch Verschmelzung mit Nachbarknochen, spez. Talus wird beobachtet; durch Trauma kann Reizzustand, auch manchmal, z. B. bei Aufspringen, Fraktur mit Verschiebung eintreten und Exstirpation ratsam werden (?).

Os peroneum (am Os cuboid. in der Sehne des M. peroneus longus): häufiger (fast 10%); auch mehrgeteilt.

Os tibiale ext. (an der Tuberositas ossis navic., sozusagen als dessen Fortsetzung, vielleicht Apophyse des Kahnbeins in der Sehne des M. tibialis post.): recht häufig (etwa 10% und mehr, dabei fast doppelt so häufig beim weiblichen als beim männlichen Geschlecht und bei primitiven Völkern, spez. Negern besonders häufig: bis 50%); wohl das häufigste Tarsale und manchmal nach Belastung oder Trauma empfindlich; nicht zu verwechseln mit Kahnbeinbruch oder mit fersenwärts umgebogenem Kahnbeinende: sog. Naviculare cornutum; auch Zweiteilung und Cystenbildung kommen vor; meist, aber nicht immer beiderseits im Röntgenbild erkennbar. Therapie: bei Beschwerden Knickfußeinlage, evtl. Operation: Exstirpation des Os tib. ext. nebst vorragendem Teil des Os naviculare und Vernähung der Sehne des M. tib. post. an Os naviculare und Os cuneiforme in Supinationsstellung.

Os vesalianum (lateral und proximal an der Tuberositas ossis metatarsi V; meist als *Gruber-Wenzel*sche Apophyse oder Fraktur s. oben): als selbständiges Knochenelement wahrscheinlich nicht vorhanden.

Os intermetatarseum dorsale (zwischen der Basis des 1. und 2. Metatarsale): etwa 1 % und mehr; nicht zu verwechseln mit traumatischer Absprengung am Metatarsale oder mit Gefäßschatten bei Arteriosklerose.

Os intercuneiforme dorsale (zwischen den Keilbeinen).

Os subtibiale (unter dem inneren Knöchel) und *subfibulare* (unter dem äußeren Knöchel); nicht zu verwechseln mit Abrißbruch der Knöchel oder Bandverkalkung.

Os sustentaculum (am mittleren Fersenbeinfortsatz bzw. an der hinteren oberen Ecke des Kahnbeins zwischen Sprung- und Fersenbein!).

Calcaneus secundarius s. accessorius (versteckt gelegen zwischen Calcaneus und Naviculare); etwa 2 %; nicht zu verwechseln mit Absprengung am Proc. ant. calcanei.

Talus accessorius (am Talus).

Cuboideum secundarium (am Würfelbein).

Os cuneiforme bipartitum (horizontal geteilt): 0,4 %.

Os supranaviculare (im Tarsalbereich der Articulatio talo.-navic.); nicht zu verwechseln mit abgebrochener Exostose.

Pars peronea metatarsalis I (am 1. Mittelfußknochen außen).

Proc. uncinatus cuneiform. tertius u. a.

Tuber trochlearis calcanei (in der Peroneussehne; evtl. ist operative Abtragung angezeigt).

3. *Sonstige Skeletanomalien am Fuß:*

α) *Compacta-Inseln.*

β) *Teilung oder Verschmelzung von Fußknochen*, z. B. angeborene, übrigens meist beiderseitige Synostose von Talus und Naviculare.

γ) *Verschmelzung des Mittel- und Endglieds der Kleinzehe* (in mehr als $33^1/_3$ %; in der Regel beiderseits).

Dritter Teil

I. Kapitel

Dringliche Operationen

I. Schädel

Trepanation:

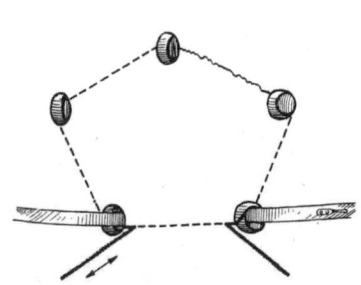

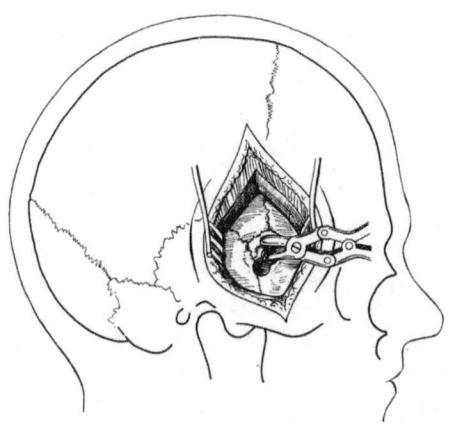

Abb. 525. *Osteoplastische Trepanation:* Anlegen von Bohrlöchern in 3–4 cm Abstand. Einschieben einer Uhrfeder zwischen Knochen und Dura und Durchziehen einer Giglisäge. Durchtrennen der Kochenbrücke zwischen den einzelnen Löchern, bis der Knochendeckel aus der Umgebung herausgehoben werden kann. Merke! Knochen *schräg* durchtrennen, damit der Knochendeckel beim Wiedereinfügen fest sitzt!

Abb. 526. *Osteoklastische Trepanation:* Osteoklastische Trepanation bei Epiduralhämatom nach Anlegen eines Probebohrlochs über den Stamm der A. meningica media. Nach Durchtrennung der Haut und des Schläfenmuskels in der Faserrichtung Abschieben des Periostes, Anlegen eines Bohrlochs, welches mit der Knochenzange erweitert wird.

II. Hals

Tracheotomie:

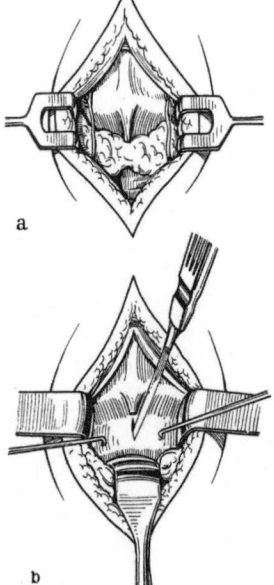

Abb. 527. *Tracheotomia superior.* 1. Akt: Längsschnitt in der Mitte vom Kehlkopf abwärts; Verdrängen der Kehlkopfmuskeln nach beiden Seiten (a). 2. Akt: Darstellung des Schilddrüsenisthmus und Anhaken der Membrana crico-thyreoidea. 3. Akt: Längsincision der Membran (b) und Einschieben der Trachealkanüle, Hautnähte, Befestigung der Kanüle mit Bändchen um den Hals.

III. Thorax

Thorakotomie: *Notthorakotomie:*

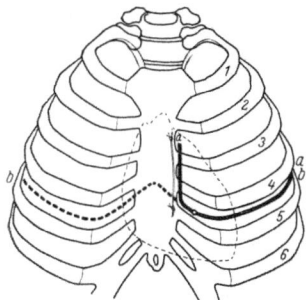 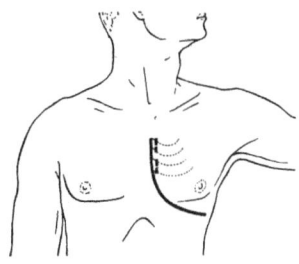

Abb. 528. Schnittführungen zur *Freilegung des Herzens:* a) Anterolaterale, linksseitige Thorakotomie. b) Bilaterale Thorakotomie (je nach Lage des Falles kann der Schnitt auf der rechten Seite in einem höher oder tiefer gelegenen Intercostalraum weitergeführt werden); evtl. auch Längsspaltung des Sternums.

Abb. 529. Schnittführung zur raschen Freilegung des Herzens, z. B. *Notthorakotomie bei Herzstillstand! Merke!* Bei sehr dringlicher Thorakotomie wird im ICR V durch intercostalen Schnitt, evtl. mit Durchtrennung der Rippenknorpelansätze IV und III, incidiert! Aseptische Kautelen müssen u. U. vernachlässigt werden.

Herzstillstand — Herzmassage:

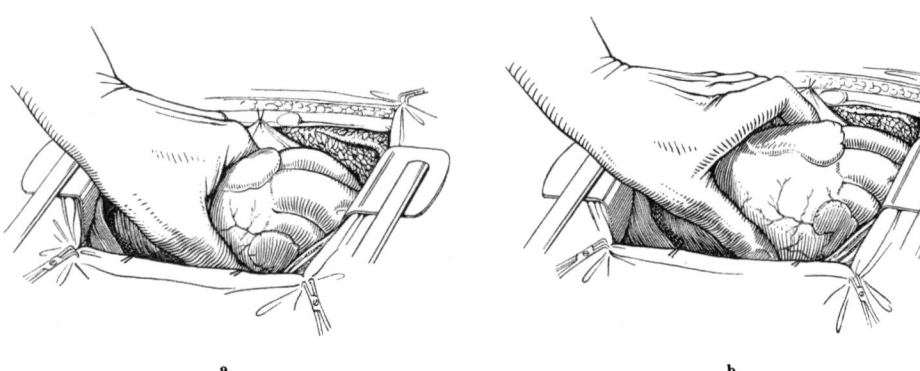

a   b

Abb. 530a, b. *Herzmassage bei spontanem Herzstillstand.* 1. Akt: Incision im ICR V anterolateral (u. U. ohne Einhaltung der Asepsis! auch im Krankenbett). Aufspreizen des Thorax mit Rippensperrer (evtl. Ligatur der A. thoracica int.). Das Herz muß binnen 5 Minuten nach Feststellen eines Herzstillstands freigelegt sein, wenn Aussicht auf befriedigenden Erfolg bestehen soll. Jeder weitere Zeitverlust verschlechtert die Prognose aufs äußerste! Möglichst gleichzeitig oder sofort nach der Thorakotomie erfolge Intubation, kontrollierte Beatmung mit reinem O_2.

2. Akt: Eröffnung des Herzbeutels medial des N. phrenicus und Beginn der manuellen Massage durch Umfassen des ganzen Herzens mit der vollen Hand, abwechselnd kräftiges Auspressen und Loslassen der Kammern (Abb. 530a) in einer Frequenz von 60/min.

3. Akt: Fortsetzen der Massage in gleichmäßigem Rhythmus, Frequenz von 50—60 Massagestößen je Minute; Herz in der Diastole völlig freigeben! (Abb. 530b); Massage fortsetzen, bis Aktion wiederkehrt bzw. im Ekg keinerlei Aktionsströme mehr nachweisbar sind. Bei *Kammerflimmern:* elektrische Defibrillation (vgl. S. 1064), evtl. auch pharmakologische Defibrillation und Fortsetzen der manuellen Massage. Nach Wiederkehr des Sinusrhythmus bei noch darniederliegendem peripherem Kreislauf Calciumgluconat oder Adrenalin i. c.

Lungenembolie:

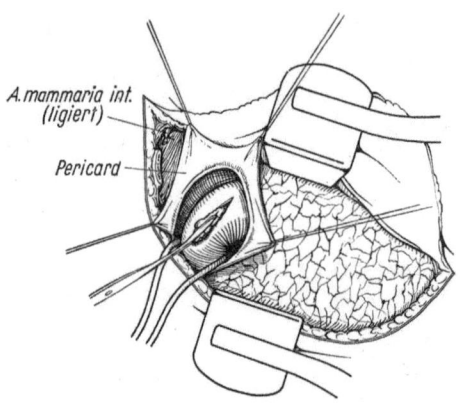

Abb. 531. *Trendelenburgsche Operation*. 1. Akt: Anterolaterale Thorakotomie im ICR V mit oder ohne Durchtrennung von 1–2 sternalen Rippenansätzen, je nach Zugänglichkeit (vgl. Abb. 529). Ligatur der A. mammaria interna – Pleuraeröffnung – Aufspreizung des Thorax.
2. Akt: Incision des Herzbeutels über dem Stamm der großen Gefäße. Anschlingen der isolierten A. pulmonalis oder auch gemeinsame Umschlingung von A. pulmonalis und Aorta; Drosselung des Gefäßes.
3. Akt: Incision der A. pulmonalis und Extraktion des Embolus; Ausspülen des Pulmonalislumens mit Kochsalz, Anlegen einer seitlich fassenden Klemme und Verschluß der A. pulmonalis.
4. Akt: Naht der Gefäßincision (*Cave! Herzstillstand!* Alle Sofortmaßnahmen zur Behebung eines Herzstillstands bereithalten bzw. einleiten). (Vgl. Abb. 530a, b und S. 1064!)

Rippenresektion — Thorakotomie:

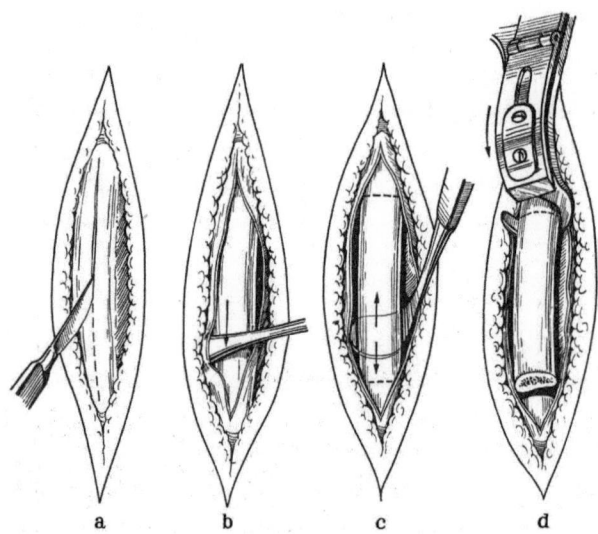

Abb. 532. *Ausgedehnte Rippenresektion* (zugleich Verfahren zur breiten Thoraxeröffnung).
1. Akt (a): Incision der Haut und des Periosts der Rippe, welche reseziert werden soll.
2. Akt (b): Ablösen des Periosts von der Rippenoberkante mittels Oberkantenraspatorium in dorsoventraler Richtung.
3. Akt (c): Ablösen des Periosts von der Rippenunterkante und Rückseite in ventrodorsaler Richtung mittels Raspatorium nach *Kleesattel*.
4. Akt (d): Durchtrennen der Rippe mit Rippenschere (u. U. in ganzer Ausdehnung der Rippe).
5. Akt (e): Pleuraeröffnung durch das Bett der resezierten Rippe.

Notversorgung des offenen Pneumothorax:

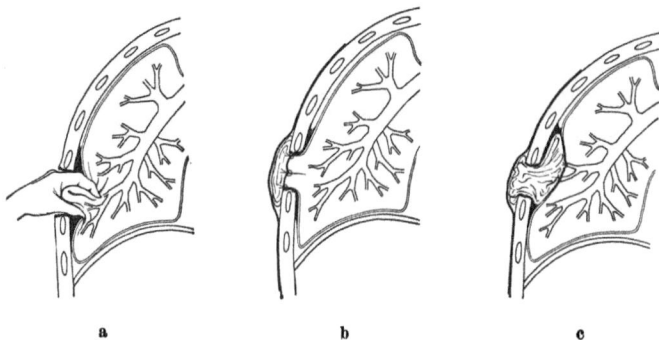

Abb. 533. *Notversorgung des offenen Pneumothorax* durch:

a) *Müllerschen Handgriff* (die kollabierte Lunge wird in die Thoraxbresche vorgezogen).

b) Die vorgezogene Lunge wird in die Thoraxwundränder eingenäht; luftdichter Verband.

c) Tamponade der Thoraxwunde und luftdichter Verband, nachdem die verletzte Wunde durch Nähte versorgt worden war.

IV. Abdomen

Laparotomie:

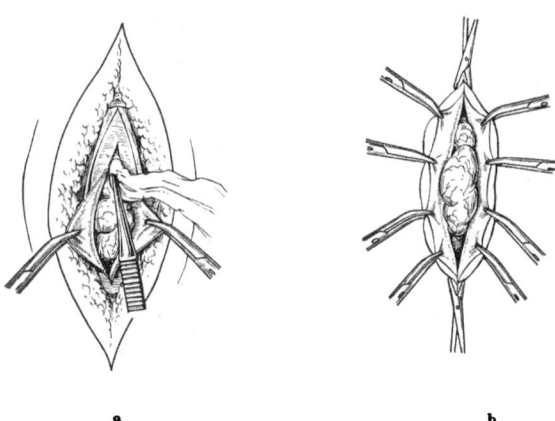

Abb. 534a. *Laparotomie.* 1. Akt: Hautschnitt bis auf die Fascie; schonende Muskeldurchtrennung, möglichst stumpf in Faserrichtung. 2. Akt: Eröffnung des Peritoneums unter Darmschutz durch Streifen, Hohlsonde u. dgl.

Abb. 534b. 3. Akt: Abdecken der Bauchdeckenwunde durch Anklemmen des Peritoneums an sterile Tücher.

Appendektomie:

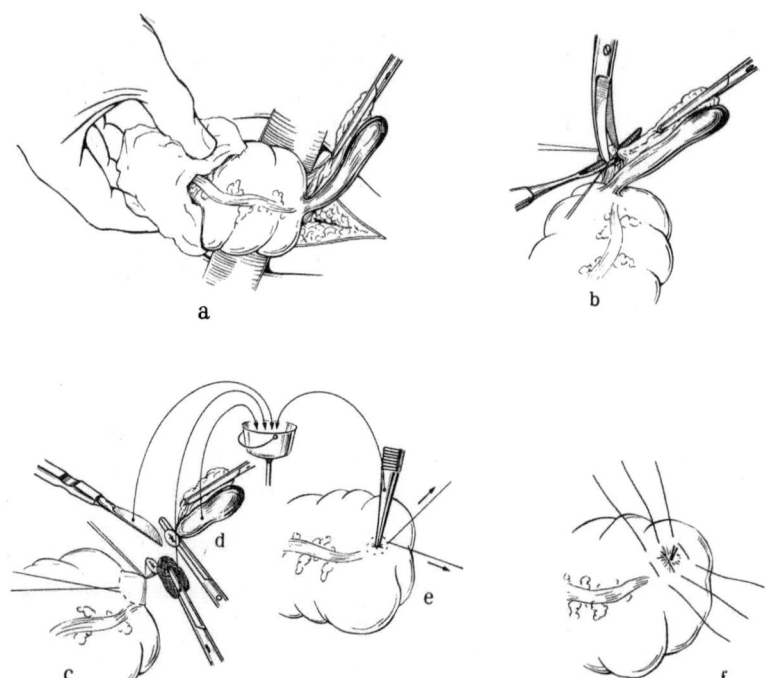

Abb. 535 a–f. *Appendektomie*. **1. Akt (a)**: Laparotomie durch Pararektal- oder Wechselschnitt, Vorluxieren des Coecumkopfs mit der Appendix und Anklemmen des Mesenteriolums.
2. Akt (b): Abtrennen der Appendix vom Mesenteriolum.
3. Akt (c): Legen einer Tabaksbeutelnaht um die Basis der Appendix, Abbinden der Appendixbasis.
4. Akt (d): Abtragen der Appendix an ihrer Basis.
5. Akt (e): Einstülpen des Appendixstumpfs (alle mit dem Stumpf in Berührung kommenden Instrumente samt Appendix abwerfen!).
6. Akt (f): Serosaübernähung der Tabaksbeutelnaht. Reposition des Coecums, Bauchdeckennaht. Drainage bei Appendicitis perforata.

Katheterismus:

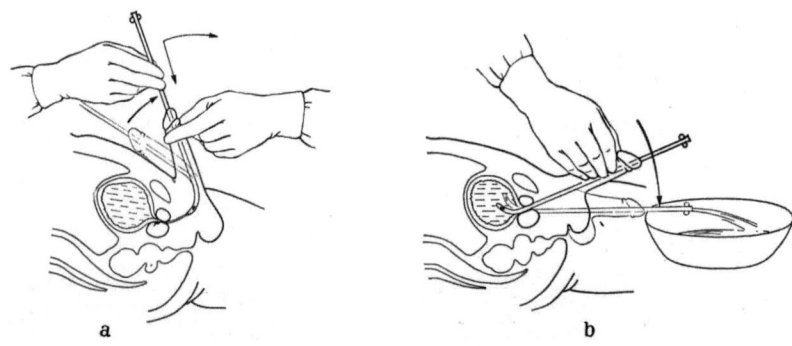

Abb. 536 a, b. *Katheterismus* beim Mann. **1. Akt**: Einführen eines Gummi- oder Metallkatheters in die stark nach ventral-kranial ausgezogene Urethra; mit Tieferdringen des Katheters wird dieser langsam zwischen die Oberschenkel gesenkt.
2. Akt: Bei der Senkung des Katheters nach unten-hinten gleitet dieser im Bogen unter der Symphyse vorbei und gelangt in die Blase [bei evtl. Hindernissen in der hinteren Harnröhre (z. B. Prostatahypertrophie) kann das Durchtreten durch die verengte oder verlagerte Urethra mittels des ins Rectum eingeführten Zeigefingers kontrolliert bzw. dirigiert werden].

Blasenpunktion:

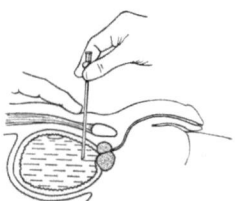

Abb. 537. *Percutane Blasenpunktion* bei akuter Harnsperre: 2 cm oberhalb der Symphyse wird in vertikaler Richtung eine Lumbalpunktionskanüle o. ä. 4–5 cm in die Tiefe gestochen. Das Verfahren kann mehrfach wiederholt werden.

Urethrotomia externa:

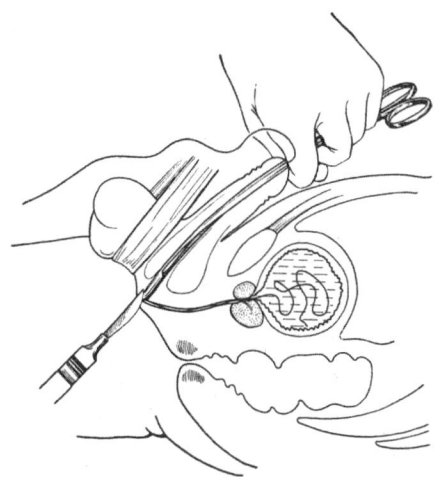

Abb. 538. *Urethrotomia ext.:* Ein feiner Faden oder (besser) Ureterenkatheter (Charr. 4) wird über die Striktur in die Blase vorgeführt und über einer bis zum Perineum in die Urethra eingeführten Kornzange genau median incidiert. Der Katheter wird zur perinealen Fistel herausgeleitet; evtl. Einnähen der Urethra am Perineum als perineale Urinfistel.

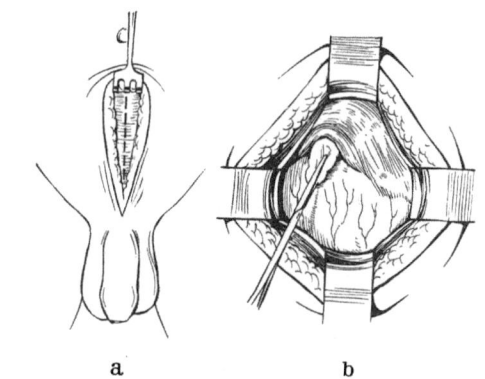

a   b

Sectio alta:

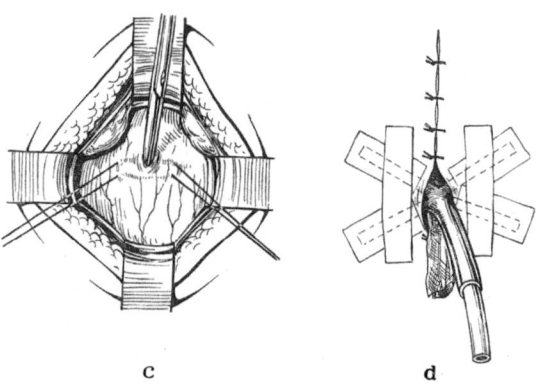

Abb. 539. *Sectio alta* (zur suprapubischen Blasenfistelung oder zum suprapubischen Blasenzugang):
a) Suprapubische Incision in der Mittellinie (5 cm lang), b) Abschieben des Peritonealsacks nach cranial, c) Einstoßen eines stumpfen Instruments (Kornzange oder Arterienklemme) durch die Blasenwand und Spreizen der Blasenwunde, d) Einlegen eines *Pezzer-* oder *Casper-*Katheters und Dauerfixierung desselben (hier mittels Überdrain).

c   d

V. Extremitäten

Venae sectio:

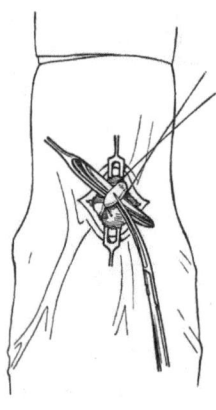 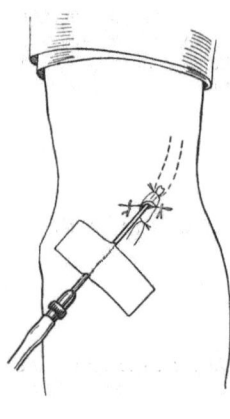

Abb. 540a, b. *Venae sectio*. 1. Akt: Aufsuchen der Vena mediana cubiti von kleinem Querschnitt in der Ellenbeuge.
2. Akt: Unterfahrung der Vene, distale Ligatur und proximale Anschlingung des Gefäßes.
3. Akt: Eröffnen der Gefäßwand durch schräges Anschneiden (a).
4. Akt: Einführen einer stumpfen Knopfkanüle und Knüpfen der proximalen Ligatur über der Kanüle; Hautnaht und Fixierung der Kanüle mit Leukoplaststreifen (b).
5. Akt: Zur Entfernung der Kanüle wird diese durch kurzen Ruck aus der Ligaturschlinge gezogen (ein operatives Wiedereröffnen der Ligatur bzw. Hautnaht ist selten erforderlich).

Freilegung der A. brachialis:

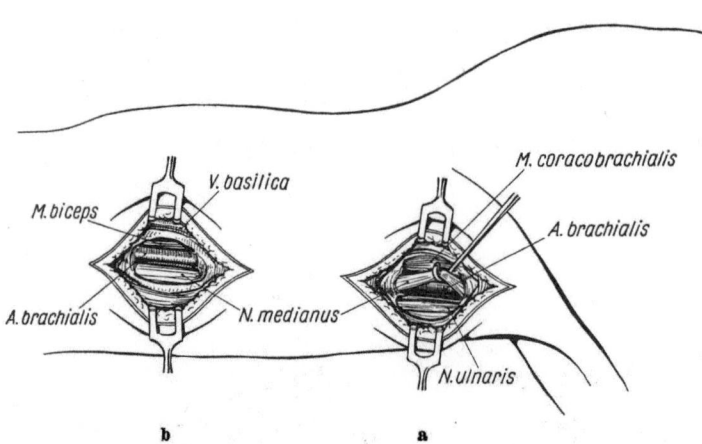

Abb. 541a, b. *Freilegung des Gefäßnervenbündels am Oberarm*. 1. Akt: Hautschnitt auf der Verbindungslinie zwischen Hinterrand des Coracobrachialisfelds und der Mitte der Ellenbeuge. Leitgebilde ist im proximalen Drittel der Hinterrand des M. coracobrachialis, im distalen Drittel der Hinterrand des M. biceps.
2. Akt: Aufsuchen des Gefäßnervenbündels. Anordnung desselben im proximalen Drittel (a) von vorn nach hinten: N. medianus, A. brachialis, N. cutaneus antebrachii med., N. ulnaris. Im distalen Drittel (b): A. brachialis, N. medianus (letzterer direkt auf dem Septum intermusculare med.).

Freilegung der A. ilica externa und A. femoralis in der Leistenbeuge:

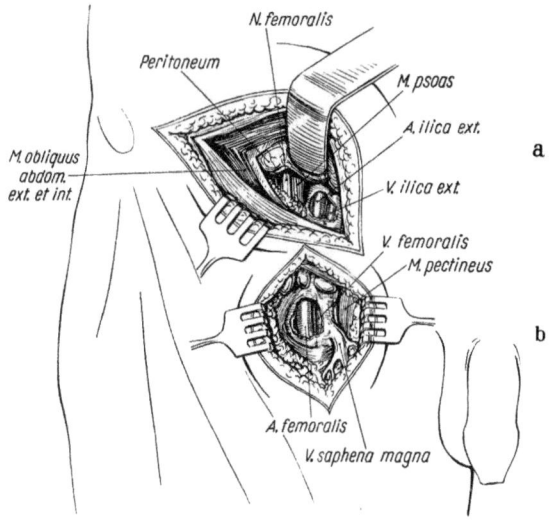

Abb. 542 a u. b. *Freilegung der A. ilica ext. und femoralis.*

a) *A. ilica ext.* 1. Akt: Schrägschnitt oberhalb des Leistenbands und über seine laterale Hälfte durch alle Muskelschichten der Bauchwand. 2. Akt: Abdrängen der Fascia transversalis und des Peritoneums von caudal nach cranial. 3. Akt: Darstellen des Gefäßbündels, welches im medialen Wundwinkel auf der Fascia ileo-psoica erscheint.

b) *A. femoralis in der Leistenbeuge.* 1. Akt: Hautschnitt von der Mitte des Leistenbands nach caudal bis auf den lateralen Sichelrand (margo falciformis). 2. Akt: Durchtrennen der Fascia lata und der Gefäßscheide. Die A. fem. liegt lateral von der Vene.

Gelenkpunktionen an der oberen Extremität:

Gelenkpunktionen an der unteren Extremität:

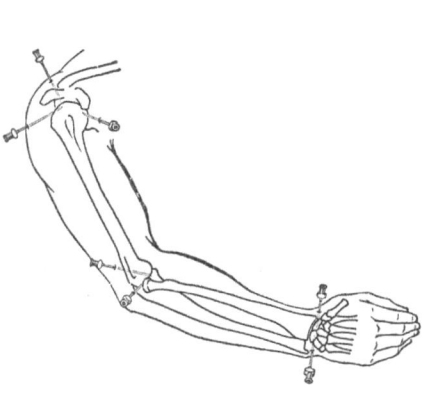

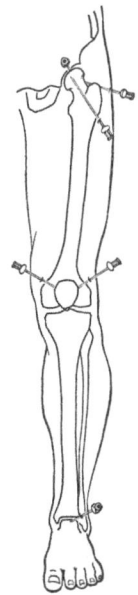

Abb. 543. Typische Punktionsstellen und -richtungen der Gelenke der oberen Extremität.

Abb. 544. Typische Punktionsstellen und -richtungen der Gelenke der unteren Extremität.

Sehnennaht:

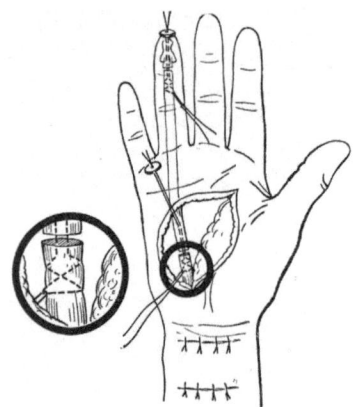

Abb. 545. *Sehnennaht (Ausziehdrahttechnik nach Bunnell)*: Die Abbildung zeigt die Nahttechnik nach *Bunnell* am Beispiel einer Sehnentransplantation in der Hohlhand (Finger IV). *Merke!* Die Ausziehdrahttechnik kommt auch für primäre Sehnennähte in Frage. Eine Sehnentransplantation soll hingegen primär nicht ausgeführt werden!

Schnittführungen an der Hand:

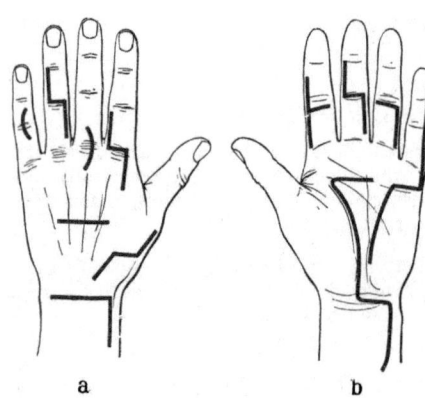

a   b

Abb. 546. Schonende Erweiterungsschnitte an der Hand bei frischen Verletzungen (auch zur Freilegung bei aseptischen Operationen an der Hand geeignet).

Oberschenkelamputation:

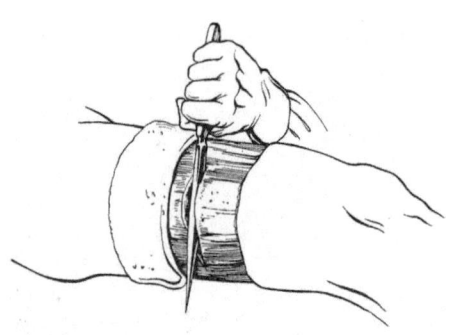
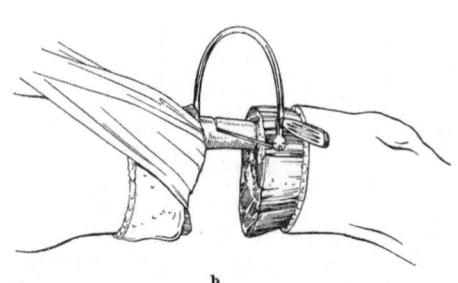

a   b

Abb. 547. *Oberschenkelamputation:* Zweizeitiger Zirkelschnitt.

1. Akt: Kranialwärts präparieren einer Hautmanschette, deren Länge die Hälfte des Gliedmaßendurchmessers beträgt.
2. Akt: Durchtrennen des gesamten Muskelmantels mit einem zügigen, die ganze Gliedmaße umkreisenden zirkulären Schnitt bis auf den Knochen (a).
3. Akt: Kranialverziehen des proximalen Muskelmantels und Durchsägen des Knochens etwa in Höhe der Muskelschnittlinie (b).
4. Akt: Versorgung von Gefäßen und Nervenstümpfen mittels Umstechung bzw. Kürzung.
5. Akt: Stumpfdeckung mit Muskulatur und der überschüssigen Hautmanschette. Primäre Naht nur bei völlig aseptischen Verhältnissen, sonst stets Rohr und Streifen; bei schwerer Infektion (Gangrän, anaerober Infektion u. dgl.) völliges Offenlassen des Stumpfs!

Vorderarmamputation:

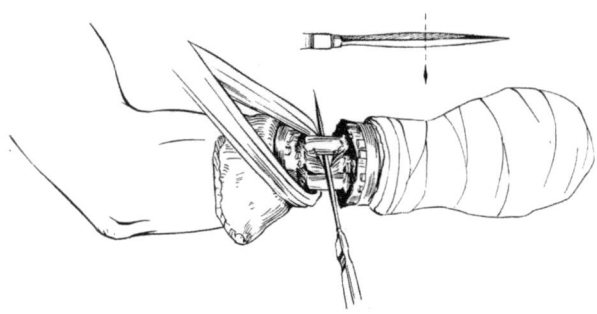

Abb. 548. *Vorderarmamputation:* Zweizeitiger Zirkelschnitt.
1. Akt: Zurückpräparieren einer Hautmanschette.
2. Akt: Durchtrennen der Muskelweichteile mit einem (n. *Cathelin*) sog. Zwischenknochenmesser.
3. Akt: Durchsägen beider Knochen in gleichem Niveau, Versorgung von Gefäßen und Nerven.
4. Akt: Weichteildeckung.

Fingerexarticulation:

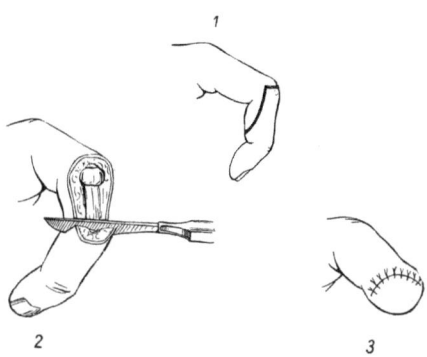

Abb. 549. *Fingerexarticulation im Mittelgelenk.*
1. Akt: Bildung eines kurzen dorsalen und langen volaren Lappens.
2. Akt: Durchtrennung der Kapselweichteile ohne Verletzung des Köpfchens.
3. Akt: Deckung des Stumpfs mittels volaren Lappens.

II. Kapitel

Verbandlehre

Definition: man unterscheidet *einfache Verbände, Lagerungs-* und *Kontentivverbände, Extensionsverbände, Druckverbände* und *spezielle Bandagen.* Der Verband kann folgende Aufgaben erfüllen:

1. Abdeckung eines geschädigten Hautbezirks gegenüber der Luft und Umwelt (einfacher, aseptischer Verband).

2. Ruhigstellung geschädigter Gelenke oder ganzer Gliedmaßen (Lagerungs- und Kontentivverband).

3. Entlastung durch Zugwirkung an Gelenken oder Knochen; auch Überwindung von Muskelspannung oder Knochenverkürzung durch geeignete Zugvorrichtung (Extensionsverband).

4. Ausübung eines Drucks auf Weichteilschwellungen (Hämatome, Ödeme, Verbrennung u. ä.; Druckverband).

Die *Technik* der einzelnen Verbandsarten ist sehr verschieden voneinander. Sie wird im folgenden für die wichtigsten Verbandarten erläutert.

Die einfachen Verbände: Binden- und Tücherverbände, wie sie in ihrer althergebrachten („klassischen") Form geübt werden, bilden für den Arzt die Schule in der für die Praxis sehr wichtigen Verbandtechnik; sie sind zugleich die Grundlage der meisten (Wund-, Knochenbruch-, Schienen- u. a.) Verbände.

A. Bindenverbände (Fasciae)

1. Allgemeines

Zweck und *Benennung:* Binden werden gebraucht bei den meisten Verbänden: Wundverband, feuchter Einwicklung, warmer Einpackung, Kompression und Expression; auch mitverwandt bei den Lagerungs-, Kontentiv- und Streckverbänden, hier auch als Träger erhärtender (z. B. Gips) oder klebender (z. B. Mastisol) Masse. Je nach dem Zweck spricht man von Fascia uniens, continens, comprimens, expellens usw.

Material: 1. *Mull oder Gaze* (meist gebraucht, besonders beim Wundverband; lockeres Baumwollgespinst; weich und schmiegsam sowie waschbar, aber nicht oft verwendbar).

2. *Kambrik* („Toile de Cambrai") *oder Kaliko* (starkes Baumwollgewebe; fest und dauerhaft sowie öfters verwendbar; besonders zu Schienenverband und Einwicklung).

3. *Köperstoff* (festes, sog. „geköpertes" Baumwollgewebe, einseitig haarig; zu Wund- und Streckverband).

4. *Flanell* (besonders Woll- oder Baumwoll- oder kombiniertes Gewebe; weich und doch fest, auch warm; etwas, aber nicht völlig elastisch; nach Waschen einlaufend und weniger elastisch; besonders verwandt zu Schienenverband oder zu warmer Einpackung, evtl. auch zu Kompression).

5. *Leinwand* (gut waschbar, weniger weich und schmiegsam, am ehesten nach öfterem Waschen; früher hauptsächlichstes Bindenmaterial bei vorgeschriebener Bindenlänge in klassischen Touren und Verbänden; jetzt noch zu Übungszwecken mit farbiger Randlinie, ferner zu Einwicklung und Schienenverband sowie als Träger klebender Masse bei dem sog. Heftpflaster, dies auch in Form des kräftigen Segeltuchheftpflasters zu Streckverbänden).

6. *Papier* (als Baumwollersatz besonders im Kriege; leicht beschaff-, aber nicht wasch- und wenig haltbar, spez. nicht bei Durchfeuchtung, auch nicht zugfest; dauer-

hafter durch Überwickeln mit etwas Mullbinde; etwas elastisch als Kreppapier; widerstandsfähig, aber starrer als Zellstoff- und Papiergarngewebe).

7. *Elastische Binden:* Trikot-, Ideal-, Diakon- u. a. Baumwollstoffe spez. elastischer Trikotschlauch („Tubegauze", „Stülpa") oder *Gummi,* auch „in *Kombination von Gummi und Zeug"* als sog. „überwebte Gummibinde" oder Baumwollstoffe mit Klebemasse, Klebro-, Elastoplast- u. a. Binden (zu Kompression und Expression bei Krampfadern, Rippenbruch, Gelenkverletzung u. dgl. sowie Gummi auch zu Blutstauung oder Blutleere vgl. Kompressionsverbände!).

8. *Imprägnierte Binden:* Mull mit Gips, ferner mit Stärkekleister als sog. *Steifgaze-, auch Stärke- (appretierte) Blaubinden* (besonders widerstandsfähig, spez. zu Kopf- und zu Schienenverbänden mit Pappe, Schusterspan usw.; vor Gebrauch einlegen in warmes Wasser bis zur Durchweichung, gut ausdrücken und straff anlegen, da sie beim Trocknen lockerer werden – im Gegensatz zu den Leinenbinden, welche eingehen).

Formen: 1. *Einköpfige Binde* (gewöhnliche Binde; bestehend aus a) Bindenkopf, b) -grund oder -körper und c) -ende).

2. *Zweiköpfige Binde* (hergestellt durch Aufwickeln einer gewöhnlichen Binde von beiden Seiten her); Anlegen mit der Mitte auf den zu verbindenden Körperteil, beide Köpfe in entgegengesetzter Richtung herumführen, an der Hinterseite mit gewechselten Händen weiter; früher häufiger für Kopfverbände, z. B. Mitra Hippocratis, Fascia nodosa.

3. *Mehrköpfige Binde:* Winkel- oder T-Binde (hergestellt durch Annähen einer einköpfigen Binde auf die Mitte einer zweiköpfigen, und zwar entweder senkrecht (meist!) oder schräg; einfach oder doppelt; unbeweglich oder beweglich; meist für Dammverband).

4. *Vielköpfige Binde:* jetzt noch z. B. zu Leibverband nach Operation oder Geburt als *Scultetenbinde* (Chirurg *Schultes = Scultetus*), bestehend aus etwa neun parallel gelagerten, dachziegelförmig sich deckenden Querstreifen, mit ihrer Mitte durch Längsstreifen vereinigt und mit ihren Enden um den Körperteil (z. B. Leib) herumgeschlagen und festgesteckt.

5. *Gespaltene Binde (Fascia fissa):* gewöhnlich als *Schleuderbinde (Funda),* hergestellt durch Einschneiden eines kurzen Bindenstücks von beiden Enden längs bis auf ein dem zu bedeckenden Körperteil entsprechendes Mittelstück, z. B. als Funda nasi, maxillae usw. (s. u.).

Maße: Länge 6 (2–10) m; Breite 2–30 cm (je nach dem Glieddurchmesser; im allgemeinen nicht breiter als dieser; etwa in folgender Reihenfolge der *Breite:* Finger, Kopf, Arme und Beine, Rumpf).

Allgemeine Gebrauchsregeln: Abteilen: mit großem, scharfem Messer nach Zentimeter-Maßstab, evtl. im „Bindenschneidebrett" (d. h. in hohlrinnenförmigem Holzgestell mit Einteilung durch Schlitze).

Aufwickeln (straff und exakt!): entweder mit Bindenwickelmaschine (auf vierkantiger Achse mit Kurbel) oder mit der Hand (Zusammenlegen des Bindenendes zu einem Knäuel, dann Fassen und Rückwärtsdrehen desselben zwischen Daumen und Mittelfinger der linken Hand und des Bindenendes zwischen Daumen und Zeigefinger der rechten Hand; bei breiten Binden besser mit *beiden* Händen von der Seite).

Anlegen (Arzt steht *vor* dem sitzenden oder liegenden Patienten zum Beobachten des Kranken auf Schmerz, Ohnmacht, Erbrechen nach Narkose u. dgl.; Körperteil ruhig gehalten, evtl. durch Assistenten!): stets von der *Peripherie* her (sonst Stauung!), Bindenkopf nach *oben,* bei Rechtshänder gewöhnlich von links nach rechts, Bindenkopf kurz (handbreit ab!) fassen, Binde leicht und stetig anziehen während des Umlegens (nicht erst danach!), nicht zu locker (sonst Rutschen!) und nicht zu fest (namentlich bei Entzündungen; sonst Schnürung!); Binden, spez. Mull- und Stärkebinden sollen nicht die Polsterung überragen, nicht mit ihrem Rand einschnüren und überhaupt nicht auf die bloße Haut zu liegen kommen.

Festmachen (möglichst vorn, nie auf der Aufliegefläche oder über der Wunde!): *Unterlegen* jeder folgenden Binde mit dem Anfang unter *das* Ende der vorhergehenden (leichtes Auffinden beim Abwickeln!), sonst durch *Sicherheitsnadel* bzw. elastische *Verbandklammer* oder *Pflaster* oder *Überwickeln einer Stärkebinde* oder *Verschnüren* (Enden der Binde einreißen bzw. mittels Scherenschlags einschneiden, einmal an der Gabelung kreuzen, dann in entgegengesetzter Richtung herumführen und verschnüren durch

Knoten bzw. Schleife, auch [z. B. bei Gummibinde] mittels angenähter Bänder); evtl. (z. B. bei Stella, Spica, *Desault-* und *Velpeau-*Verband) können auch noch die einzelnen Gänge untereinander festgesteckt oder -genäht werden.

Abnehmen: entweder durch *Abwickeln* (ungeordnet von einer Hand in die andere bei ruhig gehaltenem Glied!) oder z. B. beim Wundverband durch *Aufschneiden* mit der Verbandschere (z. B. Verbandschere nach *Seutin* mit flachem, stumpfwinkligem Kopf; nicht über Wunde oder Knochenvorsprung und nicht im Winkel, z. B. über den Fußspann, evtl. entlang der Schiene; evtl. vorher Ablösen des Verbands in warmem Bad oder nach Wasserstoffsuperoxyd-Berieselung).

Reinigen: in verdünnter Natronlauge oder Sodalösung kalt einlegen (zur Entfernung des sonst gerinnenden Bluts), auswaschen in Soda- oder Kresolseifenlösung, kochen, auswaschen, ausbreiten, trocknen, bügeln, aufrollen, sterilisieren. Elastische Binden wasche und plätte man nicht *heiß*.

2. Grundtouren oder -gänge

1. *Kreis- oder Zirkeltour oder -gang* (*Ductus circularis*): Anfang und Schluß der meisten Bindenverbände; beim Anfangen (wegen Gefahr des Abrutschens mangels Reibung, wenigstens bei Leinwandbinde und bei Fehlen einer Watte-, oder dgl. Unterlage!) zunächst leicht schräg legen und den entstehenden Zipfel oder Lappen mit der linken Hand halten und dann durch die nächste Kreistour befestigen.

2. *Spiral- oder Schneckentour oder -gang* (*Ductus spiralis*): meist fortlaufend in der Gliedkontinuität als *Windung* oder *Hobelspantour* oder *-gang* (Hobel = Dolabra).

Unterarten: a) 1. *Aufsteigend* (zentripetal): *Dolabra ascendens* (meist!).
2. *Absteigend* (zentrifugal): *Dolabra descendens·*

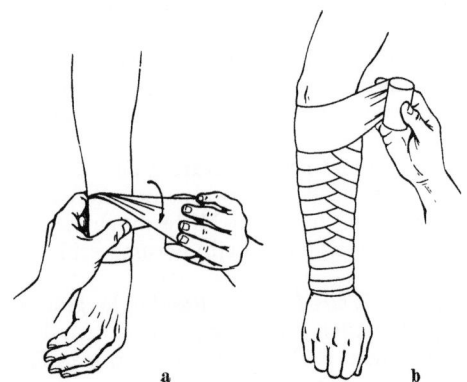

Abb. 550a und b. a) Einwickelung des Arms, Dolabra reversa (Umschlag), b) Einwicklung des Arms (Dolabra currens et reversa)

b) 1. *Gedeckt oder fortlaufend oder einfach: Dolabra currens s. simplex* (meist!), d. h. mit sich mehr oder weniger ($^{1}/_{3}$–$^{2}/_{3}$) deckenden Gängen (diese möglichst parallel und in gleichem Abstand!).

2. *Frei oder geschlängelt*, als sog. *Schlangentour: Dolabra repens s. serpens*, d. h. mit Lücken zwischen den einzelnen Gängen (selten; nur dort verwandt, wo man schnell von einem Ende des Körperteils zum anderen gelangen will, z. B. um einen Verband an den betr. Körperteil zu fixieren oder um an Gliedmaßen zur Peripherie zu gelangen und sie dann nach dem Zentrum auszuwickeln).

3. *Umschlag oder Renversé* (*Dolabra reversa*) (s. Abb. 550a, b): bei Körperteilen mit rasch zu- oder abnehmendem Umfang (also mit kegelförmiger statt zylindrischer Gliedform!) z. B. an Vorderarm und Unterschenkel, weil bei der einfachen Dolabra ein Klaffen der Binde am unteren Rande (sog. „Nase" oder „Tasche") auftreten würde; *Technik:* bei leicht schräg angelegter und am unteren Rand angezogener Binde Daumen der linken Hand auf oberen oder unteren Rand auflegen und mit der pronierten rechten Hand den Bindenkopf umdrehen und zunächst schräg abwärts leiten, dann rings herumführen (dabei achten auf parallelen Verlauf und gleichmäßigen Abstand der Gänge und Anlegen des Umschlags immer an derselben Stelle, so daß sämtliche Kreuzungsstellen sich in einer geraden Linie auf der Mitte des Glieds befinden (*Cave!* zu weites Abwickeln des Bindenkopfs und zu straffes Anziehen der Binde beim Umschlagen!).

3. *Kreuz- (Achter- oder Brezel-) -tour oder -gang* (*Ductus cruciatus*) an Gelenken, und zwar:

a) *Gekreuzte: Kornähre* (*Spica*): bei Schulter und Hüfte sowie Hand und Fuß; bestehend aus Anfangskreistour, 3 Achtertouren und Schlußkreistour.

Unterarten: α) *Spica ascendens*, d. h. *auf*steigend und *Spica descendens*, d. h. absteigend.

β) *Spica anterior, posterior* und *lateralis*, d. h. mit Kreuzung vorn, hinten oder seitlich.
γ) *Spica duplex*, d. h. mit Kreuzung vorn und hinten *zugleich* bzw. (bei Hüfte und Schulter) an *beiden* Körperseiten.

b) *Gefächerte: Schildkröte (Testudo)*, auch Fächer- oder Strahlenverband: bei Knie und Ellbogen sowie Ferse; mit Kreuzung der Touren jedesmal an der *Beuge*seite und mit fächerförmiger Auseinanderstrahlung an der *Streck*seite.

Unterarten: 1. *Testudo inversa: gelenkeinwärts*, d. h. ausgehend von *oberhalb* oder *unterhalb* des Gelenks (Schlußtour rutscht leicht ab!).

2. *Testudo reversa: gelenkauswärts*, d. h. ausgehend von der Gelenk*mitte* (hält fest!).

3. Typische Bindenverbände

a) Extremitäten (Bindenbreite etwa von Glieddurchmesser; gewöhnlich zentripetal; nicht schnürend; Zehen und Finger zwecks Kontrolle auf Blutumlauf s. u. möglichst freilassend; Cave! Druck auf Nerven [z. B. N. rad., peroneus usw.]; die benachbarten Gelenke mitfassend; Gelenkstellung je nach dem Gliedgebrauch passend!):

α) *Obere Extremität:*
1. *Spica manus* bzw. *pollicis (Hand- bzw. Daumenwickel)* (s. Abb. 551): bei Wunde, Entzündung, Verstauchung, Verrenkung, Bruch, Quetschung, auch über feuchtem Verband; evtl. zugleich mit Schiene.
  a) *descendens* ⎫ Kreuzung volar oder dorsal (je nach Lage der zu bedeckenden Wunde).
  b) *ascendens* ⎭ spez. als Anfang der Armeinwicklung, vgl. 6.!
  c) *duplex* mit Bindenkreuzung *sowohl volar wie dorsal*.
2. *Chirotheca (Handhülle)*: Hohlhand bleibt dabei gewöhnlich frei (Handgebrauch und Verbandschonung!):
  a) *dimidia s. incompleta (Fingerhalb- oder -teilwicklung)* ist eine Spica descendens;

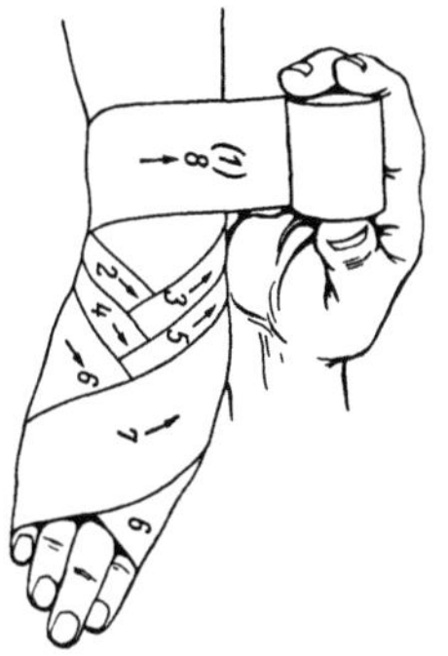

Abb. 551. Spica manus (Kornährenverband der Hand)

  b) *completa (Fingerganzwicklung)*: Anfangs- und Schlußkreistour, Dolabra serpens abwärts und zurück Dolabra currens, evtl. reversa;
  c) *Fingerganzwicklung mit Einhüllung der Fingerkuppe:* desgl., aber dazu eingeschaltet zwischen Dolabra serpens und currens eine Schleifentour vom Handgelenk oder vom Fingergrundgelenk zur Fingerkuppe (Cave! Zug, sonst lästiger Druck!), welche an beiden Seiten des Fingers angedrückt und durch Kreistouren befestigt wird.
3. *Involutio digitorum* (z. B. bei Verbrennung): ist eine Chirotheca compl. aller Finger 5–1; dabei jeder Finger, wenigstens zunächst, für sich (sonst Gefahr der Verwachsung untereinander!); nach jeder Fingereinhüllung zum Handgelenk (Hohlhand bleibt gewöhnlich frei, daher Kreuzungen sämtlich dorsal!); zum Schluß Kreistour um das Handgelenk.
4. *Testudo cubiti:* a) *inversa*, b) *reversa*.
Angezeigt wie bei Hand (vgl. 1.), sonst auch nach Aderlaß; gewöhnlich bei *rechtwinkligem* Ellbogen (sonst klemmt die Binde in der Ellenbeuge!), nur bei Fractura olecrani bei *gestrecktem* Ellbogen (zwecks Näherung der Fragmente!), hier kombiniert mit Schiene.
5. *Spica humeri* (vgl. Abb. 554): a) *ascendens*, b) *descendens*, c) *duplex*.
Angezeigt wie bei Hand (vgl. 1.), sonst auch bei Lymph- und Schweißdrüsenerkrankung der Achselhöhle, woselbst aber in der Regel Heftpflaster- oder Arasolverband vorzuziehen ist; auf der Schulterhöhe, und zwar unter Anmodellieren hoch hinaufreichend, Kreuzungen, diese am besten zusammengesteckt (sonst Abrutschen der Touren und Behinderung der Schulterbeweglichkeit!), in der Axilla sich fast deckend, daselbst Watte-Mull-Puderkissen nach Abwaschung (sonst Druck und Scheuerung!).
6. *Involutio Thedenii (Generalchirurg Theden) extremitatis superioris:* zur Blutentleerung bei Blutleere vor dem Anlegen des abschnürenden Schlauchs bzw. Binde und bei Autotransfusion („Fascia expulsiva") sowie zur Kompression bei venöser Stauung, spez. Ödem; Regeln: stets zentripetal, lückenlos und gleichmäßig angezogen (sonst Stauung!) sowie exakt mit Kreuzungen in einer Linie. *Technik:* Involutio digitorum, Spica manus asc., Dolabra currens bzw. reversa asc. antebrachii, Testudo cubiti inversa, Dolabra currens bzw. reversa asc. humeri, Spica humeri asc.

β) **Untere Extremität** (analog der oberen, vgl. α):

7. *Sandalium (Fußwickel)*: ist eine Spica pedis desc. oder asc.

8. *Stapes (Steigbügel)*: früher auch nach Aderlaß („Fascia pro venaesectione pedis"); Kreistour um Mittelfuß, dreimal Dolabra currens asc., Achtertour um das Fußgelenk.

9. *Testudo calcanei:* a) inversa (dabei aber Nasenbildung und Abrutschen der Schlußtour!); b) reversa (besser!).

9a. *Testudo calcanei mit Fersenabschluß* (am besten!): nach Testudo-inversa-Tour: Fächertour an Fußrücken-Sohle-Achillessehne, und zwar einmal hinter dem *inneren* und einmal hinter dem *äußeren* Knöchel.

10. *Involutio pedis:* Kreistour am Fuß an Zehenbasis, Dolabra currens asc. pedis, Testudo calcanei inversa mit Fersenabschluß.

10a. *Desgl. mit Einhüllung der Zehenspitzen:* wie 10., dann Tour von Ferse abwechselnd von den beiden Seiten über Zehenspitzen zur Fußsohle (*Cave!* Zug, sonst lästiger Druck wie in zu kurzem Stiefel!), darüber wieder Dolabra currens asc. pedis.

11. *Testudo genus:* a) inversa, b) reversa (s. Abb. 552); auch zu Kompression bei Gelenkerguß; gewöhnlich in *leichter Beugung* (passend für Gehen, Treppensteigen usw.) mit Anweisung, das Knie nicht zu stark zu beugen, z. B. beim Sitzen (sonst Abrutschen oder Stauung!), bei Bettruhe in *Streckung* des Knies evtl. auf Schiene.

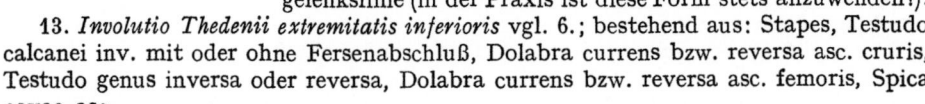

Abb. 552. Testudo genus reversa (Schildkrötenverband des Kniegelenks)

12. *Spica coxae:* auch bei Leistenverband (z. B. Bubo, Hernie); in die Genitokruralfalte kommt ein Watte-Mull-Puderkissen nach Abwaschung:

a) ascendens, b) descendens, c) duplex; und zwar ant., post. oder lateralis: auch bei Unterleibsverband (zu dessen Halt und Abschluß!): Beckenkreistouren verlaufen *unterhalb* der Darmbeinkämme (wie bei Bruchband), nur bei Spica coxae duplex *oberhalb*, und zwar hier um die Taille in etwa Nabelhöhe nebst Kreuzung oberhalb der Hüftgelenkslinie (in der Praxis ist diese Form stets anzuwenden!).

13. *Involutio Thedenii extremitatis inferioris* vgl. 6.; bestehend aus: Stapes, Testudo calcanei inv. mit oder ohne Fersenabschluß, Dolabra currens bzw. reversa asc. cruris, Testudo genus inversa oder reversa, Dolabra currens bzw. reversa asc. femoris, Spica coxae asc.

b) Kopf (Binden 3–6, höchstens bis 10 cm breit; Kopfverbände straff, unterpolstert und evtl. darüber Stärkebinde; unter Ausnutzen der knöchernen Prominenzen, also vorn bis zur Glabella, seitlich bis zum oberen Ohrmuschelrand und hinten bis unter das Hinterhaupt; Körperöffnungen: Mund, Nase, Augen und Ohren freilassend; evtl. bei Gängen vom Kinn zum Scheitel den Mund öffnen lassen; an der Hals-Kinn-Gegend und hinter dem Ohr Wattepolsterung, auch solche unter und über die Ohrmuschel bei deren Deckung; evtl. (z. B. nach Kropfoperation) ist eine Einwicklung der Schulter und oberen Brustteile anzufügen; Assistent stützt Hinterkopf mit der einen und Kinn mit der anderen Hand; bei Narkotisierten hält der Assistent den Kopf mit einer Hand am Haarschopf und mit der anderen Hand an der Nase, während evtl. ein zweiter Assistent die Hand in den Rücken stützt; oft ist am Kopf, spez. Gesicht dem Bindenverband ein *Trikotschlauch-* („*Tubegauze*"- oder „*Stülpa*"-) oder Heftpflasterverband vorzuziehen.

14. *Capistrum (Kopfhalfter)*: Grundtypus der meisten Kopfverbände, spez. auch als Notverband bei Unterkieferbruch:

α) *simplex* (vor dem gesunden Ohr *eine* und vor dem kranken *drei* aufsteigende Touren, zwischen Tour II und III Kinntour von der kranken Seite her): 1. Kreistour um Stirn-Hinterhaupt, 2. schräg über Hinterhaupt zur r. Halsseite, 3. erste aufsteigende Tour vor dem l. Ohr zum Scheitel, 4. hinter dem r. Ohr unter dem Kinn, 5. zweite aufsteigende Tour vor dem l. Ohr zum Scheitel, 6. schräg über Hinterhaupt zur l. Halsseite, 7. Kinntour von links nach rechts, 8. um den Hals vor dem r. Ohr zum Scheitel (Ia), 9. schräg über Hinterhaupt zur r. Halsseite, 10. dritte aufsteigende Tour vor der zweiten vor dem l. Ohr zum Scheitel, 11. Schlußkreistour um Hinterhaupt-Stirn; für die *linke* Seite ist die Binde von links nach rechts zu wickeln (statt wie gewöhnlich von rechts nach links!).

β) *duplex* (s. Abb. 553) (vor dem gesunden und vor dem kranken Ohr je *drei* aufsteigende Touren, zwischen Tour II und III je eine Kinntour): 1. Kreistour um Stirn-

Hinterhaupt, 2. schräg über Hinterhaupt zur r. Halsseite, 3. links aufsteigend, 4. schräg über Hinterhaupt, 5. rechts aufsteigend, 6. schräg über Hinterhaupt, 7. links aufsteigend, 8. schräg über Hinterhaupt, 9. rechts aufsteigend, 10. schräg über Hinterhaupt, 11. Kinntour von rechts nach links, 12. um Hals, 13. links aufsteigend, 14. über Hinterhaupt schräg, 15. rechts aufsteigend, 16. Hinterhaupt-Stirn als Schlußkreistour.

Capistrum duplex ist meist besser (sicherer) als C. simplex; bei diesem sind u. U. Wange und Ohr in den Verband mit einzubeziehen, dagegen Kinntouren fortzulassen und nur Halstouren anzulegen.

Praktisch ist auch eine Kopfkappe mit angenähten Haltebändern um Hinterhaupt-Stirn und um Scheitel-Kinn.

15. *Mitra Hippocratis* (*Mütze des H.*): mit zweiköpfiger Binde evtl. unter Assistenz; bestehend aus von der Mitte nach beiden Seiten auseinan erstrahlenden *sagittalen* Touren, vorn und hinten jedesmal durch eine (evtl. von der Assistenz) eingeschobene *horizontale* Tour gedeckt. *Technik:* Mittelstück auf Stirn, Köpfe unterhalb des Hinterhaupthöckers gekreuzt, dann einen Kopf horizontal und den andern sagittal weitergeführt (als sog. „*rücklaufende Binde, Fascia capitis reflexa*"); ältester Bindenverband, heutzutage statt dessen: sog. „*Kopfwickel*": bestehend aus sagittalen und horizontalen, auch Achter- und Umschlagtouren bis tief herab auf die Augenbrauen und Nackengegend mit Watteunterpolsterung und Stärkebindendeckung. Verband kann auch mit *einköpfiger* Binde ausgeführt werden: Kreistour um Stirn-Hinterhaupt, sagittal vor- und rücklaufende Touren Stirn-Hinterhaupt und Schlußkreistour Stirn-Hinterhaupt, welche die sagittalen Touren festhält.

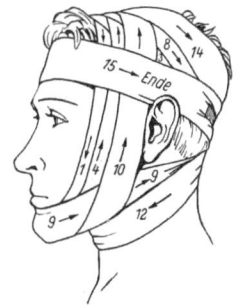

Abb. 553. Capistrum duplex (Kopfhalfterverband)

13. *Oculus s. Fascia ocularis* (*Augenbinde*): als Deck- und Druckverband, gewöhnlich ersetzt durch Trikotschlauchverband; sonst, d. h. zum einfachen Lichtschutz, dient die *Augenschutzklappe* (*Umbraculum*), wenn man nicht eine Schutzbrille vorzieht:

a) *simplex s. Monoculus:* Stirn-Hinterhaupt-Kreistour zu Anfang und Schluß sowie drei schräge Touren über das kranke Auge (oberhalb des gesunden Auges ascendierend und auf dem kranken descendierend; mit Kreuzung an der Glabella);

b) *duplex s. Binoculus:* mit den schrägen Touren wechselnd über beide Augen.

17. *Funda* (*Schleuder*), und zwar Funda capitis (Scheitel), oculi (Auge), nasi (Nase), maxillae (Kinn): Mittelstück auf den betr. Kopfteil, die oberen und unteren Endenpaare gegeneinander gekreuzt und für sich am gegenseitigen Kopfpol geknotet (z. B. bei *Kinnschleuder:* die beiden unteren Enden aufwärts zum Scheitel, die beiden oberen über die ersteren gekreuzt nach Hinterhaupt und evtl. weiter nach dortiger Kreuzung zur Stirn zurück und hier geknotet).

18. *Fascia nodosa* (*Kreuzknotenbinde*): früher zur Kompression der A. temporalis bei Aderlaß, Verletzung oder Aneurysma, übrigens auch in der Leiste als Bruchbandersatz: mit zweiköpfiger Binde; Mittelstück derselben auf gesunde Schläfe, horizontale Kreistour, auf der kranken Schläfe evtl. über Wattepelotte, die beiden Enden in einem Packknoten untereinander kreuzen zu vertikaler Kreuztour; evtl. Knoten wiederholt.

c) **Rumpf** (Binden 12—15 cm und mehr breit; am Becken um einen oder beide Oberschenkel und an der Schulter um einen oder beide Oberarme; heutzutage oft ersetzt durch Trikotschlauchverbände):

19. *Stella* (*Sternbinde*): α) *Stella dorsi* („Rückenstern"), von großer praktischer Bedeutung, auch bei Schlüsselbeinbruch (s. da; vgl. Abb. 483) mit Flanell- oder Trikotschlauchbinde oder dgl. als einfachster Retentionsverband: Kreistour von Akromion dorsal zur Axilla und ventral zum Akromion zurück, dann über Rücken zur anderen Achsel, ventral zum gleichen Akromion, dann über Rücken zurück (sog. „*Petit*sche Acht"; dreimal), evtl. Gipslagenverstärkung.

β) *Stella pectoris* („Bruststern"): mit Achselschleife anfangen oder Kreistour unterhalb der Brüste zu Anfang und Schluß, drei Achtertouren über die Brust mit Achselschleife hinten und Kreuzung vorn auf der Brust.

γ) *Stella dorsi et pectoris* („Rücken- und Bruststern"): Kreistour unterhalb der Brüste zu Anfang und Schluß, Schrägtour über die Brust zur Schulter, Achselschleife von hinten nach vorn und Schrägtour über die Brust zur anderen Schulter („Bruststern"), dann ebenso auf dem Rücken mit Achselschleife von vorn nach hinten („Rückenstern").

20. *Suspensorium mammae* (*Brustwickel*) (s. Abb. 554): bei Brustdrüsenerkrankung, -wunde oder -stauung (soweit hier nicht als Dauerverband Mieder, Brusthalter, Korsett oder dgl. vorzuziehen ist):

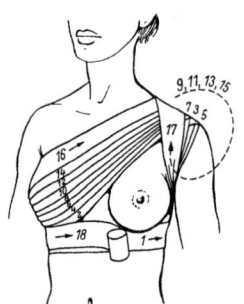

Abb. 554. Suspensorium mammae

α) *simplex*: Kreistour unterhalb der Brüste zu Anfang und Schluß, dann schräg am unteren Rand der vom Assistenten gestützten Brust über dieselbe aufwärts zur gesunden Schulter, daselbst Achtertour unter der Achsel hindurch und über Rücken zurück (links wickeln von links nach rechts!).

Modifikation 1: desgl. auch ohne Kreistour, dafür mit Schulteracht.

Modifikation 2: desgl. mit jeweils eingeschobenen Kreistouren um den Rumpf.

β) *duplex:* desgl. über beide Brüste abwechselnd.

21. *Spica perinei* (*Dammkreuzbinde*): als Dammverband; auch, wenn man nicht einfach T-Binde oder Dreiecktuch oder Bade- bzw. Schlupfhose benutzt, als Wundverband bei Hernien- und Hydrocelenoperation (vorher am besten Suspension des Hodens durch mittels Mastisols an beiden Bauchflanken befestigtes Gazestück; Binde angelegt an dem auf Beckenstütze ruhenden Patienten bei leicht gebeugten Hüften und Knien; darüber wasserdichtes Tuch mit Loch für Penis; Genitalien und Anus bleibe frei!): Kreistour in Höhe der Darmbeinkämme zu Anfang und Schluß und Achtertouren über den Damm (bei Gefahr des Haematoma scroti auch von *hinten* her!).

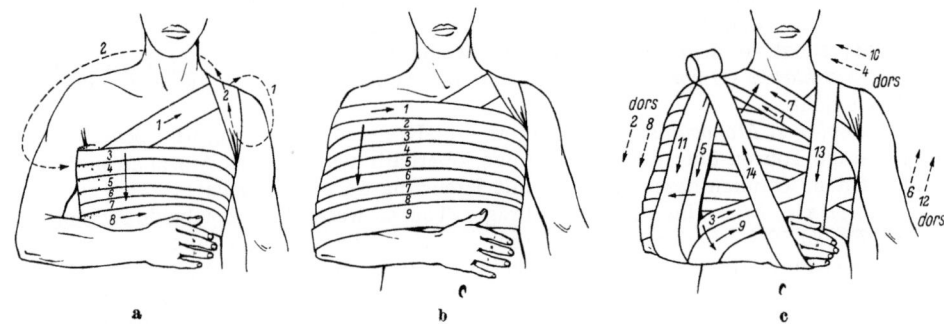

Abb. 555a–c. *Desault*scher Verband: I. Lage (a), II. Lage (b), III. Lage (c). (*Merke*! Achsel, **Schulter**, Ellbogen!)

22. *Desault*scher Verband (s. Abb. 555a–c): bei frischem Oberarmkopf- und Schlüsselbeinbruch, wobei er das periphere Fragment nach außen, oben und hinten bringen soll (Wirkung unsicher!); *Desault*scher Verband besteht aus folgenden 3 Haupttouren:

I. Tour: über langem Keilkissen der Achsel (mit Basis oben) Kreistour von der gesunden Schulter durch die kranke Achsel zur Schulter zurück, dann Schulter-Achsel-Acht und schließlich absteigende Kreistouren um die Brust einschließlich Achselkissen. Zweck: Fixierung des Achselkissens.

II. Tour: absteigende Kreistouren um den über Achselkissen an die Brust seitlich (unteres Humerusende nicht zu weit nach vorn!) angelegten Arm und Brust, von oben nach *unten* fester werdend. Zweck: Befestigung des Arms an die Brust unter Hebelung des peripheren Fragments nach außen durch Druck auf den unteren Humerus medianwärts, wobei das Achselkissen als Hypomochlion wirkt.

III. Tour: von der gesunden Achsel vorn zur kranken Schulter, hinten am Arm herab zum Ellbogen, vorn zurück zur gesunden Achsel (vorderes Dreieck), dann hinten zur kranken Schulter, vorn am Arm herab zum Ellbogen, hinten zur gesunden Achsel (hinteres Dreieck), jedes Dreieck zweimal nach dem Schema: *Achsel-Schulter-Ellbogen* (Merkwort „Asche"), schließlich zur gesunden Schulter, um Nacken, abwärts zum Handgelenk, um dasselbe aufwärts mit Druck über die Schlüsselbeinbruchstelle zur kranken Schulter („Mitellatour oder Mitella parva"), darüber Stärkebinde oder Zusammenstecken der Touren mit Sicherheitsnadeln, wobei man statt Mull- besser Trikotschlauchbinden benutzt. Zweck: Armtragen, zugleich Heben des peripheren Fragments und Druck von vorn auf die Bruchstelle, evtl. über Druckkissen daselbst.

23. *Velpeauscher Verband* (s. Abb. 871d): bei frischem Oberarmkopfbruch, Schlüsselbeinbruch und Schulterverrenkung, spez. habitueller. *Technik:* bei V-förmig gehaltenem Arm mit Handfläche auf gesun er Schulter quer über Arm und Rumpf, dann am Rücken schräg aufwärts zur kranken Schulter, dann am Arm vorn (!) abwärts hinter dem Ellbogen und schließlich quer über Brust und Rücken zum Anfang zurück. (*Vertikal*touren schreiten *median*wärts, *Horizontal*touren *ab*wärts fort, so daß die Kreuzungen sichtbar sind; Vertikal- und Horizontaltouren wechseln einander ab; Kreuzungen entlang dem Humerusschaft; Ellbogen freilassend!) An der *linken* Körperseite ist die Binde von links nach rechts zu wickeln (statt wie gewöhnlich von rechts nach links).

Der *Desault-* und *Velpeau*sche Verband haben bei längerem Tragen, namentlich bei alten Leuten die Gefahr der Schulterversteifung in der ungünstigen Adduktionsstellung. Sie sollen darum nie über längere Zeit liegengelassen werden. Zweckmäßig ist auch die Verwendung einer elastischen (z. B. Trikotschlauch-) Binde, deren Touren an verschiedenen Kreuzungsstellen durch Sicherheitsnadeln zusammengefaßt werden.

B. Trikotschlauchverbände („Stülpa"- oder „Tubegauze"-Verbände)

(Genaue Vorschriften über „Stülpa"-Verbandtechnik s. „Stülpafibel", Fa. P. Hartmann, Heidenheim/Brenz). *Definition:* Trikotschlauchverbände nach der „Stülpa"- oder „Tubegauze"-Technik beruhen auf dem Prinzip, daß bestimmtartig gewirkter Trikotschlauch infolge seiner Elastizität durch Dehnung kürzer, durch Streckung schmäler wird. Infolge seiner Dehnbarkeit umschließt der Trikotschlauch große und kleine Gelenke so geschmeidig, daß keine Falten entstehen. Auch einem sich verjüngenden Körperteil liegt der Trikotschlauchverband schlüssig an. Die Webart ist derart, daß durch Einschneiden Fenster oder Zipfel gebildet werden können, welche sich zu längeren Bändern dehnen lassen, ohne daß Laufmaschen entstehen. Der Unterschied zwischen der „Tubegauze"- und „Stülpa"-Technik besteht im wesentlichen darin, daß Stülpa-Verbände aus der freien Hand ohne weitere Hilfsmittel angefertigt werden, während die Tubegauze-Technik die Verwendung von sog. *Applikatoren* erfordert (Applikatoren sind zylindrische Drahtgestelle verschiedener Durchmesser, auf welche der Trikotschlauch in großer Länge aufgespannt werden kann); (vgl. Abb. 560); für Fingerverbände z. B. dient ein zuckerhutförmiger, kleiner Applikator (vgl. Abb. 559).

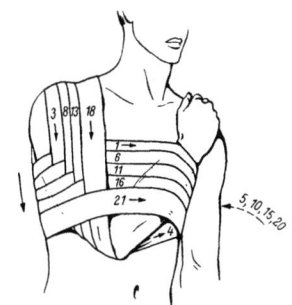

Abb. 555d. *Velpeau*scher Verband

Indikation: Domäne sind Wundverbände, feuchte und Salbenverbände; jedoch auch Extensions- und Suspensionsverbände sowie Kombination mit Gipsbinden und -longetten oder mit Zinkleim, spez. als Unterschenkel-Zinkleimverband; besonders geeignet für Kopfverbände, welche auf keine andere Weise so haltbar angelegt werden können.

Technik: Vorbereitung: bei *Stülpa-Technik* wird der Trikotschlauch einfach zu einem Wulst zusammengerafft, so wie ein Strumpf zum Anziehen gerafft wird. Bei *Tubegauze-Technik* werden zunächst die Applikatoren verschiedener Größe aufgefüllt, und zwar besonders derjenige Applikator, dessen Durchmesser es erlaubt, den Applikator gerade noch über das zu verbindende Glied zu schieben. Durch Vorwärtsschieben (zum Körper hin, →) bzw. durch Zurückziehen (vom Körper weg, ←) wird von dem Stülpa-Wulst oder Tubegauze-Applikator eine entsprechende Menge von Trikotschlauch auf die zu verbindende Gliedmaße abgegeben. Der Stülpa-Ring oder Tubegauze-Applikator wird dabei leicht gedreht, wodurch der Trikotschlauch auf der Haut verankert wird. Eine stärkere Drehung ist an den Umschlagstellen vonnöten; jedoch muß unnötig starke Drehung vermieden werden, damit keine Abschnürwirkung entsteht. Es wird also stets gleichzeitig geschoben und gedreht, so daß die Maschenreihen schraubenförmig zu liegen kommen. Alle Lagen eines Verbands müssen in der gleichen Richtung gedreht werden. Zur Befestigung größerer Verbände am Rumpf wird der Trikotschlauch am Rand eingeschnitten, die entstehenden Zipfel können sehr weit ausgezogen und auf diese Weise miteinander verknotet werden. Trikotschläuche können im allgemeinen mehrmals wiederverwendet werden, da das Gewirk sehr fest und dauerhaft ist.

1. Stülpa-Verbände

α) *Kopfhaubenverband* (s. Abb. 556): ein offenes und ein einwärts gerolltes Trikotschlauchstück werden voneinander durch eine Unterbindung abgeteilt. Der offene, wie ein Strumpf geraffte Teil, wird mit den gespreizten Fingern kreisförmig auseinandergezogen und vom Scheitel und Hinterhaupt über den Kopf gestülpt, bis der vordere Rand die Stirnmitte und der hintere Rand den Nacken erreicht haben. Der zweite eingerollte Teil liegt nun auf dem Scheitel und wird von dort über die erste Lage ebenfalls bis zur Stirn-Nacken-Grenze herabgerollt. Der Randwulst wird in Stirnmitte durchschnitten und beide Zipfel nach auswärts gezogen und vor den Ohren herabgeführt, so daß sie unter dem Kinn verknotet werden können; die Ohren können durch kleine Einschnitte freigelegt werden. Derartige Kopfverbände sind sehr schnell angelegt und halten sogar bei Kindern ein bis mehrere Tage.

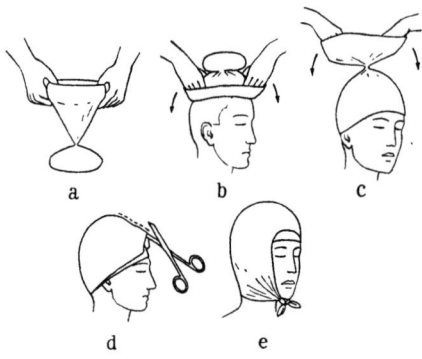

Abb. 556. Kopfhaube nach der *Stülpa*-Technik

β) *Rucksackverband:* (vgl. Schlüsselbeinbruch, S. 1670). Aus 40 cm breiter Polsterwatte werden 2 Rollen von 55 cm Länge fest zusammengerollt und mit Stülpa-Trikotschlauch überzogen, so daß 20 cm des Trikots am Ende leer herunterhängen (s. Abb. 557a). Die zweite Rolle wird dicht an die erste angesetzt und der geraffte Stülpa-Schlauch darübergezogen, so daß eine insgesamt etwa 1,80 m lange, wattegefüllte Schlauchrolle entsteht. Die Mitte des Schlauchs wird auf den Nacken gelegt und beide Schlauchenden durch die Achselhöhlen nach hinten gezogen und auf dem Rücken verknotet. Am Berührungspunkt der beiden Watterollen wird der Finger eingehakt und der wattegefüllte Stülpa-Schlauch langsam und kräftig nach kranial und, ohne den Zug nachzulassen, nach dorsal gezogen. Das vom Knoten frei herabhängende, lange Ende wird um den herabgezogenen Schlauch geschlungen und mit dem kurzen Ende verknotet. Unter die Knoten wird ein mit Stülpa-Trikot-

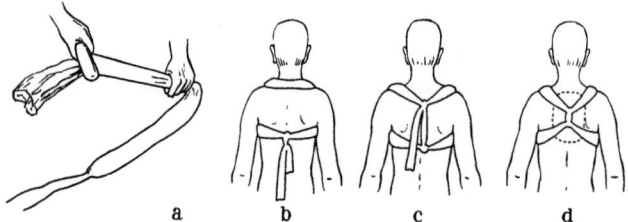

Abb. 557a–d. *8er-Verband der Schulter* (*Rucksackverband*): spez. bei Claviculafraktur: a) Einziehen eines Wattepolsters in den Trikotschlauch, b–d) Anlegen des Trikotschlauches, Verknüpfung und Anspannung desselben über einer Rückenplatte

schlauch überzogenes Wattepolster von 20 × 25 cm gelegt. Durch Verwendung des weichen, mit Watte gefüllten, in der Zugrichtung aber unnachgiebigen Stülpa-Trikotschlauchs wird die Gefahr der Abschnürung der Achselgefäße vermieden (s. Abb. 557b–d).

γ) *Mammaverband:* von breitem Stülpa-Trikotschlauch wird zweimal der Brustumfang genommen und etwa die Hälfte gerafft; der geraffte Teil wird über den Arm bis zur Achselhöhle und Schulter gestülpt und der Wulst am Halsansatz durchschnitten. Dadurch entstehen zwei lange Zipfel, von welchen einer über den Rücken, der andere über die Brust stark ausgezogen und am gegenüberliegenden Rippenbogen verknotet wird. Die noch offen auf dem Arm hängende Schlauchhälfte wird gerafft und durch Rechts- bzw. Linksdrehung am Oberarm verankert, bis die Umschlagkante dicht an der Mitte des Oberarms anschließt. Unter drehendem Zug wird der geraffte Wulst bis zum Halsansatz gebracht und dort durchschnitten. Es entstehen abermals zwei lange Zipfel, welche über die Mamma und den Rücken gelegt werden und über der ersten Lage verknotet werden. Zum Verbandwechsel können alle 4 Zipfel zusammengefaßt und in einem Knoten zusammengeknüpft werden.

δ) *„Desaultscher Verband"*: vom breiten Stülpa-Trikotschlauch wird der doppelte Brustumfang genommen und die eine Hälfte dieses Stücks über die andere gestreift, so daß ein Doppelschlauch entsteht. Der Schlauch wird gerafft und über den hochgestreckten gesunden Arm und den Kopf gestülpt, so daß der geraffte Schlauchwulst auf die kranke Schulter und in die gesunde Achselhöhle zu liegen kommt. In die Achselhöhle der verletzten Seite wird ein Polsterkissen gelegt, welches sich in Art und Größe der Verletzung anpaßt; die gerollte Stülpa-Hälfte wird über Schulter und Arm bis zur Nabelhöhe heruntergezogen, bis der untere Rand den abgewinkelten, ruhigzustellenden Arm ganz umfaßt. Der obere Rand wird auf der kranken Schulter, der untere am Rippenbogen der gesunden Seite eingeschnitten und durch Verknoten gestrafft. Auch in der gesunden Achselhöhle wird der obere Rand eingeschnitten und die Zipfel trägerartig über der gesunden Schulter verknotet. Zur Straffung des Rückenteils wird hinter dem Ellbogen der kranken Seite ein 15–20 cm langer Einschnitt gemacht und beide Zipfel kräftig ausgezogen und verknotet. (*Merke!* Dies ist besonders wichtig, da erst hierdurch die Wirkung des *Desault*-Verbands erreicht wird.) Freilegung der Hand durch kleinen Schlitz über dem Handgelenk und Polsterung der Ulnakante der Hand, um Druckerscheinungen zu vermeiden. Verstärkung des Verbands durch Stärke- oder Gipsbinden ist leicht möglich.

ε) *Knieverband*: von Stülpa-Schlauch mittlerer Weite ist viermal die Länge des beabsichtigten Verbands zu nehmen und drei Viertel davon zu raffen bzw. zum Auswärtsring aufzurollen. Der offene Teil wird unter entspr. Dehnung über das Knie gestülpt und der gerollte Teil in der Unterschenkelmitte durch Drehen auf der Stelle verankert; unter drehendem Zug wird er bis über den Anfang am Oberschenkel gebracht und dort wiederum verankert und so mehrmals vor- und zurückgeführt, bis ausreichende Lagendicke erreicht ist. Abschließend wird der untere Rand eingeschnitten und die Zipfel über Kreuz verknotet. Sicherung der oberen Umschlagfalte durch Heftpflasterstreifen an der Haut. Die Gelenkbeweglichkeit bleibt im Gegensatz zu den Schildkrötenverbänden voll erhalten.

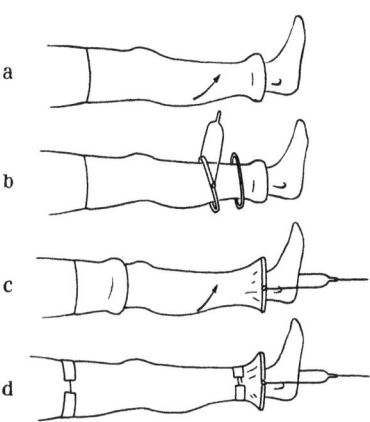

Abb. 558. *Extensionsverband am Bein*: an der Oberfläche angreifende Extension für die untere Extremität mittels Stülpa-Technik

ζ) *Beinstreckverband* (s. Abb. 558): von mittelweitem Stülpa-Trikotschlauch wird viermal die Länge Darmbeinstachel-Fußsohle genommen und diese bis auf ein 40 cm langes Ende zu einem Einwärtsring aufgerollt. Außerdem wird für die Extension ein Spreizring, ein Zugring und ein Zuggestänge benötigt. Die erste Stülpa-Lage reicht von gut handbreit oberhalb des Kniegelenks bis handbreit oberhalb der Malleolen. Zur besseren Fixierung am Oberschenkel wird dieser mit Klebemittel (Arasol) bestrichen. Zug- und Spreizring werden über den Fuß und den aufgerollten Stülpa-Teil gestreift; der Spreizring mit Stülpa überzogen und die Stülpa-Rolle durch den Zugring hindurchgeführt. Dann wird der Zugring auf den mit Stülpa umhüllten Spreizring geschoben, und der Stülpa-Schlauch kann über die Zugstange bereits gespannt werden. Die Stülpa-Rolle wird noch zweimal vor- und zurückgeschoben, bis der Verband aus wenigstens 4 Lagen besteht. Die letzte Lage endet oberhalb des Zugrings und wird dort sowie am Oberschenkel durch Heftpflasterstreifen gesichert. Für die *Fußsuspension* wird der Fuß von den Zehengrundgelenken bis zu den Knöcheln mit Klebemitteln (Mastisol, Arasol) bepinselt, ein etwa 40 cm langes Stück Stülpa wird bis zu den Knöcheln übergestreift und angedrückt. 2 Querfinger über den Zehenspitzen wird ein Holzspatel quer in das überhängende Stülpa-Stück eingelegt, um ein Zusammendrücken der Zehen am hängenden Fuß zu verhindern. Die Ausbuchtungen über den beiden Spatelenden werden durch ein Pflasterstück verstärkt und beiderseits durch zirkulär um sie herumgelegte Pflasterstreifen gegen Verrutschen des Spatels gesichert.

Mittels der Stülpa-Extension können sämtliche leichteren Zugverbände des Beins und eine wirkungsvolle Vorfußsuspension ausgeübt werden.

η) *Unterschenkel-Zinkleimverband:* je nach Dicke des Beins wird von entsprechend weitem Stülpa-Trikot die $2-2\frac{1}{2}$fache Länge Zehenspitze-Ferse-Kniegelenk abgemessen und die Hälfte zu einem Ring aufgerollt und das offene Ende mit einer Schnur oder

Klammer unterbunden. (*Merke!* Für unauffällige Verbände ist hautfarbener Stülpa erhältlich!) Stülpa mit Einwärtsring wird unter drehendem Zug über das Bein gestreift; der Ring kommt dicht unterhalb des Kniegelenks, das geschlossene Ende unter die Großzehe zu liegen. Der Verschluß unter der Großzehe wird durch ein Pflasterstück gesetzt. Von den Zehengrundgelenken an wird eine Varix-Zinkleimbinde mit dem erforderlichen zirkulären Druck bis über das Wadenbeinköpfchen hinauf angelegt; dann der Stülpa-Ring nach abwärts gerollt und durch drehenden Zug dem wechselnden Beinumfang angepaßt. Das Ende wird mit dem zweiten Pflasterstück unter der Großzehe geschlossen. Statt fertiger Varix-Zinkleimbinde kann der Zinkleim auch auf die Stülpa-Lagen gepinselt werden. (*Merke!* Gebrauchsfertige Stülpa-Trikotschlauchverbände sind auch für die Bedürfnisse der Ersten-Hilfe-Verbände erhältlich, spez. für Finger, Fuß, Kinder- und Erwachsenenkopf, Achselhöhle und Not- bzw. Druckverbände.

2. Tubegauze-Verbände

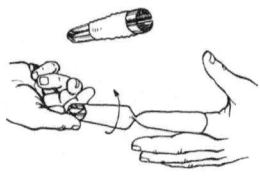

Abb. 559
Tubegauze-Verband: Fingerverband mit *Tubegauze*-Applikator

α) *Einfacher Fingerverband* (s. Abb. 559): mehr als das Doppelte der Fingerlänge wird von entsprechend weitem Trikotschlauch abgeschnitten und auf den Fingerapplikator aufgeschoben. Der gefüllte Applikator wird bis an die Fingerbasis geführt und der Anfang des Schlauchwulstes auf die Fingerbasis abgegeben; Fixierung dortselbst mit etwas Klebemittel. Anschließend Zurückziehen des Applikators bis zur Fingerspitze und Abschluß des Verbands an der Fingerkuppe durch Drehung des Applikators um etwa 180°. Mehrmaliges Vor- und Zurückschieben des Applikators in der gleichen Weise über den Finger bis genügend Lagen aufgebracht sind. Der Verband endet an der Fingerbasis und wird dort mit Heftpflaster oder Klebemittel fixiert.

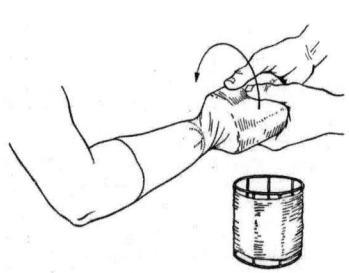

Abb. 560. *Tubegauze-Verband*: Verbandtechnik mit Applikator bei einem Vorderarmstumpf

β) *Armverbände* (s. Abb. 560): mit und ohne Applikator lassen sich auf einfache Weise Hand-Vorderarm-Verbände, Armverbände mit und ohne Armschiene und Achselverbände anlegen. Wird ohne Applikator gearbeitet, so entspricht das Vorgehen praktisch der Stülpa-Technik vollständig.

γ) *Kompressionsverband:* das Anlegen von Kompressionsverbänden wird durch die Verwendung von Tubegauze-Technik besonders erleichtert. Der Druck kann dabei einheitlich oder über den verschiedenen Gelenkabschnitten verschieden stark ausgeübt werden. Für einen *Kniegelenk-Kompressionsverband* wird zunächst beiderseits der Kniescheibe eine Schaumgummikompresse oder ein Filzkreuz mit Kniescheibenloch aufgelegt und vom gefüllten Applikator von der Mitte des Kniegelenks beginnend, nach distal abgezogen und handbreit distal vom Kniegelenk verankert. Die Kompression auf die Schaumgummiplatte wird während des Vor- und Zurückschiebens des Applikators durch Drehung des Applikators verstärkt bzw. nachgelassen. Handbreit kranial vom Kniegelenk erfolgt die proximale Verankerung des Verbands. Es werden so viel Verbandlagen ausgeführt, als zur Erzielung einer dosierten Kompressionswirkung erforderlich zu sein scheinen. Kompressionsverbände dieser Art können an sämtlichen Extremitäten angelegt werden.

C. Tuchverbände

1. Allgemeines

Zweck: früher häufig und in zahlreichen (über 70) Formen verwandt; heutzutage mehr in der *Allgemein-* als in der *Krankenhaus*praxis, und zwar: 1. als Notverband, spez. mit *Esmarchs* Samaritertuch (mit aufgedruckter Gebrauchsanweisung), sonst mit Taschen-, Hand-, Mund-, Tischtuch u. dgl., auch als Behelfsverband statt Binden- oder Klebverband; 2. für besondere Zwecke statt des Bindenverbands, z. B. bei feuchtem Verband oder bei Kot-, Harn-, Gallen-, Eiterfistel (wegen des häufigen Wechsels!), am Damm (sonst schlechter Halt und viel Bindenmaterial!), an Gelenken (zum Vermeiden störender Bewegungen!) und an Amputationsstümpfen sowie zum Befestigen von Notschienen oder von anderen Schienen, z. B. bei bestehender Wunde (aber nicht bei Knochenbrüchen oder Gelenkverletzungen!). Heute weitgehend durch die Trikotschlauchtechnik verdrängt, weil mit ihr besser sitzende Verbände erreicht werden.

Material: Leinwand, Baumwolle (spez. Kaliko), (schwarze) Seide.

Befestigen mit Tuchzipfeln oder Sicherheitsnadeln.

Formen und *Maße:* 1. *Dreiecktuch* von der Form eines rechtwinkligen gleichschenkligen Dreiecks, dessen Hypotenuse: ,,Basis, auch langer oder unterer Rand oder lange Seite" (gewöhnlich $1^1/_4$ m lang!), dessen Katheten: ,,kurze oder seitliche Ränder oder kurze Seiten", dessen rechter Winkel: ,,Spitze" und dessen spitze Winkel: ,,Zipfel oder Enden" heißen.

2. *Fünfzipfliges oder Doppeltuch* ist eine Abart des dreizipfligen, hergestellt durch Einschneiden der beiden Seitenränder einige Zentimeter oberhalb der Basis, dieser parallel; auch als Schleudertuch verwendbar.

3. *Vierecktuch* von der Form eines Quadrats und von der Größe gewöhnlich 1 qm; durch Zusammenlegen oder Durchschneiden in der Diagonale entsteht das Dreiecktuch.

4. *Kravatte oder Tuchbinde*, hergestellt durch Längszusammenlegen eines Drei- oder Vierecktuchs, soweit nicht statt dessen (z. B. für Halsumschlag) ein 10—15 cm breiter Flanellstreifen oder dgl. vorzuziehen ist; für einfache Verbände in Form von Kreis-, Spiral- und Achtergängen an Kopf, Hals und Gliedmaßen (Stirn-, Augen-, Ohren-, Wangen-, Kinn-, Halsbund sowie Tuchverband an Hand und Fuß, Ellbogen und Knie), ferner als Armtragschlinge sowie zur Befestigung von Schienen.

5. *Schleuder*, hergestellt (analog der Schleuderbinde) durch ein geschlitztes, d. h. von beiden Querseiten bis auf ein (ungeteilt bleibendes) Mittelstück eingeschnittenes rechtwinkliges Tuch oder mittels des fünfzipfligen Tuchs.

6. *Dreifach geschlitzter (sechszipfliger) Tuchverband*, z. B. als Kopfverband (Fascia Galeni).

7. *Handtuchverband*, hergestellt durch Umschlagen und Befestigen eines Handtuchs mit Sicherheitsnadeln oder angehefteten Bändern; in ganzer Breite um den betreffenden Körperteil (z. B. Arm, Brust, Bauch usw.); bei feuchtem Brustumschlag muß der Verband gegen das Abrutschen durch breite Schultertragebänder befestigt und ergänzt werden; am Bauch ist der Verband nach Laparotomie recht brauchbar zum schnellen und schonenden Verbandwechsel, namentlich bei Eiterung, Kotfistel, Anus praeter.

Hierher gehört auch die *Badehose* und der *Schlüpfer*, welche zum Festhalten des Verbands am After oder Damm brauchbar sind.

2. Typische Tuchverbände

a) *Extremitäten* (obere und untere analog!):

1. *Kreuztuch von Hand bzw. Fuß (Vinculum carpi bzw. tarsi):* Krawatte um Mittelhand mit der Mitte quer durch die Hohlhand, dann Achtertour als Spica manus asc. über Handrücken zum Handgelenk und schließlich um dasselbe verknüpfen.

2. *Einhüllung von ganzer Hand bzw. Fuß (Involucrum manus bzw. pedis)*, auch für Amputationsstümpfe: sog. ,,Haube" (Triangle Bonnet). Auf Dreiecktuch Hand auflegen mit den Fingerspitzen nach der Spitze des Tuchs, diese über Handrücken zurückschlagen, beiderseits der Hand Falte eindrücken, die freien Enden mehrmals um Hand und Vorderarm schlagen und über dem Handgelenk verknüpfen.

3. *Ellbogen- bzw. Knietuch:* Krawatte als Testudo reversa.

4. *Schulter- bzw. Hüfttuch:* zwei Dreiecktücher, und zwar I: Spitze auf Schulter legen und Basis um Oberarm knoten, II: als Krawatte in schräger Kreistour um den Rumpf durch die gesunde Achsel auf der kranken Schulter knoten, dann Spitze von I unter II hindurchziehen, auf Schulter zurückschlagen und schließlich hier feststecken.

b) *Kopf:*

5. *Dreieckige Kopfhaube (Capitium triangulare):* Dreiecktuch mit Basis über Stirn und mit Spitze nach dem Nacken auflegen, über letzterer die beiden Enden tief im Nacken kreuzen, rückwärts zur Stirn führen und hier knoten, schließlich Spitze nach vorn heraufschlagen und feststecken.

6. *Viereckige Kopfhaube (Capitium quadrangulare):* deckt auch Ohren und z. T. Wangen; Vierecktuch ungleich (um Nasenlänge differierend) zusammengelegt und auf den Kopf gebreitet derart, daß kürzerer Teil bis Nasenwurzel, längerer bis Nasenspitze

über das Gesicht reicht und die Enden des ersteren unter dem Kinn, die des letzteren – nach haubenartigem Auswärtsumrollen des Gesichtsrands – im Nacken knoten.

7. *Kopf-* (*Stirn-, Augen-, Wangen-, Ohr-, Hals-*) *bund:* Krawatte in Kreistour um den Kopf, am gegenteiligen Kopfpol knoten oder nach dortigem Kreuzen wieder zurückführen und hier knoten.

8. *Schleudertuch* (*Funda*): wie die entspr. Binde (vgl. 1793, 17).

9. *Kreuzknotentuch:* wie die entspr. Binde (vgl. 1793, 18); auch als improvisiertes Leistenbruchband.

c) *Rumpf:*

10. *Brusttuch* (Deckverband für die weibliche Brust): Dreiecktuch mit Spitze über kranke Schlüsselbeingegend legen, Enden horizontal um die Brust zum Rücken führen und dort alle drei zusammenknoten.

11. *Tuch-* (Stütz-) *verband für die weibliche Brust:* Krawatte mit Mitte auf Brust legen, in schräger Kreistour vor der gesunden Schulter führen und nach Achselschleife dort knoten (nach Art der ,,*Petit*schen Acht").

11a. *Bauchtuch:* Vierecktuch mit jederseits vier angenähten Bindenstücken zusammengebunden oder mit einigen Sicherheitsnadeln zusammengesteckt.

12. *Unterleibstuch:* Dreiecktuch mit der langen Seite um die Taille, hinten knoten, Spitze vorn herab über den Unterleib und über den Damm hindurch zum Rücken, dort am ersteren Knoten verknüpfen.

13. *Dammtuch:* Dreiecktuch wie bei 12., nur *hinten* deckend und *vorn* geknotet.

14. *Schamtuch:* zwei Krawatten, davon eine um Taille legen und hinten knoten, andere, die Genitalien einschlagend, am Damm hindurchführen und vorn und hinten mit ersterer verknüpfen, wenn man nicht eine Bade- bzw. Schlupfhose benutzen will.

15. *Armtragetuch mittels Dreiecktuch* (*Mitella triangularis*): häufigster und wichtigster Tuchverband, jedoch bei längerem Tragen, namentlich bei alten Leuten Gefahr der Schulterversteifung: ,,Leichentuch der Schulter", daher nicht zu lang dauernd, auch nicht ständig angewandt und Arm nicht ängstlich an den Brustkorb geklemmt, evtl. Ersatz durch Verband in Abduktion (z. B. Achselkissen, Triangel, Schiene usw.): Dreiecktuch mit langer Seite innen (*Merke!* lange Seite parallel dem herabhängenden gesunden Arm und rechter Winkel unter dem rechtwinklig gebeugten Ellbogen!) und mit der Spitze unter dem Ellbogen unter dem kranken Arm der Brust anlegen, Arm einschlagen mit rechtwinkligem Ellbogen bis zur Mittelhand, innerer Zipfel auf gesunde und äußerer auf kranke Schulter, beide im Nacken verknoten (Knoten *hinter* dem Rockkragen, sonst Druck!), überstehende Spitze nach vorn umschlagen und feststecken mit Sicherheitsnadel; ist das Tuch zu kurz, so hilft man sich mit an den Zipfeln angeknoteten Bindenstreifen.

15a. *Modifiziert* (zwecks stärkerer Hebung des kranken Arms, dessen Handfläche auf die gesunde Schulter gelegt wird): wie 15., nur lange Seite *außen* und Spitze *innen*, zum Schluß Spitze schräg zur kranken Schulter hinaufschlagen und dort befestigen.

16. *Armtragetuch mit Vierecktuch* (*Mitella quadrangularis*): Mitte des oberen Rands unter die kranke Achsel legen und beide Enden auf der gesunden Schulter knoten, dann unter Einlegen des Arms die beiden anderen Enden hochheben und ebenfalls auf der gesunden Schulter knoten, schließlich unter (bequemer) Hochlagerung des Arms die abstehende Falte über die kranke Schulter herablegen und feststecken; Arm ruht also in einer Falte des Vierecktuchs; *sämtliche 4 Enden* werden auf der *gesunden* Schulter geknotet. (Vorteil vor 15.: Halt des Armtragetuchs wird nur auf der *gesunden* Schulter genommen, z. B. bei Verbrennung, Wunde, Rheumatismus der kranken Schulter usw.)

17. *Armtrageschlinge* (*Mitella parva*): Krawatte aus Drei- oder Vierecktuch oder Bindenstück, und zwar von gesunder auf kranke Schulter in einer Schleife unter dem Handgelenk herumführen und im Nacken verknoten. Zur besseren Fixation kann eine zweite Krawatte horizontal zusammen um kranken Oberarm und Brust gebunden werden. Im Notfall, wenn kein Verbandmaterial zur Hand ist, lege man den rechtwinklig gebeugten Vorderarm in den hochgeschlagenen und am Brustteil befestigten Rockschoß.

D. Klebeverbände

Klebeverbände werden in erster Linie mit Heftpflasterstreifen oder mit Klebemasse bestrichenen Binden (Elastoplast, Klebrobinde) oder in Kombination von Binden- oder Trikotschlauchverbänden mit Klebemitteln (Mastisol, Arasol) ausgeführt. *Heftpflaster*

(Enplastrum adhaesivum) als Leuko-Hansa-Plast u. a. zu Extensionsverbänden; dann am besten mit Segeltuchunterlage (Segeltuchheftpflaster); für elastische Verbände als *Elastoplast*. Das Pflaster soll gut kleben und die Haut nicht reizen (*Cave!* empfindliche Haut, spez. bei alten Leuten mit Hämatomen und Diabetes); Aufkleben auf die trockene, rasierte und entfettete Haut und Abnehmen nach vorherigem Aufweichen mit Äther, Benzin u. dgl., spez. an empfindlichen Körperstellen (Hodensack, After); das Heftpflaster wird in 5, 10, 15 cm breiten Streifen, welche einander überlappen, auf den entsprechenden Körperteil aufgeklebt (s. u.).

Spezielle Formen. α) *Traumaplast-, Hansaplastverband. Indikation:* Schnellverband für kleine Wunden. Anwendung: auf dem perforierten Heftpflasterstreifen ist in der Mitte ein antiseptisch-wirkender Mull aufgelegt; die Klebeseite ist von einem weitmaschigen Gewebe bedeckt, welches unmittelbar vor dem Anlegen abgerissen wird. Auf diese Weise bleibt die Mulloberfläche, welche auf die Wunde zu liegen kommt, völlig aseptisch. Genähte Wunden werden am besten mit Mullkompresse bedeckt, welche mit mehreren Heftpflasterstreifen festgehalten wird. Der *Jostaplastverband:* dient der Deckung von Hauttransplantationen (*Thiersch-* oder *Reverdinläppchen*). Jostaplast hat die Eigenschaft, auf der Haut fest zu haften, aber bei seiner Entfernung keine Hautpartien mit abzuziehen. Für das Anlegen aller Heftpflasterverbände ist vorherige Hautreinigung durch Waschen, Entfettung durch Abreiben mit Äther und Rasieren erforderlich, damit keine Hautreizung, Erythem, Ekzem, Folliculitis) entstehen kann.

β) *Bayntonscher Heftpflasterverband. Indikation:* Ulcus cruris. Anwendung: nach Abdeckung der Ulcera mit reizloser Salbe werden am Bein einzelne Heftpflasterstreifen angelegt (Breite etwa 3 cm); jeder Streifen ist etwa $1^1/_2$ mal so lang wie der Beinumfang. Der Verband beginnt etwa 4 cm unterhalb des unteren Geschwürsrands. Die Mitte des Pflasterstreifens wird auf die dem Geschwür gegenüberliegende Beinseite gelegt und die beiden Enden um das Bein herumgeführt, so daß sie sich in Richtung zum Knie kreuzen. Der darauffolgende Streifen liegt jeweils parallel zum vorhergehenden und bedeckt ihn teilweise. Der letzte Streifen liegt über der Tuberositas tibiae. Es entsteht ein kornährenartiges Bild. Der Verband ist heute zugunsten des Unterschenkel-Zinkleimverbands weitgehend verlassen.

γ) *Gibneyscher Heftpflasterverband. Indikation:* Fußdistorsion, Bänderzerreißung im Knöchelbereich. *Anwendung:* 12 Heftpflasterstreifen werden zurechtgeschnitten; davon sind sechs so lang, daß sie U-förmig um die Fersensohle bis zum oberen Drittel des Unterschenkels beiderseits reichen. Die anderen 6 Streifen werden so lang abgeschnitten, daß sie um den Fersenhöcker bis zu den Mittelfußknochen gelegt werden können. Bei in Mittelstellung gehaltenem Fußgelenk wird der erste Streifen steigbügelförmig an der vorderen Begrenzung der Knöchel angelegt. Dem Vertikalstreifen folgt ein horizontal gestellter Streifen, der um die Ferse herum möglichst tief sitzen muß. Es wechseln dann allmählich aufsteigende Steigbügeltouren und horizontale ab, so daß über beiden Knöcheln das Bild einer Spica entsteht.

δ) *Sayrescher Heftpflasterverband. Indikation:* Schlüsselbeinbruch. *Anwendung:* Verband besteht aus 3 Segeltuchpflasterstreifen, von welchen jeder eine eigene Aufgabe besitzt. Streifen I preßt den Arm mit Hilfe einer Umschlingung des Oberarms fest an den Brustkorb heran. Er umfaßt dazu den kranken Oberarm in der Mitte und läuft über den Rücken bis auf die gesunde Thoraxseite. Streifen II hebelt den Ellbogen der verletzten Seite auf die gesunde Seite herüber; er verläuft vom Ellbogen zur gesunden Schulter. Streifen III unterstützt das Handgelenk der kranken Seite und wirkt durch diesen Zug auf die Bruchstücke, indem er über die verletzte Clavicula auf den Rücken zieht.

ε) *Dachziegelförmiger Heftpflasterverband (Cingulum). Indikation:* Rippenfrakturen. *Anwendung:* breite Heftpflasterstreifen werden dachziegelförmig um die kranke Brustkorbseite gelegt. Er bewirkt bei einzelnen Rippenfrakturen eine leidliche Ruhigstellung. *Nachteil:* mangelhafte Ruhigstellung bei gleichzeitiger Einschränkung der Atembewegung und des Kreislaufs. Besser daher Cingulum um den ganzen Brustkorb, dies jedoch nur bei Serienfrakturen der Rippen, wenn ausgiebige Ruhigstellung unbedingt erforderlich ist. Frakturen einzelner Rippen werden am besten ohne Verband behandelt. Der Schmerz kann durch paravertebrale Novocaininfiltration erfolgreich bekämpft werden. Dachziegelförmige Verbände werden außerdem noch angewendet: bei *Nabelbrüchen kleiner Kinder:* mehrere dachziegelförmig gelegte Heftpflasterstreifen halten zu beiden

Seiten eine Bauchhautfalte zusammen und drücken ein Wattepolster auf den Nabel (wodurch der Bruch reponiert bleiben soll). Bei *Mastdarmvorfall kleiner Kinder:* dachziegelförmig sich überdeckende Heftpflasterstreifen drücken die beiden Gesäßbacken fest aneinander und halten einen eingefetteten Tupfer, welcher zwischen Steißbeinspitze und After eingelegt wird in situ, so daß der Prolaps nicht heraustreten kann. Der Verband kann durch zwei schräg gelegte, sich über dem After kreuzende Heftpflasterstreifen verstärkt werden.

ζ) *Gersonsches Suspensorium. Indikation:* Varicocele, Hodentiefstand. *Anwendung:* das Scrotum wird am stehenden Patienten nach caudal ausgezogen und der Hoden soweit als möglich nach kranial hinaufgedrängt. Um den leeren Scrotalteil wird ein Heftpflasterstreifen ohne besonderen Zug zirkulär angelegt (*Merke!* Wattepolsterung am oberen Rand).

η) *Heftpflasterverbände am Fußgelenk. Indikation:* frische Distorsionen, Kontusionen des Sprunggelenks. *Anwendung:* je nachdem, ob der tibiale oder fibulare Bandapparat gezerrt oder überdehnt wurde, wird ein entsprechend entlastendes Sandalium mit Elastoplaststreifen angelegt. Abschließend Ringtour um den Fersenhöcker und Fußrist.

ι) *Vertikaler Suspensions-Heftpflasterverband bei kleinen Kindern* (vgl. Abb. 509, S. 1737). *Indikation:* Oberschenkelbrüche von Säuglingen und Kleinkindern. *Anwendung:* bei Kleinkindern, bei welchen eine direkte Knochenextension noch nicht möglich ist, werden etwa 8 cm breite Segeltuchpflaster vom großen Rollhügel an der Außenseite des Beins angelegt und an der Innenseite zurückgeführt, wobei an der Sohle ein Überschuß von Heftpflaster in Schlingenform überstehen gelassen wird. Zwischen die Schlinge wird ein Brettchen geklemmt, so daß die Schlingenschenkel auseinandergespreizt werden und die Malleolen nicht unter Druck geraten. Über das Brettchen wird der Extensionszug ausgeübt. *Merke!* In vielen Fällen ist es günstiger, an beiden Beinen in dieser Weise gleichzeitig zu ziehen, um Rotationsdislokationen der Fraktur zu vermeiden. Heute wird vom Heftpflasterzug bei Kindern nur noch ungern Gebrauch gemacht. Man bevorzugt für die Vertikalsuspension einen Zinkleimverband am ganzen Bein, darüber eine *Molton*-Schlinge mit Aufhängehäkchen in der Mitte; die Schlinge wird durch einen zirkulären Gipsverband, welcher darüber gelegt wird, festgehalten.

2. *Mastixverband* (v. *Oettingen*): Rp.! 40 g Mastix, 100 g Äther, 2 g Chloroform, 20 Tropfen Leinöl aufschütten, mehrere Tage stehenlassen, einige Male umschütteln und filtrieren. Heute werden fabrikmäßig hergestellte synthetische Klebemittel mit noch größerer Klebekraft (z. B. Arasol) bevorzugt.

Indikation: zuverlässige Fixierung von Wundverbänden über der Wunde; daher heute zur Abdeckung jeder frischen Operationswunde an Stelle von Heftpflaster und spez. in Gegenden, bei welchen Heftpflaster nicht sicher klebt (z. B. am Scrotum). Nicht selten auch zur Fixierung von Trikotschlauchverbänden (s. oben) an den freien Umschlagstellen sowie bei Trikotschlauch-Extensions-Verbänden; zur Umrandung des Operationsfeldes aseptischer Operationen zwecks Keimfixierung und zum Ankleben der Abdecktücher.

E. Lagerungsverbände

Angezeigt u. a. bei Entzündung oder Verletzung, auch bei Fraktur; hier aber mit geringem oder keinem Einfluß auf die Fragmentdislokation; daher hier meist nur als Notverband oder als provisorischer Verband bei Komplikationen: Entzündung oder drohender Gangrän; als alleiniger Verband dagegen nur bei Fehlen von Dislokation. Zu achten ist u. a. auf Unterstützen der Kniekehle, Hohllegen der Ferse, Stützen der Fußsohle, Verhüten des Umfallens des Beins nach außen durch Sandsäcke usw.

1. *Tragbahre und Hängematte sowie Armtragetuch u. dgl.*
2. *Kissen:* a) *ungeformte,* und zwar schmiegsame (deshalb nicht ganz vollgefüllte!) mit Sand (Sandsäcke), Spreu, Sägespänen, Gras, Stroh u. dgl., b) *geformte* aus Seegras oder Roßhaar, z. B. *Desaults* keilförmiges Achselkissen bei Schlüsselbeinbruch, v. *Dumreichers* Kissen in Form der doppelten schiefen Ebene bei Oberschenkelbruch, *Middeldorpfs* Kissen in Triangelform bei Oberarmbruch.
3. *Schiefe Ebene (Planum inclinatum):* a) *einfache (Pl. incl. simplex)* zum Beinhochlagern bei venöser Stauung und Ödem; hergestellt durch Kissen, umgelegten Stuhl, auf das Bettende schräg aufgestelltes Brett oder dgl.

b) *Doppelte (Pl. incl. duplex):* z. B. bei Oberschenkel- und Schenkelhalsbruch gebrechlicher alter Leute, welche frühzeitig aufgesetzt werden müssen; hierbei zugleich

Lagerung in Semiflexion der Gelenke mit Muskelentspannung und evtl. auch in Extension (falls nämlich der Oberschenkelteil lang genug gewählt wird, wobei Zug durch Körper und Gegenzug durch Unterschenkel erfolgt); hergestellt durch Kissen unter dem Knie, umgelegten Stuhl, zwei unter einem Winkel festgezimmerte oder besser durch Scharniere verbundene und durch Schnüre oder Holztreppe in beliebigem Kniewinkel verstellbare Bretter, desgl. verbessert mit seitlichen Stützstangen und Fußbrett nach *v. Esmarch* oder am besten als sog. ,,Sitzbett bzw. Sitzstuhl" (Triclinium mobile) mit Rumpfstütze (evtl. improvisiert durch in das Bett gestellten umgelegten Stuhl) und doppelter schiefer Ebene aus Kistenbrettern mit Kissen für Ober- und Unterschenkel, dazu Freilagerung von Gesäß und Kniekehle sowie Hacke, ferner Fußstütze und schließlich Aufrichtezügel zum Bettrand. Neuerdings: mehrfach verstellbare Betten mit Bettgalgen zur passiven Einstellung der verschiedensten Körperhaltungen bzw. zum aktiven Aufrichten im Bett.

4. *Laden und Kasten* (*Toruli* und *Lectuli*): früher häufiger, jetzt nur noch als *Petit-Heister*sche (*Beinbruch-*) *Lade* mit schiefer Ebene für den Oberschenkel und verstellbarer Lade für den Unterschenkel (hierbei ebenfalls Lagerung in Semiflexion der Gelenke mit Muskelentspannung!); meist völlig verdrängt durch *Semiflexionsschienen* nach *Braun, Boehler* oder (verstellbar) nach *Kirschner* (vgl. Abb. 511).

5. *Galgen und Lochstabextensionsgerät*: d. h. längs über das Bett gestellter *Holzrahmen* mit Rollenträgern zur Anbringung der verschiedensten Züge und Suspensionsvorrichtungen. Das *Lochstabgerät* ist ein am Bett anschraubbares Kombinationsaggregat, bei welchem nach dem Baukastensystem aus den verschiedensten Einzelteilen Extensions- und Suspensionsmöglichkeiten geschaffen werden (vgl. Abb. 510).

6. *Reifenbahre* (*Fulcrum tegminis*): drei Holzstäbe, verbunden durch torbogenförmige Drahtreifen; auch improvisierbar aus Faßreifen, *Cramer*-Schiene, Schusterspan-Bandeisen u. dgl.; benutzt als Schutz über den Fuß gegen den schmerzhaften und schädlichen (Spitzfuß!) Bettdeckendruck sowie zum Anbringen des Eisbeutels (z. B. bei Distorsion, Fraktur usw.) oder zur Suspension des Fußes (z. B. bei drohendem Hackendecubitus).

F. Kontentivverbände (Schienenverbände, Gipsverbände)

(sog. ruhigstellende oder immobilisierende Verbände).

Indikation: bei Entzündung und Verletzung (zur Bekämpfung von Schmerzen, Blutung, Nebenverletzung und Infektion!), auch nach Operation, und vor allem bei Knochenbrüchen zum Festhalten der durch die Einrichtung erzielten Richtigstellung der Bruchstücke bis zu deren Festwerden (hier sozusagen als ,,äußeres Skelett"!), auch bei Knochenverbiegungen, Pseudarthrosen, Kontrakturen usw.

Allgemeine Regeln (praktisch wichtig; Verstöße gelten als Kunstfehler, evtl. droht dem Arzt Schadenersatzpflicht oder Bestrafung wegen fahrlässiger Körperverletzung!):

1. Genügende *Polsterung* der druckgefährdeten Körperstellen (vgl. Abb. 61, 62), spez. bei frischen Verletzungen und bei Notverbänden, mit Schaumgummiplatte, Polsterwatte oder weniger gut mit Zellstoff, auch evtl. mit Flanell, Molton, Filz, Faktiskissen u. dgl., namentlich bei Frakturhämatom, besonders sorgfältig an den Verbandenden. Bei den meisten Frakturen ist zwecks Retention der Reposition die Polsterung des Gipsverbands zu beschränken oder fortzulassen: sog. ,,ungepolsterter Gipsverband" (s. u.).

2. *Umwicklung nicht zu locker* (sonst Dislokation!) *und nicht zu fest* (sonst Stauung oder Gangrän bzw. ischämische Kontraktur!), spez. keine schnürenden Touren; bei frischer und zunehmender Schwellung Hochlagern; sofortige Spaltung jedes ungepolsterten Gipsverbands bei jeder frischen Fraktur bis auf die Haut; Freilassen der Finger und Zehen zwecks Kontrolle auf Blutumlauf (vgl. 6.!); Verbandkontrolle erfolge sofort und spätestens 24 Stunden nach Anlegen sowie weiterhin (s. u.).

3. Genügende *Fixation:* gewöhnlich unter Mitfassen der beiden benachbarten Gelenke, bei Frakturen evtl. sämtlicher Gelenke, deren Bewegungen die Stellung beeinflussen (z. B. beim Oberschenkelbruch das ganze Bein von Rumpf und Becken bis Mittelfuß; dagegen beim typischen Radius- bzw. Knöchelbruch in der Regel ohne Ellbogen- bzw. Kniegelenk) (vgl. Abb. 561, 562, 563, 565).

4. Richtige *Gelenkstellung* (entspr. bester Gebrauchsfähigkeit bei Versteifung), und zwar gewöhnlich an *Schulter* leicht abduziert, eleviert und außenrotiert, an *Ellbogen* recht- bis stumpfwinklig und leicht proniert bzw. in Mittelstellung, an der *Hand* gestreckt bis dorsalflektiert, an *Fingern* halb gebeugt, an *Hüfte* nahezu gestreckt, etwas

abduziert und mittelrotiert, an *Knie* nahezu gestreckt, an *Fuß* recht- bis leicht-stumpfwinklig und leicht supiniert, an den Zehen gestreckt (vgl. Abb. 561, 562, 563, 565, Gipsverbände). *(Merke!* Bei den abgebildeten Beispielen ist stets die günstigste Haltung für den Fall der Versteifung angegeben. Dies besagt nicht, daß im spez. Fall nicht auch andere Gelenkhaltungen eingenommen und fixiert werden müßten, z. B. besonders zur Retention frischer unkomplizierter Frakturen.)

5. *Aktive Übungsbehandlung:* spez. aktive Übungsaufträge für alle vom Kontentivverband frei gebliebenen Körperabschnitte und Gelenke (z. B. am Quadriceps; bei Gipsverband evtl. im Fenster!), Bewegungen, Bäder, Stellungswechsel im Verband, Wechseln und beizeiten Fortlassen der Verbände.

6. Ständige *Kontrolle*, besonders in den ersten Tagen auf Druck und Schnürung (Finger und Zehen frei lassen und untersuchen auf Schwellung, Verfärbung, Gefühllosigkeit, Kälte, Versteifung; in diesem Fall und bei Schmerz soll man den Verband sofort der Länge nach bis auf die Haut spalten oder abschneiden; entspr. Anweisen und Wiederbestellen des Patienten!), Infektion (Verband fenstern oder unterbrechen, jedenfalls Wundstellen und -kanal markieren, Verbanddatum u. dgl.!), Frakturstellung (Röntgenbild!); auch sei der Verband *leicht* (spez. an der oberen Extremität) und *bequem* (Mundöffnung, Atmung und Verdauung, Körper- und Gliedbewegungen usw.!); *Cave!* Narkotica in den ersten 24 Stunden (Schmerzkontrolle!).

Einteilung: a) *Schienenverbände* (amovible Verbände) und b) *zirkulär erhärtende Verbände* (inamovible Verbände).

a) Schienenverbände:

I. *Notschienen* aus Stroh, Flechtwerk, Baumrinde, Schilf, Pappe, Holz, Metall bzw. entspr. Gegenstände aus Umgebung, Haus, Küche, Wald und Feld: z. B. Stock, Schirm, Kisten, Bretter, Besen, Lineal, Seitengewehr, Zweig, Zaun, Kochlöffel u. dgl.; *als Polster:* Kleidung, Wäsche, Stroh, Heu, Moos, Laub, Gras, Werg u. dgl.; *als Binde:* Tücher, Riemen, Stricke, Hosenträger, Strohseile u. dgl.; *am Arm* auch *Armtragetuch*, evtl. hergerichtet aus Hals-, Hand-, Taschen-, Mund-, Bettüchern oder improvisiert durch Einstecken der Hand in die Rockknopfreihe oder durch Feststecken des um den rechtwinklig gebeugten Vorderarm hochgeschlagenen Rockschoßes an der Rockbrust; *am Bein* auch gesundes Bein als Schiene oder umgelegter Stuhl, Kleiderpack u. dgl. als einfache oder doppelte schiefe Ebene.

II. *Pappschienen: Material* gewöhnlich aus grauer Buchbinderpappe in verschiedener, meist 3–5 mm betragender Dicke, evtl. improvisiert aus Buchdeckeln, Kartons u. dgl., evtl. kombiniert mit Watte, Schusterspan, Stärke- oder Gipsbinden. *Vor- und Nachteile:* leicht, billig, gut beschaffbar, beliebig schneidbar (bei in horizontalem und vertikalem Sinne etwas, nämlich im Winkel von 30–40°, *schräg* gehaltenem Messer!); auch plastisch (am einfachsten durch Eintauchen in heißes Wasser (s. u.); sonst aber nachgiebig und leicht verderbend. *Anwendung:* besonders an der *oberen* Extremität, z. B. für *Finger* (nur die verletzten Finger fixierend; zum Schutz gegen Anstoßen die Fingerspitze überragend!), *Hand* (bis zu den Mittelhandköpfchen, nur bei Sehnenscheidenentzündung bis zu den Fingerspitzen!). *Vorderarm* (1. *Pistolenschiene* mit Ulnarabduktion von unterhalb Ellbogen bis Mittelhand, volar und dorsal; bei typischem Radiusbruch; 2. *Flügelschiene*, d. h. Ober-Vorderarm-Schiene, innenseits mit umklappbarem volarem und dorsalem Blatt: sog. ,,Flügel" am Vorderarmteil, evtl. kombiniert mit zwei Flächenschienen volar und dorsal; bei Vorderarmbruch), *Ellbogen, Oberarm* (1–4 *Seitenschienen*, evtl. mit Schulterkappe oder *Triangel* nach *Middeldorpf* bzw. *v. Hacker*, welch letzteres den Vorteil der Schulterabduktion und der Oberarmextension bietet, evtl. als *Slajmersches Dreieck*, d. h. Triangel mit Ober- und Vorderarmtrageblatt aus Pappe nach hakenförmig zugeschnittenem Modell), *Hals (elliptisch* oder *kragenförmig* mit eingeschnittenem und umgebogenem oberem und unterem Rand) *Kopf, Hoden* (nierenförmiges Unterschiebblatt zwecks Suspension des Hodens) u. a.

III. *Holzschienen.* a) *Biegsame:* improvisierbar aus Birken- u. a. Rinde oder aus Rollwand; früher als Spaltschiene nach *Gooch*, Tuchschiene nach *Schnyder* und schneidbarer Schienenstoff nach *v. Esmarch*; jetzt als Ahornfurnier oder als Schusterspan (Schusterspan-Stärkebindenverband z. B. zur Ruhigstellung tuberkulös erkrankter Gelenke oder neben Gips-, Pappe-, Bandeisenverband zu dessen Verstärkung).

b) *Starre:* α) entweder als *einfache Holzplatte*, evtl. improvisiert aus Kisten, Brettern, Linealen u. dgl. oder β) *in besonderer Form: Finger* (Mundspatel, Zigarrenkistenbrettchen u. dgl. sowie Schusterspan oder Ahornfurnier); *Hand* (Handbrett mit oder ohne Daumen nach *Stromeyer*; eine gerade und breite Holzschiene in Form des Holzbretts ist aber im allgemeinen, jedenfalls für längere Zeit, nicht angebracht, vielmehr Schienung der Hand in halber Dorsalflexion und der Finger in halber Beugung sowie des Daumens in halber Opposition: „wie bei Kugelfassen"!); *Vorderarm* (a) *bei typischem Radiusbruch:* 1. Pistolenschiene mit Ulnarabduktion nach *Nélaton,* 2. Radiusschiene mit Ulnarabduktion und Volarflexion nach *Schede,* 3. Dorsalschiene nach *Roser,* 4. Wellenschiene nach *Coover* u. a.; b) *bei Vorderarmbruch Preßschienenverband nach Middeldorpf:* Volar- und Dorsalschiene, beide breiter als Vorderarmdurchmesser mit Longuetten zwischen Schienen und Vorderarm zwecks Einpressens der Weichteile volar und dorsal in den Zwischenknochenraum); *Ellbogen* und *Oberarm, Abduktions- oder Abspreizschiene* aus Holz (nach *Volkmann-Boehler*): besteht aus einem senkrechten Bruststück und einem damit mit Scharnier verbundenen Oberarmstück. Letzteres liegt nicht in der Frontalebene, sondern 30–40° vor derselben. Durch ein Stützholz wird es in beliebig starker Abduktion gehalten. Das Ende des Oberarmstücks trägt 2 Rollen für evtl. anzubringende Extension. Der Vorderarm ruht auf einem Handstück, das mit dem Oberarmstück gelenkig verbunden ist. Die Schiene wird mit 3 Gurten (1. Brust zirkulär, 2. Bauch zirkulär, 3. Skapulier auf die gesunde Schulter) am Rumpf befestigt. *Unterschenkel* (1. *Knüppel-* oder *Keulenschiene nach Dupuytren* bei *Knöchelbruch:* handbreite und kräftige gerade Holzlatte am Ober- und Unterschenkel bis über die Fußsohle, *innenseits* mit dickem und festem Wattekissen am unteren Ende in der Gegend des inneren Knöchels, über welches der Fuß mit Achtertouren in Adductionsstellung herangezogen wird, oder besser *Modifikation nach v. Bruns:* desgl. *außenseits* mit dickem und festem Wattekissen in der Gegend des äußeren Knöchels, durch welches der Fuß in Adductionsstellung abgedrückt wird; 2. *Dorsal-* oder *Suspensionsschiene nach v. Volkmann* (zum Schutze der Kniekehlengefäße und -nerven bei Kniekompression wegen Gelenkergußes); *Oberschenkel* (1. Holzlatten in verschiedener Länge; auch zusammensetzbar aus kurzen Brettchen mit Zinkblechhülsen an einem Ende; 2. zugleich mit Extension, z. B. als *Desault-Liston*sche *Behelfsschiene:* Holzlatte außenseits von Brust bis handbreit unter Fußsohle mit Loch und Gabel an beiden Enden zur Schlingenbefestigung in Extension; unten Zug am Fuß und oben Gegenzug am Damm).

IV. *Metallschienen. Material:* 1. *Eisen* als Bandeisen, Draht (verzinnt oder verzinkt), Blech (gegen Rosten angestrichen, nickelplattiert oder verzinnt; letzteres ist das sog. „Weißblech").

2. *Zink-, Kupfer-, Nickel-, Bleiblech.*

3. *Aluminium* nach *Steudel* als Band (leicht, nicht rostend und gut verarbeitbar mittels Universalzange zum Schneiden, Zähnen, Biegen über Fläche und Kante).

4. *Duraluminium* (leicht wie Aluminium und hart wie Stahl).

5. *Streckmetall* (d. h. gitterförmig gestanztes Blech mit schrägen Flächen und dazwischen Gips oder Zement, wie bei der Rabitzwand) u. a.

Schienenarten: a) *Formbare Metallschienen:*

1. *Blechstreifen* aus Eisen, Zink (Weiß-, Zinkblech) o. a.; ähnlich verwendbar wie Pappschienen.

2. *Bandeisen* oder *-aluminium:* entweder in *fertigen Schienenmodellen,* z. B. *Port*sche *Blechstreifenschiene, Heußner*sche *Gurtenstabschiene, Behelfsschiene für Oberschenkelbrüche im Feld* nach *Barth, Haß, König, Thomas, Wachsmuth* u. a. oder (besonders brauchbar!) in *behelfsmäßigen Kombinationen,* z. B. als *Binglers Heidelberger Schiene* (zusammensetzbar aus Längs- und Querstäben), *Schusterspan-Bandeisenverband nach Gocht, Bandeisenschiene mit Gurten und Schnallen nach Lange* sowie mit Gips (s. u.), *Aluminiumband* für Fingerschienen verschiedenste Modelle verstellbarer Anschnallabduktionsschienen für die obere Extremität.

3. *Draht* als sog. Draht- oder Leerschiene, z. B. als obere Drahtschiene zur Suspension des Unterschenkels nach *Smith,* als Beinlagerungsschiene: sog. „Leerschiene nach *Braun*" (mit Verband- und Extensionsmöglichkeit) sowie als Verstärkung und Brücke bei Gipsverband (s. u.) und biegsame Fingerschiene aus 3 mm dickem geglühtem Eisendraht mit Pflasterstreifen oder mit Extension nach *Boehler.*

4. *Cramer-Schiene* aus verzinntem Eisendraht in Form zweier stärkerer Längsdrähte als Randleisten und zahlreicher feinerer Querdrähte als Ausfüllung („Strickleiterform") in der Fläche leicht gebogen; beliebig biegsam (durch Biegen über Knie oder über Tischkante), auch zu fenstern (durch Herausnahme von Quernähten und evtl. Ausbiegen

der Seitendrähte) und zu verlängern (durch Zusammenbinden mehrerer Schienen) sowie zu kürzen (durch Abkneifen mit der Drahtschere, auch durch Abknicken); daher mannigfaltig verwendbar, vor allem als Behelfsschiene u. a. im Kriege, z. B. Transportschiene nach *v. Eiselsberg* (lange *Cramer*-Schiene am Bein längs-außen vom Rippenbogen bis zum Außenknöchel und je eine quer-gebogene um Bauch und Oberschenkel); dabei leicht, reinlich, sterilisierbar und billig, aber der anmodellierbaren, daher angenehmeren und sicheren Gipsschiene unterlegen, auch bei großer Länge etwas federnd; nötig ist genügende Polsterung, namentlich an den Schienenenden; *Anwendung:* an Kopf, Hals und oberer Extremität ähnlich wie Pappschiene, an unterer Extremität meist in Kombination mehrerer Schienen mit Fersenaussparung, Fußquerschiene (gegen Rotation), Winkel-, Stütz-, Elevationsschiene, schließlich auch als vordere Suspensionsschiene für den Unterschenkel, Kniekehlenschiene, Triangel, Reifenbahre. Besonders bewährt ist die *Abduktionsschiene* für den Arm. Sie kann beiderseits getragen werden, wenn das Grundgestell aus einem gleichseitigen Dreieck (alle Winkel 60°!) besteht. An einem Winkel wird eine *Cramer*-Schiene angebracht, die etwas mehr als doppelt so lang wie Vorderarm und Hand ist. In der Mitte wird sie umgebogen, so daß ihr abgeknickter Teil nun an die Ecke des Grundgestells zurückgeht. Dort wird sie befestigt. Alle Schienenteile werden sorgfältig gepolstert; ebenso druckgefährdete Stellen am Rumpf. Die Befestigung erfolgt mittels Mulltouren und Stärkebinden um Rumpf, kranke und gesunde Schulter.

b) *Fertiggeformte Metallschienen:*

1. *Fertiggeformte* (am besten perforierte) *Blechschienen* aus nickelplattiertem Eisen, Zink, Kupfer, Nickel u. a.; anwendbar entsprechend den Papp-, Holz-, Gipsschienenmodellen, z. B. als Radiusschiene nach *Schede*, *Coover* usw., sowie als *Glaß*sche Fingerschiene u. a.; auch als Stachelschiene, d. h. mit aufgesetzten Metallstiften, welche die umgewickelte Binde besser halten, am besten biegsam und leicht sowie strahlendurchlässig; evtl. mit biegbaren Seitenarmen und verbreitertem Ende (*Lamberger* u. a.).

2. *v. Volkmann*sche *T- oder Lagerungsschiene:* flache Hohlrinne aus angestrichenem oder verzinntem Eisenblech 40–60–80 cm lang mit Fußbrett, verschiebbarem T-Eisen und bogenförmigem Fersenausschnitt; Anwendung: im wesentlichen nur als Lagerungsapparat zur Ruhigstellung bei Wunden und Entzündung im Fuß- und distalen Unterschenkelbereich, Hochlagerung (bei Stauung), provisorischer Stellung (bei Knochenbrüchen mit Schwellung, infektionsverdächtiger Wunde, Gangränverdacht), und zwar nur genügend zur Ruhigstellung *vom Knie abwärts*, dabei evtl. kombiniert mit Seitenschiene, z. B. Holzlatte; auch schlecht geeignet bei Wunden an der Hinterseite des Beins. Gebrauchsanweisung: Fuß gut, d. h. rechtwinklig mit ganzer Fußsohle dem Fußbrett anliegend, einstellen, gut polstern (z. B. an oberem Rand, Kniekehle, Kniescheibe, Tibiakante, Ferse, Fußrücken und Mittelfuß sowie Fußsohle), Hacke hohl gelegt durch oberhalb in die Schiene eingelegtes Kissen aus Zellstoff, Watte oder dgl. und Knie unterstützt bis zur leichten Beugung. Fußbrett soll die Zehen etwas überragen. Für viele Fälle zweckmäßiger ist Kniebeugestellung auf daraufgelegter und durch Sandsack oder dgl. im Knie unterstützter *Cramer*-Schiene oder auf „gewinkelter" *Volkmann*-Schiene (im Knieteil von beiden Seiten bis auf schmale Brücke mittels Blechschere eingeschnitten und am Oberschenkelende verjüngt, welches in die Sprossen einer untergelegten und hinter dem Fußteil rechtwinklig abgebogenen *Cramer*-Schiene eingesetzt wird). Für die meisten Fälle, welche eine günstige Beinlagerung erfordern, wird heute die Semiflexionslagerung auf *Braun*scher Leerschiene oder verstellbarer Beinschiene bevorzugt.

3. *Gehschiene nach Thomas:* Gehapparat für Kranke mit Oberschenkelbruch, Knieresektion u. dgl., welche dabei mit schwebendem bzw. extendiertem, daher entlastetem Bein an Gehbänkchen auf sind; bestehend aus um Hüfte und Schulter schnallbarem Sitzring (auf welchem die Kranken sozusagen reiten), Seitenstangen mit darin gleitenden Rundstangen aus Stahl (posaunenartig ausziehbar und in beliebiger Höhe festschraubbar) und Steigbügelplatte (gegen welche der Fuß mittels Extensionszügels oder Spannlasche herangezogen werden kann).

3a. *Desgleichen modifiziert als Geh-, Lagerungs- und Transportschiene nach Wachsmuth:* das Prinzip der *Thomas*-Schiene ist hier durch Anschnallvorrichtungen an den einzelnen Beinabschnitten erweitert worden; insbesondere kann der Fuß in einer Fußschelle fest fixiert und auch extendiert werden. An die Beinschiene kann eine Armschiene angeschlossen werden, so daß die Ruhigstellung vermehrt wird und auch Armbrüche in Extension gelagert und transportiert werden können.

4. *Drahtleerschiene nach Braun, Lagerungsapparat nach Boehler* u. a.: Drahtgestell für Ober- und Unterschenkel sowie Fuß bei Semiflexion der Gelenke nebst Extensionsmöglichkeit.

5. *Verstellbare Beinlagerungsschiene nach Kirschner*: der Knieflexionswinkel kann hierbei verstellt werden, außerdem ist die Schiene zu verlängern, so daß sie für alle Beingrößen verwendbar ist (vgl. Abb. 511). Variationsfähigste Lagerungsschiene spez. für Extensionsverbände besonders schwieriger Frakturen im Beinbereich.

6. *Verstellbare Armlagerungsschiene:* verschiedenste Modelle (Fa. Stiefenhofer, München; Ulrich-Ulm, Braun-Melsungen u. a.). Meist als Abduktions-Extensionsschiene brauchbar und wegen ihrer Leichtigkeit sehr geschätzt.

V. *Schienen aus Kunststoff*, z. B. Plexiglas, evtl. nach individueller Abgußform herstellbar.

b) Zirkulär erhärtende Verbände:

I. **Rasch erhärtende Verbände: Gipsverband.** *Indikation:* 1. bei *chronischer, spez. tuberkulöser Entzündung von Knochen und Gelenken* (zur Ruhigstellung und Entlastung, z. B. bei tuberkulöser u. a. Fuß-, Knie-, Hüftgelenk-, Wirbelentzündung).

2. bei *Frakturen und Luxationen* (zur Retention nach Reposition), z. B. bei Knöchel-, Unterschenkel-, evtl. auch Oberschenkelbruch; in Extension angelegt und hierin fixiert (z. B. am *Oberschenkel* durch Halt an Sitzhöcker mittels Watterolle, Filzwulstes u. dgl.); unter Einbeziehung der Extensionsnägel und -drähte als *Drahtzug-Gipsverband* und Transfixationsverband; evtl. als *Gehverband* mit Filz- oder anderer Sohle oder mit Tretbügel aus Bandeisen oder aus Stahldraht; am *Hals* als Gipskrawatte; am *Rumpf* als Korsett oder als Gipsbett (*Lorenz*) und Gipsliegeschale für Kinder.

3. bei *Deformität* (zur Redression), evtl. als redressierender Etappenverband mit allmählich gesteigerter Korrektur oder unterbrochen mit Korrektur durch Gummizug an eingegipstem Haken, Brett, Schiene, Tretbügel u. dgl., Spiralfeder, distrahierender Schraube, eingeklemmtem Kork u. dgl. (z. B. bei Platt-, Klump- und Spitzfuß, Genu valgum und varum, Kniebeugekontraktur, Schiefhals und Wirbelsäulenverbiegung, spez. Skoliose).

4. bei *Verletzungen*, namentlich infizierten, sowie bei *Verbrennungen* und nach *Operationen* an den Extremitäten, spez. bei Gelenkoperationen, Wanderlappenplastik u. dgl. *Gegenindikation:* zunehmende Anschwellung sowie fortschreitende Infektion oder Nachblutung, namentlich bei Fehlen von ärztlicher Kontrolle.

Geschichte: früher als „Gipsumguß" gebraucht; 1844–1852 als *Gipsbinden-Rollverband* angegeben vom holländischen Militärarzt *Mathiysen* und 1854 in die Kriegschirurgie eingeführt von *Pirogoff*.

Chemie: Gips ist schwefelsaurer Kalk; für Verbandzwecke brauchbar ist nur feiner und weißer: sog. „Alabaster"-Gips; der im Naturzustand vorkommende Gips muß erst von seinem Kristallwasser befreit werden durch Erhitzen: sog. „Brennen" des Gipses; der gebrannte Gips erhärtet, mit Wasser zu einem Brei verrührt, wobei er sein durch das Brennen verlorenes Kristallwasser wieder aufnimmt: sog. „Löschen" des Gipses. Der gebrannte Gips wird beim Liegen an der Luft allmählich unbrauchbar, indem er Wasser aus der Luft anzieht (hygroskopisch!); daher Aufbewahren in Blechdosen, in mit Zink ausgeschlagenen Kästen, in Glasflaschen oder in mit wasserdichtem Stoff überzogenen Tonkruken, Gipslagen auch in Schachteln, die mit wasserundurchlässiger Kunststoffolie ausgelegt sind; evtl. läßt er sich wieder brauchbar machen durch vorsichtiges Erwärmen auf einer Pfanne, bis keine Wasserdämpfe mehr aufsteigen (aber nicht zu stark, sonst wird er „totgebrannt", d. h. unfähig, Wasser aufzunehmen und zu erhärten!) oder durch Erhitzen in Heißluftsterilisator bei 140–150° für 2 Stunden; unbrauchbarer Gips bzw. Gipsbindenmaterial führt zu nichthaltenden, zerbröckelnden Verbänden.

Zusätze: zwecks *schnellerer Erstarrung:* Alaun (ein gehäufter Eßlöffel bis eine Handvoll auf eine Waschschüssel oder auf einen Wassereimer, entspr. etwa 10 l Wasser); zwecks *langsamerer Erstarrung:* Borax, Leim, Wasserglas u. dgl.; zwecks *Leichtigkeit:* Kohlensäure entwickelnde Chemikalien; zwecks *Festigkeit:* Zement u. a. m.

Instrumentarium: Gipspulver bzw. Gipsbinden, Wasser, Alaun, Kochsalz, Trikotschlauch, Polsterwatte oder Zellstoff, auch Filz und Schaumgummiplatten, Schienen bzw. Schusterspan, Stärkebinden, Beckenstütze, Gehbügel, Gipsmesser, -schere und -zange, Motorgipssäge nach dem Vibrationsprinzip (vermeidet Hautverletzungen!), Verbandschere, Gummischürze, Fett oder Handschuhe aus Gummi, Blaustift.

Technik. Gipsbindenherstellung: feines und weißes, auch gut (s. oben) aufbewahrtes Gipspulver wird in nicht zu weitmaschige und nicht mehr als 5 m lange sowie 15–20 cm breite Mull-, seltener (kräftiger, aber plumper und schlechter erhärtend!) Stärkebinden (notfalls auch Papierbinden aus durchlochtem Packpapier) fest eingerieben und die Gipsbinde recht lose aufgewickelt, und zwar mit Gipsbinden-Wickelmaschine oder (besser!) mit der Hand; am einfachsten werden Gipsbinden in luftdicht verschlossenen Blech- oder Papphülsen von der Fabrik *fertig* bezogen. *Cellona- bzw. Cellabaster- oder Plastronagipsbinde:* Gips ist mit kolloidaler Substanz an die Binde gebunden, daher nicht streuend und nicht ausfallend, auch sauber, schnell und leicht sowie strahlendurchlässig; die Binde braucht nur durch das Wasser gezogen zu werden (Tauchzeit 2–4 Sekunden) und nur in 4–6 facher Schicht zu liegen, auch bei Papierverpackung haltbar; bei Abtropfen der durchfeuchteten Binde erhält man eine knetbare Masse; Boraxzusatz zum Wasser verzögert die Erhärtung; Überziehen des Verbands erfolgt mit Cellona-Hartlack.

Einlegen: in Schüssel warmes (45° C) Wasser mit Alaunzusatz (nicht bei Cellona!) Gipsbinde vorsichtig einlegen, mit etwas abgerolltem und auf dem Gefäßrand ausgebreitetem Bindenende ruhig (ohne zu drücken!) liegenlassen, bis die Binde durchgezogen ist, d. h. bis keine Luftblasen mehr aufsteigen (auch nicht beim Klopfen mit dem Finger auf die Stirnseite des Bindenkopfs), vorsichtig herausnehmen und zwischen den *flach*-gehaltenen, längsgestellten Handinnenflächen (nicht in der Faust!) ausdrücken; nächste Binde bereits vor dem Herausnehmen der vorhergehenden einlegen. Betr. Cellonagipsbinde s. oben!

Polstern: Polsterwatte, d. h. nicht entfettete Watte (entfettete ballt sich zusammen!), und zwar am besten geleimte und in Rollenform aufgewickelte: sog. „Wiener Watte", darüber zwecks Fixierung des Polsters Mullbinde oder Krepp-Papierbinde; aushilfsweise auch Zellstoffrolle; in besonderen Fällen auch *Schaumgummiplatten* und *Filzstreifen* (letztere am besten mit Mastisol oder Arasol fixiert) oder *Trikotschlauch* mit oder ohne weitere Polsterung (praktischerweise an den Enden überragend zum Halten und zum Zurückschlagen über den dadurch kurz vor dem Erstarren des Gipses abrundbaren Rand). Die Polsterung ist so sparsam als möglich zu halten und wenn angängig nur auf die besonders druckgefährdeten Stellen zu beschränken (vgl. Abb. 61, 62). Auf diese wird eine zugeschnittene Schaumgummilage geklebt und eine Trikotschlauchlage darübergezogen, evtl. auch umgekehrt (vgl. Abb. 565c).

Ungepolsterter Gipsverband: der völlig ungepolsterte Gipsverband wird mit Vorliebe bei frischen Frakturen, welche manuell reponiert wurden, angelegt. Es ist wichtig, zuerst den Bluterguß und die Schwellung wegzupressen und nach dem Anlegen des Verbands keine Stellungsänderung mehr vorzunehmen, durch welche Falten oder Druckstellen entstehen können. Der ungepolsterte Gipsverband setzt sich stets aus einer inneren Schicht von Gipslagen und einer äußeren Schicht zirkulär fixierender Gipsbindentouren zusammen. Er darf niemals als rein zirkulärer Gipsverband angelegt werden. Die äußere zirkuläre Bindentour darf nicht angezogen, sondern nur leicht über die Oberfläche aus einer Hand in die andere gerollt werden. Jede Falte ist sorgsam zu vermeiden; gleichzeitig mit dem Anlegen der Gipsschiene und zirkulären Binden wird fortlaufend durch eine zweite Hilfsperson der aufgelegte Gips anmodelliert (*Cave!* umschriebene Druckdellen durch Einpressen der Spitzen einzelner Finger; der weiche Gips darf nur mit der flachen Hohlhand gehalten werden). Die Haut darf vor dem Anlegen nicht rasiert oder eingefettet werden. *Gefahren:* Zirkulationsstörung durch zirkuläre Einschnürung der Gliedmaße, spez. in den Gelenkbeugen oder auch durch zunehmende Schwellung der Gliedmaße durch Blutung oder Ödem. Die Zirkulationsstörung ruft heftigste Schmerzen, Cyanose und Anschwellung der Akren (Finger oder Zehen), Bewegungsstörung und Empfindungsstörung hervor; außerdem schwindet das Lokalisationsvermögen. *Prophylaxe: sofortige Spaltung* jedes ungepolsterten Gipsverbands bis auf die Haut, unmittelbar nach seinem Erhärten bei allen Frakturen mit starker Verschiebung und bei Luxationsfrakturen (*Cave!* Schmerzbekämpfung mit Analgeticis, da sie für den Patienten so gut wie wirkungslos sind und den Arzt über die Schwere des Zustands hinwegtäuschen können). Freilassen von Fingern und Zehen in jedem ungepolsterten Gipsverband, um die Zirkulation, Beweglichkeit und Sensibilität jederzeit prüfen zu können. Bei nichtgespaltenen Gipsverbänden genügt manchmal die Hochlagerung, um Schmerzen und Schwellung zum Abklingen zu bringen. Jeder Verletzte ist, ebenso wie das Pflegepersonal, genau darüber zu unterrichten, daß das Auftreten irgendwelcher Schmerzen in ungepolsterten Gipsverbänden die sofortige Revision des Verbands durch den Arzt erforderlich macht. Ungepolsterte Gipsverbandträger sollen möglichst nicht sofort in eine ambulante Behandlung entlassen, sondern wenigstens mehrere Stunden beobachtet werden können.

Anlegen: rasch; alle Teile miteinander verbindend; nicht zu dick (sonst zu schwer!) und nicht zu dünn (sonst zu schwach!), gewöhnlich in 4—8 facher Lage; mit loser Bindenführung, spez. ohne Druck sowie ohne Zug, Umschlag oder Falte, evtl. Binde öfters abgeschnitten (die Binde ist lediglich als Trägerin der Gipsmasse zu betrachten!); ständig zwischen den einzelnen Touren anmodelliert; nach Bedarf in Wasser erneut die Gipsbinde anfeuchten oder Wasser daraufbringen; zum Schluß mit etwas Wasser, Gipsbrei oder nassem Handtuch geglättet, an den Rändern genügend fest, d. h. dick, und daselbst umgebogen bzw. ausgeschnitten; nötigenfalls verstärkt durch weitere Gipslagen oder -longuetten oder durch Schiene bzw. Schusterspan; stets Finger und Zehen frei lassend; bei größeren Gipsverbänden (Brust-Arm-Gipsverband, Becken-Bein-Gipsverband) ist die *Gipslagentechnik* zu bevorzugen, da nur durch sie ein rasches Anlegen des Verbands gelingt. (*Merke!* Das Anlegen großer Gipsverbände muß exakt eingeübt sein und routinemäßig ablaufen!) (vgl. Abb. 561, 563).

Trocknen: Erstarrungsdauer 5—10 Minuten; Erstarrung ist erkennbar durch lauten Schall beim Beklopfen; Erstarrung wird beschleunigt durch Zusatz von Alaun sowie durch Verwendung feinsten Gipspulvers, Mull- (statt Stärke-) Binden, warmen und sparsamen Wassers; bis zum Erstarren muß das Glied in der richtigen Lage ruhiggehalten werden; das völlige Festwerden geschieht durch weiteres Trocknen in 24—48 Stunden, beschleunigt durch Luft und Wärme, z. B. durch Freiliegenlassen, besonders an Sonne oder Ofen bzw. Heizung, Alkoholbesprengen, Luftfächeln oder Heißluftdusche (Fön). Während des Trocknens des Gipsverbands erfolge Lagerung auf Kissen, zwischen Sandsäcken oder aufgehängt an Galgen; nötigenfalls muß bis zur endgültigen Erhärtung des Gipsverbands, also für 1—2 Tage, die gewünschte Gliedstellung durch eine über den Gipsverband angelegte Schiene (z. B. bei Olecranonfraktur *Cramer*-Schiene in Ellbogenstreckstellung) gesichert werden.

Evtl. Glätten durch Hin- und Herziehen eines nassen Handtuchs über die Gipsverbandoberfläche und darüber Verreiben von Talkpuder.

Evtl. Überziehen (bei Gefahr der Durchnässung mit Wundsekret, Harn und Kot u. dgl., namentlich bei kleinen Kindern sowie beim Gehverband): mit Stärkebinden (nicht auf der bloßen Haut anlegen und nicht zu stramm anziehen!), Lack (z. B. mit alkoholischer Schellacklösung oder Dammarharz in Äther 1:4) bzw. Cellona-Hartlack, Wasserglas bzw. Wasserglas mit Schlemmkreide, Celluloidacetonbrei u. dgl.

Beschriftung: direkt auf den nassen Gips mit Tintenstift. Die Beschriftung enthalte:
1. Unfalldatum.
2. Datum der Reposition.
3. Daten weiterer Verbandwechsel.
4. Daten notwendiger Röntgenkontrollen.
5. Datum der Gipsabnahme.
6. Skizze des Röntgenbefunds vor und nach Reposition.
7. Namen des Arztes, der den Verband angelegt hat.

Kontrollieren: ständig, und zwar sofort und am nächsten Tag nach der Anlegung sowie weiterhin unter genauer Anweisung des Patienten und seiner Umgebung auf Gefäß- und Nervenstörung, Druck, Locker- oder Weichwerden u. dgl. zu achten; bei Störung sofort verbessern oder nötigenfalls aufschneiden in ganzer Länge und Tiefe, u. U. abnehmen; bei Beckengipsverband achte auf Magenatonie, dann Kopfende hochstellen, Magenspülung und Diät.

Abnehmen: vorbereitet durch Aufweichen der betr. Stelle mittels starker Essig- (aber nachteilig für Messer) oder mittels konzentrierter Kochsalzlösung oder durch Aufweichen der Schnittlinie mit Leinöl einige Zeit (etwa 2—3 Stunden) vorher oder des ganzen Verbands im warmen Bad; Durchschneiden mit *Messer* (Skalpell oder Gipsmesser nach *v. Esmarch,* d. h. kräftiges kurzes Messer mit bogenförmiger Schneide), *Säge* (Blattsäge oder *Giglische* Drahtsäge) oder *Schere* (Gipsschere nach *Seutin* oder besser nach *Stille* oder Gipshebelmesser nach *Hasselmann* u. a. oder elektrische Vibrationssäge), evtl. auf vorher untergelegter und an den Enden vorragender Reef-Schnur, Draht, Papp-, Blech-, Bleistreifen oder Kunststoffrinne; das Aufschneiden erfolgt gewöhnlich an beiden Seiten längs, unter Vermeidung von Knochenvorsprüngen, Schienbeinkante usw.; schließlich Aufbrechen der Seitenteile mit den Fingern oder mit Beißzange nach *Wolff.* Die Gipsbinden können in Salzwasser ausgewaschen werden. Der Arzt reinigt seine Hände von Gips in kaltem Salzwasser, $^1/_2$–1 % Zephirollösung o. a. oder schützt sich durch vorheriges Einfetten oder durch Gummihandschuhe. Für abnehmbare Gipsverbände, spez. Gipshülsen und -formen, empfiehlt sich das Einwickeln mit Papier- (statt Mull-) Binden zwecks leichteren Aufschneidens.

Lagerungshilfsmittel beim Anlegen von Gips- u. a. Verbänden: bisweilen genügen Assistentenhände oder an Wandhaken, Deckenhaken, Flaschenzug u. dgl. befestigte Haltegurte oder Bindenzügel bzw. -schlingen, an Hand und Fuß auch Ledermanschetten; außerdem kommt in Frage:

1. *beim Becken- und Beinverband:* behelfsweise Lagerung auf ausgespannten Gurtenstreifen, untergelegten Eisenstangen („*Dittel*sche Stangen") u. dgl.; sonst *Beckenstützen,* und zwar:

a) ohne *Extension* (auch beim Wundverband gebraucht!): *Beckenbänkchen* nach *v. Volkmann* (massives, hartgepolstertes, mit Wachstuch überzogenes Bänkchen quer unter dem Kreuzbein; auch improvisierbar durch Assistentenhand, mit Watte überpolstertem Eisengestell, Fußbänkchen oder Topf u. dgl., an der Hake durch Auflegen derselben auf Stuhllehne), *Borchard* (nach oben verjüngtes Gestell mit abnehmbarer, daher einbindbarer und später herausziehbarer Kreuzbeinplatte), *Adlercreutz* (desgl.) u. a.;

b) mit *Extension* und mit Gegenhalt am Damm (z. B. bei Retentionsverband des Oberschenkelbruchs):

Extension durch Apparat: Extensionstisch nach *Schede* (beliebige Extension mit genauer Dosierung durch Zahnradgetriebe und Dynamometereinschaltung, Spreizbarkeit der Beine durch abduzierbare Extensionsrahmen), heute in vielfacher Modifikation und Verbesserung, welche ganz besonders auf allseitige Zugänglichkeit für operative Maßnahmen, größte Stabilität und unbehinderte Röntgenmöglichkeit bedacht sind (z. B. Extensionsgerät d. Fa. Maquet); auch *Suspensionsgalgen* mit verschiedenen Angriffspunkten für Züge in allen Richtungen sind in Gebrauch. In improvisierter Form können alle Lagerungshilfsmittel mit dem *Lochstab-Extensionsgerät* (Fa. Braun-Melsungen) hergestellt werden. *Schraubenzugapparat* (nach *Böhler*) (vgl. Abb. 517a): für Arm oder Bein ist ein Stahlrahmengestell, welches das Einspannen der Extremitäten zwecks Reposition und initialer Retention für die Dauer des Anlegens des Gipsverbandes gestattet.

2. *beim Rumpfverband* (z. B. bei Wirbelbruch, -entzündung und -verbiegung): Tisch nach *Schede, Nebels* schräger Rahmen, *Sayre*scher Galgen oder statt dessen besser Suspensionsrahmen nach *Beely* u. a., Lochstab-Extensionsgipstisch, mit welchem auch Brust-Arm-Gipsverbände im Liegen angelegt werden können.

Verstärken des Gipsverbands. Indikation: an besonders belasteten Stellen (z. B. Hüfte, Knie, Fuß), ferner beim gefensterten und unterbrochenen sowie beim Gehverband (hier, spez. als Fußsohle und Tretbügel), sonst namentlich bei Deliranten. *Technik:* Gipsbrei (Gips und Wasser zu gleichen Teilen in Emaillegefäß gut verrührt bzw. verrieben); entfettete Wattelagen mit Gipsbrei; Gipslonguetten (übereinandergelegte Gipsbindentouren); in heißes Wasser getauchte Pappe, Schusterspan oder Furnierholz, Filz, Leder, Gurtenstreifen, Aluminiumband, Draht, Drahtschiene, Drahtgeflecht bzw. -netz, Streckmetall u. dgl.; auch Zusatz von Zement u. dgl. zum Gips wirkt verstärkend.

Fensterung. Indikation: Wunden, Fisteln und Decubitus sowie ernährungsgefährdete Körperstellen (zwecks Wundverbandwechsels sowie Freiluft- und -lichtbehandlung); daher namentlich angezeigt bei komplizierten Frakturen. *Technik:* Fenster genügend groß (mit etwa daumenbreitem Rand um die Wunde); Verband in der Fensterumgebung evtl. verstärkt; gegen Fensterödem (bei Pseudarthrose zu deren Stauungsbehandlung aber evtl. erwünscht und benutzt!) lokaler Kompressionsverband mit übergewickelter elastischer Binde. *Anmerken des Gipsfensters:* durch Eingipsen einer evtl. auskochbaren, biegsamen Platte mit vorstehendem Stift aus Weißblech, Kupfer u. dgl. (behelfsweise auch Pappblatt mit Nagel), auf welchen nach Verbandfertigstellung eine zweite dem Fenster entspr., als Schablone der ersten hergestellte Platte aufgesteckt wird; desgl. eines Kragens aus Aluminium, Blei, Pappe u. dgl.; desgl. (*Struppler*) eines U-förmigen, über dem Wundverband an der Haut befestigten Streifens von 3–4 cm Breite aus Pappe, Schusterspan, Aluminium- oder Eisenblech mit rechtwinklig aufgebogenen Enden, welche aus dem Verband herausragend die Fensterlänge und -breite anzeigen; desgl. eines umgekehrten Kegelstutzes aus Holz, Kork u. dgl. (behelfsweise auch Tasse, Glas, Topf); desgl. eines Celluloidfensters mit krempenartig umgebogenem und durch Heftpflasterstreifen an die Haut fixiertem Rand. *Abdichten* des Verbandfensters gegen Wundsekret: *Aufstreichen* von Vaseline, Lack, Wasserglas, Celluloidacetonbrei u. dgl. oder *Einschieben* von paraffingetränkter Watte, Heftpflaster, wasserdichtem Stoff, Guttapercha u. dgl. (wobei die Streifen mit dem einen Ende unter die Fensterränder eingeschoben bzw. vor Verbandanlage auf die Haut aufgeklebt und mit dem anderen Ende über den Fensterrand zurückgeklebt werden) oder wasserdichter Tabaksbeutel (mit Loch in der Mitte des Bodens für die Wunde, darum eine Zone zum Ankleben an die Haut der Umgebung und darüber ein durch tabakbeutelartig verschnürbares Band verschließbarer Beutel für den Wundverband).

Unterbrochener oder Brückengipsverband. Indikation: wie beim gefensterten Gipsverband, spez. falls die Wunden ausgedehnt, multipel oder stark sezernierend sind, ferner zwecks elastischer Redression bei Deformitäten (z. B. X- und O-Bein, Spitzfuß, Beugekontraktur des Knies s. oben), Distraktion von Frakturen (z. B. mittels Klammern nach *Hackenbruch*), Anbringung von Gelenkschienen („Artikulierender Gipsverband"). *Technik:* Brücken aus zusammengedrehten und mit Gipsbinde umwickelten Gipslonguetten oder aus Schusterspan, Furnierholz, Eisen- oder Aluminiumbandstreifen, Draht und Drahtleerschiene, *Cramer*-Schiene, gedrehten Gipsbinden, zur Not gedrehten und mit Gipsbinde umwickelten Strohbündeln u. dgl.; Gipsverband muß evtl. verstärkt werden (s. oben); Brücken gut verankert durch Gipsbinden-und-breiumdichtung und durch Querbänder an beiden Enden; evtl. außerdem Anbringung von Extension oder Suspension.

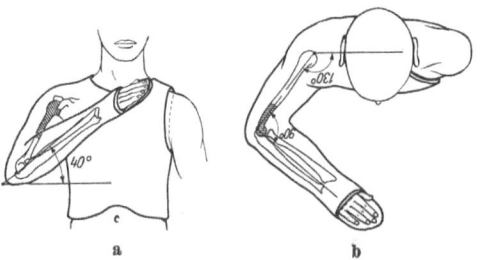

Abb. 561 a u. b. *Ausdehnung und Normalhaltung der Gipsverbände:* a) *Großer Brust-Arm-Gipsverband*, spez. für lang dauernde Immobilisation, wenn mit Gelenkversteifung gerechnet werden muß. *Merke!* Gute Abstützung auf den Beckenkämmen ist Voraussetzung für guten Sitz des Verbandes; Gipshandplatte nur kurzfristig, damit aktive Bewegungsübungen der Finger möglich sind; wichtig ist genügend starke Außenrotation im Schultergelenk, wozu die Hand mindestens in Höhe des Jugulum fixiert werden muß; gleichzeitig ist Anteversion des Arms im Winkel von 130° nötig. b) *Kleiner Brust-Arm-Gipsverband* (von oben gesehen); Haltung wie beim großen Brust-Arm-Gipsverband. Schulter der gesunden Seite bleibt frei. Speziell geeignet für lang dauernde Immobilisation komplizierter Frakturen im Ellbogenbereich. *Merke!* Für Oberarmkopfbrüche ist der Verband nicht ausreichend

Methodik einzelner typischer Gipsverbände:

1. *Rumpf und obere Extremität.*

α) *Gipsmieder. Indikation:* zur Retention aufgerichteter Wirbelfrakturen, Spondylitis tbc., Wirbelsäulenverkrümmungen und degenerative Wirbelsäulenerkrankungen. *Technik: Polsterung* beider Darmbeinkämme und der Dornfortsätze am Übergang von BWS zur LWS; darüber faltenloser Trikotschlauch über den ganzen Rumpf, welcher über den Schultern geknotet wird. 4 Gipsbinden (20 cm breit) zirkulär um den Rumpf, so daß dieser vom Jugulum bis zur Symphyse eingehüllt ist; Gipslage (30 cm lang) längs der Mittellinie der Wirbelsäule und zwei weitere Gipslagen (40 cm lang) seitlich unter der Axilla bis zum Darmbeinkamm. Verstärkung der oberen und unteren Gipsmiederkante durch je eine zirkuläre Gipslage. Weitere Gipslagen (je 30 cm lang) längs dem Brustbein und über die Symphyse. Darüber zwei bis vier zirkuläre Gipsbinden. Nach Erhärten des Gipses Ausschneiden eines Fensters über dem Oberbauch, dessen Größe etwa 15:25 cm beträgt und dessen Unterrand durch die Nabelhöhe verläuft. Ein zweites kleines Fenster muß über den Dornfortsätzen von BWK XII bis LWK III liegen und etwa 10 cm lang und 2–3 cm breit sein. Ausschneiden der Achselhöhle, so daß die Arme freie Beweglichkeit haben; Einfassen der Miederkanten, welche leicht nach außen aufgebogen werden, indem der Trikotschlauch über sie nach außen gezogen und mit einer Abschlußgipsbinde oder Heftpflaster auf dem Gips befestigt wird.

β) *Thoraxabduktions-Gipsverband* (s. Abb. 561 a u. b). *Indikation:* Ruhigstellung des Schultergelenks, Oberarms oder Ellbogengelenks bei Entzündungen, Verletzungen, komplizierten Frakturen und Luxationen in diesem Gliedmaßenabschnitt. *Ausdehnung des Verbands:* als großer oder kleiner Thoraxabduktions-Gipsverband, je nachdem, ob die gesunde Schulter mit einbezogen oder vom Gipsverband frei bleibt und ob er in Nabelhöhe endet oder bis auf die Darmbeinkämme und tiefer herabgeführt wird. *Haltung des Verbands:* als *Normalhaltung* von Gipsverbänden wird eine solche bezeichnet, bei welcher die Gelenke in günstigster Gebrauchsstellung fixiert sind, so daß für den Fall einer später eintretenden Gelenkversteifung oder stärkeren Bewegungsbehinderung trotzdem eine möglichst wenig gestörte Funktion resultiert. Abweichungen von der Normalhaltung sind u. U. unerläßlich, besonders für die anfängliche Retention schwieriger unkomplizierter Frakturen; von der Normalhaltung stark abweichende oder sogar endgradige Gelenkstellungen dürfen jedoch niemals über zu lange Zeit (höchstens 3–4 Wochen) im Gipsverband fixiert werden, und zwar besonders dann nicht, wenn die Gelenke selbst von einer Fraktur oder gar von einem Entzündungsprozeß betroffen sind. Bei primär stark infizierten Zertrümmerungsfrakturen mit Gelenkbeteiligung stellt man meist bereits primär in Normalhaltung ruhig. Infektionsbekämpfung und gute Gebrauchshaltung ist hier wichtiger als exakte Reposition! Normalhaltung im Thoraxabduktionsgips bedeutet: Abduktion des Oberarms auf 45–50°, Anteversion des Oberarms von 45–60° (vgl. Abb. 561b), Rotation des Schultergelenks so weit, daß bei Rechtwinkelstellung des Ellbogengelenks die Hand vor dem Jugulum oder in Kinnhöhe steht; Mittelstellung des Vorderarms, so daß der Daumen etwa in Richtung des Ohrs der gesunden Seite zeigt. *Technik:* Polsterung: beider Schulterhöhen, der Darmbeinkämme, der Dornfortsätze der LWS und bei mageren Patienten auch der Spina scapulae, ferner des Epicondylus hum. med. und des Handgelenks durch aufgeklebte Filzstreifen oder Schaumgummistücke. Darüber faltenloser Trikotschlauchüberzug. Gips: zunächst einige zirkuläre Binden zur Einhüllung des Rumpfs und darüber in rascher Folge vier (bei großem Thoraxabduktions-Gipsverband) oder drei (bei kleinem Thoraxabduktions-Gipsverband) *kräftige Gipslagen* (s. Abb. 561c). Lage 1 verläuft zirkulär in Nabelhöhe um den Leib bzw. über die Darmbeinkämme und sitzt dort fest auf. Lage 2 und 3 verläuft trägerförmig über beide Schultern (oder bei

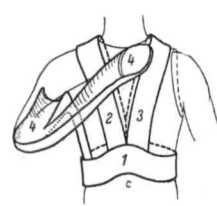

Abb. 561c. *Gipstechnik:* Lagenfolge für Brust-Arm-Gipsverband. *Merke!* Nr. 1 muß bis auf den Beckenkamm heruntergezogen und dort gut anmodelliert werden

kleinem Thoraxabduktions-Gipsverband skapulierförmig von der kranken Schulter zum Darmbein der gesunden Seite). Lage 4 (besonders kräftig!) verläuft seitlich vom Darmbein durch die Axilla auf der Unterseite des Oberarms, Ellbogens und Vorderarms bis zu den Fingerspitzen. Die Lagen werden abschließend durch zwei bis drei zirkuläre Gipsbinden fixiert. Mit der angegebenen Gipstechnik kann der Arm freitragend gegipst werden. Ist das Gipsmaterial mangelhaft, so ist es zweckmäßig, eine abstützende Metall- oder Holzschiene zwischen dem Vorderarm und dem Thoraxteil des Gipses als Abstützung anzubringen (*Cave!* zu lange dauernde Ruhigstellung der Hand und Finger durch eine volare Gipsplatte, welche

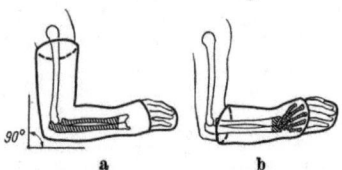

Abb. 562a u. b. a) Armgipsverband, b) Vorderarmgipsverband. *Merke!* Anlegen einer volaren Gipshandplatte nur bei besonderer Infektionsgefahr. In allen übrigen Fällen wie bei Abb. 503, so daß die Fingergrundgelenke frühzeitig bewegt werden können. Fixation der Fingergrundgelenke für mehr als 3 Wochen in Streckstellung führt beim Erwachsenen zu einer häufig irreversiblen Strecksteife

die Finger weitgehend ruhigstellt; die Finger müssen, sobald dies die Umstände erlauben, mindestens so weit, daß die Fingerspitzen ganz in die Hohlhand eingeschlagen werden können, freigegeben werden). Einfassen der Gipsränder u. dgl. stets in gleicher Weise durch Umschlagen des Trikotschlauchs nach außen und Befestigung dortselbst mit kleiner Cellonabinde. *Merke!* Thoraxabduktions-Gipsverbände dürfen niemals zu klein angelegt werden; vor allem müssen sie am Becken gut abgestützt und schwach gepolstert sein, da sie sonst eine unheilvolle Hebelwirkung auf den Oberarm ausüben. Der kleine Thoraxabduktions-Gipsverband ist daher z. B. für frische Oberarmbrüche nur selten brauchbar. Er kommt allenfalls für Frakturen und Verletzungen im suprakondylären Oberarmbereich in Betracht. Häufig wird zum Zwecke des Thoraxabduktions-Gipsverbands eine Abduktionsschiene aus *Cramer*-Schienen mit Gipsbinden kombiniert. Derartige Kombinationsverbände sitzen fast niemals ausreichend und stellen daher für den Patienten oft eine schmerzhafte Belästigung und keine genügende Ruhigstellung dar. Sie werden daher nur notfalls bei Gipsmangel angelegt.

γ) *Armgipsverband* (s. Abb. 562a u. b). *Indikation:* Verletzungen, Entzündungen, Frakturen und Luxationen im Bereiche des Ellbogengelenks und proximalen Vorderarms. (*Merke!* Bei schwierigen Radiusfrakturen ist ebenfalls der Armgips erforderlich; für eine absolute Ruhigstellung des Ellbogengelenks ist er nicht ausreichend, weshalb für alle schwierigen, komplizierten oder infizierten Ellbogenverletzungen ein Thoraxabduktions-Gipsverband angelegt werden muß.) *Normalhaltung des Verbands:* Rechtwinkelstellung des Ellbogengelenks, Mittelstellung des Vorderarms. (Merke! Frakturen im proximalen Vorderarmdrittel müssen in leichter Supination, Frakturen im mittleren Abschnitt in Mittelstellung, Frakturen im distalen Vorderarmabschnitt in leichter Pronation gegipst werden.) In besonderen Fällen, spez. bei unstabilen Vorderarmbrüchen, kommt der *Transfixationsgipsverband*, d. h. die Kombination eines Armgipsverbands mit zwei *Kirschner*-Drähten, welche quer durch die proximale Elle und die distalen Vorderarmepiphysen gelegt werden, in Betracht (vgl. Abb. 492). Der Verband wird unter gleichmäßig einwirkendem Dauerzug im Schraubenzugapparat für den Vorderarm angelegt, die Knochendrähte halten das Repositionsergebnis aufrecht.

δ) *Vorderarmgipsverband* (vgl. Abbildung 562 b). *Indikation:* typische Radiusfraktur (Merke! Bei jeder schwierigeren Radiusfraktur wird zweckmäßigerweise ein Armgipsverband bei leichter Flexion und Ulnarabduktion des Handgelenks für 8–10 Tage angelegt (vgl. Abb. 495); nach Ablauf dieser Frist kann meist zum Vorderarmgips in Normalhaltung übergegangen werden). *Ausdehnung und Normalhaltung:* vom Ellbogengelenk bis zu den Köpfchen der Mittelhandknochen, wobei der Daumen vom Gips umkreist und die Hohlhand miterfaßt wird. Handgelenk in Verlängerung der Vorderarmachse oder leichter Dorsalflexion, vor allem Fingergrundgelenke müssen frei beweglich bleiben. *Technik:* Polsterung der Ellenbeuge, des Handgelenks, des

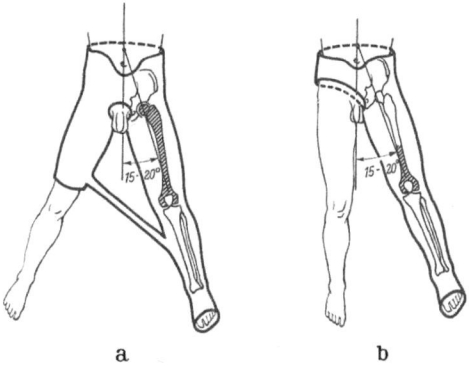

Abb. 563 a u. b. *Ausdehnung und Normalhaltung der Gipsverbände:* a) Beckenhosengips, b) Beckenringgipsverband. Merke! Ausdehnung und Haltung der gezeigten Gipsverbände darf nicht verallgemeinert werden; insbesondere bei komplizierten Frakturen in Rumpfnähe können sehr viel ausgedehntere Verbände, z. B. unter Einbeziehung des gesamten Rumpfes erforderlich werden. Zur kurzfristigen Ruhigstellung und zur Retention bestimmter Frakturen muß u. U. von der „Normalhaltung" erheblich abgewichen werden. Bei drohender Gelenkversteifung ist die günstigste Stellung für den späteren Gebrauch die angegebene Normalhaltung

1. Interdigitalraums und des Dorsums der Mittelhandknochen; Fixierung durch dorsale Gipslage, welche in einfachen Fällen nur durch Mullbinden festgewickelt, in schwereren Fällen mit einigen zirkulären Gipstouren verstärkt wird.

ε) *Handgelenkgipsverband*. *Indikation:* Frakturen der Karpalknochen, spez. des Os naviculare (vgl. Abb. 501). *Ausdehnung und Normalhaltung:* von der Ellenbeuge bis zu den Mittelhandköpfchen, jedoch unter Mitfassen des Daumengrundgelenks, so daß lediglich das Daumenendgelenk frei bleibt. Leichte Oppositionsstellung des Daumens, so daß das Greifvermögen der Hand erhalten bleibt und die Fingerbeweglichkeit uneingeschränkt möglich ist. Das Handgelenk hingegen muß absolut fixiert sein. Der Verband ist aus mehreren Schichten herzustellen, da er dauerhaft (3–4 Monate) sein muß.

ζ) *Fingergipsverband* (vgl. Abb. 503). *Indikation:* Mittelhand- und Fingerphalangenfraktur, *Ausdehnung* und *Normalhaltung:* eine dorsale Gipsschiene von der Ellenbeuge bis zu den Köpfchen der Mittelhandknochen und eine volare Schiene vom oberen Drittel des Vorderarms bis zur Hohlhand. In letztere wird eine Aluminiumschiene eingebaut und mehrfach so abgewinkelt, daß der verletzte Finger etwa in Mittelstellung seiner sämtlichen Gelenke darauf zu liegen kommt. Das Fingerendgelenk wird mit Heftpflaster auf der Aluminiumschiene fixiert und diese durch Schnur oder Drahtzug mit der Hohlhand verbunden, so daß sich die Fingerschiene nicht plötzlich aufbiegen kann. Bei Strecksehnenabriß am Fingerendglied wird eine *Cellonagipskappe* für den betreffenden Finger angelegt (vgl. Abb. 442) und der Finger mit der Fingerspitze auf eine harte Unterlage gepreßt, so daß das Endgelenk in völliger Streckstellung, das Mittelgelenk etwa im rechten Winkel fixiert wird (Entlastungsstellung für die Strecksehne!).

Untere Extremität. α) *Beckengips* (s. Abb. 563 a u. b). *Indikation:* Verletzungen, Frakturen und Luxationen, Entzündungen im Bereich des Oberschenkels und den angrenzenden Gelenken. *Ausdehnung und Normalhaltung:* als großer *Beckenhosen-Gips-*

verband für alle schweren und frischen Verletzungen im Oberschenkelbereich und den angrenzenden Gelenken, sofern diese keine Extensionsbehandlung nötig machen. Der Verband reicht vom Rippenbogen (evtl. von beiden Achselfalten) am kranken Bein bis über die Fußspitzen (nur der Zehenrücken bleibt frei) und am gesunden Bein bis handbreit oberhalb des Kniegelenks. Beide Gipsbeine werden durch eine Holz- oder Metallschiene zur Vergrößerung der Stabilität verbunden. Der Gips hält das Hüftgelenk in Abduktion von 15–20°, das Kniegelenk in leichter Beugung von 170°, das Sprunggelenk in Rechtwinkelstellung oder leichter Spitzfußstellung fest. Die Rotation des Beins ist so, daß Spina ilica ant. cran., Patellamitte und Großzehenspitze in einer Linie liegen. (*Cave!* zu starke Abduktion für längere Zeit, da die Abduktionskontraktur des Hüftgelenks funktionell besonders ungünstig wirkt.) Als kleiner *Beckenring-Gipsverband* für ältere Frakturen im Bereiche des distalen Oberschenkels. Dieser Verband ist auch als Gehgipsverband brauchbar. Er umfaßt das gesamte kranke Bein bis über die Fußspitzen und das Becken mit einem schmalen Gipsring (vgl. Abb. 563 b). Bei Becken-Gehgipsverbänden, bei welchen die Fraktur noch nicht voll belastet werden soll, ist auf gutes Anmodellieren am Tuber ossis ischii zu achten. Die Haltung des Beckenring-Gipsverbands ist im übrigen die gleiche wie beim großen Beckengipsverband. *Technik. Lagerung:* am besten in einem spez. Extensionsgipstisch oder im Schraubenzugapparat nach *Böhler* oder einer entsprechenden Improvisation. Es kommt darauf an, daß nur das Kreuzbein auf einer kleinen Platte aufliegt und die übrigen Auflageflächen ebenfalls möglichst klein gehalten werden. Außer auf dem Kreuzbein liegt der Patient nur auf den Schulterblättern und den oberen Rückenabschnitten. Die Beine sind bei gleichmäßigem Zug in einem Schraubenzugapparat oder anderer Extensionsvorrichtung eingespannt. Bei Improvisationen genügt der Zug einer oder zweier Hilfspersonen an beiden Beinen. *Polsterung:* Darmbeinkämme, Os sacrum, Tuber ossis ischii, Patella, Tibiakopf Achillessehne, Ferse, Malleolen und Vorfuß werden mit Filzringen oder Schaumgummi gut gepolstert, darüber wird faltenloser Trikotschlauch gezogen und eine wattegefüllte Trikotschlauchrolle über das Sitzbein durch die Leistengegend gezogen, so daß diese geschützt ist. Bei großem Brust-Becken-Bein-Gipsverband muß ein weiteres Polster rings um den Brustkorb bis dicht unterhalb der Achselhöhlen zirkulär angelegt werden. Bedecken der Schamhaare mit einer Mullkompresse, damit sie nicht zu sehr mit Gips verkleben.

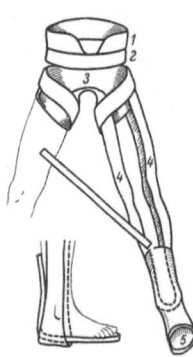

Abb. 563c. *Gipstechnik:* Lagenfolge für Beckengipsverband; *1* Thoraxlage, *2* Bauch-Becken-Lage, *3* Becken-Leistenbeuge-Lage, *4* Bein-U-Lage, *5* Fußlage
Merke! Die Thoraxlage muß u. U. nach oben bis in die Axilla verbreitert werden

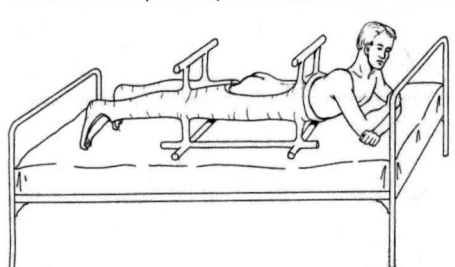

Abb. 564. *Beckenrahmengipsverband:* bei schweren Beckenbrüchen mit Weichteilverletzung; auch bei ausgedehntem Decubitus besonders geeignet, da der Patient 3–4mal innerhalb 24 Stunden ohne Änderung der Verbandanordnung auf den Rücken bzw. Bauch gelagert werden kann

Gips: es werden in rascher Folge 1–4 zirkuläre Gipslagen um den Bauch bzw. Thorax gelegt (s. Abb. 565c). Die Magengrube wird von vornherein ausgespart. Um die Leistengegend wird eine breite, kräftige Gipslage in Achtertouren (beim großen Beckengipsverband beidseitig, beim kleinen Gipsverband nur einseitig) herumgeschlungen. Es folgt eine innere und äußere lange Beinlage, welche auch als U-förmige Steigbügellage angefertigt werden kann. Der Fuß wird mit einer dorsal angelegten L-förmigen Lage gefaßt und sämtliche Lagen durch rasch angelegte 4–5 fache zirkuläre Bindentouren zu einer Einheit verbunden. Unter Umständen ist noch das Auflegen einzelner Gipslagenstücke zur Verbindung des Brustbeckenteils mit dem Beinteil notwendig. Zur Erhöhung der Stabilität wird beim großen Beckengipsverband das gesundseitige Gipshosenbein mit dem kranken Bein durch einen Querstab aus Holz oder Metall verbunden, wodurch die Statik des Verbands erheblich verbessert wird und die Pflege (Umdrehen des Patienten zur Reinigung u. dgl.) sehr erleichtert wird. Sollte der *Beckengips frühzeitig als Gehgips* gebraucht werden (z. B. bei Schenkelhalsfraktur), so ist der Brustteil bis über die Mamille, also nahezu bis in beide Achselhöhlen hinaufzuziehen; das gesunde Bein bleibt frei; die Magengrube wird durch ein großes Loch frei gelassen und das kranke Bein bis über die Zehenspitzen vom Gipsverband umfaßt, u. U. Angipsen eines Gehbügels oder einer hölzernen Gehrolle. Beidseitige Stockhilfe mit Vorderarmkrückstöcken ist für die anfänglichen Gehversuche unerläßlich. Die Schenkelbeuge muß freigelegt werden, so daß das gesunde Bein bis zu einem Winkel von 90° in der Hüfte gebeugt werden kann; freie Beweglichkeit der Arme ist zu beachten; ebenso, daß der Gips auf der kranken Seite bis auf 1 cm an die Gesäßspalte heranreicht.

Der *Doppelrahmenbeckenrumpfgips* (s. Abb. 564) ist nach den gleichen Grundsätzen angefertigt. Er ist jedoch durch einen ventral- und dorsalseitig angebrachten kräftigen Holz- oder Metallrahmen erweitert, so daß der Verletzte abwechselnd auf die Bauch- oder Rückenseite gelegt werden kann. *Indikation:* spez. bei schweren Becken- und Gesäßverletzungen oder großem Decubitus zur zeitweisen Entlastung der Wundfläche. Dieser Verband erleichtert die Pflege außerordentlich und sollte daher besonders bei primitiven äußeren Umständen und bei Personalmangel Verwendung finden.

β) *Gipshosenverband. Indikation:* Hüftluxation oder Oberschenkelfrakturen der Kinder. *Ausdehnung und Haltung:* beide Beine von den Malleolen bis zum Becken, welches durch einen Ring erfaßt wird; der Gips hält die Hüft- und Kniegelenke in Rechtwinkelstellung; letztere außerdem in einer, je nach Lage des Falls verschieden starken Abduktion. Gesäßspalte und Genitalien sowie Füße müssen frei bleiben, damit keine Kontrakturen entstehen.

γ) *Beingipsverband* (s. Abb. 565 a u. b). *Indikation:* Frakturen und Luxationen im Kniegelenkbereich und in den kranialen zwei Dritteln des Unterschenkels, Entzündungen und Verletzungen der Weichteile im gleichen Bereich. *Ausdehnung und Normalhaltung:* vom Tuber ossis ischii bis über die Zehenspitzen, die Zehenrücken frei lassend und das Kniegelenk in einer leichten Flexion von 170° und das Sprunggelenk im rechten Winkel bzw. leichtem Spitzfuß fixierend. Bei Tibiakopffrakturen und schwer zu stellenden Unterschenkelschaftfrakturen u. U. in Kombination mit Fersendrahtzug oder als Transfixationsgipsverband, welcher unter Dauerzug im Schraubenzugapparat oder Extensionsgipstisch angelegt wird. Unter Umständen auch bereits als Gehgipsverband, und zwar zur Entlastung von Kniegelenk oder Frakturen, indem eine gute Abstützung des kranialen Gipsrands am Tuber ossis ischii herausmodelliert wird. Der kraniale Gipsrand muß dann als breit aufsitzende Konsole herausgearbeitet werden. Die *Zinkleim-Beingipshülse* (vgl. Abb. 512). *Indikation:* verkleinerte Form des Beingipses zur Ruhigstellung des Kniegelenks nach kniegelenksnahen älteren Frakturen oder Kniebandschäden,

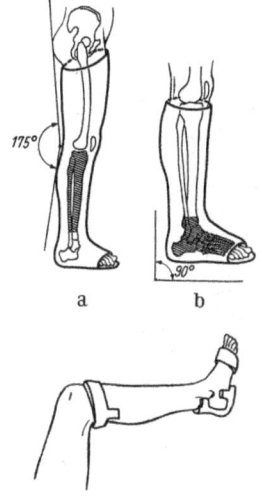

Abb. 565a bis c. a) Beingipsverband, b) Unterschenkelgipsverband *Merke!* Für schwere Unterschenkelbrüche mit Kniegelenkbeteiligung kann ein großer Beckengipsverband, für Malleolen-Luxationsfrakturen u. U. ein Beingipsverband erforderlich werden. Bei langfristiger Ruhigstellung sollte von der angegebenen „Normalhaltung" möglichst nicht abgewichen werden; c) *Unterschenkelgipsverband:* Polsterung beim sog. „ungepolsterten" Gipsverband. Es werden lediglich die druckgefährdeten Stellen (vgl. Abb. 61, 62) durch entsprechend geformte und aufgeklebte Schaumgummi- oder Filzstücke geschützt

Meniscusverletzung u. dgl. *Ausdehnung und Normalhaltung:* Gips vom Tuber ossis ischii bis dicht oberhalb der Malleolen, darunter Unterschenkelzinkleim vom Tibiakopf bis zu den Zwischenzehenfalten. Durch den Zinkleim werden die Gefahren einer Anschwellung des Fußrückens und der Knöchelgegend sowie Überlastung der Fußwurzel und des Knöchelbandapparats vermieden und trotzdem die Abrollung des Fußes und bequemeres Gehen ermöglicht. Der *Beinscharnier-Gipsverband* besteht aus je einer Gipsmanschette für den Ober- und Unterschenkel, welche die Kniegelenkgegend frei lassen und durch Scharniere so verbunden werden, daß eine achsengerechte Führung des Unterschenkels im Kniegelenk zustande kommt. *Indikation:* spez. für Tibiakopffrakturen, bei welchen aktive Kniebewegungen frühzeitig aufgenommen werden müssen, jedoch die achsengerechte Stellung der Fragmente erhalten bleiben muß. Die Drehpunkte der Scharniere müssen in der Kniegelenkachse liegen (schwierig!).

δ) *Unterschenkelgipsverband* (s. Abb. 565 b). *Indikation:* Verletzungen, Frakturen und Luxationen im Bereich des Mittelfußes, der Fußwurzel uud des distalen Viertels des Unterschenkels. *Ausdehnung und Normalhaltung:* von der Höhe des Wadenbeinköpfchens bis über die Zehenspitzen bei Rechtwinkelstellung des Sprunggelenks. (*Merke!* Schwere oder komplizierte Frakturen im distalen Unterschenkeldrittel und Luxationsfrakturen im Bereich der Sprunggelenke werden durch einen Unterschenkelgipsverband nicht ausreichend fixiert. Es ist ein Beingipsverband, u. U. ein Beckengipsverband notwendig.) *Polsterung und Gipstechnik* (s. Abb. 565 c): Wadenbeinköpfchen, beide Malleolen, Achillessehne und evtl. auch Fußrist werden mit Schaumgummi, der mit Klebemittel auf die Haut geklebt wird, gepolstert; darüber faltenloser Trikotschlauch und Anlegen einer dorsalen L-Lage von der Kniekehle über die Ferse und Fußsohle, so daß sie die Zehenspitzen etwas überragt. Am Fersenwinkel werden beiderseits die Falten eingeschnitten, übereinandergelegt und sorgfältig geglättet. Daraufhin Anmodellierung der L-Lage und Fixierung mit einigen zirkulären Binden. Das Kniegelenk muß frei gebeugt werden können und die Kniekehle deshalb ausgeschnitten werden. Am Fußrücken reicht der Gips bis zu den Zwischenzehenfalten. Die Zehen müssen bewegt und an ihnen die Durchblutung kontrolliert werden können. Der *Unterschenkel-Gehgipsverband:* entsteht dadurch, daß zusätzlich eine flache Holzrolle oder ein metallener Gehbügel am Unterschenkelgips angebracht wird. Das Metallband wird mit Schränkeisen dem Gips angepaßt und dann mit Gipsbinden in den übrigen Gips eingebaut. Der Bügel muß genau in der Unterschenkelachse liegen. Die Ferse soll vom Bügel etwa 2 cm entfernt sein. (*Merke!* Gummi- oder Lederunterlage der Gehfläche, damit sicheres Gehen gewährleistet wird.) Die Verbandanordnung dient nicht der Frakturentlastung, sondern nur zur Entlastung der Gipssohle, welche sonst in kürzester Zeit durchgetreten ist. Bei Verwendung einer Fußsohlenrolle kann der Fuß etwas abgerollt werden, wodurch eine dem Normalen nahekommende Belastung der Fraktur und des Kniegelenks erzielt wird.

ε) *U-Gipsschiene am Unterschenkel* (nach *v. Brunn*). *Indikation:* einfache Knöchelbrüche; besitzt den Vorteil, daß das Gelenk geübt werden kann, ohne daß Schmerzen oder Dislokationen auftreten. *Polsterung und Technik:* 12 cm langer Flanellstreifen wird U-förmig um den Unterschenkel gelegt, so daß der Unterschenkel wie in einem Steigbügel steht. Eine Gipslage aus 7–8 Schichten (im Mittelstück noch etwas verstärkt) wird ebenfalls steigbügelförmig darübergelegt und kräftig nach kranial gezogen. Gleichzeitig wird der Gips mit Mullbinden befestigt. Malleolen und Wadenbeinköpfchen müssen auch hier sorgfältig gepolstert werden. Die U-Schiene kann bis zum Oberschenkel verlängert werden, wenn auch das Kniegelenk mit ruhiggestellt werden muß.

ζ) *Kombinierter Gips- mit elastischem Bindenverband. Definition:* Eine Kombination aus Kerlix-Gaze, elastischer Binde, Schiene aus Gips zum Zwecke eines fixierenden Kompressionsverbands. Er dehnt sich bei Schwellung und legt sich bei Nachlassen der Schwellung wieder an. *Technik:* statt Wattepolster zunächst Verband aus Kerlix-Gaze, welche sich bei Schwellungszuständen dehnt; darüber Schiene aus Gips etwa achtfach, welche nirgends überlappen darf; abschließend zirkuläre Touren mit elastischer Binde (höchstens zweifach); Verband ist so elastisch, daß er nicht gespalten zu werden braucht. *Indikation:* Osteosynthesen an Vorderarm- und Unterschenkel, bei welchen frühzeitige aktive Übungen erwünscht sind. KeS-Verband ist sehr leicht und gestattet dies.

3. *Gipsverband am Schädel und Hals.* α) *Halskrawatte. Indikation:* Wirbelfrakturen und -luxationen der HWS, Spondylitis der HWS und oberen BWS. *Ausdehnung und Haltung:* umfaßt den gesamten Unterkieferrand und verläuft dicht unter dem Ohr bis zur Tuberositas des Os occipitale. Am Thorax reicht die Krawatte bis zu den Schulterblattgräten, dem Akromion, den Schlüsselbeinen und dem Brustbeinkörper. *Technik:* vor dem Anlegen erfolgt eine länger dauernde Suspension des Kopfs an einer *Glisson*schen Schlinge (vgl. Abb. 566), da durch den Verband so gut wie immer eine Entlastung der HWS erzielt werden soll. Zur Polsterung wird ein Schaumgummiring entsprechend dem oberen Gipsrand um Kinn und Hinterhaupt und auf beide Schulterhöhen geklebt. Zunächst werden zirkuläre Gipsbindentouren um den Hals angelegt, welche nach oben über die Kinnspitze und das Occiput, nach unten die Schulterblattgräten und das Brustbein umfassen. Um einen guten Sitz des Verbands an den Schulterhöhen zu erreichen, werden zunächst durch die Achselhöhlen einige Achtertouren gelegt, welche nach dem Erhärten wieder abgeschnitten werden.

β) *Der Schanzsche Wattekragenverband:* kann ebenfalls mit Gips verstärkt werden, wenn z. B. nach Schiefhalsoperationen eine Überkorrektur erreicht werden soll.

γ) Das *Gipsdiadem* dient der Überkorrektur von Schiefhalsstellungen oder nach Schiefhalsoperation. Es besteht aus einem Gipsring, welcher zirkulär von der Stirn um das Hinterhaupt verläuft und aus einem zweiten Gipsring, welcher senkrecht dazu von der Scheitelhöhe über die Schläfengegend und um das Kinn zieht. In der Schläfengegend wird ein Ring oder Haken eingebaut, an welchem ein durch die Achselhöhle gelegter Gummizug eingehakt wird.

4. *Gipsbett. Indikation:* Spondylitis tbc.; das Gipsbett soll das Zusammensintern der erkrankten Wirbelkörper verhindern und eine gibbusfreie Ausheilung des Prozesses ermöglichen; nach Operationen (spez. zur Versteifung) der Wirbelsäule. *Polsterung und Technik:* Bauchlagerung mit Unterstützung des Brustbeins und der Schenkelbeugen sowie der Stirn mit je einer weichen breiten Rolle oder (besser!) auf einer großen, dicken Schaumgummiauflage des Tisches. Über den gesamten Rücken wird eine nicht zu dick bemessene Schaumgummiplatte geklebt und ein Trikotschlauch über Rumpf und Becken gezogen. Mit zirkulären breiten Binden, welche vom Gesäß bis zum Nacken in querer und Längsrichtung locker aufgelegt (keine einzelnen Gipslagen, weil sie drückende Gipsränder bilden) und gut anmodelliert werden (zur Verstärkung evtl. Zwischenlagerung von Schusterspänen). Nach Fertigstellung werden die Kanten abgeschnitten und geglättet, der Trikotschlauch aufgeschnitten und über den Rand umgeschlagen und mit schmaler Cellonabinde oder mit Heftpflaster befestigt; evtl. Verstärkung durch außen eingegipste Eisenbänder. Vor dem Gebrauch ist das Gipsbett einige Tage in warmem Raum zu trocknen.

II. Langsam erhärtende Verbände. *Indikation:* nicht geeignet als Retentionsverband bei Neigung zur Deformität, z. B. bei den meisten frischen Knochenbrüchen (hier statt dessen Gipsverband!), wohl aber als Schutzhülse bei bereits konsolidierenden Knochenbrüchen sowie bei Entzündung der Knochen und Gelenke (z. B. Korsett bei Spondylitis, Hose bei Coxitis, Knie-, Bein- oder Ellenbogenhülse, Schiefhalskrawatte); leicht, elastisch und gut verarbeitbar; wegen der langsamen Erhärtung über einem Modell; evtl. abnehmbar; evtl. artikulierend; evtl. perforiert.

Technik:

1. *Eiweißverband* (*Larrey:* um 1800)
2. *Dextrinverband* (*Velpeau:* 1838) } veraltet.
3. *Paraffinverband:* wenig gebräuchlich.
4. *Kleisterverband* (*Seutin:* 1834): aus Stärkekleister (fein verriebene Stärke wird mit warmem Wasser zu einem gleichmäßigen Brei vermischt und mit kochendem Wasser verdünnt) in Form damit getränkter Mullbinden, evtl. kombiniert mit Schienen; Erhärtungsdauer 2—3 Tage; heutzutage ersetzt durch den Schusterspan-Stärkebindenverband oder durch einen der nachstehenden Verbände; recht beliebt sind die fertigen Stärkebinden, die mit warmem Wasser anzufeuchten und leicht auszudrücken sind; da der Verband beim Trocknen weit wird, müssen die Binden etwas fest angezogen werden.
5. *Leimverband* (*Vanzetti:* 1846): aus Tischlerleim in Form damit getränkter Leinwandstreifen mit Verstärkung durch Segeltuchstreifen, Furnierholz, Hobelspäne („Holzleimverband"), Rohrgeflecht („Rohrgeflechtleimverband"), Celluloseplatten („geleimter Celluloseverband"), auch mit Zusatz von Peptonmasse („Peptonleimverband" nach *Schleich*), Zinkmasse („Zinkleimverband" nach *Unna*) u. dgl.; Trocknungsdauer 3 bis 6 Stunden; Anwendung z. B. als Kompressionsverband bei Unterschenkelschwellung, -geschwür und -varicen, Fußdistorsion, -fraktur und -sehnenscheidenentzündung.
6. *Wasserglasverband* (*Schrauth:* 1857): veraltet!
7. *Celluloidverband* (*Landerer-Kirsch*): aus Celluloid-Aceton-Brei in Form damit bestrichener Mull- oder Trikotlagen, evtl. mit Stahldrahtverstärkung; Lösung ist feuergefährlich (Aceton) und explosiv (Celluloid), belästigt die Hände (daher benutze man Handschuhe!) und Atmungsorgane; mit Glasstöpsel verschlossen aufzubewahren; Erhärtungsdauer einige Stunden; mit Stahldrahtgerüst auch zu Plattfußeinlage (*Lange*); nicht feuergefährlich ist das *Cellon*.

G. Streckverbände

(Zug- oder Streck- [Extensions- oder Distraktions-] Verbände in Form der „permanenten Extension")

Geschichtliches: in der jetzigen Form, spez. zur Frakturbehandlung eingeführt in Deutschland von *v. Volkmann* (1865), weiter ausgebildet von *Bardenheuer* (1889/95), als Knochenextention mit Nagel angegeben von *Codivilla* (1903) und weiter durchgeführt von *Steinmann* (1907) und mit Draht zuerst angewandt als Fersendrahtzug u. a. von

Klapp (1913), und für die Frakturbehandlung weiter ausgebaut, auch mit Bohrapparat und Spannbügel von *Kirschner* (1927) (vgl. Abb. 469).

Indikationen:

a) Hauptsächlich bei **Frakturen bzw. Osteotomien** als Retentionsverband (in vielen Fällen bestwirksam, und zwar sowohl *anatomisch* [Beseitigung der Deformität, vor allem der Verkürzung z. B. bei Oberschenkelbruch] als auch *funktionell* [Möglichkeit gleichzeitiger, aktiver Übungsbehandlung, Muskel- und Gelenkpflege sowie Verhütung von Callus luxurians, Ödem und Hautatrophie!]). Dagegen sind im allgemeinen für Dauerzugbehandlung wenig oder nicht geeignet: komplizierte, spez. infizierte Brüche und solche bei alten Leuten und Deliranten. Letztere bedürfen einer Behandlungsart, mit welcher eine stabile Osteosynthese oder zuverlässige äußere Schienung erreicht wird.

Nachteile: 1. *Schädigung der Haut:* Bei Verwendung von an der Haut angreifender Extension (Heftpflaster!) *Blasenbildung* bei empfindlicher Haut und *Decubitus* bei fehlerhafter Technik (daher vorspringende Knochenpunkte, spez. Oberschenkelcondylen, Wadenbeinköpfchen [N. peroneus!], Schienbeinkante, Knöchel (vgl. Abb. 61, 62) usw. polstern, z. B. durch Watte oder Flanellbindenumwicklung; zirkuläre schnürende Touren, spez. in der Gegend der Achillessehne und an Fußspann vermeiden; seitliche Reibung, spez. an den Knöcheln ausschalten durch genügend breites „Spreizbrett oder -bügel": sog. „Sprengelscher", Zehenring; *die Vermeidung von schädlichem Druck ist eine wichtige Aufgabe bei den Zugverbänden.*

2. *Schädigung der Gelenke: Gelenkerschlaffung* (daher nicht zu *starker* Zug und Unterstützung der Gelenke, spez. des Kniegelenks durch Rolle, Sandsack u. dgl. oder besser Streckverband *in Semiflexion der Gelenke!*) und *Gelenkkontraktur* (daher frühzeitig beginnende aktive Übungsbehandlung, gegen Spitzfuß Fußbrett oder vertikale Suspension des Fußes!).

3. *Distraktion der Fraktur* (spez. bei Dauerdrahtextension) und dadurch Gefahr der verzögerten Bruchheilung und *Pseudarthrose*.

4. *Durchblutungsstörung:* durch übermäßigen Zug entsteht Drosselung der Gliedmaße, *Sudeck*sche Dystrophie, Ischämie.

5. Schwierige und nicht immer durchführbare *Technik* (u. a. bei Transport, z. B. im Kriege).

Hauptregeln des Streckverbands bei Frakturen: Verbandanlegen möglichst *sofort* im Anschluß an die Reposition und mit genügender, aber auch nicht zu starker *Belastung* unter Kontrolle des klinischen Befunds (Längenmessung mit Meßband!) und Röntgenbefunds; bei der Beurteilung der Zugkraft ist einerseits das Zuggewicht andererseits die Reibung zu berücksichtigen, welch letztere durch Verwendung von Schleifflächen, Rollen, Schweben u. dgl. möglichst zu verringern ist. (*Merke!* Eine Fraktur darf niemals während der ersten Stadien der Heilung kontinuierlich distrahiert werden!)

b) Außerdem ist der Streckverband angezeigt zur **Ruhigstellung und Entlastung der Gelenke**, z. B. bei Entzündung, spez. Tuberkulose oder nach Resektion, ferner

c) zur **Dehnung von Weichteilnarben**, spez. bei **Kontrakturen** und zur **Hautdehnung bei Wunden, auch an Amputationsstümpfen:** entweder Heftpflaster- bzw. Mastisolköperstreifen mit Verknotung unter Zug (sog. „Knotenextension") oder mit Gewichtszug evtl. unter Gummieinschaltung oder Zug an angebundene bzw. angegipste Holz-, *Cramer-*, Bandeisenschiene bzw. -bügel (bei Amputationsstumpf auch an Prothese) oder mit Verschnürung mittels an den Wundrändern angebrachter Hakenstreifen (sog. „Miedernaht").

Hierher gehören schließlich auch in gewisser Hinsicht die Zugverbände mit Trikotschlauch für Bein- und Amputationsstumpfextension oder mit Heftpflaster- bzw. Mastisolköperstreifen bei Bruch von Schlüsselbein (nach *Sayre* u. a.), Olecranon und Patella, Rippen u. a. sowie der Klumpfuß-Redressionsverband (nach *v. Öttingen*).

Technisches: Gliedlagerung, spez. Gelenkstellung: am besten in *Halbbeuge- bzw. auch geringerer Beugestellung (Semiflexion) der Gelenke* (bereits früher verwandt, z. B. bei Beinlade, Schwebe und doppelter schiefer Ebene; besonders betont bereits im 18. Jahrhundert von *Pott*, von *Zuppinger* 1905), z. B. an Hüfte in ∢ 30—60° (evtl. sogar 90°) und an Knie in ∢ 130—150°, und zwar an beiden Gelenken korrelat, d. h. entsprechend stark gewinkelt. *Vorzüge:* Muskelerschlaffung, geringere Gewichtsbelastung (und zwar etwa $1/2$–$1/5$), Vermeiden der Hautschädigung sowie der Muskel- und Gelenküberdehnung, auch der Fragmentdistraktion, dies spez. bei Knochendrahtextension (s. u.), Möglichkeit frühzeitiger aktiver Übung, spez. Muskel- und Gelenkpflege. *Technik:* am einfachsten und besten sind Hängemattensuspension, sonst auch Schienen mit Semiflexionsstellung der Gelenke, z. B. Drahtleerschiene nach *Braun, Böhler, Kirschner* u. a., evtl. mit Vorrichtung zur Selbstbewegung nach *Zuppinger, Ziegler, Böhler* u. a., behelfsmäßig Kissen oder doppelte schiefe Ebene. Verschiedene Extensionslagerungen für Arm und Bein mit Hilfe von Bettlängs- und -quergalgen, Lochstab-Extensionsgerät (vgl. Abb. 489, 490, 505, 510, 511) und Improvisationen. Im übrigen gilt für die Gliedlagerung:

a) *Bein:* bei Lagerung auf *gewöhnlicher Schiene* ist der Reibungswiderstand zu groß, als daß ein genügend wirksamer Zug zustande kommen könnte; statt dessen kommen folgende Verfahren in Frage:

I. *Schleif- oder Schlittenschiene:* v. *Volkmann*sche T-*Schiene* auf Holzbrett mit zwei aufgeleimten dreiseitigen Prismen (dabei muß der Fuß mit der ganzen Sohle fest gegen das Fußbrett angedrängt und straff anbandagiert werden, sonst Fersendecubitus, und das Knie darf nicht hohlliegen, sonst Genu recurvatum!).

II. *Schweben,* am besten in Form der *Hängemattensuspension,* wobei die Extremität in breiten Tüchern oder Flanellbindenzügeln aufgehängt wird (vgl. Abb. 490); bei *Oberschenkelbrüchen kleiner* ($1/2$–4 jähriger) *Kinder* (Beschmutzung!) empfiehlt sich *Vertikalsuspension nach Schede* (vgl. Abb. 509) (zum Bettgalgen, behelfsmäßig auch im Kinderwagen; am besten mit Gummieinschaltung; Zugstärke bis zur Beckenschwebe; Gegenzug erfolgt durch Körperschwere und evtl. Beckenmieder, welches am Bett fixiert wird. Zweckmäßig auch Extension an beiden Beinen, damit keine Rotationsdislokation entsteht.

III. *Schienen mit Semiflexionsstellung der Gelenke* nach dem Prinzip von *Petit-Pott-Zuppinger,* z. B. *Braun*sche Leerschiene in Form eines Eisenstangenrahmens, evtl. kombiniert mit Zugvorrichtung (nach *Böhler*) oder verstellbare Beinschiene nach *Kirschner* (vgl. Abb. 511).

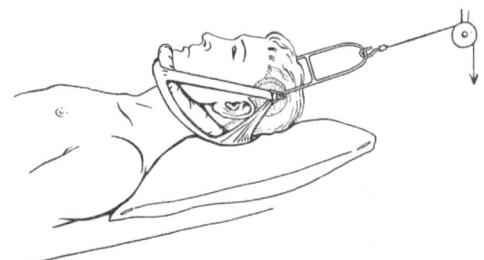

Abb. 566. *Extensionsverband am Kopf: Glissonsche Schlinge,* am besten aus elastischem Gummimaterial, da sich dieses dem Einzelfall am besten anpaßt

b) *Arm:* im *Bett* Lagerung auf Kissen oder Schiene bei Drahtzug Vertikal- oder Horizontalsuspension mit Hilfe Galgensuspension (vgl. Abb. 489, 490), *ambulant* am Oberarm mit Armtrageschlinge und „Baumelgewicht" (*Clarc-Hamilton*) oder Abduktionsschiene mit Heftpflaster- oder Drahtextension am Olecranon.

c) *Kopf und Rumpf:* Zug mittels *Glisson*scher *Schlinge* und Gegenzug durch Körperschwere bei Hochstellen des Kopfendes oder durch Streckverband an den Beinen (s. Abb. 566).

Zug. 1. *Gewichtszug:* durch Anhängen von Gewichten oder besser von in eine Tragstange einschiebbaren, daher leicht auswechselbaren Ballastscheiben mit genauer Gewichtsaufschrift; behelfsmäßig auch durch ausgewogene Sandsäcke, Ziegelsteine, Wassereimer, Schrotbeutel u. dgl.; die Gewichte dürfen nicht abfallen können, etwa auf den Kranken, daher haltbare Drahtseil- und Sicherheitsvorrichtung!

2. *Gummizug:* durch unter Spannung eingeschaltetes Gummiband bzw. -schlauch, auch in Verbindung mit Gewichtszug (welcher durch Gummizwischenschaltung angenehmer wirkt) spez. an Fingern und Zehen.

3. *Federzug bzw. Quengelzug:* durch zwischengeschaltete Feder oder Knebel, dessen Drehung einen langsam steigerbaren Zug ergibt.

Gegenzug (Kontraextension) erfolgt (außer durch *Reibung*) durch folgende Maßnahmen:

1. *Höherstellen des Bettfußendes* (um etwa 20–30–40 cm) durch Holzklötze mit napfförmiger Vertiefung für die Bettfüße, sicherer durch Holztreppe, notfalls durch Ziegelsteine u. dgl., wobei das Eigengewicht, d. h. die Schwere des auf der schiefen Ebene abwärtsgleitenden Körpers als Gegenzug wirkt (vgl. Abb. 510).

2. *Gegenhalt am Damm* durch „Dammschlauch", d. h. durch zwischen den Beinen um den Damm durchgeführten und an einer entspr. Masse (am besten am Kopfende des Betts) befestigten oder gegenextendierten Schlauch aus gepolstertem Gummi, wattegefülltem Trikotschlauch, Schafwolle, Bettuch u. dgl., bei stärkerer Belastung auch gelegentlich Gegenhalt am Brustkorb durch Gurten oder Mieder; bei Kindern empfiehlt sich ein fixierbarer Miederverband.

3. *Tretstütze*, z. B. Holzkiste für den gesunden Fuß, wobei zur sicheren Wirkung das Knie durchgedrückt werden muß, was bei Schlafenden oder Unvernünftigen mittels Knieschiene u. U. erreicht werden muß.

Zugleitung: mit Reef-Schnur 0,5–0,7 mm stark oder mit dünnem Drahtseil (am sichersten!).

Zugführung: zwecks Vermeidens jeglicher Reibung durch genügend weite und dicke, zugleich glatte *Ringe* oder *über Rollen* mit entspr. Zahl, Anordnung und Einstellung der Zughöhe und -richtung; am einfachsten einschraubbare Rolle (sog. ,,Vogelrolle"), aufschraubbare Rolle oder besser Rollenträger mit Höhen- und Seiteneinstellung und allseitig drehbarer ,,Blockrolle"; recht empfehlenswert ist auch das Lochstab-Extensionsgerät (Firma *Braun*-Melsungen), welches alle erforderlichen Einzelteile enthält (vgl. Abb. 489, 490, 510).

Zugrichtung: außer dem *Längs-* (*Achsen-*) *Zug*, welcher in den meisten Fällen zur Beseitigung der Deformität nicht nur im Sinne der Verkürzung, sondern auch im Sinne der seitlichen und winkligen Dislokation genügt, sind u. U. angezeigt:

1. *Seiten- oder Querzug*, evtl. verstärkt durch einen weiteren Querzug am Gelenkende jedes Fragments nach der Seite der Verschiebung (sog. ,,Abhebelungszug"), z. B. bei seitlicher oder winkliger Verschiebung des Oberschenkels.

2. *Vertikaler Zug*, d. h. Zug decken- bzw. bodenwärts am Galgen bzw. zur Bettunterlage, z. B. bei Hüftgelenkbruch (vgl. Abb. 505) mit Dislokation nach vorn oder hinten, auch am Fuß zur Extension von Vorderfußbrüchen (vgl. Abb. 524 b) und zur Behebung der Spitzfußgefahr im Schwebeverband, schließlich beim *dreiteiligen Zugverband nach Schede* wegen Kniebeugekontraktur (3 Züge: erster längs, zweiter bodenwärts am unteren Oberschenkelende und dritter deckenwärts am oberen Unterschenkelende; am besten in einem Bett mit dreiteiliger Matratze).

3. *Durchgreifender Zug*, d. h. 2 Querzüge nach entgegengesetzten Seiten, davon einer schmäler und durch den breiteren durchgesteckt (zur Näherung der auseinandergewichenen Fragmente und gleichzeitig zur Gelenkkompression, z. B. bei Gelenkbrüchen am Ellbogen und Knie sowie bei Beckenbrüchen).

4. *Rotationszug:* entweder einfach (bloß nach *einer* Seite) oder besser, namentlich zwecks Vermeidung von Querzugwirkung doppelt (nach den *beiden entgegengesetzten Seiten*) zur Behebung der Verdrehung, z. B. bei Oberschenkelbruch.

5. *Distraktionszug:* zur kurzfristigen Reposition von Verkürzungen, z. B. im Schraubenzugapparat und anschließenden Fixierung im Gipsverband (*Transfixationsgipsverband*) (vgl. Abb. 492).

Zugmittel: a) Gewöhnlich in Form des an der Haut angreifenden *Klebverbands*, und zwar mit:

1. *Heftpflaster* (als kombiniertes Bleiharzpflaster: sog. *Enplastrum adhaesivum* oder besser, weil besser klebend, als Kautschukpflaster, evtl. mit Zinkoxydzusatz: z. B. Helfo-, Leuko-, Germaniaplast): zu Streckverbänden am besten mit Segeltuchunterlage (Segeltuchheftpflaster) (s. oben).

2. *Mastisol oder Arasol* als Klebemittel auf der Haut mit darübergezogenem Trikotschlauch, spez. zum Verband von Amputationsstümpfen und Extensionsbehandlung von solchen (auch ,,Stülpa"-Kombination).

3. *Klebrobinde* (v. *Heuß*): reizlos (kein Kautschukgehalt!); porös, daher Sekret durchlassend (Kreppstoff!); wasserfest (auch im Bad); elastisch.

b) *In besonderen Fällen* (und zwar bei Wunde, Geschwür, Blase, Ekzem oder Decubitus sowie bei Diabetes):

4. *Nichtklebende* (vielmehr durch Reibung haftende) *Verbände:*

Trikotschlauchverband nach der ,,Stülpa"- oder ,,Tubegauz"-Technik (s. oben) (vgl. Abb. 558).

Zinkleimverband mit aufgeklebtem oder eingeleimtem Trikotschlauch oder Längsstreifen aus Köperstoff oder Varicosan-Binde u. dgl. (festhaltend, auch hautschonend, daher ratsam bei Beingeschwür oder dgl., aber nicht sicher vor Abrutschen, daher nur bei schwächerem Zug brauchbar!) oder

Gipsverband (gut anmodelliert!) mit eingegipsten Längsstreifen oder

Elastischer Klebeverband mit aufgeklebten Heftpflaster-Längsstreifen und mit diese wieder festhaltendem 2. elastischem Klebeverband.

5. *Fertige Bandagen:* manschetten- oder halfterartig an Stellen mit vorspringendem Winkel; auch improvisierbar; empfehlenswert sind z. B. am Kopf *Glisson*sche Schlinge

(vgl. Abb. 566) (Kleiderbügel nebst Kinnschleuder aus Gurtenstoff) und am Fuß *Linartzscher* Filzschuh.

6. *Zügel* aus krawattenartig zusammengelegtem Tuch oder aus Streifen mit künstlichem Knoten (Nodus) oder Schlinge (Ansa), z. B. nach *Hennequin* an Hand, Ellenbogen, Fuß und Knie (hier zusammengelegtes Tuch mit der Mitte auf die Vorderseite des Oberschenkels oberhalb des leicht gebeugten Knies, die beiden Enden kreuzweise durch die Kniekehle und vor dem Unterschenkel zusammengeführt, daran Gewicht über Rolle mit Schnur in der Knotenstelle).

7. *Korbhülsenextension* (*Oppenheim*; aber auch schon früher bekannt): elastische Hülse aus spiraligem Geflecht von Palmblatt oder von spanischem Rohr analog dem im Volk bekannten „Bauern- oder Mädchenfänger" oder „Hexenstrumpf", wobei das Hineinschlüpfen leicht, dagegen das Herausschlüpfen erst durch Zusammenschieben der Hülse, nicht aber durch einfaches Abziehen der Hülse möglich ist; anwendbar z. B. an Zehen und Fingern, Unterschenkel und Vorderarm (nicht unbedenklich; jedenfalls ist das Glied gut zu unterpolstern und Zirkulationsstörung zu vermeiden; überhaupt nur anzuwenden als Notbehelf und kurzfristig, z. B. für die Dauer des Anlegens des Retentionsverbands).

c) *Tiefer als an der Haut angreifender Zug* (zwecks besonders *energischer* Zugwirkung, namentlich bei Dislokation, spez. Verkürzung wertvoll):

Knochenextension: Extension an einem durch den Knochen durchgebohrten Nagel (*Codivilla* 1903, *Steinmann* 1907) oder an einer in den Knochen eingeschlagenen Klammer (*Heineke* 1900) oder am besten an einem durch den Knochen durchgeführten Draht (*Klapp* 1913, *Kirschner* 1927). Methode der Wahl ist heute: die Drahtextension nach *Kirschner* mit Spannbügel (s. Abb. 469) und der Nagelzug mit *Steinmann*-Nagel.

Vor- und *Nachteile* sind im allgemeinen die des gewöhnlichen Streckverbands; u. U aber ist er diesem ganz bedeutend überlegen, daher in vielen Fällen heutzutage bevor zugt.

Vorteile: 1. kräftigere Wirkung (weil am Knochen angreifend), 2. Vermeidung der Hautschädigung und meist auch der Gelenküberdehnung.

Nachteile (aber meist sämtlich vermeidbar!): 1. Gefahr der Infektion nebst Knochennekrose und -fistel (meist, aber nicht immer vermeidbar durch peinlichste Asepsis, Umgehen des Frakturhämatoms, Incision durch die Haut [aber nicht bis auf den Knochen], nicht zu langes [höchstens 3—4 Wochen] Liegenlassen des Knochennagels, Sicherung vor seitlichem Verrutschen, Desinfektion des Nagels vor dem Herausziehen mittels Jodtinktur oder dgl.). 2. Gelenküberdehnung (vermeidbar durch nicht zu starke Gewichtsbelastung und durch passende Nagelungsstelle, z. B. beim Oberschenkelbruch *oberhalb* des Kniegelenks). 3. Schmerzen, Nagellockerung, Decubitus an den Durchlochungsstellen, Schädigung von Gelenk und bei Jugendlichen von Epiphysenfugen mit Wachstumsstörung (vermeidbar durch entspr. Technik s. u.). 4. Überziehung von Frakturen (Pseudarthrose!). 5. Gliedmaßendystrophie durch übermäßigen Zug.

Indikationen: wie beim gewöhnlichen Streckverband; namentlich trete er an dessen Stelle, falls dieser versagt oder zu schwache Zugwirkung entfaltet; in Betracht kommen vor allem Ober- und Unterschenkel-, bisweilen auch Vorderarm- und (suprakondyläre) Oberarmbrüche; es ist bei den genannten Knochenbrüchen die Knochennagelextension angezeigt: 1. (wegen der kräftigen Wirkung!) im Falle starker Dislokation, spez. Verkürzung namentlich in veralteten Fällen und nach Osteotomie, hier auch zur künstlichen Verlängerung der Gliedmaße; 2. (wegen der Hautschonung!) im Falle geschädigter Haut: Wunde (komplizierte Brüche, spez. Schußbrüche!), Ekzem, Decubitus, ferner evtl. auch bei Fettleibigkeit und bei Alter, schließlich auch 3. bei distalsitzenden Brüchen (z. B. bei solchen der Fußgelenkgegend) und 4. bei mehrfachen Brüchen einer Gliedmaße; 5. bei schlechtem Allgemeinzustand (z. B. Schock-Kollapssyndrom), wenn das Anlegen langwieriger Verbandsanordnungen nicht möglich ist.

Technik: die typische Drahtbohrstelle liegt im allgemeinen im Bereich der peripheren Metaphyse. Die *gebräuchlichsten Drahtbohrstellen* zeigt Abb. 468.

Anlegen des Drahts oder Nagels: Desinfektion der Drahtbohrstelle; Proximalverziehen der Haut und Vorstoßen des Drahts bis auf den Knochen. Durchbohren oder Durchschlagen des Drahts oder Nagels; auch Drähte werden am besten durchgeschlagen, (*Zenker*) weil bei Durchbohren des rotierenden Drahts Knochenschädigung durch Erhitzung und ein weiter Bohrkanal entsteht, in welchem sich der Draht leicht hin und her bewegen läßt. Der durchschlagene Draht sitzt fester im Knochen. Der richtig liegende Draht wird *gespannt*, indem er in einem Bügel mit Spannvorrichtung eingeklemmt wird (z. B. Extensionsbügel nach *Kirschner*, bei welchem ein Drahtende fixiert, das andere in einer Klemme gefaßt und mit Hilfe eines Gewindes in die Länge gezogen wird; Bügel nach *Beck* ermöglicht die Spannung durch Entfernung seiner Endpunkte mit Hilfe einer Flügelschraube; Bügel von *Stiefenhofer* funktioniert nach dem gleichen Prinzip, hat jedoch den zusätzlichen Vorteil, daß er in der Weite verstellbar und daher für sämtliche vorkommenden Extensionen verwendet werden kann). Draht oder Nagel, wenn möglich auch Bügel sollen steril sein (*Cave!* Infektion des Stichkanals!). Das seitliche Verrutschen des Drahts wird durch Stellschrauben und Stellscheiben verhindert. Zwischen Haut und den Scheiben wird aseptischer Verbandstoff dazwischengelegt. Für die *Nagelextension* wird ein „perforierender" Nagel aus Stahl (nach *Steinmann*) von kleiner Hautincision nach lokaler Anästhesie von Haut und Periost durchgeschlagen. Der Nagel muß genau senkrecht (nicht schräg) den Knochen durchbohren. In besonderen Fällen kann je ein distal bzw. proximal von der Fraktur durch den Knochen gelegter Draht oder Nagel mit einem verstellbaren Schraubensystem in Verbindung gebracht werden (Distraktionsapparat nach *Klapp*), wodurch die Frakturenden genau aufeinandergestellt und u. U. unter dosierbaren Druck gebracht werden können. Die *Klammerextension*, bei welcher der Draht oder Nagel durch einen scherenförmigen Apparat ersetzt ist, der mit zwei durch die Weichteile in den Knochen sich einbohrenden Spitzen (nach *Reh, Schmerz, Shoemaker, Hoffmann*) bewehrt ist, ist wegen des unsicheren Sitzes und der erhöhten Infektionsgefahr an den Extremitäten nicht mehr in Gebrauch. Am Schädel wird die Klammerextension in Form der *Crutchfield*-Klammer verwendet (Frakturen der HWS–BWS) (vgl. dort). Infizierte Nägel oder Drähte müssen sofort entfernt werden.

Spezielle Methoden. α) *Drahtextension am Oberarm:* Drahtbohrstelle 3 Querfinger breit distal des Olecranons durch die Ellenkante. Lagerung: entweder auf Abduktionsschiene, an welcher die Extension mittels Feder- oder Gummizug fixiert wird; oder im Bett als *Horizontalextension* (s. Abb. 489). Der Oberarm liegt dabei in Abduktion bzw. auf einem keilförmigen Kissen; Ellenbogengelenk im Winkel von etwa 110°; Vorderarm in leichter Vertikalextension suspendiert (spez. für Oberarmhalsfraktur und Schaftfrakturen im proximalen Drittel. Als *Vertikalextension* (s. Abb. 490,): der Oberarm ist vertikal suspendiert, der Vorderarm horizontal in starker Pronation in einer Schwebe gelagert (spez. für suprakondyläre Oberarmfraktur).

β) *Drahtextension am Vorderarm:* im allgemeinen nicht als Dauerextension, sondern nur für die Dauer der Reposition von Vorderarmbrüchen und Handwurzelluxationen. Drahtbohrstellen: proximaler Ellendraht dicht distal des Olecranons und zweiter Draht durch die distale Radiusepiphyse (vgl. Abb. 492) oder durch das Köpfchen des Metakarpale II oder quer durch sämtliche Köpfchen der Metakarpalia II–V (*Cave!* Beugesehnen, spez. am Zeigefinger); mit Hilfe beider Drähte wird der Vorderarm in einen Schraubenzugapparat für den Arm nach *Böhler* eingespannt und reponiert. Bei fortwirkendem Zug wird ein Armgipsverband angelegt, in welchem nach Erhärten des Gipses die Drähte zunächst noch so lange liegenbleiben, bis keine Gefahr einer Verkürzung mehr besteht. Sobald ausreichende Callusbildung vorhanden ist, werden die Drähte entfernt und der ungepolsterte Armgipsverband in gleicher Haltung unverändert belassen. Ist ausnahmsweise am Vorderarm eine Dauerextension erforderlich, so muß Bettruhe eingehalten werden und im Sinne der Horizontalextension des Oberarms und der Vertikalsuspension des Unterarms (s. oben) gelagert werden.

γ) *Drahtextension an Mittelhand und Finger.* Drahtbohrstellen: durch die Grund- und Mittelphalanx der Finger II–V oder durch die Weichteile der Fingerkuppe (*Merke!* Im letzteren Falle dürfen nur ganz geringe Zugwirkungen von nicht mehr als höchstens 100 g ausgeübt werden, um Nekrosen und Fingereiterung zu vermeiden). Bei Erwachsenen versuche man, wo immer möglich, mit der dorsalen Gipsschiene und volaren Fingerschiene (vgl. Abb. 503) auszukommen und die direkte Drahtextension am Finger zu vermeiden. Bei Jugendlichen ist sog. „*Tennisschlägerverband*", bei welchem direkter Drahtzug an den Fingern angebracht ist und an einem tennisschlägerartigem Bogen, welcher die Hand umgibt, seinen Gegenzug findet, erlaubt (*Cave!* Tennisschlägerverbände bei Erwachsenen wegen der in dieser Verbandsanordnung sehr rasch eintretenden Fingerstreckkontraktur, welche nur sehr schwer wieder zu beseitigen ist). Bei sämtlichen Verbandanordnungen im Bereich der Hand und Finger ist darauf zu achten, daß die Beweglichkeit der unverletzten Finger möglichst uneingeschränkt bleibt.

δ) *Drahtextension am Becken.* Drahtbohrstellen: beide vorderen oberen Darmbeinstacheln und Vertikalzüge zu einem quer über dem Bett angebrachten Galgen. Hierdurch wird eine Rumpfschwebe erreicht, in welcher die Verletzten weder auf dem Rücken, noch auf einer Körperseite aufliegen (spez. bei schweren Beckenfrakturen) und der Gefahr des Wundliegens für länger dauernde Schwebebehandlung nur in Verbindung mit Beckengipsverband, in welchen die Drähte fest eingebaut sind.

ε) *Drahtextension am Oberschenkel.* Drahtbohrstellen: am Trochanter major für Extension in Richtung des Schenkelhalses bei Hüftpfannenfraktur; ferner im Bereich der distalen Metaphyse und an den Femurcondylen. Lagerung: als Doppelrechtwinkelextension (s. Abb. 505) bei schweren, spez. bei komplizierten Beckenbrüchen mit Hüftgelenkbeteiligung. Als Rechtwinkelextension des Kniegelenks (s. Abb. 511), spez. bei suprakondylärer Oberschenkelschaftfraktur mit Ventralzug im Frakturbereich und Vorfußsuspension.

ζ) *Drahtextension durch den Tibiakopf.* Drahtbohrstelle: etwas dorsal von der Tuberositas tibiae (bei Kindern etwas weiter distal wegen der Epiphysenfuge). Lagerung: auf verstellbarer Beinschiene in Semiflexion des Hüft- und Kniegelenks (s. Abb. 510) mit Vorfußsuspension und Extensionszug in Richtung des Oberschenkelschafts (spez. für Frakturen im Bereich der Femurdiaphyse). Wichtig ist das Einlegen eines Bretts in ganzer Bettbreite unter die Matratze und Hochstellen des Bettendes zur Erzielung des nötigen Gegenzugs (Erhöhung des Bettendes etwa 30–40 cm).

η) *Drahtextension für den Unterschenkel.* Drahtbohrstelle: quer durch den Calcaneus, und zwar von der dorsalen Fersenkante 2 cm wadenwärts und 2 cm parallel zur Sohle. Lagerung: auf verstellbarer Beinschiene in Semiflexion des Hüft- und Kniegelenks und Fersenextension in Verlängerung der Unterschenkelachse, Vorfußsuspension. Leichtes Hochstellen des Bettendes zur Erzielung eines gewissen Gegenzugs. *Merke!* *Unterschenkelschaftfrakturen* werden frühzeitig zusätzlich in einem Beingipsverband fixiert, in welchem der Fersenzug liegengelassen wird (s. Abb. 519). Bei *Calcaneusfraktur* liegt die Drahtbohrstelle unmittelbar vor dem Achillessehnenansatz (vgl. Abb. 522). Die Ferse des in einem kurzen Beingipsverband ruhiggestellten Unterschenkels wird frei gelassen, so daß sich die Zugwirkung selektiv auf den Calcaneus auswirken kann (vgl. Abb. 523).

ι) *Drahtextension an den Zehen.* Drahtbohrstelle: Mittel- und Endphalangen oder Zehenkuppendrähte, spez. zur Extension von Metatarsalfrakturen (s. Abb. 524b). Unterschenkelgipsverband, welcher die Zehen frei läßt und nach zehenwärts von einem U-förmigen Bügel überragt wird, an welchem die Zehendrähte mit kleinen Gummizügen befestigt werden.

ϰ) *Drahtdruckverband bei Pseudarthrose* (nach *Greiffensteiner*, *Wustmann*): durch jedes Knochenende wird ein Draht hindurchgebohrt, so daß beide Drähte im Abstand von 2–3 cm liegen. Beide Drähte werden zusammen in ein und denselben Bügel eingespannt und in üblicher Weise angespannt. Dadurch wird ein starker Druck auf beide Knochenenden ausgeübt (Drahtdruckverband; Druck dosieren!).

Schema über durchschnittliche Gewichte und Extensionsdauer:

Hüftpfannenbruch	10–12 kg	12 Wochen
Beckenluxation	10 kg	12 Wochen
Oberschenkelschaftfraktur	ein Siebentel des Körpergewichts	8–10 Wochen
Unterschenkelschaftfraktur	1–4 kg	8 Wochen
Humeruskopffraktur	2–3 kg	3 Wochen
Humerusschaftfraktur	2–3 kg	3–4 Wochen
Vorderarmfraktur	2 kg	6–8 Wochen
Daumenextension	100 g	3–6 Wochen
Fingerextension	500 g	2–4 Wochen
Zehenextension	100–200 g	4–6 Wochen

H. Elastische und Kompressionsverbände

1. Elastische Einwickelung der Extremitäten und des Leibs,

spez. des Unterschenkels bei Ödem, Varicen, Ulcus cruris und Thrombose, evtl. auch bei chronischer Gelenk- und Sehnenscheidenentzündung, Senk- und Spreizfußbeschwerden, Gelenk-, spez. Knie- oder Fußverstauchung (zur ambulanten Behandlung) und bei

Beinbrüchen (zur Nachbehandlung) sowie nach Bauchoperationen und bei Bauchdeckenerschlaffung.

Allgemeine Regeln: vorher Bettruhe und Gliedmaße mindestens $^1/_2$ Stunde hochlagern; hochhalten; peripher beginnen und zentral fortschreiten; Touren dachziegelförmig zu zwei Drittel sich deckend, gleichmäßig und nicht zu stark angezogen, nicht schnürend, daher auch ohne Umschlag und ohne Lücken; Haut rasieren und evtl. mit Benzin oder dgl. entfetten, evtl. Geschwür im Seifenbad und mit Benzin reinigen und antiseptisch (Sulfonamid- oder Antibioticumsalbe) verbinden, nötigenfalls durch Verbandfenster aussparen, dann u. U. unter Schwammkompression zudecken, nach Bedarf erneuern, aber evtl. unter eingeschalteter Pause mit Ersatz durch einfache elastische Binde.

Verbandtypen. 1. *Elastische Binde:* nur im Notfall *Kambrik-* oder *Flanellbinde* (wenig elastisch!), besser *Trikotschlauch-, Ideal-* oder *Diakonbinde* (elastisch, porös, billig und waschbar, aber nur im kühlen Wasser und nur mit milder Seife unter Nachspülen; nicht plätten; trocknen nur an der Luft, nicht am Ofen!), ferner *Gummibinde* (wenig haltbar und nicht durchlässig, nicht auf bloßer Haut, sondern nur über Mullbinde) oder besser *Baumwoll-* oder *Perlongespinst mit Gummieinwebung* spez. bei Varizen- und Ödem der Unterschenkel. Bequemer und gleichmäßiger als die Binde wirken:

2. *Elastischer Strumpf* bzw. Teilstück (sog. ,,Kappe") für Oberschenkel, Wade, Knie, Fuß usw.: am besten ohne Naht (sonst lästiger Druck!), mit elastischem Sohlenteil (bei Anschwellung bis auf den Fuß!) und mit Zehenspitze (gegen Zusammenrollen des Strumpfs!); strumpfartige Kompressionsverbände nach der ,,Stülpa"- oder ,,Tubegauz"-Technik (s. dort).

3. *v. Volkmanns Wattekompressionsverband:* dicke Rollwatte, darüber fest angezogene Mull- und Stärkebinden, auch elastische Binde; spez. nach Gelenkoperationen über das betr. Gelenk.

4. *Unnas Zinkleimverband* (durchlässig und reizlos!): Zinkleim (Rp. Zinc. oxyd. 15,0, Glycerin 25,0–45,0, Aq. dest. 45,0, Gelat. alb. 15,0 oder Rp. Zinkoxyd 100, Gelatine 200, Wasser 300, Glycerin 400 oder Zinkoxyd 250, Gelatine 250, Glycerin 500, Wasser 500 o. a.) mit Pinsel aufgetragen, darüber Watteflocken oder Mull- bzw. Stärkebinde mit immer neu aufgetragenem Zinkleim und darüber Mull- oder Trikotschlauchbinde; erneuern nach $^1/_2$–1 bis mehreren Wochen.

Auch gebrauchsfertig als *Varikosan-, Varicex-, Glaukobinde* o. a.; statt dessen auch *Klebrobinde (v. Heuß)* oder *elastische Klebebinde (Elastoplast* u. dgl.).

5. *Heftpflasterverband* vgl. Klebeverbände!

6. *Elastoplast- u. ä. Verband:* gleichzeitig klebend und elastisch; ganz oder halb oder streifenförmig oder gitterförmig durchbrochen gestrichen (letzteres porös und reizlos!).

7. **Kerlix-elastische Binde-Schiene aus Gips- (K-E-S-) Verband:** Kombinationsverband für frische Frakturen und Osteosynthesen, welcher elastische und nachgiebige Fixation ermöglicht und daher heute oft den schweren Lagen-Gipsverbänden vorgezogen wird (z. B. nach *Rush*-Pinnung am Arm und Bein).

2. Gelenkkompressionsverband

Bei akutem und chronischem Erguß durch Verletzung oder Entzündung, z. B. am Knie:

1. *Elastische Binde:* (vgl. I, 1)!

2. *Schwammkompression* mit Gummi- oder Badeschwämmen, welche vorher in warmes Wasser getaucht und gut ausgedrückt sind (z. B. am Knie drei, davon einer oberhalb und die beiden andern zu beiden Seiten der Kniescheibe); darüber elastische, am besten Gummi- oder Trikotschlauchbinde; brauchbar ist auch Faktis oder Sattlerfilz statt des Schwamms.

3. *Elastische Kappe,* d. h. Gelenkteilstück aus elastischem Gewebe, z. B. am Knie; hier vorteilhaft mit Rehledereinlage hinten entspr. der Kniekehle, evtl. mit eingenähten Verstärkungsschienen (z. B. bei Schlotterknie bzw. Seitenbandriß oder habitueller Patellaluxation); empfehlenswert ist bei allen Arten von Gelenkergüssen eine kreuzförmige und in der Mitte durchlochte Filzkappe oder Schaumgummikreuz mit elastischer Bindenanwicklung (Schildkrötenverband!).

4. *Heftpflasterverband* in Form zweier sich kreuzender Reihen dachziegelförmig sich deckender Heftpflasterstreifen; klebend, aber nicht elastisch.

5. *Elastoplastverband,* auch Kombination von Schaumgummi und elastischer Binde (Fa. Hestmann) klebend und elastisch.
6. *Zinkleimverband* (vgl. I, 4!); festsitzend, aber nicht elastisch, evtl. mit „Stülpa"-Trikotschlauchverband kombiniert.

3. Druckbandagen

1. *Leibbinde. Indikation:* nach gewissen Laparotomien sowie bei Schwangerschaft und Wochenbett, Hängebauch, Eingeweidesenkung und Wanderniere, Bauchbruch und Rectusdiastase u. dgl.; evtl. mit Pelotte für Bauchbruch, Wanderniere usw.
Form: von den vielen Modellen sind nur einige empfehlenswert, und zwar u. a.:
a) *Tuch mit Gurtenbändern* (nach Art der Skulteten- oder der altindischen Leibbinde), bestehend aus Leibtuch mit einer Reihe querer Gurtenbänder.
b) *Völlig elastische Leibbinde:* 1. entweder in Form der elastischen *Binde* (vgl. I, 1!) umzuwickeln oder 2. in Form eines geschlossenen, entspr. breiten Schlauchs, z. B. elastischer Schlüpfer aus gewirktem Gummistoff; von oben oder unten überzuziehen, improvisiert aus Elastoplast, welches zu beiden Seiten am Rumpf angeklebt und mit Häkchen und Verschnürung in der Mitte geöffnet werden kann (z. B. bei stark sezernierenden Bauchwunden, welche häufigen Verbandswechsel erfordern).
c) *Leibkorsett:* am besten porös, nach jeglicher Richtung dehnbar, ohne feste Stäbe, ganz oder teilweise elastisch, mit Taillengurt, Schenkelriemen und evtl. auch Schulterbändern (diese elastisch oder gewirkt, aber nicht gewebt, sonst lästiger Druck!), angefertigt nach Maß oder evtl. nach Gipsabguß.
d) *Heftpflasterverband.*
2. *Bruchband (Bracherium).* a) *Improvisiert:* durch Binde oder Tuch bei Säuglingen aus zusammengedrehtem Wollzopf um Becken und krankes Bein nach Art der Fascia nodosa, z. B. bei Brüchen Erwachsener mit Einklemmungsgefahr provisorisch; bei kindlichem Nabelbruch nach dessen Reposition ein oder besser mehrere dachziegelförmig sich deckende, einige Finger breite Heftpflasterstreifen (evtl. über einer flachen Pappe-Wattebausch-Pelotte) auf die beiderseits in Form einer senkrechten Falte angespannte Haut, darüber Binde; beim Mastdarmvorfall kleiner Kinder nach dessen Reposition über großer Gazepelotte Heftpflasterstreifen, und zwar zunächst mehrere von unten nach oben quer und dann zwei schräg in Form der Spica perinei, bei gestreckten Beinen angelegt (daher bei gebeugten Beinen sich anspannend!).
b) *Fertige Bruchbänder,* bestehend aus: 1. *Beckengürtel* aus Riemenwerk oder besser (nicht drückend!) aus biegbarer Stahlfeder mit Lederüberzug zwischen Hüftbeinkamm und Rollhügel; 2. an der einen Seite auslaufend in die *Zunge,* d. h. gelochtes Lederband; 3. und 4. an der anderen Seite fortgesetzt in *Hals* und *Kopf,* d. h. Druckkissen, sog. „Pelotte" mit Faktis-, Luft-, Glycerin- u. dgl. Füllung und Leder- oder Kunststoffüberzug. 5. *Schenkelriemen* verstellbar, *Pelotte* kann sein a) *fest* oder b) *in einem Gelenk beweglich.* Man unterscheidet ferner rechts-, links- und doppelseitige Bruchbänder. *Besondere Formen:* für *Schenkelbruch* stärker abgebogen, schmäler, im Halsteil kürzer und mit stärkerer Federkraft; für *Leistenhoden* gegabelt; für *Hodenbruch* verlängert mit dreieckiger sog. „Rattenschwanzpelotte"; für *doppelseitigen Leistenbruch* mit zwei durch ein regulierbares Querband verbundenen Pelotten. (Bei der Bruchbandbeschaffung ist Zusammenarbeit von Arzt und Bandagist angezeigt.)
3. *Hodentragbeutel (Suspensorium):* bei Hydro- und Varicocele, Hämatom, Operation, Verletzung und Entzündung des Hodens bzw. Hodensacks sowie bei irreponibler Skrotalhernie; improvisiert durch Mastisolgazestück beiderseits vom Unterleib um das Scrotum; sonst als fertiger Beutel aus Leinwand, Baumwolle, Trikot oder Seide in verschiedenen Größen, bestehend aus Beckengürtel, Tragbeutel und Schenkelriemen.

Hierher gehören auch *Mastdarm-* und *Gebärmuttervorfallbandage* („*Rekto-* und *Hysterophor*"), *Kunstafterbandage, Harnrezipient* („*Urinal*") u. dgl.

III. Kapitel

Unfall- und Rentenbegutachtung

1. Grundbegriffe

a) Arbeitsunfall. Unfall im Rechtssinne ist ein bestimmtes (einmaliges), plötzliches (unerwartetes), unbeabsichtigtes (unfreiwilliges) Ereignis, welches von außen auf den Körper einwirkt und eine Gesundheitsschädigung verursacht. Fehlt dem Ereignis eines dieser Kriterien, so handelt es sich um keinen Unfall im Rechtssinne. Der Begriff der körperlichen Schädigung ist weit gefaßt, auch Schädigungen von Seele und Gemüt sind einbegriffen. Die Entscheidung darüber, ob ein Ereignis als Unfall im Rechtssinn zu gelten hat, ist nicht Sache des medizinischen Sachverständigen. Dies ist eine Rechtsfrage, über die allein der Auftraggeber, im Zweifelsfalle die Rechtsprechung zu entscheiden hat. Das gilt auch für die Frage, ob ein Unfall als *Arbeitsunfall* anzusehen ist oder nicht. Der begutachtende Arzt kann stets bereits davon ausgehen, daß die Frage, ob ein Unfall oder Arbeitsunfall im gesetzlichen Sinne vorliegt, schon entschieden ist, bevor er seinen Gutachtenauftrag erhielt. Der Gutachter hat somit nicht damit zu tun, einen bestimmten Vorgang als Unfall anzuerkennen oder abzulehnen; er enthält sich daher der Begriffe „Anerkennung" und „anerkennen" am besten völlig. Seine Aufgabe besteht darin, die Frage nach ursächlichen Zusammenhängen zwischen dem angeschuldigten Ereignis und der geltend gemachten Gesundheitsschädigung zu beantworten und diese gegebenenfalls nachzuweisen. Zur evtl. Berichtigung von Irrtümern über den Sachverhalt eines „inneren Zusammenhangs mit der Beschäftigung im Betrieb" oder einer „Lösung der Zusammenhangsfrage mit der Betriebstätigkeit" kann der Gutachter allenfalls dadurch beitragen, daß er folgende drei Begriffe sorgfältig voneinander scheidet:

α) dem des Ereignisses, welches zu einem Unfall führen kann;
β) dem des Unfalls selbst;
γ) dem des Arbeits- oder sonstwie entschädigungsberechtigenden Unfalls.

b) Krankheit. Im Sinne der *Reichsversicherungsordnung* (RVO) ist Krankheit ein anormaler körperlicher oder geistiger Zustand, dessen Eintritt entweder lediglich die *Notwendigkeit der Heilbehandlung* oder *Arbeitsunfähigkeit* oder beides zur Folge hat. Krankheit im Rechtssinn (als Voraussetzung des Anspruchs auf Kassenleistung) liegt nur dann vor, wenn der regelwidrige Zustand (des „medizinisch" Kranken) einen Grad erreicht hat, der Arbeitsunfähigkeit verursacht oder Krankenpflege erforderlich macht. In der Definition der *Privatversicherung* ist „Krankheit im Sinne der Versicherungsbedingungen" ein nach ärztlichem Urteil anormaler körperlicher oder geistiger Zustand. Der sehr weit gefaßte Krankheitsbegriff wird in der Privatversicherung durch einen Katalog von Ausnahmen eingeengt, welcher sich auf Krankheiten bezieht, die bereits vor Abschluß des Versicherungsvertrags vorhanden waren. *Im medizinischen Sinne* umfaßt der Krankheitsbegriff neben sämtlichen Krankheitsprozessen auch Defektzustände und Resterscheinungen, welche diese hinterließen; Abnormitäten und Entwicklungsstörungen; abnorme Reaktionen; Verletzungen (mechanische, thermische, chemische, elektrische); Vergiftungen; Überlastungsschäden; Altersveränderungen. Einen allgemein-verbindlichen medizinischen Krankheitsbegriff für den wissenschaftlichen Gebrauch gibt es nicht. Vom medizinischen Gesichtswinkel ist lediglich darauf zu achten, daß die Kriterien, unter welchen eine Krankheit als solche aufgefaßt wird, nicht im Widerspruch zu den Lehren der Pathologie stehen.

c) **Ursache** (Hauptursache, wesentliche Teilursache, Gelegenheitsursache, Anlaß und Auslösung). Ist ein geltend gemachter Schädigungsvorgang nachweislich die *Hauptursache* eines eingetretenen Gesundheitsschadens, so begründet dies ohne weiteres einen Entschädigungsanspruch.

Wesentliche Teilursache: auch wenn das angeschuldigte Ereignis beim Erfolg nur wesentlich mitgewirkt hat, ist der Entschädigungsanspruch bereits in vollem Umfang gegeben. Wenn mehrere Faktoren vorhanden sind, die zur Schadensfolge wesentlich mitwirkten, so genügt nach RVO bereits einer davon, welcher dann rechtlich als „die Ursache" des entschädigungsberechtigenden Schadens gilt. Es genügt also, daß sich ein Unfall zumindest als „wesentliche Teilursache" des geltend gemachten Schadens darstellt, um dessen Anerkennung als Unfallfolge zu begründen. Eine äußere Einwirkung wird im medizinischen Sinne um so weniger eine „wesentliche Teilursache" darstellen, je mehr sich im Verhältnis der ursächlichen Bedingungen das Schwergewicht von der äußeren (einmaligen) Einwirkung auf eine innere krankhafte Verfassung verschiebt. Der Gutachter hat dabei die Aufgabe, die Trennungslinie zu ziehen zwischen der entschädigungspflichtigen „wesentlichen Teilursache" einerseits und einer nicht mehr entschädigungspflichtigen sog. „Gelegenheitsursache", zu welcher jede Gelegenheit des täglichen Lebens (Husten, Nießen, Heben, Pressen beim Stuhlgang, Bücken, Hinfallen und Anstoßen u. dgl.) zählt.

Auslösung: wird im Sinne eines stark abgeschwächten Ursachenbegriffs verwendet, wenn eine gewisse Möglichkeit eines ursächlichen Zusammenhangs angedeutet werden soll. Da der Begriff „Auslösung" leicht zu Unklarheiten führen kann, sollte er nur angewendet werden, wenn der Auslösemechanismus genau bekannt ist und eingehend erläutert werden kann.

Ursächlicher Zusammenhang: ist ein solcher zwischen Unfallvorgang und dem geltend gemachten Leiden *mit Sicherheit* nachgewiesen, wobei der Unfall zumindest eine „wesentliche Teilursache" des Gesundheitsschadens darstellen muß, so erstrecken sich in der gesetzlichen *Unfallversicherung* die Leistungen (Rente, Heilbehandlung) auf den *Gesamtzustand*. Das *Bundesversorgungsgesetz* (BVG) begnügt sich bereits mit dem Nachweis der *Wahrscheinlichkeit* eines ursächlichen Zusammenhangs; es gewährt aber Leistungen nur für Schädigungsfolgen, nicht (wie die Unfallversicherung) für den Gesamtzustand. In der Unfallversicherung läßt bereits der Nachweis einer „wesentlichen Teilursache" die Anerkennung der gesamten nicht-traumatischen Krankheit als entschädigungspflichtige Unfallfolgen zu. Der Gesetzgeber hat hierin bereits eine eindeutig „soziale Haltung" zum Ausdruck gebracht, so daß der Gutachter keinesfalls aus sozialem Mitgefühl eine von der wissenschaftlichen Erkenntnis abweichende Stellung beziehen darf. Um keine, sonst unvermeidlichen, Härtefälle eintreten zu lassen, wird in der gesetzlichen *Unfallversicherung* bei „wesentlicher Teilverursachung" bereits der Gesamtzustand entschädigt und im *Versorgungswesen* kein Nachweis der Sicherheit, sondern nur der *Wahrscheinlichkeit* eines ursächlichen Zusammenhangs verlangt. Die *bloße Möglichkeit* eines ursächlichen Zusammenhangs genügt für den Nachweis bzw. die Feststellung eines ursächlichen Zusammenhangs nicht; denn hierfür bedürfte es keines medizinischen Gutachtens mehr. Der *Wahrscheinlichkeitsbegriff* ist allerdings ziemlich weit gefaßt; es wird auf medizinischem Gebiet ein ursächlicher Zusammenhang für wahrscheinlich gehalten, wenn er erfahrungsgemäß häufig vorkommt. Er wird um so weniger wahrscheinlich, je seltener er im allgemeinen beobachtet wird. Die Entscheidung, wo bei der Beurteilung von Zusammenhangsfragen *Wahrscheinlichkeit* in *Möglichkeit* oder *Unwahrscheinlichkeit* umschlägt, liegt weitgehend im Ermessen des Gutachters. Falsch wäre es aber, wenn dieser dem *Grundsatz:* „In dubio pro aegroto" folgen würde. Das entscheidende Kriterium für die richtige Anwendung des Wahrscheinlichkeitsbegriffs liegt vielmehr in der generellen Übereinstimmung der gutachtlichen Zusammenhangsbeurteilung mit den Ergebnissen der pathogenetischen Forschung.

Leitsätze: Merke! Ursächlicher Zusammenhang gilt in der gesetzlichen Unfallversicherung dann als gegeben, wenn der verantwortlich gemachte Vorgang mit Wahrscheinlichkeit die alleinige Ursache oder wesentliche Teilsache des eingetretenen gesundheitlichen Schadens ist. Als „wesentliche Ursache bzw. Teilursache" ist ein Ereignis dann anzusehen, wenn es wegen seiner besonderen Beziehung zum Erfolg (Gesundheitsschaden) zu dessen Eintritt wesentlich mitgewirkt hat. Der rechtlich beachtlichen „wesentlichen Ursache" steht die rechtlich unbeachtliche „Gelegenheitsursache" gegenüber, ein Ereignis, dessen Bedeutung für den eingetretenen Erfolg nur von untergeordneter, mehr oder weniger zufälliger Bedeutung ist, und lediglich als äußerer Anlaß anzusehen ist, mithin in keinem wesentlichen Verhältnis zum Erfolg (Gesundheitsschaden) steht.

Verschlimmerung: ein schädigendes Ereignis kann sowohl die Entstehung einer bis dahin noch nicht vorhandenen als auch die *Verschlimmerung* einer bereits latent oder manifest bestehenden Gesundheitsstörung zur Folge haben. Eine Verschlimmerung liegt dann vor, wenn das schädigende Ereignis als Teilursache neben eine bereits bestehende Gesundheitsstörung tritt. Man unterscheidet zwischen einer *vorübergehenden, dauernden* und *richtunggebenden Verschlimmerung* eines Leidens.

Richtunggebende Verschlimmerung bedeutet, daß ein bereits bestehendes oder in der Anlage vorhandenes Leiden so nachhaltig durch das Unfallereignis beeinflußt wird, daß der ganze Verlauf ein anderer, ungünstigerer wird und deshalb auch weiter eintretende Verschlimmerungen der unfallbedingten Verschlimmerung zuzurechnen und entsprechend zu entschädigen sind.

Dauernde (abgrenzbare) Verschlimmerung: bei ihr tritt eine einmalige Verschlechterung eines anlagebedingten Leidens ein, die zwar nicht wieder abklingt, aber auch den weiteren Verlauf des Leidens nicht nachhaltig beeinflußt. Sofern diese Verschlimmerung eine Beeinträchtigung der Erwerbsfähigkeit in rentenberechtigendem Grade bedingt, wird hierfür Rente nach einem stets gleichbleibenden Grad von Erwerbsminderung gewährt. Später eintretende weitere Verschlechterungen sind dieser einmaligen, aber dauernden Verschlimmerung nicht mehr zuzurechnen.

Vorübergehende Verschlimmerung liegt vor, wenn der unfallbedingte Verschlimmerungsanteil wieder abklingt, so daß schließlich nach längerer oder kürzerer Zeit der Zustand wieder erreicht wird, welcher auch bestünde, wenn das Leiden schicksalsmäßig abgelaufen wäre. Soweit der Verschlimmerungsanteil überhaupt einen rentenberechtigenden Grad erreicht, wird so lange Rente gewährt, als das Leiden mit Wahrscheinlichkeit durch das Unfallereignis in rentenberechtigendem Grad verschlimmert wurde.

d) Anlage und Umwelteinflüsse bei Unfällen. (Unfallwirkung und Alter, Konstitution, latente Krankheit, abnorme und pathologische Reaktionen.) Träger einer anlagebedingten körperlichen Krankheit sind fast stets geneigt, zu Unfällen oder unfallähnlichen Ereignissen (u. U. auch solchen fiktiver Art) vermutete ursächliche Beziehungen herzustellen. Dies ist fast ausnahmslos der Fall, wenn das Unfallgeschehen mit einem *Absinken der Lebenskurve* oder dem sog. *„Leistungsknick"*, mit altersbedingten Rückbildungserscheinungen, insbesondere mit vorzeitiger Rückbildung in einem gewissen zeitlichen Zusammenhang steht. Bei den Krankheiten des Rückbildungsalters handelt es sich um folgende:

I. *Allgemeine körperliche und seelische Störungen des Rückbildungsalters:*
1. Vorzeitiges Altern mit körperlichem Versagen, besonders von Asthenikern, Dysplastikern, Eunuchoiden. Vitalitätssenkung, „Leistungsknick".
2. Wechseljahre der Frau.
3. Chronische Abnutzungskrankheiten (Arteriosklerose, Arthrosis deformans).
4. Seelische Reaktionen auf die physiologischen und abnormen involutiven und klimakterischen Veränderungen.
5. Sog. Rückbildungsnervosität (leichte und uncharakteristische, oft nicht nur reaktive Depressionen; hypochondrische Zustände, Insuffizienzbefürchtungen, zunehmende Manifestationen psychopathischer und neuropathischer Anlagen; beginnender Altersschwund des Gehirns).

II. *Rückbildungspsychosen:* und zwar die sog. Rückbildungsmelancholie (besonders bei Frauen); sog. Spätschizophrenie, Spätkatatonie, Involutionsparanoia.

III. *Organische Hirnkrankheiten des höheren Lebensalters:*
1. *Gefäßbedingt* (Hirnblutung, Hirnerweichung, Hirnstörung bei Hochdruckkrankheit, Hirnarteriosklerose).
2. *Primär hirnbedingt* (sog. Dementia senilis, *Pick*sche und *Alzheimer*sche Krankheit, Presbyophrenie, senile Melancholie).

Erfahrungsgemäß steigt außerdem mit zunehmendem Lebensalter die Krankheitsanfälligkeit an. Speziell die Erkrankungen der Gruppe I haben besondere Bedeutung, weil sie sehr häufig sind und die durch sie bedingte Verminderung der Leistungsfähigkeit für den Träger vielfach erst nach einem (wenn auch nur leichten) entschädigungsberechtigenden Unfall voll bewußt werden kann. Dem Unfall werden dann die Rückbildungsbeschwerden und der Vitalitätsverlust zugeschoben. Zwischen regressiven, im Laufe der Zeit abnehmenden Unfallfolgen und den progressiven Altersveränderungen können sich folgende zeitlichen Beziehungen ergeben:

α) Zwischen abgeklungenen Unfallfolgen und dem Manifestwerden normaler, vorzeitiger oder abnorm starker Altersrückbildung liegt ein längerer Zeitraum: der zeitliche Zusammenhang fehlt.

β) Abklingen der Unfallfolgen und Beginn der Altersrückbildung fallen zeitlich zusammen.

γ) Abklingen der Unfallfolgen überschneidet sich mit Involutionserscheinungen: der zeitliche Zusammenhang (damit aber noch kein ursächlicher) ist gegeben.

δ) Ein „Unfall" wird nachträglich in fiktiver Weise zum entschädigungsberechtigenden Unfall erhoben, weil das Kausalitätsbedürfnis eine äußere Ursache sucht und in einem Unfall gefunden zu haben glaubt.

Inwieweit eine nicht-traumatische Krankheit oder eine vorzeitige Rückbildung durch einen Unfall wesentlich mitverursacht oder verschlimmert wurde, kann nur durch genaue Analyse des Einzelfalls ermittelt und entschieden werden.

Normale und pathologische Reaktion: drei verschiedene Reaktionsformen auf Unfälle lassen sich unterscheiden:

α) Die *normale*, durchschnittliche, adäquate, organisch-traumatische *Reaktion*.

β) Die sich von ihr lediglich quantitativ unterscheidende, außerdurchschnittliche, *abnorme, organisch-traumatische Reaktion*, die zwar leichter eintritt, aber immer noch Verletzungscharakter hat.

γ) Die sich von der normalen und abnormen, organisch-traumatischen Reaktion qualitativ unterscheidende, *pathologische*, organisch-traumatische Reaktion, die mit einer *Krankheitssymptomatik* einhergeht, welche mit der *Verletzungssymptomatologie* nichts mehr zu tun hat. Hier ist in der Begutachtung von der Tatsache auszugehen, daß die betreffende Krankheit ihrem Wesen nach nicht-traumatischer Natur ist. Da sowohl Unfälle als auch die nicht-traumatischen Krankheiten außerordentlich häufig sind, müssen im allgemeinen unter den möglichen Beziehungen zwischen Unfällen und traumatischen Krankheiten, die zeitlich-zufälligen, als die wahrscheinlicheren und nicht der ursächliche Zusammenhang an die erste Stelle gesetzt werden. Weist der zu begutachtende Einzelfall Besonderheiten auf, durch welche ursächliche Beziehungen angenommen werden müssen, so ist das „Für" und „Wider" der positiven Gründe gegenüber den negativen abzuwägen.

Zwischen *Unfällen und nicht-traumatischen Erkrankungen* lassen sich *folgende* hauptsächlichen *Beziehungen* aufstellen:

1. *Zufälliges, zeitliches Zusammentreffen* oder Aufeinanderfolgen von Unfall und nicht-traumatischer Krankheit ohne jeden ursächlichen Zusammenhang: Der Unfall hat das erkrankte oder alsbald erkrankende Organ nicht erkennbar geschädigt oder die Krankheit ist lediglich, z. B. während der Betriebsarbeit, manifest geworden, ohne daß in Wirklichkeit ein Unfall stattgefunden hat. Diese häufigste Möglichkeit umfaßt die Untergruppen:

α) Des sich Bewußtwerdens der nicht-traumatischen Krankheit oder einer stärker in Erscheinung tretenden Anlageanomalie nach einem entschädigungsberechtigten Unfall ohne wesentliche körperliche Einwirkung.

β) Von der subjektiven Annahme einer Entstehung durch äußere Einwirkung ausgehende, nachträgliche Deklarierung eines Ereignisses als Unfall („Umkehr der Kausalität").

γ) Krankheitsverschlimmerung aus nicht-traumatischer, dem gewöhnlichen Krankheitsverlauf zugehöriger Ursache.

2. *Eine einmalige äußere Einwirkung*, die vom Gesunden folgenlos ertragen wird, führt zu einer *pathologischen Reaktion*, weil der Organismus oder das Organ bereits unabhängig vom Unfall krank war. Dieser Sachverhalt wird gern als „Auslösung" bezeichnet. Dabei ist zu unterscheiden:

α) Die äußere Einwirkung als „Gelegenheitsursache" (an deren Stelle auch ebenso gut ein anderer Vorgang des täglichen Lebens stehen könnte) der pathologischen Reaktion.

β) Die äußere Einwirkung als „wesentliche Teilursache" der pathologischen Reaktion, also nicht etwa der Grundkrankheit, der ihre Symptomatik entstammt.

3. Die *äußere Einwirkung* hat die nicht-traumatische *Grundkrankheit wesentlich verschlimmert:*

α) vorübergehend; β) dauernd und richtunggebend (vgl. S. 1828).

e) Minderung der Erwerbsfähigkeit (M. d. E.). Das ärztliche Gutachten hat den Zweck, mit Hilfe der ärztlichen Wissenschaft festzustellen, woran ein Rentenbewerber leidet und inwiefern er durch diese Leiden an dem freien Gebrauch seiner körperlichen und geistigen Kraft behindert wird. Nach Rundschreiben des RVA von 1901 liegt die danach noch offenbleibende Frage, ob die festgestellten Leiden und deren Wirkungen auf den Kräftegebrauch die Fähigkeit zu einem hinreichenden Arbeitsverdienst zulassen, nicht mehr auf ärztlichem Gebiet. Hierüber haben die rechtsprechenden Instanzen nach ihrer freien richterlichen Überzeugung zu entscheiden. De facto lehnen sich die Gerichte aber an die vom Gutachter geschätzten Prozente der Minderung der Erwerbsfähigkeit („M. d. E.") eng an, und es ist bis heute kaum ein Fall bekannt, in welchem die M. d. E. entgegen dem ärztlichen Gutachten vom Gericht herabgesetzt worden wäre. Abweichungen erfolgen fast immer nur nach oben. Bei solcher Bewertungspraxis ist dem Gutachter durch die Aufgabe, eine *graduelle Bewertung* des Gesundheitsschadens *in Prozentzahlen* auszudrücken, ein sehr schweres Amt zuteil geworden; zumal der Gutachter unter M. d. E. meist den Schweregrad des Körperschadens, der Jurist hingegen dessen Auswirkung auf die Erwerbsfähigkeit versteht bzw. verstanden wissen will. Die Ermittlung des Prozentsatzes der „Minderung der Erwerbsfähigkeit" kann nur im Wege einer nicht nachmeßbaren, also auch nicht exakt nachprüfbaren *Schätzung* erfolgen. Die *Tabellen von Rentensätzen* (s. u.) können nur Anhaltspunkte für diese Schätzung liefern; im übrigen können nur möglichst viel fremde und eigene Präzedenzfälle sowie der „Consensus plurium" eine annähernd treffende Schätzung zustande bringen. Die Schätzung des M. d. E.-Grads soll so gewissenhaft, sorgfältig und gerecht wie irgendmöglich und dadurch unanfechtbar sein. Da absolute Maßstäbe auf diesem Gebiet durch Schätzungen ersetzt werden müssen, muß der Gutachter seinen Schätzungsmodus an jenen von erfahrenen Gutachtern angleichen und sich mit seinen Schätzungen, Meinungen oder Vermutungen in möglichst großer Gesellschaft seinesgleichen befinden. Maßgebend für die Feststellung des Grads der Minderung der Erwerbsfähigkeit ist der sog. „*allgemeine Arbeitsmarkt*". Der Beruf des Verletzten oder die Art der zuletzt ausgeübten Tätigkeit spielt dabei keine Rolle. Der „allgemeine Arbeitsmarkt" ist ein rein konstruktiver Begriff. Es kommt auf die Fähigkeit des Versicherten an, sich unter Ausnützung seiner körperlichen und geistigen Fähigkeiten im Bereich des „allgemeinen Arbeitsmarkts" einen Erwerb zu verschaffen. Die körperliche bzw. geistige Behinderung der Leistungsfähigkeit muß auf den verschiedenen Gebieten der Sozialversicherung jeweils mit den richtigen Terminis belegt werden.

Arbeitsunfähigkeit: der Begriff wird nur in der Krankenversicherung, Arbeitslosenversicherung und Arbeitslosenhilfe angewendet. Arbeitsunfähigkeit liegt in der Krankenversicherung dann vor, wenn der Erkrankte nicht mehr oder doch nur mit der Gefahr, seinen Zustand zu verschlimmern, fähig ist, seiner bisher ausgeübten Erwerbstätigkeit nachzugehen oder wenn der Versicherte trotz seiner Krankheit erwerbsfähig sein kann, aber durch ein Heilverfahren vorübergehend zur Einstellung seiner Tätigkeit gezwungen ist. Als Erwerbstätigkeit kommt nicht eine frühere, sondern die unmittelbar vor dem Krankheitsfall zuletzt ausgeübte Tätigkeit in Frage. Eine teilweise Arbeitsunfähigkeit gibt es nicht.

Invalidität: seit 1. 1. 1957 ist an die Stelle des *früheren Begriffs der Invalidität* das Begriffspaar: *„Berufsunfähigkeit" — „Erwerbsunfähigkeit"* getreten.

Berufsunfähigkeit: berufsunfähig ist ein Versicherter, dessen Erwerbsfähigkeit infolge Krankheit oder anderen Gebrechen oder Schwäche seiner körperlichen oder geistigen Kräfte auf weniger als die Hälfte derjenigen eines körperlich und geistig gesunden Versicherten mit ähnlicher Ausbildung und gleichwertigen Kenntnissen und Fähigkeiten herabgesunken ist. Der Kreis der Tätigkeiten, nach denen die Erwerbsfähigkeit eines Versicherten zu beurteilen ist, umfaßt alle Tätigkeiten, die seinen Kräften und Fähigkeiten entsprechen und ihm unter Berücksichtigung der Dauer und des Umfangs seiner Ausbildung sowie seines bisherigen Berufs unter besonderen Anforderungen seiner bisherigen Berufstätigkeit zugemutet werden können. Zumutbar ist stets eine Tätigkeit, für die der Versicherte durch Maßnahmen zur Erhaltung, Besserung oder Wiederherstellung der Erwerbsfähigkeit mit Erfolg ausgebildet oder umgeschult worden ist.

Erwerbsunfähigkeit: erwerbsunfähig ist ein Versicherter, der infolge von Krankheit oder anderen Gebrechen oder von Schwäche seiner körperlichen und geistigen Kräfte auf nicht absehbare Zeit eine Erwerbstätigkeit in gewisser Regelmäßigkeit nicht mehr ausüben oder nicht mehr als geringfügige Einkünfte durch Erwerbstätigkeit erzielen kann.

Der Erwerbsunfähige erhält eine höhere Rente als der Berufsunfähige. Der Versicherungsträger ist verpflichtet, Maßnahmen zur Erhaltung, Besserung und Wiederherstellung der Erwerbsfähigkeit durch Heilbehandlung, Berufsförderung und sozialer Betreuung zu treffen. Es ist daher bei der Gutachtenerstellung stets auch zu prüfen, ob solche Maßnahmen erfolgversprechend sind. Besteht begründete Aussicht, daß die Berufs- oder Erwerbsunfähigkeit in absehbarer Zeit wieder behoben sein wird, so können die dieserhalb gewährten Renten auch nur für einen gewissen Zeitraum (Renten auf Zeit) ab der 27. Woche nach Eintritt des Versicherungsfalls gewährt werden. Renten auf Zeit können jedoch längstens auf 2 Jahre von der Bewilligung an gewährt werden. Die Rente auf Zeit kann wiederholt bewilligt werden, jedoch nicht über die Dauer von 4 Jahren seit dem ersten Rentenbeginn hinaus, wenn sich die Bezugszeiten unmittelbar anschließen.

Untersuchung auf Berufsunfähigkeit: Berufsunfähigkeit liegt demnach vor, wenn die Arbeitsfähigkeit um mehr als 50% gemindert ist. Berufsunfähigkeit bezieht sich auf die Tätigkeit einer ganzen Berufsgruppe. Berufsgruppen sind die wirtschaftlich und sozial annähernd gleichgestellten Berufszweige, die eine ähnliche Berufsausbildung sowie gleichwertige Kenntnisse voraussetzen. Der für seine bisherige Tätigkeit berufsunfähig gewordene Versicherte muß sich auf eine andere Tätigkeit innerhalb seiner Berufsgruppe verweisen lassen, jedoch nur auf eine gleichwertige Tätigkeit. Zur Feststellung der dem Versicherten zumutbaren Arbeiten sind seine Vor- und Ausbildung sowie seine durch praktische Ausübung und Erfahrung sonst noch erworbenen Kenntnisse und Fähigkeiten zu erfragen. Im einzelnen hat der Gutachter zu folgenden Fragen Stellung zu nehmen:

1. Welche Krankheiten und Gebrechen liegen vor?
2. Ist der Kläger auf Grund dieses Befunds imstande,
   α) leichte – mittelschwere – schwere Arbeiten,
   β) im Sitzen – im Stehen,
   γ) im Freien – in geschlossenen Räumen,
   δ) fortgesetzt – mit Unterbrechungen – (welcher Art?) – zu verrichten?
3. Welche Arten von Tätigkeiten können noch verrichtet werden (z. B. sitzende Tätigkeit in einer Fabrik, bei der nur die Hände benötigt werden)?
4. Welche Arten von Tätigkeiten müssen wegen des bestehenden Gesundheitszustands auf jeden Fall vermieden werden (z. B. jede Tätigkeit in überhitzten Räumen oder jede Tätigkeit, die mit Staubentwicklung verbunden ist)?
5. Kann vom ärztlichen Standpunkt die Annahme von
   α) *Invalidität* nach bisherigem Recht (d. h. vor dem 1. 1. 1957),
   β) *Berufsunfähigkeit* nach neuem Recht (aber auch schon in der Zeit vor dem 1. 1. 1957),
   γ) *Erwerbsunfähigkeit* nach neuem Recht (d. h. ab 1. 1. 1957)
empfohlen werden; gegebenenfalls ab wann, dauernd oder vorübergehend (während welcher Zeit)?
6. Kann die Erwerbsfähigkeit, wenn sie infolge des unter Ziffer 1 erhobenen Befunds gefährdet oder gemindert ist, durch eine *Heilbehandlung*, insbesondere in einem Kur- oder Badeort voraussichtlich erhalten bzw. wesentlich gebessert oder wiederhergestellt werden?
7. Sind vom ärztlichen Standpunkt andere Maßnahmen (als Heilbehandlung) angezeigt, welche die Erwerbsfähigkeit im bisherigen Beruf wiedergewinnen oder erhöhen können (z. B. Berufsförderung, Umschulung usw.)?

Bei Rentenentzug ist zum Ausdruck zu bringen, worin die „Änderung" im Gesundheitszustand besteht. Gegebenenfalls wird auch dazu Stellung genommen werden müssen, ob der Rentenbezieher zwar nicht mehr erwerbsunfähig, wohl aber noch berufsunfähig ist. Die Prüfung der Invaliditätsfrage nach dem alten Recht (§ 1254 RVO) ist nur noch in solchen Fällen erforderlich, in denen Rentenleistungen für die Zeit vor dem 1. 1. 1957 beansprucht werden.

f) Wesentliche Änderung. Die Verhältnisse, welche für die Feststellung einer *Invalidität*, einer *Berufsunfähigkeit* oder *unfall-* oder *kriegsbedingten Erwerbsminderung* maßgeblich waren, können sich im Laufe der Zeit ändern. Eine solche Änderung wird nachhaltig oder richtunggebend, wenn die Erwerbsminderung um wenigstens 10 % absinkt oder steigt. In einem solchen Falle kann eine neue Feststellung getroffen werden. Niemals kann die Annahme einer wesentlichen Änderung aus einer anderslautenden ärztlichen Beurteilung oder aus einer Wandlung der Arbeitsverhältnisse des Rentenempfängers hergeleitet werden. Die wesentliche Änderung muß ausschließlich den Gesundheitszustand des Berenteten, nach Unfällen deren Folgen betreffen (z. B. verringert sich die unfallbedingte M. d. E. durch die Besserung eines unfallverletzten Auges auch dann, wenn sich die Sehkraft des anderen Auges aus unfallfremden Ursachen verschlechtert). Auch die nachträgliche Aufklärung über eine anfangs irrtümlich zu hohe Berentung kann nicht als wesentliche Änderung im Sinne der RVO (§ 608 bzw. § 62 BVG) gelten. Berichtigungsbescheide zuungunsten des Rentenempfängers führen fast nie zum Erfolg und werden daher auch so gut wie nie erteilt. Zur Feststellung einer „wesentlichen Änderung" genügt keinesfalls der ärztliche Eindruck, sondern sie muß (möglichst zahlenmäßig) nachweisbar sein. Dies ist nur möglich, wenn die Befunde des Vorgutachtens, welchem die Berentung zugrunde liegt, hinreichend detailliert und ausführlich genug sind, um unter genauer Befundvergleichung den begründeten Nachweis der wesentlichen Änderung zu ermöglichen. Für eine *wesentliche Verschlimmerung* den gutachtlichen Nachweis zu führen, ist nicht schwierig. Den Nachweis für eine *wesentliche Besserung* zu erbringen, hängt weitgehend davon ab, ob das Vorgutachten hinreichende Vergleichsmöglichkeiten bietet. Ist das nicht der Fall, so muß neben den allgemeinen Erfahrungen über die Dauer einer Rekonvaleszenz nach Traumen der Gesichtspunkt der Anpassung und Gewöhnung (s. u.) die erforderlichen Argumente liefern. Weit besser ist es natürlich, wenn bereits die Gutachten, welche der Anerkennung zugrunde liegen, wissenschaftlich und formal so irrtumsfrei und unanfechtbar wie möglich gestaltet werden.

g) Gewöhnung. Gewöhnung an einen Körperschaden ist nicht gleichbedeutend mit dessen Kompensation. Letztere gelingt um so besser und schneller, je jünger der Geschädigte ist, außerdem hängt sie von seiner Intelligenz, seinem guten Willen und von der Energie ab, die er darauf verwendet. Gewöhnung an eine Schadensfolge heißt hingegen, ihn innerlich so weit verarbeitet zu haben, daß man nicht mehr ständig durch ihn gestört oder an ihn erinnert wird. Durch Gewöhnung an einen Körperschaden wird die Fähigkeit, erwerbstätig zu sein, in gewisser Weise gebessert. Gerade in dieser Hinsicht hat sich aber eine Wandlung des Begriffs vollzogen, indem in früheren Zeiten die Erlangung des gleichen oder gar eines höheren Lohns als vor dem Unfall als schlagender Beweis dafür angesehen wurde, daß inzwischen eine Gewöhnung an die Unfallfolgen eingetreten war. Heute hat dieser Maßstab nur noch geringe Bedeutung für die Berentung. Der Gesichtspunkt der Einbuße der körperlichen Integrität, der Intaktheit, der Unversehrtheit, d. h. die rein strukturelle Seite des Körperschadens ist in den Vordergrund getreten. Die Bemessung der sog. *Minderung der Erwerbsfähigkeit* durch Unfallfolgen *nach eingetretener Gewöhnung* hat ihre untere Grenze in der Bewertung, welche die Unfallfolgen als Beeinträchtigung der Unversehrtheit oder der körperlichen Integrität, als Verstümmlung, als Körperschaden zu finden pflegen, und zwar unabhängig von der Rolle, die sie konkret wirtschaftlich bei der Erwerbstätigkeit spielen. Die Anwendung des Begriffs „Gewöhnung" darf daher nicht überspannt werden. Insbesondere bei der Begutachtung traumatischer Hirnschäden ist von der Anwendung des Begriffs Gewöhnung möglichst ganz abzusehen. Im allgemeinen darf die Bedeutung der Gewöhnung bei der Lebensbewältigung und der Überwindung von Unfallfolgen im besonderen nicht überschätzt werden. Als gutachtliches Argument hat der Begriff der Gewöhnung darum wesentlich an Bedeutung verloren.

h) Operationsduldungspflicht. Wenn durch einen Unfall ein operativ leicht zu beseitigender Körperschaden entstanden ist, wird der Arzt dem Betroffenen einen Eingriff vorschlagen. Die Duldung eines solchen Eingriffs wird gewöhnlich abgelehnt oder an allerlei Voraussetzungen, Garantieforderungen usw. geknüpft. Ein *Eingriff ist* dann *zu dulden*, wenn er ohne wesentliche Gefährdung des Versicherten, ohne wesentliche Schmerzen, möglichst ohne Allgemeinbetäubung durchgeführt werden kann und einen so gut wie sicheren Erfolg und damit eine wesentliche Besserung der Erwerbsfähigkeit erwarten läßt. Rechtlich kann die Berufsgenossenschaft bei Verweigerung eines duldungspflichtigen Eingriffs die Rente entsprechend dem Grad der zu erwartenden Besserung kürzen. In der Praxis kommt dies so gut wie nicht vor.

2. Unfallversicherung

a) Zweck und Aufgaben. Die Aufgaben der sozialen Unfallversicherung bestehen in der *Verhütung* von Unfällen (und Berufskrankheiten) und im Schutz der Versicherten gegen deren Folgen. Wichtigste Aufgabe ist demnach die *Unfallverhütung und Leistung der ersten Hilfe* bei Verletzung. Nach dem Unfall bestehen sie in einer möglichst baldigen und vollständigen medizinischen, beruflichen und sozialen Wiederherstellung des Unfallverletzten (und Berufskranken), d. h. in der Einleitung und Durchführung des *Unfallheilverfahrens*, der Berufsfürsorge, der *Unfallentschädigung* durch Geldleistung, deren Höhe durch den *Grad der unfallbedingten Erwerbsminderung und dem Jahresarbeitsverdienst* des Versicherten bestimmt wird. Außer der Einleitung einer möglichst frühen Behandlung muß der Versicherungsträger ein *Feststellungsverfahren* über die Leistungen des Versicherten in Gang bringen, sobald er von einem Betriebsunfall des Versicherten durch Meldung einer Krankenkasse oder durch Anzeige eines Unternehmers, Kenntnis erhält. Jeder Unfall in einem Betrieb, durch welchen ein Arbeitnehmer getötet, tödlich verletzt oder für mehr als 3 Tage arbeitsunfähig geworden ist, muß vom Unternehmer innerhalb von 3 Tagen dem Versicherungsträger angezeigt werden. Beim Tode eines Versicherten hat außerdem die Ortspolizeibehörde die Pflicht einer möglichst baldigen *Unfalluntersuchung*.

b) Versicherungspflicht: betrifft alle auf Grund eines Arbeits-, Dienst- oder Lehrverhältnisses beschäftigten Personen (Arbeiter, Angestellte, Verkäuferinnen, Hausgehilfinnen, Lehrlinge, Volontäre, Praktikanten, Geschäftsführer, mitarbeitende Gesellschafter einer G. m. b. H., Direktoren einer A. G.; auch Kinder, sofern sie einer ernsten Arbeitstätigkeit nachgehen). Pflichtversichert sind ferner die im *Gesundheits- und Veterinärwesen* und in der *Wohlfahrtspflege* tätigen Personen (Tierärzte, Hebammen, Wochenbettpflegerinnen, Krankenpfleger, Schwestern, Heildiener, Heilgymnasten, Masseure, auch Medizinalpraktikanten); Angehörige des DRK, Feuerwehren, Feuerwehrtechnische Aufsichtsorgane, Bergwacht, Lebensrettungsgesellschaft usw.; ferner Personen, die zur Vorführung artistischer oder künstlerischer Leistungen vertraglich verpflichtet sind; Hausgewerbetreibende, Heimarbeiter. Die Zuständigkeit des jeweiligen Versicherungsträgers für den Versicherten richtet sich nach dem betreffenden Betrieb und dessen Zugehörigkeit zu dem entsprechenden Zweig der Unfallversicherung (s. u., Versicherungsträger!).

Freiwillige Versicherung: kommt für alle Unternehmer und die im Unternehmen tätigen Ehegatten, soweit sie weder durch Gesetz noch durch Satzung versicherungspflichtig sind, in Betracht.

Versicherungsfreiheit: besitzen alle Personen, die auf Grund von Fürsorge und Versorgungsvorschriften gegen Unfälle geschützt sind. Sie können grundsätzlich weder durch Satzung der Versicherung einbezogen werden noch sich freiwillig versichern (z. B. Beamte, Verwaltungs-, Forstlehrlinge, Schulhelfer, Mitglieder geistlicher Genossenschaften, Schwestern von Diakonissen- oder gleichgerichteten Mutterhäusern, Schwestern vom DRK, Rechtsanwälte, Notare, Ärzte (nicht Tierärzte!), Zahnärzte, Dentisten, Apotheker, Heilpraktiker bei ihrer freiberuflichen Tätigkeit; *Angestellte*, soweit sie Unfallfürsorge nach den Vorschriften auf Lebenszeit genießen; Verwandte und Verschwägerte des Haushaltungsvorstands bei unentgeltlicher Beschäftigung im Haushalt, d. h. bei Beschäftigung mit freiwilliger Krankenversicherung.

c) Versicherungsträger: sind Einrichtungen, die den Versicherungsschutz gewähren und die gesetzlichen Aufgaben der Versicherung durchführen. Sie sind rechtsfähig kraft Gesetz und besitzen teils eine örtliche Zuständigkeit gegenüber den in ihrem Bereich gelegenen Betrieben; ebenfalls eine fachliche Zuständigkeit, die sich besonders aus ihrem fachlichen Aufbau ergibt, und die aus dem ursprünglichen Gedanken der genossenschaftlichen Handlung der Unternehmer erwachsen ist. Gesamtzahl der Versicherungsträger in der Bundesrepublik beträgt 97. Im einzelnen sind dies:

1. *Berufsgenossenschaften:* als wichtigste Versicherungsträger. Es sind durch Satzung gebildete Pflichtvereinigungen der Unternehmer gleichartiger oder verwandter Gewerbezweige und Tätigkeiten sowie Körperschaften öffentlichen Rechts. In der *allgemeinen Unfallversicherung* weisen die 36 gewerblichen Berufsgenossenschaften eine fachliche Gliederung nach Gewerbezweigen auf (z. B. Berufsgenossenschaft für Textil und Bekleidung, Bergbau und Steinbruch, keramische und Glasindustrie, Gas- und Wasserwerke, Hütten- und Walzwerke usw.). Dachorganisation aller gewerblichen Berufs-

genossenschaften ist der „Hauptverband der gewerblichen Berufsgenossenschaften E. V.", Sitz Berlin, Geschäftsstelle Bonn. In der *Landwirtschaftlichen Berufsgenossenschaft* sind 18 landwirtschaftliche Berufsgenossenschaften vereinigt, in der *See-Unfallversicherung* ist der Versicherungsträger die See-Berufsgenossenschaft.

2. Die *Eigenunfallversicherungsträger:* werden durch Bund, Länder, Gemeinden und Gemeindeverbände bzw. durch die entsprechenden *Ausführungsbehörden* repräsentiert. Die Ausführungsbehörden haben Behördeneigenschaften. *Staatliche Eigenunfallversicherungsträger* (Bund und Länder) mit ihren Ausführungsbehörden sind Versicherungsträger für alle Unternehmungen, die auf ihre Kosten gehen bzw. für Unternehmen, in denen Bund und Länder wesentlich beteiligt sind. Soweit Bund und Länder selbst die Unfallversicherung durchführen, geschieht dies durch *staatliche Ausführungsbehörden* oder durch die Landesregierungen.

Die *kommunalen Eigenunfallversicherungsträger:* d. h. die Träger der Unfallversicherung für die Versicherung in gemeindlichen Unternehmen sind die Großstädte über $1/2$ Mill. Einwohner und die Gemeindeunfallversicherungsverbände, zu welchen alle Gemeinden und Gemeindeverbände eines Bezirks gehören (z. B. Feuerwehr, Selbsthilfe und Lebensrettung Verunglückter, Einrichtungen des Gesundheitsdiensts und der Wohlfahrtspflege, Röntgenbetriebe, Krankenhäuser, Heil- und Pflegeanstalten, Theater, Lichtspielbetriebe, Vortragsveranstaltungen).

d) Aufgaben des Arztes in der sozialen Unfallversicherung: bestehen im wesentlichen in der *Anzeige-, Auskunft-* und *Behandlungspflicht:*

1. *Anzeigepflicht:* des Arztes besteht generell lediglich gegenüber Berufskrankheiten, nicht aber bei Betriebsunfällen.

2. *Auskunftspflicht:* des behandelnden Arztes gegenüber dem Versicherungsträger über Behandlung und Zustand des Verletzten ist durch § 1543d RVO in Verbindung mit Nr. 54 des Ärzteabkommens geregelt. Bei gleichzeitiger oder nacheinander erfolgter Behandlung durch mehrere Ärzte sind alle auskunftspflichtig, wobei der Bericht in der Regel auf Vordrucken erfolgt.

3. *Behandlungspflicht:* des Arztes und seine Mitwirkung bei den verschiedenen Verfahren zur Einleitung und Durchführung der berufsgenossenschaftlichen Heilbehandlung resultiert aus dem Ärzteabkommen in Verbindung mit den Bestimmungen des RVA von 1936.

Besondere Formen der berufsgenossenschaftlichen Krankenbehandlung sind das *Durchgangsarzt-*, das *Beratungsarzt-* und *Verletztenartenverfahren.*

α) *Durchgangsarzt-* (D-Arzt-) Verfahren: ist das Kernstück der berufsgenossenschaftlichen Krankenbehandlung. Es beruht auf dem Grundsatz, daß jeder Unfallverletzte möglichst rasch einem unfallmedizinisch besonders erfahrenen Facharzt, dem D-Arzt, überwiesen wird. D-Ärzte sind meist niedergelassene Fachärzte für Chirurgie oder Orthopädie mit besonderen Kenntnissen auf dem Gebiet der Unfallheilkunde. Sie werden von den Landesverbänden der Berufsgenossenschaften bestellt; stehen aber dem Versicherungsträger in keinem Vertragsverhältnis. D-Ärzte (in der Bundesrepublik etwa 1250) müssen als bevollmächtigte Beauftragte der Berufsgenossenschaften ihre *Tätigkeit persönlich ausüben*, d. h. alle ihnen überwiesenen Unfallverletzten selbst untersuchen und entscheiden, ob die Durchführung der berufsgenossenschaftlichen Krankenbehandlung angezeigt oder ob die Krankenpflege der Kasse ausreicht.

Der D-Arzt erstattet den D-Arztbericht mit Durchschriften an den behandelnden Arzt und an die Kasse und wirkt in beratender Eigenschaft bei der Feststellung der Leistungen durch den Versicherungsträger mit. Bei Kopfverletzten mit Hirnbeteiligung ist der D-Arzt verpflichtet, ein bestimmtes Formular (Vordruck 13a) auszufüllen und den ersten Befund, insbesondere etwaige primäre Hirnsymptome, so ausführlich wie möglich anzugeben. Es besteht jedoch keine ausdrückliche Verpflichtung zur Zuziehung eines Facharztes. Bei Verdacht auf traumatische Schädigung des zentralen oder peripheren Nervensystems wird jedoch die Zuziehung eines Neurologen oder Neurochirurgen empfohlen.

β) *Beratungsarzt-* (*B-Arzt-*) *Verfahren:* besteht darin, daß dem Allgemeinarzt zur Behandlung Unfallverletzter bei Bedarf ein Facharzt als Berater zur Seite gestellt wird. Das Verfahren kommt vor allem in ländlichen Bezirken als besondere Form des D-Arzt-Verfahrens zur Durchführung und ist mit diesem insofern personell verbunden, als die Aufgabe des B-Arztes vom D-Arzt für einen über seinen engeren örtlichen Bereich hinausgehenden Bezirk wahrgenommen werden kann. Das Verfahren beruht also auf der Auswahl von Unfallverletzten, die von Fachärzten (überwiegend D-Ärzten) behandelt werden sollen, wobei hier jedoch die erste Auswahl durch den Praktiker erfolgt und ein viel kleinerer Teil der Verletzungsfälle als beim D-Verfahren dem Facharzt zur Untersuchung und Entscheidung über die Behandlungsart zugeführt wird.

γ) *Verletztenartenverfahren:* bezweckt, daß Unfallverletzte mit bestimmten schweren Verletzungen (§ 6 der „Bestimmungen" in Verbindung mit Nr. 44 und 45 des Ärzteabkommens), die eine unfallmedizinisch-fachärztliche stationäre Behandlung erfordern, auf Veranlassung der Kasse, des Betriebs oder des Arztes, möglichst sofort einem der von den Berufsgenossenschaften hierfür bestimmten Krankenhäuser (im Bundesgebiet z. Z. 950) überwiesen werden. Dabei genügt bereits der begründete Verdacht auf das Bestehen solcher Verletzungen. Während das D-Arzt- und B-Arzt-Verfahren eine individuelle Auslese für die fachärztliche Behandlung durch den Facharzt trifft, erfolgt beim Verletztenartenverfahren eine generelle Erklärung der Berufsgenossenschaft darüber, welche Verletzungsarten immer einer berufsgenossenschaftlichen Krankenbehandlung zuzuführen sind und ob deren Einleitung von einem bestimmten Lebensalter abhängig zu machen ist, wobei die für die Behandlung geeigneten Ärzte und Heilanstalten bezeichnet werden (z. B. alle offenen Splitterbrüche des Schädeldachs; alle Brüche des Schädeldachs oder Schädelgrunds, die mit Lähmungs- oder Hirndruckerscheinungen einhergehen; alle Verletzungen großer Nervenstämme von Armen und Beinen u. a.).

e) **Private Unfallversicherung.** Die Bedingungen der verschiedenen privaten Unfallversicherungsgesellschaften sind einander weitgehend gleich. Der Versicherte erkennt die Bedingungen an, sobald er den Versicherungsvertrag abschließt. Der *Unfall* wird hier als ein plötzlich von außen auf den Körper wirkendes Ereignis bezeichnet, durch welches der Betreffende unfreiwillig eine Gesundheitsschädigung erleidet. Der Unfallbegriff wird in einer Reihe von Zusätzen erläutert. Als Unfälle gelten auch durch plötzliche Kraftanstrengung hervorgerufene Verrenkungen, Zerrungen und Zerreißungen; oder Wundinfektionen, bei denen der Ansteckungsstoff durch eine Unfallverletzung in den Körper gelangt ist.

Nicht als Unfälle gelten: Vergiftungen, Malaria, Flecktyphus, sonstige Infektionskrankheiten, Berufs- und Gewerbekrankheiten, Erkrankungen infolge psychischer Einwirkung, Gesundheitsschädigungen durch Licht-, Temperatur- und Witterungseinflüsse, es sei denn, daß der Versicherte diesen Einflüssen infolge eines Versicherungsfalls ausgesetzt war; Gesundheitsschädigungen durch Röntgen-, Radium-, Höhensonnen- u. ä. -bestrahlungen; desgleichen Überanstrengung (z. B. Herztod nach 3000 m Lauf oder Muskelentzündung, Blasenbildung, Sehnenscheidenentzündung nach Kraftanstrengung bei gewohnten oder ungewohnten Arbeiten). Für Ärzte und Angehörige der Heilberufe enthalten die Versicherungsbedingungen die sog. „*Infektionsklausel*". Nach dieser Klausel fallen alle Infektionen, welche auf dem Weg über den Mund oder durch Verschmierung entstehen, nicht unter den Schutz der Infektionsklausel, selbst wenn sie als Berufsinfektionen anzusprechen sind. Hingegen sind eingeschlossen in die Versicherungsbedingungen alle bei Ausübung der versicherten Berufstätigkeit entstandenen Infektionen, bei denen aus der Krankengeschichte, dem Befund oder der Natur der Erkrankung hervorgeht, daß die Erreger durch eine Schädigung der äußeren Haut, gleichviel, wie diese entstanden sein mag, oder durch Einspritzung infektiöser Massen in Auge, Mund oder Nase in den Körper gelangt sind. Anhauchen, Annießen oder Anhusten erfüllen den Tatbestand nicht; Anhusten nur dann, wenn durch einen Hustenstoß eines Diphtheriekranken infektiöse Massen in Auge, Mund oder Nase befördert werden.

Zusammenhangsfrage: spez. Zusammenhang zwischen angeschuldigtem Unfall und einer vorbestandenen Erkrankung s. S. 1828 unter d) Anlage- und Umwelteinflüsse bei Unfällen.

Entschädigung: bei der Begutachtung innerhalb der Privatversicherung dürfen nicht die bei der berufsgenossenschaftlichen Versicherung üblichen Prozentsätze Anwendung finden. Im Gegensatz zur Berufsgenossenschaft spielt bei der Privatversicherung der *Beruf die Hauptrolle.* Der Arzt muß sich deshalb fragen, inwieweit eine bestimmte Körperschädigung sich gerade auf die genannte Berufsausübung hindernd auswirkt und in welchem Ausmaß. Je nachdem werden *Tagegelder* in der versicherten Höhe nach dem Grad der Beeinträchtigung während der Dauer der ärztlichen Behandlung bezahlt, längstens jedoch für die Dauer eines Jahres. Daneben bewilligt die Versicherung eine Entschädigung für *dauernde Unfallfolgen.* Hinsichtlich der für einen *Dauerschaden*

(Invalidität) zu gewährenden Sätze spielt der *versicherte Beruf keine Rolle*, sofern an Hand der in den Versicherungsbedingungen enthaltenen sog. *Gliedertaxe* eine Entschädigung errechenbar ist. Als *feste Invaliditätsgrade* werden unter Ausschluß des Nachweises eines höheren oder geringeren Grads angenommen:

α) *Bei vollständigem Verlust oder vollständiger Gebrauchsunfähigkeit:*

eines Arms oder einer Hand	60 %,
eines Beins oder eines Fußes	50 %,
eines Daumens	20 %,
eines Zeigefingers	10 %,
eines anderen Fingers	5 %,
einer großen Zehe	5 %,
einer anderen Zehe	2 %.

β) Bei gänzlichem Verlust der Sehkraft beider Augen 100 %,
bei gänzlichem Verlust der Sehkraft eines Auges 30 %,
sofern jedoch die Sehkraft des anderen Auges vor
Eintritt des Versicherungsfalls bereits verloren war 50 %.
bei gänzlichem Verlust des Gehörs auf beiden Ohren 60 %,
bei gänzlichem Verlust des Gehörs auf einem Ohr 15 %,
sofern jedoch das Gehör auf dem anderen Ohr vor
Eintritt des Versicherungsfalls bereits verloren war 30 %.

Bei teilweisem Verlust oder Gebrauchsunfähigkeit der vorgenannten Körperteile oder Sinnesorgane werden die vorstehenden Sätze entsprechend herabgesetzt.

Bei Verlust oder Gebrauchsunfähigkeit von mehreren der vorgenannten Körperteile oder Sinnesorgane werden die sich nach Ziffer α) und β) ergebenden Prozentsätze zusammengerechnet, doch *nie mehr als 100 %* angenommen.

Nach der *Gliedertaxe* sind isoliert die einzelnen betroffenen Körperteile, jedoch keine komplexen Funktionsstörungen zu beurteilen. Läßt sich der *Invaliditätsgrad* nach Vorliegendem nicht bestimmen, so wird bei Bemessung desselben in Betracht gezogen, inwieweit der Versicherte imstande ist, erwerblich eine Tätigkeit zu erzielen, die seinen Kräften und Fähigkeiten entspricht und ihm unter Berücksichtigung seiner Ausbildung und seines bisherigen Berufs zugemutet werden kann. Ist ein Jahr nach dem Unfall noch nicht zu entscheiden, wie sich die Unfallfolgen auf die Dauer gestalten werden, so besteht nach den Vertragsbedingungen die Möglichkeit, die Entscheidung über die endgültige Zahlung einer Entschädigungssumme hinauszuschieben und statt dessen dem Versicherten den Betrag zu verzinsen. Die *Neufassung der Invaliditätsgrade* sieht vor:

α) *Bei Verlust:*

eines Arms im Schultergelenk	70 %,
eines Arms bis oberhalb des Ellbogengelenks	65 %,
eines Arms unterhalb des Ellbogengelenks	60 %,
einer Hand im Handgelenk	55 %,
eines Daumens	20 %,
eines Zeigefingers	0 %,
eines anderen Fingers	5 %.

β) *Bei Verlust:*

eines Beins über Mitte des Oberschenkels	70 %,
eines Beins bis zur Mitte des Oberschenkels	60 %,
eines Beins bis unterhalb des Knies	50 %,
eines Beins bis zur Mitte des Unterschenkels	45 %,
eines Fußes im Fußgelenk	40 %,
eines Fußes mit Erhaltung der Ferse (*Pirogoff*)	30 %,
einer großen Zehe	5 %,
einer anderen Zehe	2 %.

γ) Bei gänzlichem Verlust der Sehkraft beider Augen 100 %,
bei gänzlichem Verlust der Sehkraft eines Auges 30 %,
sofern jedoch die Sehkraft des anderen Auges vor
Eintritt des Versicherungsfalls bereits verloren war 70 %,
bei gänzlichem Verlust des Gehörs auf beiden Ohren 60 %,
bei gänzlichem Verlust des Gehörs auf einem Ohr 50 %,
sofern jedoch das Gehör auf dem anderen Ohr vor
Eintritt des Versicherungsfalls bereits verloren war 45 %,

bei gänzlichem Verlust des Geruchs 10 %,
bei gänzlichem Verlust des Geschmacks 5 %.

f) Haftpflichtversicherung. Unter Haftung oder Haftpflicht wird die Verpflichtung verstanden, den einer anderen Person zugefügten Schaden zu vergüten. In erster Linie besteht eine solche Schadenersatzpflicht für denjenigen, welcher den Schaden schuldhaft herbeigeführt hat.

Der *vorsätzlich herbeigeführte Schaden* ist sowohl strafbar als auch begründet er Schadenersatz. Die *fahrlässige* Sachbeschädigung ist nicht strafbar, sie ist aber eine „unerlaubte Handlung"; der eingetretene Schaden muß ersetzt werden. Der Haftpflichtversicherung oder dem Gericht kommt es darauf an, vom begutachtenden Arzt zu erfahren, wieweit der Beschädigte in seiner beruflichen Leistungsfähigkeit gemindert ist. Die Angabe von Prozentsätzen, wie sie für Berufsgenossenschaften üblich ist, ist im Haftpflichtprozeß für Versicherung und Gericht von geringer Bedeutung. *Wichtig ist* lediglich die Angabe der Art und des *Grads der Behinderung der körperlichen Leistungsfähigkeit* durch Unfallfolgen (z. B. ob eine Hausfrau in der Lage ist, ihre Einkäufe selbst zu besorgen, zu kochen, zu waschen; ob ein Arbeiter in der Lage ist, weiterhin als Maurer tätig zu sein usw.). Im weiteren interessiert, wie hoch sich die Kosten für weitere Behandlung (Bandagen, Prothesen u. dgl.) belaufen werden. Mit den Sätzen des allgemeinen Arbeitsmarkts ist hier nichts anzufangen; allenfalls kann erläuternd hinzugefügt werden, „bei der Begutachtung für eine Berufsgenossenschaft würde der Schaden mit soundso viel Prozent beziffert werden", oder „bei der Begutachtung für eine private Unfallversicherung würde man von einer Minderung der Brauchbarkeit des Beins um $1/4$, $1/3$ oder $1/2$ usw. sprechen".

Dauerschaden: kann nur ganz allgemein nach ärztlicher Erfahrung angegeben werden. Niemand kann voraus wissen, wie sich der Einzelfall in Zukunft entwickeln wird. Es ist günstig, die Entscheidung für etwa 2 Jahre nach dem Unfall zu vertagen; das abgegebene Urteil wird dann zuverlässiger, als wenn es bereits kurze Zeit nach dem Unfall erfolgt.

Schmerzensgeld: (s. u. bei Versicherungsleistungen, S. 1844).

g) Bundesversorgungsgesetz. Im Gegensatz zu den früheren Versorgungsgesetzen umfaßt das Bundesversorgungsgesetz nicht nur ehemalige Angehörige der Wehrmacht und ihre Hinterbliebenen, sondern auch alle Personen mit in- und ausländischer Staatsangehörigkeit, die durch *unmittelbare Kriegseinwirkung*, durch Kriegsgefangenschaft, durch Internierung oder durch eine mit militärischem oder militärähnlichem Dienst oder mit den allgemeinen Auflösungserscheinungen zusammenhängende Straf- oder Zwangsmaßnahme, wenn sie den Umständen nach als offensichtliches Unrecht anzusehen ist, Gesundheitsschäden erlitten haben. Der Schutz des Gesetzes ist durch die weitgehende Auslegung des Begriffs „*unmittelbare Kriegseinwirkung*" sehr umfassend. Die Beurteilung der Zusammenhangsfragen erfolgt hier unter etwas anderen Gesichtspunkten als bei der berufsgenossenschaftlichen Unfallversicherung. Die wichtigsten Gesichtspunkte sind:

1. *Ursächlicher Zusammenhang:* für die Bejahung einer Gesundheitsstörung als Folge einer Schädigung genügt die *Wahrscheinlichkeit des ursächlichen Zusammenhangs*. Sie ist gegeben, wenn nach der geltenden ärztlich-wissenschaftlichen Lehrmeinung mehr *für* einen ärztlichen Zusammenhang als *gegen* einen solchen spricht.

2. *Zeitlicher Zusammenhang:* einer Gesundheitsstörung mit einem geleisteten Dienst kann allein die Anerkennung eines Versorgungsanspruchs nicht begründen. Die Tatsache, daß der Soldat beim Diensteintritt gesund gewesen ist, daß er den Einflüssen des Dienstes ausgesetzt war, daß eine Krankheit während der Dienstzeit entstanden oder hervorgetreten ist, begründet die Annahme einer Schädigungsfolge für sich allein nicht; es muß vielmehr der ungünstige Einfluß einer bestimmten dienstlichen Veranlassung oder allgemeiner dienstlicher Verhältnisse auf die Entstehung oder Verschlimmerung der Krankheit dargetan werden. Krankheiten aller Art, insbesondere innere Leiden, können zu allen Zeiten, auch ohne Mitwirkung einer Schädigung, entstehen. Aus der Tatsache, daß der Zusammenhang einer Gesundheitsstörung mit einem schädigenden Vorgang nach wissenschaftlicher Erfahrung nicht mit Sicherheit ausgeschlossen werden kann, läßt sich nicht etwa folgern, daß er darum wahrscheinlich oder sogar sehr wahrscheinlich ist. Ebensowenig kann das Vorliegen einer Schädigungsfolge bejaht werden, wenn ein ursächlicher Zusammenhang nur möglich ist. Die *Erörterung der Möglichkeit eines Zusammenhangs* in den Gutachten erübrigt sich deshalb.

3. *Ursachenbegriff:* er muß bei der Beurteilung der Zusammenhangsfrage eng gefaßt werden. Nicht jeder Umstand, der irgendwie zur Schädigung beigetragen hat, ist als rechtlich beachtliche Ursache anzusehen. Als wirkliche Ursache eines Leidens kann versorgungsrechtlich nur ein Vorgang gelten, der wesentlich oder bestimmend für die Entstehung des Körperschadens ist; d. h. wenn ohne Eintreten dieses Ereignisses das Leiden nach ärztlicher Erfahrung und menschlicher Voraussicht überhaupt nicht oder zumindest nicht in gleicher Schwere und Schnelligkeit eingetreten wäre. Das Ereignis kann die einzige Ursache oder eine von mehreren Haupt- und Teilursachen sein. Gelegenheitsursachen und letzter Anstoß ("Auslösung") sind nicht wesentliche Ursachen. So wird bei konstitutionsbedingten Leiden oft ein unwesentlicher äußerer Anlaß als Ursache angeschuldigt (z. B. Auftreten nicht traumatischer Hernien beim Heben leichter Gegenstände). In solchen Fällen hat die äußere Einwirkung bei der Entstehung der Krankheit nicht mehr wesentlich mitgeholfen, sondern sie hat nur innerhalb einer bereits bestehenden Krankheit oder Krankheitsbereitschaft einem besonders charakteristischen Krankheitssymptom, das vermutlich in absehbarer Zeit auch ohne diese Einwirkung aufgetreten wäre, zum Durchbruch verholfen. Das Wort "Auslösen" ist bei der Erörterung zu vermeiden; der Begriff ist zu unbestimmt; man spricht besser davon, ob eine wesentliche Mitverursachung der konstitutionsbedingten Krankheit durch einen schädigenden Vorgang vorliegt oder nicht.

4. *Schädigendes Ereignis:* es braucht nicht derartig zu sein, daß es auf jeden Betroffenen schädigend einwirken müßte. Es genügt der Nachweis, daß es auf den Einzelnen eine schädigende Wirkung ausgeübt hat. Die Beurteilung einer Auswirkung einer Schädigung im Sinne einer Verschlimmerung ist ungleich schwerer als die im Sinne der Entstehung, zumal in vielen Fällen Unterlagen zum Vergleich nicht vorhanden sind. Der begutachtende Arzt muß den regelmäßigen Ablauf der einzelnen Krankheiten kennen, um beurteilen zu können, ob ein schon bestehendes Leiden durch die behauptete Schädigung verschlimmert sein kann.

5. *Schädigungsfolgen und Verschlimmerung:* sind die Folgen einer Schädigung durch eine entsprechende Behandlung beseitigt worden, so hat es sich zwar um eine *Verschlimmerung* im medizinischen, nicht aber im versorgungsrechtlichen Sinne gehandelt. Wenn vor dem Eintritt in den Wehrdienst ein Magengeschwür bereits bestanden hat und es nach der Einberufung durch einen schädigenden Vorgang zu einem Rückfall kommt, dann durch ärztliche Behandlung Heilung dieses Rückfalls erzielt wird, so wird ein erneutes Auftreten des Magengeschwürs nach der Entlassung nicht als Schädigungsfolge angesehen werden können. Der schädigende Vorgang kann ein Leiden auch verschlimmert haben, ohne den weiteren Ablauf zu beeinflussen. Es hat sich dann um eine einmalige, zeitlich mit Aufhören der angeschuldigten Einwirkung, ihrer Auswirkung und der dadurch bedingten Minderung der Erwerbsfähigkeit *abgrenzbare Verschlimmerung* gehandelt. Wenn die erste Verschlimmerung nach eingehender Prüfung einwandfrei mit einer Minderung der Erwerbsfähigkeit von 50% oder mehr anerkannt worden ist, wird man von einer *"richtunggebenden Verschlimmerung"* sprechen müssen, wenn eine weitere Verschlimmerung hinzutritt. Führt die Verschlimmerung zu einem sog. *"Knick im Krankheitsverlauf"* im ungünstigen Sinne, so ist auch das eine richtunggebende Verschlimmerung.

6. *Behandlungsmethoden:* alle nachteiligen Folgen von Operationen oder anderen Behandlungsmethoden, die der Erhaltung oder der Herstellung der Dienstfähigkeit dienten, sind als Folge einer Schädigung anzusehen. Die Folgen anderer, d. h. aus vitaler Indikation oder lediglich im gesundheitlichen Interesse der Behandelten erforderlich gewordenen Operation nur dann, wenn sich die besonderen Umstände des Wehrdienstes für die Heilung ungünstig ausgewirkt haben.

7. *Erwerbsfähigkeit:* bedeutet die Fähigkeit des Geschädigten, seine Arbeitskraft im allgemeinen Erwerbsleben wirtschaftlich zu verwerten. Nicht gleichbedeutend mit der Erwerbsfähigkeit ist die *Erwerbstätigkeit,* deren Ergebnis der Verdienst ist. Dieser kann aber nicht als Maßstab für die Bemessung des Grads der Erwerbsfähigkeit dienen. Von der Erwerbsfähigkeit ist ferner die *Erwerbsmöglichkeit* zu scheiden, d. h. die Möglichkeit, die vorhandene und an sich wirtschaftlich verwertbare Arbeitsfähigkeit, tatsächlich nutzbringend anzuwenden. Für die Beurteilung der Minderung der Erwerbsfähigkeit ist es grundsätzlich unerheblich, ob und aus welchem Grunde etwa trotz vorhandener Erwerbsfähigkeit ein Verdienst nicht erzielt wird. Witwen von Beschädigten

gelten als erwerbsunfähig, wenn sie durch Krankheit oder Gebrechen nicht nur vorübergehend wenigstens die Hälfte ihrer Erwerbsfähigkeit verloren haben.

8. *Prozentsätze:* werden im Versorgungswesen jeweils nur um ganze 10 % gestaffelt. Dabei wird eine Minderung der Erwerbsfähigkeit von 25 % nach dem für 30 % geltenden Satz entschädigt.

9. *Wesentliche Änderung:* wird wie bei der staatlichen Unfallversicherung bei der Nachuntersuchung als Voraussetzung für eine Herauf- oder Herabsetzung des Prozentsatzes gefordert, d. h.: ,,eine wesentliche Änderung der Erwerbsfähigkeit" liegt nur vor, wenn die Änderung nicht nur vorübergehend ist und wenigstens 10 % beträgt oder unter 25 % sinkt.

h) Entschädigungspflichtige Berufskrankheit. Die Reichsversicherungsordnung ermächtigt die Regierung, auf dem Verordnungswege bestimmte Krankheiten als *Berufskrankheiten* zu kennzeichnen, auf die die Unfallversicherung auszudehnen ist. Die Kenntnis der Berufskrankheiten ist wichtig, weil jeder Arzt *anzeigepflichtig* ist, sobald er bei einem Patienten Krankheitserscheinungen wahrnimmt, die den Verdacht auf eine Berufskrankheit rechtfertigen. Die Unterlassung der Anzeige ist strafbar. Auf dem Gebiet der Berufskrankheiten hat die Beantwortung der *Zusammenhangsfrage*, die bei der Unfallbegutachtung eine entscheidende Rolle spielt, nur dann richtige Konsequenzen, wenn die festgestellte gewerbliche Schädigung in der *Liste der entschädigungsberechtigenden Berufskrankheiten* enthalten ist. Die Liste ist noch nicht vollzählig. Es sind weit mehr Gewerbekrankheiten bekannt, als auch die jüngste Liste aufzählt. Derzeit enthält die Liste 40 Krankheiten, welche auf gewerbliche Schädigung zurückzuführen sind und welche daher als entschädigungsberechtigte Berufskrankheit anerkannt sind.

Chirurgische Berufskrankheiten: sind folgende sechs in der Liste zur 5. BKVO vom 26. 7. 1952 unter den Nr. 20—26 aufgeführten Erkrankungen:

A. *BK-Nr. 20: Erkrankungen durch Erschütterung bei Arbeit mit Preßluftwerkzeugen und gleichartig wirkenden Werkzeugen und Maschinen sowie durch Arbeit mit Anklopfmaschinen:* Ursache der Erkrankung sind die rhythmischen Rückstoßerschütterungen (Preßluftwerkzeuge) und die schnellen Vibrationen (Anklopfmaschinen, Preßluftwerkzeuge) auf die Halteorgane, vor allem die Arme. Nur Schlagwerkzeuge sind als Preßluftwerkzeuge im Sinne der Verordnung anzusehen; Druckluftmotoren und Hebemaschinen kommen im allgemeinen nicht in Frage. Bei ihnen spielt die Disposition eine größere Rolle. *Symptome und Diagnose:* im Anfang der Preßluftwerkzeugarbeit Auftreten von örtlichen und allgemeinen Ermüdungserscheinungen; allmähliches Eintreten von Gewöhnung; Veränderung an den großen Armgelenken, besonders der Ellbogen (Arthrosis deformans, Osteochondrosis dissecans sind differentialdiagnostisch nur schwer davon zu unterscheiden). *Röntgenbild:* zackige und spornartige Knochenauswüchse, Kalkeinlagerung im Bereich der Ansatzstellen der Gelenkkapsel, Deformierung der Gelenkflächen, freie Gelenkkörper; charakteristisch, aber nicht pathognomonisch. Klinisch Schmerzen und starke Bewegungsbehinderung. *Folgen:* am Handgelenk Lunatummalacie, Navicularenekrose und Pseudarthrose (Ermüdungsbruch); beim Andrücken des Werkzeugs mit dem Kniegelenk, u. U. Meniscusdegeneration. Kalkablagerungen im Bereich des Brachialis int. und Triceps im Sinne einer Myositis ossificans; funktionelle und organische Schädigung peripherer Nerven (Kraftlosigkeit, Gefühlsstörungen und Zitterbewegungen der Hände); auch vasomotorische Störungen an den Fingern (spez. bei Gußputzern) mit erhöhter Krampfbereitschaft der Digitalarterien, so daß es zur Gangrän und zu Raynaud-artigen Bildern kommen kann. *Begutachtung:* besonders die Dauer der Arbeit mit vibrierenden Geräten ist entscheidend. Die Veränderungen an den großen Gelenken entstehen frühestens nach zweijähriger, die der Handwurzelknochen nach acht- bis zwölfmonatiger *ununterbrochener* Arbeit.

B. *BK-Nr. 21: Erkrankungen durch Arbeit in Druckluft (Caisson-Arbeiten). Vorkommen und Wirkung:* bei Arbeiten in Senkkästen (Caissons) im Wasser oder sumpfigem Gelände, ferner in Taucherglocken oder bei der eigentlichen Taucherarbeit im Taucheranzug. Die anzuwendende Druckhöhe muß der Wassertiefe entsprechen. Je höher der angewendete Druck steigt, desto weniger Gase, besonders Luftstickstoff, werden von den Flüssigkeiten und Geweben des Körpers absorbiert. Diese werden bei Nachlassen des Drucks mehr oder weniger rasch frei. Der Stickstoff wird bei langsamer Druckentlastung und bei gutem Blutumlauf restlos abgeatmet; ist dies nicht der Fall, so kann der frei gewordene Stickstoff in Blut, Lymphe, Endolymphe, Liquor, Gelenkflüssigkeiten oder auch innerhalb der Zellmembran sich ansammeln und in den Flüssigkeiten zu Bläschen zusammenfließen; diese führen im Gefäßsystem zu Embolie mit der Folge von Ernährungsstörungen, sekundären Blutungen oder Drucksuren. Im Zentralnervensystem können intra- oder intercelluläre Stickstoffansammlungen zur Reizung oder Lähmung der Zellfunktionen führen. *Symptome und Diagnose:* die Symptome treten nach dem Druckabfall auf, und zwar binnen einer halben Stunde bis zu Tagen; sie können durch Wiedereinschleusung (Krankenschleuse) zum Schwinden gebracht oder bei sehr langsamer Ausschleusung geheilt werden. Rezidive und dauernde Funktionsstörungen häufig; Symptome sind Myalgien, Arthralgien, Mono- und Paraplegie, Gürtelschmerzen, Schwindel oder *Menière*sches Symptomenbild, apoplektiforme Hemiplegie, Aphasie, Asphyxie, Taubheit, Wärmeregulationsstörungen mit Temperatursteigerung, starkes Hautjucken, Ödeme, Schock-Kollaps-Syndrom, Herzinfarkt, Tonusverlust der Muskulatur mit Zusammensinken des Körpers und Bewegungsunfähigkeit der Extremitäten. Bleibende Lähmungen infolge der cerebralen oder medullären Embolie (Querschnittslähmung, Entartung von Hirnbezirken mit vorübergehenden Geistesstörungen, epileptiformen Anfällen und Dauererkrankungen des Hirnstamms). *Begutachtung:* genaue Erhebung der Anamnese (Dauer der gesamten Druckluftarbeiten nach Jahren, Monaten und Tagen, frühere Drucklufterkrankungen nach Art, Dauer und Folgen; welche äußersten Tauchtiefen wurden bei den Arbeiten jemals erreicht und welche Tauchtiefen bei den Arbeiten, die zur Erkrankung führten?); wann traten erstmalig Beschwerden auf, nach welcher Arbeitsdauer unter Druck, in welcher Tiefe, wie war die Ausschleusungszeit? Welcher Art waren die anfänglichen Krankheitserscheinungen, und wie war ihr weiterer Verlauf? Handelt es sich um erstmaliges Auftreten der noch bestehenden Erscheinungen oder waren die gleichen Beschwerden schon früher vorhanden.

C. *BK-Nr. 22: Chronische Erkrankungen der Sehnenscheiden, der Sehnen- und Muskelansätze durch Überbeanspruchung. Vorkommen:* Überbeanspruchung der Sehnen und Sehnen-Muskel-Ansätze durch dauernde gleichmäßige Bewegungen, wiederholte heftige Beanspruchungen oder auch kurzfristige, übermäßige und ungewohnte Betätigung. Besonders häufig bei Maschinenschreiberinnen, Hollerithlocherinnen, Hausmädchen, Wäscherinnen, Näherinnen, Büglerinnen, Zimmerleute, Tischler, Schmiede, Schlosser, Steinmetze, Erdarbeiter, Musiker, Berufstänzer und Berufsradfahrer. *Symptome und Diagnose:* verschiedene Formen der Sehnenscheidenentzündung (Sehnenknötchen, schnellender Finger, Peritenonitis crepitans, besonders am M. ext. cap. rad. und am M. tib. ant., seltener an der Achillessehne); seröse Entzündungen mit Schwellung, Fluktuation und Druckschmerz als Peritenonitis serosa; bei älteren arbeitenden Frauen als Tendovaginitis stenosans, spez. an den Extensor- und Abductorsehnen der Daumen, seltener der Beugesehnen, der Hände und Füße. Als sog. *Insertionsschmerzen* an den besonders beanspruchten Muskel-, Sehnen- und Bandansätzen mit typischen Druckschmerzen am Tub. maj. hum., Epicond. hum. lat., Proc. styl. rad., Spatium intermetacarpale I usw. Diese sog. Insertionsschmerzen sind häufig auch spondylogener Herkunft, weshalb ihre Abgrenzung von einem Cervicalsyndrom stets sehr sorgfältig erfolgen muß (stets Röntgenbilder der HWS, am besten der gesamten WS herstellen!). Die *Dupuytren*sche Fingerkontraktur ist im wesentlichen anlagemäßig – nicht selten ebenfalls spondylogen! – bedingt; eine ursächliche Bedeutung ist für deren Entstehung beruflichen Einflüssen nicht beizumessen.

Begutachtung: als Merkmale für ein chronisches Leiden dieser Art gelten folgende Bedingungen:

α) Arbeitsunfähigkeit von wenigstens 13 Wochen,

β) Therapieresistenz und

γ) Neigung zu Rezidiven.

Eine weitere Voraussetzung für die Entschädigung ist die Überbeanspruchung. Sie kann in verlängerter Arbeitszeit und Schwere der Arbeit bestehen. Bei gleichzeitigem Bestand schwererer Wirbelsäulenveränderungen kommt der Berufsarbeit im allgemeinen höchstens, d. h. bei starker Überbeanspruchung und lang andauernder Arbeitszeit, die Rolle einer „wesentlichen Teilursache" meist nur die einer „Gelegenheitsursache", niemals die einer alleinigen Ursache zu (vgl. S. 763).

D. *BK-Nr. 23: Drucklähmung der Nerven. Vorkommen und Auswirkung:* durch dauernden Druck bestimmter Intensität, welcher durch die Arbeitsstellung oder bestimmte Arbeitsmittel oder durch das Aufliegen von Körperteilen auf Arbeitstischen oder Arbeitsböden, auf Nervenplexus oder Einzelnerven in ihrem Verlauf über vorspringende Knochenteile usw. hervorgerufen wird. *Formen: Steinträger- oder Tornisterlähmung* durch Tragen starrer Körper (mit zum Teil scharfen Kanten) auf den Schultern kommt es zu Druck im Bereich des *N. dorsalis scapulae*, des *N. thoracicus longus* sowie des *N. axillaris*. Spez. bei Zimmerleuten, Maurern, Metzgern, Bergleuten, Straßenbahnschaffnerinnen, Handharmonikaspielern, Dock-, Hafen- und Sackarbeitern, gelegentlich bei Schmieden, Seilern, Mähern, Seeleuten, Kellnern.

Ulnarislähmung durch Aufstützen der Ellbogen: spez. bei Uhrmachern, Glas-, Diamanten- und Edelsteinfeinschleifern, Bijouteriearbeitern, Graveuren, Telefonistinnen. Durch Druck von Werkzeuggriffen gegen die Hohlhand können die kleineren Zweige des N. ulnaris betroffen werden (spez. bei Melkern, Lithographen, Graveuren, Gerbern, Schustern, Steinmetzen, Malern, Büglern, Zuschneidern, Kraftfahrern, Radfahrern, Zigarrenwicklern).

Medianuslähmung: selten, gelegentlich bei Schlossern, Melkern, Lithographen, Friseuren und Zahnärzten beobachtet.

Radialislähmung: berufliche Gefährdung weniger bekannt; Beschäftigungslähmungen hatten meist toxische Ursache (z. B. durch Blei bei Anstreichern).

Fibularislähmung: durch spitzwinklig angezogenes Knie, vor allem bei Arbeiten im Knien oder Hockerstellung (z. B. bei landwirtschaftlichen Arbeiten, wie Rübenstecken, -ziehen, Arbeiten in Erbsenfeldern, Spargelbeeten, Jätarbeiten, Steinsetzen, Asphaltieren, Fliesenlegen, Nähmaschinenarbeiten oder anderen fußbedienten Maschinen).

Tibialislähmung: weniger häufig; gelegentlich bei Tätigkeiten im dauernden Knien, wobei das Gewicht des ermüdenden Körpers durch den aufliegenden Oberschenkel auf den N. tibialis im Bereich der Wadenmuskulatur übertragen wird. *Symptome und Diagnose:* Kribbeln, Pelzigsein, Ameisenlaufen, Gefühl des „Eingeschlafenseins", Symptome einer Neuritis, starkes Ermüdungsgefühl mit bleierner Schwere in den versorgten Muskelgebieten, ziehende und reißende Schmerzen in der Arbeit und Nachtruhe. Objektiv im Beginn der Herabsetzung der elektrischen Erregbarkeit, beginnende Entartungsreaktion, schwierige Reflexauslösbarkeit, Abschwächung bis Aufhebung der Reflexe; Druck- und Klopfschmerzhaftigkeit des betreffenden Nervenstamms oder des Plexusgebiets sowie Überdehnungs- und Überzerrungszeichen. *Differentialdiagnose:* Zustand in oder nach Infektionen, nach Malaria, Typhus, Fleckfieber, Ruhr, Lues, nach Grippe oder nach toxischen Schädigungen (Alkohol, Nicotin, Blei, Quecksilber, Arsen, Thallium). Auszuschließen sind ferner multiple Sklerose, Syringomyelie, Neuralgie, Berufsneurose, zentralbedingte Lähmung, alle Lähmungen, bei welchen die toxische Beeinflussung von vornherein überwiegt, Polyneuritis, isolierte Muskelerkrankungen. Ferner sind zu beachten alle degenerativen Erkrankungen zentraler Natur, Druck durch übergroße Lymphknoten, Tumoren, Umklammerung durch Frakturcallus usw.

Begutachtung: der Charakter der reinen Drucklähmung muß in jedem Fall nicht nur in der Erscheinungsform, sondern auch ursächlich deutlich und abgrenzbar sein gegenüber Erkrankungen anderer Genese. Begünstigende Mitursachen (gleichgültig ob entzündlicher oder toxischer Natur) sind in der Meldung hervorzuheben. Besonders schwierig sind die leichten Formen der Druckschädigung zu beurteilen, weshalb immer der Fachneurologe zugezogen werden sollte. *Prognose:* Druckneuritiden im Bereich der oberen Extremität sind im allgemeinen günstig, solche der unteren Extremitäten weniger günstig zu beurteilen.

D. *BK-Nr. 24: Chronische Erkrankungen der Schleimbeutel und Gelenke durch ständigen Druck oder ständige Erschütterungen. Vorkommen:* bei Reinemachfrauen, Hausangestellten, Parkettbodenlegern und -abziehern, Fliesen- und Teerstraßenlegern, Steinsetzern, Bergleuten, sowie am Ellbogen von Glas- und Steinschleifern durch Druck oder dauernde Überanstrengung dieser als Schutzeinrichtung den Gelenken und Muskelansätzen vorgelagerten Organe (chronische Schleimbeutelentzündung = Bursitis). *Symptome und Diagnose:* betroffen sind besonders die Schleimbeutel des Knie- und des Ellenbogengelenks, an welchen neben einer Verdickung und Schwellung auch eine Schwielenbildung der Haut zu finden ist. Der dauernde Reiz kann Gewebsvermehrung, Flüssigkeitsansammlung und Blutung in die Schleimbeutel bedingen und eine operative Entfernung erforderlich machen. Durch Sekundärinfektion mit Vereiterung, Neubildungen und Rückfälle kann eine erhebliche Gebrauchsbeschränkung der betreffenden Körperteile resultieren. *Begutachtung:* es ist zu prüfen, ob etwa Exostosen,

Knochenunebenheiten unter dem Schleimbeutel als gelegentliche, körpereigene Ursache derartiger Reizzustände bestehen.

E. *BK-Nr. 25: Abrißbrüche der Wirbelfortsätze. Vorkommen:* bei Schaufelarbeitern (Straßenarbeiter, Bergbauarbeitern), welche überhohe und überweite Würfe und Würfe über Hand regelmäßig ausführen müssen; ferner bei Arbeitsentwöhnten (z. B. Arbeitslose, Rekonvaleszenten), bei welchen ein Mißverhältnis zwischen der Festigkeit der Knochenstruktur an überlasteten Stellen und der Muskelkraft besteht. Die vorausgegangene schlechte Ernährung, Mangel an Übung, konstitutionelle Disposition und die berufsfremde Handhabung der Arbeitsgeräte begünstigt die Erkrankung. Die Bezeichnung ,,Schipper-Krankheit'' gibt den Personenkreis sinnvoll wieder. *Symptome und Diagnose:* durch Wechsel zwischen extremem Muskelzug und Entspannung an den langen Dornfortsätzen des 6. und 7. Halswirbels und des 1.–3. Brustwirbels kommt es zu besonders hoher Beanspruchung durch die ständige und plötzlich einwirkende Be- und Entlastung. Die daraus resultierenden Abrißbrüche der Dornfortsätze sind als Übermüdungs- oder Strukturermüdungsbrüche aufzufassen. Entstehung meist plötzlich nach mehr oder weniger langem vorausgegangenem Schwächegefühl zwischen den Schultern und unklar lokalisierten, manchmal spannenden, manchmal schmerzhaften Mißempfindungen zwischen den Schulterblättern und erhöhtem Ermüdungsgefühl des Schultergürtels. Eigentlicher Abriß erfolgt oft mitten in einem einzelnen Arbeitsschwung oder bei einer endgradigen, sonst seltener vorkommenden Körperbewegung (z. B. Aufheben oder Ablegen einer Last in hockender, gebückter, gerader Stellung). Es wird ein plötzlicher Schmerz zwischen den Schulterblättern, mit mehr oder weniger exakter Lokalisation angegeben. Gelegentlich wird ein krachendes Geräusch mit anschließendem heftigem Schmerz, ängstlichem Ausweichen jeder Drehbewegung und steifen Bewegungen des Rumpfs beobachtet. Charakteristisch ist die Haltung des Erkrankten (Steifhalten der Schultern mit nach vorn unten hängendem Kopf), Aus- und Anziehen von Kleidern meist so schmerzhaft, daß diese Tätigkeit ohne Fremdhilfe nicht möglich ist. Inspektion ergibt eine sichtbare Eindellung in der Linie der Dornfortsätze mit Wulstbildung unterhalb der Delle und Druckschmerz unterhalb des Wulstes. Mitunter auch Schmerzen zwischen den Schulterblättern bis zum BWK 12. Extension der HWS nur unter stärksten Schmerzen passiv möglich; Abduktion der Arme nur bis zur Horizontale; Torsion der BWS und HWS aktiv, auch im Liegen nahezu unmöglich. *Röntgenbild:* spez. in der seitlichen Aufnahme sind die weit auseinanderstehenden Bruchenden, in der a. p.-Aufnahme, die unregelmäßige, rundliche Abgrenzung an ungehöriger Stelle erkennbar. Der abgerissene Dornfortsatz ist meist seitlich und schräg nach unten disloziert. Es kommen Abrißbrüche bis zu 3 Dornfortsätzen vor. An Nebenbefunden sind gelegentlich alle übrigen sicheren und unsicheren Frakturzeichen vorhanden. *Differentialdiagnose:* ungewöhnlich lokalisierte Wirbeltuberkulose, Tumormetastase, Osteomyelitis, Rheuma, Spondylitis). Die Abgrenzung ist aus der Anamnese und der typischen Arbeitsart relativ leicht möglich; klinisch wird der Muskelwulst unterhalb der Delle häufig vermißt. Der plötzliche Abrißbruch des Dornfortsatzes kann auch allen anderen Ursachen gemeinsam sein. Auch Rippenfrakturen werden zusammen mit den Abrißfrakturen beobachtet.

F. *BK-Nr. 26: Meniscusschäden bei Bergleuten nach mindestens dreijähriger, regelmäßiger Tätigkeit unter Tage. Vorkommen:* die halbmondförmigen, im Kniegelenk liegenden Meniscen, besonders der innere, werden bei der täglichen und oft stundenlang in hockender oder kniender Stellung ausgeübten Berufsarbeit der Bergleute überdehnt und nach medial ins Gelenk verschoben. Hierdurch kommt es zur Ernährungsstörung, Quellung, Einbuße der Gleitfähigkeit des Meniscus bei Bewegungen des Kniegelenks. Der Vorgang wird dadurch begünstigt, daß der Meniscus beim Aufrichten aus der Zwangsarbeitshaltung infolge der Streckung des Kniegelenks zwischen Femurcondylus und Tibiakopf geraten und gequetscht werden kann. Aus den ständigen Quetschungs- und leichten Rißtraumen des Meniscus entstehen degenerative Veränderungen und ein chronischer Meniscusverschleiß. Am häufigsten sind Bergleute, welche mindestens 3 Jahre regelmäßig unter Tage in hockender oder liegender Körperhaltung oder in schräger Lage in niederen Flözen gearbeitet haben, betroffen. Zwangshaltungen dieser Art kommen nicht nur bei Arbeiten vor Ort oder Weg, sondern auch bei anderen Arbeitsverrichtungen unter Tage vor. *Symptome und Diagnose:* zunehmende Schmerzen im Knie mit Bewegungsbehinderung im Sinne von Einklemmungserscheinungen und Gelenksperre. Die degenerativen Veränderungen des Meniscus gehen auch nach der Lösung desselben weiter.

Als Folge des Meniscusschadens entstehen Knorpelschäden an der Patellarückfläche (Chondropathia patellae), Veränderungen an beiden Femurcondylen im Sinne einer Osteochondrosis dissecans und sekundäre gelenkdeformierende Veränderungen mit Bildung freier Körper und Ankylose. Der Meniscusschaden betrifft namentlich den inneren Meniscus. Das sog. „schnellende Knie" beruht auf einer konstitutionellen Anomalie im Sinne vermehrter Lockerung des äußeren Meniscus. Wichtig ist die Abgrenzung des Meniscusschadens von der Meniscusverletzung, die durch ein entsprechend schweres, einmaliges Trauma bedingt und als Unfallereignis zu werten ist.

i) Versicherungsleistungen. 1. *Krankenbehandlung:* Aufgaben und Leistungen der „gesetzlichen Unfallversicherung" erstrecken sich auf die gesamte *Arbeitsunfallverhütung* und *Krankenbehandlung*, einschließlich der *Zahlung* von *Kranken- und Familiengeld*. Ferner erstrecken sie sich auf *Rentenzahlung* und Berufsfürsorge bei Tod durch Unfall, Zahlung von Sterbegeld, Hinterbliebenenrente, Witwenrente, Kindergeld. Gegenstand der Versicherung ist außerdem der Ersatz des Schadens, der durch die Körperverletzung, Tötung oder Beschädigung eines Körperersatzstücks entsteht. Berufsgenossenschaften sind verpflichtet, nach Arbeitsunfällen Maßnahmen zu treffen, durch welche die bestmögliche Behandlung eines Unfallverletzten gewährleistet wird (s. u. *Heilverfahren*).

2. *Rente:* nach Abschluß eines Heilverfahrens muß die Berufsgenossenschaft dem Versicherten für den erlittenen Schaden *Rente* gewähren. Sie beträgt bei unfallbedingter völliger Erwerbsunfähigkeit zwei Drittel des Jahresarbeitsverdienstes (*Vollrente*). Solange er teilweise erwerbsunfähig ist, beträgt sie denjenigen Teil der Vollrente, der dem Maß der Einbuße seiner Erwerbstätigkeit entspricht (*Teilrente*). Die Einbuße kann meist nur annähernd geschätzt werden, weshalb Bruchteile von Hundertsätzen und geringere Abstufungen als 5% zu vermeiden sind. Solange der Verletzte eine Rente von 50 oder mehr Prozent der Vollrente oder Renten infolge mehrerer Unfälle aus der Unfallversicherung bezieht, deren Hundertsätze zusammen die Zahl 50 erreichen (Schwerverletzter), wird zu jeder Rente und zu jedem Kind bis zum 15. Lebensjahr eine Zulage in Höhe von 10% der Rente gewährt. War der Verletzte zur Zeit des Unfalls schon erwerbsunfähig, so ist nur Krankenbehandlung zu gewähren. Die Grundlage zur Rentenberechnung bildet die sog. „individuelle Erwerbsfähigkeit" des Verletzten, welche dieser im Augenblick des Unfalls hatte. Die Tatsache, daß ein Verletzter vor dem Unfall vollen Lohn bezogen hat, also volle Erwerbsfähigkeit und Arbeitsfähigkeit besaß, ist nicht unbedingt mit völliger Gesundheit gleichzusetzen; denn es kommt nicht selten zur Aufdeckung unfallunabhängiger, komplizierender Krankheiten im Verlauf der sofortigen, genauen und ärztlichen Untersuchung, welche wegen des Unfalls ausgeführt wird. Trifft der Unfall einen schon in der Erwerbsfähigkeit eingeschränkten Versicherten, so wird bei der neuen Berentung nur der Jahresarbeitsverdienst zugrunde gelegt, der der Erwerbsfähigkeit des Verletzten vor dem nunmehr zu berentenden Unfall entsprach. Wichtig ist die Unterscheidung zwischen *vorläufiger* und *Dauerrente*. Kann die Unfallrente eines Verletzten noch nicht als Dauerrente festgesetzt werden, so ist der Versicherungsträger berechtigt, während der ersten 2 Jahre nach dem Unfall *vorläufig* eine Entschädigung festzustellen (*vorläufige Rente*). Spätestens nach Ablauf von 2 Jahren nach dem Unfall muß die *Dauerrente* festgesetzt werden, welche in der einmal bewilligten Höhe mindestens 1 Jahr belassen werden muß. Bei der erstmaligen Festsetzung der Dauerrente kann diese, unabhängig von der Höhe der bisherigen vorläufigen Rente, neu festgesetzt werden. Der Nachweis einer Verbesserung oder Verschlimmerung der Unfallfolgen ist dann *nicht* erforderlich. Bei der ersten Festsetzung der Dauerrente kommt es ausschließlich auf die sachkundige Berentung des jeweils gegenwärtigen Zustands an. 2 Jahre nach dem Unfall (Zeitpunkt zur Festsetzung der Dauerrente) kann eine erneute Prüfung und Rentenfestsetzung vorgenommen werden. Der ursächliche Zusammenhang des Leidenszustands ist nochmals unvoreingenommen zu prüfen, selbst wenn eine Anerkennung bereits stattgefunden hatte. Es kann auf Grund der ärztlichen Begutachtung statt Festsetzung der Dauerrente auch zur Ablehnung der Entschädigungspflicht und Rentenentziehung kommen. In zweifelhaften, differentialdiagnostisch unklaren Fällen werden Arzt und Versicherungsträger die Entscheidung über Wortlaut des Rentenbescheids und Höhe der M. d. E., nach Möglichkeit Hinausschieben in der Hoffnung, daß nach Beobachtung des weiteren Verlaufs eine bessere und endgültige Beurteilung gelingt.

Nach der neueren Gesetzgebung werden *Renten unter 20% in der Regel nicht mehr* gewährt. Die Angabe des Grads der Erwerbsunfähigkeit muß trotzdem exakt erfolgen;

insbesondere sind auch Schätzungen unter 20% anzugeben (z. B. 10, 15, 10–15%, 10 bis höchstens 15% u. a.), also nicht etwa summarisch: „unter 20%". Nur der Schätzung „unter 10%" bedarf es nicht, da dann die Minderung der Erwerbsfähigkeit nicht mehr als wesentlich gilt. Die vor dem Unfall vorhanden gewesene Erwerbsfähigkeit wird ohne Rücksicht auf die Ursachen, welche den Zustand bedingen, immer gleich 100 gesetzt. Bei einem weiteren Unfall ist die vor diesem vorhanden gewesene Erwerbsfähigkeit wieder = 100 zu setzen. Es kommt darauf an, wieviel 100-Teile der Verletzte jeweils durch den Unfall eingebüßt hat.

3. *Kapitalabfindung:* bei allen Abfindungen erlischt auch in Zukunft der Anspruch auf Krankenbehandlung und Berufsfürsorge nicht. Eine Rente wird wieder gewährt, wenn eine Verschlimmerung der Unfallfolgen mindestens um 15% eingetreten ist. Abfindung einer 25%igen Rente kann erfolgen, wenn Grundbesitz erworben werden soll oder dessen wirtschaftliche Stärkung geplant ist. Eine 50%ige Rente kann zu dem gleichen Zweck abgefunden werden, aber nur unter notarieller Eintragung für die Dauer von 5 Jahren. Renten über 50% können nur zu zwei Drittel der Höhe abgefunden werden, auch dabei ist notarielle Eintragung erforderlich. Häufig wird in diesem Zusammenhang die Frage aufgeworfen, ob der Unfallverletzte eine „normale Lebensdauer zu erwarten hat", d. h., ob Unfallfolgen oder sonstige krankhafte Prozesse bei dem Verletzten geeignet sind, seine Lebensdauer frühzeitig zu beenden (z. B. bei Tuberkulose, Diabetes, Herzleiden). Tritt in den Verhältnissen, die für die Feststellung der Verhältnisse maßgebend waren, eine „wesentliche Änderung" ein, so kann eine neue Feststellung getroffen werden. Die Änderung muß „wesentlich" sein, d. h. mindestens 10% betragen und die Unfallfolgen selber betreffen. Gleichgültig ist dabei, ob die Gesamterwerbsminderung durch unfallunabhängige Leiden in der Zwischenzeit eine Änderung erfahren hat. Als „Änderung" ist auch die durch Gewöhnung an „Unfallfolgen" entstehende „Anpassung" anzusehen.

4. *Heilverfahren:* wichtiger als die Rentenzahlung ist in sozialmedizinischer Hinsicht das *Heilverfahren*; denn es ist die möglichst vollständige Wiederherstellung der Erwerbsfähigkeit angestrebt. Die Berufsgenossenschaft hat die Pflicht, alle Maßnahmen zu treffen, welche eine bestmögliche Behandlung gewährleisten. Gleichzeitig hat sie das Recht, vom Unfalltag an oder später jederzeit das Heilverfahren zu übernehmen, insbesondere auch Unfallverletzte in spezialärztliche Behandlung zu überweisen (Nerven-, Augen-, Ohrenarzt, Orthopäde). Um eine schnelle Einleitung einer sachgemäßen Heilbehandlung und gute diagnostische Grundlagen für die spätere Begutachtung zu erreichen, dient das sog. D-Arzt-Verfahren (s. S. 1834). Für Hirnverletzte ist die Ausfüllung eines besonderen Fragebogens Pflicht und wenn irgend möglich die Zuziehung eines Fachneurologen oder Psychiaters oder Neurochirurgen empfehlenswert. Die Durchführung *klimatischer Kuraufenthalte* auf Kosten der Berufsgenossenschaft ist nur eine ausnahmsweise „Kann-Leistung", welche lediglich von Fall zu Fall nach Rücksprache mit dem Arzt gewährt wird. Behandlung und Kurkosten werden nur dann übernommen, wenn die Krankheit oder Störung entschädigungspflichtige Unfallfolge ist.

5. *Berufsfürsorge:* sie soll mit allen geeigneten Mitteln den Verletzten zur Wiederaufnahme seines früheren Berufs oder, wenn das nicht möglich ist, zur Aufnahme eines neuen Berufs befähigen und ihm zur Erlangung einer Arbeitsstelle verhelfen. Die Berufsfürsorge ist eng mit der Krankenbehandlung verflochten und geht z. B. in den Schwerbeschädigten-Abteilungen und Hirnverletzten-Krankenhäusern meist nebeneinander her. Sie ist ausschließliche Pflichtaufgabe der Berufsgenossenschaft. Diese beschäftigt einen *hauptamtlichen Berufsfürsorger*, welcher der Individualität des einzelnen gerecht werden kann und mit den Ärzten zusammenarbeiten soll. Berufsberatung, Einleitung einer Umschulung, Hilfe zur Erlangung einer geeigneten Arbeitsstätte, gegebenenfalls Erwerb von Siedlungsstellen sind in erster Linie seine Arbeitsgebiete. Das gesamte Aufgabengebiet der Wiedereinfügung in das Berufsleben und der Resozialisierung wird neuerdings mit „*Rehabilitation*" bezeichnet, d. h. Wiederherstellung des Kranken selbst und seiner Beziehung zur Umwelt. Sie beginnt praktisch am ersten Tag nach dem Unfall und hat das Ziel, eine möglichst vollkommene Einfügung des Unfallverletzten in sein soziales und familiäres Milieu zu erreichen und die Gefahren rentenneurotischer Entgleisung zu vermeiden.

6. *Schmerzensgeld:* der Begriff *Schmerzensgeld* ist nur im Rahmen des bürgerlichen Gesetzbuchs bekannt. Die RVO kennt diesen Begriff nicht. Sie trägt Schmerzen nur

indirekt dann in Rechnung, wenn ein Schmerz so quälend und in seiner Auswirkung auf die Gesamtpersönlichkeit so weitgehend ist, daß dadurch die Lebensfreude, das Gesundheitsgefühl, die Leistungsfähigkeit gesenkt wird und sekundär eine wesentliche Erwerbsminderung verursacht wird. Die RVO entschädigt nicht den Schmerz selbst, sondern prinzipiell nur dessen Auswirkung auf die Erwerbsfähigkeit. Das bürgerliche Gesetzbuch hingegen entschädigt den Schmerz als solchen. Das *Schmerzensgeld* soll nicht nur die Entschädigung erlittener Schmerzen im engeren Sinne medizinischer Begriffsbildung darstellen, sondern alle Art von immateriellem Schaden ausgleichen. Der „Nichtvermögensschaden" geht bekanntlich wesentlich über den Begriff „Schmerzensgeld" hinaus, und die „Nachteile für das Fortkommen" bedeuten noch eine wesentliche Erweiterung dieses Begriffs. Es fallen hierunter besonders schwere Verunstaltungen (Entstellungen, Haarverlust oder Hinken bei jungen Mädchen, Verlust der Potentia coeundi bzw. generandi bei Männern, Verlust des Geruchssinns sowie Amputationen aller Art bei Erwerbstätigen beiderlei Geschlechts). Es ist also zu klären, welcher Geldbedarf erforderlich ist, um dem Verletzten „einen inneren Ausgleich" zu gewähren. Sache des ärztlichen Sachverständigen ist es, die wesentlichen Umstände, die Beziehungen des Unfalls und seiner Folgen zur Persönlichkeit des Verletzten aufzuklären. Er hat sich daher eingehend zur „Frage des Schmerzes" selbst, aber auch der seelischen Dauerwirkung des Schmerzes auf den Verletzten und der dadurch bedingten Senkung der Lebensfreude, der Beeinträchtigung des persönlichen Wohlbefindens, der Verschiebung der Beziehung zu seiner Umwelt und auch der voraussichtlichen Dauer all dieser Faktoren zu äußern haben. Über die *Höhe des Schmerzensgelds* wird oft vom Arzt ein Urteil erwartet. Der Arzt soll jedoch keinerlei Summen nennen, sondern sich darauf beschränken, den gerade vorliegenden Fall in eine Art Skala einzuordnen, die mit einer Reihe von Unterstufen von den allerschwersten bis zu den leichtesten Fällen reicht.

A. W. Fischer unterscheidet: ganz leichte, leichte, mittelschwere, schwere, sehr schwere und ungewöhnlich schwere Fälle (z. B. Radiusfraktur in Gruppe leichte Fälle, Oberschenkelfraktur in Gruppe mittelschwer bis schwer, Querschnittsläsion in Gruppe ungewöhnlich schwer). Im allgemeinen liegen die Beträge, welche als *Schmerzensgeld* gewährt wurden, etwa zwischen 300,— und 5000,— DM.

k) Feststellungsverfahren. 1. *Unfallanzeige und Leistungsantrag:* der Arbeitgeber ist verpflichtet, binnen 3 Tagen nach Kenntnisnahme eines jeden in seinem Betrieb eingetretenen Unfalls der durch die Satzungen des UV-Trägers bestimmten Stelle anzuzeigen, wenn der Unfall nicht nur zu einer weniger als dreitägigen Arbeitsunfähigkeit des Beschäftigten führt. Im Todesfall ist auch Anzeige bei der Ortspolizeibehörde des Unfallorts zu erstatten. Auch für einen Leichtverletzten ist es empfehlenswert, den Unfall wenigstens dem Arbeitgeber zu melden und für diesen ratsam, die Meldung als Unfallanzeige weiterzugeben. Die spätere evtl. Aufklärung des Sachverhalts und Beurteilung der oft schwierigen Zusammenhangsfrage wird dadurch wesentlich erleichtert. Unabhängig von der Unfallanzeige des Arbeitgebers kann ein *Leistungsantrag* des Verletzten an den UV-Träger gestellt werden. Die Anmeldung dieses Anspruchs ist an keine bestimmte Form gebunden. Wird in diesem Falle der Entschädigungsanspruch nicht spätestens 2 Jahre nach dem Unfall angemeldet, so kann derVersicherungsträger sich auf Fristversäumnis berufen und die Gewährung jeder Entschädigung ablehnen. Auch nach Ablauf der Frist kann der Entschädigungsanspruch aber noch innerhalb von 3 Monaten geltend gemacht werden, nachdem etwa eine neue Unfallfolge aufgetreten oder eine wesentliche Verschlimmerung eines auf dem Unfall beruhenden Leidens bemerkbar geworden ist. Den begutachtenden Arzt interessiert an der Unfallanzeige das Datum der Ausstellung der Unfallanzeige oder der Anmeldung des Entschädigungsanspruchs im Verhältnis zum Unfalltag. Eine erhebliche Verspätung kann äußere und innere Gründe haben. Liegen keine äußeren Gründe vor, so gibt die Verspätung in vielen Fällen dem diagnostischen Gedankengang des Gutachters von vornherein eine bestimmte Richtung; denn aus der Tatsache, daß der Versicherte z. B. kurz nach dem Unfall nicht oder nur ganz vorübergehend die Arbeit ausgesetzt hat, muß gefolgert werden, daß die akuten Unfallfolgen nicht sehr erheblich gewesen sein können. Andererseits können in Betracht kommende akute Unfallfolgen überhaupt nicht vorgelegen haben, wenn die nach dem Unfall auftretenden Störungen so gering waren, daß der Versicherte es überhaupt nicht für nötig hielt, eine Anzeige zu erstatten oder erstatten zu lassen. Das als Unfall angegebene Ereignis wird dann häufig kein wirklicher Unfall gewesen sein. Insbesondere ist zu prüfen, ob der Versicherte aus irgendwelchen naheliegenden psychologischen Gründen eine später entstandene schwere Krankheit auf einen versicherungspflichtigen Unfall zurückführen zu können glaubt. Nennt die Unfallanzeige nur einen Unfallhergang, d. h. ist eine Gesundheitsschädigung aus der Unfallanzeige nicht ersichtlich, dann wird eine solche vielleicht überhaupt nicht eingetreten sein. Auch wenn auf der Anzeige keine Verletzungsdiagnose, sondern nur eine Krankheitsdiagnose erscheint, besteht stets die Möglichkeit, daß ein vom Unfall unabhängiges Leiden unzutreffenderweise (wenn auch vielleicht im guten Glauben) als Unfallwirkung angegeben wird.

2. *Unfalluntersuchung:* in der amtlichen Unfalluntersuchung ist eine durch die Ortspolizeibehörde erfolgende Vernehmung des Versicherten sowie der Augenzeugen und anderer Zeugen vorgesehen. Die *Vernehmung* erstreckt sich auf

α) den Unfallhergang (bei Augenzeugen) oder auf den Zeitpunkt, wann der Zeuge den Versicherten zum erstenmal nach dem Unfall gesehen hat,

β) auf die akuten Erscheinungen nach dem Unfall (z. B. Bewußtlosigkeit, Erbrechen? [wie lange, wie oft?], hat der Verletzte die Arbeit sofort niedergelegt, hat er weitergearbeitet, mußte er nach Hause geführt oder getragen werden, konnte er allein gehen?). Zeugenaussagen sind häufig sehr ungenau. Am wichtigsten sind erfahrungsgemäß die Angaben, welche Schwerverletzte bei der ersten Vernehmung machen, da bei ihnen zunächst ein Interesse daran fehlt, den Unfallhergang und die Gesundheitsschädigung noch schwerer hinzustellen, als sie ohnehin sind.

Bericht des erstbehandelnden Arztes: der erstbehandelnde Arzt ist verpflichtet, den Trägern der Unfallversicherung Auskunft über die Behandlung und den Zustand des Verletzten alsbald nach dem Unfall zu erteilen. Hierdurch soll das möglichst frühzeitige Eingreifen der UV-Träger in die Durchführung des Heilverfahrens sichergestellt werden. Die *Auskunftspflicht* erstreckt sich auch auf die Zusendung der vom UV-Träger erbetenen DA-Berichte, Krankengeschichten und andere Berichte. Im Falle der Verweigerung der Vorlegung der Krankengeschichte durch den Arzt kann die Vernehmung des Arztes als Zeuge erzwungen werden. Der Arzt kann Unterlagen dieser Art ohne Einwilligung seines Patienten herausgeben, ohne hierdurch gegen seine Schweigepflicht zu verstoßen. Für die Abfassung der Berichterstattung befleißige sich der Arzt einer genauesten Beschreibung des Befunds. Sie ist wichtiger als die Diagnosestellung, welche sich, vor allem in zweifelhaften Fällen, mit einer diagnostischen Mutmaßung begnügen kann. Die Erstbefundung hat sich nicht nur auf die tatsächlichen oder vermeintlichen Unfallwirkungen, sondern auf den gesamten Patienten zu erstrecken und kann nicht eingehend genug sein.

3. *Der medizinische Sachverständige. Aufgaben des Gutachters:* bestehen darin:

α) den Befund zu erheben und die Diagnose zu stellen,

β) sich über die aus den festgestellten Leiden ergebende Kräfteeinschränkung zu äußern,

γ) im Verfahren der Unfallversicherung auch den Ursachenzusammenhang zu beurteilen.

Besonderes Gewicht für den Richter hat die Feststellung des Leidens durch den Arzt (Diagnose). Sie ist für den Richter bindend; allenfalls kann er weitere Gutachten einfordern und sich für dasjenige entscheiden, welches ihn am meisten überzeugt. Hinsichtlich der Äußerung des Gutachters über die Einwirkung des festgestellten Leidens auf die Kräfteentfaltung des Patienten ist der Richter freier gestellt. Hier kann er sich auch anderer Beweismittel (z. B. Zeugeneinvernahme) bedienen. In der Frage, wie hoch die Minderung der Erwerbsfähigkeit zahlenmäßig ist, besteht für den Richter keine Bindung an den Vorschlag des medizinischen Sachverständigen. Die abschließende rechtliche und soziale Entscheidung ist ausschließlich Sache des Richters. Der Gutachter seinerseits muß streng medizinisch-wissenschaftlich denken und nicht anders. Er soll daher jeden Gedanken über einen mutmaßlichen Ausgang des Rentenverfahrens aus seinen Überlegungen bei der Gutachtenabfassung ausschließen. Er muß sich eng an die anerkannte Lehrmeinung der medizinischen Wissenschaft anschließen und Einzeltheorien, die noch im Bereich wissenschaftlicher Spekulation liegen, vermeiden.

Ärztliche Schweigepflicht im Entschädigungsverfahren: was der Patient aus seelischer und körperlicher Not heraus seinem Arzt anvertraut, muß für dritte Personen unzugänglich sein. Die hierauf aufgebaute *ärztliche Schweigepflicht* umfaßt alles, was dem Arzt in der Ausübung seines Berufs anvertraut oder zugänglich gemacht worden ist (insbesondere also auch die Krankengeschichte mit den Aufzeichnungen über Vorgeschichte, Krankheitsbefund und -verlauf, Röntgenaufnahmen, Elektrokardiogramm, Präparate, Gutachten u. dgl.). Unbefugt ist jede Offenbarung eines Geheimnisses, die ohne Zustimmung des Geheimnisträgers bzw. des Anvertrauenden geschieht, es sei denn, daß sie in Erfüllung eines gesetzlichen Rechts und einer gesetzlichen Pflicht erfolgt. Jede Form der Mitteilung an einen anderen, z. B. auch die Gewährung von Akteneinsicht, ist ein Bruch der Schweigepflicht. Sie gilt auch gegenüber anderen behandelnden oder begutachtenden Ärzten, solange, bis der Patient der Offenbarung zustimmt. Liegt die Entbindung von der Schweigepflicht vor, so kann der Arzt sie nicht eigenmächtig einschränken. Im Interesse des öffentlichen Gesundheitsschutzes bestehen aber verschiedene *Anzeigepflichten*, welche die Schweigepflicht des Arztes durchbrechen. So z. B. besteht keine ärztliche Schweigepflicht hinsichtlich der Kenntnisse, welche ein Arzt als vom Gericht bestellter Sachverständiger erworben hat. Dasselbe gilt für den von einem Versicherungsträger im Feststellungsverfahren bestellten medizinischen Sachverständigen. Wünscht ein Patient die Erstattung eines Gutachtens unter der Bedingung, daß wichtige Privatgeheimnisse, die mit dem Gegenstand der Begutachtung irgendwie in Zusammenhang stehen, verschwiegen bleiben sollen, so muß jeder verantwortungsbewußte Arzt die Erstattung des Gutachtens ablehnen. Die Abgabe eines wissentlich wesentliche Tatsachen verschweigenden, lückenhaften und damit falschen Gutachtens ist strafbar.

Herausgabe von Krankenpapieren kann vom Vorsitzenden des Sozialgerichts zur Vorbereitung der mündlichen Verhandlung vom Besitzer der Unterlagen verlangt werden. Es ist noch eine umstrittene Frage, ob ein Arzt auf Anforderung des UV-Trägers oder des Gerichts die Krankengeschichte oder sonstige ärztliche Unterlagen herausgeben muß. Bei der nicht selten vorkommenden Verweigerung der Herausgabe handelt es sich nicht um Wahrung des ärztlichen Berufsgeheimnisses; denn der Arzt ist von seiner Schweigepflicht in diesen Fällen entbunden. Es handelt sich vielmehr um die Wahrung der Interessen des Arztes, und zwar im Sinne des Urheberrechts des Arztes. Dieses dürfte jedoch nur für besonders seltene und spez. ausgearbeitete Befunde von wissenschaftlichem Wert eine Bedeutung haben. In der Praxis ist die Führung von Krankengeschichten und Aufzeichnungen des Behandlungsverlaufs eine vom Arzt vertraglich zu erfüllende Pflicht, welche sich auch auf die Ermöglichung der späteren Verwendung dieser Unterlagen mit Einverständnis des Patienten erstreckt. Praktisch würde die Verweigerung der Einsichtnahme in die Behandlungsunterlagen dazu führen, daß die UV-Träger ein Sozialgerichtsverfahren einleiten, in welchem die Ärzte, die den Versicherten behandelt haben, als Zeugen vernommen werden. Umstritten ist auch die Frage, ob der Patient Anspruch darauf hat, eigene Einsichtnahme in seine Krankengeschichte oder auf Überlassung derselben hat. Auf Anforderung sind dem Berechtigten, insbesondere dem Unfallverletzten, durch die UV-Träger Abschriften der eingeholten ärztlichen Gutachten zu erteilen, soweit dies mit Rücksicht auf den Berechtigten zulässig erscheint. Der Anspruch auf Erteilung von Abschriften der ärztlichen Gutachten bezieht sich daher im allgemeinen nur auf die Mitteilung des wesentlichen Inhalts der Gutachten, nicht auf die Mitteilung des vollen Inhalts, weil dies nicht nur auf den Gesundheitszustand des Versicherten, sondern auch auf die berechtigten Belange der begutachtenden Ärzte von Nachteil sein könnte. Der Richter soll daher die Inhaltsangabe unter weitgehender Berücksichtigung etwaiger Wünsche des Arztes so fassen, daß der Erkrankte zwar vom Inhalt des Gutachtens Kenntnis erhält, jedoch alles, was der Arzt aus ärztlicher Fürsorge heraus vor ihm geheimhalten will, ihm nicht zur Kenntnis gibt.

Schweigerecht: kann der Arzt für sich in Anspruch nehmen, wenn der Patient selbst den ernstgemeinten Wunsch hat, ein über ihn erstattetes Gutachten vollständig kennenzulernen. Uneingeschränkte Auskunft wird nur dann gegeben werden müssen, wenn der Patient ein wirklich wichtiges Interesse an einer uneingeschränkten Auskunft hat. Fehlt ein solches, so ist eine teilweise Verschweigung von Tatsachen oder Meinungen, u. U. die Inanspruchnahme des völligen Schweigerechts, gerechtfertigt.

4. *Regeln der Beweisführung. Grundbegriffe:* über die Grundbegriffe Arbeitsunfähigkeit, Invalidität, Berufsunfähigkeit und Erwerbsunfähigkeit (s. S. 1830). *Die Minderung der Erwerbsfähigkeit* (M. d. E.) wird nach der „körperlichen Beeinträchtigung im allgemeinen Erwerbsleben" beurteilt. Dies gilt für das Bundesversorgungsgesetz ebenso wie für die Unfallversicherung. Die unterste Grenze, deren Erreichung für die Gewährung einer Rente Voraussetzung ist, liegt in der Unfallversicherung bei 20%, im Versorgungswesen bei 25%. Es gibt in der Unfallversicherung allerdings auch Fälle, in welchen Renten bis herunter zu 10% gewährt werden, nämlich dann, wenn der Verletzte noch eine andere Unfall- oder Versorgungsrente erhält, so daß alle zusammen wenigstens

20% ausmachen. Deshalb muß in der Unfallversicherung ein Gesundheitsschaden immer auch dann gewertet werden, wenn er unter 20% liegt. Im Versorgungswesen wird von 10-10%, in der Unfallversicherung auch von 5-5% gestaffelt. In der Unfallversicherung kommen auch noch die Bewertungen $33^1/_3$ und $66^2/_3$ % vor, doch müssen sie als veraltet gelten. *Schwerbeschädigt* ist, wer eine M. d. E. von mindestens 50% erreicht. Diese Grenze hat in der Unfallversicherung (und noch mehr im Versorgungswesen) eine erhebliche Bedeutung. Ausgangspunkt für die Bewertung der M. d. E. ist immer die individuelle persönliche Erwerbsfähigkeit, die der Verletzte vor dem schädigenden Ereignis hat. Diese ist zur Berechnung des Werts der Minderung der Erwerbsfähigkeit durch Unfall stets mit 100% einzusetzen; also auch dann, wenn die Erwerbsfähigkeit auch vorher eingeschränkt war.

Vorausschaden (Vorbeschränkung): ist ein besonders schwieriges Kapitel für den medizinischen Begutachter. Wesentlich für ihn ist, zu wissen, daß er die Erwerbsfähigkeit des Verletzten vor dem Unfall, dessen Folgen zu begutachten sind, auch hier stets mit 100% einsetzen und von diesen 100% die durch den neuen Unfall bewirkte M. d. E. berechnen muß. Bei Zusammentreffen mehrerer Einzelschäden als Wirkung *eines* Unfalls, von denen jeder für sich eine M. d. E. bewirken würde, gilt der Grundsatz, daß keine einfache Addition der üblichen Bewertungssätze vorgenommen werden darf. Vielmehr ist die M. d. E. nach der *Gesamtwirkung der Einzelschäden gemeinsam zu erfassen*. Würden die üblichen Bewertungssätze arithmetisch zusammengezählt, so würde man oft über 100% hinauskommen, wodurch die Unmöglichkeit eines solchen Verfahrens schon gekennzeichnet ist.

Hilflosigkeit: die Gewährung von Hauspflege oder eines Pflegegelds kommt in Frage, wenn ein Verletzter infolge des erlittenen Arbeitsunfalls so *hilflos* ist, daß er ohne fremde Wartung und Pflege nicht bestehen kann. Für den Gutachter besteht seine Aufgabe darin, dem UV-Träger oder Gericht mit möglichster Genauigkeit darzulegen, zu welchen Verrichtungen des täglichen Lebens der Verletzte nicht mehr ohne Hilfeleistung fähig ist und welcher Grad der Hilfeleistung gegebenenfalls erforderlich ist. Alles weitere ist Sache des UV-Trägers bzw. des Gerichts.

Ursachenzusammenhang (s. S. 1827): für die Feststellung der Entschädigungspflicht braucht der nötige Ursachenzusammenhang nicht mit Sicherheit bewiesen zu werden. Es genügt, wenn der Ursachenzusammenhang mit Wahrscheinlichkeit festgestellt wird. Wahrscheinlich ist allein diejenige Möglichkeit, die nach Anstellung aller zweckdienlichen Überlegungen gegenüber jeder anderen denkbaren Möglichkeit den Vorzug verdient. Innerhalb des Bereichs der Wahrscheinlichkeit sind Abstufungen möglich. Daher ist gegen Ausdrücke, wie „einfache Wahrscheinlichkeit" oder „mit an Sicherheit grenzender Wahrscheinlichkeit" nichts einzuwenden, wogegen der Ausdruck „überwiegende Wahrscheinlichkeit" einen Pleonasmus darstellt, welcher vermieden werden soll. Als Probe aufs Exempel ist für die Wahrscheinlichkeitsfindung die Überlegung wertvoll, daß das Gegenteil des Wahrscheinlichen logisch unwahrscheinlich sein muß (Umkehrschluß) (z. B. wenn es wahrscheinlich sein soll, daß eine Betriebsverrichtung für einen Herztod die wesentliche Ursache gewesen ist, so muß es unwahrscheinlich sein, daß der Herztod auch ohne diese Betriebstätigkeit in annähernd der gleichen Zeit eingetreten wäre). Der medizinische Gutachter erfüllt seine Aufgabe nur dann, wenn er sich der Zweckbestimmung des gewünschten Gutachtens anpaßt und uneingeschränkt versucht, der medizinisch-wissenschaftlichen Wahrheit zu dienen.

5. *Rentenbescheid:* der Rentenbescheid der UV-Träger ist ein Verwaltungsakt, durch welchen eine Rente zugesprochen, versagt, erhöht oder herabgesetzt werden kann. In der Regel wird zunächst eine „vorläufige Entschädigung" festgesetzt, deren Höhe mit dem Wandel der M. d. E. jeweils geändert wird. Im Bescheid muß besonders vermerkt sein, daß es sich um eine „vorläufige Rente" handelt, sonst gilt die Rente als Dauerrente. Spätestens mit Ablauf von 2 Jahren nach dem Unfall ist die Dauerrente festzustellen, die in der einmal bewilligten Höhe mindestens für 1 Jahr belassen werden muß. Bei der erstmaligen Festsetzung der Dauerrente darf diese unabhängig von der Höhe der bisherigen vorläufigen Rente festgesetzt werden. Der Nachweis einer Besserung oder Verschlimmerung von Unfallfolgen ist hier *nicht erforderlich*. Vielmehr kann auch bei unverändertem Befund die Beschränkung der Erwerbsfähigkeit anders als bisher geschätzt werden (ebensowohl höher als niedriger). Es kommt bei der ersten Festsetzung der Dauerrente ausschließlich auf die *richtige Bewertung* des gegenwärtigen Zustands an. Selbstverständlich ist zu vermerken und zu begründen, wenn inzwischen eine Besserung

oder Verschlimmerung eingetreten ist oder wenn nach Ansicht des jetzigen Gutachters eine frühere Schätzung nicht richtig war. *Anfechtung des Rentenbescheids:* wenn der Bescheid des UV-Trägers die Gewährung einer Rente ablehnt oder wenn die gewährte Rente nach Höhe und Beginn den Versicherten nicht zufriedenstellt, so kann dieser ihn mit Klage beim Sozialgericht anfechten. Zuständig ist das örtliche Sozialgericht, in dessen Bezirk der Versicherte seinen Wohnsitz oder seinen Aufenthaltsort hat. Die Klage muß *binnen eines Monats* nach Zustellung des Bescheids beim Sozialgericht eingehen. Im Verfahren vor dem Sozialgericht, das von der Aufklärungspflicht des Gerichts bestimmt wird, kann der klagende Versicherte beantragen, daß ein bestimmter Arzt gutachtlich gehört wird. Diesem Antrag muß das Gericht stattgeben. Die Anhörung des vom Kläger selbst gewünschten Gutachtens kann das Gericht von der Einzahlung eines Kostenvorschusses abhängig machen, den der Versicherte endgültig tragen muß, wenn das Gericht es abschließend nicht anders bestimmt. Das Recht, einen bestimmten Arzt zu benennen, umfaßt auch innerhalb der gleichen Instanz mehrere Ärzte, indessen nur dann, wenn es sich um die Beurteilung jeweils verschiedener Fachgebiete der medizinischen Wissenschaft handelt. Das Gutachten wird im Auftrage des Gerichts und für das Gericht, nicht im Auftrage des Versicherten oder für den Versicherten erstattet.

Berufung und Revision: fühlt sich der Versicherte auch durch das Urteil des Sozialgerichts beschwert, so steht ihm die Berufung offen, sofern es sich um die Ablehnung der Rentengewährung überhaupt handelt; ferner auch wenn der ursächliche Zusammenhang einer Gesundheitsstörung oder des Tods mit einem Arbeitsunfall streitig ist. Bei der Dauerrente ist die Berufung auch dann zulässig, wenn es sich um die Schwerbeschädigteneigenschaft (50%) oder um die Erhöhung der Rente wegen eines neu hinzutretenden Leidens handelt. Sonst sind die Berufungsmöglichkeiten beschränkt. Die Berufung ist schriftlich beim Landessozialgericht einzulegen, und zwar binnen Monatsfrist. Sie gilt auch als gewahrt, wenn der Berufungskläger seine Berufung vor dem Sozialgericht, welches das anzufechtende Urteil erlassen hat, persönlich zu Protokoll gibt. Die Frist gilt als *nicht* gewahrt, wenn die Berufungsschrift beim Sozialgericht, bei einer anderen Behörde, bei einem Versicherungsträger oder dgl. eingeht! Über die Berufung entscheidet das Landessozialgericht. Dessen Urteil kann u. U. mit der Revision zum Bundessozialgericht angefochten werden. *Gerichtskosten:* für die Verfahren vor den Gerichten der Sozialgerichtsbarkeit werden von den Versicherten keine Gebühren erhoben. Jedoch müssen die Prozeßbeteiligten ihre eigenen Auslagen und Kosten selbst tragen. Wer im Sozialgerichtsprozeß einen Prozeßbevollmächtigten hat, muß die dadurch entstandenen Kosten selbst tragen, wenn er im Verfahren unterliegt. Das Gericht kann dem Versicherten die Kosten dann auferlegen, wenn er oder sein Prozeßbevollmächtigter oder sein gesetzlicher Vertreter durch Mutwillen, Verschleppung oder Irreführung solche verursacht hat. Dazu gehören auch solche, die dem Prozeßgegner erwachsen sind. Für den behandelnden Arzt ist es also nicht unwichtig zu wissen, daß es für seinen Patienten nicht ohne jedes Kostenrisiko ist, einen Sozialgerichtsprozeß zu beginnen und durch die Instanzen weiterzuverfolgen.

l) Gutachtertätigkeit. 1. *Gutachtenschema:* Ort und Datum, Anlaß und Zweck, spez. Antragsteller mit Zuschrift und Aktenzeichen, Vor- und Zuname sowie Anschrift des Verletzten; Unterlagen: Angaben über Untersuchung des Verletzten, evtl. Beobachtung und Behandlung, Akten usw.

I. *Vorgeschichte:* kurz, aber vollständig, dies namentlich in Streitfällen über die Frage des Unfallzusammenhangs.

a) *Nach den Angaben des Patienten* (genau nach der Erzählung des Patienten, nötigenfalls unter dessen Befragung, wobei aber Suggestivfragen vermieden werden müssen):

1. Familiengeschichte: Eltern und Geschwister sowie Ehegatten und Kinder.

2. Frühere Krankheiten und Verletzungen, spez. Unfälle und Kriegsdienstschäden, Altersveränderungen, rheumatische Leiden usw. sowie deren Behandlung und evtl. Militär-, Alters-, Invaliden- oder Unfallrente mit Angabe des Zeitpunkts und des Prozentsatzes.

3. Jetziger Unfall mit Tag, Betrieb, Hergang und Körperbeschädigung; Weiterverlauf: Bewußtlosigkeit, Bettlägerigkeit, Arbeitsniederlegung, Arzthinzuziehung; erste Versorgung nebst Notverband; weitere Behandlung, evtl. Krankenhausaufnahme und Operation, Nachbehandlung, Entlassung, Apparatbeschaffung; Arbeitswiederaufnahme mit Datum, Betrieb, Tätigkeit und Verdienst neben Angaben über das Verhältnis zu

dem Verdienst vor dem Unfall und gegenüber Mitarbeitern, evtl. Überstunden oder Akkordarbeit oder Arbeitsunterbrechung.

b) *Nach den Akten* (unter Angabe von Aktenbündel und -blatt): vornehmlich zu berücksichtigen sind die ärztlichen Gutachten unter Angabe von Gutachter und Datum sowie Befund, Änderung und Begutachtung über Unfallzusammenhang und Erwerbsbeschränkung; außerdem evtl. Krankenblätter, Krankenkassenauszüge mit Angabe belangvoller Krankheiten (frühere Verletzungen, Versteifungen, Verkürzungen u. dgl. sowie Rheumatismus, Osteomyelitis, Tuberkulose u. a.); Unfallanzeige und Protokoll einschließlich Zeugenaussagen; Auskunft des Arbeitgebers über Tätigkeit, Erwerbsbehinderung und Verdienst; evtl. Beobachtungen eines Kontrolleurs; eigene Beobachtungen aus der Behandlung oder Begutachtung, soweit sie nicht bei dem derzeitigen Untersuchungsbefund vermerkt werden.

II. *Derzeitiger Untersuchungsbefund:*

a) *Klagen* (genau nach den Angaben des Patienten, und zwar am besten mit *dessen Ausdrucksweise*; nötigenfalls muß der Arzt nachhelfen, darf aber ebenso wie bei der Vorgeschichte nichts in den Patienten „hineinfragen"): besonders anzugeben sind Schmerzen (vor allem im Stehen, Gehen, Heben, Bücken, Knien, Leitern- und Treppensteigen, Lastentragen u. dgl.), Weichteilschwellung, Gelenkbehinderung, Schwäche, Unsicherheit usw. sowie Gebrauchsbeeinträchtigung bei beruflicher Tätigkeit unter Angabe der erschwerten oder unmöglichen Arbeiten, evtl. auch Arbeit und Verdienst (soweit dies nicht schon bei der Vorgeschichte angegeben ist); bei *Nachuntersuchung* auch Angabe über Verbesserung oder Verschlechterung seit der letzten Begutachtung.

b) *Tatsächlicher Befund (die Untersuchung erstrecke sich auf den ganzen Körper, also nicht nur auf den verletzten Körperteil* unter notwendiger Entkleidung; gegebenfalls sind beizufügen Skizzen, Freilichtaufnahmen, Röntgenkopien oder besser -diapositive, Fußsohlenabdruck usw. sowie Leistungsproben des Patienten im Schreiben, Zeichnen, Rechnen usw.):

1. *Allgemeinzustand:* möglichst ausführlich mit Angabe des Ernährungs- und Kräftezustands sowie Blutfüllung einschließlich Puls und Atmung, evtl. auch Körpergewicht, Temperatur, Blutdruck, Blutkörperchensenkung und Blutbild, Lumbalpunktion, Röntgenaufnahme, Elektrokardiogramm usw., Befund der inneren Organe und des Harns; anderweitige Krankheiten an Herz, Lungen, Tuberkulose, Rheuma, Tabes, Stoffwechselkrankheiten, Eingeweidebrüche, Wirbel- und Beinverkrümmungen, Plattfuß, Krampfadern, Beingeschwüre, Spondylosis und Arthrosis deformans u. dgl. sowie frühere Unfälle und Kriegsdienstbeschädigungen nebst Angabe der Rente, soweit solches nicht bereits nach den Angaben des Patienten geschehen und vermerkt ist.

2. *Örtlicher Befund des unfallbeschädigten Körperteils* unter Vergleich mit der anderen Körperseite bei entspr. Verhältnissen, nämlich Lage und Haltung und unter Angabe der Untersuchungszeit und -art, nämlich ob im Stehen oder Liegen, nach elastischer Wicklung, morgens oder abends usw., dabei unter Schätzung nach allbekannten Gegenständen (z. B. kirsch- oder apfelgroß) oder besser unter Messung nach Länge und Umfang in Zentimetern und nach Gelenkstellung in Winkelgraden usw.); Angabe über besondere Heilmittel: Apparat, orthopädischer Schuh, Einlage, ein oder zwei Stöcke, Krücke, Bandage usw. sowie deren Abnutzungszustand und Körperdruckstellen.

Einige besondere Hinweise sind angebracht hinsichtlich der einzelnen *Körperteile, Verletzungen, Krankheitszeichen und Untersuchungsmethoden:*

A. *Körperteile.* 1. *Kopf:* Narben, Nervendruckpunkte, Sehlöcher- u. a. Reaktion, Hirnnerven, *Rombergsches Zeichen,* Knochenvertiefungen, -verdickungen und -defekte sowie Hirnpulsation, Seh-, Hör- und Geruchstörung usw.

2. *Rumpf:* Wirbelsäule, Brustbein und Rippen, Rückenmark und Nervenwurzeln (evtl. Zurichtung eines neurologischen Zusatzgutachtens) Herz, Lungen, Bauch, Harn- und Geschlechtsorgane: u. a. Wirbelsäulenverkrümmung nach der Seite und nach hinten; Bücken, seitliche und Drehbewegungen, passive Bewegungsprüfung der einzelnen W-S-Abschnitte im Liegen; Taillenausbildung; Brustumfang (in Brustwarzenhöhe bei waagerecht ausgebreiteten Armen, einmal bei stärkster Ausatmung und dann bei stärkster Einatmung); Steifhaltung; Abstand der Fingerspitzen vom Fußboden beim Rumpfbeugen mit gestreckten Knien, in Zentimetern gemessen (aber nicht brauchbar bei verminderter Hüftbeugung); Muskelspannung; paravertebrale Druckschmerzen, Cervical-Thorakal-Lumbal-Syndrom (vgl. Abschn. Wirbelsäule, S. 763), Insertionsschmerzen im Arm- und Beinbereich; Hinlegen, Umdrehen und Aufrichten sowie Gehen. Am *Abdomen*

Palpation evtl. Rectaluntersuchung, Zustand der Bauchdecken, Prüfung der Bruchpforten, alte Laparotomienarben und deren Lage und Zustand. Im übrigen gehört das Abdomen vorwiegend in die Begutachtungspraxis des Internisten und Urologen. Am *Thorax* Inspektion, Umfangsmessung, Atemexkursionen, Perkussion und Auskultation, Verschieblichkeit der Lungengrenzen, Spirometer, Lungendurchleuchtung. Speziellere Begutachtung durch Lungenfacharzt. Für *Herz*begutachtung ziehe man den Internisten und Kardiologen zu.

3. *Arm:* Hohlhandverarbeitung und -beschwielung. Faustschluß, Handdruck (der Hände Kraft wird geprüft sowohl durch Handdruck wie durch Handdruckkraftmesser, wobei zweckmäßigerweise der Durchschnittswert bei dreimaliger Messung vermerkt wird; beides ist allerdings nicht ohne weiteres maßgebend, vielmehr ins Belieben des Patienten gestellt; doch merkt der Arzt beim Handdruck, ob gegengespannt und ob der Daumen nicht richtig aufgesetzt wird); bei Simulationsverdacht prüfe man einmal bei gebeugter und dann bei gestreckter Hand (normaliter ist der Wert bei 1 geringer als bei 2!).

4. *Bein:* Fußsohlenbeschwielung und deren Lokalisation; Stehen, Gehen, Fersenheben, Kniebeugen, auf einem Bein Stehen und Hüpfen; Schuhabnutzung; besonders wichtig ist hier die Angabe von sonstigen Leiden, z. B. Arthrosis deformans, Krampfadern, Weichteilschwellung, Beinverkrümmung, Knick-, Senk-, Spreizfuß usw.

B. *Verletzungen* (an allen Körperteilen, spez. an Arm und Bein, achte man auf Haut [Narbe], Unterhautzellgewebe [Ödem], Muskulatur [Atrophie], Knochen [Verdickung und Verschiebung], Gelenke [Verdickung und Stellung], Blutgefäße [Puls und Wandbeschaffenheit] und Nerven [Form sowie Motilität, Sensibilität und Reflexe, auch sekretorische, trophische und vasomotorische Störungen, z. B. Schwitzen oder Trockenheit, Kälte oder Hitze, Blässe oder Rötung bzw. Blaufärbung]):

1. *Gliedverlust:* Stumpflänge, Knochenende, Hautbedeckung, Narbe, Geschwür und Fistel, Muskulatur, Schwellung, Gelenkstellung und Beweglichkeit, Druckschmerz, Belastungsfähigkeit, Nervengeschwülste, Prothesenrandknoten, Prothese und deren Sitz.

2. *Narbe:* Lage, Richtung, Länge und Breite, Farbe, Verschieblichkeit, Druckempfindlichkeit, Widerstandsfähigkeit, Fistelbildung und Entzündungserscheinungen.

3. *Knochenbruch:* Festigkeit und Verschiebung nach den verschiedenen Richtungen: Verkürzung, Verdrehung, Knickung und Seitenabsetzung; dazu Weichteilschwellung, Muskelschwäche und Gelenkbehinderung.

4. *Gelenkverletzung:* Schwellung, Erguß, Wärme, Röte, Geräusche, Beweglichkeit, Schlottern, Druckschmerz.

C. *Krankheitszeichen.* 1. *Weichteilschwellung:* Besichtigung (namentlich der Knöchelgegend, dieser auch von hinten); Betastung (mit Bezeichnung der Tiefe der auf Fingerdruck verbleibenden Delle: gering, mäßig oder stark; Messung (im Vergleich zur anderen Seite und unter Angabe, wann und in welcher Körperstellung sowie ob bei Bandagegebrauch gemessen ist).

2. *Muskelschwäche:* Besichtigung (an der Wade auch von hinten); Betastung (schlaff oder straff); Messung (im Vergleich mit der anderen Seite).

3. *Gelenkbehinderung:* aktiv und passiv; in letzterem Fall ist evtl. Spannung zu vermerken ebenso wie Prüfung bei abgelenkter Aufmerksamkeit. Bei völliger Versteifung ist die Winkelstellung zu bezeichnen. Bei teilweiser Versteifung wird die verbleibende Beweglichkeit am besten nach Winkelgraden angegeben; doch ist einfach und genügend die Beurteilung nach dem Bruchteil der normalen Beweglichkeit durch Augenmaß, dies spez. an Hüfte und Schulter. Für die Schulter ist auch wichtig Kopf-, Nacken- und Rückengriff, für den Ellbogen Anlegen der Hand an das gleiche Schlüsselbein, für die Hand Lage von Handrücken oder Hohlhand bei dem Rumpf anliegendem Oberarm und rechtwinklig gebeugtem Vorderarm, für die Finger Abstand der Fingerspitzen von der Hohlhand (nötigenfalls unter Vermerk der Stellung der Grundgelenke), für Hüfte und Knie Abstand der Hacke vom Gesäß.

Für die *einzelnen Gelenke* kommen folgende Bewegungen in Betracht:

Schulter: Heben seitlich und vorwärts sowie Säge- und Drehbewegungen.
Ellbogen: Beugung und Streckung sowie Drehung ein- und auswärts.
Hand: Beugung und Streckung sowie Rollen.
Finger: Beugung und Streckung sowie Spreizung und Daumenopposition.
Hüfte: Beugung und Streckung, Drehung ein- und auswärts, An- und Abspreizung.

Knie: Beugung und Streckung.
Fuß: Beugung und Streckung sowie Rollen.
Zehen: Beugung und Streckung.

D. *Untersuchungsmethoden,* spez. *Messung:* die *Messung* erfolgt nach Zentimetern oder deren Bruchteilen, wobei für gewöhnlich unter $1/2$ cm nicht heruntergegangen zu werden braucht. Das Bandmaß sei weich und etwa $1\frac{1}{2}$ cm breit. Das Messen geschehe ohne Zug sowie beiderseits an derselben Stelle bei gleicher Haltung und Entspannung, und zwar *am Arm* bei losem Seitwärtshalten oder Herabhängen und *am Bein* beim Liegen mit gestütztem Kopfe sowie mit aufliegenden Armen und Beinen. Maßgebend sind nicht die *absoluten* Werte, sondern die *relativen,* nämlich im Vergleich mit der anderen Seite; man muß aber dabei frühere Krankheiten oder Verletzungen berücksichtigen, ebenso wie Weichteilschwellung oder Knochenverdickung. Geringe Unterschiede sind nicht immer von Bedeutung, da solche, und zwar bis zu 1 und 2 cm rein zufällig vorkommen; auch muß man berücksichtigen, daß zwar die Beinumfänge auf beiden Seiten ziemlich gleich sind, daß aber beim Arm der Gebrauchsarm, also meist der *rechte,* höhere Werte aufweist, wenigstens am Vorderarm und an der Hand, während am Oberarm der linke gewöhnlich gleich oder gar stärker ist, dagegen das *linke* Bein (als Stand- und Sprungbein) meist stärker ist als das *rechte,* wie es denn auch früher und stärker an Arthrosis deformans erkrankt.

1. *Längenmessung:* diese ist an den *Armen* meist entbehrlich; sonst wählt man folgende Punkte: Schulterhöhe – äußeren Oberarmhöcker – Hakenfortsatzspitze – Speichen- oder Ellengriffelfortsatz – Mittelfingerspitze; an der Mittelhand ist auch die Knöchelreihe zu berücksichtigen, indem bei Mittelhand- oder Handwurzelverkürzung das betreffende Mittelhandköpfchen aus der Köpfchenreihe zurücktritt. Wichtig ist auch die Messung der Fingerlänge.

An den *Beinen* ist die Längenmessung namentlich bei Knochenbrüchen wichtig; man wählt hier folgende Punkte: oberen vorderen Darmbeinstachel – oberen Kniescheibenrand – bzw. inneren oder äußeren Kniegelenkspalt – äußere oder innere Knöchelspitze; an der Ferse ist auch der Knöchelabstand vom Fußboden festzustellen durch Messung oder einfach durch Besichtigung von hinten. Zugleich ist anzugeben, ob eine evtl. Verkürzung tatsächlich oder scheinbar ist, was durch Berücksichtigung des Beckenschiefstands einfach festgestellt wird. Ferner ist nötigenfalls zu vermerken, auf welchen Teil des Beins die Verkürzung entfällt. An den Beinen ist die Längenmessung in sehr genauer Weise auch möglich durch Unterlegen von $1/2$–1 cm dicken Holzbrettchen, Büchern o. a., wobei die Verkürzung als ausgeglichen gilt, wenn die Gesäßfalten gleich hoch stehen. Beide Beine sind übrigens auch normaliter nicht immer ganz gleich lang.

2. Die *Umfangmessung* erfolgt gewöhnlich an folgenden Stellen:

a) Für *Muskelschwund:* an Oberarm, Vorderarm und Mittelhand ohne Daumen, je an der dicksten Stelle; am Oberschenkel 10, 15 oder 20 cm unter dem oberen vorderen Darmbeinstachel oder über dem oberen Kniescheibenrand und am Unterschenkel an der Wadendicke; dabei ist wichtig Angabe der Gelenkstellung und der Beschaffenheit von Haut, Fettpolster, Muskulatur und Knochen, spez. evtl. Ödems. Das *linke* Bein ist meist stärker als das rechte. Evtl. Linkshänder ist zu vermerken.

b) Für *Weichteilschwellung:* oberhalb der Knöchel, über den Knöcheln und am Mittelfuß.

c) Für *Gelenkverdickung:* an Ellbogen, Hand, Fingern, Knie, Fuß und Zehen; an Schulter und Hüfte dagegen sind die Gelenkumfänge ebenso wie die Muskelmassen nicht zu messen, wohl aber durch Besichtigung und Betastung zu schätzen, was übrigens auch sonst (z. B. an der Hand) wertvoll ist.

d) Für *Brustkorbveränderung:* in Höhe der Brustwarzen bei seitlich waagerecht erhobenen Armen Umfang bei tiefster Ein- und Ausatmung, evtl. auch gesondert für jede Brustseite von der Brustbeinmitte bis zum entspr. Wirbeldornfortsatz.

Auch an der *Wirbelsäule* ist u. U. Messung, spez. Längenmessung, und zwar im Vergleich mit der Körperlänge angebracht, z. B. bei Deformität, Infektion, Fraktur und Spondylarthrosis deformans.

Schließlich kann Messung angezeigt sein bei *Narben, Geschwüren* u. dgl.

An *allen Körperteilen* ist u. U. angezeigt *Röntgen*untersuchung, und zwar in verschiedenen Richtungen, evtl. auch im Vergleich mit der anderen Seite.

III. *Beurteilung:*

a) Krankheitsbezeichnung mit dem wissenschaftlichen Namen in deutscher und evtl. dahinter in fremder Sprache sowie mit Angabe der seit dem Unfall verflossenen Zeit, evtl. mit kurzer Zusammenfassung des Krankheitsverlaufs, spez. Heilungsergebnisses; neben den Unfallfolgen sind hier außerdem anzugeben sonstige Leiden in möglichst vollkommener Aufzählung unter Angabe ihrer Abhängigkeit oder Unabhängigkeit vom Unfall, soweit solches nicht besonders bei der nächsten Frage des Unfallzusammenhangs zu erörtern ist.

b) Unfallfolgen: hier sind in möglichster Vollständigkeit die Unfallfolgen aufzuzählen, und zwar sowohl die *unmittelbaren* (z. B. Gliedverlust, Narbe, Geschwür, Fistel, Weichteilschwellung, Deformität, Muskelschwäche, Gelenkbehinderung usw.) als auch die *mittelbaren* (z. B. Arthrosis deformans nach Gelenkverletzung) sowie deren Bedeutung für die Erwerbsfähigkeit, z. B. im Stehen, Gehen, Knien, Treppensteigen, Lastentragen, Heben, Bücken usw. Neben diesen objektiven Zeichen sind auch die subjektiven, also die Beschwerden zu würdigen. Zugleich ist anzugeben das Verhältnis zwischen subjektivem und objektivem Befund mit Angabe über Verstellung oder Übertreibung bzw. Beharren in Unfallvorstellungen, deren Annahme zu begründen ist (z. B. auffallend geringer Handdruck oder schlechter Gang, Verhalten bei abgelenkter Aufmerksamkeit oder in unbeobachtetem Zustand, Schwielenbildung und Muskelbeschaffenheit, Bewegungen beim An- und Ausziehen, Spuren von Apparat-, z. B. Korsettabnutzung und Druckstellen am Körper); allerdings soll die entspr. Äußerung in sachlicher und vorsichtiger Form erfolgen. Über abnorme und pathologische Reaktionen als Unfallfolge (s. S. 1828).

c) Unfallzusammenhang: die Frage des Unfallzusammenhangs ist in vielen Fällen ohne weiteres klar (z. B. bei Wunden, Knochenbrüchen usw.). Dagegen ist in manchen Fällen der Unfallzusammenhang strittig. Dann ist die Erörterung über den Unfallzusammenhang nicht selten die wichtigste und schwierigste Aufgabe bei der ärztlichen Gutachtertätigkeit. Bezüglich des Unfallzusammenhangs lassen sich *fünf verschiedene Möglichkeiten* aufstellen: 1. Sicher anzunehmen oder 2. auszuschließen, 3. mit Wahrscheinlichkeit anzunehmen oder 4. auszuschließen und 5. möglich, aber fraglich. Jeder Fall ist an Hand der Akten individuell zu beurteilen; im übrigen gibt es nach der ärztlichen Erfahrung gewisse Richtlinien, welche allgemein anerkannt und demgemäß maßgebend sind. Im übrigen betr. Unfallzusammenhang der einzelnen Krankheiten vgl. Allg. und Spez. Chirurgie!

Über die verschiedenen Arten der Anerkennung eines Unfallzusammenhangs s. oben: ursächlicher Zusammenhang, S. 1827!

d) Bei **Nachuntersuchungen** ist außerdem zu erörtern, ob eine „wesentliche Änderung", nämlich Besserung oder Verschlechterung gegenüber dem Zustand bei der letzten Rentenfestsetzung eingetreten ist. Dabei ist der *subjektive* und vor allem der *objektive Befund* sowie *Gewöhnung* zu berücksichtigen, auch Arbeit und Arbeitsverdienst sowie Beobachtung durch Kontrollpersonen zur Beurteilung heranzuziehen. Hinsichtlich der *subjektiven* Erscheinungen wird oft eine Besserung geleugnet, läßt sich aber meist auf Grund ärztlicher Erfahrungen und objektiver Zeichen wohl feststellen. Im *objektiven* Befund achte man auf Vernarbung, Abschwellung, Muskelkräftigung, Beweglichkeitszunahme usw. *Gewöhnung* erfolgt in der Regel mit der Zeit fortschreitend; endgültig ist sie anzunehmen durchschnittlich nach (1)–2–3 Jahren, aber auch noch später; sie muß aber wesentlich sein und nötigenfalls, aber nicht durchaus begründet werden an Hand des objektiven Befunds, vor allem der Schwielenbildung und des Muskelzustands, aber auch nach ärztlicher Erfahrung; sie ist auch zu berücksichtigen, wenn sie erst teilweise eingetreten ist und dann wiederum, wenn sie voll eingetreten ist; ist sie aber einmal als voll in Anrechnung gebracht, so kann sie im allgemeinen nicht erneut, jedenfalls erst nach langer Zeit zur Begründung einer Rentenherabsetzung geltend gemacht werden, es sei denn im Sinne einer weiteren Gewöhnung, wozu auch die untengenannte Umgewöhnung gehört; für ihre Beurteilung spielen u. a. Art und Schwere der Verletzung sowie Alter und Beruf des Patienten eine Rolle; insbesondere ist *jugendliches* Alter günstig hinsichtlich der Anpassung; wichtig für die Bewertung ist auch Arbeit und Verdienst sowie Zeugenaussagen von Mitarbeitern u. a.; auch hinsichtlich des Apparatgebrauchs und der Operationsfolgen ist die Gewöhnung von Bedeutung; im Sinne der Gewöhnung ist auch zu verwerten der Eintritt benachbarter Gelenke für versteifte (z. B. Wirbelsäule für Hüfte oder Schulter für Vorderarmdrehung), ferner der Eintritt anderer

Glieder für abgesetzte oder versteifte (z. B. Mittel- für Zeigefinger) und schließlich der Eintritt anderer Haltung (z. B. Spitzfuß oder Skoliose für Beinverkürzung): „„Umgewöhnung".

e) **Minderung der Erwerbsfähigkeit (M. d. E.)** (vgl. S. 1830). Die Festsetzung der Rente ist nicht eigentlich Sache des Arztes, sondern der *Spruchbehörde*. Doch wird vom Arzt (neben Diagnose mit Angabe der Funktionsstörungen) auch eine Schätzung der Erwerbsminderung nebst deren Begründung gewünscht, mit Angabe, welche Arbeiten ausgeführt werden können und welche nicht, nämlich ob leichte, mittlere oder schwere, ob solche mit anhaltendem Stehen und Gehen, Lastentragen, Leiternsteigen, Bücken, Arbeiten im Sitzen usw. (Über Arbeitsunfähigkeit, Erwerbsunfähigkeit, Berufsunfähigkeit und Berentung s. S. 1830.)

f) Es folgt die **Voraussage** hinsichtlich Änderung, nämlich Besserung oder Verschlimmerung sowie Ausheilung bzw. Dauerschadens.

Gegebenenfalls ist hier weiterhin die *Kapitalabfindung* (vgl. S. 1844) zu erörtern; eine solche ist im *Interesse der körperlichen und seelischen Gesundung des Verletzten meist nur zu empfehlen*, falls der Dauerzustand erreicht ist und falls normale Lebensdauer angenommen werden kann, weshalb über beide Punkte ein kurzer Vermerk seitens des Arztes ratsam ist.

g) **Nachuntersuchungsfrist** ist anzugeben für den Fall, daß Änderung möglich ist. Man wird zunächst, da ja rechtlich innerhalb der ersten 2 Jahre jederzeit eine Rentenänderung möglich ist, eine baldige Nachuntersuchung vorschlagen, also zunächst nach $^1/_4$–$^1/_2$–$^3/_4$–1 Jahr, wobei die Rente um beliebige Sätze, auch um 5 % geändert werden kann. Nach 2 Jahren wird die Dauerrente festgesetzt, und zwar unabhängig vom früheren Rentensatz und von einer Zustandsänderung. Später dagegen ist eine andere Rente nur möglich bei entspr. Änderung (Besserung oder Verschlimmerung) im tatsächlichen Befund, einschließlich Gewöhnung und nur um wesentliche Sätze (10 % und darüber) sowie frühestens nach Zwischenraum von 1 Jahr, manchmal erst nach einem solchen von 2–3 Jahren.

In der Privatversicherung wird man zur Festsetzung des Dauerschadens, wenn dieser sich nicht schon sofort übersehen läßt (z. B. bei Gliedverlust), gewöhnlich am Ende des ersten Jahres Stellung nehmen, nötigenfalls später, spätestens aber nach 3 Jahren (s.u.).

h) Die Frage, ob **Weiterbehandlung** nötig ist oder nicht, ist namentlich im ersten Gutachten zu erörtern. Dabei ist zu berücksichtigen *Art, Regelmäßigkeit und Dauer* der Behandlung. Die Entscheidung über die *Dauer* der Behandlung wird man dem behandelnden Arzt überlassen, wenn nicht ein besonderes fachärztliches Urteil darüber verlangt wird. Ebenso entscheidet am besten der behandelnde Arzt über die *Regelmäßigkeit* der Behandlungen; schon eher wird der Gutachter darüber zu entscheiden haben, ob überhaupt noch eine regelmäßige Behandlung erforderlich ist oder ob nicht genügen gelegentliche Vorstellung beim Arzt oder häusliche Maßnahmen neben der Arbeit. Hinsichtlich der *Art* der Behandlung ist zu entscheiden, ob die bisherige Behandlung seitens des Hausarztes genügt oder ob besondere Maßnahmen erforderlich sind, nämlich Behandlung durch den Facharzt, im Krankenhaus oder Nachbehandlungsabteilung, Erholungsbzw. Badekur, Operation, Apparatbeschaffung usw. Bei der Badekur ist anzugeben Dringlichkeit, Art, Ort und Dauer. Im übrigen kann die Berufsgenossenschaft jederzeit ein neues Heilverfahren eintreten lassen, wenn zu erwarten ist, daß es die Erwerbsfähigkeit des Unfallrentners erhöht, und die Rente ganz oder teilweise versagen, wenn der Verletzte trotzdem die Anordnungen ohne Grund nicht befolgt. Nichtoperative Behandlungsmaßnahmen sind immer duldungspflichtig, auch Wundbehandlung, Verbandanlegung, Sequesterentfernung, Massagebehandlung, Apparatbenutzung u. dgl. Bei der Frage der Operation ist zu prüfen, ob die rechtlich vorgeschriebenen Bedingungen *für die Operationsduldungspflicht* erfüllt sind (s. S. 1832). Ein gewisses Maß von Gefahr, Erfolgsunsicherheit, Schmerz und Körperbeeinträchtigung muß der Versicherte überhaupt auf sich nehmen und das dulden, was ein vernünftiger Unversicherter an sich machen läßt; das Selbstbestimmungsrecht des Versicherten über seinen Körper findet seine Grenzen, wo sich seine Weigerung als Eigensinn oder Eigennutz darstellt. Im übrigen sind für die Zumutbarkeit einer Operation die gesamten Umstände des Einzelfalls einschließlich Alter, Beruf und Körperzustand des Verletzten von Bedeutung. Was die *Apparatbeschaffung* angeht, so ist deren Notwendigkeit streng zu prüfen, da erfahrungsgemäß die Apparate oft gar nicht getragen und orthopädische Schuhe zur Ersparung selbstzubeschaffender verlangt werden; orthopädischer Schuh ist ein besonders hergestellter Schuh mit eigenem Leisten oder Einlage oder besonderem Schaft; bei Verkürzung empfiehlt sich ein orthopädischer Schuh mit Korkeinlage bei zwanglosem Spitzfuß, in leichten Fällen auch Absatzerhöhung und Doppelsohle; von sonstigen Apparaten sind zu nennen Bandage, Bruchband, Stock mit Gummizwinge, Krücke, Gehbänkchen, Prothese, Schutzfingerling oder Handschuh, Schienenhülsenapparat, Korsett usw., wobei meist 2 Exemplare bewilligt werden, zum Wechseln und zum Ersatz bei Ausbesserung; die Kosten der Beschaffung ebenso wie der Neubeschaffung und Instandhaltung werden vom Versicherungsträger übernommen, solange die Apparate wegen Unfallfolgen erforderlich sind. Für *Schwerstunfallverletzte* (Amputationen, Pseudarthrosen, Wackelgelenke, Kontrakturen, Schädeldefekte, Bauchbrüche u. dgl.) sind zur Heil- und Berufsfürsorge von den Berufsgenossenschaften bestimmte Sonderstationen in Krankenhäusern vorgesehen, wo die Operations- und Nachbehandlung nebst Körperschulung, Prothesenbeschaffung u. dgl. besorgt wird.

Eine *Zusammenfassung* der Begutachtung in Form eines Urteils empfiehlt sich in besonderen Fällen, namentlich bei Streitfall oder Obergutachten. Dabei sind unter Würdigung der im Gutachten niedergelegten Umstände die vom Auftraggeber gestellten Fragen einzeln und wörtlich zu beantworten, wobei es in der Regel genügt, auf die betreffenden Fragen einzugehen (z. B. Unfallzusammenhang, Erwerbs- oder Berufsunfähigkeit, oder Verschlimmerung). Eine Auseinandersetzung mit den früheren Gutachten ist gewöhnlich unerläßlich; sie soll aber sachlich, überhaupt taktvoll geschehen. In grundsätzlichen Fragen ist noch auf die Fachliteratur einzugehen, wenn auch nur kurz. Bei gerichtlichen Gutachten kommt dann am Schluß die eidesstattliche Versicherung, daß das Gutachten nach *bestem Wissen und Gewissen* erstattet ist. Eigenhändige Unterschrift mit Anschrift sowie in besonderer Anlage spezifizierte Rechnung mit Angabe der gewünschten Zahlungsart ist anzufügen.

3. *Rententabelle*
(vgl. oben, M. d. E. und Renten, S. 1830, 1836)

für *Dauerrenten*, d. h. *Prozentsätze für gewisse glatte und dauernde Schäden* (also bei Fehlen von besonderen Komplikationen durch Hautgeschwür, Knochenwucherung, Gelenkversteifung, Nervenschmerzen u. dgl. und nach Eintritt völliger Gewöhnung an den veränderten Körperzustand, was je nach Art und Größe der Verletzung nicht vor 1–5 Jahren anzunehmen ist; diese Sätze haben sich in der Praxis an Hand von Entscheidungen des Reichsversicherungsamts herausgebildet für die *staatliche* Unfallversicherung, während in der *privaten* die sog. *Gliedertaxe* allein maßgebend ist (siehe S. 1836). Diese Prozentsätze sind aber nicht schematisch einzustellen und nicht als Vorschrift, sondern nur als Anhalt zu betrachten; also jeder Fall ist individuell, d. h. nach den besonderen Verhältnissen des Einzelfalls zu beurteilen hinsichtlich der Erwerbsminderung. Dabei ist die Erwerbsfähigkeit auf dem *allgemeinen* Arbeitsmarkt maßgebend. Daneben ist aber die besondere Lage des Einzelfalls nach Beruf und Berufstätigkeit, Alter, Geschlecht, Körperbeschaffenheit usw. auch etwas zu berücksichtigen, wobei vor allem zwischen Schwerarbeitern und Feinarbeitern sowie zwischen Kopfarbeitern und Handarbeitern Unterschiede gemacht werden müssen. Entsprechend der Tatsache, daß bei zahlreichen Folgezuständen verschiedene Schweregrade vorkommen, sind für den gleichen Zustand in einem gewissen Spielraum wechselnde Prozentsätze bei der Rententabelle öfters angegeben; von Bedeutung sind ferner Komplikationen, auch trophische Störungen, Narben und Geschwüre bei Verletzungen, Verbrennungen, Erfrierungen, Lähmungen und Amputationen. Wichtig ist ferner die Frage, ob die Erwerbsbeschränkung bereits durch andere Leiden oder Unfälle beeinträchtigt ist, insbesondere ob der betreffende oder der symmetrische Körperteil bereits geschädigt war, so daß also der Unfallschaden sich nun ganz besonders schwer bemerkbar macht (z. B. wenn bei einer Fingerverletzung an derselben Hand die anderen Finger oder wenn die andere Hand bereits verletzt war).

Am Bein sind beide Seiten im allgemeinen gleich zu bewerten; am Arm wird, außer bei Linkshändern, die linke Seite gewöhnlich 5–10–15 % oder $1/4$–$1/3$ der Rente weniger entschädigt als rechts. In schwersten Schadensfällen, z. B. bei völliger Blindheit sowie bei Verlust beider Arme oder Hände, ist außer der Erwerbsbeschränkung Hilflosigkeit anzunehmen, wobei die Rente bis zu 100 % des Jahresarbeitsverdienstes zu bemessen und außerdem eine Hilflosenzulage für besondere Pflege zu gewähren ist, falls nicht nur für gewisse Einzelverrichtungen, sondern regelmäßig für eine ganze Reihe von alltäglichen Verrichtungen (Anziehen, Waschen usw.) die Hilfe einer anderen Person in Anspruch genommen werden muß, also der Verletzte überhaupt nicht ohne fremde Wartung und Pflege bestehen kann. Apparate (z. B. Prothese, Schienenhülsenapparat, Bandage, Schuh, Stock, Brille, Zahnersatz, Selbstfahrer usw.) sind außerdem zu bewilligen; die genannten Prozentsätze sind also unter der Voraussetzung aufgestellt, daß ein solcher Apparat bewilligt wird und auch benutzt werden kann. Für Unfallfolgen, welche sich zu verschiedenen Zeiten bald mehr, bald weniger bemerkbar machen (z. B. Unterschenkelgeschwür), ist ein Durchschnittssatz zu wählen. Entstellung wird nur dann entschädigt, wenn sie zur Beeinträchtigung der Erwerbsmöglichkeit führt; im allgemeinen werden daher im bekleideten Zustand verdeckte Entstellungen nicht entschädigt; im übrigen wird hier der Beruf ganz besondere Berücksichtigung verdienen, ebenso wie Geschlecht und Alter.

Bewertungssätze im Versorgungswesen

Aus *Fischer–Herget–Molineus*.
Das ärztliche Gutachten im Versicherungswesen, *A. Barth*, München

Kopf und Gesicht

	M.d.E. in %
Abstoßende Entstellung des Gesichts	50
Einfache Gesichtsentstellung bei Frauen und Mädchen	10–30
Völliger Verlust der Nase	50
Teilverlust der Nase (Nasenspitze)	10–30
Sattelnase (je nach Entstellungsgrad)	10–30
Skalpierung bei Frauen	30
Verlust beider Ohrmuscheln	30
Schwere organische Dauerstörungen nach Schädelbruch ohne Hirnverletzung	40–60
Störung sensibler Nerven in Gesicht und Mundhöhle	10–30
Schwere Neuralgie des N. trigeminus	60–80
Isolierte Facialisparese einseitig	10–30
Isolierte Facialisparese doppelseitig	20–40
Aneurysma der A. carotis	30–60

Gehirn

Da die wissenschaftlichen Auffassungen nicht einheitlich sind, müssen die nachstehenden Sätze lediglich als Anhaltspunkte für die Beurteilung der M.d.E. betrachtet werden; Berücksichtigung *aller* leistungsmindernden Störungen auf körperlichem und psychischem Gebiet ist in jedem Einzelfall dabei unerläßlich.

I. Allgemeine Grundsätze

A. Hirnverletzung mit geringen leistungsbeeinträchtigenden Ausfallserscheinungen	40
B. Hirnverletzung mit mittelschweren leistungsbeeinträchtigenden Ausfallserscheinungen	50–60
C. Hirnverletzung mit schweren leistungsbeeinträchtigenden Ausfallserscheinungen	70–100

II. Bemessung der M.d.E. im einzelnen

Hirnverletzungen mit:

Geringen leistungsbeeinträchtigenden Ausfallserscheinungen	40
Lähmungen (pyramidaler und extrapyramidaler Art):	
a) leichten Grades	50
b) mittelschweren Grades	60–70
c) schweren Grades	80–100
Halbseitenlähmung durch Hirn- oder Rückenmarksschädigung	80–100
Lähmung beider Beine durch Hirn- oder Rückenmarksschädigung	80–100
Lähmung eines Beins durch Hirn- oder Rückenmarksschädigung	50–80

M. d. E. in %

Cerebralen Anfällen (Krämpfen, Bewußtseinsstörungen oder anderen Anfallsformen) 50–100
Halbseitenblindheit oder Quadrantenblindheit:
   a) je nach Richtung und Ausmaß 40– 80
   b) in Verbindung mit agnostischen Störungen 70–100
   c) mit schwerer zentraler Sehstörung mit Seelenblindheit 100
Vegetativen Störungen (z. B. Kopfschmerzen, Schwindel, Schlafstörungen, vasomotorischen Störungen, Blasen-, Mastdarm- oder Genitalstörungen, Neigung zu Schweißen, Asthenopie, sensorischer Übererregbarkeit, Ohrgeräuschen):
   a) leichter Natur 30– 40
   b) mittelschwerer Natur 50– 60
   c) schwerer, insbesondere herdbedingter Natur 70–100
   d) Blasen- und Darmlähmung 70–100
Hirnpathologischen, herdbedingten Ausfällen (z. B. Aphasie, Apraxie, Agnosie):
   a) leichten Grades (z. B. amnestische Restaphasien) 50
   b) mittelschweren Grades (z. B. zurückgebildete motorische Aphasien) 60
   c) schweren Grades (z. B. kombinierte und totale Aphasien) 80–100
Wesensänderung (z. B. Reizbarkeit, Rührseligkeit, Enthemmung, Euphorie, Verlangsamung, Antriebsschwäche, depressiver Stimmungslage und sonstigen Charakterveränderungen) 60–100
Hirnleistungsschwäche (z. B. Gedächtnisstörungen, Konzentrationsschwäche, Auffassungsschwäche, erhöhter Ermüdbarkeit, Denkstörungen im engeren Sinne):
   a) leichten Grades 40– 50
   b) mittelschweren Grades 60– 70
   c) schweren Grades 80–100
Koordinations- und Gleichgewichtsstörungen cerebellarer Ursache 40–100
Isolierten Hirnnervenstörungen 30– 60
   Zu den Hirnverletzungen rechnen nicht die Gehirnerschütterungen. Gehirnerschütterungen pflegen meist in kurzer Zeit, längstens innerhalb von 2 Jahren, abzuklingen. In dieser Zeit richtet sich die Höhe der M. d. E. nach dem Zustand.
   Werden über diesen Zeitraum hinaus Beschwerden angegeben, so ist durch den Fachgutachter auf Grund der objektiven Ergebnisse seiner Untersuchungsmaßnahmen, zu denen auch die Labyrinthprüfung, der Beatmungsversuch, das Elektroencephalogramm gehören, zu entscheiden, ob eine Contusio vorgelegen hat.
Hirnerkrankungen (je nach den leistungsbeeinträchtigenden Ausfällen) 50–100
Rückenmarksverletzungen und -erkrankungen unterliegen vergleichsweise den vorstehend unter I und II gegebenen Richtlinien.

Sehorgane

Völlige Erblindung oder Verlust beider Augen 100
Sehschwäche von weniger als $1/20$; Beurteilung nach der Tafel von *Maschke* unter Berücksichtigung der jeweiligen Umstände des Einzelfalls 100
Sehschwäche (Sehschärfe auf dem besseren Auge unter $1/10$–$1/20$) 60– 90
Herabsetzung der Sehschärfe bis auf $1/10$:
   beiderseits 10– 60
   einseitig (je nach Sehschärfe des anderen Auges) 10– 20
Verlust eines Auges, einseitige Erblindung:
   a) bei voll gebrauchsfähigem anderem Auge 30
   b) bei Herabsetzung der Sehschärfe des anderen Auges auf weniger als die Hälfte (Vorschädigungszustand) 50
Verlust eines Auges mit dauernder, einer Behandlung nicht zugänglicher Eiterung der Augenhöhle oder mit Entstellung des Gesichts 40– 50
Linsenlosigkeit auf einem Auge 20– 30
Linsenlosigkeit auf beiden Augen 30– 40
Halbseitenblindheit einseitig (je nach Arbeitshand und Lesefähigkeit) 40– 50
Halbseitenblindheit doppelseitig mit Gesichtsfeldrest 60– 80

M.d.E. in %

Zentrales Skotom je nach Größe:
- einseitig 0–25
- doppelseitig 0–70

Lähmung eines Augenlids, wenn das Auge völlig verschlossen wird 25
- sonst 10–20

Augenmuskellähmungen:
- a) auf einem Auge, wenn das Auge durch Mattglas vom Sehakt ausgeschlossen werden muß 30
- sonst 10–20
- b) auf beiden Augen je nach Fall 25
  (oder mehr)

Entstellende Verletzungen der Lider, Verletzung der Tränenwege mit Augentränen (je nach Lage des Falls) 10–25

Hörorgane

Völlige Gehörlosigkeit:
- einseitig 10
- beiderseitig (Ertaubung) 50–80

Hochgradige Schwerhörigkeit:
Umgangssprache unter 2 m
- einseitig 10
- doppelseitig 30–40

Mittlere Schwerhörigkeit:
Umgangssprache unter 6 m doppelseitig 10–20

Chronische Mittelohreiterung ohne Komplikationen:
- einseitig 10
- doppelseitig (je nach Grad der Schwerhörigkeit) 10–30

Chronische Mittelohreiterung mit Cholesteatom:
- einseitig 10
- doppelseitig 20–30

Radikaloperation je nach der Gehörleistung;
in den ersten drei Jahren:
- einseitig 10–20
- doppelseitig 20–50

Objektiv nachgewiesene Labyrintherscheinungen:
- a) für die ersten 3 Jahre (je nach Intensität) 20–50
- b) für weitere 3 Jahre 0–30

Verlust beider Ohrmuscheln 30

Geruchsorgane

Stinknase (Ozäna) 20–40
Verengung der Nasengänge mit Atembehinderung 10–25

Mundhöhle

Schwere Funktionsstörung der Zunge durch Gewebsverlust, narbige Fixierung oder Lähmung 30–40
Kieferklemme mit Notwendigkeit der Aufnahme nur flüssiger Nahrung 30–50
Verlust eines Teils des Unterkiefers mit schlaffer Pseudarthrose 20–30
Verlust eines Teils des Oberkiefers mit Eröffnung der Nase und Nebenhöhlen . 20–40
Verlust erheblicher Teile des Alveolarfortsatzes mit wesentlicher Funktionsbehinderung oder Verlust aller Zähne 20–30
Verlust des Gaumens 30
Verlust des Kehlkopfs 50
Völlige Tonlosigkeit der Stimme 30
Dauerkanülenträger nach Luftröhrenschnitt 30–70

Brustkorb und Brusthöhle

Ohne Funktionsstörung verheilte Brüche und Defekte der Knochen des Brustkorbs (Rippen, Brustbein, Schlüsselbein, Schulterblatt) bedingen in der Regel keine M.d.E. 0

M.d.E. in %

Funktionsstörungen nach Brüchen und bei Defekten der Knochen des Brustkorbs: M.d.E. je nach der Schwere 10–100
Intercostalneuralgie 10– 30
Brustfellverwachsungen und Brustfellschwarten je nach dem Grad der Beeinträchtigung der Atmung und des Kreislaufs 20– 50
Brustfellschwarten mit Rippendefekten je nach Zahl der betroffenen Rippen und Ausdehnung des Defekts 20– 80
Fremdkörper im Herzen oder Herzbeutel mit Reizerscheinungen 40–100
Reizlos im Lungengewebe eingeheilte Fremdkörper 10
Fremdkörper in der Lunge, mit Reizerscheinungen, je nach Größe und Lokalisation 10– 30
ferner Ausfall oder Zerfall (nicht tuberkulös) von Lungengewebe je nach Schwere 40–100
Chronische Bronchitis, Bronchiektasien, Lungenerweiterung und Bronchialasthma:
  a) bei Beeinträchtigung der allgemeinen körperlichen Leistungsfähigkeit .. 20– 40
  b) bei starker Beeinträchtigung der Leistungsfähigkeit und dauernder Schonungsbedürftigkeit 50– 70
  c) mit starker dauernder Beeinträchtigung der Leistungsfähigkeit 80–100
Lungentuberkulose
  a) inaktive Lungentuberkulose 20– 40
  b) aktive (stationäre oder fortschreitende Lungentuberkulose) 50–100
  c) offene Lungentuberkulose 50–100
Pneumothorax einseitig:
  im 1. Jahr 60–100
  im 2. und 3. Jahr 40– 60
  nach dem 3. Jahr 10– 30
Pneumothorax doppelseitig:
  im 1. Jahr 100
  im 2. und 3. Jahr 60– 70
  nach dem 3. Jahr 40– 60
Schäden des Herzens und der Kreislauforgane
  a) ohne wesentliche Beeinträchtigung der allgemeinen Leistungsfähigkeit .. 10– 20
  b) mit Beeinträchtigung der Leistungsfähigkeit 30– 40
  c) mit starker Beeinträchtigung der Leistungsfähigkeit und dauernder Schonungsbedürftigkeit 50–100
Aneurysmen je nach örtlichem Befund und Auswirkung auf Herz und Kreislauf 30–100
Wirbelsäule:
Fraktur eines Dorn- oder Querfortsatzes im 1. Jahr 10– 20
Wirbelbruch ohne wesentliche Verschiebung, gut verheilt im 1. Jahr 30– 40
  im 2. Jahr, je nach der Funktion 10– 30
mit Bewegungsbehinderung und Beschwerden, schief verheilter Bruch 20– 40
*Bechterew*sche Krankheit 30–100

Bauchorgane und Bauchdecken

Unkomplizierter, reponibler Leisten- oder Schenkelbruch:
  einseitig 10
  doppelseitig 20
Nabelbruch oder Bruch der weißen Linie 10– 30
Bauchnarbenbruch 10– 30
Zwerchfellbruch 30– 70
Wasserbruch (Hydrocele) 10– 20
Krampfaderbruch (Varicocele) 10– 20
Bauchfellverwachsungen nach Verwundung 30– 40
Magen- und Zwölffingerdarmgeschwür 30– 40
Chronischer Magenkatarrh mit starker Minderung des Kräfte- und Ernährungszustands oder erheblicher Veränderung der Blutzusammensetzung 30– 50
Magenresektion nach Billroth I oder II (frischer Zustand) 50–100
dasselbe nach 1–2 Jahren, durchschnittlich 20– 30

	M.d.E. in %
Gastro-Enterostomie mit guter Funktion	10– 30
dasselbe mit Komplikationen (Ulcus pepticum oder Verdauungsstörungen)	30– 50
Chronischer Darmkatarrh oder andere Darmstörungen mit starker Minderung des Kräfte- und Ernährungszustands	30– 50
Mastdarmvorfall	20– 40
Verlust des Afterschließmuskels mit schwerem Darmvorfall	50– 70
Fistel in der Umgebung des Afters mit geringer Absonderung	20– 30
Künstlicher After, erhebliche Kotfistel	50– 60
Verlust der Milz	30

Erkrankungen der Leber und der Gallenwege

Beeinträchtigung der allgemeinen körperlichen Leistungsfähigkeit	20– 40
bei starker Beeinträchtigung der Leistungsfähigkeit und dauernder Schonungsbedürftigkeit	50– 70
mit starker dauernder Beeinträchtigung der Leistungsfähigkeit	80–100

Zuckerharnruhr

bei Ausgleich mit leichter Kostbeschränkung	10– 20
bei Ausgleich mit starker Kostbeschränkung oder ständiger Insulinbedürftigkeit bei ausreichendem Allgemein- und Kräftezustand	30– 50
bei schwerster Form	50–100

Harnorgane

Verlust einer Niere bei Gesundheit der anderen Niere	30
Verlust einer Niere bei einer vor der Schädigung vorhanden gewesenen oder durch eine Schädigung im Sinne des BVG bewirkten Funktionsstörung der anderen Niere	60–100
Nierenschädigung mit geringem krankhaftem Harnbefund ohne Funktionsstörung	20– 40
Nierenschädigung mit erheblichem krankhaftem Harnbefund oder mit Funktionsstörungen	50–100
Blasenkatarrh oder Blasenschwäche	
stärkeren Grades	30– 50
leichteren Grades	10– 20
Blaseninkontinenz (mit nächtlichem Einnässen)	30– 40
Völlige Blaseninkontinenz	60–100
Schrumpfblase mit geringer Fassungskraft bis zu 50 ccm	60– 70
Harnröhrenverengung mit häufigem Harnlassen und geringem Nachträufeln	10– 20
Harnröhrenverengung mit schmerzhaftem Harnlassen, mit Blasenkatarrh, starkem Nachträufeln (Harnfistel), je nach Grad des Zustands	30– 60
Harnfistel:	
a) mit geringfügiger Absonderung	20– 30
b) mit Notwendigkeit, ein Urinal zu tragen	50
Verlust des Penis	50
Verlust eines Hodens	10
Verlust beider Hoden	50
Vorfall der Scheidenwand oder Gebärmutter, durch Ringe gut zurückzuhalten	10– 30
Totalvorfall von Scheide und Gebärmutter, durch Pessar und Bandage nicht zurückzuhalten	70– 80
Verlust der Gebärmutter, auch einschließlich der Anhangsorgane	30– 40

Obere Gliedmaßen

	Gebrauchsarm (meist rechts)	Gegenseite (meist links)
	Angaben in %	
Verlust beider Arme oder Hände	100	
Totalverlust eines Arms im Schultergelenk	80	80
Verlust in der Mitte des Oberarms oder im Ellbogengelenk	70	70
Verlust in der Mitte des Vorderarms bei funktionstüchtigem Ellbogengelenk	50	50

	Gebrauchsarm (meist rechts)	Gegenseite (meist links)
	Angaben in %	
Verlust der ganzen Hand	50	50
Verlust aller Finger an einer Hand	50	50
Verlust aller Finger beider Hände	80	
Versteifung des Schultergelenks in ungünstiger Stellung oder gestörter Beweglichkeit des Schultergürtels	40–50	30–40
Versteifung des Schultergelenks in günstiger Stellung bei frei beweglichem Schultergürtel	30	30
Bewegungseinschränkung des Schultergelenks		
a) Arm bis zur Waagerechten zu erheben	30	20
b) Arm 30° über die Waagerechte zu erheben	20	10
Nicht eingerenkte Schulterverrenkung	40	30
Habituelle Schulterverrenkung	30	30
Schlottergelenk der Schulter	30–50	
Schlottergelenk der Schulter in Verbindung mit Lähmung des Deltamuskels, Knochendefekten im Gelenk	60–70	
Tuberkulose der Schulter, fortschreitend	100	
Tuberkulose der Schulter, in Rückbildung begriffen	60–80	
Tuberkulose der Schulter, klinisch ausgeheilt	30–50	
Falschgelenk (Pseudarthrose) des Oberarms (orthopädische Hilfsmittel erforderlich)	50	40
Versteifung des Ellenbogengelenks in Streckstellung	50	40
Versteifung des Ellenbogengelenks im Winkel von etwa 150°	40	30
Versteifung des Ellenbogengelenks etwa im rechten Winkel	30	30
Versteifung des Ellenbogengelenks im spitzen Winkel	50	40
Bewegungsmöglichkeit des Ellenbogengelenks zwischen 90 u. 150°	30–40	
Bewegungsmöglichkeit des Ellenbogengelenks zwischen 90 u. 45°	20–30	
Schlottergelenk des Ellenbogengelenks mit Schienenhülsenapparat	40	
Vorderarmpseudarthrose (Stützapparat notwendig)	50	40
Falschgelenk (Pseudarthrose) der Speiche	30	30
Falschgelenk (Pseudarthrose) der Elle	30	30
Vorderarmdrehbewegung aufgehoben in Mittelstellung	30	20
Vorderarmdrehbewegung aufgehoben, aber in ungünst. Stellung	40	30
Mit leichter Schiefstellung verheilter Speichen- und Ellenbruch	0–10	
Mit stärkerer Schiefstellung verheilter Speichen- oder Ellenbruch	30	20
Mit stärkerer Schiefstellung verheilter Speichen- oder Ellenbruch, aber mit Störung der Beweglichkeit des Handgelenks	30	30
Versteifung des Handgelenks in Streckstellung	30	20
Versteifung des Handgelenks in Beugung oder starker Überstreckung (um etwa 45°)	40	30
Teilversteifung des Handgelenks infolge von Verletzungen und Erkrankungen der Handwurzelknochen (Navicular-Pseudarthrose, Lunatummalacie usw. mit sekundärer deformierender Gelenkerkrankung)	20–30	
Schlecht oder nicht verheilte Brüche eines oder mehrerer Mittelhandknochen mit sekundärer Beeinträchtigung der Fingerbeweglichkeit eines Fingers (mit Ausnahme des Daumens)	10–30	
Lähmung des Delta- oder Serratusmuskels oder des Musc. trapezius	30	30
	30	30
Lähmung des Ellennerven	40	30
Lähmung des Speichennerven	30	30
Lähmung des Mittelnerven	40	30
Lähmung (wenn der Zustand dem Verlust des Glieds gleichzusetzen ist)		
des Mittel- und Ellennerven	50–60	
des Ellen- und Speichennerven	50–60	
des Ellen-, Speichen- und Mittelnerven	70–80	

	Gebrauchsarm (meist rechts)	Gegenseite (meist links)
	Angaben in %	
Lähmung des Mittelnerven mit starken trophischen Störungen (Geschwür)	50–60	
Teillähmungen (Paresen) der genannten Nerven sind entsprechend geringer zu bewerten		
Kausalgie des Arms	40–60	
Versteifung des Daumenendgelenks	0–10	
Versteifung des Daumengrundgelenks	10–20	
Versteifung der beiden Daumengelenke und des Mittelhand-Handwurzelgelenks	20–30	
Versteifung eines Fingers in Beugestellung	10–20	
Versteifung eines Fingers in Streckstellung	10	
Verlust eines Daumenendglieds	0–10	
Verlust des Daumenendglieds und des halben Grundglieds	10	
Verlust des ganzen Daumens	25	
Verlust des Daumens mit Mittelhandknochen	30	30
Verlust des ganzen Zeigefingers	10	
Verlust des ganzen Mittelfingers	10	
Verlust des ganzen Ringfingers	0–10	
Verlust des ganzen Kleinfingers	unter 10	
Verlust *zweier* Finger:		
Daumen und Zeigefinger im Grundgelenk	30	30
Daumen und Mittelfinger	30	30
Daumen und Ringfinger	30	30
Daumen und kleiner Finger	30	30
Zeige- und Mittelfinger im Grundgelenk	30	30
Zeige- und Ringfinger	30	20
Zeige- und kleiner Finger	30	20
Mittel- und Ringfinger	30	20
Mittel- und kleiner Finger	30	20
Verlust *dreier* Finger: Finger		
I, II, III	40	40
II, III, IV	30–40	
III, IV, V	30–40	
II, IV, V	30–40	
I, II, IV	40	40
I, II, V	40	40
II, III, V	30–40	
I, IV, V	40	40
Verlust von *vier* Fingern: Finger		
I, II, III, IV	40	
II, III, IV, V	30–40	
I, III, IV, V	40	
Verlust aller *fünf* Finger	50	40
Verlust aller *zehn* Finger	80	

Obige Sätze gelten für den Gesamtverlust der Finger bei reizlosen Stumpfverhältnissen. Bei Verlust nur einzelner Fingerglieder sind sie herabzusetzen, bei schlechten Stumpfverhältnissen zu erhöhen.

M.d.E. in %

Fingerkontrakturen infolge von Sehnen- und Nervenverletzungen mit wesentlicher aktiver Funktionsstörung:
  a) *eines* Fingers, sofern es nicht der Daumen oder Zeigefinger ist 0
  b) des Daumens oder des Zeigefingers 10–20
  c) von mehr als zwei Fingern, insbesondere unter Einschluß des Daumens 20–30

Untere Gliedmaßen

	M. d. E. in %
Verlust beider Oberschenkel	100
Verlust eines Arms und Beins	100
Verlust eines Beins im Hüftgelenk oder *sehr* kurzer Oberschenkelstumpf	80
Verlust eines Beins im Bereich des Oberschenkels bis zur Kniehöhe (z. B. Absetzung nach *Gritti*)	70
Verlust eines Unterschenkels bei günstigem Stumpf, funktionstüchtigem Kniegelenk und gutem Gang mit Körperersatzstück	40–50
Verlust eines Unterschenkels mit ungünstigem Stumpf oder Störung der Funktion des Knie- oder Hüftgelenks	50–60
Verlust beider Unterschenkel bei funktionstüchtigen Kniegelenken und günstigen Stumpfverhältnissen	70
Verlust desgleichen bei ungünstigen Stumpf- und Gelenkverhältnissen	80
Absetzung eines Fußes	
nach *Pirogoff* einseitig, guter Stumpf	40
beiderseitig	60
nach *Chopart* einseitig	30–40
bei Spitzklumpfußstellung	30–60
beiderseitig	50–60
Lisfranc einseitig, guter Stumpf	30
bei Spitzklumpfußstellung	30–40
beiderseitig	50
im Bereich der Mittelfußknochen nach *Sharp*, einseitig	30
bei Spitzklumpfußstellung	30–40
beiderseitig	50
Verlust einer Zehe, auch der Großzehe	0
Verlust der Zehen II–V oder I–III	10
Verlust aller Zehen an einem Fuß	20
Verlust aller Zehen an beiden Füßen	30
Bei nicht vorübergehenden Stumpfkrankheiten erhöhen sich die vorgenannten Sätze.	
Versteifung beider Hüftgelenke	60–80
eines Hüftgelenks	
in günstiger Stellung	30
in ungünstiger Stellung	40–60
Schmerzfreie Bewegungseinschränkung des Hüftgelenks nach Schenkelhalsbruch	20–40
Schmerzhafte Bewegungseinschränkung des Hüftgelenks	30–60
Schmerzhafte Arthrosis deformans des Hüftgelenks	30–60
Falschgelenkbildung (Pseudarthrose) des Schenkelhalses	50–70
Hüftgelenksresektion mit schwerer Funktionsstörung	50–80
Schnappende Hüfte mit wesentlicher Schwächung der Standfestigkeit des Beins	30
Tuberkulose des Hüftgelenks	
fortschreitend	100
ausheilend	50–80
klinisch ausgeheilt	30–40
Falschgelenkbildung des Oberschenkels (mit orthopädischen Hilfsmitteln versorgt)	50–80
Oberschenkelbruch, verheilt mit Verkürzung	
bis 4 cm	0–10
bis 6 cm	10–20
über 6 cm	20–30
Fascienlücke (Muskelhernie) am Oberschenkel	10
Versteifung	
beider Kniegelenke	80
eines Knies	
in günstiger Gebrauchsstellung	30
in ungünstiger Gebrauchsstellung	40–60
Leichtes Wackelknie (Apparat nicht erforderlich)	10–20
Mittelschweres bis starkes Wackelknie (mit Stützapparat)	30–50

M. d. E. in %

Kniescheibenbruch
    nicht knöchern verheilt, mit Funktionsfähigkeit des Streckapparats 10–20
    nicht knöchern verheilt, mit Funktionsunfähigkeit des Streckapparats 20–40
    knöchern verheilt 10
Arthrosis deformans des Knies
    leicht bis mittelschwer 10–30
    mittelschwer bis schwer 30–50
Infektarthritis (Synovitis chronica) des Kniegelenks 30–40
    (Synovitis, rezidivierende Form) 40–50
Tuberkulose des Kniegelenks
    klinisch ausgeheilt 20–30
    ausheilend 50–60
    fortschreitend 100
Kniegelenksresektion ohne Verkürzung über 4 cm in günstiger Gebrauchsstellung   30
Intraartikuläre Fraktur des Kniegelenks, deform ausgeheilt 30–50
Stärkeres X-Bein, entsprechend den Gelenkstörungen 20–40
Stärkeres O-Bein, entsprechend den Gelenkstörungen 20–40
Stärkeres Genu recurvatum, entsprechend den Gelenkstörungen 20–40
Einschränkung der Beugung des Kniegelenks um 20–30° bei freier Streckung . 10
Bewegungsbehinderung des Kniegelenks (zwischen 90 und 180°) 20
Bewegungsbehinderung des Kniegelenks (zwischen 120 und 170°) 20–30
Falschgelenkbildung des Unterschenkels (mit Stützapparat) 40–50
Unterschenkelbruch
    in starker X-Stellung verheilt 10–30
    in starker O-Stellung verheilt 10–30
Knöchelfraktur
    mit guter Verheilung unter Erhaltung der Knöchelgabel 0–20
    mit Verbreiterung der Knöchelgabel, mit Verkantung des Sprungbeins und sekundärer Arthrosis deformans 30–40
Fußgelenkversteifung im rechten Winkel 30
Versteifung des Fußgelenks in Spitz- oder Hackenfußstellung, je nach Grad .. 30–40
Traumatischer Klumpfuß, je nach Leistungsfähigkeit 20–40
Traumatischer Plattfuß, je nach Leistungsfähigkeit 10–40
Traumatischer Hohlfuß, je nach Leistungsfähigkeit 10–30
Fußwurzelfrakturen:
    a) *Sprungbeinbruch*, verheilt mit starker Zusammenstauchung des Sprungbeins und erheblicher Arthrosis deformans 30–40
    b) *Fersenbeinbruch*, gut verheilt, d. h. ohne deutlichen posttraumatischen Plattfuß und ohne sekundäre Arthrosis deformans 10–20
    schlecht verheilt, mit posttraumatischem Plattfuß und sekundärer Arthrosis deformans 30–40
    c) *Kahnbeinbruch* mit Zusammenstauchung des Kahnbeins und sekundärer Arthrosis deformans sowie erheblicher Funktionsstörung des Fußes 30
Mittelfußbrüche
    gut verheilt 0–10
    schlecht verheilt (mit fixiertem Spreizfuß, mit seitlicher Vorfußabweichung usw.) 20–30
Versteifung der großen Zehe
    in Überstreckung 20
    in Mittelstellung (Hallux rigidus 10
    der Zehen I–V in Mittelstellung 10
    der Zehen I–V in Krallenstellung 10–20

Lähmungen:
Es ist zu unterscheiden in Lähmung oder Teillähmungen (Paresen), ferner ob
    a) ohne trophische Störungen,
    b) mit trophischen Störungen.
Lähmung des M. glutaeus
    maximus (n. gl. inferior) 20–30
    medius und minimus (n. gl. superior) 20–30

	M. d. E. in %
der Hüftbeuger	20–30
des N. femoralis	30–40
des N. ischiadicus	50
des N. tibialis	20–40
des N. peronaeus	30–40

Bei trophischen Störungen erhöhen sich die Sätze. Teillähmungen (Paresen) der genannten Nerven sind entsprechend geringer zu bewerten.

Völlige Gebrauchsunfähigkeit *eines* Beins	80
Ischias (oft kein Dauerzustand)	20–50
Krampfadern mit Neigung zu Geschwürsbildung	10–30
Ödem eines Beins nach Thrombose	20–40
mit Geschwürsneigung	30–50
Narben der Fußsohle mit Störung der Belastungsfähigkeit	10–30
Narben nach größeren Substanzverlusten der Ferse und Fußsohle	10–30

In der öffentlich-rechtlichen Unfallversicherung haben sich in der ärztlichen Begutachtung von Unfallfolgen diese Normalsätze herausgebildet, die in ähnlichen Fällen vom früheren RVA als richtig anerkannt wurden. Jedoch hat das RVA in ständiger Rechtsprechung daran festgehalten, daß bestimmte Rahmensätze für einfach zu beurteilende und häufiger vorkommende Unfallfolgen wichtige Anhaltspunkte bieten können, keinesfalls aber als feste Normen gelten können. Der Grad der Minderung der Erwerbsfähigkeit eines Verletzten richtet sich vielmehr stets nach den besonderen Verhältnissen des Einzelfalls unter Berücksichtigung der ganzen körperlichen und geistigen Veranlagung des Betroffenen.

Für den täglichen Gebrauch haben sich die nachfolgenden optisch einprägsamen Tafeln und die darin angegebenen Bewertungssätze bewährt. Sie entstammen den Aufstellungen von Liniger-Molineus „der Rentenmann" und stellen ebenfalls keine Vorschriften, sondern *in der Praxis brauchbare Richtlinien für die Bemessung von Dauerrenten* dar:

Rechte Hand I

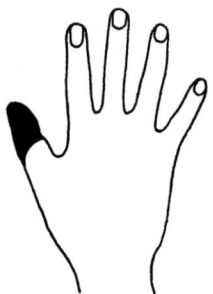

Abb. 567. Verlust des Nagelgliedes des Dig. I
0%

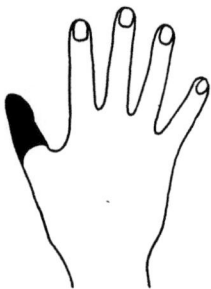

Abb. 568. Verlust von 1½ bis 1⅔ Gliedes Dig. I
15%

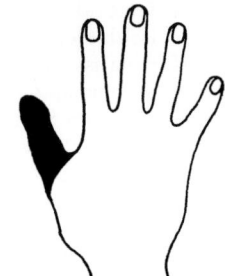

Abb. 569. Verlust Dig. I im Grundgelenk
20%

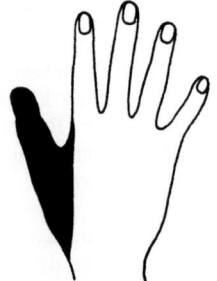

Abb. 570. Verlust des ganzen Dig. I mit Mittelhandknochen
25%

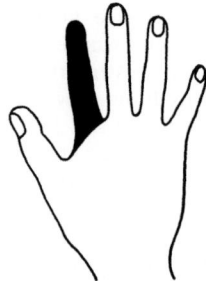

Abb. 571. Verlust Dig. II
0%

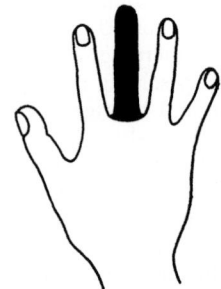

Abb. 572 Verlust Dig. III
0%

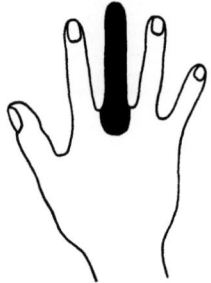

Abb. 573. Verlust Dig. III mit Mittelhandköpfchen III
10%

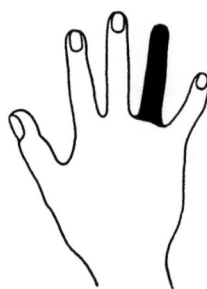

Abb. 574. Verlust Dig. IV
0%

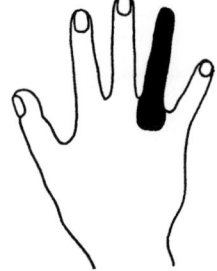

Abb. 575. Verlust Dig. IV mit Mittelhandköpfchen IV
10%

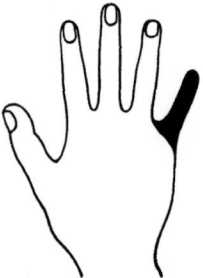

Abb. 576. Verlust Dig. V
0%

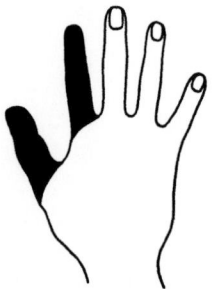

Abb. 577. Verlust Dig. I und II
30%

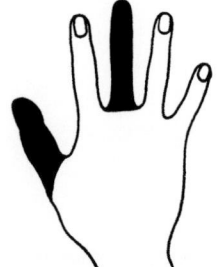

Abb. 578. Verlust Dig. I und III
30%

Rechte Hand II

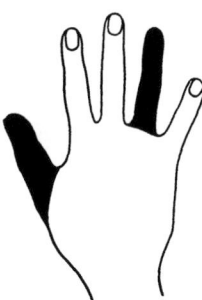

Abb. 579
Verlust Dig. I und IV
25%

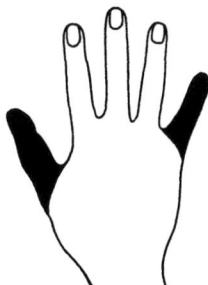

Abb. 580
Verlust Dig. I und V
25%

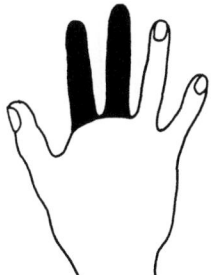

Abb. 581
Verlust Dig. II und III
25%

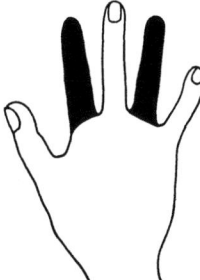

Abb. 582
Verlust Dig. II und IV
25%

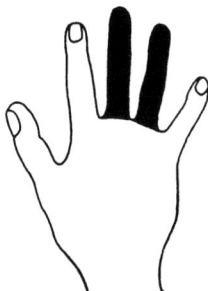

Abb. 583
Verlust Dig. III und IV
25%

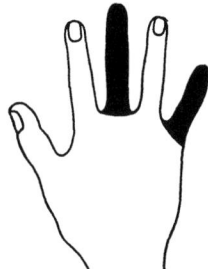

Abb. 584
Verlust Dig. III und V
25%

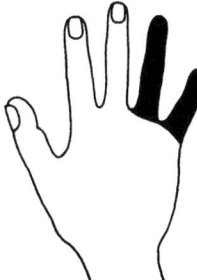

Abb. 585
Verlust Dig. IV und V
20%

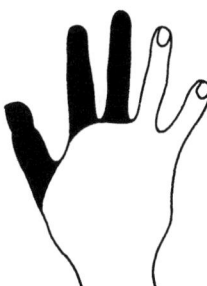

Abb. 586
Verlust Dig. I, II, III
40%

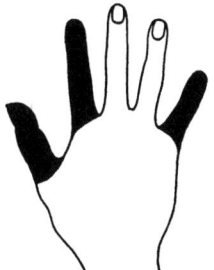

Abb. 587
Verlust Dig. I, II, V
40%

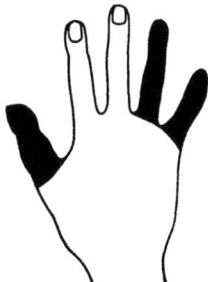

Abb. 588
Verlust Dig. I, IV, V
40%

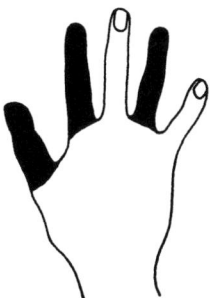

Abb. 589
Verlust Dig. I, II, IV
45%

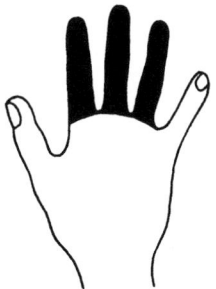

Abb. 590
Verlust Dig. II, III, IV
40%

Rechte Hand III

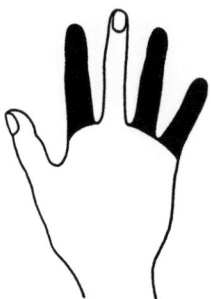

Abb. 591
Verlust Dig. II, IV, V
35%

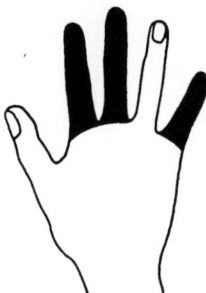

Abb. 592
Verlust Dig. II, III, V
35%

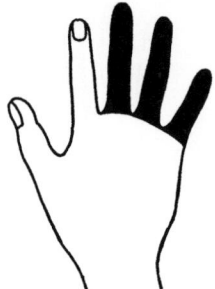

Abb. 593
Verlust Dig. III, IV, V
30%

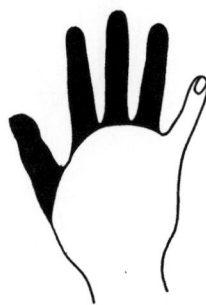

Abb. 594
Verlust Dig. I, II, III, IV
45%

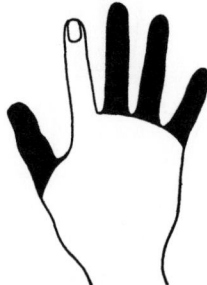

Abb. 595
Verlust Dig. I, III, IV, V
45%

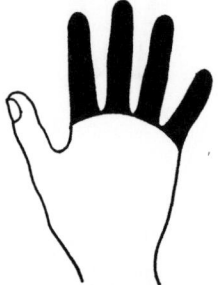

Abb. 596
Verlust Dig. II, III, IV, V
40%

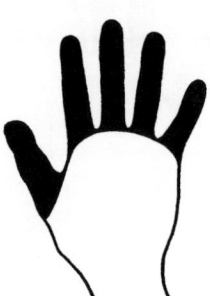

Abb. 597
Verlust Dig. I, II, III, IV, V
50%

Linke Hand I

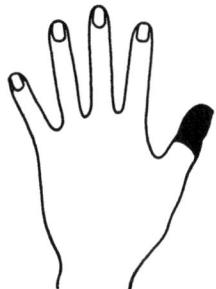

Abb. 598
Verlust des Nagelgliedes Dig. I
0%

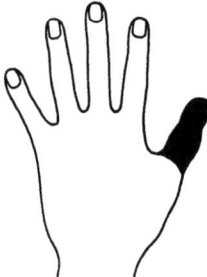

Abb. 599
Verlust von 1 1/2 bis 1 2/3
Gliedes Dig. I
10%

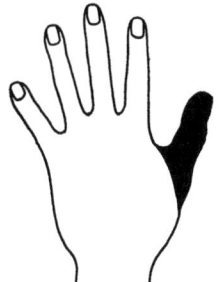

Abb. 600
Verlust Dig. I im Grundgelenk
15%

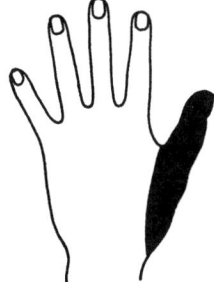

Abb. 601. Verlust Dig. I ganz mit
Mittelhandknochen
20%

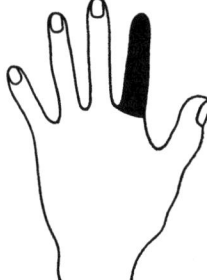

Abb. 602. Verlust Dig. II
0%

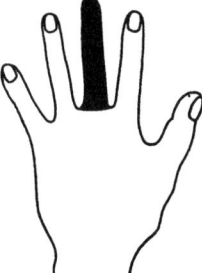

Abb. 603. Verlust Dig. III
0%

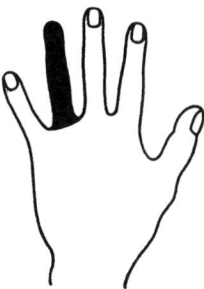

Abb. 604. Verlust Dig. IV
0%

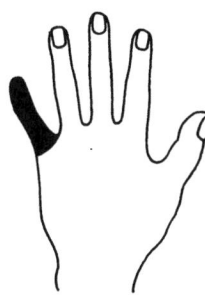

Abb. 605. Verlust Dig. V
0%

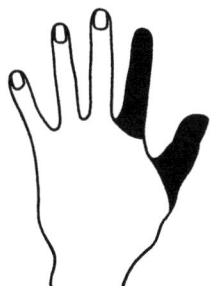

Abb. 606. Verlust Dig. I, II
25%

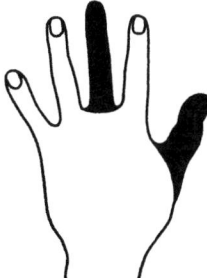

Abb. 607. Verlust Dig. I, III
25%

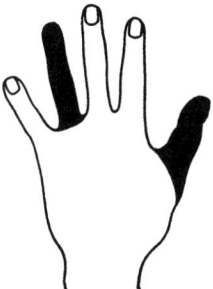

Abb. 608. Verlust Dig. I, IV
20%

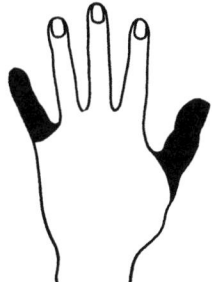

Abb. 609. Verlust Dig. I, V
20%

Linke Hand II

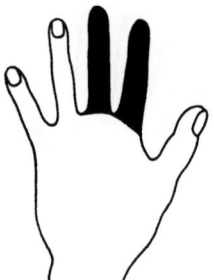
Abb. 610. Verlust Dig. II, III
20%

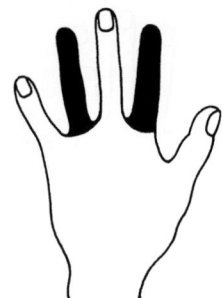
Abb. 611. Verlust Dig. II, IV
20%

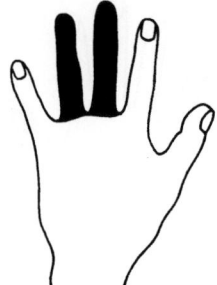
Abb. 612. Verlust Dig. III, IV
20%

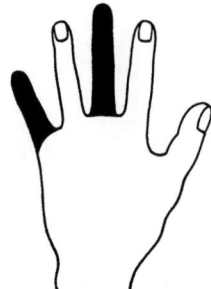
Abb. 613. Verlust Dig. III, V
20%

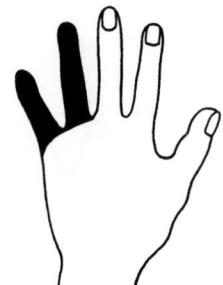
Abb. 614. Verlust Dig. IV, V
15%

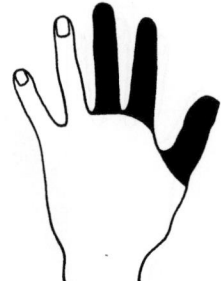
Abb. 615. Verlust Dig. I, II, III
33 1/3 %

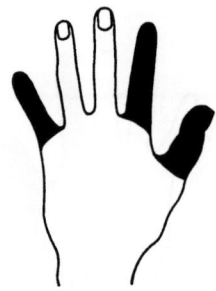
Abb. 616. Verlust Dig. I, II, V
35%

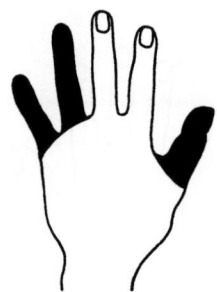
Abb. 617. Verlust Dig. I, IV, V
35%

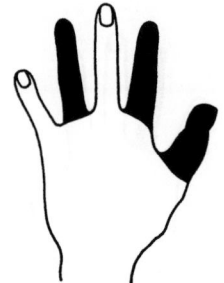
Abb. 618. Verlust Dig. I, II, IV
40%

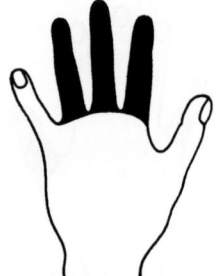
Abb. 619. Verlust Dig. II, III, IV
33 1/3 %

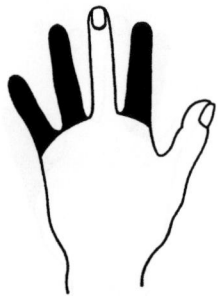
Abb. 620. Verlust Dig. II, IV, V
30%

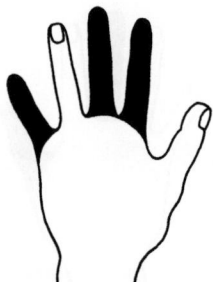
Abb. 921. Verlust Dig. II, III
30%

Linke Hand III

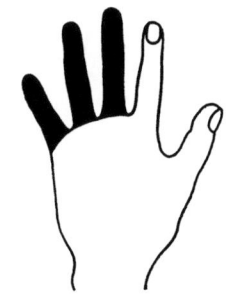
Abb. 622. Verlust Dig. III, IV, V
25%

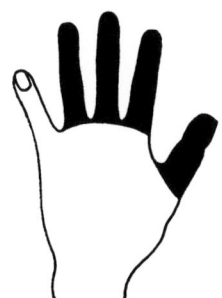
Abb. 623. Verlust Dig. I, II, II, IV
40%

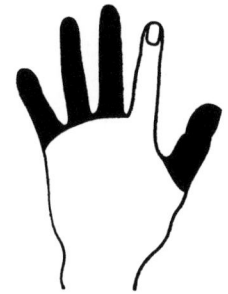
Abb. 624. Verlust Dig. I, II, IV
40%

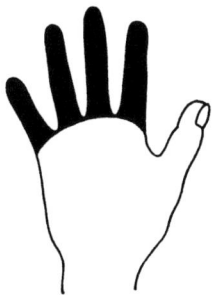
Abb. 625
Verlust Dig. II, III, IV, V
35%

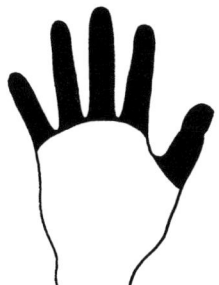
Abb. 626
Verlust Dig. I, II, III, IV, V
40%

Obere Extremitäten

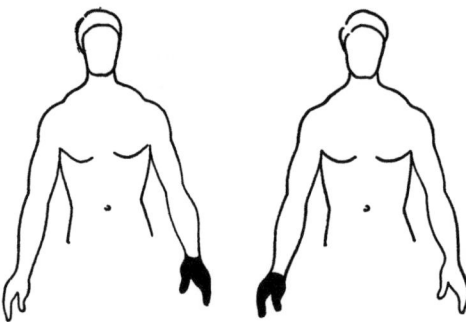
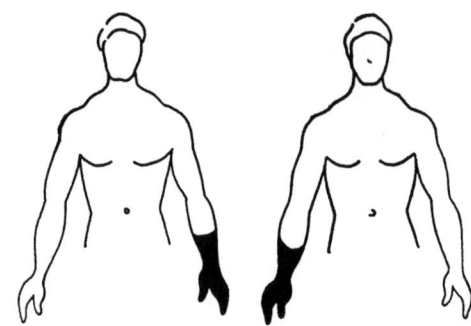

Abb. 627 und 628. Verlust der Hand, links 50%, rechts 60%

Abb. 629 und 630
Verlust des Vorderarmes bis zur Mitte, links 50%, rechts 60%

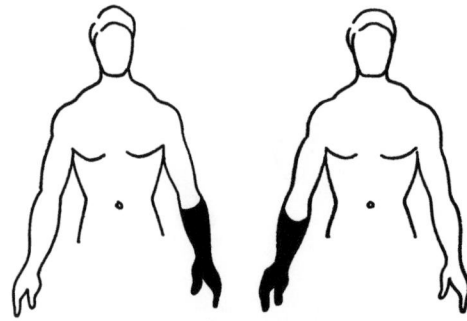
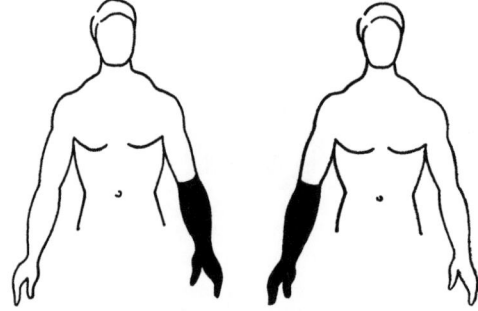

Abb. 631 und 632. Verlust des Vorderarmes an der Grenze des mittleren und oberen Drittels, links 50%, rechts 60%

Abb. 633 und 634
Verlust des Armes im Ellbogengelenk, links 60%, rechts 70%

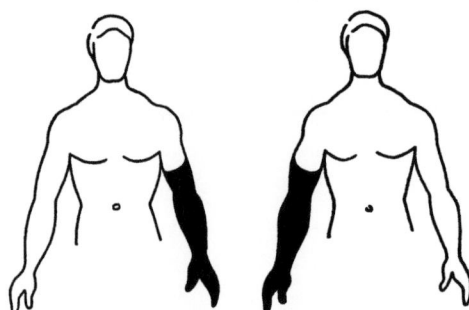
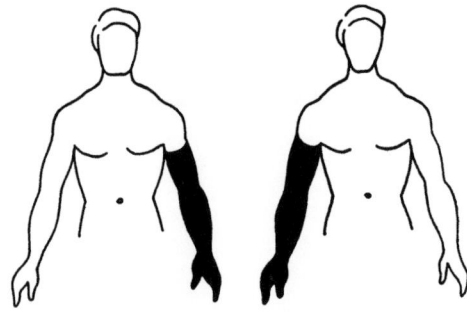

Abb. 635 und 636. Verlust des Oberarmes an der Grenze des unteren und mittleren Drittels, links 60%, rechts $66^2/_3$%

Abb. 637 und 638. Verlust des Oberarmes in der Mitte, links 60%, rechts $66^2/_3$%

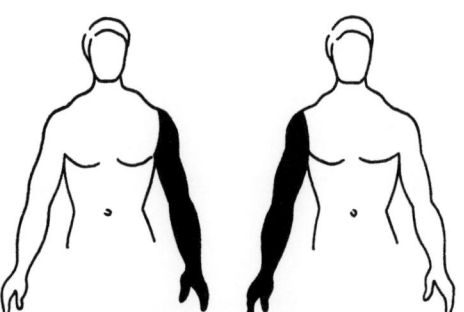

Abb. 639 und 640. Verlust des ganzen Armes, links $66^2/_3$%, rechts 75%

Untere Extremitäten

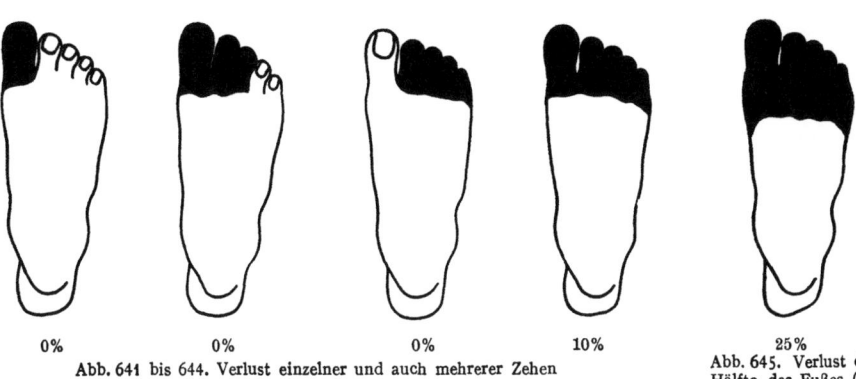

0%　　　　0%　　　　0%　　　　10%　　　　25%

Abb. 641 bis 644. Verlust einzelner und auch mehrerer Zehen

Abb. 645. Verlust der Hälfte des Fußes (im Lisfrankschen Gelenk)

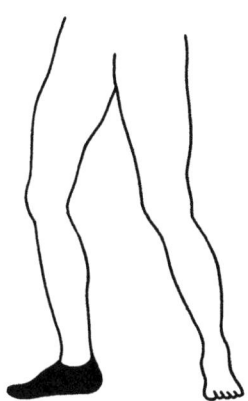

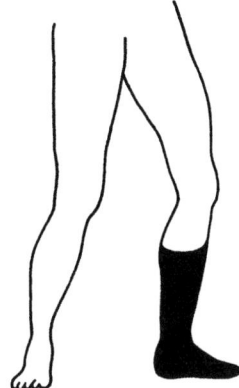

Abb. 646. Verlust des Fußes mit Erhaltung der Ferse (*Pirogoff*) bei kurzem Stumpf 30%, bei langem Stumpf 35%

Abb. 647. Verlust des Fußes im Fußgelenk 35%

Abb. 648. Verlust des Beines im Unterschenkel 40%

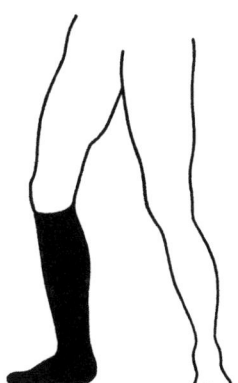

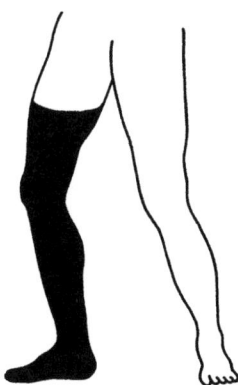

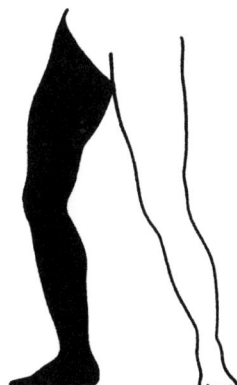

Abb. 649. Verlust des Beines im Kniegelenk (mit Vorlagerung der Kniescheibe, *Gritti*) (langer Stumpf 60%, kurzer Gritti bei günstiger Oberschenkelstumpflänge 50%)

Abb. 650. Verlust des Oberschenkels bis zur Mitte $66^{2}/_{3}$%

Abb. 651. Verlust des ganzen Beines 70%

Rententabelle (nach Fischer-Herget-Molineus)

Kopf	Prozentzahl
Knochenlücke im Schädeldach, je nach Größe	10—50
Skalpierung bei Mädchen (dazu Perücke)	33 1/3
Stärkere Gesichtsentstellung	20—50
Fazialislähmung	10
Totalverlust der Nase	25—50
Verlust der Nasenspitze	10
Sattelnase	15
Verlust des Geruches	0—10
Verlust des Geruches und des Geschmackes	20
Behinderte Nasenatmung und Folgen	20
Kieferklemme mit Notwendigkeit nur flüssiger Ernährung	25
Lippendefekt mit Speichelfluß	20
Verlust aller Zähne	25
Nach Zahnersatz und gut sitzender Prothese	0—10
Luftröhrenschnitt mit Dauerkanüle	50
Verlust des Kehlkopfes	50

Arm	rechts	links
Völlige Gebrauchsunfähigkeit oder Verlust	75	65
Schultergelenk ganz versteift	45	30
„ halb versteift	30	25
„ 1/3 versteift	15—20	15
Habituelle Schulterverrenkung bei häufigem Ausrenken	30	25
Oberarmpseudarthrose (Stützapparat nötig)	50	40
Ellbogengelenk in Streckstellung steif	50	40
„ im Winkel von 150° steif	40	30
„ im rechten Winkel steif	30	20
„ zwischen 90 und 150° zu bewegen	25—30	20
Ellbogen-Schlottergelenk (Stützapparat nötig)	50	40
Olekranonpseudarthrose	10—20	10
Vorderarmpseudarthrose (Stützapparat nötig)	50	40
Radius- oder Ulnapseudarthrose	25	15—20
Vorderarm in Mittelstellung, Drehbewegungen aufgehoben	30	20
Speichenbruch leicht schief verheilt — Handgelenk 1/4 steif	0—10	0
Speichenbruch stark schief verheilt — Handgelenk 1/3 steif	10—20	10
Handgelenk in Streckstellung steif	30	20
„ in 1/3 Beugung oder 1/2 Überstreckung steif	40	30
Mittelhanddaumengelenk steif	20	10
Daumengrundgelenk steif in Mittelstellung	10—20	10
Finger in Beugestellung steif, je nach Behinderung	10—20	10
„ in Streckstellung steif	10	10

Bein	
Völlige Gebrauchsunfähigkeit oder Verlust	70
Versteifung eines Hüftgelenkes in günstiger Stellung	30
„ „ „ in ungünstiger Stellung	50
„ beider Hüftgelenke	60—80
Schnappende Hüfte	25
Oberschenkelbruch bis 3 cm Verkürzung, Gelenke gut	0
„ bis 4 cm Verkürzung, Bein wenig geschwächt	15
Oberschenkelbruch bis 6 cm Verkürzung, Bein mäßig geschwächt	30
Muskelhernie Oberschenkel	0—10
Knieversteifung a) im Winkel von 175° (beste Stellung)	30
b) im Winkel von 160°	40
c) im Winkel von 150°	50
Knie zwischen 120 und 170° zu bewegen	25
„ „ 90 und 180° „ „	15
Leichtes Wackelknie	20
Starkes Wackelknie, Stützapparat erforderlich	30—50
Kniescheibenbruch, nicht knöchern verheilt, Streckapparat funktioniert	20—30
Arthrosis deformans des Kniegelenkes, je nach Beschwerden und Beinschwäche	10—30
Unterschenkelpseudarthrose, Stützapparat erforderlich	50
Unterschenkelbruch in X-Stellung verheilt	25
„ in O-Stellung verheilt	10—20

Rententabelle (nach Fischer-Herget-Molineus)

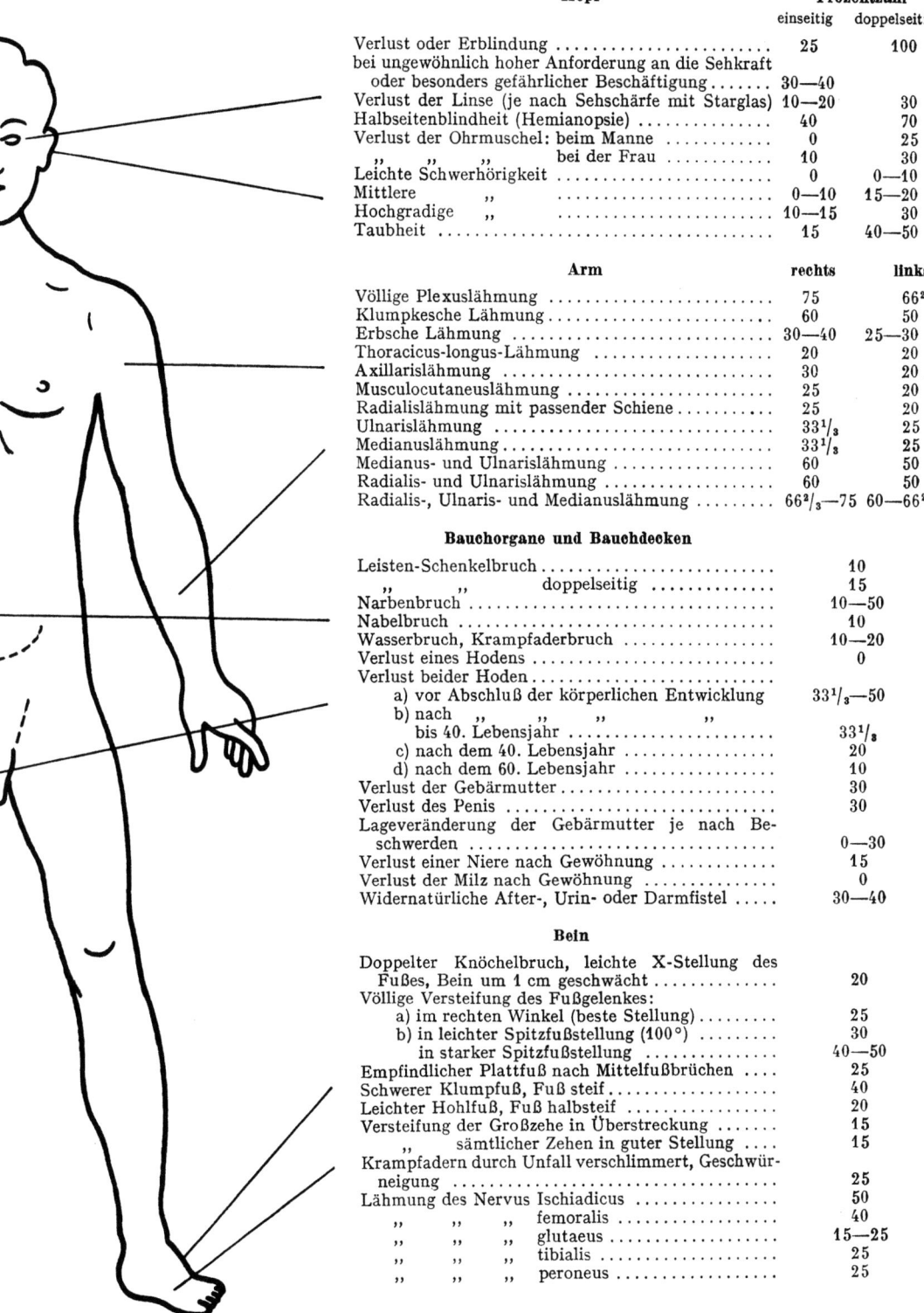

Abb. 652

Kopf	Prozentzahl einseitig	Prozentzahl doppelseitig
Verlust oder Erblindung	25	100
bei ungewöhnlich hoher Anforderung an die Sehkraft oder besonders gefährlicher Beschäftigung	30—40	
Verlust der Linse (je nach Sehschärfe mit Starglas)	10—20	30
Halbseitenblindheit (Hemianopsie)	40	70
Verlust der Ohrmuschel: beim Manne	0	25
„ „ „ bei der Frau	10	30
Leichte Schwerhörigkeit	0	0—10
Mittlere „	0—10	15—20
Hochgradige „	10—15	30
Taubheit	15	40—50

Arm	rechts	links
Völlige Plexuslähmung	75	$66^2/_3$
Klumpkesche Lähmung	60	50
Erbsche Lähmung	30—40	25—30
Thoracicus-longus-Lähmung	20	20
Axillarislähmung	30	20
Musculocutaneuslähmung	25	20
Radialislähmung mit passender Schiene	25	20
Ulnarislähmung	$33^1/_3$	25
Medianuslähmung	$33^1/_3$	25
Medianus- und Ulnarislähmung	60	50
Radialis- und Ulnarislähmung	60	50
Radialis-, Ulnaris- und Medianuslähmung	$66^2/_3$—75	60—$66^2/_3$

Bauchorgane und Bauchdecken

Leisten-Schenkelbruch	10
„ „ doppelseitig	15
Narbenbruch	10—50
Nabelbruch	10
Wasserbruch, Krampfaderbruch	10—20
Verlust eines Hodens	0
Verlust beider Hoden	
a) vor Abschluß der körperlichen Entwicklung	$33^1/_3$—50
b) nach „ „ „ bis 40. Lebensjahr	$33^1/_3$
c) nach dem 40. Lebensjahr	20
d) nach dem 60. Lebensjahr	10
Verlust der Gebärmutter	30
Verlust des Penis	30
Lageveränderung der Gebärmutter je nach Beschwerden	0—30
Verlust einer Niere nach Gewöhnung	15
Verlust der Milz nach Gewöhnung	0
Widernatürliche After-, Urin- oder Darmfistel	30—40

Bein

Doppelter Knöchelbruch, leichte X-Stellung des Fußes, Bein um 1 cm geschwächt	20
Völlige Versteifung des Fußgelenkes:	
a) im rechten Winkel (beste Stellung)	25
b) in leichter Spitzfußstellung (100°)	30
in starker Spitzfußstellung	40—50
Empfindlicher Plattfuß nach Mittelfußbrüchen	25
Schwerer Klumpfuß, Fuß steif	40
Leichter Hohlfuß, Fuß halbsteif	20
Versteifung der Großzehe in Überstreckung	15
„ sämtlicher Zehen in guter Stellung	15
Krampfadern durch Unfall verschlimmert, Geschwürneigung	25
Lähmung des Nervus Ischiadicus	50
„ „ „ femoralis	40
„ „ „ glutaeus	15—25
„ „ „ tibialis	25
„ „ „ peroneus	25

Sachverzeichnis

Abbé-Neuber, Ersatz des Lippenrots 848
Abernethy, John 4
Abdecktücher 13
Abdeckung 13
Abdominalchirurgie 72, 73, 74
—, Anaesthesie 72, 73, 74, 93
—, Hypokaliaemie 72
—, Leber- und Gallenwege 73
—, Magen 73
—, Maßnahmen bei Oberbauchoperationen 72
—, Milz 73
—, Operationen im Mittel- und Unterbauch 73
—, Pankreas 73
—, Sigma, Rektum und Anus 73
abdominelle Notoperationen 74
— —, Blutungen und Organrupturen 74
— —, Darmverschluß u. Peritonitis 74
— —, Magenperforation 74
— —, Platzbauch 74
Abducenslähmung 556
Abduktions-Flexionskontraktur, Hüftgelenk 1522
Abduktionsosteotomie, Hüftgelenkverrenkung 1522
Abortiver Anfall 674
Abrashanow, Oberschenkelamputation 1549
Abrodilmyelographie 603
Absceß 348
—, extraduraler 681
— der Kopfhaut 512
—, paraarticuläre 375
—, periproktitischer 385
—, subcutaner, s. subcutaner Absceß 362
—, — Erreger 362
—, — Symptome 362
—, — Therapie 363
—, — Ursachen 362
—, subduraler 681
—, subperiostaler 369
—, subphrenischer 385, 1139, 1216
—, —, Therapie 1140
Abscherungsbruch 1632
Abschnürungsnekrose 163
Abschußverletzung 98
Absence 674
Abulkasim 2
Acantoma callosum 1505
Acceleratorfaktor 254
Accessorius-Facialis-Anastomose 821
Acetylcholin 167, 823
— im Liquor 645
Acetylcholinkollaps 232
Achillessehnenreflex 585
Achillotendinitis 1592
Achselvenenstau 176, 834, 1448
Achselvenenthrombose 176
Achsenorgan 763

Achsenzylinder 806
Acidose, Gefahren 36
Acrylendoprothese bei Femurkopfnekrose 1735
ACTH als Cytostaticum 451
— bei Verbrennung 207
Acusticusneurinome, Symptomatologie 688
Adamantinom 907
—, Histogenese 488
—, Histologie 487
—, hypernephroides 488
—, Malassezsche Epithelreste 488
— der Oberkieferhöhle 918
—, Vorkommen 488
—, Wachstum 488
Adams-Stokessches Syndrom 677
Adaptationssyndrom nach *Selye* 216
—, Alarmreaktion 216
—, Erschöpfungsphase 216
—, Leber 218
—, Milz 218
—, Nebenniere 216
—, Niere 218
—, pathologisch-anatomisch 216
—, postaggressorische Krankheit 218
—, Stressbeantwortungsschema 217
—, Widerstandsphase 216
Adductorenreflex 585
Adenocancroid 494
Adenocarcinom 490, 494, 495
—, Einteilung 432
—, papilläres 490
—, Allgemeines 477
—, alveoläres 477
Adenom, Definition 475
—, endokrines 477
—, eosinophiles, der Schilddrüse 481
—, exokrines 477
—, Geschwülste der Keimdrüsen 484
—, inkretorische 479, 484, 485, 486
—, Inselzelladenome des Pankreas 482
—, Kystadenome 486, 487
—, metastasierendes 499
—, Nebennierenrinde 483, 484
—, Nebenschilddrüsen 481, 482
—, Pankreas 482
—, Phäochromozytom 482, 483
—, Schilddrüse 481
—, solides, der Mamma 478
—, toxisches 479
—, trabekuläres, Allgemeines 477
—, tubuläres 477
Adenoma sebaceum 643
Adenoma tubulare testis 484
Adenomyom 460
Adenomyosis uteri 461
Adenosarkome, embryonale, Einteilung 432

Adenosarkome, malignes Embryom der Niere 1351
— der Niere (Wilms-Tumor) 501
Adenosin-Verbindungen 167
Aderpresse nach *Zwirn* 125
Adiadochokinese 583
Adiesches Syndrom 555, 584
Adolescentenkyphose 343 772
Adolescentenmalacie 802
Adrenalektomie, doppelseitige 1331
Adrenalin, 85, 167, 823
Adrenalinbelastungstest 274
Adrenalintest 42
adrenergische Nervenfasern 823
Adrenogenitaler Virilismus 484
adrenogenitales Syndrom 273, 1355
Adrionsche Außendrüse 479
Adson 756
—, Operationen bei Hypertonie 838
—, Skalenussyndrom 755
—, (Splanchnicusresektion) 825
Adversiv-anfälle 675
—-bewegungen 707
„Änderung, wesentliche", Definition 1831, 1832
Äquivalente, bei Epilepsie 674
Ärztepanaritium 1507
Äther, Diäthyläther 52
Äthernarkose 52, 53
—-Chemie 52
—, geschlossene Systeme 53
—, Guß- oder Erstickungsnarkose 52
—, Narkosebreite 52
—, offene Methode 52
—, Technik 52
Ätherreflex 299
Äthertropfnarkose, Instrumentarium 27
Ätiologie 179
Affekte 593
Affektlabilität 707
Affektinkontinenz 593
Affektivität 593
Affenhand 807, 816
afferente Leitungssysteme 545
After, künstlicher 1197, 1277ff.
—, — Beseitigung 1199
—- oder Mastdarmfistel 1234
—- —, Diagnose 1235
—- —, Therapie 1235
—-Verengerung 1235
Afterjucken 1231
—, Therapie 1231
Afterkrebs 1241
Ageusie 562
Agglutination 235
— bei Thrombose 254
—, Thyphus 360
Agglutinine 352
Aggressivität 651
Agnosie 591
Agrammatismus 589

Die Seiten 1—919 befinden sich in Bandteil 1, die Seiten 921—1875 in Bandteil 2.

Agranulocytose 306, 307
Agraphie 590
Akinese 581
Akinetische Epilepsie 674
Akinetischer Bewegungstyp 582
— Mutismus 693
Akineton 653
Akkommodationsreflex 554
Akne 361
Akrocephalosyndaktylie 516
Akrocephalus 515
Akrocyanose 177
Akromegalie 338, 803
— bei Hypophysenadenom 480
Akroparästhesie 175, 1513
Aktinomyces madurae 406
Aktinomyceskörnchen 405
Aktinomycesdrusen 405
Aktinomycin C, Cytostaticum 450
Aktinomycose 404, 405, 406
—, Aktinomycom 404
— der Bauchdecken 1132
— des Darmes 405, 1221
—, Diagnose 405, 406
—, —, bakteriolog. 405
—, —, klinisch 405
—, Erreger 404
—, Formen 404, 405
— des Gesichtes 404, 861
— des Halses 405
— der Haut 405
—, Incubationszeit 404
—, Kopf- und Halsaktinomycose 404, 405
— der Lunge 405, 1031
— der Mund-Rachenhöhle 405
— des Ohres 405
— der Parotis 869
—, pathologische Anatomie 404
—, Prognose 405
—, Symptome 404
—, Therapie 406
—, Übertragung 404
—, Unfallzusammenhang 404
—, Verlauf 405
—, Vorkommen 404
Aktionspotential 807
Aktivator bei Kieferbruch 894
Aktive Blutmenge, Bestimmung 280
— Immunisierung 395
Akustikusneurinom 455
Akustikustumor 882
Akustische Agnosie 591
akute Pankreasnekrose 1277, 1278
Alajouanine (Psychologie) 716
Albee, Arthrolyse, Kniegelenk 1560
—, Femurkopfexstirpation 1735
—, Kniegelenkarthrolyse 1561
—, Pseudarthrosenoperation 1661
— (WS-Versteifung) 786
Albers-Schönberg (Marmorknochenkrankheit) 803
— (Osteomyelosklerose) 804
Albert-Naht 1166
Albright (Fibröse Dysplasie) 528
Albuminbestimmung 228
Albumin-Globulin-Verhältnis im Liquor 609
Aldehydprobe nach *Ehrlich* 301

Alexander u. Lexer, abstehende Ohren 851
Alexandrinische Schule 1
Alexie 590
Algesie 588
Ali Krogius, Operation bei Kniescheibenluxation 1750
Aliquorrhoe 645, 659
Alkoholprobetrunk nach *Ehrmann* 297
Allemannsche Operation bei Ureterspasmus 839
Allergene 353
Allergische Reaktionen bei Bluttransfusionen 249
— —, infolge Empfängerallergie 249
— —, infolge übertragener Spenderantikörper 249
Allgemeine Betäubung, s. auch Narkose
— Chirurgie 1
Allgemeininfektion 343
—, Allergie 382
—, Behandlungsschema 382
—, Focalinfektion 382
— ohne Metastasierung, Symptome 380
— — —, aktive Immunisierung 381
— — —, Allgemeinbehandlung 381
— — —, Chemotherapie 381
— — —, chirurgische Behandlung 381
— — —, Diät 381
— — —, Diagnose 380, 381
— — —, Prognose 381
— — —, Prophylaxe 381
— — —, Steigerung der Abwehrkräfte 381
— — —, Therapie 381, 382
—, orale Infektion 382
—, putride Entzündung 382
—, — Stoffe 382
—, pyogene 378, 379, 380, 381, 382
Allgemeinstörungen u. Geschwüre 147
Alloplastik, Wertigkeit 155
α-Wellen im EEG 604
Alterskyphose 773
Altersosteoporose der Wirbelsäule 801
Alterswarze 487
Altgedächtnis 593
Althausen, Stärketoleranztest 300
Alveolarfortsatztumoren 908
Alzheimersche Krankheit 662
Amelie 1460
Amimie 581
Aminotrat 228
Aminosäuren 266
Aminovit 228
v. *Ammon*, Kanthoplastik 851
Amnesie 592, 647
Amnestische Aphasie 591
amnestisches Syndrom 647
Amputation, allgemein 1437
— interileo-abdominalis 1540
— interscapulo-thoracalis 1458
— Oberarm 1466
— des Oberschenkels; dringl. Operation 1786

Amputation, osteoplastische Oberschenkel 1549
—, Unterschenkel 1579
—, Vorderarm 1476
— —; dringl. Operation 1787
Amputationsexartikulation, Hüftgelenk 1540
—, Schultergelenk 1457
Amputationsneurom 195, 818
Amusie 591
Amussat, Jean 4
Amyloid bei Osteomyelitis chronica 372
Amyloidentartung 370
Amyloidtumoren 456
Anämien 304, 305
—, Bluttransfusion 243
—, chronische 220
—, Einteilung 304
—, Eisenmangelanämie 304, 305
—, genuine Perniciosa 305
—, hämolytische 1287
—, —, angeborene 305
—, —, erworbene 305
—, Infektanämie 305
—, megaloblastische 305
—, Tumoranämie 305
anaerob wachsende Streptococcen 358
Anaesthesia dolorosa 725
Anästhesie 24
—, Abdominalchirurgie 72
—, abdominelle Notoperationen 74
—, allgemeine Betäubung 25
—, Eingriffe am vegetativen Nervensystem u. an endogrinen Organen 74
—, Endoskopie 79
—, extracorporaler Kreislauf 65, 66
—, extradurale 88
—, Gefäße 74
—, Herz-Lungenmaschine 65, 66
— bei Herzoperation 70, 71, 72
—, Inhalationsnarkose 52
—, intravenöse Narkose 55, 56, 57, 58
— bei Kindern 80, 81, 82
— —, endotracheale Narkose 82
— —, Kreislaufsystem 82
— —, Pendelsystem 82
— —, Prämedikation 80
— —, System mit teilweiser Rückatmung 82
— —, Technik u. Methoden 81, 82
— —, Thiopenthalklysma 81
—, Kopf- und Halschirurgie 76
—, künstliche Hypothermie 64, 65
—, Lokalanästhesie 82
—, Narkose 25
—, Neurochirurgie 75, 76
—, Oto-Rhino-Laryngologie 79
—, örtliche Betäubung 82
—, pharmakologische Hibernation 60, 63, 64
—, potenzierte Narkose 60, 61, 62
—, rectale Narkose 58, 59, 60
—, sacrale 90
—, spezielle Anästhesiologie 66—82
—, spezielle Anwendung der Lokalanästhesie 92, 95

Anästhesie bei Thoraxchirurgie 66—72
—, Unfallchirurgie 77
—, Urologie 78
—, Wiederherstellungschirurgie 77
—, Zahn-, Mund- und Kieferchirurgie 77
Analgesie 31
Analprolaps 1239
Analreflex 586
Analstenose, Therapie 1229
Anaphylaxie, anaphylaktischer Schock 355
—, Antianaphylaxie 355
—, Definition 355
—, Desensibilisierung 356
—, Prognose 355
—, Prophylaxe 355, 356
— bei Serumkrankheit 355
—, Symptome 355
—, Therapie 356
—, Überempfindlichkeitskontrolle 355
—, Vorkommen 355
Anasarka s. Ödeme 309
Anastomose nach *Potts* 1096
Anastomosengeschwür 1188
Anatoxin, Therapie 354
Andreesen, Meniskektomie 1557
—, Verschraubung bei Tibiakopffraktur 1755
Androgene 273, 275
—, Bestimmung nach *Zimmermann* 275
—, Cortisontest nach *Wilkins* 275
—, Funktionsteste 275
Anencephalie 631
Aneurysma arterio-venosum 314, 315, 316, 317, 318
— der Aorta abdominalis 1104
—, arteriale congentiale 314
— —, dissecans 315
— —, embolicum 315
— —, mycoticum 315
— —, herniosum perarosionem 315
— —, traumaticum 315
— —, Komplikationen 315
— —, spontaneum 314
— —, Symptome 315
— bei Artheriits purulenta 367
— aterio-vensum 315, 316, 317, 318
— — —, circoides 315
— — —, Diagnosen 316
— — —, Differentialdiagnose 316
— — —, Therapie 316, 317, 318
— — —, Ursachen 316
— — —, varicosum 315
— — —, varix aneurysmaticus 315
—-blutungen 652
—, crisoides, Rankenaneurysma 315
— dissecans der Aorta 1104
—, falsches 314
—, Obliteration der Aorta 1103
— spontaneum, Dehnungsaneurysma 314
— —, Rupturaneurysma 315
— spurium 314
— der thorakalen Aorta 1103

Aneurysma, traumatisches der Hirngefäße 659
— traumaticum 314
— varicosum 315
— verum 314
— —, arteriale 134, 315
Aneurysmenfunktionsprüfung, Hautrötungstest 317
—, Henle-Lexer-Coenensches Zeichen 317
—, Oscillometertest 317
—, Tuffier-Hallionsches Zeichen 317
Aneurysmentherapie, Amputation 317
— des Aneurysma arterio-venosum 318
— des Aneurysma circoides 317
— des Aneurysma dissecans 317
—, Aneurysmorrhaphie nach *Matas* 317
— nach *Antyllus* 317
— nach *Brasdor*, *Wardrop* 317
—, Durchdrosselung 317
—, Elektrocoagulation nach *Blakemore-Moore* 317
—, Exstirpation 317
—, Gefäßnaht 317
—, Gefäßtransplantation 317
— nach *Hunter* 317
— nach *Kikuzi* 317
—, Ligatur 317
—, Schema 318
Aneurysmorraphie 1105
— der Aorta abdominalis 1105
— nach *Matas* 317
Anfall, generalisierter 673
Anfälle, psychogene 677
—, psychomotorische 675
—, tetanische 677
Anfallsprovokation 673
Angiitis obliterans 168, 179
— —, Diagnostik 179
— —, Symptome 179
— —, Therapie 179, 180, 181
— —, Winiwarter, *Buerger*, *Hecker* 178
Angina dentaria 883
—, Ludovici 941
— pectoris 835
— Plaut-Vincent 399
— — Prognose 400
—, Therapie 400
—, Vorkommen 399
— syphilitica 425
—, s. Tonsillitis 928
Angioblastome 459, 692
— des Rückenmarks 742
Angiographie 174
Angiokardiographie 282, 1063
— Dextrokardiogramm 282
— direkte Aortographie 282
—, Komplikationen 282
—, Lävokardiogramm 282
—, Methodik 282
—, Prinzip 282
—, retrograde Aortographie 282
Angiom, speziell 458
Angioma arteriale 459
— rac., Hand und Finger 1514
Angiome des Rückenmarks 742
— der Wirbelsäule 805
Angioneurose, traumatisch 176
Angiopathische Reaktionslage 165, 170

Angiosarkom, Einteilung 464
Anglesche Apparatur bei Kieferbruch 892
Angstaffekte, Operationen 721
Anhidrosis 809
Anilinkrebs, Ätiologie 435
— der Blase 1372
—, Wachstum 493
Anisokorie 554, 555
Ankyloglosson 922
Ankylose, Arthroplastik 325
— bei Blutergelenk 331
—, Formen 325
— bei Gelenkrheumatismus 327
—, Hand und Finger 1484
—, Indikation 325
—, Prophylaxe 325
—Therapie 325
Ankylosis 375
Anlage und Umwelteinflüsse bei Unfällen (Begutachtung) 1828
Anodenöffnungszuckung 605
Anodenschließungszuckung 605
Anomalien des Darmtraktes 1201
— der Wirbelsäule 749
Anorchie 1407
Anosmie 549
Anschütz, Femurkopfexstirpation 1735
Anschützsches Zeichen 1212
Ansinn, Bergsteigeapparat 1652
Antagonistentremor 580
Antetorsionswinkel, Hüftgelenkverrenkung 1520
Anthrax 400, 401
Antianaphylaxie 355
Antibiotica 358
—, Aureomycin 142
—, Chloromycetin 142
—, Dehydrostreptomycin 414
—, Erythromycin 144
—, Penicillin 140, 141, 142
—, Polymyxin 143
—, Streptomycin 143, 414
—, Tabelle 138, 139
—, Terramycin 142
— bei Verbrennungen 207
Antifibrinolysin 254
Antikoagulantia 260, 261, 262
—, Dicumarole 261
—, Heparine 260
—, heparinoide 261
—, sonstige 262
Antikoagulantientherapie, Antibiotica 266
—, Blutungen 266
—, digitalis 266
—, Haarausfall 266
—, Herzkrankheiten 266
—, Koagulantientherapie 263
—, Komplikationen 266
—, Komplikationen bei sekundär thromboembolischen Schüben 266
—, Kontraindikation 266
—, Überempfindlichkeitsreaktionen 266
—, Vitamine und Hormone 266
Antikörper 236
Antikörpertiter 236
Antirheumatica 771
Anti-Rh-Testseren 237
Antisepsis 8, 9

Die Seiten 1—919 befinden sich in Bandteil 1, die Seiten 921—1875 in Bandteil 2.

Antiseptische Lösungen 15
Antithrombinzeit 259
Antithrombotica Rutin 262
—, Tocopherol 262
—, Venostasin 262
—, Vitamin E 262
Antitoxine 352
—, Therapie 354
Antivirusbehandlung 349
Anton-Reitz, Madelungsche Deformität 1475
Antrieb 651
Antriebsmangel 707
Antrotomie 879
—, Nachoperation 880
—, Technik 880
antrumerhaltende Resektion nach *Nissen* 1174
Antrumcarcinom 1193
Antyllus 1
—, Aneurysmentherapie 317
Anulus fibrosus 757
— lamellosus 757
Anurie 1319, 1323
—, Operationen 838
—, postrenale 1323
—, renale 1323
—, Therapie 1323
Anus 73
— praeter naturalis 1197
— — —, Beseitigung 1199
Anzeigepflicht des Arztes 1834
—, im Entschädigungsverfahren 1847
Aorta, Aneurysma dissecans 1104
—, Hebelabdrosselung 124
—, Obliteration 1105
—, Operationen an der 1103
—, Resektion 1105
— thoracalis, Obliteration 1106
Aortenaneurysma, Wirbelsäulenveränderungen 806
Aortenbogen, Anomalien 1181
—, doppelter 1183
—, —, Therapie bei 1184
—, Mißbildungen des 1185
Aorteninsuffizienz 1179
Aortenisthmusstenose 71, 1081
—, Operation 1082, 1083
—, Symptome und Diagnose 1081
Aortenstenose 1078, 1081
—, Operation 1078, 1079
Aortographie, direkte 282
—, retrograde 282
Apert (Akrocephalosyndaktylie) 516
Apfelreisdiät 703
Aphasieformen 590
Aphasie, motorische 590, 707
—, sensorische 709
Aphonie 575
Aphthae epizooticae 389, 390
Aplasie der Harnröhre 1380
Aponeurose 509
Apophysen 751
—, persistierende 754
Apophysenbruch 1634
Apophysitis calcanei 343
— calcanei 1602
— tibiae 343
— tub. metatarsalis V 1602
Apoplexie 832
—, spinale 738

Apparat, fixierender, retinierender 1440
Apparat nach *Tzanck-Braun* 244
— zur Übertragung bewegender Kräfte 1440
Apparate, orthopädische 1439
Appendektomie, dringl. Operation 1782
Appendicitis acuta 1214
—, Ätiologie 1215
— chronica 1219
—, Erreger 1215
— gangraenosa 1216
— bei Infektionskrankheiten 1217
— perforata 1216
— phlegmonosa 1215
— simplex 1215
—, Symptome und Diagnose 1216
—, Therapie 1217
Appendicopathia oxyurica 4209
Appendicostomie 1197
Appendix, Funktion 1215
—, Hydrops 432
Appetenz 651
Applikator für Tubegauze-Verband 1795
Apnoische Pause 42
Apraxie 591, 708
—, gliedkinetische 591
—, motorische 591
Aquäduktplastik 642
— -sondierung 642
— -stenose 640
— -syndrom 557
Arachnitis adhäsiva 697
— opticochiasmatis 661
— spinalis 734
Arachnodaktylie 1485
Arachnoidalblutung 609, 658
Arachnoidalcysten 599, 633, 697
—, spinale 733
Arachnopathia adhaesiva 517
Arachnopathie 660
—, traumatische des Rückenmarks 739
Arasol 13
Arbeits-Arm 1442
„Arbeitsmarkt, allgemeiner", Definition 1830
„Arbeitsunfähigkeit", Definition 1830
Arbeitsunfall (Begutachtung) 1826
Archigenes 1
Arcus aortae dexter 1084
Area cerebrovasculosa 631
— medullo-vasculosa 729
Argyll-Robertsonsches Phänomen 553
Arinencephalie 631
Arlt, Einrichtung der Schulterluxation über einer Stuhllehne 1678
—, Lidhautersatz 849
Armgipsverband, Ausdehnung und Normalhaltung 1812
Armlähmung, schmerzhafte (*Chassaignac*) 810
Armtrageschlinge 1800
Armtragetuchverband 1800
Armverband (Tubegauze) 1798
Arnold-Chiari (Mißbildung) 640, 701

Arrosionsblutung bei Geschwür 147
Arsen, Cytostaticum 449
Arsenkrebs, Ätiologie 435
Arsenvergiftung 321
Artane 653
Arterenol 167
Arteria basilaris 544
— brachialis, Anatomie 1459
— —, Freilegung 1462
— —, dringl. Operation 1784
— carotis interna 543
— centralis retinae, Thrombose und Embolie 834
— cerebralis anterior 543
— — media 543
— — posterior 544
— chorioidea 543, 544
— cubitalis, Freilegung 1467
— —, Verletzung 1467
— dorsalis pedis 1587
— femoralis, Anatomie 1542
— —, Aneurysma 1544
— —, Freilegung 1524, 1543
— —, —, dringl. Operation 1785
— —, Ligatur 1523
— —, Verletzung 1543
— fibularis 1574
— ilica, Freilegung 1523
— externa, Freilegung, dringl. Operation 1785
— —, Ligatur 1523
— meningica media 543
— obturatoria, Freilegung 1524
— poplitea, Freilegung 1558
— —, Ligatur 1523
— —, Verletzung 1558
— profunda femoris, Freilegung 1524
— radialis, Freilegung 1456
— —, Verletzung 1576
— tibialis ant., Freilegung 1675
— — u. post., Aneurysma 1657
— — post. 1574
— —, Freilegung 1587, 1675
— ulnaris, Freilegung 1476
— vertebralis 544
Arterielle Embolie, Symptome 186
— —, Therapie 186, 187
Arterien, häufigste Eingriffe 1427
Arterienbank 1107
Arterienresektion 830
— nach *Leriche* 181
Arterienverletzung, frische 1427
Arteriitis purulenta 367
— —, Endoarteriitis 367
— —, Entstehung 367
— —, Formen 367
— —, Gefäßobliteration 367
— —, Periarteriitis 367
— —, Thrombarteriitis purulenta 367
Arteriographie, cerebrale 599
Arteriographiebesteck 600
Arteriographiekanüle 600
arterio-mesenterialer Duodenalverschluß 1182
Arterio-Phlebektasie 187
arterioportale Anastomose bei Ösophagusvarizen 1127
Arteriosklerose 168, 182, 314
— Ätiologie 182
—, Diagnose 182
—, Pathologie 182

Arteriosklerose, Symptome 182
—, Therapie 183
—, Verlauf 183
Arteriotomie 1427
arteriovenöse Fisteln 659
Arteriovenöses Aneurysma der Pulmonalis 1021
Arthritis bei Morbus Bang 403
— purulenta 373
— tuberculosa 420, 421, 422
— urica 330, 331
— —, Fußgelenke 1598
Arthrodese 326
—, Ellbogengelenk 1471
—, Fußgelenke 1596
—, Handgelenk (*Steindler*) 1510
—, Hüftgelenk 1526
—, intraartikuläre, extraartikuläre 1433
—, Kniegelenk 1571
—, Schultergelenk 1456
— bei Spitzfuß 1610
arthrogene Kontrakturen 325
Arthrographie, Hüftgelenkverrenkung 1520
Arthrogryphosis multiplex congenita, Ellbogengelenk 1475
Arthrolyse, ausgedehnte; Kniegelenk 1560
—, Kniegelenk 1559
—, nach *Albee* 1560
Arthropathia chronica deformans bei Psoriasis 332
Arthroplastik, allgemein 1434
—, Ellbogengelenk 1470
—, Hüftgelenkverrenkung 1521
—, Indikation 325
—, Kniegelenk 1560
—, Schultergelenk 1456
Arthrorhise 326, 1433
—, Ellbogengelenk 1471
—, Hüftgelenk 1527
— bei Spitzfuß 1610
Arthrosis deformans 327, 328, 376
— —, Diagnose 328
— —, Ellbogengelenk 1470
— —, Formen 328
— —, Fuß und Zehen 1596
— —, Hüftgelenk 1533
— —, Kniegelenk 1571
— — bei Lues 427
— neuropathica 329, 330
— —, pathologische Anatomie 327
— —, Prophylaxe 328
— —, Schultergelenk 1456
— — des Sterno-Claviculargelenks 994
— —, Therapie 328
— —, Ursache 327
— —, Verlauf 328
— neuropathica Hüftgelenk 1534
— —, Kniegelenk 1572
— —, Schultergelenk 1456
Arthrotomie 1432
— u. Drainage, Hüftgelenk 1529
— —, Kniegelenk 1559
— —, Sprunggelenk 1593
— —, Ellbogengelenk 1472
— —, Hüftgelenk 1525
— —, Kniegelenk 1552
— — des Sprunggelenks 1593
Articulatio tibio-fibularis 1574

Articulator bei Kieferbruch 894
Artikulation 589
Arytänoidektomie, extralaryngeale 970
Arzneimittelmißbrauch, Osteoporose 801
Asbestkrebs, Ätiologie 435
Ascariden 508
Ascaridenappendicitis 1217
Ascaris lumbricoides 1209
Ascensus medullae spinalis 730
Aschheim, Zondek 485
Aschheim-Zondek Reaktion bei Chorionepitheliom 501
Ascites 1146
—, Therapie 1147
—, chylöser 200
Asepsis 8, 9
Aseptik 8
—, Abstinenz 101
—, antiseptische Lösungen 15
—, Begriff 8
—, Desinfektion 10
—, Fadenmaterial nicht resorbierbar 17
—, —, resorbierbares 18
—, Geschichtliches 8
—, Handschuhe 19
—, Händedesinfektion 10
—, Hautpflege 10
—, Hexachlorophenpräparate 11
—, Gummihandschuhe 11
—, Körperoberfläche 9
—, Luftdesinfektion 21
—, Nahtmaterial 16
—, Noninfektion 10
—, Operateur und Assistenten 10
—, Operationfeld 12
—, Operationsmaterial 14
—, Operationsräume 21
—, —, Desinfektion 21
—, Operationsschutzbrille 12
—, Operationswäsche 19
—, Patient 12
—, Prophylaxe 10
—, Schnelldesinfektion 11
—, sterile Operationskleidung 12
—, Tupfer 19
—, Unterbindungsmaterial 16
—, Verbandstoff 19
—, Verhaltungsmaßregeln 12
—, Vorbereitung 10
—, Zwirnhandschuhe 12
aseptische Knochennekrosen 342, 343
— —, Ätiologie 342
— —, Formen 343
— —, Symptome 343
— —, Vorbereitung 9
Aseptischer Brand 383, 385
Askanazy, Geschwulstaetiologie 435
„Asoma" 751
Aspergillose der Lunge 1032
Asphyxie bei Strumaresektion 953
Asphyxiestadium 33
Aspiration 36
Aspirationstuberkulose 409
Asthma bronchiale 835
Astrocytom 687
— des Rückenmarks 741
Asystolie 1064
—, Behandlung 1064
Ataraktika 29

Ataxie, spinale 546
Atemäquivalent 285
Atemanhalteprüfung 278
Atemfunktionsprüfung, Blutgasanalyse 289, 290
—, Bronchospirographie 288, 289
—, Methoden 286, 287, 288, 289, 290
—, orientierende Untersuchung 286
—, pH-Messung 290
—, Pneumotachographie 289
—, Residualvolumenbestimmung 288
—, Ruhespirographie 287
—, Spiroergometrie 287
—, Spirographie 286, 287
Atemgasanalyse 290
Atemgrenzwert 42
— (AGW) nach *Herrmannsen* 285
Atemgymnastik 778
Atemminutenvolumen (AMV) 285
Atemstörungen 36
—, zentrale 646
Atemstoßtest nach *Tiffeneau-Pinelli* 285
Atemvolumen (AV) 285
Atemwege frei halten 39
Atemzeitquotient 285
Atherome 503, 514
—, Gesicht 864
—, Hand und Finger 1515
Atheromatose 159
Athetosen 580, 635
athetotische Bewegungsstörungen, Operationen 722
Athyreose 1037
Atlasassimilation 755
Atlasluxation 751
Atmung, Alveoläre Ventilation 286
—, Atemäquivalent (A-Äqu) 285
—, Atemgrenzwert 285
—, Atemminutenvolumen (AMV) 284, 285
—, Atemstoßtest nach *Tiffeneau-Pinelli* 285
—, Atemvolumen (AV) 284, 285
—, Atemzeitquotient (AZQ) 285
—, Diffusion 286
—, funktioneller Totraum 286
—, Insuffizienzgruppen, Begriffsbestimmung, Gliederung, Merkmale 290, 291
—, Methoden der Atemfunktionsprüfung 286, 287, 288, 289, 290
—, Physiologie u. Pathophysiologie 284
—, Residualvolumen (Resid-Vol) 285
—, Sauerstoffaufnahme/Minuten (O_2-Aufnahme/Minuten) 285
—, Sauerstoffdefizit 285
—, Totraumventilation 286
—, Ventilationsleistungsquotient (VLQ) 285
—, Vitalkapazität (VK) 285
Atmung und Lungenfunktion 284—292
— —, Funktionsdiagnostik 284—292

Atmung und Lungenfunktion, Physiologie u. Pathophysiologie der Atmung 284
Atmungsinsuffizienz, Arbeitsinsuffizienz 291
—, Respiratorische Insuffizienz 290, 291
—, Ruheinsuffizienz 291
Atomschäden 212
—, Atombombardierung 213
—, Druckwelle 213
—, Explosionsschäden 213
—, Folgen 213
—, Forschung 213
—, Gammastrahlung 213
—, Hinweise zum Strahlenschutz 213
—, Hitzestrahlung 213
—, in der Medizin 212
—, Industrie 213
—, physikalisch 212, 213
—, Prophylaxe 213
—, Spätschäden 213
—, Strahlenschäden 213
—, Strahlung von außen 212
—, — von innen 212
—, Technik 213
—, Therapie 213
—, Überbelichtungsschäden 213
—, Verbrennungen 213
atonisch-astatischer Lähmungstyp 635
Atosil 61
Atresia ani et recti, Therapie 1229
— — perinealis, scrotalis, suburethralis und vulvo-vestibularis 1229
— —, Therapie 1229
— — vesicalis, urethralis, uterina und vaginalis 1229
— recti 1229
— — bzw. ani 1228
Atresie des Colons 1204
— der Harnröhre 1380
Atrio-Septo-Pexie nach *Bailey* 1089
AT-10-Test 272, 273
Audiometrie 565
Aufmerksamkeit 593
Aufsaugeverband 127
Augapfelentfernung 873
Auge 872
—, Ausschalung 873
—, Ausweidung 873
Augenbinde 1793
Augenbrauenplastik 849
Augendeviationen 569
Augenhöhle, Herstellung, zum Prothesentragen geeigneter 850
—, plastische Stumpfbildung nach Augapfelentfernung 874
Augenhöhlenplastik, totale 850
Augenlid, Defektplastik 849
—, Ersatz durch Stiellappen 849
—, Narbenektropium 849
—, Narbenplastik 849
—, Wundversorgung 849
Augenlidersatz aus einem anderen Lid 850
Augenlidplastik 849
Augenschutzklappe 1793
Augenwimpernersatz 851
D'Aulnay Trigeminusneuralgie 716

Aura, bei Epilepsie 673
Auricularanhänge 842
Ausheilungszustände bei Wirbelsäulentuberkulose 783
Auslösung (Begutachtung) 1827
Ausnahmezustände, epileptische 674
Ausrenkungsphänomen, Hüftgelenkverrenkung 1518
Ausrottung einer Darmschlinge 1200
Ausschaltung einer Darmschlinge 1200
Ausschaltungsoperation (Magen) nach *Finsterer* 1172
Ausscheidungsurographie 1217
Außenband, Kniegelenk 1550
Austauschtransfusion bei Hämolyse 247
Austauschtransfusion, Indikation 250, 251
—, Kontraindikation 251
—, Technik 251
Ausziehdrahttechnik, Sehnennaht 1488
— —, dringl. Operation 1786
Autohistoradiographie 440
Autolyse 102
Automatie, spinale 586
autonome Ganglien 823
Autoplastik 153
—, Knochen 1435
—, Wertigkeit 155
Autovaccine 353, 358
Avellisches Syndrom 576
Avertin 59
—, Dosierungs-Schema 60
—, Indikation 60
Avertinnarkose, Neurochirurgie 75
Avicenna 2
Axhausen, Lippenspaltenoperation 847
—, Operation der durchgehenden Gaumenspalte 846
Axillaris, A. Aneurysma 1448
—, Freilegung 1448
—, Venenstauung 1448
—, A. und V. frische Verletzung 1447
Axillarlymphknoten, Entzündungen 1451
Axolemm 806
Axon 806
Axonotmesis 810
Azorubin-S-Belastung 303

Baastrupsche Krankheit 774
Babinski-Nageottesches Syndrom 557, 707
Babinskischer Reflex 586, 724
Bacillen 344
— coli commune 384
— emphysematosus, Fränkelscher Gasbacillus 383
— hystolyticus 384
— oedematis maligni, malignes Ödem 383, 384
— proteus 379, 384
— pyocyaneus 379
— tuberculosis 409
Backenresektion am Metatarsale 1604

Bäcker-Bein 1566
Bärtschi-Rochaix (Migraine cervicale) 767, 834
Bagatelltrauma 658
Bailey 8
— (Hirngeschwülste) 698
— (Stereotaxie) 711
Bakteriämie 378
Bakterien 344
Bakteriengifte bei Neuritis 321
bakteriologische Blutuntersuchung 381
Bakteriolysine 352
Bakteriophagen 349
Bakterium coli commune 360
— paratyphi 361
— typhi 360, 361
Bakteriurie 1319
Balanitis 1422
Balggeschwülste 503, 514
Balkenlängsbündel 631
Balkenläsionen 591
Balkenmangel 599, 631
Ballenhohlfuß 1620
Balogh, Hallux-valgus-Operation 1624
Balottement der Kniescheibe 1561
Balsame 133
Bandscheiben, inneres Dérangement 758
—, Mißbildungen 749
Bandscheiben-krankheit 757
Bandscheiben-operation 771
Bandscheiben-prolaps 759, 760
—, Coxalgie 1535
—, medulläre Symptome 768
— nach Wirbelsäulenverletzung 797
Bandscheibenprotrusion 760
—, Querschnittslähmung 740
Bandscheiben-verkalkung 759
—-verknöcherung 789
—-verschmälerung bei Spondylitis infectiosa 788
— — bei Spondylitis osteomyelitica 787
— — bei Wirbelsäurentuberkulose 783
—-verletzung 793
—-vorfall bei Chondrodystrophie 803
Bang-Arthritis, Kniegelenk 1564
Bankart, Operation der hab. Schulterlux. 1681
Baranyscher Zeigeversuch 565
Barbiturate 59
— bei Narkose 29
Bardenheuer (Nervenstumpf) 819
—, Streckverband 1817
—-*Ravitch*, Hemipelviektomie 1540
Barthelheimer (Pankreassaftuntersuchung) 301
Bartsch, Mangeldurchblutung des Rückenmarks 729
Basaliome 487, 488, 489
— (carcinoide) 488, 489
—, Definition 475
—, Gesicht 863
— der Haut, Basalzellcarcinom 487

Basaliome der inkretorischen Organe, Hypophysenadenome 489
— — —, Nebennierenrindenadenome 489
— — —, wuchernde Struma Langhans 488
— und Nervensystem 487
— der Schleimhäute 488
— der Schleim- und Speicheldrüsen 489
— der Speicheldrüsen 489
Basalwinkel 517
Basiläre Impression 516
Basalzellcarcinom, Ulcus rodens 488
Basedowsche Krankheit 481, 954
Basedow, nervöser 835
—, postoperative Krise 957
—, sekundärer 955
Bassini, Edoardo 6
Bastiansche Regel 724
Batchelor-Gips 1521
Bauchabsceß 385
Bauchbruch 1305
Bauchdecken-absceß 1131
—-atrophie, erworbene 1128
—-emphysen 1131
—-entzündungen 1131
—-geschwülste 1132
— —, entzündliche 1131
—-Mißbildungen 1128
—-phlegmone 1131
—-tuberkulose 1131
—-schnitt 1149
—-spannung 1138
—-tuberkulose 1131
—-verletzungen, offene 1130
— —, subkutane 1130
—-verschluß 1150
—-wunde, Abdecken 1781
Bauchdrainage 1150
Bauchfell-aktinomykose 1144
—-cysten 1144
—-entzündung, lokale 1139
— —, Therapie 1138
—-geschwülste 1144
—-tuberkulose, Therapie 1142, 1143
Bauchhautreflexe 585
Bauchmuskeldefekt, angeborener 1128
Bauchnarbenbruch 1306
Bauchpunktionen 1147
Bauchschnitte, dringl. Operation 1781
—, spezielle 1150ff.
Bauchtuchverband 1800
Bauchverletzung, akute, allgemeine 1137
—, offene 1135, 1136
—, stumpfe 1134
—, Therapie 1134, 1135
Bauchwassersucht 1146
—, Therapie 1147
Baudens, Schultergelenkresektion 1455
Bauer, K. H., Geschwulstdefinition 431
—, Geschwulsteinteilung 431
—, Geschwulstvererbung 433
—, Klumpfuß paralytischer 1609
—, Knochenaufsplitterung 1661
—, Krebs und Trauma 438

Bauer, K. H., Mutationstheorie 441
—, (Op. bei Turmschädel) 516
—, (Osteopsathyrosis idiopathica) 518
— und Schwaiger, Greifarm 1478
Bauernwurstmilz bei Lymphogranulomatose 474
Bayer-Lorenz, Abduktionsosteotomie 1522
Baynton, Heftpflasterverband 1801
Beatmung, assistierte 67
—, kontrollierte 67
Beatmungsapparate 40
Bechterewscher Kern 563
Bechterewsche Krankheit 788
Becquerel und P. Curie, Radiumwirkung 439
Beck 7
—, Extensionsbügel 1822
—, Knochenbohrung bei Pseudarthrose 1662
Becksche Bohrung bei Navicularepseudarthrose 1720
— Mühle 244
— Operation 1101
Beck-Verneuille-Rose, Hüftgelenkexstirpation 1540
Becken, chronisch-deformierende Erkrankung der Articulatio sacro-iliaca 1309
—, coxalgisches 1531
—, Drahtextension 1823
—, Knochengeschwülste 1309
—, Osteomyelitis acuta 1308
—, Osteopathia fibrosa cystica generalisata (v. Recklinghausen) 1309
—, Weichteilgeschwülste 1309
Beckenboden- oder Mittelfleischbruch 1304
—-plastik nach Shoemaker 1241
Becken-brüche 1723
—-eiterungen 1308
—-entzündungen 1307
—-fistel 1308
—-fraktur, typische Dislokationen 1724
—-gehgipsverband 1814
—-gipsverband (Beckenhosengips), Ausdehnung u. Normalhaltung 1813
— —, Lagenfolge 1814
—-rahmengipsverband 1814
—-randbrüche 1723
—-ringbrüche 1724
— —, Therapie 1725
— —, Komplikationen 1725
—-ringgipsverband, Ausdehnung u. Normalhaltung 1813
—-schiefstand 777
—-tuberkulose 1308
—-verletzung 1307
—-verrenkungen 1723, 1726
Becker und Radike (Encephalographie) 598
Bedeutungserleben 595
Begriffliches Denken 594
Begutachtung von Hirnverletzten 654
Begutachtungswesen 1826

Beiglböck-Junk, Muskelinnendruckmessung 273
Bein-gipsverband, Ausdehnung u. Normalhaltung 1815
—-längendifferenz 777
—-lagerungsschiene, verstellbare, nach Kirschner 1807
—-streckverband (Stülpa) 1797
Belladonaalkaloide bei Narkose 29
Bellocqsches Röhrchen bei Nasenbluten 915
Bellsches Phänomen 553
Bence-Jones, Eiweißkörper 472
Benediktsches Syndrom 556
Bennettsche Fraktur 1721
Benommenheit bei Hirnverletzung 646
Benzodioxantest 276
Beratungsarztverfahren 1834
Bergarbeiternystagmus 569
Bergmann, Ernst v. 5
Bergmannsknie 1557
Bergouignan, Trigeminusneuralgie 716
Bergsteigeapparat 1652
Bernbeck, Derotationsosteotomie 1521
Bertapaglia 2
Berührungsempfindung 588
Berufsgenossenschaften 1833
Berufskrankheiten, chirurgische 1839
— Nr. 20 (Arbeit mit Preßluftwerkzeugen) 1839
— Nr. 21 (Caisson-Arbeiten) 1839
— Nr. 22 (chronische Erkrankungen der Sehnenscheiden usw.) 1840
— Nr. 23 (Nervendrucklähmung) 1840
— Nr. 24 (chronische Erkrankungen von Schleimbeuteln u. Gelenken durch Erschütterung) 1841
— Nr. 25 (Abrißbrüche der Wirbelfortsätze) 1842
— Nr. 26 (Meniskusschäden bei Bergleuten) 1842
„Berufsunfähigkeit", Definition 1830
—, Untersuchung 1831
Beschäftigungsneuritis 815
Beschäftigungstherapie, bei Rückenmarksverletzungen 746
Beschleunigungserschütterung, Gehirn 645
Besinnung 593
Betatron 448
Bettlägerigkeit und Thrombose 256
Bettruhe bei Hirnverletzungen 653
Bettgymnastik nach Laparotomie 1154
Beugefrakturen der Wirbelsäule 792
Beugekontrakturen 587
— bei Rückenmarksverletzungen 747
Beugereflex 586
Beurteilung im Gutachtenschema 1853

Die Seiten 1—919 befinden sich in Bandteil 1, die Seiten 921—1875 in Bandteil 2.

Beweglichkeit, abnorme bei Knochenbrüchen 1635
Bewertungsanalyse der Wirbelsäule 762
Bewegungsempfindung 589
Bewegungsstörung der Wirbelsäule 761
Bewegungstherapie, aktive, nach Frakturen 1651
Bewertungssätze im Versorgungswesen (nach *Fischer-Herget-Molineus*) 1856
Bewußtlosenpflege 34
Bewußtsein 592
Bewußtseinsstörungen 592
— bei Hirnverletzung 646
Bezold-Jarisch-Effekt 232
—, Mastoiditis 879, 880
Bicepssehne, lange, Riß 1445
—, Abriß 1461
Bicepsreflex 585
Biegungsbruch 1631
Bier, August 6
Biesalski, Sehnenverpflanzung 193
Bilharzia-Infektion, Blasenpapillom 476
—-Krebs, Geschwulstaetiologie 434
—-Wurm 508
Bilirubinbelastungsprobe 304
Bilirubinnachweis im Harn 301
Billroth, Th. 5, 6, 1169—1173
— (Neurombildung) 819
Bimastoidlinie 517
Bindegewebe, Regeneration 107
Bindehautreflex 585
Binden 20
—, abnehmen 1790
—, anlegen 1789
—, aufwickeln 1789
—, elastische 1789
—, festmachen 1789
—-formen 1789
—, imprägnierte 1789
—-material 1788
—, reinigen 1790
Bindenverbände, Allgemeines 1788
—, Grundtouren 1790
—, typische, spezielle 1791
Binet-Bilder 594
Birsch-Hirschfeld, Rhabdomyosarkom 467
Bircher (Vagotomie) 836
Bischof (Chordotomie) 636
Bisgard u. *Rubin*, Harnblasenersatz nach 1359
Biß, offener 886
Bjerrum (Gesichtsfeldprüfung) 550
Björk 8
Blakemore-Moore, Elektrocoagulation des Aneurysma 317
Blalock, fortlaufende Naht 200
—, Schocktheorie 229
—-*Taussig*sche Operation 1095
*Blandin-Nuhn*sche Drüse 865, 921
Blascovicz v., Kanthoplastik 851
Blase, Extraperitonisierung 1358
Blasen-atonie 1374
—-automatie 746
—-bilharziose 1370
—-Darm-Fistel 1365

Blasen-divertikel 1362
— —, Therapie 1363
—-entzündung oder -katarrh 1366
— —, spezifische 1369
— —, unspezifische 1366 ff.
—-fistel 1357
— —, äußere 1364
— —, gedeckte Methode 1357
— —, innere 1364
— —, offene Methode 1358
— —, suprapubische, dringl. Operation 1783
— —, suprapubische bei Beckenringbruch 1725
—-fremdkörper 1366
—-geschwulste 1372
—-halsriß bei Beckenringbruch 1725
—-inkontinenz, neurogene 1375
—-karzinom 1372
—-lähmung bei Rückenmarksverletzung 1375
—-mangel 1362
—-mole 485
— —, Chorionepitheliom malignes 485
— —, Symptome 486
—-papillom als Berufskrankheit 476
— — bei Bilharzia-Infektion 476
—-papillomatosis 1373
—-punktion, perkutane, dringl. Operation 1783
—-reflex 839
—-resektion 1358
— —, extraperitoneale 1358
— —, transvesicale 1358
—-ruptur 1363
—-Scheiden-Fistel, Operation 1365
—-schwäche, nach Laparotomie 1155
—-spalte 1361
—-spülung 1314
—-steine 1370
— —, Therapie 1371
— — und Unfallzusammenhang 1370
—-störungen nach Chordotomie 748
— —, funktionelle 1374
— —, bei Dysrhaphismus 753
— — bei multipler Sklerose 1375
— — bei Tabes dorsalis 1375
— —, Therapie 1375
—-tuberkulose 1369
—-syphilis 1369
—-verletzungen 1363
— —, Therapie 1364
—-wurm 505
—-zugang, suprapubischer, dringl. Operation 1783
Blastom, Definition 431
Blastomyces 379
Blastomycose 406
— der Lunge 1030
Bleivergiftung, Neuritis 321
Blautest 280
Blepharoplastik 150
Blickbewegungen 570
Blicklahmung 554, 557
Blickrichtungsnystagmus 568
Blickzentrum, corticales 550

Blindgang 565
Blinzel-Kiefer-Test 559
Blitz-Krämpfe 676
Blitz-schlag 210
Blockade, bronchiale 45
Blockwirbel 750, 783
— nach Wirbelfraktur 797
— bei Wirbelosteomyelitis 787
Blount, Epiphysiodese 1579
—sche Krankheit 1583
—, Laschenschiene 1526
Blut und Blutgefäße, Regeneration 107
— und Lymphgefäßerkrankungen 314—319
Blutbeulen der weichen Schädeldecke 509
Blutbild, Linksverschiebung 353
Blutcysten, Einteilung 432
—, traumatische 188
Blutderivate 233
—, Gewinnung 251
—, Indikation 251, 252
—, tierisches Serum 252
—, Trockenplasma 251
Blutdruck und Puls 1059
Blutdrucksenkung, künstlich, Definition 49
Blutdurchströmung der Gefäße 173
Blutegel 508
Blutergelenk 331
—, Knie 1572
Bluterguß, Formen 188
—, hämorrhagisches Infiltrat 188
—, Resorption 188
—, Sulligation 188
Blutergüsse in der Sehnenscheide 190
Blutersatz 234, 235, 251, 252, 253
—, kolloidale Lösung 251
—, kristalloide Lösungen 252, 253
—, künstliche Ersatzstoffe 252
—, Plasmaexpander 252
Blutgasanalyse 283
—, Ductus Botalli 283
—, Methodik 283
—, Normalwerte 283
—, O_2- und CO_2-Spannung 290
—, Oxymetrie 290
—, Prinzip 283
—, Ventrikelseptumdefekt 283
Blutgefäße 197, 198, 199, 200
Blutgefäßerkrankung, Aneurysma 314
Blutgefäßerkrankung, Aneurysma 314
—, Arteriosklerose 314
—, syphilitische 314
—, Varicen 318
Blutgefäßinfektion 367, 368
—, Arteriitis purulenta 367
Blutgefäßverletzung, Blutverlust 198
—, endgültige Versorgung 199
—, s. Gefäßnaht 199, 200
— und Haemophilie 198
—, Komplikationen 198
—, Luftembolie 198
—, Moeller-Barlowsche Krankheit 198
—, Nachblutung 198

Blutgefäßverletzung, offene Verletzungen 198
—, Prognose 198
—, subcutane Verletzung 197
—, Therapie 199, 200
—, Ursache 198
—, vorläufige Versorgung 199
— von Wahlsches Zeichen 197
— Zeichen von Henle-Coenen-Lexer 199
Blutgerinnung, Antifibrinolysin 254
—, antihämophiles Globulin 254
—, Autokatalyse des Thrombin 254
—, Christmas-Faktor 254
—, Fibrin 254
—, Fibrinogen 254
—, Fibrinolysin 254
—, Hämophilie 254
—, Plasma 254
—, Plasmin 254
—, Plasminogen 254
—, Pro-fibrinolysin 254
—, proteolytisches Ferment 254
—, Thrombin 254
—, Thrombocyten 254
—, Thrombokinase 254
—, Thromboplastinbildung 254
—, Vorphase 254
Blutgerinnungsfaktoren 254
Blutgerinnungsschema 255
Blutgruppen 236, 237, 238
Blutgruppenbestimmung 236, 237, 238
— mit ABO-Immunseren 237
—, Bestimmung der Serumeigenschaften 237
—, Objektträgermethode 236
—, Röhrchenmethode 237
Blutinfusion, Fehlerquellen 246
—, Frischblutkonserve 245
—, Vorbereitung der Konserve 245
Bluthirnschranke 645
Blutkonserven, apathogene Erreger 249
—, Flasche 246, 247
—, pyrogene Stoffe 247
—, Pyrogenfreiheit 246, 247
—, Reinigung 246
—, Sterilisation 246
—, Technik 245, 246
—, Vorbereitung zur Infusion 245
Blutkonservenherstellung 242, 243
—, Aufbewahrung 243
—, Verwendung 243
Blutkörperchensenkungsgeschwindigkeit 353
Blutkörperchenmerkmalsysteme, Kellsystem 238
—, MNS-System 238
—, P-System 238
Blutkörperchensystem, Duffysystem 238
Blutkrankheiten 304, 305, 306, 307
—, Bluttransfusion 243
—, Funktionsdiagnostik 304, 305, 306, 307
—, Hämocytopenien 306, 307
—, Hyperplastische und neoplastische 305, 306
—, Leukosen 306

Blutkrankheiten, Wirbelsäulenveränderungen 804
Blutleere nach v. Esmarch 123, 124
Blutliquorschranke 645
Blutmenge, aktive Bestimmung 280
—, zirculierende 229
Blutschwamm 458, 513
Blutserum, Agglutinine 352
—, Antikörper 352
—, Antitoxine 352
—, Bakteriolysine 352
—, Präzipitine 352
—, Toxoide 352
Blutsparung 122
Blutspenderschädigung 241
—, Haftpflichtversicherung 241
—, Prophylaxe 241
Blutspenderuntersuchung, allgemeine 241
—, Prophylaxe der Spenderschädigung 241
Blutstabilisierung durch Kationenaustauscher 243
Blutstillung 122—127
—, Abdrehen 126
—, Abklemmen 126
—, Aderpresse nach Zwirn 125
—, allgemeine 127
—, definitive 125
—, Digitalkompression 122
—, Druckverband 126
—, elastische Umschnürung 123
—, endgültige 120
—, Esmarchsche Blutleere 123
—, Exstirpation des Organes 126
—, Gefäßnaht bei großen Gefäßen 126
—, Gliedabsetzung 125
—, Haemostatica 126
—, Hebelabdrosselung der Aorta 124
— bei Hirnverletzungen 664
—, Hochfrequenzstrom 126
—, Klemme nach Sehrt 125
—, Kompression 126
—, Kompressor nach Perthes 125
—, Kompressionsbinde nach Henle 125
—, Momburgsche Blutleere 124
—, provisorische 122
— bei Rückenmarksoperationen 745
—, Tamponade 126
—, Umstechung 126
—, Unterbindung der Hauptarterie 125
Blutströmung 253
Blutströmungsgeschwindigkeitsmessung, Blautest 280
—, Decholinmethode 279
—, Fluoreszinmethode 280
—, Prinzip 279
Bluttransfusion 233
— bei akuter Blutung 243
—, allgemeine Blutspenderuntersuchung 241
— bei Anämien 243
—, Austauschtransfusion 250
—, Begleitanämien 244
—, Blutkonserve, Technik 245
—, Blutkonservenherstellung 242
—, Blutkrankheiten 243
—, chronische Blutung 243

Bluttransfusion, direkte Transfusion 254
—, Erythrocytenkonzentrat 243
—, geschichtliches 234, 235
—, Indikation 243
—, indirekte Transfusion 245
—, Infekta ämie 244
— bei Intoxikation 244
—, Kontraindikation 244
—, Kunstfehler 244
—, Oehleckersche biologische Probe 244
—, primär hämolysiertes Blut 248
—, Schnelltransfusion 243
—, Serologie 235—241
—, Technik 244, 245, 246
—, Transfusionsgeräte 244, 245, 246
—, Transfusionsschäden 247
—, Tuberkulose 244
—, Verbrennung 243
—, Wege der Blutzufuhr 246
Bluttransfusionsgeräte, Mühle n. Beck 244
—, Tzanck-Braunsche Apparat 244
Bluttransfusionsschäden 247, 248
—, allergische Reaktionen 249
—, Austauschtransfusion 247
—, Blutdruck 249
—, Fieberreaktion 248
—, Hämoglobinämie 247
—, Hämoglobinurie 247
—, Hämolyse 247
—, Hämaturie 248
—, — durch primär hämolysiertes Transfusionsblut 248
—, Herz-Kreislaufreaktionen 249
—, intestinale Perfusion 247
—, intraperitoneale Dialyse 247
—, Kaliumschäden 250
—, Krankheitsübertragungen 250
—, Luftembolie 249
—, Malaria 250
—, pyrogene Reaktion 248
—, Therapie 247
—, Transfusionshämosiderose 250
—, Verunreinigung mit apathogenem Erreger 249
—, Zitratschäden 250
Blutung 120, 121, 122
—, akute, Bluttransfusion 243
—, Aminosäuren 266
— bei Antikoagulantientherapie 266
—, Behandlung 122
—, Blutsparung und Blutstillung 120—127
—, Blutverlust 121
—, Dicumarol 266
—, Heparin 266
— bei Magenulcus 1185
— im oberen Magendarmtrakt 1187
— und Organruptur 74
— bei Wunden 96
Blutungsgefahr 35
Blutungskrankheiten, Bluttransfusion 243
—, Hämophilie 243
Blutungsprophylaxe 266
Blutuntersuchung, bakteriolog. 381

Blutverlust 229
— bei Blutgefäßverletzungen 98
—, körpereigene Kompensation 121
Blutvolumen 229
Blutwechseltransfusion 248
Blutzuckerbestimmung 269
Blutzufuhr, intraarteriell, Indication 246
— —, intraconchal 246
—, intrasternal n. *Henning* 246
—, intravenös 246
Blutzufuhrwege 246
Boas-Ewald, Probefrühstück 297
Bobbs, John Stough 5
Bochdaleksche Zwerchfellhernie 1160, 1163
Boecksches Zeichen 768
Böhler, Aufrichtung der Wirbelfraktur 799
—, Fersenzwing 1770
—, Hüftgelenkarthrodese 1527
—, Markdrahtung, gedeckte 1759
—, Schraubenzugapparat bei Gipsverbänden 1810
—, Transfixationsdrahtgipsverband 1705
—, Tubergelenkwirbel des Calcaneus 1777
— (Wirbelbruchbehandlung) 796
—sche Zeichen bei Meniskusriß 1557
Bösartige epitheliale Geschwülste 489
Bogengänge 564
Bognar, Operation bei Lux. des distalen Radioulnargelenkes 1715
Bollinger (Spätapoplexie) 658
Bonhoeffer (exogene Reaktionstypen) 592
Bonniers Syndrom 573
Borchard, Laminektomie 743
Borhell, Geschwulstätiologie 434
Bornstein, Liquor bei Commotio cerebri 645
Borsäurepulver 130
Borst, Geschwulstentwicklung 431
Bouvier, Sprunggelenksarthrodese 1598
Bowensche Krankheit 492
Boyd, Patellektomie 1569, 1750
Bracherium (Bruchband) 1825
Brachialgia paraesthetica nocturna 175, 756, 768
Brachialgie 767
Brachioradialisreflex 585
Brachycephalus 516
Brackett, Osteotomie, subtrochantere 1426
Bragardsches Zeichen 1556
Brand 161
—, aseptischer 383
— des Fußes 1600
Brandes, Backenresektion am Metatarsale 1604
—, Hallux valgus-Operation 1624
—, Pseudarthrosenoperation 1662
Brandt (Achselvenenstau) 834

Brauner Knochentumor 341
Braun, Drahtleerschiene 1807
Braun-Melsungen, Lochstabextensionsgerät 1738
Braunsche Enteroanastomose 1189
Brechreizreflexe 32
Brewer 7
Brill-Symmers, Lymphoblastom 470
Brillenaufnahmen 595
Brillenhämatom 522
Brisement forcé, Kniegelenk 1559
Broca (Aphasie) 590
Brock 7
Brocksche Operation bei Fallotscher Tetralogie 1096
Brodie-Absceß 370
— —, Unterschenkel 1581
Brodmann (Cytoarchitektonik) 541
Bromsulphaleinprobe 303, 304
Bronchialadenom 488, 1035
Bronchialcarzinom 491, 492, 1036
—, Adenocarcinom 491
—, Ätiologie 491
—, Histologie 491
—, Lungencarcinom 491
—, Plattenepithelcarcinom 491
—, Prognose 491, 492
—, Strahlenempfindlichkeit 492
—, Vorkommen, Wachstum 491
Bronchialerweiterung 828
Bronchialfremdkörper 963
Bronchialpapillome 1035
Bronchialstumpfverschluß 1097
Bronchiektasien 1025
—, erworbene 1025
—, kongenitale 1025
—, Therapie der 1026
Bronchogene Cysten des Mediastinums 1051
Bronchographie 963
Bronchopneumonie bei Diphtherie 398
Bronchoskopie 79
—, Geschichte 45
—, Indication 45
—, Instrumentarium 27
—, Komplikationen 46
—, Kontraindikation 46
—, Technik 47
—, Topographie 45
Bronchoskopische Eingriffe 963
Bronchospirographie, Beurteilung 289
—, Methodik 288, 289
—, Untersuchungsvorgang 289
Bronchospirometrie 42
Bronchusfistel 1046
Brown-Séquardsches Syndrom 545, 725, 742
Browne, Fascienzügelplastik bei Facialislähmung 858
—, Nachtschiene bei Klumpfuß 1606
Brucella, abortus Bang 402
— tularensis 403
Brucellosis 402, 403
Bruch des eirunden Lochs 1303
—, subperiostaler 1632
Bruch-band, Hernia inguinalis 1299, 1825

Bruch-einklemmung 1294
— -einrichtung 1648
— -entzündung 1294
— -hüllen, akzessorische 1290
— -inhalt 1290
— -pforte 1289
— -reposition (*Taxis*) 1295
— -sack 1289
— -schmerz 1637
— -schnitt 1296
Brudzinskisches Zeichen 582
Brüche, direkte 1631
—, gleichzeitige 1633
—, indirekte 1631
—, irreponible oder eingeklemmte 1292
—, reponible oder freie 1292
—, schleichende 1631
—, unvollständige 1632
—, vollständige 1633
Brückengipsverband 1811
Brückenkallus 1645
Brückenwinkelmeningeome 691
Bruhn, Mikrogenie 886
Brunner (Bronchiektasen) 1026
— (Wirbeltbc.) 785
Brustarmgipsverband, großer Ausdehnung u. Normalhaltung 1811
—, kleiner Ausdehnung u. Normalhaltung des 1811
Brust-Becken-Bein-Gipsverband bei Schenkelhalsbruch 1733
Brustbeinbrüche 1668
Brustbeinvarietäten 989
Brustdrüse 979, 982
—, Geschwülste 981
—, spez. Entzündung 981
Brustmarkläsionen 728
Bruststernverband 1793
Brusttuchverband 1800
Brustwand-absceß 993
— -entzündungen 992
— -fistel 1001
— -geschwülste 994
— -hernien 992
— -mobilisierung, vordere obere 1010
— -phlegmone 992
— -tuberkulose 973
— -verschluß 1017
Brustwarzen, Mißbildung 979
Brustwarzenentzündungen 979
Brustwassersucht 1000
Brustwickel (Suspensorium mammae) 1794
Bryant-Linie 1517
Bubo bei Syphilis 425
Bucaille, Leukotomie 720
Bucy, Hautsinus 732
—, Parkinson 722
Büchner, Geschwulstdefinition 431
—, Hämoblastomentstehung 469
Büdinger, Chondropathia patellae 1570
Bülau, Heberdrainage 1001
Büngeler, Hämoblastom 468
Büngnersche Stränge 811
Bürgersche Krankheit, Hand und Finger 1513
Bürkle de la Camp (Pseudarthrose) 1662
Bulbärparalyse 578, 590

Die Seiten 1—919 befinden sich in Bandteil 1, die Seiten 921—1875 in Bandteil 2.

Bulbocavernosusreflex 586
Bulla infecta 1500
Bullocktumoren, Geschwulstätiologie 434
Bundesversorgungsgesetz 1837
—, Erwerbsfähigkeit 1838
—, Prozentsätze 1839
—, „schädigendes Ereignis" 1838
—, Schädigungsfolgen u. Verschlimmerung 1838
—, Ursachenbegriff 1838
—, „wesentliche Änderung" 1839
—, Zusammenhangsfrage 1837
Bunnell, Ausziehdrahttechnik bei Sehnennaht, dringl. Operation 1786
—, Madelungsche Deformität 1475
— Nahttechnik 192
—, Sehnennaht 1488
Burdachscher Strang 546
Burrowsches Dreieck bei Unterlidersatz 850
Bursa acromialis 1457
— bicipitis femoris 1563
— bicipito-radialis 1473
— coracobrachilis 1457
— gastrocnemio-semimembranacea 1563
— infrapatellaris 1562
— intertubercularis 1457
— ischiadica 1529
— lig. patellae 1562
— mucosae subkut., Ellbogen 1473
— olecrani 1472
— poplitea 1563
— praepatellaris 1562
— semimembranacea tib. 1563
— spinae il. 1529
— subacromialis 1457
— subcoracoidea 1457
— subdeltoidea 1457
— subscapularis 1457
— tendinis achillis 1592
— tendinis m. obtur. int. 1529
— trochanterica 1529
Bursitis achillea 1592
—, acuta purulenta 376
— calcarea 313
— chronica 313
— —, Kniegelenk 1563
— destruens 313
— gonorrhoica 377
— praepatellaris 1562
— praepatellaris 313
— proliferans 313
— purulenta acuta, Therapie 376
—, Schulterschleimbeutel 1457
— tbc., Schulterschleimbeutel 1457
— tuberculosa 422
Burman, Epiphysitis der Metatarsalepiphysen 1602
Buschsche Fraktur, Finger 1722
Butenandt, Geschwulstätiologie 434
„Buttergelb", Geschwulstätiologie 435
Butzengeiger-Schema 58

Cadmium-Sulfatreaktion nach Wunderly-Wuhrmann 302
Cairns (Zingulektomie) 720
Caisson-Krankheit 739

Calcaneusexstirpation 1600
Calcaneusfraktur, Bruchformen 1768
—, Drahtbohrstelle zur Frakturaufrichtung 1771
—, Resultate 1772
—, Technik der Reposition 1771
—, Therapie 1770
Calcaneus secundarius 1604
Calciumtest nach Howard-Hopkins-Connor 273
Caldwell-Luc, Radikaloperation bei Jochbeinkieferhöhlenimpressionsfraktur 912
— —, Radikaloperation bei Kieferhöhlenfistel 913
— —, — von Kiefer- und Zahncysten 907
— —, Oberkieferhöhlenradikaloperation 917
Calf-Sprain 191
Calmette, Tuberkulinreaktion 413
Callositas 1588
Calvé (Vertebra plana) 804
Calvé-Legg-Perthes 343
— —, Erkrankung, Hüfte 1535
— vertebra plana 343
Campbell, Darmbeinkammverlagerung 1526
—, Drahtnaht bei Olecranonbruch 1712
—, Hallux rigidus-Operation 1627
—, Hammerzehenoperation 1625
—, Hohlfußoperation 1622
—, Klauenzehenoperation 1626
—, Klumpfußoperation 1608
—, Triple-Arthrodese bei Hakkenfuß 1620
—-Sjövall, Ersatzoperation M. erector trunci 1528
Canalis costotransversalis 760
Cancer en cuirasse 496
Capillaratonie 229
Capillarmikroskopie 174
Capistrum (Bindenverband) 1792
— duplex 1793
Capitium (Tuchverband) 1799
Capitulum humeri, Fraktur 1698
Caput Medusae 318
— obstipum 518
— — paralyticum 577
— — spasticum 577
— quadratum 518
— succedaneum 510
Carboxymetrie 51
Carcinogenese durch KH-Stoffe 436
— durch physikalische Einwirkungen, Zusammenfassung 440
Carcinoide, Bronchialadenom 488
—, Diagnose 489
—, helle Zellen 488
—, Histogenese 488
—, Histologie 489
—, Magen-Darmkanal 488
—, Symtome 489
—, Therapie 489
—, Wachstum 489
Carcinom 489, 490
—, Adenocarcinom 490
— adenomatoides 494

Carcinom, adenomatosum muciparum 494
— — zylindrocellulare 494
— ani 1241
— cribrosum 496
— des Corpus luteum 484
— des Deckepithels 490—495
— —, Bronchialcarcinom 491, 492
— —, Harnwege 492, 493
— —, Oesophaguscarcinom 491
— —, Peniscarcinom 492
— —, Portiocarcinom 492
— —, Vaginacarcinom 492
— —, Vulvacarcinom 492
— —, Zungencarcinom 491
— disseminatum 494
— der drüsigen Organe 495
—, Einteilung 490
— fibrosum (Konjetzny) 494
— fusocellulare 496
— gelatinosum 494
— penis 1425
—, Plattenepithelcarcinom, verhornendes 490
— recti 1242
— —, Diagnose 1243
— —, Metastasierung 1242
— —, Prognose 1243
— —, Symptome 1242
— der Schleimhäute 490, 491
— scirrhosum 494
— simplex, Einteilung 432, 490, 494
— solidum 494
— — simplex 496
— ventriculi 1190
— —, Diagnose 1191
— —, Operationsindikation bei 1192
— der zylinderepitheltragenden Schleimhäute 493, 494, 495
Carcinomentwicklung bei Osteomyelitis chronica 372
Carcinosarkom, Einteilung 432, 501
— der Schilddrüse 500
Cardiolipinschnelltest 241
Cardiolipintest, Beurteilung 430
- nach Haselmann 430
—, Prinzip 430
Caries sicca 782
— —, carneosa, Schultergelenk 1455
Caro luxurians 103
Carotis-arteriographie 599
—-drüsengeschwulst 944
—-druckversuch 835
—-gabel 602
—-ligatur 660
—-sinusdruckversuch 276
—-Sinus-Reflex 575
— —-syndrom 835
—-thrombose 705
— —, posttraumatische 652
Carpalfrakturen 1718
Carpalia, Frakturen der übrigen 1720
Carpometacarpal-gelenk II—V, Arthrodese 1493
—-gelenkluxation 1715
Carpopedalspasmen 580
Casper-Malecot-Katheter 1313
Castellano, Angiokardiographie 282

Cathelin, Zwischenknochen-
  messer 1477
Cauda equina 534
— —, Läsionen 728
— —, Lipome 731
— —-Syndrom 769
—-neurinome 643
—-symptome 769
Causalgie 178
Cavernitis chronica 1423
— circumscripta 1423
— diffusa 1423
Cavernosusthrombose 681
Cavum Meckeli 542, 557
— Vergae-Zysten 599
Celsus 1
Cephalhämatom 509, 631
Cephalincholesterolflockungs-
  reaktion nach *Hanger* 303
Cephalocelen 630
—, traumatische 660
Cephalopagen 632
Cerclage bei Kniescheibenbruch
  1748
Cerebellar fits 701
Cerebrale Apoplexie 832
— Arteriographie 599
— Fettembolie 652
— Kinderlähmung 634
— Kugelblutungen 832
— Luftembolie 652
— Massenblutungen 832
— Mißbildungen 630
Cerebraler Anfall 673
Cerebrales Allgemeinsydrom 650
Cerumen obturans 875
Ceruminaldrüsenadenom 531
Cervikalsyndrom, oberes 766
—, unteres 767
Cestan-Chenaissches Syndrom 576
Chaddockscher Reflex 586
Chagrinlederhaut 643
Chalasia 1161
Chalazion 872
Champonière, Klumpfußopera-
  tion 1608
Chamberlainsche Linie 517
Chandler, innere Kniegelenk-
  drainage 1562
Chapmansches Syndrom 768
Chaoul, Nahbestrahlung 447
Charière, Dynamometrie 273
Charcot (Schlaganfallarterie) 706
Charcotsches Gelenk 329
—, Kniegelenk 1572
Charlinsche Neuralgie 715
Charpeysche Fasern 757
Chassaignac (Armlähmung) 810
—-*Ollier,* Ellbogengelenkresek-
  tion 1470
de Chauliac, Guy 3
Chediak, Trockenblutprobe 241
Cheiloschisis 843
Chemosis 660
Chemotaxis 353
Chemo-therapeutica 358
Chemotherapie 134—144
—, allgemein 134, 135
—, Antibiotica 138—144
— der Geschwülste 449
—, Sulfonamide 135, 136, 137
— der Tuberkulose 413, 414
—, Tuberkulostatica 137, 138
— bei Wirbelsäulentuberkulose
  784

Chemotropismus 353
Cheseldon, William Ch. 4
Cheyne-Stokessche Atmung 576,
  646
— —sches Phänomen bei Ur-
  ämie 1321
Chiassi (Vagotomie) 836
Chilaiditi-Syndrom 1207
Chirotheca (Bindenverband)
  1791
Chirurgische Erkrankungen der
  einzelnen Gewebe 307—343
— — —, Blut- u. Lymph-
  gefäße 314—319
— — —, Gelenke 322—333
— — —, Haut und Schleim-
  haut 307, 308, 309, 310, 311
— — —, Knochen 333—343
— — —, Muskeln 311
— — —, Nerven 319, 320,
  321, 322
— — —, Schleimbeutel 313
— — —, Sehnen u. Sehnen-
  scheiden 311, 312, 313
— Infektionskrankheiten 343—
  431
— —, Aktinomykose 404, 405,
  406
— —, Allgemeines 343—356
— —, Anthrax 400, 401
— —, Aussatz 408
— —, Blastomycose 406
— —, Brucellosis 402, 403
— —, Coccidiomycosis 407
— —, Diphtherie 396, 397, 398,
  399, 400
— —, Erysipeloid 403, 404
— —, Folgen der Infektion 345—
  356
— —, Infektionserreger 344, 345
— —, Kryptococcosis 406
— —, Lepra 408, 409
— —, Lues 423—431
— —, Madurafuß 406
— —, Malleolus 401, 402
— —, Milzbrand 400, 401
— —, Moniliasis 407
— —, Morbus Bang 402, 403
— —, putride (anaerobe) Wund-
  u. Allgemeininfektion 382—
  387
— —, pyogene (aerobe) Infektion
  356—378
— —, pyogene Allgemeininfek-
  tion mit und ohne Metastasen
  378, 379, 380, 381, 382
— —, Rhinosklerom 407, 408
— —, Rotz-Hautwurm 401, 402
— —, Schweinerotlauf 403, 404
— —, Sklerom 407, 408
— —, Sodokú 431
— —, Soor 407
— —, Spezielles 356—431
— —, Sporotrichosis 406, 407
— —, Strahlenpilzkrankheit
  404, 405, 406
— —, Streptotrichose 406
— —, Syphilis 423—431
— —, Tetanus 392, 393, 394,
  395, 396
— —, Torulosis 406
— —, Tuberkulose 409—422
— —, Tulärämie 403
— —, Viruserkrankungen 389,
  390, 391, 392

Chirurgische Erkrankungen,
  Wesen der Infektion 343, 344
— —, Wundinfektion durch
  Giftstoffe 387, 388
— —, Wundstarrkrampf 392,
  393, 394, 395, 396
— —, Wundvergiftung 387, 388
Chloräthyl, Äthylchlorid 54
Chloräthylnarkose, Technik 54
Chloralhydrat 59
Chlorgas 214
chlorhaltige Puder 129
Chloroform, Trichlormethan 53
Chloroformnarkose, Chemie 53
—, Narkosebreite 53
—, Technik 54
Chlorom 471
—, speziell 471
Chloromycetin 142
Cholangioduodenostomie nach
  Gohrbandt 1268
Cholangiogastrostomie nach
  Gohrbandt 1269
Cholangiographie, intraoperative
  1246
Cholangitis 1270
— purulenta 1270
Cholecystektomie 1264, 1265
Cholecystitis 1269
Cholecystoduodenostomie 1267
Cholecystogastrostomie 1267
Cholecystotomie (Cholecysten-
  dyse) 1264
Choledochoduodenostomie,
  retroduodenale 1267
—, supraduodenale 1267
Choledochotomie 1265
—, T-Drainage 1265
—, transduodenale 1266
Choledochus- und Hepaticus-
  drainage 1265
Choledochus, transduodenale
  Drainage 1265
Choledochuscyste, idiopathische
  1263
—, Symptome 1263
Choledochuseinpflanzung 1268
— in das Duodenum 1268
Choledochusverschluß, akuter u.
  chronischer 1273
Cholelithiasis 1270
—, Operation 1273
—, Steinabtreibungskur 1273
—, Symptome und Diagnose 1271
—, Therapie 1273
Cholesteatom 500, 881, 918
— der Kieferhöhle 918
cholinergische Nervenfasern 823
Cholinesterasetest-Operations-
  reife 219
Cholothorax 1000
Chondritis des Brustbeins 994
Chondroblastom, Oberschenkel
  1547
Chondrodystrophie 803
— des Thorax 991
Chondroidsarkom 466
Chondromatose 456
— des Gelenkes 332
—, Oberschenkel 1547
—, Sprunggelenk 1598
Chondrom, Einteilung 432
—, speziell 455
Chondrome der Wirbelsäule 805
Chondromyxosarkom, speziell 465

Chondropathia patellae 1570
Chondrosarkom, Einteilung 432, 464
—, primäres, sekundäres 1547
—, speziell 465
Chondrosis intervertebralis 758
— nach Wirbelsäulenverletzung 797
Chopart, Amputation des Vorfußes 1595
—-Stumpf, prothetische Versorgung bei 1441
Chopartsches Gelenk 1584
— —, Luxation und Luxationsfraktur 1772
— Linie, Gelenkresektion in der 1594
Chorda dorsalis 749
— —, Fehlbildungen 751
— tympani 561
Chordom, speziell 456
— der Wirbelsäule 806
Chordotomie 181, 636, 743, 748
Chorea 635
choreatische Bewegungsstörungen, Operationen 722
Choreiforme Bewegungen 580
Chorionepitheliom 499
— des Hodens 501
—, malignes 485
Christmas Faktor 254
Chromaffines System 275, 276
— —, Carotissinusdruckversuch 276
— —, Dibenamintest 276
— —, Histamintest 276
— —, Katecholaminbestimmung 276
— —, Katecholamine 275
— —, Kaltwassertest 275
— —, Mecholyltest 276
— —, Nebennierenmarktumoren 275
— —, Nierenlagerdruckversuch 275
— —, Paragangliom 275
— —, Phäochromocytom 275
— —, Retroperitoneales Emphysem 276
Chromatkrebs, Ätiologie 435
Chromphosphat, radioaktives 449
Chromocystoskopie 292, 295, 1316
Chromodiagnostik der Leber 303, 304
Chronaxie 608, 813
Chvosteksches Phänomen 563
— Zeichen 272, 678
Chylomediastinum 1053
Chylorrhoe 200
Chylothorax 200
Ciliarganglionanästhesie 873
Cingulum, Heftpflasterverband, dachziegelförmiger 1801
Circulus arteriosus Willisii 543
Cisternae leptomeningicae 542
Cisternalpunktion 608
Cito-Eunarcon 56
Civiale 4
Clairmont, periarterielle Sympathektomie 839
Clairmont-Ehrlich, Fesselungsoperation bei hab. Schulterluxation 1680
Clark 8

Claudicatio intermittens 171
— venosa 834
— — intermittens 176, 1448
Claustrum 542
Claviculafraktur, Gipsverband 1671
—, Reposition 1671
—, Rucksackverband 1671
—, typische Dislokation 1670
Clavus 1588
Clearancemethoden, Diodrast-Clearance 295
—, Inulinprobe nach Hamm 295
—, Kreatininclearance nach Rehberg 295
— der Niere 294, 295
—, Para-aminohippursäure-clearance 295
Cline, Laminektomie 743
Clivuskantensyndrom 656, 701
Clivusmeningeome 691
Coagulationsnekrose 161
Cocain 84
Coccidiomycosis 407
— der Lunge 1029
Coccygodynie 1310
—, Therapie 1311
Cochlea 564
Codivilla, Streckverband 1817
—, Klumpfußoperation 1608
—, Sehnenverpflanzung 193
Coecostomie 1197
Coecotransverostomie 1225
Coenen, Sprunggelenksarthrodese 1597
Coecumcarcinom 1223
Coffein 167
Coffeinprobetrunk nach Katsch 297
Coffey-Mayo 7
Cohnsche Fraktion 243
Colcemid, Cytostaticum 449
Colchicin, Cytostaticum 449
Cole, Hohlfußoperation 1622
Colektomie, totale 1227
Colibazillen 379
Coliques salivaires 867
Colitis ulcerosa chronica 1219
— — haemorrhagica acuta 1218
Collateralkreislauf und Nekrose 162
Collesfraktur 1708
Collin, Dynamometrie 273
Colliquations-Nekrose 161
Colloidreaktionen 609
Collumfraktur (Humerus) 1684
— (Unterkiefer) 893
Colobom 850
Colonatresie 1204
Coloncarcinom 494, 1223
—, Adenocancroid 494
—, Carcinoma solidum 494
—, Histologie 494
—, Scirrhus 494
—, Therapie 494
—, Wachstum 494
Colonna, Arthroplastik 1521
—, Femurkopfexstirpation 1735
Colopexie nach Kümmell, Jeannel, v. Eiselsberg 1240
Coma 592
— bei Hirnverletzung 646
Combustio s. auch Verbrennung
Comedo 503

Commissurotomie der Mitralklappe 1075
Commotio cerebri 645
— —, Stellatumblockaden 834
— cordis 1068
— labyrinthi 646
— medullae spinalis 736
— thoracis 991
Commotionssyndrom 649
Compressio intestini 1209, 1210
— oesophagi 1109
— thoracis 991
Condylomata arcuata 1424
—, spitze 475
Coniotomie 964
Conteben 138
—, Indikation 414
Contusio cerebri 647
— der Haut 187
— medullae spinalis 736
— thoracis 991
Contusionsschäden der Muskulatur 189
Conus medullae, Lipome 731
— medullaris, Läsionen 728
Converse, Nasenplastik 853
Coombstest 238
—, direkter 240
—, indirekter 240
Cooper, Parkinson 722
Coopersche Operation 706
Copper, Astley 4
Cordus, Valerius 3
Cornu cutaneum 475, 513
Corona veneris 861
Coronarkreislauf 1056
Coronarverengerung, Operation 1101
—, spastische 1100
Corpora mamillaria 539
Corpus luteum-Carcinom 484
— —-Cyste 505
— —-Hormon 484
Cortektomie 637
corticale Anfälle 675
Corticoide im Harn 275
Corticosteroide im Blut 275
Corticosteron 167
Cortisches Organ 563
Cortison 483
— als Cytostaticum 451
Cortisontest nach Wilkins 275
Cor triloculare biventriculare 1088
Cossa, Trigeminusneuralgie 714
Costotransversektomie 785
Cotelle, Reposition bei Kniegelenkluxation 1752
Cotte (Plexus praesacralis-Durchschneidung) 825
Cottesche Operation bei Miktionsstörungen 839
Cournand, Herzkatheterismus 282, 283
Courvoisiersches Gesetz 1275
Coxa valga 1537, 1539
— — luxans 1539
— vara 1539
— — congenita 1522
— —, Therapie 1538
Coxalgie 1534
—, Unfallzusammenhang 1535
Coxitis 1529
— tbc. 1530
— tbc., Diff.-Diagnose 1531

Coxitis, tbc., Therapie 1532
Crafoord 7
Craniopagen 632
Craniopagus parasiticus 632
Cremasterreflex 586
Crile, Lymphknotenausräumung bei Unterkieferresektion 911
—, Schocktheorie 229
Cristae u. spinae septi 913
Crouzon (Dysostosis craniofacialis) 516
— (Epilepsie-Begutachtung) 681
Crush-Syndrom 189, 190, 208
— —, Therapie 190
Crus curvatum congenitum 1575
— varum 1581
— —, Therapie 1582
Crutchfield-Zange 1822
— — zur Wirbelsäulenextension 799
Cryptitis und Papillitis 1232
Cubitus valgus 1467
— varus 1467
Cuboides secundarium 1604
Cuboidfraktur 1773
Cumano, Marcello 3
Cuneiforme Frakturen 1773
Curare, Gefahren 35
—, Präparate 48
—, —, Antagonisten 48
Cushing, William-Harvey 6
— (Entlastungstrepanation) 516, 704
— (Hirngeschwülste) 698
—, HVL-Adenom 480
—, Neurochirurgie 700
—-Syndrom 273, 694, 1354
— —, Histologie 484
— (Vagusanfälle) 676
Cushingsche Krankheit 480
Cutistransplantation n. Wolffe, Esmarch, Krause 156, 157
Cutler 7
Cutler-Power-Wilder-Test 273, 274
Cyanose 1058
Cyclopie 631
Cyclopropan 55
Cystadenom der Mamma 478
Cyste, encephalomalacische 432, 502
Cystektomie, abdominelle 1359
—, erweiterte 1359
—, kombinierte, abdominoperineale 1359
Cysten 475, 502
—, Einteilung 432
—, kongenitale der Rückenmarkshäute 733
—, parasitäre 433, 505
Cystenleber 504
Cystenniere 487
—, aplastische 1333
—, Definition 487
—, kongenitale 1333
— des Neugeborenen 487
Cystenpankreas 504
Cystepitheliome 515
Cysternentyp, Metastasierung 443
Cysticercose des Gehirns 697
Cysticercus cellulosae 507
— fasciolaris 434
— racemosus 508
Cystitis 1366

Cystitis, akute 1367
—, ascendierende 1366
—, chronische 1367
—, descendierende 1366
—, subakute und chronisch komplizierte 1368
—, Symptome und Verlauf 1367
—, Therapie 1368
Cystocarcinoma papilliferum 496
Cystocele 1373
Cystometrie bei Enuresis nocturna 1377
Cystoskopie 1315
Cytostatika 449
—, Teilungsgifte 449
—, Wuchsstoffhemmstoffe 450
Cystouretroskop 1315
Cystovesiculo-Prostataexstirpation nach Coffey, Westerborn, Millin 1397
Czerny-Naht 1166
—-Pfeilernaht 1300

Dachplastik nach Holst 1011
Dämmerattacken 675
Dämmerzustände 592
—, epileptische 674
— bei Hirnverletzung 646
D'Agata, Nasenflügelplastik 855
Dakryocystektomie 872
Dakryocystitis purulenta 872
Dakryocystorhinostomie 873
Dammkreuzbinde (Spica perinei) 1794
Dammtuchverband 1800
Dandy, Walter, E. 7
—, Aquäduktsondierung 642
—, Operation. 718
—, Orbitotomie von oben 874
— (Plexuskoagulation) 641
—, Trigeminusneuralgie 714
Danielopolu (cervicale Sympathektomie) 825
Darm, Entwicklungsgeschichte 1201
—, Malrotation 1202
—, Nonrotation 1202
—, Sarkom 1222
Darmaktinomycose 405, 1221
Darmatonie, funktionelle 1154
Darmatresie, angeborene 1203
Darmbeinschaufelbrüche 1724
Darmbrand 1214
Darmentkeimung vor Laparotomien 1148
Darmentleerung bei Rückenmarksverletzungen 746
Darmentzündungen, akute 1214
Darmfisteln, äußere 1221
—, Beseitigung 1199
—, innere 1221
Darmfistelverschluß 1168
Darmfremdkörper 1208
Darmgeschwülste, bösartige 1222
—, gutartige 1221
Darm-geschwür, chronisches 1219
—-lues 1221
—-milzbrand 400
—-mißbildungen 1201
—-motilität 651
—-parasiten 1209
—-perforation bei Typhus abdominalis 1219
—-resektion 1200
—-stenose, angeborene 1203

Darm-trakt, Lageanomalien 1201
—-tuberkulose 1220
—-tumoren, Operation 1224
—-verletzungen 1208
—-verschluß 1209
— —, Einteilung nach Hochenegg 1209
— — u. Peritonitis 74
—-wäsche (Lavage intestinale) 1323
—-wand- bzw. Divertikeleinklemmung s. Littrésche Hernie 1295
—-wandphlegmone, akute 1214
Dastre-Moradsches Gesetz 172
Dauerausscheider bei Typhus 361
Dauerbad 144
Dauerbelastungsschaden, Unterschenkel 1582
Dauerberieselung, Wundbehandlung 144
Dauerextensions-Gipsverband, kombinierter 1651
Dauerfolgen bei Hirnverletzungen 650
Dauerheilung, Geschwulsttherapie 444
Dauerkatheter, Fixierung desselben; dringl. Operation 1783
— nach Foley 1313
Dauerrentensätze 1855
— nach Liniger-Molineus 1865—1875
Dauerresultate nach Magendarmchirurgie 1158
Dauerspülcystoskop nach May-Heynemann 1215
Dauerzugverbände, allgemein, bei Frakturen 1650
Daumen, Anatomie 1482
—, plastische Neubildung 1499
Daumen-ballenatrophie 768
—-bildung nach Nikoladoni 1499
—-endgelenk 1482
—, Arthrodese 1493
—-ersatz 1498
—-grundgelenk, Seitenbandplastik 1492
—, Anatomie 1446
—-grundphalanxfraktur, Therapie 1722
—-luxation 1717
—-sattelgelenk, Arthrodese 1492
—, Kontraktur 1492
Davis, Schocktheorie 229
Decholinmethode, Decholin-Äthermethode 279
Decker, Schocktheorie 229
Deckverband 127
Décollement traumatique de la peau 188
Decubitus 162, 175
— bei Rückenmarksverletzungen 746
Defektdeckung bei Plastik 152
Defensivreaktionen nach Schaltenbrand 585
Defensivreflexe im engeren Sinne 586
Deformitäten an Fuß und Zehen 1604
— bei Knochenbrüchen 1635

Deformitäten der Wirbelsäule 772
Degastroenterostomie 1169
Deglutinationstuberkulose 409
Deguise, Speichelfistelbehandlung 867
Dehiszenz 96
Dehnungsaneurysma 314
Dehnungsbruch 1631
Deiterscher Kern 563
Déjàvu 593
—-Erlebnis 651, 675
Dekamethoniumpräparate 48
Dekortikation 70
— der Lunge 1004, 1005
Dekubitalgeschwür 146, 725
— der Zunge 922
— am Calcaneus 1588
— der Kreuz-Steißbein-Gegend 1307
Delbet, Epithelioma megacellulaire 496
Delirantes Syndrom 592
Delirien, epileptische 675
Delirium tremens 269
Delpech (Wirbeltbc.) 779
Deltamuskel, subkutane Ruptur 1444
Deltoideusersatz, partiell 1450
Deltoideuslähmung, Ersatzoperation 1450
Demarkation, Definition 161
— am Knochen 369
Demenz, epileptische 676
Denkablauf 593
Denkhemmung 594
Denkstörungen 594
Denny-Brown, Beschleunigungserschütterung 645
Denonvilliers, Z-Plastik nach 1492
Dentitio difficilis 883, 902
Dentitionsgeschwür 922
Depressives Syndrom 594
Dérangement, inneres, der Bandscheiben 758
Dercumsche Krankeit 455
Dermatom, Padgett 156
Dermoid 514
—, Einteilung 432
—, Gesicht 863
— des Rückenmarks 732
Dermoidcyste 500, 1310
— des Testis 501
Derotationsosteotomie, intertrochantere 1521
Derra (Vorhofseptumdefekt) 1090
Desault 4
Desaultscher Verband, Anlegen 1794
— — bei Schlüsselbeinbruch 1672
— — (Stülpa) 1797
Desensibilisierung bei Anaphylaxie 356
Desinfektion 8
— vor der Operation 13
Desinfektionsbehandlung 349
Desmoid 453
Desoxycorticosteron 483
DeSeze, Trigeminusneuralgie 714
Detonationsschäden des Nervensystems 654

Deutschländersche Erkrankung 1601
Deviatio septi nasi 913
Dextran 252
Dextrin-Verband 1817
Dextrokardiogramm 282
Diabetes 268, 269
—, Acidosegefahr 269
—, allgemein 268
—, Diät 268
— u. Furunkulose 361
—, Indikation zur Operation 268
— insipidus 488
—, Insulin 268
—, Narkose 268
—, postoperativ 269
—, präoperative Stoffwechselführung 268
Diadochokinese 583
Dialyse, intraperitoneale Bluttransfusionsschäden 247, 248
Diamidine, Cytostatica 450
Diapedeseblutungen bei Hirnverletzungen 649
Diaphanie 1417
Diaphragma, Entwicklungsgeschichte, Anatomie u. Funktion 1158, 1159
Diarrhoe, paradoxe 1212
Diastase-Bestimmung 299
Diastema 883
Diastematomyelie 731
Diazoreaktion nach *Ehrlich* 301
Dibenamintest 276
Dibromol 129
Dicephalus parasiticus 63
Dickdarm, Gefäßversorgung 1195
Dickdarmatonie 837
Dickdarm-hemmung 828
—-karzinom 1223
— —, Symptome 1223
—-krebs 1223
Dickson-Diveley, Klauenzehenoperation 1627
Dicumarole 266
—, Gerinnungskontrollen 261
— Marcumar 261
— Tromexan 261
—, Wirkungsweise 261
—, Vitamin K 264
Dieffenbach, Johann Friedrich 4
—, Lidhautersatz 849
—, Oberkieferresektion 910
Diencephalon 577
„Dienstmädchenknie" 1563
Diffusion, alveoläre 286
Diffusionsstörungen der Atmung 291
Digitalis, Antikoagulantientherapie 266
Digitalkompression bei Blutung 122
Digitus malleus 1625
— mortuus 751
— plexus 1626
— V. superductus 1628
— V. varus 1624
DiGuglielmo, Erythroblastose 471
Dilaceratio cerebri 647
Diodrast 599
—-Clearance 295
Dijozol 129
Diplegia spastica infantilis 635

Diphtherie, 396, 397, 398, 399, 400, 968
—, Bacillus 396
—, Definition 396
—, Erreger 396
—, Inkubationszeit 397
—, klinische 397, 398, 399
—, periphere Lähmung 398
—, Therapie 399, 400
— und Unfallzusammenhang 397
Diphtheroid 365
Diplococcen 359
—, Diagnose 359
—, Therapie 359
— lanceolatus capsulatus pneumoniae 359
Dipsomanie 675
Diskriminierungsvermögen 708
Dislocatio ad axim 1636
— ad-latus 1636
— ad longitudinem 1636
— ad peripheriam 1636
— bei Knochenbrüchen 1635
Dislokationsmöglichkeiten, typische, bei Knochenbruch 1636
Disseminierte Myelitis 735
Dissoziierte Empfindungsstörungen 545, 588, 725, 731, 742
— Nystagmus 568
Distomum haematobium 1209
— hepaticum 508
— japonicum, Geschwulstätiologie 434
Distorsionen der Gelenke 1663
— der Wirbelsäule 793
— pedis 1587
v. *Dittrich*, Hackenfußoperation 1619
Divertikel des Herzbeutels 1067
— des Ösophagus 1119
Divertikulosis 1220
Divinyläther, Vinethene 54
Divulsio epiphysium 1634
Dolabra ascendens und descendens (Bindenverband) 1790
— currens et reversa (Bindenverband) 1790
— reversa (Bindenverband) 1790
— serpens (Bindenverband) 1790
Dolantin 61
Dolichostenomelie 1485
Dollinger-Cubbins, Reposition der veralteten Schulterluxation 1679
—-*Kocher*, Ellbogengelenkresektion 1470
Dolores osteocupi, Unterschenkel 1581
Doppel-bildungen 632
—-blase und Sanduhrblase 1362
—-drahtgipsverband bei Unterschenkelbrüchen 1758
— — bei Vorderarmbrüchen 1705
—-lippe 857
—-nagel nach *Küntscher* 1759
—-niere 1332
—-rahmenbeckenrumpfgips 1815
—-rechtwinkelnach, Sehne 1488
—-tuch (Verbandlehre) 1799
—-verrenkung der Clavicula 1674
Dornfortsätze, Spalten in den 752
Dornfortsatzfugen 752

Dott, Aneurysmen 696
Dottergangscyste 504
Douglasabsceß 1141, 1218
Douglasmetastasen 494
Doyen 7
Drainage 118, 119, 120
—, Abarten 119
—, epidurale 664
—, Indikation 119
—, nach Laparotomie 1150
—, Material 119
— bei pyogener Infektion 356, 357
—, Röhrendrainage 119
—, Stoff-, Docht- oder Capillardrainage 118
—, Stopfrohr 119
—, Tamponade 118
—, Technik der Röhrendrainage 119
Drahtbohrstellen an Arm und Bein 1650
—, gebräuchlichste 1821
Drahtdruckverband nach *Greiffensteiner* 1823
— am Becken 1823
— bei Calcaneusfraktur 1823
Drahtextension, übliche Drahtbohrstellen 1650
—, durchschnittliche Gewichte und Extensionsdauer 1823
— nach *Kirschner,* Draht- und Bügelanordnung 1651
— an Mittelhand und Fingern 1822
— am Oberarm 1822
— am Oberschenkel 1823
— am Tibiakopf 1823
— für den Unterschenkel 1823
— am Vorderarm 1822
— an den Zehen 1823
Drahtleerschiene nach *Braun* 1807
Drahtnaht 1656
Drahtspanninstrumente 1656
Drahtumschlingung 1656
Dreieckstuch 1799
Dreieckstuchverband am Arm 1800
Dreifragmentbruch bei Collumfraktur 1684
Dreigläserprobe 1320
Dreipunktedruck bei Rushpinnung 1659
Drehgipsbett 786
Drehgleiten 774
Drehschwindel 565
Drehspreiznagel 1759
Drehstuhlprüfung 566
Dreyfuß, Geschwulstätiologie 435
Druck und Geschwür 146
Druckbandagen 1825
Druckbrand 162
Druckconus, cerebellärer 701
Druckmessung, intrakardiale 283, 284
Drucknekrose 162
Druckschäden bei Narkose 35
Druckrey, Carcinogenese 437
—, Summationstheorie der Geschwulstätiologie 441
Dschanelielze, Operation bei Lux. des distalen Radioulnargelenkes 1715
Dubois-Ferriere, Schocktheorie 229

Ductus Botalli 71
— —, apertus 1085
— —, Entwicklungsgeschichte 1085
— —, Blutgasanalyse 283
— —, offener, Diagnose 1086
— —, Symptome 1086
— —, Operation 1087
Ductus circularis (Bindenband) 1790
— cruciatus (Bindenverband) 1790
— omphalo-entericus persistens 1129
— parotideus 865
— spiralis (Bindenverband) 1790
— stenonianus 865
— thoracicus 1053
— —, Entzündungen 1053
— —, Verletzungen 1053
— —, Verschluß 1053
— Whartoni 865
Dünndarm, Anatomie und Physiologie 1194, 1195
—, Lymphversorgung 1195
—, Nervenversorgung 1195
Dünndarm-Hemmung 828
—-Karzinom 1223
Duesberg-Schroeder, Schocktheorie 229
Duffysystem 238
„Duldungspflicht" von Operationen, Definition (Begutachtung) 1832
Dumpingsyndrom 678
v. Dumreicher, Distraktionsmethode bei Ellbogenluxation 1700
—, Lagerungsverband 1802
Duodenal-atresie 1204
—-divertikel 1178
—-stenose, angeborene 1204
—-stumpfverschluß 1166
—-verschluß, arteriomesenterialer 1182
Duodenitis chronica 1183
— phlegmonosa 1182
Duodenum 1165
Duplay, Morbus 1445
—-*Sudeck*-Syndrom 1446
Duplikaturen des Verdauungstraktes 1205
Dupuytren, Guillaume 4, 341
—, Verbrennungsstadien 204
Dupuytrensche Kontraktur 195, 1509
Dura mater 542
—, Entzündung 681
Duraplastik 672
Durchblutungsstörungen 830
—, Ätiologie 169
—, ätiolog. Faktoren 170
— bei degenerativen Gefäßveränderungen 182—187
— bei entzündlichen Gefäßveränderungen 178
—, Diagnostik 171
—, funktionell 175ff.
—, Klinik 175ff.
— bei Nervenläsionen 809
—, Pathogenese 169
—, periphere 165ff.
—, postischialgische 769
— bei Rückenmarksverletzungen 746

Durchblutungsstörungen, seltene Formen 187
—, spinale 728
—, Symptomatologie 175ff.
—, Therapie 175ff.
— der Wirbel 795
Durchgangsarztverfahren 1648, 1834
Durchschneidungsneurom 195
Durchschuß 98
Durchstichverfahren 1439
Durst, ach Laparotomie 1155
Dusch, Myositis ossificans 457
Duverney-Thieme, Darmbeinschaufelbruch 1724
Dysarthrie 578, 589, 590
Dyschondrogenese 456
Dyschondrosis intervertebralis 758
Dysgerminom 485
Dysmenorrhoe 840
Dysmetrie 583
Dysostosis cleido-cranialis 1443
— craniofacialis 516
Dysphagia lusoria 1084, 1108
— sideropenica 1108
— Valsalvae 1668
Dysphagie 835
—, chronische 1108
—, paradoxe 1108
Dysplasia, chondralis 334
— coxae luxans 1519
Dyspnoe 1058
Dysrhaphismus 729, 752
Dystrophia adiposo-genitalis (*Fröhlich*) 488, 640
— brevicollis 517
—, periostale 334
—, —, Diagnose 334
—, —, Therapie 335
Dysurie 1318

Ebbinghaus-Test 594
Ebene, schiefe (Lagerungsverband) 1802
Echi-Antigen-Reaktion 506
Echinococcus alveolaris 506
— cysticus 505
— einzelner Organe 507
— des Gehirns 697
— hydatidosus 505
— der Leber 1258
— der Lunge 1033
— multilocularis 506
—, Oberschenkel 1547
—-cyste 505
—-infektion der Wirbelsäule 788
Eckstein-Kleinschmidt, Ohrmuschelkorrektur 851
Economo (Encephalitis) 683
Ectopia vesicae 1361
Eden-Hybinette, Operat. b. hab. Schulterlux. 1682
Efferente Leitungssysteme 547
Effortsyndrom 678
Eggers, Knochenplatte 1657
Ehalt, Hüftgelenkarthrodese 1527
—, Sprunggelenkarthrodese 1597
Ehrlich, Aldehydprobe 301
—, Diazoreaktion 301
—, Seitenkettentheorie 353
Ehrmann, Alkoholprobetrunk 297
Eichelbaum, Nagelbettverödung 1591
Eicheltripper 1422

Eigenreflexe 584
Eingeweidebrüche 1289
— und Trauma 1291
Eingriffe am Darm 1195
— im Bereich des Mediastinums (Anästhesie) kongenitale Ösophagusatresie 68
— — —, Ösophagusdivertikel 69
— — —, Thymektomie 69
— an den großen Gefäßen 1102
Einkeilung bei Frakturen 1637
Einklemmungsnekrose 163
Einrenkung von Luxationen 1666
Einrichtung der Operationsräume 22, 23, 24
Einwickelung des Armes (Bindenverband) 1790
Eiselsberg v., Restlücke bei Gaumenspalte 848
—, Mikrogenie 886
Eisenmangelanämie 304, 305
Eisenmengerkomplex 1092
—, Diagnose des 1093
— Druckmessung, intrakardial 284
Eiswasserbad 64, 65
Eiterphlegmone, gashaltige 383
Eiweiß des Gewebes 225
Eiweißgehalt des Liquors 609
Eiweißhaushalt, allgemein 225
—, Gewebeeiweiß 225
—, Plasmaeiweiß 225
Eiweißmangel, Albumin- und Globulinbestimmung 227
—, Diagnose 226
—, Plasmavolumen 227
—, Proteinkonzentration im Plasma 226
—, Serumlabilitätsproben 226
Eiweißmangelzustände 225
—, Albumin-Globulinbestimmung 228
—, Darmfunktion 226
—, Folgen 225
—, Kriegswundkachexie nach Wachsmuth-Duesberg 225
— und Lipoidstoffwechsel der Leber 228
—, Plasmavolumen 228
—, Präparate 227
—, Prophylaxe 228
—, Proteindefizit 227
—, Proteinkonzentration im Plasma 226
—, Therapie 227
—, Ursache 225
Eiweißpräparate 228
Eiweißverband 1817
Ekchondrom 455
Ekchymose 188
EKG bei Hypoparathyreoidismus 273
Eklampsie, Wirbelfraktur 796
Ektasie des Ösophagus 1117
Ektrodaktylie der Zehen 1586
Ekzem, Differentialdiagnose 308
—, Einteilung 307
—, Gefahren 307
—, Therapie 308
elastische Einwicklung (Extremitäten und Leib) 1823
— Fasern, Regeneration 107
— Verbände 1823
— —, Arten 1824

Elastoplastverband, Allgemeines 1801
Elastose 169
elektrische Nervenbehandlung 822
— Reizpunkte 606, 607
— Untersuchung 605
Elektrischer Strom, Rückenmarksläsionen 739
Elektrocorticographie 603
Elektroencephalographie 603
— bei Epilepsie 673
— bei Narkoseüberwachung 51
Elektrokardiogramm 1060
—, Beurteilung des Belastungs-EKG 281
—, Beurteilung des EKG im Atemanhalteversuch 281
—, Beurteilung nach der QRS-Zacke 280
—, Beurteilung des Steh-EKG 280
— bei Elektrolytverschiebung 1061
—, Preßatemversuch 281
Elektrokoagulation, transurethrale 1360
Elektrolytbestimmung bei Narkose 52
Elektrolytmangel 220
Elektrolytverschiebung, s. auch Salzmangel 222, 223
Elektromyogramm 808
Elektronenschleuder 448
Elektrophorese 226, 302
Elektroschock 677
—, Wirbelfraktur 796
Elektrounfall 207, 208, 209, 210
—, Blitzschlag 210
—, erste Hilfe 209
—, Folgen 209
—, Herzschädigung 208
—, Ohmsches Gesetz 208
—, Pathologie 208
—, Stromstärkebereich 209
—, Therapie 209
Elephantiasis 309, 310
— lymphangioectatica 460
—, Lymphdrainage, Fascienfensterung 1429
— nostras 185
— des Penis 1423
— des Scrotums 1411
—, Therapie 310
Elfenbeinwirbel 783, 787, 802
Ellbogen 1466
—, Anatomie 1466
Ellbogengelenk, Arthroplastik-Nachbehandlung 1470
—, Geschwülste 1473
—, Mißbildungen 1467
—, Verletzungen 1467
— Exarticulation 1473
—, freie Körper 1472
—, Incision u. Drainage 1469
—, Kontraktur 1471
—, — u. Ankylose 1471
—, Kontusion u. Distorsion 1468
—, Normalhaltung 1467
—, Schlottergelenk 1471
—, Überstreckbarkeit 1467
Ellbogengelenkentzündung, Tbc. 1470
—, unspezifische, spezifische 1469

Ellbogenluxation, habituelle 1701
—, veraltete 1701
Ellbogengelenkresektion 1470
Ellbogenscheibe 1467
Ellbogengelenkveränderungen, chronische 1470
Ellbogenverrenkungen 1699
—, Therapie 1700
Ellbogenverrenkungsbrüche mit Fraktur beider Vorderarmknochen 1706
—, veraltete 1706
Ellenende, Epiphysentrennung am unteren 1714
Ellenköpfchen, habituelle Luxation 1475
Ellenköpfchenluxation 1702
Ellis-van-Creveld-Syndrom 1483
Ellsworth Howard-Test 273
Embolektomie 187, 1427
Embolie 164, 165, 258, 265
—, arterielle 265
—, Definition 253
—, Embolektomie 265
— der Extremitätengefäße 165
—, Ganglionblockade 265
— der Gliedmaßengefäße 186, 187
— der Hirngefäße 165, 832
—, Lungenembolie 258
— der Lungengefäße 165
— der Mesenterialgefäße 165, 1146
—-Symptome 258
—, Therapie, Kontraindication 265
—, —, medikamentös 265
— und Thrombose 253
Embryoma, Einteilung 432
— der Niere 1351
Emotionelle Empfindlichkeit 593
— Facialisparese 562
Emotionsstupor 593
Empfindungsnachdauer 587
Empfindungsstörungen 588
Emphysem, retroperitoneales 276
Emprosthotonus 393
Empyema pleurae 1000
—, subdurales 670
Empyemresthöhlen 1003, 1004, 1005
Encephalitis 683
—, abszedierende 671
— epidemica 683
—, Epilepsie 677
— japonica 683
—, syphilitische 683
Encephalocele 510, 630
— spuria s. traumatica 631
Encephalocystocelen 630
Encephalogramm 596
— nach Hirnverletzungen 662
—, pathologische Veränderungen 599
Enchondrom 456
—, Hand und Finger 1516
Endarteriitis syphilitica obliterans 314
Endemischer Kretinismus 957
Enderby 7
Enderlen 158
Endhirn, Anatomie 539
Endoaneurysmorrhaphie, A. femoralis 1544

Endobronchiale Intubation 67, 68
endokrine Organe 74
— —, akutes Nebennierenversagen 74
— —, Anästhesie 74
— —, Morbus Cushing 74
— —, Paraganglion 74
— —, Phäochromocytom 74
— Störungen bei Epilepsie 673
Endometriome im Bauchfell 1145
Endoneurium 807
Endoprothese, Hüftgelenk 1534
Endoskopie, Anästhesie 79, 80
—, —, lokale 95
—, Bronchoskopie 79
—, Laparoskopie 80
—, Ösophagoskopie 79
—, Rectoskopie 80
—, Thoracoskopie 80
Endotheliom, speziell 567
Endotracheale Narkose bei Kindern 82
— —, Neurochirurgie 75
Endphalanxfraktur 1723
Endstellungsnystagmus 568
Enophthalmus 553, 555
Enosteom 457
Enostose, speziell 457
Enplastrum adhaesivum 1801
Entartungsreaktion 606
Entbindungslähmung 814
Entenschnabelfraktur des Calcaneus 1769
Enteroanastomose 1167
—, Technik 1167
Enterococcen 358
Enterocolitis acuta pseudomembranacea postoperativa 1218
—, nach Laparotomie 1155
Enterostomie 1196
Enterotomie 1195
Entgiftungsfunktionsproben der Leber 303
Enthirnungsstarre 592, 649, 701, 702
Entlastungsapparat 1440
Entlastungstrepanation 704
Entmannung 1426
Entmarkungsencephalomyelitis 684, 735
Entspannungskollaps, Acetylcholinkollaps 232
—, Häufigkeit 232
—, Pathophysiologie 231
—, Symptome 232
—, Therapie 234
Entwicklung der Chirurgie 1
Entzündungen, Definition 347
—, eitrige 347
—, fibrinöse 347
—, hämorrhagisch 348
—, jauchige bzw. eitrige bei Gelenkinfektion 375, 376
—, purulente 347
—, putride 348
—, der weichen Schädeldecke 512
—, seröse 347
—, — und serofibrinöse bei Gelenkinfektion 374, 375
—, spezifische 347
—, Stadien 346, 347
—, Symptome 347
—, Therapie 348, 349, 350
—, Ursachen 346

Entzündungstherapie, Antipyretika 348
—, Antivirusbehandlung 349
—, Bakteriophagen 349
—, Beseitigung und Verminderung der Infektionsstoffe 348
—, Desinfektionsbehandlung 349
—, Hyperämiebehandlung 349
— bei Phlegmone und Absceß 348
—, Reizkörperbehandlung 349, 350
—, Salben 348
—, symptomatische 348
Enucleatio bulbi 873
— pedis in tarso 1595
Enuresis nocturna 840, 1376
— —, Diagnose 1377
— —, Therapie 1377, 1378
Enzympräparate 134
Eosinophiles Granulom 530
Ependymcysten 633
Ependymitis 698
— granularis 639
Ependymom 687
— des Conus medullaris 742
— des Rückenmarks 741
Ephynal 771
epibronchiales Divertikel 1119
Epicondylitis 1468
— humeri 767
—, Unfallzusammenhang 1469
Epidermis, Transplantation 155
Epidermoidcyste 500
Epidermoide 514, 599
— des Rückenmarks 732
Epididymitis 840
— acuta 1491, 1411
— chronica non specifica 1411
— — —, scleroticans 1412
— gummosa 1412
— luica 1412
— tuberculosa 1412
epiduraler Absceß des Rückenmarks 733
Epidural-absceß bei Wirbelosteomyelitis 787
— -empyem 671
— -hämatom 655
— — bei offenen Schädelverletzungen 670
Epikanthus 518
Epikritische Sensibilität 546, 587
Epilepsia partialis continua 676
Epilepsie 672, 678
—, akinetische 674
—, Begutachtung 681
—, Erkrankungsalter 672
—, Geburtstraumen 677
—, genuine 676
—, Herdanfälle 675
—, kindliche 674
—, Kojewnikoff 676
—, Komplikationen 678
—, operative Behandlung 679
—, posttraumatische 662
—, Prognose 680
—, stereotaktische Operationen 723
—, symptomatische 676
—, Therapie 678
—, traumatische 671
Epileptische Anfälle 580, 672
— Ausnahmezustände 674
— Delirien 675

Epileptische Demenz 676
— Verstimmungszustände 675
Epinephrin 167
Epineurium 807
epiphrenales Divertikel 1119
Epiphyse 538
Epiphysenabrutsch, völliger, Hüftgelenk 1537
Epiphysenbruch 1634
Epiphysenfraktur am Humerus 1685
Epiphysenlösung, Schenkelkopf 1616, 1536
—, traumatische 1634
Epiphyseolysis 1634
— capitis femoris 1536
Epiphyseonekrosen, aseptische 1513
—, Fingerbasen 1514
—, Unfallzusammenhang 1513
Epiphysiodese am Unterschenkelstumpf bei Kindern 1579
Epiphysitis der Metatarsalepiphysen 1602
— der proximalen Zehengrundgelenke 1602
Epiploitis 1144
Epispadie 1382
—, männliche 1382
—, weibliche 1383
Epistaxis 914
Epithelbrei nach *von Mangold* 156
Epithelcyste, traumatische 503
—, —, Hand und Finger 1515
Epithelgeschwülste, bösartige 489
—, Carcinom 489
—, Neoplasma 489
Epithelioma megacellulaire Delbet 496
Epitheliom der Haut 487
— —, Histologie 487
Epithelisierung 112
Epithelkörperchen 802
Epulis 908
—, Riesenzellgeschwulst 462
Erasistratos 1
Erbrechen, nach Laparotomie 1155
—, reflektorisch 574
Erb (Plexuslähmung) 814
Erbsche Lähmung 813, 1449
—s Phänomen 272
Erdheim-Tumor 488
Erfrierung 170, 203
—, Komplikationen und Folgen 204
—, Kongelatio 203
—, örtliche 203, 204
—, Pathophysiologie 203
—, Therapie 204
Ergotamin 167
Ergotismus 177
—, Hand und Finger 1413
ergotrope Zone des Zwischenhirns 824
Erinnerungsfähigkeit 593
Erinnerungslücke 647
Erlacher (Wirbeltbc.) 785
Ermüdungsbrüche 1631, 1635
Ermüdungsfraktur der Wirbel 794
Ermüdungsphlebitis 258
Ernst, Drahtverschnürung bei Kieferbrüchen 888

Die Seiten 1—919 befinden sich in Bandteil 1, die Seiten 921—1875 in Bandteil 2.

Erregungszustände, epileptische 675
—, Operationen 721
Ersatzmagenbildung 1175, 1176
— nach *Marshall-Lee* 1176
— nach *Seo-Longmire* 1176
— nach *Soupault* 1176
Ersatzoperation bei Deltoideuslähmung 1450
— bei Flügellähmung (Scapula) 1450
—, kineplastische, Vorderarm 1477
—, N. musculocutaneus 1462
— bei Trapeziuslähmung 1450
Ersatzstoffe, künstliche 155, s. auch Plasmaexpander 252
Erschütterungsläsionen 100
Erysipel 363, 364, 365
— der behaarten Kopfhaut 512
—, Dauer 364
— des Gesichtes 860
—, Incubationszeit 364
—, Komplikationen 364
—, Prophylaxe 365
—, Symptome 364
—, Therapie 364, 365
Erysipelas, bullosum 364
—, erythematosum 364
—, gangränosum 374
—, migrans 364
—, nekroticum 364
—, phlegmonosum 364
—, pustulosum 364
Erysipeloid 365, 403, 404
—, Diagnose 364, 404
—, Erreger 365, 403
—, Incubationszeit 403
—, Lokalisation 403
—, Symptome 404
—, Therapie 364, 404
—, Verlauf 404
Erythema exsudativum multiforme 307
— induratum Bazin 416, 1580
— nodosum 307, 1580
— purpura s. Peliosis simplex 307
Erytheme s. a. Erythema 307
Erythralgie 177
Erythroblastenanämie 1288
Erythroblastose, akute 471
—, akute nach *di Guglielmo* 306
—, chronische, speziell 471
—, — nach *Heilmeyer-Schöner* 306
Erythrocyanosis crurum puellarum 177, 310, 1580
Erythrocytenkonzentrat, Transfusion 243
Erythromelalgie, Hand und Finger 1514
Erythromycin 144
Erwerbsfähigkeit, Minderung, Definition 1830
—, —, im Gutachtenschema 1854
„Erwerbsunfähigkeit", Definition 1831
Esmarch, Samaritertuch 1798
Esmarchsche Blutleere 123
— —, Technik 124
Esser, totale Augenhöhlenplastik 850
—, Wangenplastik 857

Eunarcon 56
Euphorie 594
Evipan-Na 55, 56
Evisceratio bulbi 873
Ewaldsches Gesetz 568
Ewing-Sarkom, Einteilung 464
— —, Oberschenkel 1548
— —, speziell 473
— — der Wirbelsäule 805
Exanthem, Pruritus 308
Exarticulatio metatarsea 1595
Exarticulation, allgemein 1437
— des Fingers, dringl. Operation 1787
— im Hüftgelenk 1540
—, typische, Schultergelenk 1457
—, Schulterblatt 1458
Excitation 31
Excoriatio 187
Exenteratio orbitae 874
Exhibitionismus 675
Exogene Reaktionstypen 592
Exophthalmus 553, 555
— bei Basedow 954
— bei Morbus Basedow 954
—, pulsierender 555, 659
Exostose, kartilaginäre 1547
—, multiple, cartilaginäre, Hand und Finger 1516
—, speziell 456
—, subunguale 457, 1591, 1628
—, —, Hand und Finger 1516
Explosionsgefahr 37
Explosionswirkung bei Gewehrgeschossen 100
Explosivgeschoßverletzung 99
Exstirpation des Aneurysmasackes 317
Exsudationscysten 502
—, Einteilung 432
Extensionsbehandlung der Wirbelsäule 770
Extensionsverband, Indikation 1818
— am Kopf 1819
— (Stülpa am Bein) 1797
Extracorporaler Kreislauf 65, 66
— —, Indikation 66
— —, Technik 66
extrahepatischer Block 1257
Extraperitonisierung der Blase 1358
Extrapleurale Plombierung 1008
extrapyramidale Bewegungsstörungen, Operationen 722
Extrapyramidales System 547, 579
Extrapyramidotomie 637
Extrasphinktäre Anastomose, v. *Hochenegg*, *Kirschner-Bacon* 1226
Extravasationscyste 502
Extremitäten, häufigste Eingriffe 1427
Extremitätenverbände 1791

Fabella dolorosa 1570
Faciale Sympathalgien 715
Facialis-dissoziation 562
—-knie 1606
—-lähmungen 562
— —, Plastiken 858
—-plastik 821
—-spasmus 563

Facialis-tic 563
Fadenmaterial, Carnofil 19
—, Catgut 18
—, Catgutersatz 19
—, Chromcatgut 19
—, Collafil
—, Cumolcatgut 19
—, Formalincatgut 19
—, Höllensteincatgut 19
—, Jodcatgut 18
—, Känguruhsehne 17
—, Madrafil 17
—, Menschenhaar 17
—, nicht resorbierbar 17
—, Nylon 18
—, Perlon 18
—, Pferdehaar 17
—, resorbierbares 18
—, Seide 17
—, Silberdraht 17
—, Silkworm 17
—, Stahdraht 17
—, Sterilcatgut 19
—, Supramid 18
—, Zwirn 17
Fäulnisalkaloide 383
Fallhand 807, 814, 1491
Fallotsche Pentalogie 1096
— Tetralogie 71
— —, Druckmessung, intrakardial 284
— —, Operation 1095, 1096
— —, Symptome 1094
— Trilogie 1098
Falx cerebelli 542
— cerebri 542
— meningeome 691
—-zeichen 601
Falzspanner nach *Leeman* 1656
Faraday 5
Faradische Reizung 605
Farbstoffe zur Wundbehandlung 129
Farina, Guido 6
Fascie 1788
Fascia Galeni 1799
— nodosa (Bindenverband) 1793
Fasciculus opticus 549
Fascien-nekrose 377
—-Riß 189
—-Transplantation nach *Kirschner* 158, 159
—-vereiterung 377
—-verletzungen 189
—-zügelplastik bei Facialislähmung 858
Fasciitis der Fußsohle 1589
Fasciculäre Zuckungen 580
Fasciodese 326
Fasciola hepaticum 508
Faserknorpelring 757
Fastentest 274
Fawcitt plaques 184
Febris continuens 351
— intermittens 351
— remittens 351
Fehlbildungen der Wirbelsäule 749
Fehlstellungen, blockierte, der Wirbelsäule 795
Feinstfocusaufnahmen der Wirbelsäule 798
Felsenbeinfraktur 667, 877
Felten (chron. Myelopathie) 768, 772

Felty-Syndrom 1288
Feminismus, adrenogentialer 484
—, Definition 484
Femur, Anatomie 1542
—, Freilegung 1542
— -epiphyse, Epiphysenlösung der distalen 1746
— -exartikulation 1548
— -fraktur im proximalen Drittel, Reposition 1738
— -kondylenbrüche 1746
— -kopf, Epiphysenlösung des 1735
— — -exstirpation nach Schenkelhalsbruch 1735
— — -nekrose, Arthroplastik oder Arthrodese bei 1735
— —, Therapie der Epiphysenlösung 1735
— -schaftbrüche im distalen Drittel 1737
— —, frische, komplizierte 1743
— — im proximalen und mittleren Drittel 1737
— —, Resultate 1745
— —, Therapie 1737
— —, veraltete, schlechtstehende 1744
— —, Tuberositasdrahtextensionsverband u. Lagerung 1738
— -schaftfraktur im distalen Drittel, Extensionsanordnung bei 1742
— —, distales Drittel, Therapie der 1742
— —, Küntschernagelung bei 1739
— —, mittleres Drittel, Therapie 1742
— —, operative Therapie 1739
— —, Retention im Gipsverband 1739
— —, Rushpinning 1741
— —, Vertikalextension 1737
— -schaftpseudarthrose 1745
— -schaftresektion 1548
— -schußbrüche 1745
Ferment, proteolytisches 254
— -Entgleisung nach *Katsch* 299
Fersenschmerz 1601
— bei Bechterew 790
Fersensporn, hinterer 1602
—, unterer 1601
Festhalten 581
Feststellungsverfahren, Bericht des erstbehandelnden Arztes 1846
—, Regeln der Beweisführung 1847
—, Rentenbescheid 1848
—, Unfallanzeige u. Leistungsantrag 1845
—, Unfalluntersuchung 1846
Fetaler Kreislauf 1054
Fettbrüche 1290
Fettembolie 266, 267
—, cerebrale 652
—, Definition 266
—, Diagnose 267
—, Differentialdiagnose 267
—, Embolie des großen Kreislaufes 267
—, Gehirnembolie 267

Fettembolie, Häufigkeit 267
— bei Knochenbrüchen 1644
—, Lungenembolie 267
—, Nachweis 267
—, pathologische Anatomie 267
—, Prognose 267
—, Prophylaxe 267
—, Therapie 267
—, Ursache 266
Fettgewebsnekrose, traumatische 188
Fetttransplantation 158
Feuermal 461, 513
Feyrter (Wuchsstoffe) 643
Fiambert, Leukotomie 720
Fibiger, Geschwulstätiologie 434
Fibrillationen 808
Fibrilläre Zuckungen 580
Fibrin 254
Fibrinogen, Blutgerinnung 254
Fibrinoide Nekrose 168
Fibrinolyse 103
Fibrinolysin 254
Fibroadenom der Mamma 477
Fibroma pendulum 453
Fibrome, Einteilung 432
— der Kopfhaut 512
—, melanotisches 454
—, speziell 453
—, subungual 643
Fibrosarkom, Einteilung 432, 464
—, speziell 465
Fibröse Dysplasie 528
— Knötchen 311
— Versteifung 759
Fibula 1755
—, Freilegung 1575
— -köpfchen, Abrißfraktur des 1756
— — -luxation 1755
— — —, Therapie 1756
— — — und -fraktur, Resultate 1756
— -reflex 585
— -schaftfraktur 1756
Fibularislähmung als Berufskrankheit 1841
Fibularissehnenluxation 1587
Fieber 350, 351, 352
—, aseptisches 351, 352
—, Fiebertypus 351
—, Hauptsymptom 350
—, Temperaturmessung 351
—, Verlauf 351
—, —, Fastigium 351
—, —, Lysis 351
—, —, Stadium decrementi 351
—, —, — incrementi 351
— -reaktion bei Primärerkrankung des Patienten 248
—, pyrogene Reaktion 248
— -typus 351
Filaria Bancrofti 508
Filmtransporter 599
Finckl-Test 594
v. Finck-Oettingen, Klumpfußverband 1606
Finger, Anatomie 1481
— und Handgelenk, Distorsion 1485
— und Mittelhand, Drahtextension 1822
— -Nase-Versuch 583
—, schnellender 1508
— -anästhesie nach *Oberst* 86

Finger-aponeurose, Durchtrennung 1490
— -auswechslung, zum Daumenersatz 1498
— -beuge- und -strecksehnenverletzung 1491
— -brüche, aktive Übungen nach 1652
— -einwicklung (Bindenverband) 1791
— -eiterung, Formen 1500
— —, Schnittführungen 1504
— -endgelenke, Hand- und Finger-, Nervenverletzungen, veraltete 1493
— -exartikulation; dringl. Operat. 1787
— -gelenk, Laceration 1485
— -gelenkfraktur 1723
— -gipsverband 1813
— -glieder, kongenitale Abweichung von 1484
— —, Überzahl (Minderzahl) von 1484
— -Gliederbrüche 1722
— -grundgelenk 1482
— —, Gelenkplastik 1493
— —, II—V, Kapsulektomie 1493
— -kontraktur, Haut 1492
— -luxation, Resultate 1718
— -mittelgelenke, Wiederherstellungseingriffe 1493
— -phlegmone 1500
— -streckaponeurose, gedeckter Riß 1490
— — -sehnenabriß, Endgelenk 1490
— — -durchtrennung, Finger II—V 1490
— — -verletzung, Mittelgelenk 1490
— -stümpfe 1492
— -verband (Tubegauze) 1798
— -verlust, Ersatzoperation 1498
Finsterer, (Operation der hab. Schulterlux.) 1680, (Resektion zur Ausschaltung) 1172
Fischer-Brügge (Klivuskantensyndrom) 555
Fischgold (Bimastoidbein) 517
Fischwirbel 801, 802, 803
Fischwirbelkrankheit 801
Fischer-Wasels, Geschwulstätiologie 435
Fissura ani 1232
— labii 843
— sterni 989
— — congenita 1668
— urethrae (Harnröhrenspalte) 1381
— — inferior 1381
— — superior 1382
Fissurbruch 1632
Fistel 146
— -carcinom 370
— -Diagnose 148
— -Definition 147
— -Einteilung 147
— -Fistula 147
— -Formen 148
— -Komplikationen 148
— -Therapie 149
— -verschluß an Magen und Darm 1168

Fistel-Vorkommen 148
Fistula ani et recti 1234
— — — —, Diagnose 1235
— — — —, Therapie 1235
— stercoralis 1196
Flachfuß 1610
Flachrücken 343, 801
Flechsigsches Bündel 546
Fleckfieberencephalitis 684
Fleischmann, Gesichtsentwicklung 842
Flexibilitas cerea 581
Flockenlesen 592
Flötenschnabelbruch 1633
Flohrschütz, Hängevorrichtung 1521
—, Suspensionsvorrichtung, Hüftkopfabrutsch 1536
Florentinus Nikolaus 2
Flossenhand 1513
Flourenssches Gesetz 558
flowing-hyperostosis 803
Flüssigkeitsverlust und Thrombose 256
Fluoreszinmethode 280
Fluorvergiftung 803
Flush 678
Focalinfektion, Allergie 382
—, Diagnose 382
—, Krankheitserscheinung 382
—, Prognose 382
—, Therapie 382
Foerster 7, 661
— (cerebrales Allgemeinsyndrom) 650
— (Lähmungstyp) 635
— (Plexuslähmung) 814
Foerstersche Adversivfelder 547
— Operation 636
—-*Dandy*sche Operation 747
Foixsches Syndrom 556, 696
Folliculitis 361
Follikelcyste 503, 505
Fomon und *Kazanjian*, Sattelnase 855
Fontaine, Entnervung des Nierenstiels 837
Fontanellenspannung 662
Fontanellenpunktion 663
Foramen ovale (Nase), Anästhesie 884
— —, offenes 1088
Foramina intervertebralia 752
Forni-Giordani 1529
— —, Klumpfuß paralytischer 1609
Fornicotomie 723
Forssmann, Herzkatheterismus 282, 283
Foster-Kennedy-Syndrom 549, 551
Fovea radialis (Tabatière) 1481
Fovillesche Lähmung 562
—sches Syndrom 556
Fractura antebrachii 1703
— capitis humeri 1684
— claviculae 1670
— Collesi 1708
— colli chirurg. 1684
— — femoris 1731
— completa 1633
— costarum 1669
— femoris 1730
— humeri 1684
— incompleta 1632

Fractura mandibulae 890
— non sanata 1646
— patellae 1746
— pelvis 1723
— pertubercularis hum. 1684
— radii loco typico 1708
— scapulae 1674
— sterni 1668
Frakturen, angeborene 1631
—, Aufgaben der Therapie 1648
—, Dauer der Ruhigstellung 1651
—, Definition 1630
—, Diagnose 1637
—, Formen und Einteilung 1631
—, funktionelle Heilung bei 1648
—, Heilungsvorgang 1640
—, komplizierte, Behandlungsgrundsätze 1653
— und Luxation 1630
— —, Allgemeiner Teil 1630
—·, Mortalität 1634
—, Nervenverletzung 1639
—, pathologische 1634
— Proc. coronoideus 1712
—, Retention 1650
—, Röntgenaufnahme 1640
—, Röntgenbefundung 1640
—, Röntgendurchleuchtung 1639
—, Röntgenverfahren 1639
—, schleichende 1631
—, Statistisches 1630
—, styloideus ulnae 1714
—, Therapie 1647
— und Thrombose 256
— Tuberculum maj. u. min. am Humerus 1684
—, Untersuchungsgang 1637
—, bei Schwerverletzten 1638
—, wachsende 631
—-reposition 1648
— —, Erzeugen einer Verkürzung 1648
—, Zeitpunkt 1649
— —, Zug und Gegenzug 1649
—-schmerz 1637
—-lehre, spezielle 1668
—-symptome 1635
— —, sichere 1635
— —, unsichere 1635
—-verband 1650
Fränkel-Weichselbaum Pneumococcus 359
Fränkelscher Gasbacillus 383
Frazier, Laminektomie 743
—, Operation 718
—, Trigeminusneuralgie 714
Frazier, Charles Harrison 6
Freeman, Leukotomie 720
Freiburger Kreuzprobentechnik 239
Freilegung der A. brachialis; dringl. Operation 1784
— der A. ilica ext. u. femoralis 1785
— der Cubitalvene; dringl. Operation 1784
— des Gefäßnervenbündels am Oberarm; dringl. Operation 1784
— des Herzens, Schnittführung; dringl. Operation 1779
Freische Krankheit 390, 1590
— Probe 390

Fremdkörper des Bronchus 967
—, Eiterinfektion 114
—, Gasbrandinfektion 114
—, intracranielle 668
— des Larynx 967
— im Magen 1179
— im Mastdarm 1290
—, Tetanusinfektion 114
— der Trachea 967
Fremdkörperbehandlung 113, 114
—, Indikation 113
—, einschließlich Steckgeschosse 113, 114
Fremdkörperentfernung, Technik 114
Fremdkörpergranulationen 103
Fremdkörperstenosen im Bronchialsystem 963
Fremdreflexe 585
Frenulumverkürzung 1420
Frey, E. K. 7
Freyer 7
Fricke, Lidhautersatz 849
Friedländer, Pneumococcus 359
Friedrich, Histaminprobe 298
Frischblutkonserve, Infusion 245
Frischzellentherapie in der Geschwulstbehandlung 452
Frontallappenexstirpation 711
Fröschleingeschwulst 504
Froschhals 757
Froschmaulschnitt 1505
Frostballen 1623
Frostbeulen 1589
— am Ohr 875
Frühepilepsie 671
frühkindliche Hirnschäden, Epilepsie 677
Frühlähmungen bei Wirbelsäulentuberkulose 781
Fründ (Gipsplombe) 786
Frührachitis 801
— Skoliose 776
Frykholm (Wurzeldekompression) 772
Fuchs-Rosenthal 609
Fuhrungsapparat 1440
Fujinami und *Inamoto*, Geschwulstätiologie 434
Fulcrum tegminis (Reifenbahre) 1803
Functio laesa bei Frakturen 1637
Funda (Schleuderverband) 1793
Fundektomie, subdiaphragmatische 1173
—, Technik 1173
Fundoplicatio n. *Nissen* 1114
Funduscarcinom 1194
Fungus 420, 421, 422
— cubiti 1470
— genus 1565
— manus 1511
— pedis 1599
— bei Wirbelsäulentuberkulose 782
Funiculäre Myelose 735
Funktionelle Durchblutungsstörungen 175ff.
— Skoliose 777
Funktionen der Großhirnrinde 541
— der Harnblase 1356
— der Muskeln 610

Die Seiten 1—919 befinden sich in Bandteil 1, die Seiten 921—1875 in Bandteil 2.

Funktionsdiagnostik, Atmung und Lungenfunktion 284—292
—, Blutkrankheiten 304, 305, 306, 307
—, chirurg. klinische 270—307
—, Gonaden 276, 277
—, Herz und Kreislauf 277—284
—, Leber und Galle 301, 302, 303, 304
—, Magen 297, 298, 299
—, Nebenniere 273, 274, 275, 276
—, Nebenschilddrüse 272, 273
—, Nieren 292—297
—, Pankreas 299, 300, 301
—, Schilddrüse 270, 271
Funktions-proben-Schema für Magen, Galle, Pankreas nach *Küchmeister* 300
—-prüfungen, vegetative 646
— -störung bei Frakturen 1637
— — Sympathicusganglien 170
— —, Prüfung bei Frakturen 1638
—-wandel 587
Furunkel 361, 362
—, Akne 361
—, Diabetes 361
—, Disposition 361
—, Erreger 361
— Folliculitis 361
—, Furunkulose 361
—, Gefahren 361
—, Gerstenkorn 361
—, Hordeolum 361
—, Impetigo contagiosa 361
—, Karbunkel 361
— der Kopfhaut 512
—, Lymphangitis 361
—, Prädilektionsstellen 361
—, Symptome 361
—, Therapie 362
—, Thrombophlebitis 361
Furunkulose 361
—, Therapie 362
Fuß und Zehen 1583
— —, Amputation und Exartikulation 1594
— —, Anatomie 1583
— —, chronische Gelenkveränerungen an 1595
— —, Deformitäten 1604
— —, Entzündungen 1588
— —, Ganglien 1628
— —, Gefäße und Nerven, Anatomie 1585, 1587
— —, Geschwülste 1628
— —, Mißbildungen 1586
— —, Schwielenbildung 1588
— —, Sehnen und Sehnenscheiden 1585, 1591
— —, spezifische Entzündungen 1590
— —, Überlastungsschäden 1588
— —, Verletzungen 1587
— —, —, frische 1587
— —, Wachstumsstörungen 1600
— —-brüche und -verrenkungen 1766
— —-ligamente, Anatomie 1584
— —-muskeln, Anatomie 1584
Fuß-amputation nach *Pirogoff-Guenther* 1594

Fuß-deformitaten, Metatarsalgie 1600
—-einlagen bei Plattfuß 1614
—-gelenkarthrodese 1596
— —, Entzündungen 1592
— —, —, spezifische 1598
— —, -tuberkulose 1599
—-geschwulst 1600, 1601
—-knochen, Entzündungen 1592
—-muskeln, Anatomie 1584
—-nagel 1590
— —, eingewachsener 1591
—-rücke exostose 1628
—-schmerzen 1600
—-sohlenreflex 586
— —-warzen 1589
—-suspension (Stülpa) 1797
—-verstauchung 1587
—-wickel (Bindenverband) 1792
—-wurzelknochen, Entfernung einzelner 1600
— —, überzählige 1604, 1776
Gabelbänder, Zerreißung 1587
Galaktocele 504
Galaktosebelastung nach *Bauer* 303
Galea 509
Galeazzi-Fraktur 1702, 1708
Galen 1
Galenscher Kopfverband 1799
Gallenblase und Galle wege 1262
—, Hydrops 432, 503, 1272
—, Mukoklase 1265
—, vegetative Innervation 836
—, Zugangswege 1263
Gallenblasencarcinom 495
—, Ätiologie 495
—, Histologie 495
—, Metastasierung 495
—, Palliativoperation 495
—, Prognose 495
—, Symptome 495
—, Therapie 495
—, Vorkommen 495
Gallenblase-empyem 1272
—-entzündung 1269
—-geschwülste 1264
—-punktion 1264
—-ruptur 1269
—-tumor 1274
—-verletzungen 1269
Gallenfarbstoffnachweis in Blut und Urin 301
Gallenfisteln, Beseitigung 1267
Gallenfluß, postoperativer 1269
Gallengangsadenom 479
Gallengangsatresie, kongenitale 1262
—, extrahepatische, mit Verschluß des Ductus hepaticus 1262
—, —, ohne Verschluß des Ductus hepaticus 1263
—, intrahepatische 1262
Gallengangssystem 1249
Gallengangstumor 1275
Gallensteine 1270ff.
—, Operation 1273
—, Steinabtreibungskur 1273
—, Symptome und Diagnose 1271
—, Therapie 1273
Gallensteinileus 1273
Gallenwege, Anatomie 1262

Gallenwege, vegetative Innervation 836
Gallenwegs-anastomosen mit dem Magen-Darm-Kanal 1267
—-carcinom, Therapie 495
—-entzündunge 1270
—-erkrankungen, parasitäre 1275
—-stenose 1268
Gallertcarcinom 490
—, Prognose 496
Gallertkern 749, 757
Galvanische Reizung 605
Ganglien, autonome 823
—, Definition 823
—, Kniegelenk 1564
—, Pathogenese 332
—, Symptome 333
—, Therapie 333
Gangliocytome 689
Gangliolyse 718
Ganglion 312, 502
—, aortico-renale 824
—-blocker 664
— cardiacum (*Wrisbergi*) 824
— cervicale caudale 823
— — craniale 823
— — mediale 823
— ciliare 558, 824
—, Syndrom 715
— coeliacum 824
—, Einteilung 432
— an Fuß und Zehen 1628
— Gasseri 557
—, Alkoholinjektion 717
—, Elektrokoagulation 717
— geniculi 561
—, Neuralgie 715
—, Hand und Finger 1515
— hypogastricum 824
— intracraniale 572
— jugulare 573
— mesentericum caudale 824
— mesentericum craniale 825
— nodosum 573, 824
— oticum 559, 572, 824
— petrosum 572
— pterygopalatinum 558, 824
—, Neuralgie 715
— spinale 533
— stellatum 823
— sublinguale 561
— submandibulare 561, 824
— vestibuli 563
Gangran 161
Gangraena nosoconialis 387
Gant, Osteotomie, subtrochanter 1526
Ganzer, Augenhöhlenplastik 850
—, Restlückenverschluß bei Gaumenspalte 848
Garceau, Klumpfuß paralytischer 1609
Garlock 7
Garré (Schädelplastik) 532
Gasanalyse 51
— des Blutes 42, 43
Gas-bacillus, Fränkelscher 383
—-brand 385
— —-infektion 114
— —-prophylaxe 201
—-embolie im Gehirn 654
—-oedem 385
—-phlegmone 385
Gasperinisches Syndrom 562

Gastroenterostomia antecolica
   anterior 1169
— — posterior 1169
—, Beseitigung 1169
— retrocolica anterior 1169
— — posterior 1169
Gastroenterostomie, *Nicoladoni*
   und *Wölfler* 1169
Gastrektasie 1181
Gastritis acuta 1182
— chronica 1183
— phlegmonosa 1182
Gastroduod. nalblutung 1187
Gastroduodenostomie 1169
Gastro-Jejunostomie 1171
Gastro-Pankreatico-Cholecysto-
   Jejunostomie 1193
Gastropexie nach *Nissen* 1114
Gastroplikatio nach *Nissen* 1114
Gastroptose 1181
Gastrostomie 1168
— bei Ösophaguskarzinom 1122
Gastrotomie 1167
Gauchersche Krankheit 462, 803
Gaugele, Hohlfußoperation 1622
—, Klumpfußoperation 1608
Gaumen-loch, syphilitisches 904
—-mandel 929
—-reflex 572
Gaumenspalte, durchgehende,
   Operation 845
—, —, — nach *Axhausen* 846
—, voroperiert 848
—, —, — nach *Wassmund* 846
Gaumenspalten 631
Gaumenspaltenoperation nach
   Halle-Ernst 845
— nach *Langenbeck-Veau* 845
— nach *Veau* 845
v. Gaza (Ramicotomie) 831
Gazearten 20
Geburtsfrakturen 1631
Geburtstrauma 509
Gedächtnis 593
Gedächtnisinhalte 593
Gefäß-anfarbungen bei Hirn-
   tumoren 602
— - oder Blutmal 461
Gefäße 74
—, Anästhesie 74
Gefäßerkrankungen, chronische
   165 ff.
—, obliterierende 830
—, Pathologie 166
—, Physiologie 166
Gefäß-erweiterung 165, 177, 829
—-gifte, organisch 167
—-insuffizienz nach *Wollheim*
   230
Gefäß-konservierung 1106
Gefäßnaht 199, 200, 1428
— bei Aneurysmen 317
— nach Blalock 200
—, Blutstillung 126
— bei Defekt 200
—, evertierende Einzelnaht, nach
   Jaboulay 200
—, Nachblutung 200
-, Technik 200
—, Voraussetzung 199
Gefäßtransplantation 159, 1428
— bei Aneurysmen 317
Gefäß-überregbarkeit 175
—-veränderungen bei Durchblu-
   tungsstörungen 168

Gefäß-verengerung 165, 827
—-verletzungen, Hüfte 1523
—-verschlüsse des Gehirns 705
—-versorgung des Dickdarms
   1195
Gefäßwand-schädigung, Eintei-
   lungsgrade 168
—-zellen bei Angiitis 170
Gegenhalten 581
Gegenstoßherde bei Hirnver-
   letzungen 648
Gehtraining bei Rückenmarks-
   verletzungen 747
Gehirn 630
—, Anatomie 535
—, Blutgefäßversorgung 543
—, Entzündung 683
—, Embolie 832
—, erhöhter Druck 700
—, Erschütterung 645
—, Frühabsceß 669
—, Gewicht 632
—, Geschwülste 685
—, Hyperplasie 632
—, Infektion 669
—, Markencephalitis 669
—, Massenverschiebung 700
—, Mißbildungen 599, 630
—, Schußverletzungen 668
—, Verletzungen 644
Gehörgang, Entzündungen 878
—, Fremdkörper 875
—, Furunkel 878
—, Stenose 878
—, Verletzung (einschließlich
   Brüche) 876
Geissendörfer, Operation bei
   Navicularefraktur 1720
Gelegenheitsursache (Begutach-
   tung) 1827
Gelenke, häufigste Eingriffe 1432
—, Regeneration 107
Gelenk-ankylosen 372
—-apparat, Infektion 375
—-chondromatose 332
—-empyem 375
— —, Symptome 375
—, Therapie 376
—-erguß, Therapie 376
Gelenkerkrankungen 322—333
—, Ankylose 372
—, Arthritis urica 330, 331
—, Arthropathia chronica defor-
   mans bei Psoriasis 332
—, Arthrosis deformans 327, 328
—, Arthrosis neuropathica 329,
   330
—, Blutergelenk 331
—, Charcotsches Gelenk 329
—, Corpora libera 329
—, Ganglien 332, 333
—, Gelenkchondromatose 332
—, Gelenkgeschwülste 332
—, Gelenkgicht 330, 331
—, Gelenkkörper 328
—, Gelenkmäuse 328
—, Gelenkrheumatismus 326,
   327
—, Hydarthros 326
—, Hydrops articularis 326
—, Kontrakturen 322, 323, 324,
   325
—, Luxationen und Subluxatio-
   nen 322
—, Mures articularis 329

Gelenkerkrankungen, neuro-
   pathische 329, 330
—, nicht traumatische 322
—, Osteoarthrosis, alcaptonu-
   rica 332
—, Osteochondrosis dissecans 329
—, Polyarthritis rheumatica 326,
   327
—, Schlotter-Gelenk 325, 326
—, Synovitis acuta et chronica
   326
—, Überbein 332, 333
Gelenk-fortsatzbrüche bei Wir-
   belfraktur 794
—-geschwülste 332
Gelenkgicht 330
—, Fußgelenke 1598
—, Röntgenbild 330
—, Symptome 330
—, Therapie 331
Gelenkinfektionen 373, 374, 375,
   376
—, Anatomie 373
—, Arthritis gonorrhoica 374
—, — purulenta 373
—, Entstehung 373, 374
—, Erreger 374
—, Gelenkempyem 375
—, Kapselphlegmone 375
—, Panaritium articulare 373
—, Panarthritis 375
—, Polyarthritis rheumatica
   acuta 374
—, Prophylaxe 376
—, Therapie 376
—, Synovitis purulenta 373
—, Tripperrheumatismus 374
Gelenkkörper 329
—, Diagnose 329
—, Symptome 329
—, Therapie 329
—, Unfallzusammenhang 329
—, Ursachen 329
Gelenkkontrakturen 372, 375
— bei Osteomyelitis purulenta
   chronica 372
Gelenkmäuse 329
Gelenkpunktion 1432
Gelenkpunktionen an der oberen
   u. unteren Extremität, dringl.
   Operation 1785
Gelenkquetschung, Allgemeines
   1663
Gelenkresektion, allgemein 1433
Gelenkrheumatismus 326
—, akuter 374
—, Formen 326, 327
—, Röntgenbild 327
—, Therapie 327
—, Ursache 326
Gelenksyphilis 427
—, Diagnose 427
—, Folgen 427
—, Prognose 427
Gelenktuberkulose 420, 421, 422
—, Ankylose 421
—, Arthrotomie 421
—, Deformitäten 421
—, Diagnose 421
—, Distentionsluxation 421
—, Entstehung 420
—, Fungus 420, 421
—, Hydrops 420
—, kalter Absceß 421
—, klinische Formen 420, 421

Die Seiten 1—919 befinden sich in Bandteil 1, die Seiten 921—1875 in Bandteil 2.

Gelenktuberkulose, Kompli-
kationen 421
—, Kontrakturen 421
—, Lokalisation 420
—, Luxation 421
—, Mischinfektion 422
—, Operation 421
—, Prognose 421
—, Subluxation 421
—, Therapie 421
—, Tumor albus 420, 421
— und Trauma 420
—, Vorkommen 420
—, Wachstumsstörungen 421
Gelenkverletzung 201
—, geschlossene 201
—, Nachbehandlung 201
—, offene 201
—, Therapie 201
Gelenkverrenkung 1664
Gelenkverstauchung, Allgemeines 1663
Gemmangiom Orsòs 459
Genu recurvatum 1568
— —, Therapie 1568
Genu valgum 1566
— —, Osteotomie des Tibiakopfes bei 1567
— —, suprakondyläre Osteotomie 1567
Genu varum 1568
— —, operative Therapie 1568
Geradehalter 773
Gerichtskosten bei Berufung und Revision 1849
Gerinnungsbestimmung, Quickwert 259
—, Antithrombinzeit 259
—, Differentialdiagnose 260
—, Heparintoleranz 260
— nach *Marbet-Winterstein* 259
—, Prothrombinzeit 259
—, Recalzifizierungszeit nach *Howell* 260
—, Spontangerinnungszeit nach *Lee-White* 260
—, Thrombelastographie 260
—, Thrombinzeit 259
—, Thromboplastinzeit 259
Gerlach, Mikroangiome des Gehirns 696
Gersdorff, Hans v. 3
Gersonsches Suspensorium 1802
Gerstenkorn 361, 872
Gersuny-Kraske, Wangenplastik 857
Geruchshalluzinationen 549
Geruchstäuschungen 594
Gesäßphlegmone und -abszeß 1308
Geschlechtskrankheit, vierte 390
Geschmacksprüfung 559
—, elektrisch 573
Geschmackstäuschungen 594
Geschwindigkeitsindex 271
Geschwulstätiologie durch Azofarbstoffe 435
— durch chemische Stoffe 435
—, infektöse 434
—, Mutationstheorie 441
—, Parasiten, Bakterien, Viren 434
—, Summationstheorie 441
Geschwulstbestrahlung, Indikation 447

Geschwulstdiagnose, Allgemeines 443
Geschwülste, Ätiologie 433
—, Allgemeiner Teil 431
—, bösartige des Binde- und Stutzgewebes 463
—, Brustwand 994
—, Chemotherapie 449
—, Definition 431
—, Einteilung 431
—, epitheliale 432
—, —, gutartige 474
—, fibroepitheliale 474
—, gutartige des Binde- und Stützgewebes 453
—, Herz 1101
—, Keimdrüsen 484
—, Kopfhaut 512
—, Mediastinum 1049, 1050
—, mesenchymale, Einteilung 432
—, Oberarm 1465
— des pigmentbildenden Gewebes, speziell 461
—, repropleural 744
—, Schädel 595
—, Schulter 1457
—, spezieller Teil 453
—, strahlenresistente 446
—, Unterschenkel 1583
—, Vererbung 433
—, Wachstum 441
—, Wirbelsäule 805
Geschwulstentstehung durch aromatische Kohlenwasserstoffe 436
— durch physikalische Einwirkungen 437
Geschwulstoperation, allgemeine Technik 445
Geschwulstprophylaxe 444
Geschwulsttherapie, Diätetik 452
—, kausale 444
—, konservative 446
—, symptomatische 451
Geschwür 146
—, Allgemeinstörungen 147
—, Definition 146
—, Dekubitalgeschwür 146
—, Komplikationen 147
—, Narbengeschwür 146
—, Symptome 147
—, Therapie 147
—, Ulcus cruris varicosum 146
—, Ursache 146
Gesicht 842
—, kongenitale Fisteln 842
Gesichts-bildung, entwicklungsgeschichtlich 842
— -entwicklung 842
— —, Spaltbildungen, kongenitale 843
— -feldprüfung 550
— -fortsätze 842
— -furunkel 681
— — und -karbunkel 859
— -kausalgie 716
— -geschwülste 862
— -gummen 862
— -hautplastik 851
— -knochenbrüche 887
— -neuralgien 865
— -phlegmone 860
— -plastiken 842, 849
— -rose 860

Gesichts-schädel 842
— -schädelbrüche 1668
— —, spezielle Formen 888
— -schmerzen 713
— —, Therapie 716
— -spalte, schräge 843
— -spaltencyste 907
— -tuberkulose 861
— -verletzungen 858
— —, Erfrierungen 859
— —, Schußwunden 859
— —, Stichwunden 859
— —, Verätzungen 859
— —, Verbrennungen 859
Gewebeeiweiß 225
Gewebsdurchblutung, Pathologie 168
—, physikalische Faktoren 168
Gewebsdurchblutungsfaktoren 167 ff.
Gewebsinfektion, s. pyogene Gewebsinfektion 361—378
Gewichteschätzen 589
„Gewöhnung", Definition (Begutachtung) 1832
Gibbon 7
Gibney, Heftpflasterverband 1081
Gicht 312
—, Fußgelenke 1598
Gichtknoten am Ohr 877
Gildemeister (Nutzzeit) 608
Gillies, Nasenplastik 853
Gingivitis 903
Gipsbett 778, 786, 1817
— bei Rachitis 802
Gips-diadem 1816
— -hosenverband 1815
— -korsett 770
— -mieder, Technik 1811
— -plombe bei Wirbelsäulentuberkulose 786
Gipsverband, Abnehmen des 1809
—, Allgemeines 1807
—, Anlegen 1809
—, Beschriftung 1809
—, Fensterung 1813
— bei Frakturen 1650
—, Instrumentarium 1807
—, kombiniert mit elastischer Binde 1816
—, Lagerungshilfsmittel 1810
—, Polsterung 1808
—, Technik 1808
—, ungepolsterter 1808
Gitterplastik nach *Heller* 928
Glabellareflex 584
Glandula parotis 865
— sublingualis 865
— submandibularis 865
— submaxillaris 865
Glaukom 834
Gleich, Plattfußoperation 1615
Gleichgewichtsapparat 565
Gliedertaxe 1855
— in der Privatunfallversicherung 1836
Gliedmaßenschußbrüche, Besonderheiten 1653
Glioblastoma multiforme 687
Gliome 686
— des Rückenmarks 741
Glisson, Francis 4
Glissonsche Schlinge 1819
Globulin, antihämophiles 254

Die Seiten 1—919 befinden sich in Bandteil 1, die Seiten 921—1875 in Bandteil 2.

Globulinbestimmung 228
Globulinreaktion im Liquor 609
Glomerulonephritis, akute 1346
—, chronische 1346
Glomus caroticum 944
Glomustumor 187, 459, 530, 819, 841, 1596
Glossopharyngicusneuralgie 715
Glossitis phlegmonosa 923
Glossopharyngicusneuralgie 573, 715
Glottisoedem 34, 968
Glucocorticoide 273, 274
—, Funktionsteste 274, 275
—, Thorntest 274
Glutäalreflex 586
Gnathoschisis 885
Gnostische Funktionen 591
Gocht, Hammerzehenoperation 1625
—, Kniegelenksarthrodese 1571
—, Schultergelenkarthrodese 1456
Godlee, Rickmann 6
Goebells, Fesselungsoperation bei Patellarluxation 1569
—, Operation bei Kniescheibenluxation 1750
—, Spreizfußoperation 1618
Gohrbandt, Facialisplastik 858
Goldblatt-Versuch 838
Gollscher Strang 546
Goltzscher Klopfversuch 232
Gonaden, Funktionsdiagnostik 276, 277
—, Funktionsprüfung 276, 277
Gonadotropine 485
— im Harn 276
Gonarthritis 1561
Gonda-Allenscher Reflex 586
Gonitis 1561
— -tbc 1565
Gonococcen 379
Gonococcus 359
—, Diagnose 359
Gonokokkenperitonitis 1142
Gonorrhoe 1390
—, Gelenkinfektionen 374
Gomphosis 1632
Gordonscher Reflex 586
Gosset-Merlé-D'Aubigne, Hüftgelenkplastik 1534
Gottlieb, Hüftgelenkverrenkung 1519
Gowers, Rückenmarkstumor 743
Gowersches Bündel 546
Gradenigosches Syndrom 560
v. Graefesches Zeichen 955
Graepner, Druckbild des Fußes 1585
Grahamtumor, Mikrokarzinom 500
Grand mal 673
Granulationen, atrophische 103
—, hämorrhagische 103
Granulations-anregung 112
— -bildung 103
— -kallus 1641
— -stadium bei Verbrennungen 207
Granulom, eosinophiles 463
—, epidurales 741
—, teleangiektatisches 459, 1414
Granulosazelltumor 484
—, Symptome 485

Granulosazelltumor, Therapie 485
Gratioletsche Sehstrahlung 550
Gravistatik 564
Grawitz-Tumor 1351
Greifen 581
Greiffensteiner-Drahtdruckverband 1823
—, Pseudarthrosenoperation 1663
Grenzdivertikel 1119
Grenzstrang 823
Grenzstrangblockade 88, 173, 181, 830
—, lumbale Sympathicusblokkade 88
—, Periduralanästhesie 88, 89
—, sacrale 830
—, Stellatumanästhesie 88
Grenzstrangdurchschneidung 166
Grenzstrangresektion 74
—, cervikale 831
—, cervicothorakale 831
—, lumbale 831
Griffelfortsatzbruch der Elle 1714
Griffelschachteltechnik nach *Witt* 193
Griselsche Krankheit 792
Grisel (Torticollis) 792
Gritti, Oberschenkelamputation 1549
Gross 7
Großsche Probe 302
Großhirn, Anatomie 539
Gruber-Widal-Reaktion 360
Grundphalanxfraktur II—V 1723
Grundumsatz bei Hyperthyreose 955
Grundumsatzbestimmung, Apparaturen 270
—, Beurteilung 270
—, Methodik 270
— nach *Schoffa* 270
—, Readsche Formel 270
„Grünholzbruch" 1632
Grünholzfrakturen am Vorderarm 1703
Gruß-Krämpfe 676
Grützbeutel 503, 514
Gubaroffsche Klappe 1113
Guenther, Fußamputation 1594
Guérin, Oberkieferbruch 889
Guillain-Barré (Neuritis) 609
— —, Syndrom 320
Gillainsches Zeichen 582
Guiot (Stereotaxie) 638, 723
Guleke, Ischiadicusfreilegung 1525
Gumma 424
—, epidurales 741
Gummata scrophulosa 416
Gummen des Gehirns 697
Gummi arabicum 252
Gummihandschuhe 11
—, Nachteile 12
Günz (Wirbelfraktur) 796
Gurdjan (Schädelplastik) 532
Gürtelrose 389
Gussenbauer, Orbitotomie von medial 874
Gutachtenschema 1849
—, Beurteilung 1853
—, derzeitiger Untersuchungsbefund 1850

Gutachtenschema, Untersuchungsmethoden 1851, 1852
—, Vorgeschichte 1849
—, Zusammenfassung 1855
Gutachter, Aufgaben 1846
Gutachtertätigkeit 1849
Guttiérez-Mahoney 724
Guyonsche Installation 1215
Gynäkomastie 478, 979

Haarausfall 266
Habelmann, Schocktherapie 229
Hackenfuß 807, 817, 1618
—, Symptome und Diagnose 1618
Hackenfußoperationen 1619
Hackenhohlfuß 1618
Hackethal (Sudeck-Syndrom) 766
Haddow, Geschwulstätiologie 436
Haecker und *Joseph*, abstehende Ohren 851
Hämangiolymphangiom 460
Haemangioma cavernosum 513
—, Einteilung 432
—, Gesicht 862
— der Kopfhaut 512
— racemosum 513
— simplex, Hand und Finger 1514
—, speziell 458
Hämangiopericytom 459
Hämangiosarkom, Einteilung 432
—, speziell 467
Hämatocele 502, 1415
—, Einteilung 432
Hämatom bei Wirbelfraktur 797
— -Kallus 1641
—, perifrakturelles 1641
—, postoperativ 1703
—, subaponeurotisches der weichen Schädeldecke 509
—, subcutanes 188
—, — der weichen Schädeldecke 509
—, subperiostales der weichen Schädeldecke 509
Hämatomyelie 731, 738
Hämatosalpinx 503
Hämatothorax 991, 1000
Hämatotympanon 523, 650
Hämaturie 1320
—, Operationen 838
Hamoblastome, Histogenese 468
—, Differenzierungsmöglichkeiten der Mesenchymzelle 469
Hämocytopenien, Agranulocytose 306, 307
Hämoglobinämie, Bluttransfusionsschäden 247
Hämoglobinurie, Bluttransfusionsschäden 247
Hämolyse 235
—, Austauschtransfusion 247
—, Bluttransfusionsschäden 247
—, Hämaturie 248
—, Hämoglobinämie 247
—, Hämoglobinurie 247
—, Symptome bei Bluttransfusion 247
—, Therapie 247

Hämolysine 236
hämolytische Anämie 1287
hämolytischer Ikterus 1287
Hämophilie 331
—, Bluterkniegelenk 1572
—, Blutgefäßverletzung 198
—, Blutgerinnung 254
—, Cohnsche Fraktion 243
—, Einteilung 243
Hämorrhagie 121
Hämorrhagische Diathese, Blutgefäßverletzungen 198
Hämorrhoiden 318, 1236
—, Injektionsbehandlung 1238
—, Operation 1238
—, Symptome 1237
—, Therapie 1237
Hämosiderose 250
Haemostatica 126
Haemostyptica 127
Härtel, Alkoholinjektion 717
Haftpflichtversicherung 1837
Hagelkorn 872
Haglunds Exostose 1597
Haglundsche Erkrankung 1602
— Reizperiostose 191
Hahnentritt 817, 1657
Hahnsche Kanäle 749
Haight, Cameron 7
Hakeln 581
Hakenfortsatzbruch 1711
Halbseitenlähmung 725
Halbwirbel 750
Halle-Ernst, Gaumenspaltenoperation 845
Hallervorden (Thixotropie) 645
Hallock, Arthrorise, Ellbogengelenk 1471
Hallux flexus 1626
— rigidus 1627
— valgus und varus 1622
— —, Therapie 1623
Halluzinationen 594
Hals, bösartige Geschwülste 944
—, Blutcyste 943
—, Brüche 1668
—, cystisches Lymphangiom 943
—, Entwicklungsgeschichte 933
—, kongenitale Anomalien 933
—, Lymphknotengeschwülste 944
—, Mißbildungen 933
—-anhänge, kongenitale 934
—-cyste 504
— —, Infektion 933
— —, laterale 934
— —, mediale 933
—-entzündungen 940
— —, chronische 942
—-fistel, laterale 934
— —, sekundäre mediane 933
—-geschwülste 943
— —, gutartige 944
—-grenzstrangblockade 830
—-grenzstrangresektion 831
—-krawattengipsverband 1816
—-markläsionen 728, 745
—-markverletzungen 746
—-nervenverletzungen 939
—-phlegmone und Absceß 940
—-rippe 755, 935
— —, Therapie 936
—-spalte, oberflächliche und mediale 934
—-verletzungen 937ff.

Hals-verletzungen, Ductus thoracicus 938
— —, Gefäße 938
— —, stumpfe 937
—-wirbelsäule 755
Halsted, William Stewart 5
Haltungsfehler 776
Haltungsschaden 801
Hamartoblastomatose 818
Hammerzehe 1625
Hamperl, Praeneoplasie 443
Hancock, Henry 6
Hand-Schüller-Christian, Speicherkrankheit 803
— — —-sche Erkrankung 462
Hand und Finger 1479
— —, Anatomie 1479
— —-brüche 1718
— —-eiterung, Schnittführungen, typische 1505
— —, Entzündungen 1500
— — —, Therapie 1504
— — —, Unfallzusammenhang 1500
— —, Ersatzoperationen 1496
— —, Geschwülste 1514
— —, Knochenentzündungen 1511
— —-kontrakturen 1485
— —, Luxation und Distorsion 1714
— —, Mißbildungen 1483
— —, Nekrose 1512
— —, Riesenwuchs, partieller 1484
— —, Sehnenverletzung 1487
— —, —, veraltete 1494
— —, spez. Knochenentzündungen 1412
— —-verletzungen 1485
— — —, offene 1485
— — —, Schnittführungen 1486
— — —, — zur Freilegung 1487
— — —, veraltete 1491
— —, Stellungsanomalie 1484
— —, typische Schnittführungen; dringl. Operationen 1786
— — und Vorderarmeiterung, Ausbreitungsgebiete 1479
—-eiterung 1501
Handgelenk, Anatomie 1481
—, Arthrodese 1510
—, Normalhaltung 1481
—-entzündung 1510
— —, chronisch-deformierende 1511
— —, Tbc. 1511
—-gipsverband 1813
—-kontraktur 1492
—-resektion 1510
Handhülle (Bindenverband) 1791
Handlungsfolgen 591
Handrücken, Anatomie 1481
Hand-tuchverband 1799
—-verletzungen, frische, Erweiterungsschnitte; dringl. Operationen 1786
—-wurzelbeugeseite, Anatomie 1479
—-wurzelbrüche 1718
—-knochen, überzählige 1775
Händedesinfektion 10
—, Hexachlorophenpräparate 11
—, Noninfektion 10

Händedesinfektion, Schnelldesinfektion 11
Hängebauch 1305
Hansaplastverband 1801
Harley Frank 7
Harn und seine Bestandteile 1317
Harnbeschwerden 1313
Harnblase, Anatomie 1356
—, Freilegung 1357
—, —, extraperitoneale 1357
—, —, transperitoneale 1357
—, Fremdkörper und Steine 1389
—, Innervation 839
Harnblasen-bruch 1373
—-carcinome, Plattenepithelcarinome 493
— —, Therapie 493
—-ersatz 1359
—-funktion 1356
—-mißbildung 1361
—-prolaps 1373
Harn-entleerung 1318
—-farbe 1317
—-menge, Veränderung 1319
—-recipient (Urinal) 1825
—-retention, atonische 1374
— —, prostatogene 1402
Harnröhre, Aplasie 1380
Harnröhren-atresie 1380
—-divertikel 1380
—-entzündung 1389
—, spezifische 1390
—-erweiterung, angeborene 1380
—-fistelung, temporäre, nach *Kirschner* 1379
—-fremdkörper und Steine 1389
—-röhrengeschwülste 1390
—-mißbildungen 1380
—-schnitt, äußerer 1379
—-spalte, obere 1382
—, Therapie 1381
—, untere 1381
—-striktur, Strikturresektion 1387
—-verdoppelung 1380
—-verengerung 1385
—, Diagnose 1386
—, kongenitale 1380
—, Therapie 1386
—, Ursachen 1385
—-verletzung, Urinphlegmone 1385
—-zerreißung bei Beckenringbruch 1725
Harn-stoffbestimmung 294
—-untersuchung 1318
—-verhaltung, Harnsperre 1318
—, postoperative 1318
Harnwegs-carcinome, Nierenbecken und Ureter 492, 493
—-entzündung 1341
—-infektionen bei Rückenmarkverletzungen 746
Harrison, Nierendekapsulation 837
Hasenscharte 843
Hass, Ersatzoperation bei Flügellähmung 1450
—, Gelenkplastik Fingergrundgelenk 1493
—, Hackenfußoperation 1619
—, Operation bei paralytischem Knickplattfuß 1616
Hassler (Stereotaxie) 638, 721

Hatt, Sprunggelenkarthrodese 1597
Hauptmeyer, Ligaturverband nach, bei Kieferbrüchen 888
Hauser, Seitenbandverletzung 1554
Haut 106
— und Schleimhauterkrankungen 307, 308, 309, 310, 311
— —, Ekzem 307, 308
— —, Elephantiasis 309, 310
— —, Erythem 307
— —, Erythrocyanosis crurum puellarum 310
— —, Exanthem 308
— —, Mißbildungen 307
— —, Ödeme 309
— —, Pachydermie 309
— —, Rhinophym 310
— —, Urticaria 308
— u. Unterhautinfektionen 361, 362, 363, 364, 365
— —, Erysipel 363, 364, 365
— —, Erysipeloid 365
— —, Furunkel 361
— —, Holzplegmone 363
— —, Schweißdrüsenentzündung und Abszeß 361
— —, subcutaner Abszeß 362, 363
— —, subcutane Phlegmone 363
Haut-abreißung 188
— —, Scalpierung 188
— —, Schindung 188
—-abschürfungen 187
— —, Wundstarrkrampfgefahr 187
—-aktinomycose 405
—-carcinome 490, 491, 515
— —, Arsenkrebs 490
— —, Brikettarbeiterkrebs 490
— —, Formen 490
— —, Schornsteinfegerkrebs 490
— —, Strahlenschädigung 490
— —, Teerkrebs 490
— —, Vorkommen 490
—-emphysem der weichen Schädeldecke 510
— —, Prognose 189
— —, Symptome 189
— —, Therapie 189
— —, traumatisches 189
— —, Ursachen 189
—-innervation 726, 727
—-klammern 117
—-lappen, -Plastik 150
—-lepra 408
—-losreißung, subcutane 188
— —, traumatische Fettgewebsnekrose 188
—-milzbrand 400, 401
—-quetschung 187
—-reflexe 585
—-schrift 589
—-sinus, kongenitaler 732
—-syphilis, Hautgumma 425
— —, Primäraffekt 425
— —, Ulcus molle 425
—-temperaturmessung 172
—-transplantation, *Thiersch* 189
— —, *Wolffe-Krause* 189
—-tuberkulose 415, 416
— —, Lupus 415, 416
— —, Leichentuberkel 415

Haut-tuberkulose, Tuberculosis verrucosa cutis 415
—-verletzung, Bluterguß im Unterhautzellgewebe 188
— —, Contusio 187
— —, decollement traumatique de la peau 188
— —, Hautabschürfungen 187
— —, Hautquetschung 187
— —, subcutane oder geschlossene Hautlosreißung 188
— —, subcutanes Hämatom 188
— —, traumatische Blut- bzw. Lymphcyste 188
— —, traumatische Fettgewebsnekrose 188
— —, traumatisches Hautemphysem 198
— —, völlige Hautabreißung 188
—-warze, harte, speziell 475
—-wärmeprüfung 172
—-widerstand, elektrischer 809
—-wurm 401, 402
Hb-Gehalt, Schema 227
Headsche Zonen 727, 768
Heberdensche Knoten 1516
Hebra, Rhinophym 864
Heftpflaster-suspensionsverband, vertikaler, bei Kindern 1802
—-verband am Fußgelenk 1802
— —, dachziegelförmiger 1801
— — nach *Baynton* 1801
— — nach *Gibney* 1801
— — nach *Sayre* 1801
Heidenhain (Schädelplastik) 532
—-*Ménard* (Costotransversektomie) 785
Heilimpfung, passive 354
Heilkrampfbehandlung, Wirbelfraktur bei 796
Heilmeyer, Cytostatika 449
— (Osteomyelosklerose) 804
Heilung, klinische, von Knochenbrüchen 1642
— per primam intentionem 104
— per secundam intentionem 104
— unter dem Schorf 104
Heilungsstadium bei Verbrennung 206
Heilungsvorgang bei Frakturen 1640
Heine-Medinsche Erkrankung, s. Poliomyelitis anterior acuta 324, 325
Heiserkeit 575
Heldsche Kreuzung 563
Helferich, Sprunggelenkarthrodese 1595
Helle Zellen 488, 489
Hellner, Geschwulstätiologie 434
— —, Krebs und Trauma 438
— (Wirbelmetastasen) 784, 806
Hemi-amimie 562
—-anopsie 551
—-ballismus 580
—-hypermimie 562
—-kolektomie, einzeitige rechtsseitige 1225
— —, linksseitige 1226
— —, zweizeitige, rechtsseitige 1225
—-laminektomie 771

Hemi-melie 1460
—-metamere Segmentverschiebung 750
—-pelviektomie 1540
—-plegia spastica infantilis 635
—-sphärektomie 638
Henderson, Operat. b. hab. Schulterlux. 1682
Henle (WS-Versteifung) 786
—-*Albee*, Versteifungsoperation der Wirbelsäule 799
—-*Coenen-Lexer*-Zeichen bei Blutgefäßverletzung 199, 317
Henning, Blutzufuhr intrasternale 246
Henschen 7
Heparine 260
—, Antagonisten 264
—, Ausscheidung 260
—, Depottherapie 264
—, Dosierung 264
—, — zur Prophylaxe 261
—, Inaktivierung 260
—, Nachteile 261
—, Protaminsulfat 260, 264
—, Vorteile 261
—, Wirkungsdauer 260
Heparinoide, Depotthrombocid 261
—, Indication 261
—, Thrombocid 261
—, Wirkung 261
Heparintherapie, Dicumaroltherapie 264
Heparintoleranz 260
Hepatitis 250
— nach Bluttransfusion 250
—, Prophylaxe 250
Hepato-cellulärer Ikterus 1256
—-Enterostomie nach *Dogliotti*, *Longmire* und *Sandford* 1269
—-enterostomie nach *Kehr*, *Ehrhardt*, *Kausch* 1252
—-stomie 1252
Heppner (Akineton) 653
— (Entlastungstrepanation) 704
— (Spannungshydrocephalus) 660, 701
Herd-anfälle 675
—-encephalitis 683
—-myelitis 734
Herget (Stellatumblockade) 830
Hering (Carotissinussyndrom) 835
Hernia accreta 1292
— bilocularis 1413
— completa 1297
— femoralis 1301
— — externa 1301
— — pectinea 1301
— — properitonealis 1301
— —, Radikaloperation 1302
— funiculi spermatici 1413
— incarcerata 1292
— incipiens 1297
— incompleta s. interstitialis 1297
— inguinalis acquisita 1298
— — congenita 1298
— — externa, s. lateralis, s. indirecta, s. obliqua 1297
— — interna, s. medialis 1298
— — interparietalis 1298
— — interstitialis, s. intermuscularis, s. subaponeurotica 1298

Hernia ischiadica 1303
— lineae albae, spez. epigastrica u. paraumbilicalis 1305
— — semicircularis Spigeli 1306
— lumbalis 1303
— obturatoria 1303
— parainguinalis 1398
— perinealis, s. ischiorectalis 1304
— permagna 1392, 1397
— prae- und retrovascularis 1301
— scrotalis 1297
— supravesicalis 1298
— traumatica, spez. postoperativa 1306
— umbilicalis 1304
— vaginalis u. rectalis et sacralis 1304
— ventralis 1305
Herniae diaphragmaticae 1160
„Hernie en W" 1294
—, irreponible oder eingeklemmte 1292
— der Lunge 1022
Hernien, Allgemeines 1289
—, Operation beim Säugling und Kleinkind 1300
—, palliative Behandlung 1293
—, Radikaloperation 1293
—, Radikaloperation nach Bassini 1299
—, — nach Brenner 1300
—, — nach Hackenbruch 1300
—, — nach Kocher 1300
—, — nach Schmieden 1300
—, — nach Wölfler-Girard 1300
—, reponible oder freie 1292
—, unblutige Reposition 1295
— fremdkörper 1069
— und Trauma 1291
Herniotomie 1296
Herophilus 1
Herpes genitalis 389, 423
— labialis 389
— simplex 389
— —, Symptome 389
— —, Therapie 389
— —, Übertragung 389
— zoster 389, 725
— —, Bandscheibenverkalkung 759
— — oticus 715
Herz, Auskultation und Perkussion 1060
—, Diagnostik bzw. klinische Untersuchung 1058
—, Entwicklungsfehler, typische 1054
— und Gefäßmißbildung, angeborene 1079
—, Geschwülste 1101
— und Kreislauf, Atemanhalteprüfung 278
—, Bestimmung der aktiven Blutmenge 280
—, Blutgasanalyse 283
—, Blutströmungsgeschwindigkeitsmessung 279, 280
—, Elektrokardiogramm 280, 281
—, Funktionsprüfungen 277 bis 284
—, Funktionsdiagnostik 277 bis 284

Herz und Kreislauf, Herzkatheterismus 282, 283
— —, Histamin-Belastungstest 278
— —, Intrakardiale Druckmessung 283, 284
— — bei Narkose 28
— —, Phonokardiogramm 281
— —, Venendruckmessung nach Moritz u. v. Tabora 278, 279
— —, Veritoltest 278
— -diagnostik, röntgenologische Herzfunktion 281
— — —, angiokardiographie 282
— -stillstand, Wiederbelebung 38
—, Lageanomalien 1079
—, Linkshypertrophie 1060
—, Ödeme 1058
—, Rechtshypertrophie 1061
Herzberg, Hallux-valgus-Operation 1624
Herz-beschleunigung 828
—-beutel 1065
—-entzündung 1065
—-geschwülste 1067
—-parasiten 1068
—-punktion 1065, 1066
—-fehler, erworbene 1070ff.
— —, Hirnabsceß 684
— — mit Links-Rechts-Shunt (acyanotisch) 1085
— — mit Rechts-Links-Shunt (cyanotisch) 1092
— — ohne Shunt 1079
— — und Gravidät 1064
—-freilegung, Schnittführung zur; dringl. Operation 1779
— —, ältere 1070
—-funktionsdiagnostik, röntgenologische 281, 282
—-katheterisation 1062
— —, Beurteilung 283
— —, Methodik 283
— —, nach Forssmann-Cournand 282, 283
— —, Komplikationen 283
— —, Prinzip 282
—-klappenfehler, isolierte 1080
—-krankheiten, Antikoagulantientherapie 266
— — und Thrombose 256
—-kreislaufreaktionen, Blutdruck 249
— — bei Bluttransfusionsschäden 249
—-Lungenmaschine, s. extracorporaler Kreislauf
—-massage bei Herzstillstand, dringl. Operation 1779
—-muskel, Anatomie und Physiologie 1055, 1056
—-operation, Anästhesie 70, 71, 72
— —, — bei Ductus Botalli 71
— —, Aortenisthmusstenose 71
— —, Fallotsche Tetralogie 71
— —, Herzverletzung 72
— —, Mitralstenose 70
— —, Panzerherz 71
— —, Pulmonalstenose 70, 71
— -stillstand 37, 38
— — bei Kammerflimmern 38

Herz-stillstand, Diagnose 38
— —, Formen 37
— —-Herzmassage; dringl. Operation 1779
— —, künstlich induzierter 1065
— —, Notthorakotomie bei; dringl. Operation 1779
— —, Prognose 38
— —, spontaner 1064
— —, Symptome 38
— —, Therapie 38
— —, Ursachen 37
—-stoffwechsel 1057
—-tamponade 1065
—-verletzung 78, 1068
— —, frische 1069
— —, scharfe 1069
— —, stumpfe 1068
Hessing-Korsett 1440
—, Schienenhülsenapparat, Coxitis 1532
—, Schienenhülsenapparat, Hüftgelenkverrenkung 1521
Heteroplastik 154
Hey-Groves, Kreuzbandplastik 1555
Heymanowitsch, Operation bei hab. Schulterluxation 1681
Hexachlorophenpräparate 11
Hexenschuß 769
Hiatushernie 1160
—, paraösophageale 1161
—, Symptome 1161
—, Therapie 1161
Hibernation 49
—, pharmakologische 60, 63, 64
Hiebwunden 97
Hillebrand, Operat. b. hab. Schulterlux. 1682
„Hilflosigkeit" 1848
Hilgenfeldt, Fingerauswechslung 1498
—, Talo-Calcanealgelenkresektion 1595
—, Verlängerung des Metacarpale I 1498
Hilgenreiner, Hüftgelenkverrenkung 1519
Hiluscyste 505
Hinterhauptslappen, Tumoren 708
Hinterstrangsystem 546
Hippel-Lindau (Krankheit) 459, 643, 692
—, Riesenwuchs 1484
Hippokrates 1
-Cooper, Hebelmethode bei Schulterluxation 1677
—, Mütze 1793
—, Unterkieferreposition 897
Hippursäureprobe der Leber 303
Hirn-absceß 671, 684
— —, Frühabsceß 669
— — bei Herzfehlern 684
— — bei Streptotrichose 406
—-atrophie, posttraumatische 647, 661
—-blutungen 647, 833
—-brei, ausfließender 522, 669
—-brüche 630
—-druck 700

Hirn-druck bei offenen Hirnverletzungen 670
— —, Röntgensymptome 703
—, Therapie 703
— —, operative Druckentlastung 704
—-erscheinungen 652
— —-phase, aseptische 669
— —-symptome 702
—-duranarbe 662
—-durchblutung 704
—-embolie 832
—-erweichung 832
—-gefäßerkrankungen, Epilepsie 677
—-geschwülste 685
— —, Aneurysmen 696
— —, Angioblastome 692
— —, Angiome 695
— —, Astrocytom 687
— —, Dermoide 695
— —, ektodermale 693
— —, Ependymom 687
— —, Epidermoide 695
— —, Gangliocytome 689
— —, Gefäßmißbildungen, Gefäßgeschwülste 695
— —, Glioblastoma multiforme 687
— —, Hypophysenadenome 694
— —, Kraniopharyngeom 693
— —, Lipome 693
— —, Meningeome 690
— —, mesodermale Geschwülste 690
— —, Metastasen 697
— —, Mißbildungstumoren 695
— —, Neurinome 688
— —, neuroepitheliale 686
— —, Oligodendrogliom 687
— —, Parasiten 697
— —, Pinealom 688
— —, Plexuspapillom 688
— —, Sarkome 692
— —, spezielle Diagnostik 698
— —, Spongioblastom 686
— —, Symptomatologie 707
—-häute 542
— —, Entzündungen 681
—-krankheiten, organische (Begutachtung) 1828
—-läsionen 649
—-leistungsschwäche 661
—-lues 683
—-nerven 523, 548
— —, Kernlähmungen 632
— —-kerne 552
— —-lähmungen, bei Schädelverletzungen 523
—-ödem 702
— —, infektiöses 670
— —, kollaterales, bei Verletzungen 669
— —, posttraumatisches 655
—-prellung 647
—-prolaps 669
— —, innerer, in die Zisternen 700
— —, sekundärer 670
—-punktion 698
—-quetschung 647
—-schäden, substantielle 647
—-schädigung, traumatische 644

Hirn-schußverletzungen, Primärversorgung 671
— —, unversorgte 668
—-schwellung 702
— —, posttraumatische 655
—-sinus 544
— —, Thrombose 685
—-stammtamponade 658
— teratome 695
—-trauma, Epilepsie 677
—-tumoren, Einteilung 433
— —, Epilepsie 676
—-trümmerherd, Größenschätzung 668
— —-höhle 664
—-tumoroperationen 711
—-verletzungen 644
— —, Begutachtung 654
— —, gedeckte 644
— —, irreversible 645
— —, Komplikationen 655
— —, offene 663
— —, — durch scharfe Gewalt 668
— —, — durch stumpfe Gewalt 665
— —, reversible 644
— —, Therapie 652
—-wunde 663
— —, Infektion 669
— —, primäre Versorgung 664
—-zerreißung 647
Hirschsprungsche Krankheit 837, 1206
— —, Therapie 1207
Hirsutismus 483, 484
Hisscher Winkel 1108, 1113
Histamin 167
Histaminprobe nach *Friedrich* 298
Histamintest 276
Histobacillose 779
Hitzeanwendung nach Frakturen 1652
Hitzekrebs, Ätiologie 438
Hitzschlag 210
Hochdruck, blasser 838
—-dampfsterilisation mit Vorvakuum 14
Hochfrequenzstrom, Blutstillung 126
Hochenegg, HVL-Adenom 480
Hocheneggsches Zeichen 1212
— — bei Darmkarzinom 1224
Hochhalteversuch nach *Ratschow* 172
Hochstetter, Gesichtsentwicklung 842
Hoden, Entwicklungsgeschichte 1407
—, Hyperorchie 1407
—, Hypoplasie 1407
—, Lageanomalien 1408
Hoden-adenom 484
—-biopsie 1417
—-geschwülste 1417
—-seminom 1417
—-teratoide 1417
—-teratome 1417
—-torsion 1409
—-tragbeutel 1825
—-verletzung 1410
Hodgkin 741
—, Lymphogranulomatose 473
—-Sarkom 473

Höhenkrankheit 705
Höhlenbildung, im Rückenmark 731, 741
Höllensteinstift 214
Hörbahn 564
Höring, Tendinitis ossificans traumatica 191
Hörprüfung 564
Hörzentrum 564
van Hoff-Schraube 1521
Hoffa, Plattfuß 1612
—-*Vulpius*, Hackenfußoperation 1620
Hoffmann, Klauenzehenoperation 1627
—-*Kuhnt*, Hohlfußoperation 1621
—-—, Plattfußoperation 1616
—-—, Sprunggelenkarthrodese 1598
Hoffmann-Tinelsches Klopfzeichen 813
— — Zeichen 588
Hoffmannscher Knipsreflex 585
Hoffmansches Klopfzeichen 197
Hohenheim, Theophrast v. 4
Hohlfuß 1620
— bei Dysrhaphismus 753
—, Therapie 1621
Hohlhand, Anatomie 1479
Hohlhandphlegmone 1502
Hohmann, Arthrodese im unteren Sprunggelenk 1596
—, Detorsionseinlage 1601
—, Ersatz des Lig. fibulotalare 1587
—, — des Lig. tibiotalare 1587
—, Hallux-valgus-Operation 1624
—, Hammerzehenoperation 1625
—, Hüftrotationsbandage 1534
—, Klumpfußoperation 1608
—, Kniegelenkarthrolyse 1561
—, Operation bei Epicondylitis 1469
—, — bei hab. Ellbogenlux. 1701
—, — bei hab. Schulterlux. 1682
—, — des Hallux rigidus V. superductus 1628
—, — bei Lux. d. dist. Radioulnargelenkes 1715
—, — bei paralytischem Knickplattfuß 1616
—, Plattfußoperation 1615
—, Reclinations-Korsett nach 1440
—, Ringbandplastik 1702
—, Seidenfadenplastik bei Fußgeschwulst 1601
—, Spreizfußoperation 1618
Hohlvenentyp, der Metastasierung 443
Homansches Zeichen 258
Holmes, Oliver, Wendel 5
Holzphlegmone 377
— am Hals 942
—, Therapie 363
Holzschienen 1804
Homoioplastik 154
—, Knochen, allgemein 1436
Honvan, Cytostaticum 451

Honvan bei Prostatakarzinom 497
Hooversches Zeichen 583
Hordeolum 361, 872
Hormon, adrenocorticotropes, als Cytostaticum 451
— als Cytostatica 450
—, vasoaktive 167
Hormonpräparate 134
Hornerscher Symptomenkomplex 555, 813
Hornhautreflex 559, 560, 585
Horsley, Sir Victor 6, 680
— (Cortectomie) 637
— Laminektomie 743
Howard-Hopkins-Connor Calziumtest 283
Howell, Recalzifizierungszeit 260
Hospitalbrand 387
Hottentottenvenus 774
Hromada (Parkinsonismus) 706
Hueck-Aßmann (Osteomyelosklerose) 804
Hüfte 1516
—, Anatomie 1596
—, Geschwülste 1540
—, Schlottergelenk 1526
—, schnellende 1523
—, Verletzungen, Kontrakturen 1523
Hüft-ausschnittbruch 1303
—-beugemuskulatur, Ersatzoperation 1527
Hüftgelenk, Arthrotomie 1525
—, Freilegung 1525
—, Mißbildungen 1518
—, Normalhaltung 1517
—, Verrenkung, angeborene 1518
—, —, Arthroplastik 1521
—, —, Therapie 1521
—-ankylose, extraartikuläre 1526
—, intraartikuläre 1526
—-arthrorise 1527
—-arthrose, Symptome 1523
— —, Therapie 1533
—-arthrodese 1526
—-arthrotomie u. Drainage 1529
—-entzündung 1528
— —, chronische 1533
— —, spezifische 1530
—-exartikulation 1540
—-exstirpation 1540
—-fraktur, Vertikalsuspension 1726
—-kontrakturen 1526
— — und Ankylose, Osteotomie 1539
—-kontrakturstellung 1517
—-luxation, Formen und Einteilung 1727
—-luxation, Nebenverletzungen 1727
— —, Stellungen des Femurkopfes 1727
—-plastik 1534
—-punktion 1529
—-resektion 1532
— —, arthroplastische 1534
—-subluxation, Therapie 1522
Hüft-kontraktur Tbc. 1530
—-pfannenbruch 1726
—-rotationsbandage, *Hohmann* 1534

Hüft-schleimbeutelentzündungen 1528
—-verrenkungen 1727
— —, mit Brüchen 1728
— —, Diagnose 1728
— —, komplizierte 1728
— —, reine 1727
— —, Reposition bei veralteten 1729
— —, Resultate 1730
— —, Therapie 1729
—-verrenkungsbrüche 1727
Hühnerauge 1588
Hühnerbrust 990
Hufeisen- (Kuchen- oder Schildniere) 1332
Huguenard 8
Humanalbumin 228, 252
Humerus, Anatomie 1459
—, Freilegung 1460
— varus 1444
Humerusfraktur am Collum anat. 1684
— fraktur am distalen Ende 1693
— am oberen Ende 1684
—, diakonduläre 1693
—, Drahtextensionsbehandlung 1686
—, Gipsverbandbehandlung 1686
—, operative Behandlung 1687
—, suprakondyläre 1693
—, suprakondyläre, Extensionstyp 1694
—, suprakondyläre, Flexionstyp 1694
—, —, operative Therapie 1696
—, —, Prognose 1698
—, —, Reposition 1694
—, —, spezielle Therapie 1695
—, T- u. Y-Fraktur 1697
Humeruskopf, Ersatz 1454
—-fraktur 1684
— —, Prognose u. Behandlungsdauer 1688
Humerusschaftbrüche 1688
—, Drahtextensionsbehandlung 1690
—, Gipsverbandbehandlung 1690
—, kons. Therapie 1689
—, Küntschernagelung 1691
—, operative Behandlung 1691
—, Prognose 1689
—, Rushpinning 1692
Hummerscherenhand 1513
Hunter, John v. 4
—, Aneurysmentherapie 317
Huntsche Neuralgie 563, 715
Hustenfraktur 1669
Hustenreiz 574
Hutchinsonsche Trias 428
— Zähne 904
HVL, basophiles Adenom 480
—, eosinophiles Adenom 480
—, Hauptzelladenom 480
Hydarthros 326
Hydatidentorsion 1409
Hyderginbehandlung Querschnittsgelähmter 745
Hydrocele 502, 1413
—, Einteilung 432
— funiculi spermatici 1414

Hydrocelen-operation, Fensterungsmethoden 1414
— — nach v. *Bergmann* 1414
— — nach *Jaboulay-Winkelmann* 1494
Hydrocephale Krisen 703
Hydrocephalus 639
— externus 599
— internus 599
— occlusus 702
Hydromyelie 731
Hydronephrose 1349
—, Einteilung 432
—, Therapie 1350
Hydrophobie 390, 391, 392
Hydrops 420, 422
— der Appendix 502
— articularis 326
— der Gallenblase 503
— genu 1561
— der Sehnen 31
— sero-fibrinosus 422
— bei Syphilis 427
— der Tube 503
Hydrosadenitis 1451
Hydrosalpinx 503
—, Einteilung 432
Hydrothorax 1000
Hygrom 502
—, Einteilung 432
— der Schleimbeutel 313
—, subdurales 660
—, tuberkulöses 422
Hyperacidität, bei Magenulcus 1185
Hyperämie, aktive 145, 146
—, Behandlung 349
—, passive 145
Hyperakusis 562
Hypercalcämie 482
Hyperemesis 222
Hyperhidrosis 809, 835
Hyperinsulinismus 1281
Hyperkinesen 580, 635
—, Operationen 722
Hyperleukocytose 353
Hyperlymphocytose 353
Hypernephrom 497, 1351
Hyperorchie 1407
Hyperosmie 549
Hyperostosis generalisata 803
Hyperparathyreoidismus 272, 961
Hyperpathie 808
Hypertensin 838
Hypertherme Schäden 163
Hyperthyreose 954
—, Grundumsatz 955
Hypertonie, maligne 1355
—, Operationen 838
Hypertrophie des lymphatischen Rachenringes 929
Hyperventilationsversuch 272
Hypochlorämie 202
Hypo- und Aplasie der Niere 1333
Hypogenitalismus 480
Hypoglossus-Facialis-Anastomose 821
Hypokaliämie 72
—, Symptome 224
—, Therapie 224
Hypokinese 681
Hypomimie 581
Hypoparathyreoidismus 272, 273

Hypoparathyreoidismus,
 Calciumtest nach *Howard,
 Hopkins-Connor* 273
—, Chvosteksches Zeichen 272
—, EKG 273
—, *Ellsworth-Howard-Test* 273
—, Erbsches Phänomen 272
—, Hyperventilationsversuch 272
—, Östradiolversuch 273
—, Parathormontest 273
—, Tetanieformen 272
—, Trousseausches Zeichen 272
Hypophosphatämie 482
Hypophyse 167, 539
Hypophysen-adenome 694
— -hinterlappenhormon 673
— -operationen 713
— -vorderlappenadenom 480
— -vorderlappenhormone als Cytostatica 451
— -vorderlappen-Nebennierenrindensyndrom 273, 274, 275
Hyposmie 549
Hypospadia glandis 1381
— penis 1381
— peno-scrotalis 1381
— perinealis 1381
Hypospadie 1381
—, Operationsverfahren nach *Denis-Browne* 1382
—, — nach *Grob* 1382
—, — nach *Ombrédanne* 1381
—, Therapie 1381
Hypotension 78
—, chemische Ganglienblockade 49
—, durch Hibernation 49
—, Indikation 50
—, Komplikationen 49
—, Kontraindikation 51
—, Technik 50
hypothalamische Steuerung 650
Hypothalamus 538
Hypothermie 78
—, Definition 64
—, Indikation 65
—, Kontraindikation 65
—, künstliche 64, 65
—, Pathophysiologie 64
—, Unterkühlung im Eiswasserbad 64, 65
—, — mit Kühlmatte, Kühlanzug, Winterschlafgeräte 65
—, Wiedererwärmung 65
Hypothyreose 957
Hypoxie des Gehirns 705
hysterische Lähmungen 811
Hysterophor 1825

Ideatorische Apraxie 591
Ideenflucht 594
Ideokinetische Apraxie 591
Ikterusformen 1272
Ileitis condensans 791
— terminalis acuta 1214
— ulcerosa chronica 1219
Ileo- bzw. Coecosigmoideostomie 1225
Ileotransversostomie 1225
Ileus 1209
—, akuter 1211
—, Allgemeinerscheinungen bei 1211

Ileus, chronisch-intermittierender 1212
—, chronischer 1212
—, dynamischer 1211
— nach Laparotomie 1153
—, paralytischer 1214
—, Therapie bei mechanischem 1212
— verminosus 1209
Illusionen 594
Immunantikörper 236
Immunisierung, aktive Schutzimpfung 353
—, —, bei Tetanus 395
—, — bei Wundstarrkrampf 187
—, Autovaccine 353
—, Mischvaccine 353
Immunserum 237
Impetigo contagiosa 361
Impfmetastasen 442
Impotentia coeundi 840
Impression im Planum nuchae 517
Impressiones digitatae 516
Impressionsbruch 1632
Impressionsschüsse des Schädels 668
Imré, Unterlidersatz 850
—, Wangenplastik 857
Inaktin 56
Inaktivitätsatrophie 608
Incarceratio herniae 1294
Incarceration 163
— retrograde 1294
Incision bei pyogener Infektion 356, 357
Indication zur Bluttransfusion 243, 244
Indigokarminprobe 292
Indikanbestimmung 294
Induratio penis plastica, Therapie 1424
Infanteriegeschoß, Verletzung 99
Infantilismus 640
Infarkt, anämisch 164
Infektanämie 305
—, Bluttransfusion 244
Infektarthritis, Hüftgelenk 1534
— Kniegelenk 1561
Infektion 222
— nach Hirnverletzungen 663
— innerer Organe 378
—, pyogene aerobe, s. pyogene Infektion 356—378
— seröser Höhlen 377
— — —, Entstehung 377
— — —, Meningitis 377
— — —, Pericarditis 378
— — —, Peritonitis 378
— — —, Pleuritis 377
— — —, Therapie 377
— nach Strumaresektion 953
Infektionen, s. auch chirurgische Infektionskrankheiten 343—431
—, s. auch Haut- und Unterhautinfektionen 361, 362, 363, 364, 365
Infektionserreger 344, 345
—, Antibiose 345
—, Bacillen 344
—, Bac. proteus 379
—, Bakterien 344
—, Bakterienkörpergifte 345

Infektionserreger, Bakteriensekretionsprodukte 345
—, bakterium coli commune 360
—, — pyocyaneus 379
—, — typhi 360, 361
—, blastomyces 379
—, Coccen 357, 358
—, Colibazillen 379
—, Eigenbewegung 344
—, Färbbarkeit 344
—, Formen 344
—, Gonococcen 379
—, Immunität 345
—, Inkubationszeit 345
—, Meningococcen 379
—, Mikrococcus tetragenus 379
—, Mutation 345
—, pathogene Mikroorganismen 344
—, Pneumobazillen 379
—, Pneumococcen 378, 379
—, pyogene 357, 358, 359, 360, 361
—, pseudomonas pyocanea 360
—, Reaktionslage 345
—, Resistenz 345
—, Spirillen 344
—, Staphylococcen 357, 358, 378
—, Streptococcen 358, 359, 378
—, Streptothrix 379
—, Symbiose 345
—, Typhusbazillen 379
—, Übertragung der Krankheitserreger 345
—, Vermehrung 344
—, Virulenz 345
—, Wachstum 344
—, Wirkungsmechanismus 345
Infektionserregernachweis 381
—, bakteriologische Blutuntersuchung 381
Infektionsfolgen 345—356
—, allgemeine Störung 350
—, Anaphylaxie bzw. Serumkrankheit 355, 356
—, *Ehrlich* Seitenkettentheorie 353
—, Entzündung 346
—, Fieber 350, 351, 352
—, Inkubationszeit 346
—, natürliche Schutzkräfte des Organismus 352, 353
—, örtliche 345, 346
—, Seuchenimmunität 353, 354
—, Vaccine- und Serumtherapie 354, 355
Infektionskrankheiten, chirurgische, s. chirurgische Infektionskrankheiten 387—431
Infektionsprophylaxe bei Laparotomien 1149
Infektionsquelle 379
— bei pyogener Allgemeininfektion 379
Infektionsstadium bei Verbrennung 206
Infiltrat, hämorrhagisches 188
Infiltrationsanästhesie 85
Inflammatio herniae 1294
Infraktionsbruch 1632
Infratemporalphlegmone 860
Infundibuläre Pulmonalstenose Druckmessung 284
Infundibulumstenose, Druckmessung, intrakardial 284

Die Seiten 1—919 befinden sich in Bandteil 1, die Seiten 921—1875 in Bandteil 2.

Infusionen, hypotone 658
Infusionstherapie 233
—, Blutderivate 233
—, kristalloide Lösungen 233
INH-Dosierung 414
——-Indikation 414
——-Isonikotinylhydrazin 414
Inhalationsnarkose 52
—, Äthernarkose 52
—, Chloräthyl 54
—, Chloroform 53
—, Cyclopropan 55
—, Divinyläther 54
—, Einleitung 30, 31, 32, 33
—, Lachgas 55
—, Leitung 31
—, Stadien 31
—, Stickoxydul 55
—, Trichloräthylen 54
—, Verlauf 31
Initialschrei bei Epilepsie 674
Inkohärenz 592, 594
Inkontinentia intermittens 725
Inkretorische Adenome 484
— — des Hoden 484
— — des Ovar 484, 485
Innenband, Kniegelenk 1550
Innenohrentzündung 881
Innenohrschwerhörigkeit 565
Innenohrverletzung 877
Innervation der Muskeln 610
Innervationsanomalien 808
Innervationszittern 580
Insektenstiche 387
—, Erreger 387
—, Komplikationen 387
—, Prophylaxe 387
—, Symptome 387
—, Therapie 387
Inselzelladenom 489, 1281
—, Funktion 482
—, histologisch 482
—, Hyperinsulinismus 482
—, hypoglycämischer Schock 482
—, Hypophysenadenome, Nebennierenrindenadenome 489
—, Inseladenom 482
—, Langerhanssche Inseln 482
— des Pankreas 482
—, Therapie 482, 1282
—, Vorkommen 482
Insemination, artifizielle 1418
Insertionsschmerzen als Berufskrankheit 1840
Insertionstendopathien bei Bechterew 790
Insolation 210
Insolationsschäden 210
—, Hitzschlag 210
—, Sonnenstich 210
Instrumente, Sterilisation durch Auskochen 14
—, — durch Hochdruckapparat 14
—, — durch Hochdruckdampf 14
Insulinbelastung, i.v. nach *Bürger-Cramer* 303
Intelligenz 594
Intentionstremor 580
Intercarpalgelenkluxation 1715
Intercostalnervenblockade 86
Intercostalneuralgie 768
Interdigitalphlegmone 1501

Interdigitalgeschwür an den Zehen 1588
Intermittierender Hydrops nach *Moor-Schlesinger* 185
Intermittierendes Hinken 171
Intermusculäre Phlegmone, Therapie 377
Interphalangealgelenke 1482
Interphalangealgelenkluxation, Finger 1718
Interpositio hepato-diaphragmatica-Chilaiditi-Syndrom 1207
Interrenalismus 1355
Intoxication, Bluttransfusion 244
—, Epilepsie 677
intracerebrale Blutungen 658, 670
intracranielle Kalkschatten 595
— Tumoren, Röntgenaufnahmen 595
intrahepatischer Block 1257
intrakardiale Druckmessung 283, 284
— —, Beurteilung 284
— —, Eisenmengerkomplex 284
— —, Fallotsche Tetralogie 284
— —, infundibuläre Pulmonalstenose 284
— —, Methodik 284
— —, Normalwerte 283
— —, Prinzip 283
— —, pulmonale Klappenstenose 284
— —, Vorhofseptumdefekt 284
Intravenöse Narkose 55, 56, 57, 58
— —, Dosierung 57
— —, Eunarcon 56
— —, Evipan/Na 55, 56
— —, Inaktin 56
— —, Indikation 57
— —, Kemithal-Natrium 56
— —, Komplikationen 58
— —, Kontraindikation, absolut 57
— —, —, relativ 57
— —, Narkonumal 56
— —, Pentothal 56
— —, Präparate 55, 56
— —, Technik 56, 57
— —, Thiobarbitursäuren 56
— —, Trapanal 56
— —, Wirkungsweise 56
Intubation 964
—, bronchial 44, 45
—, bronchiale Blockade 45
—, endobronchiale 67, 68
—, endotracheal 43
—, — Instrumentarium 43
—, — geschichtet 43
—, — Indikation 43
—, — Kontraindikation 43
—, Instrumentarium 27
—, nasal 44
—, oral 44
Invagination 1213
Invaginationsresektion nach *Grekow* und *Kümmel* 1226
„Invalidität", Definition 1830
Involucrum manus bzw. pedis 1799

Involutio digitorum (Bindenverband) 1791
Involutio pedis (Bindenverband) 1792
— Thedenii (Blutleereverband) 1791
Inulinprobe nach *Hamm* 295
Iritis bei Bechterew 790
Ischämie 203
Ischämische Kontraktur 163, 311
— Muskelkontraktur 176
— Muskellähmung 311
Ischiadicuslähmung 816
Ischialgie 769
— bei Wirbelsäulentuberkulose 782
Ischio- und pelvirectale Fistel 1235
Ischurie 1318
Ischuria paradoxa 1318
Iselin, Apophysitis tub. metatars. V 1602
—, Ischiadicusfreilegung 1525
—, Selbsteinrichtung der Schulterluxation 1678
—, Therapie der Bennettschen Fraktur 1721
„island artery flap" nach *Monks-Esser* 849
Isoagglutinine 236
Isohistolysine 102
Isotope, künstliche 440
—, —, Anwendung 448
Israel, Wangenplastik 857
Iterationen 580

Jaboulay, evertierende Einzelnaht 200
— Halssympathicusdurchschneidung) 825
— (Sympathektomie) 830
— (Vagotomie) 836
v. Jackson (Halssympathicusdurchschneidung) 825
Jackson (Epilepsie) 675
——-Anfälle 580, 672
——-Epilepsie 675
Jalousie-Plastik nach *Heller* 1004
Janet-Spülung 1314
Janker, Röntgenkinematographie
— (Seriograph) 599
Jansensche Erkrankung 1601
Janz (Epilepsiebehandlung) 679
Jargonaphasie 591
Jejunostomie 1196
Jendrassikscher Handgriff 584
Jochbeinbruch 889
Jochbeinkieferhöhlenimpressionsfraktur 912
Jodbasedow 956
Jodidphase 271
Jodlösungen 131
Jodölmyelographie 603
Jodoform 128, 129
—, Ersatzmittel 129
Jodoformgaze 118
Jodtinktur 129
Jodutilisationsindex 271

joint débridement 1560
Jones, Klauenzehenoperation 1627
Jongbloed 8
Jordan-Kocher, Amputationsexartikulation, Hüftgelenk 1540
Joseph, Hängewangenplastik 851
—, Lippenrotersatz 856
—, Nasenplastik 854
Jostaplastverband 1801
Joulesches Gesetz 208
Joung, Hammerzehenoperation 1626
Judet, Hüftgelenkplastik 1534
—, Kniegelenktotalersatz 1560
—, Plastik, Coxa vara 1523
— — bei Femurkopfnekrose 1735
Jüngling, Ostitis tuberculosa cystoides multiplex 419
Jugularisthrombose 609
Junghanns, Chorda dorsalis 749
—, Hemimetamere Segmentverschiebung 750
—, Wirbelspalten 751
Juvenile Skoliose 776

Kachexia strumipriva, s. postoperativa 958
— thyreopriva 953
Kälteanästhesie, lokale 82, 83
Kältehämoagglutination 177
Kälteschäden 202, 203, 204
—, Erfrierungen 203, 204
—, Kaliumintoxikation 202
—, Prognose 202
—, Prophylaxe 202
—, Symptome 202
—, Therapie 202
Kahlersche Krankheit 472, 804
Kahn, Flockungsreaktion bei Lues 429
Kahnschädel 516
Kajon, Kniegelenkarthrodese 1571
Kaliko 1788
Kalinowsky, Folgen der Leukotomie 720
Kaliumdefizit nach Laparotomie 1154
Kaliumhaushalt 224
—, allgemein 224
Kaliumintoxikation 202
Kaliumpermanganat 131
Kaliumpräparate 224
Kaliumschäden bei Bluttransfusionen 250
—, Prophylaxe 250
—, Symptome 250
—, Therapie 250
—, Ursache 250
Kallus, endgültiger 1641
— luxurians 1645
—, primärer 1642
—, provisorischer 1641
—, Wiedererweichung 1646
—, Wiederzerbrechen 1646
Kallusbildung bei Wirbelfraktur 794
—, fehlerhafte 1645
—, übermäßige 1645
—, verzögerte 1646

Kallusgeschwülste 1646
Kalorischer Nystagmus 566
Kalter Absceß 421, 422
— — bei Wirbelsäulentuberkulose 781
Kaltwassertest 275
Kambrik 1788
Kamillosan 130
Kammerflimmern 38
—, Behandlung 1064
Kamptodaktylie 1484
Kanalmetastasen 442
Kanaloperation 516
Kangrikrebs, Ätiologie 438
Kantenabbruch bei Wirbelfraktur 793
Kanthoplastik 851
Kanthotomie 851
Kantkeilnagel 1657
Kappe, elastische 1824
Kappeler-Lorenz-Extension 1532
Kappelersche Aufhängung 1171
Kapselphlegmone 375
— bei Blutungen 375
—, Entstehung 375
—, Folgen 375, 376
—, Gelenkapparat 375
—, Gelenkversteifung 375
—, Kapseldurchbruch 375
—, Kniegelenk 1558
—, Komplikation 375
—, Kontrakturen 375
—, Osteomyelitis 375
—, paraarticuläre Abscesse 375
—, — Phlegmone 375
—, pathologische Luxation 375
—, Stellungsanomalie 375
—, Subluxation 375
—, Symptome 375
Kapsulektomie, Fingergrundgelenke II—V 1493
Karbolsäure 214
Karbunkel 361
— der Kopfhaut 512
Kardiakarzinom 1195
Kardiasprengung 1118
Kardiomyotomie 1119
Kardioplastik 1119
Kardiopneumopexie 1101
Kardiospasmus 836, 1108
—, Therapie 1118
Karies der Zähne 900
Karpaltunnelsyndrom 816, 820
Karunkel 1391
Karzinom des Darmes 1223
— des Dickdarms 1223
—, Einteilung 432
—, Hand und Finger 1515
—, Gesicht 863
— der inkretorischen Organe 498
— der Kopfhaut 515
—, Oberschenkel (Metastasen) 1548
— des Ösophagus 1121
Kastert (Wirbeltbc.) 785
Katarrh, s. Schleimhautinfektionen 365
Katecholaminbestimmung 276
Katecholamine 275
Katheterismus 1313, 1459
— beim Mann, dringl. Operation 1782

Kathodenöffnungszuckung 605
Kathodenschließungszuckung 605
Kationenaustauscher, Bluttransfusion 243
Katsch, Coffeinprobetrunk 297
Katzenkopf 631
Kausalgie 808, 816, 817, 840
— des Gesichtes 716
Kausalitätsumkehr (Begutachtung) 1829
Kautzky (Ventrikelveränderungen) 662
Kavernenexstirpation 70
Kavernom 513
Kazanjian, Ohrmuscheldefekt 852
Kehlkopfadenom 476
Kehlkopf, endoskopische Diagnostik und Eingriffe 44, 962
— Mißbildungen 965
—, spezifische Entzündungen 969
—, Totalexstirpation 973
—, Verletzungen 966
—-Aktinomykose 970
—-brüche 1668
—-geschwülste, bösartige 972
— —, gutartige 971 ff.
—-karzinom 972
—-ödem 968
—-sarkom 972
—-syphilis 969
—-tuberkulose 969
Kehrersches Zeichen 559
Keilbeinhöhlenradikaloperation 917
Keilbeinmeningeome 691
Keilresektion der Lunge 70
Keilwirbel 750, 775, 801, 802, 803
— bei Wirbelosteomyelitis 787
Keimdrüsengeschwülste 484
Keimdrüsenhormone 167
— als Cytostatica 450
Keimgeschwülste, eiwertige, Einteilung 432
Kelling-Madlenersche Palliativoperation 1172
Kellsystem 238
Keloid 105, 453
Kemithal-Natrium 56
Kennzeit 608
Keratitis, Neuroparalytiker 175
Keraunoparalyse 739
Kerlix-Binden-Gipsverband (KES-Verband) 1824
Kernigsches Zeichen 581
Kernlähmungen der Hirnnerven 632
Kersting, Scharnierschiene 894
K-E-S-Verband 1816, 1824
17-Ketosteroide im Harn 277
Keuchhustengeschwür der Zunge 922
Key-Retziussche Fibrillenscheide 807
—, Lokalanästhesie 883
Kiefer- und Zahncysten, folliculäre 906
— —, radiculäre 906

Kiefer und Zähne 882
Kieferbruch, Aktivator 894
—, Artikulator 894
—, Defektpseudarthrosenüberbrückung 896
Kinnknochendefekt 896
—, Okkludator 894
—, Pseudarthrose-Defektpseudarthrose 895
—, —-operation 895
Kieferbrüche 887, 1668
—, Allgemeines 887
—, allmähliche Reposition 893
—, Bruchspaltinfektion 887
—, Deformitätsheilung 893
—, Frakturversorgung mit kompakten Verbänden 893
—, freihändige Frakturversorgung 892
—, — —, in mehreren Sitzungen 893
—, Gelenkfortsatzbruch 893
—, halbe Immobilisation 893
—, Ligaturverband nach *Hauptmeyer* 888
—, Lingualschiene 893
—, Notschienung 887
—, orthopädische Behandlung 887
—, Prothesenschiene 893
—, Resultate 888
—, Sauerscher Notverband 888
—, Scharnierschiene 893
—, spezielle Formen 888
—, Therapie 892
—, Wundbehandlung 888
—, Wundpflege und Ernährung 888
kiefer-chirurgische Eingriffe 77
—-cysten 906
—-deformitäten 885
—-gelenk, Ankylose 905
— —, Arthrosis deformans 905
— —, Entzündungen 904
—-geschwülste, Therapie 909
—-höhlenfistel 913
— —-fraktur 913
— —-radikaloperation 917
—-karzinom 909
—-klemme 393
—-köpfchennekrose 905
— — durch Arsen 373
— — der Perlmutterdrechsler 373
—-nekrose, s. Phosphornekrose 373
—-osteomyelitis 902
—-reflex 584
—-spalten 631
—-sperre bei Kieferluxation 897
—-tumoren 908
—-verletzungen 887
Kielbrust 990
Kienböck 343
—, Pfannendachimpression 1533
Kienböcksche Erkrankung 1513
Kikuzi, Aneurysmentherapie 317
Kilner, Nasenplastik 853
Kinderlähmung, cerebrale 634
—, epidemische 390
Kinndefekte 857
Kinnersatz 857
Kinnfurunkel 902
Kirklin 8

Kirschner-Draht mit Spannbügel 1821
—, Drahtextension 1651
—, Drahtspanninstrument 1656
—, Elektrokoagulation 717
—, Extensionsbügel 1822
—-*Klapp*, Fußgelenkarthrotomie 1593
—, Knochenaufsplitterung 1661
—, Operat. b. hab. Schulterlux. 1681
—, Sehnenplastik 193
—, Streckverband 1818
—, verstellbare Beinlagerungsschiene 1807
Kisselbach, Nasenblutung 915
Kissing spine 774
Klarungsreaktion II n. *Meinicke* 241
Klammerextension 1822
Klapp, Coxa valga luxans 1539
—, Distraktionsapparat 1822
—, Fesselungsoperation bei Patellarluxation 1569
—, Operation bei Kniescheibenluxation 1750
— (Schädelplastik) 532
—, Schnittführung bei Panaritium 1504
—, Streckverband 1818
Klauenhohlfuß 1626
Klauenzehe 1626
—, Diagnose 1626
—, Therapie 1626
—-operationen 1626
Klebeverbände 1800
Kleesattel, Raspatorium zur Rippenresektion; dringl. Operation 1780
Kleinfinger, Drehosteotomie 1499
—, Ersatzoperationen 1499
—, Gegengreiferbildung 1499
Kleinfingerballenatrophie 768
Kleinhirn, Anatomie 536
—, Tumoren 709
—-angiome 643
—-brückenwinkeltumor 455, 567, 882
—-nystagmus 569
—-operationen 713
—-seitenstrangsystem 546
—-system 548, 579
—-tonsilleneinklemmung 701
—-winkelbrückentumoren 688
Kleist (Hirnlokalisation) 541
— (Orbitalhirnsyndrome) 651
Kleister-Verband 1817
Klemme nach *Sehrt* 125
Klinische und Röntgenuntersuchung der Lunge 41
Klinodaktylie 1484
— der Zehen 1586
Klippel-Feilsches Syndrom 517, 754, 757
—-*Trenaunay*, Riesenwuchs 1484
Kliwskantensyndrom 555, 656
Kloakenbildung 1229
Klonus 584
Klopfversuch nach *Goltz* 232
Klumpfuß 1604

Klumpfuß bei Dysrhaphismus 753
—, Formen 1606
—, Therapie 1606
Klumpfußoperationen 1607
Klumphand 1474, 1564
Klumpkesche Lähmung 813, 1449
Knickfuß 1610
Knie 1549
—, Anatomie 1549
—, schnellendes, Beziehung zur Berufskrankheit 1843
Knie-beugemuskulatur, Ersatzoperation 1544
—-deformitäten 1566
— —, operative Therapie 1567
— —, Röntgendiagnose 1567
Kniegelenk, Anatomie 1549
—, Arthrolyse 1559, 1641
—, Arthrotomie 1552
—, — und Drainage 1559
—, Knochengeschwülste 1573
—, Mißbildungen 1551
—, Normalhaltung 1551
—, operative Mobilisation 1559
—, Osteochondrosis dissecans 1570
—, plastischer Totalersatz 1560
—, schnappendes 1568
—, schnellendes 1568
—, Sehnen-Bandapparat, Menisci 1550
—, überstrecktes 1568
—-arthrolyse nach *Magnusson* 1560
—-distorsion 1551
—-drainage, innere 1562
—-empyem, Therapie 1558
—-entzündung 1561
— —, gonorrhoische 1564
— —, spezifische 1564
— —, Unfallzusammenhang 1565
— —, syphilitische 1564
— —, tuberkulöse 1565
— —, Tbc, Therapie 1565
— —, unspezifische 1562
—-funktion 1551
—-kontraktur 1551
— — und Ankylose 1559
—-luxation, angeborene 1551
— —, komplizierte 1752
— — mit Rotation 1751
— —, operative Therapie 1752
— —, Repositionsmanöver 1752
— —, Resultate 1752
— —, typische Dislokation 1751
—-punktion 1562
—-resektion, typische 1565
—-schleimbeutel, Begutachtung 1563
— —, präpatellare 1562
—-spülung 1638
—-strecksteife, fibröse 1560
— —, Therapie 1561
—-verletzungen 1551
— —, veraltete 1558
— —, von Sehnen- und Bandapparat 1553
—-verrenkung 1751
Kniegelenks-arthrodese 1571
—-arthroplastik 1560
—-arthrose 1571
— —, Therapie 1571

Die Seiten 1—919 befinden sich in Bandteil 1, die Seiten 921—1875 in Bandteil 2.

Kniegelenks-deformitäten,
   paralytische 1561
— -erkrankungen, chronisch-
   deformierende 1566
— -ganglien 1564
— -geschwülste 1572
— -kapselgeschwülste 1572
Knie-Hacken-Versuch 583
Kniekehle, Schleimbeutel 1563
Kniekehlen-absceß 1562
— -cysten 1563
— -schleimbeutelentzündung,
   Therapie 1563
Kniescheibe, Fehlen 1542
—, Spaltung 1551
Kniescheibenbruch, komplizierter 1749
—, operative Therapie 1748
—, Resultate 1749
—, Ruhigstellung 1748
—, Symptome 1747
—, Therapie 1748
—, veralteter 1749
Kniescheiben-brüche 1746
— -luxation, horizontale 1751
— — mit Verdrehung 1751
— —, vertikale 1751
Kniescheiben-naht 1748
— -verrenkung 1746, 1749
— —, angeborene 1551
— —, operative Therapie 1750
— —, Therapie 1749
Knieverband (Stülpa) 1797
Knieversteifung, extraartikuläre
   1560
Knochen 107
—, häufigste Eingriffe 1434
—, Regeneration 107
Knochenabsceß, zentraler nach
   Brodie 370
Knochenatrophie, alimentäre
   Atrophie 337
—, Druckatrophie 337
—, Inaktivitätsatrophie 335
—, Marantische Atrophie 335
—, Osteomalacie 335
—, Osteoporose 335
—, Osteopsathyrosis 335
—, senile Atrophie 335
—, Sudecksche Atrophie 335
Knochenaufsplitterung bei
   Pseudarthrose 1661
Knochenbildung, endgültige 1642
—, geschwulstartige 457
Knochenbruch, frischer, offener
   1653
—, geschlossener oder unkompli-
   zierter 1633
—, langsame Heilung bei 1646
—, Nichtheilung (Pseudarthrose)
   1646
—, offener oder komplizierter
   1633
—, verzögerte Heilung 1646
Knochenbruchbehandlung,
   operative, Allgemeines 1654
Knochenbruchheilung, accidentelle Störungen 1644
—, Durchblutungsverhältnisse
   1643
—, Heilungsdauer 1643
—, Komplikationen 1643
—, pathologisch-anatomische
   Vorgänge 1643
—, physiologisch-chemische 1642

Knochenbruchheilung, Stadien
   1641
—, Stadien, klinische 1642
Knochenbruchheilungsstörung,
   pathologisch-anatomische
   Vorgänge 1646
Knochenbrüche, ältere, infizierte
   1653
—, Durchblutungsschäden 1644
—, fehlerhafte Kallusbildung
   1645
—, Gefäßverletzungen 1645
—, geheilte, Weiterbehandlung
   1663
—, Gelenkverletzungen bei 1645
—, Nebenverletzungen bei 1645
—, Nervenverletzungen bei 1645
—, Retention 1650
—, Therapie 1647
—, traumatische 1635
Knochenbrüchigkeit, angeborene
   334
Knochenelemente, inkonstante
   1604
—, —, an Hand und Fuß 1775
Knochenerkrankungen 333—343
—, aseptischen Knochennekro-
   sen 342, 343
—, Chondrodystrophia foetalis
   334
—, cystische, Eingriffe 1436
—, Knochenatrophie 335
—, Knochenhypertrophie 337,
   338
—, Marmorknochenkrankheit
   335
—, Mißbildungen 333, 334
—, Möller-Barlowsche Krankheit
   340
—, Osteodystrophia fibrosa loka-
   lisata nach *Dupuytren* 341
—, Osteofibrosis deformans
   juvenilis nach *Uehlinger*
—, Osteogenesis imperfecta con-
   genita 334
—, Osteomalacie 340, 341
—, Osteopetrosis 335
—, Osteotabes infantum 340
—, Ostitis deformans nach *Paget*
   342
—, — fibrosa generalisata nach
   Recklinghausen 341
—, — — lokalisata 341
—, der Perlmutterdrechsler 342
—, Phosphornekrose 342
—, Rachitis 338, 339, 340
—, Säuglingsskorbut 340
Knochenextension, Indikation
   1821
—, Technik 1821
Knochenextensionsverband 1821
Knochenhypertrophie 337, 338
—, Akromegalie 338
—, diffuse systematische Skle-
   rose 338
—, *Hand-Schüller-Christian* 338
—, Leontiasis ossea 337, 338
—, Morbus Gaucher 338
—, — Cushing 338
—, neurotische Atrophie 335
—, Niemann-Picksche Krankheit
   338
—, Osteoperiostitis ossificans 338
—, Steigerung des Längenwachs-
   tums 337

Knochenhypertrophie, Xan-
   thomatosis generalisata
   ossium 338
Knocheninfektionen 368—373
—, Cloake 369
—, Demarcationsgraben 369
—, Entstehung 368
—, Erreger 368
—, hämatogene Osteomyelitis
   368
—, Knochenneubildung 369
—, Lokalisation 369
—, Metaphysenherd 369
—, Osteomyelitis 368—373
—, — purulenta acuta 369, 370,
   371
—, — purulenta chronica 371,
   372, 373
—, — typhosa 368
—, Ostitis purulenta 368
—, Panaritium ossale 368
—, Pathogenese 368
—, pathol. Anatomie 368, 369
—, Periostitis 368
—, —, eitrige 369
—, — ossificans 369
—, Sequester 369
—, subperiostaler Absceß 369
—, Totenlade 369
—, Unfallzusammenhang 368
—, Vorkommen 369
Knochenkaries der Wirbelsäule
   787
Knochenkonservierung 1436
Knochenmarkreticulom, gut-
   artiges 463
Knochenmißbildungen 333, 334
—, angeborene Knochenbrüchig-
   keit 334
—, Defekte 333
—, Dysplasia chondralis 334
—, Knochenverkrümmung 333
—, Riesenwuchs 333
—, überzählige Bildungen 33
—, Zwergwuchs 333
Knochennagel 1656
Knochennekrosen, aseptische
   1513
—, aseptische 342, 343
—, —, Huftgelenk 1535
Knochenphosphatase 482
Knochenplombe bei Wirbel-
   säulentuberkulose 785
Knochenresektion, allgemein
   1435
Knochenschraube 1656
Knochensyphilis 426, 427
—, Caries 426
—, Diagnose 426, 427
—, Lokalisation 426
—, Lokaltherapie 427
—, osteopsathyrosis 426
—, Ostitis gummosa 426
—, Periostitis gummosa 426
—, — ossificans syphilitica 426
—, — syphilitica 426
—, Spätsyphilis 426
Knochentransplantation 157, 158,
   1515
—, Entnahmestellen 158
—, Konserven 157
—, Material 157
—, pathologische Anatomie 157
Knochentuberkulose 418, 419,
   420, 779

Knochentuberkulose, Absceß 420
—, —, Therapie 420
—, Caries 418
—, Diagnose 419
—, Entstehung 418
—, Formen 418, 419, 420
—, Gibbus 419
—, Komplikationen 419
—, Lokalisation 418, 419
—, Malum Potti 419
—, Ostitis tuberculosa 418, 419, 420
—, — — cystoides multiplex n. Jüngling 419
—, pathologische Anatomie 418
—, Periostitis ossificans 418
—, Prognose 419
—, Senkungsabsceß 419
—, Spina ventosa 418, 419
—, Spondylitis tuberculosa 419
—, Therapie 419, 420
— nach Trauma 418
—, Vorkommen 418
—, Winddorn 419
Knochentumor, brauner 462
—, Oberschenkel 1547
Knöchelbrüche, aktive Übungen 1652
Knoflach-Ranzi, Operation bei hab. Ellbogenlux. 1701
Knollennase 864
Knopflochtechnik bei Sehnenplastik nach Lange 193
Knorpelknötchen, Schmorl 759
Knorpeltransplantation 158
Koagulatientherapie, Antikoagulantientherapie-Schema 263
Koagulationsanastomose 1167
Koagulationsthrombus 256
Koch, Robert 5
—, Ätiologie der Prostatahypertrophie 479
—, Tuberkulinreaktion 412
Kochapparat nach Schimmelbusch-Lautenschläger 14
Kocher, Handgelenkresektion 1510
—, Orbitotomie 874
—, Resektion des oberen Sprunggelenkes 1593
—, Rotationsmethode bei Schulterluxation 1677
—, Schultergelenkresektion 1455
Kochleopalpebraler Reflex 565
Kochleophonationsreflex (Lombard) 565
Kochsalzlösungen, physiologisch 253
Köhler I 343
—, Kahnbeinmalacie bei Kindern 1603
— II 343, 1683
Köhlersche Krankheit, Unfallzusammenhang 1603
König 343
—, Ischiadicusfreilegung 1525
—, Fritz, Resektion des oberen Sprunggelenks 1593
Körperhöhlenrohr 447
Körte, Ludwig 7
Kohlehydrate im Stuhl 299

Kohlehydratlösungen 233, 252
Kohlehydratstoffwechsel 483, 651
—, Beurteilung 271
—, Prinzip 271
Kohlehydrattoleranztest 218
Kohler, Pendelbestrahlung 448
Kohlrausch (segmentale Hautveränderung) 763
Kolbendaumen 1484
Kolchicin 167
Kollagenbildung 103
Kollaps 228—234
—, allgemein 228, 229
—, Anhaltspunkte für die Praxis 230
—, bakteriotoxischer 231
—, Entspannungskollaps 230, 231, 232
—, paralytischer 230, 231, 232, 234
—, —, Pathophysiologie 232
—, —, Symptome 232
—, —, Ursache 232
—, Spannungskollaps 230, 231
Kollapsmethoden, Technik 1006
Kollapstherapie, Blutdruckmessung 233
—, medikamentöse Behandlung 233, 234
—, Überwachung 233
Kollapsverfahren, äußere 1009
—, innere 1006
Koller 6
Kolloidcysten 633
Kolloidreaktionen im Liquor 609
Kolloidtheorie 26
Koordination 583
Kopf-Hals-Chirurgie, Anästhesie 76, 94
— -—-—, bes. Maßnahmen bei Strumektomie 76
— -—-—, Mundbodenphlegmone 77
— -—-—, Strumektomie 76
— -—-—, toxische Struma 76
— -—-—, Tracheotomie 77
Kopf-expander 770
—-halfterverband 1792, 1793
—-haube, dreieckige (Tuchverband) 1799
— —-verband (Stülpa) 1796
—-rose 512
—-schmerzen, vasomotorische 653
—-schwartenphlegmone 512
—-tetanus 862
—-trauma 648
—-verbände 1792
—-wickelverband 1793
Kombinationstheorie, chemische 26
Kombinatorisches Denken 594
Kominutivbruch 1632
Kommotionssyndrom 649
Komplementbindungsreaktion bei Wassermann 428
Komplikationen bei Bronchoskopie 46
— bei Geschwüren 147
— der oberen Luftwege 35
Kompressions-bruch 1632
—-federbinde nach Henle 125
—-liquor 609

Kompressions-verbände 1823
— — an den Gelenken 1824
— — nach Stülpa- oder Tubegauze-Technik 1824
— — bei Thrombose 259
— — (Tubegauze) 1798
Kompressorium nach Perthes 125
Kondylenabmeißelung, Kniegelenk 1559
Kondylenfrakturen am Humerus 1697
Konfabulationen 593
Kongelatio bullosa 203
— erythematosa 203
— gangraenosa 203
— totalis 203
Kongenitale Skoliose 776
Kongenitaler Hautsinus 732
Kongestionsabsceß bei Wirbelsäulentuberkulose 781
Konjetzny, Carcinoma fibrosum 494
—, Diskusvorverlagerung bei Unterkieferverrenkung 898
Konservierung der Blutgefäße 1106
Konsolidation, endgültige, von Knochenbrüchen 1642
Konstruktive Apraxie 591
Kontaktinfektion 9, 343
Kontentivverbände 1803
Kontraindication bei Bluttransfusion 244
Kontrakturen 810
—, angeborene 323
—, arthrogene 324
—, dermatogene 323
—, desmogene 323
—, Einteilung nach dem Mechanismus 322
—, erworbene 323
—, ischämische 811
—, — Vorderarm 1477
—, kongenitale, an Hand und Fingern 1484
—, myogene 323
—, neurogene 323, 324, 325
—, bei Rückenmarksverletzungen 746
—, tendinogène 323
Kontrastdarstellung der Liquorräume 596
Kontrastmittelstop 603
Kontusionen der Gelenke 1636
— der Wirbelsäule 793
Konvergenzreaktion 554
Konzentration 593
Konzentrationsversuch, Verdünnungsversuch nach Volhard 291
Korbhülsenextension 1821
Kornährenverband 1790
— der Hand 1791
Korsakow 593, 647
—-Syndrom bei Neuritis 321
Korsett (Druckverband) 1825
Korsettbehandlung 778
Kotfistel 1196
Kotphlegmone 385
Krämpfe 580, 672
,,Kraftband" bei Lux. des Radioulnargelenks 1715
Kragenknopfpanaritium 1500
Krallen-hand 807, 815, 1571
—-nagel 1590

Die Seiten 1—919 befinden sich in Bandteil 1, die Seiten 921—1875 in Bandteil 2.

Krallen-zehe 1626
— -zehenplattfuß 1626
Kramer, Oxymetrie 290
— -Schiene 1805
Krampfadern 1583
—, s. Varicen 318, 319
Krampf-behandlung, Wirbelfraktur 796
— -potentiale 604
— -urämie, eklamptische 1321
— -ursachen extracerebrale 677
Kraniocerebrale Topographie 710
Kraniofenestrie 515
Kraniopharyngeom 488, 693
—, Diabetes insipidus 488
—, dystrophia adiposo-genitalis (*Fröhlich*) 488
—, *Erdheim-Tumor* 488
—, Histologie 488
—, Lorain-Levi-Syndrom 488
—, Nanosomia pituitaria 488
—, Vorkommen 488
—, Wirkung 488
—, Zwergwuchs, hypophysärer 488
Kranioschisis 515
Kraniostenosen 515
Kraniotabes 518
Krankengymnastik 771
Krankenpapiere, Herausgabe von, zu Begutachtungszwecken 1847
Krankheit, Definition im Begutachtungswesen 1826
—, postaggressorische 218
—, —, s. Operationsrisiko 215
—, —, Prophylaxe 219
—, —, Therapie 219, 220
—, thromboembolische 253
Krankheitsübertragungen, Bluttransfusionen 250
—, Hepatitis 250
—, Lues 250
—, Malaria 250
—, Morbus Bang 250
—, Typhus 250
—, Wolhynisches Fieber 250
Kranznahtresektion 516
Kraurosis vulvae 492
Krause, Fedor 6, 7
Kreatinin-Clearance nach *Rehberg* 295
Kreatinismus 803
Krebs und elektromagnetische Strahlungen, Geschwulstätiologie 438
— und Trauma 437
Krebs-noxen, seltenere 437
— -prophylaxe 444
Kreislauf, extracorporaler 65, 66
—, —, s. Herz-Lungen-Maschine 65, 66
—, fetaler 1054
— -funktionsprüfung 646
— -regulationsprüfung, Beurteilung 277
— —, Methodik 277
Kreislauf-regulationsprüfung, Beurteilung nach *Schellong* 277, 278
— -laufstillstand 38

Kreislauf-störung 228—251
— —, allgemein 228
— — und Blutvolumen 229
— —, Einteilung des Schock-Kollaps-Syndroms 229
— —, Entstehung 229
— —, Formen und Einteilung 229—234
— —, Ursache 229
— —, vegetativ hormonales System 229
— —, Zellstoffwechsel 229
— -system 82
— -überwachung in Narkose 51
— -zentralisation s. Spannungskollaps 230
Kreistour bei Bindenverband 1790
Krepitation bei Knochenbrüchen 1635
Kretin, kropfloser 957
—, kropftragender 957
Kretinismus, endemischer 957
— bei Struma 481
Kretschmer (Kopfvasomotoren) 650
— (Orbitalhirnsyndrome) 651
— (Vasomotorenschwäche) 766
Kreuz, Greifarm 1478
—, Spalthandbildung 1498
Kreuz-Steißbeingeschwülste 1309
— —, angeborene 1310
Kreuzbandriß 1555
Kreuzbänder, Kniegelenk 1550
Kreuz-beinbruch 1724
— -knotenbinde 1793
— -kopf 518
— -probe 238, 239, 240
— — des schweizerischen Roten Kreuzes 239, 240
— —, direkter Coombstest 240
— —, Fehlerquellen 239
— —, indirekter Coombstest 240
— —, Luesprophylaxe 240
— —, Objektträgermethode 239, 240
— —, Papaintest 240
— —, Röhrchenmethode 239
— —, Supercoombstest 240
— —, Technik 239, 240
— —, Freiburger 239
— -stützmieder 770
— -tour beim Bindenverband 1790
— -tuch an Hand und Fuß 1799
Kriegsverletzung, geschichtliches 113
Kriegswundkachexie nach *Wachsmuth* und *Duesberg* 235
Krönlein, Ulrich 6, 710
—, Orbitotomia ossea 874
—, temporäre Resektion der Orbitalwand 863
Krönleinscher Schädelschuß 519, 100
Krötenkopf 631
Krogius, Fesselungsoperation bei Patellarluxation 1569
Kronenfortsatzbruch 1712
—, Therapie 1712

Kropf 947
—, aberrierender 952
—, Symptome 948
Krückenlähmung 814, 816
Krüger (fronto-basale Verletzungen) 667
— (Schädelplastik) 532
Krukenberg, Greifarm 1478
— -tumor 494
Kryolith-Osteosklerose der Wirbelsäule 803
Kryoskopie 294
Kryptococcosis 406
Krytococcus hominis 406
Kryptorchismus 1408
—, Symptome und Diagnose 1408
Kühlanzug 65
Kühlmatte 65
Kümmelsche Krankheit 795
Künstliche Atmung 39, 40
— Ersatzstoffe s. auch Plasmaexpander 251, 252
— Niere 1322
— —, Bluttransfusionsschäden 248
Küntscher, Gerhard 7
—, Marknagelung 1657
Küntschernagel-instrumentarium für Oberschenkelmarknagelung 1739
Küntschernagelung bei Femurschaftfraktur 1739
— bei frischem, kompliziertem Femurschaftbruch 1744
— bei frischen Oberarmschaftfrakturen 1691
—, geschlossene 1657
—, Indication 1658
—, offene 1658
— bei Pseudarthrose 1662
— bei Unterschenkelbrüchen 1759
— bei veraltetem Femurschaftbruch 1744
— bei veralteter Unterschenkelfraktur 1762
Kürschner-Naht 1166
Küttner, Granulom 1514
—, Speicheldrüsengeschwulst 869
—, Speichelfistelbehandlung 867
Kugelblutungen im Gehirn 832
Kuhlendahl 771
—, Bandscheiben-Dérangement 758
— (chron. Myelopathie) 768
—, Kyphoskoliose 740
— (Querschnittslähmung bei Skoliose) 778
— (Tractusschmerz) 765
— (Wirbelsäulenschmerz) 764
— (WS-Versteifung) 772
Kunstafterbandage 1825
Kunstfehler bei Bluttransfusionen 244
Kussmaulsche Atmung bei Urämie 1320
Kux (Sympathicuselektrotomie) 831
— (Vagotomie) 836
Kystadenom 486, 487
—, Definition 486
— der Mamma 487
— der Niere 487

Die Seiten 1—919 befinden sich in Bandteil 1, die Seiten 921—1875 in Bandteil 2.

Kystadenom der Mamma 487
— der Niere 487
— des Ovars 486, 487
Kystom 486
—, glanduläres 486
—, multiloculäres 486
—, papilläres 486
—, papilliferum serosum 486
— — —, Definition 486
— — —, Pseudomyxoma peritonei 1145
— — —, Symptome 486
— — —, Therapie 486
— pseudomucinosum papilliferum 487
— simplex pseudomucinosum 486
—, — serosum 486,
—, — —, Histologie 486
—, — —, Vorkommen 486
—, uniloculäres 486
Kyphose 772
—, angeborene 772
—, frühkindliche 772
—, Querschnittslähmung 739
— bei Rachitis 801
— nach Trauma 773
Kyphoskoliose 776

Labium fissum 843
— leporinum 843
Laborit 8
—-Benitte, Schock-Kollaps-Syndrom, Einteilung 229
Labyrinth 564
Labyrinthitis 567
Lacassagne, Geschwulstätiologie 434
Lachgas, Anwendung 55
—, Stickoxydul 55
—, Wirkung 55
Laden und Kasten, Lagerungsverb. 1803
Lähmung bei Diphteritis 398
— einzelner Muskeln 610
—, funktionelle 811
—, schlaffe, Sehnenverpflanzung 193
Lähmungen, hysterische 811
— bei Rückenmarksverletzungen 746
—, vertebrogene 765
Lähmungsschielen 554, 556
Lähmungsspitzfuß 1610
Längsband, hinteres 757
—, vorderes 757
Lävokardiogramm 282
Lävuloseprobe nach *Strauß* 303
Laewen, A. 7
—, Chondropathia patellae 1570
—, innere Kniegelenkdrainage 1562
—, Kondylenabmeißelung 1559
Lageempfindung 589
Lage- oder Positionsnystagmus 565
Lagerung, Armlagerung 30
—, Bauchlagerung 30
—, Beinlagerung 30
—, Knie-Ellbogenlagerung 30
— zur Operation 29, 30
—, Rückenlage mit erhöhtem Oberkörper 29
—, —, normal 29

Lagerung, Säuglingslagerung 30
—, Seitenlagerung 29
Lagerungsprobe nach *Ratschow* 172
—, Steinschnitt-Lagerung 30
—, Vornüber-Lagerung 30
Lagerungsverbände 1802
Lagophthalmus 553, 555
Laimersches Dreieck 1119
Lambotte, äußere Knochenschienung 895
Laminektomie 743
— bei Wirbelsäulenverletzungen 800
Landry, Paralyse, Parese 322
Landrömscher Muskel 553
Lanfranchi 2
Lane, Laschenschiene 1526
—, Knochenzange 1656
Lanesche Platte 1657
— —, Anwendung 1657
— — bei Femurschaftfraktur 1739
— — Schiene bei Vorderarmbrüchen 1705
Lange, Abduktionsosteotomie 1522
—, *F.*, Hackenfußoperation 1619
—, Klumpfuß, paralytischer 1608
—, Lähmungsspitzfuß 1610
— (Lagerungsapparat) 778
—-Linie 1517
—, Operation bei paralytischem Knickplattfuß 1617
—, *M.*, Arthrodese, subtalare 1596
—, Ersatzoperation M. glutaeus max. 1527
—, — M. latissimus dorsi 1527
—, Hohlfußoperation 1621
—, Hüftgelenkarthrodese 1527
—, Osteotomie, pendelförmige, am Tibiakopf 1567
—, Osteotomie bei Spitzfuß 1610
—, Patellarluxation 1569
—, Plattfußoperation 1615
—, Sehnenplastik 193
—, Seitenbandverletzung 1554
—, Spreizfußoperation 1618
—, Sprunggelenkarthrodese 1596
v. Langenbeck, Ellbogengelenkresektion 1470
—, Handgelenkresektion 1510
—, Lidhautersatz 849
—, Orbtotomie von unten 874
—, Schultergelenkresektion 1455
—-*Delore*, Speichelfistelbehandlung 867
Langerhanssche Inseln 482
Langhans-Struma 481, 489, 499
— —, Histogenese 489
— —, Histologie 489
— —, Vorkommen 489
— —, Wachstum 489
Lanzscher Punkt 1215, 1216
Laparoskopie 80, 1251
Laparotomie; dringl. Operation 1781
—, Aponeurosen-Wechselschnitt 1152

Laparotomie, Aufklappen des Rippenbogens nach *Marwedel* 1152
—, Bogenschnitt 1151
—, Darmkeimung 1148
—, Infektionsprophylaxe 1149
—, lateraler Wechselschnitt 1152
—, medianer Längsschnitt 1150
—, mediander Querschnitt 1151
—, Nachbehandlung 1152
—, paramedianer Kulissenschnitt 1151
—, pararectaler Kulissenschnitt 1151
—, — Rippenbogenschnitt 1151
—, Peristaltikanregung 1153
—, Rippenbogenschnitt 1152
—, vertikaler Transrectalschnitt 1151
—, vorbereitende Maßnahmen 1148
—, Wellenschnitt nach *Kehr* 1151
Lapis infernalis 214
Lappenschnitt 1438
Larrey, Jean Dominic. 4
Larreysche Spalte 1158
Laryngoskopie, direkte 962
—, indirekte 962
Laryngofissur 965
Laryngektomie, partielle 973
Laryngospasmus 971
Larynx-carcinom 491
— —, Diagnose 491
— —, Histologie 491
— —, Symptome 491
— —, Vorkommen 491
—-entzündungen 968
—-ödem 968
—-operation 79
—-stenosen 966
— — bei Diphterie 398
—- und Trachealfisteln 967
Laschennagel bei Schenkelhalsbruch 1734
— bei Trochanterbrüchen 1736
Laségue des Armes 768
Laséguesches Zeichen 581
Lassarsche Zinkpaste 133
Lauensteinsche Aufnahme bei Hüftverrenkung 1728
Laufepilepsie 675
Laurence-Moon-Biedl-Syndrom 1483
Leber, Adaptationssyndrom 218
—, Amöbenabszeß 1256
—, Anatomie und Topographie 1248
—, Blutstillung 1250
—, endgültige Blutstillung 1251
—, Echinococcus alveolaris 1259
—, — cysticus 1258
—, Freilegung des li. Leberlappens 1249
—, — des re. Leberlappens 1250
—-Gallen-Fistel 1253

Leber und Galle, Funktionsdiagnostik 301, 302, 303, 304
—, Funktionsproben 301, 302, 303, 304
— und Gallenwege 73
—, intrahepatische Massenligatur 1250
—, Metastasen 1262
—, Schnürlappen 1253
—, Segmenteinteilung 1248, 1249
—, Steppnaht 1250
Leber-adenom 1259
— -absceß, pyogener 1255
— -aktinomykose 1256
— -clearance, s. Chromodiagnostik der Leber 303, 304
— -cirrhose 1257
— —, Diagnose und Differentialdiagnose 1257
— —, Therapie 1258
— -cyste 504, 1260
— -egel 508
— -funktionsproben 301, 302, 303, 304
— —, Azorubin-S-Belastung 303
— —, Bilirubinbelastungsprobe 304
— —, Bromsulfaleinprobe 303, 304
— —, Cadmium-Sulfatreaktion 302
— —, Cephalincholestrolflokkungsreaktion 303
— —, Chromodiagnostik 303, 304
— —, Elektrophorese 302
— —, Entgiftungsfunktionsproben 303
— —, Galaktosebelastung 303
— —, Gallenfarbstoffnachweis in Blut und Urin 301
— —, Grossche Probe 302
— —, Hippursäureprobe 303
— —, Insulinbelastung i. v. 303
— —, Lävuloseprobe 303
— —, Phosphatasebestimmung 304
— —, Santoninprobe 303
— —, Takatareaktion 302
— —, Thymoltrübungsreaktion 303
— —, Weltmannsches Koagulationsband 302
— -geschwülste, bösartige 1260
— —, gutartige 1259
— -gumma 1256
— -karzinom, primäres 1260
— —, primäres 497
— —, sekundäres 1261
— -krankheiten, Bluttransfusion 244
— -kuppelprolaps mit Zwerchfellhernie 1253
— -lappen, accessorischer 1253
— -mißbildungen 1253
— -naht 1250
— -parasiten 1258, 1259
— -phlegmone 1255
— -punktion 1251
— -resektion 1251, 1252
— -sarkom, Geschwulstätiologie 434
— —, primäres 1260
— —, sekundäres 1260
— -schäden bei Narkose 28

Leber-verletzungen, Symptome 1254
— -tumoren, pathol.-anat. 478
— -typ, Metastasierung 443
— -verletzungen 1253, 1254
— —, Therapie 1254
— —, Zugangswege 1254
— -zelladenom 478
Lee-White, Spontangerinnungszeit 260
Le Fort I, II, III, Oberkieferbruch 889
Lehr und Hennebergs Reflex 578
Leibbinde, elastische 1825
„Leichdorn" 1588
Leichengifte 388
—, Therapie 388
Leichtmetallverletzungen, Therapie 388
Leim-Verband 1817
Leiomyom, Einteilung 432
—, speziell 460
Leiomyosarkom, Einteilung 432, 464
Leistenbruch 1297
—, angeborener 1298
—, direkter, innerer oder gerader 1298
—, erworbener 1298
—, indirekter, beim Weibe 1301
Leistenbruchoperation bei Kryptorchismus 1300
Leistendrüsenausräumung 1547
Leistendrüsen, Tumoren 1547
Leistendrüsenentzündung 1528
Leistungsantrag im Feststellungsverfahren 1846
„Leistungsknick" (Begutachtung) 1828
Leistungsanästhesie 85
Leistungsbahnen 545
Lembertnaht 116, 1167
Lendenbruch 1303
Lendenmarkläsionen 728
Lendenrippen 756
Lengemann, Drahtnaht 1430
Leontiasis leprosa 408
— ossea 337, 338, 529
Lepra 408, 409
—, Diagnose, bakteriologisch 408
—, —, klinisch 408
—, —, serologisch 408
—, Erreger 408
—, Formen 408
— der Haut 408
— -Incubationszeit 408
— maculo anaesthetica 408
— mutilans 408
—, Nervenlepra 408
— nervosa 408
—, Prognose 408
—, Prophylaxe 408
—, Therapie 408
— tuberosa 408
—, Übertragung 408
—, Vorkommen 408
Leprabacillus 408

Leptomeningitis 681
— spinalis 734
Leptomeninx 542
Leriche, Operation bei Hypertonie 838
— (Spondylarthritis) 788
— (Stellektomie) 825
Lerische Krankheit 335
Leriche, Schocktheorie 229
Lesen 590
Leukämie, Hämoblastom 468
Leukocytose im Liquor 609
Leukoplakie 475, 491
—, linguae 923
Leukose, akute 306, 471
—, chronische Myelose 306
—, Lymphadenose 306
—, Lymphogranulomatose 306
—, Plasmocytom 306
Leukotomie 719
—, pharmokologische 720
Lexer 158
—, Ellbogengelenkresektion 1470
—, Hallux valgus-Operation 1624
—, Hohlfußoperation 1622
—, Hüftgelenkarthrotomie 1525
—, Hüftgelenkplastik 1534
—, Klumpfußoperation 1608
—, Kniegelenksarthroplastik 1560
—, Kniegelenksarthrotomie 1553
—, Kniegelenkstotalersatz 1560
—, Nasenplastik 853
—, Oberlippenersatz 856
—, Operation bei Kniescheibenluxation 1750
—, — bei Unterschenkelpseudarthrose 1762
—, Orbitotomie 874
—, Panaritium 1504
—, Patellarluxation 1569
—, Plattfußoperation 1616
—, Pseudarthrosenoperation 1661
—, Restlücke bei Gaumenspalte 848
— (Schädelplastik) 532
—, Sprunggelenkarthrodese 1597
— -Rosenthal, Facialisplastik 858
Leonides 2
Levine 7
Lewis 8
L'Hermittesches Zeichen 736
Libido 840
Lichtkrebs, Ätiologie 438
Lichtreaktion 554
Lider 872
Lid-erkrankungen 872
— -hämatom 522
— -ödem 660
— -spaltenerweiterung 851
— -vibrationstest 561
Lienoportographie 258
Liftgefühl 565
Ligamenta flava, Verknöcherung 789
— iliolumbalia 756
— iliosacralia 756

Ligamentum denticulatum 535
— longitudinale dorsale 757
— longitudinale ventrale 757
— fibulo calcaneare, Ersatz 1587
— —-talare, Ersatz 1587
— patellae, Abriß 1543, 1553
— —, plastischer Ersatz 1553
— tibio-talare, Ersatz 1587
Ligatur der Vena cava inferior 1102
Lillehei 8
Lindau-Tumor 459
Lindontest 184
Linitis plastica 494, 1183
Lipogranulomatosis 455
Lipoidstoffwechsel 651
— der Leber, Störungen 228
Lipoid-Theorie 26
Lipoidosen der Wirbelsäule 803
Lipoma arborescens 422, 455
— pendulum 455
—, Einteilung 432
— der Kopfhaut 512
—, speziell 455
— der Wirbelsäule 805
Liposarkom, Einteilung 432, 464
—, speziell 465
Lippencarcinom, Aussehen 490, 491
—, Histologie 491
—, Therapie 491
—, Ursache 490, 491
—, Verlauf 491
—, Vorkommen 490, 491
Lippenektropium 856
Lippen- und Gaumenspalten, Nachbehandlung 848
Lippen- und Gaumenspaltenoperationen, Ergebnisse
— —, — der voroperierten 848, 849
— —, Verschluß von Restlücken 848
Lippen-Kiefer-Gaumenspalte 77
Lippenkrebs 864
Lippenplastik 855
Lippenrotersatz 848, 856
Lippenspalten 847
—, voroperierte 848
Lippenspaltenoperationen 847
Lippenverletzungen 855
Lippmann, Hüftkopfabrutsch 1537
Liquor, blutiger 609
Liquor-befunde bei Wirbelsäulentuberkulose 783
— -block, zisternaler 658
— -cysten 599, 660
— -diagnostik 608
— -druck 609
— -druck-steigerung 659
— -eiweiß 609
— — -vermehrung 742
— -entnahme 608
— -farbe 609
— -fistel 659, 667
— -fluß 523, 666

Liquor-otorhoe 667
— -passagehindernis 640
— -passageprobe 640
— -passagestörung 702
— -pumpe 396
— -rhinorrhoe 666
— — bei Hirntumoren 693
— -unterdruck 659
Lisfranc, Exarticulatio metatarsea 1595
Lisfrancsche Linie, Gelenkresektion 1594
Lisfrancsches Gelenk 1584
— —, Luxation 1773
Lissosphinkteren 826
Lister, John 5
Literatur, zum „Grundriß" verwendete, s. Vorwort
Litho-lapaxie, transurethrale 1360
— -tomie 1371
— -tripsie, transurethrale 1360
— -triptor 1315
Little 635
Littlesche Krankheit 323, 635
Littrésche Hernie 1295
Liucci, Mondino 2
Lobektomie 70, 1017
—, temporale 680
Lochgips bei Spitzfuß 1609
Lochstabextensionsgerät bei Femurfraktur 1738
— als Lagerungshilfsmittel bei Gipsverband 1810
—, Lagerungsverband 1803
Lochtest 142
Locke-Lösung 253
Logoklonie 590
Logorrhoe 589
Lokaler Tetanus 393
Loew (Commotio cerebri) 645
— (gedeckte Hirnverletzungen) 644
— -*Beer* 595
Löffelhand 1483
Löffler, Operat. b. hab. Schulterlux. 1681
—, Plattfußoperation 1615
Löhr (Claudicatio venosa) 834
Longoburgo 2
Lorain-Levi-Syndrom 488
— —-Syndrom 480
Lordose 774
Lorenz 1607
—, Froschstellung 1521
— (Gipsbett) 778
—, Klumpfußredressement 1607
Lokalanästhesie 82—92
—, Abdominalchirurgie 93
—, Adjuvantien 85
—, allgemeine Anwendung 82—92
—, Blockade der Intercostalnerven 86
—, Cocain 84
— mit chemischen Mitteln 83, 84
—, Endoskopie 95
—, extradurale Anästhesie 88
—, Fingeranästhesie nach *Oberst* 86
—, Grenzstrangblockade 88
—, Infiltrationsanästhesie 85
—, Instrumentarium 85
—, Kälteanästhesie 82, 83
—, Kopf-Hals-Chirurgie 94

Lokalanästhesie 'Leitungsanästhesie 85
—, lumbale Sympathicusblockade 88
—, Methoden 85—92
—, Neurochirurgie 75, 93
—, Novocain 84
—, Pantocain 84
—, Parasacralanästhesie 87
—, Paravertebralanästhesie 87
—, Periduralanästhesie 88, 98
—, Plexusanästhesie 86
—, Präparate 84
—, Procain 84
—, sacrale Anästhesie 90
—, Salicain 85
—, Spinalanästhesie 90
—, Splanchnicusanästhesie 87
—, Stellatumanästhesie 88
—, Thoraxchirurgie 92
—, Urologie 94
—, Wiederherstellung und Unfallchirurgie 94
—, Xylocain 85
Lösungen, anorganische 252, 253
—, Kohlehydratlösungen 252
—, kolloidale 251
—, kristalloide 233, 252, 253
—, *Locke*-Lösung 253
—, Normosal 253
—, physiologische Kochsalzlösung 20, 253
—, Ringer-Lactat-Lösung 21
—, Ringerlösung 253
—, Subsidon 253
—, Sterofundin 253
—, Tyrodelösung 21, 253
—, Zuckerlösung 21
Lucas-Championière, Übungsbehandlung bei Frakturen 1648
Ludloff, Halluxvalgus-Operation 1624
Lues 423—431
— I 423, 424
— II 424
— III 424
—, Antibioticatherapie 430, 431
—, Bartholinitis 423
—, Bluttransfusionsschäden 250
—, Bubo 423
—, Chemotherapie 430
—, chirurgische Therapie 430, 431
— des Darmes 427
—, Erreger 423
—, Färbung 423
—, Formen 423, 424
— herpes genitalis 423
—, histologisch 423
—, Huntersche Induration 423
—, Incubationszeit 423
—, initialpapel 423
—, Initialsklerose 423
—, Kurven 430, 431
—, luetisches Geschwür 423
— -Proben 429
— —, Cardiolipinschnelltest 241
— —, Klärungsreaktion II n. *Meinicke* 241
— —, Trockenblutprobe n. *Chediak* 241
— -Prophylaxe 240, 250

Lues-Quecksilbertherapie 431
— -Reaktionen 429, 430
— —, Flockungsreaktion 429
— —, Schanker 423, 424
— —, Spirochaeta pallida, Schaudinn-Hoffmann 423
— —, Stadien 423
— -Test 430
— —, Nelson-test 430
— —, Übertragung 423
— —, Ulcus molle venereum 424
— —, Wassermannsche Reaktion 423
— —, weicher Schanker 424
Luft-aspiration 199
— -darstellung der Liquorräume 596
— -embolie, Bluttransfusionsschäden 249
— —, cerebrale 652
— — der Coronargefäße 199
— —, Definition 198
— — Luftaspiration 199
— — und Narkose 199
— —, Prophylaxe 199
— — bei Strumaresektion 953
— —, Symptome 249
— —, Therapie 199, 249
— —, Vorkommen 198
— -infektion 9
— -myelographie 603
— -röhrenbrüche 1668
— -wege, Vorbereitung zur Operation 27
Lugolsche Lösung 129
Lumbago 769
Lumbalanästhesie 181
Lumbale Encephalographie 598
Lumbalisation 756
Lumbalpunktion 608
— bei Hirndruck 704
Lumbalsyndrom 769, 1534
Lumbosacralarthrose 756
Lunatumfraktur 1718
Lunatumluxation 1715
—, Röntgenbild 1716
Lunatummalacie 343, 1513
Lungen, Anatomie 1012
—, Histoplasmose 1030
—, Lappen- u. Segmenteinteilung 1012, 1013
—, Lymphgefäßsystem 1014
—, mesenchymale Geschwülste 1044
—, Mißbildungen 1021
—, Pilzerkrankungen 1029, 1030
—, Segmentresektion 1017
—, sekundäre, bösartige Geschwülste 1045
—, Steckschüsse und Fremdkörper 1023
—, Verletzungen 1022, 1023
Lungen-absceß 1023
— -adenomatose 1043
— -aktinomykose 405, 1031
— -aktinomykose, Diagnose 405
— -blutung, zentrogene 835
— -cyste 1022
— -echinococcus 1033
— —, Therapie 1034
— -embolie 258, 265, 835

Lungen-embolie, Differentialdiagnose 258
— —, dringl. Operation 1780
— —, operative Behandlung n. *Trendelenburg* 265
— —, Todesursache 265
— -emphysem 1027
— -erkrankungen, Synopsis 1038
— -fistel 1046
— -funktion 40, 41, 42
— —, Adrenalintest 42
— —, Alveoläre Ventilation 286
— —, Atemäquivalent (A-Äqu) 285
— —, Atemgrenzwert 285
— —, Atemminutenvolumen (AWV) 284, 285
— —, Atemstoßtest nach *Tiffeneau-Pinelli* 285
— —, Atemvolumen (AV) 284, 285
— —, Atemzeitquotient (AZQ) 285
— — und Atmung 284—292
— —, Broncho-Spirometrie 42
— —, Diffusion 286
— —, Ergospirometrie 42
— —, Funktioneller Totraum 286
— —, Gasanalyse des Blutes 42
— —, Insuffizienzgruppen, Begriffsbestimmung, Gliederung Merkmale 290, 291
— —, Methoden der Atemfunktionsprüfung 286, 287, 288, 289, 290
— —, Residualvolumen (Resid-Vol) 285
— —, Sauerstoffaufnahme-Minuten (O$_2$-Aufnahme-Minuten) 285
— —, Sauerstoffdefizit 285
— —, Spirometrie 42
— —, Totraum 42
— —, Totraumventilation 286
— —, Untersuchungsmethoden 41, 42
— —, klinische und Röntgenuntersuchung 41
— —, Ventilationsleistungsquotient (VLQ) 285
— —, Vitalkapazität (VK) 285
— -funktionsprüfung 1015, 1016
— -gangrän 925
— -geschwülste 1035ff.
— —, maligne 1036
— —, mesenchymale 1036
— -hernie 1022
— —, angeborene 990
— -hilus 1014
— -infarkt, Differentialdiagnose 258
— —, Pleuraschmerz 258
— —, Symptome 258
— -karzinome 1036, 1038
— —, Ätiologie 1037
— —, Diagnose 1037
— —, Differentialdiagnose 1042
— —, Inoperabilitätszeichen 1039
— —, Symptome 1038

Lungen-karzinome, Therapie 1043
— -kollaps, traumatischer 992
— -krebs 1036
— -metastasen 1045
— -milzbrand 400
— —, Prognose 401
— -punktion 1016
— -resektion, Frühkomplikation 1018, 1019
— —, Nachbehandlung nach — 1018
— —, Spätkomplikation 1020, 1021
— —, Technik 1016
— -sarkom 1044
— -soor 1031
— -sporotrichose 1031
— -tuberkulose 1027
— —, Anästhesie 69, 70
— —, Behandlung 1027
— —, Besonderheiten 69, 70
— —, Dekortikation 70
— —, extrapleurale Pneumolyse 70
— —, Kavernenextirpation 70
— —, Kavernensaugdrainage nach *Monaldi* 1027
— —, Kollapstherapie 413, 1027
— —, Pneumonektomie, Lobektomie, Segment- und Keilresektion 70
— —, Speleostomie 1027
— —, Therapie 1005
— —, Thoracoplastik 69
— -typ, Mestastasierung 443
— -venen, Transposition 1092
— -veneneinmündung, abnorme 1088
Lupus 415, 416
—, Carcinom 416
—, Defekte 416
—, Diagnose 416
—, disseminatus 416
—, Entstehung 415
—, exfoliativus 416
—, exulcerans 416
—, Folgen 416
—, Formen 416
—, hypertrophicus 416
—, Komplikationen 416
—, Lokalisation 416
—, Narbe 416
—, papillaris 416
—, planus 416
—, Prognose 416
—, serpiginosus 416
—, Symptome 415, 416
—, Therapie 416
—, Verlauf 416
—, verrucosus 416
—, Vorkommen 415
—, vulgaris 861
Lutembacher-Syndrom 1088
Luxationen 1663
— acromio-clavicularis 1673
— —, Therapie 1373
—, angeborene 322, 1666
— antebrachii 1699
— — ant. 1700
— — diverg. 1701
— — lat. 1700
— antebrachii post. 1699
— axillaris 1676

Die Seiten 1—919 befinden sich in Bandteil 1, die Seiten 921—1875 in Bandteil 2.

Luxationen beider Vorderarmknochen 1699
— der Carpo-metacarpalgelenke II—V 1718
— carpo-metacarpea 1715
— claviculae 1672
— — duplex 1674
— — utriusque 1674
— coxae 1727
— — congenita 1518
— cubiti 1699
—, Diagnose 1666
— des Ellenköpfchens 1702
— erecta 1676
—, erworbene 322
— femoris 1727
—-fraktur des Metacarpale I 1721
— —, operative Therapie der perilunären 1717
— —, perilunäre 1715, 1716
— —, perilunäre, Therapie 1716
— —, Resultate der perilunären 1717
— —, transnaviculolunäre 1716
— — der Wirbelsäule 796
— der Gelenke, Allgemeines 1664
— genu 1751
— — ant. 1751
— — lat. 1751
— — post. 1751
—, habituelle, Allgemeines 1667
— — der Schulter, Operation 1680—1684
— horizontalis 1676
— humeri 1675
— iliaca 1727
— ilio-pectinea 1727
— infraacromialis 1674
— infraglenoidalis 1676
— infraspinata 1676
— intercarpea 1715
—, intertarsale bei Klumpfuß 1605
—, irreponible 1667
— ischiadica 1727
—, Komplikationen 1666
— mandibulae 896
— d. Metacarpale I 1717
—, obsolete oder inveterierte 1667
— obturatoria 1727
—, paralytische 322
— patellae 1569, 1749
—, pathologische 372, 375
— pedis sub talo 1768
—, perilunäre 1715
—, peri-naviculo-lunäre 1716
— peritriquetrolunäre 1716
—-perthes, Hüftgelenkverrenkung 1521
— praeglenoidalis 1676
— praesternalis 1674
— pubica 1727
— radiocarpea 1715
—, Retention 1667
— retrosternalis 1674
—, rezidivierende, Allgemeines 1667
—, schnappende Gelenke 322
—, spontane oder pathologische 1665
— sterno-clavicularis 1674
— subacromialis 1676
— subclavicularis 1667
— subcoracoidea 1676

Luxatio supraacromialis 1673
— supracoracoidea 1676
— supraspinata 1674
— suprasternalis 1674
—, Symptome 1666
—, Therapie 1666
— tibiae 1751
—, traumatische 1665
— eines Vorderarmknochens 1701
Lymphabfluß des Ösophagus 1108
Lymphabflußgebiet des Magens 1165
— der Mamma 978
— an Rektum und Anus 1227
— der Zunge 921
Lymphadenitis 1428
—, acuta 366
—, —, Formen 366
—, —, Lokalisation 366
—, —, Periadenitis 366
—, —, Symptome 366
—, —, Ursachen 366
—, —, Axilla 1451
—, —, Tbc 1452
— chronica, Entstehung 366, 367
— —, Folge 367
— —, Therapie 367
—, Ellbogen 1473
— gummosa 426
— purulenta 1318
—, speziell 469
Lymphangiektasien 319
Lymphangiom 513
—, Einteilung 432
—, Gesicht 862
—, speziell 460
Lymphangiosarkom, Einteilung 432
Lymphangiosis carcinomatosa 493
Lymphangitis 258
—, acuta 366, 1428
—, —, Komplikation 366
—, —, Prognose 366
—, —, Symptome 366
— Furunkel 361
— tuberculosa 417
Lymphcyste 188, 505
Lymphdrüseninfektion, s. auch Lymphgefäßinfektion 366, 367
Lymphdrüsensyphilis 425, 426
— Bubo 425
— —, Lymphadenitis, gummosa 426
—, Lokaltherapie 426
—, Scleradenitis 426
Lymphdrüsentuberkulose 417, 418
—, Diagnose 418
—, Entstehung 417
—, Formen 417
—, Komplikationen 418
—, Lokalisation 417
—, Lymphadenitis tuberculosa 417, 418
—, Prognose 418
—, Skrofulose 418
—, Sternbergscher Drüsentumor 417
—, Symptome 417
—, Therapie 418
—, Vorkommen 417

Lymphdrüsentumoren, Axilla 1458
Lymphektasie 185
Lymphgefäße, häufigste Eingriffe an Extremitäten 1428
Lymphgefäßerkrankung 319
—, Lymphangiektasien 319
—, varicen 319
Lymphgefäßinfektionen, akute 366
—, chronische 366, 367
—, Periartheritis nodosa 367
—, Phlebitis migrans 367
—, purulenta 367, 368
Lymphgefäß- und Lymphdrüseninfektion 366, 367
Lymphgefäßtuberkulose 417, 418
—, Lymphangitis, tuberculosa 417
Lymphgefäßverletzung 200, 201
—, Chylorrhoe 200
—, Chylothorax 200
—, chylöser Ascites 200
Lymphknoten, cervikale, Ausräumung der 911
Lymphknotengeschwülste, Leistenbeuge 1540
Lymphknotentumor, maligne 1429
Lymphoblastom, Einteilung 464
—, großfolliculäres 470
Lymphocytom, Einteilung 432
Lymphocytose, im Liquor 609
Lymphödeme 185
—, Differentialdiagnose 185
Lymphogranuloma benignum 1034
— inguinale, Behandlung 390
— epidurales 741
—, Freische Probe 390
— inguinale 1530
— —, Diagnose 390
— —, Symptome 390
Lymphogranulomatose 306, 473
— der Wirbelsäule 804
Lymphgranulomatosis inguinalis 390
Lymphomatosis, venera 390
— praecox 185
Lymphosarkom 469
—, speziell 470
—, Einteilung 464
Lymphomtbc., Therapie 1429
Lymphvaricen 319
Lymphversorgung des Dünndarmes 1195
Lyssa 390, 391, 392
—-Encephalitis 683

Maatz, Hüftgelenkplastik 1534
MacBurneyscher Punkt 1215, 1216
Madelungsche Deformität 1475, 1484
Madelungscher Fetthals 455
Madurafuß 406
„Mädchenfänger" (Streckverband) 1821
Magen 73
—, Anatomie 1264
— und Duodenum 1164
—, Eingriffe, allgemein 1166

Die Seiten 1—919 befinden sich in Bandteil 1, die Seiten 921—1875 in Bandteil 2.

Magen, Funktionsprüfung 297, 298, 299
—, —, Alkoholprobetrunk nach *Ehrmann* 297
—, —, Coffeinprobetrunk nach *Katsch* 297
—, —, Histaminprobe nach *Friedrich* 298
—, —, Probefrühstück nach *Boas-Ewald* 297
—, Gefäßversorgung 1165
—, Lymphabflußgebiet 1165
—, Mißbildungen 1177
—, Singultus 73
Magenatonie 1181
— nach Laparotomie 1153
Magencarcinom 493, 494
—, Carcinoma fibrosum (Konjetzny) 494
—, — fusocellulare 496
—, Douglasmetastasen 494
—, Formen 493
—, Histologie 494
—, Krukenbergtumor 494
—, linitis-plastica 494
—, Lokalisation 493
—, Lymphangiosis carcinomatosa 493
—, Metastasierung 494
—, Mischformen 494
—, Peritonealcarcinose 494
—, Prognose 494
—, scirrhus 494
—, Symptome 493
—, Therapie 494
—, Ulcuscarcinom 493
—, Virchowsche Drüsen 493, 494
—, Vorkommen 493
—, Wachstum 493
Magen-Darmatonie 34
—-Darmchirurgie, Dauerresultate 1158
Magendiesche Schielstellung 556
Magen-divertikel 1178
—-erweiterung 1181
—-fistel, äußere 1180
—, —, innere 1180
— — nach *Kader* 1168
— — nach *Witzel* 1168
—-verschluß 1168
—-fremdkörper 1179
—-Funktionsdiagnostik 297, 298, 299
—-geschwülste, gutartige 1190
—-geschwürsperforation 1187
— —, Therapie 1187
—-hemmung 828
—-invagination 1182
—-krebs 1190
— — —, Diagnose 1191
— — —, Operationsindikation 1192
— — —, Symptome 1191
—-lähmung, akute 1181
—-perforation 74
—-resektion, funktionelle Wertigkeit 1175
— —, partielle 1169
— —, totale 1174, 1175, 1176
— —, — mit Wiederherstellung der Duodenalpassage 1175, 1176
— —, — ohne Wiederherstellung der Duodenalpassage 1175

Magen-saftuntersuchungen 297, 298, 299
—, —, Schema 298
—-sarkom 1190
—-schleimhaut 1164
—-schleimhautentzündung, akute 1182
—-senkung 1181
—-stenose, angeborene 1178
—-verätzung 1178
—-verletzung 1178
—-volvulus 1182
—-Zwölffingerdarmgeschwür 1183
— —, Ätiologie 1184
— —, Hyperacidität 1185
— —, Therapie 1186
Magill, I. W. 7
Magnesiumsulfat 59
Magnus, Behandlung der Wirbelsäulenverletzung 799
Mahorner-Howard-Oxner-Test 184
Makrocheirie 1484
Makrodaktylie 1484
— der Zehen 1586
Makrodex 252
Makrosomie 333
Maladie postaggressoire nach *Leriche* 218
Malaria, Bluttransfusionsschäden 250
Malassezsche Epithelreste 488, 503, 909
Malleolarpseudarthrose 1765
Malleolenfraktur 1763
—, Formen und Dislokation 1763
—, komplizierte 1765
—, Resultate 1766
—, Symptome und Diagnose 1764
—, Therapie 1764
—, veraltete 1765
Malleolenluxationsfraktur, Therapie 1764, 1765
—, Therapie der veralteten 1765, 1766
Malleolus 401, 402
Malignität, Allgemeines 442
Malignogramm, Geschwulstdiagnose 443
Malisoff, Geschwulstätiologie 434
Mal perforant du pied 175
Malum perforans, Hand und Finger 1513
— — pedis 146, 175, 1590
— Potti 419, 782
— senile coxae 1533
Malrotation des Darmes 1202
Mamma, blutende 478
—, Mißbildungen 978
—, Entwicklungsgeschichte und Physiologie 977
—, Lymphabflußgebiete der 978
Mammaadenom, solides 478
Mammacarcinom 496, 497, 985ff.
—, Adenocarcinom 496
—, Basalzellencarcinom 496
—, Cancer en cuirasse 496
—, Carcinoma cribrosum 496

Mammacarcinom, Carcinoma solidum simplex 496
—, Comedotyp 406
—, Cystocarcinoma papilliferum 496
—, Einteilung 496
—, Epithelioma megacellulaire (Delbet) 496
—, Gallertcarcinom 496
—, Histologie 496
—, inoperables 988
—, Milchgangscarcinom 496
—, Pagetkrebs 496
—, Plattenepithelcarcinom 496
—, Präcancerose 496
—, Röntgentherapie 988
—, scirrhus 496
—, Stadieneinteilung nach *Steinthal* 986
—, Symptome 496
—, Therapie 496, 497
—, Vorkommen 496
—, Wachstum 496
Mamma-fibrom u. Mammaadenom 984
—-hypertrophie 982
—-plastik 982
—-radikaloperation 987
— —, Deckung von Defekten 988
—-tumor, Cystadenoma papilliferum 478
— —, Fibroadenom 477
—-sarkom 985
—-verband (Stülpa) 1796
Mandelkern 542
Mangelernährung 219
Manisch-expansives Syndrom 594
Manometrie, intraoperative 1266
Manus valga 1474
— vara 1484
Marasmus, Osteoporose 801
Marbet-Winterstein, Gerinnungsbestimmung 259
Marcumar, Dosierung 261
—, Indication 261
Marfansches Syndrom 1485
Mariottescher blinder Fleck 549
Markdrahtung, gedeckte, bei Unterschenkelbrüchen 1759
Markencephalitis des Gehirns 669
Markkallus bei Wirbelfraktur 796
Marknagelung, geschlossene, nach *Küntscher* bei Femurschaftfraktur 1740
— nach *Küntscher* 1657
— —, Technik der geschlossenen 1658
— —, — der offenen 1658
—, offene, nach *Küntscher*, bei Femurschaftfraktur 1740
—, Zeitpunkt der Nagelentfernung 1658
Markphlegmone des Gehirns 683
Markscheide 807
Marmorknochenkrankheit der Wirbelsäule 803
Marschperiostitis, Unterschenkel 1582
Martel, Thierry de 5
Massage 771

Die Seiten 1—919 befinden sich in Bandteil 1, die Seiten 921—1875 in Bandteil 2.

Massage nach Frakturen 1652
—, synkardiale, bei geheilten Knochenbrüchen 1663
Masselon-Test 594
Massenbewegungen 579
Massenblutungen des Gehirns 832
—, retroperitoneale 1145
Masseterreflex 559
Mastdarm, Amputationsverfahren 1244ff.
—, einzeitige abdominosacrale Amputation mit Sphinctererhaltung, Durchzugsverfahren 1245
—, — — (-coccygelea) Amputation 1245
—, — sacrale Amputation 1324
—, Fremdkörper 1290
—, sacro-abdominale Amputation 1325
—, Zellgewebsentzündung 1233
—, zweizeitige sacrale Amputation 1244
Mastdarm-amputation und Resektion, Operabilitätsquote und Heilungen 1247
— bzw. Afterverschluß 1228
—entzündungen, spezifische 1233
— —, unspezifische 1232
—-fistel 385
—-geschwülste, gutartige 1241
— —, bösartige 1241
—-krebs 1242
— —, Diagnose 1242
— —, Prognose 1243
— —, Symptome 1243
—-resektion, abdominell 1246
—, —, ohne Kontinuitätsherstellung 1246
— —, abdominosacral 1247
— —, transano-abdominale Resektion 1247
—-resektionsverfahren 1246ff.
—-verengerung 1236
— —, Therapie 1236
—-verletzungen 1230
— —, Therapie 1231
Mastitis acuta s. puerperalis 979
— chronische 980
—, Therapie 980
Mastix-Verband 1802
Mastodynie 982
Mastopathia chronica cystica 478, 1064
Mastoptose 982
Matti, Knochenmarktransplantation 1662
Mau, Verkürzung der mittleren Fußstrahlen 1601
—-*Imhäuser*, Spreizfußoperation 1618
Maul- und Klauenseuche 389, 390
— —, Incubation 389
— —, Prophylaxe 390
— —, Serumtherapie 390
— —, Symptome 389
— —, Therapie 389

McEwen, William 5
McGregorsche Linie 517
McLaughlin, Fascienzügelplastik bei Facialislähmung 858
—, Laschennagel bei Trochanterbrüchen 1736
—, Quadricepssehnenriß 1543
McKissock, Leukotomie 720
Meatotomia externa 1379
Mecholyltest 276
Meckelsches Divertikel 1129, 1286
Meconiumileus 1213
Medianuslähmung 816
— als Berufskrankheit 1841
—, Ersatzoperation 1497
Medianus-Ulnarislähmung, kombinierte, Ersatzoperation 1497
Mediastinalemphysem 1048
—, Therapie 1048
Mediastinalflattern 997
Mediastinalgeschwülste 1049
Mediastinaltumoren 1050
Mediastinitis 1048
—, Therapie 1049
Mediastinum, Anatomie 1047
—, Blutungen 1047
—, bronchogene Cysten 1051
—, enterogene und gastrogene Cysten 1052
—, Fremdkörper 1047
—, Ganglioneurom 1052
—, Geschwülste 1049
—, Neurinom 1053
—, Tuberkulose 1049
—, Verletzungen 1047
Medikomechanik nach Frakturen 1652
Medulloblastom 686
— des Rückenmarks 741
Meessche Streifen 809
Megacolon 837
—, aganglionäres 1206
— congenitum 1206
—, Therapie 1207
Megacystitis 840
Megalencephalie 632
Megalocephalus 632
Megaösophagus 836
Megaphen 61
Megaureter 1334
Mehrfachfraktur 1633
Meinicke, Flockungsreaktion bei Lues 429
—, Klärungsreaktionen 241
Meißelfraktur des Radiusköpfchens 1707
Melanom, malignes, speziell 468
Melanosarkom, Einteilung 464
Melkergranulom 1515
Melkerknoten 390
—, Symptome 390
—, Therapie 390
Melkerkrebs, Hand und Finger 1515
Meloplastik 857
Melorheostose nach *Leri* 335
Mélorhéostosis 803
Meloschisis 843
Membrana interossea, Unterschenkel 1575

Membranpotentialstörungen, Ganglienzellen 645
Menièresche Krankheit 567, 678, 834
meningeale Reaktion 659, 682
Meningeome 690
— des Rückenmarks 741
Meningismus 682
Meningitis 378, 670, 681
—, direkte 669
—, epidemische 682
—, Epilepsie 677
—, indirekte 669
— serosa 734
— bei Streptotrichose 406
—, Therapie 683
— tuberculosa 422, 682, 783
—-behandlung 671
Meningocele 630, 730, 752, 753
Meningococcen 379
Meningoencephalocelen 630
Meningoencephalocystocelen 630
Meningomyelitis 734
Meningopathie, chronische 734
Menisci, Kniebandapparat, Anatomie 1550
Meniskusausrottung, totale 1557
Meniskusganglien 1564
—, Unfallzusammenhang 1564
Meniskusriß 1556
—, Begutachtung 1558
—, Therapie 1557
Meniskusverletzungen 1551
—, Berufskrankheit 1557
Mensch, versteinerter 458
Mercier-Katheter 1313
Merkfähigkeit 593
Merkschwäche 593
Merseburger Trias 955
Mesenterial-drüsentumoren 1145
—-gefäßthrombose 1146
—-venen, Thrombophlebitis 1146
—-venenthrombose 258
Mesenterium commune 1202
Mesenteriumtumoren 1145
Mesothor, Geschwulstätiologie 439
Metacarpale Fraktur 1720
— I, Fraktur der Basis 1721
— V, Fraktur 1722
— II—IV, Fraktur 1721
—, Fraktur, Rushpinning 1721
— I, Luxationsfraktur 1721
— I, Verlängerungsoperation 1498
Metacarpal- u. Phalangealfraktur, Retention 1722
Metacarpophalangealgelenkluxation 1722
Metallkrebs, Ätiologie 435
Metallschienen 1805
—, fertig geformte 1806
Metaluetische Erkrankung 424
Metaphysenherd 369
Metastasen, spinale 740
— der Wirbelsäule 806

Metastasensuche, Geschwulstdiagnose 443
Metastasierung, Allgemeines 442
—, Geschwulsttherapie 444
Metastasierungswege 442, 443
Metatarsalfraktur, Dislokation und Reposition 1774
—, Resultate 1775
—, Therapie 1774
Metatarsalluxation 1773
Metatarsalgelenke, Distorsion 1774
Metatarsalgie 820, 1680
Metatarsus varus congenitus 1622
Meteorologie und Thrombose 256
Michaelissches Zeichen, Thrombose 258
Middeldorpfsches Triangel 1802
Migräne cervicale 767, 834
Mikrencephalie 632
Mikrocephalus 516
Mikrococcus tetragenus 379
Mikrodaktylie der Zehen 1586
Mikrogenie 885
„Mikrokarzinom" der Schilddrüse 500
Mikrokranie 632
Mikrosomie 333, 334
Mikrostoma 856
Mikrostomie 842
Miktion 1318
Miktionsstörungen 34, 839
Mikuliczsche Krankheit 870
— Naht 1166
Mikulicz-Tampon 118
Milchcyste 504, 983
Milchgangscarcinom, Mammacarcinom, Prognose 496
Milchsäurenachweis nach *Uffelmann* 297
Miliartuberkulose 422
—, Diagnose 422
—, Entstehung 422
—, Formen 422
—, Therapie 422
Milium, Follikelcyste 503
Millard-Gublersche Lähmung 562
Miller, Plattfußoperation 1615
— -*Abbott*-Sonde 1154
— — —, intestinale Perfusion 247
Milroys disease 185
Milz 73
—, Adaptionssyndrom 218
—, Anatomie und Physiologie 1283
—, Echinococcuscysten 1286
—, Funktion 1283
—, Ligatur der Milzarterie 1284
—, Mißbildungen 1283
—, Neubildungen 1286
—, nichtparasitäre Cysten 1286
—, Probeexcision 1283
Milzabsceß 1285
—, Symptome 1285
—, Therapie 1286
Milzbrand 400, 401
—, Berufskrankheit 400
—, Darmmilzbrand 400
—, Erreger 400

Milzbrand, Formen 400
—, Hautmilzbrand 400
—, Incubationszeit 400
—, Lungenmilzbrand 400
—, oropharyngeal 400
—, Prophylaxe 401
—, pustula maligna 400
—, Symptome 400
—, Therapie 401
Milzbrand-erysipel 400
—-karbunkel 400
—-phlegmone 401
—-pustel 400
—-serum 401
Milz-entfernung 1284
—-freilegung 1283
—-geschwülste 1286
—-infektionen, chronische 1286
—-punktion 1283
—-resektion 1284
—-venenthrombose 258
—-verletzungen, Diagnose 1285
— —, offene 1285
— —, Prognose 1285
— —, subkutane 1284
— —, Therapie 1285
Mimik 581
„Minderung der Erwerbsfähigkeit", Definition 1830
Mineralocorticoide 273
Cutler-Power-Wilder-Test 273, 274
—, Desoxycorticoide 274
—, Funktionsteste 273, 274
—, *Robinson-Power-Kepler*-Test 274
Mineraldepots der Wirbelsäule 800
Miosis 553, 555
Mischgeschwülste 500
—, einfache 432
—, Gesicht 864
—, komplizierte, Einteilung 432
—, sarkomatöse, Einteilung 432
—, teratoide, Einteilung 432
Mischinfektion 343
Mischtumor der Parotis 501
Mischtumoren, mesenchymale, Einteilung 432
Mischvaccine 358
Mißbildungen der Mamma 978
— des Aortenbogens 1085
— der Bauchwand 1128
— des Darmes 1201
— Gehirn 630
— der Haut u. Schleimhaut 307
— der Muskulatur 311
— des Rückenmarks 729
— der Schädelbasis 516
— des Schädels 515
— der Wirbelsäule 749
Mißempfindungen 588
Mitbewegungen 581, 582
Mitella (Armtuchverband) 1800
— parva (Armtrageschlinge) 1800
Mitomen, Cytostaticum 450
Mitra Hippokratis (Bindenverband) 1793
Mitralinsuffizienz 1077
—, Operation 1077
Mitralstenose 70, 1070
—, Ätiologie 1071
—, Diagnose 1072

Mitralstenose, Komplikationen nach Operationen der — 1075, 1076
— mit kombinierten Vitien 1074
—, Operation 1075
—, Operationsindikation 1073
—, Operationsvorbereitung 1074
—, operative Nachbehandlung 1076
—, Physio-Pathologie 1071
—, Symptome 1071
Mittelfußamputation 1595
Mittelhand und Finger, Drahtextension 1822
Mittelhandbrüche 1720
Mittelhand- und Handwurzelbrüche, aktive Übungen 1652
Mittelhirn, Anatomie 536
Mittelhirnanfälle 676
Mittelhirntraktotomie 723
Mittelohrentzündung 878
Mittelohrgeschwülste 882
Mittelohrsarkom 882
Mittelohrschwerhörigkeit 564
Mittelphalanxfraktur, Finger 1722
MNS-System 238
Modiolus 563
Moebiussches Zeichen 955
Möller-Barlowsche Krankheit 340
— —, Blutgefäßverletzung 198
Mola destruens 485
— intravenosa 485
Momburgsche Blutleere 124
Monakowsche Kreuzung 563
Monarthritis, gonorrhoica 360
Mondbeintod 1513
Mongolenfleck 461
Mongolismus 518
Mongoloide Idiotie 518
Moniliasis 407, 1031
Monocytenleukämie, speziell 472
Monoinfektion 343
Monroi-Blockade 597, 640
Monroicysten 633
Monteggia-Fraktur 1699
—, Therapie 1713
—, der veralteten 1714
—, typische Dislokation 1713
Morawitz, Blutgerinnung 254
Morbus Addison 273
— Bang 250, 402, 403
—, chirurgisch 403
—, Diagnose 402
—, Erreger 402
—, Incubation 402
—, Komplikationen 403
—, Prognose 402
—, Prophylaxe 402
—, Symptome 402
—, Therapie 403
—, Übertragung 402
— Basedow 481
— Basedowii 954
—, kardiovasculäre Störungen 954
—, Symptome 954, 955
— Bechterew 788
— Boeck 1034

Morbus Bourneville-Pringle 643
— Bowen 492
— coeruleus 1094
— Cushing 74, 338, 484
— Ebstein 1100
— Fröhlich 488
— Gaucher 338, 803
— Hand-Schüller Christian 338, 803
— Neißer 359
— Niemann-Pick 803
— Osler 184
— Paget 496
— Raynaud 176
— —, Behandlung 176
— —, Diagnostik 176
— —, operative Maßnahmen 177
— —, Nothnagelsche Form 176
— —, Prognose 176
— —, Symptome 176
— —, Ursache 176
— —, Verlauf 176
Morestin, Zick-zack-Plastik 1492
Morgagni-Syndrom 528
Moro, Tuberkulinreaktion 412
Morphologie bei Thrombose und Embolie 253
Morton, Thomas 6
—, *William Greene* 5
Mortons (Metarsalgie) 820
Mortonsche Neuralgie 1600
Morvansche Gangrän 175
Mosaikstrukturen der Wirbel 802
Motorik 578
Mucocele der Appendix 502
Müller, Ringbandplastik 1702
Müllerscher Handgriff 997
— — bei offenem Pneumothorax; dringl. Operation 1781
Müllerscher Muskel 553
Muffplastik 151
Mukoklase der Gallenblase 1265
Multiple Sklerose 735
Mumifikation 161
Mumps 390, 868
—, Ansteckung 390
—, Incubation 390
—, Komplikationen 390
—, Prognose 390
—, Therapie 390
Mundbodenphlegmone 77, 923, 941
Mundfäule 903, 922
Mundhöhle, Anatomie 921
Mundspalten, Verkleinerungen 842
Mures articulares 229
Murray 1
—-*Stout*, Hämangiopericytom 459
Muscularisraffung bei Prolapsus ani nach *Rehn-Delorme* 1240
Musculus erector trunci, Ersatzoperation 1528
— glutaeus max., Ersatzoperation 1527
— — med.-min., Ersatzoperation 1527

Musculus latissimus dorsi, Ersatzoperation 1527
— quadriceps, Ersatzoperation 1544
— triceps, Ersatzoperation 1463
— —, Lähmung 1463
— vastus ext., Ersatzoperation 1528
Muskel 610
—, Regeneration 107
Muskelatrophie 311
—, neurogene 195
Muskelbruch 189
Muskeldefekt der Brustwand 990
—, Thorax 990
Muskeldystrophie, progressive 608
Muskelerkrankung 311
—, Geschwülste und Parasiten der Muskulatur 311
—, ischämische Kontraktur 311
—, — Muskellähmung 311
—, Muskelatrophie 311
—, Myositis ossificans 311
—, Sudecksche Weichteildystrophie 311
—, Komplikationen 311
—, Mißbildungen 311
Muskelerschlaffung 32
Muskelhernie 189
Muskelinfektionen 377
Muskelinnendruckmessung 273
Muskelkanäle, Vorderarm 1477
Muskelkontraktur, ischämische 176
—, —, Differentialdiagnose 195
Muskelkrämpfe, Wirbelfraktur 796
Muskellappenplastik, gestielte, Oberschenkel 1546
Muskelneuralgie, Differentialdiagnose 195
Muskelplastik 326
—, Osteomyelitis 1437
Muskelrelaxantien 47, 48, 49, 78
—, Callamin (Flaxedil) 48
—, Komplikationen 48, 49
—, Komplikationen, Bronchospasmen 48
—, Komplikationen, verlängerte Atemdepression 48
—, Physiologie 47
—, Präparate 48
—, Relaxierung, Kurzverfahren 49
—, repolarisierende Mittel 48
—, Technik der Relaxierung 49
—, Stadien 48
—, Succinylcholin 48
Muskelrelief 579
Muskelreste im Stuhl 299
Muskelriß, Oberarm 1461
—, —, Unfallzusammenhang 1461
—, Oberschenkel 1543
Muskelruptur, Differentialdiagnose 190
—, Endzustände 190

Muskelruptur, Formen 190
—, Prognose 190
—, subcutane 190
—, Symptome 190
—, Therapie 190
—, Vierzeichensignal 190
—, Vorkommen 190
Muskelspasmus, segmentaler 764
Muskelsyphilis 425
—, Diagnose 425
—, Lokaltherapie 425
—, Muskelgumma 425
— myositis fibrosa diffusa 425
Muskeltetanus 608
Muskeltonus 579, 581
Muskeltransplantation 159
Muskeltuberkulose 417
—, Therapie 417
Muskelverknöcherung 189
Muskelverletzungen 189
—, Contusionsschäden 189
—, Crushsyndrom 189, 190
—, Muskelhernie 189
—, Muskelschwiele 189
—, Muskelverknöcherung 189
—, Myocele 189
—, Myositis traumatica, fibrosa 189
—, — traumatica ossificans 189
—, subcutane Muskelruptur 190
— durch Verschüttung 189, 190
— durch Zerreißungen 189
Mutismus, akinetischer 693
Mutterkorn 167
Myanesinpräparate 48
Myasthenia gravis 486
— — pseudoparalytica 976
— — s. a. Thymektomie 69
Myasthenie 608
Mycosis fungoides 474
Mydriasis 553, 555
— bei Epiduralhämatom 656
Mydriasistest 300
Myelinscheide 807
Myelitis 734
Myeloblastom 471
—, speziell 471
Myelocele 729, 752
Myelocystocele 730
Myelocystomeningocele 730
Myelocytom, Einteilung 432
Myelodysplasie 731
Myelographie 603
Myelom, Einteilung 432
—, epidurales 741
—, speziell 472
— der Wirbelsäule 804
Myelomalacie 738
—, postrraumatische 736
Myelopathie, chronische 740, 766
—, —, operative Behandlung 771
Myelosarkom 470
—, Einteilung 432
—, speziell 471
Myelose, chronische 306
—, speziell 470
Myelotomia longitudinalis lateralis 636

Myleran, Cytostaticum 450
Myoblastenmyom 461
Myocarditis bei Diphtherie 398
Myoglobinurie bei Crushsyndrom 189
Myoklonien 580
Myoklonus-Epilepsie 676
Myokymien 580
Myom, besondere Formen 460
—, speziell 460
Myopathia osteoplastica 457
Myorhythmien 580
Myosarkom, Einteilung 464
—, speziell 467
Myositis acuta purulenta 377
— — —, Entstehung 377
— — —, Fasciennekrose 377
— — —, Fascienvereiterung 377
— — —, Folgen 377
— — —, hämorrhagische Polymyositis 377
— — —, Holzphlegmone 377
— — —, intermusculäre Phlegmone 377
— fibrosa, diffusa 425
— ossificans 311
— — circumscripta 457
— —, Oberarm 1462
— — progressiva 458, 803
— purulenta, Therapie 377
— traumatica fibrosa 189
— — ossificans 189
— tuberculosa 417
Myotenonitis ossificans traumatica 191
Myotonie 608
Myringitis 878
Myxochondrom 455
Myxödem 309
—, erworbenes 958
Myxom, speziell 458
Myxosarkom, Einteilung 464

Nabel-adenom 1129
—-bruch 1304
— — Erwachsener 1304
— — kleiner Kinder 1304
—-entzündung 1132
—-fistel 1129
—-plastik 1305
—-polyp 1129
Nabelschnurbruch 1128
Nabothsche Eier 503
Nachbehandlung, heilgymnastische 146
— nach Laparotomie 1152
— bei Narkose 33
—, postoperativ 220
—, —, allgemein 33
—, —, Atmung 33
—, —, Eiweißzufuhr 33
—, —, Elektrolyte 33
—, —, Erbrechen 34
—, —, Flüssigkeitszufuhr 33
—, —, Glottisödem 34
—, —, Herz und Kreislauf 33
—, —, Magen-Darmatonie 34
—, —, Miktionsstörungen 34
—, —, Pflege von Bewußtlosen 34
—, —, Schmerzbekämpfung 34
—, —, Singultus 34

Nachbehandlung, nach totaler Magenresektion 1153
Nachsprechen 590
Nackensteifigkeit 581
Nadelhalter 115
Nadelmaterial 115
Nähapparat nach Petz 1166
Naevus 461
— flammeus 513
—-Pringle 643
— vasculosus 513
Naffziger, Skalenussyndrom 755
Nagelbett, totale Verödung 1591
Nagelbettzeichen 809
Nagelextension nach Steinmann 1822
Nageltotalextraktion 1505
Nahbestrahlung 447
Nahschuß 99
Naht, direkte bei Plastik 150
—, fortlaufende nach Blalock 200
—, primäre 115
Nahtknochen des Schädels 524
Nahtmaterial 115
Nahtmethoden 115, 116, 117
—, Cutannaht 116
—, Entfernung der Hautnaht 117
—, Etagennaht 116
—, fortlaufende oder Kürschnernaht 116
—, geschützte Naht 116
—, Knopf- oder Einzelnaht 115
—, Lembertnaht 116
—, Matratzen- oder Zickzacknaht 116
—, Miedernaht 117
—, Naht mit Hautklammern 117
—, Schmiedennaht 116
—, Schneider- oder Hexennaht 116
—, Tabaksbeutel- oder Schnürnaht 117
—, U-Naht 116
—, überwendliche Naht 116
—, verlorene Nähte 116
—, Zapfen-, Bäuschchen- oder Bleiplattennaht 117
—, Zusammenziehen der Wunde mit Heftpflasterstreifen 117
Nahtsprengung bei Schädelbrüchen 519
Nahttechnik bei Sehnenverletzungen 192
Narbe 146, 149
—, bindegewebige 106
—, Fremdkörpernarben 105
—, funktionell störende 105
—, Keloide 105
—, Komplikation, Therapie 149
—, kosmetische 104
—, Malignome 105
—, Panzernarben 105
—, Pathologie 104, 105
—, Pseudotumoren 105
Narben-bildung bei Verbrennung 207
—-epilepsie 679
—-fisteln 105
—-geschwüre 105, 146

Narben-kontrakturen 105
—-skoliose 777
—-verziehung bei Geschwür 147
Narkonumal 56
Narkose, Ataraktica 29
— bei Atmungsapparate 40
—, Barbiturate 29
—, Begriff 25
—, Belladonnaalkaloide 29
—, Einleitung der Inhalationsnarkose 30
—, Freihalten der Atemwege 39
—, Geschichtliches 25
—, Indikation 26
—, Inhalationsnarkose 52
—, Instrumentarium 26, 27
—, — Äthertropfnarkose 27
—, — Bronchoskopie 27
—, — Intubation 27
—, — Venae sectio 27, 1784
—, intravenös, s. intravenöse Narkose 55, 56, 57, 58
—, Komplikationen 34, 35, 36, 37, 38
—, —, Aspiration von Mageninhalt 36
—, —, Atemstörungen 36
—, — durch Dosierungen 37
—, —, Druckschäden durch Trachealtubus 35
—, —, Druckschäden, Gesicht und Auge 35
—, — durch Explosionen 37
—, —, erhöhte Blutungsgefahr 35
—, —, Gefahr der Rückatmungssysteme 35
—, —, Gefahren der Curare 35
—, —, Gefahren durch Acidose 36
—, —, Herzstillstand 37
—, —, Kreislaufstillstand 38
—, —, Nervendruckschädigung, s. Lagerung 35
—, —, obere Luftwege 35
—, —, Schock und Kollaps 36
—, —, sogenannte Sauerstofftoxicose 37
—, — durch Verwechslung von Substanzen 37
—, — nach Wiederbelebung von Herz- und Kreislaufstillstand 38
—, Kontraindikation 26
—, Künstliche Atmung 39
—, Lagerung 29
—, Leber 28
—, Lungenfunktion 40, 41, 42
—, Nachbehandlung 33
—, Narkoseapparate 40
—, Nierenfunktion 28
—, Opiate 29
—, Phenothiazine 29
—, potenzierte, s. potenzierte Narkose 60, 61, 62
—, Prämedikation 28
—, rectal, s. rectale Narkose 58, 59, 60
—, Schock und Anämie 28
—, spezielle Verfahren 43—51
—, — Apparative Narkoseüberwachung 51, 52
—, — —, artifizielle Hypotension 49, 50
—, — —, bronchiale Blockade 44

Die Seiten 1—919 befinden sich in Bandteil 1, die Seiten 921—1875 in Bandteil 2.

Narkose, spezielle Verfahren, bronchiale Intubation 44
—, — —, Bronchoskopie 45, 46, 47
—, — —, endotracheale Intubation 43
—, — —, künstliche Blutdrucksenkung 49, 50
—, — —, Muskelrelaxantien 47, 48, 49
—, — —, nasale Intubation 44
—, — —, orale Intubation 44
—, Stoffwechselstörungen 28
—, Theorien der Wirkung 26
—, Transquilizer 29
— und Asphyxie 33
—, Voraussetzung 39
—, Vorbereitung 27
—, —, allgemein 27
—, — in besonderen Fällen 27
—, —, Herz und Kreislauf 28
—, —, Luftwege 27
—, Wesen 26
Narkose-lähmung 816
— -leitung bei Unfallchirurgie 78
— -reflexe 32
— -stadien 31
— -störungen im Wasser- und Elektrolythaushalt 28
— -überwachung, apparativ 51
— —, Carboxymetrie 51
— —, Elektroencephalographie 51
— —, Elektrolytbestimmung 52
— —, Gasanalyse 51
— —, Kreislaufüberwachung 51
— —, Oxymetrie 51
— —, p_H-Ionenkonzentration in Plasma und Vollblut 52
Nase, Mißbildungen 912
—, Nasennebenhöhlen 912
Nasen-bluten 914
— -defekte, subtotale 854
— —, totale und subtotale 853
— -eingangekzem 915
— -entzündungen 915
— —, infektiöse Granulationsgeschwülste 918
— —, spezifische 918
— -flügeldefekt 855
— -fortsätze 842
— -furunkel 915
— -gaumengangscysten 907
— -gerüst, Neubildung 853
— -gerüstbruch 888
— -höhle, Teratom 919
— -höhlenentzündung 915
— -nebenhöhlen, Auffinden von Geschossen 913
— —, Frakturen 912
— —, — der oberen 913
— —, Fremdkörper 914
— —, Schußverletzungen 913
— —-entzündungen, Komplikationen 916
— —-verletzungen, Nachoperationen 913
— — und Nebenhöhlen, Dermoide und Dermoidfisteln 919
— —-geschwülste 918
— -plastik 852
— —, indische Methode 863

Nasen-plastik, italienische Methode 853
— —, Schnittführung 852
— —, Vorbereitung und Anästhesie 852
— -polypen 918
— -rachenfibrome 919, 921
— -rachenraumadenome 476
— -rachenraumpolypen 454
— -reflex 559
— -scheidewand, Hämatom 914
— —, Leisten und Dornen 913
— —, Perforation 914
— —, Verbiegungen, Perforationen, Hämatome 913
— -schleimhautersatz 853
— -septumdefekt 855
— -septumdeviation, submucöse Resektion 914
— -spalten 843
— -spitzendefekt 855
— -steine 914
— -totalersatz 854
— -verletzungen 912
— -wurzel, Frakturen 913
— -wurzeldefekt 855
Natriumzitrat, Fieberreaktion 249
Natriumhypochlorit 131
Naviculare cornutum 1604
Navicularefraktur 1718
—, Arthrosis deformans 1720
— (Fuß) 1772
—, Therapie 1773
—, Gipsverband 1719
—, Handgelenkarthrodese 1720
—, operatibe Therapie 1720
—, Resultate 1720
—, Therapie der frischen 1719
—, — bei traumatischer Höhlenbildung 1719
Navicularexluxation 1717
Navicularexluxationsfraktur (Fuß) 1772
Navicularenekrose, Therapie 1720
Navicularepseudarthrose 1720
Nearthrose, Definition 1646
Nebenhodenentzündung 1411
Nebenhodenverletzung 1490
Nebenhöhlenentzündungen 915
—, operative Behandlung 917
Nebenlunge 1021
Nebenniere 167, 1353
—, Adaptationssyndrom 216
—, adrenogenitales Syndrom 273
—, Anatomie 1311
—, Chromaffines System 275, 276
—, Cushing-Syndrom 273
—, Dynamometrie 273
—, Funktionsdiagnostik 73, 176, 273, 274, 275, 276
—, Hypophysenvorderlappen-Nebennierenrindensystem 273, 274, 275
—, Morbus Addison 273
—, Muskelinnendruckmessung 273
—, Nebennierenrindenhyperplasie 273
—, Nebennierenrindeninsuffizienz 273

Nebennierenblastome 686
Nebennierenfreilegung, 1331
Nebenniereninsuffizienz, akute 1353
—, chronische 1354
— bei totaler Adrenalektomie 1354
Nebennierenmark 482
—, Hyperfunktion 1355
—, Überfunktion 1356
Nebennierenmarktumoren 275
Nebennierenrinde, Androgene 273, 275
—, Aufbau 273
—, Glucocorticoide 273, 274
—, Mineralocorticoide 273
Nebennierenrindenadenom 483, 484
—, adrenogenitaler Feminismus 484
—, — Virilismus 483
—, adrenogenitales Syndrom 483
—, Anpassungshyperplasie 483
—, Cortison 483
—, Cushingsyndrom 484
—, Desoxycorticosteron 483
—, Histologie 484
—, klinische Symptome 483, 484
—, Kohlehydratstoffwechsel 483
—, Prinzip 483
—, Pseudohermaphroditismus 483
—, Sexualhormone 483
—, Therapie 484
—, Vorkommen 483
—, Wirkung 483
Nebennierenrindenhormon als Cytostaticum 451
Nebennierenrindenhyperfunktion 1354
Nebennierenrindenhyperplasie 273
Nebennierenrindeninsuffizienz 273
Nebennierenrindensyndrom-Hypophysenvorderlappen 273, 274, 275
Nebennierenversagen, akutes 74
Nebenschilddrüsen 945, 960
—, Funktionsdiagnostik 273, 277
—, Hypercalcämie 482
—, Hyperfunktion 960
—, Hyperparathyreoidismus 272
—, Hypofunktion 960
—, Pathophysiologie 960
Nebenschilddrüsenadenom 481
—, Histologie 482
—, Hypophosphatämie 482
—, Knochenphosphatase 482
—, Nierenphosphatase 482
—, Osteodystrophia fibrosa generalisata 482
—, Parathormon 482
—, Prinzip 481, 482
—, Symptome 482
—, Therapie 482
Nekrose 160
— durch Abschnürung 162
—, allgemein 160

Die Seiten 1—919 befinden sich in Bandteil 1, die Seiten 921—1875 in Bandteil 2.

Nekrose durch arterielle Thrombose 164
—, Besonderes 162
— durch chemische Ursache 163
— durch chronische Gefäßerkrankung 165 ff.
— durch Druck 162
— durch Einklemmung 162
— durch Embolie 164
—, Formen 161
—, Hüftgelenk 1535
— am Knochen 369
— durch periphere Durchblutungsstörung 165 ff.
— durch Stieldrehung 162
— durch thermische Ursachen 163
— durch Trauma 162
—, trockene 383
Nekrosedefinition 160
Nekrosen, neuropathische 175
Nekrotomie 372
Nelsontest, Beurteilung 430
— -Prinzip 430
Neomycin 143
Neoplasma, Definition 431
—, maligna epithelialis 489, 490
— und Thrombose 256
Neoteben 138
Nephrektomie, extrakapsulär 1325
—, Komplikationen 1325
—, sekundäre 1325
—, subkapsulär 1325
Nephrin 838
Nephritis acuta et chronica 1346
— bei Diphtherie 398
— interstitialis chronica fibrosa multiplex 1348
— luica praecox 1348
— purulenta acuta 1344
— — —, Therapie 1344
— — chronica 1345
—, Symptome und Verlauf 1344
Nephrolithiasis 1339
—, Entstehung 1338
Nephropexie 1326
Nephroptose 1336
—, Symptome 1337
—, Therapie 1337
Nephrose 1347
Nephrosklerose 1347
Nephrostomie 1327
Nephrotomie 1327
Nerven, Degeneration 811
—, häufigste Eingriffe an Extremitäten 1431
—, Nervenluxation 194
—, offene Nervenverletzung 194, 195, 196
—, periphere 806
—, Primärnaht 1431
—, Regeneration 108, 811
—, regenerierende 587
—, subcutane Nervendehnung 194
—, — Nervenzerreißung 194
—, Verletzungen 809
Nerven-anastomosen 821
— -bündel 807
— -defekte, Überbrückung 1431
— -dehnung, subcutane 194

Nerven-erkrankungen 319, 320, 321, 322
— —, Neuralgie 319, 320
— —, Neuritis 320, 321, 322
— -erschütterung 194
— -exhairese 1432
— -fascikeln 807
— -fasern, adrenergische 823
— —, cholinergische 823
— -geschwülste 818
— -lepra 408
— -luxation 194
— -naht 196, 812, 820, 1431
—, Prognose 196, 197
—, Technik 196
— -pfropfung 1431
— -quetschung 194, 810
— -resektion 821
— -stamm 807
— -symptome bei Wirbelsäulentuberkulose 781
— -transplantation 159, 821
— -vereisung 1432
— -verlagerung 821
— -verletzungen 813, 819
— —, Amputationsneurom 195
— —, Differentialdiagnose 195
— —, Durchschneidungsneurom 195
— — am Hals 939, 940
— —, Hoffmannsches Klopfzeichen 197
— —, Lokalisation 196
— —, motorische Störung 195
— —, Nachbehandlung 822
— —, Nervendefekt 196
— —, s. auch Nervennaht 196
— —, neurogene Muskelatrophie 195
— —, Neurombildung 195
— —, Neurotisation des Muskels 195
— —, neurovegetative Störung 195
— —, offene 194, 195, 196, 197
— —, Physiologie 194
— —, Prognose 196, 197
— —, Regeneration 194
— —, Symptome 195
— —, Therapie 196
— —, Ursachen 195
— —, Wallersches Gesetz 194
— —, Wiederkehr der Funktion 196
— -versorgung des Dünndarms 1195
— -wurzelirritationssyndrom, Epicondylitis 1468
— -wurzelschädigung bei Wirbelsäulenverletzung 794
— -wurzelsymptome bei Wirbelfraktur 798
— -zerreißung, subcutane 194
— -zerrung 810
Nervus abducens 553
— accessorius 576
— alveolaris mandibularis, Anästhesie 884
— axillaris 816
— cochleae 563
— facialis 560, 829
— —, Verletzungen 858

Nervus femoralis 817
— —, Freilegung 1524
— —, Verletzung, Oberschenkel 1544
— fibularis communis 817
— —, Freilegung 1558
— —, Lähmung, Ersatzoperation 1578
— — prof. 1574
— — —, Lähmung, Ersatzoperation 1578
— — superficialis, Lähmung, Ersatzoperation 1578
— —, Verletzung 1657
— —, —, Kniegelenk 1558
— frontalis, Anästhesie 883
— glossopharyngicus 829
— glutaeus cran. caud., Verletzung 1544
— hypoglossus 577
— infraorbitalis, Anästhesie 884
— intermedius 561, 829
— ischiadicus 816
— —, Freilegung 1525
— —, Lähmung, Ersatzoperation 1578
— —, Verletzung, Oberschenkel 1544
— lacrimalis, Anästhesie 883
— laryngicus cranialis 574
— mandibularis 558
— —, Anästhesie 884
— maxillaris 558
— —, Anästhesie 883
— medianus 815
— —, Ersatzoperation 1464
— —, Freilegung 1468
— —, — am Oberarm, dringl. Operation 1784
— —, Oberarm 1459
— —, Verletzung, Ellbogen 1468
— —, —, Lähmung 1463
— —, Vorderarm, Verletzung 1476
— mentalis, Anästhesie 884
— musculocutaneus 816
— —, Ersatzoperation 1462
— —, Oberarm, Anatomie 1459
— — —, Verletzung 1462
— nasociliaris, Anästhesie seiner Äste 883
— nasopalatinus 884
— oburatorius 818
— —, Freilegung 1425
— —, Verletzung 1544
— oculomotorius 552, 829
— olfactorius 548
— ophthalmicus 558
— —, Leitungsanästhesie 883
— palatinus maj., Anästhesie 884
— pelvicus 824
— peronäus 817
— petrosus superficialis major 561
— — — minor 572
— pudendalis 832
— radialis 814, 1459
— —, Ersatzoperation 1463
— —, Freilegung 1463, 1468
— —, Verletzung, Oberarm 1462
— —, —, Ellbogen 1468
— recurrens 574
— retroauricularis 561

Nervus saphenus, Anatomie 1542
— sinuvertebralis 534, 764
— splanchnicus major 824
— — minor 824
— stapedius 561
— statoacusticus 563
— suprascapularis 814
— —, Versorgungsgebiet, Lähmung 1448
— thoracicus longus, Versorgungsgebiet, Lähmung 814 1448
— tibialis 817
— —, Freilegung am inneren Knöchel 1587
— —, —, Kniekehle 1558
— —, Kniegelenk 1558
— —, Lähmung, Ersatzoperation 1578
— —, Verletzung 1578
— trigeminus 557
— —, Leitungsanästhesie seiner Äste 883
— trochlearis 553
— ulnaris 815
— —, Freilegung 1468
— —, — am Oberarm 1464
— —, — —, dringl. Operation 1784
— —, Lähmung 1464
— —, Luxation 1468
— —, Oberarm 1459
— —, Verletzung 1464, 1468
— —, —, Vorderarm 1476
— vagus 573, 824
— vestibuli 563
Nesselsucht, s. Urticaria 309
Netzhautblastome 686
Netztorsion 1145
Netztransplantation 159
Netztumoren 1146
—, entzündliche 1144
Netzverletzung 1135
Neubildungen, bösartige, des hämatopoetischen Systems 468
Neuhauser-Anomalie 1085
Neunerregel 205
Neuralgie 319, 320
—, Ätiologie 319
—, Diagnose 320
— des Ganglion geniculi 715
—, Pathophysiologie 320
— des Plexus tympanicus 573
—, Therapie 320
Neuralgien 765
— der Hirnnerven 713
Neuralrohr 752
Neurapraxie 810
neurasthenische Symptome 647
Neurinom, speziell 454
Neurinome 643, 688, 818
— des Rückenmarks 741
Neuriten 806
Neuritis 320, 321, 322, 811
—, Arsenvergiftung 321
—, Bakteriengifte 321
—, Bleivergiftung 321
—, Guillain-Barrisches Syndrom 320
—, körperfremde Gifte 321
—, *Korsakow*-Syndrom 321
—, Landrysche Paralyse 322
—, — Parese 322

Neuritis, medikamentöse Vergiftung 321
— des Nervus trigeminus 716
—, Pathogenese 321
—, serogenetische Polyneuritis 321
—, Stoffwechselgifte 321
—, Symptome 320
—, Therapie der peripheren Lähmung 322
Neurochirurgie, Anästhesie 75, 93
—, Avertinnarkose 75
—, Endotrachealnarkose 75
—, Grenzen 700
—, Lokalanästhesie 75
—, Potenzierte Endotrachealnarkose 75
Neurofibrillen 806
Neurofibrom, speziell 454
Neurofibromatose 642, 818
—, Recklinghausen 686, 688, 741
Neurofibromatosis, Recklinghausen der Kopfhaut 512
neurogene Kontrakturen, *Little*sche Krankheit 323
— —, paralytisch 324
— —, reflektorisch 323
— —, spastisch 323
— —, spastische Lähmung 323
— —, Therapie bei Poliomyelitis anterior acuta 324, 325
Neurolemm 807
neurologische Gelenkerkrankung, Diagnose 330
— —, Formen 330
— —, Therapie 330
— —, Unfallzusammenhang 330
Neurolyse 820, 1431
—, innere 1431
Neurombildung 811
Neurome 818
neuropathische Gelenkerkrankung, Symptome 329
— Nekrosen 175
— Skoliose 776
Neuroplasma 806
Neurosomen 806
Neurotisation des Muskels 195
Neurotische Ödeme 185
Neurotmesis 810
Neutralfette im Stuhl 299
Neutropenie, primäre, splenogene 1287
„Névralgie épileptiforme spasmodique" 714
Nicoladoni, Hackenfußoperation 1619
—, Plattfußoperation 1614
— (Schädelplastik) 532
Nicolas-Durant-Favrésche Krankheit 1530
Niederecker, Kreuzbandersatz 1556
—, Operation des Digitus V. superductus 1628
—, Plattfußoperation 1614
„Niemandsland" 1487
Niemann-Pick (Speicherkrankheit) 803
—-Picksche Krankheit 338, 462

Niere, Adaptationssyndrom 218
—, Dekapsulation 1325
—, ectopia congenita 1333
—, Eingriffe 1324
—, fötale 1332
—, künstliche 248, 1322
—, Polresektion 1327
—, Pseudotumoren 1353
—, pyelogene Cyste 1353
—, Solitärcyste 1353
—, überzählige 1333
Nieren, Anatomie und Entwicklungsgeschichte 1311
Nierenasthma 838
Nierenbeckengeschwülste 1352
Nierenbecken- und Uretercarcinome, Diagnose 493
— —, Prognose 493
— —, Therapie 493
— —, Wachstum 493
— — und Ureterplattenepithelcarcinom 493
Nierenclearancemethoden 294, 295
Nierencyste, multiloculäre 1333
—, solitäre 1333
Nierendegeneration, polycystische 1333
Nierendekapsulation 837, 1325
Nierenechinococcus 1353
Nierenfistelung, transpelvine 1326
—, transrenale 1326
Nierenfreilegung 1324
—, abdominotransperitoneal 1324
—, kombinierter retrotransperitonealer Zugang 1324
—, transthorakaler Zugang 1324
Nierenfunktion 292—297
— bei Narkose 28
—, Funktionsdiagnostik 292—297
Nierenfunktionsprüfung, Chromocystoskopie 292, 295
—, Clearencemethoden 294, 295
— der Einzelniere 295, 296, 297
—, Farbstoffproben 292, 294
—, Harnstoffbestimmung 294
—, Indigokarminprobe 292
—, Indikan 294
—, Konzentrationsversuch, Verdünnungsversuch nach *Volhard* 291
—, Kryoskopie 294
—, Nierengesamtleistung 292, 293, 294, 295
—, Phenolrotprobe 292, 294
—, Phenol-Sulfophthalein-Ausscheidungsprobe 292, 294
—, Reststickstoffbestimmung 294
—, Säure-Alkali-Umschlagprobe nach *Rehn* 294
—, spez. Gewicht des Harnes 292
Nierengefäße, aberrierende 1350
Nierengesamtleistung 292, 293, 294, 295
Nierengeschwülste, benigne 1351
—, maligne 1351
Nierengürtel 770
Nierenhypo- und aplasie 1333
Niereninsuffizienz 1321

Nierenkapselgeschwülste 1352
Nierenkarbunkel 1345
—, Diagnose 1345
—, Symptome 1345
Nierenkarzinom 497, 1351
Nierenkolik, Symptome 1339
Nierenkrankheiten, Bluttransfusion 244
Nierenlagerdruckversuch 275
Nierenmißbildung 1331 ff.
Nierenphosphatase 482
Nierenpunktion, perkutane 1324
Nierenresektion 1327
Nierensarkom 497, 1351
Nierensenkung 1336
Nierensteinleiden, Operationen 838
Nierensyphilis, gummöse 1349
Nierentransplantation 1327
Nierentumor, pathol.-anat. 479
Nieren- und Uretersteine 1337
Nierenverletzung 1135
Nierenwasserversuch nach Volhard, Schema 293
Niesreflex 585
Nigst (Frühsekundärnaht der Nerven) 819
Nicoladoni, Daumenbildung nach 1499
Nissen, Rudolf 7
—, antrumerhaltende Resektion 1174
—, Duodenalstumpfverschluß 1171
—, Ösophagusersatz 1124
—, Refluxoesophagitis, Gastropexie, Fundoplicatio 1114
—, Ulcus pepticum jejuni 1190
—, Ringbandplastik 1702
Nitrogenhormon 800
Nitze, Maximilian 5
Nn. thoracales anteriores 814
Noesske, Operat. b. hab. Schulterlux. 1683
—, Saugbehandlung 1513
Noma 386, 860
Nonne-Froin, (Kompressionssyndrom 609
Nonrotation des Darmes 1201
Nor-adrenalin 167
—-Epinephrin 167
Normomastixreaktion 609
Normosal 253
Normotherme Schädigung 164
Nososomia pituitaria 488
Nothnagelsches Syndrom 557
Notoperationen, abdominell 74
Notschienen 1804
Notthorakotomie, Schnittführung 1779
Novocain 84
Nucleographie 758
Nucleus ambiguus 572
— amygdalae 542
— campi Foreli 539
— caudatus 540
— dentatus 536
— emboliformis 536
— fastigii 536
— globiformis 536
— hypothalamicus 538
— interstitialis (Cajal) 537
— niger 536

Nucleus pallidus 538
— pulposus 757
— -Prolaps 759
— reticularis tegmenti 537
— ruber 537
— terminalis alae cinereae 572
Nutzzeit 608
Nystagmographie 566
Nystagmus 565, 566, 568, 570
— bei gedeckten Hirnverletzungen 569
— bei Pharmaka 569
—, optokinetischer 566, 569
—, periodisch-alternierender 569
— retractorius 569

O-Bein 1568
Oberarm 1459
—, Anatomie 1459
—, Entzündungen 1464
—, Freilegung des Gefäßnervenbündels, dringl. Operation 1784
—, Geschwülste 1465
—, Horizontalextension 1822
—, Mißbildungen 1460
—, Osteomyelitis 1465
—, Syphilis 1465
—, Tbc 1465
—, Verletzungen 1460
—, Vertikalextension 1822
Oberarmbrüche 1684
—, aktive Übungen 1652
—, proximale, Therapie 1685
Oberarmdrahtextension 1822
Oberarmschaftfraktur, Prognose 1693
—, Therapie bei infizierter 1692
Oberarmschaftpseudarthrose, Therapie 1693
Oberflächensensibilität 588
Obergeschoßkleinstplastik, callusfreie 1011
Oberkieferbrüche 889
—, extraorale Schienung 890
—, Therapie 890
Oberkieferfortsätze 842
Oberkieferfortsatzbrüche 889
Oberkieferhöhle, pyogene (dentogene) Infektion 902
Oberkieferhöhlenempyem 903, 916
Oberkieferresektion, Anästhesie 910
—, Prothetik bei totaler 910
—, Prothetik vor partieller 909
—, Technik 910
Oberlippen-ersatz 856
— -spalte 843
— —, Anästhesie 844
— —, doppelseitige 844
— —, Häufigkeit 844
— —, mittlere 843
— —, seitliche 843
— —, Therapie 844
— -totaldefekt 856
Oberschenkel 1541
—, Anatomie 1621
—, Geschwülste 1546
—, Muskelsepten 1545

Oberschenkel, Tuberkulose 1546
—-amputation; dringl. Operat. 1786
—-brüche 1730
—, aktive Übungen 1652
—, Einteilung 1730
—-drahtextension 1823
—-mißbildungen 1542
—-stumpf, Bildung eines ausreichend langen und tragfähigen 1548
—-thrombose 254, 255, 256
—-verrenkungen 1727
Ober- und Unterkieferfraktur 891
Ober- und Unterlippendefekt, gleichzeitiger 856
Objektträgermethode 236
Obstructio herniae 1294
Obturatio intestini 1209, 1210
— oesophagi 1109
Occipitallappen, Tumoren 708
—-anfälle 675
—-resektion 712
Occipitalneuralgie 767
— bei Wirbelsäulentuberkulose 782
Occipitalwirbel, Manifestation eines 755
Oculomotoriuslähmung 556
Oculus (Bindenverband) 1793
O'Donoghue-Stauffer, Klauenzehenoperation 1627
Odontom 908
Ödem, malignes 385
—, —, Erreger 383, 384
Oedema circumscriptum cutis nach Quinke 185
— laryngis 968
Ödeme 184
—, Ätiologie 185
—, Anasarka 309
—, Einteilung 309
—, Formen 185
—, kardiale 1058
—, Komplikationen 309
—, Myxödem 309
—, Quinkesches Ödem 309
—, Therapie 309
—, Ursachen 309
Oehlecker, biologische Probe 244
—, Spritze 244
Öle 133
Örtliche Betäubung, s. Lokalanästhesie 82
Oesophagitis corrosiva 1113
Ösophago-Duodenostomie 1175
—-gastrostomie 1119, 1173
— — bei Kardiasprengung 1119
—-plastiken, antethorakale 1116
—, intrathorakale 1117
—-skopie 79, 1109
—-tomia interna 1116
—-Trachealfistel 967
Ösophagus, alloplastischer Ersatz 1125
—, Anatomie und Physiologie 1107 ff.
— Geschwür 1114
—, intrathorakaler Ersatz 1124, 1125
—, Lymphabflußgebiet 1108
—, Mißbildungen 1109
—, Röntgenuntersuchung 1109

Die Seiten 1—919 befinden sich in Bandteil 1, die Seiten 921—1875 in Bandteil 2.

Ösophagus-atresie 1109, 1110, 1113
— —, kongenitale 68, 69
— —-bougierung 1114
— —-carcinom 491, 1121
— — —, Adenocarcinom 491
— — —, Histologie 491
— — —, konservative Behandlung 1122
— — —, Leukoplakie 491
— — —, Operation 1122ff.
— — —, Radikaloperation 1122, 1123
— — —, Verlauf 491
— — —, Vorkommen 491
— — —, Wachstum 491
— —-divertikel 69, 1119
— —-ektasie 1117
— —-erweiterung 828
— —-fibrose 1161
— —-geschwülste, bösartige 1121
— — —, gutartige 1122
— —-sondierung 1109
— —-stenosen 1114
— —-striktur 1114
— —-varicen 1125
— —, Operationsverfahren 1126, 1127
— —, Shuntoperationen 1127
— —, Therapie 1125
Östradiolversuch 273
Off-Effekt im EEG 604
Ogilvie, Schock-Kollaps-Syndrom 229
O-Großzehe 1622
Ohmsches Gesetz 208
Ohnmacht, Symptome 232
Ohr 875
Ohrblutgeschwulst 875
Ohren, abstehende 851
Ohr-erfrierung 875
— -geräusche 565
— -geschwülste 881
— -läppchenersatz 852
Ohrmuschel, Ekzem 877
—, Erysipel 877
—, Perichondritis 878
—, spezifische Entzündungen 878
— -defekt, partieller 852
— —, totaler, Plastik 851
— -entzündungen 877
— -plastik 851, 852
— -prothesen 852
Ohrverletzungen 875
Okkludator bei Kieferbruch 894
Olecranonbruch 1711
—, Resultate 1712
Olecranonbrüche, Therapie 1712
Oleothorax, intrapleuraler 1007
Olfaktoriusmeningeome 691
Olliersche Erkrankung 456
Oligodaktylie 1484
— der Zehen 1586
Oligodendrogliom 687
Oligurie 1319
—, Operationen 838
Olivecrona 698
— (A. basilaris-Syndrom) 706
— (Hypophysenoperation) 713
—, Trigeminusneuralgie 714
Ollier, Hüftgelenkresektion 1532
—, Hüftplastik 1521
—, Schultergelenkresektion 1455

Omarthritis 1453
Omphalocele 1128
—, Operation 1129
Onkovertin 252
Onychia, Fußnagel 1590
Onychogryphosis 1590
Oophorom 485
—, Definition 485
—, Histogenese 485
—, Histologie 485
—, Therapie 485
—, Vorkommen 485
—, Wachstum 485
—, Wirkung 485
Operabilität, Geschwulsttherapie 444
Operation am Grenzstrang 181
— — nach Kux 181
—, osteoplastische 153
— und Thrombose 256
Operationen, dringliche 1778
Operationscystoskop 1315
„Operationsduldungspflicht", Definition (Begutachtung) 1832
Operationsfeld 12
—, Abdeckung 13
—, Desinfektion 13
—, Vorbereitung 12
Operationsmaterial, Bekleidungs- und Abdeckungsstoffe 20
—, Geräte 21
—, Handschuhe 19
—, Instrumente 14
—, Lösungen 20
—, Operationswäsche 19, 20
—, reinigen nach Gebrauch 20
—, Sterilisation 19
—, —, allgemein 15
—, — durch Auskochen 14
—, — durch Hochdruckapparate 14
—, — durch Hochdruckdampfsterilisation 14
—, Tupfer 19
—, Verbandsstoff 19
—, Wundstoffe 20
Operationsräume 21
—, Abstellräume 22
—, allgemeines Verhalten 23
—, Einrichtung 22
—, Garderoberäume 22
—, Lage 22
—, Raum für Verbandsstoff 22
—, Sterilisationsräume 22
—, Verhalten im Operationssaal 21
—, Vorbereitung 22
—, Waschräume 22
Operationsrisiko 215—220
—, Adaptationssyndrom 216, 217
—, Operationsgefährdungsteste 218, 219
—, postaggressorische Krankheiten 215—220
—, Schema 215
—, Stress 216, 217
Operationsschutzbrille 12
Operationswäsche 20
Ophthalmoplegie 556, 557
—, internucleäre 568
Ophthalmoskopie 550
Opisthognathie 885

Opisthorchis felineus, Geschwulstätiologie 434
Opisthotonus 580
— bei Tetanus 393
Oppenheimers Freßreflex 578
Oppenheimerscher Reflex 586
Opsonine 352
Opticus-atrophie 551
— -gliom 686
— -kanal, Fraktur 667
Optische Agnosie 591
Optokinetischer Nystagmus 566
Orbita 872
Orbital-anästhesie 874
— -dachfrakturen 667
— -hirn, Tumoren 707
— -hirnsyndrome bei Hirnverletzungen 651
— -injektion, laterale und mediale 883
— -osteom 457
— -parasit 632
— -phlegmone 860
— -rand, Freilegung des knöchernen 874
Orbitotomie 874
Orchidopexie, Technik nach Ombrédanne 1301, 1409
Orchitis acuta 1413
— — des Säuglings und Kleinkindes 1409
Organrupturen und Blutungen 74
Organtransplantation 160
Orientierung 592
Oropharyngialmilzbrand 400
Orsòs, Gemmangiom 459
Orthotonus bei Tetanus 393
O'Shaugnessy, Schocktheorie 229
Osborne, Hüftgelenkarthrotomie 1525
— -Kocher, Hüftgelenkresektion 1532
Oscillometrie 173
Osgood 343
Os intermetatarseum 1604
Oslersche Krankheit 184
Os odontoideum 517, 751
— peroneum 1604
Ossa intercalaria 524
Osteoarthrosis, alcaptonurica 332
Osteochondritis syphilitica 426
Osteochondrom, Oberschenkel 1547
Osteochondrosis deformans coxae 1535
— — juvenilis 343
— — tibiae 1583
— dissecans 329, 343
—, Ellbogengelenk 1472
—, Hüftgelenk 1537
—, Kniegelenk 1570
—, Sprunggelenk 1598
— vertebrae 343, 758
Osteodystrophia deformans Paget 802
— fibrosa generalisata 462, 482, 961
— — — nach Recklinghausen 341, 802
— — lokalisata 462

Osteodystrophia fibrosa
  lokalisata der Wirbelsäule 803
Osteodystrophien der Wirbelsäule 802
Osteogenesis imperfecta 518, 804
— — congenita 334
Osteoid 801
—-Osteom 456
Osteoklasie bei veralteter Unterschenkelfraktur 1762
Osteolysen der Wirbelsäule 804
Osteomalacie 335, 340, 341
—, klimakterische 802
—, sekundäre 802
—, Symptome 341
—, Therapie 341, 802
—, Ursachen 340
—, Verlauf 341
— der Wirbelsäule 801
Osteom, Einteilung 432
—, Hand und Finger 1516
—, speziell 456
Osteome der Wirbelsäule 805
Osteomyelitis 368—373, 375
— acuta, allgemein 1436
— chronica, allgemein 1437
—, Eingriffe bei, allgemein 1436
— hämatogene 368
—, Hand und Finger 1511
—, herdförmige 370
—, multiple 370
—, Oberschenkel 1545
— purulenta acuta 369, 370, 370
— — —, Abarten 369
— — —, Allgemeininfektion 370
— — —, Amyloid-Entartung 370
— — —, Diagnose 370
— — —, Eröffnung der Markhöhle 371
— — —, Fistelcarcinom 370
— — —, Gelenkerkrankungen 370
— — —, herdförmige Osteomyelitis 370
— — —, Komplikationen 370
— — —, multiple Osteomyelitis 370
— — —, Osteomyelitis serosa 370
— — —, Periostitis serosa 370
— — —, Prognose 370
— — —, Spontanfraktur 370
— — —, Symptome 369
— — —, Therapie 371
— — —, tumorartige oder sklerosierende Osteomyelitis 370
— — —, zentraler Knochenabsceß nach *Brodie* 370
— — chronica 371, 372, 373
— — —, Amyloid 372
— — —, Carcinomentwicklung 372
— — —, Diagnose 372
— — —, Entstehung 371
— — —, Folgen 371, 372
— — —, Formen 371
— — —, Gefahren 371
— — —, Gelenkankylosen 372
— — —, Gelenkkontrakturen 371
— — —, Kiefernekrose 373
— — —, Nekrotomie 372
— — —, pathologische Luxation 372

Osteomyelitis purulenta chronica, Phosphornekrose 372
— — —, Subluxation 372
— — —, Symptome 371
— — —, Therapie 372, 373
— — —, Wachstumsanomalie 372
— des Schädeldachs 671
—, sclerosierende 370
—, serosa 370
—, tumorartige 370
— typhosa 368
—, Unterschenkel 1581
— der Wirbelsäule 786
Osteomyelosklerosen der Wirbelsäule 804
Osteonekrosis ossis lunati 1513
Osteopathia condensans disseminata 803
— hyperostotica monomelica 803
— patellae 1570
— der Wirbelsäule 804
Osteoperiostitis ossificans 338
— tuberculosa 782
Osteopetrosis 335, 355
—, Exostosen multiple 335
—, klinisches Leitsymptom 335
—, Melorheostose 335
Osteopoikilie 335, 355, 803
Osteoporose 335
— bei Arzneimittelmißbrauch 801
— bei Jugendlichen 801
— bei Marasmus 801
—, praesenile 801
—, senile 801
—, Therapie 802
— der Wirbelsäule 800
— bei Wirbelsäulentuberkulose 783
Osteopsathyrosis 335, 426, 804
— idiopathica 518
Osteosarkom, Einteilung 432
—, speziell 465
Osteoschisis nach *Jellinek* 208
Osteosis eburnisans monomelica 803
Osteosklerose der Wirbelsäule 803
—, toxische 803
Osteosynthese, allgemein 1651, 1654
—, dynamische 1654
— mit Falzspanner 1657
—, Fremdkörperwirkung 1655
— bei frischen Frakturen 1656
—, Gefahren 1655
—, häufigste Verfahren 1656
—, Indikation 1654
—, Kontraindikation 1654
—, primäre 1653
—, stabile 1654
—, Zeitpunkt 1656
Osteotabes infantum 340
Osteotomie, allgemein 1434, 1435
—, pendelförmige bei Crus varum 1582
—, subtrochantere 1522
—, Coxa vara 1539
Os tibiale externum 1604
Ostitis condensans generalisata 803
— deformans 458
— —, Kiefer 904

Ostitis deformans nach *Paget* 342
— des Brustbeins 994
— fibrosa, Kiefer 904
— — lokalisata 341
— —, Oberschenkel 1546
— gummosa 425, 426
— purulenta 368
— der Rippen 994
— tuberculosa cystoides multiplex 419
— typhosa der Rippen 994
Ostium atrio-ventriculare commune 1088
— primum persistens 1088
— secundum persistens 1088
Os subtibiale 1604
— supranaviculare 1604
— sustentaculi calcanei 1604
— trigonum 1604
— Vesalianum 1604
Othämatom 875
Otitis externa 878
— media acuta 878
— — chronica 880
— — —, Radikaloperation 880
— — —, Technik 881
— — —, Komplikationen 879
— — —, Therapie 879
Oto-Rhino-Laryngologie, Anästhesie 79
— — —, Larynxoperationen 79
— — —, Pharynxoperationen 79
Otolithen 564
O_2- und CO_2-Spannung des Blutes 290
Ovar, kleincystische Degeneration 505
—, Mischgeschwülste 500
—, Schokoladen- oder Teercyste 505
Ovarialkarzinom 499
Ovarielle Adenome 484
— —, Blasenmole 485, 486
— —, Corpus-luteum-Hormon 484
— —, Dysgerminom 485
— —, Follikelhormon 484
— —, Granulosazelltumor 484
— —, — luteinisiert 484, 485
— —, Oophorom 485
— —, Placenta 485
— —, Prinzip 484
— —, Seminom 485
— —, tubuläres testikuläres Adenom 485
— —, Tumor ovarii, Brenner 485
Ovarielles Kystom, Formen 486
— —, Histologie 486
— —, Komplikation 486
— —, Symptome 486
— —, Therapie 486
— —, Vorkommen 486
— —, Wachstum 486
Ovula Nabothi 503
Oxycephalus 76
Oxydationshemmungstheorie 26
Oxymetrie 51
— der histaminisierten Haut 290

Die Seiten 1—919 befinden sich in Bandteil 1, die Seiten 921—1875 in Bandteil 2.

Oxymetrie 290
Oxyuren 508
Oxyuris vermicularis 1209
Ozaena 834
— simplex 915
— syphilitica 425

Pacchionische Granulationen 542, 690
Pachydermie 309
Pachymeningitis 681
— haemorrhagica interna 657
— spinalis externa 734
— tuberculosa externa 780
Pachymeningose, traumatische, des Rückenmarks 739
Pachymeningosis interna haemorrhagica 657, 662
Paget 342
— der Wirbelsäule 802
—-krebs 496
Pagetsche Krankheit 335
— Erkrankung 458
—-Schröttersche Krankheit 834
Paladon 532
Palavit 53
Pallästhesie 589
Palliativoperation, Geschwulsttherapie 445
Palliativresektion nach Kelling-Madlener 1172
Pallidum 538
Palmure des Penis 1419
p-Aminosalicylsäure = PAS 414
Panaritium 1500
— articulare 373, 1513
— —, Therapie 1507
— cutaneum 1500
— ossale 368
— —, periostale 1502
— osseum, Therapie 1506
— s. subcutane Phlegmone 363
— subcutaneum 1500
— tendineum, Therapie 1506
— —, typische Incisionen 1505
— tendinosum 376, 1501
Panarthritis, Gelenkinfektionen 375
Panencephalitis 683
Panhämocytopenie 1288
Pankreas 73, 167
—, Anatomie und Physiologie 1275
— anulare 1204
—, Funktion 1276
—, Funktionsdiagnostik 299, 300, 301
—, Funktionsprüfung 299, 300, 301
—, —, Ätherreflex 299
—, —, Diastasebestimmung 299
—, —, Fermententgleisung nach Katsch 299
—, —, Mydriasistest 299
—, —, Prostigmintest 299, 300
—, —, Schmidtsche Probekost 299
—, —, Sekretintest 300
—, —, Stärketoleranztest nach Althausen 300
—, Inseladenom 482
—, vegetative Innervation 836
—-adenom, Cystadenome 482

Pankreas-adenom, exkretorische Adenome 482
—-cysten 504, 1280
— —, Therapie 1280, 1281
—-entzündung 1277ff.
—-fibrose, cystische 1276
—-fisteln 1277
—-geschwülste 1282
— —, gutartige 1281
—-karzinom 498, 1282
— —, Therapie 1282
—-mißbildungen 1276
—-nekrose 495
— —, akute, Therapie 1278
—-ruptur, subkutane 1276
—-saftuntersuchung, allgemein 299
— — nach Barthelheimer 301
—-steine 1277
—-verletzungen 1134, 1276
— —, offene 1276
— —, Therapie 1276
—-zelladenom, exkretorische Adenome 482
Pankreatektomie, totale 1282
Pankreatitis, akute 1278
—, —, Symptome 1278
—, —, Therapie 1279
—, chronische 1279
—, —, Symptome und Diagnose 1279
—, —, Therapie 1279
— haemorrhagica acuta 1277
Pankreatoduodenektomie 1282
Pansinusitis 916
Pantocain 84
Panzerherz 71, 1066
Panzernarben 105
Papaintest 240
Papillom, Definition 474
— der Kopfhaut 513
— des Kehlkopfes und der Harnblase, speziell 475
— der Plexus chorioidei 476
—, speziell 475
Papillomatosis der Blase 1373
— der Lunge 1035
Pappschienen 1804
Para-aminohippursäureclearance 295
—-aminosalicylsäure 137
Paracelsus 4
Paradentalcyste 907
Paradentitis 900
— apicale 900
— marginale 901
Paraffin-Verband 1817
Paraganglion 74, 275
Paragliome 687
Parakinesen 580
Paraldehyd 59
Paralexie 590
Paralyse 683
Paramyeloblastenleukämie, speziell 471
Paramyeloblastose 306
Paranephritis purulenta 1345
— serosa 1346
paranephritische Cyste 1353
paranephritischer Abszeß 1345
paranoide Zustände, Operationen 721

paraösophageale Hiatushernie 1161
Paraphasie 590
Paraphimose 1421
—, Therapie 1421
Paraphyse 633
Paraphysealcysten 633
Parasacralanästhesie 87
Parasiten, sonstige 508
Parasympathicus 822
Paratenonitis crepitans 311, 312, 1507
Parathormon 273, 482
Parathormontest 273
Paravertebral-absceß bei Wirbelsäulentuberkulose 782
—-anästhesie 87
—-schatten 783
paravertebrale Novocaininfiltration 770
paravesicale Entzündung und Absceß 1369
Parazentese 879
Paré, Ambroise 3
Parenchymorgane, Regeneration 108
Parierfraktur der Ulna 1712
Parinaudsches Syndrom 557
Parkes-Weber, Riesenwuchs 1484
Parkinson-Syndrom, Operationen 722
Parkinsonismus, Operation 706
Paronascher Raum 1479, 1502
Paronychia, Fußnagel 1590
Paronychium parunguale 1501
— subunguale 1501
Parosmie 549
Parotismischtumor 501
Parotitis chronica 869
—, Diagnostik 865
— epidemica 390, 868
—, Prognose 869
—, Therapie 869
Parovarialcyste 505
Parotsche Pseudoparese 810
Partsch I u. II, Radikaloperation von Kiefer- und Zahncysten 907
Passagehindernis nach Laparotomie 1153
passive Bewegungen nach Frakturen 1652
Pasten 133
Pasteur, Louis 5
Pasteurella, tularensis 403
Patella, Anatomie 1551
— cubiti 1467
— dolorosa 1570
— partita 1551
—, tanzende 1551
Patellarfraktur 1748
—, komplizierte 1749
Patellarluxation, Eingriffe mit aktiver Muskelwirkung 1561
—, Fesselungsoperationen 1569
—, habituelle 1569
—, horizontale 1750
— mit Verdrehung 1751
Patellarandschmerz 1570
Patellarsehnenreflex 585
Patellektomie 1569
Pathogenese der Thromboseembolie 256, 257
Pathologie 178

Pathologische Frakturen der
Wirbelsäule 795
Pathophysiologie bei Bluttransfusion und Blutersatz 234 bis 266
— des chirurgischen Eingriffs 215—269
—, Diabetes 267
—, Fettembolie 266, 267
— des Kreislaufes 228—234
— des Lipoidhaushaltes 225, 226, 227, 228
—, Operationsrisiko 215—220
—, Thrombose und Embolie 253 bis 266
— des Wasser- und Salzhaushaltes 220, 221, 222, 223, 224
Patient, Reinigung 12
Payr, fibröse Kniegelenksstrecksteife 1560
—, Hüftgelenkplastik 1534
—, Kniegelenksarthrotomie 1553
Payrsches Zeichen, Meniskusriß 1557
Payr, Sprunggelenksarthrotomie 1593
—-*Schläpfer*, Hammerzehenoperation 1625
Péan, Jules 5
Pectenosis 1232
Pectus carinatum 990
Pedunkuläre Halluzinose 594
Pedunkulotomie 638
Peet, Max, Minor 6
—, Operationen bei Hypertonie 838
Peliosis simplex 307
Pendel-bestrahlung 448
—-nystagmus 569
—-system 82
Pendiomid 61
Penfield (Arachnopathie) 661
— (Operative Epilepsiebehandlung) 680
— (Recollection-Halluzinationen) 675
— (vegetative Anfälle) 676
Penicillin, Ausscheidung 141
—, Dosierung 140
—, Indication 140
—, Mechanismus der Wirkung 141
—, Nebenwirkung 141
—, Präparate 140, 141
—, Resistenz 141, 142
Penis, Mißbildungen 1419
—, Totaldefekt 1419
—, Tuberkulose 1423
Penis-amputation 1425
—-carcinom 1425, 1425
— —, Ätiologie 492
— —, Histologie 492
— —, Symptome 1425
— —, Therapie 1425
— —, Verlauf 492
— —, Vorkommen 492
—-ersatz 1422
—-exstirpation 1425
—-fraktur 1422
—-gangrän 1423
—-geschwülste 1424
— —, cystische 1424
—-luxation 1422

Penis-sarcom 1425
—-schindung 1421
—-verletzungen, offene 1421
— —, Therapie 1422
Pentothal 56
peptisches Geschwür des Ösophagus 1114
Perabrodil 599
Percy, Pierre Francois 4
Perforation bei Magen-Duodenalgeschwür 1185
Perfusion, intestinale 247
—, *Miller-Abott*-Sonde 247
Perkussionserschütterungen, Gehirn 645
Perlgeschwulst 500
Perlmutterdrechslerkrankheit (Kiefer) 904
Perlsches Gerät 770
Permeabilität der Gefäßwände 229
Permeabilitäts-störung, bei Durchblutungsstörung 170
—-theorie 26
Pernionen 1589
Periadenitis 366
periappendizitischer Absceß 1216
Periarteriitis 367
— nodosa 181, 368
— —, Ätiologie 182
— —, Behandlung 182
— —, Pathologie 181
— —, Symptome 182
Periarthritis humero-scapularis 767, 1445, 1508
Pericardcyste 1067
Pericardiotomie 1066
Pericarditis 378
— acuta et chronica 1065
— constrictiva 1066
— tuberculosa 422
Perichondritis laryngea 969
Perichordalseptum 750
Periduralanästhesie 88, 98, 181
—, Komplikationen 89
—, Methoden 89
Perineale Totalresektion *v. Miculicz* 1240
Perinephritis fibrosa 1346
— granularis 1346
— haemorrhagica 1346
— purulenta 1346
Perineurium 807
Periostitis 368
— albuminosa 787
—, eitrige 369
— gummosa 426
— ossificans 369
— — bei Tuberkulose 418
— — syphilitica 426
— serosa 370
— syphilitica 426
Periostreflexe 584
Peripatellitis crepitans 1570
Periphere Durchblutungsstörungen 165ff.
— Innervation 610
— Nerven 806
— —, Entzündungen 319
— —, Geschwülste 818
— —, Operationen 819
— —, Untersuchung 807
Periproktitis 1223

Peristaltikanregung nach Laparotomie 1153
Periston-N, Tetanus 252
Peritendinitis calcarea 313
Peritoneal-carcinose 494
—-dialyse 1322
Peritoneum, Anatomie und Physiologie 1133
—, Verletzungen 1133
Peritonitis 378
— acuta, Symptome 1137
— chronica exsudativa 1142
— circumscripta 1139
— u. Darmverschluß 74
—, jauchige 385
— nach Laparotomie 1153
—, Therapie 1138
— tuberculosa 422, 1142
— —, Therapie 1143
Peritonitische Symptome bei Wirbelfraktur 798
Peritonsillitis phlegmonosa 928
perityphlitischer Absceß 1216
Perniciosa genuine 305
Paromelie 1460
Peronäusschuh bei Spitzfuß 1609
Perseveration 590
Perseverieren 594
persistierende Apophysen 754
— Chorda 751
Perthes, Knie 1570
—-Operation, klassische, bei Radialislähmung 1496
— —, umgekehrte 1497
—, Plattfußoperation 1616
— —, teilweiser 1497
Perthesscher Versuch 184
Pes abductus 1610, 1622
— calcaneus 1618
— cavus 1610
— equinovarus adductus 1604
— — paralyticus 1605
— equinus 1609
— excavatus, s. arcuatus 1620
— plano-valgus 1610
— planus 1610
— transverso-planus 1610, 1617
— valgus 1610
Petit, Jean Louis 4
Petit mal 674
Petzscher Nähapparat 1166
Pezzer-Katheter 1313
Pfannenband, Anatomie 1584
Pfannendachplastik, Hüftgelenkverrenkung 1522
Pfählungsverletzungen 97
— der Schädelbasis 668
Pfeilernaht nach *Czerny* 1300
Pfeilgifte 388
Pfeilnahtresektion 516, 711
Pferdeblutegel 508
„Pferdefuß" 1609
Pflügersches Zuckungsgesetz 605
Pfolspeundt, Heinrich v. 2
Pfortader-system 1249
—-thrombose 258
—-typ, Metastasierung 443
Phagocytose 102
Phagozyten 352
Phäochromocytom 74, 275, 678, 838, 1355

Die Seiten 1—919 befinden sich in Bandteil 1, die Seiten 921—1875 in Bandteil 2.

Phäochromocytom, Adrenalinbildung 482
—, Definition 482
—, Diagnose 483
—, Histologie 483
—, malignes 483
—, —, Metastasierung 483
—, Nebennierenmark 482
—, Oxythyramin 482
—, Phäochromozyten 482
—, Symptome 483
—, Thyrosin 482
—, Vorkommen 483
—, Wirkungsweise 482
—, Zuckerkandlsches Organ 483
Phakomatosen 642
Phalangealfraktur, Finger 1722
Phalangenfraktur 1721
— (Fuß) 1775
Phalangisation, zum Daumenersatz 1498
„Phantomerleben" bei Rückenmarksverletzungen 736
Phantomschmerz 840
Pharmakologische Hibernation, Anwendungsschema 63
—, Indikation 64
— —, Komplikationen 63
— —, Teilhibernation 63
— —, Vollhibernation 63, 64
Pharynx 79
Pharyngitis chronica 930
Phelps-Gochtscher Apparat bei Calcaneusfraktur 1771
Phemister, Epiphysiodese 1579
—, Spananlagerung bei Pseudarthrose 1662
—, — bei Unterschenkelpseudarthrose 1762
Phemisterspan 154
Phenolpräparate 129
Phenolrotprobe = Phenol-Sulfophthaleinprobe 292, 294
Phenothiazine bei Narkose 61
—, Dosierung 29
Phenylalkylammoniumderivate 48
Phenylindandion 262
Philippides, Zielgerät 718
Phimose, angeborene 1419
—, erworbene 1419
—, Operationsverfahren 1420
—, Therapie 1419
p_H-Ionenkonzentration im Plasma und Vollblut bei Narkose 52
Phlebarteriektasie 165, 319, 1514
Phlebektasie 165, 319
Phlebitis 182
— chronica, Hyperplastica 367
— migrans 179, 368
—, —, Unterschenkel 1580
—, kurzer 1594
—, purulenta 367, 368
—, Entstehung 367
—, Gefahren 367
—, Metastasierung 367
—, Phleboliten 367
—, Prophylaxe 367
—, Symptome 367
—, Therapie 367, 368
—, Thromboembolie 367
—, Thrombophlebitis 367
— —, — purulenta 367

Phlebographie, Thrombose, Venendruckmessung 258
Phleboliten 367
Phlebotomie 1428
Phlegmone 348, 385
— intermusculäre, Entstehung 377
— der Kopfhaut 512
—, paraarticuläre 375
— des Scrotums 1411
—, subcutane 363
—, —, Entstehung 363
—, —, Erreger 363
—, —, Holzphlegmone 363
—, —, Incision 363
—, —, Panaritium 363
—, —, Prognose 363
—, —, Symptome 363
—, —, Therapie 363
—, —, Unfallzusammenhang 363
Phobien 595
Phokomelie 1460
—, Oberschenkel 1542
Phonokardiogramm 281
Phosphatasebestimmung bei Lebererkrankungen 304
Phosphorbrandwunden 207
Phosphornekrose 373
— am Kiefer 904
—, Komplikationen 373
—, pathologische Anatomie 373
—, Prognose 373
—, Prophylaxe 373
—, Symptome 373
—, Therapie 373
—, Vorkommen 373
Phosphorverätzung 214
—, Therapie 215
Phosphorverbrennung 215
Photostatik 564
Photome 708
Phrenicus-ausschaltung 1008
— -blockade 836
Physikalische Therapie 771
Pia mater 542
Picksche Atrophie 662
Pierce, Plastik bei totalem Ohrmuscheldefekt 851
Pierre Marie (Spondylarthritis) 788
Pigmentnaevi 818
—, Hand und Finger 1514
Piloerektion 827
Pilzerkrankungen der Lunge 1029, 1030
Pinealom 688
Pineoblastom 686
Pinnung, intramedulläre 1659
— nach *Rush* 1659
Pirogoff, Fußamputation 1594
—-Stumpf, orthopädische Versorgung 1441
v. Pirquet, Tuberkulinreaktion 412
Pistolengrifflappen nach *Lexer* 853
Pitzen (Lagerungsapparat) 778
— Sprunggelenkarthrodese 1598
Placenta 485

Placenta, Aschheim-Zondek 485
—, Gonadotropine 485
—, Prinzip 485
— -adenom, Blasenmole 485
Plagiocephalus 516
Plantaraponeurose, Anatomie 1584
Planum inclinatum (Lagerungsverband) 1802
Plasma 251
— -accelerator 254
— -eiweiß 225
— -expander, Dextran 252
— —, Polyvinylpyrolidon 252
— —, Gummi arabicum 252
— —, Periston und Periston N. 252
—, p_H-Ionenkonzentration bei Narkose 52
— -proteine 225
— — nach Operationen 225
—, Proteinkonzentration 226
— -volumen 228
— -zellenleukämie 472
Plasmin 254
Plasminogen 254
Plasmocytom 306
—, Einteilung 432, 464
—, epidurales 741
—, speziell 472
— der Wirbelsäule 804
Plastik 149 ff.
—, Definition 149
—, direkte Naht 150
— der Dura 672
—, freies, s. Transplantation
—, Geschichtliches 149
—, Hautlappen 150
—, Stiellappen 151
—, technische Grundregeln 152
—, Transplantation 149 ff., 153 bis 160
—, Verschiebelappen, lokal 150
Plastische Maßnahmen bei pyogener Infektion 357
Plattenepithelcarcinom 211, 490, 492
—, Einteilung 432
—, verhornendes 490
—, —, Einteilung 432
Plattentest (Antibiotica) 142
Plattfuß 1610
—, Diagnose 1612
—, Differentialdiagnose 1613
—, Entstehung 1611
—, Prophylaxe 1613
— -muskel 1585
— -symptome 1612
— -therapie 1613
—, operative 1614
— -unfallzusammenhang 1612
— -übungen 1613
— -verhalten des Fußskeletts 1611
— — der Muskeln 1611
Plattspreizfuß 1610
Plattwirbel 802
— -bildungen 801
Plättchentest 142
Platybasie 517
Platyspondylia generalisata 803
Platzbauch 74
Pleocytose, Liquor 609
Plethysmographie 173

Die Seiten 1—919 befinden sich in Bandteil 1, die Seiten 921—1875 in Bandteil 2.

Pleuradeckzelltumor, s. Pleuracarcinom 1012
Pleuraempyem 1000
—, Diagnose 1001
—, doppelseitige 1002
—, interlobäres 1003
—, Therapie 1001
—, tuberkulöses 1003
Pleura-endotheliom 1012
—-geschwülste 1011
—-punktion 1001, 1016
—-sarkom 1011
—-schmerz bei Lungeninfarkt 258
Pleuritis 378
— purulenta 1000
— serosa 999
— tuberculosa 422, 1000
Pleurolyse-Spitzenplastik 1010
pleuroperitoneale Zwerchfellhernie 1162
Pleurothotonus, Tetanus 393
Plexus-anästhesie 86
— brachialis 813, 1449
— —, Freilegung 1449
— —, Verletzungen 1448
— cervicalis 755
— —, Verletzungen 1448
— chorioideus 641
— —, Exstirpation 641
— —, Koagulation 641
—-cysten 633
— dentalis, Anästhesie 884
— hypogastricus 824
—-koagulation 641
—-lähmung 813
— —, obere 1449
— —, untere 1449
— lumbo-sacralis 1524
— mesentericus 824
—-papillom 688
— paroticus 561
— solaris 825
Plomben 134
Plombieren der Zähne 900
Plummer-Vinson-Syndrom 1108
Pneumatocele 523
—, extrakranielle 510
—, intrakranielle 667, 671, 912
Pneumatosis cystica intestini 1145
— cystoides intestinalis 951
Pneumobazillen 379
Pneumococcen 378, 379
—-peritonitis 1141
Pneumococcus, Diagnose 359
—, *Fränkel-Weichselbaum* 359
—, *Friedländer* 359
—, Therapie 359
Pneumektomie 70, 1017
Pneumolyse 70
Pneumoperitoneum 1009, 1145
Pneumopexie, praeliminare 998
Pneumotachographie, Methodik 289
Pneumothorax 996
—, Erguß 1000
—, extrapleuraler 1008
—, geschlossener 996
—, intrapleuraler 1006
—, künstlicher 997
—, nach außen offener 997
—, nach innen offener 998

Pneumothorax, Notversorgung des offenen, dringl. Operation 1781
—, offener 997
Podagra 1598
Poliomyelitis 390, 682, 735
—, Folgen 390
— anterior, cerebrale Form 683
— — acuta 390
— — —, Dauerstadium 324
— — —, Entzündungsstadium 324
— — —, Lähmungsstadium 324
— — —, Rückbildungsstadium 324
— — —, spezielle Maßnahmen 324, 325
—, Incubation 390
—, Prognose 390
—, Prophylaxe 390
—, Schutzimpfung 390
—, Symptome 390
—, Therapie 324, 325, 390
—, Übertragung 390
— -vaccine 390
Pollakisurie 839, 1318
Pollakisuria diurna et nocturna 1318
Polonium, Autohistoradiographie 440
Polresektion der Niere 1327
Polsterung bei Kontentivverbänden, Allgemeines 1803
Polyarthritis rheumatica, s. Gelenkrheumatismus 327
— —, acuta 374
Polycythaemia rubra vera 305, 306
— vera 1288
Polycythämie 1059
—, Thrombose 254
Polydaktylie 1483
— der Zehen 1586
Polyglobulie 305, 306
Polymyositis haemorrhagica 377
Polyneuritis 321, 322
Polyp der Urethra 477
Polypen, Definition 474
— des Magendarmkanals 476
— des Nasenrachenraums 454, 476
— des Uterus 477
Polyposis des Darmes 1222
— intestini 476, 494, 495
Polyserositis, s. Peritonitis chronica exsudativa 1142
Polyvinylpyrolidon 252
Porencephalie 599, 660
Poriomanie 675
Porphyrmilz bei Lymphogranulomatose 473
Portale Hypertension 1257
Portiocarcinom 492
—, Histologie 492
—, Metastasierung 492
—, Plattenepithelcarcinom 492
—, Spindelzellzarcinom 492
—, Vorkommen 492
Portokavale Anastomose bei Ösophagusvarizen 1127

Postaggressorische Krankheit, s. Operationsrisiko 216
Postappendicitische Abscesse, Therapie 1218
posthepatischer Block 1257
Posticuslähmung 575
postischialgische Durchblutungsstörung 769
postmenopausische Osteoporose 801
postoperative Nachbehandlung 33, 34
postoperatives Ulcus Pepticum jejuni 1188
posttraumatische Myelomalacie 736
Posttraumatisches Ödem 186
Potenzierte Endotrachealnarkose, Neurochirurgie 75
— Narkose 60, 61, 62, 78
— —, Anwendungsschema 62
— —, Atosil 61
— —, Definition 60, 61
— —, Ergänzungspräparate 61
— —, erleichterte Narkose 62
— —, Indikation 62
— —, Kontraindikation 62
— —, Megaphen 61
— —, Phenothiazinderivate 61
— —, Präparate 61, 62
Pott (Wirbeltbc.) 779, 782
Percival Pott 4
Pottsche Operation 1096
— bei Fallotscher Tetralogie 1096
Praemedikation 28
— bei Kindern 80
—, Opiate 28
Praeneoplasie 443
präsacrale Novocaininfiltration 770
präsenile Osteoporose 801
Prävertebralganglien 825
Prävesicalganglien 827
Präzipitation 236
Präzipitine 352
Praxie 591
Predigerhand 816, 1513
Prednisolon zur Schocktherapie 234
Prellschuß 98
—, innerer, des Schädels 669
Priapismus 725
Pribram-Naht 1166
Primärkallus 1642
Priscol 834
Privatunfallversicherung 1835
—, Entschädigung 1835
—, Gliedertaxe 1836
—, Invaliditätsgrade (auch Neufassung) 1836
—, Tagegelder 1835
Probe, biologische nach *Oehlecker* 244
Probe-bohrlöcher bei Epiduralhämatom 656
—-excision, Geschwulsttherapie 445
—-frühstück nach *Boas-Ewald* 297
—-kost nach *Schmidt* 299
Procain 84

Die Seiten 1—919 befinden sich in Bandteil 1, die Seiten 921—1875 in Bandteil 2.

Proc. accessorius 754
— mamillaris 754
— styloides 754
— uncinatus 758
Proctitis acuta 1218
—, unspezifische 1232
Produktivität 593
Pro-fibrinolysin 254
Progenie 885
Prognathie 885, 886
Prolapsus ani 1239
— —, Diagnose 1239
— — et recti 1239
— —, Symptome 1239
— —, Therapie 1239
Pronatorenzeichen 583
Prosodie 590
Prostigmintest 299, 300
Protaminsulfat 264
Proteinschock 229
Prothese, Arm 1442
—, behelfsmäßige 1441
—, Bein 1442
—, endgültige 1442
—, Unterschenkel 1442
—, willkürlich bewegliche nach Sauerbruch 1442
Prothesen 1439, 1441
— -beschaffung, Zeitpunkt 1441
Prothrombinzeit 259
Protopathische Sensibilität 545, 587
Prostata, Anatomie 1391
—, Elektroresektion 1393
—, Gefäßversorgung 1392
— -abszeß 1398
— —, Symptome 1398
— -atrophie 1404
— -carcinom 497
— — 1404 ff.
— —, Diagnose 1405
— —, Honvantherapie 451
— —, Radikaloperation 1397
— —, Symptome 1405
— —, Therapie 1405, 1406
— -entzündungen 1398
— -exstirpation, totale, ischiorectale 1397
— —, totale, perineale 1397
— -freilegung, ischio-rectal 1392
— —, perineal 1392
— —, perineal-pararectal 1392
— —, retropubisch-extravesical 1392
— —, suprapubisch-transvesical 1392
— -geschwülste, maligne 1404
— -hypertrophie 479
— —, Dauerkatheter 1402
— —, Diagnose 1401
— —, Palliativoperation 1403
— —, Radikaloperation 1402
— —, Stadieneinteilung 1400, 1401
— —, Symptome 1400
— —, Therapie 1401
— —, Therapie der Komplikationen 1403
— —, transurethrale Resektion 1403
— —, Vasektomie 1403
— -mißbildungen 1397
— -punktion 1393
— -sarkom 1404

Prostata-steine 1397
Prostatatomie, perineale 1393
—, transrectale 1393
—, transurethrale 1393
—, transvesicale 1393
Prostatatumor, pathol.-anat. 479
Prostataverletzungen 1397
Prostatektomie, extrakapsuläre 1397
—, intrakapsuläre 1392 ff.
—, ischiorectale 1396
—, paraanale 1396
—, perineale, laterale 1396
—, perineale 1395
—, retropubische 1395
—, sacrale bzw. coccygeale 1396
—, subtotale 1394
—, suprapubisch-transvesicale, nach Freyer 1394
—, suprapubisch-transvesicale 1394
Prostatisme sans prostate 1404
Prostatitis 1398
—, Symptome 1398
—, Therapie 1398
Prschowski, Sprunggelenksarthrodese 1597
Pruritus 308
— ani 1231
— —, Therapie 1231
Psammomkörperchen bei Nierenkarzinom 497
Pseudarthrose, Ätiologie 1646
—, Anfrischung 1663
—, Ansägen der Bruchenden 1662
—, Definition 1646
—, Eingriffe 1661
—, Knochenbohrung 1662
—, Knochenmarktransplantation 1662
—, Marknagelung 1662
—, Resektion und Anfrischung 1661
—, Rushpinnung 1662
— am Schlüsselbein 1672
—, Spananlagerung 1662
—, Spantransplantation 1661
—, Spanverpflanzung 1661
—, stufenförmige Anfrischung 1661
Pseudarthroseoperation, Formen 1661
Pseudobulbärparalyse 578, 590
Pseudocysten, intracranielle 663
Pseudoexpressivbewegungen 580
Pseudogranulation 103
Pseudohermaphroditismus, Definition 483
—, Formen 483
—, Ursachen 483
Pseudologia phantastica 593
Pseudomucin 486
Pseudomyxoma peritonei 486, 502, 1145
— —, Histologie 486
— —, Komplikationen 486
— —, Symptome 486
— —, Therapie 486

Pseudomyxoma peritonei, Wachstum 486
Pseudo-neuritis optica 551
— -paresen 810
— -periostitis, nach Quinke 186
— -reposition, Hüftgelenkverrenkung 1520
— -sacralisation 756
— -sinus pericranii 514
— -spondylolisthesis 774
— -spontanbewegungen 580
— -truncus arteriosus communis 1097
— -urämie, chronische 1321
— -xanthoma elasticum 187
Psoasrandsymptom (Huttersches Zeichen) 1317
Psoriasis, Arthropathia chronica deformans 332
— buccalis 923
Psychalgien 716
psychische Äquivalente 674
— Störungen, Operationen 719
— —, vertebrogene 767
Psychischer Befund 592
psycho-chirurgische Operationen 719
psychogene Anfälle 677
— Reaktionen 647
psychomotorische Anfälle 675
Psychosen des Rückbildungsalters (Begutachtung) 1828
—, symptomatische 592
—, traumatische 647
P-System 238
Pterygium-Syndrom 935
Ptomaine 383
Ptosis 553, 555
Pubertas praecox 484, 640
Puder, antiseptische 128
—, indifferente 130
—, schmerzstillend 130
Punktion, Ellbogengelenk 1469
—, Gelenke der oberen Extremität 1453
—, Gelenke der oberen und unteren Extremitäten, dringl. Operation 1785
— bei pyogener Infektion 356
Pull-out-wire 1488
— — —, Technik 192
Pulmonalklappenstenose, Druckmessung, intrakardial 284
Pulmonalstenose 70, 71
—, Operation 1080
—, valvuläre 1080
Pulpitis 900
pulsierender Exophthalmus 659
Pulsionsdivertikel des Ösophagus 1119
Pulsuntersuchung 173
Pulververband, antiseptische Puder 128
Punktionsstellen, typische, der Gelenke der oberen und unteren Extremität, dringliche Operationen 1785
Pupillen-erweiterung 828
— -starre 555
— -störungen bei Epiduralhämatom 656

Pupillotonie 555
Puppenaugentest 554
Purmann, Mathaeus Gottfried 4
Purpura abdominalis (*Henoch*) 1145
Pustula maligna 400
Putamen 542
Putride Allgemeininfektion, Amputation 386
— —, Antibiotica 386
— —, aseptischer Brand 385
— —, besondere Formen 387
— —, der Blase 385
— —, Chemotherapie 386
— — im Darm 384
— —, Diagnose 385
— —, Entstehung 384, 385
— —, gangraena nosoconialis 387
— —, Gasbildung 385
— —, Gasbrand 387
— —, Gasbrandserum 386
— —, Gasphlegmone 387
— —, Hautemphysem 385
— —, Hospitalbrand 387
— — im Kehlkopf und Rachen 384
— — in der Lunge 384
— —, malignes Ödem 387
— — im Mastdarm 385
— — in Mund und Rachen 384
— —, Noma 387
— —, Prognose 386
— —, Prophylaxe 386
— —, s. auch putride Infektion 383
— —, Sepsis 386
— —, Serumtherapie 386
— — in der Speiseröhre 384
— —, Sulfonamide 386
— —, Symptome 385
— —, Tetanus-Prophylaxe 386
— —, Therapie 386
— —, Verlauf 385
— —, Wangenbrand 387
— —, Wasserkrebs 387
— Infektion, aseptischer Brand 383
— —, Gas-Eiterphlegmone 383
— —, putrider Erreger 383, 384
— —, trockene Nekrose 383
— Stoffe, Fäulnisalkaloide 383
— —, Ptomaine 383
— —, Toxalbumine 383
— Wunde- und Allgemeininfektion 382—387
Putrider Erreger, allgemein 383
— —, Bac. coli commune 384
— —, — emphysematicus, *Fränkel* 383
— —, — histolyticus 384
— —, — oedematis maligni 383
— —, — proteus 384
— —, — Para-Rauschbrandbacillus 384
Puttisches Zeichen, Hüftgelenkverrenkung 1519
Puusepp, Ludwig 5

Puuseppsche Operation 731
Pyämie 378
Pyelitis 1341
— acuta, Therapie 1342
Pyelonephritis 1342
— acuta 1343
—, chronische 1343
—, subacut-remittierende 1343
—, Therapie 1343, 1344
Pyelothrombophlebitis purulenta bei Appendicitis 1216
Pyelotomie 1326
Pyelotomia inferior 1326
— posterior 1326
Pygo-Ischio-Ischiothorakopagus 1310
Pyknolepsie 674
Pyloroplastik nach *Heinecke — v. Miculicz* 1169
Pylorusstenose 222, 1180
—, angeborene 1177
—, Therapie bei angeborener 1177
pyogene Allgemeininfektion 378, 379, 380, 381, 382
— —, Bedingungen 379
— —, Erreger 378
— —, Formen 378
— —, Infektionsquelle 379
— —, kryptogenetische Allgemeininfektion 379
— —, Metastasen 380
— —, Metastasierung, Symptome 380
— —, ohne Metastasierung 380, 381, 382
— —, Pathogenese 378
— —, Pyaemie 378
— —, Schädigung des Krankheitsherdes 380
— —, Septicaemie 378
— —, Toxinämie 378
— —, Vorbedingung 379
— Gewebsinfektion 361—378
— —, Blutgefäße 367, 368
— —, Gelenke 373, 374, 375, 376
— —, Haut und Unterhaut 361, 362, 363, 364, 365
— —, innere Organe 378
— —, Knochen 368—373
— —, Lymphdrüsen und Lymphgefäße 366, 367
— —, Muskeln 377
— —, Schleimhäute 365, 366
— —, Sehnenscheiden und Schleimbeutel 376, 377
— —, seröse Höhlen 377, 378
— Infektion (aerobe) 356—378
— —, Characteristica 357
— —, Drainage 356, 357
— —, Eintrittsformen 357
— —, Erreger 357, 358, 359, 360, 361
— —, Incision 356, 357
— —, operative Maßnahmen 356, 357
— —, plastische Maßnahmen 357
— —, Prinzip 356
— —, Punktion 356
— —, septische Thrombophlebitisbehandlung 357
— —, Totalexstirpation 357
Pyonephrose 1344

Pyosalpinx 503
Pyothorax 1000
—, Therapie 360
Pyozyaneusinfektion 360
Pyramidales System 579
Pyramidenbahn 547, 579
Pyramidoextrapyramidotomie, kombinierte 637
Pyrogene Reaktionen, Prophylaxe 248
— —, Symptome 248
— —, Therapie 248
— —, Ursache 248
— Stoffe, Herkunft 247
— — in der Blutkonserve 247
— —, Nachweis 247
Pyrogenfreiheit, Blutkonserve 246, 247
Pyurie 1319

Quadranten-anopsie 550, 551
—-sensibilitätsstörung 767
Quadriceps-sehne, Totalabriß 1543
—-übungen 1652
Quartalsäufer 594
Queckenstedtscher Versuch 609
Quecksilberverätzung 214
Quengel-Apparat 1440
—-Korsett 779
—-Verband bei Spitzfuß 1609
Quénu, Schocktheorie 229
Quer-bruch 1633
—-colonresektion, einzeitig 1225
—, zweizeitig 1225
—-fortsatzbrüche bei Wirbelfraktur 794
—-schläger 99
Querschnittslähmung bei Bandscheibenprotrusion 740
—, Behandlung 745
—, partielle 725
—, bei Skoliose und Kyphoskoliose 739
—, totale 724
— bei Wirbelfraktur 798
— bei Wirbelosteomyelitis 787
— bei Wirbeltuberkulose 780
Querschnitts-malacie 739
—-myelitis 735
de Quervain, Tendovaginitis deformans stenosans 312
—, Tendovaginitis stenosans 1479, 1508
de Quervainsche transnaviculolunäre Luxationsfraktur 1716
Quickwert 259
Quinckesches Ödem 178, 309
Quittenbaum 5

Rabies 390, 391, 392
Rachen 927
— bei Agranulocytose 930
—, Granulationsgeschwülste 931
Rachen-entzündungen 928 ff.
—-fremdkörper 928
—-geschwülste, bösartige 931, 932
—, gutartige 932
—-katarrh, chronischer 930
—-mandel 929
—-hypertrophie 929
—-mißbildungen 927
—-reflex 573, 585

Rachen-verletzungen 927
Rachitis 338, 339, 340
—, Definition 338
—, pathologische Anatomie 339
—, Prognose 339
—, Prophylaxe 340
—, Röntgenbild 339
—, Spätrachitis 340
—, Ursachen 339
—, Verlauf 339
— der Wirbelsäule 801
Rachitische Veränderungen 339
Radialislähmung 814
— als Berufskrankheit 1841
—, Perthes-Operation 1496
Radikalität, operative Geschwulsttherapie 444
Radio-carpalluxation 1715
—-dermatitis 211
—-gold 448
—-Jodstoffwechsel, Bestimmung 271
— —, Jodidphase 271
— —, Jodutilisationsindex 271
— —, Normalwerte 271
— —, Prinzip 271
— —, Schilddrüsenclearance 271
— —, Thyroxinphase 271
— —, 24-Stundengeschwindigkeitsindex 271
—-kobalt 449
—-thor, Geschwulstätiologie 440
—-ulnargelenk, Lux. des distalen 1714
— —, Therapie des distalen 1715
Radium und Geschwulstätiologie 439
Radium-emanation und Geschwulstentstehung 439
—-krebs, Ätiologie 439
—-schäden, s. auch Röntgenschäden 211
—-therapie 448
Radius, Freilegung 1474
Radius-bruch 1707
— —, Entstehung des typischen 1708
— —, operative Therapie 1710
— —, Prognose des typischen 1711
— —, Retention 1711
— —, Rushpinnung des typischen 1710
— —, Therapie 1708, 1709
— —, typischer 1708
—-defekt 1474
—-fraktur, Reposition der typischen 1709
— — typische Dislokation 1709
— —, umgekehrte Dislokation 1709
—-köpfchen, Rushpinnung 1707
— —-luxation 1467, 1701
— — —, Therapie 1702
— — —-resektion 1702, 1707
—-luxation gegenüber der Ulna 1715
—-schaftbruch 1708
— —, Resultate 1708

Radius-schaftbruch, Therapie 1708
Rami bronchiales 575
— cardiaci 574
— communicantes 823
—-cotomie 831
— oesophagici 575
— pericardiaci 575
— pharyngici 574
— tracheales 575
Randleistenbruch bei Wirbelfraktur 793
Randleistenanulus 757
Randwulstbildungen an Wirbelkörpern 759
Ranken-aneurysma 315
—-angiome 459, 513, 818
—-neurofibrome 818
Ranula 504, 870, 924
Ranviersche Schnürringe 807
Rathkesche Tasche 539
Rattenbißkrankheit, Erreger 431
—, Incubation 431
—, Komplikationen 431
—, Nachweis 431
—, Sodokú 431
—, Spirillum minus 431
—, Symptome 431
—, Therapie 431
—, Vorkommen 431
Rattentumoren, Geschwulstätiologie 434
Rauchfuß, Behandlung der Wirbelsäulenverletzung 799
—-Schwebe bei Symphysenruptur 1726
Rauchfußsche Schwebelage 799
Rauschbrandbacillus 384
Rautenhirn 535
Raymond-Cestansches Syndrom 557
Raynaud 168, 176
—-Anfall 171
Raynaudsche Erkrankung 176
— —, Hand und Finger 1513
Readsche Formen, Grundumsatzbestimmung 27
Reaktion, abnorme (Begutachtung) 1829
—, normale und pathologische (Begutachtung) 1828
—, pathologische (Begutachtung) 1829
Reaktive Hyperämie, Messung 172
Rebound-Phänomen 583
Recalzifizierungszeit nach Howell 250
Recidiv von Geschwülsten, Allgemeines 442
Recidivoperation, Geschwulsttherapie 445
Recidivulcera nach Resectio Billroth I 1189
v. Recklinghausen 341, 642
—, Neurofibromatose 454
— (Osteodystrophie) 802
—, Osteodystrophia fibrosa generalisata 462
v. Recklinghausensche Krankheit 818, 961

v. Recklinghausensche Krankheit bei HVL-Adenom 480
Reclinations-Korsett (Hohmann) 1440
Reclus 6
—, Mastopathia cystica 478
„recollection-Halluzinationen" 675
Rectale Narkose, Avertin 59
— —, Barbiturate 59
— —, Butzengeiger-Schema 58
— —, Chloralhydrat 59
— —, Definition 58
— —, Magnesiumsulfat 59
— —, Paraldehyd 59
— —, Präparate 59
— —, Thiobarbiturate 59
— —, Vorbereitung und Anwendung 58
Recto-pexie 1240
—-plastik 1236
—-phor 1825
—-skopie 80
—-tomie 1236
Rectumcarcinom 494, 495
—, Diagnose 495
—, Metastasierung 494
—, Polyposis intestini 494
—, Prädisposition 494, 495
—, Therapie 495
—, Vorkommen 494
—, Wachstum 494
Rectusdiastase 1315
Recurrensdurchtrennung 970
Redressionsschienen bei Klumpfuß 1806
Refertilisierung 1418
Reflex-apparat, elementarer 578
—-bogen 578, 809
—-bögen, segmentale 763
Reflexe 583
Reflexepilepsie 676
Refluxösophagitis 1108, 1113
—, Therapie 1113
Refraktur 1646
Regeneration 105, 106, 107, 108
—, Bindegewebe 107
—, Blut und Blutgefäß 107
—, einzelner Gewebe und Organe 106
—, elastische Fasern 107
—, Gelenke 107
—, geordnetes falsches Regenerat 106
—, Haut 106
—, Muskeln 107
—, Nerven 108
—, Parenchymorgane 108
—, Sehnen 108
Regenerationsgesetz nach Weigert 353
Regitintest 276
Regionalvariationen der Wirbelsäule 755
Regnier, Dynamometrie 273
Rehn, Ludwig 6
—, Anilinkrebs 435
—, Operat. bei hab. Ellbogenlux. 1701
—, Säure-Alkali-Umschlagprobe 294
— (Schädelplastik) 532

Reichardt (Hirnleistungsschwäche) 661
— (Hirnschwellung) 655
Reifenbahre 1803
Reihensprechen 590
Reinigung, Blutkonserve 246
Reilscher Finger 175
Reitersche Krankheit 1390
„Reitknochen", s. Myositis ossificans 457
Reizbarkeit bei Epilepsie 675
Reiz-blase 839
—-körperbehandlung 349, 350
—-periostose nach *Haglund* 191
—-schwelle 608
Rektale Narkose, Indikation 58
— —, Kontraindikation 59
Rektaluntersuchung 1228
Rektoskopie 1228
Rektum 73
— und Anus, Anatomie 1227
— —, Gefäßversorgung 1227
— —, Lymphabflußgebiete 1227
—-amputation, abdominosacrale Amputation 1245
— —, sacroabdominales Verfahren 1245
Relaxatio diaphragmatica 1159
— —, Therapie 1159
— kardio-oesophagea 1161
Relaxierung bei Muskelrelaxantien 49
Ren mobilis 1336
Rentenbescheid 1848
—, Anfechtung 1849
—, Berufung und Revision 1849
Rentensätze, Bauchorgane und Bauchdecken 1859, 1860
—, Brustkorb und Brusthöhle 1858, 1859
—, Gehirn 1856, 1857
—, Geruchsorgane 1858
—, Harnorgane 1860
—, Hörorgane 1858
—, Kopf und Gesicht 1856
—, Leber und Gallenwege 1860
—, Mundhöhle 1858
—, obere Gliedmaßen 1860, 1861, 1862
—, Sehorgane 1857
—, untere Gliedmaßen 1863, 1864, 1865
—, Zuckerharnruhr 1860
Rententabellen 1855
— nach *Fischer-Herget-Molineus* 1874, 1875
Renversé (Bindenverband) 1790
Reposition bei Frakturen 1648
—, blutige 1656
— von Luxationen 1666
RES, Tumoren 472
Resectio abdomino-thoracalis 1174
— Billroth I 1169
— — nach *v. Haberer* 1170
— — nach *Kirschner* 1171

Resectio Billroth und Modifikation 1170
— — II 1171
— — nach *Finsterer* 1172
— —, Typ *Guleke* 1171
— —, Typ *Reichel-Polya, Hofmeister-Finsterer* 1170, 1171
— —, Typ *Roux* 1172
— intestini 1200
— inversa, Fundektomie 1253
— thoracalis 1174
— der Flexura lienalis 1252
Resektion des Colon descendens 1225
—, Hüftgelenk 1532
— zur Ausschaltung nach *Finsterer* 1172, 1188
Residualvolumen 285
—-bestimmung 288
—-bestimmung, Methodik 288
Resistenzbestimmung 142
Resorption bei Bluterguß 188
Resorptionscysten 502
—, Einteilung 432
Respiratorische Insuffizienz 290, 291
— —, Differentialdiagnose 291, 292
— —, Diffusionsstörungen 291
— —, Totraum, excessiver funktioneller 291
— —, Vasculärer Kurzschluß 291
— —, Ventilationsstörungen 291
Restempyem 1003
Reststickstoffbestimmung 294
Retentio testis 1408
— —, Symptome und Diagnose 1408
— —, Therapie 1408
Retentionscyste 502
— der Appendix 502
— von Drüsen 503
—, Einteilung 432
— des Gefäßsystems 505
— in inneren Organen 504
— an Portio und Cervix uteri 503
Reticuloendotheliales System 352
Reticuloendotheliosen 472
Reticulosarkom, Einteilung 464
—, erythroblasticum 471
—, lymphatisches 470
—, myeloplasticum 471
—, simplex 473
—, undifferenziertes 473
retinale Blutgefäße 834
Retinitis angiospastica 551, 832
— pigmentosa 834
Retinoblastom 686
Retotheliose 473
Retothelsarkom, Einteilung 464
—, speziell 473
retrobulbäre Injektionen 834
Retrobulbärneuritis 551
retrograde Amnesie 647
— Pyelographie 1316
retroperitoneale Massenblutung 1145

Retropharyngealabsceß 929
— bei Wirbelsäulentuberkulose 781
Reverin 155, 156
Rezeptorenschmerz 764
Rezidivfraktur 1646
Rhabdomyom, Einteilung 432
—, speziell 460
—-sarkom, Einteilung 432, 464
— —, speziell 467
Rheobase 608
rheumatischer Schiefhals 766
Rhexisblutungen bei Hirnverletzungen 649
Rhinitis 915
— atrophicans 834
Rhinolithen 914
Rhinophym 310, 864
Rhinorrhoe 912
Rhinosklerom 407, 408, 918, 970
—, Bacillus 407
Rh-System 237, 238
—, Anti-Rh-Testseren 237
—, Coombstest 238
—, Fehlerquellen 238
—, Röhrchenmethode 238
—, Schnelltest 238
—, Untersuchung mit inkompletten, Anti-Rh-Testseren 237
—, Untersuchungstechnik 237, 238
Richer, Resektion der Nn. pelvici 839
Ricker, Commotio cerebri 645
—, Hirnblutungen 649
Riechert (Hypophysenoperationen) 713
— (Schädelmißbildung) 517
—, Stereotaxie 638, 721
Riech-prüfung 549
—-störungen 549
—-zentrum 548
Riedel, Stirnhöhlenradikaloperation 917
Riedelsche Operation bei Stirnhöhlenfistel 913
Riemenplastik 150
Riesenwuchs, Makrosomie 333
—, lokaler 643
—, Oberschenkel 1542
—, partieller, Oberarm 1460
—, —, der Zehen 1586
—, proportionierter 480
—, Therapie 334
Riesenzellen-epulis 462, 908
—-fibrom 461, 466
—-geschwülste, gutartige, speziell 454, 461
— —, Knochen 462
— —, Sehnen und Sehnenscheiden 462
— —, Wirbelsäule 805
— —, xanthomatöse 462
—-sarkom, Hand und Finger 1515
—-tumor, Fingerstreckseite 1514
Rigor 581
Rikoschettschuß 99
Rinden-adenom, der Nebenniere 483, 484

Die Seiten 1—919 befinden sich in Bandteil 1, die Seiten 921—1875 in Bandteil 2.

Rinden-epilepsie 580, 672
— -nystagmus 569
— -prellungsherde 648
— -resektion, subpiale 680
Ringbandplastik 1702
Ringerlösung 233, 253
Ringel- oder Konturschuß 99
Rinnen- oder Furchenbrust 989
Rinnescher Versuch 565
Rippen-aktinomykose 994
— -bogenreflex 585
— -brüche 1669
— —, Therapie 1670
— -buckel 775
Rippenfell, Physiologie 996
— -entzündung 999
Rippen-knorpelnekrose 994
— -osteomyelitis 993
— -resektion, ausgedehnte, dringl. Operation 1780
— -syphilis 994
— -varietäten 990
— -verrenkungen 1669
Riß-bruch 1632
— -Quetschwunden 97, 98
Risus sardonicus 393
Robinson - Power - Kleper -Test 274
— -Test 219
Röhrchenmethode 237, 239
—, Rh-System 238
Röhrchentest 142
Röntgen-aufnahmen, Schädel 595
— —, Wirbelsäule 602
— -befunde bei Wirbelsäulentuberkulose 783
— -berufskrebs, Ätiologie 439
— -Funktionsdiagnostik, Wirbelsäule 602
— -ganzbestrahlung 447
— -kaustik 448
— -kontrastmittel 599
— -krebs, Ätiologie 438, 439
— -ologische Herzfunktionsdiagnostik 281, 282
— -schäden 211
— —, Darm 211
— —, Diagnose 211
— —, Folgen 211
— —, Janker-Uhr 212
— —, Larynx 211
— —, Lunge 211
— —, Plattenepithelcarcinom 211
— —, Prognose 212
— —, Prophylaxe 212
— —, Radiodermatitis 211
— —, Skelett 211
— —, Spätgeschwür 211
— —, Spontanfraktur 211
— —, Symptome und Grade 211
— —, Therapie 212
— —, Ursache 211
— —, Zähne 211
— —, Zwerchfell 211
— -technik bei Wirbelfraktur 798
— -tiefenbestrahlung 447
— -ulcus 211

Röntgen-untersuchung, funktionelle, der Wirbelsäule 798
— -verfahren zur Geschwulstdiagnose, Allgemeines 443
Rollerscher Kern 563
Rollstuhl bei Rückenmarksverletzungen 747
Rombergscher Versuch 565
Rose, Beckenringbrüche 1724
Rosenkranz 776
Rosersche Cyste 1129
Roser-Nélaton-Linie 1517
— -Nélatonsche Linie, Coxa valga 1539
— — —, Coxa vara 1538
Rosettenplastik, Unterschenkel 1579
Rossolimoscher Zehenbeugereflex 585
Rotandaspritze 245
Rotations-bestrahlung 448
— -lappen 150
Rotlauf 363, 364, 365
Rotz 401, 402
Rowbotham 7
— (Liquorzirkulation) 702
— (Spannungshydrocephalus) 661
— , Trigeminusneuralgie 714
Ruck-Krämpfe 676
— -nystagmus 568
Rucksack-verband bei Claviculafraktur 1671
— — (Stülpa) 1796
Rübenzieherneuritis 817
Rückatmungssystem 82
—, Gefahren 35
Rückbildungsalter, Störungen (Begutachtung) 1828
Rückbildungsdauer, Hirnverletzungen 644
Rückenmark 724
—, Anatomie 533
—, arterielle Versorgung 535
—, Höhendiagnostik 725
—, Mißbildungen 729
—, operative Technik 743
—, Teratome 733
—, Dermoide 732
—, Durchblutungsstörungen 728
—, Entzündungen 733
—, Epidermoide 732
—, Epiduralabsceß 733
—, topische Diagnostik 724
Rückenmarks-blutung 738
— -erweichung 738
— -geschwülste 740
— —, Ependymom 687
— —, Gangliocytome 689
— —, Lipome 692
— —, Meningeome 690
— —, Neurinome 688
— —, Oligodendrogliom 687
— —, Spongioblastom 686
— -häute 534
— —, Blutungen 737
— -kompression bei Wirbelsäulenverletzung 795
— -läsionen 724
— — durch elektrischen Strom 739
— -nerven, Anatomie 533

Rückenmarks-ödem, posttraumatisches 796
— -operationen, Blutstillung 745
— -querschnitt 534
— —-diagnostik 724
— -symptome bei Wirbelfraktur 798
— -schädigungen bei Wirbelsäulentuberkulose 781
— -tumoren, Lokal- und Artdiagnose 742
— -verletzungen 735
— —, Therapie 737
— — bei Wirbelfraktur 794
Rückensternverband 1793
Rückstoßphänomen 583
Ruhende Infektion 344
Ruhespirographie 287
Ruhezittern 580
Rumpfasynergie 583
Rumpfverbände 1793
Rundstiellappen 151, 152
Rundzelleninfiltration 169
Rundzellsarkom, speziell 464
Rupturaneurymsa 315
Rushpin, Indikation 1657
Rushpinnung bei Femurschaftfraktur 1741
— bei frischem, kompliziertem Femurschaftbruch 1744
—, geschlossene 1660
— bei geschlossenem Oberarmschaftbruch 1692
—, halboffenes Verfahren 1660
—, Indikation 1658, 1659
— bei Metacarpalefraktur 1721
— bei Metatarsalefraktur 1775
— bei Olecranonbruch 1712
—, offenes Verfahren 1660
— bei Pseudarthrose 1662
— des Radiusköpfchens und Halses 1708
— bei Radiusschaftbruch 1708
— bei Schlüsselbeinbruch 1672
—, Technik 1660
— bei typischem Radiusbruch 1710
— bei Unterschenkelbrüchen 1760
— bei Unterschenkelpseudarthrose 1762
— bei Vorderarmbrüchen 1705
Russelsche Extension bei kindlichen Femurbrüchen 1738

Sacculus 564
Sachs-Georgi-Flockungsreaktion bei Lues 429
— -*Witebsky*-Flockungsreaktion bei Lues 429
Sachverständige, medizinische (Begutachtung) 1846
Sackniere 1349
Sacralmarkläsionen 728
Sacrococcygealtumoren 1310
Sacrum acutum 775

Sacrum arcuatum 775
Säbelbein 1582
Saegesser, Meniskusriß 1557
—, Operation bei hab. Schulterluxation 1683
—, Peripatellitis 1470
„Sängerknötchen" 476, 1051
Saethresches Zeichen 583
Säuglingsskorbut 340
Säure-Alkali-Umschlagprobe nach *Rehn* 294
Säuferwahnsinn 269
Sakralisation 756
Salaamkrämpfe 577, 676
Salben 112, 118, 131, 132, 133
Salbengrundlage 131
Salbenrezepte 132, 133
Salicain 85
Salzmangel 222, 223
—, Diagnostik und Laboratoriumsbefunde 223
—, Durchfälle 222
—, Gallen- und Darmfistel 222
—, klinisches Bild und Symptome 223
—, Pathophysiologie 222
—, Polyurie 223
—, Präparate zur Prophylaxe 223
—, Prophylaxe 223
—, Schwitzen 222
—, Therapie 223
—, Ursache 222
Salzüberschuß 223
Samaritertuch (Esmarch) 1798
Samenblasen, Anatomie 1406
—-entzündungen 1406
—-geschwülste 1407
—-mißbildungen 1406
—-tuberkulose 1407
Samenstrangverletzung 1410
Samter, Arthrodese des oberen und unteren Sprunggelenks 1596
—, Hüftbeugemuskulatur, Ersatzoperation 1527
Sanamycin, Cytostaticum 450
Sanarelli-Shwartzman-Phänomen bei Gingivitis 903
Sanatio per primam intentionem 101
— per secundam intentionem 101
Sandalium, Bindenverband 1792
Sanduhrgeschwülste 741, 806
— der Wirbelsäule 806
Sanduhrmagen 1180
Santo, Mariano 3
Santoninprobe der Leber 303
Sarkom, chondroplastisches, Einteilung 464
—, —, speziell 466
—, Definition 463
—, Gesicht 863
—, Metastasen 463
—, osteogenetisches, Oberschenkel 1547
—, osteolytisches 1547
—, —, Einteilung 464
—, —, speziell 466
—, osteoplastisches 464, 465
—, polymorphzelliges 465
Sarkome 692
— des Darmes 1222

Sarkome, Einteilung 432, 464
—, einzelne Formen 464
—, Hand und Finger 1515
— der Kopfhaut 514
—, osteogene, Einteilung 464
—, —, speziell 465
—, teratoide, Einteilung 432
— und Trauma 467
—, Vorkommen 464
— der Wirbelsäule 805
Sarkom-operation, Besonderheiten 445
—-typen, verschiedene, Einteilung 464
Sattel-gelenk, Anatomie 1482
—-nase 855
Sauerbruch, Ferdinand 7
—-Arm 1442
—, kineplastische Operation, Oberarm 1466
—, Umkipp-Plastik 1548
—, willkürlich bewegte Hand, Vorderarm 1477
Sauerscher Notverband (Kieferbrüche) 887
Sauerstoff-aufnahmen 285
—-defizit, Spirographisches 285
—-toxicose 37
Saug-prothese 1442
—-reflex 559
Sayre, Heftpflasterverband 1801
—, Rückenmarksgeschwülste 741
Scaluslücke 814
Scalenussyndrom 755, 820, 936
—, Therapie 936
Scalpierung 188, 511
Scapula alata 814
—, Flügellähmung, Ersatzoperation 1450
Scapulafrakturen, typische Bruchlinien 1675
Schädel, Entzündungen 526
—, —, Osteomyelitis 527
—, —, Syphilis 526
—, —, Tuberkulose 526
—, Geschwülste 528
—, Hyperostosen bei Meningeomen 690
—-basis, Verletzungen 666
—-frakturen 521
—-brüche 518, 1668
—, Einteilung 519
—-dachentzündungen, Diff.-Diagnose 527
—-osteomyelitis 671
—-defekte, angeborene 515
—-deformitäten 515
—, sekundäre 518
—-fraktur, wachsende des Kindesalters 510, 520
—-frakturen mit Beteiligung der Nasennebenhöhlen u. des Mittelohres 666
— — mit offenen Hirnverletzungen 665
—-hirnverletzung, gedeckte 524, 644
— —, offene 525, 663
—-impressionsfraktur 520
—-impressionsschüsse 668

Schädel-konvexitätsfrakturen 521
—-messung 710
—-plastik 531
—-röntgenaufnahmen 595
—-schußverletzungen 520
—-verletzungen, geburtstraumatische 520
— —, Röntgenaufnahmen 595
Schalleitungsschwerhörigkeit 564, 567
Schallempfindungsschwerhörigkeit 565, 567
Schaltenbrand (Defensivreaktionen) 585
—, Röntgenverfahren 722
—, Stereotaxie 711, 721
— (Syringomyelie) 731
—, Trigeminusneuralgie 714
Schaltknochen des Schädels 524
Schamfugenreflex 585
Schamtuchverband 1800
Schanz-Nagel 1521
—, Stichelung bei Spitzfuß 1610
Schanzscher Wattekragenverband 1816
— Watteverband 770
Scharnierschiene bei Kieferbrüchen 893
Schaudinn, Hoffmann-Spirochaeta pallida 423
Schede, Hallux-vlgus-Operation 1623
—-Schiene bei typischem Radiusbruch 1711
— (Skoliose) 776
—, Vertikalextension bei Femurschaftbrüchen 1737
Scheitellappen, Tumoren 708
Scheitelwirbel 775
Schellong 646
—, Kreislaufregulationsprüfung 277, 278
Schenkelbruch 1301
—, Radikaloperation 1302
Schenkeldrüsen s. Leistendrüsenentzündung 1546
Schenkelhals-abduktionsbruch 1732
—-adduktionsbruch 1732
—-brüche 1731
— —, aktive Übungen 1652
— —, Behandlung der operativen Therapie 1735
— —, Formen 1731
— —, operative Therapie 1733
— —, Resultate der konservativen Behandlung 1733
— —, Symptome und Diagnose 1732
— —, Therapie 1732
—-fraktur, richtige Nagellage 1734
— —, Röntgenbefund 1731
—-nagelbruch 1734
—-nagelung 1733
— —, Definition 1661
—-nagelwanderung 1734
—-pseudarthrose 1734
—-verbiegungen 1537

Schenkelhals-winkel 1516
Schenkelkopfnekrose, Erwachsene 1537
— nach Schenkelhalsbruch 1734
Scheuermann 343, 772
— (Kyphose) 791
Scheuermannsche Krankheit 772
Schiefhals 577, 747, 792
—, angeborener 755
—, s. Caput obstipum 936
—, erworbener 936
—, ossärer 757
—, rheumatischer 766
—, spastischer 937
—, Therapie 937
— bei Wirbelsäulentuberkulose 782
Schiefschädel 516
Schielen 554, 556
Schienbein-Gefäßnervenstrang, hinterer 1574
—, —, vorderer 1574
—-krebs, Ätiologie 438
—-schaft 1574
—-verrenkung 1751
Schienenhülsenapparat 1440
—, Bein 1441
—, Hüftgelenkverrenkung 1521
Schienenverbände 1804
Schilddrüse 167
—, Basedowsche Krankheit 481
—, Bindegewebsgeschwülste 959
—, bösartige Tumoren 499
—, Entwicklungsgeschichte und Anatomie 945
—, Entzündungen 946
—, epitheliale Geschwülste 958
—, Funktionsdiagnostik 270, 271
—, Grundumsatzbestimmung 270
—, —, spezifisch dynamisch 270
—. Hyperthyreose 481
—, Kohlehydratstoffwechsel 271
—, metastatische Tumoren 959
—, Mischgeschwülste 959
—, Mißbildungen 946
—, Prinzip 270
—, Radio-Jodstoffwechsel 271
—, spezifische Entzündung 947
—, Verletzungen 946
—, wucherndes Adenom 959
Schilddrüsenadenom 481
—, Definition 481
—, Einteilung 481
—, eosinophiles Adenom 481
—, foetalis 481
—, großfolliculäres 481
—, Hyperthyreose 481
—, Jodmangel 481
—, Jodprophylaxe 481
—, kleinfolliculäres 481
—, Langhans-Struma 481
—, metastasierendes 959
—, papilläres 481
—, Struma nodosa adenomatosa colloides 481
—, — colloides 481
—, — mikrofollicularis 481
—, — papillaris 481

Schilddrüsenadenom, Struma papillaris trabekularis 481
—, Symptome 481
—, Therapie 481
—, toxisches 481
—, trabekulär 481
—, tubuläres 481
—, Ursache 481
—, Vorkommen 481
Schilddrüsenclearance 271
Schilddrüsenkrebs 958 ff.
Schilddrüsenüberfunktion 481
Schildkrötenverband (Bindenverband) 1791
— des Kniegelenks 1792
Schimmelbusch 5
Schindung 188
Schinzinger, Rotationsmethode bei Schulterluxation 1677
Schipper-Krankheit 755—794
— — als Berufskrankheit 1842
Schirmbildverfahren 599
Schistomum haematobium, Geschwulstätiologie 434
Schizogyrie 648
Schläfenlappen, Tumoren 709
—-anfälle 675
—-epilepsie, Therapie 680
—-resektion 680, 712
Schlaf, postcommotioneller 646
Schlaflähmung 810, 816
Schlaf-Wachregulierung 651
Schlaganfallarterie 706
Schlangenbiß, Prognose 388
—, Schlangenserum 388
—, Secundärinfektion 388
—, Symptome 388
—, Therapie 388
—, Vorkommen 388
Schlangentour bei Bindenverband 1790
Schlatter 343
—-Osgood 1582
— —, Knie 1570
Schlattersche Krankheit 1662
Schleich, Carl Ludwig 6
Schleichende Fraktur, Fuß und Zehen 1588
Schleimbeutel, Schulter 1457
Schleimbeutel-entzündung 376
— —, Ellbogen 1472
— —, Fuß und Zehen 1592
— —, Kniegelenk 1561
—-erkrankung 313
— —, Bursitis calcarea 313
— —, Bursitis chronica 313
— —, Bursitis destruens 313
— —, Bursitis praepatellaris 313
— —, Schleimbeutelgeschwülste 313
— —, Hygrom 313
— —, Lokalisation 313
—-tuberkulose 422
—-verletzung 194
Schleimcysten 504
Schleimhaut-carcinom, Lippencarcinom 490, 491
—-diphtherie 397
— —, allgemeine Toxikation 388
— —, Bronchopneumonie 398
— —, Diagnose 398
— —, Immunisierung 399

Schleimhaut-diphtherie, Komplikationen 398
— —, Larynxstenose 398
— —, lokale Therapie 399
— —, Mischinfektionen 398
— —, Myocarditis 398
— —, Nephritis 398
— —, Prognose 398
— —, Prophylaxe 399
— —, Serumkrankheit 399
— —, Serumtherapie 398, 399
— —, symptomatische Therapie 399
— —, Symptome 397
— —, Therapie 399
— —, Tracheotomie 399
—-erysipel 364
—-infektion, Allgemeininfektion 365
— —, Diptheroid 365
— —, Empyem 365
— —, Erreger 365
— —, Formen 365
— —, Komplikationen 365
— —, Therapie 365
—-phlegmone 365, 366
—-syphilis, Angina syphilitica 425
— —, Gumma 425
— —, Ostitis gummosa 425
— —, ozäna syphilitica 425
— —, Primäraffekt 425
—-transplantation nach *Czerny-Wölfler* 157
—-tuberkulose 417
— —, Entstehung 417
— —, Symptome 417
— —, Therapie 417
Schleiminfektion 365, 366
Schleimpolypen der Nasenschleimhaut 918
Schlesingersche Reaktion 301
Schleuderverbände 1793
Schließmuskelplastik 1241
Schlingenabszeß bei Appendicitis 1216
Schloffer (Kanaloperation) 516
—-Tumor 1131
Schlottergelenk, operativ 235
—, Prophylaxe 325
—, Therapie 325
—, Ursachen 325
—, Vorkommen 325
Schluckakt 1108
Schlucken, nach Laparotomie 1155
Schluckreflex 32
Schlüsselbein, Entzündungen 1452
—, *Tietze*-Syndrom 1452
Schlüsselbein-brüche, Therapie 1671
—, —, operative 1672
— — und Verrenkungen 1670
—-defekt 1443
—-frakturen, aktive Übungen 1652
—-pseudarthrose 1672
—-Tbc. 1452
—-verrenkung 1672
Schlüsselbeine, Verrenkung beider 1674

Die Seiten 1—919 befinden sich in Bandteil 1, die Seiten 921—1875 in Bandteil 2.

Schmerz 96
Schmerz-bekämpfung 34
— — nach Laparotomie 1154
—-betäubung bei Rückenmarksoperationen 743
—-Chordotomie 748
—-empfindung 588
Schmerzen 588
— nach Nervenverletzungen 808
—, Operationen 719
—, vegetative 765
—, segmentale 742
—, unstillbare 748
—, bei Wirbelfraktur 798
Schmerzensgeld, Höhe 1845
— als Versicherungsleistung 1844
Schmerzsche Klammer 1822
Schmetterlingswirbel 751
Schmidtsche Probekost 299
Schmieden-Naht 116, 1166
Schmorl 759
— (Osteodystrophie) 802
— (Spondylarthritis) 789
Schmorlsche Knötchen 759, 772, 791
— — bei Osteoporose 801
— —, traumatische 795
Schmuck-Arm 1442
Schnappende Gelenke 322
— Hüfte 322
Schnecke 564
Schnellschnittuntersuchung, intraoperative bei Geschwulstoperation 444
Schnelltest bei Rh-System 238
Schnelltransfusion 243
Schnittwunden 97
Schnürlappen der Leber 1253
Schock 228—234
—, allgemein 228, 229
— und Anämie bei Narkose 28
—, endokriner 229
—, Gefäßinsuffizienz 230
—, hämatogen 229
—, hämodynamischer 229
—, hämorrhagischer 229
— und Kollaps 36
—, neurogen 229
—, traumatischer 229
—, vasogen 229
—, Vasomotorenkollaps 230
—, zentraler 646, 664
Schockbekämpfung bei Verbrennung 206
Schock-Kollaps-Syndrom 229 bis 234
— — — nach *Duesberg-Schroeder* 230, 231, 232
— — —, Einteilung 229, 230
— — —, Infusionstherapie 233
— — — nach Laborit-Benitte 229
— — — nach Olgivie 229
— — —, Prophylaxe 233

Schock-Kollaps-Syndrom, Therapie 233, 234
— — —, Transfusionstherapie 233
— — — nach *Wollheim* 229
Schockstadium bei Verbrennung 206
Schocksyndrom, spinales 736
Schocktheorie der Atmungsinsuffizienz 229
—, toxische Theorie 229
—, Verminderung der zirkulierenden Blutmengen nach *Blalock* 229
Schocktherapie, analgetische Maßnahmen 234
—, Blutdruckmessung 233
—, medikamentöse Behandlung 233, 234
— mit Prednisolon 234
—, stoffwechselbegünstigende Maßnahmen 234
—, Überwachung 233
Schönborn-Rosenthal, Pharynxwandplastik 848
Schokoladencyste des Ovars 505
Schonhaltungen 810
Schornsteinfegerkrebs 490
Schräg-aufnahmen der Wirbelsäule 798
—-bruch 1633
—-wirbel 775
Schramm-Alexejewsches Phänomen 1377
Schraubenbruch 1633
Schraubenzugapparat nach *Böhler* 1810
Schreiben 590
Schroederscher Drahtverband bei Kieferbruch 892
Schrotbeutelmamma 478
Schuchardt, Augenhöhlenplastik 850
—, Defektdeckung nach Exenteratio orbitae 875
—, Nasenplastik 854
Schüller-Christian-Handsche Erkrankung 530
Schüttelnystagmus 565
Schultén, af, Lippenrotersatz 856
Schulter 1442
—-Arm-Syndrom 1446
— — —, Styloiditis 1479
— — — bei Wirbelsäulentuberkulose 782
—, Geschwülste 1457
—, schlotternde 1454
—, schnellende 1445
—-8-Verband (Stülpa) 1796
Schulterblatt, Entzündungen 1452
—-brüche 1674
—-hochstand 1443
—-krachen 1444
Schultergelenk, Bewegungsumfang 1443
—, bewegende Kräfte 1443
—, Entzündungen 1451
—, Incision und Drainage 1454

Schultergelenk, Kontraktur 1444
—, Kontusion, Distorsion 1447
—, Normalhaltung 1443
—, Überbrückungsarthrodese 1454
—-entzündung, gonorrhoische 1454
—, syphilitische 1454
—, unspezifische, spezifische 1453
—, Tbc. 1455
—-erkrankungen 768
—, chronische 1456
—-resektion 1455
Schultergürtel, Knochenentzündung 1452
—, Knochentumoren 1458
—, Mißbildungen 1443
—, Muskeldefekte 1444
—, Verletzungen 1444
Schulterkontraktur u. Ankylose 1454
Schulterluxation, Diagnose — Diff.-Diagnose 1677
—, habituelle 1679
—, —, Therapie 1680
—, häufigste Formen 1676
—, Komplikationen 1677
—, Resultate 1679
—, Retention 1678
—, Therapie, allgemeine 1677
—, veraltete 1679
Schulterverrenkungen 1675
Schuppler, Schlüsselbeinschiene nach 1671
Schußbrüche 1653
Schußverletzungen der weichen Schädeldecke 511
— des Gehirns 668
—, Infektion 100
Schußwunden 98
—, Abschuß 98
—, Aufschläger, Rikoschettoder Prallschuß 99
—, Durchschuß 98
—, Formen 98, 99
—, indirektes Geschoß 99
—, mehrfacher Schuß 99
—, Nahschuß 99
—, Prellschuß 99
—, Querschläger 99
—, Ringel- oder Konturschuß 99
—, Steckschuß 98
—, Streifschuß 98
—, Tangentialschuß 98
Schutzimpfung 353
—, passive 354
Schutzkräfte des Organismus 352, 353
— —, Blutserum 352
— —, Zellen 352, 353
Schwabachscher Versuch 565
Schwalbescher Kern 563
Schwammkompressionsverband 1824
Schwankschwindel 565
Schwannom 454, 643
Schwannsche Scheide 807
— Zellen 807
Schwanzbildung, falsche 1310

Schwanzbildung, wahre 1310
Schweigepflicht, ärztliche 1846
Schweigerecht des Arztes (Begutachtung) 1847
Schweinebandwurm (Taenia solium) 507
Schweinerotlauf 403, 404
Schweiß-drüsenabszeß 362, 1154
— —-entzündung 362
— -fuß 1569
— -sekretion 809
— -versuch 809
Schwellenlabilität 587
Schwellkörperentleerung 828
„Schwerbeschädigung" 1848
Schwerbesinnung 593
Schwerhörigkeit 567
Schwielenabsceß, Hohlhand 1501
Schwindel 567
— -anfälle 678
Schwitzen, abundantes 222
Schwurhand 816, 1491
Scirrhus 496
Scleradenitis 426
Scrophuloderm 416
Scrophuloderma tuberculosa 416
Scrophulodermtherapie 416
Scrotalekzem 1411
Scrotalgeschwülste 1416
—, benigne 1416
—, maligne 1416
Scrotalphlegmone 1411
Scrotum, Elephantiasis 1411
—, Entzündungen 1411
—, Geschwülste 1416
—, mediane Längsspaltung 1407
Scrotumverletzungen, scharfe 1410
—, stumpfe 1410
„Second look"-Operation, Geschwulsttherapie 445
Sectio alta 1358
— —; dringl. Operationen 1783
Secundärinfektion 343
Secundärnaht 115
Seelenblindheit 591
Seelentaubheit 591
Seelischer Befund 592
Segmentale Innervation 610, 726, 727
Segmentaler Muskelspasmus 764
Segmentationsthrombose 256
Segmentierungsstörungen 749
Segmentierungsvorgang der Wirbelsäule 749
Segmentresektion 70
— der Lunge 1017
Segmentsprung 726
Segmenttherapie 771
Segmentverschiebung, hemimetamere 750
Sehnen, häufigste Eingriffe 1429
— -Achternaht 1487
—, Regeneration 108
Sehnenerkrankungen, fibröse Knötchen 311

Sehnenerkrankungen, Ganglion 312
—, hydrops 312
—, Paratenonitis crepitans 311, 312
—, Sehnenscheidenhygrom 312
—, Sehnenüberpflanzung 313
—, Sehnenverlängerung 312
—, Sehnenverlagerung 313
—, Sehnenverkürzung 312
—, Tendovaginitis chronica fibrosa 312
—, — crepitans 311, 312
—, — deformans stenosans, de Quervain 312
—, — urica 312
—, Verknöcherung der Sehnen 311
Sehnenluxation 191
Sehnennaht 1429, 1430
—, Achternaht 1488
—, dringl. Operation 1786
—, spezielle 1488
—, veraltete, Hand und Finger 1491
—, versenkte nach Bunnell 1488
Sehnenplastik 193
—, Fascie 193
—, Griffelschachteltechnik 193
—, Indication 193
—, Knopflochtechnik 193
—, Nachbehandlung 193
—, Technik 193
Sehnenquetschung 190
Sehnenreflexe 584
Sehnenruptur, Calf-Sprain 191
—, Differentialdiagnose 195
—, Haglundsche Reizperiostose 191
—, Myotenontitis ossificans, traumatica 191
—, subcutane 191
—, Symptome 191
—, Tendinitis ossificans traumatica 191
—, Ursache 191
—, mit Verknöcherung 191
—, Vorkommen 191
Sehnenscheidenentzündung 376, 377
—, akute 1607
—, Fuß und Zehen 1591
—, stenosierende 1508
—, Tbc. 1509
Sehnenscheidenhygrom 312
Sehnenscheidenphlegmone 376, 377, 1580
—, Hand und Finger 1501
Sehnenscheidensackphlegmone 1502
—, radiale, ulnare 1503
—, Therapie 1506
Sehnenscheiden- und Schleimbeutelinfektionen 376, 377
— —, Bursitis purulenta acuta 376
— —, Entstehung 376
— —, Panaritium tendinosum 376, 377
— —, Schleimbeutelentzündung 376

Sehnenscheiden- und Schleimbeutelinfektionen, Sehnenscheidenentzündung 376, 377
— —, Sehnenscheidenphlegmone 376, 377
— — Schleimbeutelsyphilis 427
Sehnenscheidensyphilis, Erguß 427
—, Gumma 427
—, Lokaltherapie 427
Sehnenscheidentuberkulose 422
—, Entstehung 422
—, Formen 522
—, Komplikationen 422
—, Lokaliation 422
—, Symptme 422
—, Therapie 422
Sehnen- und Sehnenscheidenerkrankungen 311, 312, 313
Sehnentransplantation 159, 313
—, freie 1430
Sehnenüberpflanzungen 636
Sehnenverknöcherung 311
Sehnenverkürzung 1430
—, Tenotomie 312
Sehnenverlängerung 312, 1510, 1576
Sehnenverlagerung 313
Sehnenverletzung 191, 192, 193
—, Beugesehnen 1489
—, Blutergüsse in den Sehnenscheiden 190
—, Daumenstrecksehne 1489
—, einfache Naht 192
—, Fingerstreckaponeurose 1489
—, Hohlhand 1488
—, lange Daumenbeugesehne 1489
—, Nahtmethode 192
—, Nahttechnik 191
—, — nach Bunnell 192
—, Niemandsland nach Bunnell 192
—, offene 191, 192, 193
—, —, Indication 191, 192
—, —, Komplikation 191
—, —, Therapie 191
—, —, Ursache 191
—, Pull-out-wire-Technik nach Bunnell 192
—, Sehnenersatz 193
—, Sehnenluxation 191
—, Sehnenplastik 193
—, Sehnenquetschung 190
—, Sehnenscheiden 193
—, subcutane Sehnenruptur 191
—, transcutane Achternaht nach Bunnell 192
Sehnenverpflanzung 1430
—, freie 1495
—, funktionelle 193
—, Indication 193
—, Technik 193
Seh-prüfung 550
— -störungen 551
— -strahlung 550, 551
Seiffertsches Röhrchen bei Nasenbluten 915

Seitenband, äußeres; Knie-
  gelenksverletzung 1554
—, inneres; Kniegelenksverlet-
  zung 1553
—-Kreuzband-Verletzung 1555
— — —, veraltete 1555
—-apparat, äußerer, Therapie
  nach Verletzungen 1555
— —, Kniegelenk, Therapie
  nach Verletzungen 1554
Seitenkettentheorie, allergene
  353
—, antigene 353
— nach Ehrlich 353
—, Weigertsches Regenerations-
  gesetz 353
Sekretintest 300
Sekretionsreflex 32
Sekretionsstörungen 835
Sella-erweiterung 694
—-Spezialaufnahmen 595
Seligsche Operation 636
Selye, Adaptionssyndrom 216
Semiflexionsschienen 1803
Seminom 485, 498, 1497
—, Definition 485
—, Histologie 485
—, Vorkommen 485
—, Wachstum 485
Semmelweis, Ignaz Philipp 5
senile Osteoporose 801
Senkfuß 1610
Senkungsabsceß, Oberschenkel
  1545
— bei Wirbeltuberkulose 780,
  781
Senning 8
Sensibilität 587
—, kombinierte 589
Sensible Symptome, vertebrale
  765
Sensorische Aphasie 591
Septicämie 378
Septum pellucidum-Zysten 599,
  633
Septumresektion der Nase
  914
Sequester 369
—, Definition 161
—, Nekrotomie 372
Sequestrotomie 1437
—, Oberschenkel 1545
—, Totenlade 1546
Serologie 235—241
—, ABO-System 236, 237
—, agglutinable Substanzen
  236
—, Agglutination 235
—, Antikörper 236
—, Blutgruppen 236, 237,
  238
—, Blutkörperchenmerkmal-
  systeme 238
—, Hämolyse 235
—, Hämolysine 236
—, Immunantikörper 236
—, Isoagglutinine 236
—, Morphe 235
—, Präzipitation 236
—, Rh-System 237, 238
—, Supplemente 236
—, Testerythrocyten 236
—, Test-Seren 236
—, Testuntersuchungen 238 bis
  243

Serologische Titrimetrie bei Lues
  429
Serienarteriographie 174
Seriographie 599
Serothorax 999
—, Blutderivate, Trockenserum
  251
—-definition 354
—-eigenschaften, Bestimmung
  237
— —, Fehlerquellen 237
—-indication 251
—-krankheit, Anaphylaxie 355,
  356
— —, Definition 355
— — bei Diphtherie 399
—-labilitätsproben 226
—-prophylaxe bei Tetanus
  395
— — bei Tetanus, Indication
  395
— — —, Simultanimpfung
  395
— — —, Technik 395
—-therapie bei Diphtherie
  399
— —, Eiweißgehalt 354
— —, Haltbarkeit 354
— —, Keimfreiheit 354
— —, Technik 355
— —, Vorbedingung 354
Sesambeine am Daumen, Fraktur 1723
— (Hand) 1775
Seuchenimmunität 353, 354
—, angeborene 353
—, erworbene 353
—, Heilimpfung 354
—, durch Krankheit erworben
  353
—, künstliche Immunisierung
  353
—, passive Schutzimpfung 354
Sexual-hormone 483
—-trieb 651
sharp waves, EEG 604
Shenton-Menard-Linie, Hüft-
  gelenkverrenkung 1519
Shepherdsche Fraktur 1604
Shoemaker-Linie 1517
Sialo-adenitis 868
—-dochitis 868
— — fibrinosa purulenta 869
—-graphie 866
—-lithiasis 867
siamesische Zwillinge 632
Siebbein-defekt, angeborener
  515, 630, 667
—-frakturen 666
—-höhlenempyem 916
—-zellenradikaloperation 917
Sichelfortsatz 758
Sigma 73
Sigmaresektion 1226
Sigmoiditis acuta 1218
Silberpräparate 129
—, Wundbehandlung 131
Simon, Gustav 5
— (Cytostatica) 686, 687
Simpson, James Young 5
Simultanimpfung 395
Singultus 34, 73, 836
Sinnestäuschungen 594
Sinusblutung bei Felsenbein-
  fraktur 877

Sinus durae matris 544
— pericranii 514
Sinusitis ethmoidalis 915
— frontalis 915
— maxillaris 915
— sphenoidalis 915, 916
Sinusthrombose 665, 685
Sinusverletzung 665
—, Gefahren 666
Sirenenbildung 1542
Sitzbeinbruch 1724
Sitzhaltung 770
Sjöqvist, Operation 718
Skandierende Sprache 590
Skaphocephalus 516
Skarifikation 181
Skeletvarietäten (Hand und Fuß)
  1775
Sklerodermie, Hand u. Finger
  1513
Sklerom 407, 408
—, Diagnose 408
—, Erreger 407
—, Komplikationen 408
—, Lokalisation 407
—, Symptome 408
—, Therapie 408
—, Vorkommen 407
Skoliose 775
—, frührachitische 776
—-, funktionelle 777
—, juvenile 776
—, Komplikationen 777
—, kongenitale 776
—, neuropathische 776
—, operative Behandlung
  778
—, Querschnittslähmung 739
—, statische 777
— bei Rachitis 801
—-behandlung, allgemeine
  778
—-gymnastik 778
Skoliosenkeim 776
Skrofuloderma 861
Skrofulose 418
Sluder-Neuralgie 558, 715
Slyke, van Blutgasanalyse
  283
Smith, Oberlippendefekt 856
— (Skoliosebehandlung) 779
—-Petersen, Hüftgelenkplastik
  1534
—, Nagelung, Hüftkopf-
  abrutsch 1537
— . (Operation bei Spondylitis
  ankylop.) 791
Smithwick, Operationen bei
  Hypertonie 838
Sodoku 431
Somnolenz 592
— bei Hirnverletzung 646
Sonnenburg 6
Sonnenstich 210
—, Symptome und Verlauf
  210
—, Therapie 210
—, Ursache 210
—, Vorkommen 210
Soor 407
—, Diagnose 407
—, Lokalisation 407
—, Therapie 407
—, Vorkommen 407
Sopor 592

Souquessches Beinzeichen 583
— Fingerzeichen 583
Souttar 7
Spät-absceß des Gehirns 671
— -apoplexie, posttraumatische 658
— —, spinale 738
— —, traumatische 645
— -epilepsie 671
— -geschwür 211
— -komplikationen bei Verbrennungen 206
— -lähmungen 820
— — des Ulnaris 815
— — bei Wirbelsäulentuberkulose 781
— -laminektomie bei Wirbelsäulenverletzungen 800
— -meningitis 670
— -rachitis 802
Spaltbildungen des Gesichtes, entwicklungsgeschichtlich 842
— -bruch 1632
— -hand 1484
— -handbildung 1498
— -wirbel 750
Spanentnahme, Ileum, Fibula 1436
—, Tibia 1435
Spannungshydrocephalus 660, 704
Spannungskollaps 230, 231
—, bakterio-toxischer Kollaps 231
—, Formen und Symptome 231
—, Kreislaufzentralisation 230, 231
—, Narkosekollaps 231
—, Pathophysiologie 231
—, Therapie 234
—, Volumenmangelkollaps 231
Sparschnitt 1438
Spasmen, bei Rückenmarksverletzungen 476
Spasmophilie 678
Spasmus 581
— facialis 563
Spastische Lähmung 323
—, Operationen 747
Speicheldrüsen 865
—, Anatomie 865
—, Aplasie 866
—, Atresie der Ausführungsgänge 866
—, Bindegewebsgeschwülste 870
—, Entzündungen 868
—, epitheliale Geschwülste 871
—, Fremdkörper 867
—, schonende Incisionseinrichtungen 865
—, symmetrische Erkrankung 870
—, Verletzungen 866
— -aktinomykose 869
— -cyste 504, 870
— -diagnostik 865
— -fisteln 866
— -geschwülste 870

Speicheldrüsen-mischtumoren 871
Speichelfisteln 866
—, Diagnostik 865
—, Exhairese des N. auriculotemporalis 867
—, Schaffung eines neuen Abflußweges 867
—, Verödung durch Röntgenbestrahlung 867
—, Wiederherstellung des alten Abflußweges 867
Speichelgangcyste 504
Speichelgangfisteln 866
Speichelkoliken 867
Speichelnasenfistel 867
Speichelsekretion 562
Speichelsteine 867
Speichenköpfchen, kongenitale Luxation 1475
Speichenköpfchenluxation 1467
Speransky, Liquorpumpe 396
Spermatocele 504, 1495
Spermatocystitis 1406
Sperrung 594
Spez. Gewicht des Harnes 292
Spezielle Anästhesiologie, Abdominalchirurgie 72, 73, 74
— —, abdominelle Notoperationen 74
— —, Anästhesie bei Kindern 80, 81, 82
— —, Eingriffe am vegetativen Nervensystem und an endokrinen Organen 74
— —, Endoskopie 79, 80
— —, Gefäße 74
— —, Kopf- und Halschirurgie 76, 77
— —, Neurochirurgie 75, 76
— —, Oto-Rhino-Laryngologie 79
— —, Thoraxchirurgie 66—72
— —, Urologie 78
— —, Wiederherstellungs- und Unfallchirurgie 77, 78
— —, Zahn-, Mund- und Kieferchirurgie 77
sphinktererhaltendes, abdominoperineales Durchzugsverfahren 1246
Sphinkterersatzplastik 1240
Sphinkterotomie bei Sphinkterstarre 1404
Sphinkterstarre bei Prostataatrophie 1404
Sphinktertonus 828
Spica (Bindenverband) 1790
— coxae (Bindenverband) 1792
— humeri (Bindenverband) 1791
— manus (Bindenverband) 1791
— perinei (Dammkreuzbindenverband) 1794
Spikes 604
Spiller, Trigeminusneuralgie 718
Spina bifida anterior 751
— — incompleta 753
— — occulta 753

Spina bifida posterior 729, 752
— ventosa 419, 1592
— — bei Knochentuberkulose 418
Spinalanästhesie 90
—, Indication 91, 92
—, Instrumentarium 91
—, Komplikationen 92
—, Lagerung und Funktionstechnik 91
—, Präparate 90
Spindelzell-carcinom 492
— -sarkom, speziell 465
Spinnenfingrigkeit 1484
Spinnenwebhaut, im Liquor 609
Spiraltour bei Bindenverband 1790
Spirillen 344
Spirillum minus 431
Spirochaeta pallida, Färbung 423
— — *Schaudinn-Hoffmann* 423
Spiroergometrie, Methodik 287
Spirographie, Spirometer 286, 287
Spirometrie 42
—, apnoische Pause 42
—, Atemgrenzwert 42
—, Broncho-Spirometrie 42
—, Ergo-Spirometrie 42
—, Tiffeneautest 42
—, Totraum 42
Spiroptera neoplastica, Geschwulstätiologie 434
Spitzfuß 1609
—, Entstehung 1609
—, Symptome 1609
—, Therapie 1609
—, —, operative 1610
— -stellung 807
Spitzsacrum 775
Spitzy, Aktiveinlage 1613
—, (Geradhalter) 773
—, Hackenfußoperation 1620
Splanchnicektomie 831, 837
Splanchnicus-anästhesie 87
— -blockade 830
Splenektomie 1284
— bei Ösophagusvarizen 1127
—, Thrombocyten 254
Splenomegalie, kongestive 1288
—, tumorbedingte 1288
Splenomegalien 1287
Splenopexie 1284
Splitterbruch 1633
Spondylarthritis 788
— ankylopoetica 788
Spondylitis aktinomykotica 788
— anterior superficialis 782
— infektiosa 787
— bei Morbus Bang 403
— osteomyelitica 786
— posterior 782
— syphilitica 788
— tuberculosa 419, 779
— typhosa 787
Spondylolisthese 774
—, traumatische 753, 794
Spondylolisthesis 753

Die Seiten 1—919 befinden sich in Bandteil 1, die Seiten 921—1875 in Bandteil 2.

Spondylolyse 754, 774
Spondylosis deformans 759
— — traumatica 760, 797
— unkovertebralis 769
Spongioblastom 686
— des Rückenmarks 741
Spontan-fraktur 211, 370, 371, 1634
—-gerinnungszeit nach *Lee-White* 260
—-nystagmus 565
—-pneumothorax, idiopathischer 996
—-sprache 589
—-verformung des Knochens 1635
— —, traumatische 1634
—-zittern 580
Sporotrichose der Lunge 1031
Sporotrichosis 406, 407
Sportknie, chronisches 1557
spotted bones 803
Sprachantrieb 589
Sprache 589
Sprachmelodie 590
Sprachverständnis 590
Spreizfuß 1617
—-operation 1618
—-symptome und Diagnose 1617
—-therapie 1617
Sprengelsche Deformität 1443
Sprenggeschoßverletzung 99
Sprengwirkung bei Gewehrgeschossen 100
Sprunggelenk, Anatomie und Funktion 1585
—, Arthrotomie 1593
—, Distorsion und Luxation 1766
—, Luxation des oberen 1766
—, —, Therapie 1767
—, oberes, Anatomie 1583
—, Punktion 1592
—, unteres, Anatomie 1584
—-distorsion, Symptome und Diagnose 1766
—, Therapie 1766
—-erkrankung, neuropathische 1598
—-mißbildung nach *v. Volkmann* 1576
—-resektion 1593
Spülcystoskop 1315
Stachelwuchs 456
Staehler, Harnblasenersatz nach 1366
Stärkebinden 1789
Stärketoleranztest nach *Althausen* 300
Stahlarten, korrosionsfreie bei Osteosynthese 1655
Stapes (Bindenverband) 1792
Staphylococcen 357, 358, 378
—, Diagnose 358
—, Therapie 358
—, Vaccine 358
Staphylococcus, citreus 358
—, pyogenes aureus 358
Staphylorrhaphie 845
Starkstromverletzungen der weichen Schädeldecke 511

Statik 564
statische Skoliose 777
Status dysrhaphicus 729, 731, 752
— epilepticus 674
—, Therapie 679
— thymo-lymphaticus 976
Staub-Traugott, Traubenzuckerdoppelbelastung 274, 275
Stauchungsbruch 1632
Stauchungsfrakturen der Wirbelsäule 792
Stauungsmastitis 979
Stauungspapille 551
Steckschuß 98
Steigbügel (Bindenverband) 1792
Steigbügelplastik 150
Steile Abläufe, EEG 604
Stein (Schwellenlabilität) 588
Steinabsaugung, transurethrale 1360
Steindler, Handgelenkarthrodese 1510
—, Hohlfußoperation 1622
—, Klumpfußoperation 1607
Steinmann-Nagel zur Knochenextension 1821
—, Nagelextension 1822
—, Streckverband 1817
I-Zeichen 1556
II-Zeichen 1556
Steinschnitt bei Blasenstein 1371
Steinthal-Stadien (Mammacarcinom) 987
Steißbeinbruch 1724
Stella (Bindenverband) 1793
Stellatumanästhesie 88
Stellatumblockade 830
Stellektomie 831
Stellwagsches Zeichen 955
Stenose der Trachea 966
Steppergang 807, 817, 1577
Stereognosie 589
Stereoskopische Aufnahmen der Wirbelsäule 798
Stereotaktische Eingriffe 638
— an der Hypophyse 713
— Hirnoperationen 721
Stereotypien 580
Sterile Operationskleidung 12
Sterilisation 9
—, Auskochen 14
—, — mit Suplimatlösung 15
— im Autoklaven 15
—, Blutkonserve 236
—, Heißluftsterilisation 15
—, Hochdruckapparat 14
—, Hochdruckdampfsterilisation 14
—, Kochapparat nach *Schimmelbusch-Lautenschläger* 14
Sternberg, Riesenzellen bei Lymphogranulomatose 473
Sternbergscher Drüsentumor 417
Sternbinde (Bindenverband) 1793
Sternfraktur der Kniescheibe 1748
Sternocleidoreflex 584
sternocostale Hernie 1160, 1163

Sternopagi 990
Sternumfraktur, Reposition 1669
Sterofundin 253
St. Germain-Schiene, Klumpfuß 1806
Stichwunden 97
Stickoxydul, s. Lachgas 55
Stickstofflost, Cytostaticum 449
Stieldrehungsnekrose 163
Stiellappenplastik 151, 152, 153
—, doppelt gestielter Lappen 151
—, einfach gestielter Lappen 151
—, Muffplastik 151
—, Rundstiellappen 151
—, Transportlappen 152
—, zusammengesetzte Lappen 153
Stiftgliom des Rückenmarks 686, 687
Stilböstrol als Cytostaticum 450
Stilling-Clarkesche Säule 546
Stillsche Krankheit 327, 1288
Stimmband, extralaryngeale Lateralfixation 970
—-lähmung 970
— —, Verfahren zur Beseitigung 970
—-verlagerung, extralaryngeale 970
— —, intralaryngeale Verfahren 970
Stimmritzenkrampf 971
Stimmung 593, 651
Stirnhirn, Symptome 707
—, Tumoren 707
Stirnhöhlen-empyem 916
—-fistel 913
—-frakturen 666
—-radikaloperation 917
Stockschnupfen bei polypösen Nasenschleimhautgeschwülsten 918
Störung des Eiweiß- und Lipoidhaushaltes 225, 226, 227, 228
— im Wasser- und Elektrolythaushalt bei Narkose 28
— des Wasser- und Salzhaushaltes 220, 221, 222, 223, 224
Stoffelsche Operation 636, 1432
Stoffelung bei spastischem Spitzfuß 1610
—, obturatorius 1525
Stoffwechsel des Herzens 1057
—-gifte bei Neuritis 321
—-leiden, Diabetes, Gicht 183
—-organ, Wirbelsäule 800
—-störungen bei Narkose 28
Stomatitis necroticans 903, 922
Stopfrohr 119
Stopliquor 609

Stoßwellentheorie der Hirnverletzungen 648
Stottern 590
Strahlen, kosmische 440
Strahlen-pilzkrankheit 404, 405, 406
—-schäden 210, 213, 449
— —, Atomschäden 212, 213
— —, Insolationsschäden 210
— —, Röntgen- und Radiumschäden 211
—-schutz 212
—-therapie maligner Tumoren 446
— — — —, Dosierung 446
— — — —, Indication 447
— — —, Methodik 447
— — — und Operation, Indication 448
Straub, Sprunggelenkarthrodese 1597
Streck-frakturen der Wirbelsäule 792
—-kontrakturen 587
—-krämpfe 580, 649, 701, 702
—-reflex 587
Streckverbände 1817
— am Arm, Allgemeines 1819
— am Bein, Allgemeines 1819
— mit elastischem Klebeverband 1820
—, Indication 1818
— an Kopf und Rumpf, Allgemeines 1819
—, Technisches 1818
— mit Trikotschlauch 1820
—, Vertikalzug 1820
—, Zugleitung und -führung 1820
—, Zugmittel 1820
—, Zugrichtung 1820
Streichholzbein 1606
Streifschuß 98
Streptobacillus, Unna Ducrey 424
Streptococcen 258, 259
—, Diagnose 359
—, Einteilung 358
—, hämolysierende 358
—, Therapie 359
—, vergrünende 358
—, Wachstumsmedium 358, 359
Streptococcus bovis 358
— conglomeratus 358
— epidemicus 358
— equinus 358
— erysipelatis 358
— haemolyticus pyogenes 358
— mitis 358
— mycosus 358
— scarlatinae 358
— viridans 358
Streptomycin 143
—, Dosierung 414
—, Indication bei Tuberkulose 415
Streptotrichose 406
—, Diagnose 406
—, Erreger 406
—, Prognose 406
—, Symptome 406
—, Therapie 406
—, Verlauf 406
Streptotrix 379, 406

Streßbeantwortung, Schema 217
Striae medullares 563
Striäres System 579
Strictura ani 1235
— intestini 1209, 1210
— oes. 1109
— recti 1236
— —, Therapie 1236
— urethrae 1385
— —, Diagnose und Diff.-Diagnose 1386
— —, Strikturresektion 1387
— —, Therapie 1386
— —, Ursachen 1385
Stridor 575
Strümpell (Spondylarthritis) 788
Strümpellsches Phänomen 583
Struma 76, 947
—, aberrierende 952
— basedowiana 954
— basedowificata 955
—, Blutung 481
—, endotracheale 952
—, Enucleationsresektion 951
—, Kretinismus 481
—, *Langhans* 499, 959
— maligna 958
— —, aberrierende 959
— mediastinale 952, 1053
— nodosa adenomatosa colloides 481
— — calcificans 481
— — cystica 481
— — haemorrhagica 481
— — makrofollicularis 481
— — mikrofollicularis 481
— — necroticans 481
— — ossificans 481
— — papillaris 481
— —, parenchymatosa 481
— — trabekularis 481
—, Operationsmethoden 950
—, Palliativoperation 951
—, Recidiv 953
—, retrosternale und intrathorakale 951
—, Strahlenbehandlung 950
—, Symptome 948
—, Therapie 950
— toxica 956
—, wuchernde 499
—-adenom 481
— —, Blutung 481
— —, Hyperthyreose 481
— —, Nekrose 481
—-resektion, Anästhesie 950
— —, Infektion 953
— —, Komplikationen 952ff.
— —, Pleuraverletzung 953
— —, Recurrensschädigung 953
— —, Tetanie 953
— —, Thromboembolie 953
— —, typische 951
Strumektomie, bes. Maßnahmen 76
Strumitis 946
—, akute 946
Strumpf, elastischer 1824
Stückbruch 1633
Stülpaverbände, einzelne 1796
—, Technik 1795
Stuhluntersuchung bei Pankreasschädigung 299

Stumpfpflege, Amputationen 1441
Sturge-Webersche Krankheit 459, 644, 696
Sturge-Webersches Syndrom 513
Sturge-Weber-Krabbe, Riesenwuchs 1484
Styloiditis radii 1508
— — und ulnae 767, 1479
Subarachnoidalblutung 609, 658
Subclavia, A., Freilegung 1447
—, A. u. V. 1447
—, Venenstauung 1448
Subduralempyem 671
Subduralhämatom, akutes 657
—, —, im Kindesalter 662
—, —, bei offenen Schädelverletzungen 670
—, chronisches 657
Subdurographie 599, 661
Subluxationen 1665
—, pathologische 372, 375
— bei Wirbelfraktur 793
Suboccipitalpunktion 608
— bei Hirndruck 704
Subpectoralphlegmone 992, 1531
Subsidon 253
Substantia grisea centralis 539
— reticularis 592
Substanzen, vasopressorisch 233, 234
Sudecksche Atrophie 335
—, Begutachtung 337
—, Definition 335
—, Lokale Faktoren 336
—, Metachore neuroirritative Faktoren 336
—, neurohormonale Faktoren 336
—, Pathogenese 335
—, Prophylaxe 336
—, Stadien 336
—, Therapie 337
—, Ursache 335, 336
—, vegetatives Nervensystem 335
— Dystrophie 179
— Osteotrophoneurose 203
— Syndrom 335
— Weichteildystrophie 311
Sugarhormon 800
Suggestibilität bei Hirnverletzten 651
Sugillation 188
Sukzessivreize 587, 808
Sulfonamide 135, 136, 137
—, Anwendung 136, 137
—, Darmantisepsis 137
—, Dosierung 136
—, Einteilung 135, 136
—, Nebenwirkungen 137
—, Resorption und Ausscheidung 137
—, Wirkung 136
Sunder-Plaßmann, Glomustumor 841
— —, Trigeminusneuralgie 714
Supercoombstest 240
Supinationsbehinderung, angeborene 1475
Supraspinatussehne, Riß 1445
Suspensorium nach *Gerson* 1802

Suspensorium (Hodentragbeutel) 1825
— mammae (Brustwickelverband) 1794
Sustentaculum tali, Fraktur 1769
Sven-Johannson-Sinding-Larsensche Krankheit 1570
Sweet, Chordotomie 748
Sympathalgien, faciale 715
Sympathektomie, periarterielle 830
—, periarteriell 180
Sympathicoblastom 498, 686
Sympathicogoniom 498
Sympathicus 822
—-blockade, lumbale 88
—-elektrotomie 831
—-krise 676, 678
Symphalangie 1483
Symphysenruptur bei Beckenringbruch 1726
Sympodie 1542
Symptome bei Geschwüren 147
Synapse 578
Syncarcinogenese, Geschwulstdiagnose 443
Syncopale Anfälle 678
Syndaktilie 1483
— der Zehen 1586
Syndesmosen 757
Syndrom, adrenogenitales 273, 483
— des Foramen jugulare 576
— der Schläfenlappenbasis 651
Synkardiale Massage 1663
Synostosis radioulnaris, kongenitale 1475
Synovialom, speziell 468
Synoviektomie, Kniegelenk 1562
Synoviom 468
Synovitis acuta et chronica 326
— purulenta 373
Syphilid 425
Syphilis 423—431
—, allgemeine Diagnose 428
—, Blutgefäßveränderungen 314
—, chirurgische Therapie 430
—, Diagnose, Prognose, Prophylaxe und Therapie 428, 431
— der einzelnen Organe 425, 426, 427, 428
—, Endarteriitis 314
— der Gelenke 427
—, Gesicht 861
— der Haut 425
—, hereditär 428
— hereditaria tarda 426
—, histologische Untersuchung 428
—, Hutchinsonsche Trias 428
— der inneren Organe 427, 428
—, klinische Symptome 428
— der Knochen 426, 427
— der Lymphdrüsen 425
— der Muskeln 425
— der Schleimhäute 425
— der Sehnenscheiden und Schleimhäute 427
—, Serumdiagnostik 428
—, Spirochaetennachweis 428
—, therapeutischer Heileffekt 428
—, Wassermannsche Reaktion 428, 429, 430
Syphilom, s. Gumma 424

Syringobulbie 731
Syringomyelie 175, 731
—, Hand und Finger 1513
Systemerkrankungen der Wirbelsäule 800
Szymanowski, Lidhautersatz 849

Taarnhöj (Operation) 718
—, Trigeminusneuralgie 714
Tabatière 1481
„Tache de feu" 461
„— vineux" 461
Taenia solium 507
Tagliacozzi, *Gaspare* 4, 853
Takatareaktion 302
Taktile Agnosie 591
Talmasche Operation 1127
Talo-Crural-Gelenkentzündung 1592
Talusexstirpation 1600
— bei Klumpfuß 1608
Talusfraktur 1767
—, Resultate 1768
—, Therapie 1768
Talusluxation 1767
Tamponade, Definition 118
—, feucht 118
—, Indication und Kontraindication 118
— mit Jodoformgaze 118
—, *Mikulicz*-Tampon 118
— mit Salbenaufstrich 118
—, Technik 118
—, trocken 118
—, Wirkung 118
Tangentialschuß 98
Tantal 532
tapetoretinale Degeneration 834
Tapiasches Syndrom 576
Tarsalgelenk, queres 1584
Tarsalgelenke, Distorsion 1774
Tarsalgie 1601
Tarsalresektion, osteoplastische 1595
Tarso-Metatarsalgelenk 1584
Taucher-Krankheit 739
Taussig-Bing-Komplex 1097
T-Bruch 1633
Technik der Bronchoskopie 47
— der Enteroanastomose 1167
— der Kollapsmethoden 1006
Teerberufskrebs, Ätiologie 436
Teercyste des Ovars 505
Teerkrebs 490
—, experimenteller 436
Teevansche Fraktur 520
Teichopsien 594
Teilplastik nach *Sauerbruch* 1009
—, obere auf axillärem Wege 1011
—, — nach *Heller* 1010
—, — nach *Sauerbruch*, *Graf*, *Kremer*, *Heller* 1009
Teilursache, wesentliche 1827
Teleangiektasia hereditaria multiplex 184
Telegrammstil 589
Telencephaloschisis restricta 631
TEM, Cytostaticum 450
Temperaturempfinden 588
Temperaturmessung 351
temporale Lobektomie 680
Temporallappen, Tumoren 709

Temporallappenepilepsie 675
Tenazität 593
Tendinitis bei Bechterew 790
— ossificans traumatica nach *Höring* 191
Tendovaginitis, acuta purulenta 376, 377
—, Fuß und Zehen 1591
—, — —, Folgen 377
—, — —, Symptome 376, 377
—, — —, Therapie 377
—, — —, Vorkommen 376
—, — —, V-Phlegmone 377
— chronica fibrosa 312
— crepitans 311, 312, 1507
— deformans, stenosans de *Quervain* 312
— gonorrhoica 377
— stenosans 1508
— — de *Quervain* 1479
— tuberculosa 422
— urica 312
„Tennisbein" 1576
„tennis elbow" 1468
Tennisellbogen 767
Tennisschlägerverband 1822
— bei Vorderarmfrakturen 1704
Tenodese 326
Tenotomie 636
—, subkutane oder offene 1430
Tentorium cerebelli 542
—-meningeome 691
—-schlitzeinklemmung 701
Teratoid (Testis) 501
Teratom 500
— coaetaneum 501
—, Einteilung 432
—, embryonales des Ovars 500
—, — des Testis 501
—, maligne, Einteilung 432
— des Rückenmarks 733
Terminalschlaf bei Epilepsie 674
Terramycin 142
Teste 218, 219
—, s. auch Funktionsdiagnostik 284—292
Testerythrocyten 236
Testiculäres Adenom, Definition 485
— —, Histologie 485
— — nach *Pick* 485
— —, Therapie 485
— —, Vorkommen 485
— —, Wachstum 485
— —, Wirkung 485
Testis, Mischgeschwülste 501
Testosteron als Cytostaticum 451
Testseren 236
Testudo (Bindenverband) 1791
— calcanei (Bindenverband) 1792
— cubiti (Bindenverband) 1791
— genus (Bindenverband) 1792
Testuntersuchung, Kreuzprobe 238, 239, 240
—, serologisch 238, 239, 240
Tetania postoperativa nach Strumaresektion 953
Tetanie 608, 961
—, chronische parathyreoprive 961

Tetanie, s. Hypoparathyreoidismus 272, 273
—, kindliche 961
—, parathyreoprive 961
Tetanische Anfälle 580, 677
Tetanisches Syndrom 272
Tetanus 392, 393, 394, 395, 396
—, aktive Immunisierung 395
—, Bacillus 392
—, bakteriologisch 394
—, cephalicus 393
—, Dauer 393
—, Diagnose 394
—, Emprosthotonus 393
—, Erreger 392
—, Folgen 394
—, Frakturen 394
—, im Frieden 392
—, Frühdiagnosen 394
—, Incubationszeit 393
—, Kieferklemme 393
—, klinisch 394
—, Komplikationen 394
— im Kopfbereich 862
—, Krankheitssymptome 393
— im Kriege 392
—, Luxationen 394
—, Opisthotonus 393
—, Orthotonus 393
—, partialis 393
—, Pathogenese 393
—, Periston-N 252
—, Pleurothotonus 393
—, Prodromi 393
—, Prognose 394
—, Prophylaxe 394
—, Recidive 394
—, Risus sardonicus 393
—, Serumprophylaxe 394
—, Simultanimpfung 395
—, Symptome 393
—, tetanische Krisen 393
—, Therapie 395, 396
—, Trismus 393
—, Übertragung 392
—, Vorkommen 392, 393
—, Wirbelfraktur 796
—, Wundprophylaxe 394
—-infektion 114
—-prophylaxe 201
—-therapie, Ernährung 396
— —, Liquorpumpe nach *Speransky* 396
— — mit Magnesium sulfuricum 396
— —, Pneumonie 396
— —, Tracheotomie 396
Tetraperomelie 1542
Teufelsfuß 1604
Thalamus 537
Thalamusgeschwülste 687
Theden, Bindenverband 1791
—, Einwicklungsverband 1792
Theoderich 2
Therapie bei Herzstillstand 38
Thiemannsche Erkrankung 1514
— —, Epiphysitis, Zehengrundgelenke 1602
Thiersch, Restlücke bei Gaumenspalte 848
—-lappen 151
—-Transplantation 155, 156
Thiobarbiturate 59

Thiopenthalklysma 818
Third ventriculostomy 641
Thixotropie 645
Thomas-Gehschiene 1806
thoraco-abdominaler Schrägschnitt 1152
—-Abdominalschnitt 1152
—-Kaustik 1007
—-pagi 990
—-plastik 69, 1009
— —, anterolaterale 1011
— —, extrapleurale nach *Sauerbruch* 1004
— —, intrapleurale nach *Schede* 1004
— —, paravertebrale nach *Sauerbruch* 1009
—-skopie 80
—-tomie 744
— —, dringl. Operation 1779
— —, Rippenresektion, dringl. Operation 1780
Thorax 975
—, Röntgenuntersuchung 1062
Thoraxabduktionsgipsverband, Lagenfolge 1812
—, Normalhaltung 1812
—, Technik 1881
Thoraxchirurgie, Anästhesie 92, 93
—, —, Thorakotomie 66
—, assistierte Beatmung 67
—, Besonderheiten bei Eingriffen im Bereich des Mediastinums 68, 69
—, — bei Herzoperation 70, 71, 72
—, — bei Operationen wegen Lungentuberkulose 69, 70
—, Endobronchiale Intubation 67, 68
—, kontrollierte Beatmung 67
—, Verhütung von Sekret- und Flüssigkeitsübertritt in die gesunde Lunge 67
—, Transport und Maßnahmen im Krankenzimmer 68
Thoraxdeformitäten, angeborene 988
—, erworbene 990
— durch Verkleinerung der kranken Brustkorbhälfte 991
— bei Wirbelsäulenverkrümmung 990
Thoraxdilatation, starre 991
Thoraxdrainage 998
— nach *Bülau* 998
— nach *Perthes* 998
Thoraxverletzungen, penetrierende 991
—, stumpfe 991
Thorium X, Geschwulstätiologie 439
Thorotrastschäden, 225, 440, 1800
Thorntest 218, 274
Thrombelastographie 260
Thrombin, Autokatalyse 254
Thrombinzeit 259
Thromboarteriitis 367
Thrombocidtherapie 264
Thrombocyten 254
—, Faktoren 254
—, Plättchenaccelerator 254

Thrombocyten nach Splenektomie 254
—-accelerator 254
—-agglutination 254
Thromboembolie 367
Thromboembolien bei Verbrennung 205
thromboembolische Krankheit 253
Thrombokinase 254
Thrombopenie, essentielle (Morbus Werlhof) 1287
Thrombophlebitis 182, 361, 367
—, idiopathisch 256
— der Mesenterialvenen 1146
—, migrans 256
—, purulenta 367
—, Unterschenkel 1580
— septica bei pyogener Infektion 357
Thromboplastinbildung 254
Thromboplastinzeit, Prothrombinzeit 259
Thrombose 164
—, Agglutination 254
—, Bettlägerigkeit 256
—, Blutgerinnung nach *Morawitz* 254
—, Blutströmung 253
—, Definition 253
—, Diagnostik 258
—, diagnostische Maßnahmen 258
—, Druckempfindlichkeit 259
—, Einteilung 256
— und Embolie 253—266
—, Entstehung 253
—, Ermüdungsphlebitis 258
—, Fernthrombose 254
—, Formelemente 254
—, Frakturen 256
—, Frühsymptome 256
—, Fußsohlenschmerz 258
—, Gefäßinhalt 254
—, Gefäßwand 253
— der Gliedmaßengefäße 186, 187
—, Häufigkeit 258
—, Herzkrankheiten 256
—, Homansches Zeichen 258
—, Koagulationsthrombus 256
—, Komplikationen bei Antikoagulantientherapie 266
—, Lienoportographie 258
—, lokale 256
—, Lokalisation 254
—, Lungenembolie 258
—, Lymphangitis 258
—, Mahlersches Zeichen 258
— der Mesenterialgefäße 1146
—, Mesenterialvenenthrombose 258
—, meteorologische Einflüsse 256
—, Michaelisches Zeichen 258
—, Milzvenenthrombose 258
—, Morphologie 253, 254
—, Neoplasma 256
—, Oberschenkelthrombose 254, 255, 256
—, Operation 256
—, par effort 1448

Thrombose, Pathologie 186
—, Pfortaderthrombose 258
—, Phlebographie 258
—, Polycythämie 254
—, postoperativ 258
—, primäre 256
—, Prophylaxe 258, 259, 260, 261, 262
—, —, Auswahl der Patienten 258
—, secundäre 256
—, Segmentationsthrombose 254
—, Spätsymptome 258
—, Splenektomie 258
—, Symptome 187
—, Therapie 187
—, Thrombocyten 254
—, Thrombosetherapie, medikamentöse 262, 263, 264
—, Ursache 186
—, Warnungsvenen nach *Pratt* 258
—, Wasserhaushalt 256
Thrombosedefinition 186
Thromboseeinteilung 256
—, klinisch 256
—, Lokalisation 256
Thrombose-Embolie, fortschreitender Thrombus 256
—, Pathogenese 256
—, Phasen 256
—, Schema 257
—, Thrombusbildung 256
—, Zellagglutination 256
Thromboseprophylaxe, Antikoagulantia 260
—, Antithrombotica 262
—, erhöhte Gefährdung 259
—, früh aufstehen 259
—, Gerinnungsbestimmung 259
—, Kompressionsverband 259
—, Nachbehandlung 259
—, spezifische 259, 260, 261, 262
—, unspezifische 259
—, Venentonisierung 259
Thrombosetherapie 262, 263, 264, 265
—, s. Antikoagulantientherapie 263
—, Dosierung 264
—, Indication 262
—, konservativ 262
—, Kontraindikation 263
—, Kontrollmethoden 64
—, medikamentös 262
—, operativ 262
—, Venenunterbindung 262
Thymektomie 69
—, Myasthenia gravis 69
Thymoltrübungsreaktion nach *McLagan* 303
Thymom 486, 1051
—, Histologie 486
—, Myasthenia gravis 486
—, Therapie 486
—, Vorkommen 486
—, Wachstum 486
Thymomwirkung 486
Thymus 975
—-adenom 486

Thymus-Entwicklungsgeschichte 975
—-entzündungen 975
—-geschwülste 975, 976
—-hyperplasie 976
—-mißbildung 975
Thyreoiditis, akute 946
Thyreotomie 965
Thyrotricin 143
Thyroxinphase 271
Tibia, Freilegung 1575
— recurvata 1582
Tibia-ende, Epiphysenlösung am distalen 1763
—-kopf-Drahtextension 1823
—-kopffraktur 1753
— —, bikondyläre 1754
— —, Meniskusabriß 1754
— —, Nagelung mit Kantkeilnagel 1755
— —, operative Therapie 1755
— —, Reposition im Schraubenzugapparat 1754
— —, Resultate 1755
— —, Retention 1755
— —, Therapie 1754
—-schaftfraktur 1757
Tibialis-lähmung als Berufskrankheit 1841
—-posteriorreflex 585
Tic 580
— douleureux 560, 714
Tidal drainage 746, 1376
Tiefendruckschmerz 588
Tiefensensibilität 588
Tiemann-Katheter 1313
Tierisches Serum, 252
Tietze-Syndrom 1452
Tiffeneau-Pinelli, Atemstoßtest 285
—-test 42
Tinnitus aurium 565
Tintenstiftnekrose, Hand und Finger 1512
Titration des Magensaftes 297
Titrimetrie bei Lues, Beurteilung 429, 430
—, Prinzip 429
T-Lagerungsschiene nach *Volkmann* 1806
Tocopherol 262
Tönnis 669, 715
— (gedeckte Hirnverletzungen) 644
— (Hirndruck) 655
— (Hirngeschwülste) 698
— (Hirnschußverletzungen) 668
Tötungsversuche an Neugeborenen 668
Toleranz 31
Toleranzstadium, Atmung 31
—, Augen 31
Tollwut 390, 391, 392
—, Disposition 391
—-Encephalitis 683
—, Erreger 391
—, Frühdiagnose 391
—, Incubationszeit 391
—, Prognose 391
—, Prophylaxe 391
—, Schutzimpfung 391
—, Symptome 391

Tollwut, Technik der Schutzimpfung 391
—, Therapie 391
—, — bei ausgebrochener Krankheit 391
—, Übertragung 390
—, Vorkommen 391
Tomographie der Wirbelsäule 798
Tonoscillographie 173
Tonsillarabsceß 928
—, Eröffnung 929
Tonsilleneinklemmung 598
Topektomie 720
Topognosie 589
Torkildsen (Ventrikulozisternostomie) 641
Torsion 163
— der Morgagnischen Hydatide 1410
Torsionsbruch 1631
torsionsdystonische Hyperkinesen 722
Torsionfrakturen der Wirbelsäule 792
Torsionsspasmen 580
Torticollis 936
— atlanto-epistrophealis 792
— spasticus 577, 747
Toruli und Lectuli, Lagerungsverband 1803
Torulosis 406
Totalexstirpation bei pyogener Infektion 357
Totalresektion des Magens 1174
Totalskoliose 775
Totenlade 369
Toter Finger 175
Totraum 42
—, excessiver funktioneller 291
—, funktioneller 286
Totraumventilation 286
Toulouse und Vurpasscher Reflex 578
Toxalbumine 383
Toxinämie 378
toxische Osteosklerose der Wirbelsäule 803
— Struma 76
toxisches Schilddrüsenadenom 481
Toxoid, Therapie 354
Toxoide 352
Toxoplasmose 634
Trachealstenosen 966
Tracheobronchoskopie 962
Tracheopathia chondroosteoplastica 456
Tracheotomia superior, dringl. Operation 1778
Tracheotomie 77, 964
— bei Diphtherie 399
—, dringl. Operation 1778
— bei Luftröhrenbrüchen 1668
— bei Rückenmarksverletzungen 746
Traktionsdivertikel des Ösophagus 1120
Traktotomie, spinothalamische 723
Tractusschmerz 764
Tränendrüse 782

Tränenorgane 872
—, Anästhesie 872
Tränenreflex 559
Tränenröhrchenverletzung 872
Tränensackexstirpation 873
Tränensackphlegmone 873
Tränensekretion 560, 562
Tranquilizer 29
transaortale Operation bei Aortenstenose 1079
Transfixationsdrahtgipsverband bei Vorderarmbrüchen 1705
Transfixationsgipsverband 1651
— bei Unterschenkelbrüchen 1758
Transfusion, direkte 244
—, indirekte 245
Transfusionsgeräte 244, 245
—, Spritze nach Oehlecker 244
Transfusionstherapie 233
—, Bluttransfusionen 233
Transplantatentnahme, Sehnenverpflanzung, freie 1496
Transplantation 153—160
—, Alloplastik 154
—, Autoplastik 153
—, Cutis 156, 157
—, Fascie 158, 159
—, Fett 158
—, Gefäße 159
—, Gelenke bzw. Gelenkteile 158
—, geschichtliches 153
—, Haut 155, 156, 157
—, Heteroplastik 154
—, Homoioplastik 154
—, Knochen 157, 158
—, Knorpel 158
—, Muskeln 159
—, Nerven 159, 821
—, Netz 159
—, Organe 160
—, Schleimhaut 157
—, Sehnen 159, 313
—, seröse Häute 159
—, Wertigkeit der einzelnen Transplantate 154, 155
Transplantationsmessung nach Schepelmann 156
Transportlappen 152
Transportschienen 1806
Transposition der großen Gefäße 1097
— — —, Diagnose 1098
— — —, Therapie 1098
Transpositionslappen 151
—, osteoplastische Operation 153
transurethrale Elektrokoagulation 1360
— Elektrotomie 1360
— Steinzertrümmerung 1360
transventrikuläre Methode 1096
— Operation bei Aortenstenose 1078
— Valvulotomie 1096
Trapanal 56
Trapeziuslähmung, Ersatzoperation 1450
Traubenzuckerdoppelbelastung 274
Trauma und Geschwür 146
— und Krebs 437

Trauma und Sarkom 467
Traumaplastverband 1801
traumatische Encephalitis 683
— Psychose 647
Treffertheorie, Geschwulstätiologie 441
Tremor 580
Trendelenburg, F. 5
Trendelenburgsche Operation 265
— —, dringl. Operation 1778
— Phänomen, Epiphyseolysis cap. fem. 1536
— —, Hüftgelenkverrenkung 1519
— Zeichen 1517
— —, Coxa valga 1539
Trepanation, bifrontal 516
—, osteoklastische, dringl. Operation 1778
—, osteoplastische, dringl. Operation 1778
— des Schädels 711
— —, dringl. Operation 1778
Tricepsreflex 585
Trichinose des Gehirns 697
Trichinosis 508
Trichloräthylen 54
Trichocephalus dispar 1209
Trichomonaden-Urethritis 1390
Trichterbrust, angeborene 989
—, erworbene 990
— -operation 989
Trickbewegungen 808
Triclinium, Lagerungsverband 1803
Tricuspidalstenose und -atresie 1099
Trigeminusast, dritter, Leitungsanästhesie 884
—, erster, Leitungsanästhesie 883
—, zweiter, Leitungsanästhesie 883
Trigeminusneuralgie 560, 714
—, Therapie 716
Trigeminusneuritis 716
Triggerzone 714
Trikotschlauchverbände (Stülpa- oder Tubegauze-Verband) 1795
Tripelskoliose 776
„Triple-Arthrodese" 1597
Trismus 393, 560
Trochanterbrüche, extraarticuläre 1736
—, Formen 1736
—, Resultate 1736
—, Therapie 1736
Trochanterhochstand, Hüftgelenkverrenkung 1519
Trochanter major, isolierte Brüche 1736
Trochanter minor, isolierte Brüche und Epiphysenlösungen 1736
Trochlearislähmung 556
Trockenblutprobe nach Chediak 241
Trockenplasma 251
Trockenserum, Blutderivate 251
—, Humanalbumin 252
Trömnerscher Fingerbeugereflex 585

Trommelfell-entzündung 878
— -schnitt 879
— -verletzung 876
Trommelschlegelfinger 1059
trophische Störungen 809
Trophoneurose 175
— u. Geschwür 146
trophotrope Zone des Zwischenhirns 824
Trousseau 714
Trousseausches Zeichen 272, 677
Truncus arteriosus communis 1097
— dorsalis ni. vagi 575
— ventralis ni. vagi 575
Tubegauze-Verbände, einzelne 1798
—, Technik 1795
Tubergelenkwinkel, Bestimmung 1770
— bei Calcaneusfraktur 1768
Tuberkelbacillus 409
—, Nachweis 409
—, —, histologische Untersuchung 412
—, —, kulturell 412
—, —, mikroskopisch 412
—, —, Tierversuch 412
—, —, Tuberkulinreaktion 412
—, Typus humanus 409
Tuberkeldiagnose, Bacillen-Nachweis 412
—, histologische Untersuchung 412
—, Tuberkulinreaktion 412, 413
Tuberkelbakteriennachweis 783
Tuberkulinprobe 783
Tuberkulinreaktion 412, 413
—, intracutan nach v. Pirquet 412
—, konjunktival nach Calmette 413
—, percutan nach Moro 412
—, subcutan nach Koch 412
Tuberkulom, epidurales 741
Tuberkulome des Gehirns 697
Tuberkulose 409—422
—, Bacillus, Typus bovinus 409
—, Bluttransfusion 244
— des Darmes 1220
—, Diagnose 411
—, —, röntgenologisch 413
—, Erreger 409
—, Fuß und Zehen 1599
—, Hand und Finger 1512
—, Infektionsquelle 409
—, Miliartuberkulose 422
—, pathologische Anatomie 411, 412
—, Primärinfektion, Schema 410
—, Prognose 413
—, Prophylaxe 409, 413
— der Samenblase 1407
—, spezielle Formen 415—422
— des Sterno-claviculargelenkes 994
—, Therapie 413, 414, 415
—, Tierversuch 409
—, Unfallzusammenhang 411
—, Übertragung 409, 410, 411, 412
Tuberkuloseformen der Gelenke 420, 421, 422
— der Haut 415, 416
— der inneren Organe 422

Die Seiten 1—919 befinden sich in Bandteil 1, die Seiten 921—1875 in Bandteil 2.

Tuberkuloseformen der Knochen
418, 419, 420
— der Lunge 1028
— der Lymphgefäße und
Lymphdrüsen 417, 418
— der Muskeln 417
— der Schleimhäute 417
— der Sehnenscheiden und
Schleimbeutel 422
— der serösen Höhlen 422
— der Unterhaut 416
Tuberkuloseinfektion, angeboren 410
—, Aspirationstuberkulose 409
—, Deglutinationstuberkulose 409
—, Dissemination 410
— durch Inoculation 409
—, Placentaaffektion 410
—, vererbt 410
Tuberkulosetherapie, Antibiotica 414, 415
—, Antibioticakombinationen 415
—, chirurgisch 413
—, mit Conteben 414
—, INH 414
—, konservativ 413
— der Lungentuberkulose 413
—, PAS 413, 414
—, Resektionsbehandlung 413
—, tuberkulostatische Behandlung 413, 414, 415
Tuberculosis cutis 415, 416
— — luposa 861
Tuberkulostatica 137, 138
—, Conteben 138
—, Neoteben 138
—, Paraaminosalicylsäure 137
Tuberkulostatische Behandlung, Chemotherapie 413, 414
Tuberöse Sklerose 643
Tuchverbände, Allgemeines 1798
—, sechszipfeliger 1799
—, typische 1799
Tuffier-Hallionsches Zeichen 317
Tularämie 403
Tumor, Definition 431
— albus 420, 421, 1565
— —, Talo-cruralgelenk 1599
— cerebri 685
— ovarii, Brenner 485
— salivalis 867
Tumoranämie 305
Tumoren, adenomatöse 476
—, braune 803
—, fibroepitheliale 475
—, fibroepitheliale, der Drüsen 477
—, odontogene 907
—, subunguale, Hand u. Finger 1516
Tumor-lokalisation, im EEG 604
—-metastasen der Wirbelsäule 784
—-therapie, kausale, Allgemeines 444
—-zellen, im Liquor 609
Tupfer 20
Turmschädel 516
„Turnerknochen" usw. 457
Turricephalus 516

Tyloma s. Tylosis 1588
Typhlitis fibroplastica eosinophilica 1218
Typhus 250
Typhusbacillen 379
Tyrode-Lösungen 253

Überbein 502
—, s. Ganglion 312, 332
Überdruckencephalographie 598
Überempfindlichkeitsreaktionen bei Antikoagulantientherapie 266
Überlastungsschäden, Unterschenkel 1581
Überlaufblase 1318
Überwertige Ideen 595
Übungsbehandlung, aktive 1648
—, —, bei Kontentivverbänden 1804
—, —, bei Luxationen 1667
—, nach Frakturen 1651
—, bei geheilten Knochenbrüchen 1663
— bei Rückenmarksverletzungen 746
—, synkardiale Massage 1663
Uffelmannsche Reaktion 297
Ulcus-blutung, bei Magengeschwür 1185
—-carcinom 483
— cruris 184, 1583
— varicosum 146
— Dieulafoy 1183
— duodeni, Behandlung 1187
— —, schwer oder nicht resezierbar 1188
— gastro-jejunale 1188
— incrustatum vesicae 1368
— molle, Erregernachweis 424
— —, Formen 424
— —, Incubationszeit 424
— —, Streptobacillus Unna-Ducrey 424
— —, Therapie 424
— —, Vorkommen 424
— ösophagi 1114
— pepticum jejuni 1188
— — ösophagi chronicum 1114
—-perforation 1185
— rodens 488, 515
— —, Gesicht 863
— simplex vesicae 1368
— ventriculi et duodeni 836, 1183
— — —, Therapie 1186
Ulna-brüche 1711
—-defekt, angeborener 1475
—-freilegung 1474
—-köpfchen, Lux. 1714
—-resektion bei Lux. des distalen Radioulnargelenkes 1715
—-luxation 1702
Ulnaris-lähmung als Berufskrankheit 1841
—, Ersatzoperation 1497
—-spätlähmungen 815
Ulnaschaftbruch 1712
—, Resultate 1713
—, Therapie 1713

Umbauzone, Looshersche, am Unterschenkel 1582
Umbraculum 1793
Umbradil 599
Umkippplastik, Femurdefekt 1543
— nach Sauerbruch 1548
Umlagerungsosteotomie nach Pauwels 1734
Umschlag bei Bindenverband 1790
Uncinatus-anfälle 651
—-syndrom 651
Unfall, Beziehungen zu nichttraumatischen Erkrankungen (Begutachtung) 1829
Unfall-anzeige im Feststellungsverfahren 1846
—-chirurgie, Anästhesie 77, 78
— —, —, lokale 94
— —, Hypothermie 78
— —, künstliche Hypotension 78
— —, Muskelrelaxantien .78
— —, Narkoseleitung 78
— —, potenzierte Narkose 78
— —, Vorbehandlung 77
—-station 1648
— und Rentenbegutachtung 1826
Unfallversicherung, Anzeigepflicht 1834
—, Aufgaben des Arztes 1834
—, Ausführungsbehörden 1834
—, Auskunftspflicht 1834
—, Behandlungspflicht 1834
—, (Begutachtung) 1833
—, Eigenunfallversicherungsträger 1834
—, Feststellungsverfahren 1845
—, freiwillige Versicherung 1833
—, private 1835
—, Versicherungsfreiheit 1833
—, Versicherungsleistungen 1843
—, Versicherungspflicht 1833
—, Versicherungsträger 1833
—, Zweck und Aufgaben 1833
Unfallzusammenhang im Gutachtenschema 1853
Unguis incarnatus 1591
Unkovertebral-gelenke 758
—-spondylose 760
Unna-Ducrey, Streptobacillus 424
Unnascher Zinkleimverband 1817
— — (Rezept) 1824
Unruhezustände bei Hirnverletzungen 652
Unstillbare Schmerzen, Operationen 719
Unterbindung 125
— der Hauptarterie 125
Unterhauttuberkulose 416
—, Erythema induratum Bazin 416
Unterkiefer, Doppelbruch 891
—, Korrektur 886
—, Totalverlust 896
—-bruch 890

Unterkiefer-bruch, beidseitige Defekte des horizontalen Unterkiefers 896
— —, Gelenkfortsatzbruch 891
— —, Kronenfortsatzbruch 892
— -defektfrakturen 894
— -exartikulation, Prothetik 910
— -fortsatzbrüche 891
— -körperbruch 891
— -resektion 911
— -verrenkung 896
— —, Ablösung des M. pterygoideus ext. 898
— —, Diskusvorverlagerung 898
— —, recidivierende, habituelle 898
— —, Spanabspaltung 898
— —, Therapie 897
Unterkühlungsschaden 202
Unterleibstuchverband 1800
Unterlidersatz nach Imré 850
Unterlidfalten, Plastik 851
Unterlippen-defekt 856
— -grübchen 843
— -Kinndefekt 857
— -spalte 849
— -Unterkieferspalte, mediane 843
— -totaldefekt 856
Unterschenkel 1573
—, Dickhaut bei jungen Mädchen 1580
—, Entzündungen 1579
—, —, Ausbreitung 1580
—, Fascienruptur u. dgl. 1576
—, Gefäße 1574
—, Geschwülste 1583
—, Mißbildungen 1575
—, Nachamputation 1579
—, Nerven 1574
—, Nervenverletzung 1657
—, Osteomyelitis 1581
—, Sehnenluxation 1657
—, Totaldefekt 1576
—, -U-Gipsschiene 1816
—, Verletzungen 1576
—, —, Verletzungen 1657
— -amputation 1575
— —, osteoplastische 1579
— —, typische 1579
— -anatomie 1573
— -brüche 1753
— —, aktive Übungen 1652
— — an der Eminentia intercondylica 1753
— —, Epiphysenlösungen und Ausrisse der Tub. tib. 1753
— —, Resultate 1760
— —, Rushpinnung 1760
— -defekt, partieller 1576
— -drahtextension 1823
— -einschnürungen, zirkuläre 1575
— -fraktur, kombinierte Drahtzug-Gipsbandbehandlung 1758
— —, schleichende 1582
— —, veraltete und deform verheilte 1762
— -gehgipsverband 1816
— -gipsverband, Ausdehnung u. Normalhaltung 1815
— —, Polsterung 1815
— -knochen, Syphilis 1581
— —, Tuberkulose 1581

Unterschenkel-knochen und Gelenke 1574
— -pseudarthrose 1762
— —, Prognose 1763
— -schaftfraktur beider Knochen, Therapie 1757
— — —, unkomplizierte 1757
— —, komplizierte 1761
— —, Küntschernagelung 1759
— —, operative Behandlung 1758
— —, Resultate bei komplizierter 1761
— —, supramalleoläre 1762
— —, Therapie 1756
— —, unkomplizierte 1756
— -streckmuskeln 1573
— -stumpfkontraktur 1579
— -überlastungsschäden 1581
— -verkrümmungen 1581
— -zinkleimverband (Stülpa) 1797
Untersuchung der Blutgruppen 236 bis 241
— der Wirbelsäule 761
Unterwassermassage 1663
Urachus-cyste 504, 1130
— -fistel 1130
— und -cysten 1363
Urämie 1321
—, Therapie 1322
Uranoplastik 845
Ureter 1334
—, Anatomie und Entwicklungsgeschichte 1312
—, extraperitoneale Freilegung 1327
—, Implantation in den Dickdarm 1329
—, Neoimplantation in die Blase 1329
—, transperitoneale Freilegung 1327
— -atonie 838
— -cyste 1334
— -divertikel 1334
— -ektomie, subtotale 1328
— —, totale 1328
Ureteren-cystoskop 1315
— -katheterismus 1316
— -spasmus 838
Ureter-implantation in den Dickdarm 1330
— -insuffizienz, kongenitale 1335
— -kolik 1339
— —, Hämaturie 1339
— -knickung 1334
— -mündung, atypische 1334
— -naht 1328
Ureterocele 1334
Ureterolithiasis 1339
Uretero-Sigmoideostomie nach Coffey I, II und III 1329, 1330
— — nach Hinman 1330
— — nach Nesbit 1330
— — nach Reimers, Huggins, Fergusson 1330
— — nach Simon 1329
Ureterostomie 1328
— -phimose 1334
— -steine, primäre 1338
— —, sekundäre 1338

Ureter-stenose, langgestreckte 1350
— —, lokalisierte 1350
— -verletzung, perkutane 1336
— —, perkutane, Therapie 1336
— —, subkutane 1335
— —, —, Diagnose 1335
— —, Therapie 1335
Urethan, Cytostaticum 449
Urethra 1378
—, Anatomie 1378
—, Carcinom 1391
—, Erkrankungen der weiblichen 1391
—, männliche 1378
—, weibliche 1379
Urethral-abriß 1384
— -fistel, erworbene 1388
— —, Therapie 1388
— -polyp 477
— -prolaps 1391
— -verätzung 1383
— -verletzung 1383, 1384
— —, Symptome 1384
Urethritis 1389
— gonorrhoica 359
— herpetiformis 1390
— simplex acuta 1389
— — chronica 1390
— (Typus Waelsch) 1390
— nach Verätzung 1470
Urethroskop nach Fischer 1315
Urethrostomia perinealis 1387
— externa 1379, 1387
— —, dringl. Operation 1783
— interna 1387
Urethrostomie 1379
Urethrovaginalfistel 1388
Urin bei Verbrennung 206
Urina spastica 838
Urinal 1825
Urinseparation 296, 297
Urogenitaltuberkulose, maligne 1351
—, Verlaufsstadien 1348
Urographin 599
Urolithiasis 1337
—, Diagnose 1339
—, Frühoperation 1340
—, Schlingenextraktion 1340
—, Steinabtreibung 1340
—, Therapie 1340
Urologie, Anästhesie 78, 94
Urologische Diagnostik 1312
— —, retrograde Pyelographie 1316
— —, Röntgendiagnostik 1316
— —, Steinnachweis 1316
— Untersuchung 1312
Urotuberkulose 1347
—, Diagnose 1348
—, Formen 1348
—, Therapie 1348
Ursachenbegriff (Begutachtung) 1827
Ursachenzusammenhang im Feststellungsverfahren 1848
Urteilendes Denken 594
Urticaria, Herpes zoster 309
—, Nesselsucht 308
Uteruspolypen 477
Utriculus 564

Vaccine 349
—, Definition 354

Vaccine und Serumtherapie
354, 355
Vaginacarcinom 492
—, Histologie 492
—, Symptome 492
—, Vorkommen 492
—, Wachstum 492
Vaginae mucosae 1481
Vaginismus 840
Vagotomie 74, 836
Vagus-lähmung 646
—-neuralgie 576
—-reiz 646
Valvulotomie, transventriculäre 1096
Varco 8
Variationen der Wirbelsäule 749
Varicen 318, 319
—, caput Medusae 318
—, Formen 318
—, Gefahren 318
— des Ober- und Unterschenkels 318
—, Hämorrhoiden 318
—, Phlebarteriektasie 319
—, Phlebektasie 319
—, Ursache 318
—, Varicocele 318
—-diagnostik nach *Bisgaard* 184
— — nach *Perthes* 184
— — nach *Trendelenburg* 184
—-verband 1824
Varicocele oder Krampfaderbruch 1415
—, Therapie 1416
Varicosis 183, 184, 185
—, Behandlung 184
—, Definition 183
—, Diagnostik 184
—, Pathogenese 183
—, Symptome 183
—, Unterschenkel 1583
Varix aneurysmaticus 315
—-cyste 505
Vasculärer Kurzschluß der Atmung 291
Vasektomie 1417
— bei Prostatahypertrophie 1403
Vasoaktive Stoffe, anorganisch 167
— —, organisch 167
Vasodilatation, arteriell 165
Vasograph 173
Vasomotorenkollaps 230
Vasoneurom 175
Vasotomie 1418
vasovegetative Krisen 678
— Neurose 766
Veau, Gaumenspaltenoperation 844
—, Lippenspaltenoperation 847
—, Operation der durchgehenden Gaumenspalte 845
vegetative Anfälle 676
— Funktionsprüfungen 646
— Leitungsbahnen 766
— Schmerzen 765
— Steuerung 766
— Störungen bei Wirbelsäulenerkrankungen 762

Vegetatives Nervensystem 74, 822
— —, akutes Nebennierenversagen 74
— —, Anästhesie 74
— —, Grenzstrangresektion, thoracolumbal 74
— —, Morbus Cushing 74
— —, Paraganglion 74
— —, Phäochromocytom 74
— —, Vagotomie 74
Velpeau, Tendovaginitis 1507
Velpeauscher Verband 1795
Venae sectio 1428
— —, dringl. Operation 1784
— —, Instrumentarium 27
V. femoralis, Anatomie 1542
— —, Verletzung 1543
Venen, häufigste Eingriffe 1428
—-druckmessung (Thrombose) 258
— — nach *Moritz* u. *v. Tabora* 278, 279
—-freilegung, dringl. Operation 1784
—-krampf, reflektorisch 176
—-naht 1428
—-punktion 1428
—-tonisierung, Thromboseprophylaxe 259
—-unterbindung 262
—-winkel 544
Venerisches Lymphogranulom 390
Venostasin 262, 653, 656, 703
Ventilation, alveoläre 286
Ventilations-leistungsquotient 285
—-störungen 291
Ventrikel-erweiterung 599
— —, kontralaterale 702
—-infektion 669
—-luftfüllung 598
—-punktion 608
—-septumdefekt 1091
— —, Blutgasanalyse 283
— —, Definition u. Entwicklungsgeschichte 1091
— —, Operation 1092
— —, Symptome 1091
—-Ureter-Anastomose 642
—-veränderungen nach Hirnverletzungen 662
—-verlagerung 599
Ventrikulocisternostomie 641
Ventrikulographie 596
Ventrikulomastoidostomie 642
Ventrikuloskop 641
Ventriculus Vergae 633
Verätzung 214
—, Chlorgas 214
—, Chromate 214
— durch einzelne Stoffe 214
—, Flußsäure 214
—, Folgen 214
—, Karbolsäure 214
—, Kohlenwasserstoffe 214
—, nomothermische 204
—, Phosphor 214
—, Quecksilber 214
—, Symptome 214
Verbände, zirkulär erhärtende 1807
—, Definition 1788
—, langsam erhärtende 1817

Verbände, provisorische, bei Frakturen 1650
Verband, halbfeuchter 349
—-lehre 1788
—-stoff 20
—-wechsel 128
Verbrennungen 204, 205, 206, 207
—, ACTH 207
—, Allgemeinwirkung 205
—, Antibiotika 207
—, Atmungs- und Pulsfrequenz 205
— bei Atomschäden 213
—, Blutbild 206
—, Blutdruck 205
—, Blutschäden 205, 206
—, Bluttransfusion 243
—, cerebrale Erscheinungen 205
—, Einteilung 164
—, — nach *Dupuytren* 204
—, gastrointestinale Störungen 205
—, Granulationsstadium 207
—, Heilungsstadium 206
—, Infektionsstadium 206
—, klinische Symptome 205
—, Narbenbildung 207
—, Neunerregel 205
—, normothermische Verätzungen 204
—, örtliche Behandlung 207
—, Phosphorbrandwunden 207
—, Prognose 205
—, Schema der Stadien 205
—, Schockbekämpfung 206
—, Schockstadium 206
—, Spätkomplikationen 206
—, Symptome 204
—, Therapie 206, 207
—, — im Infektionsstadium 207
—, Thromboembolien 205
—, Urin 206
—, Ursache 204
Verbrennungs-grade 204, 205
—-stadien 206
—-toxikose 206
— —, Therapie 207
Verdauungstrakt, Duplikaturen 1205
Verengerungsbereitschaft der peripheren Gefäße 175
Verfahren nach *Lister* 9
Vergacyste 633
Vergiftung 222
—, medikamentöse, Neuritis 321
Verhalten im Operationssaal 21
Veritoltest 278
Verkalkung der Zwischenwirbelräume 759
Verkrümmungen, Unterschenkel 1581
Verlängerungsapparat 1440
Verletztenartenverfahren 1835
Verletzungen durch Alkalien 214
—, ausschließlich Frakturen und Luxationen 187
—, Blutgefäße 197, 198, 199, 200
—, chemische 214
—, Elektrounfall 207, 208, 209, 210
—, Fascien und Muskeln 189, 190
—, geburtstraumatische der weichen Schädeldecke 510
—, geschlossene der weichen Schädeldecke 509

Verletzungen, Haut und Unterhaut 187, 188, 189
—, innere Organe s. spezielle Chirurgie
—, Kälteschäden 202, 203, 204
—, mechanische 187—201
— durch Metallsalze 214
—, offene, der weichen Schädeldecke 511
— peripherer Nerven 194, 195, 196, 197
— des Peritoneums 1133
— des Rückenmarks 735
— durch Säuren 214
—, strahlenenergetische 210, 211, 212, 213
—, thermische und strahlenenergetische 202—213
— der Muskeln 189, 190
— der Sehnen 190, 191, 192, 193
— der Urethra 1463
—, Verbrennungen 204, 205, 206, 207
Verletzung s. Verätzung 214
— der weichen Schädeldecke 509
Vermis in verme 1217
Vernets Rideau-Phänomen 573
Vernetsches Syndrom 575
Verrenkung beider Schlüsselbeine 1674
Verrenkungen der Wirbelsäule 795
Verrucca carnea 453
— dura 475
— plana 475
— — juvenilis 1514
— senilis 487
— —, Histologie 487
— —, Präcanzerose 487
— —, Vorkommen 487
Verschiebelappen, Dehnungslappen 150
—, doppelt gestielt 150
—, einfach gestielter Lappen 150
—, gedoppelter Lappen 151
—, lokal 150
—, Riemenplastik 150
—, Rotationslappen 150
—, Steigbügelplastik 150
—, *Thiersch* 151
—, Transpositionslappen 151
— mit Umklappen des Lappens 151
—, Visierplastik 150
Verschlimmerung (Begutachtung) 1828
Verschluß von Magen- und Darmfisteln 1168
—-hydrocephalus 641
—-ikterus 1271
Verschüttung, Muskelverletzung 189
Versicherungsleistungen, Berufsfürsorge 1844
—, Dauerrente 1843
—, Heilverfahren 1844
—, Kapitalabfindung 1844
—, Krankenbehandlung 1843
—, Rente 1843
—, Schmerzensgeld 1844
—, vorläufige Rente 1843

Versorgungswesen, Bewertungssätze (nach *Fischer-Herget-Molineus*) 1856
Versteifung, fibröse, der Wirbelsäule 758
— der Wirbelsäule 790
Versteifungsoperationen bei Wirbelsäulentuberkulose 786
Verstimmungen 594
Verstimmungszustände, epileptische 675
Vertebra plana osteonecrotica 804
Vertebralisarteriographie 599
Vertebralsyndrome 763
zur *Verth*, Schema 1437, 1438
Verwechslung von Dosierungen 37
— von Substanzen 37
Verweilkatheter bei der Frau 1314
— beim Mann 1314
—, Pflege 1314
Vesalius, Andreas 3
Vibrationsgefühl 589
Vibrion septique 384
Viereektuch 1799
Vierzeichensignal bei Muskelruptur 190
Vigilität 593
Vigo, Giovanni da 3
Villaretsches Syndrom 576
Vincentsches Symptom bei Kieferosteomyelitis 902
Vinculum carpi bzw. tarsi 1799
Virchow, Ätiologie der Prostatahypertrophie 479
—, Angioma art. 459
— (Leontiasis ossea) 529
—-Robinsche Räume 542
Virchowsche Drüsen 493, 494
Virga palmata 1419
Virilismus, adrenogenitaler 483, 484
—, Definition 483
—, Hirsutismus 483, 484
—, Pubertas praecox 484
Virusencephalitis 683
Viruserkrankungen, Aphthae epizooticae 389, 390
—, chirurgische 389, 390, 391, 392
—, Definition 389
—, Eintrittspforte 389
—, Freische Krankheit 390
—, 4. Geschlechtskrankheit 390
—, Gürtelrose 389
—, herpes genitalis 389
—, — labialis 398
—, — simplex 389
—, — zoster 389
—, Lymphgranulomatosis inguinalis 390
—, Lyssa 390, 391, 392
—, Maul- und Klauenseuche 389, 390
—, Melkerknoten 390
—, Mumps 390
—, Parotitis epidemica 390
—, Poliomyelitis acuta anterior 390
—, Rabies 390, 391, 392

Viruserkrankungen, Tollwut 390, 391, 392
—, venerisches Lymphogranulom 390
—, Wutkrankheit 390, 391, 392
Visierlappen 150
Vitalkapazität 285
Vitallium 532
Vitamine, Hormone 266
Vitamin E 262
— K 264
Vitaminpräparate 134
Vogelgesicht 885
Vogelkopf 632
Volhard, Konzentrations-Verdünnungsversuch 292
— (Pseudourämie) 677
Volkmann, Streckverband 1817
—, Wattekompressionsverband 1824
Volkmannsches Dreieck 1587
— —, hinteres und vorderes 1764
Volkmannsche Kontraktur, Vorderarm 1477
v. Volkmannsche Sprunggelenkmißbildung 1576
Vollblut p_H-Ionenkonzentration bei Narkose 52
Volumenmangelkollaps 231
Volvulus 1210
"Vorausschaden" (Vorbeschränkung) 1848
Vorbereitung, aseptische 9
— der Konserve zur Infusion 245
Vorderarm 1473
—, Amputation 1476, 1787
—, Anatomie 1473
—, Ellbogenbrüche, aktive Übungen 1652
—, Entzündungen 1478
—, Fehlen 1474
—, Mißbildungen 1474
—, Normalhaltung 1474
—, Stumpflänge 1476
—, Verletzungen 1476
—-brüche 1702
— —, offene 1706
— —, Osteosynthese 1705
— —, Retention 1704
— —, Therapie 1703
—-drahtextension 1822
—-gipsverband 1813
— —, Ausdehnung u. Normalhaltung 1812
—-knochen, Brüche beider 1702
—-knochen, Defekt 1474
— —, Luxation beider 1467
—-kontraktur 1477
—-phlegmone, progrediente 1502, 1559
— —, —, Therapie 1506
—-pseudarthrose 1706
Vorderseitenstrangbahnen 748
Vorderseitenstrangsystem 545
Vorderstrangdurchschneidung, cervikale 637
Vorfußamputation 1595
Vorhautentzündung 1422

Vorhofseptumdefekt 1087
—, Blutgasanalyse 283
—, Druckmessung, intrakardial 284
—, halboffene Operationsmethoden 1089
— und Lutembacher-Syndrom 1087
—, offene Operationsmethoden 1090
—, Operation 1089
Voßschulte, Dissektionsligatur 1126, 1187
V-Phlegmone 377, 1503
de Vries, Mutationen 441
Vulnera caesa 97
—, lacero-contusa 97
— puncta 97
— sclopetaria 98
— secta 97
Vulpius, Achillessehnenverlängerung bei Klumpfuß 1607
—, Klumpfuß, paralytischer 1608
—, Operation bei paralytischem Knickplattfuß 1615
—, Schultergelenkarthrodese 1456
—, Sehnenverpflanzung 193
Vulvacarcinom 492
—, Bowensche Krankheit 492
—, Histologie 492
—, Kraurosis vulvae 492
—, Präcanzerose 492
—, Vorkommen 492

Wachsende Schädelfraktur 520
Wachsmuth 225, 440, 1806
Wachstumsanomalie bei Osteomyelitis 372
Wadenbein-gefäßbündel 1574
—-muskeln 1573
—-schaft 1574
Wadenmuskeln 1573
Wärmehaushalt 651
v. Wahlsches Zeichen 197, 1212
Wahnideen 595
Wahrnehmungen 594
Walker, Hautsinus 732
—, Mittelhirntraktotomie 723
— (Pedunkulotomie) 638
—, traumatische Epilepsie 680
Wallenbergsches Syndrom 707
Wallersche Degeneration 801
Wallersches Gesetz 194, 811
Walzenfuß 1607
Wandermilz 1288
—, Symptome 1288
—, Therapie 1289
Wanderniere 1336
Wangenbrand 387, 860
—, Diagnose 387
—, Erreger 387
—, Prognose 387
—, Symptome 387
—, Therapie 387
—, Vorkommen 387
Wangendefekt 857
Wangenfettpfropf 863
Wangenplastik 857

Warzen, Definition 474
—, flache, speziell 475
— an der Fußsohle 1589
—, Hand und Finger 1514
— der Kopfhaut 512, 513
Wasserbruch 502, 1413
Wasserglasverband 1817
Wasserhaushalt 220, 221, 651
—, innerer 221
Wasserhaushaltstörungen 220, 221, 223, 224
—, Prophylaxe 223
—, Salzmangel 222, 223
—, Therapie 224
—, Wassermangel 221, 222
—, Wasserüberschuß 222
Wasserkissenabsceß 1307
Wasserkrebs 387
Wassermangel, Diagnostik und Laboratoriumsversuche 221
—, Klinik und Symptome 221
—, Pathophysiologie 221
—, Prophylaxe 221
—, Therapie 222
—, Ursachen 221
Wassermann inkomplette Reaktion 429
— negative Reaktion 429
— positive Reaktion 429
—-sche Reaktion 381
— —, Bedeutung 429
— — bei Erkrankung des Zentralnervensystems 429
— —, Komplementbindungsreaktion 428
— —, Prinzip 428
— —, Wertung 429
Wasser- und Salzstörungen 223
Wasserstoffsuperoxyd 131
Wasserüberschuß, Diagnostik und Laboratoriumsbefunde 222
—, Pathophysiologie 222
—, Prophylaxe und Therapie 222
—, Symptome 222
Wassmund, Mikrogenie 886
—, Operation der durchgehenden Gaumenspalte 846
Watschelgang 802
Watson, Sir Patrik 5
—-Jones, Schultergelenkarthrodese 1456
Watte 20
—-kompressionsverband nach Volkmann 1824
—-kragenverband nach Schanz 1816
Webersche Lähmung 556
Weberscher Versuch 565
Weekend-Lähmung 815
Weichteilerscheinungen bei Frakturen 1637
Weigertsches Regenerationsgesetz 353
Weir-Mitchellsches Syndrom 716
v. Weizsäcker (Funktionswandel) 587
Wells, Horace 5

Weltmannsches Koagulationsband 302
Wernicke (Aphasie) 591
—-Mannsche Haltung 582
Wesensveränderung, epileptische 676
Whartonsche Sulze 458
White, Chordotomie 748
—, Pseudarthrosenoperation 1661
Whitman, Brustbeckenbeingipsverband bei Schenkelhalsbruch 1733
—, Femurkopfexstirpation 1735
—, Osteotomie, subtrochantere 1526
Widalsche Reaktion 381
Wiederbelebung nach Herz- und Kreislaufstillstand 38
Wiederherstellungschirurgie, Anästhesie 94
—, Hypotension 78
—, Hypothermie 78
—, Muskelrelaxantien 78
—, Narkoseleitung 78
—, potenzierte Narkose 78
—, Vorbehandlung 77
Wiley, v. 7
Wilms-Tumor 1351
— —, Adenosarkom der Niere 501
— —, Rhabdomyosarkom 467
Wimpernersatz nach Krusius 156
Windmühlenstellung, Finger 1484
Winiwarter-Buergersche Erkrankung 179
Winterschlafgerät 65
Winterstein, Fingerschiene 1509
Wirbel-angiome 742
—-blockierung 764
—-bogen, Fehlen 754
—, Mißbildung 751
—, Verschmelzungen 754
—-fortsätze, Mißbildungen 754
—-fraktur 794
—-fugen, seitliche 753
—-gelenke 752
— —, Ankylose 789
—-wurzel, Fugen in der 754
—-brüche 1668
—, aktive Übungen 1652
—-fehlstellungen, blockierte 795
—, fixierte 764
—-frakturen 792
—, Gibbus 798
—-gleiten 774
—-körper, Fehlen 751
—-fugen 750
—-längsbrüche 794
—-leistenabbruch 793
—, Mißbildungen 749
—-randleistenabbruch 793
—, Sanduhrform 801
—-schrägbruch 794
—-schubbrüche 794
—-spongiosa 800
—-luxation, echte 794
—-nekrosen 795

Wirbel-osteomyelitis 786
— -pseudarthrosen 797
Wirbelsäule 749
—, Alterung, Verschleiß, Degeneration 757
—, Bewegungsanalyse 762
—, Entzündungen 779
—, funktionelle Krankheitsbilder 763
—, Ganzaufnahmen 798
—, klinische Untersuchung 761
—, neurale Krankheitsbilder 763
—, Mißbildungen und Variationen 749
—, Osteodystrophien 802
—, Osteomalacie 801
—, Osteoporose 800
—, Rachitis 801
—, Randzackenbildung 579
—, Regionalvariationen 755
—, Schmorlsche Knötchen 759
—, sensible Symptome 765
—, Stoffwechselorgan 800
—, Systemerkrankung 800
—, Therapie funktioneller Störungen 770
Wirbelsäulen-deformitäten 772
— -extension 799
— -geschwülste 740, 805
— -röntgenaufnahme 602
— -schmerz 764
— -tuberkulose, Gibbusbildung 781
— —, Laboratoriumsbefunde 783
— —, Nervensymptome 781
— —, Rö-Befunde 783
— —, Symptome 780
— —, Therapie 784
— —, Unfallzusammenhang 786
— -veränderungen bei Blutkrankheiten 804
— -verletzungen 792
— —, Ausheilungsvorgänge 796
— —, Bogen- und Bogenfortsatzbrüche 794
— —, Brustwirbelsäule 796
— —, Gefügestörungen 793
— —, Halswirbelsäule 795
— —, isolierter Wirbelkörperbruch 793
— —, isolierte Zwischenwirbelscheibenverletzung 793
— —, Kontusionen und Distorsionen 793
— —, Kümmelsche Krankheit 795
— — nach leichten Traumen 795
— —, Lendenwirbelsäule 796
— —, Mechanik 792
— —, offene 794
— —, Prognose 800
— —, Röntgentechnik 798
— —, Symptome 797
— —, Therapie 799
— —, voll ausgebildete 793
— —, Wirbelkörperbruch mit Zwischenwirbelscheibenverletzung 793

Wirbelsäulen-verletzungen, Wirbelluxation 794
— -versteifung 772, 790
Wirbeltuberkulose, Lokalisation 779
—, Verlauf 779
Witt, Griffelschachteltechnik bei Sehnennaht 193
—, Hüftgelenkendoprothese 1534
—, Spontanverformung 1634
Wolf (Intertrigo) 1231
Wolhynisches Fieber 250
Wolkenschädel 703
Wortfindung 590
Wortneubildungen 590
Wringerverletzung 1707
Wrisberg (Ggl. cardiacum) 824
Wuchernde Struma Langhans 489, 499
Wuchsstoffe 643
Würgreflex 573
Wulstbruch 1632
Wundantisepsis, biologische 134
Wundarten, Blutung 96
—, Definition 95
—, Dehiszenz 96
—, Einteilung 97
—, Geschosse 99
—, Klaffen der Wundränder 96
—, Pfählungsverletzung 97
—, Riß- Quetschwunden 97
—, Schmerz 96
—, Schnitt- und Hiebwunden 97
—, Schußwunden 98
—, Stichwunden 97
—, Symptome 96
—, Unterscheidung 95
—, Vulnera puncta 97
—, — sclopetaria 98
—, — secta et caesa 97
Wundausschneidung, primäre nach *Friedrich* 110
Wundbehandlung 108, 109—149
—, Dauerbad 144
—, Dauerberieselung 144
—, Drainage 118, 119, 120
—, Freiluftbehandlung 144
—, heilgymnastische Nachbehandlung 146
—, Hyperämie 145, 146
—, offene 144, 145
—, permanente Irrigation 144
—, sonstige Methoden 144, 145, 146
—, Strahlenbehandlung 144
—, Wundnaht 115, 116, 117
—, Wundverband 127—144
—, Wundversorgung 108—113
Wunddiphtherie, Formen 397
—, Infektion 397
—, Prophylaxe 397
—, Symptome 397
—, Therapie 397
—, Vorkommen 397
—, Zellgewebsentzündung 397
Wunde, s. auch Wundarten 95—149
—, Arten der Wundheilung 104
—, aseptische 127

Wunde, mit besonderer Infektionsgefahr 113
—, Bleikugel 99
—, Erschütterungsläsionen 100
—, Explosionswirkung bei Gewehrgeschossen 100
—, Explosivgeschoß 99
—, Geschoßarten 99, 100
—, Infanteriegeschoß 99
—, Infektion bei Schußverletzungen 100
—, Krönleinscher Schädelschuß 100
—, Sprenggeschosse 99
—, Sprengwirkung bei Gewehrgeschossen 100
—, Wundarten 95, 96, 97, 98, 99
Wundheilung 95—149, 100
—, Arten 104
—, Assimilationsstadium 103
—, Ausbildung des Kollagens 103
—, Bildung der Granula 103
—, kranke Granulationen 103
—, Latenzstadium 101
—, Pathologie der Narbe 104, 105
—, primäre oder direkte Wundheilung 101
—, Regeneration 105, 106, 107
—, Sanatio per primam intentionem 101
—, — — secundam intentionem 101
—, secundäre oder indirekte Wundheilung 101
—, Stadien 101, 102, 103
—, Vernarbungsstadium 103, 104
—, Wundreinigungsstadium 102
— und Allgemeininfektion, putride speziell 382—387
— -infektion 385
— — durch Giftstoffe 387, 388
— -leimkallus 1641
— -naht 115, 116, 117
— —, Indication 115
— —, Nadeln und Nadelhalter 115
— —, Nahtmaterial 115
— —, Nahtmethoden 115
— —, primäre Naht 115
— —, Secundärnaht 115
— -öle 112
— -prophylaxe bei Tetanus 395
— -reinigung, Autolyse 102
— —, Fibrinolyse 103
— —, Isohistolysine 102
— —, Phagocytose 102
— —, Phasen 102
— -rose 363, 364, 365
— -schmerz 96
— -schock 232
— -sekretableitung, s. Drainage 118—120
— -starrkrampf 392, 393, 394, 395, 396

Die Seiten 1—919 befinden sich in Bandteil 1, die Seiten 921- 1875 in Bandteil 2.

Wundheilung-Starrkrampf-
gefahr 187
— — —, aktive Immunisierung
187
—-stoffe, Binden 20
— —, Watte 20
—-verband, antiseptische Puder
128
— — bei aseptischen Wunden
127
— —, Aufsaugeverband 127
— —, Balsame und Öle 133,
134
— — bei infizierten bzw. granulierenden Wunden 128
— —, biologische Wundantisepsis 134
— —, Beschmutzungsgefahr 128
— —, Chemotherapie 134—144
— —, Deckverband 127
— —, Enzympräparat 134
— —, feuchter Verband 130, 131
— —, Gazeverband 128
— —, ganz feuchter Verband
130
— —, halbfeuchter Verband 130
— —, Hormonpräparate 134
— —, Jodoform 128, 129
— —, Pasten 133
— —, Plomben 134
— —, Pulververband 128
— —, Salbenverbände 131, 132,
133
— —, Verbandwechsel 128
— —, Vitaminpräparate 134
—-vergiftung 387, 388
— —, Insektenstiche 387
— —, Leichengifte 388
— —, Leichtmetallverletzungen
388
— —, Pfeilgifte 388
— —, Schlangenbiß 388
— —, Tintenstiftgift 388
—-versorgung, Definitive 110
— —, Epithelisierung 112
— —, geschichtliches 108
— —, Granulationswunde (und
granulationsfördernde Remedia) 112
— —, infizierter und infektionsverdächtiger Wunden 111
— —, konservative 112
— —, Kriegsschußverletzung
112
— —, primäre Prinzipe 111
— —, — Wundausscheidung
nach *Friedrich* 110
— —, provisorische 109
— —, reinigende Substanzen
112
— — bei überschießenden
Granulationen 112
— —, Wunden mit besonderer
Infektionsgefahr 113
— —, Wundpulver 112
Wurzel-cyste 503
—-dekompression 772
—-kompression 769
—-kompressionssyndrom,
Coxalgie 1535
—-reizsymptome bei Wirbelsäulentuberkulose 781
—-schmerzen 742
—-spitzenresektion 899
— —, Technik 899

Wutkrankheit 390, 391, 392

Xanthelasma 454
—, Gesicht 864
— am Lid 872
Xanthom 462
—, Hand und Finger 1514
Xanthochromie, Liquor 609
Xanthose (Morbus Gaucher)
1288
Xanthomathosen 530
Xanthomatosis generalisata
ossium 338
X-Bein 1646
—-Bruch 1633
—-Fuß 1610
—-Großzehe 1622
Xylocain 85
Xyphopagi 990

Yperman, Jehan 2
Yoshidatumoren, Geschwulstätiologie 434

Zähne, Entwicklungsstörungen
882
—, überzählige 882
—-, Unterzahl 882
—, verirrte und retinierte 882
— und Kiefer 882
— —, Aktinomykose 904
— —, Alveolarfortsatztumoren
908
— —, Perimandibularphlegmone 902
— —, Entzündungen 898
— —, Geschwülste 906
— —, odontogene pyogene Infektionen 901
— —, — Tumoren 907
— —, perimandibulärer Absceß
901
— —, Phosphornekrose 904
— —, spezifische Infektionen
903
— —, Syphilis 904
— —, Tuberkulose 903
Zahn-cyste, follikuläre 503
—-cysten 906
—-durchbruch, verzögerter
883
—-extraktion 898
— —, Instrumente 898
— —, Komplikationen 899
— —, Technik 899
—-karies 900
—-keimosteomyelitis 902
—-und Kieferverletzungen
887
—-, Mund- und Kieferchirurgie,
Anästhesie 77
— — —, kieferchirurgische Eingriffe 77
— — —, Lippen-Kiefer-Gaumenspalte 77
—-mangel 882
—-pflege 900
Zahnradphänomen 581
Zahn-stellungsanomalie 882
—-trepanation bei Paradentitis
901
—-zangen 898
Zangenhand 1484
Zehen-deformitäten 1622
—-drahtextension 1823

Zehen-exartikulation 1595
—-fraktur 1775
— —, Resultate 1775
— und Fuß 1583
—-gelenke, Distorsion und Luxation 1775
Zeitsinn 651
Zeittafel 1
Zellgewebsentzündung bei Diphtherie 397
Zellstoffwechsel 229
Zelluloid-Verband 1817
Zenker 1103 (Lungenanatomie),
1067 (Panzerherz),
1148 (Darmentkeimung),
1821 (Drahtnageln)
Zenkersches Divertikel 1119
Zentrales Höhlengrau 539
Zentralkanal 12
Zentralnervensystem, Anatomie
533
—, Detonationsschäden 654
—, Wassermann-Reaktion 429
Zerreißung der Muskulatur 189
Zertrümmerungsbruch 1632,
1633
Ziegenpeter 868
Ziehen-Test 594
Ziehl-Neelsen-Färbung 409
Zielzittern 580
Zingulektomie 720
Zinkleim-Beingipshülse 1815
—-gipshülse zur Ruhigstellung
des Kniegelenkes 1748
—-Verband 1817
— — nach *Unna* (Rezept)
1824
Zipfelplastik nach *Goetze* 1268
Zirkelschnitt 1438
Zirkulationsstörungen und Geschwür 146
Zirkulierende Blutmenge, s.
aktive Blutmenge
Zirkumduktion 583
Zisternale Encephalographie 597
Zisternenpunktion 608
Zitratschäden bei Bluttransfusionen 250
—, Prophylaxe 250
—, Therapie 250
Zona dermatica 729
— epithelio-serosa 729
— incerta 538
Zoster oticus 715
Zuckerkandl, O. 5
Zuckerkandlsches Organ 483
Zuckerstich nach *Claude-Bernard*
269
Zülch (Epilepsie bei Hirntumoren)
676
— (Hirngeschwülste) 685, 698
—, Rückenmarksdurchblutung
729
— (Ventrikelveränderungen) 662
Zukschwerdt (Wirbelblockierung)
764
Zunge, Absceßincision 924
—, Anatomie 921
—, Entzündungen 922
—, Geschwüre 921, 922, 923,
924
—, Mischtumoren 925
—, teratoide Tumoren 925
Zungen-adenome 925
—-bändchen, angewachsenes 921

Die Seiten 1—919 befinden sich in Bandteil 1, die Seiten 921—1875 in Bandteil 2.

Zungen-beinbrüche 1668
—-biß 922
—-carcinom 491, 926
— —, Aussehen 491
— —, Symptome 491
— —, Therapie 491, 926
— —, Verlauf 491
—-cysten 924
—-dermoide 925
—-fibrome 925
—-geschwülste 924ff.
—-grundtumoren, maligne 927
—-hämangiom 924
—-lipome 925
—-lymphangiom 924
—-mandel 929
—-papillome 925
—-phlegmone 923
—-stich 922
—-sarkom 926
—-struma 925, 952

Zungensyphilis, Tuberkulose und Aktinomykose 922
—-tonsille 921
Zusammenhang, ursächlicher (Begutachtung) 1827
Zwangs-antriebe 595
—-greifen 581
—-haltung der Wirbelsäule 761
—-ideen 595
—-neurosen, Operationen 721
Zweigläserprobe 1319
Zweischlingenbruch 1294
Zwerchfell, Entwicklungsgeschichte, Anatomie und Funktion 1158, 1159
—-brüche, kongenitale 1160
—-hernie, pleuroperitoneale 1162
—-mißbildungen 1159
— —, Therapie 1159
—-ruptur, ältere 1163

Zwerchfell-ruptur, frische 1163
— —, Therapie 1164
—-verletzungen 1163
Zwergwuchs 640
—, hypophysärer 480, 488
—, Mikrosomie 333
—, Therapie 334
Zwillinge, siamesische 632
Zwirnhandschuhe 12
Zwischenhirn, Anatomie 537
—-syndrome bei Hirnverletzungen 650
Zwischenwirbelräume, Verkalkung 759
—-scheiben 757
— —, Verknöcherung 789
— —, Verletzung 793
Zwölffingerdarmgeschwür, Behandlung 1188
Zyklopen 631

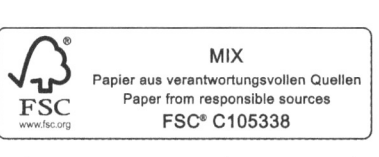

If you have any concerns about our products,
you can contact us on
ProductSafety@springernature.com

In case Publisher is established outside the EU,
the EU authorized representative is:
**Springer Nature Customer Service Center GmbH
Europaplatz 3, 69115 Heidelberg, Germany**

Printed by Libri Plureos GmbH
in Hamburg, Germany